CB134426

TRATADO DE GERIATRIA E GERONTOLOGIA

O GEN | Grupo Editorial Nacional – maior plataforma editorial brasileira no segmento científico, técnico e profissional – publica conteúdos nas áreas de ciências da saúde, exatas, humanas, jurídicas e sociais aplicadas, além de prover serviços direcionados à educação continuada e à preparação para concursos.

As editoras que integram o GEN, das mais respeitadas no mercado editorial, construíram catálogos inigualáveis, com obras decisivas para a formação acadêmica e o aperfeiçoamento de várias gerações de profissionais e estudantes, tendo se tornado sinônimo de qualidade e seriedade.

A missão do GEN e dos núcleos de conteúdo que o compõem é prover a melhor informação científica e distribuí-la de maneira flexível e conveniente, a preços justos, gerando benefícios e servindo a autores, docentes, livreiros, funcionários, colaboradores e acionistas.

Nosso comportamento ético incondicional e nossa responsabilidade social e ambiental são reforçados pela natureza educacional de nossa atividade e dão sustentabilidade ao crescimento contínuo e à rentabilidade do grupo.

TRATADO DE GERIATRIA E GERONTOLOGIA

Editoras

Elizabete Viana de Freitas

Membro Nato do Conselho Consultivo da Sociedade Brasileira de Geriatria e Gerontologia (SBGG). Doutora e Mestre em Medicina pela Universidade do Estado do Rio de Janeiro (UERJ). Especialista em Geriatria e Gerontologia pela Associação Médica Brasileira (AMB)/SBGG e em Cardiologia pela AMB/Sociedade Brasileira de Cardiologia (SBC). Presidente da SBGG Nacional (2000–2002) e do Departamento de Cardiogeriatria (Decage) da SBC (2008–2009). Médica do Hospital Universitário Pedro Ernesto (HPE-UERJ). Secretária (2015–2019) do Comitê Latino-americano e Caribe de Gerontologia e Geriatria (Comlat).

Ligia Py

Psicóloga. Doutora em Psicologia e Mestre e Psicossociologia pelo Instituto de Psicologia da Universidade Federal do Rio de Janeiro (UFRJ). Especialista em Gerontologia pela Sociedade Brasileira de Geriatria e Gerontologia (SBGG). Membro do Conselho Fiscal do Centro Internacional de Longevidade (ILC Brasil). Consultora em Gerontologia da SBGG-RJ (2020-2022).

Coeditores

Johannes Doll

Teólogo, Pedagogo e Gerontólogo. Mestre em Educação. Doutor em Filosofia. Professor Titular da Faculdade de Educação da Universidade Federal do Rio Grande do Sul (UFRS).

Milton Luiz Gorzoni

Especialista em Geriatria e Gerontologia pela Sociedade Brasileira de Geriatria e Gerontologia (SBGG)/ Associação Médica Brasileira (AMB). Professor Adjunto de Clínica Médica da Faculdade de Ciências Médicas da Santa Casa de São Paulo. Chefe do Departamento de Clínica Médica da Faculdade de Ciências Médicas da Santa Casa de São Paulo. Chefe de Clínica Adjunto e Diretor do Departamento de Medicina do Hospital Central da Irmandade da Santa Casa de Misericórdia de São Paulo. Diretor Científico da SBGG (2000-2002).

Kalil Lays Mohallem

Mestre em Cardiologia pela Pontifícia Universidade Católica do Rio de Janeiro (PUC-RJ). Especialista em Geriatria pela Associação Médica Brasileira (AMB)/Sociedade Brasileira de Geriatria e Gerontologia (SBGG). Especialista em Cardiologia pela AMB/Sociedade Brasileira de Cardiologia (SBC).

Quinta edição

gen | GUANABARA KOOGAN

- As autoras deste livro e a editora empenharam seus melhores esforços para assegurar que as informações e os procedimentos apresentados no texto estejam em acordo com os padrões aceitos à época da publicação, *e todos os dados foram atualizados pelas autoras até a data do fechamento do livro*. Entretanto, tendo em conta a evolução das ciências, as atualizações legislativas, as mudanças regulamentares governamentais e o constante fluxo de novas informações sobre os temas que constam do livro, recomendamos enfaticamente que os leitores consultem sempre outras fontes fidedignas, de modo a se certificarem de que as informações contidas no texto estão corretas e de que não houve alterações nas recomendações ou na legislação regulamentadora.
- Data do fechamento do livro: 25/02/2022.
- As autoras e a editora se empenharam para citar adequadamente e dar o devido crédito a todos os detentores de direitos autorais de qualquer material utilizado neste livro, dispondo-se a possíveis acertos posteriores caso, inadvertida e involuntariamente, a identificação de algum deles tenha sido omitida.
- **Atendimento ao cliente: (11) 5080-0751 | faleconosco@grupogen.com.br**
- Direitos exclusivos para a língua portuguesa
Copyright © 2022 by
EDITORA GUANABARA KOOGAN LTDA.
Uma editora integrante do GEN | Grupo Editorial Nacional
Travessa do Ouvidor, 11
Rio de Janeiro – RJ – CEP 20040-040
www.grupogen.com.br
- Reservados todos os direitos. É proibida a duplicação ou reprodução deste volume, no todo ou em parte, em quaisquer formas ou por quaisquer meios (eletrônico, mecânico, gravação, fotocópia, distribuição pela Internet ou outros), sem permissão, por escrito, da EDITORA GUANABARA KOOGAN LTDA.
- Capa: Thiago Gregolin
- Imagem da capa: solarseven | iStockphoto.com, coleção Essentials, ID 1038895558.
- Editoração eletrônica: Edel
- Ficha catalográfica

CIP-BRASIL. CATALOGAÇÃO NA PUBLICAÇÃO
SINDICATO NACIONAL DOS EDITORES DE LIVROS, RJ

F936t
5. ed.
Freitas, Elizabete Viana de Tratado de geriatria e gerontologia / Elizabete Viana de Freitas, Ligia Py. - 5. ed. - [Reimpr.] - Rio de Janeiro :Guanabara Koogan, 2025.
1472 p. : il. ; 28 cm.

Inclui bibliografia e índice
Inclui apêndice e capítulos on-line
ISBN 978-85-277-3780-7

1. Geriatria. 2. Gerontologia. 3. Idosos - Saúde e higiene. 4. Idosos - Cuidado e tratamento. I. Py, Ligia. II. Título.

22-76033 CDD: 618.97
CDU: 616-053.9

Meri Gleice Rodrigues de Souza - Bibliotecária - CRB-7/6439
abdr ASSOCIAÇÃO BRASILEIRA DE DIREITOS REPROGRÁFICOS
Respeite o direito autoral

Colaboradores

Abrahão Afiune (*in memoriam*)
Doutor em Cardiologia pela Universidade de São Paulo (USP). Professor titular da Faculdade Unievangélica de Anápolis. Professor adjunto II da Faculdade de Medicina da Universidade Federal de Goiás. Professor de pós-graduação da Faculdade de Medicina da Universidade Federal de Goiás. Fellow of the European Society of Cardiology.

Ada Maria Veras da Veiga
Especialista em Geriatria e Gerontologia pela Sociedade Brasileira de Geriatria e Gerontologia (SBGG)/Associação Médica Brasileira (AMB). Mestre em Clínica Médica (área de concentração: Geriatria) pela Pontifícia Universidade Católica do Rio Grande do Sul (PUC-RS).

Adnaldo Paulo Cardoso
Terapeuta Ocupacional. Mestre em Ciências da Reabilitação pela Universidade Federal de Minas Gerais (UFMG). Especialista em Gerontologia pela Sociedade Brasileira de Geriatria e Gerontologia (SBGG). Especialista em Bioética pela Pontifícia Universidade Católica de Minas Gerais (PUC Minas).

Adriana Bastos Samara
Psicóloga. Mestre e Doutora em Neurologia pela Faculdade de Ciências Médicas da Universidade Estadual de Campinas (Unicamp). Especialista em Neuropsicologia.

Adriana Carvalho
Residência Médica em Pneumologia pela Universidade do Estado do Rio de Janeiro (Uerj) de 1994 a 1998. Pós-graduada em Medicina do Trabalho pela Universidade Iguaçu (UNIG) em 2006. Médica pneumologista (Ministério da Saúde – Hospital Federal de Bonsucesso). Médica coordenadora do Ambulatório de Saúde Ocupacional da Fundação de Assistência e Previdência Social (Fapes) do Banco Nacional de Desenvolvimento Econômico e Social (BNDES).

Adriana Polachini do Valle
Professora associada do Departamento de Clínica Médica da Faculdade de Medicina de Botucatu (Unesp). Especialista em Patologia Clínica pela Sociedade Brasileira de Patologia Clínica/Associação Médica Brasileira (AMB).

Adriano Gordilho
Médico. Especialista em Geriatria e Gerontologia pela Associação Médica Brasileira (AMB)/Sociedade Brasileira de Geriatria e Gerontologia (SBGG). Pós-graduado em Geriatria e Gerontologia pelo Instituto de Geriatria da Pontifícia Universidade Católica do Rio Grande do Sul (PUC-RS). Diretor médico do Instituto Longevitat.

Alaise Silva Santos de Siqueira
Psicóloga. Doutoranda pela Faculdade de Medicina da Universidade de São Paulo (FMUSP). Especialista em Neuropsicologia pelo Instituto de Psiquiatria (IPq) do Hospital das Clínicas (HC) da FMUSP. Colaboradora do Ambulatório de Alterações Comportamentais no Idoso (ACId) da FMUSP.

Alberto Liberman (*in memoriam*)
Ex-Professor Adjunto de Cardiologia da Faculdade de Medicina da PUC-Campinas. Ex-Presidente do Departamento de Cardiogeriatria da SBC (2003-2004).

Alessandra Lamas Granero Lucchetti
Professora adjunta do Departamento de Clínica Médica da Faculdade de Medicina da Universidade Federal de Juiz de Fora (UFJF). Coordenadora da disciplina de Geriatria e Gerontologia da Faculdade de Medicina da UFJF. Especialista em Geriatria pela Faculdade de Ciências Médicas de Minas Gerais – Centro Interdisciplinar de Assistência e Pesquisa em Envelhecimento. Mestre em Psiquiatria pela Universidade de São Paulo (USP). Doutora em Saúde pelo Programa de Pós-graduação em Saúde e Saúde Coletiva da UFJF. Professora da Pós-graduação *stricto sensu* em Saúde e Saúde Coletiva da UFJF.

Alessandra Tieppo
Médica especialista em Geriatria e Gerontologia pelo Hospital do Servidor Público Municipal de São Paulo. Especialista em Administração Hospitalar e Sistemas de Saúde pela Fundação Getúlio Vargas de São Paulo. Especialista em Economia da Saúde pela Faculdade de Saúde Pública da Universidade de São Paulo (USP). Mestre em Políticas Públicas e Desenvolvimento Local pela Escola Superior de Ciências da Santa Casa de Misericórdia de Vitória (Emescam).

Alexandre da Silva
Doutor em Saúde Pública pela Faculdade de Saúde Pública da Universidade de São Paulo (USP). Professor adjunto do Departamento de Saúde Coletiva da Faculdade de Medicina de Jundiaí (FMJ). Mestre em Reabilitação e especialista em Gerontologia pela Universidade Federal de São Paulo (Unifesp). Membro dos grupos temáticos GT Racismo e Saúde e GT Envelhecimento e Saúde Coletiva, da Associação Brasileira de Saúde Coletiva (Abrasco). Ponto focal Raça, Etnia e Envelhecimento do Centro Internacional de Longevidade (ILC-Brasil).

Alexandre Kalache
Presidente do Centro Internacional da Longevidade Brasil (ILC-Brazil). Co-director, Age Friendly Foundation, Boston. HelpAge International Global Ambassador on Ageing.

Almir Ribeiro Tavares Junior
Médico especialista em Psiquiatria e em Geriatria e Gerontologia, com atuação em Medicina do Sono, Psicogeriatria e Psicoterapia pela Associação Médica Brasileira (AMB). Professor da Faculdade de Medicina da Universidade Federal de Minas Gerais (UFMG).

Álvaro Cattani
Cardiologista pela Sociedade Brasileira de Cardiologia (SBC)/Associação Médica Brasileira (AMB). Pós-graduado em Cardiogeriatria pelo Instituto do Coração de São Paulo (InCor – SP). Mestre em Educação pela Pontifícia Universidade Católica do Paraná (PUC-PR). Professor de Medicina pela Unidep/Afya – Paraná. Fellow do ESC.

Ambrósio Rodrigues Brandão
Especialista em Geriatria pela Sociedade Brasileira de Geriatria e Gerontologia (SBGG)/Associação Médica Brasileira (AMB). Médico primeiro assistente do Hospital Geriátrico e de Convalescentes Dom Pedro II da Irmandade da Santa Casa de Misericórdia de São Paulo. Preceptor de residência médica em Geriatria da Santa Casa de Misericórdia de São Paulo.

Amit Nussbacher
Médico do Hospital Israelita Albert Einstein, São Paulo. Doutor em Cardiologia pela Faculdade de Medicina da Universidade de São Paulo. Research Fellowship em Medicina Cardiovascular pela Johns Hopkins University School of Medicine.

Ana Amélia Camarano
Doutora em Estudos Populacionais pela London School of Economics e técnica de planejamento e pesquisa da Diretoria de Estudos e Políticas Sociais (Disoc) do Instituto de Pesquisa Econômica Aplicada (Ipea).

Ana Cristina Canêdo Speranza
Médica. Especialista em Geriatria pela Associação Médica Brasileira (AMB)/Sociedade Brasileira de Geriatria e Gerontologia (SBGG). Mestre em Ciências Médicas pela Universidade do Estado do Rio de Janeiro (Uerj). Coordenadora do Programa de Residência Médica em Geriatria do Hospital Universitário Pedro Ernesto/Uerj (NAI/ UNATI/UERJ). Ex-presidente da SBGG-RJ (Biênio 2018–2020).

Ana Ines da Costa Bronchtein
Mestre em Cardiologia pela Universidade do Estado do Rio de Janeiro (Uerj). Especialista em Cardiologia pela Sociedade Brasileira de Cardiologia (SBC). Residência em Cardiologia, Arritmia e Eletrofisiologia pelo Instituto Nacional de Cardiologia de Laranjeiras (INC). Fellow of the European Society of Cardiology. Médica do Serviço de Arritmia Clínica da Rede D'Or São Luiz. Responsável pelo Laboratório de Disautonomia do Hospital Copa Star – RJ.

Ana Laura Silva Selegatto
Residente em Geriatria da Faculdade de Medicina de Botucatu (Unesp).

Ana Lúcia de Sousa Vilela
Especialista em Geriatria pela Associação Médica Brasileira (AMB)/Sociedade Brasileira de Geriatria e Gerontologia (SBGG). Especialista em Clínica Médica. Preceptora de Clínica Médica e Psicogeriatria no Centro Psiquiátrico do Rio de Janeiro (CPRJ). Geriatra do Instituto Nacional de Traumatologia e Ortopedia (Into).

Ana Lucia Fiebrantz Pinto
Enfermeira e psicóloga. Ex-docente da Universidade Federal do Paraná (UFPR). Especialista em Gerontologia pela Pontifícia Universidade Católica do Paraná (PUC-PR). Neuropsicologia Clínica pela Universidade do Estado de Santa Catarina (Udesc). Titulada em Gerontologia pela Sociedade Brasileira de Geriatria e Gerontologia (SBGG). Doutora de 3º Cycle em Psicologia na Universidade de Naterre, Paris. Instituidora da Fundação de Apoio e Valorização do Idoso (Favi). Preceptora de pós-graduação do ELDGP-Favi e coordenadora de Gerontologia Social Clínica da Favi.

Ana Paula Maeda
Nutricionista. Mestre em Saúde Pública pela Universidade de São Paulo (USP). Especialista em Nutrição e Saúde Pública pela USP. Especialista em Gerontologia pela Universidade Federal de São Paulo (Unifesp). Especialista em Gerontologia pela Sociedade Brasileira de Geriatria e Gerontologia (SBGG).

Andréa Araújo Brandão
Professora associada de Cardiologia da Universidade do Estado do Rio de Janeiro (Uerj). Coordenadora do Setor de Hipertensão Arterial e Lípides do Hospital Universitário Pedro Ernesto, da Uerj. Coordenadora de pós-graduação da Faculdade de Ciências Médicas (FCM) da Uerj (2016–2019). Coordenadora do Setor de Hipertensão Arterial do Hospital Pró-Cardíaco. Presidente do Departamento de Hipertensão Arterial da Sociedade Brasileira de Cardiologia (SBC) de 2006 a 2007. Fellow of the American College of Cardiology. Fellow of the European Society of Cardiology.

Andrea Barranjard Vannucci Lomonte
Especialista em Reumatologia pela Sociedade Brasileira de Reumatologia (SBR)/Associação Médica Brasileira (AMB). Doutora em Ciências Médicas pela Faculdade de Medicina da Universidade de São Paulo (USP). Pesquisadora Clínica do Centro Paulista de Investigação Clínica (Cepic).

Andrea Cabrita de Brito
Residência em Geriatria pela Irmandade da Santa Casa de Misericórdia de São Paulo (ISCMSP). Especialista em Geriatria pela Associação Médica Brasileira (AMB)/Sociedade Brasileira de Geriatria e Gerontologia (SBGG). Médica geriatra da Sociedade Beneficente Alemã Residencial. Médica geriatra da Prefeitura Municipal de São Paulo. Preceptora da residência em rede da Prefeitura Municipal de São Paulo. Professora convidada da Disciplina de Geriatria da Faculdade de Ciências Médicas da Santa Casa de São Paulo (FCMSCSP).

Anelise Fonseca
Médica geriatra pela Sociedade Brasileira de Geriatria e Gerontologia (SBGG)/Associação Médica Brasileira (AMB). Mestre e doutora em Epidemiologia pela Escola Nacional de Saúde Pública da Fundação Oswaldo Cruz (Fiocruz). Coordenadora do Serviço de Geriatria, Gerontologia e Cuidados Integrados da Rede Adventista Silvestre. Tesoureira da SBGG-RJ (gestão 2020–2022).

Ângela Maria Alvarez
Professora titular da Universidade Federal de Santa Catarina (UFSC). Doutora em Filosofia da Enfermagem pela Universidade Federal de Santa Catarina (UFSC). Vice-líder do Laboratório de Pesquisas e Tecnologias em Enfermagem, Cuidado em Saúde a Pessoas Idosa da UFSC.

Anita Liberalesso Neri
Psicóloga, doutora em Psicologia pela Universidade de São Paulo (USP) e livre-docente em Educação pela Universidade Estadual de Campinas (Unicamp). Professora titular na Unicamp, colaboradora no Departamento de Psicologia Médica e Psiquiatria e docente no Programa de Pós-graduação em Gerontologia da Faculdade de Ciências Médicas da Unicamp.

Antonio Carlos Melo Moreira
Doutor e mestre em Medicina pela Escola Baiana de Medicina e Saúde Pública (EBMSP)/Fundação Oswaldo Cruz (Fiocruz). Coordenador da Unidade de Tratamento de Osteoporose no Núcleo de Ensaios Clínicos da Bahia (NECBA) do Hospital Universitário Professor Edgard Santos, da Universidade Federal da Bahia (UFBA).

Antonio Carlos Moura de Albuquerque Melo
Cirurgião-dentista pela Universidade Federal de Pernambuco (UFPE). Mestre em Gerontologia pela UFPE. Especialista em Odontogeriatria pela Associação Paulista de Cirurgiões Dentistas (APCD-SP). Especialista em Gerontologia pela Sociedade Brasileira de Geriatria e Gerontologia (SBGG). Habilitado em Odontologia Hospitalar pelo Conselho Federal de Odontologia (CFO). Habilitado em Laserterapia pelo Laboratório Especial de Laser em Odontologia (Lelo), da Faculdade de Odontologia da Universidade de São Paulo (Fousp). Vice-coordenador da residência multiprofissional em Terapia Intensiva do Real Hospital Português de Pernambuco.

Antonio Carlos Silva Santos Jr.
Doutor em Medicina pela Escola Bahiana de Medicina e Saúde Pública (EBMSP)/ Fundação Oswaldo Cruz (Fiocruz). Coordenador do Serviço de Infusão para Tratamento/Controle

da Doença de Paget & Osteoporose do Núcleo de Ensaios Clínicos da Bahia do Hospital Universitário Professor Edgard Santos (Hupes), da Universidade Federal da Bahia (UFBA).

Antonio Carlos Sobral Sousa
Doutor em Medicina pela Faculdade de Medicina de Ribeirão Preto, da Universidade de São Paulo (USP). Fellow of American College of Cardiology. Professor titular do Departamento de Medicina da Universidade Federal de Sergipe (UFS). Membro permanente do Programa de Pós-graduação em Ciências da Saúde da UFS. Chefe da Unidade do Sistema Cardiovascular do Hospital Universitário da UFS (HU-Ebserh-UFS). Coordenador do Centro de Ensino e Pesquisa do Hospital São Lucas/Rede D'Or São Luiz de Aracaju. Membro das Academias Sergipanas de Medicina (ASM), de Letras (ASL) e de Educação (ASE) e do Instituto Histórico e Geográfico de Sergipe (IHGSE).

Ariane V. S. Macedo
Médica Cardiologista Assistente da Santa Casa de São Paulo. Mestre em Ciências Aplicadas à Saúde do Adulto pela Universidade Federal de Minas Gerais (UFMG).

Arianna Kassiadou Menezes (*in memoriam*)
Médica. Especialista em Geriatra pela Sociedade Brasileira de Geriatria e Gerontologia (SBGG)/Associação Médica Brasileira (AMB). Geriatra na Universidade Federal Fluminense (UFF) e nos serviços privados Longevus e Villa Vecchia. Mestre em Ensino de Ciências da Saúde e do Ambiente pelo Centro Universitário Plínio Leite. Membro do grupo a Tríplice Aliança — grupo internacional dedicado à cultura de não contenção.

Arlete Maria Valente Coimbra
Doutora em Reumatologia pela Faculdade de Ciências Médicas da Universidade Estadual de Campinas (FCM-Unicamp). Professora do Programa de Pós-graduação em Gerontologia da FCM-Unicamp. Médica do Programa de Saúde da Família e Comunidade da FCM-Unicamp.

Arlete Portella Fontes
Psicóloga. Mestre e doutora em Gerontologia pela Faculdade de Medicina da Universidade Estadual de Campinas (Unicamp). Especialista em Psicodrama pela Federação Brasileira de Psicodrama (Febrap)/IPPGC, em Reich e Análise Bioenergética pelo International Institute for Bioenergetic Analysis (IIBA) – NY, Ligare, e em Design Instrucional pela Universidade Federal de Itajubá (Unifei).

Ayrton Pires Brandão
Professor adjunto de Cardiologia da Faculdade de Ciências Médicas da Universidade do Estado do Rio de Janeiro (Uerj).

Beatrice de Barros Lima
Mestre em Segurança do Paciente pela Universidade Federal Fluminense (UFF). Pós-graduada em Cuidados Intensivos Cardiológicos pela UFF e em Dor pela Universidade Federal do Rio de Janeiro (UFRJ). Habilitada em Laserterapia e Podiatria pela Universidade do Estado do Rio de Janeiro (Uerj). Coordenadora das unidades semi-intensiva e de internação do Hospital Pró-Cardíaco.

Beatriz Aparecida Ozello Gutierrez
Graduada em Enfermagem, mestre e doutora pela Universidade de São Paulo (USP). Pós-doutora em Saúde Coletiva pela Universidade de Brasília (UnB) e pós-doutoranda na Universidade do Porto. Professora-doutora II da Escola de Artes, Ciências e Humanidades da Universidade de São Paulo (EACH-USP). Experiência na área do envelhecimento, com ênfase em gestão do envelhecimento em diferentes contextos.

Beatriz de Faria Chaimowicz
Acadêmica do curso de Medicina da Faculdade de Ciências Médicas de Minas Gerais.

Berenice Maria Werle
Médica. Especialista em Geriatria pela Associação Médica Brasileira (AMB)/Sociedade Brasileira de Geriatria e Gerontologia (SBGG). Mestre em Clínica Médica com área de concentração em Geriatria pela Pontifícia Universidade Católica do Rio Grande do Sul (PUC-RS). Vice-presidente da SBGG – seção RS. Pesquisadora do Projeto Veranópolis: Estudos em Envelhecimento, Longevidade e Qualidade de Vida. Diretora do Instituto Moriguchi. Atlantic Fellow for Equity in Brain Health – Global Brain Health Institute – Trinity College University/Dublin.

Bibiana Graeff
Doutora em Direito pela Université de Paris I, Panthéon-Sorbonne e pela Universidade Federal do Rio Grande do Sul. Professora nos cursos de bacharelado e de pós-graduação em Gerontologia na Escola de Artes, Ciências e Humanidades da Universidade de São Paulo (EACH-USP). Professora no curso de pós-graduação em Direito da Faculdade de Direito Largo São Francisco da Universidade de São Paulo (USP).

Camyla Soares de Freitas
Mestranda em Gastroenterologia pela Escola Paulista de Medicina da Universidade Federal de São Paulo. (EPM/Unifesp).

Carla da Silva Santana Castro
Terapeuta Ocupacional pela Faculdade de Reabilitação da ASCE-RJ. Mestre em Educação pela Universidade Metodista de Piracicaba. Doutora em Psicologia Escolar e do Desenvolvimento Humano pelo Instituto de Psicologia da Universidade de São Paulo (USP). Pós-Doutorado pelo Oxford Institute of Population Ageing da Universidade de Oxford (UK). Professora Associada do Departamento de Ciências da Saúde – Faculdade de Medicina de Ribeirão Preto – USP. Presidente da Sociedade Brasileira de Gerontecnologia (SBGTEC).

Carlos Augusto Reis Oliveira
Especialista em Geriatria e Gerontologia pela Sociedade Brasileira de Geriatria e Gerontologia (SBGG)/Associação Médica Brasileira (AMB). Mestre em Clínica Médica pela Pontifícia Universidade Católica de Campinas (PUC-Campinas).

Carlos Lima Rodrigues
Psicólogo. Especialista em Gerontologia. Mestre em Gerontologia Social. Doutor em Ciências. Vice-presidente do Observatório da Longevidade Humana e Envelhecimento (Olhe).

Carolina Rebellato
Terapeuta ocupacional. Doutora em Educação Especial pela Universidade Federal de São Carlos (UFSCar). Mestre em Terapia Ocupacional pela UFSCar. Especialista em Saúde Pública e Envelhecimento pela Faculdade de Saúde Pública (FSP) da Universidade de São Paulo (USP). Especialista em Gerontologia pela Sociedade Brasileira de Geriatria e Gerontologia (SBGG). Presidente do Departamento de Gerontologia da SBGG-RJ (2020–atual). Professora adjunta do Departamento de Terapia Ocupacional da Universidade Federal do Rio de Janeiro (UFRJ).

Caroline Stumpf Buaes
Graduada em Psicologia pela Universidade de Passo Fundo. Especialista em Gerontologia Social pela Pontifícia Universidade Católica do Rio Grande do Sul. Doutora em Educação pela Universidade Federal do Rio Grande do Sul (UFRGS). Possui experiência como consultora do Ministério da Educação (MEC). Atualmente é técnica em assuntos educacionais na Universidade Federal de Minas Gerais (UFMG).

Cecília Rezende da Cunha
Especialista em Psicologia Clínica pela Pontifícia Universidade Católica do Rio de Janeiro (PUC-Rio). Especialista em Psico-Oncologia pelo Instituto Nacional de Câncer (Inca). Mestranda em Psicologia Clínica pela PUC-Rio. Psicóloga clínica. Sócia-fundadora do Instituto Entrelaços. Certificada no Level 1 e 2 Complicated Grief pela Columbia School of Social Work – NY. Aprimoramento em Luto e Aprimoramento em Psicoterapia com base na Teoria do Apego pelo 4 Estações Instituto de Psicologia – SP.

Célia Pereira Caldas
Enfermeira formada pela Universidade do Estado do Rio de Janeiro (Uerj). Mestre em Saúde Coletiva pelo Instituto de Medicina Social da Uerj. Doutora pela Escola de Enfermagem Anna Nery, da Universidade Federal do Rio de Janeiro (UFRJ). Professora titular da Faculdade de Enfermagem da Uerj. Bolsista de Produtividade do Conselho Nacional de Desenvolvimento Científico e Tecnológico (CNPq) e líder do Grupo de Pesquisa de Enfermagem em Saúde do Idoso da Uerj.

Christiane Machado Santana
Especialista em Geriatria e Gerontologia pela Sociedade Brasileira de Geriatria e Gerontologia (SBGG). Professora de Geriatria no Departamento de Medicina Interna e Apoio Diagnóstico da Faculdade de Medicina da Bahia (FMB), da Universidade Federal da Bahia (UFBA). Médica geriatra do Serviço Médico Universitário Rubens Brasil (SMURB)/UFBA. Preceptora da Residência de Clínica Médica do Hospital São Rafael – Rede D'Or.

Ciro Augusto Floriani
Doutor em Ciências pela Escola Nacional de Saúde Pública Sérgio Arouca (Ensp/Fiocruz). Médico geriatra titulado pela Sociedade Brasileira de Geriatria e Gerontologia (SBGG). Professor da Faculdade de Medicina Estácio de Sá, *campus* Presidente Vargas I, Rio de Janeiro.

Clarice Cavalero Nebuloni
Nutricionista da disciplina de Geriatria e Gerontologia na Universidade Federal de São Paulo (Unifesp). Especialista em Gerontologia pela Sociedade Brasileira de Geriatria e Gerontologia (SBGG). Mestre em Gerontologia pela Universidade Federal de São Carlos (UFSCar).

Claudia Burlá
Especialista em Geriatria pela Sociedade Brasileira de Geriatria e Gerontologia (SBGG)/Associação Médica Brasileira (AMB). Doutora em Bioética pela Faculdade de Medicina da Universidade do Porto, Portugal. Membro do Board of Directors da International Association of Hospice and Palliative Care (2019–2021). Membro da Comissão Permanente de Cuidados Paliativos da SBGG.

Claudia Felícia Gravina
Doutora em Cardiologia pela Universidade de São Paulo (USP). Médica assistente da Seção de Cardiogeriatria do Instituto de Cardiologia Dante Pazzanese. Editora das I e II Diretrizes em Cardiogeriatria do Departamento de Cardiogeriatria (Decage)/Sociedade Brasileira de Cardiologia (SBC). Ex-presidente do Decage/SBC.

Claudio Tinoco Mesquita
Doutor em Cardiologia. Mestre em Cardiologia. Especialista em Cardiologia pela Sociedade Brasileira de Cardiologia (SBC)/Associação Médica Brasileira (AMB). Professor associado do Departamento de Radiologia da Universidade Federal Fluminense (UFF). Médico do Serviço de Medicina Nuclear do Hospital Pró-Cardíaco – Serviço de Medicina Nuclear do Americas Medical City.

Cléo Monteiro França Correia
Mestre em Neurociências e doutora em Ciências pela Universidade Federal de São Paulo – Escola Paulista de Medicina (Unifesp-EPM). Formação em Musicoterapia Neurológica pela International Neurologic Music Therapy. Coordenadora da Equipe de Musicoterapia do Setor de Neurologia do Comportamento do Departamento de Neurologia Clínica da Unifesp-EPM.

Cristiane Tonezer
Doutora e mestre em Desenvolvimento Rural pelo Programa de Pós-graduação em Desenvolvimento Rural da Universidade Federal do Rio Grande do Sul (UFRGS). Bacharel em Desenvolvimento Rural e Gestão Agroindustrial pela Universidade Estadual do Rio Grande do Sul (Uergs). Professora titular no Programa de Pós-graduação em Políticas Sociais e Dinâmicas Regionais na Universidade Comunitária da Região de Chapecó.

Cristiano Augusto de Freitas Zerbini
Livre-docente em reumatologia. Diretor do Centro Paulista de Reumatologia.

Cristina Cristóvão Ribeiro
Doutora em Gerontologia pela Universidade Estadual de Campinas (Unicamp). Mestre em Gerontologia pela Pontifícia Universidade Católica de São Paulo (PUC-SP).

Daniel Apolinário
Graduado pela Faculdade de Medicina da Universidade de São Paulo (FMUSP). Residência de Clínica Médica e de Geriatra pela FMUSP. Especialista em Geriatria pela Sociedade Brasileira de Geriatria e Gerontologia (SBGG). Doutor em Ciências pelo Departamento de Neurologia da FMUSP. Coordenador do Laboratório de Implementação do Conhecimento em Saúde do Hospital do Coração (HCor).

Daniel Lima Azevedo
Especialista em Geriatria pela Sociedade Brasileira de Geriatria e Gerontologia (SBGG)/Associação Médica Brasileira (AMB). Médico especialista em Geriatria pela Universidade Federal do Rio de Janeiro (UFRJ)/Ministério da Educação (MEC). Presidente da SBGG-RJ desde 2020. Doutorando em Saúde Coletiva pelo Instituto de Estudos de Saúde Coletiva da Universidade Federal do Rio de Janeiro (IESC/UFRJ). Membro da Comissão Permanente de Cuidados Paliativos da SBGG.

Daniele dos Santos Fontoura
Doutora em Administração pelo Programa de Pós-Graduação da Universidade Federal do Rio Grande do Sul (UFRGS). Doutora em Sociologia Econômica e das Organizações pelo Instituto Superior de Economia e Gestão (ISEG) da Universidade de Lisboa, Portugal.

Daniele Fernandes
Mestre em Estudos Populacionais e Pesquisas Sociais pela Escola Nacional de Ciências Estatísticas (Ence) e Consultora da Comissão Econômica para a América Latina e o Caribe (Cepal) – Instituto de Pesquisa Econômica Aplicada (Ipea).

Daniele Sirineu Pereira
Fisioterapeuta, mestre, doutora e pós-doutora em Ciências da Reabilitação pela Universidade Federal de Minas Gerais (UFMG). Professora adjunta e orientadora do Programa de Pós-graduação em Ciências da Reabilitação do Departamento de Fisioterapia da UFMG. Especialista em Gerontologia pela Sociedade Brasileira de Geriatria e Gerontologia (SBGG).

Dayana Ribeiro dos Santos Santana
Especialista em Oncologia. Rotina da unidade de Cárdio-oncologia do Hospital Pró-Cardíaco.

Denise Ribeiro Stort Bueno
Psicóloga. Especialista em Psicologia da Saúde. Mestre e doutora em Gerontologia pela Faculdade de Medicina da Universidade Estadual de Campinas (Unicamp).

Delia Catullo Goldfarb
Psicóloga e Psicanalista. Especialista em Gerontologia. Doutora em Psicologia pela USP. Diretora e Fundadora da Associação GER-AÇÕES – Centro de Pesquisas e Ações em Gerontologia. Membro da Rede Ibero-Americana de Psicogerontologia (REDIP). Coordenadora e Professora do Curso de Psicogerontologia da GER-AÇÕES. Assessora em Políticas Públicas do envelhecimento pelo Programa das Nações Unidas para o Desenvolvimento (PNUD).

Dóris Firmino Rabelo
Psicóloga. Mestre em Gerontologia e doutora em Educação pela Universidade Estadual de Campinas (Unicamp). Docente do Centro de Ciências da Saúde da Universidade Federal do Recôncavo da Bahia (UFRB). Docente do Programa de Pós-graduação em Psicologia da Universidade Federal da Bahia (UFBA). Docente do Mestrado Profissional em Saúde da Família da UFRB.

Edison Rossi
Especialista em Reumatologia pela Sociedade Brasileira de Reumatologia (SBR)/Associação Médica Brasileira (AMB). Especialista em Geriatria e Gerontologia pela Sociedade Brasileira de Geriatria e Gerontologia (SBGG)/AMB. Mestre em Gerontologia pela Universidade Estadual de Campinas (Unicamp).

Eduardo Ferriolli
Especialista em Geriatria e Gerontologia pela Sociedade Brasileira de Geriatria e Gerontologia (SBGG)/Associação Médica Brasileira (AMB). Professor titular da Divisão de Clínica Médica Geral e Geriatria da Faculdade de Medicina de Ribeirão Preto, da Universidade de São Paulo (USP), e professor titular da disciplina de Geriatria da Faculdade de Medicina da USP.

Einstein Francisco de Camargos
Graduado em Medicina pela Universidade de Brasília (UnB). Mestre em Ciências Médicas pela UnB. Doutor em Ciências Médicas pela UnB. Médico do Centro Multidisciplinar do Idoso do Hospital Universitário de Brasília (HUB). Especialista em Geriatria pela Sociedade Brasileira de Geriatria e Gerontologia (SBGG)/Associação Médica Brasileira (AMB). Membro titular da Academia Latinoamericana de Medicina del Adulto Mayor (Alma).

Elisa de Paula França Resende
Médica neurologista. Neurologista assistente do Hospital das Clínicas da Universidade Federal de Minas Gerais (UFMG)/ Empresa Brasileira de Serviços Hospitalares (Ebserh). Professora assistente da Faculdade de Medicina e Ciências Médicas de Minas Gerais. Senior Atlantic Fellow for Equity in Brain Health.

Elisa Franco de Assis Costa
Médica especialista em Clínica Médica. Médica especialista em Geriatria pela Associação Médica Brasileira (AMB)/Sociedade Brasileira de Geriatria e Gerontologia (SBGG). Mestre em Doenças Infecciosas e Parasitárias pelo Instituto de Patologia Tropical e Saúde Pública da Universidade Federal de Goiás. Professora de Geriatria e Cuidados Paliativos do Departamento de Clínica Médica da Faculdade de Medicina da Universidade Federal de Goiás.

Elizabete Viana de Freitas
Membro Nato do Conselho Consultivo da Sociedade Brasileira de Geriatria e Gerontologia (SBGG). Doutora e Mestre em Medicina pela Universidade do Estado do Rio de Janeiro (UERJ). Especialista em Geriatria e Gerontologia pela Associação Médica Brasileira (AMB)/SBGG e em Cardiologia pela AMB/Sociedade Brasileira de Cardiologia (SBC). Presidente da SBGG Nacional (2000–2002) e do Departamento de Cardiogeriatria (Decage) da SBC (2008–2009). Médica do Hospital Universitário Pedro Ernesto (HPE-UERJ). Secretária (2015–2019) do Comitê Latino-americano e Caribe de Gerontologia e Geriatria (Comlat).

Elizabeth Regina Xavier Mendonça
Especialista em Geriatria e Gerontologia pela Sociedade Brasileira de Geriatria e Gerontologia (SBGG)/Associação Médica Brasileira (AMB). Especialista em Clínica Médica pelo Conselho Federal de Medicina.

Emilio Hieyuki Moriguchi
Professor da Faculdade de Medicina da Universidade Federal do Rio Grande do Sul (UFRGS). Preceptor da Unidade de Geriatria do Serviço de Medicina Interna e do Programa de Residência Médica em Geriatria do Hospital de Clínicas de Porto Alegre.

Érika Maria Gonçalves Campana
Doutora em Medicina pela Universidade do Estado do Rio de Janeiro (Uerj). Mestre em Medicina pela Uerj. Presidente do DHA da Sociedade de Cardiologia do Estado do Rio de Janeiro (Socerj) e diretora administrativa do DHA da Sociedade Brasileira de Cardiologia (SBC) de 2020 a 2021. Cardiologista especialista do Curso Intensivo de Revisão em Cardiologia (CIRCC)/SBC/Associação Médica Brasileira (AMB). Pesquisadora do Ambulatório de Hipertensão e Lípides da Uerj. Professora adjunta da Faculdade de Medicina da Universidade Iguaçu (Unig). Coordenadora da Clínica de Hipertensão do Seacor. Fellow of the European Society of Cardiology (FESC). Presidente do Departamento de Hipertensão Arterial da Socerj.

Erika Rafaella da C. N. Pallotino
Especialista em Psicologia Médica pela Universidade do Estado do Rio de Janeiro (Uerj). Especialista em Psicologia em Oncologia pelo Instituto Nacional de Câncer (Inca). Mestre em Psicologia Clínica pela Pontifícia Universidade Católica do Rio de Janeiro (PUC-Rio). Psicóloga clínica, sócia-fundadora do Instituto Entrelaços. Coordenadora do Ambulatório de Intervenções e Suporte ao Luto e coordenadora da pós-graduação em Psico-oncologia e do curso de extensão em Tanatologia da PUC-Rio. Professora do Instituto Paliar e do Instituto de Ensino Albert Einstein. Certificada no Level 2 em Complicated Grief pela Columbia University School of Social Work – NY.

Estevão Alves Valle
Especialista em Geriatria e Gerontologia pela Sociedade Brasileira de Geriatria e Gerontologia (SBGG). Mestre e doutor em Ciências da Saúde pelo Centro de Pesquisas René Rachou (CPqRR), da Fundação Oswaldo Cruz (Fiocruz). Diretor da clínica +60 Saúde

Evany Bettine de Almeida
Gerontóloga pela Universidade de São Paulo (USP). Mestre em Filosofia, modalidade Saúde e Educação. Doutoranda em Ciência pela USP. Coordenadora do curso de pós-graduação em Gerontologia da Faculdade Paulista de Serviço Social (FAPSS). Docente da USP 60+ e pesquisadora do Grupo de Cronobiologia, em especial ciclo vigília/sono, da Escola de Artes, Ciências e Humanidades da Universidade de São Paulo (EACH-USP). Presidente da Associação Brasileira de Gerontologia (ABG). Membro da diretoria da Associação Brasileira de Alzheimer – SP.

Fabiana Medeiros de Almeida Silva
Graduada em Educação Física pela Universidade de Brasília (UnB). Especialista em Treinamento Desportivo pela Universidade Veiga de Almeida (UVA). Mestre em Educação Física pela Universidade Federal de Sergipe (UFS). Doutoranda em Educação Física na UnB. Conteudista de disciplinas EAD da Universidade Tiradentes (Sergipe).

Fabiana Sartore
Pós-graduada em Gastroenterologia pela Universidade Federal do Estado do Rio de Janeiro (Unirio). Pós-graduada e, Endoscopia Terapêutica pelo Hospital Sírio-Libanês.

Fabio Cimador
Enfermeiro. Mestre de primeiro nível em Gerenciamento e Funções de Coordenação de Profissões Sanitárias pela Università La Sapienza, Roma, Itália. Enfermeiro coordenador na Azienda per l'Assistenza Sanitaria n. 1 Triestina, Trieste, Itália. Colaborador internacional acreditado pelo Conselho Nacional de Desenvolvimento Científico e Tecnológico (CNPq) na Escola de Enfermagem Aurora de Afonso Costa (EEAAC)/ Universidade Federal Fluminense (UFF). Membro do grupo A Tríplice Aliança — grupo internacional dedicado à cultura de não contenção.

Fernando Neves Hugo
Cirurgião-dentista pela Universidade Federal do Rio Grande do Sul (UFRGS). Mestre em Gerontologia pela Pontifícia Universidade Católica do Rio Grande do Sul (PUC-RS). Doutor em Odontologia, área de Saúde Coletiva, pela Universidade Estadual de Campinas (Unicamp). Professor associado do Departamento de Odontologia Preventiva e Social da UFRGS. Bolsista produtividade em Pesquisa 2 do Conselho Nacional de Desenvolvimento Científico e Tecnológico (CNPq).

Fernando Salles da Silva Filho
Urologista do Hospital Federal da Lagoa. Doutorando do Programa de Fisiopatologia e Ciências Cirúrgicas da Universidade do Estado do Rio de Janeiro (Uerj).

Filipe Tavares Gusman
Graduado em Medicina pela Fundação Técnico-Educacional Souza Marques (2004). Especialista em Clínica Médica pelo Ministério da Educação (MEC). Especialista em Geriatria pela Sociedade Brasileira de Geriatria e Gerontologia (SBGG)/ Associação Médica Brasileira (AMB). Aperfeiçoamento em Cuidados Paliativos pelo Instituto Paliar – São Paulo. Presidente da Regional Sudeste da Academia Nacional de Cuidados Paliativos (ANCP). Docente da Universidade Estácio de Sá do Rio de Janeiro e do Instituto Paliar, pela Universidade São Camilo, em São Paulo. Mestrando em Saúde da Família pela Universidade Estácio de Sá.

Flávia Gomes Lopes
Médica. Pós-Graduação e Residência Médica em Clínica Médica pela Santa Casa da Misericórdia do Rio de Janeiro. Pós-Graduação e Residência Médica em Geriatria pela Universidade do Estado do Rio de Janeiro (UERJ). Mestre em Fisiopatologia Clínica e Experimental pela UERJ. Preceptora do Programa de Residência Médica em Geriatria do Núcleo de Atenção ao Idoso (NAI/UNATI/UERJ). Docente da Universidade do Grande Rio (Unigranrio). Coordenadora e Docente da Pós-Graduação em Geriatria e Gerontologia da Faculdade Juscelino Kubitschek.

Flávia Silva Arbex Borim
Fisioterapeuta. Pós-doutora em Gerontologia. Doutora em Saúde Coletiva e mestre em Gerontologia pela Faculdade de Ciências Médicas (FCM) da Universidade Estadual de Campinas (Unicamp). Professora adjunta do Departamento de Saúde Coletiva da Faculdade de Ciências da Saúde da Universidade de Brasília (UnB). Docente do Programa de Pós-graduação em Gerontologia na Faculdade de Ciências Médicas da Universidade Estadual de Campinas (FCM-Unicamp).

Flávio Aluizio Xavier Cançado
Pós-graduado em Administração Hospitalar e Gerontologia pela Fundação Instituto de Administração em Saúde (Fiasah) e pela Universidade Fundação Mineira de Educação e Cultura (FUMEC). Coordenador Científico do curso de pós-graduação *lato sensu* Especialização em Gerontologia da Universidade Fumec no período de 1992 a 1996. Especialista em Geriatria e Gerontologia pela Sociedade Brasileira de Geriatria e Gerontologia (SBGG)/Associação Médica Brasileira (AMB) em 1977. Presidente da SBGG-MG, em 1973–1979, 1982–1988 e 1990–1996. Presidente da SBGG de 1979 a 1982. Presidente do Comlat (1989–1993).

Flávio Chaimowicz
Professor associado do Departamento de Clínica Médica da Faculdade de Medicina da Universidade Federal de Minas Gerais (UFMG). Mestre em Epidemiologia Clínica pelo National Institute for Health Sciences (Holanda). Doutor em Medicina pela UFMG. Pós-doutor em Educação Médica no Institute of Medical Education Research da Erasmus University de Rotterdam. Especialista em Clínica Médica pela Sociedade Brasileira de Clínica Médica (SBCM). Especialista em Geriatria e Gerontologia pela Sociedade Brasileira de Geriatria e Gerontologia (SBGG).

Florindo Stella
Médico psiquiatra. Professor no Instituto de Biociências, *campus* de Rio Claro, na Universidade Estadual Paulista (Unesp). Professor no Ambulatório de Neuropsiquiatria e Psiquiatria Geriátrica da Faculdade de Medicina da Universidade Estadual de Campinas (Unicamp). Professor visitante no Departamento e Instituto de Psiquiatria – Laboratório de Neurociências (LIM-27) da Faculdade de Medicina da Universidade de São Paulo (USP).

Franciellen Bruschy Almonfrey
Residência médica em Geriatria pela Escola Paulista de Medicina da Universidade Federal de São Paulo (EPM/Unifesp) e título de especialista em Geriatria pela Sociedade Brasileira de Geriatria e Gerontologia (SBGG). Médica assistente do Serviço de Cardiologia da disciplina de Geriatria e Gerontologia da EPM/Unifesp.

Francisca Magalhães Scoralick
Médica Geriatra pela Associação Médica Brasileira (AMB)/ Sociedade Brasileira de Geriatria e Gerontologia (SBGG). Mestre em Ciências Médicas pela Universidade Federal de Brasília (UnB).

Francisco do Carmo
Mestre em Ciências da Saúde pela Faculdade de Ciências Médicas da Santa Casa de São Paulo (FCMSCSP). Médico clínico e geriatra, assistente do Hospital Geriátrico de Convalescentes Dom Pedro II da Irmandade da Santa Casa de Misericórdia de São Paulo (ISCMSP). Diretor do Instituto Paulista de Geriatria e Gerontologia José Ermírio de Moraes, da Coordenadoria de Serviços de Saúde, da Secretaria Estadual de Saúde do Estado de São Paulo. Membro do Conselho Estadual do Idoso (2018–2020).

Francisco José Barcellos Sampaio
Professor titular e chefe da Unidade de Pesquisa Urogenital, Centro Biomédico, da Universidade do Estado do Rio de Janeiro (Uerj). Pesquisador 1A do Conselho Nacional de Desenvolvimento Científico e Tecnológico (CNPq) e Cientista de Nosso Estado da Fundação de Amparo à Pesquisa do Estado do Rio de Janeiro (Faperj). Membro titular da Academia Nacional de Medicina.

Francisco José Werneck de Carvalho
Professor do curso de Medicina da Universidade Estácio de Sá, no Rio de Janeiro, *campus* Uchôa de Nefrologia. Médico do Núcleo de Assistência ao Idoso na Marinha (Policlínica Nossa Senhora da Glória). Membro da Sociedade Brasileira de Nefrologia. Membro da Academia Brasileira de Medicina Militar.

Gabriel Schier de Fraga
Médico graduado pelas Faculdades Pequeno Príncipe (FPP). Bolsista da Fundação Araucária em Pesquisa de Realidade Virtual (RV).

Geovana de Arruda João
Preceptora do setor de Cardiogeriatria da disciplina de Cardiologia da Escola Paulista de Medicina (EPM), da Universidade Federal de São Paulo (Unifesp). Especialista em Cardiologia e em Ecocardiografia.

Giancarlo Lucchetti
Professor adjunto do Departamento de Clínica Médica da Faculdade de Medicina da Universidade Federal de Juiz de Fora (UFJF).Vice-coordenador da disciplina de Geriatria e Gerontologia da UFJF. Especialista em Clínica Médica e Geriatria pela Irmandade da Santa Casa de Misericórdia de São Paulo. Doutor em Neurologia/Neurociências pela Universidade Federal de São Paulo (USP). Professor da pós-graduação *stricto sensu* em Saúde e Saúde Coletiva da UFJF.

Gilson Soares Feitosa-Filho
Presidente da Sociedade Brasileira de Cardiologia – Seção Bahia. Professor da graduação e da pós-graduação da Escola Bahiana de Medicina. Professor titular de Medicina da Faculdade de Tecnologia e Ciências (UniFTC). Doutor em Cardiologia pelo Instituto do Coração do Hospital das Clínicas da Faculdade de Medicina da USP (InCor HCFMUSP).

Giovanni Vendramini Alves
Psicólogo pela Universidade Paulista (UNIP). Especialista em Psicologia Hospitalar Aplicada à Oncologia pela Escola de Extensão da Universidade Estadual de Campinas (Extecamp/ Unicamp). Mestre e doutorando em Gerontologia pela Faculdade de Ciências Médicas da Unicamp.

Gisele de Cássia Gomes
Fisioterapeuta pela Faculdade Ciências Médicas de Minas Gerais (FCMMG). Professora adjunta do Departamento de Fisioterapia da Universidade Federal de Minas Gerais (UFMG). Mestre em Gerontologia pela Universidade Estadual de Campinas (Unicamp). Doutora em Neurociências pela UFMG. Especialista em Gerontologia pela Sociedade Brasileira de Geriatria e Gerontologia (SBGG).

Gisele Helena de Paula Rodrigues
Pós-graduada em Cardiologia Geriátrica pelo Instituto do Coração do Hospital das Clínicas da Faculdade de Medicina da USP (InCor HCFMUSP). Doutora em Cardiologia pela Universidade de São Paulo (USP).

Graziele Ribeiro Bitencourt
Enfermeira. Doutora em Ciência do Cuidado em Saúde pela Universidade Federal Fluminense (UFF). Especialista em Enfermagem Gerontológica pela UFF. Especialista em Enfermagem Médico-Cirúrgica pela Universidade Federal do Estado do Rio de Janeiro (Unirio). Professora adjunta pela Universidade Federal do Rio de Janeiro (UFRJ) — *campus* Macaé. Enfermeira assistencial no Hospital Universitário Gaffrée e Guinle, da Unirio.

Guilherme Brauner Barcellos
Intensivista e Colaborador do Programa de Gestão da Qualidade e da Informação em Saúde (QUALIS) do Hospital de Clínicas de Porto Alegre (HCPA). Coordenador Adjunto da Choosing Wisely Brasil.

Gustavo de Jesus Monteiro
Especialista em Geriatria pela Sociedade Brasileira de Geriatria e Gerontologia (SBGG)/Associação Médica Brasileira (AMB). Geriatra do Centro Internacional Sarah de Neurorreabilitação e Neurociências – Rio de Janeiro.

Gustavo Henrique de Oliveira Caldas
Residência médica em Clínica Médica pela Universidade Federal do Rio Grande do Norte (UFRN). Residência em Geriatria pela Irmandade da Santa Casa de Misericórdia de São Paulo (ISCMSP). Especialista em Geriatria pela Associação Médica Brasileira (AMB)/Sociedade Brasileira de Geriatria e Gerontologia (SBGG). Mestre em Ensino na Saúde pela UFRN. Médico do Serviço de Geriatria do Hospital Universitário Onofre Lopes/Empresa Brasileira de Serviços Hospitalares (HUOL/Ebserh). Professor assistente do Departamento de Medicina Clínica da UFRN.

Gustavo Vaz de Oliveira Moraes
Médico especialista em Geriatria e Gerontologia pela Sociedade Brasileira de Geriatria e Gerontologia (SBGG). Mestre em Ciências da Saúde pela Fundação Oswaldo Cruz (Fiocruz). Professor da Faculdade de Ciências Médicas de Minas Gerais.

Hazem Ashmawi
Professor livre-docente pela disciplina de Anestesiologia da Faculdade de Medicina da Universidade de São Paulo (FMUSP). Supervisor da Equipe de Controle de Dor da Divisão de Anestesia do Instituto Central do Hospital das Clínicas da FMUSP.

Helena Kramer
Doutora em Cardiologia pela Universidade Federal do Rio de Janeiro (UFRJ). Mestre em Cardiologia pela UFRJ. Coordenadora de Ensino e Pesquisa do Instituto Nacional de Cardiologia.

Heloísa Gonçalves Ferreira
Psicóloga. Mestre e Doutora em Psicologia - Universidade Federal de São Carlos (UFSCar). Especialista em Terapia Comportamental pelo Instituto de Terapia por Contingências de Reforçamento (ITCR). Professora adjunta do Instituto de Psicologia da Universidade do Estado do Rio de Janeiro (UERJ).

Henrique Cerqueira Guimarães
Médico geriatra pelo Hospital das Clínicas da Universidade Federal de Minas Gerais (UFMG) e pela Sociedade Brasileira de Geriatria e Gerontologia (SBGG). Mestre em Ciências pelo Programa de Pós-graduação em Neurologia da Universidade de São Paulo (USP). Doutor pelo Programa de Pós-graduação em Neurociências da UFMG.

Henrique Gonçalves Ribeiro
Graduado em Medicina pela Faculdade de Ciências Médicas da Santa Casa de São Paulo. Especialista em Medicina Paliativa pelo Instituto Paliar. Médico psiquiatra e psicoterapeuta do Núcleo de Cuidados Paliativos do Hospital das Clínicas da Faculdade de Medicina da Universidade de São Paulo (FMUSP), do Hospital Sírio-Libanês e do Instituto Paliar.

Homero Leite
Mestre e Doutor FisClinex pela Universidade do Estado do Rio de Janeiro (UERJ). Titulação de Geriatra pela Sociedade Brasileira de Geriatria e Gerontologia (SBGG). Titulação em Medicina Intensiva pela Associação de Medicina Intensiva Brasileira (AMIB).

Humberto Alexandre Amadori
Especialista em Geriatria pela Sociedade Brasileira de Geriatria e Gerontologia (SBGG)/Associação Médica Brasileira (AMB). Pós-graduado em Geriatria Prática pela Fundação de Apoio e Valorização do Idoso (Favi). Residência em Clínica Médica do Hospital das Clínicas da Universidade Federal do Paraná (UFPR). Geriatra na Equipe Multidisciplinar em Gerontogeriatria da Favi. Preceptor da Pós-graduação em Geriatria Prática – ELDGP/Favi. Geriatra e preceptor da Residência em Geriatria do Hospital Municipal do Idoso Zilda Arns (Hiza) na Prefeitura Municipal de Curitiba. Diretor científico da SBGG-PR (2020–2022).

Humberto Pierri
Professor livre-docente pela Universidade de São Paulo (USP). Especialista em Cardiologia pela Sociedade Brasileira de Cardiologia (SBC).

Ianna Lacerda Sampaio Braga
Médica Especialista em Geriatria pela Universidade Federal de São Paulo (Unifesp) (residência). Especialista em Geriatria pela Sociedade Brasileira de Geriatria e Gerontologia (SBGG)/ Associação Médica Brasileira (AMB). Doutora em Biotecnologia pelo Programa de Doutorado em Biotecnologia – Rede Nordeste de Biotecnologia (Renorbio)/Universidade de Fortaleza (Unifor). Médica da Secretaria da Saúde do Estado do Ceará (Sesa/CE). Geriatra do Hospital Geral Dr. César Cals. Professora do curso de Medicina da Unifor.

Ibsen Bellini Coimbra
Residência médica em Reumatologia. Mestre em Clínica Médica pela Universidade Estadual de Campinas (Unicamp). Doutora em Clínica Médica pela Unicamp. Pós-doutor em Biologia Molecular de Cartilagem na Thomas Jefferson University (EUA). Professor-doutor do Departamento de Clínica Médica da Faculdade de Ciências Médicas da Unicamp na área de Reumatologia.

Irineu Francisco Delfino Silva Massaia
Professor Adjunto do Departamento de Clínica Médica e Vice-Diretor Geral da Faculdade de Ciências Médicas da Santa Casa de São Paulo.

Isabel Junqueira de Almeida
Fonoaudióloga pela Faculdade de Medicina da Universidade de São Paulo (FMUSP). Bacharel em Letras (Linguística) pela Universidade de São Paulo (USP). Mestre em Ciências pela FMUSP. Preceptora do curso de graduação em Fonoaudiologia da USP.

Isabella Figaro Gattás Vernaglia
Graduação em Medicina e residência em Clínica Médica pela Faculdade de Ciências Médicas da Santa Casa de São Paulo. Residência em Geriatria pela Faculdade de Medicina da Universidade de São Paulo (FMUSP). Especialista em Geriatria pela Sociedade Brasileira de Geriatria e Gerontologia (SBGG). Complementação Especializada em Distúrbios Cognitivos pelo Serviço de Geriatria da FMUSP. Doutora em Ciências Médicas pela FMUSP. Médica do Serviço de Oncogeriatria do Instituto do Câncer de São Paulo Octavio Frias de Oliveira (Icesp).

Isadora Crosara Alves Teixeira
Médica Especialista em Clínica Médica e em Geriatria. Área de atuação em Cuidados Paliativos. Professora de Geriatria e Cuidados Paliativos do Departamento de Clínica Médica da Faculdade de Medicina da Universidade Federal de Goiás.

Ivan Abdalla
Pós-graduado em geriatria pela Casa Gerontológica de Aeronáutica Brigadeiro Eduardo Gomes (CGABEG) e especialista em Geriatria pela Sociedade Brasileira de Geriatria e Gerontologia (SBGG).

Ivan Aprahamian
Especialista em Clínica Médica, Geriatria e Psiquiatria. Mestre em Gerontologia pela Universidade Estadual de Campinas (Unicamp). Doutor em Psiquiatria e livre-docente em Geriatria na Universidade de São Paulo (USP). Professor associado do Departamento de Clínica Médica, chefe da disciplina e da residência médica de Geriatria da Faculdade de Medicina de Jundiaí (FMJ). Professor de Medicina da Universidade Cidade de São Paulo (Unicid). Coordenador do Ambulatório de Alterações Comportamentais em Idosos (ACid) da Disciplina de Geriatria na Faculdade de Medicina da Universidade de São Paulo (FMUSP). Honorary Research Fellow, University of Groningen, University Medical Center Groningen, Department of Psychiatry (Geriatric Psychiatry), Groningen, The Netherlands. Fellow eleito pelo American College of Physicians.

Izo Hélber
Chefe do setor de Cardiogeriatria da disciplina de Cardiologia da Escola Paulista de Medicina (EPM), da Universidade Federal de São Paulo (Unifesp). Doutor em Medicina pela Unifesp. Presidente do Departamento de Cardiogeriatria da Sociedade Brasileira de Cardiologia (2020–2021).

Jairo Lins Borges
Disciplina de Cardiologia da Universidade Federal de São Paulo (Unifesp), divisão de Cardiogeriatria.

James Macinko
M.D., PhD. Department of Health Policy and Management and Community Health Sciences, Ucla Fielding School of Public Health, Los Angeles, CA, USA. Professor de Epidemiologia.

Fundação Oswaldo Cruz – Minas Gerais. Principal Investigador no ELSI-Brasil (Estudo Longitudinal da Saúde dos Idosos Brasileiros).

Janair Machado de Souza

Graduada em Ciências Sociais, mestre em Educação e doutoranda em Educação pela Universidade Federal do Rio Grande do Sul (UFRGS).

Jeanete Liasch Martins de Sá

Doutora em Serviço Social pela Pontifícia Universidade Católica de São Paulo (PUC-SP). Mestre em Filosofia da Educação pela PUC-Campinas. Especialista em Gerontologia pela Sociedade Brasileira de Geriatria e Gerontologia (SBGG). Assistente social. Professora universitária na Faculdade de Serviço Social da PUC-Campinas. Organizadora e coordenadora da Universidade da Terceira Idade na PUC-Campinas por 27 anos.

Jessica Myrian de Amorim Garcia

Especialista em Cardiologia pela Sociedade Brasileira de Cardiologia (SBC)/Associação Médica Brasileira (AMB). Diretora do Departamento de Cardiogeriatria (Decage) de 2018 a 2022. Mestre em Medicina Interna pela Universidade Federal de Pernambuco. Preceptora do Programa de Cardiologia (SUS-PE). Preceptora do Programa de Geriatria (SUS-PE).

Jhonatan Sousa

Enfermeiro. Pós-graduado em Saúde do Idoso pela Faculdade Adventista da Bahia. Pós-graduado em Estomaterapia e Acupuntura. Enfermeiro da Equipe de Desospitalização do Serviço de Geriatria, Gerontologia e Cuidados Integrados da Rede Adventista Silvestre.

João Batista Freire Neto

Médico. Especialista em Geriatria pela Sociedade Brasileira de Geriatria e Gerontologia (SBGG)/Associação Médica Brasileira (AMB). Especialista em Clínica Médica pelo Hospital Regional da Asa Norte (HRAN)/Ministério da Educação (MEC). Especialista em Medicina de Família e Comunidade pela Sociedade Brasileira de Medicina de Família e Comunidade (SBMFC)/AMB. Presidente da SBGG (2014–2016).

João Carlos Barbosa Machado

Especialista em Geriatra pela Associação Médica Brasileira (AMB)/Sociedade Brasileira de Geriatria e Gerontologia (SBGG). Professor de Geriatria e coordenador do Internato de Saúde do Idoso da Faculdade de Ciências Médicas de Minas Gerais. Coordenador do Serviço de Medicina Geriátrica da Rede Mater Dei de Saúde. Diretor do Aurus IEPE – Instituto de Ensino e Pesquisa do Envelhecimento de Belo Horizonte.

João de Castilho Cação

Especialista em Geriatria pela Sociedade Brasileira de Geriatria e Gerontologia (SBGG) e pela Associação Médica Brasileira (AMB).

João Eduardo Nunes Salles

Médico endocrinologista. Doutor pela Universidade de São Paulo. Professor assistente da Faculdade de Ciências Médicas da Santa Casa de São Paulo e coordenador da disciplina de Endocrinologia. Secretário-geral da Sociedade Brasileira de Diabetes (gestão 2020–2021). Presidente da Comissão de Educação Médica Continuada da Sociedade Brasileira de Endocrinologia e Metabologia (gestão 2019–2020).

João Senger

Especialista em Geriatria e Gerontologia pela Sociedade Brasileira de Geriatria e Gerontologia (SBGG)/Associação Médica Brasileira (AMB). Especialista em Nutrologia pela Associação Brasileira de Nutrologia (Abran)/AMB. Mestre em Saúde Coletiva pela Unisinos. Professor colaborador do Instituto de Geriatria da Pontifícia Universidade Católica do Rio Grande do Sul (PUC-RS).

João Toniolo Neto

Especialista em Geriatria e Gerontologia pela Sociedade Brasileira de Geriatria e Gerontologia (SBGG)/Associação Médica Brasileira (AMB). Mestre em Epidemiologia do Envelhecimento. Doutor em Medicina Interna e Terapêutica pela Escola Paulista de Medicina da Universidade Federal de São Paulo (EPM-Unifesp). Professor adjunto da disciplina de Geriatria e Gerontologia da EPM-Unifesp.

Johannes Doll

Teólogo. Pedagogo. Gerontólogo. Mestre em Educação. Doutor em Filosofia. Professor titular da Faculdade de Educação da Universidade Federal do Rio Grande do Sul.

Jorge Felix

Professor-doutor — Escola de Artes, Ciências e Humanidades da Universidade de São Paulo (EACH-USP) – Gerontologia. Professor de Economia da pós-graduação na Fundação Escola de Sociologia e Política de São Paulo. Professor convidado na Pontifícia Universidade Católica de São Paulo (PUC-SP) — pós-graduação em Gerontologia. Comentarista de longevidade da Rede Globo.

José Carlos Zanon

Especialista em Cardiologia e Ecocardiografia pela Sociedade Brasileira de Cardiologia (SBC). Professor de Semiologia e Cardiologia da Universidade Federal de Ouro Preto. Diretor científico do Departamento de Cardiogeriatria da SBC. Fellow of the European Society of Cardiology.

José Davison da Silva Júnior

Musicoterapeuta e educador musical. Especialista em Musicoterapia pelo Conservatório Brasileiro de Música. Mestre em Música pela Universidade Federal de Goiás. Doutor em Música pela Universidade Federal da Bahia. Doutor pelo programa de doutorado-sanduíche no Center for Mind and Brain – University of California, em Davis. Pós-doutor em Neurociência e Cognição pela Universidade Federal do ABC. Professor do Instituto Federal de Pernambuco.

José Elias Soares Pinheiro

Geriatra pela Associação Médica Brasileira (AMB)/Sociedade Brasileira de Geriatria e Gerontologia (SBGG). Mestre em Medicina pela Universidade Federal do Rio de Janeiro (UFRJ). Membro do Conselho Consultivo Pleno da SBGG. Membro da Câmara Técnica de Geriatria do Conselho Federal de Medicina.

José Francisco P. Oliveira (*in memoriam*)

Mestre em Filosofia pela Pontificia Università Gregoriana, Itália. Orientador de Aprendizagem dos Cursos de Saúde da Pessoa Idosa, EAD/Fiocruz/MS (2010–2018). Membro da Comissão Permanente de Cuidados Paliativos da Sociedade Brasileira de Geriatria e Gerontologia (SBGG) de 2006 a 2012. Consultor em Gerontologia da SBGG-RJ (2014–2017).

José Luiz da Costa Vieira

Médico Cardiologista e Geriatra. Doutor em medicina: cardiologia. Coordenador da Residência Médica em Cardiologia do Instituto de Cardiologia do Rio Grande do Sul.

José Maria Peixoto

Especialista em Cardiologia pela Sociedade Brasileira de Cardiologia (SBC). Membro do Departamento de Cardiogeriatria da SBC. Doutor em Patologia pela Universidade

Federal de Minas Gerais (UFMG). Professor de Cardiologia da Universidade José do Rosário Vellano (Unifenas-BH). Professor do Mestrado Profissional em Ensino e Saúde da Unifenas-BH.

Josmar de Castro Alves
Especialista em Cardiologia pela Sociedade Brasileira de Cardiologia (SBC)/Associação Médica Brasileira (AMB). Especialista em Cardiologia pelo Instituto de Pós-graduação Médica Carlos Chagas – RJ. Habilitado em Ergometria pela SBC/AMB. Vice-presidente do Departamento de Ergometria, Exercício, Cardiologia Nuclear e Reabilitação Cardiovascular (Derc) da SBC (2013-2014). Presidente do Departamento de Cardiogeriatria (Decage) da SBC (2015–2017). Cardiologista responsável pelo Setor de Ergometria da Procardio de Natal.

Juliana Amendola Anísio Bianchi
Residência em Geriatria e Gerontologia pela Universidade do Estado do Rio de Janeiro (UERJ). Coordenadora do Serviço de Cuidados Paliativos do Hospital Central Aristarcho Pessoa (Corpo de Bombeiros).

Juliana Balbinot Hilgert
Cirurgiã-dentista pela Universidade Federal do Rio Grande do Sul (UFRGS). Mestre e doutora em Epidemiologia pela UFRGS. Professora associada do Departamento de Odontologia Preventiva e Social da UFRGS.

Juliana Marília Berretta
Médica especialista em Geriatria Associação Médica Brasileira (AMB)/Sociedade Brasileira de Geriatria e Gerontologia (SBGG). Afiliada da disciplina de Geriatria e Gerontologia da Universidade Federal de São Paulo. Professora Instrutora do curso de Medicina da Faculdade de Ciências Médicas da Santa Casa de São Paulo.

Juliana Martins Pinto
Fisioterapeuta pela Pontifícia Universidade Católica de Campinas (PUC-Campinas). Mestre e doutora em Gerontologia pela Universidade Estadual de Campinas (Unicamp). Especialista em Gerontologia pela Universidade Federal de São Paulo (Unifesp). Especialista em Gerontologia pela Sociedade Brasileira de Geriatria e Gerontologia (SBGG). Docente no Departamento de Fisioterapia da Universidade Federal do Triângulo Mineiro (UFTM). Atuação na prevenção, promoção e reabilitação funcional de idosos e na pesquisa em saúde, qualidade de vida e bem-estar na velhice.

Juliana Nunes de Almeida Costa
Graduada em Educação Física pela Universidade Federal de Minas Gerais (UFMG). Especialista em Fisiologia e Cinesiologia Aplicada à Atividade Física pela Universidade Gama Filho (UGF-RJ). Mestre em Educação Física pela Universidade de Brasília (UnB). Doutora em Ciências da Saúde pela Faculdade de Saúde da UnB. Pesquisadora do Grupo de Estudos e Pesquisas sobre Atividade Física para Idosos (GEPAFI) da Faculdade de Educação Física (FEF) da UnB desde 2007.

Juliana Venites
Fonoaudióloga. Doutora e mestre em Ciências pela Universidade Federal de São Paulo (Unifesp). Especialista em Motricidade Orofacial pelo Conselho Federal de Fonoaudiologia (CFFa). Especialista em Gerontologia pela Sociedade Brasileira de Geriatria e Gerontologia (SBGG). Membro da diretoria da SBGG-SP de 2016 a 2022. Responsável técnica pelo serviço de Fonoaudiologia da Nobre Saúde – hospital de retaguarda e transição. Professora do curso de especialização em Gerontologia e de Fonoaudiologia Hospitalar do Instituto de Desenvolvimento Educacional (IDE).

Júlio César Moriguti
Especialista em Geriatria pela Sociedade Brasileira de Geriatria e Gerontologia (SBGG)/Associação Médica Brasileira (AMB). Professor associado da Divisão de Clínica Médica Geral e Geriatria da Faculdade de Medicina de Ribeirão Preto, da Universidade de São Paulo (USP).

Jurilza Maria B. de Mendonça
Graduada em Serviço Social pela Universidade de Brasília (UnB). Master em Gerontologia pela Universidade Autônoma de Madri. Mestre em Gerontologia pela UnB. Doutora em Política Social pela UnB. Consultora pesquisadora do Núcleo de Estudos e Pesquisas em Política Social (Neppos), do Centro de Estudos Avançados Multidisciplinares (Ceam) da UnB. Atualmente atua na Secretaria de Políticas de Previdência Social do Ministério da Fazenda.

Jussara Rauth
Assistente social especialista em Gerontologia Social titulada pela Sociedade Brasileira de Geriatria e Gerontologia (SBGG). Segunda vice-presidente da SBGG na gestão de 2006 a 2008.

Karina de Lima Flauzino
Gerontóloga. Bacharel em Gerontologia pela Escola de Artes, Ciências e Humanidades da Universidade de São Paulo (EACH-USP). Especialista em Psicologia Política, Políticas Públicas e Movimentos Sociais pela EACH-USP. Mestranda do Programa de Pós-graduação em Gerontologia da EACH-USP.

Karla Cristina Giacomin
Doutora em Ciências da Saúde pelo Instituto René Rachou/Fundação Oswaldo Cruz (Fiocruz) – Minas. Mestre em Saúde Pública pela Universidade Federal de Minas Gerais (UFMG). Especialista em Geriatria e Gerontologia pela Universidade Louis. Membro pesquisador do Núcleo de Estudos em Saúde Pública e Envelhecimento – Fiocruz/UFMG. Consultora da Organização Mundial da Saúde (OMS). Vice-presidente do ILC-Brasil.

Karla Shimura Barea
Fonoaudióloga graduada pela Universidade Federal de São Paulo (Unifesp). Mestre em Ciências pelo Departamento de Neurologia da Faculdade de Medicina da Universidade de São Paulo (FMUSP). Especialista em Gerontologia do Hospital das Clínicas da Universidade de São Paulo (USP).

Kátia Magdala Lima Barreto
Terapeuta Ocupacional. Doutora em Saúde Pública pelo Centro de Pesquisas Aggeu Magalhães (CPqAM), da Fundação Oswaldo Cruz (Fiocruz). Especialista em Saúde do Idoso pela Escola Nacional de Saúde Pública Sérgio Arouca (Ensp), da Fiocruz. Professora adjunta do Departamento de Terapia Ocupacional da Universidade Federal de Pernambuco (UFPE).

Laura Maria Carvalho de Mendonça
Médica reumatologista pela Universidade Federal do Rio de Janeiro (UFRJ). Coordenadora do Núcleo de Prevenção de Fraturas por Osteoporose da UFRJ. Doutoranda em Endocrinologia pela UFRJ. Densitometrista no Dasa (CDPI Leblon/Mulher/MDX).

Leani Souza Máximo Pereira
Fisioterapeuta pela Faculdade Ciências Médicas de Minas Gerais (FCMMG). Professora associada e orientadora do Programa de Pós-graduação em Ciências da Reabilitação do Departamento de Fisioterapia da Universidade Federal de Minas Gerais (UFMG). Mestre e doutora pelo Instituto de Ciências

Biológicas da UFMG. Pós-doutora pelo The George Institute for Global Health, Sydney University, Australia. Especialista em Gerontologia pela Sociedade Brasileira de Geriatria e Gerontologia (SBGG).

Leo Pessini (*in memoriam*)
Mestre e Doutor em Teologia Moral e Bioética pela Pontifícia Universidade Católica de São Paulo (PUC-SP). Pós-doutor em Bioética pela Edinboro University, Pensilvânia, EUA. Professor no Programa de Bioética *stricto sensu* do Centro Universitário São Camilo – SP. Membro fundador da Câmara Técnica de Cuidados Paliativos do Conselho Federal de Medicina.

Letícia Decimo Flesch
Psicóloga. Mestre em Psicologia da Saúde pela Universidade de Brasília (UnB). Doutora em Gerontologia pela Universidade Estadual de Campinas (Unicamp). Docente do curso de Psicologia do Centro Universitário Fametro (Unifametro) e do curso de especialização em Gerontologia da Universidade de Fortaleza (Unifor).

Leticia Rocha Machado
Graduada em Pedagogia Multimeios e Informática Educativa. Mestre em Gerontologia Biomédica. Doutora em Informática na Educação e doutora em Educação. É uma das coordenadoras e professora da Unidade de Inclusão Digital de Idosos (Unidi) da Universidade Federal do Rio Grande do Sul (UFRGS), que oferta cursos de extensão para o público com mais de 60 anos, além de realizar pesquisas sobre a temática.

Ligia Py
Psicóloga. Doutora em Psicologia e Mestre e Psicossociologia pelo Instituto de Psicologia da Universidade Federal do Rio de Janeiro (UFRJ). Especialista em Gerontologia pela Sociedade Brasileira de Geriatria e Gerontologia (SBGG). Membro do Conselho Fiscal do Centro Internacional de Longevidade (ILC Brasil). Consultora em Gerontologia da SBGG-RJ (2020-2022).

Lívia Terezinha Devens Cabral
Especialista em Geriatria pela Sociedade Brasileira de Geriatria e Gerontologia (SBGG)/Associação Médica Brasileira (AMB). Servidora Pública — médica geriatra do Centro Regional de Especialidades Metropolitano da Rede Estadual de Saúde. Professora auxiliar do curso de Medicina da Escola Superior de Ciências da Santa Casa de Misericórdia de Vitória (Emescam) na disciplina de Saúde do Idoso.

Loiane Moraes Ribeiro Victory
Especialista em Geriatria. Médica Geriatra Assistente da Secretaria Municipal de Saúde de Goiânia e Preceptora Convidada da Residência de Geriatria da Secretaria Estadual de Saúde de Goiás.

Lucas Graeff
Doutor em Etnologia e Sociologia Comparada pela Université René Descartes – Paris V, Sorbonne. Bolsista de Produtividade do Conselho Nacional de Desenvolvimento Científico e Tecnológico (CNPq) – nível 2. Pesquisador associado ao Institut d'Études Politiques de Grenoble (Laboratório Pacte/SciencesPo) desde 2018, atualmente com pesquisa e atividade profissional sobre públicos frágeis, políticas culturais e sociais (idosos, pessoas com deficiência, migrantes etc.).

Lucas Rampazzo Diniz
Especialista em Geriatria pela Sociedade Brasileira de Geriatria e Gerontologia/Associação Médica Brasileira (SBGG/AMB). Preceptor do Serviço de Geriatria do Hospital Getúlio Vargas (SES/PE). Preceptor do Serviço de Clínica Médica do Hospital Metropolitano Norte Miguel Arraes. Preceptor do Serviço de Clínica Médica do Hospital das Clínicas da Universidade Federal de Pernambuco. Mestre em Ciências da Saúde pela Universidade Federal de Pernambuco.

Lucia Hisako Takase Gonçalves
Doutora em Enfermagem pela EESP-USP. Pós-doutora em Gerontologia e Família pela University of California – San Francisco, USA. Professora titular aposentada da Universidade Federal de Santa Catarina (UFSC). Professora visitante sênior da Coordenação de Aperfeiçoamento de Pessoal de Nível Superior (Capes), atuando no Programa de Mestrado de Enfermagem da Universidade Federal do Pará (UFPA) na área de Cuidados de Populações Idosas Amazônicas.

Luciana Bahia
Doutora em Biociências pela Universidade do Estado do Rio de Janeiro (UERJ). Mestre em Endocrinologia e Metabologia pela Uerj.

Luciana Branco da Motta
Médica. Residência em Clínica Médica pelo Hospital Universitário Pedro Ernesto (HUPE). Especialização em Geriatria pela Pontifícia Universidade Católica do Rio Grande do Sul (PUC-RS). Especialista em Geriatria pela Sociedade Brasileira de Geriatria e Gerontologia/Associação Médica Brasileira (SBGG/AMB). Especialista em Gerontologia Social Aplicada pela Fundacíon Bosh y Gimpera, Universidad de Barcelona. Mestre e Doutora em Saúde Coletiva pelo Instituto de Medicina Social da Universidade do Estado do Rio de Janeiro (UERJ). Especialista em Educação para as Áreas da Saúde pela FAIMER BR/UFC. Preceptora do Programa de Residência Médica em Geriatria da Faculdade de Ciências Médicas da UERJ. Coordenadora do Serviço de Geriatria do HUPE (Núcleo de Atenção ao Idoso/UNATI/UERJ). Docente da Pós-Graduação em Geriatria e Gerontologia da Faculdade Juscelino Kubitschek.

Luciana Cassimiro
Mestre em Ciências pelo Departamento de Neurologia da Faculdade de Medicina da Universidade de São Paulo (FMUSP). Neuropsicóloga pela Faculdade de Ciências Médicas da Santa Casa de São Paulo. Pesquisadora colaboradora do Grupo de Neurologia Cognitiva e do Comportamento e do Centro de Referência em Distúrbios Cognitivos da FMUSP. Psicóloga da Secretaria de Estado da Saúde de São Paulo.

Luciana de Almeida Nobile
Especialista em Ginecologia e Obstetrícia pela Federação Brasileira das Associações de Ginecologia e Obstetrícia (Febrasgo). Graduada e especialista em Ginecologia pela Faculdade de Medicina da Universidade de São Paulo (FMUSP).

Luciana de Oliveira Assis
Terapeuta ocupacional. Doutora em Neurociências pela Universidade Federal de Minas Gerais (UFMG). Mestre em Projetos Mecânicos pela UFMG. Especialista em Gerontologia pela Sociedade Brasileira de Geriatria e Gerontologia (SBGG). Professora adjunta do Departamento de Terapia Ocupacional da UFMG.

Luciane de Fátima Viola Ortega
Doutora em Gerontologia pela Universidade Estadual de Campinas (Unicamp). Mestre em Ciência pelo Instituto de Psiquiatria (IPq) da Faculdade de Medicina da Universidade de São Paulo (FMUSP). Neuropsicóloga pelo IPq da FMUSP.

Luciane Teixeira Soares
Fonoaudióloga. Doutora e mestre em Ciências pela Universidade Federal de São Paulo (Unifesp). Especialista em Gerontologia pela Unifesp e em Motricidade Orofacial e Voz pelo Conselho Federal de Fonoaudiologia (CFFa). Especialista em Gerontologia pela Sociedade Brasileira de Geriatria e Gerontologia (SBGG). Presidente do Departamento de Gerontologia da SBGG-SP (2016–2018). Vice-coordenadora do Comitê de Disfagia Neurogênica Adulto do Departamento de Disfagia da Sociedade Brasileira de Fonoaudiologia (SBFa).

Luciano Alves Favorito
Professor titular da Unidade de Pesquisa Urogenital, Centro Biomédico, da Universidade do Estado do Rio de Janeiro (Uerj). Pesquisador 2 do Conselho Nacional de Desenvolvimento Científico e Tecnológico (CNPq). Cientista do Nosso Estado da Fundação de Amparo à Pesquisa do Estado do Rio de Janeiro (Faperj). Urologista do Hospital Federal da Lagoa.

Ludgleydson Fernandes de Araújo
Psicólogo. Mestre em Psicologia Social. Especialista em Gerontologia pela Universidade Federal da Paraíba (UFPB). Mestre em Psicologia e Saúde e doutor em Psicologia pela Universidad de Granada (Espanha), com período-sanduíche na Università di Bologna (Itália). Professor do Programa de Pós-Graduação em Psicologia (*stricto sensu*) da Universidade Federal do Delta do Parnaíba (UFDPar). Bolsista de Produtividade PQ-2 em pesquisa pelo Conselho Nacional de Desenvolvimento Científico e Tecnológico (CNPq). Coordenador do GT Relações Intergrupais: exclusão social e preconceito, da Associação Nacional de Pesquisa e Pós-graduação em Psicologia (ANPEPP).

Luís Cláudio Rodrigues Marrochi
Chefe de clínica adjunto do Departamento de Medicina da Irmandade da Santa Casa de Misericórdia de São Paulo

Maira Tonidandel Barbosa
Geriatra pela Associação Médica Brasileira (AMB)/Sociedade Brasileira de Geriatria e Gerontologia (SBGG). Professora adjunta da Faculdade de Medicina da Universidade Federal de Minas Gerais (UFMG). Professora do Internato em Saúde do Idoso da Faculdade Ciências Médicas de Minas Gerais (FCMMG).

Maisa Kairalla
Especialista em Geriatria e Gerontologia pela Sociedade Brasileira de Geriatria e Gerontologia (SBGG)/Associação Médica Brasileira (AMB). Mestre pela Universidade Federal de São Paulo (Unifesp). Coordenadora do ambulatório de transição de cuidados da disciplina de Geriatria e Gerontologia da Unifesp. Presidente da Comissão de Imunização da SBGG. Membro do Comitê de Imunização Adulto e Idoso da Sociedade Brasileira de Imunizações (SBIm).

Marcela Cibien Baratella
Médica Cardiologista pela Sociedade Brasileira de Cardiologia (SBC)/Associação Médica Brasileira (AMB). Cardiologista do Hospital Sírio-Libanês.

Marcela Lima Silagi
Fonoaudióloga. Pós-graduada em Fonoaudiologia em Neurogeriatria pela Faculdade de Medicina da Universidade de São Paulo (FMUSP). Mestre em Neurologia e Doutora em Distúrbios da Comunicação Humana da FMUSP. Pesquisadora do Grupo de Neurologia Cognitiva e do Comportamento do Departamento de Neurologia da FMUSP. Vice-coordenadora do Comitê de Linguagem Oral e Escrita do Adulto e Idoso do Departamento de Linguagem da Sociedade Brasileira de Fonoaudiologia. Professora adjunta do Departamento de Fonoaudiologia da Universidade Federal de São Paulo (Unifesp).

Marcella Guimarães Assis
Terapeuta ocupacional. Doutora em Demografia pela Universidade Federal de Minas Gerais (UFMG). Especialista em Gerontologia pela Sociedade Brasileira de Geriatria e Gerontologia (SBGG). Professora titular do Departamento de Terapia Ocupacional da UFMG. Diretora de Políticas de Extensão da UFMG.

Marcello Imbroinise Bittencourt
Doutor em Ciências Médicas e mestre em Cardiologia pela Universidade do Estado do Rio de Janeiro (Uerj). Médico da Clínica de Insuficiência Cardíaca e Cardiomiopatias do Hospital Universitário Pedro Ernesto, da Uerj. Presidente do Departamento de Insuficiência Cardíaca e Cardiomiopatias da Sociedade de Cardiologia do Estado do Rio de Janeiro (Socerj) no biênio 2016-2017. Diretor de Qualidade Assistencial da Socerj no biênio 2020–2021.

Marcelo Montera
Coordenador do Centro de Insuficiência Cardíaca do Hospital Pró-Cardíaco. Doutor em Cardiologia pela Universidade São Paulo (USP). Fellow do Colégio Americano de Cardiologia. Fellow of the European Society of Cardiology. Fellow da Associação Europeia de Insuficiência Cardíaca.

Marcelo Valente
Especialista em Geriatria pela Sociedade Brasileira de Geriatria e Gerontologia (SBGG). Mestre em Saúde Baseada em Evidências pela Universidade Federal de São Paulo (Unifesp). Professor do setor de Geriatria da Santa Casa de São Paulo. Professor do setor de Geriatria da Faculdade de Medicina do ABC. Presidente da Sociedade Brasileira de Geriatria e Gerontologia – São Paulo (2018–2020).

Márcia Godinho Cerqueira de Souza
Musicoterapeuta graduada pelo Conservatório Brasileiro – RJ. Mestre em Filosofia e Ética pela Universidade Gama Filho (UGF). Pós-graduada em História da Filosofia pela UGF. Especialista em Envelhecimento e Saúde do Idoso pela Escola Nacional de Saúde Pública Sérgio Arouca (Ensp), da Fundação Oswaldo Cruz (Fiocruz). Fundadora do Setor de Musicoterapia da Casa Gerontológica de Aeronáutica Brigadeiro Eduardo Gomes – RJ. Fundadora do Setor de Musicoterapia do Hospital Central do Exército – RJ. Musicoterapeuta clínica e coordenadora do Núcleo de Assistência Cognitiva (Encontro Terapêutico) — Nascente – Niterói – RJ.

Marcia Maria Pires Camargo Novelli
Terapeuta ocupacional pela Pontifícia Universidade Católica de Campinas (PUC-Campinas). Professora associada do curso de Terapia Ocupacional da Universidade Federal de São Paulo (Unifesp). Pós-doutora na Faculdade de Medicina da Universidade de São Paulo (FMUSP) em parceria com a Escola de Enfermagem da Universidade Johns Hopkins, Baltimore, EUA. Mestre e doutora pela Faculdade de Medicina da Unifesp. Aprimoramento em Terapia Ocupacional Aplicada à Geriatria e à Gerontologia pela Faculdade de Medicina da Universidade de São Paulo (FMUSP).

Márcio de Moura Pereira
Doutor e mestre em Educação Física pela Universidade Católica de Brasília (UCB). Especialista em Atividade Física Terapêutica pela Universidade de Brasília (UnB). Pesquisador do Grupo de Estudos e Pesquisas sobre Atividade Física para Idosos (Gepafi/UnB). Professor dos programas de pós-graduação *lato sensu* da Escola Superior do Ministério Público da União (ESMPU).

Marco Oliveira Py
Doutor em Clínica Médica (setor de Neurologia) pela Universidade Federal do Rio de Janeiro (UFRJ). Mestre em Clínica Médica (setor de Neurologia) pela UFRJ. Ex-presidente da Associação de Neurologia do Estado Rio de Janeiro (Anerj). Médico responsável pelo Setor de Doenças Cerebrovasculares do Instituto de Neurologia Deolindo Couto (INDC), da UFRJ.

Marcos Daniel Saraiva
Doutorando em Ciências Médicas pela Faculdade de Medicina da Universidade de São Paulo (FMUSP). Especialista em Geriatria pela Sociedade Brasileira de Geriatria e Gerontologia (SBGG)/Associação Médica Brasileira (AMB). Coordenador da disciplina de Geriatria da Faculdade de Ciências Médicas da Santa Casa de São Paulo. Médico do Núcleo Avançado de Geriatria do Hospital Sírio-Libanês.

Maria Aglaé Tedesco Vilardo
Juíza de Direito. Doutora em Bioética, Ética Aplicada e Saúde Coletiva pelo Programa de Pós-graduação em Bioética, Ética Aplicada e Saúde Coletiva (PPGBIOS), em associação com a Universidade do Estado do Rio de Janeiro (UERJ), a Universidade Federal do Rio de Janeiro (UFRJ), a Universidade Federal Fluminense (UFF) e a Fundação Oswaldo Cruz (Fiocruz). Doutorado-sanduíche financiado pela Coordenação de Aperfeiçoamento de Pessoal de Nível Superior (Capes) no Kennedy Institute of Ethics, Georgetown University, Wahington DC, EUA. Presidente do Fórum Permanente de Biodireito, Bioética e Gerontologia da Escola da Magistratura do Estado do Rio de Janeiro (Emerj).

Maria Alice de Vilhena Toledo
Médica especialista em Psiquiatria pela Associação Brasileira de Psiquiatria e em Geriatria e Gerontologia pela Sociedade Brasileira de Geriatria e Gerontologia. Professora da Universidade de Brasília. Doutora em Ciências Médicas.

Maria Angélica dos Santos Sanchez
Especialista em Gerontologia pela SBGG. Mestre e doutora em Ciências pela Universidade do Estado do Rio de Janeiro (Uerj). Pesquisadora associada do Laboratório de Pesquisa em Envelhecimento Humano da Uerj. Coordenadora da pós-graduação em Gestão Geriátrica e Gerontológica da PUC-Rio.

Maria Carolina Santos Vieira
Especialista em Geriatria pela Associação Médica Brasileira (AMB)/Sociedade Brasileira de Geriatria e Gerontologia (SBGG) e especialista em Medicina Geriátrica pela Faculdade Ciências Médicas de Minas Gerais (FCMMG)/Hospital Mater Dei. Professora do Internato em Saúde do Idoso da FCMMG. Mestranda em Ciências da Saúde pela FCMMG.

Maria Cecília de Souza Minayo
Doutora em Saúde Pública pela Fundação Oswaldo Cruz (Fiocruz). Pesquisadora titular da Fiocruz.

Maria da Luz Rosário de Sousa
Cirurgiã-dentista pela Universidade Estadual de Campinas (Unicamp). Professora titular do Departamento de Ciências da Saúde e Odontologia Infantil da Faculdade de Odontologia de Piracicaba da Unicamp. Especialista, mestre e doutora em Saúde Pública pela Universidade de São Paulo (USP). Pós-doutora em Epidemiologia pela University College London. Master Iberoamericano em Acupuntura. Estágio na Universidade de Zaragoza (2015). Coordenadora dos cursos de Acupuntura na Faculdade de Odontologia de Piracicaba (FOP)/Unicamp (desde 2007). Professora permanente do Programa de Pós-Graduação em Odontologia da FOP/Unicamp.

Maria do Carmo Lencastre de Menezes e Cruz Dueire Lins
Médica especialista em Geriatria e Gerontologia pela Sociedade Brasileira de Geriatria e Gerontologia (SBGG)/Associação Médica Brasileira (AMB). Diretora médica técnica do Real Hospital Português de Beneficência de Pernambuco. Preceptora da Residência Médica de Geriatria e Gerontologia. Coordenadora do Programa de Residência Médica do Real Hospital Português de Beneficência. Membro da Câmara Técnica de Geriatria do Conselho Federal de Medicina (CFM).

Maria do Carmo Sitta
Professora colaboradora da disciplina de Geriatria na Faculdade de Medicina da Universidade de São Paulo (FMUSP). Médica supervisora da disciplina de Geriatria na Comissão de Residência Médica (Coreme) da FMUSP. Médica supervisora do Grupo de Interconsultas da Geriatria do Hospital das Clínicas da FMUSP.

Maria Eliane Campos Magalhães
Doutora em Cardiologia pela Universidade Federal do Rio de Janeiro (UFRJ). Médica assistente do Setor de Hipertensão Arterial e Lípides do Hospital Universitário Pedro Ernesto, da Universidade do Estado do Rio de Janeiro (UERJ). Coordenadora do Setor de Hipertensão Arterial do Hospital Pró-Cardíaco. Fellow of the American College of Cardiology. Presidente do Departamento de Hipertensão Arterial da Sociedade de Cardiologia do Estado do Rio de Janeiro (Socerj) no biênio 2016–2018.

Maria Fernanda Lima-Costa
M.D., PhD. Pesquisadora titular. Fundação Oswaldo Cruz – Minas Gerais. Programa de Pós-graduação em Saúde Pública da Universidade Federal de Minas Gerais (UFMG). Coordenadora Nacional do ELSI-Brasil (Estudo Longitudinal da Saúde dos Idosos Brasileiros).

Maria Isabel d'Ávila Freitas
Fonoaudióloga. Especialista em Fonoaudiologia pela Universidade de São Paulo (USP). Mestre em Distúrbios da Comunicação pela Universidade Tuiuti no Paraná (UTP-PR). Doutora em Neurologia pela USP. Professora associada do Departamento de Fonoaudiologia da Universidade Federal de Santa Catarina (UFSC). Pesquisadora do Grupo de Neurologia Cognitiva e do Comportamento do Departamento de Neurologia da Faculdade de Medicina da Universidade de São Paulo (FMUSP). Coordenadora do Comitê de Linguagem Oral e Escrita do Adulto e Idoso do Departamento de Linguagem da Sociedade Brasileira de Fonoaudiologia (SBFa) de 2017 a 2019 e de 2020 a 2022.

Maria José D'Elboux
Enfermeira. Mestre e doutora pela Universidade de São Paulo (USP). Livre-docente pela Universidade Estadual de Campinas (Unicamp). Docente na Unicamp. Especialista em Gerontologia pela Sociedade Brasileira de Geriatria e Gerontologia (SBGG).

Maria José Nunes
Pesquisadora clínica do Centro Paulista de Investigação Clínica (Cepic). Médica assistente do Serviço de Reumatologia do Hospital Heliópolis. Coordenadora do Estudo Saúde, Bem-estar e Envelhecimento (Sabe).

Maria Lúcia Lebrão (*in memoriam*)
Médica. Professora titular do Departamento de Epidemiologia da Faculdade de Saúde Pública da Universidade de São Paulo. Coordenadora do Estudo Saúde, Bem-estar e Envelhecimento (Sabe) de 2000 a 2016.

Maria Luisa Trindade Bestetti
Graduada em Arquitetura pela Faculdade de Arquitetura da Universidade Federal do Rio Grande do Sul (UFRGS). Mestre e doutora em Arquitetura pela Faculdade de Arquitetura e Urbanismo da Universidade de São Paulo (FAU-USP). Pós-Doutora pela Faculdade de Arquitetura da Universidade de Lisboa. Professora-doutora no curso de Gerontologia da Escola de Artes, Ciências e Humanidades da Universidade de São Paulo (EACH-USP).

Mariana Bellaguarda de Castro Sepulvida
Residência médica em Geriatria pela Escola Paulista de Medicina da Universidade Federal de São Paulo (EPM/Unifesp) e título de especialista em Geriatria pela Sociedade Brasileira de Geriatria e Gerontologia (SBGG). Mestre em Tecnologias e Atenção à Saúde com foco em Doenças Cardiovasculares no Idoso pela EPM/Unifesp. Médica assistente do Serviço de Cardiologia da disciplina de Geriatria e Gerontologia da EPM/Unifesp.

Mariana Miranda Suguino
Psicóloga. Médica pela Faculdade de Medicina de Barbacena (MG).

Mariângela Perez
Geriatra titulada pela Sociedade Brasileira de Geriatria e Gerontologia/Associação Médica Brasileira (SBGG/AMB). Doutora e mestre em Medicina pela Universidade do Estado do Rio de Janeiro (Uerj). Pesquisadora associada do Laboratório de Pesquisa em Envelhecimento Humano da Uerj. Docente colaboradora do curso de especialização em Geriatria do Departamento de Medicina da Pontifícia Universidade Católica do Rio de Janeiro (PUC-Rio).

Marília C. P. Louvison
Mestre e doutora em Saúde Pública pela Faculdade de Saúde Pública (FSP) da Universidade de São Paulo (USP). Professora-Doutora do Departamento de Política, Gestão e Saúde; coordenadora da Comissão Organizadora do Curso de Bacharelado em Saúde Pública e Orientadora do Programa de Pós-graduação em Saúde Pública da FSP-USP. Conselheira da Associação Brasileira de Saúde Coletiva (Abrasco) e do ILC-Brasil, ponto focal em desigualdades e *age friendly policies*.

Marília Gabriela Senra Torre
Médica. Residência em Clínica Médica pelo Hospital Municipal Miguel Couto. Residência Médica em Geriatria pelo Hospital Universitário Pedro Ernesto (HUPE). Especialista em Geriatria pela Sociedade Brasileira de Geriatria e Gerontologia/Associação Médica Brasileira (SBGG/AMB). Preceptora do Programa de Residência Médica em Geriatria do Núcleo de Atenção ao Idoso (NAI/UNATI/UERJ).

Marília Viana Berzins
Assistente social. Especialista em Gerontologia. Mestre em Gerontologia Social. Doutora em Saúde Pública. Presidente do Observatório da Longevidade Humana e Envelhecimento (Olhe).

Marina Maria Biella
Médica com residência em Clínica Médica pela Faculdade de Medicina do ABC (FMABC) e em Geriatria pelo Hospital das Clínicas (HC) da Faculdade de Medicina da Universidade de São Paulo (FMUSP). Especialista em Psiquiatria Geriátrica pelo Instituto de Psiquiatria (IPq) da FMUSP. Especialista em Geriatria pela Sociedade Brasileira de Geriatria e Gerontologia (SBGG). Coordenadora do Ambulatório de Alterações Comportamentais em Idosos (ACId) da Disciplina de Geriatria do HC da FMUSP. Doutoranda em Psiquiatria pelo IPq da FMUSP.

Mario Amore Cecchini
Psicólogo. Doutorando em Psicologia pela Universidade de Edimburgo, no Reino Unido. Mestre em Ciências pelo Departamento de Neurologia da Faculdade de Medicina da Universidade de São Paulo (FMUSP). Especialista em Neuropsicologia pelo Instituto de Doenças Neurológicas de São Paulo.

Marisa Accioly R. C. Domingues
Assistente social pela Pontifícia Universidade Católica do Paraná (PUC-PR). Doutora e mestre em Saúde Pública pela Universidade de São Paulo (USP). Especialista em Gerontologia pela Sociedade Brasileira de Geriatria e Gerontologia (SBGG). Docente dos cursos de graduação e pós-graduação em Gerontologia da Escola de Artes, Ciências e Humanidades da USP. Integrante de grupos de pesquisa do Conselho Nacional de Desenvolvimento Científico e Tecnológico (CNPq): Núcleo de Pesquisas e Estudos em Gerontologia (Nepeg), na USP, e Grupo de Pesquisa em Necessidades de Saúde do Idoso (GPENSI), na Universidade Estadual de Mato Grosso do Sul (Uems).

Marisete Peralta Safons
Professora associada IV da Faculdade de Educação Física (FEF) da Universidade de Brasília (UnB). Coordenadora de um programa de extensão de exercícios físicos para idosos na FEF/UnB desde 1997. Coordenadora do Grupo de Estudos e Pesquisas sobre Atividade Física para Idosos (GEPAFI), cadastrado no diretório de grupos de pesquisa do Conselho Nacional de Desenvolvimento Científico e Tecnológico (CNPq) desde 1999.

Martino Martinelli Filho
Professor livre-docente em Cardiologia pela Faculdade de Medicina da Universidade de São Paulo (FMUSP).

Matheus Papaléo Netto (*in memoriam*)
Professor livre-docente de Clínica Médica da Faculdade de Medicina da Universidade de São Paulo (FMUSP). Criador da Clínica Geronto-Geriátrica do Hospital Municipal do Servidor Público – São Paulo. Coordenador de Ensino e Pesquisa do Núcleo de Gerontologia do Centro Universitário São Camilo – São Paulo.

Maurício Wajngarten
Professor livre-docente em Cardiologia pela Faculdade de Medicina da Universidade de São Paulo.

Maurilio José Pinto
Especialista em Geriatria pela Sociedade Brasileira de Geriatria e Gerontologia (SBGG)/Associação Médica Brasileira (AMB). Mestre em Cardiologia pela Universidade Federal do Paraná (UFPR). Especialista em Gerontologia Clínica pela Universidade de Paris VI – França. Residência em Geriatria no Hôpital Charles Foix – Paris. Residente estrangeiro em Gerontologia Clínica pelo Colégio de Medicina dos Hospitais de Paris. Instituidor da Fundação de Apoio e Valorização do Idoso (Favi-Pr). Chefe do Serviço de Geriatria da Favi.

Mauro Marcos Sander Leduc
Especialista em Geriatria e Gerontologia pela Sociedade Brasileira de Geriatria e Gerontologia (SBGG)/Associação Médica Brasileira (AMB). Pós-graduado em Geriatria pela University of Birmingham, do Reino Unido. Professor assistente de Geriatria da Faculdade Ciências Médicas de Minas Gerais (FCMMG). Geriatra do Hospital de Geriatria e Reabilitação Paulo de Tarso, em Belo Horizonte, Minas Gerais.

Meire Cachioni
Psicóloga. Doutora em Gerontologia pela Universidade Estadual de Campinas (Unicamp). Pós-doutora em Educação pela Unicamp. Pós-doutora pelo Instituto de Ciências Biomédicas

Abel Salazar (ICBAS) da Universidade do Porto (UP). Professora associada da Escola de Artes, Ciências e Humanidades da Universidade de São Paulo (EACH-USP). Docente do Bacharelado e do Programa de Pós-graduação em Gerontologia da EACH-USP. Docente e orientadora do Programa de Pós-graduação em Gerontologia da Faculdade de Ciências Médicas (FCM) da Unicamp.

Milton Luiz Gorzoni
Especialista em Geriatria e Gerontologia pela Sociedade Brasileira de Geriatria e Gerontologia (SBGG)/Associação Médica Brasileira (AMB). Professor adjunto de Clínica Médica da Faculdade de Ciências Médicas da Santa Casa de São Paulo. Chefe do Departamento de Clínica Médica da Faculdade de Ciências Médicas da Santa Casa de São Paulo. Chefe de clínica adjunto e diretor do Departamento de Medicina do Hospital Central da Irmandade da Santa Casa de Misericórdia de São Paulo. Diretor científico da SBGG (2000–2002).

Mirian Costa Lindolpho
Enfermeira formada pela Universidade Federal do Estado do Rio de Janeiro (Unirio). Mestre pela Escola de Enfermagem Anna Nery, da Universidade Federal do Rio de Janeiro (UFRJ). Doutora pela Faculdade de Enfermagem da Universidade do Estado do Rio de Janeiro (Uerj). Professora associada II da Escola Aurora de Affonso Costa, da Universidade Federal Fluminense (UFF). Coordenadora do Centro de Atenção ao Idoso e Seu Cuidador, da UFF.

Mônica Hupsel Frank
Médica geriatra pela Sociedade Brasileira de Geriatria e Gerontologia (SBGG). Mestre em Medicina e Saúde pela Universidade Federal da Bahia (UFBA). Especialista em Regulação em Saúde do SUS pelo Hospital Sírio-Libanês. Diretora do Centro de Referência Estadual de Atenção à Saúde do Idoso (Creasi).

Monica Rodrigues Perracini
Professora Doutora do Programa de Mestrado e Doutorado em Fisioterapia da Universidade Cidade de São Paulo (UNICID) e do Programa de Mestrado e Doutorado em Gerontologia da Universidade Estadual de Campinas (UNICAMP). Pós-Doutora pelo The George Institute for Global Health, Universidade de Sydney, Austrália. Especialista em Gerontologia pela Sociedade Brasileira de Geriatria e Gerontologia (SBGG).

Mônica Sanches Yassuda
Psicóloga formada pela Universidade de São Paulo (USP). Mestre e doutora em Psicologia do Desenvolvimento Humano pela Universidade da Flórida, nos EUA. Professora titular da Escola de Artes, Ciências e Humanidades da Universidade de São Paulo (EACH-USP) desde 2005. Professora credenciada nos programas de pós-graduação em Gerontologia da EACH-USP e da Faculdade de Ciências Médicas da Universidade Estadual de Campinas (Unicamp) e em Neurologia, da Faculdade de Medicina da USP.

Myrian Spinola Najas
Mestre em Epidemiologia pela Universidade Federal de São Paulo (Unifesp). Especialista em Gerontologia pela Sociedade Brasileira de Geriatria e Gerontologia (SBGG). Docente da disciplina de Geriatria e Gerontologia da Unifesp.

Naira Lemos
Doutora em Ciências pela Universidade Federal de São Paulo (Unifesp). Assistente social pela Unifesp. Professora afiliada da disciplina de Geriatria e Gerontologia da Unifesp. Coordenadora do Programa de Assistência Domiciliar ao Idoso e coordenadora do Programa de Residência Multiprofissional ao Idoso da Unifesp. Presidente da Comissão de Título de Especialista em Gerontologia da Sociedade Brasileira de Geriatria e Gerontologia (SBGG).

Natália Amaral Cançado
Médica especializanda da disciplina de Endocrinologia e Metabologia do Departamento de Medicina da Santa Casa de Misericórdia de São Paulo.

Nereida Kilza da Costa Lima
Especialista em Geriatria pela Sociedade Brasileira de Geriatria e Gerontologia (SBGG)/Associação Médica Brasileira (AMB). Professora associada da Divisão de Clínica Médica Geral e Geriatria da Faculdade de Medicina de Ribeirão Preto, da Universidade de São Paulo (USP).

Nezilour Lobato Rodrigues
Especialista em Geriatria e Gerontologia pela Sociedade Brasileira de Geriatria e Gerontologia (SBGG)/Associação Médica Brasileira (AMB). Preceptora da residência em Geriatria do Hospital Universitário João de Barros Barreto, da Universidade Federal do Pará (UFPA). Mestre em Biologia Celular pela Universidade Federal do Paraná (UFPR). Especialista em Clínica Médica pelo Conselho Regional de Medicina do Paraná (CRM-PR). Curso de Educação Continuada em Medicina do Sono do Instituto do Sono – SP. Ex-professora adjunto IV de Fisiologia Médica e Neurofisiologia da UFPA. Chefe do serviço de residência médica em Geriatria do Hospital Universitário João de Barros Barreto.

Olga Ferreira
Diretora nacional da Cardiologia da Rede D'Or São Luiz. Doutora em Cardiologia pela Universidade Federal do Rio de Janeiro (UFRJ). Especialista em Cardiologia e Eletrofisiologia pela Sociedade Brasileira de Cardiologia (SBC) e pela Sociedade Brasileira de Arritmias Cardíacas (Sobrac).

Olga Laura Sena Almeida
Médica colaboradora da Divisão de Clínica Médica Geral e Geriatria da Faculdade de Medicina de Ribeirão Preto, da Universidade de São Paulo (USP). Médica responsável pelo Ambulatório de Oncogeriatria do Hospital das Clínicas da Faculdade de Medicina de Ribeirão Preto, da USP.

Otávio de Tolêdo Nóbrega
Graduado em Ciências Biológicas pela Universidade de Brasília (UnB). Doutor em Patologia Molecular pela UnB e pela Universidade da Califórnia (UCLA), nos EUA. Pós-doutor sênior pela Universidade de São Paulo (USP). Professor associado da Fundação Universidade de Brasília. Pesquisador associado do Centre de Recherche de l'Institut Universitaire de Gériatrie de Montréal (CR-IUGM) e do Research Institute of the McGill University Health Centre (RI-MUHC). Especialista em Geriatria pela Sociedade Brasileira de Geriatria e Gerontologia (SBGG)/Associação Médica Brasileira (AMB).

Patrick Alexander Wachholz
Doutor em Clínica Médica pela Sociedade Brasileira de Clínica Médica (SBCM)/Associação Médica Brasileira (AMB). Especialista em Geriatria pela Sociedade Brasileira de Geriatria e Gerontologia (SBGG)/AMB. Departamento de Clínica Médica da Faculdade de Medicina de Botucatu (Unesp). Especialista em Geriatria.

Paula Schimidt Brum
Gerontóloga formada pela Escola de Artes, Ciências e Humanidades da Universidade de São Paulo (EACH-USP). Mestre em Ciências pelo Instituto de Psiquiatria (IPq) da Faculdade de Medicina da Universidade de São Paulo (FMUSP). Doutora em Ciências pelo Departamento de Neurologia da FMUSP. Pós-Doutoranda em Psiquiatria pela Universidade Federal de São Paulo (Unifesp). Trabalha com treino de memória para idosos com os mais diversos perfis cognitivos desde 2009.

Paulo Caramelli
Médico neurologista. Professor titular da Faculdade de Medicina da Universidade Federal de Minas Gerais, em Belo Horizonte (MG). Bolsista de produtividade em pesquisa do Conselho Nacional de Desenvolvimento Científico e Tecnológico (CNPq).

Paulo F. Formighieri
Médico assistente da Divisão de Clínica Médica Geral e Geriatria da Faculdade de Medicina de Ribeirão Preto, da Universidade de São Paulo (USP).

Paulo José Fortes Villas Boas
Professor associado do Departamento de Clínica Médica da Faculdade de Medicina de Botucatu (Unesp). Especialista em Geriatria e Gerontologia pela Sociedade Brasileira de Geriatria e Gerontologia (SBGG)/Associação Médica Brasileira (AMB).

Paulo Renato Canineu
Médico geriatra e gerontólogo titulado pela Sociedade Brasileira de Geriatria e Gerontologia (SBGG). Mestre em Ciências Biológicas pela Pontifícia Universidade Católica de São Paulo (PUC-SP). Doutor em Educação/Gerontologia pela Universidade Estadual de Campinas (Unicamp). Professor titular do curso de pós-graduação em Gerontologia da PUC-SP. Médico e professor convidado voluntário e supervisor de ambulatório didático de Psiquiatria Geriátrica do Instituto de Psiquiatria do Hospital das Clínicas da Faculdade de Medicina da Universidade de São Paulo (IPq/HCFMUSP). Membro afiliado da Associação Americana de Psiquiatria Geriátrica (AAGP).

Pedro Rousseff
Especialista em Cardiologia pela Sociedade Brasileira de Cardiologia (SBC). Mestre em Clínica Médica pela Universidade Federal de Minas Gerais (UFMG). Pós-graduado em Geriatria e Gerontologia pela Faculdade Ciências Médicas de Minas Gerais (FCMMG). Pós-graduado em Cardiologia Geriátrica pela FCMMG.

Rafael da Silveira Moreira
Cirurgião-dentista pela Universidade Federal de Goiás (UFG). Especialista em Odontologia em Saúde Coletiva pela UFG. Mestre em Saúde Coletiva pela Universidade Estadual Paulista (Unesp) e em Gerontologia pela Universidade Estadual de Campinas (Unicamp). Doutor em Saúde Pública pela Universidade de São Paulo (USP). Pesquisador titular do Departamento de Saúde Coletiva do Instituto Aggeu Magalhães (IAM), da Fundação Oswaldo Cruz (Fiocruz). Professor adjunto da área de Medicina Social do Centro de Ciências Médicas da Universidade Federal de Pernambuco (UFPE). Docente do Programa de Pós-graduação em Gerontologia (PPGERO) da UFPE e do Programa de Pós-graduação em Saúde Pública do IAM da Fiocruz.

Raphael Cruz
Médico geriatra pela Sociedade Brasileira de Geriatria e Gerontologia (SBGG)/Associação Médica Brasileira (AMB). Coordenador médico do Programa Palliare-Caberj. Secretário da SBGG-RJ (gestão 2020-2022).

Raphael Storti Netto Puig
Cardiologista do Hospital Sírio Libanês. Especialista em Cardiologia pela Sociedade Brasileira de Cardiologia (SBC).

Raquel Azevedo Alves
Pós-graduada em Cardiologia e Oncologia. Habilitada em Laserterapia. Rotina da unidade semi-intensiva 1 do Hospital Pró-Cardíaco.

Renata Freitas Nogueira Salles
Especialista em Geriatria pela Sociedade Brasileira de Geriatria e Gerontologia (SBGG)/Associação Médica Brasileira (AMB). Coordenadora do Serviço de Geriatria do Hospital do Servidor Público Municipal de São Paulo. Mestre em Ciências da Saúde (Endocrinologia) pela Universidade de São Paulo. Ex-presidente da Sociedade Brasileira de Geriatria e Gerontologia – seção São Paulo (gestão 2014–2016).

Renato Lirio Morelato
Professor Adjunto Doutor em Geriatria de Medicina (graduação e internato) da Escola Superior de Ciências da Santa Casa de Misericórdia de Vitória (Emescam). Supervisor e preceptor do Programa de Residência Médica de Geriatria do Hospital Santa Casa de Misericórdia de Vitória – ES. Especialista em Geriatria pela Sociedade Brasileira de Geriatria e Gerontologia (SBGG)/Associação Médica Brasileira (AMB).

Renato Maia Guimarães (*in memorian*)
Graduado em Medicina pela Universidade Federal de Minas Gerais (UFMG). Mestre em Ciências da Saúde pela University of Birmingham/Universidade de Brasília (UnB) (2000). Membro da Academia de Medicina de Brasília e da Academia Amazonense de Medicina. Médico do Centro de Medicina do Idoso no Hospital Universitário de Brasília – UnB. Presidente da International Association of Gerontology and Geriatrics (IAGG) no período de 2005 a 2009.

Renato Moraes Alves Fabbri
Mestre em Medicina pela Faculdade de Ciências Médicas da Santa Casa de São Paulo (FCMSCSP). Professor assistente do Departamento de Clínica Médica da FCMSCSP. Coordenador da residência em Clínica Médica da Santa Casa de São Paulo – Geriatria. Especialista em Geriatria pela Associação Médica Brasileira. Presidente da Sociedade Brasileira de Geriatria e Gerontologia de São Paulo (SBGG-SP) de 2012 a 2014.

Renato Nogueira Costa
Doutor em Medicina. Diretor do Instituto Felício Rocho de Oncologia, Belo Horizonte, MG. Coordenador da Clínica Oncológica do Hospital Felício Rocho, Belo Horizonte, MG. Postdoctoral Fellow in Oncology and Hematology at The University of London Royal Marsden Hospital and Cancer Institute, London, UK and The University of Texas M.D. Anderson Cancer Center, Houston, Texas, U.S.A.

Ricardo Alvariz
Professor de Gastroenterologia da Universidade do Estado do Rio de Janeiro (Uerj).

Ricardo Mourilhe Rocha
Professor adjunto de Cardiologia da Faculdade de Ciências Médicas da Universidade do Estado do Rio de Janeiro (Uerj). Doutor em Ciências Médicas e mestre em Cardiologia pela Uerj. Chefe da Clínica de Insuficiência Cardíaca e Cardiomiopatias do Hospital Universitário Pedro Ernesto, da Uerj. Médico de rotina da Unidade Cardiointensiva do Hospital Pró-Cardíaco.

Fellow of American College of Cardiology. Fellow of European Society of Cardiology. Presidente da Sociedade de Cardiologia do Estado do Rio de Janeiro (Socerj) no biênio 2016–2017. Diretor financeiro da Sociedade Brasileira de Cardiologia (SBC) no biênio 2020–2021.

Ricardo Vivacqua Cardoso Costa
Doutor em Cardiologia pela Universidade de São Paulo (USP). Especialista em Medicina do Esporte pela Universidade Federal do Rio de Janeiro (UFRJ)/Associação Médica Brasileira (AMB). Habilitado em Ergometria Sociedade Brasileira de Cardiologia (SBC)/AMB.

Roberta Rigo Dalacorte
Médica geriatra e internista. Doutora em Medicina: Geriatria. Supervisora da residência médica em Geriatria do Hospital de Clínicas de Porto Alegre. Professora adjunta da Faculdade de Medicina da Universidade Federal do Rio Grande do Sul.

Roberto A. Franken
Professor titular de Cardiologia da Faculdade de Ciências Médicas da Santa Casa de São Paulo. Ex-presidente do Grupo de Estudos de Cardiogeriatria da Sociedade Brasileira de Cardiologia.

Roberto Alves Lourenço
Geriatra titulado pela Sociedade Brasileira de Geriatria e Gerontologia (SBGG)/Associação Médica Brasileira (AMB). Professor titular de Geriatria do Departamento de Medicina Interna da Faculdade de Ciências Médicas da Universidade do Estado do Rio de Janeiro (Uerj). Professor titular do Departamento de Medicina da Pontifícia Universidade Católica do Rio de Janeiro (PUC-Rio). Pesquisador do Conselho Nacional de Desenvolvimento Científico e Tecnológico (CNPq).

Roberto Dischinger Miranda
Doutor em Cardiologia pela Escola Paulista de Medicina da Universidade Federal de São Paulo (EPM/Unifesp). Especialista em Cardiologia pela Sociedade Brasileira em Cardiologia (SBC)/Associação Médica Brasileira (AMB). Especialista em Geriatria pela Sociedade Brasileira de Geriatria e Gerontologia (SBGG)/AMB. Diretor Clínico do Instituto Longevità. Chefe do Serviço de Cardiologia da Disciplina de Geriatria e Gerontologia da EPM/Unifesp. Presidente do Departamento de Cardiogeriatria/SBC (2010–2011).

Roberto Gamarski
Mestre em Medicina pela Universidade Federal do Rio de Janeiro (UFRJ). Doutorando em Clínica Médica na UFRJ. Especialista em Cardiologia pela Sociedade Brasileira de Cardiologia (SBC)/Associação Médica Brasileira (AMB). Especialista em Geriatria pela Sociedade Brasileira de Geriatria e Gerontologia (SBGG)/Associação Médica Brasileira (AMB). Médico do Hospital Universitário da UFRJ. Médico do Hospital Pró-Cardíaco.

Roberto José de Carvalho Filho
Pós-doutor em Hepatologia pela Universidade Paris VII. Professor adjunto da disciplina de Gastroenterologia da Escola Paulista de Medicina da Universidade Federal de São Paulo (EPM/Unifesp).

Roberto Pozzan
Médico do Serviço de Cardiologia da Universidade do Estado do Rio de Janeiro (Uerj). Doutor em Cardiologia pela Universidade Federal do Rio de Janeiro (UFRJ).

Rodolfo Augusto Alves Pedrão
Especialista em Geriatria pela Sociedade Brasileira de Geriatria e Gerontologia. Especialista em Geriatria pela Associação de Medicina Intensiva Brasileira. Médico do Hospital de Clínicas da Universidade Federal do Paraná.

Rodrigo Ávila de Melo
Residência médica em Clínica Médica e Geriatria no Hospital Governador Israel Pinheiro – Instituto dos Servidores do Estado de Minas Gerais (IPSEMG). Especialista em Geriatria pela Sociedade Brasileira de Geriatria e Gerontologia e pela Associação Médica Brasileira. Médico do Corpo Clínico da Polícia Militar do Estado de Minas Gerais. Médico do corpo clínico da atenção domiciliar da cooperativa de Trabalho Médico de Belo Horizonte (Unimed BH).

Rodrigo Buksman
Especialista em Geriatria pela Universidade do Estado do Rio de Janeiro (Uerj). Especialista em Geriatria pela Sociedade Brasileira de Geriatria e Gerontologia (SBGG)/Associação Médica Brasileira (AMB). Mestre em Ciências Aplicadas ao Sistema Músculo-Esquelético pelo Instituto Nacional de Traumatologia e Ortopedia (Into).

Rodrigo Ribeiro Vieiralves
Urologista do Hospital Federal da Lagoa. Doutor do Programa de Fisiopatologia e Ciências Cirúrgicas da Universidade do Estado do Rio de Janeiro (Uerj). Mestre do Programa de Fisiopatologia e Ciências Cirúrgicas da Uerj.

Rodrigo Serafim
Especialista em Geriatria e Gerontologia pela Sociedade Brasileira de Geriatria e Gerontologia (SBGG)/Associação Médica Brasileira (AMB). Professor adjunto de Clínica Médica e Geriatria da Universidade Federal do Rio de Janeiro (UFRJ). Chefe do Setor de Geriatria e Gerontologia do Hospital Universitário Clementino Fraga Filho (HUCFF), da UFRJ. Ex-presidente da SBGG-RJ. Mestre em Clínica Médica pela UFRJ. Doutor em Clínica Médica pela UFRJ (Capes 7).

Romulo Delvalle
Enfermeiro especialista em Gerontologia pela Sociedade Brasileira de Geriatria e Gerontologia (SBGG). Mestre em Enfermagem pela Universidade Federal Fluminense (UFF). Técnico pericial do Grupo de Apoio Técnico Especializado (Gate) do Ministério Público do Estado do Rio de Janeiro (MPRJ). Coordenador do Departamento Científico de Enfermagem Gerontológica do Estado do Rio de Janeiro (DCEG)/ Associação Brasileira de Enfermagem (ABEn-RJ). Membro do grupo A Tríplice Aliança — grupo internacional dedicado à cultura de não contenção.

Rômulo Rebouças Lôbo
Especialista em Geriatria pela Sociedade Brasileira de Geriatria e Gerontologia (SBGG)/Associação Médica Brasileira (AMB). Doutor em Clínica Médica pelo Departamento de Medicina Clínica da Faculdade de Medicina de Ribeirão Preto, da Universidade de São Paulo (USP). Professor adjunto do Departamento de Medicina Clínica da Universidade Federal do Ceará. Médico assistente do Serviço de Geriatria do Hospital Universitário Walter Cantídio, da Universidade Federal do Ceará (UFC).

Ronaldo F. Rosa
Diretor técnico da Santa Casa de São Paulo. Mestre pela Faculdade de Ciências Médicas da Santa Casa de São Paulo. Especialista em Cardiologia pela Sociedade Brasileira de Cardiologia (SBC). Ex-presidente do Departamento de Cardiogeriatria da SBC.

Rosa Yuka Sato Chubaci
Graduada, bacharel e licenciada em Enfermagem pela Universidade de Mogi das Cruzes. Mestre e doutora em Enfermagem pela Universidade de São Paulo (USP). Pós-doutora em Cuidado

do Idoso pela Tohoku Fukushi University, no Japão. Professora-doutora da Escola de Artes, Ciências e Humanidades da Universidade de São Paulo (EACH-USP). Membro do Comitê de Ética com Seres Humanos da EACH-USP. Coordenadora do Programa Comunitário da Japan International Cooperation Agency (Yura) — atividade com música para a promoção de saúde de idosos.

Rosimere Ferreira Santana
Enfermeira. Pós-doutora em Enfermagem pela Universidade Federal do Ceará (UFC). Especialista em Psicogeriatria pela Universidade Federal do Rio de Janeiro (UFRJ). Professora associada na Escola de Enfermagem Aurora de Afonso Costa (EEAAC)/Universidade Federal Fluminense (UFF). Líder do Núcleo de Estudos e Pesquisa em Enfermagem Gerontológica da EEAAC/UFF. Diretora do Departamento Científico de Enfermagem Gerontológica (DCEG)/Associação Brasileira de Enfermagem (ABEn/RJ). Membro do grupo A Tríplice Aliança — grupo internacional dedicado à cultura de não contenção.

Rosina Ribeiro Gabriele
Especialista em Geriatria pela Sociedade Brasileira de Geriatria e Gerontologia (SBGG)/Associação Médica Brasileira (AMB). Mestre em Saúde Coletiva pela Universidade de Fortaleza. Doutora em Saúde Coletiva pela Universidade de Fortaleza. Professora assistente do curso de Medicina da Universidade de Fortaleza (Unifor).

Rubens de Fraga Júnior
Especialista em Geriatria e Gerontologia pela Sociedade Brasileira de Geriatria e Gerontologia (SBGG)/Associação Médica Brasileira (AMB). Professor titular da disciplina de Gerontologia da Faculdade Evangélica Mackenzie do Paraná. Editor da SBGG Artigos e da SBGG Artigos Comentados.

Ruth Gelehrter da Costa Lopes
Graduada em Psicologia pela Pontifícia Universidade Católica de São Paulo (PUC-SP). Mestre em Psicologia Social pela PUC-SP. Doutora em Saúde Pública pela Universidade de São Paulo (USP). Professora do Curso de Psicologia pela Faculdade de Ciências Humanas e da Saúde (FACHS) da PUC-SP. Supervisora na Clínica Psicológica "Ana Maria Poppovic". Líder do Grupo de Pesquisa Núcleo de Estudo e Pesquisa do Envelhecimento da PUC-SP.

Salo Buksman
Especialista em Geriatria e Gerontologia pela Sociedade Brasileira de Geriatria e Gerontologia (SBGG). Coordenador da Câmara de Geriatria do Conselho Regional de Medicina do Estado do Rio de Janeiro (Cremerj). Presidente da SBGG-RJ (biênios 2002–2004 e 2004–2006).

Samila Sathler Tavares Batistoni
Psicóloga pela Universidade Federal de Juiz de Fora (UFJF). Mestre em Gerontologia e Doutora em Educação pela Universidade Estadual de Campinas (Unicamp). Docente da Universidade de São Paulo (USP) vinculada aos cursos de graduação e pós-graduação em Gerontologia da Escola de Artes, Ciências e Humanidades. Orientadora plena e docente convidada no Programa de Pós-graduação em Gerontologia da Faculdade de Ciências Médicas da Unicamp.

Sara Regina da Silva Duarte
Residente em Geriatria da Faculdade de Medicina de Botucatu (Unesp).

Saulo Queiroz Borges
Graduado em Medicina pela Universidade Federal de Pernambuco (UFPE). Residência em Clínica Médica pela Secretaria de Saúde do Distrito Federal (SES/DF). Residência em Geriatria pelo Hospital Universitário de Brasília (HUB), da Universidade Federal de Brasília (UnB). Especialista em Geriatria pela Sociedade Brasileira de Geriatria e Gerontologia (SBGG) e em Psiquiatria e Psicogeriatria pela Associação Brasileira de Psiquiatria (ABP). Preceptor da residência de Geriatria do HUB/UnB.

Sérgio Márcio Pacheco Paschoal
Médico geriatra titulado pela Sociedade Brasileira de Geriatria e Gerontologia (SBGG). Mestre em Medicina pela Faculdade de Medicina da Universidade de São Paulo (FMUSP). Doutor em Ciências pela FMUSP.

Sergio Telles Ribeiro Filho
Residência em Clínica Médica no Hospital Universitário Pedro Ernesto entre 1982 e 1984. Especialista em Geriatria pela Sociedade Brasileira de Geriatria e Gerontologia (SBGG)/Associação Médica Brasileira (AMB). Presidente da SBGG-RJ (2006–2008). Médico geriatra integrante do corpo clínico da Clínica de Cuidado Integral à Pessoa Idosa (Cipi), da Universidade Aberta da Terceira Idade (UNATI).

Silvana de Araújo Silva
Geriatra titulada pelo Ministério da Educação (MEC) e pela Sociedade Brasileira de Geriatria e Gerontologia (SBGG). Professora efetiva da Faculdade de Medicina da Universidade Federal de Minas Gerais (UFMG). Membro titular do Núcleo de Geriatria e Gerontologia da UFMG. Preceptora da residência médica de Geriatria do Hospital das Clínicas da UFMG.

Sílvia Maria Azevedo dos Santos
Enfermeira. Doutora em Educação com área de concentração em Gerontologia pela Universidade Estadual de Campinas (Unicamp). Pós-doutora na Universidade de Alicante, na Espanha. Especialista em Gerontologia pela Sociedade Brasileira de Geriatria e Gerontologia (SBGG). Professora aposentada e docente pesquisadora do Programa de Pós-graduação em Enfermagem (mestrado e doutorado) da Universidade Federal de Santa Catarina (UFSC).

Silvio Carlos de Moraes Santos
Doutor em Cardiologia pelo Instituto do Coração (InCor)/Faculdade de Medicina da Universidade de São Paulo (FMUSP). Ex-presidente do Departamento de Cardiogeriatria (Decage)/Sociedade Brasileira de Cardiologia (SBC).

Simone Louise Savaris
Médica Cardiologista do Instituto de Cardiologia do Rio Grande do Sul. Preceptora da residência médica em Cardiologia do Instituto de Cardiologia do Rio Grande do Sul.

Siulmara Cristina Galera
Médica especialista em Clínica Médica pela Universidade Federal do Paraná (UFPR) e em Geriatria e Gerontologia pela Associação Médica Brasileira (AMB)/Sociedade Brasileira de Geriatria e Gerontologia (SBGG). Mestre em Medicina (área de concentração: Cardiologia) pela UFPR.. Doutora em Cirurgia (área de concentração: Metabolismo e Estresse) pela Universidade Federal do Ceará (UFC). Professora adjunta do curso de Medicina da Universidade de Fortaleza (Unifor).

Sofia Cristina Iost Pavarini
Professora titular sênior do Departamento de Gerontologia da Universidade Federal de São Carlos (UFSCar).

Sônia Lima Medeiros
Especialista em Gerontologia pela Sociedade Brasileira de Geriatria e Gerontologia (SBGG). Mestre em Serviço Social pela Pontifícia Universidade Católica de São Paulo (PUC-SP). Doutora em Saúde Pública pela Universidade de São Paulo (USP). Pós-graduada em Geriatria e Gerontologia pela Universidade de Malta.

Stela Maris Grespan
Cardiologista clínica. Área de atuação: Cardiogeriatria. Preceptora de Residência em Cardiogeriatria da Universidade Estadual Paulista (Unifesp). Ex-cardiologista do serviço de Cardiogeriatria do Instituto Dante Pazzanese de Cardiologia.

Sueli Luciano Pires
Especialista em Geriatria e Gerontologia pela Sociedade Brasileira de Geriatria e Gerontologia (SBGG)/Associação Médica Brasileira (AMB). Mestre em Medicina pela Faculdade de Ciências Médicas da Santa Casa de São Paulo (FCMSCSP). Professora instrutora da disciplina de Geriatria da FCMSCSP. Coordenadora da residência médica em Clínica Médica e do Serviço de Geriatria do Hospital Municipal Dr. Cármino Caricchio.

Sueli Souza dos Santos
Psicóloga pela Pontifícia Universidade Católica do Rio Grande do Sul (PUC-RS). Mestre em Psicologia Social pela Universidade Federal do Rio Grande do Sul (UFRGS). Doutora em Educação pela UFRGS. Psicanalista, membro pleno do Centro de Estudos Psicanalíticos de Porto Alegre (CEPdePA). Filiada à Federação Latino-americana de Associações de Psicoterapia Psicanalítica e Psicanálise (FLAPPSIP). Coordenadora de Seminários e Supervisora Clínica do CEPdePA.

Tarso Mosci
Médico especialista em geriatria pela Sociedade Brasileira de Geriatria e Gerontologia (SBGG)/Associação Médica Brasileira (AMB). Presidente da SBGG-RJ (2014–2018).

Telma Cristiane Rodrigues Brandão
Médica especialista em Dermatologia pela Sociedade Brasileira de Dermatologia (SBD)/Associação Médica Brasileira (AMB).

Tereza E. C. Rosa
Psicóloga, mestre e doutora em Saúde Pública pela Faculdade de Saúde Pública (FSP) da Universidade de São Paulo (USP). Pesquisadora científica VI. Diretora técnica do Centro de Pesquisa e Desenvolvimento para o SUS. Professora do Programa de Mestrado Profissional em Saúde Coletiva do Instituto de Saúde da Secretaria de Estado da Saúde de São Paulo.

Tereza Loffredo Bilton
Fonoaudióloga. Doutora em Ciências Radiológicas pela Universidade Federal de São Paulo (Unifesp). Especialista em Audiologia e Disfagia pelo Conselho Regional de Fonoaudiologia (CRFa). Especialista em Gerontologia pela Sociedade Brasileira de Geriatria e Gerontologia (SBGG) e pelo CRFa. Professora associada e chefe do Departamento de Métodos e Técnicas em Fonoaudiologia e Fisioterapia da Pontifícia Universidade Católica de São Paulo (PUC-SP). Membro do Fleury Medicina e Saúde.

Thais Bento Lima da Silva
Gerontóloga e docente do curso de graduação em Gerontologia da Escola de Artes, Ciências e Humanidades da Universidade de São Paulo (EACH-USP). Coordenadora do curso de pós-Graduação em Gerontologia da Faculdade Paulista de Serviço Social (FAPSS). Pesquisadora do Grupo de Neurologia Cognitiva e do Comportamento da Faculdade de Medicina da Universidade de São Paulo (FMUSP). Conselheira executiva da Associação Brasileira de Gerontologia (ABG) de 2018 a 2020. Membro da diretoria da Associação Brasileira de Alzheimer (ABRAz) de 2019 a 2021. Consultora e colunista do Método Supera – Instituto de Educação Ltda.

Thamires Auxiliadora Oyan
Médica, Fundação ABC.

Tharsila Moreira Gomes da Costa
Fonoaudióloga pela Universidade Estadual Paulista (Unesp). Pós-graduada em Neurogeriatria pelo Hospital das Clínicas da Faculdade de Medicina da Universidade de São Paulo (HC-FMUSP). Mestre em Ciências da Reabilitação pela FMUSP.

Theodora Karnakis
Especialista em Geriatria pela Sociedade Brasileira de Geriatria e Gerontologia (SBGG)/Associação Médica Brasileira (AMB). Doutora em Ciências Médicas pela Faculdade de Medicina da Universidade de São Paulo (FMUSP). Representante nacional da Sociedade Internacional de Oncogeriatria (SIOG). Coordenadora do Serviço de Oncologia Geriátrica do Instituto do Câncer do Estado de São Paulo (ICESP/FMUSP). Coordenadora do Serviço de Oncologia Geriátrica do Hospital Sírio-Libanês.

Thiago Fraga Napoli
Médico endocrinologista. Coordenador do Ambulatório de Obesidade Grave do Hospital do Servidor Público Estadual de São Paulo. Pós-graduando pela Santa Casa de Misericórdia de São Paulo. Médico voluntário do ambulatório de Obesidade, disciplina de Endocrinologia, da Santa Casa de Misericórdia de São Paulo.

Tiago da Silva Alexandre
Fisioterapeuta. Especialista em Gerontologia pela Unifesp e pela Sociedade Brasileira de Geriatria e Gerontologia (SBGG). Especialista em Fisioterapia em Gerontologia pela Associação Brasileira de Fisioterapia em Gerontologia (Abrafige). Mestre em Reabilitação pela Universidade Federal de São Paulo (Unifesp). Doutor em Epidemiologia e Saúde Pública pela Faculdade de Saúde Pública da Universidade de São Paulo (USP) com período-sanduíche na University of Texas Medical Branch (USA). Pós-doutor em Epidemiologia e Saúde Pública pela University College London (UK).

Tiago Nascimento Ordonez
Gerontólogo pela Universidade de São Paulo (USP) e especialista em Estatística pela FMU. Diretor de Políticas Estudantis no Centro Acadêmico do curso de Gerontologia da USP. Auxiliou na coordenação das atividades de campo e análises estatísticas da pesquisa "Educação permanente: benefícios da universidade aberta à terceira idade", da Escola de Artes, Ciências e Humanidades da Universidade de São Paulo (EACH-USP), financiada pelo Ministério da Educação. Coordenador do Serviço de Convivência e Fortalecimento de Vínculos para Pessoas Idosas da Prefeitura de Diadema – MG.

Toshio Chiba
Doutor em Medicina pela Universidade de São Paulo (USP). Especialista em Geriatria pela Sociedade Brasileira de Geriatria e Gerontologia (SBGG)/Associação Médica Brasileira (AMB). Chefe da Equipe de Cuidados Paliativos das Clínicas de Base do Instituto do Câncer do Estado de São Paulo Octávio Frias de Oliveira.

Ulisses Gabriel de Vasconcelos Cunha

Membro pesquisador honorário em Medicina Geriátrica pela Universidade de Birmingham, Inglaterra. Membro titular da Academia Mineira de Medicina. Especialista em Geriatria e Gerontologia pela Sociedade Brasileira de Geriatria e Gerontologia (SBGG). Coordenador da Clínica Geriátrica do Hospital dos Servidores do Estado de Minas Gerais. Coordenador da residência médica em Geriatria do Hospital dos Servidores do Estado de Minas Gerais.

Valéria Santoro Bahia

Neurologista. Doutora em Neurologia pelo Hospital das Clínicas da Universidade de São Paulo (USP). Docente da Universidade Cidade de São Paulo. Coordenadora do Departamento de Neurologia do Hospital Heliópolis.

Vanessa Alonso

Graduada em Fisioterapia pela Pontifícia Universidade Católica de Campinas (PUC-Campinas). Licenciada em Fisioterapia pelo Estado de Nova York, nos EUA. Especialista em Atividades Físicas para Grupos Especiais e Terceira Idade pela Universidade Metodista de Piracicaba. Mestranda pelo Programa de Pós-graduação em Gerontologia da Faculdade de Ciências Médicas (FCM) da Universidade Estadual de Campinas (Unicamp).

Vania Ferreira de Sá Mayoral

Doutora em Clínica Médica pela Sociedade Brasileira de Clínica Médica (SBCM)/Associação Médica Brasileira (AMB). Médica do Hospital das Clínicas da Faculdade de Medicina de Botucatu (Unesp). Especialista em Geriatria e Gerontologia pela Sociedade Brasileira de Geriatria e Gerontologia (SBGG)/AMB.

Vania Herédia

Bacharel e licenciada em Ciências Sociais pela Pontifícia Universidade Católica do Rio Grande do Sul (PUC-RS). Graduada em Filosofia pela Universidade de Caxias do Sul (UCS). Mestre em Filosofia pela PUC-RS. Doutora em História pela Universidade de Gênova, na Itália. Pós-doutora em História Econômica pela Universidade de Padova, na Itália. Pós-doutora em Antropologia pela Universidade Federal do Rio de Janeiro (UFRJ). Professora titular da UCS e Coordenadora do Núcleo de Estudos do Envelhecimento. Presidente do Departamento de Gerontologia da Sociedade Brasileira de Geriatria e Gerontologia (SBGG) de 2018 a 2020.

Vinícius Ribeiro Leduc

Especialista em Geriatria no Hospital Governador Israel Pinheiro do Instituto dos Servidores do Estado de Minas Gerais (IPSEMG).

Virgílio Garcia Moreira

Médico geriatra. Mestre em Ciências Médicas – Universidade do Estado do Rio de Janeiro (Uerj). Doutor em Ciências Médicas – Uerj. Pesquisador associado do GeronLab – Laboratório de Pesquisas em Envelhecimento Humano. Vice-presidente da Sociedade Brasileira de Geriatria e Gerontologia (SBGG) – Rio de Janeiro – gestão 2020-2022.

Vitor Last Pintarelli

Especialista em Geriatria pela Sociedade Brasileira de Geriatria e Gerontologia (SBGG)/Associação Médica Brasileira (AMB). Doutor em Ciências da Saúde pela Universidade Federal de São Paulo (Unifesp). Coordenador da Pós-Graduação em Geriatria Prática da Fundação de Apoio e Valorização do Idoso (Favi). Professor adjunto do curso de Medicina da Universidade Federal do Paraná. Chefe do Serviço de Geriatria do Hospital Nossa Senhora das Graças, em Curitiba.

Wellington Bruno Santos

Especialista em Cardiologia pela Associação Médica Brasileira (AMB)/Sociedade Brasileira de Cardiologia (SBC). Pós-Graduado em Geriatria e Gerontologia Interdisciplinar pela Universidade Federal Fluminense (UFF). Especialista em Geriatria Clínica pela Pontifícia Universidade Católica do Rio Grande do Sul (PUC-RS)/Universidade do Porto em Cuidados Paliativos (Instituto Israelita de Ensino e Pesquisa Albert Einstein). Mestre em Cardiologia pela UFF. Doutor e pós-doutor em Medicina pela Universidade do Estado do Rio de Janeiro (Uerj). Fellow of the European Society of Cardiology (FESC).

Wilson Jacob Filho

Especialista em Geriatria e Gerontologia pela Sociedade Brasileira de Geriatria e Gerontologia (SBGG)/Associação Médica Brasileira (AMB). Professor titular da disciplina de Geriatria da Faculdade de Medicina da Universidade de São Paulo (USP). Diretor do Serviço de Geriatria do Hospital das Clínicas da Faculdade de Medicina da Universidade de São Paulo (FMUSP).

Yeda Aparecida de Oliveira Duarte

Graduada em Enfermagem pela Escola de Enfermagem da Universidade de São Paulo (USP). Doutora e mestre em Enfermagem pela USP. Pós-doutora em Epidemiologia pela Faculdade de Saúde Pública (FSP) da USP com estágio no Sealy Center on Aging – University of Texas Medical Brunch. Professora associada da USP. Docente da Escola de Enfermagem e da FSP/USP.

Prefácio à quinta edição

O ano era 2001; o dia, um sábado de agosto; o local, uma sala de reuniões da Geriatria da Santa Casa de Misericórdia de São Paulo. Doutor Milton Luiz Gorzoni era o anfitrião de um grupo formado por ele e pelos médicos geriatras Elizabete Viana de Freitas, Flávio Aluizio Xavier Cançado e Renato Moraes Alves Fabbri, pelas psicólogas especialistas em Gerontologia Ligia Py e Anita Liberalesso Neri, e pela assistente social e também especialista em Gerontologia Sonia Maria da Rocha. Recém-chegados de Vancouver, Canadá, onde haviam participado do 17º Congresso Mundial de Gerontologia e Geriatria, esses profissionais se reuniam pela primeira vez sob a liderança da doutora Elizabete Viana de Freitas para discutir o projeto de publicação de um tratado de Geriatria e Gerontologia com apoio da Sociedade Brasileira de Geriatria e Gerontologia (SBGG).

Se o projeto era ambicioso, a oportunidade não poderia parecer mais auspiciosa: em julho de 2005, o Brasil sediaria o 18º Congresso da Associação Internacional de Gerontologia e Geriatria (*International Association of Gerontology and Geriatrics* [IAGG]), que teria um presidente brasileiro e domiciliaria a diretoria da instituição pelos quatro anos subsequentes. De imediato pareceu-nos que o cumprimento de um projeto da envergadura de um tratado seria um atestado de maturidade da Geriatria e Gerontologia praticadas no país, contribuiria para o aumento do prestígio da SBGG perante os associados e seria um veículo de aglutinação de conhecimentos, modos de atuação e objetivos.

A primeira tarefa que o grupo impôs a si mesmo foi eleger modelos, o que não se revelou difícil pelo fato de existirem numerosos e volumosos compêndios, tratados ou similares disponíveis em língua inglesa, aos quais todos nós havíamos sido expostos em algum momento de nossa formação. Depois de muita discussão, concluiu-se que seria adequado construir uma obra nos moldes de um livro-texto. Sua complexidade e sua estrutura deveriam permitir a estudantes de graduação e pós-graduação e a profissionais de várias áreas avançar em conhecimento científico e aprimorar sua prática profissional. Os capítulos seriam escritos por especialistas em cada tema. A abrangência do tratado seria aquela permitida pelas especialidades que parecessem imprescindíveis em uma publicação dessa monta. Aos poucos, os ajustes à realidade de prazos, custos e autorias foram se mesclando aos desejos e intenções dos autointitulados editores, e a estrutura da primeira edição delineou-se com clareza aos seus olhos.

Oito foram as partes da primeira edição do *Tratado de Geriatria e Gerontologia* (2002), planejadas para dar conta dos aspectos que seus editores — Freitas, Py, Neri, Cançado, Gorzoni e Rocha — julgaram representativos das suas preocupações com a formação de profissionais das numerosas disciplinas e profissões integrantes dos campos da Gerontologia e da Geriatria naquele momento. A primeira edição tinha a Parte 1 dedicada aos fundamentos históricos, sociodemográficos, epidemiológicos, bioéticos, biológicos, psicológicos e sociológicos do estudo do envelhecimento, abordados em 12 capítulos. A Parte 2, com 57 capítulos, incluía os principais aspectos biomédicos do envelhecimento, ordenados conforme os sistemas do organismo. A Parte 3 era dedicada ao que os editores chamaram de "temas especiais da Geriatria" e englobava, em 21 capítulos, assuntos que, à época, não se submetiam às classificações disponíveis, como: avaliação geriátrica global, farmacologia, distúrbios da postura, marcha e quedas, incontinência urinária, imobilidade, traumas, dor, cuidados paliativos, centro de terapia intensiva e terapias antienvelhecimento. A Parte 4, com sete capítulos, era dedicada a cuidados e já tinha enfoque multidisciplinar e multiprofissional; a Parte 5, com nove capítulos, tratava da reabilitação geriátrica e era igualmente pautada pela multidisciplinaridade e pela multiprofissionalidade. Na Parte 6, a obra dava espaço temas tratados pela Psicologia e pelas Ciências Sociais. Pela primeira vez no Brasil, uma publicação de peso apresentava aspectos cognitivos, socioafetivos e comportamentais do envelhecimento, os quais couberam em 14 capítulos (desenvolvimento intelectual na vida adulta e na velhice, memória, avaliação cognitiva, personalidade, relações sociais, religiosidade/espiritualidade, atitudes e preconceitos). A Parte 7, Aspectos Sociais do Envelhecimento, com 12 capítulos, era toda dedicada a temas de Gerontologia Social, e a Parte 8, com seis capítulos, focava a gerontologia educacional.

Na primeira edição, nas três que se lhe seguiram (2006, 2011 e 2016) e nesta que ora se apresenta, o envelhecimento e a velhice têm sido mostrados sob a ótica de várias especialidades da Administração Pública, da Antropologia, da Biologia, da Bioética, das Ciências Políticas, das Ciências Sociais, da Demografia, do Direito, da Economia, da Educação, da Epidemiologia, da Filosofia, da História, da Medicina, da Neurologia, da Psicologia do Desenvolvimento, da Psicologia Social, da Sociologia e do Serviço Social, da Enfermagem, da Fisioterapia, da Terapia Ocupacional, da Fonoaudiologia e da Educação Física. Pensando nos profissionais que estão na prática cotidiana do atendimento em Unidades Básicas de Saúde, ambulatórios, hospitais e clínicas, em todas as edições houve a preocupação em divulgar medidas rápidas e econômicas de rastreio relativas a vários domínios do funcionamento dos idosos.

Quando a primeira edição foi organizada, um número relativamente restrito de especialistas brasileiros estava preparado para escrever sobre envelhecimento. Vinte anos depois, o campo floresceu em quantidade e qualidade, de tal maneira que razoável quantidade de acadêmicos, clínicos e pesquisadores estava pronta para tratar de vários entre os temas que figuram na quinta edição (2022). Em 2002, participaram 194 autores e coautores em 139 capítulos; em 2016, a colaboração foi de 288 autores e coautores distribuídos em 157 capítulos. Oitenta e três dos 288 autores e coautores publicaram também na primeira edição. Cento e três especialistas estão publicando pela primeira vez em 2022. Em 2002, a maioria dos capítulos foram escritos por um único autor. Em 2022, praticamente todos foram escritos por dois ou mais autores, evidenciando não somente uma tendência da produção científica e das políticas de publicação, como também o aumento da disponibilidade de especialistas. Essas ocorrências reforçam a ideia de que o campo vem crescendo e se renovando ao longo dos últimos 20 anos.

Às vésperas de comemorar sua maioridade, a quinta edição do *Tratado de Geriatria e Gerontologia* mantém a mesma estrutura conceitual; porém, como nas edições anteriores, traz 38 novas revisões e avaliações críticas a respeito da pesquisa, da clínica e das modalidades de intervenção no campo do envelhecimento. Entre elas, podem ser citadas: Desigualdades sociais no Brasil, Biodireito, Economia da longevidade, Conceitos de tempo em Gerontologia, População negra e cidadania, Idoso rural, Velhice LGBT, Educação financeira, Imunidade, Imunização e covid-19, Medicina nuclear em Geriatria e Telemedicina. A nova edição contém 158 capítulos estruturados em 10 partes: 1. Introdução ao Estudo do Envelhecimento e às Práticas em Gerontologia; 2. Iniciação à Clínica Geriátrica; 3. Aspectos Biomédicos do Envelhecimento; 4. Temas Especiais em Geriatria; 5. Ensino e Pesquisa em Geriatria e Gerontologia; 6. Cuidados ao Idoso e à Velhice; 7. Reabilitação em Gerontologia; 8. Aspectos Psicológicos do Envelhecimento e da Velhice; 9. Aspectos Sociais do Envelhecimento e da Velhice; e 10. Gerontologia Educacional.

As cinco edições do Tratado integram uma literatura ativa em Gerontologia e Geriatria. Capítulos presentes nas edições anteriores e ausentes nesta permanecem como relevantes fontes de referência que contam a história do campo nas duas últimas décadas e subsidiam o estudo de tópicos e perspectivas não representados na edição de 2022. Essa lógica foi fortalecida pela inclusão de novidades impactantes na edição impressa e pelo aproveitamento dos recursos da *web* para divulgar amplamente capítulos importantes das edições anteriores. Ao comprar um exemplar impresso, o proprietário do livro (e só ele) adquire também uma chave de acesso ao ambiente virtual de aprendizagem da editora, onde se encontram 23 capítulos que integram a Parte 1 do Tratado. Os autores e coautores desse material foram extremamente generosos em permitir o compartilhamento virtual de seus escritos, originais ou atualizados.

Sem dúvida, a continuidade e os progressos da obra muito devem aos seus autores e coautores. Devem também à visão de futuro da Editora Guanabara Koogan, integrante do Grupo GEN. Devem principalmente aos esforços, à dedicação, à ética e ao espírito de missão de suas organizadoras principais, doutora Elizabete Viana de Freitas e doutora Ligia Py. Ao longo de duas décadas, elas construíram uma rede formidável de especialistas e colaboradores e os colocaram em contato com o público do campo do envelhecimento humano no país. Ajudaram a disponibilizar um conhecimento e uma literatura que, de outra maneira, ficariam restritos a pequenos grupos ou retidos nos computadores, nas gavetas e nos armários de nossos principais hospitais, laboratórios de pesquisa e escritórios e em nossas melhores universidades. A assertividade de Elizabete, a doçura de Ligia e a fé de ambas nas possibilidades da colaboração intelectual de um grupo seleto aliaram-se em benefício desta obra, que atende aos interesses de pesquisadores, profissionais da prática e estudantes. Em diferentes momentos, a elas se associaram os doutores Milton Luiz Gorzoni, Kalil Lays Mohallem, Johannes Doll, Mônica Sanches Yassuda e a autora deste prefácio.

É uma grande honra para esta professora que sempre acreditou no poder do livro para iluminar o espírito de alunos e professores acompanhar um trabalho tão essencial e meritório e participar das comemorações de seus primeiros 20 anos. Vida longa aos editores e ao *Tratado de Geriatria e Gerontologia*!

Anita Liberalesso Neri

Agradecimentos

Mais um grande desafio vencido: conseguimos finalizar a atualização da quinta edição do *Tratado de Geriatria e Gerontologia*. Apesar de todos os percalços que enfrentamos nos últimos anos, nós e nossos colaboradores, em tempo de pandemia, alcançamos o objetivo de trazer, por meio da contribuição desses especialistas, embasados em experiência científica, estudos e pesquisas, o que temos de novo em nossa especialidade, constituindo uma valiosa fonte de consulta.

Construímos uma história no decorrer desses quase 20 anos com o respaldo da Editora Guanabara Koogan Ltda., integrante do Grupo Editorial Nacional (GEN), edificada por uma doce parceria sedimentada por respeito e confiança mútua.

Novamente, contamos com o apoio da Renata Ribeiro Freitas, a quem agradecemos pela paciência de nos atender sempre com profunda delicadeza e profissionalismo.

No dizer de Cora Coralina, "Enfeite a árvore de sua vida com guirlandas de gratidão!"

Assim, permanecemos gratos à professora Anita Liberalesso Neri, que nos empresta, desde 2002, seu saber e sua liderança. Com tal contribuição, tem nos auxiliado a dar face e estrutura à Gerontologia, com uma seleta escolha de autores, revisores e pesquisadores, particularmente nos esclarecendo em nossos momentos de indecisão. Mais uma vez, contamos com a professora Mônica Sanches Yassuda a nos ofertar o seu saber na condução da atualização de boa parte dos aspectos psicológicos desta nova edição, a quem devemos o nosso apreço e a nossa gratidão.

Queremos homenagear, com nossos agradecimentos sinceros, o doutor Flávio Aluizio Xavier Cançado, parceiro como editor até a quarta edição desta obra.

Continuamos com todos esses generosos colaboradores. Nas palavras de Carlos Drummond de Andrade, já citadas na edição anterior e encontrando as pedras inevitáveis no meio do caminho, que as recolhemos com tolerância e cuidado para sedimentarmos o desejado caminho das pérolas.

Elizabete Viana de Freitas
Ligia Py

Homenagens

Com a alma pesarosa, sabendo da imensa lacuna que deixaram e que, com certeza, partiram para um estágio mais elevado, homenageamos:

Doutor Paulo César Affonso Ferreira

Médico generoso, dedicado, ajudou a Sociedade Brasileira de Geriatria e Gerontologia (SBGG) a crescer e foi sócio fundador da SBGG-RJ. Nunca poderemos esquecer sua relevância em nossa orientação profissional e no crescimento da SBGG.

Doutora Arianna Kassiadou Menezes

Geriatra com talento raro para a inovação científica, apontou-nos horizontes de práticas integradas a teorias sempre atualizadas. Nos cuidados prolongados em instituições de longa permanência, trouxe-nos a política de não contenção, com a ousadia dos desbravadores.

Professor José Francisco P. Oliveira

Mestre e amigo, emprestou sua doçura e seu conhecimento filosófico ao ensino da Gerontologia na SBGG. Com profundidade e sensibilidade, mostrou-nos o valor da espiritualidade, chamando-nos a atenção para o "sopro do espírito" em nosso tempo de vida.

Doutor Leo Pessini

Bioeticista, um dos maiores do país e com reconhecimento internacional, esteve presente assiduamente nos eventos da SBGG e nos deu a sua preciosa amizade. Com carinho e leveza, dedicou conhecimento para a ampliação da nossa especialidade.

Doutora Maria Lúcia Lebrão

Epidemiologista pesquisadora, mestra inspiradora que fez do rigor científico um ato de amor. Seus discípulos seguem a sua obra, particularmente o Estudo SABE, multiplicado em pesquisas que fundam tantas outras.

Homenagem Especial

Doutora Vilma Câmara

Mestra de várias gerações de profissionais da área do envelhecimento na Universidade Federal Fluminense e na SBGG-RJ, a qual trabalha corajosa e incansavelmente na práxis interdisciplinar da Geriatria-Gerontologia, demostrando a exigência do olhar gerontológico para a boa prática geriátrica.

Conteúdo *Online*

- Esta edição conta com uma grande novidade: além do Apêndice (Instrumentos de Avaliação) e das Referências Bibliográficas, 23 relevantes textos de leitura *online* integram a Parte 1 | Introdução ao Estudo do Envelhecimento e às Práticas em Gerontologia:

Para acessar o conteúdo *online*, basta que o leitor se cadastre e faça seu *login* em nosso *site* (www.grupogen.com.br), clicando em Ambiente de aprendizagem, disponível no canto superior direito. Na plataforma, digite no canto superior direito o código PIN de acesso localizado na primeira capa interna deste livro.

É rápido e fácil! Caso haja alguma mudança no sistema ou dificuldade de acesso, entre em contato conosco (gendigital@grupogen.com.br).

Sumário

Estes capítulos estão disponíveis *online* e integram a Parte 1 desta obra.

Estes capítulos estão disponíveis *online* e integram a Parte 1 desta obra.

Parte 1

Introdução ao Estudo do Envelhecimento e às Práticas em Gerontologia

1

Envelhecimento da População Brasileira: Contribuição Demográfica

Ana Amélia Camarano • Daniele Fernandes

Na história, quando se pensa que acontecerá o inevitável, ocorre o imprevisto. (Fernando Henrique Cardoso)

Introdução

Este capítulo apresenta uma contribuição demográfica para o entendimento do processo de envelhecimento da população brasileira. Assume que são grandes os desafios colocados por ele para a sociedade. A literatura, que fundamenta muitas das políticas públicas, coloca preocupações com o crescimento acentuado de um segmento populacional considerado inativo ou "dependente", vis-à-vis a um encolhimento do segmento em idade ativa. No entanto, assume-se aqui que a "dependência" de qualquer grupo populacional advém da falta de renda e de autonomia para lidar com as atividades do cotidiano e que pode ser minimizada por políticas públicas. Parte da população idosa, mas nem toda, encontra-se nessa condição.

São consideradas três dimensões do processo de envelhecimento: dinâmica de crescimento, mortalidade e arranjos familiares. Este capítulo está dividido em seis seções, sendo a primeira esta introdução. A segunda discute o que se entende por envelhecimento populacional e analisa a dinâmica de crescimento da população idosa. O perfil de mortalidade dessa população é apresentado na terceira seção, destacando os possíveis impactos dos óbitos por covid-19 na expectativa de vida ao nascer. A quarta apresenta uma simulação a respeito do crescimento futuro da população idosa, buscando inferir sobre as possíveis consequências da pandemia da covid-19 nesse crescimento. A inserção desse grupo populacional na família é mostrada na quinta seção, destacando-se a dependência da família da renda do idoso e as implicações disso no caso da covid-19. A sexta apresenta uma síntese dos resultados.

A análise aqui apresentada é feita com base nas informações dos Censos Demográficos e da Pesquisa Nacional por Amostra de Domicílios (PNAD), tanto a anual quanto a Contínua (PNADC), ambas do Instituto Brasileiro de Geografia e Estatística (IBGE). Considerou-se, também, as informações do Sistema de Informação sobre Mortalidade (SIM) do Ministério da Saúde e os registros administrativos do Registro Civil.

Processo de envelhecimento da população brasileira

Antes de iniciar a discussão sobre o processo de envelhecimento populacional, ressalta-se as diferenças entre envelhecimento **individual** e **populacional**. Um indivíduo envelhece à medida que a sua idade aumenta, um processo irreversível, natural e individual. É acompanhado por perdas progressivas de função e de papéis sociais. É um processo único que depende de capacidades básicas, adquiridas e do meio ambiente. Pode ser medido pela esperança de vida ao nascer.

O processo de envelhecimento populacional se inicia com a queda da fecundidade, que leva a uma redução na proporção da população jovem e a um consequente aumento na proporção da população idosa. É acompanhado pelo aumento da idade média da população. Nesse caso, fala-se do envelhecimento pela base. A redução da mortalidade infantil acarreta um rejuvenescimento da população, dada a maior sobrevivência das crianças, o que levará a um aumento da população jovem. Pode-se falar que se assiste à democratização da sobrevivência, o que, de forma diferenciada, beneficia a todos os grupos etários. O resultado é um grupo mais heterogêneo, tanto do ponto de vista físico quanto do social, e o aparecimento da velhice como uma nova categoria cultural e social, associada a imagens negativas (Debert, 1999). Chama-se a atenção para o fato de que o processo do envelhecimento é muito mais amplo do que uma modificação de proporções de uma determinada população, pois altera a vida dos indivíduos, as estruturas familiares, a demanda por políticas públicas e a distribuição de recursos na sociedade. É esse processo que se discute neste capítulo.

Para entender o processo de envelhecimento da população brasileira, o primeiro passo é definir o que se considera como população idosa. O que se pode dizer é que essa população vive a última fase da vida e é constituída por pessoas com "muita idade". Para Monteiro Lobato (1936), é quem "geme os reumatismos". De acordo com Beauvoir (1990), existe uma relação de reciprocidade entre velhice e doença; a última acelera a senilidade, e o avanço da idade leva ao aparecimento de processos degenerativos. Dificilmente se encontra "velhice no estado puro" (Beauvoir, 1990), já que os idosos experimentam, em geral, múltiplas morbidades.

Ressalta-se que as características da velhice não dizem respeito apenas ao que acontece com o corpo. Acredita-se que ser "idoso" identifica não somente indivíduos em um determinado ponto do ciclo de vida biológico, mas também em um determinado ponto do curso de vida social, pois a classificação de "idoso" situa os indivíduos em diversas esferas da vida social, como no trabalho, na família etc. Assume-se que as representações da velhice, bem como a posição social dos velhos na sociedade, são categorias históricas e socialmente determinadas (Camarano; Medeiros, 1999), ou seja, a "dependência" extrapola os aspectos puramente biológicos. É resultado, também, de uma particular divisão do trabalho e da estrutura social. Nas sociedades industriais, a "independência" e o papel social do indivíduo são associados não só à participação no mercado de trabalho, mas também à produtividade (Camarano; Medeiros, 1999).

No entanto, a velhice não é mais vista como uma fase da vida marcada por perda de papéis sociais, *status* e doenças, o que é reforçado pelo fato de a sociedade de consumo valorizar os indivíduos pela sua capacidade de consumir (Buaes, 2008), reduzindo a importância dada à produtividade. As novas imagens que têm surgido das pessoas idosas são de pessoas que se vestem como jovens, fazem sexo, dieta alimentar, atividade física e são viajantes ativos. Essas imagens se contrapõem à de idosos pobres sentados imóveis em bancos de parques e/ou de instituições. Uma característica marcante dessa nova visão: a valorização da juventude, que é associada mais a valores e estilo de vida do que a um grupo etário específico (Debert, 1999).

Reconhece-se que muitos desses processos caracterizam essa fase, o que torna difícil a delimitação do seu início. No entanto, por questões operacionais, o Estatuto do Idoso e a Política Nacional do Idoso definem como população idosa a de 60 anos ou mais. Essa definição resulta em uma heterogeneidade do segmento considerado idoso, já que aí estão incluídas pessoas de 60 a 100 anos. Além disso, essa heterogeneidade é acentuada pelas diferentes trajetórias de vida experimentadas por esse segmento que afetarão sua velhice. Essas trajetórias são fortemente marcadas pelas desigualdades sociais, regionais, raciais e de gênero em curso no país, e as políticas sociais podem reforçá-las ou atenuá-las, bem como mitos, estereótipos e preconceitos em relação à população idosa.

Essa fase da vida também se prolongou. Aexpectativa de vida aos 60 anos masculina aumentou aproximadamente 6 anos entre 1980 e 2019, passando de 15,4 para 21,8 anos. No entanto, como será visto posteriormente, a pandemia da covid-19 já reduziu essa expectativa para 20,6. Mesmo assim, pode-se dizer que, a partir dos 60 anos de idade, inicia-se uma fase da vida mais longa que a infância e a adolescência juntas e que não é mais vivenciada apenas por uma minoria. A extensão dessa fase e a sua irreversibilidade foi percebida por Millôr Fernandes (1994): "A infância não, a infância dura pouco. A juventude não, a juventude é passageira. A velhice sim. Quando um cara fica velho é pro resto da vida e cada dia fica mais velho."

População idosa brasileira

Em 1980, a população idosa brasileira era de 7,2 milhões de pessoas, o que representava 6,1% do total. Já em 2010, esse contingente passou para 20,6 milhões e compunha, aproximadamente, 11% da população total.[1] Em 2018, projetou-se que esse contingente estaria em torno de 28 milhões de habitantes em 2020.[2] O crescimento desse contingente foi resultado das elevadas taxas de fecundidade dos anos 1950 e 1960 e da redução da mortalidade em todas as idades em curso no país, observada desde os anos 1950. Portanto, os idosos brasileiros; são os *baby boomers*, que estão se transformando nos *elderly boomers*. A sobremortalidade por covid-19 vai afetar esse total. Para 2020, estimou-se uma redução de cerca de 101 mil.[3]

Visando situar o envelhecimento da população brasileira no contexto internacional, foi considerada a evolução do processo de envelhecimento de quatro países em estágios distintos do processo de envelhecimento: Chile, México, Japão e Inglaterra, no período entre 1980 e 2010, onde também se observou um crescimento elevado da população idosa, tanto em termos relativos quanto absolutos. Entretanto, isso ocorreu em ritmo diferenciado, conforme mostra a Figura 1.1.

O nível de envelhecimento dos países mencionados anteriormente, medido pela proporção da população idosa no total da população do país, foi comparado ao brasileiro nos anos citados. No período considerado, todas as proporções cresceram, mas com intensidade diferenciada: a maior variação foi observada no Japão, e a menor, na Inglaterra. O crescimento da proporção brasileira ficou em segundo lugar entre os países considerados. Em 1981, a Inglaterra apresentava a maior proporção de população idosa desses países, cerca de 20%. Essa posição foi ultrapassada pelo Japão em 2010, com 30,9% de sua população com mais de 60 anos. Já a Inglaterra alcançou 22,6%. No Brasil, em 1980, a proporção da população idosa era cerca da metade da proporção apresentada pelo Japão no mesmo ano. Como o envelhecimento da população japonesa foi mais rápido que o da brasileira, em 2010, a proporção da nossa população idosa ficou em cerca de um terço da japonesa.

População muito idosa

A diminuição da mortalidade nas idades mais avançadas contribui para que esse segmento populacional, que passou a ser mais representativo no total da população, sobreviva por períodos mais longos, resultando no envelhecimento pelo topo, o que altera a composição etária dentro do próprio grupo, ou seja, a população idosa também envelhece. As taxas de mortalidade nas idades avançadas desempenham um papel muito importante nesse crescimento. Elas são dependentes do avanço da tecnologia médica, do acesso aos serviços de saúde e das condições sanitárias do país. A pandemia da covid-19 já afeta o crescimento desse grupo, como se verá posteriormente.

No caso brasileiro, observa-se que a proporção da população muito idosa, com 80 anos ou mais, no total da população brasileira também está aumentando e em ritmo bastante acelerado. Esse tem sido o segmento populacional que mais cresce, embora ainda apresente um contingente pequeno. De 170,7 mil pessoas em 1940, estimou-se que o contingente muito idoso esteja em torno de 3,6 milhões em 2020. O envelhecimento pelo topo é mais expressivo entre as mulheres, dada a maior mortalidade masculina (Figura 1.2). Curiosamente,

[1] A última contagem de população foi feita em 2010.
[2] Projeções do IBGE (2018) e de Camarano (2018).
[3] Dados atualizados em 29/09/2020.

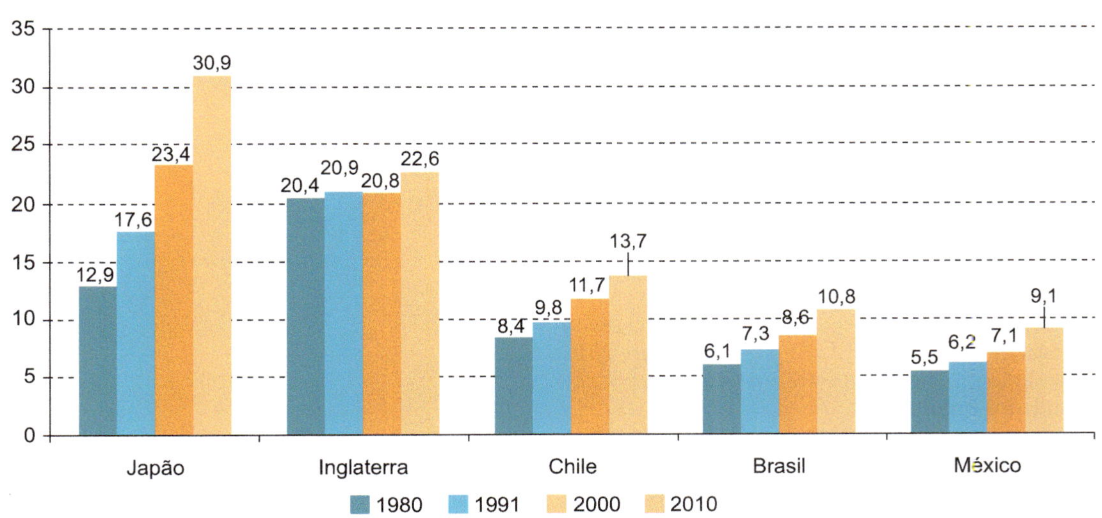

▪ **FIGURA 1.1** Proporção da população idosa em países selecionados. Obs.: para o Chile, os dados referem-se a 1982; para a Inglaterra, a 1981; para o Japão e o México, a 1990. (Fonte: Instituto Brasileiro de Geografia e Estatística [IBGE], Instituto Nacional de Estatística e Geografia [INEGI], Instituto Nacional de Estatística [INE], Portal Oficial de Estatística do Japão, Portal Oficial do Reino Unido, Organização das Nações Unidas [ONU].)

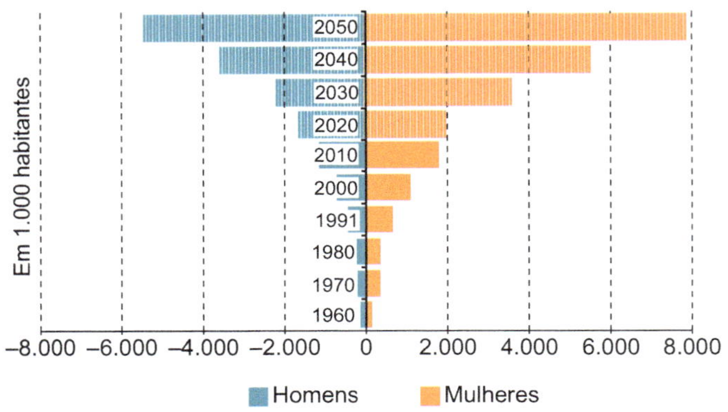

▪ **FIGURA 1.2** População de 80 anos ou mais, por sexo, no Brasil. (Fonte: Instituto Brasileiro de Geografia e Estatística [IBGE]/Censos Demográficos; Caramano, 2018. Atualizada de Burlá *et al.*, 2013 [Sociedade Brasileira de Geriatria e Gerontologia, SBGG], mimeo.)

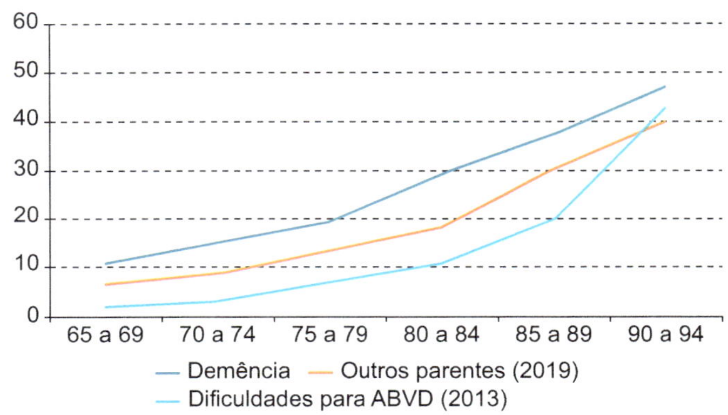

▪ **FIGURA 1.3** Taxa de prevalência de demência (%), proporção de idosos vivendo com parentes e proporção de idosos com dificuldade para realizar as atividades básicas da vida diária (ABVD), por grupos de idade, no Brasil. (Fonte: Burlá *et al.*, 2013.)

a curto prazo, o grupo de 80 anos ou mais é menos afetado pela covid-19 do que o de 60 a 79 anos. Dada a alta fecundidade do período entre 1950 e 1970 e a redução contínua da mortalidade, especialmente nas idades avançadas, esperava-se que esse contingente alcançasse, em 2040, um total de 10,3 milhões, o que significaria 3,8% da população total e 19% da população idosa. Contudo, os óbitos já ocorridos pela covid-19 podem levar a uma redução de cerca de um milhão de pessoas nesse contingente até 2040.

É consenso que a população muito idosa é a mais exposta às doenças e aos agravos crônicos não transmissíveis, muitos deles culminando em sequelas limitantes de um bom desempenho funcional, gerando situações de dependência e, consequente, necessidade de cuidados. A Figura 1.3 apresenta a taxa de prevalência por demência, a proporção de idosos com dificuldades para a vida diária e a proporção de idosos que residem em casa de parentes, o que é um indicativo de saída de casa para buscar cuidados de familiares, caracterizando uma "dependência" sobre a família.

Embora as informações refiram-se a datas diferentes, observa-se um padrão comum entre as três variáveis consideradas: as proporções crescem acentuadamente com a idade, o que leva a supor que, mesmo que as taxas de prevalência não aumentem ou diminuam, a população afetada crescerá acentuadamente, pressionando a demanda por cuidados. Como se verá na próxima seção, as doenças crônicas típicas da idade fazem com que as pessoas idosas sejam mais expostas ao risco de morte se contraírem covid-19.

O que se pode esperar, portanto, é um aumento da população idosa e que demandará cuidados por um tempo maior. De acordo com Jacobzone (1999), com base nos dados disponíveis para os países-membros da Organização para a Cooperação e Desenvolvimento Econômico (OCDE), os indivíduos vivem em média entre dois e 4 anos dependentes de cuidados mais intensivos ao final de suas vidas. Estimativas de Camarano (2017) apontam que o número de idosos brasileiros que necessitará de cuidados prolongados pode crescer de 61 para 77% entre 2010 e 2030, e que passarão 4,2 (homens) e 4,7 anos (mulheres), dependendo de cuidados prolongados.

Esse crescimento expressivo da população demandante de cuidados ocorre em um contexto de transformações estruturais acentuadas nas famílias, decorrentes de mudanças na nupcialidade, da queda da fecundidade e do ingresso maciço das mulheres no mercado de trabalho. Essas mudanças afetam substancialmente a capacidade das famílias em ofertar cuidados à população idosa, bem como os contratos tradicionais de gênero, em que a mulher é cuidadora e o homem, provedor. Hoje, a mulher brasileira está assumindo cada vez mais o papel de provedora; em 2019, a sua renda foi responsável por cerca de 40% da renda das famílias brasileiras, mas ainda mantém a responsabilidade pelo cuidado dos membros dependentes.

Feminização da velhice

Segundo a PNAD de 2019, 56,1% dos idosos eram do sexo feminino (IBGE, 2000). A menor mortalidade da população feminina explica esse diferencial na composição por sexo e faz com que ela cresça a taxas mais elevadas do que a masculina. Essa diferença tende a se acentuar, já que a mortalidade pela pandemia da covid-19 acomete mais os homens – cerca de 58% dos óbitos foram masculinos.[4] Como consequência, quanto mais velho for o contingente estudado, maior será a proporção de mulheres (Figura 1.4). Isso leva à constatação de que "o mundo dos muito idosos é um mundo das mulheres" (Carstensen; Pasupathi, *apud* Goldani, 1999).

De acordo com Lyod-Sherlock (2004), mesmo que a velhice não seja universalmente feminina, ela possui um forte componente de gênero. Por exemplo, mulheres idosas experimentam maior probabilidade de ficarem viúvas e, muitas vezes, em situação socioeconômica desvantajosa. Além disso, embora vivam mais do que os homens, passam por um período maior de debilitação física antes da morte do que eles (Camarano, 2017;

[4]Atualizado em 29/09/2020.

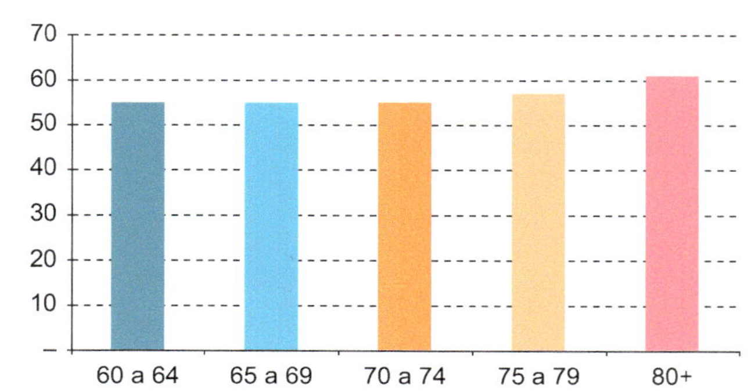

▪ **FIGURA 1.4** Proporção de mulheres na população idosa por grupos de idade no Brasil, 2019. (Fonte: Instituto Brasileiro de Geografia e Estatística [IBGE]/Pesquisa Nacional por Amostra de Domicílios Contínua [PNADC].)

Camarano *et al.*, 2007; Guimarães; Andrade, 2020; Nogales, 1998), o que as torna mais dependentes de cuidados, apesar de serem as tradicionais cuidadoras. O cuidado com membros dependentes da família é determinado pelas trocas intergeracionais e apresenta fortes características de gênero (Camarano, 2005). Cuidar de netos é, em geral, visto como uma extensão do trabalho doméstico feminino. No Brasil, é relativamente elevada a proporção de mulheres morando sozinhas, aproximadamente 19% em 2019, e de residentes na casa de parentes, 13,8%. Elas também predominam entre os residentes nas instituições de longa permanência, aproximadamente 57,6% dos residentes (Camarano *et al.*, 2010).

Por outro lado, as mulheres, mais do que os homens, participam de atividades extradomésticas, de organizações e movimentos de mulheres, fazem cursos especiais, viagens e trabalho remunerado temporário. Diferentemente do que fizeram na sua vida adulta, progressivamente assumem o papel de chefes de família e de provedoras (Camarano, 2003). Já homens mais velhos têm maiores dificuldades de se adaptarem à saída do mercado de trabalho (Goldani, 1999; Simões, 2004).

No Brasil, a predominância feminina entre os idosos é um fenômeno tipicamente urbano. Nas áreas rurais, predominam os homens. A maior participação das mulheres no fluxo migratório rural urbano explica essa diferença (Bercovich, 1993; Camarano, 2003; Camarano; Abramovay, 1998). Isso implica necessidades distintas de cuidados para a população idosa. Por exemplo, a literatura sugere que a predominância masculina nas áreas rurais pode resultar em isolamento e abandono dessas pessoas (Camarano *et al.*, 2004; Saad, 1999, 2004).

Mortalidade

Viver muito sempre fez parte dos sonhos de qualquer sociedade e não é um fato novo na História. No Velho Testamento, a idade em que os antigos patriarcas morriam superava os 900 anos (Poulain *et al.*, 2015). Esse foi o caso, por exemplo, de Matusalém. No entanto, a forma como se media a idade era diferente de como se mensura atualmente. Para esses autores, se medida como nos tempos modernos, essa idade superaria os 100 anos. A diferença em relação aos tempos atuais é que viver muito era um privilégio de poucos. Isso acontecia porque a mortalidade infanto-juvenil era muito alta. No entanto, uma vez ultrapassada essa fase, pode ser considerada alta a chance de chegar às idades avançadas. Por exemplo, na Inglaterra do final do século XIX, a maioria das pessoas que completou 20 anos alcançou os 60 anos (Johnson, 2004). Provavelmente, esses sobreviventes eram diferenciados quanto às suas condições de saúde, autonomia e papéis sociais, ou seja, sobreviviam os mais fortes que não vivenciavam a fase das fragilidades.

A novidade é que, a partir da segunda metade do século XX, a sobrevivência democratizou-se em grande parte dos países do mundo, inclusive nos países em desenvolvimento. Mais e mais pessoas estão alcançando as idades avançadas. Exemplificando, no Brasil, em 1980, de cada 100 crianças do sexo feminino nascidas vivas, 31 podiam esperar completar o aniversário de 80 anos; em 2019, esse número passou para 62. Como resultado, neste período, a vida média da população brasileira aumentou aproximadamente 14 anos. Em 2019, um brasileiro vivia em média 76,5 anos, sendo que as mulheres viviam aproximadamente 80 anos, 7,3 anos a mais que os homens.

Vários estudos feitos antes da pandemia da covid-19 apontavam que ainda existia um amplo espaço para que a mortalidade da população brasileira, tanto idosa quanto não idosa, continuasse a declinar em um futuro próximo. Esse decréscimo significaria esperança de vida ao nascer e aos 60 anos mais elevadas, bem como um crescimento a um ritmo mais acentuado da população idosa. Em exercício feito com os dados sobre óbitos de idosos, referentes ao ano de 2013, Camarano e Kanso (2016) encontraram que, de um total de 312.545 óbitos da população de 60 a 74 anos, aproximadamente 70% poderiam ser evitados por meio de melhorias nos serviços de saúde, maior acesso da população a tratamento médico e melhorias na qualidade de vida. Se isso acontecesse, podia-se esperar ganhos de aproximadamente 9 anos, tanto para homens quanto para mulheres, na esperança de vida ao nascer. Em 2019, homens e mulheres já tinham obtido ganhos de 2,5 anos em média, comparado a 2013. No entanto, a mortalidade pela epidemia da covid-19 afeta mais a população idosa e os homens: dados atualizados em 29 de setembro de 2020 mostram que 75,6% das mortes ocorreram na população de 60 anos ou mais, e 56,4% desses óbitos são de homens. A pandemia da covid-19 suscita algumas questões sobre o seu impacto nos anos vividos pela população brasileira e no crescimento da população idosa.

Níveis de mortalidade

Conforme mostra a Tabela 1.1, a expectativa de vida ao nascer da população brasileira (e_0) masculina aumentou 13,4 anos entre 1980 e 2019. Os ganhos experimentados pelas mulheres foram mais expressivos, 14,4 anos, e apresentaram, em 2019, uma expectativa de vida ao nascer superior em 7,3 anos à masculina.

A expectativa de sobrevida nas idades mais avançadas é bastante elevada no Brasil, aproximando-se daquela observada nos países desenvolvidos. Isso ocorre porque a expectativa de vida ao nascer é fortemente influenciada pela mortalidade infantil. Como se pode ver na Figura 1.5, o aumento da esperança de vida se deveu, em primeiro lugar, à redução da mortalidade infantil, que progressivamente atingiu todas as idades. Aqueles que conseguem sobreviver às más condições de vida nas primeiras idades têm uma expectativa de sobrevida mais elevada nas idades que se seguem. Isto resulta em que as diferenças entre pessoas ricas e pobres no que diz respeito a esse indicador não sejam tão elevadas.

Kalache (1993), analisando as tendências nas taxas de mortalidade entre os idosos, mostrou que os padrões de mortalidade de nove países em desenvolvimento estão cada vez mais semelhantes aos dos países desenvolvidos. Camarano *et al.* (1991) mostraram que as diferenças na expectativa de vida brasileira aos 60 anos por nível de renda e por regiões tenderam a uma homogeneização no ano de 1975.

Em termos relativos, os ganhos na esperança de vida da população idosa (e_{60}) foram maiores do que os obtidos pela população total. Em termos absolutos, foram maiores entre as mulheres, 7,5 anos, do que entre os homens, 6,5 anos. Esses

TABELA 1.1 Expectativa de vida ao nascer (e_0) e aos 60 anos (e_{60}) no Brasil.

Sexo		Ano				
		1980	1991	2000	2010	2019
Homens	e_0	59,3	63,5	67,2	69,5	72,8
	e_{60}	15,4	16,7	18,0	19,0	21,8
Mulheres	e_0	65,7	71,6	74,8	77,1	80,1
	e_{60}	17,8	19,8	21,3	22,5	25,3

Elaborada pelas autoras. (Fonte: Instituto Brasileiro de Geografia e Estatística [IBGE]/Censos Demográficos de 1980, 1991, 2000 e 2010; Pesquisa Nacional por Amostra de DomicíliosContínua [PNADC] de 2019; Sistema de Informação sobre Mortalidade do Ministério da Saúde [SIM-MS].)

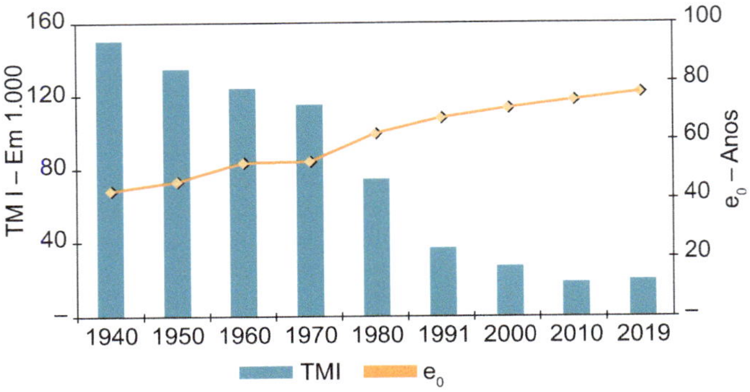

▪ **FIGURA 1.5** Taxa de mortalidade infantil (TMI) e expectativa de vida ao nascer (e_0) no Brasil. (Fonte: para os anos de 1940 a 1970, Instituto Brasileiro de Geografia e Estatística [IBGE]/Anuário Estatístico do Brasil, 1991; IBGE/Evolução e Perspectiva da Mortalidade Infantil no Brasil, 1999. Para os anos de 1980 a 2019, elaborada pelas autoras.)

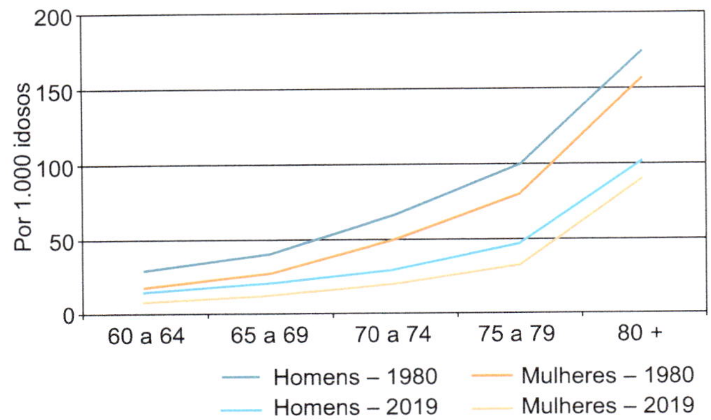

▪ **FIGURA 1.6** Taxas específicas de mortalidade da população idosa brasileira. Elaborada pelas autoras (Fonte: Instituto Brasileiro de Geografia e Estatística [IBGE]/CensoDemográfico de 1980; Pesquisa Nacional por Amostra de Domicílios Contínua [PNADC] de 2018; Sistema de Informação sobre Mortalidade do Ministério da Saúde [SIM-MS].)

dados indicam que, em 2019, um homem que completasse 60 anos poderia esperar viver mais 21,8 anos e uma mulher, mais 25,3 anos. O aumento da sobrevida da população idosa deveu-se à redução das taxas de mortalidade dessa população. Entre os homens, a taxa de mortalidade passou de 57,2 óbitos por 1.000 habitantes em 1980 para 34,3 em 2019; uma redução aproximada de 40%. Variação relativa mais elevada foi encontrada entre as mulheres, 41,3%, embora as taxas femininas sejam bem mais baixas que as masculinas. A redução dos níveis de mortalidade foi observada para todas as faixas etárias consideradas (Figura 1.6). Essa redução foi progressiva com a idade até os 75 anos para ambos os sexos.

Desde os anos 1990, em quase todo o mundo, também no Brasil, as taxas de mortalidade da população acima de 50 anos são as que têm experimentado a maior queda, o que tem levado ao envelhecimento da população idosa. Por esse motivo, essa população é a que tem apresentado as maiores taxas de crescimento. Isso leva a maior heterogeneidade desse grupo populacional, o que significa que a expectativa de vida, embora venha progressivamente aumentando, não é livre de morbidade. Alguns estudos apontam que a carga de doença para condições crônicas é crescente (Schramm *et al.*, 2004), em um cenário de rápido processo de envelhecimento.

Guimarães e Andrade (2020) fizeram uma mensuração da carga global de doenças para as unidades da federação brasileira utilizando-se de dados da Pesquisa Nacional de Saúde (PNS) de 2013. Encontraram, para a população total, um aumento na proporção de anos a serem vividos com múltiplas morbidades. Por exemplo, aos 60 anos, mais da metade (53,6%) da expectativa de vida é experimentada com múltiplas morbidades. Independentemente da idade, as mulheres conviviam por mais tempo com elas do que os homens. Cruzando as diferenças por gênero e unidades da federação, os autores encontraram que, aos 60 anos, um homem no Piauí poderia esperar viver 32,3% dos anos de vida restantes com múltiplas morbidades, e um homem do Espírito Santo, 56,6%. Entre as mulheres, as proporções comparáveis variaram de 44,8% no Piauí a 71,8% no Espírito Santo. Ou seja, ao se comparar um homem piauiense com uma mulher capixaba, a última passa mais que o dobro do tempo com multimorbidades do que o primeiro.

Também utilizando-se de dados da PNS de 2013, Melo e Lima (2020) encontraram uma prevalência de multimorbidade entre os idosos brasileiros de 53,1%. Os do sexo feminino, mais envelhecidos, que não são solteiros, especialmente os viúvos e que possuem plano de saúde, foram mais associados à multimorbidade. Este último fator pode estar associado a um maior acesso a diagnósticos médicos.

Nunes *et al.* (2018) analisaram dados de múltiplas morbidades coletadas pela pesquisa ELSI-Brasil entre 2015 e 2016 em indivíduos com 50 anos ou mais. Do total de indivíduos entrevistados, 67,8 e 47,1% tinham duas ou mais doenças e três ou mais doenças, respectivamente. Mesmo entre a população de 50 a 59 anos, encontrou-se uma multimorbidade elevada. Encontraram frequências elevadas de combinações de morbidades, predominando a hipertensão arterial sistêmica e problemas de coluna.

Implicações da mortalidade por covid-19

Estudos citados anteriormente mostraram alta prevalência de múltiplas morbidades na população idosa brasileira, o que sempre foi considerado um problema grave de saúde pública. Essa preocupação se acentuou com a emergência da pandemia do Sars-CoV-2 (coronavírus), causador da covid-19. Em outro estudo que utilizou a pesquisa ELSI-Brasil, Nunes *et al.* (2020) encontraram uma associação entre a ocorrência de múltiplas morbidades e o risco de desenvolvimento de formas clinicamente graves da covid-19 entre a população com 50 anos ou mais. Estimaram que pelo menos 34 milhões de indivíduos nessa faixa etária experimentavam alguma das morbidades avaliadas, apontando para um contingente elevado de pessoas em risco de covid-19 grave. Doenças cardiovasculares e obesidade foram as condições mais frequentes em ambos os sexos.

Isso foi observado em todas as regiões do país apesar das diferenças relativas e absolutas na ocorrência dos problemas. Os grupos de menor escolaridade apresentaram uma prevalência mais alta de doenças crônicas e multimorbidade, ressaltando os efeitos das desigualdades sociais na saúde dos idosos brasileiros. As desigualdades na saúde tendem a aumentar durante uma pandemia e afetar diferentemente as taxas de mortalidade.

É sabido que a população idosa é desproporcionalmente muito mais exposta a riscos de morte pela covid-19 que os demais grupos etários. Por exemplo, 75,6% das mortes em decorrência do Sars CoV-2 (covid-19) até 29 de setembro de 2020 ocorreram em indivíduos com 60 anos ou mais, dos quais 56,4% eram homens, apesar de as mulheres serem mais expostas a múltiplas morbidades. Embora esses óbitos estejam concentrados nas idades avançadas, o aumento das taxas de mortalidade da população idosa, como se pode ver na Tabela 1.2, já está provocando impacto, tanto na expectativa de vida ao nascer como nas demais idades.

Os últimos dados de mortalidade desagregados por sexo e idade disponibilizados pelo Departamento de Informática do Sistema Único de Saúde (Datasus) são os preliminares para 2019. O total de óbitos apontados para todo o ano foi de 1.348.242. Em 6 meses e meio de pandemia (16 de março a 29 de setembro), a covid-19 matou 133.391 pessoas,[5] ou seja, cerca de 10% do total de óbitos ocorridos durante o ano de 2019. A Tabela 1.2 apresenta os valores da expectativa de vida ao nascer, aos 50, 60, 70 e 80 anos de idade. Assumindo que o total de óbitos de 2019 não mudou, e nem mesmo a sua distribuição por sexo e idade, e considerando os óbitos registrados por covid-19, estima-se uma redução na expectativa de vida ao nascer da população masculina de 1,5 ano. Essa redução não foi mais elevada porque cerca de três quartos dos óbitos ocorreram entre a população com 60 anos ou mais, mas ela afetou todos os grupos etários, inclusive o de 80 anos ou mais, cuja perda estimada é de cerca de 1 ano de vida. O efeito medido para a população feminina é menor do que para a masculina, pois, como se viu, as mortes por covid-19 afetam mais os homens. Mesmo assim, a perda estimada para a expectativa de vida ao nascer é de 1,3 ano para essa população. Essa perda atinge todos os grupos etários; entre as mulheres com 80 anos ou mais, é de 9,6 meses.

Comparando os valores da expectativa de vida ao nascer dos homens brasileiros estimados para 2020, utilizados por Camarano (2018) e IBGE (2018), para projetar a população brasileira (72,7 anos e 73,3, respectivamente), observa-se que esses valores são aproximadamente 1 ano e 1,6 ano mais altos do que o estimado considerando os óbitos pela covid-19. No caso das mulheres, os valores utilizados para as duas projeções foram de 80,4 e 80,3 anos, 1,2 e 1,1 ano mais elevados do que o projetado nesses dois casos. Esse resultado já sugere um crescimento menor do que o projetado para a população idosa nas projeções mencionadas. O passo seguinte é avaliar como essas mortes afetam o crescimento da população idosa brasileira nos próximos 20 anos.

Perspectivas de crescimento da população idosa

Reflexo da queda da fecundidade e da mortalidade ocorrida na segunda metade do século XX, a população brasileira vem apresentando um ritmo de crescimento cada vez menor e expressivas mudanças na sua estrutura etária no sentido do seu envelhecimento. Isso, no médio prazo, acarretará diminuição e superenvelhecimento do contingente populacional. Projeções de Camarano (2018) apontam que a população brasileira deve crescer até o final nos anos 2030, quando poderá atingir o seu contingente máximo, em torno de 218 milhões de habitantes. A partir daí, a expectativa é de decrescimento, podendo, em 2050, atingir um total de 216 milhões. Embora a projeção aponte para um baixo e até negativo crescimento para o total da população, espera-se para o segmento idoso taxas positivas e relativamente elevadas de crescimento.

No entanto, como se viu anteriormente, os óbitos pela covid-19 já afetam o tempo vivido pelos brasileiros e o crescimento da população idosa no curto e médio prazo. O seu crescimento é determinado pelas suas taxas de mortalidade, que estão experimentando um aumento devido à pandemia. Um exercício inicial a partir dos dados projetados para 2020 por Camarano (2018),[6] ajustadas pelos óbitos por covid-19, já aponta para uma redução de cerca de 101 mil idosos ainda em 2020, em comparação ao que foi estimado para este ano. Além dessa redução, o crescimento futuro da população idosa será afetado. A Tabela 1.3 apresenta uma comparação entre os resultados das projeções feitas por Camarano (2018) e IBGE (2018) e as atuais, considerando a mortalidade por covid-19 ocorrida até o dia 29 de setembro de 2020, para 2030 e 2040. Chama-se a atenção para o fato de que parte dos óbitos por covid-19 poderia ter ocorrido por outra causa, já que parte dessas pessoas podem ser acometidas por multimorbidade, mas isso não foi possível controlar. Assumiu-se nos cálculos da projeção que a sobremortalidade acarretada pela covid-19 só ocorreria em 2020. A continuação dessa acentuaria ainda mais a perda na expectativa de vida e na população idosa.

Como esperado, os resultados da projeção incorporando a mortalidade por covid-19 apontam para um crescimento menor para a população idosa do que os das duas projeções usadas para comparação. Por exemplo, para 2030, pode-se esperar cerca de 1 milhão de idosos a menos do que a projeção de Camarano e 2,5 milhões na comparação com a do IBGE. Já para 2040, as diferenças ficam em torno de dois milhões na comparação das duas projeções. Como já mencionado, a projeção covid-19 assume que a sobremortalidade só ocorrerá em 2020. A partir daí, ela continuará caindo, como previsto na projeção de Camarano (2018).

Como a mortalidade por covid-19 atinge mais os homens, a consequência pode ser um incremento ainda maior na proporção de mulheres entre os idosos, conforme mostra a Figura 1.7. Isso acontece quando se compara a projeção de covid-19 com a de Camarano (2018). Para 2030, as projeções do IBGE apontam para maior proporção de mulheres do que as que utilizam os dados da covid-19. Para 2040, os valores são muito semelhantes.[7] Todas as três confirmam a tendência do aumento da proporção de mulheres com o avanço da idade.

Outro aspecto aqui destacado por todas as projeções é o crescimento mais acentuado da população muito idosa, de 80 anos ou mais, o que leva a um envelhecimento da população

[5]Sem contar com as subnotificações.

[6]Chama a atenção o fato de que a população de base utilizada na projeção de 2020 já é resultado de uma estimativa, pois os últimos dados censitários são os de 2010.

[7]As diferenças na proporção de mulheres das projeções de Camarano (2018) e do IBGE (2018) devem-se ao fato de que a primeira assumiu uma redução da mortalidade mais acentuada para os homens do que para as mulheres, pela hipótese de uma queda mais acelerada da mortalidade por causas externas.

▪ **TABELA 1.2** Expectativas de vida ao nascer e em várias idades (anos) no Brasil em 2019 e simulada.

Idade	Homens			Mulheres		
	2019	2019 + covid-19	Diferença	2019	2019 + covid-19	Diferença
0	73,2	71,7	1,5	80,5	79,2	1,3
50	29,6	28,1	1,5	33,9	32,7	1,2
60	21,9	20,5	1,3	25,3	24,2	1,1
70	15,2	14,1	1,2	17,5	16,5	1,0
80	9,9	8,9	1,0	11,1	10,3	0,8

▪ **TABELA 1.3** População idosa brasileira projetada segundo várias fontes por mil habitantes.

Grupo de idade	2020			2030			2040		
	Homens	Mulheres	Total	Homens	Mulheres	Total	Homens	Mulheres	Total
Camarano									
60 a 69 anos	7.703	8.194	15.898	10.144	11.027	21.172	12.328	13.343	25.672
70 a 79 anos	4.036	4.457	8.493	6.161	7.100	13.261	8.597	9.838	18.435
80 anos ou mais	1.633	1.987	3.621	2.617	3.541	6.159	4.150	6.204	10.354
Total	**13.373**	**14.638**	**28.012**	**18.923**	**21.669**	**40.591**	**25.076**	**29.385**	**54.461**
IBGE									
60 a 69 anos	7.687,6	9.045,4	16.733	10.043,2	11.679,3	21.722	11.965,0	13.744,6	25.710
70 a 79 anos	3.940,9	5.082,2	9.023	5.898,0	7.650,3	13.548	7.855,8	10.013,3	17.869
80 anos ou mais	1.689,0	2.752,0	4.441	2.597,3	4.254,7	6.852	4.089,1	6.733,3	10.822
Total	**13.317**	**16.880**	**30.197**	**18.539**	**23.584**	**42.123**	**23.910**	**30.491**	**54.401**
Covid-19									
60 a 64 anos	7.685	8.183	15.868	9.953	11.025	20.977	11.824	13.446	25.269
70 a 79 anos	4.016	4.443	8.459	5.924	7.039	12.963	7.956	9.858	17.814
80 anos ou mais	1.615	1.969	3.584	2.370	3.322	5.692	3.560	5.872	9.432
Total	**13.316**	**14.594**	**27.911**	**18.246**	**21.386**	**39.632**	**23.339**	**29.176**	**52.516**

Elaborada pelas autoras. (Fonte: Camarano, 2018; Instituto Brasileiro de Geografia e Estatística [IBGE], 2018.)

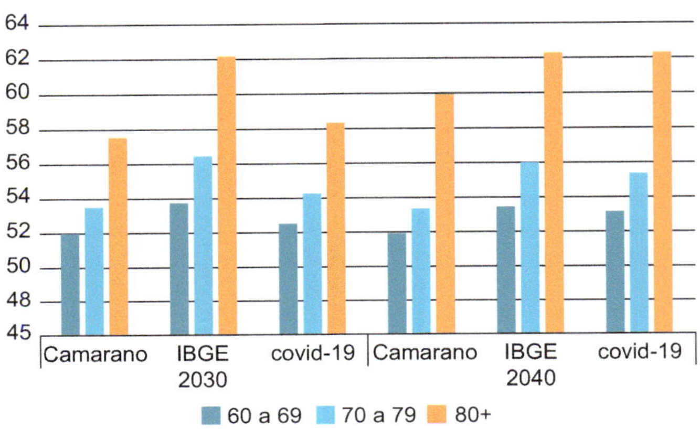

▪ **FIGURA 1.7** Proporção projetada de mulheres dentre os idosos por grupos de idade, no Brasil, segundo várias fontes.

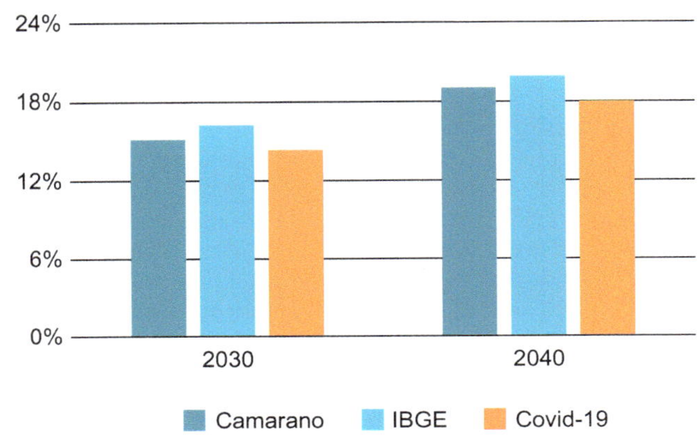

▪ **FIGURA 1.8** Proporção da população de 80 ou mais no total da população idosa, no Brasil, segundo várias fontes.

idosa. Todas as três projeções aqui analisadas apontam nesse sentido, mas a mortalidade por covid-19 faz com que isso ocorra em ritmo menor, pois enquanto em 2019, 56,5% dos homens recém-nascidos podiam esperar chegar aos 80 anos, a pandemia reduziu esse número para 41,7%. A Figura 1.8 apresenta as proporções esperadas para a população muito idosa de acordo com as três projeções. Como esperado, as que consideram a mortalidade por covid-19 são as mais baixas.

Inserção do idoso na família

A inserção do idoso na família é um determinante importante das suas condições de vida. A família é uma instituição em que se definem os padrões de cuidado aos membros dependentes. Isso significa que o montante de recursos do qual a família dispõe para suprir as suas necessidades não depende apenas da flutuação das oportunidades do mercado de trabalho, mas também de cada momento específico do ciclo de vida familiar, que determina quais membros serão liberados para o trabalho fora de casa e quais serão encarregados dos cuidados com os demais.

Viver sozinho

É crescente a proporção de idosos vivendo sozinhos, tanto homens quanto mulheres, conforme mostra a Figura 1.9.

Em 2019, 5,6 milhões de idosos encontravam-se nessa condição. Além da população idosa, incluiu-se no gráfico a muito idosa, com 80 anos ou mais. Considera-se pessoas que vivem sozinhas, aquelas que não residem com familiares nem agregados, empregados etc. É comum pensar que a industrialização e a urbanização destroem a segurança econômica e as relações entre as gerações na família. No entanto, pesquisas têm mostrado que a universalização da seguridade social, as melhorias nas condições de saúde e outros avanços tecnológicos, tais como nos meios de comunicação, elevadores, automóveis, tecnologias assistivas, telemedicina, podem sugerir que viver só, para os idosos, represente formas mais inovadoras e bem-sucedidas de envelhecimento do que abandono, descaso e/ou solidão (Debert, 1999). Viver só pode ser um estágio temporário do ciclo de vida e refletir preferências. Nem sempre a proximidade geográfica pode ser traduzida por uma maior frequência de contato com filhos ou netos.

As mulheres idosas apresentam, em geral, maior propensão do que os homens de viverem sozinhas, tendência que é

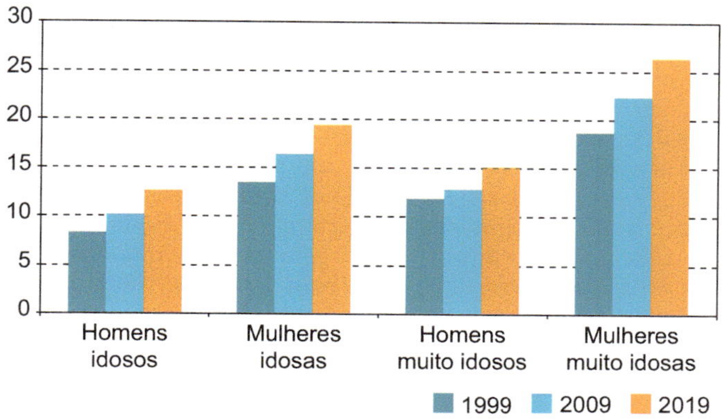

▪ **FIGURA 1.9** Proporção de idosos brasileiros, por sexo, vivendo sós no Brasil. (Fonte: Instituto Brasileiro de Geografia e Estatística [IBGE]/Pesquisa Nacional por Amostra de Domicílios [PNAD] de 1999, 2009 e 2019.)

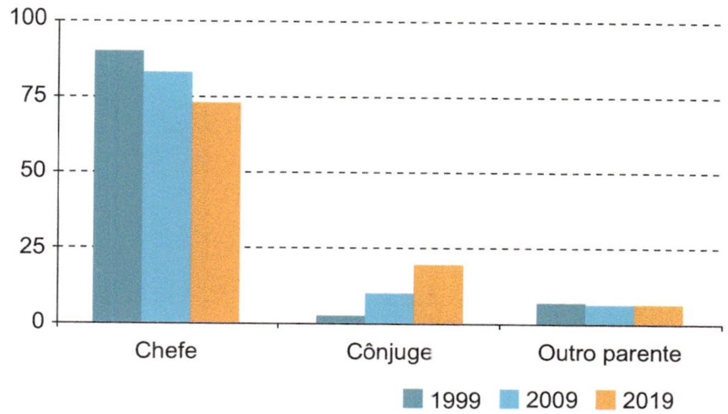

▪ **FIGURA 1.10** Distribuição percentual dos homens idosos pela sua posição no domicílio. (Fonte: Instituto Brasileiro de Geografia e Estatística [IBGE]/Pesquisa Nacional por Amostra de Domicílios [PNAD] de 1999, 2009 e 2019.)

também crescente com o tempo, conforme mostra a Figura 1.9. Isso é decorrente do seu estado conjugal, que está associado, de um lado, à menor mortalidade feminina e, de outro, a normas sociais e culturais prevalecentes na sociedade brasileira que levam os homens a se casarem com mulheres mais jovens. Isso resulta em menores oportunidades de recasamento em casos de separação ou viuvez para as mulheres em geral e, em especial, para as idosas (Camarano *et al.*, 2004a). Como a mortalidade por covid-19 acomete mais os homens, pode-se esperar que essa tendência ainda se acentue no curto/médio prazo. A proporção de idosos vivendo só é bem mais elevada entre os muito idosos do que entre os idosos em geral, tendo esse diferencial crescido ao longo dos anos para as mulheres e diminuído para os homens. A viuvez feminina aliada à sua maior longevidade com mais autonomia e a universalização da seguridade social podem explicar essa tendência. Em 2019, 73,1% das mulheres idosas brasileiras recebiam algum benefício da seguridade social.

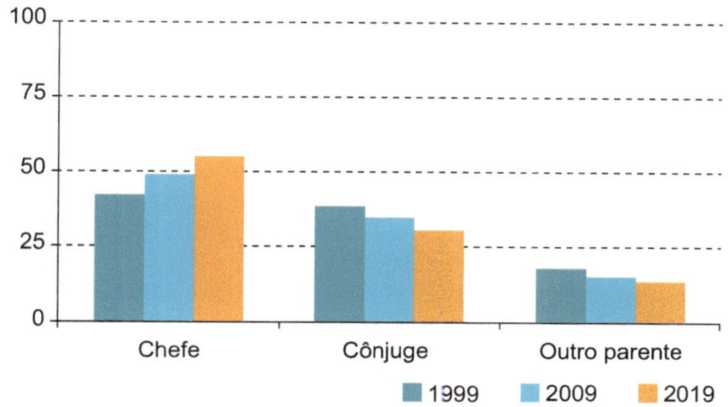

▪ **FIGURA 1.11** Distribuição percentual das mulheres idosas pela sua posição no domicílio. (Fonte: Instituto Brasileiro de Geografia e Estatística [IBGE]/Pesquisa Nacional por Amostra de Domicílios [PNAD] de 1999, 2009 e 2019.)

Inserção do idoso na família

Um primeiro ponto a destacar na análise da inserção do idoso na família é que, enquanto em 2019 apenas 16,4% da população brasileira tinham 60 ou mais anos de idade, em 34,9% dos domicílios brasileiros encontrava-se pelo menos uma pessoa nessa faixa etária. Nas Figuras 1.10 e 1.11 constam a distribuição percentual dos idosos e das idosas, respectivamente, segundo sua condição no domicílio em 1999, 2009 e 2019. Essa posição é bastante influenciada pelo gênero.

A maioria dos idosos do sexo masculino chefiava as suas famílias, proporção que experimentou uma queda entre 1999 e 2019, passando de 90,3 para 73,2%. Isso ocorreu devido ao aumento na proporção de homens na condição de cônjuges, que, embora baixa, experimentou um significativo aumento: passou de 2,2% em 1999 para 19,6% em 2019. Isso pode sinalizar mudança nas relações tradicionais de gênero, com maior empoderamento das mulheres. A posição das mulheres nos domicílios é bastante diferente da dos homens e as mudanças ocorridas no período foram no sentido contrário ao observado para eles. Por exemplo, em 1999, 42,2% das idosas eram chefes e 38,5%, cônjuges. Em 2019, ser chefe de família passou a ser o seu *status* predominante (55,2%), e a proporção de cônjuges passou para 30,6%.

Já foi discutido em outros trabalhos que uma maneira de avaliar a dependência dos idosos sobre as famílias com base em dados secundários é por meio da proporção de idosos cuja relação com o chefe da família é a de parente ou agregado. Em geral, esse grupo é composto por pais/sogros, tios ou outros parentes do chefe do domicílio que, na falta de renda ou autonomia física/mental, vão morar com filhos, sobrinhos ou outros parentes. Também no caso da relação familiar, as mulheres apresentam uma proporção mais elevada de "dependentes" do que os homens. Experimentam menor autonomia, provavelmente são viúvas ou solteiras, por isso moram com parentes. Embora decrescente, a proporção de mulheres vivendo com parentes foi de 13,3% em 2019, enquanto a de homens nesta condição ficou estável, em torno de 6%. Os dados sugerem que, em geral, eles permanecem como chefes da família, mesmo tendo perdido autonomia, pois têm um cônjuge que, provavelmente, desempenha o papel de cuidadora (Camarano *et al.*, 2004).

A proporção de idosos na condição de outros parentes cresce com a idade, conforme mostra a Figura 1.12. Para os homens, as referidas proporções cresceram ligeiramente a partir dos 70 anos. Entre 1999 e 2019, o decréscimo se observou a partir daí. Para as mulheres, o crescimento nessas proporções provocado pela idade ocorreu a partir dessa idade e a diminuição observada no período analisado foi verificada entre os 70 e os 80 anos. Esse resultado sugere uma melhoria nas condições de renda, saúde e capacidade funcional e, consequentemente, uma redução da dependência dos idosos sobre a família.

Na verdade, mais do que uma redução na dependência, os dados sugerem uma inversão. Foi observado que as famílias brasileiras com idosos estão em melhores condições econômicas do que as demais. Por exemplo, segundo a PNADC de 2020, a renda média de um domicílio que continha pelo menos um idoso era de R$ 3.872,29, e a de um domicílio sem idoso era de R$ 3.349,51 (IBGE, 2021). Para isso, reconhece-se a importância

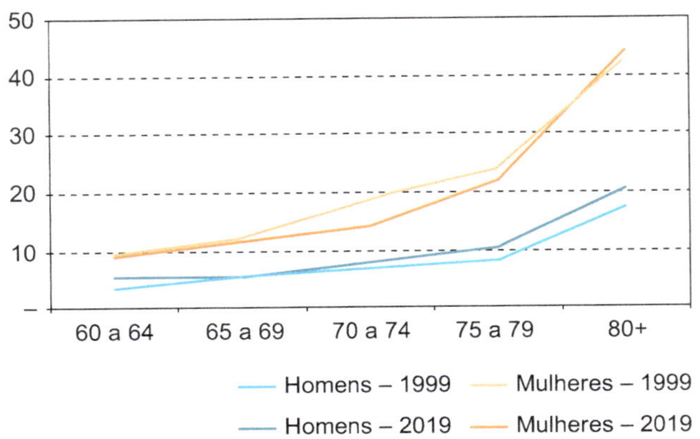

▪ **FIGURA 1.12** Proporção de idosos brasileiros que vivem na condição de outros parentes, por sexo e idade. (Fonte: Instituto Brasileiro de Geografia e Estatística [IBGE]/Pesquisa Nacional por Amostra de Domicílios [PNAD] de 1999 e 2019.)

dos benefícios da seguridade social que operam como um seguro de renda vitalício. Em muitos casos, constituem-se na única fonte de renda das famílias. Isso se verifica mesmo quando se consideram estruturas familiares por nível de renda.[8]

Uma das maneiras mais comuns de trocas intergeracionais é via corresidência. Há indicações de que a corresidência no Brasil é associada às melhores condições de vida dos chefes de família, o que pode beneficiar idosos e filhos. No entanto, parece que as gerações mais novas são as maiores beneficiárias (Camarano *et al.*, 2004). Saad (2004) dimensionou a frequência com que ocorrem as transferências intergeracionais de apoio no Brasil, comparando-a com algumas capitais latino-americanas e concluiu que os idosos no Brasil e na América Latina em geral não apenas recebem, mas também prestam ajuda na forma de bens, serviços, dinheiro e outros, caracterizando claramente as transferências de apoio informal entre o idoso e a família como um processo de intercâmbio recíproco entre gerações.

Um modo de avaliar o papel que os idosos vêm assumindo em termos de apoio às famílias nas quais estão inseridos é observar a participação da sua renda no orçamento familiar. Em 2019, os idosos contribuíam com 70,6% do orçamento das famílias que integravam. Nesses domicílios, viviam 65,3 milhões de pessoas, dos quais 30,9 milhões eram não idosos e 5,3 milhões tinham menos de 15 anos. Isso significa 19,2 e 12,8% dos adultos e crianças brasileiros, respectivamente, ou seja, os domicílios com idosos não são compostos só por idosos. Aí se encontrava 37,7% do total da renda das famílias brasileiras, uma proporção mais elevada do que a da população aí residente, sinalizando que a renda dos domicílios com idosos residentes é maior do que a renda daqueles onde não residem idosos. Quase a metade dessa renda, 46,8%, vinha da seguridade social, e outra parcela também expressiva, 45,2%, vinha da renda do trabalho (Camarano, 2020).

A alta dependência da renda dos idosos pode ser comprovada pelo fato de que em 13,5 milhões de domicílios, o que representava 18,6% do total de domicílios brasileiros, moravam 19,5 milhões de idosos e cerca de 5 milhões de não idosos, sendo que 910 mil eram crianças menores de 15 anos, e a única fonte de renda provinha dos idosos. Nesses domicílios, cerca de 30% dos homens idosos e 15% das mulheres idosas trabalhavam. Dentre os não idosos, 5,7% trabalhavam, mas não tinham renda. A principal fonte de renda dos idosos era a seguridade social, responsável por 64,6% do seu total, seguida do trabalho, que contribuía com 25,2% (Camarano, 2020).

Sumarizando, esses dados mostram claramente a importância da renda do idoso para um terço das famílias brasileiras, o que desmistifica a visão tradicional do idoso dependente. O que se viu aqui foi o idoso assumindo um papel importante de provedor, para o qual não só a renda da seguridade social desempenha um papel significativo, mas também a renda do trabalho. Considerando o contexto atual da pandemia, em que a mortalidade dos idosos tem aumentado, bem como o seu desemprego, pergunta-se como fica a situação dessas famílias.

Como fica a situação dessas famílias em meio à pandemia?

A crise provocada pela pandemia da covid-19 e a consequente adoção de medidas de isolamento social no Brasil afetou significativamente o mercado de trabalho. A comparação da população economicamente ativa (PEA) do primeiro trimestre de 2019 com o equivalente para 2020 aponta uma redução significativa da PEA feminina e da idosa. No total, cerca de 230 mil idosos deixaram de trabalhar ou procurar trabalho, sendo 71,3% mulheres (Camarano, 2020). Embora os dados da PNADC refiram-se ao primeiro trimestre de 2020, início da pandemia, já mostram um impacto importante na taxa de desemprego e de participação da população brasileira. Acredita-se que, de forma diferenciada, essa queda deve ter atingido todos os trabalhadores brasileiros.

Segundo a PNADC, no primeiro trimestre de 2020, aproximadamente a metade dos homens idosos, 49,8%, trabalhava por conta própria, e 21,8% eram comerciantes, pedreiros, motoristas de táxi, de carros por aplicativos e de caminhões. A proporção de mulheres idosas que trabalhavam por conta própria era mais baixa que a dos homens, mas ainda muito alta, 38,6%. Isso pode ser explicado pelo peso do emprego doméstico. As suas principais ocupações eram as de empregadas domésticas, comerciantes, costureiras, faxineiras e cozinheiras em empresas. Estas ocupações absorviam 38,3% das mulheres (Camarano, 2020). Em tempos de isolamento, essas ocupações, tanto as masculinas quanto as femininas, são as que sofrem maior impacto, tanto pela ausência de vagas quanto pela substituição de trabalhadores idosos por outros mais jovens (pelo fato de os primeiros serem mais sensíveis ao risco da pandemia e/ou pelo medo de se exporem).

Além disso, a PNADC apontou uma redução no rendimento médio dos trabalhadores com mais de 40 anos a partir do segundo trimestre de 2019. Essa redução foi maior entre aqueles acima de 60 anos. Por exemplo, a comparação do terceiro semestre de 2019 com o correspondente de 2018 indica uma queda de 6,6% (IPEA, 2020). Chama-se a atenção para o fato de que, mesmo perdendo renda do trabalho, a maioria dos idosos (73,6%) são aposentados ou pensionistas, o que lhes garante uma renda mensal vitalícia. Uma parcela pequena dos seus familiares não idosos, 3,6%, recebe pensão ou aposentadoria (Camarano, 2020).

Camarano (2020) realizou um exercício que simula a perda da renda do trabalho e do idoso, no caso da sua morte. Ela estimou que a renda domiciliar *per capita* diminuiria em quase 40% no seu total, caso os rendimentos do trabalho se extinguissem. Assim, a dependência da renda da seguridade social iria tornar-se muito forte e, consequentemente, também a dependência da renda do idoso.

Chama-se a atenção para o fato de que 75,6% das mortes por covid-19 ocorridas até 29 de setembro de 2020 foram entre as pessoas com 60 anos ou mais, sendo que 56,4% eram homens. Dentre essas mortes, aproximadamente um terço acometeu as

[8]Ver, por exemplo, Camarano (2017, 2020), Teixeira e Rodrigues (2009), Camarano e Kanso (2003, 2010), Barros, Mendonça e Santos (1999), Saboia (2004).

pessoas de 70 a 79 anos. Levando em conta as condições de saúde em 2019, um homem com 70 anos poderia esperar viver mais 15,1 anos e trabalhar por mais 2 anos, ou seja, a mortalidade nessa idade pode ser considerada precoce.

Se morrem todos os idosos, cerca de 31 milhões de pessoas não idosas terão a sua renda mensal *per capita* reduzida de R$1.491,20 para R$1.041,40, desde que não haja perda na renda do trabalho dos não idosos. Nesse caso, a renda do trabalho passa a ser responsável por 85,4% da renda desses domicílios, em um momento de alto desemprego. Por outro lado, a morte dos idosos residentes nos domicílios que contavam apenas com a sua renda faria com que cerca de cinco milhões de pessoas não idosas ficassem sem nenhuma renda, já que não contavam com a renda do trabalho e/ou de outras fontes.

Sintetizando, a pandemia da covid-19 não faz apenas órfãos, mas pobres também.

Considerações finais

Não há dúvidas de que o alongamento da vida ou das vidas é uma das conquistas sociais mais importantes da segunda metade do século XX. Esperança de vida em torno de 100 anos estava sendo projetada para os países em desenvolvimento para meados deste século. Mas as mudanças nem sempre acontecem em uma única direção. Avanços e retrocessos são parte da História.

A pandemia da covid-19, além de resultar em mortes precoces com impacto na expectativa de vida e no crescimento da população em geral, em especial na idosa, está acentuando as incertezas já existentes quanto às condições de saúde, renda e cuidados que experimentarão os novos idosos. Visões negativas a respeito do aumento da expectativa de vida associam-na a um aumento no tempo em que os idosos experimentariam perdas de capacidade física e cognitiva e de autonomia, o que oneraria os serviços de saúde e imporia uma sobrecarga às famílias. Acredita-se que essa visão negativa esteja se acentuando no momento da pandemia.

Para finalizar, destaca-se que a evolução acelerada da pandemia reforçou os desafios já acarretados pelo envelhecimento. Ou seja, as demandas por políticas públicas se intensificaram, especialmente renda, cuidados e saúde, o que requer a atualização e a implementação total das medidas preconizadas.

2

Epidemiologia do Envelhecimento no Brasil

Flávio Chaimowicz • Beatriz de Faria Chaimowicz

Este capítulo é dedicado ao Dr. Tobias Chaimowicz

Introdução

A caracterização das condições de saúde dos *idosos brasileiros* é necessária para o planejamento das ações de prevenção, tratamento e reabilitação, mas neste texto pretendemos ir além. Discutiremos também duas questões importantes: existe realmente um grupo populacional suficientemente *homogêneo* do ponto de vista da saúde para ser designado como os idosos brasileiros? Por quais razões eles adoecem e morrem hoje?

Por paradoxal que seja, são as *estatísticas de mortalidade* que oferecem as informações mais acuradas para conhecer a situação de saúde dos idosos vivos. Ao analisar a idade em que morrem homens e mulheres e as causas de seus óbitos, teremos uma visão abrangente de seus problemas de saúde. Neste capítulo, a comparação dos dados atuais com os apresentados na última edição deste Tratado de Geriatria (dados de 2013) oferecerá, adicionalmente, uma perspectiva das *tendências* da mortalidade deste grupo. Já a análise da *morbidade hospitalar* acrescentará informações relacionadas às doenças graves, mas que não necessariamente provocaram óbitos (como as internações para compensação de insuficiência cardíaca [IC]); são dados *valiosos*, pois grande parte dos recursos da saúde hoje é destinada ao tratamento hospitalar. Para um diagnóstico completo, avaliaremos também a *morbidade ambulatorial* e suas *epidemias ocultas*. As estatísticas de mortalidade e hospitalares não conseguem captar, por exemplo, as elevadíssimas prevalências de abuso de benzodiazepínicos, dor crônica, quedas que não provocam lesões graves, incontinência urinária, incapacidade funcional precoce e a sobrecarga física e emocional de cuidadores de idosos.

Antes de começar, entretanto, é importante conhecermos *quem são* e *como surgiram os idosos* aos quais vamos nos referir, pois existe uma estreita correlação entre os fatores demográficos, epidemiológicos e socioeconômicos que moldaram nosso envelhecimento populacional (Kalache *et al.*, 1987).

Transição demográfica

Os octogenários de hoje pertencem às *coortes* nascidas *antes de 1940*, período em que, apesar da elevada fecundidade, a mortalidade associada à pobreza e às doenças infecciosas impedia o crescimento da população. *Entre 1940 e 1970*, mesmo sem a contrapartida do desenvolvimento socioeconômico, o advento dos antibióticos e da terapia de reidratação oral reduziu a mortalidade (principalmente a infantil) e a população começou a crescer. Os 50 milhões de brasileiros nascidos naquelas três décadas começaram a se tornar adultos a *partir de 1960*, cultivando hábitos de vida deletérios, em uma conjuntura de desigualdade social. A mortalidade dos homens era elevada: dentre os adultos jovens, por homicídios e acidentes; dentre os adultos mais velhos, por doenças circulatórias. A queda da fecundidade *iniciada em 1970* – não pelas conquistas dos direitos das mulheres, mas pela extensiva utilização da ligadura de trompas – provocou a diminuição da proporção de crianças e, portanto, o aumento da proporção de adultos e, consequentemente, de idosos. Assim começou o envelhecimento populacional no Brasil.

A *coorte* de 50 milhões de crianças que escaparam da morte por doenças infecciosas a partir de 1940 tem se tornado uma *coorte* de idosos (com poucos filhos) neste período atual, *entre 2000 e 2030*. Assim, além do crescimento da *proporção* de idosos, temos enfrentado os desafios do crescimento do número *absoluto* de idosos; e de suas doenças crônicas adquiridas na vida adulta. *A partir de 2020*, o aumento do número *absoluto* de octogenários, que utilizam merecidamente recursos extraordinários de saúde, econômicos e sociais, deverá criar uma demanda que nem mesmo os países desenvolvidos têm conseguido administrar.

População de idosos

A *sobremortalidade masculina* durante a vida adulta desencadeou um processo de *feminização do envelhecimento*. Em 2019, para cada 100 idosas jovens no Brasil, havia 83 homens da mesma idade; para cada 100 octogenárias, apenas 63 homens da mesma idade (Figura 2.1). Quando analisamos a saúde dos idosos, portanto, devemos calibrar nosso olhar para o gênero, especialmente dentre os idosos mais velhos.

A proporção de mulheres idosas que alcança estas idades mais avançadas, portanto, é superior à proporção de homens. Em 2019, 39% das mulheres, mas apenas 23% dos homens, completaram 80 anos antes de morrer (Figura 2.2), uma diferença que vem aumentando.

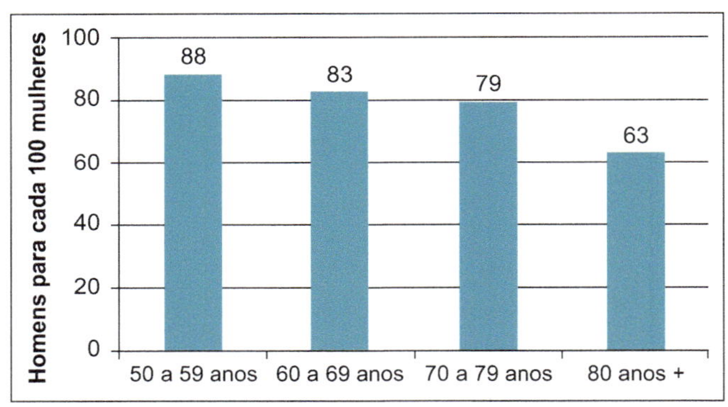

FIGURA 2.1 Razão entre os gêneros: número de homens para cada 100 mulheres no Brasil, 2019. (Fonte: Instituto Brasileiro de Geografia e Estatística [IBGE], 2020.)

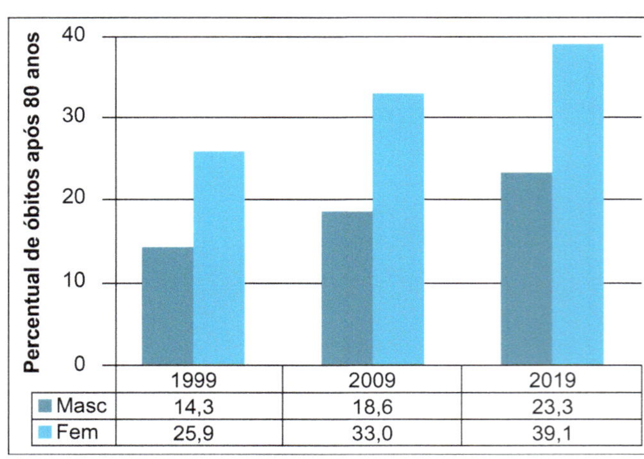

FIGURA 2.2 Proporção de óbitos após completar 80 anos. Brasil, 1999 a 2019. (Fonte: Brasil, 2020.)

Uma mulher que completou 80 anos em 2020 deverá viver em média mais 11 anos, enquanto um homem deverá viver mais 9 anos (Figura 2.3). Em 2040 esta sobrevida será de 12 e 10 anos, respectivamente. Este *aumento da expectativa de vida dos idosos* é muito importante; como veremos adiante, as questões de saúde de octogenários são tão diferentes daquelas de idosos jovens quanto as questões de saúde de recém-nascidos são diferentes das de crianças de 5 a 10 anos (Chaimowicz, 1997).

Visão geral da mortalidade de idosos no Brasil

Mortalidade proporcional por idade

A Figura 2.4 apresenta a distribuição proporcional, por faixa etária, dos óbitos ocorridos em 1999 e 2019. No final do século passado, já era evidente a menor importância proporcional da *mortalidade de crianças*, uma tendência que se acentuou nos últimos 20 anos; neste período a proporção de óbitos deste grupo caiu aproximadamente 60% (dentre os menores de 1 ano, de 7,5 para 2,6%). A queda da proporção de óbitos também ocorreu nos *grupos de 15 a 49 anos*, embora tenha sido mais significativa entre as mulheres (40%) quando comparada à dos homens (30%). Desta forma, mais mulheres adultas conseguiram se tornar idosas. Novamente, a *sobremortalidade masculina* de jovens e adultos persiste e ainda hoje contribui para a *feminização do envelhecimento*.

O adiamento das mortes de idosos leva ao (desejável) aumento da proporção de óbitos em faixas etárias avançadas, que já era evidente entre as mulheres, e agora ocorre intensamente entre os homens. A *expressiva queda da mortalidade dos homens de 15 a 49 anos* (30%) não levou ao aumento de mortes aos 50 a 59 anos, e foi proporcionalmente mais intensa que o aumento das mortes de 60 a 79 anos (14%). Assim, nos últimos 20 anos, a proporção de *mortes que ocorrem somente após os 80 anos* aumentou 63% entre os homens, e 51% entre as mulheres.

Mortalidade proporcional por causas

Em 2019, um terço de todas as mortes de idosos jovens foi causado por doenças do aparelho circulatório (Figura 2.5), como infarto agudo do miocárdio (IAM), acidente vascular encefálico (AVE) e IC; um quarto, por neoplasias; e 10% por doenças do aparelho respiratório, como as pneumonias e a doença pulmonar obstrutiva crônica (DPOC). Já dentre os octogenários, a proporção de óbitos por doenças respiratórias ocupou a segunda posição, com quase um quinto do total, enquanto as neoplasias representaram apenas a metade da proporção observada dentre os idosos jovens.

Dentre as principais tendências da mortalidade por causas observadas nos últimos anos no Brasil, destaca-se a *queda da proporção de mortes de idosos por doenças circulatórias*, especialmente entre 2009 e 2019. Esta reflete a melhora do acesso e eficácia do controle dos seus fatores de risco como hipertensão arterial, dislipidemia e diabetes, resultando em redução da incidência das suas complicações letais: AVE, IAM e IC. Em virtude do progresso da assistência a estes pacientes, a própria letalidade destas complicações vem se reduzindo.

Um obstáculo à análise das causas de morte é o grande número de atestados de óbitos preenchidos com informações inespecíficas (como os óbitos por tosse ou dor abdominal). Esses óbitos são agrupados em um capítulo da Classificação Internacional de Doenças (CID) 10 denominado *Sintomas, sinais e achados anormais de exames clínicos e de laboratório não classificados em outra parte (SSAAECL)*. Nos últimos 20 anos, as mortes com este registro caíram 60 a 70% (principalmente "Morte sem assistência médica", em octogenários), refletindo a expansão e melhora da assistência à saúde.

Por se tratar de números proporcionais, a redução das mortes por causas mal definidas e circulatórias resultou em aumento da proporção de todas as outras causas.

O *aumento da proporção de mortes por neoplasias e doenças respiratórias* se deveu também à redução das mortes dos tabagistas por doenças circulatórias; um tabagista que se recuperou de um IAM ou AVE aos 60 anos poderá falecer de neoplasia respiratória aos 70, ou pneumonia aos 80. O aumento da proporção de mortes por doenças respiratórias entre octogenários (24%) foi maior do que entre idosos jovens (6%) porque o primeiro grupo tem incluído uma proporção cada vez maior de idosos muito velhos (90 anos ou mais), nos quais a letalidade das pneumonias é expressivamente mais elevada.

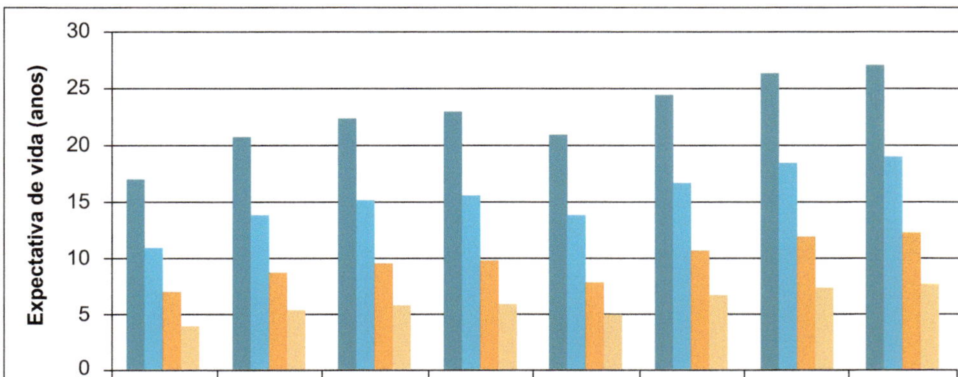

	Homens 2000	Homens 2020	Homens 2040	Homens 2060	Mulheres 2000	Mulheres 2020	Mulheres 2040	Mulheres 2060
60	17	21	22	23	21	25	26	27
70	11	14	15	16	14	17	18	19
80	7	9	10	10	8	11	12	12
90	4	5	6	6	5	7	7	8

FIGURA 2.3 Expectativa de vida aos 60, 70, 80 e 90 anos. Brasil, 2000 a 2060. (Fonte: Instituto Brasileiro de Geografia e Estatística [IBGE], 2020.)

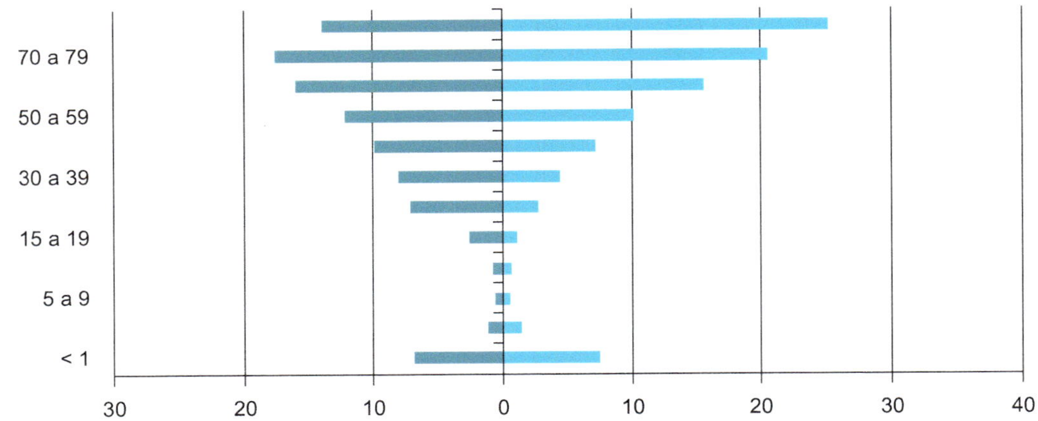

	<1	1 a 4	5 a 9	10 a 14	15 a 19	20 a 29	30 a 39	40 a 49	50 a 59	60 a 69	70 a 79	80 +
Homens	7,2	1,2	0,6	0,7	2,7	7,4	8,3	10,2	12,6	16,5	18,1	14,4
Mulheres	7,7	1,4	0,6	0,7	1,1	2,8	4,6	7,1	10,5	16,1	21,1	26,0

Proporção de óbitos (%), 1999

A

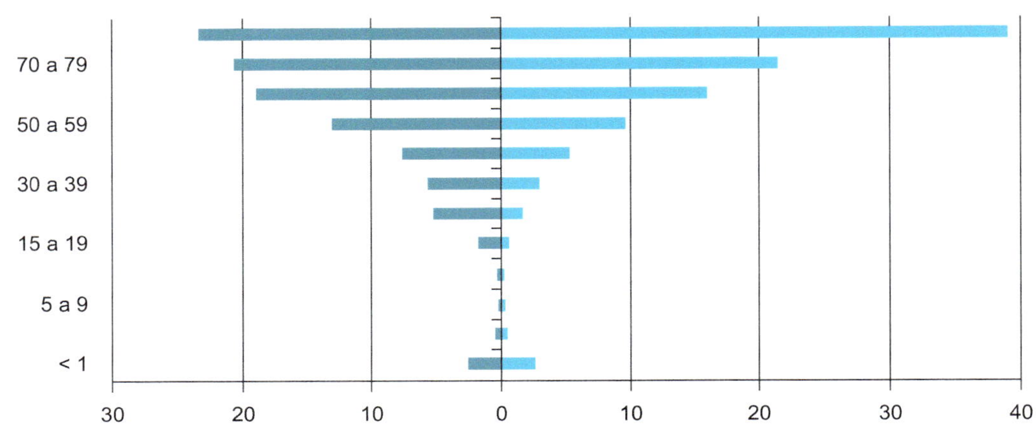

	< 1	1 a 4	5 a 9	10 a 14	15 a 19	20 a 29	30 a 39	40 a 49	50 a 59	60 a 69	70 a 79	80 +
Homens	2,6	0,4	0,2	0,3	1,8	5,2	5,7	7,7	13,1	18,9	20,6	23,4
Mulheres	2,6	0,4	0,2	0,3	0,6	1,6	2,9	5,2	9,7	16,0	21,4	39,1

Proporção de óbitos (%), 2019

B

▪ **FIGURA 2.4** Mortalidade proporcional por idade. Brasil, 1999 e 2019. (Fonte: Instituto Brasileiro de Geografia e Estatística [IBGE], 2020.)

Ocorreu ainda *aumento das mortes por doenças endócrinas* (idosos jovens: 18%; octogenários: 32%), não só pelo aumento da prevalência de obesidade e diabetes, mas também pelo adiamento da mortalidade destes pacientes, que ocorria antes dos 60 anos. Já o *aumento da proporção de mortes por causas externas* (idosos jovens: 23%; octogenários: 79%) reflete o envelhecimento da própria população de octogenários e consequente aumento da incidência e letalidade das quedas e suas complicações.

Taxas de mortalidade específicas por causas

A análise das taxas de mortalidade específicas por causas (número de óbitos por determinada causa para cada 100.000 habitantes) permite comparar a importância de cada causa de óbito entre homens e mulheres, e entre faixas etárias diferentes. Além disso, ao contrário da análise da mortalidade proporcional por

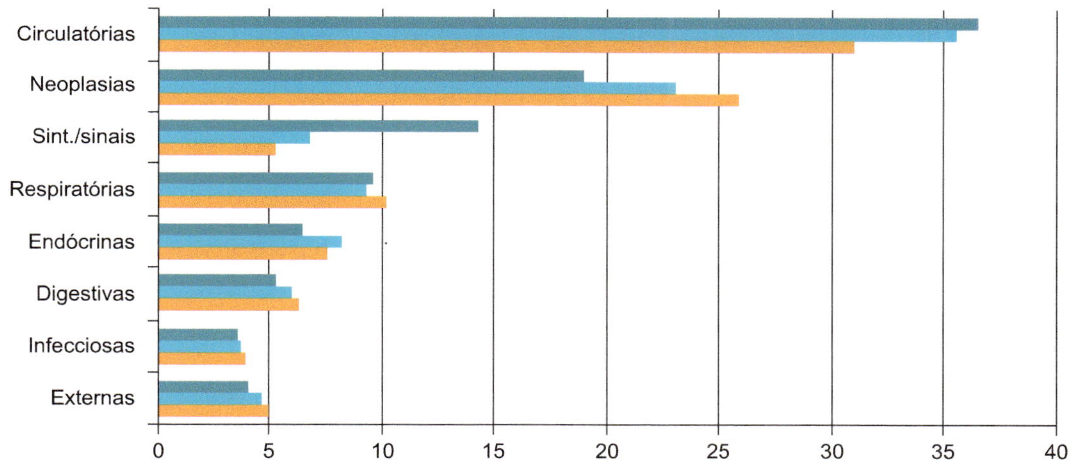

	Externas	Infecciosas	Digestivas	Endócrinas	Respiratórias	Sint./sinais	Neoplasias	Circulatórias
1999	4	4	5	6	9	14	19	36
2009	5	4	6	8	9	7	23	35
2019	5	4	6	7	10	5	25	30

Proporção de óbitos (%); 60 a 69 anos

A

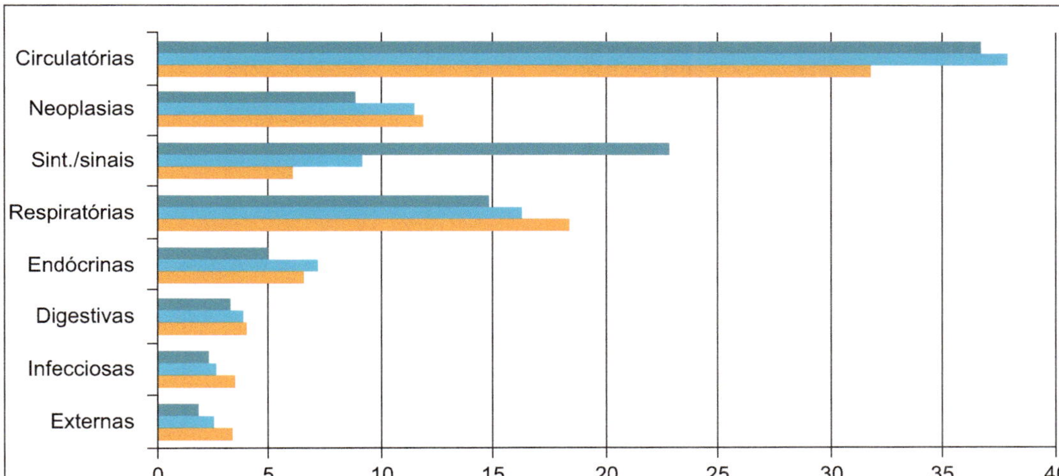

	Externas	Infecciosas	Digestivas	Endócrinas	Respiratórias	Sint./sinais	Neoplasias	Circulatórias
1999	2	2	3	5	15	23	9	37
2009	3	3	4	7	16	9	12	38
2019	3	4	4	7	18	6	12	32

Proporção de óbitos (%); 80 anos ou mais

B

FIGURA 2.5 Mortalidade proporcional por causas, 60 a 69 anos e 80 anos ou mais. Brasil, 1999-2019. (Fonte: Brasil, 2020.)

causas, a taxa de mortalidade específica por uma causa, não sendo uma proporção, não é artificialmente influenciada pela variação da taxa específica de mortalidade por outra causa.

Mortalidade de idosos jovens (60 a 69 anos)

As principais causas de morte de idosos jovens no Brasil em 2019 foram as *doenças circulatórias*. As doenças isquêmicas do coração (28 mil óbitos; 153/100.000 habitantes desta faixa etária) e as doenças cerebrovasculares (18,5 mil; 101/100.000) representaram, respectivamente, 11,8 e 7,8% do total de óbitos desta idade (Tabela 2.1). Outras doenças cardíacas (IC, cardiomiopatias e doença cardíaca hipertensiva), hipertensão arterial, embolia pulmonar e arritmias (como a fibrilação atrial), somadas, provocaram mais de 17 mil óbitos (93/100.000), ou 6% do total. As taxas de mortalidade dos homens superaram amplamente as taxas das mulheres (mais do que o dobro no caso do IAM: 182/100.000 × 80/100.000).

▪ **TABELA 2.1** Taxas de mortalidade específicas por causas de idosos com 60 a 69 anos, Brasil, 2019.

Causas CID BR 10, categorias CID 10	Homens	Taxa	Mulheres	Taxa
Doenças isquêmicas do coração	18.182	220	9.783	98
Doenças cerebrovasculares	10.867	132	7.660	77
Diabetes melito	7.780	94	7.331	73
Neoplasia da traqueia, brônquios, pulmões; laringe; lábios, cavidade oral, faringe	8.550	103	4.375	44
Sintomas/sinais/achados anormais de exames clínicos e laboratório; desnutrição	8.224	100	4.337	43
Neoplasia de estômago; esôfago; cólon, reto e ânus	7.753	94	4.237	42
Pneumonia; pneumonite devido a sólidos e líquidos	6.292	76	4.498	45
Insuficiência cardíaca; cardiomiopatias; doença cardíaca hipertensiva	5.958	72	4.102	41
Restante de neoplasias malignas	5.350	65	4.506	45
Doenças crônicas das vias aéreas inferiores	5.034	61	4.287	43
Neoplasia da próstata (homens) ou da mama; útero; colo do útero; ovário (mulheres)	2.872	35	7.606	76
Neoplasia do fígado; pâncreas; bexiga	4.429	54	2.947	29
Cirrose hepática; doença alcoólica do fígado; transtornos mentais comportamentais por uso de álcool	5.220	63	1.062	11
Acidente de transporte, agressões, eventos com intenção indeterminada	5.042	61	1.058	11
Hipertensão essencial	2.562	31	1.986	20
Insuficiência renal; doença renal hipertensiva	2.376	29	1.565	16
Septicemia	1.945	24	1.573	16
Restante de doenças do aparelho geniturinário	1.509	18	1.519	15
Embolia pulmonar; outras arritmias; *flutter*; fibrilação atrial	1.283	16	1.136	11
Doenças do aparelho digestivo (selecionadas)*	1.243	15	1.044	10
Total de óbitos de idosos de 60 a 69 anos pelas causas listadas nesta tabela	112.741		76.612	
Total de óbitos de idosos de 60 a 69 anos	140.540	1.701	96.271	963

Taxas por 100.000 habitantes. *Peritonite, íleo paralítico e obstrução intestinal sem hérnia, transtornos vasculares do intestino, colelitíase, colecistite, apendicite, pancreatite aguda e doença diverticular. As doenças e categorias selecionadas para esta tabela representam 80% do total de óbitos ocorridos nesta faixa etária (indicado na última linha, em destaque) e correspondem às 20 principais causas de óbito desta faixa etária. CID: Classificação Internacional de Doenças. (Fonte: Brasil, 2020.)

O *diabetes melito* (e suas complicações renais, cardíacas, circulatórias etc.) ocupou a terceira posição (15,1 mil; 83/100.000), representando 6,4% do total, com taxas 30% superiores entre os homens.

As *doenças do trato respiratório associadas ao tabagismo*, somadas, causaram 22,3 mil óbitos neste grupo, ou 122/100.000 (neoplasias: 71/100.000; DPOC: 51/100.000). Os óbitos por neoplasia dos brônquios e pulmões em homens representaram 6,1% do total neste grupo populacional, com taxas duas vezes superiores às das mulheres; no caso da DPOC, as taxas dos homens foram 30% superiores.

Em 2019, foram registrados ainda 12 mil óbitos por *causas mal definidas* (SSAAECL), sendo mais de 80% destes com a CID Restante de SSAAECL, que inclui, por exemplo, mortes por tosse e glicosúria. Se somados aos óbitos por desnutrição (provavelmente a caquexia sem diagnóstico da causa), o grupo representa 5,3% do total de óbitos nesta faixa etária. Mortes sem assistência médica representaram menos de 0,7% do total nesta idade.

Neoplasias do sistema digestivo – colorretal (5,3 mil; 29/100.000), do estômago (4 mil; 22/100.000) e do esôfago (2,7 mil; 15/100.000) – provocaram 5,1% do total de mortes do grupo. A taxa de mortalidade por neoplasia do esôfago e estômago de homens (60/100.000) foi maior do que o triplo da ocorrida em mulheres de mesma idade (18/100.000).

Mortes por *pneumonia* somaram quase 11 mil (59/100.000), sendo significativamente mais frequentes em homens (H: 72/100.000 × M: 42/100.000). Já as mortes por pneumonia de aspiração foram infrequentes nesta faixa etária (3/100.000).

Neoplasias de origem não determinada de órgãos respiratórios, digestivos, genitais etc. causaram a morte de 9,9 mil idosos deste grupo (54/100.000). Somadas às neoplasias de fígado (3,2 mil), pâncreas (3,2 mil) e bexiga (mil), representaram 7,3% de todos os óbitos. A taxa de mortalidade das neoplasias do fígado, pâncreas e bexiga em homens correspondeu ao dobro da observada em mulheres (24 × 12/100.000; 21 × 15/100.000 e 8 × 3/100.000).

As *neoplasias da mama e órgãos genitais femininos*, somadas, representaram a terceira principal causa de morte das mulheres, sendo mais da metade (4,2 mil) por neoplasia da mama (41/100.000). Já entre os homens, a taxa de mortalidade por *neoplasia da próstata* (35/100.000) superou a da neoplasia colorretal (34/100.000).

Das mortes nesta faixa etária relacionadas ao *abuso do álcool*, 83% ocorreram em homens; entre eles, 4 mil óbitos por cirrose e doença alcoólica do fígado (51/100.000).

Dentre as *causas externas*, os acidentes de transporte (principalmente atropelamentos e acidentes de trânsito) provocaram a morte de 3,2 mil idosos em 2019, sendo 83% de homens (H: 32/100.000 × M: 5/100.00). As mortes por agressão (que incluem homicídios) somaram 1,3 mil óbitos (88% de homens).

Dentre as 3,9 mil mortes por *insuficiência renal* e *doença renal hipertensiva*, a taxa de mortalidade dos homens foi o dobro da taxa das mulheres (H: 29/100.000 × M: 16/100.000).

Por fim, as mortes por *septicemia* somaram 3,5 mil (19/100.000), e as doenças que provocam ou se manifestam com quadros de *abdome agudo* (como diverticulite e pancreatite) ocasionaram a morte de 2,3 mil idosos (13/100.000).

No período entre 2013 e 2019, ocorreu queda das taxas de mortalidade de todas as *doenças circulatórias*, chegando a 17% no caso das doenças cerebrovasculares (H: queda de 15%; M: 19%) e IC/cardiomiopatias/doença cardíacas hipertensivas (H: 14%; M: 21%). Também ocorreu queda significativa da mortalidade por *causas externas:* acidentes de transporte (H: 22%; M: 50%) e agressões (H: 24%; M: 50%), bem como das mortes por *causas mal definidas* (H: 5%; M: 11%).

Por outro lado, no mesmo período, ocorreu aumento da mortalidade por *neoplasias* do pâncreas, fígado e bexiga (8%), e da mama e órgãos genitais femininos (4%). Dignas de nota são as variações das taxas de mortalidade das *doenças relacionadas ao tabagismo*: caíram dentre os homens e aumentaram dentre as mulheres as neoplasias respiratórias (H: −2%; M: +9%) e as doenças crônicas das vias aéreas inferiores (H: −10%; M: +3%).

Mortalidade de idosos mais velhos – 80 anos ou mais

A *pneumonia* foi a principal causa de morte de octogenários no Brasil em 2019 (46,3 mil óbitos), representando 10,5% do total (Tabela 2.2). A taxa de mortalidade (962/100.000) foi 16 vezes superior à de idosos jovens e, ao contrário do que ocorria naquele grupo etário, a mortalidade por pneumonia foi quase tão comum em mulheres quanto em homens. A mortalidade por *pneumonia de aspiração* (66/100.000) foi mais do que 20 vezes a observada em idosos jovens, e equivalente à mortalidade geral por pneumonias daquele grupo.

Dentre as *doenças circulatórias*, as mortes por doenças cerebrovasculares (38,1 mil; 9,3% do total) foram as mais frequentes e, ao contrário do observado entre os idosos jovens, superaram as mortes por doenças isquêmicas do coração (33,3 mil; 8,1%). Nesta faixa etária, a IC representou uma parcela mais significativa dos óbitos (3,1% × 1,8% dentre idosos jovens). Como ocorreu com as mortes por pneumonia – e distintamente dos idosos jovens–, as taxas de mortalidade por doenças circulatórias de mulheres foram bastante próximas às dos homens, e até mesmo mais elevadas em alguns casos (doença cardíaca hipertensiva, hipertensão arterial, embolia pulmonar e arritmias).

De um modo geral, as taxas de mortalidade dos octogenários foram muito superiores às dos idosos jovens. A mortalidade por doenças cerebrovasculares (792/100.000), por exemplo, foi oito vezes maior que a taxa observada em idosos jovens, e ultrapassou a soma das 10 principais causas de morte destes idosos.

As 28,2 mil mortes por *causas mal definidas* (6,9% do total) ocuparam a quarta posição nesta faixa etária (585/100.000), sendo que 4 mil idosos (82/100.000) não receberam assistência médica, uma taxa nove vezes superior à dos idosos jovens (9/100.000). As mortes registradas como "Restante de SSAAECL" alcançaram a taxa de 381/100.00, superior à soma das taxas de mortalidade de todas as doenças circulatórias de idosos jovens. Outros óbitos por causas mal definidas, muito frequentes dentre os octogenários, foram aqueles registrados como desnutrição (3 mil; 62/100.000) e senilidade (2,9 mil; 59/100.000).

O *diabetes melito* provocou 5% do total de óbitos dos octogenários (20,7 mil; 429/100.0000), uma taxa mais de cinco vezes superior à dos idosos jovens.

▪ **TABELA 2.2** Taxas de mortalidade específicas por causas de idosos com 80 anos ou mais no Brasil, 2019.

Causas CID BR 10, categorias CID 10	Homens	Taxa	Mulheres	Taxa
Pneumonia; pneumonite devido a sólidos e líquidos	19.104	1.022	27.256	924
Doenças cerebrovasculares	16.266	870	21.879	742
Doenças isquêmicas do coração	15.035	804	18.286	620
Sintomas/sinais/achados anormais exames clínicos/laboratório,desnutrição	11749	628	16419	557
Insuficiência cardíaca; cardiomiopatias; doença cardíaca hipertensiva	9.870	528	15.493	525
Diabetes melito	7.500	401	13.162	446
Doenças crônicas das vias aéreas inferiores	10.471	560	10.178	345
Doença de Alzheimer; demências não especificadas	6.661	356	13.686	464
Restante de doenças do aparelho geniturinário	5.325	285	9.082	308
Hipertensão essencial	4.357	233	7.726	262
Restante de neoplasias malignas	4.095	219	5.123	174
Neoplasia do estômago; esôfago; cólon, reto e ânus	4.415	236	4.406	149
Septicemia	3.244	173	5.231	177
Insuficiência renal; doença renal hipertensiva	3.897	208	3.899	132
Quedas (por escorregar/tropeçar; outras no mesmo nível; não especificadas)	2.864	153	4.450	151
Doenças do aparelho digestivo (selecionadas)*	2.679	143	4.546	154
Neoplasia da traqueia, brônquios e pulmões; laringe; lábio, cavidade oral, faringe	4.303	230	2.914	99
Neoplasia da próstata (homens) ou mama; útero; colo do útero; ovário (mulheres)	6.966	373	4.675	159
Embolia pulmonar; outras arritmias; *Flutter*; fibrilação atrial	2.354	126	4.389	149
Neoplasia do fígado; pâncreas; bexiga	3.099	166	3.181	108
Total de óbitos de idosos de 80 anos ou mais pelas causas listadas na tabela	144.254		195.981	
Total de óbitos de idosos de 80+ anos	173.884	9.299	236.230	8.011

Taxas por 100.000 habitantes. *Peritonite, íleo paralítico e obstrução intestinal sem hérnia, transtornos vasculares do intestino, colelitíase, colecistite, apendicite, pancreatite aguda e doença diverticular. As doenças e categorias selecionadas para esta tabela representam 83% do total de óbitos ocorridos nesta faixa etária (indicado na última linha, em destaque) e correspondem às 20 principais causas de óbito desta faixa etária. CID: Classificação Internacional de Doenças. (Fonte: Datasus, 2020.)

Doenças do trato respiratório associadas ao tabagismo causaram 27,9 mil óbitos (578/100.000), sendo as taxas dos homens aproximadamente o dobro das taxas das mulheres. Ao contrário dos idosos jovens, a maioria das mortes ocorreu por DPOC (429/100.000; nove vezes a taxa de idosos jovens). Mesmo assim, as mortes por neoplasias do trato respiratório (150/100.000) representaram mais que o dobro da taxa dos idosos mais jovens.

A *doença de Alzheimer* foi registrada como causa de morte de 17,7 mil idosos, dois terços deles mulheres. Somando as mortes por demências não especificadas (2,6 mil), a taxa de mortalidade das demências alcançou 422/100.000, 20 vezes superior à taxa de idosos jovens (21/100.000), e representando a oitava principal causa de morte dos octogenários.

Dos 14,4 mil óbitos registrados como *Restante de doenças do aparelho geniturinário*, 89% tinham o código "Outros transtornos do trato urinário", que inclui a *pielonefrite aguda*. A taxa (299/100.000) foi 18 vezes superior à observada dentre idosos jovens. A *septicemia* também causou a morte de 8,5 mil idosos (176/100.000), taxa quase 10 vezes maior do que a de idosos jovens.

Neoplasias de origem não determinada (de órgãos respiratórios, digestivos, genitais etc.) causaram a morte de 9,2 mil idosos deste grupo (191/100.000), taxa 4 vezes maior do que dentre idosos jovens.

As 7 mil mortes por *neoplasia da próstata* – que equivaleram a mais que o dobro das mortes por neoplasias do estômago e colorretal de homens desta idade – corresponderam a uma taxa de mortalidade 10 vezes superior à de idosos jovens. Já as *neoplasias da mama e órgãos genitais femininos*, somadas, representaram somente a 13ª principal causa de morte das mulheres. Entretanto, ocorreram ainda quase 3 mil óbitos por neoplasia da mama, correspondendo à taxa de 96/100.000, mais que o dobro da observada em idosas jovens.

Em 2019, ocorreram ainda, dentre os octogenários, quase 9 mil óbitos pelas principais *neoplasias do sistema digestivo*: colorretal (4,6 mil; 95/100.000), de estômago (3 mil; 63/100.000) e esôfago (1,2 mil; 25/100.000). A taxa de mortalidade por neoplasia do esôfago e estômago de homens (133/100.000) foi mais que o dobro da taxa observada em mulheres de mesma idade (59/100.000).

As mortes por *neoplasias do pâncreas* (2,6 mil), *fígado* (2 mil) e *bexiga* (1,6 mil), somadas, corresponderam a uma taxa de 130/100.000. A taxa de mortalidade por neoplasia da bexiga em homens correspondeu ao triplo da observada em mulheres (60 × 19/100.000). Apesar de menor importância com relação ao total de óbitos (apenas 1,5% do total), as taxas foram muito superiores às de idosos jovens (bexiga sete vezes maior: 35 × 5/100.00; pâncreas três vezes maior: 53 × 18/100.000; fígado 2,5 vezes maior: 42 × 17/100.000).

Mesmo representando menos de 2% de todos os óbitos de octogenários, a soma das mortes por *insuficiência renal* (6,1 mil) e *doença renal hipertensiva* (1,7 mil) correspondeu a uma taxa de mortalidade (162/100.000) oito vezes maior que a de idosos jovens (22/100.000).

Dentre as causas externas, destacaram-se as mortes provocadas por *quedas* (7,3 mil; 152/100.000), com taxa similar entre homens e mulheres. Esta taxa é semelhante à principal causa de morte de idosos jovens (doenças isquêmicas do coração: 153/100.000), e 15 vezes superior à observada dentre idosos jovens (10/100.000).

Doenças que se manifestam como *abdome agudo* provocaram 7,2 mil óbitos (150/100.000), uma taxa dez vezes superior à observada dentre idosos jovens.

No período entre 2013 e 2019, a taxa de mortalidade geral dos octogenários caiu 6,4% (de 9.100 para 8.500/100.000), principalmente pela queda da mortalidade por *doenças circulatórias* (cerebrovasculares: 22,5%; isquêmicas do coração: 13,7%; IC/cardiomiopatias/doença cardíaca hipertensiva: 18,5%; e hipertensão: 8,7%). Também caiu a mortalidade por *causas mal definidas* (24,7%), *diabetes* (11,3%) e *doenças crônicas das vias aéreas inferiores* (9,9%), estas principalmente entre os homens (H: 15,4%; M: 3,6%).

Como a taxa de mortalidade por *pneumonia* se manteve quase estável (+1,6%), esta se tornou a principal causa de morte entre os octogenários. Houve aumento expressivo na mortalidade por doenças do *aparelho geniturinário* – principalmente pielonefrite – (51,8%), *demências* (26,5%), *septicemia* (21,4%) e *quedas* (20,6%), estas especialmente entre os homens (H: 31,9% × M: 14,4%). As *neoplasias* se comportaram de maneira variável com queda da mortalidade por neoplasias mal definidas (5,4%), colorretal, esôfago e estômago (7,1%) e próstata (12,6%), estabilidade das neoplasias do sistema genital feminino e do pâncreas, fígado e bexiga, e aumento discreto das neoplasias do trato respiratório (H: 0,4%; M: 2,1%).

Análise das causas de morte de idosos

A *sobremortalidade masculina* de idosos jovens tem como causas a maior prevalência dos fatores de risco para doenças circulatórias e neoplasias e sua maior exposição às causas externas, assim como ocorre com os homens adultos. Com taxas de mortalidade menores que as dos homens – e em queda –, a maioria dos *óbitos das mulheres* ocorre em idades superiores a 70 anos (60% do total em 2019), causados principalmente por doenças circulatórias e neoplasias. Nestas idades mais avançadas, as causas de morte e as taxas de mortalidade se tornam *cada vez mais semelhantes entre homens e mulheres*. Entre os *octogenários*, as taxas de mortalidade destas doenças se tornam muito mais elevadas, e aumenta a proporção de óbitos causados por *doenças quase exclusivas de idosos*, como as demências, quedas e pneumonia de aspiração.

Doenças circulatórias e diabetes

Fatores de risco

As mortes por doenças circulatórias-isquêmicas do coração, cerebrovasculares, IC e aneurismas–, em sua maioria, representam complicações do processo de *aterosclerose* com formação de placas de ateroma complicadas com trombose arterial. A *disfunção endotelial* (o prejuízo da capacidade deste tecido em regular o tônus vascular, homeostase e inflamação) é o passo inicial do processo de aterogênese. A disfunção endotelial é provocada por hipercolesterolemia, diabetes, hipertensão e tabagismo. Enquanto a *hipercolesterolemia*, por si só, tem um papel crítico na aterogênese, o *diabetes* acelera todo o processo de aterosclerose. A *hipertensão arterial* contribui adicionalmente para a patogênese de complicações tardias, como a formação de *aneurismas* cerebrais e da aorta e a *hipertrofia ventricular*; esta predispõe a *arritmias*, evolui para *IC* e reduz a reserva coronariana, aumentando o consumo de oxigênio do miocárdio e o risco de *infarto agudo*.

Do mesmo modo, o *tabagismo* contribui para a aterogênese e exerce ação pró-trombótica (favorecendo os processos de *isquemia* cerebral e coronariana), eleva a pós-carga (a força que se opõe à contração do coração) via estimulação adrenérgica, aumentando a frequência cardíaca e pressão arterial (e, novamente, o consumo de oxigênio do miocárdio), e desencadeia arritmias. A *obesidade* – provocada por *sedentarismo* e *dieta inadequada* – é fator de risco independente para o desenvolvimento de hipercolesterolemia, hipertensão, hipertrofia ventricular, AVE, arritmias, resistência a insulina e diabetes.

Coortes de risco elevado

Os idosos jovens, quando eram adultos na década de 1970, não tiveram acesso a diversos recursos terapêuticos amplamente utilizados hoje, como o tratamento adequado da hipertensão arterial e diabetes, as estatinas para controle da hipercolesterolemia e os antiagregantes plaquetários, que reduzem drasticamente a mortalidade por doenças circulatórias. O acesso à informação ressaltando os benefícios de atividade física e consumo de vegetais, baixo consumo de sódio e de gordura saturada e abstenção de tabagismo foi bastante limitado para este grupo (Cruz *et al.*, 2017).

O risco de doença cardíaca e cerebrovascular é proporcional não somente à *somatória* e *gravidade* dos fatores acima, mas também ao seu *tempo de evolução*. A própria idade contribui para a incidência de doenças vasculares: independente de outros fatores, a chance de desenvolver doença arterial periférica, estenose carotídea ou aneurisma da aorta abdominal dobra a cada 10 anos (Savji *et al.*, 2013). A *elevada mortalidade de idosos jovens por doenças circulatórias* reflete, portanto, seu estilo de vida: representa o desfecho do processo de elevada prevalência de fatores de risco e lesão vascular que evoluíram durante várias décadas sem diagnóstico ou controle adequado.

No caso específico dos homens, a mortalidade mais elevada se deve tanto às *questões genéticas* ainda pouco conhecidas (ligadas ao cromossomo Y) quanto à maior prevalência de *hábitos de vida* deletérios desta coorte, como o tabagismo e alcoolismo (Laurenti *et al.*, 2005). Com relação às doenças cardiovasculares graves –infarto do miocárdio e morte súbita, por exemplo –, o risco de mulheres idosas jovens é comparável ao de homens 20 anos mais novos (Lloyd-Jones *et al.*, 2010).

Deslocamento da mortalidade por idade, causas e gênero

A mortalidade por doenças circulatórias de idosos jovens – especialmente mulheres – vem caindo significativamente nas últimas décadas, tanto pelo aumento do acesso e da efetividade do tratamento da IC e das síndromes coronarianas agudas quanto pela prevenção secundária e aos procedimentos de revascularização após o diagnóstico de doença coronariana. Esta redução da letalidade e aumento da sobrevida de idosos mais jovens acometidos por doenças circulatórias vem *atrasando* a mortalidade geral (que ocorre em faixas etárias mais avançadas) e *deslocando-a* para outros grupos de causas; como já mencionamos, o idoso tabagista que se recuperou de um infarto do miocárdio aos 70 anos poderá falecer aos 80 anos por neoplasia do pulmão ou aos 90 anos por fratura após queda.

Dentre estes idosos sobreviventes, portanto, a evolução das alterações estruturais e funcionais de seus sistemas fisiológicos (como o aumento do grau de obstrução arterial ou da hipertrofia ventricular) desencadeia *complicações* como a *insuficiência renal* e *IC*. Estas não somente *aumentam a letalidade* das doenças circulatórias (p. ex., da doença coronariana e cerebrovascular) como também se tornam, elas mesmas, causas comuns de morte.

À medida que a idade avança, a vantagem feminina diminui; o estado pós-menopausa *per se* é considerado um fator de risco tão importante quanto o próprio sexo masculino (Stone *et al.*, 2014). Desta forma, entre os octogenários, os fatores protetores ligados ao sexo são superados pela elevada letalidade das doenças circulatórias; e as taxas de mortalidade de mulheres passam a se aproximar das taxas masculinas.

Importância das comorbidades

É importante ressaltar que o papel das doenças circulatórias é subestimado na análise das estatísticas de óbito, pois muitas vezes a causa imediata – por exemplo, a pneumonia – é registrada como a causa primária. Embora seja difícil traduzir para o atestado de óbito a complexidade do contexto clínico, muitos dos idosos que faleceram por pneumonia teriam sobrevivido se não fossem portadores de alguma cardiopatia.

Outro exemplo é o diabetes, comorbidade muito prevalente, que, de modos diversos, influencia a taxa de mortalidade de várias doenças. Em 2019, homens e mulheres com 65 anos ou mais tinham prevalência aproximadamente semelhante de obesidade (H: 18% × M: 23%) e diabetes (H: 26% × 22%) (Brasil, 2020). Apesar disso, a taxa de mortalidade por diabetes em idosos jovens foi 30% superior em homens, possivelmente decorrente de maior frequência de comorbidades (como tabagismo) neste grupo. Já dentre os octogenários, a taxa de mortalidade das mulheres foi 10% superior à dos homens. Por um lado, isso se deve ao *viés de sobrevivência*: há menos octogenários diabéticos do sexo masculino, pois grande parte deles faleceu antes de alcançar os 80 anos; por outro lado, se deve ao fato de a mortalidade de mulheres diabéticas por doença coronariana – muito prevalente nesta idade – ser 50% superior à dos homens (Huxley *et al.*, 2006).

Questões de gênero

Em parte, a heterogeneidade da mortalidade de homens e mulheres se deve às questões de sexo: a influência do cromossomo Y na sobremortalidade por doenças circulatórias de idosos jovens e a perda dessa vantagem feminina dentre os octogenários. Entretanto, ela se deve também às questões de gênero, ou seja, "ligadas a comportamentos específicos do homem e da mulher, que dependem de fatores culturais e, de uma maneira geral, sociais", conforme ressaltavam – já há 15 anos – Laurenti *et al.* (2005).

Esses autores lembravam que, apesar da significativa demanda – taxas elevadas de mortes violentas e por neoplasias de próstata e doenças tabágicas –, *não existem programas de saúde de grande alcance especificamente voltados para os homens*, ao contrário do que ocorre com crianças, mulheres e idosos. Segundo eles, a *presença mais frequente das mulheres nos centros de saúde* não reflete um estado de saúde pior; ela tem como causas as atividades de pré-natal e rastreamento de neoplasias – *questões de sexo* – e a tarefa de acompanhar pais idosos e filhos – *questão de gênero*. As visitas acabam representando oportunidades para o diagnóstico precoce de diabetes e hipertensão, potencializando as vantagens genéticas das mulheres.

Por outro lado, os homens idosos jovens, oriundos das *coortes* da década de 1950, sofrem hoje as consequências dos seus *antigos hábitos de vida deletérios*, como o tabagismo e alcoolismo. Acumulam ainda as desvantagens relacionadas à maior taxa de *participação no mercado de trabalho*: maior risco de acidentes de trabalho e de trânsito e restrições de horário para comparecer aos serviços de saúde.

Tabagismo

Grande parte dos óbitos de idosos brasileiros é provocada ou facilitada pelo tabagismo. Além de sua associação causal com as *doenças circulatórias*, o tabagismo é o principal fator de risco para a *DPOC* (bronquite crônica e enfisema) e para *neoplasias* da traqueia, brônquios e pulmões (Wyss *et al.*, 2013). Dentre os adultos que até os 35 anos fumaram 20 cigarros por dia, um terço morreu antes dos 85 anos por causas relacionadas ao tabaco (Mattson *et al.*, 1987). O tabagismo aumenta 4 a 5 vezes o risco do câncer de bexiga (Freedman *et al.*, 2011) e fígado (Trichopoulos *et al.*, 2011), sendo considerado responsável por metade dos casos que ocorrem na população geral; dobra o risco de desenvolvimento de pólipos adenomatosos displásicos, que evoluem para neoplasia colorretal (Botteri *et al.*, 2008); aumenta 60% o risco de câncer gástrico (Ladeiras-Lopes *et al.*, 2008) e quase 80% o risco de câncer de pâncreas, que chega a dobrar após cinco décadas de consumo (Lynch *et al.*, 2009). O tabagismo durante a vida adulta também dobra o risco de *Doença de Alzheimer* e demência vascular (Rusanen *et al.*, 2011).

Na realidade, o risco de todas estas doenças aumenta não só com a intensidade, mas com a *duração da exposição* ao cigarro, motivo pelo qual as taxas de incidência são tão significativas em idosos, e ainda crescentes entre os *octogenários*.

A mortalidade mais elevada de homens idosos por DPOC e por câncer de pulmão, estômago, colorretal, bexiga, pâncreas e fígado e mesmo as mortes registradas como "Restante de neoplasias malignas" refletem a *maior prevalência de tabagismo em homens* destas *coortes*. De fato, no final dos anos 1980, quando os idosos jovens de hoje tinham entre 30 e 40 anos, a prevalência de tabagismo na população geral era de 40% entre homens e 26% entre mulheres (Brasil, 1990), correspondendo à *razão de prevalência* (RP = homens/mulheres) de 54%. Duas décadas depois, a RP ainda era de 55% dentre os adultos de 45 a 64 anos (24% dos quais eram fumantes), e de 88% dentre idosos com 65 anos ou mais (INCA, 2011). Naquele ano, 13% dos idosos eram fumantes e 31% ex-fumantes diários, *a maioria tendo começado a fumar antes dos 20 anos*, o que atesta o longo período de exposição às substâncias nocivas do tabaco. Ainda hoje, 11% dos homens e 6% das mulheres que têm 65 anos ou mais fumam (RP: 55%) (Brasil-Vigitel, 2020). Dentre todas as faixas etárias, entretanto, a maior prevalência de tabagismo hoje ocorre no grupo de 55 a 64 anos (14%), e é *semelhante entre os sexos*. Esta igualdade prenuncia que se intensificará, nos próximos anos, a tendência de *crescimento das mortes por doenças tabágicas em mulheres idosas*, já observada hoje.

Alcoolismo

Os homens idosos que faleceram em 2019 pertencem a coortes nas quais a prevalência do uso abusivo de álcool dentre adultos jovens (20 a 49 anos) era 10 vezes superior à das mulheres (Cardim *et al.*, 1986), e chegava a 13% da população com 15 anos ou mais. O alcoolismo é um fator de risco bem estabelecido para diversas causas de óbito, dentre elas os homicídios e acidentes de transporte, a hipertensão e doenças cardiovasculares, hepatopatias, pancreatite, pneumonia e neoplasias da boca, faringe, esôfago, estômago, fígado e colorretal. As elevadas taxas de mortalidade por estas doenças em homens também refletem esta *questão de gênero*. No caso dos óbitos de idosos jovens por cirrose e doença alcoólica do fígado, por exemplo, a taxa de mortalidade de homens (48/100.000) é mais de cinco vezes superior à taxa das mulheres (9/100.000).

Causas externas

A sobremortalidade de idosos jovens por causas violentas (*acidentes de transporte* e *agressões*) reflete, como vimos, a maior participação destes no mercado de trabalho (e os acidentes de trânsito e atropelamentos no percurso). Reflete também a maior prevalência, no grupo com 65 anos ou mais, de *abuso do álcool* (H: 7,4% × M: 2,1%) e inclusive do consumo de álcool antes de dirigir (H 4,4% × M: 0,4%) (Brasil, 2020).

Dentre os octogenários – já praticamente excluídos do mercado de trabalho –, o quadro se inverte e as *quedas* se tornam a causa mais comum de mortes por causas externas. Embora no grupo com 75 anos ou mais a prevalência de quedas seja 1,5 vez maior em mulheres idosas (H: 24,6% ×M: 36,3%) (Vieira, 2018), a taxa de mortalidade entre os sexos é semelhante. Isto se deve, em parte, ao pior prognóstico das quedas em homens, em virtude da maior letalidade das fraturas causada pela elevada prevalência de comorbidades. Deve-se também ao fato de que, em homens, com maior frequência, as quedas são na realidade *o sintoma* de doenças graves, como pneumonia ou arritmias.

Neoplasias para as quais há indicação ou possibilidade de rastreamento[1]

A modificação de hábitos de vida – como o tabagismo, dieta pobre em vegetais e obesidade – é capaz de reduzir significativamente a incidência das neoplasias mais comuns em idosos. Independentemente deste fato, no entanto, os procedimentos de rastreamento podem identificar precocemente a maioria destes cânceres, aumentando a eficácia do tratamento e reduzindo a sua letalidade.

O *adenocarcinoma colorretal* – o segundo câncer mais comum no Brasil (INCA, 2020) – resulta da malignização de pólipos adenomatosos da mucosa intestinal. Fatores de risco bem estabelecidos são a obesidade, diabetes, tabagismo, consumo de carne processada, alcoolismo e dieta pobre em frutas e em vegetais. O risco de desenvolver esta neoplasia ao longo da vida é de 5%, sendo que 90% dos casos ocorrem após os 50 anos de idade. Em virtude do longo tempo necessário para evolução de adenoma para carcinoma (em média 10 anos), o rastreamento por meio da pesquisa de sangue oculto nas fezes anual (Shaukat *et al.*, 2013) é capaz de reduzir em 32% o risco de morte. Ainda mais eficaz, a colonoscopia, indicada até os 85 anos, ou até que a expectativa de vida do paciente seja inferior a 10 anos, reduz em 68% o risco (Nishihara *et al.*, 2013). Apesar desta ampla possibilidade de prevenção e detecção precoce, *15 mil idosos* faleceram por adenocarcinoma colorretal no Brasil em 2019.

Mais de 80% das mortes por *neoplasia do esôfago e estômago* são atribuídas ao alcoolismo, tabagismo, obesidade, refluxo gastresofágico e dieta pobre em frutas, verduras e legumes crus (Engel *et al.*, 2003). Muitos clínicos sugerem aos pacientes que aproveitem o preparo intestinal e sedação da colonoscopia para realizar a esofagogastroduodenoscopia (EGD). A EGD, que deve ser proposta aos pacientes tendo como base seu perfil individual de risco, pode detectar precocemente condições predisponentes ao câncer como Esôfago de Barrett, atrofia gástrica, metaplasia intestinal e infecção pelo *Helicobacter pylori*. Apesar desta ampla possibilidade de prevenção e detecção precoce, *16,7 mil idosos* faleceram por neoplasias do estômago e esôfago no Brasil em 2019, um quarto deles com 80 anos ou mais.

O *câncer de próstata* é o mais incidente em homens no Brasil (INCA, 2020). A idade é o principal fator de risco, mas dieta rica em gordura saturada e pobre em frutas, verduras e legumes, obesidade e tabagismo também são fatores de risco bem estabelecidos. Embora os benefícios sejam controversos, a decisão de fazer ou não o rastreamento *sempre* deve ser compartilhada com o paciente. A queda da taxa de 13% da mortalidade de octogenários por neoplasia de próstata entre 2013 e 2019 pode estar relacionada ao diagnóstico precoce e tratamento dentre os idosos mais jovens, haja vista que a prevalência dos outros fatores de risco não diminuiu. Apesar da possibilidade de detecção precoce, *15,2 mil idosos* faleceram por neoplasia da próstata no Brasil em 2019, quase a metade deles após completar 80 anos.

A *neoplasia da mama* é o câncer mais comum em mulheres no Brasil (INCA, 2020) e seu risco aumenta com a idade, predisposição genética, exposição aos estrógenos (reposição hormonal, ganho de peso), sedentarismo, alcoolismo e nuliparidade. Desta forma, a redução da fecundidade, o envelhecimento da população e o aumento da prevalência de obesidade e sedentarismo deverão elevar as taxas de mortalidade nos próximos anos, como ocorreu entre 2013 e 2019 (de 88 para 96/100.000). A mamografia reduz a mortalidade até os 85 anos (McCarthy *et al.*, 2000), queda que alcança 32% dentre idosas com 60 a 69 anos (Nelson *et al.*, 2009). O Ministério da Saúde recomenda interromper o rastreamento aos 69 anos, embora um terço dos

[1]Nesta seção, as estatísticas excluem as neoplasias da pele, e o termo idoso se refere ao grupo com idade igual ou superior a 60 anos.

óbitos por neoplasia da mama no Brasil tenha ocorrido após esta idade. Este atraso no diagnóstico justifica a elevada mortalidade no Brasil (INCA, 2020), onde *10,1 mil idosas* faleceram por neoplasia da mama em 2019.

Mortes de octogenários

É importante lembrar que em 2019, no Brasil, para cada 100 mulheres com 80 anos ou mais, havia apenas 63 homens. Portanto, ao analisar as mortes de octogenários, em grande monta estamos nos referindo às mulheres, que sobreviveram com precárias condições de vida e assistência à saúde.

Algumas razões explicam as *taxas de mortalidade tão elevadas* dentre octogenários, quando comparados aos idosos jovens. Uma delas é a *dificuldade de acesso ao diagnóstico e tratamento*, mesmo se comparados aos idosos jovens. Esta é atestada pela grande proporção de *mortes sem assistência médica* (octogenários: 82/100.00 × 60 a 69 anos: 9/100.000), mortes registradas como *Restante de SSAAEL* (381 × 57/100.000) e até mortes por *senilidade* (59 × 0/100.000).

Além disso, a *letalidade* (proporção de óbitos dentre os acometidos) de doenças como a pneumonia e IC aumenta em virtude de problemas comuns em idosos mais velhos como as comorbidades (p. ex., redução da reserva renal) e a iatrogenia (complicações resultantes de tratamentos). Adicionalmente, a ocorrência de manifestações clínicas atípicas confunde o quadro clínico e retarda o diagnóstico. Um exemplo são as *doenças que se manifestam com quadros de abdome agudo* como a colecistite, apendicite e doença diverticular, cuja taxa de mortalidade é dez vezes mais elevada em octogenários se comparada aos idosos jovens no Brasil; nestas doenças, a *apresentação clínica geriátrica*, por vezes sem dor e febre, e apenas com confusão mental, retarda o diagnóstico e agrava o prognóstico.

A elevada prevalência de *polipatologia* e os efeitos indesejáveis da *polifarmácia* desencadeiam um estado de *fragilidade*, que aumenta a taxa de mortalidade por causas que são comuns apenas nesta faixa etária: as mortes por *demência*, *quedas* e pneumonia de *aspiração* (Duarte *et al.*, 2018; Lutz *et al.*, 2017; Ramos *et al.*, 2016; Sandoval *et al.*, 2019). À medida que aumentar a proporção de idosos mais velhos *dentre os octogenários*, deverá crescer a taxa de mortalidade por estas doenças, como ocorreu entre 2013 e 2019, com o *crescimento da mortalidade por demências* (26,5%) e *quedas* (20,6%).

Nestas idades mais avançadas, a desregulação do sistema imunológico e as comorbidades levaram também ao crescimento da incidência e letalidade das *doenças infecciosas*, em meio ao declínio das mortes por doenças circulatórias e neoplasias. Entre 2013 e 2019, como em uma espécie de transição epidemiológica às avessas (Chaimowicz, 2001), as mortes por *septicemia* aumentaram 21,4% e aquelas registradas como *Restante de doenças do aparelho geniturinário* – a maioria delas por pielonefrite –, 51,4%. Pelo mesmo motivo, em 2019 – antes, portanto, da pandemia da Covid-19 –, a *pneumonia passou a ser a principal causa de morte dos octogenários.*

Saúde dos idosos brasileiros hoje

A quantas anda a saúde dos idosos no Brasil?

Como vimos, os idosos de hoje pertencem às *coortes* que sobreviveram à mortalidade por doenças infecciosas em meados do século passado. Grande parte deles, ao se tornar adulta, não praticou atividade física, não consumiu vegetais, ganhou peso e fumava; e assim sofreu os processos de aterogênese, além dos danos provocados pelo tabaco. Os adultos que deixaram de morrer por homicídios e acidentes não puderam se beneficiar do diagnóstico precoce e controle da hipertensão, dislipidemia e diabetes. Se tornaram idosos jovens com múltiplos fatores de risco (Costa *et al.*, 2020) e desenvolveram complicações daquelas doenças: osteoartrose e limitações da mobilidade, IC, doença coronariana e cerebrovascular, DPOC e lesões dos órgãos alvo do diabetes, como a insuficiência renal. Ao contrário de seus pais, graças ao tratamento hospitalar, muitos destes idosos não faleceram e lograram alcançar os 80 anos. Mas sobreviveram com sequelas do AVE, do infarto ou da fratura proximal do fêmur, e vários se tornaram acamados ou muito dependentes (Francisco *et al.*, 2019; Schmidt *et al.*, 2020).

Como veremos a seguir, a análise das causas de *internação hospitalar* de idosos no Brasil oferece uma visão *real* destes problemas de saúde mais graves destas *coortes*. Já os estudos de base populacional permitem observar a *morbidade ambulatorial:* doenças e agravos significativos, mas que não são captados pelas estatísticas de mortalidade e internação.

Morbidade hospitalar

As principais causas de *internação hospitalar* dos idosos no Brasil são bastante semelhantes às principais causas de morte.

Em 2019, ocorreram 1,4 milhão de internações de *idosos com 60 a 69 anos* pelo Sistema Único de Saúde (SUS). Doenças circulatórias (IC, cardiopatia isquêmica, doenças cerebrovasculares e hipertensivas) foram responsáveis por um quinto do total, e muito mais frequentes em homens. As internações por neoplasias somaram 14% e por pneumonias e DPOC, 10%, mesma proporção das internações para cirurgias (vesícula, hérnias, catarata). Infecções (da pele e tecido subcutâneo, septicemia e doenças bacterianas) somaram 7% e fratura do fêmur, 1%.

Dentre os *idosos com 80 anos ou mais*, as internações pelo SUS somaram 750 mil no mesmo ano. Doenças circulatórias e respiratórias foram responsáveis, cada grupo, por um quinto do total (sendo 16% por pneumonias). As internações por infecções (da pele e tecido subcutâneo, septicemia e doenças bacterianas) somaram 10%, por neoplasias, 7%, por doenças que cursam com abdome agudo, 6%, as registradas como outras doenças do aparelho urinário (a maioria pielonefrite), 5%, por fratura do fêmur, 4%, e por diabetes, insuficiência renal, anemia, desnutrição e diarreia infecciosa, aproximadamente 2% cada.

A maioria das internações se deveu a *causas potencialmente evitáveis*: as doenças circulatórias e tabágicas, os estágios avançados de neoplasias e – dentre os octogenários – as fraturas do fêmur, que superaram 30 mil internações.

Saúde de idosos residentes na comunidade

Diversos estudos de base populacional demonstram que esta *coorte* de idosos, embora tendo escapado das causas mais comuns de morte, desenvolveu as condições conhecidas como os *Gigantes da Geriatria*. Demências, depressão, incontinência urinária, instabilidade postural, iatrogenia/polifarmácia e redução da capacidade funcional, apesar de sua baixa letalidade, geram significativo *comprometimento da qualidade de vida* (Alexandre *et al.*, 2014; Bottino *et al.*, 2008; Danielewicz *et al.*, 2019; Marques *et al.*, 2015; Mendes-Chiloff *et al.*, 2018; Romano-Lieber *et al.*, 2018).

Em Ouro Preto-MG, por exemplo, dois terços dos idosos relataram má visão e dificuldades de audição, e quase metade necessitava de muito auxílio para realizar atividades como utilizar transporte público ou fazer compras (Botoni *et al.*, 2014). Entre as mulheres, dois terços apresentavam *incontinência urinária* e várias deixavam de sair de casa por este motivo.

A dificuldade do reconhecimento e manejo da *depressão*, *ansiedade* e dos *distúrbios do sono e comportamento* em idosos leva à utilização de medicamentos *psicoativos* inadequados, que aumentam o risco de *quedas*, cuja incidência tem aumentado no Brasil (Abreu *et al.*, 2018; Araújo *et al.*, 2010; Chaimowicz *et al.*, 2000; Rezende *et al.*, 2012). Cerca de um terço dos idosos sofre uma queda a cada ano, 11% das quais originam lesões graves de tecidos moles ou fraturas, inclusive do fêmur, agravando os problemas de mobilidade, comprometendo a independência e provocando outras quedas (Perracini; Ramos, 2002; Siqueira *et al.*, 2011; Vieira *et al.*, 2018). Seja pelas fraturas, seja pela dor crônica, a *redução da capacidade funcional* invariavelmente é mais grave dentre os idosos de renda mais baixa (Santos *et al.*, 2015; Veloso *et al.*, 2020).

A prevalência estimada de *demência* dentre os brasileiros com 65 anos ou mais supera 15%; apesar da sobrecarga física e emocional dos cuidadores, a melhora da assistência às intercorrências agudas (pneumonias, fraturas) tem aumentado a sobrevida deste grupo (Chaimowicz; Burdorf, 2015; Nunes *et al.*, 2018). Desta forma, uma proporção crescente chega aos estágios avançados e desenvolve a *síndrome de imobilidade*, com contraturas e úlceras de pressão.

A morbidade ambulatorial dos idosos brasileiros também pode ser *inferida pela análise das causas de internações e de morte*. Muitos dos idosos que irão falecer nos próximos anos por IC e doenças pulmonares associadas ao tabaco têm dispneia crônica, são internados com frequência e deixaram de realizar diversas atividades, inclusive sair de casa. Dentre os que irão falecer por doenças cerebrovasculares, muitos já sofreram um primeiro AVE e têm limitações graves associadas às sequelas, como a incapacidade de andar ou se alimentar sozinhos. A maioria dos idosos que irão falecer nos próximos meses ou anos por neoplasia da mama, próstata, pulmão e colorretal têm utilizado intensivamente o sistema de saúde, sofreram cirurgias e estão sendo submetidos a radio e/ou quimioterapia. Utilização do sistema de saúde significa enfrentar filas de espera para marcação de consultas e exames e dificuldades de transporte para os ambulatórios sentidas pelos pacientes e seus familiares. Muitos idosos que irão falecer por diabetes têm insuficiência renal em fase dialítica, sofreram amputações ou apresentam neuropatias. Aqueles que nos próximos anos irão falecer por demências, senilidade e pneumonia de aspiração são hoje altamente dependentes ou mesmo acamados.

Pandemia de covid-19

Este texto foi finalizado em janeiro de 2021, quando o mundo registrava 100 milhões de casos de covid-19, o Brasil mergulhava na segunda onda da pandemia (janeiro foi o recorde de casos até então) e a média móvel superava os mil óbitos havia vários dias. O país foi severamente atingido, ultrapassando 7,5 milhões de casos confirmados em 2020. Os casos de *síndrome respiratória aguda grave* (SRAG) (que incluem os casos suspeitos, mas não confirmados de covid-19) somaram 1 milhão de hospitalizações e mais de 270 mil óbitos em 2020.

Os idosos tornaram-se o grupo mais acometido pelas formas graves, não só pela idade, o principal fator de risco, mas também pela elevada prevalência de comorbidades e dificuldade de acesso aos serviços de saúde. No Brasil, a taxa de mortalidade por covid-19 aumentou exponencialmente com a idade (Figura 2.6); dentre os octogenários, por exemplo, foi 24 vezes superior ao grupo de 40 a 49 anos.

Desse modo, a covid-19 tornou-se *a principal causa de morte de idosos no Brasil em 2020*. Dentre aqueles com 60 a 69 anos, os 57 mil óbitos superaram a soma das duas principais causas de morte de idosos jovens em 2019 (isquêmicas do coração + cerebrovasculares = 47 mil). Dentre os octogenários, os 64 mil óbitos superaram em quase 50% a principal causa de morte em 2019 (pneumonia= 46 mil) (Figura 2.7).

Ainda não é possível quantificar o impacto atual e futuro das consequências físicas e psicológicas da pandemia, do isolamento e da própria doença sobre os idosos. É certo, entretanto, que, em decorrência do isolamento e da sobrecarga dos serviços de saúde, a população deixou de realizar a maioria das atividades para prevenção e tratamento de doenças crônicas não transmissíveis, como a atividade física, o controle da hipertensão e rastreamento de neoplasias. Mantendo o isolamento mais rigoroso do que as outras faixas etárias, os idosos foram o grupo mais prejudicado; e será também dentre eles que observaremos os resultados tardios mais graves da pandemia.

Mudança de paradigmas

As novas demandas associadas às transições demográfica e epidemiológica exigirão modificações estruturais nas oportunidades de acesso, na abrangência e na eficácia dos sistemas de atenção à saúde no Brasil, e não há nenhuma razão para otimismo.

Compressão da morbidade

O médico canadense Sir William Osler, na terceira edição de seu tratado *The Principles and Practice of Medicine*, cunhou o termo *a amiga dos idosos* para se referir à *pneumonia*. Segundo Osler, comentando sobre os idosos com demência avançada, a pneumonia traria "um estado de redução da consciência que deslizava em paz por meio do sono, oferecendo um fim digno a um considerável período de sofrimento". Isto em 1904, pois *atualmente*, de acordo com Ernst Gruenberg (1977), "a conquista em larga escala da pneumonia reduziu a utilidade desta amiga, esticando o curso da doença cerebral senil"; portanto,

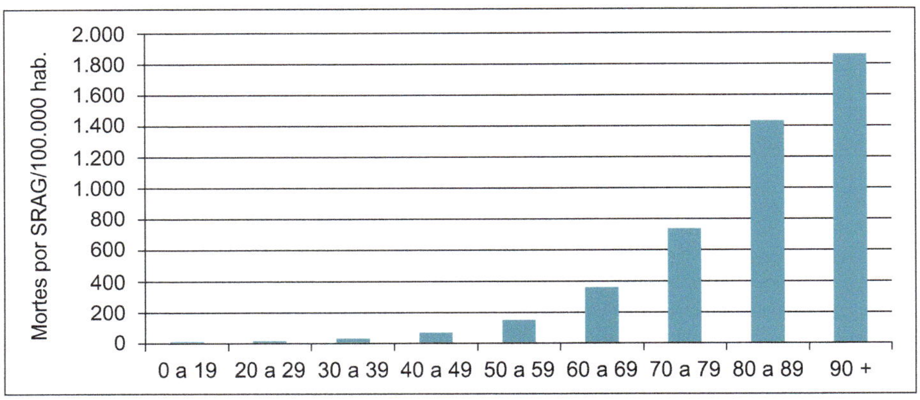

▪ **FIGURA 2.6** Óbitos por síndrome respiratória aguda grave. (Fonte: Brasil, 2020; Ministério da Saúde, 2020.)

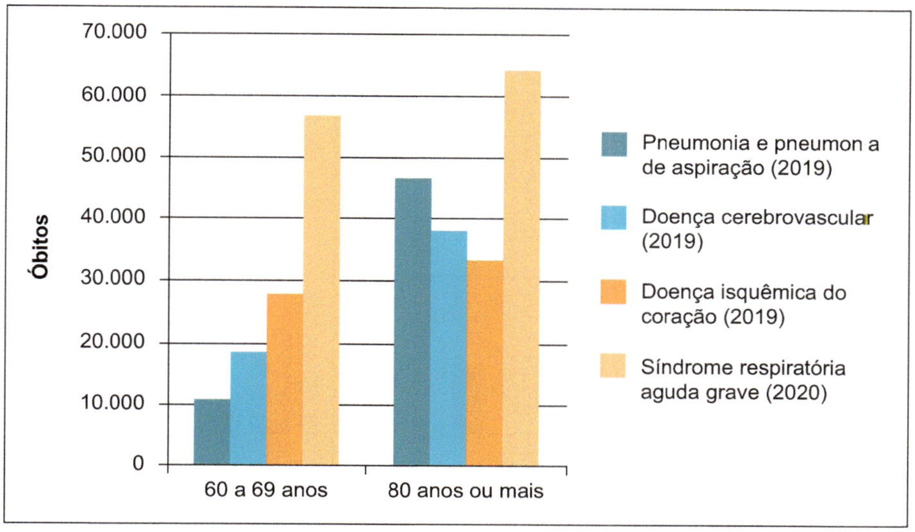

▪ **FIGURA 2.7** Principais causas de óbito de idosos em 2019 e óbitos por síndrome respiratória aguda grave. (Fonte: Brasil, 2020; Ministério da Saúde, 2020.)

"ao mesmo tempo em que as pessoas sofrendo com doenças crônicas têm ganhado uma extensão da vida, elas também têm ganhado uma extensão da doença e da incapacidade". Desse modo, "as técnicas que dispomos para melhorar a expectativa de vida, mais do que criar vidas saudáveis, perpetuam vidas doentes".

Definido como *a falência do sucesso* por Gruenberg, o aumento da proporção de idosos com doenças crônicas graves e incapacitantes é hoje o maior desafio das ciências da saúde, do ponto de vista epidemiológico – das políticas públicas – como do ponto de vista do cuidado individual –, da decisão clínica sobre quanto e até quando intervir no tratamento de idosos mais velhos.

Idealmente, o progresso das ciências da saúde deveria contribuir para adiar a idade em que surgem as doenças crônicas e suas complicações, reduzindo o período de vida vivido com incapacidade. Esta *compressão da morbidade*, proposta por James Fries em 1980, já tem ocorrido em diversas populações, como ele mesmo demonstrou um quarto de século depois (Fries, 1980, 2005).

Mas não é o caso do Brasil, onde tanto para homens quanto para as mulheres se observa um processo de *extensão da morbidade* e declínio na proporção da expectativa de vida vivida como ativo (Nepomuceno; Turra, 2012). Ademais, diante do crescimento previsto da proporção e número de octogenários, é provável que as limitações do nosso sistema de saúde continuem a direcionar o Brasil para o resultado oposto e indesejável do envelhecimento populacional: uma *pandemia de doenças crônicas incapacitantes* (Kramer, 1980).

Substituição do modelo hospitalocêntrico

Como alertavam Hoskins *et al.* (2005) há 15 anos:

> lamentavelmente se calcula que o envelhecimento da população se dará em um ritmo mais acelerado que o crescimento econômico e social dos países em desenvolvimento. Em outras palavras, as populações destes países se tornarão mais velhas antes que os países se tornem mais ricos.

De fato, estima-se que no período entre 2000 e 2050 a proporção das despesas do governo alocadas para a população com 60 anos ou mais deverá passar de 38% para 68% (Turra; Rios-Neto, 2001). Isto representará um desafio para a gestão das contas públicas se os sistemas de saúde continuarem baseando-se no modelo hospitalocêntrico.

A análise dos custos dos sistemas público e suplementar de saúde já apontam para a falência do sistema (Figura 2.8). Em 2019, o gasto *per capita* da rede hospitalar do SUS com idosos jovens (R$ 120,00) foi o triplo do gasto com indivíduos de 30 a 39 anos (R$ 36,00). O valor gasto com octogenários, cuja proporção na população deverá quintuplicar nas próximas décadas, foi mais do que 50% maior (R$ 192,00).

A situação não é melhor na *saúde suplementar* (Lara, 2020). Em 2019, foram realizados 8,6 milhões de internações, 14% mais do que em 2014, tendo a taxa de internação subido 20% (de 15 para 18 por 100 beneficiários). As despesas com assistência à saúde cresceram 71% e chegaram a R$ 179 bilhões em 2019, 45% deste total por internações. A fratura do fêmur em idosos foi a causa de internação que mais cresceu, de 11 mil para 21 mil, um aumento de 92%!

Ênfase à prevenção

A prevenção, identificação precoce e controle das principais causas de morte e morbidade de idosos no Brasil podem ter *custo baixo* e envolver apenas *procedimentos ambulatoriais*, de *baixa complexidade tecnológica*: a garantia de acesso aos hábitos de vida saudáveis, a imunização contra gripe e pneumonia, o tratamento farmacológico da hipertensão e diabetes e o rastreamento de neoplasias. Estas mortes evitáveis representam no Brasil dois terços dos óbitos de idosos de 60 a 79 anos, e subtraem 20% da sua expectativa de vida aos 60 anos (Kanso *et al.*, 2013).

No mesmo sentido, um estudo de base populacional em São Paulo avaliou qual seria o efeito da eliminação de cardiopatias, diabetes, quedas e doenças pulmonares tabágicas entre idosos. Concluiu que haveria aumento da expectativa de vida, e aumento ainda maior da *expectativa de vida livre de incapacidade*, ou seja, compressão da morbidade. O ganho seria significativo inclusive dentre os idosos com 75 anos ou mais (Campolina *et al.*, 2013).

Realmente, ao contrário do senso comum, *o grupo que mais se beneficia de ações preventivas é o dos octogenários* (Wetle, 2008). Há medidas especialmente efetivas em idosos frágeis que comprovadamente melhoram a qualidade de vida e reduzem o custo das internações (Tazkarji *et al.*, 2016): evitar quedas, identificar e tratar osteoporose, corrigir a iatrogenia medicamentosa (em especial o tratamento de distúrbios de comportamento em idosos com demência) e otimizar o tratamento clínico de doenças crônicas – calibrando as recomendações das diretrizes por meio da avaliação daquele paciente específico; o bom senso regulando o consenso.

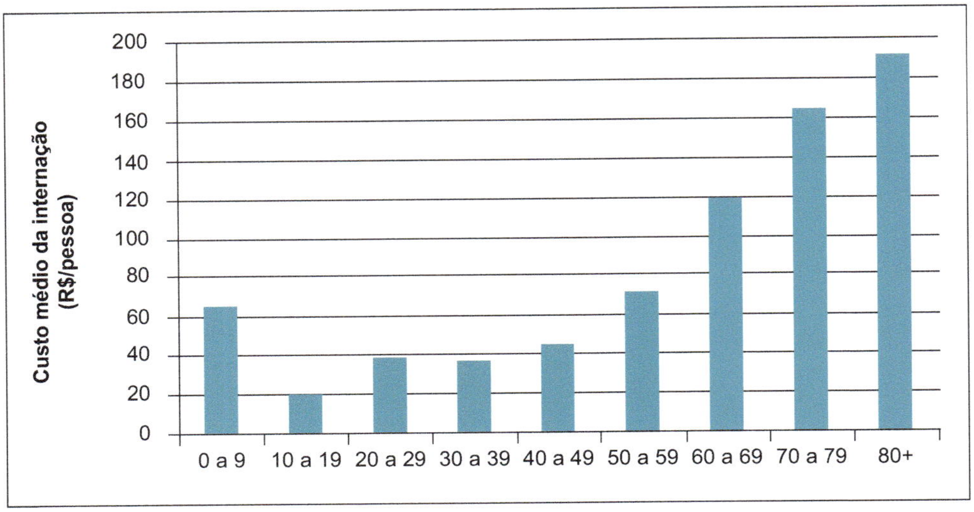

▪ **FIGURA 2.8** Custo *per capita* das internações hospitalares no Sistema Único de Saúde (SUS), Brasil, 2019. (Fonte: Brasil, 2020.)

Substituição do modelo centrado no médico e na cura

O envelhecimento da população tem criado demandas que exigirão a quebra de outros paradigmas. Em 2030, ao alcançar os 60 anos, os brasileiros conseguirão viver duas décadas adicionais e, como vimos, este crescimento da população de octogenários será um dos desafios mais difíceis. A abordagem destes idosos com *múltiplas comorbidades* precisa ser interdisciplinar e envolver necessariamente uma *equipe gerontológica*. Profissionais da enfermagem e fisioterapia – para citar dois exemplos –, com papéis centrais no tratamento e reabilitação, não podem ser menos valorizados que o médico.

Diante de idosos frágeis, muitas vezes o objetivo não deve ser buscar a *cura de uma doença*, como ocorre com crianças e adultos, mas sim abordar *múltiplos problemas concomitantes* para aumentar, preservar ou recuperar a *capacidade funcional*. Cada vez mais, as decisões sobre prevenção e tratamento – como *quando interromper as mamografias* – deverão se basear não na idade, mas na expectativa de vida e *status* funcional dos indivíduos; e sempre ajustadas para o tempo esperado para o seu benefício (Lee *et al.*, 2013; Tanner, 2015; Walter; Schonberg, 2014).

Democratização do acesso

De acordo com os epidemiologistas Dorothy Holland e George Perrott:

> a solução dos problemas associados ao envelhecimento da população vai requerer a intensiva aplicação dos métodos já existentes para prevenção de doenças, para uma parcela muito maior da população do que aquela que hoje vem recebendo os benefícios da medicina preventiva.

Esses autores conseguiram demonstrar, pela primeira vez, que as diferenças no padrão de morbidade de negros e brancos nos EUA resultam não de questões raciais ou de hereditariedade, mas da desigualdade socioeconômica.

Este certamente também é o caso do Brasil, onde brancos têm mais chance de se tornar idosos; segundo o Instituto Brasileiro de Geografia e Estatística (IBGE) (2020), a proporção de negros entre os idosos é menor do que a sua representação na população geral, ao contrário do que ocorre com os brancos (Tabela 2.3).

As disparidades na prevalência de fatores de risco e doenças não transmissíveis entre brasileiros de escolaridade mais baixa e mais elevada (Tabela 2.4) ajudam a explicar esta vantagem dos brancos e revelam o óbvio: as doenças dos idosos de baixa renda resultam da falta de oportunidade de acesso ao sistema de saúde.

A epidemia de covid-19 revelou com clareza o efeito desta desvantagem social. O Instituto Pólis, que analisou as mortes por covid-19 em São Paulo até o final de julho de 2020, demonstrou que a taxa de *mortalidade de brancos era superior à dos negros* (134 × 121/100 mil). Entretanto, os pesquisadores identificaram um viés demográfico: há mais idosos entre os brancos do que entre os negros, e a mortalidade por covid-19 é maior entre os idosos. Portanto, embora a pandemia *parecesse* ser mais grave entre os brancos, na realidade as taxas apenas refletiam o viés de sobrevivência: a elevada mortalidade precoce de negros por outras causas (antes de se tornarem idosos).

▪ **TABELA 2.3** Representação de negros e brancos (%) na população geral e na população de idosos no Brasil, 2019.

Raça	População geral	População > 60 anos	Razão (> 60 anos/geral)
Brancos	43	51	1,2
Pretos	56	48	0,9

Fonte: IBGE, 2020.

▪ **TABELA 2.4** Prevalência (%) de fatores de risco e doenças não transmissíveis. Brasil, 2019.

Fatores de risco e doenças não transmissíveis	Escolaridade		Razão 0 a 8/12+
	0 a 8 anos	12 anos ou mais	
Dieta inadequada	81	70	1,2
Obesidade	24	17	1,4
Sedentarismo	74	50	1,5
Tabagismo	14	7	2,0
Hipertensão	42	14	3,0
Diabetes	15	4	3,8

Fonte: Brasil, 2020.

Quando foi levada em conta a composição etária de cada grupo racial, as taxas desse inverteram: *a mortalidade por covid-19 é mais elevada em negros do que em brancos* (172 × 115/100 mil). As taxas padronizadas indicaram ainda que o número de óbitos registrados entre os negros foi 30% superior ao que seria esperado caso suas condições de vida e composição etária não fossem desvantajosas (Tabela 2.5).

A desigualdade se revelou ainda maior quando os dados foram desagregados por sexo: a taxa de mortalidade de mulheres brancas (85/100 mil) é 3 vezes inferior à dos homens negros (250/100 mil). Os autores concluem que é necessário "entender como as condições gerais de vida (renda, trabalho, moradia, mobilidade) e de acesso à saúde interferem nos riscos de infecção e no desenvolvimento da doença com maior gravidade".

Por quais razões os idosos adoecem e morrem hoje?

O envelhecimento da população, no contexto social em que ocorre no Brasil, torna mais cruéis os efeitos da interação entre as transições demográfica e epidemiológica. A visão do editor-chefe do periódico *The Lancet* sobre a pandemia de covid-19 reflete de modo acurado a outra pandemia que se instala no Brasil. Traduzindo as palavras dele:

> Estamos adotando uma abordagem muito restrita para lidar com esse surto de um novo coronavírus. Temos visto a causa desta crise como uma doença infecciosa e todas as nossas intervenções focalizaram o corte das linhas de transmissão viral. A "ciência" que guiou os governos foi impulsionada principalmente por especialistas em epidemias e doenças infecciosas. Mas o que aprendemos até agora nos diz que a história da covid-19 não é tão simples. Duas categorias de doenças estão interagindo em populações específicas – a síndrome respiratória aguda grave causada pela covid-19 e o conjunto de doenças não transmissíveis. Essas condições estão se acumulando em grupos sociais de acordo com padrões de desigualdade profundamente enraizados em nossas sociedades. A agregação dessas doenças em um contexto de disparidade social e econômica exacerba os efeitos adversos de cada doença separada. Covid-19 não é uma pandemia. É uma sindemia. A natureza sindêmica da ameaça que enfrentamos significa que uma abordagem mais sutil é necessária se quisermos proteger a saúde de nossas comunidades (Horton, 2020).

TABELA 2.5 Óbitos por covid-19 esperados e registrados por raça. São Paulo, março a julho de 2020.

Raça	Óbitos registrados	Óbitos esperados	Diferença (R-E)	Diferença (%)
Brancos	9.616	11.110	–1.494	–13%
Pretos	5.312	4.091	+ 1.221	+ 30%

R-E: registrados-esperados. (Fonte: Instituto Pólis,2020.)

De fato – e plagiando o texto de Horton –, no Brasil *estamos adotando uma abordagem muito restrita para lidar com as mudanças do perfil de morbidade associadas ao envelhecimento da população. Temos visto a causa desta crise como um problema demográfico e de saúde, e todas as nossas intervenções focalizam o diagnóstico e tratamento. A ciência que guiou os governos foi impulsionada pelos especialistas em doenças. Mas o que aprendemos até agora nos diz que a história destas mudanças não é tão simples. Hábitos de vida deletérios, doenças não transmissíveis, acidentes/violência e doenças infecciosas estão se acumulando em grupos sociais de acordo com padrões de desigualdade profundamente enraizados em nossas sociedades. A agregação dessas moléstias em um contexto de disparidade social e econômica exacerba os efeitos adversos de cada uma delas separadamente.*

Como este capítulo demonstrou, o Brasil já vivia esta sindemia em 2019, antes da chegada da covid-19. A abordagem necessária para protegermos a saúde de nossas comunidades é democratizar o acesso *aos métodos já existentes para prevenção de doenças*, sob o risco de deixar continuar a evoluir, no Brasil, esta compressão da morbidade discriminatória, que beneficia alguns grupos sociais, mas condena outros à *pandemia de doenças crônicas incapacitantes*, como em uma *falência do sucesso* seletiva.

Os 67 mil octogenários que faleceram por SRAG/covid-19 em 2020 no Brasil eram sobreviventes das *coortes* que, a partir de 1940, escaparam da mortalidade infantil por doenças infecciosas. Remonta àquela época o paradigma da assistência centrada no médico e voltada para o tratamento hospitalar e cura de doenças agudas, privilegiando alguns setores da população.

Foi também na década de 1940, no século passado, que Perrott e Holland publicaram suas ideias inovadoras sobre os determinantes sociais – e não genéticos – da sobremortalidade de negros (Holland; Perrott, 1938; Perrott; Holland, 1940). Eles certamente se indignariam ao descobrir as razões pelas quais, quase 100 anos depois, adoecem e morrem grande parte dos idosos brasileiros.

3

Desigualdades Sociais no Envelhecimento

Maria Fernanda Lima-Costa • James Macinko

Introdução

As condições socioeconômicas refletem uma acumulação de recursos ao longo da vida e são consideradas as "causas das causas" das condições de saúde nas diferentes faixas etárias (Marmot, 2018). As condições de saúde na velhice são, portanto, determinadas pelas circunstâncias nas quais as populações crescem, vivem, trabalham e envelhecem (Marmot *et al.*, 2008). Globalmente, o envelhecimento da população é marcado por profundas desigualdades sociais, com piores indicadores da situação de saúde entre os mais pobres ou com nível de escolaridade mais baixo (Marmot *et al.*, 2008; Lima-Costa *et al.*, 2012a).

O Brasil é um dos países mais desiguais do mundo e essa iniquidade reflete-se em várias dimensões do envelhecimento. Análises do Estudo Longitudinal da Saúde dos Idosos Brasileiros (ELSI-Brasil) (Lima-Costa, 2018; Lima-Costa *et al.*, 2018) revelaram profundas desigualdades sociais na prática regular da atividade física (Peixoto *et al.*, 2018), na saúde oral (Andrade *et al.*, 2018a), na limitação para realizar atividades básicas da vida diária (ABVD) (Andrade *et al.*, 2018b), na fragilidade (Andrade *et al.*, 2018 c), no controle adequado da hipertensão arterial (Firmo *et al.*, 2018), na subutilização de medicamentos por motivos financeiros (Loyola *et al.*, 2018), na atenção à saúde (Macinko *et al.*, 2018) e na capacidade para o trabalho (Castro *et al.*, 2018).

Neste capítulo, será fornecida uma visão geral das desigualdades sociais em saúde no Brasil e em outros países de média e alta renda. O objetivo específico é examinar as desigualdades na saúde geral, na limitação funcional e no uso de serviços de saúde. Todas as seções iniciam com conceitos básicos e uma breve revisão da literatura sobre os temas contemplados, seguidos por figuras e tabelas que ilustram as desigualdades a eles associados.

Fontes de dados

Os Estudos Longitudinais sobre Saúde e Aposentadoria (Health and Retirement Studies, em inglês) são conduzidos em diferentes países das Américas, da Europa e da Ásia. Esses estudos representam um dos maiores esforços globais para um melhor entendimento do processo de envelhecimento e seus determinantes em diferentes contextos sociais, econômicos e culturais. Cada estudo é autônomo, buscando responder às demandas específicas de cada país ou região, mas todos procuram adotar marco conceitual e instrumentos semelhantes para permitir comparações transnacionais. Assim, todos os inquéritos são conduzidos em amostras nacionais representativas da população com 45 ou 50 anos ou mais de cada país, com um total de mais de 100 mil participantes. Essa faixa etária foi escolhida por representar aquela na qual a incidência de doenças crônicas aumenta e, também, por representar o período de maior transição entre o trabalho e a aposentadoria. Em nosso país, a iniciativa é representada pelo Estudo Longitudinal da Saúde dos Idosos Brasileiros: ELSI-Brasil (Lima-Costa *et al.*, 2018).

Além do Brasil (ELSI-Brasil), para os resultados aqui apresentados, foram utilizados dados dos seguintes países: China (Chinese Health and Retirement Longitudinal Study [CHARLS]) (Zhao *et al.*, 2014), México (Mexican Health and Aging Study [MHAS]) (Wong; Michaels-Obregon; Palloni, 2017), EUA (Health and Retirement Study [HRS]) (Sonnega *et al.*, 2014) e diferentes nações da Europa Continental (Survey of Health and Ageing and Retirement in Europe [SHARE]) (Borsch-Supan *et al.*, 2013). Todas as informações foram obtidas entre os anos de 2014 e 2016. As estimativas apresentadas foram calculadas considerando-se os parâmetros amostrais e os pesos dos indivíduos na amostra de cada país. Para facilitar a comparação entre países, as estimativas foram ajustadas pela idade e sexo ou apresentadas separadamente por essas características. As razões de prevalência e as probabilidades preditas foram estimadas por meio da regressão de Poisson robusta. Todos os resultados aqui apresentados foram computados pelos autores deste capítulo.

Desigualdades na saúde geral

A Organização Mundial da Saúde (OMS) define o estado de saúde como bem-estar físico, mental e social do indivíduo. O indicador que mais se aproxima dessa definição é a percepção da pessoa acerca da própria saúde, uma vez que essa percepção expressa essas três dimensões (Jylha, 2009; Lima-Costa *et al.*, 2012b). A percepção do indivíduo acerca da própria saúde tem valor prognóstico para futuros eventos, como a limitação funcional e a mortalidade. Uma meta-análise de 22 estudos longitudinais mostrou que adultos com pior autoavaliação da saúde apresentavam risco duas vezes maior de morrer nos 2 anos subsequentes em comparação àqueles cuja avaliação era excelente (DeSalvo *et al.*, 2006). No Brasil, resultados de acompanhamento ao longo de 10 anos da coorte de idosos de Bambuí-MG mostraram que o valor prognóstico da pior autoavaliação da saúde para a mortalidade era semelhante ao de um escore composto por 11 condições objetivas da saúde, incluindo pressão arterial, diabetes melito, índice de massa corporal, alterações eletrocardiográficas, nível plasmático do peptídeo natriurético tipo B e outros parâmetros bioquímicos e hematológicos relevantes (Lima-Costa *et al.*, 2012b). A autoavaliação da saúde é, portanto, o indicador mais utilizado para se avaliar a saúde geral do indivíduo e para examinar diferenças entre grupos de uma mesma população.

Na análise deste capítulo foram examinadas as desigualdades por escolaridade e "raça"/cor na autoavaliação da saúde entre adultos mais velhos brasileiros e de seus contrapartes em alguns outros países. A escolaridade é uma das mais importantes medidas de desigualdades sociais. Em geral, a escolaridade é construída cedo na vida e afeta as futuras condições de saúde de muitas maneiras. Aqueles com maior nível de escolaridade tendem a ter renda maior, ocupações mais seguras, mais autoestima, mais adesão a comportamentos saudáveis e maiores recursos para a procura oportuna por atenção em saúde, entre outros aspectos não menos relevantes (Masters *et al.*, 2016; Beltran-Sanchez *et al.*, 2017).

Na Figura 3.1, pode-se observar que existem importantes diferenças na autoavaliação da saúde, por nível de escolaridade, em países tão diferentes quanto o México, a Suécia, a Dinamarca, a Espanha, os EUA e o Brasil. Considerando-se o conjunto desses países, adultos mais velhos com escolaridade inferior ao 2º grau são 77% mais propensos a avaliar sua saúde como ruim ou muito ruim. As diferenças mais gritantes ocorrem nos EUA e no Brasil, onde aqueles com nível de escolaridade inferior ao 2º grau são 250% mais propensos a perceberem sua saúde como ruim, em comparação aos seus pares com escolaridade mais alta.

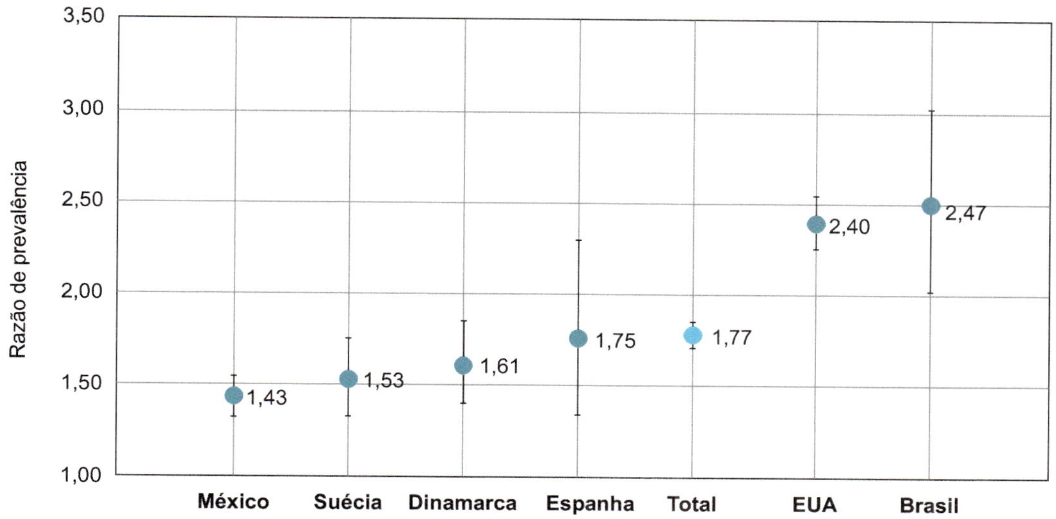

■ **FIGURA 3.1** Razões de prevalência ajustadas por sexo e idade da autoavaliação da saúde como ruim ou muito ruim entre adultos com 50 anos ou mais com escolaridade inferior ao secundário em comparação àqueles com escolaridade mais alta, segundo o país. Nota: as razões de prevalência foram estimadas pelo método de regressão de Poisson robusta e ajustadas por idade e sexo. (Fonte: dados computados pelos autores com base nos Estudos Longitudinais sobre Saúde e Aposentadoria, 2014-2016.)

No Brasil, as desigualdades por escolaridade na pior autoavaliação da saúde são observadas em todas as idades, como mostra a Figura 3.2. Em nossa população, a autoavaliação como muito ruim/ruim decresce gradualmente com o nível de escolaridade, variando entre 17,4% naqueles com 1º grau incompleto a 10,9% naqueles com 2º grau incompleto e, finalmente, a 4,9% entre os que têm pelo menos 2º grau completo.

Outra medida das desigualdades em saúde é a "raça"/cor, uma vez que ela expressa não somente as circunstâncias atuais, mas também desvantagens acumuladas ao longo de gerações (Macinko *et al.*, 2012a; Lima-Costa *et al.*, 2015). Nos EUA, 890 mil mortes poderiam ter sido evitadas na década de 1990 se as taxas de mortalidade entre caucasianos e afro-americanos fossem semelhantes; a título de comparação, somente 177 mil vidas foram poupadas no mesmo período, graças aos avanços da medicina (Woolf *et al.*, 2004).

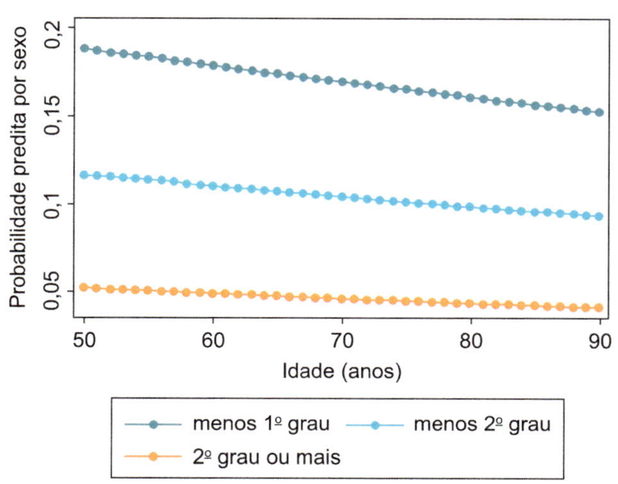

■ **FIGURA 3.2** Probabilidades preditas ajustadas por sexo da autoavaliação da saúde como ruim ou muito ruim entre adultos brasileiros com 50 anos ou mais, segundo o nível de escolaridade e a idade. Nota: as probabilidades foram estimadas pelo método de regressão de Poisson robusta e ajustadas pela idade e o sexo. (Fonte: dados computados pelos autores com base no ELSI-Brasil, 2014-2016.)

O Brasil foi o país que recebeu mais escravos originários da África, estimando-se que seu número tenha sido sete vezes maior do que nos EUA (Telles, 2006). Diferentemente do EUA, no Brasil a miscigenação tornou-se um aspecto importante na configuração atual da população brasileira (Lima-Costa, 2015; Telles, 2006; Travassos; Williams, 2004), o que muitas vezes resulta em menor interesse em se examinar a influência da "raça"/cor nas condições de saúde da nossa população, particularmente entre os mais velhos.

Resultados das nossas análises, apresentados na Tabela 3.1, mostram que existem importantes desigualdades por "raça"/cor na autoavaliação da saúde por adultos mais velhos, tanto no Brasil quanto nos EUA. Em ambos os países, os autodeclarados pretos apresentam piores avaliações das suas próprias saúdes em comparação aos brancos. Nos EUA, os latinos – que ocupam a posição mais baixa na hierarquia social – são aqueles com a pior percepção da própria saúde.

As desigualdades da percepção da própria saúde por "raça"/cor no Brasil persistem em todas as idades, como mostra a Figura 3.3. Ao longo da escala etária, existe um claro gradiente entre pior autoavaliação da saúde e "raça"/cor, com melhor avaliação entre os brancos, seguidos pelos pardos e, finalmente, pelos negros.

As iniquidades aqui mostradas são devidas a fatores potencialmente modificáveis por políticas que visem a melhorias na escolaridade da população e medidas compensatórias para os afrodescendentes, assim como por políticas que visem abolir a discriminação em todas as suas formas (Beato, 2004).

■ **TABELA 3.1** Probabilidades preditas ajustadas por sexo e idade da autoavaliação da saúde como ruim ou muito ruim entre adultos com 50 anos ou mais no Brasil e nos EUA, segundo a "raça"/cor.

"Raça"/cor autodeclarada	Brasil	EUA
Branca	0,10	0,22
Parda	0,15	–
Preta	0,16	0,36
Latina	–	0,46

Fonte: Estudos Longitudinais sobre Saúde e Aposentadoria, 2014-2016.

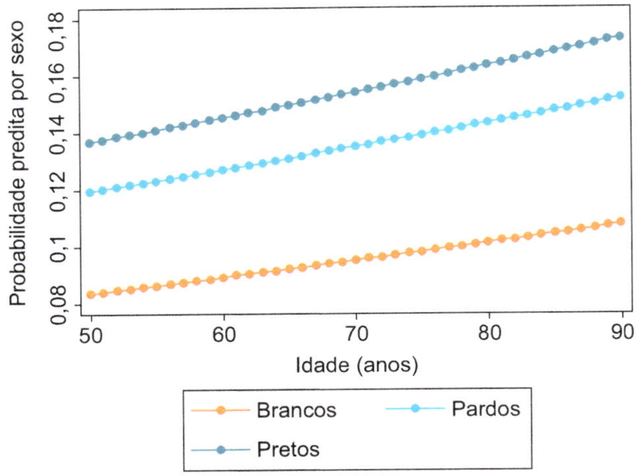

■ **FIGURA 3.3** Probabilidades preditas ajustadas por sexo da autoavaliação da saúde como ruim ou muito ruim entre adultos brasileiros com 50 anos ou mais, segundo a "raça"/cor e a idade (Estudo Longitudinal da Saúde dos Idosos Brasileiros). Nota: as probabilidades foram estimadas pelo método de regressão de Poisson robusta e ajustadas pela idade e o sexo. (Fonte: dados computados pelos autores com base no ELSI-Brasil, 2014-2016.)

■ **TABELA 3.2** Prevalência ajustada por sexo e idade de dificuldades para realizar atividades básicas da vida diária entre adultos com 50 anos ou mais, segundo o país (Estudos Longitudinais sobre Saúde e Aposentadoria, 2014-2016).

Região/país	Prevalência ajustada por sexo e idade (%)	Região/país	Prevalência ajustada por sexo e idade (%)
Américas		**Centro da Europa**	
Brasil	17,6	Áustria	9,4
EUA	13,3	Bélgica	14,1
México	16,2	França	12,7
Ásia		Alemanha	11,2
China	22,9	Suíça	6,1
Norte da Europa		**Leste da Europa**	
Dinamarca	8,3	Checoslováquia	12,2
Suécia	7,7	Eslovênia	11,1
		Estônia	12,6
		Polônia	14,5

Fonte: dados computados pelos autores e adaptados de Macinko *et al.*, 2020a.

Limitação funcional

A capacidade funcional é provavelmente a dimensão mais estudada da saúde nas faixas etárias mais velhas. Isso ocorre porque, além do sofrimento pessoal e familiar, ela aumenta a demanda por serviços médicos e sociais, com custos correspondentes. A capacidade funcional é geralmente aferida em estudos populacionais pelo grau de dificuldade (ou necessidade de ajuda) para realizar atividades instrumentais da vida diária (AIVD) e/ou ABVD. Os estudos longitudinais sobre saúde e aposentadoria incluem informações harmonizadas sobre dificuldades para realizar ABVD (alimentar-se, tomar banho, vestir-se, usar o toalete e deitar ou se levantar da cama), possibilitando comparações entre diferentes países, como será visto a seguir.

A prevalência de limitações para realizar ABVD entre idosos com 75 anos ou mais varia acentuadamente entre países (Van der Vorst *et al.*, 2016).

Os resultados da presente análise mostram que essas diferenças estão presentes também entre os mais jovens. A Tabela 3.2 mostra as prevalências ajustadas por idade e sexo da limitação funcional na população brasileira com 50 anos ou mais, assim como as prevalências correspondentes para 18 países de média e alta renda. Observa-se pior situação na China, no Brasil e no México (prevalências superiores a 15%) e melhor situação na Suíça, Suécia, Dinamarca e Áustria (< 10%). Com base nessas observações, é possível estimar que adultos chineses com 50 anos ou mais são 3,8 vezes mais propensos (enquanto os brasileiros são 2,9 vezes mais propensos) a apresentar alguma limitação funcional em comparação a seus contrapartes suíços. Essas diferenças não são explicadas por variações na composição demográfica (idade e sexo) entre os países citados, uma vez que as prevalências da limitação funcional aqui mostradas já estão ajustadas por esses fatores. Portanto, é razoável supor que tal disparidade é devida a fatores socioambientais, como será discutido a seguir.

O Índice de Desenvolvimento Humano (IDH) é uma medida muito importante para se comparar o nível de desenvolvimento em diferentes países ou regiões. Ele oferece uma visão mais ampla do desenvolvimento, que vai além de renda *per capita*, porque é composto por três dimensões: expectativa de vida, escolaridade e produto interno bruto *per capita* (United Nations Development Programme, 2020). Quanto maior o IDH (com valor máximo de 1), maior é o desenvolvimento humano daquele país ou região.

Examinamos a correlação entre o IDH e a prevalência ajustada por idade e sexo da limitação para realizar ABVD em diferentes países, como pode ser visto na Figura 3.4. Com base nos resultados apresentados, é possível inferir que: (1) existe correlação inversa entre o IDH de cada país (coeficiente de correlação [r] = –0,78) e a prevalência da limitação funcional, ou seja, quanto menor o desenvolvimento humano, maior a prevalência dessa limitação; (2) entre os países estudados, Brasil, China e México são aqueles com menor IDH e, também, aqueles países com maiores prevalências de limitações funcionais.

Com base no conceito de que há uma cadeia de risco ao longo da vida, as condições na infância podem ser consideradas determinantes distais da capacidade funcional (Bowen; Gonzalez, 2010; Landos *et al.*, 2019; Monteverde *et al.*, 2009; Tao *et al.*, 2019; Yan *et al.*, 2020). Essa influência pode ser direta (atuando

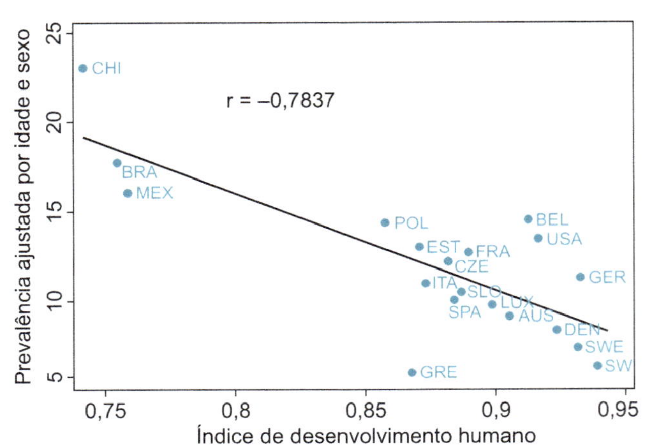

■ **FIGURA 3.4** Prevalência ajustada por sexo e idade da limitação para realizar atividades básicas da vida diária entre adultos com 50 anos ou mais em diferentes países, segundo o Índice de Desenvolvimento Humano (IDH). Nota: as probabilidades foram estimadas pelo método de regressão de Poisson robusta e ajustadas pela idade e o sexo. (Fonte: dados computados pelos autores com base nos Estudos Longitudinais da Saúde e Aposentadoria, 2014-2015.)

no desenvolvimento de órgãos e tecidos durante períodos críticos e sensíveis do desenvolvimento) e/ou indireta (por meio de fatores cognitivos e comportamentais, que influenciam o desempenho educacional e as trajetórias posteriores da família e do emprego), que aumentam o risco de doenças crônicas e de limitações funcionais mais tarde na vida (Bowen; Gonzalez, 2010; Monteverde *et al.*, 2009).

Em grandes cidades da América Latina e do Caribe, por exemplo, verificou-se que as condições da infância exercem forte influência sobre a limitação para realizar ABVD entre idosos, tanto pelo aumento do risco de doenças crônicas quanto pelo aumento do risco de limitações funcionais consequentes a essas doenças (Monteverde *et al.*, 2009). Na China, homens expostos à Grande Fome (1958-1961) têm maior probabilidade de apresentar limitações para realizar ABVD quando mais velhos (Tao *et al.*, 2019). Nos EUA, na China e em países europeus, piores condições socioeconômicas na infância mostram-se associadas a limitações funcionais ou à sua trajetória mais tarde na vida (Bowen; Gonzalez, 2010; Yan *et al.*, 2020).

O nível de escolaridade pode ser considerado um determinante intermediário da limitação funcional porque a escolaridade formal é adquirida nas fases tardias da infância ou nas fases mais precoces da vida adulta. Como anteriormente comentado, o nível de escolaridade é um determinante fundamental das desigualdades em saúde, uma vez que os indivíduos com mais anos de escola geralmente encontram muito mais oportunidades ao longo das suas vidas (Masters *et al.*, 2015; Read *et al.*, 2016).

As doenças crônicas estão fortemente associadas à limitação funcional e podem ser consideradas determinantes proximais dessas limitações (Costa Filho *et al.*, 2018; Jerez-Roig *et al.*, 2018; Martin *et al.*, 2017; McDaid *et al.*, 2013). As doenças crônicas representam a primeira fase do processo da limitação funcional e parecem ser o fator mais importante na explicação da sua trajetória (Martin *et al.*, 2017). A presença de duas ou mais condições crônicas (multimorbidade) parece aumentar o risco da limitação funcional em comparação àquele associado à maioria das doenças crônicas quando consideradas isoladamente (McDaid *et al.*, 2013).

Existem importantes variações entre países, tanto na prevalência da percepção da própria saúde na infância quanto no nível de escolaridade e na carga da multimorbidade. Como pode ser observado na Tabela 3.3, 13% dos adultos mais velhos chineses avaliam sua saúde na infância como ruim ou muito ruim, em comparação a 5 a 7% dos brasileiros, mexicanos e estonianos. Nos demais países essa prevalência é inferior a 5%. A escolaridade inferior ao 2º grau predomina amplamente no Brasil, na China, na Espanha e no México (entre 76 e 85%). A multimorbidade predomina em todos os países, com prevalências variando entre 58% no México e 84% nos EUA.

Em análise recente, os autores compararam as forças das associações entre características do curso da vida e limitação para realizar ABVD entre participantes dos estudos longitudinais sobre saúde e aposentadoria (Macinko *et al.*, 2020a). O determinante distal foi a percepção da própria saúde até os 10 (México) ou 15 anos de idade (todos os demais países). O determinante intermediário foi a escolaridade (inferior ou igual/superior ao 2º grau completo). O determinante proximal foi a multimorbidade, definida pela história de diagnóstico médico para uma ou mais das seguintes doenças crônicas: hipertensão arterial, diabetes melito, câncer, acidente vascular cerebral, artrite e doenças cardiovasculares (infarto do miocárdio e/ou angina e/ou insuficiência cardíaca). Uma síntese desses resultados está na Figura 3.5.

Nela, pode-se observar que, para o conjunto dos países analisados (19 países), tanto a saúde na infância quanto o nível de escolaridade e a presença de multimorbidades apresentaram fortes associações com a limitação para ABVD, independentemente da idade e do sexo, assim como de cada uma das duas outras. A multimorbidade apresentou papel preponderante, tanto na análise global dos países quanto na análise separada do Brasil (razão de prevalência ajustada [RP] = 2,07 para o Brasil e 2,74 para o mundo). A esta, seguiram-se o nível de escolaridade (RP = 1,79 e 1,95, respectivamente) e a saúde na infância (RP = 1,71 e 1,35, respectivamente).

■ **TABELA 3.3** Prevalências da autoavaliação da saúde na infância ruim ou muito ruim, da escolaridade inferior ao 2º grau e da multimorbidade entre adultos com 50 anos ou mais, segundo o país (Estudos Longitudinais sobre Saúde e Aposentadoria, 2014-2016).

País	Saúde na infância ruim ou muito ruim	Escolaridade inferior ao 2º grau	Multimorbidade[a]
Alemanha	2,6	13,9	75,6
Austria	2,7	23,4	69,7
Bélgica	2,6	37,8	72,5
Brasil	6,6	76,2	68,8
China	13,4	85,5	68,2
Checolováquia	3	36	79,4
Dinamarca	2,4	18,6	69,7
Eslovênia	3,6	33	65,8
Espanha	2	75,5	73,9
EUA	1,3	13,3	84
Estonia	5,9	24,6	75,3
França	2,8	38	72,9
Grécia	0,2	52,7	60
Itália	1,3	68,3	67,4
Luxemburgo	3,1	44,1	66,7
México	5	85,5	58,1
Polônia	2,8	33,6	73,2
Suécia	1,9	31,2	64,8
Suíça	2	18,3	64

[a]Diagnóstico médico para pelo menos uma das seguintes condições: hipertensão, diabetes, câncer, acidente vascular encefálico, artrite e doença cardiovascular (infarto do miocárdio e/ou angina e/ou insuficiência cardíaca). (Fonte: dados computados pelos autores e adaptados de Macinko *et al.*, 2020a.)

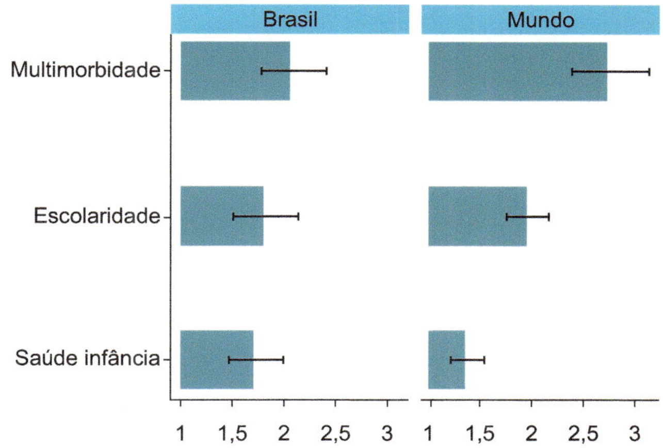

■ **FIGURA 3.5** Razões de prevalência ajustadas por sexo e idade da limitação para realizar atividades básicas da vida diária entre adultos com 50 anos ou mais, segundo fatores que operam ao longo da vida em 18 países de média e alta renda e no Brasil analisado separadamente. (Fonte: Estudos Longitudinais sobre Saúde e Aposentadoria, 2014-2016.)

Essas observações mostram que fatores que operam ao longo da vida são importantes determinantes da capacidade funcional entre adultos mais velhos, tanto em países de média quanto entre países de alta renda. Para a saúde pública, é importante saber o risco atribuível de cada um desses fatores para a limitação funcional. Esse risco é função da força das associações (geralmente, razões de incidência) entre a característica do curso da vida e a limitação funcional, assim como da prevalência dessa característica na população. Portanto, na perspectiva da saúde pública, investimentos na saúde na infância e aumento no nível da escolaridade da população são particularmente relevantes e prementes, sobretudo nos países de média renda, como Brasil, China e México. A redução da multimorbidade tem grande potencial para a redução da carga da limitação funcional em todos os contextos.

Uso de serviços de saúde

Modelos conceituais como o de Andersen (1995) descrevem três grupos principais de fatores associados à decisão de procurar assistência médica. São eles: fatores predisponentes, facilitadores e necessidades de saúde. Os fatores predisponentes compreendem características individuais, como idade, sexo, crenças e condição socioeconômica (p. ex., escolaridade, renda e riqueza). A idade geralmente tem uma relação em forma de U no que diz respeito à utilização dos serviços de saúde, com maiores taxas de uso entre os mais jovens e os mais velhos. Também existem diferenças importantes por sexo. Em quase todos os países, as mulheres tendem a usar os serviços de saúde com mais frequência do que os homens. Essas diferenças podem ser explicadas pela saúde reprodutiva e assistência obstétrica, maior morbidade feminina, diferenças na percepção do estado de saúde e uma maior propensão das mulheres a utilizarem cuidados preventivos (Hibbard; Pope, 1983; Mustard *et al.*, 1998; Verbrugge; Wingard, 1987; Waldron, 1983).

Características facilitadoras são aquelas que ajudam as pessoas a obter assistência em saúde, como gratuidade da atenção, cobertura por plano ou seguro de saúde, transporte, localização e horário de funcionamento dos serviços de saúde. Essas características podem diferir entre países, dependendo dos respectivos sistemas de saúde, e mesmo dentro de um único país. Por fim, as características relacionadas às necessidades de saúde são aquelas mais próximas da decisão de procurar assistência médica e geralmente envolvem uma necessidade de saúde percebida pelo indivíduo, como dor ou outros sintomas, e diagnóstico médico de um problema de saúde. Entre os fatores de necessidade nos mais velhos, está a presença de doenças crônicas, que requerem cuidados regulares ao longo do tempo.

Ao se considerar os padrões de utilização da assistência médica na população, existem combinações infinitas desses fatores. Portanto, há uma grande diversidade nos fatores que levam o indivíduo a procurar serviços de saúde, a frequência com que os procura e a variedade de tipos de serviços usados. Dada essa diversidade, como é possível avaliar se as diferenças observadas na utilização da atenção em saúde entre indivíduos (ou entre diferentes grupos populacionais) podem ser consideradas injustas?

Desigualdades na atenção à saúde são consideradas injustas quando resultam de fatores não relacionados às necessidades de saúde (Starfield, 2011). Usando o modelo conceitual de Andersen (1995), as diferenças no uso de serviços de saúde devem ser motivadas principalmente por diferenças na necessidade de assistência, com base no estado de saúde físico e mental subjacente. Isso é lógico, pois um indivíduo saudável tem o potencial de usar menos serviços de saúde do que alguém com várias condições crônicas. No entanto, se observarmos diferenças na utilização de serviços de saúde entre duas pessoas com necessidades em saúde semelhantes, mas que são impulsionadas por características predisponentes (como o nível de renda) ou características facilitadoras (como acesso a serviços de saúde em uma região geográfica específica), podemos então definir essa diferença como desigual ou injusta.

Existe uma literatura robusta sobre as iniquidades em saúde (Culyer; Wagstaff, 1993; Wagstaff *et al.*, 1999). Tais iniquidades estão presentes em quase todos os países, embora a magnitude delas, os grupos populacionais mais afetados e as políticas para reduzi-las variem significativamente. Tais esforços foram recentemente resumidos nos Objetivos de Desenvolvimento Sustentável (ODS) da Organização das Nações Unidas (ONU), um conjunto de objetivos acordados por todos os países membros que visam melhorar as oportunidades de saúde, promover padrões de vida e bem-estar melhores e mais equitativos, assim como reduzir danos ao nosso planeta. Um dos ODS (número 3) está focado na melhoria da saúde com vários subobjetivos, incluindo o alcance da cobertura universal de saúde. Por meio dele procura-se garantir que todos tenham acesso a um conjunto de medidas preventivas e curativas, por meio de assistência médica acessível e de alta qualidade, sem causar dificuldades financeiras para o indivíduo e suas famílias (Countdown to 2030 Collaborators, 2018). O conceito da cobertura universal de saúde é especialmente relevante para as populações mais velhas, pois elas tendem a ter maiores necessidades de saúde, rendimentos mais baixos devido à aposentadoria ou à incapacidade para continuar trabalhando e podem ter mais dificuldades, em relação às coortes mais jovens, para navegar no gerenciamento de tecnologias e nas burocracias complexas da assistência médica (Goeppel *et al.*, 2016; Sadana *et al.*, 2018).

Neste capítulo, para exemplificar as iniquidades na atenção em saúde às faixas etárias mais velhas, foram utilizados dados do Brasil, da Dinamarca, da Espanha, dos EUA, do México e da Suécia, que representam populações com diferentes níveis de renda e de condições de saúde. O indicador de uso de serviços considerado foi o relato de ter tido uma consulta médica nos últimos 12 meses, que é uma medida geral de acesso aos cuidados em saúde. As diretrizes clínicas, na maioria dos países, recomendam uma visita anual ao médico, especialmente para indivíduos mais velhos, para que seus sinais vitais sejam avaliados, seu uso de medicamentos seja monitorado, e para garantir que eles estejam em dia com os cuidados preventivos de rotina (Gorbenko *et al.*, 2017; Misra; Lloyd, 2019).

Como pode ser observado na Tabela 3.4, a renda *per capita* varia consideravelmente entre os países acima mencionados, com valores acentuadamente mais baixos no Brasil e no México (cerca de 25% da renda dos EUA). O México e o Brasil têm a menor expectativa de vida (cerca de 75 anos), enquanto Dinamarca, Espanha e Suécia apresentam as expectativas mais altas (80 anos ou mais). Os gastos médios *per capita* em saúde variam entre cerca de US$ 1.000 no México e no Brasil a US$ 9.500 nos EUA. As prevalências da pior autoavaliação da saúde, de doenças crônicas e da limitação funcional apresentam uma gama de variação entre esses países. A menor prevalência de consultas médicas é observada no México (78%) e a maior nos EUA (92%).

Para examinar como a realização de consultas médicas varia em relação às necessidades em saúde e a situação socioeconômica, foram constituídos quatro grupos, com base nas necessidades em saúde e no nível da renda domiciliar *per capita* de cada país. As necessidades em saúde foram baseadas na autoavaliação da saúde e na presença de doenças crônicas

▪ **TABELA 3.4** Características sociodemográficas e indicadores das condições de saúde entre adultos com 50 anos ou mais em diferentes países (Estudos Longitudinais sobre Saúde e Aposentadoria, 2014-2016).

País	Renda per capita (média em US$)	Expectativa de vida ao nascer (anos)	Despesas em saúde *per capita* (US$)	Idade (média)	Mulheres (%)	Autoavaliação de saúde como ruim %	Uma ou mais doenças crônicas[a] %	Limitação funcional[b] %	Consulta médica, 12 meses %
Brasil	15.010	75,2	1279	62,51	53,95	11,6	68,4	16,2	83,21
Dinamarca	51.990	80,9	4674	65,67	52,29	23,2	75,4	8,9	86,98
Espanha	36.750	83,3	3025	66,63	53,83	41,0	79,4	11,5	89,71
EUA	59.960	78,5	9505	67,47	54,11	25,7	85,9	16,4	91,54
México	18.300	74,9	1075	63,16	55,31	67,2	57,9	17,0	77,61
Suécia	49.420	82,3	5027	66,74	52,12	25,4	69,2	8,9	83,46

[a]Diagnóstico médico para pelo menos uma das seguintes condições: hipertensão, diabetes, câncer, acidente vascular cerebral, artrite e doença cardiovascular (infarto do miocárdio e/ou angina e/ou insuficiência cardíaca). [b]Qualquer dificuldade para pelo menos uma das seguintes atividades: alimentar-se, tomar banho, vestir-se, usar o toalete e deitar ou se levantar da cama. (Fonte: Dados computados pelos autores e adaptados de Macinko *et al.*, 2020b.)

e da limitação funcional em cada país. O nível socioeconômico foi determinado pela renda domiciliar *per capita* de cada país, classificando-se os de baixa renda ou pobres como aqueles com renda familiar no quintil inferior da distribuição da renda no respectivo país. Assim, o grupo 1 foi composto por pessoas com baixa necessidade de saúde e não pobres. O grupo 2, por pessoas com altas necessidades de saúde e não pobres. O grupo 3, por pessoas com baixas necessidades em saúde e pobres. O grupo 4 foi constituído por pessoas com altas necessidades de saúde e pobres. As probabilidades preditas da ocorrência de uma ou mais consultas médicas foram estimadas separadamente para cada país, com base nas necessidades em saúde e na renda, e ajustadas por sexo e idade.

Os resultados estão apresentados separadamente para homens e mulheres na Tabela 3.5 e na Figura 3.6. Como pode ser visto na Tabela 3.5, a prevalência ajustada por idade de ter tido uma ou mais consultas médicas foi maior entre as mulheres em comparação aos homens em todos os países. Entre os homens, as maiores probabilidades de consultas médicas foram observadas nos EUA e na Espanha e as menores no México e no Brasil. Curiosamente, entre as mulheres, as maiores probabilidades foram observadas na Dinamarca e no Brasil, ao passo que as menores foram observadas nos EUA e na Espanha.

No que se refere às diferenças por renda e necessidades em saúde, os principais achados são os seguintes: (1) os não pobres e com mais necessidades em saúde foram o grupo mais propenso a ter tido uma consulta médica recente; (2) o grupo pobre com mais necessidades em saúde teve probabilidade de consulta semelhante ao grupo não pobre com menos necessidades em saúde; (3) os pobres com menos necessidades em saúde foram aqueles com menor realização de consulta médica nos 12 meses precedentes. Esses padrões foram semelhantes nos homens e nas mulheres.

Quais são as explicações para os padrões observados nessas análises? Primeiro, quase todos os países têm uma prevalência relativamente alta de consultas médicas. Se incluíssemos países de baixa renda, teríamos encontrado prevalências de consultas muito mais baixas (Crisp; Chen, 2014).

Em termos de desigualdades por renda na realização de consultas médicas em cada país, observa-se menor probabilidade de consulta entre os pobres, independentemente do nível de suas necessidades de saúde. Como esperamos que o acesso à saúde seja impulsionado principalmente pelas necessidades de saúde, e não pelas características predisponentes – conforme o modelo de Andersen (1995) –, podemos concluir que existem importantes iniquidades no acesso às consultas médicas em todos os países examinados.

O que pode ser feito sobre as iniquidades no uso de serviços de saúde? As iniquidades no uso de serviços de saúde podem ser reduzidas por meio de várias iniciativas. Primeiramente, os sistemas de saúde precisam reduzir as barreiras organizacionais ao atendimento. Isso significa que seja mudada a forma como a assistência é oferecida, de modo que aqueles com mais necessidades de saúde tenham melhor acesso à atenção. Isso pode ocorrer: (1) reorganizando-se os serviços de saúde para que eles fiquem mais próximos dos bairros onde moram

▪ **TABELA 3.5** Probabilidades preditas ajustadas por sexo e idade da realização de uma ou mais consultas médicas nos últimos 12 meses, segundo as necessidades em saúde e o nível de renda entre adultos com 50 anos ou mais em diferentes países (Estudos Longitudinais sobre Saúde e Envelhecimento, 2014-2016).

	Homens				Mulheres			
	Necessidade de atenção alta		Necessidade de atenção mais baixa		Necessidade de atenção alta		Necessidade de atenção mais baixa	
País	Pobres	Não pobres	Pobres	Não pobres	Pobres	Não pobres	Pobres	Não pobres
Brasil	77,4	86,4	71,6	79,8	90,1	100,0	82,1	91,5
Dinamarca	81,9	90,2	74,5	83,0	91,4	100,0	84,9	93,6
Espanha	83,4	93,9	76,6	85,7	82,7	92,2	76,7	85,1
EUA	85,2	95,3	79,0	87,8	77,2	86,2	71,4	79,5
México	72,7	81,2	67,1	74,8	83,1	92,8	76,7	85,2
Suécia	78,5	87,0	70,7	79,8	87,1	96,6	79,9	88,6

Fonte: Dados computados pelos autores e adaptados de Macinko *et al.*, 2020b.

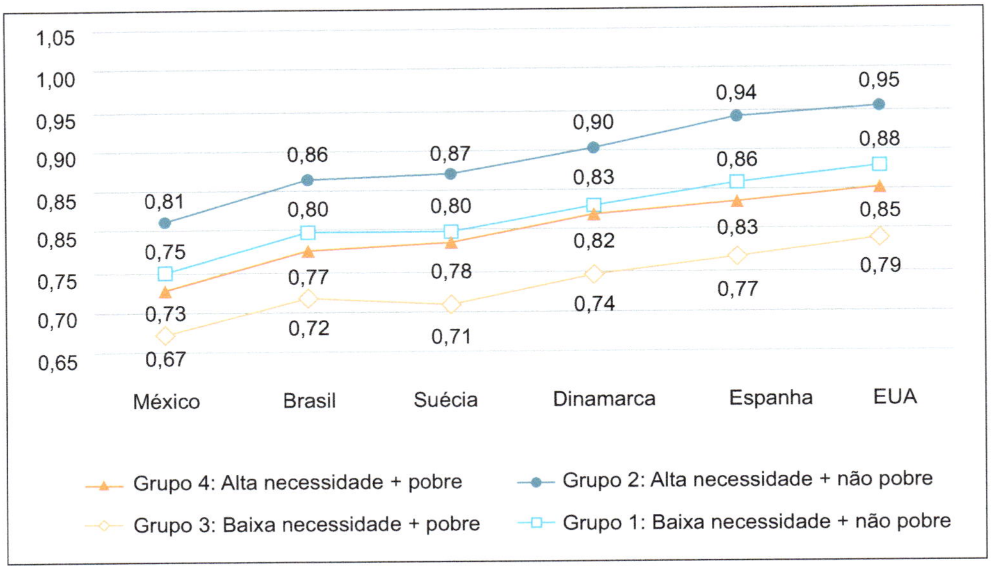

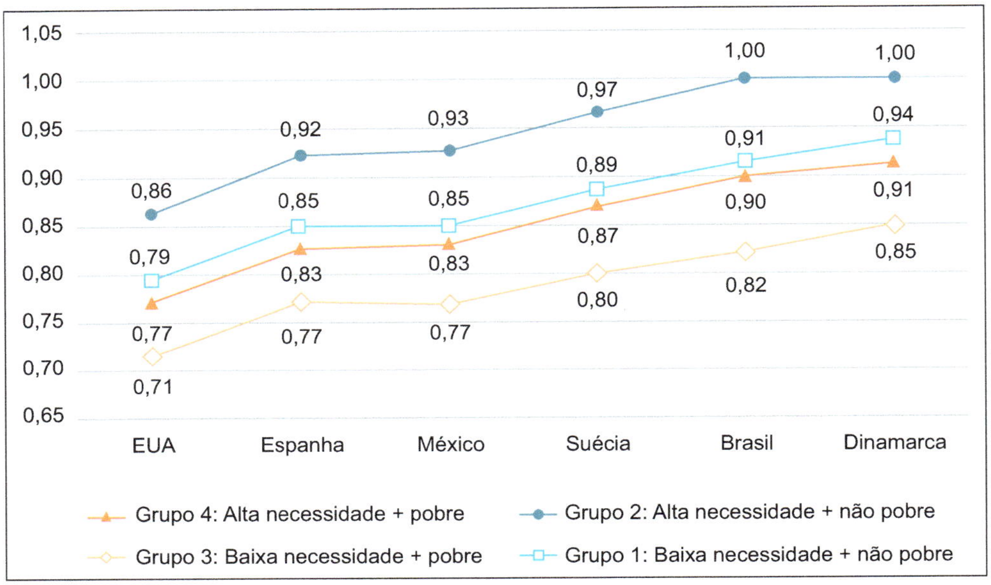

▪ **FIGURA 3.6** Probabilidades preditas ajustadas pela idade de ter realizado uma ou mais consultas médicas nos últimos 12 meses, segundo as necessidades em saúde e o nível de renda entre homens com 50 anos ou mais em diferentes países, em análise estratificada pelo sexo. As probabilidades foram estimadas por meio de modelos de regressão de Poisson robusta ajustada a idade e o sexo. Alta necessidade foi definida pela presença de pelo menos uma doença crônica, autoavaliação da saúde como ruim ou muito ruim e limitação funcional. As doenças crônicas e a limitação funcional estão descritas no rodapé da Tabela 3.3. A pobreza foi definida pelo quintil mais baixo da renda domiciliar per capita de cada país. (Fonte: Estudos Longitudinais sobre Saúde e Aposentadoria, 2014-2016. Dados computados pelos autores e adaptados de Macinko *et al.*, 2020b.)

e trabalham pessoas com mais necessidades de saúde; (2) ampliando-se o horário de atendimento para permitir que as pessoas recebam atendimento antes ou depois do horário de trabalho; (3) ampliando-se esforços de divulgação, com visitas de profissionais de saúde ao domicílio e às comunidades mais vulneráveis; (4) assegurando-se que todos os pacientes sejam tratados com dignidade e respeito por todos os membros da equipe de saúde.

Adicionalmente, os sistemas de saúde precisam reduzir barreiras financeiras ao atendimento. Isso pode incluir a oferta de cobertura subsidiada ou gratuita para populações vulneráveis, eliminando-se quaisquer copagamentos por consultas, especialmente na atenção primária, fornecendo-se estruturas para ajudar as populações vulneráveis a comprar medicamentos e dispositivos médicos necessários e fornecendo-se apoio financeiro para indivíduos com elevados gastos em saúde, que poderiam empurrá-los para a pobreza.

Portanto, não é por acaso que a missão do Sistema Único de Saúde (SUS) é oferecer serviços gratuitos a todos, com base em princípios de equidade e solidariedade. Embora nenhum sistema de saúde tenha alcançado uma equidade perfeita, estudos mostraram que o SUS se tornou mais equitativo entre 1998 e 2008 (Macinko; Lima-Costa, 2012) e investimentos na aérea da atenção primária reduziram com sucesso alguns aspectos das desigualdades sociais no Brasil entre 2000 e 2012 (Hone *et al.*, 2017).

Considerações finais

Um dos objetivos mais prementes da OMS é a redução das desigualdades sociais em saúde no espaço de uma geração (Commission on the Social Determinants of Health, 2009). Os resultados das comparações transnacionais aqui apresentados indicam que esses objetivos não podem ser alcançados sem investimentos na melhoria da saúde na infância, no nível da escolaridade e na redução da carga de doenças crônicas entre os mais velhos. Deve-se enfatizar que os sistemas de saúde devem ser configurados para desempenhar papel importante para a redução das desigualdades sociais em saúde. Finalmente, as sociedades devem garantir que todas as pessoas tenham voz, para que possam determinar o tipo de sociedade em que elas e seus entes queridos vão crescer, viver, trabalhar, divertir-se e envelhecer.

4

O Biodireito e a Inquietante Garantia ao Envelhecimento

Maria Aglaé Tedesco Vilardo

Introdução

Sou uma gota d'água
Sou um grão de areia
Você me diz que seus pais não te entendem
Mas você não entende seus pais... (Legião Urbana)

Escrever sobre Direito é a exata realização da intermulti-transdisciplinaridade propagada por Edgar Morin. É levar em conta, nesta abordagem jurídica, não só as leis e sua interpretação, mas as condições culturais e sociais, seu nascer, seus problemas e sua transformação, ultrapassando os significados e as compreensões aos quais estamos acostumados de modo metadisciplinar. A reunião dos saberes parciais constrói a resposta às nossas expectativas, aos nossos questionamentos em realização da ambição do conhecimento em movimento.

Não estamos no mundo em formas estanques. Tudo o que vivemos perpassa por ações das diversas áreas, incluindo a saúde. Quando uma pessoa vivencia um problema de saúde, as implicações vão além do corpo biológico, pois incluem influências emocionais, morais, espirituais, práticas, teóricas, econômicas e, por vezes, jurídicas. Cabe à pessoa que vivencia problemas de saúde ou ao profissional de saúde que a ajuda a encontrar uma boa solução ao seu problema gerenciar todas essas implicações e tomar decisões importantes.

O conhecimento das leis e suas diferentes aplicações e possibilidades, que não pode estar restrito a um grupo de pessoas formadas na faculdade de Direito, é da maior importância, na medida em que contribui para elaborar decisões despidas de moralismos e preconceitos, desde que nos posicionemos abertos a esse comportamento.

Para tanto, são apresentados os princípios e normas jurídicas a nortear as ações no campo da saúde. Partindo da lei maior, a Constituição Federal, que, junto às convenções internacionais, orienta as possibilidades de atuação permitidas ou não vedadas pelo ordenamento jurídico. Em seguida, a fraternidade é abordada enquanto categoria jurídica em correlação aos direitos humanos, no enfoque da participação do profissional de saúde e de pacientes no mesmo patamar de dignidade.

Toda a argumentação se dá com base na transdisciplinaridade, de difícil consecução, mas necessária para o biodireito enquanto disciplina fluida. A bioética faz a ponte entre o conhecimento da saúde e a moralidade e a pluralidade humanas, conferindo efetividade aos direitos fundamentais ao exigir o respeito à autonomia. A tomada de decisão em saúde exige a participação do paciente, no maior grau possível, mediante a informação prévia e material, exigindo a boa comunicação do profissional com seu paciente para obtenção do consentimento informado ou recusa.

Assumindo, de fato, a compreensão sobre as pessoas idosas com comprometimentos mentais e cognitivos como pessoas capazes, sua proteção é ampliada, sem paternalismos, dotada de respeito, limitando a interferência judiciária e ressaltando a importância de reconhecer a todas as pessoas, sem exceção, seus potenciais, sem deixar de as proteger quando desprovidas de voz. Novos institutos jurídicos, como a tomada de decisão apoiada, protegem pessoas idosas com problemas cognitivos sem afastar o protagonismo de sua própria vida, e a manifestação prévia de vontades de fim de vida permite este protagonismo até o fim, sendo ambos expressão do respeito à autonomia e à dignidade.

A interpretação das leis vigentes deve e pode ser feita por pessoas comuns, em análise dos problemas com auxílio de boas razões, e a bioética pode ser uma das principais aliadas. As argumentações fundamentam nossas decisões baseadas no conhecimento especializado em saúde, resultando em maior segurança para combater o que pode atrapalhar um encaminhamento mais justo de um problema de saúde: o medo na tomada de decisão.

Princípios e normas jurídicas

O Direito brasileiro baseia-se no sistema romano-germânico de leis escritas produzidas pelo Poder Legislativo. As leis seguem um trâmite para sua validade, sendo que devem cumprir o que está na Constituição Federal, a Magna Carta, da qual emanam todas as demais normas.

Ao lado da Constituição estão as convenções e os tratados internacionais ratificados pelo Brasil. São compromissos assinados pelo país perante a comunidade internacional, os quais, depois de aprovados pelo Congresso Nacional, ingressam no ordenamento jurídico como emenda constitucional ao versarem sobre temas de direitos humanos. Isso significa que eles também deverão ser seguidos por todas as demais leis. São centenas de convenções ratificadas pelo Brasil e as que nos interessam neste diálogo são a Convenção Internacional sobre os Direitos das Pessoas com Deficiência e a Convenção Interamericana sobre a Proteção dos Direitos Humanos dos Idosos. A primeira, ratificada pelo Congresso Nacional, tem força de emenda constitucional, e a segunda, não ratificada até o momento, representa um compromisso internacional assumido pelo país como uma política pública de atuação em benefício das pessoas idosas.

A seguir, temos as leis ordinárias, que estabelecem detalhadamente os diversos direitos e a forma de sua efetivação. O Brasil tem normas avançadas para garantir os direitos fundamentais das pessoas vulneráveis, tanto nas relações privadas quanto nas relações públicas, como o Código Civil, o Estatuto da Pessoa Idosa e o Estatuto da Pessoa com Deficiência.

Embora não sejam leis, as normas éticas e técnicas são acolhidas pela legislação ao tratar do direito à saúde. O Estatuto da Pessoa com Deficiência, por exemplo, assegura o atendimento segundo normas éticas e técnicas, as quais regulamentarão a atuação dos profissionais de saúde e contemplarão aspectos relacionados aos direitos e às especificidades da pessoa com deficiência, incluindo temas como dignidade e autonomia. Normas éticas de conselhos profissionais, especialmente do Conselho Federal de Medicina (CFM), são utilizadas em decisões judiciais para fundamentar o raciocínio lógico de temas ainda não legislados, incorporadas como uma boa doutrina.

Além das normas escritas, os tribunais respaldam as decisões na jurisprudência, aplicação das leis nos casos concretos com interpretação firmada repetidas vezes no mesmo sentido. A jurisprudência indica o rumo tomado pelo Poder Judiciário para a compreensão e a interpretação dos novos casos trazidos pelo avanço da biotecnologia e do mundo contemporâneo. Situações não imaginadas na época em que a lei foi promulgada, mas que precisam ser solucionadas em uma ação judicial, são analisadas à luz de todo o arcabouço jurídico, e, quando uma nova solução é implementada, passa a guiar outras decisões. Um exemplo diz respeito à possibilidade de diagnósticos de doenças ainda na fase fetal, que alterou a interpretação da lei que criminaliza o aborto no país, excepcionando os casos de estupro e para salvar a vida da gestante. A interpretação do Supremo Tribunal Federal (STF) passou a permitir a interrupção da gestação de feto anencéfalo sem que esta exceção constasse no Código Penal, mas por interpretação jurisprudencial.

A referência legislativa a guiar as decisões de saúde, seja pelo próprio paciente ou pelo profissional em atuação, são os princípios e as normas que estão na Constituição Federal, como descrito a seguir.

Constituição Federal: direitos e garantias fundamentais

A regra geral de não discriminação de qualquer espécie, contida na Constituição Federal, é a maior referência para a atuação profissional em todas as áreas, especialmente na saúde. A Constituição iguala a todas as pessoas em seus direitos e coloca no mesmo patamar a inviolabilidade do direito à vida, à liberdade, à igualdade, à segurança e à propriedade. Observe-se que a vida não é um direito acima dos demais, como à liberdade e nem mesmo à propriedade. O argumento de que a vida está acima dos demais direitos porque todos decorrem dela não prevalece quando se confronta com o sofrimento da prorrogação da vida biológica por procedimentos que não agregam melhoria à saúde ou à qualidade de vida. Esse é um pensamento próprio da incapacidade de aceitação da naturalidade da finitude.

O direito fundamental de que "ninguém será obrigado a fazer ou deixar de fazer alguma coisa senão em virtude de lei" é norma constitucional a ser seguida na atuação profissional. Quando a lei determina alguma obrigação ou sanção, caberá seguir seus ditames. Caso não haja vedação legal, cada um poderá agir livremente, em respeito aos princípios gerais. O princípio de vedação de retrocesso das conquistas de direitos humanos impede que os avanços alcançados voltem a ser limitados.

Do mesmo modo, é constitucionalmente inadmissível submeter alguma pessoa a tratamento desumano ou degradante, muito menos à tortura, regra que se aplica aos tratamentos médicos e aos cuidados de saúde em geral. A norma constitucional tem por escopo proteger os seres humanos de qualquer ato de violência, e as leis de proteção à pessoa idosa e à pessoa com deficiência consideram violência qualquer ação ou omissão que cause morte, dano ou sofrimento físico ou psicológico, o que deve ser objeto de notificação compulsória, comunicando-se às autoridades os fatos praticados seja por quem for: familiares, profissionais de saúde ou outras pessoas.

No aspecto espiritual, a Constituição obriga ao respeito à liberdade de consciência e de crença, considerando direito fundamental a prestação de assistência religiosa em entidades de internação coletiva, não obstante sermos um Estado laico, porque respeita toda forma de espiritualidade. A crença religiosa ou a convicção filosófica não privam ninguém de seus direitos. No âmbito da saúde, isso significa que uma recusa a tratamento em razão de crença religiosa deve ser respeitada. Muitos processos chegam ao Poder Judiciário por recusa da transfusão de sangue por Testemunhas de Jeová, por acreditarem que seu sangue será poluído por sangue alheio, além do risco de sofrer o banimento de sua comunidade religiosa, seja criança ou adulto. O STF está próximo de decidir o tema sobre o "direito de autodeterminação da comunidade Testemunhas de Jeová de se submeterem a tratamento médico realizado sem transfusão de sangue, em razão da sua consciência religiosa". A decisão será considerada como recurso repetitivo, o que obrigará a ser seguida por todos os tribunais do país. Este tema de nº 952 está delimitado como o "Conflito entre a liberdade religiosa e o dever do Estado de assegurar prestações de saúde universais e igualitárias" e vai analisar a liberdade à autodeterminação confessional e a obrigação do Estado em oferecer política de saúde respeitando as convicções religiosas e filosóficas compartilhadas por comunidades, diante do princípio da isonomia e do direito à liberdade religiosa.

A ampla garantia de direitos constitucionais, com menção expressa ao objetivo de nossa República em construir uma sociedade livre, justa e solidária, não se limita às normas constitucionais. No preâmbulo da Constituição, consta que o exercício de direitos e de liberdades individuais, bem como a igualdade e a justiça, são valores supremos de nossa sociedade, que é afirmada como fraterna, plural e sem preconceitos. A característica da fraternidade deve ser abordada para uma boa prática profissional na saúde.

Fraternidade como categoria jurídica

Aqui cabe uma referência à Declaração Universal de Direitos Humanos, um compromisso assumido pelo nosso país junto a muitos outros. Seu artigo 1º estabelece que: "Todos os seres humanos nascem livres e iguais em dignidade e em direitos. Dotados de razão e de consciência, devem agir uns para com os outros em espírito de fraternidade." Revela nossa compreensão para com todos os seres humanos no sentido de respeito à nossa dignidade e do contrato social que firmamos. O contrato social exige de nós o mutualismo, a reciprocidade, a fraternidade, mesmo quando alguns de nós não possam contribuir da mesma forma que os demais. Somos responsáveis por cada um e por todos. *Prima facie*, todos somos racionais e conscientes; porém, se não estivermos assim em algum momento da vida, a fraternidade prevalecerá, no sentido de nos tratarmos como iguais, sem favores, mas como pessoas que devem ocupar o mesmo espaço na sociedade e obter a mesma respeitabilidade, independentemente das capacidades específicas.

Morin (2019) traz a ideia de fraternidade, na qual a caridade é substituída pela ideia de igualdade, sem imposição legal, mas com base no afeto originário do humano, cuja fonte são os sentimentos que nos impulsionam na direção do outro. Os componentes da fraternidade são a ajuda mútua, a cooperação, a associação e a união, por meio do sentimento de maternidade comum idealizada. O afastamento deste sentimento humano tem origem na evolução da ciência, da biotecnologia e da economia. A relação simbiótica ser humano-máquina não contribui para a fraternidade; por isso, é preciso mudar o pensamento quanto ao que tem valor e quanto ao que deve ter crescimento na vida, deixando para trás "o individualismo cada vez mais egoísta", as promessas de vida eterna ou eterna juventude.

A ampliação das competências humanas criadas pelo transumanismo não minimiza o problema sobre a necessidade de melhoria de nossa compreensão, de respeito ao próximo e do exercício fraterno. Precisamos desenvolver sistemas alternativos, reservas de resistência da fraternidade, ilhas alternativas de vida, conscientes da inseparabilidade da unidade e da diversidade humana para com a natureza viva, pois a fraternidade, longe de ser definitiva dada a sua fragilidade, necessita ser renovada constantemente, como enfatiza Morin.

Por isso, a aproximação entre as diversas áreas de conhecimento é tão importante. O conhecimento biológico, a filosofia e a ética devem contribuir para a compreensão humana em um mundo plural e de grande incompreensão. Acreditar que cada ser humano é sujeito de direitos, de desejos e de crenças, com valores construídos ao longo de sua existência que formam sua história, sua biografia, seu protagonismo, no que chamo de livro da vida de sua autoria. Nesse emaranhado, está o Direito, que, para melhor compreensão dos casos difíceis, que exigem um conhecimento interdisciplinar, se alia à bioética na disciplina do biodireito, buscando encaminhar solução mais justa aos graves problemas da vida biológica sem descuidar da vida psíquica e da espiritualidade e transcendência.

Biodireito: transdisciplinaridade difícil, mas necessária

Esperar que o Direito apresente a solução justa para todos os conflitos de saúde poderá gerar frustação. A técnica jurídica permite encaminhar os debates e dar uma sentença, mas as decisões judiciais de fundo moral, próprias da bioética, poderão trazer o viés moral de cada julgador. Afastar os julgamentos moralistas e permitir a discussão moral dentro de uma sociedade plural não é tarefa fácil, quanto mais ao se exigir que sejam assegurados direitos de forma equânime e sem preconceitos e com resultado justo. Nada simples. Um bom começo é seguir as normas legais, desconstruindo conceitos anteriormente apreendidos para que possamos demonstrar, sem ideias preconcebidas, o que efetivamente a lei nos possibilita.

Todos nós temos o direito ao cuidado por sermos membros da família humana, mas observe-se que algumas pessoas têm essa garantia legal no propósito de preservar os seres humanos em vulnerabilidade. Merecem destaque as crianças, as pessoas idosas e as pessoas com deficiência. Inúmeros são os diplomas legais internacionais e nacionais que conferem à criança proteção especial por estar sendo preparada para a vida independente e por ser merecedora de crescer em ambiente de felicidade e de amor, por lhe faltar maturidade física e mental, por necessitar de proteção e cuidados especiais, conforme consta da Convenção sobre os Direitos da Criança, diferente do fundamento para a proteção especial às pessoas idosas, com ou sem deficiência, ou pessoas que adoecem na fase final de sua vida.

A velhice, considerada na Convenção Interamericana sobre a Proteção dos Direitos Humanos dos Idosos como "construção social da última etapa do curso de vida", recebe, do Estatuto da Pessoa Idosa, a "proteção integral" com "absoluta prioridade à efetivação" de seus direitos, reconhecendo o direito ao envelhecimento como direito personalíssimo. Isso significa que basta ter a qualidade de ser humano para ter assegurado o direito de envelhecer com dignidade.

O envelhecimento ocorre a partir das alterações internas, que ocorrem com o tempo, em interação do ser com o meio ambiente. Ampliar o envelhecimento ativo e saudável de forma a otimizar o bem-estar geral com qualidade de vida e permanente contribuição da pessoa velha com sua família, amigos, comunidade é um desafio e tanto. As perdas são muitas e nem todo o avanço biotecnocientífico permite afastar as duas certezas que temos: a degradação do nosso corpo físico e a irreversibilidade da nossa finitude.

Os valores do corpo perfeito não impedem o envelhecimento dos órgãos internos. A certeza de que somos seres finitos nos impõe o questionamento sobre o que nos trouxe até aqui e para onde iremos. São frustrações que exigem equilíbrio em nossa caminhada, e, por sermos questionadores, continuamos a busca incessante pela melhoria de nossos corpos, por mais saúde, mais tempo de vida. Com isso, em cerca de um século, duplicamos nosso tempo de estadia no planeta, passando de 40 para 80 anos, com promessas de chegarmos aos 135 anos. O que faremos com tantos anos de vida e como viveremos é outro assunto. O que nos importa neste debate é como exigir a prevalência do respeito às nossas vontades e à nossa história neste período de finitude de vida. Deste modo, vamos examinar o respeito legal e moral à autonomia.

Respeito à autonomia como princípio da bioética e da norma legal

A autonomia é a maneira de tomarmos decisões sobre nossas vidas, livres de qualquer coerção, não obstante sermos influenciados em nossas escolhas por pessoas importantes em nossa vida, como familiares, amigos ou líderes espirituais, além dos fatores socioambientais. Apenas seremos autônomos se formos livres para decidir o que é melhor para nossas vidas, de acordo com nosso próprio modo de viver. Isso inclui a condição de aceitar ou recusar tratamentos de saúde que nos deixem longe das nossas escolhas, inclusive religiosas.

Por vezes, existe o entendimento de que a idade muito avançada afasta do ser humano sua possibilidade de decidir bem, muito embora as pessoas mudem seus valores e seus anseios com o avançar dos anos, com diferentes desejos aos 20, aos 50 ou aos 80 anos.

A idade *per se* não pode ser motivo de impedir o recebimento da informação devida e do consentimento para qualquer tratamento ou procedimento de saúde. Se há exigência de consentimento informado, é porque admitimos a recusa informada. Contudo, quando uma pessoa mais velha recusa um tratamento de saúde, não é incomum que se busque suprir por ordem judicial o consentimento negado.

O consentimento informado é norma legal. Para que um corpo seja tocado por profissional da saúde, existe regra legal e norma ética a exigir que seja dada a informação adequada e obtida a concordância do paciente. A lei o exige quando assegura no Estatuto da Pessoa Idosa o direito de optar pelo tratamento de saúde que lhe for reputado mais favorável. Esta lei menciona que o idoso esteja no domínio de suas faculdades mentais. A Convenção Internacional sobre os Direitos das Pessoas com Deficiência, contudo, tem como regra que "a discriminação contra qualquer pessoa, por motivo de deficiência, configura violação da dignidade e do valor inerentes ao ser humano". Desse modo, não se pode exigir a denominada "plena" capacidade mental. As pessoas, nas medidas de suas possibilidades, devem ser ouvidas na expressão de suas vontades.

Essa convenção foi promulgada por decreto, sendo considerada como emenda constitucional, devendo ser cumprida integralmente. Ela afirma que os Estados Partes "exigirão dos profissionais de saúde" que "obtenham o consentimento livre e esclarecido das pessoas com deficiência". Estabelece ainda que os Estados definirão regras éticas "de modo a conscientizar os profissionais de saúde acerca dos direitos humanos, da dignidade, autonomia e das necessidades das pessoas com deficiência". A dúvida de muitos profissionais é sobre a obtenção deste consentimento e de que forma poderá ser considerada uma vontade consentida ou a recusa de um paciente com deficiência mental ou cognitiva.

A resposta não é simples, mas temos que partir da ideia de que deve se tentar obter essa participação no maior grau possível. Essa expressão está em artigo do Estatuto da Pessoa com Deficiência, que afirma que "o consentimento prévio, livre e esclarecido da pessoa com deficiência é indispensável para a realização de tratamento, procedimento, hospitalização e pesquisa científica." Nos casos mais graves que exigem curatela, a lei determina que "deve ser assegurada sua participação, no maior grau possível, para a obtenção de consentimento".

Ao interpretarmos esta norma em consonância com a Declaração de Direitos Humanos, quando afirma que todos os seres humanos são dotados de razão e de consciência, partimos de um pressuposto comum de que todas as pessoas são capazes de decidir sobre suas vidas. Evidente que nem sempre isso acontecerá, mas o ponto de partida deve ser o contrário do que acreditamos por longos anos quanto às pessoas com deficiência mental ou cognitiva serem incapazes de tomar suas decisões. Partindo do pressuposto de que todos possuem a condição de decidir, poderemos encontrar pessoas que não consigam tomar suas próprias decisões, mas agora são consideradas exceção, e não a regra. A construção desse caminho parte da história de vida de cada um.

Participação do paciente, no maior grau possível, para tomada de decisão de saúde

Obter sua participação no maior grau possível se dá por meio de uma escuta qualificada, uma boa comunicação. O profissional de saúde é a pessoa que estudou, que tem conhecimento, que deve, em tese, saber se comunicar, ouvir, prestar atenção, explicar com clareza e paciência. Além disso, sem dúvida, esse profissional deve observar os sinais, considerar a história de vida de seu paciente, sua biografia, o que disse anteriormente para as pessoas com as quais convivia, seus familiares ou amigos e os profissionais de saúde que o atenderam, sejam de medicina, enfermagem ou fisioterapia. Difícil, sim, mas não impossível. A assimetria existente na relação entre profissional da medicina e paciente em razão do conhecimento técnico não deve prevalecer quando se trata da relação fraternal entre seres humanos.

O que a lei trouxe foi uma mudança de paradigma. Não veio por acaso ou porque o legislador pensou em seu caso pessoal ou em algum membro de sua família, veio após inúmeros estudos, reflexões filosóficas e éticas. Criou-se a lei pensando na igualdade efetiva, na não discriminação. São passos largos que merecem nossos esforços na sua consecução. Rejeitar a lei e continuar a fazer o mesmo que fazíamos anteriormente impede de tornar exequível a fraternidade como categoria jurídica, impede de cumprir a lei por puro preconceito e incapacidade comunicativa da parte dos estudiosos em suas áreas e especialidades, na altivez de acreditar que um juiz/juíza pode decidir melhor a vida da pessoa idosa com deficiência.

Outra forma de discriminação é analisar a razoabilidade da decisão tomada. Validar a vontade manifestada não permite a verdadeira atuação na tomada de decisão. O paciente tomará sua decisão na medida de suas possibilidades, de seus valores, mediante a ação comunicativa do profissional de saúde que o atende que está envolvido nesse processo complexo. Não se trata de um papel meramente formal, mas de uma atuação em busca dos valores pessoais do próprio paciente, de como se manifesta o mundo a partir de seu ponto de vista. A família deve participar na construção da comunicação; para isso, a lei determina que receba a assistência necessária para contribuir no exercício pleno e equitativo dos direitos da pessoa idosa com impedimentos para a tomada de decisão sobre sua saúde, sem substituição da vontade do paciente, mas ajudando a tornar sua vontade conhecida.

A família participará na medida de contribuição de manifestação de vontade do paciente, em consonância com suas vontades manifestadas ao longo de sua vida, de acordo com seu modo de viver. Se os vínculos familiares estão fragilizados ou rompidos, as pessoas amigas próximas devem trazer as informações, especialmente cuidadoras e quem desempenha papel de atendente pessoal. Quando houver divergência entre familiares, como pode ocorrer quando há dois ou mais filhos, o profissional deverá extrair o pensamento de seu paciente, sem temor de acatar entendimento diverso do de um familiar, mesmo que ocorra ameaça de judicialização da questão. Não se pode impedir um parente de processar o profissional de saúde diante do direito legal à livre propositura de ação, mas a lei está do lado de quem atende o paciente, pois o compromisso médico na relação profissional é com ele, e não com a vontade dos familiares.

A escolha sempre será do próprio paciente, em consonância com seus valores construídos por décadas. Este é o comando normativo ao assegurar o pleno exercício dos direitos humanos e liberdades fundamentais de todas as pessoas com deficiência ou não, sem discriminação por deficiência ou idade.

A Convenção Interamericana sobre a Proteção dos Direitos Humanos dos Idosos normatiza no mesmo sentido, o que não poderia ser diferente. A pessoa idosa tem o direito de expressar seu consentimento livre e informado, além de poder modificá-lo, criando mecanismos que coíbam abusos e fortaleçam a capacidade de compreender as opções oferecidas, seus riscos e benefícios, observando a identidade cultural, o nível educacional e as necessidades da pessoa idosa. Por fim a Convenção prevê a manifestação antecipada das suas vontades, inclusive quanto aos cuidados paliativos.

Manifestação de vontade prévia

Pode-se afirmar que a maior expressão de autonomia é decidir antes, pelo testamento vital – esse nome estranho que quer dizer falar sobre suas vontades de fim de vida – para quando não tiver voz. A Convenção Interamericana reafirma o direito irrenunciável à manifestação do consentimento livre e informado no âmbito da saúde, e negar este direito constitui uma forma de vulneração dos direitos humanos do idoso. Então, a informação prévia tem que ser adequada, clara e acessível para que a pessoa idosa compreenda de acordo com sua identidade cultural, seu nível educacional e suas necessidades.

Além da manifestação prévia, a pessoa idosa poderá, a qualquer momento, modificar, revogar ou ampliar sua vontade, por "instrumento juridicamente vinculante em conformidade com a legislação nacional". Desse modo, basta ficar comprovado que a pessoa se manifestou por vontade livre. Quando muito, um reconhecimento em cartório de sua assinatura se fizer por escrito, pois não há lei que o exija. O mais importante é tornar esta manifestação a mais pública possível, deixar o documento, ou gravação, acessível a pessoas as quais deixará indicadas e responsabilizadas por cumprir sua vontade. Uma ou mais pessoas, amigas, parentes, que possam ser encontradas quando necessário. Estas pessoas serão a voz do paciente, falando em seu nome.

A crítica ao nome "testamento vital" se dá porque o testamento é um instituto jurídico próprio para bens patrimoniais e para depois da morte. O testamento vital, em tradução ruim do *living will* do direito americano, é para antes da morte, para a finitude de vida e para questões relativas ao corpo e seu tratamento de saúde. Por isso, a expressão "minhas vontades de fim de vida" soa melhor.

Fazer um documento desta natureza pode ser mais simples do que se pensa. Basta que a pessoa reflita sobre situações possíveis de acontecer e que opte por procedimentos que a deixem confortável. As pessoas que não são da área de saúde podem ter dificuldades em escolher tratamentos como diálise, intubação ou reanimação, mas poderão dizer para o caso de doença incurável, sem possibilidade de recuperação, o que gostariam ou não.

São três os pontos relevantes para a manifestação da vontade de fim de vida:

- Afirmar se deseja ter sua vida mantida artificialmente ou não
- Autorizar ou rejeitar procedimentos sem possibilidade curativa, inclusive sua interrupção caso tenham sido iniciados em atendimento de emergência, quando a vontade manifestada não chegou ao conhecimento dos profissionais de saúde
- Manifestar se deseja acompanhamento por equipe com conhecimento em cuidados paliativos.

Para um paciente em estado de doença ameaçadora da vida, sem possibilidade curativa diante de tantos avanços da biotecnociência, restará decidir entre aceitar os procedimentos que podem manter seu corpo biológico vivo, independentemente da qualidade de vida, podendo ficar em situação de inconsciência até a finitude total de seu corpo físico, ou deixar que a morte ocorra naturalmente, mantendo-se confortável.

A opção por cuidados paliativos é importante porque afasta ou minimiza a dor com medicamentos que deixem o paciente confortável, determina que não se empreendam esforços inúteis e dolorosos, como punções desnecessárias, que se procure manter o paciente em nível de consciência para que possa se despedir de seus entes queridos e que possa usufruir de seus últimos momentos de vida com quem e como desejar, seja ouvindo música, estando perto de seus amores e bichinhos de estimação, tentando se desculpar ou perdoar pessoas importantes ou fazendo suas reflexões e orações pessoais. Uma morte natural, sem sofrimentos evitáveis, não acelerada nem retardada.

Como se sabe, não há lei sobre testamento vital; portanto, de acordo com a norma constitucional de que "ninguém deve fazer ou deixar de fazer alguma coisa senão em virtude de lei", a vontade prévia poderá ser manifestada como a pessoa quiser: à caneta, no computador, por vídeo gravado, dizendo ao profissional de saúde para constar no prontuário, enfim, como deseja, informando sobre seus desejos de fim de vida quanto ao seu corpo. Sem advogado. Sem registros. Sem medo.

Proteção legal das pessoas idosas com problemas cognitivos

Muito embora a Convenção Interamericana sobre a Proteção dos Direitos Humanos dos Idosos não tenha sido ratificada pelo Congresso Nacional, o país assumiu compromissos de políticas públicas perante a comunidade internacional ao assiná-la, para proteger as pessoas, nos exatos termos do Plano de Ação Internacional sobre o Envelhecimento na II Assembleia Mundial sobre o Envelhecimento, celebrada em Madri, em 2002.

O Plano de Ação Internacional sobre o Envelhecimento é uma declaração política para promover o desenvolvimento da sociedade para todas as idades, eliminando todas as formas de discriminação, especialmente pela idade, o que requer apoio social por meio de formulações políticas relevantes. Hoje temos cerca de 30 milhões de pessoas idosas acima de 60 anos, sendo 4 milhões na faixa acima de 80 anos. Segundo o Instituto Brasileiro de Geografia e Estatística (IBGE), o Brasil terá cerca de 20 milhões de idosos com mais de 80 anos em 2060.

As políticas públicas para o envelhecimento progressivo da humanidade, no país e no mundo, são no sentido de proteger as pessoas idosas, incrementando sua participação na vida econômica, política e social, eliminando a pobreza e a violência na velhice, reafirmando a igualdade dos sexos, a reciprocidade entre as gerações. É fundamental que haja um comprometimento dos governos, tanto federal, quanto estadual e municipal, e da atuação do Judiciário para aplicar os novos paradigmas e exigir que todos os profissionais, especialmente da saúde, atuem em respeito ao novo modelo de proteção de pessoas idosas, que difere do que vinha sendo aplicado.

Manutenção da máxima capacidade funcional das pessoas idosas e promoção de sua participação

Por anos, buscamos proteger as pessoas idosas com problemas mentais ou intelectuais por meio do conhecido instituto da interdição, no qual um curador era nomeado pelo Poder Judiciário. O curatelado, então, ficava privado de decidir todas as questões na sua vida. Não poderia se casar, vender ou comprar imóveis, administrar sua conta bancária, dar presentes para as pessoas que amava, enfim, tinha sua vida limitada à vontade do curador, especialmente no tocante a como utilizar seu dinheiro. Em alguns casos, quando sempre ajudou filhos e netos, pagando faculdade, ajudando a comprar apartamentos ou automóveis, deixava de poder fazê-lo. O curador nomeado prestava contas dos gastos, que deveriam ser utilizados em benefício exclusivo do curatelado. Namorar e presentear a pessoa amada tornava-se objeto de ações judiciais por considerar o ser amado como mero aproveitador.

Com a convenção internacional e a implementação de mudanças legais no código civil, o instituto da interdição deixou de ter esta amplitude. O termo usado atualmente é "curatela", uma medida extraordinária que somente deve ser usada para os direitos de natureza patrimonial e negocial. Isso quer dizer que não poderá ser utilizado para decisões existenciais, o que inclui decisões sobre saúde.

A Lei Brasileira de Inclusão da Pessoa com Deficiência, ou Estatuto da Pessoa com Deficiência, afirma que toda pessoa com deficiência tem direito à igualdade de oportunidades como as demais pessoas e não sofrerá nenhuma espécie de discriminação. A deficiência não afeta a plena capacidade civil da pessoa para todos os seus direitos existenciais, como o direito a se casar ou constituir união estável e exercer direitos sexuais. Assim, nenhum curador nomeado poderá interferir em relações de afeto, em namoro ou vontade do curatelado em morar com quem desejar. A lei enfatiza que "a definição da curatela não alcança o direito ao próprio corpo, à sexualidade, ao matrimônio, à privacidade, à educação, à saúde, ao trabalho e ao voto". A alegação de que terceira pessoa está se aproveitando do patrimônio do curatelado não vai interferir porque o curador tem autorização judicial para cuidar do patrimônio do curatelado sem interferir nas suas decisões de vida. Quando não cumprida esta norma, haverá violação dos direitos da pessoa e caberá a comunicação à autoridade competente.

O Plano de Ação Internacional sobre o Envelhecimento "exige mudanças das atitudes, das políticas e das práticas em todos os níveis e setores" a fim de se conferir a "plena realização de todos os direitos humanos e as liberdades fundamentais de todos os idosos", o que requer um novo comportamento de todas as pessoas envolvidas, curadores, promotores de justiça, juízes e familiares.

Um bom começo pode ser a percepção de que a curatela, por si só, não propicia a proteção de pessoas idosas com problemas cognitivos. O exame de cada caso, individualmente, e a ação no sentido de revelar a vontade individual de cada idoso sobre sua saúde e corpo serão necessários. A nomeação de um curador pelo Poder Judiciário reduz a dimensão da responsabilidade daqueles que lidam com a pessoa idosa, porque o curador passa a assumir a responsabilidade integral. Todavia, garantir que a vontade do paciente idoso prevaleça é garantir que sejam afastados os "estereótipos negativos a respeito das pessoas incapacitadas, que podem levar a que se deprecie sua capacidade e que as políticas sociais não lhes permitam tornar efetivas todas suas possibilidades", como expresso no Plano sobre o Envelhecimento, assumindo uma nova realidade onde cada um e todos são responsáveis em promover a dignidade do outro.

Tomada de decisão apoiada

Este novo instituto veio com a concepção de proteção da pessoa com problema mental ou intelectual para o "exercício de sua capacidade legal em igualdade de condições com as demais pessoas", previsto na Lei de Inclusão. A pessoa elege duas ou mais pessoas idôneas e de sua confiança que lhe prestarão apoio na tomada de decisão sobre atos da vida civil. As pessoas escolhidas fornecerão elementos e informações necessárias para exercer sua capacidade. Sempre prevalecerão "o respeito à vontade, aos direitos e aos interesses da pessoa que devem apoiar". A indicação das pessoas se dará pela pessoa apoiada. Em caso de divergências, o Poder Judiciário poderá decidir. O mais importante, contudo, é que a pessoa apoiada seja sempre ouvida e a sua vontade seja considerada.

A curatela, portanto, além de não influenciar na tomada de decisão sobre a saúde da pessoa idosa, não poderá ser utilizada para qualquer outra decisão que não seja de cunho patrimonial.

O Código Civil prevê a tomada de decisão apoiada como um processo judicial, com apresentação de um termo com limites do apoio a ser oferecido e os compromissos dos apoiadores, prazo de sua vigência e o respeito à vontade e aos direitos e aos interesses da pessoa que devem apoiar, a pedido da própria pessoa a ser apoiada. Neste termo, serão indicadas expressamente as pessoas aptas a prestarem o apoio.

Judicialmente, deverá haver assistência de equipe multiprofissional e participação do Ministério Público, além da oitiva pessoal, pelo juiz/juíza, da pessoa que requer apoio e das pessoas que prestarão o apoio. Um aspecto relevante é a valorização legal da avaliação biopsicossocial da deficiência por equipe multiprofissional e interdisciplinar. Essa avaliação é muito mais do que a perícia psiquiátrica realizada nas antigas ações de interdição.

A avaliação biopsicossocial deve considerar "os impedimentos nas funções e nas estruturas do corpo; os fatores socioambientais, psicológicos e pessoais; a limitação no desempenho de atividades; e a restrição de participação" da pessoa. Percebe-se a mudança do campo biológico para considerar tantos outros fatores relevantes próprios do mundo real, muito além da "normalidade" psíquica, em respeito ao ambiente que cerca a pessoa, suas relações pessoais construídas ao longo da vida, as funcionalidades que são passíveis de serem exercidas, e não o que não pode fazer. A nova percepção é positiva, sobre o que se tem de bom e de funcional, afastando o sentido negativo construído ao longo dos anos que se generalizava na conclusão de "incapacidade de gerir sua vida civil".

Evidente que haverá pessoas em condição de falta de funcionalidade, não por serem velhas ou por terem deficiência, mas por estarem, naquele momento, impossibilitadas totalmente de cuidarem de si mesmas, ou porque eram pessoas que viviam plenamente e de maneira súbita sofreram acidente que as deixou inconscientes ou com grave deficiência, ou porque eram pessoas que, embora em exercício pleno de sua autonomia e independência, foram reduzindo pouco a pouco suas condições e habilidades, ou ainda porque nasceram assim ou desenvolveram doença grave ainda jovens. O que fica patente é que, em qualquer destas possibilidades, não serão tratadas na forma excludente; partiremos do pressuposto de que todas são dotadas de razão e de consciência, como a Declaração de Direitos Humanos afirma e, após a análise de cada uma das situações de vida, chegaremos a uma conclusão sobre a melhor forma de proteção. Interditar, de forma geral, como vínhamos fazendo, foi um momento doloroso na história do Judiciário, mas que, agora, está sendo superado.

Considerações finais

Conhecer as leis é fundamental para melhor exercer os direitos à saúde. Por vezes, a interpretação das normas vigentes é feita de forma equivocada, acabando por cercear direitos reconhecidos, o que pode ser superado pela ampla divulgação dos direitos conquistados e aprofundamento dos debates sobre temas tão sensíveis. A aproximação das áreas jurídica e de saúde em busca da fraternidade como princípio de igualdade substitui a intenção da caridade, reconhecendo os direitos sem discriminação.

A pluralidade da sociedade nos convoca a reconhecer proteção especial às pessoas em vulnerabilidade, especialmente às pessoas que vivem sua fase final de vida. Continuar a respeitar a autonomia das pessoas mais velhas, sem discriminação pela idade ou por deficiência mental, intelectual ou sensorial, é cumprir o novo paradigma legal instituído em fortalecimento da dignidade humana. Os compromissos internacionais assumidos pelo Brasil aliados à aplicação da legislação vigente são imperativos para a participação das pessoas na tomada de decisão sobre seu corpo e sua saúde, no maior grau possível. Questionamentos poderão surgir quanto ao que pode ser feito quando não há manifestação do paciente para seu próprio tratamento de saúde, ou porque está inconsciente ou não deixou sua manifestação de vontade previamente ou não se consegue obter seu histórico de vida.

O caminho a ser trilhado é tentar conhecer seus valores, suas vontades, manifestadas para algum parente, pessoa amiga ou pessoa que vinha cuidando do paciente. Se nada disso der resultado, o compromisso profissional na relação é com o paciente, com a minimização de danos e de sofrimento, com a prática de atos que não sejam violentos, mas respeitosos da finitude natural da vida.

A manifestação de vontade prévia, bem como a utilização do novo instituto jurídico da tomada de decisão apoiada, em preferência à curatela, são expressão da relevância do princípio bioético do respeito à autonomia, em realização de justa interpretação do biodireito.

5

Interação Idoso-Ambiente: Contribuições da Gerontologia Ambiental

Anita Liberalesso Neri • Tiago da Silva Alexandre • Giovanni Vendramini Alves

Introdução

A Gerontologia Ambiental é um campo multidisciplinar que tem como objetivo a descrição, a explicação e a otimização das relações entre as pessoas idosas e seu ambiente sociofísico (Lawton, 1977). Entende-se por ambiente sociofísico a interação entre dois aspectos da realidade: o ambiente físico e a cultura a que os indivíduos são expostos ao longo da vida. As percepções e as ações individuais são afetadas pela cultura e pelas normas sociais, ao mesmo tempo que as afetam: comportamentos em mudança são influenciados por ambientes em mudança e estes sofrem alterações determinadas por ações de indivíduos, grupos e instituições sociais.

Nos anos 1950 e 1960, a Psicologia da Aprendizagem e o Behaviorismo deram importantes contribuições à compreensão do papel desempenhado pelo ambiente na determinação do comportamento em todas as idades, incluindo a velhice. Nessa época, a então nascente Gerontologia Social investiu na ênfase sobre o ambiente sociocultural como determinante do curso do envelhecimento e das características dos idosos. Nos anos 1970 e 1980, os paradigmas *life span* (Baltes, 1987) em Psicologia e *life course* em Sociologia (Hagestad; Neugarten, 1985) incluíram o conceito de ambiente em suas respectivas visões sobre o desenvolvimento e o envelhecimento individual e coletivo. A partir de sua atuação em ambientes geriátricos institucionais, o gerontólogo e psicólogo norte-americano M. Powell Lawton realizou publicações seminais sobre os princípios básicos da Psicologia Comportamental e da Gerontologia Ambiental aplicados ao *design*, ao planejamento e ao manejo de ambientes institucionais para idosos dependentes (Lawton; Nahemow, 1973; Lawton, 1977, 1982, 1983, 1989).

O modelo pressão-competência ou estresse-adaptação desenvolvido pelo autor teve influência primordial na Gerontologia Ambiental, especificamente no que tange à relação idoso-ambiente institucional ou doméstico. Segundo Lawton e Nahemow (1973), o funcionamento adaptativo depende da interação entre os estímulos do ambiente físico e social e a competência individual, que, por sua vez, depende das condições de saúde, cognitivas, motoras, perceptuais e de personalidade utilizadas pelos idosos no enfrentamento de pressões ambientais, que se apresentam sob a forma de demandas físicas, sociais e interpessoais. Quanto maior a competência individual, maior a capacidade de lidar com as pressões. Quanto menor a competência, maior o impacto do ambiente sobre os recursos individuais (Lawton; Nahemow, 1973). A Figura 5.1 contém uma representação dessas relações.

Considerada como um corolário do modelo pressão-competência, a *hipótese de docilidade ambiental* estabelece que, à medida que a competência declina, o comportamento passa a ser cada vez mais determinado por fatores que estão fora da pessoa, ou seja, no ambiente. Consequentemente, intervenções benéficas à continuidade do funcionamento devem ajustar-se às condições fisiológicas e cognitivas das pessoas, maximizando sua independência e seu bem-estar global (Lawton; Nahemow, 1973). Isso equivale a dizer que o modelo trata o ambiente como uma prótese (Regnier; Pynoos, 1992). O conceito de *docilidade ambiental* tem amplas chances de utilização em vários contextos da interação idoso-ambiente, como o domicílio, a instituição de longa permanência, o ambiente urbano, o bairro e a cidade, ambientes que ofereçam os apoios necessários ao funcionamento independente, proximidade de amigos e familiares, prazer e senso de pertencimento, de tal maneira que os idosos estejam bem, no ambiente de sua escolha. Essa é a essência do conceito de *aging in place*, que viria a se desenvolver anos depois (Davey *et al*., 2004; Wiles *et al*., 2011).

De forma correlata, o ambiente tem três funções inter-relacionadas, de enorme importância para o cuidado e a reabilitação na velhice: manutenção, estimulação e suporte. A função manutenção diz respeito à constância e à previsibilidade. Comporta três classes de processos biopsicossociais que dão significado ao ambiente: a) os sociocentrados (organização do ambiente com base em regras socioculturais e pessoais); b) os centrados nas pessoas, que atribuem significados ao ambiente; c) os centrados no corpo, cuja noção básica é a de relacionamento contínuo do corpo com as características ambientais que o rodeiam. A função estimulação está associada à novidade e a processos de variação das condições ambientais. A exposição a novos estímulos, a mudança de ambiente e a interação com outras pessoas influenciam positivamente o comportamento emocional e a reorganização do ambiente para atender necessidades e os objetivos pessoais de mudança. A função ambiental de suporte tem forte potencial compensatório com relação à redução e à perda de competências (Lawton, 1989).

Não foram somente os esforços dos pesquisadores e seu desejo de colocar a Gerontologia Ambiental no mapa das ciências os responsáveis pelo seu florescimento nos anos 1970 e 1980.

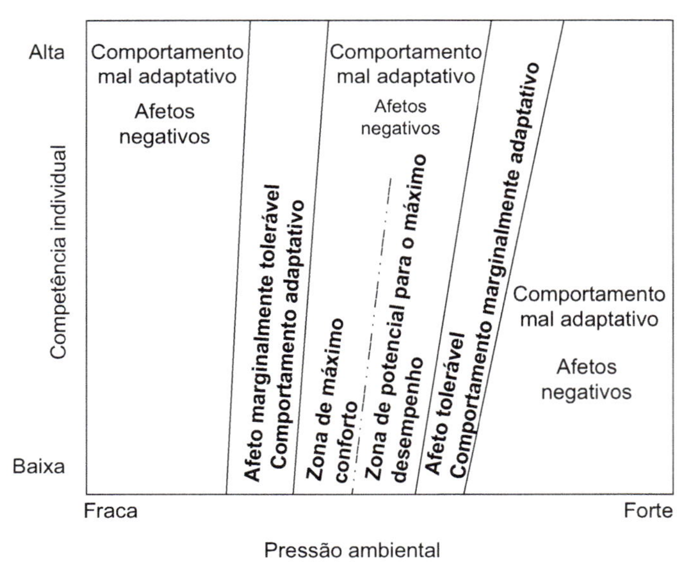

■ **FIGURA 5.1** Modelo pressão-competência de Lawton e Nahemow (1973). O comportamento adaptativo e os afetos positivos são produtos de demandas ambientais proporcionais às competências bicomportamentais. Os afetos negativos e o comportamento mal adaptativo são fruto de forte pressão ambiental e baixa competência individual. Níveis moderados de pressão ambiental e de competência geram níveis toleráveis de mal adaptação e de afetos negativos.

Nesse período, o Departament of Health, Education and Well-Being do governo dos EUA apoiou financeiramente a Gerontological Society of America, que efetuou chamadas e acompanhou dois grandes projetos nacionais, de caráter interdisciplinar, envolvendo o *design* de ambientes habitados basicamente por idosos. O objetivo era incentivar o interesse público e individual pela criação de ambientes apropriados a indivíduos que envelhecem, em diferentes contextos (Wahl; Weisman, 2003). Outros elementos que implementaram a Gerontologia Ambiental, em suas origens, foram o desenvolvimento da consciência ambiental e a emergência das ciências ambientais.

A Arquitetura, a Engenharia e a Ergonomia colaboraram com normas de *design* universal e adaptado e com a crítica da relação entre adequação ambiental e desenvolvimento e bem-estar do usuário. Essa crítica encontra perfeito contraponto nos elementos do modelo pressão-competência. Todas as disciplinas trabalham a partir de diversos pontos de vista práticos e teóricos, à luz dos quais são considerados aspectos dos ambientes micro, meso e macro. Pertencem ao microambiente a moradia e a satisfação com vários de seus aspectos. Ao mesoambiente, pertencem os contextos institucionais, como os residenciais para idosos e os centros-dia. No macroambiente, encaixam-se a vizinhança, o bairro, a cidade, o contexto urbano ou rural, a segurança, os transportes, a acessibilidade e as políticas públicas.

Influenciados pelo modelo pressão-competência ou ecológico, cinco outros modelos se desenvolveram na Gerontologia Ambiental. Proposto por Kahana (1982), o modelo congruência pessoa-ambiente admite que o comportamento individual é função da congruência entre as necessidades pessoais e a capacidade do ambiente de suprir as necessidades. Moos e Lemke (1985) propuseram um modelo socioecológico que propõe que existem relações recíprocas entre os ambientes físico e social e o comportamento individual. Segundo o modelo de estresse de Schooler (1982), as transações pessoa-ambiente seriam produtos de processos dinâmicos constantes de avaliação, enfrentamento e reavaliação. Carp e Carp (1984) construíram um modelo complementar de congruência pessoa-ambiente, cujo fundamento é a ideia de que a correspondência entre recursos ambientais e as necessidades pessoais influencia o bem-estar na velhice.

Ao longo dos últimos 50 anos, a pesquisa sobre as relações comportamento-ambiente entre idosos assumiu três direções principais. A primeira focalizou a avaliação de produtos ou ambientes construídos, planejados ou reformados, para atender as necessidades dos idosos. O conhecimento resultante guiou ciclos subsequentes que nortearam as concepções de *design* para idosos, incluindo moradias, instituições, ambientes para socialização e ambientes para prestação de serviços.

A segunda abordagem é caracterizada pela atenção ao lugar (*place*). Processos psicológicos e comportamentais foram estudados com o intuito de ajustar cidades, vizinhanças, hospitais e moradias, para melhorar a acessibilidade e para torná-los mais dóceis, ajustados ou amigáveis, ou seja, para reduzir o impacto de barreiras sobre a qualidade de vida das pessoas idosas. Essa abordagem culminou nos conceitos de comunidades amigas do idoso (*aging-friendly communities*) e de *aging in place*, que progressivamente migrou da moradia desta para a vizinhança, depois para a cidade, e, por último, para as políticas públicas (Wahl; Weisman, 2003). A Organização Mundial da Saúde (OMS) incentiva o princípio postulado por Lawton, na década de 1980, de que *comunidades que são amigáveis para idosos são amigáveis para pessoas de todas as idades*. Nesta abordagem, o ônus de lidar com a incapacidade é transferido da pessoa para o ambiente.

A terceira linha de pesquisa desenvolvida pela Gerontologia Ambiental busca compreender processos psicológicos e sociopsicológicos tais como a percepção, a cognição e o estresse ambiental, o senso de controle, a ligação afetiva com o ambiente e o senso de pertencimento, com forte ênfase na adequação pessoa-ambiente, nas competências e na adaptação, visando à independência e ao bem-estar físico e psicológico dos idosos. O advento de novas tecnologias de controle ambiental, comunicação e controle comportamental criou o cenário para o investimento em uma quarta linha de investigação.

Pautado pelo modelo pressão-competência e pela hipótese da docilidade ambiental, este texto prossegue tratando da aplicabilidade do conceito de *design* ao atendimento das necessidades das pessoas idosas. Em seguida, introduzirá os conceitos de *aging in place* e de ambientes amigáveis aos idosos/*aging friendly communities*, ilustrando-os com dados de pesquisa brasileira realizada na perspectiva das cidades amigas dos idosos.

Design universal, para todos ou inclusivo e outros tipos de *design*: aplicações à velhice

O termo *design* universal, para todos ou inclusivo integra um enfoque que privilegia o planejamento e a avaliação de produtos, serviços, tecnologias e ambientes construídos utilizáveis pelo maior número de pessoas possível, independentemente de idade, habilidades ou condição física e cognitiva, sem apelo à adaptação, à modificação ou ao uso de equipamentos assistivos. Sua origem remonta ao conceito de *design* acessível, ou livre de barreiras, para dar acessibilidade a pessoas com deficiência. Foi usado pela primeira vez por Mace (1985), que liderava importante grupo de especialistas composto por arquitetos, planejadores de produtos, engenheiros e pesquisadores sediado na North Carolina State University, EUA.

Os princípios do *design* universal – uso equitativo, flexibilidade de uso, uso simples e intuitivo, informações perceptíveis, tolerância ao erro, baixo esforço físico e, por último, tamanho e espaço para aproximação, alcance, manipulação e uso, independentemente do tamanho, da postura e da mobilidade do corpo do usuário – foram desenvolvidos e divulgados por esse grupo em 1997. Servem para orientar o planejamento de ambientes, produtos, serviços, tecnologias e comunicações, avaliar os já existentes, orientar o processo de planejamento e educar planejadores e consumidores sobre as caraterísticas dos ambientes mais utilizáveis. A Tabela 5.1 apresenta definições e exemplos de aplicação dos princípios do *design* universal.

Uma orientação importante aos que seguem o *design* universal é proporcionar acessibilidade sem estigmatização. Com foco na inclusão e na igualdade, o respeito a esse princípio pode beneficiar uma ampla maioria de usuários, embora os elementos responsáveis pelo resultado passem essencialmente despercebidos. Inclui o planejamento de ambientes e produtos facilmente acessáveis e utilizáveis por um largo espectro de pessoas, sem necessidade de adaptações especializadas ou orientadas a um determinado grupo.

Os princípios de acessibilidade e usabilidade, centrais ao *design* universal, são respaldados pelo modelo pressão-competência, assim como se ajustam à Classificação Internacional de Funcionalidade, Incapacidade e Saúde (CIF) (WHO, 2001). Incapacidade é um termo guarda-chuva que denota os aspectos negativos da interação entre o indivíduo e fatores do seu ambiente. Ao contrário, um ambiente acessível é aquele em que indivíduos com qualquer tipo de incapacidade podem funcionar independente e prazerosamente, porque o ambiente se ajusta às suas capacidades. A acessibilidade pode ser orientada ao ambiente físico, à informação, a atividades sociais e a serviços,

▪ **TABELA 5.1** Sete princípios do *design* universal.

Princípios	Orientações sobre como devem ser os produtos, espaços e serviços úteis a pessoas com diferentes níveis de competências física e cognitiva	Exemplos
Uso equitativo: o *design* é útil e aceitável por pessoas com diferentes capacidades	Prover meios idênticos ou equivalentes para todos Evitar segregação ou estigmatização Cuidar para que todos os usuários tenham privacidade e segurança e para tornar o *design* atraente para todos os usuários	Portas que se abrem automaticamente à passagem Pistas auxiliares e sem curvas para idosos com andadores, mães com carrinhos de bebê e jovens ciclistas
Flexibilidade de uso: o *design* acomoda uma ampla variedade de preferências individuais e capacidades	Acomodar uma ampla gama de preferências e habilidades individuais Oferecer possibilidades de escolha nas formas de uso Acomodar-se às necessidades de destros e canhotos Facilitar a precisão e permitir adaptação ao ritmo dos usuários	Botões de caixas eletrônicos distantes entre si o suficiente para serem pressionados com precisão
Uso simples e intuitivo: fácil de entender, independentemente da experiência do usuário, de seus conhecimentos, suas habilidades linguísticas ou seu nível de concentração	Eliminar complexidade desnecessária Acomodar uma ampla variedade de habilidades de linguagem Arranjar a informação conforme o nível de importância Oferecer pistas antes e *feedbacks* depois da realização da tarefa	Fornecimento de instruções de montagem de móveis em uma série de ilustrações claras em vez de texto
Informações perceptíveis: o *design* deve comunicar a informação necessária ao usuário, independentemente das condições do ambiente ou das suas capacidades sensoriais	Usar diferentes, mas redundantes, formas de apresentação de informação essencial (p. ex., pictórica, verbal e tátil) Prover adequado contraste entre as informações essenciais e os outros estímulos que estão em seu entorno Maximizar a legibilidade da informação essencial Facilitar as instruções e as orientações sobre direção Tornar os produtos, espaços e serviços compatíveis com técnicas e equipamentos usados por pessoas com limitações sensoriais	*Softwares* que transmitem informações visuais por meio de textos e imagens e de forma auditiva por meio de apitos e outros sinais sonoros, por alto-falantes
Tolerância ao erro: minimização dos riscos e das consequências adversas de ações acidentais ou não intencionais	Arranjar os elementos do ambiente de forma a minimizar perigos e erros – os mais usados devem ser os mais acessíveis e os mais perigosos devem ser eliminados, isolados ou protegidos Proporcionar avisos de perigos e erros Fornecer produtos a prova de erros Desencorajar ações inconscientes em tarefas que requerem vigilância	Corredores que retornam às áreas comuns em vez de dar em áreas sem saída Travas em equipamentos elétrico-eletrônicos de cozinha, com lâminas cortantes
Baixo esforço físico: uso eficiente e confortável com o mínimo de fadiga	Permitir ao usuário manter o corpo em posição neutra Permitir um uso razoável da força Minimizar ações repetitivas Minimizar esforço físico concentrado	Tampas de potes que são fáceis de segurar e requerem apenas uma pequena amplitude de movimento para abrir. Roscas de silicone que funcionam como alavancas, para abrir potes e garrafas
Tamanho e espaço para aproximação, alcance, manipulação e uso, independentemente do tamanho, da postura ou da mobilidade do corpo do usuário	Dispor uma clara linha de visão dos elementos importantes do ambiente para qualquer usuário em pé ou sentado Tornar acessíveis todos os componentes de conforto para usuários sentados ou em pé Acomodar variações em força de preensão manual Oferecer espaço adequado para usuários de equipamentos assistivos ou de assistência pessoal	Componentes montados na parede (suportes de papel higiênico, por exemplo) visíveis, fáceis de alcançar e fáceis de serem agarrados por mãos de todos os tamanhos

à vizinhança e à comunidade, ou, ainda, aos níveis micro, meso e macro do ambiente. A usabilidade compreende percepções sobre quão bem o *design* ambiental favorece o funcionamento, o desempenho e o bem-estar, principalmente do ponto de vista do usuário. É uma medida da efetividade, da eficiência e da satisfação com as quais os usuários realizam determinadas metas em um ambiente particular. Efetividade refere-se à realização da meta; eficiência à avaliação do esforço requerido; satisfação à avaliação do produto ou do sistema, em termos de sua adequação à tarefa e do grau de prazer associado à sua realização (Iwarsson; Stahl, 2003).

Wahl *et al.* (2012) recomendam que o bom planejamento de ambientes exige que se levem em conta quatro componentes:

- Pessoal: descrição da capacidade do indivíduo ou grupo-alvo, com base em conhecimentos sobre o funcionamento humano
- Ambiental: descrição das barreiras do ambiente-alvo, considerando as normas e os padrões disponíveis e a avaliação dos usuários
- Atividade: descrição das atividades a serem desempenhadas pelo indivíduo ou grupo-alvo, em um dado ambiente
- Integração entre os componentes pessoal, ambiental e atividade: descrição da extensão em que as necessidades humanas expressas nas preferências individuais e grupais podem ser atendidas pelo desempenho de atividades no ambiente-alvo.

À medida que os países vivem um aumento substancial do número de pessoas idosas em sua população, torna-se imperativo entender o impacto que o *design* e o planejamento têm sobre a capacidade de proporcionar um envelhecimento bem-sucedido. O *design* universal pode aumentar o envolvimento dos idosos com a vida, por fornecer ambientes acessíveis e confortáveis que podem ser utilizados igualmente por todas as pessoas, sem promover estigmatização por idade (Carr *et al.*, 2013). Na Tabela 5.2 são apresentadas sugestões para intervenção ambiental junto a idosos que apresentam algum grau de incapacidade física para o desempenho de atividades da vida prática (ou atividades instrumentais da vida diária [AIVD]), e para o desempenho de atividades ligadas à sobrevivência (ou atividades básicas da vida diária [ABVD]). São características do ambiente que passarão despercebidas para a maioria das pessoas e para as quais não será necessário dar explicações que, muitas vezes, constrangem desnecessariamente o idoso.

▪ **TABELA 5.2** Aplicações do *design* universal em apoio a idosos funcionalmente dependentes, para que realizem atividades básicas da vida diária (ABVD) e atividades instrumentais da vida diária (AIVD).

ABVD	Exemplos de aplicação do *design* universal
Tomar banho	Fazer previsões durante a construção para reforçar as paredes na área do chuveiro de modo a facilitar a instalação futura de barras de apoio Instalar torneiras do chuveiro em posições que permitam que sejam operadas mesmo de fora da área de banho Preferir torneiras acionáveis por alavanca às acionáveis por rosca Evitar degraus na área do chuveiro
Deambulação	Evitar degraus em todas as áreas de circulação Preferir uma planta baixa aberta Escolher escadas retas com degraus de tamanhos iguais e um local de parada (pouso) no meio, entre os níveis
Usar o banheiro	Fazer previsões durante a construção para reforçar as paredes do banheiro de modo a facilitar a instalação futura de barras de apoio no vaso sanitário Fazer um banheiro no andar térreo Instalar um vaso sanitário e uma pia a alturas que facilitem o acesso, com uma curta distância de alcance para o dispensador de papel higiênico e para as barras de apoio
AIVD	**Exemplos de aplicação do *design* universal**
Preparar refeições	Ter bancadas de cozinha em níveis variados para acomodar usuários em pé e sentados e pessoas de alturas variadas Planejar armários de cozinha que permitam a manipulação de utensílios na área de alcance, impedindo comportamentos de risco Colocar bancadas de suporte perto do forno
Fazer compras	Os caixas dos estabelecimentos comerciais e os caixas eletrônicos devem ter diferentes alturas para facilitar as operações de usuários que utilizem cadeiras de rodas ou outros dispositivos, tais como carrinhos elétricos do tipo daqueles disponibilizados em shoppings ou supermercados Os estabelecimentos comerciais devem ter sinalização em letras grandes indicando o número dos corredores e a localização de mercadorias, bem como as embalagens devem possuir letras grandes o suficiente para permitir a leitura do cliente Os estabelecimentos devem ter corredores largos e portas automáticas de entrada e saída
Usar transporte coletivo	O entorno dos pontos de parada, estações ou terminais devem ter travessias sinalizadas e seguras, rampas nos cruzamentos das ruas e faixa livre para circulação com no mínimo 1,20 m Os pontos de parada devem ser acessíveis e seguir um padrão que se estenda por toda a localidade, incluindo as regiões periféricas As plataformas de embarque em transportes públicos devem ter rampas de acesso e, principalmente, devem estar no mesmo nível do transporte

Os adjetivos universal, acessível, usável e transgeracional servem para designar ambientes construídos, produtos, serviços, tecnologias e informações fáceis para qualquer pessoa usar, incluindo as que têm incapacidades e as idosas. Existe sobreposição entre os quatro tipos de *design*. Grosso modo, o *design* universal e o transgeracional são inclusivos para todas as idades e o acessível considera as necessidades de pessoas com incapacidades congênitas ou adquiridas em função do processo normativo de envelhecimento ou de doenças típicas da velhice. O *design* usável mira as pessoas comuns, mas procura atender o maior número de características de populações específicas, para estender sua raia de alcance. O uso dos vários tipos de *design* é regulado por normas nacionais e internacionais sobre as relações do ser humano com a moradia, os edifícios públicos, o espaço urbano, os transportes, os ambientes de trabalho, a segurança física, o conforto sensorial e outros aspectos da interação pessoa-ambiente. Na Tabela 5.3, são mostradas ilustrações da continuidade existente entre esses tipos de *design*.

Na Tabela 5.4, são apresentados 12 princípios comportamento-ambiente derivados da literatura sobre o modelo pressão-competência e da Psicologia Comportamental, aplicados a contextos institucionais e domésticos que acolhem idosos com doença de Alzheimer (Regnier; Pynoos, 1991). O que é valorizado sobremaneira na exposição desses princípios estabelecidos há 30 anos é sua interação com a teoria. Novos recursos e tecnologias, compatíveis com os avanços deste século ou, ainda, velhos recursos e tecnologias gerados em ambientes não digitais e não informatizados podem ser incluídos nos exemplos e nas aplicações, sem que se perca o valor orientador desses princípios. Propositadamente, não foram incluídos na Tabela 5.4 exemplos de uso da internet para comunicação e contato socioafetivo, nem de recursos tecnológicos informatizados para oferecer apoios em casos de déficit cognitivo.

Vários tipos de tecnologia são especificamente planejados para permitir que, mesmo com incapacidades, os idosos permaneçam em sua moradia pelo máximo de tempo possível, em virtude da sintonia existente entre suas competências e as pressões e permissões ambientais. Entre os vários tipos de tecnologias disponíveis, podem ser citadas as casas inteligentes, que incluem sistemas de socorro de emergência, de monitoramento de sinais vitais e de detecção de quedas, e sistemas de *e-health*, que incluem acompanhamento *on-line* das condições de saúde. As assim chamadas novas tecnologias de informação e comunicação (TIC) incluem o uso de computadores, *tablets* e *smartphones* para buscar dados sobre saúde, comunicar-se com amigos, filhos e netos, fazer compras de comida e remédios e cuidar das finanças sem sair de casa. Por meio das TIC, os idosos podem optar por entrar em *sites* de relacionamento social, de troca de informação e de lazer.

Estão disponíveis vários tipos de recursos eletrônicos ditos de baixa tecnologia, entre eles equipamentos assistivos (p. ex., botões de alarme pessoal, aparelhos auditivos), equipamentos de lazer e entretenimento (p. ex., televisores, câmeras, aparelhos de DVD), equipamentos de automação doméstica (p. ex., controles remotos para TV e ventiladores, forno de micro-ondas, máquina de lavar roupas e equipamentos de ginástica; alarmes de presença, detectores de odores e de fumaça, robôs para limpeza de pisos e tapetes, temporizadores de procedimentos culinários, dispositivos programáveis para fechar cortinas e molhar as plantas, e aparelhos de TV pré-programáveis para fazer gravações ou ligar o aparelho em certos horários).

▪ **TABELA 5.3** Outros enfoques do *design*.

Enfoques	Definições	Exemplos
Design acessível	Fornece recursos de *design* separados para grupos de usuários com deficiências Fornece o nível mínimo de acessibilidade exigido pelo código de construção local, e pode variar conforme o país e a região Normalmente permanente e perceptível Atende aos requisitos do código para uso por indivíduos com deficiências	Portas elétricas com botão de pressão ou sensores automáticos
Design adaptável	Fornece recursos de *design* que podem ser usados por grupos com deficiência, mas permanecem ocultos ou omitidos até serem necessários Os recursos são ajustáveis ou fácil e rapidamente adicionados ou removidos a fim de adaptar o ambiente para indivíduos específicos	Um botão eletrônico é fornecido para abrir a porta, mas o uso do botão é opcional, ou seja, a porta pode ser aberta manualmente
Design transgeracional	Desenvolve produtos e ambientes compatíveis com os declínios físicos e sensoriais naturais experimentados durante o processo de envelhecimento	Auxílio elétrico para abrir a porta reduzindo a necessidade de força aplicada pelo usuário para abri-la totalmente

▪ **TABELA 5.4** Doze princípios comportamento-ambiente que fundamentam a construção de ambientes planejados e adaptados (Pynoos; Regnier, 1991).

Princípios	Definições	Sugestões para ambientes previamente estruturados	Sugestões para ambientes adaptados
1. Privacidade	Oportunidades para estar em locais preservados de observação, presença de outras pessoas ou intrusão Autopreservação	Dispor saletas para receber visitas, ler, meditar ou conversar Usar biombos ou cortinas para preservar o idoso quando estiver tomando banho ou mesmo na hora de dormir Instruir os funcionários a bater na porta do quarto antes de entrar Instruir os funcionários a cobrir o idoso antes e depois de ajudá-lo a tomar banho	Colocar um papel escrito "não perturbe" na porta do quarto Pedir para os outros para não interromper quando estiver concentrado em algum trabalho Colocar cortinas nas janelas Deixar o telefone desligado ou com mensagem de "volto em x tempo"
		Cuidado: criar dispositivos para que idosos que necessitam de vigilância não desapareçam nem se tranquem por dentro de um cômodo que não abre facilmente por fora	
2. Interação social	Oportunidades para realizar trocas sociais para motivar os idosos para se envolverem em experiências motivadoras, e para facilitar a solução de problemas e desenvolvimento emocional	Planejar espaços comuns que criem oportunidades para fazer amizades Construir corredores ou áreas protegidas, com lugares para sentar, descansar e conversar Organizar áreas que lembrem espaços domésticos, tais como poltronas e estantes de livros, sala de visita etc. Criar espaços bonitos para as visitas	Aproveitar oportunidades para que os idosos façam coisas diferentes, como jardinagem ou ficar olhando o jardineiro trabalhar, e entrega de compras de supermercado Depois do almoço, em dias alternados, transformar o refeitório em sala de jogos ou de artesanato
		Cuidado: o planejamento de ambientes para interação social exige oportunidades adequadas para a manutenção da privacidade ou o isolamento	
3. Controle, escolha e autonomia	Oportunidade de escolher objetivos e cursos da ação, de modo a exercitar o controle sobre o meio	Permitir que o idoso maneje os controles do ar, da TV etc. Permitir que mobíliem e decorrem o seu quarto Colocar trincos nas portas e estabelecer regras claras quanto a intrusão Encorajar os residentes a participar de reuniões e grupos na instituição	Envolver o idoso em alterações em sua casa, como mudar a cor das paredes e do revestimento do sofá, para que ele se sinta participante Observar o que o idoso ainda é capaz de fazer e deixar por conta dele Supervisionar
		Cuidado: não exija demais e nem de menos, pois o controle e a autonomia dependem da competência e o desamparo aprendido, do senso de incontrolabilidade	
4. Orientação	Oferta de pistas sensoriais, verbais e pictóricas para facilitar a localização no tempo e no espaço	Evitar plantas muito simétricas ou circulares Distribuir mapas nos andares, nas saídas de escadas e elevadores Distribuir sinais gráficos, figuras, paredes com textura ou pintadas de cor diferente, objetos, quadros e fotografias que possam servir como pontos de referência Dar oportunidades de acompanhar a mudança das horas no dia, das estações, do clima e das comemorações	Pintar a porta do quarto do idoso, ou escrever o nome dele Organizar jogos e *quizzes* sobre os meses do ano, os dias da semana e as horas do dia
		Cuidado: o idoso não deve ser ridicularizado pela sua desorientação	

(*continua*)

▪ **TABELA 5.4** Doze princípios comportamento-ambiente que fundamentam a construção de ambientes planejados e adaptados (Pynoos; Regnier, 1991). (*continuação*)

Princípios	Definições	Sugestões para ambientes previamente estruturados	Sugestões para ambientes adaptados
5. Segurança	Disposição de um ambiente que garanta proteção contra perigos, ferimentos e riscos à integridade física e cognitiva	Colocar barras, corrimãos, pisos antiderrapantes e rampas de uma forma que não estigmatize por serem feios ou parecidos com coisas de asilo Proteger as quinas dos móveis e excluir tapetes que enrolam ou escorregam Não entulhar o ambiente de moveis e objetos	Não remova móveis e objetos sem antes combinar com o idoso, a título de protegê-lo Combine com ele antes ou tome outra providência Compensar perdas sensoriais Colocar detectores de fumaça, alarmes de segurança, luzes externas, travas nas janelas e portas Coloque controles de temperatura nos chuveiros para que o idoso não se queime Colocar lâmpadas nos corredores, nos banheiros e nas escadas
		Cuidado: segurança pode conflitar com esforços de estimular, oferecer desafios e personalizar o ambiente	
6. Acessibilidade e funcionamento	Providências ambientais que ajudam os idosos a dar conta de limitações físico-funcionais, como caminhar, subir escadas, manejo de torneiras, portas e outros aspectos do ambiente	Os ambientes que requerem mais atenção são o banheiro e a cozinha, uma vez que as AIVD ficam comumente prejudicadas quando em face de equipamentos convencionais e designs padronizados Como a capacidade de alcançar objetos é uma das mais prejudicadas em mulheres idosas, é preciso replanejar o acesso a closets, guarda-roupas, áreas de armazenamento, gavetas e prateleiras Trocar os acessórios da parte hidráulica por outros mais fáceis de girar ou empurrar Não inclua mudanças de nível entre materiais do piso, salas e espaços internos e externos, para prevenir quedas, para facilitar a deambulação e o uso de cadeira de rodas	Instale corrimãos em todos os lugares onde houver mudança de nível e onde for fácil escorregar e cair Fiações estendidas pelo piso, plugs, benjamins devem ser tirados de circulação Colocar lâmpadas para melhorar a segurança nos acessos noturnos ao banheiro Facilite o acesso a louças, panelas e potes de cozinha, para que o idoso não tenha que subir em banquinhos ou escadinhas e não venha a derrubar objetos pesados em cima de si Acompanhar os profissionais que fazem pequenas adaptações e consertos para que não explorem o idoso e que realmente realizem o combinado Envolver pessoas da família na negociação com o idoso, em favor da segurança, pode facilitar a realização das adaptações
		Cuidado: a extrema valorização das adaptações visando à acessibilidade pode resultar em ambientes pouco flexíveis, não desafiadores e "para pessoas doentes". É necessário equilibrar suporte e desafio	
7. Estimulação e desafio	Fornecimento de um ambiente seguro, mas que incentive a ação, o desfrute e a novidade	Encoraje o gosto pela novidade instalando e trocando de posição e de lugar, quadros, fotografias e outros produtos de arte Ofereça um ambiente rico em cores, textura e padrões Arranje para que os idosos tenham diferentes vistas do ambiente externo, conforme as estações, os meses e horários; crianças brincando, fluxo de trânsito e de pedestres Permita contato com outros seres vivos e com animais de estimação Ofereça espaços para variadas atividades estimulantes, tais como ouvir música, dança, trabalhos manuais e natação	Mantenha espaços multiuso, para multiplicar as oportunidades de atividades estimuladoras Acrescente aquários, banheiras para passarinhos, hortas, jardins e plantas envasadas Valorize a novidade e a variedade
		Cuidado: falta de estimulação, novidade e desafio conduz ao tedio e à depressão, principalmente em idosos com problemas de mobilidade	

(*continua*)

▪ **TABELA 5.4** Doze princípios comportamento-ambiente que fundamentam a construção de ambientes planejados e adaptados (Pynoos; Regnier, 1991). (*continuação*)

Princípios	Definições	Sugestões para ambientes previamente estruturados	Sugestões para ambientes adaptados
8. Aspectos sensoriais	Ambientes que compensam perdas em funções visuais, auditivas, olfativas, do paladar e do tato, mediante equipamentos que amplificam ou sinalizam a presença dos estímulos, melhoram a segurança, a sociabilidade e o manejo do ambiente	A iluminação não pode se alterar abruptamente porque pode causar ofuscamento e exacerbar o atraso da acomodação visual Preferir iluminação natural combinada com iluminação artificial indireta para um ambiente mais agradável	Substituir instruções ou números difíceis de ler em fornos, termostatos, máquinas de lavar e telefones por letras ou gráficos grandes e fáceis de ler Aumentar a iluminação da cozinha, de espaços para leitura e de costura Orientar para usar lanterna para ir ao banheiro à noite ou para localizar alguém ao entrar numa sala escura
		Cuidado: quando as condições ambientais envolvem altos níveis de som e baixos níveis de iluminação, a socialização e a manipulação do ambiente ficam prejudicadas	
9. Adaptabilidade	O ambiente deve ser flexível e incluir mais controles à medida que o idoso declina	Incluir instrumentos de apoio, como barras, rampas e corrimãos, dentro e fora de casa, à medida que os idosos se mostram mais frágeis Aumentar a largura das portas, livrar o ambiente de obstáculos, onde for possível instalar rampas em vez de escadas Abra espaços para residentes de alta dependência física e cognitiva e com problemas psiquiátricos Planeje cozinhas e banheiros com pequenos depósitos laterais para a guarda de suprimentos e utensílios Instale cabides mais fortes para toalhas e roupa, fixe-os solidamente na parede, porque os idosos podem decidir usá-los para ajudá-los a ficar em pé	Ofereça programas educacionais para o público em geral sobre acidentes e quedas de idosos e formas de preveni-los Convença idosos a fazer adaptações em casa, apresentando-lhes material que não pareça destinado a doentes e a asilos Incentivar o hábito de ficar na janela para ver as novidades
		Cuidado: as adaptações podem conflitar com esforços de um ambiente personalizado parecido com o lar	
10. Familiaridade	Ambientes que oferecem referências históricas aos idosos com incapacidades dão a eles a oportunidade de vivenciar sensos de continuidade e de pertencimento Multiplique os pontos de referência para que o idoso não se perca e se sinta "em casa"	Permitir que os idosos levem objetos pessoais que constituem uma referência ajuda a estabelecer senso de continuidade com o passado Mobilhe ou decore ambientes formais como se fossem ambientes domésticos	
		Cuidado: a mudança do domicílio para a instituição, ou de instituição para instituição, tende a produzir desorientação nos idosos	
11. Personalização	Oportunidades para fazer com que o ambiente ou partes dele pareçam pessoais e que possam ser considerados como se fossem próprios	Permita que os idosos tenham o seu cantinho, com enfeites, objetos e coisas pessoais Estimular os idosos a identificar os seus pertences com seus nomes ou iniciais Permitir que os idosos levem quadros de fotos e os coloquem em lugares semipúblicos	
		Cuidado: a personalização deve ser incentivada, mas com cuidado para não gerar um caos, caso cada idoso pretenda personalizar partes do ambiente como quiser	
12. Estética e aparência	Os ambientes devem parecer atraentes, provocativos e não institucionais	O espaço deve assemelhar-se a um ambiente residencial A casa deve ser e parecer bem cuidada É interessante que seja construída integrada à natureza e à paisagem Os idosos devem ter oportunidades de exibir suas lembranças e objetos de afeto, caso queira Os elementos de acessibilidade e proteção devem parecer naturais, bonitos e utilizáveis por pessoas não idosas	
		Cuidado: a estética e a aparência não devem se sobrepor ao bem-estar dos idosos e ao seu senso de pertencimento	

Peek *et al.* (2014) descrevem dois modelos de interação de pessoas com as tecnologias: o de aceitação de tecnologias (Davis, 1989) e o de aceitação e uso da tecnologia (Venkatesh *et al.*, 2003). No primeiro modelo, as variáveis preditoras são utilidade percebida e facilidade de uso percebida. No segundo, mantêm-se essas variáveis, e são acrescentadas influência social e condições facilitadoras, além de quatro variáveis moderadoras: idade, gênero, experiência e disposição para o uso. Argumenta-se que, no caso dos idosos, os modelos precisariam contemplar, também, o declínio físico e cognitivo, o desejo de permanecer independente, os recursos disponíveis e o papel dos membros da família. Em estudo qualitativo com idosos, esses autores identificaram os seguintes motivos para uso da tecnologia por aquele público: desafios da vida independente, opções comportamentais, crenças pessoais sobre o uso de tecnologias, influência da rede social, influência das organizações e ambiente físico.

O uso da internet para o idoso conectar-se com a família e amigos melhora indiretamente o seu bem-estar, pela diminuição da solidão e pelo aumento do engajamento social. O uso da internet para controle das finanças ou para obter informações relacionadas à saúde tem efeitos indiretos sobre o bem-estar, mas não reduz a solidão (Szabo *et al.*, 2019). Uma revisão sistemática de literatura permitiu saber que idosos que possuíam robôs de companhia apresentavam menos agitação e ansiedade e melhor qualidade de vida. A interação com robôs aumentou o engajamento e a interação social, melhorou a adesão ao uso de medicamentos e diminuiu o estresse e a solidão (Pu *et al.*, 2019). Estudo piloto realizado na Holanda, com pessoas idosas em assistência domiciliar, examinou a viabilidade e a eficácia do telemonitoramento nutricional e verificou que, apesar de a aceitação da tecnologia por parte dos participantes ainda ser baixa, a adesão às medidas de telemonitoramento foi boa com os participantes aumentando sua conformidade com várias diretrizes alimentares (Van Doorn-Van Atten *et al.*, 2018). Trabalho com cuidadores familiares de idosos com doença de Alzheimer e outros tipos de demência mostrou que os cuidadores que faziam uso de sistema de monitoramento remoto apresentaram maior competência e autoeficácia percebidas com relação à tarefa de cuidar (Gaugler *et al.*, 2018).

Entretanto, para a tecnologia desempenhar seu papel promotor e facilitador de vida independente, é importante conhecer as causas que garantem a estabilidade e que provocam modificações no seu uso em pessoas idosas (Peek *et al.*, 2016). Em estudo com idosos, foram derivados seis determinantes da frequência do uso de tecnologia: 1) apego emocional; 2) necessidade de compatibilidade; 3) dicas de uso; 4) proficiência no uso; 5) entrada de informações; e 6) suporte. Além disso, identificaram forças disruptivas capazes de afetar os seis fatores de uso: 1) influências sociais; 2) competição por meios alternativos; 3) mudanças de necessidades pessoais e de orientação a objetivos; 4) mudanças no estado de saúde; 5) mudanças no ambiente físico; e 6) mudanças nas condições financeiras. Se as forças disruptivas induzirão mudanças na frequência de uso das tecnologias, isso dependerá de quão fortes elas são, por quanto tempo agem e do nível de resiliência dos usuários (Peek *et al.*, 2019).

Aging in place: a importância do lugar onde se envelhece

Aging in place é um termo popular no campo das políticas para o envelhecimento, no qual é definido como permanecer na comunidade, com algum nível de independência e autonomia e em conexão com o apoio social proveniente de amigos e da família, em vez de residir em uma instituição (Davey *et al.*, 2004). A manutenção dos idosos pelo maior tempo possível vivendo em suas casas e comunidades é a solução de suporte preferida pelos criadores de políticas para a velhice, pelos profissionais da área da saúde e pelos próprios idosos (WHO, 2007). No entanto, nem sempre a escolha por viver a velhice na própria moradia ou em uma instituição é uma real escolha, mas uma decorrência de circunstâncias adversas. Os lares nem sempre são lugares tranquilos para se viver, mas *locus* de conflitos por espaço, dinheiro, bens materiais e autoridade. Nem se pode dizer que todas as moradias ou residências são lares se lhes falta um componente afetivo. Assim, é importante advertir os profissionais das áreas social e da saúde para não romantizar as possibilidades de escolha dos idosos, assim como é fundamental não tratar a família sempre como vilã demoníaca e os idosos sempre como vítimas angelicais, e vice-versa.

Com o tempo, o termo *place* ganhou várias dimensões conceituais em Gerontologia. A dimensão física pode ser compreendida como a casa, a vizinhança ou o bairro. A dimensão social envolve a maneira como as pessoas se relacionam umas com as outras. A dimensão psicológica ou emocional está relacionada ao senso de pertencimento e ao apego (que permitem que a casa se torne um lar), enquanto a dimensão cultural está relacionada aos valores das pessoas idosas, às crenças, às etnias e aos significados simbólicos dos lugares. O domicílio não é somente um lugar físico de residência, mas o lugar que permite que as pessoas idosas preservem sua história de vida e a identidade, mesmo quando adoecem ou desenvolvem algum nível de incapacidade (Iecovich, 2014). *Aging in place* envolve ligação afetiva com a moradia e com os espaços adjacentes e inclui a alteração de significados e da identidade em face das mudanças físicas, sociais, políticas e culturais ocorridas nos cenários urbanos ao longo do tempo (Andrews *et al.*, 2007; Wiles *et al.*, 2011). A ideia subjacente é bem explicitada pelo aforismo "sua casa [seu lar, sua pátria] é onde seu coração está".

A ligação afetiva com a vizinhança é um fator chave para a garantia de manutenção do idoso no lugar onde sempre esteve e/ou onde deseja permanecer pelo resto de sua vida. Morita *et al.* (2010) analisaram como ocorria a associação entre envolvimento social com a família, amigos e vizinhos e a ligação afetiva com a vizinhança em 3.283 idosos japoneses, ao longo de 5 anos. Foram realizadas análises de regressão logística que indicaram que o engajamento em atividades junto a familiares, amigos e vizinhos era um comportamento preditor de 5 anos de sobrevida, independentemente de gênero, idade, estado civil, hábitos de vida e estado de saúde. A ligação afetiva com a vizinhança também foi preditora de 5 anos de sobrevida para as mulheres que mantinham interação com familiares e vizinhos.

Van Hees *et al.* (2017) pediram a 18 idosos independentes, com idade entre 70 e 85 anos, e a 14 profissionais que fotografassem e argumentassem sobre locais que eles consideravam bons para envelhecer. Os idosos retrataram mais locais que estavam ligados às suas experiências de vida e logradouros públicos que continham um conteúdo afetivo para eles. Em contraponto, os profissionais destacavam as características objetivas dos locais, como acessibilidade a serviços, mobilidade e lugares que promoviam a socialização. Os autores destacam que os profissionais devem considerar a importância da ligação afetiva que o idoso tem com o seu ambiente, assim como a importância de se colocar o idoso em posição ativa e compartilhada com os demais membros da família nas escolhas relativas à sua vida.

Na Nova Zelândia, Wiles *et al.* (2017) estudaram a relação entre ligação afetiva de idosos urbanos e rurais, nativos (maoris) (n = 267) e de ascendência europeia (n = 404), com 85 anos e mais, em relação à vizinhança, ao espaço de vida, à funcionalidade e a medidas de saúde. Entre os idosos maoris, não foi observada associação significativa entre nenhum indicador de saúde e gostar da moradia e da vizinhança. Porém, foram observadas associações positivas entre incapacidade, morar com a família e sentir-se conectado à comunidade e à vizinhança. A conexão espiritual com o lugar é um aspecto central da cultura maori, mais importante do que sentir satisfação com o lugar. A ligação com a terra de origem e a natureza foi apontada como importante determinante do bem-estar. Para os não maoris, quanto mais altas as pontuações em satisfação emocional e a conexão com a moradia, a vizinhança e a comunidade, maiores as pontuações em saúde. A ligação com a natureza pareceu menos importante do que entre os nativos maoris.

Ligação afetiva com a moradia e a vizinhança é um aspecto central para o estabelecimento de cidades amigáveis aos idosos, como veremos a seguir.

Cidades amigas dos idosos

Ambientes amigáveis aos idosos, entre eles as cidades, são aqueles em que as políticas, os serviços, os espaços físicos e as estruturas sociais apoiam os idosos e permitem que compensem suas perdas e incapacidades, mantenham-se ativos e sejam socialmente participativos. O planejamento desses ambientes deve considerar que o meio físico e social interage reciprocamente com o *status* de saúde e com a competência comportamental, não só dos idosos, mas de pessoas de todas as idades (Plouffe; Kalache, 2010; Menec *et al.*, 2011; Lehning; Smith; Dunkle, 2015).

As Políticas para o Envelhecimento Ativo (WHO, 2002), o modelo pressão-competência (Lawton; Nahemow, 1973), os conceitos de docilidade ambiental (Lawton; Nahemow, 1973; Regnier; Pynoos, 1992), *aging in place* (Wiles *et al.*, 2011) e ligação afetiva com o ambiente (Wiles *et al.*, 2017) fundamentam o programa Cidades Amigas dos Idosos, lançado pela OMS em 2005. O Protocolo de Vancouver (WHO, 2007a) descreve a metodologia para investigar as condições dos ambientes físico e social de bairros e cidades, olhando-os através da lente do envelhecimento. Prevê coleta de dados por meio de pesquisas quantitativas e grupos focais formados por pessoas idosas, cuidadores e prestadores de serviços para explorar as barreiras, os pontos positivos e as lacunas para as pessoas idosas em determinados contextos (p. ex., o bairro, a cidade, o Estado, a instituição).

Os resultados da aplicação desse protocolo em 33 cidades localizadas nos cinco continentes serviram como base para a elaboração do *Global Age-friendly Cities: A Guide* [Guia global: cidades amigas do idoso] (WHO, 2007b). Em 2010, foi criada a Rede Global de Comunidades Amigas do Idoso (WHO, 2010; WHO, 2015; WHO, c2016). Hoje, fazem parte da rede cerca de 500 cidades localizadas em numerosos países, nos cinco continentes. Ela oferece treinamento e apoio técnico e permite a troca de experiências, boas práticas e outras informações. Para aderir à Rede Global da OMS, é preciso que o município se comprometa com um ciclo contínuo de avaliação e aprimoramento (WHO, 2016; Plouffe; Kalache; Voelcker, 2016).

Em março de 2012, foi fundado o Centro Internacional de Longevidade Brasil (ILC-BR), reconhecido como de utilidade pública em outubro de 2013. É membro da Aliança Global dos International Longevity Centres (ILC Global Alliance), um consórcio de organizações-membro distribuídas ao redor do mundo, configuradas como usinas de ideias que promovem o debate e propõem política para o envelhecimento. Atualmente, a rede conta com 17 países membros. Em 2013, o ILC-BR realizou uma revisão crítica do Protocolo de Vancouver, cujo resultado foi denominado Protocolo do Rio (WHO, 2016).

Segundo o protocolo Cidades Amigas dos Idosos, para o desenvolvimento de um ambiente que favoreça o envelhecimento ativo, é essencial caracterizar o perfil socioeconômico e demográfico da cidade e identificar fatos da história política e social que estão na base das características da população e da cidade. Além disso, é necessário identificar as visões dos moradores sobre os aspectos positivos, as barreiras e as lacunas ao funcionamento da cidade como um ambiente que favorece a qualidade de vida da população idosa e dos demais segmentos etários. Consultas locais realizadas em vários níveis permitem que as decisões tomadas com relação ao programa sejam adequadas às características de cada cidade. Envolver os moradores facilita a obtenção de seu apoio e o seu engajamento como parceiros das ações e de seu acompanhamento. A obediência ao protocolo das pesquisas de campo e da intervenção resultante é requisito para a integração da cidade à Aliança Global das Cidades Amigas dos Idosos, ligada à OMS.

A pesquisa sobre ambientes amigáveis para idosos tem mostrado que espaços domésticos, institucionais e urbanos sem barreiras físicas, informativas e sociais, assim como a presença de elementos facilitadores da adaptação, beneficiam a saúde, a participação social e a equidade em saúde (Levasseur *et al.*, 2017). Preditores significativos de boa qualidade de vida associada a ambientes amigáveis incluem vizinhanças onde os idosos podem movimentar-se a pé; apoio social e coesão social; suporte social da família, de amigos e de vizinhos; ambientes bonitos e agradáveis, espaços acessíveis e seguros para caminhadas; acesso a serviços, facilidades e amenidades localizados perto de casa; e percepção de segurança no ambiente próximo à moradia.

A mobilidade e a participação social são favorecidas pela presença de recursos e facilidades de lazer e recreação, de apoio social, de transporte público adequado e de segurança física no ambiente urbano e na vizinhança; pela disponibilidade de parques, áreas verdes e áreas de uso misto perto da moradia, pela acessibilidade dos ambientes construídos, pela existência de edifícios públicos com plantas que facilitam a orientação e a mobilidade, e pela presença de áreas para a prática de exercícios físicos (Levasseur *et al.*, 2015; Van Holle *et al.*, 2014; Levasseur *et al.*, 2017; Tiraphat *et al.*, 2017). São prejudicadas por ruas mal cuidadas e acidentadas, por falta de segurança física na vizinhança e pela inexistência de facilidades como mercadinhos, bancos, serviços de saúde, farmácias, igrejas, clubes e áreas para caminhadas, descanso e encontros nas vizinhanças (Pedersen, 2015; Mackenbach *et al.*, 2016).

De forma relativamente independente das condições objetivas da saúde, da participação social e das características do ambiente, alta satisfação com os espaços urbanos, os transportes, a moradia, a participação social e o respeito e a inclusão social associam-se de forma robusta com avaliações positivas da própria saúde (Lehning *et al.*, 2014; Wong *et al.*, 2017), que são importantes preditores da adesão a práticas de autocuidado, de saúde objetiva e de longevidade. A possibilidade de participação social, a presença de vizinhos prestativos e o senso de pertencimento relacionam-se com bem-estar psicossocial (Gibney *et al.*, 2019) e satisfação (Flores *et al.*, 2019), ao passo que a escassez dessas condições se associa a desfechos negativos, como a solidão (Kemperman *et al.*, 2019). A ligação afetiva dos idosos com a moradia, a vizinhança, o bairro e a cidade é produto de sustentabilidade física, funcional e social desses espaços. Por se integrar à história pessoal e à identidade, têm forte significado simbólico, emocional, físico e social para os mais velhos. Idosos com laços afetivos bem estabelecidos com os lugares têm mais chances de autoaceitação, segurança e percepção de controle sobre o ambiente, o que favorece seu bem-estar psicológico e os ajuda a se ajustar às contingências do envelhecimento (Lehning *et al.*, 2015).

Jaguariúna, cidade amiga dos idosos

Qual é a percepção dos seus cidadãos mais velhos sobre as condições do ambiente construído e sobre o ambiente social da cidade? Seguem-se dados de uma investigação realizada na cidade de Jaguariúna, no estado de São Paulo. Atendendo aos requisitos da OMS, estes e outros dados coletados e analisados foram usados pela cidade para a construção de um plano estratégico voltado para a transformação da cidade em amiga dos idosos. Parte dos dados quantitativos é apresentada resumidamente a seguir, para ilustrar os princípios de Gerontologia Ambiental apresentados neste texto (Neri *et al.*, 2020).

Jaguariúna é um dos municípios da Região Administrativa de Campinas-SP, com área de 141,39 km^2 e população estimada em 51.248 habitantes em 2016. Altamente urbanizada e industrializada, tinha um índice de envelhecimento de 61,96; sua população menor do que 15 anos correspondia a 19,40% do total e a razão de gêneros era de 97,79. Em 2016, o percentual de pessoas de 60 anos e mais na população era de 12,02%. Na população idosa de 6.161 habitantes, 54,4% eram mulheres (Seade, c2016). A boa qualidade dos indicadores sociais refletiu-se no Índice de Desenvolvimento Humano Municipal (0,784 em 2016), no percentual da população considerada pobre (2,26% no Censo de 2010) e no Índice de GINI, sobre o grau de concentração de renda da população (0,49 em 2010) (Seade, c2016). Por meio do Conselho Municipal do Idoso, a prefeitura da cidade firmou convênio de cooperação financeira com a Companhia Paulista de Força e Luz (CPFL), de cooperação técnica com o ILC-BR, e de cooperação científica com a Universidade Estadual de Campinas (Unicamp). A Fundação de Desenvolvimento da Unicamp atuou como gestor financeiro e administrativo no âmbito do custeio das pesquisas de campo lideradas pela Unicamp.

O *objetivo principal* da parte do estudo aqui relatada foi caracterizar perfis dos idosos quanto à avaliação que fizeram do ambiente físico e social e da ligação afetiva com o ambiente, considerando variáveis sociodemográficas, de saúde e psicossociais.

Em 2017 e 2018, uma *amostra de conveniência* composta por 433 moradores com 60 anos ou mais, residentes na cidade havia pelo menos 1 ano, sem déficit cognitivo sugestivo de demência, participou de uma pesquisa que levantou dados sociodemográficos, de saúde, capacidade funcional, participação social, atitudes em relação à velhice, ligação afetiva e avaliação sobre as condições do ambiente construído e do ambiente social da cidade. Os domínios avaliados foram: ambiente urbano, transportes, moradia – a casa e a vizinhança –, participação social, respeito e inclusão social, comunicação e informação, oportunidades para aprendizagem, apoio e cuidado, e ligação afetiva com a casa, a vizinhança, o bairro e a cidade.

Cento e sessenta e cinco idosos (37,2%) foram recrutados e entrevistados em centros de esporte, lazer e promoção de saúde localizados nos parques da cidade, 22,5% nos domicílios, 14,5% em Unidades Básicas de Saúde (UBS), 10,6% em centros-dia, 7,8% em casas paroquiais e obras assistenciais, 5,8% em locais de convivência espontânea, como praças e jardins, 1,6% em seus locais de trabalho. Cento e oitenta e dois (41,1%) residiam na região central da cidade, 102 (23%), em bairros localizados em posição medial e 159 (35,9%), em bairros periféricos. As entrevistas duraram em média 45,2 ± 10,7 minutos.

A maioria dos participantes era mulheres, entre 60 e 69 anos de idade, casadas, que viviam com o/a cônjuge e tinham de 3 a 5 filhos; declararam-se brancos, alfabetizados, com até 4 anos de instrução formal, católicos, chefes de família e proprietários da residência; não exerciam trabalho remunerado, eram aposentados e achavam que o dinheiro que entra mensalmente no orçamento da família é suficiente. A maioria morava com o/a cônjuge ou companheiro/a. O tempo de escolaridade formal alcançou a média de 5,24 ± 4,16 anos. O tempo médio de residência na cidade era de 32 ± 22 anos. Uma minoria tinha acesso a planos privados de serviços médicos e menos idosos ainda, a convênios de serviços odontológicos.

Os dados foram submetidos a análises de conglomerados, que permitiram identificar um grupo numeroso de idosos que eram residentes de longa data nas regiões centrais e mediais da cidade, e um grupo menor, residente na periferia. O grupo mais numeroso continha dois subgrupos. Em um deles (conglomerado 1), no qual predominavam mulheres idosas e idosos jovens (60 a 69 anos), vigoravam boas condições de saúde, funcionalidade, participação social e bem-estar psicológico (n = 111). No outro subgrupo (conglomerado 2), em que preponderavam homens e idosos com 70 anos ou mais, predominavam experiências de doença, fragilidade, incapacidade, menor participação social e menos bem-estar psicológico (n = 170). Independentemente desses contrastes, ambos os subgrupos tinham forte ligação afetiva com a moradia, a vinhança, o bairro e a cidade, e apresentaram pontuações mais elevadas nas avaliações do ambiente baseadas em critérios subjetivos do que em critérios objetivos. Esses dados apontam para a importância atribuída pelos idosos aos seus locais de pertencimento, história e identidade. São indicativos da relevância dos vínculos afetivos, da familiaridade e da proteção oferecidos pelos ambientes onde se dão as relações sociais mais próximas. Estão em linha com dados obtidos por outras pesquisas que notaram a primazia da ligação afetiva e das avaliações subjetivas positivas sobre as condições objetivas de saúde, funcionalidade e participação social (Scannell; Robert, 2010; Luz *et al.*, 2011; Oswald *et al.*, 2007).

Um grupo menor de idosos (n = 162), conglomerado 3, foi formado por residentes de bairros periféricos, que não só tinham piores condições de saúde, funcionalidade e participação social como se mostraram descontentes com os aspectos objetivos e subjetivos do ambiente e com reduzida ligação afetiva com a moradia, a vizinhança e a cidade. Tais resultados podem ser originários do fato de esses cidadãos serem socialmente excluídos pela pobreza. Residiam em bairros com menos recursos urbanísticos e de convivência, dos quais não tinham orgulho. Parte deles era migrante, com menor senso de pertencimento, prestígio e capital social do que os antigos moradores da cidade e do que os economicamente mais favorecidos. Tinham piores condições de saúde, refletida em pior mobilidade, mais inatividade e menos iniciativa do que idosos mais saudáveis, funcionais, ativos e com melhores condições de realizar os ajustes necessários no ambiente ou em si próprios. Provavelmente sofriam os efeitos de adversidades atuais e acumuladas no curso de vida e acreditavam pouco nas próprias capacidades para dar conta do que os incomodava ou lhes fazia falta (Diehl, 1999).

Experiências sucessivas de insucesso em vários domínios da vida dão origem à baixa crença nas próprias capacidades para dar conta dos riscos e desafios. Com isto, enfraquece-se a proatividade para tornar o ambiente mais amigável, fortalece-se o senso de perda de controle e diminuem a competência comportamental e a conectividade social (Scharf *et al.*, 2001). Essas desvantagens consolidam a condição de maior vulnerabilidade a estressores de natureza interna e externa (Diehl, 1999) e, igualmente, a condição de relativa exclusão social (Scharf *et al.*, 2001) desses idosos.

Independentemente de condições de saúde e de participação social, o domínio do ambiente avaliado de forma mais negativa pela totalidade dos idosos foi o dos transportes, com ênfase na ausência de proteção contra roubos, assaltos, quedas e acidentes, no desrespeito aos assentos reservados a idosos e a pessoas com deficiência, e nas restrições à acessibilidade para idosos e para pessoas com mobilidade reduzida. O segundo domínio com pior avaliação foi o ambiente urbano (conservação das calçadas, rebaixamentos para cadeiras de rodas, dispositivos para evitar furtos e roubos e insuficiente quantidade de banheiros públicos acessíveis e limpos). Esse conjunto de carências reflete incongruência entre a pressão exercida pelos transportes e pelos espaços urbanos e as competências comportamentais dos idosos. Estas são naturalmente limitadas pelo processo normativo de envelhecimento e pela presença de doenças crônicas, fragilidade e problemas de mobilidade.

Ou seja, os transportes urbanos e os espaços públicos urbanos apareceram como pouco amigáveis para os idosos, o que indica desatenção aos princípios de respeito e inclusão social devidos a todos e não só aos que se assemelham aos padrões tidos como normais. Os idosos queixaram-se da falta de respeito aos direitos e da exclusão social, mas essas queixas foram mais comuns entre os com mais doenças, fragilidade e incapacidades, um dado que foi igualmente observado em pesquisas realizadas em outros países (Levasseur *et al.*, 2015; Ronzi *et al.*, 2018; Norstran *et al.*, 2012).

Os dados de Jaguariúna sobre as relações entre boa saúde, avaliação positiva das condições do ambiente físico e construído e ligação afetiva com o ambiente não foram lineares. Parece necessário que sejam ultrapassados certos limites de bem-estar físico e socioeconômico para que os idosos mencionem insatisfação com as condições do ambiente físico e social e com a existência de laços sociais frágeis com a vizinhança e com a cidade. Na ausência de certas condições-limite de saúde e bem-estar social, os idosos tendem a pontuar alto em ligação afetiva com a moradia, a vizinhança, o bairro e a cidade. De todo modo, os idosos fisicamente mais frágeis têm maior probabilidade de serem atingidos por isolamento social e inatividade do que os saudáveis, e existem relações positivas entre a avaliação subjetiva positiva das condições do ambiente construído e social da cidade e a qualidade de vida objetiva e subjetiva dos idosos.

O fato de os idosos gostarem de viver "*in place*" não significa que esse lugar seja o ideal ou o melhor possível à sua saúde física e mental. É preciso reconhecer que entre eles existe desconhecimento sobre as características dos idosos e sobre o processo de envelhecimento, assim como não existe suficiente conhecimento sobre os direitos dos idosos.

Considerações finais

Este texto articulou o clássico e influente modelo de pressão-competência da Gerontologia Ambiental, os conceitos de *aging in place* e cidades amigas dos idosos, de ambientes amigáveis para todas as idades e *design* universal, de ambientes amigáveis a idosos com incapacidades, tecnologias, *designs* adaptados e *designs* acessíveis.

Uma adequada visão sobre o significado de *aging in place* e de cidades amigas dos idosos deve incluir aspectos sociais, culturais, físicos e afetivos. Além deles, há aspectos econômicos e políticos a serem considerados, entre os quais as possibilidades de o idoso transitar entre níveis de atenção oferecidas por contextos institucionais em múltiplos níveis, de receber apoio formal no domicílio e de receber apoios financeiros destinados ao suporte aos seus cuidadores familiares.

No entanto, a diversificação de contextos e alternativas de cuidado formal em domicílio e em instituições não é uma realidade palpável e isenta de controvérsias no Brasil. Não há políticas públicas bem estabelecidas a respeito e há muito preconceito contra a institucionalização em qualquer um de seus níveis. Residir na moradia ou na instituição não é objeto de deliberação pessoal e familiar, nem de livre escolha. As tecnologias são uma forma legítima de apoio ambiental, mas são ainda de uso muito restrito, em virtude de seu alto custo para os nossos padrões, do baixo nível educacional da clientela idosa e da existência de ideologias que a priva de acesso a elas. Propositadamente organizado primeiro em municípios com bom padrão de desenvolvimento socioeconômico e de saúde, o programa Cidade Amiga dos Idosos, baseado no conceito de *livable communities* está aos poucos se expandindo no Brasil.

Políticas e programas favoráveis ao bem-estar global dos idosos devem conectar o *design* físico, a estrutura social e as necessidades sociais de todas as gerações que compartilham uma localização comum. Devem facilitar o acesso à habitação, a serviços de saúde e de proteção social, a serviços de apoio familiar acessíveis e adequados, a serviços de transporte e a facilidades locais que favoreçam o envolvimento social, a vida independente e a participação social.

6

Diversidade de Noções de Tempo em Gerontologia

Samila Sathler Tavares Batistoni

Introdução

A Gerontologia é um campo científico multiparadigmático, no qual convivem diferentes lentes pelas quais se examina o envelhecimento humano. Tais lentes operam e se desafiam mutuamente, denotando a riqueza e a complexidade do campo e atraindo a atenção de pesquisadores e profissionais das mais diversas áreas e formações. Entretanto, essas mesmas características, quando analisadas do ponto de vista da filosofia da ciência, geram um contínuo debate relativo ao seu *status* científico. A multiplicidade de abordagens e metodologias frente ao seu objeto e a ausência de um vocabulário e de princípios teóricos comuns são apontadas como fatores que limitam o alcance de formulações consensuais e genuinamente gerontológicas, baseadas em colaborações inter e transdisciplinares (Hendricks, 1995; Alkema; Alley, 2006; Ferraro, 2018).

Parte dos dilemas da Gerontologia em relação ao seu *status* científico reside na diversidade de noções de tempo e das utilizações destas noções para descrever, analisar e explicar o processo de envelhecimento (Schroots; Birren, 1988; Ferraro, 2018; Baars, 2020). Tempo é um conceito científico em permanente debate e exame por parte de filósofos e da própria física, com questionamentos sobre sua existência objetiva, regularidade, critérios de ordenação ou de ritmo (Callender, 2017). Do ponto de vista mais usual e pragmático, tempo é uma grandeza física que possibilita a ordenação e o reconhecimento de associações entre a ocorrência de eventos, considerada indispensável à ciência. Sobrepostas ao conceito de grandeza, a Gerontologia herda das suas disciplinas-base diferentes noções e métricas do tempo que variam desde a adoção de parâmetros mais objetivos, concretos e observáveis até abordagens subjetivas, qualitativas e recursos interpretativos. Concepções metafóricas sobre a atuação de relógios e calendários específicos também estão presentes no apoio às explicações de fenômenos de diversas naturezas.

Desde sua constituição, a Gerontologia tem sido cronicamente desafiada a reconhecer a sobreposição de camadas ou níveis de análise sobre o tempo e a conciliar as diversas noções e métodos de abordagem advindos das diversas disciplinas que a compõem. Os debates a respeito dos indicadores temporais ideais em Gerontologia são constantemente revitalizados na comunidade científica. Também é recorrente o alerta às armadilhas em atribuir causalidade ao tempo e, especialmente, em ceder ao poder heurístico e simplista das noções de tempo enquanto sinônimo de idade cronológica (Baars, 2020).

Esforços explícitos em organizar as diferentes noções de tempo presentes na literatura gerontológica constituem-se em estratégias analíticas e didáticas para atualizar o debate e como alerta frente às armadilhas do "tempo como causa". Mais do que oferecer digressões sobre o conceito, tais esforços de registro e análise baseiam-se na premissa de que a adoção de uma determinada perspectiva espelha, em grande extensão, o modo como o próprio processo de envelhecimento é concebido e abordado. Uma vez que envelhecimento denota dinâmica e ocorrência de fenômenos em processo, a adoção de uma concepção de tempo se confunde com a própria definição de envelhecimento (Baars, 2020).

Um dos primeiros registros desses esforços encontra-se no *Handbook of aging and the individual: psychological and biological aspects*, organizado por um dos arquitetos da Gerontologia contemporânea, James Birren, em 1959. No capítulo escrito por Maria Reichenbach e Ruth Anna Mathers, as autoras descreveram como o envelhecimento poderia ser abordado a partir da multidimensionalidade do tempo em suas diferentes métricas. Enfatizaram, contudo, os aspectos psicológicos do tempo, destacando as funções cerebrais como instrumentos de estimativa e registro do tempo, e a interpretação, as reações e a relatividade das estimativas pessoais de tempo como fortemente associadas a estados físicos e emocionais.

Em 1995, John Hendricks, na *Encyclopedia of aging*, resumiu as utilizações clássicas do conceito de tempo em Gerontologia em quatro grandes ênfases: (1) tempo com indicador de mudanças associadas à idade; (2) ordenações temporais como função das mudanças biológicas e sociais; (3) experiência do tempo como associada à personalidade, ao envolvimento social ou à consciência pessoal de envelhecimento; (4) identificação de alterações no senso de futuro a partir de avaliações do *self*. Argumentou que, com muita frequência os estudos em Gerontologia dão ênfase exagerada ao tempo cronológico e excluem o que chamou de "outras dimensões da temporalidade". Para o autor, a temporalidade no sentido existencial deveria ser a noção a direcionar as perspectivas interdisciplinares, pois reflete o entrelaçamento de elementos biológicos, pessoais, sociais e históricos, bem como a primazia transitória de um deles na explicação do processo de envelhecimento humano.

Em 2007 (com reedição em 2020), foi publicada uma das produções mais citadas como obra de referência sobre as noções de tempo em Gerontologia: *Aging and time: multidisciplinary perspectives*. Nesta obra, Jan Baars e Henk Visser organizaram as contribuições de diversas disciplinas sobre as relações entre tempo e envelhecimento e apresentaram argumentos mais aprofundados em favor da conciliação das noções de tempo visando ao avanço interdisciplinar da Gerontologia.

Na primeira edição da obra *Palavras-chave em Gerontologia*, Neri (2001) forneceu aos estudantes e pesquisadores brasileiros distinções entre dimensões do tempo identificadas nos verbetes "idade biológica", "idade social/envelhecimento social", "idade psicológica" e "coortes/efeito coorte". Tais verbetes refletem noções catalizadoras da atuação de processos e influências biológicas, sociais, psicológicas ou históricas sobre o envelhecimento. A possível sincronia ou assincronia entre tais processos e influências está na base da noção de que os indivíduos podem ter diferentes "idades" simultaneamente (Schroots; Birren, 1988).

Como exemplos de esforços internacionais recentes, identificam-se revisões narrativas de conceitos centrais, e/ou proposições didáticas para diferenciação de camadas do tempo que se sobrepõem no exame do envelhecimento. Entretanto, algumas delas dão mais ênfase às concepções de tempo advindas de contribuições disciplinares, aprofundando o exame de aspectos psicológicos, biológicos ou sociais (ver, p. ex., Notthoff; Gerstorf, 2015; Gabrian *et al.*, 2017; Ferrucci *et al.*, 2018).

Ao considerar a centralidade da temática e a natureza do Tratado de Geriatria e Gerontologia como obra de referência, o presente capítulo retoma o debate sobre a diversidade temporal e oferece, a partir da compilação das organizações esquemáticas recentes, um mapeamento dos principais conceitos sobre o tempo em Gerontologia. Buscou-se apresentar brevemente a origem dos termos e reflexões sobre as potencialidades e fragilidades dos conceitos. Foram destacados o tempo cronológico e a noção de idade, a sobreposição entre as medidas de tempo cronológico e mudanças macrossociais e estruturais, as relações com a organização e controle social e com eventos históricos, a experiência subjetiva do tempo, o tempo do ponto de vista da funcionalidade e a busca por biomarcadores do envelhecimento. Por último, o capítulo aponta as implicações práticas e acadêmicas para a formação e fortalecimento da Gerontologia.

Tempo cronológico e idade como variáveis em Gerontologia

À primeira vista, frente à natureza finita da existência individual, os indicadores cronológicos da passagem do tempo são os que mais evidenciam os produtos das manifestações de desenvolvimento e envelhecimento ao longo da vida. Enquanto tempo cronológico desde o nascimento dos indivíduos, a idade é uma noção sedutora, dado seu potencial de reunir conjuntos de influências biológicas, sociais, históricas e psicológicas em um único indicador. A pesquisa empírica frequentemente utiliza a idade cronológica como forma de selecionar e descrever grupos de indivíduos. É tomada também como variável independente no intuito de demarcar diferenças e mudanças etárias nos estudos de delineamento transversal e longitudinal (Schroots; Birren, 1988; Baars, 2020).

Nos primórdios de sua constituição, um dos anseios da Gerontologia era o de conseguir descrever o envelhecimento a partir de referenciais de tempo atrelados ao conceito de idade cronológica (Birren, 1959). Entretanto, o avanço do conhecimento científico, derivado da observação de populações cada vez mais longevas, revelou uma grande heterogeneidade intra e interindivíduos da mesma idade, fazendo dela apenas um índice probabilístico de ocorrências não geradas pela passagem do tempo, mas por outros fatores causais subjacentes e multideterminados (Alkema; Aley, 2006; Baars, 2020). Os riscos derivados do mau uso da variável idade residem, então, na interpretação dos resultados dos estudos. Ao atribuir as diferenças e mudanças observadas à ação da passagem do tempo cronológico, ocultam-se os verdadeiros processos, as influências e os fatores que favorecem os desfechos observados (Schroots; Birren, 1988; Baars; Visser, 2020).

Do ponto de vista social, a atribuição aos efeitos da idade a um dado conjunto de manifestações resulta na formação de crenças e imagens supersimplificadas do processo de envelhecimento e da velhice, que estão na base da formação de estereótipos e preconceitos. As imagens e os estereótipos etários podem ser explícitos e implícitos e atuar socialmente como demarcações temporais de início da velhice como fase da vida (Chang *et al.*, 2020). Embora seja mais investigado como fenômeno social, o ageísmo (termo designado para descrever preconceitos com base no critério etário) pode também se tornar um fenômeno acadêmico-científico, ao estar presente de forma latente nas interpretações que estudiosos e pesquisadores do campo fazem das diferenças etárias e dos fenômenos associados à passagem do tempo cronológico (Ferraro, 2018).

A clareza a respeito do potencial e das limitações da idade cronológica é um tópico central nas proposições de Ferraro (2018), diante das críticas recorrentes à Gerontologia enquanto campo científico fragmentado – "Rico em dados e pobre em teorias", segundo Birren e Bengtson (1988). Ferraro identifica seis axiomas no que chamou de "imaginário gerontológico" para caracterizar a forma peculiar "como os gerontologistas concebem o envelhecimento" e estimular o avanço paradigmático do campo. O primeiro axioma seria, exatamente, a necessidade da manutenção de um ceticismo básico frente à idade cronológica como fonte causal das explicações. O autor não propõe o abandono da noção, dado seu valor como variável organizadora do curso de vida individual e social, mas defende que, em Gerontologia, a idade não pode ser a perspectiva central. Ou seja, idade é um indicador bruto ou *proxy* dos verdadeiros agentes causais. Indispensável, porém não satisfatório.

Feitas as ressalvas quanto ao uso do tempo cronológico e da noção de idade apenas como passagem do tempo, destaca-se como suas facetas podem ser informativas à Gerontologia, quando utilizadas à luz de conceitos e perspectivas de análise mais complexas, como as derivadas da Demografia e da Epidemiologia. O ritmo de envelhecimento das populações é estimado pelas alterações não só na proporção de indivíduos com mais de 60/65 anos na população, como também por alterações na mediana etária e por indicadores dos níveis de dependência das populações economicamente inativa e ativa. Os ritmos do envelhecimento populacional também podem ser qualificados a partir da composição de indicadores de expectativa de vida e seus derivados, como expectativa de vida livre de doenças e expectativa de vida livre de incapacidades, entre outros. Tais conceitos e seus respectivos indicadores auxiliam em muito as descrições e análises sobre a heterogeneidade do envelhecimento em termos macrossociais, mas também a análise dos efeitos das decisões governamentais e das políticas públicas. Quando examinadas à luz das condições de vida e saúde, podem refletir a sobreposição de um conjunto de desigualdades sociais na determinação da extensão da vida (Skirbekk *et al.*, 2019).

O campo de investigação gerontológico também comporta uma perspectiva reversa da idade cronológica, na qual o tempo é contado não a partir do nascimento, mas da morte. Essa perspectiva tem sido utilizada na identificação de alterações e mudanças que ocorrem em períodos (geralmente em poucos anos) antes da data de óbito. O valor desse indicador foi reconhecido nas décadas de 1960 e 1970 (Kleemeier, 1962; Riegel; Riegel, 1972), quando estudos evidenciaram declínios funcionais, cognitivos e emocionais abruptos e diferenciados mais associados ao "tempo desde a morte" do que ao "tempo desde o nascimento" (ou a idade cronológica). Os termos "terminal drop" e/ou "declínio terminal" passaram a ser úteis para discriminar fenômenos relativos ao envelhecimento (e caracterizados como processos de vida) de fenômenos patológicos ou associados a processos de morte. Considera-se também sua utilidade no exame dos preditores de utilização de serviços de cuidados ao fim da vida, e como indicadores importantes para os estudos em psicologia do envelhecimento e nas ciências da reabilitação (Gerstorf; Ram, 2013; Zaninotto; Di Gessa, 2020).

Tempo e envelhecimento se entrelaçam para além das associações cronológicas: refletem formas de organização social e suas influências sobre os cursos de vida individuais e coletivos, espelham processos psicológicos diversos e ritmos de processos biológicos específicos, além de possibilitar a análise das mudanças relativas ao uso do tempo ao longo do envelhecimento. Diante desse reconhecimento, a Figura 6.1 foi desenvolvida para servir como um guia esquemático que ilustra e resume as utilizações e os desdobramentos das noções de tempo mais frequentes na literatura gerontológica. Em geral, as diferentes noções compartilham e evidenciam a necessidade de uma métrica específica que auxilie o ordenamento e a localização de fenômenos e eventos associados ao envelhecimento, sugerindo mecanismos causais subjacentes como os descritos a seguir.

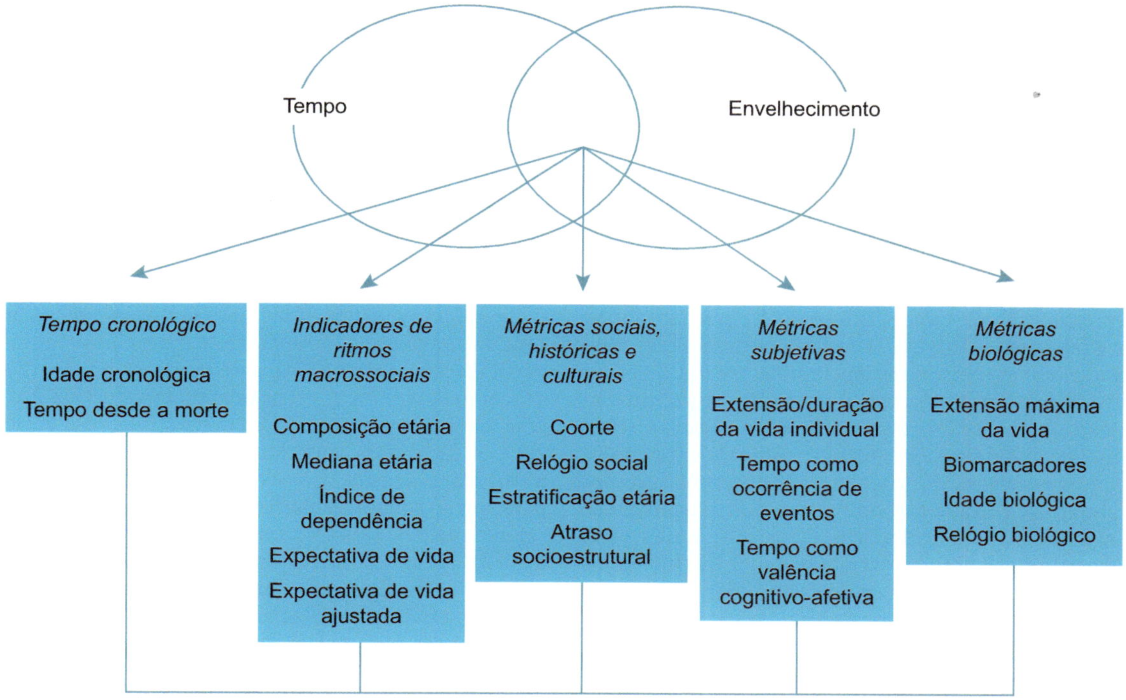

▪ **FIGURA 6.1** Diversidade de noções de tempo em Gerontologia.

Tempo, idade e envelhecimento sob a ótica dos processos sociais, históricos e culturais

Uma das premissas das ciências sociais é que noções de tempo são construídas por meio de processos socioculturais de ação e pensamento e geram impacto sobre as representações e percepções dos fenômenos tempo-dependentes. As origens de tal premissa e do termo "tempo social" remetem às contribuições de Durkheim à sociologia e à antropologia no início do século XX. O autor desenvolveu a defesa de que o tempo, assim como as noções de espaço, causa e número, é uma categoria fundamental na organização do pensamento e das ações humanas. A proposição singular do pensador francês é que a consciência do tempo tem origem social e manifestação compartilhada entre membros de um grupo ou sociedade, sob a forma de representações coletivas. Tais representações não são passivas e estáticas, mas criações dinâmicas e intencionais na organização da vida social. Seu exame permite identificar como as culturas ou sociedades estão fundamentadas sobre dimensões temporais específicas que refletem acordos e normas sociais específicos (Schulz, 2012).

Nas ciências sociais em geral, há um relacionamento ativo e crítico frente à noção de idade cronológica, a partir da análise dos processos e resultados da estratificação etária das sociedades. Mais do que uma forma de classificação hierárquica das pessoas por grupos de idade dentro de uma sociedade, esta também define um sistema de desigualdades relacionadas com esses grupos. Recursos, riscos, vantagens e desvantagens estão distribuídos a partir da temporalização do curso de vida, como forma de controle social (Abramson; Portacolone, 2017).

As facetas do tempo social são úteis ao exame dos processos de envelhecimento e da velhice como construção sociocultural. A identificação de metáforas cíclicas ou lineares do tempo na transmissão da história oral, o reconhecimento da coexistência de ritmos sociais, a identificação de experiências temporais intersubjetivas, ou mesmo os usos políticos e normativos do tempo ajudam a compreender processos e influências relevantes na formação das concepções de velhice e envelhecimento (Debert, 1999; Elchardus; Smits, 2006). Por meio da atuação de valores religiosos, utopias, noções de prestígio e *status*, criam-se narrativas organizadas do tempo, as quais geram temas para a elaboração de projetos individuais e coletivos de vida, bem como mecanismos que dão contornos à velhice e garantem a transcendência para além dos limites biológicos e físicos da existência individual.

Para destaque nesta revisão, foram selecionados alguns conceitos que espelham a operacionalização de diferentes ideias de tempo em Gerontologia. Eles ultrapassam as barreiras disciplinares das ciências sociais, consolidando-se como recursos analíticos e interpretativos interdisciplinares. Segundo Ferraro (2014), é reconhecido nas obras de três estudiosos norte-americanos o mérito de desenvolver as noções de tempo social, para explicar processos de envelhecimento. Os legados de Karl Mannheim, Berenice Neugarten e Matilda Riley são destacados por reforçarem mutuamente a mensagem da construção histórica e sociocultural de velhice e do envelhecimento e por considerarem conjuntamente a atuação de processos biológicos e psicológicos nessa construção. A partir desses autores, passaram a ser imprescindíveis à Gerontologia os conceitos de coorte, relógio social, estratificação etária e atraso ou descontinuidade estrutural.

A noção de coorte, com raízes no trabalho de Mannheim em 1928 (Mannheim, 1952), período anterior à consolidação da Gerontologia, fornece uma métrica para identificação temporal de um conjunto de influências sócio-históricas e culturais sobre os cursos de envelhecimento humano. Ele introduz o conceito de coorte/coortes como uma tradução sociológica da concepção de geração, até então associada à ordenação baseada em linhagem ou descendência familiar. Coorte refere-se a um grupo de pessoas nascidas em um mesmo período do tempo que experimentam eventos e mudança social, dentro de uma dada cultura, na mesma sequência e na mesma idade. Uma coorte é uma métrica de análise considerada maior que o indivíduo e menor que uma geração (Alwin, 2012). Segundo Neri (2001), a concepção de coorte tem origem metafórica ao remeter às unidades de infantaria romana cujos soldados se deslocavam em blocos, enfrentando juntos os mesmos desafios, unidos em direção a um objetivo nas guerras.

Embora o interesse inicial de Mannheim fosse sobre os movimentos sociais e intelectuais que impulsionam os processos de mudança social, a inclusão da noção de coorte ganhou destaque por constituir-se em um recurso de localização de processos de estratificação da experiência e de formação de uma consciência geracional. Ou seja, a contemporaneidade entre os membros das coortes, na experiência e no *timing* de eventos sociais, pode resultar em formas de pensar compartilhadas e em potentes influências sobre as instituições sociais e sobre o envelhecimento individual. Essa estratificação da experiência não significa homogeneidade, uma vez que a interpretação dos eventos geralmente é filtrada por outros eixos de estratificação (como de classe social, de religião, de política, econômica ou de gênero), promovendo diferenças intracoortes. O fluxo entre as coortes torna-se uma medida de ordenação e identificação de processos de continuidade e mudança social, desde os macroníveis até os microníveis de análise, e uma medida explicativa da heterogeneidade entre idosos pertencentes a diferentes coortes.

As noções sociais de tempo foram enriquecidas com a proposição de Neugarten sobre a existência de um "relógio social" (Neugarten *et al.*, 1965; Neugarten, 1979). Neugarten estava interessada em compreender as bases de sustentação da estratificação etária. Defendeu que as sociedades constroem um conjunto de normas e expectativas sobre as idades ou épocas da vida em que certos eventos devam ocorrer e sobre o grau de adequação de certos comportamentos. Os indivíduos internalizam essas normas, tornam-se cientes delas e avaliam os eventos de vida e seu desenvolvimento, a partir da percepção de sincronias (*on-time*) e assincronias (*off-time*) entre elas. Embora apresente peculiaridades relativas principalmente ao gênero, relógio social é a metáfora para abordar uma ordenação prescritiva dos eventos de vida compartilhada e internalizada pelos membros de uma sociedade e atua como uma potente forma de controle social.

Mais recentemente, alterações significativas em expectativas e normas etárias têm sido percebidas e adotadas pelas instituições sociais, com efeitos sobre as concepções vigentes sobre velhice e envelhecimento. Contudo, o grau de flexibilidade observado nessas normas e expectativas varia em função de contingências econômicas, condições de gênero, raça ou mesmo grau de escolaridade, podendo-se ainda identificar a atuação de relógios sociais (Abramson; Portacolone, 2017).

A expressão "idade social" também é um conceito presente na literatura gerontológica, fortemente relacionado ao conceito de relógio social. A utilização metafórica do tempo cronológico permite fazer julgamentos a respeito do grau de adequação de um indivíduo ou grupo ao desempenho de papéis e comportamentos esperados para a idade, em dado contexto social e histórico. A partir da avaliação de sincronia entre as expectativas e normas e o comportamento social, pode-se julgar se os indivíduos estão ou não envelhecidos, o que tem influência sobre os significados e experiências do envelhecimento. Consequentemente, o termo envelhecimento social denota um processo de mudanças em comportamentos e papéis, de forma a assemelhar-se com o que é esperado para fases mais avançadas da vida (Schroots; Birren, 1988; Alwin, 2012; Neri, 2001).

Idade social, envelhecimento social e normas etárias estão também presentes nas contribuições de Matilda Riley (1978, 1994), como expressões da estratificação etária. Ou seja, a posição da pessoa no curso da vida ("idade") molda seu envolvimento com a sociedade, serve de estratégia de organização social por parte das instituições e afeta as percepções sociais a respeito das pessoas pertencentes a determinados estratos etários.

A partir da estratificação etária, é possível também estimar sincronias e assincronias entre as instituições e estruturas sociais e as condições e aspirações de vida dos estratos etários e das coortes. A esse respeito, o conceito de descontinuidade ou atraso estrutural (*structural lag*), desenvolvido por Riley *et al.* (1994), revela o descompasso entre a emergência de coortes mais longevas, saudáveis e diferenciadas em termos de valores e aspirações e a ausência de papéis e oportunidades para a participação e inserção ativa delas na sociedade. A extensão do descompasso entre as estruturas sociais e a vida dos indivíduos cria tensões, ineficiências e insatisfações, mas também guarda um potencial para a mudança socioestrutural e a formação de novas normas para as coortes. Embora as instituições sociais pareçam se adaptar lentamente às necessidades das novas coortes mais velhas, as assincronias são observadas nos ritmos tanto das estruturas quanto das normas das coortes. Assim, diante da aceleração de alguns processos de natureza tecnológica, resistências ou baixa capacitação ao longo da vida para acompanhá-las ou delas desfrutar são constatadas entre subgrupos dentro de uma mesma coorte.

Tempo e envelhecimento na concepção psicológica e na experiência subjetiva

Nos humanos, o desenvolvimento da cognição sobre o tempo expressa pelas capacidades de estimar duração e extensão, reproduzir ritmos e associar eventos é central à aprendizagem e ao desempenho adaptativo de praticamente todos os comportamentos, desde a realização de tarefas simples do cotidiano e o monitoramento da comunicação, até a tomada de decisões sobre comportamentos futuros. Todos os estímulos e atividades têm extensão temporal, e a percepção e experiência do tempo a partir de uma orientação triádica – passado, presente e futuro – é defendida como universal e contínua, resultante de vários mecanismos neurais e cognitivos ainda não totalmente elucidados pelas neurociências (Hayashi; Ivry, 2020).

Para além de suas funções instrumentais, a aquisição do conceito de tempo permite construções simbólicas e narrativas, avaliações e julgamentos diacrônicos e, especialmente, o desenvolvimento de dimensões autorreferentes do tempo. O modo como são monitorados e gerenciados comportamentos e motivações em relação ao tempo é um aspecto importante do *self* (ou das representações mentais de si) e de como os indivíduos se percebem ao longo do seu desenvolvimento e envelhecimento. Tais capacidades são fruto da atuação conjunta de diferentes funções mentais, possibilitando uma experiência subjetiva essencial na criação de ordem, explicação e coerência quanto aos eventos externos e internos. Ao mesmo tempo, elas resultam de uma construção imaginária permeada por narrativas e valores socioculturais (Grondin, 2010).

As mudanças observadas ao longo da vida nas capacidades cognitivas de processar o tempo, assim como as diferenças etárias entre pessoas mais jovens e mais velhas no que se refere à percepção do tempo objetivo, compõem resultados derivados de uma tradição de pesquisa muito expressiva (Crisci *et al.*, 2015). A máxima de que o tempo parece passar mais rápido à medida que envelhecemos tem sido sustentada a partir de explicações complementares às mudanças do envelhecimento em si (Janssen *et al*., 2013). Um alentecimento na percepção do tempo tem sido demonstrado entre subgrupos populacionais de idosos, especialmente entre os institucionalizados e entre aqueles que experimentam altos níveis de afetos negativos (Droit-Volet, 2019).

Entretanto, interessam especialmente ao debate científico sobre o tempo em Gerontologia outros parâmetros ou métricas do tempo não idênticos à lógica da percepção do tempo físico. A adoção de métricas subjetivas do tempo reflete uma abordagem específica do processo de envelhecimento considerada central ao campo de investigação gerontológica. A experiência subjetiva do tempo, tomada como um constructo mental ou mesmo como um epifenômeno da mente em funcionamento, é uma fonte de diferenças individuais na velhice e potente preditor de processos adaptativos e não adaptativos de envelhecimento (Fung; Isaacowitz, 2016). Permite, ainda, descrever e explicar processos referentes ao senso psicológico de finitude e ao enfretamento da morte (Baars, 2020).

Diante do amplo espectro de conceitos, construtos e operacionalizações sobre os aspectos subjetivos do tempo presentes na literatura psicológica em geral, Gabrian *et al.* (2017), em revisão narrativa sobre o tema, destacaram alguns indicadores que se tornaram clássicos nos estudos dos processos de envelhecimento e que estão alinhados com a definição de tempo subjetivo que emerge dessa literatura. Tempo subjetivo diz respeito ao modo como os indivíduos percebem e avaliam a passagem do tempo objetivo na vida pessoal e os significados que atribuem a ele. Considerando a perspectiva triádica do tempo e a fluidez dos processos cognitivos que atuam de forma diacrônica sobre os conteúdos da memória, os autores organizaram a investigação sobre o tempo subjetivo em três campos temáticos de investigação. Sua operacionalização e suas medidas revelam-se como potentes fontes de diferenças individuais em saúde e bem-estar.

O primeiro conjunto temático diz respeito à percepção do tempo a partir das avaliações sobre a duração ou extensão do tempo de vida individual. As métricas do tempo referentes à duração/extensão incluem entre os seus indicadores mais clássicos os testes Círculos de Cottle (Cottle, 1976) e Linha do Tempo de Rappaport (Rappaport, 1991), desenvolvidos para medir a posição percebida pelo indivíduo ao longo da extensão de sua vida. Realizados com utilização de lápis e papel, tais testes consistem em estimativas gráficas ou analogias espaciais tanto do tempo vivido quanto do tempo de vida futuro. Embora muito simples e de interpretação questionada, tal operacionalização serviu de base para o desenvolvimento de teorias e outras medidas que dão suporte às investigações sobre o envelhecimento subjetivo. Há relatos de pesquisa relacionando a percepção de aceleração do tempo e de encurtamento do futuro como gatilhos para a reestruturação na hierarquia de metas de vida (Giasson *et al.*, 2019).

O tempo de vida residual e a avaliação da duração e dos potenciais do futuro pessoal são capturados, especialmente em Gerontologia, pelo construto de Perspectiva de Tempo Futuro, defendida por Carstensen *et al.* (1999), como um componente central à Teoria da Seletividade Socioemocional. Nesta teoria, há a premissa de que a percepção de extensão do tempo futuro influencia processos motivacionais e de regulação do desenvolvimento. Embora não totalmente explicada apenas pelo avanço da idade cronológica, observa-se na velhice uma perspectiva de tempo futuro mais limitada, que leva à priorização de metas e envolvimentos sociais baseados em critérios emocionais, e não de metas relacionadas à ampliação do conhecimento e dos contatos sociais, como na vida adulta inicial. Dado o aumento no foco motivacional-emocional na regulação do desenvolvimento, a seletividade em metas e envolvimentos sociais estaria associada a respostas mais adaptativas com relação às escolhas, aos níveis de satisfação com a vida e aos significados atribuídos a ela. Estudos têm apontado efeitos de seletividade no processamento cognitivo em tarefas de atenção e memória, verificando-se um viés de positividade nos estímulos nos quais os idosos prestam atenção e nos conteúdos de memória recordados (Scheibe; Carstensen, 2010).

Um segundo grupo de métricas, segundo a classificação de Gabrian *et al.* (2017), permite estimar e avaliar processos de envelhecimento sob a ótica da ocorrência e da interpretação de eventos de vida no passado e no presente, e das representações de estados pessoais no futuro. Balizados por normas e expectativas sociais, os indicadores derivados das memórias autobiográficas e dos processos de reminiscência e de revisão de vida permitem descrever e explicar processos de adaptação psicológica aos desafios do envelhecimento, como derivações de um senso de alcance e de satisfação de metas com relação a tarefas de desenvolvimento. A aceleração do processo de envelhecimento pode ser derivada da vivência precoce de eventos de vida normalmente vividos como mais tardios pelas pessoas da mesma coorte (p. ex., morte de filhos, nascimento não esperado de netos e aposentadoria por invalidez). Por sua vez, a vivência de um ritmo esperado de envelhecimento relaciona-se com o desempenho de tarefas evolutivas em época parecida à da maioria dos contemporâneos.

No que se refere às memórias e ao processo de revisitá-las, O'Rourke *et al.* (2017) defendem que relembrar o passado pessoal afeta o bem-estar no presente, reafirmando a identidade de idosos, a depender da função psicológica que as reminiscências assumem. Quando a reminiscência atua como fonte de resolução de problemas ou como fonte de autocontinuidade, melhores estados afetivos, satisfação com a vida e indicadores de saúde foram encontrados em relação à utilização da reminiscência apenas para lidar com o tédio ou ocupar o tempo livre.

As representações cognitivas de estados futuros também são consideradas abordagens do tempo que atuam como preditores de saúde e funcionalidade na velhice. Metas pessoais e visões do *self* no futuro são relativas à consciência pessoal de futuro, à organização do comportamento no tempo e em diferentes situações e à provisão de senso de direção, coerência e propósito de vida. A ocorrência de perdas e a diminuição em recursos de ação direta sobre o ambiente ao longo do envelhecimento requerem ajustamento em metas e motivam esforços de enfrentamento proativos. Expectativas positivas de saúde no futuro associam-se a menor risco de mortalidade de idosos em 10 anos e têm sido cada vez mais utilizadas em estudos em epidemiologia do envelhecimento (Ferraro; Wilkinson, 2015).

Os construtos subjetivos de tempo também remetem à valência das interpretações e dos significados sobre o construto. Vieses de interpretação cognitiva na memória ou na antecipação de eventos futuros são captados pelo conceito de *mindsets* (Watkins, 2008), definidos como estruturas interpretativas do envelhecimento baseadas em arrependimento, remorso ou mesmo ruminação (termo psicológico para a repetição frequente dos mesmos eventos a partir do ponto de vista de falhas ou erros). Tais *mindsets* podem se expressar em valências positivas ou negativas (como otimismo ou pessimismo) e em senso de controlabilidade sobre os eventos (como esperança ou preocupação pelo que virá). Vieses de interpretação podem ser fortalecidos por disposições da personalidade ligadas à ênfase a uma direção do tempo em particular (passado, presente ou futuro). O processamento de informações e as experiências pessoais e sociais à luz dessas disposições têm impacto na motivação e nos comportamentos, com efeitos adaptativos ou desadaptativos sobre os processos de envelhecimento. Zimbardo e Boyd (1999) identificaram cinco orientações avaliativas do tempo, a saber, (1) passado-positivo; (2) passado negativo; (3) presente hedonista; (4) presente fatalista; e (5) excesso de preocupação pelo futuro.

Uma faceta interessante do tempo subjetivo como valência diz respeito às interpretações dos produtos do envelhecimento a partir de indicadores supersimplificados (como estereótipos e crenças etárias) e de atitudes em relação ao envelhecimento e à velhice. Tanto a velhice enquanto objeto social quanto o envelhecimento pessoal se relacionam, mas não são equivalentes, uma vez que critérios de comparação temporal e social (com outros em condições semelhantes ou diferentes) influenciam o processamento e o julgamento das informações sobre si e sobre os outros. As atitudes dispõem um cenário para as expectativas futuras e para as percepções de controle sobre as mudanças em curso, e influenciam a regulação do desenvolvimento (em termos de escolhas, prioridades, metas, investimentos e manejo dos recursos). Na proposição de Levy (2009), há uma incorporação de estereótipos sociais de velhice e envelhecimento, que se tornam lentes potentes diante dos processos autoavaliativos e de interpretação dos processos associados à passagem do tempo e influenciam processos de saúde e funcionalidade física.

Estima-se que exista maior variabilidade nos indicadores atitudinais frente à velhice e ao envelhecimento nas faixas etárias consideradas como "meia-idade" (44 a 65 anos) do que nas faixas etárias anteriores a esta. Tais indicadores são operacionalizados por meio de medidas de autorrelato que estimam o nível de concordância com afirmativas ou o posicionamento diante de itens de natureza semântica. Entretanto, solicitar às pessoas que atribuam a elas mesmas uma "idade" independentemente de sua idade cronológica é uma das formas mais simples e utilizadas em Gerontologia e em Psicologia do Envelhecimento para identificar atitudes em relação à velhice e autoavaliações do envelhecimento pessoal.

"Idade subjetiva" é um indicador numérico que expressa um construto pessoal de idade sensível às condições ambientais e às normas socioculturais e atento às mudanças biológicas, clínicas e psicológicas em curso. Desde a década de 1950, a Gerontologia se interessa pela variabilidade das tendências de atribuição de idades superiores, inferiores ou coincidentes com idade cronológica, ao longo da vida. Evidências acumuladas revelam que, após a meia-idade, parece haver uma tendência de as pessoas se atribuírem uma idade subjetiva cerca de 20% menor do que a sua idade cronológica (Montepare, 2009). Mais de uma idade subjetiva pode ser aferida quando se estreitam os processos de comparação entre diferentes situações ou quando os indivíduos se avaliam à luz de domínios específicos, como cognição, aparência, funcionalidade e capacidade para o trabalho, por exemplo. Indivíduos podem sentir-se mais jovens ou mais velhos e atribuir-se idades coerentes com essas avaliações, quando comparados a grupos ou indivíduos específicos (Debreczeni; Bailey, 2020).

Dadas as especificidades da análise do envelhecimento à luz do tempo subjetivo, foi desenvolvida uma estrutura conceitual para atuar como referencial de estudos e métodos teoricamente orientados em Gerontologia. Envelhecimento subjetivo foi proposto por Diehl e Wahl (2010) como um construto superordenado (ou uma estrutura "guarda-chuva") que reúne os conceitos de tempo e envelhecimento do ponto de vista subjetivo. Os autores partem da premissa, amplamente sustentada na tradição gerontológica, de que os indivíduos são ativos produtores de seu desenvolvimento (Brandtstädter; Rothermund, 2002), construindo, sustentando e reconstruindo sua consciência e seu conhecimento acerca do processo de envelhecimento pessoal. Portanto, o envelhecimento subjetivo é concebido como uma forma particular de autoconhecimento.

No contexto dessas proposições, sugere-se a utilização de um instrumento de medida específico para identificar a consciência das mudanças associadas ao envelhecimento (CMAE), definido como a noção pessoal de que certas mudanças em comportamentos, certos níveis de desempenho físico, cognitivo e social, e determinadas experiências de vida são produtos do processo de envelhecimento, e não de doenças ou fatores patológicos. O instrumento Awareness of Age-Related Changes (AARC) foi traduzido e adaptado com permissão dos autores para utilização com idosos brasileiros, adotando-se como título Consciência das Mudanças Associadas ao Envelhecimento (CMAE), (Neri *et al.*, 2021). Mais do que atribuir uma idade a si mesmo, a medida proposta refere-se à identificação de mudanças que são resultantes do envelhecimento individual a partir de uma concepção multidimensional (saúde, funcionamento físico, cognição, relações interpessoais e funcionamento sociocognitivo e emocional) e à valência de avaliação dessas mudanças, caracterizadas como processos de perdas ou de ganhos. Com essa medida, é possível identificar a consciência de coocorrência de ganhos e de perdas em domínios diferentes da vida, resultando na identificação de diferentes relações com o tempo.

Tempo e envelhecimento nas ciências biológicas e desdobramentos biomédicos

Embora concebidas como universais, as mudanças biológicas que ocorrem com o envelhecimento, bem como seu ritmo e sua magnitude, são altamente heterogêneas em um mesmo indivíduo, entre diferentes indivíduos e entre diferentes espécies. Os investimentos em pesquisa biológica estão cada vez mais firmes na crença de que encontrar uma métrica de tempo mais precisa para o índice de envelhecimento biológico é a chave para entender a natureza do processo (Moskalev, 2020). Do ponto de vista translacional, definir e validar esta métrica em humanos abriria portas para um novo tipo de medicina que se sobrepõe às limitações das definições correntes das doenças, abordando a saúde em uma perspectiva global e trazendo medidas de prevenção ao longo da vida para o centro da atenção (Ferrucci *et al.*, 2020).

Sob a ótica dos processos biológicos, o envelhecimento oferece à Gerontologia um amplo conjunto de relógios e marcadores da passagem de tempo. A depender da definição de envelhecimento adotada e da perspectiva teórica explicativa dos processos biológicos do envelhecimento, o tempo pode ser identificado com diferentes ritmos, duração e extensão, bem como com a atuação concorrente ou isolada desses atributos (Baars, 2020).

Dada a amplitude das possibilidades, as noções de tempo podem ser organizadas a partir de quatro amplas linhas de pesquisa em biologia do envelhecimento, compatíveis com definições de envelhecimento enquanto um fenômeno programado ou não programado ou enquanto um processo normativo ou mesmo como uma doença (Bulterijs *et al.*, 2015). A organização adotada também espelha os anseios humanos, cada vez mais informados pela ciência, em estender a duração ou permitir uma vida longa com mais qualidade e saúde: (1) tempo como extensão máxima da vida humana; (2) busca de biomarcadores do envelhecimento; (3) definição de idade biológica; e (4) identificação de ciclos ou relógios biológicos característicos do organismo humano.

A noção de tempo como "extensão máxima da vida" representa tanto uma linha de pesquisa básica em biologia quanto uma temática de debate filosófico que sustenta investimentos substanciais em pesquisa. Ao serem estabelecidas, tábuas de vida úteis à compreensão de aspectos demográficos e econômicos de uma sociedade atuam, do ponto de vista biológico, como fontes de comparação da extensão máxima da vida dos indivíduos humanos e das diferentes espécies vivas. Embora esse intento tenha como pano de fundo uma noção cronológica de tempo, as tábuas de vida permitem o aprimoramento de modelos animais no estudo do envelhecimento humano, assim como a identificação de ocorrência de processos programados ou não programados entre as espécies, a distinção entre processos patológicos e não patológicos associados à mortalidade, e explicações para a ocorrência de longevidade extrema em subgrupos populacionais (Libertini, 2019).

Dois amplos conjuntos de interpretações advindos das comparações da extensão de vida entre as espécies defendem que (1) o envelhecimento é o resultado cumulativo de vários processos degenerativos; não é um processo adaptativo (oposto à seleção natural) e não é consequência de mecanismos geneticamente determinados e regulados; e (2) o envelhecimento é uma vantagem evolutiva, adaptativa e favorecida por seleção supraindividual, sob condições ecológicas particulares e como consequência de mecanismos específicos geneticamente determinados e modulados. Essas duas interpretações requerem diferentes estratégias de abordagem, especialmente no que tange a postular as possibilidades de desacelerar o ritmo do envelhecimento (Libertini, 2019; Ferrucci *et al.*, 2020).

Dentro dessa mesma concepção de tempo como extensão máxima da vida, e a partir das definições de envelhecimento dela derivadas, sobrepõem-se aspirações sociais baseadas no progresso da biologia e, especialmente, das inovações tecnológicas, que impactam o discurso gerontológico. Os movimentos intelectuais denominados *life-extencionism* ou pró-longevidade compõem um conjunto de debates e investimentos visando a um significativo prolongamento da vida humana. Inclui-se nesta perspectiva a extensão da vida saudável, seja por meio da minimização de processos degenerativos, seja por meio da utilização de recursos tecnológicos. Embora esse debate envolva ideias complexas, muitas das quais são ainda meramente especulativas – por exemplo, os movimentos imortalistas e trans-humanistas (Gullette, 2019) –, ele se constitui em forte motivação para a pesquisa em biologia básica e nas aplicações da biomedicina, desafiando a Gerontologia como ciência do envelhecimento. Reflexo dessas ocorrências é o desenvolvimento de uma subárea interdisciplinar denominada Gerosciência, dedicada a responder, entre outras questões, se o envelhecimento biológico é a causa da suscetibilidade global às doenças (Ferrucci *et al.*, 2020). Nesse movimento, há aqueles que defendem ser oportuno caracterizar o envelhecimento como doença universal e multissitêmica, a fim de eliminar barreiras ao financiamento de pesquisas e intervenções precoces baseadas em visões fatalistas do envelhecimento como processo "natural" (Bulterijs; Hull *et al.*, 2015).

Diante das numerosas teorias do envelhecimento biológico disponíveis, cada qual baseada em processos discretos ou nas concepções de processo programado ou não programado, crescem em visibilidade e consenso as proposições feitas por López-Otín *et al.* (2013) de que o envelhecimento biológico pode ser caracterizado por nove pilares ou denominadores comuns aos indivíduos e às espécies. Com ênfase especial no envelhecimento dos mamíferos, os autores propõem que esses denominadores são: (1) instabilidade genômica; (2) atrito e encurtamento de telômeros; (3) alterações epigenéticas; (4) perda de proteostase; (5) detecção desregulada ou insensibilidade a nutrientes; (6) disfunção mitocondrial; (7) senescência celular; (8) exaustão de células-tronco; e (9) comunicação intercelular alterada. Embora cada pilar possa ser concebido como uma métrica do tempo que organiza os processos de envelhecimento, mantém-se o desafio de identificar as interconexões entre as diferentes contribuições relativas ao envelhecimento, com o objetivo final de identificar alvos terapêuticos para melhorar a saúde humana durante o envelhecimento, com efeitos colaterais mínimos.

Os pilares do envelhecimento propostos configuram-se como conjuntos potenciais de biomarcadores do envelhecimento, ou seja, conjuntos de medidas e critérios supostamente precisos para definir as respostas biológicas à passagem do tempo e como melhor substituto à idade cronológica no cuidado clínico. Diferentemente de marcadores específicos de doenças, os biomarcadores do envelhecimento identificam processos subjacentes às doenças e quantificam o grau de envelhecimento das pessoas, na ausência de doenças clínicas, tornando possível a prevenção de doenças que se associam ao envelhecimento, antes de seu início (Moskalev, 2020).

Segundo a American Federation for Aging Research (AFAR), idealmente, um biomarcador deve cumprir quatro funções: (1) predizer o ritmo do envelhecimento; (2) refletir processos fundamentais do envelhecimento biológico e não de patogênese de doenças; (3) ser reprodutível e não invasivo ao ser testado em indivíduos; e (4) ser reproduzível em modelos animais. Pelo menos dois desses critérios precisam ser satisfeitos para considerar a proposição de um biomarcador nas pesquisas. Embora em número abundante, o painel de biomarcadores é muito variável em termos de precisão, confiabilidade e potencial invasivo. Ainda é difícil hierarquizá-los, admitindo-se a máxima de que, em pesquisa, "quanto mais variados, melhor" (Moskalev, 2019).

Indicadores moleculares e celulares, tais como os que expressam senescência ou cessação de divisão celular e medidas de extensão de telômeros em leucócitos, são amplamente utilizados na pesquisa. Teoricamente, são considerados mais sensíveis a sinais precoces de envelhecimento do que indicadores clínicos tais como fragilidade ou mortalidade (Ferrucci *et al.*, 2020). Contudo, eles têm mostrado baixa robustez e confiabilidade como indicadores isolados. A tendência é substituí-los por abordagens mais complexas e multissistêmicas. Segundo Bell *et al.* (2019), as análises de metilação do DNA ou os chamados "relógios epigenéticos" têm se mostrado mais robustos na identificação de mudanças associadas à idade e potencialmente capazes de capturar os efeitos de estratégias clínicas ligadas a alterações em estilo de vida, como dieta, educação e exercício físico, sobre o índice de envelhecimento.

Na literatura gerontológica, muitas vezes o termo biomarcador de envelhecimento é usado de forma intercambiável com o termo "idade biológica". Entretanto, alguns autores consideram que esses não são idênticos (Moskalev, 2019). O conceito de idade biológica reflete o intuito mais tradicional e anterior ao de biomarcadores para abordar as heterogeneidades em saúde e funcionalidade entre indivíduos com a mesma idade cronológica. Idade biológica é um parâmetro complexo, que envolve a idade cronológica de uma pessoa, sua saúde em relação ao seu grupo etário e sinais de risco para a mortalidade. Embora biomarcadores sirvam como estimativas de idade biológica, as abordagens mais clássicas são as sinalizadas por medidas clínicas (tais como marcadores endócrinos e inflamatórios) ou por testes funcionais referentes à capacidade respiratória, à manutenção de competências para realização de atividades de vida diária e à cognição.

No sentido amplo atribuído à idade biológica, o conceito de fragilidade, cada vez mais popular na geriatria e na saúde pública, pode ser considerado uma estimativa da discrepância entre a idade cronológica e o ritmo de envelhecimento. Uma aceleração do envelhecimento é postulada a partir da redução ou da exaustão da capacidade fisiológica de compensar danos acumulados ou de restaurar a homeostase, caracterizada por perda em força, lentidão, exaustão, perda de peso e redução no nível de atividade física (Fried *et al.*, 2001).

Testes baseados em autorrelato foram desenvolvidos e se popularizaram como estimativas de idade biológica. Um deles é o RealAge (Roizen, 1999), cujos resultados são calculados por meio de equações que levam em conta a expectativa de vida média dos indivíduos em uma determinada idade, predisposições genéticas associadas ao gênero e à idade, genitores ou avós vivos, comportamentos relacionados com a saúde e aspectos psicossociais. Neste teste, o escore é gerado com uma ponderação positiva dos fatores favoráveis e subtração de pontos quando há fatores desfavoráveis. As críticas a tais iniciativas são de que esses indicadores refletem apenas médias baseadas em amostras populacionais, com grandes variações individuais. Ferrucci *et al.* (2018) defendem que o estudo do envelhecimento humano pode ser mais informativo em relação à adoção às práticas preventivas ao longo da vida, se houver detecção precoce de manifestações nos níveis molecular e celular, uma vez que as respostas fenotípicas do envelhecimento são mascaradas por mecanismos compensatórios ou de resiliência.

Abordagens computacionais que envolvem algoritmos de aprendizagem e redes neurais na seleção de biomarcadores abrem uma nova perspectiva para a análise sistemática de amplos conjuntos de dados populacionais e para a criação de painéis de biomarcadores específicos para grupos populacionais. Tais iniciativas fortalecem uma biogerontologia *in silico*, expressão usada com referência a conhecimentos gerados por simulação computacional de processos biológicos do envelhecimento (Fuellen *et al.*, 2013; Moskalev, 2020). De forma complementar, com auxílio de modelos matemáticos, são propostos modelos biológicos dinâmicos e complexos que não envolvem somente a noção de tempo, mas também de espaço e de percepção de movimentos de dilatação e contração dos fenômenos, ultrapassando abordagens lineares de tempo (Maestrini *et al.*, 2018).

Para exemplificar a complexidade da identificação da melhor métrica do envelhecimento, destaca-se o engenhoso estudo de Li *et al.* (2020). Nove métodos de estimar a idade biológica (incluindo medidas clínicas e biomarcadores do envelhecimento) foram utilizados para levantar dados de uma população de 845 adultos de meia-idade e idosos suecos em nove ocasiões em um período de 20 anos (1986 a 2016). Foram utilizadas três medidas de idade biológica (funcionamento cognitivo, funcionalidade física e fragilidade), uma para identificar extensão de telômeros, quatro indicadores de metilação de DNA, e um "índice de idade fisiológica" criado a partir de indicadores de massa muscular e circunferência de cintura, hemoglobina e/ou medidas de colesterol. A despeito das diferenças na capacidade de predizer relações com sexo, entre as medidas em si e com mortalidade, o índice de fragilidade (um indicador clínico) e um dos indicadores de metilação do DNA (GrimAge) foram os melhores preditores, mostrando-se promissores estimadores do ritmo de envelhecimento. Comparativamente, a extensão ou medidas de comprimento de telômeros foram as menos preditivas.

Os conceitos de "relógio biológico" ou de "relógios intrínsecos" são representativos de um outro conjunto de abordagens relativas ao tempo em biologia, com reflexos sobre a Gerontologia. Esses termos são reservados à proposição de ritmos biológicos definidos a partir de ciclos naturais de mudanças na fisiologia e no comportamento dos organismos vivos (Chokroverty, 2009). Variações em funções, tais como a de respiração ou em batimentos cardíacos, ou no ciclo de sono e vigília são consideradas flutuações internas do organismo reguladas por pistas ambientais, como a luz do dia ou a escuridão da noite, ou pistas internas, via sinalizadores proteicos em nível celular.

O exame das alterações associadas ao envelhecimento nos ritmos que medeiam os processos fisiológicos é uma linha de pesquisa de longa tradição em Gerontologia. Idades avançadas são mais associadas com alterações do sono, especialmente com despertares precoces, do que pessoas mais jovens, com reflexos sobre o desempenho de atividades da vida diária. Embora haja registro de preservação no padrão cíclico de sono REM e sono não REM, o primeiro tende a ser reduzido. Há registro de alterações nos ritmos de temperatura corporal entre os mais velhos, influenciando, por exemplo, medidas de eletroencefalograma. As perdas em orientação temporal com a idade, caracterizadas por decréscimo na amplitude circadiana, perdas em sincronização interna, e piores respostas às pistas de tempo do ambiente externo, são associadas a piores condições de saúde e longevidade (Cornelissen; Otsuka, 2017).

Segundo Khan e Tian (2019), integrar a concepção de relógio biológico ao cuidado clínico e a intervenções terapêuticas em idosos tem resultados promissores, por exemplo, para a administração de fármacos para controle da hipertensão. A pesquisa recente tende a combinar o conhecimento científico da chamada cronobiologia, a compreensão da saúde e da funcionalidade na velhice, na promoção de cuidados clínicos geronto-geriatricamente orientados para maximizar os efeitos das intervenções.

Considerações finais e chamada à interdisciplinaridade

Segundo o raciocínio do físico e filósofo austríaco Ernst Mach (1838-1916), "o tempo é uma abstração à qual chegamos por meio da mudança das coisas". A depender do nível de observação em Gerontologia, uma diversidade de abstrações, noções ou conceitos de tempo pode ser derivada das mudanças ocorridas nos diversos fenômenos atribuídos como processos de envelhecimento. O panorama ora apresentado não teve o intuito de ser exaustivo ou definitivo, mas o de explicitar, por meio da diversidade apresentada, a necessidade de contínua reflexão a respeito do envelhecimento como objeto científico.

É possível que as contribuições e a sinergia criada a partir de estudos que tentam entrelaçar as diferentes noções de tempo possam ser uma fonte para o avanço da Gerontologia como campo interdisciplinar, *status* ainda não alcançado, segundo historiadores e filósofos da ciência. Para Baars e Visser (2020), por exemplo, o verdadeiro estudo do envelhecimento repousa sobre as inter-relações entre as diferentes dinâmicas temporais que são responsáveis pela heterogeneidade do fenômeno. Para os autores, é preciso transformar as metáforas de tempo presentes na Gerontologia em conceitos científicos válidos, confiáveis e funcionais para a realização de explicações multiníveis e interníveis do envelhecimento.

Tentativas de validação e integração de conceitos de tempo pertencentes a diferentes níveis podem ser vislumbradas em iniciativas de pesquisa como a de Thyagarajan *et al.* (2019), que resultaram na identificação de interessantes correspondências entre idade subjetiva e biomarcadores do envelhecimento em uma amostra de 3.740 participantes adultos e idosos. Podem também ser expressos por avanços estatísticos em epidemiologia do envelhecimento para lidar com a variabilidade de indicadores de saúde que podem ser atribuídos a três dimensões diferentes do tempo (denominadas problema "idade-período-coorte") (Masters; Powers, 2020).

O exame da diversidade nas noções de tempo reforça a chamada à interdisciplinaridade também na formação de recursos humanos e de pesquisadores em Gerontologia e Geriatria. Tal empreitada envolve o estímulo ao desenvolvimento de competências e habilidades teóricas e práticas para desenvolver linhas de pesquisa e estratégias metodológicas criativas e confiáveis. É preciso romper barreiras institucionais e, especialmente no Brasil, alocar recursos em projetos de pesquisa que examinem os fenômenos sob a ótica interdisciplinar.

Reflexões sobre o tempo, por exemplo, podem ser o gatilho para o desenvolvimento do que Ferraro (2018) denominou "imaginário gerontológico", ou um paradigma específico para a Gerontologia, que qualifique a forma singular pela qual a Gerontologia interpreta os fenômenos do envelhecimento. Tais progressos e metas educativas também podem atuar na minimização do ageísmo acadêmico-científico e no desenvolvimento de pesquisas de natureza translacional, que se reflitam em inovações na promoção da qualidade de vida de indivíduos e populações.

7

Violência contra a Pessoa Idosa: Castigo do Corpo e Mortificação do Eu

Maria Cecília de Souza Minayo

Introdução

Este capítulo aborda a violência contra a pessoa idosa como um problema social, cultural e de saúde e apresenta as seguintes questões: a definição do conceito de violência para essa faixa etária; a natureza e os tipos de manifestação desse fenômeno e suas expressões mais relevantes e persistentes no Brasil. Termina com algumas propostas de estratégias para prevenção dos abusos e maus tratos.

Segundo Foucault (2009), tanto a violência como a disciplina visam a conformar um ser humano dócil e que ocupe um lugar predeterminado na sociedade. É sobre o corpo que a microfísica do poder atua para conseguir seus intentos. Já Goffmann (1990) considera que todo castigo e todas as formas de abusos visam à eliminação do *eu* ou à sua mortificação. A violência contra a pessoa idosa antes de qualquer consideração sobre sua materialidade constitui uma forma de marcar seu desvalor pela visão social estigmatizada da feiura do *corpo* alquebrado, deformado e lento (Berzins, 2009); e a inutilidade de seu *eu* em um mundo regido por adultos que consideram o velho um ser inútil, problemático e descartável (Minayo, 2013). O pior dessa situação, como recorda Norbert Elias (2001) é que o próprio idoso internaliza seu apagamento social:

> A fragilidade dos velhos é muitas vezes suficiente para separar os que envelhecem dos vivos. Sua decadência os isola. Podem tornar-se menos sociáveis e seus sentimentos menos calorosos, sem que se extinga sua necessidade dos outros. Isso é o mais difícil: o isolamento tácito dos velhos, o gradual esfriamento de suas relações com pessoas a quem foram afeiçoados, a separação em relação aos seres humanos em geral, tudo o que lhes dava sentido e segurança.

A maioria das culturas tende a relegar os velhos e favorecer a juventude e a população adulta. Portanto, é um mito pensar que em um passado distante e idílico as pessoas idosas foram muito melhor acolhidas e tratadas (Rifiotis, 2000). O abandono social e familiar, sobretudo dos velhos pobres e doentes, historicamente, pode ser contado nas histórias dos "asilos de São Vicente de Paulo" que faz muitos séculos os acolhem por caridade, embora hoje, o façam com um escopo atualizado. O tratamento das necessidades da pessoa idosa como uma questão pública e dever do Estado apenas recentemente passou a fazer parte das pautas políticas dos países e dos organismos internacionais (Minayo, 2013, 2019), como é o caso, no Brasil, da Política Nacional do Idoso (1994) e do Estatuto do Idoso (2004).

Maus tratos contra pessoas idosas foram descritos pela primeira vez em 1975 como "espancamento de avós" por pesquisadores ingleses (Baker, 1975). No Brasil, esse assunto entrou na pauta apenas nas três últimas décadas, o que tem a ver, de um lado, com o aumento do número exponencial da população com 60 anos ou mais; de outro lado, o tema se tornou uma questão pública por meio da assinatura de convenções internacionais e movimentos nacionais preocupados com a relevância sociodemográfica dessa população e apoiados também pelo protagonismo dos idosos em suas associações de aposentados, conselhos, e movimentos sociais e por direitos (Minayo, 2013).

Segundo a Organização Mundial da Saúde (OMS) (WHO, 2002), a violência contra a pessoa idosa consiste em ações ou omissões cometidas uma vez ou muitas vezes, prejudicando sua integridade física e emocional e impedindo o desempenho de seu papel social. Esse fenômeno se expressa na quebra de expectativa por parte das pessoas que a cercam, sobretudo filhos, cônjuges, parentes, cuidadores e comunidade.

Na mesma direção da definição da OMS, o Estatuto do Idoso (Brasil, 2015) estabelece que a violência contra esse grupo etário se constitui como "qualquer ação ou omissão praticada em local público ou privado que lhe cause morte, dano ou sofrimento físico ou psicológico". O mesmo Estatuto prescreve que:

> os casos de suspeita ou de confirmação de violência, praticados contra idosos, devem ser objeto de notificação compulsória pelos serviços de saúde públicos ou privados à autoridade sanitária, bem como devem ser obrigatoriamente comunicados por eles a quaisquer dos seguintes órgãos: autoridade policial; ministério público; conselho municipal do idoso, conselho estadual do idoso; conselho nacional do idoso.

O Estatuto define também que: "O direito ao respeito consiste na inviolabilidade da integridade física, psíquica e moral, abrangendo a preservação da imagem, da identidade, da autonomia, de valores, ideias e crenças, dos espaços e dos objetos pessoais." E ainda que: "é dever de todos zelar pela dignidade do idoso, colocando-o a salvo de qualquer tratamento desumano, violento, aterrorizante, vexatório ou constrangedor." Com essas determinações, o Estatuto retira a violência contra a pessoa idosa do espaço privado das famílias e das instituições e a coloca como um desrespeito a seus direitos de cidadania.

Quando a OMS analisa o impacto da violência sobre a vida, utiliza também um conceito operacional, "causas externas", cuja definição está incorporada nos Capítulos 19 e 20 da Classificação Internacional de Doenças (CID). Por causas externas, entendem-se as consequências da violência que aparecem sob forma de mortalidade por homicídios, suicídios e acidentes; e, também, de agravos provocados por lesões e traumas provenientes de agressões, quedas, tentativas de suicídio, acidentes de transporte, afogamentos, sufocamentos e envenenamentos. O termo "causas externas" não é sinônimo de violência. Ele é um recurso para classificar os vários tipos de abusos e maus tratos. Já "violência" é a *ação de um ser humano contra o outro* provocada pelo abuso da força e do poder, *ou pela omissão de socorro* quando esse outro pede ou precisa. As causas externas dizem respeito às consequências das várias expressões de violência.

A literatura nacional e internacional aborda o tema de forma ampla e diversificada. Em uma revisão sistemática publicada recentemente, Moura *et al.* (2020) mostram que os estudos versam sobre: prevalência e incidência dos principais transtornos mentais do final da vida; uso de álcool e outras drogas; violência entre parceiros íntimos; abusos que vão desde negligência a maus tratos no âmbito da família e no atendimento dos serviços de saúde; baixas taxas de diagnóstico e notificação de abusos por médicos; maus tratos emocionais, financeiros, físicos e sexuais; autonegligências; ameaças e violência no trabalho; prevalência de dor sem o devido tratamento, dentre outros.

Nesse texto de cunho compreensivo, busca-se ordenar as questões, de modo a torná-las claras para os que trabalham no cuidado com a pessoa idosa, tendo um olho na literatura nacional e internacional e o outro no campo empírico onde se movem as pessoas.

Natureza da violência que afeta a pessoa idosa

A *natureza* da violência contra a pessoa idosa pode ser resumida em alguns conceitos: maus tratos físicos; abuso psicológico, sexual, financeiro; abandono e negligência e autonegligência. Neste texto, usam-se como sinônimos de violência os termos *maus tratos* e *abusos*.

Os maus tratos *físicos*, como o termo indica, ocorrem por meio de empurrões, beliscões, tapas, agressões com cintos, objetos caseiros, armas brancas e de fogo, desferidos contra a pessoa idosa frágil. O ambiente familiar é o espaço onde mais ocorrem, vindo a seguir a rua e as instituições de prestação de serviços como as de saúde, de assistência social e instituições de longa permanência (ILP). Frequentemente a pessoa idosa que sofre violência física se cala sobre os maus tratos e se isola para que estranhos não tomem conhecimento desse tipo de sofrimento que prejudica sua saúde mental e sua qualidade de vida. Muitos têm vergonha por não serem capazes de reagir e outros não querem denunciar os familiares agressores. A incidência comprovada no mundo é que 5 a 10% de pessoas idosas sofram violência física (WHO, 2002). Nas denúncias do Disque 100 Idosos do Ministério dos Direitos Humanos, elas corresponderam em 2019 a 12,6% das vítimas (Brasil, 2020).

Abuso psicológico significa menosprezo, desprezo, preconceito e discriminação da pessoa pelo fato de ela ser idosa. Por exemplo, ele ocorre quando se diz: "você já não serve para nada"; "você já deveria ter morrido mesmo"; "você só dá trabalho"; "você é só um problema para a família"! Muitas vezes, as pessoas até nem dizem, mas o idoso sente a atitude preconceituosa e menosprezível de quem o trata! Estudos mostram que o sofrimento mental provocado por esse tipo de abuso contribui para processos depressivos e autodestrutivos, como ideações, tentativas ou suicídio consumado (Minayo; Cavalcante, 2010). As pessoas idosas muito pobres e as que sofrem dependência financeira, física e mental em grau elevado são as mais abusadas. Estudos realizados em municípios brasileiros, como o de Melo *et al.* (2006), ressaltam que percentual elevado de idosos se queixa mais de violência psicológica (62,5%) do que física (32%). No "Módulo Disque Idoso" do Disque 100 Direitos Humanos, também, as denúncias de abuso psicológico são em maiores percentuais do que as de abusos físicos, sendo a segunda forma de maus tratos mais denunciada em 2019 (26,5%) (Brasil, 2020).

Violência sexual consiste no ato ou no jogo, em relações hétero ou homossexuais, que estimulam ou utilizam a vítima para obter excitação sexual e práticas eróticas e pornográficas, por meio de aliciamento, violência física e ameaças. Segundo estudos internacionais (Teaster; Roberto, 2003) e nacionais (Melo *et al.*, 2006), a violência sexual acontece contra menos de 1% dos idosos. Desse total, um décimo acontece em casa e o restante, em residências geriátricas. A maioria (95%) envolve mulheres com problemas em pelo menos dois de três domínios cognitivos de tempo, espaço e nível pessoal. As mulheres com maior dificuldade de andar são as mais vulneráveis. Os principais tipos de abuso são beijos forçados, atos sexuais não consentidos e bolinação. Uma forma de violência pouco comentada é o controle da sexualidade da pessoa idosa por parte de familiares ou funcionários de ILP que consideram os velhos como assexuados. Frequentemente, atitudes repressivas de filhos ou cuidadores impedem os idosos de terem uma vida afetiva saudável, abortando seus desejos e sentimentos nos diferentes ambientes onde vivem.

Abandono e *negligência* apresentam várias facetas. Considera-se *abandono*: retirar a pessoa idosa da sua casa contra sua vontade; trocar seu lugar na residência da qual é dona por outro pior, dando prioridade aos casais jovens; conduzi-la a uma ILP contra a sua vontade, deixando a essas entidades o domínio sobre sua vida, sua vontade, sua saúde e seu direito de ir e vir. São formas de *negligência*: privá-la da assistência de que precisa: deixar que passe fome, se desidrate e seja privada de medicamentos e de outras necessidades básicas, antecipando sua imobilidade, aniquilando sua personalidade ou promovendo seu lento adoecimento e morte.

Consideram-se também negligências, as omissões que podem provocar acidentes por vezes irreversíveis: inadequação das casas às necessidades do idoso, por exemplo, pisos escorregadios, escadas sem corrimão, banheiros sem proteção para que possam se sentar e se levantar com segurança. Nas famílias e nas ILP, os *idosos dependentes* são os mais afetados por negligências no tratamento pessoal, na administração de medicamentos, nos cuidados corporais e na exigência de que realizem ações para as quais não sentem desejo ou aptidão.

No "Módulo Disque Idoso" do Disque 100 Direitos Humanos da Secretaria de Direitos Humanos, a denúncia mais frequente em 2019 foi a de negligência (38%) (Brasil, 2020). Ou seja, esse percentual elevado das omissões de cuidados e socorro provoca uma discussão inadiável sobre o papel do poder público na oferta de cuidados específicos aos idosos que vão perdendo sua autonomia funcional. Pois, embora o Estado Brasileiro tenha disponibilizado uma série de benefícios como a aposentadoria, o benefício de prestação continuada (83% dos idosos hoje estão recobertos por um ou outro desses programas), a gratuidade das passagens em transporte público e vantagens em determinados programas culturais, os idosos dependentes, na maioria dos casos, ficam a cargo apenas das famílias e não recebem nenhuma atenção específica e adequada a sua situação, embora, na letra do Estatuto e da Política Nacional, essa ação esteja contemplada.

Violência autoinfligida diz respeito aos maus tratos que a própria pessoa idosa provoca contra si mesma. Esse tipo de abuso se manifesta em autonegligências, ideações, tentativas de suicídio e suicídio consumado. Um dos primeiros sinais de autonegligência é a atitude de se isolar, de não sair de casa e de se recusar a tomar banho, de não se alimentar e de não tomar os medicamentos, manifestando clara ou indiretamente a vontade de morrer. Estudos de Cavalcante e Minayo (2012, 2015) e Minayo e Cavalcante (2010, 2015) mostram aumento de suicídios particularmente entre homens idosos; e de tentativas de suicídio e ideações em pessoas de ambos os sexos. Os índices de ocorrência já são o dobro do que é a média nacional e estão associados à autodesvalorização, ao abandono familiar, à solidão, ao sofrimento insuportável provocado por doenças degenerativas, ao medo de se tornar dependente, à perda do gosto pela vida e a processos depressivos de maior ou menor gravidade.

A *violência patrimonial e financeira* se manifesta em diferentes formas de violência econômica e financeira, combinadas com discriminações e maus tratos praticados principalmente pelas próprias famílias. Suas manifestações mais comuns são: tomar o quarto do idoso ou da idosa quando um fica viúvo(a), relegando-o a uma habitação minúscula na casa; apossar-se de seus bens sem o seu consentimento; assenhorear-se de seus cartões de banco e de crédito, usufruindo seus rendimentos; fazer dívidas em seu nome; provocar-lhe uma tutela judicial sem que isso tenha respaldo em seu comprometimento mental para apossar-se antecipadamente de seus bens. As situações de uso do dinheiro das pessoas internadas em ILP por funcionários é também um problema citado pelos próprios idosos.

A violência financeira é também praticada por bancos, lojas, planos de saúde que aplicam aumentos abusivos e frequentemente se recusam a bancar determinados serviços essenciais à saúde das pessoas idosas. Atualmente os planos descobriram uma fórmula sutil de prejudicar os idosos. Como a Agência de Saúde Suplementar proíbe aumentos abusivos para clientes com 60 anos ou mais, quando alguém completa os 59, recebe de presente uma conta por vezes 2 vezes maior do que pagava antes, antecipando-lhes assim, os recursos que amealham com escusa do que consideram gastos excessivos com os mais velhos. As pessoas idosas são ainda vítimas de estelionatários e de várias modalidades de abusos financeiros cometidos por criminosos que tripudiam sobre sua vulnerabilidade física e mental, impingindo-lhes, por exemplo, modalidades de crédito consignado, com o conluio de parentes. Ou são vítimas de roubos e furtos nas agências bancárias, nos caixas eletrônicos, nas lojas, nas ruas, nas travessias ou nos transportes. Os policiais das delegacias de proteção assinalam com muita frequência suas queixas sobre roubo de cartões, cheques, dinheiro e objetos de valor, de forma violenta ou sorrateira. No Disque Idoso, os abusos financeiros e patrimoniais corresponderam a 20% das denúncias em 2019, correspondendo à terceira violação mais frequente.

É importante explicar neste texto que aqui foram usados dados consolidados do "Módulo Disque Idoso" do Disque 100 Direitos Humanos da Secretaria de Direitos Humanos da Presidência da República, que recebe denúncias sobre maus tratos feitas pelas próprias vítimas ou por qualquer cidadão que testemunhe abusos contra a pessoa idosa. Pelo fato de a denúncia ser um ato voluntário e consciente de quem o faz, o Disque 100 Idoso não é uma fonte estatística da violência perpetrada contra o idoso no Brasil. No entanto, na ausência de estudos censitários, seus dados servem como um termômetro da consciência social sobre o problema e trazem informações preciosas que estão resumidas a seguir (Brasil, 2020).

As denúncias de maus tratos contra a pessoa idosa em 2019 cresceram 13% em relação ao ano anterior. Desse acervo, 52,9% dos casos de violação são cometidos por filhos, seguidos de netos (com 7,8%). As pessoas mais agredidas são mulheres (62,6% dos casos) contra 32% dos homens. A maior quantidade de vítimas se encontra na faixa etária de 71 a 80 anos (33%), vindo logo a seguir as de 61 a 70 (29%). Dentre as idosas e os idosos agredidos, 41,5% foram declarados por quem denunciou da seguinte maneira: como brancos e pardos, 26,6%; como negros, 9,9%; amarelos, 0,7%; e indígenas, 0,4%. A casa é o principal local de violação de direitos com 85,6% dos casos.

As violações mais constatadas são: (1) negligências (38%); (2) violência psicológica (humilhações, hostilizações, xingamentos e outros) (26,5%); (3) abuso financeiro e econômico/violência patrimonial, que envolve, por exemplo, retenção de salário e destruição de bens em 20% das situações; (4) violência física (12,6%). Importante frisar que, em sua maioria, as denúncias mencionam vários tipos concomitantes de violação.

Outro dado relevante é que mais de 14 mil denúncias declararam que a pessoa idosa tinha algum tipo de deficiência. Dessas, 41,6% apresentavam deficiência física (37,6%); deficiência mental (11,5%); deficiência visual (4,6%); deficiência intelectual e auditiva (4,4%) (Brasil, 2020). Aqui se reafirma que os idosos dependentes são as vítimas preferenciais das várias expressões de violência (Minayo, 2019).

É preciso ressaltar, ao terminar essa classificação, que as expressões de violência contra a pessoa idosa quase sempre se manifestam de modo cumulativo. Por isso, os percentuais do sistema "Disque Idoso" nunca somarão 100% e sim, muito mais que esse total. Chama atenção, também, como um sintoma social de elevada gravidade, que a maioria das denúncias ao "Disque Idoso" seja de queixas por *negligências cometidas pelas famílias e pelos órgãos de prestação de serviços*, o que evidencia o pouco caso com que a população idosa é tratada.

Tipos mais comuns de violência contra a pessoa idosa

No Brasil, as violências estrutural, institucional e familiar contra a pessoa idosa são os *tipos* mais comuns.

A *violência estrutural* se define como a que naturaliza a pobreza e os processos de dominação. Nasce da desigualdade social, da penúria, das diferenças de gênero e das discriminações que atingem, sobretudo, as pessoas idosas desprovidas de bens materiais. A desigualdade não é privilégio da população idosa, mas nessa etapa da vida, ela castiga muito mais do que em outras idades. Embora o Brasil tenha reduzido os índices de pobreza da população idosa – pois segundo o Instituto Brasileiro de Geografia e Estatística (IBGE, 2019), apenas 7,5% hoje estão abaixo da linha de pobreza –, somente 25% dos aposentados vivem com três salários mínimos ou mais. Portanto, a maioria é pobre. A pobreza na idade avançada tende a aumentar a dependência. Assim, a relação entre dependência, pobreza e velhice adquire maior importância nessa altura da vida (Minayo, 2019).

As condições de vida devem ser consideradas violentas quando elas se constituem em fator de risco, causa de conflito ou de isolamento para a pessoa idosa. Nesse sentido, a aglomeração e a falta de privacidade que ela vivencia em famílias intergeracionais, particularmente as de baixa renda, devem ser consideradas risco de violência. Mesmo constatando-se que os abusos também ocorrem quando a vítima e o agressor vivem separadamente, o risco é maior quando o perpetrador mora na mesma casa. O isolamento de que muitos idosos se queixam pode acontecer ainda quando a pessoa vive rodeada pela família, mas não é percebida, não é ouvida e sua vontade não conta.

As mulheres são as principais vítimas da violência estrutural. Pesquisas gerontológicas mostram que em idade avançada elas estão muito mais expostas à pobreza, à solidão e à viuvez, têm mais problemas de saúde e menos oportunidades de contar com um companheiro. Isso ocorre por várias razões: nunca no país houve compensação ou reconhecimento ao direito à aposentadoria para elas, cujo trabalho primordialmente ocorreu no âmbito doméstico e no cuidado dos maridos e dos filhos; existe discriminação sexual no mercado de trabalho formal onde as mulheres ganham menos e, por esse motivo, suas aposentadorias são mais baixas; e muitas não têm direito à pensão de seus esposos.

A *violência institucional* constitui um capítulo muito especial no conjunto de maus tratos aos idosos no Brasil, embora a legislação para protegê-los possa ser comparada às melhores do mundo. Barroso (2001) compilou 53 leis, decretos, resoluções e portarias nos quais as pessoas idosas são mencionadas como sujeitos de direitos e objeto de proteção social. Esse excesso de peças legais, no entanto, não significa amparo jurídico, particularmente quando o próprio Estado se torna um violador dos direitos da pessoa idosa.

No nível das instituições de prestação de serviços, as áreas de saúde, de assistência e de previdência são as campeãs de reclamações nos órgãos de proteção como Defensoria, Ministério Público e Delegacias de Idosos. Quando ouvidos, eles dizem que existe muito pouca consideração com suas queixas e que os atendimentos são exercidos por uma burocracia impessoal, causando imenso sofrimento aos que não têm condições de optar por outros serviços.

Apesar do reconhecido êxito da Estratégia Saúde da Família, há muitas fragilidades entre suas normas e suas práticas. O serviço de saúde pública é o principal pesadelo dos idosos, que também são penalizados pelos preços abusivos dos planos de saúde. O déficit é ainda maior nos Centros de Atenção Psicossocial (CAPS) que não estão preparados para atender às necessidades dos idosos. Observam-se falhas tanto na organização dos serviços como na formação dos profissionais. E, como em muitas partes do mundo, falta um sistema de referência para encaminhamento, seguimento e efetiva solução dos diferentes casos de abusos.

Uma forma de violência institucional muito frequente se expressa nas relações e na maneira de tratar a pessoa idosa nas ILP. Estudos em ILP no estado do Rio Grande do Sul relatam que os idosos entrevistados se queixam de agressões verbais, insultos, negligências, abusos financeiros e, em menor grau, abusos físicos. E Berzins (2009), em uma pesquisa sobre a mesma problemática na cidade de São Paulo, revela que eles reclamam da falta de escuta, da frieza, da rispidez, da desatenção e das negligências. Já Minayo *et al.* (2017), em análise de histórias de vida de pessoas em ILP, descobriram que a queixa maior, particularmente das mulheres, é do abandono de seus familiares e amigos.

As idosas também são maioria nas ILP, dependentes, portanto, do poder público ou de outrem. Muitas são abandonadas aí porque possuem pouco ou nenhum recurso financeiro, porque são solteiras ou viúvas ou porque foram deixadas pelos filhos. Sobre elas, de forma cruel, incidem os efeitos da violência estrutural combinada com a violência simbólica, quando destituídas de suas casas, de seus pertences, das relações familiares, das amizades, da vizinhança e de suas próprias histórias. Para acentuar o doloroso processo de despersonalização, existe uma prática muito comum nas ILP de infantilizá-las, levando-as a omitir sua voz e seus desejos e a obedecer a regras que os funcionários esperam que acatem, muitas vezes por meio de uma violência sutil em forma de carinho.

Outro tipo de violência institucional por omissão do Estado ocorre pelo número insignificante de equipamentos públicos de apoio social às famílias que dele precisam para cuidar de seus idosos dependentes ou socialmente necessitados. Censo sobre as ILP realizado por Camarano (2010) mostra que elas atendem hoje 84 mil pessoas, o que representa menos de 0,5% da população idosa. As mulheres predominam (57,3%) nesses estabelecimentos, geralmente pequenos, com capacidade para cerca de 30 internos, e funcionando em plena capacidade. Dos 109.447 leitos existentes, 91,6% estavam ocupados no momento do Censo. Frente aos mais de 25 milhões de pessoas idosas brasileiras, o país apresenta o número irrisório de 3.548 ILP. Dessas, *só 218 são públicas*, a maioria é filantrópica e apenas 22% recebem contribuição pública. Em dois terços dos municípios brasileiros, não há nenhum tipo de abrigamento ou qualquer outra estratégia de apoio aos familiares de idosos.

Na *violência intrafamiliar*, a família é o porto seguro da população idosa, que, no final de 2019, já era composta por mais de 34 milhões de pessoas, vivendo em 25,1 milhões dos 73 milhões de domicílios existentes no país. Esses números, provenientes da Pesquisa Nacional por Amostra de Domicílios (PNAD) (IBGE, 2020), revelam ainda que, em 34,5% dos lares brasileiros, havia pelo menos uma pessoa com 60 anos ou mais. Dos idosos, que hoje representam 16,2% da população brasileira, 83,4% moram com suas famílias, 16% vivem sozinhos ou com seus esposos e companheiros, e menos de 1% está residindo em ILP. Boa parte dos idosos (22,9%) continua a trabalhar; e em quase um quarto (24,9%) dos lares há idosos que contribuem com mais de 50% da renda domiciliar por meio de suas pensões ou outros. A maioria hoje faz parte de famílias intergeracionais nas quais 29,1% dos membros têm entre 60 e 79 anos, e 4,6%, 80 anos ou mais.

Embora haja aumento de pessoas de 60 anos ou mais que vivem sozinhas (cerca de 7 milhões), é na família que ocorre grande parte das violências contra elas. Grande parte dos *maus tratos não é denunciada*. Sentimentos de culpa e de vergonha para falar sobre os abusos que sofrem e de medo de retaliação ou de represália fazem parte das atitudes dos mais velhos contra seus agressores. Muitos preferem conviver com os abusos a abrir mão de um relacionamento afetivo que construíram por toda a vida.

O Disque Idoso mostra que 59,9% das denúncias recebidas identificam filhos e outros parentes como os principais violadores. Outros estudos falam que cerca de dois terços dos agressores são filhos, parentes e cônjuges (Abath *et al.*, 2012; Oliveira *et al.*, 2012; Minayo, 2013). Os motivos: choque de gerações, aglomeração de pessoas nas residências ou falta de condições ou de disponibilidade de tempo e vontade para cuidar dos idosos, muitas vezes considerados por familiares como decadentes, problemáticos e descartáveis (Minayo, 2005; Debert, 1999; Minayo, 2014). Pesquisas de base populacional (Moraes *et al.*, 2008; Sanches, 2006) indicam que os idosos que mais sofrem são os que têm depressão, transtornos mentais, incontinência urinária e fecal, diabetes, reumatismo e comorbidades. E Lebrão *et al.* (2005) mostram a maior vulnerabilidade dos que têm idade avançada, baixa escolaridade, sexo feminino e são solteiros ou viúvos.

A maioria das pesquisas realça a sinergia entre os familiares agressores e as pessoas idosas agredidas (Menezes, 1999; Minayo, 2003, 2013; Anetzberger, 2000; Ortman *et al.*, 2001; Wolf; Daichman; Bennett, 2002). Ressaltam também um perfil típico do abusador familiar: filhos mais que filhas, noras, genros e cônjuges. A caracterização dessa relação, em grande parte dos estudos, é coincidente: agressor e vítima vivem na mesma casa; existência de filhos dependentes financeiramente dos pais de idade avançada; idosos e idosas dependentes dos filhos para sua sobrevivência; abuso de álcool e drogas por parte dos familiares; ambiente de vínculos afetivos frouxos na família; isolamento social dos familiares e da pessoa idosa; o idoso e a idosa terem sido ou serem agressivos com os familiares; história de violência na família.

Muitos estudos desmistificam a ideia comum de que *cuidadores* familiares seriam os principais agressores das pessoas idosas em casa. Pesquisadores como Kleinschmidt (1997) e Reay e Browne (2001) constataram que essa relação só se transforma em violenta quando o cuidador se isola socialmente; tem comprometimento emocional; sofre depressão ou problemas psiquiátricos; tem laços afetivos frouxos com o idoso; ou ele próprio foi vítima de violência por parte da pessoa que lhe assiste. O mesmo foi encontrado por Queiroz (2005) e Minayo *et al.* (2017).

Violência que mata e provoca traumas em pessoas idosas

Na população acima de 60 anos no Brasil, atualmente, as seis primeiras causas gerais de mortalidade são, pela ordem: (1) doenças do aparelho circulatório (35,6%); (2) neoplasias (16,7%); (3) enfermidades respiratórias (14,0%); (4) doenças endócrinas, metabólicas e nutricionais, particularmente as diabetes (7,9%); (5) enfermidades do aparelho digestivo (4,7%); e (6) causas externas (violências e acidentes) (3,4%).

Segundo dados do Sistema de Informação de Mortalidade (SIM) e do Sistema de Administração Hospitalar (SIAH/SUS), a taxa média de mortalidade por violência entre idosos é de 9,7/100.000 habitantes; sendo muito maior entre homens (19/100.000) em relação às mulheres (2,6/100.000). Desde 1996, as duas principais formas de mortalidade de idosos são *quedas* e *acidentes de transporte* e, em seguida, *homicídios*. Os suicídios também são importantes nesse conjunto de agravos: representam hoje mais de 8% do total das mortes violentas e mostram leve tendência de crescimento ao longo do tempo. Nesse caso, é também notória a sobremortalidade masculina. Estudos como os de Minayo e Cavalcante (2010) e de Cavalcante e Minayo (2012,

2015) mostram que a morte autoinfligida de pessoas idosas acaba sendo um indicador de falta de qualidade de vida: isolamento, negligências com sua situação social e de saúde, doenças graves, deficiências e transtornos mentais juntos formam as principais causas, seguidas de depressão, conflitos familiares e conjugais.

Por ano, mais 170 mil dão entrada em hospital por quedas, traumas de trânsito, envenenamentos, agressões, sufocações, tentativas de suicídio. Do total, em média, 63% das hospitalizações são de homens e 37, de mulheres. No conjunto, 61% são causadas por quedas; 19%, por acidentes de trânsito; 6,5%, por agressões; menos de 1%, por tentativa de suicídio; e o restante tem outras causas.

Duas maiores causas de morte e incapacitação: quedas e acidentes de transporte

Pela sua significância na vitimização de pessoas idosas, é importante ressaltar o peso dos acidentes de transporte e das quedas, agravos que aumentam a partir dos 60 anos.

As *quedas* podem ser consequência de problemas de saúde e também de negligências, descasos e descuidos. As mulheres são o grupo que mais morre por esse agravo. Nos grupos acima de 80 anos, o percentual de óbitos por essa causa chega a 50% do total das mortes violentas. Estudos revisados por Minayo, Souza e Paula (2010) mostram que os fatores de risco para queda são múltiplos e combinados: idade avançada, demência, déficits visuais, osteoporose, perda de equilíbrio, hipertensão arterial, tonturas recorrentes associadas a problemas auditivos, fraqueza nos membros inferiores, incontinência urinária, uso de vários medicamentos ao mesmo tempo, diagnóstico de comorbidades e comprometimento anterior da marcha e da mobilidade. No caso dos medicamentos, a maior associação foi encontrada com alguns que tratam problemas cardíacos, ou que têm princípio psicoativo com ação sobre o sistema nervoso, alterando a função do cérebro e, temporariamente, mudando a percepção das coisas, o humor, o comportamento e a consciência do que está se passando; e com benzodiazepínicos (tranquilizantes que fazem diminuir a ansiedade, a tensão, o medo e ajudam a dormir).

O local de ocorrência mais comum das quedas é a casa, nos horários da manhã e da noite. Os tombos da própria altura apresentam maior incidência e os traumatismos cranioencefálicos chegam a 15,1%. Apesar de mais de mais 34% dos lares brasileiros abrigarem pessoas idosas, não há ainda uma sensibilidade dos familiares quanto ao perigo das quedas e ao que pode ser feito para evitá-las. Também os idosos que moram sozinhos têm elevada probabilidade de sofrer queda e não contar com ajuda imediata, segundo o estudo de Ribeiro *et al.* (2008), que encontrou essa situação em 20% dos casos.

Dentre as principais causas ambientais das quedas em casa, estão pisos e tapetes escorregadios. Os locais mais comuns para os acidentes estão: a beirada da cama, a cozinha e o banheiro. Quedas também ocorrem porque a pessoa tenta acessar objetos em armários inacessíveis à sua altura ou por ausência de iluminação noturna no trajeto dentro de casa. Em estudo que incluiu visita domiciliar, realizado por Ferrer, Parracini e Ramos (2004) com 87 idosos e idosas que haviam sofrido queda, os autores *não encontraram nenhuma residência segura e livre de riscos.*

As consequências mais relevantes das quedas costumam ser: medo de cair outra vez; modificação dos hábitos de vida; tendência à repetição do cair pelo enfraquecimento muscular; restrição de atividades costumeiras; diminuição do equilíbrio e da qualidade de vida em geral. Alguns estudos, como o de Mesquita *et al.* (2009), constataram que 22% das pessoas idosas que sofreram fratura de fêmur por queda morreram no primeiro ano depois do ocorrido. Um idoso imobilizado e acamado em consequência desse fato está muito mais suscetível, sobretudo, a enfermidades respiratórias e à depressão.

Os *acidentes de transporte* constituem a segunda causa de mortes violentas em pessoas idosas, e os índices desse tipo de agravo têm crescido em todo o mundo. Dada a vulnerabilidade dessa população, os acidentes requerem muito tempo para recuperação e diminuem a possibilidade de sobrevivência. A ocorrência de mortes no trânsito difere conforme o aumento da idade e o sexo. No grupo de 60 a 79 anos morrem mais homens que mulheres. Já no grupo de 80 anos ou mais, o percentual de mortes, embora elevado, diminui muito entre homens, e mais ainda entre mulheres, porque os idosos se aventuram menos no trânsito, enquanto os mais jovens se locomovem mais. Boa parcela deles dirige seus próprios veículos e está mais exposta à violência. No entanto, é de admirar uma informação veiculada pelo Portal do Envelhecimento[1] segundo a qual o número de carteiras de motoristas para pessoas acima de 80 anos cresceu mais de 133% nos últimos 3 anos, o que é um dado positivo: indica uma expansão expressiva desse grupo etário com capacidade funcional.

Dentre os fatores e variáveis relevantes que influenciam a maior fragilidade das pessoas idosas no ambiente externo, destacam-se os déficits visuais, auditivos, motores e cognitivos, além das condições psicológicas e sociais. Muitos sofrem comorbidades e tomam remédios com efeitos colaterais indesejáveis e simultâneos. Embora tais vulnerabilidades estejam frequentemente associadas a características típicas da faixa etária, o sistema de transportes é responsável por prover mais segurança para essa população.

Liberdade de ir e vir com segurança e acessibilidade é fundamental para a pessoa idosa. Quando envelhece, em geral, as pessoas querem desfrutar a vida fora de casa, gostam de andar a pé e utilizam o transporte público. Porém, quando ouvidos, eles definem o ambiente viário como inseguro e hostil (Sant'Anna, 2013) e consideram o poder público omisso e incompetente para dar respostas que aumentem sua segurança. Assim, embora a caminhada seja o meio de movimentar-se preferido dessa população, o prazer e a autonomia de ir e vir muitas vezes são tolhidos pelo medo de cair ou de se acidentar nas calçadas esburacadas, de ser atropelado ou de ser vítima da falta de civilidade ou imprudência dos motoristas.

Os idosos reclamam principalmente contra: a longa espera pelo transporte público; o fato de os motoristas não pararem nos pontos; os grosseiros arranques desferidos por condutores que não os esperam se acomodar em seus assentos; as dificuldades de acesso aos trens e metrôs; as sinalizações inexistentes em travessias perigosas em que os carros avançam sobre os pedestres ou, ainda, os sinais que se fecham muito rapidamente e não esperam que eles cheguem ao outro lado das ruas e avenidas. Para a população idosa que vive no campo, os problemas talvez sejam outros, mas precisam ser levados em conta, sobretudo a falta de transporte público ou as longas distâncias que precisam caminhar para acessá-lo.

É possível prevenir a violência contra a pessoa idosa?

Prevenir a violência contra a pessoa idosa significa realizar ações estratégicas que possam beneficiá-la e a toda a população: algumas dessas ações estão no campo das políticas públicas, outras em âmbito institucional e de cidadania. Aqui serão enumeradas algumas propostas que têm reconhecimento universal.

[1]Disponível em: http://www.portaldoenvelhecimento.com/. Acesso em: 29 jul 2015.

Investir em uma sociedade para todas as idades

Essa estratégia abrangente se inspira no *slogan* da campanha da ONU para o Ano Internacional do Envelhecimento Saudável, em 1999, que foi consagrada no texto final da II Assembleia Mundial sobre o Envelhecimento, celebrada em Madri, em 2002 (WHO, 2002). Consoante essa proposta, o grande desafio trazido pelo acelerado envelhecimento populacional no século XXI é promover o desenvolvimento do conceito e das práticas voltadas para garantir uma sociedade para todas as idades. Para isso, dois princípios são reconhecidamente básicos: (1) ao tomar uma decisão que beneficie a pessoa idosa, todos os outros grupos populacionais estarão sendo beneficiados por ela; (2) a promoção e a proteção dos direitos humanos e das liberdades fundamentais são essenciais para uma sociedade que inclua todas as idades, sem discriminação e em condições de igualdade. Duas conclusões derivam dos princípios citados: (1) uma sociedade para todas as idades beneficia todas as gerações; (2) já que é irreversível o aumento em quantidade e em número de anos da população idosa, investimentos que a focalizem se tornam imprescindíveis para o desenvolvimento dos países em todos os níveis e em todas as faixas etárias.

Priorizar os direitos da pessoa idosa, segundo as Convenções Internacionais assinadas pelo país

Cabe aos governos a responsabilidade principal de liderar as ações que promovam os direitos da pessoa idosa. No caso brasileiro, há uma política de Estado que atende parcialmente a esse grupo populacional. Ela se expressa em um conjunto de leis e dispositivos que asseguram aposentadorias, pensões, benefícios de prestação continuada de forma quase universal e várias prioridades nas mais diferentes esferas da vida social. Louváveis e importantes, esses dispositivos têm contribuído para uma velhice menos exposta à pobreza, ao desamparo e à discriminação. No entanto, faltam ações concretas para promover o envelhecimento ativo e para proteger os mais vulneráveis e necessitados.

É preciso que as instâncias federais deem diretrizes, promovam meios e avaliem ações. A elas, cabe, por exemplo, (1) manter, aprofundar e universalizar cada vez mais os mecanismos de denúncias de violação de direitos; (2) garantir campanhas e movimentos de sensibilização da sociedade sobre a questão do envelhecimento e sobre as violências mais comuns nessa etapa da vida, associando-as a mecanismos de coibição de abusos e de maus tratos; (3) embora seja uma vitória já existir um processo de regulação das ILP pela Agência Nacional de Vigilância Sanitária (Anvisa), é preciso que as normas estabelecidas sejam monitoradas por uma fiscalização rigorosa e apoio financeiro dos governos. Geralmente as pessoas idosas que residem nessas instituições têm muito pouco poder de vocalização. Quando não há fiscalização, a violência institucional mais cruel se instaura, pois se soma à negligência do Estado, à ganância dos donos, à burocratização das relações por parte dos funcionários e ao abandono das pessoas por suas famílias; (4) embora os equipamentos sociais funcionem nos municípios, é importante que o governo federal oriente sua criação e lhes dê uma lógica segundo as necessidades da população idosa: Centros de Convivência, Centros-Dia, Residências Coletivas e Serviços de Apoio aos Cuidadores Formais e Familiares. Não é possível que o Estado brasileiro deixe apenas na conta das famílias uma série de problemas que o envelhecimento de seus membros pode trazer.

A responsabilidade do Estado precisa se refletir nos governos locais. Qualquer planejamento de ações em favor da pessoa idosa na esfera local deve orientar-se em várias direções: (1) aumentar as chances dos que são ativos e autônomos de prolongarem essa situação por muitos anos, oferecendo-lhes programas sociais, culturais, de voluntariado, de turismo, de lazer e de participação nas várias instâncias de poder; (2) cuidar para que o espaço de circulação das pessoas seja mais seguro e amigável, o que beneficiará a todas as gerações: calçadas, travessias, transportes públicos, parques e jardins, dentre outros; (3) dar suporte aos familiares que precisam trabalhar e não têm com quem deixar seus familiares idosos, providenciando Centros-Dia e outras iniciativas; e (4) dar atenção especial às pessoas idosas com perda de capacidade funcional.

A atenção aos idosos dependentes é crucial. É preciso oferecer apoio e assistência à saúde dos familiares que cuidam de pessoas idosas com necessidades especiais e que perderam totalmente ou em parte sua autonomia. Além da ajuda aos cuidadores familiares, é fundamental ajustar os serviços de assistência social, farmacêutica e de saúde física e mental às necessidades dos que são mais pobres e vulneráveis. Em casos em que as famílias não tenham como cuidá-los, providenciar lugares em ILP que possam acolhê-los, ou conveniar-se com organizações não governamentais que possam prestar esse serviço.

Contar com a pessoa idosa: "nada sobre nós sem nós"

Sobre isso existe um dilema. A realidade mostra a ausência quase completa da própria população idosa nas propostas de ação que promovem a sua cidadania. O mais comum é que as ações que visam a prevenir as violências e a promover a inclusão da população acima de 60 anos em todas as esferas sociais sejam delegadas a instituições importantes e que cumprem funções fundamentais: mas falam em nome delas próprias. Existem algumas iniciativas dos próprios idosos, mas ainda são poucas e não conseguem se fazer ouvir na medida que gostariam, como é o caso da Confederação Brasileira de Aposentados e Pensionistas (Cobap) e do Fórum Nacional Permanente da Sociedade Civil pelos Direitos da Pessoa Idosa. Portanto, as próprias pessoas idosas devem exigir muito mais sua presença nos espaços sociais e políticos, nunca delegando sua voz a outros. Torna-se estratégico: (1) que, por meio de seus grupos representativos, os idosos fomentem seu protagonismo, exigindo presença nas várias instâncias da sociedade; (2) que os poderes públicos federais e locais incluam as pessoas idosas nos processos de desenvolvimento e transformação social; (3) que as organizações defensoras da população idosa não se contentem em reclamar sobre a violação de seus direitos, mas atuem em favor de todas as gerações.

Apoiar as famílias que abrigam pessoas idosas em sua casa

Alguns pontos são tratados nesse item: as relações intrafamiliares, os cuidados com a casa, a necessidade de mudança de visão sobre o envelhecimento e a situação dos cuidadores familiares.

Sabe-se que, quando há aglomeração de pessoas nas casas, os idosos são os mais prejudicados. E aí os preconceitos sociais se aguçam: eles são vistos como problema ou como peso, mesmo quando ajudam nos serviços domésticos e contribuem financeiramente. É claro que essa postura não é generalizada, mas todos os estudos mostram que é nas famílias onde as pessoas idosas são mais desvalorizadas e onde ocorrem mais de 80% das várias expressões de violência.

Quanto à casa, é preciso tratar de sua adaptação às necessidades dessa população, mesmo quando a pessoa idosa é ativa e trabalha, pois é melhor prevenir que entrar em dependência provocada por acidentes domésticos como quedas, queimaduras e intoxicações. Sendo a queda o principal acidente em casa e a principal causa de morte violenta e de internações nesse grupo etário, é preciso evitá-la desde a primeira vez. Como fazê-lo? Ter iluminação suficiente nos espaços frequentados pelas pessoas idosas; adaptar pisos antiderrapantes nos corredores, na cozinha e no banheiro; evitar tapetes ou colocar dispositivos antiderrapantes debaixo deles; colocar barras de apoio no banheiro; colocar corrimão nas escadas; e ter os objetos de uso comum em lugares acessíveis de forma que o idoso não tenha que usar escadas ou cadeiras para acessá-los. Um trabalho preventivo desse porte permite que a maioria dos idosos continue a ser independente; que os dependentes tenham mais conforto e, também, diminuem-se os custos sociais, médicos e de assistência, que são muito mais vultosos quando se trata dessa população.

Outro ponto importante é a necessidade de se atuar na construção de uma visão mais positiva dos velhos e do envelhecimento, por meio de campanhas ou outros meios de sensibilização voltados para atingir toda a sociedade e, em particular, as famílias. Do ponto de vista dos serviços, atenção especial deve ser dada pelos profissionais de Assistência Social e da Estratégia Saúde da Família para os lares onde há pessoas idosas, visando a proteger sua saúde, seu bem-estar e prevenir a violência.

Os cuidadores familiares são uma realidade no mundo e também no Brasil. O desejo manifesto de qualquer pessoa idosa é ser assistida, ao final da vida, pelo cônjuge, pelos filhos ou por parentes próximos. No caso das famílias pobres com pessoas idosas dependentes, sua situação é muito difícil e problemática, pois a casa geralmente não está adaptada adequadamente, faltam recursos materiais para alguém parar de trabalhar e se dedicar, falta o dinheiro para os medicamentos e falta a formação necessária para administração dos cuidados. Em todas as classes sociais, quase sempre uma mulher se dedica a cuidar da pessoa idosa dependente, enquanto as outras se omitem. Por esse motivo, é preciso dar atenção também à saúde dessa pessoa. Não se pode permitir que os cuidadores familiares se transformem em uma geração de estressados.

Também precisam ser pensados ou intensificados serviços públicos de assistência domiciliar; formação de cuidadores familiares e profissionais; um esquema de socorro eficaz e um atendimento médico de tipo emergencial que apoie as famílias, segundo as necessidades dos idosos.

Criar espaços sociais seguros e amigáveis dentro e fora de casa

Todas as estratégias aqui propostas são transversais. Mas algumas precisam ser ainda ressaltadas, lembrando sempre que melhorar o ambiente em que se vive é bom para todas as idades. Quando se leva em conta que depois das quedas os acidentes de trânsito são a principal causa violenta de morte da pessoa idosa, é preciso que exista em todas as esferas *uma política de urbanismo* que privilegie: (1) investimento em calçadas seguras e sem buracos para a população idosa ir e vir com segurança; (2) iluminação nas ruas que a ajude a se orientar; (3) praças e jardins onde o idoso possa passear, se divertir e descansar; (4) equipamentos públicos para exercícios físicos apropriados a essa idade; (5) investimento na adaptação dos prédios com rampas e corrimãos que tornem a locomoção segura; (6) investimento na troca da velocidade pela segurança: tempo mais demorado dos semáforos para os pedestres e locais sinalizados para travessia; (7) investimento em transportes públicos que sejam mais seguros: com escadas mais baixas para que a pessoa idosa suba sem dificuldade; com direção adequada promovida pela sensibilização de motoristas e cobradores para que sejam parceiros e não agressores dos velhos (que não façam freadas bruscas, que os ajudem a se sentarem; que se acostumem com seu tempo mais lento nas subidas e nas descidas). Também é importante que respeitem os pedestres – e pessoas idosas em particular – nas travessias.

Por fim, *o setor de construção civil* deve ser incluído nessa política de forma definitiva, sabendo-se que cada vez um maior número de lares brasileiros abrigará pessoas idosas. Atenção especial precisa ser dada à população de baixa renda. Por exemplo, é impossível que alguém, com idade avançada, suba três, quatro, cinco andares de escada muitas vezes sem corrimão, pela falta de elevador, como ocorre nos conjuntos habitacionais para pessoas carentes.

Formar profissionais de saúde, assistência e cuidadores profissionais

O campo da saúde e dos cuidados às pessoas idosas ativas ou dependentes ainda está muito aquém das necessidades. É preciso investir na formação de geriatras e gerontólogos que tenham visão interdisciplinar abrangente e humanística, mas também habilidades técnicas específicas para atuar com a pessoa idosa, sua família e seu ambiente, evitando violências de todos os tipos, particularmente as negligências. Cabe ao governo realizar um processo de indução, visando a aumentar o número de profissionais que atuam com essa população e especializar a formação em várias áreas como medicina, enfermagem, psicologia, serviço social, educação física, fisioterapia, odontologia social e outras.

No mesmo sentido, é importante introduzir na formação dos médicos de todas as especialidades e generalistas e dos outros profissionais que compõem a equipe de saúde informações e orientações sobre o fenômeno do envelhecimento. É preciso que tratem as limitações dos velhos não como uma doença, mas como uma injunção da idade. E ao mesmo tempo estejam atentos aos que perdem sua capacidade funcional.

Atenção especial precisa ser dada aos que são vítimas de violência e que dificilmente contarão aos profissionais de saúde os dramas que vivenciam, se não houver sensibilidade para ouvi-los. É preciso introduzir esse tema na formação acadêmica e na formação continuada desde a atenção básica, nas emergências e no nível hospitalar. Vários estudos e depoimentos de familiares ressaltam o pouco envolvimento das equipes de saúde com os problemas dos idosos, limitando suas ações a tratar das lesões, agravos e traumas físicos, mesmo quando fica evidente a existência de violência psicológica ou negligência como causa básica das ocorrências. A lógica que define esse não envolvimento costuma ser a consideração dos maus tratos como questão de âmbito privado e fora da competência da medicina.

Um olhar especial, treinado para a leitura da violência, distingue, ultrapassa e contextualiza os sinais deixados pelas lesões e traumas que chegam aos serviços ou levam a óbito. O texto de Hirsch e Loewy (2001), escrito especialmente para médicos e profissionais de saúde, alerta-os para a necessidade de melhorarem seu diagnóstico em casos de maus tratos, ensinando-lhes a reconhecer alguns sinais. É preciso prestar atenção à aparência desse cliente; ao fato de procurar seguidamente cuidados médicos para o mesmo diagnóstico ou que tenha repetidas ausências às consultas agendadas. Deve-se também estar atento aos sinais físicos suspeitos e às explicações improváveis de familiares para determinadas lesões e traumas. Os autores recomendam aos médicos e aos outros profissionais de saúde que observem a ocorrência de abusos ou negligências. No caso de suspeitas, é importante que providenciem um monitoramento mais cuidadoso que inclua visitas domiciliares periódicas. E, se for o caso, é dever denunciar às autoridades competentes a existência dos maus tratos – conforme prescreve o Estatuto do Idoso – para que se tomem providências para a proteção das vítimas e a penalização dos abusadores.

Estudos (Barbosa *et al.*, 2011) apontam a urgência de desenvolver programas de formação de cuidadores para lidar com pessoas idosas com problemas mentais e com suas famílias. Uma queixa comum dos familiares e dos profissionais que fazem encaminhamentos aos serviços de saúde é que hoje os CAPS não dão conta da demanda das pessoas idosas que acumulam problemas como demência, estágios graves de depressão e tentativas de suicídio. Os cuidadores precisam se especializar em conhecimentos e competências específicas, mas também, aprender estratégias de autocuidado, de gestão de estresse e da sobrecarga emocional que os acomete.

Igualmente, é preciso formar pessoas que possam reabilitar idosos com demência. Estudos como o de Christofoletti *et al.* (2007) vêm demonstrando resultados positivos, como diminuição dos comportamentos agitados e agressivos, melhoria da comunicação e humor dos doentes e interação entre os cuidadores formais e os pacientes, por meio de programas de reabilitação. Os autores assinalam que atividades especializadas bem conduzidas reduzem a sobrecarga dos cuidadores, estimulam a mobilidade, melhoram o equilíbrio e a cognição e reduzem o número de quedas e o declínio funcional dos idosos acometidos. Alguns aspectos desses programas podem e devem ser incluídos na formação dos cuidadores de maneira integrada com outras abordagens. Profissionais bem preparados, sensíveis e atuantes entendem que sua atribuição tem escopo maior do que apenas a realização de uma intervenção técnica: promovem a prevenção de vários tipos de violência, inclusive as institucionais, e interferem na dinâmica familiar, onde ocorre grande parte dos maus tratos, das negligências, dos abusos e dos abandonos.

Prevenir dependências

Por fim, mas não menos importante, é preciso investir na prevenção das situações que aumentem a probabilidade de a pessoa idosa se tornar dependente ou de acumular comorbidades. Como já dito, o idoso dependente é o que tem maiores probabilidades de sofrer violências institucionais, sociais, culturais e familiares. Muitas iniciativas já foram mencionadas quando se tratou, por exemplo, da prevenção de quedas, de acidentes domésticos, de acidentes no trânsito e de transportes, que têm custos sociais para as famílias, para os serviços de saúde e para a própria pessoa idosa doente. No Brasil, nem as emergências nem os ambulatórios nem os hospitais estão devidamente preparados para atendê-los.

Uma política bem delineada e intersetorial de inserção social, de atividade física e até laboral, de lazer, de participação social, dentre outros elementos, fará com que o número de dependentes constitua uma razão cada vez menor da hoje existente. Porém, estudos (Baltes; Smith, 2006) mostram que a tendência de crescimento do número de pessoas com 80 anos ou mais, em todo o mundo, constitui hoje um desafio para as famílias e os sistemas de saúde e de proteção, pois é a partir de então que as várias limitações, comorbidades e dependências se instalam com maior intensidade. Não se pode esquecer de que hoje é esse grupo etário que mais cresce no Brasil.

Considerações finais

Estudos vêm mostrando que a população idosa vitimada por maus tratos apresenta também uma taxa de mortalidade muito mais alta do que a que não sofre abuso. Por isso, é difícil separar a violência visível que mata e deixa marcas da que é relacional e impossível de ser contada. No entanto, falar daquilo que fica mais difuso e oculto e nem por isso é menos insidioso ajuda a sociedade a estar ciente e atenta à magnitude e à intensidade com que os idosos sofrem violações de seus direitos.

Deve-se realçar que os registros de morte e de internações hospitalares abrangem apenas os traumas e as lesões mais graves que chegam às unidades de saúde. Por isso, dados estatísticos constituem não mais do que a ponta do *iceberg* em uma cultura de conflitos intergeracionais e de dificuldades socioculturais, de saúde, assistência e segurança que a pessoa idosa tem que enfrentar.

As medidas que poderiam reverter o quadro de violências têm várias dimensões. Algumas são macrossociais e abrangem as famílias, as instituições e o Estado, como é o caso das melhorias dos transportes públicos, das calçadas, da adaptação do ambiente doméstico.

Outras medidas demandam dos serviços públicos um projeto preventivo que crie condições de prolongar a vida dos idosos com qualidade e tenha um olhar compreensivo e adequado para suas necessidades específicas.

Foco especial precisa ser dado aos idosos dependentes do ponto de vista financeiro, econômico, físico e mental, pois eles são as principais vítimas de violência. Sobretudo, é fundamental apoiar as famílias que abrigam pessoas idosas vulneráveis, para que possam cuidá-las adequadamente com o afeto e o carinho que o ser humano merece no final da vida.

O Estado brasileiro não pode ser omisso na criação de equipamentos de atenção aos idosos e na construção de várias outras formas de apoio às famílias que não têm condições de cuidar de seus idosos em casa. Exemplos não faltam de países que há muito assumiram como questão pública e social criar meios para apoiar as famílias e cuidar dos idosos para que vivenciem essa última etapa da vida com dignidade e respeito.

Por fim, projeto importantíssimo é o de investir na formação de profissionais capacitados a dar apoio e promover o prolongamento da vida ativa dos idosos e de especializar os que cuidam dos que perderam a capacidade funcional.

Para suplementar os conhecimentos no campo da *Introdução ao Estudo do Envelhecimento e às Práticas em Gerontologia*, 23 capítulos de temas relevantes estão disponíveis aos leitores desta obra no Ambiente virtual de aprendizagem do GEN | Grupo Editorial Nacional. São eles:

I. Estudo da Velhice: Histórico, Definição do Campo e Termos Básicos
II. Biologia do Envelhecimento
III. Envelhecimento nos Caminhos da Filosofia
IV. Bioética, Envelhecimento e o Idoso
V. Espiritualidade, Envelhecimento e Finitude
VI. Habilidades e Competências Avançadas para Cuidar da Pessoa Idosa
VII. Bem-estar Psicológico, Saúde e Longevidade
VIII. Aposentadoria, Mercado de Trabalho e Empreendedorismo: Configurações e Reconfigurações do Mundo do Trabalho
IX. Memória de Aposentados: Perspectiva Antropológica
X. Envelhecimento Saudável
XI. Normativas e Direitos das Pessoas Idosas
XII. Multidimensionalidade do Envelhecimento e Interdisciplinaridade
XIII. Idosos dos Espaços Rurais
XIV. Qualidade de Vida na Velhice
XV. Em Psicanálise, ao Desejo não Há como Renunciar
XVI. Autocuidado na Velhice
XVII. Desospitalização Segura: Alta Hospitalar na Prática Assistencial
XVIII. Cuidados em Domicílio: Conceitos e Práticas
XIX. Residir Sozinho: Opção ou Falta de Opção?
XX. Práticas Assistenciais Restritivas e o Paradigma da Cultura de não Contenção da Pessoa Idosa
XI. Avaliação e Riscos Associados ao Uso de Fraldas Geriátricas
XII. Plano de Atenção Gerontológica
XXIII. Uso de Estratégias Virtuais para Atualização e Empoderamento das Pessoas Idosas: uma Experiência em Curso

Parte 2

Iniciação à Clínica Geriátrica

8

Alterações Fisiológicas do Envelhecimento

Ana Cristina Canêdo Speranza • Flávia Gomes Lopes • Marília Gabriela Senra Torre • Luciana Branco da Motta

Introdução

O envelhecimento é caracterizado por um declínio progressivo na reserva fisiológica de todos os sistemas orgânicos, com consequente perda das reservas homeostáticas. A homeostenose se refere ao conceito de que, da maturidade à senescência, reservas fisiológicas disponíveis para enfrentar os desafios da homeostase tornam-se decrescentes. A homeostenose leva ao aumento da vulnerabilidade a doenças que ocorrem com o envelhecimento (Khan *et al.*, 2017).

A instabilidade e a deterioração multissistêmica que caracterizam o envelhecimento são extremamente heterogêneas, resultando em grande variação na taxa (ou velocidade) de envelhecimento entre diferentes indivíduos. Em parte, essa variação pode ser explicada pela forma e intensidade com que as alterações associadas ao envelhecimento tendem a se acumular e interagir de forma dinâmica em um mesmo indivíduo (Michel, 2017).

O termo "envelhecimento normal" se refere aos impactos fisiológicos da senescência que não são atribuídos a doenças. Embora uma compreensão da distinção entre envelhecimento fisiológico e doença muitas vezes torne-se fundamental na interpretação de sinais físicos e resultados de investigação, essa distinção é com frequência arbitrária e esses limites tornam-se menos nítidos à medida que o processo de envelhecimento avança. Por exemplo, a perda óssea ocorre em humanos com o avanço da idade, mas não é referida como osteoporose se a perda não for intensa o suficiente para causar impactos clínicos. Claramente, neste caso, a diferença entre doença e mudança fisiológica é quantitativa, e não qualitativa (Masoro, 2001). Por outro lado, há aqueles indivíduos que sofrem pouca ou nenhuma deterioração fisiológica em idades avançadas, o que alguns autores denominam "envelhecimento bem-sucedido" (Rowe; Kahn, 1987).

Composição corporal

O envelhecimento está associado a mudanças na composição corporal que implicam consequências importantes para a saúde e a função física. Há redução da água corporal total, da massa muscular esquelética e da massa óssea, enquanto a gordura corporal aumenta e tende a ser redistribuída preferencialmente para a região abdominal. Essas mudanças parecem ser resultantes principalmente de um desequilíbrio entre ingestão e gasto energético devido a um estilo de vida cada vez mais sedentário, e podem ser influenciadas também por alterações endócrinas e metabólicas.

O aumento da gordura corporal e a distribuição centralizada de gordura constituem-se fatores de risco para diabetes e doenças cardíacas. Já a sarcopenia, definida como uma diminuição da massa e função muscular, contribui para a resistência à insulina relacionada à idade, e está diretamente relacionada a desfechos negativos, como distúrbio da mobilidade, incapacidade, fragilidade, quedas e mortalidade.

Há um declínio de 30% na massa muscular entre a terceira e a oitava década. A perda de massa muscular não é uniforme; e, em geral, a perda nos membros inferiores é maior do que nos membros superiores. As fibras de contração lenta (tipo I) são menos afetadas pela idade do que as fibras de contração rápida (tipo II). Em qualquer feixe muscular, o tamanho e o número das miofibrilas se reduz. A inervação do músculo esquelético é reduzida, assim como o número de unidades motoras, com um aumento compensatório no tamanho da unidade motora (Taffet *et al.*, 2019; Michel, 2017). Além da perda de massa muscular, a qualidade do músculo é alterada pela infiltração de gordura e tecido conjuntivo no músculo envelhecido. A presença de gordura intramuscular e intermuscular é denominada miosteatose.

A perda mineral óssea associada ao envelhecimento ocorre tanto no osso cortical quanto no osso trabecular. Há um declínio progressivo no número e na atividade dos osteoblastos, mas os osteoclastos permanecem inalterados com a idade. As células precursoras dos osteoblastos permanecem em número constante após os 30 anos, mas sua função declina, com uma tendência acentuada de se tornarem adipócitos em vez de formarem ossos (Taffet *et al.*, 2019). Os homens perdem massa óssea a uma taxa de 1% ao ano após os 50 anos, e as mulheres perdem 2 e 3% ao ano após a menopausa. A perda da densidade mineral óssea predispõe à osteopenia, osteoporose e risco aumentado de fraturas. Fatores como inatividade física, menor aporte de cálcio dietético e abstinência de estrogênio também são contribuintes (Navaratnarajah; Jackson, 2016).

Composição corporal

Principais alterações fisiológicas:

- Diminuição da massa e qualidade muscular
- Fibras musculares do tipo II são mais afetadas do que as do tipo I
- Aumento da gordura corporal
- Redução da água corporal total
- Redução da massa óssea – osso cortical e trabecular.

Manifestações clínicas associadas:

- Aumento do risco de sarcopenia e fragilidade
- Tempo de reabilitação mais lento após a lesão
- Diminuição da força muscular
- Resistência à insulina
- Aumento do risco de síndrome metabólica
- Volume de distribuição alterado para medicamentos solúveis em água
- Osteopenia, osteoporose, fratura, perda de altura
- Maior taxa de quedas e risco de fratura.

Pele e fâneros

No envelhecimento normal, a pele tende a ficar mais fina, menos elástica, mais seca e com rugas finas, embora o enrugamento também seja muito influenciado pelo fotoenvelhecimento. O colágeno dérmico, elastina e glicosaminoglicanos estão alterados.

A epiderme torna-se mais fina e a junção dermoepidérmica, achatada, resultando em aumento da fragilidade da pele ao cisalhamento. A remoção de um curativo adesivo de uma pessoa idosa pode romper a epiderme, pois a junção dermoepidérmica é mais fraca do que a ligação entre a pele e o curativo. Além disso, o sangramento no espaço entre a derme e a epiderme ocorre com mais frequência, gerando equimoses. A perda de ondulações na junção dermoepidérmica diminui a área disponível para transferência de nutrientes, incluindo lipídios protetores no estrato córneo. Isso resulta em pele seca (xerodermia) e um comprometimento da função de barreira da pele. Outras alterações na função cutânea também ocorrem, por exemplo, a redução na síntese de vitamina D.

A redução do número das glândulas sudoríparas com redução do suor, somada à diminuição dos vasos sanguíneos da derme e da espessura do tecido celular subcutâneo, dificultam a termorregulação, tornando os idosos mais suscetíveis a efeitos adversos tanto em ambientes quentes quantos nos frios (Navaratnarajah; Jackson, 2016).

As glândulas sebáceas mantêm seu número constante, mas seu tamanho aumenta, enquanto a liberação de gordura e a produção de cera diminuem. O embranquecimento dos cabelos ocorre pela perda progressiva de melanócitos nos bulbos capilares. O crescimento longitudinal das unhas diminui, o que as torna mais quebradiças e frágeis (Taffet *et al.*, 2019).

Pele e fâneros

Principais alterações fisiológicas:

- Comprometimento da função de barreira
- Redução do turnover das células epidérmicas
- Diminuição do número de queratinócitos e fibroblastos
- Rede vascular reduzida, especialmente em torno de bulbos/glândulas capilares
- Redução da síntese de vitamina D
- Diminuição da espessura dérmica, celularidade e fibras de elastina
- Fotoenvelhecimento
- Sudorese alterada
- Envelhecimento do cabelo
- Melanócitos e células de Langerhans reduzidos
- Redução do crescimento das unhas
- Redução da produção de óleo e sebo.

Manifestações clínicas associadas:

- Impacto na cicatrização de feridas
- Maior suscetibilidade a lesões na pele
- Maior vulnerabilidade a infecções virais e fúngicas
- Aumento do risco de neoplasia cutânea
- Rugas, pigmentação, telangiectasias, pele seca
- Termorregulação alterada
- Cabelo grisalho
- Alopecia difusa/calvície frontotemporal.

Sistema sensorial

Visão

A estrutura do olho se modifica com a idade. Ocorre atrofia dos tecidos periorbitários e as pálpebras tornam-se mais flácidas, o que pode causar ectrópio (a pálpebra se dobra para fora ou se everte) ou entrópio (a pálpebra se inverte). A função da glândula lacrimal, a produção de lágrimas e a função das células caliciformes tornam-se reduzidas. Mesmo que a produção de lágrimas diminua, olhos lacrimejantes tornam-se mais comuns porque a atrofia do tecido leva ao deslocamento do ponto lacrimal e à drenagem menos eficaz. A conjuntiva se atrofia e torna-se amarelada. A sensibilidade da córnea ao toque diminui em 50%. A deposição de ésteres de colesterol e gordura na córnea causa o *arcus senilis*, um depósito anular branco-amarelado na córnea periférica. A íris fica mais rígida, produzindo uma pupila menor e de resposta mais lenta. As lentes amarelam, em parte devido à foto-oxidação nas proteínas das lentes e ao acúmulo de proteínas insolúveis. O amarelecimento da lente causa diminuição da transmissão da luz azul (Taffet *et al.*, 2019).

As mudanças no cristalino e na íris levam à presbiopia. A distância necessária para focar objetos de perto aumenta porque o cristalino torna-se rígido. Normalmente, a lente muda a sua forma para ajustar o foco. Uma lente mais rígida dificulta este ajuste para objetos próximos. A presbiopia tem início gradual na quarta década com deterioração constante da acuidade estática (objeto em repouso) e uma perda mais pronunciada da acuidade visual dinâmica (ou seja, objetos em movimento).

Com o envelhecimento, enxergar com pouca luz torna-se mais difícil porque a lente torna-se menos transparente e a pupila, mais rígida. Uma lente mais densa significa que menos luz passará pela retina. Além disso, a retina, que contém as células que detectam a luz, torna-se menos sensível. Com isso, torna-se necessário o uso de luz mais brilhante para a leitura. Em média, as pessoas de 60 anos precisam de 3 vezes mais luz para ler do que as de 20 anos.

A pupila reage mais lentamente às mudanças na luz, o que significa que os idosos podem ter dificuldade em enxergar ao entrar pela primeira vez em uma sala escura, ou podem ficar temporariamente cegos ao entrar em uma área bem iluminada.

Finalmente, a sensibilidade ao contraste diminui, o que faz com que os idosos precisem de um contraste de cor maior para discriminar entre o alvo e o fundo. Este fator deve ser levado em consideração no *design* dos ambientes. Além disso, as cores são percebidas de maneira diferente, em parte porque a lente tende a amarelar com o envelhecimento (Taffet *et al.*, 2019; Besdine, 2019).

Audição

Mudanças no sistema auditivo relacionadas à idade produzem decréscimos na acuidade auditiva de alta frequência e comprometimento do reconhecimento da fala em ambientes ruidosos. A perda da acuidade auditiva pode resultar em isolamento social e aumenta o risco de *delirium* durante a hospitalização.

Com a idade, as paredes do conduto auditivo externo ficam mais finas. O cerume torna-se mais seco, aumentando o risco de impactação. Embora as articulações ossiculares degenerem com a idade, a transmissão do som pelos ossículos é bem preservada. O ouvido interno pode experimentar uma série de mudanças que levarão à perda auditiva relacionada à idade, especialmente para frequências mais altas (presbiacusia), dificuldade de discriminação da fala e problemas em localizar as fontes de som.

Alguns idosos que dizem não ouvir podem, na verdade, estar tendo dificuldade em entender o que é dito. Muitos dos sons consonantais estão nas frequências mais altas (t, k, ch), o que pode prejudicar a compreensão da fala. Além disso, os idosos podem ter dificuldade em distinguir o som do ruído de fundo, aumentando os desafios de comunicação em situações como reuniões de grupos. Nesses pacientes, a amplificação do som por si só não é eficaz porque o alvo e o fundo são amplificados (Taffet *et al.*, 2019; Besdine, 2019).

Paladar e olfato

Embora o número de papilas na língua diminua com o envelhecimento, não há relação entre a acuidade gustativa e o número de papilas. A perda do paladar com o envelhecimento é, em grande parte, decorrente da diminuição do olfato, e não do paladar em si. Além disso, a sensibilidade ao sabor também é reduzida com a idade, conforme mostrado por um estudo no qual idosos necessitaram de concentrações 30% maiores de aspartame para detectar o adoçante artificial.

A acuidade olfatória é significativamente reduzida com a idade. Os limites de detecção aumentam em mais de 50% em pessoas saudáveis aos 80 anos, e o reconhecimento de cheiros familiares diminui de forma semelhante, incluindo o reconhecimento de comida estragada ou de um vazamento de gás. A diminuição do paladar e do olfato pode resultar na perda do prazer pelos alimentos e na dificuldade relacionada à idade em distinguir os sabores. Além disso, o papel do olfato na manutenção do apetite é crítico (Taffet *et al.*, 2019).

Sentidos

Principais alterações fisiológicas:

- Perda de audição para altas frequências
- Diminuição do número de papilas gustativas
- Redução da sensibilidade ao sabor
- Redução da flexibilidade do cristalino
- Aumento da densidade da lente
- Amarelamento da lente.

Manifestações clínicas associadas:

- Falhas na compreensão da fala
- Redução do olfato e paladar
- Presbiopia (perda visual para perto)
- Dificuldade para enxergar com pouca luz
- Dificuldade para se ajustar às mudanças de iluminação
- Alteração da percepção das cores e do contraste.

Sistema imune

Uma das mudanças fisiológicas mais notáveis relacionadas à idade é o declínio progressivo da função imunológica, referido como imunossenescência. A principal característica da imunossenescência é o aumento da suscetibilidade a infecções, além da associação à resposta embotada à vacinação, aumento da prevalência de câncer e maiores taxas de doenças autoimunes e outras doenças inflamatórias crônicas (Castelo-Branco; Soveral, 2014).

Tanto a resposta imune "inata" quanto a "adaptativa" são impactadas pelo processo de envelhecimento; no entanto, a resposta adaptativa parece ser proporcionalmente mais afetada.

O sistema imune inato consiste em barreiras epiteliais, peptídeos antimicrobianos e muco, bem como macrófagos, neutrófilos, células *natural killer*, células T *natural killer*, células dendríticas e proteínas do complemento. Alguns mecanismos imunológicos inatos diminuem com a idade, enquanto outros parecem se tornar mais ativos. A consequência clínica desse aumento da atividade resulta em um estado de desregulação imunológica caracterizado por alterações pró-inflamatórias crônicas de baixo grau, como o aumento dos níveis de interleucina-6 e do fator de necrose tumoral alfa. A inflamação é considerada a via de sinalização mais regulada pelo envelhecimento, e, independentemente da causa, esse estado pró-inflamatório está associado a uma série de resultados adversos, incluindo sarcopenia, osteoporose, incapacidade, mortalidade, depressão e até mesmo demência e câncer (Michel, 2017).

O sistema imune adaptativo consiste em respostas de células B e T. Com o envelhecimento, as células T *naïve* e B diminuem, enquanto as funções das células de memória estão relativamente preservadas. O número de células T *naïve* que saem do timo diminui significativamente, e as células T *naïve* capazes de responder a novas infecções e antígenos também estão diminuídas, reduzindo o repertório de células T. Além disso, há uma correspondente redução de células T regulatórias, que mantêm o sistema imunológico sob controle, mantendo a homeostase, limitando as respostas autoimunes e modulando a resposta inflamatória a agentes infecciosos e tumores (Taffet *et al.*, 2019). Como a capacidade de expansão clonal das células B de memória se reduz, há também um declínio consistente na produção de anticorpos. Com tudo isso, a capacidade das células B e T de interagirem e responderem vigorosamente a vacinações e novas infecções torna-se limitada (Taffet *et al.*, 2019).

Infecções latentes podem ser reativadas na idade avançada, incluindo herpes-vírus simples (HSV), vírus Epstein-Barr (EBV), vírus varicela-zóster (VZV) e citomegalovírus (CMV). Essas infecções afetam significativamente o processo de envelhecimento imunológico. Dentre elas, a infecção por CMV, presente em mais de 90% dos indivíduos com 80 anos ou mais, tem recebido atenção particular por parecer acelerar o envelhecimento imunológico e desempenhar um papel importante no desenvolvimento da imunossenescência e inflamação crônica (Taffet *et al.*, 2019).

Quanto à resposta às vacinações, dentre as vacinas atualmente recomendadas a indivíduos com 60 anos ou mais para proteção contra influenza, pneumococo, tétano e coqueluche (dT) e herpes-zóster, apenas a dT apresenta resultado satisfatório quando administrada em idosos. A resposta prejudicada a vacinas em idosos pode ser decorrente de redução funcional das células T e diminuição dos anticorpos específicos à vacina (Taffet *et al.*, 2019).

Sistema imune

Principais alterações fisiológicas:

- Redução do número de células B e T, bem como de anticorpos
- Função e regulação de citocinas reduzidas
- Alterações pró-inflamatórias crônicas com o aumento dos níveis de interleucina-6 e fator de necrose tumoral alfa
- Autoimunidade mais pronunciada.

Manifestações clínicas associadas:

- Predisposição a infecções
- Inflamação crônica
- Reativação de latentes infecções (citomegalovírus [CMV])
- Resposta reduzida a vacinas
- Predisposição a neoplasias e doenças autoimunes.

Sistema hematopoético

Alterações do sistema hematopoético associadas ao envelhecimento incluem o surgimento de anemia crônica, disfunção imunológica, aumento da incidência de síndromes mieloproliferativas e malignidades mieloides crônicas e agudas (Tse *et al.*, 2016). Tanto em modelos animais quanto humanos, têm sido demonstradas diferenças na medula óssea da pessoa idosa, tanto no número total de células, sua composição e diferenciação da linhagem, quanto nas mudanças funcionais e fenotípicas. Essas modificações contribuem para elevadas taxas de citopenias, destacando-se linfopenia e anemia, além do risco de neoplasias hematológicas (Cooper; Young, 2017; Sansoni *et al.*, 1993).

A eritropoese permanece inalterada. Ocorre aumento da eritropoetina, porém, com a diminuição da resposta são necessários níveis maiores dela para a manutenção dos valores adequados da hemoglobina. Em processos inflamatórios, há menores concentrações séricas de eritropoetina, sugerindo menor estimulação hormonal como explicação para anemia (Ershler *et al.*, 2005). A expectativa de vida dos eritrócitos, assim como a renovação do ferro e o volume sanguíneo, não se altera. No entanto, ocorre redução da massa da medula óssea e aumento da gordura na medula, sendo maior na cabeça femoral que na diáfise (Kirkland *et al.*, 2002; Tuljapurkar *et al.*, 2011).

O número total das células-tronco e a taxa de divisão celular aumentam, mas a funcionalidade torna-se reduzida na presença de desafios adicionais (Sansoni *et al.*, 1993). Geralmente, a capacidade proliferativa do sistema hematopoético dos idosos é duas a quatro vezes menor do que a de indivíduos mais jovens. Diferenças na capacidade de regeneração são especialmente importantes durante períodos de doença ou outro estresse fisiológico. Contudo, as mudanças relacionadas à idade não afetam os progenitores eritroides ou mieloides, e observa-se aumento da mielopoese (Ho; Méndez-Ferrer, 2020).

Há redução das reservas funcionais hematopoéticas, podendo ser a idade um determinante para adequação como doador para transplante de células hematopoéticas ou tolerância à quimioterapia (Deeg; Sandmaier, 2010).

Apesar de o número de plaquetas permanecer inalterado, a capacidade de resposta a estímulos trombóticos aumenta. A disponibilidade reduzida de óxido nítrico e o aumento do dano oxidativo têm sido implicados na hiper-responsividade plaquetária associada à idade, resultando em uma pequena, mas consistente, diminuição do tempo de sangramento (Le Blanc; Lordkipanidzé, 2019). Fibrinogênio, fatores V, VII, VIII e IX, cininogênio de alto peso molecular e pré-calicreína aumentam com a idade em humanos saudáveis (Sanjeey *et al.*, 2014). Além disso, os fragmentos de degradação da fibrina (dímero-D) aumentam em duas vezes em idosos saudáveis e sem evidência de trombose.

A desregulação epigenética associada ao envelhecimento resulta na expressão gênica aberrante, que pode contribuir para a transformação maligna e surgimento da leucemia mieloide, que é comumente associada ao envelhecimento. Esses desfechos apontam que a senescência do sistema hematopoético resulta de um grande número de alterações genéticas que afetam todo o sistema biológico (Halter, 2016).

Sistema hematopoético

Principais alterações fisiológicas:

- Redução da reserva funcional da medula óssea
- Aumento da gordura na medula óssea
- Redução da capacidade proliferativa das células tronco hematopoéticas
- Redução da resposta à eritropoetina
- Aumento da responsividade plaquetária a estímulos trombóticos
- Aumento do dímero-D.

Manifestações clínicas associadas:

- Resposta da medula óssea prejudicada à hemorragia aguda/eritropoese retardada
- Ligeira diminuição da hemoglobina e hematócrito
- Ligeiro aumento do volume corpuscular médio (VCM)
- Aumento do risco de sangramento devido a anticoagulantes
- Aumento do risco de trombose venosa profunda.

Sistema nervoso

O cérebro, bem como outros componentes do sistema nervoso, apresenta mudanças progressivas na estrutura e função com a idade, contribuindo para mudanças na cognição, comportamento e funcionamento físico.

Há redução volumétrica cerebral devido a perda neuronal, em especial nos lobos frontal e temporal, porém, com pouca alteração em hipotálamo, ponte e medula (Taffet, 2020). A redução da densidade sináptica acarreta consequências diferentes em cada indivíduo, e as alterações nos neurotransmissores implicam impacto no processamento da fala e memória (Fabri *et al.*, 2018).

O envelhecimento cerebral normal está associado a um aumento de 20 a 30% no acúmulo de proteína beta-amiloide no córtex, particularmente abundante na doença de Alzheimer. O acúmulo de beta-amiloide é um dos muitos exemplos em que doença e envelhecimento compartilham sobreposição de características que os tornam difíceis de serem claramente separados (Fabri *et al.*, 2018).

As consequências funcionais das mudanças descritas acima são variáveis entre os indivíduos e incluem um espectro de declínios que vai do envelhecimento cognitivo normal à demência. Em geral, funções cognitivas, como uso de vocabulário e capacidade de elaborar novos conceitos (inteligência cristalizada), são relativamente estáveis, enquanto outras funções, como memória, funções executivas, velocidade de processamento, raciocínio e multitarefa (inteligência fluida), apresentam declínio significativo (Deary *et al.*, 2009; Harada *et al.*, 2013). Existe uma diminuição na habilidade em manter foco e atenção, principalmente em situação de múltiplos estímulos e múltiplas tarefas (Taffet, 2020).

Mudanças relacionadas à idade ocorrem também no sistema nervoso periférico, com degeneração progressiva na estrutura e função, abrangendo desde o neurônio motor da medula espinal até a junção neuromuscular. Essas mudanças também contribuem para a perda de funcionalidade e independência. O número de neurônios motores se reduz com o envelhecimento, especialmente após os 60 anos. O remodelamento da unidade motora relacionada à idade leva a mudanças na composição do tipo de fibras porque a desnervação ocorre preferencialmente nas fibras musculares rápidas (Delbono, 2003). Como consequência, as unidades motoras diminuem em número, tornam-se progressivamente maiores, porém, menos funcionais e com redução no controle motor fino. Além disso, há uma redução na eficiência do processo de desmielinização-remielinização segmentar nos nervos periféricos, que resulta na condução mais lenta dos impulsos, com consequente redução da sensibilidade e reflexos mais lentos (Fabri *et al.*, 2018).

Sistema nervoso

Principais alterações fisiológicas:

- Perda neuronal/atrofia cerebral
- Redução da densidade sináptica e produção de neurotransmissores
- Acúmulo de proteína β-amiloide
- Perda de fibras motoras, sensoriais e autonômicas
- Redução das respostas dos barorreceptores do arco aórtico e seio carotídeo
- Redução do tônus parassimpático e aumento do tônus simpático.

Manifestações clínicas associadas:

- Atrofia cerebral
- Redução na velocidade de processamento, memória episódica e de trabalho, atenção e função executiva
- Distúrbios do humor
- Capacidade alentecida de aprendizagem e resolução de problemas
- Aumento do risco de *delirium*
- Processamento e tempos de reação mais lentos
- Atrofia e desnervação muscular.

Sistema gastrintestinal

Os efeitos do envelhecimento sobre o sistema gastrintestinal são modestos quando comparados a outros sistemas.

Na orofaringe, as alterações incluem uma redução de até 50% na produção máxima de saliva nas glândulas parótidas. A queixa subjetiva de boca seca é muito prevalente dentre os idosos, e pode afetar a mastigação e a deglutição. No entanto, algumas dessas queixas podem ser atribuídas aos efeitos colaterais dos medicamentos, em vez do próprio envelhecimento.

A transferência do bolo alimentar para a faringe é alterada na maioria dos idosos. A perda de complacência do músculo esofágico resulta em maior resistência ao fluxo através do esfíncter esofágico superior. Até 60% dos pacientes idosos sem disfagia têm transferência anormal para a faringe na videofluoroscopia. Mastigação menos eficaz e diminuição da eliminação de alimentos da faringe levam a um risco aumentado de aspiração. Além disso, os reflexos aerodigestivos de proteção na faringe estimulados pela injeção de água na boca estão frequentemente ausentes.

A redução na sensibilidade do esôfago distal permite esofagite com pouca sintomatologia. Há aumento da sensibilidade a drogas irritantes gástricas, como os anti-inflamatórios não esteroidais, e redução do apetite (Taffet, 2020).

A prevalência de infecção por *H. pylori* aumenta com a idade. A absorção de micronutrientes pode diminuir, assim como a absorção de cálcio. O estado nutricional e a absorção de micronutrientes podem ser afetados pelo crescimento bacteriano e má absorção (Taffet, 2020).

As alterações funcionais predispõem à constipação intestinal (Navaratnarajah; Jackson, 2016), assim como a perda do tônus do esfíncter anal resulta em incontinência fecal. A diverticulose colônica, prevalente após os 65 anos, se deve à redução da força da musculatura da parede intestinal e de sua complacência associada ao aumento da pressão intra-abdominal necessária para a evacuação (Taffet, 2020).

As provas de atividade hepática sofrem poucas alterações, apesar das alterações encontradas na sua função. A alteração no metabolismo do LDL contribui para seu aumento sérico. A diminuição do citocromo P-450 impacta o *clearance* de muitas drogas com metabolismo hepático.

Na vida adulta, a microbiota é determinada por fatores como dieta e exposição a antibióticos. Com o envelhecimento, outros fatores do meio passam a influenciar, como a dentição, produção salivar, função gastrintestinal e hospitalização. Estudos mostraram que em idosos frágeis há mudança do perfil da microbiota. A redução da microbiota parece estar relacionada com a diminuição da variedade na dieta. A microbiota intestinal parece estar ligada à regulação da imunidade sistêmica inata e adaptativa, além da modulação inflamatória de maneira relevante nos idosos. Isso inclui a imunidade contra agentes bacterianos; afinal, é um agente modificador da resposta vacinal contra risco de câncer, especialmente o de cólon (Horgan *et al.*, 2018).

Sistema gastrintestinal

Principais alterações fisiológicas:

- Redução da produção de saliva
- Perda da sincronia da peristalse esofágica
- Redução do tônus do esfíncter esofágico inferior
- Redução da secreção de ácido clorídrico e pepsina
- Redução da absorção de vitamina B_{12} e cálcio
- Atrofia das vilosidades intestinais
- Redução da contratilidade e do esvaziamento gástrico
- Prolongamento do tempo de trânsito intestinal
- Redução do volume hepático, fluxo sanguíneo e citocromo P450
- Redução da síntese dos fatores de coagulação dependentes da vitamina K
- Redução dos receptores e do metabolismo da lipoproteína de baixa densidade (LDL)
- Redução das enzimas e massa pancreática.

Manifestações clínica associadas:

- Aumento do risco de doença periodontal e cárie dentária
- Aumento do risco de refluxo gastresofágico
- Infecção por *H. pylori*
- Aumento das taxas de gastrite e maior sensibilidade a irritantes gástricos
- Redução da absorção de micronutrientes (pex, vitamina B12, ácido fólico, cálcio)
- Constipação intestinal
- Redução na depuração de medicamentos metabolizados no fígado
- Menor quantidade de antagonistas da vitamina K necessária para anticoagulação
- Aumento da LDL sérica.

Sistema respiratório

As alterações na coluna dorsal, arcos costais e musculatura respiratória têm como consequência a redução da complacência com aumento do volume residual e espaço morto. A atrofia muscular e a perda das fibras rápidas no diafragma se relacionam com fadiga e falência respiratórias, principalmente na presença de estressores. Há redução da resposta ventilatória a hipoxia e hipercapnia, redução progressiva das trocas alveolares, desequilíbrio da ventilação/perfusão e aumento do espaço morto (Fabri *et al.*, 2018).

As alterações relacionadas ao envelhecimento não são causa, mas contribuem para a maior frequência de pneumonia, desenvolvimento de hipoxia e redução da captação de oxigênio (Taffet, 2020).

Essas alterações se manifestam como redução da capacidade vital forçada (FVC) e do fluxo expiratório máximo (FEV1), aumento do espaço morto, diminuição da reserva inspiratória, limitação do fluxo expiratório e hiperinflação dinâmica durante exercício.

Sistema respiratório

Principais alterações fisiológicas:

- Redução da elasticidade pulmonar
- Redução da área de troca gasosa alveolar
- Redução da complacência da parede torácica
- Distúrbio da relação ventilação/perfusão
- Perda de massa e fraqueza muscular dos músculos respiratórios.

Manifestações clínicas associadas:

- Redução da tosse e ação ciliar
- Capacidade vital forçada (FVC) reduzida
- Fluxo expiratório máximo (FEV1) reduzido
- Capacidade pulmonar total estável, mas aumento do volume residual
- Maior tendência a infecções.

Sistema urinário

O envelhecimento renal é caracterizado por mudanças estruturais macro e microscópicas que acarretarão perdas funcionais, incluindo funções endócrinas.

O rim reduz progressivamente em tamanho e peso. Nos néfrons, observamos glomeruloesclerose, atrofia tubular, fibrose intersticial e arteriosclerose. O número de glomérulos reduz e os remanescentes tornam-se hipertrofiados (Lerma, 2009). O aumento global da glomeruloesclerose representa uma das principais causas de doença renal e pode ser agravada por situações como diabetes e hipertensão (Wiggins *et al.*, 2009). Divertículos aparecem nos túbulos contornados distal e coletor e podem ser precursores de cistos simples, com prevalência ascendente a partir dos 40 anos (Zhou *et al.*, 2008).

Funcionalmente, existe um progressivo declínio na reserva renal, comprometendo a manutenção do equilíbrio homeostático quando em condições de estresse. Está reduzida a capacidade de eliminação de potássio e carga ácida. Dessa forma, são mais frequentes no idoso estados de hiperpotassemia e acidose metabólica quando em situações críticas, assim como nefrotoxicidade por drogas ou contraste venoso. Há também redução na capacidade de conservar e excretar o sódio. Além disso, sua eliminação é maior à noite, mecanismo que, junto à diminuição da ação do ADH e da aldosterona, contribui para poliúria noturna. Os desequilíbrios do sódio podem levar a manifestações neurológicas, como confusão mental, muitas vezes pioradas por efeitos de medicamentos. Por fim, a capacidade de diluição máxima de urina e de excretar água é prejudicada e compromete a regulação de volume, fato que também está relacionado à baixa resposta ao ADH. Assim sendo, os idosos estão mais sujeitos a desidratação (Sands, 2012).

A redução no fluxo sanguíneo renal também está relacionada ao aumento da resistência vascular, havendo vasodilatação compensatória por liberação de prostaglandinas (Long *et al.*, 2005). A perda de resposta do tônus vascular aumenta a vulnerabilidade renal ao insulto isquêmico de baixo débito cardíaco e hipovolemia. Paralelamente, ocorre declínio da taxa de filtração glomerular (TFG). A creatinina sérica é o marcador da função renal mais utilizado. Entretanto, a diminuição da massa muscular e do consumo de proteínas faz com que o idoso tenha o metabólito aparentemente normal. As fórmulas que a utilizam podem subestimar a TFG, mas são mais práticas no cotidiano. A equação de Cockcroft-Gault foi muito utilizada, mas atualmente dispomos das equações da modificação da dieta na doença renal (MDRD) e Chronic Kidney Disease Epidemiology Collaboration (CKD-EPI), sendo a última mais fidedigna. Quando há necessidade de avaliação mais apurada da TFG, pode-se lançar mão da medida de cistatina C, que é menos influenciada por variáveis, como idade, sexo, raça, massa muscular e atividade física (Dusse *et al.*, 2017).

Em relação à função endócrina, há redução dos níveis séricos de renina, talvez para compensar o aumento de angiotensina II intrarrenal. A eritropoetina (EPO) parece aumentar, podendo ser uma resposta à perda de sangue subclínica, à elevação do *turnover* eritrocitário ou da resistência à EPO. No entanto, os níveis estão baixos nos idosos anêmicos, sugerindo um bloqueio na resposta à baixa de hemoglobina (Zhou *et al.*, 2008). Há diminuição da conversão da 25-hidroxivitamina D para 1,25-di-hidroxivitamina D, fundamental para a absorção intestinal de cálcio.

Por fim, temos as alterações do trato urinário inferior, que envolvem também o sistema nervoso. Regiões do córtex associadas ao controle da continência estão menos ativas. Verifica-se redução dos neurotransmissores vesicais, aumento de inflamação e estresse oxidativo (Suskind, 2017). Esses fatores podem ser piorados por isquemias sucessivas da bexiga, causando deposição local de colágeno e consequente fibrose da parede vesical, o que reduz sua complacência e leva à destruição das terminações nervosas. Instala-se, assim, irritabilidade do detrusor. Consequentemente, a bexiga esvazia de forma incompleta e são comuns manifestações como urgência, aumento da frequência urinária e noctúria. Gradualmente, a bexiga se torna mais rígida e trabeculada. Tais características são muito observadas no homem, que frequentemente tem a influência da hiperplasia prostática. A obstrução uretral pela glândula leva à hipertrofia do detrusor que tenta vencer o afunilamento na passagem da urina. Quando o quadro persiste, observa-se incontinência por hipocontratilidade devido à "fadiga" do músculo. Nessa fase, a retirada da próstata pode não resolver a incontinência (Srougi *et al.*, 2011).

Ao nível uretral, observamos alteração na pressão máxima de fechamento e na musculatura estriada do esfíncter predominantemente nas mulheres (Reis, 2003). A redução do estrogênio pós-menopausa leva a menor irrigação dos tecidos, tornando-se a mucosa atrofiada e ressecada, mais sensível a infecções, o que contribui para sintomas irritativos (Frullani, 2014).

Sistema urinário

Principais alterações fisiológicas:

- Redução da massa renal e fluxo sanguíneo
- Redução do *clearance* de creatinina
- Redução na capacidade de excreção renal de sódio e potássio
- Diminuição da conversão da 25-hidroxivitamina D para 1,25-di-hidroxivitamina D
- Redução da complacência vesical e aumento do volume residual pós-miccional

Manifestações clínicas associadas:

- Redução da taxa de filtração glomerular
- Tendência à secreção inapropriada do hormônio antidiurético ((SIADH) sem causa identificável
- Redução da capacidade de eliminar água quando em sobrecarga
- Tendência à desidratação
- Aumento da suscetibilidade à lesão renal
- Impacto no metabolismo e excreção de drogas
- Maior risco de infecções urinárias
- Incontinência urinária.

Sistema cardiovascular

Embora as alterações cardiovasculares associadas à idade não sejam consideradas patológicas por si só, elas reduzem o limiar de sintomas e limitações funcionais quando sobrepostas às doenças cardiovasculares (DCV), tão prevalentes nos idosos (Fleg *et al.*, 2012).

O sistema arterial da pessoa idosa sofre mudanças estruturais e funcionais, mesmo na ausência de DCV aparente (Jaminon *et al.*, 2019). A parede arterial fica mais espessa devido à hipertrofia das células musculares lisas, ao acúmulo da matriz extracelular, à deposição de cálcio e de colágeno e à perda de fibras elásticas na camada média. A espessura médio-intimal aumenta quase três vezes entre as idades de 20 a 90 anos. (Jaminon *et al.*, 2019; Adriaans *et al.*, 2018). Essas alterações arteriais resultam no aumento da pressão arterial sistólica e na redução da pressão arterial diastólica, após a sexta década de vida (Braunwald *et al.*, 2018).

O coração direito sofre mudanças modestas, como o aumento discreto do átrio direito. Por outro lado, o átrio esquerdo (AE) aumenta e o ventrículo esquerdo (VE) enrijece. O volume do AE aumenta cerca de 50% da terceira à oitava década de vida (Veire *et al.*, 2006), e o VE apresenta um aumento médio de 10% na espessura da parede, embora o tamanho da cavidade não se modifique (Fleg *et al.*, 2005). Ocorre espessamento e deposição cálcica da válvula aórtica e do anel mitral, podendo haver predisposição às alterações da condução cardíaca, devido à calcificação do anel mitral (Kitzman *et al.*, 1988; Bergmann *et al.*, 2009).

Em repouso, a diminuição da frequência cardíaca (FC) é discreta, todavia, na resposta ao esforço ou a outros fatores estressores, torna-se acentuada (Stratton *et al.*, 1992). A resposta aos antagonistas parassimpáticos e agonistas beta-adrenérgicos está diminuída em idosos saudáveis, talvez devido à diminuição do tônus parassimpático e da responsividade simpática (Stratton *et al.*,1992; Parati *et al.*, 2003).

A aptidão cardiorrespiratória (consumo máximo de oxigênio/kg de peso no pico do esforço) reduz consideravelmente com a idade, o que tem implicações significativas na funcionalidade e na qualidade de vida da pessoa idosa (Fleg *et al.*, 2005). Estudos transversais demonstram que a capacidade de exercício aeróbico diminui aproximadamente 10% por década, enquanto os estudos longitudinais apontam que esse declínio é acelerado em idosos. As reduções na FC máxima e na utilização periférica de oxigênio, mas não no volume sistólico, parecem mediar este declínio associado à idade na capacidade aeróbia (Fleg *et al.*, 2005).

A hipertensão arterial manifesta-se nos idosos como elevação isolada ou predominantemente sistólica. A pressão de pulso (diferença entre as pressões sistólica e diastólica) também aumenta, aumentando a carga pulsátil no coração e na vasculatura. Sugere-se que a pressão de pulso seja o preditor mais potente de eventos cardiovasculares em adultos de meia-idade e mais idosos (Pereira; Costa, 2020).

Sistema cardiovascular

Alterações fisiológicas relacionadas à idade:

- Aumento do volume do átrio esquerdo (AE)
- Hipertrofia concêntrica do ventrículo esquerdo (VE), com manutenção das suas dimensões
- Espessamento e deposição cálcica da válvula aórtica e anel mitral
- Redução da taxa de enchimento ventricular diastólico inicial
- Aumento da pressão de pulso.

Manifestações clínicas associadas

- Aumento da pressão arterial sistólica
- Disfunção diastólica
- Diminuição na frequência cardíaca (FC) máxima em resposta ao esforço ou outros agentes estressores
- Redução da aptidão cardiorrespiratória.

Sistema endócrino

O sistema endócrino passa por profundas e complexas mudanças com o envelhecimento. Ocorre um declínio gradual e progressivo nos níveis circulantes de hormônios anabólicos, incluindo esteroides sexuais e hormônio do crescimento (GH), com preservação relativa dos níveis circulantes de hormônios catabólicos. O declínio na produção de hormônios sexuais causa, respectivamente, a andropausa nos homens e a menopausa nas mulheres, e desempenha um papel importante nas mudanças fisiológicas e patológicas que ocorrem com o envelhecimento (Chahal; Drake, 2007).

Há um declínio lento e progressivo nas concentrações matinais de testosterona sérica de 25% entre os 25 e 75 anos de idade e aumento de 1% ao ano das concentrações de globulina de ligação ao hormônio sexual (SHBG), resultando na redução da fração livre da testosterona biologicamente ativa em aproximadamente 50% entre 25 e 75 anos (Basaria, 2013; Wu *et al.*, 2008).

Os níveis de GH começam a declinar após a segunda década de vida, principalmente devido à secreção reduzida do hormônio liberador de hormônio do crescimento (GHRH), levando a consequente diminuição do fator de crescimento semelhante à insulina tipo 1 (IGF-1). Esse declínio na atividade do eixo somatotrópico (GHRH, GH e IGF-1) é denominado "somatopausa" (Chahal; Drake, 2007).

O eixo hipotálamo-pituitária-adrenal (HPA) é a principal resposta adaptativa neuroendócrina ao estresse, e também sofre mudanças funcionais com o envelhecimento, em particular nos idosos que têm um eixo HPA hiperativo em resposta a estímulos genéricos. Curiosamente, enquanto a resposta aguda ao estresse é pouco afetada pelo envelhecimento, a recuperação e a normalização do eixo HPA após um evento agudo tende a se tornar mais lentas e menos eficazes e a resposta geral do cortisol a um estresse é maior em idosos em comparação aos indivíduos mais jovens. Embora a produção adrenal de corticosteroides não seja afetada pelo envelhecimento, o padrão secretor pulsátil se altera com nadir mais intenso e precoce em comparação aos mais jovens. Além disso, mudanças relacionadas com a idade nos efeitos do cortisol sobre a secreção do hormônio adrenocorticotrófico (ACTH) também foram descritas. A produção adrenal de desidroepiandrosterona (DHEA) é reduzida drasticamente com aumento da idade em ambos os sexos, diminuindo por volta dos 80 anos em 10 a 20%. O termo adrenopausa refere-se ao declínio significativo relacionado à idade em níveis circulantes de DHEA, com relativa estabilidade ou mesmo tendência de um aumento da secreção de cortisol, resultante de um comprometimento relacionado com a idade e com a zona reticular do córtex adrenal, a principal fonte de DHEA. Se o declínio no DHEA com o envelhecimento tem alguma consequência fisiológica relevante ainda, é controverso (Chahal; Drake, 2007).

O eixo hipotálamo-hipófise-tireoide também sofre alterações fisiológicas com o envelhecimento. As concentrações séricas de tri-iodotironina (T3) total e livre se reduzem, e os níveis de hormônio tireoestimulante (TSH) tendem a se elevar (Tabatabaie; Surks, 2013).

A sensibilidade à insulina se reduz devido às mudanças na composição corporal, redução da atividade física, alterações hormonais (IGF-1, DHEA), estresse oxidativo e inflamação, e a disfunção das células das ilhotas também é um fator significativo que contribui para o metabolismo anormal da glicose (Kalyani; Egan, 2013).

Há a redução das concentrações séricas de vitamina D, podendo resultar na diminuição da absorção intestinal de cálcio e no hiperparatireoidismo secundário. O aumento das concentrações circulantes do paratormônio também pode ocorrer com o envelhecimento, independente das concentrações da 25-hidroxivitamina D, cálcio ionizado, fosfato ou da função renal (Carrivick *et al.*, 2015).

Sistema endócrino

Principais alterações fisiológicas:

- Resistência insulínica e intolerância à glicose
- Redução das concentrações de T3 total e aumento da concentração de hormônio tireoestimulante (TSH)
- Aumento dos níveis de hormônio antidiurético (ADH) e hormônio natriurético
- Redução da secreção de aldosterona e renina
- Redução na secreção de prolactina
- Redução dos níveis de vitamina D
- Andropausa (redução dos níveis de testosterona)
- Menopausa (redução dos níveis de estrogênio e progesterona)
- Somatopausa (redução do hormônio do crescimento [GH] e do fator de crescimento semelhante à insulina tipo 1 [IGF-1])
- Adrenopausa (redução dos níveis de desidroepiandrosterona [DHEA]).

9

Avaliação Geriátrica Ampla

Siulmara Cristina Galera • Elizabete Viana de Freitas •
Elisa Franco de Assis Costa • Rosina Ribeiro Gabriele

Como Geriatra, eu sou, por definição, um especialista em sutileza e em complexidade e demasiadamente cônscio da interação entre os aspectos físicos, sociais e psicológicos que afetam as vidas de cada um dos meus pacientes idosos.
(Hazzard, 2004)

Introdução

O aumento da expectativa de vida foi uma das principais conquistas do desenvolvimento médico, social e econômico do século XX, trazendo como consequência, quase que invariavelmente, multimorbidade e incapacidade. Essas situações, apesar de não serem exclusivas da velhice, têm prevalência aumentada, de forma substancial, com a idade (Banerjee, 2015).

Barnett *et al.* (2012) demonstraram que 65% dos indivíduos entre 65 e 84 anos e 82% daqueles com 85 anos ou mais são portadores de multimorbidade, ou seja, de duas ou mais doenças crônicas.

Indivíduos com multimorbidade tendem a apresentar grande complexidade e vulnerabilidade, pois sofrem de mais problemas cognitivos, funcionais e psicossociais; têm maiores riscos de que as suas doenças, especialmente as complicações agudas, manifestem-se de forma obscura ou atípica, retardando o diagnóstico e o início do tratamento; e são muito mais propensos a iatrogenia, fragilização, síndromes geriátricas, admissões e readmissões hospitalares e institucionalização. Portanto, requerem acompanhamento constante no sistema de saúde.

A avaliação geriátrica ampla (AGA) é a resposta a essa complexidade e, geralmente, inclui a avaliação do paciente em vários domínios, sendo mais comumente incluídos o físico (médico), o mental, o social, o funcional e o ambiental. A condição funcional do paciente com idade avançada é um dos parâmetros mais importantes da avaliação geriátrica. O termo funcional é usado em seu sentido estrito, cujo significado é a habilidade do idoso de funcionar na arena da vida diária. A evidência de declínio funcional faz pressupor a existência de doença ligada ao quadro e que, algumas vezes, não está diagnosticada, decorrente, em geral, das manifestações clínicas atípicas inerentes a essa faixa etária, constituindo um desafio à prática clínica (Sattar *et al.*, 2014).

Os princípios básicos da avaliação geriátrica surgiram há mais de 60 anos, no Reino Unido, com a médica inglesa Marjory Warren, que, em 1936, iniciou obstinado trabalho de reabilitação de pacientes incapacitados em um hospital londrino. Muitos deles recuperaram a mobilidade e receberam alta. O resultado positivo deste trabalho introduziu o conceito do cuidado interdisciplinar e a necessidade de uma avaliação ampla dos pacientes geriátricos, com o objetivo de esquematizar um plano terapêutico. Na década de 1940, ela publicou artigo no British Medical Journal (BMJ) intitulado "Cuidando do cronicamente doente", no qual demonstrava a importância da avaliação de vários domínios e da reabilitação (Costa, 2003).

Posteriormente, surgiram vários serviços geriátricos na Inglaterra que adotaram o método da dra. Warren. Na década de 1970, o Department of Vetterans Affairs (VA) americano criou as primeiras Unidades de Avaliação e Manuseio Geriátrico (GEM; do inglês, *Geriatric Evaluation Units*) utilizando a AGA para estabelecer o prognóstico e planejar o cuidado do idoso hospitalizado por meio de equipes interdisciplinares. Em 1990, três quartos das unidades do VA tinham o programa GEM (Ribeiro, 2010). Atualmente, a AGA é amplamente difundida no mundo e aplicada, além do contexto hospitalar, nas instituições de longa permanência (ILP), emergências, ambulatórios e atendimento domiciliar.

Para facilitar a avaliação geriátrica, são usados instrumentos capazes de detectar sinais de demência, *delirium*, depressão, efeitos colaterais de medicamentos, fragilidade, déficits visuais e auditivos, bem como de grandes síndromes geriátricas e perda do equilíbrio e da capacidade funcional. Esses instrumentos também são úteis para predizer prognóstico, tolerabilidade ao tratamento e riscos de morte e incapacidade. O conjunto dos instrumentos de avaliação – procedimentos, regras e técnicas – tem como meta avaliar o idoso de forma global (Sattar *et al.*, 2014; Costa *et al.*, 2019).

Com a identificação das condições funcionais do paciente, associadas ou não às doenças crônicas e às síndromes geriátricas, é possível desenvolver um plano de cuidados que vise não só ao tratamento das doenças diagnosticadas como também retardar o aparecimento de incapacidades, amenizá-las ou mesmo revertê-las.

Definições

A AGA é um processo diagnóstico multidimensional, geralmente interdisciplinar, para determinar as deficiências, incapacidades e desvantagens do idoso e planejar o seu cuidado e assistência a médio e longo prazos, tanto do ponto de vista médico como psicossocial e funcional. A diferença da AGA para um atendimento médico habitual é que ela prioriza o estado funcional e a qualidade de vida, utilizando instrumentos de avaliação (testes, índices e escalas), facilitando a comunicação entre os membros da equipe interdisciplinar e a comparação evolutiva. É utilizada preferencialmente nos idosos frágeis e portadores de multimorbidade (Costa; Monego, 2003; Parker *et al.*, 2018).

A AGA é também conhecida como Avaliação Geriátrica Multidimensional (AGM) ou Avaliação Geriátrica Global (AGG) e é considerada o padrão-ouro para a avaliação de idosos, ou seja, é chamada de "coração e alma da medicina geriátrica" (Solomon, 2000).

Os seus objetivos principais são realizar um diagnóstico global, desenvolver um plano de tratamento e reabilitação, gerenciando os recursos para esse fim.

Ela é capaz de identificar diminuições da capacidade, limitações das atividades e mesmo restrições à participação (desvantagens) do paciente idoso, mas se utilizada isoladamente da avaliação clínica tradicional não identifica as condições de saúde (distúrbios ou doenças) responsáveis por elas. Por outro lado, se uma avaliação médica padrão obtém bons resultados em uma população de não idosos, os resultados tendem a falhar na detecção dos problemas prevalentes na população idosa. Esses desafios referem-se, principalmente, às síndromes geriátricas e às doenças ocultas e/ou com manifestações atípicas, cuja identificação é fundamental para a adequação terapêutica e para a prevenção da incapacidade nessa população.

A AGA faz parte da avaliação clínica do idoso, sendo fundamental nos pacientes portadores de multimorbidade e em uso de vários medicamentos. Essa avaliação deve ser fundamentada em uma anamnese criteriosa e com a observação das peculiaridades indispensáveis à boa comunicação entre o médico e o paciente idoso. Nesses pacientes, a cura da doença pode não ser a prioridade, mas sim a preservação da função, da independência e da qualidade de vida (High *et al.*, 2019).

Benefícios e evidências

Existem evidências suficientes que justificam a aplicação da AGA em pacientes idosos; dentre elas, destacam-se (Luk *et al.*, 2000; Wildiers *et al.*, 2014; Costa *et al.*, 2019):

- Complementa a avaliação clínica tradicional e melhora a precisão diagnóstica
- Identifica se há diminuição da capacidade e limitação das atividades, sejam elas de causa motora, mental ou psíquica
- Detecta problemas médicos inaparentes
- Identifica o risco de declínio funcional
- Avalia os riscos nutricionais
- Identifica riscos de iatrogenia
- Prediz desfechos desfavoráveis, como mortalidade, perda funcional e fragilização
- Orienta para as medidas de preservação e restauração da saúde
- Define os parâmetros de acompanhamento do paciente
- Direciona para as modificações e adaptações ambientais
- Define critérios para hospitalização e institucionalização.

Nos estudos clínicos em que se avalia a capacidade funcional e a qualidade de vida, a AGA identifica populações de risco, favorece investimento em saúde, qualidade de vida e bem-estar e, principalmente, permite o planejamento de ações e políticas de saúde (Costa; Monego, 2003).

Entre os benefícios da AGA, demonstrados em diversos estudos, encontram-se: precisão diagnóstica, melhora do estado funcional e mental, melhora do humor, redução da mortalidade, diminuição de internação hospitalar e de institucionalização, diminuição da necessidade de assistência domiciliar, redução do uso de medicamentos e da iatrogenia, diminuição do uso e dos custos do sistema de saúde, além de maior satisfação com o atendimento (Luk; Orm; Woo, 2000).

Por outro lado, ajuda a estabelecer critérios para a internação hospitalar ou em ILP; orienta adaptações ambientais, reduzindo as hostilidades dos locais em que vivem com a colocação de rampas, adequação de pisos, barras de apoio em corredores e banheiros etc.; avalia o grau de comprometimento mental, motor ou psíquico; estabelece metas nutricionais e de otimização terapêutica; além de ser elemento fundamental para a criação de políticas públicas de ação na saúde e de destinação de recursos. Apesar de o maior benefício ser identificado entre os idosos frágeis e os doentes, a maioria dos pacientes é beneficiada pela AGA, especialmente nos programas que incluem a avaliação, a reabilitação e o acompanhamento a longo prazo.

A AGA também é um importante preditor de desfechos desfavoráveis, ou seja, tem valor prognóstico, para pacientes cirúrgicos, oncológicos e ortopédicos (Puts *et al.*, 2012; Wildiers *et al.*, 2014; Kim *et al.*, 2014; Prestmo *et al.*, 2015). Nos idosos em estágio avançado de doença renal adquire importância para detectar fragilidades e consequentemente propor medidas para melhoria destes pacientes (Goto *et al.*, 2018).

A clássica metanálise publicada em 1993 por Stuck *et al.* incluiu 28 estudos controlados, perfazendo um total 10 mil pacientes, e demonstrou que a maioria dos benefícios encontrados nesses estudos apresentavam significância estatística e clínica. Foram observados redução do risco de morte, aumento das chances de voltar a residir na comunidade, redução das readmissões hospitalares, além de maiores chances de melhora cognitiva e funcional.

Com o objetivo de examinar os efeitos de avaliação multidimensional preventiva em visitas domiciliares de idosos residentes na comunidade foi realizada uma metanálise na qual foram incluídos 21 ensaios clínicos randomizados que, apesar de heterogênios, avaliaram 14.597 participantes. Os autores concluíram que a intervenção com visitas domiciliares preventivas contando com avaliação multidimensional e exame clínico tem o potencial de reduzir a perda funcional de idosos (Huss *et al.* 2008).

Ellis *et al.* (2011), em revisão sistemática e metanálise, compararam o uso da AGA com o cuidado tradicional em idosos admitidos em hospitais. Foram avaliados 10.315 participantes em 22 ensaios clínicos randomizados realizados em seis países e a conclusão dos autores foi de que a avaliação por meio da AGA aumenta a possibilidade de os idosos estarem vivos e em seu próprio domicílio 12 meses depois da internação. Parker *et al.* (2018) buscaram revisões e metanálises, em diversos bancos de dados, que descrevem hospitais que utilizavam AGA nos pacientes internados, confirmando a definição de AGA como "processo multidimensional e multidisciplinar que identifica as necessidades médicas, sociais e funcionais e o desenvolvimento de um plano de cuidados integrados/coordenados para atender essas necessidades", e demonstraram que os idosos com doenças agudas eram os mais beneficiados avaliando os desfechos de morte, deficiência e institucionalização.

A AGA também é útil nas unidades de emergência. Em estudo de coorte belga, Deschodt *et al.* (2015) observaram que, dentre os indivíduos de 75 anos e mais atendidos nas unidades de emergência que receberam alta, a capacidade para executar as atividades instrumentais da vida diária (AIVD), a mobilidade, as condições nutricionais e a cognição eram melhores que dentre aqueles que foram hospitalizados. Aqueles que após alta necessitavam de fisioterapia e assistência para preparar alimentação, portanto com maior incapacidade funcional, tiveram maiores chances de reinternação hospitalar. Os autores sugerem que a AGA tem potencial para identificar os idosos atendidos na emergência com maiores riscos de ficarem hospitalizados, bem como de serem readmitidos logo após a alta.

Os princípios e processos da AGA têm sido gradativamente incorporados a outras especialidades médicas, incluindo a oncologia (Sattar *et al.*, 2014; Wildiers *et al.*, 2014; Kalsi *et al.*, 2015), cardiologia (Forman *et al.*, 2017), ortopedia (Kim *et al.*, 2014; Prestmo *et al.*, 2015) e nefrologia (Goto *et al.*, 2018).

As evidências têm demostrado que a AGA só é eficaz se existir um processo de identificação dos idosos que realmente possam se beneficiar de sua aplicação, se a avaliação resultar em um plano de cuidado, e se o plano de cuidado for implementado, preferencialmente, por equipe interdisciplinar (High *et al.*, 2019).

As implicações clínicas desses estudos sugerem que a AGA deve se tornar um procedimento padrão para o atendimento dos idosos e *expertise* clínica é necessária para implementação das abordagens com base nesse tipo de avaliação. Geriatras devem ser treinados para utilizar a AGA da mesma forma que utilizam testes laboratoriais e exames de imagem, pois ela tem valor diagnóstico, prognóstico e como norteadora do tratamento (Stuck; Illif, 2011).

Estrutura e componentes

Para lidar com a complexidade dos problemas desses idosos, o profissional necessita coletar, organizar e usar adequadamente, de forma sistemática e com objetivos definidos, uma vasta gama de informações clínicas e funcionais relevantes. Por isso, a AGA tem que ser completa, de modo a permitir um diagnóstico funcional, identificar os indivíduos em risco, estruturada, para que possa servir para acompanhamento da evolução e definição do prognóstico do paciente, não ser extensa e ter um custo razoável (Paixão; Reichenhein, 2005).

Sua estrutura pode variar dependendo da *expertise* da equipe que a aplicar e das especificidades do local onde é realizada. Entretanto, apesar dessa variação, possui características constantes como o fato de ser sempre multidimensional, utilizar instrumentos padronizados para avaliar todos os fatores que interferem na saúde do idoso, e de avaliar no mínimo as quatro principais dimensões, que são a capacidade funcional, as condições médicas, o funcionamento social e a saúde mental (Costa, 2013).

Os parâmetros avaliados pela AGA são:

- Equilíbrio, mobilidade e risco de quedas
- Função cognitiva
- Condições emocionais
- Deficiências sensoriais
- Capacidade funcional
- Estado e risco nutricional
- Condições socioambientais
- Polifarmácia e medicações inapropriadas
- Comorbidades e Multimorbidade
- Outros.

Equilíbrio, mobilidade e risco de quedas

Com o processo de envelhecimento, o aparelho locomotor e o sistema sensorial sofrem importantes modificações. Desta forma, a avaliação do equilíbrio, da mobilidade e o risco de quedas são itens fundamentais da AGA. Além do exame clínico tradicional, uma avaliação neurológica básica deve ser realizada para que tenhamos informações importantes que, somadas aos testes descritos a seguir, possam dar um diagnóstico mais preciso, facilitando a elaboração de um plano de cuidados adequado ao paciente.

Get-up and go test (teste de levantar e andar)

Proposto por Mathias em 1986. Nele, o indivíduo é observado ao levantar-se de uma cadeira reta com encosto alto, braço e assento com altura aproximada de 46 cm, ficar parado momentaneamente, caminhar três metros, voltar, após girar 180°, para o mesmo local e sentar-se, novamente. É recomendado realizar um teste antes da avaliação definitiva, para que o indivíduo se familiarize. Importante que esteja usando seu calçado usual e, caso faça uso, de seu auxiliar de caminhada habitual, como bengala ou andador. Com esse teste, é possível avaliar o equilíbrio do paciente sentado, o equilíbrio durante a marcha e a transferência. A interpretação deste teste é a seguinte: (1) normalidade; (2) anormalidade leve; (3) anormalidade média; (4) anormalidade moderada; (5) anormalidade grave. Sendo que escore de 3 e mais pontos indica risco aumentado de quedas (Mathias *et al.*, 1986).

A principal limitação desse teste é ser uma avaliação imprecisa; os escores extremos são mais fáceis (1 e 5), mas os escores intermediários são menos claros, o que pode explicar a variabilidade de escores obtida por diferentes avaliadores (Podsiadlo; Richardson, 1991).

Timed up-and-go test (teste de levantar e andar cronometrado)

Em revisão sistemática, Schoene *et al.* (2013) concluíram que o teste não é útil para discriminar caidores de não caidores em idosos saudáveis e nos com alta *performance*, mas útil em idosos menos saudáveis e com baixa *performance*. A capacidade preditiva e a precisão diagnóstica do *timed up-and-go test* (TUG) são, na melhor das hipóteses e no geral, moderadas. Desta forma, os autores recomendam associação de avaliação multifatorial de risco de quedas para um melhor resultado.

Por outro lado, Silva *et al.* (2019), em revisão sistemática e metanálise, considerando que há um período de transição na capacidade motora entre o envelhecimento saudável e demência, sugerem que a utilização deste teste poderia ser útil para o diagnóstico e estadiamento de estados de pré-demência e doença de Alzheimer.

Apesar das limitações, o teste é rápido, não necessita de equipamentos e treinamentos especiais e pode ser incluído em uma avaliação médica de rotina (Podsiadlo; Richardson, 1991).

Teste de equilíbrio e marcha

A grande propensão dos idosos à instabilidade postural e à alteração de marcha aumenta o risco de quedas. Isso torna fundamental o conhecimento das condições de equilíbrio e marcha nessa população, e o teste proposto por Mary Tinetti em 1986 é capaz de avaliar essas condições. A validade do teste em todas as suas versões (POMA-I, POMA-Ia e POMA-II) foi também realizada por Tinetti (ver uma versão na Tabela A.8 do Apêndice *on-line*).

Em 2003, Gomes realizou adaptação do teste para ser utilizado na população brasileira institucionalizada, recebendo o nome de *Performance Oriented Mobility Assessment – Brasil* (POMA-Brasil). Ishizuka (2008) realizou a tradução, adaptação e validação da versão POMA-II no Brasil, concluindo ser esta uma versão confiável. Há várias versões sendo utilizadas no Brasil, sendo que muitas versões não se correlacionam com o original e não é definida qual versão está sendo utilizada, o que precisa ser definido e padronizado (Ishizuka, 2008).

A presença de sarcopenia interfere no equilíbrio e na mobilidade e consequentemente predispõe a quedas. Portanto, faz-se necessária a identificação deste quadro. A revisão em 2018 do consenso elaborado pelo European Working Group on Sarcopenia in Older People (EWGSOP) definiu que o diagnóstico de sarcopenia é feito utilizando-se três critérios: (1) baixa força muscular; (2) baixa quantidade ou qualidade muscular; (3) baixo desempenho físico, sendo que a presença do critério 1 (considerado agora o critério mais importante) é sarcopenia provável, critério 1 mais critério 2 é sarcopenia confirmada e critério 1 mais os critérios 2 e 3 é sarcopenia grave (Cruz-Jentoft *et al.*, 2018).

Avaliação de sarcopenia

A triagem para sarcopenia pode ser feita utilizando-se o SARC-F, um questionário de cinco itens, de fácil aplicação, que é autorrelatado pelos pacientes. A força muscular é avaliada principalmente pela força de pressão palmar, a mensuração da massa muscular pode ser feita por meio de métodos antropométricos e/ou da bioimpedância e/ou da densitometria corporal total, e o desempenho muscular é avaliado principalmente pelo teste do levantar e andar cronometrado (Timed Up and Go Test), velocidade da marcha e pelo Short Physical Performance Battery (SPPB) (Cruz-Jentoft *et al.*, 2018; Cruz-Jentoft; Sayer, 2019). Para maiores informações, ver Capítulo 91.

Velocidade de marcha

É medida pelo tempo, em segundos e milésimos de segundo, que o indivíduo leva para percorrer 4 metros. O cálculo é feito pela média de três tentativas (normal > 0,8 m/s) e avalia o desempenho muscular (ver Capítulo 91).

Circunferência da panturrilha

É a medida antropométrica mais sensível e mais utilizada para avaliação da massa muscular em idosos (normal ≥ 31 cm). A técnica para realizar esta medida é descrita no tópico "Estado e risco nutricional" neste mesmo capítulo.

Força de preensão palmar

Está relacionada à força total do corpo. Não há consenso em relação à técnica a ser utilizada na medida da força de preensão palmar. Descreveremos as mais comuns: utiliza-se o dinamômetro manual modelo Jamar®, e a técnica é realizada com o indivíduo sentado com ombro aduzido e neutramente rodado, cotovelo flexionado a 90°, antebraço em posição neutra e o punho entre 0° e 30° de extensão e 0° a 15° de desvio ulnar. O resultado é a média de três medidas realizadas no membro dominante com intervalo de 60 segundos entre cada medida. Outra forma é a realização de três medidas em cada membro (intercaladas) e é considerada a maior medida independente (Sousa-Santos; Amaral, 2017). Não há consenso na literatura também em relação aos escores, sendo considerados sarcopenia, segundo o EWGSOP na sua mais recente revisão, os valores para mulheres < 16 kg e para homens < 27 kg e < 16 e < 26 kg segundo o FNHI (Studenski *et al.*, 2014; Cruz-Jentoft *et al.*, 2018; Cruz-Jentoft; Sayer, 2019).

Nas situações em que há uma incapacidade de avaliar a força de preensão palmar em razão das limitações físicas da mão decorrentes, por exemplo, de artrite, sequelas de acidente vascular encefálico (AVE) etc., o teste da "subida da cadeira" para avaliação dos músculos das pernas (grupo dos músculos quadríceps) pode ser utilizado. É realizado solicitando que o indivíduo se levante cinco vezes a partir de uma posição sentada, sem usar seus braços; o teste é cronometrado, sendo o ponto de corte normal menor que 15 segundos (Beaudart *et al.*, 2016; Cruz-Jentoft *et al.*, 2018).

Função cognitiva e condições emocionais

A cognição é o processo de aquisição de conhecimento e inclui, entre outras funções cognitivas, atenção, raciocínio, pensamento, memória, juízo, abstração e linguagem. As alterações cognitivas podem levar a perda de autonomia e a progressiva dependência. Por meio desta avaliação, podem ser identificados quadros demenciais e depressivos, principais alterações da saúde mental do idoso. Testes de rastreio devem ser simples, rápidos e reaplicáveis, além de dispensarem material complementar e conhecimento especializado para serem utilizados por toda a equipe interdisciplinar (Bertolucci *et al.*, 1994).

Existem várias escalas e testes para a avaliação inicial do estado cognitivo, como: Miniexame do Estado Mental (MEEM), Teste de Fluência Verbal (FV), Teste do Desenho do Relógio (TDR), *Montreal Cognitive Assessment* (MoCA), entre outros. A Escala de Depressão Geriátrica (EDG) de Yesavage é utilizada no rastreio de depressão, problema frequente entre os idosos e que cursa, frequentemente, com alteração cognitiva e incapacidade funcional.

Miniexame do estado mental

Importante instrumento de rastreio, de fácil e rápida aplicação, avalia os principais aspectos da função cognitiva. Foi proposto em 1975 por Folstein *et al.*, sendo que, no Brasil, foi modificado por Bertollucci *et al.* (1994) e Brucki *et al.* (2003) para ser aplicado em nosso meio, tanto no ambiente hospitalar, no ambulatorial quanto no domicílio e com forte influência da escolaridade. No nosso meio, não há consenso em relação aos pontos de corte; porém, o mais utilizado são os escores propostos por Brucki *et al.* (2003) (Tabela 9.1).

Teste de fluência verbal

O teste de FV avalia, predominantemente, a linguagem e a memória semântica, além da função executiva. Trata-se de teste rápido e com notas de corte definidas pela escolaridade. Solicita-se ao paciente relacionar o maior número de itens de uma categoria semântica (p. ex., frutas, animais) ou fonêmica (palavras que se iniciam com determinada letra) em um minuto. Em nosso meio, utiliza-se mais frequentemente a categoria semântica nomeando animais/minuto. A interpretação é a contagem do número de itens, excluindo as repetições, as oposições regulares de gênero (p. ex., gato/gata computa apenas 1 e boi/vaca computa 2). Para indivíduos sem escolaridade e até 8 anos incompletos, o nível de corte é 9 itens. Para os com 8 ou mais anos de escolaridade, o ponto de corte é 13 itens (Brucki *et al.*, 1997; Nitrini *et al.*, 2005).

TABELA 9.1 Miniexame do estado mental.

Orientação temporal (qual é o ... ?)	Ano Mês Dia do mês Dia da semana Hora	5 pontos
Orientação espacial (onde estamos?)	Local específico Local genérico Bairro ou rua próxima Cidade Estado	5 pontos
Memória imediata	Nomear três objetos e pedir ao paciente que repita: "carro, vaso, tijolo" Se ele não conseguir, ensinar até aprender, no máximo até 6 vezes	3 pontos
Atenção e cálculo	Pedir que o paciente diminua 7 de 100 (5 vezes sucessivas) Alternativa: soletrar a palavra "mundo" na ordem inversa	5 pontos
Memória de evocação	Repetir os três objetos nomeados antes	3 pontos
Linguagem	Mostrar um relógio e uma caneta e pedir que os nomeie	2 pontos
	Pedir que repita: "nem aqui, nem ali, nem lá"	1 ponto
	Seguir o comando de três estágios: "pegue este papel com a mão direita, dobre-o ao meio e coloque-o no chão	3 pontos
	Ler e executar a ordem: "feche os olhos"	1 ponto
	Escrever uma frase	1 ponto
	Copiar o desenho:	1 Ponto

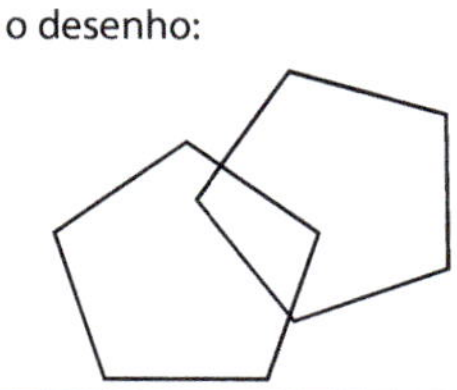

Interpretação: pontuação mínima de acordo com a escolaridade – analfabetos, 20 pontos; 1 a 4 anos de estudo, 25 pontos; 5 a 8 anos de estudo, 26 pontos; 9 a 11 anos de estudo, 28 pontos; superior a 11 anos de estudo, 29 pontos. (Fonte: Folstein *et al.*, 1975; modificada por Bertollucci *et al.*, 1994 e Brucki *et al.*, 2003.)

Teste do desenho do relógio

O TDR avalia funções executivas, memória, habilidades visuoconstrutivas, abstração e compreensão verbal. Tem a vantagem de ser de fácil aplicação. Para realizá-lo, forneça ao paciente papel em branco, lápis ou caneta. Em seguida, solicite ao indivíduo que desenhe um relógio com todos os números e os ponteiros marcando 2:45 (duas horas e 45 min). Devido à limitação deste teste em indivíduos com baixa escolaridade, recomenda-se utilizar naqueles com, no mínimo, 4 anos de escolaridade (Fuzikawa *et al.*, 2003; Nitrini *et al.*, 2005).

Não há consenso quanto às notas de corte; porém, a proposta de Sunderland *et al.* (1989) é a interpretação mais utilizada em nosso meio (Tabela 9.2).

Montreal Cognitive Assessment

O MoCa é uma ferramenta de triagem cognitiva breve, desenvolvida para avaliação de problemas cognitivos leves, apresenta alta sensibilidade e alta especificidade para detecção de comprometimento cognitivo leve (CCL), principalmente nos pacientes com desempenho na faixa normal do MEEM. Teste de apenas uma página com um tempo estimado de 10 min para aplicação, com pontuação máxima de 30 pontos, cobrindo oito domínios cognitivos (visuoespacial/executivo, nomeação, memória, atenção, linguagem, abstração, evocação tardia e orientação), sendo muito útil para utilização por médicos em linha de frente. O ponto de corte de 26 pontos e mais é considerado normal (Nasreddine *et al.*, 2005). Na versão aplicada no Brasil, o ponto de corte foi 24/25 pontos com boa sensibilidade e especificidade em indivíduos com o mínimo de 4 anos de escolaridade (Memória *et al.*, 2012) (ver Figura A.2 do Apêndice *on-line*).

Escala de depressão geriátrica

A EDG é utilizada para rastreio de quadros depressivos em idosos, pois, nesta faixa etária, as manifestações são muito atípicas. Ela é de fácil aplicação e o paciente tem que replicar questões com resposta dicotômica sim/não. A versão original é de 30 itens, mas há versões de 15, 10, 4 e 1 itens. A versão simplificada de quatro itens é adequada para o uso de rotina em nível primário de saúde (Castelo *et al.*, 2007). A versão de 15 itens é a mais utilizada em nosso meio, tendo sido validada em nosso país (Yesavage; Brink, 1983; Almeida; Almeida, 1999a; Almeida; Almeida, 1999b). A EDG deve ser aplicada em idosos capazes de compreender as perguntas do questionário, não sendo adequada para pacientes sabidamente com déficit cognitivo (Tabela 9.3).

A despeito da realização dos testes tanto para detecção de demência quanto para depressão, é bom lembrar que eles têm caráter de rastreio e não de diagnóstico, devendo-se, então, utilizar os critérios da Classificação Internacional de Doenças (CID) e/ou do Manual Diagnóstico e Estatístico de Transtornos Mentais (DSM). É possível encaminhar o paciente para testes neuropsicológicos mais elaborados para confirmar um diagnóstico.

Deficiências sensoriais

Os déficits sensoriais relacionados a visão e audição aumentam muito com o avançar da idade, tornando-se empecilho para a realização das atividades da vida diária (AVD).

Idosos com deficiência visual têm sua saúde e bem-estar comprometidos, pois podem perder sua carteira de motorista e sua independência, isolar-se socialmente, apresentar depressão, quedas com consequente redução da sua qualidade de vida.

A perda auditiva subdiagnosticada e, consequentemente, subtratada interfere na validade e na confiabilidade das avaliações

■ **TABELA 9.2** Critérios para avaliação do desenho do relógio.

Avaliação: 10 a 6 – desenho do relógio e números corretos	
10	Ponteiros estão na posição correta
9	Leve erro nos ponteiros
8	Erros mais intensos nos ponteiros
7	Ponteiros completamente errados
6	Uso inapropriado dos ponteiros (uso de mostrador digital ou circulação de números, apesar de repetidas instruções)
Avaliação: 5 a 1 – desenho do relógio e números incorretos	
5	Números em ordem inversa ou concentrados em alguma parte do relógio. Ponteiros presentes de alguma forma
4	Distorção da sequência numérica, números faltando ou colocados fora dos limites do relógio
3	Números e mostrador não correlacionados. Ausência de ponteiros
2	Alguma evidência de ter entendido as instruções, mas o desenho apresenta vaga semelhança com um relógio
1	Não tentou ou não conseguiu representar um relógio

Fonte: Sunderland *et al.*, (1989).

■ **TABELA 9.3** Escala de Depressão Geriátrica de Yesavage – versão de 15 itens.

Perguntas	Sim	Não
1. Você está basicamente satisfeito com sua vida? (10, 4, 1)	0	1
2. Você deixou muitos de seus interesses e atividades? (10, 4)	1	0
3. Você sente que sua vida está vazia?	1	0
4. Você se aborrece com frequência? (10)	1	0
5. Você se sente de bom humor a maior parte do tempo? (10)	0	1
6. Você tem medo de que algum mal vá lhe acontecer?	1	0
7. Você se sente feliz a maior parte do tempo? (10, 4)	0	1
8. Você sente que sua situação não tem saída? (10)	1	0
9. Você prefere ficar em casa a sair e fazer coisas novas? (10, 4)	1	0
10. Você se sente com mais problemas de memória do que a maioria?	1	0
11. Você acha maravilhoso estar vivo?	0	1
12. Você se sente um inútil nas atuais circunstâncias? (10)	1	0
13. Você se sente cheio de energia? (10)	0	1
14. Você acha que sua situação é sem esperanças?	1	0
15. Você sente que a maioria das pessoas está melhor do que você? (10)	1	0
Total	___ **pontos**	

Interpretação: > 5 pontos, sugestiva de depressão. Nota: as indicações 10, 4 e 1 que aparecem ao lado das questões indicam os itens incluídos na GDS-10 (10 itens), GDS-4 (4 itens) e GDS-1 (1 item). (Fonte: Yesavage; Brink, 1983; Almeida; Almeida, 1999a,b.)

funcionais, pois reduz pontos em testes de avaliação cognitiva, colocando pacientes em faixa de deficiência cognitiva e até demência. Além disso, essa perda está associada a maiores taxas de hospitalização, readmissão e eventos clínicos diversos, inclusive declínio cognitivo (High *et al.*, 2019).

As deficiências relacionadas ao olfato e ao paladar também se acentuam com o envelhecimento e a capacidade discriminatória diminui. O desempenho em testes de capacidade olfatória tem uma correlação com os testes de avaliação cognitiva. Tanto as alterações olfatórias quanto do paladar influenciam na aceitação do paciente aos alimentos.

A avaliação sensorial e os testes indicados para esse fim são descritos no capítulo referente aos órgãos dos sentidos (Capítulo 12).

Capacidade funcional e capacidade intrínseca

Em 2015, no Relatório Mundial de Saúde, a Organização Mundial da Saúde (OMS) inaugurou uma nova perspectiva sobre a definição de envelhecimento saudável. O documento considerou a heterogeneidade da população idosa e destacou a relevância do curso de vida e das capacidades intrínseca e funcional na tomada de decisão e elaboração do plano terapêutico. Capacidade intrínseca é a soma de todas as capacidades físicas e mentais de uma pessoa em um dado momento, e a capacidade funcional diz respeito à interação do indivíduo com seu ambiente (OMS, 2015).

A capacidade funcional é definida como a aptidão do idoso para realizar determinada tarefa que lhe permita cuidar de si mesmo e ter uma vida independente em seu meio. A funcionalidade do idoso é determinada pelo seu grau de autonomia e independência, sendo avaliada por instrumentos específicos.

As atividades básicas de vida diária (ABVD) são aquelas que se referem ao autocuidado, ou seja, são as atividades fundamentais necessárias para realizá-lo: tomar banho, vestir-se, promover higiene, transferir-se da cama para a cadeira e vice-versa, ter continência, capacidade de alimentar-se e deambular. A incapacidade de executar estas atividades identifica alto grau de dependência e exige uma complexidade terapêutica e um custo social e financeiro maior (Tabela 9.4).

As escalas utilizadas baseiam-se em informações dos pacientes e dos cuidadores e devem ser simples e de rápida avaliação, podendo ser utilizadas por todos os membros da equipe interdisciplinar.

As escalas mais utilizadas para avaliação das ABVD no nosso meio são a Escala de Katz e o Índice de Barthel.

A Escala de Katz está incluída na maioria das avaliações multidimensionais. Sua elaboração é baseada na conclusão de que a perda funcional segue um padrão igual de declínio, isto é, primeiro se perde a capacidade de banhar-se, seguida pela incapacidade de vestir-se, transferir-se e alimentar-se e, quando há recuperação, ela ocorre em ordem inversa. Esta escala, que foi proposta em 1963 para avaliar pacientes internados e posteriormente adaptada para a comunidade, tem a grande limitação de não avaliar o item deambulação. Apresenta adaptação transcultural para o Brasil, o que facilita o seu uso de forma adequada em nosso meio (Katz *et al.*, 1963; Katz; Akpom, 1976; Lino *et al.*, 2008) (Tabela 9.5).

Outra escala muito utilizada mundialmente é o Índice de Barthel para avaliação da independência funcional e mobilidade. Avalia dez funções: banhar-se, vestir-se, promover higiene, usar o vaso sanitário, transferir-se da cama para cadeira e vice-versa, manter continências fecal e urinária, capacidade para alimentar-se, deambular e subir e descer escadas. Essa escala permite ainda uma gradação mais ampla na classificação

▪ **TABELA 9.4** Atividades básicas de vida diária (ABVD).

Cuidados pessoais	Comer Banhar-se Vestir-se Ir ao banheiro
Mobilidade	Andar com ou sem ajuda Transferir-se da cama para a cadeira e vice-versa Mover-se na cama
Continência	Urinária Fecal

Fonte: Costa *et al.*, (2019).

▪ **TABELA 9.5** Avaliação das atividades básicas de vida diária (ABVD) – Escala de Katz.

1. Tomar banho (leito, banheira ou chuveiro)
( ) Não recebe ajuda (entra e sai da banheira sozinho, se este for o modo habitual de tomar banho). (I)
( ) Recebe ajuda para lavar apenas uma parte do corpo (p. ex., as costas ou uma perna). (I)
( ) Recebe ajuda para lavar mais de uma parte do corpo, ou não toma banho sozinho. (D)

2. Vestir-se (pega roupa, inclusive peças íntimas, nos armários e gavetas, e manuseia fecho, inclusive os de órteses e próteses, quando forem utilizadas).
( ) Pega as roupas e veste-se completamente, sem ajuda. (I)
( ) Pega as roupas e veste-se sem ajuda, exceto para amarrar os sapatos. (I)
( ) Recebe ajuda para pegar as roupas ou vestir-se, ou permanece parcial ou completamente sem roupa. (D)

3. Uso do vaso sanitário (ida ao banheiro ou local equivalente para evacuar e urinar; higiene íntima e arrumação das roupas)
( ) Vai ao banheiro ou lugar equivalente, limpa-se e ajeita as roupas sem ajuda (pode usar objetos para apoio como bengala, andador ou cadeira de rodas e pode usar comadre ou urinol à noite, esvaziando-o de manhã). (I)
( ) Recebe ajuda para ir ao banheiro ou local equivalente, ou para se limpar ou para ajeitar as roupas após evacuação ou micção, ou para usar a comadre ou urinol à noite. (D)
( ) Não vai ao banheiro ou equivalente para eliminação fisiológica. (D)

4. Transferências
( ) Deita-se e sai da cama, senta-se e levanta-se da cadeira sem ajuda (pode estar usando objeto para apoio como bengala, andador). (I)
( ) Deita-se e sai da cama e/ou senta-se e levanta-se da cadeira com ajuda. (D)
( ) Não sai da cama. (D)

5. Continência
( ) Controla inteiramente a micção e a evacuação. (I)
( ) Tem "acidentes" ocasionais. (D)
( ) Necessita de ajuda para manter o controle da micção e evacuação; usa cateter ou é incontinente. (D)

6. Alimentação
( ) Alimenta-se sem ajuda. (I)
( ) Alimenta-se sozinho, mas recebe ajuda para cortar carne ou passar manteiga no pão. (I)
( ) Recebe ajuda para alimentar-se, ou é alimentado parcialmente ou completamente pelo uso de cateteres ou fluidos intravenosos. (D)

Instruções: para cada área de funcionamento listada, assinale a descrição que se aplica (a palavra "ajuda" significa supervisão, orientação ou auxílio pessoal): I – independente; D – dependente. Interpretação: 0 – independente em todas as seis funções; 1 – independente em cinco funções e dependente em uma função; 2 – independente em quatro funções e dependente em duas funções; 3 – independente em três funções e dependente em três funções; 4 – independente em duas funções e dependente em quatro funções; 5 – independente em uma função e dependente em cinco funções; 6 – dependente em todas as seis funções. (Fonte: Katz *et al.*, 1963; Katz; Akpom, 1976; Lino *et al.*, 2008.)

da dependência, indo desde a dependência total (0 ponto) até independência máxima (100 pontos). Originalmente, foi desenvolvida para avaliar o potencial funcional e os resultados do tratamento de reabilitação dos pacientes vítimas de AVE, mas mostrou-se muito útil na avaliação de idosos em geral (Tabela 9.6). Foi validada no Brasil para idosos em atendimento ambulatorial (Mahoney; Barthel, 1965; Minosso *et al.*, 2010).

Para uma vida independente e ativa na comunidade, executando as atividades rotineiras do dia a dia, o idoso deve usar os recursos disponíveis no meio ambiente. O conjunto dessas atividades foi denominado AIVD (Tabela 9.7). Estão relacionadas com a realização de tarefas mais complexas, como arrumar a casa, telefonar, viajar, fazer compras, preparar os alimentos, controlar e tomar os remédios e administrar as finanças.

▪ **TABELA 9.6** Avaliação das atividades básicas de vida diária (ABVD) – Índice de Barthel.

Pontuação	Atividade
1. Alimentação	
10 pontos	Independente: capaz de usar qualquer talher. Come em tempo razoável
5 pontos	Ajuda: necessita de ajuda para passar manteiga, usar sal e pimenta etc.
0 ponto	Dependente: não consegue levar comida do prato à boca
2. Banho	
5 pontos	Independente: capaz de tomar banho (esfregar-se) sozinho, em chuveiro ou banheira
0 ponto	Dependente: necessita de auxílio de outra pessoa para o banho
3. Vestuário	
10 pontos	Independente: capaz de pegar as roupas, vestir-se, amarrar sapatos e despir-se
5 pontos	Ajuda: necessita de ajuda, mas realiza pelo menos 1/2 das tarefas em tempo razoável
0 ponto	Dependente: necessita de ajuda, não cumpre a condição anterior
4. Higiene pessoal	
5 pontos	Independente: capaz de lavar as mãos e o rosto, escovar os dentes e barbear-se, sem ajuda
0 ponto	Dependente: necessita de ajuda de outra pessoa em qualquer das atividades do item anterior
5. Evacuações	
10 pontos	Continente: não apresenta incontinência, consegue usar supositórios ou enemas, sozinho
5 pontos	Incontinente ocasional: apresenta episódios ocasionais de incontinência (acidentes) ou necessita de ajuda para uso de supositórios ou enemas
0 ponto	Incontinente: apresenta incontinência fecal
6. Micção	
10 pontos	Continente: não apresenta incontinência; quando necessário é capaz de lidar sozinho com sonda vesical ou outro dispositivo
5 pontos	Incontinente ocasional: apresenta episódios ocasionais de incontinência (acidentes) ou não consegue lidar, sem ajuda, com sonda vesical ou outro dispositivo
0 ponto	Incontinente: apresenta incontinência urinária
7. Uso do vaso sanitário	
10 pontos	Independente: usa o vaso sanitário ou urinol. Senta-se e levanta-se sem ajuda, mesmo que use barras de apoio. Limpa-se e veste-se sem ajuda
5 pontos	Ajuda: necessita de ajuda para manter o equilíbrio, limpar-se e vestir-se
0 ponto	Dependente: recebe auxílio direto de outra pessoa ou não desempenha a função
8. Passagem cadeira-cama	
15 pontos	Independente: não necessita de ajuda na transferência. Se utiliza cadeira de rodas, faz tudo sozinho
10 pontos	Ajuda mínima: requer supervisão ou apoio para efetuar transferência
5 pontos	Grande ajuda: capaz de sentar, mas necessita de assistência total para passagem
0 ponto	Dependente: incapaz de sentar-se e incapaz de colaborar durante as transferências
9. Deambulação	
15 pontos	Independente: capaz de caminhar sem ajuda pelo menos 50 metros, mesmo com bengalas, muletas, prótese ou andador
10 pontos	Ajuda: capaz de caminhar pelo menos 50 metros, mas necessita de ajuda ou supervisão
5 pontos	Independente em cadeira de rodas: capaz de manobrar a cadeira de rodas e movimentar-se por pelo menos 50 metros
0 ponto	Dependente: incapaz de caminhar ou utilizar cadeira de rodas conforme definido
10. Escadas	
10 pontos	Independente: capaz de subir ou descer escadas sem ajuda ou supervisão, mesmo com muletas, bengalas ou apoio no corrimão
5 pontos	Ajuda: necessita de ajuda física ou supervisão, ao descer e subir escadas
0 ponto	Dependente: incapaz de subir escadas

▪ **TABELA 9.7** Atividades instrumentais de vida diária (AIVD).

Dentro de casa	Fora de casa
Preparar a comida Fazer as tarefas domésticas Lavar e cuidar do vestuário Executar trabalhos manuais Manusear medicação Usar o telefone Manusear o dinheiro	Fazer compras Usar os meios de transporte Deslocar-se (compromissos sociais, religiosos, ir ao médico)

Fonte: Costa *et al.*, (2019).

De acordo com a capacidade de realizar essas atividades, é possível determinar se o indivíduo pode ou não viver sozinho sem supervisão.

A escala de Lawton é uma das mais utilizadas para avaliação das AIVD e foi desenvolvida avaliando idosos da comunidade em 1969. Em algumas circunstâncias, deve ser relevada a incapacidade de uma pessoa realizar tarefas para as quais não tenha habilidade, como cozinhar, por exemplo, prejudicando a análise de sua independência. Esta escala não está validada em nosso meio, além de apresentar várias versões de traduções livres (Lawton; Brody, 1969; Lawton, 1971). Há uma versão disponível na Tabela A.3 do Apêndice *on-line*.

Outra escala muito utilizada para avaliação das atividades instrumentais é o Questionário de Pfeffer para as Atividades Funcionais. Proposto em 1982, comparou idosos sadios com os que possuíam déficit cognitivo; portanto, tem grande importância no diagnóstico e acompanhamento das demências. Há uma adaptação e validação em andamento, já tendo sua primeira fase publicada (Sanches *et al.*, 2011). A escala é muito utilizada em nosso meio para avaliar se o déficit cognitivo é acompanhado de limitações funcionais. A versão mais utilizada em nosso meio é a que foi empregada no Projeto SABE, disponível na Tabela 9.8 (Pfeffer *et al.*, 1982; Lebrão; Laurenti, 2005).

▪ **TABELA 9.8** Questionário de Pfeffer para atividades funcionais.

Perguntas	Pontos
1. Ele(a) é capaz de cuidar do seu próprio dinheiro?	
2. Ele(a) é capaz de fazer as compras sozinho (p. ex., de comida e roupa)?	
3. Ele(a) é capaz de esquentar água para café ou chá e apagar o fogo?	
4. Ele(a) é capaz de preparar comida?	
5. Ele(a) é capaz de manter-se a par dos acontecimentos e do que se passa na vizinhança?	
6. Ele(a) é capaz de prestar atenção, entender e discutir um programa de rádio, televisão ou um artigo do jornal?	
7. Ele(a) é capaz de se lembrar de compromissos e acontecimentos familiares?	
8. Ele(a) é capaz de cuidar de seus próprios medicamentos?	
9. Ele(a) é capaz de andar pela vizinhança e encontrar o caminho de volta para casa?	
10. Ele(a) é capaz de cumprimentar seus amigos adequadamente?	
11. Ele(a) é capaz de ficar sozinho(a) em casa sem problemas?	

Mostre ao informante as opções e leia as perguntas. Anote a pontuação: 0 – sim, é capaz; 0 – nunca o fez, mas poderia fazer agora; 1 – com alguma dificuldade, mas faz; 1 – nunca fez, e teria dificuldade agora; 2 – necessita de ajuda; 3 – não é capaz. Interpretação: < 6 pontos – normal; ≥ 6 pontos – comprometido. (Fonte: Pfeffer *et al.*, 1982; Lebrão; Laurenti, 2005.)

As atividades avançadas de vida diária (AAVD) são as atividades cotidianas, voluntárias específicas para cada indivíduo e influenciadas por fatores socioculturais, educacionais e motivacionais. São mais complexas que as atividades básicas e as instrumentais e não estão incluídas na avaliação funcional do idoso de forma sistematizada. Os exemplos são dirigir automóvel, praticar esportes, pintar, tocar instrumento musical, participar de serviços voluntários ou atividades políticas, entre outras. Essas atividades não são fundamentais para uma vida independente, porém, demonstram maior capacidade e podem contribuir para melhor saúde física e mental e, por conseguinte, melhor qualidade de vida. São importantes para avaliação de programas de promoção à saúde e reabilitação (Dias *et al.*, 2011).

Estado e risco nutricional

Informações sobre o estado nutricional são importantes na avaliação da condição de saúde de um indivíduo. A heterogeneidade dessa população dificulta a uniformização da avaliação nutricional geriátrica, determinando que esse processo adote critérios para os idosos entre 60 e 70 anos, próximos dos adotados pelos adultos mais jovens, e outros para os mais idosos. Sendo assim, principalmente para estes últimos, não existe um método único e eficiente para estabelecer as condições nutricionais, carecendo de valor preditivo para a mortalidade. Inúmeros motivos podem levar o idoso ao quadro de desnutrição. Viver sozinho desestimula o indivíduo a preparar alimentos; restrições funcionais podem incapacitá-lo de ir às compras e de cozinhar, por exemplo. Pacientes em condições sociais adversas e do sexo masculino são mais suscetíveis aos quadros de desnutrição.

A Miniavaliação Nutricional (MAN), de Guigoz *et al.* (1994), foi o primeiro instrumento validado para avaliação nutricional especificamente do idoso. O objetivo da MAN é avaliar o risco de desnutrição para poder intervir quando necessário. Inclui 18 itens, atingindo um escore máximo de 30 pontos, sendo que entre 17 e 23,5 há risco de desnutrição; abaixo de 17, caracteriza desnutrição; e, acima de 24, considera-se bom o estado nutricional. As perguntas são sobre medidas antropométricas, como peso, altura, perda de peso, informações dietéticas, referentes à alimentação, informações sobre estilo de vida, medicação, além da autopercepção sobre o estado de saúde (ver Tabela A.4 do Apêndice *on-line*).

A versão reduzida da MAN (MNA®-SF) foi validada por Kaiser *et al.* (2009) em idosos residentes na comunidade e tem se mostrado útil para identificar os em risco nutricional. É uma versão de rápida aplicação (Tabela 9.9) e tem uma grande vantagem: na impossibilidade de calcular o índice de massa corporal (IMC), pode ser substituído pela medida da circunferência da panturrilha (CP), ideal para ser utilizada na atenção primária (Nestlé Nutrition Institute, 2009; Kaiser *et al.*, 2009; Costa, 2019).

As medidas antropométricas fazem parte da avaliação nutricional. O IMC, desenvolvido por Lambert Quételet no fim do século XIX, é obtido pela razão do peso (kg) pela altura (m) ao quadrado (kg/m^2). Apesar de ter limitações para uso na população idosa, devido às alterações na composição corporal com o processo de envelhecimento, é muito utilizado para avaliação da composição corporal de idosos. Não há consenso sobre quais os pontos de corte ideais para esta população, se os parâmetros definidos pela OMS ou os valores definidos por Lipschitz (1994): baixo peso $\leq 22\ kg/m^2$, eutrofia 22 a 27 kg/m^2 e obesidade $\geq 27\ kg/m^2$. Estes têm sido os valores mais aceitos para população idosa.

▪ **TABELA 9.9** Miniavaliação nutricional (MAN) – versão reduzida.

Triagem	Pontos
A. Nos últimos 3 meses houve diminuição da ingesta alimentar em razão da perda de apetite, problemas digestivos, dificuldades para mastigar ou deglutir? 0 = Diminuição grave 1 = Diminuição moderada 2 = Sem diminuição da ingesta	
B. Perda de peso nos últimos 3 meses 0 = Superior a três quilos 1 = Não sabe informar 2 = Entre um e três quilos 3 = Sem perda de peso	
C. Mobilidade 0 = Restrito ao leito ou à cadeira de rodas 1 = Deambula, mas não é capaz de sair de casa 2 = Normal	
D. Passou por algum estresse psicológico ou doença aguda nos últimos 3 meses? 0 = Sim 2 = Não	
E. Problemas neuropsicológicos 0 = Demência ou depressão grave 1 = Demência leve 2 = Sem problemas neuropsicológicos	
F1. Índice de massa corporal = [peso (kg)/altura (m)²]: 0 = IMC < 19 1 = 19 ≤ IMC < 21 2 = 21 ≤ IMC < 23 3 = IMC ≥ 23	
Se o cálculo do IMC não for possível, substituir a questão F1 pela F2	
F2. Circunferência da panturrilha (CP) em cm 0 = CP < 31 1 = CP ≥ 31	
Pontuação de triagem (máximo 14 pontos) 12 a 14 pontos: estado nutricional normal 08 a 11 pontos: sob risco de desnutrição 0 a 7 pontos: desnutrição	

IMC: índice de massa corporal. (Fonte: Guigoz, 2006; Kaiser *et al.*, 2009; Nestlé Nutrition Institute, 2009.)

A medida da circunferência do braço (CB) avalia gordura subcutânea e musculatura. Inicialmente é definida a linha média do braço entre o olécrano e o acrômio com o braço flexionado a 90°; neste local, é feita a medida da CB, que deve estar relaxado ao longo do corpo, no membro não dominante, com a palma da mão voltada para a coxa. Uma importância clínica desta medida é para a definição do tamanho do manguito para medida adequada da pressão arterial (Costa *et al.*, 2019).

A CP é a medida mais sensível e mais utilizada para avaliação da massa muscular em idosos. Realizada na maior circunferência no espaço entre joelho e tornozelo, sendo considerado valor normal o ponto de corte de 31 cm, medido no membro não dominante (Costa *et al.*, 2019). Os demais parâmetros para avaliação nutricional estão definidos em capítulo específico.

Condições socioambientais

Esta talvez seja a dimensão mais complexa e difícil de ser quantificada, provavelmente pela heterogeneidade dos seus componentes. Devem ser avaliadas as relações e as atividades sociais, os recursos disponíveis de suporte (social, familiar e financeiro), sabendo com que tipo de ajuda o idoso pode contar, caso necessite. Esses fatores influenciam diretamente o planejamento terapêutico.

Os sistemas de suporte social podem ser informais, que são as relações entre membros de uma família, entre amigos e vizinhos, e sistemas formais que são hospital-dia, centro-dia, instituições de longa permanência, atendimento domiciliar e programas de capacitação de cuidadores.

A ausência de suporte social adequado ao idoso piora as condições de saúde e, reduz a capacidade funcional; portanto, faz-se necessária a avaliação adequada desse item. Deve-se perguntar sobre sua vida social e utilizar o Apgar da família (Smilkstein *et al.*, 1982). Há uma versão modificada por Meiner (2011) em que são colocadas as mesmas perguntas e pontuações referentes à família, mas para os amigos (Tabela 9.10).

Outros aspectos que devem ser avaliados são as necessidades especiais e a adaptação do ambiente. A residência do idoso deve ser adaptada às suas limitações, de forma a preservar ou recuperar a independência, além de evitar quedas e todas as suas consequências.

Importante avaliar se o cuidador é um cuidador formal ou informal, se é capacitado e bem treinado e, principalmente, se apresenta estresse, pois cuidador não capacitado e não treinado e/ou estressado não conseguirá manter um bom padrão de atendimento ao idoso com consequências na sua saúde e qualidade de vida.

Polifarmácia e medicações inapropriadas

Polifarmácia pode ser definida como o uso regular de múltiplos medicamentos e, com o envelhecimento, o número deles aumenta pela necessidade de controlar várias crônicas coexistentes (multimorbidade). Além do mais, atualmente, para o controle de uma única condição crônica – hipertensão arterial, por exemplo – podem ser necessários vários medicamentos. Portanto, a polifarmácia, muitas vezes, não é errada, e sim necessária, mas não deixa de ser uma situação de risco, pois existe uma relação direta entre o número de medicamentos usados e o risco de eventos adversos, incluindo aqueles mais graves com óbito.

Um dos grandes desafios tem sido estabelecer o critério operacional com a definição de um ponto de corte do que seria o número de medicamentos utilizados por um indivíduo a partir do qual se consideraria polifarmácia. Gnjidica *et al.* (2012)

▪ **TABELA 9.10** Apgar da família e dos amigos.

Está satisfeito e pode contar com seus familiares (amigos) para resolver seus problemas?	0 – Raramente 1 – Ocasionalmente 2 – Frequentemente
Está satisfeito com a forma com que seus familiares (amigos) conversam e compartilham os problemas com você?	0 – Raramente 1 – Ocasionalmente 2 – Frequentemente
Está satisfeito com a forma com que seus familiares (amigos) acatam e apoiam suas vontades e decisões?	0 – Raramente 1 – Ocasionalmente 2 – Frequentemente
Está satisfeito com a forma com que seus familiares (amigos) expressam afeição e respondem às suas emoções, como raiva, sentimentos de culpa, medo, afeto?	0 – Raramente 1 – Ocasionalmente 2 – Frequentemente
Está satisfeito com a forma com que você e seus familiares (amigos) compartilham o tempo juntos?	0 – Raramente 1 – Ocasionalmente 2 – Frequentemente

Pontue a escala para os familiares e para os amigos separado. Escore: < 3 pontos, acentuada disfunção nas relações familiares e de amizade; 4 a 6 pontos, moderada disfunção nas relações familiares e de amizade; > 6 pontos, disfunção leve ou ausente. (Fonte: Smilkstein *et al.*, 1982; Meiner 2011.)

demonstraram que cinco ou mais medicamentos seriam o número mais adequado para definir polifarmácia, sendo que, para isso, estimaram a relação do número de medicamentos usados com desfechos adversos importantes na assistência geriátrica, como fragilidade, incapacidade, mortalidade e quedas.

Além do número de medicamentos, o risco de desfechos desfavoráveis em idosos também está relacionado com o uso de medicamentos inapropriados, os quais são definidos como aqueles que não apresentam evidência clara de eficácia ou cujo risco de reações adversas excede os benefícios clínicos esperados e que podem ser substituídos por alternativas mais bem toleradas. Existem listas validadas, com recomendações baseadas em evidências, de medicamentos considerados inapropriados para idosos. As mais usadas são os critérios de Beers, da American Geriatrics Society (AGS, 2019), e o critério STOPP/START.

Na atualização dos critérios de Beers, de 2019, o painel de especialistas contou com profissionais de diversas áreas clínicas e experiências diversas, o que enriqueceu o trabalho com importantes revisões, adições e exclusão de medicamentos. Importante reforçar que os critérios são incapazes de considerar a complexidade de todos os pacientes, devendo, portanto, ser um guia para apoiar a tomada de decisão clínica, e não a "palavra final" se uma droga é apropriada ou inadequada para um paciente especificamente. Além disso, esses critérios não devem ser aplicados a paciente em fim de vida ou em cuidados paliativos quando os riscos e benefícios da terapia medicamentosa podem seguir outros critérios.

O critério STOPP/START (Screening Tool of Older Person's Prescriptions/Screening Tool to Alert doctors to Right Treatment), criado em 2008 por médicos e farmacêuticos irlandeses, organizando os medicamentos de acordo com cinco sistemas fisiológicos, discute a prescrição potencialmente inapropriada, a qual engloba os medicamentos potencialmente inapropriados (STOPP) e as potenciais omissões na prescrição (START) (O'Mahony *et al.*, 2015).

Convém ressaltar que a relação de medicamentos usados deve fazer parte da anamnese no exame clínico tradicional e que a AGA não pode ser dissociada deste na avaliação dos idosos. A melhor forma de se obter a relação das medicações utilizadas, prescritas ou não, é fazer um inventário medicamentoso, também conhecido como "teste da sacola de remédios", mostrado na Tabela 9.11.

A avaliação dos medicamentos somada aos demais parâmetros avaliados na AGA tem grande importância para nortear o que se convencionou de "desprescrição", ou seja, o processo sistemático de identificação e descontinuação de medicamentos nas situações nas quais os danos existentes ou potenciais suplantam os benefícios existentes ou potenciais, dentro do contexto dos objetivos de cuidado individual de cada paciente, do seu estado funcional, expectativa de vida, valores e preferências (Scott *et al.*, 2015).

TABELA 9.11 Teste da sacola de remédios.

Solicitar no agendamento da consulta que o paciente ou acompanhante traga uma sacola com todos os medicamentos em uso pelo paciente
Mostrar cada medicamento e perguntar a posologia, há quanto tempo usa e para que foi indicado
Perguntar sobre outros medicamentos utilizados recentemente (último mês) e sobre a suspensão ou mudança de dosagem de algum medicamento
Perguntar sobre o uso de medicação injetável, tópica ou aerossóis, de remédios naturais, fitoterápicos, vitaminas e sobre automedicação
Insistir sobre o uso de analgésicos, anti-inflamatórios, sedativos e hipnóticos, antivertiginosos, antigripais e antialérgicos
Perguntar sobre a relação entre introdução, aumento ou redução de dose e suspensão de algum medicamento com: declínio funcional, confusão mental, quedas, incontinência

Fonte: Costa *et al.*, (2019).

Comorbidades e multimorbidade

Comorbidade e multimorbidade têm sido, com frequência, utilizadas como sinônimos. No entanto, comorbidade é atualmente usada para descrever os efeitos combinados de doenças adicionais sobre uma "doença índice" (condição principal apresentada pelo paciente), como é caso das comorbidades em um paciente com câncer. Multimorbidade é a ocorrência em um mesmo indivíduo de duas ou mais doenças crônicas (Fabbri *et al.*, 2015). No idoso, o que mais se observa é a presença de multimorbidade, pois a prevalência de doenças crônicas aumenta com a idade e, na maioria das vezes, é difícil estabelecer qual seria a doença principal já que elas interagem entre si para determinarem o quadro clínico e todas contribuem para aumentar os riscos de desfechos desfavoráveis como perda funcional, fragilidade, síndromes geriátricas e morte.

Entender por que várias doenças podem coexistir em um mesmo indivíduo é complicado e existem inúmeras razões, incluindo efeitos do acaso, fatores de risco ou mecanismos fisiopatológicos comuns e complexidades iatrogênicas (Fabbri *et al.*, 2015).

Entretanto, se um idoso com múltiplas doenças crônicas (multimorbidade) é internado com pneumonia ou fratura de fêmur ou recebe o diagnóstico de câncer e vai iniciar o tratamento quimioterápico, essas situações passam a ser a "doença índice" e avaliar as comorbidades é de extrema importância, pois influenciam a expectativa de vida, a tolerância a intervenções diagnósticas e terapêuticas, no prognóstico funcional e a qualidade de vida. Por isso, índices de comorbidades devem ser incluídos na AGA, principalmente de pacientes hospitalizados, com condições agudas, ou com diagnóstico de doença que demandará intervenções terapêuticas mais invasivas, como é o caso daqueles com doença oncológica.

Da mesma forma que a lista de medicamentos usados, a lista de doenças deve ser obtida durante a anamnese no exame clínico tradicional do qual a AGA não deve ser dissociada. Índices de comorbidades, no entanto, não são simplesmente lista de doenças, mas escalas nas quais o paciente recebe ponto por cada doença que apresente e essa pontuação é relacionada a prognósticos, principalmente a risco de morte.

Um dos mais utilizados é o índice de comorbidade de Charlson que inclui 19 condições clínicas selecionadas, registradas como diagnóstico secundário, por seu poder de associação à mortalidade. As condições clínicas mais frequentes na coorte de pacientes estudados foram incluídas na escala, sendo estabelecidos pesos para cada uma delas, a partir dos valores dos riscos relativos de mortalidade em 1 ano na população estudada (Charlson *et al.*, 1987). Posteriormente, os próprios Charlson *et al.*, validaram a escala acrescendo um ponto para cada década acima dos 50 anos, sendo esse valor somado ao escore obtido na escala de Charlson original. Eles concluíram que a escala combinada era um bom preditor do prognóstico e ela passou a ser chamada de índice comorbidade-idade de Charlson (ICIC) (Charlson *et al.*, 1994). Apesar de muito utilizado no Brasil em vários estudos de mortalidade hospitalar, não existe nenhum estudo de validação no país. Iucif e Rocha (2004) avaliaram mais de 20 mil egressos de internações hospitalares na cidade de Ribeirão Preto (SP) e evidenciaram que o Índice de Comorbidade de Charlson tem correlação com a mortalidade hospitalar. A Tabela 9.12 mostra o ICIC e os riscos de morte em 1 ano conforme a pontuação.

▪ **TABELA 9.12** Índice de comorbidade-idade de Charlson (ICIC).

Peso	Condição clínica
1	Infarto do miocárdio Insuficiência cardíaca congestiva Doença vascular periférica Demência Doença cerebrovascular Doença pulmonar crônica Doença do tecido conjuntivo Diabetes melito leve, sem complicação Úlcera péptica
2	Hemiplegia Doença renal grave ou moderada Diabetes melito com complicação Tumor Leucemia Linfoma
3	Doença do fígado grave ou moderada
6	Tumor maligno, metástase AIDS
Ponderação da idade	
Grupo etário	**Pontos**
0 a 49	0
50 a 59	1
60 a 69	2
70 a 79	3
80 a 89	4
90 a 99	5

Escore: mortalidade em 1 ano – 0 ponto (12%); 1 a 2 pontos (26%); 3 a 4 pontos (52%); ≥ 5 pontos (85%). (Fonte: Iucif; Rocha, 2004.)

Existem outros índices, inclusive mais específicos para a população idosa; porém, todos também não foram validados no Brasil e convém ressaltar que instrumentos exclusivos de avaliação de comorbidades podem não ter a acurácia esperada na população idosa para predizer desfechos desfavoráveis, sendo melhor associá-los a outros componentes da AGA, principalmente às avaliações da capacidade funcional, cognitiva e nutricional.

Um estudo realizado para avaliar mortalidade comparou componentes da AGA, como o índice de Barthel para AVD e o Miniexame do Estado Mental, com dois instrumentos de avaliação de prognóstico e cinco de avaliação de comorbidades, inclusive o Índice de Comorbidade de Charlson, e a conclusão foi de que nenhum desses instrumentos foi superior a alguns componentes da AGA para predizer mortalidade em 5 anos de idosos hospitalizados. Os resultados desse estudo também demonstraram que nenhum dos instrumentos usados melhorou a acurácia prognóstica da AGA em predizer a sobrevivência e, portanto, agrega mais às crescentes evidências de que a AGA é melhor preditor do que a avaliação exclusiva de comorbidades. A sua utilização como componente da AGA, portanto, fica mais restrita a situações específicas como no caso de internações por doenças agudas e em pacientes que iniciarão tratamento oncológico (Martínez-Velilla *et al.*, 2014).

Outros parâmetros

Um parâmetro importante é a autoavaliação da saúde do indivíduo, a qual tem sido muito utilizada em trabalhos populacionais, pois há uma relação direta entre autoavaliação de saúde e indicadores da capacidade funcional. Uma sugestão é perguntar ao paciente o que ele acha de sua saúde e mostrar as seguintes opções: muito boa, boa, regular, ruim, muito ruim e sem condições (quando o paciente não tem condições de responder).

Outro parâmetro de igual importância é a presença ou não de maus-tratos. A avaliação e o tratamento de maus-tratos em idosos apresentam vários desafios: as vítimas podem esconder o fato ou ser incapazes de relatá-los devido ao comprometimento cognitivo; a alta carga de doenças crônicas predispõe a resultados tanto falso-negativos (p. ex., fraturas atribuídas a osteoporose), como falso-positivos (hematomas espontâneos decorrentes de fragilidade capilar); barreiras culturais e linguísticas podem impedir divulgação de maus-tratos e um diagnóstico definitivo de que o fato está ocorrendo pode levar semanas ou meses, fazendo com que os médicos intervenham antes da confirmação, o que não é conduta normalmente utilizada no tratamento de doenças médicas. Por essas e outras razões, o rastreio para maus-tratos não é recomendado rotineiramente pela *U.S. Preventive Services Task Force*. Porém, a presença de qualquer sinal de maus-tratos deve conduzir a uma avaliação pormenorizada pela equipe interdisciplinar envolvida no atendimento ao paciente (ver Capítulo 7).

Outro parâmetro relevante é a estimativa de risco cardiovascular, pois a prevalência de doenças cardiovasculares na população idosa é muito alta e a conduta de muitos tratamentos irá variar de acordo com risco cardiovascular (ver Capítulos 31, 33 e 36).

A AGA deverá fornecer também informações específicas relativas ao grupo a que pertence o idoso, por exemplo, idosos institucionalizados, idosos com neoplasias etc.

Aplicação

A AGA pode ser feita pelo médico em seu consultório, no entanto, é mais bem realizada por uma equipe interdisciplinar, nos diferentes locais de atendimento ao idoso, como pronto-socorro, enfermaria, centro de reabilitação, ambulatório, clínicas de outras especialidades e em programas de atendimento domiciliar.

No Brasil, atualmente a AGA se encontra no Rol de Procedimentos e Eventos em Saúde 2016, que define algumas orientações para a realização da AGA na medicina suplementar. Essas orientações podem ser aplicadas em todas as outras situações, em uma tentativa de uma padronização (ANS, 2016).

O uso de testes de triagem é muito útil em unidades não geriátricas como os serviços de ortopedia e oncologia e nas unidades básicas de saúde. Já nas unidades geriátricas, todos os pacientes devem ser submetidos a uma avaliação ampla. Entretanto, muitos dos testes de triagem foram desenvolvidos e validados para pacientes oncológicos ou estão em processo de adaptação transcultural e validação em nosso meio. Dentre eles convém citar:

- G8 – *Geriatric 8*: instrumento desenvolvido para pacientes com neoplasias hematológicas e que consta de 8 perguntas retiradas da miniavaliação nutricional (MAN) somadas a um item que divide os idosos em três grupos etários (menos que 80 anos, entre 80 e 85 anos e maiores que 85 anos). O escore máximo é de 17 pontos e valores menores ou iguais a 14 são indicativos de risco e justificam a realização da avaliação geriátrica (Bellera *et al.*, 2012)
- aCGA – *Abbreviated Comprehensive Geriatric Assessment* (Avaliação Geriátrica Ampla Abreviada): composta por três questões sobre AVD, quatro questões sobre AIVD, quatro questões do MEEM e quatro questões da EDG. Diferente de outros instrumentos de triagem, não há uma pontuação de corte, e sim recomendações dependendo das dificuldades. São elas: EDG ≥ 2 – completar a EDG de 15 pontos, uma dificuldade em AVD – completar a avaliação das AVD, uma dificuldade em AIVD – completar a avaliação das AIVD, e pontuação no rastreio cognitivo ≤ 6 – completar o MEEM (Overcash *et al.*, 2004)

- VES-13 – *Vulnerable Elders Survey* (Inquérito de Idosos Vulneráveis) 13: foi desenvolvido com o objetivo de identificar idosos vulneráveis residentes na comunidade. Os critérios estabelecidos pelos autores para definir vulnerabilidade foram: idade igual ou superior a 65 anos e alto risco de declínio funcional ou morte em 2 anos (Saliba *et al.*, 2001). É composto de quatro partes. A primeira é a idade, a segunda é uma pergunta sobre autoavaliação de saúde, a terceira é composta de seis perguntas sobre atividades físicas e a quarta de cinco perguntas sobre AVD. O escore máximo é de 10 pontos e valores maiores ou iguais a 3 indicam vulnerabilidade, suscitando a aplicação da AGA. O VES-13 teve sua adaptação transcultural para o português realizada por Maia, Duarte, Secoli, Santos e Lebrão e publicada em 2012. A Tabela 9.13 mostra a versão final adaptada para o português.

Esses instrumentos são úteis nos serviços de atenção básica e se o rastreio indicar a presença de risco ou de vulnerabilidade, o idoso deverá ser submetido à avaliação geriátrica. Caso contrário, recomenda-se acompanhamento na rede básica com rastreios periódicos.

Telemedicina em geriatria e avaliação geriátrica ampla

Em 2018, a população idosa brasileira ultrapassou os 30 milhões de habitantes e naquele ano havia apenas seis médicos geriatras para cada 100 mil idosos em nosso país, sendo que mais de 75% destes profissionais atuavam nas regiões Sudeste (1094; 60,2%) e Sul (279; 15,4%) (Scheffer *et al.*, 2018). Além da

TABELA 9.13 Versão final do *Vulnerable Elders Survey* (VES-13) adaptada para o português.

1. Idade __________

Pontuação: 75 a 84 anos – 1 ponto; ≥ 85 anos – 3 pontos

2. Em geral, comparando com outras pessoas de sua idade, você diria que sua saúde é: ruim, regular, boa, muito boa ou excelente

Pontuação: ruim e regular – 1 ponto

3. Em média, quanta dificuldade você tem para fazer as seguintes atividades:

	Nenhuma dificuldade	Pouca dificuldade	Média dificuldade	Muita dificuldade	Incapaz de fazer
Curvar-se, agachar ou ajoelhar-se?					
Levantar ou carregar objetos com peso aproximado de 5 kg?					
Elevar ou estender os braços acima do nível do ombro?					
Escrever ou manusear ou segurar pequenos objetos?					
Andar 400 metros (aproximadamente 4 quarteirões)?					
Fazer serviço doméstico pesado (esfregar o chão, limpar janelas etc.)					

Pontuação: *1 ponto para cada resposta "Muita dificuldade" ou "Incapaz de fazer"*

4. Por causa de sua saúde ou restrição física, você tem alguma dificuldade para:

a. Fazer compras de itens pessoais (produtos de higiene pessoal ou medicamentos)?		
( ) Sim – você recebe ajuda para fazer compras?	Sim	Não
( ) Não		
( ) Não faço compras – isso acontece por causa da sua idade?	Sim	Não
b. Lidar com dinheiro (como controlar suas despesas ou pagar contas)?		
( ) Sim – você recebe ajuda para lidar com dinheiro?	Sim	Não
( ) Não		
( ) Não lido com dinheiro – isso acontece por causa da sua idade?	Sim	Não
c. Atravessar o quarto andando? (é permitido o uso de bengala ou andador)		
( ) Sim – você recebe ajuda para andar?	Sim	Não
( ) Não		
( ) Não ando – isso acontece por causa da sua idade?	Sim	Não
d. Realizar tarefas domésticas leves (lavar louças, fazer limpezas superficiais)?		
( ) Sim – você recebe ajuda para realizar tarefas leves?	Sim	Não
( ) Não		
( ) Não faço tarefas domésticas leves – isso acontece por causa da sua idade?	Sim	Não
e. Tomar banho de chuveiro ou banheira?		
( ) Sim – você recebe ajuda para tomar banho de chuveiro ou banheira?	Sim	Não
( ) Não		
( ) Não tomo banho de chuveiro ou banheira – isso acontece por causa da sua idade?	Sim	Não

Pontuação: considerar 4 pontos para uma ou mais respostas "Sim".

Classificação final: não vulnerável – pontuação < 3 pontos; vulnerável – pontuação ≥ 3 pontos. (Fonte: Maia *et al.*, 2012.)

desigualdade na distribuição demográfica destes especialistas, a incapacidade funcional e custos com viagens e alimentação dificultam o acesso de pacientes a serviços médicos especializados.

Durante a pandemia de covid-19, foram adotadas medidas sanitárias como a recomendação de distanciamento social, especialmente para os grupos de risco, como é o caso dos idosos. Serviços de geriatria e oncologia buscaram alternativas para garantir o atendimento dos pacientes e evitar visitas desnecessárias aos serviços de saúde e, neste contexto, a telemedicina teve papel crucial. Instrumentos foram adaptados, com ressalvas, para a aplicação a distância, na tentativa de mitigar as dificuldades de aplicação da AGA, durante a pandemia (DiGiovanni *et al.*, 2020; Sanchez-Rodriguez *et al.*, 2020). O Conselho Federal de Medicina (CFM), em carácter de excepcionalidade, reconheceu no Ofício CFM n. 1756/2020-CONJUR a possibilidade da utilização da telemedicina para fins de orientação, monitoramento e interconsulta durante a pandemia de covid-19. Esta decisão foi regulamentada em caráter temporário pela Portaria no Ministério da Saúde nº 467/2020 (Brasil, c2020).

Há interesse da indústria e de agências governamentais e serviços de saúde em tecnologias aplicadas no cuidado com a pessoa idosa, facilitando a comunicação e interação entre usuários, cuidadores e profissionais. O uso de tecnologias na comunicação favorece a colaboração interdisciplinar e aproxima especialistas dos pacientes com problemas de mobilidade e dos profissionais de saúde que trabalham distante dos centros urbanos (Pilloto *et al.*, 2018). Vale ressaltar que a telemedicina não substitui a complexidade de uma visita domiciliar e a comunicação não verbal que apenas o contato "olho no olho" pode proporcionar. No entanto, atendimentos em tempo real por videoconferências podem garantir aos pacientes com imobilidade, dificuldade de acesso a transporte ou que residem distante dos grandes centros urbanos a oportunidade de avaliação pelo especialista (DiGiovanni *et al.*, 2020).

Algumas experiências de aplicação da AGA ou de seus instrumentos têm sido utilizadas na tentativa de reduzir o tempo das consultas ou facilitar a avaliação e comunicação de pacientes com dificuldade de acesso aos serviços especializados em Geriatria. Embora estas experiências não tenham reduzido o tempo de consulta com o especialista, contribuíram com a redução do tempo com atividades administrativas como elaboração de relatórios e auditorias e agilizando a interpretação de escalas de rastreio ou estratificação de risco. Este campo se abre para a Geriatria, precisamos planejar como utilizar melhor a tecnologia, avaliar quais instrumentos são factíveis de serem aplicados a distância e como utilizar a tecnologia de modo que a "alma da Geriatria" se mantenha intacta.

Considerações finais

O idoso deve ser avaliado globalmente e parâmetros como capacidade funcional e aspectos cognitivos, sociais, psicológicos e culturais nunca devem ser deixados para o segundo plano. A dificuldade é como fazer a avaliação de tantos dados de forma estruturada, sistemática e dentro de um tempo razoável. Apesar de nem sempre os protocolos permitirem que esses quesitos sejam cumpridos, atualmente, com os conhecimentos e estudos que demonstram eficácia e as limitações da AGA, ela ainda permanece como instrumento de grande importância na assistência ao idoso, pois é capaz de detectar incapacidades, condições clínicas ocultas, riscos de fragilização, limitações das atividades e mesmo restrições à participação (desvantagens). Além de ser ferramenta fundamental para o planejamento terapêutico a médio e a longo prazos e continua sendo parte essencial da abordagem interdisciplinar ao paciente geriátrico. Convém ressaltar que os instrumentos de avaliação, como relatado anteriormente, são fundamentais no balizamento da rotina e dos protocolos de aplicação.

A AGA introduz o conceito da promoção de vida saudável para o idoso, por meio de uma abordagem diagnóstica multifacetada dos problemas físicos, psicológicos e funcionais, focalizando a preservação e/ou a recuperação funcional, ao contrário da tradicional medicina curativa. E mesmo que com pequenas modificações entre os diversos grupos, precisa ser incorporada como rotina na moderna prática clínica, possibilitando uma ação preventiva e de reabilitação, contribuindo para uma expectativa de vida saudável e maior.

10

Instrumentos de Rastreio: Uma Proposta de Uso Racional

Roberto Alves Lourenço • Maria Angélica dos Santos Sanchez • Mariângela Perez

Introdução

A natureza complexa e abstrata da maioria dos eventos associados à saúde nos obriga, para a sua mensuração, adotar abordagens que reduzam a subjetividade do processo, aproximando-nos de modo mais objetivo da condição de interesse. Tal afirmação tem sido aplicada de maneira constante e extensa aos fenômenos estudados pela Geriatria e Gerontologia, que já foram chamadas de "especialidades das escalas", em virtude do uso disseminado de instrumentos de aferição, tanto no âmbito da assistência, quanto em pesquisas epidemiológicas na área do envelhecimento humano. Dificilmente encontraremos outras áreas do conhecimento que usem, em sua rotina diária, tantos instrumentos padronizados, seja para rastreamento, ou para diagnóstico. Eles são cotidianamente utilizados em ambulatórios públicos, clínicas privadas, consultórios, hospitais e em outros ambientes nos quais a prática geriátrica e gerontológica é desenvolvida.

A escolha do instrumento de avaliação a ser adotado sempre requer que sejam tomadas decisões sobre a necessidade e a conveniência de se desenvolver um novo instrumento ou realizar a adaptação de outro já existente.

Por um lado, o desenvolvimento de um novo instrumento constitui um grande desafio, que exigirá do pesquisador a tarefa de selecionar os itens adequados às dimensões que se pretende estudar. Por outro, a adaptação dos instrumentos existentes ao contexto em que se pretende utilizá-los, embora trabalhosa e sujeita a armadilhas étnicas, culturais e socioeconômicas, pode ser uma alternativa bem mais adequada.

Os problemas de saúde em idosos costumam não se apresentar em apenas um órgão ou sistema, além de, frequentemente, envolverem outros aspectos, como os sociais e psicológicos. Por essa razão, a avaliação de saúde nesses indivíduos precisa ser abrangente, e deve buscar, de maneira sistemática, alterações de natureza estrutural e funcional nos diversos órgãos e sistemas, assim como avaliar os reflexos cognitivos e comportamentais, além da efetividade da rede social de suporte.

O objetivo deste capítulo é apresentar alguns instrumentos de avaliação comumente utilizados no campo da Geriatria e da Gerontologia, com uma breve descrição de seus objetivos, peculiaridades, modo de aplicação, suas limitações e estágio de adaptação transcultural para uso no Brasil. Informações adicionais poderão ser acessadas em www.geronlab.com.

Os tópicos foram organizados de modo a orientar o uso dessas escalas de avaliação a partir de níveis de complexidade crescente, desde uma triagem rápida, um procedimento de avaliação inicial – a triagem funcional do idoso –, até instrumentos breves de rastreio funcional, nutricional, mental e social, que complementam a avaliação do idoso e de seu cuidador.

Uso de instrumentos de avaliação

Os instrumentos de aferição para a triagem de domínios funcionais e o rastreamento de alterações cognitivas são muito utilizados na avaliação de indivíduos idosos. De um lado, a extensão e a complexidade dos problemas de saúde, de outro, a abundância de instrumentos de aferição, levam à necessidade de se estabelecerem propostas racionais de uso deles, integrados aos esquemas de avaliação geriátrica.

Para isso, selecionamos alguns instrumentos para o uso em diferentes cenários da prática gerontológica e geriátrica, dando prioridade aos que foram submetidos à análise de suas propriedades psicométricas ou de escala.

Entendemos que o primeiro passo em um processo de avaliação é a estratificação de riscos. Uma forma de proceder a essa estratificação é a realização de uma triagem rápida, que possibilite grande flexibilidade de aplicação, visto que os entrevistadores poderão ser auxiliares de enfermagem, agentes comunitários de saúde ou, uma vez treinados, qualquer outro membro da equipe de saúde.

Para o rastreamento inicial, uma avaliação funcional breve (AFB) pode ser realizada, antes da consulta médica, fornecendo ao fim uma visão geral da funcionalidade do indivíduo em avaliação. Seu objetivo é a identificação de indicadores de perda funcional, em um nível um pouco mais elevado de complexidade, especificando diretamente algumas áreas. Essa atividade pode ser realizada por todas as categorias profissionais, desde que treinadas, para identificar os principais problemas associados a alterações funcionais capazes de interferir no desempenho das atividades diárias do indivíduo idoso. Serve, também, como elemento discriminador para identificar suspeitos de vulnerabilidades, fragilidade, síndromes geriátricas e incapacidades, que deverão ser encaminhados para avaliação geriátrica ampla.

Avaliação funcional breve

São muitas as possibilidades para o profissional de saúde, para o gestor ou para o investigador, quando se veem diante da necessidade de delinear, de maneira breve, o estado de funcionamento dos órgãos e dos sistemas orgânicos, assim como da rede de proteção social disponível para os indivíduos sob sua responsabilidade. A AFB é um instrumento de rastreamento multidimensional, concebido por Lachs *et al.* (1990) para ser incorporado à rotina de consultas de médicos norte-americanos e, em nosso meio, por Lourenço *et al.* (2005), para aplicação em unidades básicas de saúde, ambulatórios gerais ou especializados ou consultórios médicos, precedendo a consulta. É composto por 11 itens – perguntas, aferições antropométricas e testes de desempenho – para avaliação das áreas mais comumente comprometidas na pessoa idosa: visão, audição, membros superiores e inferiores, continência urinária, nutrição, cognição e afeto, atividades da vida diária, ambiente domiciliar e suporte social. A aplicação desse instrumento possibilita, de maneira rápida e sistematizada, a identificação dos domínios funcionais que deverão ser posteriormente avaliados mais detalhadamente para estabelecer o diagnóstico e planejamento de intervenções. Na Tabela A.1 do Apêndice *on-line*, podem ser vistos os itens que compõem a AFB; a coluna da esquerda indica as áreas avaliadas, a central descreve o procedimento a ser realizado e a da direita, quando interpretar um resultado como anormal.

Escalas de avaliação de áreas

De acordo com as queixas trazidas pela pessoa idosa e/ou pelos cuidadores formais e informais, e também com o rastreamento inicial de risco e o perfil delineado na AFB, o profissional deverá incorporar à avaliação profissional tradicional um conjunto de instrumentos que seja capaz de revelar, em maiores detalhes, aspectos do funcionamento do indivíduo. Para isto, pode-se lançar mão de outros instrumentos que complementem a avaliação, permitindo maior acurácia no diagnóstico de determinado problema.

A literatura apresenta um arsenal de ferramentas de rastreio funcional e cognitivo. No Brasil, algumas já fazem parte da prática gerontológica e geriátrica, e têm se mostrado bastante úteis na investigação de indicadores de incapacidade funcional de idosos acompanhados em unidades ambulatoriais. Como a atenção ao idoso requer um olhar complexo e interdisciplinar, considera-se importante uma avaliação não apenas deste, mas também de seu entorno familiar e dos seus cuidadores.

Avaliação de funções físicas

Escala de atividades básicas da vida diária

Também conhecida como Índice de Katz, é uma das mais utilizadas para avaliar o desempenho nas atividades básicas da vida diária (ABVD) e pode ser visualizada na Tabela A.2 do Apêndice *on-line*. Foi desenvolvida para a avaliação de idosos e para predizer o prognóstico nos doentes crônicos. Consta de seis itens que medem o desempenho do indivíduo nas atividades de autocuidado, as quais obedecem a uma hierarquia de complexidade, da seguinte forma: alimentação, controle de esfíncteres, transferência, higiene pessoal, capacidade para se vestir e tomar banho (Katz *et al.*, 1963). No Brasil, após longo tempo de uso de uma tradução livre, o instrumento teve suas propriedades psicométricas estudadas e apresentou uma concordância de 78,9% e *alfa de Cronbach* de 0,80 a 0,92 (Lino *et al.*, 2008).

Escala de atividades instrumentais da vida diária

A escala de atividades instrumentais da vida diária (AIVD) foi criada por Lawton e Brody (1969) e é amplamente utilizada em todo o mundo, tanto na prática clínica como em pesquisa (Tabela A.3 do Apêndice *on-line*). Avalia sete atividades: uso do telefone, locomover-se usando um meio de transporte, fazer compras, realizar trabalhos domésticos, preparo de refeições, uso de medicamentos e manejo das finanças. Há três opções de resposta: independente, necessidade de ajuda parcial ou incapacidade para realização da tarefa, pontuando 3, 2 ou 1 para cada item, respectivamente. O escore máximo é 21 pontos quando o indivíduo for totalmente independente. Não há ponto de corte estabelecido, mas sim uma avaliação qualitativa da capacidade funcional do idoso e que deve ser acompanhada de uma avaliação subjetiva que permita analisar as circunstâncias da perda funcional. Não foram encontrados, no Brasil, estudos de adaptação transcultural.

Miniavaliação nutricional

A miniavaliação nutricional (MAN) é um questionário breve, composto por 18 questões (Tabela A.4 do Apêndice *on-line*), que foi desenvolvido para aferir o estado nutricional de idosos frágeis. O instrumento utilizado no Brasil foi submetido ao processo de adaptação por Machado (2014) e é bastante utilizado nos serviços de atenção ao idoso. É dividido em dois módulos; o primeiro se concentra em seis questões (nomeadas A a F), podendo ser considerado como uma triagem. Ao final deste primeiro módulo, se o escore for igual ou maior que 12 pontos, não será necessário prosseguir. Se o resultado for menor ou igual a 11 pontos, deve-se continuar a avaliação aplicando o segundo módulo, denominado avaliação global. Ele é composto por 12 questões (G a R), sendo 16 a pontuação máxima. O escore final da avaliação será o somatório do escore da triagem e da avaliação global, podendo totalizar o máximo de 30 pontos. O resultado permite estratificar o indivíduo na seguinte condição: ≥ 24 pontos = normal; de 17 a 23,5 pontos = risco de desnutrição; e < 17 pontos = desnutrido.

Questionário de atividades funcionais de Pfeffer

O questionário de atividades funcionais (Pfeffer *et al.*, 1982) (Tabela A.5 do Apêndice *on-line*) é um instrumento para ser aplicado ao informante; avalia o grau de independência para o desempenho em dez atividades de vida diária, como preencher cheques, lidar com documentos, fazer compras, ter passatempos, executar tarefas domésticas simples e se envolver com assuntos atuais. No Brasil, foi submetido às primeiras fases da adaptação transcultural. A consistência interna foi mensurada pelo alfa de Cronbach (0,95) e a confiabilidade teste/reteste, mensurada pelo coeficiente de correlação intraclasse (0,97) e pelo coeficiente kappa (0,73). O tempo médio de aplicação é de sete minutos. Foi de fácil compreensão pela amostra estudada e apresentou estabilidade temporal (Sanchez *et al.*, 2011). O escore final varia entre 0 e 30 e é obtido a partir da simples soma dos itens. Quanto maior a pontuação, maior o nível de incapacidade para realizar as tarefas.

Short Physical Performance Battery

O *Short Physical Performance Battery* (SPPB) foi proposto para avaliar o desempenho físico dos membros inferiores (Guralnik *et al.*, 1994). Uma versão para uso no Brasil foi proposta por Nakano (2007). O instrumento tem sido utilizado para predizer desfechos desfavoráveis de saúde em idosos, como incapacidades, hospitalização, institucionalização e morte. É composto pela combinação de três testes que avaliam o equilíbrio estático em pé, a velocidade de marcha (Tabela A.6 do Apêndice *on-line*) e o tempo decorrido para levantar e sentar em uma cadeira por 5 vezes (Tabela A.7 do Apêndice *on-line*). O escore total varia de 0 (pior desempenho) a 12 (melhor desempenho) e é a soma do total de pontos de cada tarefa, que vale o máximo de quatro. A aplicação deve ser feita com segurança, após demonstração, por um profissional treinado. Para a realização do teste, são necessários cadeira com braços, cronômetro, fita métrica e espaço com marca de 3 metros.

No teste de equilíbrio, o indivíduo deve manter-se por 10 segundos em cada uma das seguintes posições dos pés: lado a lado (pés juntos), *semitandem* (semicalcanhar-dedo) e *tandem* (calcanhar-dedo) (ver Figura A.1 do Apêndice *on-line*). No teste de velocidade da marcha, o profissional cronometra o tempo de caminhar com os passos habituais a distância de 3 metros. No teste de levantar e sentar da cadeira, o profissional cronometra o tempo que o indivíduo leva para completar uma sequência de 5 vezes.

Performance-Oriented Mobility Assessment of Gait and Balance

O teste *Performance-Oriented Mobility Assessment of Gait and Balance* (POMA), elaborado em 1986 por Tinetti, Williams e Mayewski, é um protocolo cujo objetivo é detectar fatores de risco de quedas em idosos. Gomes (2003) realizou uma tradução e, após estudo das propriedades psicométricas do instrumento, recomendou sua utilização em idosos brasileiros. A autora também propõe um protocolo de recomendações para aplicação do POMA-Brasil, dividido em duas partes, as quais avaliam o equilíbrio e a marcha. A seção que avalia o equilíbrio (Tabela A.8 do Apêndice *on-line*) é composta por 13 itens; a que avalia a marcha (Tabela A.9 do Apêndice *on-line*) é composta por nove itens. O escore total varia de 22 a 57 pontos.

Avaliação de funções cognitivas

Minicog

Foi elaborado por Borson *et al.* (2000) (Tabela A.10 do Apêndice *on-line*) para ser um teste de rastreio cognitivo muito rápido – seu tempo de aplicação é de 3 minutos –; portanto, é útil para uma avaliação inicial em ambientes de atenção primária de saúde ou consultas não especializadas. Em caso de resultado anormal, é necessária avaliação cognitiva mais abrangente. Sofre influência da escolaridade, o que limita o seu uso. Ribeiro e Lourenço (2009) encontraram uma acurácia muito baixa em indivíduos com menos de 5 anos de escolaridade.

O teste consiste em avaliar a memória de evocação utilizando uma lista de três palavras que o idoso deverá ser capaz de lembrar após desenhar um relógio que, por sua vez, funciona como um distrator.

Cada palavra evocada vale 1 ponto. O desenho correto do relógio vale 2 pontos. O escore total é 5. Pontuações de 3 a 5 são consideradas normais e as que variam de 0 a 2 são consideradas anormais.

Miniexame do estado mental

O miniexame do estado mental (MEEM) é o instrumento de rastreio cognitivo mais utilizado em todo o mundo e é adaptado a diferentes línguas e culturas em diversos países. Foi concebido por Folstein *et al.* (1975) para avaliação cognitiva de pacientes psiquiátricos. O tempo de aplicação varia entre 10 e 20 min. Possui 19 itens distribuídos pelos seguintes domínios cognitivos: orientação (temporal e espacial), memória, atenção e cálculo, praxia e linguagem. Sofre influência da escolaridade. Para minimizar esse problema, diferentes pontos de corte foram propostos por diversos autores. Na versão apresentada neste texto (Tabela A.11 do Apêndice *on-line*), adaptada por Lourenço *et al.* (2005), os pontos de corte são: 18/19 para analfabetos e 23/24 para indivíduos com mais de um ano de escolaridade.

Teste do desenho do relógio

Esse teste foi criado em meados do século XX e, em 1986, Shulman *et al.* propuseram o seu uso como instrumento de rastreio cognitivo em idosos. Os domínios cognitivos avaliados são as habilidades visuoespaciais, construtiva e a função executiva. Embora tenha sido inicialmente descrito como um teste que sofre pouca influência da escolaridade, um estudo brasileiro mostrou redução de sua acurácia entre os idosos com menos de 5 anos de escolaridade. O método de pontuação não é único ou padronizado, existindo diferentes propostas. O método aqui apresentado é o proposto por Manos e Wu (1994), que utilizam um círculo transparente dividido em oito partes iguais funcionando como uma "máscara" (ver Figura A.2 do Apêndice *on-line*). O ponto de corte é 7/8.

Para a realização do teste, ofereça ao idoso um impresso com o desenho de um círculo de 11 cm de diâmetro, dando-lhe a seguinte instrução: "Aqui, temos o mostrador de um relógio. Gostaria que o(a) senhor(a) colocasse os números dentro dele. Por favor, agora indique o horário 8h 20min (oito horas e vinte minutos)".

Para avaliar a pontuação do teste, utilize a máscara transparente. Posicione-a de modo que uma das linhas fique colocada a partir do centro do círculo até o número 12; caso o 12 tenha sido omitido, proceda da mesma maneira utilizando como base o 1. Desse modo, as oito fatias da máscara estarão posicionadas sobre o relógio, para que possa ser pontuado. Será dado um ponto para o posicionamento correto dos seguintes números: 1, 2, 4, 5, 7, 8, 10 e 11 (será pontuado o número que estiver até a sua metade incluída no oitavo correspondente). Um ponto será dado para o ponteiro pequeno indicando o 8 e outro ponto para o ponteiro grande indicando o 20. O escore máximo é de 10 pontos.

Montreal Cognitive Assessment

O instrumento *Montreal Cognitive Assessment* (MoCA) foi proposto por Nasreddine *et al.* (2005) para detectar comprometimento cognitivo leve (CCL). É útil para avaliar idosos com alta escolaridade, devendo ser aplicado em indivíduos com 4 anos ou mais de estudo. Para uso no Brasil, o ponto de corte sugerido foi 24/25, com sensibilidade e especificidade de 81 e 77%, respectivamente (Memoria *et al.*, 2013). O teste avalia oito domínios cognitivos: memória a curto prazo; habilidade visuoespacial; função executiva; atenção, concentração e memória de trabalho; linguagem; orientação (temporal e espacial). O escore total é de 30 pontos. A versão brasileira do teste (ver Figura A.3 do Apêndice *on-line*) encontra-se disponível no endereço eletrônico www.mocatest.org.

Teste de fluência verbal: categoria animais

Teste de rastreamento cognitivo (Goodglass; Kaplan, 1983; Brucki *et al.*, 1997) que avalia os domínios linguagem, funções executivas e memória semântica. Sofre influência da escolaridade e tem pontos de corte diferenciados para minimizar essa influência: 8/9 para indivíduos com até 8 anos de escolaridade incompletos; 12/13 para indivíduos com mais de 8 anos de escolaridade completos em diante. Recentemente, Teldeschi (2017) propôs que o ponto de corte para discriminar indivíduos idosos com demência daqueles com cognição preservada seja 12/13, independente de escolaridade.

Para iniciar o teste, pede-se ao idoso que fale nomes de animais durante um minuto; controla-se o tempo e registra-se em impresso apropriado todos os nomes fornecidos pelo indivíduo.

Na pontuação final serão contados todos os nomes de animais produzidos, exceto as repetições, as oposições regulares de gênero e sexo (p. ex., gato/gata conta-se 1 ponto; boi/vaca contam-se 2 pontos). Quando o sujeito recorda uma categoria e depois espécies da mesma (p. ex., pássaro – gaivota, sabiá, pardal etc.), contam-se os pontos correspondente ao número de espécies, excluindo o ponto da categoria "pássaro".

Informant Questionnaire on Cognitive Decline in the Elderly

O *Informant Questionnaire on Cognitive Decline in the Elderly* (IQCODE) (Tabela A.12 do Apêndice *on-line*) é um questionário para detecção do declínio cognitivo com base no relato do informante. As perguntas estão organizadas em uma escala Likert, com cinco opções: (1) muito melhor; (2) um pouco melhor; (3) não houve mudança; (4) um pouco pior; (5) muito pior. O resultado final é obtido pela soma ponderada dos itens, dividindo-os pelo total de itens da escala. O escore varia de 1 a 5; os escores menores ou iguais a 3 indicam que não está havendo alteração, o escore igual a 4 indica uma considerável alteração, e igual a 5 indica muita alteração. Deve ser aplicado em parente ou amigo próximo que conviva com o idoso há pelo menos 10 anos, com o objetivo de comparar as alterações no desempenho do indivíduo durante este período de convivência. No Brasil, Lourenço e Sanchez (2014) submeteram a versão original do instrumento a um processo de adaptação transcultural em amostras clínica e comunitária. Na primeira, o ponto de corte de melhor acurácia foi 3,52 (sensibilidade = 83,3%; especificidade = 80,7%). Na amostra comunitária, o ponto de melhor acurácia foi 3,26 (sensibilidade = 89%; especificidade = 72%). Frente a estes resultados, os autores sugeriram que o IQCODE pode ser um instrumento com boa acurácia para o rastreio da síndrome demencial em unidades de atenção primária.

Avaliação do humor

Escala de Depressão do *Center for Epidemiological Studies*

A Escala de Depressão do *Center for Epidemiological Studies* (CES-D) (Tabela A.13 do Apêndice *on-line*) é uma escala para avaliar a frequência de sintomas depressivos vividos na semana anterior à entrevista. Foi descrita originalmente por Radolf (1977). Contém 20 itens escalares sobre humor, sintomas somáticos, interações com os outros e funcionamento motor. As respostas são em escala Likert (nunca ou raramente = 0; às vezes = 1; frequentemente = 2; sempre = 3). O escore final varia de zero a 60 pontos. Na versão norte-americana, o ponto de corte para identificar a depressão é 16 pontos. O único estudo brasileiro em população idosa foi o de Batistoni *et al.*, (2007). Esses autores compararam o CES-D com a Escala de Depressão Geriátrica e obtiveram um *alfa de Cronbach* de 0,86 na avaliação da consistência interna; sensibilidade (74,6%) e especificidade (73,6%), para nota de corte > 11.

Escala de depressão geriátrica

A escala de depressão geriátrica (EDG) foi desenvolvida por Yesavage *et al.*, em 1983. Originalmente, foi constituída com 30 itens, para o rastreamento de sintomas depressivos em idosos. Em 1986, uma versão curta de 15 itens foi elaborada por Sheike e Yesavage. Suas vantagens incluem ser composta de perguntas de fácil entendimento, ter poucas opções de resposta, e poder ser aplicada por um entrevistador treinado ou ser de autorresposta. Sua principal limitação é ser de difícil entendimento para os idosos com declínio cognitivo significativo. Foi validada em vários países, inclusive no Brasil. O ponto de corte proposto para a versão aqui apresentada é 5/6.

Durante sua aplicação, deve-se fazer todas as perguntas da maneira como foram propostas pelos autores e sem modificação da ordem. Em termos operacionais, inicie dizendo: "Vou lhe fazer algumas perguntas para saber como o(a) senhor(a) vem se sentindo na última semana".

As opções esperadas de resposta são encontradas entre parênteses ao lado do item. Quando a resposta do indivíduo avaliado for igual à que está entre parênteses, o item vale 1 ponto. Quando a resposta for diferente da que está entre parênteses, o item vale 0. A soma total de pontos superior a 5 é sugestiva de depressão. A versão aqui utilizada foi estudada por Paradela e Lourenço (2005) (Tabela A.14 do Apêndice *on-line*).

Avaliação da função social

Analisar a rede social faz parte da avaliação multidimensional da pessoa idosa, visto que o apoio social é um dos determinantes de uma qualidade de vida satisfatória. Alguns instrumentos são utilizados para aferição do suporte social. No Brasil, o *Medical Outcomes Study – Social Suport Scale* (MOS-SSS) (Sherbourne; Stewart, 1991) e o APGAR da família (Smilkstein, 1978) foram adaptados para uso no país e são amplamente utilizados em pesquisa e assistência ao idoso. Acrescido à avaliação social, assume igual importância considerar os níveis de sobrecarga do indivíduo responsável por cuidar da pessoa idosa. Com este objetivo, pode ser utilizada a *Zarit Burden Interview* (Zarit *et al.*, 1980).

Medical Outcomes Study – Social Suport Scale

O MOS-SSS é um instrumento multidimensional desenvolvido para avaliar os aspectos material, informacional, afetivo, emocional e interação social positiva (Sherbourne; Stewart, 1991). Trata-se de uma escala que se destina a realizar uma avaliação da percepção que um indivíduo tem acerca do suporte que sua rede lhe oferece.

Um estudo para adaptação transcultural para a língua portuguesa falada no Brasil foi realizado por Griep *et al.* (2005). Zanini e Peixoto (2016) analisaram a estrutura fatorial da escala e obtiveram melhor qualidade de ajustamento no modelo composto por quatro fatores (apoio emocional/informacional, interação social, apoio material e apoio afetivo) com cinco opções de respostas: nunca (0); raramente (1); às vezes (2); quase sempre (3) e sempre (4). Em 2018, Zanini *et al.* propuseram a normatização dos escores obtidos na escala redimensionada. Tais resultados foram estudados para cada uma das dimensões que compõem o instrumento (Tabela A.15 do Apêndice *on-line*).

APGAR da família

O APGAR da família, sigla de *adaptability, partnership, growth, affection, and resolve*, foi elaborado em 1978, inicialmente como uma entrevista para o rastreio da percepção que um indivíduo tem sobre o apoio que sua família lhe destina. Para os autores, era importante compreender a função familiar no cuidado destinado a um indivíduo em tratamento. O uso do APGAR seria útil para avaliar os recursos da família. Uma ferramenta cujo uso na prática clínica ajudaria na gestão dos problemas familiares. O questionário foi elaborado com cinco itens com três opções de resposta (Smilkstein, 1978). Em 1982, Smilkstein *et al.* estudaram as propriedades psicométricas do questionário, estabelecendo escores que podem variar de 0 a 10 pontos (baixa a alta satisfação com a função familiar).

A adaptação para a língua portuguesa falada no Brasil foi realizada por Duarte (2020), quando o instrumento foi aplicado em uma amostra constituída tanto por idosos independentes quanto por dependentes, além de seus cuidadores. Na adaptação brasileira, a autora manteve a sigla APGAR de *adaptability* (adaptação), *partnership* (companheirismo), *growth* (desenvolvimento), *affection* (afeto) e *resolve* (capacidade de resolução de problemas). Na versão brasileira, alguns itens passaram por pequenas alterações, porém mantendo o completo sentido da frase. Mantiveram-se as três opções de resposta: (2) sempre; (1) algumas vezes, (0) nunca. O resultado é obtido a partir do somatório geral de todos os itens. Os escores interpretativos dividem-se em: boa funcionalidade familiar (7 a 10); moderada disfunção familiar (5 a 6) e elevada disfunção familiar (0 a 4) (Tabela A.16 do Apêndice *on-line*).

Zarit Burden Interview: escala para avaliação da sobrecarga do cuidador

A escala de sobrecarga (Tabela A.17 do Apêndice *on-line*) foi desenvolvida por Zarit *et al.* (1980) e comporta 22 itens com quatro opções de respostas que avaliam a sobrecarga objetiva e subjetiva por meio do relato do cuidador de idosos com dependência. Até o item 21, as opções de resposta se apresentam como: 0 = nunca; 1 = raramente; 2 = às vezes; 3 = frequentemente e 4 = sempre. No item 22, as opções se apresentam da seguinte forma: 0 = nada; 1 = um pouco; 2 = regularmente; 3 = um pouco; 4 = muito. O escore final varia de 0 a 88. Quanto mais alto, maior a sobrecarga. Scazufca (2002) avaliou a consistência interna e a validade de construto da versão brasileira em cuidadores de indivíduos com doença mental. Obteve um *alfa de Cronbach* de 0,87. O estudo mostra que a versão brasileira da *Burden Interview* é um instrumento que pode ser utilizado no estudo do impacto de doenças mentais e físicas nos cuidadores informais.

Instrumentos utilizados no Brasil que merecem cautela

Alguns instrumentos, embora de uso frequente no Brasil, apresentam limitações quanto à acurácia quando utilizados em nosso meio e merecem ser avaliados com cautela. Um exemplo é o de probabilidade de internações repetidas (PIR), criado por Boult *et al.* (1993) com o objetivo de identificar, dentre muitos indivíduos, aqueles que têm maior risco de fragilização. Foi proposto para ser aplicado em portas de entrada de serviços públicos (unidades básicas de saúde) ou privados (operadoras de saúde) para organização e hierarquização da demanda. Estudos recentes internacionais, incluindo um de validação preditiva no Brasil, evidenciaram a sua baixa acurácia para o rastreio de indivíduos com risco aumentado de eventos adversos de saúde, especialmente devido à baixa sensibilidade. A recomendação é que não seja utilizado isoladamente para estratificação de risco (Perez *et al.*, 2020; Wallace *et al.*, 2013, 2016).

Outro instrumento que merece atenção é o fenótipo da fragilidade (ou Escala de Fragilidade do *Cardiovascular Health Study*), proposto por Fried *et al.* (2001) para o diagnóstico de fragilidade. Dos cinco itens que compõem a escala – perda de peso não intencional, sensação de exaustão, baixo nível de atividade física, baixa força de preensão palmar e redução da velocidade de marcha –, pelo menos três apresentam desafios operacionais. É importante considerar que o instrumento de avaliação do nível de atividade física, o *Minnesota Leisure-Time Physical Activities*, não tem o seu processo de adaptação transcultural para o Brasil totalmente concluído. Com isso, a adequação dos seus itens e a sua acurácia são incertas para o uso em nosso meio. Além disso, não existem estudos brasileiros definitivos para determinação dos valores de referência da força de preensão palmar e de velocidade de marcha da nossa população. Provisoriamente, Moreira e Lourenço (2013) propuseram pontos de corte para estes dois itens, estimados a partir da base de dados do estudo Fragilidade em Idosos Brasileiros (Fibra).

Por fim, o SARC-F é um instrumento proposto para o rastreio de sarcopenia, por Malmstrom *et al.* (2013). É um questionário composto por cinco itens – força, assistência para caminhar, levantar da cadeira, subir escadas e quedas. O item força é avaliado perguntando-se aos entrevistados quanta dificuldade eles tiveram para levantar ou carregar 4,5 kg. A marcha assistida, perguntando-se aos participantes quanta dificuldade eles tiveram para atravessar uma sala e se precisam de ajuda para fazer isso. Levantar-se de uma cadeira é avaliado pela dificuldade em se transferir de uma cadeira ou cama e se necessitam de ajuda para fazer isso. Subir escadas, pela dificuldade em subir um lance de escada de 10 degraus. Quedas são avaliadas pelo número de eventos que o entrevistado teve nos últimos 12 meses. Apesar de ser recomendado pelo algoritmo de rastreamento de sarcopenia do *European Working Group on Sarcopenia in Older People 2* (EWGSOP-2) (Cruz-Jentoft *et al.*, 2018), tanto estudos internacionais quanto nacionais apontam a sua baixa acurácia, sobretudo à custa de uma sensibilidade inadequada para instrumentos de rastreamento. A inclusão da medida de circunferência de panturrilha aumentou a acurácia do instrumento, sem, no entanto, atingir níveis de sensibilidade adequados para seu uso nas primeiras fases de rastreamento de sarcopenia, como proposto pelo consenso europeu (Barbosa-Silva *et al.*, 2016).

Considerações finais

Acreditamos que enfatizar a avaliação gerontológica e geriátrica por meio de instrumentos de aferição de atividades da vida diária, da mobilidade, da cognição e do afeto é apenas uma estratégia de aproximação multidimensional à realidade da saúde da pessoa idosa. Naturalmente, essa estratégia não exclui a necessidade frequente de ampliar o escopo inicial de avaliação para outras áreas. Além dos instrumentos para avaliação cognitiva e funcional, instrumentos que avaliam as áreas de nutrição, violência contra o idoso e avaliação do cuidador devem ser acrescentados à avaliação inicial segundo as necessidades identificadas e o escrutínio e experiência do avaliador.

11

Exame Físico do Idoso

Ulisses Gabriel de Vasconcelos Cunha • Estevão Alves Valle • Rodrigo Ávila de Melo

Introdução

A tecnologia tem trazido grandes inovações na assistência à saúde das pessoas. Permanece ancilar, no entanto, a coleta de uma história médica rigorosa associada à observação dos sinais ao exame físico para fundamentar a boa prática clínica. Nem o aprimoramento dos métodos de imagem nem as escalas e questionários mais detalhados, por mais extraordinários que sejam, prescindem da sutileza do exame clínico. O exame físico tem grande papel na avaliação das pessoas idosas: permite reconhecer condições associadas ao envelhecimento normal, identificar situações de risco, auxiliar na determinação de proporcionalidade terapêutica, baratear a assistência (ao evitar o uso desnecessário de propedêutica complementar) e, mais do que isso, representa o momento mais próximo e íntimo da relação médico-paciente (Verghese; Horwitz, 2009).

O objetivo deste capítulo é descrever as peculiaridades do exame físico do paciente idoso, ressaltando as evidências mais recentes acerca da sua utilidade. O leitor deverá se relatar aos livros clássicos de Semiologia para obter informações básicas referentes às técnicas de exame a serem realizadas nos diversos aparelhos (López; Medeiros, 2004; Swartz, 2015). As avaliações psíquicas, funcionais, nutricionais e sociais, componentes indispensáveis da avaliação clínica nesta faixa etária, serão pormenorizadas em outros capítulos.

Exame da cabeça

Face

Os distúrbios da face podem envolver a face como um todo ou apenas parte dela. Se uma anormalidade não é visível, deve-se olhar cuidadosamente para toda a face (Cunha *et al.*, 2005).

Fácies

- Hipotireoidismo: olhos pequenos, inexpressivos, pele infiltrada, rosto arredondado, cabelos secos, apatia
- Insuficiência renal: palidez, edema palpebral, pálpebras empapuçadas
- Doença de Parkinson: fixa, imóvel, inexpressiva, fronte enrugada, cabeça para frente, pouca mobilidade palpebral, pele gordurosa, tendência a babar, voz baixa e monótona
- Depressão: fronte enrugada, olhar sem brilho, expressão de apatia
- Demência: mímica pobre, lábios entreabertos, olhar vago para o infinito
- Doença de Paget: a cabeça parece maior do que o normal e tem um formato grosseiramente triangular
- Hipertireoidiana: é menos observada em idosos devido às alterações cutâneas associadas ao envelhecimento
- Assimetria facial: nessa faixa etária, comumente se associa à ausência de dentes, o que pode dificultar o diagnóstico diferencial com paralisia facial secundária à doença do neurônio motor superior
- Paralisia facial: a paralisia facial em geral é unilateral. O primeiro passo para se identificar o lado afetado consiste em diferenciar uma lesão do neurônio motor superior de uma lesão do neurônio motor inferior. Peça ao paciente para mostrar os dentes, fechar os olhos e franzir a testa. Na lesão do neurônio motor superior, o músculo frontal não estará envolvido e as pálpebras podem ser fechadas. Na lesão do neurônio motor inferior, a paralisia envolve todos os músculos do lado afetado
- Discinesias orofaciais ou bucolinguais: consistem em movimentos involuntários da língua, musculatura oral e facial, mandíbula ou músculos mastigatórios. Podem ocorrer em pacientes idosos, particularmente naqueles com déficit cognitivo, naqueles que não têm os dentes e nos que fazem uso de medicamentos antipsicóticos e antiparkinsonianos. A discinesia tardia consiste em movimentos involuntários da boca, língua e mandíbula, que, nos tipos graves, pode acometer a musculatura respiratória, da deglutição e fala. É secundária ao uso prolongado de antipsicóticos
- Artérias temporais: quando se avalia um paciente com suspeita clínica de arterite temporal, o relato de claudicação mandibular e diplopia aumenta significativamente a probabilidade de biopsia positiva para a doença. O achado de artérias temporais tortuosas, aumentadas ou sensíveis aumenta a razão de verossimilhança positiva de qualquer teste diagnóstico subsequente. Cabe ressaltar que a sensibilidade é bastante variável, entre 16% (artérias tortuosas) e 65% (qualquer anormalidade das artérias temporais) (Smetana; Shmerling, 2002).

Olhos

O exame cuidadoso dos olhos faz parte do exame físico do paciente idoso e consiste na avaliação da acuidade visual, dos campos visuais, dos movimentos oculares e das estruturas externas e internas do olho (Cunha *et al.*, 2005).

À inspeção, deve-se atentar para o exame das pálpebras, da conjuntiva, da esclerótica, da córnea, das pupilas e da íris.

Pálpebras

- Ptose palpebral: pode ser uni ou bilateral. As causas mais frequentes nessa faixa etária são a ptose senil e a secundária à paralisia do terceiro par craniano
- Xantelasma: pode ser indicativo de hiperlipidemia, embora a maior parte dos pacientes com hiperlipidemia não o apresente
- Ectrópio: eversão palpebral
- Entrópio: inversão palpebral.

Conjuntiva

- Icterícia: é mais bem visualizada nas escleróticas e no palato, tornando-se perceptível quando os níveis séricos de bilirrubina total são maiores que 2 mg/dℓ. A icterícia de grau leve pode facilmente passar despercebida caso a esclerótica não seja examinada na presença de boa luz. A icterícia em idosos é quase sempre do tipo obstrutiva, na maioria dos casos, ocasionada por neoplasias. A coledocolitíase também é uma causa comum nessa faixa etária. Nos indivíduos negros, a esclerótica pode ter cor ligeiramente amarelada, não apresentando significado patológico
- Anemia: o achado físico mais característico de anemia é a palidez-cutânea da mucosa. Embora a palidez seja demonstrável em todas as áreas expostas do corpo, a conjuntiva, as palmas das mãos, a mucosa oral e os leitos ungueais são, em geral, as áreas mais representativas.

Córnea

- Arco senil: consiste em um anel esbranquiçado no perímetro da córnea, sendo um achado comum no envelhecimento normal, sem significado patológico.

Pupilas

A pupila do idoso é caracteristicamente menor, sendo frequentemente observadas pequenas diferenças de tamanho entre as duas. O tempo de relaxamento e acomodação aumenta progressivamente com o passar dos anos. Todavia, a reação pupilar à luz está preservada nos idosos. Algumas alterações pupilares mais significativas nessa faixa etária compreendem:

- Pupila de Argyll-Robertson: encontrada não somente na neurossífilis, mas em várias outras condições neurológicas. Caracteristicamente, a pupila não reage à luz, embora o faça em acomodação
- Pupila miotônica de Adie: ocorre lenta constrição à exposição prolongada de luz, especialmente se o paciente se encontra em um quarto escuro. Após a retirada do estímulo, a dilatação pupilar é gradual. Pode representar disfunção do sistema nervoso autônomo
- Síndrome de Horner: na paralisia do simpático cervical, ocorre miose no lado afetado, podendo se associar à ptose e enoftalmia.

Íris

- Prolapso da íris: secundário à complicação de cirurgia de catarata, ainda pode ser ocasionalmente encontrado em idosos
- Movimentação ocular: aproximadamente um terço dos idosos apresenta anormalidades do desvio conjugado do olhar para cima, na ausência de doença neurológica
- Fundo de olho: o papiledema é incomum em lesões expansivas intracerebrais no idoso. A sua detecção nessa faixa etária normalmente é prejudicada pela coexistência de catarata e dilatação inadequada das pupilas. Logo, a sua ausência não exclui o diagnóstico de lesão intracraniana.

Cavidade oral

O exame cuidadoso da cavidade oral, que constitui parte obrigatória do exame do paciente idoso, é um método simples e eficaz em detectar tanto enfermidades benignas quanto malignas (Cunha *et al.*, 2005).

Ao examinar a cavidade oral, inicie pelos lábios e peça para que o paciente retire as próteses dentárias. Avalie então a mucosa da cavidade oral, a gengiva, os dentes, a língua, o vestíbulo e os palatos mole e duro.

Observe a coloração da mucosa, a sua pigmentação, a presença de ulcerações, de gengivite ou de outras lesões da gengiva, bem como o estado dos dentes.

A cianose generalizada ou universal, observada nos lábios, ocorre principalmente nas doenças pulmonares e cardíacas.

É aconselhável procurar sempre por evidências sugestivas de malignidade, como úlceras que não cicatrizam, eritroplasia e lesões que sangram facilmente. O carcinoma de células escamosas é a neoplasia mais frequente da cavidade oral e se localiza, preferencialmente, na superfície lateral e dorsal da língua, assoalho da boca e palato.

As placas brancas encontradas nas gengivas e na mucosa jugal podem ser secundárias ao líquen plano, à leucoplasia e/ou à candidíase. Caso possam ser removidas por uma espátula, sugere candidíase; caso contrário, o paciente deve ser encaminhado a um especialista, já que podem se tratar de lesões pré-malignas.

Lesões benignas mais comumente encontradas na cavidade bucal

- Úlceras bucais traumáticas secundárias a dentaduras, dentes fraturados e/ou restaurações
- Aftas (cada vez menos prevalentes após os 50 anos de idade)
- Veias varicosas na parte ventral da língua (sem significado patológico)
- Estomatite induzida por dentaduras (alterações inflamatórias localizadas sob as dentaduras)
- Estomatite angular
- Cáries dentárias e/ou doença periodontal nos que mantiveram os dentes naturais.

Língua

Deve-se procurar por glossite e atrofia da mucosa, que podem sugerir deficiência vitamínica e anemia.

O exame da língua é importante na detecção de várias doenças neurológicas.

Os nervos cranianos IX (glossofaríngeo), X (vago) e XII (hipoglosso) são avaliados na cavidade oral. Os nervos cranianos IX e X são testados em conjunto observando-se o movimento do palato e o reflexo do vômito quando a espátula toca o terço posterior da língua, o palato mole e/ou a parede posterior da faringe. O IX par craniano também é responsável pela sensação gustativa no terço posterior da língua (já a sensação gustativa dos dois terços anteriores é feita pelo nervo facial – VII par craniano).

Na lesão do IX par craniano, a úvula move-se em direção ao lado não afetado.

O nervo hipoglosso é responsável pela motricidade da língua e é testado avaliando a sua movimentação. A lesão do XII par é demonstrada pelo desvio da língua em direção ao lado lesado quando o paciente a coloca para fora. Uma fraqueza menos óbvia pode ser identificada colocando a ponta dos dedos do examinador em ambas as bochechas do paciente enquanto ele pressiona firmemente a sua língua contra a parte interna da bochecha alternadamente.

Outras doenças neurológicas que podem ser diagnosticadas pelo exame da língua são mostradas na Tabela 11.1.

Nariz e ouvidos

A chave para o exame interno do nariz é o posicionamento adequado da cabeça, levemente inclinada para trás.

Procure por simetria, escoriações e/ou inflamação dos vestíbulos nasais ou evidência de obstrução nasal, tais como pólipos nasais. O septo nasal pode ser avaliado com o otoscópio, assim como a cavidade nasal.

TABELA 11.1 Exame da língua.

Tipo de exame	Lesão do neurônio motor superior	Lesão do neurônio motor inferior
Bilateral	Paralisia pseudobulbar Língua espástica e imóvel Disfagia, disfonia e disartria (podem estar presentes) Causas mais frequentes: AVE e doença do neurônio motor superior	Língua: atrofia e fasciculações (contrações espontâneas de grupos musculares) Disfagia, disfonia e disartria (podem estar presentes) Causa mais frequente: paralisia bulbar progressiva
Unilateral	Incapacidade, em geral leve Causa mais frequente: AVE recente	Pouco comum Causas mais frequentes: doenças vasculares, inflamações crônicas, tumores e trauma

AVE: acidente vascular encefálico.

Sempre inicie o exame pelo pavilhão auricular. As lesões como o carcinoma baso e espinocelular e aquelas provocadas pelo herpes-zóster são em geral óbvias (Cunha *et al.*, 2005). Os achados de tofos gotosos no ouvido externo são altamente específicos para artrite gotosa.

A prega do lobo da orelha (sinal de Lichtstein) consiste em uma prega oblíqua do lobo da orelha, frequentemente bilateral. Comumente observada na idade avançada, é ainda considerada um possível marcador externo de aterosclerose.

Em seguida, utilize o otoscópio. O conduto auditivo externo é retificado tracionando-se o pavilhão auditivo para cima, para fora e para trás. Inspecione em busca de sinais inflamatórios, secreção, cerume ou corpos estranhos.

Examine a membrana timpânica: esta pode estar perfurada ou apresentar coloração fosca ou adquirir tons avermelhados e/ou amarelados, o que sugere a presença de patologias.

Entre os testes de acuidade auditiva, o teste do sussurro pode ser realizado à cabeceira do leito e consiste em pronunciar palavras a uma distância de 60 cm de cada ouvido.

Outros testes, como o de Rinne e Weber, têm um papel limitado nessa faixa etária, pois a sua confiabilidade depende da cognição e da cooperação dos pacientes.

Exame do pescoço

Deve-se procurar por cicatrizes, assimetria ou massas. A cicatriz secundária à tireoidectomia é a mais frequente. Observa-se também o movimento e a posição da traqueia, inspecionando ainda as veias cervicais que drenam para o tórax. O pulso venoso pode ser visível.

A dilatação das veias cervicais pode estar associada a aumento do volume do pescoço e da face. A congestão da face pode se tornar mais aparente com a elevação dos braços acima da cabeça. Esses sinais são sugestivos de obstrução de veia cava superior, cuja principal causa é a sua compressão por tumores do mediastino superior.

À ausculta do pescoço, procure identificar sopros carotídeos bilateralmente e sopros sobre a glândula tireoide, caso um bócio esteja presente.

Sopro carotídeo indica gravidade da estenose arterial?

Sopros em território da carótida são relativamente comuns. O encontro de sopro carotídeo é um marcador de risco aumentado para eventos cerebrovasculares em idosos mais jovens, com desaparecimento da associação nos muito idosos. Em indivíduos com estenose grave, a presença de sopro tem baixa sensibilidade e valor preditivo positivo. Portanto, a ausência de sopros não necessariamente indica ausência de obstrução significativa (Ratchford *et al.*, 2009).

Posicione-se por detrás do paciente e palpe a tireoide. Caso seja detectado um bócio, verifique se o aumento é difuso ou nodular e se há dor à palpação. O bócio difuso é incomum no idoso, porém, quando ocorre, deve-se à doença de Graves, tireoidite, efeito de medicamentos ou linfoma. O bócio multinodular é mais prevalente, em geral secundário à doença benigna e em geral não constitui fator de risco para malignização.

Palpe também a traqueia, o pulso carotídeo, toda a região cervical e a fossa supraclavicular. Quaisquer linfonodos encontrados devem ser avaliados quanto à mobilidade, à consistência e dor à palpação. Os linfonodos dolorosos são sugestivos de inflamação, enquanto linfonodos de consistência firme e aderido aos tecidos adjacentes são compatíveis com neoplasia maligna.

A limitação dos movimentos do pescoço secundária à osteoartrose cervical é um achado frequente nessa faixa etária.

Faringe e deglutição

O exame é limitado à inspeção. Pesquisa-se a existência de infecções amigdalianas (menos frequentes em idosos) e tumorações. Algumas etapas estão descritas a seguir:

- Avaliação da fase oral: note dificuldades na mastigação, início retardado ou precoce do reflexo de deglutição e dificuldade de vedação dos lábios para líquidos ou outros alimentos
- Avaliação da fase faríngea: observe sinais clínicos como deglutição incompleta (retorno do bolo alimentar para a cavidade oral), referência a alimento retido na garganta, deglutições múltiplas (manobra utilizada para se retirar alimentos retidos na parede faríngea e valécula), regurgitação, alterações da qualidade vocal e se ocorre tosse antes ou durante o ato de engolir (indicativo de penetração laríngea) (Palmer *et al.*, 2000)
- Reflexo da deglutição: observe se há presença ou ausência do reflexo da deglutição, tosse antes ou durante a deglutição (indicativo de penetração laríngea), movimentação não sincrônica ou ausência de elevação da laringe
- Movimentação faríngea: observe sinais clínicos como deglutição incompleta (após várias tentativas de deglutição, há um retorno do bolo alimentar para a cavidade oral), tosse após a deglutição, referência a alimento retido na garganta, deglutições múltiplas (manobra utilizada pelo paciente para retirar alimentos retidos na parede faríngea e valécula)
- Mecanismo laríngeo: observe se há elevação da laringe, alteração da qualidade vocal após a deglutição, presença ou ausência de alteração na ausculta cervical
- Ausculta cervical: com o estetoscópio colocado na laringe, procura-se detectar os sons da deglutição na fase faríngea. Dificuldades técnicas relativas a esse procedimento são encontradas em pacientes dependentes de ventilação e traqueostomizados
- Teste com água: observe a deglutição após a administração de 9 mℓ de água (se ocorrem, até um minuto após, tosse, engasgos ou alteração da qualidade da voz). É um exame simples e sensível para rastreamento de portadores de disfagia com risco aumentado de aspiração (Palmer *et al.*, 2000).

Membros superiores

Mãos

É preciso examinar ambas as mãos, sempre de maneira comparativa. Avalia-se sistematicamente a pele, as unhas, as articulações e os músculos (Cunha *et al.*, 2005). As partes palmar e dorsal devem ser inspecionadas com palpação. No exame das articulações, deve-se verificar se há edema, calor, assimetria ou rubor, além de checar a movimentação passiva e ativa. Deve-se também testar a força.

É importante ainda a avaliação funcional da mão; para tal, pede-se ao paciente que segure uma caneta ou levante uma xícara. Nas Tabelas 11.2 a 11.8, estão descritas as alterações mais significativas encontradas nas mãos dos idosos.

Ombro

O exame do ombro inclui um cuidadoso exame neurológico, dos membros superiores e da coluna cervical (Guimarães; Cunha, 2017). O exame deve ser iniciado com inspeção dos músculos infra e supraespinhosos e do deltoide em busca de sinais de atrofia. A movimentação ativa e passiva, incluindo elevação anterior e rotação interna e externa, deve ser medida e comparada com o lado oposto. A perda de movimentação ativa com manutenção

▪ **TABELA 11.2** Alterações na pele do idoso.

Perda da gordura subcutânea Redução da secreção sebácea Ressecamento, enrugamento e perda da elasticidade	Envelhecimento normal
Palidez palmar	Anemia
Cianose	DPOC Cardiopatias avançadas Fenômeno de Raynaud
Pigmentação das dobras e do dorso	Doença de Addison
Eritema palmar	Fisiológico Hepatopatias
Manchas de nicotina	Tabagismo pesado

DPOC: doença pulmonar obstrutiva crônica.

▪ **TABELA 11.3** Alterações nos dedos do idoso.

Palidez das pontas, cianose e rubor, em períodos de frio ou emoção	Fenômeno de Raynaud
Isquemia digital	Embolia arterial Vasculites
Baqueteamento digital	Carcinoma broncogênico Bronquiectasias Abscesso pulmonar Empiema Doenças cardiovasculares Doenças hepáticas Doenças gastrintestinais
Nódulos dolorosos nas pontas (nódulos de Osler)	Endocardite bacteriana subaguda
Nódulos nas interfalangeanas distais (nódulos de Heberden)	Osteoartrose
Nódulos nas interfalangeanas proximais (nódulos de Bouchard)	Osteoartrose
Dor, calor e edema nas metacarpofalangeanas e interfalangeanas proximais	Artrite reumatoide Artrite psoriática

▪ **TABELA 11.4** Alterações nas unhas do idoso.

Acentuação das estrias longitudinais, perda do brilho e maior tendência a rachaduras após trauma	Envelhecimento normal
Espessamento, deformidade, hiperqueratose subungueal	Onicomicose
Coiloníquia (unha em formato de colher)	Deficiência de ferro
Leuconíquia (pontos ou manchas brancas)	Hipoalbuminemia ou trauma
Hemorragia subungueal	Endocardite bacteriana, subaguda ou trauma

▪ **TABELA 11.5** Deformidades no idoso.

Contratura em flexão da mão	Hemiplegia espástica (doença cerebrovascular)
Mão caída	Lesão de nervo radial (diabetes, trauma, eneoplasias)
Aumento do tamanho das mãos	Acromegalia
Desvio ulnar dos dedos, deformidade em "pescoço de cisne", deformidade em boutoniere, deformidade em "Z" do polegar	Artrite reumatoide
Incapacidade de unir totalmente as superfícies palmares dos dedos	Sinal da reza (síndrome da mão diabética)
Tofos	Gota

▪ **TABELA 11.6** Alterações na musculatura do idoso.

Atrofia	Doença do neurônio motor (esclerose lateral amiotrófica) Espondilose cervical Atrofia por desuso nas doenças articulares Envelhecimento normal

▪ **TABELA 11.7** Alterações nos tendões do idoso.

"Estalo", "travamento" e dor na base do dedo, na face palmar	Tenossinovite flexora do quirodáctilo (diabetes e artropatia inflamatória)
Dor e edema na parte lateral do carpo (processo estiloide) Desencadeamento da dor com o desvio ulnar da mão	Tendinite de De Quervain
Espessamento da fáscia palmar com contratura das articulações metacarpofalangeanas e interfalangeanas	Contratura de Dupuytren (hereditária, cirrose alcoólica, traumas repetidos)

▪ **TABELA 11.8** Tremor no idoso.

Tireotoxicose	Tremor fino, associado a mãos quentes e úmidas
Ansiedade	Tremor acompanhado de mãos frias e úmidas
Doença de Parkinson	Tremor de repouso primariamente envolvendo as mãos (contar dinheiro ou moedas) Piora com ansiedade Diminui com o movimento (fases iniciais) e durante o sono
Tremor essencial	Tremor fino, rápido com as mãos estiradas Piora com ansiedade, movimento, estresse, fadiga, anormalidades metabólicas (tireotoxicose, abstinência alcoólica) e uso de certos medicamentos (cafeína, beta-adrenérgicos agonistas, corticosteroide e inibidores da fosfodiesterase) Melhora com a ingestão de álcool História familiar frequente
Asterixe ou flapping	Tremor grosseiro e involuntário, sobretudo nas mãos em dorso-flexão ("em roda denteada" ou "em batimento de asas") Manifestação precoce de encefalopatia hepática

da passiva sugere lesão do manguito rotador, enquanto a perda das duas modalidades associada à rigidez sugere capsulite adesiva. Os exames para o ombro estão descritos a seguir:

▪ Lesão do manguito rotator (síndrome do impacto): quando ocorre tendinite do manguito rotator (que compreende os tendões dos músculos escapular, supraespinhoso, infraespinhoso e do redondo menor), pode haver ruptura de um ou mais tendões. A etiologia é traumática ou degenerativa. O paciente apresenta dificuldade para executar os movimentos com as mãos acima dos ombros (p. ex., pentear cabelos), enquanto os movimentos realizados com as mãos abaixo da linha dos ombros podem estar isentos de limitação ou mesmo dor. Pode haver ou não perda de força muscular

▪ Teste de Jobe (avaliação da integridade do supraespinhoso): solicite ao paciente para manter os membros superiores em abdução de 90° e anteflexão de 30°. Na lesão do supraespinhoso, o paciente tem dificuldade em manter esta postura se o examinador pressionar os membros para baixo

- Teste de Patte: com o paciente em pé, com o braço abduzido 90° no plano frontal e cotovelo fletido a 90°, force a rotação interna do braço contrarresistência. A resistência diminuída ou a presença de dor sugerem lesão do infraespinhoso
- Teste de Yergason: teste a porção longa do bíceps, colocando o cotovelo fletido a 90° junto ao tronco e com o antebraço pronado; pede-se para o paciente fazer a supinação contra a resistência
- Tendinite calcificada: geralmente acomete o ombro direito, mas pode ser bilateral. Ao exame físico, ocorre limitação de movimentos com presença de dor e atrofia
- Ombro congelado (capsulite adesiva): inicialmente o paciente apresenta dor no ombro, referida nos MMSS, dorso e coluna cervical. A limitação de movimentos surge com o aumento da dor. O paciente prefere assumir a posição do braço aduzido em rotação interna
- Sinal do sulco: espaço visível e palpável abaixo do processo acromial. É diagnóstico de subluxação do ombro. Comum no ombro hemiplégico.

Exame do tórax

Inspeção

- Tórax globoso ou em tonel: o aumento do diâmetro anteroposterior do tórax é observado em portadores de doença pulmonar obstrutiva crônica (DPOC) avançada, por vezes com protrusão dos espaços intercostais e das fossas supraclaviculares
- Cifose: os pacientes idosos geralmente apresentam alterações da coluna. A cifose na mulher é comumente secundária a doenças degenerativas da coluna, sobretudo a osteoporose com fraturas. Em indivíduos do sexo masculino, em geral, a osteoporose é devida a causas secundárias, como hipogonadismo, uso de corticoides, mieloma múltiplo, metástases ósseas ou alcoolismo
- Abaulamentos unilaterais ou localizados: podem ser encontrados em derrames pleurais volumosos, hiperdistensão compensadora (enfisema vicariante) e tumores
- Retrações: são geralmente encontradas em enfermidades crônicas, como fibroses pulmonares, atelectasias, processos pleurais do tipo paquipleuris, ausência congênita ou cirúrgica de um pulmão
- Tiragem: em geral constitui uma manifestação de obstrução de vias respiratórias, sendo comum nos portadores de DPOC, especialmente na insuficiência respiratória. Pode ocorrer também em obstruções altas. Às vezes, é acompanhada de ruído característico, que é a cornagem. As causas mais frequentes em idosos incluem os tumores, as secreções espessas, as broncoestenoses, o edema, o espasmo brônquico e as compressões extrínsecas. No idoso restrito ao leito, dependente para se alimentar, a obstrução pode ser devida à presença de corpo estranho (prótese dentária) ou até mesmo alimento sólido nas vias respiratórias superiores
- Circulação colateral tipo cava: ocorre em tumores do mediastino com compressão da veia cava superior, podendo levar a edema, congestão da face e turgência venosa, constituindo a síndrome da veia cava superior
- Telangectasias aracniformes (aranhas vasculares): aparecem na metade superior do tronco, especialmente no tórax, na face e nos membros superiores. Sugerem a presença de insuficiência hepática com certo grau de hipertensão portal, embora possam também ser observadas em indivíduos normais
- Ginecomastia: pode ocorrer no envelhecimento normal, sendo desprovida de significado patológico. No entanto, causas clássicas como tumores, hepatopatia e uso de certos medicamentos devem ser descartados.

Frequência e padrão respiratórios

- Frequência respiratória: no idoso, tem particular significado semiológico quando superior a 24 incursões respiratórias por minuto. A taquipneia pode preceder o diagnóstico clínico de infecção respiratória em até 3 a 4 dias
- Respiração do tipo Biot: é frequente nos pacientes com depressão respiratória induzida por fármacos, na hipertensão intracraniana e na lesão cerebral geralmente a nível medular. Apresenta padrão irregular e com longos períodos de apneia
- Respiração do tipo Cheyne-Stokes: padrão irregular, com períodos intermitentes de aumento e redução da frequência e da profundidade das incursões respiratórias, alternados com períodos de apneia. Ocorre em pacientes com depressão respiratória induzida por medicamentos, na insuficiência cardíaca congestiva (ICC) e nas lesões cerebrais
- Respiração do tipo Kussmaul: respiração rápida e profunda, geralmente secundária a acidose metabólica
- Expansão torácica: é frequentemente limitada no idoso e nem sempre oferece muitas informações
- Percussão torácica: as alterações da percussão mantêm o significado nessa faixa etária.

Ausculta respiratória

A ausculta respiratória torna-se mais difícil de ser realizada porque nem sempre os idosos conseguem realizar inspirações profundas. As crepitações nas bases pulmonares desprovidas de significado clínico são frequentes, particularmente quando desaparecem após a tosse. A ausculta pode também identificar ruídos resultantes de pneumopatias prévias, o que dificulta a sua interpretação em quadros agudos.

Nos casos de pneumonia, os sinais identificados à ausculta, como crepitações, podem não ter correspondência imediata com a imagem radiológica, uma vez que as alterações na radiografia de tórax podem demorar até 72 horas para se tornarem evidentes.

Exame da coluna

Na avaliação da lombalgia em idosos, é importante a realização de um exame físico geral que inclua o exame dos vasos (especialmente pulsos pediosos), do abdome, da região inguinal, do quadril e do reto (Guimarães; Cunha, 2017).

- Flexão da coluna lombar: desencadeia ou aumenta a dor provocada por uma lesão discal. A irradiação da dor para um ou ambos membros inferiores (MMII) sugere protusão discal. No entanto, as hérnias discais ocorrem em menor frequência em pessoas acima de 60 anos
- Extensão da coluna lombar: desencadeia ou piora a dor provocada pelo estreitamento artrósico do canal medular e no acometimento das articulações zigoapofisárias
- Manobra de Valsalva: pedir ao paciente que tussa ou assopre a mão sem deixar escapar o ar. Se houver acentuada exacerbação da dor ou irradiação da dor completa (até o pé) indica provável compressão radicular
- Manobra de Lasègue: com a mão esquerda, o examinador imobiliza o ilíaco do paciente e com a mão direita eleva o membro inferior segurando-o na altura do tornozelo. A manobra é positiva se ocorre dor ou se esta se exacerba no trajeto do dermátomo de L4-L5 ou L5-S1, quando o membro inferior fizer um ângulo que vai de 35° a 70° é uma prova inequívoca de compressão radicular quando positiva a 60°. Também geralmente é positiva nas hérnias posterolaterais
- Manobra de Lasègue contralateral: testada da mesma maneira que a manobra de Lasègue clássica, mas a dor é percebida no membro contralateral

- Sinal do arco de corda: quando a manobra de Lasègue é positiva, faz-se uma flexão do joelho havendo redução ou desaparecimento da dor
- Manobra de Romberg: compatível com déficit proprioceptivo, mas de difícil realização no paciente idoso, particularmente no muito idoso. O paciente fica de pé com os pés juntos e com os olhos fechados por 10 segundos. Caso sejam necessários movimentos compensatórios para manter os pés fixos no mesmo lugar, o teste é considerado anormal
- Sinal das pontas: também de difícil execução no idoso. Se o paciente não consegue andar com uma das pontas dos pés, indica compressão de raiz de S1. Não conseguindo andar com um dos calcanhares, indica compressão de raiz de L5
- Reflexos: as alterações do reflexo patelar e aquileu não necessariamente são indicativas de lesão neurológica na idade avançada, pois as primeiras podem estar abolidas na presença de osteoartrose, e as segundas, pelo próprio processo do envelhecimento (Impallomeni *et al.*, 1984)
- Pesquisa da força de extensão e flexão do hálux: ausência ou diminuição de força para flexionar e estender o primeiro podáctilo é compatível com compressão radicular da raiz de L5. A ausência de força no segundo até o terceiro podáctilo indica comprometimento de raiz de S1
- Exame sensorial: a sensibilidade superficial alterada no hálux pode indicar comprometimento da raiz de L5, já na região do maléolo lateral e posterolateral do pé, raiz de S1
- Síndrome da cauda equina: consiste em compressão nas raízes dos nervos lombossacrais (hérnia de disco central, tumor, infecção, estenose lombar). Ocorre retenção ou incontinência urinária, anestesia em sela e perda do tônus do esfíncter anal.

Exame do aparelho cardiovascular

Pressão arterial

A aferição da pressão arterial (PA) no idoso deve ser feita com os mesmos cuidados destinados para os mais jovens. Muitas vezes, são necessárias diversas avaliações, pois a variabilidade da PA aumenta com a idade. Classicamente são recomendadas três medidas com valores anormais, em consultas diferentes, antes que o paciente seja rotulado como hipertenso.

Recomenda-se mensurar a PA em ambos os braços. Caso haja variação de uma medida para outra, considere o maior valor encontrado, visto que o menor resulta de fenômenos ateroscleróticos que mascaram a PA real (Guimarães; Cunha, 2017).

- Hiato auscultatório: consiste no desaparecimento dos sons na ausculta durante a deflação do manguito, geralmente entre o final da fase 1 e o início da fase 2 dos sons de Korotkoff. Tal achado pode subestimar a verdadeira pressão arterial sistólica (PAS) ou superestimar a pressão arterial diastólica (PAD). Esse erro pode ser evitado insuflando-se o manguito até níveis de PA nos quais há o desaparecimento do pulso à palpação
- Pseudo-hipertensão: é um artefato decorrente do endurecimento das paredes das artérias periféricas e resulta em falsa estimação da PA à esfigmomanometria. Esse diagnóstico é sugerido em indivíduos com níveis pressóricos elevados e ausência de lesão em órgãos-alvo. Eles geralmente são idosos e apresentam artérias dos braços calcificadas, que podem ser identificadas à palpação e/ou ao exame radiológico
- Sinal de Osler: consiste na detecção de artérias palpáveis quando o esfigmomanômetro estiver insuflado a nível superior ao da PAS. Auxilia na identificação da pseudo-hipertensão
- Hipertensão do jaleco-branco: consiste na elevação da PA no consultório do médico, contrastando com verificações domiciliares normais. É frequentemente verificada nos idosos
- Hipotensão ortostática (HO): a PAS pode ser subestimada na presença de HO, caso a sua mensuração seja feita somente na posição assentada. Aconselha-se para todos os pacientes idosos hipertensos a aferição da PA em decúbito e em ortostatismo. Perante a suspeita de HO, o primeiro passo é procurar detectar a presença de queda postural da PA. Antes da medida da PA em ortostatismo, o paciente deve repousar em decúbito dorsal idealmente por 30 minutos, medindo-se a PA a cada 10 minutos. Considera-se como PA supina a terceira medida, no 30º minuto. Em seguida, o paciente é colocado de pé sendo que a medida da PA em ortostatismo deve prosseguir até, pelo menos, 4 minutos quando necessário. Uma queda de 20 mmHg na PAS, com ou sem sintomas, é suficiente para o diagnóstico de HO em idosos (Guimarães; Cunha, 2017). Em ortostatismo, se o braço do paciente for deixado pendente, o manguito estará abaixo do nível do coração, o que artificialmente aumentará a PA em relação à posição supina, o que subestimaria a queda postural real. Aconselha-se colocar o braço do paciente sobre o ombro do examinador mantendo-o ao nível do coração. O próximo passo consiste na classificação da HO do ponto de vista fisiopatológico de acordo com a frequência cardíaca (FC). A HO pode ser classificada em três categorias distintas, de acordo com a variação da FC, observada quando o paciente assume a posição ortostática:
    - HO simpaticotônica: ocorre uma resposta cardíaca compensatória apropriada (aumento da FC em até aproximadamente 20 bpm). Em geral, este tipo de HO encontra-se associada ao descondicionamento físico, uso de medicamentos ou à hipovolemia
    - HO por disfunção autonômica: não ocorre aumento da FC com a queda postural da PA ou, se ocorre, em geral não é superior a 10 bpm
    - HO por distúrbio vagal: ocorre diminuição da FC associada à queda postural da PA.

Pulso arterial

A FC é rotineiramente avaliada pelo pulso radial. Deve-se contar o pulso por um período de 60 segundos. Esse método é preciso para a maioria dos ritmos regulares. Porém, se o paciente apresenta um pulso irregular como o encontrado na fibrilação atrial, arritmia muito frequente em idosos, existe um déficit de pulso. Nestes casos, apenas a ausculta cardíaca fornecerá uma avaliação mais exata da FC.

Nos idosos, o clássico pulso *parvus et tardus*, encontrado nos casos de estenose aórtica, é mascarado pelo endurecimento das paredes arteriais e pela presença de fibrilação atrial. Ao contrário, os sinais periféricos da insuficiência aórtica são de fácil reconhecimento.

Ausculta cardíaca

No paciente idoso, a ausculta cardíaca obedece aos mesmos princípios utilizados para o paciente jovem. Entretanto, algumas alterações devem ser comentadas. Na ausculta dos ruídos cardíacos, são habituais os achados de hipofonese das bulhas e de sopros cardíacos que podem estar relacionados com processos degenerativos sem repercussão clínica (Guimarães; Cunha, 2017).

Bulhas cardíacas

- Primeira bulha: apresenta um componente mitral mais alto e um componente tricúspide mais suave, cujo desdobramento pode ser ouvido na borda esternal inferior esquerda em indivíduos normais. Este desdobramento em geral não é influenciado pela respiração
- Segunda bulha: a sua intensidade varia com o local da ausculta e outros fatores constitucionais. Assim, até a quarta década de vida, ela é mais intensa no segundo espaço intercostal esquerdo

do que no direito. Em idade mais avançada, esta relação se inverte devido provavelmente a modificações na posição da aorta e da artéria pulmonar, consequentes ao processo de envelhecimento. A fonese da segunda bulha também pode ser influenciada por fatores cardíacos e extracardíacos. Outra variação frequente é o desdobramento paradoxal da segunda bulha, cujas causas neste grupo etário podem ser a sobrecarga de ventrículo esquerdo, a estenose aórtica grave, a miocardiopatia dilatada ou hipertrófica, a isquemia miocárdica aguda, o bloqueio de ramo esquerdo, o marca-passo artificial ou os ritmos ectópicos originados no ventrículo direito

- Terceira bulha: tem origem atribuída, principalmente, às vibrações das estruturas do ventrículo esquerdo e da massa de sangue. Esta bulha pode se originar em qualquer um dos ventrículos. Está acentuada em condições que aumentam a velocidade e o volume sistólico residual. É possível que tais vibrações estejam atenuadas nos idosos por redução do impacto do coração sobre a parede torácica, devido a alterações na sua configuração, ou menor velocidade do movimento cardíaco nesta população. Sua detecção pode ser ainda dificultada pela presença de enfisema pulmonar e escoliose. No idoso, a terceira bulha é sempre patológica e um indicador confiável de insuficiência ventricular esquerda
- Quarta bulha: pode ser detectada em até 94% dos idosos, independente da presença ou não de cardiopatia. A quarta bulha tem seu valor limitado no diagnóstico das doenças cardíacas no idoso. Alguns autores consideram que é um fator fisiológico na velhice.

Ictus cordis ou choque da ponta

Embora importante na avaliação de pacientes jovens, o *ictus cordis* foi palpado em apenas 35% em pacientes idosos hospitalizados (Cunha; Giacominni, 1997). Com o avançar dos anos, torna-se cada vez mais difícil a sua palpação, particularmente em pessoas acima de 80 anos. Mesmo quando palpado, a sua sensibilidade e especificidade são baixas como índice de cardiomegalia, se comparadas à radiografia do tórax e ao ecocardiograma. Os distúrbios musculoesqueléticos frequentes no idoso, como a cifoescoliose e o enfisema pulmonar, afetam a sua localização. Desse modo, na idade avançada, o *ictus cordis* não constitui um marcador clínico confiável na avaliação da área cardíaca. Os mesmos fatores anteriormente referidos dificultam a palpação de bulhas e frêmitos em idosos.

Exame físico na insuficiência cardíaca

A presença de múltiplas comorbidades pode tornar a identificação de insuficiência cardíaca pelo exame físico mais difícil. Sinais como edema periférico ou crepitações nas bases pulmonares podem ser encontrados em outras situações e, além disso, sua ausência não necessariamente exclui o diagnóstico. No entanto, quando associados a sinais como terceira bulha, elevação da pressão venosa jugular e deslocamento do *ictus cordis*, há um aumento da acurácia do exame físico na detecção de insuficiência cardíaca, especialmente aquela relacionada à disfunção sistólica do ventrículo esquerdo. Outro aspecto relevante é que os sinais de elevação da pressão venosa jugular ou terceira bulha são preditores independentes de pior prognóstico da insuficiência cardíaca (Elder *et al*., 2016). Para o paciente acamado, o edema sacral pode ser a única manifestação de ICC, sendo um sinal frequentemente negligenciado.

Sopros cardíacos

Os sopros cardíacos são muito frequentes na idade avançada. A prevalência de sopros sistólicos na população idosa é de aproximadamente 60%. A causa mais comum de sopro nessa faixa etária é a doença valvar calcificada, sendo as valvas aórticas e mitral as mais comumente afetadas. As mesmas manobras utilizadas para os pacientes mais jovens também se aplicam aos mais idosos. Entretanto, a localização do sopro é de menor significado, exemplificado pelo conhecimento de que a maioria dos sopros sistólicos apicais de idosos resultam de lesões da valva aórtica e não da valva mitral (Cunha; Giacominni, 1997).

Os sopros sistólicos originados na região da valva aórtica são devidos à dilatação do anel aórtico e da aorta ascendente ou a espessamento, deformidade e/ou calcificação das cúspides valvares. O sopro sistólico da estenose aórtica é frequentemente menos intenso no idoso e pode ser confundido com o da regurgitação mitral. Outra possibilidade em idosos é a existência de uma valva aórtica calcificada sem fusão comissural (tipo mais comum de estenose aórtica neste grupo) que, em vez de produzir um jato para dentro da aorta ascendente, pode fazê-lo em *spray*. Assim, o sopro áspero na base direita pode ser marcadamente menos intenso e comparativamente indistinguível. Devido à falta de fusão comissural, o ruído de ejeção, em geral, não está presente. Desde que as cúspides não estejam fundidas, elas podem vibrar durante a ejeção ventricular, produzindo um sopro sistólico musical que será transmitido através do ventrículo esquerdo. Este sopro audível na região apical ou próximo ao *ictus* é frequentemente confundido com um sopro de regurgitação mitral.

O sopro sistólico apical em idosos pode também resultar de regurgitação mitral, embora possa irradiar também para a axila ou borda esternal esquerda. Às vezes, o sopro holossistólico apical tem um componente áspero que pode causar certa confusão com o sopro da estenose aórtica.

Uma estenose mitral oculta com uma primeira bulha suave devido à calcificação valvar e um sopro diastólico inaudível devido a baixo débito cardíaco, fibrilação atrial, enfisema ou deformidade da parede torácica pode representar um desafio diagnóstico em Geriatria. Em um estudo, 55% dos pacientes com estenose mitral não tinham sido previamente diagnosticados, sendo que 23% deles haviam estado hospitalizados anteriormente.

O prolapso de valva mitral pode originar uma importante regurgitação mitral. Enquanto o sopro característico desta condição foi caracterizado como meso a telessistólico, em homens idosos, o sopro de regurgitação comumente é holossistólico.

O sopro da regurgitação tricúspide, na maioria dos casos, tem mecanismo semelhante ao da regurgitação mitral funcional, isto é, deve-se à acentuada dilatação do átrio e ventrículo direitos ou do anel valvar. Nos pacientes idosos, as causas habituais para este tipo de sopro são as miocardiopatias dilatadas, o corpulmonale secundário à DPOC e mais raramente a embolia pulmonar.

É muito importante lembrar que diante de comprometimento da função ventricular há diminuição da intensidade dos sopros, dificultando o diagnóstico das disfunções valvares. Desse modo, frequentemente deixamos de diagnosticar uma valvopatia em pacientes com insuficiência cardíaca.

Refluxo hepatojugular

Um teste útil na avaliação da pressão venosa jugular elevada é o reflexo hepatojugular ou teste da compressão abdominal.

O procedimento é realizado com o paciente em decúbito dorsal, com a boca aberta, respirando normalmente, o que evita uma manobra de Valsalva. O examinador coloca sua mão direita sobre o fígado (hipocôndrio direito) e aplica uma pressão firme e progressiva. Esta compressão é mantida durante cerca de 20 a 30 segundos. Na insuficiência ventricular direita, a distensão venosa mantém-se durante todo o período de compressão, com redução rápida após a liberação súbita da compressão.

Se o exame for realizado de maneira incorreta, com a boca do paciente fechada, resultará em uma manobra de Valsalva e produzirá resultados imprecisos do teste de refluxo hepatojugular.

Exame do abdome

O exame físico do abdome não apresenta grandes diferenças em relação ao jovem (Guimarães; Cunha, 2017). Idealmente, o paciente idoso deve ser examinado em decúbito dorsal, com exposição completa dos mamilos até o meio da coxa. Para que a dignidade do paciente seja preservada, sua genitália deve ser coberta por uma toalha ou pedaço de pano até que o abdome seja devidamente examinado.

Inspeção

Observe a forma do abdome, cicatrizes, hérnias, a movimentação com a respiração, evidências de perda de peso, escoriações, veias dilatadas e peristaltismo visível. Se há aumento acentuado do fígado e baço, às vezes, estes podem ser visíveis.

As alterações detectadas à inspeção do abdome e seu significado clínico são descritos na Tabela 11.9.

Cicatrizes abdominais

São indicativas de cirurgias anteriores. Podem auxiliar no esclarecimento de achados clínicos quando há suspeita de obstrução intestinal por aderências, hérnias de parede abdominal, eventrações e cólicas abdominais. Podem ainda ser foco de drenagens de processos infecciosos e inflamatórios intestinais.

Circulação venosa subcutânea

Sugere a existência de um obstáculo ao retorno venoso nos sistemas porta e cava. No sistema porta, os vasos se apresentam no andar superior do abdome, ocorrendo na cirrose hepática, na compressão extrínseca por tumores, na trombose de veia porta, podendo assumir um padrão conhecido por cabeça de medusa, quando elas se dirigem de maneira radial e para fora da cicatriz umbilical.

No sistema cava inferior, as dilatações venosas aparecem, sobretudo na parte inferior do abdome, decorrendo de tromboses venosas, ascites volumosas e compressões extrínsecas por tumores variados.

TABELA 11.9 Inspeção do abdome.

Abdome plano na ausência de respiração abdominal	Sepse abdominal, obstrução intestinal, peritonite fecal
Abdome escavado ou escafoide	Constitucional, caquexia, doenças inflamatórias intestinais, espasmo da musculatura abdominal
Abdome assimétrico	Tumores ou visceromegalias intra-abdominais de órgãos sólidos ou ocos (megacólon, fecaloma, vólvulo de sigmoide, tumores colônicos, uterinos, bexigoma), e da parede abdominal
Deslocamento da cicatriz umbilical	Tumores da cavidade ou parede abdominal
Protrusão da cicatriz umbilical	Hérnias umbilicais, ascite ou outros tipos crônicos de aumento de pressão intra-abdominal
Coloração azulada do umbigo (sinal de Cullen)	Hemoperitônio
Equimoses nos flancos (sinal de Grey-Turner)	Pancreatite aguda
Equimose na parede abdominal anterior baixa	Lesão da artéria epigástrica inferior e na insuficiência hepática grave

Ausculta e percussão

Na maioria das pessoas, são auscultados ruídos decorrentes do peristaltismo intestinal, como sons intermitentes de volumes variados, à passagem constante de líquidos e gases pelas haustrações intestinais. Todavia, o aumento, a diminuição e a abolição do peristaltismo na maioria das vezes têm correspondência clínica.

As alterações detectadas à ausculta do abdome e seu significado clínico são descritos na Tabela 11.10.

Podem ainda ser detectados, na ausculta abdominal, sopros arteriais ou venosos, atritos da superfície do fígado e baço com o gradil costal durante a respiração e transmissão de ruídos respiratórios e cardíacos, sendo interessante a ótima audibilidade dos movimentos respiratórios na presença de gases livres dentro da cavidade abdominal.

A percussão abdominal é um complemento da palpação, servindo, sobretudo, para pesquisar consistências orgânicas e tumorais de sólidos, líquidos e gases, determinando-lhes os limites. Com isso, a percussão consegue distinguir a sonoridade timpânica dos gases resultantes da perfuração de víscera oca, obstrução intestinal, obstrução funcional, aerofagia, a sonoridade muda da macicez e a macicez móvel dos líquidos (ascite, coleperitônio). A importância da percussão não repousa apenas no aparecimento da macicez, da macicez móvel e do timpanismo. Ela é importante, ainda, quando a macicez ou o timpanismo normais desaparecem (desaparecimento da macicez hepática). A percussão exige mudanças de posição do paciente na mesa de exame, seja para afastar vísceras que atrapalham a percussão, seja para escoar líquidos abdominais livres.

Acurácia dos sinais de ascite

As de pequeno volume (inferior a 2 ℓ) são de difícil detecção pelo exame clínico. Quando muito volumosas ou tensas, acarretam grande desconforto no idoso, com dificuldade respiratória. Nos pacientes em que se suspeita de ascite, a percussão do abdome é bastante sensível a sua detecção. Tanto a presença de macicez no flanco quanto a detecção de macicez móvel são técnicas com alta sensibilidade, ainda mais quando se percebe o sinal do piparote ou sinal de ondas líquidas. A associação com edema periférico praticamente confirma a ascite. O surgimento insidioso de líquido na cavidade peritoneal de pacientes idosos sugere, em princípio, comprometimento neoplásico. Pode dever-se também à presença de cirrose hepática, muitas vezes despercebida até então (Williams; Simel, 1992).

TABELA 11.10 Ausculta do abdome.

Aumento do peristaltismo	Redução ou abolição do peristaltismo
Fase inicial das obstruções intestinais mecânicas Hemorragias digestivas altas e baixas Gastrenterites Aerofagias Intoxicações alimentares Ingestão de produtos irritativos (laxativos, bebidas alcoólicas, fermentados etc.) Hipertonia vagal (colopatias neurogênicas, cólon irritável, doença diverticular de sigmoide, hipercloridria, usuários de simpaticolíticos e vagomiméticos)	Peritonite Peritonismo (cólicas renais, colecistites, cólicas biliares, abscessos abdominais e pélvicos encapsulados, diverticulites) Reações extraperitoneais com irritação do centro frênico (infartos miocárdicos diafragmáticos, pneumonias, embolias pulmonares) Doenças consumptivas Síndrome de imobilidade aguda ou crônica Doenças neurodegenerativas Medicamentos (antianêmicos, antiparkinsonianos, analgésicos opioides, antirreumáticos, antidepressivos tricíclicos, benzodiazepínicos, antiespasmódicos, diuréticos, anti-hipertensivos) Distúrbios hidreletrolíticos e acidobásico Pós-operatório de grandes cirurgias

O sinal de Jobert consiste no desaparecimento da macicez hepática pela presença de gases livres na cavidade abdominal (perfuração de víscera oca, pós-operatório de laparotomias e laparoscopias). Timpanismo pneumático é uma sonoridade exagerada encontrada em casos de subobstrução (vólvulo fisiológico de Bruusgaard) e obstrução intestinal "em alça fechada" por vólvulo de sigmoide, conhecido como sinal de Kiwul, que corresponde ao sinal de hipertransparência radiológica da "alça de Wahl". A percussão pode, pela resposta contrátil e dolorosa abdominal, refletir alguma irritação peritoneal.

Palpação

Na palpação abdominal, deve-se observar uma maior probabilidade de se encontrarem massas pulsáteis devido a aneurisma da aorta e massa correspondente a fezes.

A palpação deve ser feita de acordo com os movimentos respiratórios: as vísceras sólidas são mais bem apalpadas durante a inspiração profunda, aproveitando-se o movimento induzido de deslizamento dessas vísceras, por rebaixamento do diafragma (fígado, baço); as vísceras ocas e as massas intra-abdominais são mais bem apalpadas durante o movimento expiratório, pelo deslizamento das falanges distais em movimentos de vaivém, após atingir o plano profundo de resistência muscular posterior.

Inicia-se a palpação longe do local em que o paciente possa referir dor. Massas dolorosas provavelmente são inflamatórias.

- Fecalomas: geralmente, massas devido a fezes mudam de posição se observadas ao longo dos dias. Frequentemente, fezes são palpáveis no cólon sigmoide e ocasionalmente fezes petrificadas são observadas no cólon transverso na constipação intestinal grave. A palpação de fecaloma no baixo ventre pode levantar dúvidas com alguns tumores de grande porte a esse nível, mormente, os cistos de mesentério e grandes miomas uterinos. Duas manobras apalpatórias ajudam a dirimir as dúvidas:
  - Manobra de Gersuny: consiste em se apalpar o tumor com a palma da mão estendida, sob pressão, de modo a promover um acolamento da mucosa sigmoideana ao fecaloma; quando se retira a mão, tem-se a sensação de descolamento da mucosa do fecaloma, como o de descolamento de um esparadrapo
  - Manobra de Trendeleburg: consiste em se calcar, com a ponta do polegar, fazendo um godê no fecaloma; voltando a se apalpar o tumor, verifica-se o godê marcado no mesmo
- Sigmoide em corda: a palpação do sigmoide no cólon irritável é denominada sigmoide em corda, traduzindo a impressão tátil de uma corda dolorosa ao longo da fossa ilíaca esquerda, em direção ao flanco esquerdo
- Diverticulite: ao exame, apresenta-se como um tumor fixo ou ligeiramente móvel na fossa ilíaca esquerda, com defesa parietal e reflexo de contração muscular, além da impressão de hipertermia a esse nível. Havendo a forma tumoral, apalpam-se grandes tumores fixos e dolorosos na fossa ilíaca esquerda. Pacientes idosos com suspeita de abdome agudo podem não desenvolver rigidez intensa da parede abdominal, sendo mais comum o aparecimento de distensão. Essa alteração pode ser atribuída à fraqueza da parede abdominal e à distensão de alças intestinais verificadas na peritonite
- Sinal de Blumberg: a compressão de um ponto abdominal seguida de súbita descompressão, produzindo um choque da víscera acometida contra a parede abdominal interna pode causar dor acentuada, traduzindo um processo inflamatório ou infeccioso agudo
- Sinal de Rovsing: a compressão do cólon sigmoide/descendente, ordenhando-o em direção ao ceco, com a mão empunhada, promove uma súbita distensão cecal, podendo ser acusada pelo paciente com uma súbita dor na fossa ilíaca direita. A palpação digital pode constatar presença de orifícios herniários, seja por dilatação de orifícios naturais (orifícios inguinais, cicatriz umbilical, linha mediana), seja por presença de fraquezas localizadas como ocorrem nas hipotonias musculares e incisões cirúrgicas anteriores. Particularmente em pacientes ostomizados, o toque pelo estoma faz parte integrante da apalpação abdominal, podendo detectar anormalidades no estoma (prolapso, pólipos, estenose, fístulas parietais, coleções purulentas paraestômicas etc.)
- Hepatomegalia: o fígado em idosos pode ser palpável devido a anormalidades da caixa torácica. É um achado frequente em diferentes tipos de hepatopatias. Aumentos mais significativos do volume hepático são detectados nos tumores primários e metastáticos, quando o fígado tende a ser muito endurecido e irregular. A hepatomegalia pode ser dolorosa nas hepatites agudas, tendo o órgão superfície lisa e bordas tendendo a rombas. Sua consistência aumenta nas hepatites crônicas, tornando-se dura na cirrose, quando a superfície se torna irregular. Na ICC, o fígado costuma ser doloroso, pela distensão da cápsula de Glisson, sendo o lobo direito bem aumentado. Na esquistossomose mansônica (forma hepatoesplênica), por outro lado, tem consistência aumentada e hipertrofia do lobo esquerdo
- Esplenomegalia: pode ser indicativa de hepatopatia crônica com hipertensão portal, como na cirrose e na esquistossomose mansônica do tipo hepatoesplênico. No paciente idoso, a esplenomegalia sugere também a possibilidade de doença linfoproliferativa. O diagnóstico diferencial inclui, ainda, a leishmaniose visceral ou calazar. O baço pode ainda ser palpável em até um terço dos pacientes idosos com hepatites virais agudas.

Exame proctológico

O exame abdominal de rotina, sobretudo no idoso, deve ser concluído com o exame digital do reto (Guimarães; Cunha, 2017). O correto posicionamento do paciente propicia conforto e torna possível a avaliação completa da região anal e perianal. As posições possíveis são decúbito dorsal, decúbito lateral esquerdo (posição de Sims) e genupeitoral.

Inspeção

Inicialmente deve-se proceder à inspeção crítica e criteriosa da região anal e perianal.

A pele anal é inspecionada à procura de sinais de inflamação, fissuras, nódulos, fístulas, cicatrizes, lesões tumorais, hemorroidas ou secreções. Entre as secreções, destacam-se as fezes, o sangue, o muco e o pus. A presença de fezes na região anal pode ser indicativa desde má higiene por parte do paciente até algum grau de incontinência ou semi-incontinência anal por causas variadas. A presença de sangue pode indicar lesões anais externas ao esfíncter (tromboses hemorroidárias) ou lesões acima dos esfíncteres em pacientes com hipotonia ou atonia anal.

Lesões eczematoides da região perianal em pacientes de idade mais avançada podem levar à suspeita de afecções neoplásicas como doença de Paget ou doença de Bowen, que representam um carcinoma intraepitelial e requerem avaliação e tratamentos específicos.

Pede-se para o paciente que faça força para evacuar observando-se a exteriorização de tumorações, hemorroidas e fissuras. Quaisquer áreas anormais devem ser palpadas.

Toque retal

O toque retal tem três utilidades básicas: identificação de estruturas e órgãos normais, identificação de estruturas e órgãos anormais e identificação de dados anormais indiretos.

São dignos de nota os seguintes achados: tônus anal, lesões do revestimento mucoso do canal anal, lesões vegetantes no canal anal, estenoses anais, lesões perianais, lesões do revestimento mucoso do reto, tumores retais, estenoses retais, fecaloma retal, corpos estranhos retais, dilatação da ampola retal, tumores extrarretais, aumento do espaço retrorretal pré-sacro, anormalidades no fundo de saco peritoneal e anormalidades no septo retovaginal.

O toque retal pode detectar um fecaloma (tumor de fezes), que pode estar ao simples contato com a ponta do dedo ou pode estar escondido por cima da valva de Houston, mascarando o diagnóstico. Tais ocorrências podem acontecer no megacólon chagásico, nas constipações intestinais por dolicocólon e por inércia colônica, nas constipações dos idosos sedentários e pacientes com vícios de dieta.

Na paciente idosa, procure avaliar sempre a existência de retocele que possa justificar a queixa de dificuldade para evacuar ou mesmo uma incontinência, principalmente nas pacientes multíparas.

O toque retal pode não detectar qualquer patologia, não significando ter sido normal, em decorrência de verificação dos denominados dados anormais indiretos. Os principais dados indiretos coletados pelo toque retal são um sintoma (dor) e um sinal (secreção no dedo de luva).

Exame urológico

No paciente do sexo masculino, deve-se fazer uma avaliação cuidadosa da próstata, uma vez que este órgão é sede de várias patologias em idosos. A próstata normalmente é lisa e firme, com a consistência fibroelástica. Deve-se tentar identificar o sulco mediano e os lobos laterais. A presença de nódulos, assimetria, massas ou dor à palpação é sempre patológica. Na hipertrofia prostática benigna, a glândula encontra-se aumentada de volume de maneira simétrica e tem consistência um pouco amolecida. Pode ocorrer uma atrofia fisiológica dos testículos com o avançar dos anos. No entanto, causas clássicas de atrofia testicular devem ser descartadas.

TABELA 11.11 Diagnóstico diferencial das úlceras de membros inferiores.

Úlceras	Localização	Características
Venosas	Terço médio das pernas, frequentemente acima e abaixo do maléolo medial Raramente nos pés	Edema e hiperpigmentação comuns ("dermatite ocre")
Arteriais	Face lateral dos pés, calcanhar, dedos e leito ungueal	Membro frio, pálido e/ou cianótico Pulsos periféricos diminuídos ou ausentes
Neuropáticas	Pontos de pressão, tais como as cabeças do metatarso	Em geral, ocorre hiperqueratinização da pele subjacente
Pressão	Saliências ósseas	Portadores de imobilidade Facilitadas por fricção, umidade e pressão sobre o local

TABELA 11.12 Diagnóstico da etiologia do edema.

Edema unilateral (sugere doença local)	Edema bilateral (causa local ou doença sistêmica)
Agudo Trombose venosa profunda (TVP) Cisto poplíteo (Baker) Celulite Eritema nodoso Trauma ou ruptura do músculo gastrocnêmio *Crônico ou tardio* Insuficiência venosa crônica Linfedema Distrofia simpática reflexa Malformação venosa congênita	Insuficiência cardíaca congestiva (ICC) Síndrome nefrótica Cirrose Mixedema Tireotoxicose Hipoproteinemia Linfedema Medicamentos (corticosteroides, anti-inflamatórios, antagonistas do canal de cálcio) Imobilidade (associada à insuficiência venosa)

Membros inferiores

O exame dos MMII, como o dos membros superiores, também deve ser realizado de maneira comparativa.

Pele e tecido subcutâneo

As principais doenças dermatológicas que afetam os MMII em idosos são:

- Eczema asteatótico: afeta principalmente os MMII, embora possa acometer também os membros superiores e o dorso. Esta condição resulta do ressecamento excessivo da pele
- Psoríase: pode acometer a superfície extensora dos joelhos
- Úlceras: as características essenciais de uma úlcera quanto à sua localização, o tamanho, a forma, a superfície, a base, as bordas e as condições dos tecidos que a circundam devem sempre ser observadas. Deve-se procurar por evidência de uma causa subjacente como doença arterial, neuropatia periférica e/ou hipertensão venosa crônica. A presença de mais de um fator etiológico é possível particularmente em pacientes idosos (Tabela 11.11)

Edema: o primeiro passo no diagnóstico da etiologia do edema é definir se esse é uni ou bilateral (Tabela 11.12). Em idosos, a causa mais frequente de edema de MMII é a imobilidade, agravada pela precariedade na drenagem venosa. É comum, nessa faixa etária, que o edema de MMII seja atribuído incorretamente à insuficiência cardíaca. Nesse último caso, o edema de MMII é geralmente intermitente, de modo que pode não ser detectado ao exame físico. O edema de membro inferior não constitui, assim, um sinal sensível de descompensação cardíaca. Os medicamentos que provocam a retenção de fluidos, como os corticoides, os anti-inflamatórios e os bloqueadores do canal de cálcio, podem precipitar ou exacerbar o edema de MMII. A presença de dor associada a edema é decorrência de processo inflamatório, como ocorre na trombose venosa profunda (TVP), na celulite, na ruptura de cisto de Baker e na ruptura de músculo e/ou tendão. Os edemas de origem articular também podem se acompanhar de dor, calor e rubor. A presença de linfedema é comum nos obesos portadores de celulite crônica, nos idosos com má higiene dos pés e nos tumores pélvicos, especialmente os malignos. A medida da panturrilha e da coxa ao exame físico pode ser de auxílio. Os edemas da panturrilha com mais de 3 cm são preditores independentes de TVP, principalmente quando associados a dor, a edema de todo o membro e à presença de veias superficiais proeminentes.

Articulações, músculos e ossos

- Arqueamento dos MMII: é um achado clássico na doença de Paget. Presente também na doença de Von Recklinghausen
- Aumento ósseo: pode ocorrer na doença de Paget. O aumento da tíbia é característico
- Crepitações: na osteoartrose, ao se flexionar o joelho, pode-se perceber não só a presença da limitação de sua amplitude de movimento como também a presença de crepitações
- Genuvalgum: a parte medial da articulação do joelho angula em direção à linha média
- Genuvarus: a parte medial da articulação do joelho angula afastando-se da linha média. Na osteoartrose dos joelhos, as alterações degenerativas são, em geral, mais proeminentes no compartimento medial, levando à deformidade em *varus*

- Rotação lateral do membro inferior: quando ocorre, principalmente após queda, sugere fratura de fêmur
- Atrofia do quadríceps: em geral, secundária à imobilidade prolongada, desnutrição e/ou osteoartrose dos joelhos e coxofemorais.

Sistemas venoso e arterial

Doença arterial periférica

Um membro isquêmico pode ter um aspecto totalmente normal, porém a perda de pelos, o rubor isquêmico e/ou a presença de úlceras arteriais podem sugerir o diagnóstico. Algumas vezes, o pé já evidencia a presença de gangrena à apresentação. Ao palpar as artérias poplíteas, os joelhos devem estar fletidos em aproximadamente 30°, para se relaxar a fáscia poplítea. Palpe a artéria femoral no ponto médio do ligamento inguinal. Procure por evidência de massa abdominal pulsátil, um indicativo de aneurisma da aorta abdominal. Procure auscultar sopros sobre pulsos palpáveis.

Insuficiência venosa

Veias varicosas

São veias dilatadas, tortuosas e alongadas. Ocorrem principalmente na junção safenofemoral e próximo às veias perfurantes, as quais possibilitam a comunicação entre os sistemas venosos profundos e superficiais dos MMII.

Teste do enchimento retrógrado

É uma maneira prática de se avaliar a função valvar das veias. Com o paciente em decúbito, a perna é elevada entre 30° e 45°, de modo a esvaziar as veias superficiais. Faça então uma pressão com um dedo (ou um torniquete elástico) logo abaixo da junção safenofemoral. Quando o paciente fica em ortostatismo, o enchimento das veias superficiais, antes de se liberar a pressão, indica incompetência das veias perfurantes. Um enchimento venoso rápido ao liberar a pressão indica incompetência das válvulas na junção safenofemoral.

O paciente tem trombose em membro inferior?

O exame clínico tem importante papel na avaliação da presença de TVP. Da história clínica, os principais marcadores são o histórico de câncer, de trombose prévia e de imobilização dos membros. Do exame físico, são relevantes: edema assimétrico (cinrcunferência > 3 cm), sinal do cacifo no membro acometido, edema de todo membro, veias superficiais colaterais e sensibilidade no trajeto venoso. A presença de dois ou mais desses dados aumenta a probabilidade pré-teste do diagnóstico de trombose e se estima que, na ausência desses critérios, menos de 5% dos pacientes confirmam posteriormente diagnóstico de doença tromboembólica aguda. O acréscimo da dosagem do dímero D torna esse algoritmo de decisão ainda mais preciso, ressaltando que é válido utilizar pontos de corte adequados por faixa etária (Tritschler *et al.*, 2018).

Exame dos pés

Observe os pés como um todo, notando a presença de deformidades ou problemas articulares. O exame dos calçados provê valiosa informação sobre a dinâmica dos pés, revelando os pontos de pressão anormal. Observe a coloração da pele (também a pele entre os dedos) e a presença de calos e/ou úlceras.

- Pé cavo: arco longitudinal anormalmente alto. Ocasiona cansaço fácil e desconforto na face medial dos pés
- Pé plano: arco longitudinal mais achatado que o normal. Pode ser congênito ou adquirido. Em geral, não ocasiona sintomas, embora alguns pacientes relatem dor, rigidez e alterações degenerativas na idade avançada
- Pé da artrite reumatoide: acomete mais frequentemente as articulações metatarsofalangeanas. Pode-se encontrar também a subluxação da cabeça dos metatarsos e a deformidade em valgo dos dedos
- Haluxvalgus ("joanete"): deformidade em geral bilateral e frequentemente assintomática. É comum a sua associação com subluxação do segundo artelho. A parte medial da cabeça do metatarso é local comum de fricção e pressão com o calçado
- Dedo em martelo: deformidade em hiperextensão das interfalangeanas distais
- Calosidades: espessamento localizado da pele, secundário à pressão local, muito comum em idosos
- Podagra: edema, calor, dor e rubor da articulação metatarsofalangeana do hálux na gota aguda.

Alterações ungueais

- Onicogrifose: espessamento e deformidade acentuada da unha do hálux, indicativo de negligência física e social
- Onicomicose: pode levar a desconforto, dor ao caminhar, comprometer a mobilidade e causar constrangimento.

Exame neurológico

O exame do sistema nervoso é parte fundamental da avaliação clínica do idoso. Descreveremos a seguir o que consideramos ser uma avaliação neurológica básica, a ser realizada pelo médico generalista, realçando as peculiaridades encontradas nessa faixa etária (Nair; Sabagh, 2014).

O exame da motricidade compreende a avaliação do trofismo muscular, do tônus, da força, a pesquisa por fasciculações, por distúrbios do movimento (hiper ou hipocinesia), além do exame da marcha, do equilíbrio e da independência funcional (Gladstone; Black, 2002a).

O idoso tende a apresentar um declínio da motricidade com o avançar dos anos, com perda da força e da velocidade dos movimentos, em geral de maneira simétrica. As anormalidades motoras assimétricas são quase sempre patológicas (Gladstone; Black, 2002a).

Tônus muscular

É definido como a resistência do músculo a movimentos passivos, sendo classificado como normal, aumentado ou diminuído.

- Hipertonia: pode apresentar-se como espasticidade, rigidez ou paratonia
- Espasticidade: denota acometimento do neurônio motor superior, sobretudo de flexores nos MMSS e extensores nos MMII. Ao exame, causa a sensação de abertura de uma "lâmina de canivete"
- Rigidez: ao exame, tem-se a sensação de movimento de "roda dentada", cujo protótipo é o parkinsonismo, que pode ser primário ou secundário. Tanto a flexão quanto a extensão estão acometidas. A movimentação do punho e do cotovelo, com o paciente assentado, e do quadril e do joelho, com o paciente deitado, possibilita a melhor avaliação da rigidez apendicular. Na doença de Parkinson primária, a rigidez tende a ser inicialmente assimétrica e predominar nos membros. Na impregnação por neurolépticos e na paralisia supranuclear progressiva, em geral, a rigidez é simétrica e bilateral, com predomínio axial
- Paratonia (gegenhalten): é frequente nos portadores de demência avançada e sugere disfunção dos lobos frontais bilateralmente. Ao exame, verifica-se aumento da resistência de maneira progressiva e irregular a qualquer movimento que se faça. A hipertonia, nesse caso, é proporcional à força empregada e aumenta quando se pede ao paciente que relaxe.

Exame da força muscular

Deve ser testada comparando o lado esquerdo com o direito, os membros superiores com os inferiores e os grupos proximais com os distais. A graduação da força pode ser feita de maneira numérica, como pode ser observado na Tabela 11.13.

As doenças do neurônio motor superior, como as lesões piramidais ou do trato corticospinal, tipicamente causam fraqueza da musculatura extensora nos MMSS (mais do que da flexora), da musculatura flexora nos MMII (mais do que da extensora), sendo distal mais do que a proximal. As doenças do neurônio motor inferior, como as neuropatias periféricas e as radiculopatias, apresentam distribuição relativa ao miótomo ou raiz acometida, e, dependendo da extensão, afetam os músculos mais distais do que os proximais. As miopatias também tendem a causar mais fraqueza proximal do que distal.

Alguns testes simples, que podem ser realizados rapidamente, em sequência, para detecção de fraqueza distal são descritos na Tabela 11.14.

Movimentos anormais

Os distúrbios de movimento podem, grosso modo, ser divididos em bradicinéticos (alentecimento do início e da execução dos movimentos) ou hipercinéticos.

Distúrbios bradicinéticos (parkinsonismo)

O parkinsonismo é uma síndrome que compreende a acinesia ou bradicinesia, o tremor, a rigidez e a instabilidade postural. Pode ser uma manifestação da doença de Parkinson primária, ou de outras doenças neurodegenerativas, como demências de diferentes etiologias, paralisia supranuclear progressiva, degeneração corticobasal e atrofia de múltiplos sistemas. Pode ainda ser uma consequência ao uso de vários medicamentos, como os antipsicóticos, antivertiginosos, metoclopramida e reserpina. Na doença de Parkinson idiopática, a avaliação da escrita pode revelar a bradicinesia e a micrografia, além de auxiliar no diagnóstico diferencial com o tremor do tipo essencial, em que ocorre a piora da escrita.

Distúrbios hipercinéticos

Os distúrbios hipercinéticos caracterizam-se por um excesso de movimentos involuntários. A Tabela 11.15 relaciona alguns dos distúrbios de movimento mais representativos nos idosos. Praticamente todos os distúrbios de movimento podem ocorrer após infartos cerebrais em regiões como núcleos da base e tálamo, incluindo hemicoreia, hemidistonia, tremor e hemiparkinsonismo.

TABELA 11.13 Graduação da força.

5	Força normal
4	Vence com dificuldade a resistência
3	Move contra gravidade, mas não contrarresistência
2	Não se move contra gravidade
1	Contração muscular, sem movimento articular
0	Ausência de contração

TABELA 11.14 Detecção de fraqueza distal.

Esticar os braços com as palmas para cima e dedos unidos por 15 s (manter os olhos fechados) Em seguida: dedos abertos por 15 s Observar se ocorre abdução do quinto dedo, pronação do antebraço ou queda do membro, indicativos de fraqueza distal
Rolar os antebraços um contra o outro Observar se há assimetria do movimento
Bater os dedos em uma superfície rígida, simulando tocar piano Observar a velocidade e a destreza dos movimentos

TABELA 11.15 Distúrbios de movimento mais representativos nos idosos.

Movimento hipercinético	Descrição	Causas
Coreia	Movimentos involuntários, rápidos, não sustentados, abruptos e aleatórios	Doença de Huntington Infartos de núcleos da base
Mioclonia	Contrações musculares curtas, abruptas, como um choque	Doença de Alzheimer (fases mais avançadas) Demência por corpos de Lewy Doença de Creutzfeldt-Jakob
Distonia	Movimentos dolorosos de torção, repetitivos e sustentados, com duração variável	Uso de antipsicóticos metoclopramida, levodopa e anticonvulsivantes Degeneração corticobasal Hipoparatireoidismo Doença cerebrovascular
Discinesia tardia	Movimentos estereotipados da língua, lábios ou mandíbula (mastigar, beijar, protusão da língua, entre outros)	Uso de antipsicóticos ou levodopa Edentulismo
Acatisia	Compulsão para levantar e caminhar	Doença de Parkinson Efeito colateral de antipsicóticos

Exame da marcha e do equilíbrio

Observe o paciente idoso ao caminhar. Esta é uma parte fundamental do exame neurológico, uma vez que o exame da marcha pode revelar problemas da visão, da sensibilidade, da motricidade, vestibulares, cerebelares, cognitivos e músculo-esqueléticos (Gladstone; Black, 2002b; Rubino, 2002) (Tabela 11.16).

Testes simples para avaliação da marcha

Get-Up and Go

Pede-se que o indivíduo se levante de uma cadeira sem braços, caminhe por 3 metros, dê meia-volta, retorne e se sente novamente na cadeira. Avalia-se a capacidade para se levantar, o equilíbrio, a postura, a base da marcha (larga ou curta), a ignição da marcha (se há hesitação ou congelamento), a velocidade, o tamanho do passo, a continuidade, a simetria, o balanço do tronco e dos membros, os movimentos involuntários e a habilidade para retornar. A cronometragem do teste é particularmente útil como preditora de independência funcional: o tempo abaixo de 20 segundos é considerado normal e acima de 30 segundos seria indicativo de risco aumentado para quedas e dependência funcional (Mathias *et al.*, 1986).

Tempo de suporte unipodal

Mede a capacidade do indivíduo em se manter de pé com um único membro inferior apoiado. Para os idosos, o tempo considerado normal é de 5 segundos, com os olhos abertos. Os indivíduos que não conseguem se sustentar por esse tempo têm risco aumentado de quedas e dependência funcional. Entretanto, com o passar dos anos, é esperada uma redução do tempo pelo

▪ **TABELA 11.16** Tipos patológicos de marcha na idade avançada e suas principais causas.

Andar cauteloso	Base alargada, passos curtos, velocidade lenta Retorno em bloco Perda do balanço dos membros superiores Sensação de desequilíbrio Causas mais frequentes: envelhecimento, várias doenças neurológicas, artropatias, vestibulopatias, medo de cair
Marcha hemiparética	Circundação do membro inferior, que se encontra espástico, com joelho estendido e pé caído ("marcha ceifante") Membro superior em geral abduzido, com flexão do cotovelo, punho e mãos Causas mais frequentes: infartos cerebrais, trauma e lesões expansivas intracranianas
Marcha das mielopatias cervicais	Membros inferiores espásticos, estendidos bilateralmente, com ataxia Tendência à circundação bilateral, com adução das coxas e cruzamento dos membros ("marcha em tesoura") Flexão plantar dos pés, que se arrasta da sua porção anterior Causas mais frequentes: espondilose cervical, neoplasias, degeneração subaguda combinada da medula e doença do neurônio motor
Ataxia cerebelar	Base larga, passos pequenos, irregulares, instáveis ("marcha do ébrio") Cambaleante, com guinadas e sem direção reta Marcha tandem bastante comprometida ou impossível Causas mais frequentes: alcoolismo crônico, atrofia de múltiplos sistemas, paralisia supranuclear progressiva e infartos cerebelares
Marcha festinante	Passos curtos, lentos, flexão do tronco para a frente, ausência de movimentação dos braços Festinação (início lento do movimento, com aceleração rápida dos pés) Tremor de repouso evidente Causas mais frequentes: doença de Parkinson, doença cerebrovascular (múltiplos infartos) e hidrocefalia de pressão normal
Marcha do lobo frontal	Base larga e passos curtos, com pés grudados no chão ("marcha magnética") Equilíbrio, início da marcha e locomoção comprometidos Interrupções bruscas Causas mais frequentes: doença de Alzheimer, demência vascular, demência frontotemporal, doença de Binswanger e hidrocefalia de pressão normal
Marcha anserina	Movimentos laterais do tronco, que se afasta do pé que se levanta Rotação exagerada da pelve a cada passo Dificuldade para levantar-se de cadeiras ou subir escadas Causas mais frequentes: perda da força muscular da cintura coxofemoral (polimialgia reumática, polimiosite, osteomalacia, hipo ou hipertireoidismo, neuropatias proximais)
Marcha sensorial atáxica	Movimentos bruscos Olhos fixos no chão Passos de distância e altura variáveis Pés batem no chão ou são arrastados Piora da marcha com olhos fechados Causas mais frequentes: neuropatias periféricas e lesões dos cornos posteriores da medula
Marcha vestibular	Base larga, tropeços e desequilíbrio ao caminhar Piora do desequilíbrio com os olhos fechados Desvio da marcha para o lado da lesão Causas mais frequentes: labirintopatias, ototoxicidade por medicamentos e tumores do ângulo pontocerebelar

qual o indivíduo se sustenta com um único membro inferior, chegando a praticamente zero naqueles acima de 85 anos.

Pode-se complementar o exame solicitando ao paciente que caminhe sobre os calcanhares, com as pontas dos pés ou com um pé na frente do outro (marcha tandem) (Mathias *et al.*, 1986).

Estabilidade postural

Pode ser avaliada com o teste de Nudge.

Teste de Nudge

Com o indivíduo de pé, olhos abertos e pés juntos, realiza-se uma força leve e constante na região do esterno. A interpretação do teste varia de acordo com o número de passos dados para trás, na tentativa de compensar o desequilíbrio. Menos de dois passos são esperados no teste normal. Acima de quatro passos ou quando ocorre necessidade de auxílio para que o paciente não caia sugere grande propensão a quedas. A queda em bloco, sem qualquer esforço para se equilibrar, denota grave distúrbio do equilíbrio, como na paralisia supranuclear progressiva.

Avaliação da sensibilidade

Os testes de sensibilidade no idoso são limitados particularmente pela cooperação e função cognitiva do paciente.

Em geral, recomendam-se testes simples para a percepção tátil-dolorosa. Os sensos de posição e vibração são de pouco significado nesta faixa etária particularmente nos MMII.

Avaliação da propriocepção

Um teste simples da propriocepção é quando se pede ao paciente para que permaneça em ortostatismo, com os pés juntos e de olhos fechados. Quando há perda do equilíbrio e tendência à queda, o sinal de Romberg está presente, sugerindo neuropatia periférica ou mielopatia com comprometimento do corno posterior. Nas doenças cerebelares, o distúrbio do equilíbrio ocorre tanto com os olhos fechados quanto abertos. No entanto, no paciente idoso, a execução deste teste geralmente apresenta dificuldades.

O teste que consiste em se movimentar o hálux para cima e para baixo, estando o paciente com os olhos fechados, deve ser interpretado como no jovem.

Reflexos tendinosos

- Hiper-reflexia: sugere lesões do trato piramidal, especialmente se acompanhada de outros sinais piramidais como espasticidade e clônus
- Reflexo aquileu: o reflexo tendinoso aquileu comumente encontra-se abolido na ausência de doença, particularmente em mulheres (Impallomeni *et al.*, 1984)

- Reflexo patelar: pode ser obscurecido na presença de osteoartrose dos joelhos
- Reflexos abdominais: com frequência se apresentam hipoativos ou mesmo ausentes em decorrência de alterações tróficas da musculatura abdominal
- Resposta extensora plantar (sinal de Babinski): é sempre patológica no idoso, significando interrupção do trato corticospinal, em qualquer parte do seu trajeto do córtex motor contralateral à medula espinal lombossacra. Quando anormal, observa-se a extensão do hálux, podendo haver flexão do joelho e do quadril. Esse exame pode ser prejudicado em paciente portador de hálux valgo
- Reflexos primitivos: são normalmente encontrados na infância, mas o reaparecimento na idade avançada é geralmente indicativo de doença cerebral difusa irreversível, como nos processos demenciais (Tabela 11.17).

TABELA 11.17 Principais reflexos primitivos.

Reflexo palmomentoniano	Estimulação da eminência tenar com uma chave ou a unha desencadeia contração do músculo mentonianoipsilateral
Reflexo de projeção tônica dos lábios ("focinho")	Percussão acima dos lábios superiores provoca projeção do lábio
Reflexo de sucção	Estimulação dos lábios superiores, com martelo, provoca movimento labial de sucção
Reflexo glabelar	Piscar repetido dos olhos com batidas na proeminência da glabela é anormal e ocorre na doença Parkinson, mas também em idosos normais
Reflexo de preensão	Fechamento da mão, com preensão do dedo ou do objeto do examinador; o paciente pode não liberar o que está na mão
Reflexo mucoencefálico	Movimento de virar rapidamente os ombros para a direita ou para a esquerda segue-se pela movimentação da cabeça na mesma direção

Sinais de irritação meníngea

- Rigidez cervical: é de difícil interpretação em idosos, devido à alta prevalência de osteoartrose da coluna cervical
- Sinal de Kernig: consiste na inabilidade ou relutância em possibilitar a total extensão do joelho quando a coxa está fletida em 90° (mais bem executado com o paciente em posição supina). Frequentemente de difícil interpretação neste grupo etário
- Sinal de Brudzinski: consiste na semiflexão espontânea das pernas sobre a coxa quando se faz a flexão passiva da nuca. Parece ser o mais representativo no idoso.

Avaliação da linguagem

A afasia é a perda total da produção (afasia motora ou expressiva) e/ou da compreensão (afasia perceptiva, sensorial ou receptiva) da linguagem falada ou escrita. São causadas por lesões cerebrais no hemisfério dominante. As afasias são classificadas em três grupos:

- Afasia sensorial, nominal ou de Wernicke: é uma afasia essencialmente de compreensão. Resulta da incapacidade de entender os símbolos verbais, sejam falados ou escritos. Como não compreende, o paciente responde às perguntas de maneira inapropriada. A capacidade de repetir está acometida, assim como a leitura e a escrita. A lesão está localizada nos hemisférios parietal e temporal
- Afasia motora pura: a rigor, é uma anartria, isto é, um déficit meramente motor. Na anartria, há total incapacidade para articular as palavras. O paciente não pode se expressar pela palavra falada. Pode entender o que alguém lhe fala, pode ler e escrever, porém perdeu o controle da musculatura da fonação. Quando mais branda, é chamada de disartria
- Afasia mista ou de Broca: todas as modalidades de linguagem estão afetadas. O paciente não é capaz de articular ou compreender as palavras, não podendo ler ou escrever. Resulta de lesões do tronco cerebral, cerebelo ou sistema extrapiramidal.

12

O Idoso e os Órgãos dos Sentidos

Rodolfo Augusto Alves Pedrão

Introdução

A capacidade de interagir com o ambiente, percebendo seus estímulos, interpretando-os e reagindo a eles, é fundamental para o homem. Por meio dos sentidos experimentamos o mundo e exercemos nossa condição humana em sua plenitude.

Em idosos, os déficits sensoriais podem se instalar gradualmente ao longo de vários anos, sendo pouco percebidos de início, mas causando restrições nas atividades cotidianas e reduzindo a funcionalidade e a independência. Indivíduos que sofrem essas privações têm maior risco de desenvolver isolamento social, declínio cognitivo e transtorno depressivo, com piora na qualidade de vida.

No ambiente hospitalar, a presença de déficits sensoriais está associada a maior risco de complicações. Idosos privados de seus óculos ou de seus aparelhos de amplificação sonora individual (próteses auditivas) apresentam maior risco de desenvolver *delirium*. Naqueles que mantêm a alimentação por via oral na internação, a retirada das próteses dentárias compromete a mastigação, o paladar e a aceitação do alimento, com maior tendência à desnutrição. A manutenção do uso de próteses auditivas, óculos e próteses dentárias é parte importante dos protocolos de internação humanizada (Haron *et al.*, 1999).

A avaliação geriátrica criteriosa pode identificar déficits já sintomáticos, mas ainda não espontaneamente relatados pelo idoso, suscitando a reabilitação. Nesses pacientes, pequeno aumento na capacidade funcional pode resultar em grande impacto na qualidade de vida. Isto é especialmente evidente quando os alvos das estratégias de reabilitação são os órgãos dos sentidos.

Aspectos emocionais podem interferir na aceitação da perda sensorial e no comprometimento com o tratamento, tanto por parte do paciente como de seus familiares. A negação dessas deficiências retarda o tratamento e faz com que qualquer obstáculo (p. ex., dificuldade na adaptação à prótese auditiva) seja motivo para a interrupção das tentativas de reabilitação. Quando indícios desse comportamento são percebidos, a melhor alternativa é discutir abertamente com os envolvidos, acolhendo-os com suas expectativas e frustrações e propondo-lhes esforço conjunto, com foco no bem-estar do idoso. Mesmo que não haja dificuldade na aceitação da doença ou na execução das orientações da equipe de saúde, o portador de deficiência sensorial e seus familiares devem ter a oportunidade de expressarem suas angústias à medida que a perda funcional causa maior impacto em suas vidas. O contato com outros idosos portadores de deficiência que obtiveram reinclusão social após a reabilitação é particularmente útil nesse momento do tratamento. Quando quadros depressivos ou ansiosos significativos se sobrepõem aos déficits sensoriais, uma abordagem específica destes transtornos pode trazer melhora na qualidade de vida.

Neste capítulo, serão discutidas as principais alterações fisiológicas e patológicas que ocorrem nos órgãos dos sentidos com o envelhecimento e as estratégias de abordagem dessas deficiências.

Paladar

O paladar e o olfato afetam o apetite, as escolhas alimentares e a ingesta proteico-calórica.

O cheiro e o gosto dos alimentos preparam o organismo para a digestão, estimulando secreções salivares, gástricas, pancreáticas e intestinais. Tais sensações permitem que sejam discriminadas as características dos alimentos e associadas, por aprendizado, aos efeitos obtidos após a ingestão.

Existem cinco sabores básicos: amargo, ácido, salgado, doce e umami. O gosto resulta da associação do sabor ao aroma dos alimentos.

A idade avançada, por si só, é um fator de risco para o surgimento de transtornos do paladar. Há elevações dos limiares para gosto e cheiro, redução da sensibilidade para estímulos supralimiares (gostos e odores são sentidos com menor intensidade), diminuição da capacidade discriminatória e sensações distorcidas. Ageusia (perda da gustação); hipogeusia (redução da sensibilidade a estímulos gustativos) e disgeusia (sensações gustativas distorcidas) são comuns em idosos usuários de medicamentos. Tais mudanças no paladar e no olfato podem causar perda do apetite, escolhas alimentares erradas e desnutrição. O risco é ainda maior se ocorrer pouca variabilidade na dieta, situação mais comum em idosos que moram sozinhos. Idosos com perda do paladar e desinteresse pela alimentação são prejudicados em suas refeições, podendo perder oportunidades de socialização familiar e de estreitamento dos laços intergeracionais.

As disfunções do paladar ocorrem em mais de 50% dos pacientes em algum momento ao longo do tratamento para neoplasias. A radioterapia e a quimioterapia podem afetar a reparação dos epitélios sensoriais olfatório e gustativo, comprometendo também a integridade anatômica das papilas gustativas.

A manutenção de higiene oral adequada exerce grande impacto no conforto do paciente em cuidados paliativos.

Anatomia e fisiologia da cavidade oral

A cavidade oral tem três funções na fisiologia humana: a produção da fala, o início da alimentação e a proteção do indivíduo.

Os dentes, o periodonto e os músculos mastigatórios processam os alimentos, preparando-os para a deglutição.

A língua, fundamental na comunicação, também participa da preparação e da translocação do bolo alimentar. O número de papilas gustativas linguais não diminui com o envelhecimento, embora a concentração de células sensoriais em cada papila possa estar reduzida. Há terminações nervosas livres espalhadas por toda a sua superfície, as quais detectam substâncias químicas presentes nos alimentos e determinam os sabores.

A saliva é importante para a formação do bolo alimentar, auxiliando na translocação do alimento à orofaringe e ao esôfago.

A cavidade oral é ricamente inervada por sistemas sensoriais, que contribuem para a apreciação alimentar e alertam para riscos potenciais. Esses sistemas incluem mecanismos para a gustação (detectam alimentos estragados), temperatura (detectam alimentos muito quentes ou muito frios), textura, tato e dor. Os receptores do gosto são inervados pelos pares cranianos VII, IX e X. Os sinais são transmitidos ao núcleo do trato solitário, no tronco encefálico, o qual também recebe aferências de fibras sensoriais do esôfago, estômago, intestino e fígado. As informações são processadas, induzindo as secreções gástrica e pancreáticas (suco pancreático e insulina). Os axônios do núcleo do trato solitário projetam-se ao tálamo e ao córtex cerebral, no qual os impulsos são integrados e a sensação gustativa é efetivamente experimentada.

Fenômeno da gustação

A gustação é um evento complexo, que envolve os sistemas gustatório, olfatório e nervoso central. Qualquer situação que determine declínio da função olfatória necessariamente também compromete a capacidade de discriminação gustativa.

A plena apreciação alimentar depende de sensações provenientes da cavidade oral, da orofaringe e do epitélio sensorial nasal. A mastigação aquece o alimento e libera odores, bombeando-os retrogradamente à cavidade nasal.

Além da detecção, do reconhecimento e da graduação da intensidade do estímulo, a gustação normal envolve um componente hedônico, que é individual e determina o prazer e a satisfação com determinados alimentos.

Peculiaridades da função gustatória em idosos

No envelhecimento saudável, ocorre somente modesta redução na sensibilidade gustativa, enquanto a textura e a temperatura dos alimentos são percebidas normalmente. A capacidade de detecção declina de maneira diferente para cada sensação. A sensibilidade ao sabor salgado reduz-se, enquanto o sabor doce é percebido normalmente. Tais peculiaridades devem ser consideradas na orientação dietética a hipertensos e nefropatas. Em consequência dessas mudanças, pode haver declínio no prazer ao se alimentar, com maior risco potencial de desnutrição. Essas alterações podem se confundir com sintomas comuns de doenças em idosos, interagindo com fatores sociais e psicológicos na redução da ingesta alimentar.

A anamnese rotineira em geriatria deve incluir questionamentos sobre sintomas na cavidade oral, dificuldades na mastigação ou na adaptação às próteses dentárias. O exame físico deve incluir a inspeção da cavidade oral, inclusive removendo próteses dentárias, em busca de lesões gengivais assintomáticas.

Dificuldades na percepção do gosto podem decorrer de problemas bucais (estomatite e glossite), doenças sistêmicas, alterações do sistema olfatório (rinites, lesões na lâmina crivosa), lesões no sistema nervoso central (acidentes vasculares encefálicos), deficiência de zinco, fármacos ou fatores não esclarecidos (forma idiopática). O uso de medicamentos é o principal fator etiológico nas disfunções do paladar em idosos.

Queixas de boca seca são comuns em idosos, mais frequentemente em mulheres brancas que usam antidepressivos, anti-hipertensivos, digitálicos e anti-histamínicos. Diversas outras substâncias têm gosto desagradável ou interferem nos mecanismos fisiológicos da gustação.

Alguns fármacos podem reduzir o paladar de idosos também para doces. Diabéticos que usam medicamentos correm risco de utilizarem quantidade excessiva de açúcar na preparação dos alimentos.

As cáries e as doenças periodontais são fontes de dor e infecções. Elas interferem na apreciação dos alimentos, diminuem as recompensas do ato alimentar e reduzem o interesse pelas refeições.

Problemas com próteses dentárias (infecções fúngicas, traumas, perda óssea alveolar, próteses soltas) podem afetar o processamento do alimento e a gustação.

As próteses dentárias que cobrem boa parte do palato duro afetam a propagação dos odores durante a mastigação e podem causar perda olfatória, mesmo havendo epitélio nasal sensorial saudável.

Em idosos inapetentes, parte do interesse pela alimentação pode ser recuperado com a adição de condimentos no preparo das refeições. Eles realçam o sabor e o odor dos alimentos, estimulam o fluxo salivar e aumentam a ingesta alimentar.

Evidências mais recentes não confirmaram a eficácia da suplementação com zinco, previamente utilizada no tratamento dos transtornos do paladar associados a medicamentos, doenças renais e radioterapia (Nagraj *et al.*, 2017).

Olfato

O olfato é uma das sensações humanas mais primitivas. O rinencéfalo, que, evolutivamente, é a região mais antiga do cérebro, compreende as áreas olfatórias e límbicas, ambas intrinsecamente relacionadas. Olfato e paladar têm a mesma relação funcional.

No envelhecimento normal, o olfato é mais frequentemente comprometido que o paladar.

A capacidade discriminatória para diferentes odores reduz-se em idosos normais de ambos os sexos. As mulheres têm melhor desempenho na identificação de odores que os homens, em todas as faixas etárias.

Em idosos, o desempenho em testes de capacidade olfatória correlacionam-se às de testes de função cognitiva. A habilidade de identificar odores depende do lobo temporal medial, afetado precocemente na doença de Alzheimer, na demência vascular e no transtorno cognitivo leve.

Hiposmia (redução do olfato) e anosmia (perda do olfato) são sintomas comuns em infecções pelo SARS-CoV-2 (Sakalli *et al.*, 2020).

Fisiologia do sistema olfatório

As células receptoras olfatórias são neurônios bipolares, localizados no epitélio olfatório, na região superior da cavidade nasal. Os odores alcançam essa região por meio das narinas, ou retrogradamente a partir da orofaringe (processo importante na apreciação alimentar), diluindo-se no muco nasal e despolarizando os receptores neuronais sensíveis. O estímulo percorre o nervo e o bulbo olfatórios até o hipocampo, o complexo amigdaloide e o hipotálamo, desencadeando a percepção do odor. Além de estarem estreitamente relacionadas com o paladar, as projeções anatômicas das vias olfatórias ao hipotálamo permitem que o olfato exerça influência nos demais processos alimentares.

A renovação do muco que recobre o epitélio nasal sensível aos odores é dependente da atividade mucociliar das vias respiratórias superiores. Tabaco, agentes poluentes e infecções respiratórias comprometem o olfato por meio da redução do *clearance* mucociliar nasal.

Agressores externos também podem comprometer o olfato pela lesão aos neurônios sensíveis, determinando apoptose. O epitélio olfatório é capaz de substituir, até certo ponto, as células sensoriais lesadas.

Além de poluentes ambientais e das infecções respiratórias, os traumas (com lesão à lâmina crivosa) e os quadros alérgicos (rinites e sinusites crônicas) também são causas de perda do olfato.

Alterações do sistema olfatório em idosos

No envelhecimento normal, ocorre redução na secreção do muco nasal, associada a menor fluidez do muco produzido. Também ocorre substituição parcial do epitélio sensorial nasal por mucosa respiratória e redução de sua espessura, com diminuição da concentração de neurônios.

Qualquer processo que determine aumento no volume ou na consistência do muco nasal interfere na percepção olfatória. As rinites sintomáticas sempre devem ser adequadamente tratadas para que a capacidade olfatória seja mantida.

Na doença de Parkinson, caracteristicamente há comprometimento do olfato. Testes de função olfatória têm o potencial de auxiliarem no diagnóstico de doenças neurodegenerativas (Xydakis; Belluscio, 2017).

Havendo dano grave e irreversível na capacidade olfatória, os idosos deverão receber conselhos referentes à sua segurança: detectores de vazamentos de gás podem ser instalados na cozinha e no banheiro; as datas de vencimento dos alimentos industrializados devem ser respeitadas; comidas caseiras devem ser armazenadas em recipientes rotulados, identificando-se a data de preparo e quando deverão ser descartadas.

Visão

A função visual normal (Figura 12.1) compreende as capacidades de perceber, discriminar e interpretar estímulos luminosos. A acuidade visual depende da habilidade de distinguir dois estímulos separados em contraste com o fundo.

Para uma visão normal, a luz visível (com 380 a 760 nm de comprimento de onda) deve atravessar a córnea, o cristalino e o corpo vítreo, chegando à retina, a qual, sensibilizada pela luz, emite impulsos elétricos por meio da via óptica ao cérebro, que os interpreta e cria imagens.

Na retina, há dois grupos de células fotossensíveis: os cones e os bastonetes. A imagem obtida a partir dos primeiros é mais nítida e rica em detalhes, enquanto os últimos são mais eficazes em ambientes com baixa visibilidade (visão noturna ou de penumbra).

A visão pode ser classificada em central (obtida a partir da fóvea ou de zonas de fixação preferencial na retina) e periférica (obtida a partir de outras regiões da retina). A fóvea, região mais especializada da retina, contém apenas receptores do tipo cones.

Ao atravessar diferentes meios transparentes (córnea, cristalino, lentes corretivas), a luz sofre modificação em seu trajeto, fenômeno denominado refração. A unidade de medida da capacidade refrativa das lentes corretivas é a dioptria, popularmente denominada grau.

A visão, em associação às aferências somatossensoriais vestibulares e musculares, auxilia no controle postural. Alterações nessas aferências provocam mudanças na marcha, com desequilíbrio, maior gasto energético, fraqueza muscular e quedas.

O comprometimento da visão afeta, além do próprio paciente, toda a sociedade, que necessita despender recursos humanos e financeiros para o atendimento aos indivíduos com visão subnormal e aos vitimados por quedas.

Há relação entre envelhecimento e problemas visuais. Na faixa dos 70 aos 74 anos, 14% dos indivíduos têm dificuldades significativas. A perda visual está presente em 32% dos muito idosos (85 anos ou mais). Após 85 anos, 25% das pessoas não conseguem ler jornais, mesmo com auxílio para correção (óculos e lupas). Mais de 90% dos idosos necessitam de lentes corretivas (óculos) em algum período do dia.

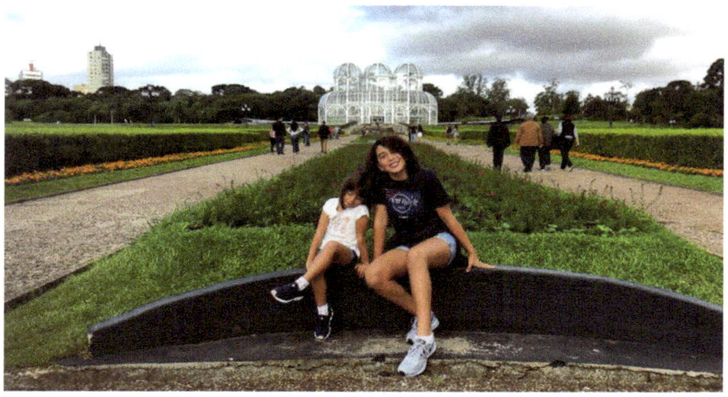

▪ **FIGURA 12.1** Visão normal.

Alterações da visão em idosos

Por volta dos 60 anos de idade, o diâmetro pupilar está reduzido a menos da metade do que tinha aos 20 anos; as reações pupilares à luz tornam-se mais lentas; o suporte gorduroso retro-ocular é perdido, fazendo com que os olhos se localizem mais profundamente nas órbitas; e disfunções nos músculos extraoculares causam perda da amplitude nas rotações oculares.

O idoso normal perde parte da capacidade de acomodação, da acuidade visual em meios com pouco contraste, da adaptação a ambientes escuros, da tolerância ao brilho, da capacidade de discriminar cores, da capacidade de leitura e do campo visual atencional ou de processamento rápido (em que os estímulos são mais facilmente percebidos). A adaptação ao escuro declina em decorrência das reduções do diâmetro pupilar e da velocidade de condução intraocular do estímulo visual. Idosos podem cair ao transitarem entre ambientes com diferentes intensidades de iluminação.

Para pessoas de todas as idades, é mais difícil distinguir tons de azul e verde do que tons de amarelo e vermelho. Essa dificuldade é ainda maior para o idoso. A utilização de utensílios de cores contrastantes pode facilitar sua localização no ambiente doméstico, auxiliando na realização do trabalho cotidiano.

Em idosos, a perda visual pode instalar-se gradualmente, não sendo percebida ou valorizada pelo paciente. Mesmo cientes da deficiência, alguns idosos preferem não a relatar, por considerarem parte do envelhecimento normal. A avaliação da acuidade visual deve, portanto, ocorrer rotineiramente em idosos, principalmente naqueles com maior risco de doenças oculares (nos mais longevos, hipertensos e diabéticos).

Na presbiopia, caracterizada pela perda da elasticidade da cápsula do cristalino, ocorre dificuldade no ajuste refrativo para enxergar alvos próximos (p. ex., ler jornais).

A manutenção da capacidade para leitura depende da preservação de um bom campo visual atencional, da acuidade visual para meios com pouco contraste e dos movimentos sacádicos oculares. A perda do campo visual atencional e da capacidade de leitura pode ser compensada por treinamento, disponível em centros especializados.

Com o envelhecimento, pode haver dificuldade para dirigir à noite, embora a habilidade visual para a condução veicular durante o dia seja, em geral, preservada. Há intolerância às luzes dos veículos que trafegam em sentido contrário ou dificuldade para adaptar-se às áreas com pouca iluminação. Perdas no campo visual e glaucoma em idosos também determinam maior risco de acidentes automobilísticos com vítimas. Os testes padronizados para a avaliação da acuidade visual não refletem adequadamente a complexidade de estímulos envolvida na condução veicular, que depende dos usos simultâneos das visões central e periférica, da execução de tarefas sequenciais e da capacidade de filtrar eventos irrelevantes.

A visão subnormal em idosos está relacionada com declínio cognitivo, doença cardíaca, artrose, hipertensão arterial sistêmica, quedas, fraturas de quadril, comprometimento da qualidade de vida, depressão e morte. A maioria dos idosos da comunidade com visão subnormal tem outras limitações, como déficits auditivos, restrições na mobilidade, comprometimento cognitivo, doenças cardíacas e pulmonares. Nesses indivíduos, a associação de perda visual e comorbidades causa limitação funcional significativa. O comprometimento da visão, as doenças articulares e as cardíacas são os principais determinantes da necessidade de auxílio para as atividades de vida diária. A perda visual é fator de risco mais fortemente associado à depressão do que a perda auditiva, possivelmente porque o comprometimento causado pela visão inadequada tem maior impacto nas atividades cotidianas.

A avaliação da acuidade visual deve ser parte da consulta geriátrica, pesquisando-se dificuldades para leitura, escrita, realização de tarefas domésticas, assistir à televisão e entender os sinais das vias públicas. É necessária a distinção entre as alterações decorrentes do envelhecimento normal e as causadas por doenças tratáveis. Os transtornos do humor associados à perda visual devem ser identificados e tratados.

Métodos de avaliação da acuidade visual

A acuidade visual pode ser avaliada mostrando-se objetos de diferentes tamanhos a uma distância padronizada, solicitando ao paciente que leia parte de um texto, observando sua marcha (se tropeça ou esbarra nos móveis) e seu aperto de mão (se é capaz de agarrar nossa mão), ou solicitando-lhe que preencha um formulário. Se o paciente é incapaz de enxergar qualquer letra, podem ser testadas as capacidades de contar dedos, detectar movimentos da mão ou perceber a luz.

Na tabela para a avaliação da acuidade visual criada por Snellen, os símbolos (denominados optótipos) são letras aleatórias de diversos tamanhos dispostas em fileiras. Cada fileira é identificada por um número, que corresponde à distância da qual uma pessoa com visão normal é capaz de ler todas as suas letras. As letras da fileira 40, por exemplo, podem ser lidas a uma distância de 40 pés (12 m). Para pacientes não familiarizados com o alfabeto, pode ser utilizada tabela com números em vez de letras. Pacientes com barreiras de linguagem podem ser avaliados com uma tabela composta de optótipos com letras "E", giradas aleatoriamente em quatro direções.

Por convenção, a visão pode ser medida a 20 pés (6 m) ou a 14 polegadas (cerca de 35 cm). Cada olho é testado separadamente, podendo ou não ser utilizados óculos ou lentes de contato (denominando-se, então, acuidade visual corrigida).

O resultado da avaliação contém dois números (p. ex., 20/40). O primeiro representa a distância (em pés), entre o objeto e o paciente, enquanto o segundo corresponde à menor fileira que o paciente consegue ler completamente. Uma acuidade visual 20/40 significa que o paciente somente consegue ler (com o melhor olho) a 20 pés o que uma pessoa com visão normal conseguiria ler a 40 pés.

O desempenho nos testes com tabelas pode não se correlacionar adequadamente à capacidade visual cotidiana, pois não detecta alterações no campo visual periférico – importantes em atividades como a leitura e a condução veicular.

Manejo da perda visual em idosos

Como a maioria dos idosos com déficit visual tem algum grau de visão residual, as estratégias de reabilitação oferecem oportunidades de atuação. Os objetivos principais são restabelecer a funcionalidade e melhorar a qualidade de vida. Em certos pacientes, podem existir objetivos específicos, como manipular agulhas e seringas (para administrar insulina), realizar curativos ou trocar bolsas de colostomia.

A reabilitação visual está indicada para pacientes com acuidade menor que 20/50 (no melhor olho), perda visual de campo central ou periférico com acuidade visual intacta, pouca sensibilidade a contraste, hipersensibilidade a brilho, dificuldade na adaptação às mudanças de ambientes com diferentes intensidades de iluminação e naqueles com lesões nas vias ópticas.

O oftalmologista que cuida da reabilitação de idosos com perda visual deve ter experiência com equipamentos de auxílio à baixa acuidade visual (como magnificadores e monóculos), avaliação da funcionalidade no contexto do déficit visual e técnicas de orientação à mobilidade e à adaptação do ambiente domiciliar. O idoso deve desenvolver habilidades visuais e motoras direcionadas às atividades de vida diária, ao uso dos equipamentos de auxílio à baixa acuidade visual e a novas técnicas de leitura. O manejo da fonte de luz é um aspecto importante da instrução, uma vez que muitos idosos necessitam de mais luz, mas alguns podem ser muito sensíveis a ela. O ensino das técnicas de reabilitação deve seguir os princípios da andragogia (aprendizado de adultos), valorizando suas crenças, atitudes e experiências pessoais.

A correção visual com lentes bifocais e multifocais está associada a tropeços e quedas. A porção da lente corretiva destinada à visão de objetos próximos tem maior poder de refração (poder dióptrico), permitindo focalizar objetos ao alcance das mãos. Objetos que estão além dessa distância focal (animais de estimação, degraus, mesas de centro) podem não ser percebidos. Os idosos que usam essas lentes devem ser orientados a flexionar o pescoço e a olhar por cima delas durante pequenos deslocamentos (essa manobra, porém, pode causar instabilidade postural).

O suporte familiar é o fator de maior influência na manutenção do uso de equipamentos de auxílio à visão. É importante que os familiares saibam que o déficit visual varia amplamente sob diferentes condições de iluminação e piora quando o paciente está cansado. A família também deve ser orientada a adaptar o ambiente domiciliar e a tomar certos cuidados ao interagir com o idoso com visão subnormal (Tabela 12.1).

O geriatra deve estar atento aos transtornos de ajustamento e aos quadros depressivos, comumente decorrentes da perda da independência, da redução da autoestima e do isolamento social. Nessas situações, grupos de suporte podem oferecer oportunidades de interagir com semelhantes, discutir problemas, ensinar e aprender dicas práticas.

A abordagem multidisciplinar, incluindo a terapia ocupacional, tem impacto significativo na independência em idosos com visão subnormal (Liu; Chang, 2020).

A seguir, discutiremos brevemente as principais enfermidades que afetam a capacidade visual em idosos: degeneração macular relacionada com a idade, retinopatia diabética, catarata, glaucoma e as lesões que afetam as vias ópticas e/ou o córtex cerebral.

TABELA 12.1 Orientações para o idoso com visão subnormal.

O ambiente doméstico deve ter cores vivas e contrastantes
A não ser que haja déficit auditivo grave associado à perda visual, sempre fale diretamente ao idoso, permitindo que ele veja sua face
Evite mudar a mobília ou objetos pessoais de lugar
Instale iluminação na cabeceira da cama e no caminho do banheiro, para ser utilizada à noite
Permita que o idoso segure seu braço nos deslocamentos entre os cômodos (certifique-se de haver espaço para ambos passarem). Se não houver espaço para ambos passarem lado a lado, peça-lhe que fique atrás de você, ainda segurando seu braço
Diga seu nome ao entrar no recinto e avise quando sair dele
Não deixe o idoso sozinho em pé sem que haja uma parede ou mobília próximas em que possa se apoiar
Seja claro e específico quando for orientá-lo: "Por favor, sente-se na cadeira branca que está no seu lado direito", em vez de "Por favor, sente-se lá"

Degeneração macular relacionada com a idade

No Ocidente, a degeneração macular relacionada com a idade é a causa mais comum de perda visual grave em pessoas acima de 50 anos (Figura 12.2). É um distúrbio degenerativo da mácula, que ocorre nas formas não vascular (não exsudativa ou atrófica; 80% dos casos) e neovascular (exsudativa ou serosa; 20% dos casos). Mulheres caucasianas, cardiopatas, hipertensos, dislipidêmicos e tabagistas são acometidos com maior frequência.

Os pacientes com essa enfermidade apresentam metamorfopsia (imagens distorcidas) e escotoma central, que progridem até haver comprometimento visual grave. Há dificuldades para leitura, reconhecimento de faces (o que pode levar ao isolamento social), para estimar distâncias ou profundidades do terreno (o que pode causar restrição à deambulação) e perceber cores ou contrastes (o que interfere nas tarefas domésticas e no lazer).

Quando um olho está comprometido, há grande possibilidade de, em breve, a doença causar sintomas bilateralmente.

O idoso pode se adaptar à perda visual, desenvolvendo zona de fixação preferencial na retina (uma área alternativa à fóvea, onde preferencialmente tenta focalizar a imagem).

A angiografia com fluoresceína pode auxiliar no diagnóstico e na mensuração da gravidade das alterações.

As alternativas terapêuticas para a degeneração macular relacionada com a idade são a reposição de vitaminas associadas a minerais, a terapia fotodinâmica com verteporfina (em que vasos neoformados são destruídos) e, eventualmente, fotocoagulação a *laser*. O principal objetivo do tratamento é evitar a progressão da doença (Mitchell; Bradley, 2006).

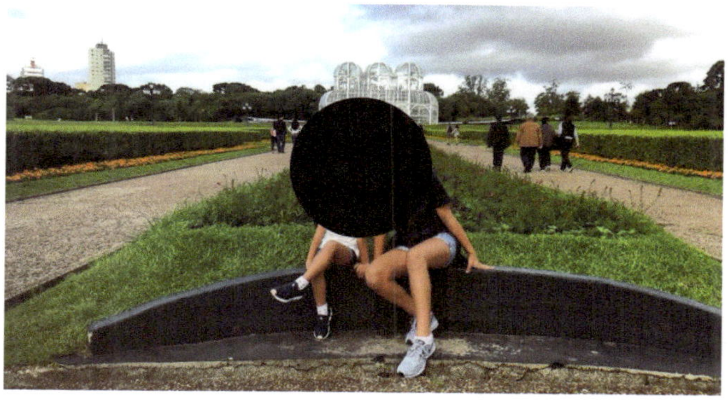

▪ **FIGURA 12.2** Degeneração macular relacionada com a idade.

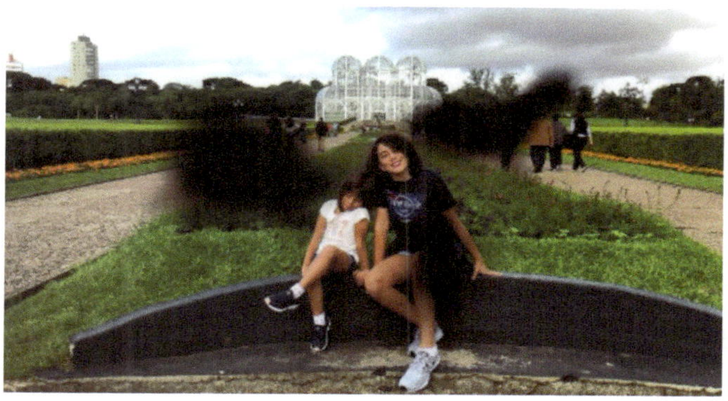

▪ **FIGURA 12.3** Retinopatia diabética.

Retinopatia diabética

A retinopatia é a principal causa de perda visual em diabéticos, ocorrendo mais frequentemente em diabéticos idosos. Muitos pacientes podem não apresentar sintomas até fases avançadas de comprometimento retiniano.

A retinopatia diabética (Figura 12.3) ocorre em 95% dos diabéticos tipo I e 60% daqueles com diabetes do tipo II. Também há relação entre retinopatia diabética e a presença de proteinúria, tempo de duração da doença e controle glicêmico.

A retinopatia diabética é classificada, de acordo com a extensão da proliferação de novos vasos sanguíneos retinianos, em não proliferativa e proliferativa. Na retinopatia diabética não proliferativa, encontram-se microaneurismas, hemorragias retinianas, exsudatos algodonosos, exsudatos duros e cruzamentos arteriovenosos patológicos. Na forma proliferativa, vasos sanguíneos novos são formados, causando hemorragias retinianas e no corpo vítreo, além de fibrose reacional. Em ambas as formas de retinopatia pode haver borramento visual (se a fóvea for comprometida), escotomas ou descolamento da retina, associados a metamorfopsia, hipersensibilidade ao brilho, perda de sensibilidade às cores e aos contrastes e, em casos extremos, cegueira.

Perdas visuais súbitas podem decorrer de hemorragias retinianas. O paciente pode, nesse caso, relatar borramento visual ou sensação de véu sobre o olho.

Queixas de flutuações na acuidade visual podem decorrer de alterações na hidratação da lente do cristalino (principalmente se há grande variabilidade da glicemia), de edema ou de hemorragia retinianos.

No idoso diabético com retinopatia, a manutenção de níveis glicêmicos, lipídicos e de pressão arterial sistêmica controlados são importantes para evitar novas agressões aos vasos retinianos. A estratégia terapêutica deve ser individualizada, considerando-se o contexto clínico e a condição sociocultural do paciente. Os eventos hipoglicêmicos iatrogênicos são especialmente graves nesses pacientes. Metas de controle glicêmico menos agressivas devem ser estipuladas para aqueles que já apresentam perda funcional irreversível significativa ou que são incapazes de implementar o tratamento hipoglicemiante com segurança. Medicamentos que estejam associados a menor risco de hipoglicemia devem ser escolhidos sempre que possível.

Mesmo os idosos diabéticos que não apresentam sintomas visuais devem ser submetidos à fundoscopia anualmente, visando à detecção precoce de sinais de doença retiniana e à identificação de regiões da retina que necessitem de tratamento específico.

Na fotocoagulação a *laser*, vasos retinianos neoformados, que têm potencial de comprometer áreas adjacentes à fóvea (causando perda de visão central), são cauterizados. Utiliza-se o *laser* de argônio, com comprimento de onda capaz de atravessar os meios líquidos oculares de maneira inócua, reagindo apenas com a hemoglobina dos capilares retinianos. Em alguns casos, a vitrectomia está indicada.

Catarata

É a opacificação da lente do cristalino, que impede gradualmente a passagem da luz. Embora possa decorrer apenas do envelhecimento, a catarata também está associada a traumas oculares, inflamação, diabetes melito, radiação ultravioleta, medicamentos (corticoides) e distúrbios nutricionais.

Sua prevalência aumenta com a idade, variando de 2,5% nas pessoas entre 52 e 64 anos até 45% naquelas entre 75 e 85 anos. A doença é mais frequente em afro-americanos.

O paciente com catarata (Figura 12.4) apresenta diminuição da acuidade visual, com visão borrada, hipersensibilidade ao brilho, alterações na percepção de cores e metamorfopsia. O primeiro sintoma pode ser dificuldade para dirigir à noite, por intolerância à luz dos carros que vêm em sentido oposto.

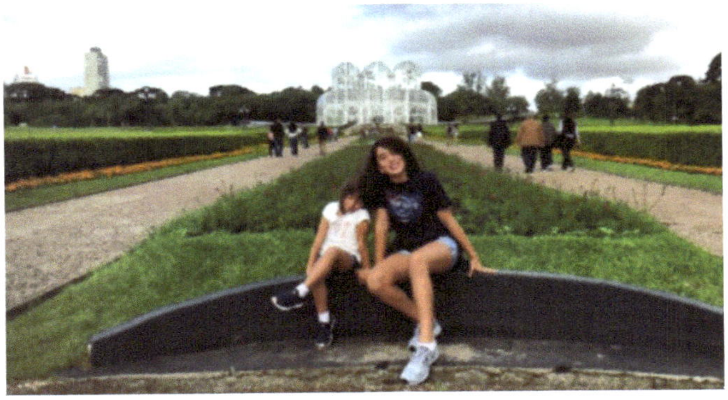

▪ **FIGURA 12.4** Catarata.

Os equipamentos de auxílio à visão subnormal podem corrigir erros de refração, aumentar o contraste da imagem, reduzir o reflexo e compensar diferenças de acuidade visual entre os olhos.

O tratamento cirúrgico, com a remoção de toda a lente ou apenas de sua porção posterior, beneficia a maioria dos pacientes, mas está associado a pequeno risco de perda visual permanente. A correção da refração pode ser feita com lente intraocular (implantada no mesmo procedimento), óculos ou lente de contato. Quando bem indicada, a correção cirúrgica da catarata está associada a melhora na qualidade de vida em idosos.

Glaucoma

É caracterizado pelo aumento da pressão intraocular, que causa danos ao nervo óptico e à retina. Se o glaucoma não for controlado, pode haver degeneração do disco óptico, perda de campo visual periférico (comprometendo a deambulação e a leitura) e incapacidade visual grave.

A idade avançada é o maior fator de risco para o surgimento do glaucoma (Figura 12.5). Dos indivíduos amauróticos em consequência do glaucoma, 75% têm mais de 65 anos. O glaucoma também é mais comum em afro-americanos, indivíduos com parentes de primeiro grau afetados, diabéticos, hipertensos e em portadores de alto grau de miopia.

No glaucoma de ângulo aberto, a drenagem do humor aquoso não é capaz de compensar sua produção, causando hipertensão intraocular, com lesões na retina e no nervo óptico.

No glaucoma de ângulo fechado, há obstrução à drenagem do humor aquoso entre a córnea e a íris, na câmara anterior do olho.

O glaucoma de ângulo aberto é o mais comum (80% dos casos), podendo evoluir sem causar sintomas até fases moderadas da doença. A partir de então, são percebidas perdas no campo visual periférico, podendo surgir a chamada visão em túnel (em que somente a visão central é preservada). O paciente pode ter a impressão de que partes de objetos estão faltando (p. ex., as primeiras letras das palavras). Pode haver borramento visual ou dor ocular, principalmente após exercícios vigorosos. A visão central também é afetada na fase avançada da doença.

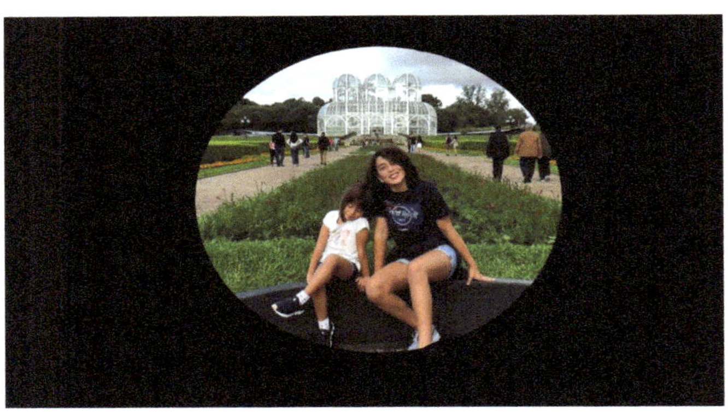

▪ **FIGURA 12.5** Glaucoma.

Cefaleia após a leitura ou em ambientes com iluminação inadequada, incapacidade de distinguir cores e comprometimento da visão noturna podem ser os primeiros sintomas dessa enfermidade.

O tratamento do glaucoma pode ser farmacológico, cirúrgico ou uma combinação de ambos. O paciente deve ser informado de que o tratamento farmacológico deverá ser ininterrupto, ao longo de toda a vida, mesmo que esteja assintomático.

O uso de medicamentos com ação anticolinérgica potente deve ser evitado por portadores de glaucoma de ângulo fechado, pelo risco de desencadearem crise de glaucoma agudo.

Comprometimento visual de origem nas vias ópticas e no córtex cerebral

Qualquer agressão que afete as vias visuais, da retina ao córtex visual, leva ao comprometimento da visão. Os acidentes vasculares, os tumores e os traumas são as principais causas dessas lesões.

O quiasma óptico é utilizado como referência anatômica, diferenciando lesões periféricas (pré-quiasmáticas) das centrais (pós-quiasmáticas).

Lesão unilateral da via pré-quiasmática (p. ex., no nervo óptico) afeta apenas o olho ipsilateral; lesão no quiasma óptico (como nos tumores de hipófise) afeta os campos visuais temporais de ambos os olhos (hemianopsia bitemporal); lesão unilateral da via pós-quiasmática afeta os hemicampos visuais de ambos os olhos (causando a perda visual denominada homônima).

Muitas vezes, lesões parciais nos campos visuais não são percebidas, mas causam esbarrões, quedas e dificuldades para ler. Elas podem estar associadas à negligência visual, situação na qual o paciente não percebe espontaneamente a região do corpo negligenciada.

Em 20 a 40% dos pacientes que sofrem acidentes vasculares encefálicos ocorre algum grau de comprometimento visual. Pode haver dificuldade para pegar objetos (fazendo com que o paciente derrube coisas), dirigir (pela dificuldade de estimar distância e profundidade) e ler.

A agnosia visual (incapacidade de reconhecer um objeto) ocorre nas lesões das vias visuoperceptuais e visuocognitivas.

A avaliação detalhada dos campos visuais, com as implementações de treinamento do autocuidado e de estratégias de adaptação, reduz o impacto na qualidade de vida consequente às doenças cerebrovasculares que afetam a visão (Rowe, 2017).

Ceratoconjuntivite *sicca*

O filme lacrimal é composto por camadas de óleo, água e mucina. Ele auxilia na preservação da saúde do epitélio da córnea, mantendo a superfície ocular lubrificada. Uma boa função palpebral é fundamental para a preservação da saúde do globo ocular.

Condições que causam oclusão palpebral incompleta (perda do tônus muscular palpebral inferior, ectrópio cicatricial, paralisia facial) ou diminuem a frequência de piscadas (uso de computadores, dirigir à noite, ler por tempo prolongado) permitem que a camada aquosa do filme lacrimal evapore, o que altera suas características.

Postula-se que um aumento na osmolaridade da lágrima, associado à instabilidade do filme lacrimal, seja a alteração fisiopatológica inicial. A partir dela, inicia-se um mecanismo de retroalimentação, que envolve inflamação reacional e maior disfunção do filme lacrimal.

As queixas de olhos secos e irritação conjuntival são comuns em idosos. Paradoxalmente, esses pacientes podem relatar lacrimejamento, que, nesses casos, ocorre reflexamente.

Fatores de risco para a ceratoconjuntivite *sicca* são idade avançada, gênero feminino, tabagismo, cirurgias oculares prévias, contato com poluentes ambientais, uso de computadores, lentes de contato e certos medicamentos (antidepressivos e antiespasmódicos).

A síndrome *sicca* em idosos (ressecamento dos olhos, da boca e da mucosa vaginal) está relacionada com medicamentos em mais de 60% dos casos.

Raramente em idosos a ceratoconjuntivite *sicca* está associada a doenças sistêmicas, como síndrome de Sjögren, lúpus eritematoso sistêmico, sarcoidose, amiloidose, linfoma e leucemia.

O diagnóstico da ceratoconjuntivite *sicca* baseia-se na demonstração da ineficácia da função lacrimal, associada à lesão na superfície ocular.

As opções de tratamento incluem lágrimas artificiais, lubrificantes oculares e anti-inflamatórios tópicos (corticoides e ciclosporina). É importante considerar limitações cognitivas e físicas (incapacidade de aplicar determinado número de gotas de colírio na conjuntiva) na definição da estratégia de tratamento.

Os pacientes devem ser alertados para que evitem atividades que agravem os sintomas, como o uso de computadores, condução veicular noturna e leitura por tempo prolongado.

A adequada higiene palpebral é importante na manutenção funcional do aparelho lacrimal. Comumente associadas à ceratoconjuntivite *sicca*, as inflamações das glândulas palpebrais (blefarite e meibomite) devem ser tratadas.

Em casos mais graves, a oclusão cirúrgica das vias de drenagem lacrimal ou a tarsorrafia lateral podem ser indicadas.

Audição

Os sons são habitualmente descritos com base em sua frequência e sua intensidade.

De acordo com sua frequência, podem ser classificados como grave (ou baixo, com frequência menor) ou agudo (ou alto, com frequência maior).

A frequência sonora é medida em Hertz (Hz). A voz do homem tem frequência entre 100 e 200 Hz (grave, grossa), enquanto a feminina varia de 200 a 400 Hz (aguda, fina).

O sentido da audição não é igualado por nenhum outro quanto à sensibilidade, ao espectro de atividade e à capacidade de discriminar nuances no estímulo. O ouvido humano é sensibilizado entre 20 e 20.000 Hz.

Convencionalmente, a intensidade sonora é medida em bel (B) ou decibel (dB). Sons acima de 130 dB causam grande desconforto, enquanto aqueles de mais de 160 dB podem romper a membrana timpânica.

A conversação normal ocorre, em geral, entre 500 e 3.000 Hz de frequência e 45 a 60 dB de intensidade.

O comprometimento auditivo pode decorrer da perda de sensibilidade à frequência, à intensidade ou a ambas.

Com relação à intensidade, a perda auditiva até 25 dB é considerada leve, fazendo com que uma conversa normal pareça um sussurro e que um sussurro não seja ouvido. Perdas de 40 dB são consideradas moderadas e, a partir de 60 dB, graves.

Em idosos, a perda auditiva pode comprometer a comunicação, advindo solidão, frustração e dependência (Ciorba *et al.*, 2012).

Fisiologia da audição normal

Na audição normal, as ondas sonoras penetram no conduto auditivo externo, atingindo a membrana timpânica. As vibrações dessa membrana são transmitidas pelos ossículos da orelha média (martelo, bigorna e estribo) à janela oval, criando ondas de compressão nos líquidos da cóclea (perilinfa e endolinfa) e estimulando o órgão de Corti, localizado sobre a membrana basilar. O estímulo mecânico às células ciliadas do órgão de Corti é, então, transformado em impulsos elétricos, que são transmitidos ao cérebro pelo nervo vestibulococlear (VIII par craniano). O córtex auditivo primário distingue frequências e intensidades sonoras, além de estar envolvido na localização da fonte do som. O sistema nervoso central auditivo está intimamente ligado aos processos de linguagem e de funções cognitivas e emocionais.

A endolinfa é produzida pelo ligamento espiral e pela estria vascular. A manutenção do potencial elétrico endolinfático é importante para a função das células sensoriais auditivas. O sistema vestibular está anatômica e funcionalmente relacionado com a cóclea.

As células sensoriais auditivas, altamente especializadas, não se regeneram se forem destruídas.

Classificação da perda auditiva e dados epidemiológicos

A perda auditiva pode ser classificada como de condução (em que o estímulo sonoro se perde em estruturas do ouvido externo ou médio, sem atingir a cóclea), sensorineural (em que há problemas cocleares ou no nervo vestibulococlear) ou mista. A perda auditiva de condução também é chamada de periférica, enquanto a sensorineural é denominada de central.

No Brasil, quando considerados os critérios da Classificação Internacional de Funcionalidade, Incapacidade e Saúde, da Organização Mundial da Saúde (OMS) (Farias; Buchalla, 2005), existem mais de 5 milhões de deficientes auditivos (de todas as idades). Aos 60 anos de idade, 44% das pessoas têm perda auditiva significativa. Entre 70 e 79 anos de idade, essa proporção pode chegar a 66% e, após os 80 anos de idade, a 90%.

Avaliação da perda auditiva em idosos

A consulta geriátrica deve incluir questionamentos ao idoso e aos seus familiares a respeito de dificuldades com a audição, pois idosos podem não relatar ou mesmo não ter a percepção dessa deficiência.

A relevância de determinada perda auditiva depende da magnitude do déficit sensorial e das frequências nas quais houve a perda. Devem ser pesquisadas dificuldades para ouvir vozes de mulheres e crianças (frequências mais altas), conversações telefônicas e programas de televisão. O abandono de atividades sociais (cultos religiosos, teatros, reuniões familiares) reflete a gravidade do comprometimento auditivo e denota importante perda funcional.

A avaliação mais conveniente da perda auditiva é a subjetiva, perguntando-se ao paciente se há qualquer dificuldade com a audição. Aqueles que apresentarem queixa devem ser encaminhados para avaliação otorrinolaringológica. Naqueles sem queixas de perda de audição, a acuidade auditiva pode ser avaliada verificando-se se o paciente identifica os sons de um relógio analógico e de dois dedos sendo friccionados perto de seu ouvido, ou se ele é capaz de repetir algumas palavras pronunciadas por alguém localizado atrás dele.

Os testes de triagem para perda auditiva e o exame físico devem ser realizados somente após a otoscopia. Em idosos, o ouvido externo contém pelos (principalmente em homens) e produz maior volume de cerume, propiciando obstruções. Havendo cerume impactado no conduto auditivo externo, sua remoção deve preceder os testes funcionais da audição.

No teste do sussurro, o examinador posiciona-se a cerca de 60 cm atrás do paciente (para evitar a leitura labial) e oclui o conduto auditivo externo do ouvido não testado. Inspira, exala completamente e sussurra três números ou letras aleatoriamente. Um idoso com audição normal é capaz de repetir o que foi soletrado. O paciente que não teve bom desempenho pode ter outra tentativa (com outra combinação de letras e números). O outro ouvido é testado com a mesma técnica, utilizando-se outra combinação de letras e números. Indica-se avaliação pormenorizada ao paciente que não conseguiu repetir ao menos três das seis palavras sussurradas. A escolha das letras a serem sussurradas pode alterar o desempenho, tendo em vista que algumas consoantes têm sons de frequência mais alta (sendo mais difíceis de serem ouvidas por pacientes com presbiacusia).

Os testes realizados com diapasão (Weber e Rinne) têm utilidade controversa na triagem do déficit auditivo em idosos.

Caso a anamnese ou o exame físico identifiquem alguma anormalidade, o paciente deve ser encaminhado à otorrinolaringologia para submeter-se a um audiograma e programar a reabilitação.

A audiometria tonal permite observar a qualidade do processamento central da informação auditiva periférica. Seu resultado, porém, pode não espelhar a real perda funcional, já que idosos com perda auditiva leve à audiometria tonal podem relatar grande desvantagem funcional.

A investigação complementar de pacientes que não desejam ou que não são elegíveis para o uso de aparelhos de amplificação sonora individual pode ser menos extensa, havendo alternativas menos dispendiosas para a reabilitação (p. ex., amplificadores portáteis acoplados a fones de ouvido).

A aderência a estereótipos negativos com relação à velhice determina menor procura de atendimento quando o déficit auditivo é percebido, aumentando o risco de desenvolvimento de perda irreversível.

A perda auditiva associada à idade é denominada presbiacusia.

Presbiacusia

A partir da quarta década de vida, o aparelho auditivo humano (especialmente nos homens) é progressivamente mais suscetível às consequências do envelhecimento. A diferença de gênero na incidência da perda auditiva relacionada com a idade diminui nas últimas décadas da vida, o que sugere que fatores hormonais possam ter papel fisiopatológico.

A presbiacusia é a principal causa de perda auditiva em idosos. Ela pode decorrer de lesões nas células sensórias do órgão de Corti (com perdas para sons de alta frequência), nos neurônios aferentes (com perda na capacidade de discriminar palavras), na estria vascular (com redução do volume do som ouvido), na membrana basilar (com perda de mais de 50 dB em todas as frequências) ou no sistema nervoso central (com dificuldade de compreender o som que é ouvido).

Mais comumente, na perda auditiva relacionada com a idade o déficit começa para as altas frequências (1.000 a 8.000 Hz), progredindo para as médias e baixas com a evolução da doença.

A capacidade discriminatória de sons com altas frequências é importante em ambientes com ruído de fundo. Uma das primeiras manifestações da presbiacusia é a dificuldade de comunicação nesses ambientes. Pode haver dificuldade para escutar os sons das letras "f", "p", "s" e "t". A leitura labial pode compensar parcialmente essas perdas. Em ambientes ruidosos, as palavras em uma frase são mais inteligíveis que as isoladas, sem o benefício do contexto em que estão inseridas. O contexto da frase impõe uma limitação das alternativas possíveis, afetando significativamente a inteligibilidade da fala. A previsibilidade das palavras que serão ouvidas também influencia a compreensão do que é ouvido. Uma sentença apresentada a um ouvinte em um contexto particular, estabelecido pela situação e por expressões anteriores, é mais facilmente entendida.

Na presbiacusia, apesar do aumento do limiar para a percepção sonora (os sons precisam ter maior intensidade para serem ouvidos), a tolerância à intensidade do som mantém-se inalterada, estreitando o espectro acústico útil. O fenômeno do recrutamento, em que a sensação de intensidade sonora experimentada pelo paciente cresce desproporcionalmente ao real aumento da intensidade física do som, prejudica ainda mais sua capacidade auditiva. Queixas de zumbido podem ocorrer à medida que a perda auditiva se torna mais significativa.

Fatores genéticos e ambientais podem interferir no risco de perda auditiva relacionada com a idade. Aproximadamente 55% da variância na perda de audição relacionada com a idade pode ser imputada a fatores genéticos. Parece haver maior risco de presbiacusia em afrodescendentes (é difícil, porém, estimar a importância das influências ambientais nessa população). Exposição a ruídos, solventes, tabagismo, diabetes melito, doenças das vias respiratórias, infecções (vírus e bactérias) e medicamentos (diuréticos, quimioterápicos e antibióticos) também podem estar relacionados com a enfermidade. Medicamentos e solventes industriais causam perda auditiva por meio da indução de lesão oxidativa.

Supõe-se que as alterações metabólicas decorrentes do diabetes melito levariam à hipoxia celular, com liberação de radicais livres de oxigênio, desestabilizando colágeno e microtúbulos celulares. Essas alterações levariam à apoptose celular, com perda auditiva.

Assim como o diabetes melito, a dislipidemia e a hipertensão arterial sistêmica também podem comprometer a irrigação da estria vascular, causando disfunção na produção de endolinfa e, em última análise, interferindo na transmissão coclear do som.

A perda auditiva de origem central pode ser secundária a insultos degenerativos primários do sistema nervoso central (acidentes vasculares encefálicos, tumores) ou a efeitos centrais perifericamente induzidos (decorrentes de longas privações das aferências dos receptores periféricos). Quanto maior o tempo decorrido entre a perda da audição e a tentativa de reabilitação, pior o prognóstico, considerando-se a inteligibilidade da fala.

A perda auditiva relacionada com a idade pode ser prevenida evitando-se exposições a ruídos, medicamentos ototóxicos, tabaco, solventes industriais e grande volume de bebidas alcoólicas.

A realização de exercícios físicos com regularidade e o manejo dos fatores de risco cardiovascular sabidamente reduzem a possibilidade de desenvolvimento da deficiência.

Manejo da perda auditiva relacionada com a idade

Como as principais causas da perda auditiva relacionada com a idade são as perdas de células sensoriais auditivas e de neurônios dos tecidos nervosos da cóclea, a recuperação da função auditiva normal geralmente não é possível. Nesses casos, estão indicados os aparelhos de amplificação sonora individual.

Quando a prescrição da prótese auditiva é guiada pelo audiograma do paciente, há benefícios na habilidade auditiva e na discriminação da fala. Assim, há melhora na qualidade de vida, reduzindo os efeitos psicológicos, sociais e emocionais da perda auditiva. O objetivo é melhorar a inteligibilidade da fala, evitando a interferência do ruído de fundo.

Os aparelhos de amplificação sonora individual evoluíram muito em tecnologia (tolerância a ruídos de fundo, miniaturização) e estética (discrição) nos últimos anos. Os equipamentos mais modernos têm interface com smartphones. Eles podem ser utilizados unilateralmente ou em ambos os ouvidos, dependendo da adaptação e da disponibilidade de recursos econômicos. Tais equipamentos aumentam a intensidade do som, permitindo que a orelha interna perceba o estímulo que habitualmente não detectaria.

É pelo processamento auditivo central que os estímulos sonoros ganham significado linguístico. Se houver alteração nesse processamento, os sons amplificados pelo aparelho não serão compreendidos satisfatoriamente. A indicação precoce da prótese auditiva pode limitar o decréscimo funcional decorrente da perda das aferências periféricas ao córtex auditivo.

A reabilitação aural tradicional compreende o treinamento auditivo e a instrução para compreensão da fala. Ambos podem facilitar a aceitação da realidade da perda auditiva, auxiliar na adaptação inicial ao aparelho de amplificação sonora individual e melhorar a percepção sonora mais intensamente que em idosos não treinados. O objetivo da reabilitação é facilitar a comunicação a partir do aproveitamento total da capacidade auditiva residual.

A reeducação auditiva deve priorizar as atividades que visem, a partir da reintrodução das informações auditivas pelo aparelho de amplificação sonora individual, à mudança no padrão de funcionamento auditivo, desenvolvendo as habilidades auditivas centrais.

Idosos com presbiacusia que conseguem boa adaptação aos amplificadores sonoros individuais experimentam melhora na qualidade de vida, com menor risco de desenvolverem transtornos depressivos (Mener *et al.*, 2013).

Apesar dos benefícios potenciais da amplificação sonora individual, cerca de 50% dos idosos nunca a experimentaram. Dentre os que tentam utilizá-la, somente 10 a 30% continuam usando o aparelho a longo prazo.

A rejeição aos dispositivos de amplificação sonora individual depende de aspectos culturais e do contexto clínico (perdas auditivas centrais podem não ser compensadas por aparelhos de amplificação sonora individual). Idosos podem rejeitá-los por vaidade, vergonha, insatisfação com seu desempenho ou intolerância aos sons amplificados por eles. A grande produção de cerume no conduto auditivo externo em idosos pode obstruir a via de recepção sonora, comprometendo a função do equipamento.

A Política Nacional do Idoso e a Política Nacional da Saúde da Pessoa Portadora de Deficiência atribuem ao Ministério da Saúde a incumbência de fornecer órteses e próteses necessárias à reabilitação do idoso, inclusive aparelhos de amplificação sonora individual, classificados como próteses auditivas.

Se o déficit auditivo excede a capacidade de correção dos aparelhos de amplificação sonora individual, podem estar indicados os implantes cocleares. Enquanto os primeiros essencialmente amplificam o som que chega à cóclea (dependendo, portanto, de função sensorial coclear residual), os últimos estimulam diretamente o nervo vestibulococlear. O sucesso na reabilitação com o implante coclear depende de regulagem adequada do equipamento de decodificação da fala e da existência de inervação residual viável.

Tato

O sistema sensorial somático, com receptores difusamente presentes no corpo, evoca diversas modalidades perceptuais: tato, pressão, vibração, propriocepção, dor e sensações térmicas.

Os receptores para tato, pressão e vibração são terminações nervosas localizadas na pele. Os receptores para a propriocepção, por outro lado, localizam-se nas cápsulas das articulações, nos tendões e na musculatura esquelética.

Após o acionamento do receptor periférico, os estímulos são conduzidos por neurônios, da raiz dorsal da medula espinal ao sistema nervoso central. Tais estímulos são interpretados e integrados nos córtices somestésicos primário e secundário, tornando-se sensações.

Os estímulos mecânicos da região da cabeça, por sua vez, são conduzidos ao sistema nervoso central diretamente pelos ramos do nervo trigêmeo.

Com o envelhecimento, pode haver reduções nas sensações de dor, vibração, frio, calor, pressão e toque. Parte dessas alterações deve-se a deficiências microcirculatórias nos receptores periféricos, na medula espinal ou no córtex cerebral.

Deficiências vitamínicas (principalmente do complexo B), diabetes melito, uso abusivo de álcool, doenças renais, mieloma múltiplo, neoplasias (de pulmão, linfoma, leucemia), doenças autoimunes, exposições a toxinas e infecções (vírus da imunodeficiência humana) podem causar perda sensorial na forma de neuropatia periférica. Em alguns casos, após o controle do fator etiológico, pode haver certa recuperação funcional.

A perda da sensibilidade às alterações de temperatura faz com que os idosos estejam mais suscetíveis a hipotermia, queimaduras (quando aplicam compressas quentes nos pés) ou congelamento de extremidades (como na exposição à neve).

A redução das sensibilidades ao toque, à pressão e à vibração aumenta a possibilidade de ocorrerem lesões de pele, como as úlceras de decúbito.

A perda das aferências proprioceptivas pode dificultar a percepção da posição dos membros em relação ao chão, causando quedas e úlceras em extremidades inferiores (como as úlceras dos pés dos pacientes diabéticos com neuropatia periférica).

O teste do monofilamento de Semmes-Weinstein pode ser utilizado para avaliar a sensibilidade tátil plantar em diabéticos, correlacionando-se à presença de neuropatia periférica.

Todo idoso com perda da sensibilidade tátil deve receber orientações que visem preservar sua segurança (Tabela 12.2).

O conhecimento das alterações fisiológicas dos órgãos dos sentidos que ocorrem no envelhecimento normal permite que o médico geriatra identifique indícios de doença e interceda, visando à recuperação da funcionalidade do paciente idoso.

Cabe ao geriatra estimular o idoso e sua família a relatarem quaisquer anormalidades nos órgãos dos sentidos, sem considerarem-nas enfermidades incuráveis ou mazelas inerentes ao envelhecimento normal.

A capacidade de interagir com o meio é fundamental ao homem. Todos os recursos disponíveis devem ser utilizados na preservação e na recuperação das funções sensoriais em idosos.

TABELA 12.2 Orientações para o idoso com disfunção tátil.

Limitar a temperatura máxima da água em sua residência, para reduzir o risco de queimaduras
Habituar-se a verificar a temperatura ambiental diariamente antes de escolher a roupa a ser utilizada. Não esperar sentir frio ou calor para ajustar seu vestuário
Inspecionar rotineiramente os sapatos antes de vesti-los, pois podem conter objetos que causem lesões nos pés (pequenas pedras, pregos ou costuras se projetando para o interior)
Mantenha as unhas dos pés bem aparadas e limpas
Examinar rotineiramente seus pés em busca de infecções fúngicas entre os dedos, feridas ou áreas avermelhadas nas áreas de pressão. Não considerar determinada lesão menos importante somente porque não causa dor

Parte 3

Aspectos Biomédicos do Envelhecimento

Seção 1

Sistema Nervoso, Transtornos Mentais e Comportamentais

13

Envelhecimento Cerebral

Henrique Cerqueira Guimarães • Flávio Aluizio Xavier Cançado

Mecanismos relacionados com o envelhecimento

O fenômeno do envelhecimento é universal. Pode ser observado em maior ou menor grau em quase todos os organismos vivos. Trata-se de um processo intrínseco ao indivíduo, certamente influenciado por fatores externos ou ambientais, que resulta em progressiva perda funcional de tecidos e órgãos, e aumenta o risco de adoecimento e morte. Pode ser observado sob diferentes perspectivas: (a) do ponto de vista celular, por exemplo, a parada do ciclo celular e o acúmulo de proteínas anormais; (b) do ponto de vista sistêmico, com a perda do vigor homeostático de sistemas fisiológicos principais; (c) do ponto de vista populacional, em outro extremo, auferido pelo aumento das taxas de mortalidade e de redução da fecundidade.

Embora ainda não se tenha clareza de quais mecanismos sejam determinantes para o fenômeno do envelhecimento, em nível celular ou sistêmico, diversos aspectos estão envolvidos neste processo: encurtamento dos telômeros, acúmulo de danos ao ácido desoxirribonucleico (DNA), estresse oxidativo da maquinaria celular, alterações epigenéticas do DNA, disfunção mitocondrial, alterações de sinalização nas vias celulares sensíveis a nutrientes, acúmulo de proteínas no interior celular, exaustão de células tronco etc. (López-Otín *et al.*, 2013).

O termo senescência, derivado do latim, designa envelhecer em sentido amplo. Nos meios de saúde onde se ensina como cuidar de indivíduos idosos, muitos instrutores (orientadores, tutores, preceptores etc.) propõem o termo senescência como sinônimo do envelhecimento inexorável e natural, observado nos seres suscetíveis a este processo. É frequente observar alguns defendendo a dicotomia entre senescência e senilidade, sob a premissa de que o primeiro decorre do envelhecimento fisiológico e o segundo produz morbidade, associando-se, portanto, a mecanismos degenerativos. É curioso notar que essa dicotomia encontra pouquíssima ressonância em produções científicas internacionais recentes, a despeito de algumas publicações nacionais sobre o tema (Ciosak *et al.*, 2011; Teixeira-Leite; Manhães, 2012). Todavia, como veremos mais adiante, quando abordarmos os mecanismos associados ao envelhecimento cerebral, nem sempre é possível separar o que desejamos ser tratado como envelhecimento "normal" daquele que produz doenças (Blasiak, 2020).

Do ponto de vista celular, o termo senescência foi proposto para designar a interrupção do ciclo multiplicativo da célula, sem que isso comprometesse sua vitalidade e funcionalidade em curto prazo. Diferentes tipos de células de diferentes metazoários possuem um potencial replicativo (número de divisões que ela é capaz de executar). Esse potencial costuma ser maior nos animais mais longevos, como as tartarugas marinhas, por exemplo. Quando esse potencial é atingido, a célula entra em estado de senescência. A biologia dos telômeros apresenta importante associação com este potencial (Gomes *et al.*, 2010). No entanto, a despeito dele, as células podem entrar em senescência antecipadamente, mediante fatores estressores aos quais são submetidas, não atingindo o potencial replicativo que possuem (Burton; Krizhanovsky, 2014). Tecidos com maior proporção de células senescentes têm fenótipo envelhecido, sendo a pele exposta ao sol um excelente exemplo deste processo (Todorova; Mandinova, 2020).

O processo de senescência celular tem um papel relevante na biologia dos organismos, além da simples contribuição para o envelhecimento tecidual. Trata-se de um potente regulador da oncogenia, evolutivamente adquirido, impedindo que células com maquinaria citoplasmática ou material genético danificados se multipliquem e constituam clones com estas anormalidades. Além disso, a senescência celular não explica plenamente o processo de envelhecimento pelo qual todos os tecidos e órgãos estão sujeitos. No sistema nervoso, por exemplo, em que neurônios maduros não apresentam potencial replicativo, os mecanismos de senescência celular não fornecem explicação plena para o envelhecimento observado nestas células. Cabe ressaltar aqui, entretanto, que as células da glia, que suportam a vitalidade e funcionalidade neuronal, podem estar sujeitas a este mecanismo, e isso constituir alvos terapêuticos em potencial (Chinta *et al.*, 2018; Zhang *et al.*, 2019).

Nos metazoários, existem exemplos de animais com longevidade ilimitada. Ocorre, entretanto, que estes seres – como esponjas do mar, por exemplo – sustentam essa "dádiva da imortalidade" mediante a replicação ilimitada de células-tronco pluripotentes. Para manter essa possibilidade de vida eterna, esses seres em geral se comprometem com mecanismos de reprodução assexuada (replicação celular simples de células-tronco) e de especialização pouco sofisticada de tipos celulares (Petralia *et al.*, 2014). Essa troca (simplicidade pela imortalidade) naturalmente compromete – à luz da perspectiva darwinista – o desenvolvimento mais ousado da evolução destas espécies "imortais".

O escopo deste capítulo não é esgotar as teorias que descrevem o envelhecimento animal. Vamos muito em breve nos ater às questões relativas ao envelhecimento cerebral. Todavia, alguns aspectos sobre esse processo parecem relativamente consistentes e merecem destaque aqui. O primeiro diz respeito à fragilidade de nosso entendimento acerca do tema, especialmente do papel biológico cumprido por esse processo. O segundo diz respeito ao "perde-ganha" (*trade-off*) representado pelo envelhecimento. Postula-se o mecanismo de pleiotropia antagônica, em que genes que promovem o desenvolvimento e a capacidade reprodutiva quando o indivíduo é jovem produzem efeitos deletérios na última etapa da vida. Cabe lembrar que, do ponto de vista darwinista, a pressão seletiva nos genes é máxima durante as primeiras etapas da vida, quando se consuma a maior proporção da reprodução dos indivíduos (Maklakov; Chapman, 2019). Esse sistema nos introduz ao terceiro aspecto dos mecanismos relacionados com o envelhecimento que merece ser salientado: sua programação genética!

A evidência de que o processo de envelhecimento é regido fortemente por mecanismos geneticamente determinados vem de entendimentos recentes sobre a metilação do DNA. Ao longo dos últimos 20 anos, através do mapeamento genético do genoma de diversos animais, incluindo o homem, e de sofisticados algoritmos de inteligência artificial, foi possível identificar o biomarcador da idade biológica que melhor se correlaciona com a idade cronológica de indivíduos, células e ou tecidos, do período pré-natal até idades bastante avançadas. Trata-se do padrão de metilação do DNA. Esse padrão de metilação é considerado, portanto, como o relógio epigenético. Indivíduos (células, tecidos ou sujeitos propriamente ditos) com padrões de metilação sugerindo idades superiores à cronológica, ou vice-versa, fornecem importante substrato para o entendimento de fatores que podem antecipar ou adiar o envelhecimento biológico, respectivamente. Curiosamente, reforçando a impressão de um mecanismo geneticamente mediado, a taxa de metilação é mais alta durante as fases de desenvolvimento e crescimento do ser humano. Ainda, de maneira impressionante, diferentes órgãos e tecidos (sangue e cérebro, por exemplo) apresentam idades epigenéticas semelhantes. A semelhança de padrão de metilação entre sangue e cérebro é estupefaciente diante da oposta capacidade proliferativa destes dois órgãos/tecidos. Ainda que não seja precisamente possível dizer se a metilação é causa ou consequência do envelhecimento, sua estreita associação com este fenômeno denota incontestável participação genética neste processo (Horvath; Raj, 2018).

Finalmente, iniciaremos a introdução sobre os mecanismos pertinentes ao envelhecimento cerebral propriamente dito. Nos últimos anos, identificou-se a capacidade de neurogênese nos cérebros de mamíferos adultos. Estes indícios de neurogênese em hipocampos de ratos adultos são descritos desde a década de 1960 (Altman; Das, 1965). Todavia, somente nos últimos 20 anos, com o avanço das tecnologias de estudo, foi possível tornar esse achado incontestável (Kuhn *et al.*, 2018). Ao longo desse período, foi possível constatar não apenas a sua ocorrência em locais selecionados, como o giro denteado no hipocampo, na zona subventricular do ventrículo lateral e no bulbo olfatório (Ming; Song, 2011); mas também identificar que sua produtividade decai como envelhecimento. Embora seja instigante supor que esse processo tenha íntima relação com os mecanismos de envelhecimento cerebral, ainda não sabemos de fato qual contribuição a neurogênese cerebral pós-natal exerce durante o envelhecimento cerebral saudável ou patológico.

É impressionante constatar a partir de modelos de parabiose – uma cobaia (roedores) jovem e uma envelhecida têm suas cavidades peritoneais compartilhadas após procedimento cirúrgico – que fatores circulantes no indivíduo idoso são capazes de prejudicar a capacidade de neurogênese no cérebro do par jovem. Além disso, a injeção de plasma de cobaia envelhecida em uma cobaia jovem produz piora de desempenho em paradigmas comportamentais de avaliação cognitiva nestes roedores (Villeda *et al.*, 2011), observando-se o efeito oposto quando o plasma da jovem é introduzido na circulação de uma cobaia velha (Horowitz *et al.*, 2020). Isso nos introduz à fascinante perspectiva de que o cérebro talvez não envelheça intrínseca e isoladamente. É possível que ele envelheça à medida que sinais circulantes sistêmicos, oriundos do envelhecimento da periferia, são capazes de afetar sua fisiologia. Fenômeno este que se processa através da barreira hematencefálica, ocorrendo a partir da intensa comunicação que existe entre neurônios, células da glia e as células endoteliais, cuja face luminal encontra-se em permanente contato com o conteúdo vascular (Lampron *et al.*, 2013).

Como avaliar o envelhecimento cerebral?

Quais parâmetros seriam os mais indicados para a avaliação do envelhecimento cerebral?

Do ponto de vista clínico e da perspectiva do interesse íntimo do sujeito idoso, o que interessa é a manutenção da capacidade cerebral para o exercício funcional pleno, a despeito de eventuais cargas patológicas carregadas pelo cérebro deste indivíduo.

Na tentativa de compreender o envelhecimento cerebral, diferentes perspectivas poderiam ser adotadas, e o foram ao longo das últimas décadas de estudos. Neste cenário, sempre houve a dicotomia entre os estudos *in vivo* e os estudos *post mortem*.

Em vida, é possível investigar o declínio das capacidades cognitivas, motoras e neuropsiquiátricas e/ou comportamentais. Ainda em vida, é possível avaliar características estruturais do cérebro como o volume cerebral global ou de suas partes, a integridade da substância branca e a visualização e quantificação de alterações cerebrovasculares com técnica de ressonância magnética (RM). Em décadas mais recentes, os avanços tecnológicos nos possibilitaram investigar algumas das capacidades funcionais do cérebro através de diferentes técnicas de imagem: (a) sua perfusão, através da cintilografia de perfusão cerebral (SPECT); (b) seu metabolismo, através da tomografia por emissão pósitrons (PET) utilizando glicose marcada radioativamente (fluorodesoxiglicose [FDG]); (c) a atividade cerebral propriamente dita, por meio da visualização por RM funcional (RMf) do efeito BOLD (*blood oxygenation level dependent effect*), que corresponde a uma oscilação transitória no campo magnético produzido pelo desacoplamento do oxigênio da molécula de hemoglobina, conforme o aumento do fluxo de sangue e consumo de oxigênio decorrente da ativação neuronal em determinada região cerebral.

De fato, há possibilidades fantásticas tanto de avaliação clínica, que também se sofisticou nas últimas décadas, como com o uso de modernos recursos de neuroimagem ao se investigar associações clínico-radiológicas em indivíduos idosos. Todavia, essas associações pecam sempre por não controlarem com robustez a influência de possíveis condições patológicas de substrato neurodegenerativo (p. ex., neuropatologia da doença de Alzheimer [DA]) não identificada pelos métodos clínico e/ou imaginológico utilizados.

Até muito recentemente, a identificação de achados neuropatológicos de substrato neurodegenerativo associados ao envelhecimento somente era possível na avaliação *post mortem*. Nesta estratégia de avaliação, obtém-se uma enorme riqueza de informações a partir dos achados histopatológicos observados no cérebro envelhecido, tanto qualitativamente quanto quantitativamente. Todavia, o caráter transversal e muitas vezes terminal do exame neuropatológico limita conclusões atribuíveis a relações de causa-efeito decorrentes das associações identificadas entre os achados patológicos e os fenômenos clínicos observados em vida.

Nos últimos 15 anos, surgiram os primeiros radiotraçadores capazes de se ligarem aos marcos neuropatológicos associados à DA, permitindo a visualização *in vivo* destas lesões, bem como sua quantificação através de um exame de PET. Inicialmente, confeccionou-se o ligante para o acúmulo de proteína amiloide (Klunk *et al.*, 2004) e aproximadamente 10 anos depois (Xia *et al.*, 2013) produziu-se o ligante para o acúmulo de proteína Tau, também clássico desta condição patológica. Essa tecnologia permitiu uma mudança de paradigma no entendimento dos mecanismos associados ao envelhecimento cerebral.

A seguir, serão abordados os principais achados da literatura que utilizaram algumas estratégias descritas anteriormente ou combinações delas. Daremos mais ênfase aos achados produzidos a partir do acompanhamento longitudinal de coortes de indivíduos idosos, e que preferencialmente combinaram múltiplas estratégias na tentativa de identificar anormalidades cerebrais associadas ao envelhecimento.

Nessa jornada, vamos nos deparar com cenários clínicos muito diversos: (a) haverá sujeitos com alterações clínicas sem anormalidades nos exames de imagem cerebral; (b) haverá aqueles com achados neuropatológicos inequívocos de adoecimento degenerativo cerebral sem alterações clínicas e/ou alterações nos exames de imagem; (c) encontraremos indivíduos com alterações clínicas evidentes sem achados claros no exame neuropatológico; (d) muito frequentemente, encontraremos indivíduos com múltiplos achados clínicos, de imagem e neuropatológicos indicando processos aditivos de adoecimento cerebral; além de outros cenários.

Neste sentido, é fundamental esclarecer alguns conceitos que orientam o entendimento das inter-relações entre o adoecimento cerebral e a expressão clínica deste processo. São eles: as reservas cognitiva e cerebral, a resistência e a resiliência cerebrais (Montine *et al.*, 2019):

- Resistência: a princípio, somente apreciável do ponto de vista histopatológico, e representa a ausência ou discrição de achados patológicos no cérebro em comparação ao que seria esperado para aquela faixa etária
- Resiliência: corresponde à tolerância, sem maiores prejuízos do funcionamento cerebral, sobretudo cognitivo, a despeito da presença de achados patológicos no cérebro do indivíduo
- Reserva: pode ser fruto de capacidades estruturais do cérebro (reserva cerebral) (volume alcançado em seu desenvolvimento, densidade sináptica etc.); ou fruto de uma maior eficiência do órgão dadas as condições estruturais instaladas (reserva cognitiva), que pode ser adquirida ao longo das primeiras fases da vida mediante o exercício das capacidades cerebrais, no tempo de escolarização, bilingualismo, aprendizado musical, dentre outros.

Evidências advindas de estudos *post mortem*

Há alguns estudos já em andamento a longo prazo no mundo que possuem como característica o acompanhamento prospectivo de indivíduos idosos saudáveis (no recrutamento) da comunidade, mediante avaliações clínicas periódicas ao longo dos anos de seguimento, e que culminam com a avaliação *post mortem* dos cérebros doados pelos participantes. Esse desenho de estudo combina ambos os olhares para o envelhecimento cerebral, conforme descrito anteriormente, com avaliações em vida em um regime de coleta prospectivo das informações, associado com a fotografia transversal dos achados neuropatológicos após a morte, o que minimiza as limitações quando apenas um dos métodos (*in vivo versus post mortem*) é utilizado. Trata-se, portanto, até muito recentemente, do cenário de avaliação mais robusto para o entendimento das associações entre idade, envelhecimento cerebral e achados patológicos neste órgão.

Desses estudos, cabe destacar, tanto pelo volume de participantes quanto pelo de publicações associadas, os trabalhos do *Religious Order Study* (ROS) e do *Rush Memory and Aging Project* (MAP) [projeto ROSMAP] (Bennet *et al.*, 2018), que são conduzidos por pesquisadores sediados na Rush University Medical Center e compartilham metodologias muito semelhantes.

Com recrutamento de participantes por volta dos 75 anos de idade, e análise cerebral *post mortem* entre os 85 a 90 anos de idade, este grupo de pesquisadores produziu até aqui, desde o início destas coortes, em 1994 e 1997, um volume impressionante de informações, especialmente sobre a trajetória do declínio cognitivo e motor, bem como seus substratos patológicos, durante a última década de vida dos participantes.

O método de avaliação histopatológica utiliza anticorpos marcados para agregados proteicos específicos, característicos das principais doenças neurodegenerativas (imuno-histoquímica por imunocoloração). Nessas análises, são identificados quatro grandes grupos de achados neuropatológicos: (1) achados típicos da DA (anticorpos para beta-amiloide e proteína tau); (2) corpos de Lewy (anticorpos para alfasinucleína); (3) patologia vascular (infartos, alargamento dos espaços perivasculares, arterioloesclerose, depósito de amiloide na parede dos vasos); (4) acúmulo da proteína de ligação ao DNA de 43 kDa (TDP-43) (anticorpos contra proteína TDP-43 hiperfosforilada).

Ubiquidade das múltiplas patologias cerebrais – comorbidade neuropatológica

O percentual de indivíduos que não apresentavam nenhum achado patológico ao exame *post mortem* foi de 13,9% para aqueles idosos que faleceram sem registro de comprometimento cognitivo (sCC), ou seja, mais de 85% apresentavam algum achado neuropatológico (Figura 13.1). Nos indivíduos com comprometimento cognitivo, mas sem demência (comprometimento cognitivo leve [CCL]), 4,4% não apresentavam achados neuropatológicos; e no grupo que apresentava o diagnóstico de demência *ante mortem*, apenas 0,9% não apresentava nenhuma anormalidade investigada (Kapasi *et al.*, 2017).

Em outra perspectiva, observou-se que 45,56% dos indivíduos sCC apresentavam duas ou mais condições neuropatológicas simultâneas em seus cérebros (Figura 13.2). Estes valores

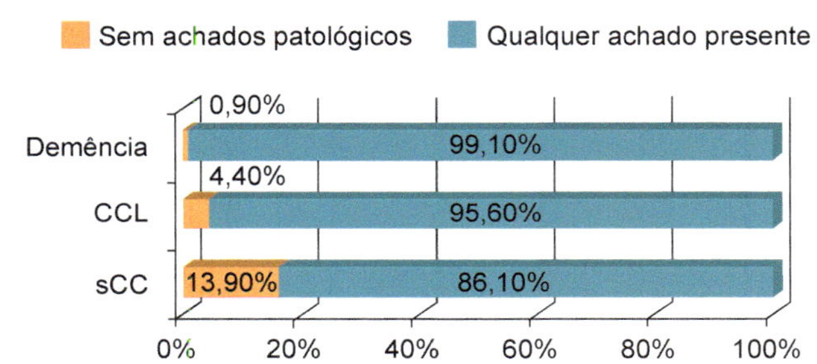

▪ **FIGURA 13.1** Frequência de indivíduos sem qualquer achado patológico ao exame neuropatológico *post mortem*, conforme a categoria cognitiva da amostra de participantes do *Religious Order Study* (ROS) e do *Rush Memory and Aging Project* (MAP). sCC: sem comprometimento cognitivo; CCL: comprometimento cognitivo leve. (Adaptada de Kapasi *et al.*, 2017.)

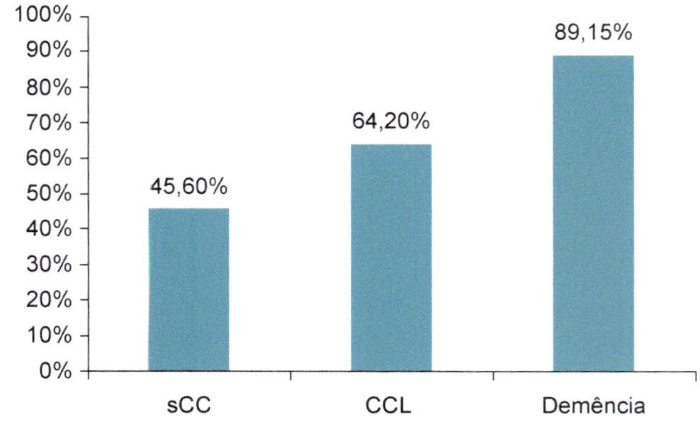

▪ **FIGURA 13.2** Frequência de participantes com duas ou mais condições patológicas ao exame cerebral *post mortem* conforme a categoria cognitiva da amostra de participantes do *Religious Order Study* (ROS) e do *Rush Memory and Aging Project* (MAP). sCC: sem comprometimento cognitivo; CCL: comprometimento cognitivo leve. (Adaptada de Kapasi *et al.*, 2017.)

foram observados em 64,21% no grupo CCL e na quase totalidade (89,1%) do grupo com demência diagnosticada em vida (Kapasi *et al.*, 2017). Traduzindo estes achados em risco de apresentar comprometimento cognitivo nos dois anos anteriores ao óbito, observa-se um aumento exponencial (OR de 2,8 a 99,1) do risco conforme o número e a gravidade das condições neuropatológicas identificadas (Montine *et al.*, 2019).

Curiosamente, o achado isolado da DA ou da doença cerebrovascular no exame neuropatológico foi observado, respectivamente, em: 8,33 e 28,3% no grupo sCC; 7,38 e 21,03% no grupo CCL; 3,13 e 4,92% no grupo com demência (Figura 13.3) (Kapasi *et al.*, 2017). É estupefaciente constatar a redução progressiva dessas condições isoladas no grupo sem comprometimento cognitivo até o grupo com demência, a despeito do senso comum em atribuir a estas condições, supostamente mais prevalentes com o avançar da idade, o declínio cognitivo observado em muitos idosos ao final da vida.

Capacidade de achados neuropatológicos descreverem fenômenos clínicos

Estes estudos demonstraram com muita clareza a trajetória de declínio cognitivo e motor ao longo dos últimos anos de vida dos indivíduos acompanhados nestas coortes. Do ponto de vista cognitivo, utilizou-se uma combinação ampla de testes cognitivos, que produziram um escore global de desempenho para cada participante. Do ponto de vista motor, valorizou-se um enfoque na identificação de sinais extrapiramidais (SEP) e parkinsonismo nos indivíduos estudados (Figura 13.4). Cabe ressaltar a pouca atenção dada aos aspectos comportamentais nos estudos ROSMAP.

Do ponto de vista motor, o conjunto de trabalhos destes grandes estudos demonstram um aumento progressivo na gravidade e na prevalência de SEP e parkinsonismo – definido por dois ou mais sinais cardinais (distúrbio de marcha e postura, bradicinesia, rigidez ou tremor) – dos 75 anos de idade em diante. Aqui, cabe ressaltar que a definição utilizada pelos autores é mais abrangente e menos específica do que aquela proposta pelo Banco de Cérebro de Londres (Hughes *et al.*, 1990). Observa-se ainda uma associação entre a presença de parkinsonismo com a incidência de comprometimento cognitivo, dependência funcional, deterioração da mobilidade e mortalidade durante o seguimento. Curiosamente, os achados patológicos cerebrovasculares foram os que se associaram significativamente à presença de parkinsonismo neste estudo (Buchman *et al.*, 2016).

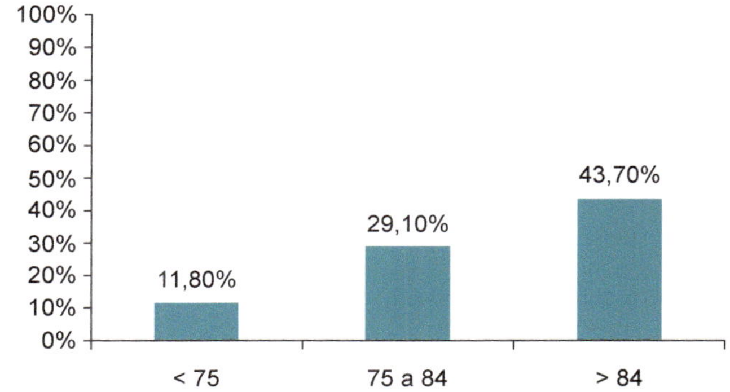

▪ **FIGURA 13.4** Prevalência de parkinsonismo conforme faixa etária do *Religious Order Study* (ROS) e do *Rush Memory and Aging Project* (MAP). (Adaptada de Buchman *et al.*, 2016.)

Do ponto de vista cognitivo, em geral a coorte apresenta trajetória sutil de declínio iniciando-se uma década antes do óbito, e uma trajetória clara de declínio mais acentuado entre 1 e 4 anos antes desse desfecho (Figura 13.5) – idade média de 88 anos (Boyle *et al.*, 2013). Além disso, as linhas que descrevem essa trajetória apresentam inclinação mais acentuada nos indivíduos cujo exame *post mortem* indica múltiplas condições patológicas cerebrais.

Outra contribuição importante deste conjunto de trabalhos foi a validação do modelo de reserva cognitiva. Um mesmo fenômeno foi observado para três condições capazes de incrementar esta reserva: tempo de escolaridade, aprendizado de uma segunda língua e aprendizado musical. Aqueles indivíduos com maior exposição a estes fatores protetores declinavam, ao final da vida, de um patamar mais elevado de desempenho cognitivo, tolerando uma trajetória mais longa de declínio, antes de ultrapassar limiares de prejuízo cognitivo e/ou funcional que permitissem a caracterização de síndromes clínicas relevantes como CCL ou demência. Nenhum indicativo foi apontado, entretanto, sugerindo que a inclinação da curva de declínio se modificasse por estes fatores; ou seja, os dados sugerem que estes participantes, privilegiados pelo seu histórico de aprendizado, demoram mais para ter repercussão clínica produzida pelo

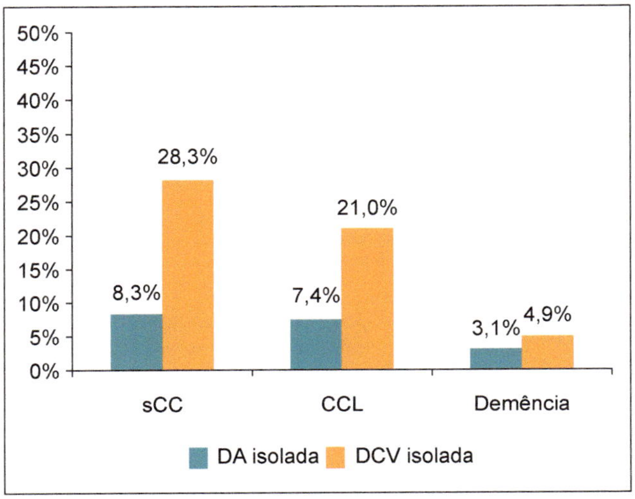

▪ **FIGURA 13.3** Frequência de participantes com doença de Alzheimer (*DA*) ou doença cerebrovascular (*DCV*) isoladas ao exame cerebral *post mortem*, conforme categoria cognitiva da amostra de participantes do *Religious Order Study* (ROS) e do *Rush Memory and Aging Project* (MAP). sCC: sem comprometimento cognitivo; CCL: comprometimento cognitivo leve. (Adaptada de Kapasi *et al.*, 2017.)

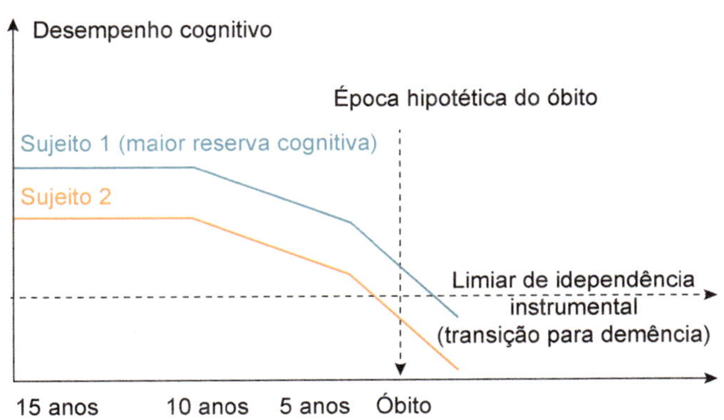

▪ **FIGURA 13.5** Trajetórias paralelas de declínio cognitivo anterior ao óbito, a partir de dois indivíduos hipotéticos com reservas cognitivas distintas, conforme dados provenientes do *Religious Order Study* (ROS) e do *Rush Memory and Aging Project* (MAP). (Adaptada de Boyle *et al.*, 2013; Wilson *et al.*, 2015; 2019.)

envelhecimento cerebral patológico; todavia, essa característica não lhes garante um curso mais suave – nem mais grave – de declínio, uma vez iniciado este processo (Wilson *et al.*, 2015; 2019).

Não obstante, nos modelos matemáticos utilizados para descrever esta trajetória de declínio, observou-se que os achados patológicos investigados explicavam apenas 41% da variância deste fenômeno. Uma interpretação superficial desse resultado sugere que mais da metade da variância do declínio cognitivo observado poderia ser atribuída a fatores desconhecidos ou obscuros. Todavia, faço de novo a ressalva quanto aos limites do desenho metodológico utilizado nestes estudos. A informação clínica recolhida tem valiosa natureza prospectiva e longitudinal; todavia, a análise histopatológica do cérebro é transversal e suas associações com alterações clínicas identificadas em vida assumem um ponto de vista retrospectivo. Nesse sentido, é possível que a gravidade dos achados patológicos, a depender de como foram mensurados, de sua topografia, e que a interação entre eles (de forma não aditiva, mas sinérgica) possam explicar melhor o fenômeno do declínio cognitivo no fim de vida. Por fim, cabe relembrar dos conceitos descritos anteriormente, como reserva cerebral, reserva cognitiva e resiliência, que são determinantes para a expressão clínica da carga patológica carreada pelos cérebros dos participantes. Essas últimas questões, em especial, não foram definitivamente controladas nos modelos matemáticos utilizados pelos estudos derivados do projeto ROSMAP, principalmente porque são questões praticamente inviáveis de modelar a partir de uma investigação retrospectiva, como sempre ocorre em pesquisas com análise *post mortem*.

Mais recentemente, os mesmos autores tentaram modelar a trajetória de declínio cognitivo dos participantes a partir dos achados patológicos com estratégias estatísticas mais sofisticadas, que refinaram as associações encontradas. Nessas tentativas, constatou-se uma enorme heterogeneidade de combinações de patologias e de trajetórias clínicas (Boyle *et al.*, 2017; 2018). São inúmeras (centenas) as possibilidades de adoecimento cerebral e de trajetórias de declínio.

No Brasil, temos o estudo do Banco de Cérebros de São Paulo (BCSP), que também se dedica a investigar alterações neuropatológicas em cérebros doados por familiares de participantes que passaram pelo Serviço de Verificação de Óbitos daquela cidade. Há, inclusive, alguma convergência com alguns achados produzidos pelo conjunto de estudos ROSMAP (Farfel *et al.*, 2013; Suemoto *et al.*, 2017; 2019). Todavia, os participantes do BCSP não foram acompanhados clinicamente, nem longitudinalmente nem em vida; portanto, o repertório de avaliações disponíveis é muito menor para este estudo.

Diante do exposto, somos convidados a apreciar um outro conjunto de trabalhos, realizados em coortes de participantes com dados inteiramente coletados em vida, que se valeram de tecnologia de última geração, combinando diferentes técnicas de neuroimagem, dentre elas os exames de PET com radiotraçadores para os acúmulos de proteína beta-amiloide (PET-amiloide) e Tau (PET-Tau).

Evidências advindas de estudos *in vivo* a partir de modernas técnicas de neuroimagem

Os achados mais provocativos oriundos da investigação em vida dos depósitos amiloide, típicos da DA, já haviam sido anunciados pelos estudos *post mortem* e dizem respeito à ocorrência dessa patologia em indivíduos sCC.

Em 2014, em estudo de análise transversal conduzido pela Clínica Mayo (Rochester, Minnestoa, EUA), Jack *et al.* investigaram a prevalência de amiloide (PET-amiloide) e de sinais de neurodegeneração (PET-FDG e RM) em uma amostra (n = 985) que incluiu, em tese, apenas indivíduos sCC em faixa etária dos 50 aos 89 anos (Jack *et al.*, 2014). Este estudo apontou que, após os 80 anos de idade, menos de 25% dos participantes com desempenho cognitivo normal estavam isentos de depósito amiloide ou sinais de neurodegeneração. Sendo que mais da metade dos participantes nesta faixa etária eram amiloide-positivos (A+).

Três anos depois, o mesmo grupo de investigadores agregou à metodologia descrita a pesquisa de depósitos de proteína Tau (PET-Tau) em 435 indivíduos de 50 a 95 anos de idade sCC (Jack *et al.*, 2017). Neste estudo, o resultado é ainda mais impactante, uma vez que apenas 14% dos idosos com mais de 80 anos de idade não apresentavam amiloide (A−), nem Tau (T−), nem indícios de neurodegenaração (N−) em seus exames de imagem cerebral. Essa iniciativa evidenciou também uma proporção significativa de indivíduos com trajetórias de degeneração possivelmente distintas daquela originária da DA, uma vez que apresentavam ou sinais de neurodegeneração (N+) ou depósito de proteína Tau (T+) ou ambos (T+N+) na ausência de amiloide (A−T+N+; A−T+N−; A−T−N+).

A questão que se enseja, por óbvio, diante dos achados descritos anteriormente diz respeito à relevância clínica deles, uma vez que os indivíduos estudados eram considerados cognitivamente saudáveis. Somente através de um desenho longitudinal saberemos com clareza a importância clínica de ser portador de depósitos oriundos de mecanismo neurodegenerativo associado a DA. No entanto, os estudos em participantes carreadores de mutação para forma autossômica dominante (100% de penetrância) da DA (DAAD) fornecem um possível cenário evolutivo para os marcos patológicos da DA. Estes estudos normalmente são realizados em metodologia transversal, comparando indivíduos situados em etapas distintas do processo de neurodegeneração. Isso somente é possível porque em cada família a idade estimada para o início da demência (IEID) é relativamente estável e previsível, sendo viável investigar os depósitos de amiloide e Tau em indivíduos que estão a 20, 15, 10 ou 5 anos antes da IEID. Nestes estudos, tudo indica que os depósitos amiloide precedem a IEID em pelo menos 15 anos (Bateman *et al.*, 2012). Mais recentemente, com o advento do PET-Tau, em amostras bem menores de participantes (n = 12), demonstrou-se que o depósito de proteína Tau inicia no lobo temporal medial, conforme a previsão proveniente dos modelos neuropatológicos consagrados (Braak; Braak, 1991), por volta de 6 anos antes da IEDI. Sua extensão para regiões laterais do lobo temporal (neocortex) coincidiu com o início da sintomatologia em participantes considerados CCL (Quiroz *et al.*, 2018).

Vale destacar a identificação de indivíduo, única, que superou a expectativa referente à IEDI, alcançando excepcionalmente a idade de 70 anos com cognição preservada, a despeito de carrear mutação – em tese 100% penetrante – para DAAD. Essa participante carreava em homozigose uma mutação rara em ambos os alelos do tipo 3 do gene da apolipoproteína E (APOE3). Apesar de não sabermos de que maneira ela apresentou resiliência a uma carga patológica amiloide, indistinta dos seus familiares sintomáticos, a paciente permanece cognitivamente saudável passados 30 anos da IEDI. Chama a atenção a baixa carga de depósitos Tau medida por PET no cérebro desta participante (Arboleda-Velasquez *et al.*, 2019). Diante do exposto anteriormente, a possibilidade de carreadores de neuropatologia amiloide e Tau – a despeito de assintomáticos – estarem em trajetória de adoecimento cerebral e estabelecerem-se sintomáticos no médio/longo prazo é bastante plausível, especialmente para os indivíduos T+.

Apesar de um modelo fantástico, estudar as formas pré-senis de DAAD nem sempre se aplica à DA de início tardio, tipicamente associada ao envelhecimento. Com este intuito, Jack *et al.* (2019) deram continuidade aos seus estudos com PET-amiloide e PET-Tau em sua larga coorte (Clínica Mayo), desta vez em um desenho longitudinal (Jack *et al.*, 2019). Neste estudo, combinou-se indivíduos (n = 480) sCC (92%) com indivíduos portadores de CCL, em desenho prospectivo com seguimento de pouco mais de 4 anos. Em linhas gerais, observou-se uma tendência a maiores taxas de declínio cognitivo quanto mais anormalidades de biomarcadores de imagem possuíam os participantes (A+, T+ ou N+). Nos indivíduos com nenhuma anormalidade de biomarcadores ou que apresentavam apenas um deles alterado, o declínio no domínio memória foi observado apenas no estrato etário mais elevado (> 85 anos), sendo considerado insignificante apenas nos indivíduos (A–T–N–). Embora estes dados sejam provenientes de amostra volumosa com desenho prospectivo, na ausência de uma análise de desempenho cognitivo mais robusta (mais funções avaliadas) e de tempo de seguimento mais longo, eles ainda possuem caráter preliminar. Entretanto, anunciam que carrear marcadores de imagem de adoecimento cerebral (A, T ou N) enseja um caráter pernicioso para a cognição.

Iniciativas mais sofisticadas de análise de desempenho cerebral, por medidas clínicas ou por RMf em amostras selecionadas de indivíduos sCC, produziram resultados interessantes acerca de depósitos Tau. Nesse grupo de indivíduos caracterizados como sCC, é possível identificar déficits em paradigmas mais sofisticados de memória com correlatos de anormalidade ao exame de RMf (Maass *et al.* 2018; Marks *et al.*, 2017). Curiosamente, essas anormalidades subclínicas se associam à deposição de proteína Tau em regiões do lobo temporal. Além disso, os exames com PET-Tau foram capazes de demostrar que a queixa subjetiva de memória em indivíduos sCC se associou a depósitos Tau na região do córtex entorrinal (Buckley *et al.*, 2017).

Considerações finais

Os mecanismos responsáveis pelo envelhecimento de células, tecidos, órgãos, sistemas e do organismo humano como um todo ainda não estão claramente estabelecidos. Há inúmeros fatores já identificados que se associam a este fenômeno. Todavia, a relativa contribuição de cada um deles não foi definitivamente elucidada. A metilação do DNA, considerada o relógio epigenético, constitui um robusto marcador do envelhecimento humano e indica de maneira inequívoca a participação de mecanismos genéticos neste processo, inclusive no cérebro.

Como é absolutamente difícil – para não dizer impossível – modelar o envelhecimento cerebral humano (não há modelos *in vitro*, nem há modelos animais com ciclo de vida breve e com órgãos similares ao humano), nos valemos de estratégias de investigação que impõem limites ao entendimento deste processo.

O SNC apresenta capacidade de neurogênese em nichos específicos, que parecem ser influenciados por fatores circulantes oriundos da periferia do organismo.

A proteostase neuronal parece representar o principal mecanismo responsável pelas patologias neurodegenerativas cerebrais, de modo que é muito comum o achado de mais de uma proteinopatia em cérebros de muito idosos.

Na verdade, o acúmulo de patologias cerebrais é a tônica nos últimos anos de vida. Isso inclui o dano vascular. A associação de patologias representa importante fator de risco para declínio cognitivo e demência nesta fase da vida.

As técnicas de marcação radioativa de acúmulos proteicos patológicos no cérebro, atualmente disponíveis para os achados da DA, informam com inequívoca clareza que a deposição desses aglomerados precede a disfunção clínica e as alterações estruturais deste órgão.

Os depósitos desses acúmulos não parecem benignos, a despeito da possibilidade de existir período assintomático em vigência destas anormalidades. A ausência de sintomatologia neurológica ao envelhecer, portanto, não garante ao indivíduo pertencer a uma trajetória benigna ou saudável de envelhecimento cerebral.

Não é possível ainda, e provavelmente não o será em curto ou médio prazo, distinguir quais consequências de neuroimagem ou clínicas seriam atribuíveis ao envelhecimento cerebral *per se*, na ausência de depósitos proteicos de natureza neurodegenerativa. Somente será possível alcançar essa resposta quando possuirmos biomarcadores para a maioria dos fenômenos neurodegenerativos (ou todos) observados no cérebro envelhecido.

Por ora, ainda nos falta compreender com precisão as inúmeras trajetórias de envelhecimento cerebral possíveis. Compreendemos menos ainda as possibilidades de modificação desse processo. Todavia, estudos epidemiológicos apontam estratégias seguramente robustas de promoção da saúde cerebral (Livingston *et al.*, 2020). O futuro indicará qual(ais) intervenção(ões) tem maior rendimento em promover este desfecho.

14

Avaliação Clínica e Complementar para o Estabelecimento do Diagnóstico de Demência

Paulo Caramelli • Elisa de Paula França Resende

Diagnóstico de síndrome demencial

Demência é uma síndrome que se caracteriza por declínio cognitivo ou comportamental de intensidade suficiente para interferir na funcionalidade do indivíduo. O diagnóstico de síndrome demencial é, portanto, essencialmente clínico. Já o diagnóstico da etiologia da demência exige investigação complementar, principalmente por meio de exames laboratoriais e de neuroimagem estrutural (tomografia computadorizada [TC] ou ressonância magnética [RM] de crânio). Em situações específicas, outros exames, como eletroencefalograma, exame do líquido cefalorraquidiano (LCR), exames de neuroimagem funcional (como tomografia por emissão de fóton único [SPECT] ou tomografia por emissão de pósitrons [PET]), entre outros, são também indicados.

Para realizar o diagnóstico da síndrome demencial, deve-se obter a história clínica com o paciente e com um familiar ou informante próximo. O objetivo inicial é identificar se há declínio cognitivo ou comportamental que tenha impacto sobre o desempenho funcional do indivíduo. O comprometimento cognitivo pode ser identificado por meio de perguntas referentes a cada uma das principais funções cognitivas e complementado por testes cognitivos validados para identificar e quantificar os déficits. O desempenho funcional pode ser avaliado também por meio de escalas específicas com questões respondidas pelo familiar ou informante. O diagnóstico de demência não deve ser descartado somente porque o indivíduo tem uma pontuação normal nos testes cognitivos. Alguns déficits sutis, principalmente comportamentais, podem não ser capturados por muitos dos testes utilizados tanto na avaliação cognitiva breve quanto na avaliação neuropsicológica.

Os domínios cognitivos que devem ser investigados na anamnese (com o paciente e com o informante) são memória, habilidades visuais-espaciais, funções executivas e linguagem. Perguntas sobre capacidade de se lembrar de compromissos e datas, sobre repetição de perguntas e histórias, e sobre perda constante de objetos ajudam a identificar dificuldades de memória episódica. Indagar se o paciente se perde em locais conhecidos, se tem dificuldades em reconhecer objetos ou faces, se há problemas com visão em profundidade, como dificuldade para descer escadas rolantes, ou com a visão periférica, como dificuldade ao estacionar, pode evidenciar comprometimento das habilidades visuais-espaciais. A dificuldade de realizar duas tarefas ao mesmo tempo, de ser flexível na resolução de problemas, de planejar e organizar eventos, viagens ou preparar uma refeição sugere disfunção executiva. Finalmente, dificuldades para encontrar palavras e compreender conversas, ou dificuldades na leitura e na escrita sugerem problemas de linguagem.

Ao investigar sobre alterações comportamentais, deve-se perguntar ativamente (sobretudo ao informante) sobre sintomas de apatia, desinibição, falta de empatia, agressividade, além de sintomas de ansiedade e depressão, alucinações e delírios, que podem estar presentes em algumas formas de demência. É importante identificar se houve mudança na personalidade do paciente.

Para identificar comprometimento funcional, é recomendável fazer perguntas sobre seu trabalho, se o paciente ainda estiver ativo, sobre a condução de veículos e outras atividades profissionais ou sociais de costume do paciente, assim como indagar sobre sua capacidade de cozinhar, de fazer compras, de gerenciar as finanças, de tomar os medicamentos, de usar aparelhos eletrodomésticos e, finalmente, sobre a capacidade de realizar tarefas de autocuidado, como escolher as roupas, tomar banho e usar o toalete. É recomendável também o emprego de algum questionário ou escala específicos para avaliação do desempenho funcional. Um exemplo de instrumento simples e de rápida aplicação é o Questionário de Atividades Funcionais de Pfeffer, que inclui 10 questões voltadas principalmente para atividades instrumentais (Pfeffer *et al.*, 1982). As pontuações variam de 0 a 30, em que escores maiores indicam pior desempenho. É um teste que não é influenciado pela escolaridade, e pontuações superiores a 5 pontos são indicativas de comprometimento funcional significativo. Outra escala que também tem versão em língua portuguesa e que se revelou útil para o diagnóstico de demência em estudo brasileiro é a escala Bayer-ADL (Bustamante *et al.*, 2003). Este último estudo revelou que a combinação de uma escala funcional (como a escala Bayer-ADL) com um instrumento de rastreamento cognitivo como Miniexame do Estado Mental (MEEM) oferece elevadas sensibilidade e especificidade para o diagnóstico de demência. O IQCODE, entrevista estruturada administrada a um informante, que combina questões relacionadas com o funcionamento cognitivo e com o desempenho funcional, foi traduzido e adaptado para uso no Brasil (Sanchez; Lourenço, 2009). Ele também se mostrou um instrumento útil para o rastreamento de demência em indivíduos com diferentes níveis educacionais, incluindo baixa escolaridade (Perroco *et al.*, 2009).

Ainda na anamnese, deve-se interrogar sobre outras causas reversíveis de comprometimento cognitivo, como sintomas depressivos, comprometimento auditivo ou visual não adequadamente corrigido, além de flutuações no nível de vigília que podem sugerir *delirium*. É de extrema importância perguntar sobre os medicamentos em uso, mesmo os sem prescrição médica, para identificar o uso de medicações com efeito anticolinérgico como causa potencial do comprometimento cognitivo. Além disso, deve-se indagar sobre o padrão de sono do paciente, procurando sintomas de apneia obstrutiva do sono, transtorno comportamental do sono REM (com movimentos violentos durante o sono) e sonolência diurna. Perguntar sobre sintomas de disautonomia, como disfunção urinária ou intestinal, disfunção erétil e hipotensão postural. A história familial também pode contribuir para o esclarecimento diagnóstico, já que alguns casos raros de demência podem ter herança autossômica dominante.

Outro aspecto importante na avaliação diz respeito ao estadiamento da síndrome demencial. Nesse sentido, um dos instrumentos recomendados para uso em nosso meio é a escala CDR (Montaño; Ramos, 2005), uma entrevista semiestruturada, administrada ao paciente e ao familiar/informante.

O exame físico geral e neurológico é de fundamental importância para identificar aspectos relevantes ao diagnóstico etiológico. Sinais de síndrome do neurônio motor superior, como hiper-reflexia ou sinal de Babinski, pode sugerir uma lesão focal (como acidente vascular encefálico, tumor) para a causa da demência. Já alterações do neurônio motor inferior, como fasciculações e atrofia muscular, podem sugerir demência frontotemporal associada a doença do neurônio motor. Deve-se ficar atento também a alterações da motricidade ocular extrínseca e sinais de parkinsonismo, identificando dificuldades de marcha, quedas e disfagia.

Testes cognitivos que podem ser feitos durante a consulta médica incluem os de rastreamento que avaliam a função cognitiva global e alguns domínios cognitivos específicos. Entre os diversos testes disponíveis, o MEEM é certamente o mais empregado (Folstein *et al.*, 1975; Brucki *et al.*, 2003). Ele é simples e de aplicação rápida (cerca de 5 a 7 min), com alta confiabilidade tanto intra quanto interexaminadores, e avalia orientação temporal e espacial, memória, atenção, cálculo, linguagem e habilidades construtivas. As pontuações podem variar de 0 a 30 pontos; valores mais altos indicam melhor desempenho. Instrumentos de rastreamento alternativos para o diagnóstico de demência e que já foram avaliados em estudos no Brasil incluem ainda o teste de Informação-Memória-Concentração de Blessed (Viana *et al.*, 1991), a Bateria Breve de Rastreio Cognitivo (Nitrini *et al.*, 1994; 2007), a CASI-S (Damasceno *et al.*, 2005) e a Montreal Cognitive Assessment (MoCA) (Cesar *et al.*, 2019); este último mais direcionado ao diagnóstico de comprometimento cognitivo leve.

É importante salientar que o desempenho no MEEM e na maioria dos demais testes é fortemente influenciado pela escolaridade, recomendando-se o emprego de pontos de corte diferenciados conforme o nível educacional (Cesar *et al.*, 2019). No entanto, até o momento, não há estudo definitivo nesse sentido, e os pontos de corte para o MEEM descritos na literatura variam conforme o estudo e a população avaliada, bem como em relação à versão brasileira empregada (Bertolucci *et al.*, 1994; Brucki *et al.*, 2003; Laks *et al.*, 2003; Lourenço; Veras, 2006; Castro-Costa *et al.*, 2008). Uma sugestão é utilizar na prática clínica pontos de corte um pouco mais altos que os relatados nos estudos brasileiros, com o intuito de privilegiar a sensibilidade do instrumento e, dessa forma, evitar que um caso de demência inicial deixe de ser detectado. Essa foi justamente a conduta adotada em estudo epidemiológico realizado na cidade de Catanduva (SP), em que foi determinada a prevalência de demência na população idosa (> 65 anos de idade). A Tabela 14.1 apresenta os pontos de corte empregados no estudo.

Testes breves, como fluência verbal semântica (p. ex., número de animais falados em um minuto), teste de memória de figuras da Bateria Breve de Rastreio Cognitivo ou de listas de palavras da bateria CERAD e desenho do relógio, são outros exemplos muito úteis, que podem ser administrados pelo próprio médico sem prejuízo significativo do tempo de consulta e que aumentam a acurácia diagnóstica da demência (Bertolucci *et al.*, 2001; Nitrini *et al.*, 1994, 2004; Caramelli *et al.*, 2007; Aprahamian *et al.*, 2010). Dados normativos da Bateria Breve de Rastreio Cognitivo para diferentes faixas de idade e de escolaridade da população brasileira estão disponíveis e podem balizar o julgamento clínico (Yassuda *et al.*, 2017). Pontos de corte sugeridos para os subitens de evocação tardia dos testes de memória de lista de palavras do CERAD (Bertolucci *et al.*, 2001) e de memória de figuras (Nitrini *et al.*, 1994, 2004) e para o teste de fluência verbal semântica (Caramelli *et al.*, 2007) são apresentados na Tabela 14.2.

A avaliação neuropsicológica realizada por profissional especializado pode ser necessária para quantificar melhor os déficits cognitivos com testes mais específicos para cada domínio. Geralmente, a avaliação formal é solicitada quando permanece a dúvida se há déficit cognitivo pelos testes iniciais feitos na consulta clínica e para identificar qual ou quais domínios estão mais comprometidos. Essa avaliação pode iniciar com o emprego de baterias ou conjuntos de testes neuropsicológicos, como a bateria NEUROPSI (Abrisqueta-Gomez *et al.*, 2008), a bateria de testes do CERAD (Bertolucci *et al.*, 2001), a escala CAMCOG do CAMDEX (Bottino *et al.*, 2001; Paradela *et al.*, 2009), a escala de demência de Mattis (Porto *et al.*, 2003) ou o Exame Cognitivo de Addenbrooke – versão revisada (Carvalho *et al.*, 2010), entre outros, e complementada pela administração de testes específicos direcionados às diferentes funções cognitivas, como atenção, memória, linguagem, funções executivas, além de habilidades viso-espaciais e construtivas. Para identificar disfunção de memória episódica, por exemplo, testes de evocação tardia, como o Teste de Aprendizagem Auditivo Verbal de Rey (Malloy-Diniz *et al.*, 2007), são eficazes, mas sofrem forte influência da escolaridade.

Em 2011, o Departamento Científico de Neurologia Cognitiva e do Envelhecimento da Academia Brasileira de Neurologia publicou recomendações para a avaliação cognitiva e funcional no diagnóstico da doença de Alzheimer, com base em revisão criteriosa da literatura, principalmente de estudos nacionais (Chaves *et al.*, 2011). Embora destinada ao diagnóstico de doença de Alzheimer em particular, as considerações são relevantes também para o diagnóstico de demência em geral.

Investigação complementar no diagnóstico diferencial das síndromes demenciais

Inúmeras doenças podem causar demência. De maneira simplificada, é possível classificar as causas de demência em dois grandes grupos: demências sem e com comprometimento estrutural do sistema nervoso central (SNC) (Brucki *et al.*, 2015).

As demências sem comprometimento estrutural do SNC são decorrentes de transtornos de origem tóxica ou metabólica que ocorrem secundariamente a doenças sistêmicas (p. ex., doenças endócrinas, hepáticas ou renais) ou à ação de fármacos no SNC (p. ex., substâncias anticolinérgicas, antipsicóticas, antiepilépticas ou hipnóticas). Desse modo, o diagnóstico etiológico

TABELA 14.1 Notas de corte sugeridas para o emprego do Miniexame do Estado Mental (MEEM) na prática clínica.

Escolaridade	Nota de corte
Analfabetos	< 19
1 a 3 anos	< 23
4 a 7 anos	< 24
> 7 anos	< 28

Fonte: Herrera *et al.*, 2002.

TABELA 14.2 Notas de corte sugeridas em três testes de avaliação cognitiva breve para o diagnóstico de demência.

Teste	Nota de corte
Lista de palavras do CERAD (evocação tardia)	< 3
Memória de figuras (evocação tardia)	< 6
Fluência verbal (animais/min)	< 9 (analfabetos) < 12 (1 a 7 anos de escolaridade) < 13 (> 7 anos de escolaridade)

Fonte: Bertolucci *et al.*, 2001; Nitrini *et al.*, 2007; Caramelli *et al.*, 2007.

nesse grupo de demências depende essencialmente de exames laboratoriais (identificação das demências metabólicas, muitas potencialmente reversíveis) e de história clínica detalhada, buscando relacionar o uso de determinados medicamentos com o aparecimento da síndrome demencial.

A Tabela 14.3 apresenta os exames laboratoriais que estão indicados na investigação etiológica das demências, conforme recomendação do Departamento Científico de Neurologia Cognitiva e do Envelhecimento da Academia Brasileira de Neurologia (Caramelli *et al.*, 2011). A lista de exames é relativamente ampla, pois a principal finalidade é evitar que demências potencialmente reversíveis deixem de ser identificadas e tratadas. Além disso, a realização desses exames laboratoriais também é justificada pela frequência elevada de comorbidades na população idosa, que podem estar presentes em pacientes com demências de diferentes etiologias, como degenerativa ou vascular.

Sífilis e síndrome da imunodeficiência adquirida (AIDS), embora façam parte das demências secundárias, decorrentes de comprometimento estrutural do SNC, devem também ser investigadas por meio de exames laboratoriais pertinentes e pelo exame do LCR. Este último é ainda indicado em situações especiais, que são apresentadas na Tabela 14.4, podendo também auxiliar no diagnóstico da doença de Creutzfeldt-Jakob, por meio da detecção da proteína 14-3-3 ou pelo método RT-QuIC, este último com sensibilidade e especificidade bastante elevadas (Caramelli *et al.*, 2011; Green, 2019). Cabe ressaltar que o exame do LCR é um método diagnóstico importante na investigação etiológica de algumas formas de demência rapidamente progressivas, as encefalites imunomediadas, por meio da detecção de anticorpos específicos (Graus *et al.*, 2016).

Nos últimos anos, o exame do LCR tem se revelado também um método bastante sensível e específico para o diagnóstico precoce da doença de Alzheimer (mesmo no estágio de comprometimento cognitivo leve) quando se utiliza a dosagem das proteínas beta-amiloide, tau total e tau fosforilada (Souza *et al.*, 2014). Alterações nas concentrações desses biomarcadores (redução dos níveis de beta-amiloide e elevação dos níveis de tau total e tau fosforilada) são observadas na doença de Alzheimer e a dosagem desses biomarcadores no LCR é um método que vem ganhando espaço na prática clínica (Paterson *et al.*, 2018). Em 2018, foi publicado um novo consenso diagnóstico da doença de Alzheimer para fins de pesquisa, estabelecendo, pela primeira vez, a possibilidade de realizar o diagnóstico dessa doença somente com base na alteração definida dos biomarcadores, mesmo na ausência de sintomas clínicos (Jack *et al.*, 2018).

Outro exame complementar que está indicado em situações especiais é o eletroencefalograma, que pode ser útil no diagnóstico diferencial entre demência e estado confusional agudo (*delirium*), no diagnóstico de algumas encefalopatias metabólicas (particularmente na encefalopatia hepática), bem como na identificação de atividade epileptogênica subclínica e na doença de Creutzfeldt-Jakob (Caramelli *et al.*, 2011).

As demências secundárias decorrem de um conjunto variado de condições clínicas, como doença cerebrovascular, hidrocefalia, infecções e tumores. Nesses casos, o diagnóstico específico depende fundamentalmente de exames de neuroimagem estrutural (TC ou RM de crânio). A TC tem como vantagens o custo mais baixo e a maior rapidez na sua realização. A RM, por sua vez, possibilita avaliação mais detalhada da substância branca, importante para o diagnóstico de demência vascular secundária à doença de pequenos vasos, além de possibilitar a identificação de padrões focais de atrofia (p. ex., atrofia hipocampal, atrofia de lobo temporal), o que pode ser útil para o diagnóstico de condições neurodegenerativas como a doença de Alzheimer, a demência frontotemporal e a afasia progressiva primária. Informações mais detalhadas a respeito do papel da neuroimagem, tanto estrutural quanto funcional, no diagnóstico das demências são apresentadas nos capítulos correspondentes.

O último grupo etiológico corresponde às demências primárias ou degenerativas. Dele fazem parte doenças que, embora possam cursar com síndrome demencial como manifestação clínica principal, em geral têm como características clínicas predominantes sinais motores, como alterações de equilíbrio e de marcha, entre outros. Nesses casos, portanto, o exame neurológico constitui a principal ferramenta diagnóstica, podendo revelar bradicinesia, rigidez, tremor, instabilidade postural ou alterações de marcha características nos indivíduos com doença de Parkinson, alteração da motricidade ocular extrínseca na paralisia supranuclear progressiva, movimentos coreicos na doença de Huntington ou síndrome cerebelar nas ataxias espinocerebelares.

Finalmente, existe a forma de demência primária ou degenerativa, em que a síndrome demencial constitui a manifestação clínica principal. Aqui se encontra a causa mais frequente de demência em idosos, que é a doença de Alzheimer. Outras causas incluídas nesse grupo são a demência frontotemporal e a demência com corpos de Lewy.

O diagnóstico diferencial desse grupo de demências primárias é auxiliado pela identificação de perfis específicos de comprometimento cognitivo ou comportamental. Quatro perfis principais são descritos, evocando determinadas possibilidades diagnósticas: síndrome amnéstica progressiva (doença de Alzheimer), disfunção visual-espacial progressiva (demência com corpos de Lewy ou doença de Alzheimer), alteração progressiva de linguagem (afasia progressiva primária ou, eventualmente, doença de Alzheimer, sobretudo nos casos de início pré-senil) e transtorno progressivo de comportamento (demência frontotemporal) (Mesulam, 2000). Desse modo, a avaliação neuropsicológica formal, já mencionada anteriormente, é um recurso importante para o diagnóstico diferencial das demências primárias. Adicionalmente, o desenvolvimento de biomarcadores que identificam anormalidades específicas de algumas dessas doenças (como a dosagem de proteínas relacionada com a doença de Alzheimer no LCR ou mesmo exames de imagem molecular, atualmente objeto de crescentes pesquisas), pode contribuir para o diagnóstico mais seguro e precoce.

■ **TABELA 14.3** Exames laboratoriais solicitados para pacientes com demência.

Hemograma completo	Vitamina B12
Ureia e creatinina	Ácido fólico
Proteínas totais e frações	Cálcio sérico
Enzimas hepáticas	Sorologia para sífilis
T4 livre e TSH	Sorologia para HIV (em pacientes com idade inferior a 60 anos ou com sintomas atípicos)

T4: tiroxina; TSH: hormônio tireoestimulante; HIV: vírus da imunodeficiência adquirida.

■ **TABELA 14.4** Indicações para a realização do exame do líquido cefalorraquidiano em pacientes com demência.

Idade inferior a 65 anos
Suspeita de doença infecciosa ou inflamatória do sistema nervoso central
Demência com apresentação atípica (p. ex., curso clínico rápido)
Hidrocefalia comunicante

Considerações finais

O diagnóstico de síndrome demencial depende de anamnese cuidadosa e de medidas objetivas do desempenho cognitivo e funcional. Existem, atualmente, versões disponíveis de instrumentos de avaliação cognitiva e funcional que se mostraram adequados para uso no Brasil, alguns já devidamente validados e passíveis de serem utilizados na prática clínica. Instrumentos ou entrevistas semiestruturadas para a avaliação de sintomas neuropsiquiátricos comuns nas demências, embora não mencionados neste capítulo, também são recursos úteis, não apenas para o diagnóstico, como também para o acompanhamento dos pacientes. Os exames complementares, como exames laboratoriais e de neuroimagem estrutural, são fundamentais para a identificação de causas secundárias (ou não degenerativas) de demência. Os exames de imagem podem ainda revelar padrões de atrofia localizada que agregam maior especificidade diagnóstica, desde que dentro de contextos clínicos determinados. O exame do LCR e o eletroencefalograma são recomendados em situações clínicas definidas. A pesquisa de biomarcadores para doença de Alzheimer no LCR ou exames de imagem molecular por PET são métodos que possibilitam o diagnóstico específico da doença, mas ainda não estão disponíveis na maioria dos centros clínicos do país.

15

Diagnóstico Diferencial das Demências

Ana Cristina Canêdo Speranza • Ivan Abdalla • Tarso Mosci

Introdução

As demências são mais prevalentes na população idosa e, apesar de causas reversíveis serem descritas, em sua maioria são processos neurodegenerativos progressivos e irreversíveis, de consequências desastrosas para o indivíduo, familiares e sociedade. As diferentes etiologias terão início, evolução clínica, padrão neuropsicológico e marcadores biológicos distintos, embora possam compartilhar entre si de algumas características clínicas e, até mesmo, coexistir no mesmo indivíduo. Para o diagnóstico etiológico preciso, a história clínica e o exame físico são fundamentais, aliados à avaliação neuropsicológica e aos exames complementares.

O estabelecimento de um diagnóstico diferencial preciso é importante devido às especificidades no tratamento e prognóstico. Embora existam relativamente poucos casos de demência reversível, o esforço para identificá-los e tratá-los adequadamente pode resultar em benefícios importantes para os pacientes. Dentre as etiologias degenerativas, existem particularidades terapêuticas, e, com a perspectiva de terapias modificadoras da doença em um futuro próximo, a necessidade de uma precisão etiológica é ainda maior. Além disso, a definição diagnóstica ajuda a informar o prognóstico e a compreensão dos sintomas, facilitando a comunicação com os pacientes e suas famílias.

Epidemiologia

Em 2015, tivemos cerca de 47 milhões de indivíduos com demência no mundo (5% da população mundial), e estima-se que este número aumente para 75 milhões em 2030 e 132 milhões em 2050. Anualmente, 9,9 milhões de pessoas desenvolvem demência (um novo caso a cada três segundos), sendo mais de 60% dos casos em países de baixa e média renda (WHO, 2015; Prince *et al.*, 2013). Em uma análise detalhada da prevalência global, mortalidade e impacto das demências, publicada no *Global Burden of Diseases, Injuries, and Risk Factors Study* (GBD) em 2019, constatou-se que a demência mais do que dobrou na população mundial no período de 1990 a 2016, com um aumento de 117% (GBD, 2019). Além disso, mostrou que, em 2016, o Brasil teve a segunda maior prevalência de doença de Alzheimer e outras demências (1.037 por 100.000 indivíduos), estando atrás apenas da Turquia (1.192 por 100.000 indivíduos) (Melo; Champs, 2020). Apesar de seu escopo global, a demência apresenta perfis distintos dentre os países da América Latina e do Caribe, regiões com elevada e crescente prevalência de demência (entre 7,1 e 11,5% entre indivíduos com mais de 65 anos de idade), em comparação à Europa e aos EUA, que podem apresentar prevalências mais baixas ou estáveis. Além disso, essas regiões apresentam diversos fatores de risco relevantes, incluindo uma notável heterogeneidade de fatores genéticos e de determinantes sociais da saúde (Parra *et al.*, 2020).

Estima-se que no Brasil existam cerca de 900 mil indivíduos portadores de demência sem diagnóstico e, portanto, sem tratamento (Nakamura *et al.*, 2015). Os dados de prevalência dos diferentes subtipos de demência têm sido bastante distintos dentre os estudos brasileiros (Figura 15.1), mas todos mostram a doença de Alzheimer como a causa mais frequente. Os subtipos mais analisados dentre estes estudos são a doença de Alzheimer, demência vascular e demência mista (Boff *et al.*, 2015).

Em estudos americanos, dentre as demências neurodegenerativas mais prevalentes, a doença de Alzheimer pode corresponder a cerca de 60 a 80% dos casos, seguida pela demência com corpos de Lewy (DCL) e demência frontotemporal (DFT) (Gatchel *et al.*, 2016).

A prevalência das demências apresenta variações de acordo com a faixa etária (Figura 15.2). Nos indivíduos com demência de início precoce (< 65 anos de idade), a doença de Alzheimer é menos prevalente, mas continua sendo a etiologia mais frequente. Por outro lado, a prevalência da DFT é expressivamente maior nesse grupo etário, quando comparada aos indivíduos com idade superior a 65 anos (Jefferies; Agrawal, 2009).

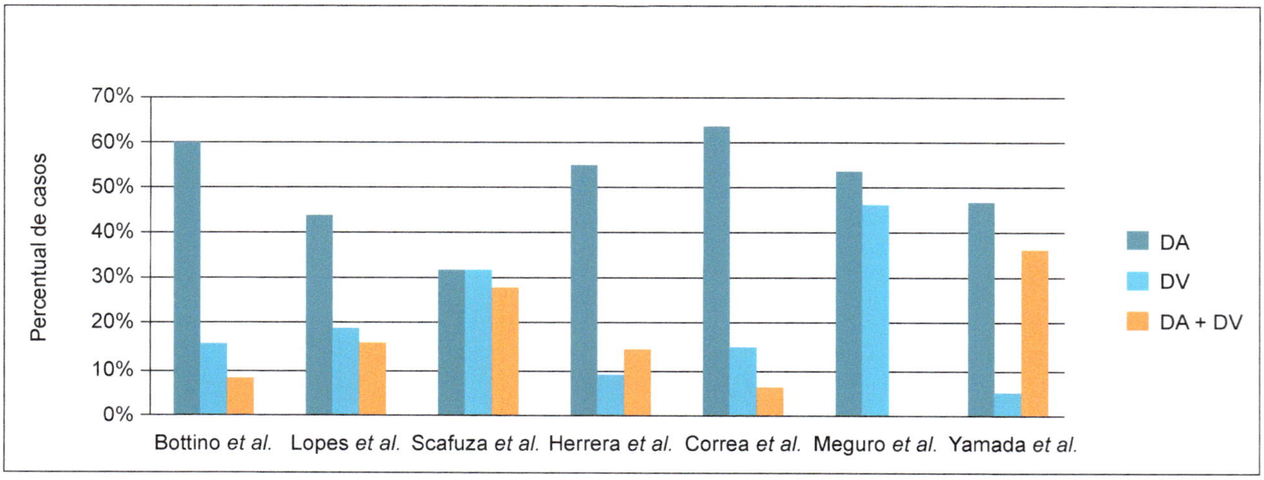

■ **FIGURA 15.1** Proporção de subtipos de demência em diferentes estudos brasileiros. DA: doença de Alzheimer; DV: demência vascular. (Fonte: Boff *et al.*, 2015.)

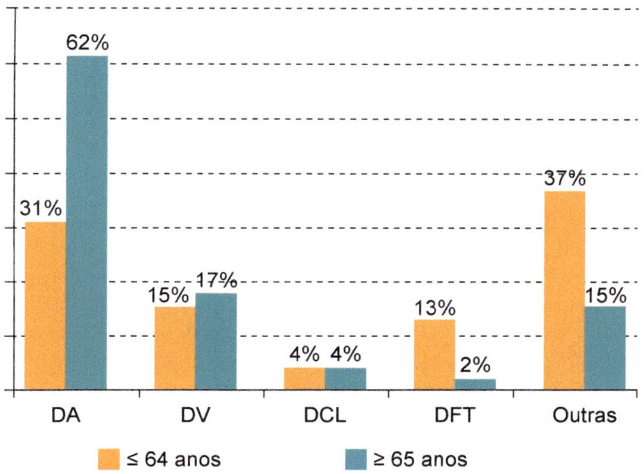

▪ **FIGURA 15.2** Etiologia das demências por idade de início da doença. DA: doença de Alzheimer; DV: demência vascular; DCL: demência com corpos de Lewy; DFT: demência frontotemporal. (Fonte: Jefferies; Agrawal, 2009.)

Fatores de risco

A maioria das demências se desenvolve por mecanismos fisiopatológicos multifatoriais. Portanto, são diversos os fatores de risco envolvidos, modificáveis ou não (Alzheimer's Disease Association, 2014; Ferman *et al.*, 2013), sendo alguns deles com maior especificidade para determinadas etiologias (Tabela 15.1). Raramente, mutações genéticas específicas podem estar associadas ao desenvolvimento de alguns subtipos (Loy *et al.*, 2014).

Em estudo publicado na revista *The Lancet* (Livingston *et al.*, 2020), foram descritos 12 fatores de risco "modificáveis" para demência: consumo excessivo de álcool, traumatismo cranioencefálico (TCE), poluição do ar, baixa escolaridade, hipertensão arterial, deficiência auditiva, tabagismo, obesidade, depressão, sedentarismo, diabetes e contato social pouco frequente. Acredita-se que intervenções nestes fatores poderiam evitar ou retardar o aparecimento de até 40% das demências.

Propedêutica

História clínica

Pela história clínica, podemos caracterizar o padrão de acometimento neuropsicológico e a velocidade de instalação dos sintomas, identificar fatores de risco, rever as medicações em uso e afastar outras causas de distúrbio cognitivo. Deve ser obtida diretamente com o paciente e com informantes qualificados (parentes, cuidadores). As manifestações clínicas iniciais e sua evolução costumam fornecer dados relevantes para a formulação das hipóteses etiológicas mais prováveis e para a escolha dos exames complementares pertinentes (Tabela 15.2).

Alguns casos de demência em fase inicial podem confundir-se até mesmo com o envelhecimento normal, pois o desempenho funcional ainda pode estar relativamente bem preservado.

O diagnóstico pode ser dificultado em casos com apresentação clínica atípica, início dos sintomas em idade abaixo dos 65 anos, velocidade rápida de progressão ou comprometimentos cognitivos isolados (Kerry; Hildreth, 2015). Nesses casos, avaliações mais extensas podem ser necessárias. Também é preciso estar atento a possíveis armadilhas que possam induzir ao erro no diagnóstico das demências (Tabela 15.3).

▪ **TABELA 15.1** Principais fatores de risco das demências.

Tipo de demência	Idade	História familiar	Mutações genéticas	TNL	Cardiovasculares*
Doença de Alzheimer	Sim	Sim	ApoE4, PSEN1, PSEN2 e APP	Amnéstico	Sim
Demência vascular	Sim	Sim	ApoE4 (?) NOTCH3	Não amnéstico	Sim
DCL	Sim	Sim	–	Não amnéstico	–
DLFT	Sim	Sim	MAPT, GRN e C9ORF72	Não amnéstico	–

*Hipertensão arterial sistêmica, tabagismo, obesidade, hipercolesterolemia, diabetes. DCL: demência com corpos de Lewy; DLFT: degeneração lobar frontotemporal; TNL: transtorno neurocognitivo leve. (Fonte: Lalli et al., 2014; Loy et al., 2014.)

▪ **TABELA 15.2** Características clínicas das demências mais comuns.

Parâmetros	Doença de Alzheimer	Demência vascular	Demência com corpos de Lewy	Demência frontotemporal
Curso clínico	Gradualmente progressivo	Deterioração em degraus	Declínio cognitivo progressivo com flutuação da cognição, atenção e alerta	Início insidioso e progressão gradual
Sintomas cognitivos	Distúrbio da memória mais um ou mais déficits cognitivos	Distúrbio da memória mais dois ou mais déficits cognitivos	Flutuação dos sintomas cognitivos/ distúrbio visuoespacial proeminente	Declínio precoce na conduta interpessoal/social, ou habilidades de linguagem Pode não apresentar alterações de memória até fase avançada da doença
Outros sinais/ sintomas associados		Sinais neurológicos focais e evidência de doença cerebrovascular relevante na neuroimagem	Alucinações visuais recorrentes Parkinsonismo Quedas recorrentes Síncope Hipersensibilidade a neurolépticos Delírios	Alterações comportamentais precoces Embotamento afetivo Perda precoce do *insight*

Adaptada de Halter *et al.*, 2006.

▪ **TABELA 15.3** Considerações importantes para o diagnóstico de demência.

Delirium	Instalação aguda implica déficit acentuado de atenção e cognição, curso flutuante; frequente em pacientes com demência, mas não é exclusivo dessa condição; deve ser afastado
Escolaridade	Indivíduos com demência inicial e alta escolaridade tenderão a ter melhor desempenho nos testes cognitivos e habilidades funcionais, enquanto indivíduos normais com baixa escolaridade tenderão a um pior desempenho
Déficits sensoriais	Um ou mais déficits sensoriais podem acarretar dificuldades na causalidade entre perdas funcionais e possível comprometimento cognitivo
Depressão	Pode cursar com alterações cognitivas em idosos; é frequente nas demências e pode acentuar perdas funcionais e superestimar o comprometimento cognitivo (pseudodemência)
Uso abusivo de substâncias	Pode afetar atenção, memória, aprendizado e capacidade executiva, além de superestimar o grau de comprometimento cognitivo existente
Doenças psiquiátricas	História de doença psiquiátrica de longa data, em especial se em uso prolongado de medicamentos neurotóxicos
Medicamentos	Podem alterar a cognição e a capacidade funcional (p. ex., benzodiazepínicos, anticolinérgicos, anticonvulsivantes, opioides)

Adaptada de Kerry; Hildreth, 2015.

Exame neurológico

No diagnóstico diferencial de uma síndrome demencial, o exame neurológico é mandatório e fundamental para a definição etiológica (Fillit; Rockwood; Woodhouse, 2010). Nas demências corticais, em geral, este se mantém normal até a fase tardia de doença, com preservação de marcha, tônus, postura e reflexos. Já nas demências frontossubcorticais, a função motora é geralmente comprometida nas fases iniciais (Cummings, 2003). Os principais sinais e sintomas a serem pesquisados estão descritos adiante.

Disfunção autonômica. A disfunção autonômica é mais comumente vista na DCL e na doença de Parkinson, mas também pode estar associada a doenças priônicas (doenças degenerativas causadas por proteínas patogênicas denominadas príons) e à atrofia de múltiplos sistemas (AMS), que é caracterizada por disfunção autonômica, parkinsonismo e disfunção cerebelar (Manual Diagnóstico e Estatístico de Transtornos Mentais [DSM]-5, 2013).

Alterações oculares e visuais. Dentre as síndromes demenciais associadas a anormalidades dos movimentos oculares está a doença de Huntington (DH) e a paralisia supranuclear progressiva (PSP). A DH está associada ao comprometimento das sacadas, exigindo a movimentação compensatória da cabeça. Já na PSP, podem ocorrer distúrbios de visão (diplopia, borramento visual, fotofobia), sacadas lentas e hipométricas, convergência anormal, incapacidade de conter o reflexo vestíbulo-ocular e, principalmente, alentecimento da abertura e do fechamento dos olhos. A oftalmoparesia supranuclear é característica da doença e está relacionada com a perda dos movimentos verticais dos olhos. A opsoclonia (movimentos oculares rápidos e involuntários, irregulares, não estereotipados) pode ser encontrada em pacientes com encefalite pós-viral ou nas síndromes paraneoplásicas.

Distúrbios piramidais. Sinais piramidais (neurônio motor superior), como espasticidade, hiper-reflexia e sinal de Babinski, são comuns em doenças cerebrovasculares e também podem ser observados em pacientes com DFT, AMS e lesões estruturais do sistema nervoso central (SNC).

Parkinsonismo. Definido por dois dos seguintes sinais: tremor de repouso, bradicinesia e rigidez. Esses sinais são inespecíficos e podem ser encontrados na doença de Parkinson, na DCL, na PSP, na AMS, no parkinsonismo vascular e na hidrocefalia de pressão normal (HPN). Também podem ocorrer na fase avançada da doença de Alzheimer e da DFT.

Sinais cerebelares. A disfunção cerebelar pode estar associada à ataxia da marcha e é proeminente na demência relacionada com o álcool e a doença de Creutzfeldt-Jakob (DCJ). A variante cerebelar da AMS é caracterizada por nistagmo, dismetria apendicular e ataxia da marcha juntamente à disfunção autonômica.

Neuropatias. Evidências de neuropatia podem ser observadas em condições sistêmicas associadas à demência, tais como: alcoolismo, diabetes, disfunção renal, deficiência de vitamina B12 e síndromes paraneoplásicas.

Distúrbios da marcha. Demências com alteração precoce da marcha incluem: demência na doença de Parkinson, demência vascular, DCL e hidrocefalia por pressão normal.

Mioclonias. São comuns na DCJ e podem ser encontradas na doença de Alzheimer e na degeneração corticobasal (DCB).

Classificação

Uma vez estabelecido o diagnóstico de demência, a próxima etapa é a definição etiológica (Tabela 15.4).

Primeiramente, é importante classificar as demências de acordo com o seu potencial de reversibilidade (reversíveis ou irreversíveis), a fim de que o tratamento para o primeiro grupo seja instituído prontamente.

No passado (Arango-Lasprilla *et al.*, 2006), as demências eram geralmente classificadas em corticais (afasia, apraxia, agnosia e amnésia) e subcorticais (bradifrenia, distúrbios do humor e alterações da personalidade). Entretanto, por ser insuficiente, essa divisão dicotômica tem sido criticada, já que algumas formas de demência, como a frontotemporal, podem apresentar padrão misto, afetando tanto estruturas corticais quanto subcorticais (Bourgeois; Hickey, 2009).

Outra forma de classificação, com base na fisiopatologia, distingue as demências em degenerativas e não degenerativas.

▪ **TABELA 15.4** Diagnóstico diferencial etiológico das demências.

Etiologias	Exemplos
Degenerativas	Doença de Alzheimer, DCL, demência na doença de Parkinson, PSP, AMS, DCB, DFT
Vasculares	Doença difusa de substância branca, isquemias cerebrais, hematoma subdural crônico, lesão por hipoxia
Infecciosas	HIV, tuberculose, neurossífilis, leucoencefalopatia multifocal progressiva
Neoplásicas	Tumores primários, metástases, síndromes paraneoplásicas
Autoimunes	Vasculites, esclerose múltipla, sarcoidose
Endocrinopatias	Hipo/hipertireoidismo, insuficiência adrenal, hipercortisolismo, hipo/hiperparatireoidismo
Metabólicas	Nefropatias, hepatopatias, encefalopatia de Wernicke, deficiência de vitamina B12
Traumáticas	Lesão axonal difusa, demência pugilística
Tóxicas	Alcoolismo, drogas ilícitas e medicamentos; metais pesados

AMS: atrofia de múltiplos sistemas; DCL: demência com corpos de Lewy; DCB: degeneração corticobasal; DFT: demência frontotemporal; HIV: vírus da imunodeficiência humana; PSP: paralisia supranuclear progressiva. (Adaptada de Fillit *et al.*, 2010.)

As primeiras estão associadas a processos patológicos que causam danos cerebrais progressivos, como a doença de Alzheimer, a DCJ e a demência na doença de Parkinson. As demências não neurodegenerativas são aquelas decorrentes de lesão cerebral, como acidente vascular encefálico (AVE) e TCE (Agronin, 2014).

Demências potencialmente reversíveis

"Demências reversíveis" são condições que podem estar associadas a sintomas cognitivos ou comportamentais e que possuem potencial de resolução, uma vez que a etiologia primária seja tratada. A relação das possíveis causas de demências tratáveis é extensa e engloba uma série de transtornos clínicos, neurológicos e psiquiátricos. No entanto, há alguma confusão sobre o termo "demência reversível", visto que muitas causas metabólicas de demência se sobrepõem ao *delirium*. Além disso, alguns casos de demências reversíveis podem ser intratáveis após atraso no diagnóstico (Chari; Ali; Gupta, 2015).

A prevalência é altamente variável dentre os estudos, com referências entre 8 e 40%. Em geral, em estudos realizados dentre clínicas especializadas em demência, aproximadamente 12% dos casos representam causas reversíveis (Chari *et al.*, 2015).

A taxa de ocorrência das demências reversíveis varia também de acordo com a idade da população em estudo. Embora sejam mais comuns em indivíduos com menos de 60 anos de idade, sua prevalência é bem menor em idosos. A prevalência de doenças potencialmente reversíveis foi relatada em 18% em pacientes com menos de 65 anos de idade, mas apenas 5% naqueles com idade superior a 65 anos (Trivedi; Narang, 2007).

Ainda que existam controvérsias acerca do real potencial de reversibilidade de algumas etiologias, essas patologias devem ser sempre identificadas e tratadas.

A Tabela 15.5 apresenta um mnemônico que pode ajudar a memorizar as etiologias mais comuns das demências reversíveis.

Demências rapidamente progressivas

As demências rapidamente progressivas são caracterizadas por um intervalo menor do que 2 anos entre a instalação dos sintomas e o diagnóstico ou a morte (Shrestha *et al.*, 2015). É frequente o acometimento de indivíduos com idade inferior a 65 anos, e as possibilidades etiológicas costumam ser mais amplas do que nas demências de início tardio (Tabela 15.6). Por esse motivo, o processo investigativo (Larson, c2015; Geschwind, 2016) contempla uma bateria mais ampla de exames (Tabela 15.7).

TABELA 15.5 Mnemônico para causas de demências reversíveis.

D = *drugs*	Digoxina, teofilina, cimetidina, anticolinérgicos
E = *eyes, ears*	Distúrbios sensoriais
M = *metabolic*	Distúrbios tireoidianos, eletrolíticos e deficiências vitamínicas
E = *emotional*	Depressão
N = *normal pressure hydrocephalus*	Hidrocefalia normobárica
T = *tumores*	Tumores ou outras lesões estruturais
I = *infection*	Infecções
A = *atrial fibrillation/alcoholism*	Fibrilação atrial/alcoolismo
S = *sleep apnea*	Apneia obstrutiva do sono

Fonte: Milta; Little, 2015.

A prevalência das etiologias varia dentre os estudos e conforme as características de cada instituição de pesquisa. Nos centros de referência de doenças priônicas, a proporção da DCJ tende a ser maior. Porém, em estudo realizado em um centro de demências (Paterson *et al.*, 2012), as causas mais frequentemente diagnosticadas foram as demências por causas reversíveis (27%) (tóxico-metabólicas, autoimunes, vasculites, infecciosas), seguidas por doença de Alzheimer (18%), DFT (16%) e DCJ (13%).

TABELA 15.6 Causas de demências rapidamente progressivas.

Etiologias	Exemplos
Neurodegenerativas	Doença de Alzheimer, DFT, DCL, DCB, PSP, doença por príons
Inflamatórias/autoimunes	Mediada por autoanticorpos antineuronais (complexo VGKC, NMDAR, anti-Hu, anti-Ma), encefalopatia associada a tireoidite autoimune, esclerose múltipla, sarcoidose, doença de Behçet, vasculite (SNC)
Infecciosas	Doença por príons, sífilis, demência pelo HIV, meningites, encefalites, leucoencefalopatia multifocal progressiva, infecções fúngicas do SNC, doença de Whipple
Tóxico-metabólicas	Álcool, metais pesados, monóxido de carbono, lítio, deficiência de vitaminas (B1, B12 e niacina), encefalopatia hepática/renal, distúrbios hidreletrolíticos
Neoplasias	Linfoma de 1º grau do SNC, metástases cerebrais, síndromes paraneoplásicas
Endócrinas	Disfunção adrenal, hipo/hipertireoidismo

DCB: degeneração corticobasal; DCL: demência com corpos de Lewy; DFT: demência frontotemporal; HIV: vírus da imunodeficiência humana; NMDAR: receptor do N-metil-D-aspartato; PSP: paralisia supranuclear progressiva; SNC: sistema nervoso central; VGKC: anticorpos anticanais de potássio. Adaptada de Shrestha *et al.*, 2015.

TABELA 15.7 Investigação nas demências rapidamente progressivas.

Investigação inicial (todos os indivíduos)	Ressonância magnética, eletrólitos, funções hepática, renal e tireoidiana, vitamina B12 e homocisteína, EAS com cultura de urina, anti-HIV, nível sérico de medicações como anticonvulsivantes
Investigação adicional (maioria dos indivíduos)	Análise liquórica (celularidade, proteínas, glicose, índice de IgG bandas oligoclonais, VDRL, proteína 14-3-3, tau total), eletroencefalograma
Exames a serem considerados (de acordo com características clínicas e resultados dos exames iniciais)	Liquor: antígeno de *cryptococcus*, pesquisa direta e cultura de patógenos (bactérias, fungos e micobactérias), citologia, cultura e PCR viral, sorologia para Lyme, proteína 14-3-3 Sangue: rastreamento reumatológico (FAN, VHS, PCR-T), autoanticorpos tireoidianos, HIV, autoanticorpos paraneoplásicos, cobre e ceruloplasmina, PCR para doença de Whipple Urina: cobre e metais pesados Imagem: angiografia, PET, SPECT Biopsia cerebral

EAS: exame de elementos e sedimentos anormais da urina; PCR: proteína C reativa; FAN: fator antinuclear; VHS: velocidade de hemossedimentação; IgG: imunoglobulina G; HIV: vírus da imunodeficiência humana; PET: tomografia por emissão de pósitrons; SPECT: tomografia computadorizada por emissão de fóton único; VDRL: *Venereal Disease Research Laboratory*. (Adaptada de Larson, c2015; Geschwind *et al.*, 2016.)

Demências degenerativas e não degenerativas

Doença de Alzheimer

A doença de Alzheimer (ver Capítulo 17) é uma enfermidade neurodegenerativa de causa e patogênese incertas, que afeta principalmente idosos, e corresponde a aproximadamente 60% de todas as demências, sendo, portanto, a principal e mais prevalente dentre todas as causas (Gatchel *et al.*, 2016).

Apresenta curso clínico tipicamente de início insidioso e deterioração progressiva. A sobrevida após o diagnóstico varia entre 3 e 20 anos, com uma expectativa de vida média de 8 a 10 anos.

A manifestação clínica mais precoce e essencial da doença de Alzheimer é o comprometimento da memória episódica, inicialmente para eventos recentes, embora existam exceções em suas formas atípicas. Déficits em outros domínios cognitivos podem aparecer de maneira concomitante ou subsequente ao déficit de memória. A disfunção executiva e o comprometimento visuoespacial geralmente estão presentes em fases iniciais, enquanto alterações da linguagem (afasia), apraxia e distúrbios comportamentais manifestam-se mais tardiamente no curso da doença (Fillit *et al.*, 2010).

Ocasionalmente, a apresentação inicial da doença pode incluir distúrbios comportamentais; porém, a proeminência dessas alterações em relação às alterações cognitivas no início do curso da doença é incomum e deve motivar a busca por outras etiologias. As características adicionais que diminuem a probabilidade de doença de Alzheimer incluem início súbito, sinais neurológicos focais (hemiparesia, perda sensorial, déficits de campo visual, perda de coordenação) e alterações da marcha ou convulsões de início precoce (Maalouf *et al.*, 2011). Nas fases iniciais da doença de Alzheimer, o exame neurológico é normal. Quando sinais motores piramidais, extrapiramidais, mioclonias e convulsões estão presentes, estes tipicamente ocorrem nas fases avançadas da doença.

Embora normalmente se apresente como uma síndrome amnéstica, existem variantes clínicas da doença de Alzheimer. Esses casos atípicos podem representar grandes desafios, comprometendo a agilidade e a acurácia diagnóstica. A atrofia cortical posterior consiste em uma dessas variantes e cursa com problemas visuoespaciais. Pode ainda estar associada a uma síndrome logopênica (Larner, 2014) caracterizada por anomia e fluência verbal prejudicada. Outra variante possível é a síndrome corticobasal (SCB). Sabe-se que a SCB pode ser consequência não apenas da DCB, mas também de várias outras patologias subjacentes, inclusive doença de Alzheimer (Hassan *et al.*, 2011). Também foi descrita a variante frontal ou disexecutiva, em que o paciente apresenta uma disfunção executiva proeminente em relação ao déficit de memória.

O diagnóstico definitivo da doença de Alzheimer requer exame histopatológico, o que raramente é realizado em vida. Portanto, o diagnóstico na prática é realizado a partir de critérios clínicos (DSM-5, National Institute of Neurological and Communicative Diseases and Stroke/Alzheimer's Disease and Related Disorders Association [NINCDS-ADRDA]), que possibilitam um diagnóstico preciso em mais de 90% dos casos. A doença de Alzheimer deve ser suspeitada em qualquer idoso que se apresente com um declínio insidioso e progressivo da memória e de pelo menos alguma outra função cognitiva.

Tradicionalmente, o papel dos exames complementares (laboratoriais e neuroimagem) têm sido, principalmente, o de excluir outros diagnósticos. O desenvolvimento e incorporação à prática clínica de biomarcadores mais específicos de doença de Alzheimer (Albert *et al.*, 2011; Thijssen; Rabinovici, 2020) podem acrescentar confiabilidade adicional ao diagnóstico clínico, sendo especialmente úteis na investigação de pacientes com apresentações atípicas ou de início precoce (Tabela 15.8).

TABELA 15.8 Cronologia do desenvolvimento de biomarcadores para a doença de Alzheimer.

Imagem	Liquóricos	Sanguíneos
FDG-PET (1980)	Ab (1992)	Ab42/Ab40 (2017)
RM (1992)	Tau total (1993)	NfL (2017)
Ab-PET (2004)	P-tau181 (2000)	P-tau181 (2018)
Tau-PET (2013)	NfL (2003)	P-tau217 (2020)

Ab: beta-amiloide; RM: ressonância magnética; NfL: neurofilamento de cadeia leve; FDG-PET: tomografia por emissão de pósitrons com fluorodesoxiglicose; P-tau: tau fosforilada. Adaptada de Thijssen; Rabinovici, 2020.

Nenhum desses testes possui validade como critério diagnóstico isolado. Porém, têm sido utilizados largamente em pesquisas científicas para a definição diagnóstica de formas sintomáticas e pré-sintomáticas da doença. Após padronização definitiva desses testes em pesquisas, é provável que eles sejam incorporados futuramente aos critérios diagnósticos clínicos (Morris *et al.*, 2014).

A redução dos níveis plasmáticos da apolipoproteína E (apoE) e do APOE4 tem sido investigada com o objetivo de se aumentar o valor preditivo de doença de Alzheimer em idosos não demenciados e naqueles com transtorno neurocognitivo leve (TNL), além de auxiliar no diagnóstico diferencial dentre as demências. Porém, o papel dessas mensurações na prática clínica ainda não está bem estabelecido (O'Bryant *et al.*, 2010). Os testes genéticos não são recomendados como avaliação de rotina. O alelo ε4 da apoE acrescenta valor preditivo marginal ao critério clínico e pode estratificar o risco de conversão de pacientes com transtorno cognitivo leve para doença de Alzheimer, porém falso-positivos e negativos podem ocorrer. Testagem genética para proteína precursora amiloide, presenilina 1 e 2, deve ser reservada para casos de demência pré-senil em um contexto de história familiar positiva.

Degeneração lobar frontotemporal

Descrita por Arnold Pick no final do século XIX, a degeneração lobar frontotemporal (DLFT) consiste em um termo amplo para descrição de um grupo heterogêneo de distúrbios, caracterizados patologicamente pela atrofia progressiva dos lobos frontal e/ou temporal, que se manifestam por meio de três síndromes clínicas distintas: DLFT variante comportamental (DLFTv) e duas formas de afasia progressiva primária (APP) – variante semântica e variante não fluente.

Geralmente, é reconhecida como uma causa de demência pré-senil (< 65 anos de idade), mas pode ser tão precoce quanto na terceira década ou tão tardia quanto na nona década. Estudos epidemiológicos europeus e norte-americanos descrevem estimativas de prevalência em indivíduos com idade inferior a 65 anos que variam de 4 a 15/100.000. Apesar da escassez de dados disponíveis, a prevalência em grupos etários mais idosos tende a ser subestimada (Sorbi *et al.*, 2012).

A DLFT apresenta um componente genético substancial, com um padrão de herança autossômica dominante e/ou mutações causadoras de doenças identificadas em cerca de 10 a 20% dos casos e história familiar positiva em proporção maior (Sorbi *et al.*, 2012).

A DLFTv é caracterizada por um amplo espectro de manifestações fenotípicas que podem incluir declínio progressivo nas relações interpessoais, disfunção executiva, indiferença afetiva, e uma ampla variedade de comportamentos anormais, como desinibição, adinamia, obsessões, rituais, estereotipias e alterações do padrão alimentar.

A variante semântica da APP (demência semântica [DS]) é caracterizada pela perda progressiva da memória semântica, geralmente afetando o conhecimento das palavras. Os pacientes comumente apresentam uma fala fluente, embora vazia de significado, com perda de vocabulário e disgrafia. Um comprometimento semântico mais generalizado, com prejuízo das informações visuais (prosopagnosia, agnosia visual) e de outros domínios não verbais, geralmente sobrevém mais tarde no curso da doença. A DS é associada à atrofia anteroinferior seletiva e assimétrica do lobo temporal, predominantemente do lado esquerdo, na maioria dos casos.

A variante não fluente da APP é caracterizada por uma perda progressiva da fluência, afetando inicialmente a fala e, posteriormente, as habilidades de aprendizagem. Geralmente, o discurso é não fluente, contendo erros articulatórios (discurso apráxico) e agramatismo (Sorbi *et al.*, 2012).

As alterações precoces no comportamento e na personalidade e a disfunção executiva distinguem a DLFTv da doença de Alzheimer. Por outro lado, as variantes de APP podem ter seu diagnóstico diferencial dificultado pela possibilidade de apresentação logopênica da doença de Alzheimer.

Demência com corpos de Lewy

A DCL é o segundo tipo mais comum de demência degenerativa, respondendo por 10 a 15% dos casos. Clinicamente, a DCL é caracterizada por declínio cognitivo progressivo, acompanhado de sintomas característicos, como alucinações visuais complexas, atenção e cognição flutuantes e parkinsonismo de início precoce no curso da doença. Características que apoiam a doença incluem a hipersensibilidade aos neurolépticos e distúrbios comportamentais do sono REM (do inglês *rapid eye movement*).

Atenção, habilidades visuoespaciais e funções executivas encontram-se mais afetadas nos indivíduos com DCL em comparação aos portadores de doença de Alzheimer. Além disso, alucinações visuais como sintomas iniciais são frequentes na DCL e também podem auxiliar no diagnóstico diferencial de doença de Alzheimer (Sorbi *et al.*, 2012).

Outras síndromes parkinsonianas

As síndromes parkinsonianas são doenças neurodegenerativas com características proeminentes extrapiramidais (bradicinesia, rigidez, instabilidade da marcha). Com frequência essas síndromes estão também associadas a comprometimento cognitivo significativo. Dentre as síndromes parkinsonianas estão: doença de Parkinson, PSP, DCL, AMS e DCB.

Na doença de Parkinson, o comprometimento cognitivo tende a surgir pelo menos 1 ano após o início dos sintomas motores. Essa regra temporal tem sido utilizada para auxílio no diagnóstico diferencial entre doença de Parkinson e DCL.

A PSP é inicialmente caracterizada por oftalmoplegia supranuclear, instabilidade postural complicada por quedas e rigidez axial. A AMS é caracterizada pela associação de parkinsonismo com disautonomia, disfunção cerebelar ou corticospinal. A DCB é uma síndrome clínica heterogênea que causa parkinsonismo assimétrico, distonia e sinais como apraxia, perda sensorial cortical ou membro alienígena (Sorbi *et al.*, 2012).

Demência vascular

A doença cerebrovascular é a segunda causa mais comum de demência no idoso. O aparecimento de demência no prazo de 3 meses após um AVE e a deterioração da cognição em degraus são altamente sugestivos de demência vascular. O curso, entretanto, pode ser bastante variável, e um início insidioso de alterações cognitivas com progressão gradual e sem histórico de AVE ou evidências de lateralização neurológica também pode ser encontrado (Sorbi *et al.*, 2012).

A apresentação clínica da demência vascular dependerá, portanto, da localização e da causa das lesões cerebrovasculares. Uma doença de grandes vasos leva comumente a infartos corticais (síndrome demencial cortical), enquanto uma doença de pequenos vasos causa isquemia da substância branca periventricular e infartos lacunares, levando à demência vascular isquêmica subcortical (DVIS), que consiste no subtipo mais comum e responsável por mais de 50% dos casos de demência vascular (Fillit *et al.*, 2010). Dependendo da localização das lesões, o padrão do déficit cognitivo poderá ser subcortical, cortical ou misto (Gallucci *et al.*, 2005).

As demências de padrão subcortical, em geral, resultam em uma síndrome caracterizada por alterações frontais, disfunção executiva, comprometimento leve da memória, prejuízo da atenção, depressão, alentecimento motor, sintomas parkinsonianos, distúrbios urinários e paralisia pseudobulbar (Fillit *et al.*, 2010). Nas demências de padrão cortical, as características cognitivas dependerão das áreas cerebrais afetadas.

Para o diagnóstico de demência vascular deve haver evidências na anamnese, no exame físico e nos exames de imagem (tomografia computadorizada [TC] ou ressonância magnética [RM]) de alterações compatíveis com doença cerebrovascular. O diagnóstico é altamente sugestivo quando há predominância de disfunção executiva, sintomas neurológicos focais, síndrome pseudobulbar e início precoce do transtorno de marcha ou urgência urinária (Jack *et al.*, 2011). Um dos critérios diagnósticos mais amplamente utilizados é do National Institute of Neurological Disorders and Stroke and Association Internationale Pour la Recherche et l'Enseignement en Neurosciences (NINDS-AIREN), que não contempla critérios para o diagnóstico de DVIS. Em 2000, Erkinjuntti *et al.* sugeriram critérios diagnósticos para esse subtipo específico.

A contribuição específica de alterações isquêmicas vistas em imagens de RM para o déficit cognitivo pode ser de difícil determinação em virtude da coexistência frequente de doença de Alzheimer. A evidência de doença extensa e confluente na substância branca e a localização de lesões isquêmicas em "áreas estratégicas" para a cognição, como giro do cíngulo, lobo temporal medial, tálamo ou caudado, aumentam a probabilidade da etiologia vascular para o comprometimento cognitivo (Maalouf *et al.*, 2011).

Os sinais neurológicos focais que podem ser encontrados na demência vascular incluem resposta extensora plantar, paralisia pseudobulbar, anormalidades da marcha, hiper-reflexia e paresia de uma das extremidades.

Demência mista

O termo *demência mista* é mais comumente aplicado à coexistência de doença de Alzheimer e demência vascular. Porém, outras patologias concomitantes também podem ocorrer em demência. A doença de Parkinson está presente em 20% dos pacientes com doença de Alzheimer, e aproximadamente 50% dos casos de DCL estão associados à doença de Alzheimer (Heath *et al.*, 2010).

Estudos de necropsia têm evidenciado que a patologia vascular coexistente ocorre em 24 a 28% dos pacientes com doença de Alzheimer. Porém, o diagnóstico e o tratamento desses pacientes com patologia mista são complexos graças à ausência de critérios diagnósticos específicos (Langa *et al.*, 2004).

As lesões vasculares nos pacientes com doença de Alzheimer podem ser subestimadas e parecem estar associadas à deterioração clínica mais rápida. A apresentação mais comum de demência mista é a de um paciente com sintomas e características clínicas típicas de doença de Alzheimer que sofre piora abrupta, acompanhada por sinais clínicos de AVE (Gallucci *et al.*, 2005).

Diferentes tipos de acometimento vascular encefálico (Gorelick *et al.*, 2011) têm contribuído para o surgimento de comprometimento cognitivo, muitas vezes podendo até ser considerados como fatores fisiopatológicos de algumas demências, como a doença de Alzheimer, por exemplo. Avanços em neuroimagem e neuropatologia têm possibilitado uma melhor identificação e caracterização do papel destes insultos nas demências, e acredita-se que possam ser alvos terapêuticos importantes em sua prevenção.

Doença de Creutzfeldt-Jakob

A DCJ é o protótipo das demências rapidamente progressivas, na qual pequenas partículas proteicas modificadas – príons (PrP^{sc}) – resultam em neurotoxicidade e morte. Pode ser herdada geneticamente, adquirida como uma infecção, ou esporádica. A DCJ esporádica corresponde à forma mais comum da doença (85% dos casos) e tem uma prevalência estimada em 0,5 a 1,5 caso por milhão; a idade média de início é 65 anos, e a duração média da doença é de 8 meses. Somente 4% dos pacientes sobrevivem por mais de 2 anos (Maalouf *et al.*, 2011).

Embora rara, a DCJ deve ser reconhecida prontamente devido à possibilidade de transmissão por meio de instrumentos cirúrgicos contaminados ou transplante de órgãos (Sorbi *et al.*, 2012).

Os critérios diagnósticos para a DCJ esporádica baseiam-se em sinais clínicos, ondas periódicas trifásicas e assimétricas no eletroencefalograma, presença no liquor da proteína 14-3-3 e aumento de sinal nas sequências de difusão da RM nas regiões do córtex, gânglios da base e pulvinar (Heath *et al.*, 2010). O padrão de progressão acelerada associado a mioclonia, ataxia de marcha e anormalidades visuais (defeitos de campo visual e alucinações visuais) no início do curso da doença deve sugerir DCJ. À semelhança de outras doenças neurodegenerativas, no entanto, o diagnóstico de certeza requer confirmação histopatológica (Maalouf *et al.*, 2011).

Diagnóstico diferencial com transtornos psiquiátricos primários

Para o diagnóstico de transtorno neurocognitivo maior, a DSM-5 coloca como condição essencial que as alterações apresentadas não possam ser melhor explicadas por outro transtorno mental (American Psychitric Association [APA], 2013). Entretanto, o diagnóstico diferencial pode ser particularmente desafiador em alguns cenários, com risco de diagnóstico equivocado em ambos os sentidos.

A depressão maior no idoso, por exemplo, está associada frequentemente à deterioração cognitiva. Déficits cognitivos leves na memória, na velocidade de processamento e no funcionamento executivo são particularmente comuns e, quando presentes, estão associados a pior resposta ao tratamento antidepressivo, além de maiores chances de recaída e de incapacidade funcional. Em contrapartida, é comum que pacientes com doença de Alzheimer ou DCL apresentem sintomas depressivos, além de psicóticos ou ansiosos, no decorrer do curso da doença, inclusive na sua fase prodrômica. Esse desafio é ainda maior em pacientes com DFT, os quais recebem mais comumente um primeiro diagnóstico equivocado de transtorno psiquiátrico primário, como transtorno bipolar ou esquizofrenia de início tardio, do que pacientes com Alzheimer (50,7 *versus* 23,1%) (Woolley *et al.*, 2011).

Sinais de alerta iniciais indicadores de doença neurodegenerativa, e não de doença psiquiátrica primária, são: comprometimento cognitivo proeminente, declínio funcional progressivo e ausência de resposta ao tratamento psiquiátrico (Tabela 15.9). Estados de mania ou depressão sustentados (não episódica) e início tardio de sintomas psicóticos sugerem DFT (Galimberti *et al.*, 2015). Comprometimento cognitivo leve (CCL) durante episódios depressivos geralmente não evolui para demência e tende a melhorar quando os sintomas depressivos são tratados. No entanto, os sintomas cognitivos graves estão associados a um risco elevado de demência subsequente. Alguns idosos podem desenvolver uma síndrome demencial (antigamente denominada "pseudodemência") secundária à depressão, que pode ser revertida após remissão dos sintomas depressivos. Esses pacientes costumam se apresentar com uma depressão de início tardio grave e uma síndrome demencial leve. Quando comparados aos pacientes deprimidos com doença de Alzheimer, os pacientes com depressão apresentam mais sintomas psíquicos e de ansiedade somática (Morimoto *et al.*, 2015).

Inventários neuropsiquiátricos também podem ser úteis em pacientes com quadro de alteração comportamental de início tardio, como o inventário comportamental frontal (Kertesz *et al.*, 1997). DAPHNE é uma escala particularmente de fácil aplicação e baseia-se nos critérios de Rascovsky para DFT, avaliando seis domínios: **d**esinibição, **a**patia, **p**erseveração, **h**iperoralidade, **n**egligência pessoal e perda de **e**mpatia. Sua versão curta de 6 pontos possui alta sensibilidade (92%) para diagnóstico de DFT, e a versão estendida de 40 pontos possui alta especificidade (92%) para diferenciar pacientes com DFT contra doença de Alzheimer ou transtornos psiquiátricos (Boutoleau-Bretonnière *et al.*, 2015). Apesar de ainda não validada para o português, a DAPHNE já se mostrou útil no diagnóstico diferencial de transtorno bipolar de início tardio e DFT em relato de caso brasileiro (Martins *et al.*, 2018). Baterias específicas frontais na testagem neuropsicológica também podem ajudar no diagnóstico diferencial de DLFT.

RM, tomografia por emissão de pósitrons com fluorodesoxiglicose (PET-FDG) e os biomarcadores liquóricos também podem ajudar em um diagnóstico preciso entre doenças neurodegenerativas e doenças psiquiátricas de início tardio (Krudop *et al.*, 2015). A associação de dados clínicos, testagem neuropsicológica e biomarcadores deve ser utilizada para um diagnóstico diferencial apropriado (Figura 15.3).

▪ **TABELA 15.9** Diagnóstico diferencial entre degeneração lobar frontotemporal (DLFT) e depressão/transtorno bipolar.

Favorece o transtorno psiquiátrico primário	Favorece a DLFT
Início precoce ou subagudo História familiar de transtornos do humor História de múltiplos episódios ao longo da vida Comorbidade (ansiedade ou uso abusivo de substâncias) Ideação suicida ou tentativa prévia Recuperação completa ou parcial interepisódica Comprometimento cognitivo mais limitado aos episódios afetivos Alterações episódicas do ciclo sono-vigília	Início tardio ou curso insidioso História familiar de demência Curso progressivo e contínuo Comprometimento cognitivo persistente e progressivo Evidência genética ou em neuroimagem compatível Resposta pouco significativa ao tratamento psiquiátrico

Fonte: Galimberti *et al.*, 2015.

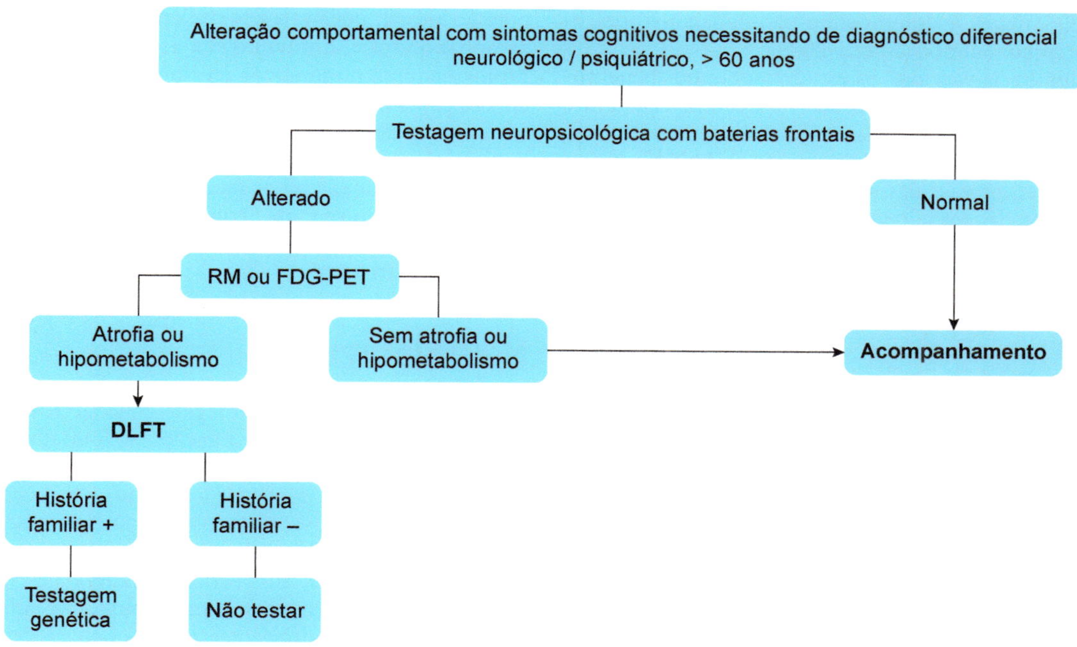

▪ **FIGURA 15.3** Algoritmo de investigação em paciente com sintomas psiquiátricos de início tardio. DLFT: degeneração lobar frontotemporal; RM: ressonância magnética; FDG-PET: tomografia por emissão de pósitrons com fluorodesoxiglicose. (Adaptada de Galimberti *et al.*, 2015.)

Padrões cognitivos e comportamentais

A determinação do padrão de disfunção cognitiva e comportamental apresentado na fase precoce da doença é fundamental para o diagnóstico e reflete as estruturas cerebrais inicialmente comprometidas. Na doença de Alzheimer, o comprometimento da memória episódica é frequentemente o primeiro sintoma, associado ao envolvimento precoce do córtex entorrinal e do hipocampo. Desinibição, apatia e distúrbios emocionais caracterizam os primeiros estágios da DFT com predominância da atrofia dos córtices anteromesial e orbitofrontal. A DS com atrofia da região temporal anterior esquerda é caracterizada por dificuldade de compreensão e discurso fluente, embora sem conteúdo, ao passo que a atrofia perisylviana é em geral associada à afasia não fluente que está relacionada com o prejuízo da fluência verbal e com erros gramaticais. Na DCB, o distúrbio visuoespacial, a disfunção executiva, a apraxia de membros e a "síndrome da mão alienígena" refletem a atrofia dos lobos frontal e parietal. A atrofia parieto-occipital está associada às alucinações visuais e aos distúrbios visuoespaciais na DCL. Já nas formas subcorticais de demência (DVIS, hidrocefalia por pressão normal, demência na doença de Parkinson), nas quais os circuitos frontossubcorticais estão em geral interrompidos, há o desenvolvimento de uma síndrome caracterizada por alentecimento motora a disfunção executiva associada aos lobos frontais (Sorbi *et al.*, 2012). A Tabela 15.10 resume padrões cognitivos e comportamentais que possam distinguir a doença de Alzheimer de outras causas de demência e, desse modo, auxiliar no diagnóstico diferencial.

Estudos que investigam perfis cognitivos associados a doença de Alzheimer e DLFT sugerem que pacientes com DLFT apresentam déficit mais proeminente das funções executivas com relação a outras funções cognitivas, ao passo que na doença de Alzheimer a disfunção executiva é proporcional aos déficits na linguagem e nas habilidades visuoespaciais e menos proeminente do que o déficit de memória episódica. Na variante frontal da DLFT, há melhor capacidade de retenção em tarefas de aprendizagem, com padrões distintos de fluência verbal, disfunção executiva mais acentuada e alterações marcantes do comportamento. Já nas variantes temporais da DLFT, afasia

▪ **TABELA 15.10** Padrões cognitivos das principais demências.

Domínios	Memória	Atenção	Linguagem	Função executiva	Visuoespacial	Comportamento
DA	A	A	A	A	A	A
TNLa	A	N	N	N	N	N
DLFT	V	A	A	A	N	A
Semântica	N	N	A	N	N	N
ANFP	N	N	A	N	N	N
Parkinson	V	A	N	A	A	A
DCL	V	V	V	A	A	A
Depressão	V	V	V	V	N	A

N: normal; A: alterado; V: variável; DA: doença de Alzheimer; TNLa: transtorno neurocognitivo leve amnéstico; DLFT: degeneração lobar frontotemporal; ANFP: afasia não fluente progressiva; DCL: demência com corpos de Lewy. (Fonte: Fillit *et al.*, 2010.)

progressiva e DS, um pior desempenho na linguagem é tipicamente característico (Salmon; Bondi, 2009).

Quanto à demência vascular, os estudos sobre perfis neuropsicológicos têm primariamente focado na diferenciação entre doença de Alzheimer e demência vascular subcortical. Esses estudos demonstraram que, em testes de função executiva, pacientes com demência vascular subcortical são mais comprometidos do que aqueles com doença de Alzheimer, que apresentam maior comprometimento da memória episódica (Salmon; Bondi, 2009).

Memória

Memória episódica

Uma comparação entre pontuações obtidas na evocação livre e na evocação com pistas é bastante útil no diagnóstico diferencial entre a doença de Alzheimer e outras demências. Enquanto os pacientes com distúrbios frontais (p. ex., DLFT) e de estruturas subcorticais (p. ex., demência vascular) tendem a se beneficiar por meio de pistas, o mesmo não acontece na doença de Alzheimer, na qual a evocação tardia está gravemente comprometida em consequência da atrofia do lobo temporal mesial.

Memória semântica

O comprometimento seletivo é típico da DS. Esses pacientes apresentam pior desempenho na categoria fluência e nos testes de nomeação visual, quando comparados aos pacientes com doença de Alzheimer e DLFT.

Função executiva

A predominância da disfunção executiva em relação ao comprometimento da memória episódica é típica de DLFT, DCB, DV e DCL. Redução da fluência em testes, perseverações, redução da velocidade de processamento e defeitos na inibição de respostas automáticas podem ser causados por lesões frontais ou subcorticais.

Habilidades visuoespaciais

Pacientes com DCL e DCB apresentam particularmente um comprometimento precoce e marcante das habilidades visuoespaciais, em contraste com pacientes com doença de Alzheimer e DLFT. Comprometimento visual precoce pode ocorrer na variante da doença de Alzheimer chamada de atrofia cortical posterior (Solyga *et al.*, 2015).

Exames laboratoriais

Os exames recomendados para investigação etiológica de um quadro demencial incluem hemograma completo, eletrólitos, glicose, cálcio, ureia, creatinina, provas de função hepática, vitamina B12, ácido fólico, hormônios tireoidianos, sorologia para sífilis e anticorpos contra o vírus da imunodeficiência humana (anti-HIV) para indivíduos com história de risco.

A punção lombar é indicada para casos de demência em indivíduos com menos de 55 anos, ou quando se suspeita de condições infecciosas, inflamatórias, autoimunes ou desmielinizantes. A evidência da proteína 14-3-3 no liquor é útil para o diagnóstico de DCJ. Os marcadores liquóricos na doença de Alzheimer (redução da proteína beta-amiloide e aumento da tau total e da tau fosforilada) podem auxiliar no diagnóstico mais precoce e preciso; porém, a baixa aceitação do procedimento de punção lombar por parte dos pacientes e a ausência de padronização laboratorial limitam o seu uso de rotina (DSM-5, 2013). Biomarcadores plasmáticos na doença de Alzheimer poderão ter um papel no futuro para monitoramento terapêutico.

A testagem genética é raramente indicada e deve ser solicitada apenas após aconselhamento apropriado. A testagem pode estar indicada na suspeita de DH, arteriopatia cerebral autossômica dominante com infartos subcorticais e leucoencefalopatia (CADASIL), doença de Alzheimer e DFT (Goldman, 2015).

Neuroimagem

A neuroimagem estrutural por meio de RM ou TC é uma etapa necessária na investigação dos quadros demenciais (Staffaroni *et al.*, 2017). Um dos principais objetivos da solicitação desses exames é descartar lesões intracerebrais que causem demência e possam ser potencialmente tratáveis, como hematoma subdural e HPN. Além disso, possibilitam o diagnóstico de infartos corticais, subcorticais e alterações da substância branca que possam justificar uma etiologia vascular e eventualmente evidenciar padrões de atrofia característicos de determinadas demências. Como exemplo, a atrofia hipocampal e temporomedial são marcadores sensíveis e precoces da doença de Alzheimer, e a atrofia do lobo temporal anterior ou frontal pode ser observada nas demências frontotemporais. A escolha de um dos métodos (TC ou RM) dependerá da disponibilidade local, das considerações de custo e das contraindicações; porém, a ressonância é um método mais sensível e, por esse motivo, é considerada como primeira opção em muitos serviços.

A neuroimagem funcional com SPECT ou PET mostram padrões regionais distintos de perfusão ou metabolismo, respectivamente, que podem auxiliar na diferenciação entre a doença de Alzheimer e as demências vascular ou frontotemporal e DCL (Davison; O'Brien, 2014). A utilização da PET ainda é restrita atualmente devido ao alto custo, porém pode ser útil em casos iniciais, uma vez que o hipometabolismo precede a hipoperfusão no curso da neurodegeneração e ambos são mais precoces que a detecção de atrofia em exames de imagem estruturais.

Avanços nas últimas décadas em neuroimagem nuclear permitiram detecção de depósitos de proteína AB, acúmulo de proteína tau, ativação de micróglia e neuroinflamação, os quais já começaram a ser incorporados em critérios diagnósticos clínicos revisados para doença de Alzheimer inicial e predição de conversão dessa doença para pacientes com CCL (Valotassiou *et al.*, 2018). O composto B de Pittsburgh (marcador amiloide) para PET (PIB-PET) ainda é um procedimento muito novo e de custo alto, realizado em poucos centros no Brasil, sendo considerado um biomarcador precoce da doença de Alzheimer, com alta sensibilidade, porém baixa especificidade. Já a modalidade de PET que marca a proteína tau (TAU-PET), atualmente ainda indisponível no Brasil, é um marcador mais preciso da fase demencial, sendo particularmente útil para diferenciar idosos com deposição de proteína beta-amiloide (PIB-PET positivo) com ou sem demência.

O sistema A/T/N (amiloide/tau/neurodegeneração) (Jack *et al.*, 2016) agrupa os biomarcadores de neuroimagem e liquóricos para classificar os indivíduos de acordo com a evidência de patologia beta-amiloide (por PIB-PET ou liquor), alteração de proteína tau (TAU-PET e liquor) e neurodegeneração (ressonância estrutural). Esse sistema é útil para avaliar a probabilidade de doença de Alzheimer em indivíduos com demência ou

CCL, sendo a maior probabilidade para indivíduos A+/T+/N+ e improvável para A–/T–/N– (Jack *et al.*, 2016).

Biomarcadores nucleares específicos também podem ser utilizados para diagnóstico diferencial das síndromes parkinsonianas (Thobois *et al.*, 2019). O TRODAT é um radiotraçador que pode ser utilizado no SPECT e marca transportadores de dopamina em núcleos da base, estando reduzido em síndromes parkinsonianas primárias, de forma simétrica na DCL e assimétrica na doença de Parkinson. Outro marcador importante é o MIBG, utilizado na cintilografia miocárdica, que estuda a denervação simpática cardíaca e está reduzindo especificamente na DCL e doença de Parkinson, em detrimento de outras demências como AMS e doença de Alzheimer.

Considerações finais

O diagnóstico diferencial das demências (Figura 15.4) é um processo complexo, custoso e que demanda tempo. Apesar do estabelecimento de critérios diagnósticos e de protocolos de investigação, as demências ainda são subdiagnosticadas e mal classificadas quanto a sua etiologia. A existência de quadros clínicos atípicos torna ainda mais difícil essa tarefa.

Com a perspectiva da descoberta de fármacos modificadores de doença no futuro, um arsenal ainda mais amplo de ferramentas diagnósticas estará disponível para detecção cada vez mais precoce e precisa dos processos patológicos das demências em suas fases pré-clínicas.

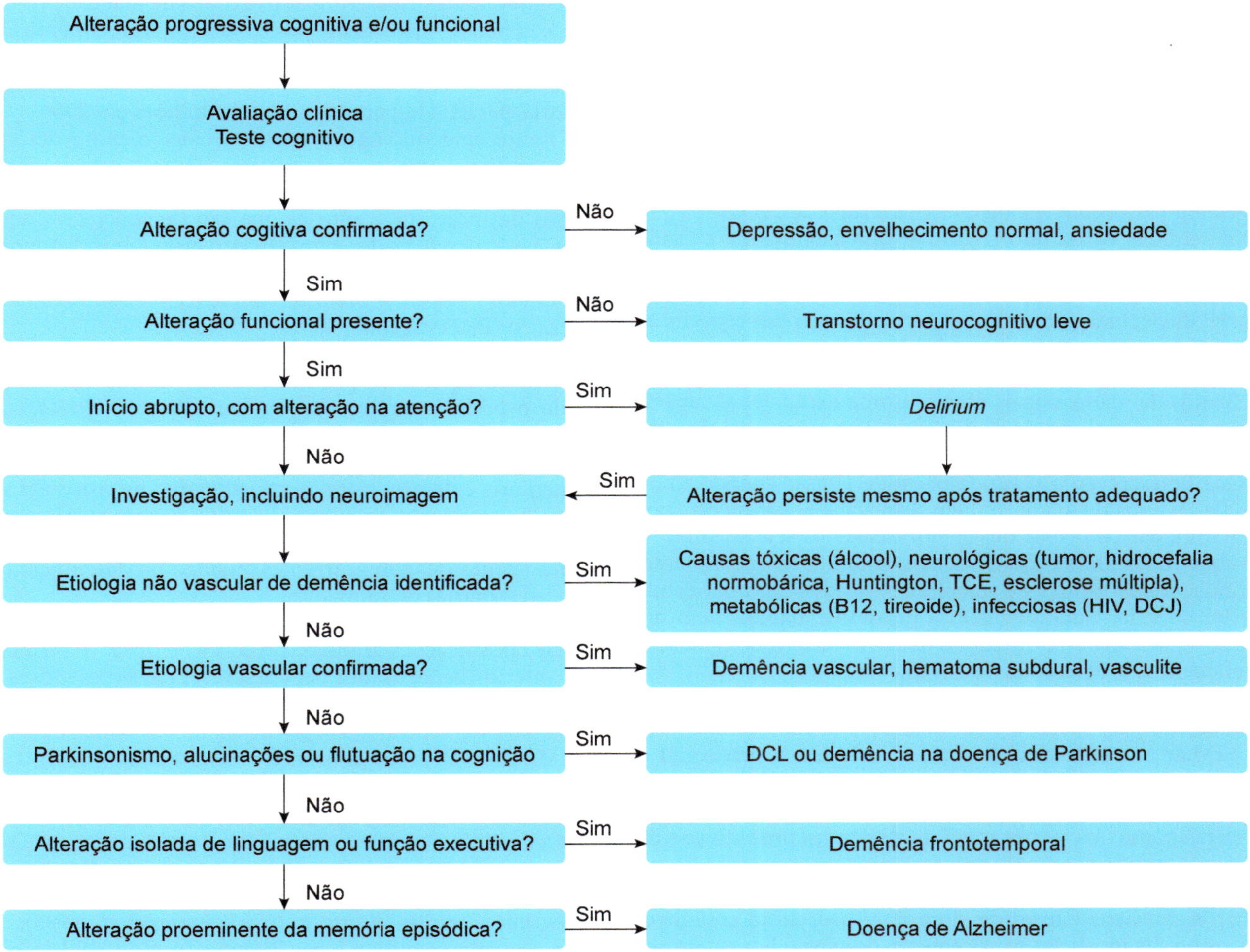

■ **FIGURA 15.4** Algoritmo para o diagnóstico diferencial das demências. DCJ: doença de Creutzfeldt-Jakob; DCL: doença com corpos de Lewy; HIV: vírus da imunodeficiência humana; TCE: traumatismo cranioencefálico. (Fonte: Fillit *et al.*, 2010.)

16

Transtorno Neurocognitivo Leve

Paulo Renato Canineu • Adriana Bastos Samara • Florindo Stella

Introdução

O envelhecimento normal engloba um declínio gradual nas funções cognitivas, dependentes de processos neurobiológicos que se alteram com a idade. Alterações de memória, principalmente as que se refletem em dificuldade para recordar nomes, números de telefones e objetos guardados, são as que mais chamam a atenção das pessoas. Muitos idosos e familiares assustam-se pela possibilidade real ou presumida de que essas perdas progridam para demência ou que sejam sinal de demência.

Na verdade, o declínio cognitivo que acompanha a idade tem início e progressão extremamente variáveis, dependendo de fatores educacionais, de saúde e de personalidade, bem como do nível intelectual global e das capacidades mentais específicas do indivíduo. Alguns idosos de 70 anos de idade apresentam melhor desempenho em avaliações psicológicas do que jovens de 20 anos de idade; outros mantêm uma excepcional capacidade mental e realizam trabalhos criativos até o final de suas vidas. Verdi, por exemplo, compôs *Otello* aos 73 anos de idade; Goethe escreveu a segunda parte de *Fausto* quando tinha mais de 70 anos de idade; Galileu, Laplace e Sherrington continuaram a dar contribuições científicas até os seus 80 anos. É claro que todas essas produções constituíram, essencialmente, continuações de esforços e trabalhos iniciados em uma época anterior de vida. Uma inteligência produtiva, hábitos bem-organizados de trabalho e um modo de vida saudável compensam as deficiências progressivas do envelhecimento.

Uma *nova* Gerontologia, adaptada às atuais condições política, econômica, social e científica, deve propor-se não apenas a evitar ou retardar as doenças, mas também privilegiar o envelhecimento sadio – o que requer a manutenção e o fortalecimento das funções físicas e psíquicas do idoso, bem como seu engajamento social por meio de atividades produtivas e de relações interpessoais significativas.

Privilegiar o envelhecimento bem-sucedido requer também avaliar e antecipar fatores de risco para o declínio cognitivo, bem como diagnosticar precocemente desvios que possam resultar em um envelhecimento cognitivo patológico. Além disso, também procurar desenvolver os fatores protetores que vão contrabalançar os agentes agressores que podem surgir ao longo da vida.

Este texto tem como objetivo apresentar e discutir componentes relacionados com o diagnóstico da demência e a identificação de alterações cognitivas que, na ausência de déficits cognitivos graves, incapacidade funcional e, excluídos outros determinantes, possam funcionar como preditores seguros de demência. Serão discutidos os critérios que permitem aplicar essa classificação e apontar as dificuldades de ordem clínica e psicométrica inerentes à tarefa. Um diagnóstico mais preciso, como será demonstrado aqui, pode ser obtido mediante uma combinação de estratégias que preveem avaliações neuropsicológicas, observações clínicas, escuta de informantes e do próprio paciente, uso de técnicas de neuroimagem e realização de provas bioquímicas. Analisaremos dados de pesquisa longitudinal que propiciam indicações relevantes sobre o valor preditivo do diagnóstico de alteração cognitiva leve em relação à demência.

Alterações cognitivas que acompanham o envelhecimento: saúde *versus* doença

Dados recentes mostram que a quantidade de pessoas com 60 anos de idade ou mais situa-se em torno de 12% da população mundial (Organização Pan-Americana da Saúde [OPAS], 2018). O desenvolvimento mundial, as mudanças na distribuição demográfica de determinados grupos de idade e, principalmente, a maior longevidade podem levar a um aumento significativo da prevalência de doenças relacionadas com a idade. Idosos com 60 anos ou mais deverão aumentar de 962 milhões em 2017 para 1,4 bilhão em 2030 e 2,1 bilhões em 2050.

Estudos epidemiológicos sobre envelhecimento e deterioração cognitiva e funcional demonstram que o uso de critérios para a classificação de demência leva ao surgimento de três grupos de indivíduos: aqueles que são demenciados, aqueles que não são demenciados e um terceiro grupo de indivíduos que não podem ser classificados como sendo normais ou demenciados, embora possuam prejuízo cognitivo, predominantemente mnêmico (Petersen *et al.*, 2001).

Vários grupos de pesquisadores da Europa, dos EUA, do Canadá, do Japão e de países em desenvolvimento vêm estudando o perfil cognitivo da população que envelhece, sobretudo do subgrupo que têm queixas de memória, na tentativa de verificar se existe uma continuidade entre alterações/queixas de memória e demência, ou se constituem dois processos separados. As alterações cognitivas que não se caracterizam como demência são comuns entre os idosos, adquirindo significância clínica apenas quando acarretam prejuízo no desempenho das atividades diárias do indivíduo.

Em razão da amplitude de variação das alterações cognitivas, muitas classificações já foram propostas e diversos termos foram anteriormente usados para descrever pacientes idosos com queixas importantes de memória e que não preenchiam os critérios para demência: alteração de memória associada à idade (AAMI; do inglês, *age associated memory impairment*) (Crook *et al.*, 1986); declínio cognitivo associado ao envelhecimento (AACD; do inglês, *aging-associated cognitive decline*) (Levy, 1994); declínio cognitivo relacionado com a idade (ARCD; do inglês, *age-related cognitive decline*) (American Psychological Association [APA], 1994); transtorno cognitivo leve (MCD; do inglês, *mild cognitive disorder*) (Christensen *et al.*, 1995); comprometimento cognitivo leve (Petersen *et al.*, 1999 [do inglês, *mild cognitive impairment* – MCI]); fase pré-clínica da doença de Alzheimer (Elias *et al.*, 2000); e, mais recentemente, transtorno neurocognitivo leve (TNL) (APA, 2013). A despeito das diferenças, todos esses termos podem significar uma condição intermediária entre o normal e o patológico.

O TNL revela, entre seus critérios diagnósticos, a deterioração cognitiva associada a uma disfunção cerebral e que não é dependente, necessariamente, do processo de envelhecimento. Em um estudo realizado com 897 indivíduos com idade superior a 70 anos, os critérios diagnósticos para TNL foram preenchidos por apenas 36 pacientes (4%), sendo a diferença entre estes e idosos normais mais em função de certas variáveis, como neuroticismo, ansiedade e depressão, do que propriamente do estado cognitivo (Christensen *et al.*, 1995). Em um estudo epidemiológico longitudinal, desenvolvido em diversas cidades da

Itália com uma amostra de 2.963 idosos, Solfrizzi *et al.* (2004) encontraram prevalência 3,2% de TNL, com taxas mais baixas em pessoas com maior escolaridade e mais elevadas em pessoas mais velhas, não tendo sido verificada, contudo, diferença significativa entre homens e mulheres. Outros estudos mostram prevalência mais elevada de TNL, chegando a 15%, com variação entre 3 e 6% em cada subtipo – amnéstico, com múltiplos domínios cognitivos alterados, e com um único domínio cognitivo exceto memória (Busse *et al.*, 2003), entidades descritas adiante. Esses resultados lançam um questionamento sobre a validade de se caracterizar o TNL como uma síndrome definida por alteração cognitiva associada ao envelhecimento.

▪ **TABELA 16.1** Critérios para o diagnóstico de transtorno neurocognitivo leve.

1. Queixa de memória episódica preferivelmente confirmada por um informante
2. Déficit de memória episódica indicado por testes (desempenho de aproximadamente 1,5 desvio padrão abaixo da média de controles normais da mesma idade)
3. Funções cognitivas gerais normais ou com leve declínio
4. Atividades funcionais (sócio-ocupacionais) intactas ou com alterações discretas sem impacto nas atividades de vida diária
5. Ausência de demência

Conceito de transtorno neurocognitivo leve

O conceito de transtorno cognitivo leve foi proposto para se referir a indivíduos idosos não demenciados, portadores de um leve déficit cognitivo que se expressa em alterações de memória ou de outras funções cognitivas. Em adição ao critério usual de exclusão de demência (APA, 2013), o seu conjunto de critérios diagnósticos inclui: queixa de memória, relatada pelo paciente ou por um familiar; um escore levemente rebaixado em instrumentos de estadiamento global, como a *Global Deterioration Scale* (GDS) 1, 2 ou 3 (Reisberg *et al.*, 1982) ou a *Clinical Dementia Rating* (CDR) 0,5 (Hughes *et al.*, 1982); pontuação em testes de memória correspondente a menos 1,5 desvio padrão em relação à média de indivíduos de sua idade e escolaridade; e escore de pelo menos 24 pontos no Miniexame do Estado Mental (MEEM) (Folstein *et al.*, 1975) ou de 123 pontos na *Dementia Rating Scale* (DRS) (Celsis, 2000).

Um dos critérios para exclusão de demência consiste na preservação da capacidade de o indivíduo desempenhar suas atividades instrumentais de vida diária – um marcador diferencial entre pessoas sem demência e pessoas que já desenvolvem um quadro demencial. O TNL é uma condição heterogênea, podendo abranger alterações unicamente de memória recente, alterações de múltiplas funções cognitivas ou de uma função cognitiva exceto memória. Embora um constructo recente e ainda em desenvolvimento, o TNL tem sido classificado em vários subtipos, com base em estudos populacionais, clínicos, correlatos neurobiológicos e curso do quadro ao longo do tempo. Em decorrência do envolvimento de determinadas funções cognitivas, cada subtipo assume designações específicas: amnéstico; múltiplos domínios cognitivos alterados incluindo-se memória; e alteração cognitiva única, exceto memória (Petersen *et al.*, 2001; Petersen; Morris, 2005).

Em 2001, um consenso de especialistas estabeleceu critérios para a identificação desses subtipos (Petersen *et al.*, 2001). O mais conhecido é o *TNL subtipo amnéstico*. Nessa condição, atualmente a mais conhecida, o TNL restringe-se à alteração da memória recente, com 1,5 desvio padrão abaixo da média esperada para a idade e a escolaridade, e o indivíduo mantém globalmente intactas as outras funções cognitivas, além, obviamente, de desempenhar regularmente suas atividades instrumentais da vida diária. A Tabela 16.1 contém a operacionalização dos critérios para o diagnóstico de TNL, considerado como o subtipo amnéstico segundo a proposta de Petersen *et al.* (1999).

O primeiro critério – queixa de memória – é normalmente a causa da procura do clínico por parte do paciente. Muitas vezes, entretanto, o paciente não é capaz de avaliar adequadamente suas próprias habilidades cognitivas. As queixas de memória autorreferidas por pacientes idosos frequentemente correlacionam-se pouco com o desempenho cognitivo real avaliado por testes, tendendo a estar mais relacionadas com determinadas condições médicas gerais ou psiquiátricas, como depressão, do que propriamente com o déficit *per se*. Assim, os indivíduos que se queixam podem não ser representativos de todos os indivíduos que apresentam o problema. Recomenda-se, pois, que o declínio seja descrito e definido com base na investigação do clínico, e não exclusivamente com base na informação espontânea do indivíduo. As respostas dos pacientes precisam ser interpretadas com relação ao tipo de perguntas formuladas. Em vez de se perguntar ao paciente somente sobre o estado atual de sua memória, convém que lhe seja solicitado que relate o estado atual em comparação ao desempenho de sua memória no passado, ou em relação ao desempenho mnemônico de seus amigos contemporâneos.

O diagnóstico pode também ser facilitado pela contribuição de informantes para se identificarem déficits funcionais ou cognitivos, quando a demência ainda está em estado inicial. Frequentemente, o relato de um informante demonstra maior confiabilidade do que o autorrelato do paciente e pode auxiliar no entendimento dos resultados da avaliação por testes cognitivos (Carr *et al.*, 2000). Relatos de informantes são geralmente sensíveis o suficiente para ajudar a discriminar entre indivíduos não demenciados e demenciados, principalmente nos casos em que, embora se queixe de problemas de memória, o indivíduo continua a desempenhar atividades sócio-ocupacionais. Do mesmo modo, o relato de um informante acerca de uma leve interferência nas atividades funcionais, decorrente de alterações cognitivas, pode ser indicativo de uma demência em estágio inicial. Os testes cognitivos de rastreio são pouco discriminativos quando utilizados especialmente em indivíduos com habilidade intelectual superior à média, já que eles podem apresentar um desempenho *normal* a despeito da deterioração cognitiva já existente. Assim, técnicas de avaliação baseadas em relatos do informante, obtidas por conversas informais, por questionários estruturados ou por escalas semiestruturadas, são recursos valiosos e sensíveis, até mesmo a leves e precoces mudanças nos níveis de funcionamento, nas atividades do dia a dia. Obviamente, quando o informante também é idoso, preconiza-se verificar o grau de confiabilidade de seus relatos uma vez que ele, por sua vez, não está isento de apresentar alterações na sua percepção do desempenho do paciente.

É pertinente destacar ainda que, segundo constatação de um estudo longitudinal de 8 anos, indivíduos com TNL, principalmente do tipo amnéstico, tendem a ter uma quantidade maior de comorbidades clínicas gerais em comparação com indivíduos normais, podendo, inclusive, evoluir com longevidade menor (Frisoni, 2000).

Outro subtipo consiste no *TNL com múltiplos domínios cognitivos alterados*. Nesta condição, o indivíduo apresenta, no mínimo, dois domínios cognitivos simultaneamente comprometidos, com 1,5 desvio padrão abaixo da média esperada para a idade e grau de escolaridade, sem, contudo, preencher os critérios clínicos para demência. Esta condição, menos estudada, vem ganhando espaço no meio científico e clínico. Existem testes neuropsicológicos apropriados para a identificação e mensuração das alterações dos diferentes domínios cognitivos.

Também tem sido discutido, atualmente, o subtipo *TNL com alteração cognitiva única exceto memória*. Constata-se esta condição quando ocorre a alteração de uma função cognitiva isolada, exceto memória, com 1,5 desvio padrão abaixo da média esperada para a idade e escolaridade. Obviamente, o indivíduo não possui características clínicas compatíveis com quadro demencial.

Uma categoria cada vez mais investigada, e introduzida na prática clínica por Hachinski (1994), consiste no TNL de origem vascular, cuja etiologia relaciona-se com doença cerebrovascular, particularmente com microinfartos cerebrais. Em um estudo canadense de base populacional, envolvendo 10.263 idosos da comunidade, (Rockwood *et al.*, 2000) encontraram prevalência de 1,45% com alteração cognitiva de etiologia vascular, sem demência. Depois de 2 anos, 27% destes indivíduos haviam evoluído para demência, e, após 5 anos, esta taxa elevou-se para 45% (para doença de Alzheimer, vascular ou mista). Os fatores de risco do quadro são os mesmos da demência vascular, entre eles, hipertensão arterial, diabetes melito, arritmia cardíaca, hipercolesterolemia, hiper-homocisteinemia, tabagismo, sedentarismo e obesidade. O controle desses fatores contribui significativamente para a prevenção do TNL vascular, para melhor qualidade de vida e maior longevidade.

Lesões subcorticais do tipo lacunares, com gliose e hipersinal, afetando os circuitos que conectam a região frontal com os núcleos da base, são responsáveis pelas alterações cognitivas. Estas não costumam iniciar-se pelo declínio da memória recente. As funções alteradas tendem a ser aquelas reguladas pela região frontal e pelas conexões subcrítico-corticais. Frisoni (2002) explica que várias características semiológicas contribuem para a identificação do TNL vascular: bradipsiquismo, empobrecimento do pensamento abstrato, comprometimento da linguagem, atenção ou alterações das funções executivas, organização visuoespacial, memória episódica e memória de trabalho. O quadro pode cursar com parkinsonismo caracterizado por instabilidade postural e distúrbios da marcha, porém sem tremor de repouso. Testes neuropsicológicos, como o de Trilhas-B, Fluência Verbal e *Stroop Color Word Test*, dentre outros, oferecem informações valiosas sobre as características semiológicas do quadro. Cabe lembrar que, a despeito de várias funções cognitivas alteradas, o indivíduo mantém suas atividades cotidianas razoavelmente preservadas, não preenchendo os critérios clínicos para demência.

Instrumentos como a CDR (Hughes *et al.*, 1982) são ferramentas auxiliares bastante úteis na identificação de pacientes com demência, sobretudo porque podem fornecer um parâmetro do nível sócio-ocupacional e funcional prévio do indivíduo. A CDR é uma escala de gravidade de 5 pontos: quando igual a 0, o indivíduo é considerado normal; quando igual a 0,5 representa uma demência *questionável*, funcionando apenas como sugestivo de sua presença; já as pontuações 1, 2 e 3 correspondem a demência leve, moderada e grave, respectivamente. Embora a CDR 0,5 indique um déficit cognitivo leve, não necessariamente inclui ou exclui o diagnóstico de provável doença de Alzheimer, ou seja, o indivíduo com CDR 0,5 pode ser diagnosticado como apresentando TNL ou uma provável doença de Alzheimer.

Quando o déficit cognitivo é muito leve ou *questionável*, a distinção entre CDR 0 e 0,5 frequentemente depende do relato de um cuidador ou parente próximo acerca do declínio nas habilidades funcionais nas atividades diárias do indivíduo e de uma avaliação neuropsicológica abrangente. O diagnóstico de demência baseia-se na vigência de declínio cognitivo em grau suficiente para interferir nas atividades funcionais do indivíduo, já a condição diagnóstica para TNL corresponde à ausência de comprometimento de suas atividades sócio-ocupacionais.

É importante que a história do paciente seja obtida de forma bastante cautelosa, já que informações sobre o início e a natureza do padrão do curso das dificuldades são importantes para o diagnóstico diferencial. Deve-se também procurar estimar as habilidades preexistentes, levando-se em consideração não apenas o relato do próprio paciente ou de um familiar, mas também a posição socioeconômica desse paciente, seu nível educacional e sua história ocupacional.

A mensuração do déficit de memória deve ser bastante cuidadosa. Embora possuam uma ampla popularidade na avaliação cognitiva das demências, instrumentos de rastreamento cognitivo, como o MEEM (Folstein *et al.*, 1975), são altamente influenciados por fatores como idade, nível educacional e gênero, mostrando uma ampla margem de erros que permite a ocorrência de resultados falso-positivos e/ou falso-negativos. Isso frequentemente os torna não sensíveis aos estágios iniciais da doença de Alzheimer. Já instrumentos breves, como o Teste do Desenho do Relógio, embora sejam bastante oportunos por poderem ser administrados em um breve intervalo de tempo, também apresentam limitações, posto que focalizam aspectos limitados do funcionamento cognitivo. Neste teste, a pontuação baseia-se na habilidade do paciente em desenhar corretamente a face de um relógio e inserir de forma correta os números e os ponteiros segundo um determinado horário.

As baterias neuropsicológicas (testes de memória verbal e não verbal, praxias, nomeação, estruturação e conteúdo da linguagem, fluência verbal, orientação visuoespacial, atenção e funções executivas que necessariamente incluem processos cognitivos como organização sequencial das ações, flexibilidade mental e raciocínio abstrato) são uma boa opção, pois têm-se mostrado eficazes na identificação de pacientes com demência, particularmente quando aplicadas em indivíduos com um maior risco de prejuízo cognitivo e com grau mais elevado de escolaridade. Um estudo feito nos EUA por Howieson *et al.* (1993) com idosos saudáveis demonstrou que a utilização da tarefa de memorização de lista de palavras e a forma abreviada do *Boston Naming Test* (BNT) (Goodglas *et al.*, 1983), proposta pelo *Consortium of Establish a Registry for Alzheimer's Disease* (CERAD) (Morris *et al.*, 1989), são instrumentos válidos não somente para a diferenciação entre demência e normalidade, mas, também, entre demência leve e alterações cognitivas relacionadas com a idade.

Em um estudo que relaciona o desempenho em testes cognitivos com o subsequente desenvolvimento de provável doença de Alzheimer, Elias *et al.* (2000) concluíram que existe uma fase pré-clínica de rebaixamento das funções cognitivas que precede em muitos anos o seu aparecimento. As medidas de retenção de informação e raciocínio abstrato mostram-se os mais fortes preditores da doença de Alzheimer quando o intervalo entre a avaliação inicial e o seu desenvolvimento é longo.

A literatura mostra claramente que, embora as funções cognitivas possam estar dentro dos limites da normalidade, seu rebaixamento pode constituir um preditor da doença de Alzheimer. Escores obtidos por pacientes em situações de aprendizagem, retenção, raciocínio abstrato, memória lógica, pensamento categórico, destreza visuomotora e visuoespacialidade têm sido apontados como os mais discriminativos para o diagnóstico de demência incipiente ou de condição de normalidade (Damasceno, 1999). No entanto, a pesquisa de Hall *et al.* (2001), que comparou declínio de memória com declínio em outras tarefas cognitivas, sustenta que, durante o início pré-clínico da demência, a perda de memória precede a perda em outros domínios cognitivos.

Existe consenso de que alguns aspectos da cognição declinam com a idade, enquanto outros podem estar preservados. Na ausência de doença, tende a haver compensações para as alterações cognitivas associadas ao envelhecimento por meio de pistas externas ou de outras estratégias mnêmicas, de modo que o desempenho geral do indivíduo pode ser *normal*, a despeito de um alentecimento geral característico que acompanha o envelhecimento. Alguns estudos com idosos normais indicam que as funções cognitivas globais podem não declinar consideravelmente com o envelhecimento, pelo menos até os 90 anos (Rubin *et al.*, 1998). Nessa mesma linha, outros trabalhos mostram que o prejuízo cognitivo, muitas vezes, resulta mais de doenças relacionadas com a idade do que da idade propriamente dita. Assim, as doenças médicas gerais, que, em geral, ocorrem durante o envelhecimento, têm um papel substancial no declínio cognitivo e funcional do idoso, fato este que, frequentemente, é atribuído unicamente ao envelhecimento.

Além disso, admite-se que, embora ofereçam pistas para se diferenciar *TNL, forma pré-clínica de DA* e *declínio normal relacionado com o envelhecimento*, a presença ou ausência de alterações cognitivas nem sempre são suficientes para o diagnóstico, havendo necessidade de outros marcadores para uma diferenciação precoce.

Transtorno neurocognitivo leve e risco de progressão para doença de Alzheimer

Existem resultados de estudos demonstrando que indivíduos portadores do alelo ε4 da apolipoproteína E (ApoE) que preencham os critérios para TNL apresentam um maior risco para o desenvolvimento da doença de Alzheimer (Hulstaert *et al.*, 1999), sendo o genótipo ApoE um dos melhores preditores de conversão para demência. Indivíduos com TNL e que apresentam o alelo ε4 da ApoE têm risco mais elevado de progredir para doença de Alzheimer. Curiosamente, quando submetidos a intervenções do tipo estimulação cognitiva ou motora, esses indivíduos têm um padrão de resposta aos procedimentos inferior àqueles que não possuem o alelo ε4 da ApoE.

Ademais, indivíduos com TNL e com o alelo ε4 da ApoE são mais vulneráveis ao desenvolvimento do processo neurodegenerativo característico da doença de Alzheimer (Morris *et al.*, 2010). Este processo se caracteriza, inicialmente, pelo depósito do peptídeo amiloide entre as conexões neuronais em virtude da clivagem errática da proteína precursora de amiloide (PPA), fenômeno que determina a degeneração das sinapses e a deflagração da morte neuronal por meio da ativação da hiperfosforilação da proteína tau intraneuronal (Winblad *et al.*, 2014; Sperling *et al.*, 2014; Jack *et al.*, 2014). Este alelo tem sido responsável, ainda, pela maior vulnerabilidade do indivíduo aos fatores biológicos que, de certa maneira, aumentam o risco de progressão para doença de Alzheimer, como as alterações cerebrovasculares.

Com relação à neuroimagem, também aparecem alterações em pacientes com TNL. Com o advento da ressonância magnética (RM) cerebral e a utilização de técnicas quantitativas, puderam ser desenvolvidos vários estudos sobre a diminuição do tamanho do hipocampo e a região para-hipocampal, tanto em indivíduos demenciados, quanto naqueles em processo de envelhecimento normal. Em pacientes com alterações de memória, selecionados por idade e escolaridade, encontrou-se uma diminuição de 14% no volume hipocampal em relação a indivíduos sem alterações de memória, e esse fato representa um fator de risco de progressão para doença de Alzheimer. Nesse contexto, outro estudo mostrou evidências convincentes de que a atrofia hipocampal é preditiva de conversão para doença de Alzheimer: quanto menor o hipocampo, mais acelerada será essa conversão (Convit *et al.*, 1997). Desse modo, a quantificação da atrofia hipocampal contribui para a distinção entre os pacientes que evoluem para demência e os que permanecem como portadores de TNL, servindo como um método auxiliar no diagnóstico pré-clínico da doença de Alzheimer. Além da confirmação da atrofia do hipocampo, recentemente também foi verificada a redução de outras estruturas cerebrais, em especial do córtex entorrinal, nesta entidade.

Estudos eletroencefalográficos mostram que há semelhanças entre a doença de Alzheimer e o TNL, diferenciando-se dos idosos normais em relação aos potenciais relativos das ondas *a* e *u* (Jelic *et al.*, 1996). Esses achados sugerem que as regiões afetadas em ambas as condições (doença de Alzheimer e TNL) são as mesmas, diferenciando-se, entretanto, quanto ao grau de comprometimento. Vários estudiosos (Prichep *et al.*, 1994) efetuaram uma interessante investigação longitudinal do padrão do eletroencefalograma (EEG), em especial da linha de base, em idosos normais e que apresentavam queixas de comprometimento cognitivo, porém, sem confirmação objetiva dessas queixas. Após 7 anos de seguimento, verificou-se que os que desenvolveram comprometimento cognitivo, confirmado por avaliação neuropsicológica, haviam apresentado alentecimento importante (aumento da atividade das ondas teta) na linha de base do EEG no início do estudo. O alentecimento eletrencefalográfico dos indivíduos com alteração cognitiva confirmada era significativamente mais acentuado quando comparado com o EEG dos idosos que haviam evoluído sem declínio cognitivo. Os autores concluíram que o EEG pode ser um recurso sensível na definição dos indicadores de risco ou de fatores preditores do padrão cognitivo futuro em idosos normais com queixas subjetivas de memória e de outras funções.

Transtorno neurocognitivo leve como preditor de demência

Para o 53º Encontro Anual da Academia Americana de Neurologia (Petersen *et al.*, 2001), empreenderam uma criteriosa revisão da literatura sobre pesquisas que colocavam em perspectiva o tema sobre alterações cognitivas com o intuito de fornecer padrões de referência da incidência de demência e doença de Alzheimer em indivíduos com essa condição. Este estudo de revisão envolveu publicações de investigações de natureza populacional de 1994 a 2000 com indivíduos da comunidade, oriundos de clínicas de memória ou de clínicas de demência. Os resultados estão resumidos na Tabela 16.2.

No primeiro estudo norte-americano, os indivíduos tiveram um acompanhamento longitudinal de 4 anos, sendo o padrão de conversão TNL para demência ou doença de Alzheimer de 12% ao ano. No estudo seguinte, canadense, o segmento foi de 2 anos, com um padrão de conversão de 14%. No estudo de Devanand *et al.* (1997), nos 2,7 anos de acompanhamento, 41,3% tornaram-se demenciados, em uma conversão anual de aproximadamente 15%. No estudo de Daly *et al.* (2000), os indivíduos foram seguidos durante 3 anos, e, nesse período, dos 123 acompanhados, 23 converteram-se em doença de Alzheimer, em um padrão de 6% ao ano. Em outro estudo (Bowen *et al.*, 1997), durante 48 meses, 48% dos indivíduos desenvolveram doença de Alzheimer, em um padrão de conversão anual de 12%. Já para os investigadores da New York University (Flicker *et al.*, 1991), 16 dentre 32 indivíduos progrediram para o diagnóstico

▪ **TABELA 16.2** Taxas de conversão anual para demência em indivíduos com transtorno neurocognitivo leve.

Estudo	Nº de indivíduos	Idade média	Padrão de acompanhamento (anos)	Conversão anual (%)
Petersen *et al.* (1999)	66	81	4	12
Tierney *et al.* (1996)	107	74	2	14
Devanand *et al.* (1997)	127	66	2,7	15
Daly *et al.* (2000)	123	72	3	6
Bowen *et al.* (1997)	21	74	4	12
Bowen *et al.* (1997)	32	71	2,2	25

Adaptada de Petersen *et al.*, 2001.

de demência durante os 2,2 anos de acompanhamento (25%), sugerindo que o TNL representa um forte fator de risco para subsequente desenvolvimento de demência. Em média, os estudos de prevalência evidenciam taxas de conversão de TNL para doença de Alzheimer em torno de 10 a 15% em 1 ano, enquanto nos indivíduos normais a evolução para doença de Alzheimer limita-se a 1 a 2% em 1 ano (Shah *et al.*, 2000; Petersen *et al.*, 2001).

Tais estudos apresentam diferenças com relação à origem dos indivíduos do estudo, idade, educação, condição sociocultural, critérios diagnósticos e de inclusão/exclusão, o tipo de alteração cognitiva e com relação aos instrumentos de diagnóstico utilizados, o que provavelmente acarretou uma variabilidade nos padrões de conversão. Todos eles, entretanto, compartilham um padrão geral de progressão clínica. Sua análise indica que indivíduos caracterizados como sendo cognitivamente prejudicados, mas que não se encaixam nos critérios para demência, apresentam um maior risco de progressão para demência ou doença de Alzheimer.

Em revisão sistemática recente, Bruscoli e Lovestone (2004) incluíram entre as variáveis relacionadas com a conversão para doença de Alzheimer: grau de alterações cognitivas medido por avaliação neuropsicológica, nível pobre de escolaridade, lesões subcorticais constatadas pela RM e distúrbios das ondas cerebrais identificados no EEG. Outros estudos (Petersen; Morris, 2005) apontam que indivíduos com presumível etiologia neurodegenerativa, determinando as alterações de memória, tendem a evoluir clinicamente para doença de Alzheimer provável. Além disso, a constatação de componentes neurobiológicos subjacentes ao TNL representa um substrato intermediário entre as mudanças fisiológicas do envelhecimento e a progressão definitiva para a doença de Alzheimer. Petersen e Morris (2005) resumem esses componentes: alelo ε4 da ApoE, redução volumétrica do córtex entorrinal e do hipocampo, redução neuronal nessas estruturas em amostras *post mortem*, aumento dos marcadores cerebrais de estresse oxidativo e distúrbios do sistema colinérgico. Forlenza (2010) destaca que a combinação destes marcadores biológicos com os parâmetros clínicos aumenta a acurácia do diagnóstico precoce da doença de Alzheimer.

Nesse cenário, vários trabalhos têm constatado redução do peptídeo amiloide Ab_{1-42} e aumento da proteína tau fosforilada no liquor de indivíduos com TNL. Esse achado é semelhante ao que ocorre em pacientes com doença de Alzheimer estabelecida e leva à suspeita de que, nesse caso, o TNL seria uma condição prodrômica da doença. Porém, ainda não há suporte suficiente para se afirmar que indivíduos com TNL sem alterações das concentrações, no liquor, do peptídeo amiloide e da proteína tau fosforilada não evoluiriam para doença de Alzheimer. Por outro lado, há um corpo crescente de conhecimentos de que aqueles indivíduos com TNL sobretudo amnéstico e com redução das concentrações do peptídeo Ab no liquor, bem como elevação dos níveis liquóricos de proteína tau total, principalmente por conta do aumento da tau fosforilada, estariam iniciando o processo de conversão para um quadro demencial na doença de Alzheimer (Dubois *et al.*, 2014). Há grupos de pesquisa que admitem que indivíduos com TNL amnéstico acompanhado da presença desses biomarcadores liquóricos e da redução volumétrica, mesmo que discreta, das regiões mesiais do lobo temporal, como hipocampo e córtex entorrinal, seguramente teriam doença de Alzheimer. Nesse contexto, o TNL não seria uma categoria cognitiva "inocente", e sim uma condição prodrômica da doença de Alzheimer em curso, ainda em estágio pré-demencial.

O processo neurodegenerativo da doença de Alzheimer pode ser caracterizado *in vivo* ainda na fase assintomática da doença. Assim, as constatações de biomarcadores (exame do liquor com redução das concentrações do peptídeo amiloide e elevação das concentrações da proteína tau total e tau fosforilada), em associação com exame de neuroimagem que confirma a retenção do amiloide no parênquima cerebral, são fortemente indicadores da doença em curso, mesmo antes do início do declínio de memória episódica. Ademais, a ocorrência de mutação genética autossômica dominante, em especial as presenilinas 1 e 2 (PSEN1 e PSEN2), e a presença de PPA constituem provas etiológicas da doença, particularmente de início precoce. A Tabela 16.3 contempla essas informações.

A progressão de TNL para um determinado padrão de demência depende de múltiplos fatores, especialmente do substrato etiológico envolvido em cada subtipo de TNL. A Tabela 16.4 resume as características do TNL, considerando-se o substrato etiológico e a progressão para demência.

▪ **TABELA 16.3** Estágios pré-clínicos da doença de Alzheimer *in vivo*.

Risco de doença de Alzheimer na ausência de sintomas	Ausência do fenótipo clínico específico de doença de Alzheimer: ausência da síndrome amnéstica do tipo hipocampal (memória episódica), porém ocorrência de redução de Ab_{1-42} e aumento de tau fosforilada no liquor Padrão de neuroimagem compatível com retenção de amiloide no parênquima cerebral	*Risco elevado de progressão para doença de Alzheimer*
Doença de Alzheimer pré-sintomática	Ausência do fenótipo clínico específico de doença de Alzheimer: ausência da síndrome amnéstica do tipo hipocampal (memória episódica) Porém, comprovação da mutação autossômica dominante de doença de Alzheimer: PSEN1, PSEN2 ou PPA, ou outra alteração genética	*Etiologia genética da doença de Alzheimer, embora assintomática, particularmente, pré-senil*

PSEN: presenilina; PPA: proteína precursora de amiloide. (Adaptada de Dubois *et al.*, 2014.)

▪ **TABELA 16.4** Subtipos frequentes de transtorno neurocognitivo leve (TNL), substrato etiológico e progressão para demência.

Subtipo clínico	Substrato etiológico	Risco preferencial de progressão para demência
Amnéstico	Neurodegenerativo Vascular Depressão Condições clínicas gerais	Doença de Alzheimer Demência vascular Reversão ou doença de Alzheimer Reversão ou demência definitiva
Um único domínio cognitivo alterado, exceto a memória	Vascular Condições clínicas gerais Neurodegenerativo	Demência vascular Reversão ou demência definitiva Demência frontotemporal Demência com corpos de Lewy
Múltiplos domínios cognitivos alterados	Vascular Condições clínicas gerais Neurodenegerativo	Demência vascular Reversão ou demência definitiva Demência do tipo Alzheimer Demência frontotemporal Demência com corpos de Lewy

TNL → Demência.

Transtorno neurocognitivo leve na doença de Alzheimer

Em geral, os quadros de demência são subdiagnosticados – daí serem constatados em fases mais avançadas da doença. Entre 20 e 50% dos diagnósticos são confirmados em cuidados primários apenas em estudos conduzidos em países de baixa renda, 90% não receberam diagnósticos ou cuidados. Recentemente a Organização Mundial da Saúde (OMS) identificou a demência (nas suas diferentes fases, desde o TNL) como uma das sete prioridades das doenças mentais e neurológicas, incluída no plano de ação para as lacunas na saúde mental (Connell *et al.*, 2004).

Na Inglaterra, salientou-se a combinação de três fatores que contribuíram para a baixa detecção de demência: (1) o estigma de se discutir prevenção; (2) a falsa crença (de que problemas de memória ocorriam mais em idosos); (3) que nada poderia ser feito com esses pacientes.

Nos últimos anos, o diagnóstico de TNL associado a uma condição neurodegenerativa subjacente passou por algumas adaptações. Estas referem-se à relevância do TNL enquanto uma síndrome clínica possivelmente como expressão de algum processo neurodegenerativo subjacente em evolução. Esse ajuste conceitual vai ao encontro do *approach* para o um novo modelo de diagnóstico de demência em consequência de condições neurodegenerativas, dentre elas a doença de Alzheimer. Nesse contexto, situa-se essa nova abordagem do TNL. Alguns elementos históricos facilitam o entendimento dessa questão.

Até 2007, a doença de Alzheimer era diagnosticada com base, em grande parte, na *exclusão* de outros componentes que pudessem determinar uma deterioração cognitiva. Ou seja, o paciente teria que manifestar um quadro nítido de demência. Efetuava-se a RM do encéfalo ou tomografia computadorizada (TC) do crânio para a exclusão de outras causas que não doença de Alzheimer, como tumor cerebral, hidrocefalia de pressão normal, doença cerebrovascular microangiopática, lesões macrovasculares ou outras patologias. Exames de sangue eram solicitados, também, com o propósito de se reforçar o conceito de exclusão de outra etiologia que não fosse doença de Alzheimer. Até esse período, o TNL era considerado uma condição clínica determinada por diferentes etiologias, incluindo-se doença de Alzheimer, porém sem que se imprimisse o devido valor quanto à definição de possíveis causas neurodegenerativas, vasculares ou de outra natureza – se o quadro tinha origem na DA ou em outro processo patológico.

A partir de 2007, com base em grupos de trabalho internacionais liderados pelo Prof. Bruno Dubois (Salpétrière, Paris, França), surge um novo elemento definidor, tanto da etiologia da doença de Alzheimer como do TNL devido, ou não, a um processo neurodegenerativo subjacente (Dubois, 2018). Assim, introduziu-se o conceito de *argumentos positivos* para o diagnóstico de doença de Alzheimer e, por continuidade, de TNL associado a uma determinada patologia de base. Surge, então, o papel dos biomarcadores – depósito de peptídeo amiloide e evidência de emaranhados neurofibrilares no parênquima cerebral – na definição etiológica da doença de Alzheimer e, consequentemente, do TNL decorrente da mesma patologia.

Nesse cenário, um indivíduo com declínio de memória episódica pode apresentar uma *síndrome hipocâmpica*, demonstrada por comprometimento da evocação, livre e com pistas, de informações recentemente aprendidas. Essa síndrome amnéstica pode ser o reflexo de uma atrofia, mesmo que sutil, dos hipocampos. Assim, um TNL amnéstico, associado à atrofia dos hipocampos, sugere uma condição prodrômica da doença de Alzheimer.

Quando esses dados clínicos e de neuroimagem são integrados a alterações patológicas cerebrais do peptídeo amiloide e da proteína tau fosforilada, torna-se viável, então, estabelecer-se o diagnóstico clinicopatológico da doença de Alzheimer. A constatação dos biomarcadores é determinada pela redução, no liquor, do peptídeo amiloide e aumento da proteína tau fosforilada, ou por meio de neuroimagem cerebral indicadora de depósito de peptídeo amiloide e de emaranhados neurofibrilares, deflagrados pela proteína tau fosforilada. Nesse contexto, o conceito de TNL assumiu uma importância maior na medida em que ele passou a ser considerado uma condição preditora ou prodrômica de um *continuum* patológico que se instala muitos anos antes, e que eclode como declínio de memória de natureza *hipocâmpica*.

Consequentemente, a questão da etiologia do TNL ganhou novos contornos, principalmente em relação à definição precoce ou prodrômica da doença de Alzheimer. Sua importância se estende para a proposta de novos desenhos de intervenção farmacológica direcionados para a prevenção ou interrupção da cascata neurodegenerativa. Adicionalmente, a seguinte questão tornou-se ainda mais relevante: o TNL é um pródromo, ou mesmo um preditor da doença de Alzheimer (Dubois, 2018)?

Na tentativa de resolução dessa e de outras questões pertinentes, em 2011, o National Institute on Aging e a Alzheimer's Association (NIA-AA) propuseram um *estadiamento* da doença de Alzheimer antes da instalação do quadro demencial, com o intuito de antecipar o diagnóstico da doença (Sperling *et al.*, 2011). Estabeleceu-se, então, uma classificação da doença que se estendia do nível 1 (presença de amiloide cerebral), passando pelo nível 2 (evidência de patologia amiloide adicionada à neurodegeneração em virtude da proteína tau) até o estágio 3 (declínio cognitivo sutil decorrente da neurodegeneração) (Sperling *et al.*, 2011).

Essa proposta reforça a hipótese de que o TNL se manifesta por declínio sutil de memória episódica (dificuldade de evocação livre e com pistas de conteúdos recentemente aprendidos), ou seja, uma *síndrome hipocâmpica*, determinado pelo processo neurodegenerativo da doença de Alzheimer. Lembrando, o estágio 0 da classificação do NIA-AA significa que, se há comprometimento cognitivo, este não está associado a mecanismos amiloidogênicos ou à taupatia hiperfosforilada. Trata-se de uma condição decorrente de neurodegeneração não associada à doença de Alzheimer, designada como "suspeita de patologia não doença de Alzheimer" (SNAP; do inglês, *suspected non-Alzheimer's disease pathophysiology*). Ela reflete a constatação de lesão cerebral progressiva, determinada pela taupatia não associada a mecanismos de hiperfosforilação nem ao processo amiloidogênico da doença de Alzheimer. A SNAP é decorrente, portanto, de outra etiologia a ser considerada na avaliação de um paciente. Portanto, nessa condição específica, quando presente, o TNL não é decorrente da doença de Alzheimer, mas entra em cena como uma possível expressão clínica deflagrada por outra condição neurodegenerativa (Jack *et al.*, 2016).

Com o objetivo de congregar o conhecimento fisiopatológico e clínico sobre a DA até então desenvolvido, em 2016 propôs-se a classificação da doença segundo os critérios do esquema designado por A/T/N (A = patologia amiloide; T = presença de proteína tau fosforilada; e N = neurodegeneração/atrofia) (Jack *et al.*, 2018). Desse modo, a ocorrência patológica de "A" pode ser confirmada pela redução do peptídeo amiloide no liquor ou por PET-amiloide cerebral. A constatação de "T" se dá pelo aumento da proteína tau fosforilada no liquor ou por PET-tau. E o "N" pode ser conferido por meio de neuroimagem estrutural (RM com evidência de atrofia das regiões temporais e parietais) ou neuroimagem funcional (tomografia computadorizada por emissão pósitrons [PET-TC] ou tomografia por emissão pósitrons com fluorodesoxiglicose [FDG-PET] com evidência de hipometabolismo glicolítico em regiões temporais e parietais). Finalmente, a proposta "amiloide, proteína tau fosforilada, neurodegeneração/atrofia" (ATN) passou por um aprimoramento em 2018 sob os auspícios do NIA-AA (Jack *et al.*, 2018), que incluiu, nesse esquema, o "C" (cognição – declínio cognitivo). Desde então, o esquema ATN/C vem sendo utilizado em ambientes de pesquisa, porém com tendência de aplicação futura na prática clínica. Novamente aqui, o TNL ganhou nova relevância, uma vez que ele pode representar o "C" (declínio cognitivo) da classificação ATN/C. Com isso, atualmente tornou-se possível definir, com elevada acurácia, com base nos biomarcadores implicados no ATN/C, se o TNL constitui uma condição prodrômica e mesmo preditora de doença de Alzheimer. O esquema possibilita, ainda, sugerir que um quadro de TNL possa ser decorrente de outro processo neuropatológico, como esclerose mesial temporal, ou ainda se ele estaria associado ao impacto desfavorável na cognição deflagrado por enfermidades, como esquizofrenia, transtorno afetivo bipolar e depressão, particularmente quando de início tardio.

A relevância da aplicação do esquema ATN/C no entendimento de um quadro de declínio cognitivo é relevante também porque aglutina o conhecimento fisiopatológico da doença de Alzheimer acumulado e embasa os novos desenhos farmacológicos que vêm sendo estruturados para o tratamento da doença de Alzheimer prodrômica, ou seja, na fase de TNL. Desse modo, a proposta de um ensaio clínico de um fármaco com vistas ao tratamento da doença de Alzheimer envolve a acurácia do diagnóstico da doença ainda na fase de pré-demência, ou seja, na fase de TNL. Sem dúvida, a possibilidade atual do diagnóstico de TNL como uma condição prodrômica do *continuum* da doença de Alzheimer constitui um avanço na compreensão do conceito que o abrange, ou seja, da neurobiologia ao declínio da cognição. A Tabela 16.5 esquematiza esse conceito.

TABELA 16.5 *Continuum* da neurobiologia da doença de Alzheimer à síndrome clínica.

Neurobiologia	*Continuum*
A = amiloide **T** = proteína tau fosforilada **N** = neurodegeneração/atrofia	→ **C** = cognição/**TNL** → demência devido à doença de Alzheimer

TNL: transtorno neurocognitivo leve.

Sintomas neuropsiquiátricos associados ao transtorno neurocognitivo leve

Pacientes com demência comumente apresentam transtornos neuropsiquiátricos. Esses sintomas também ocorrem no TNL, embora com menor frequência e com menor intensidade. Assim o TNL tende a cursar com manifestações neuropsiquiátricas do tipo apatia, disforia, depressão, ansiedade, irritabilidade e agitação psicomotora, alterações do sono, com prevalência variável de acordo com a natureza de cada um destes fenômenos psicopatológicos. Um interessante estudo longitudinal sobre esses sintomas foi efetuado por Lyketsos *et al.* (2002) e abrangeu uma amostra de 824 avaliados por meio do Inventário Neuropsiquiátrico de Cummings *et al.* (1994), instrumento que permite a identificação de fenômenos psicopatológicos em idosos com comprometimento das funções cognitivas. Destes, 320 tinham TNL, dos quais 43% haviam apresentado sintomas neuropsiquiátricos durante o mês que antecedeu a avaliação, em grande parte com significação clínica. Os sintomas mais prevalentes eram: depressão (20%), apatia (15%) e irritabilidade (15%). Transtornos do sono e dos hábitos alimentares também tiveram importância clínica. Entre os pacientes com demência, essas taxas mostraram-se mais elevadas. Por meio deste mesmo instrumento, Hwang *et al.* (2004) observaram que, em idosos com TNL, disforia (39%), apatia (39%), irritabilidade (29%), ansiedade (25%) e depressão (20%) têm sido sintomas comparativamente mais frequentes do que em indivíduos normais e menos frequentes do que em pacientes com doença de Alzheimer leve. Fenômenos psicopatológicos de natureza psicótica, como delírios, alucinações e episódios de agitação são pouco comuns no TNL, diferentemente do que ocorre na doença de Alzheimer leve, em que eles se apresentam com prevalência elevada.

Nas pessoas com TNL, os sintomas neuropsiquiátricos agravam o risco de evolução para doença de Alzheimer, associação demonstrada por vários autores (Hwang *et al.*, 2004; Taragano *et al.*, 2009; Di Iulio *et al.*, 2010). Sintomas neuropsiquiátricos de início tardio, e que predizem uma condição de demência, principalmente em concorrência com TNL, têm sido considerados sob a designação de comprometimento comportamental leve (MBI; do inglês, *mild behavioral impairment*) e oferecem maior risco de progressão para demência (Taragano *et al.*, 2009). Nesta mesma linha de raciocínio, estudos retrospectivos têm demonstrado que pacientes com doença de Alzheimer, confirmada com exames histopatológicos *post mortem*, já apresentavam sintomas depressivos em estágios pré-clínicos, em torno de 26 meses antes do diagnóstico desta doença (Jost; Grossberg, 1996). Em indivíduos com TNL do tipo amnéstico, acompanhado de depressão ou apatia, tem sido observada uma tendência mais acentuada de evolução para doença de Alzheimer do que naqueles sem depressão (Copeland *et al.*, 2003).

Atualmente, delineiam-se algumas questões sobre a associação entre TNL e sintomas neuropsiquiátricos. Assim, pergunta-se: em indivíduos com TNL, esses sintomas consistiriam em um processo emocional reativo ao possível sofrimento representado pelo declínio da memória ao qual o indivíduo seria submetido caso evoluísse para doença de Alzheimer? Ou esses sintomas neuropsiquiátricos seriam o reflexo de anormalidades neuropatológicas e neuroquímicas de determinadas áreas cerebrais em risco?

Provavelmente, essas questões não são excludentes. De um lado, o risco de declínio cognitivo transitório em indivíduos sem doença, e que futuramente podem desenvolver doenças neurodegenerativas, gera conflitos e frustrações importantes. Este quadro tende a se manifestar com sofrimento psíquico caracterizado por instabilidade emocional e desesperança. Por outro, os sintomas neuropsiquiátricos podem representar um indicador precoce e inerente à degeneração neuropatológica e à desorganização principalmente dos neurotransmissores serotoninérgicos e noradrenérgicos e suas vias de conexão com os núcleos da base (Lyketsos *et al.*, 2002). O envolvimento do sistema límbico também constitui uma hipótese plausível em indivíduos com TNL e depressão, e os sintomas de passividade e apatia estariam relacionados com anormalidades do giro do cíngulo anterior (Hwang *et al.*, 2004).

Em resumo, o TNL está associado a sintomas neuropsiquiátricos, principalmente depressão e apatia, e as características neuropsiquiátricas dessa condição assemelham-se claramente às manifestações psicopatológicas da doença de Alzheimer em fase inicial, podendo, inclusive, *abrir* este quadro demencial. Além disso, parece haver o envolvimento de anormalidades corticais e subcorticais na precipitação dos sintomas neuropsiquiátricos nesta condição.

Controvérsias sobre o tratamento do transtorno neurocognitivo leve

Com o advento de agentes terapêuticos para a doença de Alzheimer, começou a eclodir um aumento da detecção precoce do declínio cognitivo. Vários ensaios clínicos multicêntricos estão sendo realizados para determinar se intervenções terapêuticas podem alterar o padrão pelo qual indivíduos com TNL progridem para a demência (Petersen *et al.*, 2001). Entretanto, até que esses estudos sejam completados, não se sabe se os fármacos usados no tratamento da doença de Alzheimer– os anticolinesterásicos e o antiglutamatérgico memantina – podem também ser benéficos para o TNL.

Considerando-se o declínio cognitivo como uma característica central desses quadros, nenhuma decisão definitiva a respeito das características da condição pode ser feita sem um estudo longitudinal. Indivíduos com suspeita de TNL deveriam ser encorajados a retornar ao clínico, visto que observações feitas 6 a 12 meses depois de uma primeira avaliação podem ajudar a documentar declínios sucessivos. A testagem neuropsicológica é válida para uma detecção mais refinada e esclarecimento das dificuldades cognitivas.

Longos períodos de observação podem ser necessários para se detectar progressão, posto que os padrões de declínio cognitivo podem variar nos diferentes indivíduos. Geralmente, a pessoa menos prejudicada em uma primeira avaliação (tomada como uma linha de base para avaliações posteriores) é a que apresenta um padrão de progressão mais lento (Petersen *et al.*, 2001). Além disso, idosos sem déficits cognitivos aparentes também podem exibir doença de Alzheimer. Provavelmente apresentam uma condição pré-clínica doença que precede até mesmo estágios sintomáticos iniciais, como o TNL.

A interrupção da possível progressão do TNL para demência constitui um objetivo fundamental, porém, ainda difícil de se atingir. O tratamento do TNL de origem vascular baseia-se no controle sistemático dos fatores de risco para demência vascular. Para se evitar a precipitação de um quadro demencial, é crucial o controle de condições clínicas como hipertensão arterial, diabetes melito, arritmia cardíaca, obesidade, hipercolesterolemia e hiper-homocisteinemia. Além disso, há a necessidade de prática de hábitos saudáveis voltados para uma dieta adequada e para a prática regular e planejada de atividade física. Tabagismo e sedentarismo também devem ser evitados.

Em relação aos demais tipos de TNL, ainda não há consenso quanto à pertinência de se instituir ou não o tratamento, principalmente, a conduta farmacológica. A adoção do tratamento farmacológico para o TNL amnéstico tem sido alvo de controvérsias. Os órgãos responsáveis pelas recomendações sobre tratamento medicamentoso das enfermidades, no Brasil e em outros países, não autorizam a intervenção farmacológica do TNL, mesmo porque nem todos os indivíduos com esta entidade evoluem para um quadro demencial. Os medicamentos não são isentos de efeitos adversos e representam um custo financeiro adicional. Para alguns, o tratamento farmacológico representaria uma tentativa de medicalização do envelhecimento (Whitehouse; Juengst, 2005), em que alterações semiológicas frequentes e não consideradas propriamente *patológicas* seriam transformadas em uma entidade nosológica para se justificar o uso de medicamentos. Tal medicalização acarretaria, ainda, preocupações psicológicas intensas, nem sempre pertinentes, ao paciente e a seus familiares.

Por outro lado, acredita-se que o TNL do tipo amnéstico pode representar um estágio precoce da doença de Alzheimer, configurando-se em uma transição para este processo demencial, quando há evidência de alterações neuropatológicas subjacentes às alterações neuropsicológicas (Forlenza, 2010). Com base nesta hipótese, e com vistas às implicações futuras para o indivíduo, preconiza-se um programa de intervenção que envolva várias estratégias: encorajamento de acompanhamento clínico e de suporte psicológico, programa de reabilitação e manutenção da atividade cognitiva, estilo de vida saudável com alimentação apropriada e atividade física regular, planejamento dos compromissos financeiros e de recursos para a aposentadoria, seguro de saúde e organização das condições necessárias à vida cotidiana. Petersen (2005) sugere ser o TNL um constructo útil para a compreensão dos estágios precoces da doença de Alzheimer, para orientação dos pacientes sobre decisões necessárias e para discussão de propostas de intervenção que interfiram no processo subjacente desta doença.

Cabe enfatizar que o TNL de etiologia reversível, como depressão e comorbidades clínicas diversas, pode se normalizar com o tratamento dessas condições, sobretudo quando a intervenção for integrada a um programa de reabilitação cognitiva.

Embora uma questão controversa, vários estudos sobre a intervenção farmacológica no TNL despontam na literatura internacional. Além dos anticolinesterásicos, outros fármacos têm sido apregoados como benéficos para idosos com TNL, como vitamina E, anti-inflamatórios não esteroides, estrógenos, ginkgo biloba e as *medical foods* (nutrientes com propriedades específicas de preservação das sinapses e dos neurônios). Entretanto, os estudos não são conclusivos. Recentemente, Petersen e Morris (2005) investigaram a ação da vitamina E e da donepezila em indivíduos com TNL do tipo amnéstico. Eles verificaram que a progressão para doença de Alzheimer foi menor naqueles em uso de donepezila 10 mg do que para os que usavam placebo, a despeito de, após 3 anos, este benefício não se ter confirmado. Nesse mesmo estudo, a vitamina E não demonstrou eficácia. De toda maneira, Petersen e Morris (2005) sugerem a intervenção farmacológica com anticolinesterásicos como uma estratégia benéfica para aqueles indivíduos com comprometimento de memória decorrente de substratos neuropatológicos compatíveis com doença de Alzheimer incipiente. Obviamente, a decisão implica a discussão com o paciente e familiares, considerando-se os riscos e benefícios dessa atitude.

Considerações finais

A detecção precoce de alterações cognitivas que são preditivas de demência é um dos temas mais delicados da avaliação neuropsicológica e do manejo do envelhecimento cognitivo patológico. A tarefa é dificultada pelo fato de que outras variáveis, além da cognição, possam ter um valor preditivo para a demência: suscetibilidade genética, idade, história familiar de demência, baixa reserva cognitiva, aspectos morfológicos do cérebro, depressão, esquizofrenia, dentre outras.

O TNL pode representar uma zona de transição entre um estágio assintomático e uma demência diagnosticável. O conjunto de critérios para o seu diagnóstico baseia-se na noção de que os indivíduos apresentam um transtorno cognitivo, predominantemente amnéstico, que excede o que é esperado para o envelhecimento normal, associado a funções cognitivas gerais normais, atividades sócio-ocupacionais intactas e ausência de demência.

Vários são os desafios atuais. O clínico deve ser sensível às dificuldades subjacentes à avaliação cognitiva e à detecção precoce de precursores de demência. Idealmente essa sensibilidade se expressa na escolha de instrumentos válidos, coadjuvados por cuidadosas observações clínicas e por relatos do próprio paciente e de outros informantes significativos. Além disso, pode valer-se do arsenal de provas bioquímicas e de neuroimagem para produzir diagnósticos precisos e orientadores de futuras condutas de avaliação e intervenção.

Há a necessidade de se estabelecerem mais claramente os marcadores clínicos e neurobiológicos do TNL e os fatores preditores de sua conversão em um processo demencial. Pesquisas voltadas para a investigação neuropsicológica combinada com o estudo do genótipo da ApoE e da atrofia do lobo temporal mesial, especialmente do hipocampo, certamente contribuiriam para uma identificação mais apurada dos fatores preditores do TNL do que o estudo dessas variáveis isoladamente. Por outro lado, são imprescindíveis investigações populacionais com a combinação de testes cognitivos e marcadores biológicos visando encontrar valores preditivos mais altos dos riscos de conversão desta entidade em demência. Fenômenos psicopatológicos, do tipo depressão e apatia, também necessitam de monitoramento regular em indivíduos com TNL, uma vez que contribuem para a precipitação de demência. É crucial efetuar-se a identificação precoce e o controle dos fatores de risco para TNL de etiologia vascular, com a possibilidade inestimável de prevenção da instalação de uma demência vascular definitiva. Além disso, critérios com elevada sensibilidade e especificidade para a detecção precoce de alterações cognitivas, em especial do tipo amnéstico, permitiriam o planejamento de intervenções farmacológicas quando pertinentes, ou seja, quando compatíveis com demência incipiente. E a implementação de procedimentos específicos direcionados à preservação das funções cognitivas ajudariam a retardar a progressão do indivíduo com TNL para um processo demencial irreversível. Assim, queixas persistentes de memória por parte do indivíduo e corroboradas por familiares, constatação objetiva de declínio amnéstico progressivo e verificação de redução de estruturas temporais mesiais, como hipocampo e córtex entorrinal, em comparação com imagens anteriores, sugerem fortemente a presença de um quadro inicial de Alzheimer. Nessa condição, cabem ao clínico, juntamente com o indivíduo e sua família, a decisão de acompanhamento cauteloso da evolução do quadro e a discussão sobre a intervenção não farmacológica (estimulação cognitiva) e, eventualmente, farmacológica específica.

17

Doença de Alzheimer

João Carlos Barbosa Machado

Introdução

Quando Alois Alzheimer (1906/1907) comunicou o primeiro caso dessa doença, que foi posteriormente denominada por Kraepelin (1910) como doença de Alzheimer (DA), supunha-se que o transtorno estivesse restrito a formas graves de demência pré-senil de evolução rápida, com presença abundante de placas senis e de emaranhados neurofibrilares (ENF). Com o passar do tempo, o conceito da DA foi se estendendo. Na década de 1970, foi confirmado que as formas pré-senil e senil de demência apresentavam o mesmo substrato neuropatológico. Desde então, a distinção entre as formas pré-senil e senil tornou-se espúria, e ambas foram incluídas no conceito da DA. Diante dessa concepção mais abrangente, a DA passou a ser considerada uma doença neurodegenerativa progressiva, heterogênea nos seus aspectos etiológico, clínico e neuropatológico. Na década de 2000, foram reconhecidas duas fases que antecedem a demência na DA: a fase pré-clínica, com um longo período assintomático de até 20 anos que ocorre entre o aparecimento das primeiras lesões neuropatológicas e o aparecimento dos primeiros sintomas; e a fase prodrômica ou de transtorno neurocognitivo leve (TNL) causado pela DA.

A DA faz parte do grupo das mais importantes doenças comuns aos idosos que acarretam declínio funcional progressivo e perda gradual da autonomia, que, por decorrência, ocasionam, nos indivíduos por elas afetados, uma dependência total de outras pessoas. Na DA, esse processo se evidencia a partir da deterioração das funções cognitivas, do comprometimento para desempenhar atividades da vida diária (AVD) e da ocorrência de uma variedade de distúrbios de comportamento e de sintomas neuropsiquiátricos.

Dados demográficos e epidemiológicos indicam o envelhecimento populacional em todo o mundo e o consequente aumento do número de pessoas afetadas por demência, em geral, e pela DA, em particular, considerada sua forma mais comum, sobretudo nos países ocidentais (Ferri *et al.*, 2005). Em 2015, a prevalência de demência em todo o mundo foi estimada em 46,8 milhões de indivíduos de acordo com revisão sistemática de 273 estudos (12 a 13% maior do que o estimado em 2009), com aumento previsto para 82 milhões em 2030, e para 152 milhões em 2050. Ao redor do mundo, um caso novo de demência acontece a cada 3 segundos (Prince *et al.*, 2015; Alzheimer's Disease International, 2018). O número de casos novos mais do que dobrou entre 1990 e 2016 (Global Burden Disease, 2016; Dementia Collaborators, 2019). A prevalência global anual de demência em razão da DA na comunidade para pessoas acima de 60 anos de idade é de 30,4/100 mil indivíduos, e a taxa de incidência, de 15,8/1.000 indivíduos/ano (Fiest *et al.*, 2016).

Atualmente, cerca de 60% dos indivíduos com demência vivem em países com renda média ou baixa e espera-se que, nas próximas décadas, ocorra um aumento mais pronunciado do número de casos justamente nesses países, alcançando 63%, em 2030, e 68%, em 2050. Essas projeções correspondem a um aumento do número de pessoas com demência de 116% em países de alta renda, de 227% em países de renda média superior, de 223% em países de renda média inferior e de 264% em países de baixa renda, entre 2015 e 2050 (Prince *et al.*, 2015).

Em 2019, a DA, em conjunto com as outras demências, foi apontada como a sétima principal causa de morte no mundo em todas as idades, sendo as mulheres desproporcionalmente afetadas (65% dos óbitos) (World Health Organization [WHO], 2020). A classificação no *ranking* das principais causas de morte é estabelecida pela renda, sendo a DA e demais demências consideradas como a oitava causa de morte em países de rendimentos médios altos e a segunda causa de morte em países de alta renda (ultrapassando as doenças cerebrovasculares, sendo responsáveis por 814 mil óbitos em 2019). Brasil, em 2019, foi classificada como a décima principal causa de morte em todas as idades (WHO, 2020) e, em 2016, foi considerada como a segunda causa de morte entre os indivíduos com mais de 70 anos de idade (Melo *et al.*, 2020). Nos EUA, de acordo com o Centro de Controle e Prevenção de Doenças, a DA foi considerada, em 2018, a sexta maior causa de óbito em todas as idades e a quinta maior causa de morte entre os norte-americanos com mais de 65 anos de idade (122.019 óbitos) (Alzheimer's Association Report, 2020). No Brasil, apesar das grandes lacunas estatísticas, em 2010, a estimativa foi de aproximadamente 1 milhão de indivíduos acometidos por demência (7,6%), considerando-se projeções obtidas a partir dos estudos nacionais de base populacional sobre prevalência de demências (Burla *et al.*, 2013). Entre 2000 e 2016, a prevalência de demências passou de 961,7/100 mil para 1.036,9/100 mil indivíduos, representando um aumento de 7,8%, quando pelo menos 1,5 milhão de pessoas estavam vivendo com demência no Brasil. Nesse mesmo período, a incidência de demência no Brasil aumentou 4,5% (Melo *et al.*, 2020).

O impacto financeiro das demências é enorme. O valor aquilatado dos gastos anuais em todo o mundo foi de 818 bilhões de dólares em 2015 (35,4% maior do que em 2010) e 1 trilhão de dólares em 2018, sendo previsto o valor anual de 2 trilhões de dólares em 2030. Esses custos correspondem a aproximadamente 1,09% do produto interno bruto (PIB) mundial, variando de acordo com a classificação econômica dos países, como se segue: 0,21%, em países de baixa renda, 0,29% em países de renda média inferior, 0,46% em países de renda média superior e 1,42% em países de renda alta (Prince *et al.*, 2015). As projeções mais conservadoras de despesa/ano em 2030, para os EUA, somente com o cuidado direto desses pacientes, atingem cifras alarmantes de cerca de 30 bilhões de dólares. Assim, nesse país, a DA custará, sozinha, o equivalente ao custo atual de todos os cuidados de saúde somados. Isso sem incluir os não menos importantes custos indiretos relacionados com a doença, como o tempo despendido por cuidadores, a perda de produtividade dos cuidadores e o impacto negativo na saúde do cuidador, criados durante o processo de assistência prestada.

Por tudo isso, a DA é reconhecida, a exemplo de outras demências, como um importante problema de saúde pública em todo o mundo. Em dezembro de 2013, houve o lançamento de uma ambiciosa ação global contra a demência, promovida pelo governo do Reino Unido, na presidência do G8 – atualmente G7 (Alzheimer's Disease International, 2013).

Como agravante, permanecem as falhas no diagnóstico e na detecção precoce da DA na maioria dos casos. Embora esteja ultrapassado o conceito de que as demências ocorram de forma inevitável com o envelhecimento, por vezes, pacientes e seus familiares ainda atribuem os sintomas iniciais da demência ao processo de envelhecimento. É fato que a DA e o envelhecimento não são sinônimos. Alterações cognitivas leves podem ser encontradas no envelhecimento normal, como, por exemplo, lentidão do processamento das informações; não são, no entanto, progressivas nem incapacitantes. Além disso, na fase inicial das demências, não raro, o paciente está alheio aos seus déficits cognitivos ou tenta minimizá-los e disfarçá-los para não serem notados. Aliado à ausência da suspeição clínica nessa fase da doença, é notória a negligência da avaliação rotineira da função cognitiva como exame compulsório durante as consultas médicas tendo em vista a falta de treinamento dos médicos da atenção primária para conduzir esses atendimentos.

Por consequência, a demência ainda é subdiagnosticada, mesmo em países de alta renda. Na Inglaterra, a taxa de subdiagnóstico é de aproximadamente 52% (Department of Health, UK, 2013). Nos países de média e baixa renda, estima-se que as taxas sejam ainda maiores. A ausência de diagnóstico prévio de demência ocorreu em 90% dos casos, em um estudo indiano (Dias; Patel, 2009) e em 78,2% dos casos, em um estudo populacional com maiores de 75 anos de idade na cidade de Caeté, Minas Gerais (Barbosa *et al.*, 2009). Nakamura *et al.* (2015) estimaram em 77% o número dos indivíduos com demência sem diagnóstico prévio, no âmbito da atenção primária, residentes em São José dos Campos (São Paulo), o que corresponderia a aproximadamente 800 mil indivíduos, caso os dados sejam extrapolados para todo o Brasil, sem considerar possíveis diferenças geográficas para o diagnóstico. Em um estudo conduzido em um ambulatório universitário terciário na cidade de Belo Horizonte, foi demonstrado um atraso de 1,5 a 1,8 ano para o diagnóstico de demência. Entre aqueles que acreditavam que havia um atraso no diagnóstico, 36% responderam que "a família considerava as alterações como normais para a idade do paciente" e 45,3% responderam que "o médico não fez o diagnóstico" (Miranda *et al.*, 2011).

Desse modo, é premente ressaltar a necessidade de conscientizar todos os profissionais da área da saúde que lidam com idosos, mesmo os não especialistas, para que estejam sempre atentos para o reconhecimento dos sintomas de demência, até mesmo em pacientes que procuram tratamento por outros motivos aparentemente não relacionados com a deterioração cognitiva.

Acrescidas a essas limitações peculiares ao diagnóstico, devem-se considerar as expectativas negativas dos pacientes e de seus familiares, que associam a DA com os rótulos frequentemente dados à doença de condição "não tratável". Um estudo sobre percepção sobre demências realizado na cidade de Botucatu, São Paulo, no qual os indivíduos respondiam a um questionário sobre características do envelhecimento saudável e de idosos com demência, os informantes afirmaram que não procurariam por assistência mesmo nos casos suspeitos (Schelp *et al.*, 2008). Por isso, são grandes os desafios para a mudança da percepção pública sobre a importância do reconhecimento e abordagem precoce dos casos suspeitos em nosso meio.

Os recentes avanços no entendimento da complexa fisiopatogenia da doença, a maior conscientização e o envolvimento da sociedade, as possibilidades de diagnósticos cada vez mais precoces e precisos, os progressos científicos na descoberta de novos tratamentos de eficácia comprovada e a proliferação de grupos de apoio são alguns dos motivos que permitiram o surgimento de novas perspectivas, que se contrapõem às tradicionalmente sombrias relacionadas com a DA. Atualmente, já é possível vislumbrar um panorama mais otimista, em que os pacientes e seus familiares dispõem de maiores chances de planejamento e reisação para os desafios futuros relacionados com a evolução natural da doença, sobretudo no que diz respeito aos cuidados médicos, ao suporte social e aos aspectos financeiros e legais. Apesar de ainda não dispormos de medicamentos capazes de interromper ou modificar o curso da DA, há melhora nos desempenhos cognitivo e funcional e na redução da ocorrência dos distúrbios de comportamento e dos sintomas neuropsiquiátricos com o uso de agentes farmacológicos, intervenções psicossociais e técnicas de reabilitação cognitiva. A expectativa é que o melhor esclarecimento da neuropatogenia da DA e a utilização de biomarcadores para o diagnóstico ainda em fases pré-sintomáticas nos possa conduzir, em um futuro breve, à descoberta de tratamentos mais promissores, capazes de interferir no curso da doença e, talvez, até mesmo preveni-la.

Epidemiologia descritiva

A incidência e a prevalência das demências, e mais especificamente da DA, aumentam exponencialmente com a idade, dobrando, aproximadamente, a cada 5 anos, a partir dos 60 anos de idade e, por isso, foram descritas nos anos de 1980 como "a epidemia silenciosa". De acordo com metanálise de 9 estudos de base populacional (Ritchie; Kildea, 1995; Jorm *et al.*, 1987), a prevalência das demências nas diferentes faixas etárias é a seguinte: 1,53% (65 a 69 anos); 3,54% (70 a 74 anos); 6,8% (75 a 79 anos); 13,57% (80 a 84 anos); 22,26% (85 a 89 anos) e 31,48% (90 a 94 anos). Especula-se sobre uma tendência de ocorrência de um efeito platô em indivíduos com mais de 95 anos de idade: 44,48% (Ritchie; Kildea, 1995) e 44,7% (Alexander *et al.*, 2015). Revisão sistemática de 42 estudos realizados em todos os continentes, entre os anos de 1994 e 2000 (Lopes *et al.*, 2007b), confirmou taxas semelhantes de prevalência de demências entre 4,2 e 7,2% (≥ 65 anos de idade) com valores ascendentes de acordo com a idade: 1,2% (65 a 69 anos) e 39,9% (90 a 94 anos).

Dados relativos às incidências de demência e da DA, obtidos em estudos populacionais de países europeus, dos EUA e do Canadá, mostram aumentos progressivos transversais para os grupos etários, a cada 5 anos, dos 65 até 85 a 90 anos de idade (Kukull *et al.*, 2002; *Canadian Study of Health and Aging Working Group*, 2000; Fratiglioni *et al.*, 2000). Na Europa, de acordo com metanálise publicada por Jorm e Jolley (1998), a incidência de demência leve é de 9,1, e a da DA leve é de 2,5 por 1.000 indivíduos/ano, entre 65 e 69 anos de idade, e aumentam para 104,1 e 46,1 por 1.000 indivíduos/ano, respectivamente, para a faixa etária compreendida entre os 85 e 89 anos de idade. Nos EUA, as taxas de incidência da DA aumentam de 2,8 por 1.000 indivíduos/ano, entre 65 e 69 anos, para 56,1 por 1.000 indivíduos/ano, para maiores de 90 anos de idade (Kukull *et al.*, 2002).

Apesar de as taxas de incidência-idade relacionada permanecerem constantes desde a metade do século XX, tem-se observado um aumento expressivo da prevalência das demências nas diversas faixas etárias. Isso resulta essencialmente de dois fatores: o aumento da expectativa de vida da população, que tem ocorrido em todo o mundo, e a maior sobrevida dos indivíduos acometidos por demência, consequência da melhoria dos cuidados oferecidos, da instituição do tratamento farmacológico específico para a DA e do tratamento mais eficaz das intercorrências médicas e de outras doenças a ela associadas.

Ao que tudo indica, a prevalência das demências em regiões menos desenvolvidas tem sido subestimada. Alguns estudos preliminares sugeriram que essa prevalência seria menor em países em desenvolvimento quando comparados aos mais desenvolvidos. Estudo realizado com 14.960 indivíduos em 11 localidades na América Latina, na Índia e na China mostrou prevalências que variam entre 0,3%, na Índia rural, e 6,3%, em Cuba (Rodriguez *et al.*, 2008). No que diz respeito especificamente à América Latina, Nitrini *et al.* (2009) conduziram uma análise de 8 estudos populacionais realizados em 6 países da região e encontraram uma prevalência global de demência de 7,1%, semelhante aos países desenvolvidos. De maneira contrastante, os autores encontraram uma prevalência mais alta de demência entre os mais jovens (65 a 69 anos), se comparados aos países de renda alta. Os autores especulam que a taxa de analfabetos de 9,3% poderia explicar essa diferença.

No Brasil, em estudos populacionais transversais de amostras aleatórias de idosos residentes na comunidade, observa-se o mesmo fenômeno. Veras e Coutinho (1994) avaliaram a prevalência de "síndrome cerebral orgânica" em população com a idade de 60 anos ou mais de três distritos da cidade do Rio de Janeiro. A prevalência encontrada foi muito diferente nos 3 distritos, sendo de 5,9% em Copacabana; 9,8% no Méier; e 29,7% no distrito de Santa Cruz. Os valores dos primeiros dois distritos foram comparáveis aos observados em estudos de outros países com a utilização de metodologia semelhante. Em Santa Cruz, a prevalência tão elevada provavelmente se deveu à inadequação do teste de avaliação usado para uma população de baixa escolaridade. Em Catanduva, cidade de porte populacional médio, localizada no interior do estado de São Paulo, Herrera *et al.* (2002) avaliaram em domicílio 1.656 indivíduos com idade igual ou superior a 65 anos, correspondendo a cerca de 25% da população idosa residente na zona urbana. A prevalência de demência foi de 7,1% (118 casos), sendo o diagnóstico de demência calculado em 1,6%, no grupo de 65 a 69 anos, e em 38,9% dos indivíduos com idade igual ou superior a 85 anos. Entre os 1.538 indivíduos remanescentes, 1.119 foram reavaliados 3 anos depois por Nitrini *et al.* (2004a), quando foi encontrada uma taxa de incidência de demência de 13,8 por 1.000 indivíduos/ano, e da DA de 7,7 por 1.000 indivíduos/ano com idade igual ou superior a 65 anos. Em outra investigação realizada por Montaño *et al.* (2001), na cidade de São Paulo, entre 440 indivíduos idosos de uma coorte da comunidade do estudo *Epidoso*, a prevalência total de demência foi de 7,1%. Ramos-Cerqueira *et al.* (2005) encontraram a prevalência de demência de 2%, na cidade de Pirajú, interior de São Paulo. Nesse estudo, foram avaliados clinicamente 72 (dos quais 45 preencheram os critérios para demência) entre 2.222 indivíduos com idade superior a 65 anos previamente avaliados por entrevistadores treinados. Scazufca *et al.* (2008) avaliaram 2.072 indivíduos com idade igual ou superior a 65 anos, em bairros de classe social baixa da cidade de São Paulo, e encontraram a prevalência de 5,1% (n = 105). Bottino *et al.* (2008) investigaram a prevalência de demência em uma amostra comunitária na cidade de São Paulo constituída por 1.563 indivíduos, sendo a taxa de prevalência bruta encontrada em 6,8% da população com mais de 60 anos de idade proveniente de 3 áreas sociodemográficas distintas. Caramelli *et al.* (2009) conduziram um estudo populacional de corte transversal no município de Caeté (MG) (estudo *Pietà*) em indivíduos muito idosos (idade igual ou superior a 75 anos). Foram avaliados 639 indivíduos com média de idade de 81,1 ± 5,2 anos (avaliação clínica, neurológica, cognitiva e funcional). A demência foi diagnosticada em 174 indivíduos (prevalência de 27,2%). No estudo realizado nas áreas urbana e rural de Tremembé, César *et al.* (2016) relataram prevalência de demência estimada de 17,5% (14,6 a 20,6) entre 630 indivíduos. Esses valores elevados do estudo *Pietà* podem ser atribuídos à faixa etária mais idosa da coorte, e do estudo *Tremembé*, ao viés da baixa taxa de resposta da amostra inicial (56,9%) (Farina *et al.*, 2020). Outros estudos avaliaram a prevalência de declínio cognitivo e funcional (DCF) em maiores de 60 anos de idade e foram encontradas as seguintes taxas: 19,2% no Rio de Janeiro (Laks *et al.*, 2005), 18,9% em Ribeirão Preto (Lopes *et al.*, 2007a) e 16% em São Paulo (Hototian *et al.*, 2008). No que diz respeito a fatores de risco, Magalhães *et al.* (2008), em um estudo realizado em uma área rural do Nordeste do Brasil, identificaram, além da idade avançada, dois fatores de risco modificáveis: hipertensão arterial e lesão vascular cerebral; Lopes *et al.* (2012) encontraram em Ribeirão Preto associação com idade, nível educacional, acidente vascular encefálico (AVE), ausência de artrite e de hábito de leitura.

Embora um número maior de estudos epidemiológicos esteja sendo realizado em nosso meio, são aguardadas investigações mais precisas de prevalência, de incidência, de taxas de mortalidade e de sobrevida, relacionadas com as demências, em geral, e mais especificamente, com a DA, nas diversas regiões do Brasil (Machado, 2005). Avaliação crítica dos estudos de prevalência no Brasil, realizada por Chaimowicz e Burdorf (2015), alerta para a utilização, em sua maior parte, de critérios diagnósticos inadequados. Riscos de vieses moderados a altos foram também apontados pelos mesmos autores entre os 6 estudos de melhor qualidade metodológica, em pelo menos dois domínios: altas taxas de não resposta, notas de corte imprecisas e exatidão duvidosa dos examinadores. Além disso, altas taxas de analfabetismo e de baixa renda limitam a validação externa de dois desses estudos. Sendo assim, as taxas de prevalência entre 7,1 e 8,3% encontradas nos 3 estudos com baixo risco de vieses dificultam a generalização das estimativas de prevalência de demência no Brasil. Após ajustes de exatidão para rastreamento, Chaimowicz e Burdorf sugerem que a melhor evidência disponível seja de que a taxa de prevalência da demência esteja entre 15,2 e 16,3%.

Entre os diagnósticos nosológicos, a DA é o tipo mais frequente de demência, sendo responsável, na Europa e na América do Norte, por cerca de 50 a 60% dos casos, enquanto na China, no Japão e na Rússia é, em geral, menos prevalente. Na DA, observa-se a mesma tendência a aumento de prevalência e de incidência com o avançar da idade observada nas demências em geral, embora também seja mais frequente a sua associação progressiva com doença cerebrovascular. Em Catanduva, dentre os casos de demência, a DA foi a causa mais encontrada, sendo responsável por 54,1% dos diagnósticos firmados. A DA associada à doença cerebrovascular correspondeu a 14,4% dos casos. Nas amostras comunitárias de São Paulo (Bottino *et al.*, 2008) e de Ribeirão Preto (Lopes *et al.*, 2012), a DA foi responsável por 59,8 e 60,3% dos casos de demência, respectivamente. Sendo assim, apesar de a DA ser apontada como a causa mais frequente em nosso meio, novos estudos serão necessários para que possamos conhecer melhor a importância relativa das várias formas de demência no Brasil. Especula-se que em regiões menos favorecidas do país as taxas de prevalência de demência associada à doença cerebrovascular sejam bem superiores àquelas encontradas em países desenvolvidos devido à precária instituição em tais regiões de medidas de controle para os fatores de risco relacionados com as doenças vasculares suscetíveis de intervenção.

Epidemiologia analítica

As evidências científicas sugerem uma etiologia multifatorial para a DA: fatores genéticos e ambientais, possivelmente agindo por meio de complexas interações, modulariam o risco de desenvolvimento da doença.

A identificação de elementos de risco e, eventualmente, de fatores protetores relacionados com a DA é de fundamental importância devido às potenciais implicações para a prevenção da doença, possibilitando futuras intervenções naqueles passíveis de modificação. Além disso, o reconhecimento desses fatores poderá fornecer importantes pistas para o entendimento da fisiopatogenia da doença. Até o momento, os fatores de risco não modificáveis estabelecidos para a DA são: idade, gênero feminino (após 80 anos de idade), síndrome de Down, história familiar positiva e gene de suscetibilidade (genótipo Apo ε4).

Indiscutivelmente, a idade é o fator de risco mais importante para o desenvolvimento de demências, em geral, e da DA, em particular, podendo isso ser constatado a partir do aumento progressivo das demências a partir de 60 anos de idade. Existem, entretanto, controvérsias sobre o que ocorre nos indivíduos com mais de 95 anos de idade. Caso as taxas de incidência de demência continuem a aumentar nos muito idosos, todos, então, desenvolverão um quadro demencial em algum momento de suas vidas desde que permaneçam vivos por tempo suficiente para que a síndrome se manifeste. Do contrário, alguns indivíduos nunca desenvolverão demência durante suas vidas em um período viável de existência.

Quanto ao gênero, embora muitos estudos tenham demonstrado maior prevalência da DA na população feminina, a diferença pode ser explicada por maior incidência ou sobrevida mais longa nas mulheres acometidas pela DA. Considerando-se que as mulheres com a DA vivem mais do que os homens com a DA, existem, aproximadamente, duas vezes mais mulheres do que homens com essa doença. Jorm e Jolley (1998), em uma metanálise, encontraram maior incidência da DA apenas em mulheres muito idosas, enquanto Galo *et al.* (1998), em metanálise menor, concluíram que as mulheres sempre apresentam incidência mais elevada se comparadas aos homens. Por isso, o gênero feminino é tido como fator de risco estabelecido, sobretudo após os 80 anos de idade. Nos estudos brasileiros, a DA é mais comumente encontrada em mulheres, mesmo após correção das variáveis: idade, escolaridade e nível socioeconômico.

Com relação à síndrome de Down, foi demonstrado que todos os seus portadores que chegam aos 40 anos de idade apresentam as alterações neuropatológicas típicas da DA, possivelmente por apresentarem uma cópia extra do gene da proteína precursora de amiloide (APP), codificada no cromossomo 21. Surpreendentemente, por motivos desconhecidos, alguns desses indivíduos não desenvolvem demência, mesmo alcançando idade superior a 50 anos.

A história familiar positiva de demência é também considerada como um importante fator de risco para a DA. Uma metanálise de estudos de caso-controle realizada por van Duijn *et al.* (1991) revelou que o risco de desenvolver a DA é 3,5 vezes maior em indivíduos que têm pelo menos um parente em primeiro grau com demência. A história familiar está associada a um risco maior para a DA de início precoce do que para a DA de início tardio. O risco de um parente em primeiro grau desenvolver a DA dependerá da longevidade. Um estudo norte-americano estimou um risco de 5% aos 70 anos de idade e de 33% aos 90 anos. Na maior investigação realizada entre todos os gêmeos registrados na Suécia com idade superior a 65 anos, Gatz *et al.* (2006) confirmaram a presença de uma grande influência da herança genética para o desenvolvimento da DA independente do gênero. O estudo incluiu 11.884 pares de gêmeos dentre os quais havia, em 392 pares, um ou ambos com o diagnóstico da DA e estimou a importância da hereditariedade para a enfermidade, consensual entre pesquisadores, entre 58 e 79%.

Aproximadamente 10% dos casos da DA têm história familiar positiva. Algumas famílias mostram um padrão de herança autossômica dominante para o desenvolvimento da DA de início precoce. Por meio de estudos genéticos e moleculares, foram identificadas mutações capazes de causar a doença em muitas delas. Essas mutações são responsáveis por uma parcela pequena de casos relacionados com a rara forma familiar de início precoce da DA (< 65 anos de idade). Atualmente, foram evidenciadas mutações em 3 genes. São eles: o gene da proteína precursora de amiloide (APP), o gene da presenilina 1 (*PSEN1*) e o gene da presenilina 2 (*PSEN2*), localizados nos cromossomos 21, 14 e 1, respectivamente. Essas mutações ocasionam alterações no metabolismo da APP e, em última análise, promovem um aumento na formação do peptídio Aβ 42, principal componente das placas senis. Após exaustiva investigação científica, nenhuma dessas mutações foi encontrada nos casos de forma esporádica da DA (Reznik-Wolf *et al.*, 1998). Estudos recentes sugerem a existência de possíveis mutações relacionadas com algumas formas da DA de início tardio, no DNA mitocondrial e em um *locus* em uma região no cromossomo 12, próximo ao marcador de DNA D12S1042.

No que diz respeito aos genes de suscetibilidade, destaca-se o da apolipoproteína E (ApoE) como único *locus* confirmado para o desenvolvimento da DA esporádica de início tardio. O genótipo da ApoE revelou-se como um importante fator de risco, embora existam marcantes variações étnicas e geográficas. A ApoE é uma proteína plasmática envolvida no transporte e no metabolismo de lipídios no sistema nervoso central (SNC), essencial para a integridade da bainha de mielina que envolve as raízes nervosas e, provavelmente, para o reparo neuronal, sendo codificada por um gene localizado no braço longo do cromossomo 19. Esse gene apresenta 3 alelos comuns – ε2, ε3 e ε4 –, os quais diferem apenas pela permuta de dois aminoácidos nas posições 112 e 158. O alelo ε3 reflete a presença de Cys_{112} e de Arg_{158} e ocorre em 75% da população caucasiana. O alelo ε2 (Cys_{112} e Cys_{158}) e o alelo ε4 (Arg_{112} e Arg_{158}) estão presentes, aproximadamente, em 10 e 15% entre os caucasianos. A presença do alelo ε4 está relacionada com um risco aumentado para a DA (frequência aproximada de 40%), ao passo que o alelo ε2 parece conferir um discreto efeito protetor (frequência aproximada de 2%). De acordo com Farrer *et al.* (1997), o risco é maior em caucasianos e em japoneses e é menor entre africanos e hispânicos. De fato, em caucasianos, o genótipo ε4/ε4 está associado a um risco 15 vezes maior para a DA do que naqueles com genótipo ε3/ε3, enquanto o genótipo ε3/ε4 está associado a um risco 3 vezes maior para a DA. Além disso, a apresentação dos sintomas da DA é mais precoce nos indivíduos portadores do alelo ε4. Em contraste, 35 a 50% dos pacientes com a DA não possuem nenhum alelo ε4. Dessa forma, apesar da importância da genotipagem da ApoE em estudos longitudinais de populações de risco, vale ressaltar que a presença do alelo ε4 não é determinante para a ocorrência da DA, sendo apenas considerado um gene de suscetibilidade, ou seja, implica apenas uma probabilidade aumentada da doença. Sendo assim, os testes genéticos de genotipagem da ApoE não são recomendados, na prática clínica, como método de triagem para o diagnóstico da DA ou para a avaliação do risco do desenvolvimento da doença.

Uma das peculiaridades que devem ser consideradas no estudo do polimorfismo da ApoE no Brasil é a característica multirracial de nossa população, embora ainda existam alguns grupamentos étnicos específicos e populações indígenas isoladas. Alguns estudos de caso-controle realizados em nosso meio foram revistos por Nitrini (2000). Em geral, revelam uma frequência alélica para o alelo ε4 reduzida, tanto entre os controles quanto entre os pacientes com a DA de início tardio em relação ao encontrado nos países do hemisfério norte. Almeida e Shimokomaki (1997) investigaram a prevalência do alelo ε4 na cidade de São Paulo, em 43 casos da DA provável e 56 controles, encontrando as taxas de 22,1 e de 8,9%, respectivamente, enquanto Souza *et al.* (1998), em cidade do interior do estado de São Paulo, verificaram taxas de 25 e 7% em 18 pacientes com a DA e 14 controles, respectivamente. Em estudos realizados em São José do Rio Preto, Cação *et al.* (2001, 2007) encontraram uma prevalência um pouco maior do alelo ε4 nos pacientes com DA de início tardio (38%) e em seus familiares em primeiro grau (32%), se comparados à população geral (27%). O polimorfismo da ApoE não diferenciou DA familiar do tipo tardio da DA esporádica após análise realizada em pacientes e familiares em primeiro grau dos dois grupos também comparados com controles, embora tenha sido observada uma frequência mais elevada do alelo ε4 comparando-se os familiares dos probandos aos do grupo-controle. Considerando-se o pequeno número de indivíduos incluídos nesses estudos, serão necessárias investigações mais extensas com amostras aleatórias representativas da população brasileira para que o genótipo da ApoE seja mais bem conhecido em nosso meio.

Na última década, a DA tem sido progressivamente considerada uma doença poligênica, na qual um grande número de genes com variantes comuns de pequeno efeito contribui coletivamente para a disfunção da rede complexa de vias biológicas a ela associadas. Análises de escores de risco poligênico têm sido calculadas para alcançar precisão preditiva de 90% (Escott-Price *et al.*, 2017) e, assim, desvendar o papel da hereditariedade de polimorfismos de nucleotídio único (SNP), que é estimada em cerca de 33% (Ridge *et al.*, 2013). Para melhor conhecer outros *loci* envolvidos na modulação do risco da DA, o *International Genomics of Alzheimer's Project* realizou em 2013 uma metanálise dos estudos de associação genômica ampla (GWAS) combinando quatro estudos GWAS até então publicados, realizados com milhões de polimorfismos em centenas de indivíduos (Lambert *et al.*, 2013). Essa iniciativa propiciou a identificação de 11 novos *loci* de risco e confirmou vários outros previamente conhecidos. Desde então, novos GWAS foram realizados com grandes amostras (> 1 milhão no total), o que permitiu a identificação de diversos novos *loci*. Em geral, os vários genes de suscetibilidade para o desenvolvimento da DA de início tardio até então identificados são comuns na população geral, mas com pequeno efeito genético (risco relativo de 1,1 a 1,3) (Bertram *et al.*, 2010; Karch; Goate, 2015; Tábuas-Pereira *et al.*, 2020). Um estudo realizado com 300.486 indivíduos identificou 148 *loci* genéticos independentes capazes de influenciar a função cognitiva (Davies *et al.*, 2018). Dentre eles, destacam-se dois grandes estudos de rastreamento genômico realizados com DNA de 36 mil indivíduos que evidenciaram uma associação dos seguintes três novos *loci*: CLU (também denominado APOJ) no cromossomo 8, CR1 (*complement component 3b/4b receptor 1*) no cromossomo 1, ambos envolvidos com a eliminação de placas amiloides, e PICALM, que está envolvido na neurotransmissão sináptica (Lambert *et al.*, 2009; Harold *et al.*, 2009). Adicionalmente, a análise do genoma em grandes bancos de dados, realizada por tecnologias emergentes, revelou as seguintes variantes raras que também podem aumentar o risco da DA e influenciar o processamento da APP: fosfolipase D3 – *PLD3* e *TREM2* (Guerreiro *et al.*, 2014; Cruchaga *et al.*, 2014).

Além desses, diversos outros genes têm sido estudados, como o da butirilcolinesterase (BuChE) variante K, localizado no cromossomo 3, o da alfa-2 macroglobulina, importante para o *clearance* de Aβ (maior componente dos depósitos de proteína beta-amiloide). De acordo com Blaker *et al.* (1998), uma deleção nesse gene aumenta o risco para o desenvolvimento da DA em 7 vezes. Outros *loci* propostos incluem o da antiquimotripsina (ACT-A), o da fosfolipase A2 (PLA2), o de histocompatibilidade (HLA-A) e o de receptor de lipoproteínas de baixa densidade. Existem evidências de que o alelo HLA-A2 esteja associado à modulação da idade de início da DA e que a presença de dois alelos "A" de α1-ACT associados ao alelo Apo ε4 eleve o risco da DA em 4 vezes. Segundo Gattaz *et al.* (1996), a atividade da PLA2 que influencia o processamento e a secreção da APP está significativamente reduzida no córtex parietal e frontal dos pacientes com a DA, e essa redução está correlacionada com um início precoce da doença, com um número mais elevado de neurofibrilas e placas senis e com óbito prematuro. No Brasil, Cordeiro *et al.* (2010) analisaram três polimorfismos genéticos que codificam enzimas do grupo das PLA2 em 58 pacientes com DA de início tardio e 107 controles saudáveis, pareados, e encontraram associação genotípica somente com o polimorfismo *BanI cPLA2*. Os autores sugerem que este polimorfismo pode estar envolvido com fator de suscetibilidade para a DA de início tardio na população brasileira. Muitos desses resultados, porém, precisarão ser reproduzidos em outros estudos de caso-controle para serem confirmados.

Como os fatores de risco para a DA até aqui descritos não são passíveis de sofrer modificação, uma das principais linhas de investigação, desde os primeiros estudos de caso-controle, tem sido a dos fatores ambientais. Nove fatores de risco potencialmente modificáveis para demência foram modelados pelo 2017 Lancet Commission on Dementia Prevention, Intervention and Care, por estarem consistentemente associados à DA de acordo com revisões sistemáticas e metanálises, a saber: baixo nível educacional, hipertensão, déficit auditivo, obesidade, tabagismo, depressão, inatividade física, baixo contato social/isolamento social e diabetes (Livingston *et al.*, 2017). Em 2020, três novos fatores foram acrescentados: consumo excessivo de álcool, traumatismo cranioencefálico (TCE) e poluição do ar (Livingston *et al.*, 2020). Em conjunto, esses 12 fatores de risco são responsáveis por 40% dos casos de demência em todo o mundo e, por serem modificáveis, teoricamente podem ser preveníveis ou retardados. De acordo com esse modelo, nunca é cedo ou tarde no ciclo de vida para a prevenção. Os fatores de risco no início da vida (em menores de 45 anos de idade), como baixo nível educacional, afetam a reserva cognitiva. Por sua vez, os fatores presentes na meia-idade (45 a 65 anos), como hipertensão, déficit auditivo, TCE, álcool e obesidade, bem como os fatores identificados na idade tardia (maiores de 65 anos), como tabagismo, depressão, inatividade física, isolamento social, poluição do ar e diabetes, influenciam a reserva cognitiva e desencadeiam o desenvolvimento do processo neuropatológico.

A baixa escolaridade é há várias décadas fator de risco reconhecido, de acordo com os resultados obtidos em grandes estudos epidemiológicos da DA, como o estudo de Rotterdam e do Norte de Manhattan. Uma das hipóteses para explicar a associação entre demência e baixa escolaridade é a menor capacidade de compensação para qualquer déficit cognitivo. Nesse sentido, indivíduos com nível educacional alto, quando pareados com outros de nível educacional mais baixo, porém no mesmo estágio de gravidade de demência, apresentavam maior déficit perfusional em córtex parietotemporal, implicando melhor capacidade de compensar os danos neuropatológicos da doença. Caramelli *et al.* (1995) demonstraram que o padrão neuropsicológico de comprometimento cognitivo pode ser diferente em indivíduos com escolaridade alta, estando algumas áreas mais preservadas do que outras. Como a baixa escolaridade – incluindo o analfabetismo – é frequente em nossa população, sobretudo entre os indivíduos idosos, esse fator de risco se reveste de grande interesse para países como o Brasil.

A ligação potencial entre a doença vascular e a DA ganhou grande importância nos últimos anos. Na década de 1990, vários estudos epidemiológicos e de necropsia sugeriram que fatores vasculares, como história de hipertensão arterial e de hipercolesterolemia na meia-idade, de diabetes melito tipo 2 e de hiper-homocisteinemia, estavam associados a um maior risco independente tanto para doença cerebrovascular quanto para a DA (associação com manifestações clínicas e neuropatológicas). Apesar de a associação entre a enfermidade e fatores vasculares estar mais bem estabelecida, os seus mecanismos ainda são obscuros. Estudos *in vitro* mostraram que a adição de colesterol em células nervosas aumenta a concentração do peptídio beta-amiloide (Aβ). Além disso, foi demonstrado que o decréscimo da clivagem da fração Aβ da APP relaciona-se com a espessura da membrana celular, sendo as membranas mais espessas e ricas em colesterol as que produzem mais Aβ.

É fato que, independentemente da elucidação desses mecanismos, tal associação apresenta várias implicações clínicas para o tratamento e a prevenção da DA. Ainda que os fatores de risco vasculares promovam apenas um pequeno aumento no risco para a DA, será significativo o número total de indivíduos por eles afetados.

Entre os fatores protetores, os estudos observacionais relacionam os seguintes: gênero masculino, nível educacional elevado, vida ativa com estimulação cognitiva constante, engajamento em atividades sociais e de lazer, suporte e rede sociais disponíveis, atividade física regular, dieta mediterrânea, dieta rica em antioxidantes e vitaminas (E, C, B6, B12 e folato), uso de prótese auditiva naqueles com indicação em virtude da perda auditiva, ausência de TCE, presença do alelo ε2, níveis baixos de colesterol, consumo moderado de álcool (vinho tinto).

No que se refere à atividade física, uma metanálise de estudos com mais de 5 anos de duração mostrou evidências de redução do risco de declínio cognitivo, de demência e da DA para os indivíduos com maior engajamento nas atividades (Rockwood e Middleton, 2007). Em outra metanálise que incluiu estudos com 1 a 12 anos de duração, o alto nível de atividade física foi associado com 38% de redução de risco de declínio cognitivo se comparados aos sedentários (Sofi *et al.*, 2011). No Estudo Pietà (Barbosa *et al.*, 2009), em uma coorte de indivíduos muito idosos vivendo na comunidade, o envelhecimento cerebral bem-sucedido livre de doenças neuropsiquiátricas foi associado a maior nível de escolaridade, ao gênero masculino, ao estado conjugal (casados ou união estável), à ausência de diagnóstico prévio de depressão e ao uso de menor número de medicamentos.

O tratamento da doença vascular, principalmente da hipertensão arterial sistêmica, anterior à manifestação do declínio cognitivo, é considerado como de importância para a redução do risco para desenvolvimento da DA. Não há evidências, no entanto, que suportem a recomendação para o uso de alguns medicamentos associados à proteção, para a prevenção do declínio cognitivo, comprometimento cognitivo ou DA, como anti-hipertensivos, antidislipidêmicos, hormônios anti-inflamatórios não esteroides (AINE), antioxidantes, hipoglicemiantes (Fink *et al.*, 2018).

Dados obtidos de metanálise de fatores de risco modificáveis realizada por Xu *et al.* (2015) sugerem que intervenções efetivas como dieta, medicamentos, exposição bioquímica, condições psicológicas, doenças preexistentes e estilo de vida poderão diminuir a incidência de novos casos da DA. Revisão sistemática e metanálise de 243 estudos prospectivos observacionais e 153 ensaios controlados aleatorizados realizada por Yu *et al.* (2020) elencaram 22 sugestões com base em evidências consolidadas tendo como alvo 19 fatores de risco, sendo 10 deles com nível A de evidência (educação, atividade cognitiva, índice de massa corporal [IMC] alto na idade tardia, hiperhomocisteinemia, depressão, estresse, diabetes, TCE, hipertensão na meia-idade e hipotensão ortostática) e 9 deles com nível B de evidência (obesidade na meia-idade, perda de peso na idade avançada, exercício físico, tabagismo, sono, doença cerebrovascular, fragilidade, fibrilação atrial e vitamina C).

Estudos longitudinais prospectivos e ensaios clínicos controlados de intervenções para prevenir ou postergar o declínio cognitivo e a DA estão em andamento considerando a natureza multifatorial e heterogênea e a complexidade de cada um dos fatores de risco modificáveis anteriormente descritos. Nesse sentido, o *Finnish Geriatric Intervention Study to Prevent Cognitive Impairment and Disability* (FINGER) foi o primeiro grande ensaio clínico aleatorizado de longa duração a demonstrar que intervenções multidomínios com base no estilo de vida para redução dos fatores de risco vasculares e daqueles relacionados com o estilo de vida podem preservar a cognição e reduzir o prenúncio de declínio cognitivo entre idosos com risco aumentado para demência (Ngandu *et al.*, 2015). No intuito de investigar as mesmas intervenções em outras populações e em culturas e países diferentes, incluindo o Brasil, foi lançado o *World Wide FINGERS* (WW-FINGERS), com adaptações culturais e de contexto específico. Espera-se que essas iniciativas estimulem a implementação de estratégias de prevenção em larga escala com base em evidências científicas (Rosenberg *et al.*, 2020).

Por fim, vale ressaltar que é esperado o desenvolvimento de modelos unificados de predição de risco para a DA com precisão discriminativa e transportabilidade (p. ex., em populações, idades e gênero específicos e considerando-se a comunalidade dos diversos fatores de risco em um único indivíduo, bem como o tempo e a carga de exposição individual). Tang *et al.* (2015) realizaram análise estratificada de 1.234 estudos dos quais 21 foram considerados elegíveis de acordo com os critérios de inclusão. Embora nenhum modelo de predição de risco tenha sido recomendado, reforçou-se a necessidade de valorizar o tempo de seguimento (p. ex., IMC e hipertensão mais relevantes em adultos de meia-idade do que em idosos), a influência de cada um dos fatores de acordo com a etiologia da demência (p. ex., nível educacional, estado de saúde, diabetes) e a complexa interação de todas as variáveis.

Neuropatologia

Apesar do imenso esforço da comunidade científica nas três últimas décadas para desvendar os mecanismos patológicos responsáveis pela doença, suas bases moleculares permanecem em grande parte desconhecidas. Os principais achados neuropatológicos encontrados na DA são a perda neuronal e a degeneração sináptica intensas, com acúmulo e deposição no córtex cerebral de duas lesões principais: placas senis ou neuríticas e ENF.

As placas senis são lesões extracelulares formadas de *debris* e restos celulares com um núcleo central proteico sólido constituído pelo peptídio beta-amiloide (Aβ). O peptídio Aβ é originado a partir da clivagem proteolítica de uma proteína precursora maior, a APP, que, em geral, é secretada a partir das células cerebrais no espaço extracelular, supostamente responsável por importantes funções fisiológicas ainda pouco conhecidas. Trata-se de uma glicoproteína codificada no cromossomo 21, de peso molecular entre 100 e 140 kDa, a qual apresenta uma pequena cadeia carboxiterminal com 695 a 770 aminoácidos que se subdividem em 3 componentes solúveis: um pequeno segmento intracitoplasmático, outro transmembrana e um longo domínio extracitoplasmático.

Em situações fisiológicas, a APP é clivada pela ação da enzima alfassecretase (α-secretase), entre os resíduos de lisina 681 e leucina 682 na extensão da sequência Aβ excluindo-se, dessa forma, a possibilidade de formação de Aβ intacto. A APP é, então, transformada em fragmentos menores sem ação tóxica para o SNC.

Na DA, ocorre uma liberação do peptídio Aβ da APP a partir de outras vias de processamento alternativas e anormais envolvendo a ação consecutiva das atividades das enzimas betassecretase (β-secretase) e gamassecretase (γ-secretase), por meio de um processo denominado endoproteólise. A divisão decorre de uma sequência complexa de eventos envolvendo a atividade das enzimas beta e gamassecretases sem que ocorra a ação da enzima alfassecretase.

A sequência bioquímica do peptídio Aβ nos depósitos de amiloide da DA e em modelos celulares evidenciam várias formas diferentes de Aβ que variam essencialmente em comprimento. A maioria dos peptídios Aβ em sistemas celulares termina no aminoácido 40 e são denominados Aβ40. Uma fração menor de Aβ é ligeiramente mais longa, resultando de divisões em diferentes pontos quando o Aβ é clivado. A maioria desses peptídios mais longos termina no aminoácido 42, denominado Aβ42. O Aβ42 apresenta maior tendência para a formação de fibrilas e agregados insolúveis do que o Aβ40, e a sua produção é proporcionalmente mais elevada quando as mutações de presenilinas e APP717 estão presentes. Essas formas diversas de Aβ que diferem em suas porções distais ou carboxiterminais (c-terminais) são produtos da ação da gamassecretase. A divisão originada pela gamassecretase ocorre dentro das células no retículo endoplasmático.

Além dos peptídios Aβ40 e Aβ42 e das fibrilas amiloides, evidencia-se na DA a presença de peptídios menores, que são fragmentos dos peptídios de 40/42 aminoácidos, clivados mais próximo do terminal amino ou carboxila. Esses peptídios denominados oligômeros são pequenos agregados solúveis, sem alterações estruturais definidas, que se encontram como trímeros, hexâmeros, nonâmeros, duodecâmeros. Os oligômeros solúveis apresentam efeitos deletérios em neurônios e sinapses (afetam a potenciação em longo prazo) e estão presentes bem antes do desenvolvimento das placas em animais transgênicos, constituindo mais de 60% dos depósitos de amiloide presentes nas fases iniciais da DA. Suas concentrações correlacionam-se com o comprometimento cognitivo (Cleary *et al.*, 2005). Segundo essa hipótese, métodos que bloqueiem a produção dos oligômeros e os seus efeitos ou estimulem a sua eliminação poderiam ser mais eficazes do que a eliminação das placas amiloides que representariam a fase final de um processo, em que as maiores possibilidades terapêuticas já teriam se esgotado.

Os ENF são inclusões intraneurais compostas de bandas de elementos citoesqueléticos anormais medindo 20 nm de diâmetro com constrições regulares a cada 80 nm, denominados filamentos helicoidais pareados insolúveis (FHP). O componente principal é a proteína tau em sua forma hiperfosforilada (p-$tau_{181\,P}$). Em condições fisiológicas, essa proteína fornece estabilidade ao sistema de microtúbulos no interior dos neurônios, responsável pelo transporte de substâncias do corpo celular para a terminação sináptica. Os microtúbulos são formados por duas proteínas (α e β-tubulinas), que se mantêm estáveis por meio das pontes de proteína tau presentes nas células. Na DA, por motivos ainda desconhecidos, ocorre um processo de fosforilação anormal que, por consequência, leva à instabilidade das tubulinas, ocasionando edema e distrofia dos microtúbulos e, por fim, a morte neuronal.

Embora as placas senis e os ENF possam ser encontrados no envelhecimento normal sem demência e a sua presença isolada não seja suficiente para o diagnóstico, a densidade de ambos é muito mais alta em pacientes com a DA do que seria esperado em pessoas da mesma idade com função cognitiva preservada. Isso pode ser comprovado em áreas típicas e proeminentes de distribuição da degeneração cerebral da DA, relacionadas com a perda de memória de curta duração e com o aprendizado. Entre elas, incluem-se as estruturas límbicas mediotemporais, particularmente o hipocampo e o córtex entorrinal, as áreas temporais posteroinferiores adjacentes aos lobos parietoccipitais e o giro posterior do cíngulo. De acordo com a disseminação dessas alterações patológicas, vários critérios foram propostos para o diagnóstico neuropatológico da DA. Esses critérios estão relacionados com os estágios de progressão dos ENF do córtex transentorrinal e límbico para o neocórtex (estágios de Braak e Braak), a gravidade das placas senis e, mais recentemente, a quantidade dessas placas encontradas e ajustadas por faixas etárias distintas, de maneira semiquantitativa (ver tópico "Diagnóstico").

Apesar de algumas divergências entre as várias correntes de pesquisa que buscam o entendimento da influência das placas senis e dos ENF na fisiopatologia da DA, existe um consenso cumulativo de que a produção e o acúmulo do peptídio Aβ tenham papel central na patogênese da DA. Nesse sentido, Cummings (2004) listou as seguintes evidências: (a) as mutações da APP causam a forma familiar de início precoce da DA; (b) todas as mutações atualmente conhecidas aumentam a produção de Aβ; (c) os indivíduos portadores de síndrome de Down com trissomia do cromossomo 21 com três cópias da APP apresentam características neuropatológicas da DA, a qual se desenvolve na meia-idade; (d) a neurotoxicidade de Aβ *in vitro* leva à morte celular; (e) a expressão aumentada de APP em modelos de camundongos transgênicos resulta em placas senis similares àquelas encontradas em humanos com a DA; (f) os camundongos transgênicos com expressão aumentada de APP apresentam evidências de déficits de memória e aprendizado em consonância com o volume de acúmulo de Aβ; (g) o genótipo ApoE ε4 relaciona-se com uma aceleração do depósito de amiloide; (h) a geração de anticorpos antiamiloide em humanos com a DA abranda o processo de evolução da doença.

De acordo com essa hipótese, conhecida como a cascata de amiloide, outros fenômenos secundários ocorrem como consequência da geração e deposição de Aβ, como: a formação de ENF; o processo oxidativo e de peroxidação lipídica; a excitotoxicidade glutamatérgica; a inflamação e a ativação da cascata de morte celular por apoptose; e o déficit colinérgico.

É importante também salientar a ocorrência de disfunção e de morte celulares presentes em grupos nucleares de neurônios responsáveis pela manutenção de sistemas específicos de transmissão. Essa perda neuronal leva à depleção progressiva de norepinefrina, de serotonina e, sobretudo, de acetilcolina (ACh). As perdas neuronais são particularmente expressivas nas vias colinérgicas que partem de grupos nucleares subcorticais, dos núcleos prosencefálicos basais (núcleo basal de Meynert [NBM], núcleo da banda diagonal de Broca e núcleo septal medial) em direção à formação hipocampal. Após atingirem progressivamente as regiões temporais mesiais, as perdas neuronais se disseminam para as áreas corticais associativas temporoparietais e frontais. Nota-se, no entanto, uma relativa preservação dos neurônios colinérgicos pós-sinápticos e destaca-se a perda neuronal no NBM por ser a mais significativa e estimada entre 30 e 95% (Querfurth; LaFerla, 2010; Jack *et al.*, 2010).

Quadro clínico

Os idosos (ou seus familiares) constantemente se queixam, na avaliação médica, de piora do desempenho cognitivo com o envelhecimento. Os profissionais da saúde devem estar atentos, em todas as oportunidades, para identificar e avaliar a importância relativa das queixas ou dos sintomas detectados e, dessa maneira, possibilitar a determinação do estado de acuidade mental atual do paciente, sempre considerando as variações individuais influenciadas, sobretudo, pela idade e pelo grau de escolaridade.

Após longo período pré-clínico ou assintomático da DA que acontece desde a manifestação das primeiras lesões neuropatológicas até o aparecimento dos primeiros sintomas, ocorre o surgimento insidioso e gradual de prejuízo de um ou mais sintomas cognitivos (p. ex., dificuldades de memória, aprendizagem, déficits de atenção complexa, função executiva, linguagem, perceptomotor ou cognição social) na denominada fase prodrômica ou pré-demencial da doença. Nessa etapa, que inclui o TNL da DA, é necessário alto nível de suspeição clínica para o diagnóstico da DA, pois as alterações não são habitualmente percebidas pelos familiares ou por pessoas próximas e são facilmente justificadas pelos pacientes que não têm capacidade de discernimento sobre as próprias dificuldades, considerando que esses sintomas não são de magnitude suficiente para interferir significativamente na capacidade do indivíduo de se manter independente para o desempenho das atividades cotidianas (p. ex., estão preservadas as atividades instrumentais da vida diária [AIVD] complexas, como pagar contas ou controlar medicamentos, mas pode haver necessidade de mais esforço, estratégias compensatórias ou acomodação).

Evidências de esquecimento aparente, por sua vez (p. ex., pacientes demasiadamente repetitivos durante a conversação, inobservantes quanto à marcação de consultas e frequentemente confusos quanto ao uso correto da medicação) e alterações psicológicas, de personalidade e no cuidado pessoal adequado podem ser as primeiras pistas para a detecção da deterioração cognitiva associada a um impacto funcional significativo que configura a instalação da demência ou transtorno neurocognitivo maior (TNCM).

A demência na DA se inicia, frequentemente, após os 60 anos de idade, apesar de raros casos descritos em pessoas com até 30 anos de idade. De maneira simplificada, a sintomatologia da demência na DA pode ser descrita utilizando-se um modelo de 3 estágios de Cummings e Benson (1992). Deve-se ressaltar, no entanto, que a hierarquia da progressão dos sintomas na descrição do curso típico da DA pode sofrer grandes variações. Os vários domínios cognitivos e não cognitivos podem ser afetados em cada paciente de modo distinto, ou seja, são variadas as manifestações clínicas e a progressão da doença e, provavelmente, a resposta ao tratamento. A dificuldade de precisar a data de início da doença é notória. A piora progressiva dos sintomas ocorre de modo gradual e contínuo, em geral, em um período de 8 a 12 anos. Existe, todavia, grande variabilidade na velocidade de progressão da demência na DA, desde períodos muito curtos (2 anos) a muito longos (25 anos). Os fatores que afetam a sobrevida são: idade, gênero e gravidade da demência.

A fase inicial da demência na DA dura, em média, de 2 a 3 anos e é caracterizada por sintomas vagos e difusos, que se desenvolvem insidiosamente. O comprometimento da memória é, em geral, o sintoma mais proeminente e precoce, principalmente de memória declarativa episódica. Os déficits de memória de evocação nas fases iniciais dizem respeito principalmente à dificuldade para recordar datas, compromissos, nomes familiares e fatos recentes, e podem vir acompanhadas de incapacidade para reconhecer o estado de doença ou de falta de consciência do déficit cognitivo (anosognosia). Alguns indivíduos apresentam alterações de linguagem precocemente, como dificuldade para encontrar palavras. Existem dificuldades frequentes no trabalho, para lidar com situações complexas e para o aprendizado de fatos novos. Em geral, perdem objetos pessoais, como chaves e carteiras, e se esquecem dos alimentos em preparo no fogão. Há desorientação progressiva com respeito ao tempo e ao espaço. Os problemas espaciais e de percepção podem manifestar-se por dificuldades para reconhecer faces e de se deslocar em trajetos familiares. Em um número variável de casos, indivíduos com demência podem também apresentar, no início, perda de concentração, desatenção, perda de iniciativa, retraimento social, abandono dos passatempos, mudanças de humor (depressão), apatia, alterações de comportamento (p. ex., explosões de raiva, ansiedade, irritabilidade e hiperatividade) e, mais raramente, ideias delirantes (p. ex., paranoides, erros de identificação com relação a pessoas, lugares e objetos, delírio de ciúmes [síndrome de Otelo], delírio do impostor idêntico [síndrome de Capgras]).

A fase intermediária da demência na DA, cuja duração varia entre 2 e 10 anos, é caracterizada por deterioração mais acentuada dos déficits de memória e pelo aparecimento de sintomas focais, que incluem afasia, apraxia, agnosia, alterações visuais-espaciais e visuais-construtivas. Os distúrbios de linguagem, inicialmente caracterizados pela dificuldade de nomeação, progridem com dificuldades de acesso léxico, empobrecimento do vocabulário, parafasias semânticas e fonêmicas, perseverações, circunlóquios, perda de conteúdo e dificuldade de compreensão. A apraxia é, sobretudo, ideatória e ideomotora.

Com o progredir do declínio cognitivo, a capacidade de aprendizado fica seriamente alterada, e a memória remota é também comprometida. O julgamento torna-se alterado, estando o paciente, com frequência, alheio aos seus déficits, tornando-se notórias as dificuldades para a realização de tarefas complexas. De maneira pouco realista, não raro considera-se apto para realizar tarefas além de suas capacidades (p. ex., administrar suas próprias finanças) e subestima os riscos envolvidos com a execução delas (p. ex., dirigir automóveis). A capacidade para realizar cálculos, fazer abstrações, resolver problemas, organizar, traçar objetivos, planejar ações e realizar tarefas em etapas (funcionamento executivo) torna-se seriamente afetada. Deve-se enfatizar, no entanto, que a perícia para o desempenho de funções específicas depende não somente dos déficits eventualmente presentes, como também das habilidades prévias, do estímulo e do ambiente social. Assim sendo, é essencial avaliar a gravidade dos déficits em vista do contexto e da função prévia dos vários domínios.

Todos esses déficits contribuem para a perda das habilidades para realizar tarefas da vida diária, ocasionando não apenas um declínio cognitivo, mas também funcional. A perda funcional é hierárquica: a dificuldade para executar atividades instrumentais (p. ex., lidar com finanças, cozinhar, usar transporte público) precede a dificuldade para executar tarefas básicas (p. ex., vestir-se, alimentar-se, banhar-se). Nessa fase também podem ocorrer sintomas motores extrapiramidais, com a alteração da postura e da marcha, o aumento do tônus muscular e outros sinais de parkinsonismo que poderão agravar ainda mais o declínio funcional.

Os sintomas neuropsiquiátricos não cognitivos são conhecidos como sintomas psicológicos e do comportamento das demências, também definidos pela sigla BPSD (*behavioral and psychological symptoms of dementia*). Dentre eles, a agitação, a perambulação, a agressividade, os questionamentos repetidos, as reações catastróficas, os transtornos do sono e a "síndrome do entardecer" são alguns exemplos comuns de alterações do comportamento que estão presentes mais comumente de forma variável a partir dessa fase da doença, podendo o convívio social ainda estar relativamente preservado. Trata-se de distúrbios às vezes graves, mas que, em geral, ocasionam maior estresse ao grupo familiar e aos cuidadores do que ao próprio paciente, o qual se apresenta com perdas cognitivas mais graves na maioria dos casos. Os sintomas "psicológicos", como apatia, ansiedade, depressão, ideias delirantes, alucinações (sobretudo os visuais), erros de identificação (p. ex., considerando pessoas familiares desconhecidas e vice-versa), ideias paranoides, principalmente persecutórias (p. ex., acreditar que foi roubado), também são frequentes.

Embora conhecidos como BPSD, os sintomas neuropsiquiátricos devem ser distinguidos isoladamente ou em grupamentos, tendo em vista as apresentações clínicas e neuropatológicas distintas dos mesmos. Nesse sentido, existem critérios provisórios propostos para o diagnóstico e escalas de avaliação para a caracterização individual de pelo menos três grupamentos de sintomas neuropsiquiátricos, a saber: depressão da DA, psicose da DA e apatia da DA.

Na depressão da DA, redução da expressão afetiva positiva e do prazer frente a contato social e atividades usuais, isolamento social, recusa alimentar, irritabilidade, vocalização perturbadora e comportamento inoportuno podem estar presentes, além dos demais sintomas comuns nesse estado, como humor deprimido (choroso); perda ou ganho de peso significativo (5% do peso); insônia ou hipersonia; agitação ou retardo psicomotor; fadiga ou perda de energia; sentimentos de inutilidade ou culpa excessiva; capacidade diminuída de concentrar-se e pensar; pensamentos recorrentes de morte ou ideação suicida (Olin *et al.*, 2001). Na psicose da DA, a demência precede o início da psicose (alucinações visuais ou auditivas e/ou ideias delirantes devem estar presentes há pelo menos 1 mês) (Jeste: Finkel, 2000). Na apatia da DA, constata-se perda ou redução de motivação em relação a um nível prévio em pelo menos 2 domínios: comportamento intencional (iniciar conversas, engajar-se em AVD, buscar atividades sociais, manifestar preferências e participar em conversações ou em atividades sociais), pensamento intencional (manter interesse e curiosidade sobre eventos de rotina ou novidades, como tarefas desafiadoras, noticiário, assuntos de família e questões do relacionamento) e emocional (manter afeto espontaneamente pleno e capacidade de resposta a eventos potencialmente excitantes como conquistas, perdas, doença e catástrofes) (Robert *et al.*, 2009).

Na fase avançada da demência na DA, com duração média de 8 a 12 anos, e no estágio terminal, todas as funções cognitivas estão gravemente comprometidas, havendo, até mesmo, dificuldades para reconhecer faces e espaços familiares. Em razão da perda total da capacidade para realizar AVD, os pacientes tornam-se totalmente dependentes. As alterações de linguagem agravam-se progressivamente, ficando evidentes as dificuldades para falar sentenças completas e compreender comandos simples. Quando há redução drástica da fluência, os pacientes passam a comunicar-se somente por meio de ecolalias, vocalizações inarticuladas, sons incompreensíveis e jargões semânticos, até alcançarem o mutismo. Ficam acamados, com incontinência urinária e fecal. A morte sobrevém, em geral, como complicação da síndrome de imobilismo em decorrência de septicemia causada por pneumonia, infecção urinária e lesões por pressão.

Vários instrumentos foram propostos para a identificação e a avaliação dos diversos estágios de evolução da DA. Reisberg *et al.* (1984) propuseram um modelo pormenorizado de avaliação funcional dos indivíduos acometidos pela DA, posteriormente validado por Sclan e Reisberg (1992), conhecido como FAST (Functional Assessment Stages in Alzheimer's Disease), contemplando 16 estágios e subestágios de progressão funcional que estão sumarizados no Tabela 17.1. Outro instrumento global de classificação funcional da demência em estágios, elaborado por Hughes *et al.* (1982) e atualizado por Morris (1993), é o Clinical Dementia Rating (CDR). Essa escala incorpora seis domínios a serem avaliados por entrevista semiestruturada: memória, orientação, julgamento e solução de problemas, relacionamento social e desempenho em atividades fora do domicílio, passatempos e atividades no domicílio, cuidados pessoais. A classificação pela CDR é considerada como um método confiável para avaliações quantitativas de acordo com a gravidade da doença em períodos de 1 ano ou mais, por meio da avaliação longitudinal dos seus escores finais: 0; 0,5; 1; 2 e 3.

Diagnóstico

Em termos práticos, para o estabelecimento do diagnóstico da demência na DA, o primeiro passo é a confirmação da demência ou do TNCM causado pela DA. Para tanto, é fundamental considerar os critérios propostos para esse diagnóstico e o diferencial com as demais condições clínicas, neurológicas e psiquiátricas que podem apresentar-se, de início, com quadro clínico semelhante às demências.

Demência pode ser definida como uma síndrome caracterizada pelo comprometimento de múltiplas funções corticais superiores. Nos déficits cognitivos, incluem-se os da memória, do pensamento, da orientação, da compreensão, da linguagem, do cálculo, da capacidade de aprendizagem, do pensamento abstrato e do julgamento. A deterioração não é necessariamente difusa nem global, e, com frequência, múltiplos domínios cognitivos são afetados, enquanto outros se mantêm preservados.

▪ **TABELA 17.1** Escala de estagiamento funcional da doença de Alzheimer – FAST (Functional Assessment Stages in Alzheimer's Disease).

Características clínicas	Diagnóstico	Duração	MEEM
1. Sem decréscimo	Adulto normal	–	29 a 30
2. Queixas subjetivas	DCAI	–	27 a 28
3. Déficits em ambiente de trabalho	TNL	7 anos	24
4. Requerendo auxílio para tarefas complexas	DA leve	2 anos	19 a 20
5. Requerendo auxílio para a escolha do vestuário	DA moderada	18 meses	15
6. a. Requerendo auxílio para vestir-se	DA moderadamente grave	5 meses	9
b. Requerendo auxílio para banhar-se apropriadamente		5 meses	8
c. Requerendo auxílio para uso da toalete (como dar descarga no vaso sanitário ou limpar-se)		5 meses	5
d. Incontinência urinária		4 meses	3
e. Incontinência fecal		10 meses	1
7. a. Habilidades linguísticas limitadas a meia dúzia de palavras	DA grave	12 meses	0
b. Vocabulário inteligível restrito a uma única palavra		18 meses	0
c. Perda da capacidade de deambular		12 meses	0
d. Perda da habilidade de sentar-se		12 meses	0
e. Perda da habilidade de sorrir		18 meses	0
f. Perda da habilidade de sustentar a cabeça		12 meses ou mais	0

DA: doença de Alzheimer; DCAI: declínio cognitivo associado à idade; MEEM: Miniexame do Estado Mental; TNL: transtorno neurocognitivo leve. (Fonte: Reisberg *et al.*, 1984.)

O comprometimento dessas funções, em geral, é acompanhado e, às vezes, antecedido por alterações psicológicas, do comportamento e da personalidade.

Para o diagnóstico de demência, é essencial que os déficits causem significativo comprometimento nas atividades profissionais, ocupacionais e sociais do indivíduo e representem declínio significativo com relação aos níveis prévios de funcionamento, na ausência de alterações de consciência. Nessa definição, estão excluídos os déficits intelectuais preexistentes (p. ex., deficiência intelectual), o *delirium* e as condições que possam impedir uma avaliação clínica adequada (p. ex., afasia grave, déficits sensoriais). A deterioração na execução de AVD deve resultar de déficits cognitivos, e não de disfunção física (p. ex., hemiparesia após AVE). Julgamentos sobre a vida independente e o desenvolvimento de dependência de outras pessoas pelo paciente devem levar em conta as expectativas e os contextos sociais e culturais em que ele vive. Alterações no desempenho de papéis, como uma diminuição na capacidade de manter ou encontrar um emprego, não devem ser usadas como critérios de demência em razão das grandes diferenças culturais que existem sobre aquilo que é apropriado e, também, porque pode haver frequentes alterações externamente impostas na disponibilidade de trabalho dentro de uma cultura em particular. Condições, como ideias delirantes, alucinações, apatia e/ou depressão, são comuns nas demências; portanto, a presença delas não é considerada como fator excludente.

Os requisitos mínimos para o diagnóstico de demência, independentemente da etiologia, estão descritos na 10ª edição da Classificação Internacional de Doenças (CID-10), da Organização Mundial da Saúde (OMS) (Tabela 17.2).

■ **TABELA 17.2** Critérios para o diagnóstico de demência de acordo com a Classificação dos Transtornos Mentais e de Comportamento: Critérios Diagnósticos para Pesquisa (CPD-10) da 10ª edição da Classificação Internacional de Doenças-10 (CID-10).

Classificação	Descrição
G1.1	Declínio de memória, que é mais evidente no aprendizado de novas informações, embora nos casos mais graves a recordação de informações previamente aprendidas possa estar também afetada. O comprometimento se aplica a ambos os materiais, verbal e não verbal
G1.2	Declínio em outras capacidades cognitivas, caracterizado por deterioração no julgamento e no pensamento, bem como no planejamento e na organização, e no processamento geral de informações. A deterioração desde um nível previamente mais alto de desempenho deve estar estabelecida
G2	A percepção do ambiente (ou seja, a ausência de obnubilação de consciência) é preservada durante um período de tempo suficientemente longo para permitir a demonstração inequívoca dos sintomas no critério G1. Quando há episódios de *delirium* sobrepostos, o diagnóstico de demência deve ser postergado
G3	Há um declínio no controle ou na motivação emocional ou uma alteração no comportamento social manifestada pelo menos por um dos seguintes sintomas: labilidade emocional, irritabilidade, apatia, rudeza de comportamento social
G4	Para um diagnóstico clínico confiável, os sintomas no critério G1 devem estar presentes pelo menos por 6 meses; se o período desde o início evidente for menor, o diagnóstico poderá ser apenas tentativo

Fonte: Décima edição (CID-10) da Classificação Internacional de Doenças da Organização Mundial da Saúde. Genebra, 1993.

Para o diagnóstico diferencial, é importante considerarmos várias outras condições que podem apresentar-se, de início, com quadro clínico semelhante às demências, nas quais se incluem a cognição normal no declínio cognitivo associado ao envelhecimento, o estado confusional agudo (*delirium*), os transtornos psiquiátricos funcionais (depressão maior, esquizofrenia), o comprometimento cognitivo leve (CCL) ou TNL, a deficiência intelectual e os transtornos específicos de aprendizagem e outros transtornos do neurodesenvolvimento.

Nessa relação, merecem destaque o *delirium* e a depressão. O *delirium* é uma síndrome adquirida, com redução do estado de alerta, de percepção, da habilidade de manter e de desviar a atenção de forma apropriada. Como as demências, o *delirium* é caracterizado por comprometimento cognitivo global. Seu início, entretanto, é súbito, e seu curso apresenta flutuações marcantes do déficit cognitivo ao longo do dia, com alternância do estado de consciência, da cognição, da atenção e de alterações do ciclo do sono. Alucinações visuais e ideias delirantes são comuns. Condições médicas, como infecções, condições tóxicas e metabólicas, são causas típicas do *delirium*. A demência e o *delirium* frequentemente coexistem particularmente em pacientes hospitalizados, e a demência é um fator de risco para o *delirium*. O *delirium* no idoso impõe a necessidade de uma reavaliação rigorosa das funções cognitivas, após o término de seu episódio. Algumas características úteis para a distinção entre *delirium* e DA estão descritas na Tabela 17.3.

Em pessoas idosas, a depressão pode cursar com queixa de déficit de memória, perda de concentração e de atenção, e redução na capacidade intelectual além de fadiga, perda de energia, alterações psicomotoras (agitação ou retardo psicomotor), do sono e do apetite. O diagnóstico diferencial entre a demência e a depressão pode ser difícil, visto que muitos

■ **TABELA 17.3** Características clínicas de *delirium* e doença de Alzheimer.

Características	*Delirium*	Doença de Alzheimer
Início	Abrupto (data precisa)	Insidioso
Duração do declínio	Horas, dias, semanas (agudo)	Gradual, progressiva, lenta
Curso em 24 h	Flutuante com exacerbação noturna	Estável
Nível de consciência	Reduzido e flutuante	Claro, exceto na DA grave
Atenção	Globalmente desordenada	Normal, exceto em casos graves
Cognição	Globalmente desordenada	Globalmente diminuída
Desorientação	Início súbito	Piora progressiva
Alucinações	Visuais predominantemente	Ausentes na fase inicial
Ideias delirantes	Fugazes, pobremente sistematizadas	Frequentemente ausentes
Atividade psicomotora	Desordenada, imprevisível	Frequentemente normal
Ciclo sono-vigília	Alterações a cada hora	Inversão do sono
Fala	Incoerente, desorganizada	Anomia, circunlóquios, perseveração
Movimentos involuntários	Asterixes ou tremor grosseiro	Ausentes até fase avançada
Doença física ou toxicidade por substâncias	Um ou ambos presentes	Frequentemente ausentes

Fonte: Machado, 2020.

desses sintomas podem ser comuns às duas doenças, sem contar que elas podem coexistir. Pacientes com a DA podem apresentar sintomas depressivos previamente ao início da doença ou nas diversas fases evolutivas dela. Uma prova terapêutica com o uso de antidepressivos pode ser necessária para melhor esclarecimento do diagnóstico. Algumas características que norteiam a diferenciação entre o déficit cognitivo da demência e o da depressão estão descritas na Tabela 17.4.

No CCL ou no TNL, os déficits cognitivos de uma ou mais áreas cognitivas são mínimos, não progressivos e, principalmente, não ocasionam incapacidades funcionais significativas como nas demências. Trata-se, evidentemente, de uma condição heterogênea que representa um desafio para o diagnóstico. A forma mais apropriada para a detecção de casos é por meio da avaliação com testes neuropsicológicos padronizados ou, em sua falta, com outra avaliação quantificada. Considerando-se que a queixa de memória isolada pode significar um estágio prodrômico da DA com duração de 4 a 6 anos (CCL amnéstico), é fundamental fazer o acompanhamento dos pacientes com o CCL ou TNL da DA para estabelecer quais evoluirão para um quadro demencial ou TNCM (ver Capítulo 16).

Assegurados os requisitos mínimos para o diagnóstico de demência na DA ou TNCM causado pela DA, o segundo passo é identificar os déficits cognitivos e não cognitivos presentes e correlacioná-los às características clínicas típicas potencialmente associadas à DA, ao desempenho na avaliação cognitiva e aos resultados dos exames laboratoriais e de neuroimagem. Com isso, busca-se firmar o diagnóstico da demência na DA provável. A utilização de marcadores biológicos para o diagnóstico da DA, ou até mesmo, para a sua detecção nas fases pré-clínica e prodrômica já é no presente factível, embora ainda restrita aos grandes centros no país.

Ao longo dos anos, a demência na DA recebeu diversas descrições clínicas e critérios operacionais para o seu diagnóstico clínico quando ainda era considerada uma entidade clínico-patológica, sendo mais difundidos, até meados dos anos 2000, os desenvolvidos em 1984 pelo Grupo de Trabalho do Instituto Nacional de Neurologia e da Associação da Doença de Alzheimer e Desordens Relacionadas dos EUA (NINCDS-ADRDA), que classificam a enfermidade como possível, provável ou definida de acordo com os achados clínicos, patológicos e de exames complementares para uso, principalmente, em investigação científica e em estudos epidemiológicos (Tabela 17.5).

▪ **TABELA 17.4** Características clínicas das queixas cognitivas na depressão e na demência.

Características	Depressão	Demência
Duração dos sintomas até a primeira consulta	Curta	Longa
Data de início identificada com precisão	Usual	Pouco usual
Progressão rápida dos sintomas	Usual	Pouco usual
História de depressão	Usual	Pouco usual
Queixas de perda cognitiva	Enfatizadas	Minimizadas
Descrição do paciente de sua perda cognitiva	Detalhada	Vaga
Esforço para executar tarefas	Pequeno	Grande
Deterioração da capacidade para atividades sociais	Precoce	Tardia
Respostas como "não sei"	Usuais	Pouco usuais
Respostas como "quase certo"	Pouco usuais	Usuais

Fonte: Machado, 2020.

▪ **TABELA 17.5** Critérios para diagnóstico de doença de Alzheimer segundo Grupo de Trabalho do Instituto Nacional de Neurologia e da Associação da Doença de Alzheimer e Desordens Relacionadas (NINCDS-ADRDA) dos EUA.

Provável	Demência comprovada por meio de exame clínico e documentada pelo MEEM, Escala de Demência de Blessed, ou similar, e confirmada por testes neuropsicológicos Déficits cognitivos evidentes em duas ou mais áreas da cognição Piora progressiva dos déficits de memória e demais funções cognitivas Ausência de rebaixamento de consciência Início dos sintomas entre as idades de 40 e 90 anos, mais frequentemente após os 65 anos de idade Ausência de doenças sistêmicas ou cerebrais que possam explicar os déficits observados
O diagnóstico de provável é reforçado por	Deterioração progressiva de funções cognitivas específicas (afasia, apraxia, agnosia) Comprometimento das atividades cotidianas, alteração do padrão comportamental História familiar de doenças semelhantes na família Exame de líquido cefalorraquidiano por intermédio de punção lombar é normal Alterações inespecíficas do eletroencefalograma Evidência de atrofia cortical progressiva na tomografia computadorizada de crânio
Consistentes com o diagnóstico de "provável"	*Platô* no curso de progressão da doença Associação a sintomas depressivos, insônia, incontinência, delírios, alucinações, reações catastróficas, transtornos sexuais, perda de peso e outras anormalidades neurológicas (aumento do tônus muscular, mioclonia ou transtornos de marcha) Convulsões em casos mais avançados Imagens tomográficas cerebrais normais para a idade
Quando o diagnóstico "provável" é incerto	A instalação dos sintomas cognitivos é rápida ou súbita Sinais neurológicos focais estão presentes Convulsões ocorrem na instalação ou prematuramente durante o curso da doença

Fonte: McKhann, 1984.

Apesar de não haver consenso nem definição uniforme para a subdivisão da DA, a CID-10 (Tabela 17.6) propõe que ela seja feita de dois modos: primeiro, tomando-se apenas a idade de início e classificando a doença como precoce ou tardia, com um ponto de corte aos 65 anos de idade; segundo, avaliando-se quão bem o indivíduo combina com uma das duas supostas síndromes, dos tipos início precoce ou tardio. É improvável, no entanto, que exista uma distinção precisa entre os tipos início precoce e tardio de acordo com esses critérios.

Considerando-se o diagnóstico definitivo da DA confirmado por meio de estudo histopatológico de tecido encefálico, foram propostos, por três grupos diferentes, critérios para o diagnóstico anatomopatológico da DA fundamentados na gravidade e na disseminação dos ENF e/ou placas senis: os do Instituto Nacional de Saúde dos EUA (critérios quantitativos para a densidade de placas senis e de placas neuríticas – lesões mais maduras e ENF em 3 áreas do neocórtex de acordo com a faixa etária) (Khachaturian, 1985); os do Consórcio para o estabelecimento de registro da doença de Alzheimer (CERAD; do inglês, *DA Consortium of Establish a Registry for Alzheimer's Disease*) (critérios qualitativos para os diagnósticos neuropatológicos da DA ausente, possível, provável e definido baseados na análise semiquantitativa de placas senis por mm^2 classificadas como esparsas, moderadas ou frequentes em pelo menos cinco regiões cerebrais, incluindo-se áreas neocorticais e o hipocampo, ajustadas para três faixas etárias distintas) (Mirra *et al.*, 1991); e os do Instituto Nacional do Envelhecimento e Instituto Regan dos EUA (1997) (critérios semiquantitativos

▪ **TABELA 17.6** Possíveis subtipos de demência na doença de Alzheimer de acordo com a classificação dos transtornos mentais e de comportamento: Critérios Diagnósticos para Pesquisa (CDP-10) do Código Internacional de Doença-10 (CID-10).

F00.0 Demência na doença de Alzheimer de início precoce (G30.0)	Os critérios para demência na doença de Alzheimer (F00) devem ser satisfeitos, e a idade de início deve estar abaixo de 65 anos Em adição, pelo menos um dos seguintes requisitos deve ser satisfeito: • Evidência de início e progressão relativamente rápidos • Em adição ao comprometimento de memória, deve haver afasia (amnéstica ou sensorial), agrafia, alexia, acalculia ou apraxia (indicando envolvimento dos lobos temporais, parietais e/ou frontal)
F00.1 Demência na doença de Alzheimer de início tardio (G30.1)	Os critérios para demência na doença de Alzheimer (F00) devem ser satisfeitos, e a idade de início deve ser superior a 65 anos Em adição, pelo menos um dos seguintes requisitos deve ser satisfeito: • Evidência de início e progressão muito lentos (a velocidade da última pode ser reconhecida apenas retrospectivamente após um curso superior a 3 anos ou mais) • Predominância do comprometimento de memória em comparação ao de outras capacidades cognitivas
F00.2 Demência na doença de Alzheimer, tipo misto ou atípico (G30.8)	Demências que têm aspectos atípicos importantes ou que preencham critérios para ambos os tipos de doença de Alzheimer, de início precoce ou tardio Demência mista do tipo Alzheimer e vascular

Fonte: Classificação de Transtornos Mentais e de Comportamento da 10ª versão (CID-10) da Classificação Internacional de Doenças – Organização Mundial da Saúde, 1993.

para classificação como de probabilidade alta, intermediária e baixa para o diagnóstico da DA com base no exame neuropatológico de 5 áreas neocorticais, formação hipocampal, substância negra e *locus coeruleus*. Nessas regiões, a densidade de placas senis é avaliada de acordo com os critérios do CERAD e a classificação dos ENF é realizada de acordo com os estágios de acometimento de Braak e Braak: I a VI (descritos em 1993).

Em 2013, foi publicada a quinta edição do Manual Estatístico e Diagnóstico de Transtornos Mentais (DSM-5), da Associação Americana de Psiquiatria (American Psychiatric Association [APA], 2013). De acordo com o DSM-5, o CCL e as demências passaram a ser designadas como transtorno neurocognitivo (TNC) leve e maior, respectivamente, sendo a DA um dos seus subtipos etiológicos (Tabela 17.7). A categoria TNC abrange o grupo de transtornos em que o déficit clínico primário está na função cognitiva, sendo transtornos adquiridos em vez de transtornos do desenvolvimento. Apesar de os déficits cognitivos estarem presentes em muitos transtornos mentais, senão em todos (p. ex., esquizofrenia, transtornos bipolares), apenas aqueles transtornos cujas características centrais são cognitivas é que fazem parte da categoria TNC. Os TNC são aqueles em que a cognição prejudicada não estava presente ao nascimento ou muito no início da vida, representando, assim, um declínio a partir de um nível de funcionamento alcançado anteriormente. A demência está incorporada à entidade recém-nomeada TNC, embora não esteja excluído o uso do termo demência em subtipos etiológicos, nos quais é um termo padrão. A definição de TNC maior, além disso, é mais ampla que o termo demência, no sentido de que pessoas com declínio substancial em um só domínio podem receber esse diagnóstico. Além disso, o DSM-5 reconhece um nível menos grave de prejuízo cognitivo, o TNL, que pode também ser foco de cuidado, e que, no DSM-4, era parte de "transtorno cognitivo sem outra especificação" (Tabelas 17.7 a 17.9).

Com base nos avanços que melhor definem os fenótipos clínicos e a incorporação dos biomarcadores no processo de diagnóstico, a partir de 2006, dois grupos independentes, o Grupo Internacional de Trabalho (IWG; do inglês, *International Work Group*) e o Instituto Nacional de Envelhecimento dos EUA com a Associação de Alzheimer (NIA-AA; do inglês, *National Institute on Aging-Alzheimer's Association*) propuseram novos critérios para o diagnóstico da DA.

De fato, essa nova proposta apresenta uma importante mudança conceitual ao possibilitar a realização de um diagnóstico clinicobiológico da DA (aspectos clínicos e biomarcadores), sobrepondo-se ao diagnóstico clinicopatológico (clínico e *post mortem*) previamente utilizado. O objetivo dos novos critérios recomendados por ambos os grupos, embora com algumas diferenças, foi o de expandir a cobertura do diagnóstico por todos os estágios da doença desde a longa fase assintomática da DA pré-clínica, que ocorre desde o aparecimento das primeiras lesões neuropatológicas ao aparecimento dos primeiros sintomas, às fases prodrômicas da DA com sintomas pré-demenciais, incluindo o CCL ou TNL, até a instalação da demência na DA ou

▪ **TABELA 17.7** Transtorno neurocognitivo leve – critérios diagnósticos de acordo com o Manual Estatístico e Diagnóstico de Transtornos Mentais (DSM-5).

Evidências de declínio cognitivo *pequeno* a partir de nível anterior de desempenho em um ou mais domínios cognitivos (atenção complexa, função executiva, aprendizagem e memória, linguagem, perceptomotor ou cognição social) com base em: • Preocupação do indivíduo, de um informante com conhecimento ou do clínico de que ocorreu declínio na função cognitiva • Prejuízo pequeno no desempenho cognitivo, de preferência documentado por teste neuropsicológico padronizado ou, em sua falta, outra avaliação quantificada
Os déficits cognitivos *não interferem* na capacidade de ser independente nas atividades cotidianas (p. ex., estão preservadas atividades instrumentais complexas da vida diária, como pagar contas ou controlar medicamentos, mas pode haver necessidade de mais esforço, estratégias compensatórias ou acomodação)
Os déficits cognitivos não ocorrem exclusivamente no contexto de *delirium*
Os déficits cognitivos não são mais bem explicados por outro transtorno mental (p. ex., transtorno depressivo maior, esquizofrenia)

Fonte: American Psychiatric Association, 2013.

▪ **TABELA 17.8** Transtorno neurocognitivo maior – critérios diagnósticos de acordo com o Manual Estatístico e Diagnóstico de Transtornos Mentais (DSM-5).

Evidências de declínio cognitivo *importante* a partir de nível anterior de desempenho em um ou mais domínios cognitivos (atenção complexa, função executiva, aprendizagem e memória, linguagem, perceptomotor ou cognição social), com base em: • Preocupação do indivíduo, de um informante com conhecimento ou do clínico de que haja declínio significativo na função cognitiva • Prejuízo substancial no desempenho cognitivo, de preferência documentado por teste neuropsicológico padronizado ou, em sua falta, por outra investigação clínica quantificada
Os déficits cognitivos *interferem* na independência em atividades da vida diária (p. ex., no mínimo, necessita de assistência em atividades instrumentais complexas da vida diária, como pagamento de contas ou controle medicamentoso)
Os déficits cognitivos não ocorrem exclusivamente no contexto de *delirium*
Os déficits cognitivos não são mais bem explicados por outro transtorno mental (p. ex., transtorno depressivo maior, esquizofrenia)

Fonte: American Psychiatric Association, 2013.

TNM causada pela DA, nas suas diversas fases. Dessa maneira, o diagnóstico deixa de se basear somente nas consequências clínicas da doença (p. ex., sinais e sintomas) para se antecipar à sua identificação em pessoas vivendo com a DA ainda em estágios anteriores ao diagnóstico sindrômico de demência.

Dentre as principais justificativas listadas pelo IWG (Dubois *et al.*, 2007) para essa proposição, destacam-se: a crescente elucidação das bases fisiopatológicas das demências; a melhor identificação de marcadores de doenças por meio de alterações estruturais (RM), de alterações moleculares (PET com amiloide radioligante e tau radioligante e de biomarcadores liquóricos [$A\beta_{1-42}$, T-tau total e P-tau]); a melhor caracterização de estágios que precedem a instalação das demências (comprometimento funcional); e a maior precisão no reconhecimento das demais demências não Alzheimer e na identificação fenotípica da DA. Somada a essas justificativas, os autores reforçaram a necessidade peremptória de revisão dos critérios previamente utilizados do DSM e do NINCDS-ADRDA tendo em vista, em ambos, a ocorrência de baixa precisão diagnóstica (65 a 96%) e de baixa especificidade para o diagnóstico das outras demências (23 a 88%), além do requerimento de diagnóstico em dois estágios que somente é considerado definido após confirmação histopatológica.

Desse modo, novos critérios foram desenvolvidos pelo IWG em 2007 e atualizados em 2014 (Dubois *et al.*, 2007, 2014) visando à alta especificidade para serem aplicados preferencialmente antes da demência claramente manifesta, de modo a propiciar intervenções terapêuticas mais precoces. Com base nesse refinamento, o diagnóstico da DA poderá ser simplificado pelo fenótipo clínico (DA típica e DA atípica) e por biomarcadores fisiopatológicos consistentes com a patologia da DA (Tabelas 17.10 e 17.11).

■ **TABELA 17.9** Transtorno neurocognitivo maior ou leve devido à doença de Alzheimer – critérios diagnósticos de acordo com o Manual Estatístico e Diagnóstico de Transtornos Mentais (DSM-5).

São atendidos os critérios para transtorno neurocognitivo maior ou leve

Há surgimento insidioso e progressão gradual de prejuízo em um ou mais domínios cognitivos (no caso de transtorno neurocognitivo maior, pelo menos dois domínios devem estar prejudicados)

Os critérios são atendidos para doença de Alzheimer provável ou possível, do seguinte modo:

- Para transtorno neurocognitivo maior:
  - *Provável doença* de Alzheimer é diagnosticada se qualquer um dos seguintes está presente; caso contrário, deve ser diagnosticada *possível doença* de *Alzheimer*
  - Evidência de uma mutação genética causadora de doença de Alzheimer a partir de história familiar ou teste genético
  - Todos os três a seguir estão presentes:
    - Evidências claras de declínio na memória e na aprendizagem e em pelo menos outro domínio cognitivo (com base em história detalhada ou testes neuropsicológicos em série)
    - Declínio constantemente progressivo e gradual na cognição, sem platôs prolongados
    - Ausência de evidências de etiologia mista (ou seja, ausência de outra doença neurodegenerativa ou cerebrovascular ou de outra doença ou condição neurológica, mental ou sistêmica provavelmente contribuindo para o declínio cognitivo)
- Para transtorno neurocognitivo leve:
  - *Provável doença* de Alzheimer é diagnosticada se há evidência de alguma mutação genética causadora de doença de Alzheimer, constatada em teste genético ou história familiar
  - *Possível doença* de Alzheimer é diagnosticada se não há evidência de mutação genética causadora de doença de Alzheimer, de acordo com teste genético ou história familiar, com presença de todos os três a seguir:
    - Evidências claras de declínio na memória e na aprendizagem
    - Declínio constantemente progressivo e gradual na cognição, sem platôs prolongados
    - Ausência de evidências de etiologia mista (ou seja, ausência de outra doença neurodegenerativa ou cerebrovascular ou de outra doença ou condição neurológica ou sistêmica provavelmente contribuindo para o declínio cognitivo)

A perturbação não é mais bem explicada por doença cerebrovascular, outra doença neurodegenerativa, efeitos de uma substância ou outro transtorno mental, neurológico ou sistêmico

- Para transtorno cognitivo maior ou leve
  - *Especificar:*
    - Sem perturbação comportamental: se a perturbação cognitiva não está acompanhada por qualquer perturbação comportamental clinicamente significativa
    - Com perturbação comportamental (especificar a perturbação): se a perturbação cognitiva está acompanhada por uma perturbação comportamental clinicamente significativa (p. ex., sintomas psicóticos, alteração do humor, agitação, apatia ou outros sintomas comportamentais)
- Para transtorno cognitivo maior
  - *Especificar* a gravidade atual:
    - Leve: dificuldades com as atividades instrumentais da vida diária (p. ex., trabalho doméstico, controle do dinheiro)
    - Moderada: dificuldades com as atividades básicas da vida diária (p. ex., alimentar-se, vestir-se)
    - Grave: totalmente dependente

Fonte: American Psychiatric Association, 2013.

■ **TABELA 17.10** Critérios do Grupo Internacional de Trabalho (IWG) 2 para o diagnóstico da doença de Alzheimer (DA) típica.

A + B em todos os estágios

A. Fenótipo clínico específico da DA
Presença de comprometimento precoce e intenso de memória episódica (isolada ou associada com outras mudanças cognitivas e comportamentais sugestivas de CCL ou de síndrome demencial), incluindo os seguintes aspectos:

- Mudança gradual e progressiva da memória por mais de 6 meses relatada pelo paciente ou por informantes
- Evidências objetivas de síndrome amnéstica do tipo hipocampal,* com base no comprometimento significativo do desempenho em testes de memória episódica com especificidade estabelecida para DA

B. Evidência *in vivo* de patologia da DA
Pelo menos um dos seguintes:

- ↓ Ab_{1-42} + ↑ T-tau ou P-tau no LCR
- ↑ Retenção de amiloide em PET amiloide radioligante
- DA autossômica dominante (mutação comprovada de *PSEN1*, *PSEN2* ou *APP*)

*Critérios de exclusão** para DA típica*

História

- Início súbito
- Ocorrência precoce dos seguintes sintomas: distúrbios de marcha, convulsões, mudanças comportamentais maiores e permanentes

Achados clínicos

- Sinais neurológicos focais
- Sinais extrapiramidais prematuros
- Alucinações precoces
- Flutuações cognitivas

Outras condições médicas graves o suficiente para justificar os sintomas de memória e sintomas relacionados

- Demência não Alzheimer
- Depressão maior
- Doença cerebrovascular
- Distúrbios tóxicos, inflamatórios e metabólicos que requeiram investigação específica
- RM com mudanças de sinal em FLAIR ou T2, em lobo temporal médio consistente com insultos infecciosos ou vasculares

CCL: comprometimento cognitivo leve; LCR: líquido cefalorraquidiano; RM: ressonância magnética; APP: proteína precursora de amiloide; PET: tomografia por emissão de pósitrons; PET – FDDNP: 2-(1-{6[(2-[2-[F-18]fluoroeti)(meti)amino]-2-naetlidenftil); PET-PIB: *Pittsburgh Compound Radioligant*. *Síndrome amnéstica hipocampal pode ser difícil de identificar em estágios de demência moderada a grave, quando evidência *in vivo* de patologia da DA pode ser suficiente na síndrome demencial bem caracterizada. **Investigações adicionais, como exames laboratoriais e RM de crânio, são necessárias para excluir outros distúrbios cognitivos ou demência, ou patologias concomitantes (lesões vasculares). (Fonte: Dubois *et al.*, 2014.)

TABELA 17.11 Critérios do Grupo Internacional de Trabalho (IWG) 2 para o diagnóstico da doença de Alzheimer (DA) atípica.

A + B em todos os estágios

A. Fenótipo clínico específico
Pelo menos um dos seguintes:
(1) "Variante posterior da DA", incluindo:
- Variante têmporo-occipital: déficit precoce, predominante e progressivo de funções visuais-perceptivas e/ou identificação visual de objetos, símbolos, palavras ou faces
- Variante biparietal: achados precoces, predominantes e progressivos de disfunções visuais-espaciais características das síndromes de Gerstmann e/ou Balint, apraxia de membro ou negligência

(2) "Variante logopênica da DA":
Déficit precoce, predominante e progressivo de recuperação de uma palavra, repetição de sentença no contexto de empobrecimento semântico, sintáxico e de habilidades motoras da fala
(3) "Variante frontal da DA":
Mudanças comportamentais precoces, predominantes e progressivas incluindo apatia e/ou comportamento desinibido e disfunção executiva predominante em testes cognitivos
(4) "Variante da síndrome de Down da DA":
Ocorrência de demência caracterizada por mudanças comportamentais precoces e disfunção executiva em portadores da síndrome de Down

B. Evidência *in vivo* de patologia da DA
Pelo menos um dos seguintes:
- ↓ Ab_{1-42} + ↑ T-tau ou P-tau no LCR
- ↑ Retenção de amiloide em PET amiloide radioligante
- DA autossômica dominante (mutação comprovada *PSEN1*, *PSEN2* ou *APP*)

Critérios de exclusão* para DA atípica

História
- Início súbito
- Transtornos de memória episódica prevalente e precoce

Outras condições médicas graves o suficiente para justificar os sintomas de memória e sintomas relacionados
- Depressão maior
- Doença cerebrovascular
- Distúrbios tóxicos, inflamatórios e metabólicos

*Investigações adicionais, como exames laboratoriais e RM de crânio são necessárias para excluir outros transtornos cognitivos ou demência, patologias concomitantes (lesões vasculares). APP: proteína precursora de amiloide; LCR: líquido cefalorraquidiano; PET: tomografia por emissão pósitrons. (Fonte: Dubois *et al.*, 2014.)

TABELA 17.12 Critérios clínicos principais para o diagnóstico de demência de qualquer etiologia. Recomendações do Instituto Nacional do Envelhecimento dos EUA (NIA-AA) e da Associação de Alzheimer.

A demência é diagnosticada quando há sintomas cognitivos ou comportamentais (neuropsiquiátricos) que:
- Interfiram na habilidade ao trabalho ou em atividades usuais
- Representem declínio em relação a níveis prévios de funcionalidade e desempenho
- Não sejam explicáveis por *delirium* (estado confusional agudo) ou doença psiquiátrica maior
- O comprometimento cognitivo é detectado e diagnosticado mediante combinação de:
  - Anamnese com paciente e informante com conhecimento da história
  - Avaliação cognitiva objetiva, mediante análise breve do estado mental ou neuropsicológica, que deve ser realizada quando a anamnese e a avaliação cognitiva breve executadas pelo médico não forem capazes de definir diagnóstico confiável
- Os comprometimentos cognitivos ou comportamentais afetam no mínimo dois dos seguintes domínios:
  - Memória, caracterizando-se por comprometimento da capacidade para adquirir ou lembrar informações recentes. Sintomas incluem: questionamentos ou conversações repetidos, perda de objetos pessoais, esquecimento de eventos ou compromissos ou se perdendo em locais conhecidos
  - Funções executivas, caracterizando-se por comprometimento do raciocínio, da realização de tarefas complexas e do julgamento, com sintomas como: compreensão pobre de situações de risco, inabilidade para cuidar das finanças, para tomar decisões e para planejar atividades complexas ou sequenciais
  - Habilidades visuais-espaciais, com sintomas que incluem: incapacidade de reconhecer faces ou objetos comuns, encontrar objetos no campo visual apesar de boa acuidade visual, dificuldade para manusear utensílios e para vestir-se
- Linguagem (fala, leitura e escrita), com sintomas que incluem: dificuldade para encontrar e/ou compreender palavras, erros ao falar e escrever, com trocas de palavras ou fonemas, não explicáveis por déficit sensorial ou motor
- Personalidade ou comportamento com sintomas que incluem alterações do humor (labilidade, flutuações incaracterísticas), agitação, perda de iniciativa ou motivação, apatia, desinteresse, isolamento social, perda de empatia, desinibição, comportamentos obsessivos, compulsivos ou socialmente inaceitáveis

Fonte: McKhann *et al.*, 2011.

Em 2011, novas recomendações para o diagnóstico clínico da DA foram propostas pelo NIA-AA. Os novos critérios abrangem demências de qualquer etiologia nos seus estágios pré-clínico, CCL e de demência na DA (Tabelas 17.12 e 17.13) (Albert *et al.*, 2011; Jack *et al.*, 2011; McKhann *et al.*, 2011; Sperling *et al.*, 2011).

Atualmente, ambos os critérios IWG e NIA-AA têm sido amplamente utilizados, sobretudo, em pesquisa clínica. Estudos de validação estão em andamento, com importantes implicações práticas, para a execução de ensaios clínicos de intervenção precoce em estágios prodrômicos da DA e realização de estudos de prevenção secundária em estágios pré-clínicos da DA.

Morris *et al.* (2014) propuseram uma harmonização dessas duas novas propostas de critérios diagnósticos, com as seguintes recomendações: (a) conceito – "doença de Alzheimer" é um distúrbio cerebral independende do *status* clínico; (b) terminologia – DA sintomática é expressão clínica do transtorno desde formas muito leves (incluindo CCL devido a DA e DA prodrômica) até formas graves de demência; (c) marcadores biológicos – a incorporação de biomarcadores moleculares e degenerativos no algoritmo de diagnóstico clínico deverá ser revisada quando a padronização for bem-sucedida. Até que isso ocorra, o seu papel deve ser somente de suporte para o diagnóstico clínico, especialmente se a apresentação for atípica; (d) memória – apresentações amnésticas "típicas" são consideradas fenótipos "típicos" da DA, mas o diagnóstico também pode ser feito a partir de apresentações não amnésticas – especialmente com apoio de biomarcadores.

Em 2018, o NIA-AA propôs uma classificação estrutural de pesquisa para a definição biológica da DA, denominada sistema AT(N), que considera o perfil de biomarcadores agrupados, a saber: deposição beta-amiloide (Aβ), patologia tau e neurodegeneração. O sistema ATN atrela diferentes biomarcadores (imagem e biofluidos) de acordo com o processo patológico e pretende ser flexível, na medida em que novos biomarcadores futuramente disponíveis possam também ser incluídos. Além disso, considerando-se que o foco dessa classificação é no *continuum* da DA com três categorias sindrômicas tradicionais e oito perfis de biomarcadores diferentes, poderá ser útil para reavaliar medidas contínuas de acordo com o estágio cognitivo e para testar hipóteses considerando os diferentes processos patológicos e sintomas cognitivos. Ainda assim, os autores alertam que o uso clínico ainda é prematuro e contraprodutivo, mas vislumbram a possibilidade de que essa classificação possa auxiliar na caracterização e no conhecimento da sequência de eventos responsáveis pelo declínio cognitivo, bem como na avaliação de abordagens de intervenção mais precisas visando aos processos de doença e candidatos mais específicos (Tabela 17.14) (Jack *et al.*, 2018).

■ **TABELA 17.13** Critérios para o diagnóstico da demência na doença de Alzheimer (DA). Recomendações do Instituto Nacional do Envelhecimento dos EUA (NIAA-AA) e da Associação de Alzheimer.

Demência na DA provável

Preenche critérios para demência da Tabela 17.12, acrescidos das seguintes características:
- Início insidioso (meses ou anos, não sendo súbito em horas ou dias)
- História clara de piora cognitiva por relato ou observação
- Déficits cognitivos iniciais e mais proeminentes estão evidentes em uma das seguintes categorias:
  - Apresentação amnéstica incluindo comprometimento no aprendizado e lembrança de informação recentemente aprendida (deve haver outro domínio afetado)
  - Apresentação não amnéstica:
    - Linguagem: encontro de palavras (deve haver outro domínio afetado)
    - Visual-espacial: cognição espacial, agnosia para objetos ou faces, simultâneos agnosia e alexia (deve haver outro domínio afetado)
    - Funções executivas: alteração de raciocínio, julgamento e solução de problemas (deve haver outro domínio afetado)
- O diagnóstico de demência na DA provável não deve ser aplicado quando houver:
  - Evidência de doença cerebrovascular importante definida por história de AVE temporalmente relacionada com o início ou piora do comprometimento cognitivo; ou presença de infartos múltiplos ou extensos ou lesões acentuadas na substância branca evidenciadas por exames de neuroimagem ou
  - Características centrais de DCL (alucinações visuais, parkinsonismo e flutuação cognitiva) ou
  - Características proeminentes da variante comportamental da DFT (hiperoralidade, hipersexualidade, perseveração) ou
  - Características proeminentes de afasia progressiva primária (demência semântica ou afasia não fluente) como discurso fluente com perda semântica ou agramatismo importante ou
  - Evidência de outra doença concomitante e ativa, neurológica ou não neurológica, ou de uso de medicação que pode ter efeito substancial na cognição

Demência na DA provável com nível aumentado de confiabilidade

Os seguintes itens, quando presentes, aumentam o grau de confiabilidade do diagnóstico clínico da demência na DA provável:
- Evidência de declínio cognitivo progressivo em avaliações subsequentes, com base em informações de terceiros e aplicação de testes cognitivos de rastreamento ou avaliações neuropsicológicas
- Comprovação de mutação genética causadora da DA (genes *APP*, *PSEN1* ou *PSEN2*)
- Alterações de biomarcadores que reflitam o processo patogênico da DA (marcadores moleculares através de PET ou LCR; ou neuroimagem estrutural e funcional)

Demência na DA possível

O diagnóstico de demência na DA possível deve ser feito quando o paciente preenche os critérios diagnósticos clínicos para demência na DA, mas apresenta alguma das circunstâncias a seguir:
- Curso atípico: início abrupto e/ou padrão evolutivo distinto daquele observado em geral, ou seja, lentamente progressivo
- Apresentação mista: evidência de outras etiologias conforme detalhado nos critérios de demência na DA provável (doença cerebrovascular concomitante; características de DCL; outra doença neurológica ou comorbidade não neurológica ou uso de medicação que podem ter efeito substancial sobre a cognição)
- Informações insuficientes na história clínica sobre instalação e evolução da doença

Demência na DA definida

Preenche critérios clínicos e cognitivos para demência na DA
Exame neuropatológico demonstra a presença de patologia da DA segundo os critérios de Regan

AVE: acidente vascular encefálico; DCL: demência com corpos de Lewy; DFT: demência frontotemporal; LCR: líquido cefalorraquidiano; PET: tomografia por emissão de pósitrons. (Fonte: McKhann *et al.*, 2011.)

■ **TABELA 17.14** Sistema AT(N) de Classificação Estrutural de Pesquisa para a definição biológica da doença de Alzheimer (DA) do Instituto Nacional do Envelhecimento dos EUA e da Associação de Alzheimer (NIAA-AA) – Perfil dos Biomarcadores e Categorias.

AT(N)	Categoria dos biomarcadores	
A–T–(N)–	Biomarcadores para DA normais	
A+T–(N)–	Alteração patológica da DA	*Continuum* da DA
A+T+(N)–	DA	
A+T+(N)+	DA	
A+T–(N)+	Alterações patológicas Alzheimer e não Alzheimer	
A–T+(N)–	Alterações patológicas não Alzheimer	
A–T–(N)+	Alterações patológicas não Alzheimer	
A–T+(N)+	Alterações patológicas não Alzheimer	

Fonte: Jack *et al.*, 2018.

Diagnóstico diferencial

Entre outras possíveis causas de demências, incluem-se pelo menos 60 doenças, com a predominância das vasculares, da demência com corpos de Lewy (DCL) e de algumas outras formas degenerativas.

As demências vasculares (DVa) compreendem várias síndromes típicas em que o comprometimento cognitivo está associado às doenças cerebrovasculares. Elas se caracterizam, em geral, por início abrupto, declínio por etapas, disfunção executiva, distúrbios de marcha e labilidade emocional, com evidências clínicas e de neuroimagem de doença cerebrovascular. Uma correlação temporal entre o insulto vascular e as alterações cognitivas deve ser aventada. Pacientes com DVa mostram, por meio da história clínica, exame neurológico e de neuroimagem, achados compatíveis com alterações cerebrais isquêmicas. Nos casos típicos, é fácil fazer a diferenciação. As dificuldades para o diagnóstico ocorrem, sobretudo, quando doença cerebrovascular e DA coexistem. Esses casos de patologia mista podem ocorrer de acordo com um amplo espectro de apresentação, tornando difícil a distinção clara entre as duas condições, ou mesmo a definição da relevância de cada uma delas, individualmente, para a instalação do quadro demencial (ver Capítulo 19).

Três condições principais constituem as demências frontotemporais (DFT): demência frontotemporal variante comportamental (DFTvc), afasia progressiva primária variante semântica (APPvs) ou demência semântica, e a afasia progressiva primária não fluente (APPnf) ou agramática. Elas se caracterizam pelo início insidioso e pela progressão lenta de mudanças de personalidade, de conduta social e do comportamento e alterações de linguagem, exibindo, na avaliação neuropsicológica, um quadro clínico sugestivo de "desordem do lobo frontal" e de disfunção executiva. Alterações pronunciadas e precoces do comportamento são características das DFTvc, e as de linguagem são características das afasias progressivas primárias, como se segue: APPvs (anomia, dificuldades de compreensão de palavras isoladas) e APPnf (agramatismo, redução de fluência verbal e esforço de produção oral e apraxia de fala). Para a sua diferenciação em relação à DA, destacam-se as relativas preservações da memória autobiográfica e para fatos recentes, da capacidade para resolver problemas não verbais e das habilidades visuais-espaciais e perceptivas (ver Capítulo 18).

Segundo McKeith *et al.* (1996), 65% dos casos confirmados por necropsia de DCL preenchem os critérios NINCDS-ADRDA para provável DA. Burns *et al.* encontraram casos de diagnóstico anatomopatológico de DCL entre 12 e 36% dos pacientes com diagnóstico clínico da DA firmado de acordo com os critérios NINCDS-ADRDA. Esses achados sugerem que o diagnóstico de DCL deve ser excluído antes de se fazer o diagnóstico da DA. Na DCL ocorre declínio cognitivo progressivo de habilidades frontossubcorticais e visuais-espaciais, associado a déficit de atenção, e disfunção executiva proeminente. O déficit de memória, ao contrário do que se observa em pacientes com DA, não necessariamente ocorre nos estados iniciais. São características clínicas centrais as flutuações cognitivas com pronunciadas variações na atenção e alerta, alucinações visuais recorrentes, tipicamente bem-formadas e detalhadas, transtorno comportamental do sono REM (do inglês, *rapid eye movement*), que pode preceder o declínio cognitivo, e um ou mais sinais cardinais de parkinsonismo, bradicinesia (definida como lentidão de movimentos e decréscimo de amplitude ou velocidade), tremor de repouso ou rigidez. Entre os achados clínicos de suporte que apoiam o diagnóstico, incluem-se: grave sensibilidade aos antipsicóticos, instabilidade postural, quedas de repetição, síncopes ou outros episódios transitórios de disfunção autonômica grave (p. ex., constipação intestinal, hipotensão ortostática, incontinência urinária), hipersonia, hiposmia, alucinações de outras modalidades, delírios estruturados, apatia, ansiedade e depressão. São três os biomarcadores indicativos, a saber: redução na captação e transporte de dopamina nos núcleos da base demonstrados por tomografia por emissão de fóton único (SPECT) e tomografia por emissão de pósitrons (PET), captação anormal (baixa) de metaiodobenzilguanidina (MIBG) por cintilografia miocárdica e confirmação polissonográfica de sono REM sem atonia (McKeith *et al.*, 2017) (ver Capítulo 18).

O uso de determinadas substâncias, a depressão, as anormalidades metabólicas, incluindo doenças tireoidianas, a deficiência da vitamina B12, os distúrbios no metabolismo do cálcio (notadamente o hiperparatireoidismo), a insuficiência hepática, a hidrocefalia de pressão normal, o hematoma subdural e as neoplasias são exemplos de transtornos classificados como demências potencialmente reversíveis. Embora essas causas sejam relativamente raras, com prevalência em torno de 10 a 20% dos casos de demência, a sua identificação é importante devido ao potencial de reversão. No Brasil, Nitrini *et al.* (1995), após a avaliação de 100 pacientes consecutivos com diagnóstico de demência, classificaram 8 casos como demências reversíveis, secundários a hidrocefalia e neurossífilis. Cunha (1995) constatou que 26 de 110 pacientes dementes avaliados em âmbito ambulatorial apresentavam causas potencialmente reversíveis. Quando acompanhados por períodos de até 2 anos, no entanto, somente em um caso de hidrocefalia de pressão normal e em outro de pseudodemência (depressão) houve regressão completa do quadro demencial (ver Capítulo 20).

É importante salientar a possibilidade de concomitância da DA com outras condições clínicas agravantes ou mesmo relacionadas etiologicamente com o quadro demencial. Os indivíduos portadores da DA, sobretudo os muito idosos, apesar do declínio cognitivo inexorável, não estão imunes a, por exemplo, encefalopatias metabólicas, reações adversas ao uso de medicamentos, carência nutricional ou hidrocefalia de pressão normal. Ao contrário, são até mais suscetíveis a outras doenças associadas, em consequência da fragilidade e à idade avançada. Assim, havendo vários estados mórbidos concomitantes, fato comum em pacientes idosos, deve-se buscar o estabelecimento da relação causa–efeito que comprove o declínio cognitivo, e isso quase sempre é uma tarefa complexa. Por isso, faz-se necessária máxima atenção para a identificação de condições clínicas coexistentes capazes de interferir no curso da DA, pois mesmo não havendo garantia da reversão do declínio cognitivo, isso facilitará o planejamento do tratamento mais apropriado para suprir as necessidades específicas de cada paciente e aumentará, em consequência, as possibilidades de sucesso terapêutico.

Processo de investigação

Em princípio, quanto menores forem a duração dos sintomas e a gravidade dos déficits, melhores serão as condições de planejamento do tratamento da DA e as chances de detecção de fatores agravantes, de intervenções precoces e de prevenção de complicações. Além disso, o expressivo número de outras condições potencialmente responsáveis pelas demências a serem excluídas reforça a necessidade de uma inevitável avaliação inicial detalhada e abrangente de cada paciente com queixas cognitivas.

Somente considerando história clínica detalhada, confirmação por parte dos familiares mais próximos e avaliação do estado mental, é possível alcançar uma precisão de diagnóstico em cerca de 90% dos casos de demência na DA. Mesmo assim, é consenso que avaliações neuropsicológicas e propedêutica complementar (neuroimagem mais exames laboratoriais) sejam realizadas rotineiramente para esclarecimento do diagnóstico etiológico do TNC, sobretudo para a investigação de casos leves suspeitos de TNL.

A avaliação médica inclui a anamnese pormenorizada, com o histórico e a descrição das múltiplas alterações cognitivas e comportamentais, a investigação das habilidades para realização das AVD e de atividades instrumentais, além dos exames físico e neurológico e das avaliações dos estados mental, funcional e psicossocial.

História

É importante inquirir sobre a relação dos medicamentos em uso, prescritos ou não, condições clínicas associadas – "comorbidades" –, hábitos dietéticos, história de alcoolismo e intoxicações, doenças sistêmicas e neurológicas prévias. A história familiar positiva para demências e a presença dos fatores de risco para doença cerebrovascular devem também ser exploradas. A cronologia dos fatos há de ser considerada, pois o ritmo de progressão do declínio cognitivo e a presença de determinadas alterações não cognitivas podem ser elucidativos para o diagnóstico. Sempre que possível, é interessante confrontar as informações obtidas com o paciente com o relato de um informante confiável. Deve-se avaliar a magnitude da interferência dos déficits apresentados nas atividades pessoais, sociais e ocupacionais do paciente. Informações sobre a personalidade prévia, o nível educacional, os passatempos e os históricos ocupacional e social podem servir não somente como auxílio importante para o diagnóstico, mas também para estimar o impacto da doença sobre o paciente e para facilitar a elaboração do plano de reabilitação mais adequado.

Exames físico e neurológico

As alterações encontradas nos exames físico e neurológico são frequentemente insuficientes para o diagnóstico da DA. Por isso, é fundamental correlacionar essas alterações com os dados clínicos e exames complementares. Pacientes idosos, principalmente com deficiências cognitivas, podem recusar-se a cooperar com o exame físico por considerá-lo uma intrusão. A condução do exame, portanto, deve ser hábil e cuidadosa, evitando-se contatos prematuros.

Mudanças no estado nutricional, estimado pelo peso atual e pelas evidências de perda de peso, podem estar também relacionadas com a doença. O exame neurológico, em geral, é normal, exceto nas fases mais avançadas da doença, quando podem ser observados sinais extrapiramidais (rigidez, alterações posturais e da marcha), mioclonias e reflexos primitivos.

Avaliação do estado mental

A avaliação do estado mental é imprescindível em todos os pacientes com suspeita de déficits cognitivos, suscitada a partir das preocupações do paciente ou de familiares e informantes confiáveis ou da desconfiança durante a consulta médica. Do contrário, os casos iniciais passarão despercebidos, principalmente em pacientes que mantenham habilidades suficientes para permitir entrevistas simples.

Os testes cognitivos a serem incluídos na avaliação rotineira devem, idealmente, ser curtos, de fácil manuseio, de aplicação simples e rápida, apropriados para qualquer ambiente e, obviamente, devem propiciar o reconhecimento efetivo dos sinais e dos sintomas precoces de demências. O treinamento para aplicação dos testes deve ser rápido e sem complicações; devem estar preferencialmente validados para o uso na população em questão, além de servirem como uma linha de base para avaliações subsequentes.

A mensuração objetiva das funções cognitivas do paciente é especialmente útil quando há suspeita de demência, mas a avaliação clínica inicial não é conclusiva para o diagnóstico. Além de auxiliar no diagnóstico de comprometimento cognitivo ou de demências leves a moderadas, a avaliação do estado mental presta-se a vários objetivos. É importante como subsídio adicional para que se decida quanto à segurança e à competência do paciente, por exemplo, para manter suas ocupações ou dirigir veículos. Também pode ser vantajosa por ser uma forma objetiva de identificar com maior precisão a extensão e a natureza dos déficits, de acompanhar a evolução da doença e de avaliar o potencial de reabilitação e o prognóstico em cada caso. A resposta às intervenções propostas, farmacológicas e não farmacológicas, pode também ser mais bem documentada.

Vale salientar, entretanto, que não existe teste cognitivo perfeito, e nenhum dos conhecidos é capaz de determinar isoladamente o diagnóstico etiológico das perdas cognitivas. Por vezes, não são esclarecedores, mesmo para o diagnóstico de TNC, sobretudo em casos iniciais, sendo possíveis os resultados falso-positivos e falso-negativos. Havendo dúvidas, é aconselhável fazer avaliações seriadas, pois somente mediante acompanhamento a longo prazo é possível obter dados mais fidedignos para o diagnóstico correto. Há de se considerar, também, que o desempenho durante a aplicação dos testes pode ser influenciado por diversos fatores, como gênero, nível socioeconômico, cultura, motivação, interesse e cooperação, interferências externas, baixas sensoriais e uso adequado de órteses e próteses, uso de medicamentos e, principalmente, idade e escolaridade.

Ainda assim, com todas as limitações e falhas decorrentes da concisão, a execução das avaliações breves tem valor indiscutível para o rastreamento do comprometimento cognitivo em casos suspeitos. Por não dispormos, em nosso meio, do número necessário de serviços especializados para a realização de avaliações neuropsicológicas mais detalhadas, o uso obrigatório dos instrumentos de rastreamento torna-se estratégia extremamente importante e eficaz para a detecção precoce de casos de TNC.

Existe uma grande variedade de testes cognitivos utilizados com métodos de exame abreviados e globais. O Miniexame do Estado Mental (MEEM) é um dos métodos de triagem mais utilizados em todo o mundo e inclui avaliação das orientações temporal e espacial, memória, atenção, cálculo, linguagem e habilidades visuais-construtivas (Folstein; Folstein; McHugh, 1975). Como vantagens, incluem-se a facilidade e o tempo curto para aplicação, a concisão e a baixa variabilidade intra e interexaminadores. Entre as limitações do MEEM, incluem-se: a baixa sensibilidade para a detecção de TNL, as falhas para a distinção entre os indivíduos normais e aqueles com demência leve e as limitações para a avaliação do declínio cognitivo em fases avançadas de demências por apresentarem sensibilidade e especificidade não ideias. Além disso, o seu uso é limitado nas pessoas com afasia, baixas acuidades visual e auditiva e distúrbios motores. A escolaridade e a cultura são outros fatores limitantes comumente observados.

Assim sendo, vários autores questionam a utilidade clínica de um único valor de nota de corte (escores menores que 24 são considerados anormais). Uma vez que esses valores foram obtidos a partir de populações medianas, é possível que pessoas com nível educacional elevado possam apresentar escores normais ao MEEM, apesar da demência manifesta. Inversamente, idosos com baixa pontuação podem não estar dementes, sobretudo aqueles com baixa escolaridade. Por esses motivos, as notas de corte variam de acordo com a população avaliada nos diversos estudos e não há resultados definitivos. No Brasil, um estudo colaborativo da Faculdade de Medicina da Universidade de São Paulo (FMUSP) e da Universidade Federal de São Paulo (UNIFESP) (Bertolucci *et al.*, 1994) propôs a padronização do MEEM a partir de várias adaptações sugeridas ao teste e, em 2003, Bruck *et al.* fizeram algumas sugestões para o uso de uma versão do MEEM no Brasil para uniformização dos resultados em nosso meio. Sua aplicabilidade revelou-se boa para ambientes hospitalar, ambulatorial e em estudos populacionais. De acordo com essa versão, os escores medianos normais por escolaridade foram: para analfabetos, 20; para 1 a 4 anos, 25; para 5 a 8 anos, 26,5; para 9 a 11 anos, 28; para mais de 11 anos, 29. No entanto, até que novos estudos longitudinais possam confirmar esses achados com os devidos valores de notas de corte a serem considerados, recomenda-se na prática clínica avaliar cada caso individualmente e, eventualmente, utilizar notas de corte um pouco mais altas que as propostas, para aumentar a sensibilidade do teste e, assim, evitar que casos leves de demência deixem de ser detectados.

Considerando-se que o diagnóstico de demência não pode se basear exclusivamente no resultado de um único teste, como o MEEM ou qualquer outro, é aconselhável a realização rotineira de testes complementares para aumentar a precisão da avaliação cognitiva. Na tentativa de suprir algumas falhas do MEEM, como, por exemplo, na avaliação satisfatória dos distúrbios visuais-espaciais, da linguagem e na identificação de lesões focais particularmente de hemisfério direito, existe um grande número de testes indicados. Apesar disso, muitos sofrem limitações de uso, como instrumentos de rastreamento, em razão da pouca praticidade de suas aplicações. Resumidamente, destacamos algumas opções interessantes e úteis como instrumentos de rastreamento, a serem usadas em associação com o MEEM: o teste de fluência verbal semântica (categoria animais), o teste do relógio, o teste de memória de figuras e o teste de lista de palavras.

O Montreal Cognitive Assessment (MoCA) é utilizado, sobretudo, para pacientes com queixas leves e alta escolaridade. O teste avalia memória, orientação, atenção, linguagem, abstração, funções executivas e visuais-espaciais e apresenta maior sensibilidade para CCL do que o MEEM. Há duas versões na língua portuguesa validadas para o Brasil e, em uma delas, denominada MoCa-básico, foi feita uma adaptação para populações de baixa escolaridade (Nasreddine *et al.*, 2005; Amatneeks; Hamdan, 2019).

O Teste do Desenho do Relógio (TDR), talvez o de mais fácil aplicação, reflete o funcionamento frontal e temporoparietal e avalia as funções executivas, memória, habilidades visuais-espaciais, visuais-construtivas, abstração e compreensão verbal.

Há de se considerar como limitações as diversas formas de interpretação com os 3 métodos propostos para pontuação e a influência do nível de escolaridade. Sunderland *et al.* (1989) demonstraram sensibilidade de 78% e especificidade de 96% com escala de pontuação de 10 pontos do teste, de acordo com os critérios diagnósticos para a DA. Shulman *et al.* (1993) propõem uma versão mais simples, com pontuação de 5 pontos. Combinado com o MEEM, o TDR apresenta sensibilidade de 84,9% e especificidade de 90,4% no rastreamento de comprometimento cognitivo de idosos. Tem a desvantagem de também ser muito influenciado pelo nível educacional e por dificuldades motoras, como tremor e perda de coordenação.

O teste de fluência verbal avalia a produção espontânea do maior número possível de itens de determinada categoria semântica (animais, frutas, vegetais, lista de supermercado) ou fonêmica (palavras iniciadas por determinada letra) durante um espaço determinado de tempo (em geral, um minuto), e o escore se dá pelo número de respostas corretas obtidas (Caramelli *et al.*, 2007; Passos *et al.*, 2011). O teste se relaciona com nomeação, solução de problemas, sequenciamento, perseveração, linguagem e com vários aspectos da memória operacional, da atenção sustentada, da capacidade de organização e da autorregulação. De acordo com alguns autores, na DA, a fluência semântica (relacionada com áreas temporais mesiais) encontra-se mais precocemente afetada do que a fluência fonêmica (relacionada com áreas frontais).

A memória verbal, a longo prazo, pode ser testada por listas de palavras apresentadas uma a uma, para repetição imediata e evocação tardia. Na lista de palavras do CERAD, 10 palavras são apresentadas por 3 vezes para repetição imediata e posterior evocação e reconhecimento (Bertolucci *et al.*, 2001). Espera-se, em pessoas normais, uma melhora nas sucessivas tentativas. É importante sempre apresentar um fator de distração (preferencialmente material não verbal), e, para a seleção de palavras, devem ser evitadas associações semânticas ou fonêmicas ou efeito de saliência. Alternativamente, a memória verbal pode ser avaliada por meio de testes de memória de figuras, nos quais as imagens devem ser reconhecidas entre uma série de outras, distratoras. Um dos testes mais conhecidos nessa categoria é o de memória de figuras da Escala de Memória de Wechsler. No Brasil, foi proposta por Nitrini *et al.* (2000) a Brief Cognitive Screening Battery (BCSB) com 10 figuras para avaliação da percepção visual, da nomeação, das memórias incidental, imediata e tardia, além de posterior reconhecimento dessas figuras junto a outras 10. Segundo Nitrini *et al.* (2004b), a lista de figuras da BCSB é mais adequada para a avaliação da memória a longo prazo em sujeitos de baixa escolaridade do que a lista de palavras do CERAD. As notas de corte sugeridas para os diversos testes estão descritas no Capítulo 14.

Além dos testes cognitivos, existem vários questionários de avaliação, direcionados aos familiares e aos cuidadores confiáveis, bastante interessantes, pois suas aplicações independem da consulta médica e, portanto, não prolongam a sua duração. O seu uso rotineiro auxilia muito na obtenção de informações de difícil inquirição junto aos familiares na presença do paciente, em razão dos seus aspectos constrangedores e de não conformidade com relação às suas opiniões e convicções, ou mesmo por sua falta de discernimento. Esses questionários de avaliação refletem, de maneira objetiva, as dificuldades apresentadas pelos pacientes no dia a dia para lidar com tarefas complexas e com atividades da vida cotidiana que dificilmente seriam avaliadas durante uma avaliação formal. Os questionários prestam-se também como recurso auxiliar na determinação dos lapsos de memória, da habilidade de compreensão e de produção de linguagem, da capacidade de julgamento, da aptidão para apreender e reter informações novas, bem como na identificação dos distúrbios de comportamento. Dentre eles, alguns instrumentos são amplamente utilizados: o Questionário de Atividades Funcionais de Pfeffer (Pfeffer *et al.*, 1982), a Escala Bayer-ADL (Bustamante *et al.*, 2003) e o IQCODE (Sanchez e Lourenço, 2009; Reichenheim *et al.*, 2015).

Exames complementares

Será que todos os pacientes com suspeita de apresentar a DA devem ser submetidos à mesma bateria mínima de avaliações propedêuticas complementares? Embora os exames laboratoriais e de neuroimagem tenham papel determinante e inegável no diagnóstico diferencial em relação a outras formas de TNC, a utilidade clínica da realização rotineira de alguns exames complementares é questionável em bases individuais. É prudente, no entanto, que as decisões sejam pautadas não somente pela definição da extensão das avaliações e da confiabilidade dos métodos de diagnóstico, mas também pela análise da relação custo-benefício e pelos riscos inerentes à realização de determinados procedimentos. Além disso, é fundamental que os médicos estejam familiarizados com o significado dos resultados obtidos para o diagnóstico e com sua interferência no tratamento e no prognóstico de cada paciente.

Os exames complementares para a avaliação ambulatorial de pacientes com suspeita de demências, recomendados pelo Departamento Científico de Neurologia Cognitiva e do Envelhecimento da Academia Brasileira de Neurologia (DCNCE-ABN) revisados em 2011, estão listados na Tabela 17.15 (Caramelli *et al.*, 2011).

Neuroimagem estrutural

Os exames de imagem do crânio são reconhecidos como excelente e imprescindível recurso para a investigação e diagnóstico dos TNC. A tomografia computadorizada (TC) do encéfalo ou a ressonância magnética (RM) do encéfalo são recomendadas como procedimentos de rotina para avaliação e diagnóstico iniciais de demência, devendo ser realizadas pelo menos uma vez em todos os casos. Seus achados propiciam, de forma segura, o diagnóstico de uma série de doenças responsáveis por quadros demenciais, particularmente os tumores cerebrais e outras lesões expansivas, como hematomas subdurais e hidrocefalia de pressão normal.

A RM apresenta capacidade superior de detalhamento anatômico e de detecção de alterações e, por isso, é o método de escolha, exceto quando houver indicações contrárias para sua realização. Além disso, a RM tem papel diagnóstico central no diagnóstico de algumas demências, como na DVa e na doença de Creutzfeldt-Jacob (p. ex., sequência de difusão, ou DWI, pode, ao mesmo tempo, flagrar isquemias recentes e registrar alterações típicas de doença priônica, como o sinal da fita cortical com envolvimento de núcleos da base), além de contribuir para a identificação de atrofias lobares específicas – por exemplo, atrofias frontal ou temporal, características da degeneração lobar frontotemporal, atrofia parietal, presente na degeneração corticobasal ganglionar (DCB) e atrofia cortical posterior, variante da DA atípica (nesse caso, é em geral empregado o corte sagital e a escala de Koedam para a descrição de atrofia parietal) (Caramelli *et al.*, 2011; Mortimer *et al.*, 2013).

A atrofia cerebral não é um achado específico, em geral, presente na DA. A RM é um método mais sensível do que a TC para a avaliação do grau de atrofia cerebral. Nos estágios iniciais da DA, a atrofia é mais bem evidenciada e medida na região inferomedial do lobo temporal, particularmente no córtex entorrinal, na formação hipocampal e no cíngulo posterior, por meio da RM quantitativa de alta resolução. Acredita-se que a sua análise a partir do comprometimento de estruturas

▪ **TABELA 17.15** Exames complementares indicados para o diagnóstico da doença de Alzheimer (DA) – recomendações do Departamento Científico de Neurologia Cognitiva e do Envelhecimento da Academia Brasileira de Neurologia (DCNCE-ABN).

Compulsórios	Complementares
Exames laboratoriais: • Hemograma completo • Creatinina sérica, • TSH • Albumina • Enzimas hepáticas • Vitamina B12, ácido fólico • Cálcio • Reações sorológicas para sífilis • Sorologia para HIV (< 60 anos de idade, com apresentações clínicas atípicas ou com sintomas sugestivos) Neuroimagem estrutural: • TC de crânio • RM de crânio preferencialmente ◦ Atrofia mesial temporal por análise visual e volumetria manual ◦ A redução volumétrica do hipocampo, córtex entorrinal e cíngulo posterior são sinais precoces da DA Para fins de pesquisa, úteis no diagnóstico diferencial com CCL e monitoramento da progressão da DA em ensaios clínicos: • RM volumétrica (volumetria automatizada) • Espectroscopia por RM	Neuroimagem funcional (SPECT ou PET-FDG): • Aumenta a confiabilidade diagnóstica e auxilia no diagnóstico diferencial com outras formas de demência, especialmente DFT e DCB Exame de LCR: • Demência com início em idade inferior a 65 anos (pré-senil) • Apresentação e curso clínico atípicos • Hidrocefalia comunicante • Curso rapidamente progressivo • Evidência ou suspeita de doença inflamatória, infecciosa ou priônica do SNC Estudos genéticos: • Genotipagem da apolipoproteína E ou de outros polimorfismos de suscetibilidade não é recomendada com finalidade diagnóstica ou para avaliação de risco de desenvolvimento da doença • Mutações de *APP*, *PSEN1* e *PSEN2*, quando disponíveis, são recomendadas: ◦ Em casos da DA com história familiar compatível com herança autossômica dominante ◦ Em indivíduo assintomático com familiar(es) com diagnóstico genético confirmado da DA só devem ser indicadas após extenso aconselhamento genético e com o pleno consentimento do mesmo EEG, EEGq e PE: • Diagnóstico diferencial de síndromes demenciais com outras condições que interferem no funcionamento cognitivo, como epilepsia, encefalopatias tóxico-metabólicas e infecciosas • Importante valor diagnóstico na doença de Creutzfeldt-Jakob • Não contribui para o diagnóstico precoce da DA Biomarcadores (LCR: Ab e Tau e PET amiloide radioligante): • Relacionados com as alterações moleculares da DA, ainda de uso quase exclusivo a protocolos de pesquisa, mas quando disponíveis poderão contribuir para maior precisão diagnóstica da doença

RM volumétrica: ressonância magnética de alta resolução; SPECT: tomografia por emissão de fóton único; PET: tomografia por emissão de pósitrons; TSH: hormônio tireoestimulante; HIV: vírus da imunodeficiência humana; TC: tomografia computadorizada; RM: ressonância magnética; CCL: comprometimento cognitivo leve; PET-FDG: tomografia com emissão de pósitrons com fluorodesoxiglicose; DFT: demência frontotemporal; DCB: degeneração corticobasal; LCR: líquido cefalorraquidiano; SNC: sistema nervoso central; APP: proteína precursora de amiloide; *PSEN1*: gene da presenilina 1, *PSEN2*: gene da presenilina 2; EEG: eletroencefalograma; EEGq: eletroencefalograma quantitativo; PE: potenciais evocados. (Fonte: Caramelli *et al.*, 2011.)

anatômicas envolvidas, com sua validação para o diagnóstico da DA, poderá tornar-se auxílio importante para o diagnóstico diferencial em relação às demais demências. A atrofia mesial temporal poderá ser detectada e acompanhada por vários métodos desde escalas visuais subjetivas até ferramentas computadorizadas sofisticadas com o objetivo de acompanhar as mudanças cerebrais estruturais e funcionais. Entre as ferramentas que melhor demonstram acurácia para detectar atrofia regional, doença cerebrovascular e disfunção cerebral "à beira do leito" sem utilização de alta tecnologia, destacamos a Escala MTA (Medial Temporal Lobe Atrophy), também denominada escala de Scheltens, para avaliação visual do grau de atrofia da porção mesial do lobo temporal, que apresenta especificidade e sensibilidade de cerca de 85% para pacientes com DA (Scheltens *et al.*, 1992). A análise deve ser feita nos cortes coronais em T1 da RM do crânio, no plano coronal correspondente ao corpo do hipocampo (que corresponde, aproximadamente, ao mesmo nível coronal da porção anterior da ponte). Em pacientes com idade inferior a 75 anos, escores MTA acima de 2 podem ser interpretados como anormais. Acima desta faixa etária, escores de MTA até 2 podem ser encontrados, e apenas os escores MTA 3 ou mais seriam considerados anormais. O escore é dado com base na análise visual da espessura da fissura coróidea, espessura do corno temporal e altura da formação hipocampal no corte coronal da sequência T1 da RM do crânio, de acordo com a seguinte interpretação: escore 0 = sem atrofia; escore 1 = fissura coróidea levemente alargada; escore 2 = moderado alargamento da fissura coróidea e leve aumento do corno temporal do ventrículo lateral e perda leve do tamanho do hipocampo; escore 3 = marcado alargamento da fissura coróidea, moderado aumento do corno temporal e moderada perda do volume hipocampal (redução da sua altura); e escore 4 = marado alargamento da fissura coróidea, marcado aumento do corno temporal e o hipocampo é acentuadamente atrofiado, sua estrutura interna é perdida.

Hiperintensidades de substância branca (HSB) podem estar relacionadas com os indivíduos com ou sem TNC e, por isso, não têm significado patológico seguro, devendo ser interpretadas à luz dos dados da história e do exame cliniconeuropsicológico. A importância das HSB na DA é de difícil interpretação em razão da possibilidade de coexistência de doença cerebrovascular associada com a DA, sobretudo em indivíduos muito idosos. Estudos recentes, no entanto, sugerem que as HSB são fatores preditores independentes para o declínio cognitivo da DA (Gordon *et al.*, 2015). Há um grande esforço internacional para normatização da análise dessas lesões e correlação clínica por intermédio do STRIVE (STandards for ReportIng Vascular changes on nEuroimaging) (Wardlaw *et al.*, 2013). HSB são primordialmente identificadas nas regiões frontal e parietal e áreas periventriculares e podem ser classificadas de acordo com a gravidade, a extensão e o local de lesão/alteração. A escala visual mais utilizada para avaliar e classificar essas HSD é a Escala Fasekas, em geral, nas melhores sequências axial *Flair* ou T2 (Fazekas *et al.*, 1987). As HSB periventriculares podem ser classificadas como: escore 0 = ausente; escore 1 = capuchos ou linhas finas; escore 2 = halo suave; e escore 3 = hiperintensidades irregulares estendendo para a substância branca profunda. As HSB de substância branca profunda, por sua vez, podem ser classificas em escore 0 = ausentes; escore 1 = focos puntiformes; escore 2 = focos com confluência inicial; e escore 3 = áreas confluentes extensas. Os escores 2 e 3 apresentarão estreita relação com idade, doença vascular de pequenos vasos e TNC (Schmidt *et al.*, 2012; Rhodius-Meester *et al.*, 2017).

Neuroimagem funcional e molecular

A SPECT e a PET são exames de neuroimagem funcionais que permitem a análise do metabolismo cerebral. Ambos os exames têm sido utilizados com particular interesse para a investigação da DA, embora não haja uma recomendação para a sua indicação rotineira para o diagnóstico da DA que, em última análise, está condicionada ao julgamento clínico, disponibilidade e custo. O 18F-FDG PET é um exame de melhor resolução e sensibilidade do que 99m Tc-HMPAO SPECT, em torno de 15 a 20%, mas com custo significativamente maior e disponibilidade ainda limitada em nosso país (Caramelli *et al.*, 2011). Sua utilização aumenta a confiabilidade do diagnóstico da DA e auxilia no diagnóstico diferencial com outras formas de demência (p. ex., DFT, DCB e DCL). Déficits metabólicos e perfusionais em córtex de associação bilateral, incluindo cíngulo posterior e pré-cúneo, aumentam a precisão diagnóstica da DA por esse método (Silverman *et al.*, 2001). Os déficits detectados também servem como indicação indireta de degeneração neuronal e, principalmente, disfunção sináptica, embora não sejam específicos da DA. Vale também salientar a importância do SPECT dopaminérgico para o diagnóstico diferencial da DA com a DCL, demais demências com parkinsonismo e doença de Parkinson idiopática, visto que na DA não será encontrada redução na captação e transporte de dopamina nos núcleos da base.

A expectativa atual é com a utilização de novos métodos de neuroimagem molecular para o diagnóstico biológico da DA, que permitem o estudo das imagens do peptídio beta-amiloide (Aβ) e proteína tau cerebrais *in vivo* (biomarcadores de "assinatura patológica"), como PET-PIB, PET-Florbetapir e PET-FDDNP e PET-Tau. O PET-amiloide e o PET-tau radioligantes, apenas disponíveis em centros de pesquisa avançados, por certo facilitarão a detecção precoce da doença, visto que os depósitos da proteína Aβ precedem em muitos anos ou mesmo décadas o surgimento da DA clinicamente manifesta. Estudos com pacientes com CCL e diagnóstico neuropatológico confirmado da DA demonstram a elevada associação desse biomarcador *in vivo* com a doença clínica ou a evolução/conversão para demência na DA (Jack *et al.*, 2011; Dubois *et al.*, 2014). Nesse contexto é que, em 2018, o NIA-AA propôs a classificação estrutural de pesquisa para a definição biológica da DA denominada sistema AT(N), descrito anteriormente (ver Tabela 17.14) (Jack *et al.*, 2018).

Marcadores em fluidos biológicos: líquido cefalorraquidiano e sangue

A análise de biomarcadores no líquido cefalorraquidiano (LCR), as proteínas beta-amiloide ($A\beta_{1-42}$), também expressas pela razão $A\beta_{1-42}$:$A\beta_{1-40}$, T-tau e P-$tau_{181\ P}$, foi demonstrada como de acurácia para o diagnóstico de TNL e da DA. Eles determinam a "assinatura patológica" da DA e incluem as seguintes alterações: (a) diminuição da concentração da proteína beta-amiloide ($A\beta_{1-42}$) principal componente das placas neuríticas; (b) aumento da concentração das proteínas tau total (T-tau) e tau-fosforilada (P-$tau_{181\ P}$), em consequência da lesão neuronal associada ao acúmulo intracelular de ENF e neurodegeneração (Tabela 17.16) (Frisoni *et al.*, 2017). A combinação das três alterações – diminuição da proteína beta-amiloide (Aβ42) e o aumento das proteínas tau total (T-tau) e tau-fosforilada (P-tau) – apresenta sensibilidade e especificidade de aproximadamente 85 a 90% para diagnóstico da DA ou, pelo menos, é preditiva para a identificação dos indivíduos com TNL que evoluíram com demência na DA. Diante dessas evidências, as alterações desses biomarcadores detectados em PET *scan* ou no LCR (moleculares ou fluidos) foram incluídas nos critérios diagnósticos propostos pelos grupos IWG- 2 (Dubois *et al.*, 2014) e NIAA-AA (McKhann *et al.*, 2011; Jack *et al.*, 2018). De acordo com o modelo proposto por Lehmann *et al.* (2014) utilizando uma escala para o cálculo do valor preditivo global para a DA, o número total de alterações encontradas nos três biomarcadores no LCR se correlaciona às seguintes predições: 9,6% (classe 0), 24,7% (classe 1), 77,2% (classe 2) e 92,2% (classe 3).

Apesar do emprego ainda relativamente restrito, de acordo como o consenso do Alzheimer's Biomarkers Standardization Initiative (ABSI), todos os pacientes com queixas de memória ou encaminhados para clínicas de memória para investigação devem ser considerados para punção liquórica (PL) para o diagnóstico de biomarcadores no LCR. Assim, de acordo com o grupo ABSI, a PL para o diagnóstico da DA por biomarcadores deve ser considerada em todos os pacientes com: (a) demência de início precoce; (b) declínio cognitivo leve ou mínimo em estágios prodrômicos, desde que o paciente deseje saber o resultado; e (c) apresentações clínicas atípicas sugestivas da DA atípica ou diagnósticos diferenciais complexos (Molinuevo *et al.*, 2014).

Muito se questiona sobre os reais benefícios do diagnóstico antecipado além daquele de propiciar ao paciente a possibilidade de participação em ensaios clínicos de tratamento com agentes modificadores da doença, mas diversas outras prerrogativas poderão ser consideradas, como: (1) obter diagnóstico correto e tratamento específico precocemente; (2) interromper a busca de outras causas; (3) ajudar os familiares a entender e aceitar a doença; (4) definir assuntos financeiros e legais, enquanto ainda competente; (5) possibilitar ao paciente e aos familiares adotarem mudanças de estilo de vida; (6) induzir melhor adesão e manejo das demais condições médicas; (7) instituir medidas apropriadas para prevenir acidentes (direção de veículos, armas); (8) prover acesso ao sistema de saúde, planos de saúde e serviços comunitários. Além disso, a expectativa é de que, nos anos vindouros, a combinação da utilização clínica de

TABELA 17.16 Biomarcadores na doença de Alzheimer e suas correlações fisiopatológicas.

	Anormalidade	Patologia
RM 3DT1		
Anatomia regional	↓ Volume do hipocampo e estruturas temperais mediais	Perda de tecido e neurodegeneração
PET		
PET-FDG	↓ Metabolismo córtex cingulado posterior, pré-cúneo e córtex temporoparietal	Hipometabolismo de glicose e neurodegeneração
PIB-PET-amiloide*	↑ Retenção/captação cortical	Deposição de β amiloide no córtex
LCR		
Aβ42 ou Aβ42: Aβ42	↓ Concentração	Metabolismo anormal de β-amiloide
T-tau P-tau	↑ Concentração	Lesão neuronal, ENF interneuronais Acúmulo de tau Tau hiperfosforilada é mais específica para neurodegeneração da DA

*Com traçador fluorinado (p. ex., florbetapir, flutemetamol e florbetaben). ENF: emaranhados neurofibrilares; P-tau: tau hiperfosforilada; PET: tomografia por emissão pósitrons; PET-FDG: tomografia por emissão pósitrons com fluorodesoxiglicose; PIB-PET: *Pittsburgh Compound Radioligant*; RM: ressonância magnética; T-tau: tau total. Adaptada de Frisoni *et al.*, 2017.

biomarcadores com dados informativos do paciente (p. ex., risco genético e perfil neuropsicológico) possa adquirir um papel ainda mais decisivo para se alcançar maior precisão do diagnóstico da DA.

Em busca de novos avanços, vários outros biomarcadores têm sido testados no LCR e no sangue. Em revisão sistemática e metanálise de 231 artigos com 15.699 pacientes com DA e 12.018 controles, além dos três biomarcadores com evidências já estabelecidas (T-tau, P-tau e Aβ42), os neurofilamentos de cadeia leve (NFL) no LCR e T-tau plasmático se destacaram diante da forte associação desses com TCNL e DA. Outros biomarcadores no LCR (NSE, VLP-1, HFABP e YKL-40) foram moderadamente associados e, em contrapartida, não foi encontrada associação significativa com Aβ42 e Aβ40 plasmáticas (Olsson *et al.*, 2016). Outros biomarcadores relacionados com um outro aspecto-chave da fisiopatologia da DA, que é a degeneração sináptica, têm se revelado candidatos promissores.

Finalmente, novas técnicas de imunoensaio ultrassensível e métodos de espectrometria de massa têm tido papel promissor para o desenvolvimento de biomarcadores plasmáticos que, por certo, revolucionarão futuras aplicações clínicas desses exames como método de rastreamento de neurodegeneração e amiloidose cerebral (Blennow *et al.*, 2018). Nesse sentido, resultados positivos têm sido obtidos principalmente com a proteína tau fosforilada na treonina 181 (P-tau$_{181\ P}$) plasmática por espectroscopia de massa, mas não com NFL (Barthélemy *et al.*, 2020; Moscoso *et al.*, 2021). Novas associações significativas foram também encontradas com 10 proteínas plasmáticas preditoras da progressão de TNL para DA (87% de sensibilidade e 88% de especificidade) em três coortes multicêntricas europeias de 1.148 indivíduos. Esses achados, se validados por outros estudos de igual tamanho, poderão se tornar importante ferramenta como potencial painel de biomarcadores plasmáticos indicadores indiretos da patologia da DA e preditores de futura conversão de indivíduos com TNL para DA (Hye *et al.*, 2021).

Tratamento

Atualmente, não dispomos de medicamentos capazes de interromper ou modificar o curso da DA nem sequer de impedir a sua eclosão. Mesmo assim, muito pode ser feito pelo paciente e por seus familiares; em outras palavras, embora ainda incurável, a DA é tratável.

Durante o curso da doença, diversas necessidades médicas, psicológicas e sociais inevitavelmente ocorrerão. Por essa razão, os cuidados somente poderão ser prestados com sucesso por meio de uma intervenção interdisciplinar, de acordo com as demandas surgidas nos diferentes estágios da doença. Também é impossível tratar o paciente isolado de sua família, notadamente daqueles mais próximos que proveem os cuidados. Apesar de a responsabilidade do profissional ser primariamente voltada para o paciente, o insucesso na condução do tratamento poderá ocorrer caso os problemas psicossociais e médicos dos familiares sejam desconsiderados. Na verdade, a doença tende a afetar, de uma forma ou de outra, todos os membros da família. Muitas vezes, surgem conflitos de interesse a serem administrados, e, em geral, há um despreparo muito grande das pessoas para lidar com essa condição, bem como para assumir os novos papéis decorrentes das limitações impostas ao paciente com a DA. Por isso, o tratamento eficaz, em geral, requer a abordagem ao paciente, aos familiares e aos cuidadores em conjunto, por meio do estabelecimento de uma sólida aliança. A atenção às necessidades e às preocupações das demais pessoas envolvidas na maioria dos casos acarreta reflexos positivos também sobre o paciente.

As metas primárias do tratamento da DA são: melhorar a qualidade de vida, maximizar o desempenho funcional dos pacientes e promover o mais alto grau de autonomia factível pelo maior tempo possível em cada um dos estágios da doença, ou seja, prover eficácia sustentada ao longo do tempo. Para isso, o enfoque principal do tratamento é direcionado para as medidas de intervenção sobre as alterações cognitivas, do humor e dos sintomas psicológicos e do comportamento na tentativa de reduzir o ritmo de progressão da doença, reduzir ou, pelo menos, estabilizar os seus principais sintomas, proporcionar um impacto positivo sobre o cuidador, reduzir a dependência funcional e a necessidade de institucionalização. O tratamento inclui abordagens não farmacológicas e farmacológicas combinadas ou isoladas. Além disso, é fundamental que as intercorrências clínicas relacionadas com outros problemas médicos agudos ou com doenças associadas preexistentes sejam sempre identificadas e tratadas o mais precocemente possível para que os déficits dos pacientes com a DA não sejam agravados ainda mais.

Após o diagnóstico e a identificação do estágio da doença, os princípios gerais pressupostos para a abordagem de pacientes com a DA são: a identificação e o tratamento das condições clínicas passíveis de exacerbar o quadro clínico da demência; a supervisão e, se possível, a suspensão dos fármacos potencialmente mal tolerados ou deletérios às funções cognitivas; a manutenção de um estado nutricional adequado; o esclarecimento aos familiares e aos pacientes, quando possível, acerca dos objetivos e das limitações do tratamento; a informação e a identificação de suportes psicossociais e comunitários disponíveis tanto para o paciente quanto para os familiares e os cuidadores; o planejamento de um ambiente favorável e livre de conflitos e a sugestão de adaptações ambientais necessárias.

Tratamento farmacológico sintomático

O tratamento farmacológico disponível atualmente para a DA restringe-se a cuidar dos sintomas. Subentendem-se por medicamentos sintomáticos aqueles capazes de propiciar efeitos benéficos nos aspectos cognitivo, comportamental e funcional, ainda que esses efeitos não sejam mantidos a longo prazo. É preciso que se obtenha uma melhora subjetiva global e no desempenho das AVD, ou seja, que haja um impacto positivo na qualidade de vida do paciente. O interesse por tratamentos de eficácia comprovada tem sido crescente. Em 1995, 51 artigos foram publicados em revistas médicas indexadas (*Medline*) com as palavras-chave "ensaios clínicos aleatorizados"; 10 anos depois, esse número aumentou mais de 100%, tendo sido publicados 115 artigos (Machado; Caramelli, 2006). Por meio de estudos científicos controlados, diversos medicamentos propostos ao longo dos anos não mostraram evidências convincentes de eficácia para que fossem indicados aos pacientes portadores da DA. Dentre eles se incluem os vasodilatadores, os nootrópicos, os bloqueadores de canais de cálcio, os estabilizadores de membrana (fosfatidilserina), os mesilatos ergoides, os estimulantes metabólicos, os agentes quelantes e o extrato EGB761 de *Gingko biloba*. Até o momento, os anticolinesterásicos ou inibidores da colinesterase (IChE), juntamente com a memantina, permanecem como as únicas classes farmacológicas aprovadas para o tratamento das demências.

Os IChE foram a primeira classe terapêutica a ser licenciada para o uso na DA que, consistentemente, produz melhora sintomática da doença, considerados fármacos colinomiméticos. A indicação do uso desses agentes baseia-se na "hipótese" colinérgica surgida a partir de vários estudos, publicados desde o final da década de 1970, que correlacionam o sistema colinérgico com os processos de atenção, de alerta e de memória. Por meio de estudos subsequentes, muitos dos sintomas cognitivos, funcionais e comportamentais peculiares à DA foram associados aos achados neuroquímicos bem-documentados de depleção dos neurônios colinérgicos do *nucleus basalis* de Meynert e de outros núcleos que se projetam para o hipocampo e região temporal mesial, e com a redução da atividade da enzima colina acetiltransferase (ChAT) cortical e hipocampal e consequente redução na capacidade de síntese de acetilcolina (ACh). Inversamente, foi também demonstrada a ocorrência de prejuízo cognitivo após o uso de antagonistas colinérgicos, como a escopolamina e a atropina.

Dentre as várias possibilidades testadas com o intuito de reverter o déficit colinérgico observado em fendas sinápticas corticais em pacientes com DA, os IChE têm sido considerados os únicos agentes que produzem resultados positivos. Ao inibirem a hidrólise enzimática da ACh pela acetilcolinesterase (AChE), os IChE promovem um aumento de ACh na fenda sináptica. Embora a redução da atividade colinérgica não seja tão importante do ponto de vista patológico, como ocorre com a perda sináptica difusa em áreas corticais associativas, o tratamento com o uso de IChE tornou-se uma alternativa viável de tratamento sintomático, enquanto novos medicamentos capazes de manter ou restaurar a integridade sináptica não sejam disponibilizados.

Ensaios clínicos aleatorizados (ECA), confirmados por duas metanálises independentes, demonstraram superioridade dos 3 principais IChE (donepezila, rivastigmina e galantamina) com relação ao placebo ao final de 6 meses de tratamento (Ritchie *et al.*, 2004; Lanctôt *et al.*, 2003). Nesses ensaios clínicos, os instrumentos utilizados para mensuração da eficácia foram a escala ADAS-cog (Alzheimer's Disease Assessment Scale), a CIBIC-plus (Clinical Interview-Based Impression of Change) e o Inventário Neuropsiquiátrico (INP), além de outras escalas para avaliação das atividades funcionais, da qualidade de vida e do fardo do cuidador. Nas duas últimas décadas, novos estudos com a utilização de instrumentos de avaliação da relação custo/benefício e outros aspectos relacionados com a farmacoeconomia têm sido empregados para a análise do papel dos IChE.

A tetraidroaminoacridina (tacrina) foi uma das primeiras substâncias a ser testada e clinicamente usada em larga escala. Ela foi o primeiro IChE aprovado pela Food and Drug Administration (FDA) nos EUA, em setembro de 1993, e pela Agência Nacional de Vigilância Sanitária (Anvisa) no Brasil, em setembro de 1994. As limitações para o seu uso advêm de sua posologia complexa de quatro tomadas ao dia, de seus efeitos colaterais, sobretudo no trato gastrintestinal (p. ex., náuseas e vômito) e dos riscos de toxicidade hepática presentes em 30 a 40% dos pacientes, implicando a realização de exames laboratoriais periodicamente. A partir do surgimento dos IChE de segunda geração, o seu uso foi interrompido.

A donepezila, primeiro IChE de segunda geração a ser testado, foi aprovado pela agência FDA, em novembro de 1996, e pela Anvisa, em outubro de 2000, apresentando como vantagens sobre a tacrina melhor tolerabilidade, devido à menor incidência de efeitos colaterais à posologia mais cômoda. Rogers *et al.* (1996) demonstraram melhora clínica significativa com o uso de 5 mg/dia de donepezila durante 12 semanas e, posteriormente, outros estudos mostraram que as doses de 5 e 10 mg/dia eram efetivas para o tratamento com melhora cognitiva, do funcionamento global e do desempenho das AVD e AIVD. A donepezila é um inibidor reversível de AChE com via de eliminação hepática, apresentando como vantagem a posologia de uma única administração diária, e como desvantagem sobre os demais IChE a meia-vida plasmática longa que pode alcançar 73 h, e, por isso, o seu uso associado a outras substâncias deve ser supervisionado. Para melhor avaliação dos resultados, é aconselhável que o aumento de doses seja instituído com o intervalo mínimo de 4 a 6 semanas. Adicionalmente às doses de 5 e 10 mg/dia, a agência FDA aprovou, em julho de 2010, a dose de 23 mg/dia para o tratamento da DA moderada a grave. A polêmica aprovação baseou-se nos desfechos de um ensaio clínico aleatorizado multicêntrico realizado com 1.371 pacientes que comparou as doses de 23 mg/dia com 10 mg/dia (Farlow *et al.*, 2010).

A rivastigmina tornou-se disponível primeiramente na Europa, em 1997; em seguida, foi aprovada pela Anvisa, em abril de 1998, e pela agência FDA, em abril de 2000. Vários estudos foram publicados a partir do extenso programa ADENA (Corey-Bloom; Veach, 1998), tendo sido evidenciadas menores deteriorações cognitiva, global e funcional e nas AVD, nos indivíduos portadores da DA que receberam de 6 a 12 mg/dia quando comparados àqueles que receberam placebo ou doses menores de rivastigmina (1 a 4 mg/dia). A rivastigmina é um inibidor pseudoirreversível de AChE, com meia-vida plasmática curta de cerca de 1 h, mas com inibição presente por pelo menos 10 a 12 h, com eliminação renal e dupla inibição: da aceticolinesterase (AChE) e da BuChE. A degradação da ACh por ação da BuChE é insignificante em condições normais, mas relevante nos indivíduos portadores da DA. Além de produzir aumento da concentração da ACh, especula-se que a inibição de BuChE promovida pela rivastigmina possa estar relacionada com a inibição da toxicidade da proteína Aβ. Essa hipótese foi aventada a partir das evidências de associação da BuChE com a transformação da forma inerte para a forma tóxica nos processos de maturação das placas senis. Caso comprovado, o uso da rivastigmina poderá tornar-se mais atrativo em razão dos potenciais efeitos, ao longo prazo, como um fármaco estabilizador para o tratamento da DA; deve ser administrada 2 vezes/dia por via oral (VO). Como maior parte da rivastigmina é metabolizada pela própria AChE e excretada por via renal, ela apresenta independência dos sistemas microssomais hepáticos e, por conseguinte, não exibe interações clinicamente relevantes com pelo menos 22 classes terapêuticas de fármacos já testados (Machado, 2009). Em junho de 2007, a agência FDA aprovou a rivastigmina em forma de adesivo transdérmico de liberação lenta nas seguintes composições: 5 cm^2 (contém 9 mg de rivastigmina, cujo percentual de liberação é de 4,6 mg/24 h) e 10 cm^2 (contém 18 mg de rivastigmina, cujo percentual de liberação é de 9,5 mg/24 h). De acordo com o estudo multicêntrico IDEAL, realizado durante 24 semanas com 1.195 indivíduos, o benefício do adesivo transdérmico de 10 cm^2 é similar ao da dosagem de 6 mg, 2 vezes/dia VO, e apresenta melhor tolerabilidade e maior conveniência para pacientes e cuidadores (Winblad *et al.*, 2007; Winblad; Machado, 2008). A partir dos resultados favoráveis do estudo OPTIMA, foi aprovada pela agência FDA, em setembro de 2012, a apresentação da rivastigmina transdérmica: 15 cm^2 (contém 27 mg de rivastigmina, cujo percentual de liberação é de 13,3 mg/24 h) (Cummings *et al.*, 2012). A Anvisa aprovou as formulações de 5 cm^2 (4,6 mg/24 h) e 10 cm^2 (9,5 mg/24 h) em setembro de 2007 e de 15 cm^2 (13,3 mg/24 h) em junho de 2014.

A galantamina foi o quarto IChE aprovado pela agência FDA, em março de 2001, e pela Anvisa, em novembro de 2001. Como vantagens preconizadas sobre os demais IChE, a galantamina apresenta duplo mecanismo de ação, atividade moduladora alostérica nos receptores nicotínicos adicionalmente à inibição de AChE, possibilitando o aumento da transmissão colinérgica por meio da estimulação nicotínica e, assim, ampliando a resposta de aumento de ACh. A galantamina é um inibidor reversível de AChE, com meia-vida entre 4,4 e 5,7 h e com vias de eliminação hepática e renal. Os diversos estudos realizados com a galantamina, com até 12 meses de acompanhamento nas doses de 16 e 24 mg/dia, demonstraram resultados positivos e estatisticamente significativos em cognição, declínio funcional e AVD (Rasnik *et al.*, 2000; Caramelli *et al.*, 2004). Além disso, a galantamina foi capaz de retardar o aparecimento de distúrbios do comportamento e de reduzir o tempo despendido pelo cuidador para a assistência aos pacientes portadores da DA. A posologia na apresentação de liberação prolongada é de 16 mg ou 24 mg, 1 vez/dia.

Os IChE (donepezila, rivastigmina e galantamina) estão indicados nas formas leve, moderada e grave da DA (Machado; Caramelli, 2006). O tratamento com IChE deve ser iniciado logo após o estabelecimento do diagnóstico de demência na DA. O benefício alcançado com esses agentes é, em geral, modesto. Na maioria dos ensaios clínicos, aproximadamente dois terços dos pacientes expostos a eles apresentam melhora discreta, e apenas em 15 a 20% dos casos existe um benefício mais significativo. Além dos efeitos benéficos observados sobre a cognição e o funcionamento global dos pacientes portadores da DA, o seu uso tem sido associado à melhora dos sintomas psicológicos e do comportamento, dos funcionamentos familiar, social e profissional e, dessa forma, é importante acompanhar os resultados de acordo com todas essas variáveis. Muitos pacientes, entretanto, recebem tratamento com IChE em doses subterapêuticas e por curtos períodos de tempo (média menor do que 200 dias nos EUA), não permitindo que os potenciais benefícios sejam observados. Embora consideradas substâncias sintomáticas, é possível alcançar estabilização dos sintomas em longo prazo ou pelo menos observar uma progressão mais lenta dos sintomas com o uso desses medicamentos. Sendo assim, o tratamento deve ser mantido enquanto houver resposta favorável.

Na prática clínica, devido à ausência de fatores capazes de predizer a resposta com o uso desses fármacos, a avaliação do seu potencial benefício é muitas vezes complexa. Por isso, algumas medidas são fundamentais em todos os casos em que se decida pela instituição do tratamento com os IChE. Deve-se sempre discutir com os familiares e com o paciente, quando apropriado, sobre os potenciais benefícios e limitações desse tratamento, para facilitar a adesão ao regime terapêutico a ser instituído e para evitar expectativas desencontradas. Após os esclarecimentos pertinentes quanto às possibilidades e aos padrões de resposta ao tratamento, os familiares tornam-se mais preparados para observar os resultados advindos do uso desses fármacos. Para isso, a abordagem com metas predeterminadas e o uso seriado de testes cognitivos breves e objetivos e de escalas funcionais e de impressão clínica são fundamentais para mensuração, interpretação e documentação de um eventual benefício sintomático sustentável (ver tópico "Diagnóstico").

Como exemplos de alguns desses padrões de resposta encontrados na prática clínica, incluem-se: ausência de resposta com piora progressiva, apesar do uso de doses terapêuticas por tempo suficiente de avaliação; resposta modesta com redução na velocidade de declínio, redução da apatia e melhor participação em atividades de grupo e em conversação; resposta óbvia com estabilização ou recuperação parcial, retorno às atividades sociais e ocupacionais com ou sem melhora cognitiva.

A ação dos IChE é dose-dependente, ou seja, a chance de obtenção de uma resposta mais significativa aumenta com o incremento de dose. Por isso, é sempre interessante promover o acréscimo progressivo de dose do IChE no intuito de verificar a ocorrência de melhores resultados. É imprescindível, entretanto, observar os prazos estipulados para titulação e para o alcance da dose máxima de forma a reduzir os riscos de ocorrência de efeitos adversos que, em muitos casos, acarretam uma interrupção prematura do tratamento. Além disso, vale salientar que é necessário aguardar tempo suficiente para a ocorrência dos potenciais resultados, a qual, normalmente, acontece a partir de 8 a 12 semanas de tratamento em dose terapêutica. Por essa razão, incrementos prematuros de dose, além de aumentarem os riscos de intolerância, poderão dificultar a análise dos resultados.

Os efeitos colaterais são, em geral, dose-dependentes e a sua ocorrência é menos frequente com o incremento mais lento da medicação. Dentre eles, os mais comuns são: náuseas, vômito, diarreia, anorexia, redução de peso, dor abdominal, insônia, fadiga, mialgia, tontura e bradicardia. Outras precauções importantes são recomendadas em casos de história de asma grave ou de doença pulmonar obstrutiva crônica (DPOC), obstrução urinária ou em recuperação de cirurgia da bexiga ou gastrintestinal.

Diante dos principais efeitos adversos dos IChE, as comorbidades de maior relevância que exigem cautela no manejo dessas medicações são as cardiovasculares, em razão dos riscos de arritmias cardíacas, tontura, síncope, hipotensão ortostática, doença arterial coronariana e disautonomias. Por tratar-se de medicamentos colinomiméticos, há de se ter precaução com o uso de IChE em pacientes portadores de doença do nó sinusal ou outros distúrbios supraventriculares de condução cardíaca, bem como naqueles pacientes que fazem uso concomitante de fármacos com potencial para redução da frequência cardíaca de forma significativa, como a digoxina, os betabloqueadores e outros antiarrítmicos. Nessas condições, há riscos de potencialização dos efeitos vagotônicos dos IChE. Além disso, outras comorbidades devem ser consideradas com atenção, como as gastrenterológicas, em consequência dos efeitos colaterais mais comumente observados, como náuseas, vômito, dispepsia, anorexia, emagrecimento, diarreia e dor abdominal; as neurológicas, em razão da associação com aumento do risco de cãibras, fraqueza muscular, insônia, pesadelos, agitação, sintomas tipo pânico, astenia, fadiga e associação com crises epilépticas; as respiratórias, por causa do risco de agravamento dos sintomas respiratórios em indivíduos portadores de asma brônquica ou DPOC; as insuficiências renal e hepática graves, de acordo com as peculiaridades e via de eliminação de cada um dos IChE (Barbosa *et al.*, 2019).

A comparação da eficácia, dos efeitos colaterais e da tolerância dos diversos agentes, atualmente, é apenas tentativa e está sujeita a erros, visto que os primeiros ECA que investigaram as diferenças entre os IChE de segunda geração não foram conclusivos. Até que os resultados de novos estudos estejam disponíveis, não é aconselhável que seja feita nenhuma comparação entre os fármacos. Isso porque os resultados obtidos nos diferentes estudos até então realizados dizem respeito à comparação entre cada uma das substâncias isoladas com relação ao placebo. Além disso, ainda que os critérios de inclusão e os instrumentos de avaliação usados em muitos estudos sejam semelhantes, eles foram realizados por grupos de pesquisadores diferentes e, obviamente, as respostas ao tratamento, bem como os seus efeitos colaterais, podem variar de acordo com as características do grupo de indivíduos com a DA que está sendo avaliado.

A mudança de medicação como estratégia terapêutica, ou seja, a troca de IChE, é difundida e empregada na prática clínica na tentativa de maximizar os benefícios clínicos depois de constatado o fracasso terapêutico com o uso de um agente. O insucesso pode ocorrer em decorrência da perda ou da falta de efeito terapêutico e de problemas de segurança e de tolerabilidade. Embora os três IChE (donepezila, rivastigmina e galantamina) pertençam a uma mesma classe terapêutica, são medicamentos de perfil farmacocinético e farmacodinâmico distintos, tornando atrativa a proposta de mudança nos casos de resultados insatisfatórios com o tratamento atual. É importante salientar que a mudança não deve ser feita nos pacientes que estejam respondendo ao tratamento atual com boa segurança e tolerabilidade ou que não tenham sido avaliados por tempo suficiente com o tratamento atual em uso de dose terapêutica. A troca de IChE é preconizada quando for constatada a ausência de eficácia desde o início do tratamento acompanhada de claros declínios cognitivo e funcional, resposta inicial adequada no início não sustentada ao longo do tempo ou ocorrência de problemas de tolerabilidade e de segurança. É imprescindível, no entanto, sempre proceder ao ajuste de dose antes da troca de medicamento. O aumento de dose é recomendado nos casos de perda de eficácia. A redução de dose é indicada quando houver problemas de segurança e tolerabilidade. Depois de tomada a decisão de mudança, a troca deve ser imediata quando se tratar de falta de resposta ou de perda de eficácia. Quando a troca for motivada por problemas de segurança ou de tolerância, recomenda-se aguardar um período de interrupção do uso do agente atual de 7 dias ou até que ocorra a remissão completa dos sintomas, antes de proceder ao início do novo tratamento. O início do novo tratamento deverá ser supervisionado e as doses ajustadas de acordo com as orientações para a prescrição.

A memantina foi a única opção terapêutica aos IChE aprovada para o tratamento da DA. As evidências surgiram a partir de ensaios clínicos duplos-cegos controlados com placebo – fase III realizados na Suécia (Winblad; Porits, 1999) e nos EUA (Reisberg *et al.*, 2003) com pacientes portadores da DA nas suas formas moderadamente grave e grave. A melhora obtida com o uso de memantina foi estatisticamente significativa se comparada ao placebo e demonstrada em diferentes variáveis de eficácia: avaliação global (CIBIC-Plus), funcional (ADCS-ADL, GDS-FAST), cognitiva (SIB, *severe impairment battery*) e para a ocorrência de sintomas neuropsiquiátricos (INP). A partir dessas evidências, a memantina tornou-se o primeiro fármaco aprovado para o tratamento da DA nos seus estágios moderadamente grave e grave. A memantina já estava disponível na Alemanha desde 1982 para o tratamento de outros transtornos neurológicos, mas foi aprovada para o tratamento da DA pela Agência Europeia de Medicamentos (EMA), em 2002, e pela FDA e pela Anvisa, em 2003. Mais recentemente, a FDA e a Anvisa, em junho de 2010 e setembro de 2014, respectivamente, aprovaram a memantina de liberação prolongada que possibilita o uso de dose única diária de 20 mg.

A ação imputada à memantina (cloridrato de 1-amino-3,5-dimetiladamantano) é a de antagonista não competitivo de afinidade moderada do receptor *N*-metil-D-aspartato (NMDA) (receptor ionotrópico glutamatérgico relacionado com a transmissão sináptica lenta). O processo patológico da DA e de outros transtornos neurodegenerativos está relacionado com a neurotoxicidade neuronal. A estimulação excessiva e a ativação inadequada dos receptores de NMDA pelo glutamato são atribuídas como causas da neurotoxicidade ao propiciarem a ocorrência de níveis altos e anormais de cálcio intracelular que, por sua vez, levam a distúrbios metabólicos e eletrofisiológicos e, finalmente, à morte celular. A inibição do impacto de excitotoxicidade promovida pelo glutamato é, no entanto, problemática, considerando-se as suas ações fisiológicas nos vários receptores necessários para o aprendizado e a memória.

Embora as bases neurobiológicas da sua atividade terapêutica ainda não sejam completamente conhecidas, parece que a memantina, em baixas concentrações, além de interagir com vários canais iônicos acionados por diferentes ligantes, permite a ativação fisiológica dos receptores de NMDA que se contrapõem à estimulação patológica e excessiva dos receptores glutamatérgicos presentes na DA e, em última análise, promove a plasticidade sináptica. A memantina mantém um bloqueio do canal/receptor de NMDA na liberação sustentada de concentrações baixas de glutamato, impedindo assim o influxo anormal de cálcio. Várias outras hipóteses atribuem à terapia glutamatérgica uma ação modificadora na progressão da DA diante dos muitos mecanismos de ação (neuroproteção *versus* excitotoxicidade – neurodegeneração), mas a sua ação estabilizadora é ainda especulativa.

A dose diária recomendada é de 20 mg. O tratamento deve ser iniciado com 5 mg/dia durante a 1ª semana. Na 2ª semana, 10 mg/dia (1/2 comprimido, 2 vezes/dia) e na 3ª semana, 15 mg/dia (1 comprimido pela manhã e meio à tarde). A partir da 4ª semana, a dose de manutenção a ser utilizada é de 20 mg/dia (10 mg, 2 vezes/dia ou 20 mg de liberação prolongada, 1 vez/dia). Em pacientes com disfunção renal moderada, a dose diária deverá ser reduzida para 10 mg/dia. Não foram relatadas diferenças clinicamente relevantes entre a memantina e o placebo na ocorrência de efeitos adversos, alterações de sinais vitais, interpretação dos exames laboratoriais ou eletrocardiográficos. Entre os efeitos colaterais comuns, incluem-se agitação, cefaleia, insônia, constipação intestinal, tonturas e quedas. Tariot *et al.* (2004) demonstraram resultados favoráveis para o tratamento combinado de memantina com a donepezila se comparados ao uso isolado do IChE em pacientes previamente tratados com doses estáveis da donepezila por pelo menos 6 meses (sendo praticamente 90% a pelo menos 1 ano). O subgrupo que recebeu ambos os tratamentos apresentaram melhora cognitiva modesta, redução do declínio para a realização de AVD e menor frequência de sintomas de comportamento se comparados ao subgrupo tratado apenas com donepezila. Novos estudos são aguardados para corroborar esses achados, bem como para avaliar o tratamento combinado com outros IChE. Na prática clínica é fundamental, no entanto, que nos casos de instituição de tratamento combinado haja um acompanhamento minucioso por meio de avaliações neuropsicológicas seriadas para confirmação dos resultados obtidos.

Vale ressaltar alguns dilemas comuns na prática clínica que levam ao descrédito com relação à eficácia terapêutica dos IChE e memantina, sobretudo para o tratamento prolongado e em fases mais avançadas da doença. Nesses casos, é importante alertar que, por vezes, a interrupção definitiva ou a troca de medicamentos supostamente adequada pode ocasionar uma piora clínica súbita. Por isso, sempre que se observar um declínio cognitivo, comportamental ou funcional rapidamente progressivo com a troca ou interrupção do tratamento, deve-se considerar o retorno imediato ao medicamento suspenso, pois a piora pode ocorrer em função da perda de ação do fármaco previamente em uso. Não há, todavia, um consenso sobre o momento exato para a suspensão definitiva do tratamento sintomático, mas os benefícios da manutenção do tratamento tornam-se questionáveis a partir da fase grave da DA (Escala Fast estágio 7 c), quando: (1) a mortalidade média é de cerca de 50% em até 2 anos de seguimento; (2) são elevadas as frequências de complicações clínicas, como distúrbios alimentares (85,8%), agitação e outros BPSD (53,6%), episódios febris (52,6%), dispneia (46%), pneumonia (41,1%), dor (39,1%) e lesões por pressão (38,7%); e (3) cerca de metade dos pacientes é submetida a pelo menos uma intervenção relevante (atendimento em pronto-atendimento, hospitalização, medicação parenteral, colocação de sonda enteral ou gastrostomia, sondagem vesical). Por isso, considera-se que nesse estágio não há mais qualquer expectativa de potencial benefício do tratamento diante do imobilismo com graves distúrbios de linguagem e deglutição apresentados pelo paciente (Mitchell *et al.*, 2009).

Finalmente, ainda existem diversas outras questões em aberto com relação ao uso de medicamentos sintomáticos: quais são os fatores capazes de predizer uma boa resposta? Existe algum efeito modificador sobre o curso da DA? Quais efeitos sintomáticos mantêm-se ao longo prazo? Enquanto aguardamos a resposta para muitas dessas questões é muito importante que sejam considerados os critérios para o uso racional desses agentes.

No Reino Unido, o NICE (National Institute for Heath and Clinical Excellence, 2010) recomenda: uso de IChE (donepezila, rivastigmina e galantamina) nas fases leves e moderadas (anteriormente somente nas fases moderadas com escore no MEEM entre 12 e 30 pontos); uso de memantina nas fases graves e, em casos selecionados, nas fases moderadas; diagnóstico e avaliações subsequentes feitas por especialistas; a adesão deve ser considerada; o tratamento deve ser iniciado por especialistas; a primeira revisão deve ser feita no intervalo de 2 a 4 meses e, depois, a cada 6 meses; o uso somente deve ser continuado caso sejam evidenciados benefícios.

No Brasil, a Anvisa aprovou o uso de donepezila para as formas leve e moderada da DA, da rivastimina para as formas leve a moderadamente grave da DA, e a galantamina para as formas leve e moderada da DA e para a DA associada à doença vascular cerebral relevante e a memantina para as formas moderadamente grave e grave da DA, bem como para outras demências e doenças neurodegenerativas. A portaria nº 703 de 12 de abril de 2002 instituiu, no âmbito do Sistema Único de Saúde, o Programa de Assistência aos Portadores da DA. Os Centros de Referência em Assistência à Saúde do Idoso (CRASI) foram designados como os responsáveis pelo diagnóstico, tratamento e acompanhamento dos pacientes, bem como pela orientação a familiares e cuidadores. A Portaria governamental nº 255 de 16 de abril de 2002 incluiu os IChE (donepezila, rivastigmina e galantamina) na tabela de procedimentos no Sistema de Informações Ambulatoriais do Sistema Único de Saúde (SAI/SUS), no Grupo 36 – Medicamentos, o Subgrupo 31 como medicamentos de alto custo/excepcionais indicados para a cobertura assistencial dos pacientes portadores de demência por DA. A dispensação gratuita foi instituída em conformidade com os critérios estabelecidos para o programa pelo Ministério da Saúde. Os critérios de inclusão são os seguintes: ter sido avaliado por um neurologista e/ou psiquiatra e/ou geriatra; preencher os critérios clínicos de demência por DA possível ou provável; apresentar MEEM com escores entre 12 e 24 pontos para pacientes com mais de 4 anos de escolaridade, e entre 8 e 16 pontos para pacientes com até 4 anos de escolaridade; ter pontuação 1 ou 2 na escala de CDR (demência leve ou moderada). De acordo com esse mesmo protocolo de tratamento, os pacientes que apresentam pelo menos um dos itens a seguir devem ser excluídos: avaliação e parecer, por parte do médico assistente e/ou do comitê de especialistas, alegando que o paciente apresentará má aderência ao tratamento, evidência de lesão cerebral orgânica ou metabólica simultâneas, insuficiência cardíaca grave ou arritmia cardíaca, síndrome parkinsoniana (doença de Parkinson ou parkinsonismo), diarreia, doença péptica sem resposta ao tratamento. Segundo os mesmos critérios, o tratamento deverá ser interrompido sempre que houver intolerância ao tratamento, quando os escores do MEEM estiverem abaixo de 12 ou quando, após 3 a 4 meses do início do tratamento, não tiver sido evidenciada melhora ou estabilização da deterioração do paciente. Tendo em vista recentes evidências científicas, sobretudo referentes aos resultados do uso de IChE nas demências graves, é bem provável que esses critérios sejam revistos.

De acordo com as recomendações do Departamento Científico de Neurologia Cognitiva e do Envelhecimento da Academia Brasileira de Neurologia (DCNE-ABN), o uso de IChE é eficaz para a demência na DA leve a moderada e grave (nível A de evidência) e o uso de memantina, isoladamente ou associada a IChE, é eficaz em pessoas com a demência na DA moderada a grave (nível A), e não há respaldo na literatura científica para o uso de memantina, isoladamente ou associada a IChE, nos estágios iniciais da demência na DA (Vale *et al.*, 2011).

Tratamento dos sintomas neuropsiquiátricos

O tratamento farmacológico dos BPSD deve ser indicado quando medidas não farmacológicas empregadas isoladamente forem ineficazes para o controle dos sintomas e problemas subjacentes tiverem sido descartados após condução de minuciosa avaliação de fatores clínicos (p. ex., infecções, constipação intestinal, dor), psiquiátricos (p. ex., depressão, ansiedade), ambientais (p. ex., internações hospitalares, mudança de domicílio) ou psicossociais (p. ex., abandono, agressão, mudança de ambiente) que podem estar relacionados com o transtorno. Cumpridas essas etapas, o tratamento farmacológico poderá ser indicado. Ressalta-se, no entanto, que são poucos os estudos e as evidências sobre a eficácia dos antipsicóticos, dos antidepressivos, dos estabilizadores do humor e dos IChE para o tratamento de sintomas neuropsiquiátricos nas demências (Sink *et al.*, 2005). O uso de IChE, como discutido antes, além de ser útil para a melhoria dos BPSD, é uma opção natural devido às suas demais indicações para o tratamento de outros sintomas da DA.

Os antipsicóticos são o único tratamento farmacológico bem-documentado capaz de prover melhora modesta na psicose da DA (ideias paranoides, delírios e alucinações), e, por vezes, na agitação da enfermidade. Em geral, podem ser mais eficazes para sintomas específicos, como raiva, agressividade e ideias paranoides. Habilidades funcionais, necessidade de cuidados ou qualidade de vida não parecem melhorar com o tratamento com antipsicóticos. Entre eles, destacam-se os antipsicóticos atípicos em consequência da melhor tolerância e menor incidência de efeitos colaterais. Embora não tenham indicação em bula, o seu uso é amplamente difundido, sobretudo para controle dos sintomas mais agudos.

As agências FDA e Anvisa publicaram cartas de aviso com alertas quanto aos riscos para ocorrência de AVE e maior mortalidade com o uso de antipsicóticos atípicos na DA. O seu uso pode estar também relacionado com uma série de outros efeitos adversos, como desenvolvimento e agravamento de diabetes melito, ganho de peso, quedas, parkinsonismo, discinesia tardia, acatisia, síndrome neuroléptica maligna, prolongamento do intervalo Q-T e aceleração do declínio cognitivo (Machado; Caramelli, 2006). Sendo assim, é fundamental que o seu uso seja judicioso, pelo período de tempo necessário e em doses adequadas. A resposta terapêutica e os benefícios alcançados devem ser constantemente reavaliados e sobrepesados com relação aos riscos potenciais. O uso dos benzodiazepínicos é desaconselhado na maioria dos casos. Quando indicado, o seu uso está limitado a situações esporádicas ou por períodos curtos. Os antidepressivos, notadamente os inibidores seletivos da recaptação de serotonina (ISRS), estão indicados nos quadros depressivos associados e como coadjuvantes no tratamento dos distúrbios do comportamento e do sono (ver Capítulo 21).

De acordo com o DCNE-ABN (Vale *et al.*, 2011), as recomendações apresentadas de maneira resumida são as seguintes:

- Antipsicóticos são recomendados para o tratamento de sintomas psicóticos na DA moderada a grave (nível B) e para o tratamento da agitação e agressividade (nível A), quando não houver resposta às medidas não farmacológicas e for descartado qualquer outro fator interveniente. Deve-se iniciar com doses baixas, somente após a avaliação do risco e benefício e de uma ampla discussão com o paciente (se as condições clínicas do mesmo permitirem) e com os familiares e cuidadores
- Neurolépticos atípicos devem ser preferidos porque têm menos efeitos colaterais e não acarretam maior risco de AVE ou mortalidade do que os convencionais (nível B)
- Benzodiazepínicos apresentam benefícios modestos, com uma série de efeitos adversos, mas com indicação no tratamento de pacientes com ansiedade aguda, para pacientes com

episódios pouco frequentes de agitação ou para aqueles que necessitam de sedação para procedimentos pontuais, como um tratamento odontológico ou um exame de diagnóstico (nível C)

- IChE apresentam evidências de benefício em manifestações específicas como depressão/disforia, ansiedade e apatia/indiferença (nível A)
- Memantina reduz o aparecimento de alguns sintomas na DA moderada a grave (nível B)
- Antidepressivos possivelmente são benéficos no tratamento de alguns sintomas (nível C).

Tratamento farmacológico de estabilização

Em contraste com o tratamento sintomático, o tratamento de estabilização visa modificar o curso da DA e propiciar melhora dos sintomas, em magnitude suficiente para abrandar ou para interromper a sua progressão e, dessa maneira, retardar as incapacidades e a morte. Existem várias limitações metodológicas para a análise, a curto prazo, dos possíveis efeitos de estabilização das substâncias avaliadas, em razão dos muitos fatores interferentes. Até agora não foi possível comprovar esse tipo de resultado com nenhum dos agentes estudados. Considerando-se todas essas evidências de ineficácia, o DCNE-ABN não recomenda extrato EGB761 de *Gingko biloba*, vitamina E, selegilina, ômega 3, redutores de homocisteína, estrogênio, AINE e estatinas para o tratamento da demência na DA (nível A) (Vale *et al.*, 2011).

Dentre as terapias antioxidantes anteriormente propostas, a vitamina E (alfatocoferol) foi a mais bem estudada. No ensaio de Sano *et al.* (1997), realizado com pacientes com DA nas formas moderada a grave, a vitamina E, a selegilina (inibidor de MAO-B) e o uso combinado de ambas foram associados a um adiamento da institucionalização e da deterioração funcional. Em dois outros estudos que investigaram o papel dessas vitaminas, os autores concluíram que o ácido ascórbico e o alfatocoferol da alimentação, mas não da suplementação, estão relacionados com menor risco para a DA. Altas doses de alfatocoferol, no entanto, estão associadas a aumento da mortalidade. A suplementação de alfatocoferol ou ácido ascórbico não potencializou os efeitos de dois IChE avaliados até o momento (rivastigmina e donepezila). Desse modo, as evidências ainda são insuficientes para recomendar o seu uso para o tratamento e para a prevenção da DA.

A princípio, o potencial benefício do uso de fármacos anti-inflamatórios encontrou grande respaldo em evidências epidemiológicas que sugeriam serem eles agentes protetores contra a DA. Embora haja sugestões de que sua ação esteja direcionada a combater o processo inflamatório no cérebro de pacientes com a DA além de exercer neuroproteção, ensaios clínicos multicêntricos com anti-inflamatórios – prednisona, diclofenaco, ibuprofeno, indometacina, rofecoxibe, celecoxibe e naproxeno – não foram capazes de identificar qualquer benefício com o uso desses fármacos para a prevenção ou tratamento da DA. Especula-se que o potencial benefício, caso exista, esteja relacionado com o seu uso em fases anteriores ao diagnóstico clínico da DA e, por isso, será necessário estabelecer também até que ponto, no curso da doença, será possível obter os efeitos desejados, e se o seu uso estaria justificado a despeito dos seus riscos.

A constatação de uma incidência crescente da DA, maior em mulheres com mais de 79 anos do que em homens, após ajustamento para o grau de escolaridade, estimulou o interesse para uma série de indagações já antes suscitadas. A menopausa precoce seria um fator de risco para a DA? Qual seria o papel da terapia de reposição de estrogênio (TER) na DA? Uma metanálise, no entanto, mostrou que essas evidências partiram, em grande parte, de estudos-piloto de "casos-controlados" retrospectivos com um número pequeno de pacientes com menor probabilidade de serem portadoras de hipertensão, diabetes e AVE se comparadas aos grupos não tratados, com duração de tratamento relativamente curta (6 a 8 semanas). Os 16 estudos observacionais, entretanto, mostraram dados consistentes com a hipótese de que o uso de estrogênios reduz o risco da DA entre 10 e 60%. Quanto ao tratamento da DA já estabelecida, contrariando as evidências iniciais, um ensaio clínico multicêntrico demonstrou que, em 120 mulheres histerectomizadas portadoras da DA nas formas leve e moderada, não houve atraso na progressão da doença nem melhora nos parâmetros cognitivo, funcional e global, após 1 ano de uso da TRE. Os resultados negativos do *Women's Health Initiative Memory Study*, em Shumaker *et al.* (2003), foram ainda mais contundentes por tratar-se de um estudo longitudinal prospectivo, aleatorizado, duplo-cego controlado com placebo que contou com a participação de 2.229 mulheres. Os resultados indicaram que a terapia de reposição hormonal (TRH) (0,625 mg de estrogênio + 2,5 mg de medroxiprogesterona ou apenas 0,25 mg de estrogênio) aumentaram o risco para o desenvolvimento de demência. Sendo assim, embora os efeitos fisiológicos do estrogênio e dados epidemiológicos tenham sugerido seu uso como potencialmente favorável, não há evidências clínicas suficientes para que a TRH em qualquer idade possa ser considerada como fator protetor para a demência na DA. Além disso, considerando os efeitos adversos demonstrados, a sua prescrição específica para a demência na DA não se justifica no presente. Permanece por ser determinado se a idade na qual há exposição à TRH e a relação entre a idade da menopausa e o início do tratamento (hipótese de janela crítica) modificam o risco para a demência na DA.

A correlação entre o metabolismo de colesterol e a geração do peptídio Aβ e as evidências preliminares dos benefícios das estatinas na redução e acúmulo de Aβ *in vitro* aumentaram o interesse pela investigação do impacto das estatinas no desenvolvimento e progressão da DA. Os dois grandes ensaios clínicos inicialmente publicados (*Prosper*, 2002; *Heart Protection Study Collaborative*, 2002) não demonstraram diferença significativa sobre a cognição nos pacientes tratados com estatinas quando comparados ao placebo. Não foi demonstrado também efeito benéfico com o uso de estatinas para a prevenção da demência na DA de acordo com uma metanálise (Zhou *et al.*, 2007). A terapia com atorvastatina 80 mg/dia para o tratamento da demência na DA leve a moderada por 72 semanas também não foi associada a nenhum benefício clinicamente significativo (Feldman *et al.*, 2010). Em uma revisão da base de dados Cochrane que incluiu três estudos aleatorizados com pelo menos 6 meses de duração, concluiu-se que há evidências insuficientes para recomendar o uso de estatinas para o tratamento da demência na DA (McGuinness *et al.*, 2010).

Por sua vez, entre as novas e promissoras abordagens para o tratamento farmacológico de estabilização da DA, ainda não disponíveis na prática clínica, incluem-se variadas terapias antiamiloide, de acordo com diferentes estratégias que visam:

- À redução da produção do peptídio $A\beta_{1-42}$, com o uso de moduladores e inibidores de betassecretase (*BACE inhibitors*) e gamassecretase (flurbiprofeno) ou uso de agonistas de alfassecretase
- Ao aumento do *clearance* de Aβ (*insulina degrading enzyme-IDE, RAGE inhibitors*, TTP488, neprilisina, rosiglitazona)
- À inibição da agregação das placas e da fibrinogênese (tramiprosato, esciloinositol AZD 102, compostos atenuadores de metais e proteínas PBT2)
- À neutralização ou à remoção de placas e agregados tóxicos por meio de imunizações ativa e passiva ou de tratamentos com anticorpos contra Aβ.

Alguns desses tratamentos foram ineficazes ou muito tóxicos e outros ainda estão sendo avaliados em fases I a III dos ensaios clínicos. O tratamento de imunização foi o que mais se destacou como promissor. Após ter sido comprovada a sua capacidade de prevenir o desenvolvimento de alterações neuropatológicas da doença em modelo experimental (camundongos transgênicos com mutação na APP), a imunização foi testada em pacientes portadores de formas leves da DA em estudos de fase II. O ensaio clínico foi interrompido quando 6% dos pacientes imunizados desenvolveram encefalite. Uma análise *post hoc* de um subgrupo de 20 pacientes em um único centro participante desse ensaio clínico sugeriu que os pacientes que produziram anticorpos para Aβ tiveram uma redução da progressão da doença.

Atualmente, os fármacos que promovem a imunização passiva são considerados como a melhor estratégia de tratamento efetivo para redução do declínio cognitivo na DA, após 17 do último tratamento aprovado para a DA. Até o momento, infelizmente, muitos ensaios com anticorpos monoclonais beta-amiloide específicos (mAbs) mostraram resultados negativos para melhora da cognição e funcionalidade, incluindo estudos fase 3: bapineuzumab ou AAB-001 (Janssen, Pfizer) (Salloway *et al.*, 2014; Hu *et al.*, 2015), solaneuzumab (Eli Lilly & Co) (Doody *et al.*, 2014; Honig *et al.*, 2018), crenezumab (Genentech), gantenerumabe (Chugai Pharmaceutical, Hoffmann-La Roche) (Ostrowitzki *et al.*, 2017), lecanemabe ou BAN2401 (Eisai Co. e Biogen Inc.) (Wang *et al.*, 2016).

O aducanumabe (Biogen Inc., Neurimmune), por sua vez, está em processo de análise junto à FDA e à EMA. Nessa submissão, estão incluídos os estudos EMERGE fase 3 e ENGAGE, que incluíram pacientes com TNL na DA e DA fase leve com escores em MEEM entre 24 e 30 pontos. No estudo EMERGE (n = 1.638), os pacientes que receberam altas doses de aducanumabe (10 mg/kg) obtiveram redução significativa do declínio cognitivo (memória, orientação e linguagem) bem como melhora no desempenho das AIVD (controle de finanças, tarefas domésticas como compras, serviços de limpeza e lavanderia e compromissos fora de casa). O estudo demonstrou uma redução estatisticamente significativa no CDR-SB (Clinical Dementia Rating – Sum of Boxes) na semana 78 (22% *versus* placebo, P = 0,01) considerado como medida de eficácia primária. Também foram demonstrados benefícios nas medidas de desfecho secundárias (MEEM; 18% *versus* placebo, P = 0,05), na Alzheimer's Disease Assessment Scale-Cognitive Subscale 13 Items (ADAS-Cog 13) (27% *versus* placebo, P = 0,01) e na Alzheimer's Disease Cooperative Study-Activities of Daily Living Inventory Mild Cognitive Impairment Version (ADCS-ADL-MCI) (40% *versus* placebo, P = 0,001). Estudos de neuroimagem do EMERGE demonstraram que o depósito de beta-amiloide foi reduzido com doses baixas (6 mg/kg) e altas (10 mg/kg) do aducanumabe quando comparados com o placebo nas semanas 26 e 78 da pesquisa (P < 0,001). Em sentido oposto, o estudo ENGAGE (n = 1.647) somente alcançou resultados estatisticamente significativos em uma subanálise dos dados, o que fez com que o comitê consultivo da agência FDA não recomendasse para a reunião de análise prevista para março de 2021. Entre os efeitos colaterais, destacam-se o edema vasogênico *amyloid related imaging abnormalities – effusion type* (ARIA-E) e as micro-hemorragias e siderose *amyloid related imaging abnormalities – haemosiderin* (ARIA-H) como mais frequentes no grupo do aducanumabe do que no grupo placebo, sendo na maioria dos pacientes com genótipo Apo ε4 e assintomáticos, embora um quarto dos casos fora relacionado com queixas de cefaleia, tonturas e náuseas (Sevigny *et al.*, 2016; Haeberlein *et al.*, 2019).

Tratamento não farmacológico

Nessa modalidade está incluída a abordagem ao paciente, à família e aos cuidadores formais e informais.

Abordagem ao paciente

No que diz respeito ao paciente, vários tipos de tratamento podem ser indicados de acordo com o estágio da doença, motivação, aptidões e personalidade prévia do paciente, circunstâncias sociais e ambientais, recursos financeiros, além da disponibilidade de serviços. Deve-se sempre considerar as expectativas *versus* as possibilidades reais e potenciais do paciente e reavaliar constantemente os resultados obtidos por meio da intervenção proposta.

Técnicas de reabilitação cognitiva incluem "orientação para a realidade", "treinamento da memória", "reminiscência", técnicas de estimulação por meio da arte e de outras terapias ocupacionais, sociais e de recreação, dança, exercícios e musicoterapia. Embora a eficácia dessas técnicas seja questionável em razão da escassez de estudos científicos controlados que comprovem os seus resultados, o seu uso na prática clínica tem sido progressivamente difundido em nosso meio. A abordagem terapêutica combinada incluindo intervenções farmacológicas e não farmacológicas é defendida por muitos pesquisadores, os quais argumentam que a conjugação desses recursos otimiza as funções cognitivas remanescentes, minimiza os problemas de comportamento e melhora o funcionamento global, o humor e a autoestima dos pacientes com DA, além de possibilitar a redução do estresse dos cuidadores.

Na prática clínica, essas técnicas devem ser utilizadas preferencialmente por meio de intervenções multicomponentes e reavaliadas periodicamente em reuniões interdisciplinares com a equipe de saúde envolvida para o planejamento contínuo das metas de curto e longo prazos. Nessas reuniões, deverão ser valorizados os resultados das avaliações contínuas das experiências e percepções do paciente e seus familiares, bem como das avaliações formais do paciente com testes neuropsicológicos seriados. Os benefícios sintomáticos estão, em geral, relacionados com a propriedade da técnica usada, com a indicação correta da intervenção e com a capacitação e a experiência dos profissionais envolvidos, pois o uso dessas técnicas, de forma imprópria, ocasiona frustrações e pode desencadear o aparecimento de sintomas depressivos.

Outras intervenções não farmacológicas, essenciais em muitas circunstâncias, devem ser instituídas pela equipe interdisciplinar de saúde. O acompanhamento nutricional será útil sempre que marcantes alterações de peso, dos hábitos dietéticos e do estado nutricional forem observadas. O tratamento fisioterápico está indicado, sobretudo, nos pacientes com alterações de equilíbrio e marcha e de perda significativa de força muscular. A intervenção fonoaudiológica é sugerida principalmente nos estágios iniciais da doença, quando os distúrbios de linguagem são relevantes. Além disso, pode ser indicada quando o paciente com a DA apresenta distúrbios de deglutição, que, com frequência, são observados em fases mais avançadas da doença. As intervenções da enfermagem junto aos pacientes e cuidadores, tanto em ambiente domiciliar quanto em instituições, são de extrema importância, sobretudo em questões relacionadas com hábitos de vida, rotinas diárias, uso correto da medicação e seus efeitos colaterais, manutenção da integridade cutaneomucosa, manutenção de níveis de hidratação adequados e ao tratamento das intercorrências clínicas.

Atendimento familiar

A DA pode causar desagregação e desestruturação das relações pessoais, financeiras e emocionais, daí ser considerada uma doença familiar e social. Assim sendo, o atendimento familiar é de extrema valia e, não raro, de importância crucial para o sucesso do tratamento. Por intermédio de informação, discussão, reflexão, orientação e aconselhamento, os atendimentos visam propiciar melhor condução dos conflitos formados ou mesmo prevenção daqueles antevistos. Essas intervenções facilitam a identificação e o encaminhamento das necessidades do paciente e de seus familiares e cuidadores, além de favorecerem o delineamento de estratégias mais eficazes e satisfatórias de atuação deles junto ao paciente. Além disso, promovem melhor entendimento do significado da doença e de seus efeitos no contexto sociofamiliar e, por consequência, propiciam melhorias nas relações familiares. Vale enfatizar que, embora a orientação e o aconselhamento familiares devam ser tarefas de todos os membros da equipe com enfoque na área de atuação de cada especialidade, é recomendável que os atendimentos familiares propriamente ditos sejam prestados por profissionais habilitados para essa função. No nosso meio, apesar de raramente disponíveis, assistentes sociais, enfermeiros, psicólogos e terapeutas ocupacionais com formação específica têm se dedicado primordialmente a essa questão.

Grupos de apoio e associações de familiares e cuidadores

Cuidadores de portadores da doença de Alzheimer

Os grupos e associações de apoio são outra opção muito válida para promover o bem-estar dos familiares e dos cuidadores, para informar e orientar sobre o manejo dos pacientes, para proporcionar a troca de informações e dicas, para capacitar novos cuidadores, para divulgar informações sobre pesquisas e sobre métodos efetivos de tratamento, para estimular a difusão do conhecimento sobre a DA e para lembrar os familiares e os demais cuidadores da necessidade de se cuidarem. Alguns desses grupos propõem, inclusive, o atendimento do próprio paciente para prestar esclarecimentos e dar suporte, principalmente nas fases iniciais da doença. No Brasil, a Associação Brasileira de Alzheimer, Doenças Similares e Idosos de Alta Dependência (ABRAz) foi fundada em 1991 e encontra-se presente em 21 estados, com várias sub-regionais. Além disso, existem diversos outros grupos de apoio atuantes em várias outras localidades.

Considerações finais

Desde que Alois Alzheimer descreveu a DA em 1907 até a década de 1980, pouco foi possível avançar no seu entendimento. O grande empenho da comunidade científica, sobretudo nos últimos 40 anos, reflete a necessidade de respostas rápidas para essa doença, que já é considerada a epidemia do século XXI. A DA é atualmente, em todo o mundo, vista como um problema de saúde pública de enormes proporções. Os danos cognitivos, emocionais, físicos, sociais e financeiros para pacientes, familiares, cuidadores e sociedade são incomensuráveis. Por tratar-se de uma condição heterogênea e complexa nos seus aspectos etiológico e neuropatológico, são óbvias as implicações para a individualização do diagnóstico e do tratamento. Enquanto não nos é possível melhor desvendar a sua etiopatogênese e prescrever tratamentos curativos eficazes orientados para o mecanismo fisiopatológico da doença, nunca é demais enfatizar que o seu melhor conhecimento por parte de todos os profissionais de saúde, o diagnóstico precoce e preciso, a instituição de intervenções preventivas e de tratamento farmacológico e não farmacológico, a abordagem interdisciplinar para suporte e reabilitação, o envolvimento da família e dos grupos de apoio são de fundamental importância para o cuidado mais bem-sucedido dos pacientes portadores da DA.

18

Demências Degenerativas Não Alzheimer

João Carlos Barbosa Machado • Maira Tonidandel Barbosa • Valéria Santoro Bahia • Paulo Caramelli

Introdução

A doença de Alzheimer e a demência vascular são as causas mais frequentes de demência na população idosa, responsáveis por cerca de 75% dos casos, seja de forma isolada ou combinada (doença de Alzheimer associada à doença cerebrovascular) (Herrera *et al.*, 2002). No entanto, outros tipos de demência degenerativa são de grande importância, seja por particularidades neurobiológicas ou de manejo diagnóstico e terapêutico, ou ainda – no caso de algumas delas – por assumirem maior importância epidemiológica em faixas etárias específicas, como a pré-senil.

Neste capítulo, tem-se por objetivo apresentar as informações mais relevantes a respeito da epidemiologia, da fisiopatologia, do diagnóstico e das particularidades do tratamento da demência frontotemporal (DFT), incluindo a variante comportamental (DFTvc) e a afasia progressiva primária (APP), da demência com corpos de Lewy (DCL) e da demência associada à doença de Parkinson (DDP), que correspondem às principais causas de demência degenerativa logo após a doença de Alzheimer.

Demência frontotemporal

DFT refere-se à síndrome clínica caracterizada por alterações progressivas do comportamento, disfunção executiva e linguagem associadas à atrofia dos lobos frontais e das porções anteriores dos lobos temporais. O termo substitui outras nomenclaturas anteriormente empregadas, como "degeneração do lobo frontal do tipo não Alzheimer" e "demência do tipo frontal", além de incluir sob sua rubrica o conceito de "doença de Pick", que atualmente se sabe constituir uma minoria dos casos.

São descritas duas variantes clínicas na síndrome da DFT: a variante comportamental (DFTvc) e a variante de linguagem (APP), em que o déficit de linguagem deve ser o sintoma predominante por ao menos 2 anos, que se subdividem na variante semântica (APPvs) e na variante não fluente agramática (APPnf) (Karageorgiou; Miller, 2014). Existe uma terceira variante da APP, denominada logopênica (APPl), que não será abordada aqui, pois, na maioria dos casos, tem como substrato patológico a doença de Alzheimer.

Epidemiologia

A DFT é a segunda causa de demência degenerativa pré-senil após doença de Alzheimer, sendo a DFTvc sua variante mais frequente, correspondendo a cerca de 60% dos casos. A média de idade de início é de 58 anos (20 a 90 anos), e 30% dos casos estão acima dos 65 anos. A sobrevida média dos pacientes é de 8 anos a partir dos primeiros sintomas e 4,2 anos a partir do diagnóstico. Existem casos com mutação de *C9orf72* (*chromosome 9 open reading frame 72*) com sobrevida mais longa, de até 22 anos (Devenney *et al.*, 2019).

Poucos estudos epidemiológicos de base populacional avaliaram a prevalência e a incidência da DFT. Na região de Cambridge, no Reino Unido, foi observada prevalência de 15 casos por 100 mil habitantes na faixa etária de 45 a 64 anos, com frequência relativa semelhante à da doença de Alzheimer em indivíduos com idade inferior a 60 anos (Ratnavalli *et al.*, 2002). Essa taxa, no entanto, é mais elevada que a obtida em outro estudo realizado em uma província holandesa: 3,6 casos por 100 mil habitantes na faixa etária de 50 a 59 anos, aumentando para 9,4 por 100 mil dos 60 aos 64 anos e caindo para 3,8 por 100 mil habitantes dos 70 aos 79 anos (Rosso *et al.*, 2003).

As taxas de incidência são de 2,2 casos novos por 100 mil pessoas por ano para idades de 40 a 49 anos e de 3,3 e 8,9 por 100 mil para idades de 50 a 59 anos e de 60 a 69 anos, respectivamente (Knopman *et al.*, 2004).

Em séries de pacientes com demência pré-senil acompanhados em ambulatórios especializados, as frequências de DFT observadas foram de 12% em Londres, 15,7% em Cambridge (13 DFTvc, 2 APPvs e 2 APPnf) e 12,7% no Japão (22 DFT, 15 APPvs e 5 APPnf) (Ikeda *et al.*, 2004).

Há poucos dados a respeito da prevalência da DFT no Brasil. Em estudo de base populacional realizado na cidade de Catanduva (SP), em que foram avaliados indivíduos com idade igual ou superior a 65 anos, 3 dos 118 pacientes (2,6%) que receberam diagnóstico de demência preenchiam critérios diagnósticos para DFTvc, correspondendo à prevalência de 0,2% nessa coorte (Herrera *et al.*, 2002). É importante ressaltar que a faixa etária avaliada nesse estudo foi de 65 ou mais anos, o que pode justificar a prevalência ter sido baixa, além do fato de que os critérios utilizados para o diagnóstico foram anteriores ao consenso de 2011 e se mostraram menos eficazes que estes últimos.

Uma revisão sistemática evidenciou prevalência de DFT, entre todos os casos de demência, de 2,7% em indivíduos com 65 anos ou mais e 10,2% naqueles com idade superior a 65 anos. A prevalência de DFTvc foi 4 vezes maior do que das APP. A maioria dos estudos analisados também utilizou os critérios antigos para DFT (Hogan *et al.*, 2016).

Fisiopatologia

O termo degeneração lobar frontotemporal (DLFT) refere-se à classificação neuropatológica da DFT. A DLFT abrange um espectro de fenótipos patológicos (Cairns *et al.*, 2007). As características neuropatológicas da DFTvc são a perda neuronal cortical, mais intensa nos lobos frontais e nas porções anteriores dos lobos temporais. Na APPnf, há envolvimento predominante da região frontoinsular esquerda, e na APPvs há acometimento de regiões temporais anteriores, principalmente à esquerda (Gorno-Tempini *et al.*, 2011). Gliose e microvacuolização superficial, principalmente nas camadas II e III das áreas corticais descritas, lesão axonal e corpos de inclusão também são observados em todos os subtipos (Cairns *et al.*, 2007).

A classificação neuropatológica das doenças que compõem o grupo da DLFT baseia-se nas proteínas encontradas nos corpos de inclusões. As principais proteínas envolvidas são TDP-43 (*transactive response DNA-binding protein with molecular weight 43 kDa*), tau e FUS (*fused in sarcoma*) (Josephs *et al.*, 2011). Os casos de DFTvc apresentam patologia tau ou TDP-43; nos de APPnf, o predomínio é de patologia tau, e, nos casos de APPvs, há predomínio de patologia TDP-43.

Cerca de 30 a 50% dos pacientes com DLFT apresentam história familiar, e, em 10% deles, é detectado padrão de herança autossômica dominante. A identificação, no final da década de

1990, de um subgrupo de DFT de incidência familiar associada a parkinsonismo e ligada ao cromossomo 17 (*17q21-22*) deu início a um processo de classificação e subdivisão molecular desse grupo heterogêneo de fenótipos clínicos, desencadeando maior interesse científico sobre o tema (Ghetti *et al.*, 2015).

A primeira mutação descrita nos casos de DLFT foi a do gene codificador da proteína tau associada a microtúbulos (MAPT). Essa proteína promove a mobilização e a estabilização dos microtúbulos e ainda participa do transporte axonal em neurônios e, provavelmente, também em células gliais (Alberts *et al.*, 1994). O acúmulo de proteína tau hiperfosforilada e insolúvel é associado ao início ou progressão de muitas doenças degenerativas, incluindo doença de Alzheimer, DFT, paralisia supranuclear progressiva e degeneração corticobasal (Ghetti *et al.*, 2015). Mutações no gene *MAPT* foram encontradas em 6,3% dos casos familiares e em 1,5% dos esporádicos (Deleon; Miller, 2018).

Foram identificadas, porém, mutações no cromossomo 17 não relacionadas com a proteína tau, mas sim com o gene codificador da progranulina (*GRN*), proteína relacionada com situações de reparo e desenvolvimento. Seu excesso está ligado à gênese de tumores externos ao sistema nervoso central, e sua falta, à doença neurodegenerativa (Cruts *et al.*, 2006). Mutações no *GRN* foram encontradas em cerca de 5 a 15% dos casos familiares e 5% dos esporádicos (Deleon; Miller, 2018). As mutações causam haploinsuficiência com consequente perda de função da proteína.

Em 2006, foi identificada uma das principais proteínas encontradas em inclusões em pacientes com DLFT e em esclerose lateral amiotrófica: a TDP-43. É uma proteína nuclear cuja função é regular a transcrição e o *splicing* alternativo (Arai *et al.*, 2006). Mutações no gene codificador dessa proteína – *TARDBP* (cromossomo 1 p36.22) – estão associadas, principalmente, em casos de esclerose lateral amiotrófica (doença do neurônio motor) e são pouco frequentes na DFT.

Um estudo brasileiro (Takada *et al.*, 2016) investigou a frequência de mutações em *GRN* e *MAPT* em 76 pacientes com diagnóstico de DFT (55 com DFTvc, 11 com APPvs e 10 com APPnf), dos quais 25% tinham pelo menos um familiar de primeiro grau afetado por DFT. Mutações no gene *GRN* foram encontradas em 9,6% do total de pacientes avaliados, e mutações no gene *MAPT*, em 7,1%, sendo essa frequência maior entre os casos com história familiar (31,5% *GRN* e 10,5% *MAPT*).

Expansões em *C9orf72*, descritas em 2011, são a mais importante causa de esclerose lateral amiotrófica e DFT familiar (21%) e raramente em casos esporádicos (Deleon; Miller, 2018). Estudo brasileiro (Cintra *et al.*, 2018) investigou as frequências de expansões no gene *C9orf72* em pacientes com diagnóstico de esclerose lateral amiotrófica (com ou sem DFT associada) e com DFT, encontrando essa anormalidade genética em 7,1% dos casos de DFT familiar.

Outras mutações mais raras foram identificadas: *VCP*, *CHMP2B*, *FUS*, *SQSTM1*, *CHCHD10*, *TBK*, *OPTN*, *CCNF*, *TIA1* (Greaves; Roher, 2019).

Quadro clínico

Demência frontotemporal variante comportamental

Na maioria dos casos de DFTvc, o quadro se inicia com alterações de comportamento e personalidade, com os sintomas de disfunção cognitiva surgindo posteriormente.

Os critérios diagnósticos (Tabela 18.1) para DFTvc possível são de natureza principalmente comportamental (desinibição, apatia, déficit de empatia cognitiva e emocional, alteração dos hábitos alimentares e comportamentos perseverativos, estereotipados ou compulsivos/ritualísticos), com apenas um domínio cognitivo (disfunção executiva) considerado característico. A evidência de três desses critérios de modo repetitivo nos últimos 3 anos define o diagnóstico de DFTvc possível (Rascovsky *et al.*, 2011).

TABELA 18.1 Critérios diagnósticos clínicos para demência frontotemporal variante comportamental (DFTvc).

I. O sintoma a seguir precisa estar presente para o diagnóstico de DFTvc: História clínica (obtida junto a informante) ou observação direta de deterioração progressiva do comportamento ou da cognição
II. DFTvc possível (três dos seis sintomas comportamentais/cognitivos devem estar presentes, de modo persistente ou recorrente):
A. Desinibição precoce (pelo menos um dos sintomas a seguir deve estar presente): A1. Comportamento socialmente inapropriado A2. Perda de boas maneiras ou do decoro A3. Ações impulsivas ou descuidadas
B. Apatia/inércia precoces (pelo menos um dos sintomas a seguir deve estar presente): B1. Apatia B2. Inércia
C. Perda precoce de empatia (pelo menos um dos sintomas abaixo deve estar presente): C1. Resposta diminuída a sentimentos e necessidades de outras pessoas C2. Diminuição do interesse social, das relações interpessoais e do afeto pessoal
D. Comportamentos perseverativos, estereotipados e compulsivos precoces (pelo menos um dos sintomas a seguir deve estar presente): D1. Movimentos repetitivos simples D2. Comportamentos ritualísticos, compulsivos, complexos D3. Estereotipias de fala
E. Hiperoralidade e alterações do hábito alimentar (pelo menos um dos sintomas a seguir deve estar presente): E1. Alterações das preferências alimentares E2. Alimentação compulsiva, consumo aumentado de bebida alcoólica ou de cigarros E3. Exploração oral ou consumo de objetos não comestíveis
F. Perfil neuropsicológico (todos os sintomas abaixo devem estar presentes): F1. Déficits em testes de funções executivas F2. Relativa preservação da memória episódica F3. Relativa preservação de habilidades visuais-espaciais
III. DFTvc provável (todos os sintomas a seguir devem estar presentes):
A. Preenche critérios diagnósticos de DFTvc possível
B. Apresenta declínio funcional significativo
C. Alterações em exames de neuroimagem consistentes com o diagnóstico de DFTvc (um dos achados a seguir deve estar presente): C1. Atrofia frontal ou temporal anterior na RM ou na TC de crânio C2. Hipoperfusão frontal ou temporal anterior na SPECT cerebral ou hipometabolismo frontal ou temporal anterior na PET-FDG
IV. Critérios de exclusão para o diagnóstico de DFTvc (os critérios A e B devem ser respondidos negativamente para que possa ser feito o diagnóstico de DFTvc possível ou provável. O critério C deve ser negativo para o diagnóstico de DFTvc provável): A. O padrão dos déficits é mais bem explicado por alguma outra doença neurodegenerativa ou clínica B. O transtorno de comportamento é mais bem explicado por um diagnóstico psiquiátrico C. Biomarcadores fortemente indicativos de doença de Alzheimer ou de outro processo neurodegenerativo

PET-FDG: tomografia por emissão pósitrons com fluorodesoxiglicose; RM: ressonância magnética; SPECT: tomografia por emissão de fóton único; TC: tomografia computadorizada. (Fonte: Rascovsky *et al.*, 2011.)

O consenso diagnóstico também considerou que deve haver relativa preservação da memória e das funções visuais-espaciais. No entanto, a memória episódica pode estar afetada em uma parcela dos casos de DFTvc, mesmo em fases iniciais (Bertoux *et al.*, 2018).

Os sintomas comportamentais são complexos e interferem no relacionamento social, causando grande desgaste aos cuidadores, já que os pacientes geralmente não têm a autoconsciência da sua doença nem conseguem prever as consequências dos seus atos.

São sintomas frequentes também o colecionismo (o paciente passa a guardar latas vazias, lixo que recolhe da rua), alterações exacerbadas de convicções políticas ou religiosas, que podem até mesmo ser diferentes das que possuíam em período anterior à doença (Moheb *et al.*, 2019), e diminuição de demonstração de afeto (raramente apresentam comportamento de hipersexualidade) (Ahmed *et al.*, 2018).

Alteração dos hábitos alimentares é um dos sintomas de grande importância para o diagnóstico diferencial com outras demências. São comuns os sintomas de voracidade (colocar grandes quantidades de comida ou bebida na boca, provocando engasgos e regurgitações) e preferência por alimentos doces. Em fases muito avançadas, pode haver hiperoralidade (levar à boca objetos não comestíveis) (Scarioni *et al.*, 2020).

Os sintomas cognitivos caracterizam-se principalmente por disfunção executiva, como desatenção, dificuldades de planejamento, desorganização, falta de controle inibitório, deficiência de abstração, inflexibilidade e déficit de memória operacional. Os sintomas cognitivos são menos intensos e mais tardios do que os comportamentais na maioria dos casos. Cerca de 10% dos casos apresentam importante déficit de memória episódica nas fases iniciais (Bertoux *et al.*, 2018).

Sintomas neuropsiquiátricos, como alucinações e delírios, podem estar presentes, especialmente nos casos com achados patológicos da proteína FUS e nos casos de expansão *C9orf72*.

Sintomas motores, como parkinsonismo e doença do neurônio motor (esclerose lateral amiotrófica), podem se associar ao quadro demencial (Bang; Spina; Miller, 2015). No caso da associação da esclerose lateral amiotrófica com a DFTvc, há importante redução na expectativa de vida que passa a ser de somente 3 anos em média.

Afasia progressiva primária variante semântica

A memória semântica constitui um componente da memória a longo prazo que contém a representação permanente do conhecimento geral sobre o mundo. Pacientes com APPvs apresentam queixas típicas de perda do significado de palavras, de conceitos e do conhecimento de objetos. Os sintomas linguísticos característicos são anomia (dificuldade para encontrar palavras) e dificuldades de compreensão de palavras isoladas (Gorno-Tempini *et al.*, 2011). Nas fases iniciais, essas alterações são sutis e podem passar despercebidas, pois a gramática e a sintaxe estão normais. Ao contrário do que ocorre na doença de Alzheimer, os pacientes com APPvs têm boa memória autobiográfica, além de relativa preservação da capacidade para resolver problemas não verbais e também de habilidades visuais-espaciais e perceptivas. As alterações de comportamento são leves no início, mas aos poucos, geralmente vão se tornando semelhantes àquelas descritas na DFTvc (Senaha *et al.*, 2013).

Afasia progressiva primária não fluente agramática

Os sintomas iniciais predominantes nos casos de APPnf são o agramatismo (não utilização de palavras de ligação, como preposições, artigos e pronomes, além de falta da conjugação de verbos) e o esforço na produção oral, com redução da fluência verbal e dificuldades de planejamento motor da fala (apraxia de fala). A compreensão oral encontra-se relativamente preservada nas fases iniciais da doença, especialmente em relação à compreensão de palavras isoladas, embora possa haver dificuldades de compreensão de frases complexas. Com o avançar da doença, o discurso torna-se cada vez mais empobrecido e, em estágios avançados, ocorre mutismo. Em contrapartida, a memória para fatos recentes é boa, e, geralmente, os pacientes conseguem manter independência por longo período, além de bom desempenho em atividades não verbais (Gorno-Tempini *et al.*, 2011; Senaha *et al.*, 2013).

Diagnóstico

Demência frontotemporal variante comportamental

A avaliação neuropsicológica dos pacientes com DFTvc é marcada pela falta de atenção e de adesão às regras, atos perseverativos e atitudes inadequadas. Esse aspecto qualitativo do desempenho é uma característica que pode auxiliar no diagnóstico diferencial com outras demências.

A avaliação comportamental revela sinais de mau desempenho em testes de julgamento crítico e social. Para a avaliação, é necessária a aplicação de baterias de avaliação de distúrbios de comportamento, testes de cognição social e empatia.

Geralmente, pacientes com DFTvc em estágio inicial podem apresentar desempenho normal em testes de avaliação cognitiva global ou mesmo em testes de avaliação neuropsicológica comumente empregados na avaliação de casos com suspeita de demência, em especial doença de Alzheimer. O domínio cognitivo mais acometido é o das funções executivas.

Alguns instrumentos diagnósticos que se têm revelado úteis na prática clínica são: *Frontier Executive Screen* (FES) (Leslie *et al.*, 2016), *INECO Frontal Screening* (IFS) (Torralva *et al.*, 2009; Bahia *et al.*, 2018), a Bateria de Avaliação Frontal (FAB), o Inventário de Comportamentos Frontais e a Bateria de Avaliação da Cognição Social e Emocional (Dubois *et al.*, 2007b; Kertesz *et al.*, 2000; Funkiewiez *et al.*, 2012).

Exames de sangue e líquido cefalorraquidiano (LCR) são necessários para excluir doenças sistêmicas e infecciosas que possam justificar os sintomas. Para o diagnóstico diferencial com transtornos psiquiátricos primários, especialmente os de início tardio, são necessárias também avaliações neurológicas e psiquiátricas estruturadas e detalhadas, com exames complementares (especialmente de neuroimagem estrutural e funcional), além de seguimento para reavaliação em casos complexos (Ducharme *et al.*, 2020).

A realização de exames de neuroimagem estrutural (TC ou RM de crânio) e funcional (tomografia por emissão de fóton único [SPECT] ou tomografia por emissão pósitrons com fluorodesoxiglicose [PET-FDG]) é fundamental para a definição diagnóstica de DFTvc provável (ver Tabela 18.1).

O achado característico na neuroimagem estrutural é o de atrofia frontal bilateral e/ou temporal anterior mais acentuada à direita (Rascovsky *et al.*, 2011) (Figura 18.1). Exames de neuroimagem funcional, como SPECT e PET-FDG, revelam, respectivamente, hipoperfusão e hipometabolismo dos lobos frontais e de áreas temporais anteriores. Em geral, a sensibilidade dos exames de neuroimagem funcional (especialmente do PET-FDG) é maior do que a dos métodos de neuroimagem estrutural, de modo que podem ser observados hipoperfusão/hipometabolismo em regiões sem evidência anatômica de comprometimento à TC ou à RM (Figura 18.2) (Miller; Llibre Guerra, 2019).

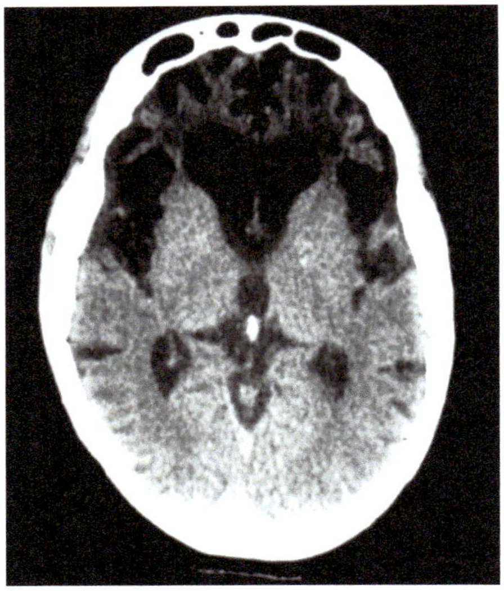

▪ **FIGURA 18.1** Tomografia computadorizada de crânio em paciente com diagnóstico de demência frontotemporal variante comportamental, revelando atrofia acentuada de lobos frontais e de regiões temporais anteriores.

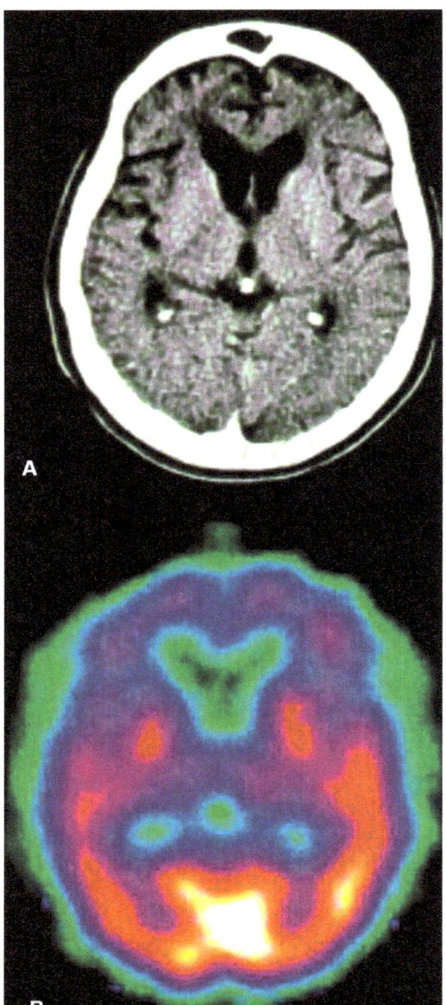

▪ **FIGURA 18.2 A.** Tomografia computadorizada de crânio revelando atrofia cortical leve em regiões frontais e temporais anteriores em paciente com diagnóstico de demência frontotemporal variante comportamental. **B.** No mesmo paciente, SPECT cerebral mostra hipoperfusão acentuada nas regiões descritas.

Afasia progressiva primária variante semântica

O diagnóstico de APPvs baseia-se na anamnese e em avaliação neuropsicológica e de linguagem, além de achados sugestivos nos exames de neuroimagem. As duas características clínicas principais e necessárias para o diagnóstico são o comprometimento em tarefas de nomeação e o prejuízo na compreensão oral de palavras isoladas. Os pacientes apresentam mau desempenho em provas de memória semântica, como o teste de fluência verbal por categoria semântica (p. ex., animais ou frutas), nomeação de figuras e geração de definições para palavras e figuras. Cometem erros de categorização semântica, com dificuldade, por exemplo, de classificar diferentes animais em categorias, como domésticos *versus* selvagens, terrestres *versus* aquáticos. Tais dificuldades semânticas são particularmente evidentes para objetos ou itens de baixa frequência ou familiaridade. Em contrapartida, outros aspectos da linguagem oral, como fonologia e sintaxe, bem como a repetição, estão preservados. Na leitura e na escrita, os pacientes podem apresentar erros de regularização na leitura de palavras irregulares (caracterizando quadros de dislexia e disgrafia de superfície), pois é necessário apoio semântico para que palavras irregulares sejam lidas e escritas de maneira correta. Os exames de neuroimagem estrutural (TC ou RM de crânio) revelam atrofia de predomínio em regiões temporais anteriores, muitas vezes assimétrica (Figura 18.3), e os exames de neuroimagem funcional (SPECT ou PET-FDG) mostram hipoperfusão ou hipometabolismo nessas mesmas regiões (Gorno-Tempini *et al.*, 2011).

Afasia progressiva primária não fluente

O diagnóstico de APPnf é realizado com base em história clínica característica, na avaliação neuropsicológica e de linguagem e em alterações nos exames de neuroimagem estrutural e funcional. O diagnóstico exige a evidência de pelo menos uma dentre duas características clínicas centrais: agramatismo na produção oral e apraxia de fala. Adicionalmente, os pacientes podem apresentar prejuízo na compreensão oral de frases sintaticamente complexas, com preservação da compreensão de palavras isoladas e do conhecimento semântico de objetos. O perfil neuropsicológico consiste em bom desempenho nas provas de memória semântica (exceto naquelas que requerem fluência verbal), percepção e habilidades visuais-espaciais. Os exames de neuroimagem estrutural mostram sinais de atrofia de regiões perisylvianas esquerdas (particularmente córtex frontal inferior e ínsula), embora essas alterações possam ser mínimas ou mesmo ausentes nos estágios iniciais, quando o SPECT ou

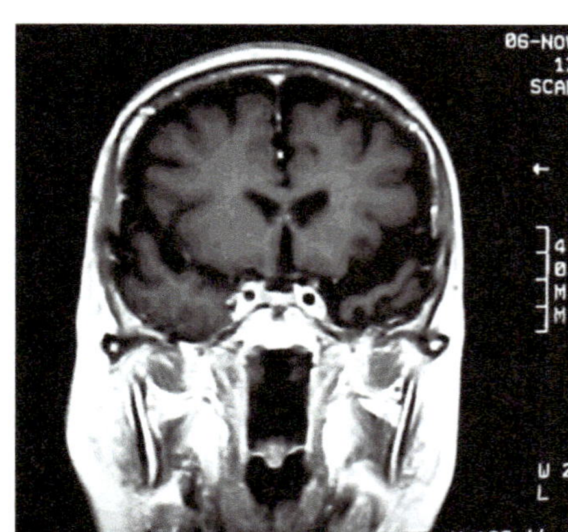

▪ **FIGURA 18.3** Ressonância magnética de crânio (imagem ponderada em T1, corte coronal) em paciente com afasia progressiva primária variante semântica que apresenta atrofia acentuada do lobo temporal esquerdo.

o PET-FDG já podem revelar, respectivamente, hipoperfusão ou hipometabolismo dessas mesmas áreas cerebrais (Gorno-Tempini *et al.*, 2011) (Figuras 18.4 e 18.5).

Tratamento

Até o momento, não há tratamento que cure ou modifique a progressão das formas clínicas de DFT. Adicionalmente, não há nenhuma medicação aprovada para tratamento sintomático. Entretanto, intervenções farmacológicas e não farmacológicas podem auxiliar no manejo do quadro comportamental na DFTvc e dos sintomas linguísticos nos casos de APP.

Intervenções não farmacológicas na DFT são estratégias válidas para os transtornos comportamentais e de linguagem, bem como para diminuição do estresse dos cuidadores (O'Connor *et al.*, 2013; Carthery-Goulart *et al.*, 2013).

Inibidores seletivos de recaptação de serotonina podem ser utilizados para controle dos sintomas de impulsividade e compulsão. Medicações que já mostraram eficácia modesta em séries de casos ou em alguns ensaios clínicos (estudos não controlados, em sua grande maioria) foram citalopram, fluoxetina, fluvoxamina, paroxetina e sertralina. Trazodona é outra medicação que pode ser utilizada para controle de sintomas comportamentais, especialmente agitação, desinibição, comportamentos perseverativos ou insônia (Miller; Llibre Guerra, 2019).

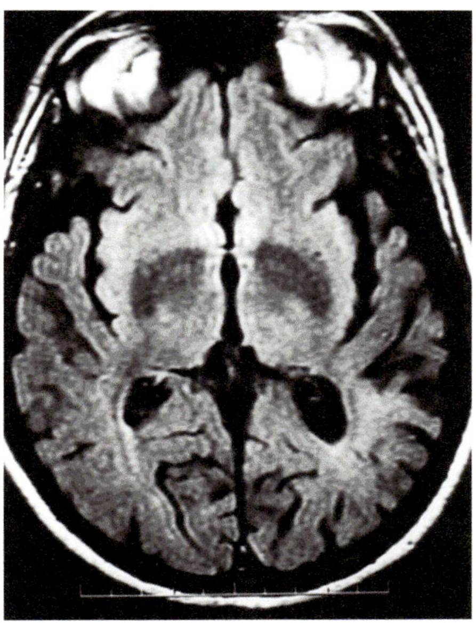

▪ **FIGURA 18.4** Ressonância magnética de crânio (imagem ponderada em T1) que revela atrofia de áreas perisylvianas esquerdas em paciente com afasia progressiva primária não fluente.

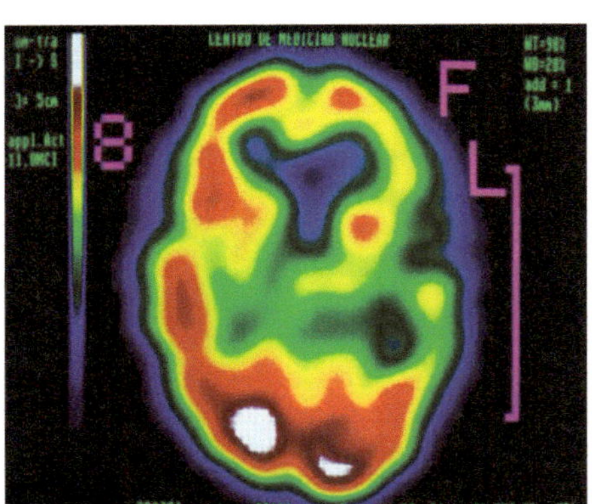

▪ **FIGURA 18.5** Tomografia por emissão de fóton único cerebral em paciente com afasia progressiva primária não fluente que revela hipoperfusão de áreas perisylvianas esquerdas.

Quando os sintomas comportamentais de agitação ou agressividade são muito intensos, antipsicóticos podem ser empregados. Deve-se sempre considerar o risco de tais medicações no que se refere a doenças cardiovasculares e ao risco de quedas. Inibidores de colinesterase não são recomendados, uma vez que não há déficit colinérgico na DFT, e alguns pacientes podem inclusive apresentar piora dos sintomas comportamentais. Também não há evidência de benefício com o uso de memantina (Young *et al.*, 2018).

Demência com corpos de Lewy

A DCL é uma síndrome neuropsiquiátrica degenerativa primária, caracterizada clinicamente por sintomas cognitivos, motores, psiquiátricos e autonômicos (McKeith *et al.*, 2004). A DCL está incluída no grupo das sinucleinopatias, do qual fazem parte a doença de Parkinson idiopática sem e com demência, a atrofia de múltiplos sistemas, a neurodegeneração associada à pantotenatoquinase (previamente denominada síndrome de Hallervorden-Spatz) e a distrofia neuroaxonal. Todas essas doenças têm em comum a agregação anormal de uma proteína sináptica denominada alfassinucleína (Galvin *et al.*, 2001).

Diretrizes de consenso para os diagnósticos clínico e patológico da DCL foram propostas por um consórcio internacional de DCL em quatro relatórios de atualização publicados a partir de 1996, em substituição à nomenclatura confusa e diversificada previamente utilizada na literatura (McKeith *et al.*, 1996, 1999, 2005, 2017). Não obstante, a DCL apresenta características clínicas e patológicas muito semelhantes à DDP; por esse motivo, a distinção dessas duas condições tem sido questão de debate nos últimos anos (McKeith *et al.*, 2004; Lippa *et al.*, 2007; O'Brien *et al.*, 2009).

Em 2013, a DCL foi incluída na quinta edição do Manual Estatístico e Diagnóstico de Desordens Mentais (DSM-5) como Desordem Neurocognitiva com Corpos de Lewy Maior ou Leve Provável e Possível, com ou sem distúrbios comportamentais. Adicionalmente, foi reconhecida em 2018 na décima primeira revisão da classificação internacional de doenças (CID-11) sob o código 6D82 e nomenclatura de demência devido à doença com corpos de Lewy.

Epidemiologia

Estudos de séries de necropsias de pacientes com demência revelam que a DCL representa cerca de 20 a 30% do total dos casos examinados, sendo considerada a segunda causa mais comum de demência degenerativa, superada apenas pela demência na doença de Alzheimer (McKeith *et al.*, 1994; McKeith *et al.*, 1996; Lopez *et al.*, 2002).

Dados epidemiológicos de base populacional a respeito da prevalência e da incidência da DCL ainda são relativamente escassos e pouco precisos, com taxas de prevalência variando entre 0 e 5%, e o percentual entre todas as causas de demência, entre 0 e 30,5% (Zaccai *et al.*, 2005; Lippa *et al.*, 2007; Vann Jones; O'Brien, 2014). De acordo com uma revisão sistematizada de 22 estudos (Hogan *et al.*, 2016), a taxa de incidência foi de 0,5 a 1,6/1.000 pessoas/anos. A DCL representou 3,2 a 7,1% dos casos de demência nos estudos de incidência e, de acordo com essa mesma revisão, as prevalências pontual e de período variaram entre 0,02 a 63,5%/1.000 pessoas com estimativas aumentadas com o avançar da idade.

Estima-se que a DCL seja responsável por 7,5% dos casos de demência. No Brasil, dados relacionados com a prevalência de DCL foram obtidos no estudo populacional de Catanduva (SP). Dentre os 118 casos de demência na população de 65 anos de idade ou mais, foram identificados dois pacientes (1,7% dos casos de demência) que preencheram os critérios para o diagnóstico clínico de DCL, correspondendo à taxa de prevalência de 0,12% (Herrera *et al.*, 2002). No estudo *Pietà*, de investigação de envelhecimento cerebral entre idosos muito idosos com mais de 75 anos de idade, a DCL foi diagnosticada em 1,5% dos sujeitos com Parkinsonismo (Vale *et al.*, 2018).

A DCL parece ser mais comum nos homens. Em estudo de séries de casos com diagnóstico confirmado por necropsia, a razão homem/mulher variou entre 1,5:1-3:1, embora seja ainda incerto se esse achado representa maior suscetibilidade masculina à doença ou redução da sobrevida de homens com DCL (Perry *et al.*, 1990). O alelo ε4 da apolipoproteína E (ApoE), os genes *SNCA* da alfassinucleína e *GBA* (glucocerebrosidase) estão entre as três associações genéticas significativamente associadas com a DCL, de acordo com estudo de associação genômica realizado com 1.743 pacientes em 22 centros e 10 países, dentre os quais 1.324 com diagnóstico neuropatológico. Nesse mesmo estudo, foi estimado um componente genético hereditário da DCL de cerca de 36%, muito próximo do estimado para a doença de Parkinson (Guerreiro *et al.*, 2018).

Fisiopatologia

Os achados neuropatológicos na DCL incluem algumas das alterações também encontradas em outras doenças neurodegenerativas, como a doença de Alzheimer e a doença de Parkinson. Placas neuríticas são observadas em áreas neocorticais; em alguns casos, a densidade dessas lesões é suficiente para preencher critérios de diagnóstico anatomopatológico da doença de Alzheimer. Os emaranhados neurofibrilares (ENF), por sua vez, são de ocorrência menos frequente e intensa (McKeith *et al.*, 2004). O aspecto patológico mais marcante na DCL é a evidência dos corpos de Lewy (Perry *et al.*, 1990).

Os corpos de Lewy foram originalmente descritos na doença de Parkinson. Na DCL, estão presentes em núcleos subcorticais e também em regiões corticais, sendo denominados como clássicos e corticais, respectivamente. Em núcleos subcorticais do tronco encefálico, essas lesões apresentam a morfologia clássica, caracterizada por inclusões neuronais intracitoplasmáticas únicas ou múltiplas, de formato esférico, contendo um centro hialino eosinofílico e uma auréola periférica de coloração clara (Perry *et al.*, 1990). Nos neurônios do córtex cerebral, por sua vez, os corpos de Lewy são menores, pouco definidos e com diferentes formatos (esféricos, ovoides ou reniformes), sem a auréola clara. Os principais componentes desses depósitos esféricos anormais são proteínas neurofilamentares, ubiquitina e alfassinucleína (Baba *et al.*, 1998).

Embora técnicas de coloração convencional permitam a observação dessas lesões no tronco encefálico (substância negra, *locus ceruleus* e núcleo motor dorsal do vago) e em estruturas límbicas (tálamo, hipotálamo e núcleo basal de Meynert), sua identificação no córtex cerebral depende de métodos imunohistoquímicos, com a utilização de anticorpos antiubiquitina e antissinucleína (Spillantini *et al.*, 1997). Os corpos de Lewy corticais são localizados em neurônios piramidais pequenos e médios, especialmente nas camadas IV, V e VI, principalmente no córtex insular, no giro do cíngulo e nos lobos temporais: amígdala, córtex entorrinal e transentorrinal, mas raramente na formação hipocampal (Perry *et al.*, 1990).

Um importante avanço na compreensão da fisiopatologia da DCL foi proporcionado pela descoberta da alfassinucleína, proteína sináptica normal, implicada na produção de vesículas sinápticas e que se agrega para formar os corpos de Lewy (Spillantini *et al.*, 1997; Baba *et al.*, 1998). O mecanismo fisiopatológico exato que acarreta a agregação da alfassinucleína permanece desconhecido, mas essa proteína constitui o principal marcador de DCL e DDP, e parece ser o substrato patológico mais intimamente relacionado com a progressão do declínio cognitivo nesses indivíduos. É, portanto, um potencial marcador biológico, uma vez vencidas as dificuldades metodológicas para sua quantificação. Estudos preliminares mostraram diminuição significativa de alfassinucleína no LCR em pacientes com diagnóstico de DDP e DCL quando comparados com grupos-controle saudáveis, embora sejam ainda desconhecidas potenciais diferenças de magnitude de alteração entre as duas condições (Aarsland *et al.*, 2009a,b).

Estudos patológicos na DCL evidenciaram que os locais iniciais envolvidos são o bulbo olfatório (Beach *et al.*, 2009), o núcleo motor dorsal do nervo vago, o sistema nervoso autônomo, incluindo o sistema nervoso entérico (Minguez-Castellanos *et al.*, 2007), e o tronco encefálico.

No que diz respeito à diferenciação patológica entre a DCL e a doença de Parkinson, especula-se que, na doença de Parkinson sem demência, os corpos de Lewy são proeminentes no tronco encefálico e menos comuns em áreas límbicas e neocorticais. Estima-se, no entanto, que 75 a 95% dos casos de doença de Parkinson apresentem esses neurofilamentos em nível cortical, independentemente de haver ou não demência associada. Dessa maneira, a distinção patológica entre a doença de Parkinson e a DCL é fundamentalmente quantitativa, e não qualitativa (Harding *et al.*, 2002). No que se refere ainda à distribuição patológica, é descrito um acometimento desproporcional em estruturas do lobo temporal na DCL, e na DDP as estruturas límbicas são afetadas com maior frequência.

Em relação às alterações neuroquímicas, na DCL ocorre redução dos níveis de dopamina semelhante àquela observada na doença de Parkinson. Por outro lado, os déficits colinérgicos são mais intensos do que os encontrados na doença de Alzheimer (Tiraboschi *et al.*, 2000). De acordo com alguns estudos, o déficit colinérgico relacionado com as alucinações visuais foi somente evidenciado na DCL, mas não na DDP; e os receptores colinérgicos muscarínicos M1 foram encontrados de forma significativamente reduzida na DCL, em níveis intermediários na DDP e sem alterações significativas na doença de Parkinson sem demência (Aarsland *et al.*, 2004).

Achados neuropatológicos da doença de Alzheimer, comuns em sinucleinopatias, conferem um pior prognóstico para cada nível aumentado de mudanças neuropatológicas. ENF em adição à patologia da alfassinucleína, e das placas amiloides, são fortes preditores patológicos para um intervalo mais curto entre o início dos sintomas motores e da demência e de sobrevida (Irwin *et al.*, 2017; Jellinger; Korczyn, 2018).

Quadro clínico

As manifestações clínicas na DCL incluem, além do comprometimento cognitivo, sintomas psiquiátricos (alucinações, alterações de comportamento, depressão, apatia, ansiedade), neurológicos (parkinsonismo, transtornos do sono, falência autonômica) e clínicos (síncope, hipotensão postural, quedas, incontinência urinária, constipação intestinal). O padrão de déficits neuropsicológicos da DCL difere do encontrado na demência na doença de Alzheimer, com declínio de memória menos marcante e déficits mais graves de atenção e de funções visuais-espaciais, frontais e executivas (Metzler-Baddeley, 2007). A maioria dos casos ocorre em idades mais avançadas, com duração média da doença variando de 6 a 10 anos.

A velocidade de progressão dos sintomas é geralmente mais rápida do que na demência na doença de Alzheimer (Olichney *et al.*, 1998). Apesar do número reduzido de estudos, quando comparada à demência na doença de Alzheimer, apresenta pior prognóstico, declínio cognitivo mais acelerado, pior qualidade de vida, maior associação com comorbidades, sobrevida mais curta e mais elevadas taxas de admissão em instituição de longa permanência para idosos (ILPI) e de mortalidade (Price *et al.*, 2017). Em análise conjunta com a DDP, sua mortalidade foi considerada 3 vezes maior do que a encontrada na população geral (Larsson *et al.*, 2018) sendo a média de sobrevida após o diagnóstico de DCL de 6,1 anos (Mueller *et al.*, 2017). As alterações clínicas características da doença são descritas a seguir.

Comprometimento cognitivo

O comprometimento cognitivo é o sintoma mais precoce na maioria dos pacientes com DCL, sendo, em geral, de instalação insidiosa. Em muitos casos, a apresentação clínica é caracterizada por episódios recorrentes de confusão mental sobre os quais se sobrepõe quadro de deterioração cognitiva progressiva.

Os pacientes exibem uma combinação de alterações cognitivas corticais (déficits de memória, de linguagem e de funções executivas e visuais-espaciais) e subcorticais (déficit atencional, redução da velocidade de processamento cognitivo e comprometimento visual-construtivo). Nas fases iniciais da doença, no entanto, os déficits de memória são leves, e a linguagem encontra-se preservada (exceto por redução da fluência verbal), sendo mais acometidas as funções relacionadas com a atividade subcortical, com déficits mais pronunciados de atenção, de habilidades visuais-espaciais, da velocidade de processamento cognitivo e da capacidade de resolução de problemas (Shimomura *et al.*, 1998; Nestor, 2010).

Flutuações

As flutuações referem-se a variações marcantes no estado de alerta e de atenção, na função cognitiva ou na execução das atividades de vida diária (AVD) em períodos de dias, horas ou minutos. Os pacientes apresentam períodos espontâneos de redução do estado de alerta e da concentração, ficam pouco interativos com o ambiente, podendo aparentar sonolência. As flutuações ocorrem em mais da metade dos casos de DCL à apresentação da doença, e em cerca de 75% (45 a 85%) deles, em algum estágio dessa evolução (Ballard *et al.*, 2001).

As flutuações são de difícil diagnóstico e quantificação na prática clínica. Nesse sentido, algumas escalas e testes computadorizados para avaliação do grau de flutuação da atenção foram desenvolvidos, embora ainda não haja consenso sobre qual instrumento oferece maior acurácia (McKeith *et al.*, 2005).

Alucinações visuais

As alucinações visuais constituem achado frequente na DCL, como manifestação inicial ou no curso da doença. As alucinações visuais são similares àquelas observadas na DDP e na síndrome de Charles Bonnet. São caracterizadas como vívidas, recorrentes, bem estruturadas, detalhadas e tridimensionais, na forma de objetos inanimados, animais ou pessoas. Em geral, os pacientes têm percepção de seu caráter irreal e podem relatar as alucinações espontaneamente. As alucinações visuais na DCL podem persistir por meses – ou até anos – e podem se agravar, tornando-se de cunho ameaçador e sem o discernimento da realidade (McKeith *et al.*, 2004). Presume-se que ocorram por uma combinação de processos falhos de percepção dos estímulos ambientais com lembranças fugazes de experiências prévias combinadas, com a geração de imagens intactas.

Transtorno comportamental do sono REM

O transtorno comportamental do sono REM (*rapid eyes movement*; TCR) é uma parassonia em que ocorre ausência da atonia musculoesquelética, normalmente observada durante o sono REM, associada à atividade motora proeminente, com movimentos repetitivos do tronco e dos membros, e com vocalizações, além de sonhos vívidos e assustadores, em geral envolvendo insetos, animais ou seres humanos. Essa parassonia é comum entre as doenças classificadas no grupo das sinucleinopatias, ao contrário do que é observado em outras demências degenerativas como a doença de Alzheimer e a DFT (Boeve *et al.*, 2001), podendo ser encontrada em até 93% dos indivíduos se acompanhados por tempo suficiente (Iranzo *et al.*, 2013; Schenck *et al.*, 2013). Dentre outros transtornos do sono evidentes nessas demências, incluem-se sonolência diurna excessiva, movimentos periódicos noturnos dos membros, confusão ao despertar e pesadelos recorrentes. Tais alterações podem preceder em muitos anos o diagnóstico de DCL, por comprometimento da formação reticular bulbar, cujos neurotransmissores são a norepinefrina e a acetilcolina, já nos primeiros estágios da doença. Atualmente é considerado como um dos critérios clínicos centrais para o diagnóstico de DCL (McKeith *et al.*, 2017).

Parkinsonismo

Sinais parkinsonianos ocorrem em cerca de 75% dos pacientes com DCL. Embora muito frequentes, é importante salientar que esses sinais não são essenciais para que o diagnóstico seja firmado. Nos estágios iniciais, o parkinsonismo pode estar ausente em até 50% dos casos.

A síndrome parkinsoniana é, em geral, de tipo rígido-acinético e com predomínio axial, bilateral, e simétrico causando instabilidade postural, alteração de marcha, bradicinesia e hipomimia facial, além de mioclonias, disartria e hipofonia. Tremor é um achado pouco comum e, quando presente, costuma ser de leve intensidade. Tais características semiológicas do parkinsonismo na DCL são bastante distintas daquelas observadas na doença de Parkinson idiopática, em que o tremor é usual e a distribuição dos sinais motores é, na maioria dos casos, assimétrica (McKeith *et al.*, 2004, 2005; Huang; Halliday, 2013).

Hipersensibilidade aos antipsicóticos

Verificou-se em vários estudos que a piora motora rápida, a acentuação do declínio cognitivo e o desenvolvimento de síndrome neuroléptica maligna e a morte foram relacionados com o uso de antipsicóticos em pacientes com DCL. Cerca de 30 a 50% dos pacientes com DCL apresentam sensibilidade grave a esses fármacos. Por isso, esse dado é considerado como critério de apoio ao diagnóstico e tornou-se relevante no manejo farmacológico dos pacientes com DCL. Diante dos riscos, é consenso que o uso desses medicamentos deve ser evitado, reservando-se preferencialmente os atípicos (em particular, quetiapina e clozapina) aos casos selecionados (McKeith *et al.*, 1996; Teixeira; Cardoso, 2005).

Disfunção autonômica

Muitos pacientes com DCL apresentam sinais precoces de disfunção autonômica, o que não é observado com a mesma frequência em outras demências degenerativas como a doença de Alzheimer. As manifestações clínicas decorrentes são instabilidade postural, quedas de repetição, hipotensão ortostática, hipersensibilidade de seio carotídeo, episódios sincopais e pré-sincopais, constipação intestinal e incontinência urinária. As taxas de quedas observadas na DCL foram de 28% ao diagnóstico da doença e de 37% em algum estágio da sua evolução (22 a 50%). Por essas razões, são considerados critérios de apoio ao diagnóstico (McKeith *et al.*, 1996, 1999, 2005, 2017).

Outras manifestações psiquiátricas

Sintomas depressivos são mais prevalentes na DCL, em comparação com a doença de Alzheimer. Delírios também são comuns e têm, em geral, conteúdo complexo e bizarro diferentemente das ideações paranoides pobres e mundanas encontradas na doença de Alzheimer. Alguns pacientes podem apresentar a síndrome de Capgras, também conhecida como delírio de substituição, em que familiares ou cuidadores são tidos como impostores, imagens da TV são interpretadas com realidade ou a do próprio paciente no espelho é tida como imagem de outra pessoa. Alucinações auditivas ocorrem em até 20% dos pacientes e, quando presentes, em conjunto com olfatórias e táteis, são consideradas manifestações importantes da DCL e, não raro, são relacionadas de maneira equívoca com transtornos psicóticos de início tardio. Alucinações auditivas e ideação delirante podem também ocorrer em um subgrupo de pacientes com alucinações visuais. A mais frequente ideação delirante consiste na presença de estranhos ou intrusos em casa ou a crença de que familiares ou amigos falecidos estão visitando. As alucinações auditivas abrangem sons de pancadas, batidas, chiado, campainhas e passos (Huang; Halliday, 2013; McKeith *et al.*, 2017).

Diagnóstico

O diagnóstico clínico da DCL baseia-se em critérios estabelecidos por um consórcio internacional de investigadores validados por estudos clinicopatológicos e reexaminados periodicamente. De 1996 até o momento, foram publicados quatro relatórios com atualizações (McKeith *et al.*, 1996, 1999, 2005, 2017). Neles foram elaboradas normas comuns para os métodos clínicos e patológicos, e estabelecidos nomenclaturas e critérios para o diagnóstico da DCL provável e da DCL possível.

A partir da segunda reunião do consórcio, em 1998, foram incluídos dois critérios de apoio ao diagnóstico: depressão e alteração comportamental do sono REM (McKeith *et al.*, 1999). Na terceira reunião do consórcio, em 2003, foram incorporadas novas informações sobre os achados clínicos e sobre os métodos para melhor avaliá-los. A tomografia por emissão de fóton único (SPECT) e o PET demonstrando captação reduzida de dopamina pelos núcleos da base foram acrescidos aos achados sugestivos para o diagnóstico (McKeith *et al.*, 2005). Em 2017, foram publicados os novos critérios de consenso com refinamento das recomendações para o diagnóstico clínico e patológico de DCL distinguindo claramente as características clínicas dos biomarcadores para o diagnóstico e oferecendo diretrizes sobre os métodos estabelecidos e suas interpretações. Ganharam destaque o distúrbio comportamental do sono REM e a cintilografia miocárdica com metaiodobenzilguanidina (MIBG) como característica clínica central e biomarcador indicativo de DCL, respectivamente. Entre as características clínicas de suporte ao diagnóstico, hipersonia e hiposmia foram incluídas (Tabela 18.2) (McKeith *et al.*, 2017).

De acordo com as diretrizes atuais, o diagnóstico da DCL exige que o início dos sintomas de demência preceda ou ocorra simultaneamente com os sinais de parkinsonismo (McKeith *et al.*, 2005). Quando o intervalo entre o início dos sintomas parkinsonianos e o surgimento da demência é superior a 1 ano, o paciente deve ser diagnosticado com DDP. Esse intervalo arbitrário de 1 ano entre o início dos sintomas motores e da demência é, até o momento, o único elemento que distingue a DCL da DPP, embora tal diferenciação seja criticada por muitos pesquisadores por não existirem bases neurobiológicas suficientes que a justifique (McKeith *et al.*, 2004, Camicioli; Gauthier, 2007).

▪ **TABELA 18.2** Critérios para o diagnóstico clínico da demência com corpos de Lewy (DCL) provável e possível de acordo com o 4º Relatório do Consórcio Internacional para a Demência com Corpos de Lewy – 2017.

I. Critério obrigatório

1. Declínio cognitivo progressivo suficiente para interferir nas atividades sociais e ocupacionais ou atividades diárias:
   a. Déficit proeminente em testes de atenção, habilidades visuais-espaciais e funções frontais subcorticais
   b. Comprometimento da memória pode não ocorrer nos estágios iniciais, mas é evidente com a progressão

II. Características clínicas centrais (os três primeiros tipicamente ocorrem desde o início)

1. Flutuação na cognição com pronunciadas variações na atenção e no estado de alerta
2. Alucinações visuais recorrentes tipicamente bem formadas e detalhadas
3. Transtorno comportamental do sono REM (pode preceder o declínio cognitivo)
4. Um ou mais sinais cardinais de parkinsonismo: bradicinesia (definido com lentidão de movimentos e decréscimo de amplitude ou velocidade), tremor de repouso ou rigidez

III. Características clínicas de suporte (que apoiam o diagnóstico):

1. Hipersensibilidade grave aos antipsicóticos
2. Instabilidade postural
3. Quedas de repetição, síncopes ou outros episódios transitórios de disfunção autonômica grave (p. ex., constipação intestinal, hipotensão ortostática, incontinência urinária)
4. Hipersonia
5. Hiposmia
6. Alucinações de outras modalidades, delírios estruturados
7. Apatia, ansiedade e depressão

IV. Biomarcadores indicativos

1. Redução na captação e transporte de dopamina nos núcleos da base demonstrados por SPECT e PET
2. Captação anormal (baixa) de MIBG por cintilografia miocárdica
3. Confirmação polissonográfica de sono REM sem atonia

V. Biomarcadores de suporte (apoiam o diagnóstico):

1. Relativa preservação das estruturas do córtex temporal medial à RM e TC
2. Hipoperfusão/hipometabolismo occipital no SPECT/PET +/– "sinal da ilha do cíngulo" no PET-FDG
3. Atividade posterior proeminentemente lenta no EEG, com flutuações periódicas do intervalo teta-alfa

V. O diagnóstico de DCL é provável

1. Na presença de duas ou mais características clínicas centrais, independentemente da presença de biomarcadores indicativos de DCL
2. Na presença de uma característica clínica central + um ou mais biomarcadores indicativos de DCL

VI. O diagnóstico de DCL é possível

1. Na evidência de uma característica clínica central + ausência de biomarcadores indicativos de DCL
2. Na evidência de um ou mais biomarcadores indicativos + ausência de critérios clínicos centrais de DCL

EEG: eletroencefalograma; MIBG: metaiodobenzilguanidina; PET: tomografia por emissão pósitrons; PET-FDG: tomografia por emissão pósitrons com fluorodesoxiglicose; REM: rapid eye movement; RM: ressonância magnética; SPECT: tomografia por emissão de fóton único; TC: tomografia computadorizada. (Fonte: McKeith *et al.*, 2017.)

A Tabela 18.2 apresenta os critérios para o diagnóstico clínico da DCL provável e possível de acordo com as características clínicas centrais e de suporte, bem como dos biomarcadores indicativos e de suporte (McKeith *et al.*, 2017). Após o início da aplicação, observou-se que a sua especificidade para o diagnóstico é alta (80 a 100%), mas com sensibilidade muito variável (35 a 80%).

De acordo com esses critérios, ocorre declínio cognitivo progressivo, com importante déficit de atenção e de habilidades frontossubcorticais, visuais-espaciais e disfunção executiva. O déficit de memória, ao contrário do que se observa em pacientes com a demência na doença de Alzheimer, não necessariamente ocorre nos estados iniciais, mas é evidente com a progressão da doença. São comuns as flutuações cognitivas com pronunciadas variações no estado de alerta e atenção, alucinações visuais recorrentes tipicamente bem formadas e detalhadas e sinais de parkinsonismo espontâneo. O transtorno comportamental do sono REM pode ocorrer e preceder o declínio cognitivo.

Entre os achados clínicos que respaldam o diagnóstico, estão incluídos: grave sensibilidade aos agentes antipsicóticos, quedas repetidas, perda transitória e inexplicável da consciência e síncope, disfunção autonômica, alucinações de outras modalidades, delírios sistematizados, depressão, apatia, ansiedade, hipersonia e hiposmia.

No exame neurológico, além dos sinais parkinsonianos já descritos, é fundamental excluir a ocorrência de sinais neurológicos focais que tornam o diagnóstico de DCL improvável. Evidências de falência autonômica devem ser pesquisadas, como hipersensibilidade de seio carotídeo (queda maior do que 50 mmHg na pressão sistólica ou período de assistolia maior do que 3 segundos após massagem do seio carotídeo) e ocorrência de hipotensão ortostática.

Em relação à avaliação cognitiva, os testes de rastreamento, como o Miniexame do Estado Mental (MEEM), são pouco específicos. Testes que demonstrem comprometimento desproporcional de habilidades visuais-espaciais e construtivas, bem como de atenção e de funções executivas, podem ser úteis. Em muitos casos, especialmente nos estágios iniciais, a avaliação neuropsicológica formal pode ser de grande auxílio, podendo-se utilizar diversas baterias e testes.

O intervalo arbitrário "de 1 ano" tem sido recomendado para a distinção entre DCL e DDP: se o quadro demencial ocorrer 12 meses antes ou concomitantemente ao início dos sintomas motores parkinsonianos, o paciente deve ser classificado com diagnóstico de DCL (McKeith *et al.*, 2004). Ou seja, para DDP, a demência é diagnosticada pelo menos 1 ano após a identificação da doença de Parkinson. Não há exames laboratoriais específicos para o diagnóstico de DCL. Sua utilização de rotina tem como única finalidade a exclusão de outras causas de demência.

Nos exames de neuroimagem estrutural, o comprometimento da formação hipocampal costuma ser menos intenso do que o observado na doença de Alzheimer. O SPECT e o PET-FDG podem revelar anormalidades (hipoperfusão e hipometabolismo) no polo occipital (córtex visual primário), que geralmente não se encontra alterado nos casos da doença de Alzheimer. Sendo assim, essas alterações são consideradas apenas como biomarcadores de suporte, de acordo com os critérios atuais para o diagnóstico de DCL, a saber: preservação relativa das estruturas mesiais temporais à TC ou à RM; hipoperfusão ou hipometabolismo occipital, respectivamente, nos exames de SPECT e PET e relativa preservação do metabolismo do cíngulo posterior – "sinal da ilha do cíngulo" na neuroimagem de PET-FDG –; e atividade proeminentemente lenta no eletroencefalograma, com flutuações periódicas no intervalo teta-alfa.

Entre os três biomarcadores considerados indicativos para o diagnóstico de DCL, está a redução de captação e transporte de dopamina nos núcleos da base evidenciados por SPECT ou PET que utilizam marcadores para o transporte de dopamina no estriado. Embora esses exames somente estejam disponíveis em grandes centros, são na atualidade considerados como instrumentos sensíveis para o diagnóstico, evidenciando diminuição na atividade de transporte no núcleo caudado e putame. Estudo multicêntrico utilizando SPECT-fluoropropil-CIT mostrou sensibilidade de 78% para detecção de DCL e especificidade de 90% para excluir as demências não DCL (primariamente doença de Alzheimer), apesar de utilidade questionável para a distinção entre a DCL e a DDP ou doença de Parkinson sem demência (McKeith *et al.*, 2007). Outras técnicas têm mostrado resultados promissores na avaliação da integridade nigroestriatal, como PET usando [(18)]-fluorodopa, mas ainda nenhum radioligante está disponível para imagem *in vivo* da alfassinucleína.

A cintilografia miocárdica com MIBG anormal (captação reduzida do radiofármaco MIBG é no presente também considerada como biomarcador indicativo de DCL. A MIBG é um análogo da norepinefrina que identifica os terminais nervosos simpáticos no coração. Por meio dessas imagens marcadas com iodo-123 (I^{123}), é possível avaliar a captação cardíaca da MIBG e a sua distribuição. Visualmente e de forma semiquantitativa, dois parâmetros fundamentais são analisados: a relação captação coração/mediastino e *washout rate* do miocárdio, permitindo a caracterização da função simpática cardíaca e a integridade dos neurônios adrenérgicos (denervação simpática). Trata-se, portanto, de uma técnica não invasiva para quantificar a denervação cardíaca simpática pós-ganglionar (captação coração/mediastino) que pode ser detectada independentemente da gravidade e da duração da DCL. Sua utilização foi inicialmente demonstrada na diferenciação da doença de Parkinson de outras síndromes parkinsonianas e, mais recentemente, na discriminação entre DCL e doença de Alzheimer, que habitualmente apresenta resultados normais (Slaets *et al.*, 2015), bem como na predição da conversão para provável DCL (Oda *et al.*, 2013). Doença cardíaca associada (insuficiência cardíaca congestiva, doença cardíaca isquêmica e neuropatia autonômica diabética) bem como outras síndromes parkinsonianas potencialmente limitam a utilização desse método, particularmente em indivíduos idosos, pelo fato de também poderem apresentar captação anormal (Spiegel *et al.*, 2005; Chirumamilla; Travin, 2011).

A confirmação polissonográfica de ausência de atonia na fase do sono REM, por sua vez, é o terceiro biomarcador indicativo para o diagnóstico de DCL. A polissonografia é o método considerado padrão-ouro para o diagnóstico do TCR e, desse modo, tem seu papel como exame subsidiário nesses pacientes.

De acordo com a 5ª edição do Manual Diagnóstico e Estatístico de Transtornos Mentais (DSM-5) (American Psychiatric Association [APA], 2013) o comprometimento cognitivo leve e as demências passaram a ser designadas como transtorno neurocognitivo (TNC) nos seus subtipos leve e maior, respectivamente. O TNC maior ou leve com corpos de Lewy foram reconhecidos pelo DSM-5, e os seus critérios diagnósticos estão descritos na Tabela 18.3.

No que diz respeito ao diagnóstico prodrômico da DCL, de acordo com Donaghy e McKeith (2014), os sintomas de apresentação da doença podem ser divididos em três categorias: declínios cognitivos (particularmente déficits cognitivos não amnésticos), comportamentais e psiquiátricos (p. ex., alucinações visuais, TCR), e sintomas físicos (p. ex., parkinsonismo, redução do olfato, disfunção autonômica). Alguns sintomas não cognitivos, como constipação intestinal, TCR, hiposmia e hipotensão postural, podem ocorrer vários anos antes do declínio cognitivo. Flutuações cognitivas são menos comuns nas fases prodrômicas – dois sétimos dos casos (Molano *et al.*, 2010) e

▪ **TABELA 18.3** Critérios para o diagnóstico de transtorno neurocognitivo (TNC) maior ou leve com corpos de Lewy.

A. São atendidos os critérios para TNC maior ou leve
B. O transtorno tem surgimento insidioso e progressão gradual
C. O transtorno atende a uma combinação de características diagnósticas centrais e sugestivas para provável ou possível TNC com corpos de Lewy

Para provável TNC maior ou leve com corpos de Lewy, o indivíduo tem duas características centrais ou uma sugestiva com um ou mais aspectos principais

Para possível TNC maior ou leve com corpos de Lewy, o indivíduo tem apenas uma característica central ou um ou mais aspectos sugestivos

1. Características diagnósticas centrais:
   a. Cognição oscilante, com variações acentuadas na atenção e no estado de alerta
   b. Alucinações visuais recorrentes, bem formadas e detalhadas
   c. Características espontâneas de parkinsonismo, com aparecimento subsequente ao desenvolvimento do declínio cognitivo
2. Características diagnósticas sugestivas:
   a. Atende a critérios de transtorno comportamental do sono do movimento rápido dos olhos (ou sono REM – *rapid eye movement*)
   b. Sensibilidade neuroléptica grave

D. A perturbação não é mais bem explicada por doença vascular cerebral, outra doença neurodegenerativa, efeitos de uma substância ou outro transtorno mental, neurológico ou sistêmico

Adaptada de American Psychiatric Association, 2013.

em três nonos dos casos em estudos longitudinais (Jicha *et al.*, 2010). *Delirium* e alterações transitórias de consciência poderão representar as manifestações de flutuação cognitiva em muitos casos (Vardy *et al.*, 2014).

Na evidência de TCR, disfunção autonômica ou hiposmia, a MIBG, biomarcadores de patologia na substância negra e a biopsia de pele para mensuração da proporção de alfassinucleína em fibras nervosas autonômicas periféricas estão entre os marcadores de diagnóstico precoce mais promissores da DCL, que serão mais necessários à medida que os tratamentos modificadores da doença, ainda inexistentes, forem disponibilizados (Wang *et al.*, 2013).

Em junho de 2019, pesquisadores propuseram a operacionalização de novos critérios de pesquisa para o diagnóstico da DCL prodrômica (estágio sintomático pré-demência) provável e possível a partir de uma revisão das evidências até então disponíveis (McKeith *et al.*, 2020). Foram apresentados três protótipos de síndromes prodrômicas de DCL, a saber: (1) início com comprometimento cognitivo leve; (2) início com *delirium*; (3) início com sintomas psiquiátricos (delírios, alucinações, depressão e ansiedade). Embora com evidências ainda insuficientes para a proposição formal dos dois últimos protótipos de DCL prodrômica, os autores reforçaram a necessidade desses modelos para que haja melhor caracterização das formas pré-demenciais, favorecimento do aumento do nível de suspeição e priorização da investigação dessas novas formas de apresentação. Na Tabela 18.4, estão descritos os critérios de pesquisa propostos para o diagnóstico clínico de CCL-CL (Comprometimento cognitivo leve-corpos de Lewy).

Para o diagnóstico prodrômico de DCL iniciada com *delirium*, o estado confusional pode ser o sintoma de apresentação inicial antes do desenvolvimento da demência, estimado em até 43% dos casos, de acordo com uma série de casos segundo os cuidadores. Há maior suscetibilidade de ocorrência do que na doença de Alzheimer (25% DCL *versus* 7% doença de Alzheimer, e 1:4 dos casos tende a ser recorrente de acordo com um estudo retrospectivo) e presente no ano anterior ao diagnóstico em 17,6 *versus* 3,2/100 pessoas/ano na DCL e na doença de Alzheimer, respectivamente. Pode ser provocado por

▪ **TABELA 18.4** Diagnóstico prodrômico da demência com corpos de Lewy (CCL) de acordo com os critérios de pesquisa para comprometimento cognitivo leve – demência com corpos de Lewy (DCL), 2020.

I. Características essenciais

- Preocupação do paciente, informante ou médico acerca do declínio cognitivo
- Evidência objetiva de comprometimento de um ou mais domínios cognitivos, sendo os mais prováveis: atenção, funções executivas ou de déficits de processamento visual
- *Performance* nos testes cognitivos característica de CCL não amnéstico de múltiplos domínios ou, dependendo da fase, CCL amnéstico de múltiplos domínios (CCL de único domínio é característico da doença de Alzheimer)
- Preservação ou mínimo comprometimento funcional, sem critérios para demência

II. Características clínicas centrais

- Flutuações cognitivas com variações de atenção e alerta – menor amplitude ou frequência
- Alucinações visuais recorrentes-espontâneas ou provocadas por fármacos ou doenças
- Transtorno comportamental do sono REM – pode preceder em anos o diagnóstico de CCL
- Parkinsonismo (um ou mais sinais espontâneos: bradicinesia, tremor de repouso ou rigidez)

III. Biomarcadores indicativos

- SPECT ou PET dopaminérgico DAT – baixa captação e transporte de dopamina nos núcleos da base: sensibilidade de 54,2% e especificidade de 89% para CCL-DCL
- MIBG por cintilografia miocárdica: captação anormal (baixa)
- Polissonografia: confirmação de sono REM sem atonia (não excludente, ausente em um quarto dos casos)

IV. O diagnóstico de CCL-DCL é provável

1. Duas ou mais características clínicas centrais, independentemente da evidência de biomarcadores indicativos
2. Uma característica clínica central + um ou mais biomarcadores indicativos

V. O diagnóstico de CCL-LB é possível

1. Uma característica clínica central + ausência de biomarcadores indicativos
2. Um ou mais biomarcadores indicativos + ausência de características clínicas centrais

MIBG: metaiodobenzilguanidina; PET: tomografia por emissão pósitrons; REM: *rapid eye movement*; SPECT: tomografia por emissão de fóton único. (Adaptada de McKeith *et al.*, 2020.)

fatores predisponentes ou precipitantes de *delirium*, tais como cirurgias, infecções, febre, uso de drogas ilícitas e álcool ou fenômeno de retirada, e deve ser sempre suspeitado na ausência de identificação de fatores desencadeantes ou em quadros prolongados e seguidos de declínio cognitivo e demência subsequentes. No que diz respeito à distinção do *delirium*-DCL do *delirium* sem DCL, é importante salientar que a flutuação da cognição e a redução de nível de consciência podem ocorrer em ambas as condições, e alucinações visuais nos casos sem DCL estarão presentes sobretudo se induzidas por drogas ilícitas ou álcool. Além disso, o parkinsonismo induzido por fármaco devido ao uso de antipsicóticos para tratar *delirium* é mais frequente na DCL.

Apatia, ansiedade e depressão são as apresentações mais comuns nos casos de DCL prodrômica com início predominante de sintomas psiquiátricos. As manifestações podem ser graves o suficiente para requererem hospitalização, embora seja ainda desconhecida a frequência de DCL como causa de psicose de início tardio. Vale salientar que a bradicinesia pode mimetizar o retardo psicomotor comum na depressão, e o parkinsonismo, por sua vez, pode ser induzido por fármacos usados para transtornos psiquiátricos, enquanto o transtorno comportamental do sono REM pode ser causado pelo uso de antidepressivos, e o comprometimento cognitivo pode não ser predominante ou ser flutuante com avaliação neuropsicológica não esclarecedora (McKeith *et al.*, 2020).

Tratamento

O tratamento da DCL é particularmente difícil em função da coexistência de sintomas cognitivos, psiquiátricos e parkinsonianos. Fármacos antipsicóticos podem agravar o parkinsonismo, aumentar o risco de quedas, acentuar o declínio cognitivo e, eventualmente, causar reações de sensibilidade, além da temeridade de sua correlação com os eventos cardiovasculares e cerebrovasculares encontrados em pacientes com demência. Antiparkinsonianos, por sua vez, podem precipitar delírios e alucinações, sem que nenhum benefício cognitivo associado seja a elas atribuído; nesses casos, nem mesmo uma boa resposta motora é observada. Finalmente, os fármacos inibidores da colinesterase podem agravar o tremor e acarretar eventos gastrintestinais ou cardiovasculares indesejáveis.

Para o tratamento sintomático da DCL atualmente disponível, é imprescindível formular estratégias individualizadas e direcionadas aos principais sintomas-alvo identificados. As propostas de tratamento poderão ser especificamente direcionadas ao controle dos sintomas cognitivos (flutuação, atenção, déficits visuais-espaciais e construtivos, déficits de memória, disfunção executiva), dos sintomas motores (bradicinesia, rigidez, tremor e instabilidade postural), dos sintomas psiquiátricos (alucinações, delírios, depressão, apatia, agitação e distúrbios do sono) ou sintomas autonômicos (hipotensão ortostática, incontinência esfincteriana, sialorreia, constipação intestinal e síncope).

A eficácia das intervenções não farmacológicas, desde medidas educativas até a utilização de técnicas de reabilitação cognitiva, não foi ainda objeto de análise sistemática por meio de estudos controlados, por isso seu impacto isolado ou em conjunção com as intervenções farmacológicas é desconhecido. Ainda assim, orientações gerais sobre os cuidados com os pacientes valorizando as intervenções voltadas também aos cuidadores, aos familiares e ao ambiente são sempre recomendadas. É fundamental alertar os cuidadores para os riscos de quedas e prepará-los para lidar com os problemas motores, as alucinações visuais e as flutuações cognitivas comuns nesses pacientes (Camicioli; Gauthier 2007).

O tratamento farmacológico inclui o emprego de inibidores da colinesterase, memantina, agentes dopaminérgicos e, dependendo do caso, antipsicóticos, antidepressivos e estabilizadores do humor (Taylor *et al.*, 2020). A utilização dos inibidores da colinesterase para o tratamento dos sintomas cognitivos na DCL foi concebida a partir das evidências *in vitro* e *in vivo* observadas na depleção colinérgica intensa na doença (Tiraboschi *et al.*, 2000). Perry *et al.* (1990) demonstraram que os níveis de colina acetiltransferase são significativamente mais reduzidos na DCL do que na doença de Alzheimer, além de se correlacionarem com o nível de comprometimento cognitivo.

A eficácia desses agentes foi demonstrada inicialmente em ensaios clínicos abertos e, posteriormente, em um estudo duplo-cego, multicêntrico, controlado por placebo, com duração de 20 semanas (McKeith *et al.*, 2000). Nesse estudo, o tratamento com rivastigmina (doses de 6 a 12 mg/dia) promoveu melhora significativa do desempenho em testes neuropsicológicos computadorizados (medindo tempo de reação de resposta) e também em sintomas comportamentais. Embora um número maior de pacientes tratados com a substância ativa do que com o placebo tenha desenvolvido eventos adversos (especialmente náuseas, vômito e anorexia), o perfil de segurança e de tolerabilidade observado foi considerado aceitável.

Uma revisão da Cochrane (Rolinski *et al.*, 2012) sobre o uso de inibidores da colinesterase em DCL, DDP e declínio cognitivo na doença de Parkinson com seis ensaios clínicos controlados (n = 1.236) corroborou as evidências para o uso dessa classe de fármacos apenas na DDP, tendo em vista o seu impacto positivo sobre as funções global, cognitiva, comportamental e funcional. Os efeitos na DCL foram considerados obscuros. Recentemente, a partir da divulgação de estudos clínicos adicionais, foram publicadas novas análises sequenciais desses ensaios, revisões sistematizadas e metanálises. Stinton *et al.* (2015) analisaram 44 estudos, incluindo 22 estratégias, e não encontraram evidências de alto nível para nenhum tratamento farmacológico da DCL. Ainda assim, indicaram que a donepezila e a rivastigmina apresentaram efeitos benéficos na cognição e nos sintomas psiquiátricos. A rivastigmina, mas não a donepezila, foi associada a maior risco de eventos adversos. A memantina foi bem tolerada, mas com poucos benefícios. Descrições sumárias mostraram alguma evidência de benefício para galantamina, modafinila, levodopa, clozapina, duloxetina, dentre outros, e ausência de benefício para piracetam, amantadina, selegilina, olanzapina, quetiapina, risperidona e citalopram. Wang *et al.* (2015) analisaram 10 ensaios clínicos controlados com inibidores da colinesterase e memantina e concluíram que esses fármacos acarretam leve melhora na impressão global, mas somente os inibidores da colinesterase melhoram a função cognitiva. Apesar de fármacos com perfil de segurança adequado, ainda não é possível generalizar esses desfechos favoráveis. Matsunaga *et al.* (2015a) analisaram 17 estudos (n = 1.978) com inibidores da colinesterase e chegaram à mesma conclusão, além de enfatizarem a ausência de efeitos deletérios sobre a função motora e a necessidade de monitorar aderência ao tratamento, que em geral é baixa.

No que diz respeito à memantina isoladamente, dois ensaios clínicos mostraram benefícios sobre o estado global e o comportamento na DCL leve a moderada (Emre *et al.*, 2010) e na DCL e na DDP (Aarsland *et al.*, 2009a, b), com resposta marginal em ambos os ensaios para a cognição, excetuando-se a melhora da velocidade de reposta nas tarefas de atenção. Por consequência, a revisão sistematizada da memantina na DCL publicada por Matsunaga *et al.* (2015a) confirma a ausência dos benefícios cognitivo e motor, prevalecendo apenas evidências de melhora global com seu uso.

Em função da presença de sintomas neuropsiquiátricos proeminentes na DCL, que por vezes não respondem ao tratamento com inibidores da colinesterase ou memantina, pode haver necessidade de prescrição de antipsicóticos ou outros agentes psicotrópicos. Como mencionado anteriormente, o risco de hipersensibilidade aos antipsicóticos é elevado, especialmente com os agentes antagonistas dos receptores dopaminérgicos D2. Os mecanismos de indução dessa reação não são bem conhecidos. O quadro clínico caracteriza-se por piora motora e por acentuação da disfunção cognitiva, sonolência e por alguns aspectos da síndrome neuroléptica maligna: febre, rigidez generalizada e elevação da enzima creatinofosfoquinase. Quando presente, essa reação de hipersensibilidade tende a se manifestar de forma grave e associa-se a risco aumentado de mortalidade.

Não foram identificados até o momento fatores preditivos para a ocorrência desse quadro, assim, não é possível prever quais os pacientes mais vulneráveis. Dessa maneira, quando o uso de antipsicóticos for imprescindível, é aconselhável optar pelos agentes atípicos, em doses baixas, com extrema cautela, a despeito dos riscos de exacerbação do parkinsonismo também presentes nessa classe de antipsicóticos. A clozapina e a quetiapina parecem ser os agentes mais seguros, embora a primeira possa causar agranulocitose e piora cognitiva.

Como alternativas eventuais para o controle dos sintomas neuropsiquiátricos, vale citar as substâncias estabilizadoras do humor (anticonvulsivantes), como a carbamazepina e a lamotrigina, e os antidepressivos serotoninérgicos, como a trazodona (Geroldi *et al.*, 1997). Esta última pode também ser útil nos casos que apresentam sintomatologia depressiva, mesma situação em que podem ser empregados os inibidores seletivos de recaptação de serotonina.

Os efeitos da levodopa na DCL ainda são pouco conhecidos, mas a eficácia é provavelmente menor do que aquela observada na doença de Parkinson idiopática, em função de haver comprometimento intrínseco do estriado. A despeito dessas limitações, a levodopa é recomendada atualmente para o tratamento dos sinais e sintomas parkinsonianos na DCL, preferencialmente em regime de monoterapia e na menor dose possível (McKeith *et al.*, 2004). Seu uso deve ser monitorado em razão dos riscos aumentados de alucinações visuais, delírios e maior ocorrência de flutuações (Taylor *et al.*, 2020).

Ensaios clínicos de tratamentos modificadores do curso da doença estão sendo aguardados. Na última década, ocorreu significativo progresso no desenvolvimento de vacinas como potencial tratamento para as doenças associadas às sinucleinopatias.

Demência associada à doença de Parkinson

A DDP apresenta quadro clínico semelhante à DCL, e, atualmente, como já mencionado, o diagnóstico clínico se baseia na "regra empírica de 1 ano": para a DDP, os sintomas motores e o diagnóstico da doença de Parkinson pelos critérios do Banco de Cérebros de Londres precedem os sintomas cognitivos em pelo menos 1 ano (McKeith *et al.*, 2005). Como visto anteriormente, essa distinção das duas condições não é aceita de forma unânime na literatura, e, por apresentarem características clínicas e patológicas muito semelhantes, muitos acreditam que a DCL e a DDP são espectros da mesma entidade nosológica, com apresentações fenotípicas distintas em suas fases iniciais, o que tem sido questão de debate nos últimos anos (McKeith *et al.*, 2004; Lippa *et al.*, 2007; O'Brien *et al.*, 2009).

Em 2013, a DDP foi incluída na DSM-5 como Desordem Neurocognitiva Maior ou Leve, com ou sem distúrbios comportamentais. Adicionalmente, foi reconhecida em 2018 na CID-11 sob o código 6D85.0 (previamente F02-3) e a nomenclatura de associada.

Epidemiologia

A prevalência da DDP varia de 26 a 44% e ocorre em fases mais tardias da doença, chegando a afetar cerca de 80% dos casos de doença de Parkinson após 8 anos de evolução (Hobson; Meara, 2004; Aarsland *et al.*, 2003; Bosboom *et al.*, 2004), com uma prevalência acumulada de 75 a 90% naqueles pacientes com duração da doença superior a 20 anos. A incidência anual de demência em pacientes com diagnóstico de doença de Parkinson foi de 107,1 por 1.000 pessoas em um estudo inglês, podendo corresponder a 6 vezes o valor encontrado na população geral (Hobson; Meara, 2004).

No estudo *Pietà*, de investigação de envelhecimento cerebral entre idosos muito idosos com mais de 75 anos de idade vivendo na comunidade na cidade de Caeté-MG, a DDP possível foi diagnosticada em até 29% dos casos da síndrome parkinsoniana, e a DCL, em 1,5% dos sujeitos com parkinsonismo; a etiologia DDP/DCL provável não foi possível como definida pelos critérios clínicos em muitos pacientes que apresentavam a associação de demência/parkinsonismo (Vale *et al.*, 2018).

Os principais fatores de risco já identificados para o desenvolvimento de demência na doença de Parkinson são idade avançada, início tardio da doença de Parkinson, funções cognitivas já comprometidas à avaliação inicial, incluindo a presença de comprometimento cognitivo leve, progressão rápida da doença com predomínio de sintomas rígido-acinéticos, má resposta à levodopa desde o início do tratamento, presença precoce de alucinações, formas não tremulantes da doença e maior gravidade de comprometimento motor (Aarsland *et al.*, 2003).

Fisiopatologia

Braak *et al.* (2004) sugerem que o processo patológico da doença de Parkinson tem início nos núcleos motor dorsal do vago e olfatório anterior, com progressão no sentido caudorrostral, classificando a evolução da doença em seis estágios. Em estudos posteriores de correlação desses estágios neuropatológicos com as suas respectivas manifestações clínicas, observou-se que as alterações cognitivas emergem a partir do estágio 3, coincidindo com o diagnóstico motor da doença, e evoluem para a síndrome demencial nos estágios mais avançados, de maior acometimento cortical. No estágio 1, as alterações bulbares e no núcleo olfatório anterior levam à constipação intestinal, a transtornos do sono e à hiposmia, sintomas que podem surgir até muitos anos antes das manifestações motoras da doença. No estágio 2, o comprometimento da ponte pode induzir a depressão, ansiedade, transtornos do sono e dor de origem central. No estágio 3, o acometimento do mesencéfalo determina o aparecimento dos sintomas e sinais motores clássicos, de déficits cognitivos leves e de alterações do ciclo sono-vigília. No estágio 4, as lesões extrapolam o tronco encefálico e atingem, principalmente, o mesocórtex temporal e a amígdala, causando as disfunções mnemônicas executivas e a apatia. No estágio 5, as alterações acometem o neocórtex, com destaque para as áreas pré-frontais e sensoriais de associação, acentuando as alterações cognitivas, quando em geral é feito o diagnóstico da DDP. No estágio 6, a etapa mais avançada, ocorre comprometimento difuso das áreas corticais primárias e, por consequência, o agravamento das dificuldades motoras e do quadro demencial estabelecido.

Pelo perfil dos déficits cognitivos provocados pela doença de Parkinson, comprometendo inicialmente os domínios de responsabilidade do lobo frontal, pode-se inferir que essa disfunção seja a causa de certas características do declínio cognitivo da doença de Parkinson, como déficit de memória operacional e queda de desempenho das funções executivas. Corroborando essa teoria, o emprego de neuroimagem funcional demonstrou redução no metabolismo em áreas frontais durante recrutamento dos neurônios dessa região (Carbon; Marié, 2003). A disfunção do lobo frontal pode decorrer da perda de neurônios dopaminérgicos da substância negra, à medida que projeções da substância negra para o corpo estriado ficam comprometidas, reduzindo, assim, a atividade da alça frontoestriatal; e também ocorre diminuição da atuação das projeções dopaminérgicas da área tegmental ventral para os lobos frontais e para o corpo estriado (Melo *et al.*, 2007).

Já se reconhece bem que o fenótipo clínico da DDP é muito mais amplo que a síndrome dissexecutiva clássica vista nas fases iniciais da doença de Parkinson e inclui déficits na memória de reconhecimento, nos processos de atenção e percepção visual-espacial, além da ocorrência frequente das alucinações visuais e flutuações cognitivas. As características patológicas relacionadas são heterogêneas, com evidência de corpos de

Lewy, ENF, placas neuríticas, doença microvascular e inclusões argirofílicas, apresentando distribuições anatômicas muito variáveis e nem sempre correspondendo aos sintomas clínicos. Vários processos fisiopatológicos, genéticos e neuropatológicos devem contribuir para essa rede de disfunções dos sistemas neurais dopaminérgicos, colinérgicos e noradrenérgicos em regiões frontoestriatais, mesocorticais, mediais temporais e frontoparietais (Gratwicke *et al.*, 2015).

No que diz respeito à diferenciação patológica entre a DCL e a doença de Parkinson, especula-se que, na doença de Parkinson sem demência, os CL são proeminentes no tronco encefálico e menos comuns em áreas límbicas e neocorticais. Estima-se, no entanto, que 75 a 95% dos casos de doença de Parkinson apresentem CL em nível cortical, independentemente de haver ou não demência associada, e os estudos mostram que a distinção patológica entre a doença de Parkinson e a DCL é fundamentalmente quantitativa, e não qualitativa (Harding *et al.*, 2002).

No que se refere ainda à distribuição patológica, é descrito um acometimento desproporcional em estruturas do lobo temporal na DCL, enquanto na DDP as estruturas límbicas são afetadas com maior frequência. Apesar da sobreposição clínica, mas com comprometimento cognitivo precoce em DLB e posterior após os sintomas motores em PDD, suas características morfológicas – patologia alfassinucleína/corpos de Lewy cortical e subcortical associada à beta-amiloide e patologia tau – são semelhantes, mas as diferenças clínicas no início sugerem alguns perfis distintos (Jellinger; Korczyn, 2018). A presença de achados neuropatológicos da doença de Alzheimer comuns em sinucleinopatias confere um pior prognóstico para cada nível aumentado de mudanças neuropatológicas. ENF em adição à patologia da alfassinucleína, e das placas amiloides, são fortes preditores patológicos para um intervalo mais curto entre o início dos sintomas motores e da demência e de sobrevida (Irwin *et al.*, 2017).

A angiopatia amiloide cerebral (AAC) frequentemente observada na doença de Alzheimer é cada vez mais reconhecida por sua associação com demência. Hansen *et al.* (2021) avaliaram 52 casos de DDP e 16 casos de DCL do *Queen Square Brain Bank*. A avaliação neuropatológica incluiu exame de AAC, corpos de Lewy e patologia de doença de Alzheimer. AAC foi mais comum em DCL do que em DDP (p = 0,003). A gravidade da AAC foi maior em DCL do que em DDP (p = 0,009), com pontuações significativamente maiores no lobo parietal e lobo occipital em DCL do que em DDP (Hansen *et al.*, 2021).

Quadro clínico

As alterações motoras apresentadas pelos pacientes antecedendo o declínio cognitivo são as específicas da doença de Parkinson idiopática, caracterizada por rigidez, bradicinesia, tremor de repouso, reflexos posturais alterados, início assimétrico, marcha parkinsoniana e boa resposta à terapia com levodopa. Os critérios mais utilizados para o diagnóstico da doença de Parkinson idiopática são os do Banco de Cérebros de Londres e apresentam a bradicinesia como o sinal obrigatório, associado a outro sinal cardinal para o diagnóstico. As principais diferenças entre a doença de Parkinson idiopática e as outras síndromes parkinsonianas que podem causar demência são distribuição assimétrica dos sintomas, tremor de repouso mais periférico do que axial, ausência de demência e de alterações de motricidade ocular, disautonomia (pelo menos nas fases iniciais da doença), bem como a ausência de sinais cerebelares e de síndrome piramidal. Esses sintomas associados sugerem os diagnósticos da síndrome Parkinson-plus (ou parkinsonismo atípico), apresentada no Capítulo 25.

No que diz respeito ao comprometimento cognitivo progressivo, assim como na DCL, previamente descrita, a DDP caracteriza-se pelo acometimento mais frequente das funções executivas, da atenção e das habilidades visuais-espaciais. As alterações de memória, orientação e linguagem vão surgindo de forma mais intensa à medida que a doença progride. Para o diagnóstico da DDP, conforme os critérios da Movement Disorders Society, são necessárias as evidências objetivas de dois ou mais domínios cognitivos alterados (memória não obrigatória), com a confirmação do comprometimento funcional em entrevista com o familiar ou cuidador. Além disso, sintomas neuropsiquiátricos podem estar presentes, tais como apatia, depressão, mudança de personalidade, alucinações visuais, delírios, sonolência diurna excessiva e transtorno comportamental do sono REM (fatores de apoio ao diagnóstico) (Dubois *et al.*, 2007b).

As alucinações visuais e flutuações cognitivas são menos comuns do que na DCL, ao passo que déficits de atenção auditiva e visual são mais frequentes (Aarsland *et al.*, 2009a, b). A síndrome dissexecutiva pode não ser útil na diferenciação entre DDP e DCL, porém, em termos quantitativos, nesta última os déficits se apresentam de maneira mais acentuada e precoce (Revuelta; Lippa, 2009).

As alterações no núcleo olfatório anterior, descritas nos estágios patológicos iniciais da doença de Parkinson, levam à hiposmia ou mesmo à anosmia. A prevalência da disfunção olfatória nos pacientes parkinsonianos varia de 70 a 90% e pode anteceder em anos o surgimento da manifestação motora clássica. A presença de hiposmia está associada à deficiência colinérgica límbica, podendo constituir fator de risco para as alterações cognitivas (Bohnen *et al.*, 2010).

Mais que 75% dos pacientes com a doença de Parkinson desenvolverão a síndrome demencial com a evolução da doença. Há vários estudos de avaliação dos perfis cognitivos que possam ser mais preditores de evolução para a DDP. Um desses estudos recentes, com seguimento de 80 pacientes em um período médio de 4,3 anos, mostrou que 29% desenvolveram demência, e os principais testes com alterações à avaliação de base foram desenhos de cubos (subteste do Wais III), da fluência verbal semântica e da parte B do Teste de trilhas (AUC > 0,9) para identificar pacientes com a doença de Parkinson em risco para DDP. Esses três testes cognitivos requerem uma ampla gama de recursos cognitivos (funções executivas e motoras, habilidades visuais-espaciais, atividades semânticas), que são baseadas em grandes redes cerebrais, incluindo estruturas frontais (executiva), temporais (semântica) e parietais (visual-espacial) (De Roy *et al.*, 2020).

Apesar do número reduzido de estudos, quando comparada à demência na doença de Alzheimer, a DDP, assim como a DCL (principalmente), pode apresentar declínio cognitivo mais acelerado, pior qualidade de vida, maior associação com quedas, comorbidades, menor sobrevida e mais elevadas taxas de admissão em ILPI e de mortalidade. Em análise conjunta da DDP com a DCL, a mortalidade foi considerada como três vezes maior do que a encontrada na população geral (Larsson *et al.*, 2018).

Diagnóstico

Em 2007, um grupo de especialistas da Sociedade de Transtornos de Movimento (Movement Disorder Society) desenvolveu um algoritmo para o diagnóstico de DDP, o qual se baseia em cinco critérios: evidência de doença de Parkinson estabelecida de acordo com o Banco de Cérebro de Londres; a doença de Parkinson deve apresentar-se previamente ao quadro demencial; a doença de Parkinson deve estar associada ao declínio cognitivo global, com prejuízo de dois ou mais domínios cognitivos (atenção, função executiva, habilidades visuais-construtivas e memória episódica); e o comprometimento cognitivo deve ser grave o suficiente para prejudicar as AVD (comprometimento funcional). Essas alterações não devem ser atribuídas aos sintomas motores ou disautonômicos da doença de Parkinson (Dubois *et al.*, 2007a; Poewe *et al.*, 2008).

Conforme os critérios propostos, o comprometimento cognitivo global pode ser evidenciado com o escore no MEEM inferior a 26 pontos para indivíduos com escolaridade igual ou maior a 8 anos. Em relação à atenção, os testes propostos para avaliação são a subtração subsequente do algarismo 7 a partir de 100 ou falar os meses do ano de forma reversa iniciando por dezembro. É considerado prejuízo desse domínio cognitivo quando dois cálculos estão incorretos ou quando há omissão de dois ou mais meses, sequência incorreta ou duração do teste acima de 90 s, respectivamente. A função executiva pode ser avaliada por meio do teste de fluência verbal fonêmica ou do desenho do relógio. No primeiro, é solicitado ao paciente evocar o máximo de palavras iniciadas com determinada letra (em geral, F, A ou S) em um minuto. A pontuação menor ou igual a nove reflete um comprometimento desse domínio cognitivo. No desenho do relógio, a incapacidade de inserção correta dos números ou marcação errada da hora evidencia disfunção executiva. Os testes propostos para a avaliação de habilidades visuais-construtivas e memória são o desenho dos pentágonos e a evocação de três palavras, respectivamente, do MEEM. Na cópia do desenho, deve haver dois pentágonos interseccionados e, em relação à memória, o esquecimento de pelo menos uma palavra sugere o comprometimento de memória episódica (Tabela 18.5).

Testes que demonstrem comprometimento desproporcional de habilidades visuais-espaciais e construtivas, bem como de atenção e funções executivas, podem ser úteis. Em muitos casos, especialmente nos estágios iniciais, a avaliação neuropsicológica formal pode ser de grande auxílio, podendo-se utilizar diversas baterias e testes.

Embora a ocorrência de sintomas comportamentais não seja essencial, a presença de apatia, humor deprimido ou ansiedade, de alucinações, de delírio ou de sonolência excessiva diurna corrobora o diagnóstico de DPP provável.

Quando o quadro clínico está totalmente desenvolvido, DCL e DDP são praticamente indistinguíveis. Embora o diagnóstico seja basicamente clínico, a neuroimagem estrutural e funcional, bem como os biomarcadores do LCR, podem ajudar o clínico no diagnóstico (Sezgin *et al.*, 2019). Entre os biomarcadores considerados como indicativos para o diagnóstico de DCL e que auxiliam também no diagnóstico da DDP, estão a redução de captação e transporte de dopamina (transportador de dopamina [DaT]) nos núcleos da base evidenciados por SPECT ou PET. Embora esses exames somente estejam disponíveis em grandes centros, são na atualidade considerados como instrumentos sensíveis para o diagnóstico, evidenciando diminuição na atividade de transporte no núcleo caudado e putame posterior em comparação aos pacientes com doença de Alzheimer.

Estudo multicêntrico utilizando SPECT-fluoropropil-CIT mostrou sensibilidade de 78% para detecção de DCL e especificidade de 90% para excluir as demências não associadas à presença dos CL (primariamente doença de Alzheimer), apesar de utilidade questionável para a distinção entre a DCL e a DDP ou doença de Parkinson sem demência (McKeith *et al.*, 2007). Outras técnicas têm mostrado resultados promissores na avaliação da integridade nigroestriatal, como PET usando 18-fluorodopa (18FDOPA), mas ainda nenhum radioligante está disponível para imagem *in vivo* da alfassinucleína.

Em estudos de PET, hipometabolismo em córtices parietal, temporal e frontal e em áreas de associação visual é descrito. A imagem DaT SPECT com 123I-β-CIT mostrou diminuição da ligação de DaT no estriado de pacientes com DDP e DCL, sugerindo que a imagem dopaminérgica pode ser útil para diferenciar daqueles pacientes com doença de Alzheimer e sintomas motores associados. Da mesma forma, 123I-MIBG SPECT tem o potencial para discriminar entre DDP e doença de Alzheimer. Em imagens PET com PiB, marcador de deposição de Aβ, a positividade amiloide é menos frequente em DDP do que em pacientes DCL.

Níveis baixos de Aβ e níveis aumentados de tau no LCR em pacientes avaliados no início do diagnóstico da doença de Parkinson podem prever declínio cognitivo futuro. Embora alguns estudos tenham mostrado níveis reduzidos de alfassinucleína em DDP, uma metanálise revelou que a relação entre os níveis dessa proteína e o declínico cognitivo é incerto (Sezgin *et al.*, 2019).

TABELA 18.5 Diagnóstico de demência associada à doença de Parkinson (DDP) conforme critérios propostos pela Sociedade de Transtornos do Movimento (MDS Task Force).

1. Diagnóstico de DDP com base no critério do Banco de Cérebros de Londres (*Queen's Square Brain Bank Criteria*)
2. Doença de Parkinson estabelecida previamente ao início dos sintomas demenciais
3. Redução global da cognição (MEEM < 26 pontos)
4. Comprometimento cognitivo grave o bastante para prejudicar as atividades diárias (confirmado pelos familiares e cuidadores)
5. Prejuízo em pelo menos dois dos seguintes domínios da cognição:
   a. Atenção
   b. Funções executivas
   c. Habilidades visuais-construtivas
   d. Memória

MEEM: Miniexame do Estado Mental. A evidência de um dos seguintes sintomas comportamentais – apatia, humor deprimido, delírio ou sonolência excessiva diurna – pode corroborar o diagnóstico de DDP provável. Depressão maior, *delirium* ou qualquer outra anormalidade que pode cursar com prejuízo cognitivo significativo torna o diagnóstico incerto. (Adaptada de Emre *et al.*, 2004; Dubois *et al.*, 2007b; Poewe *et al.*, 2008.)

Tratamento

O tratamento farmacológico da DDP inclui, além da levodopa e, eventualmente, outros agentes dopaminérgicos, o emprego de inibidores da colinesterase e da memantina. As medidas terapêuticas farmacológicas e não farmacológicas são as mesmas descritas para a DCL nos itens anteriores.

A eficácia dos inibidores da colinesterase foi inicialmente demonstrada em estudos abertos. Em 2004, no entanto, um ensaio clínico duplo-cego e controlado com rivastigmina, no qual foram avaliados 541 pacientes durante 24 semanas, demonstrou que o tratamento com a rivastigmina (doses de 3 a 12 mg/dia) resultou em benefício significativo, tanto em relação à sintomatologia cognitiva como no que se refere a melhores condições clínicas globais, além de promover melhora em variáveis de eficácia secundária mais significativa do que a observada na doença de Alzheimer, como sintomas neuropsiquiátricos e desempenho funcional. Eventos adversos como náuseas, vômitos e tremor foram mais frequentes no grupo tratado com rivastigmina em comparação com o placebo (Emre *et al.*, 2004). Uma extensão desse estudo demonstrou que os efeitos benéficos da terapia com rivastigmina prolongam-se por mais 24 semanas (Poewe *et al.*, 2006). A partir de 2006, a rivastigmina foi o primeiro fármaco aprovado pela Food and Drug Administration (FDA) e pela Agência Nacional de Vigilância Sanitária (Anvisa) para uso na DDP.

A memantina é um antagonista do receptor N-metil-D-aspartato (NMDA) que afeta a transmissão glutamatérgica neuronal e previne os efeitos tóxicos do aumento da concentração do neurotransmissor excitatório glutamato. Marcadores glutamatérgicos alterados têm sido identificados em pacientes com DCL e DDP, sugerindo bases neuroquímicas para o uso de memantina nesses indivíduos. Em um estudo multicêntrico, randomizado, duplo-cego e placebo-controlado em pacientes com DDP e DCL leve a moderada, o uso de memantina na dose de 20 mg/dia mostrou-se benéfico em comparação ao grupo placebo. A memantina foi bem tolerada, sem eventos adversos significativos, em 34 pacientes em uso do medicamento *versus* 38 em uso de placebo. Após 24 semanas de tratamento, os pacientes do grupo tratado com memantina apresentaram melhores escores de desempenho cognitivo global e em tarefas de atenção, sem diferenças significativas em outras medidas de eficácia secundárias relacionadas (cognição, função motora ou comportamento). Outros estudos de larga escala são necessários para a confirmação desses achados (Aarsland *et al.*, 2009a).

Como previamente descrito no item "Tratamento" da DCL, uma revisão da Cochrane (Rolinski *et al.*, 2012) sobre o uso de inibidores da colinesterase em DCL, DDP e declínio cognitivo na doença de Parkinson com seis ensaios clínicos controlados (n = 1236) corroborou as evidências para o uso dessa classe de fármacos apenas na DDP, tendo em vista o seu impacto positivo sobre as funções global, cognitiva, comportamental e funcional. Vários outros ensaios clínicos e estudos abertos foram conduzidos com os três agentes anticolinesterásicos e com a memantina, permanecendo tais opções com resultados modestos, mas significativos para as duas condições, DCL e DDP (Rolinski *et al.*, 2012; Matsunaga *et al.*, 2015a, b; Gratwicke *et al.*, 2015; Wang *et al.*, 2015).

Em relação ao tratamento dos sintomas motores, na DDP recomenda-se a suspensão de fármacos anticolinérgicos, amantadina, selegilina, agonistas dopaminérgicos e inibidores da COMT. Nos pacientes em uso de duas ou mais dessas medicações, a interrupção deve ser de uma por vez, seguindo a ordem já mencionada. Monoterapia com levodopa é o tratamento de escolha na DDP e também na DCL, embora os sintomas motores respondam melhor à levodopaterapia em pacientes com DDP do que em pacientes com DCL. Além disso, cerca de um terço dos pacientes com DCL tratados com levodopa apresentam sintomas psicóticos como eventos adversos (Taylor *et al.*, 2020).

A eficácia das intervenções não farmacológicas, desde medidas educativas até a utilização de técnicas de reabilitação cognitiva, não foi ainda objeto de análise sistemática por meio de estudos controlados, por isso seu impacto isolado ou em conjunção com as intervenções farmacológicas é desconhecido para DDP e DCL. A abordagem individualizada desses pacientes com as orientações gerais sobre os cuidados e as intervenções voltadas também aos cuidadores, familiares e ajustes do ambiente são sempre recomendadas. É fundamental alertar os cuidadores para os riscos de quedas e prepará-los para lidar com os problemas motores, as alucinações visuais e as flutuações cognitivas comuns nesses pacientes (Camicioli; Gauthier, 2007).

19

Comprometimento Cognitivo Vascular e Demência Vascular

Karla Cristina Giacomin • Gustavo Vaz de Oliveira Moraes

Introdução

Um fator vascular pode ser a causa de até um terço das demências; mas o quadro demencial representa apenas parte da carga de disfunção cognitiva associada com a doença cerebrovascular (DCBV). Descrita há mais de um século, a demência vascular (DVa) teve, nas últimas décadas, pelo menos oito conjuntos diferentes de critérios diagnósticos propostos, o que torna o seu diagnóstico um desafio. Nesse sentido, o uso do termo "comprometimento cognitivo vascular" tem se mostrado mais apropriado do que "demência vascular". Fala-se de comprometimento cognitivo vascular (CCVa) quando os pacientes apresentam impacto significativo na qualidade de vida e na capacidade de desempenhar as atividades de vida diária, relacionado com origem cerebrovascular, mas ainda não preenchem os critérios tradicionais para a demência. Essa mudança se justifica, pois interessa muito que os idosos em risco sejam reconhecidos e abordados antes que o dano cognitivo se estabeleça, o que permitiria efetivamente evitar quadros de DVa.

O presente capítulo revê as dificuldades e os avanços no manejo dessas duas condições, a DVa e o CCVa, tão frequentes e importantes para a Geriatria e Gerontologia.

História

A história da demência resultante de acidente vascular encefálico (AVE) foi revisada por Román (2002). A primeira descrição, em 1549, é de Jason Pratensis no seu Tratado de Neurologia *De cerebri morbis*. No século XVII, Thomas Willis, que forneceu importantes informações a respeito da anatomia cerebral, da circulação cerebrovascular, do AVE e das causas de demência, relacionou o envelhecimento, o traumatismo cranioencefálico (TCE), o álcool, o uso abusivo de ópio, a epilepsia grave e a apoplexia como causas de demência. Nos séculos XIX e XX, Aloïs Alzheimer e Otto Binswanger, trabalhando de maneira independente, descreveram quatro formas de DVa: a degeneração cerebral arteriosclerótica (demência por múltiplos infartos), a gliose perivascular do córtex cerebral ou atrofia cortical senil (atrofia granular e necrose laminar), a demência pós-apoplexia (demência lacunar) e a encefalite subcortical progressiva crônica (doença de Binswanger). Emil Kraepelin, a partir dos conceitos propostos por Alzheimer e por Binswanger, descreveu a "demência arteriosclerótica" e as "demências senil e pré-senil", conceitos que prevaleceram até recentemente. Em 1946, foi descrita a demência por múltiplos infartos, valorizando o processo de isquemia crônica e o papel de infartos silenciosos na sua gênese.

Outra grande contribuição histórica foi a introdução do termo "comprometimento cognitivo leve" (CCL) para definir um estágio intermediário do declínio cognitivo preditivo de demência degenerativa e predominantemente ligado ao comprometimento da memória (Gorelick *et al.*, 2011). Em amostras clínicas, indivíduos com CCL do subtipo amnéstico progridem para demência a uma taxa de 10 a 15% por ano, comparados com apenas 1 a 2% nos grupos-controles. A subclassificação do CCL – com e sem doença vascular coexistente – pode ser importante para discriminar os indivíduos em alto *vs.* baixo risco de demência na população geral. Porém, há dúvidas se o CCL, no contexto das doenças neurodegenerativas, comporta-se de maneira diferente no contexto das DCV (Savva; Stephan; Alzheimer's Society Vascular Dementia Systematic Review Group, 2010).

À semelhança da interpretação de que o CCL representa um estado de risco potencial para a doença de Alzheimer, Bowler e Hachinski (2002) definiram um comprometimento cognitivo atribuível à DCV (do inglês, *vascular cognitive impairment*). Nele, a expressão "comprometimento cognitivo" seria como um "guarda-chuva" que abrange todos os níveis de declínio cognitivo, desde os estágios mais precoces até quadros mais complexos; enquanto a palavra "vascular" refere-se a todas as causas de DCV (Savva; Stephan; Alzheimer's Society Vascular Dementia Systematic Review Group, 2010). O construto de DCV foi introduzido para capturar todo o espectro de gravidade de transtornos cognitivos que variam de um CCL até uma demência plenamente desenvolvida (Gorelick *et al.*, 2011). O estágio mais leve do CCVa é conhecido como "comprometimento cognitivo vascular, não demência" (CCVaND). A distinção entre o comprometimento cognitivo não vascular (*i. e.*, o CCL) e o vascular (ou seja, o CCVaND) pode não ser possível em razão das comorbidades observadas em idosos. Mais recentemente, os estudos longitudinais têm confirmado que à semelhança do CCL, o espectro do CCVa também pode evoluir, melhorar ou manter-se estável com o tempo (Savva; Stephan; Alzheimer's Society Vascular Dementia Systematic Review Group, 2010).

Quando se fala em DVa, a palavra "demência" supõe uma deterioração cognitiva e "vascular", um processo implicando na sua patogênese os vasos sanguíneos de pequeno ou grande calibre e/ou fatores hemodinâmicos, como a hipertensão e a hipotensão. Porém, aguardar que o paciente atinja o nível de comprometimento cognitivo suficiente para o diagnóstico de demência impede a identificação, ainda em estágio pré-sintomático, e a intervenção terapêutica e/ou preventiva em tempo hábil, antes que o dano cognitivo se estabeleça (Bowler; Hachinski, 2002).

Para Hachinski (1992) haveria um *continuum* no declínio cognitivo de origem vascular, no qual seria possível reconhecer o "cérebro em risco", o "estágio pré-demência" e o "estágio demência" propriamente dito, devendo o termo DVa ser substituído por CCVa. Neste caso, a definição de "demência vascular" ficaria restrita apenas àquelas condições definitivas, nas quais há disfunção neuronal progressiva devido a lesões ou fatores vasculares e associada a um declínio global progressivo no funcionamento cognitivo (Chui, 2007).

Critérios diagnósticos

Substancialmente, entende-se por DVa a "doença com comprometimento cognitivo resultante de DCV e lesão cerebral isquêmica ou hemorrágica" (Chui, 2007), cujas etiologias são múltiplas (Tabela 19.1), e as apresentações clínicas, heterogêneas. Na Tabela 19.2, é descrito o perfil de um paciente com demência vascular.

Uma revisão da American Heart Association sobre a comparabilidade dos principais critérios diagnósticos para DVa ou demência por múltiplos infartos utilizados na prática clínica e em pesquisas (Gorelick *et al.*, 2011) identificou pelo menos oito conjuntos em uso: a escala original de Hachinski e sua

▪ **TABELA 19.1** Etiologia das demências vasculares.

- Infartos múltiplos em vasos de grande calibre
- Infartos lacunares múltiplos
- Hipodensidades subcorticais e demência do tipo Binswanger
- Infarto único em localização estratégica
- Hemorragias cerebrais hipertensivas
- Sequelas de hemorragia subaracnóidea e de hematomas subdurais
- Angiopatia cerebral congófila
- Vasculites inflamatórias
- Síndrome dos anticorpos anticardiolipinas
- Vasculites infecciosas
- Vasculites tóxicas
- Hipoperfusão global grave
- Angiopatias hereditárias

▪ **TABELA 19.2** Perfil do paciente com demência vascular.

- Fatores de risco:
  - Hipertensão arterial
  - Diabetes melito
  - Hiperlipidemia
  - Tabagismo
  - Fibrilação atrial
- Cardiopatia isquêmica ou ateromatose periférica
- Antecedentes de AIT ou de AVE
- Evolução em degraus
- Distúrbios urinários e de marcha precoces
- Dificuldades mecânicas da fala (disartria)
- Disfagia
- Labilidade emocional com riso e choro espasmódicos
- Síndrome depressiva
- Sinais piramidais e extrapiramidais

AIT: ataque isquêmico transitório; AVE: acidente vascular encefálico.

versão modificada (Hachinski *et al.*, 1974); a Escala Isquêmica de Rosen (Rosen *et al.*, 1980); os critérios propostos pelos *Diagnosis and Statistical Manual of Mental Disorders* (DSM-3, DSM-3-R, DSM-4 – atualizados no DSM-5); a Classificação Internacional de Doenças, 10ª Revisão (CID-10); os critérios do State of California Alzheimer's Disease Diagnostic and Treatment Centers (ADDTC) (Chui *et al.*, 1993); e os do National Institute of Neurological Disorders and Stroke-Association Internationale pour la Recherche et l'Enseignement en Neurosciences (NINDS-AIREN) (Roman *et al.*, 1993). Os critérios de definição de DVa mais amplamente utilizados encontram-se no DSM; na CID-10; nos critérios para o diagnóstico de demência vascular propostos pelo NINDS-AIREN *International Workshop* e nos do ADDTC (os dois últimos descritos nas Tabelas 19.3 e 19.4) (Wetterling *et al.*, 1994, 1996).

As escalas de Hachinski (1974) e de Rosen (1980) definem para cada sintoma médico um valor de 1 ou 2 pontos, sendo a soma dos pontos o escore isquêmico final. Porém, nenhuma delas define a síndrome cognitiva nem a localização específica requerida das lesões vasculares associadas com o diagnóstico de demência por múltiplos infartos. Embora a escala de Hachinski seja um instrumento simples, reconhecido e largamente utilizado na clínica e nos protocolos de pesquisa, ela tende a superestimar os casos de DVa (Wiederkher *et al.*, 2008a, 2008b). Segundo a escala de Hachinski original, um escore de 4 ou menos sugere doença de Alzheimer; um escore de 7 ou mais, um diagnóstico de DVa; e escores intermediários de 5 a 6 referem-se às demências mistas (Tabela 19.5). Posteriormente, esta escala foi modificada por Loeb (1985) para incluir os achados neurorradiológicos e, conforme o resultado, suspeita-se de: DVa, se o escore for igual ou superior a 5 e de doença de Alzheimer, quando o índice for igual ou menor que 2; escores de 3 ou 4 são inconclusivos (Tabela 19.6).

▪ **TABELA 19.3** Critérios para o diagnóstico de demência vascular (DVa) propostos pelo National Institute of Neurological Disorders and Stroke-Association Internationale pour la Recherche et l'Enseignement en Neurosciences (NINDS-AIREN) International Workshop.

I. DVa provável	
A. Esse diagnóstico clínico deve incluir todos os critérios seguintes:	1. Demência – declínio cognitivo traduzido pelo comprometimento da memória e de duas ou mais outras esferas cognitivas, estabelecido pela avaliação clínica e confirmado por testes neuropsicológicos. Os déficits devem ser suficientes para interferir na conduta das AVD, isso não sendo devido às sequelas físicas do AVE Critérios de exclusão: alteração da vigília, *delirium*, psicose, afasia grave, comprometimento neurológico (como Alzheimer) que podem contribuir para a demência 2. DCV – definida por sinais neurológicos focais compatíveis com um AVE (com ou sem história) e evidência de mudanças vasculares pertinentes à investigação por imagem cerebral, incluindo múltiplos infartos de grande calibre, um infarto único em localização estratégica, numerosas lacunas, ou mudanças extensivas da substância branca periventricular 3. Relação entre os dois critérios precedentes: a) Início da demência nos 3 meses que se seguem ao AVE b) Início abrupto ou progressão em degraus do declínio intelectual
B. Diagnóstico suportado por:	1. Distúrbios de marcha precoces 2. História de quedas frequentes 3. Incontinência urinária precoce sem causa urológica 4. Paralisia pseudobulbar 5. Mudanças de personalidade e/ou humor, abulia, labilidade emocional, lentidão psicomotora ou outros déficits subcorticais
C. Elementos que põem em dúvida o diagnóstico:	1. Comprometimento inicial da memória e agravação progressiva deste e de outros déficits intelectuais, na ausência de lesões vasculares focais correspondentes na neuroimagem 2. Ausência de sinais neurológicos focais além do comprometimento cognitivo 3. Ausência de lesão vascular à neuroimagem
II. DVa possível	
Diagnóstico clínico mantido se houver demência como definido anteriormente com sinais neurológicos focais em indivíduos sem realização de estudos por neuroimagem *ou* Se não houver relação temporal clara entre a demência e o AVE *ou* Indivíduo com evolução mais linear do comprometimento cognitivo, mas tendo evidências clínicas de uma DCV significativa	
III. DVa definitiva	
Necessita de: 1. Todos os critérios clínicos de DVa 2. Evidências histopatológicas de DCV 3. Ausência de critérios histológicos da doença de Alzheimer 4. Ausência de outras entidades clínicas ou patológicas capazes de causar uma demência	

AVD: atividades da vida diária; AVE: acidente vascular encefálico; DCV: doença cerebrovascular. (Fonte: Román *et al.*, 1993.)

▪ **TABELA 19.4** Critérios para o diagnóstico de demência vascular isquêmica propostos pelo State of California Alzheimer's Disease Diagnostic and Treatment Centers.

I. Demência	Deterioração do funcionamento intelectual suficiente para interferir de maneira significativa na condução das AVD de um indivíduo e independente do nível de consciência Esta deterioração é suportada pela anamnese obtida e documentada pelo exame mental de rotina ou idealmente pela aplicação de testes neuropsicológicos mais detalhados
II. Demência vascular isquêmica provável	A. Este diagnóstico clínico deve incluir todos os critérios seguintes: 1. Demência 2. Evidência de dois ou mais AVE isquêmicos pela história, exame neurológico e/ou neuroimagem (TC ou RM pesada em T1) *ou* Sobrevinda de um AVE único com relação temporal clara com o início da demência 3. Evidência de um ou mais infartos fora do cerebelo à neuroimagem (TC ou RM pesada em T1) B. Diagnóstico suportado por: 1. Evidência de infartos múltiplos nas regiões cerebrais implicadas nos processos cognitivos 2. Numerosos antecedentes de ataque isquêmico transitório (AIT) 3. Fatores de risco vascular 4. Resultado ≥ 7 na escala de Hachinski C. Elementos clínicos pretensamente associados, mas para os quais a pesquisa é necessária: 1. Aparecimento relativamente precoce de distúrbios de marcha e de incontinência urinária 2. Mudanças periventriculares e profundas da substância branca em T2 à RM excessivas para o esperado para a idade 3. Mudanças focais aos estudos eletrofisiológicos ou à neuroimagem cerebral dinâmica D. Elementos neutros 1. Períodos de evolução lentamente progressiva 2. Existência de distúrbios de percepção ou de delírio 3. Convulsões
III. Demência vascular isquêmica possível	Demência e um ou mais dos elementos seguintes: • História ou evidência de um AVE único sem relação temporal clara ou com o início da demência *ou* • Síndrome de Binswanger, incluindo: ◦ Incontinência urinária precoce inexplicada de outra maneira ou distúrbios de marcha sem causa periférica ◦ Fatores de risco vascular ◦ Mudanças extensas da substância branca à neuroimagem
IV. Demência vascular isquêmica definitiva	Necessita de exame histopatológico 1. Demência clinicamente evidente 2. Confirmação patológica de numerosos infartos cerebrais, fora do cerebelo 3. Demência mista 4. Presença de um ou mais doenças sistêmicas ou cerebrais potencialmente ligadas à demência clínica ou histopatológica

AIT: ataque isquêmico transitório; AVD: atividades da vida diária; AVE: acidente vascular encefálico; RM: ressonância magnética; TC: tomografia computadorizada. Fonte: Chui *et al.*, 1992.

▪ **TABELA 19.5** Escala isquêmica de Hachinski.

Característica	Pontuação
Início súbito	2
Deterioração em degraus	1
Evolução flutuante	2
Confusão noturna	1
Preservação relativa da personalidade	1
Depressão	1
Queixas somáticas	1
Instabilidade emocional	1
História de hipertensão arterial	1
Antecedentes de AVE	2
Evidência de aterosclerose associada	1
Sintomas neurológicos focais	2
Sinais neurológicos focais	2
≥ 7: DVa	
≤ 4: doença de Alzheimer	

AVE: acidente vascular encefálico; DVa: demência vascular. Fonte: American Psychiatry Association. *Diagnostic and Statistical Manual of Mental Disorders, Fifth Edition* (DSM-5), 2013.

▪ **TABELA 19.6** Escala de Hachinski modificada por Loeb.

Característica	Pontuação
Início abrupto	1
Antecedente de AVE	2
Sintomas neurológicos focais	2
Sinais neurológicos focais	2
Áreas hipodensas na TC de crânio	
Únicas	2
Múltiplas	3
≥ 5: múltiplos infartos	
≤ 2 sugere doença de Alzheimer	
3 ou 4: inconclusivo	

AVE: acidente vascular encefálico; TC: tomografia computadorizada.

Nos demais critérios, os elementos cardinais são a definição:

- Da síndrome demencial
- De uma causa vascular da demência
- Da exclusão de um quadro de *delirium* que possa explicar os sintomas (Wiederkher *et al.*, 2008a, 2008b).

Até o DSM-4, o diagnóstico de DVa requeria comprometimento cognitivo da memória e outros déficits cognitivos em diversos domínios, suficientemente graves para afetar o funcionamento social ou ocupacional. A versão mais recente (DSM-5) nomeia a DVa de "transtorno neurocognitivo vascular maior", suprime a obrigatoriedade do déficit de memória e determina que haja declínio em um ou mais dos domínios cognitivos ora considerados (Tabela 19.7). Além disso, o(s) déficit(s) deve(m) "interferir na independência das atividades da vida diária (AVD), demandando, no mínimo, supervisão em atividades instrumentais complexas", além de representar "um declínio de um nível prévio mais elevado de funcionamento". O Manual não exige detalhamentos de neuroimagem nem define o tipo de lesão vascular cerebral que origina a DVa, mas os sinais e

TABELA 19.7 Critérios para o transtorno neurocognitivo vascular maior, segundo o DSM-5.

A. Evidência de declínio cognitivo significativo a partir de um nível prévio de desempenho em um ou mais dos domínios cognitivos:
- Aprendizagem e memória
- Linguagem
- Função executiva
- Atenção complexa
- Motor-perceptivo
- Cognição social

B. Os déficits cognitivos interferem na independência das AVD e requerem, no mínimo, supervisão em atividades instrumentais complexas, como pagamento de contas ou manejo de medicamentos

C. Os déficits cognitivos não ocorrem exclusivamente no contexto de um *delirium*

D. Os déficits cognitivos não são mais bem explicados por outro transtorno mental (transtorno depressivo maior, esquizofrenia)

E. As características clínicas são consistentes com uma etiologia vascular, como sugerido por qualquer dos seguintes:
- O início dos déficits cognitivos relaciona-se temporalmente a um ou mais eventos cerebrovasculares
- Evidência de declínio é proeminente na capacidade de atenção complexa (inclusive velocidade de processamento) e na função executiva frontal

F. Há evidência de DCV em história, exame físico e ou neuroimagem considerada suficiente para explicar os déficits cognitivos

G. Os déficits não são mais bem explicados por outra doença cerebral ou desordem sistêmica

AVD: atividades da vida diária; DCV: doença cerebrovascular.

sintomas neurológicos focais *ou* a evidência de DCV significativa, como múltiplos infartos no córtex e na substância branca subcortical, devem ser considerados temporal e etiologicamente relacionados com os distúrbios. Além disso, a 5ª edição do DSM estabelece como característica clínica sugestiva de etiologia vascular o declínio evidente na capacidade de atenção complexa e na função executiva frontal do indivíduo.

A CID-10 define demência como "o comprometimento de múltiplas funções corticais superiores, incluindo a memória, deteriorações no processo geral de informação, julgamento e pensamento (como planejamento ou organização), mas com a consciência preservada". Deve haver deterioração de um nível prévio mais elevado de desempenho e exige-se que o comprometimento da memória esteja presente há pelo menos 6 meses. Os sintomas não cognitivos, como perda do controle emocional, alteração no comportamento social e na motivação também podem estar presentes. Os critérios da CID-10 requerem a evidência de sinais e sintomas neurológicos focais e evidência de DCV significativa a partir da história, do exame ou de testes, que possam estar etiologicamente relacionadas com a demência. O começo da demência pode ser abrupto, com deterioração em degraus ou mais gradual e deve haver distribuição desigual dos déficits cognitivos. A CID-10 estabelece seis subtipos de DVa: de início súbito; multi-infarto; subcortical; mista cortical e subcortical; outras e demências não especificadas. A etiologia vascular pode ser confirmada por exames de neuroimagem, mas não são exigidos nem estabelecidos os tipos de danos vasculares que seriam definidores da DVa.

O ADDTC propõe critérios que não priorizam os déficits de memória sobre os comprometimentos de outras funções cognitivas. Para este grupo, a definição de demência seria "a deterioração de um nível prévio conhecido ou estimado da função intelectual suficiente para interferir amplamente nas rotinas da vida do paciente, não isolada em uma categoria estreita de desempenho intelectual e independente do nível de consciência". Suas categorias diagnósticas são:

- DVa provável, a qual requer a evidência de dois ou mais AVE isquêmicos (pelo menos um deles fora do cerebelo) a partir da história, dos sinais neurológicos e/ou de estudos de neuroimagem
- Infarto cerebral único, situação em que uma relação temporal entre o infarto e o começo da demência deve estar claramente documentada, ainda que o intervalo de tempo entre os dois eventos não esteja especificado
- DVa possível, quando não há uma relação temporal clara entre o infarto cerebral único e o começo da demência ou nos indivíduos com evidência clínica e de neuroimagem da doença de Binswanger
- DVa definitiva, quando é necessário um exame histopatológico cerebral com a confirmação dos múltiplos infartos, com pelo menos um não cerebelar; e finalmente
- O diagnóstico de demência mista, aplicado quando uma ou mais doença(s) sistêmica(s) ou cerebral(is) que possa(m) estar causalmente relacionada(s) com demência, por exemplo, quando coexistem a DVa com a doença de Alzheimer.

Os critérios do NINDS-AIREN definem demência como "um declínio cognitivo de um nível previamente mais elevado de funcionamento e manifestado pelo comprometimento de memória e de dois ou mais domínios, sendo os déficits graves o bastante para interferir nas AVD e não devidos apenas aos efeitos físicos do acidente vascular encefálico (AVE)". A DCV é definida pela presença de sinais neurológicos focais e evidências neurorradiológicas. Uma relação entre a demência e a DCV é inferida pelo início da demência nos 3 meses seguintes a um AVE reconhecido ou por uma deterioração cognitiva abrupta nas funções cognitivas ou por uma progressão flutuante e em degraus no declínio cognitivo.

De acordo com o grau de certeza do diagnóstico, estes critérios propõem:

- DVa provável: quando existe uma clara relação temporal entre o começo da demência e a DCV e a confirmação desta última por neuroimagem
- DVa possível: quando não há dados de imagem cerebral ou não há relação temporal clara entre a demência e a DCV ou mediante um curso atípico da demência
- DVa definitiva: quando há evidências histopatológicas de DCV obtidas em necropsia, na ausência de outros marcadores neuropatológicos como emaranhados neurofibrilares (ENF) ou placas neuríticas ou corpos de Lewy
- Doença de Alzheimer com DCV: usado para classificar pacientes que preencham os critérios para doença de Alzheimer possível e que também apresentem evidências de DCV relevante (devendo o termo "demência mista" ser evitado) (Wiederkher *et al.*, 2008a, 2008b).

A American Heart Association e a American Stroke Association propuseram uma recomendação semelhante para o diagnóstico de CCVa (Gorelick *et al.*, 2011) (Tabela 19.8).

A International Society of Vascular Behavioural and Cognitive Disorders (VASCOG) (Sachdev *et al.*, 2014) também propôs critérios diagnósticos para a CCVa, incluindo a necessidade de que a patologia cerebrovascular seja identificada por história clínica de AVE ou achados de DCV silenciosa em exames de neuroimagem e que sejam suficientes para justificar a disfunção cognitiva do paciente. Contudo, o conceito de declínio cognitivo do VASCOG abrange tanto o CCVaND como a DVa e pode ser identificado pelo acometimento de apenas um único domínio cognitivo, o qual não precisa ser necessariamente a memória (Tabela 19.9). Além disso, o VASCOG traz

▪ **TABELA 19.8** Recomendações da American Heart Association/American Stroke Association para profissionais da saúde.

(CCVa)

1. O termo CCV caracteriza todas os tipos de déficits cognitivos, da DVa ao comprometimento cognitivo vascular leve (CCVaL)
2. Estes critérios não podem ser usados para os indivíduos que têm um diagnóstico ativo de uso abusivo/dependência de drogas ilícitas ou álcool. Os indivíduos devem estar livres de qualquer tipo de substância durante pelo menos 3 meses
3. Estes critérios não podem ser utilizados para indivíduos com *delirium*

DVa

1. O diagnóstico de demência deve basear-se em um declínio da função cognitiva de uma linha de base prévia e um déficit de desempenho em 2 domínios cognitivos que sejam de gravidade suficiente para afetar as AVD do indivíduo
2. O diagnóstico de demência deve basear-se em testes cognitivos e o mínimo de quatro domínios cognitivos devem ser avaliados: executivo/atenção, memória, linguagem e funções visuais-espaciais
3. Os déficits nas AVD são independentes de sequelas sensorimotoras do evento vascular

Provável DVa

1. Há deterioração cognitiva e evidências em neuroimagens de DCV e:
- Clara relação temporal entre um evento vascular (p. ex., AVE clínico) e aparecimento de déficits cognitivos

ou
- Relação clara entre gravidade e padrão de comprometimento cognitivo e a doença cerebrovascular subcortical difusa (p. ex., como em CADASIL)

2. Não há história de déficits cognitivos gradualmente progressivos antes ou após o AVE, que sugira doença neurodegenerativa não vascular

Possível DVa

Há comprometimento cognitivo e provas de imagem de DCV, mas:
1. Não há relacionamento claro (padrão temporal, gravidade ou cognitivo) entre DVa (p. ex., infartos silenciosos, doença subcortical) e comprometimento cognitivo
2. Não há informações suficientes para o diagnóstico de DVa (p. ex., sintomas clínicos sugerem DVa, mas nenhum estudo de TC/RM está disponível)
3. A gravidade da afasia impede a avaliação cognitiva adequada; no entanto, pacientes com evidência documentada de função cognitiva normal (p. ex., avaliações cognitivas) antes do evento clínico que causou afasia poderia ser classificada como provável
4. Há evidências de outras doenças ou condições neurodegenerativas, além da doença cerebrovascular, que podem afetar a cognição, como:
   a. História de outros distúrbios neurodegenerativos (p. ex., doença de Parkinson, PSP, DCL)
   b. Doença de Alzheimer, que pode ser confirmada por biomarcadores (p. ex., PET, LCR, ligantes amiloides) ou estudos genéticos (p. ex., mutação em *PS1*)
   c. História de câncer ativo, transtornos psiquiátricos ou distúrbios metabólicos

CCVaL

1. CCVaL inclui os quatro subtipos propostos para a classificação do CCL: amnéstico, amnéstico além de outros domínios, não amnéstico de domínio único, múltiplo e domínio não amnéstico
2. A classificação dos CCVaL deve basear-se em testes cognitivos, e um mínimo de quatro domínios cognitivos devem ser avaliados: executivo/atenção, memória, linguagem e funções visuais-espaciais. A classificação deve fundamentar-se em uma suposição de declínio da função cognitiva de um nível prévio e comprometimento em pelo menos um domínio cognitivo
3. A capacidade para realizar as AIVD poderia estar normal ou levemente diminuída, independente da presença de sintomas motores/sensitivos

Provável CCVaL

1. Há deterioração cognitiva e provas de imagem de doença cerebrovascular e:
- Clara relação temporal entre um evento vascular (p. ex., AVE clínico) e aparecimento de déficits cognitivos

ou
- Relação clara na gravidade e no padrão de comprometimento cognitivo e a presença de doença cerebrovascular subcortical difusa (p. ex., como em CADASIL)

2. Não há nenhuma história de déficits cognitivos gradualmente progressivos antes ou após o AVE que sugira a presença de uma desordem neurodegenerativa não vascular.

Possível CCVaL

Há deterioração cognitiva e provas de imagem de doença cerebrovascular, mas:
1. Não existe uma relação clara (temporal, gravidade ou padrão cognitivo) entre a doença vascular (p. ex., infartos silenciosos, doença subcortical pequenos vasos) e o surgimento de déficits cognitivos
2. Não existem informações suficientes para o diagnóstico de CCVaL (p. ex., os sintomas clínicos sugerem doença vascular, mas não há estudos de imagem TC/RM disponíveis)
3. A gravidade da afasia se opõe à avaliação cognitiva adequada; no entanto, pacientes com evidência documentada da função cognitiva normal (p. ex., avaliações cognitivas anuais) antes do evento clínico que causou afasia *poderiam* ser classificados com provável CCVaL
4. Há evidência de doenças neurodegenerativas ou outras condições, além de doença cerebrovascular, que possam afetar a cognição, como:
- História de outras doenças neurodegenerativas (p. ex., doença de Parkinson, PSP, DCL)
- Doença de Alzheimer confirmada por biomarcadores (p. ex., PET, LCR, ligantes amiloides) ou estudos genéticos (p. ex., a mutação em PS1)
- História de câncer ativo, transtornos psiquiátricos ou distúrbios metabólicos

CCVaL instável

Os indivíduos com o diagnóstico de CCVaL provável ou possível, cujos sintomas cessam, devem ser classificados como tendo "CCVaL instável"

AVD: atividades da vida diária; AIVD: atividades instrumentais da vida diária; CCVa: comprometimento cognitivo vascular; DCV: doença cerebrovascular; DVa: demência vascular; DCL: demências com corpos de Lewy; DCV: doença cerebrovascular; CCL: comprometimento cognitivo leve; CADASIL: arteriopatia cerebral autossômica dominante com infartos subcorticais e leucoencefalopatia; TC/RM: tomografia computadorizada/ressonância magnética; PET: tomografia por emissão de pósitrons; PSP: paralisia supranuclear progressiva; LCR: líquido cefalorraquidiano; CCVaL: comprometimento cognitivo vascular leve. (Fonte: Gorelick *et al.*, 2011.)

▪ **TABELA 19.9** Evidência de etiologia predominantemente vascular de declínio cognitivo (VASCOG).

A. Uma das seguintes características clínicas:
1. O início dos déficits cognitivos está relacionado temporalmente a um ou mais eventos cerebrovasculares (o início é, muitas vezes, abrupto ou em degrau ou o curso é flutuante devido a vários desses eventos, com os déficits cognitivos persistindo além do terceiro mês após o evento. No entanto, a patologia isquêmica subcortical pode produzir um quadro de início gradual e curso lentamente progressivo, caso em que o critério A2 se aplica)
É considerada evidência de evento cerebrovascular:
a. História documentada de um AVE, com declínio cognitivo temporalmente associado ao evento
b. Sinais físicos consistentes com AVE, por exemplo, hemiparesia, fraqueza facial inferior, sinal de Babinski, déficit sensorial incluindo alteração de campo visual, síndrome pseudobulbar – fraqueza supranuclear dos músculos da face, língua e faringe, disartria espástica, dificuldades de deglutição e incontinência emocional
2. A evidência de declínio cognitivo é significativa na velocidade de processamento da informação, na atenção complexa e/ou na função executiva frontal na ausência de história de AVE ou AIT
Uma das seguintes características também está presente:
a. Distúrbio de marcha precoce (marcha em pequenos passos ou *marche petits pas*, ou magnética, apráxico-atáxica ou marcha parkinsoniana); também pode se manifestar como desequilíbrio e quedas frequentes e sem motivo
b. Urgência miccional, desejo miccional precoce e outros sintomas não explicados por doença urológica
c. Mudanças de personalidade e humor: abulia, depressão ou incontinência emocional

B. Evidência significativa de DCV na neuroimagem (RM ou TC) (uma das seguintes):
1. Um infarto de grande vaso é suficiente para CCVa leve e ≥ 2 infartos de grandes vasos são geralmente necessários para DVa
2. Um infarto único extenso ou estrategicamente localizado, normalmente no tálamo ou gânglios basais, pode ser suficiente para DVa
3. Múltiplos infartos lacunares (> 2) fora do tronco cerebral, ou um ou dois infartos lacunares estrategicamente localizados ou em combinação com lesões extensas de substância branca podem ser suficientes para CCVa
4. Lesões extensas e confluentes de substância branca
5. Hemorragia intracerebral estrategicamente localizada, ou ≥ 2 hemorragias intracerebrais
6. Uma combinação das opções anteriores

Critérios de exclusão para CCVa:
1. História:
a. Início precoce do déficit de memória e piora progressiva da memória e de outras funções cognitivas, como linguagem (afasia sensorial transcortical), habilidades motoras (apraxia) e percepção (agnosia) na ausência de lesões focais correspondentes na neuroimagem ou de história de eventos cerebrovasculares;
b. Características parkinsonianas precoces e significativas sugestivas de DCL
c. História fortemente sugestiva de outra patologia neurológica primária, como esclerose múltipla, encefalite, anormalidade tóxica ou metabólica etc., suficiente para justificar o comprometimento cognitivo
2. Neuroimagem:
a. Lesões cerebrovasculares ausentes ou mínimas na TC ou RM
3. Outras anormalidades médicas suficientemente graves para serem responsáveis pelas alterações de memória e sintomas relacionados:
a. Outra doença de gravidade suficiente para causar problemas cognitivos, por exemplo, tumor cerebral, esclerose múltipla, encefalite
b. Depressão maior, com uma associação temporal entre o comprometimento cognitivo e o provável início de depressão
c. Anormalidades tóxicas e metabólicas que podem necessitar de investigações específicas
4. Biomarcadores para doença de Alzheimer excluem o diagnóstico de provável CCVa e indicam DA com doença cerebrovascular

AVE: acidente vascular encefálico; AIT: ataque isquêmico transitório; DCL: demência com corpos de Lewy; RM: ressonância magnética; TC: tomografia computadorizada; CCVaL: comprometimento cognitivo vascular leve; DVa: demência vascular; DCV: doença cerebrovascular; CCL: comprometimento cognitivo leve. (Fonte: Sachdev *et al.*, 2014.)

critérios mais específicos para identificar a carga de DCV silenciosa que pode ser suficiente para provocar CCVa, como:

- Um a dois infartos de grandes vasos
- Um único infarto maior estrategicamente localizado
- Múltiplos infartos lacunares (> 2) fora do tronco encefálico
- Um a dois infartos lacunares isolados estrategicamente localizados ou em combinação com lesão extensa de substância branca
- Lesões extensas e confluentes de substância branca presumivelmente de origem vascular.

Mais recentemente, o *Vascular Impairment of Cognition Classification Consensus Study* (VICCCS) (Skrobot *et al.*, 2017), um grupo de clínicos e pesquisadores de 27 nacionalidades diferentes, também estabeleceu critérios para diagnóstico e classificação do CCVa e seus subtipos, em uma tentativa de simplificação e padronização (Tabela 19.10). Os critérios são baseados nas alterações cognitivas, histórico de AVE e achados de DCV na neuroimagem.

Críticas aos diferentes critérios

A heterogeneidade dos pacientes com DVa verificada a partir desses critérios reforça a necessidade do aprimoramento do conceito e da classificação da DVa, com base na *homogeneidade* (na etiologia, na neuroimagem e na síndrome clínica), na *capacidade preditiva* (quadro clínico e fenomenologia, curso clínico e história natural, desfechos e respostas terapêuticas) e na *reprodutibilidade* (confiabilidade intra e interobservador) dos mesmos (Iemolo *et al.*, 2009). Chui *et al.* (2000), ao analisarem a concordância entre avaliadores utilizando os critérios diagnósticos de Hachinski, do DSM-4, do NINDS-AIREN e do ADDTC, encontraram uma confiabilidade apenas moderada.

Vários critérios diagnósticos mais atuais foram publicados (American Heart Association, DSM-5, VASCOG, VCCCS) e têm uma confiabilidade melhor do que os critérios antigos (Sachdev *et al.*, 2019). Eles incluem um estágio de CCL e propõem subtipos com base no mecanismo vascular. Entretanto, todos ainda requerem validação clínica e patológica adicional. Além disso, apesar dos esforços recentes para reconhecer que o CCVa raramente ocorre de forma isolada, os critérios diagnósticos atuais têm um viés no sentido de considerar o diagnóstico de CCVa ocorrendo como um único agente etiológico em um determinado paciente (Graff-Radford, 2019).

Assim, muitos desses critérios não são intercambiáveis nem equivalentes, persistindo vários pontos de controvérsia: o começo e a progressão da DVa; o grau de certeza diagnóstica; os subtipos de DVa definidos e a validação neuropatológica inconsistente em alguns dos critérios assumidos (Wiederkher *et al.*, 2008a, 2008b). Todos entendem a DVa como uma síndrome com múltiplas etiologias e diferentes formas de apresentação, perfis cognitivos e/ou cursos da doença. Porém, ainda não está especificado o mecanismo subjacente das lesões vasculares e da localização ou extensão das lesões necessárias para o diagnóstico da DVa e de seus subtipos. Tampouco há a inclusão como causas de dano cognitivo vascular a hemorragia intracerebral e subaracnóidea e o AVE extenso, por exemplo (Bowler; Hachinski, 2002). Além disso, não estão estabelecidos os limites precisos que separam o CCVa e a DVa; os marcadores neuropatológicos de DVa amplamente aceitos e/ou os procedimentos e exames patológicos-padrão que devem ser utilizados para o seu diagnóstico. Ou seja, é difícil saber se a lesão vascular encontrada *post mortem* foi causal, contribuiu para ou foi apenas coincidente à demência e não há consenso sobre o termo "vascular" no caso das características neuropatológicas da doença de Alzheimer (em pelo menos um terço dos pacientes

▪ **TABELA 19.10** Definições e diagnóstico de comprometimento cognitivo vascular (CCVa) segundo o *Vascular Impairment of Cognition Classification Consensus Study* (VICCCS).

CCVa leve: prejuízo em pelo menos um domínio cognitivo e nenhum prejuízo ou prejuízo leve das AIVD/AVD, respectivamente (independente das sequelas motoras/sensoriais do evento vascular)

DVa: déficits clinicamente significativos em pelo menos um domínio cognitivo (déficits podem estar presentes em múltiplos domínios) e prejuízo significativo das AIVD/AVD (independente das sequelas motoras/sensoriais do evento vascular)

Os pacientes que recebem um diagnóstico de DVa são classificados em subcategorias de acordo com a patologia subjacente

Uma relação temporal clara (em 6 meses) entre um evento vascular e o início dos déficits cognitivos é necessária apenas para o diagnóstico de demência pós-AVE

Subtipos de DVa

Demência pós-AVE

Há declínio cognitivo imediato ou em 6 meses após um AVE, sem reversão

Pode ou não haver evidências de CCL antes do AVE

A demência pós-AVE pode resultar de várias causas vasculares e diferentes alterações no cérebro. Abrange demência que se desenvolve em 6 meses de AVE em pacientes com múltiplos infartos cortical-subcorticais e infartos estratégicos; pacientes com DVa isquêmica subcortical; e aqueles com várias formas de patologia neurodegenerativa, incluindo a doença de Alzheimer

A relação temporal entre o declínio cognitivo e o AVE diferencia a demência pós-AVE de outras formas de DVa

Demências mistas

Inclui fenótipos que representam cada combinação entre doença vascular e doenças neurodegenerativas, ou seja, CCVa-doença de Alzheimer, CCVa-DCL e assim por diante

Demência vascular isquêmica subcortical

A principal causa é a isquemia de pequenos vasos. Os infartos lacunares e as lesões isquêmicas de substância branca são o principal tipo de lesão cerebral e se localizam predominantemente na região subcortical. Este grupo incorpora a doença de Binswanger e o infarto lacunar

Demência por múltiplos infartos

É causada por vários grandes infartos corticais

"Provável" e "possível" – termos usados de acordo com a disponibilidade de evidências:

A RM é um requisito padrão-ouro para diagnóstico clínico de CCVa. CCVaL provável ou DVa provável seriam as categorias diagnósticas apropriadas se a TC for o único método de imagem disponível

CCVaL possível ou DVa possível seriam diagnósticos apropriados se RM e TC não estiverem disponíveis

No diagnóstico de CCVa, quando a avaliação clínica completa do comprometimento cognitivo resultante do evento clínico estiver prejudicada por afasia, pacientes com evidência documentada de função cognitiva normal (p. ex., avaliações cognitivas anuais) antes do evento clínico que causou afasia poderiam ser classificados como tendo CCVaL provável ou DVa provável se a neuroimagem estiver disponível, e a avaliação de AVD deve ser feita sempre que possível. Se a neuroimagem não estiver disponível, a classificação deve ser CCVaL possível ou DVa possível

AVD: atividades da vida diária; AIVD: atividades instrumentais da vida diária; AVE: acidente vascular encefálico; AIT: ataque isquêmico transitório; CCVaL: comprometimento cognitivo vascular leve; RM: ressonância magnética; TC: tomografia computadorizada; DVa: demência vascular; DCL: demência com corpos de Lewy; CCL: comprometimento cognitivo leve; VASCOG: International Society of Vascular Behavioural and Cognitive Disorders. (Fonte: Skrobot et al., 2017.)

com doença de Alzheimer são encontradas lesões de DCV, e, da mesma forma, alterações patológicas normalmente consistentes com doença de Alzheimer são encontradas em pelo menos um terço dos pacientes com DVa). Também permanece por ser determinado o quanto o(s) infarto(s) ou as lesões vasculares contribuem para agravar os déficits cognitivos de ambas as doenças e/ou aumentam a progressão da doença de Alzheimer (Wiederkher *et al.*, 2008a, 2008b).

Por fim, estudos populacionais com uso de imagem por ressonância magnética revelaram a alta prevalência da doença de pequenos vasos secreta na população idosa (23% para lacunas silenciosas e 95% para hiperintensidades incidentais) associada com aumento do risco de AVE e de demência (Gorelick *et al.*, 2011).

Existem dúvidas quanto ao real valor preditivo das alterações de substância branca detectadas com os recursos de neuroimagem (hipodensidades subcorticais, leucoaraiose). O VASCOG propõe critérios para identificar as alterações de DCV silenciosa nos exames de neuroimagem mais prováveis de causar disfunção cognitiva. A CID-10 e o DSM-5, como não exigem o uso da neuroimagem nem dão pistas etiológicas ou do curso clínico, permitem maior heterogeneidade dos casos. O NINDS-AIREN define demência desde que haja comprometimento da memória. Isso é controverso, pois, na DVa, a disfunção executiva costuma ser encontrada mais frequentemente do que os déficits de memória ou de linguagem. O DSM-5, o VASCOG e o VCCCS corrigem esta imprecisão e ampliam a possibilidade diagnóstica. Além disso, os fatores de risco vascular também estão relacionados com o comprometimento ou declínio cognitivo associado ao envelhecimento, especialmente no que tange a velocidade psicomotora, função executiva e memória episódica ou de trabalho. Assim, os critérios do ADDTC, do DSM-5, do VASCOG e do VCCCS, por serem menos restritivos e não especificarem qualquer tipo de comprometimento cognitivo, têm-se mostrado os mais adequados para detectar o CCVa e a DVa.

Embora sejam fundamentais para pesquisas, os critérios clínicos que distinguem a DVa das demais condições que resultam em demência parecem ser menos relevantes para os pacientes. A eles interessa a pronta identificação e abordagem de doenças ou de fatores de risco vasculares potencialmente causadores de um comprometimento cognitivo.

Classificação

Da mesma maneira, o amplo espectro da DCV e dos fenótipos clínicos associados inspirou variados esquemas de classificação (Chui, 2007), não havendo um consenso entre os vários grupos de pesquisa (Wiederkher *et al.*, 2008a, 2008b) (Tabela 19.11).

Apesar disso, foram propostos alguns subtipos ou "supertipos" de DVa (Chui, 2007):

▪ Demência vascular cortical ou demência por múltiplos infartos de grande calibre: quando o início do declínio cognitivo apresenta íntima relação temporal com um ataque isquêmico transitório (AIT) ou AVE ou após um ou múltiplos infartos ou como sequela cognitiva de uma infecção tratável. Este tipo de demência é secundário a infartos corticais múltiplos, com grande heterogeneidade no que tange a: etiologia, mecanismos vasculares, alterações cerebrais e manifestações clínicas. Em geral, a ateromatose das grandes artérias (carótidas, silvianas, cerebrais anteriores, cerebrais posteriores) e as embolias de origem cardíaca (valvopatias, arritmias, aneurisma, hipocinesia grave) são as responsáveis por esses infartos múltiplos. Achados clínicos típicos são mudanças focais sensorimotoras

▪ **TABELA 19.11** Classificação neuropatológica da demência vascular.

Demência de grandes vasos	Demência por múltiplos infartos: infartos múltiplos e grandes, corticais e subcorticais, em geral com infartos incompletos perifocais, especialmente na substância branca Demência por infarto estratégico: restrita, poucos infartos em regiões cerebrais subcorticais funcionalmente importantes (tálamo, gânglios basais, territórios das artérias cerebrais anterior e média, giro angular)
Demência de pequenos vasos	Demência por infarto subcortical Doença de Binswanger Estado lacunar: múltiplos pequenos infartos lacunares com infartos perifocais incompletos, especialmente na substância branca Demência por infarto cortical e subcortical Angiopatia arteriosclerótica e hipertensiva Angiopatia amiloide, algumas vezes com hemorragia Doença vascular do colágeno Formas hereditárias Oclusão venosa
Demência hipóxico-isquêmica/ hipoperfusiva	Encefalopatia hipóxico-isquêmica difusa ou restrita devido à vulnerabilidade seletiva regional Infartos de substância branca incompletos Infartos em zona cinzenta
Demência hemorrágica	Hemorragia subdural Hemorragia subaracnóidea Hemorragia cerebral

Adaptada de Brun, (2000) *apud* Chiu *et al.* (2000).

e comprometimento cognitivo de início súbito e afasia (Chui, 2007; Wiederkher *et al.*, 2008a, 2008b)

▪ Demência vascular subcortical (DVS) ou demência vascular subcortical isquêmica (DVSI) ou demência de pequenos vasos: caracteriza-se por (a) uma síndrome cognitiva com mau desempenho executivo (alteração na formulação do objetivo, iniciativa, planejamento, organização, sequência, execução, abstração) e déficit de memória (evocação prejudicada, reconhecimento relativamente intacto, esquecimento menos grave, benefício a partir de pistas) indicando a deterioração de um nível prévio de funcionamento, interferindo em atividades ocupacionais e sociais complexas, que não decorrem de efeitos físicos da DCV isolada; (b) DCV incluindo ambos: a evidência de relevante DCV por método de imagem e a presença ou uma história de sinais neurológicos (hemiparesia, fraqueza facial focal, sinal de Babinski, déficit sensorial, disartria, distúrbio de marcha, sinais extrapiramidais) consistentes com lesão(ões) cerebral(is) subcortical(is). Do ponto de vista histopatológico, observam-se infartos lacunares, lesões de substância branca focais e difusas e lesão isquêmica incompleta, com desmielinização e perda axonal, número reduzido de oligodendrócitos e de astrócitos reativos. A localização da lesão primária é a região subcortical. Os infartos lacunares representam cerca de 20 a 30% dos AVE sintomáticos, o que faz da DVS um importante tipo de CCVa que contempla um subgrupo mais homogêneo de pacientes. Clinicamente, a DVS é caracterizada por hemiparesia motora pura, sinais bulbares e disartria, distúrbios de marcha, urinários, depressão e labilidade emocional e, em particular, *déficits* no funcionamento executivo. Os achados radiológicos da DVa subcortical incluem lesões periventriculares difusas e lesões profundas focais de substância branca que afetam especialmente a cápsula interna (joelho ou braço anterior), a *corona radiata* anterior e o centro semioval; e infartos lacunares no núcleo caudado, globo pálido, putame, tálamo, cápsula interna, *corona radiata* e substância branca frontal.

Atualmente, três síndromes históricas cabem nessa rubrica: o *état lacunaire*, a demência talâmica ou por infarto estratégico e a encefalopatia arteriosclerótica subcortical (síndrome de Binswanger) (Chui, 2007).

Demência por infartos lacunares múltiplos (*état lacunaire*)

A síndrome do *état lacunaire* foi descrita em 1901 (Chui, 2007). A lacuna é uma pequena cavidade medindo menos de 15 mm que corresponde à oclusão das pequenas artérias perfurantes lenticuloestriadas, das artérias talamoestriadas, das pequenas artérias pontinas ou dos ramos medulares longos, podendo-se situar ao nível do tálamo, do núcleo caudado, do putame, do globo pálido, da cápsula interna (braço anterior ou braço posterior), da substância branca da *corona radiata*, do centro semioval e da protuberância. Microscopicamente, os espaços perivasculares alargados são caracterizados pela falta de aspectos de necrose e pela presença de um pequeno vaso dentro da lacuna. Além da lacuna tradicionalmente descrita, há um subtipo não cavitado que pode estar relacionado à lesão isquêmica incompleta. Tais lesões poderiam representar estágios precoces de espaços perivasculares alargados. Frequentemente, o número de lacunas não corresponde ao número de acontecimentos clínicos, como se muitas dentre elas permanecessem assintomáticas. São descritas mais de 70 síndromes (AVE motor puro, ataxia-hemiparesia, disartria etc.), obviamente com apresentação clínica muito heterogênea. Os sintomas incluem: hemiparesia súbita, demência, marcha de pequenos passos, disartria, paralisia pseudobulbar, incontinência urinária. A hemianopsia e afasia são raras. Os sintomas comportamentais são a falta de volição e o mutismo acinético, tipicamente atribuídos a lesões de lobo pré-frontal (Chui, 2007).

Demência talâmica ou por infarto estratégico

O infarto bilateral na distribuição da artéria talâmica paramediana está associado com uma síndrome demencial. Às vezes, um ramo paramediano único derivado da artéria basilar supre ambas as regiões talâmicas anteromediais. Esta região inclui os núcleos dorsomediais (intimamente conectados com os lobos pré-frontais) e os tratos mamilotalâmicos. A síndrome demencial associada com esse tipo de infarto é caracterizada por um quadro característico de disfunção executiva, com notável apatia, comprometimento da atenção e do controle mental e amnésia anterógrada e retrógrada (Chui, 2007).

Encefalopatia arteriosclerótica subcortical ou síndrome de Binswanger

A doença de Binswanger foi inicialmente descrita por Aloïs Alzheimer e é marcada por infartos lacunares, em geral, medindo de 5 a 10 mm de diâmetro, com amplo e predominante comprometimento da substância branca. É a categoria de mais difícil definição, visto que ela esbarra nas noções de hipodensidade subcortical, de lacuna e de hidrocefalia e que a ocorrência de hipodensidade subcortical não acarreta necessariamente uma demência do tipo Binswanger. Em mais de 95% dos casos, os indivíduos são ou foram hipertensos; porém, são ainda mais importantes as flutuações da pressão arterial nas 24 horas: tanto a hiperperfusão (hipertensão arterial) quanto a hipoperfusão crônica ou por acesso (hipotensão absoluta ou relativa) podem intervir em diferentes graus e em diferentes momentos da evolução do comprometimento subcortical. Os sintomas clínicos incluem demência progressiva insidiosa, hipertensão arterial persistente ou doença vascular sistêmica, curso clínico duradouro com longos períodos de platôs e acúmulo de sinais neurológicos focais (fraqueza muscular assimétrica, sinais piramidais, paralisia pseudobulbar, distúrbio de marcha). Os sintomas comportamentais revelam apatia, desorientação, depressão leve e alterações de humor. A neuroimagem evidenciará um comprometimento importante, sobretudo nos centros semiovais e na *corona radiata*, com preservação das fibras em "U". Nota-se, ainda, uma predominância frontal das anomalias. O comprometimento da substância branca não é uniforme e se explica pelo modo de vascularização, pois, são as artérias medulares longas provenientes dos ramos corticais das artérias principais que se estreitam pela esclero-hialinose provocando uma zona de vascularização terminal que constitui uma região vulnerável para a isquemia. A substância branca difusamente alterada acarreta um fenômeno de desconexão corticossubcortical e pode haver lacunas de natureza isquêmica ou hemorrágica. Não é raro também observar uma dilatação ventricular proporcional ao grau de atrofia cortical e de perda da substância branca. O diagnóstico diferencial inclui a doença de Alzheimer – nos períodos de demência lentamente progressiva – e a hidrocefalia de pressão normal – com distúrbio de marcha, incontinência urinária e ventriculomegalia. Porém, neste último caso, não se observa à neuroimagem a leucoaraiose difusa típica da doença de Binswanger. O diagnóstico definitivo é anatomopatológico (Chui, 2007).

CADASIL

É uma doença rara, que se inicia entre os 40 e 50 anos de idade, de causa hereditária e pode ser considerada o protótipo de uma DVSI "pura". O erro genético estaria no gene NOTCH3 do cromossomo 19q12 (Gorelick *et al.*, 2011). A *cerebral autosomal dominant arteriopathy with subcortical infarcts and leukoencephalopathy* (CADASIL) associa-se a uma degeneração progressiva das células musculares lisas e ao acúmulo de depósitos granulares osmiofílicos na lâmina basal de pequenas artérias. Pode ser diagnosticada por biopsia da pele ou por testagem genética. Quando um quadro demencial vascular acontece, na ausência de hipertensão arterial, o seu diagnóstico deveria ser suspeitado. A neuroimagem revela infartos lacunares sucessivos, microssangramentos e extensa lesão de substância branca. Clinicamente caracteriza-se por infartos recorrentes e deterioração neurológica progressiva em indivíduos de meia-idade, eventualmente resultando em paralisia pseudobulbar e demência. Os pacientes podem relatar migrânea com aura, tonturas e DVSI progressiva. À avaliação neuropsicológica, notam-se comprometimentos na função executiva (*digit span* reverso, símbolo digital e cancelamento digital) e nos testes Stroop III e de Trilhas B (Peters *et al.*, 2005b).

Demência vascular associada à doença de Alzheimer

O paciente apresenta a sintomatologia do tipo Alzheimer e DCV à neuroimagem ou sintomas clínicos das duas condições. Sendo a comorbidade comum em idosos, a maior probabilidade é de que as duas condições coexistam simultaneamente em um mesmo paciente, sem que haja relação causal. No entanto, estudos demonstram forte associação entre fatores vasculares (hipertensão arterial, fibrilação atrial, arteriosclerose aórtica e carotídea) e a doença de Alzheimer, sugerindo que as ligações patogenéticas entre as duas doenças sejam mais frequentes do que ocorreriam por acaso e que a metabolização de lipídios possa ser o elo entre a DVa e a doença de Alzheimer (Wallin *et al.*, 2003).

Fisiopatologia

As relações entre a doença vascular, o declínio cognitivo e a demência são complexas.

Os fatores fisiopatológicos associados à DVa incluem a localização do infarto que produz a perda cognitiva: lesões bilaterais, do lado esquerdo, talâmica, nas regiões cerebral anterior e frontal (Bowler; Hachinski, 2002), as lesões isquêmicas focais (localização, lado, número, volume), as lesões de substância branca (tipo, localização, extensão), outros fatores relacionados à isquemia (necroses isquêmicas incompletas, zonas limítrofes em torno dos infartos focais, vulnerabilidade seletiva), os fatores funcionais (efeitos funcionais focais e remotos da isquemia) e, possivelmente, outros aspectos ainda não identificados. Doenças relacionadas com pequenas artérias cerebrais subjacentes a infartos lacunares e isquemias subcorticais, atribuídas a lipo-hialinose ou microateroma de artérias penetrantes, são particularmente prevalentes em idosos, hipertensos e diabéticos. Até que ponto eles são a causa ou apenas coexistem com a síndrome demencial vascular não está claro, embora seja possível que atuem em combinação, com efeitos não apenas aditivos, mas também sinergísticos. Nos últimos anos, tem havido uma associação entre microssangramentos em regiões hemisféricas profundas e retinopatia que são outras manifestações atribuídas a doenças de pequenas artérias e ao CCVa (Lei *et al.*, 2013).

Um mecanismo hipotético para explicar o efeito de infartos silenciosos e das lesões de substância branca detectadas à neuroimagem seria a interrupção de circuitos subcorticais frontais que ligam regiões específicas dos lobos frontais, particularmente os do córtex pré-frontal dorsolateral, orbitofrontal e cingulado anterior para o estriado, o globo pálido e o tálamo mediodorsal e anterior ventral. A interrupção desses circuitos pode levar a três síndromes "frontais" bem definidas (Merino, 2008):

- Dorsolateral: em que se notam disfunção executiva e evocação prejudicada
- Orbitofrontal: com mudanças comportamentais e emocionais
- Cingulada anterior: com marcante abulia e mutismo acinético.

O tálamo é um componente-chave não apenas destes circuitos, mas também de circuitos límbico-temporais importantes para o armazenamento e a recuperação da memória: a patologia talâmica pode causar demência (Merino, 2008).

Lesões vasculares cerebrais *versus* envelhecimento cerebral fisiológico

Pode ser difícil diferenciar o processo de envelhecimento cerebral fisiológico daquele que acompanha a DVa propriamente dita, pois em ambos ocorre uma combinação de mudanças degenerativas e cerebrovasculares (Brun, 2000). No envelhecimento fisiológico:

- As placas senis e os ENF são as mudanças degenerativas mais notáveis, sendo os últimos mais pronunciados na área entorrinal do hipocampo, uma área vital para o processo da memória. A angiopatia amiloide pode ser tão grave quanto aquela observada em pacientes com doença de Alzheimer, porém, ainda mais importante é a perda progressiva de sinapses no córtex, que frequentemente atinge cerca de 40 a 50% nos mais idosos (Court; Perry, 2003)
- As lesões vasculares em geral são silenciosas, degenerativas e pequenas, mas concorrem como fator predisponente à demência em razão da redução da capacidade cerebral de reserva, trazendo o indivíduo para mais próximo do nível de insuficiência, no qual lesões menores podem resultar em demência. Quanto

mais se avança em idade, menores são as lesões necessárias para causar demência. Dito de outra maneira, um AVE pequeno que ocasiona demência em uma pessoa idosa pode não ser suficiente para fazê-lo em um indivíduo jovem, cuja reserva cerebral é maior. Isso também explica por que o estresse neuronal devido à narcose ou a outros estados metabólicos de deficiência (déficit de vitamina B12, por exemplo) ou à falência de órgãos, tenderia a produzir comprometimento cognitivo em idosos, seja de forma temporária ou definitiva (Brun, 2000).

Lesões de substância branca *versus* desenvolvimento de déficit cognitivo

O papel das alterações macroestruturais, como a atrofia cerebral e as lesões de substância branca, no declínio cognitivo vem sendo progressivamente reconhecido (Vernooij *et al.*, 2009). Na população idosa, estas alterações são frequentes, mas não necessariamente refletem a cognição:

- A atrofia cerebral, frequentemente atribuída a demências degenerativas, particularmente à doença de Alzheimer, está também presente na DCV, mesmo quando limitada à leucoaraiose. Contudo, a literatura sobre a extensão da leucoaraiose e ou do infarto cerebral ainda é insuficiente para definir os limites necessários e suficientes para originar o CCVa (Iemolo *et al.*, 2009)
- As lesões de substância branca podem ser difusas ou focais e os dois tipos podem coexistir; quando associadas ao envelhecimento, sua origem relaciona-se a distúrbios "circulatórios": a rarefação da substância branca corresponde à esponjose (vacuolização da substância branca), ao *état criblé* (espaços perivasculares), à perda de axônios mielinizados e ao decréscimo do número de oligodendrócitos sem aspectos evidentes de necrose. Nessas áreas, as alterações de pequenos vasos penetrantes são quase invariavelmente encontradas e de importância crucial para a patogênese dessas lesões. Caracterizam-se pelo espessamento das paredes, pela substituição do tecido muscular liso pelo material fibro-hialino-lipídico e pelo estreitamento do lúmen dos vasos. Todas essas mudanças são encontradas, principalmente, nas regiões profundas dos hemisférios, mas também podem estar presentes no espaço periventricular. As lesões periventriculares podem ser encontradas em todas as idades e não devem ser consideradas alterações características de DVS (Vernooij *et al.*, 2009).

O comprometimento cognitivo associado é causado pela interrupção dos circuitos corticais–subcorticais, o que pode ser demonstrado tanto em estudos de neuroimagem quanto *post mortem* (Vernooij *et al.*, 2009). Há evidências de que a perda da integridade estrutural dessas conexões de substância branca levaria à perda da integração das redes e circuitos axonais e, consequentemente, a um declínio cognitivo e à incapacidade funcional, o que ficou conhecido como "hipótese da desconexão" (Hogan *et al.*, 2006). Parece que as medidas da integridade microestrutural da substância branca, como, por exemplo, o grau de dano axonal e mielínico, seriam mais úteis para investigar a relação entre as alterações da substância branca e a cognição do que apenas a medida da atrofia cerebral (Vernooij *et al.*, 2009).

Embora uma ampla metanálise tenha concluído que ainda não há demonstração de nenhum polimorfismo genético associado à lesão de substância branca, a presença dessas lesões associa-se significativamente com o envelhecimento e a hipertensão, e a carga delas aumenta ao longo do tempo. A idade, a hipertensão arterial e o tabagismo são fatores de risco para esta progressão. Doença renal crônica, síndrome metabólica, retinopatia microvascular, placas coronarianas, homocisteína elevada, déficit de vitamina B12 e níveis elevados de proteína C reativa (PCR), e outros marcadores inflamatórios, também estão associados a lesões de substância branca (Paternoster; Chen; Sudlow, 2009).

Doença de Alzheimer *versus* demência vascular

A relação entre a doença de Alzheimer e a DVa é muito mais complexa do que se acreditava anteriormente. Por exemplo, os fatores de risco tradicionalmente associados com AVE e DVa são agora considerados fatores de risco para doença de Alzheimer (Merino, 2008). Embora ambas, em geral, estejam associadas com diferentes formas de comprometimento cognitivo (*i. e.*, memória declarativa e controle executivo, respectivamente), existe uma zona de interseção considerável nos perfis neuropatológicos e neuropsicológicos dessas síndromes. Há uma evidência crescente do envolvimento colinérgico também na DVa: necropsias de pacientes com DVa evidenciam perda de 40% dos neurônios colinérgicos comparada com a perda de 70% nos casos de doença de Alzheimer. Além disso, outros estudos *post mortem* indicam que 15 a 34% dos casos de demência mostram patologia vascular significativa, isolada ou em combinação com a patologia da doença de Alzheimer (Leblanc *et al.*, 2006), tendo sido inclusive proposto que a própria doença de Alzheimer também fosse compreendida como uma doença vascular (De La Torre, 2002). Como a hipoperfusão cerebral e as alterações na microcirculação podem preceder o início das alterações neuropatológicas e clínicas da doença de Alzheimer, e como alterações neurodegenerativas e vasculares coexistem na maioria dos pacientes com demência, a doença de Alzheimer pode de fato se tratar de uma doença vascular, na qual os fatores vasculares teriam um papel não apenas na expressão, mas também no desenvolvimento da patologia Alzheimer, uma vez que pacientes com doença de Alzheimer apresentam modificações bioquímicas e estruturais que podem causar alteração na reatividade e na autorregulação dos vasos, e um maior grau de pressão transmitida aos capilares, com risco de dano de microvasos. Tais mudanças são graves mesmo nos estágios mais precoces de comprometimento e antes do começo de uma maior degeneração neuronal e intersticial (Stopa *et al.*, 2008).

Estes achados ampliam ainda mais o conceito de CCVa. Caso sejam confirmados, a forma mais comum de demência pode vir a ser a demência mista e, a menos que se desenvolvam estratégias para prevenir e tratar o CCVa, a carga de declínio cognitivo aumentará exponencialmente quando acontecer um "tsunami" vascular (Hakim, 2007). Logo, é muito importante incluir medidas do CCVa em futuros estudos sobre terapias para AVE e para doença de Alzheimer e investir na prevenção de ambos, caso contrário os pacientes perderão muito (Merino, 2008).

Epidemiologia

Quando se analisa uma população idosa aparentemente normal, o que se observa é uma mistura de indivíduos sadios e doentes, mesmo que clinicamente silentes e não diagnosticados. Portanto, a melhor estratégia para a prevenção de uma doença é a identificação e o manejo precoce dos seus fatores de risco, o que se deve iniciar ainda na meia-idade e, preferencialmente, no estágio pré-clínico (Solomon *et al.*, 2009).

Porém, o entendimento da epidemiologia da DVa fica comprometido em razão da falta de critérios diagnósticos claros e universais, da existência de quadros mistos, da complexidade no uso de testes de imagem ou de laboratório em estudos epidemiológicos de larga escala, das diferenças entre homens e mulheres em termos de sobrevivência após o início do quadro demencial e da variação da gravidade dos casos (Iemolo *et al.*, 2009). Os pacientes com DVa têm sobrevida menor do que os com doença de Alzheimer: a sobrevida média do início da demência até o óbito é de 3,9 anos para pacientes com DVa e de 7,1 anos para pacientes com doença de Alzheimer (Fitzpatrick *et al.*, 2005).

A prevalência da síndrome demencial vascular atinge em média 3 a 6% dos idosos e pode representar de 10 a 50% de todos os casos de demência (Iemolo *et al.*, 2009). Fica difícil julgar se a prevalência e/ou a incidência da DVa mudaram ao longo do tempo, tendo em vista as muitas classificações e critérios e a pouca informação. Além disso, estudos que medem a incidência de DVa são mais raros. Os estudos *post mortem* mostram que 10 a 20% dos casos de demência decorrem de demência por múltiplos infartos, e cerca de 10 a 20% têm um componente vascular associado à doença de Alzheimer (Jorm, 2000). Estudos clinicopatológicos também demonstram que a prevalência de demência mista com componente vascular é mais comum do que a DVa pura, correspondendo a 30 a 40% de todos os casos de demência (Schneider *et al.*, 2007). Assim como a doença de Alzheimer, a prevalência da DVa aumenta com a idade. No estudo de Framinghan (*Framinghan Heart Studdy*), entre os participantes com 60 anos ou mais incluídos de 2004 a 2008, 0,4 indivíduo em cada 100 desenvolveu DVa em um período de 5 anos (Satizabal, 2016).

No nosso meio, o estudo de Catanduva avaliou 1.660 pessoas com idade igual ou superior a 65 anos, residentes na cidade de Catanduva (SP). Após exames realizados em três fases sucessivas, foram diagnosticados 118 casos de demência, correspondendo à prevalência de 7,1%. Destes, a doença de Alzheimer foi responsável por 64 casos (54,1%), DVa por 11 (9,3%) e doença de Alzheimer associada à DVa por 17 casos (14,4%). A prevalência de demência foi de 1,3% dos 65 aos 69 anos, atingindo 36,9% nas idades superiores a 84 anos. O sexo feminino foi o mais acometido, em uma relação de 2:1. A prevalência foi maior em analfabetos (12%) do que em pessoas com escolaridade superior a 8 anos (2%) (Herrera *et al.*, 1998).

Outro estudo longitudinal brasileiro de menor porte, realizado em Porto Alegre (RS), foi desenhado para acompanhar, ao longo de 2 anos, a progressão do declínio cognitivo de um grupo de 80 idosos da comunidade com diagnóstico de demência (34 com doença de Alzheimer e 46 com DVa). Quando analisado sem controle dos fatores vasculares, o nível educacional também foi um preditor independente de progressão em ambos os tipos de demência: porém, quanto mais elevada a educação, pior a gravidade da demência. Após a inclusão dos fatores de risco vasculares, a educação e a hipertensão arterial foram preditivas para o declínio cognitivo, sendo que a última pode ter mascarado a associação doença de Alzheimer/DVa, além de afetar a progressão da demência pelos mesmos mecanismos envolvidos na patogênese e na manifestação clínica da DVa (Chaves *et al.*, 2010).

Fatores de risco

O diagnóstico de uma síndrome demencial quase sempre é tardio, pois, quando completamente manifesta, ela costuma representar o estágio final da(s) doença(s) subjacente(s). Em geral, ambas, as demências e a(s) doença(s) crônica(s) associada(s), apresentam uma fase pré-clínica prolongada. Conhecer e atuar nos fatores implicados no risco de desenvolver o CCVa e/ou a DVa, ainda na meia-idade, pode reduzir em mais da metade a prevalência futura de demência na velhice (Savva; Stephan; Alzheimer's Society Vascular Dementia Systematic Review Group, 2010). Tais fatores podem ser divididos em dois grandes grupos: os modificáveis e os não modificáveis.

Fatores de risco não modificáveis

Os dois fatores não modificáveis mais importantes são o sexo e a idade, seguidos por predisposição genética, etnia e história prévia de AVE. O risco da DVa aumenta com a idade (Iemolo *et al.*, 2009), dobra a cada 5 a 10 anos após os 65 anos, fazendo da DVa a forma mais comum de demência após a idade de 85 anos. Os homens são mais acometidos e tendem a ter incidência maior de DVa em idades mais jovens do que as mulheres (Gorelick *et al.*, 2011). Defeitos genéticos de várias doenças monogênicas foram identificados, como a CADASIL e a hemorragia cerebral hereditária com amiloidose que levam ao CCVa ou à demência na maioria dos pacientes (Gorelick *et al.*, 2011). Quanto à etnia, uma metanálise sobre a prevalência de demências mostrou que a DVa era a demência mais frequente na Rússia e no Japão (50% dos casos). Porém, estudos japoneses já apontam para uma tendência de aumento da doença de Alzheimer e de declínio da DVa, talvez por melhor conhecimento e tratamento da DCV e/ou por maior exposição aos fatores de risco ambientais da doença de Alzheimer em razão da "ocidentalização" dos costumes daquele país (Jorm, 2000). Enquanto, na China, a prevalência da DVa foi comparável à dos países ocidentais (Zhang *et al.*, 2005). Histórico de AVE prévio está presente em 76% dos pacientes com DVa e em 57% daqueles com CCVa quando comparado com apenas 5 a 7% das pessoas com doença de Alzheimer (Iemolo *et al.*, 2009).

Fatores de risco modificáveis

Os fatores de risco modificáveis devem ser aqueles que reduzam a DCV: hipertensão arterial, diabetes melito, doença arterial coronariana (DAC), doença vascular periférica, lesões de substância branca, tabagismo e hiperlipidemia. Além desses, os estudos longitudinais têm demonstrado que indivíduos com níveis mais elevados de escolaridade no começo do curso de vida estão em menor risco para demência clínica na velhice. Sabidamente o maior nível educacional associa-se à condição socioeconômica mais elevada, a estilo de vida mais saudável e potencialmente a uma menor exposição a toxinas ambientais. Todos esses fatores reduzem a chance de desenvolvimento de DCV e, consequentemente, de DVa. Além disso, provavelmente, a educação também protege ou oferece mecanismos de resiliência contra a patologia relacionada com demência (EClipSE Collaborative Members, 2010; Iemolo *et al.*, 2009). Dois amplos estudos de base populacional (*Epidemiological Clinicopathological Studies in Europe* [EClipSE]) utilizando medidas clínicas e neuropatológicas de necropsias cerebrais, inclusive do peso cerebral, testaram e confirmaram a hipótese conhecida como "reserva" cerebral ou cognitiva, segundo a qual seria necessária mais patologia para a manifestação clínica da demência, quando se comparam pessoas com maior e menor grau de escolaridade (EClipSE Collaborative Members, 2010). Isso reforça a importância da educação como um dos fatores de risco passíveis de intervenção por políticas públicas comprometidas com o envelhecimento com mais qualidade.

Hábitos de vida

Consumo de álcool

O consumo limitado de álcool na vida adulta talvez exerça um papel protetor contra a incidência ulterior de demência. Como os efeitos protetores do álcool estão, ao menos parcialmente, relacionados com mecanismos cardiovasculares, pode-se esperar que tenham algum efeito na DVa (Peters *et al.*, 2008). Essa hipótese foi testada por uma metanálise (Peters *et al.*, 2008) que analisou toda a pesquisa publicada na última década e concluiu que, ao menos em estudos epidemiológicos, o consumo leve a moderado de álcool esteve associado à redução de cerca de 40% do risco de incidência de demência não especificada e de Doença de Alzheimer. Porém, esta proteção não se confirmou para os casos de DVa nem para o declínio cognitivo. Essa inconsistência pode refletir as diferenças metodológicas dos estudos, o pequeno número de estudos que analisaram a DVa como desfecho, o viés de publicação, ou ainda as dificuldades na classificação entre a DVa pura e o declínio cognitivo (Peters *et al.*, 2008). Em outro estudo, apenas os bebedores de vinho (menos de um copo por dia) que não portavam o alelo ε4 da apolipoproteína E (apoE4) apresentaram um risco menor de demência ou de doença de Alzheimer (Luschsinger *et al.*, 2004).

Tabagismo

O hábito de fumar é sabidamente danoso à saúde, fator de risco para diversas condições que podem impactar negativamente o funcionamento cognitivo e elevar a incidência de demência, como: doença cerebrovascular e cardiovascular, AVE, infarto silencioso, aumento do estresse oxidativo, aterosclerose e inflamação, o que reforça ainda mais a necessidade da cessação do tabagismo. Além disso, a pesquisa criteriosa sobre os efeitos do cigarro na saúde encontra dificuldades com: a superposição de outros fatores de risco e de proteção entre os fumantes e não fumantes; a medida do efeito dos demais constituintes do cigarro; a modificação do comportamento do tabagista ao longo do tempo e ainda pelo efeito coorte na população (p. ex., o tabagismo tende a reduzir com a idade e a ser menor entre as mulheres) e pelo viés de sobrevivência (uma vez que os fumantes em geral morrem mais jovens) (Anstey *et al.*, 2007). Uma metanálise (Anstey *et al.*, 2007) que incluiu apenas estudos longitudinais demonstrou que tabagistas, comparados aos que nunca fumaram, apresentavam risco cerca de 30% maior para subsequente demência não especificada e de cerca de 80% maior tanto para a DVa quanto para a doença de Alzheimer. Enquanto os ex-tabagistas apresentavam menor risco do que os fumantes para a doença de Alzheimer e o declínio cognitivo. Outra metanálise mais abrangente que incluiu 50 estudos longitudinais (Peters *et al.*, 2008) demonstrou um risco significativamente aumentado, mas estatisticamente não significativo, entre o tabagismo e a doença de Alzheimer e um provável aumento do risco para DVa, demência não especificada e declínio cognitivo.

Atividade física

A atividade física e o condicionamento físico melhoram a função cognitiva em pacientes sem comprometimento cognitivo: esta foi a conclusão de uma metanálise que incluiu 11 estudos de programas de atividade física aeróbica para pessoas saudáveis de 55 anos e mais. Os maiores efeitos foram obtidos na velocidade cognitiva e na atenção visual e auditiva; porém, as funções cognitivas que melhoraram variaram conforme os estudos e os resultados não foram significativos à comparação. Os dados também foram insuficientes para demonstrar que as melhoras na função cognitiva pudessem ser atribuídas à melhora na função cardiovascular (Angevaren *et al.*, 2008). Em outro estudo, a atividade física reduziu o risco de CCVaND em mulheres, mas não em homens (Savva; Stephan; Alzheimer's Society Vascular Dementia Systematic Review Group, 2010).

Nutrição

Vários componentes da dieta mediterrânea (ácidos graxos monoinsaturados, ácidos graxos poli-insaturados, cereais e vinho tinto) têm sido sugeridos como protetores para o comprometimento cognitivo e a demência, mas isso não foi demonstrado para a DVa. Estudos observacionais e epidemiológicos sugerem uma relação inversa entre a ingesta diária de ácido graxo poli-insaturado ômega 3 e o risco de demência. Os mecanismos de ação seriam por suas propriedades antiaterogênicas, anti-inflamatórias, antioxidantes, antiamiloides e neuroprotetoras. Porém, uma revisão na forma de metanálise que avaliou seus efeitos em pacientes de 60 anos de idade ou mais, com e sem demência, não encontrou nenhum estudo randomizado controlado disponível nem evidências de vantagens dessa suplementação para a prevenção de CCVa ou de DVa (Lim *et al.*, 2006).

Outro fator nutricional implicado seriam as deficiências vitamínicas com influências sobre a memória, o comprometimento cognitivo e a demência. A vitamina B6, um cofator essencial de remetilação da homocisteína, está envolvida na regulação da função mental e do humor, e sua deficiência está associada ao aumento dos níveis séricos de homocisteína. Todos os ensaios controlados duplo-cegos randomizados sobre o uso dessa vitamina em idosos saudáveis ou com declínio cognitivo ou demência foram incluídos em uma metanálise. Porém, a literatura disponível ainda é muito restrita e não há evidências de benefício no humor ou na cognição de pessoas idosas com níveis normais ou com deficiência deste micronutriente (Malouf; Evans, 2008).

Hemostase

A relação entre DVa e hemostase ainda não é clara (Bath; Anderto; Ankolekar, 2010), mas fatores hemostáticos e inflamatórios podem estar implicados no desenvolvimento da doença vascular, do CCVa e da demência. Os marcadores periféricos da inflamação (a proteína C reativa – PCR, o fibrinogênio e os fatores do complemento) e os fatores hemostáticos (dímero D, fatores de coagulação) encontram-se elevados no plasma dos pacientes, anos antes da síndrome clínica demencial se desenvolver. Um estudo observacional – o *PROspective Study of Pravastatina in the Elderly at Risk* (PROSPER) – examinou cerca de 5.700 pessoas (idade média de 75 anos) que não faziam uso de varfarina e tiveram os fatores hemostáticos medidos na linha de base e acompanhados por 3,2 anos de seguimento. Níveis aumentados de marcadores da geração da trombina (dímero D e do fragmento da protrombina) estiveram associados independentemente com taxas elevadas de declínio cognitivo e de incapacidade funcional, enquanto os marcadores da disfunção endotelial (ativador de plasminogênio e fator von Willebrand), não. Em outro estudo, 865 homens sem doença vascular na idade de 45 a 59 anos foram observados e avaliados quanto à hemostase e, o mesmo grupo, entre as idades de 65 a 84 anos, foi avaliado quanto à demência e à cognição. Durante 17 anos de seguimento, 59 homens desenvolveram comprometimento cognitivo sem demência. Os níveis elevados de fibrinogênio, de fator VIII e do inibidor do ativador de plasminogênio estiveram associados independentemente com DVa (Gallacher *et al.*, 2010).

É possível que a formação do coágulo contribua para a formação de DVa por meio da ocorrência de microinfartos, o que tem sido confirmado por estudos longitudinais e explica certos tipos de demência subcorticais relacionados com leucoaraiose (Gallacher *et al.*, 2010). Se algum comprometimento cognitivo acompanha os microinfartos secundários a um estado protrombótico, a próxima questão é saber como isso pode ser prevenido ou adiado terapeuticamente (Bath; Anderto; Ankolekar, 2010).

O fibrinogênio tem importantes propriedades hemostáticas e afeta a agregação plaquetária, a função endotelial, a viscosidade e o fluxo sanguíneos, predispõe à trombose e à aterogênese. Porém, não está claro como o processo inflamatório afeta ou é afetado pela doença inflamatória ou pelos marcadores inflamatórios. Uma coorte prospectiva de homens e mulheres com mais de 55 anos de idade (*Rotterdam Study*) investigou a associação entre os níveis de PCR (em 6.713 pessoas) e de fibrinogênio (em 2.835 pessoas) e a incidência de demência (395 casos) no seguimento (5,7 anos em média). A PCR não esteve associada à demência. Os níveis elevados de fibrinogênio estiveram associados a um risco 25% maior de demência ajustado para idade e sexo; e de 30%, após ajustamentos para fatores cardiovasculares e derrame. Para doença de Alzheimer, a chance aumentou 25% e para DVa quase 80%. Porém, não é possível descartar o diagnóstico se os níveis elevados de fibrinogênio ocorrem como um epifenômeno dos processos relacionados com a demência e não como um fator causal (Yaffe *et al.*, 2014).

Dislipidemia

A associação entre dislipidemia e as doenças cardiovascular e cerebrovascular é conhecida. Um estudo inglês (*The Whitehall II Study*) investigou a relação entre os níveis de colesterol total e frações na meia-idade de homens e mulheres e o risco de declínio cognitivo ao longo de 20 anos, com medida do lipidograma e da memória verbal dos participantes aos 55 e aos 61 anos de idade. As análises foram ajustadas para escolaridade, ocupação, DAC, AVE, uso de medicamentos, diabetes, tabagismo e consumo de álcool. Quando comparados, pacientes com níveis de lipoproteína de alta densidade (HDL, do inglês, *high density lipoprotein*) superiores a 60 mg%, com outros cujos níveis são inferiores a 40 mg%, o menor nível de HDL foi associado com risco 50% mais elevado de perda de memória pós os 60 anos de idade (Singh-Manoux *et al.*, 2008).

Outro grande estudo (*The Kaiser Permanente Northern California Medical Group)* analisou a relação entre os níveis de colesterol total na meia-idade (elevado quando acima de 240 mg%; limítrofe entre 200 e 239 mg% e desejável quando inferior a 200 mg%) e o risco de doença de Alzheimer e de DVa, três décadas mais tarde em uma coorte de quase 10 mil homens e mulheres acompanhados entre 1964 e 2007. Após ajustes para idade, escolaridade, grupo racial, sexo, diabetes e hipertensão arterial e índice de massa corporal (IMC) na meia-idade e de AVE na velhice, o nível elevado de colesterol, nessa faixa etária, representou um risco quase 60% maior para doença de Alzheimer. Em uma análise mais refinada, os autores concluíram que o risco de doença de Alzheimer foi tanto maior quanto mais elevado o colesterol na meia-idade. Porém, embora o nível limítrofe de colesterol significativamente tenha aumentado em 50% o risco para DVa, o mesmo não ocorreu com o nível elevado. A explicação aventada é de que a DVa seja um grupo heterogêneo com diferentes mecanismos fisiopatológicos. Nele, a arteriosclerose de grandes vasos cerebrais estaria primariamente relacionada à pressão arterial e secundariamente aos lipídios sanguíneos; enquanto a arteriosclerose nos pequenos vasos seria afetada apenas pela pressão arterial (Singh-Manoux *et al.*, 2008).

Comorbidades

Hipertensão arterial

As evidências dos efeitos do tratamento anti-hipertensivo inicialmente foram conflitantes, mas resultados do estudo Rotterdam demonstraram que o controle da hipertensão reduziu de um terço o risco relativo de DVa no grupo tratado (Reitz *et al.*, 2008). O estudo SHEP demonstrou uma redução de 55% na incidência no grupo com tratamento ativo; porém, em razão do pequeno número de casos, seus resultados devem ser interpretados com cautela (Mcveigh; Pasmore, 2006). Porém, quando revistos em metanálise não se demonstram evidências claras de redução da incidência de demência com o tratamento anti-hipertensivo (Peters *et al.*, 2008).

Fibrilação atrial

A fibrilação atrial (FA) é a arritmia mais comum na prática clínica e sua prevalência aumenta com a idade. Ela representa um risco para AVE tromboembólico, afeta cerca de 10% da população com 80 anos e mais e aumenta de forma independente a mortalidade total em pacientes com e sem doença cardiovascular (doença hipertensiva e coronariana são as doenças subjacentes mais frequentes). À semelhança da associação com a demência, o risco de fibrilação atrial aumenta com a idade, o diabetes, a hipertensão arterial e com a inflamação sistêmica. Uma revisão sistemática sobre a associação entre fibrilação atrial e todas as formas de demência revelou: ao longo de 5 anos de seguimento, entre os mais de 37 mil pacientes incluídos (média de idade de 60,6 anos), mais de 10 mil (27%) desenvolveram essa arritmia, e cerca de 1.500 (4%) tiveram demência (179 com DVa, 321 com demência senil, 347 com doença de Alzheimer e 688 com demência não especificada) (Bunch *et al.*, 2010).

Os pacientes com maior risco de desenvolver demência e os pacientes dementes com maior risco de mortalidade em todas as idades são aqueles com fibrilação atrial, sendo o risco ainda mais elevado nas coortes mais jovens. Isso talvez possa ser explicado em razão de as coortes mais jovens minimizarem as potenciais variáveis de confusão do envelhecimento e de vários mecanismos subjacentes que relacionam a fibrilação atrial e a demência (Bunch *et al.*, 2010):

- Ambas podem ser causadas por doença vascular precoce (hipertensão central ou disfunção microvascular), e pacientes com fibrilação atrial e disfunção microvascular ou vascular teriam maior probabilidade de apresentar disfunção da perfusão cerebral e de manifestar a demência mais cedo
- A fibrilação atrial também predispõe a um maior risco de desenvolver insuficiência cardíaca (sistólica e diastólica), o que pode contribuir para a redução da perfusão cerebral e causar danos cognitivos
- A fibrilação atrial está associada a infartos cerebrais silenciosos e AIT: o impacto futuro desses múltiplos infartos subclínicos reforça a importância do declínio cognitivo precoce que já pode ser observado entre os pacientes mais jovens
- A fibrilação atrial aumenta a inflamação sistêmica e pode acelerar o declínio cognitivo progressivo mediado por fatores inflamatórios
- Os pacientes com demência que desenvolvem FA apresentam uma progressão mais rápida do declínio cognitivo.

Porém, não está claro se o tratamento da fibrilação atrial reduzirá o risco adicional de mortalidade e de comprometimento cognitivo de toda ordem que essa condição representa (Bunch *et al.*, 2010).

Doença cerebrovascular

A DCV é a segunda causa de mortalidade nas sociedades ocidentais e a maior causa de incapacidade crônica. O AVE aumenta consideravelmente o risco de demência, com prevalência variando de 14 a 32% em 3 meses a 1 ano após o AVE, e incidência de demência pós-AVE variando de 24% em 3 anos a 33% em 5 anos.

A importância da DCV é indiscutível na incidência de CCVa: 35,2% das pessoas que tiveram AVE desenvolvem CCVa, comparados a apenas 3,8% daqueles com um grau similar de comprometimento cognitivo, mas que não sofreram AVE (Iemolo *et al.*, 2009). No estudo de Rotterdam, a associação entre incidência de AVE e o risco de demência subsequente foi independente do nível de desempenho cognitivo pré-AVE e de todos os outros fatores de risco para declínio cognitivo, incluindo diabetes, genótipo apoE4, níveis pressóricos, IMC e espessura média da íntima. Independentemente do nível e da taxa de mudança de desempenho cognitivo pré-AVE e de outros fatores de risco para declínio cognitivo, a incidência de AVE esteve associada com o dobro de risco de demência subsequente (dos quais 58,2% foram diagnosticados com DVa e 32,7% com doença de Alzheimer) (Reitz *et al.*, 2008).

Em estudos de base populacional, 78% dos idosos levados à necropsia apresentavam evidências de DCV e destes, mais de 80% eram dementes. Além disso, o envelhecimento populacional e o aumento da sobrevida de pessoas que sofreram AVE aumentam as chances de desenvolvimento de DVa e de CCVa: os estudos observacionais apontam que 10% dos pacientes já estavam dementes antes do primeiro AVE, 10% desenvolvem demência logo após o primeiro AVE e 33%, após a recorrência do AVE. Tipicamente, a demência se desenvolve a uma taxa de 3% por ano após AVE, e este, mais do que qualquer outro fator de risco subjacente, parece ser a causa dominante da demência subsequente (Bath; Anderto; Ankolekar, 2010). Uma revisão sistemática do excesso de risco de demência atribuível ao AVE demonstrou que ter história de AVE dobra o risco de incidência de demência na população idosa e que este aumento não pode ser explicado por fatores de risco demográficos e/ou cardiovasculares nem pelo declínio cognitivo pré-AVE. Este excesso de risco diminui com o tempo após o AVE e pode ser ainda mais elevado naqueles idosos que não apresentam o alelo APOE épsilon 4. Contudo, na população muito idosa (de 85 anos de idade ou mais), tal excesso de risco não se confirmou (Savva; Stephan; Alzheimer's Society Vascular Dementia Systematic Review Group, 2010).

Síndrome de resistência insulínica e diabetes

A síndrome de resistência insulínica ocorre quando os tecidos se tornam não responsivos aos efeitos da insulina e pode afetar de modo seletivo as ações deste hormônio nos músculos, fígado, tecido adiposo, endotélio ou cérebro. Tipicamente, vem acompanhada de hiperinsulinemia compensatória na periferia, a qual tem efeitos deletérios independentes (Yaffe *et al.*, 2014). A resistência insulínica é entendida como a causa subjacente da síndrome metabólica, a qual pode aumentar o risco de doença de Alzheimer e de DVa. A síndrome metabólica é definida pela coexistência de pelo menos três dos seguintes fatores de risco cardiovasculares: aumento da circunferência abdominal, hipertrigliceridemia, baixo nível de HDL, hipertensão arterial e hiperglicemia de jejum. A resistência insulínica é um fator causal na maioria dos casos de diabetes tipo 2 (Yaffe *et al.*, 2014). Pode-se manifestar por discreta intolerância à glicose muitos anos antes do início do diabetes, enquanto o pâncreas ainda produz insulina em nível suficiente para manter os níveis glicêmicos abaixo do limite do diabetes. Revisões recentes têm explicado o papel da insulina na função cerebral normal: há receptores de insulina em várias regiões cerebrais, inclusive no hipocampo e no córtex medial temporal, sugerindo que a insulina influencia a memória (Yaffe *et al.*, 2014). Ambas, a resistência insulínica e a hiperinsulinemia, têm sido implicadas na gênese da doença de Alzheimer.

Atualmente, cerca de 20% das pessoas idosas têm diabetes melito tipo 2 e 19% algum grau de comprometimento cognitivo, sendo que pessoas com diabetes apresentam maior prevalência de comprometimento cognitivo global e mais alta incidência de declínio cognitivo do que pessoas normoglicêmicas. O perfil metabólico e hemodinâmico do diabetes inclui comorbidades, como hipertensão arterial, hiperinsulinemia e obesidade, e modula a saúde vascular e a sobrevivência neuronal por meio de múltiplos mecanismos fisiopatológicos: a inflamação, o estresse oxidativo, o desequilíbrio energético, os efeitos mediados por glicocorticoides e as diferenças na expressão gênica. Nas pessoas diabéticas com 65 anos de idade ou mais, 68% das mortes ocorrem por DAC e 16% por AVE. O risco de doença cardiovascular entre os diabéticos é 2 a 4 vezes maior quando comparado a indivíduos do mesmo sexo e idade sem diabetes. São considerados fatores de risco maiores para DCV em diabéticos: tabagismo, hipertensão arterial, dislipidemia, história familiar de DCV prematura e albuminúria. O diabetes aumenta o risco de doença de Alzheimer e de DVa e isso se dá independentemente da idade em que o diabetes ocorre (Yaffe *et al.*, 2014).

Em estudos neuropatológicos, pacientes diabéticos tratados apresentam carga de amiloide diminuída se comparados com pacientes não diabéticos com níveis similares de demência. Por sua vez, claramente, todos os diabéticos tratados não desenvolveram demência, exceto aqueles com infartos microvasculares concomitantes. Dado o seu pequeno tamanho, é improvável que tais infartos causem demência diretamente, mas sim que sejam marcadores de uma disfunção microvascular mais extensa (Yaffe *et al.*, 2014).

Obesidade

A obesidade assume proporções epidêmicas em muitos países ocidentais, é uma causa primária de resistência insulínica e, na meia-idade, pode representar um fator de risco para demência futura. Uma revisão sistemática e metanálise que incluiu estudos publicados entre 1995 e 2007 encontrou dez estudos prospectivos de adultos e idosos (de 40 a 80 anos na linha de base) cujos interesses eram a demência e seus preditores (medidas de adiposidade, como IMC e circunferência abdominal, por exemplo) que confirmaram a associação entre esse índice e a demência. A associação entre obesidade e incidência de DVa não ficou evidente, mas tendeu a ser mais forte nos estudos com maior seguimento e com linha de base jovem (menor do que 60 anos de idade) (Gorelick *et al.*, 2011).

Abordagem diagnóstica

A Figura 19.1 exemplifica a abordagem diagnóstica para uma paciente com suspeita de CCVa.

Achados neuropsicológicos

Na demência, o critério fundamental costuma ser o comprometimento da memória, o que se aplica muito bem à doença de Alzheimer, mas a DCV afeta a cognição mais comumente nos sistemas frontobasais que comprometem o julgamento, o planejamento e a emoção, domínios frequentemente testados nos rastreios cognitivos. Atualmente, inexiste uma bateria de testes geralmente aceita para identificar ou classificar os pacientes com CCVa. Dada a multiplicidade de etiologias para doença vascular, o padrão e a extensão dos déficits refletem provavelmente não apenas o tipo da doença, mas também a sua gravidade (Savva; Stephan; Alzheimer's Society Vascular Dementia Systematic Review Group, 2010). Entretanto, alguns princípios básicos poderiam ser seguidos no desenvolvimento dessa bateria:

- Os infartos de grandes vasos corticais tendem a produzir síndromes de topografia conhecida, como afasia, apraxia e amnésia
- Os infartos de pequenos vasos subcorticais apresentam déficits mais sutis e temporalmente progressivos, frequentemente descritos como de natureza "executiva", os quais incluem déficits na velocidade e no chamado processamento estratégico (planejamento, atenção e monitoramento) em tarefas que necessitam da memória, cuja dificuldade em desempenhar essa atividade acompanha a sua complexidade. A maioria dos pacientes com

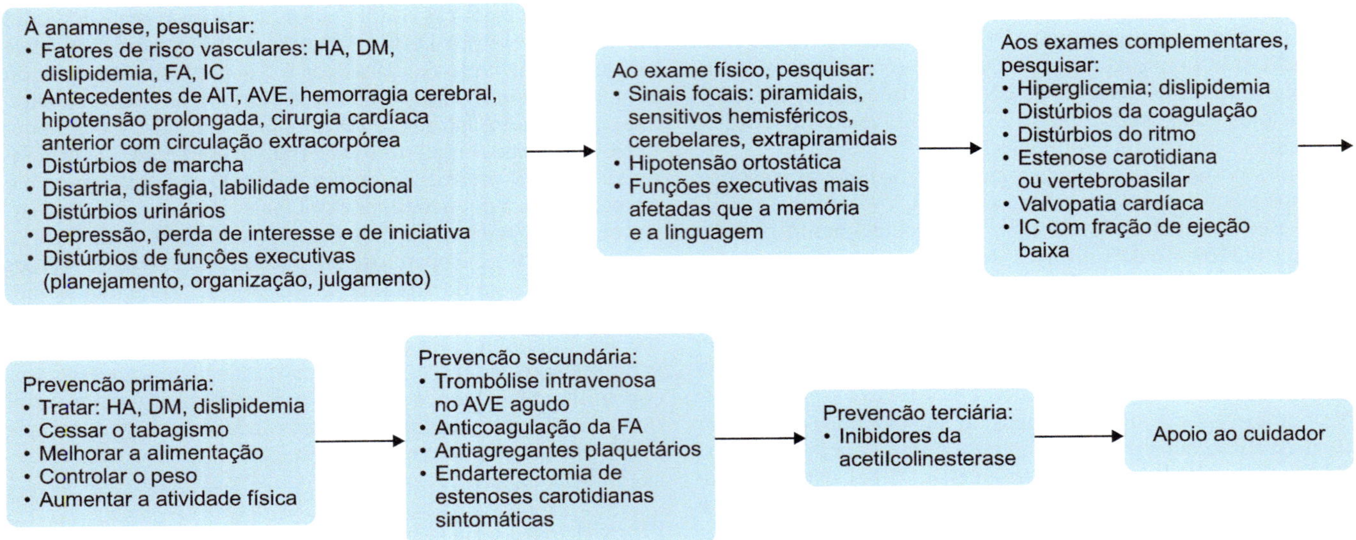

▪ **FIGURA 19.1** Abordagem de um paciente idoso com suspeita de comprometimento cognitivo vascular. AIT: ataque isquêmico transitório; AVE: acidente vascular encefálico; DM: diabetes melito; FA: fibrilação atrial; HA: hipertensão, arterial; IC: insuficiência cardíaca.

CCVa apresenta alterações compatíveis com a doença vascular de pequenos vasos. Assim, parece razoável que os testes neuropsicológicos para CCVa incluam tarefas que testem a função executiva, o que pode facilitar a distinção entre os pacientes que apresentem patologia vascular (Iemolo *et al.*, 2009).

A função executiva refere-se à habilidade para conceituar todas as facetas de uma atividade e traduzi-las em comportamentos apropriados e efetivos. Testes neste domínio podem incluir fazer trilhas e o teste de símbolos digitais e outros testes incluídos na *Frontal Assessment Battery*. Déficits nestas áreas são comuns a todas as demências, mas apresentam-se de modo distinto na DVa: nestes pacientes, eles precedem o diagnóstico de demência, correlacionam-se melhor com achados de neuroimagem e causam a maioria dos comprometimentos precoces, antecedendo o desenvolvimento de uma perda grave de memória. Alguns estudos neuropsicológicos identificam déficits atencionais e executivos e lentidão psicomotora, com linguagem e memória de reconhecimento relativamente preservadas em indivíduos com doença vascular. Entretanto, nem todos os estudos concordam com a importância de cada domínio cognitivo e nenhum déficit ou padrão único de déficits são sinais acurados de uma causa vascular subjacente (Savva; Stephan; Alzheimer's Society Vascular Dementia Systematic Review Group, 2010).

Onde o CCVaND foi seguido longitudinalmente, o comprometimento cognitivo associado com a memória (evocação livre e com pistas) e a fluência por categorias predisse o risco de incidência de demência, sugerindo que o padrão de comprometimento no CCVaND condiz mais com a doença de Alzheimer do que com a DVa. De fato, quase metade dos casos progrediu para doença de Alzheimer ou doença de Alzheimer com DVa em 5 anos de seguimento (Savva; Stephan; Alzheimer's Society Vascular Dementia Systematic Review Group, 2010). Porém, se estes achados se estendem para as diferentes causas de CCVaND e para outros domínios cognitivos (como o desempenho motor e a percepção, por exemplo) ainda permanece por ser testado.

O diagnóstico sindrômico da DVa é feito a partir de investigação clínica rigorosa e da aplicação de instrumentos de rastreamento, como o Miniexame do Estado Mental (MEEM). O MEEM é limitado e influenciado pela idade e pela escolaridade. Outros testes neuropsicológicos sugeridos incluem um teste de memória de 4 palavras com evocação após 10 minutos, o teste de desenho do cubo por cópia, o teste de fluência verbal (número de animais nomeados em 1 minuto) e o teste de cancelar letras. Esses testes deveriam cobrir as principais áreas de habilidades cognitivas, incluindo orientação, memória, linguagem e fluência verbal, habilidades visuais-espaciais, controle motor e *práxis*, e velocidade de processamento das informações.

O paciente com DVa, diferentemente do doente de Alzheimer, não apresenta um declínio cognitivo global, podendo ter um desempenho surpreendente em tarefas de relativa complexidade e não ser capaz de efetuar tarefas mais simples. Ele pode ainda apresentar flutuações de desempenho nos testes. É capaz de se valer de pistas quando estimulado, apresenta perseverações, mantém uma lógica de pensamento, não apresenta parafasias, tem a percepção preservada, mas a organização é pobre. O doente de Alzheimer costuma ter um padrão mais homogêneo e constante de declínio cognitivo, não utiliza pistas, não sustenta uma linha de pensamento, não costuma perseverar, apresenta perda da configuração espacial e anomia.

Enquanto pacientes com DVa apresentam déficits mais intensos em testes de movimentos repetitivos e dependentes de velocidade motora e de mecanismos corticais e subcorticais, os pacientes com doença de Alzheimer têm pior desempenho em testes de memória verbal e repetição de linguagem. As tarefas mais difíceis para os pacientes vasculares são as executivas, de fluência verbal, atenção e desempenho motor, que envolvem alternância de estratégias e planejamento. Entre os pacientes com DVa, as modificações longitudinais nas atividades instrumentais e básicas de vida diária estão mais fortemente associadas, respectivamente, com alterações no funcionamento executivo e de memória (Reitz *et al.*, 2008).

Na síndrome cognitiva subcortical são notados (Savva; Stephan; Alzheimer's Society Vascular Dementia Systematic Review Group, 2010):

- Distúrbios das funções executivas, incluindo lentidão no processamento da informação, iniciação, planejamento, organização, seguimento de sequências e abstração
- Comprometimento da memória, que pode ser discreto, com reconhecimento relativamente preservado e melhor aproveitamento de pistas durante os testes
- Sintomas comportamentais e psicológicos.

De toda maneira, déficits detectados em testes neuropsicológicos podem ser úteis para orientar decisões sobre vida independente, cuidados com segurança e outras questões cotidianas, como direção veicular, por exemplo.

Sintomas não cognitivos, comportamentais e psicológicos

Sintomas não cognitivos, frequentemente conhecidos como comportamentais e psicológicos (BPSD; do inglês, *behavioral and psychological symptoms in dementia*), têm ganhado mais atenção em pacientes com doença de Alzheimer e representam um grande preditor do estresse do cuidador, de institucionalização e de prescrição de medicamentos. Entretanto, eles ainda têm sido pouco estudados em doenças associadas à DCV.

Importantes sintomas não cognitivos relacionados com DCV incluem a depressão, a labilidade emocional, a apatia, a agressividade, a irritabilidade, a psicose, o vagueamento e a agitação/inquietude. A maioria dos estudos de amostras de pacientes da comunidade e hospitalizados mostra que esses tipos de sintoma são comuns, tanto em pacientes com doença de Alzheimer quanto em dementes vasculares. O estudo do BPSD na DVa ainda é incipiente, mas a apatia, os sintomas depressivos e a agitação/agressividade são os sintomas com maior prevalência e gravidade (Staekenborg *et al.*, 2010). Um estudo desenhado (*VantagE Study*) para determinar o BPSD em uma coorte de 484 pacientes com DVa comparou a gravidade e a prevalência desses sintomas conforme o tipo de doença vascular à RM (de pequenos – 83% – ou de grandes vasos – 17%). Os BPSD foram definidos com base no inventário psiquiátrico e 92% dos pacientes relataram algum sintoma (média de 3 sintomas por paciente). A apatia (65%) foi mais prevalente, seguida por sintomas depressivos (45%), irritabilidade (42%) e agressividade (40%). Nos dois grupos, o comportamento foi diferente: os pacientes com doença de pequenos vasos relataram mais apatia, comportamento motor aberrante e alucinações, enquanto os pacientes com doenças de grandes vasos maior gravidade na agitação/agressividade e euforia (Staekenborg *et al.*, 2010).

A depressão é de longe o mais bem estudado desses sintomas. Há forte correlação entre depressão e DCV. Vários estudos bem conduzidos já demonstraram o aumento da labilidade emocional e da depressão (menor e maior) pós-AVE. A depressão pós-AVE acontece em cerca de 30 a 40% dos casos, principalmente em pacientes hospitalizados, nos primeiros meses após o AVE. Na DVa, a importância da depressão é que ela estressa o paciente, prejudica ainda mais seu desempenho cognitivo, afeta as AVD e repercute sobre os cuidadores. A prevalência estimada de depressão na doença de Alzheimer é de cerca de 20% enquanto na DVa varia de 8 a 66%. À semelhança da depressão pós-AVE, menores taxas de depressão foram relatadas nos estudos da comunidade e maiores taxas em séries de pacientes hospitalizados (O'Brien *et al.*, 2003). A presença de depressão e os distúrbios mentais após um AVE aumentam, cada um, de forma independente, o risco de mortalidade em 13%. Há poucos estudos longitudinais, mas um deles indicou que é menos provável que haja resolução da depressão em 1 ano entre os pacientes com DVa do que nos doentes de Alzheimer (Gorelick *et al.*, 2011).

A labilidade emocional pós-AVE, também conhecida como choro patológico, é uma queixa estressante e constrangedora para pacientes, aborrece os cuidadores e familiares e pode interferir na reabilitação. A condição é conhecida quando há súbitos acessos de choro ou riso que não estão sob o controle social normal. A prevalência de incontinência emocional na DCV é de 11 a 35%, estando particularmente associada a lesões do lobo frontal, ponte e medula (Gorelick *et al.*, 2011).

Quanto ao desenvolvimento de psicose, da mesma maneira que na depressão, o tipo de amostra tem grande influência sobre as taxas relatadas de prevalência. Em amostras na comunidade, delírios e erros de identificação são menos frequentes em pacientes com DVa do que com doença de Alzheimer, porém, provavelmente uma associação entre o agravamento da demência e a ocorrência de psicose. Alterações na acuidade visual também favorecem a ocorrência de alucinações. Uma base colinérgica para os sintomas do tipo alucinações foi muito bem estabelecida em demências neurodegenerativas, mas isso não é tão claro na DVa. Apesar de estudos sobre os sintomas não cognitivos terem incluído um número importante de dementes vasculares, nenhum estudo foi especificamente desenhado para demonstrar a eficiência de antipsicóticos na DVa.

A presença de sintomas como agressividade, vagueamento e inquietude parece ser mais frequente entre os doentes de Alzheimer, mas também acontece nos portadores de DVa. A ansiedade tem uma prevalência estimada de 50% entre os pacientes com DVa. A apatia pode acontecer em cerca de 20% dos pacientes com DVa e incomoda muito aos cuidadores, com poucas opções de intervenção terapêutica (Gorelick *et al.*, 2011).

Achados radiológicos

No envelhecimento normal ocorrem mudanças esperadas de redução volumétrica cerebral sem prejuízo das funções cognitivas. O volume ventricular aumenta 0,3 mℓ/ano; os volumes subaracnóideos, 0,6 mℓ/ano. O volume de substância branca é constante nas primeiras cinco décadas de vida, mas as suas lesões vão se tornando mais frequentes nas pessoas muito idosas. Sua prevalência é de 11%, na quarta década de vida, e de 83%, na sétima década e depois, associadas a alterações cognitivas (Morbelli *et al.*, 2015).

Do ponto de vista da imagem, a correlação entre as imagens à tomografia computadorizada (TC) de encéfalo e à ressonância magnética (RM) vem evoluindo muito com o aperfeiçoamento dos aparelhos e desenvolvimento de técnicas de mensuração mais fidedignas. Busca-se estabelecer com marcadores o volume médio do tecido encefálico infartado, o número e a localização dos infartos, o aumento do tamanho do terceiro ventrículo, os infartos cerebrais silenciosos de estruturas profundas e as lesões de substância branca periventriculares. A introdução da tecnologia de RM trouxe novo ímpeto ao reconhecimento e à investigação da DVa e de suas relações com a doença de Alzheimer, com o envelhecimento fisiológico e com outras formas de demência (Morbelli *et al.*, 2015).

Leucoaraiose

Quando foi proposto, o termo leucoaraiose (do grego *leuko* significando branco e *araïos* significando rarefeito) definia modificações na substância branca notadas como hipodensidades subcorticais à TC (Hachinski; Potter; Merskey, 1986). A frequência da leucoaraiose aumenta com a idade e nos indivíduos hipertensos. Não existe, entretanto, um perfil neuropsicológico específico. Estima-se que cerca de 20 a 30% dos indivíduos de 65 anos de idade ou mais apresente tais hipodensidades à TC. Quanto à sua patogênese, alguns têm proposto mecanismos implicando o envelhecimento normal, as mudanças hemodinâmicas no nível da circulação sistêmica (hipertensão, hipotensão), bem como as modificações na barreira hematencefálica e a hialinose das paredes vasculares (Morbelli *et al.*, 2015).

A RM apresenta maior sensibilidade para detectar as lesões de substância branca do que a TC. Na RM, elas aparecem sob a forma de hipersinais em T2 ou de pequenas imagens puntiformes chamadas "UBO" (*unidentified bright objects*), cujo significado não está totalmente estabelecido (espaço perivascular dilatado, ectasia vascular, placa de desmielinização, ateromatose, pequeno infarto) (Pantoni, 2008). Porém, na última década, muito mais evidências foram conhecidas sobre a prevalência, o significado clínico e o valor prognóstico dessas lesões (Tabela 19.12).

Reconhecem-se pelo menos dois tipos de processos patológicos relacionados com o envelhecimento da substância branca:

- O primeiro, mais benigno e atribuído a um processo quase fisiológico do envelhecimento cerebral, com hipersinais bem definidos, arredondados ou triangulares, nos cornos frontais e occipitais e imagens em pincel ao redor dos ventrículos laterais, em que algum grau mais discreto de leucoaraiose deva ser considerado um achado quase normal no cérebro de pessoas idosas
- Um segundo, claramente patológico, em que as lesões de substância branca moderadas a graves não são tão benignas, estando relacionadas a alterações da marcha, sintomas depressivos, distúrbios urinários e alguns déficits cognitivos. Estes últimos podem também ser influenciados por outras lesões associadas como infartos lacunares e doenças degenerativas coexistentes. As medidas preventivas e terapêuticas obviamente devem visar a este último (Pantoni, 2008).

Talvez o resultado mais importante das pesquisas seja a demonstração de que a leucoaraiose representa um marcador de pior prognóstico, em várias condições clínicas, particularmente em termos de mortalidade e de risco de demência. Uma pessoa com leucoaraiose tem mais riscos de apresentar AVE, de evoluir para um quadro de demência e de ter sua sobrevida diminuída quando pareada a um indivíduo da mesma idade, sem leucoaraiose. O volume da leucoaraiose no momento de um AVE isquêmico agudo, por exemplo, foi preditor do tamanho do infarto em um estudo que utilizou técnicas avançadas de RM. Assim, da mesma maneira que outros marcadores biológicos de doença subjacente, a leucoaraiose precisa ser cuidadosamente observada, medida e quantificada. Estudos ulteriores dirão se isso poderá ser feito visualmente ou se requererá técnicas neurorradiológicas mais sofisticadas (Pantoni, 2008).

Por sua vez, ainda é preciso estabelecer: o limite necessário para que as lesões de substância branca afetem a cognição; a relação entre sua localização e o desenvolvimento de *déficit* cognitivo; os fatores preditivos para o seu desenvolvimento; sua patogênese e correlações patológicas; métodos quantitativos de avaliação; a velocidade de progressão da doença vascular e do quadro demencial; o potencial de novas técnicas de neuroimagem e de marcadores biológicos, bem como a influência das demais alterações vasculares para facilitar a compreensão entre a presença de lesões de substância branca e a ocorrência de *déficit* cognitivo (Vernooij *et al.*, 2009).

Contudo, o uso de ^{18}F-FDG PET scan para identificar pacientes com declínio cognitivo leve que evoluiriam para um quadro demencial, inclusive vascular, não apresentou valor preditivo que justifique seu uso clínico rotineiro (Morbelli *et al.*, 2015).

TABELA 19.12 Significância prognóstica e associações clínicas das alterações de substância branca (leucoaraiose).

Associações clínicas (estudos transversais):
• Déficits cognitivos (particularmente em termos de velocidade de processamento mental, atenção e funções executivas)
• Mobilidade e equilíbrio prejudicados, distúrbios de marcha
• Transtornos de humor e sintomas depressivos
• Incontinência urinária
• Funcionalidade reduzida nas atividades de vida diária
• Significância prognóstica (estudos longitudinais)
• Risco aumentado de AVE de pequenos vasos
• Risco aumentado de mortalidade vascular
• Risco aumentado de sangramento em pacientes sob anticoagulação
• Risco aumentado de hemorragia em pacientes submetidos a trombólise cerebral
• Risco cirúrgico aumentado em pacientes submetidos a cirurgia de carótida
• Desfecho clínico pior em pacientes com acidente vascular infratentorial
• Risco aumentado de demência na população geral
• Risco aumentado de demência (pacientes com AVE)
• Risco aumentado de transição para incapacidade

AVE: acidente vascular encefálico. (Adaptada de Pantoni, 2008).

Infartos silenciosos e lesões de substância branca

Entre os pacientes com CCVa, múltiplas doenças podem afetar estruturas críticas para a cognição: as hiperintensidades de substância branca (HSB) refletem doença vascular, e a atrofia cortical da substância cinzenta reflete doença de Alzheimer e de DVa (Merino, 2008). As HSB e os pequenos infartos cerebrais encontrados incidentalmente são achados comuns à RM, especialmente em pessoas idosas, em geral atribuídos a doença vascular de pequenos vasos.

As lesões de substância branca costumam ser simétricas, bilaterais, vistas como áreas de hipodensidade à TC ou de hiperintensidade à RM (T2). Diferentemente dos infartos, não têm margens bem definidas, não envolvem o córtex e não estão associadas a aumento ipsilateral de sulcos ou ventrículos; além disso, não seguem um território vascular específico (Vernooij *et al.*, 2009). Uma classificação proposta para as lesões de substância branca vistas à imagem por RM separa as hiperintensidades de acordo com seu tamanho, forma e localização. Elas são classificadas em focal pequena (5 mm), focal grande (6 a 10 mm), focal confluente (11 a 25 mm), difusamente confluente (25 mm) e extensa (hiperintensidades difusas que não distinguem lesões focais, afetando a maior parte da área de substância branca).

Embora de aparência similar à RM, pode ser que algumas das alterações de substância branca sejam piores do que outras, o que não poderia ser avaliado pelo número ou volume das lesões (Vernooij *et al.*, 2009). Na coorte de Framingham, mais de 2.200 pessoas, com média de idade de 62 anos, foram avaliadas por RM e avaliação neuropsicológica e controladas prospectivamente para AVE, demência e mortalidade. A incidência de CCL foi verificada em cerca de 1.700 pessoas que se submeteram a uma segunda avaliação neuropsicológica e foram comparadas à neuroimagem. Este estudo demonstrou que os infartos lacunares são dinâmicos: aumentam em prevalência e tamanho com o envelhecimento; e muitas lacunas grandes em um indivíduo de certa idade provavelmente terão um impacto mais significativo comparado com uma única e pequena lacuna em um indivíduo controle pareado em idade. Em outro estudo sobre a prevalência de lesões subclínicas semelhantes a infarto utilizando RM, cerca de 33% da população estudada (indivíduos de mais de 65 anos de idade, sadios, na comunidade) tinham, pelo menos, uma lesão semelhante a infarto ao exame, ainda que permanecessem assintomáticos (Merino, 2008).

O estudo *The Leukoaraiosis and disability prospective multinational European study* (LADIS) foi desenhado para estudar se as lesões de substância branca relacionadas com o envelhecimento e os fatores de risco vasculares podem predizer o declínio cognitivo em pessoas com estas alterações e sem incapacidade funcional, acompanhadas com a realização de RM em dois momentos. Um total de 639 idosos (média de idade 74,1 anos) foi incluído. Ao final de 3 anos de seguimento, 90 idosos desenvolveram demência e 147 CCVaND. A gravidade da leucoaraiose predisse de forma independente o declínio cognitivo (demência e não demência), independentemente da idade, educação e atrofia medial temporal. O único fator de risco vascular associado ao declínio cognitivo foi o diabetes. Foram preditivos de DVa: a gravidade da leucoaraiose, a história de AVE e a atrofia medial temporal (Inzitari *et al.*, 2010).

Uma variação da RM utiliza uma medida da tensão da difusão de moléculas de água no cérebro para avaliar o grau de degradação da organização microestrutural, de modo independente da atrofia cerebral e do volume da lesão de substância branca (Vernooij *et al.*, 2009). Além disso, os infartos cerebrais e as HSB podem predizer incidência de AVE, CCL e demência e elevam o risco de mortalidade. A associação de HSB com comprometimento cognitivo foi independente de fatores de risco vascular, AVE e infartos cerebrais e demonstrada apenas entre pessoas com mais de 60 anos de idade. A associação de HSB, sem infartos cerebrais, com a mortalidade também foi independente de fatores de risco vascular, embora se tornasse mais fraca após controle para demência e AVE. Dessa forma, pessoas idosas sem fatores de risco vascular ou doença podem ainda ter HSB associadas com declínio cognitivo e estar em um risco discretamente mais elevado de mortalidade por outras causas que não sejam AVE e demência. Portanto, as HSB em certos indivíduos podem representar algo além do conceito geralmente aceito de doença de pequeno vaso ou ser a fase mais inicial de uma esclerose que, em combinação com algum outro mecanismo, pode vir a afetar a cognição e a mortalidade (Gorelick *et al.*, 2011).

Abordagem terapêutica

O manejo geral do CCVa, de modo semelhante à maioria das outras demências, enfatiza a educação, o aconselhamento e o apoio a pacientes, familiares e cuidadores; a avaliação de segurança doméstica (incluindo a administração de medicamentos); e o planejamento antecipado de cuidados. O tratamento agressivo de fatores de risco vasculares para prevenir o declínio cognitivo devido a doença vascular parece lógico; entretanto, as evidências para apoiar tal abordagem são escassas (Graff-Radford, 2019).

Recentemente, em sua 5ª edição, a Conferência de Canadense de Consenso para o Diagnóstico e Tratamento das Demências propôs orientações baseadas em evidência para a abordagem dos diversos tipos de demência, incluindo a DVa, com recomendações de uso de neuroimagem, prevenção, manejo do AVE e seus fatores de risco e manejo farmacológico do CCVa (Tabela 19.13) (Ismail *et al.*, 2020).

▪ **TABELA 19.13** Recomendações para diagnóstico e tratamento do comprometimento cognitivo vascular (5ª Conferência de Canadense de Consenso para o Diagnóstico e Tratamento das Demências).

1. A RM é recomendada, e não a TC, para investigar o comprometimento cognitivo vascular (2C)
2. O uso de critérios padronizados (um dos seguintes: os critérios da Vascular Behavioral and Cognitive Disorders Society [VASCOG], *Diagnostic and Statistical Manual of Mental Disorders* [DSM-5], *Vascular Impairment of Cognition Classification Consensus Study* [VICCCS], ou a declaração de consenso da *American Heart Association*) são recomendados para o diagnóstico de comprometimento cognitivo vascular leve e DVa (1C)

3a. Como o tratamento da hipertensão pode reduzir o risco de demência, os médicos devem avaliar, diagnosticar e tratar a hipertensão de acordo com as diretrizes disponíveis (*Hypertension Canada*) (Leung *et al.*, 2017) (1B)

3b. Para pacientes com distúrbios cognitivos nos quais uma contribuição vascular é conhecida ou suspeita, o tratamento anti-hipertensivo deve ser fortemente considerado para níveis de PAD média ≥ 90 mmHg e para níveis de PAS média ≥ 140 mmHg (1B)

3c. Em pessoas de meia-idade e mais velhas em tratamento para hipertensão que têm fatores de risco vascular associados, uma meta de tratamento da PAS < 120 mmHg pode estar associada a uma diminuição do risco de desenvolver CCL e deve ser considerado ao se decidir sobre a intensidade do tratamento (2C)

4. Todos os pacientes com sintomas ou comprometimento cognitivos devem receber os tratamentos recomendados pelas diretrizes disponíveis para prevenir o primeiro AVE ou AVE recorrente (1B)

5a. O uso de AAS não é recomendado para pacientes com CCL ou demência que têm evidências de imagens cerebrais de lesões ocultas de substância branca de origem vascular presumida sem história de AVE ou infartos cerebrais. (2C)

5b. Os efeitos da AAS no declínio cognitivo em pacientes com CCL ou demência que têm infartos cerebrais ocultos detectados em neuroimagem sem história de AVE não foi definida. O uso de AAS neste cenário é razoável, mas o benefício não é claro (2C)

6. Os inibidores da colinesterase (donepezila, galantamina, rivastigmina) e o antagonista do receptor do NMDA podem ser considerados para o tratamento de comprometimento cognitivo vascular em pacientes selecionados (2B)

AVE: acidente vascular encefálico; AAS: ácido acetilsalicílico; DVa: demência vascular; PAD: pressão arterial diastólica; PAS: pressão arterial sistólica; NMDA: N-metil-D-aspartato; RM: ressonância magnética; TC: tomografia computadorizada; CCL: comprometimento cognitivo leve. (Fonte: Ismail *et al.*, 2020.)

Prevenção primária e secundária

A DVa é uma síndrome dinâmica, sendo improvável que uma estratégia única curará ou prevenirá todas as suas formas de apresentação. Mais do que isso, o tratamento precoce pode requerer uma combinação de terapias nos diversos estágios de evolução com diferentes alvos e momentos específicos mais adequados para a intervenção (*i. e.*, na infância, na meia-idade e na velhice) (Savva; Stephan; Alzheimer's Society Vascular Dementia Systematic Review Group, 2010).

Segundo Hachinski (1992), a intervenção no nível do "cérebro em risco" prevê a correção dos fatores de risco por meio de prevenção primária (higiene de vida) e secundária. A prevenção primária visa reduzir a incidência de DVa por meio da detecção precoce e do melhor tratamento dos fatores vasculares conhecidos para DCV e AVE. São considerados grupos de alto risco: as pessoas idosas, pacientes com hipertensão arterial, diabetes, fibrilação atrial, passado de AIT ou AVE, hipercolesterolemia e tabagistas (Gorelick *et al.*, 2011).

De acordo com as recomendações da Academia Americana de Neurologia (Gorelick *et al.*, 2011):

- Em pessoas com risco de CCVa, o tratamento da hipertensão é recomendado (classe I, nível de evidência A)
- Em pessoas com risco de CCVa, o tratamento de hiperglicemia pode ser razoável (classe IIb; nível de evidência C)
- Em pessoas com risco de CCVa, o tratamento da hipercolesterolemia pode ser razoável (classe IIb; nível de evidência B)
- Em pessoas com risco de CCVa, é incerto se o tratamento da inflamação reduzirá esse risco (classe IIb; nível de evidência C).

Também é fundamental a prevenção de doenças vasculares crônicas, o que pode ajudar a reduzir a carga de DVa na população. Segundo as Recomendações da Academia Americana de Neurologia, um primeiro evento e os recorrentes aumentam significativamente o risco de demência clínica. Embora esta seja causada em parte pela perda de tecido do cérebro, pode também refletir um efeito direto de fatores de risco vasculares tanto no risco de AVE quanto na função cognitiva. Portanto, o AVE pode ser servir como um marcador de exposição cumulativa aos fatores de risco vasculares. De modo análogo, doença das circulações coronária ou arterial periférica, fibrilação atrial, e insuficiência renal e cardíaca clinicamente detectável foram, cada uma delas associadas à disfunção cognitiva (Gorelick *et al.*, 2011).

Assim, na prevenção secundária, o alvo é o manejo do AVE e a prevenção de AVE recorrente. A maioria das ações focaliza o tratamento e a prevenção dos fatores de risco para DCV.

Controle da hipertensão arterial

Inúmeros estudos dizem respeito ao uso de anti-hipertensivos em idosos. No entanto, muito poucos incluem como evento de interesse o aparecimento ou agravamento de um quadro demencial vascular. O controle da pressão arterial é certamente um dos pontos cruciais no cuidado das demências vasculares. Uma questão permanece: Qual o valor da tensão arterial sistólica que se deve visar para evitar uma redução excessiva da perfusão cerebral e, até mesmo, induzir a DVa por isquemia relativa do cérebro? Sabe-se que o cérebro da pessoa idosa é vulnerável às variações da tensão arterial. Os barorreceptores das pessoas idosas perdem sua sensibilidade e sua acuidade, de tal sorte que, na presença de uma queda súbita da pressão arterial, o sistema cardiovascular não pode proceder às modificações e ajustes necessários; o débito sanguíneo cerebral pode, então, cair de maneira importante. Da mesma maneira, a autorregulação cerebral da pessoa idosa torna-se progressivamente menos eficaz. A vasoconstrição cerebral, ou a vasodilatação que se poderia esperar quando a pressão se eleva ou se abaixa, reduz pouco a pouco com o envelhecimento. Além disso, na presença de uma hipertensão arterial crônica, há espessamento e rigidez dos vasos sanguíneos cerebrais, com mudanças na flexibilidade dos vasos e no fluxo sanguíneo regional do cérebro, que desviam a curva de autorregulação para a direita, acarretando um débito cerebral inferior para todo valor de pressão arterial (Beason-Held *et al.*, 2007). Finalmente, com o envelhecimento a árvore vascular perde sua complacência, e isso atinge também as artérias cerebrais.

Os resultados acerca da associação entre os níveis da pressão arterial e a aceleração do declínio cognitivo em uma idade avançada são conflitantes. Um estudo longitudinal canadense não encontrou associação entre a pressão arterial sistólica e a ocorrência de declínio cognitivo, mas em um estudo prospectivo que avaliou indivíduos mais idosos (> 75 anos de idade), os que desenvolveram demência tinham em média pressão arterial sistólica e diastólica mais baixas do que indivíduos que não demenciaram independentemente da presença de tratamento anti-hipertensivo. A natureza prospectiva desse estudo reforça a hipótese de que uma pressão arterial baixa precederia a ocorrência de uma demência. Serão necessários estudos de intervenção para determinar qual é a pressão arterial ótima a ser obtida em idosos para prevenir o aparecimento de demência (Gorelick *et al.*, 2011).

Uma metanálise verificou os benefícios da redução da hipertensão arterial na prevenção do declínio cognitivo e da demência, em pessoas hipertensas e sem história de DCV (McGuinness *et al.*, 2009). Foram selecionados ensaios controlados, randomizados e duplos-cegos, de intervenções farmacológicas ou não farmacológicas. Houve grande heterogeneidade entre os quatro ensaios identificados (cerca de 16 mil hipertensos, com média de idade de 75,4 anos e pressão arterial média de 171/86 mmHg). Não foram detectadas diferenças significativas entre os grupos tratado e placebo e a incidência de demência nem quanto ao desempenho no MEEM. Três ensaios que avaliaram a pressão arterial – sistólica e diastólica – demonstraram redução significativa dos níveis pressóricos no grupo tratado. Porém, por várias razões (diferenças metodológicas, número de abandonos, tratamento ativo nos grupos controles) não foi possível demonstrar evidências convincentes de que a redução da pressão arterial, na velhice, previna o desenvolvimento de demência ou de comprometimento cognitivo em pacientes hipertensos sem DCV aparente anterior (McGuinness *et al.*, 2009).

Em um estudo controlado sobre os riscos e benefícios do tratamento da hipertensão, mais de 3 mil pessoas muito idosas (de 80 anos e mais) (*Hypertension in the Very Elderly Trial* – HYVET) foram avaliadas quanto à hipertensão arterial (1.687 foram tratados e 1.649 constituíram o grupo placebo) e à função cognitiva. Aqueles sem diagnóstico clínico de demência na linha de base foram avaliados anualmente. Foram considerados casos incidentes de demência os que obtiveram um escore inferior a 24 ou uma queda de 3 pontos em 1 ano no MMSEe que preenchiam os critérios para demência confirmados por especialistas. A pesquisa foi interrompida após 2,2 anos de seguimento porque foi demonstrado que o grupo tratado reduziu significativamente a incidência de AVE e de insuficiência cardíaca e a mortalidade total. Neste período, houve 263 casos incidentes de demência, sendo a taxa de incidência de 38 por 1.000 pacientes-ano no grupo placebo e de 33 por 1.000 pacientes-ano no grupo tratamento. Talvez pelo curto tempo de seguimento ou pelo efeito modesto do tratamento, não foram demonstradas diferenças estatisticamente significativas entre os dois grupos. Entretanto, quando estes dados foram combinados em uma metanálise com outros ensaios controlados duplo-cegos de tratamento anti-hipertensivo, a razão de risco combinada favoreceu o grupo sob tratamento e a população menos escolarizada teve maior chance de desenvolver demência, o que está de acordo com a literatura para grupos mais jovens (Peters *et al.*, 2008).

Tratamento do diabetes tipo 2

O diabetes é um conhecido fator de risco para doenças vasculares e seria um agente potencializador da demência (Yaffe *et al.*, 2014). Com base em estudos epidemiológicos, recomendam-se intervenções nos hábitos de vida para idosos diabéticos: cessação do tabagismo, alimentação adequada, perda de peso e aumento da atividade física. No entanto, prevenir a incidência e a progressão de DCV em pessoas idosas com diabetes tipo 2 é muito desafiador, pois costuma requerer múltiplas intervenções simultâneas. Além disso, as atuais recomendações para idosos com diabetes foram extrapoladas de resultados em outros grupos (adultos de meia-idade com diabetes ou idosos sem diabetes), uma vez que a maioria dos ensaios clínicos não inclui idosos maiores de 70 anos de idade ou exclui aqueles com comorbidades. Sabe-se que idosos com diabetes são um grupo muito heterogêneo, variando em idade, idade de início e duração do diabetes, carga de comorbidade, inclusive de condições geriátricas, e expectativa de vida (Yaffe *et al.*, 2014).

Ainda não está claro se o tratamento eficaz do diabetes reduz o risco de demência, independentemente de outras intervenções. Os resultados de testes cognitivos não foram diferentes entre os pacientes randomizados para controle glicêmico intensivo *versus* tratamento usual em um subconjunto do estudo *Action to Control Cardiovascular Risk in Diabetes (ACCORD)* após 40 meses de acompanhamento (Launer *et al.*, 2011).

Segundo resultados e evidências atualmente disponíveis dos diversos ensaios clínicos em curso, foi publicada uma recomendação conjunta de um grupo de especialistas da American Diabetes Association, da American Heart Association e da American College of Cardiology Foundation (Pignone *et al.*, 2010), que revisou e analisou os riscos e os benefícios o uso de ácido acetilsalicílico (AAS) como prevenção primária em diabéticos. As conclusões foram:

- O uso de AAS em baixa dose (75 a 162 mg%) é razoável para adultos com diabetes e sem história prévia de DCV, cujo risco dessa doença seja maior do que 10% em 10 anos e que não apresentem possibilidade elevada de sangramento (história de hemorragia digestiva, de úlcera péptica ou de uso concomitante de outros fármacos que aumentem o risco de sangramento, como anti-inflamatórios não esteroides [AINE] ou varfarina). Nesse grupo encontram-se: homens diabéticos com 50 anos de idade ou mais e mulheres com 60 anos de idade ou mais que apresentem pelo menos um dos fatores de risco maiores para DCV
- O uso de AAS não deve ser recomendado para prevenção de DCV para adultos com diabetes com baixo risco de DCV (homens com idade inferior a 50 anos e mulheres abaixo de 60 anos de idade sem nenhum fator de risco maior para DCV; risco de DCV menor do que 5% em 10 anos), quando os potenciais efeitos adversos de ocorrência de sangramento superam os potenciais benefícios
- O uso de AAS em baixa dose deve ser considerado para prevenção para aqueles com risco intermediário de DCV (pacientes mais jovens com um ou mais fatores de risco ou idosos sem nenhum fator de risco, ou pacientes com risco de DCV entre 5 e 10% em 10 anos) até que resultados de pesquisas ulteriores estejam disponíveis (Pignone *et al.*, 2010).

Uso de anticoagulantes e antiagregantes plaquetários

Considerando a fisiopatologia da DVa, anticoagulantes e antiagregantes plaquetários podem ser atrativos. A varfarina porque reduz vários marcadores da geração de trombina; porém, novamente, não existe a evidência do uso de anticoagulantes na prevenção de eventos cerebrovasculares (Bath; Anderto; Ankolekar, 2010), além de aumentar o risco de sangramento intracraniano fatal e não reduzir o risco de recorrência de AVE, exceto se a pessoa apresenta fibrilação atrial. Neste caso, a anticoagulação reduziu em dois terços o risco de recorrência de AVE e pela metade o risco de eventos vasculares em quem já havia sofrido um evento cerebrovascular prévio. Recentemente, um estudo retrospectivo observou a redução da incidência de demência ao comparar pacientes portadores de fibrilação atrial com e sem o uso de anticoagulantes (Friberg, Rosenvist, 2017). Além da varfarina, já utilizada há várias décadas, foram introduzidas novas classes de anticoagulantes, como inibidores do Fator Xa (apixabana, rivaroxabana) e da trombina (dabigatrana). Ao medir a eficácia e segurança destas novas drogas na prevenção de eventos cardioembólicos cerebrais e sistêmicos na fibrilação atrial não valvar, foi observado menor risco de sangramento, de AVE, de eventos sistêmicos embólicos e de mortalidade em comparação à varfarina (Bruins *et al.*, 2013).

Outra possibilidade seria o uso de antiagregantes plaquetários, no entanto, há dúvidas se os agentes antitrombóticos promoveriam sangramentos em pessoas com microssangramentos (Bath; Anderto; Ankolekar, 2010):

- O AAS é benéfico para prevenir eventos vasculares ou morte em pacientes com história de AVE ou de AIT prévios, devendo ser usado em todo paciente com demência associada à DCV desde que não haja contraindicação. A dose de AAS para prevenção de eventos vasculares varia de 75 a 325 mg/dia. No entanto, como tratamento da DVa, não há nenhuma evidência de sua eficácia (Pignone *et al.*, 2010)
- O clopidogrel é recomendado para reduzir o risco de DAC, angina, AVE e morte cardiovascular em pessoas com DCV e é uma boa alternativa de terapia antiplaquetária para prevenção secundária de AVE isquêmico que não seja de etiologia cardioembólica. A escolha do agente antiplaquetário depende das comorbidades e de outros fatores do paciente.

Controle da dislipidemia

Embora a hipercolesterolemia esteja implicada na patogênese da DVa, a eficácia clínica e a tolerabilidade do uso de estatinas para o tratamento da DVa ainda têm sido pouco exploradas (McGuinness *et al.*, 2010). As estatinas e a maioria dos agentes anti-hipertensivos são pleiotrópicos e apresentam discreta atividade antitrombótica; portanto, é razoável supor que o seu uso possa influir para a redução da DVa e do CCVa. Porém, ao investigar o efeito de estatinas no tratamento das demências, os estudos falharam em demonstrar benefícios (McGuinness *et al.*, 2010).

A associação entre hipercolesterolemia e AVE é controversa: uma metanálise da literatura (Kausik *et al.*, 2010) avaliou o impacto da terapia com estatinas na mortalidade entre indivíduos de alto risco e sem histórico prévio de DCV, em 11 ensaios clínicos, com mais de 65 mil participantes, aproximadamente 244 mil pessoas-anos de seguimento e 2.793 óbitos, com média de tratamento de 3,7 anos. O uso de estatinas não resultou na redução da mortalidade por todas as causas: a mortalidade média ponderada foi, respectivamente de 11,4 pessoas por 1.000 pessoas-ano no grupo placebo e de 10,7 por 1.000 pessoas-ano no grupo tratado com estatinas. Assim, em curto prazo e mesmo em populações de alto risco, o benefício é modesto e deve haver cautela na sua extrapolação para populações com menor risco. Uma outra revisão observou que o tratamento com estatinas não foi capaz de prevenir comprometimento cognitivo ou demência em pessoas idosas com risco de doenças cardiovasculares (McGuinness *et al.*, 2016).

De modo geral, para pacientes com DVa e história de AIT ou AVE isquêmico, as estatinas são usadas conforme as diretrizes para prevenção secundária de DCV. Para pacientes com DVa sem histórico de AIT ou AVE, o tratamento com estatina deve ser feito de acordo com os níveis de LDL-colesterol e com a avaliação do risco cardiovascular do paciente.

No estágio "pré-demencial", encontram-se os indivíduos que já tiveram manifestações neurológicas sob a forma de AIT ou de AVE bem estabelecido. Vários estudos longitudinais e metanálises que avaliaram a incidência de AVE e de demências foram analisados pela Academia Americana de Neurologia (Gorelick *et al.*, 2011). Especificamente quanto à relação entre a redução da pressão arterial e a cognição, o consórcio estabeleceu:

- Em pacientes com AVE, a redução da pressão arterial é eficaz para reduzir o risco de demência pós-AVE (classe I, nível de evidência B)
- Há provas razoáveis de que em pessoas de meia-idade e em idosos jovens a redução da pressão arterial pode ser útil para a prevenção da demência na velhice (classe IIa; nível de evidência B)
- A utilidade da redução da pressão arterial em pessoas > 80 anos de idade para a prevenção da demência não está bem estabelecida (classe IIb; nível de evidência B).

Contudo, a eficácia do controle do diabetes e da dislipidemia e do uso de antiagregantes na prevenção da demência ainda não está bem estabelecida (classe IIb; nível de evidência C) (Gorelick *et al.*, 2011).

Por fim, no estágio demencial estabelecido, a condição é irreversível, mas cabe prevenir novos eventos cerebrovasculares para não agravar ainda mais as limitações físicas, cognitivas e psíquicas do paciente e para minorar a sobrecarga do cuidador.

Tratamento sintomático

Os objetivos do tratamento da DVa são:

- Melhora sintomática dos sintomas-alvo (p. ex., sintomas cognitivos ou comportamentais)
- Retardo na progressão da doença
- Tratamento secundário dos fatores que afetam a cognição.

As opções terapêuticas atualmente disponíveis ainda demonstram eficácia limitada (Solomon *et al.*, 2009). Várias classes terapêuticas já foram testadas para o tratamento da DVa: vasodilatadores, nootrópicos, antitrombóticos, alcaloides do ergot, antioxidantes, oxigênio hiperbárico e hormônio análogo de liberação da tireotropina, com resultados negativos. Além disso, os estudos concernentes à melhora sintomática da DVa na sua maioria envolveram pequeno número de pacientes, curtos períodos de tratamento e critérios diagnósticos e de melhora distintos, além de contemplarem populações mistas. Nenhum ensaio considerou um subtipo específico de DVa; todos usaram da definição global de DVa ou de múltiplos infartos. Nenhuma dos fármacos ou técnicas de reabilitação cognitivas testadas mostrou evidências de melhora sintomática ou prognóstica. Quando avaliadas pela metodologia baseada em evidência, as conclusões foram as seguintes:

- Nootrópicos e vasodilatadores: sem evidências

Apesar das incertezas acerca da sua eficácia, algumas drogas como a o *Hydergine*®, o piracetam e a nimodipino têm sido prescritas em vários países europeus para o tratamento da DVa e do CCVa.

Embora disponível há quase meio século, a eficácia de *Hydergine*® (4,5 a 9 mg/dia) no tratamento da demência ainda não foi demonstrada. A atualização de uma metanálise sobre a eficácia deste medicamento foi realizada pelo *Cochrane Dementia and Cognitive Improvement Group*, em 2009. Como a maioria dos ensaios disponíveis foi publicada antes da década de 1980 e do advento dos critérios estabelecidos de demência, apenas um pequeno número de ensaios duplo-cegos randomizados e controlados estava disponível para análise. O estudo manteve a conclusão da metanálise anterior e não recomendou o uso deste medicamento para o tratamento da DVa (Schneider *et al.*, 2000).

Quanto ao piracetam, revisão realizada com cerca de 12 mil participantes não evidenciou nenhuma diferença significativa no grupo tratado quanto à cognição (memória imediata, visual-espacial, no escore do MEEM, memória remota ou linguagem), à incapacidade funcional ou à depressão. Portanto, o seu uso para o tratamento de CCVa e de DVa permanece não recomendado (Gorelick *et al.*, 2011).

O *Cochrane Dementia and Cognitive Improvement Group* em 2010, avaliou 15 ensaios sobre a eficácia da nimodipino, sendo dez sobre DVa. Os dados disponíveis de nove estudos (cerca de 2.500 pacientes, em uso de 90 e 180 mg de nimodipino/dia, por 12, 24 e 52 semanas), quando reunidos e analisados, independentemente do tipo de demência, evidenciaram melhora cognitiva e global associada com o uso em curto prazo da nimodipino (12 semanas, na dose de 90 mg/dia), mas não para as atividades de vida diária. Quando a doença de Alzheimer e a DVa foram avaliadas separadamente, os resultados foram semelhantes àqueles obtidos para a mesma dosagem e tempo de uso da nimodipino. Embora bem tolerada em curto prazo e com poucos efeitos colaterais, por ser a demência uma doença crônica, os benefícios em curto prazo que a nimodipino demonstrou nos ensaios revistos não avalizam seu uso como uma droga antidemência em longo prazo (López-Arrieta; Birks, 2005).

Outro produto utilizado para o tratamento de problemas mnésicos e de concentração é um extrato da planta *Gingko biloba* (EGb 761), oriunda da medicina chinesa. O mecanismo de ação sugerido é a vasodilatação, com redução da viscosidade sanguínea, modificação de sistemas neurotransmissores e redução da densidade de radicais livres. Uma metanálise identificou 36 ensaios de diferentes doses do EGb761, a maioria de pequena duração – menos de 3 meses –, e nove com mais de 6 meses (2.016 pacientes). Dos quatro mais recentes, apenas um apontou vantagens no seu uso. Não houve excesso de efeitos colaterais quando comparado a placebo. Porém, permanecem por serem demonstradas evidências convincentes de que a *Gingko biloba* seja eficaz para DVa ou CCVa (Gorelick *et al.*, 2011).

- Colinérgicos sintéticos: sem evidências. A citidinadifosfocolina (CDP-colina) é um precursor essencial endógeno para a síntese da fosfatidilcolina, um dos componentes da membrana celular que é degradado em ácidos graxos e radicais livres, durante a isquemia cerebral. Estudos em animais sugerem que a CDP-colina possa proteger as membranas celulares ao acelerar a ressíntese de fosfolipídios pode também atenuar a progressão do dano celular por suprimir a liberação de ácidos graxos. A citicolina (CDP-colina sintética) tem sido usada há vários anos no tratamento da doença cerebral crônica. Uma metanálise que incluiu 14 estudos randomizados controlados disponíveis sobre seu uso no CCVa (leve a moderado), na DVa ou demência senil (leve a moderada), muito heterogêneos quanto a: posologia, administração, critérios de inclusão, desfechos e períodos de seguimento (de 20 dias a 12 meses). Há alguma evidência de que esta droga promova uma modesta, mas consistente melhora na memória e no comportamento destes pacientes, pelo menos em curto e médio prazo, e especialmente em pacientes sofrendo de déficits cognitivos associados com DCV. No entanto, o número de estudos é muito pequeno para permitir a análise comparativa e para esclarecer a eficácia específica desse fármaco na DCV crônica e em outras formas de demência. Serão necessários estudos em longo prazo com base em critérios diagnósticos atualmente aceitos para DVa (Gorelick *et al.*, 2011)
- Anticolinesterásicos: evidências limitadas para o donepezila, galantamina e rivastigmina. A neurotransmissão colinérgica deficiente, uma característica da doença de Alzheimer, foi postulada como uma condição que contribui para o CCVa e a DVa. A acetilcolina é um dos principais neurotransmissores envolvido na memória. Os anticolinesterásicos são agentes que inibem a quebra da acetilcolina na fenda sináptica e já demonstraram benefícios em pacientes com doença de Alzheimer. Para avaliar a eficácia da galantamina, do donepezila e da rivastigmina no tratamento de pessoas com CCVa ou DVa ou de demência mista foram identificados os estudos randomizados controlados disponíveis.

A busca de informações científicas, no período de 2011 a 2013, ajudou a identificar duas revisões de literatura sistemática realizada pela *Cochrane Collaboration* para avaliar a eficácia da galantamina (Birks; Craig, 2006) e rivastigmina (Birks *et al.*, 2013) em comparação com placebo em pessoas com CCVa, a DV ou demência vascular mista. A eficácia da rivastigmina e da galantamina foi avaliada em três ensaios clínicos randomizados (800 participantes no total) e dois ensaios clínicos randomizados (1.380 participantes no total), respectivamente. A duração do tratamento variou entre 24 e 26 semanas. Nenhuma metanálise foi realizada por causa da heterogeneidade dos estudos.

A análise crítica dos dados científicos produzidos pelos autores das revisões sistemáticas revelou um baixo nível de evidência. A galantamina foi testada em dois ensaios clínicos randomizados, controlados, duplo-cegos para o tratamento de DVa e de DVa associada à doença de Alzheimer, disponíveis até 2005. Nenhuma evidência consistente de eficácia da galantamina no tratamento do CCVa foi demonstrada. Embora tenha sido verificado efeito benéfico da galantamina nas medidas de cognição em comparação com o placebo, em apenas um dos estudos, foi demonstrada evidência de benefícios nas medidas de função cognitiva, executiva e no comportamento. No entanto, o grupo tratado apresentou elevadas taxas de efeitos colaterais gastrintestinais (náuseas e vômito) de abandono. Dessa forma, os dados disponíveis ainda são muito limitados e serão necessários mais estudos para conclusões mais seguras do seu uso na DVa (Craig; Birks, 2013).

Dois estudos de grande escala incluíram cerca de 1.200 pacientes com declínio cognitivo leve a moderado devido a DVa provável ou possível, tratados com donepezila (na dose de 5 e 10 mg/dia) ou placebo durante 24 semanas. De acordo com os resultados, há evidências de que o donepezila melhore a função cognitiva, a impressão clínica global e as AVD em pacientes com CCVa leve a moderado, após 6 meses de tratamento. As taxas de abandono e os efeitos colaterais foram baixas. Ensaios com donepezila focados em DVa "pura" (n = 1.219) demonstraram benefícios cognitivos, mas a eficácia global e funcional foi menos consistente nos estudos individuais. Uma análise *post hoc* em um grande estudo randomizado controlado de donepezila em DVa (n = 974) mostrou que, avaliados por uma escala de avaliação visual padronizada, os pacientes que receberam placebo com atrofia hipocampal diminuíram mais do que aqueles sem atrofia hipocampal, que permaneceram cognitivamente estáveis. Esta descoberta sugere que o volume do hipocampo pode precisar de ser contabilizado em ensaios futuros de demência. O perfil de efeitos secundários foi semelhante aos do donepezila em ensaios da doença de Alzheimer. Em um estudo recente, no entanto, ocorreram mais mortes no grupo de tratamento com donepezila; mas isso foi atribuído à menor taxa de mortalidade do que o esperado no grupo placebo. Portanto, será necessário estabelecer critérios e escalas de avaliação padronizados de CCVa e realizar estudos mais prolongados para medir a eficácia do donepezila em pacientes com estágios avançados de CCVa e estabelecer a sua eficácia em retardar a taxa de deterioração cognitiva e a extensão do efeito do tratamento em pacientes com declínio cognitivo grave. Além disso, há uma necessidade urgente de estabelecer critérios diagnósticos clínicos específicos e escalas de avaliação para o CCVa, bem como medidas padronizadas com custos do tratamento e sobrecarga do cuidador (Malouf; Birks, 2004).

Há alguma evidência de benefício da rivastigmina no CCVa. No entanto, esta conclusão é baseada em estudos com pequeno número de participantes comparando a rivastigmina a placebo e incluiu pacientes com DVa de diferentes gravidades e a dose utilizada também diferiu nos estudos, o que impediu comparação. Vantagem estatisticamente significativa em respostas cognitivas (mas não na impressão global das modificações nem em medidas não cognitivas) foi visto com o tratamento com rivastigmina em 24 semanas. Porém, maiores taxas de efeitos colaterais digestivos, anorexia e abandono de tratamento foram observadas no grupo tratado (Birks; McGuinness; Craig, 2013)

- Glutamatérgicos: evidências limitadas para o uso de memantina. A memantina, um antagonista de baixa afinidade para receptores de glutamato-N-metil-D-aspartato que pode prevenir neurotoxicidade excitatória em demência e tem sido mais promissor no grupo com doença de pequenos vasos. Na DVa leve a moderada, em dois estudos de 6 meses, esta droga melhorou a cognição e o comportamento, mas isso não foi corroborado pelas medidas clínicas globais. Os pacientes tratados apresentavam menor probabilidade de desenvolver agitação, porém, o efeito na agitação que já estava presente não é conhecido. Uma metanálise sobre seu uso em pacientes com doença de Alzheimer e DVa demonstrou um pequeno benefício em pacientes com doença de Alzheimer moderada a grave; porém, naqueles com DVa, apesar de segura e bem tolerada, tais benefícios não foram clinicamente detectáveis (Gorelick *et al.*, 2011)
- Outros fitoterápicos: sem evidências. Outros tratamentos utilizados na medicina chinesa para o tratamento de DVa, doença de Alzheimer e outras demências também foram testados pelo *Cochrane Dementia and Cognitive Improvement Group*, mas sem evidências de quaisquer benefícios na função cognitiva para as composições testadas: cápsulas de Yizhi, de huperzina A e de um produto obtido das folhas de uma planta (*Vinca minor*) – a vimpocetina. Embora utilizada há mais de 20 anos, nunca obteve aprovação para uso no tratamento de CCVa e DVa de nenhuma agência reguladora. Uma revisão identificou três ensaios controlados, randomizados e duplos-cegos (cerca de 600 pacientes) por 6 meses. Novamente, as evidências de efeito benéfico são inconclusivas e não suportam seu uso na demência (Szatmári; Whitehouse, 2003). Uma nova revisão sobre a eficácia do tratamento fitoterápico da medicina tradicional chinesa também não encontrou benefícios na sua utilização e ressaltou as dificuldades metodológicas dos estudos publicados sobre essas práticas (Chan *et al.*, 2018)
- Terapia de reposição hormonal (TRH): sem evidências. Há pouca evidência em relação ao efeito da TRH ou da reposição estrogênica na função cognitiva de mulheres saudáveis pós-menopausadas. Houve um efeito em algumas funções de memória verbal (evocação imediata), em um teste de raciocínio abstrato e em um teste de velocidade e de precisão em mulheres relativamente jovens, cirurgicamente menopausadas (47 anos de idade), que forma submetidas a uma injeção intramuscular em *bolus* de 10 mg de estrógeno E2 a cada mês por 3 meses. Estes efeitos foram de estudos pequenos oriundos de um único grupo de pesquisa. Ainda resta determinar se fatores como idade mais avançada (> 69 anos), tipo de menopausa (cirúrgica ou natural) e o tipo de tratamento (E2 com ou sem progestágenos), modo de administração (transdérmico, oral ou intramuscular), dosagem e duração (> 3 meses) poderiam alterar o efeito nas funções da memória para um nível clinicamente relevante. Além disso, a presença ou ausência de sintomas da menopausa deveria ser investigada com mais detalhes. São aguardados os resultados de estudos longitudinais randomizados e controlados atualmente em curso nos EUA, no Reino Unido e no Canadá (Gorelick *et al.*, 2011)
- Práticas complementares: sem evidências. A acupuntura é um método tradicional chinês utilizado para prevenção e tratamento de doenças há mais 3 mil anos. Quanto aos benefícios desta técnica na recuperação da função cognitiva, há mais de uma centena de artigos publicados cujos benefícios no grupo tratado variaram entre 70 e 91% dos casos. Porém, uma revisão, na forma de uma metanálise, não encontrou nenhum ensaio controlado randomizado sobre a acupuntura como tratamento da DVa, e, portanto, nenhuma evidência quanto ao efeito, à eficácia e à segurança dessa terapia na DVa (Weina *et al.*, 2007)
- Reabilitação cognitiva: sem evidências. A reabilitação e o treino cognitivo são métodos que objetivam ajudar pessoas nos estágios iniciais de demência. O treino cognitivo envolve a prática conduzida de um conjunto de tarefas que refletem as funções cognitivas, como a memória, a atenção ou a solução de problemas, que pode ser realizado em uma variedade de ambientes e formatos. A reabilitação cognitiva envolve a identificação e a abordagem das necessidades e dos objetivos que podem requerer estratégias para obter novas informações ou métodos de compensá-los como o uso de auxiliares de memória. Os achados da metanálise restringem-se a intervenções de treino cognitivo, cujos métodos, condições de comparação e medidas de resultados eram muito diferentes e tornaram as possibilidades de análise extremamente limitadas. Assim, as conclusões são primariamente baseadas na reanálise de estudos individuais e

não é possível tirar conclusões acerca de intervenções de reabilitação cognitiva individualizadas para pessoas em estágios iniciais de demência por doença de Alzheimer e DVa. Metanálise incluindo 11 estudos de treino cognitivo e um de reabilitação cognitiva não demonstrou qualquer efeito estatisticamente significativo em qualquer dos domínios investigados, embora houvesse indícios de alguns modestos, mas não significativos efeitos em vários domínios do funcionamento cognitivo. Esse achado deve ser visto com cautela, em razão do pequeno número de estudos disponíveis e das limitações metodológicas identificadas. Não havia nenhum estudo randomizado controlado da abordagem por reabilitação cognitiva individual de pessoas em estágios precoces da demência. As evidências disponíveis permanecem limitadas, mas também é possível que alguns dos ganhos obtidos não sejam adequadamente captados pelas medidas padronizadas (Bahar-Fuchs; Clare; Woods, 2013).

Outra dificuldade para a pesquisa era a falta de protocolo para determinar se a reabilitação cognitiva após AVE ou outro dano adquirido não progressivo melhora a função cognitiva. O *Cochrane Dementia and Cognitive Improvement Group* propôs um protocolo para avaliar as seguintes questões (Chung *et al.*, 2010):

- A reabilitação cognitiva seria mais efetiva do que nenhuma ou do que uma intervenção placebo para melhorar a função cognitiva? Nenhuma intervenção inclui participar de grupos que não recebem nenhum treino ou reabilitação cognitiva específica. Intervenções placebo podem ser definidas pelos pesquisadores desde que não tenham nenhum impacto no aspecto cognitivo estudado
- A reabilitação cognitiva seria mais efetiva do que o cuidado padrão na melhora da função executiva? O cuidado padrão inclui programas de reabilitação sensorimotoras para trauma cerebral e AVE, sem quaisquer componentes específicos de reabilitação cognitiva. As intervenções sensorimotoras são definidas como aquelas que tentam melhorar a função física incluindo o movimento, a resistência, o equilíbrio, a sensação de destreza e de potência. Como a maioria das intervenções terapêuticas contém aspectos do treino cognitivo na forma de aumento da consciência, melhora da atenção e da solução de problemas, apenas aqueles que explicitamente definem a intenção de melhorar um aspecto da cognição serão definidos como reabilitação cognitiva
- Algumas intervenções de reabilitação cognitiva seriam mais eficientes do que outras na melhora da função executiva? Nesse caso, a pesquisa poderia incluir comparações do treino de atenção com objetivo de manejar o treino para o automonitoramento ou para uso de auxílios eletrônicos *vs.* técnicas de imagem mental para melhorar a tomada de decisões, por exemplo.

Tratamento dos sintomas não cognitivos

Para o tratamento dos sintomas não cognitivos, estudos duplo-cegos mostraram que os inibidores de recaptação seletivos da serotonina, como citalopram e sertralina, e a nortriptilina, um tricíclico noradrenérgico (O'Brien *et al.*, 2003), são efetivos para o tratamento da labilidade emocional na DVa. Embora estudos sobre o uso de neurolépticos para o tratamento desses sintomas tenham incluído um número significativo de casos de DVa, não há estudos acerca do tratamento da depressão nem da psicose nessa síndrome.

Consequências para o cuidador

Muitas facetas de cuidados de pessoas com CCVa não envolvem terapias direcionadas à modificação da doença, mas a apoio aos cuidadores: encaminhá-los para grupos educativos, identificar os recursos da comunidade, incluindo a ajuda para apoiar no desempenho das AVD e para viver na comunidade, tais como o acesso ao transporte e encaminhamento para avaliação sobre a segurança na condução veicular. Outras áreas de cuidados são o aconselhamento e a ajuda na gestão de sintomas psicológicos e em complicações neurocomportamentais, preparação para a perda de capacidade para tomar decisões financeiras e médicas e organizar a prestação de cuidados paliativos no caso de doença progressiva.

O aparecimento de um *déficit* cognitivo de início súbito em um familiar idoso, em geral, é causa de estresse para a família. A família, assim surpreendida, lida mal com a nova realidade. É difícil aceitar que dificuldades em funções executivas, ou mesmo apatia e labilidade emocional, coexistam com uma memória relativamente preservada ou com flutuações no desempenho cognitivo. O paciente apresenta momentos claros de lucidez e outros de perda de funções intelectuais elementares, muitas vezes incompreendidos pelos familiares.

Assim, onde há um paciente com demência, há grande possibilidade de encontrar um cuidador assustado, cansado, em conflito com suas tarefas, seus recursos e suas possibilidades (Caldas, 2002). Os cuidadores de idosos experimentam um fardo considerável e estão em maior risco de morbidade psiquiátrica e física comparados à população geral e a grupos controle (Néri; Sommehalder, 2002). Embora, para a maior parte dos cuidadores, o cuidado não seja recompensado, ele não acontece sem ônus. O preço pessoal pago pelo cuidador é enorme. Os estudos têm repetidamente demonstrado que cuidadores experimentam altos níveis de estresse, fadiga e exaustão, além do desgaste financeiro, do isolamento e da solidão, e apontam que emoções dolorosas como culpa, raiva e luto somam-se ao fardo do cuidado. A saúde do cuidador sofre, havendo um maior risco de morbidade psiquiátrica e física quando comparados à população geral e a grupos controle, e, mais especificamente, exaustão física, insônia, desconforto psicológico, depressão e uso de psicotrópicos e enfraquecimento do sistema imunológico (Néri; Sommehalder, 2002).

Finalmente, cabe ressaltar que a pessoa que cuida de idosos nem sempre escolheu ser cuidador. A necessidade de cuidar de um idoso decorre de uma imposição circunstancial mais do que de uma escolha. A figura do cuidador informal emerge de relações familiares, quase sempre fragilizadas pela presença da doença e pelo que foi vivenciado, exigindo graves e profundos "arranjos" na organização e dinâmica intrafamiliares para corresponder às necessidades da pessoa dependente. Comumente esses cuidadores não contam com conhecimentos prévios e básicos para o desempenho de seu papel, em consonância com as necessidades do idoso funcionalmente dependente, muitas vezes por períodos prolongados. Essa é a realidade que assegura que idosos dependentes continuem vivos. Essa realidade precisa ser reconhecida por quem almeja um cuidado adequado a idosos dependentes e às pessoas que cuidam deles (Giacomin *et al.*, 2005).

Na Figura 19.1 é apresentada uma síntese da abordagem dos pacientes com transtornos cognitivos vasculares.

Considerações finais e perspectivas

A DVa não é uma doença, mas um grupo heterogêneo de síndromes com vários mecanismos vasculares e mudanças cerebrais relacionados, diferentes causas e manifestações clínicas.

Os critérios diagnósticos têm sido aprimorados e deverão continuar evoluindo a fim de ter valor preditivo para: curso clínico, fenomenologia e resposta ao tratamento. Para isso, novos estudos são necessários para o melhor entendimento da história natural da doença. A proposta de Hachinski do termo

Comprometimento Cognitivo Vascular visou favorecer o diagnóstico e o tratamento dessa condição, mesmo em estágios pré-clínicos da doença. Enquanto não surgem melhores propostas diagnósticas e terapêuticas, é fundamental o controle dos fatores de risco e das comorbidades na tentativa de "proteger" o cérebro de outros danos. Afinal, o aparecimento de alterações cognitivas tem complexas interações com as etiologias vasculares (DCV e fatores de risco), modificações cerebrais (infartos, lesões de substância branca, atrofia), idade e nível educacional. Existem diversas interações entre fatores vasculares e degenerativos e fatores vasculares podem estar, inclusive, relacionados à doença de Alzheimer.

Os elementos críticos para o diagnóstico conceitual da DVa incluem:

- A síndrome cognitiva (tipo, extensão e combinação dos *déficits* nos diferentes domínios cognitivos)
- As causas vasculares estabelecidas (tipo de patologia nos vasos sanguíneos e dano cerebral resultante)
- A síndrome cognitiva da DVa é diferente da doença de Alzheimer: a disfunção executiva predomina sobre as alterações de memória e linguagem.

Aguardar que o prejuízo cognitivo esteja evidente para selar o diagnóstico significa um atraso importante para o início do tratamento. Portanto, é preciso que haja um detalhamento dos domínios cognitivos e das síndromes relacionadas com a DVa e, em consequência, uma melhor identificação dos testes cognitivos mais adequados para a triagem, diagnóstico, estadiamento e seguimento dos pacientes.

Os achados de neuroimagem (estáticos e funcionais) por certo são elementos críticos para o diagnóstico clínico da DVa, segundo as diretrizes mais recentes. Também será necessário validar protocolos de neuroimagem específicos não apenas para diagnóstico e seguimentos dos quadros cerebrovasculares e demenciais, mas também para correlacionar achados de neuroimagem, lesões de substância branca e possíveis marcadores metabólicos sorológicos e liquóricos.

20

Outras Causas de Demência e Demências Potencialmente Reversíveis

Maira Tonidandel Barbosa • Maria Carolina Santos Vieira • João Carlos Barbosa Machado

Introdução

As principais causas de demências neurodegenerativas: demência na doença de Alzheimer, demência com corpos de Lewy (DCL), demência associada à doença de Parkinson (DDP), demência frontotemporal (DFT), e outras causas menos comuns foram descritas em capítulos específicos. A demência vascular (DVa) constitui a segunda causa mais frequente das síndromes demenciais em nosso meio, após a demência na doença de Alzheimer, de forma "pura", ou em associação à doença de Alzheimer, denominada demência mista (doença de Alzheimer associada à doença cerebrovascular [DCV]). Estas causas de síndromes demenciais são irreversíveis, progressivas, e foram apresentadas em capítulos anteriores.

Considerando-se a idade como fator de risco independente, as demências estão presentes em aproximadamente 7% dos indivíduos com mais de 65 anos de idade, 27,2% entre maiores de 75 anos, atingindo até 40% daqueles com mais de 80 anos de idade (Caramelli *et al.*, 2013; Herrera *et al.*, 2002). Entre as demências em faixas etárias mais avançadas, predominam as causas degenerativas (doença de Alzheimer e DCL) e vasculares (DVa e doença de Alzheimer + DCV). Devido à sua menor prevalência, a investigação das outras causas de síndromes demenciais descritas inicialmente como *demências potencialmente reversíveis* (DPR), relacionadas com transtornos clínicos, imunomediados, neurológicos e psiquiátricos, é por vezes negligenciada, apesar de serem consideradas condições passíveis de tratamento, com reversão total ou parcial, especialmente quando diagnosticadas em fases iniciais de evolução (Barbosa *et al.*, 2006).

A redução da prevalência de demências em países desenvolvidos (Lancet Neurology, 2017) aponta para a importância de identificação e abordagem de fatores de risco modificáveis, entre eles tabagismo, depressão, diabetes, obesidade, hipertensão arterial, alterações sensoriais (tais como a hipoacusia), isolamento social, inatividade social, distúrbios respiratórios e transtornos do sono. A relação causal entre declínio cognitivo e comprometimento sensorial ainda não está clara, embora perdas auditiva e visual estejam associadas a mudanças na estrutura cerebral (Little, 2018). Há evidências atuais a favor da apneia obstrutiva do sono como fator de risco independente para demência, incluindo a doença de Alzheimer (Baril *et al.*, 2018). Indivíduos com diabetes melito têm risco considerável de comprometimento cognitivo e a demência no diabetes que pode se manifestar pela combinação da doença vascular, da deposição amiloide e da redução do volume hipocampal (Little, 2018). Fibrilação atrial também é apontada por alguns autores como causa de DPR. Em metanálise que incluiu 16 estudos com 2.415.356 indivíduos e aproximadamente 200.653 casos de demência, demonstrou-se que pacientes com fibrilação atrial apresentaram maior incidência de demência do que aqueles sem essa condição (Islam *et al.*, 2019). A fibrilação atrial concomitante à insuficiência cardíaca congestiva (ICC) também pode exacerbar a disfunção cognitiva nestes pacientes (Myserlis *et al.*, 2017).

Diante de quadros iniciais de demência com rápida evolução, deve-se suspeitar das demências rapidamente progressivas (DRP): um grupo heterogêneo de condições que podem evoluir de modo subagudo em período menor que 1 ano, em geral em pacientes mais jovens, com comprometimentos cognitivo, neurológico e psicológico em proporções variadas. Embora a causa mais frequente de DRP seja a doença de Creutzfeldt-Jakob (DCJ) esporádica, uma demência de caráter degenerativo, é necessária investigação detalhada, uma vez que podem ser encontradas outras causas tratáveis e potencialmente reversíveis, como as doenças infecciosas do sistema nervoso central (SNC): meningites, encefalites, vírus da imunodeficiência humana, neurossífilis e tuberculose, e as doenças oncológicas e imunomediadas (Engelhardt, 2010). Justifica-se proceder à avaliação das DRP no mesmo contexto das DPR, dados os avanços no diagnóstico e na terapêutica com melhores resultados nos últimos anos (Paterson *et al.*, 2012).

O diagnóstico etiológico das demências se torna mais complexo em algumas situações, particularmente quando existe mais de uma condição associada ao quadro, requerendo confirmações neuropatológicas. Como exemplo, encontramos a coexistência de uma carência nutricional, como o déficit de vitamina B12, ou de um transtorno endócrino como o hipotireoidismo, ou de uma condição neurológica como a hidrocefalia comunicante, associados à doença de Alzheimer ou a outra causa degenerativa, em um mesmo paciente. Assim, havendo vários estados mórbidos concomitantes, a que denominamos *comorbidades*, fato comum em pacientes idosos, o estabelecimento da relação causa-efeito que comprove o declínio cognitivo é uma tarefa quase sempre complexa (Walstra *et al.*, 1997).

O termo "demências potencialmente reversíveis" ainda é muito utilizado, mas permanece questionado por muitos pesquisadores e profissionais da neuropsiquiatria geriátrica. São poucos os ensaios clínicos longitudinais em que houve o tratamento de pacientes com diagnóstico de DPR e o seu devido acompanhamento a longo prazo, mostrando a regressão total das alterações cognitivas. Por consequência, é recomendável que estes diagnósticos não sejam inicialmente rotulados como demências reversíveis ou tratáveis, visto que o real potencial de reversão de muitas dessas condições ainda é desconhecido. Condições verdadeiramente reversíveis são raras e ocorrem sobretudo em pacientes mais jovens, com quadros iniciais de diagnósticos cirúrgicos, ou com causas imunomediadas e ocasionalmente com depressão grave (Muangpaisan; Petcharat; Srinonprasert, 2012). Dessa maneira, é prudente que tenhamos a máxima cautela na condução dessas questões com o paciente e seus familiares, explicando que existem causas potencialmente reversíveis de demência, mas que constituem uma minoria, e que o seu tratamento não implica, muitas vezes, melhora total do quadro, por atuarem apenas como fatores agravantes ou comorbidades.

Epidemiologia

As dificuldades para o diagnóstico e para se estabelecer a relação entre causa e efeito levam à ausência de consenso quanto à prevalência das DPR. Diversos autores postulam que muitas das causas descritas sejam menos comumente reversíveis do que se acredita (Larson *et al.*, 1987; Cunha, 1990; Freter *et al.*, 1998; Clarfield, 2003). Em vista dos argumentos expostos, há uma grande variação dos resultados de prevalência das DPR descritas em vários estudos publicados em periódicos científicos. Seus valores variam entre 0 e 37% dos casos encontrados em ambulatórios especializados e hospitais (Djukic *et al.*, 2015; ≈ 31,1%), e entre 0 e 20% em estudos comunitários de base populacional (Santos-Franco *et al.*, 2005). As causas degenerativas das demências (doença de Alzheimer, DCL, DDP e DFT) e as causas vasculares (DVa e doença de Alzheimer + DCV) são predominantes: em torno de 70 e 20%, respectivamente. A prevalência média das DPR é considerada entre 3,6 e 19,8% (Hejl *et al.*, 2012: 4%; Muangpaisan *et al.*, 2012: 7,3%; Freter *et al.*, 1998: 3,6%; Farina *et al.*, 1999: 7,3%; Pérez-Martínez *et al.*, 1999: 19,8%).

Nos estudos brasileiros, Nitrini *et al.* (1995), após a avaliação de 100 pacientes consecutivos com diagnóstico de demência, classificaram oito casos (8%) como DPR, secundários a hidrocefalia de pressão normal (HPN) e neurossífilis. Cunha *et al.* (1990) constataram que 26 dos 110 pacientes com demência (23,6%) avaliados em ambulatório apresentavam causas potencialmente reversíveis, com os seguintes diagnósticos: deficiência de vitamina B12, depressão, hipotireoidismo, HPN. Quando acompanhados por períodos de até 2 anos, porém, somente em um caso de HPN e em outro de *pseudodemência* (depressão com declínio cognitivo) houve regressão completa da síndrome demencial. Vale e Miranda (2002) encontraram 14 entre 186 casos de demência (7,5%) com os diagnósticos de HPN e neurossífilis. Silva e Damasceno (2002) encontraram 28 entre 261 casos de demência (10,9%), todos com HPN. Takada *et al.* (2003) encontraram 22 entre 275 casos (8%), sendo mais uma vez os diagnósticos mais frequentes neurossífilis e HPN. Herrera *et al.* (2002), em um estudo de base populacional em que foram avaliados 1.656 idosos, encontraram 8 casos de DPR (6,7%) dentre os 118 diagnosticados com demência, sendo 6 pacientes com carência de vitamina B12 e 2 pacientes com hipotireoidismo. Apenas um dos pacientes (com carência de vitamina B12) melhorou com o tratamento, logo, a frequência de demências verdadeiramente reversíveis foi igual a 0,8% do total de pacientes identificados no estudo. Bello e Schultz (2011) realizaram estudo retrospectivo que identificou 19,17% dos pacientes com causas potencialmente reversíveis em 340 atendimentos ocorridos em ambulatório de neurologia do comportamento.

Apesar dos dados epidemiológicos aqui descritos, a polêmica quanto à importância a ser dada às demências reversíveis persiste. Clarfield (1988) realizou uma metanálise de 32 estudos (2.889 indivíduos com o diagnóstico de demência) e constatou que, apenas em 11 deles, houve seguimento dos pacientes tratados, e, de acordo com esses estudos, 11% das demências puderam ser revertidas (sendo 8% de modo parcial e 3% totalmente). A classificação das causas mais frequentes de DPR nessa metanálise foi:

- Secundária a medicamentos: 28,2%
- Depressão (pseudodemência): 26,2%
- Transtornos endócrinos e metabólicos: 15,5%
- HPN: 10,7%
- Hematoma subdural crônico (HSDC): 5,8%
- Neoplasias: 4%
- Outras causas: 9,7%.

Em metanálise posterior, esse mesmo autor (Clarfield, 2003) analisou 39 estudos, sendo 5.620 pacientes com demência em serviços terciários, consultórios e em comunidades em 17 países diferentes, e encontrou os seguintes diagnósticos: doença de Alzheimer 56,3% e DVa 20,3% de todas as causas. Tumores, HPN ou HSDC (diagnósticos dependentes de exames de neuroimagem) constituíram 2,2% de todas as causas, e as demais causas de DPR foram agrupadas com prevalência igual a 9%. Por descrição de seguimento, houve reversibilidade de somente 0,6%, sendo 0,29% de forma parcial e 0,31% com reversão completa, o que lamentavelmente é muito baixo.

No que diz respeito especificamente às DRP, alguns dados provenientes de estudos em centros de referência de DCJ corroboram a importância de outras demências secundárias entre as causas relacionadas nessa categoria. Em coorte da cidade de Atenas que envolveu 68 pacientes, apenas 13,2% apresentavam DCJ. Em coorte do centro de Barcelona com 49 pacientes, o percentual de DCJ foi 30,6%, e o de outras causas de demências não degenerativas, 18,4%. Na Califórnia, dos 622 pacientes com DRP avaliados em centro de referência, 44% eram portadores de doenças não priônicas (Geschwind, 2016). Em estudo transversal realizado em Unidade de Neurologia de hospital terciário na cidade de São Paulo, foram identificados 61 (3,7%) pacientes com DRP dentre os 1.648 pacientes internados durante os 3 anos de análise, e 11,5% dos casos com DCJ e 8,2% dos casos com outras doenças neurodegenerativas não priônicas (Studart *et al.*, 2016).

A maioria dos estudos já publicados apresenta uma série de limitações metodológicas que podem levar à exclusão de pacientes com demências reversíveis. Dentre elas, podemos citar a não participação de pacientes internados com doenças agudas, com quadros muito iniciais, o baixo número de indivíduos mais jovens e a maior inclusão de idosos, já que nas faixas etárias mais avançadas aumenta o número de casos neurodegenerativos, vasculares e das formas mistas de demência. São também relevantes as limitações inerentes à metodologia aplicada, como o uso de testes psicométricos e avaliações neuropsicológicas em populações comunitárias, que, em geral, têm índice considerável de idosos com menor nível de escolaridade, o curto tempo de seguimento das coortes e o não acompanhamento dos casos após o tratamento, entre outras.

Classificação

São muitas as condições médicas que podem ocasionar DPR (Tabela 20.1). A relação das causas possíveis de demências tratáveis é muito extensa e engloba uma série de transtornos clínicos, neurológicos, imunológicos e psiquiátricos. Muitas doenças intracranianas, como as encefalopatias compressivas, metabólicas e infecciosas são consideradas progressivas, enquanto o traumatismo e a hipoxia cerebral são exemplos de demências não progressivas. Maletta (1990) propôs uma divisão em três grandes subcategorias. A primeira está relacionada com as demências secundárias em que há um comprometimento estrutural do SNC. É formada por doenças específicas, dentre as quais a HPN, as lesões expansivas e as doenças infecciosas do SNC. A segunda categoria inclui as condições médicas que em geral resultam em *delirium* (estado confusional agudo), mas que, por não terem sido devidamente corrigidas, podem, por consequência, cronificar-se e evoluir para um processo demencial. Nessa classificação, estão compreendidas as demências tóxicas, principalmente as causadas por medicamentos e condições clinicometabólicas, como distúrbios hidreletrolíticos, transtornos endócrinos, imunológicos, doenças sistêmicas, além da intoxicação por metais pesados, que ocorrem com ou sem o comprometimento estrutural do SNC. Já a terceira categoria se refere aos transtornos psiquiátricos, especialmente a depressão, considerada previamente como *pseudodemência* ou, mais recentemente, demência na depressão. Serão descritas, a seguir, as principais causas de DPR incluídas nestas três classes e as principais causas que podem se manifestar como DRP com quadros agudos, subagudos ou até crônicos, porém com evolução mais rápida quando comparados às demais causas de DPR.

■ **TABELA 20.1** Classificação das demências potencialmente reversíveis.

Doenças intracerebrais não degenerativas ou encefalopatias extrínsecas
Hidrocefalia de pressão normal Traumatismo, hidrocefalia pós-traumática Lesões expansivas Tumores primários Hematoma subdural Metástases intracranianas Empiemas e abscessos intracranianos Lesões meníngeas
Encefalopatias infecciosas
Meningites crônicas: fúngica, tuberculose, encefalites, toxoplasmose, cisticercose, herpes-vírus Leucoencefalopatia multifocal progressiva AIDS – CAD ou doenças neurológicas infecciosas Neurossífilis Doença de Whipple Neuroborreliose – doença de Lyme
Encefalopatias relacionadas com o álcool
Síndrome de Wernicke-Korsakoff Demência por alcoolismo crônico
Encefalopatias tóxicas
Medicamentos Metais pesados
Encefalopatias metabólicas, imunológicas
Distúrbios eletrolíticos: hiper/hiponatremia, hiper/hipocalcemia Doenças sistêmicas: doença de Wilson, encefalopatia renal, encefalopatia hepática, encefalopatia cardiorrespiratória Distúrbios endócrinos: doenças tireoidianas (hipo/hipertireoidismo), doenças paratireoidianas, doenças adrenais (Cushing/Addison), doenças pituitárias, diabetes melito/hipoglicemia, insulinoma Estados carenciais: deficiência de vitamina B12, deficiência de folato, deficiência de tiamina, deficiência de niacina (pelagra) Doenças do tecido conjuntivo, vasculites e imunomediadas: LES, vasculite reumatoide, poliarterite nodosa, sarcoidose, púrpura trombocitopênica trombótica, angiite granulomatosa, síndrome hipereosinofílica idiopática, síndromes paraneoplásicas
Demência na depressão (pseudodemência depressiva)
Outras
Apneia do sono ou SAHOS Epilepsias parciais complexas Demência induzida por radiação Encefalite límbica (neoplasias/doenças autoimunes) LATE Encefalopatia por diálise

AIDS: síndrome da imunodeficiência adquirida; CAD: complexo AIDS-demência; LATE: encefalopatia da proteína TDP-43 relacionada com a idade predominantemente no sistema límbico; LES: lúpus eritematoso sistêmico; SAHOS: síndrome da apneia/hipopneia obstrutiva do sono. (Adaptada de Barbosa *et al.*, 2016.)

Encefalopatias tóxicas

São consideradas como a causa mais comum de DPR em idosos, frequentemente decorrem do uso crônico de medicamentos com ação no SNC que desencadeiam alterações cognitivas. Os medicamentos podem ser causa de *delirium* em 17% e de demência em 1,5 a 10% dos casos de idosos com declínio cognitivo (Sentíes-Madrid; Estañol-Vidal, 2006). Alguns medicamentos constituem causa frequente de *delirium*, que pode cronificar-se e ocasionar demência; cerca de 10% dos pacientes idosos com queixas cognitivas usam pelo menos um medicamento potencialmente indutor de demência (Clarfield, 1988; American Geriatrics Society Beers Criteria, 2019).

Os medicamentos podem causar demência por ação direta ou exacerbar um quadro de declínio cognitivo preexistente, até mesmo em decorrência das doenças para as quais foram prescritas. Existe uma série de drogas capazes de induzir o declínio cognitivo: os fármacos hipnótico-sedativos, os anticonvulsivantes, os anticolinérgicos, os antipsicóticos, os antidepressivos e os corticosteroides são considerados os maiores responsáveis (Bowen & Larson, 1993; Rogers, 2008; American Geriatrics Society Beers Criteria Update 2019) (Tabela 20.2).

O uso crônico de medicamentos anticolinérgicos pode causar déficit cognitivo e demência. Em um estudo de base comunitária com 201 idosos, foi observado que aqueles em uso de medicamentos com atividade sérica anticolinérgica superiores a 2,8 pmol/mℓ tiveram 13 vezes mais chance de somar menos de 24 pontos no Miniexame do Estado Mental (MEEM). Os efeitos anticolinérgicos são encontrados em uma ampla variedade de medicamentos, como antiparkinsonianos, antipsicóticos, antidepressivos e são frequentemente prescritos a idosos, com maiores riscos de declínio cognitivo e demência (Rogers, 2008; American Geriatrics Society Beers Criteria, 2019).

Quanto mais curta a duração dos sintomas, maiores as chances de regressão do declínio cognitivo com a suspensão do(s) medicamento(s) suspeito(s). É aconselhável, sempre que possível, substituir os medicamentos que tenham potencial para causar *delirium* ou demência. Ainda que não sejam eles os responsáveis, sua retirada pode minimizar os sintomas, havendo reversão parcial. Outra estratégia importante para o tratamento de qualquer condição clínica, especialmente em idosos, é selecionar para a prescrição os medicamentos sem interações farmacológicas e evitar a polifarmácia indevida.

O uso crônico de benzodiazepínicos, comum nas faixas etárias mais avançadas, está associado a alterações cognitivas e psicomotoras, incluindo piora da memória episódica, falta de concentração, desinibição, sonolência, disartria, incoordenação motora e quedas. Pode dar origem a déficits visuais-espaciais e aumentar o risco de acidentes com veículos automotores. O comprometimento de memória pode ser revertido com a suspensão do uso desses medicamentos. De acordo com revisão sistematizada e metanálise realizada por Lucchetta *et al.* (2018), apesar da associação entre benzodiazepínicos e demência ser inquestionável, as evidências não são capazes de inferir as diferenças entre os efeitos para a doença de Alzheimer, a DVa, benzodiazepínicos de curta e de longa ação e das várias cargas de exposição (duração e dose).

■ **TABELA 20.2** Substâncias associadas ao declínio cognitivo.

Anticolinérgicos: biperideno, triexifenidila
Hipnóticos e sedativos: benzodiazepínicos e hipnóticos não benzodiazepínicos em uso crônico: alprazolam, bromazepam, clonazepam, cloxazolam, diazepam, lorazepam, midazolam, triazolam, zolpidem
Antidepressivos: principalmente os tricíclicos
Antipsicóticos: haloperidol, levomepromazina, risperidona, tioridazina, entre outros, típicos e atípicos
Antiparkinsonianos: bromocriptina, amantadina, selegilina, pergolida, levodopa
Anticonvulsivantes: barbitúricos, fenitonína
Anti-histamínicos: bromofeniramina, clorfeniramina, buclizina, hidroxizina, cetirizina, cipro-heptadina, fexofenadina, loratadina, terfenadina, dimenidrinato, difenidramina, dozilamina
Antiespasmódicos: hioscina, escopolamina
Analgésicos narcóticos
Anti-hipertensivos: metildopa, propranolol, reserpina, clonidina
Cardiovasculares: digitálicos, quinidina, procainamida
Hipoglicemiantes: insulina, sulfonilureias
Miscelânea: lítio, psicoestimulantes, corticosteroides, cimetidina, metoclopramida, prometazina, antibióticos (quinolonas), antineoplásicos, relaxantes musculares, anti-inflamatórios não esteroides, dissulfiram, oxibutinina

Adaptada de Barbosa *et al.* (2016).

Os hipnóticos não benzodiazepínicos têm efeitos adversos semelhantes aos benzodiazepínicos em idosos e são considerados potencialmente inapropriados para eles. Os pacientes em uso prolongado de hipnóticos têm um risco de demência maior do que 2 vezes, especialmente entre os 50 e 65 anos de idade. Seu uso por tempo prolongado associa-se a um risco aumentado de desenvolvimento de demência como demonstrado em coorte com 5.993 indivíduos com insônia dos quais 49,4% faziam uso de hipnóticos não benzodiazepínicos (Chen *et al.*, 2012). Por essa razão, a meia-vida e a dose dos hipnóticos não benzodiazepinicos amplamente utilizados na população idosa também devem ser consideradas, especialmente em portadores de doença vascular encefálica, diabetes e hipertensão arterial (Shih *et al.*, 2015).

Além dos medicamentos, existem diversas substâncias ambientais neurotóxicas que podem ocasionar quadros de encefalopatia, tanto por exposição ocupacional quanto em decorrência dos hábitos de vida (Zaganas *et al.*, 2013). A intoxicação por metais pesados, como mercúrio, alumínio, manganês, tálio, chumbo, arsênio, bismuto e ouro, guarda relação com o desenvolvimento de quadros demenciais associados a neuropatia periférica, sintomas extrapiramidais e sintomatologia digestiva e respiratória. O tratamento consiste no uso de quelantes específicos e na retirada da exposição ao agente. Os quadros de intoxicação prolongada com solventes orgânicos também representam um fator de risco para o declínio cognitivo e podem resultar em demência.

Existem várias ferramentas para auxiliar prescrições sobre quais medicamentos têm grandes riscos de efeitos adversos na cognição, como os critérios de Beers da Sociedade Americana de Geriatria e os de STOPP/START para medicamentos potencialmente inapropriados da Universidade de Cork, Irlanda (American Geriatrics Society, 2019; O'Mahony, 2020). Existem evidências robustas de que a desprescrição pode ser realizada de maneira segura e melhorar desfechos clínicos, incluindo cognição e função psicomotora (Little, 2018).

Doenças compressivas intracranianas

Neste tópico serão descritas as condições que causam compressão mecânica do encéfalo, por ocuparem espaço dentro do crânio, também denominadas desordens extrínsecas. Dentre as doenças compressivas extrínsecas responsáveis por quadros demenciais, merecem destaque duas síndromes principais: a HPN e as lesões que ocupam espaço, ou lesões expansivas, intra ou extraparenquimatosas, como o HSDC e os tumores primários ou metastáticos. Dentre as DPR, juntamente com os medicamentos e a depressão, as doenças compressivas são consideradas entre aquelas com maior possibilidade real de reversão (Muangpaisan *et al.*, 2012).

Hidrocefalia de pressão normal ou comunicante

A HPN ou hidrocefalia comunicante ocorre como consequência da obstrução intermitente do fluxo e da absorção do líquido cefalorraquidiano (LCR) pelas vilosidades da aracnoide. O aumento da pressão do LCR ocasiona a expansão dos ventrículos cerebrais (ventriculomegalia). A fisiopatologia permanece desconhecida, mas, além da forma idiopática, a HPN pode manifestar-se como sintoma tardio de hemorragia subaracnóidea, doença cerebral isquêmica, após traumatismo ou infecção do SNC. É responsável por aproximadamente 2% de todos os casos de demência, e sua importância se deve ao fato de apresentar grandes chances de regressão completa do quadro demencial, caso o tratamento seja instituído precocemente e sem intercorrências (Ng *et al.*, 2009).

A síndrome característica consiste na tríade clássica de demência: declínio funcional propriamente dito, dificuldade à marcha (apraxia de marcha) e incontinência urinária, em associação com o alargamento do sistema ventricular, desproporcional ao grau de atrofia cerebral ao exame de neuroimagem (Silva e Damasceno, 2002). Os sintomas se desenvolvem gradualmente em semanas ou meses e então podem estabilizar-se ou progredir continuamente. A ordem de aparecimento dos sintomas pode ser variável. Nas fases iniciais, em geral aparecem alterações da marcha caracterizadas por base alargada, lenta, com arrastamento dos pés, que ficam aderentes ao solo, havendo tendência a quedas frequentes. Tipicamente surgem alterações de comportamento, associadas à síndrome do lobo frontal, como apatia, impulsividade, irritabilidade ou euforia. Os déficits cognitivos em geral se desenvolvem posteriormente e consistem de perda leve a moderada de memória, confusão mental, desorientação, lentidão de pensamento, dificuldades de concentração e demência. A incontinência urinária, mais frequente em fases tardias, pode manifestar-se como urgência urinária e infecções urinárias recorrentes, mas não ocorre em todos os casos. Há relatos de associação usual de HPN e apneia obstrutiva do sono (Oliveira *et al.*; Nitrini; Román, 2019). Em fases ainda mais avançadas, podem ser observados reflexos primitivos (como os reflexos de preensão palmar – *grasping* – e de projeção tônica dos lábios – *snouting*), sinais extrapiramidais simulando parkinsonismo, sinal de Babinski e espasticidade. A HPN pode associar-se à doença vascular e à doença de Alzheimer (Maalouf; Ringman; Shi, 2011). Não há diferenças entre a manifestação clínica da HPN idiopática e secundária.

Ainda há muitas controvérsias conceituais e de gerenciamento da HPN. A confirmação desta doença é bastante complexa, exigindo o envolvimento de especialistas em demência, porque a HPN idiopática não apresenta achados de imagens específicos, características clínicas ou patológicas e não há testes definitivos capazes de diagnosticar com precisão essa condição (Oliveira *et al.*; Nitrini; Román, 2019). O passo inicial no processo de diagnóstico é a avaliação da ventriculomegalia na imagem cerebral. O diagnóstico encontra suporte nos seguintes achados: (1) punções liquóricas com pressão de abertura normal; (2) hidrocefalia confirmada por exames de neuroimagem, como tomografia computadorizada (TC) ou ressonância magnética (RM); (3) RM para quantificação do fluxo sanguíneo cerebral (*arterial spin-labeling*); (4) cisternografia radioisotópica demonstrando alterações no fluxo liquórico; (5) testes funcionais como a resposta temporária à retirada de quantidades de LCR.

Os exames de neuroimagem (TC ou RM), em geral, mostram o alargamento dos ventrículos laterais, incluindo os cornos temporais, e do terceiro ventrículo, algumas vezes com edema periventricular (Figura 20.1). O alargamento ventricular é desproporcional ao grau de atrofia cerebral relacionada com a idade. O exame de RM pode permitir ainda o estudo de fluxo liquórico dentro do sistema ventricular, o que pode também ter utilidade diagnóstica quando observado turbilhonamento característico. Tentativas de estabelecimento de critérios diagnósticos com base em medidas da dinâmica do fluxo liquórico têm sido realizadas, dentre as quais o teste de infusão com pressão constante que consiste na infusão de soro fisiológico no espaço subaracnóideo lombar a uma velocidade aproximada de 0,76 mℓ/minuto por 30 a 60 minutos. Em pacientes com HPN, há um aumento da pressão de 300 para 600 mm de H_2O, o que não é observado em indivíduos normais (Mattei *et al.*, 2005). Em casos especiais, a pressão intracraniana (PIC) pode

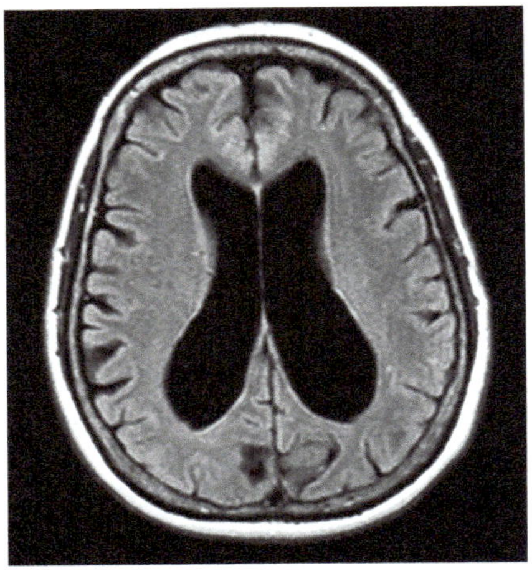

▪ **FIGURA 20.1** Hidrocefalia de pressão normal evidenciada em ressonância magnética.

ser monitorada continuamente para identificar e documentar hipertensão intracraniana intermitente.

A punção lombar é indicada (exceto nos casos em que a TC ou a RM indicam desvio da linha média ou efeito de massa) para mensuração da pressão e análise do LCR, com o objetivo de descartar processos inflamatórios ou infecciosos do SNC. A melhora da marcha com a retirada de grandes quantidades (30 a 50 mℓ) de LCR – o clássico *Tap-Test* (TT-LCR) – é apontada como um dos melhores indicadores do benefício cirúrgico. Estudo multicêntrico europeu, entretanto, analisou prospectivamente 115 pacientes submetidos à TT-LCR, e que apresentaram resistência de saída do LCR, e constatou que somente o melhor desempenho no teste de marcha (10 m de caminhada livre), correlacionou-se significativamente com a melhora clínica obtida 12 meses após tratamento cirúrgico. Os autores sugerem que o TT-LCR seja utilizado para selecionar os pacientes para cirurgia, mas não para excluí-los como candidatos dessa modalidade terapêutica (Wikkelso *et al.*, 2013).

Os fatores preditivos de melhores resultados com o procedimento cirúrgico, além da melhora da marcha e da cognição após a drenagem do LCR, incluem: causa secundária conhecida da HPN, alterações de marcha prévias ou concomitantes ao início da demência, duração dos sintomas menor que 2 anos, demência não muito grave, atrofia cortical não muito significativa à TC ou à RM, ausência de outro fator etiológico para a demência e inexistência de afasia (Graff-Radford *et al.*, 1989; Mattei *et al.*, 2005). O tratamento cirúrgico consiste na derivação (*shunting*) do LCR, seja ventriculoperitoneal, seja ventriculoatrial, ambas com interposição de válvula de média ou baixa pressão, ou ainda de pressão regulável. Esse procedimento pode melhorar muito a sintomatologia ou mesmo ser curativo. Os sintomas cognitivos e motores podem ser aliviados em até 80% dos casos, mas o resultado do procedimento é variável. A melhora cognitiva pode ser lenta, em alguns casos ocorrendo vários meses após o procedimento cirúrgico. É importante, porém, que a indicação do procedimento seja criteriosa, avaliando-se cada caso, pois, além das dúvidas quanto à previsão de melhora clínica a ser alcançada, existe a possibilidade de complicações. As complicações a longo prazo da derivação ventricular levam à necessidade de revisão do sistema em cerca de 20 a 50% dos pacientes (Mattei *et al.*, 2005; Pujari *et al.*, 2008). Em geral, a HPN secundária está associada a melhores resultados, o que é parcialmente explicado pela intervenção rápida com a colocação adequada da válvula, que continua sendo a primeira linha de tratamento (Oliveira; Nitrini; Román, 2019).

Hematoma subdural crônico

O HSDC constitui uma das formas mais comuns de hemorragia intracraniana encontradas na prática clínica; podem ser agudos ou subagudos, porém, em pacientes idosos com quadros demenciais, a principal apresentação é na sua forma crônica. Podem ocorrer seguindo-se ao traumatismo craniano (p. ex., após a ocorrência de quedas) ou espontaneamente. É possível que hematomas grandes se acumulem sem que ocorram sintomas significativos, devido ao decréscimo do volume encefálico comumente associado ao envelhecimento. Os HSDC podem ocorrer após pequenos traumatismos que nem sempre são relatados. Ausência de traumatismo pode ocorrer entre 30 e 50% dos casos. O paciente idoso ou até mesmo o familiar ou um cuidador, muitas vezes, não se recordam ou valorizam um episódio de queda ou traumatismo ocorrido semanas ou meses antes; os exames de neuroimagem confirmam o diagnóstico (TC ou RM; Figuras 20.2 e 20.3).

Quando a apresentação dos sintomas é difusa, particularmente em idosos com demência preexistente ou com história de alcoolismo crônico e epilepsia, sua investigação tende a ser subestimada. Outros fatores predisponentes incluem uso de anticoagulantes, diáteses hemorrágicas, baixa PIC secundária a desidratação ou após a remoção de LCR, após sessão de diálise, presumivelmente devido à disfunção plaquetária (Jones; Kafetz, 1999), doença renal crônica, doenças hepáticas, hematológicas, oncológicas, entre outras.

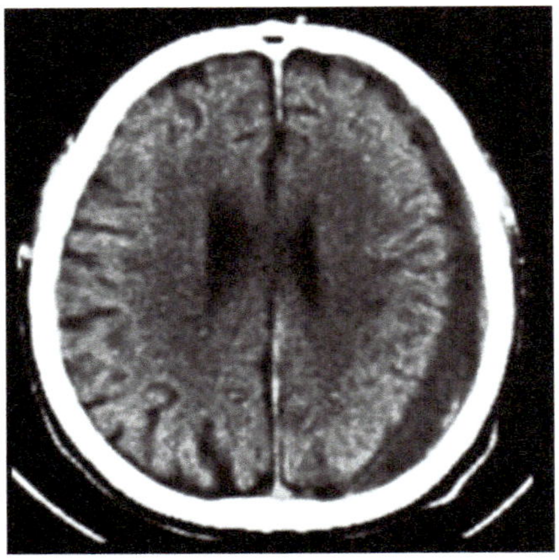

▪ **FIGURA 20.2** Hematoma subdural crônico evidenciado em tomografia computadorizada.

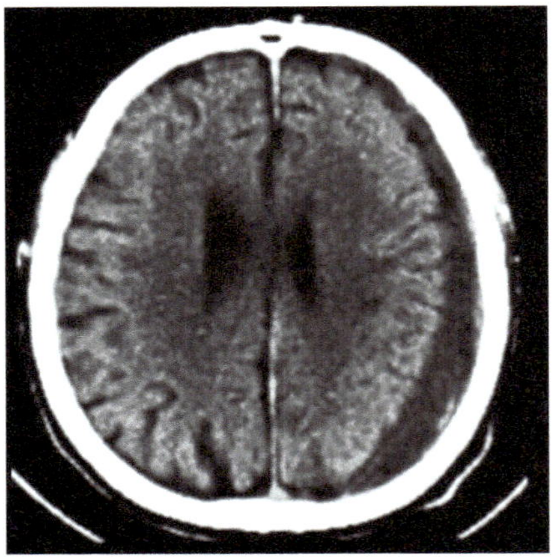

▪ **FIGURA 20.3** Hematoma subdural crônico evidenciado em ressonância magnética.

A patogênese do HSDC não é clara; em idosos, as veias pontes subdurais se tornam mais suscetíveis à ruptura devido ao estiramento ocasionado pela atrofia cerebral e à perda de massa óssea da calota craniana, ocasionada por osteopenia ou por osteoporose, reduzindo a proteção mecânica. A apresentação clínica é variável, os sinais e sintomas tendem a ser insidiosos, e a sua progressão, lenta. Quando pequenos, os hematomas podem ser assintomáticos e em geral têm resolução espontânea. Podem aparecer sinais neurológicos focais (afasia e hemiparesias), cefaleia e nível alterado de consciência devido ao aumento da PIC, quedas de repetição, epilepsia, mas alguns pacientes apresentam apenas alterações de personalidade, com confusão mental e outros déficits cognitivos (Velasco *et al.*, 1995). Quanto à investigação, a TC permanece como o método de escolha para o diagnóstico e a mensuração dos HSDC. Embora existam variações propostas para o tratamento, quando há compressão de estruturas corticais por efeito de massa, a drenagem cirúrgica da coleção usando trepanações e a colocação de sistema temporário e fechado de drenagem contínua é o método mais comumente empregado. O tratamento cirúrgico pode restaurar totalmente a função mental, principalmente se o diagnóstico for precoce. O estado neurológico ao diagnóstico é o fator prognóstico mais significativo (Rozzelle *et al.*, 1995). A morbidade e mortalidade do HSCD são variáveis de acordo com a literatura. O índice de mortalidade durante o período de internação hospitalar foi de 15,6% em uma série de 157 pacientes (Rozzele *et al.*, 1995). A morbidade e mortalidade após neurocirurgia são de 16 e 6,5%, respectivamente. A diferença significativa resulta do fato de os mais graves não serem elegíveis à cirurgia (van Havenberg *et al.*, 1996).

Tumores intracranianos

Os tumores primários ou metastáticos, particularmente os que envolvem os lobos frontais e temporais, com frequência causam mudanças no estado mental, mas, quando não existem sinais neurológicos focais, o seu diagnóstico é sempre subestimado. Existem evidências de que os tumores malignos estejam de fato aumentando em frequência, notadamente em idosos. Sua prevalência atinge de 1 a 4% de todos os casos de demência (Cunha, 1990). Os tumores encefálicos mais encontrados na população acima dos 65 anos de idade são: primários (em torno de 50% dos casos), em ordem de frequência: meningiomas, glioblastoma multiforme, astrocitomas, neurinoma do acústico, linfomas e tumores metastáticos (50% dos casos), estes últimos mais comumente secundários às neoplasias de pulmão, de mama, melanomas e de próstata.

A sintomatologia de apresentação dos tumores encefálicos depende do local da lesão, podendo ser unilaterais, com afasia e hemiparesia direita ou com hemiparesia esquerda e heminegligência, ou podem ocasionar cefaleia, papiledema, confusão mental progressiva e coma em consequência do aumento da PIC. Os idosos têm como apresentação clínica mais frequente a disfunção cognitiva, sem déficits focais, sugerindo antes uma demência do que uma lesão expansiva. Os sintomas iniciais resultantes do efeito de massa, pressão local e distorção das estruturas adjacentes, ainda sem aumento importante da PIC, podem manifestar-se com um quadro de irritabilidade, labilidade emocional, esquecimento, mudanças de personalidade e comportamento social inadequado, além de alterações da marcha e da linguagem. O meningioma, o tumor intracraniano benigno mais comum, em geral tem curso lento de crescimento e alta probabilidade de reversão do quadro demencial após o tratamento cirúrgico.

O diagnóstico é realizado por exames de neuroimagem, sendo a RM o procedimento mais indicado para a avaliação de todos os tipos de tumores, devido à sua alta sensibilidade e à sua capacidade de delinear pequenos tumores situados em locais próximos aos ossos, no quais a presença de artefatos pode limitar a utilidade da TC (Figura 20.4). A RM também apresenta maior sensibilidade para detectar edema de tecidos e localizar, com mais precisão, o tumor e sua relação com as estruturas normais adjacentes. A tomografia computadorizada por emissão de pósitrons (PET-TC) vem se mostrando efetiva para a detecção de tumores cerebrais com a utilização de diversos radiotraçadores, mas com indicações específicas e valores prognósticos significativos (Treglia G *et al.*, 2019).

O tratamento depende do tipo de tumor e dos recursos disponíveis (cirúrgicos, oncológicos, hormonais). Dependendo do local, do tipo e do tamanho do tumor, existem possibilidades de recuperação completa. Pode também ocorrer déficit cognitivo secundário à radioterapia, em razão de encefalopatia difusa por radionecrose, leucoencefalopatia e atrofia cortical. Geralmente são observados casos de demência por radioterapia em doses superiores a 1.800 cGy (especialmente maiores que 5.000 cGy). A apresentação clínica é geralmente entre 6 e 36 meses após a administração da radioterapia, podendo ocorrer até muitos anos depois (Sentíes-Madrid; Estañol-Vidal, 2006).

Traumatismos

A ocorrência de traumatismo cranioencefálico (TCE) pode ocasionar uma síndrome amnéstica com duração e intensidade proporcionais à gravidade da lesão. Muitos pacientes, e em especial os mais idosos, podem permanecer durante muitas semanas com confusão mental e déficits cognitivos, sugerindo o diagnóstico de demência, até que haja a restauração completa da memória recente.

Os exames de neuroimagem são indispensáveis após um episódio de TCE, já que várias complicações com lesões estruturais merecem tratamento imediato, como a hidrocefalia pós-traumática e o hematoma subdural agudo ou crônico. Alguns estudos têm demonstrado que a história de TCE prévio, especialmente com perda de consciência, é fator de risco para a doença de Alzheimer; um exemplo clássico de demência por traumatismos cranianos de repetição é a demência pugilística (Areza-Fegyveres *et al.*, 2005).

Existem evidências de que complicações psiquiátricas resultantes de concussões repetidas no esporte ocorrem na população adulta. Justifica-se, portanto, o rastreamento de diversas condições, tais como depressão, apatia, ansiedade, instabilidade emocional, uso abusivo de substâncias, alterações de comportamento, pensamentos de suicídio e declínio cognitivo em adultos e em idosos com história de concussões repetitivas em associação com o esporte, notadamente boxe e futebol americano. Encefalopatia traumática crônica pode se manifestar com comprometimento cognitivo ou alterações de comportamento

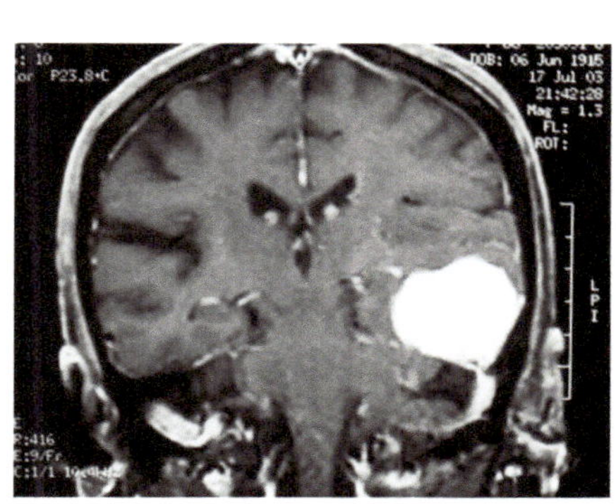

FIGURA 20.4 Tumor intracraniano (meningioma) diagnosticado por ressonância magnética.

e humor, e ocorre anos após concussão ou traumatismo encefálico repetitivo. Ainda são escassos na literatura dados sobre prognóstico, ferramentas diagnósticas e tratamento apropriado (Finkbeiner *et al.*, 2016). O TCE e suas sequelas neuropsiquiátricas estão descritas na quinta edição do Manual Diagnóstico e Estatístico de Transtornos Mentais (DSM-5). São apresentados critérios para comprometimento cognitivo maior e menor em consequência de TCE (American Psychiatric Association, 2013).

Encefalopatias infecciosas: infecções do sistema nervoso central

Neurossífilis

Apesar de ser considerada uma causa rara de demência, a sífilis terciária ainda ocorre em nosso meio, atualmente em especial pelo número crescente de idosos infectados pelo vírus da imunodeficiência humana – HIV (Nitrini *et al.*, 1995; Vale; Miranda, 2002; Takada *et al.*, 2003). A manifestação neurológica pode ser muito variável, desde demência relacionada com dificuldades de memória e concentração até alterações importantes do comportamento e personalidade: apatia, negligência, irritabilidade, alterações do julgamento, e até fenômenos psicóticos graves. Outros sinais neurológicos podem estar presentes, tais como tremores, alterações da marcha, disartria, hiperreflexia, e pupilas de Argyll-Robertson (irregulares, reativas à acomodação, mas não à luz). O diagnóstico deve basear-se em quadro clínico, testes sorológicos e investigação do LCR, com as devidas reações imunológicas.

Neurossífilis pode ocorrer a qualquer momento durante o curso da infecção. A incidência – atualmente em ascensão – e o padrão epidemiológico têm sofrido variações ao longo do tempo. A maioria dos casos de neurossífilis é assintomática ou com quadros iniciais (meninges e meningovasculares), tendo havido decréscimo das formas tardias. Os principais fatores de risco são sexo masculino, idade, infecção pelo HIV. Não há prova diagnóstica suficientemente sensível e específica que permita o diagnóstico isoladamente. Em estudo de hospital terciário de Madrid com análise descritiva de 38 pacientes, foram encontradas 39,3% de formas assintomáticas seguidas pela forma ocular, 21%, forma clássica, 14,3%, e com deteriorações cognitiva e psiquiátrica (Villar-Quiles; Porta-Etessam, 2016). Diferentemente de outros estágios, a neurossífilis deve ser tratada pela via de administração intravenosa (IV). O regime preferencial é a aplicação da penicilina G intravenosa (3 a 4 milhões U IV, a cada 4 horas, ou 18 a 24 milhões U/dia durante infusão contínua) por 10 a 14 dias.

Distúrbios neurocognitivos associados ao vírus da imunodeficiência humana

Há uma grande variedade de complicações neurológicas e de alterações neuropsiquiátricas em pacientes infectados pelo vírus da imunodeficiência humana (HIV), por ação direta deste no SNC, causando encefalite, ou pelas infecções oportunistas favorecidas pela imunossupressão. No Brasil, houve redução das infecções oportunistas, tais como a toxoplasmose, a tuberculose, as meningites fúngicas, as encefalites virais por herpes simples e o citomegalovírus, além da neurossífilis com a instituição da terapia antirretroviral (TARV) altamente ativa, propiciando a restauração da resposta imune (Christo, 2010).

Os principais fatores de risco para os distúrbios neuropsiquiátricos associados ao HIV (HAND) incluem: nadir de LT-CD4+ < 350 células/mm^3 ou LT-D4+ atual < 350 células/mm^3, idade > 50 anos, coinfecção pelo vírus da hepatite C, diabetes ou resistência à insulina, doença cardiovascular e nível de escolaridade baixo. As HAND são divididas em: alteração neurocognitiva assintomática, distúrbio neurocognitivo leve/moderado e demência associada ao HIV (complexo AIDS-demência [CAD]).

O perfil das alterações cognitivas mudou após a introdução da TARV. Houve redução da incidência da demência, mas aumento da sua prevalência, sobretudo das formas mais leves, em razão do maior número de pessoas infectadas e do aumento da expectativa de vida (Elbirt *et al.*, 2015). A demência ocorre com maior frequência em pacientes gravemente imunocomprometidos e nos estágios avançados da doença, embora possa também ser uma das apresentações iniciais. Atualmente a prevalência de demência associada ao HIV é estimada em 2% (Elbirt *et al.*, 2015). A encefalite pelo HIV está relacionada principalmente com estado de imunossupressão avançada, sobrevida prolongada, tipo de exposição ao HIV e tratamento com zidovudina (Gray *et al.*, 1994). Linfomas primários e infecções oportunistas do SNC, como leucoencefalopatia multifocal progressiva, toxoplasmose e meningite fúngica, podem também ocasionar manifestações neurológicas e demência em pacientes portadores de HIV.

As alterações cognitivas associadas ao HIV são tipicamente subcorticais e podem estar associadas a comprometimentos comportamentais e motores. O quadro demencial em geral é progressivo. No início, observam-se os seguintes sintomas: cognitivos (esquecimento, lentidão do pensamento, alterações da atenção, concentração e linguagem), motores (alterações de marcha, equilíbrio e coordenação) e comportamentais (apatia, isolamento social, agitação e até mesmo psicoses). Com o agravamento do quadro ocorre declínio cognitivo pronunciado, retardo psicomotor, piora das alterações de comportamento e aparecimento de outros sinais neurológicos, tais como tremor, paraparesias e incontinência esfincteriana.

A patogênese da neurodegeneração associada à infecção pelo HIV não está bem elucidada. A replicação do HIV no cérebro a longo prazo ocorre sobretudo nos astrócitos e micróglia, tornando o vírus menos vulnerável à TARV e tardiamente comprometendo a função neuronal. O comprometimento cognitivo é resultado da atividade viral e do processo inflamatório e outros mediadores de células do sistema imune (Watkins; Treisman, 2015). Embora a infecção do SNC possa ser avaliada por marcadores no LCR, eles não são específicos para o diagnóstico (Christo, 2010). O diagnóstico das HAND é clínico, sendo corroborado por testes neuropsicológicos, exames de neuroimagem e do LCR.

A idade avançada em pacientes infectados pelo HIV predispõe à demência e ambos (idade avançada e demência) são indicadores de pior prognóstico para a infecção (Balslev *et al.*, 1997). Apesar disso, os resultados benéficos obtidos com a TARV tornaram o CAD uma demência potencialmente reversível, ainda que temporariamente, visto que permanece controversa a extensão e a duração da resposta ao tratamento. O início oportuno da TARV constitui a melhor estratégia preventiva, evitando-se o baixo nadir de LT-CD4+, considerado o principal fator de risco associado às HAND (Elbirt *et al.*, 2015).

Uma revisão sistemática da Biblioteca Cochrane envolvendo 711 pacientes demonstrou não haver evidências que apoiem o uso de adjuvantes no tratamento de demência associada à infecção pelo HIV. Não se observou melhora cognitiva ou de qualidade de vida nos ensaios clínicos incluídos nessa revisão realizada por Uthman e Abdulmalik (2008).

Meningites crônicas

Várias outras doenças causadas por agentes infecciosos podem acarretar demência. Entre elas, merecem destaque a tuberculose, as infecções fúngicas e parasitárias, a leucoencefalopatia multifocal progressiva (papovavírus) e a encefalite por herpes-vírus simples. A tuberculose é geralmente de mais fácil detecção do que as infecções fúngicas, devido ao curso mais fulminante, com sintomas clínicos como febre, fraqueza, emagrecimento, cefaleia, sinais neurológicos focais, disfunção de memória e confusão mental, podendo evoluir com meningismo e convulsões. As meningites fúngicas em geral têm um curso clínico indolente, e muitas vezes são diagnosticadas a partir de uma história de vários meses ou mesmo anos de declínio cognitivo. A criptococose é a mais comum delas, e o seu diagnóstico é difícil, mesmo quando há suspeita. Outras infecções fúngicas que também causam meningites incluem a coccidioidomicose, a histoplasmose e a candidíase (Walsh *et al.*, 1985).

Dentre as doenças parasitárias, as que mais frequentemente estão associadas a quadros demenciais são a toxoplasmose e a cisticercose. A toxoplasmose é a infecção oportunista mais comum em pacientes com doença pelo HIV. Além dos quadros de meningoencefalite fulminante com *delirium*, estupor, crises convulsivas, meningismo e sinais neurológicos focais, a toxoplasmose pode ocasionar no SNC múltiplas lesões com efeito de massa e, por consequência, quadros de confusão mental e declínio cognitivo.

Quanto à cisticercose, estima-se que no Brasil ainda seja endêmica, ocorrendo em até 10% das pessoas. O envolvimento do SNC ocorre em cerca de 70% das pessoas infectadas. Além dos problemas neurológicos e neurocirúrgicos, pela presença de cistos ou nódulos calcificados, meningite crônica e hidrocefalia obstrutiva, as formas psiquiátricas puras são encontradas em até 15% dos pacientes com neurocisticercose (Forlenza *et al.*, 1997). São comuns manifestações típicas das DVa, e até mesmo é descrita uma provável associação da neurocisticercose com maior suscetibilidade ao acidente vascular encefálico (AVE) de pequenos vasos causado por vasculite. Comprometimento significativo de memória operacional, da memória episódica verbal, das funções executivas, da linguagem, da praxia construtiva e da orientação visual espacial foram descritos em 40 pacientes com diagnóstico de neurocisticercose ativa, com 12,5% dos casos preenchendo critérios diagnósticos de demência. Estes achados não puderam ser explicados pela presença de epilepsia ou uso de medicamentos anticonvulsivantes (Andrade *et al.*, 2010).

Neuroborreliose – Doença de Lyme

É uma doença inflamatória multissistêmica causada pela espiroqueta *Borrelia burgdorferi*, transmitida por carrapato, que pode ocasionar diversas anormalidades no SNC, incluindo meningorradiculite, neuropatias e encefalopatias. A forma mais comum de acometimento durante os estágios tardios de infecção é a encefalopatia, que se desenvolve em um pequeno número de casos, e se manifesta por sintomas leves, como cansaço, instabilidade emocional, esquecimento, confusão mental, dificuldades de concentração e alterações de linguagem sem nenhum outro déficit neurológico associado. O tratamento com antibioticoterapia específica pode reverter o declínio cognitivo.

Doença de Whipple

É causada pelo bacilo *Tropheryma whippelii* e cursa com manifestações gastrintestinais (entre as quais síndrome de má absorção), musculoesqueléticas, com artralgia, febre baixa e envolvimento do SNC. As manifestações neurológicas consistem em encefalopatia progressiva com déficit cognitivo, perda de memória, mudanças de personalidade, convulsões, nistagmo, oftalmoplegia. O LCR mostra pleocitose moderada e proteína elevada; a TC pode mostrar lesões focais. O diagnóstico é confirmado pela biopsia do duodeno ou de outros órgãos envolvidos ou pela detecção do agente pela utilização da reação em cadeia da polimerase. A terapia atual consiste em antibioticoterapia com doxiciclina associada à hidroxicloroquina por 12 meses (Fenollar *et al.*, 2014).

Encefalopatias relacionadas com o álcool

Alcoolismo crônico

A dependência química é um problema importante e subestimado no idoso; os riscos e alterações relacionadas com o alcoolismo permanecem pouco diagnosticados e tratados. Em geral, o uso abusivo e a dependência do álcool em idosos são acompanhados por doenças psiquiátricas, como a depressão e o transtorno da ansiedade, ou por fatores de ordem psicossocial, como a solidão, o isolamento, a viuvez, dentre outros. As alterações cognitivas em decorrência das complicações do alcoolismo são muito mais frequentes em idosos dependentes do que em jovens. A sua manifestação é heterogênea, incluindo desde declínio cognitivo mínimo ou amnésia até a franca instalação da demência (Fink *et al.*, 1996).

Há vários mecanismos que podem participar da patogênese da perda neuronal na demência relacionada com o alcoolismo crônico, como se segue: hipoxia, ocorrência de infartos isquêmicos, encefalopatia hepática, carências nutricionais, traumatismo craniano, hematoma subdural e também por efeito direto e toxicidade do álcool. Esta diversidade de possíveis mecanismos pelos quais o álcool pode estar relacionado com o desenvolvimento de um processo demencial faz com que esses distúrbios sejam classificados como grupo, e não como uma única condição.

Demência relacionada com o álcool

A expressão *demência alcoólica* é controversa, usada para descrever as alterações cognitivas e comportamentais ocasionadas pelo alcoolismo crônico, questionada por muitos autores, pela ausência de um substrato neuropatológico que a discrimine. A hipofunção de neurotransmissores no diencéfalo e no prosencéfalo basal foi associada ao declínio cognitivo decorrente do alcoolismo crônico. Na demência relacionada com o álcool, são descritos sintomas frontais predominantes aos cognitivos, com retardo psicomotor, perda de concentração, apatia, desorientação, mudanças afetivas, irritabilidade e alterações do julgamento. O alcoolismo crônico provoca atrofia cortical difusa e ventriculomegalia, alterações evidenciadas à neuroimagem, aparentemente devido ao efeito tóxico direto no tecido cerebral, independentemente da sua associação com as síndromes de Wernicke e Korsakoff.

Os critérios diagnósticos para a demência relacionada com o álcool incluem, segundo Oslin *et al.* (1998), o diagnóstico de demência realizado ao menos 60 dias após a última exposição ao álcool, mínimo de 35 doses padrão para homens e 28 para mulheres, por semana, por mais de 5 anos e abuso significativo do etanol por 3 anos após o início do declínio cognitivo.

Pode haver melhora progressiva da capacidade cognitiva com a abstinência prolongada. Estudo com indivíduos abstinentes, no entanto, demonstrou abstração verbal e não verbal deficientes, coordenação visuomotora, aprendizado e memória alterados, mesmo em períodos prolongados de abstinência. Sendo assim, as possibilidades de reversão da síndrome demencial são remotas em caso de abstinência completa, e mesmo pequenas quantidades de consumo de bebidas alcoólicas podem exacerbar o estado confusional (Asada *et al.*, 2010).

Síndrome de Wernicke-Korsakoff

A doença de Wernicke e a psicose de Korsakoff foram identificadas no final do século passado. A primeira é caracterizada por nistagmo, ataxia de marcha, paralisia do olhar conjugado e confusão mental. Esses sintomas em geral têm início abrupto, ocorrendo mais frequentemente em combinação. A psicose de Korsakoff é um transtorno mental no qual a memória de retenção está seriamente comprometida. O complexo de sintomas que abrange o comprometimento do aprendizado e da memória, bem como as manifestações da doença de Wernicke, é designado síndrome de Wernicke-Korsakoff (Zubaran *et al.*, 1996).

Na encefalopatia de Wernicke, ocorre um quadro típico de estado confusional agudo secundário à deficiência de tiamina por carência nutricional comumente associada ao abuso de álcool. Caracteriza-se pelo *delirium*, com redução da atenção e do estado de alerta, associado a alguns déficits neurológicos focais: anormalidades da motricidade ocular extrínseca (nistagmo, diplopia, oftalmoparesia), ataxia de marcha, podendo evoluir até o estupor e coma, além de causar óbito, se não for instituído o tratamento com tiamina parenteral. Os achados em neuroimagem estrutural incluem atrofia cortical de predomínio frontal e redução de volume dos tálamos e corpos mamilares (Bottino *et al.*, 2011).

Infelizmente, a maior parte dos pacientes que sobrevivem, sobretudo quando o tratamento é tardio, permanece com síndrome amnéstica de forma pronunciada e crônica, o que configura a síndrome de Korsakoff. Na psicose de Korsakoff, além do prejuízo crônico e importante da memória recente, com confabulações associadas, a memória remota encontra-se às vezes comprometida, enquanto permanecem relativamente preservadas a memória imediata e as demais funções cognitivas, mas pode haver um declínio contínuo e progressivo, com demência estabelecida. Com o tratamento primário, não há, até o momento, intervenção comprovadamente eficaz para o comprometimento cognitivo na síndrome de Korsakoff. Provas terapêuticas com donepezila e memantina podem ser consideradas a fim de melhorar memória e atenção, embora não haja estudos controlados (Johnson; Fox, 2018).

Encefalopatias endócrinas, metabólicas e carenciais

De maneira geral, quase todas as doenças sistêmicas, inflamações ou infecções crônicas podem predispor ao quadro de encefalopatia com disfunção cognitiva por interferirem na homeostase metabólica do cérebro. Exemplos incluem as infecções do trato urinário, as infecções pulmonares, as septicemias, o lúpus eritematoso sistêmico (LES), as vasculites, o diabetes melito e as doenças cardiovasculares, como a ICC, a encefalopatia hipertensiva e o infarto agudo do miocárdio. Os distúrbios hidreletrolíticos, especialmente os relacionados às desordens no metabolismo do cálcio, do sódio plasmático e a desidratação, além das insuficiências renal, hepática e pulmonar, podem também manifestar-se clinicamente com predomínio das alterações do estado mental. Em geral, o déficit cognitivo é flutuante, variando de acordo com a gravidade da desordem que o ocasionou. Não havendo correção dos quadros agudos ou subagudos que constituem o *delirium*, a tendência é de persistência do comprometimento cognitivo, evoluindo para o óbito, ou para uma síndrome demencial persistente (Barbosa; Machado; Vieira, 2016).

Nesse grupo estão algumas condições importantes em idosos, que serão apresentadas a seguir: desordens endócrinas como o hipotireoidismo, as carências nutricionais como a deficiência da vitamina B12 e as desordens do metabolismo de cálcio, em especial o hiperparatireoidismo. Em geral, é difícil haver a confirmação da relação causal direta entre a demência e os transtornos metabólico, endócrino ou nutricional, mas, de qualquer forma, essas desordens merecem ser investigadas sempre que houver suspeita clínica, porque são essencialmente tratáveis, havendo chance de reversões parcial ou total do quadro demencial, além da oportunidade do tratamento dos outros sintomas clínicos a elas relacionados (Clarfield, 1988).

Hipotireoidismo e outros distúrbios endócrinos

As disfunções tireoidianas (hipotireoidismo e hipertireoidismo) são as mais importantes causas endócrinas relacionadas ao declínio cognitivo. Foi demonstrado que baixos e altos níveis de tireotropina estão associados ao risco aumentado da doença de Alzheimer em mulheres (Tan *et al.*, 2008). Acredita-se que baixos níveis de hormônio tireoidiano no SNC podem diretamente aumentar a expressão do precursor da proteína amiloide (Ghosh *et al.*, 2010). A frequência dos sinais e dos sintomas não cognitivos do hipotireoidismo em geral não difere dos casos sem demência. Sintomas como lentidão do pensamento, depressão, apatia, alterações súbitas do estado mental, ideias delirantes e alucinações podem estar presentes. O tratamento adequado destas condições pode reverter o quadro demencial, ou reduzir os sintomas cognitivos, quando se caracteriza por uma comorbidade, em pacientes com síndrome demencial atribuíveis a outras causas (p. ex., neurodegenerativa), condição essa mais frequente em nosso meio do que em estudos publicados em outros países (Cunha, 1990; Herrera *et al.*, 2002; Clarfield, 2003).

O hipertireoidismo pode manifestar-se com intolerância ao calor, diminuição de peso, diarreia, taquicardia, insônia, ansiedade, excitação psicomotora, desatenção, alterações de personalidade e hiper-reflexia. Com o avançar da idade, paradoxalmente, pode causar letargia e demência (hipertireoidismo apático). O hipertireoidismo subclínico também foi relacionado com o risco aumentado da doença de Alzheimer em idosos (Ghosh *et al.*, 2010).

Nos casos de hiperparatireoidismo primário, as alterações no estado mental se tornam mais frequentes à medida que os níveis séricos de cálcio aumentam, sendo a correção da hipercalcemia na maioria das vezes eficaz para a regressão do déficit cognitivo. O hipoparatireoidismo, a doença de Cushing (e o uso crônico de corticosteroides), a doença de Addison e o pan-hipopituitarismo são algumas outras anormalidades endócrinas que podem ocasionar transtornos cognitivos, no entanto raramente se apresentam como demência. Os sinais clínicos podem ocorrer de maneira isolada e súbita, sendo necessário que ocorra a confirmação por exames complementares. Déficit cognitivo mais acentuado também foi demonstrado em pacientes com hipoglicemia recorrente ou persistente e com diabetes melito sem controle glicêmico adequado.

Carências nutricionais

As deficiências de vitamina B12, de ácido fólico, de tiamina e de niacina são exemplos de carências nutricionais associadas ao declínio cognitivo. Níveis de vitamina B12 no limite inferior da normalidade (< 250 ρmol/G) estão associados a doença de Alzheimer, DVa e doença de Parkinson (Moore *et al.*, 2012). Agitação, irritabilidade, apatia e confusão mental são alguns dos sintomas neuropsiquiátricos que podem estar presentes nessas hipovitaminoses. Tais anormalidades podem ocorrer como manifestação aguda, em quadros de *delirium*, de depressão, de ansiedade e até mesmo de mania e psicose. Em geral, o diagnóstico é tardio, e pode haver evolução para a demência, como já descrito para a deficiência de tiamina na síndrome de

Wernicke-Korsakoff. A pelagra, em geral relacionada com o alcoolismo e a desnutrição, por deficiência de niacina (ácido nicotínico ou vitamina B3) apresenta-se com três sinais clínicos típicos: dermatite, demência e diarreia.

A prevalência da deficiência da vitamina B12 sabidamente aumenta com a idade e é estimada entre 8 e 10% dos idosos (Sanz-Cuesta *et al.*, 2012). Isso é demonstrado pelos baixos níveis séricos da vitamina ou pela elevação da concentração de dois metabólicos, ácido metilmalônico e homocisteína, que são dependentes da vitamina B12 para a sua depuração. A deficiência da vitamina B12 pode ocorrer como manifestação de uma doença autoimune causada pela ausência de secreção gástrica do fator intrínseco de absorção, denominada anemia perniciosa, ou por outras condições que também podem afetar a absorção de B12, tais como a gastrectomia, a ilectomia e a doença inflamatória intestinal, o uso de fármacos e as carências nutricionais.

A deficiência de vitamina B12 pode ser assintomática ou podem ocorrer alterações hematológicas: macrocitose, granulócitos hipersegmentados, anemia megaloblástica, além de neuropatia periférica, mielopatia e as alterações do estado mental. Os quadros mais graves podem cursar com neuropatias periférica e central (degeneração subaguda combinada da medula) e demência. As alterações do estado mental podem ocorrer na ausência das clássicas anormalidades clínicas, neurológicas e hematológicas, não obstante estarem frequentemente associadas em estágios tardios, quando a demência já é geralmente irreversível. O diagnóstico é feito pela determinação do nível sérico da vitamina B12, e esse exame foi incorporado tradicionalmente à triagem laboratorial das demências, em virtude da dificuldade de se estabelecer o diagnóstico por critérios clínicos somente (O'Neill; Barber 1993).

Um grande número de estudos tem demonstrado, no entanto, que a reposição de vitamina B12, mesmo quando realizada em fases iniciais da instalação do déficit cognitivo, raramente promove reversão total da demência e dos outros sintomas neurológicos. Assim, vários autores questionam a importância da deficiência da vitamina B12 como causa de demência potencialmente reversível (Clarfield, 1988). Algumas investigações indicam que a duração da deficiência de cobalamina é fundamental para o prognóstico: os pacientes sintomáticos por períodos menores que 1 ano (sobretudo menores que 6 meses) são os que podem apresentar melhores resultados com o tratamento (Cunha *et al.*, 1995). Esta reversibilidade cognitiva é descrita em muitos relatos como parcial, em fases mais iniciais, com quadros leves (Clarfield, 1988, 2003).

De qualquer maneira, a determinação do nível sérico da vitamina B12 deve ser sempre solicitada em casos suspeitos, pois o tratamento, mesmo que somente como comorbidade, está justificado devido aos riscos de falência da medula óssea, além das demais consequências hematológicas, psiquiátricas e neurológicas que podem ser tratáveis. A suplementação de vitamina B12 administrada oral ou parenteralmente em altas doses pode ser eficaz; apesar de questionada por alguns pesquisadores, um estudo multicêntrico aleatorizado demonstrou que a via oral é alternativa eficaz para reposição de vitamina B12. O esquema proposto para reposição oral foi de 1 mg/dia durante 8 semanas e, em seguida, 1 mg/semana, por 44 semanas (Sanz-Cuesta *et al.*, 2012). A suplementação por via oral foi comparada à parenteral em uma revisão da Cochrane de 2018 que incluiu 153 participantes. Ambas as vias foram eficazes para aumentar os níveis de vitamina B12 (Wang *et al.*, 2018).

Quanto à deficiência de ácido fólico, a relação direta com a demência é discutível, e raramente ocorre de forma isolada. Em geral é vista em associação com a deficiência de vitamina B12, com desnutrição, alcoolismo, doenças psiquiátricas ou com o uso crônico de anticonvulsivantes. Antes da suplementação de ácido fólico, o nível sérico da vitamina B12 deve ser sempre averiguado, pois a suplementação oral do ácido fólico pode mascarar os quadros de anemia megaloblástica devido à normalização dos índices hematimétricos, apesar da persistência da deficiência da vitamina B12.

Doenças autoimunes

"Demência autoimune" é um termo usado para descrever um distúrbio autoimune responsivo a esteroides, caracterizado por uma DRP com um curso flutuante. Essa condição, diferentemente da encefalopatia paraneoplásica, é mais comum em mulheres (Flanagan *et al.*, 2010).

A doença autoimune que com maior frequência produz alterações neuropsiquiátricas é o LES. Existem sintomas psíquicos relacionados primariamente à atividade lúpica e outros secundários à uremia, à hipertensão, à infecção e aos corticosteroides. A demência associada ao LES afeta a memória tanto de curto quanto a longo prazo e é acompanhada por alterações no julgamento, na abstração e em outras funções cognitivas. A presença de alterações graves de memória e de concentração, bem como achados neurológicos focais, é sugestiva de LES com acometimento do SNC (Bhangle*et al.*; Kramer; Rosenstein, 2013). Além disso, pode manifestar-se com crises convulsivas, eventos vasculares encefálicos, neuropatia periférica e de nervos cranianos, mielopatia e psicose. Distinguir as manifestações neuropsiquiátricas do LES dos transtornos psiquiátricos induzidos por corticosteroide constitui um desafio diagnóstico. Em geral, quando elas são induzidas por essa classe de medicamentos, os sintomas ocorrem em geral após 8 semanas do início ou do aumento da dosagem e há regressão completa com a redução da dose.

Outras doenças autoimunes associadas à demência são as vasculites, a arterite temporal, a poliarterite nodosa, a doença de Behçet, a púrpura trombocitopênica trombótica e a sarcoidose.

A sarcoidose pode mimetizar diversas condições neurológicas, com manifestações clínicas e de neuroimagem variáveis. As manifestações neurológicas podem ser periféricas e centrais, estas podendo ser resultantes também de vasculite de vasos intracranianos. Manifestações sistêmicas e exames de imagem torácica podem ajudar no diagnóstico. O LCR pode ser normal, mas são comuns a pleocitose e o aumento de proteínas. A biopsia do tecido afetado pode ser necessária para o diagnóstico.

Demência na depressão: pseudodemência depressiva

O termo "pseudodemência" se refere a condições neuropsiquiátricas que simulam o prejuízo cognitivo. Na maioria das vezes está associada a comprometimento cognitivo secundário à depressão, mas também pode ocorrer na doença bipolar, na esquizofrenia, nos transtornos de ansiedade, no transtorno de estresse pós-traumático, na somatização, nos transtornos de personalidade e nas epilepsias parciais complexas (Sentíes-Madrid; Estañol-Vidal, 2006).

O termo "pseudodemência depressiva" foi inicialmente utilizado para descrever o declínio cognitivo em pacientes com o diagnóstico de síndrome depressiva, que se torna reversível com o tratamento. Apesar de anteriormente descrita como a primeira ou a segunda causa mais frequente de DPR (até 25% dos casos), a natureza da relação entre as duas condições nem sempre é clara, tornando o seu reconhecimento uma tarefa às vezes complexa (Blazer *et al.*, 1987; Dufoull *et al.*, 1996). Por isso, a expressão "pseudodemência" foi questionada e considerada inapropriada por alguns autores.

A depressão de início tardio é condição frequente no envelhecimento. Estudo de base populacional realizado no município de Caeté, Minas Gerais, com a participação de 639 indivíduos com 75 anos de idade ou mais vivendo na comunidade, encontrou prevalência de 11,1% de depressão de início tardio e 25,6% de sintomas depressivos significativos no grupo estudado (Dias *et al.*, 2019). O diagnóstico de depressão de início tardio foi associado a uma maior prevalência de uso de psicotrópicos (27,1 *versus* 16,9%).

A sobreposição de vários substratos fisiopatológicos pode explicar comorbidade depressão e demência, como foi descrito em estudo de revisão recente. Níveis elevados de cortisol em pacientes deprimidos e portadores da doença de Alzheimer podem causar danos neuronais no hipocampo e serem parcialmente responsáveis pelo comprometimento cognitivo. A hipótese vascular como fator comum na depressão e na demência é corroborada pelo perfil de fatores de risco cerebrovasculares em ambos os distúrbios e o padrão de comprometimentos é dependente da localização das lesões cerebrovasculares. Também os processos neuroinflamatórios desempenham um papel fundamental na etiologia da depressão, bem como na demência. O aumento da ativação da micróglia, alterações na sinalização do fator de crescimento transformador beta 1 (TGF-β1), produção de citocinas pró-inflamatórias e redução de moléculas anti-inflamatórias são exemplos de vias comuns prejudicadas. A elevação do amiloide plasmático beta-42 prediz o desenvolvimento de depressão de início tardio e conversão em possível doença de Alzheimer. Também a hipótese tau, diferenças específicas de sexo/gênero, epigenética e o eixo intestinal da microbiota-cérebro implicam outras possíveis vias comuns que conectam a depressão tardia e demência (Linnemann; Lang, 2020).

O comprometimento cognitivo frequentemente acompanha a depressão e pode ser grave o suficiente para dificultar o diagnóstico diferencial com demência. A complexidade diagnóstica também está relacionada com a possibilidade de coexistência de demência e depressão (Kang *et al.*, 2014). Ou seja, a depressão pode preceder, ocasionar (fator de risco modificável) ou ocorrer simultaneamente à demência; uma boa avaliação clínica e os testes de avaliação do estado mental, incluindo avaliação neuropsicológica e a aplicação de escalas específicas para depressão, como a GDS (escala de depressão geriátrica) e a escala de Cornell, auxiliam no diagnóstico diferencial (Lamberty; Bieliauskas, 1993). Quando o declínio cognitivo é um sintoma inicial da depressão, outros sinais vegetativos podem também estar presentes. Transtornos do sono e do apetite, perda ou ganho de peso, queixas somáticas, dores crônicas, retardo ou agitação psicomotora, perda de energia ou fadiga, além de anedonia, isolamento social, humor disfórico e passado de doença depressiva são frequentes no idoso como indicadores importantes para o diagnóstico da depressão. Existem também algumas outras características clínicas para a distinção entre depressão e demência (ver Capítulo 21).

No estudo de revisão sobre mecanismos fisiopatológicos comuns entre doença de Alzheimer e depressão, Linnemann e Lang (2020) destacam várias possibilidades específicas de tratamento sinérgico e multifacetado, dependendo do perfil de risco individual do paciente. A prova terapêutica com agente antidepressivo está indicada em casos duvidosos, sugerindo-se sempre reavaliar os testes de avaliação do humor, da cognição e da funcionalidade no seguimento dos pacientes.

Encefalite límbica

A encefalite límbica se caracteriza por início subagudo de déficit cognitivo, crises convulsivas e sintomas psiquiátricos com predomínio de ansiedade, depressão, irritabilidade, agitação, confusão mental, desinibição, alucinações e hipersonia. A avaliação requer a distinção entre as causas infecciosas e imunomediadas, principalmente relacionadas às DRP. Os distúrbios autoimunes são os mais frequentes, dentre eles as síndromes paraneoplásicas (60% das causas), associadas principalmente ao carcinoma de pequenas células do pulmão, ao câncer de ovário e ao linfoma de Hodgkin. Os sintomas da encefalite límbica frequentemente precedem o diagnóstico da neoplasia. O LCR com características inflamatórias sugere encefalite límbica paraneoplásica. A encefalite límbica pode ser confirmada quando anticorpos onconeuronais são encontrados no soro ou no LCR (Engelhardt, 2010). As causas infecciosas estão frequentemente associadas à febre, à alta contagem de leucócitos e à rigidez de nuca (Rosenbloom; Atri, 2011; Paterson; Takada; Geschwind, 2012). Estes casos com frequência são encontrados em pacientes hospitalizados ou em situações de urgências médicas, com sintomatologia sistêmica, neurológica e/ou psiquiátrica, e raramente fazem parte dos ambulatórios de atenção primária ou secundária em Geriatria. São de extrema importância o reconhecimento e rápido encaminhamento à propedêutica indicada.

Encefalopatia da proteína TDP-43 relacionada com a idade predominantemente no sistema límbico

Nelson *et al.* (2019), da Universidade de Kentucky, juntamente com 34 pesquisadores de outras universidades dos EUA, do Reino Unido, da Austrália e da Suécia, propuseram critérios diagnósticos clínicos e neuropatológicos para a encefalopatia da proteína TDP-43 relacionada com a idade predominantemente no sistema límbico (LATE) com base em necropsias de pessoas com mais de 80 anos de idade portadoras de demência com quadro clínico que se assemelhava ao da demência na doença de Alzheimer.

A LATE está associada ao acúmulo e à aglomeração da proteína TDP-43 no cérebro predominantemente a partir dos 80 anos de idade (supostamente responsável por 20 a 50% das demências a partir dos 80 anos). Clinicamente está associada a um declínio cognitivo específico importante, em geral caracterizado por uma síndrome amnéstica tipo hipocampal semelhante à encontrada na doença de Alzheimer. Pode estar presente de forma associada à doença de Alzheimer, e apresenta fatores de risco genéticos que se sobrepõem à DLFT-TDP e à doença de Alzheimer. Nenhum biomarcador específico de TDP-43 está atualmente disponível para o diagnóstico em vida. O diagnóstico clínico nos centros avançados de pesquisa é realizado a partir da exclusão da doença de Alzheimer e de outras demências por intermédio do sistema de classificação ATN (A–: deposição de beta-amiloide; T–: patologia TAU; e N–: neurodegeneração) (Clifford *et al.*, 2018), pelo qual a suspeição se corrobora a partir do seguinte resultado: A–B–N+.

O diagnóstico por necropsia é realizado pela caracterização da distribuição anatômica da proteinopatia TDP-43 nos seguintes estágios: (1) amígdala somente (2) + hipocampo (3) + giro frontal médio. A patologia de esclerose hipocampal pode ser observada, mas não é obrigatória.

Demências rapidamente progressivas com potencial de reversibilidade

Durante muitos anos, as DRP foram fortemente associadas a um mau prognóstico devido à associação com a DCJ ou às doenças degenerativas com manifestações atípicas. Avanços no diagnóstico e na terapêutica possibilitaram a evidência de diversas causas com potencial de reversibilidade a depender da velocidade do diagnóstico e implementação de tratamento adequado. O acrônimo VITAMINS é proposto para destacar as principais causas de DRP (Paterson; Takada; Geschwind, 2012): V (vasculares) – múltiplos infartos, infarto estratégico, vasculite; I (infecciosas) – sífilis, doença de Lyme, demência pelo HIV, encefalite herpética; T (tóxico-metabólicas) – deficiência de B12, síndrome VK; A (autoimunes) – encefalites; M (metastática/neoplásica) – tumores; I (iatrogênicas); N (neurodegenerativas de evolução rápida); S (sistêmicas) – doenças sistêmicas.

As doenças neurodegenerativas não priônicas são frequentemente as formas mais comuns de DRP. As doenças imunomediadas têm importante participação entre as que são potencialmente reversíveis. Na maioria dos casos, a doença imunomediada não é paraneoplásica, mas é necessária a exclusão de neoplasia oculta, sobretudo tumor de pequenas células do pulmão.

Numerosas condições vasculares causam DRP, inclusive infartos estratégicos ou múltiplos infartos, angiopatia amiloide cerebral, fístulas arteriovenosas e encefalopatias hipertensivas. Vasculites do SNC e linfoma intravascular também podem ser considerados causas vasculares, embora com frequência estejam relacionados à etiologia autoimune e neoplásica, respectivamente.

Em um estudo americano, em 1.106 necropsias realizadas, por um período de 10 anos, em pacientes encaminhados com suspeita de doença por príons, em 23% dos casos (N = 352) não foram identificadas doenças priônicas, mas demências "tratáveis" (potencialmente curáveis). Dos indivíduos com doenças "tratáveis", foram identificados 37% com doenças imunomediadas, 35% com neoplasias, 20% com outras infecções e 8% com distúrbios metabólicos (Chitravas *et al.*, 2011; Day *et al.*, 2018).

A pesquisa de autoanticorpos contra diversos receptores e componentes de superfície neuronal, bem como a análise do LCR e início de tratamento anterior aos resultados dos exames de análise laboratorial, se justifica quando é grande a probabilidade de doenças infecciosas, tais como a meningoencefalite herpética.

Vale também destacar que, além das doenças priônicas, entre as causas de DRP, poderemos encontrar doenças degenerativas, tais como formas atípicas da doença de Alzheimer, da DVa, da DFT e da DCL (Day *et al.*, 2018). A manifestação inicial auxilia no diagnóstico diferencial e isto é especialmente importante nas doenças neurodegenerativas que começam em regiões neuroanatômicas específicas. Em pacientes com DRP, os distúrbios tratáveis devem ser considerados e excluídos antes do diagnóstico de DCJ, uma condição rara e de curso inexorável. O diagnóstico definitivo da DCJ é histopatológico, porém achados da RM como áreas anormais de sinal hiperintenso, principalmente à difusão no córtex e na substância cinzenta profunda, bem como elevação da proteína 14-3-3 no LCR, teste de RT-QuIC (*second-generation real-time quaking induced conversion*) no LCR (Barbosa *et al.*, 2020) e atividade periódica ao eletroencefalograma (EEG) auxiliam no diagnóstico (Paterson *et al.*, 2012).

Diagnóstico

Alguns dos diagnósticos de DPR estão incluídos na CID-10 (1993) e no DSM-5 da Associação Americana de Psiquiatria (Tabelas 20.3 a 20.7), com os critérios fundamentados nas apresentações clínicas das condições.

▪ **TABELA 20.3** Diretrizes diagnósticas da 10ª revisão da Classificação Estatística Internacional de Doenças e Problemas Relacionados à Saúde (CID-10).

F02.4 – Demência na doença causada pelo vírus da imunodeficiência humana (HIV)
Critérios clínicos de diagnóstico para demência, na ausência de uma doença ou condição concomitante, outra que não infecções pelo HIV, que pudesse explicar os achados
Inclui: CAD, encefalopatia ou encefalite subaguda pelo HIV

F02.8 – Demência em outras doenças específicas classificadas em outros locais
A demência pode ocorrer como manifestação ou consequência de uma variedade de condições cerebrais e somáticas. Para especificar a etiologia, o código da CID-10 para a condição subjacente deve ser adicionado.
Inclui: demência em: envenenamento por monóxido de carbono (T58), epilepsia (G 40–), degeneração hepatolenticular (doença de Wilson) (E83.0), hipercalcemia (E83.5), hipotireoidismo adquirido (E00 – E02), intoxicações (T36 – T65), esclerose múltipla (G 35), neurossífilis (A52.1), deficiência de niacina (pelagra) (E52) e poliarterite nodosa (M30.0)

F10-F19 – Transtornos mentais e de comportamento decorrentes do uso de substâncias psicoativas
Inclui: álcool, opioides, canabinoides, sedativos, hipnóticos, uso de múltiplas substâncias e uso de outras substâncias psicoativas

F1x.6 – Síndrome amnéstica
Inclui: psicose ou síndrome de Korsakoff induzida pelo álcool

F1x.7 – Transtorno psicótico residual e de início tardio
Um transtorno no qual alterações de cognição, afeto, personalidade ou comportamento induzidas por álcool ou outra substância psicoativa persistem além do período durante o qual um efeito direto da substância psicoativa pode ser razoavelmente considerado como operante

F00-F03 – Demência
Preenchendo os critérios gerais para demência

CAD: complexo AIDS-demência. (Fonte: WHO, 1993.)

▪ **TABELA 20.4** Critérios diagnósticos da 5ª edição do Manual Estatístico e de Diagnóstico de Desordens Mentais (DSM-5) para transtorno neurocognitivo maior ou leve induzido por substância/medicamento.

A. São atendidos os critérios para transtorno neurocognitivo maior ou leve
B. Os prejuízos neurocognitivos não ocorrem exclusivamente durante o curso de *delirium* e persistem além da duração habitual da intoxicação e da abstinência aguda
C. A substância ou medicamento envolvido, bem como a duração e o alcance do uso, é capaz de produzir o prejuízo neurocognitivo
D. O curso temporal dos déficits neurocognitivos é consistente com o período em que ocorreu o uso e a abstinência de uma substância ou medicamento (p. ex., os déficits continuam estáveis ou diminuem após um período de abstinência)
E. O transtorno neurocognitivo não é passível de atribuição a outra condição médica ou não é mais bem explicado por outro transtorno mental

▪ **TABELA 20.5** Critérios diagnósticos da 5ª edição do Manual Estatístico e de Diagnóstico de Desordens Mentais (DSM-5) para transtorno neurocognitivo maior ou leve devido à lesão cerebral traumática.

A. São atendidos os critérios para transtorno neurocognitivo maior ou leve
B. Há evidências de uma lesão cerebral traumática – isto é, um impacto na cabeça ou outros mecanismos de movimento rápido ou deslocamento do cérebro dentro do crânio, com um ou mais dos seguintes:
   1. Perda de consciência
   2. Amnésia pós-traumática
   3. Desorientação e confusão
   4. Sinais neurológicos (p. ex., neuroimagem que mostra lesão; um novo início de convulsões; piora marcante de um transtorno convulsivo preexistente; cortes no campo visual; anosmia, hemiparesia)
C. O transtorno neurocognitivo apresenta-se imediatamente após a ocorrência da lesão cerebral traumática ou imediatamente após a recuperação da consciência, persistindo após o período agudo pós-lesão.

▪ **TABELA 20.6** Critérios diagnósticos da 5ª edição do Manual Estatístico e de Diagnóstico de Desordens Mentais (DSM-5) para transtorno neurocognitivo maior ou leve devido a infecção por vírus da imunodeficiência humana (HIV).

A. São atendidos os critérios diagnósticos para transtorno neurocognitivo maior ou leve

B. Há infecção documentada pelo HIV

C. O transtorno neurocognitivo não é mais bem explicado por condições não HIV, incluindo doenças cerebrais secundárias, como leucoencefalopatia multifocal progressiva ou meningite criptocócica

D. O transtorno neurocognitivo não é passível de atribuição a outra condição médica e não é mais bem explicado por um transtorno mental

Avaliação clínica e exames complementares para o diagnóstico das demências

A investigação laboratorial de uma síndrome demencial deve ser sempre precedida por avaliação clínica cuidadosa, com anamnese pormenorizada contemplando a história e a descrição das alterações cognitivas e sua forma de instalação, outros sintomas associados, medicamentos em uso, exposição a substâncias tóxicas, doenças associadas, história pessoal e familiar, valorizando a cronologia dos fatos e o ritmo de progressão do declínio. O expressivo número de condições potencialmente responsáveis pelas demências reversíveis faz com que seja inevitável o questionamento de qual deva ser a extensão da avaliação complementar para cada paciente com queixa ou história de declínio cognitivo (Larson *et al.*, 1986). Em princípio, quanto menor a duração dos sintomas e mais leve a demência, maiores são as chances de reversão e, portanto, mais justificada será uma abordagem abrangente. Especula-se que o diagnóstico tardio pela falta de encaminhamento precoce possa dificultar a reversão de muitas demências. Em outros casos, é possível também que, apesar da melhora inicial, o paciente venha posteriormente a piorar em decorrência do desenvolvimento de uma demência irreversível (Larson *et al.*, 1986).

A avaliação do estado mental com a mensuração objetiva das funções cognitivas é imprescindível, avaliando-se a magnitude da interferência dos déficits cognitivos sobre o estado funcional do indivíduo (em suas atividades sociais, ocupacionais e pessoais); esta parte do exame determina o diagnóstico da síndrome demencial, estima o impacto da mesma sobre o paciente e permite a elaboração de um plano de investigação e de reabilitação, quando indicado. O exame neurológico pode sugerir o diagnóstico etiológico da demência, mas na maior parte dos casos é inconclusivo, com alterações inespecíficas, insuficientes para a confirmação de uma causa, necessitando sua correlação com a história, com os dados clínicos e exames complementares.

▪ **TABELA 20.7** Critérios diagnósticos da 5ª edição do Manual Estatístico e de Diagnóstico de Desordens Mentais (DSM-5) para transtorno neurocognitivo maior ou leve devido a outra condição médica.

A. São atendidos os critérios para transtorno neurocognitivo maior ou leve

B. Há evidências a partir da história, do exame físico ou de achados laboratoriais de que o transtorno neurocognitivo é a consequência fisiopatológica de outra condição médica

C. Os déficits cognitivos não são mais bem explicados por outro transtorno mental ou outro transtorno neurocognitivo específico (p. ex., doença de Alzheimer, infecção pelo HIV)

As recomendações dos estudos de laboratório mudaram ao longo do tempo e tendem a ser mais seletivas. Exemplos incluem o aparecimento da síndrome da imunodeficiência adquirida (AIDS) e a diminuição na frequência da sífilis como causa de demência. A seleção dos exames a serem solicitados varia de acordo com as manifestações clínicas e os principais achados, com a idade de início dos sintomas cognitivos, doenças associadas e forma de progressão da demência. Não existe um consenso único, universal, sobre qual lista de exames complementares deva ser rotineiramente solicitada para os pacientes ambulatoriais com suspeita de demência; é necessária uma análise da relação risco-benefício, pelos elevados custos econômicos das triagens propedêuticas e também pelos riscos inerentes à realização de determinados exames (Van Crevel *et al.*, 1999). A Academia Americana de Neurologia recomendava como rotina na investigação das síndromes demenciais os seguintes exames complementares (Corey-Bloom *et al.*, 1995):

- Hemograma e velocidade de hemossedimentação (VHS)
- Função tireoidiana (T4 livre e hormônio tireoestimulante [TSH])
- Ureia, creatinina e eletrólitos (sódio, potássio, cálcio)
- Função hepática (enzimas hepáticas e albumina)
- Vitamina B12, glicemia
- Exame de urina rotina
- Sorologia para sífilis (FTA-ABS), se positivo: *Venereal Disease Research Laboratory* (VDRL) no LCR
- Sorologia para HIV (< 60 anos de idade e indivíduos em risco)
- Exame de neuroimagem estrutural.

Já em seu último consenso (Knopman *et al.*, 2001), a mesma entidade modificou essas recomendações e preconiza que os pacientes com o diagnóstico de uma síndrome demencial devem ser submetidos aos seguintes exames laboratoriais: hemograma, eletrólitos, glicose, ureia, creatinina, função hepática, dosagem de hormônios tireoidianos e nível sérico de vitamina B12.

Conforme as recomendações do Departamento Científico de Neurologia Cognitiva e do Envelhecimento da Academia Brasileira de Neurologia, que estabeleceu recomendações para o diagnóstico da doença de Alzheimer no Brasil em 2005 (Nitrini *et al.*, 2005) e que foram revisadas em 2011 (Caramelli *et al.*, 2011), os exames laboratoriais recomendados para a avaliação de pacientes com demência em nosso meio são aqueles aqui descritos, recomendados pela Academia Americana de Neurologia em 1995, mantendo o VDRL no sangue. Propõe-se a realização de estudos para avaliar a relação custo-benefício da realização desta propedêutica.

A análise do LCR pode ser útil na identificação de causas específicas de demência, especialmente infecções do SNC, doenças neoplásicas e inflamatórias. O exame do LCR para o diagnóstico das demências está indicado nas seguintes condições (Nitrini *et al.*, 2005; Engelhardt, 2010; Caramelli *et al.*, 2011):

- Demência de início pré-senil (antes dos 65 anos de idade)
- Curso rapidamente progressivo
- Apresentação ou curso clínico atípicos
- Hidrocefalia comunicante
- Evidência ou suspeita de doença inflamatória, infecciosa (incluindo neurossífilis), imunomediada ou neoplasias do SNC.

Os marcadores moleculares no LCR (proteínas tau total, tau fosforilada e beta amiloide) podem ser utilizados para o diagnóstico precoce de demências degenerativas em contextos clínicos específicos, tema abordado no Capítulo 17. Os exames de neuroimagem estrutural (TC ou RM) são necessários para afastar as causas secundárias de demência: vascular, HPN, HSDC, neoplasias primárias ou metastáticas, infecções do SNC.

A principal limitação para o seu uso em muitos países, como o nosso, é o custo. A TC ou a RM são recomendadas como procedimento de rotina para o diagnóstico de demência pela Academia Americana de Neurologia, apesar de questionada por alguns autores e serviços. A TC, mesmo sem o uso de contraste iodado, é um método que detecta facilmente a maioria das lesões estruturais tratáveis (p. ex., HSDC e tumores), enquanto a RM é um método mais sensível para avaliação de atrofia cerebral, lesões vasculares (especialmente os infartos pequenos, lacunares e alterações de substância branca), HPN, placas de esclerose múltipla e lesões adjacentes ao osso (em base dos lobos temporais e fossa posterior). Entretanto, o menor custo, a qualidade razoável dos resultados, o baixo risco aos pacientes e a praticidade e rapidez para a sua realização são justificadas razões que mantêm a TC como método efetivo de neuroimagem para uma avaliação inicial (Gifford *et al.*, 2000).

O SPECT (tomografia por emissão de fóton único) e o PET (tomografia por emissão de pósitrons) não são recomendados rotineiramente na investigação das demências, e têm pouco valor no diagnóstico das DPR. Quando disponíveis, os exames de neuroimagem funcional com marcadores moleculares (PET scan) podem dar suporte ao diagnóstico de doença de Alzheimer, ou auxiliar no diagnóstico diferencial com outras causas de demências degenerativas, temas em estudos atuais.

O EEG também tem valor limitado no diagnóstico das síndromes demenciais, podendo ser útil como método auxiliar de diagnóstico nos casos suspeitos de encefalopatias tóxicas, metabólicas, infecciosas nas DRP, como na doença neurodegenerativa priônica de Creutzfeldt-Jakob, e no diagnóstico diferencial entre depressão e demência (Engelhardt, 2010).

Avaliação clínica e exames complementares para o diagnóstico das demências rapidamente progressivas

A propedêutica das DRP é, em geral, bastante extensa. Excluir *delirium* é importante na avaliação inicial. Como avaliação inicial, de acordo com as principais possibilidades de diagnóstico, podemos incluir (Geschwind, 2016):

- Hemograma
- Painel metabólico incluindo sódio, potássio, magnésio, fósforo e cálcio
- Provas de função hepática
- Reagina plasmática rápida
- Provas reumatológicas e imunológicas (fator antinuclear [FAN], VHS, PCR)
- Função tireoidiana
- Vitamina B12 sérica
- Níveis séricos de medicação (lítio, fenitoína)
- Urina tipo I
- Testes toxicológicos na urina (quando indicados)
- No LCR: contagem celular, proteína, glicose, índice de imunoglobulinas G (IgG), bandas oligoclonais, VDRL, proteína 14-3-3, proteína tau, enolase neurônio específica, RT QuIC, antígeno criptocócico; culturas para fungos e bactérias, citologia e citometria de fluxo
- RM de crânio com e sem contraste; radiografia de tórax e EEG
- Ainda podem ser considerados, a depender da avaliação inicial: marcadores tumorais (p. ex., CA 125), eletroforese de proteínas, ácido metilmalônico. Testes reumatológicos adicionais (anticorpo citoplasmático, anticorpo antineutrófilo citoplasmático, anti DNA SCL-70, SSA/SSB, C3, C4, CH50, anticorpos antitireoglobulina e antitireoperoxidase, anticorpos para a doença de Lyme)
- No LCR: PCR para a doença de Whipple, beta-amiloide, tau total e fosforilada, pesquisa de DNA do vírus Epstein-Barr
- Exames de imagem como angiotomografia, angioressonância, PET scan, mamografia e TC de tórax, abdome e pelve com e sem contraste, eletroneuromiografia, exame oftalmológico e biopsia cerebral.

Conclusões

Ainda que haja controvérsia sobre a importância relativa das demências reversíveis e o potencial de reversão de cada uma delas, é consenso que, para casos novos, sejam feitas uma avaliação clínica criteriosa e uma triagem com exames propedêuticos. Mesmo sendo consideradas condições raras, com pequena probabilidade de reversão completa dos déficits cognitivos, e com possível redução da incidência nos últimos anos em função de diagnósticos mais precoces de diversas condições, o mais importante é que estejamos atentos à sua existência, pois muitas delas são realmente passíveis de tratamento. O diagnóstico preciso é justificável, pois permitirá ao médico a chance de assegurar ao paciente e a seus familiares o curso clínico e o prognóstico da doença, facilitando o planejamento do tratamento mais adequado e o seu acompanhamento, sem criar expectativas inapropriadas (Wild, 2004; Clarfield, 2005).

A avaliação das DPR é por vezes extensa e desafiadora e envolve a participação de médico experiente e equipe multiprofissional. A prevenção e o tratamento da demência devem sempre ser iniciados com uma avaliação minuciosa dos fatores de risco e avaliação de causas potencialmente reversíveis de comprometimento cognitivo. Os avanços na neuroimagem, amplificação do uso da RM com difusão e métodos aprimorados para detecção de príons otimizaram a identificação da DCJ, e novos autoanticorpos identificados facilitaram o reconhecimento de causas imunomediadas.

Considerações finais

Embora nos últimos anos tenha havido amplificação da identificação de outras causas de DRP que não as doenças priônicas, aumentando a probabilidade de se encontrar causas verdadeiramente tratáveis, devemos classificar as DPR como "outras causas de demência", é a nossa sugestão. Isto porque, sob esta denominação, ainda encontramos número considerável de condições que constituem doenças associadas (comorbidades), com melhora cognitiva parcial após a detecção e tratamento (parcialmente reversíveis), ou melhora somente de outros sintomas clínicos relacionados com o transtorno, após o tratamento específico. Isto ocorre, por exemplo, com uma série de complicações nutricionais, hematológicas, psiquiátricas e neurológicas presentes nas demências relacionadas com o álcool, na deficiência da vitamina B12, no hipotireoidismo, entre outros. Devem ser pesquisadas especialmente em casos iniciais (pouco tempo de evolução), atípicos, em pacientes mais jovens, com outros sinais clínicos e manifestações sistêmicas, neurológicas ou psiquiátricas associados. As causas mais frequentes em idosos continuam sendo os medicamentos, a depressão, o hipotireoidismo, a deficiência de vitamina B12, HPN, HSDC e os tumores.

21

Depressão e Demência: Diagnóstico Diferencial

Francisca Magalhães Scoralick • José Elias Soares Pinheiro • Silvana de Araújo Silva • Ulisses Gabriel de Vasconcelos Cunha

Introdução

A depressão e a demência constituem duas das enfermidades mais prevalentes em Geriatria (Devanand, 1996). Ambas comprometem negativamente a qualidade de vida, o funcionamento global e a saúde física e mental dos pacientes. As duas morbidades encontram-se frequentemente associadas ou uma pode simular a outra, o que ocasiona grandes dificuldades diagnósticas.

A depressão tem alta prevalência em idosos com mais de 65 anos de idade, aumentando nos portadores de comorbidades e com uma incidência de até 40% nos pacientes com demência (Kitching, 2015). Na idade avançada, a doença pode apresentar-se com queixas cognitivas; estima-se que esses déficits possam ser tão importantes, quando comparados aos parâmetros normais, que, em alguns casos, podem até ser mais graves e simular um quadro demencial, caracterizando a chamada pseudodemência depressiva (Kiloh, 1961).

Déficits cognitivos têm sido associados a altas taxas de recaída da depressão, resposta mais pobre ao tratamento antidepressivo e maior incapacidade global do paciente. Em razão de tal apresentação clínica e ao fato de ser relevante problema de saúde pública, está sempre indicada a avaliação cognitiva em idosos que apresentam sintomas depressivos (Herrera-Pérez *et al.*, 2013; Halverson *et al.*, 2011).

Por outro lado, a demência é considerada um dos mais importantes problemas geriátricos em função do prejuízo na funcionalidade, na independência e na autonomia do indivíduo. A prevalência estimada na América latina é de 8,5% em pessoas com mais de 60 anos de idade. Pacientes sabidamente portadores de demência com frequência apresentam quadros depressivos em diferentes fases da doença. As taxas de prevalência relatadas para humor deprimido em pacientes portadores de demência tipo Alzheimer variam de 0 a 87%, com média de 41%, e para transtornos depressivos, de 0 a 86%, com média de 19% (World Health Organization [WHO], 2012).

Depressão e demência têm amplo espectro de apresentação em:

- Pacientes com depressão que apresentam sintomas cognitivos relevantes, como ocorre na pseudodemência
- Pacientes com depressão como reação precoce a algum déficit cognitivo, fator de risco para demência ou sintoma inicial da doença
- Pacientes com demência que apresentam sintomatologia depressiva.

Em alguns casos, é difícil estabelecer se o déficit cognitivo é secundário a um processo orgânico incipiente, como observado na doença de Alzheimer, ou secundário à depressão (Byers; Yaffe, 2011). A situação ainda é mais complicada com a concomitância das duas morbidades, com grande dificuldade de distinção entre elas.

É de suma importância que o clínico compreenda as diferenças básicas entre depressão e demência, já que as possibilidades terapêuticas e o prognóstico diferem consideravelmente. No entanto, as dificuldades no diagnóstico diferencial dessas duas morbidades são frequentes. Aproximadamente 25% dos pacientes com demência em fase inicial são erroneamente rotulados como deprimidos, e 30% não são reconhecidos como tal (Yesavage, 1993). As dificuldades incluem a coexistência nos dois processos patológicos de sintomas similares, como retardo psicomotor, insônia, perda do interesse e do prazer e perda do *insight*.

Depressão e déficit cognitivo

O idoso com depressão frequentemente se queixa de alteração cognitiva, corroborada por testes específicos para avaliação da memória, mostrando pior *performance* nos testes de atenção, de função executiva e de habilidade visual-espacial que propriamente nos testes de memória episódica (Testa *et al.*, 2004; Rapp *et al.*, 2005). Quando apresentam prejuízo na memória imediata e de evocação, os pacientes com depressão conservam a informação aprendida, ao contrário daqueles com demência, particularmente a doença de Alzheimer, que, além de apresentarem prejuízo mais acentuado da memória recente, esquecem a informação ao longo do tempo. Diversos estudos têm relatado que o déficit cognitivo associado à depressão no idoso parece ser predominantemente mediado pelo processamento lento da informação e/ou prejuízo na memória de trabalho (Koenig *et al.*, 2014).

Apesar do grande interesse nos últimos anos em caracterizar as diferenças entre idosos com depressão de surgimento precoce recorrente *versus* aqueles com depressão de surgimento tardio, dados da literatura não são claros em mostrar se realmente existe distinção (Koenig *et al.*, 2014).

Dentre os pacientes com depressão e queixa cognitiva não há dados com evidência clara de como distinguir aqueles que evoluirão para uma síndrome demencial. Revisão que examinou 16 estudos clínicos concluiu que depressão de surgimento precoce (antes dos 60 anos de idade) foi um fator de risco consistente para demência (Byers; Yaffe, 2011). Esses estudos sugerem que 9 a 25% dos pacientes idosos com depressão e inicialmente com suspeita de demência reversível progridem para demência irreversível a cada ano. Alguns pacientes com alteração cognitiva e depressão podem já ter um estágio inicial de demência, sugerindo que a depressão seja frequentemente um pródromo de transtornos demenciais (Morimoto; Alexopoulos, 2013). Em coorte realizada na Suécia de 1964 a 2016 com cerca de 3 milhões de indivíduos de 50 anos de idade ou mais, foi avaliada a probabilidade do risco de demência em pacientes deprimidos. Foi visto que este risco é 10 a 20 vezes maior no primeiro ano após o diagnóstico de depressão, e ainda superior naqueles que tiveram episódio grave de depressão (Holmquist *et al.*, 2020).

Pseudodemência

O termo "pseudodemência" foi primeiramente pensado por Kiloh (1961) para descrever quadros de alteração cognitiva evidentes em transtornos psíquicos, especialmente depressão no idoso, que realmente simulam muito um quadro demencial (Tobe, 2012). Esse termo ainda é utilizado mesmo não sendo muito adequado, já que pacientes podem não apresentar déficit cognitivo real, uma vez que tais déficits são resolvidos com o tratamento da depressão. Caso isso não aconteça, a depressão pode ser o primeiro sinal da síndrome demencial (Kliegel;

Zimprich, 2005). Por essa razão, o déficit residual em funções mnemônicas e executivas necessita de maior investigação, visto que o déficit cognitivo no idoso, ainda que parcialmente reversível, presente em quadros moderados a graves de depressão maior, parece ser um forte preditor de demência (Kang *et al.*, 2014).

Dados acerca da real prevalência de pseudodemência depressiva são variáveis na literatura por dificuldades ou diferenças metodológicas dos estudos. Na experiência de um dos autores, na avaliação de causas potencialmente reversíveis de demência em 110 idosos com déficit cognitivo, quatro foram considerados com pseudodemência depressiva, ou seja, o déficit cognitivo desapareceu com o tratamento antidepressivo bem-sucedido (Cunha, 1990).

Depressão como fator de risco para demência

Diversos mecanismos patogenéticos têm sido propostos para descrever a relação entre depressão e risco para transtornos demenciais. A hipótese vascular parece exercer papel importante na expressão de sinais clínicos de demência, inclusive de sintomas depressivos. Doença vascular, doença de Alzheimer e depressão têm fatores de risco comuns (Morimoto; Alexopoulos, 2013). Outra hipótese é o processo inflamatório, que parece promover ambos os processos: depressão e demência. Algumas citocinas inflamatórias têm sido ligadas a depressão, doença vascular e déficit cognitivo, além de terem efeitos diretos sobre o *status* cognitivo, particularmente, nas funções de memória e verbal. Antidepressivos podem modificar os níveis de citocinas inflamatórias, mas ainda não está claro se antidepressivos reduzem o risco de demência (Barber, 2011). Hipercortisolemia durante os episódios depressivos tem sido proposta como um fator que reduz a reserva cognitiva e promove a expressão de sintomas cognitivos. A redução do hipocampo em pacientes com depressão maior recorrente e com maior duração do episódio depressivo foi observada em alguns estudos. Porém, a relação precisa entre hipercortisolemia, redução do volume hipocampal e controle inibitório do hipocampo é incerta.

Outra possibilidade pode ser o excesso e a secreção crônica de glicocorticoides, que reduziriam fatores neurotróficos, inibiriam a neurogênese e tornariam os neurônios vulneráveis ao efeito do amiloide. O fator neurotrófico derivado do cérebro (BDNF; do inglês, *brain-derived neurotrophic facto*) tem sido implicado em anormalidades estruturais em hipocampos humanos. Tem-se sugerido que tratamentos antidepressivos possam elevar rapidamente o BDNF (Byers e Yaffe, 2011).

Depressão em pacientes com demência

A prevalência estimada de depressão em déficits cognitivos varia de acordo com a amostra estudada (clínica *versus* populacional) e a metodologia empregada para diagnosticar depressão (uso de escalas *versus* entrevista estruturada). *The Cache County Study* encontrou uma prevalência de 30% de participantes com demência, 17% de participantes com déficit cognitivo leve (sem critérios para demência) e 5% sem déficit cognitivo. Sintomas depressivos são muito comuns em pacientes com síndrome demencial, podendo acometer até 50% dos indivíduos com doença de Alzheimer. A apresentação dos sintomas de depressão na demência é, em geral, diferente da condição em que não há alteração cognitiva, resultando em um dilema diagnóstico (Pellegrino *et al.*, 2013).

A prevalência da depressão varia também de acordo com a fase da demência, sendo mais comum em pacientes nos níveis leve e moderado (10%) em relação ao grave (4,5%) (Zubenko *et al.*, 2003; Lopez *et al.*, 2003). Além da doença de Alzheimer, também são comuns sintomas depressivos em outras formas de demência, como na vascular (Park *et al.*, 2007), na demência com corpos de Lewy (Ballard *et al.*, 1999), doença de Huntington (Folstein *et al.*, 1983) e na demência da doença de Parkinson (Weintraub; Stern, 2005).

A depressão associada a quadros demenciais apresenta características que a difere da depressão maior quanto a manifestações clínicas, curso, prognóstico e, possivelmente, resposta terapêutica. A depressão constitui uma importante causa de incapacidade na doença de Alzheimer, podendo ocasionar piora na qualidade de vida e na execução de tarefas básicas cotidianas, aumentando o risco de agressão física, de institucionalização e causando maior sobrecarga para o cuidador. Além disso, relaciona-se a maior taxa de mortalidade e risco de suicídio. As dificuldades no diagnóstico da depressão nos quadros demenciais se explicam, em parte, pela coexistência de sintomas similares, particularmente os não relacionados com o humor, como apatia, diminuição da energia, alterações do padrão do sono e do apetite, isolamento social e perda gradual do interesse e do prazer. Particularmente nas fases mais avançadas da síndrome demencial, a interpretação da sintomatologia depressiva constitui um desafio diagnóstico (Pellegrino *et al.*, 2013).

Os instrumentos clássicos para o diagnóstico de depressão, como a quarta e a quinta edições do Manual Diagnóstico e Estatístico de Transtornos Mentais (DSM-5 e DSM-4), a Classificação Estatística Internacional de Doenças e Problemas Relacionados com a Saúde (CID-10) e Escala de Depressão Geriátrica (EDG), são de difícil aplicação a pacientes com déficit cognitivo. Ferramentas especificamente desenvolvidas para o diagnóstico de depressão associada à demência, como a Escala de Cornell, são mais apropriadas (Alexopoulos *et al.*, 1988).

O National Institute of Mental Health (NIMH) sugere modificação nos critérios diagnósticos do DSM-4 para maior acurácia no diagnóstico de depressão associada a déficit cognitivo. A alteração seria exigir somente três, e não cinco, sintomas para quadros de depressão relacionados com a doença de Alzheimer, sendo incluídos irritabilidade e isolamento social, além de não se exigir a ocorrência contínua de manifestações clínicas por mais de 2 semanas (Cunha *et al.*, 2005).

Diagnóstico diferencial de depressão e demência

Avaliação clínica

O primeiro passo consiste em se obter história clínica e exame físico detalhados. É fundamental caracterizar início, duração e progressão dos sintomas, ocorrência de episódios anteriores, presença de comorbidades e de outros sinais e sintomas, uso de medicações e resposta prévia a antidepressivo. Devem-se incluir na anamnese e no exame físico sintomas e sinais, pesquisando causas reversíveis de demência (discutido no tópico adiante "Exclusão de causas potencialmente reversíveis de déficit cognitivo").

Na demência, o humor tende a flutuar, e na depressão é persistentemente baixo. O déficit cognitivo tende a ser mais acentuado na demência do que na depressão, frequentemente manifestado por dificuldades de orientação pessoal e temporo-espacial e prejuízo na retenção de números, na memória recente e na abstração. Os deprimidos, em geral, relatam suas dificuldades cognitivas, e os demenciados comumente são levados ao médico pelos familiares. Pacientes com demência são mais cooperativos em responder às perguntas solicitadas e o fazem muitas vezes com pouco sentido ou mesmo por meio de confabulações. Já os pacientes deprimidos podem se recusar a responder às questões, tornar-se irritadiços e hostis. Em quadros demenciais iniciais, ao contrário da depressão, há certa preservação das atividades sociais, apesar de pouco usufruto delas. História pessoal ou familiar de transtorno afetivo é encontrada em muitos pacientes com depressão (Cunha, 1990). As características mais importantes que diferem a depressão da demência são sintetizadas na Tabela 21.1.

No entanto, frequentemente, mesmo com a utilização de uma minuciosa avaliação clínica não é possível afirmar com certeza se estamos perante um quadro de depressão ou de demência.

Testes psicométricos

A avaliação neuropsicológica pode ser útil na diferenciação entre depressão, demência em fase inicial e déficit cognitivo leve. Além de auxiliar na decisão terapêutica, ela serve como referência de comparação com avaliações futuras. O perfil cognitivo do idoso deprimido, comparado ao daquele com síndrome demencial na fase inicial, tem um padrão de déficit que auxilia no diagnóstico diferencial. É documentado que o dano cognitivo do idoso deprimido sem demência pode estar em memória, atenção, nomeação, fluência verbal, habilidade visual-espacial, velocidade de processamento e função executiva, porém de forma mais leve e parcial (Wright; Persad, 2007). Entretanto, infelizmente há poucos dados empíricos sobre os testes de rastreamento cognitivo que efetivamente discrimine demência e depressão. O Miniexame Estado Mental (MEEM) é usado amplamente para estimar a gravidade do déficit cognitivo, mas é menos sensível para o déficit mais leve que é esperado na depressão em virtude do baixo "teto", estreita proporção de habilidades cognitivas acessadas e sensibilidade diferente para idade, nível educacional e etnia. Com base nas evidências científicas atuais, não existe nenhum teste que seja suficientemente válido para distinguir depressão e demência. Mais recentemente, alguns autores estudaram o *Addenbrooke's Cognitive Examination – Revised* (ACE-R), que é uma bateria rápida de testes cognitivos de rastreamento para demência recentemente adaptada para a população da Lituânia, que poderia ser recomendada como a ferramenta mais apropriada para investigação de demência e possivelmente de diagnóstico diferencial de depressão (Rotomskis *et al.*, 2015; Herrera-Pérez *et al.*, 2013).

Exclusão de causas potencialmente reversíveis de déficit cognitivo

Essa pesquisa consiste em descartar as causas potencialmente reversíveis de déficit cognitivo (Tabelas 21.2 e 21.3). Embora não consensual, recomenda-se a realização de exames complementares que incluam um método de neuroimagem (tomografia computadorizada ou ressonância magnética encefálica) e exames laboratoriais séricos (hemograma, íons, funções renal, hepática e tireoidiana, glicemia, cálcio iônico, vitamina B12, ácido fólico, sorologia para sífilis e [VDRL; do inglês, *Venereal Disease Research Laboratory*] e vírus da imunodeficiência humana [anti-HIV], este último para pacientes com menos de 60 anos de idade).

Eletroencefalograma e potenciais evocados

Perante as dificuldades no diagnóstico diferencial entre demência e depressão, o próximo passo seria a realização de um eletroencefalograma, que, em geral, apresenta resultado normal na depressão, e nas demências são observados alentecimentos nas frequências básicas em aproximadamente 80% dos casos. Entretanto, esse não é um teste utilizado geralmente na prática diária.

Caso persista dúvida diagnóstica e havendo disponibilidade, poderão ser utilizados testes de potenciais evocados, que são

TABELA 21.1 Diagnóstico diferencial de depressão e demência.

Parâmetros	Depressão	Demência
Duração dos sintomas até a época da primeira consulta	Curta	Longa
Data de início pode ser identificada com precisão	Usual	Pouco usual
Progressão rápida dos sintomas	Usual	Pouco usual
História de depressão	Usual	Menos usual
Queixas de perda cognitiva	Enfatizadas	Minimizadas no estágio tardio da doença
Descrição pelo paciente de sua perda cognitiva	Detalhada	Vaga
Incapacidade	Enfatizada	Ocultada no estágio tardio
Esforço para executar tarefas	Pequeno	Grande
Tentativa de ultrapassar a deficiência	Mínima	Máxima
Reação emocional	Grande aflição	Indiferença no estágio tardio
Humor	Deprimido	Lábil; deprimido; embotamento afetivo
Deterioração da capacidade para atividades sociais	Precoce	Tardia
Comportamento congruente com a gravidade da perda cognitiva	Pouco usual	Usual
Atenção e concentração	Adequadas	Deficientes
Respostas como "não sei"	Usuais	Pouco usuais
Respostas como "quase certo"	Pouco usuais	Usuais no estágio tardio
Perda de memória para eventos recentes comparada à perda de memória para eventos remotos	Igual	Maior
Perda de memória lacunar	Usual	Pouco usual
Desempenho em tarefas com dificuldade semelhante	Variável	Consistente

Adaptada de Tavares, 1989.

TABELA 21.2 Causas potencialmente reversíveis de demência.

Fármacos (ver Tabela 21.3)
Infecciosas: meningite crônica, AIDS, neurossífilis Nutricionais: deficiência de vitamina B12, pelagra, deficiência de folato, deficiência de tiamina, alcoolismo crônico, pseudodemência depressiva Metabólicas: distúrbio hidreletrolítico, desidratação, insuficiência renal, insuficiência hepática, hipoxemia Colágeno-vasculares: LES, arterite temporal, vasculite reumatoide, sarcoidose, púrpura trombocitopênica trombótica Neurológicas: HPN, lesão expansiva cerebral (tumor, HSDC) Endócrinas: doença tireoidiana, doença paratireoidiana, insulinoma, doença da adrenal, doença da pituitária Outras: síndrome da apneia do sono, demência induzida por radiação, ICC, DPOC

AIDS: síndrome da imunodeficiência adquirida; DPOC: doença pulmonar obstrutiva crônica; HPN: hidrocefalia de pressão normal; HDSC: hematoma subdural crônico; ICC: insuficiência cardíaca congestiva; LES: lúpus eritematoso sistêmico. (Adaptada de Steven, 1993.)

curvas de eletroencefalograma computadorizadas. O P300 é uma onda positiva que ocorre de 300 a 400 ms após um estímulo visual ou auditivo. Um aumento significativo na latência do P300 é muito mais sugestivo de quadro demencial (Kindermann, 2000). Esse, porém, também não é um teste de rotina na prática diária.

Prova terapêutica com antidepressivos

Com relativa frequência, apesar da utilização de todos os recursos citados, pode ainda haver incerteza diagnóstica, justificando, então, prova terapêutica com antidepressivos. Os pacientes com depressão apresentarão reação favorável ao uso desses medicamentos, ao contrário dos portadores de demência.

TABELA 21.3 Fármacos potencialmente causadores de déficit cognitivo.

Psicotrópicos	Antidepressivos tricíclicos	Antipsicóticos
		Benzodiazepínicos
		Lítio
	Anticolinérgicos	
	Anti-hipertensivos	Alfametildopa
		Propranolol
		Clonidina
		Diuréticos
	Anticonvulsivantes	Barbitúricos
		Fenitoína
	Anti-histamínicos	
Analgésicos narcóticos	Antiparkinsonianos	Levodopa
		Bromocriptina
		Pergolida
	Cardiovasculares	Digitálico
		Quinidina
		Procainamida
	Outros	Corticosteroides
		Cimetidina
		Metoclopramida
		Antibióticos
		Agentes antineoplásicos

22

Delirium

Renato Moraes Alves Fabbri

Introdução

A palavra *delirium* deriva do latim *delirare*, que literalmente significa estar "fora dos trilhos"; em sentido figurado, designa "estar perturbado, desorientado". É uma manifestação neuropsiquiátrica de doença orgânica que acomete principalmente pacientes idosos, especialmente os hospitalizados. Foi um dos primeiros transtornos mentais descritos na história da medicina, havendo relatos de Hipócrates compatíveis com esse diagnóstico. Celsus foi o provável introdutor do termo *delirium* na literatura médica, no século I d.C.; este termo, porém, era utilizado na antiguidade de maneira ambígua e inconsistente para designar transtornos mentais crônicos e, mais especificamente, alguns quadros de início agudo associados a doenças febris. Importantes avanços na evolução conceitual de *delirium* ocorreram somente a partir do século XIX, e no século XX Engel e Romano estabeleceram uma base científica aos conceitos da fisiopatologia. Concluíram, após estudos clínicos e experimentais, que o *delirium* era consequente à redução da taxa de metabolismo cerebral, documentado pelo alentecimento difuso no padrão do eletroencefalograma (EEG). Apesar da descrição sobre *delirium* ter ocorrido nos primórdios da medicina, muitos aspectos sobre essa síndrome são ainda desconhecidos. Na literatura encontram-se mais de 30 sinônimos para designar *delirium*, sendo os mais utilizados estado confusional agudo e confusão mental aguda.

Definição

Delirium é definido como uma síndrome cerebral orgânica, de início agudo e curso flutuante, sem etiologia específica caracterizada pela presença simultânea de perturbações da consciência e da atenção, da percepção, do pensamento, da memória, do comportamento psicomotor, das emoções e do ritmo sono-vigília. A duração é variável, e a gravidade diferencia-se em formas leves a muito graves.

Epidemiologia e importância

A ocorrência de *delirium* registrada na literatura é extremamente variável, sendo explicada principalmente pela heterogeneidade de populações envolvidas e por múltiplos fatores etiológicos associados. Estudos envolvendo populações de idosos que vivem na comunidade mostraram prevalência de *delirium* em torno de 1 a 2%; em idosos hospitalizados, a ocorrência é uma condição comum, e aproximadamente um terço dos pacientes admitidos por afecções clínicas com 70 anos de idade ou mais apresentam *delirium*. Em idosos admitidos em unidades de urgência, a taxa de prevalência é em torno de 10 a 15%, podendo ser de até 40%. No pós-operatório, há grande variabilidade, com a taxa de ocorrência entre 2 e 60%. Em condições nas quais os pacientes encontram-se gravemente enfermos e/ou fragilizados, a taxa de ocorrência é alta, sendo de 70 a 87% em unidade de terapia intensiva (UTI) e 85% em unidade de cuidados paliativos (Marcantonio, 2017). *Delirium* é importante não apenas pela sua frequência, mas também porque pode constituir-se, muitas vezes, na única ou principal forma de apresentação de doença física potencialmente grave, e os pacientes cursam com pior prognóstico tanto na vigência da internação quanto após a alta hospitalar. Nos pacientes hospitalizados, a incidência de *delirium* pode servir como parâmetro para avaliação da qualidade de atendimento hospitalar, visto que em grande parte dos casos a síndrome é decorrente de uma complicação iatrogênica (Inouye, 2001). Apesar de sua importância, estima-se que em 36 a 67% dos casos não é feito o diagnóstico correto de *delirium*, sendo confundido com outras síndromes, como, por exemplo, demência ou depressão, ou mesmo como parte do processo fisiológico do envelhecimento. A forma hipoativa, apesar de mais comum, é menos diagnosticada, cursando com pior prognóstico potencialmente por ser menos reconhecida. À primeira avaliação do paciente em uma unidade de emergência, o não reconhecimento do *delirium*, especialmente na forma hipoativa, pode chegar a 76% (Han *et al.*, 2009). A falta de diagnóstico ou o erro dele, entretanto, pode acarretar sérias consequências ao paciente. Sendo assim, *delirium* deve ser considerado como uma urgência médica. Por ser uma condição prevenível em até 40% dos casos e ter desfecho desfavorável em muitas situações, o conhecimento e a aplicação de medidas preventivas, bem como o reconhecimento do diagnóstico e o tratamento precoce, são de extrema importância (Oh *et al.*, 2017).

Quadro clínico

As manifestações clínicas de *delirium* refletem um amplo espectro da disfunção cerebral. Caracterizam-se por distúrbios da cognição, atenção e consciência, do ciclo sono-vigília e do comportamento psicomotor. Têm início agudo e curso flutuante (Chan, 2011). Porém, no paciente idoso, o início dos sintomas pode ser relativamente insidioso, precedido de alguns dias por manifestações prodrômicas, como diminuição da concentração, irritabilidade, insônia, pesadelos ou alucinação transitória. Característica marcante do *delirium* é a flutuação dos sintomas, o que, muitas vezes, dificulta o seu diagnóstico.

Disfunção global da cognição é uma manifestação essencial: o prejuízo do pensamento encontra-se invariavelmente presente, tornando-se vago e fragmentado, variando de lento ou acelerado, nas formas leves, a sem lógica ou coerência, nas formas graves. A memória apresenta-se comprometida e associa-se diretamente a prejuízo da atenção e do nível de consciência. Anormalidades da sensopercepção manifestam-se mais comumente por meio de ilusões e alucinações visuais que, embora não essenciais para o diagnóstico, podem ocorrer em 40 a 75% dos pacientes idosos com *delirium*. Além disso, a orientação encontra-se frequentemente comprometida na sua forma temporoespacial. Entre os distúrbios de linguagem, em geral, ocorrem disnomias e disgrafias.

Outra característica fundamental é o distúrbio da atenção. Há dificuldade em manter a atenção em um determinado estímulo e em mudá-la para um estímulo novo, não se conseguindo manter o fluxo de conversação com o paciente.

O estado de alerta ou vigilância também se encontra anormalmente alterado, podendo estar reduzido ou aumentado. A desorganização do ritmo circadiano do sono é comum, com sonolência diurna e sono noturno reduzido e fragmentado.

O comportamento psicomotor encontra-se alterado, podendo ocorrer um estado de hiperatividade, hipoatividade ou misto, caracterizando as diferentes formas de apresentação do *delirium*. Na primeira forma, menos comum e mais facilmente reconhecida, o paciente encontra-se agitado, hiperalerta, com risco de agressividade e alucinações frequentes. Sintomas como raiva, medo, ansiedade, euforia e manifestações autonômicas (rubor facial, taquicardia, sudorese e hipertensão arterial) podem estar associados; em geral, tem relação com intoxicação ou abstinência de medicamento ou álcool. A forma hipoativa, apesar de mais frequente, é menos reconhecida. Há um retardo da atividade psicomotora, e o paciente apresenta-se letárgico, sonolento, apático, muitas vezes assumindo uma posição de catatonia; é mais comumente associada a distúrbios metabólicos ou processos infecciosos. Na forma mista, ocorrem em diferentes momentos características de hiper ou hipoatividade. A Figura 22.1 representa os diferentes subtipos de *delirium* (Jedynak *et al*., 2019).

Etiologia

Tipicamente o *delirium* apresenta etiologia multifatorial, podendo ser atribuído virtualmente a qualquer afecção médica, uso ou abstinência de substâncias/fármacos (Fabbri, 2014). Qualquer condição que comprometa a função cerebral pode causar *delirium*, embora, em geral, resulte de uma quantidade limitada de condições clinicamente comuns. As causas mais usuais de *delirium* encontram-se na Tabela 22.1.

Entre as causas clínicas de *delirium* em idosos, destacam-se processos infecciosos, particularmente pneumonia e infecção do trato urinário, afecções cardiovasculares, cerebrovasculares e pulmonares que causam hipoxia, e distúrbios metabólicos. Os fármacos também constituem uma causa importante de *delirium* podendo corresponder a fator etiológico isolado em 12 a 39% dos casos (Britton, 2011). Vários grupos de fármacos amplamente utilizados têm alto risco para *delirium* (Tabela 22.2).

Isso ocorre especialmente quando outros fatores de risco estão presentes e na vigência da polifarmácia. Vale lembrar que, em países industrializados, os idosos consomem aproximadamente 50% dos medicamentos prescritos, sendo a média individual de dois a três fármacos por idoso vivendo na comunidade até cinco em pacientes hospitalizados. Muitos desses medicamentos são consumidos inadequadamente. Acrescente-se a isso a automedicação, que, apesar de menos comum do que em outras faixas etárias, pode ser potencialmente perigosa entre os idosos. Nem sempre a etiologia é clara, como, por exemplo, na deficiência de tiamina, frequentemente não diagnosticada e que pode contribuir para o desenvolvimento do *delirium*.

Entre as condições cirúrgicas, os fatores etiológicos podem estar presentes no pré-operatório, como idade avançada e comorbidades; no intraoperatório, pelo tipo de anestesia, duração e tipo de cirurgia, hipotensão e hipoxia; e no pós-operatório, incluindo fatores como dor, infecção, analgesia, sedação,

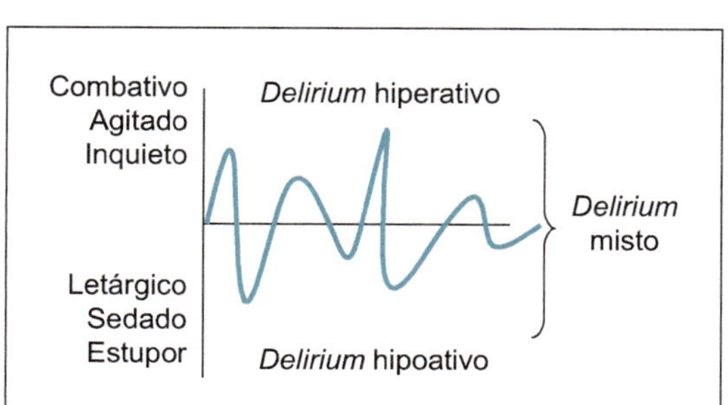

▪ **FIGURA 22.1** Subtipos de *delirium*.

▪ **TABELA 22.1** Causas comuns de *delirium*.

Substâncias/fármacos
Álcool e hipnóticos/sedativos (intoxicação ou abstinência)
Anticonvulsivantes
Antidepressivos
Fármacos hipotensores
Fármacos antiparkinsonianos (inclusive amantadina)
Corticosteroides
Digitálicos
Bloqueadores H2
Narcóticos
Fenotiazinas
Infecções
Meningite
Pneumonia
Septicemia
Pielonefrite
Doenças cardíacas
Arritmias
ICC
IAM
Distúrbios metabólicos
Distúrbios hidreletrolíticos – hipercalcemia
Hipoglicemia e hiperglicemia
Hipoxia
Insuficiência hepática
Insuficiência renal
Transtornos do SNC
Epilepsia
Doença vascular
Neoplasia
Metástases cerebrais
Tumores primários do cérebro
Traumatismos
Anestesia
Queimaduras
Fraturas (especialmente de fêmur)
Cirurgia
Mudança de ambiente
Hospitalização (especialmente em UTI)

IAM: infarto agudo do miocárdio; ICC: insuficiência cardíaca congestiva; SNC: sistema nervoso central; UTI: unidade de terapia intensiva.

▪ **TABELA 22.2** Fármacos de alto risco para *delirium*.

Fármaco	Mecanismo do efeito adverso
BZD	Sedação do SNC
Analgésicos opioides	Toxicidade colinérgica; sedação do SNC; fecaloma
Sedativos não BZD (zolpidem)	Sedação do SNC; abstinência
Anti-histamínicos (primeira geração)	Toxicidade anticolinérgica
Anticolinérgicos	Toxicidade anticolinérgica
Antidepressivos tricíclicos	Toxicidade anticolinérgica
Anticonvulsivantes	Sedação do SNC
Bloqueadores de receptores H2	Toxicidade anticolinérgica
Antinparkinsonianos (levodopa)	Toxicidade dopaminérgica
Antipsicóticos (clorpromazina)	Toxicidade anticolinérgica; sedação do SNC
Barbitúricos	Sedação do SNC; abstinência

BZD: benzodiazepínicos; SNC: sistema nervoso central.

imobilização, entre outros. Alguns biomarcadores, como, por exemplo, o aumento de algumas interleucinas pró-inflamatórias, têm sido identificados para explicar os mecanismos do *delirium* no pós-operatório (Androsova *et al.*, 2015; Ender; Kartakulak; Kara, 2015).

Fatores de risco

Variados fatores de risco para *delirium* têm sido identificados. No paciente hospitalizado, é importante a distinção entre fatores predisponentes (fatores já presentes à admissão) e fatores precipitantes (fatores diversos que contribuem para o desenvolvimento de *delirium*). Assim, pode-se ter melhor conhecimento da vulnerabilidade do paciente frente a fatores potencialmente desencadeantes. Entre os fatores predisponentes, um modelo preditivo para *delirium* foi validado em idosos hospitalizados por afecções clínicas. Foram identificados à admissão quatro fatores de risco independentes: déficit cognitivo prévio, doença grave (Apache maior que 16), uremia e déficit sensorial (Inouye, 1999). Desse modo, pacientes idosos que, à admissão, apresentam esses fatores podem ser considerados mais propensos para o desenvolvimento de *delirium* na vigência da hospitalização. Outros fatores importantes observados foram história prévia de *delirium*, depressão, alcoolismo, história de acidente vascular encefálico (AVE) e idade superior a 65 anos. O déficit cognitivo prévio pode ser encontrado em 25 a 50% dos pacientes com *delirium* e aumenta em 2 a 3 vezes o risco para o seu desenvolvimento.

Considerando-se a idade como fator de risco, sabe-se que os pacientes idosos são mais suscetíveis a apresentar *delirium*, com envolvimento de múltiplas causas. Entre as principais, incluem-se: menor reserva funcional hepática e renal, com comprometimento da farmacocinética e farmacodinâmica; maior suscetibilidade a doenças sistêmicas, com uso comum de mais de um fármaco; menor capacidade de resposta ao estresse; decréscimo de células do córtex cerebral, da produção de acetilcolina e menor plasticidade de receptores muscarínicos, com aumento da toxicidade, principalmente com o uso de fármacos com ação anticolinérgica. Um modelo preditivo para fatores precipitantes também foi desenvolvido para pacientes idosos internados. Foram identificados cinco fatores precipitantes independentes: restrição física, má nutrição (albumina menor do que 3 g/dℓ), uso simultâneo de mais de três medicamentos (principalmente substâncias psicoativas), uso de sonda vesical e iatrogenia (sobrecarga de volume, nova lesão por pressão, complicações do cateter intravenoso, entre outras).

Fatores psicossociais como estresse psicológico e perda do suporte social podem contribuir para o desenvolvimento de *delirium* em pacientes hospitalizados, o mesmo ocorrendo com fatores diretamente ligados à hospitalização, como, por exemplo, o ambiente não familiar e a privação do sono. É importante salientar que, para o desenvolvimento de *delirium*, existe uma complexa interação dos fatores predisponentes e precipitantes. Dessa maneira, pacientes que são vulneráveis (os que têm fatores predisponentes), com fatores precipitantes leves, já podem apresentar *delirium*. Por outro lado, pacientes pouco vulneráveis são mais resistentes ao aparecimento de *delirium* mesmo havendo fatores precipitantes importantes (Wasilevskis *et al.*, 2012; Inouye, 2019). A Tabela 22.3 resume os fatores de risco para *delirium*.

Em pacientes hospitalizados que apresentaram *delirium*, cinco fatores de risco independentes foram identificados para manutenção dos sintomas na vigência da alta: demência, déficit visual, alta comorbidade, restrição física durante o *delirium* e prejuízo funcional. A partir destes, foram classificados os grupos de baixo risco (0 a 1 fator), risco intermediário (2 a 3 fatores) e alto risco (4 a 5 fatores), e as taxas de risco para *delirium* na vigência da alta para esses três grupos foram de 4, 18 e 63%, respectivamente (Inouye *et al.*, 2007).

▪ **TABELA 22.3** Fatores de risco para *delirium*.

Fatores predisponentes	Fatores precipitantes
Idade ≥ 65 anos	Doença aguda
Delirium pregresso	Privação do sono
Polifarmácia	Desidratação
Fragilidade	Imobilidade
Alcoolismo	Constipação intestinal
Doença hepática	Mudança de ambiente
Depressão	Cirurgia
Déficit cognitivo	*Substâncias psicoativas (outras > 3)*
Déficit sensorial	*Desnutrição*
Doença grave (Apache > 16)	*Sonda vesical*
Uremia	*Iatrogenia*

Os fatores de risco em destaque são independentes para *delirium*.

Fisiopatologia

Delirium é considerado como uma manifestação neuropsiquiátrica não específica de um distúrbio do metabolismo cerebral e da neurotransmissão, e a síndrome é mais bem caracterizada por cinco domínios principais: déficits cognitivos, déficits de atenção, desregulação do ritmo circadiano, desregulação emocional e alteração no funcionamento psicomotor. Vários fatores têm sido apontados como responsáveis para o desenvolvimento dessa síndrome (Alasdair *et al.*, 2013; Maldonado, 2017), e algumas hipóteses são aventadas para tentar explicar por que ocorre o *delirium*; porém, a fisiopatologia não é ainda bem compreendida, principalmente, em decorrência de sua natureza ser flutuante e transitória, e a condição de ser um distúrbio mais funcional do que estrutural.

Hipótese do envelhecimento neuronal

As mudanças que acompanham o processo de envelhecimento estão associadas à diminuição fisiológica da reserva funcional, tornando o paciente idoso mais vulnerável ao estresse físico e à doença, e incluem diminuição na proporção de neurotransmissores reguladores de estresse, redução do fluxo sanguíneo cerebral, diminuição da densidade vascular, perda de neurônios e de sistemas de transdução de sinal intracelular. Essas alterações justificam parcialmente os resultados de estudos que concluíram que a idade avançada é um fator de risco independente para *delirium*.

Hipótese neuroquímica

Existem evidências de que a disfunção de neurotransmissores tenha participação importante na patogênese do *delirium* (Hughes *et al.*, 2012), e a deficiência de acetilcolina parece ser um dos mecanismos mais importantes. Anormalidades da transmissão colinérgica podem promover principalmente a diminuição dos níveis de consciência e de excitabilidade, bem como o prejuízo da memória. Essa noção é reforçada por observações clínicas de que fármacos anticolinérgicos e condições clínicas que reduzem a síntese de acetilcolina, como hipoxia, hipoglicemia e deficiência de tiamina, estão relacionadas com *delirium*.

Outros neurotransmissores também podem estar envolvidos nessa patogênese, como aumento de dopamina, elevação ou redução de serotonina, aumento ou diminuição do ácido gama-aminobutírico (GABA), redução da histamina e aumento do glutamato (seletivamente, o sistema dopaminérgico modula o papel do córtex frontal em manter e mudar a atenção). A serotonina tem efeito inibitório, sendo postulado que o sistema serotoninérgico tem função estabilizadora no processo de informação; na deficiência de serotonina, os indivíduos tornam-se distractíveis, impulsivos e com reação exaltada. Além disso, parece ser um dos componentes na modulação do ciclo sono-vigília, ajudando a causar o sono normal. O GABA, principal neurotransmissor inibitório do sistema nervoso central (SNC), tem sido relacionado ao *delirium* em condições nas quais sua atividade está aumentada, como na encefalopatia hepática, ou diminuída, como na abstinência de benzodiazepínicos ou álcool. A histamina tem participação na regulação hipotalâmica do ciclo sono-vigília. Antagonistas de receptores H1 da histamina de primeira geração estão associados à redução do estímulo (excitação) e ao *delirium*, especialmente em pacientes idosos. Antagonistas H1 também aumentam as catecolaminas e serotonina, como possíveis mecanismos envolvidos no *delirium*. A associação de antagonistas H2 e *delirium* é bem conhecida, sendo provável consequência de suas propriedades anticolinérgicas. O glutamato, aminoácido excitatório, tem sua liberação aumentada com a hipoxia e seus receptores podem ser ativados por alguns fármacos, como as quinolonas, que podem estar relacionadas com o quadro de *delirium*.

Hipótese neuroinflamatória

Variadas condições clínicas, como traumatismos e infecções, ou cirúrgicas podem promover o aumento de mediadores inflamatórios, provocando uma reação exacerbada que pode causar comprometimento do SNC. O reconhecimento do estímulo inflamatório na barreira hematencefálica (BHE) aumenta sua permeabilidade e é seguido por uma cascata de eventos com ativação das células da glia (micróglia e astrócitos). Forma-se um ambiente inflamatório com expansão da população microglial e produção de citocinas pró-inflamatórias (fator de crescimento transformador beta 1 [TGF-β1], ILB, fator de necrose tumoral alfa [TNF-α], fator de crescimento semelhante à insulina tipo 1 [IGF-1], espécie de oxigênio reativo [ROS]), acreditando-se que ocorra comprometimento funcional dos neurônios, com disfunção neuroquímica, desconexão de algumas áreas do cérebro e produção de sintomas vinculados ao *delirium*, como perda da atenção, distúrbio psicomotor, alteração da consciência, inversão do ritmo sono-vigília, entre outros. Com o envelhecimento ocorre a imunossenescência, com maior suscetibilidade a infecções e ao mesmo tempo com aumento de 2 a 4 vezes os valores basais de mediadores inflamatórios circulantes, incluindo citocinas e proteínas de fase aguda. Também há uma reatividade aumentada da micróglia induzindo um ambiente pró-inflamatório no cérebro, tornando assim o indivíduo idoso mais vulnerável ao *delirium* (Cerejeira *et al.*, 2010).

Hipótese neuroendócrina

A função fisiológica dos glicocorticoides é ajudar o corpo a lidar com as demandas impostas por eventos estressantes, mobilizando estoques de energia, suprimindo funções corporais não vitais, facilitando a adaptação fisiológica e comportamental e mantendo a homeostase.

Em circunstâncias normais, o estresse ativa o eixo hipotalâmico-hipofisário-adrenal (HPA), tendo como resultado a liberação de glicocorticoides do córtex adrenal, incluindo o cortisol. Na resposta fisiológica, ocorre um retorno pós-estresse de glicocorticoides para níveis basais. Uma desregulação desse sistema causa hipercortisolismo, o que pode acarretar lesões adversas do SNC. A hipótese neuroendócrina, conhecida como "resposta aberrante ao estresse", propõe que o *delirium* representa uma reação ao estresse agudo ou crônico, mediada por níveis anormalmente elevados de glicocorticoides que, ao longo do tempo, prejudicam a capacidade dos neurônios de sobreviverem após vários danos metabólicos.

Hipótese do estresse oxidativo

Estudos clínicos e experimentais indicam que ROS e nitrogênio (p. ex., o óxido nítrico) desempenham papéis importantes em muitas condições fisiológicas e patológicas, resultando em estresse oxidativo. Dados sugerem que o estresse oxidativo pode aumentar os danos do tecido cerebral, comprometendo a cognição. Sabe-se que o *delirium* está relacionado com alteração do metabolismo cerebral. A hipótese do estresse oxidativo sugere que, com a diminuição do metabolismo oxidativo cerebral, ocorre uma cascata de eventos de vários sistemas que incluem a incapacidade de manter gradientes iônicos, causando diminuição, e a propagação de impulsos corticais, anormalidades na síntese, metabolismo e liberação de neurotransmissores, produção de radicais livres e acúmulo de subprodutos neurotóxicos que podem contribuir para o *delirium*.

Hipótese da desregulação do ritmo circadiano

A melatonina, secretada pela glândula pineal, é a principal responsável pela organização dos ritmos circadianos, especialmente a temperatura central e o ritmo sono-vigília, exercendo também outras funções fisiológicas como resposta imunológica, ação antioxidante, hemostasia e regulação da glicose. Seu padrão de secreção é sincronizado com o ciclo claro-escuro do ambiente. A hipótese de desregulação do ritmo circadiano sugere que interrupções no ciclo circadiano de 24 horas podem levar a distúrbios na arquitetura fisiológica do sono, o que pode contribuir para o desenvolvimento de *delirium*. Há evidências de que a privação do sono é um estressor fisiológico, provavelmente via aumento dos níveis de citocinas pró-inflamatórias, diminuição do parassimpático e aumento do tônus simpático, aumento da pressão arterial, aumento dos níveis de cortisol noturno e elevação da insulina e da glicose no sangue. A privação contínua de sono pode levar a débito de sono cumulativo, que, por sua vez, pode ser um fator que contribui para o *delirium*. Alguns estudos têm demonstrado que a administração exógena de melatonina pode diminuir a incidência de *delirium* (Ashley *et al.*, 2019).

Novos estudos têm ampliado os conhecimentos sobre essa fisiopatologia no esforço de poder contribuir em sua prevenção e tratamento.

Medidas para identificação dos casos

Critérios diagnósticos

Os critérios diagnósticos das classificações psiquiátricas não refletem integralmente as anormalidades neuropsiquiátricas da síndrome *delirium* e têm como finalidade estabelecer as diretrizes para a realização do diagnóstico. Foram publicados pela primeira vez em 1980, na 3ª edição do Manual Diagnóstico e Estatístico de Transtornos Mentais (DSM-3) da Associação Americana de Psiquiatria, que incluiu *delirium* entre as síndromes mentais orgânicas. Mudanças ocorreram em revisões posteriores (1987, 1994, 2000) relacionadas com alterações em sua nomenclatura, critérios maiores e formas de apresentação. Os critérios atuais para *delirium* (DSM-5, 2013) encontram-se na Tabela 22.4.

▪ **TABELA 22.4** Critérios diagnósticos para *delirium* segundo a 5ª edição do Manual Diagnóstico e Estatístico de Transtornos Mentais (DSM-5).

a) Distúrbios da atenção (ou seja, redução da capacidade de direcionar o foco, manter e desviar a atenção) e da consciência

b) Mudança na cognição (como déficit de memória, desorientação, distúrbios da linguagem e da percepção), que não é mais bem explicado por uma demência preexistente ou estabelecida

c) O distúrbio desenvolve-se após curto período de tempo (em geral, horas a dias) e tende a flutuar durante o dia

d) Evidência por meio de história, exame físico ou achados laboratoriais de que o distúrbio seja causado por consequências fisiológicas diretas de uma condição médica geral, uma substância intoxicante, uso de medicamentos ou mais de uma causa

Fonte: Associação Americana de Psiquiatria, 2013.

Instrumentos de avaliação

A despeito de sua base orgânica, o diagnóstico de *delirium* é primariamente clínico, e o uso de critérios específicos tem contribuído para tal. No entanto, uma grande proporção de casos não é diagnosticada. A aplicação sistemática de instrumentos de avaliação pode melhorar a detecção desses casos. Eles constituem-se em escalas, questionários e algoritmos, com a finalidade de operacionalização dos critérios diagnósticos para *delirium*. Vários instrumentos de avaliação têm sido descritos, com diferentes graus de complexidade na sua aplicação, representando uma variedade de métodos para avaliadores de diversos níveis (Vreeswijk *et al.*, 2009), (Grover *et al.*; Kate, 2012). Entre os instrumentos para *screening* encontram-se: o *Confusion Assessment Method* (CAM), o CAM para UTI (CAM-ICU), *Intensive Care Delirium Screening Checklist* (ICDSC), *Delirium Symptom Interview* (DSI), *Cognitive Test for Delirium* (CTD), NEECHAM *Confusion Scale, Delirium Observation Secreening* (DOS) e o *Nursing Secreening Scale* (Nu-DESC). Há instrumentos que avaliam também a gravidade, como o *Delirium Rating Scale* na sua versão revisada (DRS-R)-98, *Memorial Delirium Assessment Scale* (MDAS), *Confusion Assessment Scale Evaluation* (CSE), *Delirium Index* (DI), *Delirium Severity Scale, Delirium-O-Meter* (DOM) e o *CAM-S Score for Delirium Severity* (CAM-S). Para avaliação inicial de *delirium* por profissionais da saúde, não treinados na área psiquiátrica, destaca-se o CAM, um dos instrumentos mais utilizados na prática médica, sendo considerado como o primeiro método breve e padronizado para a identificação de *delirium* à beira do leito. Desde a sua publicação, em 1990, o CAM emergiu como a ferramenta mais utilizada para o reconhecimento do *delirium* em todo o mundo, sendo traduzido para mais de 20 idiomas (Inouye; Jones; Marcantonio, 2020). O estudo de validação e confiabilidade da versão em língua portuguesa do CAM mostrou que esse instrumento é útil em nosso meio na investigação inicial de *delirium* (Fabbri *et al.*, 2001).

O instrumento abrange nove itens derivados de critérios do DSM-3-R, e formulados em linguagem de simples compreensão (Wei *et al.*, 2008) (Tabela 22.5).

A partir desses nove itens, uma forma concisa de quatro itens serve de algoritmo para o diagnóstico; a presença dos critérios (1) e (2) associados aos critérios (3) ou (4) estabelece o diagnóstico sindrômico de *delirium* (Figura 22.2).

Por sua versatilidade, o CAM foi adaptado para uso em uma grande variedade de configurações clínicas com avaliações breves e padronizadas, resumidas na Tabela 22.6.

▪ **TABELA 22.5** Versão em língua portuguesa do *Confusion Assessment Method* (CAM).

1.	**Início agudo** Há evidência de uma mudança aguda do estado mental de base do paciente?	( )
2.	**Distúrbio da atenção***	
	A) O paciente teve dificuldade em focalizar sua atenção, por exemplo, distraiu-se facilmente ou teve dificuldade em acompanhar o que estava sendo dito?	( )
	Não presente (ausente) em todo o momento da entrevista	( )
	Presente em algum momento da entrevista, porém de forma leve	( )
	Presente em algum momento da entrevista, de forma marcante	( )
	Incerto	( )
	B) Se presente ou anormal, este comportamento variou durante a entrevista, isto é, tendeu a surgir e desaparecer ou aumentar e diminuir de gravidade?	( )
	Sim	( )
	Não	( )
	Incerto	( )
	Não aplicável	( )
	C) Se presente ou anormal, descreva o comportamento:	( )
3.	**Pensamento desorganizado** O pensamento do paciente era desorganizado ou incoerente, com a conversação dispersiva ou irrelevante, fluxo de ideias pouco claro ou ilógico, ou mudança imprevisível de assunto?	( )
4.	**Alteração do nível de consciência** Em geral, como você classificaria o nível de consciência do paciente?	( )
	Alerta (normal)	( )
	Vigilante (hiperalerta, hipersensível a estímulos ambientais, assustando-se facilmente)	( )
	Letárgico (sonolento, facilmente acordável)	( )
	Estupor (dificuldade para despertar)	( )
	Coma	( )
	Incerto	( )
5.	**Desorientação** O paciente ficou desorientado durante a entrevista, por exemplo, pensando que estava em outro lugar que não o hospital, que estava no leito errado, ou tendo noção errada da hora do dia?	( )
6.	**Distúrbio (prejuízo) da memória** O paciente apresentou problemas de memória durante a entrevista, como incapacidade de se lembrar de eventos do hospital, ou dificuldade para se lembrar de instruções?	( )
7.	**Distúrbios da percepção** O paciente apresentou sinais de distúrbios da percepção, como, por exemplo, alucinações, ilusões ou interpretações errôneas (pensando que algum objeto fixo se movimentava)?	( )
8.	**Agitação psicomotora** Parte 1 – durante a entrevista, o paciente apresentou aumento anormal da atividade motora, como agitação, beliscar de cobertas, tamborilar com os dedos ou mudança súbita e frequente de posição?	( )
	Retardo psicomotor Parte 2 – durante a entrevista, o paciente apresentou diminuição anormal da atividade motora, como letargia, olhar fixo no vazio, permanência na mesma posição por longo tempo, ou lentidão exagerada de movimentos?	( )
9.	**Alteração do ciclo sono-vigília** O paciente apresentou sinais de alteração do ciclo sono-vigília, como sonolência diurna excessiva e insônia noturna?	( )

*As perguntas listadas após esse tópico foram repetidas para cada tópico em que eram aplicáveis.

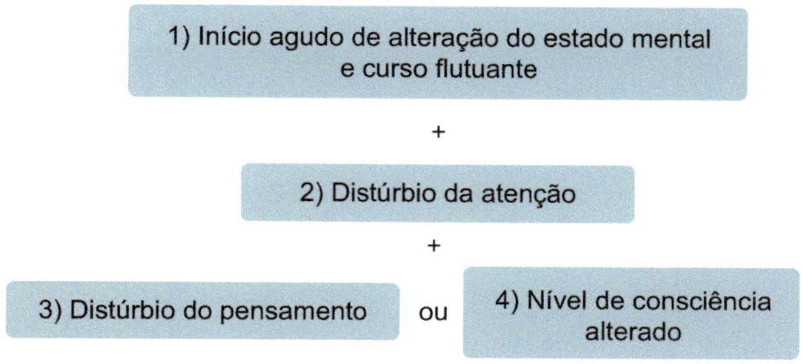

▪ **FIGURA 22.2** Diagnóstico de *delirium* segundo o *Confusion Assessment Method*.

▪ **TABELA 22.6** Variações do *Confusion Assessment Method* (CAM).

Instrumento	Aplicação
CAM	Avaliação de *delirium* à beira do leito
CAM-ICU	Avaliação de *delirium* em pacientes não verbais em UTI
3 D-CAM	Avaliação rápida (≤ 3 min)
B-CAM	Avaliação de *delirium* em unidades de emergência
NH-CAM	Avaliação de *delirium* em unidades de longa permanência
FAM-CAM	Reconhecimento de *delirium* pelo cuidador
CAM-S	Avaliação diagnóstica e gravidade

UTI: unidade de terapia intensiva.

Diagnóstico

O diagnóstico de *delirium* envolve duas etapas essenciais: estabelecer o diagnóstico sindrômico e determinar a sua etiologia. O diagnóstico sindrômico é realizado com base em história, exame físico e pela aplicação dos critérios diagnósticos específicos, que podem ser realizados por instrumentos de avaliação. O diagnóstico etiológico é feito a partir de investigações clínica e laboratorial. Essa avaliação minuciosa é considerada o padrão-ouro para o diagnóstico de *delirium*, pois não há estudo clínico ou biomarcador com alta sensibilidade e especificidade (Thom *et al.*, 2019). É essencial listar todos os medicamentos em uso, bem como considerar a possibilidade de abstinência de álcool ou benzodiazepínicos. O exame clínico deve ser minucioso, procurando doenças agudas ou crônicas em fase de descompensação. A seleção laboratorial depende do juízo clínico de cada caso, sendo solicitados, habitualmente, hemograma, exames bioquímicos, análise de urina, culturas e radiografia de tórax, na investigação de condições comuns que podem desencadear o *delirium*, que são os distúrbios metabólicos, hidreletrolíticos e os processos infecciosos. Em casos selecionados, dosagens de fármacos, punção liquórica, hormônios tireoidianos, EEG, tomografia computadorizada de crânio podem ser requeridos. Este deve ser solicitado especialmente quando há história de queda ou traumatismo de crânio recente, sinais de trauma de crânio, alterações neurológicas focais, suspeita de encefalite ou quando não há uma etiologia identificável (Martins *et al.*, 2012).

Diagnóstico diferencial

Delirium deve ser distinguido de outros fatores que causam prejuízo cognitivo global, como demência, depressão e psicoses funcionais. O principal diagnóstico diferencial é a demência. A história é fundamental, pois informações como início agudo e curso flutuante dos sintomas, oscilação do nível de consciência e déficit de atenção são características marcantes do *delirium*. Essa diferenciação, contudo, nem sempre é fácil. O déficit cognitivo prévio é um importante preditor independente para *delirium* e suas manifestações podem estar superpostas. Além disso, em determinados tipos de demência, alguns de seus sintomas podem mimetizar características de *delirium* como, por exemplo, início agudo em demências vasculares e distúrbios da percepção e flutuação dos sintomas na demência com corpos de Lewy.

A depressão pode lembrar mais sintomas de *delirium* hipoativo. Comportamento apático, linguagem alentecida, transtorno do sono são comuns em ambas as condições, podendo dificultar o diagnóstico. Porém, a depressão apresenta-se habitualmente com início gradual, sem alterações pronunciadas da cognição ou da atenção, mantendo o estado de alerta normal. Psicoses funcionais também podem lembrar *delirium*; no entanto, geralmente têm início antes dos 40 anos de idade. Pacientes idosos com psicose funcional habitualmente apresentam história psiquiátrica anterior, o estado de alerta é mantido, sem flutuação dos sintomas, as alucinações são predominantemente auditivas e as ideias delirantes mais organizadas e duradouras (Fong *et al.*, 2009). O EEG pode auxiliar na diferenciação diagnóstica, apresentando-se normal nas psicoses funcionais e com alentecimento difuso nos casos de *delirium*. A Tabela 22.7 mostra as principais características diferenciais entre *delirium*, demência, depressão e psicoses funcionais que podem servir como roteiro para o correto diagnóstico.

Prevenção

O objetivo inicial é a prevenção. Conhecer os fatores de risco, tanto os predisponentes quanto os precipitantes, é essencial. Condutas relativamente simples podem prevenir *delirium*, especialmente nos pacientes mais vulneráveis. O uso de intervenções não farmacológicas é essencial para prevenção, pois são estratégias de risco e custo baixos que têm se mostrado benéficas na maioria dos trabalhos (Marcoantonio *et al.*, 2001; Rivosecchi *et al.*, 2015). Por meio de estudo sobre prevenção, com a identificação e intervenção em fatores de risco como prejuízo cognitivo, imobilidade, privação do sono, déficit sensorial (visual e auditivo) e desidratação, observou-se redução de 40% dos casos de *delirium* em pacientes idosos hospitalizados; além disso, também houve redução na duração dos episódios de *delirium* nos pacientes que foram acometidos por essa síndrome. Entre as medidas utilizadas, realizadas por meio de protocolos, incluíram-se, por exemplo, orientação e estímulo cognitivo; redução de ruído noturno complementado por música suave e ingestão de bebida morna ao deitar-se; mobilização precoce, evitando-se ao máximo condições restritivas, como uso de sondas, cateteres ou restrição física; uso de óculos e aparelhos auditivos, se necessário; e correção da desidratação. Somadas às intervenções citadas, quando necessário, o suporte de oxigênio adequado, balanço hidreletrolítico; tratamento da dor grave, evitando-se, na medida do possível, medicamentos com ação no SNC e ação anticolinérgica; e a regulação das funções fisiológicas, evitando-se a constipação intestinal, constituem medidas muito úteis na prevenção do *delirium*. A utilização de medidas de prevenção por meio de modelos padronizados em pacientes hospitalizados tem se mostrado muito útil (Ludolph *et al.*, 2020). Dentre esses modelos, destaca-se o *Hospital Elder Life Program* (HELP), que visa originalmente prevenir *delirium* em pacientes idosos hospitalizados, mas com atuação também na prevenção de declínio funcional e quedas, maximizando a

▪ **TABELA 22.7** Características diferenciais entre *delirium*, demência, depressão e psicoses funcionais.

Características	*Delirium*	Demência	Depressão	Psicoses funcionais
Início	Súbito	Insidioso	Coincide com alterações da vida; frequentemente recente	Súbito
Curso nas 24 h	Flutuante com exacerbação noturna	Estável	Efeitos diurnos, tipicamente piora pela manhã; menos flutuações do que *delirium*	Estável
Consciência	Reduzida	Clara	Clara	Clara
Atenção	Globalmente desatenta	Normal, exceto em casos graves	Prejuízo mínimo; distractível	Pode ser desatenta
Cognição	Globalmente prejudicada	Globalmente prejudicada	Memória prejudicada; ilhas de memórias intactas; pensamentos negativos	Pode ser seletivamente prejudicada
Orientação	Frequentemente prejudicada; flutua em gravidade	Frequentemente prejudicada	Seletivamente prejudicada	Pode ser prejudicada
Alucinações	Frequentemente visuais ou visuais e auditivas	Frequentemente ausentes	Ausentes, exceto em casos graves	Predominantemente auditivas
Ideias delirantes	Fugazes; pobremente sistematizadas	Frequentemente ausentes	Ausentes, exceto em casos graves	Sustentadas e sistematizadas
Linguagem	Frequentemente incoerente, lenta ou rápida	Dificuldade em encontrar palavras e perseveração	Normal	Normal, lenta ou rápida

independência do paciente na vigência da alta. Tem sido utilizado em ampla escala com ótimos resultados (Inouye *et al.*, 2000; Chen *et al.*, 2015). Quanto à prevenção farmacológica, a maioria dos trabalhos relaciona-se com a prevenção do *delirium* no pós-operatório. O uso de antipsicóticos permanece controverso, pela heterogeneidade das populações avaliadas. Em alguns estudos em pacientes cirúrgicos internados em UTI, a risperidona diminuiu a incidência de *delirium*; porém, a falta de evidência da eficácia dos antipsicóticos na prevenção não recomenda seu uso de rotina (Oh *et al.*, 2019). A dexmedetomidina tem se mostrado útil em diminuir a incidência de *delirium* em pacientes cirúrgicos em UTI. Por ter propriedade analgésica e sedativa, promove uma redução na quantidade de exposição a medicamentos deliriogênicos, incluindo opioides e benzodiazepínicos; porém, seu uso deve ser feito com cautela, especialmente em pacientes idosos, pelos potenciais efeitos adversos como hipotensão e bradicardia (Kim *et al.*, 2020; Thom *et al.*, 2019). A utilização de melatonina e agonistas melatoninérgicos como a ramelteona tem sido associada com o decréscimo da incidência e pode ser uma opção na prevenção do *delirium* (Ashley *et al.*, 2019; Zhu *et al.*, 2020).

Tratamento

O tratamento do *delirium* já instalado envolve a correção da causa básica e a terapia de suporte e do quadro sintomático. É condição fundamental a identificação dos fatores etiológicos envolvidos, bem como sua terapêutica. Todos os fármacos, especialmente os que têm ação anticolinérgica, devem ser considerados como fatores etiológicos potenciais, necessitando-se analisar a interrupção de seu uso ou a redução da dose, ponderando sempre o risco-benefício da conduta. A retirada súbita de álcool ou sedativos também deve ser sempre considerada como possível fator desencadeante. Inúmeras condições patológicas, especialmente as doenças infecciosas, metabólicas, cardiovasculares e cerebrovasculares, que se manifestam muitas vezes de forma atípica no idoso, devem ser minuciosamente investigadas e tratadas o mais precocemente possível.

A terapêutica de suporte visa corrigir condições frequentes encontradas em pacientes idosos com *delirium*, como desidratação, desequilíbrio hidreletrolítico, desnutrição, úlceras de pressão, aspiração, entre outras complicações da imobilidade. Esta terapêutica envolve a participação multiprofissional e deve ser iniciada precocemente.

O tratamento sintomático é habitualmente realizado com condutas não farmacológicas que consistem em medidas psicossociais e ambientais. O suporte psicossocial pode ser fornecido pela equipe de saúde, familiares ou amigos. Medidas simples, como informações repetidas sobre orientação no tempo e no espaço, condições de saúde atual e procedimentos a serem realizados, podem ser extremamente úteis.

A presença de familiares e amigos próximos também é útil no controle dos sintomas, com permanente reorientação verbal, evitando-se, porém, alternância frequente entre os acompanhantes. A correção de déficits sensoriais, fornecendo ao paciente óculos e aparelho auditivo, quando necessários, também é benéfica.

O ambiente hospitalar deve ser tranquilo, com ambiente arejado (janela no quarto), algum estímulo sensorial como iluminação suave à noite e estímulo sonoro em baixo volume. Calendário, relógio e objetos pessoais já conhecidos também podem ser úteis. A restrição ao leito deve ser evitada sempre que possível (Hshieh *et al.*, 2015).

O tratamento farmacológico deve ser reservado aos casos de *delirium* hiperativo com agitação grave, em que há o risco potencial de segurança do paciente, cuidadores e equipe, bem como no sucesso terapêutico da etiologia ou nos distúrbios acentuados da sensopercepção (alucinação ou ilusão). Os antipsicóticos constituem-se como a primeira linha na terapêutica. Embora possam reduzir a agitação e os sintomas comportamentais, não há evidência de que melhorem o prognóstico (Inouye *et al.*; Westendorp; Saczynski, 2014; Nikooie *et al.*, 2019). O haloperidol tem como vantagens custo baixo e as formas de apresentação pelas vias oral (VO) e parenteral (intramuscular [IM] e intravenosa [IV]). A primeira via, quando possível, é preferida por sua farmacocinética favorável, devendo-se evitar a intravenosa, porque embora tendo início rápido de ação, apresenta efeito terapêutico curto e pode induzir arritmias. Os antipsicóticos atípicos como a risperidona, olanzapina e quetiapina estão disponíveis apenas na forma oral; porém, ocasionam com menos frequência efeitos extrapiramidais. Quanto à eficácia terapêutica, não há diferença entre os fármacos (Boettger *et al.*,

2015). Nos casos de *delirium* secundário à abstinência de álcool ou de benzodiazepínicos, o tratamento é feito com benzodiazepínico, dando-se preferência ao lorazepam, por sua vida curta e menor quantidade de metabólitos ativos. A Tabela 22.8 resume as opções terapêuticas do tratamento farmacológico do *delirium*.

Existem poucos estudos sobre o uso de algumas substâncias e fármacos na forma hipoativa do *delirium*. Dentre eles, é citado o uso de substâncias psicoativas como a cafeína e o metilfenidato (Elie *et al.*, 2010), bem como de antipsicóticos como haloperidol, olanzapina e aripiprazol, porém sem resultados consistentes para sua indicação.

Prognóstico

O *delirium* causa um enorme impacto na saúde dos idosos; sabe-se, na atualidade, que há potencialmente importantes consequências adversas. Pacientes que desenvolvem *delirium* podem cursar com pior prognóstico, tanto na vigência da internação quanto após a alta hospitalar. Nos pacientes hospitalizados, sua ocorrência está associada a maior tempo de internação, complicações como quedas, úlceras de pressão, incontinência urinária e prejuízo funcional. Há também aumento da taxa de mortalidade hospitalar, especialmente nas formas de *delirium* hipoativo ou mista (Avelino-Silva *et al.*, 2018). Após a alta hospitalar, estudos de seguimento mostram maior taxa de hospitalização, institucionalização e piora da função cognitiva, além de maior taxa de mortalidade (Witlox *et al.*, 2012; Gross *et al.*, 2012; Davis *et al.*, 2017; Meeks *et al.*, 2020; Goldberg *et al.*, 2020).

Considerações finais

Visto que o *delirium* é uma síndrome que se apresenta com manifestações neuropsiquiátricas, porém secundárias a doenças orgânicas, e que cursa com mau prognóstico, o clínico deve estar atento aos pacientes de alto risco e estabelecer medidas preventivas e, havendo sintomas sugestivos, diagnosticar com brevidade e tratar a causa básica, evitando ou minimizando os desfechos desfavoráveis relacionados com essa síndrome.

▪ **TABELA 22.8** Terapêutica farmacológica do *delirium*.

Fármacos	Dose	Observações
Antipsicótico Haloperidol	0,5 a 1 mg VO, 2 a 3 dias, com dose adicional a cada 4h, se necessário (efeito máximo: 4 a 6 h) 0,5 a 1 mg, IM; observar 30 a 60 min e repetir a dose, se necessário (efeito máximo: 20 a 40 min)	Em geral é o fármaco de escolha Dose máxima: 3 a 5 mg/dia; manutenção ½ da dose inicial, fracionada Efeitos extrapiramidais potenciais com dose > 3 mg Evitar via IV pela curta duração de ação e indução de arritmias
Antipsicóticos atípicos Risperidona Olanzapina Quetiapina Ziprasidona	0,5 a 1 mg VO, 2 a 3 dias 2,5 a 5 mg VO, 1 a 3 dias 12,5 a 25 mg VO, 2 a 3 dias	Eficácia semelhante e menos efeitos extrapiramidais do que o haloperidol Aumento do intervalo QT Pode aumentar o risco de AVE em pacientes com demência
Benzodiazepínicos Lorazepam	0,5 a 1 mg VO; pode-se repetir a dose cada 4 h	Uso em abstinência de álcool e de benzodiazepínico Sonolência
Antagonista do receptor 5 HT Trazodona	25 a 150 mg VO, à noite	Sonolência Testado apenas em estudos não controlados

AVE: acidente vascular encefálico; VO: via oral; IM: via intramuscular; IV: via intravenosa.

23

Doenças Cerebrovasculares

Marco Oliveira Py

Introdução e dados epidemiológicos

As doenças cerebrovasculares (DCBV) têm alta prevalência em todo o mundo, constituindo grave problema de saúde pública, correspondendo à segunda causa de morte mundial. Com o progressivo envelhecimento da população mundial, a prevalência do acidente vascular encefálico (AVE) aumenta a cada ano. Por outro lado, devido aos enormes esforços para conter a progressão da doença, nos EUA, bem como na maioria dos países desenvolvidos, a mortalidade por AVE vem diminuindo. Estima-se que haja cerca de 800 mil novos casos de AVE por ano nos EUA, com 130 mil mortes, o que corresponde a mais de 5% das mortes naquele país (Virani *et al.*, 2020). Enquanto a mortalidade por AVE reduz progressivamente nos países desenvolvidos, o contrário vem ocorrendo nos países subdesenvolvidos ou em desenvolvimento, correspondendo a 70% de todos os casos de AVE do mundo e a 85% da mortalidade dessa doença, sendo que um terço dos casos acomete a população economicamente ativa (Fernandes, 2015). No Brasil, embora o número total de óbitos por DCBV aumente a cada ano, vem ocorrendo uma redução significativa na mortalidade proporcional por AVE, ainda que em ritmo mais lento que nos países desenvolvidos. A maior parte das mortes por AVE ocorre acima dos 70 anos de idade, tornando o estudo desta condição obrigatório no contexto da geriatria e gerontologia (Santana *et al.*, 2018). O Brasil tem a quarta pior taxa de mortalidade por AVE entre os países da América Latina e Caribe, com letalidade intra-hospitalar muito elevada (34,3%), comparada a 6,9% no Canadá e 17,3% na Holanda (Fernandes, 2015). São mais de 107 mil mortes por ano por AVE no Brasil, sendo 62% por AVE isquêmico (Santana *et al.*, 2018). Um dos poucos estudos epidemiológicos no Brasil acerca do AVE (Bensenor *et al.*, 2015) evidenciou 2,231 milhões de pessoas que sobreviveram ao AVE no ano de 2013, e dessas 568 mil apresentavam incapacidade grave. A prevalência do AVE foi muito maior entre os idosos, sem educação formal e residentes de centros urbanos.

Embora possamos observar alguma melhora na prevenção e tratamento do AVE no Brasil, ainda estamos muito longe do aceitável. Somente em 2012, o Ministério da Saúde do Brasil publicou a política nacional para o AVE, chamada de Linha de Cuidados para Pessoas com AVE (Ministério da Saúde, 2012). Essa linha de cuidados inclui propostas de educação em saúde para a população, atenção primária à saúde, cuidados pré-hospitalares e de emergência, criação de unidades de AVE, implementação de protocolos baseados em evidências da literatura, reabilitação, cuidados pós-alta hospitalar e reintegração social. Aguardamos que tal linha de cuidados seja posta em prática, a fim de obtermos uma redução do impacto das DCBV no Brasil. No contexto da Geriatria, a preocupação com as DCBV é ainda maior, já que a idade é um dos principais fatores de risco, tornando os idosos mais expostos à possibilidade de um AVE; e, paradoxalmente, justamente esta população é a que recebe menos cuidados quando sofre um AVE (Di Carlo *et al.*, 1999).

Classificação

As DCBV designam anormalidades no encéfalo, decorrentes de alterações vasculares. Essencialmente, essas alterações podem ocorrer por obstrução de um vaso, impedindo a perfusão sanguínea em determinada região, levando à isquemia e, eventualmente, ao infarto cerebral (AVE isquêmico). Ou pode ocorrer a ruptura do vaso, causando hemorragia intracraniana (AVE hemorrágico). A Tabela 23.1 resume os principais mecanismos que causam DCBV.

O AVE isquêmico corresponde a, aproximadamente, 80% de todos os casos de DCBV. O seu mecanismo mais comum – principalmente nos idosos – é a aterosclerose, seguida da embolia. Infartos lacunares vêm em seguida (Jauch *et al.*, 2013).

O ataque isquêmico transitório (AIT) era historicamente descrito como um evento neurovascular com duração menor que 24 horas. No entanto, a maioria dos AIT dura apenas poucos minutos. O clássico AIT é a oclusão de uma artéria, por mecanismo aterotrombótico, com reperfusão rápida e sem formação de infarto cerebral. Atualmente, o AIT é definido como um evento neurovascular com duração menor que 60 minutos e sem sequelas clínicas ou radiológicas (Jauch *et al.*, 2013).

Cerca de 20% das DCBV correspondem a AVE hemorrágicos, e, no Brasil, esse número deve ser maior, decorrente do controle ainda inadequado da hipertensão arterial sistêmica (HAS) na população. Entre os asiáticos, os AVE hemorrágicos também são mais prevalentes. O principal mecanismo de AVE hemorrágico é o hipertensivo. As localizações mais frequentes desse tipo de hemorragia são: putame, tálamo, ponte, cerebelo e lobos cerebrais (Hemphill *et al.*, 2015).

Nos pacientes acima de 65 anos de idade, a causa mais comum de hemorragia intraparenquimatosa espontânea é a angiopatia amiloide. Trata-se de uma doença causada pela deposição crônica de material amiloide na parede vascular, que provoca maior fragilidade e eventual ruptura arterial. Caracteristicamente, essas hemorragias são lobares, não associadas à HAS, com prognóstico melhor que as hemorragias hipertensivas, podendo repetir-se com frequência (Hemphill *et al.*, 2015). Menos comuns nos idosos são as hemorragias subaracnóideas, geralmente causadas pela ruptura de aneurismas saculares ou por malformações arteriovenosas (ambas também podem causar hemorragia intraparenquimatosa).

Fatores de risco e prevenção primária

A Tabela 23.2 mostra as diversas condições associadas ao maior risco das DCBV.

TABELA 23.1 Classificação das doenças cerebrovasculares quanto ao seu mecanismo.

AVE isquêmico	AVE hemorrágico
• Aterosclerose + trombose • Embolia: ◦ Cardíaca ◦ Crossa da aorta ◦ Artéria-artéria ◦ Embolia paradoxal • Infarto lacunar (lipo-hialinose) • Outras (trombose venosa cerebral, dissecção arterial, arterites, baixo débito cardíaco etc.)	• Hipertensivo • Angiopatia amiloide • Ruptura de aneurisma (hemorragia subaracnóidea) • Malformação arteriovenosa • Outras (coagulopatias, neoplasias, uso de cocaína/anfetamina etc.)

AVE: acidente vascular encefálico.

▪ **TABELA 23.2** Principais fatores de risco para as doenças cerebrovasculares.

Não modificáveis	Modificáveis
• Idade • Sexo • Raça/origem étnica • História familiar • Fatores genéticos • Baixo peso ao nascer	• HAS • Diabetes melito • Dislipidemia • Doenças cardíacas (fibrilação atrial, cardiopatia isquêmica, forame oval patente, aneurisma de septo interatrial etc.) • Tabagismo • Consumo de álcool • Obesidade/inatividade física • Estenose carotídea • AIT ou AVE prévio • Ateromatose do arco aórtico • Elevação do fibrinogênio plasmático • Anticorpos anticardiolipina • Coagulopatias • Elevação da homocisteína • Ácido fólico reduzido • Contraceptivos orais

AIT: ataque isquêmico transitório; AVE: acidente vascular encefálico; HAS: hipertensão arterial sistêmica.

A detecção de fatores de risco não modificáveis justifica-se, apesar de não ser possível uma abordagem direta a eles, para a identificação de indivíduos nos quais a atenção deve ser redobrada quanto aos fatores modificáveis. Entre os fatores não modificáveis, a idade e o sexo assumem papel fundamental. A idade é, isoladamente, o maior fator de risco para as DCBV, daí a importância de sua ampla discussão na Geriatria e Gerontologia. O sexo masculino tem maior risco que o feminino, porém essa tendência se reduz com o avançar da idade, chegando a se inverter após os 80 anos (Virani *et al.*, 2020). O risco de um indivíduo apresentar AVE nos próximos 10 anos fica em torno de 5,9% para os homens e 3% para as mulheres entre 55 e 59 anos de idade, chegando a 22,3 e 23,9%, respectivamente, para homens e mulheres entre 80 e 84 anos de idade. Uma combinação de diversos fatores parece estar relacionada com o maior risco de AVE com o avançar da idade: a progressiva estenose das artérias carótidas; o aumento dos casos de arritmia cardíaca e outras alterações cardíacas; a menor resposta à estimulação dos receptores beta-adrenérgicos e o funcionamento inadequado dos barorreceptores (Meschia *et al.*, 2014).

Em relação à raça e à origem étnica, observa-se maior incidência das DCBV entre os negros, quando comparados aos brancos. Em parte, esse fato se deve à maior prevalência de HAS e diabetes melito entre os negros, porém a maior prevalência de fibrinogênio plasmático elevado – geneticamente determinado – também parece estar envolvida.

A hereditariedade também é fator de risco para as DCBV. Já se detectou, por exemplo, como fator de risco independente, a história de AVE em parentes de primeiro grau. Além disso, há uma forma de DCBV com componente claramente genético, autossômico dominante. Trata-se da arteriopatia cerebral autossômico-dominante com infartos subcorticais e leucoencefalopatia, conhecida pelo acrônimo Cadasil (do inglês, *cerebral autosomal dominant arteriopathy with subcortical infarcts and leukoencephalopathy*), doença que causa múltiplos infartos cerebrais subcorticais, acometendo, portanto, a substância branca e evoluindo para a demência vascular. Mais recentemente, o baixo peso ao nascer também foi identificado como fator de risco para as DCBV (Meschia *et al.*, 2014).

Entre os fatores de risco modificáveis para as DCBV, o principal é a HAS, elevando o risco de AVE – tanto isquêmico quanto hemorrágico – em 3 a 4 vezes. Esse risco pode estar elevado em até 10 a 12 vezes nos pacientes com valores extremos de pressão arterial diastólica (PAD > 105 mmHg). O controle adequado dos níveis pressóricos reduz significativamente o risco de AVE. Por exemplo, a redução da pressão arterial sistólica (PAS) em 10 a 12 mmHg e da PAD em 5 a 6 mmHg está associada à redução de 38% da incidência de AVE. No contexto específico da Geriatria, há evidências suficientes para estabelecer o aumento do risco de AVE, mesmo para a hipertensão arterial sistólica isolada em idosos. E o mais importante é que já está demonstrado que a redução da PAS em 11 mmHg nos indivíduos acima de 60 anos de idade, mesmo naqueles com HAS isolada, reduz em 36% o risco de AVE. Deve-se, entretanto, reduzir a pressão arterial (PA) nos idosos gradualmente, sempre procurando evitar a hipotensão postural e observando possíveis reduções da PA durante o sono, que elevam o risco de AVE isquêmico por baixo débito. Valores de PAS e PAD maiores que 120 mmHg e 80 mmHg, respectivamente, já estão associados ao maior risco de AVE, principalmente nos indivíduos que já estão sob maior risco, como os idosos e os indivíduos com outros fatores de risco associados, principalmente os portadores de diabetes melito (Meschia *et al.*, 2014).

O diabetes melito também aumenta, de maneira independente, o risco de AVE em 2 a 4 vezes. Além disso, os pacientes diabéticos apresentam maior morbidade e letalidade do AVE. Pacientes com retinopatia e neuropatia periférica pelo diabetes melito estão sob maior risco. A hipercolesterolemia, principalmente com aumento da fração de colesterol da lipoproteína de baixa densidade (LDL-c), também aumenta de maneira independente o risco de AVE isquêmico. A redução dos seus níveis, notadamente com o uso de estatinas, diminui esse risco em 20%. Admite-se que o nível ideal de LDL-c deve ser abaixo de 100 mg/dℓ, devendo ser ainda mais baixo (menor que 70 mg/dℓ) nos portadores de diabetes melito.

A obesidade também é fator de risco para as DCBV, notadamente a centrípeta (abdominal), principalmente porque ela dificulta o controle da HAS, diabetes melito e hiperlipidemia. Por outro lado, a prática regular de exercícios físicos reduz o risco de AVE isquêmico e hemorrágico. Sabe-se que o exercício regular reduz a agregação plaquetária, aumenta a sensibilidade à insulina, reduz o peso, eleva a fração de colesterol da lipoproteína de alta densidade (HDL-c) e facilita o controle da PA. O aumento da frequência de exercícios físicos relaciona-se à redução mais acentuada do risco de AVE, porém a realização frequente de exercícios extenuantes pode aumentar a morbidade de eventos cardiovasculares, principalmente nos indivíduos idosos.

O tabagismo aumenta o risco de AVE – isquêmico e hemorrágico – em 2 a 3 vezes por diversos mecanismos: aumentando os níveis plasmáticos de fibrinogênio e outros fatores da coagulação; aumentando a agregação plaquetária; reduzindo os níveis de HDL-c; elevando o hematócrito; lesionando o endotélio vascular e acelerando a aterosclerose; e elevando agudamente a PA, facilitando a ruptura de pequenas artérias. A interrupção do tabagismo reduz o risco a patamar semelhante ao de não fumantes ao fim de aproximadamente 5 anos. A hemorragia subaracnóidea por ruptura de aneurisma também é mais frequente entre os tabagistas. O consumo de álcool em altas doses eleva o risco de AVE – principalmente hemorrágico –, ao passo que doses baixas, como 1 a 2 cálices de vinho por dia, exercem efeito protetor, provavelmente em razão da elevação do HDL-c.

Algumas doenças cardíacas estão associadas ao maior risco de AVE. As que estão bem estabelecidas são: a fibrilação atrial não valvular; a hipertrofia de ventrículo esquerdo em homens com cardiopatia isquêmica; e o aumento do átrio esquerdo. A fibrilação atrial é mais prevalente nos idosos, com frequência de 19 por 1.000 indivíduos entre 74 e 84 anos de idade; enquanto a frequência é de 0,2 por 1.000 indivíduos entre 30 e 39 anos.

Diversas outras condições cardíacas são implicadas no maior risco de AVE embólico, embora as evidências não sejam tão claras. Uma dessas situações, detectada pelo ecocardiograma transesofágico, são as placas em crossa de aorta, principalmente se forem móveis e maiores que 4 mm. A melhoria das técnicas utilizadas do ecocardiograma transesofágico também possibilitou a detecção de outros fatores de risco para AVE embólico, como o forame oval patente e o aneurisma de septo interatrial, principalmente quando há demonstração de fluxo sanguíneo das câmaras cardíacas direitas para as esquerdas (demonstrado com o uso de microbolhas e manobra de Valsalva durante o ecocardiograma).

A estenose da artéria carótida interna extracraniana é fator de risco importante para o AVE isquêmico, e sua frequência aumenta com o avançar da idade, a ponto de 30% dos indivíduos acima de 70 anos de idade apresentarem evidência de estenose carotídea. As estenoses assintomáticas têm um risco menor. Porém, quando a estenose é maior que 70% e está associada a eventos isquêmicos prévios, atinge risco de 10,5% por ano. Além disso, a ocorrência prévia de AIT ou AVE, independentemente de estenose carotídea, eleva significativamente o risco de recorrência, sendo maior o risco precocemente após o evento – nos primeiros meses e no primeiro ano.

Atualmente, parece claro que a reposição de estrogênio pós-menopausa não altera a incidência de AVE. No entanto, o seu uso pode aumentar a letalidade do AVE, caso ocorra.

Novos fatores vêm sendo descritos e estudados a cada dia. O aumento do hematócrito, da concentração de hemoglobina ou da viscosidade sanguínea pode aumentar o risco de AVE. A elevação do fibrinogênio plasmático é fator de risco independente, assim como a evidência de anticorpos anticardiolipina. Alterações de fatores da coagulação (como deficiência das proteínas C e S, antitrombina III, evidência do fator V de Leiden e de algumas mutações genéticas de fatores da coagulação) também elevam o risco de AVE isquêmico. A elevação da homocisteína plasmática e a redução de ácido fólico também estão relacionadas com o maior risco de AVE isquêmico, mas não se conseguiu demonstrar que a suplementação de ácido fólico seja fator protetor. Além disso, parece haver uma variação circadiana na incidência de todas as formas de DCBV, sendo mais frequente no início da manhã e na vigência de temperaturas mais frias, possivelmente devido a modificações em atividade física, níveis de catecolaminas, PA, viscosidade sanguínea, agregação plaquetária, coagulabilidade sanguínea e atividade fibrinolítica (Meschia *et al.*, 2014).

Deve-se ressaltar a doença de Chagas como possível causa de AVE isquêmico, em áreas endêmicas para a doença, mesmo nos pacientes sem cardiopatia chagásica. A disautonomia com alteração parassimpática, que ocorre precocemente na doença de Chagas, está relacionada com lesões hiperintensas de substância branca à ressonância magnética (RM) do crânio dos pacientes chagásicos (Py *et al.*, 2009).

Em 2003, no estudo Rotterdam, os pesquisadores exploraram a associação de lesões hiperintensas de substância branca e infartos cerebrais assintomáticos com o risco de infartos cerebrais subsequentes. Analisando prospectivamente uma população de 1.077 pacientes idosos, acompanhada por mais de 4 anos, os autores verificaram que os infartos cerebrais assintomáticos e as lesões hiperintensas de substância branca aumentam fortemente o risco de AVE isquêmico subsequente, independentemente de outros fatores de risco. Assim, essas lesões de substância branca cerebral, também chamadas de microangiopatia e comumente aparentes em uma RM de crânio, devem ser também consideradas fator de risco para AVE isquêmico (Vermeer *et al.*, 2003).

Diagnóstico

A instalação aguda do quadro clínico é fator fundamental para o diagnóstico das DCBV. Essa instalação ocorre de poucos minutos a algumas horas. Sinais neurológicos focais, instalados agudamente, permitem o diagnóstico de um quadro de AVE, e mesmo da sua topografia, com uma considerável exatidão.

A sintomatologia das DCBV depende mais da localização da lesão do que da sua natureza. As principais síndromes clínicas, de acordo com a localização da lesão vascular, estão resumidas na Tabela 23.3.

Um AVE isquêmico pode apresentar-se da mesma maneira que um hemorrágico, não sendo possível iniciar um tratamento específico sem a realização de exames complementares que comprovem a natureza e, se possível, a etiologia do processo. Entretanto, algumas características clínicas podem estar presentes e fornecer indícios sobre o evento. Por exemplo, cefaleia intensa, vômito e distúrbio precoce do nível de consciência indica fortemente AVE hemorrágico. Se houver ainda rigidez de nuca e outros sinais de irritação meníngea, provavelmente houve hemorragia subaracnóidea. A hemorragia intraparenquimatosa tende a se instalar mais lentamente, em vários minutos ou horas. Já a instalação da hemorragia subaracnóidea é abrupta, podendo haver perda da consciência e sinais neurológicos focais pouco exuberantes na fase aguda (Hemphill *et al.*, 2015).

A embolia cerebral tem instalação abrupta, com sinais neurológicos focais. Geralmente, pode-se encontrar alguma fonte emboligênica, como fibrilação atrial ou prótese valvar. Já o AVE isquêmico aterotrombótico é precedido, frequentemente, por AIT – até em 75% dos casos em algumas séries – e evolui mais lentamente, podendo chegar a várias horas de instalação. Fatores de risco também podem auxiliar no diagnóstico etiológico (Jauch *et al.*, 2013).

TABELA 23.3 Principais síndromes clínicas de acordo com a localização da lesão vascular.

Hemisfério esquerdo (dominante)	Hemiparesia, alteração da sensibilidade e comprometimento do campo visual (hemianopsia homônima) à direita, afasia, comprometimento do olhar conjugado para a direita, disartria e comprometimento de leitura, escrita e cálculo
Hemisfério direito (não dominante)	Hemiparesia, alteração da sensibilidade e comprometimento do campo visual à esquerda, comprometimento do olhar conjugado para a esquerda, disartria, desorientação espacial e heminegligência esquerda
Tronco cerebral, cerebelo, lobos occipitais	Déficit motor ou sensorial nos quatro membros, ataxia de tronco ou membros, disartria, mirada lateral desconjugada, nistagmo, amnésia, defeitos de campo visual bilateral, vertigem e incoordenação
Pequena lesão subcortical (lacuna) hemisférica ou do tronco cerebral	a) AVE motor puro: hemiparesia (membro superior e inferior, com ou sem acometimento facial ipso ou contralateral) sem alteração das funções cerebrais superiores, sensorial ou da visão b) AVE sensorial puro: déficit da sensibilidade (face, membro superior e inferior contralaterais) sem alterações das funções cerebrais superiores, motora ou da visão c) outros tipos mais raros: disartria/desajeitamento manual; ataxia/hemiparesia

AVE: acidente vascular encefálico.

Alguns exames complementares são fundamentais nos pacientes com AVE. Outros são reservados para situações especiais e mais específicas. A Tabela 23.4 resume os principais exames complementares utilizados para pacientes com AVE.

A tomografia computadorizada (TC) do crânio deve ser realizada em todos os pacientes com suspeita de AVE, em qualquer faixa etária. Esse exame é rápido e poderá diferenciar AVE isquêmico de hemorrágico. A antiotomografia computadorizada (angio-TC) é um complemento da TC convencional, é um método rápido e pouco invasivo para avaliar a circulação extra e intracraniana. Ela é fortemente recomendada se um tratamento endovascular for cogitado. Diversos serviços especializados no tratamento do AVE estabelecem como protocolo de atendimento a realização de TC de crânio e angio-TC dos vasos cervicais e intracranianos para todos os pacientes com suspeita de AVE à admissão. Já a RM de crânio não é indicada rotineiramente, em razão de maior tempo exigido para sua realização é maior custo. Porém, os constantes avanços do método, com o advento da angioressonância magnética (angio-RM) e os estudos de perfusão e difusão por RM, vêm modificando essa realidade. O estudo da difusão à RM é o método mais sensível para detectar infarto isquêmico cerebral na fase aguda. Desde que a RM seja disponível e não atrase o início do tratamento do paciente, ela está indicada na fase aguda da investigação diagnóstica. Caso contrário, a TC de crânio ainda é o método de escolha (Powers *et al.*, 2019).

Nos casos com suspeita de traumatismo, também a radiografia de coluna cervical é indicada. Já a punção lombar é reservada apenas para os casos suspeitos de hemorragia subaracnóidea, com TC de crânio normal, ou suspeita de infecção do sistema nervoso central (SNC).

O *Doppler* colorido das artérias carótidas e vertebrais está indicado em todos os pacientes com AVE isquêmico, independentemente da idade, para investigação de possível estenose arterial extracraniana, procurando determinar a etiologia do processo. Já o ecocardiograma está indicado nos casos em que a investigação prévia não foi capaz de determinar a etiologia. O ecocardiograma transtorácico tem sensibilidade limitada e, cada vez mais, ganha importância o transesofágico, capaz de detectar lesões em átrio esquerdo (como forame oval patente e aneurisma de septo interatrial) e crossa de aorta de forma mais eficaz. O *Doppler* transcraniano vem sendo cada vez mais utilizado para a pesquisa não invasiva de lesões vasculares intracranianas em pacientes de todas as idades. Também é muito importante no acompanhamento dos pacientes com hemorragia subaracnóidea, para detecção precoce e monitoramento da evolução do vasospasmo. O estudo da vasorreatividade cerebral por meio do *Doppler* transcraniano também pode auxiliar na avaliação da hemodinâmica cerebral, que pode estar envolvida na etiologia do AVE isquêmico, notadamente nos pacientes idosos (Powers *et al.*, 2019).

A angiografia digital é um exame invasivo, com morbiletalidade em torno de 1 a 2%, reservado aos pacientes com suspeita de aneurisma cerebral, malformação arteriovenosa intracraniana, arterite cerebral ou avaliação pré-operatória de pacientes candidatos à cirurgia da carótida extracraniana. Mais recentemente, a angiografia cerebral vem ganhando importância como procedimento terapêutico para trombectomia mecânica (Powers *et al.*, 2019).

▪ **TABELA 23.4** Principais exames complementares realizados após acidente vascular encefálico (AVE).

TC de crânio	Pode ser normal nos primeiros 3 a 4 dias de instalação do AVE isquêmico (geralmente sinais sutis podem não ser reconhecidos). Geralmente não é necessário o uso de contraste para o diagnóstico de AVE, exceto se a angio-TC for realizada também
RM – convencional, angio-RM e métodos especiais (perfusão e difusão)	Cada vez mais utilizadas para avaliação mais completa, com diferenciação entre o infarto cerebral estabelecido e isquemia potencialmente reversível; determinação de oclusão arterial etc.
ECG	Em todos os casos, visando detectar IAM e arritmias
Exames de sangue	Hemograma, plaquetas, PTT, TAP, gasometria arterial, eletrólitos, glicose, ureia e creatinina como rotina. Provas hematológicas mais sofisticadas (principalmente testes para trombofilias) e outros exames (p. ex., sorologia para sífilis, provas imunológicas, homocisteína) são indicados apenas em situações selecionadas
***Doppler* das artérias carótidas e vertebrais**	Indicado de rotina para pacientes com AVE isquêmico
Ecocardiograma transtorácico	É pouco sensível na ausência de cardiopatia evidente
Ecocardiograma transesofágico	Cada vez mais utilizado e deve ser indicado sempre que a investigação inicial não esclareça o diagnóstico etiológico
***Doppler* transcraniano**	Para investigação não invasiva da circulação intracraniana
Angiografia digital	Reservada aos casos sem diagnóstico, apesar de extensa investigação, e para hemorragia subaracnóidea ou pré-operatório de cirurgia das carótidas

Angio-TC: angiotomografia computadorizada; Angio-RM: angiorresonância magnética; ECG: eletrocardiograma; TC: tomografia computadorizada; RM: ressonância magnética; IAM: infarto agudo do miocárdio; TAP: tempo de ativação da protrombina; PTT: tempo parcial da tromboplastina ativada.

Acidente vascular encefálico e covid-19

A pandemia de síndrome respiratória aguda grave pelo coronavírus tipo 2 (SARS-CoV-2), que assola o mundo desde dezembro de 2019, trouxe uma nova perspectiva em relação a diversas outras doenças. Vários quadros neurológicos têm sido associados à infecção pelo coronavírus tipo 2 (Koralnik; Tyler, 2020). Tem-se observado uma relação entre essa infecção e o AVE isquêmico, principalmente por oclusão de grandes vasos, embora a trombose venosa cerebral e o AVE hemorrágico também tenham sido descritos. Em alguns casos, o AVE isquêmico pode ser o evento que abre o quadro da doença do coronavírus tipo 2 (covid-19). Os mecanismos ainda são motivo de debate, mas o aumento do D-dímero plasmático, com alterações da coagulação, criando um estado pró-trombótico, parece ser um dos fatores. A reação inflamatória sistêmica produzida pelo vírus também pode causar lesão endotelial, com formação de microtrombos (Hess *et al.*, 2020; Venketasubramanian; Hennerici, 2020). O tratamento do AVE isquêmico relacionado com a covid-19 na fase aguda e na prevenção secundária não difere das outras etiologias de AVE, exceto pela utilização de doses mais elevadas de anticoagulantes, quando o D-dímero se encontra elevado (Hess; Eldahshan; Rutkowski, 2020). Ainda sabemos pouco sobre este novo vírus e sua relação na precipitação do AVE, bem como outras complicações neurológicas. No entanto, vários estudos em andamento poderão elucidar essas dúvidas em breve.

Tratamento: abordagem ao paciente idoso

Medidas gerais

O suporte básico e a prevenção de complicações no paciente com AVE, independentemente do seu subtipo, são fundamentais e podem reduzir a letalidade do evento. Muitas vezes, são as medidas simples tomadas na fase aguda que salvam o paciente, e não as técnicas complexas.

Algumas medidas gerais devem ser tomadas imediatamente, a fim de evitar complicações e manter as funções vitais do paciente. Em princípio, todo paciente com AVE deve ser imediatamente encaminhado a um ambiente hospitalar. Preferencialmente, o paciente deve ser internado em uma unidade especializada no tratamento de AVE, o que reduz a letalidade, a incapacitação a longo prazo, o tempo de internação e a necessidade de transferência desses pacientes para hospitais de apoio. As unidades de AVE – ainda raras no nosso meio, embora bastante difundidas nos países desenvolvidos – devem estar inseridas em um hospital geral e contar com equipe multiprofissional, constando de: neurologista; geriatra; intensivista; neurorradiologista; enfermagem especializada; fisioterapeuta; fonoaudiólogo; terapeuta ocupacional; psicólogo; nutricionista; farmacêutico; e técnicos de radiologia e laboratório. É ainda importante que a unidade de AVE possa contar com o apoio de um serviço de neurorradiologia, incluindo TC, angio-TC, RM – preferencialmente com os métodos de angio-RM, estudo de perfusão e difusão –, angiografia digital e radiologia intervencionista. Também é necessário o apoio da neurocirurgia e da hemoterapia, bem como a disponibilidade dos exames de ecocardiografia, *Doppler* dos vasos cervicais e *Doppler* transcraniano. Em muitos hospitais, os pacientes com AVE são internados em unidades neurointensivas, que também podem dar o suporte necessário na fase aguda (Powers *et al.*, 2019).

O monitoramento neurológico, geriátrico e cardiológico do paciente deve ser estrito por, pelo menos, 24 a 48 horas. Devem-se verificar sequencialmente: nível de consciência; convulsões; pupilas; movimentação dos quatro membros; e rigidez de nuca. O uso de escalas de avaliação neurológica também é bastante útil, pois possibilita o acompanhamento objetivo da evolução do paciente, bem como auxilia no monitoramento da resposta aos tratamentos instituídos. A acompanhamento cardíaco contínuo não invasivo, bem como o da saturação de oxigênio – oximetria de pulso –, é fundamental na fase aguda, assim como a verificação frequente da PA; o ritmo e as frequências cardíaca e respiratória; a temperatura axilar; o balanço hídrico e a glicemia.

A primeira preocupação é a manutenção das funções vitais do paciente. Deve-se garantir e proteger a patência das vias respiratórias, fornecendo suporte adequado de oxigênio e procedendo à intubação orotraqueal (IOT) e ao uso de prótese ventilatória sempre que necessário, como nos casos de rebaixamento do nível de consciência, alteração do ritmo respiratório ou hipoxia. Esta última causa anaerobiose, com formação de lactato e lesão cerebral adicional. Não há, entretanto, evidências consistentes de benefício pela suplementação de oxigênio quando não há demonstração objetiva de hipoxia. A glicemia deve ser mantida em níveis normais. Toleram-se níveis glicêmicos entre 110 e 180 mg/dℓ. O controle mais rígido (menor que 110 mg/dℓ) em pacientes críticos pode aumentar a letalidade, pela possibilidade de causar hipoglicemia iatrogênica. Por outro lado, hiperglicemia mais elevada piora o prognóstico do paciente na fase aguda do AVE (Powers *et al.*, 2019).

É comum a ocorrência de HAS na fase aguda do AVE, mesmo nos pacientes não hipertensos previamente. Na maioria dos pacientes, haverá redução espontânea da PA após 4 a 6 dias da instalação do AVE. Alguns fatores podem influenciar a elevação da PA, sobretudo em pacientes idosos, e devem ser corrigidos adequadamente, como: ansiedade pela hospitalização; dor; retenção urinária; hipoxia; hipertensão intracraniana; liberação adrenérgica consequente ao AVE; e, mesmo, um mecanismo compensatório para manutenção da pressão de perfusão cerebral. No AVE isquêmico, a PA não deve ser reduzida, exceto se atingir níveis acima de 220/110 mmHg, ou se houver condições associadas que demandem intervenção imediata, como: infarto agudo do miocárdio (IAM); insuficiência renal grave; encefalopatia hipertensiva; aneurisma de aorta; edema agudo de pulmão etc. Mesmo nesses casos, a redução da PA deve ser acompanhada de observação criteriosa, e sua correção não deve ser abrupta. Deve-se sempre evitar o uso de bloqueadores de canal de cálcio e a via sublingual para quaisquer fármacos, devido à resposta abrupta e imprevisível. Isso pode provocar redução da pressão de perfusão cerebral e consequente aumento da área de infarto. É importante lembrar que, nos pacientes hipertensos crônicos, a curva de autorregulação dos vasos cerebrais está *desviada para a direita*, ou seja, a faixa para a manutenção da pressão de perfusão cerebral adequada depende de PA média mais elevada. Além disso, o aumento da pressão intracraniana, que pode ocorrer nessa fase, agrava ainda mais a situação. Reduções bruscas da PA, nesse contexto, ocasionam queda da pressão de perfusão cerebral, do fluxo sanguíneo cerebral e consequente isquemia adicional. Especificamente nos pacientes idosos, deve-se ter maior cuidado para evitar a hipotensão postural, mais comum nessa faixa etária, que já apresenta a autorregulação cerebral alterada, com menor reserva hemodinâmica. Assim, estão formalmente contraindicados o nifedipino e o nimodipino na fase aguda do AVE (Powers *et al.*, 2019). Por outro lado, nas primeiras 6 horas do AVE hemorrágico, a PA elevada pode agravar o hematoma intraparenquimatoso, e o controle deve ser mais rígido. Estudos recentes mostraram que a redução da PAS para 140 mmHg é segura e pode diminuir a incapacidade a longo prazo. PAS acima de 220 mmHg deve ser tratada agressivamente, com monitoramento contínuo da PA e fármacos intravenosos (Hemphill *et al.*, 2015).

Havendo a necessidade do uso de anti-hipertensivos, deve-se dar preferência a medicamentos que reduzam gradualmente, e não abruptamente, a PA. Níveis extremos (PAD > 140 mmHg) exigem intervenção imediata, preferencialmente com nicardipino ou metoprolol venosos. Como esses fármacos são pouco disponíveis no nosso meio, o nitroprussiato de sódio em infusão contínua é uma alternativa viável.

A hipotensão arterial deve ser sempre corrigida. Sua principal causa é a hipovolemia, que precisa ser revertida com soluções isotônicas ou hipertônicas, nunca soluções hipotônicas (como o soro glicosado a 5%), que podem agravar o edema cerebral. Se não houver resposta adequada à reposição volêmica, torna-se necessário o uso de aminas simpaticomiméticas, além da investigação e correção das causas da hipotensão arterial.

A hipertermia – temperatura central acima de 36,7°C – deve ser combatida em todas as formas de AVE. O uso de medidas físicas, como gelo nas axilas e região inguinal, o uso de manta térmica e o emprego de antitérmicos, como o paracetamol, estão indicados nesses casos, assim como a busca criteriosa de foco infeccioso.

A hipotermia moderada – temperatura central entre 32 e 34°C – no tratamento da fase aguda de pacientes com infarto cerebral isquêmico extenso vem sendo investigada e parece ser promissora, mas ainda não há recomendação clara para seu uso fora do contexto da pesquisa clínica (Powers *et al.*, 2019).

Os pacientes idosos estão mais sujeitos a alterações cognitivas após a ocorrência de AVE. A internação hospitalar, por si só, piora essa situação, podendo haver confusão mental grave e agitação, que requerem tratamento imediato, preferencialmente com neurolépticos atípicos, ou mesmo da dexmedetomidina venosa, na menor dose eficaz possível.

Algumas medidas são formalmente contraindicadas, como: hemodiluição, a indução de coma barbitúrico, o uso de bloqueadores de canal de cálcio (nifedipino, nimodipino) e o uso de inibidores dos radicais livres. A única exceção é o nimodipino oral (60 mg a cada 4 horas) para pacientes com hemorragia subaracnóidea, como profilaxia do vasospasmo, porém o controle da PA deve ser redobrado, evitando sua redução (Connolly *et al.*, 2012).

Manejo das principais complicações

As principais complicações neurológicas da fase aguda do AVE são: edema cerebral, com ou sem hipertensão intracraniana, podendo ser assintomático ou manifestar-se com piora do nível de consciência, agravamento dos sinais focais ou sinais de herniação; hidrocefalia; convulsões e transformação em infarto hemorrágico (no caso do AVE isquêmico).

Algumas medidas devem ser tomadas – tanto no AVE isquêmico quanto no hemorrágico – para prevenir essas complicações em pacientes de todas as idades. Elevar rotineiramente a cabeceira do leito a 30° facilita a drenagem venosa cerebral, reduzindo a formação do edema e melhorando a pressão de perfusão cerebral. Deve-se proceder à IOT nos casos de depressão respiratória e/ou do nível de consciência. Caso haja evidências clínicas ou radiológicas de edema cerebral e hipertensão intracraniana, a hiperventilação (pressão parcial de gás carbônico entre 25 e 30 mmHg) poderá ser realizada por curto período até que outra medida mais duradoura possa ser implementada. Outra medida indicada é a terapia osmótica. O esquema clássico, em pacientes com deterioração neurológica por hipertensão intracraniana utiliza manitol a 20%. As soluções hipertônicas de cloreto de sódio são uma alternativa ao manitol. No entanto, a terapia osmótica é pouco eficaz quando comparada à descompressão cirúrgica por meio da craniectomia. Já o uso dos corticosteroides em qualquer tipo de AVE é absolutamente contraindicado. Além de não trazer qualquer benefício para o controle do edema cerebral e da hipertensão intracraniana, há aumento significativo da incidência de infecções, piora do controle da PA e da glicemia.

Nas situações de infarto cerebral maligno, com acometimento de 50% ou mais do território da artéria cerebral média, há evidências claras de benefício com a hemicraniectomia, que consiste na retirada cirúrgica de fragmento do crânio, a fim de que não haja compressão das estruturas encefálicas não afetadas inicialmente pelo AVE. Três ensaios clínicos e uma metanálise demonstraram redução da letalidade e diminuição da possibilidade de evolução para estado vegetativo quando a hemicraniectomia é realizada precocemente (até 48 horas após o AVE) e é feita com retirada de grande fragmento craniano (maior que 15 cm). Entretanto, os trabalhos que evidenciaram benefício claro a favor da craniectomia incluíram apenas pacientes entre 18 e 60 anos de idade (Vahedi *et al.*, 2007). Em maiores de 60 anos de idade, também há redução da letalidade quando a hemicraniectomia é realizada nas primeiras 48 horas após o íctus, porém a maioria dos sobreviventes permanece com graves sequelas, geralmente acamados e dependentes de terceiros para os cuidados pessoais (Juttler *et al.*, 2014). Por isso, a decisão sobre a craniectomia descompressiva em idosos envolve diversos fatores, como estado pré-mórbido do paciente, desejo do próprio ou dos familiares, tornando-se uma questão ética antes de técnica (van der Worp; Kappelle, 2011).

Nos casos de hidrocefalia, é indicada a drenagem cirúrgica (ventriculostomia cerebral). Esse procedimento também é recomendado nos casos de hemorragia intraventricular maciça, em que há grande risco de hidrocefalia e aumento da pressão intracraniana.

Há consenso quanto à indicação do uso de anticonvulsivantes nos pacientes que apresentam crises convulsivas. No entanto, não há evidências da eficácia do uso profilático dos anticonvulsivantes nos casos de AVE isquêmico ou hemorrágico, não devendo, portanto, ser usados rotineiramente, independentemente da idade. Somente nos pacientes com hemorragia subaracnóidea, nos quais uma crise convulsiva poderia causar ressangramento do aneurisma, está indicado o uso profilático. Em caso de convulsão, deve-se iniciar difenil-hidantoína, com dose de ataque de 15 mg/kg (velocidade de infusão inferior ou igual a 25 a 50 mg/min), seguida de manutenção de 5 a 7 mg/kg/dia, divididos em três doses. Lacosamida e levetiracetam são alternativas eficazes mais recentes. Em alguns casos, o topiramato por via enteral, em doses elevadas, também pode ser eficaz.

A maioria dos casos de transformação hemorrágica do infarto cerebral é assintomática e não demanda tratamento específico. Estima-se que apenas 5% dos casos transformem-se em verdadeiros hematomas, com risco de vida. Nesses casos, deve haver avaliação neurocirúrgica quanto à indicação de drenagem do hematoma. Além disso, o uso de fármacos antitrombóticos ou trombolíticos deve ser descontinuado e, se necessário, deve-se proceder à transfusão de plasma fresco congelado, crioprecipitado e/ou concentrado de plaquetas, independentemente da idade do paciente.

Entre as principais complicações clínicas dos pacientes com AVE na fase aguda, observamos: broncoaspiração, hipoventilação, hipoxia, pneumonia, infecção urinária, desidratação, desnutrição, arritmia cardíaca, IAM, trombose venosa profunda (TVP), embolia pulmonar e úlceras de decúbito. Depressão é frequente, porém geralmente tardia. As causas mais comuns de morte prevenível após AVE são as infecções pulmonares (broncoaspiração) e urinárias, embolia pulmonar e as complicações cardiovasculares, devendo-se ter maior atenção quanto a essas complicações nos pacientes idosos. A mobilização precoce do paciente, mudança frequente de decúbito, proteção das vias respiratórias e suplementação de oxigênio, monitoramento cardíaco rigoroso, retirada do cateter vesical precocemente e hidratação adequada previnem, de forma eficaz, a maioria dessas complicações. Para prevenção de broncoaspiração, o ideal é a avaliação fonoaudiológica especializada, para determinar o melhor momento para iniciar a alimentação por via oral, adaptar a consistência da dieta e orientar especificamente quanto ao posicionamento do paciente e aplicação de técnicas para evitar a aspiração. Só se deve alimentar por via oral pacientes lúcidos, sempre na posição sentada. Um grande ensaio clínico (*Food Trial*) não foi capaz de detectar melhor prognóstico em pacientes que receberam suplementação alimentar na fase aguda do AVE. Naqueles pacientes que não podiam alimentar-se por via oral, o início precoce de alimentação enteral mostrou tendência à redução da letalidade, mas sem melhora da qualidade de vida a longo prazo. Além disso, o ensaio clínico mostrou pior prognóstico nos pacientes que foram submetidos precocemente à gastrostomia (Dennis *et al.*, 2005). Deve-se também estar sempre atento para possíveis infecções e não retardar o início de seu tratamento.

A TVP e a embolia pulmonar são prevenidas, nos pacientes com AVE isquêmico, pelo uso de doses baixas subcutâneas de heparina não fracionada (5.000 UI, 2 vezes/dia) ou dose correspondente de heparina de baixo peso molecular (p. ex., enoxaparina 20 a 40 mg/dia) (Powers *et al.*, 2019). Nos pacientes com AVE hemorrágico, deve-se fazer uso das medidas não farmacológicas, como a compressão intermitente dos membros inferiores, até a estabilização do hematoma. A partir do momento em que fica demonstrada radiologicamente a interrupção do crescimento do hematoma, geralmente entre o primeiro e o quarto dia de instalação do quadro, a prevenção de trombose venosa deve ser feita com heparina não fracionada ou heparina de baixo peso, de forma semelhante ao AVE isquêmico (Hemphill *et al.*, 2015).

Tratamento específico

Infarto cerebral

Trombolíticos

Desde 1995, os trombolíticos vêm sendo utilizados na fase aguda do AVE isquêmico. O estudo do National Institute of Neurological Disorders and Stroke (NINDS) demonstrou benefício do uso do ativador do plasminogênio tissular recombinante (rt-PA) na dose de 0,9 mg/kg até o máximo de 90 mg (10% em bólus e o restante em infusão intravenosa por 60 minutos), nas primeiras 3 horas de instalação do AVE isquêmico, independentemente do seu subtipo e da idade do paciente. Neste estudo, observou-se uma diferença de, pelo menos, 30% de pacientes, com mínima incapacidade ou sem qualquer incapacidade, após 3 meses do tratamento, em comparação com o grupo placebo. Não houve diferença estatisticamente significativa na letalidade precoce ou tardia entre os grupos, embora tenha havido 6,4% de hemorragia intracraniana precoce no grupo que recebeu rt-PA, em comparação com 0,6% no grupo placebo. Já estão estabelecidas algumas normas para aperfeiçoar os critérios para o uso do rt-PA, excluindo os pacientes com maior risco de eventos hemorrágicos, como aqueles com sinais precoces de infarto extenso à TC de crânio e com maior gravidade clínica (avaliada a partir de escalas neurológicas objetivas) (The National Institute of Neurological Disorders and Stroke, 1995).

Em 2008, o estudo Ecass III ampliou a janela terapêutica do rt-PA até 4,5 horas de instalação do AVE isquêmico. No entanto, quanto mais precoce for a trombólise, maior será a sua possibilidade de sucesso. Além disso, após 3 horas de evolução, deve-se ter cautela redobrada com pacientes acima de 80 anos, pelo risco mais elevado de transformação hemorrágica (Hacke *et al.*, 2008).

É importante salientar que o rt-PA só deve ser utilizado se houver: condições adequadas de monitoramento; equipe treinada no manejo dos pacientes com AVE agudo e na avaliação de sinais precoces à TC de crânio que contraindiquem a trombólise; condições de tratar as possíveis complicações de seu uso, inclusive com a presença de neurocirurgião alcançável na equipe. Tanto os antiagregantes plaquetários quanto os anticoagulantes devem ser evitados até 24 horas após o uso do rt-PA (Powers *et al.*, 2019).

Pelos parâmetros já estabelecidos atualmente, rígidos critérios devem ser seguidos para a utilização do rt-PA na fase aguda do AVE isquêmico, visando excluir os pacientes com maior risco de complicações hemorrágicas. Os indivíduos com sintomas muito leves também são geralmente excluídos, devido à evolução favorável, independentemente do uso de trombolíticos. De forma sistemática, os critérios de inclusão são: insulto isquêmico persistindo por mais de 30 minutos, com até 4,5 horas da sua instalação; pacientes maiores de 18 anos. Não há limite máximo de idade, mas o risco de transformação hemorrágica aumenta principalmente acima dos 80 anos. Já os critérios de exclusão são: pacientes em que o tempo da instalação do quadro neurológico não possa ser determinado (como AVE reconhecido ao despertar ou sem testemunhas confiáveis, exceto em situações muito específicas descritas adiante); sintomas menores ou em regressão; sintomas isolados (como déficit sensorial, ataxia etc.); AVE ou traumatismo cranioencefálico nos últimos 3 meses; cirurgia nos últimos 14 dias; história de hemorragia intracraniana; IAM recente; PAS maior que 185 mmHg ou PAD maior que 110 mmHg, mantida apesar de medicação inicial; sintomas sugestivos de hemorragia subaracnóidea; hemorragia gastrintestinal ou de trato geniturinário nos últimos 21 dias; punção arterial em local não compressível nos últimos 7 dias; uso de anticoagulante nas últimas 48 horas ou PTT elevado; TAP maior que 15 segundos ou padrão normatizado internacional (INR) maior que 1,7; plaquetometria menor que 100.000/mm³; e glicemia menor que 50 mg/dℓ ou maior que 400 mg/dℓ. Pacientes que tenham feito uso dos novos fármacos antitrombóticos (dabigatrana, rivaroxabana, apixabana ou edoxabana) nas últimas 48 horas também têm contraindicação aos trombolíticos. No caso da dabigatrana, a trombólise pode ser autorizada se houver disponibilidade do idarucizumabe, que reverte os seus efeitos anticoagulantes (Powers *et al.*, 2019).

O *Wake-Up Stroke Trial* demonstrou benefício no uso de rt-PA em pacientes com tempo de instalação de AVE indeterminado, principalmente nos pacientes que despertam com os sintomas, desde que haja demonstração radiológica de que a instalação foi aguda. Os autores utilizaram a RM do crânio, incluindo pacientes com lesão detectada à difusão, mas não na sequência FLAIR. Esta diferença indica instalação muito recente dos sintomas. Nestas situações, a trombólise foi superior ao placebo (Thomalla *et al.*, 2018).

O uso de equipamentos de desobstrução arterial mecânica (trombectomia mecânica) vem crescendo bastante nos últimos anos, e ensaios clínicos bem estruturados mostram a sua eficácia na fase aguda do AVE isquêmico. Os chamados *stent retrievers* são os instrumentos mais modernos e com maior eficácia comprovada. Os principais exemplos são o SOLITAIRE e o TREVO, que retiram mecanicamente o trombo do interior das artérias intracranianas, promovendo sua recanalização. Os critérios para o uso dos *stent retrievers* são: Escala de Rankin 0 ou 1 (pacientes previamente hígidos); oclusão de carótida interna ou segmento M1 da artéria cerebral média; maior de 18 anos, Escala do National Institute of Health Stroke Scale (NIHSS) > 6 (pacientes mais graves); Escala Radiológica de Alberta Stroke Program Early CT Score (ASPECTS) maior ou igual a 6; e início do cateterismo até 6 horas após o início dos sintomas. É importante salientar que a trombólise intravenosa continua indicada até 4,5 horas de instalação do AVE isquêmico. A trombectomia mecânica deverá ser realizada nos casos de falha do rt-PA ou contraindicação ao seu uso (Berkhemer *et al.*, 2015). A combinação de trombólise venosa e trombectomia mecânica pode e deve ser realizada em situações especiais, como a oclusão de segmentos proximais das grandes artérias cerebrais. O uso de estreptoquinase intravenosa é contraindicado a qualquer tempo, bem como o rt-PA venoso após 4,5 horas de instalação do AVE, pelo grande aumento da incidência de hemorragia intracraniana sintomática, exceto para os pacientes que preencherem os critérios do *Wake Up Stroke Trial* (Powers *et al.*, 2019).

Nos casos de AVE isquêmico com mais de 6 horas de evolução e até 24 horas, em situações especiais, a trombectomia mecânica pode ser realizada, inclusive em maiores de 80 anos, com bom resultado. O *DAWN Trial* mostrou bom resultado da trombectomia mecânica entre 6 e 24 horas de instalação do íctus, desde que haja sintomas significativos, sem alteração radiológica correspondente à RM do crânio (*mismatch* clínico *versus* radiológico) (Nogueira *et al.*, 2018). O *DEFUSE 3 Trial* também mostrou benefício da trombectomia mecânica entre 6 e 16 horas de instalação, se houver diferença significativa em TC ou RM do crânio, entre o estudo de perfusão e lesão tecidual instalada (Albers *et al.*, 2018). Em ambos os estudos, o racional é a evidência de tecido cerebral viável, a chamada penumbra isquêmica, comparado com o infarto cerebral já estabelecido.

Anticoagulantes, antiagregantes plaquetários e neuroprotetores

O uso indiscriminado de anticoagulantes na fase aguda do AVE isquêmico não está indicado e aumenta o risco de complicações hemorrágicas. A única indicação claramente definida para a anticoagulação é a fibrilação atrial em pacientes que já tenham apresentado AIT ou AVE, visando à profilaxia secundária, além da já citada prevenção de TVP e embolia pulmonar. É importante lembrar que a fibrilação atrial é mais prevalente nos idosos, com maior risco de embolização cerebral nessa população (Kernan *et al.*, 2014).

Por outro lado, há forte indicação quanto ao início precoce de anticoagulantes nos pacientes com fontes emboligênicas detectadas, como trombo em átrio ou ventrículo esquerdo, prótese valvar mecânica etc., embora não haja evidências com base em ensaios clínicos para esse fim. A intenção é de prevenção secundária nesses casos, já que há alta incidência de reembolização precoce. Entretanto, quando há infarto isquêmico extenso – detectado clínica ou radiologicamente –, o início da anticoagulação deve ser postergado por, pelo menos, 48 horas, e uma TC de crânio deve ser realizada antes de seu início, a fim de afastar a possibilidade de transformação hemorrágica, mais comum nesses pacientes. Nos indivíduos acima de 75 anos de idade, embora não haja contraindicação absoluta, a anticoagulação deve ser monitorada com maior rigor, pois também há maior risco de complicações hemorrágicas (Kernan *et al.*, 2014).

Além disso, há alto grau de recomendação para a anticoagulação plena nos casos de infarto venoso cerebral (mesmo em transformação hemorrágica) e dissecção arterial carotídea (Powers *et al.*, 2019).

Caso haja a decisão de iniciar anticoagulação plena, esta deve ser feita com uma dose inicial de heparina de 1.000 a 2.000 UI, seguida de infusão contínua de 1.000 UI/h, com o objetivo de manter o PTT em 2 vezes o valor padrão. A alternativa de aplicação de doses intravenosas em bólus não é recomendada, pois está relacionada com maior risco de complicações hemorrágicas. Alternativamente, pode-se fazer uso de heparinas de baixo peso molecular pela via subcutânea (p. ex., enoxaparina 1 mg/kg a cada 12 h). Nesse caso, não há necessidade de controle hematológico. Se a anticoagulação persistir por tempo prolongado, deve-se iniciar varfarina oral, objetivando INR entre 2 e 3 para a maioria das condições, com a suspensão da heparina assim que esse objetivo seja alcançado. Em pacientes acima de 75 anos, o INR deve ser mais baixo, por conta de maior risco de hemorragia (entre 1,6 e 2,5). Novos antitrombóticos foram aprovados mais recentemente. São eles: dabigatrana (inibidor direto da trombina), rivaroxabana, apixabana e edoxabana (inibidores do fator Xa), e são alternativas à varfarina para prevenção primária e secundária de AVE e tromboembolismo sistêmico em pacientes com fibrilação atrial paroxística ou crônica. A vantagem desses fármacos é a maior estabilidade, sem necessidade de controle hematológico, e com menor risco de complicações hemorrágicas quando comparados com a varfarina. Por outro lado, a reversão de seus efeitos, caso necessário, é mais difícil; e seu uso contraindica a trombólise venosa se houver um novo AVE isquêmico (Powers *et al.*, 2019).

Embora o benefício dos antiagregantes plaquetários esteja claramente demonstrado para a prevenção secundária das DCBV, são poucas as evidências de sua ação no tratamento da fase aguda. A única substância antiagregante plaquetária objetivamente testada na fase aguda do AVE isquêmico é o ácido acetilsalicílico (AAS). Dois grandes estudos mostraram o benefício do uso de AAS, nas doses de 160 e 300 mg/dia, respectivamente, nas primeiras 48 horas de instalação do AVE. O uso de AAS na fase aguda do AVE isquêmico evita 9 mortes ou AVE recorrente nas primeiras semanas do evento inicial; e 13 mortes ou incapacitações ao fim de 6 meses (IST Collaborative Group, 1997; CAST Collaborative Group, 1997). Analisando os dados disponíveis, o autor considera que o AAS está indicado na fase aguda do AVE isquêmico, em pacientes de todas as faixas etárias, desde que não haja indicação para trombólise ou uso de anticoagulantes.

Diversos fármacos foram testados com o intuito de reduzir a extensão do infarto cerebral, recuperando a lesão em áreas de penumbra isquêmica; são os chamados neuroprotetores. Como a fisiopatologia da isquemia cerebral é bastante complexa, há tentativas do uso de fármacos com diferentes mecanismos de ação, sempre com o objetivo final de preservar a integridade neuronal na região de isquemia. Contudo, nenhum dos estudos com esses fármacos foi capaz de demonstrar benefício neuroprotetor convincente até o momento, apesar dos resultados promissores em testes *in vitro*.

Hemorragia intraparenquimatosa

Muitas das medidas para o tratamento clínico da fase aguda do AVE hemorrágico são as mesmas para o infarto cerebral isquêmico e já foram abordadas nos tópicos "Medidas gerais" e "Tratamento das complicações". Por exemplo, as medidas para combater o edema cerebral – muito comum no contexto das hemorragias intraparenquimatosas. Além disso, os cuidados gerais e a prevenção de complicações (também já abordados anteriormente) não devem ser negligenciados. Cabe individualizar alguns aspectos do tratamento cirúrgico dessa condição.

A evacuação cirúrgica do hematoma deveria ser a melhor estratégia para redução da pressão intracraniana. Porém, vários trabalhos falharam em demonstrar benefício para todos os hematomas indistintamente. Fatores como o volume e a localização da lesão, assim como o nível de consciência do paciente, são importantes para a decisão cirúrgica. Independentemente da realização ou não de cirurgia, pacientes comatosos, na fase aguda, tendem a evoluir para o óbito; por outro lado, indivíduos lúcidos costumam evoluir favoravelmente. A dúvida sobre indicação cirúrgica recai, portanto, nos casos intermediários, com pontuação na Escala de Coma de Glasgow entre 7 e 12. Da mesma maneira, hematomas com volume entre 30 e 80 cm^3 podem ter indicação cirúrgica, e volumes menores ou maiores que essa faixa predizem evolução uniformemente boa ou fatal, respectivamente. Os hematomas cerebelares têm maior risco, devido à possibilidade de compressão iminente do tronco cerebral. Devem, portanto, ser evacuados sempre que forem maiores que 1,5 a 3 cm de diâmetro. A ventriculostomia tem indicação sempre que houver hidrocefalia e deve ser considerada nas grandes hemorragias ventriculares, pela forte possibilidade de evolução para hidrocefalia e hipertensão intracraniana adicional.

Algumas situações específicas vêm sendo estudadas em ensaios clínicos, mas muitas dúvidas permanecem. Por exemplo, a evacuação precoce do hematoma supratentorial *versus* cirurgia após deterioração não parece ter resultado diferente. É razoável proceder à evacuação do hematoma em pacientes deteriorando, como medida para salvar a vida. Hematomas cerebelares devem ser evacuados o mais precocemente possível, se houver deterioração do paciente ou evidência de compressão do tronco cerebral ou hidrocefalia (Hemphill *et al.*, 2015).

A craniectomia descompressiva pode ser feita com ou sem evacuação do hematoma supratentorial, em pacientes em coma, com grandes hematomas, desvio da linha média ou hipertensão intracraniana refratária. Esta seria uma intervenção em situação extrema, com iminente risco de morte. Ainda não há evidências de que a cirurgia minimamente invasiva (endoscópica) tenha melhor resultado que a cirurgia convencional, embora isso pareça razoável (Hemphill *et al.*, 2015). Esperamos que estas questões sejam esclarecidas em breve, com o crescente interesse dos pesquisadores na área do AVE hemorrágico.

Nos pacientes idosos, com involução do parênquima cerebral, pode haver maior tolerância à hipertensão intracraniana, por conter mais espaço dentro da caixa craniana e, consequentemente, menor compressão das estruturas encefálicas pelo edema ou hematoma.

Vale lembrar que as hemorragias intraparenquimatosas por angiopatia amiloide – mais comuns nos idosos – tendem a apresentar evolução mais favorável que os hematomas hipertensivos; no entanto, tendem a recidivar com frequência, não havendo medida preventiva eficaz até o momento (Hemphill *et al.*, 2015).

Hemorragia subaracnóidea

Embora seja uma ocorrência pouco frequente entre os idosos, cabe uma discussão sucinta sobre algumas peculiaridades da hemorragia subaracnóidea, que em 75% dos casos decorre da ruptura de aneurisma cerebral. As medidas gerais, o tratamento e a prevenção de complicações da fase aguda também coincidem, de modo geral, com o infarto cerebral isquêmico e com o hematoma intraparenquimatoso e já foram discutidos anteriormente neste capítulo.

Entretanto, uma peculiaridade importante no manejo da hemorragia subaracnóidea reside nas suas duas principais complicações – o ressangramento do aneurisma e o vasospasmo. O risco de ressangramento é de 1 a 2% por dia no primeiro mês de evolução (sendo ainda maior no primeiro dia); enquanto o vasospasmo ocorre em 50% dos pacientes, sendo sintomático em metade destes. A melhor maneira de prevenir essas ocorrências é a cirurgia precoce, com clipagem do aneurisma, ou embolização a partir de técnica de radiologia intervencionista (tratamento endovascular). O uso de escalas de avaliação – como a Escala de Hunt e Hess (Tabela 23.5) – é bastante útil para o acompanhamento sequencial dos pacientes e para tomada de decisões.

Pacientes em estado muito grave, torporosos ou comatosos na fase aguda e com sinais neurológicos focais moderados a graves têm prognóstico ruim e raramente se beneficiam da cirurgia nessa fase. Nesses casos, o procedimento endovascular na fase aguda, seguido de todo o suporte intensivo ao paciente, é o mais indicado. Na verdade, a melhoria dos materiais e das técnicas de tratamento endovascular disponíveis vem tornando esta abordagem cada vez mais comum como alternativa à cirurgia convencional (Connolly *et al.*, 2012).

A ocorrência de vasospasmo é mais frequente entre o 4º e o 14º dia de instalação da hemorragia subaracnóidea. Para a prevenção e tratamento do vasospasmo cerebral, a PA deve ser mantida elevada, porém isso só pode ser implementado com segurança após a clipagem do aneurisma, sob risco de ressangramento. O uso de nimodipino para prevenção de vasospasmo na hemorragia subaracnóidea é indicado por via oral (ou enteral), na dose de 60 mg a cada 4 horas, observando-se, rigorosamente, a PA, para evitar hipotensão arterial. A angioplastia intracraniana vem sendo utilizada cada vez mais frequentemente para tratar o vasospasmo. O monitoramento dos pacientes em ambiente de terapia intensiva é fundamental, e a realização sequencial de exames com *Doppler* transcraniano pode auxiliar na detecção precoce e acompanhamento do vasospasmo cerebral (Connolly *et al.*, 2012).

▪ **TABELA 23.5** Escala de Hunt e Hess para avaliação clínica da hemorragia subaracnóidea.

Grau	Manifestação clínica
I	Assintomático, cefaleia discreta, diminuta rigidez de nuca
II	Cefaleia moderada a intensa, rigidez de nuca, sem déficit focal (exceto paresia de nervo craniano)
III	Sonolência, confusão, sinais focais leves
IV	Torpor, hemiparesia moderada a grave, distúrbios vegetativos
V	Coma profundo, rigidez de descerebração

Prevenção

A prevenção primária das DCBV já foi discutida juntamente com os seus principais fatores de risco. Em relação à prevenção secundária, também é questão fundamental a identificação e o controle rigoroso dos fatores de risco modificáveis. Na verdade, maior ênfase deve ser dada a esse controle, já que, de maneira geral, esses pacientes estão ainda sob maior risco de recorrência, principalmente no período mais precoce após um evento primário. Entre os idosos, o rigor no controle dos fatores de risco deve ser ainda maior, já que, pela própria idade, estão sob maior risco.

Quanto ao AVE hemorrágico hipertensivo, o controle sistemático da PA constitui a prevenção mais eficaz, sendo também importante a interrupção do etilismo e do tabagismo. Nos casos de hemorragia intraparenquimatosa devido à angiopatia amiloide, não há mecanismos de prevenção específicos, porém, especial atenção deve ser dada aos fatores de risco associados (Hemphill *et al.*, 2015).

Na hemorragia subaracnóidea por ruptura de aneurisma ou malformação arteriovenosa, a resolução cirúrgica constitui simultaneamente tratamento e prevenção secundária, devendo-se ter atenção para a possibilidade de multiplicidade de aneurismas (identificáveis em uma angiografia cerebral). Deve-se fazer controle angiográfico (ou por angio-RM ou angio-TC) tardio nesses pacientes, pela possibilidade de surgimento de novos aneurismas. Da mesma forma, pacientes sob maior risco de aneurisma cerebral (como aqueles com, pelo menos, dois casos em parentes de primeiro grau, ou com rins policísticos) devem ser investigados por meio de angio-RM, angio-TC ou angiografia convencional. O melhor prognóstico cirúrgico ocorre nos pacientes com aneurisma não roto – cirurgia profilática (Connolly *et al.*, 2012).

A prevenção secundária do AVE isquêmico dependerá dos fatores de risco e do mecanismo determinante do(s) episódio(s) já apresentado(s). Nos idosos, o controle dos fatores de risco modificáveis deve ser ainda mais rigoroso, pois esse grupo já está sob maior risco, por conta da idade. Os antiagregantes plaquetários estão geralmente indicados para os casos de mecanismo aterotrombótico e para os infartos lacunares. O AAS já foi amplamente testado e é comprovadamente eficaz para a prevenção do AIT e do AVE isquêmico, embora só evite eventos vasculares graves em 20% dos pacientes. Há demonstrações de seu benefício em doses que variam de 30 mg a 1.300 mg/dia. Como os seus efeitos colaterais são dose-dependentes, principalmente os gastrintestinais, as doses mais comumente prescritas situam-se entre 100 e 325 mg, 1 vez/dia. Também são amplamente disponíveis as formas tamponadas, que reduzem os sintomas pépticos e são igualmente eficazes (Kernan *et al.*, 2014).

Também têm comprovada eficácia outros antiagregantes plaquetários, com ligeira superioridade em relação ao AAS: ticlopidina 250 mg, 2 vezes/dia; e clopidogrel 75 mg, 1 vez/dia. A ticlopidina pode eventualmente causar neutropenia, e o seu uso deve ser acompanhado de monitoramento periódico com hemograma. Essa complicação é bem menos frequente com o uso de clopidogrel. Também foi demonstrada a eficácia na prevenção secundária do AVE isquêmico com o uso de dipiridamol de liberação lenta 200 mg, associado ao AAS 50 mg, 2 vezes/dia. No entanto, os resultados desse estudo são ainda polêmicos na literatura, em decorrência de falhas metodológicas. Um grande ensaio clínico (MATCH) falhou em demonstrar benefício da associação de AAS com clopidogrel para a prevenção secundária de AVE isquêmico, quando comparada ao clopidogrel isoladamente, já que as complicações hemorrágicas sobrepujaram qualquer benefício adicional da associação (Diener *et al.*, 2004). No entanto, esta associação pode ser indicada em algumas situações específicas, como nos pacientes com estenose carotídea grave, com estenose arterial intracraniana e com placas em crossa de aorta (Kernan *et al.*, 2014).

A recomendação atual é que o AAS seja o fármaco de escolha na prevenção secundária do AVE isquêmico, independentemente da idade do paciente, devido ao seu baixo custo, larga experiência e associação com poucos efeitos colaterais. Em caso de intolerância ao AAS ou ocorrência de eventos isquêmicos em vigência do seu uso, deve-se lançar mão dos outros antiagregantes plaquetários. Embora o uso da associação de dois antiagregantes plaquetários não tenha respaldo sólido na literatura, esta conduta vem sendo cada vez mais utilizada, por tempo limitado (geralmente até 3 meses), nos casos de alto risco de recorrência do AVE isquêmico. Não há indicação para o uso de antiagregantes plaquetários na prevenção primária do AVE, pois o aumento do risco de fenômenos hemorrágicos suplanta os seus possíveis benefícios (Kernan *et al.*, 2014).

Os anticoagulantes orais são indicados para a prevenção do AVE embólico, nos pacientes sob maior risco. O seu uso aleatório para a prevenção de todos os subtipos de AVE isquêmico aumenta de forma exagerada o risco de hemorragia e deve ser evitado. Sua principal indicação ocorre nas situações de alto risco emboligênico, como fibrilação atrial, trombos em átrio ou ventrículo esquerdo, por causa de prótese valvar metálica. Nos pacientes com fibrilação atrial, a redução do risco de AVE isquêmico com o uso de anticoagulantes é bem demonstrada, principalmente entre os idosos; os hipertensos; os indivíduos com doença arterial coronariana ou insuficiência cardíaca associada. A dose de varfarina deve ser adequada de acordo com o INR, que precisa ser monitorado frequentemente e deve manter-se entre 2 e 3. Nos pacientes acima de 75 anos de idade, com maior risco de complicações hemorrágicas, o INR deve manter-se entre 1,6 e 2,5. Os novos fármacos antitrombóticos: dabigatrana (inibidor direto da trombina), rivaroxabana, apixabana e edoxabana (inibidores do fator Xa) são alternativas à varfarina para prevenção primária e secundária de AVE e tromboembolismo sistêmico em pacientes com fibrilação atrial paroxística ou crônica, com a vantagem de dispensarem controle hematológico e apresentarem menor risco de complicações hemorrágicas (Powers *et al.*, 2019). Nos pacientes com fonte emboligênica detectada, mas com contraindicação ao uso de anticoagulantes, é indicado o uso de AAS ou de outro antiagregante plaquetário, apesar de o efeito profilático ser menor (Kernan *et al.*, 2014).

Não há qualquer evidência da eficácia na prevenção das DCBV com o uso de vasodilatadores (como nimodipino ou pentoxifilina) ou fármacos ditos neuroprotetores, embora diversos fármacos já tenham sido testados para esse fim.

A endarterectomia carotídea, cirurgia que desobstrui a artéria carótida interna extracraniana, é indicada para pacientes com estenose carotídea superior ou igual a 70% e que já tenham apresentado, recentemente, um evento isquêmico cerebral – AIT ou AVE. Estenoses carotídeas sintomáticas entre 50 e 70% têm indicação cirúrgica apenas para pacientes selecionados, como: sexo masculino; ocorrência de AVE em vez de AIT precedendo a cirurgia; sintomas hemisféricos do AVE. O benefício desse procedimento só é evidente se a cirurgia for realizada por equipe cirúrgica com baixa taxa de morbiletalidade (menor que 5%). O tempo ideal para a endarterectomia carotídea é o mais precoce possível, para reduzir o risco de recorrência. Porém, em pacientes com AVE extenso, pode ser necessário aguardar até a estabilização do paciente (Barnett *et al.*, 1998; ECST Collaborative Group, 1998).

Não há indicação sistemática para a endarterectomia carotídea em pacientes assintomáticos, embora haja um grande estudo demonstrando seu benefício em estenoses maiores que 60%. As condições desse estudo são dificilmente reprodutíveis para a prática clínica, e a taxa de morbiletalidade da equipe cirúrgica, nesse caso, deveria ser menor que 2%, meta dificilmente atingida, além de o paciente ter expectativa de vida maior que 5 anos após a cirurgia (Meschia *et al.*, 2014).

Alternativamente à endarterectomia carotídea, há um procedimento endovascular, a angioplastia com implantação de *stent* na carótida interna extracraniana, seguindo os mesmos critérios de indicação da cirurgia. Porém, a cirurgia convencional ainda é o tratamento de escolha, estando a angioplastia reservada às situações de contraindicação cirúrgica, como radioterapia prévia na região cervical, comorbidades importantes, cirurgia de carótida prévia, por exemplo (Yadav *et al.*, 2004). A indicação de procedimentos endovasculares (angioplastia) na circulação vertebrobasilar ou intracraniana deve ser individualizada, não havendo evidências fortes na literatura para sua realização (Kernan *et al.*, 2014).

Cuidados paliativos para pacientes que sofreram acidente vascular encefálico

Apesar dos avanços terapêuticos, morte e incapacidade grave ainda são desfechos frequentes em pacientes que sofreram AVE. Por isso, cada vez mais, os cuidados paliativos vêm sendo aplicados a estes pacientes e seus familiares, notadamente nos mais idosos, que são a maioria acometida por AVE. Tipicamente, os cuidados paliativos são associados a pacientes com câncer, cardiopatia avançada, esclerose lateral amiotrófica, doença pulmonar, síndrome da imunodeficiência adquirida (AIDS) ou demência; e pouca atenção tem sido dada aos pacientes que sofreram AVE e seus familiares. A grande ênfase dos cuidados paliativos trata dos cuidados ao fim da vida, porém o seu conceito deve ser aplicado em todas as doenças graves, independente do estágio da doença. Assim, a atenção aos sintomas e a avaliação psicológica deve ser feita em todos os pacientes que sofreram AVE, independentemente do prognóstico inicial (Braun *et al.*, 2016).

Os cuidados paliativos primários devem ser oferecidos por toda a equipe e não apenas por especialistas na área. Estes cuidados devem ser iniciados no momento do diagnóstico de um AVE grave, com risco de morte e com possibilidade de sequelas limitantes, que afetarão a qualidade de vida. Os cuidados paliativos não devem ser vistos como alternativa à prevenção, tratamento e reabilitação do paciente com AVE; mas como um componente importante que visa otimizar a qualidade de vida.

São recomendações importantes: cuidados centrados ao paciente e à sua família; estimar o prognóstico de maneira efetiva;

desenvolver metas de cuidados; estar familiarizado com as decisões frequentes a serem tomadas em pacientes com AVE; detectar e tratar precocemente os sintomas comuns do AVE; adquirir experiência nos cuidados ao fim da vida; possuir uma assistência coordenada e solicitar a intervenção de um especialista em cuidados paliativos, caso necessário. Na hipótese de morte, deve-se promover a oportunidade de crescimento pessoal junto com o paciente e seus familiares, proporcionando meios para trabalhar a perda e participar dos esforços para aprimorar a qualidade dos cuidados paliativos e de pesquisas na área.

Algumas decisões importantes precisam ser tomadas, principalmente na fase aguda do AVE, como a indicação de intubação e ventilação mecânica; trombólise; intervenção cirúrgica; nutrição enteral etc. Há muitas publicações de consensos internacionais que auxiliam na tomada de decisões, porém não se deve negligenciar o desejo prévio do paciente e de seus familiares. O estado pré-mórbido do paciente e a avaliação do prognóstico auxiliam nessas decisões.

Nas fases mais tardias do AVE, são comuns sintomas como: dor de variadas origens (no ombro plégico, dor talâmica); espasticidade; fadiga; incontinência esfincteriana; epilepsia secundária; distúrbios do sono; disfunção sexual; depressão; ansiedade; *delirium*; labilidade emocional. Esses sintomas não devem ser minimizados, mas prevenidos, detectados precocemente e tratados para melhora da qualidade de vida.

Por fim, é necessário ficar atento para o sofrimento social e existencial do paciente e de seus cuidadores. É possível prevenir e detectar precocemente sintomas como *burnout*, luto antecipatório e desejo de morrer. A comunicação eficaz, com fornecimento de informações completas, escuta das expectativas, evitando eufemismos e fornecendo opções de intervenções, auxilia no processo (Braun *et al.*, 2016).

Considerações finais

A DCBV, pela sua alta incidência na população idosa, deve ser motivo de preocupação e atenção dos geriatras e gerontólogos. É praticamente impossível que um profissional da saúde que lide com pacientes idosos não se depare em alguns (ou vários) momentos com indivíduos que sofreram um AVE. Saber reconhecer os seus sintomas e encaminhar ou tratar corretamente o paciente na fase aguda do AVE pode salvar vidas e, principalmente, reduzir sequelas. Antigamente não havia recursos ou procedimentos para se tratar de paciente vítima de DCBV. Atualmente, há ferramentas diagnósticas e terapêuticas muito poderosas para mudar o destino de um idoso que sofre um AVE, principalmente assumindo uma atitude proativa e lembrando que o tempo é fundamental para oferecer o melhor tratamento ao paciente. Mesmo nos casos mais graves, quando a morte é iminente, a aplicação dos cuidados paliativos pode aliviar o sofrimento e promover um fim de vida com qualidade e dignidade.

Por outro lado, saber indicar ou manejar adequadamente a reabilitação das vítimas de AVE pode reduzir danos e permitir que o paciente volte ao convívio familiar e social com a maior autonomia possível.

Porém, trabalhar para a prevenção do AVE, primária e secundária, pode salvar toda uma população, diminuindo o número de pessoas que sofrem um AVE ou que agravam seu quadro, com episódios recorrentes. Em todas as consultas com pacientes idosos, a avaliação dos fatores de risco vasculares deve ser verificada e corrigida da melhor forma possível. Além disso, a colaboração em campanhas de prevenção de fatores de risco desde a infância pode formar, no futuro, uma população idosa mais saudável e com risco muito menor de DCBV.

24

Distúrbios do Sono no Idoso

Nezilour Lobato Rodrigues

Introdução

Segundo a Organização Mundial da Saúde (OMS), aproximadamente 40% dos brasileiros e 45% da população mundial apresentam dificuldade para dormir (OMS, 2018) e, entre idosos, esse percentual é ainda maior. Embora a prevalência de distúrbios do sono seja alta nesta população, estes não constituem alterações naturais do processo de envelhecimento.

O sono é fundamental para várias funções do organismo, como memória, termorregulação, conservação e restauração do metabolismo energético cerebral. Vários estudos afirmam que a insuficiência do sono, seja por insônia ou por privação voluntária, ocasionada, por exemplo, por estilo de vida desfavorável, está associada às condições de déficit cognitivo, alterações de humor, aumento do risco de hipertensão arterial, aumento da resistência insulínica, consequente diabetes melito tipo 2, redução da imunidade, aumento do risco de câncer (mama) e alteração no limiar da dor. No idoso, os distúrbios do sono podem comprometer a atenção, a capacidade de planejar e de tomar decisões, risco aumentado de quedas, institucionalização, baixa qualidade de vida e aumento de mortalidade, podendo ocasionar declínio das atividades físicas, cognitivas, relacionais e sociais (Poyares *et al.*, 2013; Tufik, 2003; Kamel; Gammack, 2006; Silva *et al.*, 2017).

A literatura tem demonstrado que as comorbidades, principalmente as doenças neuropsiquiátricas, são os fatores de risco mais identificados, com maior incidência no sexo feminino (Peron *et al.*, 2016; Zee; Avidan, 2011).

A alta prevalência das alterações do sono na população geriátrica e os impactos na vida desses pacientes e de seus cuidadores serão apresentados no decorrer deste capítulo.

Fisiologia do sono

O sono é um estado funcional, reversível e cíclico. Consiste em uma resposta fisiológica regulada homeostaticamente, produzida e controlada pelo núcleo supraquiasmático hipotalâmico (Iliff *et al.*, 2012).

Diferentes pesquisas apontam para a importância de processos de manutenção e restauração de vários sistemas do organismo, que estão ativos durante o sono, como é o caso do sistema glinfático ou glial-linfático no encéfalo, descoberto por neurocientistas do Centro Médico da Universidade de Rochester, nos EUA, sob a coordenação da Dra. Maiken Nedergaard.

O sistema glinfático é considerado uma via perivascular de células da glia responsável pela limpeza de metabólitos do sistema nervoso central (SNC) (Oliveira *et al.*, 2018). A ativação do sistema glinfático está relacionada não só com a limpeza cerebral pela eliminação das neurotoxinas produzidas durante o período da vigília, como também com o fornecimento de nutrientes para os tecidos (Nedergaard; Goldman, 2016).

Durante o sono, principalmente durante o sono de ondas lentas, há um aumento significativo da atividade glinfática, sendo que essa função está praticamente suprimida durante a vigília (reduz em 90%) (Nedergaard; Goldman, 2016). A interrupção do sistema glinfático ocasiona falha na depuração de solutos presentes nos fluidos intersticiais, o que pode ter relevância clínica em doenças neurodegenetivas, nas quais o acúmulo de substâncias neurotóxicas contribui com a sua evolução (Iliff *et al.*, 2012).

O sono é dividido em dois estágios, classificados de acordo com o movimento dos olhos. O sono REM (*rapid eye movement*) ou paradoxal é dessincronizado com o córtex cerebral, ocorrendo cerca de 90 minutos após o início do sono, apresentando redução do tônus muscular, diminuição da pressão arterial e da frequência cardíaca; é nessa fase que acontecem os sonhos. O sono NREM (*non-rapid eye movement*) é sincronizado com o córtex e acompanhado de relaxamento muscular com predomínio e atuação do sistema nervoso autônomo parassimpático, ocasionando redução da pressão arterial, da frequência cardíaca e redução do ritmo respiratório. É nesse estágio do sono que o organismo realiza economia de energia. O sono NREM é dividido em três fases, de acordo com a profundidade: N1, N2 e N3. Na primeira metade da noite, predomina o sono de ondas lentas e, na segunda metade, prevalece sono REM (Luyster *et al.*, 2012). Essa fase do sono também está envolvida com os processos de aprendizagem, memória e outras funções (Rodrigues; Sampaio, 2017).

Ao longo do ciclo da vida, ocorre uma diminuição no número de horas de sono. Na idade adulta, varia de 6,5 a 8,5 horas/noite, e no idoso esta duração ocorre em média de 5 a 7 horas/noite, sendo o sono mais fragmentado e com maior tendência a cochilos diurnos (Geib *et al.*, 2003).

Fundamentos diagnósticos dos distúrbios do sono

Os distúrbios do sono em idosos devem ser abordados como uma síndrome geriátrica, pois as causas costumam ser multifatoriais (Jao; Alessi, 2015).

A 5ª edição do Manual Diagnóstico e Estatístico de Transtornos Mentais (DSM-5) enfatiza que um distúrbio do sono causa sofrimento clinicamente significativo ou prejuízo funcional e ocorre pelo menos três noites por semana durante pelo menos 3 meses, apesar da oportunidade adequada de dormir, enquanto na Classificação Estatística Internacional de Doenças e Problemas Relacionados com a Saúde em sua 11ª revisão (CID-11) define que o distúrbio do sono requer pelo menos 1 mês de sintomas não explicados por outro distúrbio do sono, uso de substâncias ilícitas e/ou distúrbios médicos e psiquiátricos coexistentes (AGS, 2019; OMS, 2018).

Uma avaliação criteriosa é essencial para a definição do diagnóstico dos distúrbios do sono. Nessa análise, devem ser investigadas as rotinas diurna e noturna do sono, incluindo o horário de deitar-se; intervalo de tempo para adormecer; quantidade e duração dos despertares; horário de sair da cama pela manhã; e características dos cochilos diurnos (Gomes *et al.*, 2018). Além disso, devem-se investigar sintomas matutinos que sugerem a síndrome da apneia obstrutiva do sono (SAOS): cefaleia, boca seca, aumento de congestão nasal, cansaço e sonolência diurna excessiva (SDE). É necessário também rever a história de doenças que possam causar modificações do padrão do sono, assim como a história de medicações em uso. Na Tabela 24.1, estão listados dez passos iniciais na avaliação clínica dos distúrbios do sono.

Além da avaliação clínica, podem ser utilizadas outras ferramentas para o diagnóstico do tipo de distúrbio do sono apresentado. A seguir, são listadas algumas dessas ferramentas.

TABELA 24.1 Orientações sobre higiene do sono.

1. Dormir o suficiente*
2. Ter regularidade nos horários de deitar e levantar, inclusive nos finais de semana
3. Não forçar o sono
4. Evitar uso de estimulantes como cafeína, nicotina ou álcool no período da tarde e da noite
5. Não dormir com fome
6. Deixar o ambiente aconchegante (luz, temperatura e ruído)
7. Não levar problemas e preocupações para a cama
8. Manter rotina de exercícios físicos, no máximo até 3 h antes de deitar para dormir
9. Massagem, música suave, banho morno, aquecimento dos pés
10. Dar prioridade para ingestão de alimentos leves e/ou ricos em triptofano (ingestão de leite morno com maçã) e bebidas mornas, exceto café, chás e chocolate, que são estimulantes
11. Estar atento ao conforto do local onde se está dormindo (tipo de colchão, travesseiro, lençol macio)
12. Manter o celular desligado ou no silencioso durante a noite
13. Desencorajar o uso de nicotina e, na impossibilidade de retirá-la, tentar reduzi-la e evitar uso à noite
14. Usar roupas confortáveis para dormir
15. Evitar luminosidade próximo à cama durante a noite
16. Evitar cochilos prolongados, acima de 45 min, sobretudo a partir das 15 h
17. Evitar assistir à TV na cama, antes de dormir, e evitar ingerir alimentos próximo ao horário de dormir
18. Evitar ficar muito tempo na frente do computador próximo ao horário de dormir

*Em média 7 a 8 h por noite. (Adaptada de Quinhonhes; Gomes, 2011; Rizzo, 2013.)

Diário do sono-vigília

Elaborado pela American Association of Sleep Medicine (AASM), o instrumento possibilita o registro da rotina de sono do paciente durante 2 semanas, identificando o horário em que o paciente vai para a cama, o horário de adormecer, o horário de levantar, bem como se acorda durante a noite e durante quanto tempo permanece acordado até adormecer. São registradas ainda outras variáveis, como prática de exercício físico, consumo de bebidas alcoólicas e uso de medicamentos, que podem influenciar na rotina de sono do paciente.

Questionários

Os mais utilizados são: o *Insomnia Severity Index* e o *Pittsburgh Sleep Quality Index*. Podem avaliar aspectos temporais do sono, bem como sua quantidade e qualidade (tempo em que o paciente vai para a cama, tentativas de sono, hora do despertar e hora de sair da cama); aspectos quantitativos (latência do início do sono, quantidade e duração dos despertares, vigília após o início do sono, tempo total de sono [TTS]); e aspectos qualitativos (qualidade subjetiva do sono, satisfação, sensação de sono reparador).

Actigrafia

A actigrafia é um método de diagnóstico utilizado para monitorar ciclos de atividade e descanso em um paciente, por meio de um equipamento eletrônico móvel denominado actímetro, que registra o movimento por longos períodos. Os registros são armazenados e transferidos para um computador e fornecem uma estimativa do tempo de vigília e de sono, da periodicidade do sono e dos ritmos circadianos de atividade-sono. Seu uso é frequente para fins de diagnóstico relacionados com distúrbios do ciclo circadiano e sua acurácia e validade, comparadas à polissonografia (PSG), com uma concordância maior que 90% no estadiamento de sono-vigília.

Esse exame também pode ser usado para monitorar a resposta ao tratamento da insônia e rastrear outros distúrbios circadianos (Pinto *et al.*, 2017).

Polissonografia

Método diagnóstico que faz o registro simultâneo de algumas variáveis fisiológicas (neurofisiológicas, cardiorrespiratórias, entre outras) durante o período principal de sono. Consiste em um exame de noite inteira, realizado em um laboratório especializado, sob supervisão contínua de um técnico habilitado em PSG. Os parâmetros avaliados incluem eletroencefalograma (EEG), eletro-oculograma, eletromiograma, eletrocardiograma (ECG), fluxo aéreo (nasal e oral), transdutor de pressão nasal, esforço respiratório (torácico e abdominal), saturação arterial de oxigênio ($SatO_2$), ronco e posição corporal (Tavares; Hassan, 2013).

As informações são coletadas por sensores espalhados pelo corpo que medem e analisam seus resultados de acordo com as orientações da AASM, os quais devem ser correlacionados com a história clínica (Garbuio, 2017).

A PSG é indicada na suspeita dos transtornos respiratórios do sono, na titulação do tratamento com *continuous positive airway pressure* (CPAP) nos pacientes com transtornos respiratórios do sono, na avaliação de resultados de doenças do sono, com teste de latência múltipla do sono e na suspeita de narcolepsia (Rodrigues *et al.*, 2012).

A PSG basal é usada para fins de diagnóstico e, quando tem a finalidade de regular pressão aérea positiva (PAP), pode ser denominada PSG para titulação de CPAP. Outro tipo de exame é a PSG do tipo *split-night*, que consiste, em uma mesma noite, na avaliação diagnóstica de quadro de AOS na primeira metade do registro, seguida de regulação de PAP (Tavares; Hassan, 2013).

A PSG, apesar de ser um instrumento importante de avaliação de distúrbios do sono, não faz diagnóstico de insônia, mas pode ser útil em algumas circunstâncias, como na suspeita de sua associação com distúrbios respiratórios do sono e para avaliação objetiva do padrão de sono, podendo verificar também o grau de má percepção do sono que os insones apresentam.

Exame físico, exames laboratoriais e de imagem complementares

O exame físico pode ajudar no diagnóstico de outras doenças associadas à insônia. Exames laboratoriais, quando indicados, auxiliam no afastamento de causas orgânicas que possam contribuir para desencadear ou agravar algum distúrbio do sono no paciente. Nesse *screnning* laboratorial, podem ser incluídos: hemograma, funções tireoidiana, hepática, renal e dosagem de vitamina B12. Em situações individualizadas, avaliações cardiológica e neurológica, e exames de imagem podem ser solicitados.

Principais alterações no sono do idoso

Insônia

Pode ser definida como uma queixa de dificuldade para iniciar ou manter o sono que está associada a consequências diurnas e não é atribuível a circunstâncias ambientais ou à oportunidade inadequada de dormir (Sateia, 2014).

Achados clínicos e epidemiológicos

A prevalência da insônia é maior na população geriátrica em relação à população mais jovem. Cerca de 30 a 40% dos idosos se queixam de dificuldade para iniciar ou manter o sono ou relatam sono não reparador, com consequências diurnas (dificuldade de concentração, alterações de humor, fadiga, entre outras). A queixa de dificuldade para manter o sono é mais comum do que a dificuldade para iniciá-lo ou a sensação de sono não reparador (Bacelar *et al.*, 2019).

Estudos apontam que a insônia é mais prevalente no sexo feminino (Sá; Mota; Oliveira, 2007; Oliveira *et al.*, 2010; Moreno *et al.*, 2019), nos indivíduos de baixa escolaridade ou renda insuficiente (Oliveira *et al.*, 2010), naqueles com depressão no transtorno de ansiedade generalizada (TAG), dor crônica, câncer, doença pulmonar obstrutiva crônica (DPOC), doenças cardiovasculares e uso de medicamentos. Condições sociais e adaptativas relacionadas com o envelhecimento – aposentadoria, sedentarismo, menor interação social, hábitos de vida e/ou vícios, como tabagismo e grande consumo de álcool – podem estar associadas a maiores taxas de insônia no idoso. O estado civil também parece exercer influência na insônia, já que os divorciados, separados ou viúvos têm maior probabilidade de ter insônia do que indivíduos casados (Foley *et al.*, 2010).

Avaliação diagnóstica

História clínica do paciente

Na avaliação clínica, devem ser investigados os sintomas, avaliando sua natureza, frequência, evolução e duração, com o objetivo também de definir se é um distúrbio primário ou se resulta de outras condições comórbidas (Patel *et al.*, 2018). Estudos apontam que transtornos neurológicos (acidente vascular encefálico [AVE]), enxaqueca, dor crônica, distúrbios endócrinos (hipotireoidismo/hipertireoidismo), DPOC, asma, refluxo gastresofágico (RGE) e insuficiência cardíaca congestiva (ICC) podem causar ou agravar a insônia (Patel *et al.*, 2018).

Várias classes de medicamentos e substâncias podem estar associadas à insônia, como: anticolinesterásicos (insônia e pesadelos), betabloqueadores (alteração da fisiologia do sono com manifestação de pesadelos em alguns casos), antiparkinsoniano – levodopa (insônia e pesadelos), corticosteroide (efeito estimulante, agitação psicomotora, dose-dependente), diuréticos e bloqueadores de canal de cálcio (noctúria), antidepressivos (insônia inicial ou terminal), benzodiazepínicos (ação hipnótica sedativa com alteração importante na cognição, SDE e fragmentação do sono), opioides – morfina e hidromorfina (insônia). As principais substâncias associadas à insônia são: cafeína, nicotina e álcool (Rodrigues *et al.*, 2017).

A insônia de rebote grave pode resultar ainda da retirada aguda de hipnóticos, especialmente após o uso de benzodiazepínicos, fatores estressores recentes, sintomas de depressão, ansiedade ou outros transtornos psiquiátricos (Chang *et al.*, 2015), além de condições ambientais e psicossociais do paciente.

Fatores comportamentais como o uso de dispositivos eletrônicos antes de dormir devem ser investigados, pois podem suprimir a produção de melatonina na hora de adormecer, afetando adversamente o ritmo circadiano. Os fatores ambientais, incluindo temperatura do quarto, intensidade da luz, nível sonoro e padrões de sono do parceiro, também devem ser avaliados (Rodrigues *et al.*, 2017).

Testes especiais

Os instrumentos que podem ser úteis na avaliação da insônia incluem questionários de sono, registros de sono, listas de verificação de sintomas, testes de rastreamento psicológico e entrevistas com parceiros de leito. Existem diferentes escalas de classificação da insônia, que registram sintomas e monitoram a resposta ao tratamento, dentre as quais destaca-se o Índice de Gravidade da Insônia, que mede os sintomas subjetivos e os resultados negativos da insônia nas 2 semanas anteriores. Nesta escala, pontuações maiores que 14 sugerem "insônia clínica".

Tratamento

Com o envelhecimento, ocorre aumento da gordura, redução da água corporal total e das proteínas plasmáticas, resultando em aumento da meia-vida de eliminação dos medicamentos com risco potencial de efeitos adversos. Portanto, os idosos devem ser tratados sempre que possível com opções não farmacológicas antes das opções farmacológicas.

Tratamento não farmacológico

O tratamento não farmacológico da insônia no idoso inclui técnicas de relaxamento, educação sobre higiene do sono e terapia cognitivo-comportamental (TCC), eficazes no gerenciamento da insônia por longos períodos de tempo, mesmo em pacientes com comprometimento cognitivo (Rodrigues *et al.*, 2017), como mais bem explicado a seguir:

- Educação sobre higiene do sono: consiste em várias intervenções que promovem um sono saudável, estável e um ambiente sem interrupções. Isso inclui evitar sonecas diurnas, manter um horário regular para dormir, limitar uso de substâncias estimulantes como bebidas com cafeína, nicotina e álcool, que afetam adversamente o sono, e exercitar-se pelo menos 3 horas antes de dormir
- TCC: utilizada quando a higiene do sono não é eficaz. O Colégio Americano de Médicos recomenda a *Cognitive Behavioral Therapy for Insomnia* (CBT-I) como tratamento de primeira linha para insônia em adultos. Consiste em seis a dez sessões com um terapeuta treinado, focado em crenças cognitivas e comportamentos contraproducentes que interferem no sono
- Terapia de restrição do sono: envolve restringir o tempo na cama ao número de horas de sono real, até que a eficiência do sono melhore. Se após 10 dias a eficiência do sono permanecer abaixo de 85%, o tempo de sono na cama deve ser restringido em 15 a 30 minutos, até que sua eficiência melhore
- Terapia de controle de estímulos: busca associar o uso da cama com a hora de dormir. Isso inclui ir para a cama apenas quando se sente cansado; e não usá-la para ler, trabalhar ou descansar. Sair da cama se não conseguir dormir em 15 a 20 minutos e manter um horário fixo de despertar
- Técnicas de relaxamento: incluem tensão e relaxamento muscular progressivo, imagens guiadas, respiração diafragmática estimulada ou meditação
- Terapia breve comportamental para insônia: é a forma mais curta de terapia, conhecida como terapia comportamental breve para insônia; envolve técnicas básicas da TCC-I, direcionadas para melhorar a regulação circadiana do sono em mais de duas sessões. É eficaz na população geriátrica, com benefícios persistentes por 6 meses ou mais.

Tratamento farmacológico

Se as medidas não farmacológicas não forem eficazes, podem ser usados medicamentos (Tabela 24.2), levando-se em consideração os seguintes aspectos: objetivos do tratamento, expectativas do paciente, perfil de segurança do fármaco, efeitos colaterais, interações medicamentosas, possibilidade de titulação da dose, custo, comorbidades e contraindicações.

Ressalta-se que, em se tratando de pacientes idosos, a dose inicial deverá ser a mais baixa e administrada pelo menor tempo possível, preferencialmente associada à TCC-I. Diretrizes recentes de prática clínica da AASM para o tratamento farmacológico da insônia crônica apresentam uma revisão com base em evidências de cada classe de medicamento comumente usada no tratamento da insônia (Patel *et al.*, 2018).

▪ **TABELA 24.2** Medicamentos e substâncias que podem contribuir para o quadro de insônia em idosos.

Substância	Provável efeito
Etanol	Apesar de ter um efeito indutor do sono, promove sua fragmentação durante a noite
Anticolinesterásicos	Insônia e pesadelos durante a noite
Betabloqueadores	Alteração da fisiologia do sono com manifestação de pesadelos em alguns casos
Xantinas e fenilefedrinas	Efeito estimulante; dar preferência ao uso longe do horário de dormir
Levodopa	Insônia e pesadelos
Corticosteroides sistêmicos e inalatórios	Efeito estimulante e agitação psicomotora durante a noite; dose-dependente
Diuréticos e bloqueadores do canal de cálcio	Nictúria. Evitar o uso próximo à hora de dormir
Nicotina	Insônia; desestimular uso e/ou evitar durante a noite
Fenitoína	Insônia
Teofilina	Efeito estimulante (substituir por um broncodilatador dosimetrado ou outra opção terapêutica)
Antidepressivos inibidores da recaptação de serotonina e antidepressivos duais	Insônia inicial ou terminal

Benzodiazepínicos e agonistas dos receptores não benzodiazepínicos (fármacos do grupo "Z" – zolpidem e eszopiclona)

Essa classe de medicamentos liga-se a um local específico nos receptores do ácido gama-aminobutírico tipo A (GABA), com a diferença de que os não benzodiazepínicos são mais seletivos para os receptores alfa-1 em comparação com os benzodiazepínicos. Essas classes de medicamentos tratam de forma efetiva parâmetros relacionados à insônia, como latência no início do sono, número de despertares noturnos, TTS e qualidade do sono a curto prazo. O uso prolongado desses medicamentos pode causar resistência, dependência, insônia rebote, sedação residual durante o dia, ausência de coordenação motora, comprometimento cognitivo e aumento do risco de quedas em idosos institucionalizados. Esses medicamentos podem ter efeitos aditivos se tomados em conjunto. Em decorrência dos efeitos adversos e à resposta equivalente ou superior observada na TCC-I, o uso desses medicamentos deve ser evitado em idosos (Patel *et al.*, 2018; Bacelar*et al.*, 2019).

Os critérios de BEERs recomendam a boa prescrição médica em idosos e desaconselham o uso de benzodiazepínicos (AGS, 2019). Especialmente em idosos, o zolpidem pode estar associado a reações adversas importantes, como: alucinação, agitação, pesadelo e amnésia anterógrada. O uso desse fármaco é mais indicado nos pacientes em cuidados paliativos em processo de final de vida (Bacelar *et al.*, 2019; Geriatria, 2019; Kira, 2017; Patel *et al.*, 2018).

Devido à diferença de depuração orgânica entre os sexos e suas consequências, a Food and Drug Administration (FDA) dos EUA solicitou aos fabricantes do zolpidem reduzirem a dose recomendada, particularmente em mulheres, de 10 para 5 mg nas preparações de liberação imediata; e de 12,5 para 6,5 mg na forma de liberação prolongada. Também fez a mesma recomendação em relação às doses para homens (Patel; Steinberg; Patel, 2018). Embora os benefícios superem os danos, há relatos de comprometimento em tarefas diurnas de concentração, como dirigir após o uso de zopiclona.

Antidepressivos sedativos e antipsicóticos

Vários antidepressivos com propriedades sedativas são frequentemente usados no tratamento da insônia:

- Doxepina (2 a 6 mg): único antidepressivo aprovado pela FDA para tratar insônia. É seletivo para os receptores da histamina 1. Em doses baixas, melhora vários parâmetros do sono, como início, duração, redução do despertar precoce e qualidade. É mais recomendado na insônia de manutenção
- Mirtazapina (7,5 a 15 mg): antagonista de 5-HT2; ajuda não só na melhora da eficiência, como também no TTS em pacientes deprimidos. Mas, em virtude da habituação de seus efeitos sedativos de evidências, não é recomendada para insônia na ausência de depressão (Bacelar *et al.*, 2019)
- Trazodona (25 a 50 mg): antidepressivo multimodal que pode ajudar a reduzir a latência do sono. Pode ser indicada para tratar insônia inicial ou insônia de manutenção. Entretanto, pode estar associado a alguns eventos adversos, especialmente ligados ao sistema alfa-adrenérgico (tonturas, arritmias cardíacas, hipotensão arterial e priapismo) na população idosa. As diretrizes de prática clínica da AASM sugerem que a trazodona não deve ser usada no tratamento da insônia em idosos (Bacelar *et al.*, 2019)
- Quetiapina (25 a 50 mg): antipsicótico que pode ser utilizado em situações especiais, de maneira individualizada e monitorada
- Ramelteona (8 mg): agonista do receptor melatoninérgico MT1 e MT2, aprovado pela FDA para tratamento da insônia. Estudos em idosos mostram que não está associada a dependência, distúrbios de memória, equilíbrio e instabilidade postural nesses pacientes. Por seu perfil mais seguro, é indicada para tratar principalmente a insônia inicial em pacientes com transtornos do ritmo circadiano frequentes em pacientes psiquiátricos ou neurológicos e nos portadores de doenças crônicas. Não foram observadas diferenças globais da segurança e eficácia entre adultos e idosos. Sua meia-vida de eliminação é curta (1 a 2,6 horas) (Patel; Steinberg; Patel, 2018). Um estudo randomizado e controlado por placebo mostrou que a administração de 8 mg/dia de ramelteona por 7 dias a pacientes idosos admitidos para tratamento agudo os protegeu contra a ocorrência de *delirium* (Suzuki; Miyamoto; Hirata, 2017).

Antagonistas de receptores de hipocretina (ou orexina)

- Suvorexanto (10 mg: aprovado pela FDA, destina-se a neuropeptídios que promovem a vigília e regulam o ciclo sono-vigília, demonstrando sua eficácia na diminuição da latência do sono e no aumento do TTS. Mostraram-se eficazes e seguros entre adultos e idosos (Bacelar *et al.*, 2019).

Anticonvulsivantes (pregabalina e gabapentina)

Úteis na insônia comórbida com dor crônica, síndrome das pernas inquietas (SPI) ou transtorno dos movimentos periódicos dos membros (MPM) inferiores. Deve-se ter atenção para efeitos residuais (Bacelar *et al.*, 2019).

Melatonina

Produzida pela glândula pineal durante a noite. Aprovada na Europa para o tratamento a curto prazo da insônia em pacientes com mais de 55 anos de idade, tendo em vista o declínio de sua produção, que ocorre com o avanço da idade. Essa substância não apresenta efeito hipnótico nem na manutenção do sono, mas tem ação facilitadora do início do sono, ou seja, ajuda a adormecer. É mais indicada nos casos de transtornos do ritmo circadiano do sono. Doses menores são mais adequadas (mais fisiológicas, menos efeitos residuais), enquanto doses maiores e de liberação controlada podem estar associadas à sonolência residual (Orestes, 2014; Bacelar *et al.*, 2019). Indicam-se doses de 3 a 6 mg.

Suplementos de ervas

- Valeriana: seu mecanismo de ação ocorre provavelmente pela interação com o GABA e seus receptores. Pode ter impacto discreto na latência do sono e causar sonolência residual. Existem estudos limitados sobre valeriana em idosos (Bacelar *et al.*, 2019).

Síndrome das pernas inquietas

Achados clínicos e epidemiológicos

A síndrome de Ekbon ou SPI, como é popularmente conhecida, acomete pessoas em todas as idades, sendo mais frequente na população acima de 65 anos (com pico de incidência entre 85 e 90 anos). As mulheres são mais afetadas e em 85% dos casos ocorre associada a MPM inferiores (Quinhones; Gomes, 2011).

Dentre os fatores associados que mais influenciam o desenvolvimento dessa patologia, estão: história familiar positiva – 50% dos pacientes apresentam algum parente próximo com esse acometimento (Silber, 2007) –, deficiência de ferro, neuropatia periférica e insuficiência renal (principalmente quando submetidos à diálise).

Outros fatores associados à SPI são doença de Parkinson, diabetes melito, artrite reumatoide, gestação (acima de 20 semanas), tabagismo, uso de álcool, consumo de cafeína e alguns tipos de substâncias, principalmente anti-histamínicos e antidepressivos, como tricíclicos, ISRS e mirtazapina (Rodrigues *et al.*, 2017).

Avaliação diagnóstica

O diagnóstico é clínico e inclui os seguintes aspectos fundamentais: (1) urgência em movimentar os membros, associada a parestesias e disestesias; (2) sintomas que se iniciam ou pioram com o repouso; (3) melhora parcial dos sintomas com o movimento; (4) piora dos sintomas no final da tarde ou à noite; (5) os sintomas não podem ser bem explicados por uma outra condição médica (Gamaldo, 2015). Geralmente os sintomas se restringem às pernas, mas em casos mais graves os braços também podem ser acometidos.

Tratamento

O tratamento pode ser não farmacológico ou farmacológico. Como tratamento não farmacológico dessa alteração, exercícios de relaxamento, atividade física regular e a TCC têm se mostrado eficazes na melhora do quadro (Rodrigues *et al.*, 2017).

Quando aqueles não se mostram eficazes, utilizam-se fármacos como medidas de tratamento. Os agonistas dopaminérgicos não ergolíneos (pramipexol 0,125 a 0,5 mg/dia) representam a primeira opção; o ropinirol (0,25 a 6 mg/dia), a segunda opção (Rodrigues *et al.*, 2017); levodopa (50 a 200 mg/dia) administrada 1 hora antes de dormir; gabapentina na dose de 300 a 900 mg/dia; além de outros tratamentos adjuvantes, como para reposição de sulfato ferroso (325 mg, 2 vezes/dia) se a ferritina estiver menor que 50 µg (Silber, 2007).

A diretriz desenvolvida pelo Grupo Internacional de Estudo das SPI evidenciou que a pregabalina (50 a 75 mg) é efetiva no tratamento por 1 ano, com nível A de evidência (Rizzo *et al.*, 2013).

Ressalta-se ainda que, ao se optar pelo tratamento com levodopa, alguns pacientes podem desenvolver o fenômeno da *aumentação*, que é um efeito rebote dos sintomas no final da noite ou pela manhã, que podem ser contornados com a orientações de medidas comportamentais, como ajustar o horário da medicação ou, na persistência do fenômeno, tentar substituir a levodopa por um opioide (Quinhones; Gomes, 2011).

Movimentos periódicos dos membros

Achados clínicos e epidemiológicos

Os MPM caracterizam-se por episódios repetitivos de movimentos estereotipados, involuntários e recorrentes dos membros inferiores (pododáctilos, joelhos, quadril) que duram, em média, 0,5 a 10 segundos e ocorrem na primeira metade da noite (Quinhones; Gomes, 2011). A prevalência aumenta com a idade (20 e 60% dos idosos) e parece ser maior em pessoas originárias das regiões norte e ocidental da Europa, sendo mais baixa em asiáticos. Os MPM ocorrem em 80% dos pacientes com SPI. Acometem ambos os sexos na mesma proporção (Rodrigues; Sampaio; Tavares, 2017).

Avaliação diagnóstica e tratamento

O diagnóstico definitivo é realizado pela PSG, com registro da atividade do músculo tibial anterior (Rodrigues; Sampaio; Tavares, 2017), sendo que a frequência desses movimentos é em torno de 15 movimentos por hora, na maioria dos adultos (Silber, 2007).

Em relação ao tratamento, quando necessário, utiliza-se o mesmo realizado para SPI. Os opioides como a oxicodona e a hidrocodona podem auxiliar os pacientes com sintomas intensos que não melhoram com outras terapias. Entretanto, seus efeitos colaterais podem limitar seu uso em pacientes idosos.

Transtorno comportamental do sono REM

Achados clínicos e epidemiológicos

O transtorno comportamental do sono REM (TCSR) é uma parassonia caracterizada pela perda da atonia muscular normal durante o sono REM, com aumento do tônus mentoniano e da atividade motora muscular dos membros inferiores, havendo atividade motora proeminente durante o sonho. Tais pacientes parecem "agir fora de seus sonhos" (Boeve *et al.*, 2015).

Geralmente, ocorre em homens acima de 60 anos de idade, podendo manifestar-se também em mulheres e indivíduos mais jovens, em uma relação de 9 homens para 1 mulher (Rodrigues *et al.*, 2017).

Quando há pesadelos, estes geralmente são de conteúdos relacionados com pessoas e animais, exteriorizados por comportamentos violentos e algumas vezes com agressividade feitos contra o próprio paciente ou contra o seu parceiro de leito (Postuma *et al.*, 2015). O paciente pode também se levantar e caminhar em torno de si mesmo ou da cama; lançar as pernas e os braços para fora dela; chutar; socar; iniciar uma atividade complexa como comer, mesmo estando na fase REM do sono (Quinhones; Gomes, 2011). Muitas vezes esse paciente tem uma vívida lembrança das características dos sonhos e de seus comportamentos, podendo apresentar esse tipo de transtorno todas as noites, ou mais de uma vez a cada noite. Na maioria dos casos, muitos episódios podem ocorrer de forma leve, nem chegando a despertar o paciente e/ou seu companheiro de cama (Boeve *et al.*, 2015).

O TCSR costuma estar associado a outras condições neurodegenerativas, como doença de Parkinson, podendo preceder em anos o diagnóstico, com uma taxa de prevalência de 15 a 47%. Pode estar associado a outras condições neurodegenerativas, como demência com corpos de Lewy (DCL), doença de Alzheimer e atrofia sistêmica múltipla (Boeve *et al.*, 2015).

Avaliação diagnóstica e tratamento

Em geral, o diagnóstico é feito pela história clínica, corroborado pela PSG (Quinhones; Gomes, 2011), cujos achados polissonográficos incluem tônus muscular excessivo no queixo e movimentos de perna durante o sono REM (Rodrigues *et al.*, 2017). Um terço dos pacientes com doença de Parkinson podem ser diagnosticados como portadores do TCSR pelos critérios polissonográficos, e, em apenas metade desses, o diagnóstico poderia basear-se somente na história clínica, pois esse tipo de transtorno é muito frequente nessa população (Quinhones; Gomes, 2011). Além dessas, outras condições que podem apresentar o TCSR como parte do seu quadro clínico incluem também: degeneração corticobasal, atrofia olivopontocerebelar e paralisia supranuclear progressiva. Em alguns casos, esse tipo de alteração do sono pode ser causado por substâncias hipnóticas, como antidepressivos tricíclicos, ISRS, anticolinesterásicos, uso de álcool, cafeína, opioides e mirtazapina.

Em relação ao tratamento, os objetivos da terapia visam diminuir a frequência e a gravidade dos comportamentos anormais e os sonhos desagradáveis. O clonazepam em doses baixas (0,25 a 0,5 mg) é o medicamento de escolha em pacientes sem comprometimento cognitivo significativo e sem SAOS (Boeve *et al.*, 2015; Rodrigues; Sampaio; Tavares, 2017).

A melatonina na dose de 3 a 12 mg por noite pode ser eficaz, quer como terapia isolada, ou em conjunto com o clonazepam. Quando a melatonina ou o clonazepam sozinhos não são eficazes, outros fármacos também relatados com o objetivo de melhorar o TCSR incluem: pramipexol, levodopa, carbamazepina e clozapina. Foi identificado também que a quetiapina pode ser um fármaco eficaz para gerenciar essas alterações em alguns tipos de pacientes, como naqueles portadores de demência (exceto DCL) e que apresentem transtornos de comportamento (Boeve *et al.*, 2015).

Transtornos do ritmo circadiano

Achados clínicos, epidemiológicos e avaliação diagnóstica

Dentre os distúrbios do ritmo circadiano, os mais encontrados na população idosa são: o distúrbio de atraso de fase, o distúrbio de avanço de fase, do ciclo sono-vigília/sono irregular, o distúrbio de ritmo não 24 horas, o *jet-lag*, entre outros.

Vários questionários com o intuito de avaliar as diferenças individuais na preferência pelos horários de sono e de vigília vêm sendo utilizados para identificar as principais alterações relacionadas ao ciclo circadiano. O mais utilizado é o de Horne e Ostberg, de 1976, que divide a população em três categorias: *matutinos, vespertinos e indiferentes*. As pessoas *matutinas* (10 a 12% da população) são aquelas que dormem cedo e que acordam cedo, já dispostas para desempenhar suas atividades diárias. As fases endógenas dessa categoria da população costumam estar adiantadas em relação à população em geral. Os *vespertinos* (8 a 10% da população) são aqueles que dormem tarde e acordam tarde, em especial nas férias e nos finais de semana, dando preferência a desempenhar suas atividades à tarde ou à noite. Os picos máximos de seus ritmos circadianos estão atrasados em relação aos da população em geral. E os *indiferentes* são aqueles que não têm horários preferenciais para dormir e acordar (Benedito; Silva, 2008).

No avanço de fase do ciclo sono-vigília, o paciente adormece mais cedo (entre 19 e 20 horas), acorda entre 3 e 4 horas da madrugada e demonstra sonolência diurna com cochilos longos. A luz é o mais importante sincronizador do ritmo circadiano, daí a importância de estimular o idoso a se expor ao sol durante a manhã (Rodrigues; Sampaio; Tavares, 2017). A exposição à luz brilhante, no horário do almoço, melhora os transtornos de sono em idosos não demenciados internados em instituições de longa permanência (ILPI). Em pacientes demenciados, a fototerapia é muito eficiente, sobretudo melhorando quadros de SDE, quando aplicada no início da noite. Essa alternativa, no início da noite é bastante eficaz em alguns pacientes que apresentam avanço de fase em seu ritmo circadiano, em particular nos portadores de doença de Alzheimer (Quinhones; Gomes, 2011). Além da fototerapia, a terapia com melatonina durante a noite também pode ser eficaz (Hauser, 2018).

Outra alteração que pode ocorrer tanto em idosos quanto em adultos é o *jet-lag*, em que há uma dessincronização do ciclo circadiano em pessoas quando fazem viagens transmeridianas. Em geral, ocorre um mal-estar relacionado com uma sensação de "descompasso", associados à fadiga durante todo o dia, dificuldade para dormir à noite e desempenho mental diminuído (Quinhones; Gomes, 2011).

Foram estabelecidas correlações entre mudanças no ritmo circadiano e idade avançada. As pessoas idosas costumam experimentar um avanço na fase do sono que leva a um padrão de ir cedo para a cama e despertar cedo pela manhã. A alteração no ritmo circadiano pode ser intensa em pessoas restritas ao leito (Chang *et al.*, 2015).

Essas variações na adaptação do ciclo circadiano a mudanças de fuso horário costumam durar alguns dias até poucas semanas, tornando-se mais evidente quanto maior for o número de fusos horários atravessados (Benedito; Silva, 2008).

Tratamento

No tratamento para os transtornos relacionados com o *jet-lag*, no caso dos voos para o leste, deve-se acordar cedo e evitar luz brilhante pela manhã, porém procurando-se expor ao máximo de luz brilhante no final da tarde. Em voos para o oeste deve-se forçar a vigília durante o dia e de modo algum dormir antes que anoiteça. Existe evidência de que a melatonina na dose de 2 a 5 mg nas primeiras noites após a chegada é eficaz na prevenção e redução do *jet-lag*, devendo ser recomendada para quem cruza mais de quatro fusos horários (Martinez *et al.*, 2013).

Síndrome da apneia obstrutiva do sono

Achados clínicos e epidemiológicos

A síndrome da apneia obstrutiva do sono (SAOS) é caracterizada por episódios recorrentes de obstrução parcial (hipopneia) ou total (apneia) da via respiratória superior (VRS) durante o sono. É identificada por redução ou ausência de fluxo aéreo, apesar da manutenção dos esforços respiratórios, geralmente resultando em dessaturação da oxi-hemoglobina e despertares noturnos frequentes, com consequente sonolência excessiva durante o dia (Haddad; Bittencourt, 2013).

Estudos mostram maior prevalência da SAOS em idosos. O *Sleep Heart Health Study* demonstrou que 25% dos homens e 11% das mulheres com idade de 40 a 98 anos apresentam índice de apneia e hipopneia (IAH) maior que 15 eventos por hora de sono. A incidência elevada decorre da alteração da musculatura anatômica na faringe com aumento do colapso das vias respiratórias superiores relacionados com a idade; entretanto, sintomas diurnos são menos comuns com o avançar da idade (Poyares; Togeiro; Cintra, 2013).

Outros fatores de risco são sexo masculino, índice de massa corporal (IMC) elevado, circunferência do pescoço maior que 40 cm e alterações craniofaciais como a hipoplasia maxilocraniomandibular, que também devem ser avaliadas. A inflamação das vias respiratórias resultante do tabagismo, a ingestão de bebida alcoólica, a DRGE e o hipotireoidismo são considerados fatores de agravamento para esse tipo de distúrbio (Rodrigues; Sampaio; Tavares, 2017) (Tabela 24.3).

▪ **TABELA 24.3** Fatores predisponentes para a síndrome de apneia obstrutiva do sono no adulto e no idoso.

- Idade média acima de 60 anos
- Sexo masculino e mulheres na menopausa
- Hipotireoidismo
- Obesidade
- Alterações anatômicas craniofaciais (síndromes genéticas, micrognatia, retrognatia)
- Alterações faríngeas neuromusculares

A SAOS é reconhecida como um fator de risco independente para várias patologias cardiovasculares, como: hipertensão arterial, instalação e piora de arritmias, AVE e síndrome coronariana (Haddad; Bittencourt, 2013). Também tem sido apontada na literatura a associação de efeitos negativos sobre o desenvolvimento de alterações cognitivas e de humor, quando não tratada de maneira adequada. No adulto, a SAOS está mais relacionada com a mortalidade, decorrente do risco cardiovascular elevado, enquanto no idoso está mais relacionada com a morbidade, com repercussões na qualidade de vida (Haddad; Bittencourt, 2013).

Avaliação diagnóstica

O diagnóstico é feito por meio da história clínica, com relato de sintomas como: despertar com a boca aberta ou dor de garganta, despertar com sensação de sufocamento, episódios de parada respiratória durante o sono, alternada com roncos altos, geralmente relatados pelo cônjuge ou companheiro/a de quarto; mau humor, falta de concentração e cefaleia matinal. Além desses, outros sintomas podem ser relatados: redução da libido, impotência sexual, angina, noctúria e hipertensão arterial de difícil controle (Rodrigues; Sampaio; Tavares, 2017).

Associado à anamnese do paciente, o padrão-ouro para o diagnóstico da SAOS é a PSG, em que se percebe um decréscimo superior a 50% na amplitude da respiração durante um período superior a 10 segundos. Sua gravidade é classificada de acordo com o IAH por hora de sono, conforme mostra a Tabela 24.4, cuja alteração passa a ser considerada quando a PSG detecta pelo menos cinco eventos respiratórios obstrutivos (apneias, hipopneias e despertares associados ao esforço respiratório [RERA]) por hora de sono (Rodrigues; Sampaio; Tavares, 2017; Haddad; Bittencourt, 2013).

Durante o episódio de apneia do sono, o esforço inspiratório contra uma via respiratória ocluída é acompanhado por uma pressão negativa no espaço pleural. A esse quadro se somam hipoxemia e hipercapnia importantes, que causam vasoconstrição pulmonar e hipertensão arterial pulmonar transitória. Há também estímulo do SNP com vasoconstrição sistêmica e hipertensão arterial (principalmente no período noturno). Esta ativação simpática persiste durante o período de vigília, por mecanismos ainda não bem identificados (Rodrigues; Sampaio; Tavares, 2017).

Tratamento

O tratamento de primeira linha e mais efetivo da SAOS, em qualquer faixa etária, é a administração de pressão positiva nas vias respiratórias. Pode ser realizado por CPAP, pressão positiva nas vias respiratórias em binível (BPAP), pressão positiva automática nas vias respiratórias (APAP) ou por servoventilação adaptativa. A melhora dos sintomas é rápida e a diversidade de aparelhos e máscaras disponíveis no mercado facilita a adaptação do paciente. A dificuldade mais comum é a adaptação da máscara em idosos edentados e/ou sem próteses dentárias, e idosos portadores de demência (Rodrigues; Sampaio; Tavares, 2017). Cerca de metade dos pacientes com SAOS que no início são sinalizados para tratamento com CPAP abandona esta terapia após 1 ano de acompanhamento (Poyares; Togeiro; Cintra, 2013).

As indicações para o uso do CPAP incluem como padrão todos os pacientes com SAOS moderada e grave e pacientes com SDE associada à SAOS. Outras possíveis indicações se referem a pacientes com SAOS leve; com síndrome de resistência da via respiratória superior; com ronco primário; para tratamento coadjuvante da hipertensão arterial. O CPAP pode ser utilizado também como terapia coadjuvante no paciente com hipertensão arterial, especialmente nos casos de maior gravidade e refratários ao tratamento clínico convencional e outras comorbidades cardiovasculares associadas ou agravadas pela SAOS (Poyares; Togeiro; Cintra, 2013; Rodrigues; Sampaio; Tavares, 2017).

A pressão ideal do CPAP é obtida idealmente por meio da titulação por PSG de noite inteira, cujos objetivos são: a eliminação das apneias e hipopneias, dos eventos de limitação de fluxo, dos roncos, da respiração periódica ou paradoxal; a manutenção da saturação da oxi-hemoglobina > 90%; e a redução dos despertares. Se, após o ajuste da pressão, mesmo na ausência de eventos respiratórios, a $SatO_2$ persistir < 90%, avaliar a necessidade de associação de O_2 à máscara (Poyares; Togeiro; Cintra, 2013).

Deve-se manter uma pressão mínima expiratória capaz de sobrepujar a obstrução ao fluxo de ar. O CPAP mantém a pressão nas vias respiratórias constante durante todo o ciclo respiratório. É o método mais usado por ser o mais estudado. No BPAP a pressão inspiratória é maior que a pressão expiratória, sendo mais utilizado em pacientes com necessidades de altas pressões ou apneia central (Rodrigues; Sampaio; Tavares, 2017). No tratamento da SAOS, não há vantagem comprovada do BPAP em relação ao CPAP, mas existem critérios que podem favorecer um ou outro método. No APAP, o aparelho automaticamente ajusta os níveis de pressão de acordo com a necessidade do paciente. É muito utilizado no tratamento da apneia em sono REM e apneia de decúbito, em que a necessidade de pressão oscila durante a noite. O BPAP é mais bem tolerado pelos pacientes (Rodrigues; Sampaio; Tavares, 2017).

Os aparelhos de pressão positiva para o tratamento da SAOS foram amplamente testados em diversos estudos, não havendo descrição de riscos significativos quando utilizados no contexto clínico adequado (nível de evidência I). Dentre os dispositivos de pressão positiva, o CPAP é o dispositivo de primeira escolha pela experiência acumulada, menor custo e equivalência em comparação aos dispositivos binível e APAP (Haddad; Bittencourt, 2013).

Deve-se fazer a avaliação regular do CPAP, por profissional devidamente capacitado, na tentativa de realizar um monitoramento periódico do *chip* desse CPAP, controlar o tempo de uso, buscando identificar a sua eficiência, evidência de escape de ar, bem como monitorar o IAH no aparelho (ver Tabela 24.4).

Em relação às recomendações para o uso de CPAP, devem-se considerar alguns parâmetros importantes como o IAH, a existência ou não de doenças cardiovasculares e a evidência ou não de sintomas compatíveis com SAOS, conforme as orientações discriminadas na Tabela 24.5.

Outras possibilidades são os aparelhos intraorais (AIO), que projetam a mandíbula para frente ou evitam a queda da língua.

▪ **TABELA 24.4** Classificação da gravidade da síndrome da apneia obstrutiva do sono pelo índice de apneia e hipopneia.

Normal	Até 5 eventos/h
Leve	6 a 15 eventos/h
Moderado	16 a 30 eventos/h
Grave	31 eventos/h

▪ **TABELA 24.5** Situações que devem ser tratadas com aparelho de pressão aérea positiva contínua (CPAP).

IAH	Sintomas	Doença cardiovascular	Recomendações
5 a 30	Sim	Sim	Possibilidade de uso de CPAP
5 a 30	Sim	Não	Possibilidade de uso de CPAP
5 a 30	Não	Sim	Possibilidade de uso de CPAP
5 a 30	Não	Não	Medidas não farmacológicas
> 30	Sim	Sim	O uso de CPAP é obrigatório
> 30	Sim	Não	O uso de CPAP é obrigatório
> 30	Não	Sim	CPAP
> 30	Não	Não	Considerar o uso de CPAP

IAH: índice de apneia e hipopneia.

Em alguns casos, são tão eficazes quanto o CPAP. A grande limitação é a necessidade de uma boa dentição (não protética) para ancoragem do aparelho. Os AIO apresentam melhores resultados em pacientes com ronco e SAOS leve e moderada.

Medidas não farmacológicas também são eficazes, como orientar o paciente a não dormir em decúbito dorsal, dando preferência ao decúbito lateral ou semi-inclinado. A perda de peso é sempre indicada nos pacientes obesos. Deve-se ainda evitar e/ou reduzir o uso de álcool, pois possui relação com a piora do quadro, e evitar o uso de sedativos, que podem agravar a apneia do sono, pois aumentam a flacidez muscular do pescoço (Rodrigues; Sampaio; Tavares, 2017).

O tratamento cirúrgico tem atualmente indicações restritas e muitas vezes obedece às particularidades anatômicas dos pacientes. A flacidez da parede faríngea e o risco cirúrgico diminuem a utilização desse recurso entre os idosos e os usos de AIO de avanço mandibular ou de dispositivos de CPAP devem ter preferência (Forlença; Radanovic; Aprahamian, 2014).

Vários medicamentos têm sido testados para reduzir e/ou tratar a SAOS, porém, de maneira geral, o uso de agentes farmacológicos é insuficiente para o tratamento da SAOS como alternativa única (nível de evidência I). Os medicamentos mais promissores são aqueles que aumentam o tônus da VRS, como os ISRS, e elevam a concentração de serotonina no cérebro, potencialmente estimulando os motoneurônios do nervo hipoglosso; os anticolinesterásicos no tratamento de SAOS em pacientes com demência também são outra opção. E mais recentemente, os inibidores de serotonina 5-HT, como a mirtazapina, em baixas doses, podem ser uma alternativa para pacientes que não conseguem tolerar nenhum dos dispositivos de escolha para o tratamento da SAOS (Haddad; Bittencourt, 2013). Já no tratamento da SDE pós-CPAP, pode-se fazer uso de psicoestimulantes. Nesses casos, está indicado o uso de psicoestimulante e a modafinila é a opção mais adequada (Forlença; Radanovic; Aprahamian, 2014).

Síndrome da apneia obstrutiva do sono de causa central

A SAOS de causa central ocorre na ausência de obstrução de fluxo respiratório. É causada pela cessação periódica do estímulo respiratório. Pacientes idosos que apresentaram eventos isquêmicos envolvendo o SNC podem experimentar a apneia central do sono com significativa dessaturação noturna de oxigênio. Uma forma distinta de apneia central é a respiração de Cheyne-Stokes, que tem padrão cíclico característico crescente-decrescente, com períodos de total apneia. Tal padrão é frequentemente observado em portadores de ICC (40% dos pacientes com fração de ejeção < 45%.). É um sinal de gravidade de cardiopatia, manifestando-se inclusive durante a vigília e o seu diagnóstico é formalizado por meio da PSG (Quinhones; Gomes, 2011).

Os mecanismos que provocam esse padrão respiratório não são bem conhecidos. O tratamento é feito pela suplementação de oxigênio (2 a 4 ℓ/min), uso de teofilina (200 a 300 mg/dia), otimização da medicação para ICC, implante de marcapasso, CPAP (menos eficiente), BPAP (eficiente), servoventilação adaptativa (mais eficiente, porém com alto custo) e uso de benzodiazepínicos em baixas doses, como última opção (Rodrigues; Sampaio; Tavares, 2017).

Outros distúrbios do sono no idoso

Roncos

Comum na população em geral, sobretudo em homens, o ronco costuma ser uma queixa frequente entre indivíduos (Rodrigues; Sampaio; Tavares, 2017). O enfraquecimento e a perda de tônus da musculatura das vias respiratórias superiores durante o sono predispõem a sua obstrução, havendo uma vibração dos tecidos moles da faringe, localizados entre o palato e a língua, produzindo o ronco. Acredita-se que, mesmo não estando associado à SAOS, o estreitamento das vias respiratórias superiores é suficiente para causar morbidades, especialmente em idosos, podendo elevar a taxa de mortalidade nessa população (Quinhones; Gomes, 2011).

Várias são as causas desse fenômeno: relaxamento excessivo da musculatura da faringe (frequente em usuários de bebida alcoólica, sedativos ou durante o sono muito profundo); excesso de tecido na região da faringe, como na hipertrofia de adenoide e amígdalas, palato alongado, língua volumosa, cistos e tumores de faringe; obesidade, o que ocasiona acúmulo de tecido gorduroso em torno da faringe e obstrução nasal, por alteração estrutural ou por quadro agudo de infecção respiratória das vias respiratórias superiores (Rodrigues; Sampaio; Tavares, 2017).

Alguns estudos sugerem que o ronco seja um fator de risco para hipertensão arterial e doenças cardiovasculares. A dúvida é se ele é um fator de risco independente, pois muitos idosos que roncam apresentam também outros fatores de risco para doenças cardiovasculares (obesidade, sexo masculino, idade avançada). Portanto, todos os pacientes que roncam devem ser questionados sobre SDE, devendo ainda ser avaliados e investigados para uma síndrome maior e mais complexa, que é a SAOS (Rodrigues; Sampaio; Tavares, 2017).

Sonolência diurna excessiva

A sonolência é a incapacidade de manter-se totalmente desperto ou alerta. No entanto, pode passar despercebida ou o seu significado pode ser subestimado por conta do início insidioso e/ou seu caráter crônico. O paciente pode não descrever os sintomas como sonolência, mas pode usar outros termos como "fadiga", que é percebida pelo indivíduo, familiar ou cuidador e interfere em suas atividades habituais (Malhotra, 2015; Rodrigues; Sampaio, 2017). As causas mais comuns de SDE no idoso são: privação de sono; medicações e substâncias (incluindo cafeína, álcool e tabaco); transtornos psiquiátricos e doenças do SNC; síndrome de apneia/hipopneia obstrutiva do sono (SAHOS) e outros transtornos respiratórios do sono; transtornos do movimento do sono como MPM e SPI; prostatismo, dor, outras doenças médicas e transtornos circadianos (Bertolazi *et al.*, 2009; Molano; Vaugh, 2014).

O diagnóstico é realizado por meio de um questionário simples, a Escala de Sonolência de Epworth (Tabela 24.6), já validada no Brasil, é um método rápido para detectar a SDE. O escore máximo é de 18 pontos, porém valores acima de 10 pontos sugerem o diagnóstico.

▪ **TABELA 24.6** Escala de sonolência de Epworth (versão brasileira).

Qual a probabilidade de você cochilar ou dormir, e não apenas se sentir cansado, na(s) situação(ões) que será(ão) apresentada(s) a seguir? (para responder, considere o modo de vida que você tem levado recentemente, mesmo que não tenha feito algumas dessas coisas recentemente, e tente imaginar como elas o afetariam; escolha o número mais apropriado para responder cada questão)

Situações	Chance de cochilar: 0 a 3
Sentado e lendo	
Assistindo à TV	
Sentado, quieto, em um lugar público (p. ex., em um teatro, reunião ou palestra)	
Andando de carro por uma hora sem parar, como passageiro	
Sentado quieto após o almoço sem bebida alcoólica	
Em um carro parado no trânsito por alguns minutos	
Total	

0: nunca cochilaria; 1: pequena probabilidade de cochilar; 2: probabilidade média de cochilar; 3: grande probabilidade de cochilar.

O tratamento da SDE envolve medidas não farmacológicas, em primeiro plano e medidas farmacológicas, quando necessário. Dentre as medidas não farmacológicas estão a higiene do sono e principalmente fototerapia com luz brilhante. Pessoas idosas portadoras de insônia, ao realizar fototerapia no início da manhã ou madrugada, podem melhorar bastante, principalmente naqueles com avanço de fase. A exposição controlada à luz brilhante melhora a eficiência do sono, aumenta o tempo total do sono, aumenta o sono REM e o sono de ondas lentas em pessoas idosas. A fototerapia pode ser eficiente também quando realizada mais cedo no dia (Quinhones; Gomes, 2011). As medidas farmacológicas para a SDE são as mesmas já mencionadas para tratamento da SDE pós-CPAP (Rodrigues; Sampaio; Tavares, 2017).

Sono e comorbidades

A privação e outros transtornos relacionados com o sono podem ter relação com o desenvolvimento e/ou aumento de várias perturbações de ordem médica, como: dor crônica; doenças gastrintestinais; DRGE; doenças cardiovasculares; DPOC; doenças endócrino-metabólicas, neuropsiquiátricas (depressão, ansiedade, esquizofrenia, transtorno bipolar, demências, doença de Parkinson); doenças dermatológicas pruriginosas; estresse pós-traumático e menopausa, que podem encontrar nos transtornos do sono sua primeira manifestação clínica. Muitos medicamentos usados no tratamento de várias dessas condições médicas podem causar insônia ou SDE (Feinsilver, 2013). Além disso, os maus hábitos de sono também são comuns, especialmente com a aposentadoria e a mudança do estilo de vida, incluindo a possibilidade do sono diurno.

Depressão

Muitos distúrbios do sono estão intimamente relacionados com quadro de depressão, podendo ser um diagnóstico diferencial confundidor dessa alteração neuropsiquiátrica. A depressão e o TAG apresentam taxas mais altas de insônia. Os transtornos do sono mais frequentes durante um processo depressivo são: pavor noturno, pesadelos, alterações do ciclo circadiano, hipersonia e insônia, sendo esta última a mais prevalente, acometendo cerca de 60 a 80% dos pacientes deprimidos. (Lucca *et al.*, 2013).

A depressão em si é considerada uma importante comorbidade em pacientes com insônia crônica de qualquer etiologia. Além disso, alguns dos medicamentos prescritos para o tratamento da depressão podem piorar a insônia e prejudicar a recuperação completa da doença, quando administrados em horários inadequados, como IRS ou antidepressivos duais, que quando usados à noite, podem ocasionar insônia (Quinhonhes; Gomes, 2011; Rodrigues, Sampaio; Tavares, 2017; Luca *et al.*, 2013).

A avaliação interdisciplinar e o acompanhamento multiprofissional são fundamentais para pacientes que possuem SAHOS e sintomas de depressão concomitantes e o tratamento de depressão resistente (Patel; Steinberg; Patel, 2018).

Demência

Os distúrbios do sono são manifestações comuns em doenças neuropsiquiátricas, principalmente nos portadores de demência. Muitas das alterações do sono que ocorrem no envelhecimento normal também estão presentes nesses pacientes, porém de forma mais intensa. Algumas dessas disfunções podem ser atribuídas à crescente desorganização nos ciclos circadianos, possivelmente associadas à atrofia do núcleo supraquiasmático. Essa desorganização aumenta com a gravidade da doença (Rodrigues; Sampaio; Tavares, 2017).

Os pacientes com demência podem apresentar insônia, alteração do ritmo circadiano, hipersonia, perambulação noturna, SPI, TCSR, dentre outros. Esses problemas geralmente estão associados a uma pior qualidade de vida dos pacientes e ao aumento da sobrecarga dos cuidadores, podendo desencadear ou acelerar o processo de institucionalização (Orestes, 2014; Bacelar *et al.*, 2019). Associadamente, as medicações utilizadas para o tratamento da doença de Alzheimer podem também alterar o padrão de sono. Os medicamentos que mais frequentemente causam insônia em pacientes com déficits cognitivos são: anticolinesterásicos (donepezila, rivastigmina, galantamina), que podem provocar insônia e pesadelos, memantina (raramente) e alguns antidepressivos como fluoxetina, sertralina e bupropiona (Rizzo; Goulart; Pachito, 2013).

Na doença de Alzheimer, existe um alentecimento global do EEG, observado principalmente nas derivações temporal e frontal e muito mais evidente durante o sono REM. Segundo alguns autores, esse alentecimento do sono REM na análise espectral é um marcador sensível para diferenciar a doença de Alzheimer do envelhecimento normal. Especula-se, por esse motivo, que a relação entre o sono REM e doença de Alzheimer não seja apenas casual, mas sim funcional, uma vez que o sono REM estaria ligado ao aprendizado. Outras alterações são observadas nesta patologia, como: redução do tempo total e da eficiência do sono, adiantamento de fase, diminuição da amplitude de diversos ciclos circadianos, redução do sono de ondas lentas (estágio 3) e do sono REM, com aumento do estágio 1. A fragmentação do sono também é comum em pacientes demenciados, particularmente nos portadores de doença de Alzheimer. Eles por vezes apresentam comportamento agitado recorrente, conhecido como *sundowning* (Rodrigues; Sampaio; Tavares, 2017).

Não se deve esquecer que o paciente demenciado tem dificuldade em relatar sintomas como dor, desconforto e aqueles relacionados com a SPI. O alívio da dor (que pode ser obtido com analgésicos simples como o paracetamol) e a correção de fatores de desnutrição (como a carência de ferro) são condutas médicas que podem favorecer esse tipo de paciente (Rodrigues; Sampaio; Tavares, 2017).

A abordagem terapêutica é constituída por estratégias cognitivo-comportamentais ou psicoeducacionais e a cronoterapia. Também se devem corrigir fatores como a falta de exposição à luz matinal, a pouca atividade física, o sono diurno e a pouca interação social. Essas estratégias são medidas úteis neste grupo de pacientes. Os pacientes portadores de SAOS com demência podem ser tratados com CPAP, com reflexos positivos na avaliação neuropsicológica, com melhora cognitiva (Rodrigues; Sampaio; Tavares, 2017).

Quando a medicação é necessária, deve ser usada na menor dose possível e no tempo estritamente necessário, considerando cuidadosamente a relação risco e benefício. Muitos dos medicamentos para controle da agitação e agressividade podem piorar a confusão mental. Entre os ISRS, deve-se evitar o uso da fluoxetina e da paroxetina, que podem agravar e precipitar a insônia. Deve-se evitar também o uso dos antidepressivos com ação dopaminérgica, como a bupropiona. Para o efeito *sundowning* recomenda-se, inicialmente, otimizar o tratamento específico (anticolinesterásico e/ou memantina), descartar intercorrências (dor e infecções) e implementar medidas de higiene do sono e técnicas psicológicas que objetivem modificação de comportamento (Rodrigues; Sampaio; Tavares, 2017).

A FDA chama a atenção para o uso dos neurolépticos típicos e atípicos para o tratamento de psicose na demência, porque aumentam o risco de mortalidade por eventos cardiovasculares e infecção, e seu uso deve ser desencorajado (Rodrigues; Sampaio; Tavares, 2017).

Fototerapia e melatonina parecem ser opções seguras para o adiantamento de fase do sono. A fototerapia pode influenciar a amplitude e a fase dos ritmos circadianos, podendo dessa maneira ter papel importante no tratamento da insônia em pacientes com doença de Alzheimer, reduzindo inclusive a sonolência diurna (Rodrigues; Sampaio; Tavares, 2017).

No transtorno de avanço de fase, o horário de exposição à luz deve ser 2 horas antes do horário usual de dormir. A melatonina pode ser usada em pacientes com demência com o intuito de se aumentar o TTS e a eficiência do sono ou para tratar transtorno do ritmo circadiano associado. No entanto, não há evidências consistentes de melhora dos sintomas cognitivos (Bacelar *et al.*, 2019).

Doença de Parkinson

Os transtornos do sono afetam entre 74 e 98% dos pacientes com doença de Parkinson, sendo um dos sintomas não motores mais citados. A insônia é o transtorno mais comum, sendo a dificuldade de manutenção e a fragmentação do sono as alterações mais frequentes, geralmente relacionadas com a restrição de mobilidade noturna, noctúria e medicamentos (Bacelar *et al.*, 2019).

O tratamento consiste na substituição de substâncias potencialmente causadoras de insônia (como a amantadina), por outros antiparkinsonianos que não desencadeiem esse tipo de transtorno. Os agonistas dopaminérgicos, eszopiclona, melatonina e doxepina podem ser considerados na abordagem da insônia dos pacientes com doença de Parkinson, mas a TCC-I é a opção preferida independentemente da etiologia da insônia (recomendação nível A pela AASM). Uma dose noturna de levodopa ou o uso de rotigotina podem ser eficazes em pacientes cuja insônia esteja relacionada principalmente aos distúrbios motores como bradi/hipocinesia e rigidez. O uso de hipnóticos benzodiazepínicos e não benzodiazepínicos por períodos curtos, especialmente zopiclona e zolpidem, são eficazes (classe IV), mas devem ser evitados em pacientes com déficits cognitivos e instabilidade postural significativos, bem como nos portadores de DRS (Bacelar *et al.*, 2019).

Existem evidências de melhora dos sintomas subjetivos da insônia nos pacientes idosos com doença de Parkinson com melatonina (Bacelar *et al.*, 2019). Tem eficácia subjetiva (classe IV), não confirmada objetivamente usando parâmetros de PSG. Além disso, evidências robustas revelam eficácia dos fitoterápicos orientais Yokukansan (YKS) e Yokukansankachimpinhange (YKSCH) no tratamento da insônia em doença de Parkinson (Jang *et al.*, 2018).

Um estudo randomizado controlado com placebo, no período de 12 meses de observação, incluindo 89 pacientes com insônia, mostrou que a eszopiclona é eficaz no tratamento de pacientes com insônia com doenças comórbidas, como depressão e doença de Parkinson (Suzuki; Miyamoto; Hirata, 2017).

A SDE tem prevalência de 33 a 76% na doença de Parkinson. Alguns pacientes podem ser apenas sonolentos, e outros têm mais episódios de sono não intencionais ou "ataques" de adormecimento súbito (1 a 4%). Desses últimos, 33 a 41% entram diretamente em sono REM durante o monitoramento. Um terço desses pacientes não têm consciência de que dormiram. A SDE e a sonolência súbita podem ser um perigo para os pacientes com doença de Parkinson que dirigem.

Assim como o TCSR, essas duas condições podem ser o primeiro sintoma da doença de Parkinson (risco 3 vezes maior de desenvolver a doença). As possíveis causas incluem: privação noturna de sono, depressão, demência, tratamento dopaminérgico, alta carga de comorbidades e degeneração de centros corticais do sono (Rodrigues; Sampaio; Tavares, 2017).

O tratamento consiste inicialmente no remanejo de substâncias sedativas, preferencialmente sem comprometer o quadro motor do paciente. Caso isso seja ineficaz, pode-se introduzir outro estimulante durante o dia. Quando se fala de tratamento da SDE pós-CPAP, pode-se fazer uso de psicoestimulantes, como modafinila ou, ainda, metilfenidato, procurando iniciar sempre pelas doses mais baixas, associados às orientações não farmacológicas, estas também recomendações da Academia Americana de Neurologia, podendo melhorar apenas subjetivamente a SDE (recomendação A), mas pouco eficazes em atividades de risco como dirigir (recomendação U) (Rodrigues; Sampaio; Tavares, 2017).

A SPI poderia corresponder a um déficit de estimulação da dopamina à noite (o paciente se beneficiaria de uma dose adicional noturna de um agonista dopaminérgico) ou a um excesso de estimulação dopaminérgica durante o dia com pernas inquietas de rebote durante a noite (nesse caso, o indivíduo se beneficiaria da diminuição da dose diária de dopamina).

Em pacientes com doença de Parkinson, a prevalência estimada de MPM varia de 30 a 80%. Discute-se muito ainda a importância do achado de MPM na PSG e a necessidade ou não de tratar especificamente esse transtorno.

O TCSR é comum em pacientes com doença de Parkinson (prevalência de 15 a 47%) e tem incidência mais elevada nos homens. Mais de um terço dos casos idiopáticos de TCSR podem desenvolver doença de Parkinson, muitas vezes anos após o início do quadro. Em caso de sintomas leves ou intermitentes, a intervenção farmacológica pode não ser necessária, sendo esta já citada no tópico específico sobre TCSR. Os antidepressivos serotoninérgicos devem ser evitados, pois aumentam o risco de TCSR (Rodrigues; Sampaio; Tavares, 2017).

Doenças cardiovasculares

As alterações do sono mais prevalentes em pacientes portadores de ICC são insônia, SAOS, sonolência e respiração de Cheyne-Stokes, típica da SAOS central.

O fenômeno de hipoxemia transitória ao longo do tempo causa alterações que contribuem para as alterações cardiovasculares.

A SAOS é uma causa relativamente comum de hipertensão secundária na população geriátrica e deve ser avaliada pela PSG, principalmente em pacientes obesos ou com sobrepeso que apresentem sonolência diurna ou ronco excessivo e respiração irregular durante o sono.

O tratamento com CPAP também se mostrou capaz de reduzir a pressão arterial de difícil controle (Póvoa; Póvoa, 2018).

As bradiarritmias são fortemente associadas à SAOS, incluindo a pausa sinusal, o bloqueio AV de segundo grau e a bradicardia sinusal. Muitos estudos mostram alterações do segmento ST no ECG durante episódios de apneia. A terapia da apneia leva à redução no risco de eventos cardiovasculares. Aproximadamente 50% dos pacientes vítimas de AVE apresentam SAOS. Não está claro ainda se nesses casos a apneia é preexistente ou se surgiu após a isquemia (Rodrigues *et al.*, 2017).

Doenças e sintomas prevalentes nos idosos associados à insônia

Dor crônica

Com o envelhecimento, existe uma maior prevalência de doenças crônicas – inflamatórias, reumatológicas, neurológicas e ortopédicas (com redução da mobilidade e quedas). O aumento do risco para dor crônica e os fármacos usados em seu tratamento podem ser fatores desencadeantes ou agravantes da insônia (Bacelar *et al.*, 2019).

Noctúria

Apresenta alta prevalência em idosos. Mais de 50% dos idosos atribuem à noctúria a principal causa de despertares noturnos. As causas são multifatoriais e frequentemente sobrepostas, como redução da complacência vesical, redução da taxa de filtração glomerular, redução de vasopressina, diabetes, apneia do sono, ICC, uso de diuréticos, hiperplasia prostática benigna, redução de controle esfincteriano associado à atrofia vaginal (Patel; Steinberg; Patel, 2018).

Considerações finais

Os distúrbios do sono, apesar de frequentes na população idosa, não devem ser considerados como parte do envelhecimento normal. As condições clínicas, psiquiátricas e o aumento no uso indiscriminado de medicamentos nessa população atuam como elementos confundidores desses sintomas. Por isso, os profissionais da saúde, na elaboração de seus diagnósticos, não podem negligenciar as implicações negativas que os distúrbios do sono são capazes de acarretar no cotidiano e na saúde dos idosos, devendo sempre investigá-los, objetivando melhor abordagem, contribuindo, assim, para a melhoria na qualidade de vida dos pacientes, cuidadores e familiares.

25

Doença de Parkinson e Outros Distúrbios do Movimento em Idosos

José Elias Soares Pinheiro • Maira Tonidandel Barbosa

Introdução

Em 1817, James Parkinson, aos 62 anos de idade, publicou uma monografia intitulada *An essay on the shaking palsy* (*Um ensaio sobre a paralisia agitante*). Estava descrita a doença caracterizada por tremor de repouso, bradicinesia (lentidão dos movimentos), postura encurvada para frente e marcha festinante. Meio século mais tarde, Jean-Martin Charcot acrescentou anormalidades no tônus muscular e na cognição, e propôs o nome de doença de Parkinson à descrição feita em 1817 (Lees *et al.*, 2009).

Outro registro digno de ser relatado é o estudo de Heiko Braak, publicado em 2003, que sugere que a neurodegeneração na doença de Parkinson inicia-se nas regiões caudais do tronco cerebral, ascendendo no sentido caudorrostral. É um processo de seis estágios que começa nos núcleos dorsais motores dos nervos glossofaríngeo e vago, e no núcleo olfatório anterior. Esse estudo e vários outros a seguir reforçam as evidências de que manifestações não motoras, como alterações no olfato (hiposmia), alterações do sono (transtorno comportamental do sono REM [do inglês, *rapid eye movement*]), depressão e constipação intestinal podem preceder os sintomas motores da doença de Parkinson anos antes do diagnóstico (Braak *et al.*, 2003; Jellinger, 2019).

O parkinsonismo é uma síndrome que se manifesta por bradicinesia acrescida de, pelo menos, mais um dos outros sinais cardinais a seguir: tremor, rigidez e instabilidade postural, conforme os critérios do United Kingdom Parkinson's Disease Society Brain Bank (Hughes *et al.*, 1992, 2001; Postuma *et al.*, 2015). Classifica-se o parkinsonismo em quatro categorias: primária, secundária, síndromes Parkinson-*plus* (parkinsonismo atípico) e doenças heredodegenerativas. A Tabela 25.1 lista as principais síndromes parkinsonianas que ocorrem no idoso.

Doença de Parkinson

A doença de Parkinson é um transtorno neurológico complexo progressivo que afeta a saúde e a qualidade de vida dos pacientes e compromete a estrutura socioeconômica familiar. É caracterizado pela degeneração, especialmente, das células da camada ventral da parte compacta da substância *nigra* e do *locus ceruleus*. A patologia inclui a identificação dos corpos de Lewy, que são inclusões eosinofílicas intracitoplasmáticas constituídas por várias estruturas proteicas, em neurônios remanescentes, na parte compacta da substância *nigra*. O início das manifestações clínicas motoras, quando é geralmente feito o diagnóstico, com base nos critérios clínicos vigentes, corresponde à perda de 60% dos neurônios dessas regiões e 80% da dopamina do estriado. O conceito de doença de Parkinson idiopática como uma entidade única tem alterado com a identificação de vários subtipos clínicos, genes patogênicos e possíveis agentes ambientais causadores. Além dos sintomas motores clássicos, as manifestações não motoras (como o transtorno comportamental do sono REM, anosmia, constipação intestinal e depressão) aparecem no estágio prodrômico, pré-motor e evoluem, juntamente com comprometimento cognitivo e disautonomia, conforme a doença progride, geralmente dominando seus estágios avançados (Postuma *et al.*, 2015; Jankovic; Tan, 2020).

Anatomia e fisiologia

Os distúrbios do movimento são doenças em que se observam movimentos anormais hipocinéticos ou hipercinéticos. São descritos como doenças extrapiramidais nas quais os movimentos anormais ocorrem por alterações na espontaneidade e rapidez dos movimentos voluntários ou por movimentos involuntários adicionais. Esses distúrbios resultam de doenças dos gânglios da base. Os gânglios da base são estruturas subcorticais derivadas do telencéfalo e diencéfalo que formam grupos nucleares anatomicamente independentes que consistem em estriado (núcleo caudado e putame), globos pálidos, núcleo subtalâmico e substância *nigra*. Vários são os neurotransmissores e as interconexões envolvidos nos circuitos dos gânglios da base. Entre os neurotransmissores destacam-se a dopamina, o ácido gama-aminobutírico (GABA) e o glutamato. Os movimentos iniciados em nível cortical são facilitados pelos gânglios da base e os movimentos contrários são inibidos. O estriado recebe estímulos organizados somatotopicamente de várias áreas do córtex, porém, as projeções motoras pré-centrais e somatossensoriais pré-centrais parecem estar relacionadas com os movimentos. O núcleo estriado lança projeções diretas e indiretas aos principais núcleos de estimulação eferente dos gânglios da base, parte reticulada da substância *nigra* e do globo pálido interno. A via direta que parte do estriado e dirige-se à parte reticulada da substância *nigra* e do globo pálido é GABAérgica e inibitória. Essa via direta facilita as projeções talamocorticais, que reforçam os movimentos iniciados no córtex. A via indireta inibe as projeções talamocorticais para outras áreas do córtex motor. O desequilíbrio das atividades destes circuitos pode levar aos achados hipocinéticos e hipercinéticos observados nas doenças dos gânglios da base (Cardoso, 2012; Rothwell, 2011).

TABELA 25.1 Principais síndromes parkinsonianas no idoso.

Síndrome	Causa
Parkinsonismo primário	Doença de Parkinson
Parkinsonismo secundário	Indução por medicamentos Vascular HPN Hipoxia Infecciosa Metabólica Toxinas Traumatismos Tumores
Síndromes Parkinson-plus	PSP MAS (síndrome de Shy-Drager, atrofia olivopontocerebelar, degeneração estriatonigral) DCB DCL
Doenças heredodegenerativas	Doença de Huntington

MAS: atrofia de múltiplos sistemas; DCB: degeneração corticobasal; DCL: demência com corpos de Lewy; HPN: hidrocefalia de pressão normal; PSP: paralisia supranuclear progressiva.

A doença de Parkinson integra o grupo das sinucleinopatias, caracterizadas pelo acúmulo da proteína alfassinucleína. Na doença de Parkinson, essa proteína se agrega de maneira anômala no tecido neuronal, originando os corpos de Lewy, característica patológica desse grupo de doenças. O acúmulo de corpos de Lewy antecede os sinais de morte neuronal, correspondendo a um processo de neurodegeneração que evolui lentamente e se propaga a diferentes áreas do sistema nervoso.

Braak *et al.* (2003) propuseram que a patologia de Lewy se inicia no sistema nervoso periférico, na medula espinal, e se propaga em direção ao tronco cerebral e ao córtex na doença de Parkinson. A revisão da literatura atual chega à conclusão de que há muitas evidências para apoiar essa hipótese que postula a disseminação da patologia de Lewy do sistema nervoso periférico para o central, com foco na via entérica e a disseminação no sentido caudorrostral. Patologia e disfunções entérica e olfatória são características bem conhecidas da doença de Parkinson inicial e se mantêm nas fases tardias da doença. Foi demonstrado que os neurônios transmitem diferentes formas da alfassinucleína entre si e propiciam a disseminação da variedade oligomérica potencialmente tóxica da proteína, que poderia ser o mecanismo básico subjacente ao padrão específico de disseminação de corpos de Lewy na doença de Parkinson (*príon-like*) (Jellinger, 2019).

Epidemiologia

A doença de Parkinson é a principal causa dos casos de parkinsonismo, variando de acordo com locais e populações estudadas. Não se conhece a causa da doença de Parkinson, de modo que ela é também denominada parkinsonismo primário ou doença de Parkinson idiopática. Preferencialmente, acomete pessoas com idade superior a 50 anos de ambos os sexos, diferentes raças e classes sociais. A incidência e a prevalência aumentam com o avançar da idade. A prevalência média em estudos é de 1,5% em adultos acima de 50 anos e foi de 3,3% no estudo brasileiro em idosos acima de 64 anos de idade vivendo no município de Bambuí, Minas Gerais (Barbosa *et al.*, 2006). A incidência aumenta de 5 a 10 vezes da sexta à nona décadas de vida (Simon *et al.*, 2020). Em outro estudo de base comunitária realizado com 610 idosos com 75 anos de idade ou mais (média de 83,3 anos) no interior de Minas Gerais (Caeté, estudo Pietà), foi encontrada prevalência de parkinsonismo igual a 10,7% (por todas as causas), sendo a doença de Parkinson e o parkinsonismo associado à demência a maioria desses casos (58,4%) (Vale *et al.*, 2018).

Etiopatogenia

Apesar do grande avanço de novos conhecimentos sobre a doença de Parkinson, sua causa permanece desconhecida e isto leva ao desafio do estudo da fisiopatologia dos sinais parkinsonianos, da doença e de sua associação com o processo de envelhecimento humano. Mecanismos etiopatogênicos diferentes estão relacionados com a morte dos neurônios dopaminérgicos da parte compacta da substância *nigra*. As pesquisas têm se concentrado em fatores genéticos, toxinas ambientais, estresse oxidativo e anormalidades mitocondriais.

A predisposição genética tem sido revisada a partir de reavaliação de estudos genéticos em gêmeos monozigóticos e dizigóticos. A taxa de concordância tem sido considerada baixa em gêmeos monozigóticos. Cerca de 20 a 25% dos portadores de doença de Parkinson têm pelo menos um parente de primeiro grau com a doença. Foram relatados grupos familiares com doença de Parkinson, gene da alfassinucleína em famílias italianas, gene *PARKIN* em famílias japonesas. A hereditariedade pode contribuir para a degeneração celular por mecanismo de suscetibilidade geneticamente determinada a toxinas ambientais ou defeito genético capaz de gerar toxina endógena, dentre outros mecanismos.

O envolvimento de fatores ambientais tem crescido em interesse após a constatação de que o agente químico 1-metil-4-fenil-1,2,3,6-tetra-hidropiridina (MPTP), isolado a partir de heroína sintética, induz parkinsonismo em primatas. Estudos mais recentes apontam maior incidência da doença em grupos populacionais expostos a toxinas agroindustriais, uso de pesticidas como o paraquat, rotenona, carbamatos e organoclorados em lavouras, bem como à ingestão de água de poço (Simon *et al.*, 2020).

A produção de radicais livres e de substâncias oxidantes pela metabolização normal da dopamina e da neuromelanina pode criar um ambiente de estresse oxidativo que contribui para a produção de lesão celular, a partir da formação de substâncias instáveis e reativas, como peróxido de hidrogênio e oxirradicais. Essas substâncias podem ser neutralizadas pela ação de mecanismos antioxidantes. Há evidências do estresse oxidativo na doença de Parkinson; o que não se sabe é se esta alteração é primária ou constitui uma consequência.

A observação de que o parkinsonismo induzido pelo MPTP está associado à inibição seletiva do complexo I da cadeia mitocondrial respiratória na substância nigra, parte compacta, tem possibilitado o crescimento do interesse pela etiopatogênese por anormalidade mitocondrial na doença de Parkinson. A deficiência na atividade do complexo I mitocondrial pode constituir-se em um evento primário ou ser decorrente de um conjunto de alterações.

Como descrito, há algumas teorias atualmente propostas para explicar os mecanismos envolvidos na lesão neuronal, constituindo possíveis fatores etiopatogênicos da doença de Parkinson idiopática (Ferreira; Massano, 2017; Jankovic; Tan 2020; Simon *et al.*, 2020):

- Teoria do estresse oxidativo (acúmulo de radicais livres na substância *nigra*)
- Teoria da deficiência e anormal das idades das mitocôndrias da substância *nigra*
- Teoria da excitotoxicidade (atividade aumentada dos neurotransmissores excitatórios)
- Fatores gliais e inflamatórios
- Neurotoxinas ambientais (encontradas na água em zonas rurais, em algumas plantas, herbicidas ou pesticidas)
- Fatores genéticos (genes *SNCA*, *LRRK2*, *PARKIN*, *PINK-1*, *GBA*, *DJ-1*).

É provável que a doença de Parkinson seja determinada pela combinação dos processos descritos, ou de outros ainda não revelados, e que a contribuição de cada um deles possa variar em cada caso. Os estudos epidemiológicos de incidência e prevalência nas diversas etnias, populações e grupos etários são de extrema importância para a identificação de possíveis determinantes etiológicos. Além disso, os dados epidemiológicos são de fundamental importância para o estabelecimento de estratégias de política de saúde pública.

Características clínicas

Os sinais cardinais da doença de Parkinson são: bradicinesia, rigidez, tremor de repouso e instabilidade postural. A bradicinesia é a característica mais comum dessa doença no idoso. Traduz-se pelo alentecimento ou dificuldade de iniciar o movimento voluntário ou automático. Dependendo da parte do corpo acometida, teremos uma série de sinais e sintomas parkinsonianos: fácies inexpressiva ou hipomimia, fala hipofônica, micrografia, não balançar o membro superior ao caminhar, acúmulo de saliva na cavidade bucal, aumento do tempo para realizar as refeições e dificuldade de realizar as atividades da vida diária (AVD).

A rigidez muscular é plástica e representada por uma resistência à movimentação passiva dos membros, pescoço e tronco. Traduz-se pela fragmentação do movimento; este não ocorre de maneira contínua, e sim entrecortada, como uma roda dentada; os músculos do segmento são afetados como um todo.

O tremor de repouso ainda é o primeiro sintoma reconhecido em indivíduos portadores de doença de Parkinson, pelos próprios indivíduos, seus familiares e os médicos assistentes, favorecendo dessa maneira o não diagnóstico, principalmente nos muito idosos, em quem o tremor pode estar ausente. Geralmente, o tremor é assimétrico, acometendo um ou mais membros. A forma mais característica é a de movimentos rítmicos dos dedos das mãos, semelhante ao ato de contar dinheiro ou de rolar pílulas. O tremor tende a piorar com o estresse e desaparecer durante o sono.

A instabilidade postural é decorrente das alterações dos reflexos posturais, ocasionando maior número de quedas e podendo, com a evolução da doença, não permitir que o idoso possa levantar-se ou manter-se de pé sem assistência.

Além dos sinais cardinais, podemos encontrar outras manifestações motoras características da doença de Parkinson, como:

- Postura parkinsoniana: a flexão para a frente na fase inicial pode não ser notada, porém, com a evolução, a cabeça e o tronco ficam fletidos ventralmente (anteroflexão), os braços estão à frente do corpo; cotovelos e joelhos flexionados acabam por configurar a postura parkinsoniana
- Marcha parkinsoniana: caracteriza-se por um deslocamento em bloco, com passos curtos e arrastados, base alargada, sem a participação dos movimentos dos braços. Pode ocorrer a festinação da marcha, que são passos curtos e rápidos quase sem deslocamento que vão aumentando progressivamente sua amplitude, até conseguir andar
- Bloqueio motor: *freezing* (congelamento) que corresponde à impossibilidade extrema e súbita de iniciar ou continuar um movimento, mais evidente durante a marcha, ao passar por uma porta ou transpor uma linha ou obstáculo no solo. Técnicas fisioterápicas, uso de bengalas e andadores mostram-se mais úteis do que tentativas terapêuticas farmacológicas. O bloqueio motor associado à perda dos reflexos posturais é responsável pela alta prevalência de quedas e maior incidência de fratura de quadril nas pessoas idosas.

Na Tabela 25.2, estão descritos os critérios mais utilizados em todos os serviços internacionais para o diagnóstico da doença de Parkinson.

Como descrito anteriormente, os critérios de sustentação ao diagnóstico clínico da doença de Parkinson só podem ser preenchidos à medida que o paciente é acompanhado ao longo do tempo. O diagnóstico definitivo continua sendo a confirmação por estudo neuropatológico. Além dos sinais motores, ocorrem alterações em outros sistemas, e manifestações não motoras podem surgir antes mesmo do diagnóstico e permanecer até as fases mais avançadas da doença (Tabela 25.3).

Os transtornos do humor têm alta prevalência na doença de Parkinson. A depressão maior pode acometer 17%, depressão menor, 22%; e distimia, 13% (Reijnders *et al.*, 2008; Rocha *et al.*, 2013). São frequentes também os transtornos de ansiedade, variando de 55,5 a 68,8% conforme estudos. Há comprometimento cognitivo não tão grave inicialmente quanto o observado na doença de Alzheimer, porém, cerca de 15 a 25% já apresentam comprometimento cognitivo leve de predomínio não amnéstico nas fases iniciais da doença, com alterações de atenção e funções executivas, e até 80% dos pacientes desenvolvem demência, em fases mais tardias e avançadas da doença (Helly *et al.*, 2008).

Sintomas de dor, apatia, queimação, prurido, fadiga e insônia são frequentes. Pele fria, seborreia, constipação intestinal, incontinência urinária, disfunção erétil, diminuição da libido, hipotensão arterial e hipotensão ortostática podem compor o quadro fenomenológico da doença de Parkinson.

TABELA 25.2 Critérios para o diagnóstico da doença de Parkinson – Banco de Cérebros de Londres.

Primeira etapa – diagnóstico da síndrome parkinsoniana
Bradicinesia associada a pelo menos uma das seguintes manifestações: rigidez muscular, tremor de repouso ou instabilidade postural
Segunda etapa – critérios de exclusão da doença de Parkinson
História de AVE de repetição com progressão em degraus dos sintomas
História de traumatismos cranianos repetidos
Antecedente comprovado de encefalite
Crises oculógiras
Uso de antipsicóticos desde o início dos sintomas da doença
Mais que um caso de acometimento familiar
Remissão prolongada dos sintomas
Persistência de acometimento unilateral após 3 anos
Paralisia ocular supranuclear
Sinais cerebelares
Acometimento autonômico precoce e acentuado
Demência em fases iniciais da doença
Sinais piramidais – Babinski presente
Lesões expansivas intracranianas: tumores, hidrocefalia à neuroimagem
Exposição ao MPTP
Resposta terapêutica ruim a altas doses de levodopa
Terceira etapa – critérios de apoio para o diagnóstico da doença de Parkinson (três ou mais para o diagnóstico)
Início unilateral, acometimento assimétrico
Tremor de repouso
Doença progressiva
Assimetria persistente afetando principalmente o lado de início da doença
Resposta excelente à levodopa (melhora de 70 a 100%)
Resposta à levodopa por 5 anos ou mais
Discinesias induzidas pela terapia com levodopa
Evolução clínica de 10 anos ou mais

AVE: acidente vascular encefálico; MPTP: 1-metil-4-fenil-1,2,3,6-tetra-hidropiridina. (Fonte: Hughes *et al.*, 1992; Hughes; Daniel; Lees, 2001; Postuma *et al.*, 2015.)

TABELA 25.3 Sintomas e sinais adicionais mais prevalentes da doença de Parkinson no idoso.

Fácies inexpressiva (hipomimia facial)
Fala hipofônica
Micrografia
Aumento no tempo das atividades de vida diária
Marcha festinante
Perda do balanço dos braços
Depressão
Ansiedade
Comprometimento cognitivo, demência
Cãibras
Acúmulo de saliva
Hipotensão ortostática

Diagnóstico

A doença de Parkinson é uma enfermidade neurodegenerativa e de longa duração. O seu diagnóstico não é fácil, pois várias doenças neurodegenerativas e não neurodegenerativas cursam com parkinsonismo. Todo portador de doença de Parkinson tem a síndrome parkinsoniana, mas nem todo portador de parkinsonismo tem a doença de Parkinson. O diagnóstico se baseia na identificação dos sinais e sintomas que compõem o quadro clínico. A eficácia diagnóstica está diretamente relacionada com a história clínica detalhada, o exame físico e a identificação de bradicinesia e pelo menos mais um dos demais sinais cardinais: rigidez, tremor e instabilidade postural. Os exames laboratoriais e a neuroimagem (tomografia computadorizada [TC] ou preferencialmente ressonância magnética [RM] do crânio) são úteis para afastar outras doenças.

Não existe marcador biológico para a doença de Parkinson. Ainda não existe um teste que nos possibilite afirmar categoricamente o diagnóstico da doença *in vivo*, à exceção de testes genéticos específicos, úteis apenas em uma minoria de casos (menos que 10%). A detecção de alfassinucleína em retina, pele, urina, plasma e líquido cefalorraquidiano (LCR) tem sido estudada como potencial biomarcador da doença, mas os resultados até a data atual não permitem a sua aplicação na prática clínica. A RM do crânio e estudos de neuroimagem funcional com marcadores específicos têm se mostrado eficazes no diagnóstico diferencial da doença de Parkinson em relação a outros quadros de parkinsonismo, porém, não há ainda um consenso que justifique a sua solicitação de rotina. A tomografia por emissão de pósitrons (PET) com fluorodopa e a tomografia computadorizada por emissão de fóton único (SPECT) cerebral com transporte de dopamina são úteis em ensaios clínicos, no diagnóstico diferencial e para monitorar a evolução da doença de Parkinson; porém, não são ferramentas para uso de rotina como confirmação de diagnóstico. A cintilografia cerebral com TRODAT-TC-99M, biomarcador de transportadores pré-sinápticos de dopamina que se liga seletivamente aos receptores de dopamina pré-sinápticos na substância negra do mesencéfalo, pode detectar a hipocaptação do radiotraçador nos putâmens, cabeça do caudado em núcleos da base, alteração que está associada à doença de Parkinson, bem como a sua gravidade e progressão. A cintilografia miocárdica com metaiodobenzilguanidina marcada com iodo 123 (^{123}IMIBGc) é capaz de identificar alteração da neurotransmissão simpática cardíaca em pacientes com doença de Parkinson. Na ultrassonografia transcraniana, é possível evidenciar o aumento da ecogenicidade na região da substância negra mesencefálica, demonstrando uma disfunção da via dopaminérgica nigroestriatal, podendo contribuir como mais uma ferramenta no auxílio para o diagnóstico da doença de Parkinson (McKeith *et al.*, 2017).

Com o aumento da relação custo-eficiência dos testes genéticos e a disponibilização de novas técnicas como *next generation sequencing*, a tendência para a identificação de *loci* patogênicos é crescente, e têm sido descritas várias formas monogênicas da doença, incluindo autossômicas dominantes (LRRK2, SNCA, VPS35, EIF4 G1, CHCHD2) e autossômicas recessivas (PARKIN, PINK1, DJ-1) e ligadas ao X (RAB39B). A mutação genética associada à doença de Parkinson mais frequentemente encontrada na população ocorre no gene da glicocerebrosidase (GBA). Uma cópia alterada deste gene foi pela primeira vez associada a maior risco de doença de Parkinson em 2004; no entanto, a penetrância genética, embora variável, é globalmente reduzida na população geral. O mecanismo pelo qual as mutações do gene GBA aumentam o risco de doença de Parkinson envolve possivelmente modelos de ganho de função que promovem a agregação de alfassinucleína, embora esta relação permaneça ainda por esclarecer. Nestes doentes, o fenótipo motor é semelhante à forma esporádica da doença, embora se verifique um maior risco de disfunção cognitiva. Essa mutação é mais frequente em populações descendentes de judeus Ashkenazi. Uma revisão de Ferreira e Massano (2017) aborda as principais alterações genéticas causadoras da doença de Parkinson e suas correlações clinicopatológicas.

Além da avaliação clínica, deve-se utilizar uma das escalas para graduação da incapacidade. A Escala de Hoehn e Yahr modificada indica o nível relativo de incapacidade em estágios de 0 a 5 (Tabela 25.4), a escala padrão mais utilizada é a Unified Parkinson Disease Rating Scale (UPDRS), que inclui uma ampla avaliação com 42 itens divididos em quatro subestações. Vale ressaltar que um número significativo de pacientes diagnosticados como portadores da doença de Parkinson, por critério clínico rigoroso e por profissionais habilitados, não tem a confirmação diagnóstica ao exame anatomopatológico do cérebro após a morte.

Dada a complexidade e a heterogeneidade da doença de Parkinson (tanto clínica e neurológica quanto patológica), é difícil estimar o prognóstico de um paciente individualmente. A idade mais avançada, o gênero masculino, múltiplas comorbidades (fatores de risco vasculares, síndrome metabólica, neoplasias, sarcopenia e síndrome de fragilidade), o predomínio de sintomas motores axiais (formas rígido-acinéticas não tremulantes com instabilidade postural, disartria e disfagia precoces), o comprometimento cognitivo e disfunção autonômica precoces têm sido apontados como fatores preditores independentes de rápida evolução e pior prognóstico (Vale *et al.*, 2018).

Diagnóstico diferencial

No diagnóstico diferencial da doença de Parkinson devemos estar atentos às condições clínicas descritas a seguir.

Tremor essencial

Constitui o principal transtorno de movimento em idosos. No estudo brasileiro de base populacional realizado em pessoas acima de 64 anos de idade no município de Bambuí, MG, a taxa de prevalência de todas as formas de tremor foi de 17,4%, sendo igual a 7,4% para o tremor essencial, 5,6% tremor associado a parkinsonismo, 2,8% tremor fisiológico exacerbado e 1,6% por outras causas diversas. Houve aumento da prevalência com o aumento da idade, sem diferenças entre homens e mulheres, como em outros estudos na literatura internacional (Barbosa *et al.*, 2013). O tremor essencial é uma doença muito heterogênea, com várias apresentações fenotípicas e evoluções distintas. Geralmente é postural ou cinético das mãos e antebraços, bilateral e com frequência de 4 a 6 Hz, podendo acometer a cabeça, sem evidência de distonia associada. É um tremor persistente, visível, e em cerca de metade dos casos há história familiar, refletindo um padrão autossômico dominante de herança. Previamente referido como "tremor familiar ou essencial benigno", o termo foi abolido, pois minimiza as diversas formas de apresentação e quadros com outros sinais e sintomas neurológicos associados com o possível impacto de incapacidade que pode ocasionar em alguns pacientes, afetando a escrita, movimentos das mãos, tarefas laborais e AVD (Jankovic, 2002;

TABELA 25.4 Estágios da Escala de Hoehn e Yahr modificada.

0	Sem sintomas visíveis da doença de Parkinson
1	Sintomas em apenas um lado do corpo
1,5	Sintomas em apenas um lado do corpo com envolvimento axial
2	Sintomas nos dois lados do corpo, mas sem dificuldade para caminhar
2,5	Sintomas nos dois lados do corpo com recuperação no *pull test*
3	Sintomas nos dois lados do corpo, com dificuldade mínima para caminhar
4	Sintomas nos dois lados do corpo, com dificuldade moderada para caminhar
5	Restrito à cadeira de rodas ou ao leito. Precisa de cuidador

Cardoso, 2012; Ferreira *et al.*, 2019; Louis *et al.*, 2020). Por vezes, necessita de tratamento para diminuir a sua intensidade: os medicamentos propranolol, primidona e topiramato (doses > 200 mg/dia) são as intervenções farmacológicas mais utilizadas e com melhor eficácia em estudos conduzidos até o momento (Ferreira *et al.*, 2019).

Depressão maior

De alta prevalência em pessoas idosas, cujo quadro fenomenológico pode constituir-se por falta de interesse, apatia, diminuição das AVD, alentecimento geral (motora e cognitiva) com postura curvada em anteroflexão, fadiga, olhar para o infinito, pode confundir o profissional.

Parkinsonismo medicamentoso ou induzido por substância

Forma potencialmente reversível de parkinsonismo ocasionada pelo uso de medicamentos de ação antidopaminérgica, como os antipsicóticos (butirofenonas e fenotiazinas), antieméticos (metoclopramida, bromoprida), antagonistas dos canais de cálcio amplamente utilizados como antivertiginosos (cinarizina, flunarizina), anti-hipertensivos (metildopa, reserpina), amiodarona, lítio, ácido valproico, entre outros. Geralmente, a suspensão do medicamento melhora o parkinsonismo, entretanto, o desaparecimento completo dos sintomas pode demorar muitos meses para ocorrer, de modo que o diagnóstico definitivo exige uma observação com o acompanhamento até 1 ano após a suspensão do medicamento (Jiménez-Jiménez *et al.*, 1996; Barbosa *et al.*, 2006).

Parkinsonismo vascular

Mais comum em pacientes hipertensos, com história de acidente vascular encefálico (AVE), ou naqueles que apresentam outros fatores de risco para a doença cerebrovascular (DCBV), diabetes, dislipidemia, tabagismo, doença coronariana. Resulta da oclusão das artérias lenticuloestriadas, que irrigam os núcleos da base, ou de outras lesões vasculares no mesencéfalo; com o tempo, múltiplos pequenos focos de isquemia nessas áreas (múltiplos infartos lacunares subcorticais) produzem os sintomas de parkinsonismo. Como na maioria das vezes os vasos afetados não se restringem a esta região, é comum o aparecimento de outras manifestações neurológicas motoras, além de alterações da marcha e demência. O tremor é raro nessa forma de parkinsonismo e, muitas vezes, só os membros inferiores estão acometidos com rigidez, bradicinesia e instabilidade postural (parkinsonismo de predomínio nos membros inferiores ou como previamente descrito: "pseudoparkinsonismo"). Os medicamentos antiparkinsonianos em geral não são eficazes nessa forma da doença, mas a levodopa deve ser prescrita como prova terapêutica, com aumento das doses mais rapidamente que o recomendado para a doença de Parkinson idiopática, com respostas parciais descritas em muitos casos, havendo melhor eficácia naqueles pacientes com a associação das doenças: doença de Parkinson idiopática e DCBV.

Fazem parte dos critérios de diagnóstico do parkinsonismo vascular as seguintes características (Foltynie *et al.*, 2002; Zijlmans *et al.*, 2004):

- Sinais e sintomas parkinsonianos após a ocorrência de AVE
- Progressão em degraus dos sintomas
- Síndrome parkinsoniana simétrica e predominante em membros inferiores
- Outros sinais neurológicos focais e fatores de risco para a DCV
- Evidência de lesões vasculares em substância branca e núcleos da base aos exames de neuroimagem
- Resposta ruim ou parcial à terapêutica com levodopa.

Hidrocefalia de pressão normal

Ocasiona marcha com passos curtos, perda dos reflexos posturais e bloqueio motor, aparecimento posterior de incontinência urinária e demência (tríade sugestiva). Os exames de neuroimagem selam o diagnóstico e, muitas vezes, a derivação ventriculoperitoneal (com implantação de válvula) pode melhorar o quadro, mas há muitos estudos mostrando associação com outras doenças degenerativas em evolução, sem melhora do quadro neurológico com a intervenção cirúrgica, principalmente quando há demência estabelecida e muito tempo de evolução do quadro.

Parkinsonismo tóxico

O contato com algumas substâncias, como o monóxido de carbono e o manganês, pode ocasionar a síndrome parkinsoniana. No início da década de 1980, uma substância contida em um tóxico semelhante à heroína foi responsável por muitos casos de parkinsonismo em pacientes usuários dessa droga. Essa substância foi identificada como MPTP. O parkinsonismo induzido pelo MPTP é irreversível e muito semelhante à doença de Parkinson; sua descoberta tornou possível a obtenção de modelos experimentais de grande utilidade para a compreensão da fisiopatologia da doença (Langston *et al.*, 1999). Outras substâncias potencialmente indutoras de parkinsonismo são metanol, organofosforados e herbicidas.

Parkinsonismo pós-encefalítico

Acontece esporadicamente nos dias atuais, porém, no início da década de 1920, uma epidemia de encefalite viral, denominada encefalite letárgica de von Economo, acometeu milhões de pessoas em todo o mundo até desaparecer antes do fim daquela década. Cerca de um terço dos pacientes morreu na fase aguda. Muitos dos sobreviventes desenvolveram, depois de meses a anos, sintomas parkinsonianos. O parkinsonismo pós-encefalítico apresenta menos tremor e mais rigidez e acinesia, além de produzir movimentos involuntários na cabeça e olhos, conhecidos como crises oculógiras. Na época da Segunda Guerra Mundial, cerca da metade de todos os pacientes com parkinsonismo secundário havia contraído a encefalite letárgica anos antes.

Parkinsonismo pode também ser decorrente de neurossífilis, traumatismo cranioencefálico, tumores cerebrais, doenças metabólicas (hipoparatireoidismo), além de outras causas mais raras.

Osteoartrite

Osteoartrite da coluna vertebral, que cursa com imobilidade, rigidez mais axial e alentecimento dos movimentos, pode simular a doença de Parkinson, porém, a análise mais global redireciona para o diagnóstico correto.

Síndromes Parkinson-plus

Como descrito na Tabela 25.1, são formas mais incapacitantes de parkinsonismo secundário, com sintomatologia atípica, nas quais o processo degenerativo acomete outras regiões do sistema nervoso central (SNC) de maneira mais intensa que na doença de Parkinson. Constituem sintomas atípicos ou sinais de alerta indicativos de possível Parkinson-*plus*, denominados *red flags* (bandeiras vermelhas): sinais parkinsonianos simétricos, acometimento precoce da fala e da deglutição, alterações precoces do equilíbrio e da marcha, sinais piramidais (espasticidade e hiper-reflexia), sinais cerebelares (ataxia, dismetria), mioclonias, disfunções autonômicas precoces e acentuadas, demência em fase inicial da doença, pouca ou nenhuma resposta à levodopa desde o início do tratamento. A seguir destacaremos as principais características destas condições.

Paralisia supranuclear progressiva

O primeiro sintoma da paralisia supranuclear progressiva (PSP) consiste em perda do equilíbrio e quedas durante a marcha. As quedas podem ser descritas pelo paciente como ataques de tonturas ou vertigens. Outros sintomas comuns são alterações da personalidade com perda de interesse em atividades que antes proporcionavam prazer, depressão, irritabilidade, labilidade emocional, esquecimento e outros sinais de comprometimento do lobo frontal: dificuldade em alternar movimentos em sequência, perseveração motora elementar, apatia, riso ou choro sem razão aparente, surtos de raiva inapropriados. À medida que a doença progride, muitos pacientes queixam-se de visão embaçada e dificuldade para controlar movimentos dos olhos. A dificuldade mais característica é a paralisia do olhar conjugado vertical para baixo; há também dificuldade em manter o contato ocular durante a conversação, mas outros movimentos oculares podem estar acometidos, como os movimentos das pálpebras (fechamento involuntário das pálpebras, dificuldade de abertura, diminuição da frequência dos piscamentos, olhos muito abertos, olhar assustado ou preocupado). A fala torna-se arrastada, pouco articulada e ocorre precocemente disfagia. Foi descrita pela primeira vez em 1964, sendo também conhecida como doença de Steele-Richardson-Olszewski, em referência aos autores que a descreveram. É uma doença de manifestação clínica muito heterogênea, com intensa sobreposição de sinais e sintomas neurológicos com síndrome corticobasal (SCB), algumas formas de demência frontotemporal (DFT), e os critérios clínicos têm sido revisados com o objetivo de aumento da sensibilidade para melhor acurácia de diagnóstico clínico. Após a última revisão de especialistas da Movement Disorders Society (MDS), ocorrida em 2017, recomenda-se tentar organizar e distinguir as formas como PSP Richardson's síndrome (PSP-RS) das variantes de PSP (vPSP). São características principais da doença (Litvan *et al.*, 1996; Höglinger *et al.*, 2017):

- Início dos sintomas mais tardio que na doença de Parkinson (por volta dos 60 a 70 anos de idade)
- Instabilidade postural com quedas frequentes no início do quadro
- Disartria e disfagia
- Redução do reflexo de piscar (fixação do olhar)
- Paralisia do olhar conjugado vertical
- Blefarospasmo e outras distonias focais (principalmente na região cervical)
- Demência em fases mais avançadas.

A neuroimagem por exame de RM de crânio pode auxiliar no diagnóstico pela observação em T1, corte sagital, demonstrando perda da convexidade superior do tegumento mesencefálico, que se torna côncavo. Essa atrofia rostral e caudal do mesencéfalo condiciona aspecto lembrando a silhueta de um pinguim ("sinal do pinguim-rei" ou do "beija-flor").

Atrofia de múltiplos sistemas

A atrofia de múltiplos sistemas (AMS) atualmente engloba as doenças previamente descritas como: síndrome de Shy-Drager, degeneração estriatonigral e atrofia olivopontocerebelar. É uma doença neurodegenerativa progressiva e de ocorrência esporádica, que se caracteriza pelo comprometimento de diversas áreas do SNC, com degeneração de neurônios em regiões subcorticais, cerebelares, autonômicas e piramidais, resultando na variabilidade clínica apresentada pelos pacientes. Manifesta-se por parkinsonismo com predomínio de bradicinesia e rigidez, alteração precoce da marcha, instabilidade postural e ocorrência de quedas. As dificuldades na fala e na deglutição (disartria, hipofonia e a disfagia), a hipotensão ortostática, a incontinência urinária e disfunção sexual masculina são sintomas de disautonomia encontrados precocemente e de forma muito acentuada na doença. A doença de Parkinson, demência com corpos de Lewy (DCL) e a falência autonômica pura, classificados como alfassinucleinopatias, são as mais importantes doenças neurodegenerativas a serem consideradas no diagnóstico diferencial de AMS. Disfunção autonômica é comumente observada em todas as alfassinucleinopatias, assim como o transtorno comportamental do sono REM, duas condições clínicas que auxiliam no diagnóstico diferencial com as outras formas de parkinsonismo atípico (denominadas tauopatias: PSP SCB e formas de DFT) (Watanabe *et al.*, 2018).

Dependendo dos sintomas predominantes, a AMS é classificada nos subtipos: predomínio de parkinsonismo (AMS-P), que corresponde a 80% dos casos, e predomínio de ataxia cerebelar (AMS-C), que corresponde a 20% dos casos. São características dos subtipos da doença (Gilman *et al.*, 2008; Watanabe *et al.*, 2018):

- AMS-P:
  - Idade de início semelhante à doença de Parkinson
  - O tremor não é muito evidente, e os sintomas predominantes são a rigidez e a acinesia
  - Parkinsonismo simétrico, progressivo
  - Tendência precoce a quedas, hiper-reflexia
  - Disartria e disfagia
  - Disfunção autonômica: hipotensão ortostática, impotência sexual, incontinência urinária, alterações da sudorese, atrofia da íris, apneia do sono, estridor laríngeo
  - Má resposta à levodopa
- AMS-C:
  - Sinais piramidais e paralisia supranuclear (PS) com ataxia da marcha
  - Disfunções autonômicas precedem as alterações motoras
  - Dificuldade na fala, demência e alterações visuais podem ocorrer
  - Neuroimagem: atrofia cerebelar e aumento das cisternas cerebelopontinas.

A neuroimagem por RM de crânio pode auxiliar no diagnóstico pela observação do aumento das cisternas cerebelopontinas e pelas alterações da intensidade do sinal do putame (hipointensidade no núcleo e hiperintensidade posterolateral) (Watanabe *et al.*, 2018).

Síndrome corticobasal e degeneração corticobasal

A SCB, previamente descrita como degeneração corticobasal (DCB) é uma afecção degenerativa do SNC de ocorrência rara e que aparece geralmente após os 60 anos de idade. Apresenta-se com fenótipos distintos, em geral com sinais de parkinsonismo associados a sinais de comprometimento cortical, com alterações de linguagem e percepção, apraxia e desorientação. Assemelha-se à doença de Parkinson por seu início assimétrico, uma das únicas causas de Parkinson-*plus* com assimetria desde o início do quadro, mas difere da doença de Parkinson pelo comprometimento cortical e pela ausência de resposta à levodopa, já nas fases iniciais. A DCB é a descrição patológica e tem pontos em comum com a PSP. Porém, do ponto de vista de manifestações neurológicas, enquanto na primeira predominam sintomas de acometimento cortical, na segunda são mais comuns os sinais oculares anteriormente descritos. As duas doenças têm também em comum alterações patológicas que consistem no acúmulo da proteína "tau" em sua forma hiperfosforilada. Acredita-se que esse acúmulo esteja envolvido na degeneração dos neurônios na DCB, PSP e em outras doenças, tais como a doença de Alzheimer, doença de Pick e DFT. Muitas vezes, essas condições são coletivamente chamadas de tauopatia.

Os sintomas iniciais da DCB compreendem incoordenação ou lentidão em um dos membros superiores. Mais tarde, aparecem mioclonias, distonia, dificuldade à marcha, disartria e afasia, além da apraxia de membros. Um sinal muito característico, mas não obrigatório, é o fenômeno da "mão ou membro alienígena" que consiste na perda da percepção de que aquele membro lhe pertence, com perda do controle e da coordenação, que parece mover-se ou levitar, independentemente da vontade do paciente. A doença evolui de forma mais rápida que na doença de Parkinson, mas nas fases mais iniciais pode ser confundida com outras formas de parkinsonismo atípico. O diagnóstico clínico é mais fortemente sugerido quando há sinais evidentes de comprometimento das funções frontais e parietais, com disfunção executiva assimétrica (dificuldade com linguagem, gesticulação e manipulação de objetos e o fenômeno da "mão alienígena"). Não são conhecidas as causas da SCB. De acordo com o último consenso, emergiram quatro distintos fenótipos: SCB, síndrome comportamental-espacial frontal (FBS), variante não fluente/agramática da afasia progressiva primária (naPPA) e síndrome da paralisia supranuclear progressiva (PSPS), também associadas a um espectro heterogêneo de patologias com DCB, PSP, doença de Alzheimer e DFT à necropsia.

São características principais da SCB (Riley; Lang, 2000; Armstrong *et al.*, 2013):

- Síndrome rígido-acinética progressiva
- Assimetria acentuada do parkinsonismo
- Distonias frequentes/mioclonias associadas
- Disfunção cortical associada: hiper-reflexia, apraxia, perda sensório-cortical
- Movimentos em espelho ou levitação de um braço ou perna ("membro alienígena")
- Neuroimagem: atrofia assimétrica dos lobos frontal e parietal
- Má resposta à levodopa e rápida evolução das incapacidades.

Demência com corpos de Lewy

DCL é uma afecção neurodegenerativa caracterizada por declínio cognitivo progressivo, alucinações visuais, flutuações do nível de atenção e síndrome parkinsoniana (McKeith *et al.*, 2005, 2017). É considerada a segunda forma mais frequente de demência degenerativa em idosos, depois da doença de Alzheimer (terceira causa de demência em idosos, após doença de Alzheimer e demência vascular ou mista). Nessa condição, o comprometimento cognitivo, o grau de alerta e de atenção podem oscilar bastante em dias diferentes. Sinais parkinsonianos, principalmente rigidez, bradicinesia e alterações do equilíbrio, podem aparecer antes ou depois dos sintomas mentais. Alucinações visuais estão presentes em quase todos os pacientes, são detalhadas e bem estruturadas, parecendo reais ao paciente, geralmente na forma de pessoas ou animais, e ocorrem principalmente à noite. As primeiras manifestações da doença são variadas; alguns pacientes apresentam inicialmente sintomas motores parkinsonianos que são confundidos com doença de Parkinson, até que outros sintomas se desenvolvam, em geral em menos de 1 ano. Muitos pacientes apresentam o transtorno comportamental do sono REM e iniciam quadros de *delirium* diante de intercorrências clínicas, a seguir surgem os déficits cognitivos com demência estabelecida. Outros casos iniciam-se com demência e podem ser confundidos com a doença de Alzheimer; nestes casos, o aparecimento dos outros sintomas (como as alucinações visuais) e a característica flutuação do quadro neuropsiquiátrico apontam para o diagnóstico correto. A evolução costuma ser mais rápida do que na doença de Parkinson. Não se conhece a causa da DCL. As alterações neuropatológicas encontradas à necropsia são semelhantes às da doença de Parkinson, mas na DCL as lesões são mais difusas e envolvem extensas áreas do córtex cerebral, inclusive em pacientes que falecem com formas ainda iniciais da doença.

São características da doença (McKeith *et al.*, 2005, 2017):

- Demência estabelecida pelos critérios sindrômicos
- Síndrome parkinsoniana simétrica, de predomínio rígido-acinético (de início ou após tempo de evolução)
- Flutuações cognitivas evidentes na ausência de estados confusionais agudos
- Alucinações visuais recorrentes
- Ocorrência de quedas e síncope
- Hipersensibilidade ao uso de antipsicóticos
- Resposta ao uso de inibidores da colinesterase.

Desde a publicação do relatório do Consenso Internacional, em 2005, a DCL foi incluída na quinta edição do Manual Diagnóstico e Estatístico de Transtornos Mentais (DSM-5) com diagnóstico diferencial da demência associada à doença de Parkinson (DDP) como duas entidades distintas. O grupo de pesquisadores do Consenso sugere a manutenção da regra do tempo de 1 ano para diferenciar as duas condições, uma característica ainda útil e indicada para a prática clínica. Para a DDP, há a necessidade de diagnóstico das manifestações motoras da doença de Parkinson, conforme os critérios bem estabelecidos, e os déficits cognitivos surgem pelo menos 1 ano após o início da doença.

Alguns exames constituem biomarcadores sugestivos de DCL:

- Redução do transportador da dopamina (Trodat) em núcleos da base demonstrada por SPECT ou PET
- Alterações da cintilografia do miocárdio com o metaiodobenzylguanidine (MIBG)
- Confirmação do transtorno comportamental do sono REM ao exame de polissonografia.

Biomarcadores de suporte/apoio ao diagnóstico de DCL:

- Preservação relativa das estruturas dos lobos mesiais temporais à neuroimagem (TC ou RM)
- Redução generalizada de perfusão e metabolismo da atividade occipital SPECT/PET com sinal em ilha do cíngulo posterior ao FDG-PET (preservação do cíngulo na DCL – diagnóstico diferencial da DA)
- Alentecimento da atividade elétrica cerebral em regiões posteriores ao eletroencefalograma com flutuações periódicas nas frequência alfa e teta.

DCL provável pode ser diagnosticada se:

- Dois ou mais critérios clínicos centrais estiverem presentes, com ou sem evidência de biomarcadores indicativos
- Somente um critério estiver presente, mas com um ou mais biomarcadores.

Doença de Huntington

Distúrbio genético degenerativo que tem início com manifestações psiquiátricas e neurológicas em idades mais jovens, em geral com movimentos coreicos, transtornos da personalidade, mas pode manifestar-se mais raramente em idosos por rigidez e acinesia; a história familiar e a demência concomitante norteiam o diagnóstico (adiante serão descritas outras características).

Doença de Alzheimer

A doença de Alzheimer, com sua disfunção cognitiva típica, não costuma ser uma dificuldade diferencial diagnóstica com a doença de Parkinson e outras formas de parkinsonismo nas fases iniciais (com exceção da DCL), mas pode cursar com sinais parkinsonianos com a evolução da doença, especialmente em suas fases mais avançadas, além da possibilidade das associações das doenças degenerativas e vasculares (doença de Alzheimer + doença de Parkinson, doença de Alzheimer + DCL, doença de Parkinson + DCBV, dentre outras).

Tratamento

Não há, até o momento, tratamento medicamentoso ou cirúrgico que seja neuroprotetor ou que previna a progressão da doença. O tratamento da doença de Parkinson visa ao controle dos sintomas, deve ser individualizado e pode envolver a necessidade de uma equipe multiprofissional, de acordo com as manifestações e prioridades para cada fase da doença (além do neurologista, geriatra, fisioterapeuta, fonoaudiólogo, nutricionista, terapeuta ocupacional, dentre outros profissionais). O objetivo é manter o paciente o maior tempo possível com autonomia, independência funcional e equilíbrio psicológico. A levodopa, marco terapêutico na doença de Parkinson, continua sendo o padrão-ouro no tratamento. A estratégia terapêutica deve ser iniciada no momento do diagnóstico; não existem atualmente terapêuticas capazes de diminuir ou travar o processo neurodegenerativo (modificadoras do curso da doença), nem de substituir os neurônios perdidos (neurorrestauradoras). Com o recente surgimento de terapêuticas imunomoduladoras e baseadas em oligonucleotídios, existe um interesse generalizado no potencial de futuras terapêuticas e imunização tendo como alvo a alfassinucleína (Armstrong; Okun, 2020; Jankovic; Tan, 2020).

Tratamento farmacológico

Precursor dopaminérgico: levodopa

A levodopa está disponível no Brasil já associada a um inibidor da dopadescarboxilase periférica (benserazida ou carbidopa) que impede a sua transformação periférica em dopamina e diminui os efeitos adversos dopaminérgicos como náuseas e vômito. Outros efeitos adversos são hipotensão ortostática e sonolência. Deve-se iniciar com doses baixas, 1 ou 2 horas antes ou após as refeições. Por apresentar meia-vida plasmática em torno de 2 horas, deve ser administrada de 3 a 4 vezes/dia. O estudo ELLDOPA (*Earlier versus Later Levodopa Therapy in Parkinson Disease)* (Fahn *et al.*, 2004) demonstra eficácia dessa conduta comparada com o placebo. A resposta sintomática para bradicinesia e rigidez tende a ser imediata. À medida que a doença progride, as pessoas passam a perceber momentos de desempenho funcional insatisfatório, sendo necessário aumentar a dose e/ou diminuir o intervalo entre elas. Em torno de 5 anos de tratamento com levodopa, 50% das pessoas idosas irão desenvolver complicações. As complicações são decorrentes principalmente da estimulação intermitente dos receptores dopaminérgicos estriais pela levodopa. A estimulação intermitente está relacionada com a oscilação da biodisponibilidade da levodopa, fruto da associação de vários fatores como: esvaziamento gástrico lento, competição com os aminoácidos da dieta dificultando a absorção intestinal e a passagem através da barreira hematencefálica, armazenamento e conversão em dopamina (Fox *et al.*, 2018).

Além da levodopa, existem muitos outros tipos de medicamentos disponíveis para o tratamento dos sintomas motores relacionados à doença de Parkinson: anticolinérgicos, amantadina, inibidores da monoamina oxidase (IMAO), inibidores da catecol-O-metiltransferase (COMTI), agonistas da dopamina e istradefilina. Todas essas classes farmacológicas podem ser utilizadas, conforme indicações precisas e possibilidades, com extrema cautela em idosos, especialmente naqueles com outras comorbidades, pelo alto índice de eventos adversos e possíveis interações medicamentosas, particularmente quando já existe comprometimento cognitivo, alucinações visuais, disautonomia (como hipotensão ortostática), constipação intestinal, dentre outros sintomas e comorbidades (Seppi *et al.*, 2018; Jankovic; Tan, 2020). Em geral, nessas condições, em pacientes mais idosos e com o avanço da doença, estes pacientes permanecem em monoterapia com a levodopa associada aos tratamentos de sintomas não motores e comorbidades.

Agonistas dopaminérgicos

Os agonistas dopaminérgicos estimulam diretamente os receptores dopaminérgicos; os que têm meia-vida mais longa independem de ação enzimática, não sofrem competição na absorção intestinal e passagem pela barreira hematencefálica. Entretanto, não são bem tolerados pelos idosos, com maior incidência de náuseas, vômitos, efeitos cardiovasculares e psiquiátricos. Os efeitos desejáveis são observados ao longo de 4 a 6 semanas. São administrados em doses iniciais baixas, sendo tituladas progressivamente. Os agonistas dopaminérgicos não ergolínicos têm como vantagens não sofrerem metabolização hepática, melhor absorção oral, menor incidência de hipotensão ortostática. O pramipexol, agonista dopaminérgico não ergolínico, é o fármaco dessa classe mais amplamente disponível no Brasil, pode tanto ser utilizado como monoterapia nas fases iniciais como em associação a menores doses de levodopa nas fases de complicações do tratamento (The *Parkinson Study Group*, 2004; *Parkinson Study Group CALM Cohort Investigators*, 2009; Clarke *et al.*, 2000). Há a disponibilidade no Brasil da rotigotina transdérmica, que pode ter melhor tolerabilidade quando bem indicada em idosos, especialmente quando a DP é associada a distúrbios do sono e síndrome das pernas inquietas (SPI) (Schrempf *et al.*, 2014; Nomoto *et al.*, 2018).

Inibidores da catecol-O-metiltransferase

A levodopa é metabolizada em dopamina pela descarboxilase dos L-aminoácidos aromáticos (dopadescarboxilase; AADC) e em 3-O-metildopa pela catecol-O-metiltransferase (COMT). A associação de um inibidor da COMT é uma opção terapêutica que visa possibilitar um aumento da dose de dopamina no cérebro e reduzir o número de tomadas da levodopa sem aumentar as flutuações. Os COMTI, talcapona e entacapona (apenas a entacapona está disponível no Brasil), apresentam similaridades, exceto que a tolcapona tem ação periférica e central, e a entacapona, apenas periférica. Eles não têm ação antiparkinsoniana e devem ser sempre administrados em associação à levodopa. A diarreia é o efeito colateral mais frequente, e a entacapona altera a cor da urina (sem significado clínico). Deve-se monitorar a função hepática a cada 2 a 4 semanas nos primeiros 6 meses (Deane; Spieker; Clarke, 2004; Armstrong; Okun, 2020).

Inibidores da monoaminoxidase tipo B

A selegilina é um inibidor irreversível da monoaminoxidase tipo B (MAO-B) que atua nos sintomas da doença de Parkinson por aumentar a neurotransmissão dopaminérgica. Por ser metabolizada em anfetamina e metilanfetamina, pode ocasionar insônia e ideias delirantes, além de uma série de outros efeitos adversos como hiperplasia de próstata, retenção urinária, borramento visual e, por ter um efeito sintomático leve, a sua prescrição fica bastante restrita nos idosos.

A rasagilina é um outro inibidor seletivo e irreversível da MAO-B, que aumenta os níveis de dopamina extracelular no estriado. Não é metabolizada em anfetamina e os efeitos adversos mais comuns são ansiedade, insônia e hipotensão ortostática. Há evidências de que 1 mg de rasagilina produza efeito sintomático como monoterapia, bem como uma suposição de ação neuroprotetora (Olanow *et al.*, 2009; Jankovic; Tan, 2020).

Amantadina

Agente antiviral com modesto efeito benéfico e transitório, por 6 a 12 meses, na doença de Parkinson (Crosby *et al.*, 2003). Atualmente, tem sido utilizada para o controle das discinesias por curto período de tempo, mas com riscos de ocasionar ou agravar alucinações visuais e piora cognitiva (Thomas *et al.*, 2004; Silva-Junior *et al.*, 2005; Armstrong; Okun, 2020).

Anticolinérgicos

O biperideno e a triexifenidila foram os anticolinérgicos utilizados desde antes da introdução da levodopa. A ação nos sintomas parkinsonianos é frustra e, em idosos, os efeitos colaterais como constipação intestinal, dificuldade visual, retenção urinária, alucinações, confusão mental e, principalmente, na cognição limitam o seu uso. Há evidências de que o uso de anticolinérgicos possa estar associado a placas amiloides, um dos marcadores histológicos da doença de Alzheimer (Perry *et al.*, 2003).

Embora a levodopa permaneça como a medicação mais efetiva para o tratamento dos sintomas motores na doença de Parkinson, em certas situações como sintomas leves, tremor como sintoma predominante, idade menor que 65 anos, pode-se optar por iniciar o tratamento com inibidores da MAO-B (rasagilina) ou agonistas dopaminérgicos (pramipexol, rotigotina), retardando o início da levodopaterapia.

Medidas não farmacológicas

Não há dúvidas dos benefícios da intervenção fisioterápica e da importância da atividade física no tratamento da doença de Parkinson. Os programas específicos desenvolvidos, a partir dos conhecimentos relacionados com a fisioterapia neurológica, melhoram desempenho motor, sono, sintomas depressivos e qualidade de vida dos pacientes. Há ganho na força muscular e na flexibilidade, com melhora de equilíbrio, postura e redução da bradicinesia e rigidez, redução dos riscos de quedas e fraturas (Rocha *et al.*, 2014).

O trabalho fonoaudiológico, desde a demonstração em 1987 da eficácia do método Lee Silverman (*Lee Silverman Voice Treatment*), tem se mostrado efetivo em melhorar a voz e a deglutição, devendo ser iniciado o mais breve possível. Entretanto, ainda são poucos os profissionais que encaminham o paciente para avaliação e tratamento com o fonoaudiólogo.

Orientação nutricional, por nutricionista familiarizado com as características da doença de Parkinson, proporciona aporte calórico, proteico e hidratação adequados, que tendem a diminuir o agravo das complicações frequentes no curso da doença. A concentração de alimentos de alto teor proteico em uma das refeições pode permitir uma estratégia farmacológica com maior disponibilidade da levodopa (Fox *et al.*, 2018).

Manter os familiares, cuidadores e pacientes informados sobre a evolução da doença e as formas de tratamentos não farmacológicos e farmacológicos é uma atitude positiva; vários *sites* (Tabela 25.5) auxiliam nessa tarefa.

TABELA 25.5 *Sites* da internet sobre a doença de Parkinson.

www.parkinson.org.br – Associação Brasil Parkinson
www.apdaparkinson.org – Associação Americana da Doença de Parkinson
www.epda.eu.com – Associação Europeia da Doença de Parkinson
www.wpda.org – Associação Mundial da Doença de Parkinson

Complicações decorrentes do tratamento e outras comorbidades

Após um período 5 anos de tratamento com levodopa, ou levodopa em associação a outro agente, já não se observa o efeito significativo da melhora da sintomatologia e começam a surgir complicações motoras, autonômicas e psiquiátricas com a evolução e com o tratamento da doença (Fox *et al.*, 2018). A pessoa idosa que normalmente apresenta comorbidade e faz uso de vários medicamentos torna as complicações da doença de Parkinson mais incapacitantes que os próprios sintomas da doença (Tabela 25.3). Dentre as complicações, destacam-se as comentadas adiante.

Deterioração de fim de dose (fenômeno *wearing-off*). Caracteriza-se por um encurtamento do efeito do medicamento, sendo a flutuação mais frequente, normalmente a primeira a ser relatada pelo parkinsoniano, e a que mais leva à automedicação. A redução dos intervalos de tomadas, a associação de um agonista dopaminérgico ou COMTI, bem como a introdução de levodopa de liberação lenta são as medidas que podem ser tentadas.

Alternância de período de boa resposta à medicação e período insatisfatório (fenômeno *on-off*). Esta situação tende a ocorrer de forma abrupta, sem relação com a tomada do medicamento e com períodos maiores de imobilidade, períodos *off*. Como conduta, podem-se fracionar as doses e reduzir os intervalos, tentar associar um COMTI ou agonista dopaminérgico. Há evidências de que a associação de rasagilina na fase avançada da doença de Parkinson possa reduzir o período *off*, quando possível esta associação. A concentração das proteínas da dieta em uma ou duas refeições distantes da medicação pode também ser benéfica.

Discinesias relacionadas ao uso de levodopa. As discinesias constituem outro grupo de complicações e se caracterizam por movimentos involuntários anormais como coreia, distonia dolorosa, atetose, mioclonia e tiques. Os medicamentos devem ser ajustados, por modificações do regime terapêutico, ajustes das doses da levodopa (redução da dose total) que tendem a piorar os períodos *off* e inviabilizando, por vezes, essa medida, associação de agonista dopaminérgico, reduzir e, se possível, suspender os COMTI (entacapona no Brasil) e inibidores da MAO-B. A amantadina, antagonista dos receptores-metil-D-aspartato, tem ação antidiscinética por um período, em média, de 6 meses, quando perde sua eficácia; efeitos adversos como boca seca, alucinações visuais e confusão mental limitam o seu uso, mas deve ser sempre tentada, iniciando-se com dose baixas (Thomas *et al.*, 2004; Silva-Junior *et al.*, 2005). Alguns pacientes poderão se beneficiar dos tratamentos cirúrgicos nesta fase da doença, especialmente a implantação de marca-passo central para a estimulação do núcleo subtalâmico (estimulação cerebral profunda – DBS), quando muito incapacitantes e não responsivas aos ajustes medicamentosos.

Bloqueio motor – *freezing*. Corresponde à impossibilidade súbita de iniciar ou continuar um movimento que tende a ocorrer ao cruzar um portal, entrar em um elevador. Cerca de 60% dos portadores de doença de Parkinson podem apresentar essa condição, independentemente da fase da doença (Gilaid; Neieuwboer, 2008). Não há evidências de que medidas farmacológicas possam minimizar essa condição. A fisioterapia com utilização de pistas externas é eficaz em reduzir o bloqueio motor durante a marcha (Rocha *et al.*, 2014).

Depressão. Principal manifestação neuropsiquiátrica da doença de Parkinson, que pode surgir nas fases pré-motoras da doença, e tende a permanecer frequente em todas as etapas, independentemente do grau de incapacidade física. A depressão pode ter resposta satisfatória ao uso de antidepressivos tricíclicos (nortriptilina) com maior incidência de efeitos anticolinérgicos, ou inibidores seletivos da recaptação da serotonina (sertralina, citalopram), e de inibidores de dupla recaptação (venlafaxina, duloxetina). Não há evidências de superioridade entre as classes, e as opções devem se basear em perfil de manifestação clínica, eventos adversos, sintomas-alvo, interações medicamentosas, tolerabilidade (Richard *et al.*, 2012; Rocha *et al.*, 2013). Os estudos com pramipexol têm demonstrado potencial efeito antidepressivo nestes pacientes.

Demência. Idade avançada, gravidade e duração da doença de Parkinson são fatores relacionados ao acometimento de DDP. Deve-se utilizar o *checklist* prático modificado, a partir dos critérios específicos do grupo da Parkinson's Disease and Movement Disorders Society (Dubois *et al.*, 2007), para o diagnóstico de DDP para a população brasileira. Neste *checklist*, obrigatoriamente o paciente deve ter o diagnóstico de doença de Parkinson, segundo os critérios do Banco de Cérebro do Reino Unido, os sintomas de demência iniciarem-se pelo menos 1 ano depois do diagnóstico de doença de Parkinson, Miniexame do Estado Mental com escore anormal para população brasileira segundo escolaridade, comprometimento das AVD pela perda cognitiva, ausência de depressão maior, *delirium* e de condições clínicas que justifiquem os sintomas cognitivos. Nos ensaios clínicos sobre o uso de inibidores de colinesterase para o tratamento de DDP (assim como na DCL), há evidências de que a rivastigmina seja potencialmente efetiva, enquanto donepezila e galantamina não têm dados suficientes baseados em ensaios clínicos randomizados que justifiquem a sua prescrição, apesar de estudos demonstrando eficácia e a prática clínica sugerirem que deva haver efeito de classe.

Psicose, alucinações e confusão mental. Na doença de Parkinson, as alucinações e delírios podem atingir cerca de 50% dos pacientes, independente do estágio (Willians; Lees, 2005). Os quadros de psicose podem ser decorrentes da medicação, que deve ser reajustada, e sendo necessário, devem ser suspensos nesta ordem: anticolinérgicos, amantadina, agonistas dopaminérgicos. No idoso, a utilização de antipsicóticos deve ser evitada, mas após serem descartadas condições de *delirium*, efeitos adversos dos medicamentos e tratadas as intercorrências clínicas, a clozapina em baixas doses é eficaz em controlar os sintomas psicóticos na doença de Parkinson (*The Parkinson Study Group*, 1999), é importante monitorar a contagem de glóbulos brancos semanalmente por 18 semanas e, a seguir, mensalmente. A quetiapina também pode ser utilizada, porém não há evidências de que seja superior à clozapina (Seppi *et al.*, 2019; Jankovic; Tan, 2020).

Síndrome de desregulação dopaminérgica (SDD) e transtornos do controle de impulsos. A SDD é a compulsão para ingerir medicação dopaminérgica ocasionando comportamentos motores complexos chamados de *punding* (Lawrence *et al.*, 2003) e pode estar associada a transtornos do controle de impulsos como vícios em jogos, compulsão por compras, comidas e hipersexualidade. São abordados com a redução ou na maior parte das vezes com a necessidade de suspensão da medicação dopaminérgica, particularmente dos agonistas dopaminérgicos.

Síndrome das pernas inquietas (SPI) e movimento periódico de extremidades (MPE). Cinco critérios clínicos são essenciais para o diagnóstico da SPI: (1) necessidade imperiosa de movimentar as pernas com sensações desconfortáveis; (2) sintomas pioram no repouso; (3) sintomas são aliviados pelo movimento; (4) piora no fim do dia ou à noite; (5) os sintomas não são explicados por outras condições clínicas (Schrempf *et al.*, 2014). O tratamento recomendado para SPI e MPE na doença de Parkinson é a utilização de pramipexol, rotigotina e levodopa. A pregabalina na dose de 300 mg pode proporcionar melhora substancial (Allen *et al.*, 2014).

Transtorno comportamental do sono REM. Caracteriza-se por atividade muscular durante o período do sono REM, com comportamentos complexos, agressividade, sonhos vívidos e podendo ocasionar lesões cutâneas, musculares, ortopédicas tanto no paciente como no companheiro de cama. Caso não haja risco, como na apneia obstrutiva, o ansiolítico clonazepam é a indicação para transtorno comportamental do sono REM na doença de Parkinson, devendo ser utilizada com as devidas supervisão e cautela (McCarter *et al.*, 2013; Schrempf *et al.*, 2014).

Tratamento cirúrgico

O grande avanço no conhecimento de fisiologia, neuroanatomia, neuroimagem, bem como das complicações decorrentes do tratamento com a levodopa, possibilitou o resgate da cirurgia estereotáxica como opção estratégica para a doença de Parkinson. A cirurgia pode ser por procedimento denominado ablativo, que resulta na lesão ou destruição de uma área específica do cérebro, sendo os alvos mais utilizados o tálamo, o globo pálido interno e o núcleo subtalâmico. O grande avanço é a estimulação profunda do cérebro (*deep-brain stimulation*), em que um estimulador com eletrodos é implantado por procedimento esterotáxico em alvo cerebral profundo. A indicação desse procedimento requer avaliação criteriosa, envolvendo o tempo de doença, a resposta à levodopa, as flutuações, as discinesias e as comorbidades (Weaver *et al.*, 2009).

O transplante de células nervosas fetais para o estriado tem obtido resultados diversos: melhora sintomática, discinesias e processos neoplásicos em alguns pacientes. O futuro parece ser o enxerto de células-tronco (células com capacidade de se transformar em células produtoras de dopamina) no cérebro (Suchowersky *et al.*, 2006; Jankovic; Tan, 2020).

Outros transtornos do movimento

Tremor essencial

O tremor essencial, como já descrito, é o mais frequente transtorno do movimento do idoso. O tratamento deve ser instituído quando o tremor é grave o suficiente para influenciar as AVD do idoso. Os fármacos mais utilizados são o propranolol, devendo-se ter atenção aos potenciais efeitos adversos nos idosos, e a primidona na dose inicial de 25 mg/dia. Outros medicamentos como gabapentina, topiramato, clonazepam, alprazolam podem ser tentados para aliviar o desconforto, porém, dificilmente eliminam o tremor (Zeuner; Deuschi, 2012; Ferreira *et al.*, 2019).

Transtornos do movimento induzidos por medicamentos

Os agentes que apresentam ação bloqueadora dos receptores D_2 da dopamina como fenotiazinas, butirofenonas (haloperidol), metoclopramida, antipsicóticos típicos e quase todos os atípicos, flunarizina e cinarizina podem ocasionar vários efeitos adversos neurológicos, destacando-se os transtornos do movimento a seguir.

Parkinsonismo e tremor

Em torno dos três primeiros meses de uso crônico desses medicamentos, podem-se observar mais frequentemente uma bradicinesia simétrica, tremor fino de extremidades, alentecimento psicomotor, sintomas depressivos; os demais sinais cardinais de parkinsonismo podem também estar presentes. Entre 10 e 15% de pacientes medicados com antipsicóticos evoluirão com parkinsonismo (Barbosa *et al.*, 2006, 2013; Sethi; Morgan, 2007).

Distonia

Síndrome caracterizada por contratura muscular sustentada, com movimentos repetidos ou postura anormal e viciosa, com movimentos de torção. Uma atividade motora ou movimento voluntário tende a agravar a contratura. Iniciam-se na primeira semana de uso desses medicamentos.

Acatisia

Caracteriza-se pela inquietude motora. Movimentos irrequietos das pernas, balanço do corpo, incapacidade de ficar sentado, parado, quieto.

Discinesia

Compreende uma variedade de movimentos involuntários anormais, coreiformes, atetoides, rítmicos da língua, mandíbula ou extremidades. Em idosos, tende a acometer a face e a boca, sendo dificilmente generalizada. A discinesia tardia em geral ocorre em pacientes que receberam tratamento prolongado com agentes psicotrópicos (antipsicóticos) e geralmente se apresenta com movimentos repetitivos estereotipados e sem alterações da marcha. Quando há relação temporal ou forte suspeita de relação com os medicamentos utilizados, a suspensão ou troca é a conduta correta nas situações descritas, lembrando que os idosos são mais vulneráveis aos eventos adversos de medicamentos, mesmo em doses mais baixas e com menor tempo de exposição.

Doença de Huntington

A doença de Huntington é um distúrbio cerebral degenerativo, hereditário, autossômico dominante, progressivo, que surge habitualmente na idade adulta, entre a terceira e a quarta década de vida, podendo também ter início no idoso. Caracteriza-se pela tríade: movimentos coreicos, distúrbios da personalidade e declínio cognitivo. No começo, os distúrbios do movimento podem passar despercebidos, porém, com a progressão, tornam-se incapacitantes, com movimentos coreiformes, parkinsonianos e também distônicos: caretas faciais, movimentos das sobrancelhas, "dar de ombros", abalos bruscos dos membros e tronco, fala desarticulada, "marcha dançante". Constituem sintomatologia psíquica: irritabilidade, depressão, agressividade, delírios e psicose, dentre outros; a doença evolui para deficiência motora completa, incapacidade funcional e demência, geralmente cursando com óbito após 15 a 20 anos de doença. As alterações neuropatológicas afetam principalmente o núcleo caudado e o putame, com perda de neurônios espinhosos de tamanho médio. O gene da doença de Huntington, o *IT15*, localizado no cromossomo 4 p, contém uma expansão das repetições do trinucleotídio CAG e codifica a proteína huntingtina. A testagem diagnóstica por meio das repetições CAG do gene da doença de Huntington é utilizada para diagnóstico diferencial e aconselhamento genético. O tratamento limita-se à tentativa da melhora dos sintomas com utilização de antidepressivos, antipsicóticos típicos e atípicos e benzodiazepínicos de curta ação. O prognóstico é bastante sombrio.

Coreia

Acomete o idoso e caracteriza-se por um movimento irregular, espasmódico, rápido, dos segmentos distais de membros, face e estruturas axiais. É uma doença de pequena prevalência no idoso, com causa não estabelecida, diferenciando-se patologicamente por pequena perda celular no núcleo caudado e putame, mas sem alterações degenerativas no córtex cerebral. Nos idosos, a sintomatologia não interfere nas AVD, sendo reservada a utilização de hidrato de cloral ou valproato nos casos de acometimento dos músculos orofaciais e do pescoço. Um diagnóstico diferencial a ser pensado é com a coreia na doença de Huntington, muito mais grave e incapacitante, como já descrito anteriormente.

Ataxias

Sinal neurológico de incoordenação motora e desequilíbrio que pode estar presente em uma série de doenças cerebelares, vestibulares ou sensoriais, podendo ser adquirida (metabólicas, infecciosas, vasculares, autoimunes) ou hereditária e degenerativa. Os principais diagnósticos diferenciais em idosos são os quadros vasculares (pós-AVE) e as doenças degenerativas com acometimento de tronco cerebral e/ou cerebelo: AMS, doença de Machado-Joseph e algumas outras formas de ataxias de origem autossômica dominantes espinocerebelares. A história e manifestação clínica, na maioria das vezes, não são suficientes para o diagnóstico, sendo necessários exames complementares por especialistas na área de Neurologia e de Transtornos de Movimento: neuroimagem, eletroneuromiografia, bioquímica e provas hormonais e de atividade imunológica, além dos estudos genéticos direcionados.

Impacto da covid-19 na doença de Parkinson e em outros distúrbios do movimento

A doença do coronavírus tipo 2 (covid-19), ou da síndrome respiratória aguda grave por coronavírus tipo 2 (SARS-CoV-2), foi identificada no final de 2019 na China. No Brasil, teve início em 26 de fevereiro de 2020, após a confirmação de que um homem de 61 anos de idade do Estado de São Paulo que havia retornado da Itália testou positivo para a covid-19. Na maioria das vezes, a doença se assemelha a um quadro gripal, cursando com febre, tosse e fadiga, que podem estar associadas a sintomas neurológicos como cefaleia, náuseas, perda do olfato e paladar. A maioria dos pacientes infectados tem sintomatologia leve e se recupera sem complicações. A idade acima de 60 anos é um importante fator de risco para apresentação de uma forma grave com necessidade de internação e de cuidados intensivos. Comorbidades como hipertensão arterial, diabetes, doenças respiratórias crônicas (doença pulmonar obstrutiva crônica [DPOC], asma), obesidade, doença cardiovascular, DCBV e neoplasias são fatores para uma internação prolongada e cursam com pior prognóstico. Ainda não temos tempo suficiente para avaliar complicações neurológicas a médio e longo prazo pelo novo coronavírus. Entretanto, o passado acende um alerta, pelas complicações neurológicas em outras pandemias e endemias, destacando-se a encefalite letárgica e o parkinsonismo pós-encefalítico descritos na pandemia da gripe espanhola de 1918. Uma característica da doença nos chama a atenção pela alta prevalência e pela possibilidade de sequelas ou complicações: a alteração importante do olfato nos pacientes acometidos pelo SARS-CoV-2 (hiposmia, anosmia) nos lembra o intrigante acometimento do bulbo olfatório em fases pré-motoras da doena de Parkinson, o que esperamos não ter significado de acometimento clínico/neurológico posterior para a grave doença atual. É necessário acompanhamento dos pacientes que apresentarem esse sintoma para avaliar se são manifestações transitórias da doença ou se permanecerão como sequelas permanentes da infecção pelo SARS-CoV-2 (Munhoz *et al.*, 2020).

Idosos com a doença de Parkinson ou outros distúrbios de movimento têm, sem dúvida, em tempos de pandemia, uma maior dificuldade para ter adequada assistência de profissionais da saúde, acesso aos medicamentos e maior vulnerabilidade para complicações clínicas e neurológicas. A International Parkinson and Movement Disorder Society desenvolveu um guia de como implementar a telemedicina para uma clínica de distúrbios de movimento.[1]

[1]Disponível em: https://www.movementdisorders.org/MDS/About/Committees--Other-Groups/Telemedicine-in-Your-Movement-Disorders-Practice-A-Step-by-Step-Guide.htm.

26

Sintomas Psicológicos e Comportamentais nas Demências

Maria Alice de Vilhena Toledo • Saulo Queiroz Borges • Almir Ribeiro Tavares Junior

Introdução

Com o envelhecimento populacional, estima-se que o número de pessoas com demência no mundo todo triplique de 44 milhões em 2013 para 135 milhões em 2050 (Prince *et al.*, 2013). Esses indivíduos apresentam, além dos sintomas cognitivos, uma ampla gama de comportamentos e sintomas psiquiátricos, também conhecidos como sintomas psicológicos e comportamentais da demência (SPCD; do inglês, *behavioral and psychological symptoms in dementia*), sintomas neuropsiquiátricos da demência (SNPD), ou sintomas neurocomportamentais da demência. Podem ocorrer devido a uma combinação de fatores, como mudanças biológicas no cérebro, estressores biológicos (p. ex., doença médica), vulnerabilidade individual, necessidades não atendidas e uma deterioração dos mecanismos de enfrentamento eficazes (Regier *et al.*, 2016).

Esses sintomas são muito prevalentes, ocorrem em algum momento ao longo do curso da demência em mais de 90% dos pacientes, e sua prevalência aumenta com a gravidade da demência (Steinberg *et al.*, 2014; Bessey; Walaszek, 2019). Reduzem a qualidade de vida e causam mais angústia para os pacientes e seus cuidadores do que os sintomas cognitivos (Mega *et al.*, 1996; Lyketsos *et al.*, 2000, 2002; Sink *et al.*, 2004; Peters *et al.*, 2006). Também estão associados a alto custo econômico (Beeri *et al.*, 2002), maior comprometimento funcional, hospitalizações mais frequentes, institucionalização, aumento do risco de abuso e negligência, e diminuição da sobrevida (Kales; Gitlin; Lyketsos, 2014). Quando esses sintomas não estão controlados, os cuidadores experimentam aumento da carga de estresse, depressão e consequências financeiras, como problemas no emprego pelo absenteísmo (Kales *et al.*, 2014; Cheng, 2017).

O termo *behavioral and psychological symptoms in dementia* (SPCD) foi proposto em 1994 pela International Psychogeriatric Association (IPA) (Preuss *et al.*, 2016) e compreende uma ampla gama de manifestações psicopatológicas, como agitação, depressão, apatia, delírios, alucinações, agressividade, irritabilidade, ansiedade, desinibição, euforia, perambulação, distúrbios do sono, alterações do apetite e no padrão alimentar, e comportamentos sexuais inadequados.

Embora existam muitos sintomas, eles frequentemente ocorrem em agrupamentos, também chamados de *clusters*, como, por exemplo, sintomas depressivos e ansiedade (afetivos); alucinações visuais e os delírios (psicóticos) (Lyketsos *et al.*, 2001). A análise fatorial de dados do European Alzheimer's Disease Consortium sugeriu quatro *clusters* de sintomas neuropsiquiátricos: psicose (delírio, alucinação e distúrbio do sono), afetivo (depressão e ansiedade), apatia (apatia e alteração do apetite) e hiperatividade (Livingston *et al.*, 2017).

Os SNPD foram bem documentados em pacientes com vários tipos de demência, incluindo não só as demências do tipo Alzheimer e não Alzheimer, como também o comprometimento cognitivo leve (CCL) (Kaufer *et al.*, 2000; Lyketsos *et al.*, 2011; Kales *et al.*, 2015; Beeri *et al.*, 2002). Esses sintomas vêm sendo reconhecidos como expressões dessas doenças neurodegenerativas e desempenham papel cada vez mais importante para o diagnóstico das demências, como no diagnóstico de provável variante comportamental da demência frontotemporal (DFT) que requer um SNP. Esses sintomas também apoiam o diagnóstico de alguns tipos de demência, como as alucinações visuais na demência com corpos de Lewy (DCL) (Cummings *et al.*, 2019).

Quando esses sintomas surgem, sua duração é variável, podendo persistir por até 18 meses, sendo a apatia e hiperatividade (agitação, desinibição, irritabilidade, comportamento motor aberrante e euforia) particularmente persistentes (van der Linde *et al.*, 2016).

Neste capítulo serão abordados as causas e o tratamento dos sintomas neuropsiquiátricos relacionados com a demência. Abordaremos inicialmente a avaliação e, em seguida, as evidências de tratamento não farmacológico e farmacológico, por categoria/sintoma. Vamos concluir sugerindo um algoritmo para a abordagem dos SNP.

Avaliação dos sintomas neuropsiquiátricos

Os sintomas psicológicos e comportamentais, apesar de serem comuns na demência, podem ser subnotificados pelos pacientes e familiares.

A triagem para agitação e outros sintomas neuropsiquiátricos em pacientes com demência deve ser realizada regularmente nas consultas de acompanhamento (Savva *et al.*, 2009; Gitlin *et al.*, 2012). Fazer perguntas explícitas aos cuidadores e aos pacientes sobre esses sintomas, por exemplo: "Existe algum comportamento que o preocupa?", "Você/o paciente tem alucinações, vê coisas ou ouve vozes que não existem?", "Como você/o paciente dorme à noite?". Os médicos devem perguntar regularmente sobre agressão, delírios, alucinações, depressão, apatia e desinibição. Delírios ou alucinações estão associados a maior risco de declínio cognitivo e funcional. As alucinações predizem a institucionalização e aumento da mortalidade (Scarmeas *et al.*, 2005).

Os distúrbios comportamentais geralmente são mais frequentes no final da tarde ou à noite, um fenômeno frequentemente referido como pôr do sol ou *sundowning*.

Tal como acontece com qualquer outro sintoma, devemos fazer uma avaliação detalhada do sintoma e da situação na qual ele ocorre, para determinar a melhor abordagem, levando-se em consideração o paciente e o cuidador, bem como os recursos disponíveis por essa família. Este processo começa com a obtenção de uma história médica completa, incluindo a história psiquiátrica, a causa subjacente da demência e a linha de base cognitiva e funcional do paciente. Em seguida, deve-se focar em especificar e caracterizar o SNP e o contexto em que ele ocorre, bem como avaliar quais outros comportamentos surgiram ou pioraram. Detalhes importantes incluem uma descrição do sintoma, tempo, início, gravidade, precipitantes psicológicos ou ambientais e consequências desse comportamento. A revisão de medicação (incluindo medicamentos de venda livre), o exame físico e neurológico também são componentes necessários e importantes.

A dificuldade do paciente em fornecer detalhes claros de sua história complica a avaliação dos SNP, por isso é particularmente importante que os cuidadores e familiares ligados aos cuidados desses pacientes sejam contatados para fornecer essas informações.

Além disso, se o SNP envolver agitação aguda, agressão ou outros sintomas em que a segurança do paciente ou de terceiros esteja em risco, essa avaliação inicialmente deve ser abreviada e ocorrer em conjunto com o tratamento para estabilizar a situação.

Grande parte dos sintomas comportamentais tem precipitantes. Essas possibilidades devem ser descartadas antes do início de qualquer tratamento. Usar um modelo estruturado para avaliar e gerenciar os sintomas comportamentais pode ser útil, como o modelo DICE (*d*escreva o problema, *i*nvestigue a causa, *c*rie um plano, avalie a *e*ficácia dessa abordagem) (Kales *et al.*, 2014; Livingston *et al.*, 2017) (Figura 26.1). Este modelo é uma abordagem baseada em evidências, centrada no paciente e no cuidador para abordagem dos SNP, desenvolvida por um painel de especialistas multidisciplinares. Esta abordagem é vantajosa, pois considera os tratamentos não farmacológicos e farmacológicos. A base de evidência para o DICE vem aumentando, sugerindo redução significativa na angústia do cuidador. Além disso, uma revisão sistemática listou a DICE como uma das abordagens não farmacológicas mais promissoras para SNP (Surr *et al.*, 2018).

Causas orgânicas

A próxima etapa no gerenciamento dos SNP é abordar qualquer problema orgânico que possa estar contribuindo para esse sintoma. Vários problemas médicos, particularmente infecções e distúrbios hidreletrolíticos, podem se manifestar em pacientes com demência unicamente como SNP (*delirium*).

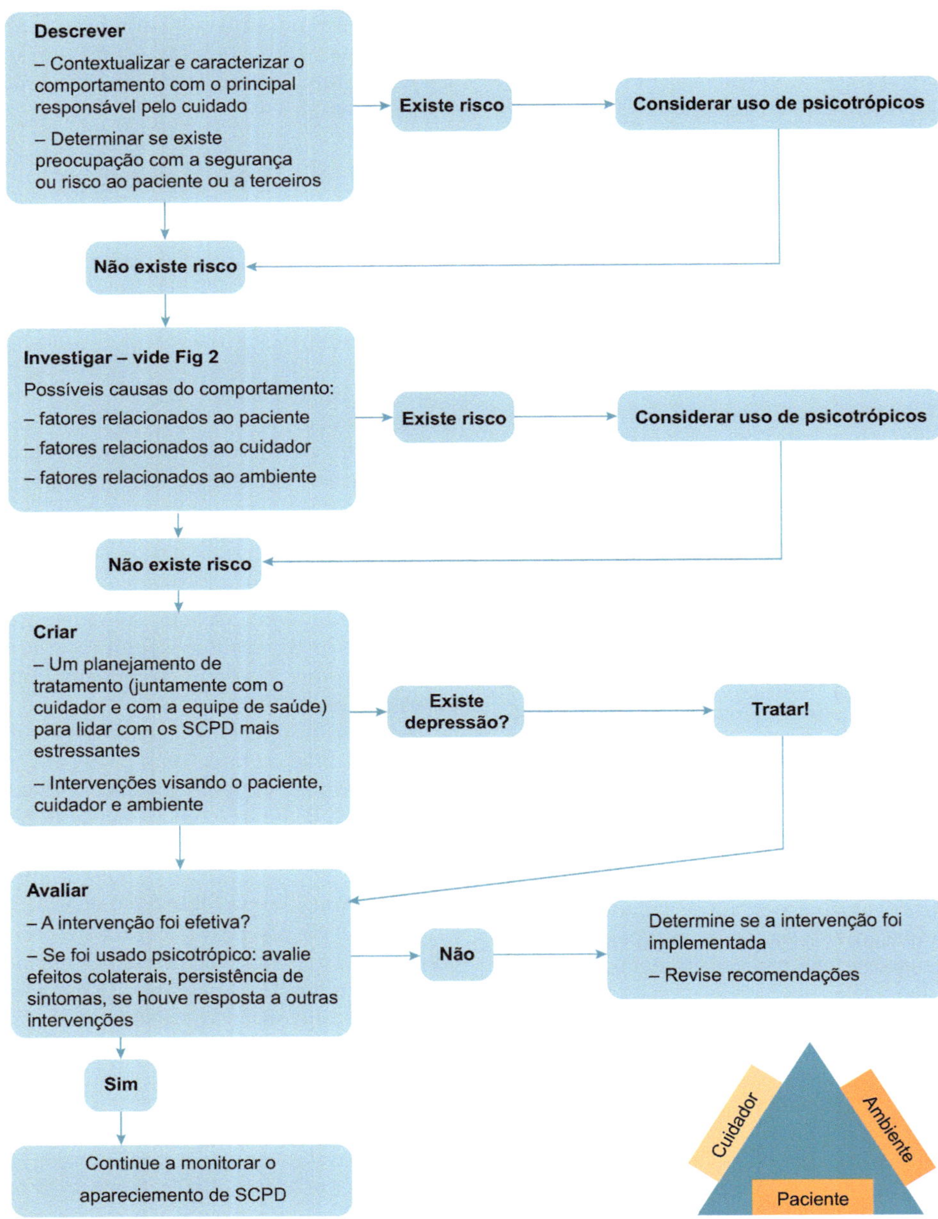

▪ **FIGURA 26.1** Abordagem DICE (*d*escreva o problema, *i*nvestigue a causa, *c*rie um plano e avalie a *e*ficácia dessa abordagem).

O *delirium* é uma síndrome cerebral aguda e transitória, frequente na prática clínica, com alta prevalência e incidência em idosos. Caracteriza-se por apresentar distúrbio na consciência e na cognição, manifestada primariamente por alteração na atenção. O paciente é incapaz de focalizar, manter ou mudar a atenção, resultando no comprometimento de outras habilidades, como, por exemplo, a memória. Os sintomas tendem a flutuar de intensidade ao longo do dia, com períodos de relativa lucidez intercalados com períodos de maior comprometimento, e tendem a ser mais proeminentes no período noturno. Linguagem e habilidades visuais-espaciais, percepção, pensamento, humor e sono também podem ser afetados, e existem evidências, a partir de anamnese, exame físico ou testes laboratoriais, de que o *delirium* é uma consequência direta de um problema orgânico, intoxicação ou efeito colateral de substância, abstinência ou múltiplos fatores.

A alteração do comportamento psicomotor se manifesta pelas formas: hiperativa (estado hiperalerta, agitação, agressividade física e alucinações), hipoativa (letargia, sonolência, apatia ou catatonia) ou mista (alternância de hiper ou hipoatividade).

A identificação do *delirium* é de extrema importância, pois se trata de uma emergência médica, podendo ser a única apresentação de uma doença grave.

A relação entre demência, *delirium* e SNP é complexa e pode ser sobreposta. A demência é um fator de risco para *delirium*, embora muitos pacientes com SNP não tenham *delirium*. Quando identificado, a ênfase do tratamento deve ser abordar a causa orgânica subjacente. Deve-se, contudo, ter em mente que, mesmo tratando a causa orgânica que desencadeou o quadro de *delirium* e os sintomas comportamentais, pode-se demorar dias ou até semanas para que os SNP melhorem (Holtta *et al.*, 2011; Bessey *et al.*, 2019).

Quando houver suspeita de *delirium*, pode ser utilizado um instrumento de rastreamento. Entre os instrumentos validados para a língua portuguesa, o *Confusion Assessment Method* (CAM) foi o que mostrou melhor nível de evidência. Ele contém nove itens de fácil compreensão: (1) início agudo e flutuação dos sintomas; (2) distúrbios da atenção; (3) pensamento desorganizado; (4) alteração do nível de consciência; (5) desorientação; (6) prejuízo da memória; (7) distúrbio da percepção; (8) agitação ou retardo psicomotor; e (9) alteração do ciclo sono-vigília. A partir desses critérios, foi composto um algoritmo no qual os itens (1) e (2) associados ao item (3) ou (4) estabelece o diagnóstico sindrômico de *delirium*. Sua aplicação é rápida com duração de cerca de 5 minutos (Inouye *et al.*, 1990).

As causas mais comuns de *delirium* são doenças médicas, intoxicação por substâncias e efeitos colaterais de medicamentos (Tabela 26.1). Uma doença médica concomitante (particularmente infecção do trato urinário ou pneumonia) e outras causas de *delirium* devem ser consideradas sempre que surgirem novos distúrbios comportamentais ou piora importante em pacientes com demência (Tabela 26.2).

Os efeitos colaterais dos medicamentos (tanto prescritos quanto os usados sem receita), particularmente aqueles com ação anticolinérgica, geralmente usados para tratar distúrbios do sono ou incontinência urinária, podem ser causa de SNP com demência. Os benzodiazepínicos e outros hipnóticos/sedativos são outros fármacos que geralmente devem ser evitados por pacientes com demência devido ao risco de efeitos cognitivos adversos, quedas, entre outros.

A dor também pode precipitar sintomas neuropsiquiátricos. Sua avaliação deve ser feita tanto pela entrevista quanto pela observação. Em pacientes com demência avançada que não conseguem se comunicar verbalmente sobre sua dor, os médicos devem confiar nos relatórios do cuidador e nas escalas de observação. Os domínios comportamentais que devem ser

TABELA 26.1 Causas comuns de *delirium*.

Fármacos e toxinas
Polifarmácia, medicações como opioides, sedativos, hipnóticos, antipsicóticos Medicações não prescritas (automedicação), como anti-histamínicos Substâncias como álcool, heroína, alucinógenos etc. Abstinência de álcool, benzodiazepínicos
Mecânicas
Contenção física Uso de cateter vesical e sondas
Infecções
Respiratória Urinária Sepses
Metabólicas
Distúrbio hidreletrolítico (desidratação, alteração do sódio, cálcio, magnésio, fosfato) Hipoalbuminemia Hipercapnia Hiperglicemia e hipoglicemia Estado hiperosmolar e hipo-osmolar Hipoxemia
Falência de órgãos
ICC, renal e hepática

ICC: insuficiência cardíaca congestiva. (Adaptada de Inouye; Westendorp; Saczynski, 2014.)

TABELA 26.2 Avaliação inicial em pacientes com suspeita de *delirium*.

História	• Função cognitiva de base e quais foram as mudanças recentes • Fazer uma revisão dos sistemas • Houve novos diagnósticos? • Rever todas as medicações atuais (incluindo fitoterápicos e não prescritas) e suas interações • Rever uso de álcool e benzodiazepínicos • Avaliar dor e/ou desconforto (retenção urinária, constipação intestinal/fecaloma) • Queda?
Sinais vitais	• Temperatura, $SatO_2$, glicemia capilar • FC e PA em decúbito e ortostatismo
Exames físico e neurológico	• Estado de hidratação, busca de foco infeccioso, abdome agudo, TVP, ou outra doença aguda • Sinais de irritação meníngea ou alterações neurológicas focais
Exames laboratoriais	Com base na história e no exame físico, considerar: • Hemograma completo, bioquímica (eletrólitos, cálcio, funções renal, hepática e tireoidiana), EAS, urocultura • Radiografia de tórax • Gasometria arterial • Exame toxicológico • ECG (suspeita de insuficiência coronariana aguda) • Neuroimagem (TC ou RM do crânio), quando existir suspeita de traumatismo, queda; alteração focal no exame neurológico • Punção lombar (sinais meníngeos; suspeita de encefalite) • EEG (suspeita de quadro convulsivo; epilepsia focal do lobo temporal) • Ecocardiograma (suspeita de endocardite)

EAS: elementos anormais do sedimento; ECG: eletrocardiograma; EEG: eletroencefalograma; FC: frequência cardíaca; PA: pressão arterial; RM: ressonância magnética; $SatO_2$: saturação de oxigênio; TC: tomografia computadorizada; TVP: trombose venosa profunda. (Adaptada de Inouye; Westendorp; Saczynski, 2014.)

observados e avaliados incluem (AGS Panel on Persistent Pain in Older Persons, 2002):

- Expressões faciais
- Verbalizações/vocalizações
- Movimentos corporais
- Mudanças nas interações interpessoais
- Mudanças nos padrões/rotinas de atividades
- Mudanças de *status* mental.

Uma variedade de ferramentas está disponível para avaliar a dor em idosos com demência avançada; uma escala comumente usada que incorpora pontuação em cinco áreas é a avaliação da dor em demência avançada (PAINAD – Tabela 26.3) (Warden *et al.*, 2003).

Fisiopatologia dos transtornos psicológicos e comportamentais da demência

Enquanto se avançou bastante nos mecanismos neurofuncionais, neuroquímicos e neurofisiológicos dos fenótipos cognitivos das síndromes demenciais, a fisiopatologia dos SPCD ainda não é bem compreendida.

Avanços nos estudos de biomarcadores cerebrais têm demonstrado que síndromes neuropsiquiátricas distintas apresentam correspondência neuropatológica com envolvimento de diferentes redes cerebrais e neurotransmissores, sendo três descritos como mais importantes – circuitos frontais-subcorticais (pré-frontal dorsolateral, pré-frontal orbitofrontal e circuito envolvido no comportamento motivado), corticocorticais e monoaminérgico ascendente (e os neurotransmissores como serotonina, norepinefrina e dopamina). A modulação de outros componentes, como sistema glutamatérgico, neurotrófico (fator neurotrófico derivado do cérebro) e outros sistemas neuroquímicos, também foi implicada como possível mecanismo causal (Geda *et al.*, 2013). Entretanto, a correlação do grau do envolvimento patológico desses neurocircuitos/neurotransmissores com o surgimento dessas síndromes ainda é desconhecida.

Alguns autores sustentam a hipótese de que, embora de natureza não bem compreendida, eventos fisiopatológicos da doença de Alzheimer, incluindo dano mitocondrial, agregação de beta-amiloide, acúmulo de proteína tau, neuroinflamação e perda do sistema noradrenérgico do *locus ceruleus*, estão relacionados com apatia, comportamento depressivo e distúrbios do sono (Clement; Wiborg; Asuni *et al.*, 2020).

Na Tabela 26.4, há um breve resumo dos estudos que relacionam alterações de neuroimagem e neurotransmissores com sintomas neuropsiquiátricos na doença de Alzheimer.

Embora a disfunção de circuitos neurais envolvidos no humor e no comportamento possa causar os SPCD, fatores psicossociais estão comumente envolvidos na deflagração e na perpetuação destes sintomas.

TABELA 26.3 Adaptação cultural para o Brasil da Escala de Avaliação de Dor na Demência (Pain Assessment in Advanced Dementia [PAINAD]).

Itens*	0	1	2	Pontuação
Respiração independente da vocalização	Normal	Respiração difícil ocasional Curto período de hiperventilação	Respiração ruidosa e com dificuldades Longo período de hiperventilação Respiração Cheyne-Stokes	
Vocalização negativa	Nenhuma	Resmungos ou gemidos ocasionais Fala baixa ou em baixo tom, de conteúdo desaprovador ou negativo	Chamados pertubadores repetitivos Resmungos ou gemidos altos Choro	
Expressão facial	Sorridente ou inexpressivo	Triste Assustada Franzida	Careta	
Linguagem corporal	Relaxado	Tensa Andar angustiado/aflito de um lado para o outro Inquietação	Rígida Punhos cerrados Joelhos encolhidos Puxar ou empurrar para longe Comportamento agressivo	
Consolabilidade	Sem necessidade de consolar	Distraído ou tranquilizado por voz ou toque	Incapaz de ser consolado, distraído ou tranquilizado	
Total:				

*Instruções: os pacientes devem ser observados por 5 minutos antes de pontuar os comportamentos. A escala apresenta cinco itens para avaliação da dor em pacientes com demência. Os escores totais variam de 0 a 10 (0 = sem dor e 10 = dor intensa). (Adaptada de Valera et al., 2014.)

TABELA 26.4 Resumo dos correlatos neurobiológicos dos sintomas neuropsiquiátricos na doença de Alzheimer.

Sintoma neuropsiquiátrico	Mecanismos de neurotransmissores	Correlatos de neuroimagem
Depressão	Disfunção da transmissão monoaminérgica, noradrenérgica e do GABA	Espessura do córtex entorrinal reduzida, atrofia acelerada no cíngulo anterior, glicose cerebral reduzida em córtex frontal e parietal
Apatia	Baixa ligação do transportador dopaminérgico, baixa ligação do receptor colinérgico	Atividade metabólica diminuída no cíngulo anterior e córtex orbitofrontal; déficits funcionais em várias regiões frontais mediais e inferiores
Agitação e agressividade	Déficits na neurotransmissão colinérgica; aumento na disponibilidade nos receptores D2/D3; defeitos na transmissão monoaminérgica (5-HT2A)	Atrofia cortical do cíngulo e giro frontal; atrofia da ínsula, amígdala e hipocampo; atividade metabólica baixa no frontal temporal e cíngulo; rede de saliência anterior
Psicose	Aumento na disponibilidade de receptores D2/D3, sistema monoaminérgico e colinérgico	Baixo fluxo sanguíneo cerebral regional no giro angular e lobo occipital; aumento da atrofia no neocórtex, frontal, parietal e cíngulo

GABA: ácido gama-aminobutírico. (Adaptada de Nowrangi; Lyketsos; Rosenberg, 2015.)

Um interessante modelo conceitual desenvolvido por Kales *et al.* (2015) (Figura 26.2) visa abordar de maneira abrangente a etiologia dos SPCD, descrevendo quais são os fatores do indivíduo com demência que, em interação com aqueles relacionados aos cuidadores desses pacientes e o meio ambiente, podem, em um indivíduo portador de neuropatologia demencial (vulnerável a estressores exógenos), promover uma resposta desadaptativa e o surgimento de sintomas neuropsiquiátricos. Trata-se de uma descrição útil do ponto de vista prático, que auxilia o profissional na identificação dos fatores associados ao surgimento dos SPCD em um indivíduo, possibilitando assim uma avaliação contextualizada do problema e implementação de um plano terapêutico voltado para correção destes fatores, em conjunto com a equipe interdisciplinar e cuidadores, possibilitando o monitoramento da resposta ao tratamento instituído.

Fatores relacionados com o paciente

Além das alterações neurobiológicas subjacentes, outras condições relacionadas com o indivíduo com síndrome demencial podem favorecer a ocorrência de sintomas neuropsiquiátricos:

- Condições médicas agudas: associação comum com SPCD, especialmente com agitação, questionamento repetitivo, choros, delírios e alucinações. Destaque para dor, frequentemente subdiagnosticada e subtratada em pacientes com síndromes demenciais, e, quando abordada adequadamente, tem potencial de diminuir agressividade nestes pacientes. Reação adversa de medicamentos e interações medicamentosas são fatores que podem estar envolvidos na gênese dos sintomas
- Necessidades não satisfeitas: modelo causal que justifica o surgimento dos SPCD pela incapacidade do indivíduo portador de síndrome demencial de expressar desconforto e estresse diante de fatores ambientais flutuantes. Podem ser necessidades de natureza física, psicológica, emocional ou social. A ausência de atividades significativas para o indivíduo pode ser descrita como exemplo
- Personalidade preexistente e doenças psiquiátricas: teoria que estabelece a associação entre a perda do controle inibitório provocado pela doença demencial e a acentuação de traços pré-mórbidos de personalidade. Outros transtornos psiquiátricos primários (depressão maior, ansiedade, transtorno bipolar, esquizofrenia) e seus tratamentos (antidepressivos, ansiolíticos, estabilizadores do humor, antipsicóticos) podem influenciar o desenvolvimento desses sintomas.

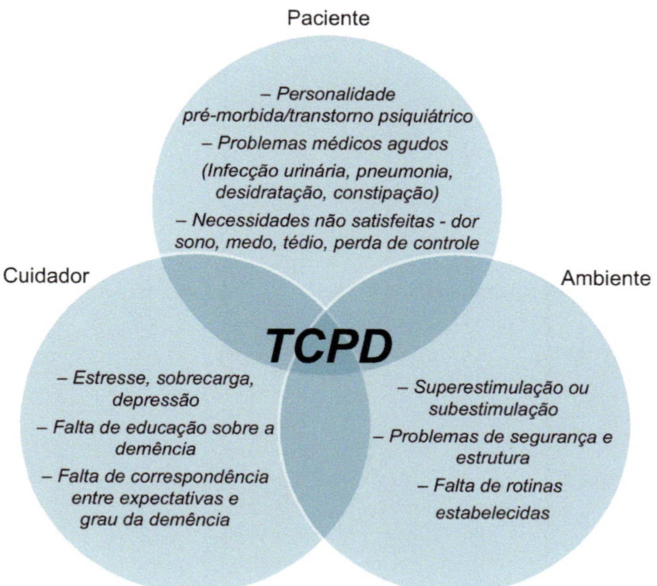

▪ **FIGURA 26.2** Fatores relacionados com o surgimento de sintomas psicológicos e comportamentais da demência (SPCD). (Adaptada de Kales et al., 2015.)

Fatores relacionados com o cuidador

Os cuidadores de pacientes portadores de demência que apresentam SPCD estão mais predispostos a desenvolver transtornos e perturbações mentais, como depressão ou estresse; por outro lado, sintomas neuropsiquiátricos podem ser deflagrados ou agravados quando estes cuidadores apresentam depressão ou níveis elevados de estresse. Fatores relacionados com o cuidador, como estilos de comunicação (raiva, gritos, afetos negativos), habilidades e estratégias de enfrentamento e falta de correspondência entre expectativa do cuidador e nível de gravidade da síndrome demencial, também podem desencadear ou agravar os sintomas. Vale ressaltar que uma avaliação precisa dos sintomas, a implementação das estratégias não farmacológicas e farmacológicas e uma adequada avaliação do impacto das medidas instituídas são diretamente influenciadas pelas questões do cuidador.

Fatores relacionados com o ambiente

Com a progressão em direção aos estágios finais e o avanço na gravidade da demência, estímulos ambientais gradualmente menores podem exceder a capacidade decrescente de processar e responder apropriadamente frente a situações potencialmente estressantes, e, caso não controlados, quadros de agitação e ansiedade graves podem ser deflagrados. Estes estímulos ambientais podem ser representados como mudanças na rotina, estímulos concorrentes e enganosos, mudanças em ambiente físico e social e exigências que ultrapassam a habilidade funcional.

Escalas

O uso de escalas como ferramenta diagnóstica para os SPCD tem como objetivo quantificar os sintomas em geral ou avaliar sintomas específicos, auxiliando no diagnóstico da síndrome psicopatológica, como também monitorar sua evolução e resposta aos tratamentos instituídos.

O inventário neuropsiquiátrico (NPI) é a escala mais utilizada em ensaios clínicos para avaliação dos sintomas neuropsiquiátricos na demência. Ela abrange 12 domínios comportamentais e apresenta tempo estimado de aplicação entre 25 e 30 minutos. Os sintomas mais comuns são apatia, seguida por depressão, agressão, ansiedade, distúrbios do sono, irritabilidade, transtornos do apetite, problemas motores, delírios, desinibição, alucinações e euforia. Suas limitações práticas mais relevantes são a não abordagem de sintomas ruminativos, repetitivos, compulsivos e somatoformes, além de ser dependente do relato do cuidador. O Inventário Neuropsiquiátrico – Avaliação do Clínico (NPI-C), traduzido e validado em nosso meio, expandiu os domínios para 14, agrupou em 4 grupos sindrômicos (apatia, delírios/alucinações, agitação/vocalizações aberrantes e depressão) e adicionou à avaliação a impressão do clínico como parte da estrutura do instrumento, aumentando sua sensibilidade.

A Escala de Cornell para Depressão na Demência (CSDD) avalia a frequência e intensidade dos sintomas depressivos na demência na última semana, quantificando os sintomas de modo a auxiliar no diagnóstico dos transtornos depressivos em pacientes com demência. É constituída de 19 itens distribuídos em cinco blocos, cada item avaliado em uma escala de 3 pontos, e de tempo estimado de aplicação em torno de 20 minutos. Uma pontuação ≥ 8 sugere sintomatologia depressiva significativa.

A Tabela 26.5 apresenta as escalas disponíveis mais usadas tanto na clínica como em pesquisa para avaliação de sintomas neuropsiquiátricos em nosso meio.

TABELA 26.5 Escalas disponíveis para avaliação dos sintomas neuropsiquiátricos da demência para uso no Brasil.

Autor	Escala
Cummings *et al.* (1994)	Inventário Neuropsiquiátrico (NPI)*
Medeiros *et al.* (2010)	Inventário Neuropsiquiátrico – Avaliação do Clínico (NPI-C)*
Reisberg; Auer; Monteiro (1996)	Escala de Patologia Comportamental na Doença de Alzheimer (BEHAVE-AD)
Cohen-Mansfield; Marx; Rosenthal (1989)	Índice de Agitação de Cohen-Mansfield (CMAI)
Alexopoulos *et al.* (1988)	Escala de Cornell para Depressão na Demência (CSDD)*
Robert *et al.* (2002, 2009)	Inventário de Apatia (AI)*
Reisberg, Ferris e De Leon (1982)	Escala de Deterioração Global (GDS)

*Escalas validadas no Brasil. (Adaptada de Stella, 2013.)

Sintomas neuropsiquiátricos mais frequentes

Psicose

Para abordar o tema *psicose relacionada com a demência* (PRD), temos que apontar que se trata de um grupo de manifestações heterogêneas (psicose) e que ocorrem no curso de múltiplas doenças (demências). Cunhado por Karl Friedrich Constatt, o termo *psicose* (do grego *psyche*, alma, + *ose*) ganhou uso corrente através do austríaco barão Ernst von Feuchtersleben, após 1847. Em *The etymology of psychosis*, Sommer (2011) aponta que, inicialmente, Feuchtersleben propusera que o termo *neurose* se referia a manifestações fisiológicas emanentes do tecido nervoso, ficando o termo psicose para as manifestações psicológicas e comportamentais. Um termo que surge enraizado na neurologia, se surpreende Sommer, a palavra psicose se presta, nesta época, a designar aspectos funcionais da mente, em oposição a seus aspectos orgânicos. Primitivamente, o sufixo *ose* apresenta um significado mais geral, denotando processos mentais em geral, sem apontar para doenças. Mas, ao longo do século XIX, o sufixo *ose* vai adquirir um significado relacionado com a anormalidade e a doença mental (Sommer, 2011). Posteriormente, à época de Sigmund Freud, a palavra psicose já aponta para doença mental grave que perturba a relação transferencial e impede o tratamento psicanalítico, estando

Inventário de Apatia.

Cuidador

Nome do paciente: Data:
Avaliador:

1. Embotamento emocional	***Frequência x gravidade = ___/12***
O paciente está menos afetivo ou expressa menos suas emoções do que habitualmente era antes?	
Sim = taxa de frequência e gravidade Não = 0	
Frequência	
Ocasionalmente: menos de 1 vez por semana	1
Em torno de: 1 vez por semana	2
Frequentemente: várias vezes por semana, mas não todos os dias	3
Muito frequentemente: basicamente de maneira contínua	4
Gravidade	
Leve	1
Moderada	2
Acentuada	3
2. Perda da iniciativa	***Frequência x gravidade = ___/12***
O paciente inicia menos uma conversação ou toma menos decisões? ou Na vida diária, ele informa menos a você quando toma uma decisão ou quando alguém lhe pergunta alguma coisa?	
Sim = taxa de frequência e gravidade Não = 0	
Frequência	
Ocasionalmente: menos de 1 vez por semana	1
Em torno de: 1 vez por semana	2
Frequentemente: várias vezes por semana, mas não todos os dias	3
Muito frequentemente: basicamente de maneira contínua	4
Gravidade	
Leve	1
Moderada	2
Acentuada	3

(*continua*)

3. Perda do interesse ***Frequência x gravidade = ___/12***

O paciente:
Parece menos interessado nas atividades e nos planos dos outros?
ou
Parece menos interessado nos amigos e membros da família?
ou
Parece menos entusiasmado quanto aos próprios interesses profissionais ou de lazer?

Sim = taxa de frequência e gravidade Não = 0

Frequência

Ocasionalmente: menos de 1 vez por semana	1
Em torno de: 1 vez por semana	2
Frequentemente: várias vezes por semana, mas não todos os dias	3
Muito frequentemente: basicamente de maneira contínua	4

Gravidade

Leve	1
Moderada	2
Acentuada	3

Escore Total: **(1 + 2 + 3)** **___/36**

Paciente

É também possível obter o ponto de vista do próprio paciente em alguns itens. A entrevista é mais bem conduzida com o paciente, sem a presença do cuidador. Algumas questões resultam em escores diretamente obtidos por meio de uma escala analógica visual ou de uma avaliação numérica entre 1 e 12. Se o paciente não entende como funciona a escala analógica visual, tentar obter o escore por meio de uma avaliação verbal (gravidade de 1 = leve a 12 = extremamente grave, de acordo com o ponto de vista do paciente).

1. Embotamento emocional

O senhor tem a impressão de estar menos afetivo do que habitualmente era antes?
O senhor expressa menos suas emoções?
Sim = *O senhor poderia avaliar o quanto de ausência de emoções*, de leve (à extrema esquerda) a grave (à extrema direita).
Não = 0

Leve -- Grave

2. Perda da iniciativa

O senhor espontaneamente inicia menos uma conversação? Toma menos decisões, tem menos iniciativas?
Sim = O senhor poderia avaliar o quanto de ausência de emoções, de leve (à extrema esquerda) a grave (à extrema direita).
Não = 0

Leve -- Grave

3. Perda do interesse

O senhor tem menos interesses do que habitualmente tinha antes?
O senhor tem estado menos interessado pelos planos ou atividades dos outros?
ou
O senhor tem estado menos interessado em seus amigos ou membros da família?
ou
O senhor tem estado menos entusiasmado com os próprios interesses habituais (lazer, hobbies)?
Sim = O senhor poderia avaliar o quanto de ausência de emoções, de leve (à extrema esquerda) a grave (à extrema direita).
Não = 0

Leve -- Grave

Escore Total: **(1 + 2 + 3)** **___/36**

Clínico

A seguir, há várias questões referentes à versão do cuidador e do paciente e um guia de escores. A página seguinte contém instruções para o estabelecimento dos escores com base no fato de o paciente residir na comunidade ou em uma instituição.

Dimensão Escore ___/4

1. Embotamento emocional

O paciente expressa afeto? Expressa emoções?
Avaliação ___/4
0 = ausência de problema
1
2 = problema moderado
3
4 = problema maior

2. Perda da iniciativa

O paciente inicia conversações, toma decisões?
Avaliação ___/4
0 = ausência de problema
1
2 = problema moderado
3
4 = problema maior

(continua)

3. Perda do interesse

O paciente tem interesses? Está interessado nas atividades ou planos dos outros? Expressa interesse pelos amigos ou membros da família?
Avaliação ___/4
0 = ausência de problema
1
2 = problema moderado
3
4 = problema maior

Escore total (de 12):

Inventário neuropsiquiátrico – Escala de Avaliação pelo Clínico (NPI-C).

Data: _____________ Avaliador:____________________ Pac.:____ Idade:_______ M/F:___

A. Delírios:
O paciente acredita em acontecimentos que você sabe não serem reais? Por exemplo, insiste que as pessoas estão tentando prejudica-lo ou roubá-lo? Afirma que membros de sua família ou cuidadores não são quem dizem ser ou que a casa onde mora não é a sua casa? Não estamos nos referindo a meras desconfianças. Estamos interessados em saber se o paciente está convencido de que essas ocorrências estão, de fato, acontecendo com ele.
Sim: ☐ Não: ☐

As respostas deverão ser baseadas nas últimas 4 semanas	**Entrevista com o cuidador**			**Entrevista com o paciente**	**Impressão do clínico**
Descrição	**Frequência 0 a 4**	**Gravidade 0 a 3**	**Desgaste 0 a 5**	**Frequência 0 a 4**	**Gravidade 0 a 3**
1. O paciente acredita estar em perigo, que outras pessoas estão planejando feri-lo ou que já o tenham ferido?					
2. O paciente acredita que os outros o estão roubando?					
3. O paciente acredita que está sendo traído pelo cônjuge?					
4. O paciente acredita que hóspedes não bem-vindos estão morando em sua casa?					
5. O paciente acredita que membros de sua família, seus cuidadores ou outras pessoas não são quem eles alegam ser ou que são mentirosos?					
6. O paciente acredita que sua casa não é a sua casa?					
7. O paciente acredita que sua família planeja abandoná-lo?					
8. O paciente acredita que personagens da televisão ou de revistas estão, de fato, presentes na casa? Ele tenta falar ou interagir com eles?					

Para preencher o NPI original, perguntar ao cuidador sobre o escore global do domínio, referente somente aos itens em destaque (1 a 8):
Frequência (0 a 4): _______ Gravidade (0 a 3): _______ Desgaste do cuidador (0 a 5): ________
Frequência × gravidade:

Não deixar em branco. Inserir 0 se não ocorrer Total:

B. Alucinações:
O paciente tem alucinações, como falsas visões ou vozes? O paciente parece ver, ouvir ou sentir algo que não está presente? Com estas perguntas, não estamos nos referindo apenas a crenças falsas, como a de afirmar que alguém que morreu ainda vive. Mais exatamente, queremos saber se, realmente, ele tem sensações anormais quanto a sons ou visões. Sim: ☐ Não: ☐

As respostas deverão ser baseadas nas últimas 4 semanas	**Entrevista com o cuidador**			**Entrevista com o paciente**	**Impressão do clínico**
Descrição	**Frequência 0 a 4**	**Gravidade 0 a 3**	**Desgaste 0 a 5**	**Frequência 0 a 4**	**Gravidade 0 a 3**
1. O paciente refere que ouve vozes ou age como se ouvisse vozes?					
2. O paciente conversa com pessoas que não estão presentes?					
3. O paciente refere que vê objetos que não estão presentes ou age como se visse objetos que não estão presentes (pessoas, animais, luzes, etc.)?					
4. O paciente relata sentir odores não sentidos por outras pessoas?					
5. O paciente refere ter sensações em sua pele ou parece sentir objetos rastejando em sua pele ou tocando-o?					
6. O paciente diz ou age como se experimentasse gostos que não são reais?					
7. O paciente refere algumas outras experiências sensoriais incomuns?					

Para preencher o NPI original, perguntar ao cuidador sobre o escore global do domínio, referente somente aos itens em destaque (1 a 7):
Frequência (0 a 4): _______ Gravidade (0 a 3): _______ Desgaste do cuidador (0 a 5): ________
Frequência × gravidade:

Não deixar em branco. Inserir 0 se não ocorrer Total:

(continua)

C. Agitação:
O paciente é ríspido, não cooperativo ou resiste aos cuidados? Sim: ☐ Não: ☐

As respostas deverão ser baseadas nas últimas 4 semanas	**Entrevista com o cuidador**			**Entrevista com o paciente**	**Impressão do clínico**
Descrição	**Frequência 0 a 4**	**Gravidade 0 a 3**	**Desgaste 0 a 5**	**Frequência 0 a 4**	**Gravidade 0 a 3**
1. O paciente zanga-se quando as pessoas tentam cuidar dele ou resiste a atividades como trocar de roupas?					
2. O paciente é teimoso, querendo fazer as atividades à sua maneira?					
3. O paciente é não cooperativo, resistente à ajuda dos outros?					

Para preencher o NPI original, observar que os domínios Agitação e Agressão são integradas. Após perguntar para o cuidador sobre as questões 1 a 3 no domínio. Agitação, prossiga para as questões 1 a 3 no domínio Agressão. Obtenha o escore global do domínio (abrangendo os itens em destaque de *ambos* os domínios).
Frequência (0 a 4): _______ Gravidade (0 a 3): _______ Desgaste do cuidador (0 a 5): ________
Frequência × gravidade:

4. O paciente faz perguntas repetitivas ou tem atitudes repetitivas?					
5. O paciente parece, em geral, inquieto?					
6. O paciente é incapaz de permanecer sentado tranquilo, ele permanece constantemente inquieto?					
7. O paciente frequentemente pergunta ou se queixa de sua saúde, embora sem justificativa?					
8. O paciente recusa-se a tomar remédios?					
9. O paciente caminha nervosamente ou com raiva, diferentemente do vagar comum?					
10. O paciente tenta de maneira agressiva sair de casa ou ir a algum outro lugar (p. ex., ir ao quarto de outra pessoa)?					
11. O paciente tenta inapropriadamente usar o telefone na tentativa de obter ajuda dos outros?					
12. O paciente acumula objetos?					
13. O paciente esconde objetos?					
Não deixar em branco. Inserir 0 se não ocorrer				Total:	

D. Agressão:
O paciente grita raivosamente, bate portas ou tenta ferir os outros? O paciente cai intencionalmente ou tenta se ferir? Sim: ☐ Não: ☐

As respostas deverão ser baseadas nas últimas 4 semanas	**Entrevista com o cuidador**			**Entrevista com o paciente**	**Impressão do clínico**
Descrição	**Frequência 0 a 4**	**Gravidade 0 a 3**	**Desgaste 0 a 5**	**Frequência 0 a 4**	**Gravidade 0 a 3**
1. O paciente grita ou pragueja raivosamente?					
2. O paciente bate portas, chuta móveis, atira objetos?					
3. O paciente tenta bater nos outros ou feri-los?					
Ver o domínio anterior, Agitação, para obter o escore global do domínio					
4. O paciente agarra, empurra ou arranha os outros?					
5. O paciente é argumentativo de maneira não razoável e que não é de sua característica?					
6. O paciente é intrusivo, como pegar objetos dos outros ou entrar inapropriadamente no quarto de outra pessoa?					
7. O paciente dissimula, disfarça ou entra em conflito com os cuidadores ou com outras pessoas?					
8. O paciente procura ter comportamentos perigosos, como acender o fogo ou sair pela janela?					
Não deixar em branco. Inserir 0 se não ocorrer				Total:	

(continua)

E. Depressão/disforia:
O paciente parece triste ou deprimido? Ele diz sentir-se triste ou deprimido? Sim: ☐ Não: ☐

As respostas deverão ser baseadas nas últimas 4 semanas	Entrevista com o cuidador			Entrevista com o paciente	Impressão do clínico
Descrição	**Frequência 0 a 4**	**Gravidade 0 a 3**	**Desgaste 0 a 5**	**Frequência 0 a 4**	**Gravidade 0 a 3**
1. O paciente tem períodos de choro ou soluços que parecem indicar tristeza?					
2. O paciente diz que está triste, desanimado, ou age como se estivesse triste ou desanimado?					
3. O paciente desvaloriza-se ou diz que se sente inútil?					
4. O paciente parece muito desencorajado ou diz não ter futuro?					
5. O paciente diz ser um peso para a família e que a família estaria melhor sem ele?					
6. O paciente expressa desejo de morrer ou fala em se matar?					
7. O paciente diz ser uma pessoa má e que merece ser punido?					
Para preencher o NPI original, perguntar ao cuidador sobre o escore global do domínio, referente somente aos itens em destaque (1 a 7): Frequência (0 a 4): _______ Gravidade (0 a 3): _______ Desgaste do cuidador (0 a 5): ________ Frequência × gravidade:					
8. O paciente tem uma expressão de angústia ou de dor?					
9. O paciente é pessimista ou muito negativista, esperando o pior?					
10. O paciente fica repentinamente irritado ou facilmente aborrecido?					
11. O paciente mudou seus hábitos de comer, como querer comer mais/menos ou com maior/menor frequência do que o habitual?					
12. O paciente fala sobre sentimentos de culpa por fatos pelos os quais não é responsável?					
13. O paciente parece demorar mais para gostar de atividades anteriormente agradáveis?					
Não deixar em branco. Inserir 0 se não ocorrer				Total:	

F. Ansiedade:
O paciente é muito ansioso, preocupado ou assustado sem razão aparente? Ele parece muito tenso ou inquieto? Ele receia ficar longe de você ou das pessoas nas quais confia? Sim: ☐ Não: ☐

As respostas deverão ser baseadas nas últimas 4 semanas	Entrevista com o cuidador			Entrevista com o paciente	Impressão do clínico
Descrição	**Frequência 0 a 4**	**Gravidade 0 a 3**	**Desgaste 0 a 5**	**Frequência 0 a 4**	**Gravidade 0 a 3**
1. O paciente fica muito preocupado com eventos programados, como compromissos ou visitas familiares?					
2. O paciente tem períodos nos quais se sente inquieto, incapaz de relaxar ou muito tenso?					
3. O paciente tem períodos (ou se queixa) de falta de ar, respiração ofegante ou suspiros devido a nervosismo?					
4. O paciente queixa-se de aperto no estômago, palpitações ou o coração acelerar por se sentir tenso (sintomas não explicados por alguma doença)?					
5. O paciente evita determinados lugares ou situações que o tornam mais tenso, como encontrar-se com amigos ou participar de atividades em público?					
6. O paciente fica perturbado quando separado de você? Ele segura-se em você para não se separar?					
Para preencher o NPI original, perguntar ao cuidador sobre o escore global do domínio, referente somente aos itens em destaque (1 a 6): Frequência (0 a 4): _______ Gravidade (0 a 3): _______ Desgaste do cuidador (0 a 5): ________ Frequência × gravidade:					
7. O paciente fala que se sente ameaçado ou age como se estivesse amedrontado?					
8. O paciente tem expressão de preocupação?					
9. O paciente repete declarações ou comentários sobre alguma coisa ruim que está para acontecer?					
10. O paciente expressa preocupação ou aflição pela sua própria saúde ou pelas funções do próprio corpo, preocupações não justificadas?					

(continua)

11. O paciente fica choroso com as preocupações?
12. O paciente tem medos irreais de ficar sozinho ou de ser abandonado?
13. O paciente pergunta repetidamente sobre o que ele deveria fazer ou para onde deveria ir?
14. O paciente parece excessivamente concentrado ou preocupado com tarefas ou atividades e não consegue facilmente se desligar delas?

Não deixar em branco. Inserir 0 se não ocorrer — Total:

G. Euforia/elação:
O paciente parece excessivamente eufórico sem motivos? Eu não me refiro à felicidade normal de ver amigos, de receber presentes ou de passar o tempo com os membros da família. Eu pergunto se o paciente tem persistentemente ou demonstra uma alegria excessiva quando os outros não apresentam um bom-humor dessa forma? Sim: ☐ Não: ☐

As respostas deverão ser baseadas nas últimas 4 semanas	**Entrevista com o cuidador**			**Entrevista com o paciente**	**Impressão do clínico**
Descrição	**Frequência 0 a 4**	**Gravidade 0 a 3**	**Desgaste 0 a 5**	**Frequência 0 a 4**	**Gravidade 0 a 3**
1. O paciente parece sentir-se excessivamente feliz ou age como se estivesse excessivamente feliz?					
2. O paciente acha graça ou ri de assuntos que os outros não acham engraçados?					
3. O paciente parece ter um senso de humor pueril, com tendência a zombar ou rir inapropriadamente (quando algo infeliz acontece com os outros)?					
4. O paciente conta piadas ou diz coisas que não são engraçadas para os outros, mas que parecem engraçadas para ele?					
5. O paciente faz brincadeiras infantis, como beliscar, ou brinca de esconder-se por achar engraçado?					
6. O paciente fala demais ou alega que tem mais habilidades, dinheiro ou poder do que na verdade tem?					

Para preencher o NPI original, perguntar ao cuidador sobre o escore global do domínio, referente somente aos itens em destaque (1 a 6):
Frequência (0 a 4): _______ Gravidade (0 a 3): _______ Desgaste do cuidador (0 a 5): ________
Frequência × gravidade:

Não deixar em branco. Inserir 0 se não ocorrer — Total:

H. Apatia/indiferença:
O paciente perdeu ou diminuiu o interesse pelo mundo ao seu redor? Ele perdeu ou diminuiu o interesse em fazer as atividades ou falta-lhe motivação para iniciar novas atividades? Ele tem mais dificuldade para se engajar na conversação ou para efetuar os afazeres cotidianos? Ele está apático ou indiferente? Sim: ☐ Não: ☐

As respostas deverão ser baseadas nas últimas 4 semanas	**Entrevista com o cuidador**			**Entrevista com o paciente**	**Impressão do clínico**
Descrição	**Frequência 0 a 4**	**Gravidade 0 a 3**	**Desgaste 0 a 5**	**Frequência 0 a 4**	**Gravidade 0 a 3**
1. O paciente parece ser menos espontâneo e ativo do que habitualmente era antes?					
2. O paciente provavelmente inicia menos uma conversação?					
3. O paciente está menos afetivo ou lhe faltam emoções em comparação com sua maneira habitual de ser?					
4. O paciente reduziu a realização de suas atividades cotidianas?					
5. O paciente parece menos interessado nas atividades ou naquilo que as outras pessoas planejam fazer?					
6. O paciente perdeu ou diminuiu o interesse pelos amigos ou pelos membros da família?					
7. O paciente está menos entusiasmado com os próprios interesses que habitualmente tinha antes?					
8. O paciente fica sentado quieto, porém, sem prestar atenção nos acontecimentos que ocorrem ao seu redor?					

Para preencher o NPI original, perguntar ao cuidador sobre o escore global do domínio, referente somente aos itens em destaque (1 a 8):
Frequência (0 a 4): _______ Gravidade (0 a 3): _______ Desgaste do cuidador (0 a 5): ________
Frequência × gravidade:

(continua)

9. O paciente reduziu sua participação em atividades sociais, mesmo quando estimulado?
10. O paciente está menos interessado ou menos curioso sobre as atividades rotineiras ou sobre novos acontecimentos ao seu redor?
11. O paciente expressa menos emoção em resposta a acontecimentos positivos ou negativos?

Não deixar em branco. Inserir 0 se não ocorrer — Total:

I. Desinibição:
O paciente parece agir impulsivamente, sem pensar? Ele faz ou diz coisas que não são usualmente feitas ou ditas em público? Ele tem atitudes que são constrangedoras para você ou para os outros? Sim: ☐ Não: ☐

As respostas deverão ser baseadas nas últimas 4 semanas	Entrevista com o cuidador			Entrevista com o paciente	Impressão do clínico
Descrição	**Frequência 0 a 4**	**Gravidade 0 a 3**	**Desgaste 0 a 5**	**Frequência 0 a 4**	**Gravidade 0 a 3**
1. O paciente age impulsivamente sem pensar nas consequências?					
2. O paciente fala com estranhos como se os conhecesse?					
3. O paciente diz coisas indelicadas, rudes às pessoas, e que possam magoá-las?					
4. O paciente diz coisas grosseiras ou faz comentários sexuais inapropriados que normalmente não faria?					
5. O paciente fala abertamente sobre assuntos muito pessoais ou particulares, normalmente não comentados em público?					
6. O paciente acaricia, toca ou abraça os outros de uma forma inconveniente ou inapropriada e que não é do seu caráter?					

Para preencher o NPI original, perguntar ao cuidador sobre o escore global do domínio, referente somente aos itens em destaque (1 a 6):
Frequência (0 a 4): _______ Gravidade (0 a 3): _______ Desgaste do cuidador (0 a 5): ________
Frequência × gravidade:

Descrição					
7. O paciente veste-se ou se despe em lugares inapropriados ou se exibe?					
8. O paciente tem pouca tolerância para frustrações ou é impaciente?					
9. O paciente comporta-se de forma socialmente inapropriada para a situação, como falar durante atos religiosos ou cantar durante a refeição?					
10. O paciente parece ter perdido o julgamento social sobre o que dizer ou como se comportar?					
11. O paciente ofende os outros?					
12. O paciente é incapaz ou parece não propenso a controlar sua alimentação?					
13. O paciente parece adequado, mas não leva em conta se suas palavras ou ações podem prejudicar os outros?					
14. O paciente urina em lugares inapropriados (não por causa de incontinência)?					
15. O paciente solicita persistentemente atenção sem consideração para com os outros?					
16. O paciente pega objetos dos outros?					

Não deixar em branco. Inserir 0 se não ocorrer — Total:

J. Irritabilidade/labilidade:
O paciente fica irritado e facilmente perturbado? Seu humor é muito instável? Ele é anormalmente impaciente? Não estamos nos referindo à frustração pela perda de memória ou pela incapacidade de fazer as tarefas habituais. Pretendemos saber se o paciente tem irritabilidade anormal, impaciência ou mudanças emocionais súbitas, diferentes da sua maneira habitual de ser. Sim: ☐ Não: ☐

As respostas deverão ser baseadas nas últimas 4 semanas	Entrevista com o cuidador			Entrevista com o paciente	Impressão do clínico
Descrição	**Frequência 0 a 4**	**Gravidade 0 a 3**	**Desgaste 0 a 5**	**Frequência 0 a 4**	**Gravidade 0 a 3**
1. O paciente fica de mau-humor, "perdendo o controle" facilmente por pequenas coisas?					
2. O paciente rapidamente muda o estado de humor, estando muito bem em um minuto e irritado no minuto seguinte?					
3. O paciente tem momentos súbitos de irritação?					

(continua)

4. Ele é impaciente, tendo dificuldade para lidar com atrasos ou esperar por atividades programadas?
5. O paciente é ranzinza ou irritável?
6. O paciente discute à toa, sendo difícil lidar com ele?

Para preencher o NPI original, perguntar ao cuidador sobre o escore global do domínio, referente somente aos itens em destaque (1 a 6):
Frequência (0 a 4): ________ Gravidade (0 a 3): ________ Desgaste do cuidador (0 a 5): ________
Frequência × gravidade:

7. O paciente é excessivamente crítico para com os outros?
8. O paciente abertamente entra em conflito com amigos, familiares ou com cuidadores?
9. O paciente lacrimeja ou chora frequentemente e de forma imprevisível?
10. O paciente subitamente apresesenta mudanças de humor?
11. O paciente queixa-se frequentemente?
12. O paciente parou de expressar prazer ou alegria em resposta às atividades habituais do dia a dia?

Não deixar em branco. Inserir 0 se não ocorrer Total:

K. Distúrbio motor aberrante:
O paciente anda de um lado a outro, tem comportamentos repetidos como abrir armários ou gavetas, ou repetidamente apanhar objetos, dar nós em barbante ou fios? Sim: ☐ Não: ☐

As respostas deverão ser baseadas nas últimas 4 semanas	**Entrevista com o cuidador**			**Entrevista com o paciente**	**Impressão do clínico**
Descrição	**Frequência 0 a 4**	**Gravidade 0 a 3**	**Desgaste 0 a 5**	**Frequência 0 a 4**	**Gravidade 0 a 3**
1. O paciente perambula (ou se move em cadeira-de-rodas) sem propósito aparente?					
2. O paciente remexe ao seu redor, abrindo e desarrumando gavetas e armários?					
3. O paciente se veste ou tira as roupas repetidamente?					
4. O paciente tem comportamentos repetitivos ou hábitos que faz repetidas vezes (p. ex.: esfregar a mesa, abrir e fechar portas)?					
5. O paciente faz atividades repetitivas, como manusear botões, pegar objetos, enrolar barbante etc.?					
6. O paciente se mexe excessivamente, não consegue permanecer sentado quieto, bate demais os pés ou os dedos?					

Para preencher o NPI original, perguntar ao cuidador sobre o escore global do domínio, referente somente aos itens em destaque (1 a 6):
Frequência (0 a 4): ________ Gravidade (0 a 3): ________ Desgaste do cuidador (0 a 5): ________
Frequência × gravidade:

7. O paciente tem comportamentos de autoestimulação, como balançar, esfregar-se ou gemer?
8. O paciente move-se sem um propósito racional, parecendo negligenciar as recomendações necessárias para sua segurança?
9. Seus movimentos ou reações são mais lentos do que o usual?

Não deixar em branco. Inserir 0 se não ocorrer Total:

L. Distúrbios do sono:
O paciente tem dificuldade para adormecer (não considerar se o paciente simplesmente levanta-se uma ou duas vezes à noite para ir ao banheiro e volta a dormir imediatamente). O paciente permanece de pé durante a noite, troca de roupas, entra nos quartos dos outros? Sim: ☐ Não: ☐

As respostas deverão ser baseadas nas últimas 4 semanas	**Entrevista com o cuidador**			**Entrevista com o paciente**	**Impressão do clínico**
Descrição	**Frequência 0 a 4**	**Gravidade 0 a 3**	**Desgaste 0 a 5**	**Frequência 0 a 4**	**Gravidade 0 a 3**
1. O paciente tem dificuldade para adormecer?					
2. O paciente levanta-se à noite (não considerar se o paciente levantase 1 ou 2 vezes à noite para ir ao banheiro e volta a dormir imediatamente)?					
3. O paciente perambula, anda de um lado para o outro ou se envolve em atividades inapropriadas à noite?					

(*continua*)

4. O paciente acorda-o (você) durante a noite ou perturba os outros?
5. O paciente levanta-se à noite, veste-se, procura sair de casa, pensando que é de manhã ou que o dia está começando?
6. O paciente dorme excessivamente durante o dia?
7. O paciente levanta-se muito cedo pela manhã (antes dos outros)?

Para preencher o NPI original, perguntar ao cuidador sobre o escore global do domínio, referente somente aos itens em destaque (1 a 7):
Frequência (0 a 4): ________ Gravidade (0 a 3): ________ Desgaste do cuidador (0 a 5): ________
Frequência × gravidade:

8. O paciente fica agitado ou inquieto durante o sono, à noite? Ou, ele fica preocupado em não conseguir dormir ou em acordar à noite?

Não deixar em branco. Inserir 0 se não ocorrer Total:

M. Distúrbios do apetite e da alimentação:
O paciente tem tido alguma mudança no apetite, no peso ou nos hábitos alimentares? considerar NA – Não Aplicável se ele está incapacitado e necessita ser alimentado. Ele tem tido alguma mudança no tipo de comida que prefere? Sim: ☐ Não: ☐

As respostas deverão ser baseadas nas últimas 4 semanas	Entrevista com o cuidador			Entrevista com o paciente	Impressão do clínico
Descrição	**Frequência 0 a 4**	**Gravidade 0 a 3**	**Desgaste 0 a 5**	**Frequência 0 a 4**	**Gravidade 0 a 3**
1. O paciente tem perdido o apetite?					
2. O paciente tem tido o apetite aumentado?					
3. O paciente tem perdido peso?					
4. O paciente tem ganhado peso?					
5. O paciente tem tido mudanças no comportamento alimentar, como colocar muita comida na boca de uma só vez?					
6. O paciente tem tido mudanças na preferência do tipo de comida, como querer comer muito doce ou outros tipos específicos de alimento?					
7. O paciente tem apresentado comportamentos alimentares como querer comer exatamente os mesmos tipos de comida todos os dias ou querer comer os alimentos exatamente na mesma ordem?					

Para preencher o NPI original, perguntar ao cuidador sobre o escore global do domínio, referente somente aos itens em destaque (1 a 7):
Frequência (0 a 4): ________ Gravidade (0 a 3): ________ Desgaste do cuidador (0 a 5): ________
Frequência × gravidade:

8. O paciente come ou bebe, ou tenta comer ou beber, substâncias inapropriadas ou produtos não alimentícios?
9. O paciente frequentemente solicita comida e/ou bebida mesmo que tenha comido ou bebido algo há pouco?

Não deixar em branco. Inserir 0 se não ocorrer Total:

N. Vocalizações aberrantes:
O paciente grita, fala excessivamente ou faz barulhos estranhos? Ele frequentemente tem explosões verbais? Sim: ☐ Não: ☐

As respostas deverão ser baseadas nas últimas 4 semanas	Entrevista com o cuidador			Entrevista com o paciente	Impressão do clínico
Descrição	**Frequência 0 a 4**	**Gravidade 0 a 3**	**Desgaste 0 a 5**	**Frequência 0 a 4**	**Gravidade 0 a 3**
1. O paciente faz barulhos esquisitos, como risos ou gemidos estranhos?					
2. O paciente grita ou geme alto, aparentemente sem motivo?					
3. O paciente fala excessivamente?					
4. O paciente faz solicitações ou queixas repetitivas?					
5. O paciente é verbalmente abusivo ou usa uma linguagem chula ou ameaçadora?					
6. O paciente faz galanteios sexuais verbais?					
7. O paciente apresenta explosões verbais?					
8. participa das conversas dos outros, mesmo que a conversação não lhe seja pertinente ou é difícil para ele entender?					

Não deixar em branco. Inserir 0 se não ocorrer Total:

gravemente alteradas as relações do mundo interno do paciente com a realidade externa. A evolução das diferentes acepções ligadas ao termo psicose reflete o rápido avanço no debate científico da época. Mas também reflete o avanço do tipo de estigma associado aos transtornos mentais, sempre levando à criação de novos termos para designá-los, temporariamente desestigmatizados. A atual noção de *alucinações e delírios* como elementos centrais nas psicoses se origina ao tempo de Emil Kraepelin, quando separava *dementia praecox* (esquizofrenia) e insanidade maníaco-depressiva (transtorno bipolar) (1896). Seguindo esta linha, a quinta edição do Manual Diagnóstico e Estatístico dos Transtornos Mentais (DSM-5) propõe, em seu apêndice, que *características psicóticas* compreendem *delírios, alucinações e alterações da forma do pensamento* (APA, 2013).

Atualmente, é justamente no que tange à idade avançada que o debate psicopatológico mais se avoluma. Além da psicose que se inicia na velhice, há um amplo grupo de transtornos mentais com sintomas psicóticos que se iniciam na juventude e que podem persistir durante a idade avançada. Com o aumento da duração da vida humana, passam a ser intensamente investigados no idoso: esquizofrenia, transtorno esquizoafetivo, transtorno esquizofreniforme, transtorno delirante, transtorno bipolar, transtorno depressivo maior com sintomas psicóticos, transtorno psicótico breve, transtorno psicótico compartilhado, transtorno psicótico induzido por álcool e substâncias, sintomas psicóticos relacionados com o uso de medicamentos, ligados à privação de sono e no curso de inúmeras doenças médicas. Assim, o espectro *dos transtornos mentais com sintomas psicóticos no idoso* é extremamente amplo. A esquizofrenia, muitas vezes, aqui funcionou com um modelo, por motivos históricos e pela intensa eloquência com que os sintomas psicóticos nesta se exibem. Contudo, a fenomenologia da PRD difere muito daquela da esquizofrenia do paciente jovem. Quando surgem pela primeira vez na idade avançada, os sintomas psicóticos adquirem uma qualidade que surpreende o paciente e os seus familiares, que desconcerta os cuidadores e os lares de idosos, e que alerta a equipe clínica para a necessidade de programar avaliações clínicas, sequencialmente, à busca da possibilidade de doença demenciante subjacente.

Hoje em dia a PRD é definida em geral por alucinações e delírios (Cummings *et al.*, 2020). Embora não estejam claros os mecanismos subjacentes à PRD, evidências neurobiológicas e farmacológicas apontam para um desequilíbrio excitatório cortical e mesolímbico, implicando sinalização serotoninérgica, glutamatérgica, GABAérgica e dopaminérgica, apesar de diferenças na patologia cerebral subjacente em cada tipo de demência. Devemos lembrar que necropsias mostram que a maioria desses pacientes exibe quadro neuropatológico misto, com variações nos agregados proteicos anormais e nas alterações vasculares. Na PRD, distintas vias sinalizadoras parecem contribuir para ativar a via interconectada corticolímbica da psicose. As hipóteses implicam desde a hiperativação de neurônios piramidais no córtex visual à hiperativação mesolímbica direta (Cummings *et al.*, 2020).

Alucinação

Atribui-se ao psiquiatra francês Jean-Étienne Dominique Esquirol (1838) o uso clínico do termo *alucinação*, possivelmente do grego *alyein* (alienado). A alucinação é um distúrbio sensoperceptivo em que ocorre uma percepção sem que haja um objeto a ser percebido. Habitualmente, a alucinação é motivo para preocupação clínica, pois aponta para a possibilidade de alterações em neurotransmissores e de doenças, mentais ou outras, no presente ou no futuro. Alucinações em idosos variam quanto a *conteúdo* (percepção de pessoas, animais, objetos ou cenas), *duração* (segundos a período longo), *complexidade* (percepção de estímulos elementares ou percepção de cenas complexas), *qualidade* (realidade percebida, intrusividade), *modalidade* (unimodal ou multimodal, no aspecto sensorial) e *caráter* (frequência, valência emocional e localização) (Badcock *et al.*, 2020). A *ilusão* não pode ser confundida com a alucinação. Na ilusão, ocorre uma distorção perceptual de um estímulo, muitas vezes de origem emocional (catatímica). À noite, uma idosa que não consegue se locomover com a rapidez que o horário exige, acaba por "enxergar" um assaltante caminhando em sua direção. Mas, a seguir, aliviada, vê que é apenas a sombra de um arbusto. Segundo Henry Ey (1973), a ilusão, um complemento imaginativo da percepção, alcança, às vezes, tanta riqueza e vivacidade que passa a receber a especial designação de *pareidolia*. Leonardo da Vinci nos aconselha a mirar um reboco descascado de uma parede, de onde a imaginação retira paisagens, faces e monstros, aproveitados na arte do desenho. Enxergar São Jorge no terreno lunar ou ouvir palavras na sirene da ambulância são exemplos de pareidolias. Habitualmente ilusão e pareidolia são manifestações normais triviais, exceto quando surgem excessivamente, de modo recorrente ou persistente, ou em associações com fenômenos psicopatológicos anormais. A *alucinação verdadeira* possui corporeidade, localiza-se no espaço externo e tem irresistível força de convencimento, mesmo que ao paciente pareça inverossímil ou esquisita. Já a *pseudoalucinação* (ou alucinação psíquica ou aperceptiva), descrita (e sofrida) pelo psiquiatra russo Victor Kandinsky (primo do pintor Wassily Kandinsky), se distingue da alucinação verdadeira pela ausência de corporeidade e por localizar-se no espaço interno, aparecendo nas modalidades visual e auditiva. À época de Baillarger (1846), inicia-se a discussão sobre *alucinação unilateral*, em apenas um dos olhos ou um dos ouvidos. A seguir, à época do italiano Augusto Tamburini (1870), vem o debate acerca de naturezas *periférica* ou *central/mental* para os fenômenos alucinatórios. Comumente, a vivência alucinatória é descrita a partir de modalidades sensoriais: alucinação *visual*, alucinação *auditiva*, alucinação *tátil*, alucinação *olfatória/gustatória* e alucinação *cenestésica* (do esquema corporal e proprioceptiva). Os pacientes tendem a não se abrir com facilidade a respeito da alucinação, e o *estigma* é possivelmente uma das causas desse fenômeno. Supõe-se que a alucinação no idoso seja *subdiagnosticada* e um dos fundamentos para tal poderia ser a dificuldade para comunicar com um entrevistador. Este tipo de obstáculo mais ainda se destaca quando levamos em conta a ampla variedade de contextos mentais, físicos e sociais em que a alucinação no idoso se apresenta. No futuro, a formação de cuidadores e prestadores de serviços de saúde para idosos poderia ser repensada, treinando-os para ouvir de modo neutro e para evitar emitir respostas estigmatizadoras.

Em amostra não clínica de pessoas sadias na *população geral*, a alucinação é muito comum, sendo mais encontrada em jovens que em idosos. Em metanálise de 25 estudos de prevalência de vida de alucinações auditivas, Maijer *et al.* (2018) relatam uma estimativa agrupada de prevalência geral de 9,6% (CI 6,7 a 13,6%) e, nos idosos, de 4,5% (CI 2,5 a 8,1%). Em outro trabalho, Laroi *et al.* (2019) estudaram a prevalência de alucinação em população geral, por questionário autoadministrado (modificação da Escala de Predisposição para Alucinação de Launay e Slade, 1981). A prevalência nos jovens (18 a 30 anos de idade) foi superior àquela nos mais maduros (31 a 60 anos de idade), que foi superior àquela nos idosos (61 a 96 anos de idade), com a ansiedade mediando (parcialmente) o efeito da idade. Contudo, é preciso cuidado com a interpretação deste tipo de estudo, uma vez que os instrumentos para avaliar alucinação não foram desenhados especificamente para o idoso. Em contraste com estas ideias, o cenário se modifica quando saímos dos estudos epidemiológicos em população geral para os estudos de pacientes/doenças. Algumas características próprias da velhice parecem formar realmente um terreno fértil e peculiar para a alucinação. Nesta faixa etária, existe uma crescente intensificação da *privação sensorial*. Seja originada em deficiência visual ou auditiva ou em outras dificuldades de input de informação, a privação sensorial se conecta ao isolamento, físico, social e emocional, algo indesejável no idoso.

A *síndrome de Charles Bonnett* exemplifica a incumbência da privação visual na formação de alucinações em idoso mentalmente sadio. Em 1760, o filósofo suíço Charles Bonnett relata as curiosas experiências vividas por seu avô, Charles Lullin, do alto de seus 89 anos de idade. Embora gozasse de boa saúde física e mental, incluindo uma adequada cognição, apresentava importante deficiência visual em razão da catarata. Por 3 meses, em 1758, Lullin enxergava pessoas, animais, edifícios e cenários inexistentes, que se movimentavam e mudavam de tamanho, muitas vezes de modo vívido, e que nunca aceitou como reais. Posteriormente, em 1936, Morsier criou o epônimo síndrome de Charles Bonnett. Mais recentemente, Moretti *et al.* (2020) examinaram os efeitos da associação entre patologias da visão e demência vascular subcortical (DVS), ligada a lesões de pequenos vasos. Os casos de DVS com patologias visuais apresentaram mais alucinações visuais, mais dependência em ADL/IADL e menos apatia, quando comparados a casos de DVS sem patologias da visão. Não se conhece adequadamente os mecanismos subjacentes à alucinação visual e a sua relação com alterações oculares e cerebrais. A *alucinação visual* gera especial interesse clínico nas doenças neurodegenerativas. Pode aparecer isoladamente ou em associação com outros tipos de alucinações. Chama a atenção a sua elevada frequência no subgrupo de doenças neurodegenerativas demenciantes parkinsonianas, constituído pelas DDP e DCL, sendo menos relatada no subgrupo que inclui paralisia supranuclear progressiva (PSP), degeneração corticobasal (DCB) e atrofia de múltiplos sistemas (AMS) (Bertram; Williams, 2012). Alucinações visuais recorrentes, bem formadas e detalhadas, é uma das quatro características clínicas centrais da DCL, definidas no quarto consenso sobre o tema, juntamente com parkinsonismo, cognição flutuante e transtorno comportamental do sono REM (TCSR) (McKeith *et al.*, 2017). A alucinação visual também é elemento central no próprio conceito de DCL em fase prodrômica (McKeith *et al.*, 2020). Na doença de Parkinson é curioso observar que o córtex occipital tende a não exibir uma elevada carga neuropatológica (sinucleína, amiloide e tau), mesmo em doença avançada (Kalaitzakis *et al.*, 2009). A alucinação visual, espontânea ou relacionada a doenças físicas/medicações, é muito mais encontrada na DCL que na doença de Alzheimer, embora também seja frequente nesta última. No espectro da psicose da demência de Parkinson, a *alucinação de passagem* (pessoa, animal ou objeto indefinido passando pelo campo visual periférico), a *ilusão* e a *alucinação de presença* (sentimento de existir alguém presente, sem que seja visível) foram pouco valorizadas e consideradas benignas por muito tempo (Ffytche; Aarsland, 2017). Gradualmente, constata-se sua relevância como fenômenos iniciais no curso de subgrupos de pacientes com doença de Parkinson e que tendem a progredir para alucinações visuais verdadeiras (Ravina *et al.*, 2007). Nesses fenômenos, a *palinparousia* é uma percepção persistente ou recorrente de que alguém saiu da sala há pouco. É interessante apontar que habitualmente uma ilusão não é um fenômeno patológico, mas, na DCL e na doença de Parkinson, a anormalidade se dá porque as ilusões se apresentam com uma frequência e uma persistência muito superiores ao habitual. Ainda entre as alucinações visuais, é preciso enfatizar aquelas que ocorrem com o idoso no *luto após uma longa convivência*, incluindo as experiências da *presença continuada* e da visão do falecido seguidamente, que podem associar-se a experiências de ouvi-lo, sentir seu odor e sentir sua presença como um anjo guardião. Como sabemos, as alucinações auditivo-verbais estão muito ligadas à esquizofrenia no paciente adulto. Scarioni *et al.* (2020) estudaram DFT em uma coorte do banco de cérebro holandês. Alucinação nos anos iniciais da DFT se relacionavam com a patologia da proteína TDP-43, tendo importância especial a *alucinação auditiva*. Na DFT, destaca-se a história pessoal pré-mórbida e a história familiar positivas para esquizofrenia, transtorno esquizofreniforme, transtorno esquizoafetivo e transtorno bipolar. Na doença de Alzheimer, a alucinação é o mais frequente dos fenômenos sensoperceptivos, mais comumente visual e auditiva, e mais raramente *olfatória*, *tátil* e *somática*. A alucinação é mais relatada na doença de Alzheimer de início tardio. A alucinação na doença de Alzheimer tende a se associar a um maior comprometimento cognitivo e a uma deterioração clínica mais rápida segundo alguns (Fuller *et al.*, 2020). A *alucinação olfatória/gustativa*, desagradável percepção de odor/gosto de lixo, material podre, cadáver ou fezes, geralmente é estudada em esquizofrenia e epilepsia, sendo menos examinada em demências. Uma exceção é o trabalho de Scarmeas *et al.* (2005) de acompanhamento da doença de Alzheimer, que se interessaram pelas alucinações olfatórias desses pacientes. Na *síndrome de Cotard* (negação de órgãos), também pode haver alucinação olfatória, junto com percepção de apodrecimento do próprio corpo. A alucinação na doença de Alzheimer poderia funcionar como um *mecanismo compensatório* a preencher as necessidades sociais, face à solidão, ao isolamento social, a sentimentos de tédio, de vazio e de privação afetiva (El Haj *et al.*, 2016). Um procedimento médico com grande potencial para contrabalancear este déficit sensorial e melhorar amplamente a qualidade de vida no idoso portador de demência é a cirurgia de catarata, um fenômeno onipresente no idoso. No entanto, essa cirurgia persiste muito menos realizada em idosos portadores de demências que naqueles sem demência, muitas vezes devido a uma falta de treinamento da equipe cirúrgica para trabalhar com pessoas idosas com demência (Pershing *et al.*, 2019).

Com Carl Wernicke, surge o termo *alucinose*, que se difunde rapidamente na noção de alucinose dos bebedores ou alucinose alcoólica. Em 1922, Jacques Jean Lhermitte descreve a *alucinose peduncular*, em idosa de 72 anos de idade, que via estranhos gatos e galinhas de pupilas brilhantes andando pela enfermaria, e tentava tocá-los, após sofrer acidente vascular encefálico (AVE) de pedúnculo e ponte, sendo que também havia sonhos vívidos, sonolência diurna e insônia. "A paciente alucinada encontra-se sonhando enquanto acordada e sua função do sono acha-se em grave desordem". Atualmente os neurocirurgiões estão atentos para a possibilidade de alucinose peduncular em lesões compressivas desta região ou quando de sua manipulação cirúrgica (Kosty *et al.*, 2019). As alucinações *hipnagógicas* se dão na entrada para o sono, enquanto as alucinações *hipnopômpicas* se dão ao despertar. A alucinação hipnagógica/hipnopômpica é um dos cinco sintomas basilares da *narcolepsia*, sendo observada geralmente nas modalidades visual, tátil ou multissensorial. A narcolepsia é caracterizada por deficiência na neurotransmissão orexinérgica. O posicionamento ajuda a distinguir *sonho* de alucinação hipnagógica: enquanto o sonho tende a preencher todo o campo de visualização, com a participação ativa do sonhador em seu interior, a alucinação tende a ocupar a região central da visualização, deixando o alucinador como um observador à parte (Tavares; Cremaschi; Coelho, 2017). O *suvorexanto*, um antagonista do receptor de orexina, recebeu aprovação da Food and Drug Administration (FDA) para tratamento de insônia na demência. A interação entre perda de sono e sintomas psicóticos é examinada desde longa data (West *et al.*, 1962). Uma metanálise de estudos experimentais e observacionais sobre privação de sono indica que sintomas psicóticos se desenvolvem com o crescimento do tempo acordado. Os sintomas iniciais incluem simples metamorfosias (distorções visuais), ilusões e leves alterações somatossensoriais. Evoluem para ansiedade, irritabilidade, despersonalização e desorientação temporal com 24 a 48 horas de perda de sono. A seguir, alucinações complexas e pensamento incoerente após 48 a 90 horas e delírios após 72 horas de privação de sono. Posteriormente, o quadro clínico assume semelhança com uma psicose aguda ou um *delirium* tóxico (Waters *et al.*, 2018). No imaginário popular, é firme a crença de que o idoso necessita menos sono que o jovem e, com isso, o idoso seria mais leniente quanto ao próprio hábito de se privar de sono.

Delírio

Em latim, *delirare* (*de*, fora, e *liros*, sulco) significa *lavrar com o arado estando fora da sua trilha*. Em inglês, assemelha-se a *unhinged*, fora da dobradiça. E, em português, a *desparafusado*. Ainda em português, deludir é o mesmo que iludir, segundo o dicionário *Caldas Aulete* digital. *Delude*, em inglês, é enganar, zombar e frustrar. *Wahn*, em alemão, alude a capricho, imaginação e falsa opinião. De acordo com Karl Jaspers (1959), a *ideia delirante* (ou delírio) é um juízo patologicamente falso que se acompanha de três características: existe uma incomum, extraordinária convicção; não é permeável a influências; possui um conteúdo impossível. A *ideia delirante primária* (ou delírio primário, autóctone e que não deriva de outras manifestações psicopatológicas) se distingue da *ideia deliroide* (ou delírio secundário, que se origina, de modo compreensível, de outras manifestações psicopatológicas, como alterações de humor, sensopercepção ou consciência). O delírio pode ser *sistematizado*, com organização e coerência de ideias, e *não sistematizado*, quando pouco articulado e fragmentário. Quanto ao seu *conteúdo*, existe uma ampla gama e o delírio pode ser: *persecutório*, de *prejuízo*, de *influência*, de *autorreferência*, de *reivindicação*, de *ciúmes*, *erotomaníaco*, *somático* (hipocondríaco), de *infestação*, *grandioso*, *místico*, *fantástico*, de *ruína*, de *culpa*, de *pobreza*, *niilista*, de *partição* e de *identificação*. O delírio de *identificação incorreta* inclui as seguintes síndromes: de *Capgras* (alguém familiar ao paciente foi substituído por um quase sósia), de *Frégoli* (perseguidores alteraram a própria face para se assemelhar a familiares do paciente), de *intermetamorfose* (pessoas do convívio do paciente intercambiam identidades); do *duplo subjetivo* (paciente crê na existência de sósias seus); e do *pensionista fantasma* (hóspede semioculto em casa). O *delírio de partição* diz respeito a paredes, pisos, tetos e portas permeáveis a pessoas, objetos, substâncias e radiações. Alucinações e delírios em demências habitualmente são vivências desagradáveis e negativas e podem se ligar a desenlaces também negativos, como irritabilidade, insônia, agressão, distresse emocional, depressão, acidente e queda. Contudo, em alguns idosos com demência, certos delírios teriam potencial para contribuir para afetos positivos, de acordo com alguns autores. Delírio sobre a presença de amigos em casa poderia provocar sensação de segurança em alguns idosos. Delírio em que o falecido esposo acha-se vivo e presente poderia produzir algum conforto. Em um estudo em idosos dementes vivendo na comunidade, 40% dos pacientes não apresentaram desconforto face a seus delírios (Cohen-Mansfield *et al.*, 2016).

A fenomenologia da esquizofrenia difere daquela encontrada na PRD (Tabela 26.6). A alucinação auditiva verbal apresenta um valor muito significativo na esquizofrenia, enquanto

TABELA 26.6 Distinção geral entre esquizofrenia e psicose relacionada com a demência.

	Esquizofrenia	Psicose relacionada com a demência
Prevalência	< 1% da população geral	15 a 78% dos pacientes
Forma mais significativa de alucinação	Auditiva	Visual
Delírio bizarro ou complexo	Frequente	Raro
Sintomas de primeira ordem de Kurt Schneider	Frequentes	Raros
Delírio de identificação incorreta	Raro	Frequente
História pessoal de psicose	Comum	Rara
Remissão completa	Menos comum	Comum
Necessidade de manutenção de medicação neuroléptica	Habitual	Incomum

Adaptada de Tampi *et al.*, 2019.

a alucinação visual é aquela de maior destaque na DLC e na demência de Parkinson. O delírio bizarro ou complexo dos pacientes com esquizofrenia é incomum nas demências. Os sintomas schneiderianos de primeira ordem são raros nas demências. De acordo com Kurt Schneider (1948), pelo menos um dos sintomas de primeira ordem é indicativo de esquizofrenia: (a) percepção delirante; (b) alucinação auditiva (pensamentos audíveis, vozes dialogantes e vozes que comentam sobre o paciente); (c) passividade do pensamento (roubo do pensamento, inserção do pensamento e sonorização do pensamento); (d) delírio de controle (passividade do afeto, do impulso, da volição e somática).

O Grupo Internacional de Esquizofrenia de Início Tardio separou a esquizofrenia no adulto e no idoso em três grupos etários (Howard *et al.*, 2000). A esquizofrenia pode ter início precoce (antes de 40 anos de idade) e início tardio (entre 40 e 60 anos de idade). E há, ainda, a psicose esquizofreniforme de início muito tardio (PEFIMT) (após os 60 anos de idade) (Tabela 26.7). De acordo com o DSM-5, a esquizofrenia se distingue da psicose esquizofreniforme pela duração dos sintomas, superior a 6 meses na primeira, e entre 30 dias e 6 meses na segunda. Em coorte prospectivo em Israel, Kodesh *et al.* (2020) acompanharam 94.120 idosos, não portadores de esquizofrenia ou demência, ao longo de 4 anos e 10 meses. Houve maior risco de surgimento de demência e maior risco de morte no grupo que desenvolveu PEFIMT, em comparação ao grupo que não desenvolveu PEFIMT. Assim, a PEFIMT poderia representar um período prodrômico para demência e um envelhecimento mais acelerado, concluem os autores.

Enquanto na esquizofrenia iniciada na juventude encontramos delírios fantásticos, nas psicoses de início na velhice o delírio tende para conteúdos afeitos às dificuldades da realidade do idoso. Roubo do pensamento, inserção do pensamento e sonorização do pensamento não são fenômenos encontradiços em psicose crônica de início tardio, doença de Alzheimer, DVa ou mesmo no envelhecimento normal. O conteúdo de delírio mais frequente no idoso, seja este demente ou não, é de tipo persecutório. Uma vez que os temas comumente não são fantásticos, e sim afeitos a preocupações com maus tratos em situação de dependência, o delírio persecutório do idoso pode ser difícil de identificar.

Van Assche *et al.* (2018) comparam grupos de PEFIMT, psicose na doença de Alzheimer (PDA) e DCL com uso de neurolépticos e escore do Miniexame do Estado Mental (MEEM)

TABELA 26.7 Distinções entre quadros de esquizofrenia iniciados no adulto e no idoso.

	Esquizofrenia de início precoce	Esquizofrenia de início tardio	Psicose esquizofreniforme de início muito tardio
Idade de início	< 40 anos	40 a 60 nos	> 60 anos
Preponderância feminina	Não	Sim	Muito presente
Sintomas negativos	Presentes	Às vezes	Raros
Aprendizagem	Normal	Normal	Prejudicada
Retenção	Normal	Normal	Prejudicada
Declínio cognitivo progressivo	Sim	Sim	Sim, associação muito intensa
Anormalidade cerebral associada (AVE, tumor etc.)	Não	Não	Sim
História familiar	Presente	Presente	Associação fraca
Desajuste na infância	Presente	Presente	Ausente
Dose de antipsicótico	Mais alta	Menor	Menor
Risco de discinesia tardia	Presente	Presente	Muito elevado

AVE: acidente vascular encefálico. (Adaptada de Tampi *et al.*, 2019.)

TABELA 26.8 Fenomenologia de condições psicóticas crônicas da velhice.

	Psicose esquizofreniforme de início muito tardio	Psicose na doença de Alzheimer	DCL
Alucinação			
Início	Precoce	Tardio	Precoce
Modalidades	• Visual • Auditiva (ameaça verbal) • Tátil • Multimodal	• Visual • Auditiva	• Visual complexa é muito significativa (tema: animais, pessoas e objetos tridimensionais detalhados) • Auditiva (antecede sintoma motor e cognitivo)
Delírio			
Início	Precoce	Precoce	
Conteúdo	• Persecutório • Partição	• Persecutório (roubo, abandono)	• Persecutório (ciúme, roubo)
Síndrome de identificação errônea			
Frequência	Rara	Comum	Muito comum

DCL: demência com corpos de Lewy. (Adaptada de Belbeze; Gallarda, 2020; van Assche *et al.*, 2018.)

assemelhados. A PEFIMT e a DCL são mais dissimilares quanto à fenomenologia, e a PDA situa-se em posição intermediária entre as duas. Enquanto na PEFIMT e na DCL as alucinações se iniciam precocemente, na PDA se iniciam tardiamente. Na DCL, há mais alucinações visuais (animais e humanos) e menos delírio paranoide e de partição que nos dois outros grupos. Na PEFIMT, ocorre mais delírio de partição e alucinação auditivo-verbal, comparativamente aos dois outros grupos. Alucinação multimodal também é mais citada na PEFIMT. Os sintomas paranoides na PEFIMT são mais bizarros e elaborados que nos outros grupos. Velocidade de processamento e função executiva apresentam prejuízo assemelhado, nos três grupos. Contudo, na PDA há maior redução em aprendizagem e habilidades de consolidação. Na DCL, as alucinações são mais comuns que os delírios, estes geralmente de cunho paranoide. O delírio de identificação errônea ocorre em mais da metade dos casos de DCL. Na PDA, é frequente o delírio de conteúdo paranoide e há síndrome de identificação errônea, geralmente associados a alucinações visuais e auditivas. Na PDA, a prevalência de delírios tende a superar aquela de alucinações. Estudos com neuroimagem podem auxiliar na diferenciação dos três grupos: amiloide em tomografia de emissão de pósitrons (PET) para a PDA; tomografia por emissão de fóton único (SPECT) para a DCL (redução da captação de transportador de dopamina em núcleos da base); metabolismo cerebral em tomografia de emissão de pósitrons com fluorodesoxiglicose (FDG-PET) (hipometabolismo occipital na DCL e temporoparietal na PDA); e ressonância magnética (atrofia mediotemporal na PDA). A Tabela 26.8 busca sistematizar a fenomenologia de três importantes condições psicóticas crônicas da velhice.

Psicose relacionada com a demência

A fisiopatologia da PRD do idoso é multifatorial. Os mecanismos dependem de interações entre fatores de natureza neurobiológica, fatores do ambiente, fatores sociais e fatores psicológicos (Tabela 26.9).

Manifestações psicóticas em quadros demenciais exigem uma atenção especial. Desfavorecem o curso clínico, aceleram o declínio cognitivo e se conectam a maior dependência. Associam-se a um aumento da mortalidade. Amplificam o sofrimento do paciente e de seus familiares/cuidadores e se ligam a um aumento nas decisões para institucionalizar (Leroi *et al.*, 2003). Na avaliação inicial, é fundamental rever a possibilidade de doenças intercorrentes subjacentes e o uso de medicamentos e de álcool/substâncias. *Delirium* e depressão merecem especial destaque (Tabela 26.10).

A PRD pode surgir na vida dos pacientes mesmo antes que o quadro clínico demencial se encontre francamente declarado. Identificou-se delírios em 14% e alucinações em 8% dos portadores de CCL acompanhados em clínicas de memória (Siafarikas *et al.*, 2018). A psicose no CCL é estudada como fator de risco para a sua conversão na doença de Alzheimer. Estima-se que cerca de 18% dos pacientes diagnosticados com demência apresentem sintomas psicóticos, que podem persistir por muitos meses (Leroi *et al.*, 2003). A prevalência de PRD varia de acordo com a doença de base (Tabela 26.11).

Alucinações e delírios podem surgir em qualquer fase de todas as demências. É importante ter em mente que estes sintomas podem apresentar flutuações. As alucinações visuais são excepcionalmente comuns na DCL e na DDP. As alucinações simples são incomuns e geralmente complexas, que aparecem quase todo dia. Embora durem lapso de tempo muito curto, são experiências desagradáveis. Inicialmente o paciente pode reconhecer que estas experiências são alucinações,

TABELA 26.9 Diversidade de fatores implicados na formação de sintomas psicóticos em demências do idoso.

Relações com a família e os cuidadores	Elementos psicossociais	Condições ambientais desfavoráveis	Necessidades não atendidas	Dor crônica
Isolamento social e solidão				Doença física
Estimulação inadequada		Manifestações psicóticas: alucinações e delírios		Medicações
Déficits sensoriais				Álcool e drogas
Déficits cognitivos: função executiva, memória, fluência verbal	Déficits neurológicos	Predisposição genética	Alterações estruturais encefálicas: córtex pré-frontal, circuitos frontoestriatais e estruturas límbicas	Alterações neuroquímicas: dopamina, norepinefrina, serotonina, acetilcolina

Adaptada de Aarsland, 2020.

TABELA 26.10 Fundamentos para a distinção entre *delirium*, depressão, doença de Alzheimer e doença com corpos de Lewy.

	Delirium	Depressão	Doença de Alzheimer	DCL
Sintomatologia	Confusão mental aguda	Queixa subjetiva de memória e concentração	Perda em memória a curto prazo	• Alucinação visual • Cognição flutuante • TCSR • Sintoma motor pode anteceder dificuldade cognitiva
Início	Agudo	Recente	Insidioso	Insidioso
Nível de consciência	Flutuante ou rebaixado	Normal	Normal (exceto em fase tardia)	Flutuante
Duração	Horas-semanas	Variada	Meses-anos	Meses-anos
Orientação	Desorientação precocemente	Normal	Desorientação em fase tardia	Flutuação
Alucinação	Precocemente	Pode ocorrer (depressão com sintoma psicótico)	Tardiamente	• Precocemente • Alucinação visual bem formada
Cognição	Flutua com o nível de consciência	• Normal • Declínio, na depressão não tratada	Declínio progressivo	Declínio progressivo
Afetividade	Labilidade	Exaltação do humor triste	Labilidade	Labilidade
Sundowning	Possível	Ausente	Possível	Possível
Curso	Remite com tratamento, em geral	Reversível	Irreversível	Irreversível

DCL: demência com corpos de Lewy; TCSR: transtorno comportamental do sono REM (do inglês, *rapid eye movement*). (Adaptada de Tampi *et al.*, 2019.)

mas posteriormente este *insight* é perdido. Estudando casos com demência leve (MEEM maior ou igual a 20), Bjoerke-Bertheussen *et al.* (2012) encontraram mais alucinações e maior estresse do cuidador na DCL em comparação com a doença de Alzheimer. Um estudo longitudinal de pacientes com Alzheimer vivos relata que, ao longo de 3 anos, 9% desenvolveram apenas alucinações, 23% desenvolveram apenas delírios e 19% desenvolveram ambos (Connors *et al.*, 2018). Em um estudo no Cache County, Utah, as alucinações foram igualmente frequentes na doença de Alzheimer e na DVa, surgindo em 13% dos casos. Os delírios foram muito mais comuns na doença de Alzheimer (22%) que na DVa (8%). A Associação Internacional de Psicogeriatria atualizou, recentemente, os seus critérios para definir psicose nos transtornos neurocognitivos leve e maior (Tabela 26.12).

TABELA 26.11 Prevalência de alucinação, delírio e psicose em doenças demenciantes.

Tipos de demência	Prevalência (%)		
	Alucinação	Delírio	Psicose
DCL	55 a 78	40 a 57	75
DDP	32 a 63	28 a 50	50
Demência na doença de Alzheimer	11 a 17	10 a 39	30
DVa	5 a 14	14 a 27	15
DFT	1 a 13	2 a 6	10

DCL: demência com corpos de Lewy; DDP: demência na doença de Parkinson; DFT: demência frontotemporal; DVa: demência vascular. (Adaptada de Cummings *et al.*, 2018.)

Além de critérios gerais como vistos na Tabela 26.12, há critérios específicos para psicose em cada tipo de demência. Os critérios diagnósticos de Jeste e Finkel (2000) são os mais empregados para a psicose na doença de Alzheimer (Tabela 26.13). Um dos problemas com os critérios de Jeste e Finkel é o Critério C, que exclui psicose anterior à doença de Alzheimer. Ficou evidente, nos últimos anos, que sintomas psicóticos podem ocorrer na fase de CCL, antecedente à doença de Alzheimer propriamente.

Recentemente, o *Alzheimer's Association (AA) International Society to Advance Alzheimer's Research and Treatment (ISTAART) Neuropsychiatric Symptom (NPS) Professional Interest Area (PIA) psychosis group* empreendeu detalhada revisão dos principais critérios hoje existentes para psicose na

▪ **TABELA 26.12** Critérios atualizados (2020) para psicose nos transtornos neurocognitivos maior e leve (*International Psychogeriatric Association*).

A. Sintomas característicos
Um (ou mais) dos seguintes sintomas:
1. Alucinações visuais ou auditivas (p. ex., ver indivíduos silentes em pé na sala, ver crianças no jardim ou ver animais na casa)
2. Delírios (crenças fixas falsas, que o paciente acredita serem verdadeiras (p. ex., que a esposa é infiel, que posses estão sendo roubadas ou que alguém não é quem alega ser)

B. Diagnóstico primário
Todos os critérios para qualquer transtorno neurocognitivo maior ou leve acham-se preenchidos, com diagnósticos etiológicos especificados (p. ex., transtorno neurocognitivo maior [doença de Alzheimer]). Diagnósticos específicos incluem doença de Alzheimer, DCL, DVa, DDP, DFT, PSP, CCL, TCE e DCB. Outras causas mais raras de transtorno neurocognitivo maior e leve também são apropriadas, quando diagnosticadas como causa de psicose

C. Cronologia do início dos sintomas de psicose *versus* início de sintomas de comprometimento cognitivo
Há evidência da história de que os sintomas no critério A não estavam presentes continuamente desde antes do início dos sintomas de demência

D. Duração
O(s) sintoma(s) do critério A ocorrem, pelo menos intermitentemente, por 1 mês ou mais

E. Gravidade
Os sintomas são graves o bastante para causar alguma perturbação no funcionamento de pacientes e/ou outros ou ameaçar a própria segurança ou de outros
"Perturbação" é definida como interferência na capacidade do paciente ou de outros de executar suas atividades de vida diária ou de interagir socialmente como usual
"Funcionamento do paciente" é definido como capacidade para interagir com membros da família e outros, sem preocupar-se com alucinações etc.
"Funcionamento de outros" é definido como interferindo na capacidade de outros de cuidar ou interagir com o paciente ou causar estresse ao parceiro

F. Critérios de exclusão
Um diagnóstico de psicose em transtorno neurocognitivo maior ou menor deve ser excluído nos seguintes pacientes:
1. Pacientes que preencheram critérios para esquizofrenia, transtorno esquizoafetivo, transtorno delirante, transtorno de humor com características psicóticas ou depressão com características psicóticas
2. Quando a psicose ocorre exclusivamente durante o curso de um *delirium*
3. Quando a psicose somente é atribuível a outra condição médica geral (p. ex., hipotiroidismo) ou efeitos fisiológicos diretos de uma substância (p. ex., uso abusivo de droga ou de medicação)
4. Quando os sintomas são culturalmente inapropriados (p. ex., alucinações de ancestrais em certas culturas)
5. Quando as alucinações são mais prontamente atribuíveis a condições sabidamente causadoras de alucinações, como epilepsia, enxaqueca, doença dos órgãos dos sentidos ou AVE

G. Aspectos associados (especificar se associados)
Com agitação: quando há evidência, da história ou do exame, de agitação proeminente, com ou sem agressão física ou verbal
Com depressão: quando sintomas depressivos proeminentes, como humor depressivo, insônia ou hipersonia, sentimentos de desvalia ou culpa excessiva ou inapropriada ou pensamentos de morte recorrentes estão presentes (notar que transtorno de humor com características psicóticas é exclusão para o diagnóstico de psicose com os transtornos neurocognitivos maior ou leve (ver critério "F.1")

AVE: acidente vascular encefálico; CCL: comprometimento cogntivo leve; DCB: degeneração corticobasal; DCL: demência com corpos de Lewy; DVa: demência vascular; DFT: demência frontotemporal; DDP: demência da doença de Parkinson PSP: paralisia supranuclear progressiva; TCE: traumatismo cranioencefálico. (Fonte: Cummings; Devanand; Stahl, 2020.)

doença de Alzheimer: (a) Jeste e Finkel (2000); (b) Lyketsos, Breitner, Rabins (2001); e American Psychiatric Association (2013). Cada um dos três conjuntos de critérios possui força própria e contribuiu para desenvolvimentos da área. Contudo, são claras as suas limitações: (1) falta de especificação de sintomas psicóticos também observados em outras doenças psiquiátricas primárias; (2) inconsistência na separação entre delírios e alucinações e na diferenciação de delírios persecutório e de identificação errônea; (3) falta de enquadramento dos sintomas psicóticos na linha da história natural, subestimando idade de início da doença, fase de vida, estágio da demência, persistência de sintomas e sua flutuação; (4) não considerar a coocorrência de depressão e agitação, que podem ser os sintomas primários na doença (sendo os sintomas psicóticos secundários); (5) não incorporam estados prodrômicos e pré-clínicos; (6) ausência de biomarcadores de doença (Fischer *et al.*, 2020). Assim, a AA-ISTAART-PIA também desenvolveu critérios novos, levando em conta a estrutura da PRD, para serem utilizados juntamente com os novos critérios da IPA (ver Tabela 26.13), visando melhorar a classificação fenotípica e a pesquisa em biomarcadores (Tabela 26.14).

▪ **TABELA 26.13** Critérios diagnósticos de Jeste e Finkel para psicose na doença de Alzheimer.

A. Sintomas característicos
Um ou mais dos seguintes sintomas:
1. Alucinações visuais ou auditivas
2. Delírios

B. Diagnóstico primário
Todos os critérios para demência de tipo Alzheimer preenchidos*

C. Cronologia dos sintomas de início da psicose *versus* início de sintomas de demência
Há evidência na história de que os sintomas do critério A não ocorreram continuadamente desde anteriormente ao início de sintomas de demência

D. Duração e gravidade
O(s) sintoma(s) no critério A ocorrem, pelo menos intermitentemente, por 1 mês ou mais. Sintomas são graves o bastante para causar perturbação no funcionamento do paciente e/ou de outros

E. Exclusão de esquizofrenia e transtornos psicóticos relacionados
Critérios para esquizofrenia, transtorno esquizoafetivo, transtorno delirante ou transtorno de humor com características psicóticas não são preenchidos

F. Relacionamento com *delirium*
O distúrbio não ocorre exclusivamente durante o curso de um *delirium*

G. Exclusão de outras causas de sintomas psicóticos
O distúrbio não é mais bem explicado por outra condição médica-geral ou efeitos fisiológicos diretos de uma substância (p. ex., uso abusivo de droga ou de medicação).

Características associadas (especificar se associadas)
Com agitação: quando há evidência, da história ou do exame, de agitação proeminente, com ou sem agressão física ou verbal
Com sintomas negativos: quando há sintomas negativos proeminentes, como apatia, afeto plano, avolição ou retardo motor
Com depressão: quando há sintomas depressivos proeminentes, como humor depressivo, insônia ou hipersonia, sentimentos de desvalia, ou culpa excessiva ou inapropriada, ou pensamentos recorrentes de morte.

*Para outras demências, como vascular, o critério B necessitará ser modificado apropriadamente. (Fonte: Jeste; Finkel, 2000.)

Sintomas psicóticos tendem a ser surpreendentes e desagradáveis para o paciente, a família e o cuidador profissional, mesmo que este seja profissional. Para adequadamente tratar o problema com o paciente, a família e o cuidador, o ideal é uma abordagem individualizada e sob medida para cada paciente. A equipe de cuidados primários não deve argumentar com o paciente para tentar convencê-lo que suas percepções e pensamentos são irreais. Mas é interessante trocar ideias sobre fatores relacionados com os problemas, anteriores e posteriores, que possam estar iniciando e mantendo os comportamentos. Um recente consenso Delphi indicou pontos principais no tratamento da psicose relacionada à doença de Alzheimer (Kales *et al.*, 2019). Para tratamento não farmacológico, a recomendação é o uso da intervenção DICE (*Describe, Investigate, Create, and Evaluate*) (Kales; Gitlin; Lyketsos, 2014) e musicoterapia.

■ **TABELA 26.14** Estrutura da psicose relacionada à demência.

1. Transtorno neurocognitivo ou doença neurodegenerativa diagnosticada por critérios estabelecidos (p. ex., National Institute on Aging (NIA); Alzheimer's Association (AA) Research Diagnostic Framework for AD; NIA-AA diagnosis of Alzheimer's Dementia or MCI due to AD, DSM, International Working Group criteria for prodromal AD etc.).
   Doença neurodegenerativa pode manifestar-se em achados clínicos ou de neuroimagem ou biomarcadores
   a. Clínicos: deterioração progressiva de comportamento ou cognição pela observação ou história (fornecida por informante adequado)
   b. Neuroimagem sugestiva de neurodegeneração (p. ex., MRI, PET)
   c. Positividade em biomarcadores liquóricos para marcadores relevantes (p. ex., amiloide, tau)
2. Estágio da doença neurodegenerativa:
   a. Doença pré-clínica (p. ex., cognição normal, declínio cognitivo subjetivo, MBI-pré-clínico)
   b. Doença prodrômica (CCL, MBI-prodrômico)
   c. Demência: (i) leve; (ii) moderada; ou (iii) grave
3. Sintomas psicóticos – persistindo, pelo menos intermitentemente, por 4 semanas: (i) flutuando; ou (ii) persistentes
   a. Delírios:
      i. Persecutórios
      ii. Identificação errônea
      iii. Outros
   b. Alucinações
      i. Codifique a modalidade sensorial (auditiva, visual etc.)
4. Critérios de exclusão:
   a. Sintomas psicóticos mais bem explicados por doença não neurodegenerativa do sistema nervoso ou condições médicas ou *delirium*
   b. Sintomas psicóticos mais bem explicados por um transtorno psiquiátrico primário atual
   c. Sintomas psicóticos melhor explicados por um transtorno afetivo ou por uma síndrome neuropsiquiátrica de agitação
   d. História pregressa de sintomas psicóticos

Fonte: Fischer et al., 2020.

Ficou recomendada, em primeiro lugar, avaliação completa e tratamento de causas subjacentes. Em segundo lugar, risperidona. Como tratamentos experimentais emergentes, pimavanserina e citalopram. Na doença de Alzheimer, pacientes com delírio e *agitação* apresentam sintomas psicóticos mais persistentes e uma melhor resposta aos tratamentos. Aqueles que apresentam delírio sem agitação tendem a apresentar mais alucinações. Não se sabe se se trata de subgrupo fenomenológico ou se a agitação é um marcador de gravidade. Os neurolépticos atípicos são as medicações mais empregadas no tratamento de psicose relacionada à doença de Alzheimer. Contudo, produzem elevada toxicidade dependente de dose em idosos com demência, podendo causar parkinsonismo, quedas, pneumonia, edema, trombose venosa profunda, AVE e elevar a mortalidade (Maust *et al.*, 2015).

Os critérios NINDS-NIMH para a psicose na doença de Parkinson são relacionados na Tabela 26.15.

O tratamento da psicose na demência de Parkinson está esquematizado na Tabela 26.16. Embora a maior evidência seja para a clozapina, seu uso sofre limitações, pelo risco de agranulocitose e pela necessidade de contínuo monitoramento do leucograma. A quetiapina é de uso mais fácil, mas há dúvidas quanto a sua eficácia. Outros neurolépticos se associam a maior risco de piora extrapiramidal. A *pimavanserina* é um novo antipsicótico desprovido de atividades dopaminérgica, colinérgica e histaminérgica, com elevada seletividade para o receptor 5-HT2A. A pimavanserina está aprovada pela FDA para o tratamento de psicose na doença de Parkinson. A sequência de passos para o tratamento da DCL está na Tabela 26.17.

■ **TABELA 26.15** Critérios diagnósticos NINDS-NIMH para psicose na doença de Parkinson.

A. Sintomas característicos
Pelo menos um dos seguintes sintomas (especificar qual dos sintomas preenche os critérios):
- Ilusões
- Falsa sensação de presença
- Alucinações
- Delírios

B. Diagnóstico primário
Critérios do banco de cérebro do Reino Unido para doença de Parkinson

C. Cronologia do início de sintomas de psicose
Os sintomas do critério A ocorrem após o início da doença de Parkinson

D. Duração
Os sintomas no critério A são recorrentes ou contínuos por 1 mês

E. Exclusão de outras causas
Os sintomas no critério A não são melhor explicados por outra causa de Parkinsonismo, como DCL, transtornos psiquiátricos como esquizofrenia, transtorno esquizoafetivo, transtorno delirante ou transtorno de humor com características psicóticas ou uma condição médica geral incluindo *delirium*

Características associadas (especificar se associadas)
- Com/sem *insight*
- Com/sem demência
- Com/sem tratamento para doença de Parkinson (especificar fármaco; cirúrgico, outro)

DCL: demência com corpos de Lewy. (Fonte: Ravina *et al.*, 2007.)

■ **TABELA 26.16** Tratamento da psicose em Parkinson.

1. Há problemas médicos intercorrentes contribuindo?
2. Reduzir/eliminar medicações psicoativas não relacionadas com a doença de Parkinson
3. Reduzir/eliminar medicações para doença de Parkinson, conforme tolerado, na seguinte ordem: anticolinérgicos, amantadina, agonistas dopaminérgicos, inibidores da MAO-B, COMTI, levodopa
4. Acrescentar pimavanserina ou quetiapina 12,5 ou 25 mg/noite. Particularmente se houver insônia. Aumentar conforme tolerado
5. Se os sintomas não forem controlados, considerar a associação de fármacos (pimavanserina + quetiapina)
6. Se alucinações persistirem, considerar clozapina (6,25 a 12,5 mg/noite e aumentar conforme necessário), em substituição à quetiapina

Observação: checar intervalo QTc antes de iniciar os fármacos, particularmente se associados

COMTI: inibidor da catecol-O-metiltransferase; MAO-B: monoamina oxidase B. (Adaptada de Kyle; Bronstein, 2020.)

■ **TABELA 26.17** Tratamento da psicose na doença com corpos de Lewy.

1. Há problemas médicos intercorrentes contribuindo?
2. Reduzir/eliminar medicações psicoativas não relacionadas com a doença de Parkinson
3. Reduzir/eliminar medicações para doença de Parkinson, conforme tolerado, na seguinte ordem: anticolinérgicos, amantadina, agonistas dopaminérgicos, inibidores da MAO-B, COMTI, levodopa
4. Acrescentar inibidor de colinesterase. Pode ser feito logo após excluir doenças intercorrentes, se não houver contraindicações
5. Se alucinações persistem, considerar quetiapina (12,5 a 25 mg/noite e aumentar conforme necessário) ou pimavanserina
6. Se alucinações persistem, considerar clozapina (6,25 a 12,5 mg/noite e aumentar conforme necessário), em substituição à quetiapina

COMTI: inibidor da catecol-O-metiltransferase; MAO-B: monoamina oxidase B. (Adaptada de Kyle; Bronstein, 2020.)

Distúrbios do sono

Os idosos necessitam dormir menos? De acordo com o National Institute on Aging, trata-se de um mito, e não é verdade que os idosos tenham menor necessidade de sono comparativamente aos jovens (NIA, c2020). Sempre se deve procurar dormir bastante e o melhor possível, ao longo de qualquer das fases do ciclo de vida (Figura 26.3). No idoso, o sono exibe mudanças no EEG, nos estágios, nos ciclos noturnos e no ritmo circadiano. A National Sleep Foundation recomenda 7 a 8 horas de sono por noite após os 65 anos de idade (Hirshkowitz *et al.*, 2015). Muitos idosos (e cuidadores) estão enganados quando aceitam como normal uma redução para apenas 4 horas de sono por noite, sendo, assim, vítimas da privação de sono. Constata-se que 40 a 70% dos idosos apresentam distúrbios crônicos do sono não tratados, mais da metade dos quais não diagnosticados (Mine; Kryger, 2017).

As alterações de sono nas demências são de natureza multifatorial e representam um grave e desafiador problema para os médicos e uma enorme sobrecarga para os cuidadores e para as instituições residenciais de longa permanência (Tabela 26.18). Estas alterações podem retratar o prenúncio de desfechos negativos, incluindo uma institucionalização precoce e um deterioro neurológico mais rápido. São queixas muito encontradas: dificuldade para adormecer, *sundowning*, pernas inquietas, dificuldade para manter o sono, sono superficial, sono agitado, vagar noturno, sonhos intensos e vívidos, encenação de sonhos, despertar precocemente, cochilo durante o dia, dor noturna e micções noturnas.

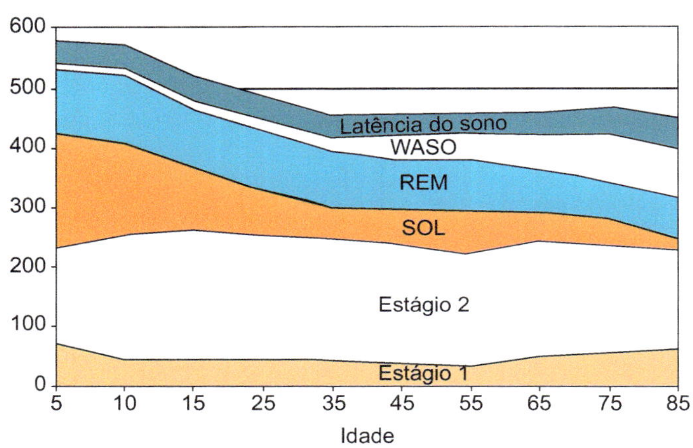

▪ **FIGURA 26.3** Tendências relacionadas ao sono ao longo do ciclo de vida. WASO: período desperto após o início do sono; REM: *rapid eye movement*; SOL: sono de ondas lentas. (Fonte: Ohayon *et al.*, 2004.)

▪ **TABELA 26.18** Fatores que alteram o sono nas demências.

Fatores externos

- Redução de estímulos ambientais periódicos (baixa exposição à luz solar, falta de um horário fixo para as refeições)
- Baixo nível de interação social durante o dia, com isolamento
- Fatores ambientais negativos (ruído excessivo, luz intensa acesa, checagem de dados vitais durante a noite, administração de medicamentos à noite, temperatura excessivamente baixa ou elevada, revestimento plástico sobre o colchão gerando ruídos e calor, ambiente inseguro, falta de privacidade)
- Falta de treinamento de cuidadores

Fatores internos

- Cognição comprometida
- Transtornos mentais (transtornos ansiosos e depressivos)
- Doenças clínicas
- Distúrbios primários do sono
- Medicações

Adaptada de Kryger *et al.*, 2015.

A Tabela 26.19 aponta alterações objetivas descritas em polissonografia (PSG) no idoso normal e nas demências. Nos quadros neurodegenerativos do idoso, o sono gradualmente pode tornar-se mais fragmentado, com despertares mais frequentes e de maior duração. Os fusos de sono e os complexos K vão ficando menos formados ou menos numerosos. Os complexos K são marcadores fisiológicos de um sono NREM de boa qualidade e precursores do sono de ondas lentas (SOL). EEG vai se tornando mais lento, na vigília e no sono REM. Na DCL com início precoce de alucinações visuais e com um maior comprometimento cognitivo, pode surgir um *sono dissociado*, com uma arquitetura extremamente alterada, sem estágios bem caracterizados, em que coexistem elementos de vigília, sono REM e sono NREM. Verificou-se que a perturbação do SOL se associa a aumento nos níveis de beta-amiloide (Ju *et al.*, 2017). É plausível que o acúmulo de beta-amiloide prejudique a produção de SOL e a consolidação de memória de longo termo dependente do hipocampo. Recentemente, o papel do sono REM nas demências é alvo de interessantes investigações. A redução na porcentagem de sono REM e o aumento da latência do sono REM se ligam a um aumento no risco de demência (Pase *et al.*, 2017). Sabemos que neurônios colinérgicos estão altamente ativados durante o sono REM e que na doença de Alzheimer é fundamental o déficit colinérgico. Alterações polissonográficas também são muito comuns no CCL, particularmente naqueles portadores do alelo ε4 da apolipoproteína E (ApoE4), incluindo mais despertares do SOL, menor duração do sono REM, aumento da latência do REM, mais tempo desperto após início do sono. No CCL-amnéstico (tendência para evoluir para doença de Alzheimer), há menos fusos e menos SOL. A densidade e a amplitude de fusos do sono encontram-se mais baixas em pacientes de doença de Parkinson sem demência que futuramente converterão para demência.

A ampla avaliação clínica do sono nas demências é de fundamental relevância. A entrevista sobre o sono é realizada com o paciente e com os cuidadores. Mesmo assim, os *informes subjetivos*, o diário de sono e os questionários frequentemente

▪ **TABELA 26.19** Polissonografia no idoso normal e nas demências.

	Idoso normal	Doença de Alzheimer	DCL	PSP	Doença de Huntington
Eficiência do sono reduzida	v	V	v	v	v
Aumento da latência do sono		V	v		v
Aumento da latência do sono REM			v		
Redução na porcentagem de SOL	v	v	v		v
Baixa porcentagem de sono REM	v	v	v	v	v
Redução do tempo total de sono		v		v	v
Maior índice de despertar			v		

DCL: demência com corpos de Lewy; PSP: paralisia supranuclear progressiva; SOL: sono de ondas lentas. (Adaptada de Manni; Terzaghi, 2017.)

produzem significativa inconsistência de dados. A PSG e a actigrafia são os *métodos objetivos* mais empregados para estudar o sono nas demências.

Subjacentes às queixas, há múltiplas disfunções e transtornos de sono nas demências, a exigir pronta avaliação e tratamento, incluindo: insônia, transtornos do ritmo circadiano, transtornos respiratórios do sono, parassonias, hipersonias centrais e síndrome de pernas inquietas (SPI). Frequentemente observa-se a associação de mais de um destes transtornos de sono em um mesmo paciente portador de demência. Alguns princípios de terapêutica para os principais grupos de transtornos de sono associados às demências estão descritos na Tabela 26.20. Os tratamentos não farmacológicos sempre precisam ter papel de destaque, dado que os efeitos indesejáveis dos tratamentos farmacológicos geram risco mais significativo nas demências. Muitos tratamentos de transtornos de sono em demências são, primariamente, analogias a tratamentos desenvolvidos em pacientes não dementes, como uma metáfora terapêutica, por conta da escassez de estudos específicos para esta população.

Nas demências do idoso, múltiplos fatores ambientais conspiram em favor de privação e fragmentação do sono, amplificando problemas internos. O ciclo sono-vigília regula os níveis liquóricos de beta-amiloide, tau e alfassinucleína, que se elevam quando há *privação de sono* (Holth *et al.*, 2019). O conceito de privação de sono se baseia na duração do sono, sendo recomendadas 7 a 9 horas para o adulto e 7 a 8 horas para o idoso. Contudo, despertar bem descansado também depende da qualidade do sono e não apenas da quantidade. Um sono que durou 8 horas e foi fragmentado por múltiplos despertares é um sono insuficiente, embora a sua duração tenha sido adequada. Muitos fatores contribuem para privação de sono, como inadequada higiene do sono, estilo de vida, escolhas pessoais, obrigações, transtornos de sono e outras doenças clínicas. A privação de sono muitas vezes é gerada por escolhas voluntárias que reduzem o tempo de sono. Como exemplo, assistir a filmes e séries na TV até tarde. A privação de sono se distingue da insônia, uma vez que na privação de sono existe a intenção de permanecer acordado e na insônia o sono não vem apesar de haver a oportunidade para dormir. A Tabela 26.21 exibe os preceitos gerais de uma adequada *higiene do sono*, relevantes para o tratamento de qualquer transtorno de sono.

Estima-se que a insônia possa acometer 40 a 60% dos pacientes com demências. A variabilidade a respeito da prevalência de insônia nas demências encontrada na literatura se deve, sobretudo, a mudanças no conceito de insônia, variações em critérios para sua definição e dificuldades para avaliar este paciente, inclusive face à subjetividade dos sintomas. O *transtorno de insônia crônico* consiste em uma dificuldade persistente com o início, a duração, a consolidação ou a qualidade do sono, que ocorre apesar de haver adequadas oportunidades e circunstâncias para dormir, e resulta em algum comprometimento diurno. Os problemas de sono precisam ocorrer pelo menos 3 vezes/semana, por pelo menos 3 meses (ICSD-3, 2014). A *insônia com duração curta de sono* (< 6 horas por dia) *avaliada com métodos objetivos* (actigrafia, PSG ou teste de latências múltiplas do sono) tem curso crônico, se acompanha de *hipervigilância fisiológica*, morbidade cardiometabólica (hipertensão arterial e diabetes), mortalidade e comprometimento neurocognitivo (Vgontzas; Fernandez-Mendoza, 2013). Nas demências, chama a atenção o aspecto multifatorial da insônia, contando-se

TABELA 26.20 Princípios de terapêutica de sono aplicados às demências.

Insônia	Intervenções não farmacológicas: • Higiene do sono • Restrição de sono • Controle de estímulos • TCC • Exposição à luz solar Intervenções farmacológicas: • Fármacos Z (zolpidem, zopiclona, eszopiclona) • Benzodiazepínico de meia-vida curta • Melatonina • Trazodona • Antidepressivos sedativos • Neurolépticos (quetiapina) • Suvorexanto
TRCSV	Higiene do sono Ambiente de sono saudável Horários consistentes Exposição à luz solar ou à luz intensa Melatonina Lamborexant (em desenvolvimento)
AOS	Redução do peso corporal Atividade aeróbica Limitar álcool e fármacos sedativos Cessar tabagismo Terapia miofuncional Aparelho intraoral CPAP
TCSR	Clonazepam Melatonina Agentes melatonérgicos Quetiapina
SDE	Modafinila Cafeína Antidepressivos estimulantes
SPI/movimentos periódicos de membros	Agonistas dopaminérgicos Gabapentina Pregabalina Opioides

AOS: apneia obstrutiva do sono; CPAP: *continuous positive airway pressure*; REM: *rapid eye movement*; SDE: sonolência diurna excessiva; SPI: síndrome de pernas inquietas; TCC; terapia cognitivo-comportamental; TCSR: transtorno comportamental do sono REM; TRCSV: transtornos de ritmo circadiano sono-vigília.

TABELA 26.21 Preceitos gerais de uma boa higiene do sono.

1. Consistência e horários
- a) Ir para a cama no mesmo horário e sair da cama no mesmo horário. Mesmo nos finais de semana
- b) Reduzir o tempo total de cama. Sair da cama logo quando acordar
- c) Controlar cochilos diurnos (< 30 min)

2. Ambiente de sono
- a) Quarto de dormir ideal: confortável, quieto, escurecido, relaxante, com temperatura amena, ambiente seguro e com privacidade
- b) Devem ser evitados no quarto de dormir: TV, computador, *tablet*, *videogame* e telefone celular
- c) Usar o quarto somente para dormir (e para a atividade sexual)

3. Atividades que favorecem dormir bem
- a) Exposição à luz do sol durante pelo menos uma hora pela manhã
- b) Atividade física (até 4 a 6 h antes de deitar-se)
- c) Estabelecer rotina de relaxamento antes do sono (desacelerar)
- d) Banho morno antes do sono
- e) Escrever lista de preocupações/afazeres do dia seguinte, antes de dormir

4. Alimentação
- a) Limitar a ingestão de líquidos no final do dia
- b) Manter horários regulares para as refeições
- c) Refeição leve no jantar. Muitas vezes, é necessário intervalo de 4 h entre a última refeição e o sono
- d) Controlar cafeína, álcool e tabaco, especialmente no final do dia

5. Atitudes durante a noite
- a) Evitar insistir intensamente em tentar dormir
- b) Se não conseguir adormecer, deixar a cama e esperar o sono reaparecer

Fonte: Hauri, 2012; CDC, 2016.

entre os determinantes: outros transtornos do sono (particularmente transtornos de ritmo circadiano), doenças médicas, dor crônica, transtornos mentais (particularmente, transtornos depressivos e ansiosos) e medicações/substâncias. Existe uma *relação bilateral* entre insônia e patogenia/progressão da doença de Alzheimer, com uma poderosa interligação entre o SOL, o acúmulo de beta-amiloide e o declínio cognitivo (Ferrini-Strambi *et al.*, 2020). Alguns observaram que a insônia é mais frequentemente na DVa que na doença de Alzheimer, sendo duas vezes mais comum naquela. A depressão comórbida com a insônia nas demências muitas vezes está subtratada ou não tratada. É importante ter em mente que muitos antidepressivos, como bupropiona, fluoxetina, venlafaxina e duloxetina, podem causar ou agravar insônia e administrá-los pela manhã, longe do sono, é uma tentativa de se evitar uma amplificação do problema. O mesmo se dá com os inibidores da colinesterase, particularmente com a donepezila, que é administrada preferencialmente pela manhã, para não piorar o sono. Pequenas doses de antidepressivos sedativos são empregadas na insônia, em jovens, em idoso e nas demências. Contudo, no estudo de Scoralick *et al.* (2017), 15 mg por noite do antidepressivo mirtazapina não melhoraram a insônia em pacientes com doença de Alzheimer residentes na comunidade e ainda aumentaram a sonolência diurna. Os antidepressivos tricíclicos (ATC) apresentam importantes propriedades antimuscarínicas, não recomendadas nas demências. Antidepressivos sedativos podem piorar a SPI ou movimentos periódicos dos membros presentes na doença de Parkinson. Na doença de Parkinson, podem estar associados à insônia: sintomas motores (câibras, rigidez e dificuldade para virar-se na cama), ansiedade e depressão, SPI, apneia obstrutiva do sono (AOS), transtornos de ritmo circadiano, noctúria, higiene de sono inadequada e efeitos de medicações/substâncias. Dadas as suas propriedades hipnóticas, cronobióticas e citoprotetoras e dado o seu perfil de efeitos colaterais mais benigno, a melatonina é sempre lembrada nas demências. Contudo, diversos *trials* não foram capazes de demonstrar a eficácia da melatonina para tratar a insônia em Alzheimer. Mas sabe-se que existe uma deficiência de melatonina na doença de Alzheimer (desde o estágio pré-clínico) e em outras demências, e diversos autores propõem a sua reposição hormonal para prevenção de variados problemas. As propriedades antioxidante celular, anti-inflamatória e antiamiloide possivelmente tornam a melatonina um neuroprotetor, que poderia prevenir/alentecer o curso de doenças neurodegenerativas ou evitar o avanço de processos bioquímicos relacionados ao envelhecimento. O seu uso também é aventado quando há transtorno de ritmo circadiano associado à insônia na doença de Alzheimer e em outras demências. Especula-se sobre o emprego do agonista de receptores melatonérgicos *ramelteona* para a insônia de início do sono em demências, uma droga que conferiu proteção contra *delirium* em idosos em cuidados agudos, em ensaio randomizado e controlado com placebo (Hatta *et al.*, 2014). A curto prazo, a trazodona melhora a qualidade do sono na doença de Alzheimer (Camargos *et al.*, 2015) e a longo prazo traz benefícios cognitivos, talvez por sua propriedade de potenciar o SOL, que, assim, atrasaria a agregação de beta-amiloide e reduziria a carga de tau. No interessante estudo retrospectivo de La *et al.* (2019), ao longo de 4 anos o declínio cognitivo averiguado no MEEM foi menor naqueles usando trazodona. O *suvorexanto*, antagonista dual de receptores de orexina OX1R e OX2R, foi aprovado pela FDA em 2020 para tratamento de insônia na doença de Alzheimer leve e moderada. Em estudo randomizado, duplo-cego, controlado com placebo, com grupos paralelos, *multisite*, de 4 semanas, o suvorexanto aumentou o tempo total de sono e reduziu o período desperto após o início do sono (WASO) em PSG (Herring *et al.*, 2020). A modulação da orexina e de seus efeitos sobre o sono afeta a patologia beta-amiloide cerebral (Roh *et al.*, 2014; Liguori *et al.*, 2014). Os agonistas de receptor benzodiazepínico (de estrutura benzodiazepínica ou de estrutura não benzodiazepínica, as medicações Z) são os medicamentos mais empregados no tratamento da insônia, seja em pacientes com demências ou sem. O seu uso em idosos com demências demanda cautela. Muitos hipnóticos podem amplificar déficits cognitivos, piorar AOS, gerar sonolência diurna excessiva (SDE) e elevar o risco de quedas. Além dos princípios gerais de uma boa higiene do sono (ver Tabela 26.21), o tratamento não farmacológico da insônia na doença de Alzheimer se baseia em intervenções compostas de combinações dos seguintes: aumentar atividades diurnas, caminhadas e treinamento multifuncional; impedir o isolamento social; limitar cochilos prolongados; aumentar a exposição à luz solar para pelo menos 1 hora pela manhã. Em casas para idosos, há relatos de baixíssima exposição à luz solar, particularmente no caso de pacientes acamados. A estruturação de bons hábitos de sono e sua manutenção precisam ser prioritárias. Embora existam regras gerais para a higiene do sono, esta não é sempre a mesma para todas as pessoas e necessita ser individuada, particularmente no caso de demência. A terapia cognitivo-comportamental (TCC) da insônia se apoia nos preceitos da higiene do sono e implica sua intensa individualização. É possível treinar cuidadores para implementar a higiene do sono em pacientes com demências (McCurry *et al.*, 2003). Apenas informar os cuidadores é insuficiente, sendo necessário fornecer-lhes supervisão ativa e continuada, para que consigam manter um programa de higiene de sono em idosos com doença de Alzheimer.

A *sonolência diurna excessiva* (SDE) é uma dificuldade de permanecer desperto e alerta quando necessário. Distingue-se da fadiga, na qual há percepção de exaustão, mas ambas podem estar superpostas. As causas da SDE incluem: não priorizar o sono, qualidade do sono inadequada, insônia, AOS, SPI, transtornos circadianos do ciclo sono-vigília, dor, micções noturnas, transtorno depressivo, transtorno bipolar, transtorno de ansiedade generalizada e transtorno de estresse pós-traumático. Uma doença subdiagnosticada, a *narcolepsia* se caracteriza por SDE com ataques de sono, cataplexia (perda de tônus muscular induzida pelo riso e outras emoções), paralisia do sono, alucinações e fragmentação do sono. A destruição de neurônios hipotalâmicos produtores de orexina é a causa da narcolepsia. A deficiência de orexina gera uma instabilidade regulatória do sistema sono-vigília, com transições muito rápidas do sono para a vigília e da vigília para o sono. A SDE é um sintoma comum na doença de Parkinson e pode aparecer precocemente, até mesmo antes de sintomas motores. Muitas vezes, deve-se a efeitos indesejáveis de medicações dopaminérgicas. Além de ações de drogas, outras causas de SDE na doença de Parkinson incluem: perda de neurônios de orexina (hipersonia central), AOS, sono insuficiente, transtornos de ritmo circadiano e TCSR. Muitas áreas cerebrais implicadas na produção da vigília estão acometidas na doença de Parkinson: *locus coeruleus*, núcleos da rafe e neurônios orexinérgicos. Na encefalopatia traumática crônica (demência pugilística), uma demência classificada como tauopatia, também surge SDE. Na AMS, observa-se a perda de neurônios produtores de orexina, com aparecimento de sintomas narcolepsiformes. Substâncias estimulantes da vigília são usadas no controle da SDE: cafeína, modafinila, metilfenidato, lisdexanfetamina e oxibato de sódio. Nos idosos com demências, cabe cautela, pelo risco cardiovascular e psiquiátrico.

Nas transições, entre o sono e a vigília e entre os ciclos de sono REM e sono não REM, podem surgir *parassonias* ou comportamentos pouco usuais durante o sono. As parassonias são classificadas em relacionadas ao sono NREM (despertar confusional, sonambulismo, terror noturno, comportamento sexual anormal ligado ao sono e transtorno alimentar relacionado ao sono), ao sono REM (TCSR, paralisia do sono isolada recorrente e transtorno de pesadelo), e outras (síndrome da cabeça explodindo, alucinações relacionadas ao sono e enurese do sono). O TCSR é uma parassonia muito comum na DCL, na AMS e na doença de Parkinson, estando presente inclusive durante sua fase prodrômica. O fenômeno é constituído de episódios de vocalizações e comportamentos motores complexos, que surgem durante o sono REM. Pode haver tão somente pequenos movimentos dos membros. Ou pode haver gritos, chutes, socos, agarrar, gestos de alcançar algo e outros, que chegam a atingir o parceiro de cama. Normalmente, durante o sono REM, deveria existir atonia muscular e paralisia temporária, que não ocorrem no TCSR, fazendo com que o paciente encene o conteúdo de seus sonhos. O paciente pode conseguir relatar estes conteúdos de seus vívidos sonhos, geralmente desagradáveis e violentos. O sono REM ocupa cerca de 25% de uma noite de sono e sua ocorrência é maior na segunda metade da noite. Os episódios do TCSR inicialmente no curso desta doença são esparsos e vão se acentuando com a progressão do tempo. Para a confirmação diagnóstica, é empregada a PSG, em que aparece o sono REM sem atonia, em relação temporal com os comportamentos. É interessante o emprego de PSG com vídeo e com a expansão da montagem da eletromiografia. É preciso ter em mente que o TCSR pode ser secundário ao uso de álcool e de medicamentos, particularmente antidepressivos. Os pacientes com TCSR idiopático seguidos prospectivamente acabam por desenvolver alguma assinucleinopatia (AMS, DCL e doença de Parkinson) com tendência a evoluir para demência (Iranzo *et al.*, 2013). Uma higiene do sono pobre pode ser um gatilho para desencadear os sintomas. O ambiente do sono deve ser repensado, pois os comportamentos anormais durante o sono podem causar acidentes e traumatismos ao paciente e ao parceiro de cama. Em algumas circunstâncias, há necessidade de quartos separados. O colchão pode ser colocado diretamente no chão, objetos pontiagudos ou cortantes removidos do quarto, almofadas protetoras são interessantes, as janelas devem ser protegidas e pode ser preciso trancar a porta do quarto à noite. O tratamento farmacológico utiliza preferencialmente a melatonina e também o clonazepam. Um benzodiazepínico de ação prolongada, o clonazepam exige cautelas quanto a quedas, agravamento de AOS e piora cognitiva. O antidepressivo melatonérgico agomelatina é promissor no tratamento do TCSR associado a quadro depressivo. Também são aventados: rivastigmina (por conta de denervação colinérgica na doença de Parkinson), memantina, pramipexole, gabapentina e oxibato de sódio.

A AOS é o mais comum dos transtornos respiratórios relacionados ao sono no idoso. Pacientes com doença de Alzheimer apresentaram um risco de AOS cinco vezes superior ao habitual, de acordo com uma metanálise (Emamian *et al.*, 2016). Há episódios repetidos de colapso, parcial ou completo, da via respiratória superior durante o sono, nos quais o fluxo aéreo se reduz (hipopneia) ou cessa (apneia) por pelo menos 10 segundos, apesar do esforço respiratório. A cada respiração, o músculo genioglosso, o mais importante dilatador da via respiratória, se contrai, impedindo o colapso posterior da língua, auxiliado pela contração dos músculos genioioide e estilofaríngeo, que impedem o colapso das paredes laterais da faringe. É comum na OSA a excessiva deposição de gordura, de localização parafaringeana e muscular, inclusive na língua. Também são encontrados micrognatia, retrognatia, um posicionamento inferior e posterior do osso hioide, mandíbula curta e maxila curta, com restrição do volume maxilomandibular. Resultam grandes oscilações na pressão intratorácica, hipoxias intermitentes e superficializações do sono. A hipoxia intermitente com hipercapnia ativa o sistema simpático, elevando a pressão arterial. A repetição de episódios hipoxêmicos eleva espécies reativas de oxigênio, agravando doença vascular, inflamação e desordens metabólicas. A elevação de catecolaminas reduz a sensibilidade à insulina e, possivelmente, promove a apoptose de células-b pancreáticas. O ronco e todo tipo de ruído respiratório durante o sono são sempre anormais. Seu valor semiológico se eleva quando o cônjuge/cuidador também observa períodos apneicos. As queixas mais comuns na AOS incluem: sono não restaurador, SDE, fadiga, falta de energia, despertar com engasgo ou sufocação, micções noturnas, cefaleia ao despertar. A AOS se associa frequentemente às seguintes condições: refluxo gastresofágico, hipertensão arterial resistente, fibrilação atrial, AVE, diabetes tipo 2 e cirurgia bariátrica. O risco para doença de Alzheimer se liga ao ApoE4 e este alelo também se associa à AOS. O índice de apneia-hipopneia (IAH) é empregado para quantificar a gravidade: IAH < 5, normal; IAH > 5 e < 15, AOS leve; IAH > 15 e < 30, AOS moderada; IAH > 30, AOS grave. Os pacientes com AOS costumam passar vários anos sem diagnóstico e sem tratamento. Os diversos tratamentos estão listados na Tabela 26.20. Embora a AOS possa agravar quadros demenciais, trata-se de fenômeno modificável nestes pacientes por meio de tratamentos. Em um estudo randomizado e controlado com placebo, Ancoli-Israel *et al.* (2008) mostraram uma melhora cognitiva em pacientes com doença de Alzheimer leve-moderada associada a AOS, após 6 semanas de tratamento com *continuous positive airway pressure* (CPAP). A adesão ao tratamento por meio de CPAP não é trivial, exigindo cuidadoso planejamento e treinamento anterior ao início do uso. A melhor resposta se dá com um uso de CPAP que dure por mais que 6 horas por noite. A AOS se liga a grandes alterações crônicas no sono, incluindo sua fragmentação, redução de SOL, redução de sono REM e, possivelmente, alterações em fusos de sono e complexos K. Estas alterações são capazes de modificar a neurogênese e a plasticidade sináptica dependentes do sono. Face a um processo neurodegenerativo, o cérebro do indivíduo apneico estará mais vulnerável para expressar um quadro demencial (Figura 26.4).

A agitação noturna em idosos com demências pode advir da SPI (doença de Willis-Ekbom), conforme propõem Richards *et al.* (2020). A SPI é caracterizada por sensações desconfortáveis nas pernas, como coceira, picadas e formigamento, associadas a uma urgência para mover as pernas. Alguns pacientes expressam este sintoma como sendo dor. Os fenômenos surgem no final do dia, com a inatividade e o repouso. Os pacientes tentam caminhar, alongar, massagear e sacudir a perna em busca de alívio. Fica difícil adormecer, já que os sintomas se exacerbam neste período. Após adormecer, a qualidade do sono é insuficiente por conta dos despertares. A prevalência da SPI cresce no idoso, sendo mais comum em mulheres. No idoso com demências, observam-se variadas doenças associadas à SPI, incluindo: DCL, doença de Parkinson, anemia, deficiências de ferro, de folato e de vitamina B12, síndromes de má absorção, gastrectomia, cirurgia bariátrica, doença renal em estágio terminal e hemodiálise, doença pulmonar obstrutiva crônica, diabetes, insuficiência hepática e artrite reumatoide. A deficiência de ferro sempre deve ser investigada e se a ferritina for < 75 ng/mℓ e/ou o índice de saturação de transferrina < 20%, a reposição é recomendada, com sulfato ferroso e vitamina C (Allen *et al.*, 2018). Neurolépticos, anticonvulsivantes, lítio, antieméticos e anti-histamínicos podem desencadear os sintomas. O mesmo ocorre com antidepressivos serotoninérgicos, sejam estes tricíclicos, inibidores seletivos da recaptação de serotonina (ISRS), inibidores duais ou mirtazapina, mas não com a bupropiona. Álcool, nicotina e cafeína precisam ser controlados, pois também induzem piora dos sintomas. Grande parte dos pacientes com SPI apresenta movimentos periódicos dos membros na

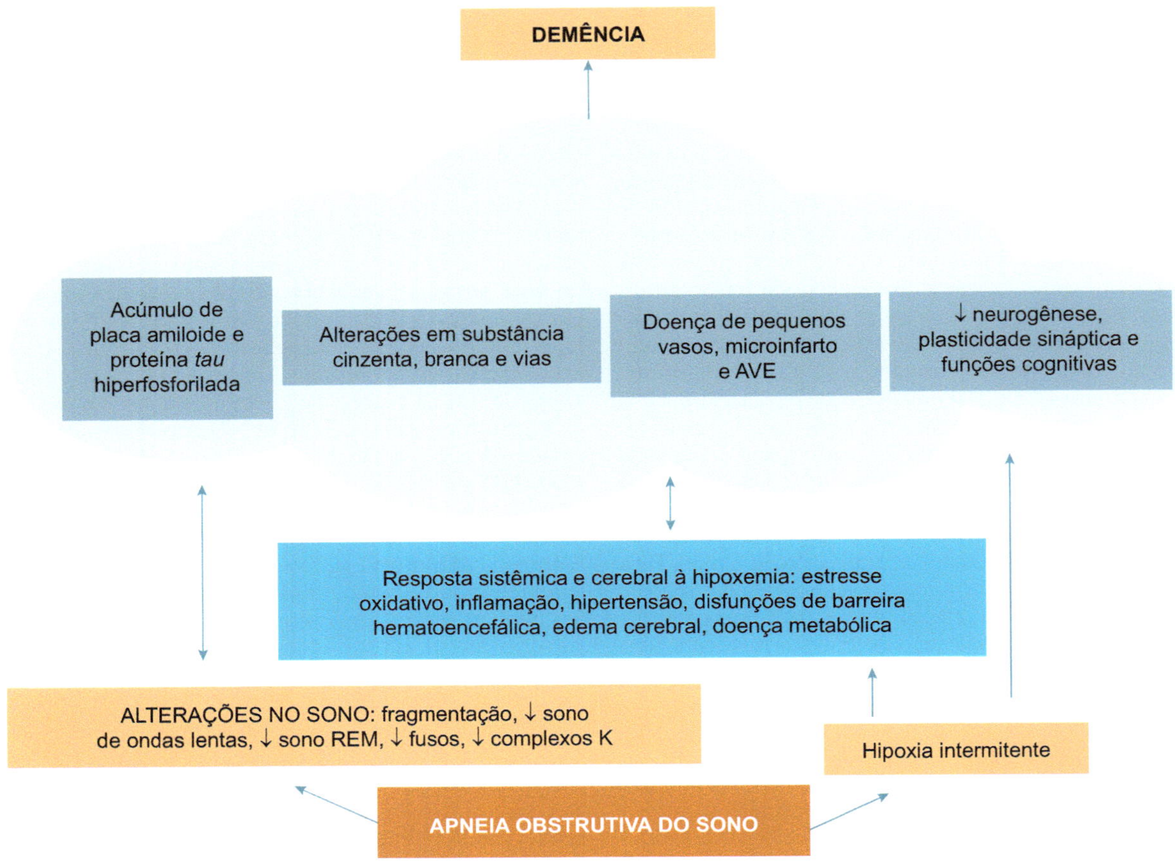

▪ **FIGURA 26.4** Possíveis relações entre apneia obstrutiva do sono e demência. AVE: acidente vascular encefálico; REM: *rapid eye movement*. (Adaptada de Gosselin *et al.*, 2019.)

PSG. O diagnóstico diferencial inclui: desconforto posicional, prurido, cãimbra, artrite, fibromialgia, dor crônica, mioclonia do sono, radiculopatia lombar, neuropatia periférica, insuficiência vascular periférica e maldição de Vésper. O diagnóstico diferencial psiquiátrico inclui transtorno ansioso com agitação e transtorno depressivo com sintomas somáticos. A implementação de atividade física regular, uma adequada higiene do sono, a terapia compressiva pneumática, massagem local e banho quente são os tratamentos não farmacológicos mais indicados. A TCC sob medida para a SPI também é estudada, pois muitos pacientes têm pensamentos disfuncionais sobre o sono como perpetuadores de sua insônia. O tratamento farmacológico modificou-se bastante nos últimos anos e se baseia em: agonistas dopaminérgicos não ergolínicos (pramipexol, ropinirol, rotigotina), particularmente quando há depressão associada; ligantes $\alpha_2\delta$ (gabapentina, pregabalina); e opioides (oxicodona + naloxona). Com a recente crise de abuso de opioides, o seu uso encontra resistências. Enquanto os dopaminérgicos podem causar transtornos de impulsos (jogo patológico, comer compulsivamente), a cautela com os ligantes $\alpha_2\delta$ se deve à possibilidade de causarem sintomas depressivos e ganho ponderal. A aumentação é uma complicação do tratamento a longo prazo, possivelmente em decorrência de uma superestimulação de receptores dopaminérgicos: início dos sintomas mais cedo ao longo do dia; expansão dos sintomas para membros superiores/tronco; e menor duração do efeito de tratamentos. Há menos aumentação com ligantes $\alpha_2\delta$ que com dopaminérgicos.

O *núcleo supraquiasmático* (NSQ), no hipotálamo anterior, de cada lado do terceiro ventrículo, sobre o quiasma óptico, alberga o *relógio-mestre circadiano*. São populações celulares heterogêneas, expressando *vasoactive intestinal peptide* (VIP), peptídio liberador de gastrina, vasopressina e GABA. A informação sobre a luz é adquirida por células ganglionares da retina intrinsecamente fotossensíveis (CGRif), ricas em melanopsina, e enviada ao NSQ pelo trato retino-hipotalâmico. O NSQ, por sua vez, se comunica com a glândula pineal, por uma via complexa: à luz diurna, o NSQ inibe o núcleo paraventricular, de onde axônios descem para neurônios simpáticos pré-ganglionares no corno lateral da medula espinal, que modulam neurônios do gânglio cervical superior, cujos axônios se projetam, finalmente, para a pineal, inibindo a produção de melatonina. O marca-passo circadiano possui uma ritmicidade endógena, com período levemente superior a 24 horas em humanos. Para manter o arrastamento, o ritmo endógeno necessita ser reajustado diariamente, para o tempo de relógio de 24 horas. Para um sono excelente, o horário de dormir precisa condizer com o horário do ritmo circadiano de propensões para sono e para vigília. O ritmo luz-escuro é o principal sincronizador ambiental do relógio-mestre, além da atividade física e dos horários de alimentação. O relógio-mestre controla o ciclo sono-vigília, as oscilações e os ritmos hormonais, interagindo com relógios secundários, em outros tecidos cerebrais e periféricos. Padrões recorrentes ou crônicos de distúrbios sono-vigília surgem da ruptura deste sistema ou do não alinhamento da propensão para sono/vigília com as necessidades socioambientais. A regulação simpática exercida pelo NSQ sobre a secreção de melatonina pela pineal se altera precocemente na doença de Alzheimer. O NSQ recebe modulação do núcleo basal de Meynert, rico em neurônios colinérgicos e que degenera precocemente na doença de Alzheimer. Alterações degenerativas surgem no próprio NSQ e na glândula pineal, em diversas demências. Anormalidades na retina, documentadas na doença de Alzheimer e em outras demências, também interferem na transmissão do estímulo luminoso para o NSQ. As CGRif podem acumular beta-amiloide e fosfotau, degeneram e perdem melanopsina. As disfunções circadianas são frequentes em idosos e talvez até mesmo fatores de risco para doenças neurodegenerativas. Os *transtornos de ritmo circadiano sono-vigília* (TRCSV) compreendem: o transtorno de ritmo circadiano sono-vigília de *fase atrasada*, o transtorno de ritmo circadiano sono-vigília de *fase avançada* (TFA), o transtorno de ritmo circadiano sono-vigília *irregular* (TRI) e o transtorno de ritmo *não 24 horas*. No idoso normal, é comum o transtorno de fase avançada, com o sono surgindo mais cedo e o despertar também ocorrendo cedo. No TFA em pacientes dementes institucionalizados, é comum não participarem de atividades no final da tarde. Nas demências, as disfunções circadianas são muito frequentes e podem ser intensas. A avaliação dos TRCSV é realizada por meio de diário de sono e/ou actigrafia, durante pelo menos 1 ou 2 semanas, sendo que o diário do sono é preenchido pelo cuidador. O transtorno de ritmo não 24 horas (*free-running*) aparece na cegueira total e em sequelas de traumatismo cranioencefálico. Neste transtorno, o relógio interno encontra-se incapaz de se reajustar a cada 24 horas como seria necessário. O transtorno de ritmo irregular é bastante encontrado na doença de Alzheimer. No TRI, há pelo menos três distintos episódios de sono em um período de 24 horas, sendo a duração do sono total normal, no diário de sono/actigrafia. Habitualmente, há um período de sono um pouco maior à noite e múltiplos cochilos ao longo do dia. A consolidação de sono noturno/vigília diurna é o objetivo do tratamento no TRI. A hipótese de uma disfunção orexinérgica na doença de Alzheimer (Liguori *et al.*, 2014) levou ao desenvolvimento do lemborexant, um DORA (*dual orexin receptor inhibitor*), especificamente para o tratamento do TRI na doença de Alzheimer (Moline *et al.*, 2021). Na doença de Huntington, constata-se expressiva redução dos neurônios de VIP no NSQ, assim como alguma redução nos neurônios de arginina-vasopressina. Restaurar os ritmos circadianos melhora a cognição destes pacientes. Curiosamente, pacientes com doença de Huntington apresentam uma maior densidade de fusos do sono comparativamente a controles normais. A redução no SOL e o aumento no tempo desperto na doença de Huntington se correlacionam com o grau de atrofia do núcleo caudado. Levar em conta a fisiologia circadiana pode contribuir para uma melhor eficácia de certos tratamentos farmacológicos. O trabalho *Hygia Chronotherapy Trial* examinou o efeito do horário de administração de medicamentos anti-hipertensivos em pacientes portadores de hipertensão arterial. Tomar pelo menos um dos anti-hipertensivos à noite pode reduzir significativamente o risco cardiovascular, pelo seu efeito *dipping* (Hermida *et al.*, 2020).

Infelizmente, a *noctúria* tende a receber menos atenção do que merece, sendo vista como tão somente mais um dos sintomas do trato urinário inferior, indicativos de bexiga hiperativa ou de hipertrofia da próstata, em vez de fazer jus a uma posição própria como sintoma. No *National Health and Nutrition Exam Survey* (NHANES), 51,5% dos homens e 45% das mulheres com idade > 60 despertavam pelo menos duas vezes por noite para urinar (Soysal *et al.*, 2020). A idade em si é um fator de risco para a noctúria e o padrão circadiano de produção de urina se modifica com os anos. Variados danos ao organismo em envelhecimento se somam na fisiopatologia da noctúria. Não obstante não serem completamente compreendidas as causas da noctúria, os grupos de possíveis mecanismos incluem: transtornos de sono; redução da capacidade vesical e hiperatividade do detrusor; e poliúria (global ou noturna) associada a alterações cardiovasculares (incluindo aquelas com aumento de peptídio natriurético cerebral), renais e hipotalâmicas (incluindo aquelas com redução noturna da arginina vasopressina). Esses mecanismos podem se associar em um mesmo paciente, havendo, então, uma etiologia mista. Poliúria global é aquela em que o volume urinado em 24 horas é > 2,8 ℓ, em um adulto de 70 kg (> 40 mℓ/kg).

Existe uma expressiva conexão entre noctúria e demências, que até hoje não se encontra plenamente elucidada (Haddad *et al.*, 2020) (Figura 26.5). A noctúria tende a desfechos bastante negativos nos idosos com demências, ligando-se a piora cognitiva, agitação, interrupções do sono do paciente (e do sono do parceiro/cuidador), SDE, quedas, fratura de fêmur e aumento da mortalidade. A noctúria reduz o SOL e a eficiência do sono. A AOS, a mobilização noturna de edema periférico e as condições com sobrecarga de fluidos, como diabetes mal compensado e ICC podem estar subjacentes à poliúria noturna e sempre precisam ser pesquisadas (Tabela 26.22). A excreção de água, eletrólitos e outras substâncias osmoticamente ativas diminui consideravelmente durante o SOL. Este tipo de sono,

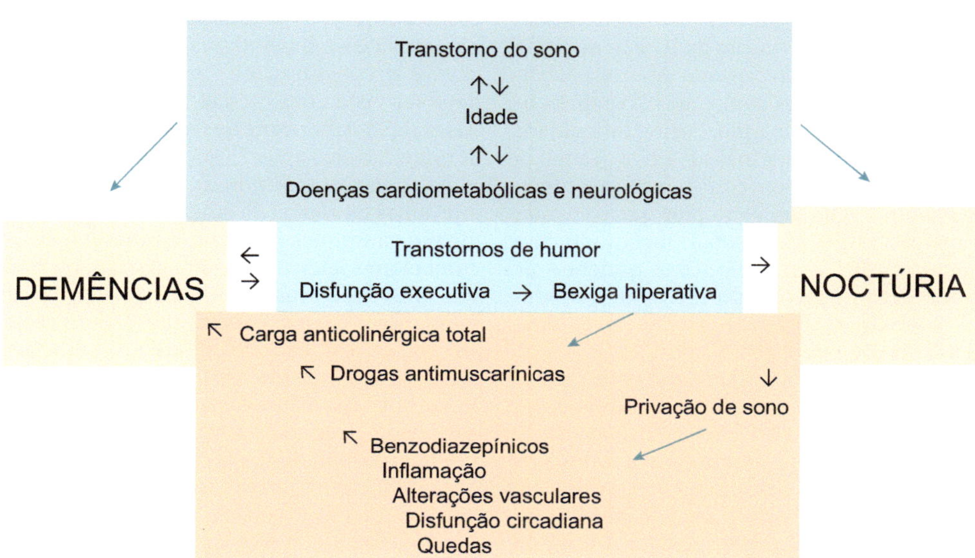

■ **FIGURA 26.5** Demências e noctúria: hipóteses sobre a associação. (Adaptada de Haddad et al., 2020.)

▪ **TABELA 26.22** Noctúria e doenças subjacentes.

Poliúria noturna
Ingestão excessiva de líquidos no final do dia
Edema periférico
AOS
Diabetes melito
ICC
Poliúria global
Polidipsia primária
Diabetes insípido
Diabetes melito
Redução, global ou noturna, da capacidade vesical
Cálculos ureterais
Cálculos vesicais
Medicamentos
Transtornos da ansiedade
Disfunção miccional aprendida
Câncer: bexiga/próstata/uretra
Bexiga neurogênica
Hiperatividade noturna do detrusor
Obstrução prostática

AOS: apneia obstrutuva do sono; ICC: insuficiência cardíaca congestiva. (Fonte: Marshall; Weiss, 2020.)

mais profundo, é mais abundante no início da noite e sua interrupção modifica o ciclo circadiano dessas excreções. A produção noturna de urina também se encontra na dependência da duração do *tempo gasto na cama*, ficando modificada quando este tempo é ampliado (em pacientes que tentam compensar o sono que perderam) e quando é reduzido (na privação de sono). A duração do *primeiro período de sono ininterrupto até a primeira micção* também é uma variável empregada em estudos em sono-saúde nesta área (Bliwise *et al.*, 2015).

Segundo a International Continence Society (ICS), noctúria é acordar uma ou mais vezes para urinar durante o horário do sono (Hashim *et al.*, 2019). Cada micção é precedida de sono e seguida por sono. Tanto em homens como em mulheres, a noctúria se liga a uma redução na qualidade de vida e a um aumento de sintomas depressivos (Kupelian *et al.*, 2012). Muitos autores não dão importância a uma única micção noturna, julgando que a relevância clínica deste problema se inicia com duas ou mais micções. No entanto, há pacientes que se incomodam com apenas uma única micção noturna, enquanto outras pessoas não se sentem afetadas por duas ou mais micções à noite (Marshall; Weiss, 2020). A definição da ICS de noctúria não leva em conta o *grau de incômodo causado*. Mas os pacientes que relatam estarem incomodados com a noctúria apresentam maior dificuldade para iniciar o sono, maior dificuldade para retomar o sono e maior fadiga matinal subjetiva (Vaughan *et al.*, 2012). Pacientes com Parkinson com maior incômodo com a noctúria apresentam à PSG um sono pior que pacientes com Parkinson comparável e que não relatam incômodo com a noctúria (Vaughan *et al.*, 2012). A PSG destes pacientes de Parkinson com elevado grau de incômodo revela maior redução no tempo total de sono e pior eficiência do sono em comparação àqueles que não se incomodam.

São elementos da avaliação da noctúria: história clínica (inclusive história de sono), ingesta diária (fluidos e alimentos), diário vesical (1 a 3 dias), aferição da pressão arterial, avaliação de edema, exame pélvico e retal, urinálise, estimativa do volume pós-miccional, antígeno prostático específico (PSA), dosagem de sódio, avaliação da função cardíaca, provas de função renal e *screening* endocrinológico, conforme se julgar necessário (Everaert *et al.*, 2019). A constatação de hipotensão ortostática ordenará o tratamento, apontando condutas contraindicadas. Diabetes melito não controlado e glicosúria apontam para poliúria global. A insônia e a SPI produzem micções noturnas consideradas incidentais. Estas micções não são verdadeiramente noctúria, já que o paciente não desperta para urinar; ele já está acordado, embora seja horário de sono. Na prática, pode ser difícil separar micção noturna decorrente de insônia e noctúria. O *grau de percepção de urgência* (GPU) pode ajudar nesta distinção. Aqueles que urinam à noite sem desejo de urinar ou com um GPU próximo de zero o fazem em micções por conveniência. O estado de hiperalerta fisiológico e sensorial que caracteriza os insones tende a conduzi-los a uma maior atenção ao enchimento vesical, levando-os a mais facilmente se levantarem da cama para urinar. Por outro lado, idosos insones costumam permanecer no leito por período superior ao desejável, tentando recuperar o tempo que não dormiram, fato que, por sua vez, também afetará o ritmo circadiano de produção de urina. Embora a AOS seja uma causa comum de noctúria e de poliúria noturna, frequentemente passa não diagnosticada. O mecanismo contempla a hipoxia intermitente levando à vasoconstrição pulmonar, que gera um aumento da pressão transmural no átrio direito, levando à elevação na produção de peptídio natriurético atrial e, finalmente, ao aumento da excreção renal de sódio e água. O número de micções noturnas tende a subir quando a gravidade da AOS é maior. O tratamento da AOS com CPAP reduz as micções noturnas.

Se o manejo da noctúria já é desafiador na cognição normal, muito mais se torna na vigência de demências, em razão da complexidade das interações entre múltiplas doenças, acometimentos neurológicos e medicamentos. Existe uma notória carência (e uma urgente necessidade) de ensaios clínicos avaliando o tratamento de noctúria em idosos portadores de demências. As modificações comportamentais e a otimização do tratamento de comorbidades são as medidas fundamentais e que apresentam perfil de segurança mais favorável. Há muitas limitações no conhecimento sobre tratamentos farmacológicos específicos. Os horários de ingestão de água e alimentos e sua quantidade devem ser revistos. A cessação de líquidos 4 horas antes de dormir deve ser sempre recomendada. O uso de meias elásticas e a administração de diurético 6 horas antes do sono são indicados quando há edema bilateral de membros inferiores, assim como elevar as pernas no final da tarde. As regras da *higiene do sono* precisam ser sempre relembradas, incluindo evitar álcool e cafeína e uma rotina de atividade física diária. Muitas vezes, é preciso repensar prescrições anteriores de medicações (Tabela 26.23). Os antimuscarínicos têm sido usados na bexiga hiperativa e na hiperatividade do detrusor, leves e iniciais, inclusive em doentes com Parkinson e Alzheimer. Esse emprego deve ser visto com cautela, uma vez que os critérios Beers da Associação Americana de Geriatria recomendam não empregar antimuscarínico após 75 anos de idade, face ao elevado risco de piora cognitiva, *delirium* e queda. Na demência, são ainda mais relevantes os efeitos da adição de pequenos efeitos anticolinérgicos de múltiplos medicamentos. Ademais, os anticolinérgicos aumentam a latência para iniciar o sono e podem gerar insônia, que também é causa de noctúria. Antimuscarínicos mais seletivos para a bexiga, com menor penetração no sistema nervoso central (SNC) e perfil de efeitos indesejáveis mais favorável, incluem: solifenacina, tróspio e mirabegrona. Antimuscarínico isolado muitas vezes é insuficiente na noctúria na doença de Parkinson e alguns o associam à administração de toxina botulínica na bexiga (Sakakibara *et al.*, 2016). Pequenas doses dos ATC imipramina e notriptilina também são empregadas, apesar das propriedades antimuscarínicas. Os bloqueadores a-adrenérgicos empregados na hipertrofia prostática também podem causar insônia, além de hipotensão ortostática. Além de associar-se à insônia, a finasterida, inibidor da 5-a-redutase

▪ **TABELA 26.23** Medicações e noctúria.

Aumento da produção de urina	Diuréticos	
	ISRS (bloqueio da secreção de ADH)	
	Bloqueadores de canal de cálcio (elevação de PNA)	
	Tetraciclina (atenuação de ADH)	
	Lítio (reduz AQP2)	
Efeitos centrais, com insônia	Psicoestimulantes	Metilfenidato
		Lisdexanfetamina
	Antidepressivos	Inibidor de MAO
		ISRS
		Bupropiona
	Anti-hipertensivos	a-metildopa
		Bloqueadores-a
		Bloqueadores-b
	Descongestionantes	Fenilefrina
		Pseudoefedrina
	Broncodilatadores	Teofilina
		Albuterol
	Hormônios	Tireoidiano
		Corticosteroides
	Agonistas dopaminérgicos	
	Anticonvulsivantes	
Efeitos diretos no trato urinário inferior	Cetamina (toxicidade vesical)	
	Ácido tioprofênico (cistite tóxica)	
	Ciclofosfamida	

ISRS: inibidores seletivos da recaptação de serotonina; ADH: hormônio antidiurético; PNA: peptídio natriurético atrial; MAO: da monoamina oxidase. (Fonte: Marshall e Weiss, 2020.)

empregado na hipertrofia prostática, tem potencial para piorar a AOS (Gupta; Vujcic; Gupta, 2020). Um agonista seletivo sintético do receptor V_2 dos túbulos coletores renais, capaz de reduzir micções noturnas, a desmopressina é contraindicada quando há risco de risco de hiponatremia.

A noctúria é sintoma particularmente prevalente na doença de Parkinson, sendo implicados mecanismos dopaminérgicos D_1 e GABAérgicos. O reflexo de micção normal é inibido nos núcleos da base e a doença degenerativa em seu interior se liga à hiperatividade do detrusor. A otimização de agonistas dopaminérgicos pode melhorar noctúria. Embora o uso de adesivo de rotigotina à noite seja uma estratégia aventada, sua utilidade clínica não foi comprovada em alguns estudos (Trenkwalder *et al.*, 2011).

Depressão

O significado da depressão na demência permanece inexplicado em muitos aspectos. Do tempo de Griesinger, um dos pais da psiquiatria alemã no século XIX, vem o conceito de *psicose unitária*, de acordo com o qual haveria uma continuidade entre quadros mentais, sendo que a melancolia levaria à mania e esta levaria à demência. Hoje, embora os transtornos cognitivos e a demência permaneçam inextricavelmente relacionados com a depressão, a complexa natureza desta relação persiste sendo motivo de amplo debate (Dias *et al.*, 2020). Ambos, depressão e demência, são condições bastante múltiplas e inomogêneas, cada uma marcada por diversidade biológica e apresentação clínica variável. Assim, quando se combinam, é de se esperar que os quadros resultantes também sejam heterogêneos, assim como os seus tratamentos.

Para Aaron Beck, a depressão surge em uma *tríade cognitiva*: visão negativa de si mesmo, visão negativa do mundo e visão negativa do futuro. Especificamente na depressão do idoso, alguns significativos fatores de risco identificados incluem: incapacidades, luto, história pessoal de depressão e alterações de sono. Eventos de vida significativos costumam anteceder um episódio depressivo no idoso com elevada frequência (Knöchel *et al.*, 2015). É interessante ter em mente que o idoso deprimido nem sempre admite estar triste, quando se pergunta a este respeito. Ainda mais difícil será a obtenção deste sintoma de um idoso portador de uma demência. A doença cerebrovascular (DCBV) é um fenômeno que marcadamente aumenta com a idade. A DCBV pode produzir lesões de substância branca em vias pré-frontais e límbicas, envolvidas em regulação emocional e tomadas de decisão. Destas ideias, surge o conceito de *depressão vascular*, com comprometimento cognitivo, história de hipertensão arterial, alterações em neuroimagem e apatia (Alexopoulos *et al.*, 1999; Aizenstein *et al.*, 2016). Existe uma ampla variabilidade na expressão clínica da depressão durante o ciclo de vida. A depressão no idoso portador de demência pode se iniciar na juventude, com características que podem mudar sucessivamente ao longo dos anos. E pode haver apenas um ou vários episódios depressivos anteriormente à velhice e ao quadro demencial. Alguns autores dividem a depressão no idoso quanto ao seu primeiro episódio, antes ou após os *50 ou 60 anos de idade*: depressão de início precoce e depressão de início tardio (DIT) (Tabela 26.24). A depressão do idoso (e, particularmente, a DIT) tende a cursar com comprometimento cognitivo, retraimento, queixas de falta de vigor, apatia e alterações psicomotoras.

Pacientes com demência tendem a apresentar dificuldades para explicitar os sintomas depressivos, observados e relatados por seus cuidadores, seja por negação, pela dificuldade cognitiva ou por outros motivos. Na demência, a confiabilidade da Escala de Depressão Geriátrica (Yesavage *et al.*, 1982) se reduz quando o escore no Mini-Exame do Estado Mental baixa de 15 (McGivney *et al.*, 1994). Deste ponto de vista, a Escala de Cornell para Depressão na Demência (Tabela 26.25) é mais apropriada, já que incorpora observações dos cuidadores.

Mesmo no paciente jovem e menos complexo, o tratamento da depressão ainda hoje depende de tentativa e erro. Apenas um terço dos pacientes obtém remissão com um primeiro medicamento antidepressivo. Diversos esforços para desenvolver

▪ **TABELA 26.24** Depressão no idoso: início precoce *versus* tardio.

	Depressão no idoso de início precoce	Depressão no idoso de início tardio
Comprometimento cognitivo	+	++
Comorbidades	Abuso de substâncias	Doenças orgânicas
DCBV	+	++
História familiar de depressão	++	+
Expressão de sintomas depressivos	Mais tristeza, desvalia e ideação suicida	Mais queixas somáticas, anedonia e apatia
Risco de suicídio	+	++

DCBV: doença cerebrovascular. (Fonte: Valiengo *et al.*, 2016; Naismith *et al.*, 2012.)

■ **TABELA 26.25** Escala de Cornell para a depressão na demência.

A. Sintomas relacionados com o humor
1. Ansiedade: expressão ansiosa, ruminações, preocupações
2. Tristeza: expressão triste, voz triste, choro fácil
3. Ausência de reatividade a eventos agradáveis
4. Irritabilidade: facilmente contrariado, impaciência

B. Alterações comportamentais
5. Agitação: inquietude, torce as mãos, puxa os cabelos
6. Retardamento de movimentos, fala lenta, reações lentas
7. Queixas somáticas múltiplas (pontuar 0 se houver apenas sintomas gastrintestinais)
8. Perda do interesse: menor envolvimento em atividades habituais (pontuar somente se a mudança ocorreu agudamente, isto é, em menos de 1 mês)

C. Sinais físicos
9. Redução do apetite: alimentando-se menos que o habitual
10. Perda de peso (pontuar 2 se maior que 2,5 kg em 1 mês)
11. Falta de energia: fadiga fácil, incapaz de manter atividades (pontuar somente se a mudança ocorreu agudamente, isto é, em menos de 1 mês)

D. Funções cíclicas
12. Variação diurna do humor: sintomas mais acentuados pela manhã
13. Dificuldade para adormecer: mais tarde que o habitual
14. Múltiplos despertares noturnos
15. Despertar precoce pela manhã: mais cedo que o habitual

E. Alterações do pensamento
16. Suicídio: sente que a vida não vale a pena, tem desejos suicidas ou fez tentativa
17. Baixa autoestima: culpabiliza-se, autodesvalorização, sentimentos de fracasso
18. Pessimismo: antecipação do pior
19. Delírios congruentes com o humor: delírios de ruína, hipocondríacos ou de perda

Pontuação:
A = impossível avaliar; 0 = ausente; 1 = leve ou intermitente; 2 = grave
Basear na semana anterior à entrevista

Pontos de corte
0 a 8: sem depressão
9 a 11: depressão leve
12 ou mais: depressão moderada ou grave

Fonte: Alexopoulos *et al.*, 1988.

preditores da resposta a antidepressivos definharam ao longo dos anos: teste de supressão da dexametasona, testes farmacogenômicos e identificação de variações genéticas, comuns ou raras. Trivedi (2016) clama pelo desenvolvimento de bioassinaturas, integradas a numerosos marcadores clínicos, neurológicos, psicológicos e neurobiológicos, para definir novos subtipos de depressão e um tratamento de maior precisão no futuro. Em meio a todas essas limitações, há que se acrescentar que o tratamento da depressão nas demências sofre da significativa deficiência de estudos adequados, realizados em cada tipo de doença demenciante. Persiste vigente a proposição de Tariot *et al.* (1996) de uma metáfora terapêutica, na qual os tratamentos da depressão na demência do idoso se inspiram em estudos realizados em jovens. O tratamento da depressão na demência exige diversos tipos de intervenção: estruturação de atividades sociais, modificação de estilo de vida/atividades físicas, psicoterapias, medicamentos e neuroestimulações. Quanto a medicações, um passo inicial é otimizar o uso de medicações antidemenciais, lembrando que os inibidores da colinesterase apresentam eficácia limitada para controle da depressão.

Ainda a respeito da complexa relação entre depressão e demência, é necessário dizer que diagnosticar depressão pode ser desafiador no paciente idoso portador de demência. Os critérios DSM para depressão incluem os sintomas *anedonia* e *dificuldade de concentração*, que também são sintomas de demência, existindo, assim, uma sobreposição sintomática. Ademais, a única escala de sintomas desenvolvida especificamente para depressão na demência é a escala de Cornell. A Escala de Depressão Geriátrica (Yesavage *et al.*, 1982) pode não ser confiável neste cenário, assim como outras escalas amplamente usadas em estudos de medicamentos antidepressivos e em outros estudos em jovens (escalas de Hamilton, de Montgomery-Asberg, CES-D, inventário de depressão de Beck e outras). Outro ponto significativo são os elevados sintomas psicóticos associados, muitas vezes a exigir um manejo especial.

Existe um amplo número de possibilidades quanto a doenças causadoras, quando é feito um diagnóstico de demência, extrapolando aquelas mais comentadas no DSM-5 ou na 11ª edição da Classificação Estatística Internacional de Doenças e Problemas Relacionados à Saúde (CID-11). Observar como um todo a Tabela 26.26 clarifica esta multiplicidade. Além disso, em um mesmo paciente portador de demência, são encontradas combinações de diversos dos mecanismos neuropatológicos hoje conhecidos.

São substanciais as evidências a favor da *psicoterapia* como um método efetivo de tratamento para depressão em pessoas idosas (Huang *et al.*, 2015; Peng *et al.*, 2009; Wilson *et al.*, 2008; Pinquart; Duberstein; Lyness, 2006). Embora o tamanho do

■ **TABELA 26.26** Causas de demências.

Transtornos neurodegenerativos

Doença de Alzheimer
DCL
Doença de Parkinson
Degeneração lobar frontotemporal
Esclerose hipocampal
Distúrbios de movimento neurodegenerativos

Doença vascular

Doença de grandes vasos, múltiplos infartos
Doença de pequenos vasos, doença de Binswanger
CADASIL e outras angiopatias hereditárias
Angiopatia amiloide familial
Arterite craniana

Distúrbio infeccioso, inflamatório e imunomediado

Infecções granulomatosas (meningite tuberculosa e outras)
Neurossífilis

Infecção viral

HIV
Leucoencefalopatia multifocal progressiva
Encefalite viral

Doenças priônicas

Doença de Creutzfeldt-Jakob
Doença de Creutzfeldt-Jakob variante
Síndrome de Gerstmann-Sträussler-Scheinker
Kuru
Encefalite autoimune
Esclerose múltipla

Distúrbios tóxicos e metabólicos

Alcoolismo
Deficiência de vitamina B12
Deficiência de folato
Hipotireoidismo
Encefalopatia hepática crônica
Doenças neurometabólicas

Outras condições

Tumores e hidrocefalia
TCE

CADASIL: arteriopatia cerebral autossômica dominante com infartos subcorticais e leucoencefalopatia; DCL: demência com corpos de Lewy; HIV: vírus da imunodeficiência humana; TCE: traumatismo cranioencefálico. (Fonte: Lowe; Kalaria, 2015.)

efeito seja apenas modesto, é pelo menos comparável àquele de tratamentos com medicações antidepressivas. Destacam-se a TCC, a terapia interpessoal, a terapia de resolução de problemas e a terapia de adaptação de problemas. Técnicas de apoio são particularmente relevantes em uma fase final de vida com sentimentos negativos e incapacidades. Há necessidade de adequações de métodos e de procedimentos, tornando-os apropriados para idosos deprimidos e com comprometimentos cognitivos e envolvendo cuidadores e instituições. Novas adaptações se fazem necessárias quando mais degraus são descidos na espiral das perdas de capacidades. É necessário maior estruturação e mais redundância, com mensagens e repetições de pontos relevantes. Um fluxo de conversação mais vagaroso poderá melhor acomodar processos cognitivos menos rápidos. A habitual atitude de neutralidade do terapeuta com frequência necessitará sofrer migrações para posturas bastante participativas e solidárias. Nem sempre será possível obter-se mudança comportamental e as metas do trabalho se voltarão para a busca de *insight* e de aceitação. A psicoterapia psicodinâmica parece menos eficiente na depressão do idoso com demências, sendo mais aplicável tão somente em fases muito iniciais do quadro demencial, quando melhor compreendida pelo paciente. A terapia de validação de Naomi Feil procura motivar o idoso a se comunicar mais, aliviar estresse, intensificar a dignidade e valorizar elementos de alegria, usando as emoções para resgatá-lo do isolamento interior causado pelo declínio intelectual. A terapia de reminiscência emprega variadas técnicas para uma busca de memórias pessoais. Emprega os sentidos, a visão, o som, o tato, o odor e o sabor para trazer à mente eventos, pessoas e lugares significativos para o paciente. A terapia de adaptação de problemas procura a regulação emocional, com estratégias de resolução de problemas e compensatórias.

Os antidepressivos são medicamentos amplamente utilizados em pacientes com demências. A revisão e metanálise de Dudas *et al.* (2018) sobre o uso de antidepressivos para tratar depressão em pacientes portadores de demências acompanhadas de sintomas depressivos identificou dez estudos randomizados controlados com placebo. Em comparação com placebo, houve um efeito muito pequeno ou nenhum efeito de antidepressivos em escalas de depressão, no número de respondedores, em escores de MEEM e em índices de atividades da vida diária (AVD). Os autores concluem que há necessidade de se realizar ensaios randomizados controlados bem conduzidos empregando escalas de sintomas validadas em idosos com depressão e demência, como a Escala de Cornell, com drogas modernas. Estes ensaios necessitarão contar com amostras de tamanho suficiente para se estudar a resposta ao tratamento e o perfil de efeitos indesejáveis, para cada tipo etiológico de demência e para diferentes gravidades, assim como para depressão de diferentes gravidades. Algumas metanálises consideram a possibilidade de uma associação entre o uso de medicamentos antidepressivos e um subsequente maior risco de demência, particularmente em se tratando de medicação potencialmente inapropriada para este grupo etário, como são aqueles antidepressivos que apresentam forte efeito anticolinérgico (Moraros *et al.*, 2017; Wang *et al.*, 2018). Essas dificuldades têm servido como estímulos para se aprimorar o uso em idosos com demência de antidepressivos já desenvolvidos e para se buscar novas drogas mais específicas.

Em 2001, o National Institute of Mental Health (NIMH) organizou uma reunião de especialistas para desenvolver critérios diagnósticos provisórios, para a depressão na doença de Alzheimer (Tabela 26.27). Estes critérios se baseiam no DSM-4, vigente quando foram desenvolvidos. Os sintomas dos pacientes com depressão na doença de Alzheimer nem sempre se encaixam naqueles exigidos pelo DSM para um diagnóstico de depressão maior. Alguns autores citam que com frequência estes pacientes não falam diretamente sobre o seu humor deprimido, sendo necessário buscar sintomas depressivos menos específicos, tais como: dor resistente a tratamentos, sintomas somáticos pouco explicados, visitas frequentes a serviços de saúde, maior dependência e busca de isolamento social. Há limitações progressivas nas capacidades de linguagem e na própria habilidade para perceber sintomas depressivos. Pelos critérios NIMH, a depressão na doença de Alzheimer pode ser diagnosticada quando todos os critérios para demência na doença de Alzheimer foram preenchidos e três ou mais sintomas depressivos típicos foram detectados em um mesmo período de 2 semanas, representando uma perturbação da atividade fisiológica anterior. Pelo menos um dos sintomas consiste ou em humor depressivo ou afeto positivo reduzido ou prazer.

A Tabela 26.28 esboça bases para o tratamento da depressão na doença de Alzheimer. Os ISRS têm preferência, pelo seu perfil de segurança, particularmente citalopram, escitalopram e sertralina. A fluoxetina e a paroxetina não são de primeira linha, em virtude de maior efeito anticolinérgico comparativamente a outros ISRS. Ademais, a fluoxetina (e seu metabólito

▪ TABELA 26.27 Critérios diagnósticos provisórios para depressão na doença de Alzheimer (NIMH).

A. Três (ou mais) dos seguintes sintomas estão presentes no mesmo período de 2 semanas e representam mudança com relação ao funcionamento anterior: pelo menos um dos sintomas é ou humor depressivo ou redução no afeto positivo ou prazer.

Nota: não incluir sintomas que, no seu entender, se devem claramente a uma condição médica que não a doença de Alzheimer. Ou que consistem em resultado direto de sintomas demenciais não relacionados com o humor (p. ex., perda de peso decorrente de dificuldades com ingestão alimentar)

- Humor deprimido, clinicamente significativo (p. ex., deprimido, triste, desesperançado, desanimado, lacrimejante)
- Redução do afeto positivo ou do prazer em resposta a contatos sociais e atividades usuais
- Isolamento social ou retraimento
- Perturbação do apetite
- Perturbação do sono
- Alterações psicomotoras (p. ex., agitação ou retardamento)
- Irritabilidade
- Fadiga ou perda de energia
- Sentimentos de desvalia, desesperança, ou culpa excessiva ou inapropriada
- Pensamentos recorrentes de morte, ideação suicida, plano ou tentativa

B. Todos os critérios para demência de tipo Alzheimer acham-se preenchidos (DSM-4-TR)

C. Os sintomas causam sofrimento clinicamente significativo ou perturbação no funcionamento

D. Os sintomas não ocorrem exclusivamente durante o curso de um *delirium*

E. Os sintomas não se devem ao efeito fisiológico direto de uma substância (p. ex., uso abusivo de droga ou um medicamento)

F. Os sintomas não são mais bem explicados por outras condições como o transtorno depressivo maior, transtorno bipolar, luto, esquizofrenia, transtorno esquizoafetivo, psicose da doença de Alzheimer, transtornos da ansiedade ou transtornos relacionados com substâncias

Especificar se:
Início coocorrente: se o início antecede ou coocorre com os sintomas de doença de Alzheimer
Início pós doença de Alzheimer: se o início ocorre após sintomas de doença de Alzheimer
Especificar:
Com psicose da doença de Alzheimer
Com outros importantes sinais e sintomas comportamentais
Com história prévia de transtornos do humor

DSM: *Diagnostic and Statistical Manual of Mental Disorders*. Fonte: Olin *et al.*, 2002a; 2002b; 2003.

TABELA 26.28 Tratamento da depressão na doença de Alzheimer.

Primeira linha	Segunda linha	Terceira linha
Citalopram 10 a 20 mg Escitalopram 5 a 20 mg Sertralina 50 a 150 mg	Aripiprazol (aumentação) 2 a 15 mg Bupropiona 150 a 300 mg Carbamazepina (aumentação) 300 mg Duloxetina 30 a 60 mg Fluoxetina 20 a 40 mg Mirtazapina 7,5 a 30 mg Paroxetina 10 a 40 mg Quetiapina (aumentação) 25 a 200 mg Venlafaxina 37,5 a 225 mg Vortioxetina 5 a 10 mg	ECT Antidepressivo tricíclico

ECT: eletroconvulsoterapia. (Adaptada de Cummings *et al.*, 2019.)

norfluoxetina) apresenta meia-vida excessivamente longa, com maiores riscos, tanto em casos com interações com outros medicamentos como em casos com efeitos indesejados. Por conta de seus intensos efeitos anticolinérgicos e de risco cardiovascular, os ATC são menos recomendados na demência. Neste grupo de pacientes, muitas vezes é preciso aguardar um período superior àquele habitualmente esperado em jovens, de 4 a 6 semanas com a medicação já na dose alvo, para que o efeito antidepressivo surja. Em caso de não resposta, pode ser tentada a potencialização do antidepressivo com uma outra droga ou pode ser feita a sua substituição por um outro antidepressivo da mesma classe. Se há efeitos colaterais significativos, busca-se antidepressivo de outra classe. Sintomas psicóticos são comuns na depressão na demência e pequenas doses de antipsicóticos atípicos podem ser associadas ao antidepressivo nesses casos. Em casos acompanhados de agitação, a carbamazepina pode ser acrescentada. Por conta de um efeito positivo em um teste de substituição de dígitos em um grupo de deprimidos, independente do humor, a vortioxetina teria algum potencial para melhorar a função executiva.

A idade, a ansiedade e uma duração longa do episódio depressivo são fatores que indicam uma pior resposta a tratamentos com medicamentos antidepressivos de modo geral. De acordo com as diretrizes do *Canadian Network for Mood and Anxiety Treatments* (CANMAT) (Kennedy *et al.*, 2016), a escolha de um antidepressivo deve orientar-se por fatores do paciente e fatores da medicação. Os fatores do paciente incluem: aspectos clínicos e dimensões; condições comórbidas; resposta e efeitos indesejáveis durante o uso prévio de antidepressivos; e preferência do paciente. Os fatores da medicação incluem: eficácia comparativa; tolerabilidade comparativa (potenciais efeitos indesejáveis); potenciais interações com outros medicamentos; simplicidade do uso; e custo e disponibilidade. Na *depressão com disfunção cognitiva*, o CANMAT 2016 recomenda: vortioxetina, bupropiona, duloxetina, inibidor seletivo de recaptação de serotonina e moclobemida. Na *depressão com sono alterado*, o CANMAT 2016 propõe como opções: agomelatina, mirtazapina, quetiapina e trazodona.

A Tabela 26.29 ordena as linhas de escolha de tratamentos farmacológicos para depressão na doença de Parkinson. Os agonistas dopaminérgicos pramipexole e ropinirole são um primeiro passo. O transtorno de controle de impulsos pode ser um efeito colateral grave, limitando o emprego destas medicações, podendo gerar gastos descontrolados, jogo patológico e hipersexualidade, assim como alimentação noturna excessiva. A imprevisível sonolência diurna de início abrupto está relacionada com pequenas doses de dopaminérgicos. Doses grandes estão implicadas em insônia inicial e insônia de manutenção. Outro aspecto dos dopaminérgicos são as alucinações do sono e

TABELA 26.29 Tratamentos da depressão na doença de Parkinson.

Primeira linha	Segunda linha	Terceira linha
Pramipexol 0,125 a 4,5 mg Ropinirol 1 a 2 mg	Citalopram 10 a 20 mg Sertralina 25 a 50 mg Nortriptilina 25 a 75 mg Desipramina 25 a 75 mg	ECT Bupropiona 100 a 300 mg Duloxetina 30 a 60 mg Mirtazapina 15 a 30 mg Paroxetina 10 a 40 mg Venlafaxina 37,5 a 225 mg

ECT: eletroconvulsoterapia. (Adaptada de Cummings; Ritter; Rothenberg *et al.*, 2019.)

o terror noturno. Os ISRS mais usados são o citalopram e a sertralina. Os ISRS geralmente são bem tolerados, exceto quanto ao tremor. Por vezes, também exacerbam outros sintomas motores. Evita-se a administração de ISRS à noite nestes pacientes, pois são promotores de vigília. Os ISRS e os ATC podem induzir o TCSR ou exacerbar o sono REM sem atonia. As intensas propriedades antimuscarínicas dos ATC os tornam antidepressivos menos recomendados em demências. A nortriptilina e a desipramina, aminas secundárias, são preferíveis, pelo metabolismo mais simples e maior tolerabilidade. Naqueles pacientes com hipersalivação e bexiga hiperativa, as propriedades anticolinérgicas geram benefícios. Em doses baixas, os ATC sedativos podem ser empregados em insônia. Na doença de Parkinson, a tolerabilidade e a aceitabilidade dos inibidores da recaptação de serotonina e norepinefrina (duloxetina e venlafaxina) são inferiores àquelas dos ISRS.

Introduzida em 1938 por Cerletti e Bini, do Departamento de Doenças Mentais e Neurológicas da Universidade de Roma La Sapienza, a *eletroconvulsoterapia* (ECT) é uma tradicional técnica terapêutica na Psiquiatria, antecedendo em muito o desenvolvimento dos medicamentos antidepressivos. Ao longo dos anos, diversos trabalhos sugerem que a eficácia da ECT seja maior no idoso (De Carle; Kohn, 2000) do que em outros grupos etários, sendo também muito bem tolerada. A melhoria nos procedimentos anestésicos, nos aparelhos estimuladores e na metodologia clínica que ampara a sua utilização tornaram a ECT amplamente empregável em depressão comórbida com demências de idosos. Na depressão, as principais indicações da ECT incluem: necessidade de resposta rápida, por causa de suicidalidade, psicose, catatonia, desidratação ou desnutrição; e falta de resposta a tratamento farmacológico, intolerância a medicamentos ou impossibilidade de usá-los por doenças comórbidas. A ECT é realizada em ambiente ambulatorial e em regime de internação. Contrariamente a dúvidas anteriores, estudos recentes sobre a relação entre o uso da ECT e comprometimento cognitivo preexistente indicam que a ECT não gera uma piora destas dificuldades (Kellner *et al.*, 2016; Geduldig; Kellner, 2016; Hausner *et al.*, 2011). Contrariamente a preocupações antigas, as evidências indicam que a ECT apresenta efeito neurotrófico. A ECT se vale de um estímulo elétrico para induzir despolarização em neurônios cerebrais, causando uma convulsão, em um paciente anestesiado. O tônus vagal se eleva no momento do estímulo e ao término da convulsão. O tônus simpático se eleva durante o desenvolvimento da convulsão. Os principais riscos da ECT se ligam a esta mudança autonômica, que pode tensionar o sistema cardiovascular, e ao uso de anestesia geral. A ECT pode ser oferecida ao paciente em três momentos. Inicialmente, um curso agudo de ECT, administrado 2 ou 3 vezes/semana, para tratamento do episódio depressivo com sintomas agudos. A seguir, ECT de continuação, em combinação com farmacoterapia e psicoterapia, durante a qual a ECT é gradualmente descontinuada. A ECT de manutenção pode ser oferecida a seguir, dependendo do risco de recidiva. Na doença de Parkinson, além da melhora no transtorno depressivo, a ECT geralmente produz melhora de sintomas motores.

Na *estimulação magnética transcraniana repetitiva* (EMTr), o equipamento utiliza um campo magnético para induzir um campo elétrico no cérebro. A EMTr é capaz de aumentar ou deprimir a excitabilidade cortical, por meio de pulsos magnéticos aplicados à superfície craniana (Padala *et al.*, 2018b). A EMTr com alta frequência ou baixa frequência pode facilitar ou inibir atividades corticais, respectivamente. Em animais, a EMTr é capaz de estimular a produção de dopamina em vias frontoestriatais. A EMTr de alta frequência sobre o córtex pré-frontal dorsolateral (CPFDL) poderá, futuramente, beneficiar pacientes com depressão na demência de Parkinson (Boggio *et al.*, 2005; Cardoso *et al.*, 2008).

Apatia

A apatia é um SNP prevalente em indivíduos com demência, podendo chegar até 72% dos pacientes com doença de Alzheimer (Mega *et al.*, 1996). Pode ocorrer com ou sem depressão comórbida. Esses pacientes são mais propensos a ter prejuízo funcional nas AVD, independentemente de outros fatores como idade, função cognitiva ou depressão (Clarke *et al.*, 2010; Okura *et al.*, 2010; Onyike *et al.*, 2007).

Distinguir apatia de depressão pode ser difícil em alguns casos. Apatia e depressão podem compartilhar algumas características clínicas, como diminuição do interesse, retardo psicomotor, fadiga e hipersonia, embora a depressão seja caracterizada por sintomas de rebaixamento do humor, podendo ter ideação suicida, sentimento de culpa, pessimismo e desesperança, que estão ausentes na apatia. Vários estudos de neuroimagem apoiam a independência biológica e fenomenológica da apatia e da depressão. Esses estudos relatam que as relações estruturais com os sintomas de apatia são funcional e anatomicamente distintas das relações estruturais com a depressão (Starkstein, 2009; Kang, 2012). Além disso, a apatia pode surgir como um sintoma secundário, como resultado da incapacidade de planejar em razão dos déficits cognitivos.

Várias definições de apatia foram propostas ao longo do tempo. Foi definida inicialmente como uma motivação diminuída (Marin, 1990). As tentativas mais recentes de definir apatia enfatizam a motivação diminuída como o fator fundamental, e incluem critérios de diagnóstico voltados para os domínios do comportamento (redução no comportamento direcionado a um objetivo), da cognição e do afeto (Robert *et al.*, 2009). Apesar dessas propostas de critérios de diagnósticos, não existe nos estudos publicados uma definição ou uma medição consistente e homogênea de apatia (Lanctôt *et al.*, 2017), o que torna esses trabalhos bastante heterogêneos.

O tratamento da apatia é desafiador, e o sintoma pode surgir no início do curso da doença e persistir por um longo período.

As estratégias não farmacológicas ainda não foram bem estudadas para este sintoma específico. Incluem intervenções comportamentais que visam mudanças psicossociais (Gitlin; Kales; Lyketsos, 2012), geralmente envolvendo cuidadores, mas são uma opção de tratamento segura, pois não são acompanhadas dos efeitos adversos que podem estar associados às intervenções farmacológicas. De maneira geral, essas estratégias têm um impacto positivo na frequência e na gravidade do SNP, e nas reações negativas nos cuidadores em relação a estes. (Brodaty; Arasaratnam, 2012.)

Vários sistemas de neurotransmissores têm sido investigados como alvos potenciais para intervenção medicamentosa. Cada um desses sistemas pode estar potencialmente associado às manifestações de apatia em pessoas com DA, como o sistema colinérgico (Kaufer; Cummings; Christine, 1998), dopaminérgico (DA) (Roccaforte; Burke, 1990; Debette *et al.*, 2002; Padala; Burke; Bhatia, 2007), serotoninérgico (Hoehn-Saric; Lipsey; McLeod, 1990; Marin *et al.*, 1995; Barnhart; Makela; Latocha, 2004), GABAérgico (Lanctôt *et al.*, 2007) e noradrenérgico.

A deficiência colinérgica pode contribuir para o desenvolvimento de apatia em indivíduos com demência na doença de Alzheimer, limitando a neurotransmissão entre o sistema límbico aferente e os aferentes do neocórtex. O tratamento com inibidores da acetilcolinesterase pode ter algum efeito positivo na apatia doença de Alzheimer e, por isso, normalmente se aborda o sintoma de maneira gradual, começando com um inibidor da colinesterase, se o paciente ainda não estiver em uso.

O papel do sistema serotoninérgico nos sintomas neuropsiquiátricos também foi estudado. A hipótese envolvendo a serotonina e apatia postula que deficiência de serotonina aumenta a probabilidade de desenvolver SNP, particularmente depressão e agressividade (Albert; Benkelfat, 2013). Em contraste, uma vez que os inibidores seletivos da recaptação serotonina, comumente usados no tratamento da depressão, foram associados ao aumento da apatia em ensaios clínicos, o aumento da neurotransmissão serotoninérgica foi implicado na manifestação de apatia na demência (Barnhart; Makela; Latocha, 2004). Os ISRS também influenciam o sistema dopaminérgico por meio de mecanismos inibitórios que envolvem os receptores 5-HT2C (Walsh; Cunningham, 1997) e mecanismos estimuladores que envolvem os receptores 5-HT1B e 5-HT3 (Deurwaerdère; Stinus; Spampinato, 1998). Foi hipotetizado que os tratamentos farmacológicos que visam equilibrar os sistemas neurotransmissores serotonina/dopamina podem reduzir a apatia em pessoas com demência (Albert; Benkelfat, 2013).

Com relação ao sistema gabaérgico, estudos *post mortem* e de neuroimagem indicam que há uma perda de neurônios gabaérgicos e noradrenérgicos em indivíduos com demência (Lowe *et al.*, 1988). Foi hipotetizado que, uma vez que GABA e a norepinefrina são cotransmissores com serotonina, as alterações patológicas do sistema serotoninérgico são acompanhadas por alterações nos sistemas GABAérgico e noradrenérgico, e que estes podem desempenhar um papel na manifestação de SNP na demência (Rossor *et al.*, 1982). Lanctôt *et al.* (2007) publicaram que as maiores concentrações plasmáticas de GABA estavam associadas à apatia na doença de Alzheimer. As alterações noradrenérgicas não foram especificamente relacionadas a este sintoma (Herrmann *et al.*, 2004).

Já a disfunção do circuito de recompensa dopaminérgica está fortemente implicada nos sintomas de apatia na doença de Alzheimer e o uso de fármacos que aumentam a transmissão dopaminérgica tem sido proposto como tratamento.

O metilfenidato atua bloqueando os transportadores de dopamina e norepinefrina, levando a concentrações aumentadas de dopamina e norepinefrina na sinapse. O metilfenidato também é um agonista fraco do receptor 5-hidroxitriptamina 1A (5-HT1A). A modafinila, embora também seja estimulante do SNC, tem mecanismo de ação diferente. Ela ativa os circuitos glutamatérgicos enquanto inibe a neurotransmissão GABA (Gerrard; Malcolm, 2007). Entre outras ações, o metilfenidato bloqueia a captação de dopamina nos neurônios adrenérgicos centrais, bloqueando o transportador dopaminérgico e as proteínas transportadoras (Volkow *et al.*, 2002).

Metilfenidato, mas não modafinila, demonstrou ser eficaz na redução da apatia na doença de Alzheimer em um pequeno ensaio clínico (Herrmann *et al.*, 2008). Foi avaliado posteriormente em um ensaio clínico maior, multicêntrico, duplo-cego – *Alzheimer's Disease Methylphenidate Trial* (ADMET) (Rosenberg *et al.*, 2013; Padala *et al.*, 2018a). No ADMET, metilfenidato (20 mg/dia durante 6 semanas) foi associado a uma redução significativa nos sintomas de apatia. Duas medidas de resultados do estudo – Impressão Clínica Global de Mudança (CGI-C) e pontuação de apatia NPI – mostraram diminuição da apatia com o tratamento com o metilfenidato. Houve uma tendência a melhora cognitiva, com um aumento na pontuação do MEEM. Nesse estudo, o tratamento foi bem tolerado e o número e tipo de efeitos adversos foram semelhantes e modestos nos dois grupos. Os resultados sugerem que o tratamento com metilfenidato pode ter utilidade clínica no tratamento da apatia da doença de Alzheimer (Cummings; Ritter; Rothenberg, 2019). Um estudo mostrou benefício do uso do metilfenidato como terapia adjuvante ao citalopram em idosos com depressão maior (Lavretsky *et al.*, 2015).

Em metanálise realizada pela Cochrane sobre intervenções farmacológicas para apatia na doença de Alzheimer (Ruthirakuhan *et al.*, 2018), apesar do pequeno número de estudos em cada classe de medicamentos, do risco de viés, e da inconsistência entre os estudos, conclui-se que o metilfenidato pode ter benefício para a apatia, um pequeno benefício para a cognição e também para o desempenho funcional em pessoas com doença de Alzheimer, mas esse achado está associado a evidências de baixa qualidade. Enfatizam que estudos adicionais mais longos devem ser encorajados visando às pessoas com demência e com apatia clinicamente significativa, investigando a apatia como uma medida de desfecho primário e com um tamanho de amostra maior.

Como o metilfenidato tem o potencial de precipitar a agitação ou piorar o sono noturno, é aconselhável o uso de doses baixas (p. ex., começando com 5 mg 1 vez/dia pela manhã, dose máxima de 10 mg, 2 vezes/dia, sendo a tomada da última dose no máximo até a hora do almoço), com monitoramento cuidadoso durante titulação.

Desinibição e inadequação social

O conceito de desinibição é heterogêneo e vago na literatura. Do ponto de vista neuropsicológico e clínico, pode ser subdividido em déficits na inibição comportamental, com perdas na conduta social e impulsividade; e na inibição cognitiva, com falhas na resistência a interferências externas (distratores) e internas (conteúdos e processos cognitivos previamente ativados ou respostas inapropriadas ou irrelevantes) (Migliaccio *et al.*, 2020). Nas síndromes demenciais, tem sido frequentemente descrito como componente do domínio hiperatividade-impulsividade-desinibição-agressão-agitação, por comumente coocorrer com estes outros sintomas e em teoria ter alta probabilidade de possuir base patológica molecular e celular semelhante (Keszycki; Fisher; Dong, 2019).

A inadequação social é resultado da disfunção do processo neuropatológico na cognição social – este critério é central para diagnóstico dos distúrbios neurocognitivos, presente no DSM-5, juntamente com cognição (p. ex., memória, funções executivas) e funcionalidade. A cognição social contempla a capacidade cognitiva de processar informação social vinda de outros, como as emoções, realizar inferências sobre o que o outro está pensando ou sentindo, e responder apropriadamente (Henry *et al.*, 2016). A Teoria da Mente simboliza esta habilidade de mentalizar os estados cognitivos e emocionais dos outros, diferenciando das nossas crenças, desejos e conhecimentos próprios (Premack; Woodruff, 1978).

Para além da importância no diagnóstico dos transtornos cognitivos maiores, alterações tardias da personalidade e comportamento (a partir dos 50 anos de idade), como isolamento social, perda de etiqueta social ou falha na reciprocidade emocional, têm sido reconhecidas como fatores de risco para o desenvolvimento de síndromes demenciais, especialmente nos estágios iniciais (prodrômicos), podendo preceder o comprometimento cognitivo em anos, como é o caso da variante comportamental da demência frontotemporal (vcDFT) (Gallagher; Fischer; Iaboni, 2017). Cerca de 62,5% dos pacientes com vcDFT apresentam mudanças no comportamento social, como perda da consciência social, isolamento social e desinibição como manifestações iniciais da doença (Shinagawa *et al.*, 2006). Embora menos comum, pacientes portadores de doença de Alzheimer, DVa e DCL também podem apresentar alterações comportamentais já presentes na ocasião do diagnóstico (Deardorff; Grossberg, 2019). Em sua apresentação atípica, a doença de Alzheimer de início precoce pode representar um desafio diagnóstico, abrindo o quadro clínico com alterações comportamentais mais exuberantes, tais como desinibição e inadequação social concomitante a um prejuízo mnésico mínimo ou ausente e, em alguns casos, também disfunção executiva e de linguagem (Desmarais *et al.*, 2018).

O constructo transtorno comportamental leve advém da associação identificada em pesquisas clínicas mais recentes entre alterações do humor e do comportamento tardias em pacientes sem prejuízo cognitivo significativo e aumento do risco de desenvolvimento de síndromes demenciais, não só DFT, mas também doença de Alzheimer e DCL (Gallagher; Fischer; Iaboni, 2017).

Inúmeras regiões cerebrais e circuitarias neurais estão envolvidas na desinibição comportamental, em especial as regiões que conectam o córtex órbito-frontal (COF), cuja lesão está associada a conduta social desinibida; e o CPFDL, envolvido na regulação motivacional e comportamento emocional; com regiões localizadas no lobo temporal, como giro fusiforme e amígdala, cuja disfunção está associada a um distúrbio no reconhecimento de emoções faciais. Entre os neurotransmissores envolvidos na gênese da disfunção cognitiva social, baixos níveis de serotonina e dopamina são comumente encontrados na região pré-frontal em pacientes portadores de vcDFT, e no CPFDL e estriado, em portadores da Doença de Parkinson (Boublay; Schott; Krolak-Salmon, 2016). Mais recentemente, a ocitocina, neuropeptídeo produzido no núcleo paraventricular e supraóptico do hipotálamo, tem tido relevância nos processos de modulação social (Lee *et al.*, 2009), e sua administração em humanos tem sido associada a uma melhora nas tarefas sociais em estudos preliminares (Guastella; MacLeod, 2012; Finger *et al.*, 2015).

A avaliação clínica da cognição social deve ser estruturada de forma semelhante à da cognição global, por meio de uma história clínica prévia pessoal e familiar, personalidade pré-mórbida e ambiente socioemocional. A perda de autocrítica é comum, e o paciente em geral é levado por familiares para avaliação por mudança de personalidade ou na conduta interpessoal, apresentando os mais variados sinais de inadequação social (Tabela 26.30). Sendo um processo complexo, mudanças nas interações sociais e no comportamento humano podem ter várias causas, como transtornos de humor, psicóticos, uso de substâncias e transtornos neurológicos (Desmarais *et al.*, 2018).

Vários testes diagnósticos estão disponíveis para avaliação da desinibição nas doenças neurodegenerativas, embora muitos careçam de mais estudos de avaliação psicométrica e validação para uso clínico rotineiro.

Na esfera da inibição cognitiva, vários testes neuropsicológicos buscam identificar déficits nesta função, sendo os mais comuns os testes de *Stroop*, *Hayling*, *Trail Making* e Wisconsin de Classificação de Cartas (Migliaccio *et al.*, 2020). Considerado um dos mais sensíveis, o teste de *Hayling* tem boa acurácia em discriminar indivíduos saudáveis, portadores pré-sintomáticos do gene C9orf72 com alta probabilidade de desenvolver a vcDFT, e entre portadores de vcDFT e DA (O'Callaghan; Hodges; Hornberger, 2013; Collette *et al.*, 2009; Montembeault *et al.*, 2020). Testes voltados para os aspectos motores dos déficits na inibição, como tarefas tipo agir/não agir (*Go/no-go*) e com interrupção sinalizada (*stop signal*), também podem ser

▪ **TABELA 26.30** Sinais de distúrbio na cognição social.

Percepção social pobre
• Dificuldade em identificar expressões faciais de terceiros, linguagem corporal
• Falha em reconhecer raiva ou tédio em conversas com parceiros
• Contato visual limitado
• Dificuldade em reconhecer sarcasmo ou identificar discurso insincero
Distúrbio na teoria da mente e metacognição
• Anosognosia
• Perda de autocrítica (*insight*)
• Inabilidade para inferir o que os outros estão pensando ou sentindo
• Inabilidade em identificar gafes sociais
• Comentários ofensivos ou rudes sem considerar os sentimentos dos outros
Empatia e processamento emocional reduzidos
• Alexitimia
• Desconsideração com a aflição e ou perdas dos outros
• Distanciamento, frieza e indiferença
• Egocentrismo
• Anosodisforia frontal (perda de preocupação emocional por ter um transtorno)
• Inabilidade em compartilhar da alegria ou celebrações de terceiros
• Reações emocionais desadaptativas
• Respostas empáticas afetivas reduzidas
Comportamento social anormal
• Prisões, denúncias criminais, acusações retiradas e condenações
• Perda de etiqueta ao comer ou em relação às funções corporais
• Perda de modos sociais ou boas maneiras
• Negligência com a aparência social
• Capacidade de alternância na conversação pobre ou interrupções frequentes
• Isolamento social ou atitude evitativa
• Atos ou abordagens sexuais inadequadas
• Exposição pública de assuntos muito pessoais ou privados
• Conversas de maneira familiar com estranhos, ou intrusivas

Adaptada de Desmarais *et al.*, 2018.

usados na tentativa de discriminar portadores de vcDFT e DA de indivíduos saudáveis (O'Callaghan; Hodges; Hornberger, 2013; Coulacoglou; Saklofske, 2017).

No domínio da inibição comportamental, em razão da anosognosia comum dos pacientes, alguns questionários padronizados são aplicados ao cuidador, complementando a avaliação clínica na busca por alterações comportamentais. O Inventário Neuropsicológico e Inventário Frontal Comportamental são os mais comumente descritos na literatura para uso no Brasil. Estas avaliações apresentam subescalas relacionadas à desinibição, que, no geral, demonstraram pontuações significativamente mais altas em pacientes com vcDFT comparados com aqueles com DA (Boutoleau-Bretonniere *et al.*, 2012; Vercelletto; Lacomblez; Renou, 2006).

A maioria dos estudos sobre intervenções não farmacológicas nas doenças neurodegenerativas aborda como desfecho a redução da agressividade ou agitação, sendo a desinibição e inadequação social raramente desfecho primário de estudo.

A psicoeducação e o acolhimento do cuidador são medidas iniciais importantes na abordagem deste sintoma, uma vez que a perda de empatia e comportamentos impulsivos são particularmente desgastantes para os familiares mais próximos. Levantar a discussão sobre medidas que visem a proteção do paciente, como limitação ao acesso de cartão de crédito e contas bancárias, direção veicular, ambiente seguro e supervisionado, aposentadoria precoce e curatela, também é recomendável (Miller; Llibre Guerra, 2019).

O tratamento é voltado para amenizar os sintomas comportamentais, e pode ser dividido em não farmacológico (programas psicoterapêuticos comportamentais especiais) e farmacológico, a maioria ainda em investigação e de papel ainda não completamente estabelecido.

Relatos de casos de engajamento em atividades prazerosas antigas, com hobbies e jogos, podem atenuar comportamentos desinibidos socialmente inapropriados, de forma equivalente às atividades terapêuticas em pacientes portadores de agitação e agressividade, possivelmente por redução do tédio e inatividade (Ikeda *et al.*, 1995). Programas de treinamento comportamental e de habilidades sociais têm sido empregados para melhora da empatia e reconhecimento emocional facial em outras condições neuropsiquiátricas como traumatismo cranioencefálico e esquizofrenia (Hooker *et al.*, 2013), e ainda carecem de estudos voltados para pacientes com demência.

As opções farmacológicas como o uso de ISRS têm focado a disfunção serotoninérgica dos transtornos neuropsiquiátricos em geral, especialmente desinibição, irritabilidade e agressividade na DFT e DA, sem avaliar a cognição social como desfecho primário (Desmarais *et al.*, 2018). Pequenos estudos abertos em portadores de DFT demonstraram redução da desinibição com citalopram (20 a 40 mg) (Herrmann *et al.*, 2012) e trazodona (150 a 300 mg) (Lebert; Pasquier, 1999). Outros estudos pequenos com resposta terapêutica positiva preliminar para desinibição geral utilizaram dextroanfetamina (Huey *et al.*, 2008), o fitoterápico asiático Yokukansan (Kimura *et al.*, 2010), souvenaid, um composto nutricional patenteado (Pardini *et al.*, 2015), e metilfenidato 40 mg dose única (Rahman *et al.*, 2006). No entanto, vale ressaltar que, pela qualidade dos estudos publicados (amostra pequena, períodos curtos de seguimento, ou abertos e não controlados), estes medicamentos necessitam de confirmação futura por meio de ensaios clínicos robustos para aprovação e uso clínico corriqueiro.

Os antipsicóticos (p. ex., quetiapina), embora empregados *off-label* em casos de sintomas comportamentais graves na ausência de resposta às intervenções comportamentais ou ISRS, carecem de estudos que embasem seu uso e têm duvidosa relação segurança *versus* eficácia. Outras medicações como anticolinesterásicos, memantina, lítio e anticonvulsivantes têm estudos negativos ou inconclusivos e devem ser evitados (Miller; Llibre Guerra, 2019).

Estudos preliminares têm evidenciado melhora de comportamentos empáticos com a ocitocina em portadores de DFT, necessitando de futura confirmação por ensaios clínicos randomizados (Finger *et al.*, 2015).

Comportamento sexual inadequado

O comportamento sexual humano é complexo e depende de muitos fatores, incluindo individuais e culturais. Atualmente não existe definição consensual de comportamento sexual normal ou patológico (Béreau, 2018). No indivíduo idoso, a definição do que é inapropriado ou patológico ainda merece mais cuidado, uma vez que esse julgamento frequentemente é influenciado por questões religiosas ou estereótipos sociais, em geral considerando os idosos como seres assexuados (Srinivasan *et al.*, 2019).

Alguns autores descrevem o comportamento sexual inadequado (CSI) como um subtipo de comportamento social inapropriado da desinibição representado por atividades relacionadas ao sexo ou impulso sexual aumentado que interfere na função e se desenvolve em momentos inapropriados ou com pessoas sem consentimento, tendo como exemplos observações verbais, abordagens sexuais ou toques indesejáveis, ato de despir, masturbação pública, ou agressão sexual (Torrisi *et al.*, 2016).

Seu surgimento pode ser manifestação de disfunção em quatro grandes áreas cerebrais: lobo frontal, sistema temporal-límbico, estriado e hipotálamo. Pode estar presente em uma variedade de distúrbios neurológicos, como lesões do lobo frontal, síndrome de Levin-Kleine ou Kluver-Bucy, epilepsia do lobo temporal, doença de Parkinson e/ou seu tratamento, síndromes demenciais, ou transtornos psiquiátricos primários, como transtorno afetivo bipolar, esquizofrenia, transtorno obsessivo-compulsivo, transtorno de uso de substâncias psicoativas ou transtornos de personalidade (Béreau, 2018).

A prevalência do CSI em pacientes com demência é bastante variável nos estudos (entre 2 e 30%) (Nagaratnam; Gayagay, 2002). Entretanto, seu impacto na qualidade de vida dos pacientes e na sobrecarga dos cuidadores é significativa (Higgins; Barker; Begley, 2005).

Apesar da relevância clínica, também não existe uma conformidade em como rotular este tipo de comportamento. Exemplos de outros termos utilizados são "comportamento sexual inadequado", "comportamento sexual desinibido", "comportamento sexual impróprio" ou "comportamento hipersexual".

Em geral, o CSI na demência está relacionado a um prejuízo no funcionamento do mecanismo de controle de impulso cerebral associado aos lobos frontais e estruturas cerebrais relacionadas (De Giorgi; Series, 2016). Entretanto, outros autores sugerem que estes comportamentos sexuais típicos podem estar relacionados a um aumento do desejo sexual e, portanto, deveriam ser considerados como um sintoma neuropsiquiátrico específico (Torrisi *et al.*, 2016). Na DFT, pode ser manifestação precoce da desinibição, enquanto na DA em geral se correlaciona com a gravidade da demência (pontuação do Clinical Dementia Rating – CDR) (Migliaccio *et al.*, 2020). Na doença de Parkinson, a hipersexualidade é classificada como sintoma da impulsividade, em conjunto com jogo patológico, compras compulsivas e compulsão alimentar, e pode ser resultado tanto da disseminação dos corpos de Lewy no encéfalo como efeito adverso do tratamento farmacológico, em especial os agonistas dopaminérgicos (Béreau, 2018).

Considerando a natureza multifatorial da CSI, a abordagem deve ser preferencialmente multidisciplinar, com espaço para atuação de geriatras, psicólogos, psiquiatras e neurologistas. A entrevista deve ser ampla e acurada, focando a história pessoal, sexual e de relacionamentos do paciente, como também as queixas do cuidador. Infelizmente nenhum dos instrumentos de avaliação sexual citados na literatura foca o CSI na população idosa com distúrbio cognitivo, sendo a avaliação do CSI em pacientes com demência baseada na observação clínica (descartando condições psiquiátricas, *delirium* ou condições neurológicas envolvendo o lobo frontal) e em entrevistas envolvendo cuidadores e familiares (Torrisi *et al.*, 2016).

As opções terapêuticas para pacientes com o CSI incluem tratamentos não farmacológicos e farmacológicos. Dentre as opções não farmacológicas, as mais úteis são modificações comportamentais com reforço positivo e negativo (expressando a inadequação do comportamento), redirecionamento, remoção de fatores precipitantes (preferências por roupas compridas e largas, ou substituição de cuidadores), distração (engajamento em atividades com envolvimento das mãos para minimizar toques), roupas do paciente que limitem a probabilidade de manifestação do comportamento (p. ex., com a abertura traseira), psicoterapia de apoio aos parceiros de pacientes com demência e modificações nas atitudes de familiares, cuidadores e equipe em Instituições de Longa Permanência para Idosos (ILPI) (Black *et al.*, 2005; De Giorgi; Series, 2016).

Medicamentos devem ser utilizados na menor dose eficaz e pelo menor período possível, apenas quando fracassada a abordagem não farmacológica, em associação com esta, e após avaliação do risco *versus* benefício. Isso se deve ao fato de que muitos fármacos podem levar a efeitos colaterais significativos, além de uma baixa eficácia (Srinivasan *et al.*, 2019). Diante da ausência de ensaios clínicos randomizados e controlados, e considerando o melhor nível de evidência disponível (relatos e séries de casos), a classe de medicamentos com melhor relação de segurança *versus* eficácia – embora limitada – recai sobre os antidepressivos (p. ex., citalopram) (Tosto *et al.*, 2008). Antipsicóticos apresentam evidência de inconsistência de benefício, com um estudo de caso positivo para controle da desinibição sexual com aripiprazol em portador de DFT (Nomoto *et al.*, 2017). Outras drogas, como o anticolinesterásico rivastigmina (donepezila com evidência de piora) (Alagiakrishnan *et al.*, 2003); anticonvulsivantes (p. ex., gabapentina e carbamazepina) (Alkhalil *et al.*, 2004; Freymann *et al.*, 2005) e antiandrogênicos (com destaque para acetato de medroxiprogesterona e acetato de ciproterona), também apresentam evidência fraca (Guay, 2008). Estrógenos, assim como os medicamentos antiandrogênicos, podem ser uma alternativa para controle do comportamento sexual inapropriado na ausência de resposta aos antidepressivos em casos graves, após discussão aberta e franca com o responsável legal pelo paciente (Srinivasan *et al.*, 2019).

Agitação e agressividade

A agitação é comum em diversos tipos de demência, principalmente nas fases moderada a grave. Ocorre frequentemente na doença de Alzheimer, DFT, DCL e outras demências (Cummings *et al.*, 2015). Uma prevalência mais alta é observada em ILPI, afetando 40 a 60% dos indivíduos (Kales *et al.*, 2019).

A agitação na demência pode ocorrer na ausência de agressão, mas também pode haver agressividade importante sem agitação, embora menos frequente. São conceitos sobrepostos, mas não idênticos (Cohen-Mansfield; Mintzer, 2005). A agressão pode ser uma forma mais intensa de agitação ou pode ocorrer em diferentes circunstâncias biológicas ou psicológicas.

Cuidar de uma pessoa agitada ou agressiva com demência é muito mais difícil, consome mais tempo e aumenta o custo. A agitação pode precipitar a institucionalização (Okura *et al.*, 2010), diminuir a qualidade de vida dos pacientes e cuidadores e, quando intensa, pode necessitar de tratamento com medicamentos.

Apesar dos estudos começarem a compreender os circuitos envolvidos na agitação, ainda não existe um consenso a respeito de sua definição. O termo agitação é frequentemente usado por profissionais de saúde e familiares para descrever um comportamento considerado problemático ou perturbador do paciente.

A definição do termo agitação tem sido um tópico de debate, porém nenhuma conceituação unificada prevalece. Uma definição consensual de agitação no contexto da demência facilitaria as pesquisas, os estudos de intervenção (não farmacológica e farmacológica) e as investigações epidemiológicas. Sem uma definição de consenso, é difícil comparar estudos ou saber quais comportamentos foram incluídos como agitação.

A IPA definiu agitação como uma síndrome distinta, clinicamente identificável. Propõe que comportamentos específicos (atividade motora excessiva, agressão verbal, agressão física) associados a estresse emocional devem estar presentes por pelo menos 2 semanas antes, para que um diagnóstico de agitação seja feito (Cummings *et al.*, 2015).

O paciente deve ter pelo menos um tipo de comportamento agitado observável. Os comportamentos podem incluir atividade motora excessiva (como ritmo, balançar, gesticular, apontar dedos, inquietação, perambulação, maneirismos repetitivos), agressão verbal (p. ex., gritar, falar em um tom excessivamente alto de voz, usando palavrões, gritando), ou agressão física (p. ex., agarrar, empurrar, resistir, bater em outras pessoas, chutar objetos ou pessoas, arranhar, morder, atirar objetos, bater em si mesmo, batendo portas, rasgando coisas e destruindo propriedade). Esses comportamentos são os aspectos centrais da síndrome de agitação, e havendo sofrimento emocional, qualquer um dos comportamentos descritos acima atendem a este critério.

Esta definição de agitação é limitada a pacientes com comprometimento cognitivo, sem outras causas que possam justificar a agitação. Comportamentos perturbadores do paciente que são atribuíveis a outros transtornos psiquiátricos, como a psicose, ou às condições médicas (*delirium*) ou a cuidados inadequados não se enquadram nesta definição de agitação. Em outro transtorno ou contexto que não a demência, uma alternativa seria especificar por exemplo: "agitação com psicose", "agitação com depressão" etc. (ver Figura 26.1).

Os tratamentos atuais seguem três passos: (1) avaliação das causas subjacentes; (2) tratamentos não farmacológicos; e (3) tratamentos farmacológicos (ver Figura 26.2).

Esta abordagem deve começar perguntando-se ao paciente e ao cuidador o que está errado ou diferente, se houve alguma mudança recentemente. Se o paciente não consegue dizer ou o cuidador não identificou nada, considere: medo, fome, sede, sensação térmica de calor ou frio. Pessoas que de repente ficam agitadas podem estar fisicamente indispostas ou com dor. Pesquisar possíveis estressores (mudança na casa ou de casa), necessidades não atendidas e causas orgânicas (afastar *delirium*). Superestimulação ou ambientes com muitos ruídos ou muitas pessoas também podem ocasionar agitação.

Tratamento

Os perfis de resposta ao tratamento farmacológico ou a intervenções não farmacológicas na agitação, com e sem agressão, ainda não foram bem estudados. Não existem atualmente evidências suficientes para concluir quais agentes ou intervenções funcionam melhor para agitação agressiva ou sem agressividade.

Tratamentos não farmacológicos

Uma revisão sistemática mostrou diminuição nos sintomas de agitação em pacientes em ILPI com uma série de abordagens não farmacológicas, especificamente do treinamento do cuidador (resolução de problemas, informação, educação, treinamento na habilidade de comunicação com o paciente), adaptação do ambiente, cuidado centrado na pessoa (identificar e responder aos seus desejos) e atividades agradáveis personalizadas e intervenções ocupacionais (Livingston *et al.*, 2017) (Tabelas 26.31 e 26.32).

▪ **TABELA 26.31** Exemplo de habilidades de comunicação e cuidado centrado na pessoa para agitação durante os cuidados pessoais.

Considere o uso de comunicação verbal e não verbal, falar de maneira que a pessoa com demência possa entender o que está acontecendo, em vez de estar focado apenas em concluir uma tarefa (p. ex., ajuda nos cuidados pessoais).	O indivíduo que requer os cuidados pode não entender ou não se lembrar disso. Os cuidados necessários podem ser experimentados como agressão e a pessoa pode ficar agitada.

Os princípios de comunicação são:

Identifique-se se o paciente não lembrar
Certifique-se de que você está sendo ouvido
Explique o que está acontecendo, um passo de cada vez
Fale em tom de voz calmo e reconfortante
Evite palavras e tom negativos
Pergunte uma coisa de cada vez
Fale devagar
Dê à pessoa com demência tempo suficiente para responder
Ofereça opções simples (não mais do que duas de cada vez)
Ajude o paciente a encontrar palavras para autoexpressão (e verifique se você entendeu corretamente)
Toque levemente para tranquilizar, acalmar ou redirecionar
Use estímulos sensoriais relaxantes, como música ou iluminação suave, se eles gostarem

▪ **TABELA 26.32** Intervenções relacionadas a paciente, cuidador e ambiente.

Fator modificável	Exemplo de intervenção
Paciente	
Necessidades não atendidas	Assegure-se que o paciente está tendo tempo suficiente de sono e descanso Certifique-se que o paciente não está com medo, fome, necessidade de ir ao banheiro
Problemas médicos agudos	Avalie se o sintoma não é consequência de um problema médico (p. ex., ITU, hiponatremia), efeito colateral ou interação de drogas (incluindo medicamentos de venda livre/automedicação)
Déficits sensoriais	Estimule o uso de óculos e aparelhos auditivos, quando necessários
Cuidador	
Cuidador com depressão, sobrecarga ou estressado	Cuidadores precisam cuidar de si mesmos, com exercícios regulares, ir ao médico, usar técnicas de redução do estresse
Educação	Compreenda que os SPCD não são intencionais ou de propósito, mas sim uma consequência da doença cerebral
Comunicação	Use tom de voz calmo Não use questões muito abertas Não complique as coisas com muitas explicações ou explicações complexas dos eventos que ocorreram no futuro Limite o número de escolhas
Ambiente	
Ambiente muito estimulante ou sem estímulos	Regule a quantidade de estímulos em casa: organize o ambiente, limite o número de pessoas em casa, reduza barulhos (falar muito alto, TV, rádios)
Ambiente não seguro	Certifique-se de que a pessoa não tenha acesso a objetos ou produtos que possam ocasionar algum malefício (p. ex., fogo, objetos pontiagudos, produtos de limpeza cáusticos ou tóxicos)
Falta de atividade durante o dia	Mantenha a pessoa engajada em atividades de seu interesse, de acordo com sua capacidade Relaxe as regras – não existe jeito certo ou errado de fazer alguma atividade se a pessoa está segura
Sem rotinas ou rotinas pouco estruturadas	Estabeleça rotinas diárias Mudar o local, hora, ou a sequência das atividades diárias pode desencadear agitação Permita mais tempo para todas as atividades, pois o paciente terá mais dificuldade em realizar as tarefas (p. ex., se vestir) Tentar apressar as atividades também pode desencadear SPCD

ITU: infecção do trato urinário; SPCD: sintomas psicológicos e comportamentais da demência.

A maioria das pessoas gosta de atividades que lhes interessam e se torna inquieta quando entediada. Envolver-se em algo significativo e prazeroso pode melhorar a saúde e o bem-estar, reconectando os indivíduos ao seu ambiente social e melhorar a autoestima.

À medida que a cognição se deteriora, os tipos de atividades que as pessoas gostam e conseguem fazer bem como sua participação e frequência diminuem, uma vez que sua capacidade em iniciar, planejar e organizar atividades também se deteriora.

O envolvimento social é uma condição necessária para o bem-estar ao longo da vida, e sua ausência pode causar agitação em pacientes com demência. Inclui proximidade física, contato visual, conversa e estimulação sensorial, incluindo o toque. A atividade social foi sugerida para melhorar a qualidade de vida das pessoas com demência, embora não exista evidência de ensaios clínicos randomizados de alta qualidade.

Tratamentos farmacológicos

O tratamento farmacológico da agitação, principalmente quando associada a agressividade, é uma necessidade não atendida no cuidado de pacientes com demência, porém até o momento nenhum fármaco foi aprovado para agitação nessa condição. A abordagem farmacológica utilizada para o tratamento é extrapolada a partir do uso de agentes psicotrópicos em outros transtornos psiquiátricos.

Os psicotrópicos devem ser usados apenas quando houver um alto risco para o paciente ou para terceiros, ou as estratégias não farmacológicas não obtiverem sucesso, em associação com estresse do cuidador. Seu potencial benefício deve ser avaliado contra os riscos significativos para os pacientes, como eventos adversos cerebrovasculares e o aumento da mortalidade.

Uma questão ainda sem resposta relativa à agitação no contexto da demência é se existem diferentes tipos de agitação, com diferentes circuitos cerebrais envolvidos, e se estes diferentes fenótipos respondem de forma diferente aos tratamentos usados para agitação. Um exemplo prático: foi observado que, entre os pacientes com demência e agitação tratados com citalopram, aqueles com sintomas leves a moderados pareceram responder melhor, enquanto aqueles com agitação mais intensa demonstraram menor eficácia e mais efeitos colaterais (Schneider *et al.*, 2016).

Antipsicóticos

Há evidências limitadas, com eficácia modesta, que apoiam o uso de antipsicóticos típicos para controlar a agitação com agressividade em contexto agudo, e mesmo nessas situações agudas, apresentam riscos. O haloperidol pode ser útil no tratamento de agressão com agitação (mas não em agitação de uma maneira geral, como vagar ou agressividade verbal). Os antipsicóticos atípicos têm um risco menor de parkinsonismo, reações distônicas agudas e de discinesia tardia. Os atípicos, incluindo risperidona, olanzapina e aripiprazol (Ballard; Howard, 2006), são alternativas para uso no tratamento de agitação, agressão e psicose graves associadas à demência, em que há risco de dano ao paciente e/ou a terceiros (Cummings; Ritter; Rothenberg, 2019). A risperidona tem a melhor evidência de eficácia a curto prazo (6 a 12 semanas) em pacientes com agitação. Existem trabalhos com a risperidona em baixas doses (menos de 1 mg/dia), usada para casos graves associados a agressividade e sintomas psicóticos, particularmente quando a agressão era o sintoma alvo.

Brexpiprazol, um novo composto estruturalmente semelhante ao aripiprazol (o mecanismo de ação inclui redução parcial do agonismo para receptores D2, 5-HT1A e antagonismo intensificado para 5-HT2A e adrenorreceptores α1), está sendo testado para agitação na doença de Alzheimer (Cummings; Ritter; Rothenberg, 2019).

Outros medicamentos para agitação

O citalopram pode melhorar a agitação, especialmente em indivíduos com doença de Alzheimer fase leve a moderada, não ultrapassando a dose de 20 mg/dia, por seus efeitos colaterais importantes em doses mais altas, como o prolongamento do intervalo QT. O citalopram também pode ocasionar acatisia e hiponatremia.

O uso de estabilizadores de humor, do grupo de anticonvulsivantes, é limitado, por não existir evidência sólida de seu benefício, e pelo risco de efeitos colaterais, como tontura, sedação, ataxia e confusão mental, além de efeitos adversos menos frequentes, porém significativos, como hiponatremia e hepatotoxicidade (Cummings; Ritter; Rothenberg, 2019).

Os inibidores da acetilcolinesterase e a memantina não se mostraram úteis para agitação em ensaios clínicos randomizados, e a agitação pode ser um efeito adverso dos inibidores da colinesterase.

Um estudo com dextrometorfano-quinidina sugeriu benefício no tratamento da agitação com boa tolerabilidade, porém mais estudos são necessários para que possa ser usado com segurança (Cummings *et al.*, 2015).

A Figura 26.6 descreve os passos da abordagem para gerenciar a agitação em demência.

Agitação e agressividade no banho

A rejeição de cuidados tem sido relatada como "o repertório de comportamentos com os quais os indivíduos com demência resistem ou opõem-se aos esforços de um cuidador". Esses comportamentos têm sido descritos de maneira variável como descumprimento, comportamento não cooperativo e resistência ao

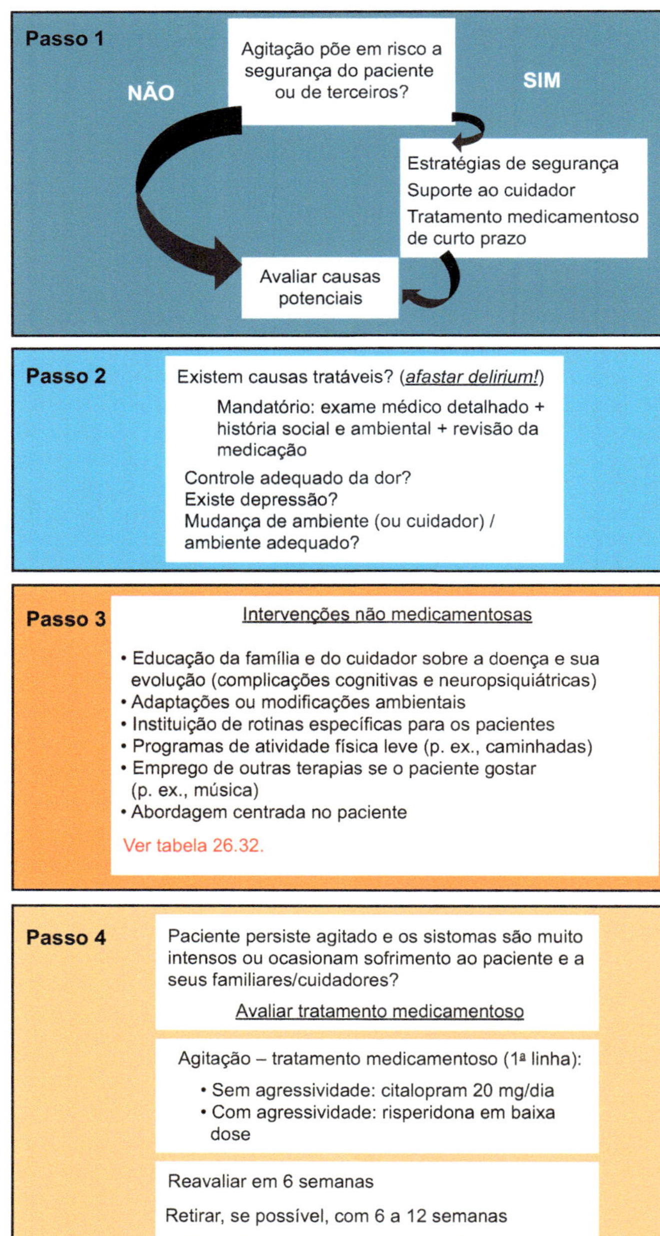

▪ **FIGURA 26.6** Passos da abordagem para gerenciar a agitação em demência.

cuidado. A rejeição ao cuidado é diferente da agressão, pois a intenção subjacente é rejeitar ou recusar os cuidados necessários, mas não prejudicar os outros, embora possa haver agressividade para manifestar a rejeição. A rejeição do cuidado também tem sido considerada uma forma de agitação.

Mais recentemente, existe uma tentativa de diferenciar rejeição ao cuidado de agitação, com alguns autores sugerindo que podem ser duas síndromes comportamentais distintas, e que ocorrem diferentemente de acordo com a gravidade da doença (Volicer; Bass; Luther, 2007). Também é argumentado que o termo agitação deve ser reservado para comportamentos ocorrendo em situações que não envolvem interações com os cuidadores (Choi; Budhathoki; Gitlin, 2017).

O banho é uma atividade de vida diária importante para os cuidados de higiene e saúde. Na maioria das pessoas independentes, é uma atividade prazerosa, mas, para muitos pacientes com demência e seus cuidadores, é considerada bastante estressante. Sua prevalência é alta principalmente em ILPI, onde 20 a 40% dos pacientes podem manifestar comportamentos agressivos como bater, gritar, xingar e chutar durante o banho (Gozalo *et al.*, 2014). Em resposta a esta situação, pode haver restrição mecânica ou aumento do uso de medicações antipsicóticas, resultando em risco para o paciente.

O processo do banho pode criar desconforto físico e emocional ao paciente, sensação de frio e invasão de privacidade, gerando comportamentos agressivos e interferindo nos cuidados. A maioria dos cuidadores não recebe treinamento para lidar com isso.

As recomendações existentes na literatura orientam mudanças no ambiente do banheiro, intervenções psicossociais e técnicas para o banho, individualizando o processo, com base nas preferências pessoais e necessidades do indivíduo com demência (Tabela 26.33) (Cohen-Mansfield; Parpura-Gill, 2007).

Com relação às técnicas para o banho, levar em consideração a preferência por ducha, chuveirinho ou mesmo banho no leito, uso de produtos familiares ao paciente, mudança de frequência do banho e a melhor hora do dia. Em um estudo controlado, Deguchi *et al.* (1999) sugerem que o banho à noite pode ter efeito benéfico.

As alterações ambientais sugeridas incluem mudança de cor das paredes, toalhas coloridas, plantas, cortinas, iluminação e temperaturas agradáveis, diminuição do barulho ambiente, música relaxante, privacidade. Apesar de poucos estudos, alguns autores sugerem que o uso de elementos naturais como quadros de pássaros e música mostraram efeitos positivos em reduzir a agitação e agressividade física (Whall *et al.*, 1997; Thomas *et al.*, 1997).

TABELA 26.33 Dicas para um banho mais tranquilo.

Regra de ouro: não tente convencer o paciente de que o banho é necessário; a demência torna o raciocínio prejudicado, e o indivíduo não vai compreender. Haverá discussão!		
Pense...		
Por que o paciente não quer tomar banho?	O banho é complicado? desconfortável? assustador? embaraçoso?	
O que pode torná-lo mais confortável e prazeroso, ao mesmo tempo que seguro?	Prepare todo o material para o banho antes de levar o paciente	Confira se a temperatura ambiente está adequada Cadeira confortável, acolchoada Iluminação não muito brilhante Música ambiente calma
Como assegurar a privacidade da pessoa	Cortinas; roupões	Cubra partes íntimas com toalha, descubra apenas na hora de lavar
Qual é o melhor horário do dia para o banho?		
Dê opções... evite...		
Você prefere tomar banho agora ou daqui a 15 min?	Se ainda houver muita resistência, espere e tente mais tarde	Em caso de recusa, evite demonstrar raiva ou ansiedade
Você prefere banho de chuveiro ou chuveirinho?		
Após a pessoa se sentar, molhe só uma pequena parte do corpo e pergunte: a temperatura está agradável?	Observe a reação da pessoa ao molhar essa parte do corpo	
Peça que ajude, que tenha participação ativa no banho	Ensaboar alguma parte do corpo, segurar o xampu etc.	Evite apressar o paciente e use apenas comandos simples
Pessoa familiar do mesmo sexo pode ter melhor aceitação		Evite mudanças frequentes do cuidador
Pessoa familiar junto do mesmo sexo pode ajudar		
Seja flexível	Entrar com roupa no banho e tirá-la depois	Lave os cabelos separadamente quando houver resistência
Se o banho continua muito difícil, dê em dias alternados, e no intervalo faça só a higiene íntima		
Ao final...		
Elogie como a pessoa está bonita e cheirosa		
Se o banho transcorreu bem, ofereça uma recompensa, como a comida favorita ou uma volta de carro		

Adaptada de Cohen-Mansfield; Parpura-Gill, 2007; Barrick *et al.*, 2001; Sloane *et al.*, 2004; Gozalo *et al.*, 2014.

As intervenções psicossociais durante o banho variam desde técnicas simples de comunicação até técnicas de reminiscências.

Pensando nessa dificuldade, foi desenvolvido um programa educacional chamado "Banho sem Batalha" (*Bathing Without a Battle*), criando uma melhor experiência de banho para pessoas com demências, projetado para atendimento direto de cuidadores em instituições, encarregados de banhar moradores agitados com demência. O programa capacita auxiliares de enfermagem em técnicas de banho não coercitivas, individualizadas e centradas na pessoa.

A intervenção *Bathing Without a Battle* envolve diferentes técnicas projetadas para tomar banho e lavagem de cabelo segura e confortável, tanto para as pessoas que recebem como para as que cuidam. Essa estratégia emprega técnicas de comunicação apropriadas para o nível de comprometimento cognitivo do paciente, vê os sintomas comportamentais como expressões de necessidade não atendida, respeita as preferências do paciente e regula o ambiente físico com o objetivo de maximizar o conforto (Barrick *et al.*, 2001; Sloane *et al.*, 2004). Essa intervenção centrada na pessoa ainda não foi replicada no Brasil, mas sugere que pode levar a reduções significativas nos comportamentos agressivos verbais e físicos, na agitação e no uso de medicamentos antipsicóticos em pacientes institucionalizados (Gozalo *et al.*, 2014).[1]

[1]Sugestões de vídeo e de site relacionados a esse tópico: https://youtu.be/sl3Dc1kERto e bathingwithoutabattle.unc.edu.

27

Depressão, Ansiedade, Outros Distúrbios Afetivos e Suicídio

Nezilour Lobato Rodrigues • Mônica Hupsel Frank

Introdução

A saúde mental é indispensável para o bem-estar geral do indivíduo e da sociedade. O envelhecimento populacional aponta para a necessidade de atenção aos idosos que apresentam o primeiro episódio de depressão após os 60 anos de idade e para aqueles que ao envelhecerem já trazem consigo o ônus de um diagnóstico de transtorno mental.

O conceito de carga global de doença define este ônus que uma determinada situação de saúde gera para um indivíduo ou população. As doenças mentais são responsáveis pela redução do gozo da saúde durante um longo período da vida e a depressão está entre as três principais doenças que mais convivem com períodos de incapacidade em diversos países do mundo. Este poder de incapacitar o indivíduo está relacionado com questões psicológicas, funcionais, sociais e econômicas, com importante impacto para o indivíduo, a família, a sociedade e o governo (Pérez-Belmonte *et al.*, 2020; Yuvaraj *et al.*, 2020).

O potencial incapacitante da depressão é agravado pelo estigma que carrega, o que faz com que seja menos relatada, menos diagnosticada e menos tratada (Yuvaraj *et al.*, 2020). Até 85% das pessoas com problemas de saúde mental em países de baixo ou médio orçamento não recebem tratamento. Essa situação viola os direitos humanos da pessoa idosa (Organização Mundial da Saúde [OMS], 2018).

O cuidado mundial com a saúde mental do idoso está contido em todos os documentos da OMS como estratégia para o envelhecimento saudável. Políticas de identificação precoce de sintomas, disponibilização de tratamento farmacológico adequado e outros modelos psicossociais de abordagem das doenças mentais devem ser instituídos nos diversos países.

No Sistema Único de Saúde (SUS), a Estratégia de Saúde da Família é uma importante ferramenta para o diagnóstico, tratamento e acompanhamento de idosos com transtornos depressivos e ansiosos. No entanto, as equipes ainda necessitam de melhor qualificação para que se sintam seguras em assumir o cuidado, sem necessidade de referenciar os pacientes ao especialista. Nesse contexto, o matriciamento é uma ferramenta que atende ao profissional, pois o qualifica, e ao idoso, melhorando a acessibilidade a um serviço que contempla suas necessidades. Por outro lado, os Centros de Atenção Psicossocial (CAPS) ainda resistem em incorporar o atendimento ao idoso de maneira sistemática.

Depressão

Epidemiologia

A prevalência de transtornos depressivos no idoso varia de acordo com o local do estudo (comunidades, atenção básica, ambulatórios especializados, hospitais ou instituições de longa permanência [ILPI]), o desfecho (depressão maior, depressão subsindrômica ou sintomas depressivos), as comorbidades e o grau de incapacidade (McQuaid; Lin; Barber, 2019). Na atenção básica, é de 5%, chegando a 42% em ILPI. A depressão maior é mais prevalente em adultos jovens, e a subsindrômica, em idosos. (Lyness *et al.*, 2006; Li; Tung, 2020). A depressão aumenta o risco de mortalidade em idosos que vivem em diferentes países, em semelhante magnitude (Brandão *et al.*, 2019).

Mesmo entre idosos, existe variação na prevalência a depender da faixa etária, sendo de 17,1% para os maiores de 75 anos, 20 a 25% para os maiores de 85 anos, 30 a 50% para os maiores de 90 anos e de 0 a 29% nos centenários (Aziz; Steffens, 2013; Cheng *et al.*, 2019).

Etiologia e fisiopatologia

A etiologia da depressão geriátrica (primeiro episódio após os 60 anos de idade) é multifatorial, com a possibilidade de envolvimento, em graus variados, de fatores genéticos, biológicos, epigenéticos, ambientais ou comportamentais.

A hipótese fisiopatológica tradicional da depressão é a das monoaminas (dopamina, norepinefrina e serotonina), na qual estão implicadas diferentes etapas do processo de neurotransmissão em áreas cerebrais específicas. Em indivíduos normais, as monoaminas são liberadas na fenda sináptica pelos neurônios pré-sinápticos e podem ter três destinos distintos: captação pelo neurônio pós-sináptico e efetivação da neurotransmissão; retorno ao neurônio pré-sináptico através da bomba de recaptação ou degradação pela ação da enzima monoamina oxidase (MAO). Nos indivíduos deprimidos, alguma dessas etapas (captação pelo neurônio pós-sináptico, degradação da MAO ou a bomba de recaptação das monoaminas, localizada no neurônio pré-sináptico) pode estar comprometida, reduzindo a quantidade de monoamina disponível na fenda sináptica. Esta hipótese é corroborada pelo mecanismo de ação de vários antidepressivos.

No entanto, esta hipótese não contempla duas importantes questões: a latência para início da ação antidepressiva e a falta de resposta, em um terço dos casos, quando são utilizados os antidepressivos cujos mecanismos de ação se baseiam na neurotransmissão das monoaminas.

Duas outras hipóteses merecem destaque: a hipótese da neuroplasticidade e da neurogênese. Ambas estão apoiadas na desregulação do *feedback* negativo do eixo hipotalâmico-hipofisário-adrenal, a partir do aumento do glicocorticoide na corrente sanguínea e no liquor.

Hipótese da neuroplasticidade

Em situação normal, o aumento da expressão do ácido ribonucleico mensageiro (mRNA) do fator neurotrófico derivado do cérebro (BDNF; do inglês, *brain-derived neurotrophic factor*) no córtex pré-frontal e no hipocampo é estimulado pela ativação da mTOR, uma proteína que tem a função de mediar a proliferação, a sobrevivência e o metabolismo celular. É também promovida por esta via a atividade farmacológica da cetamina, um antidepressivo de rápida resposta que aumenta a quantidade e a função das espinhas neurais do córtex pré-frontal.

O aumento persistente do glicocorticoide (estresse) reduz a expressão do mRNA do BDNF, causando atrofia dos neurônios do hipocampo.

O tempo necessário para reversão da atrofia neuronal é a justificativa mais plausível para a latência necessária para ação dos antidepressivos baseados na hipótese das monoaminas e para a inexistência de latência com o uso da cetamina.

Considerando-se o fato de que nos deprimidos o BDNF está reduzido na corrente sanguínea e que os perfis de metilação do DNA do gene do BDNF são diferentes entre indivíduos com depressão e sem esta condição, é esperado, portanto, que o BDNF seja um valoroso biomarcador para depressão.

Hipótese da neurogênese

A neurogênese hipocampal, responsável por mediar o *feedback* negativo do eixo HHA, é constituída de três fenômenos: proliferação, sobrevivência e diferenciação.

A perpetuação de níveis elevados de glicocorticoides reduz o fenômeno da proliferação na neurogênese hipocampal, causando atrofia e retroalimentando uma cascata de eventos negativos (estresse → aumento do glicocorticoide → redução da neurogênese hipocampal → falência do *feedback* negativo → permanência do aumento do glicocorticoide → redução da neurogênese hipocampal →...). Esse mecanismo ocorre por duas vias distintas, e as monoaminas participam de apenas uma delas.

A depleção de serotonina e norepinefrina reduz a proliferação de células precussoras de neurônios no giro denteado. Inversamente, se existir elevação da serotonina ou norepinefrina nos terminais sinápticos dos neurônios serotoninérgicos ou noradrenérgicos que se projetam no giro denteado do hipocampo, pode haver aumento da proliferação de células precursoras de neurônios nessa camada (Boku *et al.*, 2018).

Fatores de risco e fatores protetores

O elenco de fatores de risco e fatores protetores para as síndromes depressivas é vasto e seu conhecimento ajuda a compor o raciocínio diagnóstico e a nortear orientações profiláticas e terapêuticas. Na recente pandemia da doença do coronavírus tipo 2 (covid-19), foi demonstrado que os aspectos ambientais da vida podem afetar a saúde física e mental, a qualidade de vida e o bem-estar (Pérez-Belmonte *et al.*, 2020).

Os estudos de fatores de risco para sintomas depressivos ou transtornos depressivos são, em geral, de corte transversal e não longitudinais, estabelecendo uma coocorrência de eventos, sugerindo assim um aumento da possibilidade, mas não uma determinação de causa e efeito. São eles:

- Idade: um maior número de idosos apresenta sintomas depressivos que não preenchem os critérios propostos para o estabelecimento do transtorno depressivo maior (mais comum em jovens), mas são incapacitantes de maneira semelhante
- Gênero: as mulheres apresentam mais sintomas depressivos que os homens, mesmo em ILPI. Porém, após os 75 anos de idade, nem sempre é evidenciada a diferença entre gêneros. As mulheres são mais expostas aos estressores da vida e aos efeitos hormonais e são mais facilmente diagnosticadas, pois expressam seus sintomas com mais facilidade e procuram os serviços de saúde com mais assiduidade
- *Status* conjugal: a viuvez sem um rearranjo conjugal posterior é a situação que mais predispõe à depressão. A perda de um companheiro modifica os recursos familiares no ambiente doméstico, na relação com familiares e amigos e na rotina diária (McQuaid *et al.*, 2019; Pérez-Belmonte *et al.*, 2020; Lackamp *et al.*, 2016; Li; Tung, 2020)
- Escolaridade: a pouca instrução está associada a sintomas depressivos
- Fatores socioeconômicos: determinantes socias de saúde como a pobreza e os baixos salários estão relacionados com sintomas depressivos, no entanto, a riqueza não é fator protetor
- Doença cerebrovascular (DCBV): lesões na região pré-frontal medial orbital, na cápsula interna à esquerda e lesões subcorticais em pequenos vasos estão associadas à depressão com maior frequência. A arteriopatia cerebral autossômica dominante com infartos subcorticais e leucoencefalopatia (CADASIL) é uma entidade nosológica, cujos sintomas de depressão fazem parte integralmente do seu quadro clínico, podendo compor a sintomatologia inicial ou aparecer durante o curso da doença. Este é um dos poucos fatores de risco genéticos para depressão em idosos (Park *et al.*, 2017)
- Doença psiquiátrica: o episódio depressivo prévio é forte preditor de risco para novos episódios de depressão, assim como a presença de dano cognitivo subclínico e a história de transtornos psiquiátricos (pessoal ou familiar)
- Personalidade: algumas características da personalidade podem predispor ao desenvolvimento da depressão, como o neuroticismo, que é a tendência sustentada de conviver com estados emocionais negativos, transtornos de personalidade, apego e traços obsessivos. O comportamento do tipo desamparo aprendido também pode predispor à depressão (Aziz; Steffens, 2013)
- Uso de medicamentos: certas classes de substâncias têm potencial de desencadear sintomas depressivos: alguns anti-hipertensivos, diuréticos, analgésicos, corticosteroides, antipsicóticos, benzodiazepínicos, antiparkinsonianos, tuberculostáticos e o álcool
- Solidão: sentimento subjetivo, negativo, associado à percepção de uma rede de relacionamento insuficiente (solidão social) ou falta de desejo de companhia (solidão emocional). Idosos solitários apresentam risco aumentado de transtornos depressivos e sintomas mais graves. A prevalência é maior que 50% entre idosos institucionalizados (Lan *et al.*, 2015; Li; Tung, 2020; Worralla *et al.*, 2020)
- Traumas psicológicos: os mais importantes são aqueles que afetam grandes grupos e são intencionais, como guerras, campos de concentração e terrorismo. A carência de suporte emocional e os maus tratos na infância também são fatores de risco para depressão com impacto por toda a vida e estão associados a um curso clínico mais grave e pior resposta ao tratamento (Jardim *et al.*, 2019)
- Eventos estressores: os eventos mais comuns em idosos são luto, doenças crônicas, aposentadoria, limitação das atividades diárias, migração, baixa aculturação, mudança de endereço, ameaça à condição econômica e percepção da finitude. O quantitativo destes ao longo da vida é diretamente proporcional à gravidade dos sintomas depressivos (Lackamp *et al.*, 2016; Tzu; Tung, 2020)
- Institucionalização: a ocorrência de sintomas depressivos na admissão em ILPI e a falta de visitas sistemáticas são fatores preditores de depressão
- História familiar: apesar de a investigação de história de depressão ou suicídio em familiares ser recomendada, para a depressão geriátrica a correlação familiar é menos importante (Frank; Rodrigues, 2016).

Diante de tantos fatores de risco, o conhecimento dos fatores protetores para os transtornos depressivos amplia o elenco de orientações profiláticas para a população sob risco.

Alguns traços da personalidade (orientação pessoal e social positivas), o suporte familiar (coesão, acolhimento e ausência de disputas) e recursos externos (encorajamento/incentivo) compõem o alicerce para a resiliência e esta é um fator protetivo para depressão no idoso, pois alivia o efeito dos eventos desfavoráveis (Li; Tung, 2020).

O suporte social fortalecido, além de ter um efeito direto nos sintomas depressivos, tem a capacidade de modelar os efeitos das perdas materiais e interpessoais. Os idosos que vivem com parentes ou têm níveis mais altos de contato social apresentam melhor saúde física, mental e emocional (Pérez-Belmonte *et al.*, 2020).

Também protegem contra a depressão a atividade física e a dieta saudável, a convivência com um companheiro, independente do estado civil, a proximidade dos filhos, o engajamento em *hobbies* e em atividades comunitárias de lazer e a satisfação financeira (Li; Tung, 2020; Worralla *et al.*, 2020).

Diagnóstico

Critérios diagnósticos

Os transtornos da saúde mental são classificados segundo duas codificações distintas, porém semelhantes: a Classificação Internacional de Doenças e Problemas Relacionados à Saúde (CID-10), atualmente na sua décima revisão (OMS, 1993) e o Manual Diagnóstico e Estatístico de Transtornos Mentais (DSM), atualmente na quinta edição, documento da Associação Americana de Psiquiatria (APA, 2013) (Tabela 27.1). No Brasil, na área de Geriatria, o referencial da APA é o mais utilizado.

TABELA 27.1 Critérios diagnósticos do Manual Diagnóstico e Estatístico de Transtornos Mentais, 5a edição (DSM-5) para depressão maior.

A. Cinco ou mais dos sintomas seguintes por pelo menos 2 semanas e que representam mudanças no funcionamento prévio do indivíduo; pelo menos um dos sintomas é: (1) humor deprimido ou (2) perda de interesse ou prazer
- Humor deprimido na maioria dos dias, quase todos os dias (p. ex., sente-se triste, vazio ou sem esperança) por observação subjetiva ou realizada por terceiros (nota: em crianças e adolescentes pode ser humor irritável)
- Acentuada diminuição do prazer ou desinteresse em todas ou quase todas as atividades na maior parte do dia, quase todos os dias (indicados por relato subjetivo ou observação feita por terceiros)
- Perda ou ganho de peso acentuado sem estar em dieta (p. ex., alteração de mais de 5% do peso corporal em 1 mês) ou aumento ou diminuição de apetite quase todos os dias (nota: em crianças, considerar incapacidade de apresentar os ganhos de peso esperados)
- Insônia ou hipersonia quase todos os dias
- Agitação ou retardo psicomotor quase todos os dias (observável por outros, não apenas sensações subjetivas de inquietação ou de estar mais lento)
- Fadiga e perda de energia quase todos os dias
- Sentimento de inutilidade ou culpa excessiva ou inadequada (que pode ser delirante), quase todos os dias (não meramente autorrecriminação ou culpa por estar doente)
- Capacidade diminuída de pensar ou concentrar-se; indecisão, quase todos os dias (por relato subjetivo ou observação feita por outros)
- Pensamentos de morte recorrentes (não apenas medo de morrer), ideação suicida recorrente sem um plano específico, ou tentativa de suicídio ou plano específico de cometer suicídio

B. Os sintomas causam sofrimento clinicamente significativo ou prejuízo no funcionamento social, ocupacional ou em outras áreas importantes da vida do indivíduo

C. Os sintomas não se devem aos efeitos fisiológicos diretos de uma substância (p. ex., droga) ou outra condição médica.

Notas:
1. Os critérios de A a C representam um episódio depressivo maior
2. Respostas a uma perda significativa (luto, perda financeira, perda por um desastre natural, uma grave doença ou invalidez) podem incluir sentimentos de tristeza intensa, reflexão excessiva sobre a perda, insônia, falta de apetite e perda de peso observados no critério A, que podem assemelhar-se a um episódio depressivo. Embora esses sintomas possam ser compreensíveis ou considerados apropriados para a perda, um episódio depressivo maior em adição a uma resposta normal a uma perda significativa deve também ser considerada cuidadosamente. Esta decisão, inevitavelmente, requer o exercício de julgamento clínico baseado na história do indivíduo e as normas culturais para a expressão de angústia no contexto de perda)

D. A ocorrência de episódio depressivo maior não é mais bem explicada por transtorno esquizoafetivo, esquizofrenia, transtorno delirante ou outro transtorno especificado ou não do espectro esquizofrênico e outros transtornos psicóticos

E. Não houve nenhum episódio de mania ou hipomania anterior (nota: esta exclusão não se aplica se todos os episódios do tipo maníaco ou hipomaníaco forem induzidos por substância ou atribuíveis aos efeitos fisiológicos de outra condição médica

O principal diferencial que o DSM-5 trouxe, em relação à edição anterior, a não exigência do intervalo de 60 dias para estabelecimento diagnóstico quando os sintomas ocorrem na vigência de luto. Na atual versão, cabe ao médico avaliar o grau de incapacidade dos sintomas e decidir sobre a necessidade terapêutica (Taylor, 2014).

Para que seja efetivado um diagnóstico de episódio depressivo ou transtorno depressivo (quando já aconteceram dois ou mais episódios), é necessário que esteja presente um elenco de sintomas que compõem os critérios diagnósticos estabelecidos de pelo menos uma dessas duas entidades, não havendo qualquer distinção de sintomas por faixa etária para fins de diagnóstico.

A entrevista para identificação dos critérios do DSM e CID na população idosa deve ser cautelosa, pois alguns sintomas podem ser interpretados como próprios do envelhecimento, levando a um subdiagnóstico, ou propositalmente omitidos, como os relacionados a violência doméstica (Wyman *et al.*, 2019).

Investigação diagnóstica

O diagnóstico da depressão é essencialmente clínico, e a avaliação inclui história clínica (diagnósticos prévios, dor, polifarmácia, adesão e resposta a tratamentos previamente propostos e medicamentos em uso), história psiquiátrica (passado de depressão, pensamento ou tentativa de suicídio, consumo de álcool), história social (eventos estressores, suporte social, direção de veículos, acesso a armas) e história familiar (depressão, demência e suicídio) (Taylor, 2014).

Durante a consulta, algumas condutas diferem da abordagem aos mais jovens: reservar períodos distintos para o idoso com e sem acompanhante e para o acompanhante sozinho, especialmente se o idoso tem pouco *insight* sobre seus sintomas ou apresenta déficit cognitivo e/ou sensorial; avaliar o desempenho em atividades básicas e instrumentais da vida diária, para um melhor planejamento do cuidado; avaliar as funções cognitivas no momento inicial para estabelecer a possibilidade de demência associada e um parâmetro de evolução de um possível déficit; bem como rastrear sintomas ansiosos (Lackamp *et al.*, 2016). A investigação de risco de suicídio deve ser realizada, seguindo a ordem de pensamento, desejo, elaboração e execução de plano e tentativas prévias.

Nenhum exame laboratorial ou de imagem é capaz de instituir o diagnóstico de qualquer transtorno depressivo. No entanto, alguns exames laboratoriais para investigação de diabetes, hipotireoidismo, deficiência de vitamina B12 e de ácido fólico estão indicados como diagnóstico diferencial. Caso a etiologia vascular seja suspeitada, deve ser solicitada ressonância magnética do encéfalo (Taylor, 2014). Estudos de neuroimagem demonstram alterações da estrutura e função cerebral na depressão de início tardio, com padrões de alteração intermediários entre indivíduos normais e com demência.

Instrumentos de avaliação

A maioria dos idosos com sintomas depressivos não procuram o especialista, mas são frequentemente avaliados pela equipe da atenção básica (Lyness *et al.*, 2006). Nesses locais, os índices de reconhecimento dos sintomas da depressão e a consequente instituição de uma terapêutica adequada são baixos. O idoso não se queixa, o familiar não estimula o encaminhamento a um serviço de saúde e o profissional não diagnostica e, consequentemente, não trata, causando, enfim, sofrimento desnecessário para o indivíduo, carga para a família e custo para a sociedade (Frank; Rodrigues, 2016).

A estratégia de utilização de escalas de rastreamento de depressão visa retirar os sintomas da invisibilidade, reduzindo a possibilidade de subdiagnóstico e deve ser realizada anualmente. No entanto, vale a pena ressaltar que escala de rastreamento não diagnostica depressão, apenas sinaliza para a possibilidade do diagnóstico. Portanto, a avaliação clínica após a aplicação da escala é fundamental (Taylor, 2014).

Existem várias escalas validadas para uso em idosos, como a Escala de Depressão Geriátrica (GDS), Patient Health Questionnaire 9 (PHQ-9), Escala de Beck (BDI) e a Escala de Hamilton (Lackamp, 2016).

A GDS é o instrumento mais popular para avaliação de sintomas depressivos em idosos, tendo sido a única desenvolvida para esse grupo etário. Seu entendimento é simples, sua aplicação, rápida e fácl, com respostas dicotômicas do tipo sim/não, referentes às duas últimas semanas. Essa escala pode ser utilizada por qualquer profissional da atenção básica, entrevistadores leigos ou mesmo ser autoaplicável. Encontra-se disponível e validada em vários idiomas, inclusive em português. Apresenta acurácia para os muito idosos (mais de 80 anos de idade) (Craen *et al.*, 2003); e a vantagem de não incluir sintomas somáticos, reduzindo a interferência de sintomas confundidores em uma população em que a comorbidade é uma realidade. A desvantagem é a limitação do uso quando há déficit cognitivo, especialmente em estágio moderado ou avançado. A versão original da GDS possui 30 itens (Tabela 27.2), porém existem versões mais curtas, sendo a principal composta por 15 itens selecionados (Yesavage *et al.*, 1983). A versão de 30 itens tem sensibilidade de 82% e especificidade de 76%, e a de 15 itens, de 86% e 79%, respectivamente; o que justifica o uso da escala reduzida, sem prejuízos (Costa *et al.*, 2016; Yuvaraj *et al.*, 2020).

O escore da GDS 30 sugere depressão a partir de 11 pontos; e o da GDS 15, a partir de 5 pontos. Mesmo sem avaliar objetivamente a gravidade dos sintomas, indica depressão moderada de 11 a 20 e 8 a 9, e grave acima de 21 e 10 pontos para a GDS 30 e a GDS 15, respectivamente.

TABELA 27.2 Escala de depressão geriátrica.

1. Você está satisfeito com sua vida?*
2. Abandonou muitos dos seus interesses e atividades?*
3. Sente que a vida está vazia?*
4. Sente-se frequentemente aborrecido?*
5. Você tem muita fé no futuro?
6. Tem pensamentos negativos?
7. Na maioria do tempo está de bom humor?*
8. Tem medo de que algo ruim vá lhe acontecer?*
9. Sente-se feliz na maioria do tempo?*
10. Sente-se frequentemente desamparado, adoentado?*
11. Sente-se frequentemente intranquilo?
12. Prefere ficar em casa em vez de sair?*
13. Preocupa-se muito com o futuro?
14. Acha que tem mais problema de memória que os outros?*
15. Acha bom estar vivo?*
16. Fica frequentemente triste?
17. Sente-se inútil?*
18. Preocupa-se muito com o passado?
19. Acha a vida muito interessante?
20. Para você é difícil começar novos projetos?
21. Sente-se cheio de energia?*
22. Sente-se sem esperança?*
23. Acha que os outros têm mais sorte que você?*
24. Preocupa-se com coisas sem importância?
25. Sente frequentemente vontade de chorar?
26. É difícil para você concentrar-se?
27. Sente-se bem ao despertar?
28. Prefere evitar as reuniões sociais?
29. É fácil para você tomar decisões?
30. O seu raciocínio está tão claro quanto antigamente?

*Itens que compõem a versão com 15 itens. (Fonte: Yesavage *et al.*, 1983.)

Apresentação clínica

Apesar de haver critérios diagnósticos para a depressão bem estabelecidos, o profissional da saúde deve ser proativo na busca dos sintomas, pois estes podem ser menosprezados ou ocultados, por serem equivocadamente atribuídos a outros diagnósticos, ao processo de envelhecimento ou a fatores da vida, uma vez que muitos sintomas são subjetivos, o que requer algum grau de *insight*. A insônia é o sintoma que mais motiva a busca de ajuda médica.

A depressão subsindrômica é definida como a evidência de dois ou mais sintomas depressivos na maior parte do tempo, durante, pelo menos, 2 semanas, em indivíduos que não preenchem critérios para depressão maior ou outros transtornos depressivos. Observa-se que, no curso da depressão maior, os indivíduos passam mais tempo apenas com sintomas depressivos do que com o quadro clínico completo exigido pelos critérios diagnósticos (CID-10 e DSM-5). Por outro lado, a depressão maior pode ser a exacerbação de problemas crônicos de humor cujas raízes estão em fatores de vulnerabilidade de longa data. Nos indivíduos com mais de 80 anos de idade, antes do estabelecimento da depressão, pode existir um período subsindrômico de até 3 anos.

Apesar de a apresentação clínica da depressão geriátrica ser heterogênea, os sintomas são os mesmos em relação aos adultos jovens. Porém, algumas características (Tabela 27.3) diferenciam esses dois grupos, em graus distintos de frequência e gravidade, a exemplo de uma maior possibilidade de sintomas em múltiplos domínios cognitivos, para o grupo dos idosos, como função executiva, concentração, atenção e memória, além de redução da velocidade de processamento cognitivo (Taylor, 2014; McQuaid *et al.*, 2019; Pérez-Belmonte *et al.*, 2020; Wiels *et al.*, 2020).

Dentre os idosos deprimidos, os sintomas somáticos são mais comuns que entre adultos jovens, com destaque para: perda de peso, constipação intestinal, despertar precoce, fadiga e dor. Os idosos também apresentam mais irritabilidade, delírio (pobreza, doença ou conteúdo niilista), agitação psicomotora, desinteresse sexual e hipocondria e menos sentimento de culpa e humor deprimido (Enache, 2015; Lackamp *et al.*, 2016).

As mulheres mais idosas são o grupo com mais sintomas e também com maior possibilidade de apresentação clínica atípica.

O sentimento de solidão (social ou emocional) deve ser investigado pela sua associação bem estabelecida com a depressão, especialmente para idosos institucionalizados. Este é um dos exemplos de que a investigação sintomatológica não se esgota na anamnese tradicional, pois existe a possibilidade de ocultação do sintoma para que não haja comprometimento das relações familiares (Lan *et al.*, 2015).

Apesar de todos os casos de depressão merecerem uma abordagem terapêutica, alguns sinais de alerta apontam para a urgência desta intervenção: sintomas graves ou agravados, ideação suicida ou comprometimento funcional (Lackamp, 2016).

TABELA 27.3 Comparativo da depressão de início precoce, em relação à depressão em idosos.

Mais comum em depressão de início precoce	Disforia, sensação de menos-valia, culpa
Mais comum em depressão em idosos	Transtornos de sono, fadiga, diminuição do interesse pela vida, desesperança, retardo psicomotor, alteração da memória, redução da atenção, diminuição da concentração, redução na velocidade do pensamento, disfunção executiva, pior prognóstico, curso mais crônico

A depressão e a demência podem ser entidades nosológicas distintas, coexistindo; os sintomas depressivos podem compor o quadro da demência, os sintomas cognitivos podem estar presentes na depressão e também a depressão pode representar a forma na qual o quadro demencial eclode. Por isso, quando sintomas cognitivos estão presentes no curso da depressão, é importante fazer o diagnóstico diferencial entre estas possibilidades (Tabela 27.4), e a evolução destes sintomas deve ser criteriosamente acompanhada após o início do tratamento.

Fatores psicossociais como desabilidade funcional, suporte social enfraquecido e eventos estressantes durante a vida contribuem para a gravidade da depressão em idosos (Lyness *et al.*, 2006).

Curso

Um grande número de idosos apresenta sintomas depressivos que não preenchem os critérios diagnósticos para depressão, mas permanecem associados a sofrimento significativo ou comprometimento da funcionalidade (Worralla *et al.*, 2020).

O processo de desenvolvimento da depressão no idoso pode durar anos, sendo, portanto, mais crônico do que agudo. Mesmo após o tratamento adequado, um terço melhora e permanece bem, outro terço apresenta recaída e o restante não melhora, cronifica. Fatores intrínsecos e extrínsecos podem contribuir para a cronificação dos sintomas, devendo ser identificados e evitados (Tabela 27.5) (Enache, 2015).

No idoso, há uma maior probabilidade de melhoras e pioras no curso da depressão e estes eventos compõem os 5 "R" da depressão (Lyness *et al.*, 2006; McQuaid *et al.*, 2019):

- Resposta: melhora de 50% dos sintomas inicialmente presentes
- Remissão: desaparecimento dos sintomas ou nível mínimo de sintomas
- Recuperação: manutenção da remissão dos sintomas por pelo menos 6 a 12 meses
- Recaída: piora dos sintomas antes da sua remissão ou quando já houve remissão, porém ainda não há recuperação da doença
- Recorrência: novo episódio de depressão, após a recuperação do episódio anterior.

TABELA 27.4 Diagnóstico diferencial entre depressão e demência.

	Depressão	Demência
Quanto ao curso dos sintomas		
Início	Mais preciso	Pouco preciso
Progressão	Mais rápida	Lenta
Quanto à apresentação clínica		
Queixas	Negativista, enfatiza as queixas cognitivas e motoras	Nega déficits
Discurso	Coerente	Impreciso
Orientação	Poucas queixas	Dificuldade de localização
Desempenho em AVD e AIVD	Eventualmente comprometido para AIVD	Comprometido
Quanto à avaliação clínica		
Postura durante o exame	Pouco colaborativa	Colaborativa
Comprometimento de memória	Desempenho similar para memória recente e remota	Memória recente mais comprometida
Desempenho em testes cognitivos	Pouco comprometido	Comprometido
Afasia, apraxia e agnosia	Ausentes	Presentes
Quanto ao tratamento		
Resposta ao uso de antidepressivo	Boa	Não há melhora clínica

AVD: atividades da vida diária; AIVD: atividades instrumentais da vida diária.

TABELA 27.5 Fatores relacionados com a possibilidade de cronificação dos sintomas depressivos.

Intrínsecos	Extrínsecos
Doença física Luto Déficit cognitivo Episódios graves Hipersinal na substância branca à RM	Falta de informação sobre a doença, seu tratamento e possíveis efeitos colaterais Uso de subdoses Interrupção precoce do tratamento Automedicação (vitaminas, ansiolíticos)

RM: ressonância magnética.

A possibilidade de recaída é maior entre os que demoram a responder, têm ansiedade associada, mantêm escore depressivo alto no início da fase de manutenção e cursam com algum evento médico ou social. Contrariamente, as recaídas podem ser prevenidas quando o idoso apresenta um suporte social efetivo ou pode contar com um amigo íntimo, do tipo confidente.

Tratamento

O tratamento da depressão em idosos visa à eliminação dos sintomas, incluindo cognição e funcionalidade, à prevenção de recorrências, recaídas e efeitos das comorbidades, ao apoio psicológico para lidar com as intercorrências da vida e a mortalidade, especialmente por suicídio. Mesmo a depressão subsindrômica deve ser abordada precocemente para redução do impacto sintomatológico e para impedir a evolução para transtorno depressivo maior (McQuaid *et al.*, 2019).

O tratamento é abordado da mesma maneira que nos mais jovens e pode ser dividido em farmacológico e não farmacológico. Este último é subdividido em biológico (eletroconvulsoterapia [ECT], estimulação magnética transcranina [EMTr] e fototerapia) e não biológico (psicoterapia). Os avanços na farmacologia referem-se principalmente à redução de efeitos colaterais e melhoria da tolerabilidade. Os modelos de psicoterapia mais indicados para o idoso atualmente são mais breves e mais focados na situação vigente (Asmer *et al.*, 2018).

Antes do início do tratamento, deve-se afastar a possibilidade de os sintomas serem secundários a outra patologia ou a efeitos colaterais de medicamentos. Nestes casos, deve-se primeiro descontinuar o medicamento em uso.

Eventos de vida recentes, enfrentamento de deficiências funcionais ou falta de contatos sociais são exemplos de fatores psicossociais que contribuem frequentemente para a depressão entre idosos e devem ser abordados como parte do planejamento do tratamento. A complexidade dessas condições é melhor gerenciada por uma equipe multiprofissional, tanto na atenção básica quanto na atenção especializada, estimulando e monitorando a interação social, o engajamento em atividades prazerosas, a prática de exercícios e a observância a uma dieta saudável.

Os idosos podem não aderir adequadamente aos tratamentos recomendados devido ao *status* cognitivo, comorbidades médicas e problemas relacionados com o gerenciamento da polifarmácia. Para facilitar esta adesão, os objetivos terapêuticos devem ser pactuados com o próprio idoso e deve-se contar com o envolvimento de membros da família ou cuidadores. Em geral, estes objetivos são o bem-estar, a melhoria do status funcional e a retomada dos papéis sociais e familiares (Kok; Reynolds, 2017; McQuaid *et al.*, 2019).

Tratamento farmacológico

A escolha do fármaco para o tratamento da depressão deve ser baseada no perfil dos sintomas, que estão relacionados a diferentes neurotransmissores (Tabela 27.6), na ação dos antidepressivos sobre os neurotransmissores (Tabela 27.7) ou neurorreceptores-alvo, nos efeitos colaterais (Tabela 27.8), interação entre medicamentos em uso e nas comorbidades.

Algumas alterações farmacocinéticas relacionadas com o envelhecimento também devem ser levadas em conta para uma adequada escolha do antidepressivo: redução da taxa de absorção, modificação na biodisponibilidade, aumento da meia-vida das medicações lipossolúveis e aumento da concentração relativa das hidrossolúveis. Assim, efeitos colaterais raros em jovens podem ser mais frequentes em idosos.

O início da terapêutica no idoso deve seguir o axioma e começar com doses baixas e aumentá-las aos poucos, porém alcançando a dose terapêutica, uma vez que a utilização de subdoses seja o principal fator da resposta inadequada ao tratamento.

Para alcançar os efeitos terapêuticos, os antidepressivos apresentam uma fase de latência de 4 a 8 semanas. Os efeitos colaterais, no entanto, podem surgir precocemente. Os pacientes precisam estar esclarecidos sobre estes fatos para que não abandonem o tratamento.

Os efeitos colaterais iniciais podem ser conduzidos clinicamente (mudança do horário de tomada, redução da dose ou uso de sintomáticos) sem a necessidade de suspensão do medicamento, uma vez que, em geral, cedem a curto prazo. As principais preocupações de segurança dos antidepressivos estão relacionadas a potenciais efeitos colaterais que surgem com o tempo de uso, como queda, fratura, hiponatremia, hemorragia digestiva, efeitos cardiovasculares e do metabolismo ósseo e redução do limiar convulsivante (McQuaid *et al.*, 2019).

Deve existir regularidade nas visitas médicas para acompanhamento dos sintomas depressivos e identificação precoce de possível recorrência da doença, o que é mais comum em idosos com déficit cognitivo ou atrofia cortical. O tratamento é de longa duração e em idosos pode ser necessário por toda a vida.

Os antidepressivos são divididos em classes, segundo seus mecanismos de ação.

▪ **TABELA 27.6** Sintomas clínicos relacionados com os neurotransmissores.

Serotonina	Norepinefrina	Dopamina
Humor	Humor	Humor
Ansiedade	Ansiedade	Atenção
Pânico	Fadiga	Motivação
Fobia	Apatia	Prazer
Obsessões	Retardo psicomotor	Recompensa
Compulsões	Déficit de atenção	Sexualidade
Bulimia	Redução da concentração	
	Lentidão cognitiva	

Antidepressivos tricíclicos

Os efeitos terapêuticos dos antidepressivos tricíclicos (ADT) ocorrem decorrente do bloqueio da bomba de recaptação da serotonina, norepinefrina e dopamina (em menor grau). No entanto, o potencial de bloqueio para cada neurotransmissor varia entre os fármacos desta classe.

Já os efeitos colaterais estão relacionados com o bloqueio dos receptores colinérgicos muscarínicos (transtorno da memória, turvamento da visão, boca seca, constipação intestinal e retenção urinária), ao bloqueio dos receptores de histamina H1 (sonolência e ganho ponderal) e ao bloqueio dos receptores alfa-1-adrenérgicos (tontura e hipotensão), além do bloqueio dos canais de sódio no coração e cérebro (arritmias, parada cardíaca e convulsões nos casos de superdosagem).

Amitriptilina, clomipramina, imipramina, maprotilina e nortriptilina são os ADT disponíveis no Brasil. Dentre eles, o mais indicado em idoso é a nortriptilina, por apresentar o melhor perfil de efeitos colaterais, mas ainda assim devendo ser reservada para situações especiais.

Inibidores seletivos da recaptação de serotonina

Estão disponíveis no Brasil as seguintes substâncias: citalopram, escitalopram, fluoxetina, fluvoxamina, paroxetina e sertralina. Atualmente, os inibidores seletivos de recaptação de

▪ **TABELA 27.7** Perfil de inibição de neurotransmissores por antidepressivos selecionados.

	Bloqueio de recaptação		Bloqueio de receptor pós-sináptico		
Medicação	Serotoninérgica	Noradrenérgica	Histaminérgica (H1)	Colinérgica (muscarínico)	Alfa-1-adrenérgica
Antidepressivo tricíclico					
Nortriptilina	++	++++	+	+	++
ISRS					
Citalopram	++++	0	0	0	0
Escitalopram	++++	0	0	0	0
Fluoxetina	++++	+	0	0	0
Fluvoxamina	++++	+	0	0	0
Paroxetina	++++	++	0	0	0
Sertralina	++++	0	0	0	0
IRSN					
Duloxetina	+++	+++	0	0	0
Venlafaxina	+++	++	0	0	0
Desvenlafaxina	+++	+++	0	0	0
IRND					
Bupropiona	0	++	0	+	0

0: insignificante; +: pouco significativo; ++: significativo; +++: moderadamente significativo; ++++: muito significativo. ISRS: inibidores seletivos da recaptação de serotonina; IRSN: inibidores seletivos da recaptação de serotonina e norepinefrina; IRND: inibidores seletivos da recaptação de norepinefrina e dopamina.

▪ **TABELA 27.8** Efeitos colaterais de alguns antidepressivos usados em idosos.

Antidepressivos	Anticolinérgicos	Sedação	Insônia/agitação	Hipotensão ortostática	Arritmia	Sintomas gastrintestinais	Ganho ponderal	Disfunção sexual
Antidepressivos tricíclicos								
Nortriptilina	2	2	0	1	3	0	1	//
ISRS								
Citalopram	0	0	1	0	1	2	1	2
Escitalopram	0	0	1	0	1	2	1	2
Fluoxetina	0	0	2	0	1	2	1	2
Fluvoxamina	0	0	1	0	0	2	1	2
Paroxetina	1	1	1	0	0	2	1	4
Sertralina	0	0	2	0	0	3	2	2
IRSN								
Duloxetina	1	1	2	0	1	3	0	1
Venlafaxina	1	1	2	0	1	3	0	2
Desvenlafaxina	0	1	1	1	0	3	0	1
IRND								
Bupropiona	0	0	1 a 2*	0	1	1	0	0
Multimodal								
Vortioxetina	0	0	0	2	0	3	0	1
Outros								
Mirtazapina	1	3	0	1	1	0	3	4
Nefazodona	1	1	0	2	1	1	0	0
Trazodona	0	4	0	1 a 3**	1 a 2**	1 a 3**	0 a 1**	1
Agomelatina	0	1	1	0	0	1	0	1

0 a 4: ausente ou raro – relativamente comum. *Mais pronunciado na apresentação de liberação prolongada. **Dose-dependente. ISRS: inibidores seletivos da recaptação de serotonina; IRSN: inibidores seletivos da recaptação de serotonina e norepinefrina; IRND: inibidores seletivos da recaptação de norepinefrina e dopamina.

serotonina (ISRS) são a classe de fármacos mais utilizada para o tratamento da depressão em idosos, decorrente de menor possibilidade de efeitos colaterais.

Dentre os três mecanismos terapêuticos de ação dos ADT, apenas o potente bloqueio da recaptação da serotonina está presente nos ISRS, o que os torna seletivos.

É importante reconhecer que diferentes vias medeiam ações terapêuticas distintas, assim como os efeitos colaterais dos ISRS envolvem subtipos específicos de receptores de serotonina (5-HT2A, 5-HT2C, 5-HT3 e 5-HT4) e inibições enzimáticas (Tabela 27.9). Alguns dos antidepressivos dessa classe (fluoxetina, fluvoxamina e paroxetina) utilizam como via metabólica o citocromo P-450, ocorrendo em diferentes graus inibição dos citocromos 1A2, 3A4 e 2D6, o que torna ainda mais necessário o cuidado com as possíveis interações medicamentosas no idoso (Stahl, 2019).

Os efeitos colaterais mais importantes dessa classe são: cefaleia, náuseas, hiponatremia e disfunção sexual, com gravidades distintas para cada tipo de fármaco e que podem desaparecer após um curto período de uso (Taylor, 2014). A hiponatremia é mais prevalente em mulheres, idosos, indivíduos com baixo peso corporal ou em uso de diurético, ocorrendo principalmente nas primeiras semanas de tratamento e no verão. Para sua prevenção, o sódio sérico deve ser dosado antes do início do tratamento e após 2 semanas.

O uso em conjunto com anti-inflamatórios não esteroides, antiagregantes plaquetários e anticoagulantes pode aumentar ainda mais o risco de hemorragia digestiva.

▪ **TABELA 27.9** Efeitos da estimulação aguda de receptores específicos de serotonina.

Local	Receptores	Resultado
Córtex límbico	5-HT2A e 2C	Agitação, ansiedade, indução de ataque de pânico
Núcleos da base	2A	Acatisia, alentecimento psicomotor, parkinsonismo leve e movimentos distônicos
Centros do sono do tronco cerebral	2A	Mioclonia à noite, alteração do sono de ondas lentas e despertar noturno
Medula	2A	Inibição do reflexo do orgasmo e da ejaculação
Centros mesocorticais do prazer	2A	Apatia e redução da libido
Hipotálamo	5-HT3	Náuseas
Tronco cerebral	5-HT3 e 5.HT4	Vômito
		Cólica e diarreia

Por vezes, os ISRS podem apresentar uma resposta apática, que significa a melhora do humor, mas com a permanência de sintomas residuais como anedonia, redução da motivação, interesse, energia, concentração, libido e alentecimento cognitivo; sintomas esses relacionados com a norepinefrina que não é bloqueada pelos ISRS.

A fluoxetina deve ser evitada em idosos, pois tem meia-vida longa (15 dias) e inibe a ação de enzimas hepáticas, resultando em elevação sérica de vários medicamentos (antipsicóticos, anticonvulsivantes, antiarrítmicos, digoxina). Está também associada a uma maior probabilidade de síndrome de secreção inapropriada do hormônio antidiurético (SIADH) com consequente hiponatremia, que pode ocorrer até 120 dias após o início do uso em idosos (Stahl, 2019).

A paroxetina não possui metabólitos ativos e tem meia-vida curta. Apresenta também importante inibição nas enzimas hepáticas. Segundo o critério de Beers (AGS, 2019), a paroxetina deve ser evitada em idosos, devido a seu maior potencial de efeitos colaterais (anticolinérgicos, sedativos e hipotensão ortostática).

A sertralina apresenta meia-vida de 22 a 36 horas. Apesar de possuir seletividade para a serotonina, em menor grau bloqueia a recaptação de dopamina. Seu potencial de inibição de enzimas hepáticas é baixo e é largamente distribuída com até 98% de ligação às proteínas plasmáticas. Deve ser utilizada pela manhã, para reduzir a possibilidade de insônia, e retirada gradualmente. É o antidepressivo recomendado pelas diretrizes da cardiogeriatria da Sociedade Brasileira de Cardiologia no tratamento da depressão em idoso com cardiopatia isquêmica, hipertensão arterial e arritimia (Feitosa *et al.*, 2019).

O citalopram é o mais seletivo para a recaptação de serotonina. Praticamente não inibe enzimas hepáticas. Por suas características, tem sido utilizado na depressão associada a outras doenças, como nos sintomas ansiosos e depressivos na doença de Alzheimer. Em idosos, a dose não deve ultrapassar 20 mg/dia, pelo risco de aumento do intervalo QT.

O escitalopram é derivado do citalopram. É considerado um medicamento bem tolerado e seguro, com pouca interação medicamentosa, porém deve ser evitado, assim como o citalopram, em idosos com risco de convulsões, hiponatremia ou hemorragia digestiva e na cardiopatia isquêmica. A dose máxima recomendada no idoso é de 10 mg, o que equivale a 40 mg do citalopram.

A fluvoxamina demonstrou boa eficácia em estudos comparativos com outros antidepressivos em idosos. Apresenta efeito inibidor nas enzimas hepáticas, o que eleva o risco de interações medicamentosas (Stoppe, 2015). Sua associação com ciprofloxacino e agomelatina é contraindicada. Pode ser uma opção nos casos de transtorno obsessivo compulsivo associado.

Inibidores seletivos de recaptação de norepinefrina

Os inibidores seletivos da recaptação de norepinefrina (ISRN), além de melhorarem o humor, agem sobre a apatia, fadiga e alentecimento psicomotor, melhorando o funcionamento social. Insônia, tontura, ansiedade, agitação e hipertensão arterial e boca seca são alguns dos efeitos colaterais.

A substância padrão dessa classe é a reboxetina (Frank; Rodrigues, 2016; Stahl, 2019).

Inibidores seletivos da recaptação de serotonina e norepinefrina

Duloxetina, milnaciprana, venlafaxina e desvenlafaxina são os representantes da classe dos inibidores seletivos da recaptação de serotonina e norepinefrina (IRSN), que se caracterizam pela existência, em uma mesma molécula, de seletividade para a serotonina e norepinefrina, com ação pouco expressiva na recaptação da dopamina e sem os bloqueios de receptores responsáveis pelos efeitos colaterais dos ADT.

Todos os medicamentos desta classe estão indicados como escolha para o tratamento da depressão associada com a dor crônica.

A duloxetina apresenta um início de ação mais lento nos idosos, é bem tolerada por estes e tem ação diferencial no controle dos sintomas somáticos da depressão. Seus principais efeitos colaterais são náuseas, boca seca, fadiga, insônia ou sonolência, cefaleia e constipação intestinal. Deve ser a escolha em idosos deprimidos com incontinência urinária de urgência ou dor crônica e evitada em indivíduos previamente submetidos a cirurgia bariátrica por conta da redução da absorção.

O milnaciprana inibe de maneira similar a serotonina e a norepinefrina e não apresenta qualquer efeito sobre a dopamina. Possui baixa ligação proteica e a eliminação é hepática e renal, porém, a dose recomendada deve ser dividida em duas tomadas diárias.

A venlafaxina tem inibição da recaptação da serotonina mais potente. Na sua dose habitual (75 mg/dia), age apenas como bloqueador seletivo de recaptação da serotonina, necessitando de aumento da dose (150 mg/dia) para obtenção do efeito *dual*. Porém, as dosagens maiores aumentam a possibilidade de hipertensão arterial e efeitos anticolinérgicos. Deve ser ajustada a dose em 50% se houver nefropatia ou hepatopatia (Frank; Rodrigues, 2016; Stalh, 2019).

A desvenlafaxina é composta pelo principal metabólito ativo da venlafaxina. A dose inicial (50 mg/dia) já é considerada terapêutica, e seu aumento está associado ao surgimento de efeitos colaterais como hipertensão arterial e hipercolesterolemia. A descontinuação deve ser gradual, com a dose completa a maiores intervalos (Stahl, 2019).

O levomilnaciprano é um inibidor de recaptação de serotonina e norepinefrina, com maior seletividade para a norepinefrina. Os efeitos colaterais mais comuns são náuseas, cefaleia, boca seca, hiper-hidrose e constipação intestinal.

Inibidores seletivos de recaptação de norepinefrina e dopamina

A bupropiona é o protótipo dessa classe. Age como profármaco, sendo seu metabólito ativo o verdadeiro responsável pelas ações terapêuticas. É útil nos casos em que há intolerância aos efeitos serotoninérgicos ou falta de resposta ao aumento da dose dos ISRS e nos portadores de doença de Parkinson. Apesar de não interferir na função sexual, existe risco de hipertensão arterial diastólica em idosos, parestesia, cefaleia, tontura e redução no limiar convulsivo (Stahl, 2019).

Dupla ação serotoninérgica e noradrenérgica por meio de antagonismo alfa-2

Apesar da dupla ação final semelhante aos IRSN, seu mecanismo deve-se às ações antagônicas sobre os receptores alfa-2 pré-sinápticos dos neurônios serotoninérgicos e noradrenérgicos, principalmente, mas também nos receptores serotoninérgicos 2A, 2C e 3, além do receptor H1. Outro mecanismo adicional é a estimulação noradrenérgica dos receptores alfa-1 pós-sinápticos, permitindo maior liberação de serotonina.

Os principais efeitos colaterais são sedação (bloqueio de 5-HT2A e de H1) e ganho ponderal (bloqueio de 5-HT2C e de H1). Como os receptores 2A, 2C e 3 estão bloqueados, não haverá ansiedade, náuseas ou disfunção sexual. Apresenta poucos efeitos colaterais anticolinérgicos, portanto tem menos possibilidade de causar déficits cognitivos.

A mirtazapina e a mianserina representam essa classe de fármacos, porém esta última aumenta principalmente a neurotransmissão noradrenérgica.

A mirtazapina liga-se em 85% às proteínas plasmáticas. Sua meia-vida é de 20 a 40 horas. A depuração da mirtazapina pode ser reduzida em portadores de insuficiência renal moderada a grave (depuração de creatinina < 40 mℓ/min) e na insuficiência hepática.

Este é um típico caso em que a escolha do antidepressivo pode também ser guiada pelo benefício secundário dos efeitos colaterais, como, por exemplo, na depressão com perda de peso ou insônia (em doses baixas, 7,5 a 15 mg). São necessárias até 4 semanas para atingir o efeito antidepressivo, mas sintomas como insônia e ansiedade podem melhorar nos primeiros dias de uso (Stahl, 2019).

Antagonistas de dupla ação nos receptores de serotonina 2A e na inibição da recaptação de serotonina

A nefazodona e a trazodona apresentam, como principal ação, o bloqueio dos receptores 5-HT2A, de maneira seletiva, pois não manifestam as demais ações e os efeitos colaterais dos ADT. O bloqueio da recaptação de serotonina é inferior ao dos ISRS.

A nefazodona bloqueia de maneira secundária e em menor escala a recaptação de norepinefrina e os receptores alfa-1. Já a trazodona tem efeito limitado como antidepressivo, mas um potente efeito sedativo, que se dá pelo bloqueio do receptor H1, tendo indicação para uso na insônia associada à depressão, em doses mais baixas que as utilizadas como antidepressivo. Deve ser evitada em idosos com risco de convulsão e arritmia.

Inibidores da monoamina oxidase

Apesar de satisfatória ação terapêutica, os inibidores da monoamina oxidase (IMAO) formam uma classe de antidepressivos, que deve ser evitada nos idosos devido à possibilidade de efeitos colaterais graves.

Agonista de receptores melatonérgicos MT1 E MT2 e antagonista dos receptores serotoninérgicos 2

A agomelatina age em sintomas como humor deprimido, ansiedade, alentecimento psicomotor, transtorno do sono e fadiga. É um antidepressivo bem tolerado.

Está indicado como primeira linha no tratamento da depressão em cardiopatas ou obesos.

É metabolizada em 90% pelo citocromo P450 1A2 (CYP1A2) e em 10% pelo CYP2C9/19. Os medicamentos que interagem com estas isoenzimas podem alterar a biodisponibilidade da agomelatina. Consequentemente, sua coadministração com inibidores potentes do CYP1A2 (fluvoxamina, ciprofloxacino) é contraindicada. É também contraindicada na insuficiência hepática.

A dose diária é de 25 a 50 mg ao deitar, mas deve ser evitada nos idosos com déficit cognitivo e nos maiores de 75 anos de idade, por falta de estudos nestas populações. A função hepática deve ser monitorada e o tratamento, descontinuado se as transaminases aumentarem três vezes o limite superior da normalidade.

As reações colaterais mais comuns, geralmente leves ou moderadas e transitórias, são ansiedade, sonolência, cefaleia, náuseas e tontura (Kennedy; Rizvi, 2010; Stalh, 2019).

Ação inibidora seletiva da recaptação de serotonina, agonista dos receptores 5-HT1A, agonista parcial dos receptores 5-HT1B e antagonista dos receptores 5-HT1, 5-HT3 e 5-HT7

A vortioxetina é classificada como multimodal pois apresenta diferentes mecanismos de ação, agindo em serotonina, norepinefrina, dopamina, glutamato, ácido gama-aminobutírico (GABA), histamina e sistemas colinérgicos (Meeker *et al.*, 2015; Stahl, 2019).

É um fármaco bem tolerado, recomendado para depressão com várias comorbidades, inclusive associado a disfunção sexual ou sintomas cognitivos. Sua dosagem não necessita de ajuste em indivíduos com comprometimento hepático e/ou renal leve e moderado e naqueles em diálise.

É uma opção para o tratamento de depressão em indivíduos com risco de hiponatremia. Os sintomas colaterais mais frequentes são prurido, náuseas, vômito, constipação intestinal, diarreia, disfunção sexual, redução do apetite e pesadelos.

Inibidor seletivo de recaptação de serotonina e agonista parcial dos receptores 5-HT1A

A vilazodona é também classificada como multimodal (Hellerstein; Flaxer, 2015). Ainda não disponível no Brasil.

Antagonista do receptor glutamatérgico N-metil D-Aspartato

Ainda com estudos limitados na população idosa, a escetamina, indicada para depressões resistentes, apresenta o ineditismo de um rápido início de ação, melhorando a anedonia e a ideação suicida. Em decorrência de importantes efeitos colaterais (aumento da pressão arterial e sintomas dissociativos), que são mais comuns em idosos, e ao potencial abuso, sua administração, a despeito de ser via *spray* nasal, deve ser realizada em serviço de saúde, com monitoramento de sinais e sintomas por ao menos duas horas. Nos idosos com DCBV ou doença cardiovascular, o risco-benefício do uso deve ser cuidadosamente avaliado (Doherty *et al.*, 2020).

Fitoterapia

O extrato de *Hypericum perforatum*, popularmente conhecido como erva-de-são-joão, tem efeito superior ao placebo, mas é indicado apenas para os casos de depressão leve a moderada. Apesar de ser uma medicação relativamente segura, a possibilidade de interação medicamentosa não deve ser esquecida (Kok; Reynolds, 2017).

Suplementos alimentares

Não existem evidências suficientes para recomendar o uso sistemático de suplementos alimentares no tratamento da depressão em idosos (Ortiz *et al.*, 2020).

Tratamento não farmacológico

Exercício físico

O exercício físico tem um impacto positivo no humor e na melhora da qualidade de vida. Além disso, há evidências de que ele é eficaz no tratamento de idosos deprimidos, melhorando também suas funções físicas e mentais e, consequentemente, sua qualidade de vida.

Eletroconvulsoterapia

Pensamentos de morte em idosos aparentemente não deprimidos requerem cuidados e avaliação clínica. Isso ocorre porque as ideias de morte em idosos estão associadas a um sofrimento psicológico significativo (Ortiz *et al.*, 2020).

A ECT tem eficácia entre 60 e 80% em idosos, porém é reservada para os casos mais graves, quando há recusa ao uso de medicamentos, desnutrição pela recusa alimentar, risco de suicídio; na depressão psicótica e na depressão recorrente, sendo considerada padrão-ouro nestes casos. Pode ser também a primeira escolha quando existe contraindicação ao uso de antidepressivos, quando não se responde a esses, em risco de suicídio. Tem indicação também na depressão vascular e na depressão associada à demência.

A principal vantagem do método é a rapidez da resposta. A quantidade de aplicações deve ser definida individualmente, porém, em geral, varia entre 6 e 12 sessões. No entanto, pode haver necessidade da utilização crônica, como terapêutica de manutenção para a depressão. O procedimento deve ser realizado sob anestesia.

Os principais efeitos colaterais a curto prazo são sonolência, agitação e confusão mental, que podem desaparecer em 30 minutos. A médio prazo, amnésia anterógrada. Antes da aplicação do procedimento, deve ser compensada a hipertensão arterial e afastada a possibilidade de hipertensão intracraniana. A presença de história recente de acidente vascular encefálico (AVE) (6 meses) ou infarto agudo do miocárdio (3 meses) é contraindicação relativa (Frank; Rodrigues, 2016).

Estimulação magnética transcraniana

A EMTr consiste em estímulos magnéticos aplicados de maneira rítmica e repetida, com diferentes faixas de frequência. É uma técnica não invasiva que modula a excitabilidade cerebral, levando à inibição ou excitação de diferentes áreas corticais, melhorando assim os sintomas depressivos. Os idosos com depressão vascular têm pior resposta, assim como indivíduos com redução do volume do lobo frontal. Os efeitos colaterais mais comuns são cefaleia, dor e desconforto durante a estimulação (Marcolin *et al.*, 2012). A EMTr é eficaz no tratamento da depressão, mas não existe consenso sobre o seu uso na depressão resistente (Ortiz *et al.*, 2020).

Fototerapia

O método baseia-se na exposição à luz brilhante por curtos períodos durante o dia com o objetivo de restabelecer os níveis normais de serotonina e melatonina. É especialmente indicada para a depressão sazonal, apesar de já ter demonstrado efeito em depressões não sazonais e outras doenças. Os que melhor respondem são aqueles que apresentam excesso de sono e apetite, que têm ingesta compulsiva de carboidratos e aumento ponderal.

Os principais efeitos colaterais são leves e desaparecem com o tempo, com a redução da duração da exposição e da intensidade: cefaleia, queixas oftalmológicas, náuseas, insônia, tontura, fadiga, hipomania, sensação de alerta, irritação na pele, precordialgia e palpitações (Frank; Rodrigues, 2016).

Excitação elétrica cerebral profunda

Método em uso para doença de Parkinson que vem demonstrando resultados promissores para depressão com 40 a 92% de resposta, e 35 a 60% de remissão dos sintomas. Porém, os estudos ainda são pequenos e em faixas etárias variadas. Seu mecanismo baseia-se na estimulação elétrica através de eletrodos implantados em região cerebral profunda (Gálvez *et al.*, 2015).

Psicoterapia

A psicoterapia é indicada para o idoso deprimido, em monoterapia ou associada a farmacoterapia, desde os casos de depressão subsindrômica em idosos robustos, até nos idosos frágeis (Ortiz *et al.*, 2020).

Várias são as abordagens psicoterapêuticas para intervenção na depressão; todas funcionam como auxílio terapêutico, ajudando o indivíduo a desenvolver recursos internos para lidar com suas disfunções.

A terapia cognitivo-comportamental (TCC) tem como foco de ação as distorções de pensamento e os comportamentos disfuncionais. O principal objetivo é detectar e ajudar a modificar as reações condicionadas (pensamentos automáticos), melhorando assim as atitudes que restringem as atividades sociais e profissionais. É uma terapia de curta duração com base no contexto em curso.

A terapia interpessoal, por outro lado, enfoca a maneira como uma perda afeta o indivíduo.

A psicoterapia dinâmica tem como base ajudar na compreensão das estruturas e padrões inconscientes que podem estar criando sintomas e dificuldades de relacionamento.

Situações especiais

Transtorno depressivo persistente

Os sintomas do transtorno depressivo persistente são semelhantes aos da depressão, porém em menor quantidade e gravidade, além de apresentarem curso mais crônico (mínimo de 2 anos). Em geral, os idosos com transtorno depressivo persistente foram indivíduos já doentes em fases mais precoces que envelheceram com a doença, especialmente as mulheres.

Quando a instalação inicial do transtorno depressivo persistente está associada a um episódio de depressão maior, o diagnóstico correto é depressão em remissão parcial, em vez de transtorno depressivo persistente.

Estes idosos apresentam redução no desempenho das atividades, afastamento social, incapacidade de responder positivamente a elogios ou recompensas, baixa autoestima, autodepreciação, atitude pessimista em relação ao futuro e lamentações a respeito do passado.

Os dados relacionados com o tratamento farmacológico do TDR são conflitantes. A psicoterapia pode ser utilizada; no entanto, a resposta geralmente só ocorre após um longo período de tratamento.

Depressão psicótica

A depressão psicótica é, até o momento, uma das síndromes clínicas mais controversas na psicopatologia específica de idosos, principalmente nos aspectos relacionados com sua apresentação clínica, terapêutica e prognóstico.

O aparecimento de sintomas psicóticos na depressão geriátrica confere um risco aumentado de evolução para demência e também está relacionado a um risco maior de suicídio.

O tratamento de escolha é a terapia combinada de antidepressivos e antipsicóticos, sendo, nesse caso, os antidepressivos duais preferíveis. A ECT deve ser a primeira escolha apenas em casos de comprometimento funcional grave (necessidade de ação rápida, em casos de depressão com risco de morte, refratariedade ao tratamento farmacológico ou impossibilidade de administrar medicamentos psiquiátricos), independentemente da idade ou diagnóstico psiquiátrico.

A depressão psicótica em idosos está associada a altas taxas de recidiva e/ou recorrência, às vezes precocemente (Ortiz *et al.*, 2020).

Depressão e comorbidades

Quando os sintomas depressivos estão presentes na vigência de uma outra doença, atribuem-se frequentemente os sintomas a esta outra patologia (doença arterial coronariana, asma, câncer, diabetes, demência, doença de Parkinson), e não à depressão, especialmente nos pacientes com mais de 80 anos de idade. No entanto, esta associação é bidirecional: os problemas clínicos podem desencadear depressão e esta pode agravar os demais diagnósticos. Por outro lado, a depressão pode também ser o primeiro sintoma destas doenças, que ainda se encontram ocultas.

A coocorrência de depressão e outras patologias é fortemente associada à polifarmácia e suas interações medicamentosas, pior autocuidado, uso abusivo de substâncas, baixa adesão ao tratamento, aumento do uso de serviços de saúde, institucionalização precoce e aumento da mortalidade (Taylor, 2014; Asmer *et al.*, 2018; Ortiz *et al.*, 2020).

A maioria dos ensaios clínicos randomizados (ECR) exclui pacientes idosos que têm comorbidades sérias ou não estabilizadas, resultando em evidências limitadas para orientar o tratamento para esses grupos. No entanto, os tratamentos antidepressivos podem ser eficazes para idosos com depressão e doenças comórbidas graves e concomitantes.

Depressão e fragilidade

A fragilidade é um estado clínico em que há uma vulnerabilidade elevada para o desenvolvimento de dependência ou risco aumentado de mortalidade quando exposto a um estressor. Há uma sobreposição substancial da fragilidade com a depressão e é incerto se a fragilidade é causa, consequência ou comorbidade da depressão. Eventos colaterais ou interações de antidepressivos com outros tratamentos médicos podem ser particularmente graves em idosos frágeis (Asmer *et al.*, 2018).

Depressão e cardiopatia

Os indivíduos com doença arterial coronariana apresentam pior qualidade de vida quando na vigência de depressão. A associação da depressão com insuficiência cardíaca aumenta a mortalidade em até 80% (Crundall-Goode *et al.*, 2013). Entre os ISRS, a sertralina é o fármaco de escolha (Feitosa *et al.*, 2019).

Depressão e câncer

Apesar de uma alta prevalência de depressão e suicídio entre idosos com câncer, 50% deles não são diagnosticados ou tratados. O diagnóstico é um desafio, pois sintomas como inapetência, perda ponderal, insônia, fadiga e redução da concentração podem ser secundários ao câncer ou ao seu tratamento, independente do diagnóstico de depressão.

A história prévia de depressão aumenta o risco de sintomas depressivos durante o tratamento do câncer e estes interferem na adesão, progressão e mortalidade.

Dentre os diversos tipos de câncer, os mais associados aos sintomas depressivos são os ginecológicos, pancreáticos, pulmonares e de cabeça e pescoço.

A psicoterapia mais indicada é a TCC. Para o tratamento farmacológico, no entanto, não há consenso sobre o fármaco de escolha (Saracino; Nelson, 2019).

Depressão e acidente vascular encefálico

A DCBV é capaz de predispor, precipitar e perpetuar a depressão no idoso.

A ocorrência de depressão pode aumentar quando a lesão ocorre no córtex cerebral esquerdo, quanto mais próximo ao lobo frontal ou na presença de infartos subcorticais no tálamo ou no caudado. Só existe correlação da depressão com a topografia da lesão se essa ocorrer precocemente (menos que 12 meses). No caso de depressão pós-AVE, pode-se optar pela nortriptilina, sertralina ou desvenlafaxina.

A depressão vascular é uma entidade diferenciada com dificuldade de resposta aos antidepressivos.

Depressão e doença de Parkinson

A prevalência de depressão na doença de Parkinson varia de 7,7 a 25% e está associada a impacto na funcionalidade, na qualidade de vida e na mortalidade. Os sintomas depressivos influenciam negativamente a doença de Parkinson e o idoso mostra-se temperamental, irritável e choroso. Os sintomas mais comuns são a anedonia e redução da concentração. Este último correlaciona-se com a gravidade da depressão. Sintomas menos comuns são sentimento de culpa, alteração do apetite, ideação suicida e outros sintomas cognitivos autorreferidos. A depressão está mais associada à duração do que à gravidade da doença de Parkinson (Ehrt *et al.*, 2006; Arista *et al.*, 2020).

O uso da bupropiona, por seu efeito dopaminérgico, é recomendado no tratamento da depressão desses indivíduos. A sertralina e os IRSN, além de proporcionarem uma melhora significativa nos sintomas depressivos, podem melhorar os sintomas motores e não motores. A tolerabilidade no uso é semelhante entre as duas classes (Takahashi *et al.*, 2019).

Depressão e doença de Alzheimer

Os sintomas depressivos ou mesmo o transtorno depressivo podem coexistir com a demência, precipitá-la como sintomatologia prodrômica (em 10 a 20%) ou fazer parte do escopo de sintomas. Em ILPI, a prevalência de depressão na demência é de 21,2%, a incidência, de 15% e a persistência, de 45%. A prevalência vai caindo com o avançar do déficit cognitivo (Enache, 2015).

A depressão tem maior possibilidade de ocorrência e persistência na doença de Alzheimer em idosos mais jovens, com muitas comorbidades ou maior comprometimento nas atividades da vida diária (AVD), no luto, e quando há história de vários episódios de depressão quando jovem. No entanto, a depressão maior na doença de Alzheimer costuma ser menos grave e mais curta.

O diagnóstico da depressão é ainda mais difícil no curso da doença de Alzheimer, pois os critérios diagnósticos são os mesmos (DSM-5 e CID-10) e estes podem fazer parte do quadro clínico da própria demência. Além dos sintomas clássicos, deve-se observar o isolamento social e a irritação, que, junto com a disforia e anedonia, são os sintomas mais comuns.

A escala de Cornell sinaliza para a possibilidade de depressão na demência, tendo seu diferencial na entrevista dupla com o idoso e o cuidador. São avaliados sintomas físicos e psicológicos em 19 itens, com escore entre 0 e 38 e ponto de corte em 7/8. Possui sensibilidade de 60% e especificidade de 79% (Enache, 2015).

Em relação às intervenções farmacológicas, os ISRS são indicados, sendo preferidos os que apresentam menor efeito anticolinérgico. Quando os distúrbios de comportamento estão presentes, o citalopram deve ser o ISRS de escolha. Intervenções psicossociais, TCC, musicoterapia ou educação do cuidador são também eficazes (Kok; Reynolds, 2017; Ortiz *et al.*, 2020).

Depressão resistente

A depressão é considerada resistente quando não há resposta ao primeiro e segundo esquema terapêutico proposto, utilizando-se doses adequadas dos antidepressivos em um período de, ao menos, 6 semanas. Entre 55 e 81% dos idosos com transtorno depressivo maior não respondem ao tratamento com o uso de um ISRS ou IRSN mesmo com a otimização da dose máxima tolerada.

A depressão resistente no idoso está associada a aumento da morbimortalidade e um maior risco de suicídio.

A avaliação farmacogenética é especialmente útil nestes casos para conhecer o perfil genotípico dos neurorreceptores que podem estar induzindo uma inadequada resposta terapêutica e para reorientar a escolha do medicamento mais adequado.

Antes de progredir para as terapias farmacológicas combinadas, deve-se avaliar a dose do medicamento prescrito, o tempo de uso e também a adesão ao tratamento proposto; verificar a possibilidade de interação com outras drogas que reduzam o efeito do antidepressivo e o efetivo tratamento das comorbidades e também insistir em estratégias como psicoeducação e psicoterapia.

Várias estratégias são propostas para estes casos, como mudança do antidepressivo; associação entre antidepressivos (bupropiona e mirtazapina como segunda linha e tricíclicos ou outros antidepressivos como terceira linha); associação de antidepressivo com antipsicótico atípico (aripiprazol, quetiapina e risperidona) ou com lamotrigina, lítio, modafinila e tri-iodotironina.

Outra opção farmacológica para a depressão resistente é a escetamina, e não farmacológica é a ECT.

Síndrome serotoninérgica

A síndrome serotoninérgica é uma condição causada pelo aumento da estimulação de receptores serotoninérgicos centrais e periféricos. Resulta de interações farmacológicas de medicamentos que aumentam os neurotransmissores serotoninérgicos. Seus sintomas mais comuns são náuseas, vômitos, tremores, diarreia, inquietude, hiper-reflexia, mioclonia, rigidez muscular e instabilidade autonômica. Ocorre mais frequentemente com a utilização de IMAO, porém pode também ocorrer com o uso de outros antidepressivos. O tratamento algumas vezes requer cuidados intensivos em virtude do seu potencial letal e envolve a descontinuação de todos os medicamentos serotoninérgicos.

Transtorno bipolar

Aproximadamente 6% dos pacientes ambulatoriais em psiquiatria geriátrica e 10% daqueles internados têm transtorno bipolar e a maioria apresentou os primeiros episódios da doença em idades mais precoces. Menos de 10% iniciaram os sintomas após os 65 anos de idade. O início tardio está frequentemente relacionado com a comorbidade neurológica ou física e pode apresentar pior prognóstico (Yatham *et al.*, 2018).

Embora os sintomas de mania ou hipomania sejam geralmente menos proeminentes nessa população, os sintomas depressivos e cognitivos são mais frequentemente observados. A hiperatividade, agressão, insônia, impulsividade e autonegligência podem representar um risco significativo para si e para os outros. Os casos de episódios maníacos graves devem ser hospitalizados, até que a medicação possa controlar os sintomas comportamentais.

A disfunção cognitiva é uma grande preocupação nessa população, com mais de 30% apresentando déficits significativos em todos os estados de humor, incluindo a eutimia. Esta disfunção cognitiva é relativamente estável, relacionada ao número de episódios de humor no início da vida. A aplicação de instrumentos de rastreamento para o déficit cognitivo está indicada (Yatham *et al.*, 2018).

Alguns fatores podem auxiliar no diagnóstico, que também é baseado nos critérios do DSM-5: longa história de doença, maior número de episódios depressivos graves, presença de sintomas psicóticos e déficit cognitivo.

Além da anamnese cuidadosa e do exame físico, devem ser solicitados exames laboratoriais a depender das comorbidades presentes. O exame de neuroimagem é indicado se houver sinais e sintomas neurológicos focais, início tardio abrupto ou nos casos em que a apresentação clínica seja diferente dos episódios anteriores.

Medidas não farmacológicas como dieta, exercício e estimulação cognitiva devem ser instituídas para reduzir o risco de declínio cognitivo.

Na seleção da terapêutica, deve ser considerado o impacto do medicamento no idoso, especialmente aqueles com elevada ação anticolinérgica, possibilidade de interação medicamentosa e efeitos colaterais. O monitoramento contínuo está indicado em muitos casos.

O uso de lítio tem sido associado a taxas mais baixas de distúrbios cognitivos na depressão bipolar, e níveis mais altos de lítio na água potável foram associados a diminuição de riscos de demência.

A dose inicial do lítio deve ser de 150 mg à noite, com ajustes graduais para atingir o limite mais baixo da faixa terapêutica para adultos e titulações subsequentes com base na tolerabilidade e eficácia. A dose máxima na população idosa raramente deve exceder 600 mg/dia e o nível sérico terapêutico deve permanecer entre 0,4 e 0,7 mEq/ℓ, com medidas em intervalos de 3 a 18 semanas. Alguns idosos poderão necessitar de níveis sanguíneos semelhantes aos da população adulta para obter remissão (Yatham *et al.*, 2018).

Em idosos, o lítio tem alteração na sua distribuição, eliminação e interação com outros fármacos. As alterações neurológicas e renais podem ocorrer em 11 a 23% dos casos. Pode haver também irritabilidade e redução do nível de consciência. O monitoramento da função tireoidiana e renal é indicado.

Em relação aos antipsicóticos, muito comumente usados para transtorno bipolar em idosos, a redução da dose pode ser benéfica para diminuir o risco de efeitos motores, sedativos, síndrome metabólica e cognitivos. Porém, deve-se ter cuidado em idosos com demência ou com disfunção renal.

Outra opção terapêutica é o divalproato, entretanto, tem sido associado a efeitos colaterais motores e metabólicos (ganho de peso e diabetes melito) e deve ser monitorada a função hepática.

Na mania aguda, o lítio ou divalproato em monoterapia são recomendados como tratamento de primeira linha, e a quetiapina, como de segunda linha. Para episódios resistentes ao tratamento, a clozapina e a ECT também podem ser consideradas. A ECT é também uma opção importante em casos de resistência ao tratamento, risco de suicídio e para aqueles que apresentam ingestão inadequada de alimentos ou líquidos.

O uso de antidepressivos no transtorno bipolar é ainda controverso e não há estudos em idosos; antidepressivos com menor potencial de indução maníaca (ISRS e bupropiona) usados em combinação com estabilizadores de humor podem ser benéficos em indivíduos selecionados que não toleram ou não respondem a outros agentes com uma base de evidências geriátricas mais forte.

A escolha dos fármacos na manutenção do tratamento deve basear-se na resposta ao medicamento utilizado na fase aguda (Yatham *et al.*, 2018).

Transtorno de ansiedade

Fazem parte dos transtornos de ansiedade: agorafobia, pânico, fobias, transtorno de ansiedade generalizada (TAG), entre outros.

Transtorno de ansiedade generalizada

O DSM-5 também define os critérios diagnósticos para o TAG, não o diferenciando entre adultos jovens e idosos. O TAG é caracterizado por uma preocupação excessiva, irreal e generalizada acerca de diversos eventos ou atividades, ocorrendo na maioria dos dias por ao menos 6 meses.

A ansiedade no idoso pode ocorrer como transtorno primário, porém é mais frequentemente associada a outras doenças (neurológicas, cardiovasculares, respiratórias, endócrinas, gastrintestinais ou imunológicas) e ao uso ou abstinência de medicamentos. Porém, a depressão e a demência são as comorbidades mais frequentes em idosos com ansiedade.

A prevalência do TAG é de 4% nos idosos da comunidade, se associada a outro transtorno psiquiátrico, e de 1% como patologia isolada. A associação de depressão e ansiedade atrasa a resposta terapêutica e piora o prognóstico, com maior probabilidade de ideação suicida.

Os idosos com síndrome demencial podem apresentar elevado grau de ansiedade, principalmente os portadores de demência vascular. Em geral, a ansiedade se manifesta sob a forma de agitação física ou descontrole verbal, além de prejuízo nas funções executivas.

As classes de medicamentos mais comumente usadas no tratamento do TAG são: antidepressivos, benzodiazepínicos, buspirona e pregabalina. No entanto, os antidepressivos representam a primeira escolha para o tratamento da maioria dos transtornos de ansiedade no idoso, principalmente os ISRS e IRSN, em virtude da eficácia, perfil terapêutico e alta frequência de associação da ansiedade com depressão. Estão indicados tanto no tratamento do transtorno da ansiedade isolado ou associado à depressão maior (Frank; Rodrigues, 2016).

Entre os antidepressivos, destacam-se o citalopram, o escitalopram e a paroxetina; a trazodona; a duloxetina e a venlafaxina, devendo-se, entretanto, observar seus efeitos colaterais e interações medicamentosas. A mirtazapina e a pregabalina são outras opções terapêuticas (Slee *et al.*, 2019).

Em que pese a grande utilização dos benzodiazepínicos em pessoas idosas com ansiedade, eles devem ser reservados para casos especiais, como quando é necessária uma abordagem aos sintomas ansiosos no período de latência dos ISRS. Uma vez introduzidos, devem ser retirados a curto prazo, pois, embora efetivos, não são seguros, podendo induzir quedas, fraturas e prejuízo cognitivo. A escolha deve ser baseada no perfil farmacológico do medicamento (meia-vida curta, ausência de metabólito ativo e de metabolismo oxidativo no fígado).

A buspirona é um agonista parcial dos receptores 5-HT de serotonina. É um ansiolítico não benzodiazepínico. No entanto, seu desempenho é mais limitado no tratamento da ansiedade no idoso. São indicados preferencialmente nos casos de depressão ansiosa em portadores de doença respiratória obstrutiva crônica, apneia do sono ou doença neurológica. Seus efeitos colaterais mais comuns são tontura, cefaleia e náuseas (Frank; Rodrigues, 2016).

No tratamento inicial da ansiedade associada à demência, o foco são os fatores desencadeantes, como alterações ambientais, dor ou transtorno do sono. O tratamento farmacológico, quando necessário, é realizado com os antipsicóticos atípicos, que são eficazes tanto para a ansiedade quanto para os transtornos comportamentais. Outras opções são os antidepressivos serotoninérgicos, os estabilizantes do humor e finalmente os anticolinesterásicos (donepezila, galantamina e rivastigmina) e o n-metil-aspartato (memantina) usados no tratamento específico da demência.

Quando associados, depressão e ansiedade têm a mesma duração de tratamento. Indivíduos que apresentam TAG de início em idade mais jovem e que envelhecem com o transtorno devem ser medicados de modo contínuo. Quando o início é na senescência, o TAG tem mais chance de remissão e o tratamento deve ser continuado por ao menos 1 ano após a remissão dos sintomas.

A psicoterapia é indicada, não havendo, no entanto, superioridade entre as técnicas utilizadas.

Transtorno do pânico

A prevalência de transtorno do pânico é menor que 0,5% entre idosos e ocorre principalmente em mulheres.

Ele é descrito como um período curto de intenso medo ou desconforto, durante o qual aparecem abruptamente sintomas cognitivos e somáticos de ansiedade, alcançando um pico em 10 min. Estes sintomas apresentam menor quantidade e gravidade em relação aos mais jovens.

Os idosos com pânico são, em geral, doentes crônicos, pois o início dos sintomas ocorreu em fases anteriores da vida. Em qualquer caso, as comorbidade e os efeitos colaterais de medicamentos devem ser investigados.

Os antidepressivos correspondem à terapêutica de eleição. Entre esses, os ISRS (citalopram e sertralina) são considerados de primeira linha. A TCC também é indicada.

Suicídio

Acompanhar indivíduos com risco de suicídio é uma situação desafiadora para os profissionais da saúde, mas falar abertamente sobre o tema é necessário.

A taxa de suicídio é maior entre idosos em relação aos mais jovens, especialmente para os homens. Sua principal causa é a presença de depressão, em geral associada às perdas que foram acumuladas ao longo da vida. O exercício religioso da fé e a satisfação com a vida são fatores protetores, bem como serviços de *telecare* (Ortiz, 2020).

Dentre os fatores de risco mais importantes, encontram-se a história de uma tentativa prévia de suicídio, história familiar, comorbidades que cursam com dor, ansiedade (antecipatória), medo da dependência e de vir a dar trabalho aos familiares.

O uso abusivo do álcool é risco para suicídio nos idosos mais jovens, agravado com a associação de um outro estressor. Indivíduos alcoólatras aos 85 anos de idade apresentam menor suporte social, associando mais um fator de risco para depressão e suicídio.

A perda do cônjuge como fator de risco para o suicídio é mais comum entre homens, sendo pior no primeiro ano de viuvez, mas permanecendo elevado até o quinto.

As ideias de morte mesmo em idosos não deprimidos estão associadas a um sofrimento psicológico significativo e merecem uma avaliação clínica cuidadosa pois podem ser um fator de risco para suicídio. Comportamentos como recusa a alimentar-se, não adesão ao tratamento e autonegligência são considerados comportamentos autodestrutivos indiretos e são comuns em idosos institucionalizados ou naqueles que consideram o suicídio um pecado (Ortiz, 2020).

Em relação ao planejamento suicida, os idosos não comunicam a intenção e, eventualmente, quando comunicam, são menos ouvidos. A primeira tentativa é em geral bem-sucedida, pois, além de planejarem mais, utilizam métodos mais letais para cometê-lo, especialmente os homens. Portanto, entre idosos, a história de tentativas prévias é incomum.

O idoso deprimido deve ser questionado diretamente sobre eventuais pensamentos suicidas, assim como os planos elaborados para cometê-lo e a disponibilidade dos meios necessários. A família também deve ser questionada caso o idoso negue os pensamentos suicidas, apesar de suspeita clínica. Nesse caso, algumas pistas devem ser buscadas.

A melhor estratégia para redução de risco de suicídio é o tratamento da depressão. Nos casos suspeitos, os pacientes devem ser hospitalizados ou acompanhados ambulatorialmente com retornos a curto prazo e monitorados por contato telefônico caso faltem à consulta.

28

Transtornos Psicóticos de Início Tardio

Christiane Machado Santana • Adriano Gordilho

Introdução

Psicose é tradicionalmente definida como a perda ou a incapacidade de perceber a realidade e distingui-la da fantasia. O indivíduo cria sua própria realidade, passando a apresentar comportamento inadequado, alucinações, ideias delirantes, confusão, delusões e déficit de memória.

A Associação Americana de Psiquiatria (APA), em seu glossário, define o termo psicótico como transtorno mental e do comportamento, significativo e incapacitante do ponto de vista social, que acomete um indivíduo em um determinado período de tempo. Atualmente, é entendido como sinônimo de grave comprometimento do desempenho social e pessoal, com consequente inabilidade para exercer papéis perante a sociedade e a família (Carpenter, 1995). Dentre as variadas doenças que cursam com sintomas psicóticos, a mais emblemática é a esquizofrenia e seu espectro.

O termo *psicose tardia* refere-se aos transtornos que ocorrem com manifestações psicóticas na idade avançada; são prevalentes, a etiologia é variada, é diversa a apresentação clínica e estão relacionados com significativa morbimortalidade.

À semelhança de outras condições que acometem paciente idosos, fatores biológicos, psicológicos, sociais e ambientais estão envolvidos, e o manejo terapêutico costuma ser mais difícil, devido à maior chance de efeitos adversos com os medicamentos comumente usados (Tampi *et al.*, 2019). Além do mais, estudos epidemiológicos sobre transtornos neuropsíquicos no idoso ainda hoje são insuficientes e de pouca acurácia, pela dificuldade em se distinguir dentro do vasto espectro e da heterogeneidade do envelhecimento o que é secundário à senescência e/ou à senilidade.

Neste capítulo, serão abordados os transtornos psicóticos em doenças psiquiátricas primárias que podem acometer o idoso e em manifestações de doenças neurodegenerativas, essas de maior interesse na Geriatria. Vale dizer que a alta prevalência de sintomas psicóticos na população idosa está associada a uma grande lacuna no tocante ao tratamento. As evidências são escassas pois, como referido anteriormente, a população idosa é heterogênea e o limite entre o que resulta do envelhecimento e dos processos patológicos é muito impreciso. Mas não se pode negar a relevância desse assunto, dentre tantos outros, quando consideramos o crescimento da população idosa (Reinhardt; Cohen, 2015).

Definição

Psicose não é definida como uma entidade nosológica por si só. Quando uma doença ou transtorno se manifesta com os sintomas característicos, configura-se o "transtorno psicótico", a exemplo da esquizofrenia e do transtorno delusional (Tampi *et al.*, 2019). A quinta edição do Manual Diagnóstico e Estatístico de Transtornos Mentais (DSM-5) apresenta psicose como manifestação em muitas patologias, sendo caracterizada por alucinações, delusões, desorganização do pensamento e da fala, ou comportamento motor aberrante ou sintomas negativos (APA, 2013). Para tornar mais clara a compreensão dos quadros nas doenças que serão descritas adiante, segue a descrição de cada um dos sintomas que caracterizam a psicose. É importante o reconhecimento correto dessas manifestações para o diagnóstico etiológico mais preciso e, por conseguinte, para a escolha terapêutica mais acertada (Santana; Gordilho, 2016).

Alucinações

Percepções falsas com características sensoriais que envolvem qualquer um dos cinco sentidos. O estímulo externo está ausente, mas a sensação é vívida e clara, além de não obedecer ao controle voluntário por parte do indivíduo. As alucinações auditivas são comuns na esquizofrenia, com uma prevalência que atinge 80% (Thomas *et al.*, 2007), e as alucinações visuais ocorrem com mais frequência nos quadros demenciais. Estas últimas podem ser marcantes como manifestação clínica na demência com corpos de Lewy (DCL), por exemplo. Tais características das alucinações podem auxiliar no diagnóstico diferencial da doença de base.

Delusões

Crenças fixas, sustentadas de maneira categórica, a despeito de óbvias evidências em contrário. Ideias de perseguição, de grandiosidade, crenças religiosas e somatizações são exemplos de manifestações delusionais relativamente frequentes. São muito comuns em doenças neuropsíquicas prevalentes que acometem idosos, a exemplo do transtorno cognitivo maior nas suas diversas etiologias.

Desorganização da fala, do pensamento e do comportamento motor

O indivíduo apresenta discurso ilógico, incoerente, dissociado, com comportamento bizarro que se percebe no vestir-se, nas relações sociais e na agitação psicomotora.

Sintomas negativos

Resultam do declínio de traços considerados normais em um indivíduo, relacionados com afeto, convívio social, motivação e prazer. Expressividade emocional diminuída, apatia e anedonia são os sintomas mais presentes, principalmente na esquizofrenia, comparando-se a outras doenças que se manifestam com transtorno psicótico.

Nos próximos tópicos, serão mais bem caracterizadas as patologias que interessam no que diz respeito à manifestação psicótica em sua apresentação clínica.

Epidemiologia

Informações provenientes de estudos epidemiológicos têm adquirido cada vez mais importância, em uma época em que as evidências norteiam as diretrizes do conhecimento e da prática clínica.

Os estudos epidemiológicos dos transtornos mentais entre idosos constituem um desafio para a psicogeriatria e, apesar de recentemente estarem disponíveis melhores pesquisas nessa área, os dados ainda são insuficientes para esclarecer dúvidas importantes e não traduzem, de fato, a realidade. Algumas dificuldades metodológicas para o estabelecimento das estimativas de prevalência e incidência de transtornos psiquiátricos em idosos foram elencadas por Forlenza (2000) e ainda hoje se aplicam: (1) a definição de casos e não casos, já que poucos chegam à velhice sem a sensação de perda da eficiência cognitiva, e muitos justificam essas perdas de ordem mental com limitações de ordem física; (2) muitos dos instrumentos utilizados para os estudos populacionais não foram desenhados para indivíduos idosos, prevendo-se os vieses clínicos, quase sempre presentes e geradores de equívocos; (3) por fim, a remoção seletiva de pacientes acometidos por transtornos mentais, na tentativa de minimizar a ocorrência de morbimortalidade e de resultados insatisfatórios.

Como mencionado, a manifestação psicótica é muito prevalente em idades mais avançadas e pode ocorrer em muitas possibilidades diagnósticas. Didaticamente, os transtornos psicóticos são classificados quanto à etiopatogenia em primários e secundários. Os *transtornos primários* são aqueles cujos sintomas psicóticos são essenciais e compõem o quadro sindrômico. Nos *transtornos secundários*, tais sintomas podem compor o quadro, mas não são imprescindíveis para o diagnóstico. Dentre os primários, estão as doenças psiquiátricas propriamente ditas, como as do espectro da esquizofrenia, transtornos do humor, como a depressão maior com traço psicótico e o transtorno bipolar, e o transtorno delusional. Contudo, os transtornos psicóticos secundários correspondem a cerca de 60% dos casos e são representados por diversas condições clínicas, principalmente pelas doenças neurodegenerativas, a exemplo das demências, como veremos mais adiante.

A Tabela 28.1 apresenta a classificação das principais doenças que cursam com transtornos psicóticos primários e secundários, incluindo a subclassificação da esquizofrenia tardia, que será detalhada em outro tópico.

Apesar dos recentes avanços científicos no conhecimento das doenças neuropsiquiátricas de uma maneira geral, os instrumentos de classificação das patologias incluídas no grupo dos transtornos psicóticos de início tardio não possibilitam estabelecer correlações com as alterações secundárias ao envelhecimento, com as muitas doenças sistêmicas que causam manifestações neuropsíquicas ou mesmo com a síndrome de fragilidade, tão prevalente, complexa e representativa na população idosa (Waserman; Saperson, 2018).

Em recentes publicações sobre esse tema (Tampi *et al.*, 2019; Colijn *et al.*, 2015), os dados epidemiológicos confirmam que a psicose é prevalente nos idosos, essencialmente pelos transtornos secundários, mostrados na Tabela 28.1. As doenças psiquiátricas primárias são menos prevalentes nessa população, quando comparada aos mais jovens. Tal constatação remonta a algumas décadas, sendo corroborada pela experiência e prática clínica dos profissionais que lidam com idosos (Regier *et al.*, 1988).

De modo geral, apesar da desproporção na ocorrência de transtornos psicóticos primários e secundários em indivíduos idosos, é importante conhecer os dados epidemiológicos, pois auxiliarão a identificar corretamente o diagnóstico etiológico e, por conseguinte, as melhores decisões a serem tomadas.

■ **TABELA 28.1** Classificação dos transtornos psicóticos em primários e secundários.

Primários	Secundários
Esquizofrenia de início precoce (< 40 anos de idade) Esquizofrenia de início tardio (40 a 60 anos de idade) Psicose semelhante à esquizofrenia de início muito tardio (> 60 anos de idade) Depressão maior e transtorno bipolar Transtorno delusional	Doença de Alzheimer Demência com corpos de Lewy Doença de Parkinson *Delirium* Medicações, substâncias ilícitas

Estima-se que 6% dos idosos apresentem sintomas psicóticos e, dentre esses, a maioria será diagnósticada com transtorno neurocognitivo como pano de fundo para as manifestações (Waserman; Saperson, 2018; Maglione *et al.*, 2015).

Em estudo de revisão relativamente recente, Colijn *et al.* (2015) mapearam as taxas de prevalência de psicose nas doenças em que os sintomas mencionados (alucinações, delusões, desorganização da fala, do pensamento e do comportamento motor e sintomas negativos) estão presentes em todo o curso ou em algum momento da evolução. O estudo demonstrou que a esquizofrenia diagnosticada após os 40 anos de idade (esquizofrenia de início tardio) e aquela diagnosticada após os 60 anos de idade (esquizofrenia de início muito tardio ou psicose semelhante à esquizofrenia de início tardio) ocorrem em 1 e 0,3%, respectivamente. O transtorno delusional tem uma prevalência de 0,18% ao longo de toda a vida e, dentre os quadros de demência, na doença de Alzheimer, cerca de 40% têm sintomas psicóticos e, na DCL, a prevalência chega a 78%. Na doença de Parkinson, a psicose se manifesta em um percentual elevado, principalmente se incluídos os indivíduos que evoluem para transtorno neurocognitivo. Nos pacientes com demência, 89% dos casos apresentaram alucinações visuais, em um estudo comparativo entre indivíduos com doença de Parkinson com e sem demência (Archibald *et al.*, 2011).

A Tabela 28.2 apresenta um resumo com dados de prevalência dos transtornos psicóticos encontrados na literatura.

Diagnóstico

Diagnosticar transtornos psicóticos em idosos pode ser uma tarefa complexa por conta da multiplicidade de etiologias que podem cursar com sintomas psicóticos. O dilema inicial no diagnóstico é diferenciar sintomas causados por transtornos psicóticos primários de sintomas de transtornos psicóticos secundários (ver Tabela 28.1). Devido à elevada prevalência de psicose por causas secundárias (60% dos casos), causas primárias como esquizofrenia são consideradas como diagnóstico provável quando excluída a possibilidade de causas secundárias.

A história clínica e o exame físico completos e detalhados fornecerão dados essenciais, como o início dos sintomas, sinais de declínio cognitivo, alterações neurológicas e outros aspectos

■ **TABELA 28.2** Epidemiologia dos transtornos psicóticos de início tardio.

Transtorno	Prevalência
Esquizofrenia	1% ao longo da vida
Esquizofrenia de início precoce (< 40 anos de idade)	75 a 80% dos casos de esquizofrenia
Esquizofrenia de início tardio (> 40 anos de idade)	0,3% ao longo da vida
Esquizofrenia início muito tardio (> 60 anos)	0,3% ao longo da vida
Transtorno delusional	0,18% ao longo da vida
Depressão psicótica	0,35% ao longo da vida
Transtorno bipolar	0,1% ao longo da vida
Doença de Alzheimer	41,1% prevalência de psicose
Doença de Parkinson	43% prevalência de psicose
Demência na doença de Parkinson	89% prevalência de alucinações visuais
Demência com corpos de Lewy	78% alucinações; 25% delusões
Demência vascular	15% alucinações e delusões

Fonte: Colijn *et al.*, 2015; Ropacki; Jeste, 2005; Leroi *et al.*, 2003.

que predispõem ao aparecimento de psicose em idosos. Por exemplo, sintomas psicóticos iniciados em poucos dias ou poucas semanas podem sugerir um quadro de *delirium* e/ou efeito de medicamentos ou outras substâncias capazes de levar a sintomas psicóticos. Quando a causa for alguma doença do espectro da esquizofrenia ou transtorno afetivo com sintomas psicóticos, por exemplo, o início dos sintomas varia de semanas (especialmente no caso de transtorno do humor) a décadas (Tampi *et al.*, 2019).

Alguns fatores de risco relacionados com o envelhecimento tornam os idosos mais propensos à psicose e podem ser identificados na avaliação clínica, tais como (Reinhardt; Cohen, 2015; Brunelle *et al.*, 2012):

- Déficits sensoriais
- Isolamento social
- Declínio cognitivo
- Comorbidades ou doenças sistêmicas
- Polifarmácia
- Alterações farmacocinéticas e farmacodinâmicas relacionadas com a idade
- Doenças neurodegenerativas já previamente diagnosticadas, a exemplo de demência
- Alterações estruturais cerebrais decorrentes do envelhecimento, especialmente em córtex frontotemporal
- Alterações neuroquímicas relacionadas com o envelhecimento.

A apresentação clínica pode ajudar na classificação da psicose em primária ou secundária e alguns aspectos especificamente sugerem causa secundária, como, por exemplo: (1) idade atípica do aparecimento dos sintomas psicóticos; (2) ausência de história familiar de doença mental; (3) ausência de doença psiquiátrica pregressa; (4) evidência de comorbidades que podem cursar com alterações neuropsíquicas; (5) alterações de memória e/ou de outros domínios da cognição (Reinhardt; Cohen, 2015). Identificar a etiologia ou condição de base cuja manifestação clínica tem a psicose como sintoma é muito importante por motivos tanto prognósticos quanto de tratamento.

Além da história clínica e do exame físico, uma cuidadosa avaliação neuropsiquiátrica e uma apropriada aplicação de testes laboratoriais – que incluam testes da função tireoidiana, rastreios toxicológicos e sorologia para sífilis – são requisitos usuais e imperativos na avaliação global desses pacientes. A avaliação de déficits sensoriais (auditivo e visual) é importante e possibilita a identificação das áreas potenciais de intervenção. Tomografia computadorizada (TC) ou ressonância magnética (RM) do encéfalo podem ser úteis para identificar anormalidades estruturais do cérebro, secundárias a doenças neurodegenerativas, possibilitando mais acurácia em identificar causa secundária. Como já mencionado, psicose primária, como a esquizofrenia, será um diagnóstico de exclusão, se não houver nenhum sintoma, sinal clínico ou alteração em exames complementares patognomônicos dessa condição.

A avaliação psicológica também é relevante, além do rastreamento do comportamento do idoso em anos anteriores, desde a sua infância. Ademais, a história pregressa de transtornos psíquicos pode ser útil e contribuir para o entendimento da doença atual.

As informações devem ser confrontadas com as fornecidas pelos familiares e cuidadores. Situações de abuso, negligência e maus-tratos são frequentes em idosos com problemas neuropsiquiátricos e isso também deve ser suspeitado, se pertinente.

Uma maneira útil de pensar sobre o diagnóstico de transtornos psicóticos, sugerida por alguns autores, é usar a abordagem mnemônica dos "6 D's". A Tabela 28.3 apresenta os "D's" elencados, com a cronologia relacionada ao curso clínico de cada um.

■ **TABELA 28.3** Diagnóstico diferencial dos transtornos psicóticos tardios: "os 6 D's".

Transtorno	Curso	Tipo de psicose
Transtornos do espectro da esquizofrenia e transtorno delusional	Meses a décadas	Primária
Depressão e outros transtornos afetivos	Semanas a meses	Primária
Demência (transtorno cognitivo maior)	Meses a anos	Secundária
Delirium	Dias a semanas	Secundária
Doença sistêmica	Dias a meses	Secundária
Drogas, álcool, toxinas	Dias a meses	Secundária

Fonte: Colijn *et al.*, 2015; Reinhaedt; Cohen, 2015; Cook, 2010.

A seguir, serão abordadas as apresentações clínicas mais comuns que cursam com quadros psicóticos.

Esquizofrenia de início tardio

No espectro das doenças neuropsiquiátricas, os profissionais da saúde que atendem indivíduos idosos devem estar preparados para se confrontar, com relativa frequência, com quadros desafiadores relatados por pacientes, familiares e/ou cuidadores.

A distinção entre esquizofrenia e outras doenças ditas secundárias pode não ser fácil, mas alguns aspectos relevantes, principalmente da história pregressa e a presença de fatores de risco, podem ser muito importantes para o diagnóstico etiológico mais preciso. Vale ressaltar que os dados epidemiológicos existentes na literatura sobre a prevalência de esquizofrenia entre indivíduos idosos não fazem distinção entre pacientes que envelheceram com esquizofrenia iniciada quando jovens daqueles que passaram a apresentar a doença na idade mais avançada.

O DSM-5 trouxe mudanças importantes na classificação da esquizofrenia, eliminando os subtipos que até então eram conhecidos na psiquiatria, como esquizofrenia paranoide, desorganizada, indiferenciada e catatônica, por serem pouco precisos e muito "instáveis" enquanto diagnósticos. Trata-se de uma patologia muito heterogênea, com perfil semiológico semelhante nas diversas faixas etárias, mas com peculiaridades específicas quando acomete indivíduos idosos.

Embora nem o DSM-5 nem a Classificação Estatística Internacional de Doenças e Problemas Relacionados com a Saúde (CID-10) façam distinção entre a esquizofrenia por idade de início, um grupo de *experts* coordenado por Robert Howard publicou um consenso, no ano de 2000, em que propôs uma nomenclatura baseada em categorias segundo esse critério: esquizofrenia de início precoce (EIP, antes dos 40 anos de idade), de início tardio (EIT, entre 40 e 60 anos de idade) e de início muito tardio (EIMT, após os 60 anos de idade). Essa última tem sido, atualmente, referida na literatura como "psicose semelhante à esquizofrenia de início muito tardio", com o argumento de que, nos extremos de idade, a doença se apresenta de forma peculiar, com mecanismos etiopatogênicos diversos (Tampi *et al.*, 2019; Howard *et al.*, 2000; Thakur *et al.*, 2015).

Importante estudo comparativo entre dois grandes grupos – pacientes com EIP e com EIT – revelou que, nos mais idosos, as delusões de caráter persecutório e as alucinações auditivas são os sintomas positivos mais proeminentes, e a desorganização do pensamento é o sintoma negativo mais comum no grupo com diagnóstico de EIT (Anderson; Rabins, 2009). Em relação à cognição, pacientes com EIT apresentam algum grau de comprometimento na função executiva, mas mantêm o aprendizado e a abstração relativamente intactos, o que pode nortear maior precisão diagnóstica, distinguindo-a das demências (Howard *et al.*, 2000).

Nos pacientes com EIT, a desconfiança, na maioria das vezes, é focada em seus próprios filhos. Envolve o sentimento de que serão abandonados ou de que seus filhos conspiram contra eles, ou, ainda, que os estão lesando financeiramente. Nos pacientes institucionalizados, a desconfiança pode recair sobre a equipe de saúde que os assiste – queixam-se de que seus pertences estão sendo roubados, medicações estão sendo trocadas ou a comida está sendo envenenada. Trata-se de situações desafiadoras que podem dificultar o diagnóstico e o manejo terapêutico. Ademais, os pacientes, muitas vezes, não expressam verbalmente o que estão pensando.

A referência a reações paranoides transitórias tem sua origem no trabalho de Post (1973) que descreve as alucinações paranoides focais e circunstanciais. Geralmente, tais reações acometem mulheres idosas que vivem sozinhas e creem existir uma conspiração contra elas. Alterações no funcionamento dos órgãos dos sentidos, em especial na audição e na visão, além de isolamento social, desde então foram elencadas como fatores de risco para essa situação. O foco das alucinações e dos pensamentos delusionais geralmente começa fora da casa do indivíduo, passando gradualmente para dentro de casa. O autor cita, como exemplo, o relato de um paciente que, inicialmente, ouvia barulhos no porão ou no sótão da casa, o que depois evoluiu para uma situação de abuso ou violência física contra ele próprio.

Na EIT, o quadro se apresenta mais exacerbado e de caráter mais permanente. Os delírios costumam ser bizarros, frequentemente de natureza persecutória, somatiformes, eróticos e de grandiosidade. As alucinações são proeminentes e, em geral, auditivas, como já mencionado. Há relativa preservação da personalidade e do humor, sendo sintomas positivos mais frequentes (delusões e alucinações).

Os pacientes com EIT geralmente são mulheres, moram sozinhas, têm história de dificuldades de interação social no passado e apresentam tendência a serem mais confiantes e amigáveis, quando comparadas com indivíduos mais jovens, portadores de esquizofrenia.

A Tabela 28.4 resume as principais diferenças clínicas entre EIP, EIT e EIMT.

TABELA 28.4 Diferenças clínicas em esquizofrenia em relação à idade de início.

Características	EIP	EIT	EIMT
Idade de início	< 40 anos	40 a 60 anos	> 60 anos
Prevalência feminina	Não	Sim	Marcadamente
Sintomas negativos	Marcadamente	Possível	Menos frequente
Aprendizado	Ok	Ok	Comprometido
Retenção	Ok	Ok	Comprometido
Declínio cognitivo progressivo	Sim	Sim	Sim (muito alto)
Alterações estruturais em SNC	Não	Não	Sim
Desajustes na primeira Infância	Presente	Presente	Ausente
História familiar	Presente	Presente	Fraca associação
Dose de antipsicóticos	Alta	Baixa	Baixa
Risco de discinesia tardia	Presente	Presente	Muito alta

EIP: esquizofrenia de início precoce; EIT: esquizofrenia de início tardio; EIMT: esquizofrenia de início muito tardio; SNC: sistema nervoso central. (Fonte: Tampi *et al.*, 2019.)

Delirium

Trata-se de uma síndrome cerebral orgânica, com etiologia multifatorial e muito frequente em idosos, principalmente nos hospitalizados. *Delirium* (do latim *delirare* – estar fora dos trilhos) é definido pelo DSM-5 como um distúrbio na atenção e na consciência que se desenvolve durante um curto período de tempo, podendo apresentar flutuações ao longo do dia. Caracteriza-se ainda por simultaneidade em alterações da percepção, do pensamento, da memória, do comportamento psicomotor, das emoções, do ritmo de sono e vigília. Tem início agudo ou subagudo, duração variável, na maioria das vezes curso limitado e, clinicamente, pode apresentar desde formas leves até quadros exuberantes. A principal característica é o seu início agudo ou subagudo e, em geral, existe uma causa subjacente, como infecção, distúrbio metabólico, intoxicação/abstinência de substância, exposição a toxinas, dentre tantas outras possíveis (APA, 2013).

O *delirium* pode se manifestar com sintomas psicóticos, e a história do aparecimento desses sintomas será o principal dado para suspeição de um quadro de *delirium* e não de um transtorno psicótico primário, por exemplo. São comuns os fatores predisponentes, como transtorno cognitivo prévio e fragilidade. Nesses pacientes, danos relativamente pequenos podem provocar estado de desequilíbrio neurocomportamental. Sempre que um paciente muda seu padrão neuropsíquico agudamente, deve-se pensar em *delirium* e, por conseguinte, investigar um fator causal. O maior desafio costuma ser reconhecer essa nova manifestação como consequência de algum problema orgânico e não como parte do quadro neuropsíquico prévio ou um novo diagnóstico de transtorno psíquico. Essa maneira de proceder tende a conduzir ao diagnóstico e ao tratamento corretos da condição subjacente, possibilitando a reversão do quadro agudo.

Transtorno psicoafetivo e delusional

A psicose pode se apresentar como uma complicação de transtornos afetivos, como a depressão maior e o transtorno bipolar. Também denominada depressão maior com características psicóticas, a depressão psicótica, como é mais conhecida, tende a acometer indivíduos mais velhos, em torno dos 50 anos de idade. O quadro depressivo costuma ser mais grave, e é alta a prevalência de ansiedade e sintomas somáticos com características delusionais associadas e um traço hipocondríaco. Os sintomas psicóticos, especialmente as delusões, podem ocorrer em quase metade dos pacientes internados por motivos relacionados com o transtorno afetivo (Owoeye *et al.*, 2013; Meyers, 1992).

Contudo, é escassa a literatura sobre transtorno bipolar e manifestações psicóticas em idosos. Ademais, os dados são conflitantes e a compreensão desse assunto se faz pela extrapolação do conhecimento existente sobre a população em geral, inclusive quanto ao manejo terapêutico.

Apesar de muito pouco prevalente, o transtorno delusional pode ser suspeitado em idosos que cursam com manifestações delusionais caracterizadas como não bizarras (p. ex., paranoide, somática, grandiosa e erotomaníaca) em paralelo a uma funcionalidade intacta; que não preenchem os critérios para o diagnóstico de esquizofrenia, depressão e/ou episódios maníacos;

além da exclusão dos sintomas atribuídos ao uso de substâncias ou a outro transtorno psiquiátrico definido.

De acordo com o DSM-5, o transtorno delirante é definido pela evidência de ao menos um delírio há pelo menos 1 mês na ausência de comprometimento funcional ou comportamento bizarro. Conforme discutido por Iglewicz *et al.* (2011), tirar conclusões sobre o transtorno delirante é difícil porque a literatura é, historicamente, atormentada por diagnósticos ambíguos e variada nomenclatura.

Transtorno cognitivo maior

Demência, hoje referida como transtorno cognitivo maior a partir da classificação mais recente do DSM-5, acomete cerca de 50 milhões de pessoas no mundo, e estima-se que esse número chegue a 152 milhões em 2050 (Livingston *et al.*, 2020). Em paralelo ao declínio cognitivo, manifestações psíquicas e comportamentais podem ocorrer em mais de 80% dos pacientes diagnosticados com transtorno cognitivo maior. Representam importante adversidade no curso dessa doença e, muitas vezes, são determinantes para a institucionalização e para o comprometimento grave da qualidade de vida do paciente, dos cuidadores e dos familiares.

São denominados sintomas comportamentais e psicológicos na demência (BPSD; do inglês, *behavioral and psychological symptoms of dementia*) ou sintomas neuropsiquiátricos na demência. Agrupam um conjunto de manifestações psiquiátricas: ansiedade e depressão; sintomas comportamentais: agitação, agressividade, desinibição, hipersexualidade, perambulação, distúrbios do sono e da alimentação, além de sintomas motores, e manifestações psicóticas (alucinações e delusões) (Lyketsos *et al.*, 2002).

Por denotarem indistintamente comportamentos disruptivos que envolvem, na maioria das vezes, uma combinação dessas manifestações, não possibilitam a especificação diagnóstica do quadro. Assim, a psicose pode entremear qualquer desses sintomas e, muitas vezes, justificar uma recusa alimentar ou uma agressividade desmotivada, caso o paciente suspeite de que pode estar sendo envenenado ou traído. Sendo assim, fica claro que o manejo desses pacientes, com frequência, precisa contemplar a abordagem da manifestação psicótica.

Transtorno cognitivo maior secundário à doença de Alzheimer

Praticamente um terço dos pacientes portadores da doença de Alzheimer podem apresentar sintomas psicóticos em algum ponto de seu processo demencial. O DSM-4 propunha que as manifestações psicóticas das demências (não apenas de Alzheimer) fossem tipificadas como um especificador, pelo fato de a relação causal entre a demência e a psicose não ser evidente; ou seja, que os transtornos pudessem ser distintos, como, por exemplo, "transtorno psicótico devido à doença de Alzheimer, com delírios ou alucinações". Esses critérios foram preservados no DSM-5.

Alucinações visuais são o tipo mais comum de alucinação em pacientes com doença de Alzheimer, seguidas pelas auditivas e, menos comumente, pelos outros tipos (olfatória, tátil, gustativa). As alucinações experimentadas envolvem pessoas do passado, parentes já falecidos, animais ou, ainda, objetos. Os delírios mais frequentemente experimentados durante o curso da doença de Alzheimer são as falsas crenças de roubo, de infidelidade conjugal, de abandono, de acreditar que aquela casa não é a sua, e de perseguição. Acontecem também situações que parecem ser delírios ou alucinações, mas que na verdade são os chamados erros de identificação oriundos de déficits cognitivos, como conversar consigo mesmo no espelho como se fosse com outra pessoa, ou com a TV quando o paciente acredita que as pessoas na TV são reais e estão presentes no ambiente em que ele se encontra (Ropacki; Jeste, 2005). Há evidências crescentes que apoiam um subtipo da doença de Alzheimer com base em sintomas psicóticos que têm associação com o alelo de um gene do receptor de dopamina, um aumento da densidade de placas e emaranhados no *prosubiculum* e no córtex frontal, em genótipos da apolipoproteína E (apoE) e diferenças nas concentrações de neurotransmissores (Broadway; Mintzer, 2007; Panza *et al.*, 2012). A região do cíngulo anterior foi recentemente implicada em certos sintomas neuropsiquiátricos, particularmente irritabilidade, apatia, agitação, disforia e perturbações do comportamento noturno (Tighe *et al.*, 2012; Balthazar *et al.*, 2014).

Transtorno cognitivo maior secundário à doença cerebrovascular

O espectro das manifestações não cognitivas no transtorno cognitivo vascular se assemelha ao da doença de Alzheimer, de acordo com os poucos estudos que analisaram as diferenças entre eles. Sintomas psicóticos compõem com prevalência expressiva o conjunto dessas manifestações, destacando-se as alucinações e delusões que, presumivelmente, dependem da gravidade e da extensão do comprometimento vascular. Em trabalho de revisão publicado em 2011, Iglewicz *et al.* (2011) sugerem que as características dos sintomas se relacionam com as regiões e estruturas cerebrais especificamente envolvidas. Os dados epidemiológicos sobre a frequência de psicose em demência vascular (DVa) são variáveis, possivelmente pelas diferenças etárias nas populações estudadas, bem como pelo cenário onde foram avaliadas (ambulatoriais ou não). Em outro estudo comparativo com 260 pacientes diagnosticados com demência, foram analisadas diferenças entre a prevalência e as características clínicas dos sintomas psicóticos, identificados por meio do inventário neuropsiquiátrico, em pacientes com doença de Alzheimer e doença vascular. Os resultados mostraram que a prevalência de psicose, de uma maneira geral, foi semelhante em ambos os grupos, em torno de 15%. A frequência de alucinações foi semelhante, enquanto as delusões, predominantemente de caraterística persecutória nos dois grupos, foram encontradas em 23% dos pacientes com Alzheimer e em 8% daqueles com DVa. Nesse mesmo estudo, constatou-se que as características dos sintomas delusionais e alucinações foram diferentes, se comparados aos da esquizofrenia, ressaltando-se a hipótese de que se trata de síndromes distintas na sua etiopatogenia (Leroi *et al.*, 2003). As alucinações foram predominantemente visuais e as delusões, mais simples, não bizarras ou complexas (Ropacki; Jeste, 2005).

Transtorno cognitivo maior secundário à demência com corpos de Lewy

Depois da doença de Alzheimer, a DCL é a segunda causa mais frequente de transtorno cognitivo maior primário e a terceira em prevalência, após a doença de Alzheimer e a demência mista (doença de Alzheimer + doença vascular). É frequentemente subdiagnosticada, apesar da sua importância e das características peculiares relacionadas ao tratamento dos sintomas psicóticos, cujo manejo costuma ser muito mais difícil, comparado ao de outras causas de demência, como será visto adiante no tópico de tratamento.

A DCL cursa com três tipos de sintomas psicóticos: alucinações visuais, erros de identificação e delusões (Nagahama *et al.*, 2007). As alucinações visuais são quase essenciais ao diagnóstico da DCL e são muito mais frequentes se comparadas à doença de Alzheimer, por exemplo. Dados da literatura revelam que 63 a 78% dos pacientes com DCL apresentam alucinações visuais (Ferman *et al.*, 2013; Nagahama *et al.*, 2007). Erros de identificação e delusões também podem ocorrer em 56 e 25%, respectivamente (Nagahama *et al.*, 2007). As alucinações visuais na DCL são caracterizadas como bem definidas e não estressantes. É comum que sejam visualizadas crianças, que podem se tornar, inclusive, amigas imaginárias do paciente, fazendo disso um motivo lúdico no curso da doença. A manifestação de psicose em forma de alucinação visual se apresenta no início do quadro de declínio cognitivo, e essa é uma característica que auxilia a diferenciar a DCL das demais demências que cursam igualmente com alucinações visuais. Em estudo realizado em 2013 por Ferman *et al.*, comparou-se a cronologia do início dos sintomas psicóticos entre pacientes com doença de Alzheimer e DCL, bem como a relação entre a extensão das lesões neuropatológicas e a gravidade da psicose. Verificou-se que, quando as alucinações visuais se iniciam nos primeiros 5 anos do quadro demencial, é mais provável o diagnóstico de DCL. E essas alucinações, por sua vez, se relacionam com a patologia com corpos de Lewy no sistema límbico. As manifestações delusionais se relacionam com a quantidade de emaranhados neurofibrilares (produto intracelular da hiperfosforilação da proteína tau) tanto na DCL quanto na doença de Alzheimer. Em ambas as doenças, a gravidade das manifestações psicóticas está diretamente relacionada com a das alterações neuropatológicas encontradas nas análises de necropsias realizadas nesse trabalho (Ferman *et al.*, 2013).

Doença de Parkinson e transtorno cognitivo maior secundário à doença de Parkinson

A psicose é uma complicação não motora frequente na doença de Parkinson, e as alucinações visuais predominam como manifestação, seguidas pelas delusões. Estudos recentes propuseram ampliar o espectro das manifestações, incluindo ilusões e falsa sensação de presença, que ocorrem também com relativa frequência nesses pacientes (Paulsen *et al.*, 2000). Indivíduos com doença de Parkinson e sintomas psicóticos têm mais risco de morbidade, mortalidade, de serem institucionalizados e terem pior qualidade de vida, com mais estresse para quem cuida deles (Ropacki; Jeste, 2005). Além disso, muitos dados na literatura indicam que eles têm mais chance de evoluir para demência. As alucinações visuais tendem a ser estereotipadas, consistem em pessoas bem descritas e animais que não amedrontam o paciente, pois ele tem a percepção, ou *insight*, de que as visões não são reais. Em relação às delusões, estas costumam não ser bizarras e predominam as de caráter persecutório. Na avaliação do paciente com doença de Parkinson e sintomas psicóticos, deve-se considerar que tais manifestações podem ser potencializadas, ou mesmo causadas, pelas medicações antiparkinsonianas, em especial agonistas dopaminérgicos e anticolinérgicos. Estes últimos, reconhecidamente inapropriados para a população idosa por interferirem diretamente na função cognitiva do paciente, podem constituir um desafio a mais no manejo desses pacientes.

Transtorno cognitivo maior secundário à doença de Parkinson é definido como prejuízo cognitivo que atingiu o estágio da demência e que aparece no contexto da doença de Parkinson preexistente (Garcia-Ptacek; Kramberger, 2016). Trata-se de uma complicação frequente dessa doença e que costuma se desenvolver nos estágios mais avançados, apesar de alguns estudos sugerirem que muitos pacientes apresentam alterações cognitivas à época do diagnóstico (Garcia-Ptacek; Kramberger, 2016). As alucinações continuam sendo os sintomas psicóticos mais frequentes e, com as delusões, caracterizam-se um pouco diferentes se comparadas com aquelas da doença de Parkinson. São mais complexas, incomodam e estressam o paciente, que, muitas vezes, não percebe que não são reais. Assim como na doença de Parkinson, é importante excluir fatores extrínsecos para a gênese ou o agravamento dos sintomas, como o potencial efeito adverso das medicações antiparkinsonianas, por exemplo (Reinhardt; Cohen, 2015).

Doenças sistêmicas

Grande variedade de doenças e outros problemas neurológicos, além dos transtornos cognitivos mencionados, podem manifestar psicose em pacientes idosos e decorrem de muitas causas secundárias. Dados coletados na história clínica e no exame físico podem auxiliar na suspeição de outras doenças sistêmicas como etiologia de sintomas psicóticos, essencialmente alucinações e delusões. Reconhecer fatores de risco para o desenvolvimento de psicose é importante no esclarecimento do diagnóstico de uma possível doença primária como causa. Além disso, algumas características podem auxiliar na distinção da psicose por causas secundárias (como por doenças sistêmicas) e causas primárias. A idade em que se manifestam os sintomas, a ausência de história pregressa de psicose, alucinações visuais associadas à desorientação e intensa confusão mental, uma relação temporal com sintomas e sinais de uma doença sistêmica identificada, dentre outras (Colijn *et al.*, 2015; Keshavan; Kaneko, 2013). Uma revisão sistemática sobre fatores de risco para psicose na idade mais avançada encontrou evidências, em estudos de coorte, de que a história de sintomas psicóticos no passado, problemas cognitivos, condição de saúde ruim, deficiência visual e eventos negativos ao longo da vida são fatores de risco para psicose de início tardio. Esses fatores, na maioria das vezes, se somam a situações patológicas agudas ou crônicas e acentuam a possibilidade de o paciente apresentar sintomas psicóticos no curso da doença (Brunelle; Cole; Elie, 2012). Dentre as causas secundárias por doenças sistêmicas, muitas condições patológicas podem estar relacionadas com a gênese da sintomatologia psicótica e são os dados clínicos e de exames complementares que definirão o fator causal. Traumatismo cranioencefálico (TCE), doenças autoimunes, acidentes vasculares encefálicos (AVE), tumores malignos no sistema nervoso central (SNC), epilepsia, neuroinfecções, distúrbios metabólicos são exemplos de causas secundárias, dentre muitas outras que serão relacionadas na Tabela 28.5.

Drogas, álcool e toxinas

Substâncias ilícitas e, principalmente, medicamentos prescritos para idosos, constituem sério problema de saúde para essa população, sendo causa direta de quedas, hospitalizações e outros agravos que impactam em funcionalidade e qualidade de vida.

O DSM-5 tipifica a psicose por substância ou medicamento como transtorno psicótico induzido por substância/medicamento e associa muitas substâncias aos quadros psicóticos. Tanto a intoxicação quanto a abstinência por retirada abrupta podem causar sintomas, a exemplo do álcool e de sedativos como benzodiazepínicos que vêm sendo usados cronicamente.

Em teoria, qualquer substância que atravesse a barreira hematencefálica pode induzir manifestação psicótica. Mas, dentre essas substâncias, algumas são consideradas mais psicopatogênicas, e mesmo medicamentos não psicotrópicos e prescritos para fins de tratamento de doenças não psíquicas, como arritmias cardíacas e doenças inflamatórias, podem causar sintomas psicóticos.

TABELA 28.5 Doenças sistêmicas que podem causar psicose em idosos.

Metabólicas	Deficiência de vitamina B12 Deficiência de folato Alterações eletrolíticas: • Sódio • Potássio • Cálcio • Magnésio Porfiria aguda intermitente Encefalopatia hepática Encefalopatia urêmica Outras deficiências nutricionais Anoxia e hipoxia Hipercapnia
Infecções	Meningite Encefalite (p. ex., herpes) Neurossífilis HIV/AIDS Pneumonia
Neurológicas	Doença de Parkinson Epilepsia: • Epilepsia do lobo temporal • Grande mal • *Status epilepticus* não convulsivo Hematoma subdural Eventos cerebrovasculares Doença de Huntington Esclerose múltipla Esclerose lateral amiotrófica Tumores: • Lobo temporal: alucinações auditivas • Lobo occipital: alucinações visuais • Sistema límbico: delusões • Hipotálamo: delusões Encefalite límbica Autoimune: • Síndromes paraneoplásicas • Lúpus eritematoso sistêmico • Vasculites Transtornos do sono (narcolepsia) Outras condições genéticas ou hereditárias
Endócrinas	Hipo/hipertireoidismo Doenças da adrenal Hipo/hiperglicemia Hipo/hiperparatireoidismo

AIDS: síndrome da imunodeficiência adquirida; HIV: vírus da imunodeficiência humana. (Fonte: Reinhardt e Cohen, 2015.)

A Tabela 28.6 apresenta uma relação de substâncias e o potencial de causar psicose por intoxicação, por abstinência e por atravessarem a barreira hematencefálica.

Em Geriatria, a avaliação cuidadosa dos medicamentos e de outras substâncias em uso, a identificação do que é inapropriado e a desprescrição, sempre que possível, constituem uma regra que nunca deve ser violada, tornando-se quase que um mantra da prática geriátrica. Neste capítulo, que aborda especificamente os sintomas psicóticos, não se pode deixar de mencionar a importância de medicamentos como fatores causais ou intervenientes em tantos problemas que acometem o paciente idoso.

Tratamento

Princípios gerais

Assim como em muitas circunstâncias na Geriatria, quando se faz necessário intervir terapeuticamente, as estratégias não farmacológicas devem sempre compor o arsenal de opções. Com frequência, serão tidas como alternativas de primeira linha e invariavelmente se somam a um tratamento medicamentoso. Os antipsicóticos são a base do tratamento farmacológico dos transtornos psicóticos de maneira geral e constituem uma classe de medicamentos que têm potencial de causar efeitos adversos importantes, a exemplo de sedação, declínio cognitivo, efeitos anticolinérgicos, sintomas extrapiramidais, além de interagirem com outros fármacos. O uso cauteloso é necessário, doses mais baixas, escolhas por medicamentos de meia-vida mais curta e periódicas reavaliações são imprescindíveis em boas práticas terapêuticas. E, em geral, a farmacoterapia é fundamental quando a segurança e o bem-estar do indivíduo idoso, de sua família e de seus cuidadores podem estar sendo comprometidos.

TABELA 28.6 Substâncias e classes de medicamentos com o potencial de causar psicose.

Substâncias/medicamentos que causam psicose por intoxicação	Substâncias/medicamentos que causam psicose por abstinência	Substâncias/medicamentos que causam psicose por atravessarem a barreira hematencefálica
Álcool *Cannabis* Alucinógenos Inalantes Sedativos, hipnóticos ou ansiolíticos Estimulantes (anfetaminas, cocaína e outros)	Álcool Sedativos, hipnóticos ou ansiolíticos Outras	Antiparkinsonianos Anticolinérgicos Cimetidina Digoxina Antiarrítmicos Corticosteroides Interferona

Fonte: American Psychiatric Association, 2013; Brunelle *et al.*, 2012.

Tratamento não farmacológico

Terapias não farmacológicas são usadas para reduzir os sintomas psicóticos e a carga no cuidar e contribuir para melhorar a eficácia do tratamento farmacológico (Colijn *et al.*, 2015; Patterson; Leeuwenkamp, 2008; Shean, 2009).

As doenças que cursam com psicose não são de fácil manejo, sejam as primárias ou secundárias, a exemplo das demências. As possibilidades de intervenção minimizando a chance de riscos ao paciente são a primeira linha de tratamento em muitas doenças mencionadas neste capítulo. Algumas técnicas comportamentais são de grande auxílio no manuseio desses pacientes. Encontrar maneiras simples de distrair o doente, manter-se calmo e não enfrentá-lo em situações de reação mais aguda e catastrófica, além de convocar ajuda sempre que necessário, pode ser resolutivo e eficaz em muitos casos.

Na esquizofrenia, apesar de a terapia farmacológica ser considerada como o pilar do manejo terapêutico, a psicoterapia psicossocial, a exemplo da terapia cognitivo-comportamental (TCC) e da terapia familiar, melhora os sintomas positivos (as alucinações e delusões) e os negativos, bem como ajuda a aumentar a adesão terapêutica de uma maneira geral, com resultados satisfatórios comprovados (Reinhardt; Cohen, 2015; Zimmermann *et al.*, 2005). Outras linhas de intervenção, como mudanças de estilo de vida, psicoeducação familiar e treino de automanejo, dentre outras, não foram bem estudadas em casos de psicose tardia primária. Exercício físico pode ser um adjuvante interessante, na medida em que reduz o declínio cognitivo e melhora a capacidade funcional, mas não há evidência de que reduza os sintomas psicóticos (Reinhardt; Cohen, 2015; Dechamps *et al.*, 2010).

Nas demências, que cursam frequentemente com manifestações psicóticas, as medidas não farmacológicas são consideradas a primeira linha de intervenção terapêutica. Os fármacos podem ser muito necessários, mas são a segunda opção, pelas razões já descritas e por evidências de eficácia das medidas não farmacológicas. No entanto, convém ressaltar que essas evidências são mais fracas para psicose do que para quadros de agitação (Livingston *et al.*, 2020).

A neuroestimulação vem crescendo como opção promissora em muitas patologias neurológicas e psiquiátricas e se refere à eletroconvulsoterapia (ECT), à estimulação magnética transcraniana e à estimulação cerebral profunda. São bastante limitados os dados em literatura sobre o uso dessas técnicas em pacientes com transtorno psicótico de início tardio em geral. Dentre essas, a ECT é a mais estudada. É usada no tratamento da EIP, mas não é superior em eficácia se comparada com o uso dos medicamentos (Colijn *et al.*, 2015). Estudos comprovam que a ECT é indicada para o alívio dos sintomas a curto prazo, e existem algumas evidências de que sua associação a antipsicóticos proporciona melhores resultados quando comparada ao uso apenas de medicamentos (Reinhardt; Cohen, 2015; Suzuki *et al.*, 2003; Suzuki *et al.*, 2005). Não existem estudos sobre ECT em pacientes portadores de EIT (Waserman; Saperson, 2018; Reinhardt; Cohen, 2015). Contudo, a ECT vem sendo usada 3 vezes mais em pacientes maiores de 65 anos de idade com depressão do que em pacientes jovens. Intolerância aos medicamentos, resposta terapêutica rápida e eficácia comprovada são as principais indicações nesses casos de depressão. Atualmente, as experiências estão muito mais vastas, o procedimento é seguro em centros especializados e é possível que, em um futuro próximo, venha a ser usada também em pacientes com transtornos psicóticos por diversas causas. Trata-se, portanto, de uma opção interessante na população mais idosa. Porém, mais estudos nessa faixa etária devem ser ainda realizados (Tess; Smetana, 2014).

Tratamento farmacológico

A chave do tratamento dos quadros de psicose tardia requer, necessariamente, o rastreamento de causas secundárias, em que estão incluídas as causas orgânicas ou doenças sistêmicas, o uso abusivo de substâncias e os efeitos adversos de medicamentos. De acordo com o informado anteriormente, os fármacos sempre devem ser destacados como uma causa potencial para o problema que está sendo avaliado. Vale a máxima da medicina geriátrica ao postular que "quando avaliar um novo sintoma em um paciente idoso, a possibilidade de efeito adverso de medicamento deve ser considerada no diagnóstico diferencial". Idade mais avançada, fragilidade, transtorno cognitivo e polifarmácia são fatores que se potencializam e contribuem para a ocorrência desses efeitos (Rochon *et al.*, 2017). Em decorrência das características na farmacocinética e na farmacodinâmica relacionadas com o envelhecimento e que são incrementadas pela interação de medicamentos e a doença que está sendo tratada – aqui em destaque as patologias neuropsiquiátricas –, torna-se complexa a tarefa de escolher medicamentos para o tratamento de sintomas psicóticos. Essa interação, resultado do binômio fármaco-doença, pode conduzir à piora dos sintomas que se quer tratar, levando, com frequência, à cascata iatrogênica em que um novo medicamento é somado na intenção de tratar o efeito colateral de um outro.

Nos transtornos psicóticos de início tardio, o tratamento farmacológico costuma ser o pilar do manejo terapêutico em muitos contextos, sobretudo nos transtornos primários. Quando o paciente cursa com um quadro em que uma nova realidade é criada, em que a percepção sensorial está deturpada e crenças impalpáveis são reais para ele, esse cenário pode representar algo aterrorizante, perturbador e causar muito sofrimento. As delusões podem se traduzir em ideias de perseguição, de traição, de roubo, levando a um comportamento reativo e perigoso, com risco à segurança e ao bem-estar do paciente e das pessoas no seu entorno. Esse é um retrato que remete especialmente à esquizofrenia em seu espectro heterogêneo; mas pode ocorrer em pacientes com doenças neurodegenerativas, principalmente os transtornos cognitivos maiores e, em especial, a doença de Alzheimer.

Em recente trabalho de revisão da literatura (Tampi *et al.*, 2019), os autores chamam a atenção para a carência de estudos publicados de farmacoterapia de alta qualidade em indivíduos com EIT e EIMT. Nessa revisão, foram encontrados dois estudos prospectivos de base populacional com nível 3 de evidência, dois estudos de ensaios clínicos randômicos controlados (evidência nível 2) (*OCEBM Levels of Evidence Working Group*, 2011; Howard *et al.*, 2018) e uma diretriz de consenso de especialistas (nível 5 de evidência). Essas publicações fornecem dados que reforçam o conhecimento prévio a respeito das medicações tradicionalmente usadas nos quadros psicóticos, bem como expressam alguma experiência com medicações relativamente novas, mas ainda muito pouco estudadas com essa finalidade. A classe de medicamentos antipsicóticos abrange os principais fármacos utilizados desde sempre para o controle dos sintomas psicóticos, seja pelas causas primárias ou secundárias (Tabela 28.7).

Os neurolépticos, cuja denominação se refere à primeira geração desse grupo de medicamentos, também conhecidos como antipsicóticos convencionais ou típicos, foram introduzidos há mais de 50 anos, inicialmente apenas para o tratamento da esquizofrenia. Porém, pelo seu mecanismo de ação, passaram a ser usados também no manejo dos transtornos psicóticos, de um modo geral. Como classe de medicamentos são eficazes e, além disso, muito usados em outras condições, como episódios de mania, agitação, *delirium*, transtorno obsessivo-compulsivo e dissociação, ou como coadjuvante em outras doenças psiquiátricas, a exemplo da depressão. Entretanto, em paciente idosos, são de uso muito limitado devido a reações adversas importantes, relacionadas ao mecanismo de ação.

Os antipsicóticos convencionais agem bloqueando a ação da dopamina, o que leva a uma diminuição dos sintomas psicóticos. Contudo, por conta da não seletividade no bloqueio de receptores dopaminérgicos, muitos efeitos colaterais indesejados ocorrem com o uso desses medicamentos. São afetados por esse bloqueio os nervos do sistema extrapiramidal, nos gânglios da base, responsáveis por modular a motricidade, levando a sintomas semelhantes aos observados na doença de Parkinson. Rigidez, distúrbio de marcha, hipocinesia e tremores são os chamados *sintomas extrapiramidais* que, no caso dos idosos, produzem relevante impacto na funcionalidade. A diminuição da ação da dopamina também é responsável pela *acatisia*, que é descrita como sensação de inquietude, dificuldade de permanecer em repouso e insônia. Esse sintoma pode ser de difícil reconhecimento na prática clínica da geriatria, levando, muitas vezes, ao acréscimo de outra medicação, quando o correto seria a suspensão, a redução da dose ou a escolha de outro antipsicótico.

A *distonia*, contrações musculares involuntárias e persistentes, principalmente do pescoço e da língua, é também observada, apesar de ser menos frequente em idosos. A *discinesia tardia* é descrita como movimentos anormais repetidos, da língua, dos lábios e da face, mais comuns nos idosos, principalmente em mulheres e em indivíduos com distúrbio estrutural do SNC. A discinesia tardia pode ser revertida com a suspensão do medicamento, mas, muitas vezes, persiste mesmo assim. Outros efeitos farmacológicos relacionam-se aos receptores colinérgicos muscarínicos, histaminérgicos e alfa-1 adrenérgicos, levando às seguintes reações, respectivamente: sedação, visão borrada, boca seca e constipação intestinal; ganho de peso e sedação; tontura e hipotensão ortostática.

TABELA 28.7 Antipsicóticos mais utilizados, características de interesses e manejo em idosos.

Antipsicótico	Dose inicial (mg)	Dose média/ máxima (mg)	Titulação (mg)	Efeitos adversos mais comuns	Manejo	Vantagens	Desvantagens
Clozapina	6,25 a 12,5 (1 a 2 vezes/dia)	25 a 450/dia	25/dia (observar tolerância)	Agranulocitose grave (1 a 2%), sedação, hipotensão ortostática, taquicardia, reduz limiar convulsivo em altas doses	Leucograma semanal por 6 meses, a cada 15 dias do 7º ao 12º mês, depois 1 vez/mês	Opção à não resposta a outros antipsicóticos, ausência de SEP	Experiências limitadas em idosos, efeitos anticolinérgicos proeminentes, necessidade de controle laboratorial
Risperidona	0,25 a 0,5 (1 a 2 vezes/dia)	1 a 3	0,25 a 0,5/dia	Sedação, hipotensão ortostática	Atentar para SEP dose-dependente	Experiência extensa em idosos, formulação líquida e parenteral, baixo custo	Risco de SEP em doses mais altas, principalmente no tratamento da esquizofrenia; ganho de peso
Olanzapina	1,25 a 2,5	2,5 a 10	1,25 a 2,5/dia	Sedação, ganho significativo de peso, síndrome metabólica	Controle metabólico a cada 6 meses	Experiência em idosos, formulação parenteral e comprimido solúvel	Risco de SEP em doses mais altas, ganho de peso, sedação
Quetiapina	12,5 a 25	50 a 400	25 a 50/dia	Sedação, hipotensão ortostática	Atenção para hipotensão e sedação	Experiência em idosos, menos SEP	Moderado efeito anticolinérgico
Ziprazidona	20 (2 vezes/dia)	40 a 80	20/dia	Prolonga intervalo QT	ECG basal e sempre no aumento da dose	Pouco ganho de peso, sedação, efeitos anticolinérgicos e extrapiramidais	Poucos estudos em idosos
Aripiprazol	2 a 5	10 a 30	5 a cada 2 semanas	Cefaleia, náuseas, vômito no início do tratamento	Pode ser injetável a cada 30 dias	Menos efeitos extrapiramidais, metabólicos, sedação e ganho de peso, maior segurança cardiovascular	Custo elevado
Paliperidona	3	3 a 6	3 a cada 5 dias	SEP, distonia, discinesia e acatisia, em doses mais elevadas	Atenção aos SEP, evitar doses mais altas	Independe de metabolismo hepático, sem interação com outras substâncias	Estudos escassos em idosos
Amissulprida	25	400	25 a cada 5 dias	SEP dose-dependente, prolonga intervalo QT, sedação	Interação com dopaminérgicos	Há estudos com eficácia para EIT com baixas doses	Poucas evidências em psicose secundária
Lurasidona	20	40 a 80		SEP e sonolência, ambos dose-dependentes	Doses mais baixas em doença renal, administrar com alimento	Poucos efeitos anticolinérgicos e cardiovasculares	Muitas interações medicamentosas, estudos escassos em idosos
Haloperidol	0,25 a 0,5 (1 a 2 vezes/dia)	0,5 a 20 (1 a 3 vezes/dia)	0,25 a 0,5 a cada 4 a 7 dias	SEP, DT, distonia	Atenção aos sintomas extrapiramidais, menores doses necessárias	Uso parenteral em situações de emergência e agitação grave, baixo índice de sedação	Risco cardiovascular (IV), parkinsonismo mais proeminente no idoso

ECG: eletrocardiograma; EIT: esquizofrenia de início tardio; IV: via intravenosa; SEP: sintomas extrapiramidais. (Fonte: Santana; Gordilho, 2016.)

Os antipsicóticos de segunda geração ou "atípicos", além de tão eficazes quanto os convencionais, têm uma série de vantagens sobre os primeiros, principalmente no perfil de efeitos adversos. Foram inicialmente representados pela clozapina, cuja principal característica é não produzir efeitos extrapiramidais e discinesia tardia, reações que sempre foram indesejadas por causarem forte impacto na vida dos pacientes. Após a clozapina, muitos outros têm surgido e constituem, especialmente na população idosa, a primeira escolha no manejo terapêutico farmacológico dos transtornos psicóticos (Gareri *et al.*, 2014).

O mecanismo de ação peculiar dos antipsicóticos atípicos pode ser explicado pelas interações da dopamina e serotonina nas vias nigroestriatal, mesocortical e tuberoinfundibular. Isso faz com que os efeitos sedativos, anticolinérgicos e antidopaminérgicos sejam modulados de acordo com os receptores em que atuam nessas vias (Stahl, 1999). Alguns podem, inclusive, estimular a liberação de acetilcolina, tornando o efeito terapêutico mais interessante em certos casos. Seletivamente, provocam a redução da liberação de dopamina na via mesocortical que resulta em sua eficácia antipsicótica.

Alterações metabólicas (diabetes, dislipidemia), hipertensão e ganho de peso estão entre os principais efeitos colaterais relacionados com os antipsicóticos atípicos. Porém, tais efeitos diferem de um medicamento para outro, permitindo um leque de opções relativamente seguro na prática clínica.

De uma maneira geral, ao prescrever antipsicóticos para pacientes idosos, algumas recomendações são estritamente necessárias e devem ser seguidas, no intuito de minimizar o risco iatrogênico desses fármacos, seja pelos efeitos adversos esperados, seja pelas alterações fisiológicas no envelhecimento e que alteram a *performance* do medicamento no organismo: (1) devem ser prescritos com a mínima dose eficaz necessária e usados pelo menor período de tempo; (2) a análise do risco *versus* o benefício sempre deve ser feita; (3) os pacientes precisam ser monitorados periodicamente (Gareri *et al.*, 2014).

É importante que seja aberto um parêntese com relação ao uso de medicamentos antipsicóticos convencionais e também de atípicos, no tocante à ocorrência da síndrome neuroléptica maligna (SNM), que é uma condição rara e temível. Trata-se de uma reação decorrente do uso de medicamentos que agem bloqueando a transmissão dopaminérgica nos neurônios dos gânglios da base, sendo, por isso, também conhecida como síndrome da deficiência aguda de dopamina. É extremamente grave e potencialmente fatal, podendo acometer de 0,02 a 2,46% dos pacientes em uso de antipsicóticos.

Cerca de 80% dos casos de SNM ocorrem nas 2 primeiras semanas de tratamento, ou quando há aumento de dosagem. Alguns fatores de risco são descritos, como: episódio anterior (15 a 20%), estados catatônicos, desidratação, pacientes em uso de muitos fármacos, com restrições da mobilidade e com deficiência de ferro. O uso de antipsicótico de alta potência por via parenteral e em doses mais altas também é apontado como fator de risco importante. Entretanto, há casos relatados na literatura de SNM em monoterapia com antipsicótico atípico de menor atividade antagonista ao receptor D2, sugerindo que o bloqueio dopaminérgico não seja o único fator desencadeante.

O quadro clínico se apresenta como uma tétrade clínica: rigidez, febre, alteração do nível de consciência e instabilidade autonômica, sendo que essa última se manifesta com sudorese, taquicardia, oscilação da pressão arterial, tremores. O paciente pode também apresentar convulsão e os exames laboratoriais revelam aumento acentuado de creatinofosfoquinase (CPK) e dependente.

O tratamento da SNM consiste na suspensão imediata do medicamento, cuidados intensivos de suporte cardiovascular, controle da hipertermia e reposição hidreletrolítica.

Embora os antipsicóticos atípicos sejam a primeira escolha quando uma medicação deverá ser introduzida, nenhum desses medicamentos é aprovado em bula para tratamento de idosos com psicose relacionada à demência. Porém, mesmo assim eles são prescritos e o uso *off-label* é bastante aceito.

Nos transtornos neurocognitivos maiores, o uso de fármacos é considerado a segunda linha de tratamento, quando as medidas não farmacológicas não se mostraram eficazes, conforme já mencionado. Isso foi reforçado nos últimos anos, desde que várias publicações trouxeram evidências relacionadas com a segurança do uso dos antipsicóticos, mesmo os atípicos, em pacientes com demência. Um aumento da morbimortalidade devido a risco de morte súbita, maior risco de AVE e infecções, em particular pneumonias, levou a Food and Drug Administration (FDA), órgão de controle americano, a obrigar o registro em bula desse perigo iminente. Não há um mecanismo fisiopatológico conhecido para o aumento do risco de mortalidadade, mas acredita-se que seja decorrente da sedação excessiva e do aumento do risco de broncoaspiração (Ray *et al.*, 2009; Brodaty *et al.*, 2003; Jeste *et al.*, 2008).

A decisão de prescrever, portanto, deve ser compartilhada com a família, que deverá estar ciente tanto do risco quanto do provável benefício superior, naquele momento. Na esquizofrenia, por sua vez, a associação se dá ao contrário. Um estudo finlandês demonstrou que o tratamento com qualquer dos antipsicóticos está relacionado com menor mortalidade quando comparado com o não uso de medicamentos (Jibson; Schwenk; Herman, 2015; Ray *et al.*, 2009).

Dentre os antipsicóticos convencionais, o haloperidol é o maior representante, ainda bastante utilizado e seguro em situações agudas, em razão da sua potência. Porém, não é recomendável para uso crônico na população idosa, devido a efeitos extrapiramidais importantes. Outros, como a tioridazina, a clorpromazina e a levopromazina, são substâncias utilizadas apenas quando as de primeira escolha não trazem resultados satisfatórios, ou por outras razões, como custo ou disponibilidade no serviço público.

Na classe dos atípicos, além da clozapina, muitos fármacos estão disponíveis, e todos com alguma eficácia. Risperidona, olanzapina, quetiapina, ziprazidona, aripiprazol, paliperidona e amissulprida são os mais citados em literatura – alguns deles com vantagens na forma de apresentação (líquida, em comprimidos dispersíveis e parenteral). Mas deve ser considerada a escassez de *trials* na população idosa e com transtornos psicóticos secundários. Como já mencionado, a peculiaridade no mecanismo de ação está no fato de esses fármacos atuarem em receptores dopaminérgicos e serotoninérgicos. O grau de afinidade neurotransmissora de cada uma dessas medicações se faz representar pela potência da ação antipsicótica e também pela capacidade em agregar outros efeitos que podem ser convenientes, em muitos casos, como modulação do humor, ganho de peso e sedação. Com a escassez de estudos, a aplicação desses fármacos baseia-se, ainda nos dias atuais, em consensos de especialistas e na experiência da prática clínica dos prescritores, norteados sempre pela necessidade de iniciar o tratamento com doses baixas e titular aos poucos até a dose mínima eficaz. A seguir, serão elencadas as principais condições clínicas e algumas características em relação aos medicamentos mais indicados, de acordo com os dados de literatura.

Esquizofrenia e transtorno delusional

Existem algumas evidências quanto à eficácia da risperidona e da olanzapina no controle dos sintomas (Colijn *et al.*, 2015). Em geral, são medicamentos bem tolerados, mas, em doses mais altas, a risperidona provoca sintomas extrapiramidais à semelhança dos antipsicóticos convencionais. Em relação à olanzapina, a prevalência de discinesia tardia aumenta em 6 vezes (Gareri *et al.*, 2014). Em tese, todos os antipsicóticos são potencialmente eficazes, mas faltam pesquisas com melhores evidências. Mais recentemente, a amissulprida, que se caracteriza pela afinidade seletiva a receptores dopaminérgicos, vem sendo estudada em doses mais baixas que as testadas previamente, com resultados interessantes. Em 2018, Howard *et al.* publicaram um estudo controlado investigando o efeito da amissulprida em dose de 100 mg/dia em pacientes com diagnóstico de EIMT. Os investigadores encontraram uma melhora significativa na Escala de Avaliação Psiquiátrica Breve no grupo amissulprida em comparação com placebo, embora precise ser notado que os autores não encontraram nenhuma melhora nos resultados secundários que mediram a qualidade de vida relacionada com a saúde avaliada pelo paciente. Isso possivelmente reflete o *insight* pobre que os pacientes têm sobre seus sintomas psicóticos (Howard *et al.*, 2018).

Transtornos de humor

Nos quadros de depressão com sintomas psicóticos ou resistentes aos antidepressivos, há dados favoráveis ao uso de olanzapina associada à sertralina. Essa associação se mostrou superior ao placebo associado à sertralina, nas taxas de remissão em 12 semanas de uso (Meyers *et al.*, 2009). Uma outra medicação testada nesse cenário foi o aripiprazol, que, associado ao antidepressivo já em uso, mostrou significativa melhora do quadro de depressão e de sintomas de mania em um pequeno estudo com 20 pacientes idosos com transtorno bipolar (Sajatovic *et al.*, 2008).

Transtorno cognitivo maior

Seguindo uma das recomendações mais importantes no que diz respeito à prescrição em Geriatria, vale frisar que os antipsicóticos devem ser prescritos na menor dose possível e pelo menor período de tempo, conforme mencionado anteriormente. Na DCL, assim como na doença de Parkinson e na demência relacionada à doença de Parkinson (DDP), o primeiro passo a ser dado é rever as medicações dopaminérgicas, caso o paciente esteja em uso, pois podem ser fator causal da manifestação psicótica. Na classe dos antipsicóticos, as opções devem ser restritas aos medicamentos sem o potencial de causar efeito extrapiramidal, sendo a clozapina e a quetiapina as medicações de escolha. No entanto, a clozapina, pela sua afinidade por receptores histaminérgicos e muscarínicos, pode provocar sedação e interferir no desempenho cognitivo. Ainda pode levar à agranulocitose grave, sendo necessário, ao longo do tratamento, monitorar com frequência a taxa de leucócitos do paciente. A quetiapina, por ser uma medicação "mais limpa", com menos efeitos adversos e menor potencial de comprometimento motor, tem sido bastante usada nesses casos. Contudo, é uma substância pouco potente como antipsicótica, podendo ser necessário o uso de doses bem mais altas, expondo o paciente a efeitos adversos. Recentemente, em 2016, foi aprovada uma nova substância, a pimavanserina, para o tratamento da psicose na doença de Parkinson. Trata-se de uma molécula sem atuação em receptores dopaminérgicos e indicada para controle das alucinações e delusões nos pacientes parkinsonianos. Mas não há dados sobre o uso dessa medicação em outras circunstâncias, e novas pesquisas serão necessárias (Cummings *et al.*, 2014).

Quanto à doença de Alzheimer, também há falta de evidências robustas sobre antipsicóticos para controle de sintomas psicóticos e comportamentais. Além da ressalva sobre os riscos de morbimortalidade, já relatados, as escolhas se baseiam no perfil de efeitos adversos, na potência antipsicótica e na tolerância do paciente. Na literatura, as medicações mais citadas são a risperidona, olanzapina, quetiapina e aripiprazol. A paliperidona e a ziprazidona foram pouco estudadas, com uso ainda muito restrito na prática clínica. Há inclusive um debate sobre o efeito de antipsicóticos na cognição dos pacientes com doença de Alzheimer, sugerindo que há piora, mesmo que discreta, no desempenho desses indivíduos em testes neuropsicológicos. Essa questão surgiu com base nos resultados do estudo *Clinical Atipsychotics Trials of Intervention Effectiveness* (CATIE-AD), publicado em 2011, que trouxe esse tópico à discussão no meio científico (Vigen *et al.*, 2011).

Os fármacos anticolinesterásicos (donepezila, rivastigmina e galantamina) têm sido aventados no tratamento de pacientes com transtorno psicótico tardio, em associação ou como opção aos antipsicóticos (Hassett, 2002). Há estudos em pacientes com transtorno cognitivo maior por DCL e em transtorno cognitivo maior na doença de Parkinson, comparando anticolinesterásicos com placebo (rivastigmina e galantamina). Os resultados mostraram melhora significativa de sintomas psicóticos em escores nas escalas de avaliação (Edwards *et al.*, 2007; Weintraub; Hurtig, 2007). Por se tratar de medicações com perfil de efeito adverso bem mais favorável que os antipsicóticos (mesmo os atípicos) e ainda que as evidências sejam escassas, tem sido recomendada essa classe farmacológica como primeira opção nesses pacientes mais suscetíveis aos efeitos extrapiramidais.

A memantina, um antagonista da atividade glutamatérgica indicado nas fases moderada e grave da doença de Alzheimer, vem sendo estudada como alternativa no manejo farmacológico dos pacientes com alteração comportamental na doença de Alzheimer, mas os resultados, além de contraditórios, indicam que não há melhora das alucinações e delusões (Gauthier *et al.*, 2008; Wilcock *et al.*, 2008).

Considerações finais

A psicose pode se manifestar de muitas maneiras em pacientes idosos. Apresenta-se por meio de um grupo grande de doenças de variadas etiologias e, na idade mais avançada, tem peculiaridades clínicas se comparada ao quadro em indivíduos mais jovens. De maneira geral, três em cada cinco idosos que passam a cursar com sintomas psicóticos, principalmente alucinações e delusões, terão um diagnóstico de transtorno psicótico secundário, sendo a psicose primária um diagnóstico de exclusão. Doenças neurológicas – destacando-se o transtorno cognitivo maior e a doença de Parkinson –, doenças sistêmicas e medicações ou substâncias ilícitas respondem pelas causas secundárias de psicose. O diagnóstico correto da condição de base, amparado essencialmente por história clínica detalhada e exames complementares adequados, é fundamental para que as melhores decisões terapêuticas sejam tomadas. Vale lembrar que, em idosos, é mais comum encontrar um conjunto de comorbidades que, na maioria das vezes, "conversam" entre si e se apresentam como um desafio a ser cuidado, sob diversos aspectos.

O tratamento é guiado pelas comorbidades identificadas. Nas causas primárias, que são principalmente representadas pela esquizofrenia, os antipsicóticos são essenciais para o controle dos sintomas, idealmente somados às medidas não farmacológicas, como terapias de neuroestimulação e psicoterapias. Nos transtornos psicóticos secundários, a primeira linha de tratamento é não farmacológica, mas os fármacos são necessários sempre que o sofrimento do paciente e dos cuidadores não puder ser controlado. Os antipsicóticos atípicos devem ser usados, seguindo as diretrizes da boa prática em Geriatria: a menor dose eficaz pelo menor tempo possível e a escolha daqueles com melhor perfil de efeitos colaterais. Os antipsicóticos são medicamentos com risco de efeitos adversos e complicações que podem comprometer a capacidade funcional, além de efeitos graves com risco de morte, infecções e eventos cerebrovasculares. Contudo, os benefícios muitas vezes superam os riscos, e vale a pena acrescentá-los ao tratamento. Os anticolinesterásicos e a memantina têm destaque como opção, principalmente na DCL, e devem ser testados sempre que possível.

Por fim, apesar de muitos avanços em pesquisas, ainda é grande o hiato entre a prevalência expressiva de transtornos que cursam com psicose e a disponibilidade de terapêuticas embasadas em evidências científicas contundentes e que respaldem uma prática segura e benéfica.

29

Crises Epilépticas e Epilepsia no Idoso

Elisa Franco de Assis Costa • Isadora Crosara Alves Teixeira

Introdução

A epilepsia já era uma doença conhecida desde o Antigo Egito (3000 a.C.) e tinha caráter sagrado atribuído pelos gregos que acreditavam ser possível a comunicação com os deuses por intermédio das sacerdotisas que proferiam seus oráculos no meio das crises convulsivas.

Hipócrates (377 a.C.), em sua monografia sobre "a doença sagrada", foi o primeiro a referir-se às crises convulsivas de maneira racional, dizendo que não eram nem mais nem menos sagradas que outras enfermidades e que, certamente, não resultavam da irritação dos deuses com os mortais, mas sim de uma disfunção do cérebro, estabelecendo princípios científicos sobre a sua fisiopatologia.

Avicena (980 d.C.) foi o primeiro a empregar o termo *epilepsia*, que significa, em grego, "ser apoderado" ou "ser possuído". Tais termos persistiam em relacionar a doença com forças sobrenaturais.

A Associação Brasileira de Epilepsia (ABE) propõe a definição e a classificação de epilepsia com base na Liga Internacional contra a Epilepsia (ILAE), cujas últimas revisões dos conceitos e da terminologia foram feitas em 2014 e 2017, respectivamente (Fisher *et al.*, 2005, 2014, 2017).

Os termos *convulsão* e *crise convulsiva* geralmente são confundidos com crise epiléptica. Entretanto, conceitualmente, eles referem-se apenas às manifestações motoras das crises epilépticas. Uma crise epiléptica pode, portanto, ter apresentações motoras, sensoriais, autonômicas, cognitivas, de linguagem e emocionais (Fischer *et al.*, 2005).

Epilepsia foi definida conceitualmente em 2005 como um distúrbio do cérebro caracterizado por uma predisposição duradoura para provocar futuras crises epilépticas. Além disso, é necessário ter história de pelo menos uma crise epiléptica e apresentar alterações neurobiológicas, cognitivas, psicossociais e sociais associadas (Fisher *et al.*, 2005, 2014).

A Tabela 29.1 mostra as definições de crise epiléptica, epilepsia e convulsão.

Esta definição é geralmente aplicada na prática quando há duas crises não provocadas com mais de 24 horas de intervalo entre elas. A ILAE aceitou, recentemente, as recomendações de uma força-tarefa para alterar a definição prática para circunstâncias especiais que não atendam aos dois critérios de crises não provocadas. Sua intenção é abranger as circunstâncias de pacientes em que a epilepsia pode estar presente após uma única crise, devido a um risco muito elevado de recorrência, como, por exemplo, pacientes com uma única crise pelo menos 1 mês após um acidente vascular encefálico (AVE) (Fisher *et al.*, 2014). A Tabela 29.2 mostra a definição clínica operacional (prática) de epilepsia.

No conceito de epilepsia é importante ressaltar que o termo *predisposição persistente do cérebro* é essencial, pois a ocorrência de apenas uma crise, desde que exista a probabilidade aumentada de recorrência, é critério suficiente para o seu diagnóstico (Fisher *et al.*, 2005; Guilhoto, 2011; Fisher *et al.*, 2014, 2017).

Uma crise epiléptica provocada por um fator transitório que atua em um cérebro normal para diminuir temporariamente o limiar convulsivo não conta para o diagnóstico de epilepsia, pois pode ser apenas uma resposta do sistema nervoso central (SNC) a agressões que interferem no equilíbrio excitatório/inibitório do córtex cerebral. Ocorre por privação excessiva do sono; danos cerebrais por infecções, traumatismos, neoplasias e/ou alterações vasculares; uso abusivo ou abstinência de substâncias e/ou álcool; estresse físico excessivo; distúrbio metabólico e medicamentos, não havendo recorrência ou risco aumentado de novas crises após a correção do distúrbio precipitante. Ou seja, trata-se de crise provocada por fatores que temporariamente reduzem o limiar excitatório neuronal e não está associada à predisposição duradoura. Se há recorrência ou probabilidade aumentada de recorrência, configura-se epilepsia. A etiologia não deve ser confundida com fatores provocativos, já que algumas etiologias produzirão uma tendência duradoura de ter crises epilépticas. Um tumor cerebral, por exemplo, pode causar uma crise epiléptica em uma pessoa, mas não apenas como um dano transitório, e provocar uma predisposição permanente (Moshé *et al.*, 2015; Fisher *et al.*, 2014).

Essas condições são de particular importância para o geriatra, pois, apesar da percepção errônea de que se trata de um problema de crianças e adultos jovens, a prevalência e a

TABELA 29.1 Conceitos de epilepsia, crise epiléptica e convulsão.

Termo	Conceito
Epilepsia	Distúrbio cerebral causado por predisposição persistente do cérebro para produzir crises epilépticas com consequências neurobiológicas, cognitivas, psicossociais e sociais. O diagnóstico de epilepsia requer a ocorrência de pelo menos uma crise epiléptica
Crise epiléptica	Sinais e/ou sintomas transitórios decorrente de atividade elétrica anormal excessiva e síncrona de um grupo de neurônios cerebrais. Esses sinais e sintomas variam conforme o local em que ocorre a atividade elétrica anormal
Crise convulsiva ou convulsão	Manifestações motoras das crises epilépticas. Usada como sinônimo das crises generalizadas tônico-clônicas. O termo tem uso popular e tem sido abandonado na classificação da ILAE

ILAE: Liga Internacional contra a Epilepsia. (Fonte: Blume *et al.*, 2001; Fisher *et al.*, 2005; Guilhoto, 2011.)

TABELA 29.2 Definição clínica operacional (prática) de epilepsia.

A epilepsia é uma doença do cérebro definida por qualquer uma das seguintes condições:
1. Pelo menos duas crises não provocadas (ou reflexas) ocorrendo com intervalo maior que 24 h 2. Uma crise não provocada (ou reflexa) e uma probabilidade de novas crises semelhante ao risco de recorrência geral (pelo menos 60%) após duas crises não provocadas, ocorrendo nos próximos 10 anos. Na ausência de informações claras sobre o risco de recorrência, ou mesmo conhecimento de tais informações, a definição padrão de epilepsia origina-se na segunda crise não provocada 3. Diagnóstico de uma síndrome epiléptica. A epilepsia é considerada resolvida para indivíduos que tinham uma síndrome epiléptica dependente da idade, mas já ultrapassaram a idade aplicável, ou para aqueles que permaneceram sem crises nos últimos 10 anos e sem medicamentos nos últimos 5 anos

Fonte: Fisher *et al.*, 2014.

incidência de crises epilépticas e de epilepsia aumentam com a idade. A epilepsia é o terceiro distúrbio neurológico mais comum em idosos. Os primeiros são os AVE e as demências, que são condições que aumentam o risco de crises epilépticas.

Convém ressaltar que em idosos as crises epilépticas, principalmente as motoras e aquelas que têm alteração da consciência, aumentam o risco de dependência funcional, de diminuição da autoconfiança e de quedas com lesões corporais e outras sequelas, contribuindo para a perda de qualidade de vida (Rowan, 2005). Além disso, pessoas com epilepsia apresentam alta incidência de comorbidades, principalmente entre a população idosa. As evidências sugerem que a doença de Alzheimer e a epilepsia de início tardio podem ter ligações patológicas comuns mediadas por alterações vasculares, da patologia da tau, ou ambas (Sen *et al.*, 2020).

Por conta do preconceito inerente à epilepsia, a ABE propõe que os termos *doença*, *portador*, *epiléptico* sejam proscritos, devendo ela ser considerada um distúrbio, e os indivíduos que a apresentem ser tratados como *pessoas com epilepsia* (Guilhoto, 2011).

Epidemiologia

Prevalência, incidência e mortalidade por crises epilépticas e epilepsia nos idosos

As epilepsias iniciam-se com mais frequência nos extremos da vida (na infância e na velhice). Entretanto, não há definições consensuais sobre epilepsia de início tardio, ou seja, que se inicia na velhice. Os limites de idade podem variar de 50 a 70 anos (Josephson *et al.*, 2016).

Mesmo que uma definição padronizada de epilepsia de início tardio não esteja disponível, estudos têm demonstrado consistentemente que a incidência de epilepsia aumenta continuamente após os 50 anos de idade, com maior incidência em pessoas com mais de 75 anos de idade. Este pico bimodal, com mais casos nos extremos da vida, também ficou evidente no relatório *Global Burden of Disease* sobre epilepsia, e os dados mostram um padrão semelhante em países de alta e baixa renda (Sen *et al.*, 2020).

No *Cardiovascular Health Study*, a prevalência de epilepsia em idosos foi de 5,7 por 100 pessoas, muito maior do que a prevalência total de epilepsia ativa ao longo da vida (cerca de 0,66 por 100 pessoas em todas as faixas etárias). No relatório *Global Burden of Disease*, observou-se uma prevalência de epilepsia de 5,4 por 100 pessoas em populações mais velhas (Choi *et al.*, 2017).

Em geral, quando comparados com os brancos, a frequência é mais elevada em negros e menor em asiáticos e indígenas. As taxas de incidência são ligeiramente mais altas nas mulheres e aumentam com a idade em todos grupos raciais e de gênero (Faught *et al.*, 2012).

Prevalência em idosos institucionalizados

Apesar de a prevalência e a incidência de crises epilépticas e epilepsia em instituições de longa permanência para idosos (ILPI) serem pouco estudas, algumas publicações demonstraram cerca de 5 a 10% de prevalência do uso de anticonvulsivantes, uma taxa considerada elevada, e que pode ser explicada em razão da polifarmácia e constante uso de medicamentos antiepilépticos (MAE) para esses pacientes sem a confirmação diagnóstica de epilepsia, ou mesmo para tratamento de outras condições, como transtorno bipolar, dor neuropática e distúrbios comportamentais e psicológicos das demências (Galimberti *et al.*, 2006).

Um estudo realizado nos EUA demonstrou prevalência de cerca de 7,7% entre idosos residentes em ILPI. As condições neurológicas com maior associação com a epilepsia foram tumor cerebral, traumatismo cranioencefálico (TCE) e AVE. Atividades da vida diária (AVD), carga de comorbidade e escores de cognição foram piores em residentes em ILPI com epilepsia do que naqueles sem epilepsia (Birnbaum *et al.*, 2017).

Classificação das crises epilépticas

De acordo com a área funcional do cérebro acometida, com as manifestações clínicas ou mudanças encefalográficas, as crises epilépticas eram classificadas como parciais ou generalizadas. Recentemente, a ILAE fez uma revisão dessa terminologia e sugeriu a substituição do termo parcial por focal (Berg *et al.*, 2010; Guilhoto, 2011; Fisher *et al.*, 2017).

Portanto, atualmente, elas são divididas em crises de início focal, generalizado e de início desconhecido, com as subcategorias motoras e não motoras e com ou sem perda da consciência para as crises focais. Nas crises generalizadas, sempre há comprometimento da consciência (Fisher *et al.*, 2017), conforme apresentado na Figura 29.1, que mostra a classificação das crises epilépticas de acordo com a ILAE.

Os termos *generalizado* e *focal* foram definidos de modo que as crises que ocorrem em redes neuronais bilateralmente distribuídas são generalizadas, e aquelas que ocorrem dentro de redes delimitadas a um hemisfério, quer discretamente localizadas ou mais amplamente distribuídas, sejam denominadas focais. Simplificando, as crises focais originam-se de uma área restrita do córtex cerebral, enquanto as generalizadas originam-se difusamente nos dois hemisférios (Berg *et al.*, 2010; Guilhoto, 2011).

As crises focais podem ser descritas de acordo com o grau de comprometimento da consciência durante o episódio, sendo subdivididas em dois grupos:

- Sem perda da consciência, que corresponde à definição anterior de *crise parcial simples*. Como os pacientes estão em alerta durante as crises, eles são capazes de se lembrar do que aconteceu (Van Cott e Pugh, 2008; Fisher *et al.*, 2017)
- Com perda da consciência, que corresponde ao conceito anterior de *crise parcial complexa* e ocasiona alterações da consciência que podem ir desde uma diminuição da responsividade e do contato até a perda total da consciência. Em jovens originam-se, na sua maioria, nos lobos temporais, e nos idosos frequentemente são extratemporais, originando-se principalmente nos lobos frontais, coincidindo com as áreas do cérebro que são comumente afetadas por AVE. A incapacidade de relatar o ocorrido pode dificultar a adequada obtenção da anamnese e retardar ou impedir o diagnóstico (Guilhoto, 2011; Moshé *et al.*, 2015; Fisher *et al.*, 2017).

As crises focais podem se generalizar, acometendo os dois hemisférios cerebrais e evoluindo para uma crise bilateral, envolvendo componentes tônico-clônicos. Tal fenômeno era denominado "crise secundariamente generalizada" (Guilhoto, 2011; Moshé *et al.*, 2015, Fisher *et al.*, 2017).

Já manifestações das crises epilépticas refletem as áreas funcionais do cérebro a partir das quais se originaram e subdividem-se nas que têm, desde o seu início, sinais e sintomas motores e/ou não motores.

A Tabela 29.3 mostra as definições semiológicas das principais manifestações das crises motoras, e a Tabela 29.4 mostra as principais manifestações não motoras das crises epilépticas.

Uma crise pode ter início desconhecido e, por fim, pode ser não classificável por informação insuficiente ou incapacidade de lhe atribuir uma das outras categorias (Fisher *et al.*, 2017).

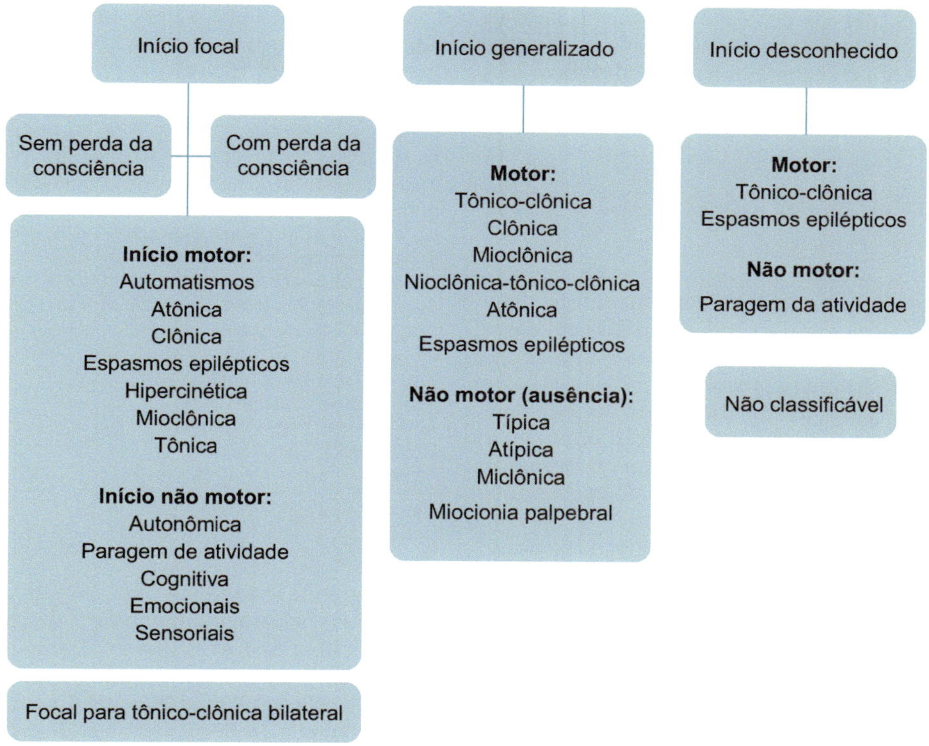

▪ **FIGURA 29.1** Classificação das crises epilépticas, de acordo com a Liga Internacional contra a Epilepsia, 2017 – versão expandida. (Fonte: Fisher *et al.*, 2017.)

▪ **TABELA 29.3** Definições semiológicas das principais manifestações motoras das crises epilépticas.

Tônico-clônica	Contração tônica bilateral e simétrica seguida de contração clônica bilateral da musculatura esquelética, geralmente associadas a manifestações autonômicas
Mioclônica	Contração súbita, breve (< que 100 ms), de um único músculo ou de grupos musculares
Clônica	Contração mioclônica repetitiva, prolongada que envolve o mesmo grupo muscular
Tônica	Contração muscular sustentada com duração de segundos a minutos
Atônica	Perda ou diminuição súbita do tônus muscular, sem ter sido precedida de contração tônica ou clônica
Hipercinética	Compreende movimentos violentos, bruscos e de pedalagem
Espasmo epiléptico	Consiste na contração de músculos axiais, ocasionando a flexão do tronco e a abdução e elevação de ambos os membros superiores em posição saudatória. O movimento inicial tende a ser relativamente rápido, como uma contração mioclônica. O paciente permanece na atitude saudatória por poucos segundos antes de cada relaxamento. Esse espasmo tende a ocorrer em salvas, ao adormecer ou ao despertar
Automatismo	Movimento repetitivo oral (bochecho, mastigação) ou manual (brincar com as roupas)

Fonte: Marasco; Ramsay, 2009; Berg *et al.*, 2010; Guilhoto, 2011, Fisher *et al.*, 2017.

▪ **TABELA 29.4** Principais sinais e sintomas não motores das crises epilépticas.

Cognitivos	Emocionais	Sensoriais	Autonômicos	Alterações da linguagem	Ausência
Confusão Perda da memória Falta de responsividade (paragem de atividade) Desatenção Aura/sensações de *déjà vu* Desorientação no tempo, no espaço e sobre si mesmo	Sentimentos irracionais de medo, depressão, raiva ou alegria Gritar, agredir verbalmente, fugir	Disfunções olfatórias Alucinações visuais Alucinações auditivas Ilusões ou distorções da percepção	Parestesias Mudanças súbitas das frequências respiratória e/ou cardíaca Sudorese, rubor facial Arrepios, calafrios Salivação	Dificuldades para falar Dificuldades de compreensão da linguagem falada ou escrita Problemas para "encontrar palavras"	Lapsos breves de consciência geralmente com olhar fixo ou mioclonia palpebral

Fonte: Marasco; Ramsay, 2009; Berg *et al.*, 2010; Guilhoto, 2011, Fisher *et al.*, 2017.

Em idosos, as crises mais comuns são as focais, principalmente as com perda da consciência (antigas parciais complexas) (Hiyoshi; Yagi, 2020). O fenômeno de generalização é menos comum nos mais velhos, exceto nos portadores da doença de Alzheimer (Sirven; Ozuna, 2005).

Etiologia e fatores de risco para crises epilépticas em idosos

Vários estudos têm demonstrado as dificuldades no diagnóstico clínico e etiológico das crises epilépticas e da epilepsia, podendo ser ainda maior em idosos. Um dos fatores que contribuem para o subdiagnóstico na população geriátrica é o baixo limiar de suspeição por parte dos médicos, devido ao entendimento comum de que se trata de uma condição infrequente nessa faixa etária, além do fato de que elas podem se manifestar de maneira atípica em idosos frágeis e/ou portadores de multimorbidades e incapacidades (Bergey, 2005).

O intervalo de tempo longo para um diagnóstico correto pode trazer efeitos significativos sobre o estado geral de saúde do indivíduo. Além disso, uma primeira crise epiléptica depois dos 60 anos de idade está mais associada a dano cerebral que em adultos jovens, principalmente AVE, demência, neoplasias e traumatismo, configurando risco de recorrência, portanto confirmando o diagnóstico de epilepsia (Pugh *et al.*, 2009).

Epilepsia genética de início recente é rara em pessoas idosas, mas algumas circunstâncias (p. ex., privação crônica de sono) podem revelar uma tendência potencialmente vitalícia. Com o aumento da expectativa de vida, os indivíduos com história de epilepsia genética com crises generalizadas, que poderiam estar há muito tempo em remissão, também podem apresentar recidiva na velhice. Pessoas que desenvolveram epilepsia em uma idade jovem (antes dos 18 anos) agora estão vivendo mais, o que significa que, no futuro, a prevalência de epilepsia em pessoas idosas aumentará ainda mais (Sen *et al.*, 2020).

Crises de início recente podem ocorrer como consequência de qualquer dano cerebral, seja vascular, traumático, tumoral, tóxico, infeccioso, metabólico, incluindo hiponatremia, uremia, hipocalcemia, hipo e hiperglicemia (Sirven; Ozuna, 2005). Quando associadas a álcool ou medicamentos, elas podem ocorrer tanto por intoxicação como por abstinência. Embora a retirada do medicamento seja a principal causa de crises epilépticas agudas em adultos com idades entre 35 e 64 anos, a doença cerebrovascular (DCBV) é de longe a causa mais comum dessas crises na população idosa (Pugh *et al.*, 2009; Tanaka *et al.*, 2013; Sen *et al.*, 2020).

Entretanto, os indivíduos idosos também tendem a ser particularmente suscetíveis a crises epilépticas induzidas por medicamentos em razão da alta prevalência de polifarmácia, alterações na farmacocinética e farmacodinâmica dos fármacos com o envelhecimento e maior sensibilidade aos efeitos epileptogênicos de quaisquer substâncias. Inúmeros medicamentos comumente usados diminuem o limiar para as crises (Tabela 29.5); dentre eles destacam-se os antibióticos (betalactâmicos e quinolonas), o tramadol, a memantina e mesmo o fitoterápico retirado do extrato do *Ginkgo biloba*.

A retirada abrupta de benzodiazepínicos ou barbitúricos também pode precipitar crises epilépticas, principalmente as generalizadas tônico-clônicas.

A epilepsia, ou seja, as crises epilépticas recorrentes, também tem seu pico de incidência após os 60 anos de idade, e as causas mais prováveis são a DCBV, as demências, a pós-traumática e os tumores intracranianos (mais comumente gliomas, meningiomas e metástases). A Figura 29.2 mostra as causas de epilepsia de início recente em idosos.

TABELA 29.5 Substâncias potencialmente causadoras de crises epilépticas ou que diminuem o limiar para as crises.

Psicotrópicos: amitriptilina, maprotilina, inibidores da recaptação de serotonina, lítio, bupropiona, haloperidol, clozapina, fenotiazinas, memantina, amantadina
Metilxantinas: teofilina
Analgésicos: meperidina, propoxifeno, tramadol
Antibióticos: penicilinas (em altas doses), quinolonas (principalmente ciprofloxacina), imipeném, isoniazida, ciclosporina
Quimioterápicos: metotrexato, clorambucila
Anestésicos: quetamina, enflurano, lidocaína (em altas doses)
Psicoestimulantes: anfetaminas, cocaína, metilfenidato
Antiarrítmicos: verapamil, mexilentina, procainamida, propranolol (em altas doses)
Anti-histamínicos: difenidramina
Miorrelaxantes: baclofeno
Antieméticos: metoclopramida
Fitoterápicos: *Ginkgo biloba*
Álcool

Fonte: Bergey, 2005.

Um grande estudo de base populacional relatou que as DCBV por si só aumentaram o risco de crise epiléptica durante o ano inicial após o AVE em até 23 vezes, em comparação com a população geral (Sen *et al.*, 2020).

A epilepsia pós-traumática habitualmente ocorre no prazo de 1 ano após o TCE, mas o intervalo entre este e o início das crises pode ser de vários anos (Rowan, 2005; Sirven; Ozuna, 2005; Van Cott; Pugh, 2008; Tanaka *et al.*, 2013; Sen *et al.*, 2020).

A demência de todos os tipos, mas especialmente a doença de Alzheimer, é uma causa comum de epilepsia na velhice. Pessoas com doença de Alzheimer familiar de início precoce podem ter um risco 87 vezes maior de crises epilépticas em comparação com controles da mesma idade. Indivíduos cognitivamente assintomáticos que abrigam mutações patogênicas autossômicas dominantes da doença de Alzheimer também são mais propensos a ter crises epilépticas. Pessoas com doença de Alzheimer de início tardio têm até dez vezes mais probabilidade

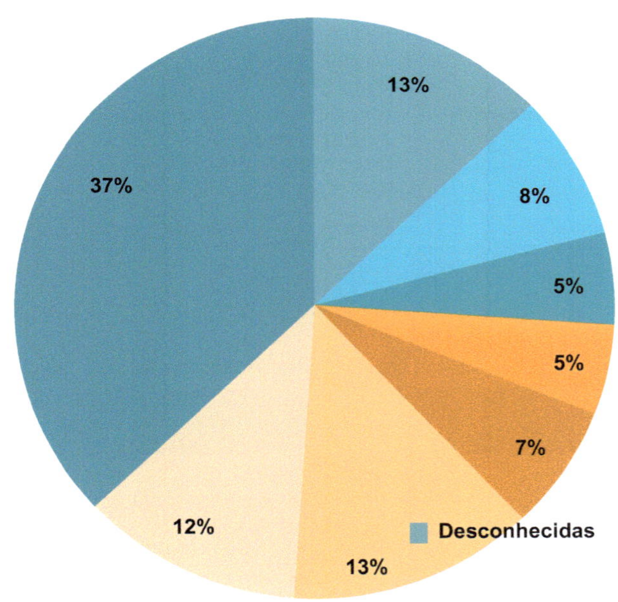

FIGURA 29.2 Causas de epilepsia de início recente em idosos. (Fonte: estudo retrospectivo que avaliou pacientes admitidos em um centro de referência terciário no Brasil durante um período de 2 anos; Assis *et al.*, 2017; Sen *et al.*, 2020.)

de ter crises epilépticas do que aquelas sem demência, principalmente nas fases mais avançadas (Van Cott; Pugh, 2008; Hommet *et al.*, 2008; Almeida *et al.*, 2009; Lott; Dierssen, 2010; Sen *et al.*, 2020).

Demência pode coexistir e, possivelmente, interagir com outras causas de epilepsia. Em uma série retrospectiva de casos, 40% dos pacientes com demência e crises epilépticas tiveram outra causa potencial estrutural (geralmente AVE) para as crises. A demência preexistente aumentou o risco de epilepsia pós-AVE (Rao *et al.*, 2009).

O maior aumento relativo da expectativa de vida no século passado foi dos portadores de síndrome de Down. Nesses indivíduos, epilepsia raramente se inicia na vida adulta. Epilepsia de início tardio nessa população está associada a maior propensão para o desenvolvimento de quadro demencial semelhante à doença de Alzheimer. As crises epilépticas em adultos com síndrome de Down são diferentes das crises de pacientes com doença de Alzheimer não portadores da síndrome. Nesses, as crises focais são mais frequentes, e nos portadores de síndrome de Down observam-se, geralmente, crises generalizadas tônico-clônicas.

Os portadores da síndrome de Down com mais de 45 anos de idade que começam a apresentar crises epilépticas sempre desenvolvem sintomas e sinais da doença de Alzheimer e neles o declínio funcional é muito mais rápido do que nos portadores de doença de Alzheimer sem a síndrome de Down (Lott; Dierssen, 2010). Além disso, no estudo de Hithersay *et al.* (2019), que acompanhou portadores de síndrome de Down com mais de 35 anos de idade com e sem demência, 28,8% das pessoas no grupo com demência morreram, em comparação com 5,5% das pessoas sem demência. Eles também estudaram o impacto de comorbidades específicas sobre a mortalidade e descobriram que a epilepsia de início tardio aumentou o risco de mortalidade em indivíduos com síndrome de Down e demência em 10 vezes e que, nos indivíduos sem demência, a epilepsia de início tardio foi o único fator associado à mortalidade. Uma implicação importante deste estudo é que a maioria dos idosos com síndrome de Down terá demência no momento mais próximo ao final de sua vida, o que sugere que médicos e sistemas de saúde podem considerar a adoção de padrões de prática que incorporem o rastreamento de demência e epilepsia em idosos com síndrome de Down (Rafii; Santoro, 2019).

Fisiopatologia

Os potenciais mecanismos de epileptogênese em idosos são complexos e ainda pouco conhecidos. Múltiplas doenças crônicas, mudanças na anatomia, na química cerebral e na função neuronal que ocorrem durante o processo de envelhecimento podem levar a alterações na resposta neuronal aos insultos, aumentando o risco de crises epilépticas agudas e de epilepsia entre os idosos (Waterhouse; Towne, 2005; Bergey, 2005). As mudanças relacionadas com o processo de envelhecimento incluem perda neuronal, perda sináptica, reorganização e anormalidades histológicas, como lipofuscina ou deposição de amiloide. Vários modelos animais têm sugerido uma suscetibilidade para crises epilépticas relacionada com idade, mas não está claro se os seres humanos têm sensibilidade semelhante (Waterhouse; Towne, 2005).

Diagnóstico clínico

Em pessoas mais jovens, o diagnóstico de epilepsia é clínico, mas em idosos isso pode ser mais desafiador, pois as crises nessa faixa etária são de origem focal em sua maioria e muitas vezes não se enquadram em uma apresentação típica, sendo as crises tônico-clônicas generalizadas menos frequentes. Uma apresentação atípica da crise e a falta de consciência de um evento episódico incomum de origem ictal podem atrasar o diagnóstico. Queixas vagas como confusão, alterações do estado mental ou perda de memória são comuns em idosos com epilepsia (Bergey, 2005; Rowan, 2005; Ramsay *et al.*, 2004; Sen *et al.*, 2020).

A avaliação diagnóstica, além do diagnóstico diferencial entre crise epiléptica e outros eventos, tem o objetivo de determinar se o idoso tem crise epiléptica aguda provocada ou epilepsia, tentar classificar o tipo de crise e identificar, quando presentes, causas subjacentes.

Devido ao acúmulo de doenças crônicas coexistentes (multimorbidade) e polifarmácia, frequentemente observado em idosos, é necessário cautela para o amplo diagnóstico diferencial entre crises epilépticas e eventos que causem comprometimento da consciência ou alterações do estado mental, como síncope, ataque isquêmico transitório (AIT), hipotensão ortostática, amnésia global transitória (AGT), *delirium*. Da mesma maneira, estado epiléptico não convulsivo, uma condição associada a alta morbidade em pessoas idosas, deve ser suspeitado naqueles que apresentam confusão, percepção flutuante e alterações comportamentais, sendo geralmente confundido com *delirium*. Cefaleia persistente ou desorientação após um episódio de comprometimento da consciência são sugestivos de uma crise epiléptica, assim como eventos estereotipados. Crises focais recorrentes costumam ser diagnosticadas como AIT, principalmente se a natureza estereotipada dos sintomas não for reconhecida (Sen *et al.*, 2020).

Comprometimento cognitivo e demência podem dificultar a adequada obtenção da história clínica e complicar o diagnóstico, sendo muito útil a obtenção de dados com familiares, cuidadores e/ou testemunhas da crise.

Outra dificuldade é que muitas vezes as crises não são presenciadas, e o idoso é, com frequência, encontrado caído, inconsciente, com traumatismos e lesões, e não se lembra do ocorrido. Às vezes, as lesões são tão graves que a abordagem posterior se limita a preservar a vida e reverter a gravidade do quadro, fazendo com que a investigação da causa da provável queda fique em segundo plano. Porém, as crises epilépticas devem ser sempre lembradas no caso de idosos encontrados caídos, principalmente se portadores de fatores de risco cardiovasculares ou de DCBV confirmada (Waterhouse; Towne, 2005).

Descrições clássicas da aura, como *déjà vu* e alucinações olfatórias, são raras. Os pacientes podem relatar sintomas que antecedem a crise, mas são, geralmente, sintomas atípicos ou não específicos, como, por exemplo, parestesias mal localizadas, tonturas e câibras musculares. Pessoas que presenciam as crises de indivíduos idosos relatam frequentemente confusão mental episódica pós-ictal e déficits cognitivos mais prolongados, podendo durar dias. A sonolência é mais comum que as manifestações motoras, como os movimentos tônicos ou clônicos ou mesmo os automatismos, os quais são ainda menos frequentes (Ramsay *et al.*, 2004).

Após a crise, podem ocorrer também fraqueza muscular localizada, dormência, cegueira ou ambliopia. Esse conjunto de sintomas não dura mais que 48 h e é conhecido como paralisia pós-ictal (também conhecida como paralisia de Todd), mas nos idosos pode persistir por dias, sendo frequentemente mal interpretado como um novo AVE. Desorientação, hiperatividade, perambulação e incontinência também podem continuar por até 1 semana, ocasionalmente mais, causando mais dificuldade diagnóstica (Sen *et al.*, 2020).

As crises focais, com ou sem generalização secundária, são os tipos mais comuns de crises epilépticas em idosos (van Cott;

Pugh, 2008) e o seu diagnóstico é ainda mais difícil, pois as manifestações clínicas podem ser sutis. Uma crise focal que se generaliza pode não ser reconhecida e o idoso ser incorretamente diagnosticado como apresentando crise de início generalizado e isso tem implicações no tratamento.

As manifestações das crises focais dependem da área cerebral afetada pela descarga epiléptica. As crises originadas nas áreas motoras produzem atividades localizadas e são frequentemente reconhecidas. No entanto, as crises que se originam no córtex sensorial são muito mais difíceis de serem detectadas, porque não há sinais clínicos visíveis e o seu diagnóstico depende da capacidade do paciente em fornecer uma boa história clínica, o que pode ser difícil para muitos idosos, principalmente para os portadores de déficit cognitivo. Felizmente, nas crises focais em que não há perda da consciência, o tratamento é menos imperativo do que o de outros tipos de crises epilépticas, principalmente porque o risco de generalização é menor nos idosos (Bergey, 2005; Sirven; Ozuna, 2005).

As crises focais com perda da consciência (crises parciais complexas) são as mais difíceis de diagnosticar em qualquer faixa etária, e, no idoso, o desafio é ainda maior, até porque elas são as mais frequentes nesse grupo populacional. Elas são caracterizadas por diminuição da consciência que vai desde baixa responsividade até sua perda total. A detecção de alterações sutis da consciência é difícil, principalmente no idoso com distúrbio cognitivo, residente de instituição e/ou frágil. Naqueles com múltiplas doenças crônicas, especialmente cardiovasculares, elas podem ser confundidas com outras situações como AIT, síncope ou *delirium* (Ramsay *et al.*, 2004). Para o diagnóstico desse tipo de crises focais é necessário o reconhecimento dos tipos de manifestações motoras e não motoras e da natureza estereotipada das manifestações.

A confusão entre crises focais com perda da consciência e crises de ausência poderia ser um problema, exceto pelo fato de que essas últimas se iniciam na infância e na adolescência e, quando ocorrem em idosos, geralmente já são diagnosticadas desde a juventude, pois trata-se de alguém que envelheceu com epilepsia. Convém ressaltar que essas crises duram segundos, não têm auras ou período pós-ictal e originam-se de descargas generalizadas, bilaterais, vistas no eletroencefalograma (EEG). Já as crises focais com perda da consciência originam-se de anormalidades localizadas (Bergey, 2005).

Todos os indivíduos idosos que se apresentam com um primeiro episódio de crise epiléptica necessitam de avaliação por meio de história clínica detalhada, focada nos acontecimentos dos últimos dias, revisão dos medicamentos em uso, inclusive os não prescritos, como produtos naturais, e exames físico e neurológico minuciosos na tentativa de identificar fatores predisponentes para a crise aguda e para recorrência. Diante do risco de recorrência, pode-se considerar a possibilidade de epilepsia (Sirven; Ozuna, 2005; Waterhouse; Towne, 2005; van Cott; Pugh, 2008, Fisher *et al.*, 2017). A Tabela 29.6 mostra a avaliação de idosos com crise epiléptica.

Na faixa etária geriátrica, entre os principais diagnósticos diferenciais etiológicos das crises agudas (provocadas), destacam-se os distúrbios metabólicos (hipo ou hiperglicemia, hiponatremia, uremia), infecções do SNC, intoxicação ou abstinência de substâncias, suspensão dos MAE, arritmias cardíacas, AIT, AVE (isquêmico ou hemorrágico) e tumores cerebrais (Waterhouse e Towne, 2005; Sen *et al.*, 2020).

Idosos com crises não provocadas e recorrentes de início recente não devem ser considerados, sem avaliação adequada, como portadores de epilepsia idiopática ou genética, pois elas são infrequentes de início tardio e as condições que podem causar epilepsia são comuns em indivíduos de mais de 60 anos de idade, principalmente a doença vascular cerebral e as demências (Bergey, 2005; Sen *et al.*, 2020).

TABELA 29.6 Avaliação de idosos com crise epiléptica.

História clínica detalhada focada nos acontecimentos antes da crise e nos relatos das manifestações apresentadas durante e após a crise como: movimentos involuntários, movimentos oculares, alterações da consciência, liberação esfincteriana, apneia, cianose, quedas, mudança de comportamento, confusão mental, mordedura de língua ou traumatismos, apatia, distúrbio da linguagem, alterações do humor, cefaleia, sonolência
Antecedentes médicos relevantes, em especial os neurológicos e cardiovasculares
História prévia de quedas ou TCE recente
Exame físico geral, do estado psíquico e neurológico, inclusive com avaliação dos sinais vitais e da possibilidade de lesões traumáticas, principalmente cranianas
Pesquisa de sinais de doença neurológica que possa aumentar o risco de recorrência das crises, tendo em mente que em indivíduos de 60 anos ou mais, após a primeira crise, essa possibilidade é de 40 a 70%, enquanto em jovens é menor que 30%. Diante do risco de recorrência pode-se considerar a possibilidade de epilepsia
Avaliação geriátrica ampla com no mínimo: • Avaliação cognitiva e do humor • Avaliação de equilíbrio e marcha • Avaliação funcional
Revisão dos medicamentos em uso, inclusive os não prescritos como os produtos naturais, além de antecedentes de mudança recente de medicamentos, nas dosagens ou mesmo a suspensão de algum dos usados anteriormente
Avaliação nutricional
Avaliação da adequação do suporte familiar e/ou social

TCE: traumatismo cranioencefálico.

Diagnóstico diferencial de crises epilépticas e desmaios em idosos

As crises epilépticas devem ser diferenciadas de desmaios decorrentes de uma série de outras causas, tanto neurológicas como não neurológicas; dentre elas destacam-se síncopes, AIT, AVE, vertigens, baixo fluxo cerebral por doenças cardiovasculares (DCV) ou arritmias, hipotensão ortostática, enxaqueca, transtornos do sono, quedas e eventos psicogênicos. Convém ressaltar que muitos desses diagnósticos diferenciais, como o AIT e o AVE, também são causas de crises epilépticas e outros como as quedas podem ser a sua consequência e único sinal, pois a crise pode não ser presenciada.

Em idosos caidores, a menos que a causa da queda esteja clara, e frequentemente não está, a possibilidade de crise epiléptica deve ser sempre considerada, principalmente naqueles em que as quedas não foram presenciadas (Rowan, 2005).

Na Tabela 29.7, são destacados os principais sinais e sintomas que diferenciam as crises epilépticas de outras causas de desmaios em indivíduos idosos.

Diagnóstico diferencial entre crises epilépticas e *delirium*

Ainda em relação ao diagnóstico diferencial, pode ser difícil distinguir *delirium*, na sua forma hipoativa, de uma crise focal com perda da consciência ou do estado de mal epiléptico não convulsivo (SENC), especialmente em pacientes com déficit cognitivo de base. Nas crises, os períodos de alterações da consciência são curtos, e, no SENC, prolongados, podendo se confundir com o coma.

Mudanças dramáticas e episódicas no estado mental com retorno ao normal ou ao estado cognitivo prévio sugerem crise

▪ **TABELA 29.7** Variáveis que distinguem as crises epilépticas de outras causas de desmaios entre idosos.

	Crise epiléptica	Síncope	AIT	Psiquiátrica
Sintomas prodrômicos	Aura ou nenhum	Sudorese, sensação de cabeça oca ou nenhum	Nenhum	Nenhum
Efeito da postura	Nenhum	Quase sempre ereto	Nenhum	Nenhum
Instalação	Abrupta	Variável	Abrupta	Variável
Duração	1 a 2 min	Segundos a minutos	Minutos a horas	Minutos a horas
Movimentos	Variáveis, tônicos, clônicos, atônicos	Perda do tônus, mioclonia de pernas	Déficits motores, sinais localizatórios	Variável; bizarros
Incontinência	Variável	Não	Não	Não
FC	Aumentada ou diminuída	Variável	Normal	Variável
Traumatismo	Laceração de língua, equimoses	Equimoses, fraturas, TCE	Nenhum	Nenhum
ECG durante o íctus	Padrão epileptiforme	Alentecimento difuso	Alentecimento focal ou normal	Normal
Pós-íctus	Confusão, sonolência	Alerta ou discreta confusão	Alerta	Alerta

AIT: Ataque isquêmico transitório; ECG: eletrocardiograma; FC: frequência cardíaca; TCE: traumatismo cranioencefálico. (Fonte: Waterhouse e Towne, 2005.)

epiléptica. Nessa situação, o EEG é um excelente método para auxiliar no diagnóstico. Entretanto, deve-se ter em mente que as duas condições podem coexistir, e as causas de *delirium* e crises epilépticas podem se sobrepor (Sen *et al.*, 2020).

Diagnóstico diferencial entre crises epilépticas e amnésia global transitória

AGT é uma síndrome clínica caracterizada por amnésia anterógrada (incapacidade de formar novas memórias), acompanhada de questionamentos frequentes e repetidos, algumas vezes com componente retrógrado, com duração de no máximo 24 horas e sem comprometimento de outras funções neurológicas. É importante ressaltar que a AGT tem como fator de risco história prévia de enxaqueca, além de fatores precipitantes, principalmente estresse psicológico, exposição ao calor ou frio, manobra de Valsalva (Arena; Rabinstein, 2015).

Faz diagnóstico diferencial com crises epilépticas, em especial as focais sem comprometimento da consciência, mas com perda súbita de memória (manifestações discognitivas), conhecidas como amnésia epiléptica transitória (AET). Esta frequentemente dura menos de 1 hora. É predominantemente observada em homens com mais de 65 anos de idade e mais frequente ao despertar. Manifesta-se por questionamento repetitivo e amnésia incompleta residual do próprio evento, ou seja, os pacientes lembram que não são capazes de recordar do evento ocorrido. Cerca de 40% das pessoas com AET têm alucinações olfatórias. Esta se distingue da AGT pela natureza recorrente de eventos estereotipados (Sen *et al.*, 2020).

Exames complementares

Aconselha-se a realização de EEG, eletrocardiograma (ECG), exames laboratoriais, estudos de imagem cerebral (tomografia computadorizada [TC] ou ressonância magnética [RM]), para descartar condições cardíacas, metabólicas e estruturais cerebrais como causa da crise epiléptica, principalmente no primeiro episódio, e estabelecer se há dano cerebral que aumente a probabilidade de recorrência, para fazer o diagnóstico de epilepsia.

O EEG é muito útil no diagnóstico da epilepsia e o mais utilizado na prática clínica é o EEG interictal. Os padrões de descargas elétricas anormais entre as crises confirmam a anormalidade cerebral, corroborando o diagnóstico de epilepsia. Entretanto, a frequência de descargas elétricas anormais diminui com o avançar da idade, e o EEG, quando normal, não exclui o diagnóstico de epilepsia, pois somente 26 a 39% dos idosos com epilepsia têm anormalidades epileptiformes no EEG interictal (Waterhouse; Towne, 2005; Moshé *et al.*, 2015).

O EEG possibilita identificar a região epileptogênica, fornecendo pistas para possíveis etiologias, além de determinar a gravidade (prognóstico) da epilepsia por meio do padrão de atividade observado. É recomendável que, concomitantemente ao EEG, seja realizado o ECG, para identificar artefatos e evidências adicionais que excluam causas cardíacas da crise epiléptica (Moshé *et al.*, 2015).

O registro ictal geralmente não é obtido no exame de rotina, e, quando há incerteza no diagnóstico, os pacientes podem ser submetidos ao EEG prolongado ou ao monitoramento por videoeletroencefalograma (vídeo-EEG) (Waterhouse; Towne, 2005).

Os exames laboratoriais indicados inicialmente são: eletrólitos (cálcio, magnésio, fósforo, sódio, potássio), ureia, creatinina e testes de função hepática. Hemograma e contagem de plaquetas também devem ser realizados, principalmente se a terapia medicamentosa for necessária na primeira crise, pois servirão como os valores basais para acompanhamento. Exame toxicológico para drogas ilícitas e álcool deve ser considerado se houver suspeita de intoxicação, assim como a realização de punção lombar na suspeita de infecção do SNC (Rowan, 2005; Moshé *et al.*, 2015).

Exames de neuroimagem devem obrigatoriamente fazer parte da avaliação do idoso com crises epilépticas de início recente e a RM é a modalidade de escolha, pois é mais sensível para detectar mudanças sutis no tecido cerebral, como atrofia hipocampal. A TC de crânio é muito apropriada para avaliar o idoso na emergência (avalia sangramentos, encefalomalacia e lesões calcificadas) ou quando a RM é contraindicada ou não está disponível (Rowan, 2005; Moshé *et al.*, 2015).

Os principais avanços diagnósticos incluem tecnologia de imagem aprimorada e aplicação de protocolos direcionados à epilepsia para aquisição e análise de imagens, permitindo a detecção de focos epileptogênicos sutis não reconhecidos anteriormente, além da identificação de novas formas de encefalite autoimune, incluindo aquelas associadas a anticorpos a receptores N-metil D-aspartato (anti-NMDA), receptores ácido gama-aminobutírico B (anti-$GABA_b$) e outros anticorpos, como também a aplicação de avanços genéticos levando à descoberta de novas mutações de genes em doenças epilépticas raras (esporádica ou familiar). Entretanto, devido à raridade de formas genéticas de início tardio, eles têm menor utilidade em idosos (Moshé *et al.*, 2015).

Tratamento

A base do tratamento para pessoas com epilepsia são os MAE. Em comparação com adultos jovens com epilepsia, os idosos são mais propensos a se beneficiar desses fármacos em termos de controle de crises, embora possam também estar mais sujeitos a potenciais efeitos adversos (Sen *et al.*, 2020).

A decisão de iniciar o tratamento após a primeira crise deve se basear em fatores de risco adicionais para um novo episódio, pois a evidência de um único fator de risco aumenta em 80% as chances de uma nova crise (Ramsay *et al.*, 2004). Na maioria das situações, uma história de pelo menos duas crises em 24 horas, na ausência de fatores provocadores, como distúrbios metabólicos e eletrolíticos, justifica o início do tratamento com MAE; no entanto, o tratamento pode ser indicado depois de uma única crise em pacientes com risco de recorrência (Krumholz *et al.*, 2015).

Segundo Krumholz *et al.* (2015), após o primeiro episódio, os pacientes com maior risco de recorrência e, portanto, candidatos a início da terapia são aqueles com:

- Lesão cerebral anterior causando a crise (p. ex., AVE, demência)
- EEG mostrando anormalidades epileptiformes
- Anormalidades significativas no exame de imagem cerebral (RM ou TC)
- Crise noturna.

Tratamento com MAE após uma única crise é razoável em alguns casos, particularmente porque o risco potencial das crises em pessoas idosas pode ser maior (p. ex., pessoas idosas podem ter tendência a fraturas, hematomas e hemorragia, especialmente se estiverem tomando anticoagulantes). O relativo isolamento social que ocorre frequentemente na velhice significa que as convulsões podem não ser testemunhadas, o que está associado a uma maior possibilidade de morte súbita e inesperada na epilepsia (Sen *et al.*, 2020).

As crises agudas sintomáticas (ou secundárias à doença de base) não são menos maléficas que a epilepsia e, agudamente, também devem ser tratadas com MAE, mas o tratamento principal é a correção da doença que ocasionou a crise; na maioria das vezes, não há necessidade de uso prolongado de MAE.

Ao escolher um MAE deve-se levar em conta os seguintes fatores (Moshé *et al.*, 2015):

- Idade do paciente
- Capacidade funcional e cognitiva do paciente
- Comorbidades apresentadas pelo paciente
- Espectro presumido de ação contra o tipo de crise apresentada pelo paciente
- Perfil de efeitos adversos
- Potencial de interação medicamentosa
- Contraindicações
- Custo e disponibilidade.

Cerca de 70% dos pacientes apresentam controle completo das crises com a terapia medicamentosa, o que melhora a qualidade de vida e diminui riscos, inclusive de morte súbita e inesperada, dos portadores de epilepsias, sendo esta uma das principais justificativas para o início do tratamento medicamentoso, que geralmente é prolongado (meses a anos) (Moshé *et al.*, 2015). Entretanto, convém ressaltar que os MAE podem ocasionar efeitos adversos mais frequentemente e mais graves em idosos do que em adultos jovens e a terapia medicamentosa nesse grupo etário deve ser segura e eficaz para permitir a preservação do estado funcional e da qualidade de vida. Os MAE podem afetar negativamente a cognição: idosos que tomaram mais de um tiveram, em média, mais déficits cognitivos do que aqueles que tomavam um único medicamento, e aqueles em monoterapia tiveram resultados semelhantes aos de pessoas com comprometimento cognitivo leve (Sen *et al.*, 2020).

No sentido de reduzir os efeitos adversos, os princípios básicos para a prescrição de MAE para idosos são (Faught, 2007):

- Iniciar o tratamento preferencialmente com medicamento único (monoterapia)
- Os MAE usados devem ter, preferencialmente, meia-vida curta a fim de minimizar os efeitos adversos
- A dose inicial deve ser a metade da usada para indivíduos jovens
- A titulação deve ser lenta até atingir a dose mínima eficaz ou surgirem efeitos adversos, que, geralmente, são menores que em adultos jovens
- Jamais se deve suspender abruptamente o uso de MAE, exceto quando houver reações alérgicas.

Todos os MAE podem causar sedação dose-dependente, distúrbio da marcha e déficit cognitivo, embora os agentes de segunda geração possam apresentar vantagens com relação a esses efeitos. O MAE ideal é aquele que apresenta as seguintes características: posologia fácil (1 a 2 vezes/dia), baixo custo, mínimos efeitos adversos, pouca ou nenhuma interação medicamentosa, baixa ligação proteica, pouca ou nenhuma reação alérgica ou idiossincrásica. Entretanto, infelizmente não existe MAE com todas estas características (van Cott; Pugh, 2008; Faught, 2007).

Convém ressaltar que alguns medicamentos são considerados inapropriados para idosos, e a AGS recomenda fortemente, com base em elevada qualidade de evidência científica, que o fenobarbital e os demais barbitúricos sejam evitados em idosos pelas altas taxas de dependência e risco de intoxicação, mesmo em baixas doses. Já os benzodiazepínicos são considerados inapropriados para insônia, agitação e *delirium,* porém podem ser apropriados no controle das crises epilépticas. Existem recomendações importantes para se evitar alguns MAE, como a carbamazepina e oxcarbazepina, em associação com antidepressivos inibidores seletivos da recaptação de serotonina (ISRS), da recaptação de norepinefrina (ISRN) e tricíclicos, bem como com diuréticos, pelo risco de hiponatremia e síndrome da secreção inapropriada do hormônio antidiurético (SIADH). Por fim, existe a recomendação de que o levetiracetam, a gabapentina e a pregabalina devem ter suas doses reduzidas em pacientes com filtração glomerular menor que 60 mℓ/min (AGS, 2019).

A farmacocinética não linear da fenitoína pode resultar em uma estreita janela terapêutica e um pequeno aumento da dose ou alteração da absorção podem resultar em ampla variação de seus níveis séricos, aumentando a toxicidade ou causando um controle inadequado das crises. Ela apresenta alta ligação proteica (90%), mas é a fração livre que atravessa a barreira hematencefálica, controla as crises e produz efeitos adversos. Em idosos com baixos níveis de albumina, a fração livre aumenta em relação à fração ligada a proteína, aumentando o risco de toxicidade. A dosagem sérica representa o nível total (fração ligada à proteína mais a fração livre), e a mensuração dos níveis séricos de fenitoína livre serviria como instrumento mais útil para ajustar a medicação; entretanto, não é um teste facilmente disponível. A fenitoína também pode causar ataxia da marcha, aumentando o risco de quedas em idosos. Ela pode estar associada à deficiência de folato, já que diminui a sua absorção. Entretanto, não existem recomendações expressas para reposição em pacientes que a utilizam cronicamente. Porém, o rastreamento com dosagem anual de ácido fólico talvez seja razoável nesses pacientes (Rowan, 2005). Apesar destas recomendações, a fenitoína permanece como um dos MAE mais amplamente utilizados na população geriátrica (van Cott; Pugh, 2008).

Os MAE de segunda geração são os mais apropriados, constituindo-se a primeira escolha em idosos, por serem efetivos em baixas doses e mais bem tolerados. Os mais recomendados são lamotrigina e o levetiracetam. Um efeito colateral comum é o *rash* morbiliforme, que pode se desenvolver durante as primeiras 8 semanas de uso. O início com baixas doses e a titulação lenta minimizam o aparecimento do *rash*, o qual se resolve quando o medicamento é suspenso (Rowan, 2005; Lezaic *et al.*, 2019).

Duas recentes metanálises estudaram o efeito dos MAE em idosos. A primeira (Lezaic *et al.*, 2019) relatou que a lamotrigina foi mais bem tolerada do que a carbamazepina, por ter pouca probabilidade de alterar a cognição de pessoas mais velhas e oferecer um possível efeito estabilizador do humor. Ela foi, no entanto, associada a uma probabilidade menor de permanecer sem crises do que com o levetiracetam. Dado o perfil farmacológico favorável do levetiracetam e o baixo potencial para interações medicamentosas, pode ser um medicamento benéfico para pessoas idosas. Os efeitos colaterais do levetiracetam em pessoas idosas incluem dificuldade de concentração, sonolência, depressão e comportamento alterado (p. ex., agitação e irritabilidade). Na segunda metanálise (Lattanzi *et al.*, 2019), foram avaliados carbamazepina, gabapentina, lacosamida, lamotrigina, levetiracetam, fenitoína e valproato. Não foram relatadas diferenças significativas na probabilidade de ficar livre de crises em 6 e 12 meses, embora a carbamazepina tenha sido mal tolerada.

As Tabelas 29.8 e 29.9 resumem as principais características, indicações, efeitos adversos e interações dos MAE.

Canabinol

A *Cannabis sativa* L possui numerosos canabinoides. Entretanto, apenas alguns deles têm evidências de alta qualidade para apoiar seu uso e são aprovados para uso medicinal pela Food and Drug Administration (FDA) dos EUA, pela Agência Europeia de Medicamentos (EMA) e pela Agência Nacional de Vigilância Sanitária (Anvisa).

O canabidiol (CBD) é um composto amplamente estudado por sua eficácia potencial no tratamento da epilepsia. Entretanto, foi aprovado apenas para o manejo de duas formas de epilepsia pediátrica – síndrome de Dravet e síndrome de Lennox-Gastaut –, com base em ensaios clínicos randomizados (Hill, 2019).

TABELA 29.8 Principais características dos medicamentos antiepilépticos (MAE) mais usados em idosos.

Medicamento	Indicação	Dose de manutenção em idosos	Ligação a proteínas (%)	Metabolismo e eliminação	Interação com outros MAE
Carbamazepina	Crises focais com ou sem perda da consciência e crises generalizadas	400 mg, 2 vezes/dia	75	*Hepática* Indutor hepático	Reduz ácido valproico, lamotrigina, topiramato, benzodiazepínicos
Fenitoína	Crises focais com ou sem perda da consciência e crises generalizadas	100 mg, 3 vezes/dia	90	*Hepática* Indutor hepático	Reduz carbamazepina, ácido valproico, lamotrigina, topiramato, benzodiazepínicos
Ácido valproico e valproato de sódio	Crises focais com ou sem perda da consciência, crises generalizadas, crises de ausência	500 mg, 1 a 3 vezes/dia	90	*Hepática* Não indutor hepático	Aumenta fenitoína, lamotrigina e reduz carbamazepina
Gabapentina	Crises focais com ou sem perda da consciência	300 a 400 mg, 3 vezes/dia	< 3	*Renal*	–
Lamotrigina	Crises focais com ou sem perda da consciência e crises generalizadas	50 a 150 mg, 2 vezes/dia	55	*Hepática* Não indutor hepático	Reduz 25% ácido valproico
Oxcarbazepina	Crises focais com ou sem perda da consciência e crises generalizadas	300 a 600 mg, 3 vezes/dia	40	*Hepática:* leve indutor hepático	Aumenta 40% fenitoína
Pregabalina	Crises focais com ou sem perda da consciência	75 a 150 mg, 2 vezes/dia	< 1	*Renal*	–
Topiramato	Crises focais com ou sem perda da consciência e crises generalizadas	50 a 100 mg, 2 vezes/dia	15	*Hepática* Não indutor hepático	Aumenta 25% fenitoína
Levetiracetam	Crises focais com ou sem perda da consciência e crises generalizadas	250 a 750 mg, 2 vezes/dia		*Metabolização hepática e eliminação renal*	–
Lacosamida	Crises focais com ou sem perda da consciência.	100 a 400 mg, 2 vezes/dia	< 15	*Renal*	–
Perampanel	Crises focais com ou sem perda da consciência e crises generalizadas	2 a 12 mg/dia	95	*Hepática*	–
Brivaracetam	Associado a outros MAE nas crises focais com ou sem perda da consciência, com ou sem generalização	25 a 100 mg 2 vezes/dia	< 20	*Metabolização hepática com eliminação renal*	–

■ **TABELA 29.9** Efeitos adversos e interações medicamentosas dos principais antiepilépticos usados em idosos.

Medicamento	Efeitos colaterais	Efeitos idiossincrásicos	Interação com outros medicamentos
Carbamazepina	Diplopia, tontura, ataxia, hiponatremia, náuseas, cefaleia Tem efeito estabilizador do humor.	Hiponatremia, problemas de condução cardíaca, *rash* morbiliforme, agranulocitose, anemia aplásica, síndrome de Stevens-Johnson, insuficiência hepática, osteomalacia e osteoporose	Diminui efeito da varfarina Diminui os níveis dos tricíclicos e dos bloqueadores de canais de cálcio (diltiazem e verapamil). Interage com sinvastatina e metoprolol Risco de SIADH e hiponatremia com diuréticos, tricíclicos ISRS e IRSN
Fenitoína	Ataxia, nistagmo, diplopia, sedação, confusão, letargia, visão turva	Discrasia sanguínea, *rash*, hepatotoxicidade, síndrome de Stevens-Johnson, linfadenopatia, pancreatite, osteomalacia, osteoporose, deficiência de folato	Diminui os níveis dos tricíclicos e dos bloqueadores de canais de cálcio (diltiazem e verapamil). Interage com metoprolol, digoxina, sertralina
Ácido valproico e valproato de sódio	Tremor, diarreia, sonolência, sedação, letargia, náuseas, vômito, ataxia, elevação das enzimas hepáticas. Tem efeito estabilizador do humor. Há relatos de parkinsonismo com o uso prolongado de valproato de sódio em idosos	Pancreatite, *rash* cutâneo, trombocitopenia, discrasia sanguínea, síndrome de Stevens-Johnson, ganho de peso, osteoporose	Aumenta os níveis de amitriptilina e varfarina. Interage com sertralina e paroxetina
Gabapentina	Sonolência, fadiga, ataxia, tontura, visão turva, diplopia, nistagmo, edema periférico, tremor, náuseas, ganho de peso. Tem efeito na ansiedade	Leucopenia	Aumenta o efeito sedativo de outros medicamentos de ação central e os efeitos de constipação intestinal dos opioides
Lamotrigina	*Rash* cutâneo, tontura, tremor, ataxia, diplopia, cefaleia, sonolência, visão turva, vômito, náuseas. Tem efeito estabilizador do humor	Síndrome de Stevens-Johnson, anemia aplásica, trombocitopenia, neutropenia, pancitopenia, perda de peso (ocasional)	Pouca interação com outros medicamentos
Oxcarbazepina	Tontura, náuseas, vômito, ataxia, diplopia, sedação, letargia, hiponatremia, tremor. Tem efeito estabilizador do humor	Hiponatremia, problemas de condução cardíaca, *rash* cutâneo	Pouca interação com outros medicamentos
Pregabalina	Sonolência, fadiga, ataxia, tontura. Tem efeito na ansiedade	–	Aumenta o efeito sedativo de outros medicamentos de ação central e os efeitos de constipação intestinal dos opioides
Topiramato	Dificuldade de concentração, confusão, tontura, ataxia, ansiedade, depressão, anorexia, perda de peso, dispepsia, sedação, letargia, depressão, diplopia. Tem efeito estabilizador do humor	Nefrolitíase, parestesia, glaucoma de ângulo fechado	Pouca interação com outros medicamentos
Levatiracetam	Dificuldade de concentração, sonolência, depressão e comportamento alterado (p. ex., agitação e irritabilidade)	–	Ausência de interações com outros medicamentos
Lacosamida	Possibilidade de palpitações e prolongamento do intervalo PR (todos os pacientes); raramente fibrilação atrial e *flutter* atrial, o que configura um risco em idosos	–	Pouca interação com outros medicamentos
Perampanel	Poucos efeitos cognitivos, pode levar a alterações do humor. Tem poucos estudos em idosos	–	Pouca interação com outros medicamentos
Brivaracetam	Poucos efeitos cognitivos, mas pode ter efeitos no humor. Tem poucos estudos em idosos	–	Pouca interação com outros medicamentos

IRSN: inibidores da recaptação de serotonina e norepinefrina; ISRS: inibidores seletivos da recaptação de serotonina; SIADH: síndrome da secreção inapropriada de hormônio antidiurético.

A Anvisa liberou, em 2019, através da Resolução de Diretoria Colegiada (RDC) nº 327, os produtos de *Cannabis* para serem prescritos quando estiverem esgotadas outras opções terapêuticas disponíveis no mercado brasileiro, sendo a indicação de responsabilidade do médico assistente. Para as epilepsias, a indicação seria nos casos refratários, mais frequentes em crianças e adolescentes.

Os resultados disponíveis também destacam a eficácia do CBD como adjuvante dos MAE comuns. O mecanismo pelo qual o CBD interage com outros MAE ainda não é totalmente conhecido. Além disso, ainda não são conhecidos todos os alvos moleculares utilizados pelo CBD para exercer sua ação antiepiléptica (Silvestro *et al.*, 2019).

Até o momento, os dados de segurança disponíveis mostram que a administração de CBD associada a outros MAE pode causar eventos adversos, os quais podem ser resolvidos reduzindo-se a dose de CBD e/ou dos MAE comuns. Nesse contexto, atenção especial deve ser dada quando o CBD está associado ao valproato e aos benzodiazepínicos.

O CBD é considerado seguro quando usado de modo apropriado, com base em algumas evidências clínicas. No entanto, existem dados insuficientes de alta qualidade para recomendar o CBD para a maioria dos idosos, pois a sua segurança para tratamento da epilepsia em pacientes geriátricos não foi totalmente esclarecida, já que raros ensaios clínicos incluíram pacientes com mais de 55 anos de idade. Portanto, a indicação restringe-se a situações especiais quando estiverem esgotadas outras opções terapêuticas e em comum acordo entre o paciente ou responsáveis e o médico assistente.

Os efeitos adversos mais comuns associados ao CBD, relatados em ensaios clínicos, são sonolência, déficit cognitivo, diminuição do apetite, diarreia, e alterações nos testes de função hepática. Outros efeitos colaterais são hipotensão ortostática, tontura e boca seca. Os efeitos adversos parecem estar relacionados com a dose (Silvestro *et al.*, 2019; Calderon; Sayre, 2020).

A população geriátrica pode ser mais suscetível aos efeitos adversos do CBD comumente vistos em adultos jovens, incluindo sedação. O CBD é metabolizado hepaticamente, predominantemente por CYP2C19 e CYP3A4, aumentando o risco de interações em idosos com polifarmácia, além dos indivíduos com função hepática reduzida podem ser mais suscetíveis aos efeitos adversos do CBD (Calderon; Sayre, 2020).

Considerações especiais sobre medicamentos antiepilépticos e perda óssea em idosos

O uso de MAE associa-se a anormalidades do metabolismo ósseo: hipocalcemia, hipofosfatemia, diminuição dos metabólitos ativos da vitamina D e hiperparatireoidismo secundário, com consequente redução da densidade mineral óssea documentada pela densitometria óssea. O risco de fraturas osteoporóticas é 2 a 6 vezes maior em pacientes portadores de epilepsia do que na população geral, particularmente nos idosos. Os pacientes que usam múltiplos fármacos por muitos anos apresentam as alterações mais graves. O risco de fraturas merece especial atenção na população idosa, que é mais vulnerável a quedas durante a crise convulsiva, em razão da concomitância com outras condições clínicas que levam a distúrbios de marcha e equilíbrio e ao declínio funcional que acompanha a epilepsia (Waterhouse; Towne, 2005; Garzon, 2008; Ensrud *et al.*, 2008).

Os principais MAE que se associam à perda óssea são os agentes mais antigos e principalmente os indutores hepáticos (carbamazepina e fenitoína), apesar de existirem evidências de que o ácido valproico, não indutor do citocromo p450, também esteja relacionado com perda óssea, assim como os novos MAE (Waterhouse; Towne, 2005).

Não existem outras recomendações específicas para os idosos que usam MAE além do rastreamento com densitometria óssea em homens e mulheres, suplementação de cálcio e vitamina D e tratamento da osteoporose, se presente (Ensrud *et al.*, 2008).

Descontinuação de medicamentos antiepilépticos nos idosos

Uma porcentagem grande de idosos utiliza cinco ou mais medicamentos (polifarmácia), não sendo nenhuma surpresa que a maioria deles, ou os seus familiares, queira reduzir o número de comprimidos diários ou suspender algum se o médico afirmar que é possível. Considerando-se a desprescrição, o processo sistemático de descontinuar os medicamentos em que os danos superam os benefícios no contexto dos valores e objetivos do paciente, existem argumentos convincentes para a descontinuação de medicamentos na epilepsia do idoso (Terman *et al.*, 2020).

Estudos mostram que mais de um terço de pacientes refratários a medicamentos é potencialmente elegível para intervenção invasiva, independentemente da idade. Também, é importante ressaltar que dois terços dos pacientes ficam livres das crises com medicamentos e apenas o terço restante apresenta recorrência após a sua retirada (Lamberink *et al.*, 2017).

Embora médicos e pacientes possam experimentar viés de *status quo* favorecendo a continuação indefinida, deve-se ter em mente que os efeitos adversos de MAE são comuns, principalmente nos idosos, e reduzem qualidade de vida, mas é preciso cautela, pois, além de outros efeitos das crises, a morte súbita e inesperada em epilepsia (SUDEP) é uma preocupação importante e os medicamentos comprovadamente podem reduzi-la, ao diminuir as crises. Ensaios randomizados mostraram que o tratamento antiepiléptico pode ser descontinuado após um período mínimo de 2 anos sem crises; em período livre de crises mais curto deve ser desencorajado por causa de um maior risco de recorrência. Entretanto, entre idosos, o fator responsável pela recorrência das crises está sempre presente, como DCBV e demências, dificultando a desprescrição, que, quando realizada, deve ser feita com descontinuação gradual dos MAE (Terman *et al.*, 2020).

Tratamento cirúrgico da epilepsia em idosos

A cirurgia de epilepsia é melhor do que o tratamento medicamentoso em pessoas adequadamente selecionadas com epilepsia resistente, definida quando as crises não são controladas com doses adequadas de dois ou mais MAE. Entretanto, tal situação é menos frequente em idosos, mas estudos demonstram que, quando ocorre, idosos com epilepsia resistente a medicamentos têm menos probabilidade de serem submetidos ao tratamento cirúrgico.

Apenas alguns estudos enfocaram aqueles com 60 anos de idade ou mais ou estratificaram os resultados de forma que os desfechos pudessem ser examinados em grupos de idade mais avançada. Os resultados parecem dicotômicos, mas, apesar de um possível viés para a publicação de resultados positivos, em geral, os estudos mostram que a cirurgia de epilepsia pode ser eficaz e geralmente é segura em idosos cuidadosamente selecionados. No entanto, a probabilidade de comprometimento cognitivo pós-operatório é maior nessa população e qualquer redução na função cognitiva em indivíduos com baixa reserva cognitiva pode precipitar dificuldades importantes para as AVD (Sen *et al.*, 2020).

Estado de mal epiléptico

Estado de mal epiléptico (*status epilepticus*), que é classificado em convulsivo generalizado e não convulsivo, é uma apresentação comum das epilepsias em idosos. E estudos demonstram que a incidência de estado de mal epiléptico em pessoas com mais de 60 anos de idade é maior do que em qualquer outra faixa etária, exceto para aqueles com menos de 1 ano de idade. Em aproximadamente 30% dos casos, a primeira apresentação das epilepsias em idosos é em estado de mal epiléptico. A mortalidade por estado de mal epiléptico também aumenta com a idade e é muito elevada naqueles com 80 anos de idade ou mais, chegando a mais de mais de 50% (Rowan, 2005; O'Hanlon *et al.*, 2012; Sen *et al.*, 2020).

Quando não convulsivo, o seu diagnóstico é particularmente desafiador, pois confunde-se com o *delirium*. Manifesta-se como um estado mental alterado com confusão, psicose, letargia ou coma associado a descargas epileptiformes contínuas ao EEG. Essa apresentação não específica pode ser associada a um atraso no diagnóstico, agravando o prognóstico. Mais da metade dos casos de SENC são ocasionados por descompensações agudas, como a falência orgânica, toxicidade de substâncias, retirada de álcool e benzodiazepínicos e outros distúrbios metabólicos. Menos comumente, os casos de SENC acontecem como a primeira apresentação da epilepsia. A mortalidade é elevada, principalmente se precipitado por causas metabólicas ou doença grave de base. O tratamento agressivo do SENC pode contribuir para a elevada mortalidade por conta de hipotensão induzida, arritmias cardíacas, sedação prolongada.

A definição operacional de estado de mal é de uma crise epiléptica com duração maior ou igual a 30 minutos ou repetidas crises de duração menor, porém, sem recuperação da consciência entre as crises (Garzon, 2008).

Para o tratamento, a recomendação inicial é o uso de benzodiazepínicos (diazepam ou lorazepam) intravenosos. Se a situação persistir, deve ser feita uma dose de ataque de fenitoína, seguida de dose adicional. Parâmetros vitais devem ser monitorados durante a infusão dos fármacos e se efeitos adversos ocorrerem, a velocidade de infusão deve ser diminuída. Em crises refratárias, devem ser utilizados agentes anestésicos e o paciente deve ser intubado e monitorado em ambiente de terapia intensiva. O acompanhamento com EEG é recomendado para documentar que descargas elétricas anormais estejam ocorrendo (O'Hanlon *et al.*, 2012).

Convém lembrar que o tratamento do SENC é o mesmo do *status epilepticus* convulsivo e deve ser estabelecido o mais rápido possível, pois há elevada mortalidade. Muitas vezes, diante de suspeita clínica e *delirium* persistente, sem que se encontrem os prováveis fatores precipitantes, pode-se estabelecer uma prova terapêutica (Meierkord; Holtkamp, 2007).

Morte súbita e inesperada em epilepsia

A epilepsia está associada a uma alta taxa de mortalidade prematura por efeitos diretos e indiretos das crises, da própria epilepsia e dos MAE. A morte súbita e inesperada em epilepsia é a segunda causa neurológica de perda total de vidas potenciais após o AVE, porém a sua frequência é subestimada pelas dificuldades diagnósticas. Alguns grupos de pacientes com epilepsia são especialmente vulneráveis, principalmente indivíduos de grupos de baixo *status* socioeconômico e aqueles com comorbidades psiquiátricas.

A subestimação da mortalidade relacionada à epilepsia é ainda maior entre os idosos, e os estudos mostram que a incidência de SUDEP declina acentuadamente após os 50 anos e, quando a epilepsia é controlada com medicamentos, os casos caem para quase zero. Os idosos são imunes à SUDEP? Não. Essa falta de casos relatados reflete o fato de que, quando idosos morrem repentinamente, necropsias raramente são realizadas e, quando o são, o exame *post mortem* revela DCV ou patologia em outro órgão não neurológico, que são responsabilizados pela morte inesperada.

Podemos prevenir a mortalidade relacionada à epilepsia? Sim. Prevenindo as crises, especialmente as generalizadas, e tratando adequadamente comorbidades físicas e psiquiátricas.

A morte inesperada na epilepsia é outra causa importante de óbito dentre seus portadores e é subestimada em idosos. Portanto, as pessoas mais velhas devem ser informadas sobre os riscos potenciais de epilepsia, incluindo SUDEP (Devinsky *et al.*, 2016; Sen *et al.*, 2020).

30

Psicofármacos em Idosos

Homero Leite

Introdução

Neste capítulo daremos ênfase ao uso de psicofármacos em idosos e incluiremos: antidepressivos, antipsicóticos, psicoestimulantes, estabilizadores do humor e ansiolíticos – medicamentos utilizados para tratar transtornos psiquiátricos em indivíduos nessa fase da vida.

O envelhecimento cerebral é um processo complexo e heterogêneo, composto por um elevado grau de variabilidade interindividual que envolve funções neuronais e sinápticas, transdução de sinal, disfunção mitocondrial, estresse oxidativo, falha de energia, alterações de neurotransmissores e muitos outros fatores que induzem distúrbios funcionais. Particularmente afetam regiões importantes como hipocampo e área pré-frontal (Bishop; Yankner *et al.*, 2010). Somando-se ao declínio cognitivo, é relevante notar que transtornos psiquiátricos são frequentes na população idosa, como transtorno de humor, ansiedade e transtornos psicóticos, afetando cerca de 20% dos adultos idosos acima de 65 anos de idade (Skoog *et al.*, 2011).

Dos pacientes com demência, 25% apresentam depressão que é, por sua vez, um fator de risco independente para institucionalização precoce (Dorenlot *et al.*, 2005). Esse transtorno não faz parte do envelhecimento normal (Alexopoulos *et al.*, 2001). O transtorno depressivo em idosos é um sério problema de saúde que leva a um sofrimento desnecessário, redução do *status* funcional, aumento da mortalidade e excessivo uso do sistema de saúde (Moreno *et al.*, 2012). Além disso, é comumente subdiagnosticado e, quando diagnosticado, o tratamento é frequentemente mal conduzido (Lebowitz *et al.*, 1997; Hybels; Blazer, 2003; Valenstein *et al.*, 2004; Unützer, 2007).

Devemos enfatizar que o transtorno depressivo em ocorrência concomitante favorece agravos das doenças crônicas preexistentes, novos desfechos agudos e elevado estresse familiar (Schulz *et al.*, 2000; Conwell *et al.*, 2002). Em adultos idosos, o transtorno depressivo pode ser fatal por aumentar a mortalidade tanto por suicídio quanto por complicações de outras comorbidades. Nos idosos preponderam os sintomas depressivos subsindrômicos e queixas físicas, mas o prejuízo funcional é igual ou maior quando comparamos com adultos jovens, e o transtorno depressivo atípico é o subtipo mais comum em idosos (Caetano *et al.*, 2011). Também importante nos idosos polimedicados é a possibilidade de sobreposição dos sintomas depressivos primários e dos secundários ao uso de medicamentos. Acima de 80% dos tratamentos de transtorno depressivo em idosos provêm do cuidado básico de saúde (Licht-Strunk *et al.*, 2009). O reconhecimento e o tratamento desse transtorno são uma importante responsabilidade dos médicos que fazem os cuidados primários da saúde (Katon *et al.*, 2003; Licht-Strunk *et al.*, 2009). Apesar de não ser um consenso, alguns dados sugerem uma maior prevalência de depressão psicótica nesse grupo etário (Moreno *et al.*, 2012). As doenças crônicas associadas com a elevada frequência desse transtorno incluem: acidente vascular encefálico (AVE; 30 a 60%), doença arterial coronariana (DAC; 8 a 44%), neoplasia (1 a 40%), doença de Parkinson (40%), doença de Alzheimer (20 a 44%) e demência (17 a 31%) (Boswell; Stoudemire, 1996).

Recente avaliação epidemiológica do transtorno depressivo demonstrou uma semelhança na incidência entre países desenvolvidos (5,5%) e em desenvolvimento (5,9%) (Kessler *et al.*, 2010). Curiosamente, também foi identificada uma tendência à redução da taxa de prevalência na população idosa dos países desenvolvidos e um aumento com o envelhecimento nos países em desenvolvimento. Assim, em países em desenvolvimento, na idade avançada esse transtorno é cerca de 3 vezes mais prevalente do que quando comparamos com os países desenvolvidos (7,5 *versus* 2,6%). Observou-se também uma prevalência de 12 a 30% no contexto institucional e acima de 50% entre idosos residentes em instituição de longa permanência (Teresi *et al.*, 2001; Hoover *et al.* 2010). A real incidência de transtorno depressivo nos *oldest-old* (do inglês, "os idosos mais velhos"), aqueles com mais de 85 anos de idade, provavelmente é subestimada (Blazer *et al.*, 1994; Beekman *et al.*, 2002).

O transtorno depressivo é o diagnóstico mais comum em pessoas idosas que cometem suicídio, diferente das pessoas jovens, em que tal fato está mais comumente relacionado com o uso abusivo de drogas e a psicose, estando ou não presente o transtorno de humor (Alexopoulos *et al.*, 2001). Infelizmente, aproximadamente 75% das pessoas idosas que cometem suicídio visitam seu médico no mês anterior ao desfecho, mas os sintomas não são reconhecidos ou tratados (Stone *et al.*, 2017; Ganzini *et al.*, 1997).

O transtorno depressivo na fase avançada da vida está associado a aumento do risco para casos de demência, seja doença de Alzheimer ou vascular (Diniz *et al.*, 2013). O transtorno depressivo que se inicia no adulto idoso pode se constituir em um pródromo da doença de Alzheimer, enquanto o transtorno depressivo recorrente pode ser etiologicamente associado com aumento do risco de demência vascular (DVa) (Barnes *et al.*, 2012). Pessoas idosas com transtorno depressivo têm elevada taxa de declínio cognitivo, atrofia cerebral, aumento dos ventrículos, leucoencefalopatia e alteração na substância branca (Jones; Reifler, 1994; Barnes *et al.*, 2012). Comumente, encontram-se lesões em lobo frontal, lesões em núcleos da base e atrofia cortical e subcortical (Jones; Reifler, 1994).

A coocorrência dos transtornos depressivo e da cognição, incluindo demência e comprometimento cognitivo leve (CCL), é comum em idosos (Jones; Reifler, 1994). A depressão é também uma característica comum de comprometimento cognitivo, embora os sintomas depressivos no transtorno cognitivo difiram do transtorno depressivo sem comprometimento cognitivo (Barnes *et al.*, 2012; Diniz *et al.*, 2013). Um passado de transtorno depressivo aproximadamente dobra o risco de demência subsequente em idosos (Pellegrino *et al.*, 2013).

Os transtornos de ansiedade apresentam-se também com elevada prevalência nessa população, de 2 a 19% em idosos na comunidade, sendo as apresentações mais comuns os transtornos de ansiedade generalizada (TAG) e as fobias, frequentemente subdiagnosticados e subtratados. E não raro em concomitância com transtorno de humor, declínio do *status* funcional e/ou efeitos adversos de medicamentos. Fatores de risco para transtorno de ansiedade em idosos incluem-se: o declínio cognitivo e da capacidade física, dificuldades financeiras e isolamento social.

No último *U.S. Census Bureau International Data Base*, o segmento dos idosos mais velhos da população cresceu muito nos EUA e em outros países desenvolvidos, e a demência se apresenta com elevada prevalência nessa parcela da sociedade, projetando-se que em 2040 serão mais de 30 milhões de idosos acometidos. Como o segmento de *oldest-old* também crescerá no Brasil acompanhando a tendência observada nos países desenvolvidos, o comprometimento da cognição será um problema de saúde pública, com repercussões inimagináveis.

Sintomas neuropsiquiátricos em idosos com demência são frequentes e muitas vezes mais comprometedores do que os sintomas amnésticos. Esses sintomas incluem: agitação, agressividade, ilusões, alucinações, perambulação, depressão, apatia, desinibição e distúrbios do sono. Um ou mais desses sintomas são observados em 61 a 92% dos pacientes com demência, apresentando aumento da prevalência com a evolução da doença. Observamos também que essas alterações neuropsiquiátricas ocorrem mais com o pôr-do-sol e período noturno e em pacientes com baixa exposição à luz do dia.

Assim, os sintomas comportamentais e psicológicos relacionados com a demência (SCPD), além de comprometer a qualidade de vida, provocar sofrimentos para pacientes, cuidadores e seus familiares, serão cada vez mais frequentes na prática da geriatria, consumindo um enorme esforço no cuidado multidisciplinar e aumentando muito o estresse do sistema de cuidados de forma global.

Em uma recente revisão sistemática de ensaios clínicos controlados com objetivo de avaliar o manejo de psicofármacos para pacientes com SCPD portadores de doença de Alzheimer, comparando-se a eficácia e a segurança desses com placebo e utilizando a escala de Inventário Neuropsiquiátrico (NPI), os antidepressivos e a memantina não demonstraram eficácia, já os anticolinesterásicos e antipsicóticos atípicos melhoraram sintomas neuropsiquiátricos, porém com aumento de eventos adversos que podem comprometer a segurança (Wang *et al.*, 2015).

Antidepressivos

Nos EUA, os antidepressivos ocupam o segundo lugar em volume de prescrições, ficando atrás apenas dos agentes hipolipemiantes (Sadock *et al.*, 2014), e aproximadamente 14% dos idosos americanos os utilizam (Mulsant *et al.*, 2014). Todos os antidepressivos disponíveis apresentam eficácia terapêutica quando comparados com placebo, e uma resposta terapêutica adequada depende de sua indicação criteriosa e precisa, principalmente nos idosos, grupo mais suscetível a iatrogenia. Devido à grande diversidade de fármacos disponíveis, sua escolha deve basear-se em alguns fatores:

- Utilização prévia do fármaco com boa resposta
- Perfil de efeitos colaterais
- Segurança
- Tolerabilidade
- Simplicidade posológica
- Custo
- Interação medicamentosa
- Baixa necessidade de ajuste de dose.

Pontos não menos importantes a serem considerados são a qualidade dos sintomas e a evidência de comorbidades. Farmacodinâmica e farmacocinética são alteradas pelo envelhecimento, assim como a utilização concomitante de outros fármacos, realidade frequente no paciente idoso e que dificulta a determinação da dose ideal para cada paciente. Esse desafio nos remete ao axioma *start slow go slow*, ou seja, deve-se sempre iniciar o tratamento com doses baixas e progredi-las gradualmente. Apesar da escassez na literatura de ensaios clínicos randomizados adequadamente controlados, especificamente para depressão de início tardio, revisões sistemáticas (Mottram *et al.*, 2006) indicaram boa resposta terapêutica aos antidepressivos em pacientes idosos.

A fase de latência, inerente a todos os antidepressivos é de 4 a 8 semanas, devendo esta informação ser compartilhada com o paciente e familiares envolvidos no cuidado, pois a percepção de ineficácia do fármaco associada à possibilidade real de efeitos colaterais precoces são fatores que podem ocasionar o abandono do tratamento. A resposta terapêutica é avaliada pela melhora clínica do paciente, que pode ser parcial ou total. Após a fase de latência, diante de uma resposta parcial deve-se aumentar a dose da medicação. Não ocorrendo remissão, troca-se por outra classe de antidepressivos. Mantidos os sintomas, é necessário considerar a possibilidade de depressão resistente. O tratamento de manutenção deve ser feito com a mesma dosagem com a qual se obteve resposta terapêutica. No primeiro episódio depressivo deve-se manter o tratamento por pelo menos 6 meses e, em caso de episódios recorrentes, a terapia deverá ser estendida, considerando-se inclusive o tratamento de forma indefinida em determinadas situações.

Os antidepressivos são divididos segundo seus mecanismos de ação.

Inibidores seletivos da recaptação de serotonina

Acredita-se que os inibidores seletivos da recaptação de serotonina (ISRS) exercem seus efeitos terapêuticos inibindo a recaptação de serotonina, alterando a sensibilidade e o número de seus receptores e aumentando, assim, a disponibilidade sináptica deste neurotransmissor. O período necessário para que estas mudanças ocorram corresponde à fase de latência. Atualmente, estão disponíveis no Brasil os seguintes fármacos desta classe: fluoxetina, citalopram, escitalopram, fluvoxamina, sertralina e paroxetina. A vilazodona foi aprovada para comercialização nos EUA em 2011, mas ainda não está disponível em nosso país. Apesar de ser considerado um ISRS seu mecanismo de ação ainda não é totalmente conhecido.

Atualmente, esta é a classe de antidepressivos mais utilizada em idosos devido ao seu perfil relativamente seguro de efeitos colaterais, melhor tolerabilidade e maior segurança em superdosagem quando comparados com fármacos de outras classes. Apesar da eficácia equivalente entre todos os ISRS, existem diferenças relacionadas com farmacocinética, farmacodinâmica e efeitos colaterais, que podem afetar a resposta clínica individual dos pacientes. Todos os ISRS têm metabolização hepática pelas enzimas do citocromo P450. De uma maneira geral, os ISRS compartilham o mesmo perfil de efeitos colaterais apresentando, contudo, características individuais da classe no que diz respeito a maior frequência e gravidade de certos efeitos adversos. O risco de desenvolvimento de hiponatremia por secreção inapropriada do hormônio antidiurético (ADH), induzido pelos ISRS não deve ser negligenciado. O uso de diuréticos também contribui para a ocorrência de hiponatremia, estando indicada a dosagem sérica de sódio antes do início do tratamento e 1 mês depois. Outros efeitos adversos a serem considerados incluem os distúrbios gastrintestinais, risco de hemorragia digestiva quando utilizados concomitantemente a anti-inflamatórios não esteroides, distúrbios do sono, bradicardia, efeitos extrapiramidais e disfunção sexual. Apesar de estudos mostrarem associação entre depressão e diminuição da densidade mineral óssea, não há evidência científica que relacione os ISRS a efeitos negativos na massa óssea (Gebara *et al.*, 2014).

Os efeitos dos ISRS em pacientes pós-infarto agudo do miocárdio (IAM) foram analisados por meio do estudo *Enhancing Recovery in Coronary Heart Disease* (ENRICHD) com resultados positivos (Taylor, 2005). O potencial de prolongar o intervalo QT é comum nessa classe, especialmente em casos de superdosagem, e no uso associado a antipsicóticos.

O uso concomitante de ISRS e dos IMAO, L-triptofano ou lítio pode causar a potencialmente fatal síndrome serotoninérgica, pela elevação da concentração plasmática de serotonina a níveis tóxicos. A síndrome serotoninérgica apresenta as seguintes características clínicas: inquietação, febre, sudorese, diarreia, tremor, calafrios, mioclonias, hiper-reflexia, confusão e convulsões.

Fluoxetina

Surgiu como opção aos antidepressivos tricíclicos (ADT), com o grande diferencial de não apresentar os sintomas anticolinérgicos comuns a essa classe de antidepressivos. Atualmente, sua utilização em idosos é limitada devido à meia-vida longa do fármaco e de seu metabólito ativo a norfluoxetina. A dose inicial recomendada é de 10 mg/dia, e a dose máxima, 40 mg/dia. A interação da fluoxetina com outros fármacos ocorre, principalmente, por sua ação de inibição na enzima CYP2D6 do citocromo P-450.

Sertralina

Apresenta maior especificidade na inibição da recaptacão de serotonina quando comparada à fluoxetina, assim como menor ação na enzima CYP2D6, o que se traduz na menor possibilidade de interação medicamentosa. Aumento no tempo de protrombina pode ocorrer pela capacidade desse fármaco em deslocar a ligação da varfarina às proteínas plasmáticas. Na recaptação de norepinefrina e dopamina seu efeito é discreto. Para pacientes com DAC, pós-IAM, a sertralina tem seu uso aprovado (UKMi 2012). Seu uso após alimentação reduz o risco de efeitos gastrintestinais. Em idosos, recomenda-se iniciar o tratamento com dose baixa de 25 mg/dia, até a dose máxima de 200 mg/dia.

Paroxetina

Por sua característica de potente inibição da enzima CYP2D6, existe maior risco de interação medicamentosa quando comparada a fluoxetina e sertralina. Em pacientes geriátricos, a dose inicial recomendada é de 10 mg/dia, com dose máxima de 40 mg/dia. Em altas doses, apresenta atividade anticolinérgica, apesar de a maioria dos pacientes em uso de paroxetina não terem efeitos adversos colinérgicos. Dentre os ISRS, a paroxetina tem o maior potencial de provocar sintomas de descontinuação, com indicação de redução gradual da dose a cada 2 ou 3 semanas.

Citalopram e escitalopram

São os mais seletivos ISRS, atuando pouco na inibição da recaptação de norepinefrina ou dopamina e com baixíssima afinidade pelos receptores de histamina H1, ácido gama-aminobutírico (GABA), ou benzodiazepínicos (BZD). Citalopram não inibe de maneira potente o sistema enzimático do citocromo P450, já o escitalopram inibe a CYP2D6 de maneira moderada. Todos os ISRS têm o potencial de prolongar o intervalo QT, sendo que o citalopram destaca-se como o principal fármaco relacionado com esse efeito. Com base nesse fato, o órgão governamental responsável pelo controle de alimentos e remédios nos EUA – a Food and Drug Administration (FDA) – emitiu um alerta em agosto de 2011 em relação ao uso de citalopram, com a recomendação de evitar-se o uso em pacientes com prolongamento do intervalo QT e não utilizar doses maiores de 20 mg/dia em pacientes com mais de 60 anos de idade. A realização de eletrocardiograma (ECG) com maior frequência em pacientes com insuficiência cardíaca congestiva (ICC), bradiarritmias e uso concomitante de medicações que prolonguem o intervalo QT também é recomendado, assim como a correção de hipopotassemia e hipomagnesemia antes da administração do fármaco. A dose inicial recomendada para idosos é de 10 mg/dia para o citalopram e 5 mg/dia para escitalopram, cuja dose máxima é 20 mg/dia. O escitalopram também é comercializado na apresentação de solução oral.

Inibidores da recaptação de serotonina e norepinefrina

O termo inibidores da recaptação de serotonina e norepinefrina (IRSN) reflete o entendimento de que os efeitos terapêuticos desta classe são mediados pela inibição da recaptação de serotonina e norepinefrina. Também são denominados inibidores de dupla recaptura, classe funcional mais ampla que inclui os ADT. Apresentam baixa afinidade por outros receptores, o que diferencia os IRSN dos ADT e explica seu melhor perfil de tolerabilidade com efeitos colaterais associados. Pacientes que apresentam resposta inadequada com uso de ISRS podem ter mais benefícios ao optarem por um IRSN (Stahl *et al.*, 2002). Os representantes dessa classe disponíveis no Brasil são venlafaxina, desvenlafaxina, duloxetina e milnaciprana. A milnaciprana também é indicada para o tratamento de fibromialgia.

Venlafaxina/desvenlafaxina

A inibição da recaptação de serotonina é a mais potente, ocorrendo mesmo em doses baixas, diferentemente do efeito na neurotransmissão de norepinefrina, que requer doses mais altas de venlafaxina. Dosagens maiores aumentam a possibilidade de hipertensão e efeitos colinérgicos.

A venlafaxina tem perfil de segurança e tolerabilidade similar aos ISRS, sendo náuseas o principal efeito adverso relatado, potencialmente atenuado com doses baixas no início do tratamento. A desvenlafaxina é o fármaco mais novo dessa classe, composta pelo principal metabólito ativo da venlafaxina, não sendo ainda extensivamente comparada a outras classes de antidepressivos no que se refere à eficácia. Disfunção sexual, principalmente diminuição da libido, retardo do orgasmo e da ejaculação, está associada a ambos os fármacos. Outros efeitos adversos comuns incluem cefaleia, insônia, sonolência, boca seca, tontura, constipação intestinal, astenia, sudorese e nervosismo. Doses maiores de venlafaxina estão associadas à elevação sustentada da pressão arterial. O monitoramento da pressão arterial é necessário em pacientes com doença cardiovascular. Sintomas de descontinuação podem ocorrer, sendo indicada a redução gradual da dose quando um tratamento a longo prazo precise ser interrompido. O uso concomitante com IMAO é contraindicado por conta do risco de interação medicamentosa. A dose inicial de venlafaxina é de 37,5 mg/dia, sendo a faixa terapêutica para o tratamento da depressão entre 75 e 225 mg/dia. A desvenlafaxina apresenta dose inicial de 50 mg, já sendo considerada terapêutica. Até o momento não foram comprovados benefícios em doses maiores.

Duloxetina

A duloxetina é uma opção interessante para pacientes com depressão e sintomas somáticos associados, principalmente a dor neuropática. Seu pico plasmático é retardado pela ingestão de alimentos, o que reduz a absorção do fármaco. É um inibidor moderado do sistema enzimático CYP450. Deve-se iniciar com dose de 30 mg/dia, sendo a dose máxima recomendada para idosos de 60 mg/dia. A duloxetina deve ser evitada em pacientes com insuficiência renal grave e insuficiência hepática. Efeitos anticolinérgicos e alterações na pressão arterial podem ocorrer em virtude da inibição da recaptação noradrenérgica. Pacientes diabéticos ou sob risco de desenvolver diabetes devem ser monitorados de perto, pois em longos tratamentos a elevação da glicemia e da hemoglobina glicada pode ocorrer. A interrupção abrupta acarreta sintomas de descontinuação similares aos da venlafaxina.

Inibidores seletivos da recaptação de norepinefrina e dopamina

A bupropiona é o protótipo dos inibidores seletivos da recaptação de norepinefrina e dopamina (IRND). Por não agir no sistema serotoninérgico, seu perfil de efeitos colaterais é caracterizado por um baixo risco de disfunção sexual e/ou sedação com discreta perda de peso durante o tratamento, sendo útil nos pacientes que não toleram os efeitos serotoninérgicos do ISRS. É utilizada em programas de interrupção do tabagismo. Seu uso em indivíduos tabagistas com depressão, disfunção sexual ou queixas de fadiga pode ser uma opção interessante. As doses recomendadas para tratamento da depressão variam de 75 a 450 mg/dia. Efeitos colaterais possíveis incluem crises convulsivas, insônia, euforia, agitação, boca seca, cefaleia, anorexia ou perda ponderal, náuseas ou vômitos, constipação intestinal, tremor, mialgia, *rash* cutâneo e reações alérgicas. Provavelmente por seu efeito na neurotransmissão dopaminérgica, a bupropiona pode causar sintomas psicóticos. Esse fármaco não apresenta sintomas de descontinuação. A bupropiona ainda não foi amplamente estuda em idosos, e a segurança da associação entre esse fármaco e os demais antidepressivos não está bem estabelecida.

Mirtazapina

A mirtazapina tem mecanismo de ação único entre os fármacos utilizados para tratar depressão, pois não age bloqueando a recaptação de neutrotransmissores (serotonina e norepinefrina). Seu mecanismo de ação é o antagonismo dos receptores alfa-2-adrenérgicos e o bloqueio dos receptores serotoninérgicos 5-HT2 e 5-HT3 pós-sinápticos, o que aumenta a liberação de norepinefrina e serotonina nas terminações neuronais. O potente antagonismo dos receptores serotoninérgicos se traduz em redução da ansiedade e insônia e aumento do apetite. A mirtazapina é um potente antagonista do receptor histamínico H1. É particularmente útil no tratamento da depressão em idosos nos quais sedação e ganho de peso são efeitos desejáveis. Sua dose de início é de 15 mg/dia, e a dose de manutenção usual varia de 15 a 45 mg/dia. Doses menores são indicadas para idosos. O fármaco pode causar elevação nos níveis de colesterol e triglicerídios assim como de transaminases hepáticas. A mirtazapina tem relativamente poucas interações farmacológicas, sendo a mais importante com os IMAO, devendo-se aguardar 14 dias para iniciá-la após interrupção. Pode ter efeitos aditivos na sonolência com outras substâncias sedativas, como álcool e BZD. Em pacientes com doença de Parkinson, pode exacerbar o distúrbio comportamental do sono REM (do inglês, *rapid eye movement*) (Onofrj *et al.*, 2003). Para suspensão desse fármaco, recomenda-se sua interrupção gradual.

Trazodona

Trazodona é um antidepressivo com potente ação antagonista dos receptores serotoninérgicos 5-HT2A e 5-HT2C e fraco inibidor da recaptação de serotonina. Seu metabólito ativo – a metaclorofenilpiperazina (mCPP) – tem sido associado a cefaleia, ansiedade e perda de peso. Os efeitos colaterais da trazodona são parcialmente mediados pelo antagonismo ao receptor alfa-1-adrenérgico e incluem sedação, tontura e náuseas. Relevante principalmente para população idosa, hipotensão postural pode ocorrer, especialmente se a trazodona for administrada com anti-hipertensivos. O uso associado ao alimento alentece a absorção do fármaco reduzindo o risco de hipotensão. O priapismo é um temido efeito adverso. A indicação clássica continua sendo os quadros depressivos em especial quando insônia e ansiedade estão presentes. Equipara-se aos ISRS em efetividade e segurança no tratamento de idosos com depressão (Mottram *et al.*, 2006). A trazodona potencializa os efeitos de depressão do sistema nervoso central (SNC) de outros fármacos e do álcool. Em idosos deve iniciar com doses baixas entre 25 e 50 mg/dia. A utilização de doses baixas tem sido empregada para distúrbios do sono e agitação em pacientes com demência.

Antidepressivos tricíclicos

Em 1957 a observação de que a imipramina tinha efeito antidepressivo proporcionou o desenvolvimento de uma nova classe de antidepressivos, os tricíclicos. Os ADT agem inibindo a recaptação de serotonina e norepinefrina por ação nas proteínas transportadoras, aumentando a concentração sináptica desses neurotransmissores. O potencial de bloqueio para cada neurotransmissor varia de acordo com o fármaco da classe.

Apesar da eficácia comprovada no tratamento da depressão de início tardio, seus inúmeros efeitos colaterais, interações medicamentosas e sua difícil titulação limitam seu uso na população idosa.

Efeitos secundários dos ADT incluem antagonismo aos receptores colinérgicos muscarínicos (alteração cognitiva, turvamento visual, boca seca, constipação intestinal e retenção urinária), de histamina H1 (sonolência e ganho ponderal) e alfa-1 e alfa-2-adrenérgicos (tontura e hipotensão), responsáveis pela maioria dos efeitos colaterais associados a estes fármacos. Os ADT bloqueiam os canais de sódio no coração e no cérebro, podendo causar arritmias, parada cardíaca e, em superdosagens, convulsões. Pertencem a essa classe os fármacos: amitriptilina, clomipramina, desipramina, imipramina e nortriptilina.

Amitriptilina é particularmente conhecida por seus efeitos anticolinérgicos. Entre os tricíclicos, a nortriptilina é o antidepressivo mais utilizado no idoso, em virtude de apresentar melhor perfil de efeitos colaterais, particularmente anticolinérgicos, logo o menos relacionado a hipotensão postural.

Os efeitos sedativos dos TRC podem ser considerados como uma vantagem em pacientes com insônia ou agitação, mas devem ser balanceados contra o risco de confusão mental e quedas.

Tal como os ISRS, recomenda-se que os TRC sejam descontinuados lentamente, em vez de suspensos abruptamente.

Inibidores da monoamina oxidase

Os IMAO agem inibindo a monoamina oxidase (MAO). Há duas importantes enzimas MAO: a MAO-A está relacionada principalmente com o metabolismo de serotonina e norepinefrina, já a MAO-B, com o metabolismo dopaminérgico. Apesar de ação terapêutica satisfatória os IMAO não são fármacos de primeira linha, sendo seu uso em idosos infrequente. As enzimas MAO também estão distribuídas fora do SNC, como, por exemplo, na parede intestinal e no fígado, e a inibição dessas enzimas é responsável pela reação adversa à tiramina. Os principais efeitos adversos dos IMAO são hipotensão ortostática, podendo causar tonturas e quedas, insônia, ganho ponderal, edema e disfunção sexual. Parestesia, mioclonia e mialgia também podem ser observadas em pacientes utilizando IMAO. A crise hipertensiva induzida pela tiramina é um efeito adverso temido; assim, alimentos contendo esta substância, tais como queijo, salsichas, chocolate e vinho tinto, devem ser evitados 2 semanas após a última dose de IMAO irreversível. Como já mencionado, deve-se evitar o uso concomitante com ISRS.

Podem causar síndrome de descontinuação, assim recomenda-se que os IMAO sejam descontinuados lentamente, em vez de suspensos abruptamente.

Psicoestimulante

Metilfenidato

O metilfenidato é um potente IRND nas terminações pré-sinápticas. Apresenta potentes efeitos agonistas nos receptores alfa e beta-adrenérgicos. Parece estimular estruturas do córtex e subcorticais, similar às anfetaminas. O uso de agonistas dopaminérgicos como metilfenidato em transtornos depressivos é importante em decorrência da diminuição de dopamina com o envelhecimento.

É usado para tratamento de pacientes com déficit de atenção e hiperatividade e narcolepsia; dados apontam sua segurança e efetividade em particular na melhora de sintomas de apatia e anergia em pacientes com depressão ou demência. O uso concomitante com ISRS potencializa os efeitos antidepressivos, porém ainda são necessários estudos melhores para definir esta associação.

Os efeitos adversos mais comuns incluem: ansiedade, psicoses, anorexia e hipertensão; entre as interações medicamentosas mais importantes está a diminuição do metabolismo da varfarina.

Antipsicóticos

O uso de antipsicóticos em idosos atualmente se mostra um grande dilema para a Geriatria, pois nos deparamos com idosos com quadros psicóticos geralmente associados a quadros de demência, seja por doença de Alzheimer e/ou outras etiologias. Se por um lado na prática clínica o uso de antipsicóticos se mostra frequente para controle de quadros de agitação, agressividade e outros SCPD, as evidências científicas questionam essa conduta. The National Institute for Clinical Excellence (NICE) recomenda não usar essa classe de medicamentos em pacientes com demência; a FDA considera os antipsicóticos fármacos de elevado risco, principalmente cardiovascular; caso haja a necessidade do uso os pacientes e seus familiares devem estar cientes desses potenciais riscos antes do início do tratamento. Por outro lado, é extremamente difícil ignorarmos o sofrimento de pacientes e seus familiares quando estamos diante de quadros de agitação, violência e psicose; nesses casos, essa classe de medicamentos pode eventualmente ajudá-los. Mas devemos estar conscientes quanto ao aumento do risco de morte, AVE, quedas e sintomas extrapiramidais.

Os antipsicóticos são frequentemente usados para controle de SCPD em moradores de instituições de longa permanência para idosos (ILPI), sendo a classe de medicamentos com mais efeitos adversos nessa população. Em particular estão associados a aumento no risco de quedas, comprovado em uma metanálise realizada.

Uma extensa avaliação feita pela FDA compilou 17 *trials* com idosos com demência tratados com antipsicóticos atípicos revelou um aumento na possibilidade de morte de 1,6 a 1,7 vez quando comparados com idosos que usaram placebo. Resultados semelhantes foram demonstrados com uso de haloperidol e outros antipsicóticos convencionais. A utilização de menores doses dos antipsicóticos atípicos pode melhorar o perfil dos efeitos colaterais.

Outra indicação de uso dos antipsicóticos nos quadros de transtorno bipolar que pode iniciar após os 60 anos de idade. O transtorno bipolar geriátrico compreende tanto os pacientes idosos que tiveram seu transtorno de humor na fase inicial da vida como aqueles em que o primeiro episódio ocorre após os 60 anos de idade. Assim, caracteriza-se por episódios de transtorno depressivo grave, mania e hipomania. Entretanto, algumas características são diferentes quando observamos pacientes jovens e idosos:

- Nos idosos o declínio cognitivo é mais comum e com maior gravidade e as associações a doenças crônicas e comorbidades são mais frequentes. Já o excessivo interesse sexual e alterações de comportamento durante os períodos de mania ou hipomania são menos frequentes, bem como o transtorno de ansiedade e o transtorno relacionado com o uso abusivo de substâncias
- O tratamento do transtorno bipolar em idosos com mania e depressão grave pode necessitar da combinação de dois psicofármacos (Penchilaiya *et al.*, 2017). Os sintomas psicóticos e depressivos geralmente necessitam da utilização de antipsicóticos de segunda geração, em geral quetiapina ou olanzapina (jibson, como monoterapia ou associada a lítio ou ácido valproico). Estudos com essa população demonstram que esses psicofármacos atualmente devem ser a primeira escolha (Janicak *et al.*, 2021).

Farmacologia

Os antipsicóticos de primeira e segunda gerações realizam o bloqueio pós-sináptico dos receptores dopaminérgicos D2. As exceções são: aripiprazol, brexpiprazol e cariprazina, que são agonistas parciais desses receptores D2. Estudos demonstraram que existe forte correlação entre efeito clínico e acoplamento dos antipsicóticos com esses receptores dopaminérgicos D2, e o efeito mais consistente ocorre quando 65% desses receptores são ocupados. Os antipsicóticos de segunda geração, denominados também atípicos (Seeman, 2002), diferem dos mais antigos pela afinidade também com os receptores de serotonina 5-HT2. Essa ação nos receptores 5-HT2 sugere ser uma razão pela qual os antipsicóticos atípicos apresentam menos risco de efeito extrapiramidal. Outras diferenças são: o desbloqueio mais rápido dos receptores D2 dopaminérgico e maior tropismo pelos receptores em áreas do sistema límbico e cortical em vez da área estriatal.

Os antipsicóticos de primeira geração ou típicos mais comumente utilizados são: clorpromazina e haloperidol (introduzidos na prática médica na década 1950).

Haloperidol

O antipsicótico de primeira geração mais utilizado no mundo. Deve-se iniciá-lo com doses menores em comparação com os antipsicóticos atípicos, pois causa mais efeitos extrapiramidais, discinesia tardia, que aumentam com o avanço da idade. Porém, segundo estudos de metanálise, randomizados e ensaios clínicos, o haloperidol é o antipsicótico mais eficaz no controle de sintomas de mania. Usa-se esse fármaco nas seguintes indicações e doses:

- Psicose: dose oral – 0,5 a 2 mg, 2 a 3 vezes/dia; ajuste da dose conforme resposta e tolerabilidade (máxima dosagem: 100 mg/dia)
- Esquizofrenia: 5 a 20 mg/dia (Lehman *et al.*, 2004)
- Psicose/agitação relacionada com a doença de Alzheimer e outras demências (uso *off-label*): oral – iniciar 0,25 a 0,5 mg/dia; aumento discreto de 0,25 a 1 mg à dose inicial a cada 4 a 7 dias, conforme resposta e tolerabilidade (máxima dosagem: 2 mg/dia).

Os antipsicóticos de segunda geração ou atípicos que mais utilizamos atualmente na prática geriátrica são: clozapina, olanzapina, quetiapina, risperidona, aripripazol e ziprasidona.

Clozapina

O primeiro antipsicótico atípico aprovado para uso pela FDA, com mecanismo de ação parcial no agonismo receptor 5-HT1A, alta afinidade em receptor dopaminérgico tipo 4 (D4) e forte ação antagonista em receptores adrenérgico, colinérgico, muscarínico e histaminérgico. Em idosos vemos três indicações para o seu uso: (1) em pacientes com doença de Parkinson que desenvolvem sintomas psicóticos secundários a medicação; (2) nos pacientes que previamente já apresentaram síndrome neuroléptica maligna e a terapia antipsicótica é imprescindível; (3) e nos pacientes psicóticos com sinais incipientes de discinesia tardia.

Como efeitos adversos comuns há sedação excessiva e redução no limiar de convulsões; efeitos anticolinérgicos (boca seca, constipação intestinal e declínio na cognição); e hipotensão ortostática. Outros efeitos são taquiarritmia, ganho de peso, dislipidemia e diabetes; sendo a agranulocitose o efeito adverso mais temido que ocorre em 0,38% dos pacientes; o monitoramento semanal do hemograma nas primeiras 18 semanas (período em que esse efeito é mais observado) é mandatório, seguido de monitoramento mensal.

A dose utilizada é de 25 a 150 mg. Em idosos, decorrente do elevado risco de efeitos adversos, deve-se iniciar com doses menores, de 6,25 mg, e aumentar a cada 3 dias; em pacientes com demência geralmente, a dose não deverá exceder 100 mg/dia.

Nota: há duas situações a que devemos estar atentos, como a dose da clozapina deverá ser reduzida um terço da habitual em pacientes que em concomitância usam ciprofloxacina ou fluvoxamina. Nos tabagistas geralmente precisa-se dobrar a dose quando comparados com os não tabagistas para alcançar boa efetividade; não esquecendo que esses pacientes, ao serem hospitalizados ou admitidos em locais em que não se permite o tabagismo, deverão ter a dose reduzida em 30 a 40%. A clozapina é a mais indicada para o tratamento de sintomas psicóticos da doença de Parkinson (Shotbolt; Samuel; David, 2010).

Quetiapina

Antipsicótico atípico que inibe os receptores 5-HT1A/2, D2/1, H1, $\alpha 1$ e $\alpha 2$. A quetiapina apresenta alta afinidade para os receptores serotoninérgicos semelhante à olanzapina, em contrapartida não apresenta efeitos nos receptores colinérgico, muscarínico e BZD.

Em idosos com transtorno bipolar, a quetiapina é geralmente iniciada na dose de 12,5 a 25 mg/dia; seu aumento deverá ocorrer a cada 3 a 5 dias (dose máxima habitual – 100 a 300 mg/dia); pode ser dividida em duas tomadas, e os efeitos adversos mais comuns que se apresentam com doses mais elevadas são: sedação e hipotensão ortostática. Outra possibilidade de uso em pacientes idosos que apresentam alguma dificuldade para conciliar o sono com agitação psicomotora, é iniciar com dose de 12,5 a 25 mg, progredindo até 75 mg.

Para tratamento coadjuvante em transtorno depressivo grave, conforme a escola canadense: dose inicial de 50 mg/dia durante 1 a 3 dias, aumentando para 100 mg no 4º dia, e para 150 mg no 8º dia (sempre atento à resposta e à tolerabilidade individual).

Outras possibilidades de uso (*off-label*): *delirium*; transtorno obsessivo; delírio de parasitose; TAG; transtorno de estresse pós-traumático; psicose e agitação relacionadas com a doença de Alzheimer e outras demências; psicose relacionada com a doença de Parkinson e discinesia tardia. Efeitos adversos comuns são: sedação, boca seca, hipotensão postural e tontura; dislipidemia; hiperglicemia; ganho de peso e aumento de risco para quedas.

Olanzapina

Antipsicótico atípico que inibe alguns receptores com alta afinidade, como os receptores serotoninérgicos 5-HT2A e 5-HT2C, e com moderada afinidade os receptores dopaminérgicos D4, D3, D2 e D1; receptores histaminérgicos H1; colinérgicos e alfa-1-adrenérgicos. Em idosos deve-se iniciar com 2,5 mg/dia, aumentando a dose para no máximo 5 mg, 2 vezes/dia. Esse medicamento parece ter efeito modesto no controle de sintomas neuropsiquiátricos em idosos com doença de Alzheimer ou DVa. A incidência de sintomas extrapiramidais é baixa quando a dose se encontra até 5 mg/dia, porém efeitos metabólicos (ganho de peso, diabetes e hipercolesterolemia) são mais graves se comparados com outros antipsicóticos.

Risperidona

Antipsicótico atípico apresenta forte efeito antagonista nos receptores serotoninérgicos 5-HT2, dopaminérgico D2, alfa-1 e alfa-2-adrenérgicos; moderado efeito antagonista nos receptores histamínicos H1 e discreto efeito em receptores colinérgicos. Interações medicamentosas envolvendo a risperidona são infrequentes; esse medicamento é metabolizado primariamente pelo citocromo P450 2D6, enzima encontrada no fígado e no SNC. Os níveis séricos de risperidona estão modestamente reduzidos com uso de carbamazepina, mas elevados com fluoxetina e cetoconazol. Para a população idosa, a dose com maior efetividade e segurança não deve ultrapassar 1 mg/dia em duas tomadas, pois, acima disso, apresenta elevada possibilidade de induzir parkinsonismo.

A recomendação alternativa é de 0,25 a 1 mg; se necessário aumentar essa dose, com base na tolerância e na resposta do paciente, indica-se até o máximo de 2 mg/dia. Considerar redução e descontinuação da medicação conforme a avaliação clínica (American Psychological Association [APA], 2007).

A risperidona de ação prolongada foi o primeiro antipsicótico de segunda geração injetável no mundo. Seu uso foi aprovado no Brasil em 2004 e, desde 2010, encontra-se disponível no mercado brasileiro. Em idosos, recomenda-se a dose de 12,5 a 25 mg a cada 2 semanas. Em casos selecionados pode ser uma alternativa como início do tratamento, para depois mudar para um antipsicótico de ação curta.

Aripiprazol

Antipsicótico atípico com um perfil único de atuação. Sua ação agonista pós-sináptica parcial dos receptores dopaminérgicos D2 promove sintomas positivos. Aripripazol também age em autorreceptores dopaminérgicos pré-sinápticos, reduzindo liberação e síntese de dopamina. Esse efeito pré e pós-sináptico tem efeito estabilizador no neurotransmissor. Além disso, apresenta baixa afinidade para receptores de serotonina, alfa-1-adrenérgico e H1. É recomendado dobrar a dose na presença de metabólitos da carbamazepina e reduzir 50% da dose quando estiver associado o uso dos fármacos fluoxetina, quinidina ou cetoconazol.

Esse antipsicótico é disponibilizado pelas vias oral (VO) e intramuscular (IM); as doses para idosos são semelhantes às dos adultos:

- Em psicose/agitação relacionada com a demência (*off-label*):
  - IM: 2,5 a 10 mg; poderá repetir a dose de 2,5 a 5 mg após um intervalo de 2 horas (dose máxima: 15 mg/dia)
  - VO: 2 mg 1 vez/dia; aumentar a dose conforme a resposta e tolerabilidade; não ultrapassar 15 mg/dia
- Em agitação aguda (esquizofrenia/transtorno bipolar – mania):
  - IM: dose entre 5,25 e 15 mg; dose adicional pode ser considerada após no mínimo 2 horas e não exceder a dose total de 30 mg/dia. Passar para dose oral assim que possível

- Em transtorno depressivo (adjuvante com antidepressivos):
  - VO: 2 a 5 mg/dia; pode-se aumentar a dose lentamente com intervalo mínimo de 1 semana (dose máxima, 15 mg/dia)
- Na esquizofrenia:
  - VO: 10 a 15 mg 1 vez/dia.

Ziprasidona

Antipsicótico atípico com alta afinidade receptores dopaminérgicos D2 e serotoninérgicos 5-HT2A. O bloqueio do receptor, 12 horas após administração de uma dose única de 40 mg, foi maior que 80% para receptor de serotonina 5-HT2A e maior que 50% para D2. Esse fármaco pode ser usado em duas tomadas diárias. Indicado para:

- Transtorno bipolar (quadro agudo e manutenção em associação a lítio ou valproato)
  - VO: dose inicial de 40 mg 2 vezes/dia, podendo aumentar a dose de 60 a 80 mg a partir do segundo dia; dose usual, 40 a 80 mg em duas tomadas
- Esquizofrenia
  - VO: dose inicial de 20 mg 2 vezes/dia, podendo-se aumentar no mínimo a cada 2 dias; dose usual de 40 a 100 mg 2 vezes/dia
- Agitação aguda (esquizofrenia)
  - IM: 10 mg a cada 2 horas, dose máxima de 40 mg/dia; deve-se passar para terapia oral o mais rápido possível.

Estabilizador do humor

Lítio

O carbonato de lítio é o estabilizador do humor mais usado para transtorno bipolar e quadros depressivos graves. Esse psicofármaco age inibindo a ação da enzima GSK3B (glicogênio sintetase quinase – 3 beta), com isso ocorre uma redução na produção de Aβ e redução da fosforilação da proteína tau. Além desses efeitos, o lítio parece estar associado à neuroproteção pelo aumento de Bcl-2, prevenindo apoptose e aumentando a sobrevida neuronal. Elegante ensaio clínico demonstrou redução da proteína tau no líquido cefalorraquidiano (LCR), bem como melhora no desempenho em testes neurocognitivos em pacientes idosos com CCL do tipo amnéstico (Forlenza, 2011). Entretanto, a utilização desse medicamento em idosos requer especial cuidado, principalmente por conta do declínio da função renal, o que confere a essa população maior risco para efeitos adversos e toxicidade. Situações clínicas associadas que contribuem para maior risco para toxicidade do lítio são: insuficiência renal, hiponatremia, desidratação e ICC. Deve-se proceder à mensuração sérica do lítio após 12 horas do início da dose (150 a 600 mg), sendo a dose eficaz e segura quando o lítio sérico estiver entre 0,4 e 0,8 mmol/λ (mEq/λ), podendo-se repetir a dosagem a cada 5 a 7 dias no início do tratamento. Os pacientes geriátricos requerem doses mais baixas de lítio e um acompanhamento mais frequente: além do próprio lítio, dosagem sérica de eletrólitos, creatinina, osmolaridade urinária e ECG. Devemos atentar à possibilidade de o lítio induzir disfunção renal e/ou quadro de hipotireoidismo, sendo adequado mensurar o hormônio tireoestimulante (TSH) a cada 6 meses. Os efeitos adversos que podem estar presentes em idosos são: ataxia, tremor, declínio cognitivo, desconforto gastrintestinal, ganho de peso, poliúria, polidipsia, edema periférico, hipotireoidismo, *rash* e piora de quadros de artrite. Sinais sugestivos de intoxicação pelo lítio: tremor evidente, voz arrastada, ataxia, confusão mental e sonolência. Em adultos jovens a toxicidade ao lítio se apresenta quando o nível sérico se encontra entre 1,5 e 2 mmol/λ (mEq/λ), no entanto, em idosos, a observamos em níveis próximos de 1 mmol/λ (mEq/λ). Nessa população, a faixa terapêutica está próxima da tóxica, principalmente nos idosos mais velhos (acima de 80 anos de idade).

A dose inicial para o tratamento de transtorno bipolar em idosos é de 150 mg 1 a 2 vezes/dia, podendo aumentá-la a cada 5 dias, conforme a tolerabilidade. O alvo terapêutico é determinado pelos níveis séricos de lítio 5 a 7 dias após cada incremento de dose. Doses acima de 900 a 1.200 mg/dia são incomuns; e alguns idosos com mais 80 anos de idade necessitam de doses baixas, entre 150 e 300 mg/dia.

Anticonvulsivantes

Ácido valproico

Seu mecanismo de ação ampla deve-se a seu efeito celular diminuindo a velocidade dos impulsos neuronais mediante o bloqueio de canais dependentes de sódio, aumentando a concentração do GABA. Está disponível em formulações de ácido valproico, de divalproato de sódio e com uma mistura na proporção 1:1 de ácido valproico e valproato de sódio. Formulações de liberação prolongada possibilitam sua administração em uma tomada diária. Recomenda-se iniciar com dosagens de 250 mg/dia e prosseguir com ajuste de sua dose. Todas essas formulações são metabolizadas pelo fígado e têm meia-vida de 8 a 20 horas; é necessário um ajuste posológico se existir disfunção hepática.

Os efeitos colaterais mais comuns são náuseas, vômito, sedação leve, ganho de peso e alopecia. Geralmente são transitórios. São efeitos colaterais raros: ataxia, confusão mental, pancitopenia, disfunção plaquetária, pancreatite e alterações hepáticas.

Os níveis do ácido valproico diminuem com o uso concomitante de carbamazepina, topiramato e lamotrigina. Já fluoxetina e eritromicina atuam sinergicamente aumentando a resposta ao valproato. Este último também potencializa a atividade do ácido acetilsalicílico e da varfarina, o que requer maior cautela no monitoramento da RNI quando são administrados concomitantemente.

Carbamazepina/oxcarbamazepina

A carbamazepina age inibindo a ativação repetitiva dos canais de sódio. Em paciente com demência, demonstrou diminuição da agitação e agressividade (Oomens; Forouzanfar, 2015).

Os efeitos colaterais comuns da carbamazepina são sedação, agitação (em idosos), cefaleia, ataxia, diplopia, náuseas, leucopenia transitória, *rash* cutâneo, hiponatrenia e arritmias cardíacas. Homens podem apresentar disfunção sexual reversível após suspensão da carbamazepina. Eventos adversos graves como agranulocitose, anemia aplásica e síndrome de Stevens-Johnson ocorrem raramente. Idosos são mais sensíveis aos efeitos colaterais deste fármaco, particularmente a seus efeitos neurotóxicos, agitação e hiponatremia; o uso crônico desta medicação pode ocasionar osteoporose e deficiência de folato.

A oxcarbamazepina é um cetoanálogo da carbamazepina, tem um perfil farmacocinético diferenciado e não induz o metabolismo oxidativo hepático. É utilizada como opção terapêutica para os pacientes que não toleram a carbamazepina ou quando houver preocupações com interações farmacológicas significativas. A oxcarbamazepina está mais associada à hiponatremia (Bruun *et al.*, 2015).

Lamotrigina

Os mecanismos de sua atividade estabilizadora do humor ainda não estão definidos. Sua principal indicação no transtorno afetivo bipolar deve-se ao controle dos sintomas depressivos.

Existem evidências que sugerem que teria ação seletiva sobre neurônios que sintetizam glutamato e aspartato.

Seus efeitos colaterais mais comuns são sedação, cefaleia, ataxia, tremores, boca seca, alterações gastrintestinais, diplopia e tontura. Associa-se ao risco de necrólise epidérmica tóxica e síndrome de Stevens-Johnson (0,1%). Em particular, estes eventos adversos graves têm maior probabilidade de ocorrer se a dose inicial for muito alta, ou se for aumentada rapidamente ou durante a administração concomitante com ácido valproico. Quarenta casos de meningite asséptica em pacientes em uso de lamotrigina foram relatados pela FDA em 2012 (Simms *et al.*, 2012).

Em idosos, o *clearance* de lamotrigina está reduzido em aproximadamente 20%, comparado com o de adultos jovens, aumentando o risco de efeitos adversos. A dose inicial recomendada para idosos é de 25 mg/dia durante 2 semanas, após 50 mg/dia durante mais 2 semanas. A dose de manutenção de 100 mg/dia pode ser incrementada até 200 mg/dia. Quando se faz uso concomitante de valproato, as doses devem ser reduzidas.

Hipnóticos e ansiolíticos

Benzodiazepínicos

Os BZD estão entre os fármacos mais prescritos do mundo. Desde sua aparição na década de 1960 se criou a expectativa de resolutividade segura para alguns quadros como a ansiedade e a insônia. Desde 2012 estes fármacos entraram na lista dos Medicamentos Potencialmente Inapropriados para Idosos, pelos critérios de Beers; apesar disso, mantêm uma prevalência de uso de 12 a 32% em idosos, mais alta (32 a 47%) naqueles com transtornos psiquiátricos, como ansiedade e insônia.

A prevalência do uso de BZD em idosos permanece alta, ao que parece por várias razões, incluindo a falta de conhecimento para prescrição em pacientes geriátricos, dificuldade para levar à prática diretrizes de prescrição, entre outros.

Os BZD apresentam ação depressora no SNC por sua atuação no receptor GABA-A. Conhecem-se dois tipos de sub-receptores que conformam o complexo GABA-A: o sub-receptor ômega tipo 1, relacionado com efeitos hipnóticos e cognitivos, e o sub-receptor ômega tipo 2, relacionado com cognição, psicomotricidade, efeitos ansiolíticos, limiar convulsivo, depressão respiratória, relaxamento muscular e potencialização dos efeitos do álcool. Os BZD ligam-se inespecificamente nas subunidades ômega 1 e 2 do GABA-A, daí sua ampla variedade de efeitos.

Quando ingeridos, os BZD são completamente absorvidos no sistema gastrintestinal, as concentrações plasmáticas se alcançam entre 30 minutos e 8 horas, a absorção é retardada pela administração concomitante de antiácidos, alimentos e fármacos com ação anticolinérgica e aumenta com a ingestão associada de álcool. Os BZD são lipofílicos, motivo pelo qual seu volume de distribuição aumenta com a idade. Assim, em dose única, os mais lipofílicos (p. ex., diazepam) têm rápido início de ação e efeito de curta duração por sua rápida distribuição e penetração no tecido cerebral e adiposo; já os agentes menos lipofílicos (p. ex., lorazepam) têm início de ação mais lento e tempo de ação prolongado.

A sua metabolização ocorre por duas vias: BZD metabolizados por vias oxidativas (alprazolam, clonazepam, clordiazepóxido, diazepam, flurazepam, triazolam) ou por glicuronidação (lorazepam, oxazepam, temazepam). No primeiro caso, esses fármacos com meia-vida longa são convertidos em metabólitos ativos, com exceção do triazolam, cujos metabólitos são inativos e têm meia-vida curta. Como as reações oxidativas hepáticas tendem a ser mais prolongadas e o *clearance* renal reduzido em idosos, estas alterações farmacocinéticas resultam em acúmulo destes fármacos no organismo e aumento de sua meia-vida. Em geral, o emprego desses BZD nesta população deve ser evitado e seu uso não é recomendado em pacientes com comprometimento das funções hepática e renal.

BZD conjugados por glicuronidação são totalmente inativados por conjugação hepática direta, portanto não apresentam metabólitos ativos com meia-vida curta a intermediária e inalterada em decorrência do fato de a via metabólica hepática de conjugação não ser afetada pelo processo de envelhecimento. Seriam, assim, os BZD de escolha em idosos (Tabela 30.1).

O uso dos BZD na população idosa tem sido associado a maior incidência de efeitos adversos tais como quedas, fratura de fêmur, alterações cognitivas, *delirium*, sonolência diurna, acidentes automobilísticos com maior frequência que em adultos jovens, inclusive aumento da mortalidade por todas as causas em 12 meses, quando comparados a não usuários de BZD. O incremento do risco associa-se às modificações próprias da idade em função renal, metabolismo hepático, diminuição de proteínas transportadoras plasmáticas e aumento de gordura corporal, assim como dose e tempo de uso (Palmaro *et al.*, 2015).

Os efeitos amnésticos relacionados com os BZD envolvem prejuízo na aquisição de informações, na consolidação e/ou no armazenamento da memória. A magnitude destes efeitos depende da dose do fármaco e de sua concentração plasmática. Idosos parecem ser mais sensíveis a estes efeitos amnésticos, mesmo com a administração de uma única dose. O uso crônico de BZD também pode se associar a déficits na sustentação da atenção e do processamento visuoespacial, os quais são insidiosos e não reconhecidos pelo paciente. Tais alterações cognitivas podem ser revertidas com a redução ou descontinuação do BZD.

TABELA 30.1 Benzodiazepínicos de escolha para idosos.

	Dose usual em adultos (oral)	Pico plasmático (horas)	Meia-vida (horas)	Metabólito ativo	CYP3A4 interações
Alprazolam	0,25 a 0,5 mg	1 a 2	6 a 27	–	Sim
Bromazepam	2 a 6 mg	1 a 2	8 a 20	–	Limitado
Clordiazepoxido	5 a 25 mg	0,5 a 4	5 a 30	+	Sim
Clonazepam	0,25 a 0,5 mg	1 a 2	18 a 50	–	Limitado
Diazepam	2 a 10 mg	0,5 a 1	20 a 50	+	Limitado
Flunitrazepam	0,5 a 2 mg	1 a 2	16 a 35	+	Limitado
Flurazepam	15 a 30 mg	0,5 a 1	2 a 3*	+	Limitado
Lorazepam	0,5 a 3 mg	2 a 4	10 a 20	–	Não
Midazolam	7,5 a 15 mg	1 a 2	1,5 a 3	+	Sim
Oxazepam	10 a 30 mg	2 a 4	5 a 20	–	Não

*Metabolíto ativo 40 a 100 horas.

As referências apontam a falta de associação entre o uso de BZD, a doença de Alzheimer e a DVa (Imfeld *et al.*, 2015). Já pacientes idosos com demência, lesão cerebral ou retardo mental têm chance maior de apresentar reações paradoxais com a administração de BZD.

Interações medicamentosas com BZD são raras, com exceção da associação de dois BZD, os quais competem por sítios de ligação cerebral. BZD metabolizados por oxidação têm interação medicamentosa por vias mediadas, principalmente pelas isoenzimas CYP3A4 e CYP2C19 do citocromo P450, que inibem metabólitos destas enzimas e podem diminuir o *clearance* de BZD com aumento da meia-vida e a concentração plasmática; deve-se tomar especial precaução com fluoxetina, cetoconazol, itraconazol, azitromicina, eritromicina e claritromicina. Já os BZD metabolizados por conjugação não são afetados por interações fármaco–fármaco.

Como princípio geral, recomenda-se o uso de doses mais baixas de BZD em pacientes idosos em virtude da maior sensibilidade aos efeitos terapêuticos e tóxicos dessas substâncias. Deve-se iniciar com um terço da dose empregada em adultos e prosseguir com ajuste lento. Como estratégia adicional, se necessário, pode-se fracionar a dosagem em 2 a 3 vezes/dia.

A síndrome de abstinência e o abuso dos BZD têm sido muito estudados, porém, o número de recomendações surgidas a partir destas discussões não parece ter repercussão na mudança dos padrões de prescrição. Os quadros de dependência podem ocorrer em até um terço dos pacientes que fazem seu uso contínuo por 4 ou mais semanas. Outros fatores de risco entre os idosos para uso prolongado e dependência de BZD são sexo feminino, isolamento social, doses altas de BZD, polifarmácia, depressão, história de ansiedade e dependência de outros fármacos. O risco aumenta com a idade.

Na retirada de um BZD, após a obtenção dos objetivos iniciais, preconiza-se a redução gradual da dosagem (25% da dose a cada semana), visando a prevenção de sintomas-rebote, a recorrência dos sintomas ansiosos e da síndrome de abstinência após a descontinuação do tratamento.

Nos casos de uso crônico e dependência, o BZD em uso deve ser substituído por outros de ação mais prolongada como diazepam ou clonazepam. A dose inicial deve corresponder a 50 a 75% da posologia anterior, sendo gradativamente reduzida na proporção de 10 a 20% por semana até a suspensão completa.

Recente metanálise sugere uma série de estratégias benéficas para ajudar na retirada de BZD: primeiramente, na avaliação da primeira consulta, juntamente com a medicação associar a prescrição de um cronograma de retirada acompanhado de educação sobre o uso de BZD; em segundo lugar, a apresentação de um cronograma de retirada supervisionada associada a psicoterapia, embora maiores chances de não uso de BZD tenham sido encontradas ao oferecer razões pragmáticas (como o acesso à psicoterapia), o que poderia orientar um acompanhamento inicialmente escalonado (Gould *et al.*, 2014). Um programa para retirar os BZD por meio da educação direta e dando o poder (*empowerment*) ao paciente idoso mostrou sua eficácia (Tannenbaum C *et al.*, 2014)

Hipnóticos não benzodiazepínicos

Desde a década de 1950, a psicofarmacologia vem evoluindo em busca do hipnótico ideal, principalmente que seja seguro para uso a longo prazo. O grupo dos hipnóticos não benzodiazepínicos (HNB), conhecidos como drogas Z, inclui: zaleplona, zolpidem e zopiclona. A eszopiclona, enantiômero racêmico ativo da zopiclona, também compõe esse grupo, mas até o momento não é comercializada no Brasil, assim como indiplona, ramelteona e tasimelteon; como fármaco experimental, a eplivanserina.

O zolpidem, por ser o primeiro agonista seletivo do receptor GABA-A para a subunidade $\alpha 1$, foi apontado como o hipnótico mais prescrito no mundo. Apresenta uma meia-vida de 2,4 horas e não tem metabólitos ativos. Sua principal indicação é para rápida indução; apresenta metabolização hepática com eliminação renal.

De modo geral, todos os HNB são absorvidos rápida e extensivamente quando administrados por via oral e têm rápido início de ação, variável entre 45 e 90 minutos.

Para os HNB, as alterações farmacocinéticas relacionadas com o processo de envelhecimento interferem essencialmente no metabolismo destes fármacos. O metabolismo hepático e extra-hepático contribui substancialmente para o *clearance* sistêmico e pré-sistêmico de todos os HNB. Como o *clearance* da maioria destes hipnóticos é altamente dependente do metabolismo hepático catalisado pelas enzimas CYP3A4 (zaleplona, zolpidem, zopiclona, eszopiclona) do citocromo P450, com a redução do metabolismo de fármacos relacionado com o envelhecimento, a biodisponibilidade oral destes hipnóticos tende a aumentar e a meia-vida de eliminação de cada hipnótico é duplicada comparativamente àquela esperada para adultos jovens. Em virtude desses aspectos, para pacientes idosos, recomenda-se iniciar o uso dos HNB (zolpidem, zopiclona, eszopiclona) com metade da dose recomendada para adultos jovens (Tabela 30.2). O uso de HNB em pacientes sabidamente com comprometimento da função hepática deve ser criterioso.

Em particular, a zaleplona tem sua biodisponibilidade reduzida pelo extenso metabolismo intestinal e hepático de primeira passagem. Reduções nessa etapa metabólica observadas em idosos poderiam alterar a biodisponibilidade oral deste fármaco. Entretanto, a zaleplona é provavelmente o HNB menos afetado por essas alterações devido à maior parte de seu metabolismo ocorrer por uma via não CYP. Uma outra característica favorável é o fato de seus metabólitos não terem atividade farmacológica significativa, o que torna seu uso também seguro em idosos com déficits da função renal. Este fármaco é o de meia-vida mais curta (1 hora), rapidamente eliminado e, portanto, tem poucos efeitos adversos residuais após o uso de uma única dose ao dormir. Em virtude dessas características, a zaleplona é um fármaco seguro e particularmente útil para idosos com insônia inicial.

Já o zolpidem, a zopiclona e a eszopiclona são eliminados mais lentamente que a zaleplona, característica que os torna eficazes também no tratamento da insônia intermediária e terminal, mas se associam a maior incidência de sedação residual. Embora os metabólitos da zopiclona e da eszopiclona, mas não do zolpidem e da zaleplona, sejam ativos farmacologicamente, não é necessária a redução da dose destes fármacos para idosos com função renal reduzida.

■ **TABELA 30.2** Doses recomendadas de hipnóticos não benzodiazepínicos e informações adicionais.

Hipnóticos não benzodiazepínicos	Dose para adultos (mg)	Meia-vida (h)	Interações potenciais
Zaleplon	5 a 15	1	Baixa
Zolpidem	5 a 10	1,4 a 4,5	Baixa a moderada, metabolizado pelo CYP3A4
Eszopiclona	1 a 3	6 a 9	Moderada, metabolizada pelo CYP3A
Zopiclona	3,75 a 7,5 mg	5 a 7	Moderada, metabolizada pelo CYP2C8 e 3A4

Os efeitos colaterais mais comuns do zolpidem em idosos são intolerância gastrintestinal, cefaleia, desinibição, amnésia anterógrada e perda da memória a curto prazo; esses feitos acontecem nos 30 minutos após ingestão, mas não se associam com comportamentos anormais. Evidências apontam ao aumento de risco de queda ainda menor que os BZD. Idosos que usam zolpidem têm maior risco de causar acidentes automobilísticos (Orriols *et al.*, 2011).

Deve-se utilizar a zaleplona com cuidado em pacientes com depressão maior, já que pode exacerbar a depressão. Os efeitos adversos incluem cefaleia, mialgia e dor abdominal.

Zopiclona apresenta gosto metálico; efeitos adversos incluem boca seca, desconforto abdominal, cefaleia e sonolência. Existem dados que apontam efeitos neuropsiquiátricos como aumento do risco de depressão e suicídio, agitação, alucinações visuais e auditivas assim como diminuição da libido. Atividades não usuais durante o sono são descritas, como comer ou pintar.

Excepcionalmente os HNB podem piorar a insônia ou causar excitabilidade.

Desde 2012 os HNB também estão incluídos na lista de Medicamentos Potencialmente Inapropriados para Idosos pelos critérios de Beers e devem ser utilizados com cautela, já que estão associados a abuso e em menor grau dependência.

Buspirona

Fármaco ansiolítico com efeito comparado ao do oxazepam em doses superiores a 15 mg/dia. Não está associada a sedação ou adição nem tem interações com álcool; é bem tolerada pelos idosos por não ser afetada pelas modificações metabólicas do envelhecimento; é uma agonista parcial do receptor 5-HT1A no sistema serotoninérgico.

O efeito ansiolítico é similar ao dos antidepressivos quanto ao tempo de resposta, 1 a 3 semanas após o início da ingesta.

As dosagens da buspirona devem ser ajustadas quando esta for prescrita para idosos com comprometimento da função renal ou hepática. Em pacientes com insuficiência renal, sua concentração plasmática máxima é duplicada; naqueles com insuficiência hepática, fica 15 vezes maior. Suas interações farmacológicas relevantes são com drogas indutoras e inibidoras das enzimas CYP3A4. Seus efeitos colaterais mais comuns são tontura, cefaleia, náuseas e, raramente, insônia. Seu tratamento geralmente é iniciado com 5 mg VO, 3 vezes/dia, com incrementos semanais de 5 mg até alcançar sua melhor dose terapêutica, até a dose máxima de 60 mg/dia.

A buspirona é influenciada por condições ambientais, como isolamento social, baixo suporte social, estresse, uso crônico de glicocorticoides; estas situações diminuem a resposta terapêutica aparentemente pela ação no sistema serotoninérgico.

Considerações finais

A melhor otimização da terapia medicamentosa é parte essencial no cuidado de idosos. O processo de prescrever um medicamento é complexo e inclui: decidir se há indicação de medicar, escolher o melhor medicamento, adequar a dose e esquema conforme o *status* fisiológico do indivíduo idoso que está à sua frente, monitorar a efetividade e toxicidade educando o paciente sobre possíveis efeitos adversos. E sempre estar atento, pois, diante de um novo sintoma, primeiro deve-se pensar na possibilidade de se tratar de efeito adverso ao fármaco e, assim, evitar uma cascata medicamentosa ao receitar um fármaco para tratar efeitos secundários de outro. Além do mais, antes de considerar a prescrição de medicamentos, deve-se aplicar meios não farmacológicos, como revisar/promover a higiene do sono ou implementar medidas estratégicas de prevenção da SCPD.

Muitos estudos em sua concepção inicial excluem pacientes geriátricos e aprovam doses nem sempre apropriadas para essa população. O aumento do número de medicamentos está independentemente associado a aumento no risco de eventos relacionados com efeitos adversos, a despeito da idade, e acréscimo no risco de admissão hospitalar. A polifarmácia aumenta a possibilidade de efeitos adversos e de prescrição inapropriada. O uso de múltiplos medicamentos pode favorecer problemas de aderência, principalmente quando se trata de idosos com comprometimento cognitivo ou da visão. É preciso o ajuste adequado individualizado para evitar o excesso ou o subtratamento. Assim, vários critérios foram elaborados para se evitar medicação inapropriada para a população idosa; os mais conhecidos são o Critério de Beers e os critérios STOP and START. Outro método de avaliação desenvolvido foi o Drug Burden Index, relacionado com medicamentos com efeito anticolinérgico ou efeito sedativo, total do número de medicamentos e dosagem diária. Os medicamentos com escore elevado desse índice estão associados a piora na *performance* em testes de mobilidade e de capacidade cognitiva em idosos na comunidade.

Devemos reforçar que diante de um novo sintoma, antes de acrescentar outro medicamento ao esquema, considerar a possibilidade de um efeito adverso atípico. Outra consideração é que muitos efeitos adversos são dose-dependentes. Quando se inicia uma terapêutica é importante usar a menor dose que alcance o efeito clínico desejado. E, não menos importante: sempre que possível simplificar o esquema medicamentoso diário em no máximo quatro tomadas: manhã, tarde, noite e antes de dormir. A utilização de fórmula de ação prolongada facilita a adesão do paciente.

31 Envelhecimento Cardiovascular

Izo Hélber • Geovana de Arruda João • Abrahão Afiune (*in memoriam*)

Introdução

A prevalência de doença cardiovascular (DCV) aumenta progressivamente com a idade, e as pessoas com mais de 65 anos de idade representam mais da metade de todas as hospitalizações e procedimentos cardiovasculares nos EUA, além de aproximadamente 80% de todas as mortes cardiovasculares (Benjamin *et al.*, 2019). Embora as pessoas com 75 anos de idade ou mais representem apenas 6% da população total, mais de 50% das mortes cardiovasculares ocorrem nessa faixa etária. De fato, o câncer é a principal causa de morte nos EUA em adultos entre 18 e 74 anos de idade, e é somente após os 75 anos de idade que as DCV se tornam a causa dominante de mortalidade (Heron, 2010). A taxa de prevalência é maior que 70% de 60 a 79 anos de idade e maior que 80% a partir dos 80 anos de idade, tendo como a principal causa de morte a doença arterial coronariana (DAC; 43,2%), seguida por acidente vascular encefálico (AVE; 16,9%), hipertensão arterial (9,8%), insuficiência cardíaca congestiva (ICC; 9,3%), doença arterial (3%) e outras (17,7%) (Benjamin *et al.*, 2019). A DCV também é uma das principais causas de incapacidade crônica, perda de independência e pior qualidade de vida entre os idosos. Mesmo sem fatores de risco sistêmicos associados, o envelhecimento promove deteriorações cardíacas estruturais e funcionais nos idosos. Em geral, acredita-se que o aumento da prevalência de doenças e da mortalidade nos idosos tenha início com o envelhecimento em nível celular. Os principais mecanismos que promovem o envelhecimento do coração e suas células constituintes são alterações na degradação intracelular de proteínas (autofagia), aumento do estresse oxidativo mitocondrial, modificações no comprimento dos telômeros, mudanças na sinalização do fator de crescimento semelhante à insulina tipo 1 (IGF-1), alterações na quantidade de fator de diferenciação do crescimento 11 (GDF-11) e variações nas vias de sinalização da proteinoquinase ativada por monofosfato de adenosina (AMPK). Como consequência dessas alterações, haverá uma transformação estrutural em vasculatura, anatomia cardíaca (átrios, ventrículos, válvulas, miocárdio, pericárdio e sistema de condução) e sistema nervoso autônomo. Portanto, intervenções para combater o envelhecimento cardíaco não apenas melhorarão a expectativa de vida dos idosos, como também poderão prolongar a vida útil, retardando as mortes relacionadas com DCV (Tabela 31.1).

Mecanismos moleculares e processos celulares do envelhecimento cardíaco

O envelhecimento cardíaco é um processo lento e heterogêneo que afeta a integridade do sistema cardiovascular na ausência de qualquer doença (Czuriga *et al.*, 2011), caracterizado pela incapacidade do coração de manter uma função adequada em resposta a um maior estresse ou carga de trabalho, como isquemia ou exercício. A senescência celular foi originalmente descrita como um processo que limita a divisão de células humanas normais em cultura (Hayflick, 1965), e sua definição foi expandida para incluir a interrupção do crescimento causada por diversas alterações celulares, incluindo estresse oxidativo e danos ao ácido desoxirribonucleico (DNA) (Takahashi, 2012).

O estresse oxidativo é uma condição biológica em que ocorre desequilíbrio entre a produção de espécies reativas de oxigênio (ERO) e a sua eliminação pelos sistemas (enzimáticos ou não enzimáticos) que removem ou reparam os danos por elas causados.

Sob condições fisiológicas, as ERO em baixas quantidades desempenham um papel importante na sinalização e funcionalidade celular e mitocondrial; no entanto, em grande quantidade, podem causar danos a tecidos e células, mantendo um ciclo aditivo de inflamação e estresse oxidativo. Além disso, estão implicadas no envelhecimento do sistema cardiovascular, principalmente na patogênese de ICC, aterosclerose e infarto agudo do miocárdio (Brown; Griendling, 2015). Na ICC, a capacidade antioxidante das mitocôndrias nos miócitos é prejudicada, levando a um excesso de produção e eliminação diminuída das ERO, que desencadeia a morte celular e a disfunção do ventrículo esquerdo (VE).

Finalmente, as ERO promovem a aterosclerose, desempenhando um papel fundamental na oxidação do colesterol da lipoproteína de baixa densidade (LDL-c), e este, quando oxidado, é absorvido pelos monócitos da parede vascular. Uma vez dentro da camada íntima, os monócitos se diferenciam em macrófagos e interiorizam as lipoproteínas modificadas, tornando-se células espumosas. A evidência de células espumosas na parede arterial é uma característica da lesão aterosclerótica inicial (Kattoor *et al.*, 2017).

Tentativas de tratamento profilático de doenças com antioxidantes têm sido amplamente ineficazes e, em alguns casos, prejudiciais (Steinhubl, 2008).

As conexões entre estresse oxidativo, biologia dos telômeros e senescência celular são complexas. Telômeros são regiões do DNA com proteínas associadas localizadas nas extremidades dos cromossomos que participam da manutenção da estabilidade e replicação genômica e celular. A divisão celular e o envelhecimento são as causas mais importantes do encurtamento dos telômeros. A capacidade regenerativa cai de 1% aos 20 anos

TABELA 31.1 Principais mecanismos envolvidos no envelhecimento cardíaco.

Degradação intracelular de proteínas (autofagia)
Aumento do estresse oxidativo mitocondrial
Modificações no comprimento dos telômeros
Mudanças na sinalização do fator de crescimento (IGF-1)
Alterações na quantidade de fator de diferenciação do crescimento (GDF-11)
Variações nas vias de sinalização da proteinoquinase ativada por monofosfato de adenosina (AMPK)

IGF-1: fator de crescimento semelhante à insulina tipo 1.

de idade para 0,4% aos 75 anos de idade (Bergmann *et al.*, 2009). Vários estudos demonstraram que telômeros curtos induzem declínio funcional no sistema cardiovascular (Moslehi *et al.*, 2012; Sahin; DePinho, 2010). O seu encurtamento tem sido associado a DAC e aumento de mortalidade, além de forte associação a calcificação e extensão coronariana (Kark *et al.*, 2013). Nos tecidos vasculares, os telômeros encurtados estão associados a maior presença de aterosclerose (Sack *et al.*, 2017).

O encurtamento e a disfunção dos telômeros são afetados por vários fatores, independentemente da idade. Desses fatores, alguns são modificáveis (Tabela 31.2), mas a maioria não é modificável (Tabela 31.3).

Fármacos que visam à manutenção de telômeros podem, em teoria, oferecer novas estratégias para a prevenção e tratamento de DCV relacionadas com a idade. Inibidores do sistema renina-angiotensina-aldosterona (Imanishi *et al.*, 2005; Feng *et al.*, 2011) e estatinas (Spyridopoulos *et al.*, 2004) foram associados à manutenção do seu comprimento em alguns estudos.

Outros três mecanismos reguladores do processo de senescência celular seriam via insulina/IGF-1, autofagia e gatilhos da fibrose cardíaca (GDF-11 e AMPK). O IGF-1 tem ação proeminente no sistema cardiovascular, mas seu papel no envelhecimento cardíaco permanece incompleto. Seu nível circulante atinge um pico na puberdade e diminui constantemente até a sexta década de vida. Muitos estudos sugerem que tenha um potencial antiaterogênico. Baixos níveis associaram-se a maiores riscos de DAC e ICC (Lee; Kim, 2018; Vasan *et al.*, 2003). No entanto, em outros estudos de superexpressão, a sua sinalização causa hipertrofia cardíaca e ICC (North; Sinclair, 2012). Dados conflitantes sobre a repercussão no sistema cardiovascular vinculada aos níveis de IGF-1 são reflexo do antagonismo pleiotrópico, que apresenta certos efeitos que beneficiam o coração e outros efeitos que refletem danos (Milman *et al.*, 2016).

Define-se como autofagia a degradação dos componentes citoplasmáticos, promovendo liberação de proteínas citotóxicas e organelas danificadas. Durante o envelhecimento, há uma diminuição da autofagia, atenuando a resposta imune e acentuando a resposta inflamatória.

A atenuação da autofagia promove o desenvolvimento de ICC, hipertensão arterial, aterosclerose e cardiopatia isquêmica (Sasaki *et al.*, 2017). A autofagia tem um papel proeminente na reversão da hipertrofia cardíaca induzida pela angiotensina II, embora os mecanismos subjacentes permaneçam incertos. Quando a autofagia diminui, a hipertrofia cardíaca é acentuada (Oyabu *et al.*, 2013).

TABELA 31.2 Fatores ambientais que afetam o comprimento dos telômeros.

Promoção do encurtamento de telômeros	Reduzindo encurtamento dos telômeros
Fumar Abuso de álcool Obesidade Poluição do ar Estresse mental	Estilo de vida saudável Tratamento com estrogênio Vitaminas C, D e E Ácidos ômega-3 Estatina Metformina Cirurgia bariátrica

TABELA 31.3 Fatores endógenos que afetam o comprimento dos telômeros.

Promovendo o encurtamento de telômeros	Reduzindo o encurtamento dos telômeros
Idade Divisão celular Fatores genéticos Estresse oxidativo Inflamação Ativação do sistema renina-angiotensina	Telomerase Fatores genéticos Estrogênio Antioxidantes

A fibrose cardíaca é um processo reativo associado à hipertrofia ventricular esquerda (HVE) e que aumenta com a idade (Murtha *et al.*, 2017). A inflamação prolongada promove fibrose cardíaca e vascular, mas os eventos moleculares envolvidos na fibrose mediadora ainda são pouco compreendidos. AMPK, um membro da família serina/treonina quinase, e o GDF-11, um membro da superfamília do fator de crescimento transformador-β, são abundantemente expressos no coração com efeitos antifibróticos nos miofibroblastos e cardiomiócitos (Daskalopoulos *et al.*, 2016; Jiang *et al.*, 2017). Apresentam um efeito antifibrótico, além de reduzir o tamanho dos cardiomiócitos e inibir a hipertrofia cardíaca (Hermida *et al.*, 2013). O declínio associado à idade na expressão de AMPK e GDF-11 provavelmente desempenha um papel no aumento da fibrose cardíaca associada ao envelhecimento.

Alterações morfológicas

Alterações vasculares

As alterações celulares promotoras do envelhecimento anteriormente descritas ocasionam mudanças em várias propriedades estruturais e funcionais de grandes artérias, incluindo diâmetro, espessura e rigidez da parede, calcificação e modificações na função endotelial. Evidências emergentes indicam que essas transformações associadas à idade também são aceleradas na DCV, tornando-se fatores de risco para o aparecimento ou progressão destas.

É um erro considerarmos os vasos sanguíneos simplesmente como condutores do fluxo sanguíneo; são estruturas dinâmicas que se adaptam, reparam, remodelam e governam suas propriedades estruturais e funcionais utilizando vias de sinalização complexas em resposta a carga, estresse e idade.

A espessura da parede arterial, indexada pela espessura das camadas íntima e média, aumenta linearmente quase três vezes entre as idades de 20 e 90 anos, mesmo na ausência de placas ateroscleróticas. Há uma maior rigidez do vaso, atribuída também aos ciclos repetidos de distensões e recuos elásticos da parede arterial, que, acredita-se, aceleram a fragmentação e depleção de elastina, cuja síntese já é diminuída com o avanço da idade, em contraste com a síntese e deposição excessiva de colágeno tipos I e III. A rigidez pode ser ainda mais amplificada em polimorfismos genéticos específicos.

As células endoteliais desempenham um papel central na regulação de várias propriedades arteriais, incluindo tônus vascular, permeabilidade vascular, angiogênese e resposta à inflamação. Substâncias derivadas do endotélio como o óxido nítrico e a endotelina são determinantes da grande complacência arterial, sugerindo que as células endoteliais também podem modular a rigidez arterial central. Estudos em humanos e animais revelaram que o envelhecimento está associado a uma redução na vasodilatação endotelial, considerada secundária à produção reduzida de óxido nítrico (Lakatta; Levy, 2003; Lakatta, 2013).

Por outro lado, há um aumento expressivo nos níveis de angiotensina II, bem como da sua sinalização nas paredes arteriais com o decorrer da idade, que, acredita-se, desempenham um papel central na senescência vascular, decorrente do potente efeito pressor e mitogênico, em contrapartida ao nível plasmático reduzido nos idosos (Wang *et al.*, 2010).

A calcificação vascular, antes considerada como consequência passiva do envelhecimento, agora é reconhecida como um processo altamente regulado, semelhante à formação óssea.

O estudo HORUS demostrou que a relação entre o envelhecimento e a calcificação vascular é uma associação milenar. Neste estudo, 137 múmias de até 4.000 anos foram examinadas por meio de tomografias computadorizadas (TC). A calcificação vascular estava presente em 34% das múmias e houve uma correlação positiva entre a idade no momento da morte, a calcificação vascular e a quantidade de vasos calcificados (Thompson *et al.*, 2013). Em uma metanálise com 218 mil pacientes, a calcificação em qualquer parede arterial está associada a um risco 3 a 4 vezes maior de mortalidade e eventos cardiovasculares (Rennenberg *et al.*, 2009).

Em associação a outros distúrbios relacionados com a idade, como hipertensão arterial, dislipidemia e diabetes, o remodelamento vascular aumenta a suscetibilidade a doenças vasculares ateroscleróticas. Portanto, é bem aceito que o envelhecimento em si promova a patogênese das doenças ateroscleróticas, e estudos sugeriram que a senescência vascular tem um papel crítico nesse processo.

Miocárdio

No processo de envelhecimento do miocárdio, ocorrem mudanças na matriz extracelular, com aumento do colágeno e do entrecruzamento de suas moléculas, aumento no diâmetro das fibrilas musculares, maior proporção de colágeno tipo I em relação ao tipo III, redução do conteúdo de elastina e aumento da fibronectina. O equilíbrio entre a produção e a degradação da matriz extracelular pelas metaloproteinases e seus inibidores é alterado, favorecendo a ação dos inibidores e, com isso, ocorre aumento na produção da matriz. Além disso, fatores teciduais de crescimento, como a angiotensina II, o fator de necrose tumoral alfa (TNF-alfa) e o fator de crescimento derivado de plaquetas (PDGF), favorecem a proliferação de fibroblastos. Todas essas alterações resultam em perda celular e alteração da função celular no miocárdio (Braunwald *et al.*, 2006).

Apesar da progressiva redução de miócitos, ocorre aumento do volume das fibras miocárdicas, além de deposição de material amiloide, colágeno e tecido lipídico, com aumento de fibrose intersticial e, com isso, há enrijecimento, aumento da espessura miocárdica e do índice de massa (Olivetti *et al.*, 1991).

O entendimento destas alterações induzidas pelo envelhecimento na massa do VE sofreu várias alterações ao longo do tempo, à medida que os pesquisadores fizeram melhorias na abordagem tecnológica, nos critérios de exclusão e na análise estatística. Com base em estudo com ressonância magnética realizado em idosos saudáveis no *Baltimore Longitudinal Study of Aging* (BLSA), constatou-se uma diminuição da massa do VE no homem, porém não em mulheres. Apesar de não haver um acréscimo da massa cardíaca com o envelhecimento, há um incremento significativo na espessura do miocárdio como resultado do aumento do tamanho do cardiomiócito. Este aumento de espessura se traduz em hipertrofia concêntrica do VE, o septo interventricular cresce proporcionalmente mais do que a parede livre, e há uma alteração na forma do VE, mudando de uma geometria elipsoide para esférica, promovendo um maior estresse na parede, com implicações importantes para a eficiência contrátil geral (Hees *et al.*, 2002) (Tabelas 31.4 e 31.5).

Pericárdio

As principais alterações do pericárdio relacionadas com a idade são aumento da fibrose e da expressão da aromatase. Há um aumento associado à idade na deposição de tecido adiposo pericárdico, que sintetiza e secreta várias adipocinas pró-inflamatórias (Fei *et al.*, 2010). Existe uma correlação entre a extensão do tecido adiposo pericárdico e risco de fibrilação atrial (FA), embora os mecanismos subjacentes permaneçam incertos.

TABELA 31.4 Alterações anatômicas do coração no idoso.

Diminuição do número dos miócitos (necrose e apoptose)
Aumento do volume dos miócitos
Alteração das propriedades do colágeno
Relação miócito/colágeno inalterada
Aumento da espessura e da massa do ventrículo esquerdo
Aumento do átrio esquerdo

Sistema de condução

A prevalência de doenças do sistema de condução aumenta com a idade, como evidenciado pelo aumento da incidência de bradicardia, síncope e morte súbita cardíaca em idosos.

O comprometimento do sistema de condução cardíaco ocorre predominantemente nos nós sinoatrial (SA) e atrioventricular (AV). No nó SA, há redução dos cardiomiócitos nodais e aumento das células adiposas e fibrose, com incremento de colágeno reticular, que podem vir a substituir, eventualmente, a maioria das células de condução. No nó AV, ocorre o mesmo processo, mas também podem existir pontos de calcificação que envolvem os anéis valvares e do septo interventricular e, com a proximidade dessas estruturas ao nó AV, feixe de His e seus ramos, pode haver comprometimento do sistema de condução cardíaco, com consequentes bloqueios AV e intraventriculares (Ohkawa, 2008).

A idade é considerada o principal fator de risco para FA, mas nossa compreensão do fator causal é incompleta, apesar da grande evidência na associação entre o aumento da idade e a FA.

O miocárdio atrial sofre remodelação estrutural e elétrica com a idade, a qual pode desempenhar um papel importante no início e/ou na perpetuação de arritmias atriais (Pandit; Jalife, 2007). Alterações na estrutura do tecido atrial parecem ser de grande importância para fornecer um substrato para FA. A fibrose é onipresente nos átrios do coração senil, e é a marca do substrato estrutural da FA, principalmente quando associada à lentidão na condução (Papageorgiou *et al.*, 1996; Nattel *et al.*, 2014).

Sistema nervoso autônomo

A ativação de receptores adrenérgicos por catecolaminas é o mecanismo regulador mais importante do desempenho cardiovascular. Os agonistas dos receptores adrenérgicos, assim como

TABELA 31.5 Alterações anatômicas associadas à idade.

↑ Espessura vascular (íntima)	↑ Produção de matriz	Estágio inicial da aterosclerose
↑ Rigidez vascular	Fragmentação da elastina ↑ Ativiade elastase ↑ Produção de colágeno	Hipertensão sistólica
	Alteração da regulação do fator de crescimento e reparo tecidual	Aterosclerose
↑ Espessura da parede do VE	↑ Volume dos miócitos ↓ Nº de miócitos ↑ Deposição de colágeno	↓ Enchimento diastólico precoce do VE ↑ Pressão de enchimento de VE
↑ Atrio esquerdo	↑ Pressão/volume AE	↑ Risco de fibrilação atrial

os exercícios, estimulam o sistema adrenérgico aumentando a frequência cardíaca (FC), a contratilidade miocárdica e o relaxamento, reduzindo a pós-carga do VE e redistribuindo o fluxo sanguíneo para o músculo esquelético. De qualquer modo, a responsividade adrenérgica é alterada com o envelhecimento (White *et al.*, 1994). Na verdade, estudos em animais e humanos indicam um declínio em FC, contratilidade cardíaca, débito cardíaco (DC) e fração de ejeção em resposta à estimulação beta-adrenérgica e ao exercício (Rinaldi *et al.*, 2006; Corbi *et al.*, 2012). Parte do declínio relacionado com a idade na responsividade beta-adrenérgica foi atribuída a uma diminuição geral da contratilidade cardíaca. No entanto, várias observações indicam um papel crucial da densidade reduzida do receptor beta-adrenérgico e alguns defeitos envolvendo a cascata da adenilciclase além dos níveis do receptor beta (Ferrara *et al.*, 2005; Freedman *et al.*, 1995). A redução associada à idade na FC máxima durante altos níveis de exercício está relacionada com uma responsividade beta-adrenérgica reduzida, apesar de um aumento nos níveis circulantes de catecolaminas. O envelhecimento está associado à ativação neuro-hormonal elevada e caracterizado por níveis circulantes de norepinefrina e epinefrina plasmática aumentados, devido ao transbordamento aumentado dos tecidos (incluindo o coração) e à redução da depuração plasmática de catecolamina (Esler *et al.*, 1995). A "dessensibilização beta-adrenérgica", pelo menos em parte, decorre da redução da densidade da membrana plasmática do receptor beta-adrenérgico descrita em corações de animais senescentes e humanos idosos (White *et al.*, 1994). Os receptores beta-adrenérgicos são membros da família de receptores acoplados à proteína G, que atua por acoplamento com proteínas de ligação do nucleotídio guanina, e a diminuição induzida pela idade na responsividade do receptor beta-adrenérgico é caracterizada em nível molecular por diminuição da ativação da adenilciclase e produção reduzida de monofosfato cíclico de adenosina (cAMP). Ao lado da regulação negativa do receptor beta-adrenérgico, outra alteração crucial relacionada com a idade dessa via de sinalização parece ser o acoplamento desse receptor à adenilciclase por meio da proteína Gs, o que causa uma redução na capacidade de aumentar o cAMP e para ativar as proteínas quinases.

Alterações valvares

Com o aumento da expectativa de vida, tornam-se mais prevalentes as patologias valvares. Dentre elas, as mais frequentes são a estenose aórtica (EA) calcificada e a insuficiência valvar mitral, sendo a degeneração fibroelástica dos folhetos a causa mais comum de insuficiência valvar mitral nesta faixa etária (Aronow, 2006).

Estenose aórtica

A doença valvar aórtica calcificada não pode mais ser considerada simplesmente um processo valvar degenerativo relacionado com a idade, mas sim um processo ativo altamente complexo, de provável etiologia sistêmica, que envolve fatores bioquímicos, imunológicos e genéticos de forma interativa.

Vários estudos sugeriram que EA degenerativa calcificada e aterosclerose têm fatores de risco comuns, como idade, tabagismo, hipertensão arterial, hipercolesterolemia, diabetes melito e síndrome metabólica (Xanthakis *et al.*, 2014; Loprinzi *et al.*, 2016). Uma vez que os folhetos da válvula podem ter heterogeneidade anatômica, diferentes tensões de cisalhamento podem provocar disfunção endotelial na superfície valvar. A perda da integridade endotelial possibilita o acúmulo de lipídios e a migração celular (células inflamatórias, macrófagos e células T) na matriz subendotelial (Bossé *et al.*, 2008) com ativação neuro-hormonal (New; Aikawa, 2011). Ocorre um espessamento focal das válvulas com formação de nódulos cálcicos que se inicia ao lado da válvula aórtica no nível subendotelial e se estende gradativamente para a camada externa ou fibrosa. Essas válvulas permanecem flexíveis por muito tempo, para que seu mecanismo de abertura não seja afetado. Com o passar do tempo, as áreas de espessamento convergem em grandes massas calcificadas que acabam se projetando para a via de saída da válvula aórtica, conferindo maior rigidez às válvulas e diminuindo significativamente a área valvar, interferindo no seu funcionamento normal.

Insuficiência mitral

A doença degenerativa valvar mitral é a causa mais comum de insuficiência mitral (IM). Na IM importante, diminuem entre os idosos casos de etiologia reumática e aumentam os de etiologia degenerativa ou causados por prolapso valvar mitral (PVM), sendo as principais causas de origem primária. Quando incluídas causas secundárias como remodelamento ventricular, com consequente dilatação do anel mitral, estas passam a ser a principal etiologia de IM em idosos.

A IM degenerativa inclui PVM, folhetos alongados, espessados, e raramente calcificação anular pode resultar em fechamento incompleto do folheto mitral e consequente regurgitação. A degeneração mixomatosa de folhetos mitrais leva ao PVM, o que pode causar ruptura de cordas e falha de coaptação dos folhetos (Desai *et al.*, 2017).

Diferentemente do caso da estenose mitral degenerativa, no PVM, não há relação entre os fatores de risco para aterosclerose na patogênese da doença.

Coronárias

As alterações das artérias coronárias não são, em geral, expressivas quando não é considerada a arteriosclerose vascular (ver Tabela 31.4), podendo ser encontradas, como condição habitual de envelhecimento, perdas de tecido elástico e aumento do colágeno acumulando-se em trechos proximais das artérias. Eventualmente, ocorre depósito de lipídios com espessamento da túnica média. É comum a presença de vasos epicárdicos tortuosos, ocorrendo mesmo quando não há diminuição dos ventrículos. A coronária esquerda altera-se antes da direita. Essas alterações são diferentes da arteriosclerose; também há discussão sobre artérias coronárias dilatadas, que não encontrou apoio em verificações de necropsias antigas. Outra alteração significativa é a calcificação das artérias coronárias epicárdicas, observada com frequência em indivíduos muito idosos e muito comuns nessa população, podendo atingir o tronco coronário e as três grandes artérias, ocupando geralmente o terço proximal desses vasos.

A calcificação da artéria coronária (CAC) resulta em redução na complacência vascular, respostas vasomotoras anormais e perfusão miocárdica diminuída. A presença de CAC está associada a piores resultados na população geral e em pacientes submetidos à revascularização (Wang *et al.*, 2006).

A prevalência de CAC é idade e sexo-dependente, ocorrendo em 90% dos homens e 67% das mulheres com mais de 70 anos de idade. A extensão da CAC correlaciona-se fortemente ao grau de aterosclerose e à taxa de futuros eventos cardíacos. Com base nos escores de cálcio, a TC adiciona valor prognóstico nos eventos cardíacos, especialmente em pacientes de risco intermediário, como demonstrado em uma população geral de pacientes idosos assintomáticos com idade 69,6 ± 6,2 anos do Estudo Rotterdam, em que 52% dos homens e mulheres foram reclassificados, em categorias de risco mais precisas utilizando-se o escore de cálcio coronariano associado a um modelo de Framingham modificado (Elias-Smale *et al.*, 2010).

A patogênese da CAC e a formação óssea compartilham vias comuns, e diversos fatores de risco que contribuem para a sua iniciação e progressão foram identificados.

A calcificação aterosclerótica ocorre principalmente na íntima. No entanto, a calcificação na média que anteriormente era considerada um processo benigno associa-se frequentemente a idade avançada, diabetes e doença renal crônica, causando rigidez arterial e aumentando assim o risco de eventos cardiovasculares (Johnson *et al.*, 2006). Adicionalmente, o sistema renina–angiotensina pode desempenhar um papel na calcificação da média, porque bloqueadores dos receptores da angiotensina II tipo 1 abolem o desenvolvimento da CAC em modelo pré-clínico (Armstrong *et al.*, 2011). O ativador do receptor do fator nuclear-kappaB (osteoprotegerina) surgiu como potencial interface entre a osteoporose e a CAC. Dados epidemiológicos em humanos sugerem que os níveis mais elevados de osteoprotegerina estão associados a CAC e eventos cardiovasculares (Abedin *et al.*, 2007).

Curiosamente, a ingestão de uma dieta rica em cálcio não apresentou associação à CAC, e não foi observada relação entre a ingestão de cálcio na dieta e a DAC (Wang *et al.*, 2012). Esses dados sugerem que a CAC seja resultado de mecanismos aberrantes de regulação, em vez de simples sobrecarga de cálcio. É necessária melhor compreensão das vias que contribuem para essa calcificação, possibilitando que terapias mais eficazes sejam desenvolvidas.

Repercussão do envelhecimento

Alterações estruturais

Atualmente, os métodos de imagem têm auxiliado em diagnóstico, seguimento e avaliação prognóstica do coração senil. Com o tempo, há elevação do volume das fibras miocárdicas em ambos os ventrículos e deposição de material amiloide, colágeno e tecido lipídico no coração, com aumento discreto dos focos de fibrose intersticial. Ao ecocardiograma, pode observar-se aumento da espessura miocárdica e do índice de massa do VE em grau discreto. Isso tem implicações na adaptação do VE e nas alterações hemodinâmicas e, a partir da quinta década, geralmente, na forma de disfunção diastólica, que se caracteriza por maior participação na fase ativa do esvaziamento atrial e no enchimento ventricular para não aumentar a pressão média do átrio esquerdo.

A disfunção diastólica discreta é muito comum no idoso saudável e não é acompanhada de sinais e sintomas de ICC, sendo facilmente diagnosticada ao ecocardiograma. A disfunção diastólica é um dos determinantes da redução do DC do idoso frente ao exercício, uma vez que não há alteração da função sistólica global pela idade e os índices ejetivos estão preservados mesmo nas faixas etárias mais avançadas.

O aumento atrial também é observado e utilizado atualmente como um dos critérios para diagnosticar disfunção diastólica; além de ser marcador prognóstico e auxiliar no diagnóstico diferencial de cardiomiopatias, é um preditor de eventos, como nas taquiarritmias. Hennersdorf *et al.* (2007) mostraram que a prevalência de FA paroxística pode ser diminuída em pacientes com regressão da HVE pelo tratamento da hipertensão arterial, em comparação com pacientes com progressão da HVE, apesar do tratamento.

O septo sigmoide anatomicamente considerado como aumento discreto e localizado da espessura miocárdica no segmento basal do septo ventricular, sem causar obstrução significativa ao fluxo na via de saída do VE, é visto frequentemente no idoso. Além da hipertrofia miocárdica própria da idade, este achado pode ser decorrente da alteração da posição do coração no tórax, secundária à cifoescoliose, que leva ao alongamento do arco aórtico e à diminuição do ângulo entre o septo interventricular e a aorta.

Com o envelhecimento, também observamos ao ecocardiograma alterações degenerativas valvares, calcificações, hiper-refringências, que fazem diagnósticos diferenciais de doenças de depósito, alterações ventriculares, hemodinâmicas, e ainda é possível avaliar repercussões no coração de causas não cardíacas e fazer o seguimento. Além disso, é muito utilizado ultimamente para avaliação e manejo não invasivo de volemia por avaliação da veia cava inferior, em pacientes ambulatoriais e em unidade de terapia intensiva (UTI), e para avaliação do DC, estimativa da pressão venosa central e do índice cardíaco, entre outros parâmetros.

Alterações funcionais

A contribuição do coração para a regulação do DC em resposta ao aumento da demanda metabólica do exercício foi bem caracterizada e depende essencialmente da regulação dinâmica de dois parâmetros fisiológicos, FC e volume sistólico (VS). Em adultos jovens saudáveis, a estimulação adrenérgica induzida por exercício aumenta rapidamente o DC, principalmente pelo incremento da contratilidade miocárdica e pela diminuição da resistência vascular periférica. Proporcionalmente à intensificação do exercício, o VS tende a se expandir em até 40 a 50% da capacidade máxima, e, havendo necessidade de aumento adicional do DC, este seria impulsionado por um novo aumento na FC (Vella; Robergs, 2005).

Embora os idosos ainda sejam capazes de aumentar seu DC em resposta ao exercício, o aumento relativo é tipicamente diminuído em comparação com os mais jovens. A redução da FC máxima, também conhecida como incompetência cronotrópica, é um dos principais contribuintes para a diminuição da resposta cardíaca ao exercício em idosos. O envelhecimento normal resulta em um declínio progressivo da FC máxima em aproximadamente 0,7 bpm/ano (Gulati *et al.*, 2010). Embora os mecanismos de incompetência cronotrópica não sejam completamente compreendidos, mudanças degenerativas no sistema de condução, juntamente com regulação autonômica prejudicada, provavelmente desempenham papéis centrais (Brubaker; Kitzman, 2011). É importante ressaltar que a redução da FC de pico relacionada com a idade se associa fortemente à diminuição da capacidade de exercício e é um preditor independente de eventos cardiovasculares adversos e mortalidade (Lauer *et al.*, 1999).

Em geral, corações idosos ainda são capazes de aumentar o VS em resposta ao exercício, embora em níveis insuficientes para compensar a redução da FC máxima. Curiosamente, o mecanismo pelo qual o coração aumenta o VS com exercícios muda com a idade. Enquanto a contratilidade miocárdica aumentada é o principal meio de aumentar a VS em corações jovens, o exercício aumenta o VS em corações idosos principalmente por meio do incremento do volume diastólico final e com mínimas alterações da contratilidade (Kappagoda; Amsterdam, 2012).

De maneira geral, o envelhecimento normal diminui significativamente as respostas cronotrópicas e inotrópicas do coração ao exercício. Clinicamente, esse fenômeno é referido como reserva cardíaca prejudicada, que é a incapacidade do coração de aumentar o DC de maneira adequada para atender às demandas crescentes de estresse fisiológico, seja induzido por exercício ou farmacologicamente. Em conjunto com as alterações associadas à idade nos mecanismos periféricos de extração e utilização de oxigênio no músculo esquelético (Fleg *et al.*, 1995), a oferta inadequada de oxigênio da reserva cardíaca prejudicada é um dos principais contribuintes para a diminuição da capacidade funcional em idosos, especialmente aqueles com IC (Borlaug *et al.*, 2010). O consumo máximo de oxigênio (V_{O_2} max), que é a taxa máxima que o corpo pode consumir oxigênio durante o exercício incremental, é uma métrica estabelecida da capacidade de exercício. Com o envelhecimento normal, o V_{O_2} max diminui em aproximadamente 10% por década em indivíduos ambulatoriais saudáveis (Fleg; Lakatta, 1988), mas esse declínio acelera notavelmente em idades acima de 70 anos e na ICC (Fleg *et al.*, 2005), sugerindo que os mecanismos que causam o comprometimento dessa reserva cardíaca no envelhecimento podem ser particularmente relevantes para o aumento da ICC observado com a idade avançada (Tabela 31.6).

▪ **TABELA 31.6** Alterações funcionais durante a atividade física do idoso.

Parâmetros CV no pico do exercício	Alterações com o envelhecimento
Débito cardíaco	↓/Inalterado
Frequência cardíaca	↓
Volume sistólico	↑/↓ /Inalterado
Volume diastólico final	↑
Contratilidade de VE	↓
VO_2 máximo	↓
(A–V) O_2 diferença	↓

CV: cardiovasculares; VE: ventrículo esquerdo.

Considerações finais

O processo de envelhecimento é um *continuum*, progredindo ao longo da vida do indivíduo. Diferentemente das condições patológicas, esse processo afeta todos os indivíduos. Ele é geneticamente programado, mas modificado por influências ambientais, para que a taxa de envelhecimento possa variar amplamente entre as pessoas. Portanto, o envelhecimento fisiológico em qualquer indivíduo pode ocorrer mais rapidamente ou mais lentamente que a idade cronológica, dando origem a pessoas "idosas" aos 60 anos e outras pessoas "jovens" aos 75 anos de idade. Pesquisas recentes desafiaram o pensamento tradicional sobre os mecanismos moleculares subjacentes ao envelhecimento cardíaco e sugeriram um potencial para retardar, se não reverter, as alterações cardíacas associadas à idade. No entanto, lacunas significativas permanecem em nossa compreensão dos mecanismos moleculares subjacentes às diversas mudanças estruturais e funcionais causalmente envolvidas no envelhecimento cardíaco. Ao mesmo tempo, poucas novas vias foram identificadas que podem ser alvos de fármacos para mitigar o envelhecimento cardíaco.

Consequentemente, à medida que adquirimos maior compreensão das consequências do envelhecimento no coração, podemos dar passos maiores na promoção de uma expectativa de vida mais longa e saudável.

32

Exames Subsidiários em Cardiogeriatria

Wellington Bruno Santos • Antonio Carlos Sobral Sousa • Ricardo Vivacqua Cardoso Costa

Eletrocardiograma

O eletrocardiograma (ECG) é um método complementar fundamental à avaliação cardiovascular do idoso. Sua realização, embora fácil no adulto jovem e na maioria dos pacientes idosos, pode ser um desafio nos portadores de doenças reconhecidamente de maior prevalência acima dos 60 anos de idade. Os portadores de demência podem não colaborar com a manutenção da posição supina em relaxamento durante a realização do exame. Este fato demanda paciência, técnica e maior tempo de realização do ECG, muitas vezes com interrupções, apesar do auxílio de cuidador presente para tranquilizar o paciente. O tremor nos portadores de tremor essencial, doença de Parkinson ou pelo uso de lítio pode ser contornado se o paciente for orientado a prender suas mãos sob o quadril com os braços relaxados de modo a reduzir a interferência sobre a linha de base.

O ECG do idoso pode ser completamente normal (Figura 32.1), sendo ele portador ou não de cardiopatia ou hipertensão arterial sistêmica (HAS), reforçando sua condição de método complementar à avaliação clínica. Contudo, as alterações eletrocardiográficas são frequentes nesta faixa etária.

Estudo de Ebersole e Vlietstra de 1999 identificou as alterações eletrocardiográficas encontradas com maior prevalência nos gerontes: as extrassístoles atriais, as extrassístoles ventriculares, desvio do eixo de QRS para a esquerda, alterações inespecíficas de ST-T, alterações decorrentes de bloqueios de ramo, alterações decorrentes de hipertrofia ventricular esquerda (HVE), fibrilação atrial (FA) e bloqueio atrioventricular (BAV) de primeiro grau (PR prolongado > 0,20 s).

No *Cardiovascular Health Study* (CHS), estudo de coorte europeu de 5.150 indivíduos com idade acima de 65 anos, a prevalência de alterações eletrocardiográficas, definidas como atrasos da condução intraventricular, ondas Q/QS, sobrecarga ventricular esquerda, alterações do segmento ST e onda T, FA e BAV de primeiro grau (PR prolongado), foi de 29%, e em 37% de 2.737 indivíduos idosos com alterações eletrocardiográficas não foram detectadas HAS ou doença arterial coronariana (DAC) (Furberg *et al.*, 1992).

Alterações morfológicas associadas ao envelhecimento cardiovascular podem determinar alterações do ECG. A diminuição da celularidade das células do nó sinusal e do tecido de condução elétrica podem determinar bradiarritmias sintomáticas. A intensa calcificação do anel mitral – condição clínica mais prevalente nas mulheres idosas – pode ocasionar redução da velocidade de condução atrioventricular (BAV incompleto, 1º e 2º grau) e até bloqueio atrioventricular total (BAVT), resultando na necessidade de marca-passo definitivo (Savage *et al.*, 1983). A intensa calcificação da valva aórtica (VAo) pode reduzir sua abertura (estenose aórtica [EAo]) e resultar em HVE e alterações eletrocardiográficas iguais aos dos portadores de cardiopatia hipertensiva, embora a ausência de alteração eletrocardiográfica não descarte EAo grave (Rahimtoola *et al.*, 1997). Por outro lado, a amiloidose cardíaca pode causar aumento da espessura da parede de ventrículo esquerdo (VE) associada à redução da amplitude de voltagem das ondas e complexos QRS do ECG (Rubin; Maurer, 2020). É importante lembrar do possível diagnóstico de amiloidose cardíaca em paciente com baixa amplitude dos complexos QRS ao ECG e aumento de espessura das paredes ao ecocardiograma.

Pode ser observado um desvio de eixo do QRS para a esquerda no plano frontal (o complexo QRS na derivação D2, em vez de ser francamente positivo, apresenta-se com tendência negativa ou predominantemente negativa) devido a um atraso da condução elétrica pela divisão anterossuperior (BDAS) do ramo esquerdo do feixe de His ou obesidade abdominal ou HEV – condições que desviam o eixo do QRS para a esquerda.

O idoso pode apresentar uma ou mais alterações eletrocardiográficas combinadas. Elas podem ser didaticamente divididas, conforme são apresentadas na Tabela 32.1.

Alterações da frequência e/ou do ritmo cardíaco

As alterações da frequência e/ou do ritmo cardíaco podem ser determinadas por condições extracardíacas ou cardíacas. Entre as mais frequentes, as bradiarritmias (bradicardias sinusais, BAV, FA com resposta ventricular lenta), taquiarritmias (extrassístoles supraventriculares [ESSV], extrassístoles ventriculares [ESV], taquicardias sinusais, taquicardias atriais, FA com alta resposta ventricular), síndrome brádi-táqui (manifestação de doença do nó sinusal em que se alternam períodos de bradicardia e taquicardia (Adán; Crown, 2003), evidência de ritmo de marca-passo (espículas do marca-passo).

A bradicardia sinusal pode ser causada por hipotireoidismo, efeito de fármacos cronotrópicos negativos, vagotonia, doença do nó sinusal. BAV, desde o prolongamento do intervalo PR (PR > 0,20 s) até o BAVT podem ser determinados por hiperpotassemia, intoxicação digitálica, amiodarona, betabloqueador, verapamil, diltiazem ou por degeneração do sistema de condução associada ao envelhecimento. A FA tende a se manifestar com resposta ventricular alta (frequência cardíaca [FC] aumentada e irregular). Quando a FC é lenta, pode haver redução da velocidade de condução elétrica atrioventricular por alteração intrínseca do nó AV ou por ação de fármacos cronotrópicos negativos.

A taquicardia sinusal pode ser causada por anemia, hipertireoidismo subclínico, ansiedade durante o exame ou ser uma manifestação de desidratação ou de compensação de insuficiência cardíaca congestiva (ICC) para manutenção do débito cardíaco (necessidade de correlação clínica). As ESSV e ESV podem ser benignas nos corações idosos normais. Contudo, também podem ser manifestações de doença cardíaca ou extracardíaca (Figuras 32.2 e 32.3). Entre as causas mais frequentes estão a ansiedade (ESV e ESSV), hipertireoidismo (ESSV e ESV), hipopotassemia ou hipomagnesemia associadas ao uso de diuréticos (ESV), isquemia (ESV). A elevada prevalência de arritmias exige rigorosa avaliação clínica para definir corretamente as relações entre arritmias e sintomas (Sanches *et al.*, 2004; Wajngarten *et al.*, 1990).

A prevalência de FA aumenta com o avanço da idade. É uma das alterações eletrocardiográficas mais prevalentes entre idosos, e uma importante causa de acidente vascular encefálico (AVE) (Schnabel *et al.*, 2019). A ausculta cardíaca é muito irregular, e os complexos QRS apresentam distâncias muito variáveis entre si (Figura 32.4). A taquicardia atrial também pode ser assintomática ou determinar palpitações nos idosos, e suas causas também estão associadas à instabilidade elétrica atrial de origem cardíaca e extracardíaca.

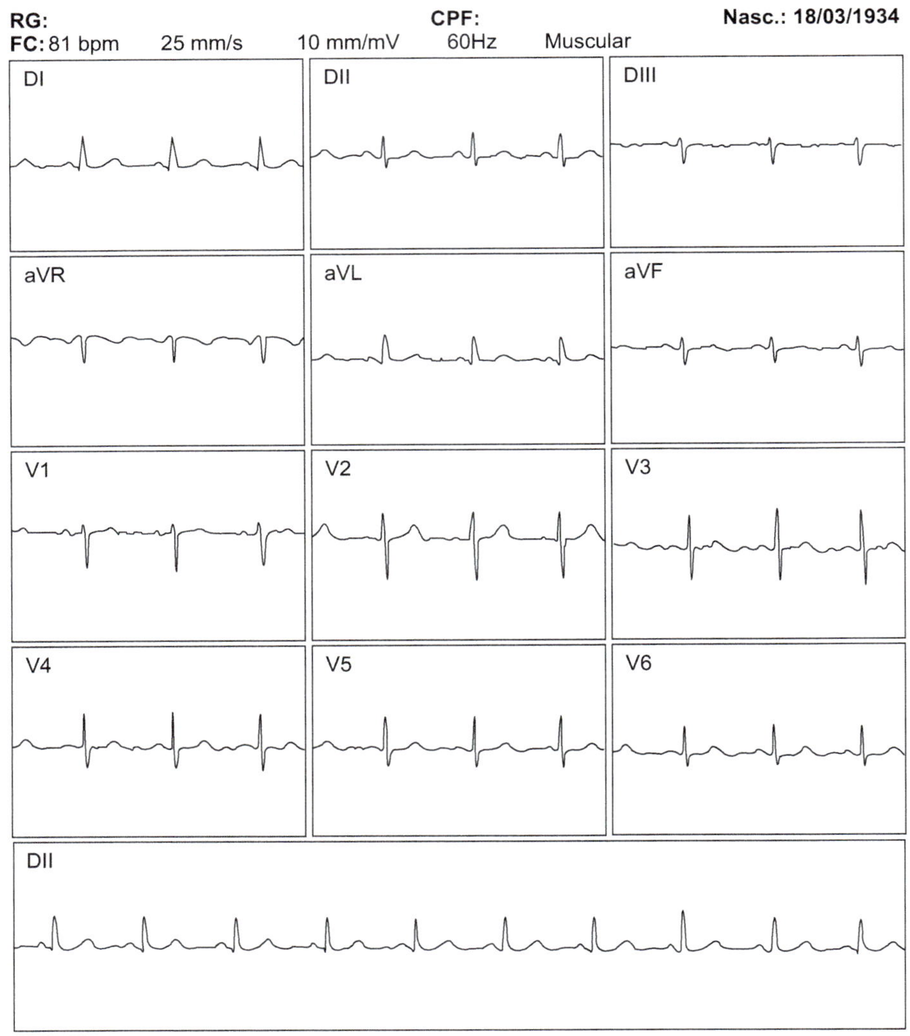

■ **FIGURA 32.1** Eletrocardiograma normal em idoso.

■ **TABELA 32.1** Principais alterações eletrocardiográficas do idoso.

1	Alterações da frequência e/ou do ritmo cardíaco
2	Alargamento e modificação da morfologia dos complexos QRS
3	Alterações da amplitude dos complexos QRS
4	Alterações da repolarização ventricular (modificações de ST/ondas T)
5	Ondas Q patológicas ou complexos QRS
6	Prolongamento do intervalo QT

O alargamento e a modificação da morfologia dos complexos QRS são determinados pelo alentecimento e bloqueios da condução intraventricular.

O bloqueio de ramo direito (BRD) do feixe de His pode estar presente desde a infância ou desenvolver-se com o avançar da idade (Figura 32.5). O ramo direito é mais longo e sujeito às alterações do envelhecimento do tecido de condução elétrica. Habitualmente, não está associado à cardiopatia. Por outro lado, o bloqueio de ramo esquerdo (BRE) do feixe de His (Figura 32.6) está mais frequentemente associado à cardiopatia subjacente, a qual deve sempre ser investigada quando deste achado. Contudo, alguns pacientes não têm cardiopatia evidenciada após exaustiva investigação. O BDAS do ramo esquerdo, comumente chamado de hemibloqueio anterior esquerdo (HBAE), está frequentemente combinado com o BRD ou aparece isoladamente, devendo ser indicada a investigação de cardiopatia nestes casos.

No Brasil, BAV associado a distúrbio da condução intraventricular ou outras arritmias ventriculares e supraventriculares deve chamar a atenção para a possibilidade de doença de Chagas: avaliar a história epidemiológica.

Alterações de amplitude dos complexos QRS (associados ou não ao aumento da duração deles)

Ocorre na HVE (Figura 32.7) da HAS (cardiopatia hipertensiva), no portador de EAo hemodinamicamente importante ou no portador de miocardiopatia hipertrófica idiopática e nas sobrecargas de volume (p. ex., insuficiência mitral, insuficiência aórtica crônica importantes). O portador de amiloidose cardíaca tende a apresentar baixa voltagem, assim como o portador de derrame pericárdico. A evidência de espícula traduz o comando do marca-passo (Figura 32.8). Elas podem estar presentes antes de cada QRS (unicameral) ou antes de cada onda P (atrial) e antes de cada QRS (estimulação atrial e ventricular).

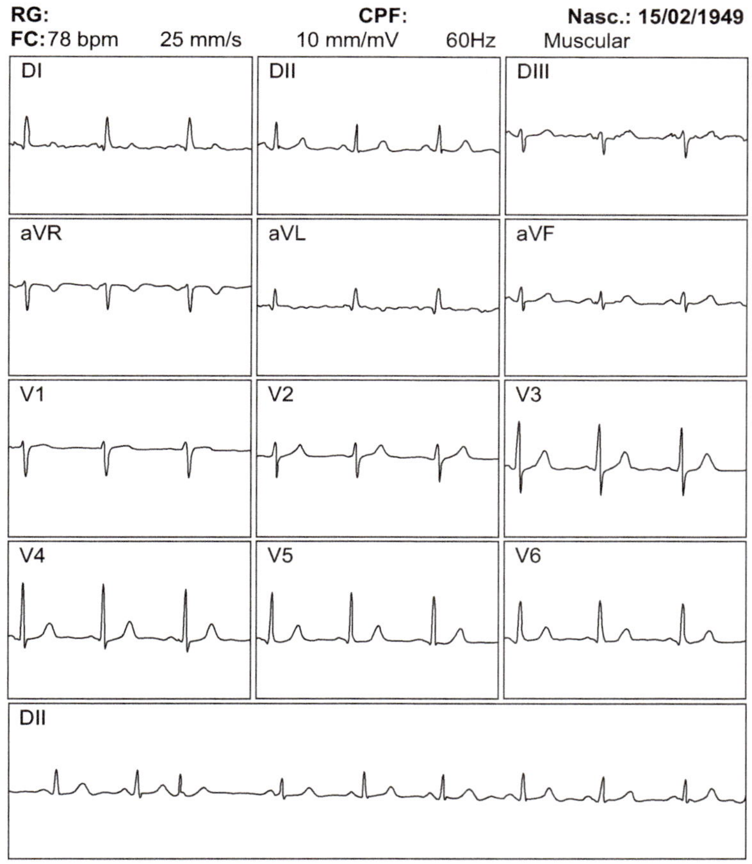

▪ **FIGURA 32.2** Extrassístole supraventricular.

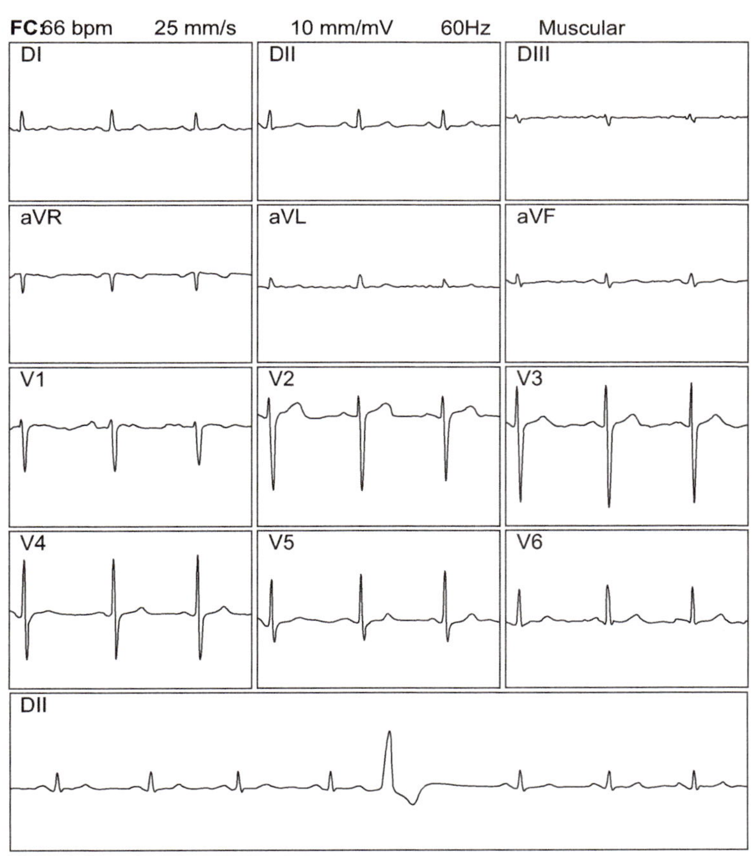

▪ **FIGURA 32.3** Extrassístole ventricular.

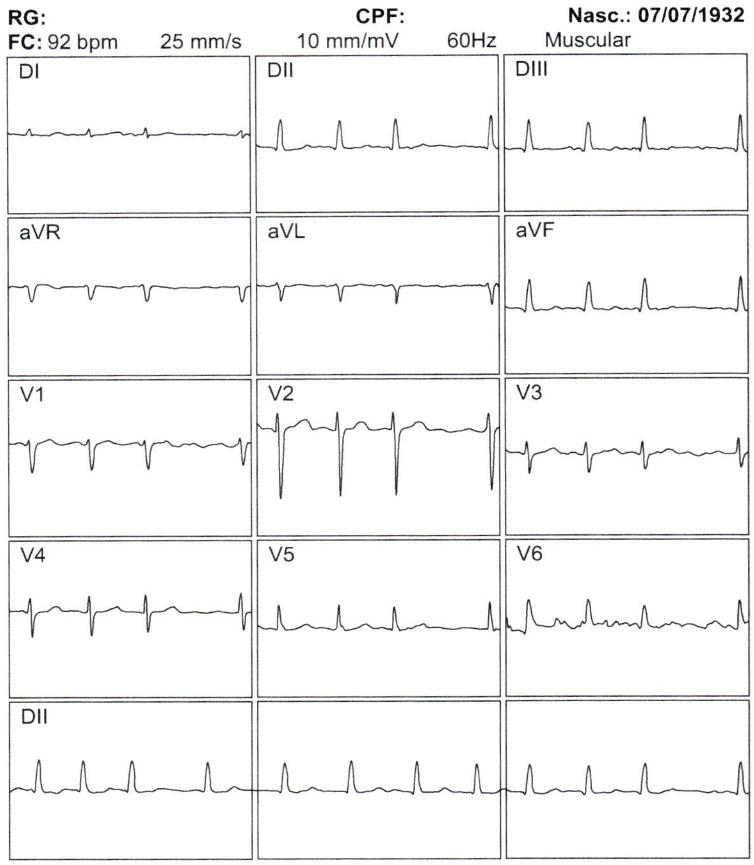

▪ **FIGURA 32.4** Fibrilação atrial.

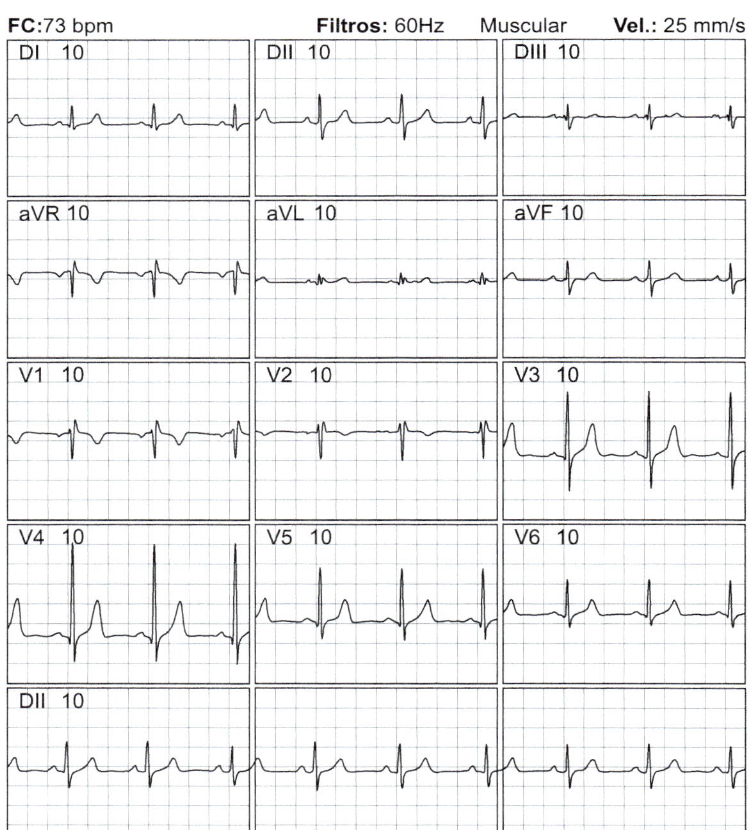

▪ **FIGURA 32.5** Bloqueio de ramo direito.

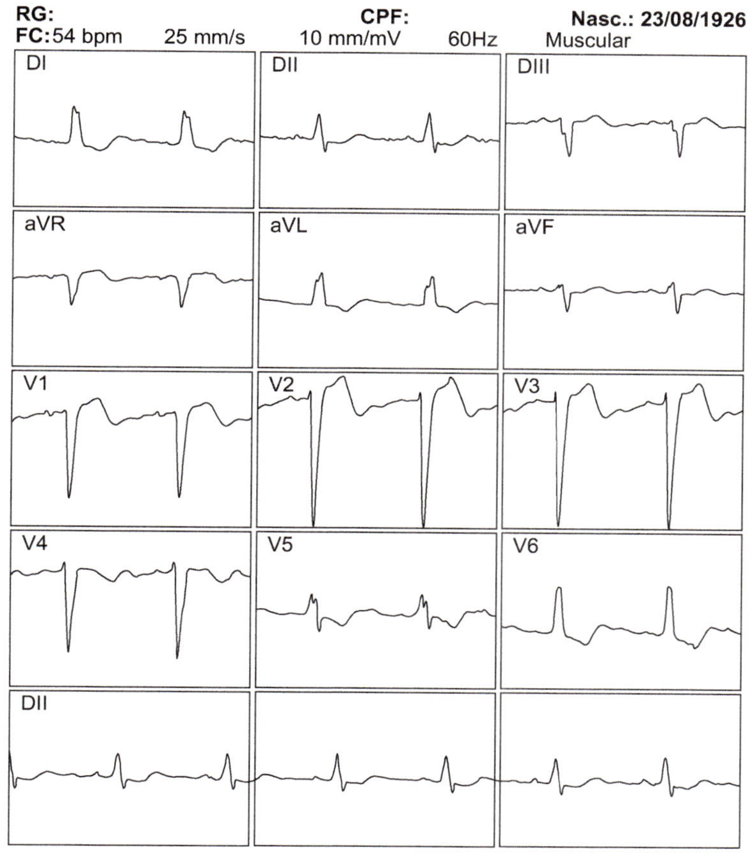

▪ **FIGURA 32.6** Bloqueio de ramo esquerdo.

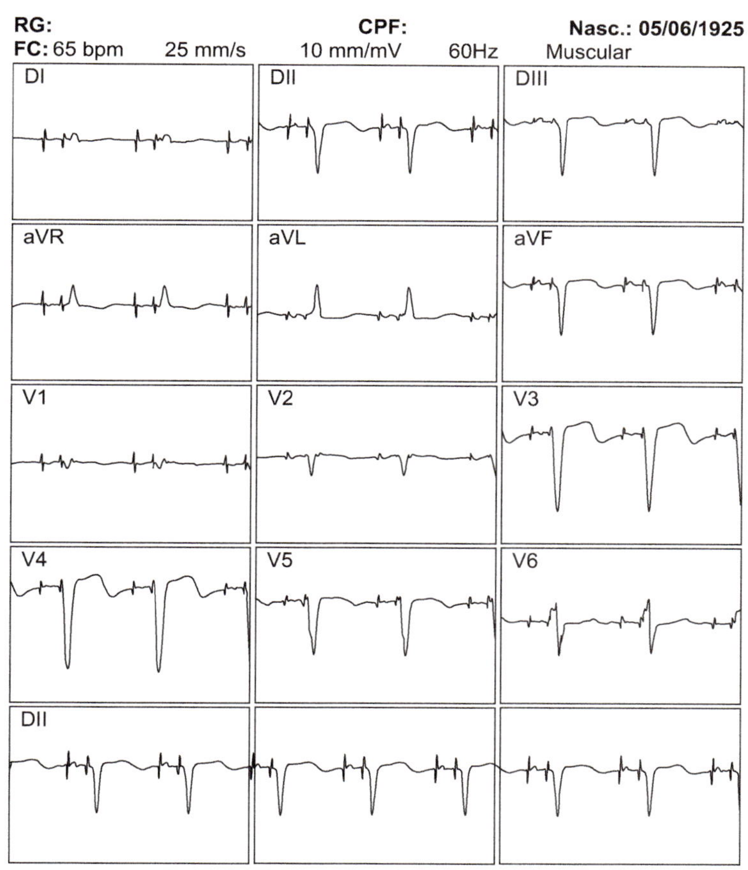

▪ **FIGURA 32.7** Hipertrofia ventricular esquerda.

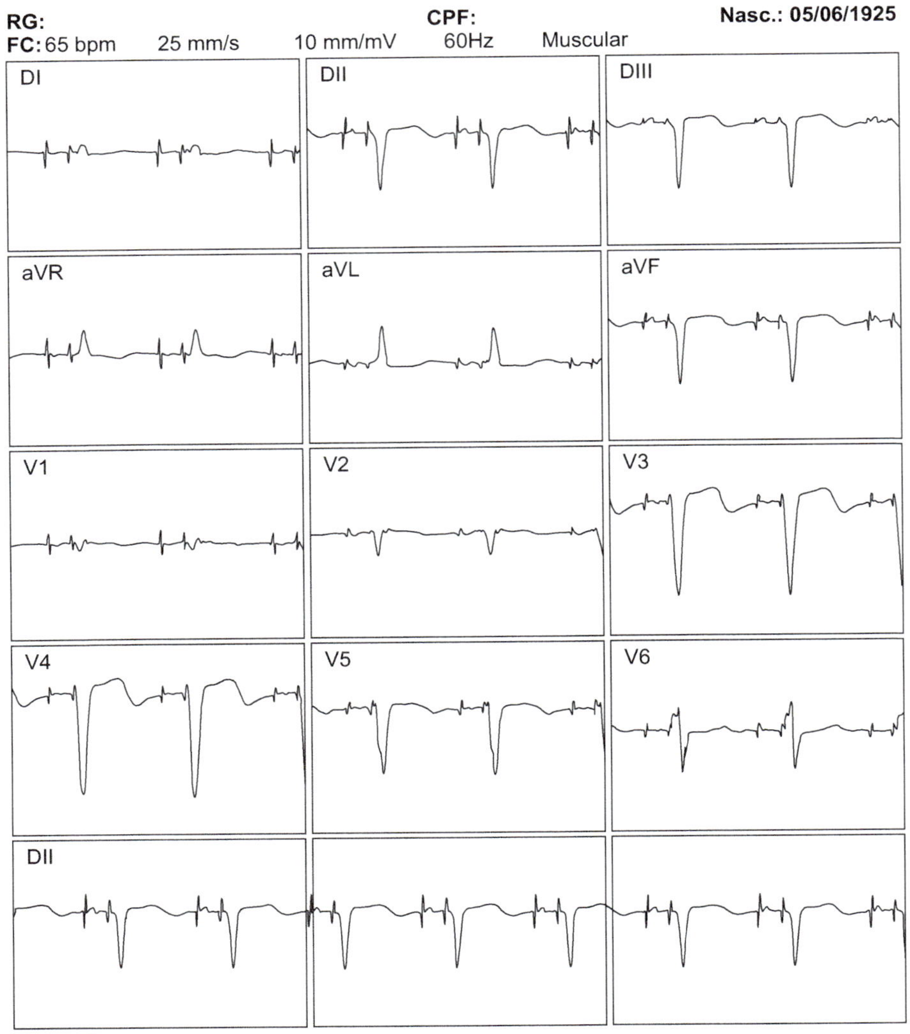

▪ **FIGURA 32.8** Observe a espícula do marca-passo antes de cada onda P e dos complexos QRS.

Alterações da repolarização ventricular (mudanças da morfologia da onda T)

As alterações difusas inespecíficas da repolarização ventricular têm baixa especificidade. Podem ocorrer no idoso sem cardiopatia, na HAS e na DAC: a correlação clínica é necessária. O uso de fármacos digitálicos pode alterar o segmento ST e a onda T, conferindo o aspecto de *colher de pedreiro* (impregnação digitálica). A HVE, o BRE e o BRD podem alterar secundariamente o ST-T. Quando a EAo é hemodinamicamente importante, podem ser observadas alterações de HVE e alterações secundárias de repolarização ventricular. Contudo, Otto *et al.* (1997) demonstraram que 50% dos pacientes com EAo grave não apresentam alteração eletrocardiográfica.

As alterações secundárias de repolarização ventricular (Figura 32.9; ver também Figura 32.8) são mais frequentes nos idosos e um desafio ao clínico, porque são confundidas com as alterações relacionadas com a isquemia miocárdica, dificultando o diagnóstico diferencial e a realização de teste ergométrico para detecção de alterações do ST-T durante esforço.

Ondas Q patológicas ou QS

Traduzem infartos antigos diagnosticados ou não diagnosticados previamente (Figura 32.9). No estudo de Framingham, 49% dos infartos agudos do miocárdio (IAM) de mulheres idosas hipertensas não foram reconhecidos. A identificação desses infartos tem grande importância para o manejo clínico do paciente. Portanto, um ECG em repouso deveria ser realizado anualmente nessa população de maiores riscos cardiovascular e de infartos não reconhecidos (Kannel *et al.*, 1995).

Prolongamento do intervalo QT

O intervalo QT é a distância medida entre o início da onda Q do complexo QRS até o final da onda T. Esse intervalo reflete a duração total da repolarização dos ventrículos. O valor normal dessa medida varia de 0,44 a 0,46 segundo. Essa medida deve ser corrigida para a FC (QTc) do paciente ao ECG. A fórmula mais utilizada é a de Bazett, como descrita a seguir:

$$QTc = QT/(RR)^{1/2}$$

Há réguas com nomogramas que permitem a correção do QT para FC, sem a necessidade de cálculo. Aplicativos como o *QTc Calculator* baixados das lojas virtuais para *smartphones* também estão disponíveis gratuitamente.

A principal causa de prolongamento do QT é a medicamentosa, especialmente a utilização de antiarrítmicos, e o risco do prolongamento do QT é sua associação com maior risco de

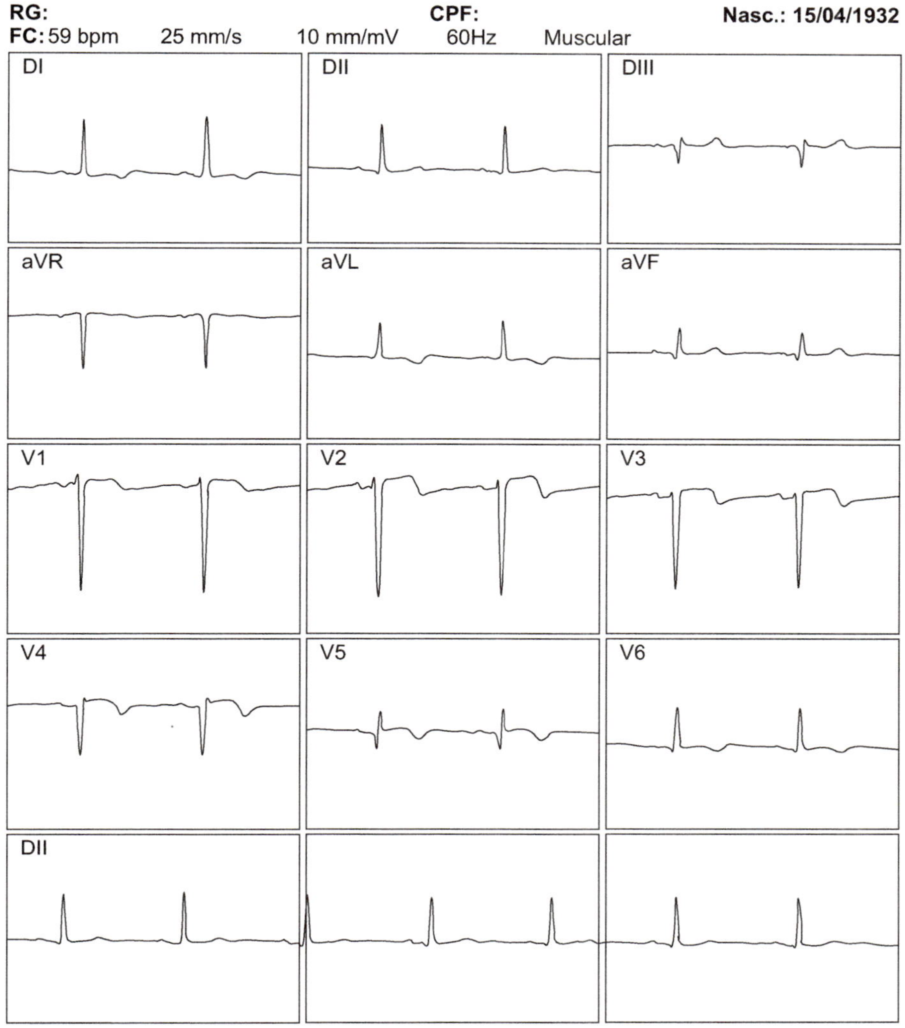

▪ **FIGURA 32.9** Zona inativa (V_4-V_5) caracterizada por ondas Q patológicas. Observam-se complexos QRS que não crescem de V_1 para V_3, compatíveis com infarto antigo em idoso.

taquicardia ventricular polimórfica (*torsade de pointes*) que pode ser fatal. A alta prevalência de doenças cardiovasculares (DCV) e as comorbidades tornam os idosos suscetíveis ao uso de muitos medicamentos, o que aumenta o risco de prolongamento do QT. Doses mais elevadas e o uso concomitante de fármacos que prolongam o QT_c aumentam o risco de arritmia e morte súbita (Lemos *et al.*, 2015). A Tabela 32.2 mostra uma lista de fármacos que prolongam o intervalo QT.

Os fatores de risco para ocorrência de *torsade de pointes* induzido por fármacos que prolongam o QT são: sexo feminino, bradicardia, hipopotassemia, uso de digitálicos, ICC, QT previamente longo, hipomagnesemia grave, doses elevadas de fármacos que prolongam o QT (exceção da quinidina), infusão intravenosa rápida de fármacos que prolongam o QT, cardioversão recente de FA, especialmente com fármacos que prolongam o QT. Foi demonstrado que o QT tende a ser mais prolongado com o avançar da idade.

▪ **TABELA 32.2** Fármacos com potencial para prolongar o intervalo QT.

Psicotrópicos: haloperidol, quetiapina, clorpromazina, tioridazina e outros
Antidepressivos: paroxetina, fluoxetina, citalopram, mirtazapina, amitriptilina, nortriptilina
Antiarrítmicos: amiodarona, sotalol, quinidina, procainamida
Antibióticos: eritromicina, azitomicina, claritromicina e outros macrolídios
Quinolonas: ciprofloxacino, levofloxacino, norfloxacino, moxifloxacino e outros
Antifúngicos: fluconazol, cetoconazol, itraconazol e outros
Antineoplásicos: doxorrubicina, capecitabina, inibidores das tirosinoquinases, tamoxifeno
Antimaláricos: cloroquina, hidroxicloroquina
Antieméticos: metoclopramida, ondansetrona

Conclusão

Considerando-se a alta prevalência de DCV e arritmias assintomáticas e sintomáticas nos idosos, as manifestações atípicas de eventos cardiovasculares e a frequente dificuldade de reconhecimento ou de expressão dos sintomas pelo paciente, além de polifarmácia, o ECG é um importante exame não invasivo, amplamente disponível e de baixo custo complementar à avaliação cardiovascular minuciosa desses pacientes.

Teste ergométrico

A expectativa de vida tem aumentado progressivamente em nosso país, e os idosos já representam um terço da população brasileira, fenômeno observado em termos mundiais (Freitas, 2005).

Em 9 de março de 1954, foi criado no Brasil o Serviço Nacional de Assistência à Velhice pelo projeto de lei nº 8 do Senado Federal, de autoria do senador Atílio Vivacqua (Filizola, 1972).

A partir da década de 1990, a Geriatria passou a ser integrada por áreas médicas distintas, gerando pesquisas direcionadas a várias especialidades e, principalmente, à fisiologia do sistema cardiorrespiratório durante o exercício físico como forma preventiva, terapêutica, de lazer ou mesmo competitiva.

A progressão da idade evolui com uma redução do desempenho físico, da mobilização hemodinâmica, da coordenação motora, da flexibilidade e da força muscular, resultando em uma redução da condição aeróbica, em média de 8%, a cada década a partir dos 30 anos de idade. Essas modificações podem ser revertidas com treinamentos resistidos e dinâmicos, adaptados à condição biomecânica do idoso (Herdy *et al.*, 2014).

Metodologia

Nos idosos, deve-se considerar se há doenças não cardíacas concomitantes, como, por exemplo, as dos sistemas pulmonar, cardiovascular, osteoarticular ou neurológico, limitantes da condição funcional, que podem prejudicar uma adequada avaliação cardiovascular durante o exercício físico. Desse modo, torna-se necessária uma avaliação prévia do idoso para se executar um teste ergométrico seguro e com eficiência no aspecto diagnóstico e prognóstico (Vivacqua; Carreira, 2009).

Antes do início do teste, é recomendável a anamnese para identificar sintomas, comorbidades existentes e estimar a capacidade funcional com vistas à escolha do protocolo a ser aplicado, tanto em esteira rolante como em cicloergômetro.

Em relação ao ergômetro, observa-se melhor adaptação do idoso à esteira rolante, porém, está indicado o cicloergômetro naqueles com doenças que possam limitar o exercício em esteira rolante, ou os habituados ao ciclismo, o que, obviamente, permite melhor adaptação a este ergômetro.

Consideramos o protocolo em rampa o mais indicado para o idoso, assim como para os demais indivíduos, particularmente por possibilitar melhor adaptação às condições biomecânicas do paciente, facilitando a execução do teste ergométrico até um nível efetivamente máximo da capacidade de exercício.

A partir do protocolo em rampa, objetiva-se a duração do exercício em 8 a 12 minutos, devendo ser interrompido por sinais e sintomas proibitivos ou a pedido do paciente. Para determinação do nível de exercício a ser alcançado, os pacientes devem ser orientados a preencher questionário destinado à avaliação da capacidade de exercício e da potência aeróbica máxima, com a finalidade de informar o grau de atividades diárias, sendo aplicado o questionário avaliação preditiva de condição funcional (VSAQ) (Myers *et al.*, 2001). As respostas são quantificadas sob a forma de escore. O valor estimado obtido em equivalentes metabólicos (MET) será programado, antes de iniciar o teste, para ser alcançado em 10 minutos, propiciando a sua individualização (Tabela 32.3). O nível de percepção de cansaço durante o teste deverá ser obtido por meio da escala de Borg (1982) (Tabela 32.4).

Um aspecto particular do teste ergométrico em esteira rolante no indivíduo idoso refere-se à frequente dificuldade biomecânica na adaptação às maiores velocidades. Desse modo, nesses indivíduos, a inclinação pode ser mais intensamente aplicada em detrimento da velocidade.

TABELA 32.3 Questionário para avaliação preditiva de condição funcional (VSAQ) aplicado para testes em esteira rolante.*

1. Alimentar-se, vestir-se, trabalhar em uma mesa
2. Tomar banho
3. Caminhar no plano uma ou duas quadras
4. Realizar trabalho moderado em sua casa, como varrer o chão, aspirar pó, carregar pequenas compras
5. Realizar trabalho leve em quintal como: remover folhas, capinar ou cortar ervas daninhas
6. Caminhar vigorosamente, ou seja, 5 km em 1 h
7. Jogar nove etapas de golfe carregando seus próprios tacos
8. Carpintaria pesada, aparar grama empurrando o cortador
9. Executar trabalho pesado, como cavar a terra etc., jogar tênis individual ou carregar 30 kg
10. Fazer mudança de móveis pesados. Subir escadas rapidamente, ou degrau por degrau, carregando 10 kg
11. Andar de bicicleta em velocidade moderada, serrar madeira ou pular corda lentamente
12. Nadar intensamente, andar de bicicleta ou caminhar subindo ladeira ou correr 8 km em 1 h
13. Jogar basquete durante toda a competição
14. Correr vigorosamente, em média, 1,6 km por minuto
15. Praticar qualquer atividade competitiva, inclusive as que implicam corridas intermitentes ou longas, remo e barra ou levantamento de peso

*Valor estimado padronizado em equivalentes metabólicos.

TABELA 32.4 Escala de Borg: percepção subjetiva da intensidade do exercício.

6	
7	Extremamente leve
8	
9	Muito leve
10	
11	Razoavelmente leve
12	
13	Pouco intenso
14	
15	Intenso
16	
17	Muito intenso
18	
19	Extremamente intenso
20	Máximo

Fonte: Noble BJ *et al.*, 1983.

Quando da utilização do cicloergômetro, podem-se aplicar intensidades de carga de 10 a 15 W por minuto, em função do previsto, com os mesmos critérios de interrupção.

Em relação às variáveis hemodinâmicas obtidas no teste, os critérios para avaliação da reserva cronotrópica e curva da pressão arterial são os mesmos aplicados nos demais indivíduos.

Recentemente, tem sido apontada melhor perspectiva no prognóstico dos idosos que alcançam valores de hábito considerados excessivamente elevados da pressão arterial sistólica (PAS) (Hedberg *et al.*, 2009).

O monitoramento eletrocardiográfico deve ser realizado, preferencialmente, com 12 derivações simultâneas e sempre com o registro do traçado durante os períodos pré, intra e pós-exercício.

Indicações

As indicações para realização do teste ergométrico em idosos são as convencionais, com os seguintes destaques (Vivacqua; Carreira, 2009):

- Determinação da condição funcional para classificação de aptidão física e para prescrição de atividades, ressaltando-se os recentes estudos relacionando os efeitos do exercício na redução do estado inflamatório crônico nos idosos (Herdy *et al.*, 2014; Serra; Serra, 2016)
- Avaliação da gravidade de uma cardiopatia, particularmente de origem isquêmica
- Análise de aspectos prognósticos relacionados com eventos cardiovasculares
- Avaliação de efeitos das intervenções terapêuticas.

Entre as contraindicações, que também se superpõem às habituais, chamamos a atenção para:

- Contraindicações absolutas:
  - Angina instável
  - Doenças infecciosas
  - Tromboembolismo
- Contraindicações relativas:
  - FC acima de 100 bpm
  - Taquicardia paroxística
  - Arritmias ventriculares
  - Anemia
  - Hipertensão arterial em repouso (acima de 200 mmHg para a PAS e 100 mmHg para a PAD).

Interpretação

A interpretação deve envolver múltiplas variáveis, incluindo critérios clínicos, metabólicos, autonômicos, hemodinâmicos e eletrocardiográficos, devendo seguir o mesmo modelo dos testes convencionais em indivíduos de outras idades, enfatizando-se as seguintes observações (Serra; Serra, 2015):

- Determinação da condição funcional visando à aplicação de programa para condicionamento físico, principalmente nos idosos obesos nos quais um expressivo fator de risco cardiovascular é a fraca tolerância aos exercícios (Sui *et al.*, 2007)
- Déficit cronotrópico, sem ação farmacológica, podendo ser relacionado com coronariopatia (Lauer *et al.*, 1996). Idealmente, a análise da resposta cronotrópica deve utilizar o índice cronotrópico, que avalia a reserva cronotrópica obtida para o paciente em relação à estimada (Serra; Serra, 2010)
- Redução da FC no primeiro minuto da recuperação para avaliação da modulação parassimpática, habitualmente reduzida no idoso (Messinger-Rapport *et al.*, 2003). Estudo em 87 pacientes octogenários mostrou ser a atenuação da FC no primeiro minuto de recuperação um forte indicador de mortalidade em relação aos idosos com redução mais acentuada da FC (Alves *et al.*, 2019)
- Momento do aparecimento de alteração de ST (infra ou supradesnível) e sua permanência prolongada no período da recuperação, expressão de maior gravidade de uma resposta isquêmica
- Dor torácica desencadeada pelo exercício.

Vivacqua *et al.* (1997) avaliaram 1.528 idosos divididos em dois grupos: (I) de 65 a 75 anos de idade, 90% dos avaliados; e (II) acima de 76 anos de idade. Foram 90% do sexo masculino, com a seguinte proporcionalidade nas indicações: avaliação de aptidão física, 45%; dor torácica, 20%; pós-angioplastia, 7%; pós-cirurgia de revascularização miocárdica, 10%; pós-IAM, 12%; e para avaliação terapêutica, 6%.

Entre as indicações para realização do teste ergométrico, a principal foi a avaliação de aptidão física com a finalidade de submeter-se a programas de condicionamento físico, refletindo a conscientização dos benefícios adquiridos.

Neste estudo, os fatores que levaram à interrupção do exercício foram: cansaço, 88%; dor torácica, 8%; hipertensão arterial grave (PAS maior ou igual a 250 mmHg e PAD maior ou igual a 120 mmHg) – 3%; alteração do segmento ST (infradesnível de 3 mm ou mais) – 0,5%; arritmias graves (ectopias ventriculares frequentes e/ou taquicardia ventricular não sustentada) – 0,5%.

A reduzida proporção de variáveis relacionadas com o sistema cardiovascular que influenciaram a interrupção do exercício nos permite inferir que, apesar de autores considerarem o coração do idoso potencialmente doente pela sobrecarga natural decorrente dos efeitos vasculares da idade, este estudo, que envolveu uma ampla faixa etária, demonstrou, com os parâmetros hemodinâmicos e eletrocardiográficos, sinais compatíveis com eficiência miocárdica.

Deve-se considerar que o teste ergométrico convencional exibe uma satisfatória avaliação cardiovascular do idoso, principalmente em situações especiais como nos portadores de valvopatia ou em uso de marca-passo (Tabela 32.5).

O teste de exercício cardiopulmonar ou ergoespirometria também tem indicação na avaliação dos idosos, particularmente no cardiopata que vier a se submeter a um programa de reabilitação cardiovascular (Figura 32.10).

Esse procedimento nos possibilita a identificação com acurácia das variáveis ventilatórias, hemodinâmicas e metabólicas, possibilitando a determinação do limiar anaeróbico, ou de lactato, e do ponto de compensação respiratória, fundamentais para se estabelecer a intensidade-alvo de exercício do programa com maior segurança e eficiência (Tabela 32.6 e Figura 32.11).

Estudos epidemiológicos têm demonstrado aumento de incidência de cardiopatia isquêmica nos idosos, constituindo a principal causa de morte (Varona *et al.*, 2002). Esse fato estimulou novas pesquisas visando à maior acurácia diagnóstica e prognóstica por meio da ergometria, considerada um método não invasivo prático e de baixo custo.

Jeger *et al.* (2004) avaliaram 242 idosos, acima de 75 anos de idade, portadores de angina crônica, que foram observados prospectivamente por 1 ano, e concluíram que aqueles que apresentaram teste ergométrico denominado negativo, ou seja,

TABELA 32.5 Teste de exercício cardiopulmonar (ergoespirometria).

Homem, 90 anos, peso: 71 kg, altura: 172 cm Indicação: avaliação cardiorrespiratória para prática de atividade física Infarto do miocárdio em 2003 Angioplastia em 2003 e 2005 Ecocardiograma: regurgitação mitral leve a moderada Medicação em uso: atenolol, anlodipino, propatilnitrato, dexasosina clopidogrel, atorvastina	
VO_2 pico: 14,2 m /kg/min = 4,1 MET (fraca tolerância) Limiar anaeróbico: 7,7 m /kg/min = 54% em relação ao VO_2 no pico do esforço VE: 51% no pico do esforço = adequada reserva ventilatória Pulso de oxigênio: 9 mℓ/bat = adequado (relacionado ao volume sistólico) RER: 1,22 = relação VCO_2/VO_2 = teste realizado em nível máximo de exercício	VE/VO_2 = 42 = equivalente ventilatório de O_2 (adequado) VE/VCO_2 = 35 = equivalente ventilatório de CO_2 (adequado) Saturação periférica de oxigênio no pico do esforço: 96% (normal) Escala de Borg (0 a 10) = 10 (nível máximo de percepção de cansaço)

MET: equivalente metabólico; VE: ventilação pulmonar; RER ou QR: quociente respiratório (V_{CO_2}/V_{O_2}); V_{O_2}: consumo de oxigênio; V_{CO_2}: produção de dióxido de carbono; VE/V_{CO_2}: equivalente ventilatório de dióxido de carbono.

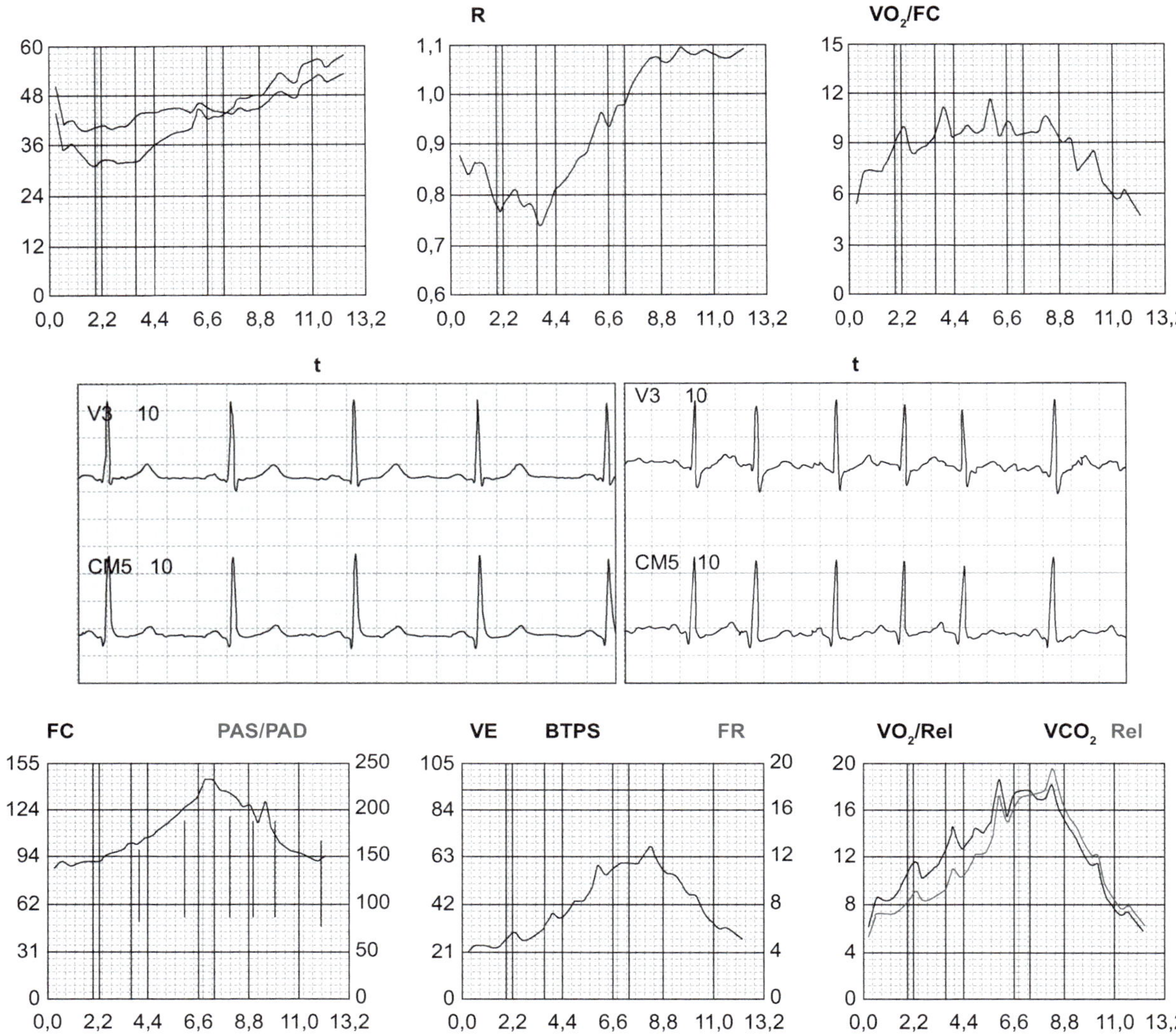

▪ **FIGURA 32.10** Espiroergometria em idoso. FC: frequência cardíaca; PAS: pressão arterial sistólica; PAD: pressão arterial diastólica.

sem evidência de resposta isquêmica, tiveram prognóstico favorável, independentemente da terapêutica em uso.

Lai *et al.* (2004), considerando que o escore de Duke não foi recomendado para estratificação de risco nos idosos, estudaram o valor prognóstico de outras variáveis em 1.872 idosos consecutivos com idade maior ou igual a 65 anos e em 3.798 com idade inferior a 65 anos, que se submeteram a teste ergométrico com avaliação sequencial média de 6 anos. Foi incluído um grupo que se submeteu a cinecoronariografia por indicação clínica, sendo 405 mais idosos e 809 menos idosos. No estudo evolutivo deste subgrupo, foi considerada como evento primário a morte cardiovascular.

Na análise de sobrevida, também tendo a morte cardiovascular como parâmetro final, o infradesnível do segmento ST demonstrou valor prognóstico em todos os grupos. Quando todas as causas de morte foram consideradas, apenas o consumo de oxigênio do pico do exercício teve valor prognóstico.

Meneghelo *et al.* (2012) consideram que o teste ergométrico no indivíduo idoso apresenta um vasto leque de indicações, desde os que pretendem iniciar atividades esportivas, até o idoso cardiopata que vai se submeter a um programa de reabilitação cardiovascular, acrescido das novas interpretações de variáveis que permitem estabelecer um valor prognóstico, favorável ou não, em médio prazo.

Ecodopplercardiografia

A ecodopplercardiografia (ED) constitui técnica diagnóstica não invasiva que utiliza a ultrassonografia de alta frequência para avaliar o estado funcional, a estrutura e a hemodinâmica do sistema cardiovascular.

Ultimamente, favorecida pelo avanço tecnológico, esta metodologia foi definitivamente incorporada à prática cardiológica cotidiana, propiciando relevante auxílio na decisão clínica do paciente cardiopata, nas mais diversas situações: na rotina ambulatorial, na sala de urgência, no laboratório de hemodinâmica, no centro cirúrgico e na unidade de terapia intensiva. É também crescente a sua utilização na investigação científica, por se tratar de exame de relativo baixo custo, reprodutível e sem efeitos nocivos para o examinador e o examinado. Deve-se ficar atento, todavia, para eventuais armadilhas e limitações inerentes a esta metodologia.

Alterações cardíacas decorrentes do envelhecimento

Tem sido demonstrado, em estudos ecocardiográficos, incremento da espessura do VE em função da idade. Este fato decorre, basicamente, do aumento da sua espessura parietal,

▪ **TABELA 32.6** Paciente de 77 anos de idade, portador de prótese valvar mitral e marca-passo VVIR, em uso de digitálico, diurético e inibidor da enzima conversora da angiotensina (IECA). Teste realizado em protocolo em rampa com velocidade inicial de 1 mph com boa adaptação ao ergômetro. Interrompido por cansaço aos 9 minutos e 55 segundos de exercício (6,8 MET) com comportamento clínico e hemodinâmico fisiológico. Aptidão física regular.

Resultados avaliados × previstos		
Medida	**Avaliado**	**Previsto**
FC máxima [bpm]	109	143
Débito cardíaco [ℓ/min]	10,58	13,41
Débito sistólico [mℓ/sist]	97,11	84,05
DP máximo [bpm mmHg]	19.620	31.841
MET máximo [MET]	6,84	6,72

Registros de pressão					
Estágio	**Tempo (min)**	**PAS (mmHg)**	**PAD (mmHg)**	**FC (bpm)**	**DP (bpm mmHg)**
Em pé	0	130	90	71	9.230
1,2 mph 3,0%	2	140	80	86	12.040
1,5 mph 6,5%	4	170	80	86	14.620
1,8 mph 9,5%	6	170	80	90	15.300
2,2 mph 13,0%	8	180	80	101	18.180
2,5 mph 16,0%	9:55	180	80	109	19.620
Recuperação	0:07	180	80	110	19.800
	1	170	80	100	17.000
	1	170	80	90	15.300
	2	170	80	90	15.300
	3	150	70	82	12.300
	4	150	70	75	11.250
	4:57	120	80	71	8.520
	5	120	80	71	8.520

PAS: pressão arterial sistólico; PAD: pressão arterial diastólico; FC: frequência cardíaca; DP: duplo produto; bpm: batimento por minuto; MET: equivalente metabólico; VO2: consumo de oxigênio.

secundária ao acréscimo no tamanho dos miócitos (Steenman; Lande, 2017), uma vez que, praticamente, não se registram alterações similares das dimensões sistólicas e diastólicas do VE. Esta hipertrofia ventricular ocorre de forma assimétrica, com predomínio na base do septo interventricular, proporcionando aumento do ângulo entre o referido septo e o eixo longo do VE, configurando o septo sigmoide, comum em gerontes e sem implicações prognósticas (Strait; Lakatta, 2012; Diaz *et al.*, 2009). Este padrão de hipertrofia localizada deve ser diferenciado da cardiopatia hipertrófica do tipo hipertrofia septal assimétrica que costuma se associar a movimento sistólico anterior da valva mitral (VMi), gradiente pressórico dinâmico aumentado na via de saída do VE e regurgitação mitral (RMi). Outra condição que pode cursar com hipertrofia localizada é a amiloidose senil, resultante da deposição de proteínas derivadas de transtirretina de tipo selvagem (TTR). Ocorre, mais frequentemente, em homens com idade média de 78 anos e seu prognóstico é melhor do que as outras formas (Hotta *et al.*, 2020).

Apesar de, em idosos, a massa do VE apresentar-se significativamente maior no homem do que na mulher, mesmo após ajuste para a superfície corporal, ela não se encontra aumentada comparativamente à população geral; por outro lado, verifica-se aumento da raiz da aorta, sobretudo na faixa etária superior a 70 anos (Khouri; Maurer; Rumbarger, 2005).

A valva aórtica (VAo) e VMi exibem espessamento e calcificação, com a progressão da idade, notadamente ao longo das bases das cúspides aórticas, ao nível da linha de fechamento dos folhetos mitrais, no lado atrial e no anel da mitral (mais comum em mulheres). Calcificação de folhetos da VAo, de anel da VMi e de artérias coronárias constitui a síndrome de calcificação senil (Roberts, 1986).

Ao contrário da função sistólica do VE, que praticamente não sofre influência da senescência, a função diastólica (FD) sofre considerável comprometimento. O pico de fluxo aórtico (Doppler pulsátil) diminui com a idade, secundário, em parte, ao aumento progressivo do diâmetro do anel da aorta para o mesmo volume sistólico. O envelhecimento também produz alteração gradual no relaxamento e no recolhimento elástico do VE, promovendo diminuição na velocidade de declínio da PAD do VE, e, consequentemente, caso a pressão no interior do AE esteja preservada, resultará no padrão de enchimento ventricular, conhecido como "alteração do relaxamento" (Sousa, 2001).

Dificuldades para realização do exame ecodopplercardiográfico no idoso

Em contraste com os mais jovens, manuseio de pacientes idosos é diferente e normalmente é mais laborioso. O posicionamento adequado exige mais tempo e, muitas vezes, os pacientes precisam de assistência para se movimentar. Um paciente idoso precisa de mais tempo para se adaptar à escuridão da sala de ecocardiografia e o receio de cair, pode dificultar o acesso do geronte à mesa de exames.

Todavia, a avaliação ecocardiográfica é semelhante à de qualquer faixa etária e todas as tecnologias disponíveis, podem ser

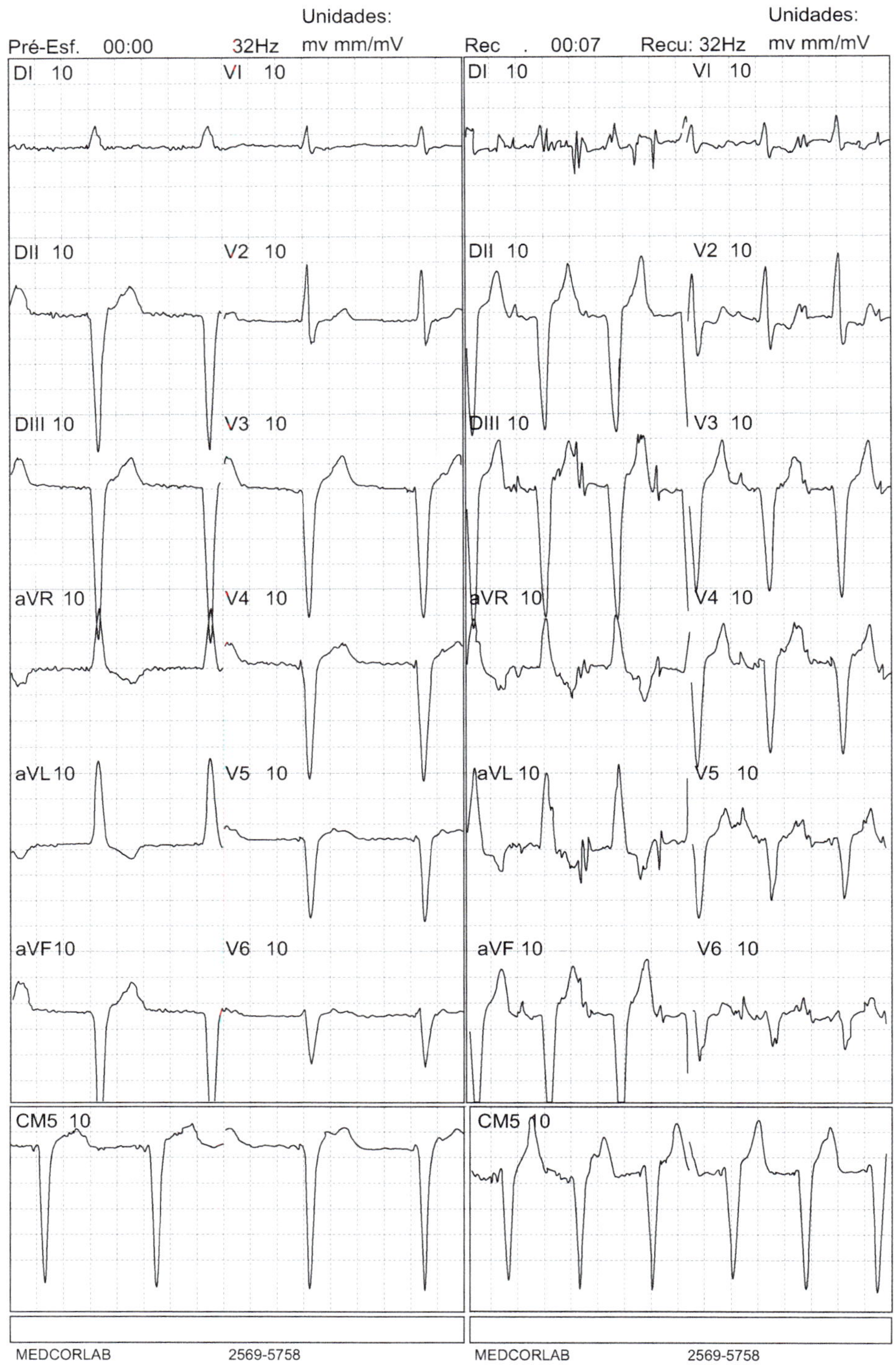

▪ **FIGURA 32.11** Traçado eletrocardiográfico de repouso (*à esquerda*) e pós-esforço imediato (*à direita*). Ritmo de marca-passo mantido durante todo o exame com reserva cronotrópica de 40 bpm. Raras extrassístoles ventriculares no pós-esforço. (Colaboração da dra. Maria Angela Carreira.)

utilizadas. O ecocardiograma transesofágico (ETE) é um procedimento de baixo risco, mas a ocorrência de hipotensão arterial sistêmica é 3,5 vezes mais frequente em idosos comparativamente com indivíduos mais jovens (Hilberath *et al.*, 2010).

Doença cardíaca valvar

A valvopatia representa importante problema médico do idoso, acarretando, nos últimos tempos, aumento significativo da procura por serviço médico especializado, graças ao envelhecimento da população, ao uso crescente da ED e à maior aceitação de procedimentos corretivos (Nishimura, 2014). Nessa população, a EAo calcificada e a RMi decorrente de prolapso de folhetos (PVM) ou de calcificação de seu anel são as mais frequentemente encontradas.

A alteração degenerativa da VAo, conhecida como esclerose aórtica, caracteriza estágio inicial de um processo que, eventualmente, causa EAo e está fortemente associada a fatores comuns aos da aterosclerose, como: HAS, tabagismo, idade avançada e sexo masculino (Stewart *et al.*, 1997). Essa patologia, cuja calcificação valvar detectável pela ED aumenta com a idade, é encontrada em 20% da população entre 65 e 74 anos de idade e em aproximadamente 50% dos idosos "muito velhos". A sua ocorrência tem sido considerada um marcador de prognóstico, independente da concomitância de obstrução significativa da via de saída do VE; Otto (2006), encontrou um incremento de 50% na mortalidade cardiovascular e do risco de IAM. De igual modo, a prevalência da EAo aumenta com a idade, sendo encontrada em 4% dos indivíduos acima de 85 anos de idade (Stewart *et al.*, 1997). A avaliação clínica da EAo no geronte pode ser difícil, levando, frequentemente, tanto à sub como superestimação de sua gravidade (Coffey; Cox; Williams, 2014). A ED propicia uma acurada estimativa do grau de lesão e, portanto, deve sempre ser indicada em pacientes com dor torácica, dispneia ou síncope, nos quais se detecta, também, a evidência de sopro sistólico de possível origem aórtica (Coffey *et al.*, 2014).

Ultimamente, tem-se dado atenção a uma forma peculiar de apresentação da EAo, denominada de baixo-fluxo baixo-gradiente e fração de ejeção (FE) reduzida, a qual é encontrada em cerca de 5 a 10% daqueles pacientes com EAo grave, e o diagnóstico é feito de acordo com os sintomas clássicos da EAo, como dispneia, dor torácica e/ou síncope, associado à área valvar aórtica ≤ 1 cm² (ou $\leq 0{,}6$ cm²/m²), gradiente VE-Ao médio ≤ 40 mmHg e FE reduzida ($\leq 40\%$) (Rosa *et al.*, 2015). A disfunção ventricular, nesses casos, pode ser secundária à desadaptação ventricular consequente à pós-carga excessiva (*afterload mismatch*) – EAo verdadeiramente grave –, ou secundária a fenômeno miocárdico concomitante à valvopatia discreta/moderada – EAo anatomicamente não grave. Nesta última, a redução da força ventricular levaria à abertura valvar incompleta, justificando o baixo gradiente transvalvar aórtico (Rosa *et al.*, 2015). A distinção entre esses dois grupos é de extrema importância, uma vez que portadores de EAo anatomicamente grave têm benefício com a correção do defeito valvar, ao passo que o tratamento para aqueles com EAo anatomicamente não grave deve ser direcionado para a causa da doença do miocárdio. O ecocardiograma sob estresse com dobutamina, constitui exame fundamental na avaliação dos portadores desta patologia, por distinguir a EAo anatomicamente grave da não grave. Entretanto, quando o exame não é diagnóstico, ou seja, o paciente não tem reserva contrátil, outros parâmetros, como a calcificação valvar importante, podem ser úteis para avaliar a gravidade anatômica e estimar o prognóstico da doença (Rosa *et al.*, 2015).

A calcificação do anel mitral é, também, achado comum no coração dos pacientes idosos, especialmente do sexo feminino, observada em 39% com idade entre 80 e 90 anos. Embora esta patologia tenha sido relacionada com a idade, provavelmente decorre de processo patológico causado por alterações degenerativas do anel, o qual pode, também, sofrer degeneração caseosa, levando à confusão com abscesso ou tumor (Otto, 2007). Esta calcificação também pode invadir os folhetos da VMi, causando estenose, ou fixar o folheto posterior à massa calcificada subjacente, restringindo a sua movimentação e gerando regurgitação (Elmariah *et al.*, 2013). No idoso, as causas mais comuns de RMi são: degeneração mixomatosa do aparelho valvar com consequente PVM, calcificação do anel e disfunção ou tensão do músculo papilar decorrente de isquemia ou IAM adjacente (Otto, 2007).

A ED também é de grande utilidade na determinação da etiologia da RMi e na avaliação morfológica da valva, dados relevantes para o adequado tratamento cirúrgico. Apesar da existência de vários métodos para a estratificação da gravidade da lesão, a avaliação semiquantitativa da regurgitação é a mais utilizada na prática cotidiana (Otto, 2007). O ancião pode tolerar, por muito tempo, a RMi grave; nestes casos, é indicada a estimativa semestral da função sistólica do VE (FE e dimensão sistólica), mesmo na ausência de sintomas (Nishimura *et al.*, 2014).

Endocardite infecciosa

A prevalência de endocardite infecciosa (EI) vem aumentando em idosos, decorrente da grande frequência de doença valvar degenerativa e próteses cardíacas nesta população, do incremento de procedimentos terapêuticos invasivos (com o risco de bacteriemia transitória) e da dentição precária. A elevada mortalidade da EI em pacientes com idade avançada é atribuída ao retardamento do diagnóstico, já que, geralmente, a doença se manifesta com sintomas inespecíficos e sem febre, do consequente atraso no início da terapêutica adequada e da alta evidência de comorbidades.

A ED desempenha papel fundamental no diagnóstico da EI bem como na conduta a ser tomada em portadores dessa patologia. Os gerontes apresentam vegetações com características similares às dos pacientes jovens. A ED é igualmente útil na avaliação de complicações da EI, como regurgitação valvar progressiva, causando ICC, abscessos, falha de esterilização e fenômenos embólicos. Aquelas maiores que 15 mm apresentam pior prognóstico e maior risco de embolização. Muitas vezes, torna-se necessário recorrer à ecodopplercardiografia transesofágica (ETE), tanto para o diagnóstico como para melhor caracterização das complicações da EI (Otto, 2009). Portanto, no idoso com ICC de início recente, sintomas neurológicos ou constitucionais (com ou sem febre), sopros cardíacos ou alterações destes, deve-se realizar um ED, como parte da investigação.

Fonte emboligênica

Estima-se que, aproximadamente, 20% dos AVE têm origem cardíaca. Nas faixas etárias avançadas, os processos ateroscleróticos, notadamente o ateroma da aorta e a calcificação do anel da mitral são de particular importância na geração de êmbolos. A ETE possibilita a localização precisa destes ateromas, identificando aqueles com maior risco de embolização, a saber, ulcerados, pedunculados e/ou detentores de componentes móveis, denominados "debris" (Thenappan; Ali Raza; Movahed, 2008).

A FA, arritmia comum em indivíduos com faixa etária elevada, está frequentemente associada a fenômenos embólicos, sobretudo quando é de longa duração e o átrio esquerdo (AE) apresenta dimensões > 60 mm² (Kim; Youn, 2011). Trombo em AE está presente em aproximadamente 14 a 27% dos portadores de FA mediante a ETE, que possibilita ampla avaliação desta cavidade, inclusive do apêndice atrial esquerdo (AAE) que é inacessível pelo ETT (Kim; Youn, 2011). O "contraste espontâneo" se constitui em sinal indireto de estase sanguínea, caracterizado pelo achado de nuvem tênue de ecos no interior do AE, com aspecto semelhante ao de "fumaça", descrevendo movimentação lenta, circular ou espiralada. Este fenômeno, decorrente da tendência de que as hemácias e alguns outros elementos sanguíneos têm de conglomerar-se quando há estagnação do sangue, é presenciado em 50% dos portadores de FA e em aproximadamente 80% daqueles que apresentam, também, trombo em AAE (Kim; Youn, 2011).

Insuficiência cardíaca congestiva

A ICC é considerada uma epidemia emergente e está associada a alta morbimortalidade e significativo ônus para a saúde pública, constituindo uma das principais causas de morte e admissões hospitalares em nosso meio (Metra; Teerlink, 2017). A incidência aumenta com a idade, passando de cerca de 20 por 1.000 indivíduos entre 65 e 69 anos de idade, para 80 por 1.000 indivíduos entre aqueles > 85 anos de idade (Curtis *et al.*, 2008). Nas pessoas idosas, essa patologia se manifesta frequentemente com sinais clínicos característicos da doença na FE normal ou pouco reduzida (> 0,5) e evidências de comprometimento da FD, geralmente pela ED, justificando o termo "insuficiência cardíaca diastólica" (ICD), utilizado nos estudos iniciais (Zile; Litte, 2015). Todavia, publicações recentes têm adotado a denominação insuficiência cardíaca com fração de ejeção preservada (ICFEP), para esta entidade clínica (Redfield, 2016), cuja prevalência é reconhecida em certas populações como idosos, mulheres e obesos (Tavares *et al.*, 2012).

Tem sido observada, ao longo do tempo, uma tendência de aumento da prevalência da ICFEP e estabilidade das taxas de morte, uma vez que não existe, até o momento, terapia comprovada para esta condição. Paulus e Tschöpe (2007; 2013) propuseram um novo paradigma fisiopatológico para a ICFEP, segundo o qual, comorbidades promoveriam disfunção e desmodelamento miocárdico, mediante inflamação endotelial da microcirculação coronariana. Ressalta-se, assim, a importância de estudos para um melhor entendimento da fisiopatologia desta forma crescente de ICC, visando desenvolver estratégias terapêuticas adequadas (Chao *et al.*, 2020).

A disfunção diastólica, em geral, antecede a sistólica, na maioria das afecções cardíacas, inclusive na miocardiopatia chagásica (Sousa *et al.*, 1988). Em população de indivíduos maiores de 65 anos de idade sem evidências clínicas de doença cardíaca, foi demonstrado que a detecção de disfunção diastólica mediante ED tem valor preditivo para o desenvolvimento de ICC em 11 a 15%, em um período de 5 anos (Chao *et al.*, 2020).

Atualmente, a ED ocupa posição de destaque no algoritmo para diagnóstico da ICFEP, em decorrência da facilidade de obtenção, de forma não invasiva, dos parâmetros do VE necessários para a caracterização dessa patologia, como: FE, volume diastólico final indexado e a disfunção diastólica (Paulus *et al.*, 2007).

Na conceituação clínica mais em geral empregada, a fase diastólica do ciclo cardíaco, iniciando-se com o fechamento das valvas semilunares, compreende a maior parte do relaxamento ventricular ativo, com os períodos de relaxamento isovolumétrico e de enchimento ventricular rápido, assim como a diástase ou enchimento passivo e, finalmente, o período que envolve a contração atrial. A ilustração gráfica desse conceito pode ser apreciada na Figura 32.12.

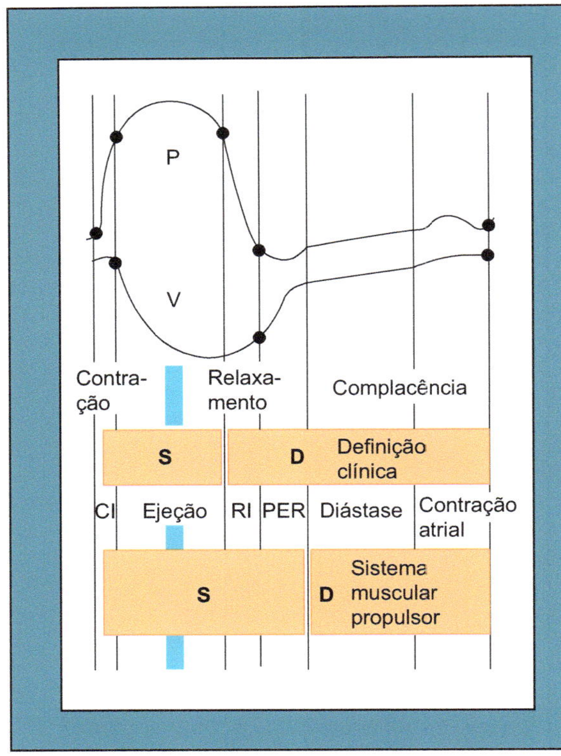

▪ **FIGURA 32.12** Ciclo cardíaco dividido em períodos temporais correspondentes à definição clínica e a concepção do coração como sistema muscular-propulsor, dos eventos sistólico (*S*) e diastólico (*D*). Observe que, na concepção mecânica do coração, a sístole engloba não somente as fases de contração e ejeção, como abrange todo o período de relaxamento ativo, incluindo, também, o enchimento ventricular rápido. P: curva de pressão ventricular; V: curva de volume ventricular; CI: contração isovolumétrica; RI: relaxamento isovolumétrico; PER: período de enchimento ventricular rápido. (Adaptada de Marin-Neto; Sousa, 1988.)

Apesar de inúmeros fatores independentes afetarem as propriedades diastólicas do VE, suas ações convergem para o gradiente de pressão transmitral que, em última análise, é o determinante físico do enchimento ventricular esquerdo (Appleton, 2008).

No período de relaxamento isovolumétrico, o VE comporta-se como uma câmara isolada, uma vez que as valvas aórtica e mitral encontram-se fechadas, portanto, o seu volume não se modifica enquanto se registra queda progressiva da pressão intracavitária. O relaxamento do coração também é a peça fundamental do enchimento ventricular rápido, que decorre da abertura da VMi consequente à queda da pressão no interior do VE, abaixo da verificada no AE. Trata-se de um processo dependente de energia, que corresponde à sequestração ativa, contra gradiente do íon cálcio liberado da troponina durante a ativação contrátil (Opie; Bers, 2015).

O enchimento ventricular rápido que, em circunstâncias normais, é responsável por 80% do enchimento ventricular, deve-se, ainda, à pressão no AE no momento da abertura da VMi (pré-carga) e ao recolhimento elástico (sucção) do VE. Este fenômeno ocorre porque as fibras musculares encurtadas no final da sístole, juntamente com a matriz colágena, funcionam como uma mola comprimida para gerar forças de recolhimento na fase inicial da diástole, proporcionando queda da pressão do VE, a despeito do progressivo incremento do seu volume (Opie; Bers, 2015). O esvaziamento do AE proporciona a equalização manométrica entre as câmaras esquerdas, constituindo-se a diástase. Nessa fase, que é influenciada pela complacência (relação pressão/volume) do VE, o enchimento ventricular decorre, basicamente, do fluxo venoso pulmonar, uma vez que o AE se comporta como um "conduto passivo", possibilitando a passagem direta do sangue das veias pulmonares até o VE. A contração atrial, que acontece no final do período diastólico, contribui para 15 a 20% do enchimento ventricular, em pessoas normais, e depende de interações do VE com o pericárdio e com o ventrículo direito (VD), do sincronismo atrioventricular (intervalo PR do ECG), do ritmo cardíaco (perda da contração atrial em arritmias como a FA) e das pressões no AE e VE (Opie; Bers, 2015).

O VE normal deve ser capaz de acomodar um volume significativo de sangue sem provocar elevação na PAD. Desse modo, a proporção do enchimento ventricular durante as fases inicial e final da diástole é dependente do relaxamento miocárdico, do recolhimento elástico, da complacência do VE e da pressão do AE, que derivam da interação entre o processo de enfermidade cardíaca e a volemia (Opie; Bers, 2015).

Muitos pacientes com ICFEP têm, predominantemente, mecanismos diastólicos que determinam os sintomas de dispneia e fadiga. Nesses indivíduos, o VE não é dilatado e contrai normalmente; entretanto, a FD é comprometida (Hasenfuss; Mann, 2015). Nesta patologia, o VE tem complacência diminuída e é incapaz de encher adequadamente com pressões normais. Esta condição implica redução do volume diastólico final, que causa queda no volume sistólico e sintomas de baixo débito cardíaco, e/ou elevação da PAD final que, por sua vez, determina o surgimento de sintomas de congestão pulmonar (Zile; Litte, 2015). Assim, as características da ICC (inabilidade do coração em bombear sangue para manter as necessidades metabólicas teciduais, preservando as pressões de enchimento) podem decorrer, primariamente, de anormalidades lusitrópicas (Kitzman; Little, 2012).

Existem três tipos básicos de disfunção diastólica: (a) aumento da rigidez ventricular, comum na doença isquêmica do coração, no idoso, na amiloidose cardíaca e na endomiocardiofibrose; (b) hipertrofia ventricular, cujo principal responsável é a HAS; (c) interferências mecânicas, causadas pela estenose mitral, mixoma de AE, pericardite constritiva e tamponamento cardíaco (Chao *et al.*, 2020).

Parte da dificuldade em se estudar a FD do VE deve-se ao fato de que os seus principais determinantes (o relaxamento e a complacência) atuam em diferentes fases da diástole, com sobreposição no tempo de ação. Além de sofrerem interação mútua, são, também, influenciados, conforme exposto anteriormente, pela função sistólica do VE, pela FC, e pelo sistema condutor do coração.

O emprego da ED na avaliação da FD iniciou-se na década de 1970 com Gibson e Brown (1973), os quais desenvolveram método de análise da variação contínua da dimensão ventricular esquerda, utilizando um sistema computadorizado de aproveitamento de traçado ecocardiográfico. Em nosso meio, essa técnica foi padronizada por Marin-Neto e Sousa (1988) e utilizada na demonstração da disfunção diastólica precoce da doença de Chagas (Sousa *et al.*, 1988), mostrando-se reprodutível, porém laboriosa, o que de certa forma limita a sua utilização corriqueira.

A análise do padrão de enchimento ventricular promove informações valiosas sobre o desempenho diastólico do VE, podendo estas ser obtidas, de forma não invasiva, mediante a ED (Andersen, 2017). Além de determinar a disfunção lusitrópica, esta metodologia possibilita, ainda, identificar causas corrigíveis de anormalidades: HVE, alterações regionais de movimentação parietal decorrentes da DAC, valvopatia mitral, tamponamento cardíaco e pericardite constritiva (Nagueh *et al.*, 2016). A ED pode, também, revelar sinais de doenças infiltrativas, algumas tratáveis como a hemocromatose e a sarcoidose e outras não, como a amiloidose. Outra grande utilidade prática deste método é a de permitir a diferenciação entre pericardite constritiva e miocardiopatia restritiva.

Vários estudos clínicos têm demonstrado uma associação entre anormalidades do relaxamento do VE e padrões específicos de velocidades do fluxo sanguíneo transmitral pelo *Doppler*. Na evidência de ritmo sinusal, este fluxo exibe dois componentes: a onda E que reflete o enchimento ventricular rápido e a onda A, que corresponde à contração atrial no final da diástole (Appleton, 2008). Como a velocidade do sangue através da VMi depende do gradiente de pressão transvalvar, a amplitude da onda E é influenciada tanto pela pressão no interior do AE (pré-carga) como pelo recolhimento elástico (sucção) do VE (Appleton, 2008). Nos idosos e na fase inicial da maioria das cardiopatias, a primeira anormalidade diastólica observada é o padrão conhecido como "Alteração do relaxamento", caracterizado pela relação E/A < 1 (Tabela 32.7), traduzindo uma redução na velocidade de declínio da pressão intraventricular secundária à disfunção do relaxamento do VE (Appleton, 2008). Com a deterioração progressiva da FD, verifica-se aumento da pressão no AE, que funciona como força impulsora, aumentando, portanto, a velocidade da onda E, tornando a relação E/A entre 1 e 2 (Appleton, 2008. Esse padrão tem sido denominado "pseudonormal" e representa estágio moderado de alteração diastólica (Tabela 32.7). Finalmente, na fase mais grave da disfunção lusitrópica, o aumento significativo da pressão do AE, associado à redução da complacência do VE, condicionam o surgimento do "padrão restritivo", caracterizado por aumento significativo da onda E, deixando a relação E/A > 2 (Appleton, 2008) (Tabela 32.7). A análise do fluxo venoso pulmonar mediante a ED foi incorporada à avaliação da FD visando a minimizar algumas limitações dos parâmetros de enchimento ventricular esquerdo obtidos pelo *Doppler* transmitral (Appleton, 2008) (Tabela 32.7).

Pelo exposto, fica patente que a análise cuidadosa destes índices, em combinação com dados clínicos, permite uma avaliação correta da FD em muitos pacientes. Entretanto, estes índices tradicionais sofrem influência da pressão no AE, da idade do paciente e da FC, que podem, em muitas situações, fornecer informações inconclusivas e contraditórias (Nagueh *et al.*, 2016).

A ecodopplercardiografia tissular (EDT), que mede diretamente a velocidade de variação do comprimento miocárdico, passou a fazer parte da análise rotineira da FD por ser de fácil execução e relativamente insensível a variações da pré-carga, o que possibilita, facilmente, a distinção entre os padrões "normal" e "pseudonormal" (Tabela 32.7), além de possibilitar a avaliação da FD em situações especiais como na FA (Appleton, 2008). A velocidade de propagação do fluxo pelo modo M color *Doppler* (MMC), disponível na maioria dos ecocardiógrafos atuais, é outro método utilizado na avaliação da FD, o qual também não sofre interferência de variações da pré-carga. Enquanto a técnica de *Doppler* pulsátil convencional proporciona a distribuição temporal da velocidade sanguínea em uma localização específica, o MMC produz a distribuição dessas velocidades ao longo de uma linha, promovendo, assim, informações sobre o enchimento ventricular em diferentes níveis, desde o orifício mitral até o ápice do VE (Appleton, 2008) (Tabela 32.7). Todavia, vale ressaltar que os parâmetros oriundos tanto da EDT como do MMC também sofrem influência do processo de envelhecimento, podendo, portanto, apresentar-se alterados em gerontes sadios (Appleton, 2008).

A avaliação do volume do AE (VAE), mediante a ED, representa outro índice sensível de avaliação da FD do VE, além de fornecer informações prognósticas em diversas cardiopatias. Aos poucos, essa metodologia (Sousa, 2006) vai se incorporando à prática cotidiana, graças à sua relativa facilidade técnica e ao potencial de informações relevantes que pode gerar, facilitando o manuseio dos pacientes que a utilizam.

Conforme visto anteriormente, alterações no relaxamento e na complacência do VE secundárias a defeito na interação actina/miosina e aumento na deposição de colágeno ou das propriedades viscoelásticas do coração promovem elevação da PD_2VE e, consequentemente, elevação da pressão no AE para manter o enchimento ventricular. O aumento da tensão parietal leva à dilatação da câmara atrial, que, portanto, reflete a disfunção diastólica do VE (Kitzman; Little, 2012). O AE se comporta

TABELA 32.7 Graus de disfunção diastólica.

	Normal		Alteração (relaxado)	Pseudonormal	Restritivo
	Jovem	Adulto			
E/A (s)	> 1	> 1	< 1	1 a 2	> 2
TD (ms)	< 220	< 220	> 220	150 a 200	< 150
TRIV (ms)	< 100	< 100	> 100	60 a 100	< 60
S/D	< 1	> 1	> 1	< 1	< 1
FR (cm/s)	< 35	< 35	< 35	> 35*	> 25
Vp (cm/s)	> 55	> 45	< 45	< 45	< 45
E' (cm/s)	> 10	> 8	< 8	< 8	< 8

*Na ausência de falência mecânica atrial. E/A: relação entre enchimento rápido e contração atrial do fluxograma mitral; TD: tempo de desaceleração de onda E; TRIV: tempo de relaxamento isovolumétrico; S/D: relação sístole/diástole do fluxo venoso pulmonar; FR: fluxo reverso em veia pulmonar; Vp: velocidade de propagação do fluxo pelo modo M color Doppler; E': pico da velocidade diastólica precoce pelo Doppler tissular. (Adaptada de Sousa, 2001.)

como um reservatório durante a sístole ventricular, como um conduto que permite a passagem do sangue procedente das veias pulmonares para o VE no início da diástole e como uma câmara contrátil, ativa, no final da diástole (Appleton, 2008). Durante o período diastólico, essa câmara atrial está diretamente exposta às pressões do VE, através da VMi aberta, conforme ilustrado na Figura 32.13. Portanto, o tamanho do AE sofre grande influência dos mesmos fatores que determinam o enchimento ventricular (Opie; Bers, 2015), constituindo-se, desse modo, em um parâmetro estável que reflete a duração e a gravidade da disfunção lusitrópica. Por esta razão, tem sido considerado que a dimensão do AE é um potente preditor de eventos adversos em várias situações clínicas, a saber: (a) AVE isquêmico; (b) FA crônica; (c) falência ventricular esquerda; (d) RMi; e (e) disfunção diastólica (Sousa, 2012).

Os métodos corriqueiramente disponíveis para a determinação do tamanho do AE, mediante a ED, são a medida da dimensão anteroposterior obtida na projeção paraesternal em eixo maior e o cálculo do seu volume máximo, mediante as projeções apicais em duas ou quatro câmaras (Sousa, 2012). A medida uniplanar da dimensão anteroposterior tem acurácia reduzida e baixa reprodutibilidade, para a quantificação da dimensão atrial esquerda, em virtude de limitações técnicas como a angulação do feixe de ultrassom, a geometria irregular do AE e pelo fato de que o crescimento desta câmara não é uniforme devido à limitação física imposta pelo esterno e pela coluna vertebral (Sousa, 2012). Isto pode, em parte, explicar os resultados conflitantes descritos na literatura especializada quando o tamanho do AE avaliado pela dimensão anteroposterior é utilizado, como variável, para estabelecer prognóstico em certas situações clínicas.

As metodologias de medidas do VAE que melhor se aplicam à prática clínica são as que utilizam a técnica de Simpson biplanar, sendo o volume máximo indexado para área de superfície corporal (ViAE) o melhor indicador do verdadeiro tamanho desta cavidade (Nagueh *et al.*, 2016).

Alguns estudos demonstraram que o tamanho do AE naturalmente aumentaria com a idade. Estas observações ganham reforço com a constatação de que 70% dos pacientes com FA apresentam mais de 65 anos de idade. Assim, a senescência pode proporcionar alterações que culminariam com a dilatação e a disfunção do AE, aumentando, assim, a predisposição para arritmias atriais. Entretanto, nestes estudos foram utilizados parâmetros derivados do modo M para a avaliação da dimensão atrial, técnica que comprovadamente é geometricamente menos rigorosa. Não foram encontradas variações significativas no ViAE produzida pelo envelhecimento, mediante o método de Simpson, sugerindo, portanto, que a constatação de aumento do AE traduz manifestação patológica e não um processo fisiológico de envelhecimento. Ainda nesta investigação, os autores constataram que, para compensar a diminuição do enchimento ventricular que ocorre nas fases iniciais da diástole (dependentes do relaxamento), o idoso aumenta o volume de esvaziamento ativo (contração atrial), de modo que o volume total de esvaziamento permanece inalterado. Portanto, o aumento do VAE observado em idosos é um reflexo das alterações patológicas que comumente ocorrem nesta faixa etária e não uma consequência cronológica do envelhecimento (Sousa, 2006). O aumento da velocidade da onda A do fluxograma mitral, observado nos gerontes (visto anteriormente), reflete este fenômeno.

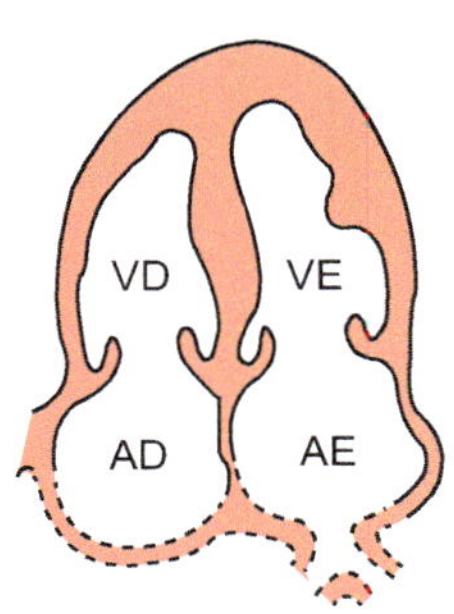

■ **FIGURA 32.13** Representação esquemática do ecocardiograma bidimensional obtido na posição apical de quatro câmaras. Note que no período diastólico, com a valva mitral aberta, o átrio esquerdo fica diretamente exposto às pressões de enchimento da câmara ventricular esquerda. (Adaptada de Sousa, 2006.)

O ViAE tem sido considerado índice independente de variações agudas de pré-carga e, portanto, proporciona avaliação mais acurada da disfunção ventricular. Todavia, Barberato *et al.* (2004) demonstraram pela primeira vez que este índice é afetado por modificações agudas da pré-carga, utilizando um modelo clínico de variação de volume oferecido pela hemodiálise. Vale ressaltar, entretanto, que esta dependência da pré-carga observada foi menor do que a sofrida pelos índices derivados do Doppler.

Vários estudos clínicos têm atestado a utilidade do ViAE no prognóstico de diversas patologias. Tem sido revelado, também, o seu valor como preditor de FA. Tsang *et al.* (2002), estudando uma população de idade avançada, de ambos os sexos, que se encontravam, no início da investigação, em ritmo sinusal e sem patologias cardíacas significativas, observaram que um aumento de 30% do VAE se acompanhava de incremento de 43% no risco de apresentar FA. Os autores verificaram, ainda, que o valor preditivo desta variável para o surgimento de FA em idosos aparentemente sadios é superior ao obtido mediante a combinação de fatores clínicos e medida do AE ao modo M.

Avaliando uma população de elevada faixa etária, Barnes *et al.* (2004) demonstraram a importância do ViAE como preditor independente do primeiro AVE isquêmico e de morte, em indivíduos sem FA prévia. Apesar de ser atrativa a concepção de que o aumento da dimensão do AE propiciaria maior aparecimento de FA e, consequentemente, maior incidência de AVE, os investigadores especulam a existência de outro mecanismo para explicar tal associação, já que apenas 15% de todos os acidentes isquêmicos cerebrais são atribuídos à FA. Em nosso meio, Secundo *et al.* (2014) demonstraram que o ViAE elevado foi importante preditor de eventos cardiovasculares maiores no seguimento de 1 ano de portadores de síndromes coronarianas agudas (SCA). Ainda nesse estudo, os autores concluíram que, por se tratar de um parâmetro facilmente obtido no ecocardiograma e acrescentar informações importantes para prática clínica, a medida deste parâmetro deveria ser incorporada, como rotina, na avaliação de pacientes com suspeita ou diagnóstico de SCA. Atualmente, admitem-se, nos dois gêneros, os seguintes valores ($m\ell/m^2$) de IVAE (Lang, 2015): (a) normal (16 a 34); (b) aumento leve (35 a 41); (c) aumento moderado (42 a 48); e (d) aumento importante (> 48).

Como é de conhecimento geral, a demonstração de aumento da pressão de enchimento do VE (PEVE), como resposta compensatória para manter o débito cardíaco, constitui elemento importante para o diagnóstico da ICC, independentemente da FE (Metra; Teerlink, 2017). A PEVE resulta da interação entre o relaxamento ativo do VE, os volumes de entrada e a rigidez da câmara. Um aumento anormal, durante a fase de enchimento rápido, está sempre associado ao aumento da pressão no átrio esquerdo (PAE) e da PAD final do VE (PD_2VE), geralmente resultante de DRVE e aumento da sua rigidez. No entanto, aumento da PD_2VE também pode ocorrer na PAE normal como resultado do aumento da rigidez diastólica tardia na contração atrial vigorosa. Vale frisar que a dispneia de origem cardíaca está sempre associada ao aumento da PAE; felizmente, a maioria dos parâmetros ecocardiográficos utilizados na prática é mais fiel em traduzir a PAE do que a PD_2VE (Nagueh *et al.*, 2016).

Os indivíduos com FD normal não exibem alteração estrutural ou do funcionamento do VE e o ViAE geralmente é normal. Por outro lado, a disfunção diastólica implica anormalidade do relaxamento do VE e aumento, de diferentes graus, da sua rigidez. Nesse sentido, a PAE em repouso pode ser normal ou elevada, dependendo da gravidade da disfunção diastólica, da pré-carga e da eficácia da contração. É importante lembrar que o AE se dilata em resposta a elevações crônicas da PAE na maioria dos pacientes com disfunção sistólica ou diastólica, ou ambas. Embora um tamanho normal de AE reduza muito as chances de PAE elevada, o oposto nem sempre é verdadeiro; ViAE aumentado pode ser constatado em pacientes com PAE em repouso normal, dadas outras causas para o aumento do AE (Sousa, 2006; Secundo-Júnior *et al.*, 2014).

Para a estimativa da PAE, deve-se, inicialmente, determinar a eventual existência de evidências clínicas e/ou cardíacas (estruturais ou funcionais) de marcadores de que ela se encontra elevada. Assim, conforme pode ser apreciado no algoritmo da Figura 32.14, são considerados elementos sugestivos de aumento da PAE: (a) idade avançada (≥ 85 anos de idade); (b) galopes protodiastólico (B3)/telediastólico (B4) em indivíduos com queixa de dispneia e idade > 50 anos; (c) alterações do VE: FE reduzida (< 0,45), déficit segmentar ou hipertrofia concêntrica; (d) velocidade de e' anular mitral (septal < 7 cm/s ou lateral < 10 cm/s); (e) ViAE > 34 $m\ell/m^2$. O encontro de qualquer um desses achados é altamente sugestivo de PAE elevada.

A etapa seguinte é a observação das velocidades derivadas do Doppler convencional (transvalvares mitral e tricúspide) e do Doppler tecidual (anular mitral), além do ViAE, mediante a ETT. Segundo recomendação da validada diretriz da Sociedade Americana de Ecocardiografia (Prasad *et al.*, 2019), verifica-se, inicialmente, o padrão do fluxo diastólico mitral com base na relação E/A e na velocidade da onda E, e, eventualmente, procede-se à análise dos seguintes parâmetros, com os respectivos pontos de corte de anormalidade: relação E/média da e' septal e lateral > 14; pico da velocidade do jato da regurgitação tricúspide (VRT) > 2,8 m/s, obtido pelo Doppler contínuo e ViAE > 34 $m\ell/m^2$ (Andersen *et al.*, 2017). Portanto, três tipos de situações podem ser encontrados:

- Relação E/A ≤ 0,8 com pico da velocidade de E ≤ 50 cm/s – a PAE é normal ou baixa
- Relação E/A ≥ 2 – a PAE encontra-se significativamente elevada
- Relação E/A ≤ 0,8 e pico da velocidade de E > 50 cm/s, ou a relação E/A > 0,8 e < 2 – nestes casos, para uma avaliação mais acurada, torna-se necessária a análise da relação E/e\` (média), do pico da VRT e do ViAE. Vale lembrar que, segundo o *Framingham Heart Study*, em 18% dos homens e 14% das mulheres não se evidencia nenhum grau de regurgitação tricúspide (Singh, 1999). Caso os três parâmetros sejam disponíveis para interpretação e apenas um preencha o referido ponto de corte de anormalidade, a PAE é considerada normal. Por outro lado, se dois dos três ou todos os três critérios são anormais, a PAE se encontra moderadamente elevada. Todavia, se apenas duas variáveis estão disponíveis e seus resultados são discordantes, a PAE não pode ser estimada, então, é considerada indeterminada; caso as duas sejam concordantes e com valores normais, a PAE é considerada normal. Por outro lado, se ambas atingirem os pontos de corte para a anormalidade, a PAE é taxada, também, como moderadamente elevada (Nagueh *et al.*, 2016).

Com base nas determinações acima expostas, a conclusão da avaliação da FD, mediante a ED, pode ser uma das seguintes alternativas: (a) FD e PEVE normais; (b) disfunção diastólica grau 1 ou leve (DRVE com PEVE normal); (c) disfunção diastólica grau 2 ou moderada (aumento moderado da PEVE) – corresponde ao padrão *pseudonormal* da classificação antiga –; (d) disfunção diastólica grau 3 ou importante (aumento significativo da PEVE) – corresponde ao padrão *restritivo* da classificação antiga –; (e) FD indeterminada – a PAE não pode ser estimada.

Vale ressaltar que a utilização do protocolo de investigação anteriormente descrito permite estimar com precisão a PEVE em torno de 85% dos pacientes. Todavia, é preciso que haja a concordância de vários elementos oriundos da ED, o que nem sempre é possível. Há momentos em que os achados são discrepantes em sua previsão da PAE. Há, também, situações em que as medições da ED não são confiáveis, conforme já referido.

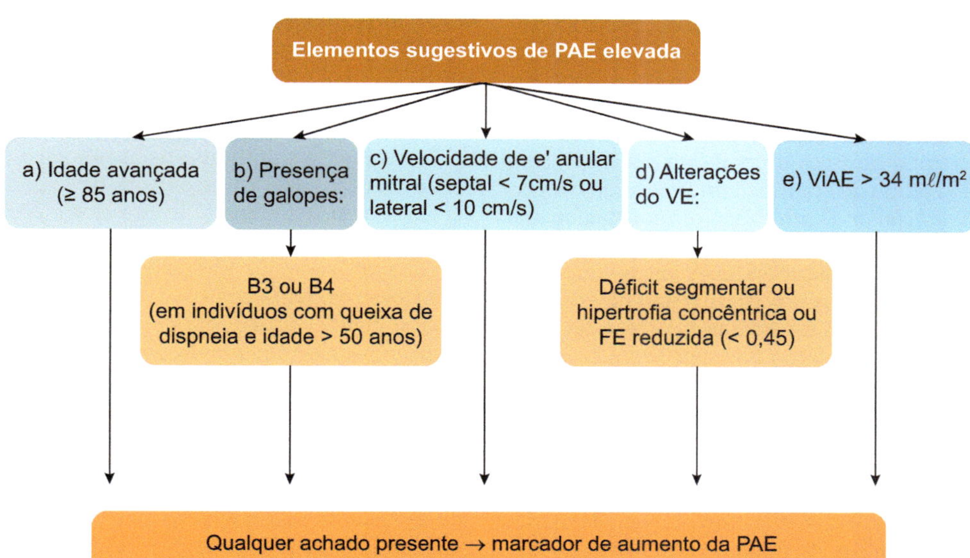

■ **FIGURA 32.14** Fluxograma para diagnóstico de aumento da pressão em átrio esquerdo (PAE). B3: galope protodiastólico; B4: galope telediastólico; VE: ventrículo esquerdo; FE: fração de ejeção; ViAE: volume indexado do átrio esquerdo. (Adaptada de Sousa; Oliveira, 2021.)

Nesses casos, o uso combinado dos valores do ViAE e da pressão sistólica da artéria pulmonar fornece predição mais precisa; quando ambos estão normais, a PAE provavelmente é normal. O oposto é verdadeiro se ambos forem anormais, exceto nos casos de portadores de HP vascular. O tempo de relaxamento isovolumétrico (TRIV) também pode ajudar na situação de alteração do relaxamento do VE com TRIV curto (< 70 ms), provavelmente traduzindo aumento da PAE (Sousa; Oliveira, 2021).

Na prática clínica cotidiana, encontramos, também, várias armadilhas para a estimativa da PEVE, como a FA, bloqueio completo do ramo esquerdo, ritmo ventricular de marca-passo artificial, dispositivos de assistência do VE e de doença valvar mitral significativa (calcificação anular de grau moderado, estenose de qualquer gravidade, RMi moderada ou importante, plastia ou prótese) que prejudicam a sua correta obtenção (Sousa; Oliveira, 2021). Entretanto, tem sido promissora a utilização da técnica do *strain* longitudinal global (SLG) do AE para estimativa da PEVE em portadores de calcificação anular mitral (Simsolo *et al.*, 2019).

Vale ressaltar que os valores do SLG do VE tendem a diminuir com a senescência, refletindo perda da reserva funcional. Portanto, valores inferiores ao ponto de corte de −18% têm implicação prognóstica independente, para evolução clínica desfavorável com incremento no número de internações e na mortalidade, das diferentes cardiopatias e na IC com FEVE preservada ou reduzida (Potter; Marwick, 2018).

Hipertensão arterial sistêmica e hipertrofia ventricular esquerda

A prevalência de HAS aumenta com a idade, independente do sexo, etnia ou de comorbidades associadas. Estima-se que 60 a 70% dos indivíduos serão hipertensos na sétima década de vida (Aronow *et al.*, 2011). De acordo com os estudos de Framingham, até a quinta década, tanto a PAS como a PAD aumentam linearmente com a idade. Nessa faixa etária, a PAD apresenta maior valor preditivo de eventos cardiovasculares. Entretanto, a partir dos 50 anos de vida, a PAS continua elevando-se, e a PAD tende a estabilizar-se ou diminuir. Portanto, no geronte, a PAD e a pressão de pulso assumem o papel de principais marcadores prognósticos de eventos cardiovasculares (Franklin; Wong, 2013).

A MVE é determinada por múltiplos fatores e, também, aumenta com a idade; estudos epidemiológicos sugerem que este incremento ocorre principalmente nos homens e, mesmo em idosos, a HVE se constitui em preditor independente de morbimortalidade cardiovascular. Kannel (2002), em sua revisão sobre o papel da hipertrofia cardíaca na evolução das DCV, com dados originários do Estudo de Framingham, assevera: *"a hipertrofia é um sinistro anunciador de catástrofes cardiovasculares no paciente hipertenso"*. A ocorrência de IAM, ICC e morte súbita é significativamente maior em pacientes hipertensos com HVE, quando comparados a indivíduos hipertensos sem hipertrofia.

A prevalência de HVE, apesar de pequena na população geral, atinge, em média, 40% da população de hipertensos (Aronow *et al.*, 2011). Sendo assim, a ED assume papel fundamental na pesquisa de alterações anatômicas e funcionais associadas à HAS e na estimativa do risco cardiovascular.

São várias as fórmulas empregadas na avaliação da MVE, utilizando-se três variáveis (Lang *et al.*, 2015): (a) espessamento do septo interventricular; (b) espessamento da parede posterior; e (c) diâmetro interno da cavidade ventricular esquerda no final da diástole, todos medidos de dentro para fora. A MVE deve ser indexada (IMVE) pela superfície corpórea ou pela altura, nos portadores de obesidade. Os valores normais do IMVE (g/m^2) são 95 em mulheres e 115 em homens, quando obtidos linearmente mediante o modo M e 88 em mulheres e 102 em homens, por meio do ED bidimensional. A ecocardiografia tridimensional, que mede o volume do miocárdio diretamente, sem hipóteses geométricas, constitui metodologia promissora e pode ser utilizada em ventrículos com forma anormal ou em pacientes com hipertrofia assimétrica ou localizada.

Finalmente, com o cálculo da espessura relativa parietal do VE (ERP), obtida, facilmente, pela ED, é possível obter os padrões geométricos dessa câmara (Lang *et al.*, 2015): (a) geometria normal (IMVE normal e ERP ≤ 0,42); (b) remodelamento concêntrico (IMVE normal e ERP > 0,42); (c) hipertrofia concêntrica (IMVE aumentado e ERP > 0,42); e (d) hipertrofia excêntrica (IMVE aumentado e ERP ≤ 0,42).

Insuficiência coronariana

A DAC representa a principal causa de morte na terceira idade. Apesar da alta prevalência da doença anatômica, mediante estudo de necropsia, somente 20 a 30% dos idosos exibem manifestações clínicas de DAC (Fihn *et al.*, 2014). Esta discrepância pode ser creditada, em parte, a certas peculiaridades da doença isquêmica do geronte: (a) a angina típica de esforço geralmente é menos intensa ou ausente devido à ocorrência, frequente, de sedentarismo e incapacidade física e cognitiva, ocorrendo, apenas, em metade dos coronariopatas; (b) alta prevalência de isquemia silenciosa; e (c) e "equivalentes anginosos" (dispneia, fadiga, síncope). Portanto, métodos para avaliação diagnóstica e prognóstica da DAC são fundamentais na prática clínica. Apesar de o teste ergométrico ser o método diagnóstico e prognóstico não invasivo mais utilizado, a prevalência de BRE, de uso de marca-passo e de incompetência cronotrópica pode limitar a análise das alterações do segmento ST que se correlacionam com isquemia miocárdica nesta população (Fihn *et al.*, 2014).

Na ecocardiografia, a função miocárdica regional é avaliada com base no espessamento e na movimentação da parede do segmento observado. Todavia, esta análise, quando feita em repouso, tem baixa sensibilidade para o diagnóstico de DAC (Fihn *et al.*, 2014).

A ecocardiografia sob estresse pelo esforço físico (EEF) está bem consolidada na avaliação de pacientes portadores de DAC suspeita ou conhecida (Oliveira *et al.*, 2009; Oliveira *et al.*, 2011; Tavares *et al.*, 2012; Calasans *et al.*, 2013; Silveira *et al.*, 2015) e, em particular, naqueles que exibem alterações que impossibilitam a análise adequada do segmento ST (Fihn *et al.*, 2014), como: bloqueio do ramo esquerdo (Vasconcelos *et al.*, 2012), uso de betabloqueadores (Travassos *et al.*, 2010), marca-passo, síndrome de pré-excitação etc.

Entretanto, o significado fisiopatológico da IC e o papel da ecocardiografia sob estresse físico, nesta condição, começam a ser mais bem-definidos (Oliveira *et al.*, 2007; Anjos-Andrade *et al.*, 2010). Nesse contexto, estudos realizados em nosso meio têm demonstrado que IC está associada à maior prevalência de alterações segmentares do VE em pacientes idosos, devendo, quando diagnosticada durante o TE convencional, suscitar do clínico o prosseguimento da avaliação diagnóstica por meio de métodos não invasivos de estresse miocárdico acoplado a métodos de imagem, dada a elevada prevalência de isquemia miocárdica neste subgrupo (Oliveira *et al.*, 2007; Santana *et al.*, 2013).

Ainda sobre a aplicação da ED na avaliação de isquemia miocárdica em idosos, vale salientar o papel da ecocardiografia sob estresse farmacológico com dobutamina/atropina na impossibilidade de o geronte realizar teste em esteira ergométrica ou em bicicleta ergométrica em decorrência de artropatias, vasculopatia periférica ou outras alterações limitantes (Fihn *et al.*, 2014).

As diversas modalidades de ED (transtorácica, transesofágica e sob estresse) são também de grande importância na avaliação de pacientes com dor torácica aguda que procuram os serviços de urgências. Além de ajudar no diagnóstico de isquemia cardíaca e IAM, a ED é útil no diagnóstico diferencial de outras causas de dor torácica como: dissecção da aorta, pericardite, EAo, miocardiopatia hipertrófica e embolia pulmonar.

Considerações finais

Em face do exposto, fica evidente o papel fundamental que a ED desempenha na avaliação diagnóstica bem como no estadiamento de inúmeras DCV que acometem o idoso. Apesar de a avaliação clínica ser soberana, inclusive na escolha da estratégia de investigação diagnóstica, vale a pena ressaltar que, no geronte, a prevalência de DCV é significativa e pouco expressiva clinicamente, além da dificuldade natural de diferenciar alterações "fisiológicas do envelhecimento" das decorrentes de processos mórbidos. Neste contexto, tem sido demonstrada a custo-efetividade da utilização racional da ED, quando comparada com outras modalidades invasivas e não invasivas de imagem (Thom *et al.*, 2014). Considere-se, ainda, que o diagnóstico preciso possibilita otimização da terapêutica que se traduz em redução da morbimortalidade. Desse modo, por sua simplicidade, fácil acesso e relativo baixo custo, a ED se constitui em técnica fundamental na prática da cardiogeriatria moderna. Todavia, em países com limitações importantes de recursos destinados à saúde e com população crescente de idosos, torna-se imperativo uma mais justa racionalização da aplicação desse importante método diagnóstico.

33

Mudanças no Estilo de Vida na Prevenção da Doença Aterosclerótica

Claudia Felícia Gravina • Stela Maris Grespan

Introdução

Foram necessários milênios para que a espécie humana evoluísse e atingisse o estágio atual de *Homo sapiens*, séculos se passassem para que o homem construísse sua civilização e visse assegurada a sua sobrevivência. Bastaram apenas algumas décadas de profundas transformações para que se concretizasse a aspiração maior do homem: a longevidade.

A evolução da cultura e da capacidade humana de organização política e social foi decisiva para a longevidade. Dentre as transformações histórico-geográficas consequentes à Revolução Industrial, a urbanização expressiva das sociedades foi fundamental para que parcelas significativas da população fossem beneficiadas com medidas sanitárias básicas, vacinações e controles de endemias, contraceptivos e planejamento familiar, acesso a cuidados médicos preventivos e curativos, medicamentos em caráter mais universalizado.

Entretanto, o progresso acelerado causou impacto ambiental e exposição a poluentes e ruídos, estresse e isolamento social e incorporação de novos hábitos. Um quadro de privação e excesso em que proliferam transtornos alimentares, do humor e do sono, de consumo de álcool e tabaco e de alimentos industrializados, resultando em risco aumentado para a obtenção do chamado envelhecimento saudável.

O desgaste biológico, comum a todos os seres vivos, se inicia no homem em torno dos 30 anos de idade. O envelhecimento dito fisiológico inclui, entre outras, as perdas progressivas de massa óssea e muscular, da flexibilidade articular, da coordenação motora e do equilíbrio, além de alterações sensoriais, especialmente visão e audição, e cognitivas. Estas modificações fisiológicas podem ser agravadas ainda por medicamentos e comorbidades, dificultando a distinção entre o envelhecimento fisiológico e o patológico.

Como reflexo dessas considerações, o alargamento da expectativa de vida trouxe consigo o impacto da doença crônico-degenerativa como maior causa de morbimortalidade na população adulta idosa. As doenças cardiovasculares (DCV) de origem aterosclerótica, embora decrescentes em algumas sociedades, constituem a primeira causa de mortalidade mundial em condições naturais, incidindo atualmente em populações mais idosas do que no passado.

A idade é o maior fator causal de doença aterosclerótica, dado o tempo de exposição aos agentes agressores. A idade, o sexo e a hereditariedade constituem os fatores de risco (FR) não modificáveis. Outros FR clássicos, já que bem estabelecidos como seus desencadeantes, como hipertensão arterial sistêmica (HAS), diabetes melito, dislipidemias, tabagismo, obesidade e sedentarismo, são passíveis de controle preventivo por intervenção nos hábitos de vida.

As evidências do valor da alimentação na manutenção da saúde dos indivíduos, hoje amplamente divulgadas pela mídia, são insuficientes para motivar os idosos a mudar hábitos cultivados no tempo. Outros obstáculos a vencer antes de recomendar uma dieta são as dificuldades para estabelecer com propriedade o grau de saúde geral do paciente, seu hábito alimentar, estado nutricional e níveis de atividade física.

As referências nutricionais fornecidas pelo National Research Council (NRC), embora contemplem idade e sexo, são inapropriadas, considerando-se a heterogeneidade deste grupo populacional. Heterogeneidade também observada pelas profundas desigualdades socioeconômicas encontradas no interior de uma mesma sociedade e cultura, especialmente ao considerarmos a realidade de alguns grupos étnicos, notadamente povos originais, negros e imigrantes, e a desproporção de renda entre indivíduos ativos e aposentados.

A prescrição dietética é um aspecto primordial na promoção da saúde; porém, torna-se complexa por inúmeras razões; portanto, não pode ser redutível à mera imposição de padrões estabelecidos como saudáveis, devendo ser individualizada e adaptada ao gosto, poder aquisitivo e à própria capacidade de preparo.

Alguns dados econômicos, como escolaridade e renda mensal dos 15% de idosos, que constituem a população brasileira, somam-se à diversidade cultural e são determinantes na adoção de um estilo de vida peculiar desses cidadãos. Suas preferências alimentares estão condicionadas não só a hábitos domésticos e regionais, ao estado de saúde geral e bucal, ao sistema de crenças e socialização, como também à produção e distribuição de alimentos (Bloom *et al.*, 2003).

Embora a reeducação alimentar permanente no idoso seja uma tarefa difícil, deve ser sempre trabalhada, pois nessa população os FR clássicos adquirem maior valor absoluto na determinação da DCV do que em adultos mais jovens, e sua combinação multiplica o risco para a doença arterial coronariana (DAC), cerebral ou periférica.

Outra particularidade, com grande significado clínico nesta faixa etária, é a doença isquêmica silenciosa, razão pela qual são necessários consultas e exames complementares periódicos para a intervenção preventiva, tanto mais eficaz quanto mais precoce. Os grandes estudos de prevenção por meio de intervenções nos hábitos alimentares demonstraram as dificuldades de adesão prolongada e/ou definitiva a novos comportamentos. Os benefícios resultaram ainda maiores quando foi agregado exercício físico à dieta (Knowler *et al.*, 2002).

Obesidade

A obesidade ou a má distribuição de gordura corporal tem sido responsabilizada pelo crescente aumento da prevalência dos FR clássicos para a doença aterosclerótica em suas diversas apresentações. Foi constatada, entre idosos ambulatoriais no Brasil, uma prevalência de 30% de obesidade. Um provável novo FR para a doença, a hiper-homocisteinemia, guarda relação com a deficiência crônica de ácido fólico e de outras vitaminas do grupo B, as quais compõem as dietas ricas em verduras, frutas e proteínas de origem animal nem sempre acessíveis financeiramente aos idosos.

O excesso de peso também está relacionado com a HAS, DCV predominante na população brasileira idosa ambulatorial (67%), especialmente no sexo feminino (73%). No *Third National Health and Nutrition Survey* (NHANES III), a prevalência de HAS ajustada à idade foi de 25% em homens e de 24% em mulheres que apresentavam índice de massa corporal (IMC) de 27 a 29 kg/m^2; já entre indivíduos com IMC maior que 30 kg/m^2, a prevalência aumentou para 38 e 32% em homens e mulheres, respectivamente. As medidas preventivas na HAS, entre elas a redução do sobrepeso, são idênticas em qualquer fase da vida adulta e seus benefícios independem da idade.

O estudo DASH (Appel *et al.*, 1997) demonstrou que as dietas ricas em frutas, vegetais e produtos com pouca gordura saturada e colesterol são capazes de reduzir o peso e os níveis de pressão arterial (PA) em hipertensos e normotensos, portanto úteis na prevenção primária e secundária de HAS.

Dentre os mecanismos implicados na fisiopatologia da HAS no idoso, encontra-se a sensibilidade alterada ao sal, muitas vezes consumido em excesso pela perda natural do paladar ou pelo consumo exagerado de produtos industrializados. A redução do peso e da ingestão de sal nesses pacientes demonstrou ser instrumento seguro e eficaz no controle da HAS (Whelton *et al.*, 1998).

A obesidade associa-se ainda a um processo de inflamação crônica, o que tem piorado o prognóstico de idosos obesos com a doença do coronavírus tipo 2 (covid-19) (Maioli, 2020).

No quesito obesidade no idoso, algumas observações merecem ser feitas. O envelhecimento determina alterações na estrutura corporal como resultado de sarcopenia e lipossubstituição, aumento da cifose dorsal, redução dos espaços intervertebrais e, consequentemente, da estatura, dificultando a acurácia das medidas antropomórficas. Os índices disponíveis para mensurar e classificar a obesidade foram estabelecidos, como a seguir, para populações de jovens e de meia-idade:

- IMC = peso em kg/quadrado da altura: normal: 18 a 24,9 kg/m²; sobrepeso: 25 a 29,9 kg/m²; e obesidade: ≥ 30 kg/m²
- Medida da circunferência abdominal (CA) = ≥ 94 cm nos homens e ≥ 80 cm nas mulheres
- Índice cintura/quadril (ICQ) = CA/circunferência do quadril: masculino: > 0,99 cm; feminino: ≥ 0,97 cm.

Esses aspectos levaram vários pesquisadores (Heiat *et al.*, 2001) a estudar o impacto do peso corporal medido por IMC na mortalidade por todas as causas em indivíduos acima de 65 anos de idade. Para tanto, os resultados de publicações na Medline foram submetidos a revisões sistemáticas. Os resultados encontrados foram controversos, pois alguns não demonstraram qualquer relação entre risco aumentado de mortalidade e IMC entre 25 e 27; outros mostraram IMC ≥ 27 como fator prognóstico significativo para mortalidade cardiovascular e por todas as causas entre idosos de 65 a 74 anos de idade, e apenas um estudo demonstrou associação significativa entre IMC ≥ 28 e mortalidade por todas as causas em idosos com 75 anos de idade ou mais. Valores maiores de IMC foram consistentes com menor risco relativo de mortalidade em idosos comparados com populações jovens e de meia-idade.

Os autores concluem que peso ideal de IMC de 18,5 a < 25 pode ser muito restritivo para aplicação em idosos, sendo necessárias evidências para grupos específicos de idade no estabelecimento de peso saudável.

A população de idosos do *Cardiovascular Health Study* (CHS) foi avaliada por Diehr *et al.* (2008) para determinar se o peso predizia mortalidade e morbidade. Concluíram que, em ambos os sexos, estar abaixo do peso aos 65 anos de idade associou-se a pior prognóstico do que estar com peso normal.

Na perspectiva de avaliar os efeitos da obesidade em idosos foi desenvolvido um estudo controlado e randomizado em 27 pacientes com IMC ≥ 30 kg/m² e idade superior a 65 anos, por Villareal *et al.* (2006). Os idosos foram divididos em 17 participantes do grupo de tratamento constituído por dieta e exercício e 10 idosos em grupo controle sem orientação terapêutica. Após 6 meses, observou-se, no grupo de tratamento, redução média de peso de 8,4% ($p < 0,05$) e de 10 centímetros na CA. Concomitantemente, estes pacientes tiveram redução de 45 mg/dℓ em triglicerídios, de 10 mmHg na pressão arterial sistólica (PAS; $p < 0,001$) e de 8 mmHg na pressão arterial diastólica (PAD). O grupo controle não apresentou redução significativa em qualquer dos parâmetros avaliados: peso, CA e PAS e PAD. Esses dados possibilitam afirmar que a perda ponderal melhora os FR, e, certamente, o estado funcional dos idosos, porém, faltam evidências demonstrando uma relação positiva entre obesidade e mortalidade nesta faixa etária e quais os níveis considerados como peso ideal e sobrepeso.

Para estabelecer relações entre os índices de massa corporal, cintura, quadril e CA alterados como preditores de mortalidade cardiovascular e por todas as causas entre idosos foi realizado um trabalho (Cabrera *et al.*, 2005) com 575 mulheres entre 60 e 94 anos de idade (40% > 75 anos) acompanhadas em ambulatório durante 5 anos. Os resultados indicaram que o melhor parâmetro de distribuição de gordura central entre as mulheres idosas foi o ICQ que, juntamente com baixo peso, foi preditor de mortalidade total em idosas de 60 a 80 anos de idade. Índices iguais ou superiores a 0,97 em mulheres brasileiras entre 60 e 80 anos de idade estiveram associados a maior risco cardiovascular.

Em vista de tais resultados, o Departamento de Cardiogeriatria da SBC (DECAGE) vem recomendando (II Diretrizes em Cardiogeriatria, 2009), mantidas em sua atualização de 2019, como critério diagnóstico de obesidade em idosos as seguintes medidas:

- IMC: peso normal: 18,5 a 27 kg/m²; sobrepeso: > 27 a 29,9 kg/m²; obesidade: ≥ 30 kg/m²
- CA: 102 cm em homens e 88 cm em mulheres
- ICQ: > 0,99 cm em homens; ≥ 0,97 cm em mulheres.

Sedentarismo

O valor da atividade física no manejo dos FR modificáveis para a DCV tem sido observado em grande número de estudos. Embora não tenham sido avaliados especificamente para idosos, o bom-senso indica que os benefícios advindos desta prática possam lhes ser estendidos, desde que respeitadas as peculiaridades do envelhecimento.

O Estudo Multicêntrico em Idosos (EMI) (Gravina Taddei *et al.*, 1997), desenvolvido em 1995, coletou dados procedentes de ambulatórios de Geriatria e Cardiologia Geriátrica de 13 estados brasileiros. Nessa amostra, o sedentarismo foi o FR mais prevalente em idosos com DCV estabelecida. Verificou-se sua prevalência em 74% dos entrevistados, 79% no sexo feminino e 66% no masculino. Observou-se, ainda, a influência do avanço da idade no sedentarismo, presente em 70%, 76% e 88% dos idosos nas faixas etárias de 65 a 74 anos, 75 a 84 anos e acima de 85 anos, respectivamente.

A falta de incentivo à atividade física para o idoso é universal. Nos EUA, cerca de 50% dos indivíduos com mais de 60 anos de idade descrevem-se como sedentários. O risco relativo para DAC em sedentários varia de 1,5 a 2,4, de acordo com as diversas populações examinadas, sendo comparável aos fatores hipertensão, hipercolesterolemia e tabagismo (Physical Activity Guidelines, 2008; Public Health Focus, 1993), motivo suficientemente forte para modificar esta postura complacente em relação ao mau hábito.

Programas de atividade física orientada podem diminuir o risco coronário, uma vez que, para além da própria doença, exercem seus efeitos sobre os FR da doença em si: aumentam os níveis de colesterol "bom" (HDL; do inglês *high density lipoprotein*), diminuem os níveis de triglicerídios, PA, peso corpóreo, melhoram a tolerância à glicose e corrigem a distribuição da gordura. O exercício físico previne ou retarda a manifestação de HAS e diabetes, como demonstrado em dois recentes estudos publicados (Tuomilehto *et al.*, 2001; Knowler *et al.*, 2002). A obtenção de ganhos em massa óssea e muscular, a recuperação da flexibilidade, coordenação motora e equilíbrio favorecem a reintegração social, com proveitos consideráveis sobre os transtornos do humor e qualidade de vida. Na DAC, a reabilitação tem demonstrado melhorar o limiar aeróbico, prolongando o tempo de atividade livre de angina.

A prescrição de atividade física deve ser colocada no panorama global do paciente: doenças osteoarticulares, estado nutricional e anemia, força muscular, evidência ou não de DCV manifesta, doenças neurológicas e vasculares periféricas. A avaliação pressupõe uma consulta médica, exame físico detalhado e os exames complementares necessários, sem prescindir da análise do grau de motivação do paciente para seguir a orientação. A adesão é estimulada pelo esclarecimento das vantagens, riscos e benefícios do exercício, cuja modalidade será orientada pelo estado geral do paciente e adaptada aos gostos e limitações individuais.

Os idosos mal condicionados preferem e toleram melhor as atividades físicas de baixa e média intensidade, sempre introduzidas gradativamente. A caminhada é a modalidade mais apreciada e segura, pois independe de aprendizado, é acessível, tem custo baixo e a vantagem de poder ser compartilhada com grupos de pessoas. É aconselhável, pelo risco de traumatismos ou de hipotensão postural, que a caminhada seja feita em terrenos pouco acidentados, evitando-se a exposição prolongada ao sol. Outras atividades físicas e seus gastos energéticos podem ser observados na Tabela 33.1.

Uma vez que a incidência de doença isquêmica silenciosa entre idosos é elevada, é recomendável realizar teste ergométrico em esteira rolante ou cicloergômetro, precedendo a atividade física moderada ou intensa. O exame é valioso não só pela sua alta especificidade na detecção de isquemia de esforço induzida e de arritmias, como pela provisão de informações objetivas da capacidade física avaliada em equivalentes metabólicos (MET) e da frequência cardíaca ideal de treinamento, a ser fixada segundo o objetivo do treinamento.

Outras atividades aeróbias de baixo impacto são a esteira rolante (Hagberg, 1989) e a bicicleta ergométrica. Nas atividades de alto impacto, como correr ou pular, a melhora da capacidade cardiorrespiratória é mais acentuada, mas o risco de lesões osteoarticulares e musculares sobrepassa os limites de segurança.

A atividade física regular, em que pesem seus comprovados benefícios, exerce pouca atração em idosos. Esta aversão decorre de aspectos psicossociais como insegurança, dependência de companhia, resistência à mudança de hábitos e depressão. Quando associados às outras morbidades limitantes, estabelece-se um círculo vicioso em que cada fator realimenta e mantém os demais. Um aspecto relevante para esta inércia está relacionado com as alterações fisiológicas do processo de envelhecimento, maiormente representadas pela diminuição da capacidade aeróbica, alteração de relaxamento diastólico e diminuição da complacência pulmonar. Estas são responsáveis pela percepção de dispneia desproporcional aos esforços realizados. A experiência em programas institucionais demonstra que, superada a resistência inicial, o exercício físico se converte em porta de entrada para a integração do idoso em outras atividades associativas. Tem sido observado que o esforço esclarecedor dos médicos, divulgado amplamente na imprensa, vem obtendo êxito na reversão do sedentarismo, uma vez que este é o fator que apresentou maior tendência em mudanças nos resultados de estudos nacionais e internacionais.

▪ **TABELA 33.1** Atividades físicas e seus gastos energéticos.

MET	Atividade exercida
1 a 2	Andar a 1,5 km/h, costurar, pintar sentado
2 a 3	Dirigir carro, tocar instrumento musical
3 a 4	Boliche, jardinagem
4 a 5	Natação, dança lenta, bicicleta a 13 km/h no plano
> 6	Andar com velocidade 7 km/h, nado vigoroso

MET: equivalentes metabólicos.

Tabagismo

Dentre os hábitos adquiridos nos últimos séculos, o tabagismo pode ser considerado como um dos mais deletérios à saúde. Em muitas regiões, o cultivo do fumo e seus subprodutos industriais ou artesanais é o sustento econômico da população. A sedução publicitária gera o aumento crescente de jovens usuários e lucros absurdos para a indústria de cigarros. A formação de *lobbies* junto aos governos e a dependência econômica dos polos produtores se opõem às campanhas educacionais e às cruzadas antitabagísticas. Nos países mais pobres, o mau hábito cresceu 50% nos últimos anos, especialmente entre adolescentes. Segundo estimativas mundiais da Organização Mundial da Saúde (OMS), 47% dos homens e 12% das mulheres acima de 15 anos de idade são tabagistas. A limitação física e a morte prematura por doenças relacionadas com o fumo – DCV, doenças respiratórias crônicas e câncer – representam o tributo individual nas despesas pagas pela saúde pública e privada.

Entre os vários FR cardiovascular analisados no EMI, o hábito de fumar foi o de menor prevalência, ocorrendo em 6% dos homens idosos e em 3% das mulheres participantes. Segundo o CHS, o tabagismo foi observado em 10% dos homens e em 13% das mulheres dentre os 5.201 idosos maiores de 65 anos de idade que participaram.

Estudos iniciais sobre a importância do tabagismo em idosos causaram controvérsia ao sugerir que seu risco diminuía na proporção direta do envelhecimento (Seltzer, 1975). Entretanto, estudos posteriores demonstraram que seus males perduram mesmo em idades avançadas. O *Chicago Stroke Study* (Miettinen *et al.*, 1976) analisou a mortalidade por DCV em 2.674 pacientes de 65 a 74 anos de idade, verificando que sua prevalência era 52% maior em tabagistas do que em não tabagistas ou ex-tabagistas. O *Systolic Hypertension in the Elderly Program Study* (Siegel *et al.*, 1987) analisou pacientes com idade média de 72 anos, observando aumento significativo de infarto agudo do miocárdio (IAM), morte súbita e acidente vascular encefálico (AVE) em fumantes comparado aos não fumantes. No estudo *Established Populations for Epidemiologic Studies of the Elderly*, entre 7.178 idosos (50% acima de 75 anos de idade), as taxas de mortalidade cardiovascular e por todas as causas foram duas vezes maiores em tabagistas ativos que em não tabagistas. O mesmo estudo demonstrou benefícios na interrupção do hábito mesmo em idosos tabagistas de longa data, equiparando o risco de mortalidade cardiovascular entre ex-tabagistas idosos e aqueles que jamais fumaram.

Um conceito vigente por muito tempo era o de que o idoso é resistente ao abandono do hábito de fumar. O estudo Courage (Teo *et al.*, 2009) observou se a adição de *stent* não farmacológico em pacientes com DAC, associada a controle rigoroso dos FR e mudança no estilo de vida, reduzia eventos cardiovasculares, com comparação com aqueles que não recebiam *stent* e faziam apenas controle dos FR e mudança de estilo de vida. Não houve diferença entre os dois grupos, exceto em redução de angina por 3 anos e em pacientes com carga isquêmica alta; os pacientes do grupo *stent* evoluíram melhor. Em relação ao controle dos FR, houve uma nítida redução de abandono do cigarro no grupo dos mais idosos em comparação com os pacientes mais jovens, independente da colocação de *stent* ou não. Assim, recomenda-se a suspensão do tabagismo em todas as faixas etárias.

O tabagismo passivo vem despertando interesse no meio médico, pois não tabagistas expostos ao fumo em ambientes coletivos podem desenvolver doenças, o que representa um importante problema de saúde pública (Dwyer, 1997). Kawachi *et al.* (1997) acompanharam, durante 10 anos, cerca de 32 mil mulheres com idades variáveis ente 36 e 71 anos, todas não tabagistas. Foi constatado que a longa exposição ao fumo aumentou o risco relativo de desenvolver DAC; quando ocasional, o risco relativo foi de 1,58, aumentando para 1,91 em exposições regulares. O tabagismo ativo ou passivo também é causa de demência, segundo publicação da OMS em 2014.

O tabagismo é atualmente reconhecido como resultado da interação de fatores genéticos e ambientais. A dependência física e psíquica à nicotina varia em intensidade, determinando capacidades individuais distintas para abandonar o fumo. Vários estudos em epidemiologia molecular e genética sinalizam que o tabagismo em todos os seus aspectos – idade de iniciação, grau de dependência, capacidade de interrupção e suscetibilidade às doenças – é um comportamento multifatorial de polimorfismo genético. A possibilidade de identificar os marcadores biológicos determinantes de risco aumentado para a dependência física à nicotina abre novas perspectivas na abordagem preventiva e terapêutica da doença (Sotto-Mayor, 2004). A complexidade dos fatores envolvidos no tabagismo sinaliza a necessidade de estratégias institucionais e de profissionais habilitados para o seu manejo. O Ministério da Saúde, em parceria com as Secretarias Estaduais e Municipais de Saúde e setores da sociedade civil organizada, desde 1989 coordena as ações do Programa Nacional de Controle do Tabagismo (PNCT), desenvolvido para reduzir a iniciação ao hábito, promover sua cessação e diminuir os poluentes da fumaça do tabaco. Análises de custo/benefício realizadas pela OMS sugerem que os investimentos na cessação de fumar, por seus bons resultados a curto prazo, são superiores àqueles sobre a iniciação.

O abandono espontâneo do tabagismo não é fácil nem habitual, dada a dependência física e psíquica. Por se tratar de um hábito crônico, o idoso está menos propenso a abandonar o tabagismo que os pacientes mais jovens. Na maioria das vezes, considera como interferência em sua vida, e não como preocupação da equipe de saúde com a melhoria de sua qualidade de vida. Estudos mostram que os tabagistas idosos apresentam menor intenção em abandonar o cigarro se comparados aos jovens, no entanto, eles apresentam maior probabilidade de sucesso quando tentam parar de fumar (Hall *et al.*, 2008; Treating Tobacco Use and Dependence, 2008). Com frequência, o sucesso nessa interrupção é obtido após um evento coronariano agudo, agravamento de doença pulmonar obstrutiva crônica ou doença vascular periférica sintomática e limitante. O aconselhamento médico para a cessação do tabagismo deve ser firme, com ênfase nos benefícios a curto e médio prazos. Práticas agressivas relacionadas com a suspensão do tabagismo devem ser adotadas (Bratzler *et al.*, 2002; Buckland; Connolly, 2005).

Devido às fortes evidências de que o tabagismo é FR modificável para DCV em idosos, seu abandono é indicado. Para tanto, uma abordagem recomendável é o emprego do Método dos 4 "A": averiguar (*ask*); aconselhar (*advise*); ajudar (*assist*); e acompanhar (*arrange follow up*), dadas as evidências (Andrews *et al.*, 2004; Tait *et al.*, 2007; Burton *et al.*, 1995). Outras abordagens que podem ser utilizadas caso a caso são as intervenções por meio de aconselhamento individual realizado por profissionais da saúde, a distribuição de material de autoajuda adequado para a faixa etária, a utilização de nicotina (adesivos transdérmicos ou goma de mascar) ou o emprego de medicamento específico, como, por exemplo, a bupropiona, pois têm se mostrado eficazes no tratamento contra o tabagismo (Morgan *et al.*, 1996).

A observação da curva demográfica dos países constituintes do Grupo dos 7 mostra um estreitamento progressivo na diferença de sobrevida masculina e feminina em idades avançadas. Entre as causas dessa contração, estão as mudanças comportamentais do homem, proativas em relação ao abandono do tabagismo, na prevenção do câncer e DCV, em oposição ao estilo de vida da mulher que, sendo economicamente ativa, superajunta o trabalho às suas tarefas tradicionais de mãe e cuidadora e às tarefas do lar.

A tábua de vida brasileira de 2018 revela que a esperança de vida ao nascer alcançou os 79,9 anos para a mulher e os 72,8 anos para o homem, persistindo o padrão de "sobremortalidade masculina" em determinadas faixas etárias mais jovens, fenômeno que pode ser explicado por causas externas e não naturais em decorrência de mortes violentas, como no trânsito e em homicídios (IBGE, 2018).

O estudo INTERHEART (Yusuf *et al.*, 2004) vem reforçar tal pensamento, na medida em que identificou em 52 países de todos os continentes os 9 maiores FR para o desenvolvimento de IAM. Seus resultados demonstram que tabagismo, níveis lipídicos, HAS, diabetes, obesidade, dieta, atividade física, consumo de álcool e fatores psicossociais correspondem a cerca de 90% dos casos de eventos cardíacos relacionados com a doença aterosclerótica e não são afetados por diversidades étnicas ou desenvolvimentistas.

A universalidade desses fatores, a facilidade de sua detecção e a possibilidade de modificá-los resgatam a ideia de que o homem não necessita esperar pelas conquistas farmacogenéticas para fugir de um hipotético destino predeterminado. Sua propensão pode ser alterada por mudanças comportamentais refletidas no estilo de vida e nas relações com o meio social.

O estilo de vida é também condicionado pelas percepções individuais dos valores sociais. Indivíduos esclarecidos adotam comportamentos ilógicos porque orientados pela dualidade do prazer e desprazer. É a moral da satisfação imediata de falsas necessidades a dificultar o processo de apreensão da realidade.

Se a incorporação de medidas saudáveis pode beneficiar os idosos e conferir qualidade aos seus derradeiros anos, tais orientações devem ser instituídas já na infância e na fase adulta jovem, para que sejam mais bem usufruídas no futuro. O aprimoramento democrático e o exercício pleno da cidadania por meio da participação nos projetos de ação e integração social é um caminho para dar sentido à vida.

34

Síndrome Metabólica

Maria Eliane Campos Magalhães • Andréa Araújo Brandão • Roberto Pozzan • Érika Maria Gonçalves Campana • Elizabete Viana de Freitas • Ayrton Pires Brandão

Introdução

Fatores de risco (FR) cardiometabólicos em agregação como obesidade central ou abdominal, hiperglicemia, hipertensão arterial sistêmica (HAS) e dislipidemia são a base conceitual da existência da síndrome metabólica (SM). Nesse cenário, esses FR parecem se agregar mais que o esperado devido ao acaso e têm o potencial de incrementar o risco para o desenvolvimento de doença cardiovascular (DCV) e diabetes melito 2 (DM2) (Reaven, 1998; Ford *et al.*, 2002; Eckel *et al.*, 2005). Na verdade, estudos populacionais já identificaram que a SM dobrou o risco do desenvolvimento de doença aterosclerótica cardiovascular e elevou em 5 vezes o risco de DM2 (Wu *et al.*, 2010; Aguilar *et al.*, 2015).

Existem, entretanto, questões ainda não resolvidas com relação à SM. Há dúvidas se ela pode ser considerada uma verdadeira "síndrome" devido à falta de clareza no reconhecimento de um mecanismo fisiopatológico comum como elemento de ligação entre os demais; admite-se que os seus diferentes fenótipos podem conferir características distintas no risco que determinam e especula-se se o risco atribuído à SM vai além da soma do risco intrínseco de cada FR individual (Kahn *et al.*, 2005). Nesse sentido, dados de metanálises de estudos na população geral demostraram que portadores de SM estavam expostos a maior risco quando comparados com indivíduos com os mesmos FR isoladamente (Ford *et al.*, 2002; Gami *et al.*, 2007). Por sua vez, o impacto da reversão completa da SM (e, como consequência, dos FR que a constituem) sobre o risco que determina ainda carece de confirmação definitiva; porém, dados de coorte retrospectiva com 9 milhões de adultos coreanos com SM seguidos por 3,5 anos mostraram redução de risco de 15% no desenvolvimento de infarto agudo do miocárdio (IAM) e acidente vascular encefálico (AVE) isquêmico (Park *et al.*, 2019).

Vale ressaltar que outras condições, quando presentes, podem influenciar no determinismo de DCV na SM. Entre estas, se destacam a suscetibilidade genética, a etnia, o sexo, o sedentarismo, os estados pró-inflamatório e pró-trombótico (identificados por níveis elevados de proteína C reativa ultrassensível (PCRus), inibidor do ativador de plasminogênio (PAI-1) e interleucina-6 (IL-6) e a idade (Ridker, 2003; Rutter *et al.*, 2004).

Estudos epidemiológicos já demonstraram que a mortalidade por DCV aumenta com a idade e que o envelhecimento populacional é um dos fatores que mais tem contribuído para o aumento da prevalência da SM (Athyros *et al.*, 2005; Devers *et al.*, 2016, Wu *et al.*, 2010). Idosos estão expostos por maior período de tempo e, portanto, são mais afetados pela variedade de FR cardiovasculares e metabólicos que compõem a SM. Vale destacar que a obesidade, um dos elementos centrais para o seu diagnóstico, além de estar aumentando nessa faixa etária, muitas vezes é complicada com a sarcopenia (obesidade sarcopênica) (Dominguez *et al.*, 2007). Além disso, novos mediadores biológicos ligados ao envelhecimento têm sido identificados, além daqueles já conhecidos, como o envelhecimento não saudável e a insulinorresistência. Destacam-se, entre outros, o acúmulo de gordura ectópica no músculo esquelético e no fígado, alterações do metabolismo do magnésio, inflamação sistêmica e hipotalâmica, encurtamento do comprimento dos telômeros, epigenética e distúrbios do ritmo circadiano, entretanto, ainda carecem de maior clareza nesse cenário (Dominguez *et al.*, 2007; Butler *et al.*, 2006).

Estudos com a SM no campo da Geriatria têm mostrado resultados mistos, especialmente quanto ao valor preditivo de risco e notadamente após os 75 anos de idade (Yen *et al.*, 2015). Digno de nota, contudo, é o fato de que o acentuado aumento na expectativa de vida da população geral nas últimas décadas ampliou de maneira expressiva o contingente de indivíduos com mais de 65 anos de idade e que essa mudança epidemiológica, além de importantes implicações sociais e econômicas, impactou na modificação do perfil de morbidade e mortalidade desses indivíduos (Chamberlain *et al.*, 2010). Dados do *National Health and Nutrition Examination Survey* (NHANES) referentes ao período compreendido entre 2003-2004, quando comparados com 2011-2012, mostraram que a prevalência geral da SM aumentou de 32,9 a 34,7%, sendo esse aumento mais expressivo acima dos 60 anos de idade, em todas as faixas etárias, etnias e em ambos os gêneros (Aguilar *et al.*, 2015) (Figura 34.1).

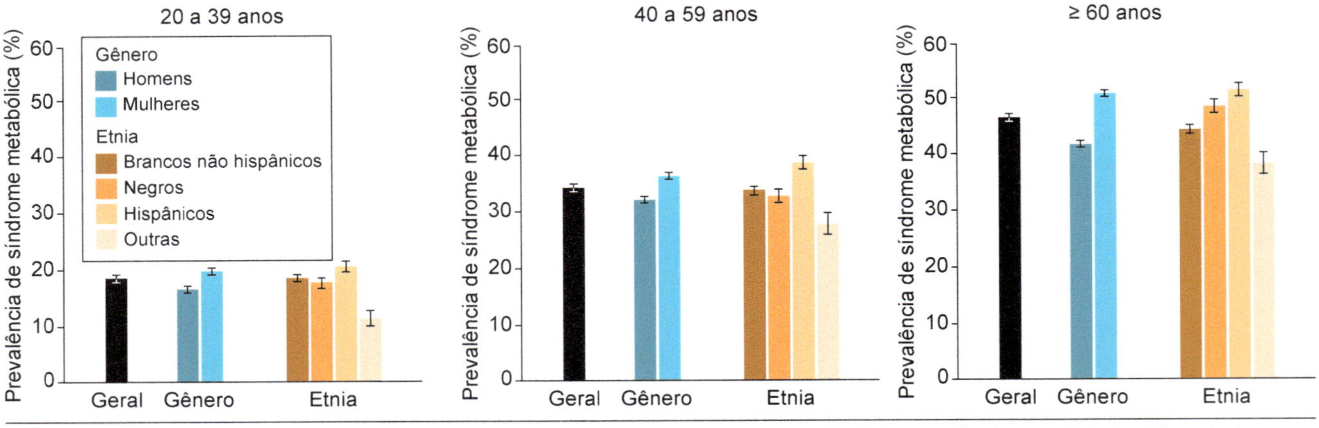

Barras de erro indicam intervalos de confiança de 95%. As comparações das estimativas de prevalência foram realizadas usando testes X2; pacientes com idade entre 20 e 39 anos em cada grupo foram usados como referência. Todas as comparações resultaram em $p < 0,001$.

■ **FIGURA 34.1** Prevalência da síndrome metabólica em diferentes etnias, gêneros e faixas etárias. (Fonte: Aguilar *et al.*, 2015.)

Diante do exposto, justifica-se plenamente a ênfase que tem sido dispensada ao reconhecimento precoce, diagnóstico e tratamento da SM nas últimas décadas (Ford; Gilles; Dietz, 2002; Alberti *et al.*, 2009; Aguilar *et al.*, 2015) tanto na população geral quanto no indivíduo idoso. Estratégias de ações voltadas nessa direção são particularmente importantes em um mundo em que os recursos para a saúde são finitos e exigem priorização para os indivíduos de maior risco (Yen *et al.*, 2015; Dominguez *et al.*, 2007).

Critérios diagnósticos

O diagnóstico de SM é confirmado quando três dentre cinco FR são observados no mesmo indivíduo. São considerados critérios diagnósticos de SM: aumento da circunferência abdominal (CA), HAS, valores baixos do colesterol da lipoproteína de baixa densidade (HDL-c) e elevados dos triglicerídios, e diminuição da tolerância à glicose (Alberti *et al.*, 2006; Alberti *et al.*, 2009).

Nas últimas décadas, diferentes critérios foram propostos para reconhecimento da SM, causando considerável imprecisão diagnóstica (Grundy *et al.*, 2004). A primeira definição de SM foi proposta em 1998 pela World Health Organization (WHO), que enfatizou a insulinorresistência como um dos seus principais componentes (Balkau; Charles, 1999; Alberti *et al.*, 2009). Em 2001, o National Cholesterol Education Program Adult Treatment Panel III (NCEP ATP III) estabeleceu critérios diagnósticos para SM com foco no risco cardiovascular e que não exigiam anormalidades na glicose ou insulina (embora a glicemia aumentada fosse um dos critérios diagnósticos) (Athyros *et al.*, 2005; Lorenzo *et al.*, 2007). Em 2005, esses critérios foram atualizados: os valores da glicemia de jejum foram reduzidos e foi admitido o conceito de glicemia de jejum alterada de acordo com os critérios da American Diabetes Association (ADA), e a manifestação de DM2 foi considerada como definição de hiperglicemia (Alberti *et al.*, 2006). Em 2006, a International Diabetes Federation (IDF) modificou os critérios diagnósticos da SM, e a obesidade central passou a ser elemento essencial nessa definição, porém com limites de normalidade de CA distintos em diferentes grupos étnicos. Em 2009, para atender a necessidade de uniformização desses critérios, a IDF, entre várias organizações – American Heart Association (AHA), National Heart, Lung, and Blood Institute (NHLGI), World Heart Federation, International Association for the Study of Obesity e International Atherosclerosis Society –, eliminou a CA aumentada como critério diagnóstico obrigatório. Assim, ficou estabelecido que, para qualificar um indivíduo como portador de SM, três dentre os cinco componentes tradicionais deveriam estar evidenciados, mas a CA deveria atender os diferentes valores pelas diferentes etnias (Tabela 34.1) (Grundy *et al.*, 2004; Kahn *et al.*, 2005; Lorenzo *et al.*, 2007; Alberti *et al.*, 2009). Em nosso país, a Atualização da Diretriz Brasileira sobre Dislipidemias e Prevenção da Aterosclerose, de 2017, e a Atualização da Diretriz de Prevenção Cardiovascular da Sociedade Brasileira de Cardiologia de 2019 recomendam seguir as diretrizes da IDF para diagnóstico de SM (Alberti *et al.*, 2009) (Tabela 34.2).

Dentre os componentes de SM, a obesidade, particularmente o padrão conhecido como obesidade central ou abdominal, tem sido implicada como o elemento fisiopatológico comum entre

▪ **TABELA 34.1** Definições de síndrome metabólica de acordo com NCEP ATP III, IDF, EGIR, WHO e AACE.

Parâmetros	NCEP ATP III 2005	IDF 2009	EGIR 1999	WHO 1999	AACE 2003
Necessários			Resistência à insulina* ou hiperinsulinemia em jejum (no quartil 25% mais elevado do valor de referência)	Resistência à insulina* (no quartil 25% mais elevado do valor de referência); GJ > 6,1 mmol/ℓ (110 mg/dℓ; glicose em 2 h > 7,8 mmol/ℓ (140 mg/dℓ)	Alto risco para resistência à insulina** ou IMC > 25 kg/m² ou CA > 102 (H) ou > 88 em M
Número de anormalidades	**Três ou mais de**	**Três ou mais de**	**Dois ou mais de**	**Dois ou mais de**	**Dois ou mais de**
Glicose	GJ (≥ 5,6 mmol/ℓ) (100 mg/dℓ) ou tratamento para elevação da glicose	GJ (≥ 5,6 mmol/ℓ) (100 mg/dℓ) ou diagnóstico de DM	GJ (6,1 a 6,9 mmol/ℓ) (110 a 125 mg/dℓ)		GJ > (6,1 mmol/ℓ) (110 mg/dℓ); 2 h glicose 7,8 mmol/ℓ (140 mg/dℓ)
HDL-c	♂: 40 mg/dℓ (< 1 mmol/ℓ) ♀: 50 mg/dℓ (< 1,3 mmol/ℓ) ou tratamento para o HDL-c baixo***	♂: 40 mg/dℓ (< 1 mmol/ℓ) ♀: 50 mg/dℓ (< 1,3 mmol/ℓ) ou tratamento para o HDL-c baixo	< 1 mmol/ℓ (40 mg/dℓ)	< 0,9 mmol/ℓ (35 mg/dℓ [H]) e < 1 mmol/ℓ (40 mg/dℓ [M])	♂: < 1 mmol/ℓ (40 mg/dℓ) ♀: < 1,3 mmol/ℓ (50 mg/dℓ)
TG	≥ 1,7 mmol/ℓ (150 mg/dℓ) ou tratamento para TG elevados***	≥ 1,7 mmol/ℓ (150 mg/dℓ) ou tratamento para TG elevados	Ou > 2,0 mmol/ℓ (180 mg/dℓ) ou tratamento para dislipidemia	Ou > 1,7 mmol/ℓ (150 mg/dℓ)	> 1,7 mmol/ℓ (150 mg/dℓ)
Obesidade	CA > 102 cm (H) e > 88 cm (M)	CA > 94 cm (H) e > 80 cm (M)	CA > 94 cm (H) e > 80 cm (M)	ICQ > 0,9 (H) ou > 0,85 (M) ou IMC > 30 kg/m²	
HAS	> 130/85 mmHg ou tratamento para HAS	> 130/85 mmHg ou tratamento para HAS	> 140/90 mmHg ou tratamento para HAS	> 140/90 mmHg	> 130/85 mmHg

*Resistência: insulinorresistência medida por clamp de insulina. **Alto risco de insulinorresistência é indicado por, no mínimo, uma das seguintes condições: doença cardiovascular (DCV). ***Tratamento com fibratos ou niacina. NCEP: National Cholesterol Education Program; IDF: International Diabetes Federation; EGIR: European Group for the Study of Insulina Resistance; WHO: World Health Organization; AACE: American Association of Clinical Endocrinologists. GJ: glicemia de jejum; ICQ: índice cintura-quadril; IMC: índice de massa corporal; CA: circunferência abdominal; HAS: hipertensão arterial sistêmica; H: homens; M: mulheres; HDL-c: lipoproteína de alta densidade; TG: triglicerídios; DM: diabetes melito; HAS, síndrome dos ovários policísticos, doença hepática gordurosa não alcoólica ou acantose nigricante, história familiar de diabetes melito tipo 2, DCV ou HAS, história de diabetes gestacional ou intolerância à glicose, etnicidade não branca, sedentarismo, IMC 25 kg/m² ou CA > 94 cm (H) e > 80 cm (M); idade 40 anos.

▪ **TABELA 34.2** Critérios diagnósticos da síndrome metabólica (SM) de acordo com a International Diabetes Federation e recomendação pela Atualização da Diretriz Brasileira de Dislipidemias e Aterosclerose 2017 e Atualização das Diretrizes de Prevenção Cardiovascular 2019.

Critérios			Definição
Obesidade abdominal	Homens	Brancos de origem europeia e negros	CA > 94 cm
		Sul-asiáticos, ameríndios e chineses	CA > 90 cm
		Japoneses	CA > 85 cm
	Mulheres	Brancas de origem europeia, negras, sul-asiáticas, ameríndias e chinesas	CA > 80 cm
		Japonesas	CA > 90 cm
HDL-c	Homens		< 40 mg/dℓ
	Mulheres		< 50 mg/dℓ
PA	Sistólica		≥ 130 mmHg ou tratamento para HAS
	Diastólica		≥ 85 mmHg ou tratamento para HAS
TG			> 150 mg/dℓ
Glicemia			> 100 mg/dℓ

CA: circunferência abdominal; HDL-c: colesterol de lipoproteína de baixa densidade; TG: triglicerídios; HAS: hipertensão arterial sistêmica; PA: pressão arterial.

os demais. Este tipo de distribuição de gordura corporal está associado com resistência periférica aos efeitos da insulina para a utilização da glicose e dos ácidos graxos (insulinorresistência), que, por sua vez, se associa com hiperinsulinemia e hiperglicemia, elevação de citocinas inflamatórias (adipocitocinas) com consequente inflamação vascular e disfunção endotelial, dislipidemia e HAS, condições que, *per se*, promovem o desenvolvimento de doença vascular aterosclerótica (Reaven, 1988; Grundy *et al.*, 2005), independente da faixa etária. Dados do *Insulin Resistance Atherosclerosis Study*, que investigou preditores de risco em 714 indivíduos com idade média de 54,4 anos sem SM no basal, confirmaram que a obesidade central aumentada isoladamente identificou mais de 46% dos indivíduos que desenvolveram SM (critérios do NCEP ATP III) em seguimento de 5 anos (Palaniappan *et al.*, 2004). Vale destacar que a medida simples e direta da CA demonstrou ser uma maneira confiável de avaliação da gordura abdominal, como demonstrado por estudo realizado com 689 coreanos com mais de 63 anos de idade. Nessa série, a comparação da acurácia de duas formas de medida da gordura abdominal visceral na predição da SM (medida direta da CA *versus* avaliação por tomografia computadorizada do abdome) mostrou que ambas as medidas foram comparáveis, confirmando que a medida direta da CA simplifica o reconhecimento dessa condição (Seo *et al.*, 2009).

Por sua vez, o excesso de peso, reconhecido pelo índice de massa corporal (IMC) também se mostrou implicado com risco de doença arterial coronariana (DAC) em indivíduos com agregação de FR metabólicos. Na coorte do *Framingham Heart Study*, constituída por 2.406 homens e 2.569 mulheres com idades compreendidas entre 18 e 74 anos, seis FR metabólicos foram considerados: quintis mais baixos de HDL-c específicos para o sexo e quintis mais elevados de pressão arterial sistólica (PAS), triglicerídios, colesterol total (CT), glicose e aumento do IMC. Após ajustes para idade e grau de obesidade, o aumento do peso corporal de 2,25 kg em 16 anos se mostrou associado com aumento de 20 e 37% no risco de DAC, respectivamente em homens e mulheres. Por sua vez, a perda de 2,25 kg se associou à redução de 48% de risco nos homens e 40% nas mulheres. Nessa mesma coorte, a associação de três ou mais FR também elevou o risco de DAC em 2,39 e 5,9, respectivamente em homens e mulheres (Wilson *et al.*, 1999).

A associação com o risco de DCV já foi solidamente estabelecida com os demais critérios diagnósticos de SM, como a dislipidemia aterogênica (HDL-c baixo, apolipoproteína B [ApoB] e triglicerídios aumentados, e lipoproteína do colesterol de baixa densidade [LDL-c] com partículas pequenas e densas), a elevação da PA, dos níveis de glicose sanguínea e do ácido úrico (Alberti *et al.*, 2006; Alberti *et al.*, 2009; Eckel *et al.*, 2005). Vale destacar que outras condições subjacentes são de extrema importância nesse cenário, como o estado pró-inflamatório e pró-trombótico e a disfunção endotelial, que nem sempre são expressos de modo claro, clínica ou laboratorialmente. Como todos são importantes determinantes de aterotrombose, o risco que determinam pode não ser adequadamente mensurado ou pode mesmo ser subestimado (Decker, 2005).

Diante do exposto, diferentes organizações têm alertado para a necessidade de se incorporar componentes adicionais aos critérios diagnósticos já estabelecidos de SM, de modo a aumentar a acurácia do valor preditivo de risco para DCV e/ou para o diabetes.

Estudos com síndrome metabólica em idosos

A despeito de todo o conhecimento acumulado sobre a prevalência da SM com o avanço da idade, estudos realizados nessa faixa etária trouxeram resultados mistos. Alguns mostraram associação significativa com a idade (Mozaffarian *et al.*, 2008, 2014; Wen *et al.*, 2008) e outros (Hildrum *et al.*, 2009; Noale *et al.*, 2012; Salminen *et al.*, 2010) não observaram essa associação. Assim, a literatura relata ampla variação da prevalência da SM em idosos, refletindo, em parte, os diferentes perfis de populações estudadas e os distintos critérios diagnósticos empregados. Como exemplo, em estudo francês (utilizando o critério do NCEP ATP III) foi descrita prevalência de 11,3 e 12,5%, respectivamente em mulheres e homens com mais de 70 anos de idade, e em estudo de base populacional em gregos idosos encontrou prevalência de 69%, utilizando o critério da IDF (Guize *et al.*, 2006; Athyros *et al.*, 2005).

Metanálise com dados de estudos prospectivos mostrou que a prevalência de SM variou de 11% em série com 3.050 adultos com 65 anos ou mais (Otiniano *et al.*, 2005; Wu *et al.*, 2017) a 57% em estudo com 986 adultos acima de 75 anos de idade (Hildrum *et al.*, 2009; Wu *et al.*, 2017). Nessa metanálise, foram analisados os dados de 20 séries prospectivas publicadas após 2006 com amostras variando de 680 a 10.547 indivíduos com mais de 60 anos de idade (60 a 89 anos) em seguimento de 3 a 19 anos. Os resultados globais mostraram que a SM esteve associada com maior risco de mortalidade por todas as causas (RR 1,23; 95% CI 1,15 a 1,32) e maior mortalidade por DCV (RR 1,24; 95% CI, 1,11 a 1,39). Entre os componentes individuais, o risco estimado de mortalidade por todas as causas foi significativamente maior para CA ou IMC (RR 0,94; 95% CI 0,88 a 1), maiores valores da glicemia (RR 1,19; 95% CI 1,05 a 1,34) e menores valores do HDL-c (RR 1,11; 95% CI 1,02 a 1,21). A análise dos dados oriundos dos estudos que incluíram indivíduos mais idosos confirmou que a SM esteve associada a aumento do risco de mortalidade cardiovascular e mortalidade por todas as causas; entretanto, foi observado menor risco de mortalidade naqueles com sobrepeso ou obesidade, resgatando questões ainda não totalmente esclarecidas sobre a predição de risco da SM nessa faixa etária.

Outra série, com 73.547 indivíduos tailandeses com mais de 75 anos de idade (Taipei Elderly Health Examination Program), avaliou os efeitos da SM e seus componentes em todas as causas de mortalidade e na mortalidade por DCV. Foi encontrada uma prevalência de 42,6% de SM nesses indivíduos. Após ajustes para características sociodemográficas e outras comorbidades, a SM esteve associada a aumento do risco de mortalidade cardiovascular (HR 1,27; 95% CI 1,1 a 1,46), mas não de mortalidade total. Entre os componentes da SM, o HDL-c baixo (HR 1,25; 95% CI 1,13 a 1,37) e a hiperglicemia (HR 1,21; 95% CI 1,12 a 1,31) estiveram mais associados ao aumento significativo da mortalidade por todas as causas. HAS e HDL-c baixo foram melhores preditores de mortalidade cardiovascular isoladamente e, quando comparados à SM, aumentaram a extensão desse risco, sugerindo que, em idosos, os componentes individuais da SM podem ser melhores preditores de mortalidade (Yen *et al.*, 2015).

Em contraste, o *The Dubbo Study* foi um estudo longitudinal conduzido com 2.805 homens e mulheres com mais de 60 anos de idade em seguimento de 16 anos para avaliar se o diagnóstico de SM melhorava a predição de risco do desenvolvimento de DCV ou de mortalidade total, além do risco intrínseco dos FR convencionais. A SM esteve presente em 31% dos homens e 34% das mulheres e as taxas de DAC, AVE isquêmico e mortalidade total foram maiores em portadores de SM, de ambos os sexos. Em modelo que incluiu os FR tradicionais, mas excluiu aqueles que caracterizam a SM, esta se manteve capaz de predizer risco adicional de eventos por DAC, AVE e mortalidade total, além do risco determinado pelos FR convencionais (Simons *et al.*, 2007).

Na mesma direção, coorte de base populacional, o Health, Aging, and Body Composition (Health ABC) avaliou o impacto da SM nos desfechos cardiovasculares em 3.035 participantes (51% mulheres, 42% negros, com idades compreendidas entre 70 e 79 anos de idade) em seguimento de 6 anos. A prevalência de SM foi de 38%. Após ajustes para as características basais, pacientes com SM tiveram aumento significativo de risco para eventos coronarianos (HR 1,56; 95% CI 1,28 a 1,91), IAM (HR 1,51; 95% CI 1,12 a 2,05), insuficiência cardíaca congestiva (ICC) e tempo de hospitalização (HR 1,49; 95% CI 1,1 a 2). Mulheres e brancos exibiram taxas mais elevadas de mortalidade por DAC, enquanto as taxas de eventos coronarianos foram mais elevadas entre os indivíduos com SM e DM2. Entretanto, não houve diferença significativa na mortalidade total, embora tenha havido tendência para maior mortalidade cardiovascular (5,1 *versus* 3,8%) e para mortalidade por DAC (4,5 *versus* 3,2%) em pacientes com SM (Butler *et al.*, 2006).

Outras condições de risco costumam se associar com o processo de envelhecimento, como a fragilidade (Kane *et al.*, 2017). O *Longitudinal Aging Study Amsterdam* (LASA) foi desenhado para comparar preditores e consequências do envelhecimento, como o estado físico, emocional, cognitivo e social, bem como o impacto da fragilidade e de doenças crônicas (doenças cárdio e cerebrovascular, doença arterial obstrutiva periférica [DAOP], AVE, câncer e artrite) no risco de mortalidade em dois grupos de indivíduos portadores de SM. Nessa série, foram incluídos 1.247 homens e mulheres com ≥ 65 anos de idade em seguimento de 19 anos (1995 a 2015). Nesse grupo, a prevalência de SM foi de 37%, e 11,7% dos indivíduos foram definidos com fenótipo de fragilidade. A SM esteve significativamente associada com o sexo feminino, baixo nível educacional e doenças crônicas, e, após ajuste para idade, sexo e nível educacional, a mortalidade foi significativamente maior na SM, diagnosticada pelos critérios da IDF (HR 1,23; 95% CI 1,08-1,4). Em modelo ajustado para fragilidade, essa associação se reduziu, mas ainda permaneceu estatisticamente significativa (HR 1,15, 95% CI 1,01-1,31; porém, a presença de doenças crônicas (DCV e DM2) explicou grande parte da relação entre SM e mortalidade (HR 1,12, 95% CI 0,98-1,28) (Hoogendijk *et al.*, 2019).

No estudo *Atherosclerosis Risk in Communities Study* (ARIC), a SM esteve implicada com o desenvolvimento de fibrilação atrial em cerca de 15.094 participantes, negros ou brancos. Essa associação não foi diferente entre as raças, mas foi maior quanto maior o número de componentes presentes de SM (Chamberlain *et al.*, 2010).

Estudo prospectivo com 749 idosos com mais de 75 anos de idade investigou a associação entre SM e o desenvolvimento de demência, uma vez que já se encontra estabelecida a relação entre os FR que a compõem individualmente e a incidência dessa condição. Os resultados mostraram que, abaixo dos 75 anos de idade, não houve relação entre demência e SM, ou mesmo com qualquer dos FR que a caracterizam. Entretanto, nos indivíduos acima dessa idade, a SM esteve associada a maior risco de demência vascular, mas não de doença de Alzheimer (Stephanie *et al.*, 2015).

Pacientes com SM devem ser submetidos à estimativa de risco cardiovascular, porém não de forma intuitiva. Em nosso país, a Atualização da Diretriz Brasileira de Dislipidemias e Prevenção da Aterosclerose e a Atualização da Diretriz de Prevenção Cardiovascular da Sociedade Brasileira de Cardiologia recomendam utilizar o Escore de Risco Global (ERG) através de um aplicativo que pode ser obtido no *site* do Departamento de Aterosclerose da SBC para os sistemas Android e IOS. Vale ressaltar que a estratificação de risco cardiovascular global não é específica para o paciente com SM, tem como objetivo determinar o risco global de um indivíduo entre 30 e 74 anos de idade desenvolver DCV, em geral, nos próximos 10 anos e, dentre as várias condições clínicas que podem interferir na estratificação do risco cardiovascular do paciente com SM, se destacam a idade e o risco ao longo da vida. A curto prazo, enquanto pacientes com mais idade têm maior risco absoluto, pacientes jovens apresentam menor risco absoluto, mesmo com perfil de risco desfavorável. A longo prazo ou na avaliação do risco ao longo da vida, a influência da idade no risco cardiovascular se inverte, passando a ter maior perda de longevidade aqueles que manifestaram os FR em idade jovem.

Recomendações para abordagem da síndrome metabólica em idosos

Ênfase deve ser dirigida para modificações do estilo de vida com o objetivo de alcançar perda de peso (quando indicado) e adoção de hábitos alimentares saudáveis. A ingestão nutricional e proteica deve ser adequada para essa faixa etária, especialmente para os mais idosos, respeitando-se suas necessidades e limitações (Standards of Medical Care in Diabetes, 2020). Recomenda-se inclusive considerar a realização de testes funcionais e psicológicos para determinar abordagem e metas terapêuticas individualizadas e adequadas.

A abordagem nutricional é parte importante do tratamento e contribui para o controle da obesidade, da intolerância à glicose/DM, da HA e da dislipidemia. Assim, a redução de 7 a 10% do peso corporal inicial em um período de 6 a 12 meses permite melhor controle dos FR associados à SM, o que poderá reduzir o risco de DM2, sem que se tenha obrigatoriamente alcançado o peso "ideal" (Standards of Medical Care in Diabetes, 2020). Não se deve esquecer que a perda ponderal deverá ser gradativa e decorrente de um processo de reeducação alimentar.

Outra medida, a prática regular de atividade física, incluindo a atividade aeróbica e de resistência, deve ser sempre estimulada. Entretanto, não há consenso sobre a prescrição ideal de exercício físico para essa população de indivíduos, especialmente os mais idosos. Tem sido recomendado realizar atividade física regular, em intensidade moderada, com mínimo de 30 minutos por dia e 150 minutos por semana (Standards of Medical Care in Diabetes, 2020).

O tratamento farmacológico, quando indicado, visa corrigir a dislipidemia aterogênica, a HAS e a hiperglicemia, de acordo com o risco cardiovascular estimado, além do estado pró-trombótico e pró-inflamatório. São necessárias ainda pesquisas adicionais para identificar novos alvos de tratamento da SM.

De maneira esquemática, as recomendações gerais de primeira linha para abordagem desses indivíduos, segundo a Atualização da Diretriz Brasileira de Dislipidemias e Prevenção da Aterosclerose 2017, a Atualização da Diretriz de Prevenção Cardiovascular da Sociedade Brasileira de Cardiologia 2019, a 7ª Diretriz Brasileira de Hipertensão Arterial e os Standards of Medical Care in Diabetes 2020, estão expostas na Tabela 34.3.

▪ **TABELA 34.3** Recomendações para abordagem da síndrome metabólica (SM).

Mudança agressiva do estilo de vida, que inclui redução de peso, quando necessário, adoção de hábitos alimentares saudáveis e implementação ou aumento de atividade física
As evidências disponíveis não consideram a SM como equivalente de risco de DAC, em termos de alcance de metas de LDL-c, exceto se em prevenção secundária e/ou em DM2 (indivíduos de muito alto risco e alto risco). Para os demais, a estimativa do risco cardiovascular deve ser obtida, como para a população geral, pelo ERG
O manejo da PA deve seguir as recomendações da 7ª Diretriz Brasileira de Hipertensão Arterial, que estabeleceu metas de PA de acordo com o risco cardiovascular (levando em conta o estágio de HAS e o risco e presença ou não de comorbidades): 140 × 90 mmHg na população geral e 130 × 80 mmHg nos indivíduos de alto risco
Não existem recomendações sobre metas de glicose em pacientes com SM que não são portadores de DM2. Deve-se abordar a glicemia de jejum alterada e/ou a intolerância à glicose com medidas não farmacológicas. Os pacientes com DM2 devem seguir as recomendações específicas de tratamento
Cessação do tabagismo

DAC: doença arterial coronariana; DM2: diabetes melito tipo 2; ERG: Escore de Risco Global; HAS: hipertensão arterial sistêmica; LDL-c: colesterol de lipoproteína de baixa densidade; PA: pressão arterial.

Considerações finais

A despeito das limitações das evidências sobre o benefício do tratamento da SM em indivíduos idosos e particularmente nos muito idosos, na prática clínica o diagnóstico e a atuação sobre os FR cardiometabólicos parecem se justificar plenamente em função dos resultados benéficos obtidos com a intervenção precoce, no sentido de reduzir o risco do desenvolvimento de DAC e DM2. A avaliação de risco nesses indivíduos permite identificar pacientes que necessitam de manuseio terapêutico mais rigoroso (em alto e muito alto risco), sempre levando em consideração as particularidades dessa faixa etária, incluindo-se as vantagens e potenciais efeitos danosos da intervenção.

35

Aterogênese

Pedro Rousseff • José Maria Peixoto

Um homem é tão velho como suas artérias.
(Thomas Sydenham)

Introdução

A frase dita há alguns séculos por Thomas Sydenham, pai da medicina inglesa, suscita inúmeras reflexões ainda hoje. A aterosclerose ganha destaque na literatura médica no século XX. A descrição inicial do termo "doenças cardiovasculares" (DCV) por Louis Faugeres Bishop, no seu livro intitulado *Arteriosclerosis* (1914), mostra há quanto tempo os autores se debruçam sobre o tema deste capítulo. A associação da aterosclerose com envelhecimento também não é novidade. Ignatz Nascher, no seu livro *Geriatrics: the disease of old age and their treatment* (1914), afirma que a "aterosclerose senil" é a degeneração mais frequente e com as consequências mais importantes (Nascher, 1914). A partir dessas afirmações de Sydenham e Nascher, pode-se questionar, por exemplo, se ainda hoje seria apropriado considerar envelhecimento arterial normal e aterosclerose como partes de um mesmo *continuum*, pois ambos se interconectam e compartilham, inclusive, de mesmos mecanismos moleculares.

A afirmativa de Nascher sobre o impacto da aterosclerose ainda é apropriada quando avaliamos a prevalência das DCV no mundo, particularmente no Ocidente. De acordo com a Organização Mundial da Saúde (OMS), as DCV (incluem doença arterial coronariana [DAC] e acidente vascular encefálico [AVE]) constituem o grupo de doenças não transmissíveis mais comum no mundo, responsáveis por 17,8 milhões de mortes no ano de 2017, das quais mais de três quartos ocorreram nos países subdesenvolvidos e em desenvolvimento (Kaptoge *et al.*, 2019). A aterosclerose é o elemento central na fisiopatologia da maioria dessas DCV, que figuram entre as causas mais prevalentes de redução de funcionalidade em idosos, fato observado analisando-se alguns dos indicadores de análise da carga das doenças sugeridos pela OMS, como o *Disability Adjusted Life Years*, que incorpora os conceitos de morte prematura, anos vividos com incapacidade e anos de vida saudável (Kyu *et al.*, 2017).

Retomando o questionamento inicial sobre a ideia de *continuum*, pontua-se a difícil tarefa dos estudos em isolar os efeitos da senescência e da senilidade para elucidar realmente quais são as alterações fisiológicas puras do envelhecimento. A distinção dos limites do processo de envelhecimento cardiovascular normal da fase inicial da aterosclerose é um desafio. Contudo, as alterações da senescência na morfologia e na fisiologia das artérias são consideradas como um processo distinto da arteriosclerose (Xu *et al.*, 2017; Iurciuc, 2017). Acredita-se que a idade é o fator de risco individual mais importante para aterosclerose, e estudos experimentais e observacionais sugerem que a senescência, ao alterar as artérias, amplifica as consequências patológicas e clínicas dos outros fatores de risco já estabelecidos. Assim, a prevalência, a incidência e a gravidade da aterosclerose aumentam significativamente com o envelhecer, e, agregada aos outros fatores, ela aumenta substancialmente o risco de eventos (Félix-Redondo *et al.*, 2013).

A compreensão da aterosclerose como um processo distinto do envelhecimento vascular possibilita identificar alvos terapêuticos específicos e, portanto, reduzir a carga das DCV. Motivo pelo qual, no fim deste capítulo, apresentaremos algumas intervenções e alvos terapêuticos no processo da aterogênese.

Contexto histórico

A despeito de considerarmos a aterosclerose como uma doença do mundo moderno, ela já havia sido descoberta nas artérias das múmias egípcias há mais de 3.500 anos (Ruffer, 1911). Teve sua descrição inicial feita, provavelmente, por Leonardo da Vinci, que demonstrou em uma ilustração de lesões arteriais na necropsia de um homem idoso a aparência macroscópica das artérias ateroscleróticas. Johann Lobstein (que cunhou o termo "aterosclerose" em 1893), cirurgião francês, nascido na Alemanha, patologista muitos anos mais tarde, considerava a arteriosclerose como um endurecimento da parede arterial causado pela remodelação do tecido em resposta ao envelhecimento, disfunções metabólicas e estresse hemodinâmico (Lorkowski; Cullen, 2007).

O médico alemão Felix J. Marchand utilizou pela primeira vez, em 1904, o termo aterosclerose (palavra de origem grega *athero* = gruel = pasta e *skleros* = endurecimento) para enfatizar as características macroscópicas da doença.

Uma das primeiras teorias sobre a aterosclerose foi postulada por Rudolf Virchow, patologista alemão e estadista, em 1853. Por meio do exame de lesões ao microscópio, propôs que essa doença deveria ser resultado de um processo inflamatório crônico da íntima do vaso (Lorkowski; Cullen, 2007).

Osler (1892) sugeriu uma ligação entre o desenvolvimento da aterosclerose e a infecção, que funcionaria como um estimulador da resposta imune, associação que tem sido estudada na busca do desenvolvimento de vacinas contra a doença vascular aterosclerótica (Dyer *et al.*, 2006; Puijvelde *et al.*, 2008).

Em 1973, o patologista norte-americano Russell Ross publicou uma revisão sobre a aterosclerose e propôs a teoria da lesão endotelial e consequente inflamação no desenvolvimento da aterosclerose. Ross tem inúmeras publicações sobre o tema, e sua teoria persiste até os dias atuais, com acréscimos de conhecimento trazidos pela biologia molecular e pelos inúmeros métodos de imagem acoplados no estudo das características das placas *in vivo* (Ross, 1999). Na Tabela 35.1, apresentamos as primeiras teorias sobre aterosclerose.

Aterosclerose e resposta à lesão

Aterosclerose é um processo sistêmico complexo, multifatorial, heterogêneo (a patologia da hipercolesterolemia familiar homozigótica é distinta desse contexto), com progressão

TABELA 35.1 Teorias da aterogênese.

Teoria da "incrustação" (camadas)	Proposta por Rokitansky, em 1851, sugere que a aterosclerose começa na íntima com o depósito do trombo com subsequente organização pela infiltração de fibroblastos e secundária deposição lipídica
Teoria lipídica/proliferativa	Em 1853, Virchow propôs que a aterosclerose se iniciava com a infiltração lipídica na parede arterial e sua interação com elementos celulares e extracelulares, causando "proliferação intimal"
Teoria da resposta à lesão endotelial	Em 1973, Ross propôs uma teoria unificadora – a aterosclerose se originava a partir de um dano endotelial, o que faria o endotélio ficar suscetível ao acúmulo lipídico e depósito do trombo

imprevisível, em que a maioria das placas permanece assintomática, outras promovem obstrução coronariana lenta e progressiva, responsáveis pela isquemia miocárdica demanda dependente (angina estável) e outro grupo progride para trombose, ocasionando as síndromes coronarianas agudas (SCA; angina instável e infarto agudo do miocárdio [IAM]).

Variados fatores de risco são reconhecidos na aterosclerose. Os estudos epidemiológicos tradicionais identificaram hipercolesterolemia (colesterol de lipoproteína de baixa densidade [LDL-c] elevado e modificado), tabagismo (aumenta liberação de radicais livres), sexo masculino, hipertensão arterial sistêmica (HAS), obesidade, diabetes e o envelhecimento como os principais fatores de risco. O papel das alterações genéticas, microrganismos infecciosos e das combinações desses fatores, além de outros marcadores de risco, estão envolvidos na aterogênese. Apesar da grande interconexão entre eles, o mecanismo da doença aterosclerótica a partir do LDL-c é o mais bem elucidado (Bentzon, 2014). Esses fatores tradicionais estimulam uma resposta imune pró-inflamatória, que contribui de maneira significativa para progressão da doença aterosclerótica. Os produtos da glicação associados ao diabetes aumentam a produção de citocinas pela célula endotelial vascular. Através das ações da angiotensina II, a HAS pode estimular uma resposta pró-inflamatória vascular (Ahmed, 2005). O papel do sistema imune modulando a aterogênese é sugerido há vários anos (Tegos *et al.*, 2001).

Didaticamente, as etapas do desenvolvimento das lesões ateroscleróticas podem ser sumarizadas como apresentado na Figura 35.1.

Papel do endotélio

O processo aterosclerótico inicia com a disfunção endotelial. Como regulador da homeostase vascular, o endotélio íntegro mantém o balanço entre vasodilatação e vasoconstrição, inibição e estimulação da proliferação e migração das células musculares lisas (CML), entre trombogênese e fibrinólise. Quando a disfunção endotelial se instala, esse balanço é interrompido, causando dano à parede arterial e iniciando-se o processo da aterogênese. A maioria dos efeitos ligados à homeostase vascular são relacionados com as ações do óxido nítrico, o mais potente vasodilatador endógeno, com papel também na inibição da oxidação do LDL-c. Um defeito na sua produção ou atividade pode, por si só, levar à disfunção endotelial (Libby, 2001).

O dano endotelial (que pode ser causado por uma série de fatores de risco e/ou alterações hemodinâmicas) foi classificado da seguinte forma (Fuster, 2005):

- Tipo I: lesão vascular envolvendo mudanças funcionais no endotélio com mínimas mudanças estruturais (*i. e.*, aumento da permeabilidade às lipoproteínas e às células brancas/adesão)
- Tipo II: lesão vascular envolvendo rompimento endotelial com mínima trombose
- Tipo III: lesão vascular envolvendo dano à camada média, que estimula a trombose, resultando em SCA instáveis ou outro evento aterosclerótico (dependendo da localização).

O endotélio, que é a camada interna do vaso e se estima cobrir cerca de 700 m² e pesar 1,5 kg, tem como funções:

- Propiciar uma superfície não trombogênica: por meio da produção de derivados da prostaglandina (como a prostaciclina e o inibidor da agregação plaquetária) e do sulfato de heparina e sua cobertura
- Secretar o mais potente vasodilatador: o fator relaxante derivado do endotélio (EDRF) – uma forma do óxido nítrico, que mantém o balanço entre vasoconstrição e vasodilatação, auxiliando a homeostase arterial
- Secretar agentes efetivos na lise dos trombos de fibrina: plasminogênio e materiais pró-coagulantes como o fator de von Willebrand e o inibidor da ativação do plasminogênio tipo 1 (PAI-1)
- Secretar citocinas e moléculas de adesão celular vascular (VCAM-1) e de adesão intercelular (ICAM-1)
- Secretar agentes vasoativos: endotelina, angiotensina II (A-II), serotonina e o fator de crescimento derivado da plaqueta (PDGF).

Com esses mecanismos citados anteriormente, o endotélio regula o tônus vascular, a ativação plaquetária, a adesão dos monócitos, a inflamação, a trombogenicidade, o metabolismo lipídico, o crescimento celular e a remodelação vascular (Drexler, 1998; Deanfield *et al.*, 2007).

Em resposta aos diversos estímulos lesivos, a célula endotelial modula suas propriedades no sentido de restaurar a homeostase vascular, por meio de alterações fenotípicas temporárias que não comprometem a posterior restauração da função endotelial. Contudo, em certas condições patológicas, como na aterosclerose, a função da célula endotelial ficará comprometida cronicamente, favorecendo o desenvolvimento e a progressão das patologias.

Como já ressaltamos, a disfunção endotelial (Figura 35.2) é o passo inicial que promove a difusão dos lipídios e das células inflamatórias (monócitos, linfócitos T) para o espaço subendotelial. A secreção de citocinas e os variados fatores de crescimento promovem migração intimal, proliferação das CML e acúmulo de colágeno, monócitos e outras células, formando o ateroma (Drexler, 1998; Deanfield *et al.*, 2007).

Papel da lipoproteína de baixa densidade

O LDL-c modificado por um processo de oxidação de baixo grau é captado pelo receptor de LDL, internalizado e transportado pelo endotélio, acumulando-se na íntima. Já no espaço subendotelial, essas lipoproteínas modificadas agem como estimulador crônico do sistema imune inato e adaptativo (Bentzon, 2014), promovendo a produção de citocinas e recrutamento de monócitos pelas células vasculares, causando oxidação adicional (Steinberg; Lewis, 1997). As LDL extensivamente oxidadas – LDL-ox (extremamente aterogênicas) – são fagocitadas pelos macrófagos e agem conforme da seguinte maneira:

- Ligam-se aos receptores *scavenger* dos macrófagos, transformando-se nas chamadas células espumosas

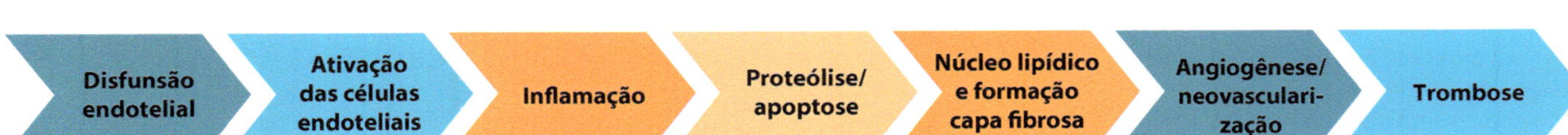

▪ **FIGURA 35.1** Processo de desenvolvimento da lesão aterosclerótica.

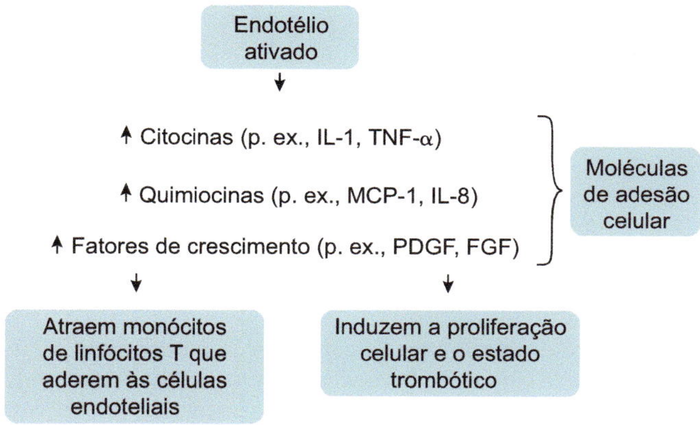

▪ **FIGURA 35.2** Endotélio "ativado". IL: interleucina; TNF-α: fator de necrose tumoral alfa; MCP-1: proteína 1 quimiotática de monócitos; PDGF: fator de crescimento derivado das plaquetas; FGF: fator de crescimento de fibroblastos.

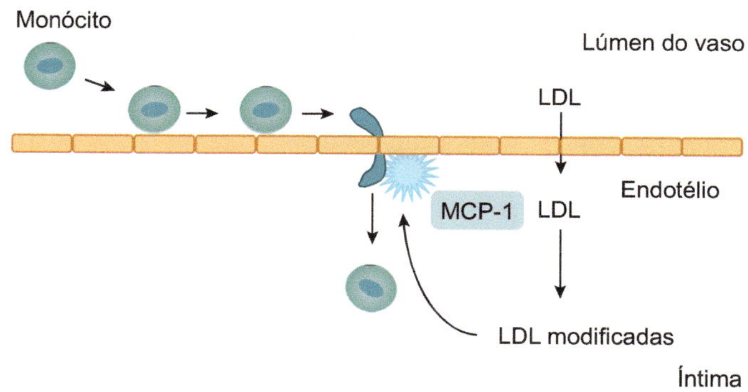

▪ **FIGURA 35.3** Lipoproteínas de baixa densidade (*LDL*) modificadas estimulam a expressão da proteína 1 quimiotática dos monócitos (*MCP-1*) na célula endotelial. MCP-1 perpetua o processo, atraindo cada vez mais monócitos para o espaço subendotelial.

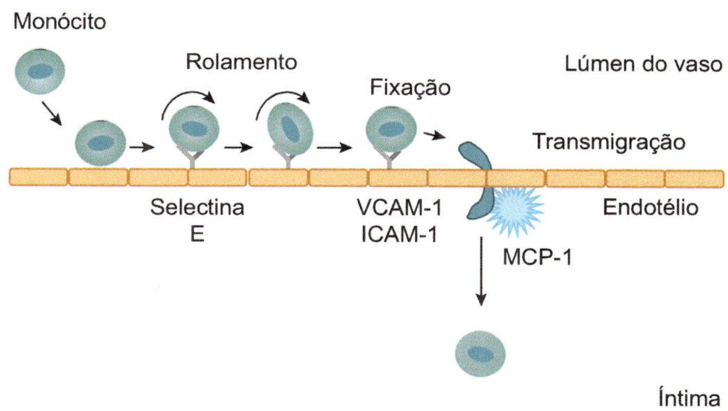

▪ **FIGURA 35.4** Recrutamento dos monócitos pelas moléculas de adesão das células endoteliais. ICAM-1: molécula 1 de adesão intercelular; VCAM-1: molécula 1 de adesão celular vascular.

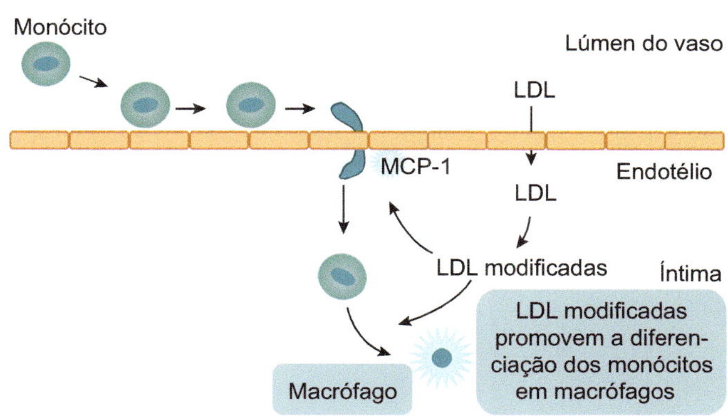

▪ **FIGURA 35.5** Diferenciação dos monócitos em macrófagos. LDL: lipoproteína de baixa densidade; MCP-1: proteína 1 quimiotática dos monócitos.

- Aumentam a produção endotelial de moléculas de adesão leucocitária, citocinas e fatores de crescimento, que regulam a proliferação das CML, degradação do colágeno e trombose
- Inibem a atividade do óxido nítrico e aumentam a geração de espécies reativas de oxigênio, alterando a vasodilatação endotélio-dependente
- Alteram a resposta das CML ao estímulo da A-II (aumentando sua concentração); as CML que proliferam na íntima para dar forma aos ateromas avançados são derivadas, originalmente, da camada média
- Induzem e aumentam a expressão de moléculas de adesão: VCAM-1 e ICAM-1, também conhecida como CD54
- Induzem e a aumentam a expressão da MCP-1, também conhecida como CCL2
- Ligam-se aos complexos proteoglicanos aos quais são fortemente glicosilados.

Atualmente, a teoria de que o acúmulo de CML na íntima representa condição *sine qua non* das lesões avançadas é aceita integralmente, bem como o papel das LDL-ox como precursoras da formação da placa (Bentzon, 2014). A despeito das diferentes causas de lesão ao endotélio, o que acontece a seguir é o aumento de expressão das moléculas de adesão, da permeabilidade endotelial e da transmigração do LDL-c para dentro da íntima, bem como a diminuição do óxido nítrico. Histologicamente, isso pode ser visto como um espessamento intimal (Stary, 1994).

A próxima etapa é a migração de partículas de LDL-c através da camada endotelial para a íntima, onde estarão sujeitas a alterações na sua estrutura por variados fatores, e um deles é a oxidação por produtos derivados do estresse oxidativo.

Monócitos, macrófagos e inflamação

Os monócitos apresentam papel crítico em todas as etapas da aterosclerose e são atraídos para áreas lesionadas pelas moléculas quimiotáticas secretadas pelas células endoteliais (Figura 35.3). Nessas regiões, ao se ligarem às moléculas de adesão na região subendotelial, após diapedese, transformam-se em macrófagos (Figuras 35.4 e 35.5). Os macrófagos (derivados dos monócitos) induzem um aumento da expressão dos receptores *scavenger* (lixeiro) aumentando sua capacidade de internalizar partículas de LDL-ox (modificado) e fragmentos de células apoptóticas (Figura 35.6). A permeabilidade endotelial às LDL é influenciada pela inflamação local e sistêmica. Os macrófagos repletos desses produtos da fagocitose dão origem às células espumosas. Essas células denunciam a ocorrência de um processo inflamatório decorrente das lipoproteínas.

Os macrófagos têm papel central na formação das estrias gordurosas e na progressão e no agravamento da placa aterosclerótica como será demonstrado adiante. Os receptores *scavenger* também exercem um papel na sinalização celular. Os macrófagos secretam citocinas e quimiocinas pró-inflamatórias (interleucinas 1, 6, 12, 15, 18 [IL-1, IL-6, IL-12, IL-15, IL-18], fator de necrose tumoral alfa [TNF-α] e fator inibidor de migração de macrófago), e também anti-inflamatórias (interleucina 10 [IL-10] e fator transformador do crescimento beta [TGF-β]) bem como fator de crescimento vascular

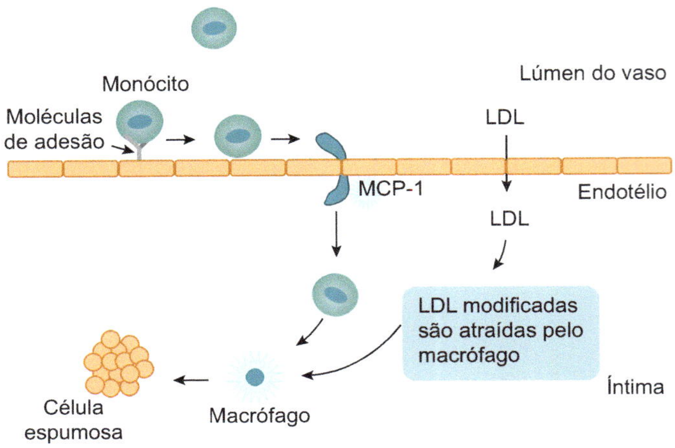

▪ **FIGURA 35.6** Macrófagos expressam receptores que atraem as lipoproteínas de baixa densidade modificadas. LDL: lipoproteína de baixa densidade; MCP-1: proteína 1 quimiotática dos monócitos.

endotelial (VEGF) (Figura 35.7). Os macrófagos podem assumir um fenótipo pró-inflamatório (tipo M1 em analogia ao perfil Th1 dos linfócitos T *helper*) com produção de IL-1β, IL-2, TNF-α, MCP-1 e quimiocinas, provocando um estado pró-aterogênico. O fenótipo dos macrófagos sofre influência das lipoproteínas e o fenótipo M2 apresenta efeitos antagônicos ao M1. Citocinas anti-inflamatórias, como IL-4, IL-10, e o TGF-β estão associados aos macrófagos do fenótipo M2 e, junto das CML, diminuem o grau da inflamação nas placas (Libby, 2001; Tabas *et al.*, 2016).

Em decorrência dessa cascata inflamatória, induzida pelo LDL-ox e perpetuada pelos macrófagos; estes na presença de linfócitos T e CML da parede arterial repletos de gordura na forma de colesterol livre e esterificado se transformam nas células espumosas, que ao se acumularem darão origem às estrias gordurosas (*fatty streak*) (Stary, 1994).

Desse modo, a resposta inflamatória induzida pela absorção das LDL modificadas pelos macrófagos recruta mais macrófagos, células T, CML e, em adição, um aumento ainda mais importante das moléculas de adesão endotelial e aumento na permeabilidade endotelial. As substâncias citotóxicas, relacionadas inicialmente com a ação dos macrófagos, ligam-se às partículas de LDL-ox, promovendo um ciclo vicioso no qual mais macrófagos são atraídos. Com a continuação desse processo, as células espumosas se agregam formando os núcleos lipídicos das placas ateroscleróticas.

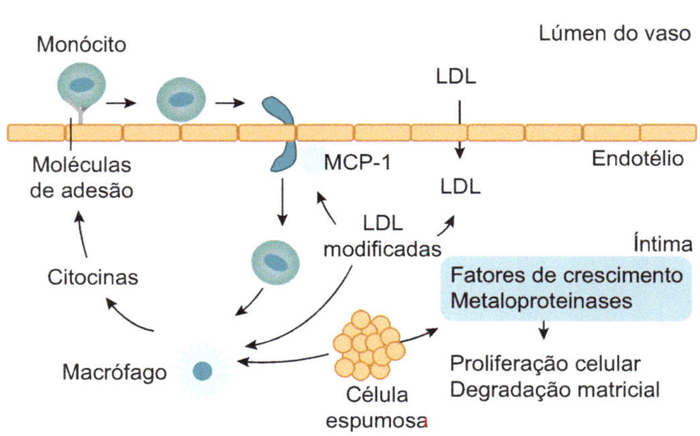

▪ **FIGURA 35.7** Macrófagos e células espumosas expressam fatores de crescimento e proteinases. LDL: lipoproteína de baixa densidade; MCP-1: proteína 1 quimiotática dos monócitos.

Núcleo lipídico e formação da capa fibrosa

O acúmulo das células espumosas na íntima, descritas anteriormente, resulta na formação das estrias gordurosas ou xantomas. Os xantomas são benignos, reversíveis e observados em aortas de fetos e recém-nascidos, provavelmente, como reflexo do risco cardiovascular da mãe. Contudo, podem reaparecer na adolescência ou vida adulta em regiões propensas às lesões ateroscleróticas (Bentzon, 2014).

Para o desenvolvimento da capa fibrosa é necessário a migração das CML da camada média do vaso para a íntima, onde se depositam e secretam colágeno. Essas células são as responsáveis pela formação de uma parede/capa que irá separar o conteúdo lipídico do sangue circulante. As características da capa fibrosa serão um dos fatores responsáveis pela estabilidade ou instabilidade da placa aterosclerótica.

Apesar da natureza sistêmica da aterosclerose, sua distribuição é multifocal e heterogênea, com múltiplas lesões em diferentes estágios de progressão coexistindo em um mesmo indivíduo e, certamente, em uma mesma artéria em um único ponto ao mesmo tempo. Stary *et al.* propuseram uma classificação histopatológica das lesões ateroscleróticas (Steinberg; Lewis, 1997):

- Lesão tipo I: endotélio expressa moléculas de adesão E-selectina e P-selectina, atraindo mais células polimorfonucleares e monócitos para o espaço subendotelial
- Lesão tipo II: macrófagos iniciam intenso processo de fagocitose das LDL (estria gordurosa)
- Lesão tipo III: continuação do processo descrito antes – formação de células espumosas
- Lesão tipo IV: exsudato lipídico para o espaço extracelular e início do aglomerado lipídico para a formação do core
- Lesão tipo V: CML e fibroblastos se movimentam, formando fibroateromas com core lipídico (*soft*) e capa fibrosa
- Lesão tipo VI: ruptura da capa fibrosa, resultando em trombose
- Lesão tipos VII e VIII: as lesões estabilizam-se, transformando-se em fibrocalcificadas (tipo VII) e, em última instância, lesão fibrótica com conteúdo extenso de colágeno (tipo VIII).

As placas ateroscleróticas podem ser classificadas em estrias gordurosas, placas fibróticas e placas complexas, como demonstrado na Tabela 35.2.

Até a formação do ateroma, considera-se que a aterosclerose esteja em estágio inicial, com possibilidades de reversão ou evolução para estágios subsequentes. Após a instalação do ateroma propriamente dito, o processo morfológico passa a ser irreversível, podendo ocorrer dois tipos de evolução: uma progressão intermediária, em que se segue a história natural (sem predefinição de tempo) e outra rápida, na qual a qualquer momento poderá ocorrer instabilidade e ruptura da placa.

▪ **TABELA 35.2** Classificação das placas ateroscleróticas.

Estrias gordurosas (inicial)	Lesão tipo I (inicial) Lesão tipo II (estria gordurosa)
Placas fibrosas (intermediária)	Lesão tipo III (pré-ateroma) Lesão tipo IV (ateroma)
Placas complexas (avançada)	Lesão tipo V (fibroateroma) Lesão tipo VI (complicada) Lesão tipo VII (calcificada) Lesão tipo VIII (fibrosada)

A principal alteração no interior da íntima arterial durante o desenvolvimento da placa fibrótica é a proliferação das CML. Já a lesão complexa é uma placa fibrosa que exibe extensa degeneração, com necrose, fissuras e defeitos que produzem irregularidades em sua superfície luminal, servindo de locais para aderência de plaquetas, agregação plaquetária e formação de trombos sobre a placa. Frequentemente, os trombos se mostram organizados; isso pode se relacionar com a oclusão súbita de uma artéria afetada. Portanto, a partir da lesão tipo IV ou V, a possibilidade de um evento trombótico já pode ser considerada.

Por outro lado, os componentes ateroscleróticos da placa podem ser divididos em quatro: tecido fibroso, necrose (núcleo ateromatoso rico em lipídios), inflamação e calcificação. A contribuição relativa desses componentes para totalizar a área da placa varia entre diferentes tipos de placas (Stary *et al.*, 1994).

Estudos mostraram que as principais artérias coronárias responsáveis por IAM ou morte súbita apresentavam em média: tecido fibroso, 68%; necrose, 16%; inflamação, 8%; e calcificação, 8%. A análise desses componentes citados, bem como suas proporções e localizações intraplaca, promoveu uma diferente classificação das lesões ateroscleróticas (Tabela 35.3).

Lesões do mesmo tipo compartilham as mesmas características-chave; por exemplo, todas as placas ateromatosas têm um núcleo necrótico. Entretanto, como já dissemos anteriormente, ainda podemos ter um olhar muito diferente se analisarmos o grau de distribuição e localização de cada um dos componentes, bem como sua participação na totalização da área da placa.

Adicionalmente, cada um dos componentes da placa ainda é definido pela sua heterogeneidade. Uma característica extensamente usada para definir o núcleo ateromatoso rico em lipídios (necrótico) é a ausência de suporte de colágeno. O core contém restos celulares e lipídicos, incluindo cristais de colesterol, e estes componentes podem estar próximos ao núcleo necrótico, mas não estão necessariamente presentes em toda sua área. Do mesmo modo, a necrose pode ou não ser associada à calcificação que pode estar presente também fora do núcleo necrótico. Igualmente, o tecido fibroso das lesões ateroscleróticas varia na densidade do colágeno e de lipídios, e as calcificações podem ser grandes e densas ou estarem presentes no formato de microcalcificações.

Crescimento da placa e remodelamento vascular

Com o progresso da lesão endotelial e da inflamação, fibroateromas crescem e dão forma à placa. Ao mesmo tempo que acontece o crescimento da placa, ocorre o remodelamento vascular, que pode ser positivo ou negativo. O fato é que o grau de estenose vai depender do tipo e da evolução desse remodelamento.

O conceito de remodelamento arterial fisiológico foi introduzido em 1893, quando notou-se que os vasos sanguíneos se ampliavam para acomodar o fluxo aumentado a um órgão a jusante. Quase 100 anos depois, em 1987, Glagov apresentou o conceito do remodelamento arterial no processo patológico de aterosclerose nas artérias coronárias.

O fenômeno Glagov descreve como o lúmen arterial de seção transversal é preservado do avanço da aterosclerose na parede arterial. Postulou-se que isso ocorre por expansão preferencial de segmentos da parede arterial ainda não envolvidos na formação da placa aterosclerótica (Glagov *et al.*, 1987). No entanto, quando a placa aterosclerótica envolve mais de 40% da área da lâmina elástica interna (seção transversal), progressiva invasão luminal poderá ocorrer, causando estenose significativa (Pant; Marok; Klein, 2014).

▪ **TABELA 35.3** Classificação modificada da American Heart Association para as lesões ateroscleróticas com base na descrição morfológica.

Tipo de lesão intimal	Descrição
Íntima normal/espessamento adaptativo intimal	Tecido conjuntivo normal contendo células musculares lisas Sem acúmulo lipídico ou macrófagos
Xantoma intimal/estria gordurosa	Íntima normal exceto pelo acúmulo de células espumosas próximo ao lúmen do vaso
Placa não ateromatosa	Acúmulo extracelular de lipídios e tecido conjuntivo com fibrose com ou sem calcificação Sem núcleo (*core*) ateromatoso rico em lipídios (necrótico)
Placa ateromatosa	Com núcleo (*core*) ateromatoso rico em lipídios (necrótico)

Remodelamento positivo

É o remodelamento compensatório externo, em que a parede arterial se projeta para fora, e o lúmen arterial se mantém sem alterações. As placas causadoras desse fenômeno geralmente crescem muito, sem que se sejam observadas manifestações clínicas (p. ex., angina), porque não se tornam hemodinamicamente significativas. São as placas ditas vulneráveis, na sua maioria, com grandes núcleos lipídicos e geralmente responsáveis pelos eventos agudos, pois têm mais tendência a se romper (Rioufol *et al.*, 2002).

Remodelamento negativo

Algumas lesões exibem quase nenhuma dilatação vascular compensatória, e o ateroma cresce firmemente interno, causando estreitamento gradual do vaso, com diminuição do lúmen. São as placas estáveis que geralmente produzem sintomas clínicos (p. ex., angina estável). Importante salientar que uma lesão pode se transformar em outra; o processo é dinâmico e inúmeras variáveis podem afetá-lo (Rioufol *et al.*, 2002).

Células progenitoras endoteliais

As células endoteliais em circulação foram descritas pela primeira vez nos anos 1970; porém, só décadas mais tarde foram elaboradas técnicas que permitiram o seu isolamento e quantificação. Em situações de lesão do endotélio, essas células se desprendem da superfície endotelial e entram na circulação sanguínea por vários mecanismos, como: lesão mecânica, adesão defeituosa e separação induzida por citocinas ou proteases (Schmidt-Lucke *et al.*, 2005; Werner *et al.*, 2005). As células endoteliais progenitoras (CEP), descritas por Asahara *et al.* (1997), são aquelas derivadas da medula óssea com potencial para se diferenciarem em células endoteliais maduras que, quando mobilizadas, são libertadas na circulação periférica (Ashara *et al.*, 1997). As CEP têm capacidade para reparar o endotélio, uma vez que, na corrente sanguínea, podem se ligar ao endotélio lesionado em um processo mediado pela expressão de moléculas de adesão (família das integrinas) e citocinas. Essas células representam um importante mecanismo endógeno de manutenção da integridade vascular, desempenhando um papel na neovascularização e manutenção da homeostasia vascular (Tabela 35.4).

Em humanos, baixa concentração de CEP em circulação associa-se aos fatores de risco tradicionais e emergentes, bem

▪ **TABELA 35.4** Mecanismos que interferem na saúde vascular.

Células progenitoras endoteliais	Capacidade de produzir regeneração endotelial
Transporte reverso do colesterol	Principal mecanismo de regressão da placa
Neovascularização/ angiogênese	Reverter a hipoxia na parede do vaso – regressão da placa Propiciar crescimento, hemorragias intraplaca e instabilidade

como à gravidade da patologia aterosclerótica, predizendo de maneira independente o risco de futuro evento cardiovascular. Hill *et al.* (2003) demonstraram em sujeitos aparentemente saudáveis que o número de CEP em circulação é melhor preditor da dilatação fluxo-dependente do que o Escore de Risco de Framingham. Em pacientes com DAC, o número e a capacidade regenerativa e proliferativa das CEP em circulação encontram-se diminuídos, provavelmente como resultado da exaustão de seus competentes, pelo contínuo processo de lesão vascular ou pela sua deficiente mobilização a partir da medula óssea (Hill *et al.*, 2003). Em um estudo em mulheres com isquemia miocárdica crônica por doença microvascular, a alteração na reserva de fluxo coronariano estava associada a maiores níveis de CEP, sugerindo que a isquemia crônica estimula a mobilização de CEP (Mekonnen *et al.*, 2016). De acordo com algumas teorias, o processo de envelhecimento produz exaustão de várias células progenitoras, além de dificultar a neovascularização (que também é dependente da ação das CEP). Como resultado, o envelhecimento pode reduzir esse mecanismo de homeostase vascular (Ungvari *et al.*, 2018).

Angiogênese/neovascularização

Na aterosclerose, a formação de novos vasos em torno da parede arterial pode ser observada mesmo antes do desenvolvimento de disfunção endotelial e da formação da placa. Além disso, a neovascularização dos *vasa vasorum* desenvolve-se principalmente na área de espessamento intimal, indicando o *cross-talk* entre a íntima e a adventícia.

A angiogênese nos *vasa vasorum* e a infiltração na camada média fornecem nutrientes para o desenvolvimento e a expansão da íntima, podendo prevenir morte celular e contribuir para o crescimento e a estabilização da placa em lesões iniciais. Porém, em placas mais avançadas, a infiltração de células inflamatórias e a produção concomitante de citocinas pró-angiogênicas podem ser responsáveis pela indução descontrolada de proliferação de microvasos na neointima, tendo por resultado a produção de novos vasos imaturos e frágeis, que podem contribuir para hemorragia intraplaca e instabilidade da mesma (Kwon *et al.*, 1998; Herrmann *et al.*, 2001). Além disso, o processo de neovascularização cria uma porta de entrada de fatores inflamatórios e proliferativos, hemácias para a adventícia. A camada média e o espaço subendotelial ficam imprensados entre duas camadas altamente vascularizadas e expostos diretamente a uma área de superfície endotelial extensiva em um ou outro lado. Enquanto a placa se desenvolve, novos vasos surgem dos *vasa vasorum* pela camada média em direção à lesão intimal (Fleiner, 2004). Apenas uma pequena parte desses novos vasos seguirão até a íntima; as áreas onde eles se concentram são na base da placa e essa região é chamada de ombro.

Eventualmente, a neovascularização caracteriza-se não somente pela placa vulnerável, mas também pela vulnerabilidade do paciente. A angiogênese é associada a diversas fases da aterosclerose. Há evidências crescentes de que a neovascularização está relacionada com o estágio do desenvolvimento da placa, o risco de ruptura e a doença sintomática.

Fatores que podem ser considerados como estímulo para a angiogênese são hipoxia, estresse oxidativo na parede arterial e inflamação (Doyle; Caplice, 2007; Moreno *et al.*, 2006). Evidentemente, quando a lesão aumenta, a hipoxia pode transformar-se no estímulo mais proeminente para a formação do novo vaso. Nesse ponto, um crescimento adicional de placas ateroscleróticas pode realmente depender da angiogênese, lembrando o que acontece em uma lesão cancerosa. Apesar da identificação de mecanismos que possam contribuir para esse processo, a compreensão da angiogênese ainda não foi claramente estabelecida.

Shear stress

O *shear stress* (SS) ou força de cisalhamento induzido pelo fluxo sanguíneo aparece como uma característica essencial para a aterogênese. Essa força de arrasto fluida, a qual age na parede do vaso, sofre o que chamamos de mecanotransdução para um sinal bioquímico, que resulta em mudanças no comportamento (Resnick, 2003).

A manutenção de um SS fisiológico, laminar, é crucial para o funcionamento vascular normal – controle do calibre vascular, inibição da proliferação, da trombose e da inflamação.

Assim, ele funciona como protetor (Traub; Berk, 1988). Reconhece-se também que, quando alterado ou próximo de bifurcações, óstios e curvaturas arteriais – fluxos oscilatórios – estão associados à formação do ateroma (Chatzizisis *et al.*, 2007; Malek; Alper; Izumo, 1999).

Adicionalmente, o endotélio vascular tem respostas comportamentais diferentes aos padrões alterados de fluxo, tanto no nível molecular quanto no celular, e essas reações atuam em sinergia com os outros fatores de risco sistêmicos já definidos. O fluxo não laminar promove mudanças na expressão genética endotelial, no arranjo citoesquelético, na resposta ao dano, na adesão dos leucócitos, bem como nos estados vasorreativos, oxidativos e inflamatórios da parede da artéria (Tabela 35.5).

O SS alterado influencia também a seletividade do local de formação da placa aterosclerótica e o processo de remodelação da parede arterial – que pode afetar a vulnerabilidade da placa, a reestenose de um *stent* e a hiperplasia (Chatzizisis *et al.*, 2007; Malek *et al.*, 1999).

A progressão da placa ocorre, primariamente, em subsegmentos arteriais com baixo SS e se associa à citada remodelação vascular, que pode ser expansiva ou constritiva. Os gatilhos implicados nessa alteração não são conhecidos. Nessas áreas, a progressão da placa com remodelação expansiva geralmente causa SCA, e a remodelação constritiva com ou sem progressão da placa acarreta síndromes clínicas estáveis com graves estenoses.

▪ **TABELA 35.5** *Shear stress* e seus efeitos.

Características	Efeitos
Baixo e fluxo alterado	Aterogênico: pró-inflamatório, pró-migração e pró-trombótico
Fisiológico, com fluxo laminar	Vasculoprotetor
Alto e fluxo turbulento	Promove ativação plaquetária, formação de trombo e possível ruptura da placa intimal da CML em enxertos venosos

CML: célula muscular lisa.

No estudo de Carallo *et al.* (2016), que avaliou o desenvolvimento de placas ateroscleróticas na carótida ao longo de 12 anos, observou-se que a redução da força de cisalhamento (SS) decorrente do envelhecimento era um preditor independente para aterosclerose.

Ruptura da placa: evento principal responsável pelas apresentações clínicas agudas

De acordo com o que conhecemos da história natural da aterosclerose, as placas alcançam a maturidade por volta da terceira/quarta década de vida e, após essa fase, podemos ter a evolução para agudização e/ou estabilização das mesmas, com as consequências clínicas conhecidas de todos nós (Wick; Grundtman, 2012). As manifestações agudas da aterosclerose podem se dar de quatro maneiras (Bonaventura *et al.*, 2020):

- Ruptura da placa com inflamação
- Ruptura da placa sem inflamação
- Erosão da placa
- Vasospasmo.

Caso o equilíbrio entre as duas forças antagônicas – pró e anti-inflamatórias – seja rompido, ou tenhamos o agente agressor (colesterol primariamente, por exemplo) mantido, o processo de aterogênese continua e a placa pode se tornar vulnerável à erosão ou à ruptura. Macrófagos ativados produzem metaloproteinases que degradam o colágeno. Assim, a espessura da capa fibrosa pode diminuir, ficando mais instável e sujeita a ruptura ou erosão. Quando uma dessas situações acontece, o conteúdo trombogênico entra em contato com o sangue, resultando na formação do coágulo; dependendo do grau de obstrução e do tempo de permanência do trombo, bem como da artéria acometida, temos a instalação de um evento aterosclerótico agudo.

Aterosclerose coronariana é um achado extremamente comum nas necropsias, mesmo naqueles pacientes que não sofreram IAM. Mesmo a doença isquêmica coronariana sendo a causa principal de morte nos países industrializados, mais pessoas vivem com a doença do que morrem (Cheruvu *et al.*, 2007; Burke *et al.*, 2001).

A coexistência no mesmo indivíduo de placas estenóticas (constritivas) e não estenóticas (expansivas) sugere que a evolução da placa é bem mais complexa do que a simples acumulação de lipídios com consequente diminuição do lúmen vascular. Já sabemos também que a magnitude da reação inflamatória na parede vascular em resposta à acumulação dos lipídios, condicionada por fatores locais (SS), sistêmicos (fatores de risco diversos) e genéticos, parece determinar a evolução da placa.

A perpetuação da resposta inflamatória com a contínua remodelação vascular tende a fragilizar a parede vascular, originando, dessa maneira, placas expansivas sem diminuição do lúmen vascular. Sendo mais suscetíveis à ruptura, estas placas vulneráveis são a principal causa de eventos ateroscleróticos agudos. Por isso, a questão-chave não é por que a aterosclerose se desenvolve, e sim por que, após anos de crescimento lento, uma placa estável se rompe subitamente e se torna trombogênica, podendo ser responsável por um evento agudo (Fishbein, 2010). O risco da ruptura da placa está intimamente relacionado com as suas propriedades intrínsecas (vulnerabilidade), que a predispõem à ruptura, e com forças extrínsecas (gatilhos) (Barger; Beeuwkes, 1990; Muller *et al.*, 1994).

A modificação na classificação das placas pela American Heart Association em recente documento as dividiu em três categorias: placas estáveis, placas culpadas (que se caracterizam por trombo agudo associado a ruptura ou erosão da placa) e placas vulneráveis, incluindo: ateroma revestido por fina capa fibrosa – fibroateroma (*thin-cap fibroatheroma* [TCFA]) – caracterizado por uma lesão composta por um *core* lipídico rico coberto por uma fina capa fibrosa (espessura < 65 mm) contendo células espumosas; placas com estenose > 90%; e nódulos calcificados superficiais (Fishbein, 2010; Thim *et al.*, 2008).

A desendotelização física ou funcional (ruptura, fissura ou erosão da placa) ocasiona a perda dos fatores de proteção e dispara uma sequência de eventos que se inicia com a deposição das plaquetas, prosseguindo com sua ativação e reação trombogênica com um grande aumento local de fibrinogênio (Virmani *et al.*, 2005).

A ruptura da placa ocorre frequentemente no seu ponto mais fraco, em geral onde a capa fibrosa é mais fina e fortemente infiltrada pelas células espumosas. Os macrófagos ativados abundantes no ateroma podem produzir enzimas proteolíticas potentes e capazes de degradar o colágeno e, assim, desestabilizar a placa (van der Wal *et al.*, 1994).

Após a ruptura ou a erosão, o conteúdo altamente trombogênico do *core* lipídico entra em contato com o sangue circulante. O fator tissular, expressado por células endoteliais, CML e monócitos, maior regulador da coagulação, hemostasia e trombose, está presente nesse conteúdo e tem um papel preponderante ativando a cascata da coagulação, que resulta em produção da trombina, ativação plaquetária e depósito de fibrina.

A disfunção endotelial já alterou o fenótipo anticoagulante para um estado pró-coagulante ao mesmo tempo que as plaquetas expõem os cofatores de superfície que podem catalisar a formação da trombina. Temos adesão plaquetária, seguida então da ativação das plaquetas e subsequente formação do trombo.

Podemos fazer uma distinção inicial em duas formas de trombos: (1) superficial, que é superposto a uma placa intacta; e (2) profundo, que é causado por uma fissura na placa rompida.

Tipos de trombos

Na década de 1980, começamos a conhecer o papel do trombo nas SCA. Esse conhecimento se aprimorou nos anos 1990, com o entendimento do papel das plaquetas na trombose arterial (Falk, 1983).

Atualmente, tem ficado cada vez mais claro que a inflamação arterial é o maior *player* para o início da ruptura da placa e precipita eventos isquêmicos recorrentes tanto a curto quanto a médio prazo. Também é o *link* entre a disfunção endotelial e a progressão da placa (Davies, 1995).

A plaqueta por si só emerge como uma célula inflamatória, e, quando ativada, libera numerosos mediadores inflamatórios, com ênfase no CD40, que é um potente mediador da interação de diversas células, incluindo células endoteliais, musculares lisas, macrófagos, células T e as próprias plaquetas (Heeschen *et al.*, 2003).

Importante ressaltar ainda que os mecanismos responsáveis pela adesão e agregação plaquetárias são diferentes. A adesão plaquetária é mediada por fibronectina, colágeno, fator de von Willebrand e três glicoproteínas específicas da superfície das plaquetas: GPIb, GPIc/IIa e GPIa/IIa. Em contraste, a agregação plaquetária é mediada pela fibronectina, pelo fator de von Willebrand e pela GPIIb/IIIa. O receptor para a glicoproteína GPIIb/IIIa está presente em alta densidade na superfície das plaquetas, em uma concentração que chega a 50 mil sítios de ligação/célula (Bhatt; Topol, 2000).

A agregação plaquetária induzida por epinefrina, tromboxano A2, trombina e colágeno é mediada pela interação do fibrinogênio com a GPIIb/IIIa. A liberação de difosfato de adenosina (ADP) a partir das células do interior da placa é um estímulo para a agregação plaquetária (Bhatt; Topol, 2000).

O resultado dessa sequência é a formação de um trombo rico em plaquetas, cujo propósito fisiológico é a cicatrização da lesão endotelial. Esse trombo rico em plaquetas (trombo branco) é rapidamente infiltrado pela fibrina, transformando-se em um trombo fibrinoso. Logo após, as hemácias são capturadas por essa rede fibrinosa e forma-se então o trombo vermelho, responsável pela maior oclusão do vaso sanguíneo (Libby, 2001).

Caso o estímulo trombogênico seja limitado, haverá uma oclusão intermitente ou transitória, responsável pela apresentação clínica da angina instável ou do IAM sem supradesnivelamento do segmento ST. Entretanto, quando o estímulo proveniente da placa aterosclerótica for mais intenso, as plaquetas poderão responder excessivamente, e o resultado poderá ser um trombo que oclua totalmente o vaso sanguíneo, que do ponto de vista clínico corresponde ao desenvolvimento do IAM com supradesnivelamento do segmento ST (Libby, 2001).

Intervenções antienvelhecimento vascular e aterogênese

Tradicionalmente, as intervenções direcionadas para aterosclerose focavam exclusivamente na redução do colesterol, particularmente do LDL-c. Apesar do reconhecido papel das estatinas em diversas DCV, isoladamente sua efetividade é limitada, por isso buscam-se novos alvos. Com o reconhecimento do papel do sistema imune na aterogênese, o reposicionamento de fármacos que atuam na modulação desse sistema na abordagem de DCV aterotrombóticas ganhou destaque. Cita-se, por exemplo, a modulação dos níveis TNF-α (metotrexato), inibição de neutrófilos (colchicina), inibição de IL-1β (canakinumab, anakinra, rilonacept e colchicina), inibição de IL-6 (tocilizumabe e metotrexato) e redução de proteína C reativa (estatinas) (Moriya, 2019). Apesar das tentativas frustradas iniciais, o emprego de canakinumab, anticorpo monoclonal para IL-1β na dosagem de 150 mg por via subcutânea a cada 3 meses em pacientes com história de IAM, apresentou redução dos desfechos primários combinados (Ridker *et al.*, 2017). Entretanto, a manipulação do sistema imune, por ser um sistema regulador, tem o potencial de apresentar inúmeros efeitos indesejados, muitos deles relacionados com a imunidade e risco de infecções. Por esse motivo, a segurança destas intervenções é o grande limitador do seu emprego no momento, particularmente nos idosos.

Ademais, intervenções focadas no tratamento de uma doença de forma fragmentada se mostraram pouco eficazes em evitar o aparecimento de doenças crônicas e não promovem o aumento da longevidade. De acordo com a ideia defendida pelo autores que cunharam o termo *geroscience*, as intervenções multifatoriais com potencial de agir em mais de um mecanismo biológico do processo de envelhecimento são as mais promissoras para retardar o aparecimento ou a progressão das doenças crônico-degenerativas (DCV, doença de Alzheimer, diabetes, sarcopenia, neoplasias) e eventualmente aumentar a longevidade, uma vez que a idade é o principal fator de risco para todas essas doenças (Kennedy *et al.*, 2014; Yabluchanskiy *et al.*, 2018). A doença aterosclerótica também pode ser vista sob esse prisma.

Nesse contexto, destacam-se o papel da inflamação crônica de baixo grau (*inflammaging*) e o estresse oxidativo (incluindo a disfunção mitocondrial) como processos que impulsionam o envelhecimento cardiovascular e, por conseguinte, a aterogênese. Intervenções que seguem o conceito de *geroscience* podem, portanto, ser importantes na modulação da aterogênese.

Mudanças de estilo de vida, incluindo exercícios aeróbicos, dieta saudável e restrição calórica, são algumas das estratégias para um envelhecimento cardiovascular bem-sucedido.

O exercício aeróbico regular é considerado uma estratégia importante para prevenir ou reverter a disfunção endotelial, a diminuição do risco cardiovascular e o enrijecimento das artérias, relacionados com o envelhecimento. O exercício aeróbico regular promove a supressão do estresse oxidativo e da inflamação e o aumento do controle de qualidade mitocondrial, elevando também a resistência a estressores nas artérias envelhecidas. Exercício aeróbico regular melhora a forma da artéria carótida na deficiência de estrogênio pré, peri e pós-menopausa e nas mulheres em terapia de reposição hormonal (Seals *et al.*, 2018; Rossman *et al.*, 2018).

Padrões alimentares de baixa qualidade parecem acelerar o envelhecimento vascular. A grande rigidez das artérias elásticas está ligada ao estresse oxidativo. Evidências têm demonstrado que, com a idade, uma dieta de estilo ocidental com alto teor de gordura, alto teor de açúcar e baixo teor de fibras reduz a função endotelial e aumenta a rigidez arterial. Padrões dietéticos que valorizam o consumo de frutas, vegetais, grãos integrais, laticínios com baixo teor de gordura, peixes e moderado consumo de carnes magras (p. ex., as dietas mediterrâneas e DASH [do inglês, *dietary approaches to stop hyperetension*]) melhoram a função endotelial e reduzem a rigidez arterial, particularmente em adultos mais velhos (Rossman *et al.*, 2018).

Maior ingestão de potássio, magnésio e cálcio e baixo consumo de sódio são associados a melhor função endotelial e menor rigidez arterial. Restrição de sódio diminui a pressão arterial e reduz a rigidez das grandes artérias, melhora a função macro e microvascular em adultos de meia-idade e idosos (Rossman *et al.*, 2018).

Estudos também mostram que proteína solúvel do leite, cacau, chocolate amargo, sementes, grãos inteiros, nozes, leguminosas e café estão associados ao envelhecimento cardiovascular favorável, bem como óleos de peixe (ômega-3), curcumina (antioxidante/indutor de antioxidante endógeno e anti-inflamatório), suplementação de nitrato (reforço de NO), administração de trealose (autofagia, ativador/antioxidante) e resveratrol (ativação da sirtuína tipo 1); antioxidantes específicos mitocondriais (MitoQ) e compostos com aumento dos níveis de dinucleotídio de nicotinamida e adenina (NAD) e ativação das vias celulares sensíveis à energia da sirtuína (mononucleotídio de nicotinamida ribosídeo de nicotinamida). Mais estudos são necessários para estabelecer a segurança e a eficácia do uso dessas substâncias (Rossman *et al.*, 2018).

Perda de peso com base na restrição calórica, sem desnutrição em obesos adultos e de meia-idade, melhora a função endotelial macrovascular e microvascular. Mesmo sendo forte a evidência da eficácia da restrição calórica, a adesão é ruim, devido a vários fatores, incluindo calorias prontamente disponíveis para uso e a importância sociocultural dos alimentos (Seals *et al.*, 2018; Rossman *et al.*, 2018).

Além disso, em idosos, temos uma importante redução das massas muscular e óssea. Uma estratégia alternativa mais segura e de fácil adesão é o "jejum intermitente", caracterizado por períodos alternados de alimentação irrestrita com períodos de restrição calórica para ativar redes de detecção de energia. Uma nova forma de jejum intermitente que pode trazer os benefícios da restrição calórica, ao mesmo tempo que minimiza seus riscos, é a alimentação com restrição de tempo. É necessário estabelecer diversas opções baseadas em evidências para preservar a saúde vascular com o envelhecimento (Rossman *et al.*, 2018).

Novas abordagens de estilo de vida saudável, como treinamento intervalado de alta intensidade, jejum intermitente, alimentos funcionais e suplementos naturais, controle de exposição ao estresse ambiental (p. ex., terapia de calor), podem ser uma promessa, mas ainda são necessários estudos para comprovação.

Uma medicina personalizada e humanizada deve adaptar decisões médicas, práticas e intervenções para o indivíduo, com base nas suas expectativas, funcionalidade, respostas aos tratamentos ou risco de doença. Sempre buscando o melhor resultado para o paciente.

Considerações finais

Recentes avanços no entendimento da biologia vascular da aterosclerose têm definido que essa doença é um processo complexo de lesão da parede vascular, caracterizado por mecanismos ineficazes de reparação e por uma exacerbada resposta inflamatória.

O envelhecimento é o principal fator de risco para aterosclerose e outras doenças crônico-degenerativas. Isso explica a maior incidência e prevalência das DCV com a progressão da idade. Apesar de o envelhecimento vascular ser um processo distinto da aterosclerose, ele favorece o desenvolvimento desta; portanto, o entendimento de como interagem esses processos (envelhecimento vascular *versus* aterosclerose) é um tema de grande interesse científico.

36

Dislipidemia em Idosos

Simone Louise Savaris • Roberta Rigo Dalacorte • José Luiz da Costa Vieira • Emilio Hideyuki Moriguchi

Introdução

A decisão a respeito do tratamento da dislipidemia em idosos é um dilema comum na prática clínica. Como a sobrevida populacional vem aumentando, cada dia é mais frequente a dúvida sobre como e quando tratar hipercolesterolemia nesse grupo, principalmente naqueles com idade mais avançada. A Figura 36.1 ilustra três diferentes casos frequentemente encontrados na prática médica, reforçando a orientação de avaliar cada caso individualmente para definir a melhor estratégia de tratamento, sem generalizar (Faludi *et al.*, 2017; Kleipool *et al.*, 2019).

Essa população apresenta particularidades importantes. Sabe-se que há uma elevada prevalência de aterosclerose subclínica em adultos com mais de 65 anos de idade, mas, por outro lado, em idades superiores a 75 anos, a frequência da hipercolesterolemia é elevada (Faludi *et al.*, 2017; Corti; Barbato; Baggio, 1997; Kronmal *et al.*, 1993; Krumholz *et al.*, 1994). Ademais, nessa faixa etária, é incomum o aparecimento de dislipidemias de caráter genético, sendo mais frequentes as dislipidemias secundárias a hipotireoidismo, diabetes melito (DM), intolerância à glicose, obesidade, síndrome nefrótica e uso de medicamentos, como diuréticos tiazídicos e bloqueadores beta-adrenérgicos não seletivos (Faludi *et al.*, 2017).

Vale ressaltar que o tratamento da dislipidemia no idoso deve levar em conta a farmacocinética das medicações e suas interações com outros fármacos – já que, em geral, esses pacientes são polimedicados –, a etiologia da dislipidemia, seu estado geral e mental, suas comorbidades e apoio familiar, sem esquecer da falta de evidência de benefícios clínicos em determinadas faixas etárias (Faludi *et al.*, 2017).

Heterogeneidade no risco cardiovascular e expectativa de vida

Idosos geralmente têm múltiplas comorbidades, uso de inúmeros fármacos e capacidade funcional reduzida, o que os coloca sob uma condição de maior fragilidade. Esse conjunto de fatores torna a população idosa heterogênea, em uma variação ampla entre pacientes hígidos e com boa capacidade funcional, com uma longa expectativa de vida, até indivíduos frágeis com expectativa de vida limitada (Figura 36.2). Com o aumento da expectativa de vida, aumentam as diferenças secundárias à idade biológica, independentemente da idade cronológica.

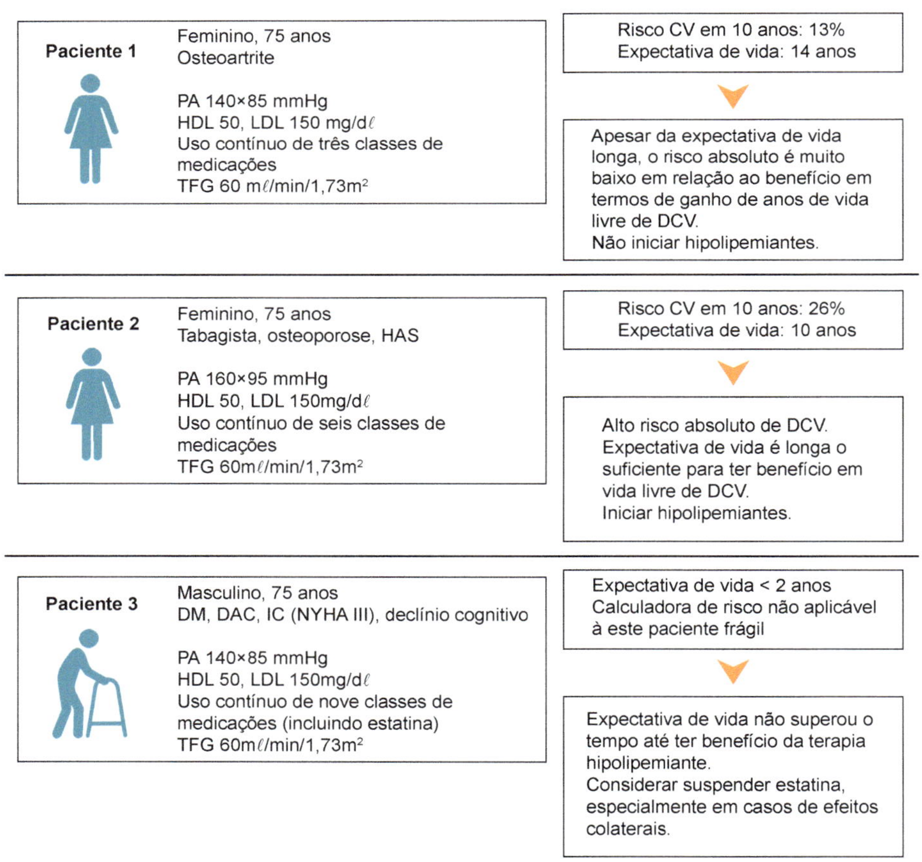

■ **FIGURA 36.1** Perfis de risco cardiovascular e potencial benefício com terapia hipolipemiante. PA: pressão arterial; HDL-c: colesterol de lipoproteína de alta densidade; LDL-c: colesterol de lipoproteína de baixa densidade; TFG: taxa de filtração glomerular; HAS: hipertensão arterial sistêmica; DM: diabetes melito; DAC: doença arterial coronariana; ICC: insuficiência cardíaca congestiva; NYHA: New York Heart Association; CV: cardiovascular; DCV: doença cardiovascular. (Adaptada de Kleipool *et al.*, 2019.)

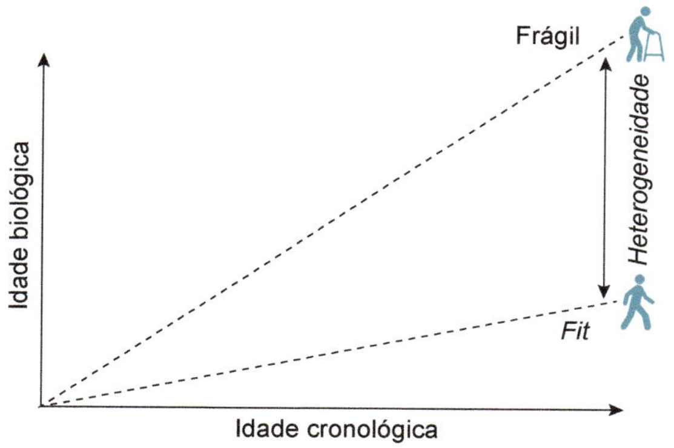

▪ **FIGURA 36.2** Heterogeneidade maior ao avaliar idade biológica em idosos conforme aumento da idade cronológica. (Adaptada de Kleipool *et al.*, 2019.)

Para cada indivíduo, o potencial benefício da terapia hipolipemiante depende do risco basal, diretamente ligado a outras comorbidades tratáveis, como hipertensão arterial sistêmica (HAS) e diabetes, e do risco de óbito por outras causas não cardiovasculares (Kleipool *et al.*, 2019).

Prevenção primária

Inúmeros estudos comprovaram redução significativa dos níveis plasmáticos de colesterol (um desfecho intermediário) em idosos com o uso de estatinas. Entretanto, ainda era necessário demonstrar eficácia na redução de eventos cardiovasculares em prevenção primária.

A partir disso, alguns estudos incluíram um número significativo de idosos em suas amostras, como o *Acute Coronary Events with Lovastatin in Men and Women with Average Cholesterol Levels* (AFCAPS/TexCAPS), que incluiu 6.605 indivíduos de 43 a 73 anos de idade, e 1.416 participantes com idade maior ou igual a 65 anos no início do estudo, e comparou lovastatina com placebo na prevenção do primeiro episódio de evento coronariano agudo (infarto agudo do miocárdio [IAM] fatal/não fatal, angina instável, morte súbita cardíaca) em indivíduos com níveis médios de colesterol da lipoproteína de baixa densidade (LDL-c) e níveis de colesterol da lipoproteína de alta intensidade (HDL-c) abaixo da média da população, demonstrando redução de 29% no risco de IAM fatal/não fatal, de morte súbita e de angina instável em idosos, com tempo médio de acompanhamento de 5,2 anos (Downs *et al.*, 1998).

Podemos ainda citar outros estudos, dentre os quais o *Cardiovascular Health Study* (CHS), que acompanhou idosos em comunidade e comparou o uso de estatinas com o tratamento não medicamentoso e cujo desfecho avaliado foi o combinado de IAM fatal/não fatal, acidente vascular encefálico (AVE) fatal/não fatal e morte coronariana. Os pacientes foram acompanhados por um tempo médio de 7,3 anos e o grupo que foi tratado com estatinas apresentou redução de 56% na incidência de eventos cardiovasculares e de 44% na mortalidade por todas as causas. Chamamos a atenção para o dado de que a redução de risco foi identificada não só entre pacientes com idade entre 65 e 73 anos, mas também naqueles com mais de 73 anos (Lemaitre *et al.*, 2002). O *Anglo-Scandinavian Cardiac Outcomes Trial – Lipid Lowering Arm* (ASCOT-LLA) foi um braço de um estudo de anti-hipertensivos com 19.342 participantes com idade entre 40 e 79 anos e sem história prévia de eventos cardiovasculares, dos quais 10.305 apresentavam hipercolesterolemia. Nesta amostra, 64% dos indivíduos tinham idade acima de 60 anos e 23%, acima de 70. Comparou-se o uso de atorvastatina 10 mg/dia *versus* placebo com plano de seguimento por 5 anos; entretanto, o estudo foi interrompido após 3,3 anos em razão da redução de 36% em IAM fatal/não fatal, de 29% em eventos coronários e de 27% em AVE fatal/não fatal. Ao contrário do estudo PROSPER, em que não houve redução na taxa de AVE, no estudo ASCOT houve redução desse evento e esta foi semelhante entre idosos acima ou abaixo de 70 anos de idade (redução de 31 *versus* 24%, respectivamente) (Sever *et al.*, 2003).

O estudo *Collaborative Atorvastatin Diabetes Study* (CARDS) avaliou pacientes com diabetes melito tipo 2 (DM2), sem doença arterial coronariana (DAC) estabelecida, e demonstrou redução de 38% nas taxas de eventos cardiovasculares maiores em pacientes com 65 anos ou mais de idade, com o uso de atorvastatina 10 mg/dia (Colhoun *et al.*, 2004; Neil *et al.*, 2006). Outro grande estudo de prevenção primária foi o estudo JUPITER, que avaliou o uso de rosuvastatina em pacientes com níveis de LDL-c médios ou baixos e níveis elevados de proteína C reativa e mostrou uma redução de risco absoluto (RRA) para um desfecho primário composto de eventos cardiovasculares de 0,77 para cada 100 pacientes/ano. A redução de risco nos 5.695 pacientes com 70 anos de idade ou mais foi maior que a observada nos pacientes com idade entre 50 e 69 anos de idade (Glynn *et al.*, 2010; Ridker *et al.*, 2008).

Com base nos estudos citados, é possível afirmar que a terapia com estatinas como prevenção primária é eficaz em reduzir eventos cardiovasculares em idosos. Provavelmente isso se justifique pelo aumento do risco absoluto na prevalência de aterosclerose com o avançar da idade, associado a fatores de risco como HAS e DM.

Considerando o que discutimos anteriormente sobre avaliação individualizada do paciente e a fragilidade na definição quanto ao uso ou não de estatinas, também é recomendado associar o uso do Escore de Framingham como auxiliar nessa decisão, lembrando que indivíduos com idade superior a 75 anos não foram incluídos no escore, sendo a avaliação clínica global o instrumento auxiliar para nortear o uso ou não de estatinas nesse grupo.

Prevenção secundária

Para indivíduos com doença aterosclerótica preexistente, o benefício do tratamento medicamentoso da dislipidemia é inequívoco, com base em grandes estudos randomizados realizados na população idosa.

O estudo 4S (*Scandinavian Simvastatin Survival Study*), o primeiro grande ensaio clínico randomizado (ECR) da era das estatinas, avaliou 4.444 participantes portadores de DAC, dos quais 1.021 tinham idade entre 65 e 70 anos. O tempo médio de acompanhamento foi de 5,4 anos e o uso de sinvastatina nas doses de 20 a 40 mg/dia demonstrou redução de 34% na mortalidade total, 37% na necessidade de revascularização miocárdica e aumento de 26% na sobrevida livre de eventos (Miettinen *et al.*, 1997).

O estudo *Cholesterol and Recurrent Events in Older Patients* (CARE) avaliou o uso de pravastatina no subgrupo de 1.283 pacientes com idade entre 65 e 75 anos, participantes originais do estudo CARE. O acompanhamento médio foi de 5 anos e observou-se redução de risco relativo (RRR) de 32% em eventos cardiovasculares maiores (morte coronariana, IAM não fatal, angioplastia ou cirurgia), de 42% para morte coronariana e de 40% para AVE. Destaca-se o fato de que a redução da taxa de eventos cardiovasculares maiores e de AVE foi mais acentuada nos pacientes com mais de 65 anos de idade (Lewis *et al.*, 1998). Podemos ainda citar o *Long Term Intervention with Pravastatin in Ischaemic Disease* (Estudo LIPID), no qual 3.514 pacientes (39%) tinham idade entre 65 e 75 anos e foi demonstrado RRR de 28% para mortalidade coronariana e IAM não fatal naqueles com 65 a 69 anos de idade, e de 15% naqueles com 70 a 75 anos de idade, com uso de pravastatina e seguimento médio de 6,1 anos (LIPID Study Group, 1998).

O estudo *Prospective Study of Pravastatin in the Elderly at Risk* (PROSPER) foi o primeiro estudo exclusivo de idosos e incluiu 5.804 participantes entre 70 e 82 anos de idade, com desenho misto de prevenção primária em pacientes de alto risco e prevenção secundária. Nesse estudo, os pacientes foram acompanhados por um tempo médio de 3,2 anos e a medicação testada foi a pravastatina na dose de 40 mg/dia, com resultado positivo, demonstrando redução de 15% no desfecho composto de mortalidade coronariana, IAM ou AVE, e redução de 24% ao se avaliar mortalidade coronariana isoladamente (Shepherd *et al.*, 2002).

No *Heart Protection Study* (HPS), dos 20.536 participantes, 5.806 eram idosos (idade ≥ 70 anos). Este foi um estudo misto de prevenção secundária e prevenção primária de alto risco, com tempo médio de acompanhamento de 5 anos. Nele, o uso de sinvastatina 40 mg/dia levou à redução de mortalidade em 18%, de incidência de primeiro IAM em 38%, de IAM não fatal ou morte coronariana em 27%, e de AVE em 25%. As reduções ocorreram em todas as faixas etárias, incluindo os octogenários. O HPS foi o primeiro estudo a sugerir que os benefícios do uso das estatinas poderiam existir independentemente dos níveis iniciais de colesterol (Heart Protection Study Collaborative Group, 2002).

O estudo *Pravastatin or Atorvastatin Evaluation and Infection Theraphy-Thrombolysin Myocardial Infarction 22* (PROVE-IT-TIMI 22) avaliou 4.162 pacientes hospitalizados por síndrome coronariana aguda (SCA), dos quais 30% tinham idade acima de 65 anos. O seu objetivo foi comparar a redução mais intensa dos níveis de LDL-c (70 mg/dℓ) usando atorvastatina 80 mg/dia *versus* controle menos rigoroso, com pravastatina 40 mg e níveis de LDL-c de 100 mg/dℓ na redução de eventos cardiovasculares ou morte. Os pacientes foram acompanhados por 18 a 36 meses e o grupo que recebeu atorvastatina apresentou uma redução de eventos (morte por qualquer causa, IAM, angina instável com hospitalização, revascularização miocárdica e AVE) de 16% comparado com o grupo pravastatina (Cannon *et al.*, 2004). Em uma análise *post-hoc* no subgrupo de idosos, compararam-se os resultados entre aqueles com mais ou menos de 70 anos de idade e observou-se que, mesmo naqueles com idade superior a 70 anos, há benefício clínico semelhante ao identificado em pacientes mais jovens (< 70 anos de idade). Com base nisso, pode-se extrapolar que a meta de níveis de LDL-c < 70 mg/dℓ pode ser aplicável a idosos com idade igual ou superior a 70 anos após quadro de SCA (Ray *et al.*, 2006).

Desse modo, fica claro que a redução dos níveis de LDL-c com estatinas em idosos de 65 a 80 anos de idade com doença cardiovascular (DCV) estabelecida é benéfica, uma vez que foi demonstrada redução significativa de risco absoluto de eventos cardiovasculares, e ainda houve boa tolerância no uso das estatinas nesta faixa etária.

Decisão sobre o melhor tratamento

Na tomada de decisão sobre o tratamento da hipercolesterolemia em adultos com idade ≥ 75 anos, é necessária uma mudança na visão da equipe médica, deixando de considerar apenas o risco cardiovascular em 10 anos.

Conforme anteriormente discutido neste capítulo, a abordagem mais adequada é aquela em que o paciente é avaliado como um todo. Devemos, é claro, considerar o risco de eventos cardiovasculares; porém, é de suma importância também lembrar que o benefício real da terapia está associado à melhora na qualidade de vida, e não só no tempo de vida, especialmente quando tratamos de pacientes com idade acima de 80 anos de idade. A Tabela 36.1 reúne as recomendações das sociedades de cardiologia dos diferentes continentes.

Considerando as evidências citadas e o já discutido dilema na decisão terapêutica destes pacientes, é aconselhado o uso de hipolipemiantes naqueles indivíduos com DAC conhecidas por já apresentarem risco elevado de eventos cardiovasculares, geralmente acima de 20% em 10 anos.

Já naqueles em que a dúvida surge quanto ao uso de estatinas, principalmente no cenário da prevenção primária, é recomendado utilizar escores de risco, mas individualizando a indicação de acordo com as comorbidades existentes, a expectativa de vida e o uso de polifarmácia.

A DAC é uma das maiores causas de morte entre a população idosa junto com as doenças cerebrovasculares e as neoplasias

▪ **TABELA 36.1** Recomendações das sociedades de cardiologia sobre o tratamento da hipercolesterolemia.

Diretriz	Prevenção primária	Prevenção secundária	Comentários
NICE 2014	O tratamento deve seguir as mesmas recomendações dos pacientes jovens Decisões sobre iniciar ou não estatinas devem ser tomadas após discussão conjunta entre médico e paciente sobre riscos e benefícios do tratamento com estatinas	O tratamento deve seguir as mesmas recomendações dos pacientes jovens Decisões sobre iniciar ou não estatinas devem ser tomadas após discussão conjunta entre médico e paciente sobre riscos e benefícios do tratamento com estatinas	As evidências são limitadas no que diz respeito aos benefícios cardiovasculares e efeitos adversos da terapia hipolipemiante em pacientes mais velhos Apesar disso, o efeito da idade no risco cardiovascular sugere que a terapia com estatina deve ser oferecida para tais pacientes, mas considerando sempre os benefícios das mudanças de estilo de vida, a preferência do paciente, presença de comorbidades, polifarmácia, fragilidade e expectativa de vida
SBC 2017	Para idosos até 75 anos de idade, devem-se seguir as mesmas recomendações dos pacientes jovens Após os 75 anos de idade, as doses de hipolipemiantes devem ser individualizadas de acordo com comorbidades existentes, expectativa de vida e uso de polifarmácia	Para idosos até 75 anos de idade, devem-se seguir as mesmas recomendações dos pacientes jovens Após os 75 anos de idade, as doses de hipolipemiantes devem ser individualizadas de acordo com comorbidades existentes, expectativa de vida e uso de polifarmácia	

(continua)

▪ **TABELA 36.1** Recomendações das sociedades de cardiologia sobre o tratamento da hipercolesterolemia (*continuação*).

Diretriz	Prevenção primária	Prevenção secundária	Comentários
AHA/ACC 2018	De 70 a 75 anos de idade: devem-se seguir as mesmas recomendações dos pacientes jovens Acima de 75 anos de idade: é razoável iniciar estatina de moderada a alta intensidade Considerar o potencial de redução de risco cardiovascular em relação aos efeitos adversos, interações medicamentosas, fragilidade e preferência do paciente antes de iniciar a terapia Manter estatinas de alta intensidade se bem toleradas	De 70 a 75 anos de idade: devem-se seguir as mesmas recomendações dos pacientes jovens Acima de 75 anos de idade: avaliação clínica e discussão de risco. É razoável suspender estatinas quando há declínio funcional, múltiplas comorbidades, fragilidade ou expectativa de vida reduzida que limita o potencial benefício das estatinas	
ESC 2019	Até 65 anos de idade: o tratamento deve seguir as mesmas orientações que para pacientes jovens Até 75 anos: recomenda-se estatinas de acordo com o risco cardiovascular Acima de 75 anos de idade: podem-se considerar estatinas, se houver alto risco cardiovascular	O tratamento deve seguir as mesmas orientações que para pacientes jovens	Recomenda-se iniciar estatinas em dose baixa se houver insuficiência renal, atentar para interações medicamentosas e aumentar a dose da estatina de acordo com o alvo de LDL-c

AHA/ACC: American Heart Association/American College of Caridology; ESC: European Society of Cardiology; LDL-c: colesterol de lipoproteína de baixa densidade; NICE: National Institute for Health and Care Excellence.

malignas. Como ela tem origem multifatorial, é muito importante que sejam considerados todos os fatores de risco no momento de estimar a chance de um determinado indivíduo apresentar algum evento cardiovascular. De modo geral, mesmo indivíduos com menor risco devem receber orientação para manutenção do menor risco cardiovascular, com intensificação nos casos de risco maior. Quando não se consegue atingir as metas estabelecidas de LDL-c apenas com mudanças do estilo de vida, as estatinas são os fármacos para tratamento das dislipidemias, e a escolha da dose e de qual estatina será prescrita deve ser baseada no perfil de eficácia associado às menores taxas de interação medicamentosa e de efeitos adversos.

Considerações finais

Para cada paciente, deve-se discutir individualmente seu risco cardiovascular, de eventos adversos, benefício líquido da terapia com estatinas, expectativa de vida e fragilidade, sempre considerando as preferências do paciente.

O ponto de corte de 75 anos de idade é arbitrário, porém consistente com a maioria dos estudos disponíveis. Para pacientes frágeis ou mais velhos, como octogenários, e sem DCV preexistente, sugere-se não iniciar terapia hipolipemiante e, além disso, considerar a suspensão da estatina se o paciente já estiver fazendo uso.

37

Hipertensão Arterial no Idoso

Érika Maria Gonçalves Campana • Elizabete Viana de Freitas • Andréa Araújo Brandão • Maria Eliane Campos Magalhães • Roberto Pozzan • Ayrton Pires Brandão

Introdução

A hipertensão arterial sistêmica (HAS) é uma doença altamente prevalente em indivíduos idosos, tornando-se fator determinante na elevação de morbidade e mortalidade dessa população (Sociedade Brasileira de Cardiologia [SBC], 2010; Malachias *et al.*, 2016; Williams *et al.*, 2018; Whelton *et al.*, 2017, Barroso *et al.*, 2021). Dados observacionais do Estudo de Framingham (Vasan RS *et al.*, 2002) sugerem que o risco ao longo da vida de desenvolver HAS é > 90% para indivíduos de 55 a 65 anos de idade. Assim, o número continuamente crescente de indivíduos idosos leva a uma população crescente com pressão alta. Importante ainda é que somente cerca de 50% desses pacientes estavam tendo algum tipo de tratamento, e, ainda mais, dos que estavam recebendo tratamento medicamentoso, só a metade tinha controle adequado da pressão arterial (PA).

O número de idosos vem aumentando em todo o mundo, como consequência do aumento da expectativa de vida da população. Atualmente, a expectativa de vida para aqueles com 80 anos de idade ou mais que vivem no grupo de países da Organização de Cooperação e Desenvolvimento Econômico (OCDE) é de aproximadamente 9 anos em comparação com cerca de 6 anos na década de 1970, representando um aumento de 50% (OECD, 2018). Nos EUA, a projeção para a porcentagem de pessoas com 80 anos de idade ou mais é de 7,4% em 2050 (United States Census Bureau, 2018), exatamente o dobro do percentual observado em 2010. A expectativa de vida dos brasileiros aumentou em 3 meses e 4 dias de 2017 para 2018, alcançando 76,3 anos. Para as mulheres, a expectativa de vida ao nascer é de 79,9 anos; já para os homens, ficou em 72,8 anos em 2018 (IBGE, 2019). Outro dado relevante entre idosos refere-se à expectativa de vida "em vida", que representa o número de anos de vida adicionais esperado a partir de diferentes faixas etárias. Um idoso com 70 anos de idade tem uma expectativa adicional de 15,3 anos de sobrevida (ou seja, expectativa de vida de 85,3 anos); já aos 80 anos ou mais, a expectativa de vida adicional é de 9,6 anos de sobrevida, ou seja, expectativa de vida de 89,6 anos ou mais (IBGE, c1998-2019).

A HAS, presente em mais de 60% dos idosos, encontra-se frequentemente associada a outras doenças também altamente prevalentes nessa faixa etária, como a arteriosclerose e o diabetes melito (DM), conferindo a essa população alto risco para a morbimortalidade cardiovascular e exigindo, portanto, uma correta identificação do problema e uma apropriada abordagem terapêutica (SBC, 2010; Malachias *et al.*, 2016; Williams *et al.*, 2018; Whelton *et al.*, 2017).

Aspectos epidemiológicos

Vários estudos epidemiológicos demonstraram claramente que a HAS está relacionada, direta ou indiretamente, com a ocorrência de muitas doenças, destacando-se especialmente o acidente vascular encefálico (AVE), a doença arterial coronariana (DAC), a insuficiência cardíaca congestiva (ICC) e a insuficiência renal crônica (Malachias *et al.*, 2016; Williams *et al.*, 2018; Whelton *et al.*, 2017; Barroso *et al.*, 2021).

Na década de 1960, demonstrou-se que pressão arterial diastólica (PAD) de 105 mmHg aumentava em 10 vezes o risco do indivíduo para AVE e em 5 vezes para eventos coronarianos, quando comparado com indivíduos com PAD de 76 mmHg. No *Framingham Heart Study* (Franklin *et al.*, 1999), em seguimento de 34 anos, mostrou-se que o risco de desenvolver ICC foi 2 a 4 vezes maior nos indivíduos com PA mais alta do que naqueles com pressão mais baixa.

A HAS encontra-se presente em 69% dos pacientes com primeiro episódio de infarto agudo do miocárdio (IAM), em 77% com AVE, 75% com ICC e 60% com doença arterial obstrutiva periférica (Mozaffarian *et al.*, 2015). A HAS é responsável por 45% das mortes cardíacas e 51% das mortes decorrentes de AVE (Lim *et al.*, 2012).

Na população brasileira, a HAS atinge 36 milhões de indivíduos adultos (32,5%), mais de 60% dos idosos, contribuindo direta ou indiretamente para 50% das mortes por doença cardiovascular (DCV). Dados do Datasus revelam que em 2017 ocorreram, no Brasil, 1.312.663 óbitos, dos quais 27,3% decorrentes de DCV, a principal causa de morte no país (Barroso *et al.*, 2021).

A Diretriz Brasileira de Hipertensão Arterial (2021) define HAS por elevação sustentada dos níveis pressóricos ≥ 140 e/ou 90 mmHg. A classificação da HAS pode ser vista na Tabela 37.1.

Fisiopatologia

O estudo NHANES III (1995) mostrou que, com a idade, há um progressivo aumento médio da pressão arterial sistólica (PAS), enquanto a PAD aumenta somente até a sexta década, quando, então, inicia uma lenta e progressiva queda. Nessas circunstâncias, é usual nos idosos uma pressão de pulso (PP) alargada, definida como a diferença entre a PAS e a PAD. Do ponto de vista anatomopatológico, a explicação para esse fato é a progressiva perda da elasticidade da parede arterial, com consequente redução da complacência vascular (Kaplan, 1988). Os limites precisos para os valores de PP que seriam anormais ainda não estão bem definidos. Entretanto, metanálise de estudos em idosos hipertensos, conduzida por Blacher *et al.* (2000), demonstrou uma relação direta entre aumento de PP e eventos cardiovasculares fatais ou não fatais. Amostra da população de

TABELA 37.1 Classificação da pressão arterial (PA) de acordo com a medição no consultório a partir de 18 anos de idade.

Classificação*	PAS (mmHg)	Concomitância/ alternância	PAD (mmHg)
PA ótima	< 120	e	< 80
PA normal	120 a 129	e/ou	80 a 84
Pré-hipertensão	130 a 139	e/ou	85 a 89
HAS estágio 1	140 a 159	e/ou	90 a 99
HAS estágio 2	160 a 179	e/ou	100 a 109
HAS estágio 3	> 180	e/ou	≥ 110

*A classificação é definida de acordo com a PA no consultório e pelo nível mais elevado de PAS ou PAD. A HAS sistólica isolada, caracterizada pela PAS ≥ 140 mmHg e PAD < 90 mmHg, é classificada em 1, 2 ou 3, de acordo com os valores da PAS nos intervalos indicados. A HAS diastólica isolada, caracterizada pela PAS < 140 mmHg e PAD ≥ 90 mmHg, é classificada em 1, 2 ou 3, de acordo com os valores da PAD nos intervalos indicados. HAS: hipertensão arterial sistêmica; PAS: pressão arterial sistólica; PAD: pressão arterial diastólica.

Framingham, entre 50 e 79 anos de idade, também mostrou maior risco cardiovascular associado a maior PP e ressaltou a importância não só da elevação da PAS, mas também da PAD baixa nessa associação. Menor sobrevida foi observada em franceses, com maior PP, em acompanhamento de quase 20 anos, notadamente nos indivíduos idosos.

Os indivíduos idosos com aumento de PAS e PAD cursam com menores débito cardíaco, volume intravascular, fluxo renal, atividade de renina plasmática e capacidade de vasodilatação mediados por receptores beta-adrenérgicos, e maiores resistência vascular periférica e massa ventricular esquerda, quando comparados com jovens com a mesma alteração de PA. Basicamente, a PA é o resultado do produto do débito cardíaco e da resistência vascular periférica. Enquanto no jovem o débito cardíaco encontra-se elevado com pouca alteração na resistência vascular periférica, no idoso observa-se exatamente o contrário: aumento nítido da resistência periférica com redução do débito cardíaco (SBC, 2010; Malachias *et al.*, 2016; Williams *et al.*, 2018; Whelton *et al.*, 2017; Barroso *et al.*, 2021).

O aumento da resistência periférica no idoso é consequência direta da aterosclerose, que causa um processo que podemos denominar envelhecimento do vaso. A aterosclerose é um processo patológico multifatorial, caracterizado inicialmente por disfunção endotelial, seguida por alterações morfológicas do endotélio e da íntima. Essas alterações ocorrem como resposta fibroproliferativa da parede arterial causada por agressão à superfície endotelial. Na década de 1980, Furchgott e Zawadzki, em trabalho pioneiro, mostraram que o endotélio vascular não representa meramente uma barreira de difusão entre o sangue e os tecidos, mas sim um órgão com inúmeras funções biológicas (Furchgott; Zawadzki, 1980). O reconhecimento da importância dessa descoberta, 20 anos mais tarde, rendeu a Furchgott o Prêmio Nobel. O endotélio vascular atua modulando o tônus do músculo liso vascular, liberando substâncias vasoativas, tanto relaxantes como constritoras; controla o crescimento das células musculares lisas, produzindo fatores estimulantes ou inibitórios desse crescimento; apresenta propriedades antitrombogênicas, por meio de ação antiplaquetária, além de exercer uma resposta inflamatória imune, participando da adesão, da ativação e da migração de linfócitos T e de leucócitos. Não há dúvida de que o envelhecimento por si só pode determinar modificações tanto na arquitetura como na composição da parede vascular. O endotélio atingido pelo envelhecimento libera uma menor quantidade de óxido nítrico, que é um importante fator de relaxamento vascular. Por outro lado, a sensibilidade da musculatura lisa vascular aos efeitos da endotelina, um potente vasoconstritor, diminui, embora sua liberação aumente com o avançar da idade. O diâmetro dos vasos tende a aumentar. O conteúdo de colágeno aumenta, enquanto a elastina progressivamente se desorganiza, se adelgaça e, com frequência, se fragmenta. Há deposição lipídica e de cálcio, com concomitante perda de elasticidade. Todas essas modificações observadas no idoso podem interagir com outros potentes fatores de risco cardiovascular, como HAS, dislipidemias, obesidade e diabetes, fato observado com muita frequência na prática clínica. Essas alterações vasculares têm importantes implicações clínicas na patogênese das DCV (Bilato; Crow, 1996).

A fisiopatologia da HAS por si é altamente complexa. Vários fatores encontram-se relacionados, envolvendo vários sistemas, resultando em evidentes reflexos na relação entre a espessura da parede arterial e sua luz. Por exemplo, o fator relaxante derivado do endotélio-óxido nítrico (EDON) é reconhecido como um importante modulador do relaxamento vascular dependente do endotélio; consequentemente, uma alteração nesse sistema reduz a síntese e a liberação de óxido nítrico pelas células endoteliais, com importantes repercussões no tônus vascular, contribuindo para o aumento da resistência dos vasos. Em indivíduos hipertensos, há menor liberação de óxido nítrico decorrente da disfunção endotelial, com reflexos na resposta vascular. Se a natureza desse fenômeno inicial é decorrente ou causadora da HAS ainda está por ser esclarecido. De qualquer modo, a ausência de uma ação vasodilatadora menos eficaz do óxido nítrico possibilita que a resposta vasoconstritora, proveniente de outros mecanismos, estimule a proliferação de células musculares lisas, o que possibilita alterações na arquitetura vascular já descritas anteriormente (Furchgott; Zawadzki, 1980; Bilato; Crow, 1996; SBC, 2010; Malachias *et al.*, 2016; Williams *et al.*, 2018; Whelton *et al.*, 2017, Barroso *et al.*, 2021).

Recentemente, a fisiopatologia da DCV tem sido revisitada a partir do conhecimento mais aprofundado do envelhecimento vascular. A idade vascular reflete a influência de fatores cardiovasculares e não cardiovasculares, que contribuem para um processo de envelhecimento vascular acelerado (EVA), promovendo o aumento da rigidez arterial dos grandes vasos elásticos, que resulta em aumento de morbidade e mortalidade cardiovasculares (Nilsson *et al.*, 2009).

Existe um papel bidirecional do EVA na HAS, que participa na fisiopatologia do risco residual. Fatores de risco como excesso de peso, sedentarismo e hábitos alimentares inadequados contribuem para a ocorrência de alterações na parede do vaso que resultam em um processo de envelhecimento vascular, e o consequente enrijecimento de artérias elásticas resulta em elevação da PA. Na outra direção, níveis elevados de PA atuam na parede dos vasos, promovendo enrijecimento e retroalimentando o processo de EVA. Parte do risco residual do paciente hipertenso está relacionado com o processo de EVA, e identificar esta condição precocemente possibilita uma maior efetividade na proteção cardiovascular (Malachias *et al.*, 2016; Williams *et al.*, 2018; Whelton *et al.*, 2017). A rigidez arterial tem um papel fundamental na interface entre o *continuum* cardiovascular tradicional e o *continuum* de envelhecimento vascular que representa a visão moderna na fisiopatologia das DCV (Mikael *et al.*, 2017; Roman *et al.*, 2007; Dzau *et al.*, 2006) (Figura 37.1).

Em relação aos rins, com o avanço da idade, a partir dos 40 anos de idade, principalmente, a massa renal declina continuamente, há redução no número de glomérulos, atingindo na sétima década a um terço dos adultos jovens. A progressiva natureza do processo do envelhecimento renal fica bem demonstrada com a mudança de estrutura dos glomérulos, com acentuado espessamento da membrana basal que se associa a alterações bioquímicas. Essas alterações levam a menor área de filtração e permeabilidade glomerular, determinando diminuição do ritmo de filtração glomerular. De modo geral, essas alterações nos idosos saudáveis têm pequeno ou nenhum significado na função renal. Porém, um processo patológico, como, por exemplo, o DM ou a HAS pode ter um papel determinante no desencadeamento de doença renal (SBC, 2010; Malachias *et al.*, 2016; Williams *et al.*, 2018; Whelton *et al.*, 2017, Barroso *et al.*, 2021).

Avaliação clínica

A consulta de um paciente idoso apresenta características bem distintas da do paciente adulto jovem. A investigação clínica esbarra na multiplicidade de doenças, algumas com sintomas semelhantes, que, com frequência, mascaram o quadro clínico. Além disso, é necessária rigorosa avaliação das condições cognitivas do paciente idoso, que, em um primeiro contato, pode dar falsa impressão de normalidade, gerando omissões ou informações erradas. O exame clínico deve seguir a rotina de abordagem ao paciente geriátrico descrita em outro capítulo

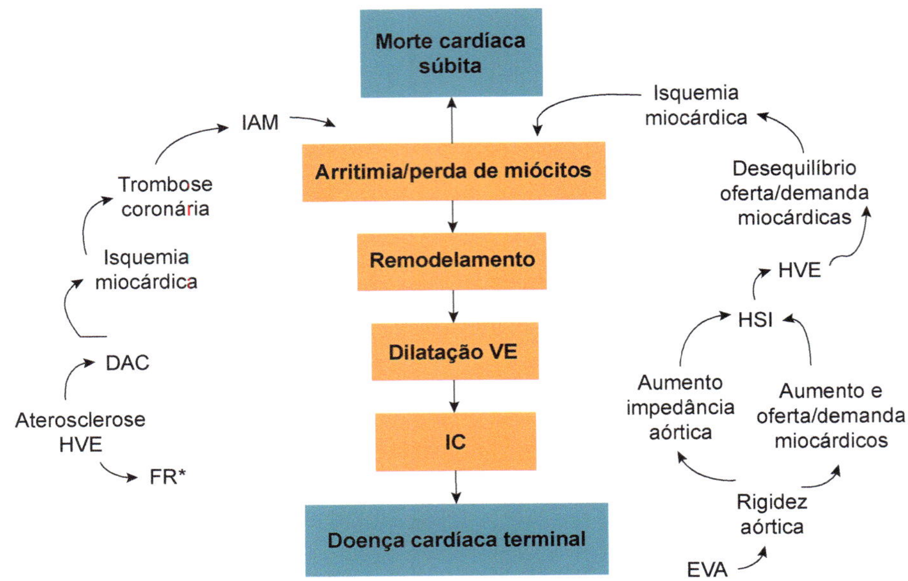

▪ **FIGURA 37.1** Interação do *continuum* aterosclerótico cardiovascular clássico com o *continuum* de envelhecimento vascular. FR: fatores de risco; HVE: hipertrofia ventricular esquerda; DAC: doença arterial coronariana; IAM: infarto agudo do miocárdio; VE: ventrículo esquerdo; ICC: insuficiência cardíaca congestiva; EVA: envelhecimento vascular acelerado; HSI: hipertensão sistólica isolada. (Adaptada de Mikael *et al.*, 2017; Dzau *et al.*, 2006.)

deste livro. A história e o exame físico devem seguir a mesma técnica de um bom exame médico. Os sintomas relacionados com a área cardiovascular merecem uma atenção especial pela possibilidade do exagero ou da omissão, motivados ambos pelo medo de doença (SBC, 2010; Malachias *et al.*, 2016; Williams *et al.*, 2018; Whelton *et al.*, 2017, Barroso *et al.*, 2021).

Medida da pressão arterial

Em face da grande variabilidade da PA em indivíduos idosos, tornam-se necessários alguns cuidados. A posição em decúbito é a mais apropriada, e deve-se tentar obter o máximo de relaxamento do paciente, realizando-se no mínimo duas tomadas da PA, idealmente três tomadas, com intervalo de tempo mínimo de 5 minutos entre cada medida, principalmente quando se notar que o paciente está ansioso. Nesses pacientes com grande ansiedade, devem ser tomados alguns cuidados antes do diagnóstico definitivo de HAS, como: repetir em outro dia no próprio consultório a medida da PA, medir em domicílio (SBC, 2010; Malachias *et al.*, 2016; Williams *et al.*, 2018; Whelton *et al.*, 2017, Barroso *et al.*, 2021).

Em decorrência das particularidades dessa população, na avaliação da PA em indivíduos idosos, pode ser útil recorrer a métodos complementares dessa avaliação (monitoramento ambulatorial da pressão arterial [MAPA] – ou monitoramento residencial da pressão arterial [MRPA]) com o objetivo de afastar a hipertensão do jaleco branco (HAB) e de diagnosticar a hipertensão mascarada (HM), cuja incidência aumenta com a idade. Entre indivíduos maiores de 65 anos, a prevalência da HAB gira em torno de 43 a 45%. O MAPA e o MRPA consistem em alternativas custo-eficazes para o adequado estabelecimento do diagnóstico da HAS em faixas etárias mais avançadas (SBC, 2010; Malachias *et al.*, 2016; Williams *et al.*, 2018; Whelton *et al.*, 2017, Barroso *et al.*, 2021).

Três situações são particularmente importantes quando avaliamos a PA em idosos e alguns cuidados devem ser observados durante a medida da PA nesses pacientes para o adequado diagnóstico de HAS, evitando dessa maneira o tratamento desnecessário, ou o não tratamento desses pacientes: a pseudo-hipertensão, o hiato auscultatório e a hipotensão ortostática.

A pseudo-hipertensão pode surgir em idosos com arteriosclerose pronunciada e calcificação da parede arterial e enrijecimento tão pronunciado dos vasos que a insuflação do manguito é insuficiente para colabar a artéria braquial. Para identificação deste fato, utiliza-se a manobra descrita por Osler. Ela consiste em inflar o manguito do aparelho até níveis acima da PAS e, concomitantemente, palpar a artéria radial. Persistência da palpabilidade sugere rigidez da artéria e indica que o índice obtido pela ausculta não expressaria a verdadeira PAS, obtida por medida intra-arterial. Esse diagnóstico também é sugerido quando a PAS está elevada, mas o paciente não apresenta lesão em órgãos-alvo. A suspeita também deve ser lembrada diante de manifestações de hipotensão após tratamento com medicamento anti-hipertensivo suave em dose baixa (SBC, 2010; Malachias *et al.*, 2016; Williams *et al.*, 2018; Whelton *et al.*, 2017).

O hiato auscultatório é definido como o desaparecimento dos ruídos de Korotkoff após ausculta do primeiro som (fase I de Korotkoff), seguido do reaparecimento dos sons após um período de hiato que pode ser de até 40 mmHg da PA, após o último som auscultado. Essa situação pode levar à subestimação da PAS ou à superestimação da PAD. Ao se realizar a medida palpatória da PAS antecedendo a medida auscultatória, pode-se, de maneira simples, identificar o hiato auscultatório. A medida pelo sistema Finapress ou similares e a medida intra-arterial da PA, considerada padrão-ouro, podem ser usadas em raras situações para o adequado esclarecimento (SBC, 2010; Malachias *et al.*, 2016; Williams *et al.*, 2018; Whelton *et al.*, 2017).

Define-se hipotensão ortostática ou postural como uma queda de 20 mmHg na PAS e/ou 10 mmHg na PAD, dentro de 3 min, quando o paciente passa da posição supina para a ortostática. Recomenda-se a verificação da PA no idoso na posição sentada, deitada e em pé, pois as alterações ateroscleróticas nas regiões dos seios carotídeos podem reduzir a sensibilidade dos barorreceptores, ocasionando maior variabilidade da PA nos idosos e redução dos reflexos posturais, o que predispõe à hipotensão ortostática. Uso de fármacos como diuréticos, antidepressivos, vasodilatadores e betabloqueadores também pode ocasionar hipotensão ortostática. A prevalência da hipotensão ortostática em idosos com mais de 75 anos de idade tem sido relatada como 34%, e assume importância clínica quando se manifesta com tontura postural, sobretudo na vigência de uso de fármacos hipotensores (SBC, 2010; Malachias *et al.*, 2016; Williams *et al.*, 2018; Whelton *et al.*, 2017, Barroso *et al.*, 2021).

Exame físico do idoso hipertenso

A palpação dos pulsos arteriais periféricos deve ser feita de rotina, tendo-se em mente a possibilidade real de envolvimento arteriosclerótico difuso. A palpação dos pulsos carotídeos, seguida da ausculta dessas artérias, pode detectar diminuição de amplitude dos pulsos e/ou sopros. Na dúvida, o exame ultrassonográfico com Doppler das artérias carótidas e vertebrais deve ser indicado. A palpação abdominal busca a dilatação da aorta abdominal; a ausculta das lojas renais pode surpreender sopros sistólicos ou sistodiastólicos indicativos de estenose de artérias renais, especialmente nos pacientes com cifras tensionais sistodiastólicas elevadas surgidas recentemente ou agravamento da HAS estável, ambas as situações sugestivas de hipertensão nefrovascular. O exame complementar inicial deve ser uma ultrassonografia (USG) com Doppler, com vistas a uma avaliação anatômica da aorta abdominal e dos rins, e a medida do gradiente de fluxo entre aorta e artérias renais. Os pulsos arteriais de membros inferiores devem ser todos palpados. Sintomas de claudicação intermitente e diminuição de amplitude de segmentos arteriais indicam a realização de eco-Doppler desses vasos (SBC, 2010).

O exame do precórdio inicia-se pela inspeção e palpação em busca de aumentos de ventrículo esquerdo e/ou ventrículo direito. A ausculta cardíaca pode detectar bulhas extras: uma quarta bulha indicativa de dificuldade de enchimento ventricular esquerdo, que pode estar acompanhando uma insuficiência cardíaca diastólica, ou uma terceira bulha, indicativa de dilatação do ventrículo esquerdo, observada na insuficiência cardíaca dilatada. Sopros cardíacos são relativamente frequentes em pacientes idosos com HAS e, em geral, traduzem alterações degenerativas localizadas nas valvas mitral e aórtica. Ecocardiogramas uni e bidimensional com Doppler informam sobre a massa e a função ventricular esquerda e o funcionamento das valvas mitral e aórtica (SBC, 2010).

Assim como ocorre em todos os hipertensos, a investigação complementar no idoso deve objetivar a confirmação do diagnóstico de HAS, a estratificação de risco cardiovascular global e a pesquisa de causas secundárias de HAS. Entre os exames complementares básicos, incluem-se: hemograma completo, ureia, creatinina, ácido úrico, glicose, colesterol total, triglicerídios, colesterol de lipoproteína de baixa densidade (LDL-c), colesterol de lipoproteína de alta densidade (HDL-c), urina (elementos anormais do sedimento [EAS]) e eletrocardiograma (ECG). Outros exames são realizados com base no exame clínico ou a partir dos resultados iniciais (SBC, 2010; Malachias *et al.*, 2016; Williams *et al.*, 2018; Whelton *et al.*, 2017).

Hipertensão arterial secundária

A pesquisa de uma causa secundária para a HAS em idosos não constitui rotina e deverá seguir as mesmas recomendações dos hipertensos em geral, com base na história e no exame clínico de suspeição. Entretanto, é de grande importância, no caso dos idosos, a atenção à polifarmácia, que pode incluir medicamentos capazes de elevar a PA e dificultar o controle e alcance das metas. Entre os medicamentos, destacam-se anti-inflamatórios não esteroides (AINE), anti-histamínicos descongestionantes, antidepressivos tricíclicos, corticosteroides, hormônios tireoidianos (altas doses), antiácidos ricos em sódio, eritropoetina, cafeína (SBC, 2010; Malachias *et al.*, 2016; Williams *et al.*, 2018; Whelton *et al.*, 2017).

A maior expectativa de vida aumentou substancialmente a quantidade de idosos, como já relatado anteriormente, com aumento da prevalência de arteriosclerose, podendo afetar diversos sistemas, como o vascular, por exemplo, estenose de artéria renal, uni ou bilateral, responsável pelo início da doença hipertensiva ou pelo agravamento das cifras pressóricas, podendo em alguns casos tornar-se refratária ao tratamento e frequentemente levando à piora da função renal. A busca de um sopro abdominal em sítios renais e a USG abdominal com Doppler das artérias renais são o caminho diagnóstico, seguindo-se a ressonância magnética (RM) e a arteriografia renal, esta última considerada padrão-ouro. Lesões superiores a 70% são passíveis de tratamento invasivo por intermédio da angioplastia com colocação de *stent* e, mais raramente, pela cirurgia (SBC, 2010; Malachias *et al.*, 2016; Williams *et al.*, 2018; Whelton *et al.*, 2017).

Tratamento da hipertensão arterial no idoso

A abordagem do tratamento da HAS do idoso será feita em duas etapas: (a) revisão dos resultados dos principais estudos clínicos em idosos; (b) recomendações de tratamento com base nas principais diretrizes mundiais.

Revisão dos resultados dos principais estudos clínicos em idosos

Estudos em população idosa

No final da década de 1960, surgiram os primeiros estudos observacionais bem conduzidos.O *European Working Party on Hypertension in the Elderly* – EWPHE (Amery, 1985) – foi o primeiro estudo a incluir somente pacientes com idade acima de 59 anos de idade, aleatório, duplo-cego e contra placebo. Houve redução de 38% na morbimortalidade cardiovascular, mas sem declínio na mortalidade por AVE. O *Coope-Warrand Study* (Coope *et al.*, 1986), também conhecido como *Hypertension Project Study* (HEP), apresentou resultados semelhantes aos do estudo EWPHE, com a diferença de que houve significativa redução nos AVE. Esses dois estudos, com critério de inclusão somente de idosos, marcaram o início de uma nova era no tratamento da hipertensão arterial, com evidente benefício para essa população.

O *Swedish Trial in Old Patients with Hypertension – Stop Hypertension* (Dahlof *et al.*, 1991) foi projetado para avaliar os benefícios do tratamento de indivíduos com hipertensão arterial sistólica ou diastólica (a hipertensão sistólica isolada foi excluída) em idosos com idades entre 70 e 84 anos, de ambos os sexos, contra placebo. Houve uma significativa redução de 40% no número de eventos cardiovasculares primários, menos 47% de AVE, e menor número de óbitos no grupo tratado em relação ao grupo placebo. Em face dos excelentes resultados obtidos, esse estudo foi continuado pelo *STOP-Hypertension-2* (Hansson *et al.*, 2000), com a inclusão de 6.614 pacientes; a redução da PA foi igual em todos os grupos de tratamento e similar na prevenção de eventos cardiovasculares fatais e não fatais.

O estudo *Treatment of Hypertension in Older Adults* do *Medical Research Council* (Messerli, 1994; MRC Working Party, 1992) comparou a eficácia do diurético e do betabloqueador contra placebo no tratamento desses pacientes entre 65 e 74 anos, e ambos se mostraram eficazes em reduzir a PA e a morbimortalidade cardiovascular. Quando ajustado para as características basais dos indivíduos, só o diurético mostrou redução no risco de AVE, de eventos coronarianos e de todas as mortes.

O *Trial of Nonpharmacologic Interventions in the Elderly* (Whelton *et al.*, 1998) avaliou 875 hipertensos entre 60 e 80 anos de idade, e demonstrou que a redução do peso e/ou da ingestão de sódio se acompanhou de diminuição adicional da PA e menor incidência de eventos cardiovasculares no período, demonstrando que as mudanças de estilo de vida como terapêutica adicional à monoterapia são efetivas e seguras em indivíduos idosos.

O *Systolic Hypertension in the Elderly Program* (SHEP Cooperative Research Group, 1991) foi projetado para avaliar a eficácia e a segurança do tratamento medicamentoso em idosos portadores de hipertensão arterial sistólica isolada. Os resultados foram francamente favoráveis ao grupo tratado, com reduções significativas dos AVE, IAM não fatal e ICC.

Outro estudo que avaliou o tratamento de idosos com hipertensão sistólica isolada foi o *Systolic Hypertension in Europe Study – Syst-Eur Trial Investigators* (1997), que mostrou que um antagonista de cálcio di-hidropiridínico como o nitrendipino, isolado ou em associação com enalapril e/ou diurético, foi capaz de baixar a PAS isolada e diminuir substancialmente o risco de complicações cardiovasculares nessa população estudada.

O *Avoiding Cardiovascular Events Through Combination Therapy in Patients Living with Systolic Hypertension* (ACCOMPLISH) (Jamerson *et al.*, 2008) envolveu pacientes hipertensos de alto risco com média de idade de 68 anos, e os resultados mostraram uma redução significativa de 20% para o desfecho primário combinado em favor do grupo benazepril + anlodipino, sugerindo que esta opção represente uma combinação muito eficaz para pacientes hipertensos de alto risco.

Dois estudos japoneses avaliaram maior *versus* menor intensidade na redução da PA e não conseguiram demonstrar benefícios com a redução da média da PAS para valores mais baixos (136 a 137 mmHg *vs.* 145 a 142 mmHg).

No *Japanese Trial to Assess Optimal Systolic Blood Pressure in Elderly Hypertensive Patients* (JATOS Study Group, 2008), 4.418 hipertensos idosos (65 a 85 anos de idade) foram comparados em um seguimento de 2 anos para duas estratégias terapêuticas: tratamento mais rigoroso (PAS < 140 mmHg) *versus* tratamento menos rigoroso (PAS 140 a 160 mmHg). Ambos os grupos foram tratados com antagonista de canal de cálcio de ação prolongada e o desfecho primário foi a ocorrência combinada de DCV e insuficiência renal. Embora a pressão arterial final (PAS/PAD) tenha sido significativamente menor no grupo de tratamento mais rigoroso (135,9/74,8 *vs.* 145,6/78,1 mmHg; p < 0,001), a incidência do desfecho primário foi semelhante nos dois grupos (86 pacientes em cada grupo; p = 0,99). A ocorrência de efeitos adversos necessitando suspensão do tratamento também foi semelhante nos dois grupos (p = 0,99).

O outro estudo testou o bloqueador de receptor de angiotensina valsartana em idosos com hipertensão sistólica isolada (Ogihara *et al.*, 2010). Foram 3.260 pacientes (70 a 84 anos de idade) com hipertensão sistólica isolada (PA 160 a 199 mmHg) divididos em 2 grupos (tratamento rigoroso *vs.* tratamento moderado) em um seguimento de 2 anos. Não houve diferença no desfecho primário (evento cardiovascular combinado; p = 0,38) entre os grupos mesmo com redução significativamente maior da PA no grupo tratamento rigoroso (136,6/74,8 *vs.* 142/76,5 mmHg).

Uma análise de um subgrupo de pacientes idosos do *Felodipine Event Reduction* (FEVER Study) (Zhang *et al.*, 2011) demonstrou que metas da PAS mais rigorosas (< 140 *vs.* < 145 mmHg) resultaram em uma maior redução de eventos cardiovasculares quando comparadas com reduções menos rigorosas da PAS (p < 0,001).

O *Systolic Blood Pressure Intervention Trial* (SPRINT Research Group, 2015) testou duas estratégias de tratamento: intensiva (PAS < 120 mmHg) *versus* tratamento padrão (PAS < 140 mmHg) em hipertensos de alto risco, não diabéticos, com média de idade de 67,9 anos e incluiu 28% de pacientes com > 75 anos de idade. O desfecho primário composto (IAM, outras síndromes coronarianas agudas, AVE, ICC, ou morte por causas cardiovasculares) foi significativamente menor no grupo com tratamento intensivo (1,65% *vs.* 2,19% ao ano; p < 0,001); assim como todas as causas de mortalidade (HR, 0,73; IC 95%, 0,6 a 0,9; p = 0,003). Entretanto, as taxas de eventos adversos graves (hipotensão, síncope, distúrbios eletrolíticos e insuficiência renal aguda), mas não de quedas prejudiciais, foram maiores no grupo de tratamento intensivo do que no grupo do tratamento padrão.

Recentemente, tem sido dado grande destaque à medida da PA central e sua importância no risco cardiovascular principalmente entre os idosos. Em decorrência de uma menor capacidade de redução da pressão central da aorta e, portanto, menor redução de morbimortalidade cardiovascular associada a hipertensão, demonstrada pelos betabloqueadores (principalmente de primeira e segunda geração), estes fármacos têm sido menos recomendados no tratamento da HA. Os novos betabloqueadores, notadamente o nevibolol, que apresentam ação vasodilatadora intrínseca poderiam ser mais eficazes em reduzir a PA central. Entretanto o *Study of Effects of Nebivolol Intervention on Outcomes and Rehospitalization in Seniors with Heart Failure* (SENIORS) (Del Sindaco *et al.*, 2010) não foi consistente em demonstrar redução de mortalidade cardiovascular com este fármaco entre os mais idosos. O estudo recrutou 2.128 idosos (≥ 70 anos de idade), 61% com HAS prévia e avaliou a eficácia e tolerabilidade do uso do betabloqueador nevibolol no tratamento de idosos com ICC com fração de ejeção reduzida. A redução de mortalidade obtida com o nevibolol *vs.* placebo foi de 12% comparada a reduções de risco de 34 a 35% obtidas com bisoprolol, metoprolol e carvedilol *vs.* placebo. E entre os pacientes > 75 anos de idade, nenhum benefício foi obtido com o uso do nevibolol na redução de mortalidade associada a ICC com fração de ejeção reduzida.

Estudos em pacientes muito idosos

Estudos demográficos mais recentes apontam para um crescimento muito importante de uma parcela de idosos com mais de 80 anos de idade, definidos como muito idosos, e com perspectivas de um incremento ainda maior para as próximas décadas. Nos estudos já referidos, o critério de entrada dos pacientes quanto à idade foi superior a 60 ou 65 anos de idade. Por outro lado, a avaliação posterior da parte da população com mais de 80 anos de idade nesses estudos não proporcionou conclusões claras quanto ao benefício e segurança de tratar estes indivíduos. Portanto, apesar dos evidentes benefícios do tratamento da HAS nos idosos em geral, para os muito idosos ainda há um pequeno número de estudos. O rápido crescimento dessa população com vida ativa e relativamente saudável, com alta prevalência de HAS, sujeitos a suas consequências adversas, como, por exemplo, AVE e ICC, impõem que haja uma tomada de posição quanto ao tratamento da HAS nesses indivíduos.

Uma das mais notáveis publicações para o tratamento da HAS foi o *Antihypertensive and Lipid Lowering Treatment to Prevent Heart Attack Trial* (ALLHAT, 2002). Nesse estudo a média de idade foi de 67 anos, não existindo um limite superior de idade, com alguns pacientes com mais de 90 e 100 anos de idade. Foi o maior número de pacientes acima de 80 anos alocados em um estudo clínico, alcançando 1.800 indivíduos. O estudo demonstrou, após 5 anos de acompanhamento, que os diuréticos, bloqueadores dos canais de cálcio e inibidores da enzima de conversão da angiotensina (IECA), reduzem os níveis da PA igualmente no idoso e no muito idoso, reduzindo de forma semelhante as taxas de eventos coronarianos.

O *Hypertension in a Very Elderly Trial* (HYVET) (Beckett *et al.*, 2012) foi desenhado para responder as dúvidas em relação à eficácia e segurança do tratamento anti-hipertensivo em indivíduos muito idosos. Reuniu 1.712 idosos com 80 anos de idade ou mais (média de idade de 83,6 anos) e PAS sustentada de 160 mmHg ou mais (média de PA sentado foi 173,0/90,8 mmHg) e a meta de PA era 150/80 mmHg. O estudo foi interrompido após um seguimento médio de 1,8 ano por uma redução significativa em todas as causas de mortalidade (21%) em favor do tratamento ativo. Houve também uma redução altamente significativa (64%) na taxa de ICC. Paralelamente, houve menor número de eventos adversos graves no grupo de tratamento ativo. Estes resultados sugerem que, mesmo nos muito idosos, o tratamento anti-hipertensivo é capaz de prevenir eventos mórbidos cardiovasculares e resultar em prolongamento da expectativa de vida.

Uma ressalva importante que deve ser feita em relação ao estudo HYVET envolve a natureza particularmente saudável da população incluída neste estudo, que não é o habitual para a população nesta faixa etária. Dessa maneira, é fundamental avaliar o potencial de riscos do tratamento em relação à expectativa do benefício em cada paciente.

Outro aspecto que deve ser considerado envolve a avaliação do impacto da terapia anti-hipertensiva sobre a incidência de demência nos idosos. Os resultados do HYVET não mostraram superioridade no grupo de tratamento ativo comparado ao placebo, provavelmente devido à curta duração do estudo (1,8 ano). Porém, quando os dados do HYVET foram combinados em uma metanálise com dados de outros estudos controlados por placebo que avaliaram o impacto da terapia anti-hipertensiva sobre a incidência de demência, houve uma redução de marginal importância na incidência de demência com tratamento ativo.

Estudos mais recentes

Com o envelhecimento da população mundial e brasileira, aspectos como declínio cognitivo e funcional, fragilidade, multimorbidade, polifarmácia e perda parcial ou completa de autonomia têm sido valorizados, além da morbimortalidade quando se estudam os efeitos do tratamento anti-hipertensivo.

O SPRINT-MIND (Kjeldsen *et al.*, 2018; The Sprint Mind Investigators, 2019) e o INFINITY (White *et al.*, 2013, 2019) foram publicados nos últimos 2 anos tendo como objetivo explorar a interface entre HAS e demência e o papel do controle da PA na prevenção ou reversão do déficit cognitivo incapacitante.

O SPRINT-MIND foi um ensaio clínico randomizado realizado em 102 locais nos EUA e em Porto Rico entre adultos com 50 anos de idade ou mais com HAS, mas sem diabetes ou história de AVE. O estudo foi interrompido precocemente (agosto de 2015) por obter benefícios em seu desfecho primário (um composto de eventos cardiovasculares) e mortalidade por todas as causas. O objetivo do estudo era avaliar o efeito do controle intensivo da PA no risco de desenvolvimento de demência. Os participantes foram randomizados para uma meta de PAS inferior a 120 mmHg (grupo de tratamento intensivo; n = 4.678) ou inferior a 140 mmHg (grupo de tratamento padrão; n = 4.683). O desfecho cognitivo primário era a ocorrência de demência provável. Os desfechos cognitivos secundários incluíam comprometimento cognitivo leve e um resultado composto de comprometimento cognitivo leve ou demência provável. O período médio de seguimento foi de 3,34 anos. A demência provável ocorreu em 149 participantes no grupo de tratamento intensivo *versus* 176 no grupo de tratamento padrão (7,2 *vs.* 8,6 casos por 1.000 pessoas-ano; taxa de risco [HR], 0,83; IC 95%: 0,67 a 1,04). O controle intensivo da PA reduziu significativamente o risco de comprometimento cognitivo leve (HR 0,81; IC 95% 0,69 a 0,95) e a taxa combinada de comprometimento cognitivo leve ou provável demência (HR, 0,85; IC 95%, 0,74 a 0,97); porém, não resultou em uma redução significativa no risco de provável demência.

O INFINITY foi um estudo prospectivo, randomizado, de desfecho cego em pacientes com idade ≥ 75 anos com hipertensão sistólica e evidência de lesões com hiperintensidade na substância branca em RM. Os pacientes foram randomizados para uma PAS média de 24 horas de ≤ 130 mmHg (tratamento intensivo) *vs.* ≤ 145 mmHg (tratamento padrão). Os desfechos primários do estudo foram alterações na mobilidade (velocidade da marcha) e acúmulo de volume de hiperintensidade da substância branca após 3 anos. Alterações na função cognitiva e eventos adversos também foram avaliados. Em 199 pacientes randomizados, as mudanças na velocidade da marcha não foram diferentes entre os grupos de tratamento (0,40 ± 2,0 *vs.* 0,42 ± 2,7 s nos grupos de tratamento intensivo e tratamento padrão, respectivamente; p = 0,91), enquanto as alterações na linha de base nos volumes de hiperintensidade da substância branca foram menores (0,29%) no grupo de tratamento intensivo em comparação com o grupo de tratamento padrão (0,48%; p = 0,03). Os resultados cognitivos também não foram diferentes entre os grupos de tratamento. Os principais eventos cardiovasculares adversos foram mais frequentes no grupo de tratamento padrão em comparação com o grupo de tratamento intensivo (17 *vs.* 4 pacientes; p = 0,01). Quedas, com ou sem lesão, e síncope foram comparáveis nos grupos de tratamento.

Os resultados do SPRINT-MIND demonstraram que o controle agressivo da PA reduziu o comprometimento cognitivo leve e o desfecho combinado de comprometimento cognitivo leve mais demência, mas não especificamente a ocorrência de demência. Quando combinado com outros ensaios clínicos realizados anteriormente, o benefício líquido da redução da PA na redução da demência tornou-se significativo (risco relativo: 0,93 [IC 95%, 0,86 a 1]) (Peters *et al.*, 2019).

Entretanto, algumas questões permanecem não respondidas após o SPRINT-MIND. O desenho do estudo avaliou a PA de consultório a cada visita clínica do protocolo, mas, por não utilizar métodos complementares de avaliação da PA fora do consultório, não foi capaz de avaliar a variabilidade da PA, nem forneceu informações importantes sobre populações neurologicamente vulneráveis (como aquelas com AVE prévio ou com doença cerebral de pequenos vasos), que podem ter um benefício maior, ou talvez até menor, da redução da PA. Além disso, permanecem questões sobre o mecanismo pelo qual a redução da PA pode afetar os resultados cognitivos, mesmo em um período de acompanhamento relativamente curto. Uma das possíveis explicações para estes resultados é observada em um subestudo de RM do *Sprint Mind Investigators for the SPRINT Research Group* (SPRINT-MIND, 2019): o tratamento intensivo da PA durante o período de 3,4 anos atenuou o aumento das hiperintensidades da substância branca, bem como o declínio no volume total do cérebro. Porém, a quantidade de benefícios nesses marcadores de imagem era relativamente pequena e ainda não está claro quanto do efeito cognitivo é explicado por mudanças mensuráveis na imagem cerebral. Uma maior compreensão do mecanismo pelo qual a hipertensão e, portanto, seu tratamento, afeta a demência e o desempenho cognitivo possibilitará não apenas avanços na prevenção e no tratamento, mas também na identificação de desfechos substitutos que permitirão um estudo mais eficiente de possíveis avanços terapêuticos (Gottesman, 2019).

O estudo INFINITY (White *et al.*, 2013; 2019) foi desenhado para tentar responder a algumas dessas questões restantes. Durante 3 anos, apesar do sucesso em alcançar as metas de PA, nem as evoluções da cognição nem da velocidade da marcha diferiram nos dois grupos; no entanto, de modo consistente com os resultados do SPRINT-MIND (Kjeldsen *et al.*, 2018; The Sprint Mind Investigators, 2019), o grupo tratado de forma mais agressiva teve menor progressão dos volumes de hiperintensidade da substância branca.

Outra diferença importante do INFINITY (White *et al.*, 2013; 2019) foi considerar a PA ambulatorial, permitindo a avaliação da variabilidade da PA nas 24 horas e os padrões de imersão noturna. Esses parâmetros são importantes e relevantes na avaliação do risco associado à HAS. No Estudo das Três Cidades (Alperovitch *et al.*, 2014), a variabilidade da PA (medida usando dispositivos ambulatoriais), mas não a PA média, esteve associada a um maior risco de demência. Kokubo *et al.* (2015) publicaram estudo em que a elevação noturna da PA foi associada a maior progressão da hiperintensidade da substância branca.

Outro aspecto importante a ser analisado é a relação entre a hipertensão e as lesões de hiperintensidades da substância branca, sugerindo que indivíduos com mais hiperintensidades da substância branca possam ter o maior benefício potencial da redução agressiva da PA. Entretanto, há também uma preocupação teórica de que algumas lesões da substância branca estejam relacionadas com hipoperfusão e menor fluxo sanguíneo cerebral, o que pode indicar que um grupo com doença preexistente de pequenos vasos possa realmente piorar se exposto a PA muito baixa. Esta hipótese associa-se à mudança conhecida à direita na curva autorreguladora cerebral que ocorre em indivíduos que são hipertensos cronicamente; expor um indivíduo cronicamente hipertenso a uma PA média mais baixa poderia teoricamente levar a problemas com a manutenção da perfusão cerebral adequada. Ainda não se sabe qual seria a faixa ideal de PA, ou a forma de mensurá-la, para uma população com doença preexistente de pequenos vasos, mas os dados de segurança tranquilizadores do INFINITY (White *et al.*, 2013; 2019) sugerem que uma PA mais baixa pode ser o ideal (Gottesman, 2019; Wong *et al.*, 2019).

A razão mais provável para a falta de um benefício cognitivo claro no SPRINT MIND e no INFINITY é o período de acompanhamento relativamente curto para esses estudos. A evidência mais convincente de estudos observacionais enfatiza que a PA na meia-idade está mais fortemente associada a mudança cognitiva, déficit cognitivo leve e demência do que na PA em idades avançadas (Knopman *et al.*, 2018). É possível que o controle adequado da PA precise começar na meia-idade para obter um benefício máximo e provavelmente precise continuar por décadas. Ou seja, provavelmente, o tratamento da hipertensão com uma meta de PAS objetivo < 120 mmHg (conforme descrito no SPRINT e no SPRINT-MIND) (Kjeldsen *et al.*, 2018; The Sprint Mind Investigators, 2019), iniciando em idades mais jovens, seja a melhor maneira de prevenir o declínio cognitivo tardio e demência.

Essas últimas evidências reforçam a necessidade de mais estudos na população idosa para determinar de forma definitiva as metas de PA a serem alcançadas para redução dos eventos cardiovasculares e se o controle mais estrito é superior às metas de PA menos rigorosas. Embora em um ponto as perguntas sobre a PA, seu tratamento e sua relação com a demência sejam infinitas, houve um importante progresso no conhecimento.

Recomendações de tratamento com base nas principais diretrizes mundiais

Meta de pressão arterial no idoso

A literatura disponível sugere que a meta de PAS < 130 mmHg deve ser o objetivo em pacientes idosos com HAS. Uma PAD < 60 mmHg deve ser evitada em razão do potencial de aumento do risco cardiovascular. Outros fatores importantes a serem considerados podem incluir pacientes institucionalizados, expectativa de vida curta, comorbidades, fragilidade e o potencial do paciente para reações adversas a medicamentos (Cao; Tran, 2018). Uma das evidências que suportam esta recomendação, é uma análise de subgrupo dos 2.636 participantes do estudo SPRINT (SPRINT Research Group, 2015) com 75 anos de idade ou mais que revelou o mesmo, se não maior, grau de benefício com o controle intensivo da PA. Foi observada uma redução de 34% no desfecho primário e de 33% na mortalidade por todas as causas, em comparação com 25 e 27%, respectivamente, na população geral (Williamson, 2016). Os resultados do HYVET (Beckett *et al.*, 2012) demonstraram que o tratamento anti-hipertensivo dos pacientes muito idosos (> 80 anos) para valores de PAS < 150 mmHg foi seguro e eficaz na redução de mortalidade cardiovascular, devendo ser realizado.

Para os pacientes muito idosos (> 80 anos de idade), o benefício do tratamento anti-hipertensivo tem sido mais questionável. Estudos observacionais epidemiológicos têm sugerido consistentemente uma desvantagem da mortalidade com uma redução mais agressivas da PA (PAS < 120 mmHg) naqueles com mais de 80 anos (Rastas, 2006). Porém, as evidências de metanálises não encontraram associação significativa entre terapia anti-hipertensiva e mortalidade (Cao; Tran, 2018; Nilsson *et al.*, 2009; Gueyffier *et al.*, 1999). As metas estão apresentadas na Tabela 37.2.

Decisão terapêutica

A decisão de iniciar o tratamento da HAS em indivíduos idosos deve se basear não apenas no nível pressórico, mas também em outros fatores de risco cardiovascular e/ou lesão em órgãos-alvo. Pacientes idosos apresentam benefícios incontestáveis com o tratamento da HAS, tanto diastólica quanto sistólica (SBC, 2010; Malachias *et al.*, 2016; Williams *et al.*, 2018). A VII Diretriz Brasileira de Hipertensão (Malachias *et al.*, 2016) estabelece que a decisão terapêutica nos pacientes idosos é semelhante à praticada nos pacientes mais jovens. Fatores importantes a serem considerados podem incluir pacientes institucionalizados, expectativa de vida curta, comorbidades, fragilidade e o potencial do paciente para reações adversas a medicamentos.

Tratamento não medicamentoso | Modificações no estilo de vida

As modificações no estilo de vida devem ser estimuladas em todos os indivíduos como medidas de promoção de saúde e são obrigatórias na abordagem de qualquer indivíduo hipertenso e naqueles com PA na faixa normal limítrofe. Nos hipertensos de estágio 1 e baixo risco adicional (ausência de fatores de risco adicionais e/ou lesões em órgãos-alvo e/ou outras condições clínicas associadas), elas podem representar a única modalidade de tratamento por período de 6 meses (SBC, 2010; Malachias *et al.*, 2016; Williams *et al.*, 2018; Whelton *et al.*, 2017).

TABELA 37.2 Metas de pressão arterial (PA).

Categoria	Meta recomendada
HAS estágios 1 e 2 + risco cardiovascular baixo e moderado HAS estágio 3	< 140/90 mmHg (IA)
HAS estágios 1 e 2 + risco cardiovascular alto	< 130/80 mmHg (IA) DAC, PA > 120/70 mmHg PAD > 60 mmHg (Cuidado)!!! DM = IIB

HAS: hipertensão arterial sistêmica; DAC: doença arterial coronariana; PAD: pressão arterial diastólica; DM: diabetes melito; IA: recomendação e nível de evidência; IIB: recomendação e nível de evidência. (Fonte: Malachias *et al.*, 2016.)

As principais medidas a serem implementadas e que resultam em maior eficácia anti-hipertensiva são: diminuição do peso corporal e da ingestão de sódio, aumento na ingestão de potássio, redução do consumo de bebidas alcoólicas e exercício físico regular (SBC, 2010; Malachias *et al.*, 2016; Williams *et al.*, 2018; Whelton *et al.*, 2017).

Além dessas, deve ser feita a identificação do uso de outras substâncias que possam estar contribuindo para a elevação da PA. É medida de grande importância no caso dos idosos devido à frequente polifarmácia. Entre os medicamentos, destacam-se AINE, anti-histamínicos descongestionantes, antidepressivos tricíclicos, corticosteroides, esteroides anabolizantes, vasoconstritores nasais, carbenoxolona, ciclosporina, inibidores da monoamina oxidase (IMAO), chumbo, cádmio, tálio, alcaloides derivados do ergot, moderadores do apetite, hormônios tireoidianos (altas doses), antiácidos ricos em sódio, eritropoetina, cocaína, cafeína. Os pacientes em uso de antidepressivos devem ter maior controle de sódio, já que essas substâncias por si só podem causar hiponatremia (SBC, 2010; Malachias *et al.*, 2016; Williams *et al.*, 2018; Whelton *et al.*, 2017).

Essa modalidade de tratamento é eficaz em reduzir a PA e a morbimortalidade cardiovascular, tem custo e risco baixos, além de contribuir favoravelmente para o controle de outros fatores de risco cardiovascular associados ou comorbidades. Portanto, as mudanças de estilo de vida devem ser encorajadas nos indivíduos idosos, naturalmente adequando a sua implantação às restrições próprias do envelhecimento e à avaliação das comorbidades. A participação da família na adoção dessas medidas não só amplia as chances de sucesso dos resultados como tem potencial preventivo para aquele núcleo familiar.

Tratamento medicamentoso

Os medicamentos anti-hipertensivos devem promover diminuição da PA, mas primordialmente contribuir para redução das taxas de eventos cardiovasculares fatais e não fatais.

Como discutido anteriormente neste capítulo, a maioria dos estudos clínicos aleatorizados realizados em idosos hipertensos demonstrou de forma inequívoca a redução da PA e da morbimortalidade cardiovascular com todas as classes de fármacos (SBC, 2010; Malachias *et al.*, 2016; Williams *et al.*, 2018; Whelton *et al.*, 2017).

Embora haja uma clara vantagem nos estudos que usaram diuréticos e antagonistas de cálcio como classes preferenciais nessa população, todas as classes de fármacos foram eficientes entre idosos (SBC, 2010; Malachias *et al.*, 2016; Williams *et al.*, 2018; Whelton *et al.*, 2017). Como ficou demonstrado na metanálise perspectiva (Blood Pressure Lowering Treatment Trialists' Collaboration, 2008), que comparou os benefícios de diferentes regimes anti-hipertensores em pacientes mais jovens ou naqueles com idade superior a 65 anos, não há nenhuma evidência de diferença de eficácia entre as classes de fármacos anti-hipertensivos, seja entre os mais jovens ou nos mais idosos.

A despeito dos evidentes benefícios do tratamento da HAS nos idosos em geral, para os muito idosos ainda há um número pequeno de estudos. O estudo ALLHAT (2002), em uma subanálise de pacientes acima de 80 anos de idade (1.800 indivíduos), demonstrou, após 5 anos de acompanhamento, que diuréticos, bloqueadores dos canais de cálcio e IECA, reduziam os níveis da PA igualmente no idoso e no muito idoso, bem como as taxas de eventos coronarianos. O HYVET (Beckett *et al.*, 2012) reuniu 1.712 idosos com 80 anos de idade ou mais. O estudo demonstrou uma redução significativa em todas as causas de mortalidade (21%) em favor do tratamento ativo e também uma redução altamente significativa (64%) na taxa de ICC.

Contudo, considerando-se as comorbidades comuns nos idosos e muito idosos, o tratamento deve ser individualizado.

Principais classes de fármacos anti-hipertensivos

Diuréticos

O mecanismo anti-hipertensivo dos diuréticos está relacionado, em uma primeira fase, com depleção de volume e, a seguir, redução da resistência vascular periférica decorrente de mecanismos diversos.

Como anti-hipertensivos, dá-se preferência aos diuréticos tiazídicos e similares. Diuréticos de alça são reservados para situações de hipertensão associada a insuficiências renal e cardíaca. Os diuréticos poupadores de potássio apresentam pequena potência diurética, mas, quando associados a tiazídicos e diuréticos de alça, são úteis na prevenção e no tratamento de hipopotassemia. O uso de diuréticos poupadores de potássio em pacientes com redução de função renal pode acarretar hiperpotassemia.

Entre os efeitos indesejáveis dos diuréticos, ressaltam-se fundamentalmente a hipopotassemia, por vezes acompanhada de hipomagnesemia (que pode induzir arritmias ventriculares), e a hiperuricemia. Podem ainda provocar intolerância à glicose e aumento transitório dos níveis séricos de triglicerídios, em geral dependente da dose. A importância clínica desse fato ainda não foi comprovada. Em muitos casos, os diuréticos provocam disfunção sexual. O aparecimento dos efeitos indesejáveis dos diuréticos está em geral relacionado com a dosagem utilizada. Dessa maneira, recomenda-se que a dose utilizada do diurético tiazídico não ultrapasse 25 mg/dia. Nos idosos, devido a suas características hidreletrolíticas, o uso de diuréticos oferece maior risco de desidratação e de colapso circulatório. Eventuais queixas de quadros depressivos podem estar relacionadas com os diuréticos, devendo ser considerada a relação custo/benefício.

A *clearance* de creatinina abaixo de 30 mℓ/h contraindica o uso dos diuréticos tiazídicos. O uso de certos medicamentos como o lítio, que tem sua concentração aumentada pela clortalidona, deve ser rigorosamente investigado.

Betabloqueadores

Os benefícios dos betabloqueadores no tratamento da HAS no idoso não são tão claros quanto os dos diuréticos. Os estudos com idosos hipertensos demonstram que os betabloqueadores reduzem a morbimortalidade cardiovascular, especialmente AVE, porém, mais da metade dos pacientes tratados utilizou betabloqueador associado a diuréticos, dificultando a avaliação do real benefício do uso isolado desse medicamento (Aronow *et al.*, 2010).

O mecanismo anti-hipertensivo envolve diminuição do débito cardíaco (ação inicial), redução da secreção de renina, readaptação dos barorreceptores e diminuição das catecolaminas nas sinapses nervosas.

Os betabloqueadores mais seletivos e menos lipossolúveis são os mais adequados, por produzirem menos efeitos sobre o sistema nervoso central (SNC), a musculatura brônquica e a circulação periférica. Em portadores de apneia do sono devem ser evitados, pois inibem a taquicardia reflexa que ocorre após o episódio de apneia.

Antagonistas dos canais de cálcio

Sua ação primordial consiste na redução da resistência vascular periférica por diminuição da concentração de cálcio nas células musculares lisas vasculares. Apesar do mecanismo de ação comum, os bloqueadores de canal de cálcio apresentam estrutura química heterogênea, responsável por acentuadas diferenças em seus locais preferenciais de ação e características de ligação com os receptores, propriedades farmacocinéticas e farmacodinâmicas. Em relação à estrutura química, os antagonistas dos canais de cálcio pertencem a três grupos distintos:

fenilalquilaminas (verapamil); benzotiazepinas (diltiazem) e di-hidropiridínicos (nifedipino, nitrendipino, isradipino, felodipino, anlodipino, lacidipino, manidipino, entre outros).

São eficazes como monoterapia, devendo-se dar preferência àqueles de longo tempo de ação para o tratamento da HAS. O nitrendipino foi associado à diminuição da morbimortalidade cardiovascular e cerebral no estudo *Syst-Eur Trial Investigators* (Syst-Eur, 1997), com idosos portadores de hipertensão sistólica isolada. Os antagonistas dos canais de cálcio de curta duração não são indicados para o tratamento anti-hipertensivo porque podem provocar aumento no risco de AVE e IAM.

Trata-se de uma classe anti-hipertensiva com ação favorável sobre o perfil lipídico e glicídico, sobre os eletrólitos séricos e sobre a função sexual, representando, portanto, importante recurso terapêutico para a hipertensão arterial em idosos.

Entre os efeitos adversos estão cefaleia, tontura, rubor facial e edema periférico. Bradicardia excessiva, depressão miocárdica e bloqueio atrioventricular podem ser observados com o verapamil e o diltiazem. O verapamil pode causar constipação intestinal, mais acentuada que os demais. O diltiazem, uma benzotiazepina, pode levar à impregnação do SNC, acarretando quadro extrapiramidal semelhante à doença de Parkinson, reversível com a suspensão do medicamento.

Inibidores da enzima de conversão da angiotensina

O mecanismo de ação dessas substâncias é fundamentalmente dependente da inibição da enzima conversora, bloqueando assim a transformação da angiotensina I em II no sangue e nos tecidos.

Embora sem evidências clínicas diretas de efeito sobre a mortalidade em idosos hipertensos, os IECA mostraram-se tão eficazes quanto os diuréticos e os betabloqueadores na redução da mortalidade cardiovascular (Estudo STOP-II) (Hansson *et al.*, 2000). Nesse grupo de pacientes, a escolha do medicamento anti-hipertensivo deve ser baseada na individualização e em comorbidades. O emprego dos IECA tem sua maior indicação no idoso hipertenso com associação de ICC (com ou sem IAM prévio) e/ou diabetes (especialmente por seu efeito nefroprotetor em longo prazo). Recentemente, um estudo de prevenção secundária, o estudo *Progress Collaborative Group* (PROGRESS, 2001), demonstrou redução de AVE com o uso de perindopril.

Os efeitos colaterais principais são tosse seca, alteração do paladar e reações de hipersensibilidade. Podem produzir hiperpotassemia em indivíduos com insuficiência renal crônica. Estão contraindicados na suspeita de hipertensão renovascular bilateral ou unilateral com rim único. Seu uso em pacientes com função renal reduzida pode se acompanhar de elevação dos níveis séricos de creatinina. Entretanto, em longo prazo, predomina o seu efeito nefroprotetor.

Antagonistas dos receptores da angiotensina II

Esses fármacos antagonizam a ação da angiotensina II por meio do bloqueio específico de seus receptores AT-1. São eficazes como monoterapia no tratamento do paciente hipertenso e têm boa tolerabilidade. Mostraram-se eficazes na redução da morbidade e da mortalidade de pacientes idosos com ICC. As precauções para seu uso são semelhantes às descritas para os IECA.

Em geral, os antagonistas dos receptores da angiotensina II são utilizados quando há intolerância aos IECA.

Estudos recentes demonstraram benefícios importantes relacionados com a nefroproteção com a utilização dos antagonistas dos receptores de angiotensina II – losartana e irbesartana em indivíduos diabéticos, independentemente da redução da PA.

Inibidores diretos da renina

O alisquireno, o primeiro inibidor direto da renina oral, aprovado pela Food and Drug Administration (FDA) em março de 2007, foi descontinuado pelo fabricante em 2018 após resultados adversos em ensaios clínicos (Othman *et al.*, 2017).

Outros anti-hipertensivos e combinação de fármacos

De modo geral, os bloqueadores adrenérgicos de ação central, alfabloqueadores e diuréticos em altas doses devem ser evitados pelo potencial de exacerbação de alterações posturais da PA e de alterações cognitivas nessa faixa etária. Particularmente, o bloqueador alfadoxazosina demonstrou, em um estudo comparativo com a clortalidona em pacientes com mais de 55 anos de idade, maior risco de AVE e de ICC, embora seja um fármaco com perfil favorável em dislipidemia e hipertrofia prostática.

As associações de fármacos devem seguir uma lógica, obedecendo-se à premissa de não associar fármacos com mecanismos de ação similares, à exceção da associação de diuréticos tiazídicos e de alça com poupadores de potássio. Todas as associações entre as diferentes classes de anti-hipertensivos são eficazes. Entretanto, os diuréticos em doses baixas como segundo fármaco têm sido universalmente utilizados com bons resultados clínicos. Algumas associações fixas de fármacos estão disponíveis no mercado. Seu emprego, desde que criterioso, pode ser útil por simplificar o esquema posológico, reduzindo o número de comprimidos administrados.

A Tabela 37.3 apresenta a lista dos principais fármacos disponíveis no Brasil e suas respectivas posologias.

Estratégia terapêutica farmacológica em idosos

Apesar da ampla disponibilidade de medicamentos, o controle da HAS permanece insatisfatório. Estima-se que apenas 19,6% dos hipertensos no Brasil estejam de acordo com as metas propostas. Se considerarmos os pacientes hipertensos de alto risco cardiovascular, mesmo em estágio 1 da HAS, a PA-alvo proposta é de < 130/80 mmHg, com taxas de controle seguramente mais baixas. Outro conceito importante demonstrou que os maiores benefícios do tratamento anti-hipertensivo são alcançados quando as metas de PA são alcançadas em até 3 meses após o início do tratamento. Desse modo, recomenda-se que nos pacientes hipertensos as metas de PA sejam alcançadas em um tempo máximos de 6 meses. E, entre os hipertensos de alto risco, que as metas de PA, idealmente, sejam alcançadas em um tempo ainda menor, no máximo 3 meses. As principais razões para esta baixa taxa de controle da PA é a inércia terapêutica e a falha na adesão ao tratamento. Essas duas condições devem ser combatidas, igualmente, no manejo do paciente idoso (Malachias *et al.*, 2016; Williams *et al.*, 2018; Whelton *et al.*, 2017).

O fluxograma para o tratamento da hipertensão arterial proposto pelas Diretrizes Brasileiras de Hipertensão Arterial 2020 está apresentado na Figura 37.2.

Tratamento em situações especiais e condições associadas

Hipertensão sistólica isolada

Três quartos dos pacientes com HAS e ≥ 70 anos de idade têm HSI. Pacientes com HSI com PAD baixa (< 70 mmHg) também são comuns, pois constituem cerca de um terço de toda a população com HSI (30% dos pacientes não tratados e 35% dos pacientes tratados). Esta forma de apresentação da hipertensão

▪ **TABELA 37.3** Agentes anti-hipertensivos disponíveis no Brasil.

Medicamentos	Posologia (mg) Mínima	Posologia (mg) Máxima	Número de tomadas/dia
Diuréticos			
Tiazídicos			
Clortalidona	12,5	25	1
Hidroclorotiazida	12,5	50	1
Indapamida	2,5	5	1
Indapamida	1,5	5	1
De alça			
Bumetamida	0,5	**	1 a 2
Furosemida	20	**	1 a 2
Piretanida	6	12	1
Poupadores de potássio			
Amilorida (em associação)	2,5	5	1
Espironolactona	50	100	1 a 3
Trianterено (em associação)	50	150	1
Inibidores adrenérgicos			
Ação central			
Alfametildopa	250	1.500	2 a 3
Clonidina	0,1	0,6	2 a 3
Guanabenzo	4	12	2 a 3
Moxonidina	0,2	0,4	1
Rilmenidina		1	
Alfa-1-bloqueadores			
Doxazosina (urodinâmica)	2	4	2 a 3
Prazosina	1	10	2 a 3
Betabloqueadores			
Atenolol	25	100	1 a 2
Bisoprolol	2,5	10	1 a 2
Carvedilol	12,5	50	1 a 2
Metoprolol	50	200	1 a 2
Nadolol	20	80	1 a 2
Nebivolol	5	10	1
Propranolol	40	240	2 a 3
Pindolol (com ASI)	5	20	1 a 3
Alfabloqueadores			
Doxazosina	1	16	1
Prazosina	1	20	2 a 3
Prazosina XL	4	8	1
Terazosina	1	20	1 a 2
Vasodilatadores diretos			
Minoxidil	2,5	40	2 a 3
Antagonistas dos canais de cálcio			
Fenilalquilaminas			
Verapamil Retard*	120	480	1 a 2
Benzotiazepina			
Diltiazem AP, SR* ou CD*	180	480	1 a 2
Di-hidropiridinas			
Anlodipino	2,5	10	1
Felodipino	5	20	1
Isradipino	2,5	10	2
Lacidipino	4	8	1 a 2
Lercadipino	10	30	1
Manidipino	10	20	1
Nifedipino Oros*	30	60	1
Nifedipino Retard*	20	40	1 a 2
Nisoldipino	10	30	1
Nitrendipino	20	40	2 a 3
IECA			
Benazepril	5	20	1 a 2
Captopril	25	150	2 a 3
Cilazapril	2,5	5	1 a 2
Delapril	15	30	1 a 2
Enalapril	5	40	1 a 2
Fosinopril	10	20	1 a 2
Lisinopril	5	20	1 a 2
Perindopril	4	8	1
Quinapril	10	20	1
Ramipril	2,5	10	1 a 2
Trandolapril	2	4	1
Antagonistas do receptor de angiotensina II			
Candesartana	8	16	1
Irbesartana	150	300	1
Losartana	25	100	1
Olmesartana	20	40	1
Telmisartana	40	160	1
Valsartana	80	160	1
Inibidor direto da renina			
Alisquireno	150	300	1

*Retard, SR, CD, Coer, Oros: referem-se a preparações farmacêuticas de liberação lenta – ação prolongada. **Variável de acordo com a indicação clínica. IECA: inibidores da enzima conversora da angiotensina. (Fonte: Malachias *et al.*, 2016.)

pode se acompanhar de desafios no tratamento dos pacientes idosos, notadamente quando a PAD se encontra excessivamente baixa (PAD < 70 mmHg) (SBC, 2010; Malachias *et al.*, 2016; Williams *et al.*, 2018; Whelton *et al.*, 2017; Koracevic, 2020).

O principal elemento fisiopatológico e clínico neste contexto é o chamado fenômeno da curva J (ou em U), que sugere uma associação entre a PAD baixa e o risco excessivo de eventos cardíacos, principalmente em pacientes com DAC (SBC, 2010; Malachias *et al.*, 2016; Williams *et al.*, 2018; Whelton *et al.*, 2017; Cao; Tran, 2018). No estudo SPRINT (SPRINT Research Group, 2015), o benefício da redução intensiva da PAS (em relação ao desfecho primário) esteve presente para todos os subgrupos de participantes, independentemente do nível basal de PAD. Mesmo para pacientes que tinham a menor PAD inicial

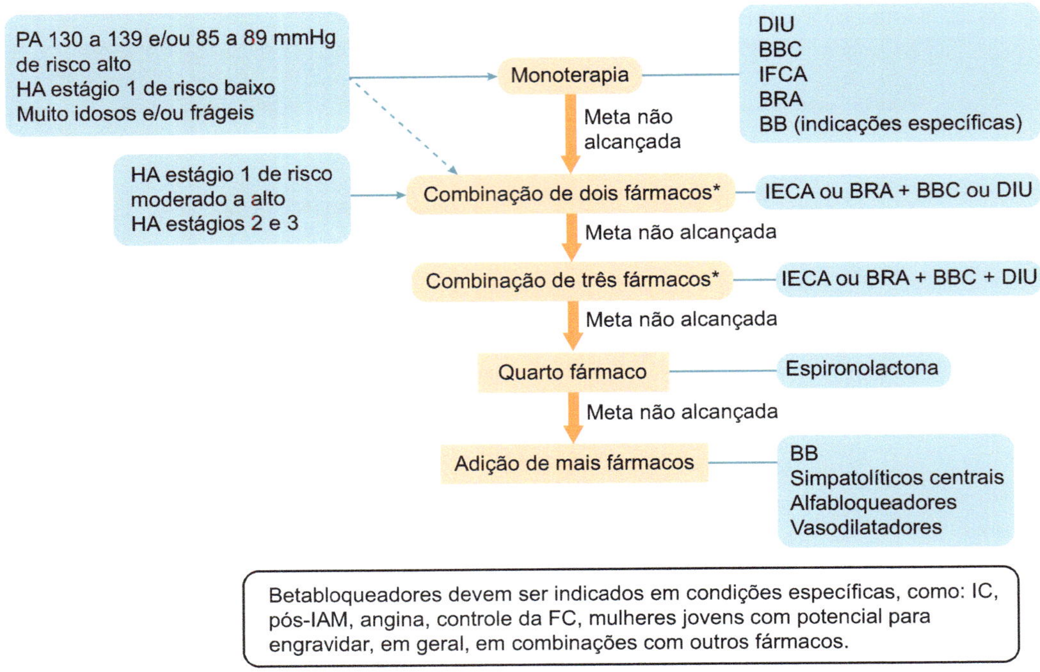

■ **FIGURA 37.2** Diretrizes Brasileiras de Hipertensão Arterial (HA) 2020. Otimizar doses, preferencialmente em comprimido único. PA: pressão arterial; IECA: inibidores da enzima conversora de angiotensina; IC: insuficiência cardíaca; IAM: infarto agudo do miocárdio; FC: frequência cardíaca. (Fonte: Barroso *et al.*, 2021.)

(< 68 mmHg). Porém, Khan *et al.* (2018), usando os dados do SPRINT (SPRINT Research Group, 2015), demonstraram que, quando a PAD caiu para < 55 mmHg, o risco foi 68% maior (p = 0,006) em comparação com pacientes com PAD entre 55 e 90 mmHg, independentemente de DCV prévia. Na outra ponta deste cenário, Lip *et al.* (2019), analisando uma amostra de 10.355 pacientes hipertensos, com 30 anos de seguimento longitudinal, demonstraram que um risco aumentado de eventos cardiovasculares não fatais estava associado a PAD baixa. Por outro lado, os benefícios do tratamento na HSI são tão indiscutíveis que seria antiético não tratar estes pacientes.

Os benefícios do tratamento dos pacientes com HSI, mesmo aqueles com PAD baixa, estão bem demonstrados. O racional para o manejo destes pacientes deve considerar as características individuais como: idade; existência de DAC, porque o fluxo coronariano ocorre na diástole; existência/frequência de quedas da PA; instabilidade postural; resultados de avaliação da PA fora do consultório; preferências dos pacientes; capacidade cognitiva, autonomia e fragilidade antes de prosseguir com a determinação dos objetivos e modalidades de tratamento (SBC, 2010; Malachias *et al.*, 2016; Williams *et al.*, 2018; Whelton *et al.*, 2017).

Idoso frágil

O tratamento anti-hipertensivo deve ser cuidadosamente individualizado nos idosos frágeis (SBC, 2010; Malachias *et al.*, 2016; Williams *et al.*, 2018; Whelton *et al.*, 2017). Um dos aspectos mais valorizados no tratamento anti-hipertensivo do idoso, em especial do idoso frágil, é o risco de queda e suas consequências desfavoráveis. Vários estudos sugerem que a fragilidade, mas não a PA ou o número de medicamentos anti-hipertensivos, está associada ao risco de lesões graves por queda (Cao; Tran, 2018). Na análise de subgrupos do SPRINT relatada anteriormente (SPRINT Research Group, 2015), a redução intensiva da PA não foi associada a um aumento no risco de quedas prejudiciais quando comparada ao tratamento padrão (HR 0,91, IC 95% 0,65-1,29), sugerindo que os indicadores de fragilidade, e não a PA ou o número de fármacos, encontram-se significativamente associados a quedas.

Crise e emergência hipertensiva

A crise hipertensiva é definida como condição clínica que cursa com elevação aguda da PA, geralmente níveis de PAS ≥ 180 mmHg e PAD ≥ 120 mmHg, que podem resultar ou não em lesões de órgãos-alvo (LOA) (coração, cérebro, rins e artérias). Esta entidade pode se apresentar sob duas formas distintas em relação à gravidade e ao prognóstico: a urgência hipertensiva (UH) e a emergência hipertensiva (EH). A EH cursa com elevação acentuada da PA associada a LOA e risco imediato de morte. Requer, portanto, redução rápida e gradual dos níveis tensionais em minutos a horas, com monitoramento intensivo e uso de fármacos por via endovenosa. A UH caracteriza-se por elevações da PA sem LOA e sem risco de morte iminente, fato que permite redução mais lenta dos níveis de PA em período de 24 a 48 horas.

O tratamento dos pacientes com EH tem como objetivo a redução rápida da PA com a finalidade de impedir a progressão das LOA. Esses pacientes devem ser admitidos em unidade de terapia intensiva, submetidos a tratamento anti-hipertensivo por via endovenosa e monitorados cuidadosamente durante a terapia parenteral, para evitar a ocorrência de hipotensão. As recomendações gerais de redução da PA na EH estão sumarizadas na Tabela 37.4.

Nas duas situações que acabamos de descrever, a abordagem ao paciente idoso deve ser muito cuidadosa, em virtude da

■ **TABELA 37.4** Recomendações gerais para o tratamento das emergências hipertensivas.

Reduzir PA ≤ 25% na primeira hora
Reduzir a PA para 160/100 a 110 mmHg em 2 a 6 h
PA 135/85 mmHg 24 a 48 h

PA: pressão arterial. (Fonte: Vilela-Martin *et al.*, 2020.)

elevada associação com outras situações clínicas potencialmente graves que podem ser agravadas com a redução abrupta da PA.

Doença pulmonar obstrutiva crônica ou asma brônquica

A única restrição medicamentosa nesse grupo limita-se aos betabloqueadores, que podem desencadear broncospasmo, independentemente da cardiosseletividade do agente. Deve-se atentar para o uso eventual de simpaticomiméticos, como teofilina e efedrina, que, associados ou não aos corticosteroides, podem dificultar o controle adequado da pressão. Entretanto, quando esses medicamentos estiverem indicados, podem e devem ser usados com cautela. Cromoglicato de sódio, brometo de ipratrópio ou corticosteroides por via inalatória podem ser usados com segurança em indivíduos hipertensos (SBC, 2010; Malachias *et al.*, 2016; Williams *et al.*, 2018; Whelton *et al.*, 2017).

Depressão

A depressão pode dificultar a adesão ao tratamento da HAS, bem como ao tratamento de outros fatores de risco cardiovascular. Por outro lado, vários agentes hipotensores (alfametildopa, clonidina e betabloqueadores de ação central) também podem causar depressão. Os diuréticos tiazídicos podem aumentar os níveis séricos de lítio. O uso de antidepressivos tricíclicos, IMAO e venlafaxina exige atenção com os níveis da pressão. Os inibidores seletivos da recaptação de serotonina têm sido utilizados com segurança, sem interferências significativas sobre os níveis pressóricos (SBC, 2010; Malachias *et al.*, 2016; Williams *et al.*, 2018; Whelton *et al.*, 2017).

Obesidade

HAS e obesidade são condições frequentemente associadas. São fundamentais a dieta e a atividade física para redução do peso. Os anorexígenos devem, quando possível, ser evitados, pois podem aumentar a PA. Redução do excesso de peso, restrição dietética de sódio e prática de atividade física regular são fundamentais para o controle da pressão e podem, por si sós, normalizar os níveis de pressão. A associação de obesidade e apneia do sono deve ser sempre lembrada como fator que pode dificultar o controle da PA (SBC, 2010; Malachias *et al.*, 2016; Williams *et al.*, 2018; Whelton *et al.*, 2017).

Os IECA são benéficos para o paciente obeso, pois aumentam a sensibilidade à insulina, enquanto os antagonistas dos canais de cálcio podem ser recomendados por sua ação natriurética e neutralidade sobre o metabolismo lipídico e glicêmico. Por outro lado, os diuréticos e betabloqueadores devem ser utilizados com cautela, pela possibilidade de aumentar a resistência à insulina e determinar intolerância à glicose (SBC, 2010; Malachias *et al.*, 2016; Williams *et al.*, 2018; Whelton *et al.*, 2017).

Diabetes melito

A prevalência de HAS em pacientes diabéticos é pelo menos 2 vezes a da população em geral. No DM tipo 1 (dependente de insulina), a HAS associa-se claramente à nefropatia diabética. Nesses pacientes, o controle da PA é crucial para retardar a perda de função renal. No DM tipo 2 (não dependente de insulina), a hipertensão arterial associa-se comumente a outros fatores de risco cardiovascular, como dislipidemia, obesidade, hipertrofia ventricular esquerda e hiperinsulinemia. Nesses pacientes, o tratamento não medicamentoso (atividade física regular e dieta apropriada) é obrigatório. Todos os medicamentos podem ser usados. Os diuréticos podem alterar a liberação ou até aumentar a resistência à insulina e prejudicar o controle glicêmico em alguns pacientes, embora possam ser utilizados em baixas doses, como recomendado atualmente. Os betabloqueadores podem interferir na liberação de insulina e também aumentar a resistência à insulina endógena. Em diabéticos tipo I em uso de insulina, os betabloqueadores podem mascarar os sintomas de hipoglicemia e prolongar uma crise hipoglicêmica. Entretanto, deve-se dar preferência a esses agentes em situações de indicações específicas (angina e pós-IAM). Inibidores adrenérgicos e vasodilatadores podem exacerbar sintomas neuropáticos, como disfunção sexual ou hipotensão postural. Os IECA tornam-se particularmente úteis por não interferirem no metabolismo glicêmico e por melhorarem a resistência à insulina. Além disso, exercem, comprovadamente, efeito de proteção renal em pacientes com nefropatia diabética, caracterizada por micro- ou macroalbuminúria. Na impossibilidade de manter o tratamento com IECA, os antagonistas do receptor da angiotensina II constituem alternativa promissora. Nos casos de difícil controle da pressão, os antagonistas dos canais de cálcio, os alfabloqueadores e a hidralazina podem ser úteis (SBC, 2010; Malachias *et al.*, 2016; Williams *et al.*, 2018; Whelton *et al.*, 2017).

O hipoaldosteronismo hiporreninêmico não é raro em diabéticos; assim, os níveis de potássio séricos devem ser vigiados, pela possibilidade de hiperpotassemia, especialmente durante o uso de IECA, antagonistas do receptor da angiotensina II, diuréticos poupadores de potássio e betabloqueadores. Pela maior prevalência e gravidade da retinopatia em pacientes diabéticos hipertensos, é obrigatória a realização periódica de fundoscopia ocular (SBC, 2010; Malachias *et al.*, 2016; Williams *et al.*, 2018; Whelton *et al.*, 2017).

Dislipidemia

É frequente a associação entre dislipidemia e HAS; quando presentes, as duas afecções devem ser tratadas agressivamente. A abordagem não medicamentosa (dieta e atividade física regular) se impõe para ambas as condições.

IECA, antagonistas dos canais de cálcio e alfa-2-agonistas não interferem na lipemia, enquanto os alfabloqueadores podem melhorar o perfil lipídico. Os diuréticos em baixas doses não interferem nos níveis séricos de lipídios. Os betabloqueadores podem aumentar, temporariamente, os níveis de triglicerídios e reduzir o HDL-c. Contudo, em pacientes que sofreram IAM, os benefícios proporcionados pelos betabloqueadores superam as eventuais desvantagens (SBC, 2010; Malachias *et al.*, 2016; Williams *et al.*, 2018; Whelton *et al.*, 2017).

Hipertrofia do ventrículo esquerdo

A hipertrofia do ventrículo esquerdo (HVE) pode estar associada à hipertensão arterial, e constitui importante indicador de risco para arritmias e morte súbita, independentemente da própria hipertensão. O tratamento medicamentoso é imperativo. Todas os fármacos, exceto os vasodilatadores de ação direta, são eficazes na redução da HVE (SBC, 2010; Malachias *et al.*, 2016; Williams *et al.*, 2018; Whelton *et al.*, 2017).

Nefropatias

A HAS pode resultar de qualquer forma de doença renal que diminua o número de néfrons funcionantes, levando à retenção de sódio e de água. A nefroesclerose hipertensiva é a causa mais comum de doença renal progressiva, particularmente em negros norte-americanos. Estudos prospectivos em pacientes do sexo masculino têm demonstrado evidências conclusivas e diretas da relação entre PA e doença renal terminal. A detecção precoce do dano renal associado à hipertensão tem-se mostrado essencial na profilaxia da progressão da lesão renal, devendo incluir avaliação da creatinina sérica, exame de urina e, como complemento, USG de rins e vias urinárias para detecção de doença renal obstrutiva e de doença policística renal e determinação do tamanho renal. Pequenas elevações de creatinina podem significar perdas funcionais renais significativas. Entre as medidas terapêuticas consideradas importantes ressalta-se a ingestão de sódio na dieta inferior a 100 mEq/dia (dieta geral sem sal). Recomenda-se cuidado com a ingestão de potássio em pacientes com creatinina sérica acima de 3 mg/dℓ (SBC, 2010; Malachias *et al.*, 2016; Williams *et al.*, 2018; Whelton *et al.*, 2017).

Todas as classes de hipotensores podem ser utilizadas. O uso de IECA é recomendado para pacientes com creatinina inferior a 2,5 mg/dℓ, particularmente em vigência de proteinúria e/ou DM. Em pacientes com creatinina superior a 2,5 mg/dℓ, a utilização de IECA exige cautela. A introdução de IECA para qualquer paciente implica a necessidade de avaliação dos níveis séricos de potássio e creatinina no período de 1 semana. Elevações acima de 1 mg/dℓ na creatinina sérica podem ser sugestivas de estenose de artéria renal bilateral ou em rim único. Diuréticos tiazídicos não são eficazes em pacientes com creatinina superior a 2,5 mg/dℓ. Nesses pacientes, quando necessário, podem ser utilizados os diuréticos de alça. Diuréticos poupadores de potássio, como amilorida, espironolactona e triantereno, são formalmente contraindicados nesses pacientes, devido ao risco de induzirem hiperpotassemia (SBC, 2010; Malachias *et al.*, 2016; Williams *et al.*, 2018; Whelton *et al.*, 2017).

Nos idosos, a avaliação da função renal deve ser feita pela *clearance* de creatinina. Os níveis séricos de creatinina normais podem ser decorrentes de reduzida massa muscular comum, principalmente nos mais idosos (SBC, 2010; Malachias *et al.*, 2016; Williams *et al.*, 2018; Whelton *et al.*, 2017).

Doença vascular arterial periférica

A HAS é importante fator de risco para aterosclerose e doença vascular arterial periférica. Nesses pacientes, o uso de betabloqueadores de primeira e segunda geração pode causar piora do quadro clínico, sendo indicados os betabloqueadores de terceira geração (com propriedades vasodilatadoras), os vasodilatadores, os antagonistas dos canais de cálcio e os IECA. Raramente, existe a possibilidade de coexistência de estenose bilateral de artéria renal, podendo, nessa eventualidade, ocorrer redução da função renal com esses últimos. Deve-se enfatizar o benefício do abandono do tabagismo, que, seguramente, representa importante fator de risco para a gravidade da doença vascular arterial periférica incapacitante (SBC, 2010; Malachias *et al.*, 2016; Williams *et al.*, 2018; Whelton *et al.*, 2017).

Interações medicamentosas

Com frequência, o paciente hipertenso, especialmente o idoso, necessita de outros medicamentos de uso contínuo para as condições clínicas associadas e/ou para as complicações da própria HAS. Deve-se considerar que o idoso tem farmacocinética e farmacodinâmica diferentes do adulto jovem e apresenta maior predisposição a efeitos colaterais. Dessa maneira, é muito importante conhecer as interações medicamentosas entre os anti-hipertensivos e as medicações de uso contínuo observadas mais frequentemente. A Tabela 37.5 apresenta as principais interações medicamentosas em geriatria envolvendo os anti-hipertensivos.

Um resumo das principais recomendações para o tratamento da hipertensão em indivíduos idosos pode ser visto na Tabela 37.6.

Considerações finais

A HAS, especialmente a elevação da PAS e da PP, representa importante fator de risco cardiovascular para indivíduos idosos. A diminuição da PA tem se mostrado efetiva em reduzir eventos cardiovasculares fatais e não fatais. Modificações no estilo de vida são úteis na abordagem do idoso hipertenso. Existem várias classes de anti-hipertensivos que podem ser utilizadas em indivíduos idosos. A escolha deve ser individualizada, considerando-se comorbidades, condições socioeconômicas, tolerabilidade ao medicamento, resposta individual da PA e manutenção da qualidade de vida. O maior desafio ainda é o grande número de indivíduos idosos hipertensos não tratados ou sem controle adequado da PA. E este desafio ganha magnitude ainda maior, já que a população mundial de idosos tende a crescer de maneira significativa.

▪ **TABELA 37.5** Anti-hipertensivos: interações medicamentosas.

Anti-hipertensivo	Fármaco	Efeitos
Diuréticos		
Tiazídicos e de alça	Digitálicos	Predispõem à intoxicação digitálica por hipopotassemia
	Anti-inflamatórios esteroides e não esteroides	Antagonizam o diurético
	Hipoglicemiantes orais	Efeito diminuído pelos tiazídicos
	Lítio	Aumentam os níveis séricos do lítio
Poupadores de potássio	Suplementos de potássio e IECA	Hiperpotassemia
Inibidores adrenérgicos		
Ação central Betabloqueadores	Antidepressivos tricíclicos	Reduzem o efeito anti-hipertensivo
	Insulina e hipoglicemiantes orais	Mascaram sinais de hipoglicemia e bloqueiam a mobilização de glicose
	Amiodarona, quinidina	Bradicardia
	Cimetidina	Reduzem a depuração hepática de propranolol e metoprolol
	Cocaína	Potencializam os efeitos da cocaína
	Vasoconstritores nasais	Facilitam o aumento da pressão pelos vasoconstritores nasais
	Diltiazem, verapamil	Bradicardia, depressão sinusal e atrioventricular
	Dipiridamol	Bradicardia

(continua)

▪ **TABELA 37.5** Anti-hipertensivos: interações medicamentosas (*continuação*).

Anti-hipertensivo	Fármaco	Efeitos
Alfabloqueadores	Anti-inflamatórios esteroides e não esteroides	Antagonizam o efeito hipotensor
	Diltiazem, verapamil, betabloqueadores e inibidores adrenérgicos centrais	Hipotensão
IECA	Diuréticos poupadores e suplementos de potássio	Hiperpotassemia
	Cicloposporina	Aumentam os níveis de ciclosporina
	Anti-inflamatórios esteroides e não esteroides	Antagonizam o efeito hipotensor
	Lítio	Diminuem a depuração do lítio
	Antiácidos	Reduzem a biodisponibilidade do captopril
Antagonistas dos canais de cálcio	Digoxina	O verapamil e o diltiazem aumentam os níveis de digoxina
	Bloqueadores de H_2	Aumentam os níveis dos antagonistas dos canais de cálcio
	Ciclosporina	Aumentam o nível de ciclosporina, à exceção de anlopidino e felodipino
	Teofilina, prazosina	Níveis aumentados com verapamil
	Moxonidina	Hipotensão
Antagonista do receptor da angiotensina II*	Moxonidina	Hipotensão com losartana

*Há poucos estudos disponíveis para a avaliação de interações medicamentosas. IECA: inibidor da enzima conversora da angiotensina.

▪ **TABELA 37.6** Principais recomendações sobre o tratamento anti-hipertensivo em idosos.

Recomendações	Grau de recomendação e nível de evidência
Hipertensos idosos com PAS ≥ 160 mmHg existe evidência robusta para recomendar a redução da PAS para entre 150 e 140 mmHg	IA
Em idosos, < 80 anos de idade, bem fisicamente, o tratamento anti-hipertensivo pode ser considerado quando PAS ≥ 140 mmHg e com uma meta de PAS < 140 mmHg, se o tratamento for bem tolerado	IIB, C
Em indivíduos muito idosos (> 80 anos de idade), em boas condições físicas e mentais, com uma PAS inicial ≥ 160 mmHg é recomendado reduzir a PAS para entre 150 e 140 mmHg	IB
Em pacientes idosos frágeis, as decisões sobre a terapêutica anti-hipertensiva devem ser individualizadas e tomadas pelo médico assistente, com base no monitoramento dos efeitos clínicos do tratamento	IC
O tratamento anti-hipertensivo bem tolerado, deve ser continuado mesmo quando um indivíduo tratado se tornar octogenário	IIA, C
Todos os agentes anti-hipertensivos são recomendados e podem ser usados nos idosos, embora diuréticos e antagonistas de cálcio possam ser preferidos no tratamento da hipertensão sistólica isolada	IA

PAS: pressão arterial sistólica. (Adaptada de Malachias *et al*., 2016; Williams *et al*., 2018; Whelton *et al*., 2017.)

38

Síncope no Idoso

Olga Ferreira • Ana Ines Bronchtein

Introdução

A síncope é definida como perda súbita, transitória e autolimitada da consciência, associada à perda do tônus postural, de etiologia não traumática e que apresenta recuperação rápida, completa e espontânea (Brignole *et al.*, 2001). O mecanismo fisiopatológico predominante na síncope é a hipoperfusão cerebral global difusa (HCGD) que ocorre por queda da pressão arterial (PA) sistêmica a níveis abaixo do tolerado pela autorregulação cerebral e secundária à vasodilatação periférica acentuada (Brignole *et al.*, 2009). Durante um episódio de síncope verdadeira, ocorre uma súbita redução do fluxo cerebral para áreas responsáveis pela manutenção da consciência (sistema reticular) e, consequentemente, perda transitória da consciência (Kenny, 2003).

Várias situações podem ocasionar a HCGD, mas, de modo resumido, elas podem ser divididas em situações relacionadas com a queda da resistência vascular periférica, como as síncopes reflexas e as disautonomias, e em estados de baixo débito cardíaco, como hipovolemia, obstruções dinâmicas ao fluxo sanguíneo e distúrbios do ritmo.

A síncope é apenas uma das muitas causas de perda transitória da consciência (Bastani *et al.*, 2019), tendo como diagnóstico diferencial os distúrbios que cursam com perda transitória da consciência parcial ou completa, porém sem HCGD, como: epilepsia; distúrbios metabólicos; hipoxia; hiperventilação com hipocapnia e ataque isquêmico transitório (AIT) vertebrobasilar; e distúrbios sem perda transitória da consciência, como cataplexia; *drop attacks*, quedas, pseudossíncope psicogênica; e AIT de origem carotídea (Brignole *et al.*, 2009).

Pessoas que apresentam síncope, em geral, também apresentam episódios de pré-síncope, ou seja, sensação de desfalecimento, porém sem culminar em perda transitória da consciência (Kenny, 2003). A verdadeira incidência da pré-síncope é difícil de ser definida e parece representar um grupo ainda maior que aquele que se apresenta com síncope. Além disso, pacientes com pré-síncope têm, segundo alguns autores, uma incidência de eventos clínicos adversos e morte em 30 dias, similares àqueles com síncope, compartilhando o mesmo mecanismo fisiopatológico e devendo então ser abordados e estratificados da mesma maneira (Bastani *et al.*, 2019).

Apesar de todo o avanço diagnóstico e a publicação de diretrizes internacionais recentes (Brignole *et al.*, 2001, 2009; Shen; Sheldon; Benditt, 2017; Brignole *et al.*, 2018), a investigação da síncope continua sendo um grande desafio, não só pela dificuldade na reprodução e documentação em tempo real do evento, mas também pela falta de aplicação prática das diretrizes vigentes. Essa dificuldade é ainda maior na população idosa, que vem aumentando de forma progressiva, e apresenta, na maioria das vezes, mecanismos multifatoriais para a síncope.

Um dos maiores avanços da saúde no século XXI foi o aumento de quase o dobro da expectativa de vida da população mundial (O'Brien; Kenny, 2014) e na quantidade significativa de pesquisas e publicações na área de Geriatria. No Brasil, na década de 1980, de cada 100 crianças do sexo feminino nascidas, 30 chegariam aos 80 anos de idade; no entanto, esse perfil mudou e, segundo os últimos dados nacionais, de 2013, o número de pessoas passando dos 80 anos de idade aumentou para 55 em cada 100 nascimentos (Bacal *et al.*, 2019). Sabemos que o envelhecimento promove alterações na fisiologia cardiovascular, na sensibilidade do barorreflexo e no fluxo cerebral, está associado a maior prevalência de comorbidades e uso de múltiplas medicações (polifarmácia), o que torna a população idosa mais suscetível à síncope. Em geral, a sensibilidade do barorreflexo apresenta-se deprimida, manifestando-se por uma redução na resposta de frequência cardíaca (FC) e na responsividade adrenérgica vascular diante de estímulos hipotensores; o sistema renina-angiotensina-aldosterona tem sua atividade reduzida, levando a maior perda de sal pelos rins e aumento da produção de fator natriurético atrial nessa população, o que favorece a hipovolemia. O baixo volume sanguíneo circulante associado à alteração do relaxamento diastólico no idoso promove queda do débito cardíaco, o que aumenta a suscetibilidade à hipotensão ortostática (HO) e à síncope de origem neurocardiogênica (Kenny, 2003).

Dessa maneira, a síncope é mais comum em pessoas idosas que em qualquer outro grupo etário (Bastani *et al.*, 2019) e, apesar da crescente incidência, as síncopes dos idosos ainda são diagnosticadas, na sua maioria, como quedas e, portanto, subvalorizadas, dificultando assim o esclarecimento da causa. Em geral, idosos com síncope têm apresentações atípicas, em geral sem pródromos, com amnésia retrógrada, sem testemunhas do evento e com quedas recorrentes inexplicadas. Alguns estudos mostram que mais de 30% dos idosos com síncope têm várias causas associadas que podem explicar o evento, o que reforça a necessidade de uma investigação mais ampla e acompanhamento especializado para essa população (O'Brien; Kenny, 2014).

Epidemiologia

A síncope representa mais de 6% de todas as hospitalizações e 3% de todas as visitas à emergência (Brignole *et al.*, 2001). Sua prevalência aumenta com a idade, excedendo 20% naqueles com mais de 75 anos de idade, com uma incidência anual que chega a 2% em indivíduos acima dos 80 anos de idade. Idosos adultos com síncope têm uma média de 3,5 vezes mais doença crônica e estão tomando 3 vezes mais medicações que a população geral, fatores que contribuem para a complexidade da elucidação e manejo da síncope no idoso. A síncope se relaciona com mortalidade em 2 anos de mais de 25% e está fortemente associada a quedas, um potencial e devastador fator para aumento da morbimortalidade no idoso. Por essa associação, não é de surpreender que até 35% dos episódios sincopais resultem em lesão (Kenny, 2003).

A taxa de readmissão após um evento sincopal no idoso gira em torno de 9,3% em 30 dias (Kadri *et al.*, 2018), sendo as causas cardíacas e as infecções as principais responsáveis pela reinternação. Apesar da alta incidência de readmissão precoce, faltam ainda estudos conclusivos para identificar os fatores de risco que serão preditores da readmissão desses pacientes. Dados recentes mostram que sexo masculino, idade avançada, história ou uso abusivo de drogas e comorbidades maiores como insuficiência cardíaca congestiva (ICC) são os principais preditores de recorrência de síncope. Pacientes com comorbidades crônicas (ICC, doença arterial coronariana [DAC], fibrilação atrial, *flutter* atrial e doença pulmonar obstrutiva crônica), aqueles que dependem de cuidadores e que tiveram hospitalização prolongada têm os maiores riscos de readmissão em 30 dias (Kadri *et al.*, 2018).

Principais causas de síncope no idoso

As síncopes podem ser classificadas de acordo com seu mecanismo fisiopatológico em reflexas ou neuromediadas (incluindo as síncopes situacionais e a hipersensibilidade do seio carotídeo [HSC]), secundárias à HO e de origem cardíaca.

Síncopes reflexas e alterações do controle autonômico

Fisiologicamente, quando indivíduos saudáveis e em condições normais assumem a posição de pé, inicia-se uma série de modificações autonômicas e neuro-hormonais para manutenção da resistência vascular periférica e do débito cardíaco, com o intuito de manter a perfusão cerebral. Durante os primeiros 1 a 2 minutos, existe um deslocamento de sangue de cerca de 500 a 1.000 mℓ da parte superior do corpo até as extremidades, o que provoca uma queda do retorno venoso, queda gradual na PA e consequente redução no estiramento de mecanorreceptores de baixa pressão (localizados no coração) e de alta pressão (localizados em arco aórtico e carótidas internas) (Bastani *et al.*, 2019). Com a manutenção do ortostatismo e hipovolemia resultante, ocorrerá diminuição do fluxo para tais mecanorreceptores, com ativação do sistema renina-angiotensina-aldosterona, liberação de vasopressina seguida, inicialmente, de retirada da atividade parassimpática e aumento do tônus simpático. Na maioria dos indivíduos saudáveis, a PA atinge o pico mais baixo em 30 segundos após o início da posição ortostática e rapidamente retorna ao normal em razão da integridade do barorreflexo, que promove basicamente aceleração cardíaca e vasoconstrição. Em alguns pacientes com falha do barorreflexo, especialmente idosos portadores de hipertensão arterial, essa resposta compensatória estará diminuída, e a PA continuará a decair, seja subitamente, como ocorre nas síncopes reflexas, ou lentamente, com um padrão de hipotensão postural tardio. A diminuição súbita do fluxo sanguíneo cerebral mantida por um período mínimo de 6 a 8 segundos já pode ser suficiente para causar perda transitória da consciência (Goyal; Maurer, 2016).

A síncope neuromediada ou vasovagal é a causa mais comum de síncope em todas as faixas etárias e a forma mais frequente de apresentação dos distúrbios do controle autonômico da PA, sendo responsável por mais de 66% dos episódios sincopais na sala de emergência (Tan; Parry, 2008; Finucane *et al.*, 2017). Embora o mecanismo da síncope reflexa ainda permaneça pouco conhecido, nos indivíduos com síncope neuromediada ou vasovagal, independente da faixa etária, parece ocorrer no momento da síncope uma súbita retirada da atividade simpática e consequente queda da resistência vascular sistêmica, associada ou não a bradicardia mediada pelo vago (bradicardia reflexa) (Brignole *et al.*, 2009).

Nas síncopes reflexas, habitualmente ocorre um período de pródromos em que o paciente relata sintomas variados como: visão escurecida, sensação de "cabeça vazia", náuseas, vômito, sudorese, palidez cutânea, fraqueza, dor abdominal, entre outros. Esses sintomas anunciam que a síncope é iminente, embora com certa frequência a síncope nos idosos possa ocorrer sem esses sintomas ou com apresentações de pródromos mais curtos (Brignole *et al.*, 2001, 2009, 2018). Fatores desencadeadores como emoções, punção venosa, calor, dor e ortostatismo prolongado estão em geral presentes. Tipicamente o tempo para recuperação do evento sincopal é muito breve, não mais que 5 minutos, e em raras situações pode ser mais prolongado, dificultando o diagnóstico diferencial entre síncope e outras causas de perda transitória da consciência no idoso. Na pré-síncope, os pródromos ocorrem; porém, não são seguidos por perda transitória da consciência e do tônus postural, ou seja, a síncope não se completa.

A síncope vasovagal é a causa mais comum de síncope no idoso; no entanto, o padrão da doença parece ser diferente do apresentado pelo jovem, pois, em virtude das comorbidades inerentes ao envelhecimento, o prognóstico nessa população é menos favorável (Hogan *et al.*, 2016; Finucane *et al.*, 2017). Ocorre provavelmente por uma resposta autonômica alterada, que se manifesta como uma inabilidade do barorreflexo em se adaptar a mudanças fisiológicas, o que resulta em queda progressiva da FC e PA antes do início dos sintomas. Pacientes idosos com síncope vasovagal recorrente e associada a traumas graves são mais predispostos a respostas cardioinibitórias espontâneas, com assistolias com duração acima de 3 segundos, e, em geral, necessitam implante de marca-passo definitivo. Diferente da apresentação benigna nos jovens, nos idosos as síncopes apresentam alta taxa de recorrência e estão associadas a lesão e declínio funcional. Assim, são fundamentais o esclarecimento e a orientação ao paciente sobre investigação e tratamento adequados da síncope, visando à prevenção das recorrências, visto que cerca de 33 a 56% dos pacientes com síncope têm alta hospitalar após uma longa avaliação sem um diagnóstico definitivo ou qualquer intervenção terapêutica ou orientação a longo prazo (Kenny, 2003; Hogan *et al.*, 2016).

Além da síncope vasovagal, incluem-se no grupo de síncopes reflexas as síncopes situacionais (após evacuação, tosse, micção, riso e deglutição) e a HSC, que vamos detalhar melhor a seguir.

Hipersensibilidade do seio carotídeo

A HSC é um achado exclusivo no idoso e manifesta-se como uma resposta vasodepressora (queda da pressão arterial sistólica [PAS] acima de 50 mmHg), cardioinibitória (pausas sintomáticas com duração acima de 3 segundos) ou uma combinação de ambas as respostas que ocorre após ativação espontânea ou por estimulação local de mecanorreceptores localizados no seio carotídeo. Denominamos síndrome do seio carotídeo (SSC) quando a descrição anterior está diretamente associada ao evento sincopal ou à reprodução de sintomas sugestivos de baixo débito cerebral (Brignole *et al.*, 2018).

A fisiopatologia da HSC parece estar relacionada com aumento da rigidez na parede dos vasos carotídeos secundária à aterosclerose e ao envelhecimento, o que impede a transmissão normal da pressão por meio dos barorreceptores, causando assim um aumento na sensibilidade desses receptores e alterações progressivas no mecanismo barorreflexo intrínseco. Sua prevalência parece ser maior que 30% entre os idosos; no entanto, é importante lembrar que muitos idosos saudáveis apresentam hipersensibilidade assintomática, que não impõe a necessidade de tratamento (Goyal; Maurer, 2016).

Cerca de 30% dos idosos com SSC apresentam quedas inexplicadas ou *drop attacks* (perda do tônus sem perda da consciência), e aqueles que realmente tiveram perda da consciência costumam negar tal fato, pois uma grande parcela apresenta amnésia retrógrada, sendo fundamental o relato de testemunhas sobre o evento (Kenny, 2003). Uma história detalhada deve ser obtida para avaliar sintomas associados à mudança da posição da cabeça (rotação), ao ato de se barbear, ao uso de colarinhos apertados e a estímulos vagais.

A compressão do seio carotídeo (CSC) deve ser realizada por meio de uma suave pressão digital de 5 a 10 segundos na bifurcação da artéria carotídea, abaixo do ângulo da mandíbula ao nível da cartilagem cricotireóidea, inicialmente do lado direito e depois à esquerda. O procedimento deve ser executado na posição supina; porém, o acréscimo da realização na posição de pé (durante o teste de inclinação) aumenta sua sensibilidade em até 30% (Brignole *et al.*, 2018; Goyal; Maurer, 2016). Ela é, em geral, segura e contraindicações à sua realização incluem: AIT ou acidente vascular encefálico (AVE) nos últimos 3 meses, infarto agudo do miocárdio (IAM) recente e evidência de sopro carotídeo. Alguns estudos relatam o risco de AVE ou AIT em 1 a cada 1.000 e outros, de 0,17 a 0,45% (Kenny, 2003; Brignole *et al.*, 2018; Goyal; Maurer, 2016). Pacientes com história de taquicardia ventricular e fibrilação ventricular também devem ser excluídos da massagem carotídea, pois a ocorrência de arritmias ventriculares durante a manobra tem sido relatada. A HSC pode ser um epifenômeno do envelhecimento em vez de um processo de doença, sendo evidente em mais de 35% dos idosos assintomáticos (Brignole *et al.*, 2018), e mais recentemente tem sido associada a declínio cognitivo e demência; no entanto, não está claro se se trata de um fator de risco para o desenvolvimento de demência ou uma consequência da doença neurodegenerativa de base.

A diretriz de prevenção de quedas em idosos da Sociedade Americana de Geriatria e a diretriz europeia de cardiologia recomendam o implante do marca-passo cardíaco na HSC cardioinibitória ou mista como tratamento de escolha (Brignole *et al.*, 2009, 2018; Shen *et al.*, 2017).

Hipotensão ortostática no idoso

A síncope reflexa recorrente e a HO são apresentações cardiovasculares distintas da disfunção autonômica no idoso (Bastani *et al.*, 2019; Hogan *et al.*, 2016). Na síncope neuromediada, os reflexos autonômicos estão hiperativos, sendo uma condição intermitente em que os pacientes estão assintomáticos fora dos episódios sincopais e podem demorar anos para apresentar recorrência. Por outro lado, a HO representa uma disfunção autonômica crônica, com sintomatologia persistente e variada, que pode causar síncope recorrente.

A HO ocorre quando o processo autorregulatório fisiológico de vasoconstrição e o aumento reflexo da FC estão diminuídos, podendo ocorrer na falência autonômica primária, nas doenças neurodegenerativas, secundária a doenças sistêmicas como diabetes, doença hepática, amiloidose, além de insuficiência renal ou uso crônico do álcool e transtornos neurológicos como atrofia multissistêmica (Shy-Drager), síndrome de Bradbury-Eggleston (falência autonômica pura) ou doença de Parkinson. Particularmente na população idosa, distúrbios da intolerância ortostática, resposta vasodepressora e hipotensão postural requerem investigação apropriada do estado volêmico, pesquisa de infecção, pesquisa de sangramento gastrintestinal ou outras hemorragias e relato dos fármacos em uso, sendo a polifarmácia bastante usual nesses indivíduos.

A prevalência estimada da HO em indivíduos acima de 55 anos de idade é de aproximadamente 5 a 15%, sendo causa de síncope em 20 a 30% dos idosos acima de 75 anos de idade e em até 50% dos idosos frágeis que vivem em asilos. A HO tem um pior prognóstico nos idosos com comorbidades e portadores de doença cardíaca estrutural, sendo uma condição preditora de pior prognóstico clínico (Pasqualetti *et al.*, 2017).

Apesar de sua importância no diagnóstico da síncope, a HO geralmente é pouco identificada e valorizada na prática clínica diária. Um estudo de Mendu *et al.* demonstrou que as medidas posturais da PA (na posição supina, sentada e de pé) eram realizadas em apenas 38% dos pacientes admitidos no hospital por síncope e que, quando realizadas, as medidas posturais tinham um impacto no aumento diagnóstico e no manejo da síncope maior que qualquer outro teste utilizado na investigação da síncope (Harthold *et al.*, 2012; Pasqualetti *et al.*, 2017).

No estudo *Honolulu Heart Study*, aproximadamente 6,9% dos idosos com mais de 70 anos de idade tinham HO após 3 minutos de ortostatismo, sendo a maior prevalência no idoso hipertenso. Naqueles pacientes com falência autonômica, a HO tende a ser muito mais grave e a PA geralmente decai progressivamente durante o ortostatismo e geralmente abaixo de 90 mmHg (De Ruiter, 2017).

No *The Irish Longitudinal Study of Aging* (TILDA), foram estudados 4.127 pacientes utilizando pletismografia digital com análise da PA batimento a batimento com medidas na posição supina e de pé por 2 minutos. Esse estudo demonstrou que 5,4% dos pacientes tinham uma queda sustentada da PAS igual ou superior a 20 mmHg ou da pressão arterial diastólica (PAD) igual ou superior a 10 mmHg durante o ortostatismo ativo, 65,7%

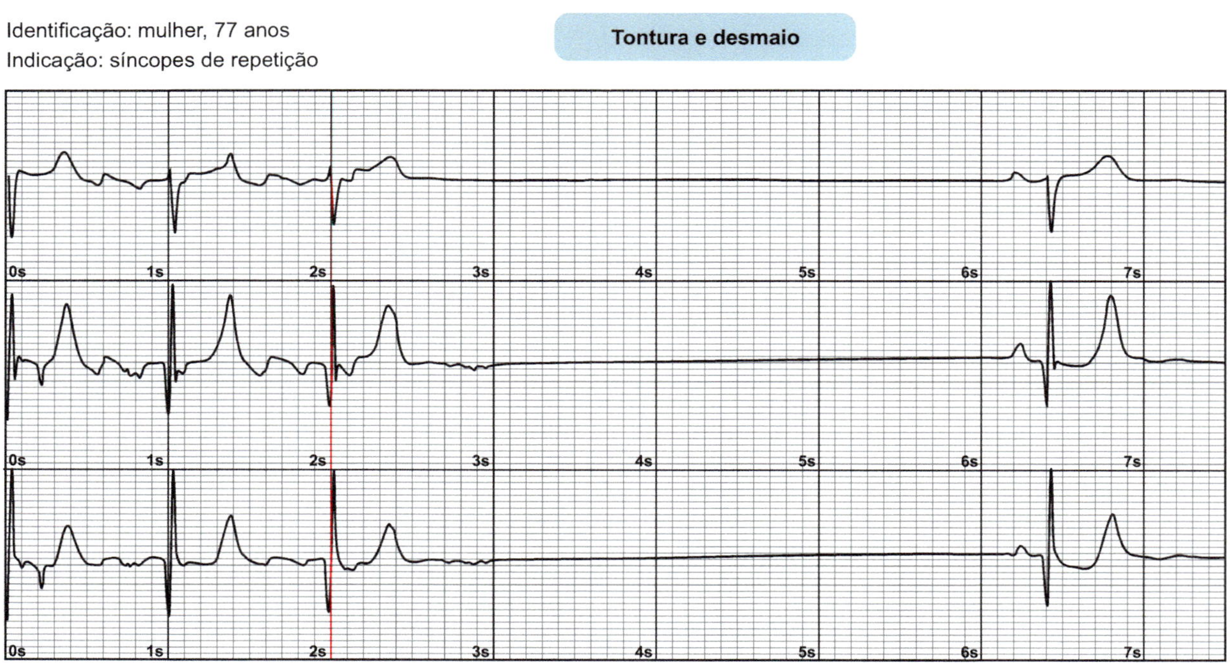

■ **FIGURA 38.1** Hipersensibilidade do seio carotídeo com reprodução de sintomas (síndrome do seio carotídeo).

tinham HO imediata com queda desses valores em 15 segundos de ortostatismo; e em 13,3% ocorreu recuperação ortostática alterada com falha no retorno da PA em até 40 segundos de ortostatismo. Excetuando-se a HO imediata, os outros modelos de HO foram fatores de risco independentes para quedas futuras e quedas inexplicadas com traumatismo (Romero-Ortuno *et al.*, 2013).

Uma queda da PAS igual ou superior a 20 mmHg e/ou PAD igual ou superior a 10 mmHg é um forte preditor de quedas em idosos, especialmente nos pacientes hipertensos e pacientes hospitalizados com história prévia de quedas recorrentes. O risco de queda é 8 vezes maior no idoso com déficit cognitivo comparado ao idoso com cognição intacta e está frequentemente relacionado com a síncope (Bhangu *et al.*, 2017). É particularmente difícil distinguir quedas inexplicadas de quedas acidentais e síncope no idoso. Dados do estudo *Adverse Drug Events Diagnosed At The Ed* (ANCESTRAL-ED), que analisou 724 pacientes admitidos na sala de emergência com quedas inexplicadas, acidentais ou síncope, com média de idade de 81 anos, dos quais 66,3% do sexo feminino, evidenciaram que a utilização de drogas psicotrópicas foi a única diferença significativa entre o grupo com quedas inexplicadas quando comparado ao grupo com quedas acidentais. Drogas de ação central, sexo feminino, doenças musculoesqueléticas e PA acima de 110 mmHg se relacionaram-se com quedas inexplicadas, e a maior utilização de fármacos anti-hipertensivos, doença valvar cardíaca e PAS acima de 110 mmHg estiveram mais relacionadas com os eventos sincopais (Pasqualetti *et al.*, 2017).

A demência esteve diretamente relacionada com quedas inexplicadas e acidentais quando comparadas à síncope. De Ruiter *et al.* (2017) estudaram 200 pacientes com síncope consecutiva e quedas inexplicadas, média de idade de 79,5 anos, e demonstraram que as alterações cognitivas são um achado comum nesses idosos, com uma prevalência geral em torno de 58%, valor 3 vezes superior às alterações relatadas na população geral com 75 anos de idade ou mais. Demonstraram ainda que o Miniexame do Estado Mental (MEEM) foi falho na avaliação dessa população por não acessar funções executivas, sendo o teste de avaliação cognitiva de Montreal (MoCA) o mais indicado para avaliação de idosos com síncope e quedas inexplicadas.

Hipotensão pós-prandial é um subtipo particularmente importante de HO no idoso, que pode causar síncope ou pré-síncope. Ela é definida como uma queda da PAS igual ou superior a 20 mmHg e/ou da PAD igual ou superior a 10 mmHg que ocorre 30 a 90 minutos após a alimentação, especialmente após ingesta de alimentos quentes e do grupo dos carboidratos. O mecanismo envolve a liberação de peptídios pancreáticos e gastrintestinais com ação vasodilatadora, o que provoca represamento de sangue no leito vascular esplâncnico, reduzindo assim o volume sanguíneo efetivo e desencadeando hipotensão arterial e síncope. Potenciais fatores estressores como se levantar rápido após a refeição parecem adicionar risco de hipotensão mesmo entre idosos independentes e funcionalmente ativos (Goyal; Maurer, 2016; Romero-Ortuno *et al.*, 2013).

Importante ressaltar que a necessidade dos sintomas associados ao quadro de HO ainda é um assunto de debate, visto que muitos idosos apresentam HO assintomática ao assumir a posição de pé, o que pode levar ao erro na sua atribuição como a causa isolada de síncope nesse indivíduo (Hogan *et al.*, 2016; Harthold *et al.*, 2012). Como a síncope do idoso é comumente multifatorial, e diante de todas as limitações na definição etiológica envolvida, o principal objetivo da investigação será o de estratificar o risco de eventos graves relacionados com a síncope, considerando sempre as outras causas associadas.

Síncope de origem cardíaca

Em idosos, a síncope também pode ocorrer como consequência de uma redução acentuada no débito cardíaco, causando hipoperfusão significativa e diminuição abrupta do fluxo sanguíneo cerebral. Causas cardíacas podem estar relacionadas com situações de maior gravidade, como: cardiomiopatia hipertrófica, dissecção aórtica, embolia pulmonar, hipertensão pulmonar, síndrome do roubo de subclávia, estenose aórtica e outras causas de obstrução do trato de saída do ventrículo esquerdo, como: mixoma atrial, IAM/infarto isquêmico do miocárdio e arritmias ventriculares sustentadas em pacientes com cardiopatia estrutural. A doença cardíaca estrutural é o maior fator de risco para morte súbita cardíaca e aumento da mortalidade nos pacientes com síncope. O risco de condições ameaçadoras à vida em poucos dias ou semanas é o principal motivo de internação e avaliação imediata.

A estenose aórtica é a causa mais frequente de síncope secundária à alteração cardiovascular estrutural, sendo a calcificação degenerativa da válvula a doença valvar. É mais comum no idoso, com uma prevalência de cerca de 6% aos 86 anos de idade. A estenose aórtica grave está associada à síncope com esforço, que pode ser resultado de um aumento inadequado do débito cardíaco frente a um aumento na demanda. Pode ainda manifestar-se como angina ou ICC, o que confere um pior prognóstico e necessidade de intervenção imediata com o intuito de prevenir morbidade e mortalidade nessa população (Goyal; Maurer, 2016).

Doença cardíaca estrutural e doença elétrica primária são os maiores preditores de risco para morte súbita cardíaca quando associadas à síncope, especialmente no idoso (Brignole *et al.*, 2001, 2009, 2018), e devem ser identificadas precocemente e tratadas durante a internação hospitalar. Caso não se consiga definir a causa da síncope durante o período de admissão hospitalar, o paciente deverá ser acompanhado ambulatorialmente após a alta por uma equipe especializada em síncope. As arritmias são a segunda causa mais frequente de síncope e a causa mais comum de origem cardíaca. Arritmias como a fibrilação atrial e o *flutter* atrial, os bloqueios atrioventriculares (BAV) de alto grau, disfunção do nó sinusal, disfunção de marca-passo cardíaco deverão ser identificadas e tratadas de modo apropriado.

Na doença do nó sinusal, a síncope comumente ocorre em virtude de pausas longas causadas por parada sinusal ou bloqueio sinoatrial associada a falha no mecanismo de escape. Essas pausas têm duração acima de 3 segundos e são mais frequentemente encontradas quando uma taquiarritmia atrial cessa subitamente (síndrome brádi-táqui). Em relação aos distúrbios do nó atrioventricular, os BAV distais, como o do segundo grau Mobitz II, o BAV avançado ou de alto grau e o BAV total, estão entre os mais comumente associados à síncope.

Drogas que promovam bradicardia podem prolongar a repolarização e facilitar o aumento do intervalo QT, induzindo a taquicardia ventricular polimórfica (*torsade de pointes*). Pacientes portadores de síndrome de QT longo congênito estão sob maior risco de eventos sincopais graves associados a arritmias ventriculares polimórficas; no entanto, em indivíduos idosos, a possibilidade de aumento do intervalo QT adquirido será maior, especialmente por fármacos que interfiram na repolarização ventricular, como os psicotrópicos e sedativos, devendo ser obrigatória a medida do intervalo QT antes da utilização desses fármacos.

De acordo com dados publicados sobre morte súbita e estimulação cardíaca, os principais fatores preditores para alto risco de eventos cardíacos graves relacionados com a síncope são (Brignole 2001, 2009, 2018):

- Cardiopatia estrutural significativa ou DAC (ICC com fração de ejeção baixa (< 40%), doença valvar, cardiomiopatias, doença hipertensiva, doença congênita ou IAM

- Idade avançada (> 60 anos)
- História familiar de morte súbita ou qualquer canalopatia
- Síncope durante exercício ou na posição supina
- Início súbito de palpitação imediatamente seguido por síncope
- Ausência de pródromos (em pacientes < 4 anos e > 45 anos de idade)
- BNP > 300
- Eletrocardiograma (ECG) alterado com as seguintes alterações:
  - Bloqueio bifascicular (definido tanto como bloqueio de ramo esquerdo ou bloqueio de ramo direito combinado com hemibloqueio anterior ou posterior esquerdo)
  - Outros distúrbios de condução intraventricular (duração do complexo QRS igual ou superior a 0,12 s)
  - BAV 2º grau Mobitz I
  - Bradicardia sinusal inapropriada (inferior a 50 bpm), bloqueio sinoatrial ou pausas sinusais iguais ou acima de 3 segundos na ausência de fármacos com ação cronotrópica negativa
  - Taquicardia ventricular não sustentada
  - Complexos QRS pré-excitados
  - Intervalos QT longos ou curtos
  - Repolarização precoce
  - Padrão de bloqueio de ramo direito com elevação do segmento ST em derivações V1-V3 (síndrome de Brugada)
  - Ondas T negativas em precordiais direitas, ondas épsilon e potenciais tardios ventriculares sugestivos de displasia arritmogênica do ventrículo direito
  - Ondas Q sugestivas de IAM
- Comorbidades importantes
  - Anemia grave
  - Distúrbios eletrolíticos.

Perda transitória da consciência de etiologia neurológica

A perda transitória da consciência de causa neurológica é rara e, na maioria das vezes, será reconhecida no exame físico inicial. Eventos neurológicos primários geralmente se manifestam com achados focais e raramente são causa de síncope verdadeira, que por definição está associada à perda transitória da consciência decorrente da hipoperfusão cerebral global sem alterações neurológicas residuais. Alterações do sistema carotídeo não ocasionam perda transitória da consciência ou quadros sincopais e estão associadas a sinais neurológicos focais como desvio da comissura labial, perda ou diminuição da força e alterações da linguagem. O acometimento do sistema vertebrobasilar pode causar síncope ou perda transitória da consciência, porém com associação de sinais, como vertigem, diplopia, ataxia de marcha e alterações da fala. De maneira prática, AIT envolve déficits neurológicos focais sem perda transitória da consciência e síncope causa perda transitória da consciência sem déficit focal neurológico (Ungar *et al.*, 2017).

Diante de episódios de perda transitória da consciência, existe uma tendência a um excesso no diagnóstico de epilepsia e ao não diagnóstico da síncope, podendo chegar a 40% dos casos de não diagnóstico ou diagnóstico equivocado (Finucane *et al.*, 2017). Quando a epilepsia ocorre e se manifesta por crises tônico-clônicas e de grande mal, ela pode promover perda transitória da consciência; porém, os pacientes estarão não responsivos por tempo mais prolongado e apresentarão estado pós-comicial típico depois do episódio. Nas crises de ausência e epilepsia parcial, a consciência estará alterada, mas sem perda do tônus. Abalos musculares podem ocorrer tanto na síncope como na epilepsia, sendo a principal diferenciação entre ambos a duração do episódio: enquanto na epilepsia o episódio será prolongado, na síncope envolverá alguns segundos. Além disso, na síncope os movimentos ocorrerão com queda ao solo, e na epilepsia habitualmente ocorrerão antes da perda transitória da consciência (Brignole *et al.*, 2018; Ungar *et al.*, 2017).

O evento sincopal em geral tem um fator desencadeador, e a epilepsia raramente o tem. A aura é típica na epilepsia, já palidez e sudorese ocorrem com mais frequência na síncope. Mordedura lateral da língua ocorre habitualmente na epilepsia; incontinência urinária pode acontecer em ambas as situações e a recuperação da consciência na síncope será muito rápida, diferente da epilepsia. A anamnese detalhada do evento e o relato da testemunha, quando presente, auxiliam no diagnóstico diferencial entre epilepsia e síncope.

Ungar *et al.* (2017) realizaram um estudo multicêntrico prospectivo observacional – (*Overlap between Epilepsy and Syncope Study* – (OESYS) – em que avaliaram em 107 pacientes, com média de idade de 56 ± 21 anos, a prevalência de síncope em pacientes em acompanhamento com epilepsia refratária ou resistente aos fármacos anticonvulsivantes. Eles demonstraram que a síncope isoladamente foi diagnosticada em aproximadamente 70% dos pacientes com diagnóstico de epilepsia e que havia coexistência da síncope em cerca de 20% dos pacientes com epilepsia refratária e em 60% dos pacientes que apresentavam resistência aos fármacos para tratamento da epilepsia, sugerindo a necessidade de incluir nas diretrizes de investigação de síncope pacientes com diagnóstico de epilepsia refratários ao tratamento clínico.

A menos que haja suspeita clínica de situações que possam mimetizar síncope (epilepsia ou AVE), com estado pós-ictal, mordedura de língua e/ou déficit neurológico focal, os testes neurológicos não devem ser aplicados nessa investigação. Dessa maneira, a tomografia computadorizada do crânio, o *doppler* de carótidas e o eletroencefalograma têm utilidade muito limitada nesse contexto, por suas baixas sensibilidade e especificidade (Brignole *et al.*, 2018, Hogan *et al.*, 2016; Harthold *et al.*, 2012).

Admissão e investigação diagnóstica na síncope do idoso: por onde começar?

Estratificação de risco a curto prazo: escores de risco na síncope de origem cardíaca

A mortalidade por síncope cardíaca em 1 ano de acompanhamento após admissão na sala de emergência é de cerca de 37% por causas cardíacas em contraste com 7 a 9% por todas as causas de mortalidade (O'Brien; Kenny, 2014). Como a síncope pode ser um marcador de morte súbita em pacientes com causas cardíacas, a internação destes pacientes costuma ser uma abordagem elevando, assim, o número de pacientes não precisariam ser internados para investigação. Atualmente, cerca de 30 a 50% dos pacientes com síncope são admitidos no hospital para avaliação da etiologia e do prognóstico, embora muitos desses pacientes possam ser manejados de maneira segura e mais econômica em nível ambulatorial (Kadri *et al.*, 2018; Brignole *et al.*, 2018). Com o intuito de reduzir admissões desnecessárias, muitos estudos têm focado o desenvolvimento de ferramentas para estratificação de risco como parte essencial da primeira avaliação, sendo importante na sala de emergência onde a síncope se apresenta inicialmente, determinando a necessidade de hospitalização imediata e/ou de avaliação precoce. Vários escores de avaliação de risco foram publicados com o intuito de estratificar os pacientes com maior risco de morte associada ao evento sincopal e, por meio desses escores, monitora-se a ocorrência de vários eventos críticos (como morte, evento adverso grave ou recorrência da síncope) que podem ocorrer a curto prazo (em geral, menos de 30 dias) ou a longo prazo (1 a 2 anos). Além de reduzir a hospitalização desnecessária, a estratificação e aplicação dos escores permitem o encaminhamento do paciente para centros especializados no tratamento da síncope (Brignole; Benditt, 2011; Brignole *et al.*, 2018).

ECG alterado, cardiopatia estrutural, ausência de pródromos antecedendo a síncope durante o esforço (e não após o esforço), síncope na posição deitada, BNP elevado e sintomas de palpitação associados ao evento sincopal colocam o paciente em maior risco de morte cardiovascular, podendo atingir mais de 70% de risco em até 2 anos havendo quatro ou mais desses fatores clínicos. Resumidamente, todos os estudos mostraram que o risco de morte e de eventos adversos foi alto em poucos dias após o evento inicial entre pacientes com critérios de gravidade, justificando os esforços para identificação e hospitalização imediata desses pacientes.

Existem duas razões principais para avaliarmos um paciente com perda transitória da consciência (Brignole *et al.*, 2018):

- Identificar a causa específica da perda transitória da consciência, com o intuito de aplicar uma estratégia de tratamento específica para o mecanismo em questão, visto que determinar o mecanismo da síncope é um pré-requisito para orientação do paciente sobre prognóstico e desenvolvimento do tratamento específico
- Para acessar o risco prognóstico (morte, evento adverso grave ou recorrência da síncope), lembrando que o prognóstico envolverá muito mais a doença de base, da qual a síncope representa apenas um sintoma. Devemos ainda chegar ao motivo da perda transitória da consciência e curar ou melhorar a doença de base do paciente.

Fatores que podem justificar a admissão hospitalar:

- Eventos adversos de alto risco em curto tempo
- Estabelecer um correto diagnóstico
- Iniciar terapia adequada
- Necessidade de monitoramento intra-hospitalar ou realização de testes invasivos (p. ex., estudo eletrofisiológico, cineangiocoronariografia).

Todos os outros métodos de investigação não invasivos podem ser realizados com segurança fora do hospital. Além disso, a presunção de que a avaliação hospitalar imediata melhora a evolução dos pacientes a longo prazo nunca foi demonstrada. De tal modo, a estratégia mais moderna na abordagem da síncope é a diminuição das internações desnecessárias, hospitalização dos pacientes de alto risco e criação de ambulatórios especializados no atendimento da síncope.

História clínica e exame físico

Na avaliação inicial do idoso com perda transitória da consciência, a obtenção de história clínica direcionada associada ao exame físico minucioso, incluindo avaliação da PA e FC na posição supina e ortostática e a CSC nos pacientes com suspeita de SSC e sem lesão obstrutiva de carótidas e/ou AVE ou AIT recentes, são os pontos cruciais no início da abordagem diagnóstica.

Na anamnese direcionada, as principais perguntas que devem ser respondidas no atendimento inicial são:

- Houve perda completa da consciência de início súbito, curta duração e recuperação rápida e espontânea?
- O paciente perdeu o tônus postural?
- Estamos diante do primeiro evento ou já ocorreram eventos prévios?
- Houve traumatismo associado ao evento sincopal?
- Há cardiopatia estrutural?
- O ECG está alterado?
- O paciente nega ocorrência de pródromos?
- Os episódios de síncope se iniciaram após os 50 anos de idade?

Se mais de uma dessas respostas for positiva, estaremos diante de um paciente que apresenta um maior risco de mortalidade cardiovascular associada à síncope (Brignole *et al.*, 2001, 2009, 2018; Brignole; Benditt, 2011), devendo ser solicitada a internação hospitalar para investigação e acompanhamento especializado.

Por outro lado, perguntas como:

- O paciente percebeu que ia desmaiar?
- Houve sudorese, palidez cutânea, náuseas, sensação de cabeça vazia antes do evento? (pródromos)
- A síncope ocorreu na posição ortostática ou após mudar rápido de posição (imediatamente ou até 15 min após?)
- O paciente costuma desmaiar ao ver sangue?
- Desmaia desde a juventude?
- Desmaia em ambientes quentes e fechados?
- Apresentou liberação esfincteriana associada à síncope?
- A síncope foi associada ao consumo de álcool?
- Síncope ao tossir, evacuar, relacionada com deglutição, riso ou durante a micção?
- O paciente percebeu que ia desmaiar?

Essas respostas, quando positivas, falam mais a favor de causa neuromediada ou vasovagal de síncope ou associada a distúrbios da intolerância ortostática, e o paciente de baixo risco pode ser liberado com orientação de realização de testes para avaliação de distúrbios ortostáticos e acompanhamento especializado de forma ambulatorial.

Na história, sempre que possível, devemos avaliar "os 3 P's" relacionados com eventos sincopais: provocadores, pródromos e postura (Kenny, 2003). Muito importante tentarmos obter do paciente todos os detalhes envolvidos no evento atual e nos eventos anteriores. Calor, dor, estímulos visuais, ortostatismo prolongado, estresse mental, ato de urinar, defecar ou colher sangue, alimentação copiosa ou consumo de álcool estão entre os principais "provocadores" dos eventos sincopais, especialmente quando o mecanismo é reflexo. Os pródromos correspondem a sinais iminentes de síncope, sendo os mais frequentes: calor, enjoo, visão turva, tontura, sensação de "cabeça vazia" e dor abdominal. Alguns pacientes podem apresentar palpitações, dor precordial ou dispneia, sugestivas de pródromos relacionados com síncope de origem cardíaca. Após a obtenção de história clínica detalhada e direcionada, e a realização do exame físico, o principal intuito será o de descartar cardiopatias estruturais subjacentes, buscar distúrbios do ritmo, variações ortostáticas da PA (com medidas na posição deitada, sentada e de pé), diferenças de PA entre os membros, sopros cardíacos, sinais de anemia e déficit neurológicos, entre outros.

Exames para investigação da síncope

A ferramenta diagnóstica para investigação da síncope será escolhida de acordo com a suspeita clínica inicial. O padrão-ouro no diagnóstico será a reprodução e documentação do evento espontâneo do paciente.

Eletrocardiograma

Uma ferramenta inicial simples e barata que deve ser realizada em todos os pacientes independentemente da faixa etária é o ECG de 12 derivações. É um exame importante na avaliação da síncope, com baixo custo, fácil e de rápida realização, mas que, na maioria das vezes, não será capaz de esclarecer definitivamente a causa da síncope. Quando ele é normal, a história clínica é de baixo risco e o exame físico é negativo, a chance de síncope cardíaca é afastada em quase 90% das vezes (Brignole; Benditt, 2011; Tan; Parry, 2008). No entanto, quando o ECG se apresenta alterado, a suspeição clínica de síncope de origem cardíaca prevalece (Tabela 38.1).

Ecocardiograma

Se a história clínica e o exame físico forem sugestivos de doença cardíaca estrutural, o ecocardiograma poderá ser realizado para confirmar o diagnóstico. A doença cardíaca estrutural é um preditor independente de causa cardíaca da síncope com uma sensibilidade de 95% e especificidade de 45%, e um ecocardiograma normal exclui síncope cardíaca em 97% dos pacientes (Benditt *et al.*, 2009). O ecocardiograma é, atualmente, um exame divisor de águas para avaliação de doença cardíaca estrutural relacionada com síncope, principalmente, pela avaliação da fração de ejeção do ventrículo esquerdo. No entanto, ele só evidenciará o diagnóstico da síncope em casos raros, como: estenose aórtica crítica, mixoma atrial e tamponamento cardíaco, cardiomiopatia hipertrófica assimétrica com obstrução dinâmica na via de saída do ventrículo esquerdo.

Monitoramento eletrocardiográfico

Realizamos em todos os pacientes internados o monitoramento eletrocardiográfico hospitalar contínuo (telemetria) e, nos pacientes com suspeita de síncope cardíaca, o Holter por 24 ou 48 horas. O Holter tem melhor acurácia diagnóstica quando os sintomas são muito frequentes, de preferência diários, o que aumenta a chance de haver relação entre o sintoma e o evento. Essa correlação será fundamental para estabelecermos o diagnóstico final da síncope.

Estudos recentes mostraram que os monitores de eventos externos (*loop recorder*) têm uma acurácia diagnóstica mais elevada quando comparados ao Holter 24 horas nos indivíduos com sintomas frequentes. São aparelhos de tamanho mais reduzido em comparação ao Holter convencional e que podem permanecer com o paciente de semanas a meses até o diagnóstico final. São conectados ao paciente através de dois ou três cabos e eletrodos aderidos à pele, que poderão ser retirados para o banho e trocados posteriormente, sendo, portanto, mais cômodos para o uso prolongado. Preferencialmente, os sintomas devem ocorrer pelo menos uma vez ao mês para que o diagnóstico possa ser esclarecido durante o monitoramento externo a distância. Além disso, esses aparelhos possuem capacidade de transmissão da gravação eletrocardiográfica por telemetria para uma central equipada para a recepção do traçado. Recomendamos a realização do monitor de eventos por 30 dias na investigação ambulatorial da síncope e nos pacientes com sintomas de palpitações não diagnosticadas.

As Figuras 38.2 a 38.4 mostram exemplos de traçados de monitor de eventos externo.

O monitor de eventos implantável é um pequeno aparelho instalado no tecido subcutâneo por meio de um procedimento cirúrgico rápido e sob anestesia local e conta atualmente com uma bateria com meia-vida de até 36 meses. São aparelhos com capacidade para gravar o registro eletrocardiográfico de modo contínuo após a sua ativação. Esta ativação pode ser feita pelo paciente ou um acompanhante após o sintoma de forma manual ou, nos modelos mais recentes, pelo próprio aparelho automaticamente quando ocorre aumento ou diminuição da FC.

Os monitores implantáveis estarão indicados (Brignole 2001, 2009, 2018; Brignole; Benditt, 2011):

- Na fase inicial da investigação de pacientes com síncope recorrente de origem incerta na ausência de fatores de alto risco para morte súbita cardíaca e chance de recorrência dentro do tempo de duração da bateria do aparelho
- Nos pacientes com alto risco de síncope arrítmica cuja investigação incluindo estudo eletrofisiológico tenha sido negativa.

Além dessas indicações, o uso do monitor de eventos implantável tem sido estudado nas seguintes situações:

- Nos pacientes com suspeita de epilepsia cujo tratamento tenha sido ineficaz
- Pacientes com suspeita de síncope neuromediada quando o conhecimento do mecanismo da síncope espontânea possa alterar a abordagem terapêutica
- Pacientes com bloqueio de ramo nos quais BAV paroxístico possa ocorrer apesar de avaliação com estudo eletrofisiológico ser negativa
- Pacientes com doença cardíaca estrutural definida e/ou taquicardia ventricular não sustentada nos quais taquicardia ventricular sustentada possa estar acontecendo a despeito de EEF negativo
- Nos pacientes com quedas recorrentes inexplicadas.

As diretrizes recentes indicam o monitor implantável e recomendam sua utilização precoce como ferramenta de extrema importância na investigação diagnóstica da síncope recorrente inexplicada do idoso. Esta ferramenta ou método diagnóstico possibilita a documentação dos episódios espontâneos em tempo real, o que é o padrão-ouro para o diagnóstico da síncope, além de um registro do ECG por tempo bastante prolongado, com novas versões com capacidade de gravação e documentação de arritmias, sejam elas bradi ou taquiarritmias por tempo prolongado.

O estudo *Place of Reveal In the Care pathway and Treatment of patients with Unexplained Recurrent Syncope* (PICTURE) (Edvardsson *et al.*, 2011), estudo observacional, prospectivo, multicêntrico conduzido em dez países da Europa e Israel, coletou informações sobre o uso do MI e sua eficácia no diagnóstico de pacientes com síncope e pré-síncope de causa não

TABELA 38.1 Resumo das alterações maiores e menores no eletrocardiograma.

Maiores	Menores (alto risco apenas se a história for compatível com síncope arrítmica)
• Sugestivo de isquemia • BAV 2º grau MII e BAV 3º grau • FA com baixa resposta (FC < 40 bpm) • Bradicardia sinusal persistente (< 40 bpm) ou bloqueio sinoatrial repetitivo ou pausas sinusais > 3 s na vigília • Bloqueio de ramo, distúrbio da condução intraventricular, hipertrofia ventricular ou ondas Q sugestivas de cardiomiopatia ou doença cardíaca isquêmica • Taquicardia ventricular sustentada e não sustentada • Disfunção de marca-passo ou cardioversor desfibrilador • Padrão de Brugada tipo I • Elevação do segmento ST em V1-V3 (Brugada) • QTc > 460 ms em ECG repetidos (síndrome do QT longo)	• BAV 2º grau MI e BAV 1º grau com PR marcadamente prolongado • Bradicardia sinusal inapropriada assintomática (40 a 50 bpm) ou FA com baixa resposta (40 a 50 bpm) • FA ou TPSV paroxística • Complexo QRS pré-excitado • QTc curto (≤ 340 ms) • Padrão Brugada tipo II • Ondas T negativas em precordiais direitas, ondas épsilon sugestivas de displasia arritmogênica do VD

BAV: bloqueio atrioventricular; FA: fibrilação atrial; TPSV: taquicardia paroxística supraventricular; VD: ventrículo direito. (Adaptada de Brignole *et al.*, 2018.)

determinada. O estudo demonstrou que, além da visita dos pacientes a vários especialistas para esclarecer o diagnóstico, muitos testes com baixa acurácia diagnóstica foram realizados antes da indicação do monitor de eventos implantável, reforçando a discrepância entre o recomendado pelas diretrizes vigentes e o manejo da síncope na vida real. O estudo reforçou a importância desta indicação precoce na investigação da síncope recorrente inexplicada.

Além de estabelecer o mecanismo da síncope e direcionar o tratamento mais adequado, o monitor de eventos implantável demonstrou ser eficaz em demonstrar que a estimulação cardíaca bicameral permanente é efetiva na redução da síncope recorrente em pacientes com síncope assistólica (cardioinibitória) de origem neurocardiogênica e idade igual ou superior a 40 anos, como demonstrado no estudo *Third International Study on Syncope of Uncertain Etiology* (ISSUE 3) (Brignole *et al.*, 2012).

Teste ergométrico

O teste de esforço somente deve ser indicado para pacientes que apresentaram síncope durante o esforço ou suspeita de isquemia miocárdica relacionada com a síncope. Taquicardias induzidas por exercício costumam ser mais graves e BAV de 2º e 3º graus durante o teste têm sido correlacionados a maior progressão para BAV total (Brignole *et al.*, 2001, 2009, 2018).

Pacientes portadores de canalopatias como a taquicardia ventricular catecolaminérgica e que têm síncope durante o esforço podem apresentar no teste ergométrico indução de taquicardia bidirecional característica e têm elevado risco de morte súbita cardíaca; entretanto, comumente, estão em uma faixa etária mais jovem.

Teste de inclinação da mesa (*Tilting Table Test*)

O teste de inclinação (TI) tem como objetivo reproduzir a síncope neuromediada ou reflexa nos pacientes com suspeita

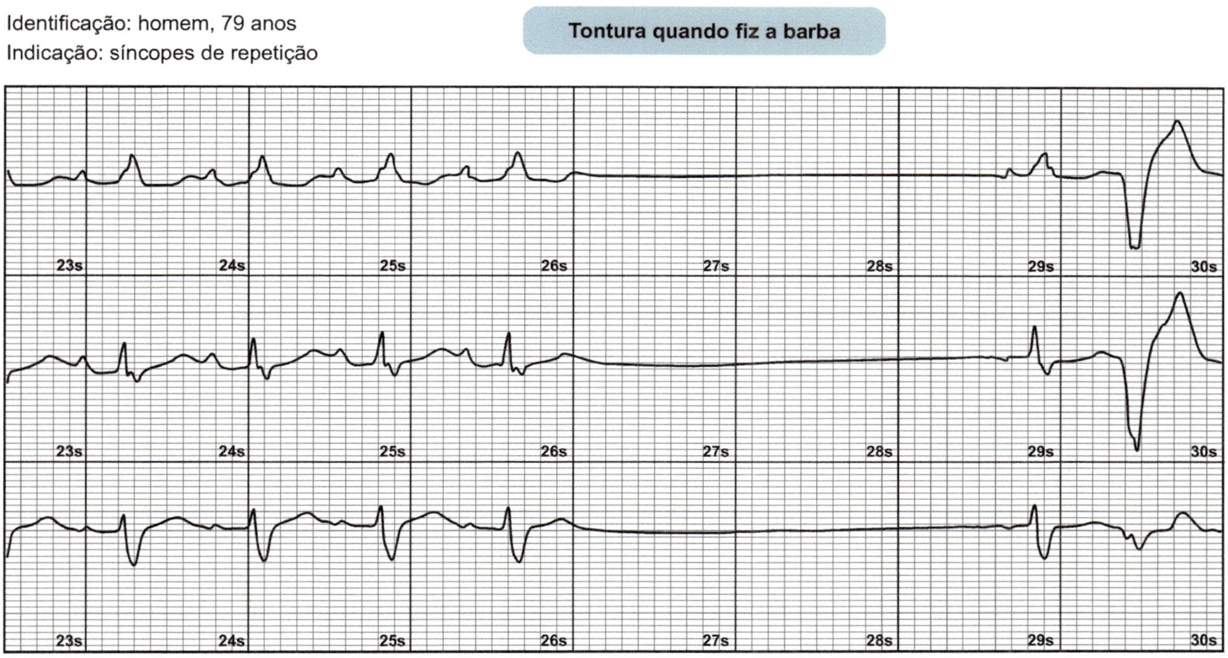

▪ **FIGURA 38.2** Pausa sinusal após reversão de fibrilação atrial.

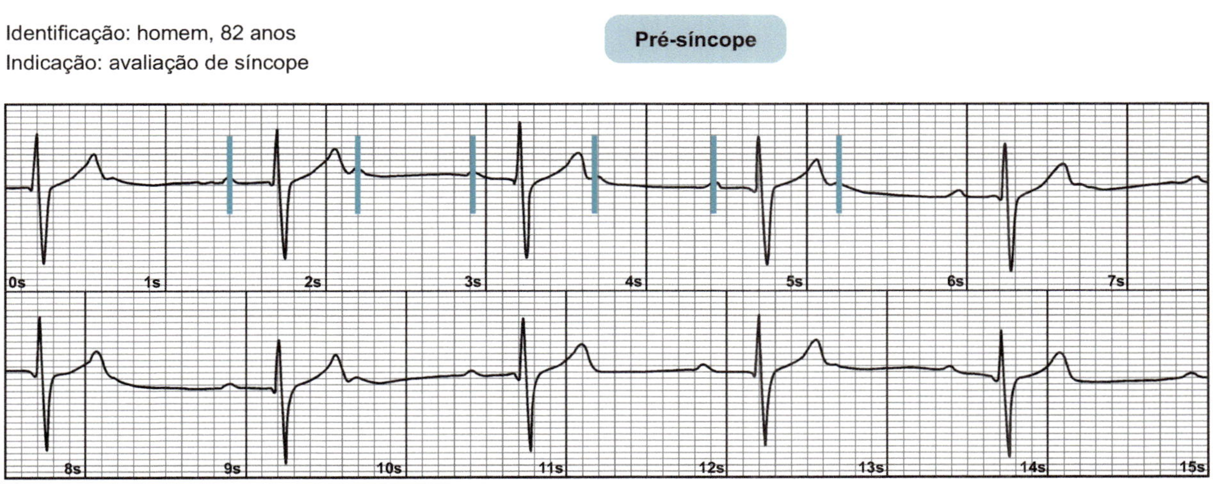

▪ **FIGURA 38.3** Bloqueio atrioventricular de 2º grau 2:1.

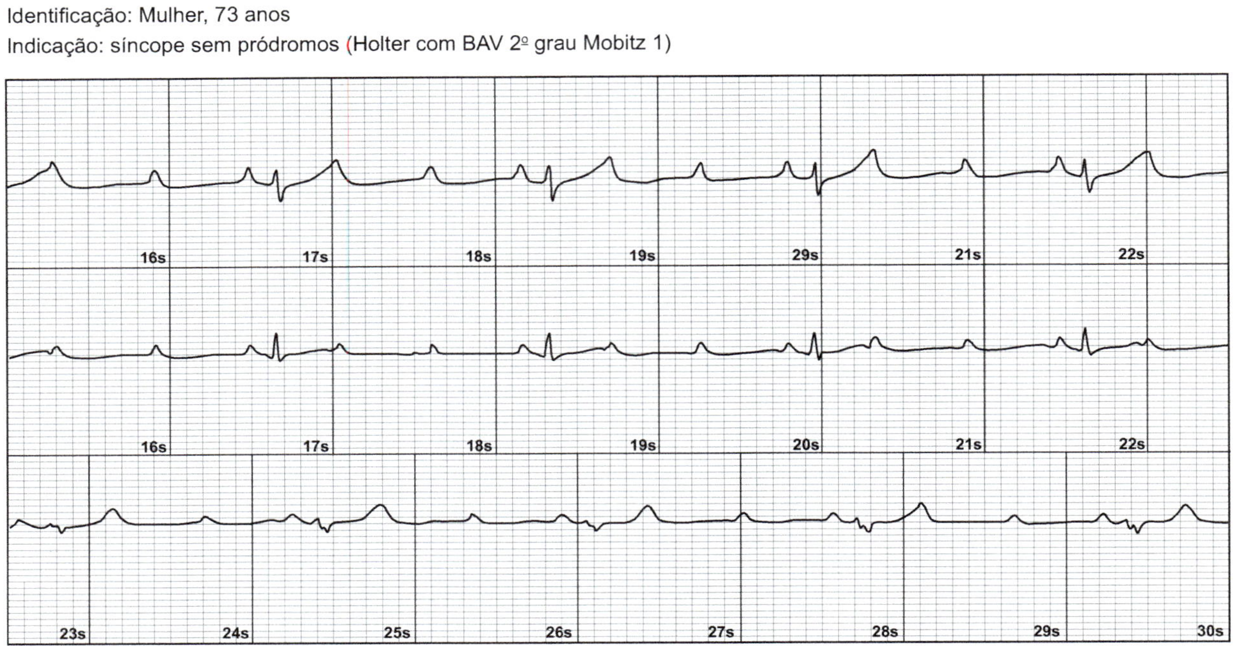

▪ **FIGURA 38.4** Bloqueio atrioventricular (BAV) avançado.

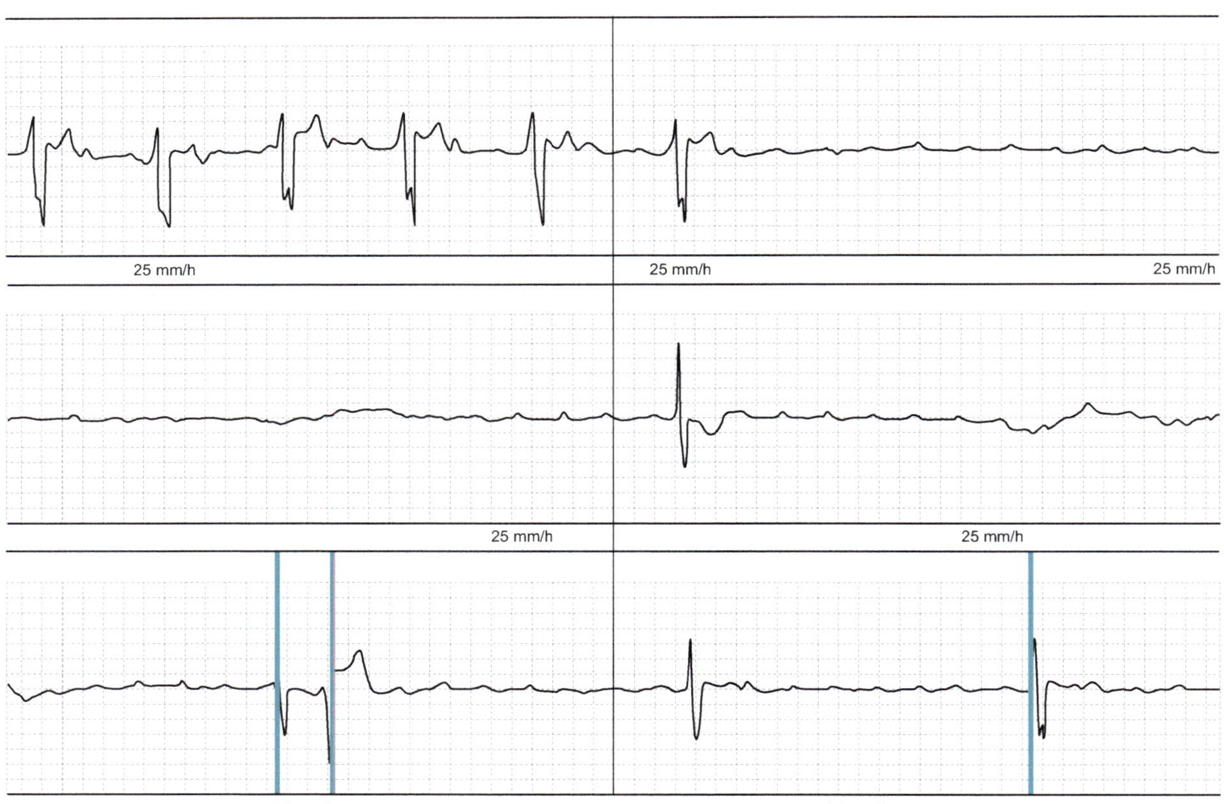

▪ **FIGURA 38.5** Registro de bloqueio atrioventricular durante evento sincopal gravado pelo monitor de eventos implantável.

clínica não confirmada pelo exame clínico inicial e após avaliação cardiológica e neurológica negativas. Ele foi introduzido na prática clínica em 1986 por Kenny *et al.* para investigação da síncope inexplicada e desde então protocolos diversos têm sido testados com variações de tempo, ângulo de inclinação, duração da fase passiva e uso de fármacos potencializadores.

Antes da aplicação clínica do teste de inclinação, a síncope vasovagal no idoso era considerada rara, especialmente pela ausência de pródromos associados aos eventos sincopais nessa população. Atualmente, com a ajuda do TI, o diagnóstico de síncope vasovagal no idoso aumentou significativamente, sendo uma das principais causas de síncope nessa população. O

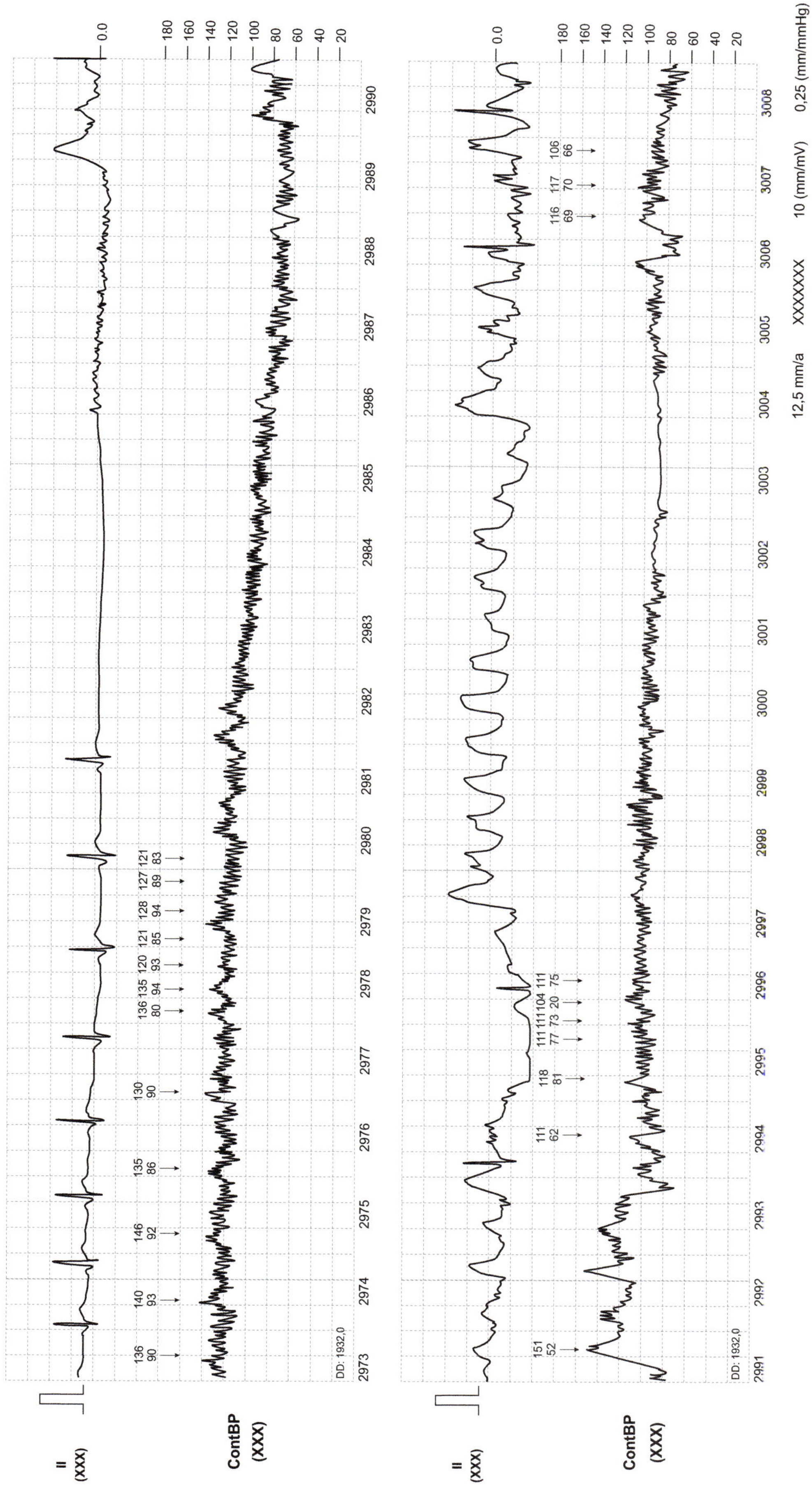

■ **FIGURA 38.6** Resposta cardioinibitória com assistolia durante *tilt test*.

teste de inclinação da mesa é bem tolerado pelo paciente idoso e é indicado na síncope de origem indeterminada quando a história é atípica e o trauma está presente. Mesmo pacientes frágeis com alteração cognitiva toleram o teste de inclinação, incluindo a fase potencializada do teste (Bhangu *et al.*, 2017).

Os idosos frequentemente apresentam padrão disautonômico associado ao comportamento vasovagal no teste de inclinação e maior incidência de resposta hipotensora em comparação aos indivíduos jovens. Brignole e Benditt (2011) descreveram diferentes padrões de resposta ao teste de inclinação com indivíduos mais jovens tendendo a exibir o padrão vasovagal clássico, e idosos apresentavam queda gradativa da PA até o momento da administração do nitrato (maior tendência à hipotensão postural tardia), associada a HSC. Kochiadakis *et al.* (2008), por outro lado, encontraram respostas similares em ambos os grupos etários, mas ambos os estudos documentaram maior tendência à bradicardia no jovem e resposta hipotensora no idoso. A resposta cardioinibitória (assistolia superior a 3 s) é mais frequente nos jovens quando comparados aos idosos, mas pode ser evidenciada nos casos de síncope recorrente inexplicada em idosos.

Além da confirmação do mecanismo reflexo, o TI é um exame útil na diferenciação de síncope e crise convulsiva nos pacientes com perda transitória da consciência associada a abalos musculares; em pacientes psiquiátricos com síncope e trauma (síncope aparente com sinais vitais normais) e em idosos com quedas recorrentes inexplicadas. Não é um exame recomendado para acompanhamento de eficácia de tratamento, pois um teste negativo não exclui o diagnóstico de síncope reflexa (baixa sensibilidade). Trata-se de um exame seguro e sem relatos de morte durante a sua realização quando o protocolo adequado é corretamente aplicado. Não existem relatos de complicação com o uso dos nitratos, apenas cefaleia é referida por alguns pacientes.

Estudo eletrofisiológico

Na doença cardíaca estrutural grave e/ou anormalidade no ECG ou em cenários de ocupação de alto risco, onde necessitamos excluir uma causa arrítmica de síncope, é indicada uma avaliação invasiva com o EEF para identificação de taquiarritmias ventriculares malignas. No entanto, como as bradiarritmias são mais comuns que as taquiarritmias na síncope e a acurácia diagnóstica do estudo eletrofisiológico para bradiarritmias é geralmente baixa, um resultado negativo do EEF não excluirá bradiarritmia ou assistolia como causa de síncope, e o monitor de eventos implantável deve ser recomendado (Benditt *et al.*, 2009; Brignole *et al.*, 2018). Cerca de um terço dos pacientes com estudo eletrofisiológico negativo e bloqueio de ramo esquerdo que receberam o monitor de eventos implantável desenvolveram BAV intermitente ou permanente no seguimento clínico. Assim, o EEF deverá ser indicado na síncope inexplicada associada à doença cardíaca estrutural quando houver suspeita clínica de causa arrítmica, especialmente taquicardia ventricular sustentada (Brignole *et al.*, 2012, 2018).

Variáveis clínicas preditoras de estudo eletrofisiológico positivo incluem: baixa fração de ejeção do ventrículo esquerdo, história de IAM prévio, bloqueio de ramo, taquicardia ventricular não sustentada e ICC. Pacientes com síncope e disfunção ventricular grave (fração de ejeção igual ou inferior a 35%) podem prescindir do exame invasivo, pois, independente do mecanismo da síncope, já existe consenso na indicação de um cardioversor-desfibrilador implantável nessa população com alto risco de morte súbita elétrica. Na investigação da síncope em coração normal, o estudo eletrofisiológico terá baixa probabilidade de identificação da causa da síncope (inferior a 10%) (Brignole *et al.*, 2018).

Indicações atuais para realização do estudo eletrofisiológico:

- Suspeita de bradicardia intermitente: a bradicardia sinusal (FC < 50 bpm) assintomática ou o bloqueio sinoatrial no ECG basal ou no Holter aumentam a probabilidade pré-teste de síncope associada a bradiarritmia. Um tempo de recuperação corrigido do nó sinusal aumentado (≥ 800 ms) tem sido correlacionado em alguns estudos com risco 8 vezes maior de síncope
- Síncope em pacientes com bloqueio de ramo preexistente: pacientes com bloqueio de ramo estão sob maior risco de desenvolverem BAV de alto grau. Se no estudo eletrofisiológico for detectado aumento do intervalo His-ventrículo (HV) em paciente com bloqueio de ramo e síncope, a chance de BAVT paroxístico será elevada. A progressão para BAVT em 4 anos foi de 4,12 e 24%, respectivamente, para pacientes com HV < 55 ms (normal), ≥ 70 ms e ≥ 100 ms
- Suspeita de taquiarritmia: em pacientes com síncope inexplicada associada à palpitação sustentada, o estudo eletrofisiológico deve ser indicado para esclarecimento diagnóstico e avaliação do mecanismo da taquicardia para fins curativos através de ablação por radiofrequência. Em pacientes com IAM prévio e função ventricular normal, a indução de taquicardia ventricular sustentada é altamente preditiva para causa da síncope, enquanto a indução de fibrilação ventricular é considerada não específica. A ausência de indução de arritmias identifica um grupo com baixo risco para síncope arrítmica.

Tratamento da síncope no idoso

O tratamento da síncope no idoso dependerá da identificação da causa e dos fatores contribuidores, como, por exemplo, retirar o excesso de vasodilatadores e evitar usar diuréticos em pacientes com HO. Nas síncopes reflexas, estratégias preventivas – incluindo modificação de hábitos, como: aumentar a ingesta de água e sal, evitar o ortostatismo prolongado, evitar lugares quentes, evitar levantar rápido, aplicar as manobras de contrapressão, uso de meia elástica com pressão de 30 a 40 mmHg e faixas abdominais, ingesta de cafeína após alimentação na hipotensão pós-prandial, através da redução de fluxo esplâncnico e aumento transitório da pressão – devem ser encorajadas e reafirmadas a cada consulta (Tan; Parry, 2008; Goyal; Maurer, 2016).

Se as medidas comportamentais falharem em melhorar os sintomas, a terapia farmacológica, como a fludrocortisona e o cloridrato de midodrina, deve ser considerada (Brignole *et al.*, 2018). A midodrina é um agonista alfa adrenérgico, potente vasoconstritor que previne vasodilatação e melhora o retorno venoso durante o estresse ortostático. A dose utilizada é de 5 a 40 mg/dia. Esse vasoconstritor foi estudado em três pequenos estudos randomizados e mostrou resultados positivos. Sua maior limitação é a necessidades de várias doses ao dia (2 a 3 tomadas), e deve-se ter cuidado em homens idosos com sintomas de retenção urinária. Entre as intervenções farmacológicas, a midodrina pode oferecer alívio dos sintomas e melhora na qualidade de vida como demonstrado recentemente no estudo *Prevention of Syncope Trial IV* (POST 4) (Raj *et al.*, 2012). Na insuficiência autonômica, a doença de base deve ser identificada e tratada. Novos agentes como atomoxetina (inibidor do transporte da norepinefrina), droxidopa (pró-droga da norepinefrina oral) e piridostigmina (inibidor da colinesterase no gânglio autonômico) são opções farmacológicas adicionais (Goyal; Maurer, 2016).

Indicação de marca-passo definitivo na síncope do idoso

Além das indicações habituais de implante de marca-passo definitivo, como a disfunção do nó sinusal e os BAV distais (BAV MII, BAV avançado, BAV 2:1 distal e BAV total), a população idosa parece se beneficiar mais com o implante do marca-passo na síncope de origem neuromediada quando a forma cardioinibitória é documentada e na SSC com pausas acima de 3 segundos associadas à reprodução do evento sincopal. O marca-passo deve ser considerado nos pacientes com síncope reflexa e idade igual ou superior a 40 anos que tiveram a resposta cardioinibitória espontânea documentada, seja no teste de inclinação ou em registro de monitoramento prolongado, e que tenham tido falha na terapêutica não farmacológica e farmacológica. Pacientes idosos com bloqueio de ramo esquerdo e síncope inexplicada também se beneficiam do implante do marca-passo definitivo com estimulação dupla câmara (DDDR). Esse dispositivo não deverá ser indicado na síncope reflexa na ausência de documentação da resposta cardioinibitória (Brignole; Benditt, 2011; Brignole *et al.*, 2012, 2018).

Brignole *et al.* (2016) propuseram a utilização de um algoritmo para indicação de marca-passo definitivo em pacientes idosos (média de idade 73 ± 11 anos) afetados por síncope reflexa recorrente e inexplicada. Nesse algoritmo, os pacientes eram submetidos à CSC, seguido de TI caso CSC negativa, seguido por introdução de monitor implantável se o TI fosse negativo. Os pacientes que apresentaram uma resposta assistólica em qualquer um desses testes foram submetidos a implante de marca-passo definitivo DDDR. Dos 281 pacientes incluídos, 49% receberam marca-passo e foram acompanhados por uma média de 26 ± 11 meses. Em 3 anos, a taxa de recorrência da síncope foi de 20% e significativamente menor na população que foi submetida ao implante do marca-passo quando comparada à que não recebeu. O resultado da aplicação desse algoritmo foi publicado no estudo *Syncope Unit Project* 2 (SUP 2) e confirmado em uma metanálise, demonstrando benefício da terapia com marca-passo que se manteve por 3 anos de acompanhamento, independente do teste diagnóstico utilizado, sendo este benefício maior naqueles pacientes idosos com TI negativo que tiveram a assistolia documentada pelo monitor de eventos prolongado.

Pesquisas futuras

As pesquisas em andamento devem focar especialmente nas áreas de desenvolvimento de terapias para síncope; no desenvolvimento de unidades observacionais especializadas em idosos frágeis; e na melhoria dos escores de estratificação de risco em idosos. As unidades de avaliação da síncope podem facilitar a abordagem multidisciplinar e melhorar a relação custo-eficácia na abordagem da síncope, com a possibilidade de otimizar os desfechos clínicos e diminuir o número de admissões hospitalares desnecessárias.

Considerações finais

A síncope é uma causa importante de aumento na morbimortalidade do idoso e apresenta características próprias e específicas nessa população. Sua prevalência tende a crescer com o aumento da expectativa de vida da população, e pode se apresentar como manifestação de várias patologias distintas e com prognósticos variáveis. Sendo assim, é fundamental conhecermos as estratégias adequadas para investigação e tratamento de cada patologia, para que o resultado seja bem-sucedido. A investigação direcionada através da aplicação de algoritmos específicos para o indivíduo idoso, tendo especial cuidado e atenção com a história clínica diferenciada nessa população, é de fundamental importância. A participação de uma equipe multiprofissional (cardiologia, neurologia, geriatria, especialistas em arritmia e em avaliação autonômica) é fundamental nessa abordagem. O trabalho em equipe favorece a acurácia diagnóstica, a avaliação correta do prognóstico e o tratamento, resultando na redução de recorrência da síncope, diminuição dos gastos desnecessários e internações hospitalares excessivas, melhorando sobremaneira a qualidade de vida dessa população.

39

Insuficiência Cardíaca Congestiva no Idoso

Marcelo Montera

Epidemiologia em idosos: uma patologia grave e frequente

A insuficiência cardíaca congestiva (ICC) é uma epidemia global com uma prevalência estimada de 40 milhões de pessoas em todo o mundo, representando 1 a 2% da população adulta em países desenvolvidos (Ponikowski *et al.*, 2016; Maggioni *et al.*, 2013; Comitê Coordenador da Diretriz de Insuficiência Cardíaca, 2018). Essa prevalência aumenta para mais de 10% em pacientes com mais de 70 anos de idade nos países ocidentais (Mozaffarian; Benjamin; Go, 2016; Tuppin *et al.*, 2014). A ICC é a principal causa de hospitalização em pessoas com mais de 65 anos de idade (Blecker *et al.*, 2013), e, nos EUA, 75% das hospitalizações por ICC ocorrem em idosos nessa faixa etária (Chen *et al.*, 2011), com uma taxa de reinternação de 40% em 1 ano (Zannad *et al.*, 2006; Carson *et al.*, 2015), o que impõe um custo estimado em 30 bilhões de dólares anuais (Heidenreich; Albert; Allen, 2013). A mortalidade é de cerca de 22% por ano, podendo chegar a 40% em 3 anos (Zannad *et al.*, 2006; Carson *et al.*, 2015; Hanon, 2004).

As patologias mais comuns nos pacientes idosos são a cardiopatia isquêmica (Gottdiener *et al.*, 2000; Avery *et al.*, 2012), estenose aórtica, hipertensão arterial sistêmica (HAS), amiloidose por transtirretina (Kitzman *et al.*, 2001), que agravam o prognóstico da ICC, independentemente da idade, e devem ser pesquisadas pois apresentam tratamentos específicos que alteram esse prognóstico (Harjola *et al.*, 2010; Bursi; Weston; Redfield, 2006; Komajda *et al.*, 2011; Manzano *et al.*, 2011).

A insuficiência cardíaca com fração de ejeção preservada (ICFEP) é o tipo mais comum de ICC em idosos, estando presente em > 70% dos pacientes com idade acima dos 65 anos (Pfeffer; Shah; Borlaug, 2019; Shah *et al.*, 2017), sendo mais frequente nas mulheres que em homens. Esta maior prevalência de ICFEP decorre não somente do maior envelhecimento da população como também da alta prevalência de comorbidades que favorecem e agravam a ICFEP, particularmente obesidade, diabetes e HAS (Sidney *et al.*, 2019; Flegal *et al.*, 2016).

Fisiopatologia do envelhecimento cardíaco

A fisiopatologia da ICC em idosos é complexa, pois, além das alterações cardiovasculares vinculadas ao processo natural de envelhecimento, os diferentes tipos de fatores causais e as frequentes comorbidades promovem uma heterogeneidade ampla na fisiopatologia dessa doença.

O envelhecimento cardíaco e vascular contribui de maneira independente para a deterioração da função diastólica e sistólica ventricular (Dunlay; Roger; Redfield, 2017; Fleg; Strait, 2012). Em nível vascular, observamos o aumento dos depósitos de tecido conjuntivo nas túnicas média e adventícia das artérias, com redução da elasticidade vascular e aumento da impedância aórtica contra o ventrículo esquerdo (Olivetti *et al.*, 1991; Semba *et al.*, 2015.) Essas alterações na morfologia vascular causam um aumento gradual da pressão arterial sistólica, que estimula a hipertrofia ventricular esquerda, e a proliferação de fibrose miocárdica, ocasionando a disfunção diastólica progressiva. No envelhecimento cardíaco, observamos alterações morfológicas do miocárdio, com aumento do conteúdo de colágeno intersticial de elastância reduzida que eleva a rigidez miocárdica com consequente redução do relaxamento desse órgão (Besse *et al.*, 1994; Assayag *et al.*, 1997). Associada a hipertrofia e a fibroses miocárdicas, podemos ter infiltração por substância amiloide do tipo transtirretina senil ou selvagem em cerca de 20% dos pacientes octogenários, que pode ocasionar agravamento da hipertrofia e rigidez miocárdica com alterações na função diastólica, inflamação e encarceramento do cardiomiócito, com consequente disfunção e sistólica ventricular (Rozenberg *et al.*, 2006; Burgess; McCrea; Hedrick, 2001; Borlaug *et al.*, 2013). Também observamos alterações neuro-humorais, como redução e dessensibilização dos receptores beta-1-adrenérgicos (Yaniv *et al.*, 2016), o que favorece a bradicardia sinusal e distúrbios de condução atrioventricular e uma maior sensibilidade ao uso de betabloqueadores. Distúrbios no sistema renina-angiotensina-aldosterona, que favorecem o aumento da pressão arterial sensível ao sódio, por um modelo hiporreninêmico associado a nefrosclerose nos pacientes idosos, que ocasiona uma maior retenção de sal e água nos rins (Fleg; Strait, 2012), que, em associação com a redução da impedância de aorta por aterosclerose, favorece o desenvolvimento de hipertensão arterial sistólica. A degeneração do nó sinusal e do sistema de condução atrial provoca declínio progressivo da função do nó sinusal e aumento das arritmias atriais. A alteração da vasodilatação endotelial nas artérias coronárias favorece a isquemia miocárdica, principalmente durante episódios de estresse, mesmo na ausência de lesão coronariana.

Associadas ao envelhecimento cardíaco, temos as frequentes comorbidades, que impõem fatores fisiopatológicos variados, como diabetes em cerca de 30% dos pacientes com consequente cardiomiopatia diabética, insuficiência renal entre 20 e 30% dos pacientes com favorecimento a retenção de água e sódio, e hipertrofia e fibrose ventriculares; doença pulmonar obstrutiva crônica (DPOC) entre 10 e 20% dos pacientes, que predispõe a arritmias atriais e sobrecarga ventricular direita; e distúrbios neurocognitivos (36%) e depressão (17%) (Upadhya; Pisani; Kitzman, 2017), que tem impacto na dieta alimentar inadequada, sedentarismo e baixa adesão ao tratamento.

Etiopatogenia

As patologias mais comuns nos pacientes idosos são a cardiopatia isquêmica (Gottdiener *et al.*, 2000; Avery *et al.*, 2012; Arnold *et al.*, 2000), estenose aórtica, HAS, amiloidose por transtirretina (Kitzman *et al.*, 2001), que agravam o prognóstico da ICC, independentemente da idade, e devem ser pesquisadas pois apresentam tratamentos específicos que alteram esse prognóstico (Harjola *et al.*, 2010; Bursi; Weston; Redfield, 2006; Komajda *et al.*, 2011).

A ICFEP é o tipo mais comum de ICC em idosos, sendo mais frequente nas mulheres que nos homens (Masoudi *et al.*, 2003). A alta frequência de ICFEP na população geriátrica, bem como suas implicações sistêmicas e de múltiplos órgãos, levou ao reconhecimento da ICFEP como uma verdadeira síndrome geriátrica (Upadhya; Pisani; Kitzman, 2017). Os pacientes idosos apresentam uma alta prevalência de comorbidades, e 50%

desses pacientes têm pelo menos cinco comorbidades. Estas agravam as manifestações clínicas da ICFEP por imporem fatores fisiopatológicos além dos decorrentes do envelhecimento cardíaco, como diabetes melito do tipo 2 (DM2; 30%) com consequente cardiomiopatia diabética, fibrilação atrial (30%), que ocasiona alteração nas pressões de enchimento e redução do débito cardíaco, insuficiência renal (20 a 30%) com favorecimento para retenção de água e sódio e hipertrofia e fibrose ventricular, DPOC (10 a 20%), que predispõe a arritmias atriais e sobrecarga ventricular direita, distúrbios neurocognitivos (36%) e depressão (17%) (Mentz *et al.*, 2014), que tem impacto na dieta alimentar inadequada, sedentarismo e baixa adesão ao tratamento. Essas comorbidades agravam as manifestações clínicas da ICC e o seu controle terapêutico tem impacto na redução de internação por ICC, além de melhora da qualidade de vida.

Além das comorbidades, podemos ter o agravamento clínico ou da progressão da ICC por fatores desencadeantes ou agravantes como: ingestão de água ou dieta hipossódica inadequadas, não adesão à terapêutica, uso de medicamentos que agravem o quadro, infecção, alterações eletrolíticas, estresse físico ou emocional, fibrilação atrial aguda ou com alta resposta ventricular, arritmias ventriculares frequentes, constipação intestinal, tosse intensa de causa não cardiogênica. Esses fatores, se não forem tratados ou corrigidos, podem agravar a evolução clínica da ICC e reduzir a eficácia da terapêutica.

Diagnóstico

De acordo com as últimas recomendações europeias, o diagnóstico da ICC baseia-se em três elementos: sintomas clínicos típicos associados a uma elevação dos peptídios natriuréticos tipo B (BPN) e a evidência de uma anomalia estrutural ou funcional do coração em repouso no ecocardiograma (ECO) (Ponikowski *et al.*, 2016; Comitê Coordenador da Diretriz de Insuficiência Cardíaca, 2018). O reconhecimento precoce da ICC no idoso é de fundamental importância, pois possibilita o início de um tratamento específico para o controle do quadro e do fator etiopatogênico, com consequentes benefícios na melhora da qualidade de vida e redução de sua morbimortalidade.

A avaliação diagnóstica inicial se dá pela análise clínica em conjunto com eletrocardiograma e radiografia de tórax, que auxiliam em estabelecer o grau de suspeição inicial do diagnóstico de ICC. Na análise da história clínica, o relato de internações prévias por ICC ou de HAS, doença arterial coronariana (DAC), DM2 e doença isquêmica vascular confere a esses pacientes alta possibilidade de serem portadores de ICC. Nesses pacientes, fadiga ou dispneia aos esforços devem ser avaliadas como sinais clínicos de alerta de ICC (Oudejans *et al.*, 2011).

Na prática clínica, o diagnóstico clínico tem como desafio o fato de os sintomas serem inespecíficos ou as frequentes comorbidades mimetizarem o quadro clínico da insuficiência (Van Riet *et al.*, 2014). Outros fatores como a redução da atividade física por problemas ortopédicos, sarcopenia e distúrbios neuropsiquiátricos também dificultam a capacidade de interpretação da história clínica e de relacioná-la com ICC (Oudejans *et al.*, 2011; Lien *et al.*, 2002). A dosagem dos peptídios natriuréticos tipo B (BNP; NTpró-BNP), quando associados à avaliação clínica, aumenta significativamente a acurácia diagnóstica em identificar a presença ou ausência de ICC na maioria dos pacientes (Ray *et al.*, 2004; Zaphiriou *et al.*, 2005). Níveis de BNP < 35 pg/mℓ ou NTpro-BNP < 125 pg/mℓ possibilitam afastar com alto grau de certeza o diagnóstico de ICC (Plichart *et al.*, 2017) (Figura 39.1).

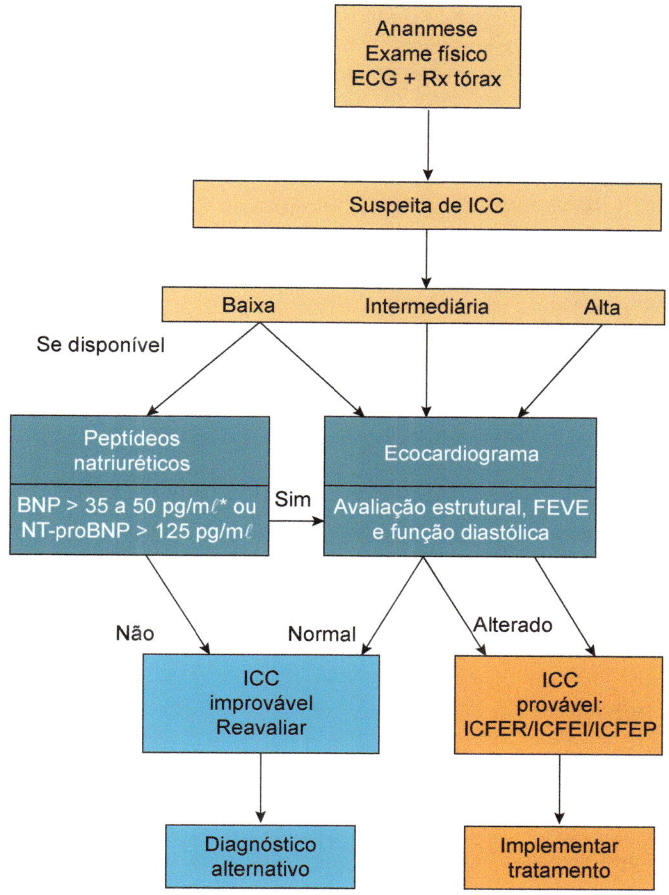

▪ **FIGURA 39.1** Fluxograma de avaliação diagnóstica da insuficiência cardíaca congestiva (ICC). ECG: eletrocardiograma; BNP: peptídio natriurético tipo B; FEVE: fração de ejeção do ventrículo esquerdo; ICFEP: insuficiência cardíaca com fração de ejeção preservada; ICFER: insuficiência cardíaca com fração de ejeção reduzida; ICFEI: insuficiência cardíaca com fração de ejeção intermediária. (Fonte: Comitê Coordenador da Diretriz de Insuficiência Cardíaca, 2018.)

O ECO é o mais importante instrumento para avaliação diagnóstica, com a definição do tipo de disfunção ventricular (fração de ejeção do ventrículo esquerdo reduzida < 40%, preservada > 50%, intermediária entre 40 e 50%), alteração segmentar na contração, doença valvar e sugestão do fator etiológico. A ICFEP é a forma mais prevalente de ICC nos pacientes idosos, de modo que seu reconhecimento diagnóstico assume grande importância. O ECO é o principal instrumento na avaliação diagnóstica da ICFEP devido ao reconhecimento da hipertrofia ventricular esquerda, aumento do volume do átrio esquerdo e das pressões de enchimento ventricular (Sha *et al.*, 2014, 2017). A utilização de escores de avaliação do paciente com suspeita clínica de ICFEP, como o H2FPEF (com dados clínicos e ecocardiográficos) (Tabela 39.1) e o HFAPEFF (com dados ecocardiográficos completos e de peptídios natriuréticos [Tabela 39.2]), possibilita estabelecer o grau de probabilidade de o paciente ser portador de ICFEP (Tabela 39.3).

Nos pacientes com baixa probabilidade de ICFEP, devem-se buscar outras causas para justificar as manifestações clínicas. Os pacientes com probabilidade intermediária, cujo diagnóstico é incerto, devem ser submetidos a testes provocativos com estresse físico ou farmacológico por meio do ECO ou estudo hemodinâmico invasivo, que podem apresentar resposta anormal confirmando o diagnóstico de ICFEP (Obokata *et al.*, 2017; Belyavskiy *et al.*, 2019).

▪ **TABELA 39.1** Escore H2FPEF para o diagnóstico da insuficiência cardíaca com fração de ejeção preservada.

	Variável clínica	Característica	Pontos
H2	Obesidade HAS	IMC > 30 kg/m² dois ou mais anti-hipertensivos	**2** **1**
F	Fibrilação atrial	Paroxística ou persistente	**3**
P	Hipertensão pulmonar	PSAP > 35 mmHg (ECO)	**1**
E	Idade	Idade > 60 anos	**1**
F	Pressões de enchimento	E/e > 9	**1**

ECO: ecocardiograma; HAS: hipertensão arterial sistêmica; IMC: índice de massa corporal. (Fonte: Reddy *et al.*, 2018.)

▪ **TABELA 39.2** Escore HFAPEFF para diagnóstico com fração de ejeção preservada.

Critérios	Maior (2 pontos)	Menor (1 ponto)
Funcional	E septal < 7 ou E lateral < 10 ou E/e > 15 ou Velocidade RT > 2,8 m/s (PSAP > 35 mmHg)	E/e 9 a 14 ou GLS < 16%
Morfológico	VAEI > 34 mℓ/m² ou Massa VE > 149/122 g/m² e RWT > 0,42	VAEI 29 a 34 mℓ/m² ou Massa VE > 115/95 g/m² e RWT > 0,42 n ou Septo ou PP > 12 mm
Biomarcador (ritmo sinusal)	NT-proBNP > 220 pg/mℓ ou BNP > 80 pg/mℓ	NT-proBNP 125 a 220 pg/mℓ ou BNP > 35 a 80 pg/mℓ
Biomarcador (fibrilação atrial)	NT-proBNP > 660 pg/mℓ ou BNP > 240 pg/mℓ	NT-proBNP 365 a 660 pg/mℓ ou BNP > 105 a 240 pg/mℓ

E: espessura; BNP: peptídio natriurético do tipo B; NT-proBNP: peptídio natriurético N-terminal pró-tipo B; VAEI: índice de volume atrial esquerdo; GLS: *strain global longitudinal*; velocidade RT: velocidade do fluxo de regurgitação da valva tricúspide. (Fonte: Pieske *et al.*, 2020.)

▪ **TABELA 39.3** Critérios de pontos para a probabilidade diagnóstica de insuficiência cardíaca com fração de ejeção preservada.

Probabilidade	H2FPEF3	HFAPEFF4	Conduta de investigação
Baixa	0 a 1	0 a 1	Avaliar outro fator causal
Intermediária	2 a 5	2 a 4	Submeter a ECO ou estudo hemodinâmico com estresse
Alta	6 a 9	5 a 6	Confirmado

ECO: ecocardiograma.

Também devemos avaliar, nesses pacientes, se há disfunção sistólica ventricular por meio da análise do *strain longitudinal*, que pode estar reduzido em cerca de 75% dos pacientes (Nagueh *et al.*, 2016). A avaliação diagnóstica da ICC deve ser ampla, envolvendo não somente sua definição como também a síndrome clínica de apresentação, tipo de disfunção ventricular, fator causal, fatores desencadeantes, comorbidades e perfil de risco prognóstico. Dessa maneira, teremos um fluxograma diagnóstico holístico que permitirá a definição da estratégia terapêutica não somente para o controle da síndrome clínica, mas também do fator etiológico e dos fatores agravantes, para obter os melhores resultados na melhora da sobrevida e qualidade de vida (Figura 39.2).

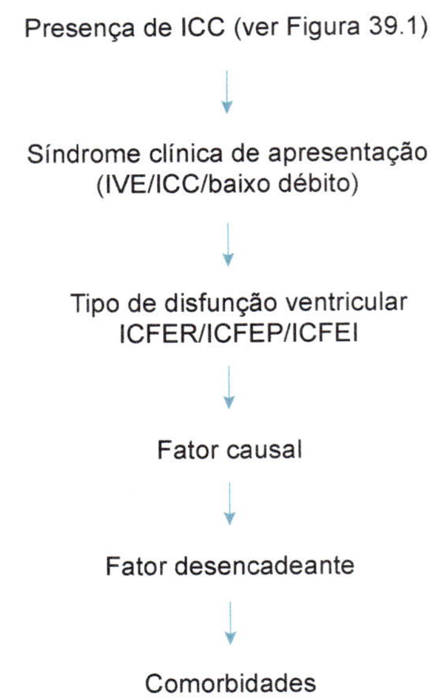

▪ **FIGURA 39.2** Fluxograma diagnóstico da insuficiência cardíaca congestiva (ICC). ICFEP: insuficiência cardíaca com fração de ejeção preservada; ICFER: insuficiência cardíaca com fração de ejeção reduzida; ICFEI: insuficiência cardíaca com fração de ejeção intermediária.

Tratamento

Considerar o paciente como um todo

Pacientes com mais de 80 anos de idade são geralmente excluídos de ensaios clínicos randomizados, cujos registros indicam manejo subótimo nesses pacientes (Komajda *et al.*, 2009). Os objetivos do tratamento são aliviar os sintomas, melhorar a qualidade de vida e a capacidade funcional, reduzir as hospitalizações e melhorar a sobrevida. A primeira avaliação tem como objetivo diagnosticar e avaliar a gravidade da doença e procurar possíveis gatilhos ou causas reversíveis (ver Figura 39.2).

Abordagem não farmacológica

As medidas gerais baseiam-se na educação do paciente sobre o conhecimento do que é ICC e de suas manifestações clínicas usuais, e na orientação sobre a necessidade de monitorar o peso regularmente como indicador de congestão e sobre a importância da adesão medicamentosa. Esse é um ponto essencial e pode exigir o envolvimento dos cuidadores e da família. A ICC é causa de muitas hospitalizações e reinternações, o que degrada a qualidade de vida e leva à perda de autonomia. A atividade física deve ser mantida tanto quanto possível; vários ensaios clínicos randomizados foram realizados em pacientes idosos e demonstraram uma melhora acentuada nos sintomas e na qualidade de vida.

Recomenda-se a dieta hipossódica com ingestão de 4 a 6 g de sal, na qual deve-se ter o cuidado com o risco de subnutrição (Doukky *et al.*,2016). Uma dieta hipocalórica deve ser oferecida a pacientes obesos, com efeitos positivos na qualidade de vida e atividade física (Kitzman *et al.*, 2016).

O cuidado do paciente deve ser idealmente de maneira integrada por uma equipe multiprofissional envolvendo cardiologia, nutrição, farmacêutica, fisioterapia e psicologia (Kitzman *et al.*, 2016), com objetivos de alcançar modificações efetivas em hábitos de vida, cuidados nutricionais e maximização da terapêutica pela otimização das doses dos fármacos e adesão aos tratamentos (Cerqueiro *et al.*, 2016).

Abordagem farmacológica

O tratamento dos pacientes idosos com ICFER segue as recomendações gerais, não tendo nenhum guia terapêutico específico. Os fármacos de primeira linha são os betabloqueadores, inibidores do sistema renina-angiotensina-aldosterona ou bloqueadores do receptor da angiotensina. Recomenda-se o uso de espironolactona para pacientes com importante disfunção sistólica; de sacubitril-valsartana para aqueles com manutenção dos sintomas apesar da terapêutica maximizada; e de diuréticos em quadro congestivo (Ponikowski *et al.*, 2016; Maggioni *et al.*, 2013) (Figura 39.3).

A população desses estudos clínicos que validaram a terapêutica da ICC apresentava uma idade média de 65 anos e, em sua maioria, função ventricular com fração de ejeção de ventrículo esquerdo (FEVE) < 40%. Portanto, a extrapolação dos benefícios demonstrados nestes estudos para os pacientes idosos é incerta. Os pacientes idosos apresentam vários fatores que influenciam na resposta à terapêutica e nos benefícios clínicos, como características clínicas, etiológicas e fisiopatológicas distintas, alta prevalência de ICFEP, e a atuação farmacocinética e a resposta à dose dos fármacos nos pacientes idosos são distintas dos não idosos (Azad; Lemay, 2014).

A maioria dos pacientes nos grandes estudos com betabloqueadores apresentava uma idade inferior a 65 anos. No estudo SENIORS, os pacientes tinham em média 75 anos de idade, e o uso do betabloqueador, nebivolol, não demonstrou uma redução significativa na mortalidade cardiovascular, morte súbita ou hospitalização em um seguimento de mais de 2 anos (Flather *et al.*, 2005). O benefício da utilização de bloqueadores do receptor da angiotensina foi demonstrado no estudo CHARM, em que a candesartana mostrou um risco reduzido de mortalidade cardiovascular ou hospitalização, especialmente nos pacientes idosos com ICFER (Cohen-Solal *et al.*, 2008). Os resultados de uma metanálise mostram que os antagonistas do receptor de mineralocorticoide melhoram os resultados clínicos em certas coortes de pacientes idosos com ICFER, com boa tolerância clínica e laboratorial (Japp *et al.*, 2017). A utilização de sacubitril-valsartana no estudo PARADIGM-HF demonstrou benefícios clínicos de redução da mortalidade cardiovascular e internação por ICC independente da faixa etária, apresentando a mesma eficácia nos pacientes idosos em relação aos não idosos. O mesmo se observou quanto ao desenvolvimento de eventos adversos, em que não foi demonstrada uma maior incidência de eventos nos pacientes idosos, como hipotensão arterial, disfunção renal ou distúrbios eletrolíticos (Jhund *et al.*, 2015). Não há nenhum estudo dedicado especificamente a pessoas com mais de 80 anos sobre a eficácia da ressincronização cardíaca.

O uso de inibidores dos receptores do SGLT2 com dapagliflosina ou empaglifosina, quando adicionados à terapêutica maximizada em pacientes sintomáticos, demonstrou benefícios clínicos adicionais nos pacientes com ICFER na redução de eventos combinados de morte cardiovascular e internação por ICC, redução de internação por IC, melhora da qualidade de vida e efeito de nefroproteção, sendo estes benefícios independentes da faixa etária (> ou < 65 anos), ou de os pacientes serem portadores de DM2 (McMurray *et al.*, 2019; Anker *et al.*, 2021).

A abordagem terapêutica dos pacientes com ICFEP difere dos pacientes com ICFER, uma vez que os resultados dos estudos clínicos com inibidores da enzima conversora de angiotensina (IECA)/bloqueadores de receptores da angiotensina (BRA), betabloqueadores ou uso de ressincronização não demonstraram redução na mortalidade ou em eventos mórbidos (Cleland *et al.*, 2006, 2018; Massie *et al.*, 2008). Resultados semelhantes foram observados no estudo PARAGON-HF, em que sacubitril-valsartana não demonstrou resultados significativos na redução de internação hospitalar por ICC ou da mortalidade cardiovascular (Solomon *et al.*, 2019).

Nesses pacientes, a terapêutica tem como principais objetivos a identificação e o tratamento dos fatores etiológicos vinculados ao desenvolvimento da ICFEP (DAC, amiloide, HAS, cardiomiopatia diabética) e das comorbidades comumente associadas Tabela 39.4), assim como o controle de sinais e sintomas de congestão (Mentz *et al.*, 2014).

O uso de diuréticos é fundamental para melhora da congestão e, consequentemente, da classe funcional e dos sinais e sintomas de congestão pulmonar e sistêmica, independentes do tipo de disfunção ventricular. A sua utilização nos pacientes idosos com ICFEP deve ser criteriosa e com vigilância quanto ao desenvolvimento de paraefeitos, uma vez que os pacientes demonstram ser altamente sensíveis às variações na volemia, com repercussões na redução do débito cardíaco, hipotensão arterial e piora da função renal. A espironolactona demonstrou em subanálises do TOPCAT benefícios na redução da morte cardiovascular e internação por ICC.

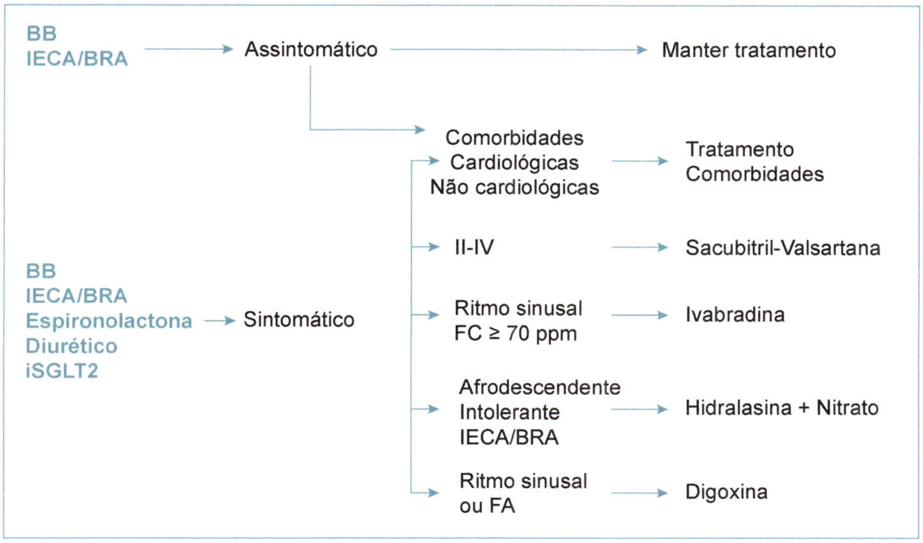

▪ **FIGURA 39.3** Fluxograma terapêutico da insuficiência cardíaca com fração de ejeção reduzida. BB: ; IECA: inibidores da enzima conversora de angiotensina; BRA: bloqueadores de receptores da angiotensina.

▪ **TABELA 39.4** Prevalência de comorbidades em pacientes com insuficiência cardíaca com fração de ejeção preservada.

<table>
<tr><th>Comorbidade</th><th>Prevalência (%)</th><th></th></tr>
<tr><td>Hipertensão arterial sistêmica</td><td>30 a 40</td><td rowspan="10">55% ≥ cinco comorbidades
74% no mínimo uma comorbidade</td></tr>
<tr><td>Obesidade</td><td>> 50</td></tr>
<tr><td>Doença renal</td><td>50</td></tr>
<tr><td>Diabetes melito tipo 2</td><td>30</td></tr>
<tr><td>Anemia</td><td>35</td></tr>
<tr><td>Deficiência de ferro</td><td>50</td></tr>
<tr><td>Sarcopenia</td><td>20</td></tr>
<tr><td>Caquexia</td><td>10</td></tr>
<tr><td>Apneia do sono</td><td>50</td></tr>
<tr><td>Fibrilação atrial</td><td>30</td></tr>
</table>

Fonte: Mentz *et al.*, 2014.

No estudo de uma subanálise do TOPCAT, em que 40% dos pacientes apresentavam idade > 75 anos, a espironolactona demonstrou benefícios clínicos com redução da morte cardiovascular e reinternação por ICC em pacientes com ICFEP (Pfeffer *et al.*, 2015).

Os tratamentos com os betabloqueadores ou ivabradina que visam à redução da frequência cardíaca em idosos não demonstraram benefícios clínicos (Komadja *et al.*, 2017). Na prática clínica, observa-se que os pacientes acima de 75 anos de idade com ICC são tratados com menor taxa de prescrição de fármacos e posologias mais reduzidas do que pacientes mais jovens, devido à alta prevalência de comorbidades e à maior sensibilidade à ação dos fármacos no desenvolvimento de efeitos colaterais, com piora da função renal, bradicardia e hipotensão ortostática. No registro OFICA (Berthelot *et al.*, 2018), as taxas de prescrição de IECA/BRA aumentaram entre a admissão e a alta (de 63 para 80% dos pacientes tratados), mas apenas 50% dos pacientes receberam mais de 50% da dose. Para os betabloqueadores, a taxa de prescrição aumenta de 40 a 70% entre a admissão e a alta, mas apenas 20% dos pacientes receberam mais de 50% da dose. Mineralocorticoides foram prescritos apenas em 25% dos casos neste estudo (Berthelot *et al.*, 2018).

Nos pacientes idosos acima de 80 anos de idade portadores de ICC, a previsão da expectativa de vida é muito limitada, pois frequentemente apresentam eventos de piora clínica e redução de qualidade de vida, com necessidade de reinternações mais constantes. Na fase de ICC terminal, a atuação multidisciplinar do cardiologista em conjunto com a geriatra e a equipe de cuidados paliativos é de grande importância para estabelecer a linha de cuidado com o objetivo de apoiar o paciente e seus familiares.

Considerações finais

A ICC é uma doença comum em pessoas com mais de 80 anos de idade. Seu diagnóstico é mais difícil do que no paciente mais jovem, em razão dos sintomas mais variados e atípicos. As comorbidades associadas complicam o diagnóstico e o manejo. A associação de sinais de congestão pulmonar sugere o diagnóstico de ICC. Esses sintomas, quando associados a uma elevação acentuada dos peptídios natriuréticos, devem levar o clínico a solicitar o ECO, que confirmará ou invalidará a hipótese diagnóstica, além de tipificar o tipo de disfunção ventricular.

O tratamento da ICFER em idosos segue os princípios básicos dos pacientes com menos de 75 anos de idade, mesmo que o nível de evidência seja menor. O tratamento da ICFEP permanece pouco definido no paciente com menos de 75 anos de idade, sendo o principal fator o controle das comorbidades.

O tratamento multidisciplinar integrado nos pacientes idosos com ICC oferecerá melhores manejo e resultados.

40

Arritmias Cardíacas no Idoso

Maurício Wajngarten • Martino Martinelli Filho

Introdução

O envelhecimento normal promove modificações anatômicas e fisiológicas no sistema cardiovascular, independentemente dos processos patológicos que frequentemente acometem os idosos.

A associação de morbidades, como doença aterosclerótica e hipertensão arterial sistêmica, pode acelerar o curso do envelhecimento, e muitas vezes é difícil estabelecer uma linha divisória entre esses dois processos: o patológico e o da senilidade.

Nesse contexto, as arritmias cardíacas no idoso podem se associar aos mesmos fatores etiopatogênicos que ocorrem nos jovens, à doença isquêmica do coração, mais incidente no idoso, e especificamente aos fatores ligados ao envelhecimento normal do coração.

Por isso, a racionalização da abordagem das arritmias cardíacas no idoso, dirigida ao geriatra, deve ser difundida. Neste capítulo, serão discutidos os tópicos relevantes dessa abordagem, destacando-se os aspectos fisiopatológicos, diagnósticos e terapêuticos.

Envelhecimento do coração e fisiopatologia das arritmias cardíacas

O coração sofre alterações complexas durante o envelhecimento que afetam a composição celular e a matriz extracelular. O aumento do estresse oxidativo resulta em elevação geral na taxa de morte de cardiomiócitos e ampliação da fibrose. Na isquemia ou em um processo infiltrativo, ocorre dano no cardiomiócito agudo ou subagudo e fibrose de substituição. Por outro lado, a fibrose cardíaca relacionada com o envelhecimento é acompanhada por alterações degenerativas significativas.

A *alteração no equilíbrio entre produção e inibição das metaloproteinases* pode aumentar o volume da matriz extracelular nos ventrículos que se correlaciona com a hipertrofia e fibrose do ventrículo esquerdo.

As *alterações fibróticas* reduzem a margem de segurança para condução do estímulo elétrico, promovendo bloqueio de condução e mecanismo de reentrada quando a disponibilidade da corrente rápida de sódio é diminuída por estímulo elétrico precoce.

O *estresse oxidativo* é um possível mediador independente das arritmias cardíacas relacionadas com a idade (principalmente em corações estruturalmente remodelados), à medida que influencia nas correntes iônicas e reduz a capacidade de repolarização.

Os efeitos do envelhecimento do coração e sua relação com arritmias cardíacas estão esquematizados na Figura 40.1.

Em geral, corações envelhecidos mostram heterogeneidade de sinal elétrico, acoplamento eletromecânico anormal, remodelação atrial e ventricular, baixa voltagem de condução e aumento da incidência de arritmias atriais e ventriculares. Alterações fibrosas do sistema de condução provocam bradicardia, bloqueio atrioventricular (BAV) e incompetência cronotrópica.

Abordagem das arritmias cardíacas

Vamos discutir a abordagem diagnóstica e terapêutica de modo geral e conforme características específicas dos subgrupos a seguir:

- I – Bradiarritmias: inclui doença do nó sinusal (DNS) e bloqueios átrio e interventriculares
- II – Taquiarritmias: inclui extrassistolia (atrial ou ventricular), taquicardia dos tipos supraventricular (TSV), atrial (TA), reentrante nodal (TRN), atrioventricular (TAV), ventricular (TV) e fibrilação ventricular (FV).

Abordagem diagnóstica das arritmias cardíacas

Avaliação clínica

A avaliação inicial de pacientes com brádi ou taquiarritmias deve ser clínica, por meio de anamnese e exame físico. Este credencia o geriatra, que tem vivência cotidiana para melhor reconhecimento de acometimentos sistêmicos e cardiovasculares específicos dos idosos. Assim, o geriatra deve focar na identificação e valorização semiológica da soprologia cardíaca e dos vasos do pescoço, intensidade e regularidade das bulhas cardíacas, tipo de pulso carotídeo e periférico, assim como na valorização da pressão arterial sistêmica (deitado, sentado e em pé).

A anamnese deve ser a convencional com ênfase em informações das manifestações clínicas e comorbidades associadas às arritmias cárdicas, assim como de fatores relacionados com seu desencadeamento e interrupção.

As manifestações clínicas associadas às arritmias cardíacas mais comuns são as palpitações, que podem ser expressão de brádi ou taquiarritmias. Palpitações lentas, sem outros sintomas, podem ser manifestação de bradicardia do vagotonismo, uso de drogas ou mesmo ansiedade; quando associadas a manifestações de baixo débito cardíaco, costumam ser consequentes às bradiarritmias, como DNS ou BAV. Palpitações rápidas podem significar desde extrassístoles, atriais ou ventriculares, até

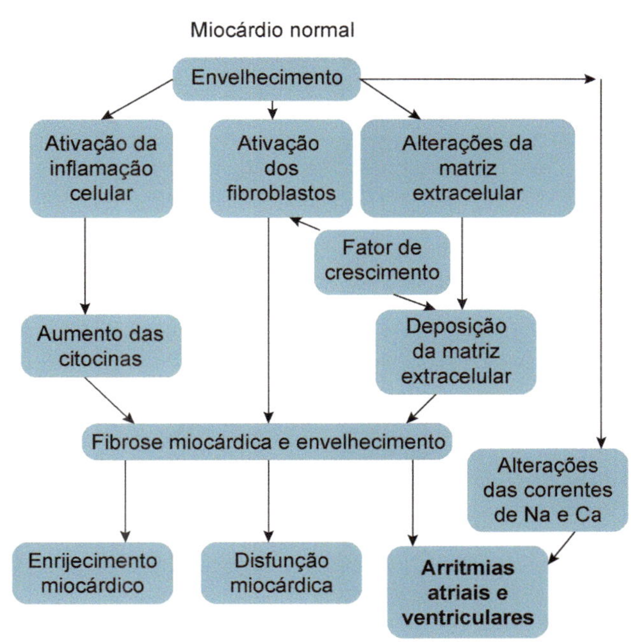

FIGURA 40.1 Alterações patológicas associadas à idade e seus efeitos na iniciação, manifestação e recorrência de arritmias cardíacas. (Fonte: Curtis *et al.*, 2018.)

TSV ou TV. A associação com outros sintomas de comprometimento hemodinâmico determina a gravidade da taquiarritmia. Sobretudo as palpitações taquicárdicas irregulares, mais duradouras, frequentemente se associam a episódios paroxísticos de fibrilação atrial (FA). O reconhecimento dessa manifestação tem muita importância clínica porque, como se sabe, a FA pode ser responsável por quadro de tromboembolismo periférico ou cerebral.

Outras manifestações clínicas como dispneia, angina, tontura, pré-síncope ou síncope podem preceder ou acompanhar episódios de arritmias cardíacas, dependendo da cardiopatia de base do paciente ou do grau de alteração funcional provocada pela arritmia cardíaca.

É importante destacar que, em geral, sintomas mais comprometedores costumam se relacionar com TV e que praticamente todas as arritmias cardíacas podem ocorrer de maneira silenciosa. Isto quer dizer que, muitas vezes, a avaliação clínica pode não contribuir para a hipótese diagnóstica.

Síncope no idoso, como se sabe, é multifatorial e, por isso, deve demandar ao geriatra cuidados particulares quando se trata da associação com portadores de arritmias cardíacas. Isto porque, independentemente de associação, com certa frequência a síncope no idoso é consequente à hipotensão postural, à disautonomia, à hipovolemia, ou a quadros neuromediados como pós-miccional, engasgo, tosse ou outros.

Para completar a abordagem clínica, cumpre valorizar o comportamento psicossocial do idoso: a avaliação de fragilidade, cognição, transtornos do humor e risco de quedas é de grande importância.

Fragilidade é mais prevalente com o avanço da idade, ocorrendo em cerca de um quarto dos pacientes com idade ≥ 80 anos. Alguns poucos estudos que abordaram a influência da fragilidade no tratamento das arritmias mostraram risco aumentado de complicações relacionadas com anticoagulantes orais (ACO) (Lefebvre *et al.*, 2016); uso menos frequente de estratégia de reversão de ritmo para FA (Steinberg *et al.*, 2013); piores resultados ao implante de dispositivos como cardiodesfibrilador implantável (CDI) e ressincronizador cardíaco (RC) (Dominguez-Rodriguez *et al.*, 2015).

Declínio cognitivo é mais frequente no idoso e pode estar aumentado em pacientes com FA e/ou insuficiência cardíaca congestiva (ICC). Promove dependência e repercute na adesão às medicações e às orientações médicas.

Transtornos do humor, especialmente a depressão, podem dificultar a avaliação de queixas e o controle terapêutico das arritmias. Vale ressaltar a possibilidade de eventuais efeitos arritmogênicos com o uso dos medicamentos usados em psiquiatria (ver adiante).

Quedas são frequentes entre os idosos e podem aumentar em pacientes com arritmias cardíacas associadas a fluxo cerebral.

Exames complementares

O eletrocardiograma (ECG) de repouso de 12 derivações é o exame complementar inicial e essencial na abordagem diagnóstica das brádi e taquiarritmias. Sabe-se, contudo, que sua importância não está na identificação direta, porque frequentemente há uma dissociação temporal entre o evento e a possibilidade de registro do ECG, sobretudo no idoso, que, em geral, tem limitações de mobilidade para comparecer a um consultório ou instituição capacitada a registrar a arritmia cardíaca. Por isso, surgiram e seguem avançando, em qualidade tecnológica, os exames de monitoramento eletrocardiográfico contínuo, como:

- Eletrocardiografia dinâmica ou sistema Holter, que consiste na gravação contínua de ECG, geralmente por 24 ou 48 horas
- Monitor de eventos sintomáticos ou *looper*, que possibilita o monitoramento mais longo, geralmente de 7 a 30 dias, ativado pelo paciente ao perceber sintomas, com os dados transmitidos pelo telefone para uma estação de monitoramento. O uso por 4 semanas mostrou utilidade na avaliação de síncopes e palpitações sem causa definida (Locati *et al.*, 2016)
- Telemetria cardíaca contínua ambulatorial móvel, feita com a gravação e a análise contínuas de episódios sintomáticos ou definidos por algoritmo, transmitidos automaticamente pelo celular para uma estação de monitoramento. Aplicativos de *smartphone* e tipos de relógios foram propostos para ampliar a detecção de arritmias, particularmente da FA
- Monitor cardíaco implantável, indicado para pacientes com quadros clínicos inexplicados; o monitoramento por meses dos episódios definidos pelo paciente e por algoritmos armazenados no dispositivo facilita a correlação eletrocardiográfica com os sintomas.

Outros exames complementares são uteis na abordagem diagnóstica de pacientes com arritmias cardíacas: (1) o *ecodopplercardiograma* é essencial no reconhecimento de causas anatomofuncionais de tonturas e síncopes como estenose aórtica ou cardiomiopatia hipertrófica; (2) o *teste ergométrico*, que avalia a competência cronotrópica e arritmias ao exercício; (3) o *teste da inclinação* (*tilt table test*), que identifica disautonomias, síndromes vasovagais e hipersensibilidade do seio carotídeo (HSC) em pacientes com síncopes recorrentes suspeitas de etiologia neuromediada; (4) o *estudo eletrofisiológico invasivo*, que detecta brádi ou taquiarritmias como causas de síncope, direcionando a abordagem terapêutica (Shen *et al.*, 2017).

Abordagem terapêutica das arritmias cardíacas

O objetivo do tratamento da arritmia cardíaca é controlar sintomas e prevenir eventos graves, como morte súbita cardíaca (MSC) ou tromboembolismo. Especialmente nos idosos, a decisão de tratar a arritmia cardíaca deve ser individualizada, considerando a presença de comorbidades, porque o idoso é mais vulnerável à iatrogenia relacionada ao tratamento.

Tratamento farmacológico

Na maioria dos casos, o tratamento inclui as drogas antiarrítmicas (DAA) que são apanágio do tratamento das taquiarritmias atriais e ventriculares. Deve-se ter atenção especial quanto ao uso de DAA em virtude das mudanças metabólicas que ocorrem com o avanço da idade. Redução da depuração renal e hepática, bem como a alteração no volume de distribuição dos agentes farmacológicos recomendam ajustes na posologia. Também devem ser consideradas as comorbidades e a possibilidade de interações farmacológicas em consequência do uso de múltiplos medicamentos (p. ex., amiodarona com varfarina). Geralmente, as doses iniciais devem ser menores que as habituais, com aumento gradual e em intervalos maiores. É de extrema importância a individualização do tratamento com rigorosa análise de risco/benefício.

O conhecimento da *classificação de Vaughan Williams* das DAA (Tabela 40.1) é importante para avaliar os riscos de pró-arritmia, que é maior para as DAA classe I (principalmente Ic), as quais devem ter uso restrito em pacientes com cardiopatia estrutural, especialmente a coronariana e/ou a disfunção ventricular esquerda (Lei *et al.*, 2018). Os fármacos de classe II (betabloqueadores, mas não o sotalol, que também possui propriedades de classe III em doses mais altas) não apresentam efeitos pró-arrítmicos, mas podem causar bradicardia.

▪ **TABELA 40.1** Classificação revisada de Vaughan Williams.*

Classe	Fármaco
0	Ivabradina
Ia	Quinidina, disopiramida, procainamida
Ib	Lidocaína, mexiletina
Ic	Propafenona, flecainida
Id	Ranolazina
IIa	Betabloqueadores (seletivos e não seletivos)
IIb (beta-agonistas não seletivos)	Isoproterenol
IIc (inibidores dos receptores muscarínicos)	Atropina, escopolamina
IId (ativadores dos receptores muscarínicos)	Digoxina, metacolina, pilocarpina
IIe (ativadores do receptor de adenosina A1)	Adenosina
IIIa	Amiodarona, dronedarona, sotalol
IIIb	Nicorandil
IVa	Diltiazem, verapamil
IVb	Propafenona, flecainida

*Incluídos os medicamentos mais usados em nosso meio; não foram incluídas as classes V e VI, por não terem fármacos aprovados para uso clínico; e VII, que inclui ácidos graxos ômega 3, inibidores da enzima de conversão da angiotensina e bloqueadores dos receptores da angiotensina.

A Tabela 40.2 apresenta as pró-arritmias relacionadas com o uso de fármacos conforme a classificação de Vaughan Williams. Os medicamentos de classe III prolongam a repolarização e apresentam o risco específico de TV ou *torsade de pointes* (TdP); a TdP é uma TV polimórfica caracterizada por complexos QRS irregulares rápidos que parecem estar se torcendo em torno da linha de base do ECG. Vale lembrar que o risco da ocorrência do TdP pode aumentar não apenas com DAA, mas também com outras classes de medicamentos frequentemente utilizados que podem prolongar o intervalo QT (Tabela 40.3). Um registro sueco observou que os antidepressivos seguidos por antiarrítmicos foram os medicamentos de maior risco para TdP, sendo a maioria ≥ 65 anos de idade. Os autores recomendaram uma avaliação cuidadosa dos fatores de risco para TdP e a medicação concomitante ao prescrever antidepressivos a pacientes idosos (Tabela 40.4) (Danielsson *et al.*, 2020; Giudicessi *et al.*, 2020).

▪ **TABELA 40.2** Pró-arritmias relacionadas com o uso de fármacos conforme a classificação de Vaughan Williams.*

Torsade de pointes	Ia e III
Taquicardia ventricular sustentada monomórfica	Ic
Taquicardia ventricular sustentada polimórfica/FV sem QT longo	Ia, Ic, III
Recorrência de arritmia atrial	Ia, Ic, III
Conversão de fibrilação em *flutter* atrial	Ic
Aumento do limiar para reverter a FA	Ic
Aumento da frequência ventricular durante a FA	Ia e Ic
Aumento da condução por vias acessórias em Wolff-Parkinson-White	IVa, digoxina
Disfunção do nó sinusal, BAV	

*No tratamento da fibrilação ou *flutter* atrial, são usados antiarrítmicos classes Ia, Ic, III e IV. BAV: bloqueio atrioventricular; FA: fibrilação atrial; FV: fibrilação ventricular.

▪ **TABELA 40.3** Fármacos não antiarrítmicos que podem induzir *torsade de pointes*.

Usados em psiquiatria	Tioridazina, clorpromazina, amitriptilina, haloperidol, citalopram
Antibióticos	Azitromicina, cloroquina, eritromicina, trimetropima-sulfametoxazol
Diuréticos	
Anti-histamínicos	Terfenadina, astemizol
Hipolipemiantes	Probucol
Outros	Amantadina, cisaprida, toxinas (inseticidas)

▪ **TABELA 40.4** Fatores de risco modificáveis e não modificáveis para síndrome do QT longo induzido por fármacos/*torsade de pointes*.

Fatores de risco modificáveis
• Hipocalcemia (< 4,65 mg/dℓ) • Hipopotassemia (< 3,4 mmol/ℓ) • Hipomagnesemia (< 1,7 mg/dℓ) • Polifarmácia para medicamentos com prolongamento do intervalo QT • Uso simultâneo de ≥ 1 medicamento
Fatores de risco não modificáveis
• Síndrome coronariana aguda • Anorexia nervosa ou fome • Bradiarritmias < 45 bpm • ICC (fração de ejeção < 40%; não compensada) • Síndrome QT longa congênita ou outra suscetibilidade genética • Insuficiência renal crônica dialítica • DM1 e DM2 • Cardiomiopatia hipertrófica • Hipoglicemia (documentada e na ausência de diabetes) • Feocromocitoma • *Status* após parada cardíaca (em 24 h) • *Status* após síncope ou convulsão (em 24 h) • AVE, hemorragia subaracnóidea ou outro traumatismo craniano (dentro de 7 dias) • História pessoal ou familiar de prolongamento do QT ou MSC e inexplicável na ausência de uma causa clínica ou genética • Demografia: idosos (> 65 anos de idade); gênero feminino

AVE: acidente vascular encefálico; DM1: diabetes melito tipo 1; DM2: diabetes melito tipo 2; ICC: insuficiência cardíaca congestiva; MSC: morte súbita cardíaca.

Tratamento não farmacológico

Inclui *ablação por cateter* e *implante de dispositivos cardíacos eletrônicos implantáveis* (DCEI). Nestes estão incluídos marcapasso (MP); cardioversor–desfibrilador implantável (CDI) e RC.

A *ablação por cateter* é um procedimento muito eficaz para a maioria das TSV e TV. De modo geral, é indicada nos casos refratários ao uso de DAA e, nos últimos anos, tem sido cada vez mais realizada com sucesso nos idosos com FA.

O MP é o tratamento de escolha para pacientes com bradiarritmias sintomática ou de risco de MSC; o CDI é uma opção terapêutica essencial na prevenção secundária de MSC do idoso; portanto, para os que apresentaram TV/FV, e o RC é a terapêutica de escolha para idosos com indicação de MP e que apresentam disfunção sistólica do VE.

Bradiarritmias

As bradiarritmias no idoso, em geral, são decorrentes de alterações degenerativas do nó sinoatrial (NSA), do nódulo atrioventricular (NAV) e do sistema His-Purkinje (sistema HP) (Kumar; Kusumoto; Goldschlager, 2012). Frequentemente ocorrem em pacientes assintomáticos e sem cardiopatia e, nesses casos, são consideradas benignas. Quando a bradicardia ocorre em cardiopatia e/ou sintomas como dor torácica, tontura e síncope, representa situação clínica de maior risco. As causas das bradiarritmias podem ser intrínsecas ou extrínsecas (Tabela 40.5) e, evidentemente, a conduta terapêutica deve levar em conta a possibilidade de correção da bradicardia pelo afastamento da causa.

As bradiarritmias são classificadas em disfunção de NSA, BAV, bloqueios intraventriculares (BIV) e assistolia decorrente da síncope reflexa ou da HSC.

Disfunção do nódulo sinoatrial

Conjunto de distúrbios eletrocardiográficos e/ou eletrofisiológicos provocados pelas modificações anatomofuncionais do NSA. Na ocorrência de sintomas, a disfunção do nódulo sinoatrial é denominada DNS, que acomete mais frequentemente pacientes do sexo feminino, com maior morbidade registrada entre 60 e 69 anos de idade, e tem prevalência estimada em 1 para cada 600 indivíduos com idade de 65 anos, sendo responsável por cerca de 25% dos implantes de MP no Brasil (Ministério da Saúde, c2021).

A DNS pode se apresentar como:

- Bradicardia sinusal, pausa ou parada sinusal: caracterizada pela redução do automatismo do NSA provocando frequência cardíaca (FC) < 50 bpm
- Bloqueio sinoatrial: nessa situação, a atividade sinusal é gerada normalmente, mas não atinge os átrios, porque é incapaz de ultrapassar a junção sinoatrial
- Síndrome brádi-táqui (SBT): caracterizada por episódios de TSV em geral (FA), que ocorrem após pausas sinusais, ou seja, são episódios de bradicardia (grave) provocando TSV. As manifestações clínicas mais comuns são síncope e palpitação. A síncope, em geral, é provocada pela pausa prolongada que segue o término do episódio de FA.

Distúrbios da condução atrioventricular

Correspondem às alterações na condução do estímulo cardíaco ao nível do NAV ou do feixe de His. Lesões localizadas abaixo da bifurcação do tronco do feixe de His podem provocar desde bloqueio de ramo isolado até grave comprometimento simultâneo dos fascículos e bradicardia sintomática. Assim como na DNS, as causas desses distúrbios podem ser intrínsecas ou extrínsecas, congênitas ou adquiridas. Esses distúrbios também podem ser decorrentes de isquemia, infecção ou traumatismo mecânico por cateter (Topilski I *et al.*, 2007).

TABELA 40.5 Principais causas de bradiarritmias.

Intrínsecas
• Degeneração idiopática (idade) • Isquemia miocárdica • Doenças infiltrativas: sarcoidose, amiloidose, hemocromatose • Doenças do colágeno: lúpus, artrite reumatoide, esclerodermia • Cirurgias cardíacas • Doenças infecciosas: Chagas, endocardites
Extrínsecas
• Síndromes mediadas autonomicamente: síncope neurocardiogênica, HSC, distúrbios situacionais a tosse, micção, defecação, vômito • Fármacos: betabloqueadores, bloqueadores do canal de cálcio, clonidina, digoxina, antiarrítmicos • Hipotireoidismo • Hipotermia • Distúrbios neurológicos • Distúrbios eletrolíticos: hipopotassemia, hiperpotassemia

HSC: hipersensibilidade do seio carotídeo.

Bloqueio atrioventricular

Retardo ou a falha na transmissão do impulso elétrico, dos átrios aos ventrículos e pode ser de:

- 1º grau: quando há prolongamento do intervalo PR, que representa o tempo de condução através do átrio, NAV, e sistema HP até o início da despolarização ventricular está prolongado (> 0,2 segundo). É comum no idoso normal e não provoca bradicardia, mas pode estar associado a BAV de 2º ou 3º grau ou DNS
- 2º grau: quando a despolarização atrial (onda P) nem sempre corresponde à ventricular (complexo QRS) na relação 1:1. De alguma maneira, em algum momento, ocorre uma falha permanente ou intermitente na condução AV. Pode ser dividido em:
  - Tipo I: ocorre aumento progressivo do intervalo PR, com intervalo PP estável, até que ocorra uma falha na condução do estímulo ao ventrículo (Wenckebach típico). Geralmente é causado por um retardo no NAV, mas pode ocorrer por retardo no feixe de His, em casos de doença cardíaca avançada
  - Tipo II: ocorre um bloqueio súbito da condução atrioventricular sem que haja aumento progressivo dos intervalos PR precedentes. Está mais frequentemente associado à doença do sistema HP
  - Avançado: a condução AV está bloqueada de modo fixo, mantendo uma proporção > ou igual a 2:1, ou seja, a cada duas ou mais despolarizações atriais, uma é bloqueada. Em alguns casos, a localização do bloqueio é no NAV e em outros, no nível do feixe de His
- 3º grau ou BAV total: quando não há correlação entre a despolarização atrial e ventricular (dissociação atrioventricular completa); o ritmo cardíaco pode ser determinado por escape juncional com QRS estreito, em geral responsivo à influência autonômica, ou pelo ritmo idioventricular com QRS alargado, em geral, com baixa frequência ventricular, instabilidade elétrica, predispondo a assistolias prolongadas, não responsivo à influência autonômica. O BAV total pode ser definitivo (BAV permanente) ou pode se manifestar com intermitência (BAV intermitente). Esta classificação tem grande importância prognóstica: os BAV de 1º grau e de 2º grau Mobitz I são comuns em sadios assintomáticos e, em geral, têm prognóstico muito favorável. Porém, BAV de 2º grau tipo II e BAV de 3º grau, em geral, são sintomáticos, associados a manifestações de baixo fluxo cerebral e a maior mortalidade (Tzou *et al.*, 2012).

Bloqueio intraventricular ou bloqueio de ramo

Documentado pelo ECG. Quando presente em paciente com síncope, sugere que a causa do sintoma seja a ocorrência de BAV total. No entanto, menos da metade desses pacientes tem síncope por BAV total, pois cerca de 35% dos casos têm diagnóstico de síncope reflexa e 15% deles ficam sem uma causa identificada (Strickberger; Benson; Biaggioni, 2006).

O BIV vem sendo consagrado como possível marcador de dessincronia eletromecânica ventricular. De fato, por meio de observações clínicas, ecocardiográficas e hemodinâmicas, ficou comprovado que essa arritmia, especificamente o bloqueio de ramo esquerdo, na presença de ICC, é bom indicador para a terapia de ressincronização cardíaca (TRC).

Bloqueio de ramo alternante corresponde ao fenômeno de alternância intermitente de condução da intraventricular através dos fascículos do feixe de His. A condição mais comum é a ocorrência de fascículos do ramo direito e do ramo esquerdo documentada em momentos distintos. Há consenso que esses pacientes evoluem rapidamente para BAV avançado ou total, o que define a necessidade de medidas terapêuticas urgentes que têm como base o implante de MPD, mesmo na ausência de sintomas.

Assistolia intermitente e síncope reflexa

Ocorre em coração estruturalmente normal e na ausência de mecanismo deflagrador conhecido, tendo como mecanismo a assistolia intermitente, secundária à DNS. Nos pacientes com síncope inexplicada e ECG de repouso normal, deve-se insistir no monitoramento eletrocardiográfico prolongado, e nesses a documentação de pausa assintomática > 6 segundos pode ter importância clínica e terapêutica (Edvardsson *et al.*, 2011).

Nas síncopes e quedas inexplicadas em idosos, a HSC já foi muito valorizada como uma possível causa (Kuo *et al.*, 2008). A HSC seria caracterizada pela resposta à massagem do seio carotídeo na ocorrência de pausa ventricular ≥ 3 segundos ou redução da pressão arterial sistólica ≥ 50 mmHg. Porém, a observação frequente de anormalidades durante massagem do seio carotídeo em idosos assintomáticos tem reforçado a hipótese de que a HSC é um achado laboratorial associado ao envelhecimento (Parry *et al.*, 2009).

Terapêutica das bradiarritmias

Inicialmente, essa abordagem deve controlar ou afastar as causas das bradicardias reversíveis. Vários medicamentos podem promover bradiarritmia com riscos e repercussões clínicas e hemodinâmicas (Tabela 40.6).

Não há fármacos específicos para o tratamento ambulatorial das bradiarritmias. A atropina pode ser utilizada nas bradiarritmias sintomáticas em emergências pela facilidade posológica (1 a 3 mg por via intravenosa [IV]) enquanto prepara-se o MP provisório transcutâneo ou transvenoso. A dopamina pode ser uma opção em pacientes com bradiarritmias sintomáticas, em especial se tiverem causas extrínsecas e reversíveis.

Marca-passo cardíaco

Sumariamente, o MP definitivo é indicado na DNS ou no BAV avançado (2º grau Mobitz II, e BAV total) pelo alto risco de ocorrência de síncopes ou MSC. Outra indicação comum para a população geriátrica é a HSC.

O resumo das recomendações de classe I, segundo a Sociedade Europeia de Cardiologia, está contido na Tabela 40.7.

TABELA 40.6 Fármacos que podem induzir bradicardia.

Antiarrítmicos	Classes Vaughan Williams Ia, Ic, II (inclusive glicosídios cardíacos), III IV (ver Tabela 40.1)
Anti-hipertensivos	Clonidina, reserpina, metildopa
Usados em psiquiatria	Lítio, tioridazina, clorpromazina, amitriptilina

TABELA 40.7 Principais indicações de marca-passo definitivo.

Bradicardias persistentes
• DNS quando coexiste correlação de sintomas com a bradicardia • BAV adquirido de 2º ou 3º grau independentemente de sintomas
Bradicardias intermitentes
• DNS (inclusive SBT) quando há correlação dos sintomas com a bradicardia causada por parada sinusal ou bloqueio sinoatrial • BAV de 2º ou 3º grau intermitente ou paroxístico
Bloqueio de ramo
• Síncope inexplicada com alteração comprovada ao exame eletrofisiológico • Bloqueio de ramo alternante

DNS: doença do nó sinusal; BAV: bloqueio atrioventricular; SBT: síndrome brádi-táqui. (Fonte: Brignole *et al.*, 2013.)

Os sistemas de MP atualmente utilizados são unicamerais (quando se estimula uma só câmara cardíaca) ou bicamerais (quando se estimulam duas câmaras). A escolha depende do tipo da bradiarritmia e deve considerar a opinião do especialista. O sistema bicameral com estímulo atrioventricular (DDD) é indicado para pacientes com bradicardia devido a DNS ou BAV total com ritmo sinusal preservado. Esse sistema é mais fisiológico. Tem a capacidade de captar a atividade atrial e manter sincronismo atrioventricular sob quaisquer condições, o que é benéfico, especialmente aos idosos ativos com resposta inadequada do nó sinusal ao esforço ou FA de baixa resposta ventricular.

Além disso, o MP DDD é especialmente útil em pacientes com FA ou outras arritmias atriais paroxísticas e assintomáticas, pois oferece com precisão o monitoramento contínuo do ritmo cardíaco, possibilitando o diagnóstico precoce de arritmias atriais e a indicação do tratamento antiarrítmico e antitrombótico.

Taquiarritmias

Extrassistolia

Extrassístole atrial (ESA) e extrassístole ventricular (ESV) ocorrem frequentemente na população idosa saudável. No *Cardiovascular Health Study* (Manolio *et al.*, 1994), o monitoramento ambulatorial de 24 horas em indivíduos saudáveis de 60 a 85 anos de idade mostrou que 86% dos pacientes apresentavam ESA, sendo 26% com mais de 36/horas. Foi demonstrado que alta carga de ESV estava associada à piora da função sistólica do ventrículo esquerdo, das internações por ICC e da mortalidade (Dukes *et al.*, 2015). A especificidade para risco de ICC em 15 anos foi maior que 99% para taxa de EV de 10%.

Taquicardia supraventricular

O subgrupo de arritmias cardíacas denominado TSV inclui: (1) TA, que corresponde a mais de 20% dos casos de TSV com mais de 70 anos de idade; (2) TRN; (3) taquicardia atrioventricular (TAV) por via acessória; (4) FA e *flutter* atrial, que correspondem a cerca de 80% das TSV.

Vale destacar que TRN e TAV raramente são documentadas no idoso porque são frequentemente diagnosticadas e tratadas na juventude.

O tratamento inicial da TA, TRN e TAV no idoso geralmente envolve uso de betabloqueador ou bloqueador dos canais de cálcio. O uso de DAA pode ser aceitável quando fragilidade, expectativa de vida limitada e comorbidades tornam a ablação por cateter uma opção inaceitável. Esta tem sido eficaz em idosos, mas pode provocar BAV total iatrogênico e necessidade de implante de MP (Boulos *et al.*, 1998). Não existem grandes séries especificamente sobre ablação por cateter da TA em octogenários as quais forneçam informações sobre eficácia e taxa de complicações ou eventos adversos.

Fibrilação atrial e *flutter* atrial

A FA é a arritmia mais comum em idosos, afetando cerca de 1 em cada 10 indivíduos com mais de 80 anos de idade (Go *et al.*, 2001). Além de ser reconhecida como expressivo fator preditor de risco de acidente vascular encefálico (AVE), a FA tem sido associada à piora de ICC e ao declínio do desempenho físico e da capacidade cognitiva (Magnani *et al.*, 2016; Santangeli *et al.*, 2012) em idosos.

O *flutter* atrial é muito mais frequente em indivíduos com idade ≥ 80 anos em comparação com indivíduos com idade inferior a 50 anos (Granada *et al.*, 2000).

Apesar da forte evidência de efetividade, o ACO ainda é subutilizado em idosos com FA e *flutter* atrial, principalmente os octogenários, em virtude de preocupações relacionadas com segurança. Nesse sentido, os dispositivos de oclusão do apêndice atrial esquerdo (DOAA), aprovados pela Food and Drug Administration (FDA), dos EUA, após publicação do estudo PREVAIL (Holmes *et al.*, 2014), representam alternativa terapêutica aos pacientes com contraindicação ao uso do ACO.

Ablação por cateter da fibrilação atrial e *flutter* atrial

A ablação por cateter é uma ótima opção para o controle do ritmo em idosos com FA paroxística ou persistente sintomática quando não é possível manter o ritmo sinusal com DAA. O procedimento mais eficaz é o isolamento das veias pulmonares, cuja eficácia em idosos foi demonstrada em estudo prospectivo de portadores de FA persistente sintomática com idade média de 76 anos (Zado *et al.*, 2008). Observou-se redução significativa da recorrência de FA e melhora da qualidade de vida. No entanto, 19% dos pacientes foram submetidos a nova ablação por cateter e 25% continuaram tomando DAA, para manutenção do ritmo sinusal. Também foi observado maior risco de AVE nos pacientes submetidos à ablação por cateter, associada à ocorrência prévia de ataque isquêmico transitório. Vários estudos observacionais demonstraram que a ablação por cateter da FA, em octogenários, apresenta taxas de sucesso semelhantes às de pacientes mais jovens. As taxas de complicações variaram de 2,5 a 7,5%, e também não foram significativamente diferentes das taxas de pacientes mais jovens (Santangeli *et al.*, 2012; Nademanee *et al.*, 2015). Na FA de alta frequência ventricular refratária a DAA, a ablação da junção atrioventricular (JAV), associada ao implante de MP, pode ser uma opção atraente para o controle da frequência em pacientes idosos que não são candidatos ao isolamento das veias pulmonares. Nos casos de *ablação da JAV* em pacientes com IC, deve-se considerar o *implante de RC*, em vez do MP convencional. Isto porque a estimulação ventricular direita crônica isolada provocada pelo MP convencional piora a função ventricular em pacientes com ICC (Curtis *et al.*, 2013).

A ablação por cateter do *flutter* atrial é procedimento menos complexo do que o da FA. Consiste no bloqueio da macroreentrada que ocorre ao redor do anel tricúspide, realizada na região do istmo cavo-tricúspide e tem sido muito bem-sucedida e segura (Chen *et al.*, 2015).

Taquiarritmia ventricular

A TV é a principal causa de MSC, cuja incidência aumenta com a idade, embora a proporção desses eventos em relação à mortalidade por todas as causas diminua em idosos (Krahn *et al.*, 2004).

Nos idosos, pode se manifestar por alteração cognitiva aguda e intermitente ou por síncopes do tipo desliga-liga. Em geral, a TV no idoso está associada a uma cardiopatia subjacente, mas pode ocorrer em coração estruturalmente normal e ser assintomática. Os principais objetivos do seu manuseio são identificar e tratar a causa subjacente e impedir a recorrência. Com exceção dos betabloqueadores, nenhuma DAA disponível reduz a mortalidade associada a arritmias ventriculares (Cice *et al.*, 2000). Em idosos, esses medicamentos estão associados a maior risco de eventos adversos.

Cardioversor desfibrilador implantável

De modo geral, o CDI é muito eficaz na prevenção secundária da TV/FV. A terapia apropriada do CDI (choques ou estimulação antitaquicardia) ocorre em cerca 25% dos pacientes (Moss *et al.*, 2004). Entretanto, a eficácia e a segurança do CDI na prevenção de MSC em idosos de alto risco têm sido alvo de debates. As diretrizes do CDI são baseadas em ensaios clínicos randomizados, mas pacientes com idade ≥ 80 anos não estiveram bem representados nesses estudos. Um estudo recente (Køber *et al.*, 2016) sobre os efeitos do CDI na prevenção primária observou redução de 50% na taxa de MSC, mas não demonstrou alteração da taxa da mortalidade por todas as causas nos idosos.

Portanto, a condição cardiovascular subjacente e/ou as comorbidades não cardiovasculares presentes podem atenuar o benefício da terapia com CDI ou afetar a qualidade e a expectativa de vida. Desse modo, a preferência do paciente e as recomendações das diretrizes devem ser cuidadosamente ponderadas ao considerar o implante de CDI em um paciente idoso. A tomada de decisão compartilhada também se aplica ao considerar a troca do gerador em razão do fim da vida útil da bateria, mau funcionamento do dispositivo ou infecção (Al-Khatib *et al.*, 2018; Betz *et al.*, 2017).

Considerações finais

A prevalência de arritmias em pacientes muito idosos está aumentando. O manejo de arritmias em idosos é complexo devido a farmacologia alterada, expectativa de vida limitada, comorbidades concorrentes, fragilidade e objetivos de tratamento variados. Em resumo, os principais pontos relacionados com o manejo de arritmias em idosos são:

- Idosos geralmente requerem ajuste da dose de DAA e anticoagulantes
- Idosos com FA têm benefício líquido que favorece o uso de anticoagulantes orais
- Ablação de arritmias por cateter pode ser realizada em idosos com consideração cuidadosa de comorbidades, expectativa de vida, fragilidade e preferência do paciente
- As indicações para terapia com CDI são as mesmas dos mais jovens, e as taxas de complicações são comparáveis
- O uso de CDI de prevenção primária na população muito idosa deve levar em consideração condições que atenuam o benefício de sobrevivência dos CDI
- Deve haver ênfase na tomada de decisão compartilhada e no planejamento avançado de cuidados.

41

Fibrilação Atrial no Idoso

Roberto A. Franken • Ronaldo F. Rosa • Ariane V. S. Macedo

Introdução

A fibrilação atrial (FA) é a arritmia mais comum na prática clínica (Díez-Villanueva; Alfonso, 2019; Hindricks *et al.*, 2020). Sua incidência e prevalência aumentam com a idade (Wasmer; Eckardt; Breithardt, 2017), especialmente acima de 65 anos, afetando cerca de 9% dos octogenários (Heeringa *et al.*, 2006). Diante do crescente aumento da expectativa de vida da população, a FA tem adquirido a dimensão de uma epidemia (Ball *et al.*, 2013). O aumento da idade é fator de risco proeminente para FA, mas comorbidades como hipertensão arterial sistêmica (HAS), diabetes melito (DM), insuficiência cardíaca congestiva (ICC), doença arterial coronariana (DAC), doença renal crônica (DRC), obesidade e apneia obstrutiva do sono (AOS) também são fatores de risco (Hindricks *et al.*, 2020). Fatores de risco modificáveis como tabagismo, ingestão de álcool, sedentarismo e dislipidemia são contribuintes para o desenvolvimento e a progressão da FA (Díez-Villanueva; Alfonso, 2019).

A FA é o resultado de alterações anatômicas, elétricas e funcionais dos átrios (aumento do tamanho, desenvolvimento de fibrose etc.) (Burstein; Nattel, 2008). Além das alterações estruturais, a interação com fatores como inflamação e remodelamento vascular contribui para desenvolver e manter a atividade elétrica caótica (Hindricks *et al.*, 2020).

A mais recente diretriz europeia de FA recomenda a realização do eletrocardiograma (ECG) para estabelecer o diagnóstico de FA. Um registro de ECG padrão de 12 derivações ou um traçado de ECG de derivação única de mais de 30 segundos mostrando o ritmo cardíaco sem ondas P repetitivas discerníveis e intervalos RR irregulares (quando a condução atrioventricular não está prejudicada) diagnosticam a FA clínica (Hindricks *et al.*, 2020).

O risco de FA (frequentemente assintomática) e acidente vascular encefálico (AVE) aumenta com a idade, justificando assim o rastreamento ativo de FA em idosos, o que se mostrou ser custo-efetivo em pacientes idosos (≥ 65 anos de idade) (Hobbs *et al.*, 2005). Palpação de pulso e/ou ECG entre os idosos (≥ 65 anos de idade) demonstrou prevalência de FA de 4,4% não diagnosticada anteriormente (Hobbs *et al.*, 2005). A realização de triagem para FA por meio de palpação de pulso ou tira de ritmo de ECG é recomendada em pacientes com mais de 65 anos de idade (classe I nível de evidência B) (Hindricks *et al.*, 2020).

Implicações clínicas

A FA não é condição clínica benigna. Seu surgimento se associa a aumento em 2 vezes na mortalidade por todas as causas e 5 vezes mais risco de AVE quando em comparação com a população geral (Díez-Villanueva; Alfonso, 2019). O risco embólico decorre da ausência de atividade mecânica dos átrios, ocasionando estase do sangue e consequente formação de trombos, em particular no interior do apêndice auricular esquerdo. AVE embólicos são geralmente mais graves e letais do que os de outras etiologias. Os casos de AVE embólico decorrentes de FA podem ser evitados com uso de terapia anticoagulante, considerada a pedra angular no tratamento de pacientes com FA. Além disso, essa condição associa-se também a alta morbidade decorrente de aumento no risco de hospitalização, piora da qualidade de vida, desenvolvimento de disfunção ventricular esquerda e ICC, além de declínio cognitivo (Odutayo *et al.*, 2016), especialmente em mulheres (Emdin *et al.*, 2016).

As opções terapêuticas para pacientes com FA são destinadas a melhorar a hemodinâmica cardíaca, os sintomas, bem como preservar a função ventricular, reduzindo o risco de complicações cardiovasculares e, acima de tudo, evitando o AVE. É essencial que os fatores de risco associados à FA, além das comorbidades (p. ex., doenças respiratórias), sejam abordados e tratados. Essas comorbidades se associam com frequência ao início e à manutenção da FA, acarretando, assim, pior prognóstico (Hindricks *et al.*, 2020).

Pacientes idosos são especialmente vulneráveis ao AVE quando há FA (Wolf *et al.*, 1991); portanto, são mais propensos a se beneficiarem da terapia anticoagulante oral.

De acordo com diretrizes atuais (Hindricks *et al.*, 2020), diferentes classificações de FA foram propostas, mas, tradicionalmente, cinco padrões de FA são diferenciados, com base em apresentação, duração e término espontâneo de episódios de FA (Tabela 41.1).

Outras classificações de FA refletem os sintomas em sintomáticos e assintomáticos, isto é, aquela diagnosticada através de um ECG de 12 derivações ou um ECG demonstrando FA em pacientes assintomáticos. Termos como *FA valvar/não valvar* ou *FA crônica* devem ser abandonados segundo a mais recente diretriz europeia (Hindricks *et al.*, 2020).

Terapia antitrombótica

O tratamento com anticoagulante oral reduz significativamente o AVE e a mortalidade em pacientes com FA. Outras intervenções, como o controle de ritmo ou controle de frequência cardíaca (FC), podem melhorar os sintomas relacionados com a FA e conservar a função do miocárdio.

A decisão quanto à necessidade de anticoagulação depende da pontuação no escore de risco CHA_2DS_2VASc (Tabela 41.2). Mais uma vez, a idade é um fator importante para a prescrição

TABELA 41.1 Classificação da fibrilação atrial (FA).

FA diagnosticada pela primeira vez	Não diagnosticada antes, independentemente de sua duração ou de sintomas e de sua gravidade
FA paroxística	Termina espontaneamente ou com intervenção nos primeiros 7 dias
FA persistente	Sustentada continuamente por mais de 7 dias, incluindo episódios encerrados por cardioversão (medicamentos ou cardioversão elétrica)
FA persistente de longa duração	Contínua, com mais de 12 meses de duração, momento em que se decidiu adotar uma estratégia de controle de ritmo
FA permanente	FA que é aceita pelo paciente e médico, e nenhuma outra tentativa de restaurar/manter o ritmo sinusal será realizada. FA permanente representa uma atitude terapêutica do paciente e do médico, em vez de um fator fisiopatológico inerente atributo de FA, e o termo não deve ser usado no contexto de uma estratégia de controle de ritmo com antiarrítmicos ou ablação de FA. Caso uma estratégia de controle de ritmo seja adotada, a arritmia seria reclassificada como "persistente de longa data"

Adaptada de Hindricks *et al.*, 2020.

TABELA 41.2 Pontuação CHA_2DS_2VASc.

Fatores de risco de AVE	Ponto
ICC/disfunção ventricular esquerda	1
HAS	1
Idade ≥ 75 anos	2
DM	1
Derrame	2
Doença vascular	1
Idade entre 65 e 74 anos	1
Sexo (sexo feminino)	1

AVE: acidente vascular encefálico; DM: diabetes melito; HAS: hipertensão arterial sistêmica; ICC: insuficiência cardíaca congestiva. (Fonte: Magalhães *et al.*, 2016.)

da terapia anticoagulante de acordo com esse escore. O risco de hemorragia, por outro lado, pode também ser avaliado usando pontuação HASBLED (Tabela 41.3). É importante considerar que os fatores relacionados com aumento trombótico e hemorrágico muitas vezes coexistem. No entanto, o benefício da anticoagulação supera o risco de sangramento na maior parte dos cenários, especialmente no idoso. Em pacientes do sexo feminino com CHA_2DS_2VASc maior ou igual a 3 e em homens com escore maior ou igual a 2, a anticoagulação oral é indicada, preferencialmente, com um anticoagulante oral direto (DOAC; classe 1, nível de evidência A). Em pacientes do sexo feminino com $CHA_2DS_2VASc = 2$ e homens com escore = 1, a anticoagulação deve ser considerada (classe II, nível de evidência A) (Hindricks *et al.*, 2020). Pacientes com escore HASBLED maior ou igual a 3 devem ser avaliados quanto à modificação dos fatores de risco que predispõem a sangramento. Estes devem ser identificados como pacientes que necessitam de avaliação médica mais frequente e seguimento mais rigoroso. Escore HASBLED alto não deve ser utilizado como motivo para não iniciar ou suspender anticoagulação.

Os antagonistas da vitamina K já desempenharam, nas últimas décadas, papel central na anticoagulação para pacientes com FA. No entanto, há vários problemas que devemos considerar com esses fármacos, como faixa terapêutica estreita, dose variável de resposta, muita variação de resposta individual e múltiplas interações (especialmente em pacientes com comorbidades e polifarmácia), bem como necessidade de monitoramento contínuo. Além disso, os antagonistas de vitamina K são responsáveis por grande quantidade de hospitalizações por eventos adversos a medicamentos (a maioria relacionada com superdosagem acidental) em idosos.

Por outro lado, os anticoagulantes orais diretos demonstraram perfil mais favorável de risco-benefício em termos de

TABELA 41.3 Escore HASBLED.

Letra	Característica clínica	Pontos
H	HAS	1
A	Função renal e hepática anormais (1 ponto cada)	1 ou 2
S	AVE	1
B	Sangramento	1
L	INR lábeis	1
E	Idoso	1
D	Fármacos ou álcool (1 ponto cada)	1 ou 2

AVE: acidente vascular encefálico; HAS: hipertensão arterial sistêmica; INR: razão normalizada internacional. (Fonte: Ruff *et al.*, 2014.)

eficácia e segurança, com redução do risco de AVE hemorrágico, sangramento intracraniano e mortalidade, quando comparados à varfarina (Giugliano *et al.*, 2013; Granger *et al.*, 2011; Patel *et al.*, 2011; Magalhães *et al.*, 2016) (Tabela 41.4). Estudos recentes confirmam DOAC com bom perfil clínico para profilaxia tromboembólica em pacientes muito idosos (Ruff *et al.*, 2014), mesmo em pacientes com mais de 90 anos de idade (Chao *et al.*, 2018). É importante observar que, independentemente da idade, a eficácia clínica e a segurança dos DOAC dependem da dose usada (Nielsen *et al.*, 2017; Patti *et al.*, 2018). Os DOAC têm efeitos mais previsíveis, com menor interação e sem necessidade de monitoramento.

Melhor estratégia para pacientes idosos: controle de ritmo *versus* controle de frequência

Em adição à anticoagulação para prevenção de AVE, o controle da FC e o controle do ritmo são duas das principais estratégias terapêuticas em longo prazo. Como em outras áreas da Medicina, a idade não é mais um fator limitante para as diferentes modalidades de tratamento da FA, incluindo todos os tipos de técnicas invasivas. No entanto, em pacientes idosos, a decisão sobre a melhor estratégia terapêutica deve ser pautada nos objetivos do tratamento, que devem ser cumpridos em anos e não em décadas (Poposka, 2019).

Apesar de natural tendência para se acreditar que a manutenção do ritmo sinusal traria melhor prognóstico em pacientes com FA, muitos dos ensaios clínicos realizados comparando estratégia de controle de ritmo e de frequência não mostraram nenhuma diferença no risco de AVE, morbidade e mortalidade (Caldeira; David; Sampaio, 2012). Em idosos, nenhuma destas duas estratégias provou ser superior à outra (Poposka, 2019). Revisão sistemática e metanálise de ensaios clínicos randomizados não mostraram diferenças significativas em qualquer resultado (mortalidade por todas as causas, mortalidade cardiovascular, morte súbita, AVE isquêmico, embolia sistêmica e sangramento maior (Figura 41.1).

O controle da FC é a terapia de primeira linha em pacientes idosos. Geralmente, é suficiente para controlar os sintomas, e também é o tratamento de escolha em pacientes assintomáticos (Poposka, 2019). A longo prazo pode ser alcançado por monoterapia ou terapia combinada de betabloqueadores, digoxina e bloqueadores de canal de cálcio não di-hidropiridínicos (BCC). Os betabloqueadores ou BCC (verapamil ou diltiazem, na ausência de disfunção sistólica do ventrículo esquerdo) são a melhor opção nessa população.

A escolha geralmente é feita individualmente após a avaliação das características e comorbidades do paciente. O BCC não di-idropiridínico pode ser utilizado por proporcionar bom controle da taxa de resposta e melhora dos sintomas; entretanto, deve ser evitado em pacientes com ICC devido ao seu efeito inotrópico negativo (Hindricks *et al.*, 2020).

Os ensaios comparativos de betabloqueadores e BCC não mostraram vantagens de um agente sobre outro. Os dados da análise *post hoc* do estudo AFFIRM mostraram que os pacientes inicialmente tratados com betabloqueadores eram menos propensos a mudar sua medicação em comparação com aqueles preliminarmente tratados com BCC. Porém, não há evidências de que melhor controle da FC possa ser alcançado com um ou outro. Glicosídios cardíacos, como digoxina, são medicamentos utilizados em pacientes com ICC (Hindricks *et al.*, 2020). É importante ressaltar que a digoxina tem sido associada como fator de risco independente para morte em pacientes sem ICC e deve

▪ **TABELA 41.4** Características metodológicas e principais resultados dos estudos de fase III com os novos anticoagulantes.

	Dabigatrana	Rivaroxabana	Apixabana	Edoxabana
Quantidade de pacientes	18.113	14.264	18.201	21.105
População	FA não valvar com escore de CHADS igual ou superior a 1 (idade média de 72 anos)	FA não valvar com escore de CHADS igual ou superior a 2 (idade média de 73 anos)	FA não valvar com escore de CHADS igual ou superior a 1 (idade média de 70 anos)	FA não valvar com escore de CHADS igual ou superior a 2 (idade média de 72 anos)
Desenho do estudo	Não inferioridade, randomizado	Não inferioridade, duplo-cego randomizado	Não inferioridade, duplo-cego randomizado	Não inferioridade, duplo-cego randomizado
Dosagem	150 mg (110 mg), 2 vezes/dia	20 mg (15 mg), 1 vez/dia	5 mg (2,5 mg), 2 vezes/dia	60 mg (30 mg), 1 vez/dia
Controle	Varfarina (INR 2-3) TTR 64%	Varfarina (INR 2-3) TTR 55%	Varfarina (INR 2-3) TTR 62%	Varfarina (INR 2-3) TTR 68,4%
Desfecho primário – eficácia	AVE isquêmico, hemorrágico ou embolia sistêmica	AVE isquêmico, hemorrágico ou embolia sistêmica	AVE isquêmico, hemorrágico ou embolia sistêmica	AVE isquêmico, hemorrágico ou embolia sistêmica
Desfecho primário – segurança	Combinação de sangramentos não maior e maior	Combinação de sangramentos não maior e maior	Sangramentos maior	Sangramentos maior
Resultado	Eficácia: dabigatrana 110 mg *versus* varfarina (0,91; IC 95%; 0,74-1,11; *p* não inferioridade < 0,001) Dabigatrana 150 mg *versus* varfarina (0,66; IC 95%; 0,53-0,82; *p* superioridade < 0,001)	Eficácia: rivaroxabana 20 mg *versus* varfarina (0,88; IC 95%; 0,75-1,03; *p* não inferioridade < 0,001, *p* superioridade = 0,12)	Eficácia: apixabana 5 mg *versus* varfarina (0,79; IC 95%; 0,66-0,95; *p* não inferioridade < 0,001, *p* superioridade = 0,01)	Eficácia: edoxabana 60 mg *versus* varfarina (0,79; IC 97,5%; 0,63-0,99; *p* não inferioridade < 0,01) Edoxabana 30 mg *versus* varfarina (1,07; IC 97,5%; 0,87-1,31; *p* não inferioridade = 0,005)
	Segurança: Dabigatrana 110 mg *versus* varfarina (0,80; IC 95%; 0,69-0,93; *p* = 0,003) Dabigatrana 150 mg *versus* varfarina (0,93; IC 95%; 0,81-1,07; *p* = 0,31)	Segurança: rivaroxabana 20 mg *versus* varfarina (1,03; IC 95%; 0,96-1,11; *p* = 0,44)	Segurança: apixabana 5 mg *versus* varfarina (0,69; IC 95%; 0,60-0,80; *p* < 0,001)	Segurança: edoxabana 60 mg *versus* varfarina (0,80; IC 95%; 0,71-0,91; *p* < 0,001) Edoxabana 30 mg *versus* varfarina (0,47; IC 95%; 0,41-0,55; *p* < 0,001)

FA: fibrilação atrial; TTR: percentual de tempo na faixa terapêutica; AVE: acidente vascular encefálico. (Adaptada de Magalhães *et al.*, 2016.)

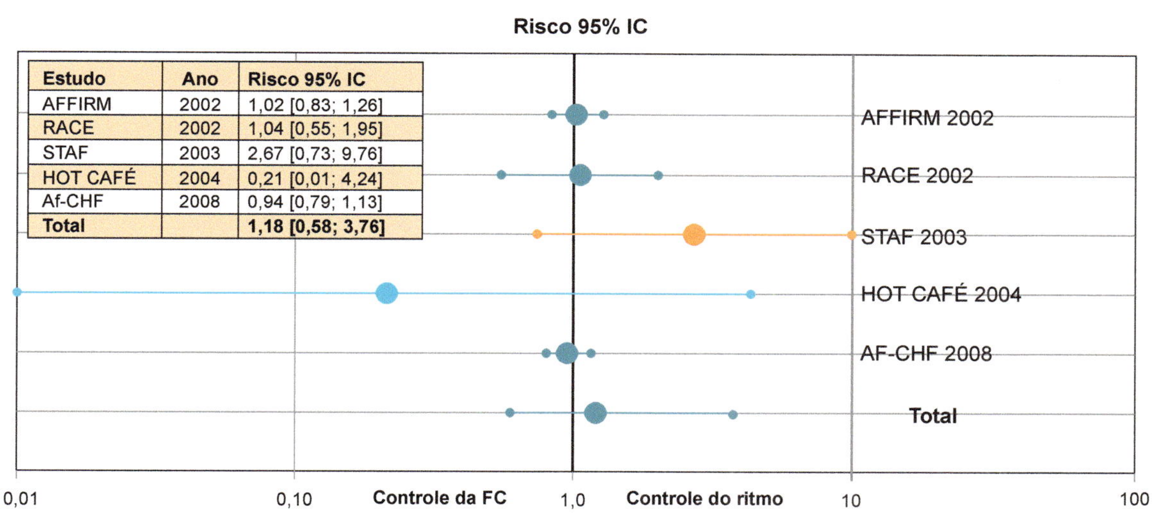

▪ **FIGURA 41.1** *Forest plot* para mortalidade cardiovascular. AFFIRM: *Atrial Fibrillation Follow-up investigation of Rhythm Management Study* (investigação de acompanhamento de fibrilação atrial do Estudo de Gerenciamento de Ritmo); RACE: *rate control* versus *Electrical Cardioversion for Persistent Atrial Fibrillation Study* (controle de frequência *versus* Estudo de Cardioversão Elétrica para Fibrilação Atrial Persistente); STAF: *Strategies of Treatment of Atrial Fibrillation Study* (Estudo de Estratégias de Tratamento da Fibrilação Atrial); HOT-CAFÉ: *How to treat Chronic Atrial Fibrillation Study* (Estudo sobre como Tratar Fibrilação Atrial Crônica); AF-CHF: *Atrial Fibrillation and Congestive Heart Failure Study* (Estudo de Fibrilação Atrial e Insuficiência Cardíaca Congestiva). (Fonte: Poposka, 2019.)

ser usada com cautela em idosos, especialmente aqueles com função renal prejudicada (Lopes *et al.*, 2018).

A amiodarona tem muitos efeitos adversos extracardíacos. Ela pode ser utilizada como último recurso em pacientes cuja resposta ventricular não pode ser controlada com combinação de outros fármacos (Hindricks *et al.*, 2020).

A estratégia de controle de ritmo diz respeito à reversão para o ritmo sinusal, seguida por medicamentos para manutenção do ritmo sinusal, ou pelo tratamento não farmacológico, intervencionista (p. ex., a ablação).

A cardioversão farmacológica é bem-sucedida em cerca de metade dos pacientes com FA com início recente da arritmia.

É conveniente para pacientes idosos porque não requer sedação. A amiodarona pode ser usada para cardioversão farmacológica com segurança e eficácia em todos os pacientes (Hindricks *et al.*, 2020).

A cardioversão elétrica é obrigatória em pacientes hemodinamicamente instáveis (Hindricks *et al.*, 2020). Ela pode ser realizada com segurança em pacientes idosos, sob sedação e monitoramento contínuo da pressão arterial e oximetria. Depois da cardioversão bem-sucedida, seja ela farmacológica ou elétrica, é necessário o uso de medicamentos antiarrítmicos para manutenção do ritmo sinusal. Para manutenção do ritmo sinusal, principalmente na população idosa, a escolha do fármaco deve ser pautada pelo seu perfil de segurança e por doenças cardíacas, renais ou hepáticas coexistentes.

A amiodarona como terapia de escolha para uso a longo prazo tem muitos efeitos colaterais e não deve ser primeira linha de tratamento. Para evitar efeitos pró-arrítmicos, o intervalo QTc deve ser monitorado regularmente.

A administração de fármacos da classe I (propafenona) de antiarrítmicos em pacientes idosos deve ser muito cautelosa, tendo em mente que estes medicamentos são reservados para pacientes sem cardiopatia estrutural. Monitoramento do QTc é recomendado. Não há evidência para apoiar a manutenção do ritmo sinusal em pacientes assintomáticos ao custo de expô-los aos riscos dos efeitos colaterais graves dos medicamentos antiarrítmicos. O monitoramento de ECG serve como ferramenta para avaliação de risco.

A ablação por cateter é mais eficaz do que a terapia com drogas antiarrítmicas na manutenção do ritmo sinusal, particularmente em casos muito sintomáticos. No entanto, poucos estudos demonstraram a sua eficácia e segurança nos idosos. (Poposka, 2019). A FA permanente é a forma mais comum de apresentação dessa arritmia em idosos; assim, o controle do ritmo pode ser mais difícil de ser alcançado, além de os riscos dos efeitos colaterais de medicamentos ou procedimentos poderem ser maiores que os benefícios almejados (Jackson *et al.*, 2017).

A decisão para seguir a estratégia de controle de ritmo ou de FC, especialmente no paciente idoso, deve ser amplamente discutida entre o médico responsável e o paciente (Tabela 41.5).

TABELA 41.5 Considerações sobre estratégia de controle de ritmo ou controle de frequência cardíaca (FC) em pacientes com fibrilação atrial.

A favor do controle de frequência	A favor do controle de ritmo
Pacientes assintomáticos	Pacientes sintomáticos
Controle adequado de FC com uso de medicações	Controle inadequado de FC com uso de medicações
Pacientes com comorbidades	Pacientes sem comorbidades
Pacientes com IC classe funcional NYHA I e II	Pacientes com IC classe funcional NYHA III e IV

Adaptada de Poposka, 2019.

Situações especiais em idosos com fibrilação atrial

Os pacientes idosos, especialmente aqueles com mais de 75 anos de idade, com FA que se submetem à revascularização coronariana estão em maior risco de hemorragia. Depois de uma síndrome coronariana aguda (SCA), recomenda-se regimes mais curtos de terapia antitrombótica e anticoagulação, em períodos de 6 a 12 meses (Hindricks *et al.*, 2020). Esses pacientes também podem se beneficiar de *stents* farmacológicos e da duração mais curta da dupla terapia. Ensaios clínicos recentes demonstraram a eficácia da dupla terapia depois de uma SCA em pacientes que necessitam de anticoagulação (incluindo um DOAC e uma terapia antiplaquetária), com menor risco de hemorragia, em comparação com a terapia tripla, com nenhuma diferença em termos de eficácia antitrombótica (Díez-Villanueva; Alfonso, 2019).

Em pacientes com contraindicação para a terapia anticoagulante (p. ex., altíssimo risco de hemorragia ou eventos potencialmente fatais anteriores sob esta terapia), a oclusão ou exclusão do apêndice atrial esquerdo pode ser recomendada (Hindricks *et al.*, 2020), sendo que esta abordagem tem se mostrado segura e eficaz, também em longo prazo (Regueiro *et al.*, 2018).

O estado funcional inicial (de acordo com o índice de Barthel) está fortemente relacionado com desfechos inadequados em pacientes hospitalizados com FA, com dependência grave acarretando o pior prognóstico (ainda pior do que doença renal e AVE) (Díez-Villanueva; Alfonso, 2019). Pacientes com essas características basais, bem como aqueles com muitas comorbidades, são também mais propensos a receber menos tratamentos antitrombóticos, com consequente pior prognóstico (Gullón *et al.*, 2018).

Em conclusão, os idosos com FA frequentemente estão sub-representados em estudos e ensaios clínicos. Os pacientes idosos, mesmo os muito idosos, se beneficiam da anticoagulação, uma vez que, em geral, o risco de tromboembolismo supera o risco de sangramento potencialmente grave na maioria dos casos. No entanto, menos de dois terços dos pacientes octogenários com FA são anticoagulados. Os NOAC devem ser considerados neste cenário tendo em conta seu perfil de segurança e eficácia. Além disso, condições como comorbidades, fragilidade e polifarmácia, comum em idosos, devem ser consideradas nesta população vulnerável para assegurar uma abordagem individual otimizada (Gullón *et al.*, 2018).

42

Síndrome Coronariana Crônica

Gilson Soares Feitosa-Filho • Alberto Liberman (*in memoriam*) • Elizabete Viana de Freitas

Introdução

As diretrizes mais recentes têm dividido a doença arterial coronariana (DAC) em duas grandes síndromes: a síndrome coronariana aguda (SCA), que compreende o infarto agudo do miocárdio (IAM), a angina instável e suas variantes, e a síndrome coronariana crônica (SCC), designação que compreende amplo espectro de DAC fora de sua fase aguda. A SCC abrange pacientes com sintomas típicos de angina estável; outros com sintomas atípicos, equivalentes isquêmicos ou mesmo isquemia silenciosa (comuns em idosos) em decorrência de um fluxo insuficiente pela artéria coronária; pessoas com história de SCA, angioplastia ou cirurgia coronariana; ou mesmo pessoas que, por algum exame invasivo ou não invasivo, têm um diagnóstico de aterosclerose significativa em seu leito coronário (European Society of Cardiology [ESC], 2019).

Múltiplas fisiopatologias podem explicar a SCC, mas a mais comum é a aterosclerose coronária epicárdica que acarreta uma obstrução significativa. Ainda que menos frequente, a doença microvascular é um importante mecanismo a ser lembrado em casos sem obstrução significativa coronária.

A idade é o principal fator de risco (FR) para SCC e a sua prevalência aumenta de maneira acentuada com o avanço da idade. Nos EUA, 83% dos homens e 87,1% das mulheres com mais de 80 anos de idade apresentam SCC e 66% de todas as mortes por SCC ocorrem em pessoas com 75 anos de idade ou mais.

O impacto da SCC no idoso é o aumento acentuado do risco de evolução adversa que ocorre com o avanço da idade. Os pacientes com angina estável apresentam mortalidade 2 vezes maior que a população geral entre 75 e 89 anos de idade (Hemingway *et al.*, 2006).

Está ocorrendo um declínio da taxa anual de mortalidade em razão da SCC em todo o mundo e no Brasil a partir da década de 1970 (Soares *et al.*, 2015). No entanto, a prevalência da SCC diagnosticada não parece ter diminuído, sugerindo que o prognóstico daqueles com SCC estabelecida está melhorando. O aperfeiçoamento das ferramentas de diagnóstico pode contribuir adicionalmente para a alta prevalência de SCC diagnosticada, além de melhores condições socioeconômicas.

Idade como fator de risco

A idade é o principal FR do paciente para a SCC, consequência de vários fatores (Liberman; Wajngarten, 2015):

- A incidência das doenças subclínicas, doença aterosclerótica não manifesta, também aumenta com a idade. No *Cardiovascular Health Study*, verificou-se que, no início do estudo, 39% dos homens e 35,9% das mulheres apresentavam doença aterosclerótica subclínica. No acompanhamento do estudo, demonstrou-se que uma minoria dos indivíduos era isenta de doença cardíaca e que a doença subclínica era mais frequente que a manifesta (Kuller *et al.*, 1994)
- A morbimortalidade da SCC é maior no idoso devido à DAC ser mais extensa e mais grave (aumento da prevalência de lesões calcificadas, lesões tortuosas, lesões ostiais, doença multiarterial e doença da artéria coronária esquerda) e à função ventricular esquerda mais comprometida (Shanmugam *et al.*, 2015)
- As alterações anatômicas e funcionais do envelhecimento ocasionam diminuição da reserva cardíaca. O envelhecimento cardiovascular é um FR para a SCC e representa um alvo potencial para o tratamento e prevenção
- O tratamento farmacológico do idoso também é complexo em consequência do aumento do risco dos efeitos colaterais e reações de várias medicações; à disfunção autonômica e consequente hipotensão ortostática e ao fato de a função renal e hepática estarem frequentemente diminuídas. Ocorre também um aumento do risco de interação de fármacos com o uso concomitante de vários medicamentos, devido a várias comorbidades
- A morbidade e a mortalidade associadas à intervenção coronária percutânea (ICP) e à cirurgia de revascularização do miocárdio (CRM) aumentam progressivamente com a idade, em virtude da SCC ser mais grave e extensa nos idosos e principalmente devido às comorbidades
- O processo de envelhecimento aumenta a vulnerabilidade do idoso em virtude das diferenças das características clínicas observadas com o avanço da idade. O paciente octogenário é mais frágil, tem maior grau de incapacidade, disfunção cognitiva e maior número de comorbidades que alteram a evolução clínica da doença, o que inclui mortalidade, capacidade funcional e custo.

Estes fatores inerentes ao envelhecimento demonstram a necessidade de estratégias efetivas para o diagnóstico e o tratamento do idoso com doença cardiovascular (DCV) (Feitosa-Filho *et al.*, 2019).

Diagnóstico

A apresentação clínica da DAC estável também segue a complexidade de sua fisiopatologia, tendo apresentações multiformes: angina estável de esforço clássica, equivalentes anginosos (dispneia, fadiga, cansaço e até mesmo eructações) e isquemia silenciosa. A angina de peito é considerada estável quando existe previsível evolução crônica de precordialgia e equivalentes anginosos aos esforços, e instável quando ocorre alteração da angina crônica por causa de aumento de frequência, duração ou gravidade. No entanto, mesmo na angina estável, os sintomas podem variar, acompanhando variações circadianas, ambientais e emocionais (Tabela 42.1) (Feitosa-Filho *et al.*, 2019).

Anamnese e exame físico

A anamnese deve incluir, além das manifestações clínicas, o antecedente de DCV prévia e identificar os fatores de risco (tabagismo, hipertensão arterial sistêmica [HAS], diabetes, dislipidemia e sedentarismo). No idoso é fundamental a avaliação do estado geral de saúde, da capacidade funcional, do estado cognitivo, se há comorbidades e a estimativa da expectativa de vida.

TABELA 42.1 Dificuldades diagnósticas na doença coronariana crônica.

- Sintomas atípicos:
  - Dor torácica menos frequente
  - Dispneia ou fadiga mais comum
  - Sintomas gastrintestinais mais frequentes
  - Confusão, tontura e outros sintomas neurológicos
- ECG não diagnóstico em razão de alterações na condução intraventricular, hipertrofia ventricular esquerda, anormalidades eletrolíticas, ação de fármacos etc.

ECG: eletrocardiograma.

Diversas classificações já foram propostas para a angina; a mais utilizada é a que divide a dor torácica em três grupos: típica, atípica e não cardíaca.

Apesar de a doença ser tão prevalente no idoso, existem dificuldades em seu diagnóstico, possivelmente devido à diferença dos sintomas da angina estável em idosos e não idosos. A angina típica de esforço é geralmente a primeira manifestação da angina estável em não idosos, sendo facilmente diagnosticada, mas em idosos a dor precordial típica ocorre em apenas metade dos pacientes. Pode ser menos intensa, ou não ocorrer, devido à atividade física limitada. Dispneia, fadiga e fraqueza podem ser os sintomas predominantes no paciente idoso.

Pode ainda manifestar-se sob a forma de "equivalentes anginosos", sendo frequente a isquemia miocárdica acompanhar dispneia (em função do aumento transitório na pressão diastólica final de ventrículo esquerdo, causada por isquemia sobreposta à complacência ventricular diminuída pelo processo de envelhecimento); edema agudo de pulmão; arritmia cardíaca (palpitação, síncope); a precordialgia no idoso pode ainda ser atípica e assumir diferentes formas, como dor nos ombros ou nas costas (confundindo com doença degenerativa), dor em região epigástrica (confundindo com úlcera péptica), dor pós-prandial ou noturna (sugerindo hérnia de hiato ou refluxo esofágico), tornando necessário o diagnóstico diferencial com refluxo e espasmo do esôfago, úlcera péptica, colelitíase, doenças musculoesqueléticas e estados de ansiedade.

Quadro infeccioso com elevação da temperatura, anemia por ação de hemorragias gastrintestinais não diagnosticadas, piora da doença pulmonar obstrutiva crônica (DPOC), hipertireoidismo, taquiarritmia sustentada, níveis pressóricos muito elevados, além de doenças valvares como a estenose aórtica e a insuficiência cardíaca congestiva (ICC) podem desencadear ou agravar o quadro clínico.

O exame físico no paciente com angina estável é frequentemente normal, mas é importante avaliar se há comorbidades como HAS, DPOC e evidências de doença aterosclerótica não coronariana, como diminuição dos pulsos periféricos, sopros carotídeos ou abdominais e aneurisma de aorta abdominal. São muito frequentes sopros cardíacos nos pacientes idosos.

A ausculta, particularmente durante um episódio de dor no peito, pode revelar uma terceira ou quarta bulha ou um sopro de regurgitação mitral, devido à disfunção do músculo papilar durante a isquemia miocárdica. Estertores nas bases pulmonares podem ser indicativos de ICC.

Exames complementares

Avaliação laboratorial

A avaliação laboratorial inicial dos pacientes com o diagnóstico de angina estável deve ser realizada com os seguintes exames: hemograma completo, lipidograma, incluindo colesterol total, colesterol de lipoproteína de baixa densidade (LDL-c), colesterol de lipoproteína de alta densidade (HDL-c) e triglicerídios, glicemia de jejum, hemoglobina glicosilada e *clearance* de creatinina (ESC, 2019). Os marcadores de lesão miocárdica e avaliação da função tireoidiana devem ser solicitados quando ocorrer suspeita clínica.

Provas de função hepática são recomendadas antes e após o início da terapêutica com estatina. A creatinofosfoquinase deve ser solicitada nos pacientes em uso de estatinas ou em pacientes com sintomas sugestivos de miopatia. Peptídio natriurético cerebral (BNP) ou pró-BNP podem ser solicitados quando houver suspeita de ICC.

A avaliação laboratorial deve também identificar comorbidades que podem ser fatores precipitantes de episódios de angina.

Os marcadores inflamatórios não devem exercer a função principal de diagnóstico; porém, em conjunto com a clínica podem se tornar uma ferramenta diagnóstica muito útil. No idoso, sua interpretação deve ser muito cautelosa em razão das inúmeras comorbidades que podem interferir em seus valores, ou seja, é um bom indicador de que algo sério está errado, mas não muito bom em contar o que está errado.

Eletrocardiograma

O eletrocardiograma (ECG) é o exame mais utilizado para diagnosticar e confirmar doença cardíaca, por ser simples, rápido, barato e inócuo. Nos idosos às vezes é de difícil interpretação pelas anormalidades preexistentes como hipertrofia ventricular esquerda, arritmias, IAM não diagnosticados, distúrbios de condução, alterações metabólicas e uso de medicações. Os critérios de interpretação do ECG não se alteram com o envelhecimento e não existem padrões de normalidade para esta faixa etária.

Apesar das limitações mencionadas, o ECG de repouso pode fornecer informações prognósticas. Nesse sentido, em pacientes portadores de angina estável, alterações do ST-T geralmente se correlacionam com a gravidade da cardiopatia e com pior prognóstico. O bloqueio completo do ramo esquerdo (BCRE) e o bloqueio do fascículo anterossuperior esquerdo também conferem prognóstico adverso, já que têm ligação com disfunção ventricular esquerda e doença multiarterial (Cesar *et al.*, 2014).

Ecodopplercardiograma transtorácico de repouso

O ecodopplercardiograma transtorácico de repouso (ETT) é sempre indicado na suspeita de cardiopatia. Deve ser analisado com cautela pela possibilidade de confusão entre alterações próprias do envelhecimento e doenças estabelecidas.

Tem papel importante em demonstrar a repercussão do comprometimento das artérias coronárias no desempenho do coração, por meio da análise das suas dimensões, das funções ventriculares sistólica e diastólica. As anormalidades da movimentação parietal do ventrículo esquerdo possibilitam o diagnóstico de isquemia transitória aguda ou crônica e de anormalidades resultantes de fibrose miocárdica de qualquer natureza (Cesar *et al.*, 2014).

A ocorrência de sopros cardíacos, frequentemente detectados em pacientes idosos, justifica a realização do ETT, visando ao diagnóstico diferencial das valvopatias. A fração de ejeção (FE) é a medida mais utilizada para avaliar a função ventricular esquerda, importante parâmetro na estratificação de risco.

Por essa razão, o ecocardiograma deve ser realizado em todos os pacientes com sintomas de angina na primeira consulta. Não há nenhuma indicação para a solicitação repetida do ETT de repouso em pacientes com angina estável não complicada sem alterações em seu quadro clínico (Cesar *et al.*, 2014; Feitosa-Filho *et al.*, 2019).

Testes funcionais não invasivos

A escolha do teste funcional inicial, se ergométrico puro ou com imagem, se sob estresse físico ou estresse farmacológico, depende de uma série de condições, como achados no ECG de repouso, condições físicas do paciente, *expertise* do serviço e disponibilidade de exames.

Teste de esforço

O teste de esforço (TE) permanece como o exame de escolha para o diagnóstico em idosos com probabilidade intermediária de DAC, a não ser que o paciente não possa se exercitar; nesses casos, ele é substituído por exames de imagem em que a indução da isquemia é provocada por fármacos.

É o método não invasivo mais utilizado para confirmação do diagnóstico, determinação do prognóstico e definição da conduta terapêutica. A prevalência do TE anormal aumenta com a idade, reflexo da maior prevalência de DAC nesta população. Sua sensibilidade é maior nos idosos (84%), mas sua especificidade é menor (70%). A prevalência de TE falso-positivo é elevada, por aumento das patologias que comprometem a complacência do ventrículo esquerdo como: HAS, doença valvar e defeitos na condução intraventricular.

O TE tem suas limitações neste grupo de pacientes, pela diminuição da tolerância ao esforço, dificuldade para a deambulação, alterações do equilíbrio e incidência elevada de comorbidades. O uso de digital ou alterações do segmento ST em repouso dificultam a interpretação do exame (Tabela 42.2) (Feitosa-Filho *et al.*, 2019).

Para se obter as informações necessárias, é essencial atingir a frequência submáxima de 85% com ECG interpretável, e o paciente ser capaz de realizar o exame, que muitas vezes não ocorre no idoso.

O exame, apesar destas limitações, é útil e relativamente seguro para o idoso, devendo-se dar preferência para protocolos de exercício com incrementos graduais de carga, evitando-se lesões musculares e osteoarticulares.

O TE não deve ser solicitado em: BCRE, síndrome de pré-excitação (Wolff-Parkinson-White), uso de marca-passo ou infradesnivelamento do segmento ST superior a 1 mm ao ECG de repouso.

Testes funcionais não invasivos associados a imagem

Os testes não invasivos associados a imagem podem ser com estresse de esforço e com estresse farmacológico. São eles:

- Ecocardiografia com estresse de esforço
- Ecocardiografia com estresse farmacológico
- Cintilografia do miocárdio com estresse de esforço
- Cintilografia do miocárdio com estresse farmacológico
- Ressonância magnética (RM) do coração com estresse farmacológico.

Teste de esforço associado a imagem

O ecocardiograma ou a cintilografia do miocárdio com estresse de esforço são recomendados em idosos:

- Com probabilidade intermediária de DAC, assintomáticos com teste ergométrico positivo ou duvidoso
- Como exame inicial em idosos com angina típica
- Com alterações no ECG de repouso que dificultam a interpretação das alterações eletrocardiográficas durante o esforço
- Em idosos sintomáticos com revascularização prévia.

TABELA 42.2 Limitações do teste de esforço no idoso.

- Alta prevalência de DAC
- Dificuldade para a realização do exercício:
  - Inatividade
  - Obesidade
  - Artrite
  - Doença arterial periférica
- Medicações que limitam a FC
- Alterações frequentes no ECG:
  - Alterações da onda T e segmento ST
  - Fibrilação atrial
  - Hipertrofia ventricular esquerda
  - Bloqueios de ramo

ECG: eletrocardiograma; FC: frequência cardíaca.

Testes farmacológicos associados a imagem

O TE permanece como o exame de escolha para pacientes com probabilidade intermediária de DAC, mesmo em pacientes idosos. No entanto, o TE enfrenta maiores limitações para ser adequadamente realizado com o aumento da idade: maior prevalência de mulheres; maior frequência de alterações no ECG basal, BCRE, portador de marca-passo e comorbidades que limitam a capacidade de exercício, como pneumopatias, doenças neurológicas e ortopédicas (Feitosa-Filho *et al.*, 2019).

Nesses pacientes, métodos alternativos para provocar isquemia miocárdica se fazem necessários. Dentre esses exames, destacam-se a cintilografia do miocárdio com estresse farmacológico, a ecocardiografia com estresse farmacológico e a RM do coração com estresse farmacológico. São utilizadas para a indução do estresse fármacos vasodilatadores como o dipiridamol e adenosina ou estimulantes adrenérgicos como a dobutamina. A proporção destes exames solicitados em comparação com o TE é maior conforme a idade dos pacientes aumenta.

Pacientes impossibilitados de realizar o estresse farmacológico com adenosina ou dipiridamol (hipotensão, bloqueio atrioventricular [BAV] avançado, broncospasmo) têm como alternativa o uso de dobutamina, com restrição em octogenários, que também é inotrópica e cronotrópica positiva, provocando vasodilatação coronária secundária ao aumento do consumo miocárdico de oxigênio.

Os compostos de gadolínio, base dos contrastes da RM, são contraindicados em pacientes com redução da função renal, em virtude do risco da fibrose nefrogênica sistêmica, doença rara, mas com evolução grave e habitualmente fatal, sem tratamento estabelecido.

Estresse farmacológico associado a imagem é recomendado em idosos:

- Com probabilidade intermediária de DAC estável que apresentam ECG de difícil interpretação e incapazes de exercitar-se
- Como o teste inicial em idosos com FE $< 50\%$ em pacientes sem angina
- Que apresentem BCRE
- Deve ser considerado em pacientes portadores de marca-passo.

Exames não invasivos para avaliar a anatomia coronária

Angiotomografia computadorizada de artérias coronárias

A angiotomografia computadorizada (angio-TC) das artérias coronárias torna possível a avaliação do lúmen das artérias coronárias de maneira não invasiva. Os equipamentos com 64 colunas de detectores, hoje amplamente difundidos, são capazes de adquirir tais imagens com alta qualidade, possibilitando a visualização detalhada do lúmen das artérias coronárias com alta acurácia diagnóstica quando comparada ao cateterismo cardíaco, porém de maneira não invasiva e rápida.

No caso de pacientes idosos, as dificuldades de realização de esforço físico e as comorbidades podem fazer com que os resultados dos testes indutores de isquemia sejam limitados e, assim, a angio-TC pode ter importância crescente nesse subgrupo em especial (Cesar *et al.*, 2014; Feitosa-Filho *et al.*, 2019).

Em relação à população de idosos, algumas dificuldades em relação à angio-TC devem ser consideradas. Nessa faixa etária, é frequente ocorrer insuficiência renal em diferentes graus, que pode impedir o uso de contrastes com esse método. O iodo, base do contraste radiológico, é nefrotóxico e pode levar ao agravamento da função renal.

Por outro lado, o escore de cálcio, que identifica a calcificação coronária que acompanha o processo de envelhecimento, dificulta a visualização do lúmen vascular, diminuindo a sensibilidade e a especificidade do método. A sensibilidade do exame é de 95% e sua especificidade é de 83%; entretanto, quando o escore de cálcio é maior que 400 sua especificidade reduz para 53%. Infelizmente os estudos não incluíram os muitos idosos.

A angio-TC (Sara *et al.*, 2014) para avaliação da DAC estável é recomendada para:

- Avaliação de pacientes sintomáticos com risco intermediário
- Pacientes com suspeita de SCC (testes prévios não conclusivos, discordância entre clínica e testes isquêmicos).

A angio-TC para avaliação da DAC estável deve ser considerada para:

- Avaliação de enxertos em sintomáticos
- Avaliação pré-operatória em cirurgia não coronariana.

Exames invasivos para avaliar a anatomia coronária

Angiografia coronariana invasiva

A angiografia coronariana invasiva (CINE) constitui modalidade diagnóstica invasiva utilizada com a finalidade de identificar a DAC e quantificar sua gravidade, auxiliando a decisão terapêutica. Avalia também a função ventricular esquerda, mas não quantifica a estabilidade da placa e sua probabilidade de ruptura.

A CINE deve ser solicitada quando suas informações são importantes para o tratamento do paciente, se os riscos e benefícios forem cautelosamente avaliados e entendidos pelo paciente.

Atualmente, existem duas principais indicações para a realização de CINE em pacientes com SCC, com base especialmente no estudo *Ischemia* (Maron *et al.*, 2020): angina que impacta na qualidade de vida do paciente a despeito de terapia medicamentosa otimizada, ou pacientes em relação aos quais, por critérios de exames ou clínicos, acredite-se que haja importante isquemia abrangendo grande território viável. Adicionalmente, pacientes com FE menor que 50% podem se beneficiar desta investigação invasiva caso seja documentada isquemia pelo menos moderada.

Os procedimentos invasivos podem causar complicações, principalmente, em pacientes idosos. Os dados do registro do CathPCI (Dehmer *et al.*, 2012) do ACC no ano de 2012 verificou uma incidência de 1,5% de complicações na CINE. Informes anteriores relataram morte, AVE, IAM, hemorragia, alergia ao contraste, lesão vascular, nefropatia induzida pelo contraste (NIC) e necessidade de revascularização de emergência. O grupo de risco para estas complicações incluía pacientes com mais de 70 anos de idade, aqueles com disfunção ventricular esquerda grave, doença da artéria coronária esquerda, doença valvar grave e comorbidades renais, hepáticas e pulmonares. O paciente deve ser informado dos riscos e benefícios do procedimento e alternativas para a CINE.

É importante preparar o paciente idoso para o procedimento com especial enfoque para a escolha adequada da via de acesso, seleção do tipo de contraste a ser utilizado e atenção redobrada durante a execução do procedimento e nas primeiras horas após, em virtude do aumento dos riscos no paciente idoso. Merecem especial atenção a função renal e a possibilidade de desenvolver NIC, mais frequente entre os pacientes idosos. Medidas profiláticas como hidratação, N-acetilcisteína e hidratação com bicarbonato de sódio podem ser indicadas.

A única contraindicação absoluta para realização desse exame reside na recusa por parte do paciente, ou de seus familiares quando este estiver incapacitado, para autorizar a execução do procedimento. A idade por si só não representa óbice à realização desse procedimento.

Em geral, não se deve indicar a cinecoronariografia, mesmo para pacientes com risco alto, nas seguintes situações: pacientes com comorbidades importantes ou reduzida expectativa de vida (p. ex., insuficiência respiratória, renal, hepática, câncer de prognóstico fechado); e naqueles pacientes, que, *a priori*, recusam perspectivas de tratamento por revascularização miocárdica.

Tratamento

O tratamento da SCC tem dois objetivos principais: reduzir os sintomas e a ocorrência da isquemia miocárdica, propiciando melhor qualidade de vida, e aumentar a expectativa de vida prevenindo os eventos cardiovasculares, como angina instável, IAM e morte súbita.

As ferramentas para alcançar esses objetivos são:

- Educação e orientação do paciente
- Estilo de vida saudável
- Tratamento médico otimizado (TMO)
- Revascularização do miocárdio.

No tratamento dos pacientes com angina estável, deve-se considerar o tratamento médico isolado ou com adição da revascularização do miocárdio. Quando a revascularização do miocárdio é indicada, a CRM e a ICP são opções potenciais. A estratégia inicial do tratamento baseia-se na gravidade das manifestações clínicas, na gravidade e na magnitude da isquemia, na extensão e na distribuição anatômica da DAC, nas comorbidades de risco e nos benefícios de cada estratégia.

As decisões sobre a melhor estratégia inicial no idoso são complexas, porque envolvem um grupo populacional extremamente heterogêneo. As decisões terapêuticas devem considerar o estado geral de saúde do paciente, sua capacidade funcional, as comorbidades, o estado cognitivo e a expectativa de vida.

Nos pacientes com SCA a estratégia invasiva inicial com revascularização na maioria dos pacientes promove melhores resultados com significativa redução de morte e IAM quando comparada com a estratégia conservadora inicial. Contrariamente, os benefícios da revascularização nos pacientes com SCC têm sido questionados.

Apesar das dificuldades na avaliação e no tratamento de pacientes idosos com angina estável, os resultados do estudo randomizado *Clinical Outcomes Utilizing Revascularization and Aggressive Drug Evaluation* (COURAGE) (Boden *et al.*, 2007; Maron *et al.*, 2009) demonstraram que o TMO não era significativamente menos eficaz que a associação deste à ICP em aliviar a angina em 60 meses (73% no grupo TMO *vs.* 80% no grupo TMO + ICP); embora a taxa de mortalidade fosse 50% maior entre os pacientes com 65 anos de idade ou mais quando comparados com os mais jovens, não ocorreram diferenças significativas entre os dois grupos de tratamento. Além disso, embora a incidência de IAM e AVE fosse maior nos pacientes mais idosos, não houve diferenças significativas entre os dois grupos de tratamento (Maron *et al.*, 2009).

O TIME (*Trial of Invasive Therapy in the Elderly*) (TIME Investigators, 2001; Pfisterer *et al.*, 2003) foi trabalho prospectivo randomizado a comparar o TMO com a estratégia invasiva em pacientes com idade igual ou superior a 75 anos. Este estudo analisou 301 idosos de 75 a 91 anos, com média de idade de 82 anos, com angina estável. Após 1 ano, verificou-se que sintomas, qualidade de vida, morte e IAM não fatais foram semelhantes nos dois tratamentos. O tratamento invasivo, representado pela

ICP em 79 pacientes e pela CRM em 30 pacientes, apresentou maior risco de eventos precoces, enquanto o tratamento clínico ocasionou maior risco de hospitalizações e revascularizações de urgência (TIME Investigators, 2001; Pfisterer *et al.*, 2003).

Para pacientes com SCC, depois de documentação de seleção clínica cuidadosa, a estratégia de TMO inicial é segura e deve ser a abordagem padrão. Os cardiologistas e os cirurgiões devem ser mais conservadores na tomada de decisão sobre a revascularização, dando quase sempre uma primeira chance ao TMO e decidindo, como informado no tópico "Exames invasivos", o momento adequado para investigar com CINE e abordar se necessário.

A CRM e a ICP devem ser consideradas terapêuticas adjuvantes e não alternativas ao TMO. Pacientes com sintomas inaceitáveis e isquemia extensa devem ser encaminhados para o tratamento invasivo.

Tratamento médico otimizado

O tratamento clínico consiste em:

- Tratamento dos FR e modificação do estilo de vida
- Tratamento farmacológico para reduzir os sintomas e a isquemia miocárdica
- Tratamento farmacológico para reduzir eventos cardiovasculares
- Tratamento das comorbidades que podem precipitar ou agravar a isquemia do miocárdio.

Tratamento dos fatores de risco e modificação do estilo de vida

A adoção de práticas preventivas agressivas do controle e tratamento dos FR, principalmente na prevenção secundária, promoveu aumento da sobrevida, redução da recorrência de eventos e da necessidade de procedimentos intervencionistas, bem como melhor qualidade de vida.

Existem evidências importantes de que as alterações no estilo de vida e terapêutica farmacológica podem reduzir a progressão da aterosclerose, estabilizar a placa, ou ambas na SCC. Os controles dos FR devem ser um dos objetivos principais no tratamento dos pacientes com angina estável. As modificações do estilo de vida que devem ser agressivas incluem abolição do tabagismo, exercício e perda de peso, adicionadas ao controle da glicemia em pacientes diabéticos, controle da HAS e tratamento das dislipidemias.

As intervenções no estilo de vida devem ser instituídas e compreendem aconselhamento nutricional e orientação sobre atividade física. Essas recomendações, embora de grande eficácia, são difíceis de serem prescritas e seguidas por longo tempo, exigindo o trabalho de equipes multiprofissionais qualificadas. A redução de peso nos obesos e exercícios moderados devem ser estimulados nos idosos com SCC.

A utilização de recursos para estratificação do risco cardiovascular como o escore de Framingham facilitou a identificação de indivíduos de alto risco. Entretanto, esses algoritmos não diferenciam adequadamente pessoas de risco moderado, talvez a situação mais frequente no idoso. Além disso, o escore de Framingham é limitado até os 75 anos de idade, após o que não há dados para sua aplicação.

A importância do controle do tabagismo no idoso foi questionada por alguns estudos iniciais, que sugeriram que esse risco diminuía acentuadamente à medida que o indivíduo envelhecia. Estudos posteriores demonstraram que o efeito do tabagismo perdura no envelhecimento.

O estudo *Established Populations for Epidemiologic Studies of the Elderly* observou, em 7.178 idosos de ambos os sexos (50% acima de 75 anos de idade), que a taxa de mortalidade total e mortalidade cardiovascular era duas vezes maior em tabagistas.

Idosos podem apresentar restrição de atividade física por osteoartrose, tonturas, déficit de visão ou de equilíbrio, insuficiência vascular periférica, depressão, isolamento social e outros fatores. A restrição de atividade física e a tendência à ingestão de alimentos de fácil mastigação com maior valor calórico facilitam o aumento de peso.

Recomenda-se adotar como critérios diagnósticos em idosos: peso normal – índice de massa corporal (IMC) 18,5 a 27 kg/m²; sobrepeso – IMC > 27 a 29,9 kg/m²; obesidade – IMC ≥ 30 kg/m²; circunferência abdominal – 102 cm em homens e 88 cm em mulheres.

O sedentarismo em idosos pode ser caracterizado por atividades com duração inferior a 150 minutos por semana. É importante FR para DAC em idosos. Estudos demonstram que o risco relativo de DAC atribuível ao sedentarismo é comparável ao risco da HAS, dislipidemia e tabagismo. É considerado FR para a morte súbita, estando, na maioria das vezes, associado direta ou indiretamente às causas ou ao agravamento de várias doenças como obesidade, diabetes, HAS, ansiedade, depressão, dislipidemia, aterosclerose, doença pulmonar, osteoporose e câncer. Embora a atividade física não seja isenta de riscos ela deve ser sempre estimulada e sua intensidade prescrita segundo as necessidades e possibilidades individuais.

As diretrizes brasileiras atuais recomendam que os valores do LDL-c devem estar abaixo de 50 mg/dℓ em pacientes com SCC documentada. Isso pode ser alcançado com estatinas de alta potência e, se necessário, ezetimibe e/ou inibidores de PCSK9.

O tratamento da hipertrigliceridemia deve incluir dieta, exercício, e reeducação alimentar. Meta do nível de triglicerídios: ≤ 150 mg/dℓ. Tratamento farmacológico pode ser realizado com fibratos, niacina ou estatinas.

Quando níveis-alvo de LDL-c são atingidos, mas níveis de triglicerídios permanecem altos e os de HDL-c baixos, o uso dos fibratos em combinação com estatina pode ser eficaz. Deve-se evitar associação de sinvastatina com genfibrozila e realizar controle frequente de enzimas hepáticas e musculares, devido à incidência elevada de efeitos adversos (Tabela 42.3).

Vacina contra *influenza*

Os pacientes com SCC devem receber anualmente a vacinação contra *influenza*, exceto em caso de contraindicações, como histórico de alergia a ovos, galinha ou outro componente da vacina. A vacinação deve ser adiada se, no dia da vacinação, o idoso apresentar sinais ou sintomas febris ou infecção aguda. Os idosos imunodeprimidos ou que estão em tratamento com corticosteroide, quimioterapia ou qualquer outro medicamento que possa afetar o sistema imunológico devem ser reavaliados antes da aplicação da vacina.

TABELA 42.3 Metas para a correção e controle dos fatores de risco.

Tabagismo	Parar
LDL-c	60 a 85 mg/dℓ
HDL-c	> 40 mg/dℓ
Triglicerídios	< 150 mg/dℓ
Atividade física	30 a 45 min, 5 vezes/semana
Peso	IMC < 27 kg/m²
Pressão arterial	< 130/85 mm/Hg
Diabetes	Hemoglobina glicosilada < 7%

LDL-c: colesterol de lipoproteína de baixa densidade; HDL-c: colesterol de lipoproteína de alta densidade; IMC: índice de massa corporal.

Tratamento farmacológico

O tratamento farmacológico no paciente idoso é mais complexo e exige mais precaução. No idoso ocorrem alterações em eliminação, biodisponibilidade, metabolismo e sensibilidade às medicações, sendo essencial ter mais cautela ao se iniciar a prescrição de fármacos cardiovasculares. Além disso, no idoso existe o risco de interação de substâncias, polifarmácia e dificuldades na aderência. Esta população, especialmente a de muito idosos, costuma estar muito pouco representada nos grandes *trials*.

O tratamento consiste no uso de:

- Fármacos que controlam a angina e reduzem a isquemia miocárdica melhorando a qualidade de vida
- Fármacos que, reduzindo eventos cardiovasculares futuros, diminuem a morbimortalidade.

Tratamento farmacológico para reduzir os sintomas e a isquemia miocárdica

As três classes de fármacos antianginosos tradicionais utilizados no tratamento da angina estável são: betabloqueadores, e nitratos de curta e longa duração.

Estas substâncias diminuem os sintomas de angina, aumentam o tempo de exercício e/ou o tempo de aparecimento da depressão do segmento ST no ECG. No entanto, nenhum desses fármacos demonstrou modificar a evolução da doença, diminuindo o risco de eventos cardiovasculares e mortalidade. Seu mecanismo de ação é a redução do consumo de oxigênio pelo miocárdio (redução da frequência cardíaca, pós-carga e pré-carga) evitando que o limiar do aparecimento dos sintomas seja atingido.

Apesar de a monoterapia ser efetiva em alguns, a maioria dos pacientes requer associação de dois ou mais fármacos. Entretanto, as limitações impostas pelas comorbidades nos idosos, como DPOC, doença arterial periférica, diabetes e efeitos cumulativos das medicações ocasionando queda da frequência cardíaca e da pressão arterial podem impedir esta associação de medicamentos antianginosos em alguns pacientes.

Betabloqueadores

Na ausência de contraindicações isoladamente ou em associação com outros agentes antianginosos, os bloqueadores beta-adrenérgicos constituem os medicamentos de primeira escolha no tratamento da angina estável, além de benefícios quanto à mortalidade e à redução de IAM após evento agudo coronário. Esses fármacos diminuem a frequência cardíaca, a contratilidade miocárdica, a condução atrioventricular e a atividade ectópica ventricular. Mais ainda, podem aumentar a perfusão em áreas isquêmicas por aumento no tempo de diástole e da resistência vascular em áreas não isquêmicas. Em pacientes com diagnóstico de ICC, secundária a cardiomiopatia dilatada ou disfunção sistólica de ventrículo esquerdo, o uso regular de betabloqueadores específicos (carvedilol, metoprolol e bisoprolol) demonstrou reduzir o risco de eventos cardiovasculares.

O tratamento deve ser iniciado com baixas doses nos idosos, com progressão gradativa. Os betabloqueadores devem ser usados com cautela em diabéticos, portadores de doença vascular periférica grave, depressão e em pacientes com asma ou DPOC, embora essas contraindicações não sejam absolutas e possam ser atenuadas pelo uso de betabloqueadores cardiosseletivos.

Os betabloqueadores são contraindicados se houver hipotensão (pressão arterial menor que 90 mmHg), bradicardia, especialmente se sintomática, broncospasmo, BAV avançado (exceto se implantado marca-passo), vasospasmo ou angina variante (Prinzmetal).

Pode apresentar efeitos colaterais, como letargia, insônia, piora da claudicação, má tolerância ao exercício, fadiga, impotência, depressão, alterações de humor e alterações do sono, aparecimento de bradicardia ou broncospasmo. Hipotensão, bradicardia e broncospasmo são os mais temidos, acarretando redução da dose ou suspensão do fármaco.

Em pacientes com insuficiência cardíaca descompensada, é necessário fazer a compensação do idoso e, só após, iniciar o betabloqueador.

Antagonistas dos canais de cálcio

Constituem um grupo heterogêneo de medicamentos cujos efeitos farmacológicos incluem relaxamento da musculatura lisa, redução da pós-carga, efeitos inotrópicos negativos (em algumas formulações) e redução do consumo de oxigênio. Os derivados di-hidropiridínicos (nifedipino, anlodipino e outros), os benzotiazepínicos (diltiazem) e as fenilalquilaminas (verapamil) constituem os três principais subgrupos de antagonistas dos canais de cálcio que bloqueiam especificamente os canais de cálcio tipo L. O verapamil reduz a condução atrioventricular, tem efeito inotrópico negativo e relaxa a musculatura lisa vascular, aumentando o fluxo coronariano e reduzindo a pós-carga. As di-hidropiridinas relaxam a musculatura lisa vascular, não modificam a velocidade da condução atrioventricular e, por mecanismos reflexos, aumentam a frequência cardíaca. O diltiazem tem efeitos similares aos do verapamil, exceto a depressão miocárdica, que é menos intensa no subgrupo benzotiazepínico.

Quando o betabloqueador está contraindicado, recomenda-se o uso de antagonistas do cálcio. Em idosos com boa função ventricular, utilizam-se o verapamil e o diltiazem como terapia inicial nestes pacientes. Os antagonistas do cálcio do tipo di-hidropiridínicos (anlodipino, nitrendipino etc.) apresentam menor efeito inotrópico negativo e não inibem o nó sinusal ou a condução atrioventricular; podem ser associados a betabloqueadores para controle clínico da angina estável e/ou HAS coexistente com bons resultados, como no TMO do estudo COURAGE (Boden *et al.*, 2007; Maron *et al.*, 2009).

A inexistência de evidências comprovando a redução de mortalidade e IAM em idosos indica que os antagonistas do cálcio não devem ser utilizados como medicamentos de primeira escolha no tratamento da angina estável.

Os principais efeitos colaterais dos antagonistas do cálcio são: hipotensão, piora da ICC, edema de membros inferiores, cefaleia, rubor facial, tontura e taquicardia reflexa. Podem ocorrer bradicardia, BAV e disfunção do nó sinusal com o verapamil ou diltiazem. O diltiazem, uma benzotiazepina, pode determinar sintomas de parkinsonismo, por impregnação do sistema nervoso.

Nitratos

Os nitratos são utilizados para o tratamento das manifestações isquêmicas da angina estável, sendo eficazes e seguros, tanto no alívio como na prevenção da dor, podendo ser prescritos em associação com betabloqueadores e antagonistas do cálcio.

O uso contínuo de nitratos de ação prolongada induz à tolerância medicamentosa (Tabela 42.4), que, supostamente, pode ser contornada por meio de prescrições assimétricas, de tal forma a promover um período de 8 a 10 horas livre de nitrato. Apesar de largamente utilizados, descreveu-se piora da disfunção endotelial como potencial complicação do uso crônico dos nitratos de ação prolongada por ativação do sistema nervoso simpático e do sistema renina-angiotensina-aldosterona, além de aumento da produção de endotelina, da produção de superóxido e da atividade da fosfodiesterase, mesmo com o uso

▪ **TABELA 42.4** Efeitos colaterais dos principais fármacos anti-isquêmicos.

Efeitos colaterais	Antagonistas do cálcio	Betabloqueadores	Nitratos
Mais frequentes	Constipação intestinal	Broncospasmo	Tontura
	Tontura	Distúrbios de condução	Rubor facial
	Edema	Depressão	Cefaleia
	Rubor facial	Fadiga	Hipotensão
	Hipotensão	Vasoconstrição periférica	Taquicardia
	Cefaleia	Disfunção erétil	
	Palpitação	Distúrbios do sono	
	Fraqueza	Fraqueza	
Menos frequentes	Isquemia do miocárdio devido à "síndrome do roubo"	Bradicardia	Desenvolvimento de tolerância ao fármaco
		ICC	Contraindicado na estenose aórtica
		Piora da angina com a retirada rápida do fármaco	

ICC: insuficiência cardíaca congestiva.

assimétrico. Assim, a prática comum do uso rotineiro de nitratos de ação prolongada como agentes de primeira linha deve ser revista diante de outras opções disponíveis atualmente. Dessa forma, nitratos de ação prolongada devem ser restritos aos pacientes com angina não controlada por outros agentes antianginosos (Cesar *et al.*, 2014).

Os nitratos não reduzem a mortalidade de causa cardíaca em pacientes idosos portadores de angina estável. Entretanto, ocorre uma redução da frequência e da intensidade dos episódios dolorosos, com consequente melhoria da qualidade de vida.

A cefaleia ocorre em 50% dos idosos que fazem uso de nitrato e costuma ser transitória, desaparecendo em 7 a 10 dias. Para evitar a hipotensão e síncope, muito comuns nos idosos, recomenda-se a primeira dose em decúbito horizontal. A nitroglicerina transdérmica pode ser benéfica para pacientes que tomam inúmeras medicações.

O nitrato é contraindicado em pacientes com níveis de pressão arterial sistólica abaixo de 90 mmHg ou taquicardia ou em IAM de ventrículo direito. É muito importante avaliar se o paciente faz uso dos inibidores da fosfodiesterase-5 (medicações para tratamento da disfunção erétil), em razão da potencialização do efeito hipotensor dessa associação.

Outros medicamentos

Trimetazidina

Fármaco com efeitos anti-isquêmicos, de ação exclusivamente metabólica. Melhora o metabolismo cardíaco durante e após isquemia, por meio da transferência do metabolismo do ácido graxo para o metabolismo da glicose. Reduz aparecimento de angina, aumenta tolerância ao exercício e melhora a contratilidade cardíaca, sem alterar frequência cardíaca e pressão arterial, podendo ser utilizado como monoterapia ou em associação com outros medicamentos.

Vários estudos mostraram que sua associação com betabloqueadores ou antagonistas dos canais de cálcio reduziu a angina e a isquemia induzida pelo esforço físico. Os resultados dessa associação foram superiores aos da monoterapia.

A trimetazidina é prescrita na dose de 35 mg, 2 vezes/dia, sendo contraindicada na doença de Parkinson, em distúrbios motores, em pacientes com tremores ou síndrome das pernas inquietas, rigidez muscular ou distúrbio de marcha. Deve-se ser utilizada com cautela em pacientes com mais de 75 anos de idade e com insuficiência renal grave.

Ivabradina

Agente que atua na inibição seletiva e específica da corrente marca-passo I_f das células do nó sinusal. Reduz a frequência cardíaca sem efeito inotrópico negativo. Deve ser utilizada em pacientes com angina estável e ritmo sinusal regular. É indicada para pacientes com contraindicação ao uso de betabloqueador, ou em combinação com betabloqueadores em pacientes que não foram controlados com dose otimizada de betabloqueador e com frequência cardíaca maior que 70 bpm.

Como resultado, trata-se de uma substância exclusivamente redutora da frequência cardíaca, sem afetar os níveis pressóricos, a contratilidade miocárdica, a condução intracardíaca e a repolarização ventricular. Seu efeito ocorre tanto no esforço como no repouso.

A redução seletiva da frequência cardíaca sem efeito inotrópico negativo pode melhorar a isquemia, aumentando o tempo de perfusão diastólica do miocárdio. Com essa redução, os episódios anginosos diminuem e ocorre melhora qualidade de vida.

Apresenta como efeitos colaterais distúrbios visuais, tontura, bradicardia e BAV. É contraindicada em pacientes com bradicardia, arritmias e doença hepática grave. Deve ser administrada com cautela em pacientes com mais de 75 anos e pacientes com doença renal grave.

Ranolazina

Derivado da piperazina, semelhante à trimetazidina, também protege da isquemia por meios do aumento do metabolismo da glicose em relação aos ácidos graxos. Porém, seu maior efeito parece ser a inibição da corrente tardia de sódio. Essa corrente é ativada em situação de isquemia, levando a uma sobrecarga de cálcio intracelular no tecido isquêmico e ao consequente aumento da rigidez da parede ventricular, redução da complacência e compressão dos capilares. Dessa maneira, a inibição dessa corrente pela ranolazina, durante o insulto isquêmico, melhora a função miocárdica.

Sua eficácia antianginosa foi demonstrada com seu uso em monoterapia, bem como em associação com outros fármacos anti-isquêmicos. Como não interfere na pressão arterial e na frequência cardíaca é alternativa para pacientes com bradicardia e hipotensão.

Sua dose inicial é de 500 mg, 2 vezes/dia, e geralmente é bem tolerada. Os principais efeitos colaterais são obstipação, náuseas, tontura e cefaleia.

A metabolização dessa substância ocorre no fígado (citocromo CYP3A4), motivo pelo qual se recomenda cautela com potenciais interações medicamentosas (sinvastatina, digoxina, diltiazem, verapamil, entre outros). Em pacientes do sexo feminino, em ICC, em IAM recente, em arritmias ventriculares, em distúrbios eletrolíticos e insuficiência renal deve-se ter cuidado na sua prescrição.

Tratamento farmacológico para reduzir eventos cardiovasculares

Em adição à modificação do estilo de vida, fármacos podem reduzir a progressão da aterosclerose e estabilizar as placas coronárias, reduzindo os eventos cardiovasculares futuros.

Fármacos antiplaquetários

O ácido acetilsalicílico (AAS) na dose diária de 75 a 325 mg reduz a morbidade e a mortalidade em 33% em pacientes com SCC. A maioria das informações, entretanto, resulta de estudos de pacientes com SCA. Deve-se iniciar com uma dose de 75 a 100 mg/dia considerando que doses mais altas aumentam o risco de efeitos colaterais gastrintestinais e sangramentos, principalmente em idosos.

A ticlopidina é um derivado tienopirínico que diminui a função plaquetária, mas não está demonstrado que ela diminua os eventos cardiovasculares. Esta substância pode induzir neutropenia e, menos frequentemente, púrpura.

O clopidogrel também é um derivado tienopirínico, mas possui um efeito trombótico maior que a ticlopidina. O clopidogrel tem sido citado como fármaco mais efetivo que o AAS em reduzir os eventos cardiovasculares em pacientes com doença aterosclerótica; entretanto, estudo relatou que o clopidogrel associado ao AAS não foi significativamente mais efetivo que o AAS isoladamente na redução do IAM, AVE ou morte por DCV.

Para casos muito especiais de SCC, em que o risco trombótico seja muito elevado e o de sangramento seja relativamente baixo, pode-se optar pela prescrição adicional de dose muito baixa de rivaroxabana 2,5 mg, a cada 12 horas, com o objetivo inclusive de obter benefício líquido de mortalidade, segundo o estudo COMPASS (Steffel *et al.*, 2020).

Inibidores da enzima conversora de angiotensina

Evidências baseadas em estudos clínicos mostram que os inibidores da enzima conversora de angiotensina (IECA) são benéficos no tratamento de pacientes idosos com IAM e nos portadores de SCC.

Foi pesquisado o efeito do ramipril nos idosos com idade igual ou superior a 70 anos no Estudo HOPE. Foram selecionados 2.755 idosos com DCV ou diabetes, sem ICC ou FE baixa. Após 4,5 anos de tratamento o ramipril reduziu o risco de eventos cardiovasculares maiores, IAM, AVE, morte por DCV e mortalidade de todas as causas em 25, 45, 31, 25 e 18% respectivamente (Arnold *et al.*, 2003).

Os IECA devem ser prescritos de rotina em todos os pacientes SCC, especialmente em pacientes hipertensos ou diabéticos ou com FE reduzida ou nefropatas crônicos.

Os IECA podem causar efeitos colaterais como a hipotensão arterial sintomática, tontura, redução do apetite e hiperpotassemia. A tosse irritativa e seca é o efeito adverso mais frequente, cedendo apenas após a interrupção do medicamento. A elevada prevalência de disfunção renal em idosos é responsável pelos aumentos discretos da creatinina sérica. Não é fator de contraindicação e normaliza-se após algumas semanas de tratamento com IECA. Nos casos de hiperpotassemia (K > 5,5 mEq/ℓ), aumentos séricos de creatinina (> 3 mg/dℓ) e suspeita de estenose bilateral das artérias renais, o tratamento com IECA deve ser interrompido.

Os bloqueadores dos receptores AT1 constituem alternativas terapêuticas para pacientes que não toleram os IECA por tosse.

Estatinas

Existem vários trabalhos demonstrando que as estatinas diminuem a taxa de eventos cardiovasculares e a mortalidade, entre 25 e 30% em pacientes com SCC.

O *Heart Protection Study* demonstrou uma redução de 18% do risco relativo e 2,8% do risco absoluto com 40 mg de sinvastatina, quando comparada com o placebo, com igual benefício nos pacientes com idade acima e abaixo de 70 anos. Estes resultados foram similares aos do *Prospective Study of Pravastatina in the Elderly* (PROSPER) com uma redução relativa do risco de 19% de morte ou IAM não fatal, em pacientes de alto risco com idade superior a 70 anos, tratados com 40 mg de pravastatina (Ford *et al.*, 2002).

Metanálise que incluiu 9 estudos clínicos com 19.569 pacientes com idade entre 65 e 82 anos verificou, após 5 anos, redução da mortalidade total de 22%, mortalidade por SCC de 30%, IAM não fatal de 26%, necessidade de revascularização de 30% e AVE de 25%. Esse estudo sugere que os benefícios das estatinas são maiores do que anteriormente estimado (Afilalo *et al.*, 2008).

As estatinas devem ser suspensas caso haja aumento das aminotransferases maior que três vezes os valores normais, ou se houver dor muscular ou aumento da creatinoquinase maior que dez vezes o valor normal.

Antidiabéticos orais

O controle glicêmico em pacientes diabéticos é importante para reduzir o risco de progressão de DAC. Algumas medicações, como inibidores de SGLT-2 e agonistas de GLP-1, mais recentemente mostraram reduzir desfechos cardiovasculares duros e são as terapias adjuvantes ideais em associação à metformina no tratamento oral do diabetes melito tipo 2.

Colchicina

Em estudo muito recente publicado na *NEJM* (LoDoCo2 Trial), pacientes com SCC que receberam colchicina 0,5 mg/dia em adição à TMO tiveram menos desfechos duros (IAM e revascularização coronariana), devido ao efeito anti-inflamatório, podendo esta ser uma estratégia adicional na prevenção secundária.

Revascularização do miocárdio

A morbidade e a mortalidade associadas tanto a ICP como a CRM aumentam progressivamente com a idade. O processo de envelhecimento aumenta a vulnerabilidade do paciente idoso em razão das comorbidades, à incapacidade, à gravidade da SCC e às alterações anatômicas e funcionais observadas com o envelhecimento (ver Capítulo 49).

Na maioria dos casos, pode-se optar pela CRM ou pela ICP nos idosos, apesar de as manifestações clínicas, anatomia coronária, função ventricular esquerda e as comorbidades influenciarem na escolha do melhor método de revascularização. A ICP é menos invasiva apresenta mortalidade imediata menor. Dependendo da expectativa de vida, das comorbidades e da preferência do paciente sobre os riscos a curto e médio prazos, a ICP pode ser a estratégia escolhida mesmo para pacientes com características anatômicas em que a sobrevida com a CRM é significativamente maior a longo prazo.

Cirurgia de revascularização do miocárdio

O idoso apresenta alterações anatômicas e fisiológicas associadas ao envelhecimento, maior incidência de DPOC, doença renal e doença arterial em outros territórios, principalmente cerebral. São frequentes déficit nutricional, diminuição da resposta imunológica celular e humoral, e declínio da capacidade funcional e cognitiva. Todos estes fatores são avaliados na indicação cirúrgica. A mortalidade cirúrgica pode ser estimada por meio dos escores de risco, sendo a idade um marcador independente de risco.

Recomendações para CRM, com risco aceitável de complicações na SCC (Feitosa-Filho *et al.*, 2019):

- Lesão crítica do tronco de coronária esquerda
- Doença crítica equivalente de tronco: ≥ 70% de estenose das artérias descendente anterior e circunflexa
- Doença crítica triarterial com FE do VE < 50%
- Doença crítica biarterial com FE do VE < 50% ou extensa isquemia
- Angina *incapacitante*, apesar do tratamento clínico otimizado
- Lesões valvares ou sequelas no ventrículo que precisam ser corrigidos.

Vários estudos demonstram que a CRM nos idosos acarreta eventos adversos imediatos. Alexander *et al.* (2000), analisando 67.764 pacientes, sendo 4.743 octogenários do National Cardiovascular Network, demonstraram que pacientes com mais de 80 anos submetidos a CRM têm alta mortalidade intra-hospitalar quando comparados aos mais jovens (8,1% *vs.* 3,0%; p < 0,05). Além disso, ocorreu o dobro de AVE e insuficiência renal (3,9 e 6,9%, respectivamente, *vs.* 1,8 e 2,9%; p < 0,005 para ambos os eventos). Neste trabalho, foi relatado que idoso sem comorbidades significativas tem mortalidade intra-hospitalar de 4,2% na CRM isolada.

Intervenção coronariana percutânea

A decisão clínica de proceder à ICP nos pacientes muito idosos é influenciada por vários fatores. Além da insuficiência renal, o idoso tem aumento do risco de mortalidade decorrente de oclusão aguda do vaso e do aumento das complicações vasculares.

A indicação da ICP no idoso aumentou nos últimos anos com os progressos da tecnologia, que permitiram o tratamento de patologias frequentemente presentes, como lesões de tronco de coronária esquerda, lesões calcificadas, DAC difusa, IAM prévio e baixa FE, além das comorbidades, como o diabetes (Shanmugam *et al.*, 2015).

Os *stents* farmacológicos diminuíram o risco de reestenose e a necessidade de nova revascularização em 30 a 70% dos casos quando comparados ao *stent* convencional, mas não ocorreu diminuição da sobrevida ou do risco de IAM até 4 anos após o seu implante.

A recomendação atual para o *stent* farmacológico é que a dupla terapêutica antiplaquetária (AAS mais clopidrogel) deva ser utilizada por 1 ano. Esse protocolo pode ocasionar riscos no paciente idoso, em virtude das comorbidades que requerem a descontinuação da terapêutica antiplaquetária.

Recomendações para ICP com baixo risco de complicações na SCC e isquemia silenciosa (Feitosa-Filho *et al.*, 2019):

- Angina limitante, inaceitável para o paciente, apesar de tratamento clínico otimizado, em pacientes uni ou multiarteriais, com anatomia favorável à ICP
- Arritmia ventricular potencialmente maligna, inequivocamente associada à isquemia miocárdica, em pacientes uni ou multiarteriais, com anatomia favorável à ICP
- Angina limitante, inaceitável para o paciente, a despeito de tratamento medicamentoso otimizado em pacientes com estenose grave de tronco da artéria coronária esquerda, não elegíveis para CRM.

A ICP é contraindicada em idosos assintomáticos ou com sintomas aceitáveis após TMO ou em pacientes uni ou multiarteriais com pequena a moderada área de miocárdio em risco.

Doença multiarterial | Cirurgia ou intervenção coronariana percutânea

As diretrizes atuais recomendam a cirurgia como a estratégia de revascularização mais apropriada para pacientes com doença multiarterial ou doença de tronco de coronária esquerda. Entretanto, com o avanço tecnológico da ICP com os *stents* farmacológicos, os cardiologistas intervencionistas têm expandido a indicação da ICP, incluindo pacientes com lesões complexas, doença de tronco de coronária esquerda e doença multiarterial. Estudos recentes demonstraram o sucesso da ICP com *stents* farmacológicos quando comparados com a CRM em pacientes multiarteriais ou doença de tronco de coronária esquerda. Por isso, a ICP é possível e pode ser uma estratégia promissora em pacientes selecionados, principalmente aqueles com alto risco para a cirurgia e com múltiplas comorbidades.

O estudo do banco de dados do estado de Nova York comparou os resultados dos pacientes com doença multiarterial submetidos CRM ou ICP com implantação de *stent* farmacológico. Foram identificados 9.963 pacientes que receberam *stents* farmacológicos e 7.437 pacientes submetidos a CRM (Hannan *et al.*, 2008). O tempo médio de acompanhamento foi de aproximadamente 18 meses, sendo a sobrevida dos pacientes do grupo CRM de 94% e de 92,7% do grupo ICP (p = 0,03). A sobrevida sem IAM foi de 92,1% nos pacientes do grupo CRM e de 89,7% do grupo ICP (p < 0,001).

A decisão clínica sobre a melhor estratégia de revascularização do miocárdio no paciente idoso com SCC constitui um desafio e a conduta deve ser individualizada. A ICP é menos invasiva que a CRM e muitos pacientes podem preferir o procedimento de menor risco imediato. Todos os trabalhos verificaram que a mortalidade hospitalar é menor com a ICP. Dependendo da expectativa de vida, comorbidades e da preferência do paciente sobre os riscos a médio e em longo prazo a ICP pode ser a estratégia escolhida mesmo para pacientes com características anatômicas em que a sobrevida com a CRM é significativamente maior.

A observância ao conceito do Heart Team, a avaliação clínica detalhada, a análise da experiência dos operadores e do local da realização do procedimento, além do respeito às escolhas do paciente após os esclarecimentos necessários, são pontos absolutamente imprescindíveis à obtenção de melhores resultados.

43

Doença Coronariana Aguda

José Carlos Zanon

Introdução

As doenças cardiovasculares (DCV) são as principais causas de mortalidade no Brasil e no mundo, sendo representadas principalmente pela doença arterial coronariana (DAC) e pelo acidente vascular encefálico (AVE). A DAC foi responsável por 32% dos óbitos por DCV no Brasil em 2018 (Ministério da Saúde, 2020), e a forma aguda dessa doença é a principal causa de mortalidade em idosos, sendo responsável por mais de 1 a cada 3 mortes em indivíduos com mais de 65 anos de idade.

A idade é um fator de risco independente para DAC (Dai; Busby-Whitehead; Alexander, 2016), e o envelhecimento é responsável por peculiaridades que interferem no diagnóstico, no prognóstico e na resposta terapêutica da cardiopatia isquêmica.

Dentre os fatores responsáveis pelo pior prognóstico em idosos, destacam-se: maior incidência de comorbidades, DAC mais extensa, diminuição da reserva cardíaca e maior risco trombogênico (Mehta *et al.*, 2001).

Apesar da evolução desfavorável dos idosos frente à DAC, eles continuam menos representados nos estudos clínicos, e recebem menos medicamentos e tratamentos intervencionistas quando comparados aos mais jovens (Halon *et al.*, 2004; Carro; Kaski, 2011).

A DAC aguda, ou síndrome coronariana aguda (SCA), pode ser dividida em dois grupos:

- Síndrome coronariana aguda sem supradesnivelamento do segmento ST (SCASSST): representada pela angina instável e pelo infarto agudo do miocárdio sem supradesnivelamento do segmento ST (IAMSSST)
- Síndrome coronariana aguda com supradesnivelamento do segmento ST (SCACSST): representada pelo infarto agudo do miocárdio com supradesnivelamento do segmento ST (IAMCSST).

Diagnóstico

As manifestações clínicas atípicas, comuns na população idosa, podem atrasar o diagnóstico da SCA. Os idosos, em comparação aos adultos jovens, apresentam menor prevalência de dor torácica típica e maior incidência de equivalentes anginosos, como dispneia (29,4%), sudorese (26,2%), náuseas e vômito (24,3%), síncope e pré-síncope (19,1%). A dor torácica é observada em cerca de 40% das pessoas com mais de 85 anos de idade e em 77% das pessoas com menos de 65 anos de idade (Alexander *et al.*, 2007; Feitosa-Filho *et al.*, 2019).

O exame físico frequentemente é pobre e inespecífico na apresentação da SCA, mas pode ser um auxiliar importante no diagnóstico diferencial da dor torácica, como nos casos de dissecção de aorta. Alguns achados do exame físico devem ser valorizados, pois estão relacionados a pior prognóstico: congestão pulmonar, terceira bulha, instabilidade hemodinâmica, sopro sistólico devido à regurgitação mitral isquêmica.

O eletrocardiograma em idosos deve ser avaliado com cautela, pois pode apresentar alterações não associadas à isquemia e que causam confusão diagnóstica (bloqueios de ramo, notadamente o bloqueio de ramo esquerdo, sobrecarga ventricular esquerda e alterações secundárias da repolarização ventricular).

Os marcadores de necrose miocárdica (MNM) podem se elevar em situações não relacionadas com a SCA e que são comuns em idosos, como diabetes, anemia, insuficiência renal, desidratação, processos infecciosos e distúrbios metabólicos e hidreletrolíticos. Devem ser interpretados com cuidado, junto ao quadro clínico e à história do paciente, para que não direcionem a diagnósticos equivocados.

A radiografia de tórax é recomendada em todos os pacientes nos quais a SCA é considerada improvável, para auxiliar no diagnóstico diferencial de pneumonia, pneumotórax, fraturas de costelas ou outras doenças torácicas.

A ecocardiografia transtorácica pode ser útil na identificação de anormalidades na contratilidade ventricular sugestivas de isquemia ou necrose miocárdica, além de ajudar na diferenciação de patologias associadas à dor torácica, como dissecção aguda da aorta, derrame pericárdico, estenose valvar aórtica, cardiomiopatia hipertrófica, prolapso da valva mitral ou dilatação ventricular direita sugestiva de embolia pulmonar. A ecocardiografia deve ser realizada com urgência em todos os pacientes com instabilidade hemodinâmica, na suspeita de origem cardiovascular (Collet *et al.*, 2020).

O diagnóstico de fragilidade deve ser estabelecido, pois esta é considerada um fator de risco adicional para idosos com SCA. Em metanálise publicada em 2020, que incluiu 143.301 indivíduos, a fragilidade foi fortemente e independentemente associada a sangramento, mortalidade precoce e tardia em idosos com IAM (Putthapiban *et al.*, 2020).

Síndrome coronariana aguda sem supradesnivelamento do segmento ST

Na SCASSST, ocorre uma trombose não oclusiva do vaso culpado, com limitação importante, porém parcial, do fluxo coronário.

Apresenta maior prevalência entre os idosos do que o IAMCSST. Apesar da maior sobrevida em 30 dias, quando comparada com o IAMCSST, essa vantagem diminui em 6 meses e desaparece em 1 ano (Armstrong; Fu; Chang, 1998).

A mortalidade intra-hospitalar aumenta com o avançar da idade (1 em cada 100 pacientes abaixo de 65 anos de idade e 1 em cada 10 pacientes acima de 85 anos de idade) e esse aumento perdura em 30 dias e em 1 ano após a SCA.

Entre os pacientes com suspeita de SCASSST, a dosagem dos MNM auxilia na estratificação de risco e na diferenciação diagnóstica entre angina instável (MNM normais) e IAMSSST (MNM elevados). As troponinas (T ou I) são marcadores mais sensíveis e específicos de lesão de cardiomiócitos, apresentando melhor valor prognóstico que a enzima creatinoquinase MB (CK-MB).

O eletrocardiograma (ECG) deve ser realizado em até 10 minutos da chegada do paciente à emergência. Desvio do segmento ST (elevação transitória ou depressão do ST > 0,5 mm) e inversão de ondas T são indicativos de pior prognóstico (Nicolau *et al.*, 2014).

Tratamento

As alterações nas respostas farmacológicas relacionadas com o envelhecimento, com modificações na farmacocinética, na distribuição e na metabolização e excreção dos medicamentos, determinam a necessidade de ajustes no tratamento dos pacientes idosos.

Os idosos são menos propensos a receber terapias farmacológicas com base em evidências e a se submeterem a uma estratégia invasiva em comparação com pacientes mais jovens. No registro GRACE (Devlin *et al.*, 2008), a coronariografia foi realizada em 67% dos pacientes com menos de 70 anos de idade em comparação com 33% dos pacientes com mais de 80 anos de idade.

Uma das razões para um tratamento farmacológico subótimo em idosos é que estes apresentam com maior frequência contraindicações a medicamentos. Em dados do registro CRUSADE para pacientes com mais de 90 anos de idade e SCASSST (Skolnick; Alexander; Chen, 2007), 10 a 15% apresentavam contraindicações para ácido acetilsalicílico (AAS), betabloqueadores e estatinas, enquanto a proporção chegou a 20% para inibidores da enzima conversora da angiotensina (IECA). Os dados do registro sugerem que, mesmo em muito idosos, a adesão às terapias recomendadas em 24 horas da internação por SCASSST reduz a mortalidade hospitalar (11,1% *vs.* 18,9% para idade > 90 anos e 6% *vs.* 14,7% para idade de 75 a 89 anos para adesão *versus* não adesão; P < 0,001). O benefício foi observado apesar do aumento do risco de efeitos colaterais do tratamento farmacológico e de eventos hemorrágicos associados à terapia antitrombótica em idosos.

Tratamento anti-isquêmico

O objetivo do tratamento anti-isquêmico é diminuir a demanda miocárdica de oxigênio (por diminuição de frequência cardíaca, pressão arterial, pré-carga ou contratilidade miocárdica) e aumentar a oferta de oxigênio para o miocárdio (por administração de oxigênio ou vasodilatação coronariana). Se, após o tratamento, o paciente não melhorar os sinais ou sintomas de isquemia, a coronariografia imediata é recomendada, independentemente dos achados de ECG e dos MNM. Em pacientes nos quais os sintomas isquêmicos não são aliviados por nitratos e betabloqueadores, a administração de sulfato de morfina é aceitável enquanto se aguarda o resultado da coronariografia, com a ressalva de que a morfina pode retardar a absorção intestinal dos antiplaquetários. Deve ser administrada por via intravenosa (IV), na dose de 2 a 4 mg, diluída, podendo ser repetida em intervalos de 5 a 15 minutos.

O oxigênio deve ser administrado aos idosos com saturação arterial ($SatO_2$) menor que 90%, na insuficiência respiratória ou naqueles com alto risco para hipoxemia, devendo ser mantido nas primeiras 6 horas ou até a estabilização hemodinâmica.

Nitratos

Os benefícios terapêuticos dos nitratos estão relacionados com seus efeitos vasodilatadores sobre a circulação periférica e coronariana. São utilizados para controle de sintomas, pois, quando administrados na população geral, não demonstraram melhora significativa nos desfechos.

Podem ser utilizados por via oral (VO), transdérmica, sublingual (SL) ou intravenosa, sendo as duas últimas as mais utilizadas na emergência.

Administração: dinitrato de isossorbida (5 mg/comprimido) ou mononitrato de isossorbida (5 mg/comprimido) administrados por via sublingual, até 3 comprimidos, com intervalos de 5 minutos entre as tomadas. Sob um monitoramento cuidadoso da pressão arterial, a nitroglicerina intravenosa pode ser administrada na dose de 10 μg/min, com titulação da dose e incrementos de 10 μg a cada 5 minutos, até que os sintomas sejam aliviados ou ocorra redução da pressão arterial sistólica (PAS) em 10% no paciente normotenso ou 30% no previamente hipertenso (até 110 mmHg).

São contraindicados em casos de hipotensão arterial (PAS < 100 mmHg) e de pacientes que utilizaram inibidores da fosfodiesterase 5 (sildenafila ou vardenafila nas últimas 24 horas e tadalafila nas últimas 48 horas) em virtude do risco de hipotensão.

Betabloqueadores adrenérgicos

Os betabloqueadores inibem competitivamente os efeitos das catecolaminas circulantes e reduzem o consumo miocárdico de oxigênio. A evidência para os seus efeitos benéficos na SCASSST é derivada de uma metanálise de 27 estudos mostrando que o tratamento betabloqueador estava associado a uma redução significativa no risco relativo de mortalidade de 13% na primeira semana após o IAM (Yusuf *et al.*, 1988). Em pacientes com angina instável, os betabloqueadores reduzem o risco de angina recorrente e de evolução para IAM (Gottlieb *et al.*, 1986). Recomenda-se o uso rotineiro de betabloqueador oral nos pacientes estáveis, sem contraindicações a seu uso, com início em pequenas doses e aumentos progressivos para manter a frequência cardíaca próxima de 60 bpm. Os mais utilizados são o metoprolol e o atenolol.

Antagonistas dos canais de cálcio

Os antagonistas dos canais de cálcio produzem redução da contratilidade miocárdica, vasodilatação e redução da velocidade de condução atrioventricular e do automatismo do nó sinusal. No IAMSSST, existem evidências de que o diltiazem e o verapamil possam ter efeito protetor. Seu uso rotineiro não é recomendado. Podem ser administrados a pacientes já em uso de nitratos e betabloqueadores para controle de sintomas isquêmicos refratários, e em pacientes que apresentam contraindicação aos betabloqueadores.

Antiplaquetários

A ativação das plaquetas desempenha um papel importante na fase inicial e na evolução da SCASSST, tornando os antiagregantes plaquetários fármacos fundamentais no seu tratamento. A dupla antiagregação, com a utilização do AAS mais um segundo antiplaquetário, é mandatória em qualquer SCA. Atualmente, dispõe-se de três outros antiplaquetários que podem ser adicionados ao AAS como segundo fármaco (clopidogrel, prasugrel e ticagrelor) e sua escolha será realizada de acordo com a disponibilidade, indicações e contraindicações específicas de cada substância.

Ácido acetilsalicílico

O AAS atua bloqueando a formação de tromboxano A2 (substância vasoconstritora e pró-trombótica), interferindo no metabolismo do ácido araquidônico e inibindo a formação da ciclo-oxigenase 1 (COX-1), enzima fundamental no processo de agregação plaquetária.

Deve ser administrado por via oral, macerado, na dose inicial de 150 a 300 mg, assim que o paciente é atendido na emergência com suspeita de SCA, independentemente de ser com ou sem supradesnivelamento do segmento ST. A dose de manutenção, de 75 a 100 mg/dia, deve ser mantida indefinidamente. Sua utilização é indicada em todos os casos de SCA, com exceção de raras situações de contraindicação (reação alérgica grave previamente conhecida ou na vigência de sangramentos digestivos ativos, em especial aqueles relacionados com as úlceras gástricas).

Clopidogrel

O clopidogrel é um derivado tienopiridínico que atua inibindo o receptor P2Y12 da adenosina difosfato (ADP) de maneira irreversível, inibindo o processo de agregação plaquetária mediado por essa via.

Deve ser administrado por via oral, em dose de ataque de 300 mg, com manutenção de 75 mg/dia, durante 12 meses, juntamente com o AAS. Para os pacientes com mais de 75 anos de idade, a dose de ataque de 300 mg não deve ser administrada, utilizando-se 75 mg como dose inicial e de manutenção.

Prasugrel

O prasugrel é um derivado tienopiridínico que bloqueia de maneira irreversível o receptor P2Y12 da ADP. É indicado nos casos de SCASSST de risco intermediário ou alto, que têm programação de intervenção coronariana percutânea (ICP), após definição da anatomia coronária. Utilizado por via oral, na dose de ataque de 60 mg, com dose de manutenção de 10 mg/dia, por 12 meses, como segundo antiplaquetário. Deve ser evitado em pacientes com idade maior ou igual a 75 anos, com menos de 60 kg, sendo contraindicado nos pacientes com antecedentes de AVE/ataque isquêmico transitório.

Ticagrelor

O ticagrelor pertence à classe química ciclopentiltriazolopirimida e inibe de modo reversível o receptor P2Y12 da ADP. Apresenta efeito antiagregante mais intenso, rápido e consistente em relação ao clopidogrel. É indicado nos casos de SCASSST de risco intermediário ou alto, independentemente da estratégia posterior de tratamento (conservadora ou invasiva). Utilizado por via oral, na dose de ataque de 180 mg, com manutenção de 90 mg, 2 vezes/dia, por 12 meses, como segundo antiplaquetário. Deve ser evitado nos pacientes com *clearance* de creatinina menor que 30 mℓ/min e utilizado com precaução nos portadores de doença pulmonar obstrutiva crônica ou com risco elevado de bradicardia. Não é necessário o ajuste de doses em relação à idade.

O ticagrelor e o prasugrel são agentes antiplaquetários mais potentes, com maior redução de eventos aterotrombóticos, porém às custas de um aumento nos eventos hemorrágicos quando comparados com o clopidogrel, o que deixa dúvidas sobre o real benefício clínico líquido do ticagrelor e do prasugrel em pacientes idosos com SCASSST.

O estudo *POPular AGE* (Gimbel *et al.*, 2020) investigou a segurança e a eficácia do clopidogrel em comparação com ticagrelor ou prasugrel em pacientes idosos com SCASSST. O estudo concluiu que em pacientes com mais de 70 anos de idade o clopidogrel é uma alternativa mais favorável ao ticagrelor e ao prasugrel, porque provoca menos eventos hemorrágicos sem aumentar o desfecho combinado de morte por todas as causas, IAM, AVE e sangramento.

Inibidores da glicoproteína IIb/IIIa

Essa classe de medicamentos atua bloqueando a via final comum da agregação plaquetária. São administrados por via intravenosa, e dois agentes estão disponíveis no Brasil: o abciximabe e a tirofibana.

Nos pacientes com SCASSST de alto risco, submetidos a estratégia intervencionista precoce e realização de angioplastia coronária, há evidências na utilização desses agentes, com redução de mortalidade e reinfarto.

No entanto, o risco aumentado de sangramento em idosos com a utilização desses potentes antiplaquetários permanece uma preocupação.

Uma metanálise de seis estudos (Boersma *et al.*, 2002) mostrou que o benefício da administração das glicoproteínas IIb/IIIa em pacientes com SCA diminuiu com o avançar da idade, com um efeito de tratamento não significativo de 4% observado em pacientes com mais de 70 anos de idade e com 62% de aumento do risco de sangramento maior.

Agentes antitrombínicos

Os agentes antitrombínicos são eficazes na redução de eventos isquêmicos em pacientes com SCASSST e sua combinação com os agentes antiplaquetários mostra-se mais eficaz do que a utilização dessas duas classes de medicamentos de maneira isolada. Dentre os antitrombínicos, destacam-se a heparina não fracionada (HNF), a heparina de baixo peso molecular (HBPM) e o fondaparinux.

As conclusões definitivas sobre a segurança e a eficácia do tratamento com heparina na população idosa apresentam dados escassos. Os idosos são mais propensos a complicações hemorrágicas e a ter menos massa corporal magra e maior incidência de insuficiência renal, condições que estão associadas à sobredosagem das heparinas.

Heparina não fracionada

A HNF tem um perfil farmacocinético com grande variabilidade interindividual e uma estreita janela terapêutica. É administrada por via intravenosa e ajustada pelo peso do paciente. O nível de anticoagulação deve ser monitorado pelo tempo de tromboplastina parcial ativado (TTPa).

Administração: 60 a 70 UI/kg IV (ataque), com máximo de 5.000 UI, seguidas por infusão contínua de 12 a 15 UI/kg/h (máximo inicial de 1.000 UI/h), durante período mínimo de 48 horas. Deve-se realizar o exame de TTPa a cada 6 horas e ajustar a infusão para manter o TTPa de 1,5 a 2,5 vezes o valor de controle.

Heparina de baixo peso molecular

O HBPM tem uma relação dose-efeito mais previsível do que a HNF. O agente mais utilizado na SCASSST é a enoxaparina, administrada por via subcutânea (SC).

Uma metanálise planejada, utilizando as bases de dados dos estudos TIMI 11B e ESSENCE (Antman *et al.*, 1999), evidenciou uma redução de 20% na morte e em eventos isquêmicos cardíacos graves a favor da enoxaparina contra a HNF.

Administração da enoxaparina: 1 mg/kg SC, a cada 12 horas. Para idosos com mais de 75 anos de idade, reduzir a dose para 0,75 mg/kg SC, a cada 12 horas. Em pacientes com *clearance* de creatinina menor que 30 mℓ/min, reduzir a dose para 1 mg/kg SC, a cada 24 horas. Utilizar por 8 dias ou até a alta hospitalar.

Fondaparinux

É um pentassacarídio sintético que se liga seletivamente à antitrombina, inibindo indiretamente o fator Xa. O tratamento com fondaparinux está associado a uma eficácia semelhante na redução de eventos isquêmicos, porém com menos sangramento quando comparado com a HBPM.

Em pacientes com mais de 65 anos de idade que participaram do estudo OASIS-5 (Yusuf *et al.*, 2006), o fondaparinux demonstrou um benefício não significativo sobre a enoxaparina para o desfecho combinado de morte, IAM ou isquemia refratária. O perfil de segurança, porém, foi significativamente melhor em qualquer idade, mas os idosos mostraram uma maior redução absoluta (2,8% *vs.* 0,7%) e relativa (50,9% *vs.* 33,3%) de sangramento do que os pacientes mais jovens.

Administração: dose de 2,5 mg, 1 vez/dia SC, por 8 dias ou até a alta hospitalar.

Terapia adjuvante

Inibidores da enzima conversora da angiotensina e bloqueadores dos receptores AT1 da angiotensina II

Os IECA são recomendados para pacientes com disfunção sistólica do ventrículo esquerdo (fração de ejeção < 40%), em pacientes portadores de hipertensão arterial sistêmica (HAS) ou diabetes melito (DM). O efeito benéfico dos IECA está relacionado com a atenuação do remodelamento ventricular, a prevenção da progressão para insuficiência cardíaca congestiva (ICC), a melhora da capacidade funcional pela New York Heart Association e a redução da mortalidade global. Os bloqueadores dos receptores AT1 da angiotensina II (BRA) são indicados para pacientes intolerantes aos IECA.

Terapia hipolipemiante (estatinas)

Pacientes com DAC estabelecida são considerados de alto risco para eventos cardiovasculares, e o tratamento com estatinas deve ser considerado, independentemente dos níveis de colesterol de lipoproteína de baixa densidade (LDL-c). Recomenda-se o início precoce do tratamento com estatinas de alta potência entre o primeiro e o quarto dia da SCA.

Antagonistas dos receptores mineralocorticoides (antagonista da aldosterona)

A terapia com antagonista da aldosterona é recomendada para pacientes com disfunção sistólica do ventrículo esquerdo (fração de ejeção < 40%), ICC ou DM, com evidências para reduzir a morbidade e mortalidade nos pacientes após SCASSST. A espironolactona, único fármaco dessa classe disponível no Brasil, pode ser administrada na dose de 25 a 50 mg/dia.

Tratamento invasivo

A decisão por uma estratégia invasiva deve pesar cuidadosamente os riscos dos procedimentos invasivos e os benefícios em termos de precisão diagnóstica, estratificação de risco e avaliação dos riscos relacionados com a revascularização. A decisão pela revascularização leva em conta o risco em termos de morbidade e mortalidade associados à modalidade proposta (angioplastia ou cirurgia de revascularização do miocárdio) e os benefícios em termos de prognóstico em curto e longo prazos, alívio dos sintomas, qualidade de vida e duração da internação hospitalar. A indicação de uma abordagem invasiva, o tempo para a revascularização do miocárdio e a seleção da modalidade de revascularização dependem de inúmeros fatores, incluindo apresentação clínica, comorbidades, estratificação de risco, fragilidade, estado cognitivo, expectativa de vida estimada e gravidade funcional e anatômica. As preferências do paciente são importantes na tomada de decisão para a estratégia invasiva, tanto na realização da coronariografia quanto na decisão sobre o tipo de revascularização.

A utilização dos escores de risco, para estratificação do risco de óbito ou eventos isquêmicos recorrentes, facilita o manejo dos pacientes com SCASSST e é superior à avaliação clínica isolada. Atualmente, o escore mais utilizado é o modelo de risco GRACE.

As evidências corroboram a realização de uma estratégia invasiva mais precoce quanto maior o risco do paciente. A análise de subgrupos do estudo TATICS-TIMI 18 (Bach *et al.*, 2004) demonstrou um benefício crescente da estratégia invasiva precoce com o aumento da idade, apesar de um aumento de 3 vezes na taxa de sangramento (em torno de 17%) em pacientes acima de 75 anos de idade. Por outro lado, os registros de pacientes da comunidade, como o CRUSADE, não demostraram benefícios na mortalidade hospitalar com a estratégia invasiva em pacientes acima dessa idade.

A definição dos critérios de risco (Tabela 43.1) para a estratificação dos pacientes auxilia na escolha da melhor estratégia a ser adotada:

- Estratégia invasiva imediata: realizar coronariografia em até 2 horas da admissão hospitalar, com o objetivo de revascularizar o paciente, independentemente dos achados do ECG ou dos MNM. São elegíveis para essa estratégia os pacientes com critérios de risco muito alto (Tabela 43.1)
- Estratégia invasiva precoce: realizar coronariografia em até 24 horas da admissão hospitalar. Existem evidências que sugerem benefício de uma estratégia invasiva precoce em pacientes com critérios de risco alto (Tabela 43.1)
- Estratégia invasiva seletiva ("conservadora"): pacientes que não apresentem nenhum dos critérios de risco alto ou muito alto, listados na Tabela 43.1, devem ser considerados de baixo risco para eventos isquêmicos. Para esses pacientes, recomenda-se um teste não invasivo para detecção de isquemia (de preferência, com imagem) antes de se decidir sobre uma estratégia invasiva.

Síndrome coronariana aguda com supradesnivelamento do segmento ST

A persistência do supradesnivelamento do segmento ST geralmente reflete oclusão recente e permanente da artéria coronária. A terapia de reperfusão, por meio de trombólise ou da angioplastia coronariana transluminal percutânea primária (ACTPp), é o principal objetivo no tratamento dos pacientes com IAMCSST. Os idosos têm mais comorbidades e são menos propensos a receber terapia de reperfusão em comparação com pacientes mais jovens, além de apresentarem maior risco de morte após um IAMCSST, tanto por complicações elétricas como mecânicas. Mais da metade dos pacientes acima de 75 anos de idade evolui com insuficiência cardíaca sistólica ou com fração de ejeção preservada. Não há limite de idade em relação à reperfusão, especialmente para a ACTPp (Ibanez *et al.*, 2018).

Assim como para a SCASSST, no IAMCSST o eletrocardiograma deve ser realizado e interpretado em até 10 minutos da chegada do paciente à emergência, para, junto do exame físico e da história clínica do paciente, se definir o diagnóstico e instituir a estratégia de reperfusão o mais precoce possível. O achado mais frequente de bloqueio de ramo esquerdo nos idosos pode ser um fator de confusão no diagnóstico diferencial entre SCASSST e IAMCSST.

TABELA 43.1 Critérios de risco para estratificação de pacientes com síndrome coronariana aguda sem supradesnivelamento do segmento ST (SCASSST).

Risco muito alto	Instabilidade hemodinâmica ou choque cardiogênico
	Dor torácica refratária/recorrente, apesar do tratamento farmacológico
	Arritmias com potencial risco de vida
	Complicações mecânicas do infarto agudo do miocárdio
	Insuficiência cardíaca aguda diretamente relacionada à SCASSST
	Presença de depressão do segmento ST > 1 mm em 6 ou mais derivações, adicional à elevação do segmento ST em aVR e/ou V1
Risco alto	Diagnóstico estabelecido de IAMSSST
	Alterações dinâmicas novas ou presumivelmente novas de segmento ST/T contíguos sugerindo isquemia
	Parada cardíaca ressuscitada sem elevação do segmento ST ou choque cardiogênico
	Escore de risco GRACE >140
Risco baixo	Nenhuma das características de risco alto ou muito alto

IAMSSST: infarto agudo do miocárdio sem supradesnivelamento do segmento ST.

Tratamento

Tratamento anti-isquêmico

Assim como descrito na SCASSST, o oxigênio deve ser administrado aos idosos com $SatO_2$ menor que 90%, na insuficiência respiratória ou naqueles com alto risco para hipoxemia, devendo ser mantido nas primeiras 6 horas ou até a estabilização hemodinâmica.

O sulfato de morfina pode ser utilizado como medicação analgésica, nas mesmas doses preconizadas para SCASSST. Não deve ser administrado nos casos de IAM de parede inferior, pelo potencial de ocasionar hipotensão arterial grave e refratária.

Nitratos

Apresentam as mesmas indicações, contraindicações, vias de administração e doses preconizadas para a SCASSST. São também contraindicados nos casos de infarto de ventrículo direito.

Betabloqueadores adrenérgicos

Os estudos atuais disponíveis sobre betabloqueadores sugerem seu uso, sob administração oral, em todos os pacientes com IAM, independentemente da administração concomitante de fibrinolíticos ou da realização de ACTPp, respeitando suas contraindicações.

O estudo COMMIT/CCS-2, envolvendo 45.852 pacientes com IAMCSST (Chen *et al.*, 2005), avaliou o uso do metoprolol intravenoso seguido do oral, comparado com placebo. Nesse estudo, não houve diferença no desfecho composto de morte, reinfarto ou parada cardíaca em comparação com placebo (9,4% metoprolol *vs.* 9,9% placebo), com aumento das taxas de choque cardiogênico, especialmente nas primeiras 24 horas. Quando se avaliou o grupo de pacientes com idade igual ou superior a 70 anos, não houve diferença em relação à mortalidade isolada e houve aumento na análise associada de mortalidade e de choque cardiogênico. Portanto, o uso intravenoso em idosos deve ser restrito a pacientes estáveis, Killip classe I, especialmente nos pacientes com níveis elevados de pressão arterial e manutenção do quadro isquêmico.

Antagonistas dos canais de cálcio

Em metanálise com aproximadamente 19 mil pacientes com IAMCSST (Held; Yusuf; Furberg, 1989), o uso dessa classe de medicamentos não mostrou benefício. Não é recomendado seu uso rotineiro, podendo ser utilizado para controle de sintomas isquêmicos refratários, e em pacientes que apresentam contraindicação aos betabloqueadores.

Antiplaquetários

Ácido acetilsalicílico

As evidências para utilização do AAS no IAMCSST estão bem estabelecidas desde a publicação do estudo ISIS 2, no final da década de 1980, que mostrou redução de 23% na mortalidade aos 35 dias com a utilização de AAS isoladamente (semelhante ao uso isolado de estreptoquinase) e de 42% quando em associação com a estreptoquinase.

Deve ser administrado por via oral, macerado, na dose inicial de 150 a 300 mg, assim que o paciente é atendido na emergência com suspeita de SCA, independentemente da terapia de reperfusão. A dose de manutenção, de 75 a 100 mg/dia, deve ser mantida indefinidamente.

Clopidogrel

Para os pacientes submetidos a trombólise, deve ser administrado por via oral, em dose de ataque de 300 mg, com manutenção de 75 mg/dia, durante 12 meses, juntamente com o AAS. Para os pacientes com mais de 75 anos de idade, a dose de ataque de 300 mg não deve ser administrada, utilizando-se 75 mg como dose inicial e de manutenção.

Para os pacientes submetidos a ACTPp, deve ser administrado por via oral, em dose de ataque de 600 mg, com dose de manutenção de 75 mg/dia, durante 12 meses, juntamente com o AAS. Para os pacientes com mais de 75 anos de idade, a dose de ataque não deve ser administrada, utilizando-se 75 mg como dose de manutenção.

Prasugrel

Não existem evidências sobre o uso de prasugrel em idosos submetidos à terapia trombolítica.

Para os pacientes submetidos à ACTPp, as contraindicações e doses são as mesmas utilizadas na SCASSST.

Ticagrelor

Não existem evidências para o uso de ticagrelor em idosos submetidos a terapia trombolítica.

Para os pacientes submetidos a ACTPp, as contraindicações e doses são as mesmas utilizadas na SCASSST.

Inibidores da glicoproteína IIb/IIIa

O uso rotineiro dos IGP IIb/IIIa no IAMCSST não se mostra benéfico e pode acarretar maiores taxas de sangramento nos pacientes idosos.

Agentes antitrombínicos

Todos os pacientes devem receber agentes antitrombínicos na vigência de IAMCSST, independentemente da estratégia de reperfusão adotada.

Heparina não fracionada

Nos pacientes submetidos a trombólise, deve-se administrar 60 UI/kg IV (ataque), máximo 4.000 UI, seguido por infusão contínua de 12 UI/kg/h, máximo de 1.000 Ul/h. Manter por um período mínimo de 48 horas com ajustes na infusão para que o TTPa permaneça entre 1,5 e 2 vezes o controle.

Para os pacientes submetidos a ACTPp, deve ser administrada durante o procedimento, ajustada pelo tempo de coagulação ativado.

Heparina de baixo peso molecular

Nos pacientes submetidos a trombólise, administrar enoxaparina 30 mg IV em *bolus*, seguida de 1 mg/kg SC, a cada 12 horas, durante 8 dias ou até a alta hospitalar. Para idosos com mais de 75 anos de idade, não administrar a dose intravenosa e reduzir a dose de manutenção para 0,75 mg/kg SC, a cada 12 horas. Em pacientes com *clearance* de creatinina menor que 30 mℓ/min, reduzir a dose para 1 mg/kg SC, a cada 24 horas.

Nos pacientes submetidos à ACTPp, administrar enoxaparina 0,5 mg/kg IV (ataque). Manter enoxaparina 1 mg/kg SC, a cada 12 horas após a ACTPp a critério clínico.

Fondaparinux

Nos pacientes submetidos à trombólise, administrar fondaparinux 2,5 mg IV, seguido de 2,5 mg, 1 vez/dia SC, durante 8 dias ou até a alta hospitalar.

Não deve ser utilizada durante ACTPp pelo risco aumentado de trombose de cateter e de complicações coronarianas relacionadas com o procedimento.

Terapia adjuvante

Inibidores da enzima conversora da angiotensina e bloqueadores dos receptores AT1 da angiotensina II

Uma visão geral sistemática dos ensaios com IECA no IAMCSST indicou que esta terapia é segura, bem tolerada e associada a uma pequena, mas significativa redução na mortalidade em 30 dias. O tratamento com IECA é recomendado para pacientes com disfunção sistólica do ventrículo esquerdo ou ICC, HAS ou diabetes, e pode ser considerado em todos os pacientes com IAMCSST. Em análise retrospectiva de 14.129 pacientes (Krumholz *et al.*, 2001), foi demonstrado que o benefício na redução da mortalidade em 1 ano se estendia inclusive a pacientes com mais de 80 anos de idade. Recomenda-se que o agente seja iniciado dentro das primeiras 24 horas de evolução, normalmente após o término da terapia de recanalização miocárdica (química ou mecânica), tão logo a pressão arterial esteja estabilizada. Pacientes que não toleram um IECA devem receber um BRA. No contexto do IAMCSST, a valsartana foi não inferior ao captopril no estudo VALIANT (Pfeffer *et al.*, 2003).

Terapia hipolipemiante (estatinas)

As estatinas são recomendadas em todos os pacientes com IAM, independentemente da concentração de colesterol. O tratamento deve ser iniciado o mais precoce possível, com estatinas de alta potência, uma vez que isso está associado a benefícios clínicos precoces e sustentados.

Antagonistas dos receptores mineralocorticoides (antagonista da aldosterona)

A terapia com antagonista da aldosterona é recomendada em pacientes com disfunção sistólica do ventrículo esquerdo (fração de ejeção < 40%), ICC ou DM. As evidências de benefício em idosos são menos consistentes, pois o risco de hiperpotassemia em pacientes com *clearance* de creatinina abaixo de 50 mℓ/min (um achado comum em idosos) pode neutralizar os benefícios esperados.

Terapias de reperfusão

Fibrinólise

A clássica metanálise *Fibrinolytic Therapy Trialists* (FTT) encontrou uma tendência consistente (p = 0,01) para diminuição do benefício relativo do trombolítico com o avançar da idade em comparação ao placebo. Entretanto, nova análise do FTT em 3.300 pacientes com mais de 75 anos de idade mostrou benefício de 18 vidas salvas em 1.000 pacientes tratados no grupo trombolítico em relação ao grupo placebo. Há evidências que apontam um maior benefício absoluto da fibrinólise para os idosos com idade superior a 75 anos em comparação aos mais jovens, apesar do risco aumentado de eventos hemorrágicos. A hemorragia intracraniana é a complicação mais temida, sendo idade avançada, baixo peso, sexo feminino, doença cerebrovascular prévia e HAS na admissão os principais fatores preditores para sua ocorrência.

O estudo GUSTO-I (Topol *et al.*, 1993) mostrou redução absoluta de risco de mortalidade com a utilização da alteplase em relação à estreptoquinase. No estudo ASSENT2 (Werf *et al.*, 1999), a tenecteplase esteve associada a menores taxas de sangramento que a alteplase em idosos acima de 75 anos de idade (1,1% *vs.* 3,0%).

A terapia fibrinolítica deve ser idealmente instituída nas primeiras 6 horas de início dos sintomas, pois há redução de benefício sobre mortalidade quando instituída entre 6 e 12 horas, com perda de benefício após a 12± hora.

As contraindicações absolutas e relativas para o uso de trombolíticos estão listadas na Tabela 43.2. As formas de administração e doses dos trombolíticos estão listadas na Tabela 43.3.

Fibrinólise versus angioplastia coronariana transluminal percutânea primária

Em geral a ACTPp é preferível à terapia fibrinolítica, apesar de existirem poucas informações sobre pacientes com mais de 80 anos de idade. Análise do *Primary Coronary Angioplasty Trialists 2* (PCAT2), que reuniu dados de 22 estudos comparando a angioplastia com o uso de trombolítico, evidenciou benefício da angioplastia quando o paciente chegava ao hospital até 2 h após o início dos sintomas ou se tinha mais de 65 anos de idade (Boer; Westerhout; Simes, 2010). A vantagem na redução da mortalidade da angioplastia foi maior quanto maior a faixa etária.

▪ **TABELA 43.2** Contraindicações absolutas e relativas ao uso de trombolíticos.

Absolutas	Acidente vascular encefálico (AVE) hemorrágico prévio
	AVE isquêmico nos últimos 3 meses
	Neoplasia no sistema nervoso central
	Trauma fechado de cabeça nos últimos 3 meses
	Sangramento ativo ou diátese hemorrágica (exceto menstruação)
	Lesão vascular cerebral conhecida (malformação arteriovenosa)
	Suspeita de dissecção aórtica
	Discrasia sanguínea
Relativas	História de AVE isquêmico > 3 meses ou doenças intracranianas não listadas nas contraindicações absolutas
	Gravidez
	Uso de anticoagulantes
	Sangramento interno recente < 2 a 4 semanas
	Resssuscitação cardiopulmonar traumática e prolongada
	Cirurgia de grande porte < 3 semanas
	Hipertensão arterial não controlada (pressão arterial sistólica > 180 mmHg ou diastólica > 110 mmHg)
	Punções não compressíveis
	Úlcera péptica ativa

▪ **TABELA 43.3** Esquema terapêutico dos trombolíticos.

Droga	Esquema posológico
Estreptoquinase	1,5 milhões UI em 100 mℓ de SG 5% ou SF 0,9% em 30 a 60 min
Alteplase	15 mg IV em *bolus* Após, 0,75 mg/kg (máx. 50 mg) em 30 min Após, 0,50 mg/kg (máx. 35 mg) em 60 min
Reteplase	10 unidades em 2 min 10 unidades em 2 min após 30 min
Tenecteplase	Bolus único: 30 mg se < 60 kg 35 mg se entre 60 kg e menor que 70 kg 40 mg se entre 70 kg e menor que 80 kg 45 mg se entre 80 kg e menor que 90 kg 50 mg se maior ou igual a 90 kg de peso Em pacientes > 75 anos, deve-se considerar o uso de metade da dose calculada de acordo com o peso

IV: via intravenosa.

Se o paciente é atendido em serviço hospitalar de urgência que dispõe de centro de hemodinâmica, a ACTPp deve ser realizada em até 60 minutos do diagnóstico de IAMCSST. Se não há disponibilidade de centro de hemodinâmica no local de atendimento, mas existe possibilidade de transferência e realização da ACTPp em até 120 minutos, esta deve ser a estratégia de escolha. Havendo impossibilidade de realizar a ACTPp dentro dos tempos citados, a terapia fibrinolítica deve ser realizada em, no máximo, 30 minutos após o diagnóstico eletrocardiográfico de IAMCSST.

Nos casos de choque cardiogênico, independentemente do tempo de início dos sintomas, recomenda-se a transferência imediata para centros com disponibilidade para realizar ACTPp (Hochman *et al.*, 1999).

Reabilitação

A reabilitação cardíaca multidisciplinar tem demonstrado consistentemente sua eficácia na redução da mortalidade cardiovascular e internações em pacientes com DAC, sendo fortemente recomendada para todos os pacientes.

Vacina contra *influenza*

A vacinação anual contra *influenza* pode melhorar a prevenção de IAM em pacientes com DAC crônica, alterar o prognóstico da ICC e diminuir a mortalidade cardiovascular em idosos.

44

Revascularização Miocárdica: Cirurgia ou Angioplastia?

Amit Nussbacher

Introdução: linha do tempo – uso contemporâneo de angioplastia e cirurgia

O tratamento da doença arterial coronariana (DAC) envolve três opções terapêuticas: tratamento medicamentoso, cirurgia de revascularização do miocárdio (CRM) e angioplastia coronária. As três modalidades estão em constante progresso, o que se reflete na significativa melhora prognóstica dessa doença.

Muitos estudos avaliaram a questão da abordagem ideal para o tratamento da DAC. Essas avaliações incluem pesquisas clínicas prospectivas randomizadas, registros (com ajuste para comparação de acordo com fatores de risco conhecidos, pela técnica de pareamento *propensity match*) e metanálises. Cada qual tem suas forças e seus pontos fracos. Essas nuances serão abordadas nos subitens adiante.

Alguns marcadores históricos moldaram a prática de tratamento da DAC. Passado agora mais de meio século, a CRM foi primeiramente descrita em 1968 (Favaloro, 1968). Rapidamente, houve uma enorme adesão à cirurgia para tratamento da doença. Uma década mais tarde, em 1977, introduziu-se a técnica de angioplastia coronária com a utilização de cateter-balão, indicada inicialmente somente para tratamento de lesões coronarianas uniarteriais e focais, com grande índice de sucesso primário, mas com alta incidência de reestenose e risco de dissecção da artéria e oclusão súbita. A introdução de *stents* coronários em 1995 (*stents* não farmacológicos, ou *bare metal stents* [BMS]) reduziu a incidência de reestenose e oclusão por dissecção da artéria, e a angioplastia passou a ser utilizada em doença multiarterial. Em 2003, a introdução de *stents* farmacológicos (DES; do inglês, *drug eluting stents*) reduziu ainda mais o risco de reestenose, mas com aumento do risco de trombose de *stent*. Finalmente, os *stents* de segunda geração, introduzidos em 2008, reduziram ainda mais o risco de reestenose, bem como o risco de trombose de *stent*. Desde o final do século passado, houve aumento exponencial da utilização da angioplastia coronária, ultrapassando a cirurgia como método de revascularização mais utilizado (Figura 44.1) (Raza *et al.*, 2019).

Em 2007, a publicação do estudo COURAGE foi um divisor de águas, com grande impacto na prática de revascularização (Boden *et al.*, 2007). Apesar de nenhum estudo prévio haver indicado que angioplastia coronariana reduz mortalidade ou infarto agudo do miocárdio (IAM) em pacientes com angina estável, a prática vigente era de indicação de angioplastia em grande parte dos pacientes, mesmo que estáveis ou até assintomáticos. O COURAGE foi um estudo de estratégia em que 2.287 pacientes portadores de angina estável, com isquemia miocárdica documentada, foram randomizados para estratégia inicial de angioplastia coronariana ou tratamento medicamentoso otimizado. Após seguimento mediano de 4,6 anos, não houve diferença entre as duas estratégias. Estratégia inicial de angioplastia não reduziu o risco de morte, IAM, hospitalização por síndrome coronariana aguda (SCA) ou o desfecho combinado de morte, IAM ou acidente vascular encefálico (AVE). O intuito do estudo não foi comparar diretamente tratamento medicamentoso e angioplastia coronariana, e sim avaliar se este procedimento deve ser adotado como estratégia de tratamento inicial ou pode ser deferido somente para pacientes que não respondem ao tratamento medicamentoso otimizado. O COURAGE teve grande impacto nas recomendações de diretrizes e resultou em um gradual declínio de indicação de angioplastia coronariana em pacientes com angina estável, como se vê na Figura 44.2 (Raza *et al.*, 2019) – note o declínio na realização de angioplastia (mas não de cirurgia), coincidente com a publicação do estudo COURAGE (Boden *et al.*, 2007).

Estudos clínicos comparativos: angioplastia coronariana *versus* cirurgia de revascularização do miocárdio

Ao se comparar as duas estratégias, os seguintes aspectos merecem especial consideração:

- Desfechos de interesse: mortalidade, IAM, AVE, necessidade de reintervenção (novo procedimento de revascularização)
- Desfechos em curto, médio e longo prazos: de particular interesse para a população idosa, na qual os desfechos de curto e médio prazos podem ser de maior relevância que os em longo prazo, diferentemente da população mais jovem
- Representatividade da população avaliada nos estudos randomizados e nos registros e aplicabilidade à população idosa geral
- Interpretação dos resultados dos estudos: ponderação dos desfechos individuais *versus* prioridades do paciente
- Caracterização da DAC: síndrome coronariana estável *versus* instável
- Importância do *heart team*, objetivos e preferências do paciente, decisão compartilhada

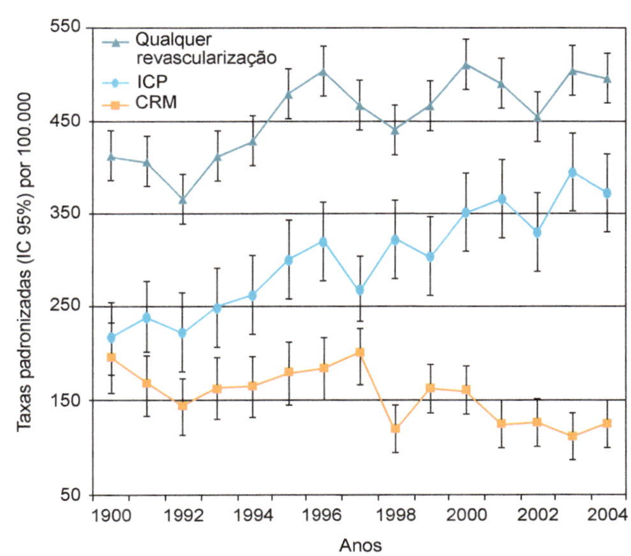

■ **FIGURA 44.1** De 1990 a 2004, a quantidade de revascularizações percutâneas aumentou 69%, ao passo que as cirúrgicas diminuíram 33%. ICP: intervenção coronariana percutânea; CRM: cirurgia de revascularização do miocárdio. (Fonte: Raza *et al.*, 2019.)

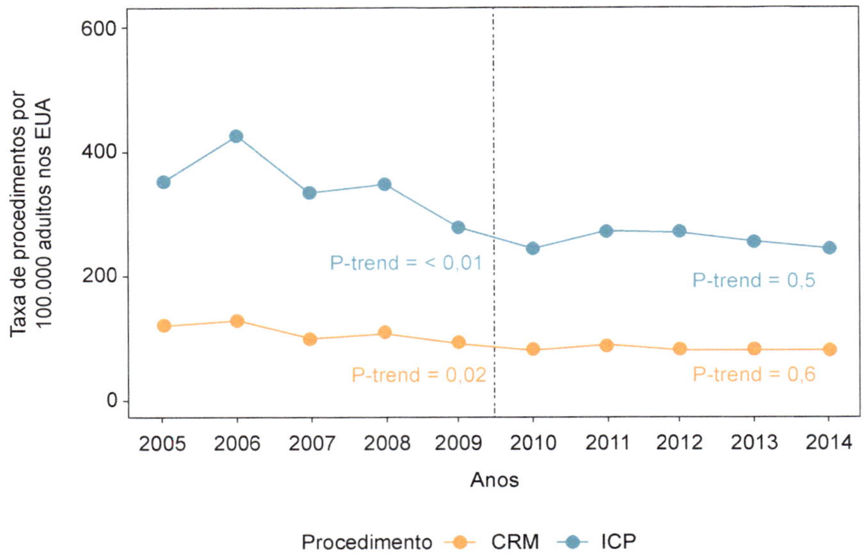

■ **FIGURA 44.2** Procedimentos anuais de cirurgia (CRM) e angioplastia (ICP) por 100 mil adultos nos EUA. CRM: cirurgia de revascularização do miocárdio; ICP: intervenção coronariana percutânea. (Fonte: Raza *et al.*, 2019.)

- Variáveis de particular interesse na população idosa e pouco abordadas nos estudos geradores das recomendações de diretrizes: fragilidade, alterações cognitivas, comorbidades
- Risco do paciente *versus* gravidade da doença: importância da avaliação do risco cirúrgico e da extensão e nível da DAC
- Diabetes melito: indicador de melhor desfecho com cirurgia
- Velocidade dos avanços tecnológicos e possível obsolescência acelerada dos estudos.

O tratamento de pacientes com DAC estável tem dois objetivos básicos: redução de sintomas anginosos, prevenção de IAM e de morte. Revascularização é indicada para alívio sintomático em pacientes com sintomas refratários a despeito de tratamento medicamentoso otimizado e para aumentar sobrevida em pacientes considerados de alto risco identificados por demonstração de isquemia extensa por testes não invasivos, disfunção ventricular esquerda importante ou por achados anatômicos (lesão de tronco de coronária esquerda, doença triarterial ou comprometimento de artéria descendente anterior proximal). Vários ensaios clínicos compararam CRM e intervenção coronariana percutânea (ICP) em pacientes com DAC multiarterial e angina estável.

De maneira geral, em pacientes estáveis, dados de estudos clínicos randomizados revelam resultados semelhantes em termos de sobrevida e proteção quanto à ocorrência de IAM, com melhor alívio sintomático e menor necessidade de reintervenção em pacientes operados. Como exemplo, metanálise de 2007 envolvendo 23 ensaios clínicos com cerca de 10 mil pacientes (5.019 pacientes angioplastados e 4.944 pacientes operados) revelou sobrevida semelhante com os dois métodos de revascularização (Figura 44.3) (Bravata *et al.*, 2007).

Nessa mesma metanálise, AVE relacionado com o procedimento foi mais comum entre os pacientes operados (1,2% *vs.* 0,6%, diferença absoluta de 0,6%), conforme ilustrado na Figura 44.4. Alívio de angina foi melhor com cirurgia. Após 5 anos, alívio de angina ocorreu em 79% dos pacientes angioplastados e 84% dos operados. Necessidade de novo procedimento de revascularização foi mais comum nos pacientes angioplastados. Após 5 anos, reintervenção foi necessária em 46% dos pacientes angioplastados com cateter-balão, 40% nos angioplastados com *stent* (todos não farmacológicos) e 10% nos pacientes operados.

A questão que se coloca, no entanto, diz respeito à representatividade dos pacientes avaliados nos estudos randomizados, especialmente para a população idosa. Pacientes incluídos nos estudos são mais robustos. Pacientes idosos são pouco representados, e os frágeis, portadores de múltiplas comorbidades e com alterações cognitivas praticamente não são representados. Se, por um lado, os pacientes incluídos nos estudos são mais robustos, por outro lado, para serem randomizados, os pacientes devem ser elegíveis a se submeter a ambas as modalidades de revascularização, cirurgia ou angioplastia, o que seleciona pacientes com anatomia menos complexa.

A Tabela 44.1 ilustra a exclusão de pacientes idosos dos principais ensaios clínicos. A idade média em alguns desses principais estudos que formam as bases das recomendações de diretrizes variou de 62 a 68 anos de idade e a função ventricular esquerda era preservada, com fração de ejeção acima de 60% em quase todos, revelando seleção de pacientes mais robustos.

A Tabela 44.2 também revela a seleção de pacientes robustos nos principais ensaios clínicos, conforme ilustrado pelo baixo risco cirúrgico, avaliado pelo EuroSCORE inferior a 4, a maioria inferior a 3.

Diabéticos: um grupo especial

Pacientes diabéticos constituem um grupo especial, com maior prevalência de doença aterosclerótica anatomicamente mais complexa, com maior frequência de doença extensa e difusa, lesões complexas e oclusões totais, características anatômicas essas mais difíceis de serem abordadas por angioplastia. Diabéticos são responsáveis por cerca de 25% dos pacientes submetidos a revascularização (Barsness *et al.*, 1997). Ressalvas quanto ao uso de angioplastia em diabéticos se originaram, em parte, após a publicação do estudo *Bypass Angioplasty Revascularization Investigation* (BARI) em 1996. Nesse estudo, pacientes diabéticos tiveram sobrevida melhor com cirurgia que com angioplastia, inclusive com análise de 10 anos (Bari Investigators, 1996, 2007). Este resultado, aliado ao fato de diabéticos terem mais frequentemente doença difusa e necessitarem de mais reintervenções em vários estudos, tem levado ao questionamento quanto à indicação de angioplastia neste grupo de pacientes. No entanto, é importante ressaltar que o estudo

Estudo, ano (referência)	Pacientes sobreviventes/ todos os pacientes, *n/n*	
Sobrevida ao procedimento	**ICP**	**CRM**
AMIST, 2004 (14)	50/50	50/50
AWESOME, 2001 (28)	215/222	220/232
BARI, 1996 (64)	905/915	902/914
CABRI, 1995 (65)	534/541	507/513
EAST, 1994 (72)	196/198	192/194
ERACI I, 1993 (82)	62/63	61/64
ERACI II, 2001 (84)	223/225	212/225
GABI, 1994 (87)	179/182	169/177
Drenth *et al.*, 2002 (93)	51/51	49/51
Goy *et al.*, 1994 (94)	68/68	66/66
Diegeler *et al.*, 2002 (96)	110/110	108/110
MASS, 1995 (99)	72/72	70/70
MASS II, 2004 (101)	200/205	198/203
Myoprotect I, 2004 (104)	21/23	19/21
Octostent, 2003 (105)	138/138	140/142
Cisowski *et al.*, 2002 (108)	50/50	50/50
RITA, 1993 (111)	506/510	495/501
Hong *et al.*, 2005 (117)	117/119	69/70
Kim *et al.*, 2005 (117)	50/50	50/50
SIMA, 2000 (118)	62/63	60/60
SoS, 2002 (119)*	484/488	499/500
French monocentric Study, 1997 (126)	75/76	75/76
Total	**4369/4419**	**4262/4339**

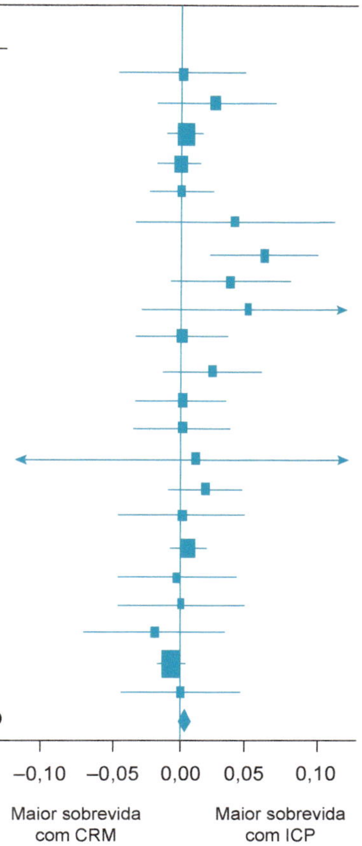

▪ **FIGURA 44.3** Metanálise de 23 ensaios clínicos comparando cirurgia e angioplastia em pacientes multiarteriais com angina estável revelando sobrevida semelhante entre os dois procedimentos. ICP: intervenção coronariana percutânea; CRM: cirurgia de revascularização do miocárdio. (Fonte: Bravata *et al.*, 2007.)

Estudo, ano (referência)	Sobrevida sem AVE/ Todos os pacientes, *n/n*	
AVE no procedimento	**ICP**	**CRM**
ARTS, 2001 (15)	590/600	592/605
AWESOME, 2001 (28)	220/222	229/232
BARI, 1996 (64)	913/915	907/914
EAST, 1994 (72)	197/198	191/194
ERACI II, 2001 (84)	225/225	223/225
GABI, 1994 (87)	182/182	175/177
Drenth et al., 2002 (93)	50/51	51/51
Diegeler et al., 2002 (96)	110/110	109/110
MASS, 1995 (99)	72/72	70/70
MASS II, 2004 (101)	203/205	197/203
Octostent, 2003 (105)	138/138	142/142
Cisowski et al., 2002 (108)	50/50	50/50
RITA, 1993 (111)	509/510	496/501
Hong et al., 2005 (116)	119/119	69/70
SIMA, 2000 (118)	62/63	60/60
Total	**3640/3660**	**3561/3604**

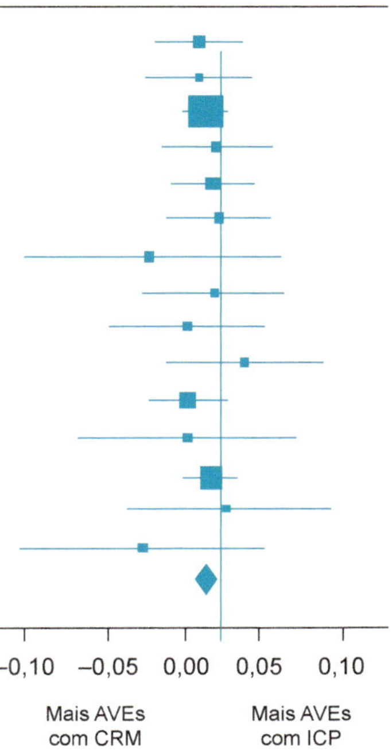

▪ **FIGURA 44.4** Ocorrência de acidente vascular encefálico (AVE) foi mais comum nos pacientes operados do que nos angioplastados. ICP: intervenção coronariana percutânea; CRM: cirurgia de revascularização do miocárdio. (Fonte: Bravata *et al.*, 2007.)

▪ **TABELA 44.1** *Trials DES versus* cirurgia em doença arterial coronariana multiarterial (DAC MA) e de tronco de coronária esquerda (TCE).

Tipo de *stent* e ano de publicação	Estudo	N	Idade média (anos)	Fração de ejeção (%)	MA; TCE (%)
PES, 2009	SYNTAX*	1.800	65	–	MA 61; TCE 39
SES, 2011	Boudriot**	201	68	65	TCE 100
SES, 2011	PRECOMBAT***	600	62	61	TCE 100
EES, 2015	BEST#	880	64	60	MA 100
BES, 2016	NOBLE##	1.201	66	60	TCE 100
EES, 2016	EXCEL***	1.905	66	57	TCE 100

DES: *stent farmacológico* de 1ª geração – PES (*paclitaxel*) e SES (*sirolimo*); de 2ª geração – EES (*everolimo*) e BES (*biolimus*). *Serruys *et al.*, 2009; **Boudriot *et al.*, 2011; ***Park *et al.*, 2011; #Park *et al.*, 2001; ##Makikallio *et al.*, 2016; ***Stone *et al.*, 2016.

▪ **TABELA 44.2** Estudos e o EuroSCORE para cirurgia de revascularização do miocárdio e angioplastia (intervenção coronariana percutânea).

Estudos	EuroSCORE angioplastia	EuroSCORE cirurgia
SYNTAX6	3,8 ± 2,6	3,8 ± 2,7
BEST9	2,9 ± 2,0	3,0 ± 2,1
FREEDOM12	2,7 ± 1,8	2,8 ± 2,5
PRECOMBAT8	2,7 ± 1,8	2,8 ± 1,9
NOBLE10	2 (2 a 4)	2 (2 a 4)

BARI foi realizado em uma era em que angioplastia era realizada com cateter-balão convencional, sem implante de *stents*. Ademais, no Registro BARI, no qual a seleção do método de revascularização foi realizada pelo médico do paciente, a sobrevida em 7 anos foi praticamente idêntica entre os pacientes angioplastados e operados (Feit *et al.*, 2000). Em 2009, foram publicados os resultados do estudo BARI 2D (*Bypass Angioplasty Revascularization Investigation 2 Diabetes*), que avaliou 2.368 pacientes diabéticos portadores de DAC estável, com anatomia coronária passível de revascularização. Desses pacientes, 293 eram brasileiros, do Instituto do Coração, em São Paulo. Os pacientes foram randomizados para tratamento medicamentoso ou revascularização imediata. Entre os pacientes randomizados para revascularização, a escolha entre angioplastia e cirurgia foi determinada pelo médico do paciente, com sugestão de direcionar pacientes com DAC mais grave para cirurgia. Apesar de não haver diferença de mortalidade entre o tratamento medicamentoso e revascularização imediata, somente os pacientes submetidos a cirurgia (e não os submetidos a angioplastia) tiveram menos eventos cardíacos (morte, IAM ou AVE) que os submetidos a tratamento medicamentoso, à custa basicamente de redução de infarto (Bari Investigators, 2009). É importante salientar que o estudo BARI 2D não foi desenhado para comparar diretamente os dois métodos de revascularização. A mesma ressalva em relação a estudos semelhantes também se aplica a este estudo, especificamente o viés de seleção. Foram excluídos pacientes mais graves, de tal maneira que os pacientes selecionados eram bastante estáveis e de risco relativamente baixo, particularmente no que se refere ao risco cirúrgico. Outra crítica é o eventual uso subótimo da angioplastia em seu melhor estado de arte atual, com uso de *stents* farmacológicos em apenas 35% dos pacientes e tienopiridinas em apenas 21%. No entanto, não há evidência na literatura de que o uso de *stents* farmacológicos resulte em menor mortalidade e morte do que o uso de *stents* convencionais (Babapulle *et al.*, 2004; Stettler *et al.*, 2007).

Para dirimir dúvidas se os resultados inferiores observados com angioplastia em diabéticos se devem à *contaminação* decorrente da inclusão de métodos sabidamente inferiores de angioplastia, especificamente angioplastia com cateter-balão e *stents* não farmacológicos, o estudo FREEDOM, publicado em 2012, randomizou 1.900 pacientes diabéticos com DAC multiarterial para revascularização cirúrgica ou percutânea com implante de *stents* exclusivamente farmacológicos. Os pacientes submetidos a cirurgia tiveram melhor resultado, com menor ocorrência do desfecho combinado de morte, IAM ou AVE. Além de menor ocorrência de IAM, a mortalidade foi menor no grupo cirúrgico, mas ocorreram mais AVE nos pacientes operados (Farkouh *et al.*, 2012).

Idosos: um grupo bem pouco estudado

Não há nenhum estudo randomizado controlado comparando cirurgia e angioplastia especificamente em idosos. Uma revisão sistemática publicada em 2008 selecionou 66 estudos de revascularização em octogenários e avaliou mortalidade em 30 dias, 1 ano, 3 anos e 5 anos (McKellar *et al.*, 2008). Dos 66 estudos selecionados, 65 foram observacionais ou série de casos, 9 foram de grandes registros. Apenas um estudo foi um ensaio clínico prospectivo envolvendo angioplastia (Louvard *et al.*, 2004). Nenhum estudo controlado randomizado comparando os dois métodos de revascularização foi realizado em idosos. Com essa importante ressalva, essa metanálise revelou bons índices de sobrevivência tanto em 30 dias, como tardia (1 ano, 3 anos e 5 anos), sem diferenças significativas entre cirurgia e angioplastia. Deve-se salientar que esse estudo não comparou diretamente os dois métodos de revascularização e sim realizou metanálise dos diferentes estudos relatados de angioplastia e de cirurgia em octogenários, respectivamente, comparando a sobrevida média resultante de cada metanálise. Existe um possível viés de seleção significativo, sendo impossível comparar o risco pré-intervenção entres as populações submetidas a angioplastia e cirurgia. Se por um lado, pacientes submetidos a cirurgia são geralmente portadores de DAC mais extensa, por outro lado, os idosos submetidos a cirurgia possivelmente tinham boas condições para se qualificarem para o procedimento. Ademais, inferências quanto à sobrevida tardia em idosos submetidos a angioplastia é muito limitada, uma vez que apenas cinco estudos relataram sobrevida de 3 anos e apenas três relataram sobrevida de 5 anos em octogenários submetidos a angioplastia. Dos poucos dados disponíveis nesta população, pode-se concluir que revascularização em octogenários selecionados pode ser realizada com segurança, com expectativa de sobrevida aceitável tanto a curto quanto a longo prazo.

Comparação entre cirurgia e angioplastia em pacientes com doença arterial coronariana multiarterial complexa na era dos *stents* farmacológicos

Em 2009, foram publicados os resultados de 1 ano de acompanhamento do estudo SYNTAX (*SYNergy between percutaneous coronary intervention with TAXus and cardiac surgery*) (Serruys *et al.*, 2009); 3.075 pacientes com DAC multiarterial e/ou lesão de tronco de coronária esquerda foram avaliados por hemodinamicista e cirurgião cardiovascular em relação a anatomia coronária e quadro clínico quanto à possibilidade de revascularização por angioplastia ou cirurgia. Quando ambos os métodos foram considerados possíveis, os pacientes foram randomizados para angioplastia com implante do *stent* farmacológico TAXUS (903 pacientes) ou cirurgia (897 pacientes). A complexidade anatômica das lesões coronárias foi quantificada por um escore especialmente desenvolvido para o estudo (escore mais elevado indicando maior complexidade). Após 1 ano, houve maior ocorrência de eventos cardíacos ou cerebrovasculares nos pacientes angioplastados – 17,8% *vs.* 12,4%, em grande parte por maior necessidade de reintervenções de revascularização – 13,5% *vs.* 5,9%. Tanto mortalidade como a ocorrência de morte, AVE ou IAM foram semelhantes em ambos os métodos. AVE foi mais comum entre os pacientes operados (2,2% *vs.* 0,6%). Portanto, a necessidade de reintervenção é menor, mas o risco de AVE é maior (apesar de inferior a 3%) nos pacientes operados.

Quando os resultados foram analisados de acordo com a complexidade anatômica das lesões coronárias avaliadas pelo escore SYNTAX, observou-se que os resultados da angioplastia foram inversamente proporcionais à extensão e à gravidade da doença, ao passo que para os pacientes operados, os desfechos foram mais associados a fatores clínicos do que ao escore de complexidade anatômica. Desta maneira, nos pacientes com escores baixo e intermediário, os resultados entre angioplastia e cirurgia foram sobreponíveis. Já nos pacientes com escore alto, os resultados foram francamente superiores com cirurgia.

Em 2013, foram publicados os resultados de acompanhamento de 5 anos do estudo SYNTAX22. Os resultados foram ainda mais favoráveis para o grupo operado, especialmente no grupo com anatomia mais complexa (escore Syntax mais elevado). Após 5 anos, eventos cardiovasculares ou cerebrovasculares (37% *vs.* 27%, $p < 0,0001$), IAM (10% *vs.* 4%) e necessidade de nova revascularização (26% *vs.* 14%) ocorreram mais frequentemente nos pacientes angioplastados que nos pacientes operados. Não houve diferença estatística em relação a mortalidade (14% *vs.* 11%, $p = 0,10$) e AVE (2% *vs.* 4%, $p = 0,09$). Nos pacientes com escore Syntax baixo, a ocorrência de eventos foi semelhante nos grupos angioplastia e cirurgia (32% *vs.* 29%, $p = 0,43$). Porém, a ocorrência de eventos foi maior nos pacientes angioplastados em relação aos operados em pacientes com escore Syntax intermediário (36% *vs.* 26%, $p = 0,008$) e elevado (44% *vs.* 27%, $p < 0,0001$), demonstrando a superioridade da cirurgia em pacientes com anatomia mais complexa passíveis de tratamento cirúrgico (Mohr *et al.*, 2013). Em pacientes com anatomia menos complexa ou não candidatos ideais para cirurgia, a decisão da modalidade de revascularização deve ser tomada após criteriosa avaliação pelo *heart team*, composto por cardiologista, hemodinamicista e cirurgião cardíaco, levando-se em consideração as preferências do paciente.

A rapidez do avanço tecnológico torna os estudos obsoletos cada vez mais precocemente: *Stents* farmacológicos de segunda geração e redução da defasagem em relação à cirurgia

Avanços na tecnologia dos *stents* têm reduzido progressivamente a defasagem de resultados em relação à cirurgia, desde a progressão de angioplastia com cateter-balão para o advento do *stent* não farmacológico, posteriormente com o desenvolvimento dos *stents* farmacológicos de primeira geração com sirolimo e placlitaxel e, finalmente, com o advento dos *stents* farmacológicos de segunda geração com everolimo e zotarolimo.

Os *stents* farmacológicos de segunda geração têm hastes mais finas e polímero mais fino e são mais biocompatível, com revestimento mais uniforme da superfície da haste, resultando em menos inflamação e trombogenicidade, tanto em relação aos *stents* farmacológicos de primeira geração quanto até mesmo em relação aos não farmacológicos. Consequentemente, vários estudos demonstraram que os *stents* farmacológicos de segunda geração reduzem o risco de morte, IAM e trombose de *stent* quando comparados a *stents* não farmacológicos e farmacológicos de primeira geração (Bangalor *et al.*, 2012; Sarno *et al.*, 2012). O único *trial* randomizado que comparou cirurgia e angioplastia utilizando *stent* farmacológico de segunda geração em pacientes multilaterais foi o estudo Coreano BEST. O estudo foi terminado após recrutamento de apenas 880 pacientes apesar de programado para 1.800 pacientes, justamente por dificuldade de recrutamento. Após acompanhamento mediano de 4,6 anos, os resultados foram melhores com cirurgia à custa de menor necessidade de nova revascularização e IAM espontâneo. A ocorrência de morte, IAM ou AVE foi semelhante com ambas as modalidades de revascularização (Park *et al.*, 2015).

Estudo observacional de registro comparando angioplastia com utilização de *stents* farmacológicos de segunda geração (everolimo) e cirurgia (9.223 pacientes angioplastados e 9.223 pacientes operados) no estado de Nova York, sendo os pacientes pareados por uma complexa metodologia de equivalência de perfil de risco (*propensity score*). Após acompanhamento médio de 2,9 anos, pacientes angioplastados tiveram risco de morte semelhante (3,1% ao ano *vs.* 2,9%), maior risco de IAM (1,9% ao ano *vs.* 1,1%) e necessidade de nova revascularização (7,2% ao ano *vs.* 2,35%) e menor risco de AVE (0,7% ao ano *vs.* 1,0%). O maior risco de IAM com angioplastia não foi significativo em pacientes com revascularização completa, sendo maior apenas nos pacientes com revascularização incompleta (Bangalore *et al.*, 2015).

A maioria dos estudos randomizados comparando revascularização percutânea e cirúrgica não envolvem número suficiente de pacientes para avaliar diferenças na ocorrência de eventos clínicos significativos, especificamente IAM, AVE e morte. As diferenças de resultado geralmente se baseiam no resultado composto que inclui a necessidade de reintervenção de revascularização, mais comum com angioplastia. Ademais, a rapidez com que a tecnologia evolui torna obsoletos os achados de estudos que empregam tecnologia que se torna rapidamente defasada.

Análise dos registros do estado de Nova York revela que a defasagem nos resultados entre revascularização percutânea e cirúrgica têm se estreitado progressivamente com os sucessivos avanços na tecnologia da angioplastia coronária. Em relação à mortalidade, pacientes coronarianos triarteriais operados apresentavam mortalidade 40 a 50% menor na era do cateter-balão (Hannan *et al.*, 1999). A diferença caiu para 24 a 36% com *stent* não farmacológico (Hannan *et al.*, 2005) e para 20 a 29% com *stent* farmacológico (Hannan *et al.*, 2008). Análise envolvendo pacientes angioplastados com *stent* farmacológico de segunda geração resultou pela primeira vez em ausência de diferença de mortalidade entre as modalidades de revascularização percutânea e cirúrgica (Bangalore *et al.*, 2015). Quanto à necessidade de reintervenção de revascularização, também se observa o mesmo estreitamento na defasagem, sendo esta necessária em 37% dos pacientes na era do balão (Hannan *et al.*, 1999), 35,1% na era do *stent* não farmacológico (Hannan *et al.*, 2005), 30,6% na era do *stent* farmacológico de primeira geração (Hannan *et al.*, 2008) e em 19,4% na era do *stent* de segunda geração (Bangalore *et al.*, 2015).

No estudo do registro de Nova York, pacientes angioplastados com *stent* farmacológico de segunda geração tiveram maior ocorrência de IAM que os pacientes operados. No entanto, nos pacientes angioplastados que tiveram revascularização completa, não houve diferença na ocorrência de IAM. Assim, a escolha entre a revascularização cirúrgica ou percutânea pode depender se a revascularização completa pode ser alcançada com angioplastia. Se a resposta for positiva, a escolha entre as modalidades de revascularização deve ser feita com base na avaliação do risco a curto prazo de morte e AVE com cirurgia contra o risco a longo prazo da repetição de revascularização com angioplastia. Se revascularização completa não parece ser viável com base na anatomia a decisão da modalidade de revascularização dependerá do risco cirúrgico do paciente, pois a cirurgia é a modalidade que ainda oferece menor risco de IAM e morte cardiovascular.

Aplicabilidade/generalização dos resultados de ensaios clínicos na vida real e contribuição de registros clínicos

Infelizmente, os idosos são sub-representados nos ensaios clínicos a partir dos quais são geradas as recomendações terapêuticas. Além do quesito idade, responsável por representação pífia de idosos (especialmente octogenários e nonagenários), pacientes incluídos em ensaios clínicos são muito bem selecionados, com critérios de inclusão e exclusão muito restritivos, tornando-os frequentemente pouco representativos dos pacientes com os quais nos deparamos na prática clínica ou vida real. Em geral, são excluídos os pacientes mais doentes, especialmente aqueles com comorbidades, tão frequentes entre os idosos. Além da exclusão por comorbidades, a maioria dos estudos exclui pacientes com DAC difusa (não apropriados para angioplastia), bem como pacientes com disfunção ventricular esquerda e IAM recente. Fragilidade tem reconhecido impacto prognóstico significativo em pacientes idosos, sendo um dos melhores marcadores de idade biológica. Pacientes frágeis, em particular, não são incluídos nos ensaios clínicos, e os estudos de registro com ajuste por *propensity score* não consideram fragilidade como variável. Dessa maneira, a maioria dos ensaios clínicos que comparou os métodos de revascularização excluiu os pacientes de maior risco, limitando a relevância de seus achados a uma minoria de pacientes. Isso fica bem evidenciado pelo fato de que os estudos randomizados acabam selecionando menos de 10% dos pacientes inicialmente avaliados (Carrozza, 2008). Dados de registros seriam uma fonte mais representativa da vida real, uma vez que são uma fotografia da prática clínica não selecionada. No estado de Nova York, há um registro de todas as cirurgias e angioplastias ali realizadas. Análise dos resultados de revascularização realizadas naquele estado revela não apenas maior necessidade de reintervenções com angioplastia (conforme esperado), como também menor ocorrência de IAM e morte entre pacientes operados, tanto na era dos *stents* não farmacológicos (Hannan *et al.*, 2005), como também na era dos *stents* farmacológicos (Hannan *et al.*, 2008), mesmo quando o risco é ajustado, em pacientes bi e triarteriais. Se por um lado, dados de registros são mais representativos da vida real, visto que não são limitados por critérios de inclusão e exclusão, a questão do ajuste de risco para comparação entre grupos é muito complexa. Por melhor que seja o ajuste de risco, é difícil assegurar a comparabilidade entre grupos não randomicamente alocados. A título de exemplo, no estudo do registro de Nova York, demência e fragilidade foram covariáveis que não foram utilizadas no modelo de ajuste de risco e certamente é um fator que influencia o médico a escolher o procedimento menos invasivo (angioplastia) do que a alternativa mais invasiva (cirurgia). Fatores que influenciam o médico/paciente a não optar por cirurgia são geralmente aqueles com grande impacto (a mau) prognóstico (como demência), ao passo que fatores que influenciam o médico a não optar por angioplastia são geralmente mais relacionados com aspectos relacionados com o tipo de lesão coronariana (p. ex., oclusões crônicas) e têm menos impacto no prognóstico. Dessa maneira, fatores não necessariamente mensuráveis (mesmo em análise de risco ajustada) podem resultar no fato de os pacientes mais saudáveis serem direcionados para cirurgia.

Critérios para se optar por angioplastia ou cirurgia

Com base nas considerações anteriores, as diretrizes recomendam levar em conta quatro aspectos fundamentais para escolher entre os dois métodos de revascularização:

- Risco cirúrgico: o escore da Society of Thoracic Surgery (STS) é recomendado como classe I para avaliar o risco de CRM (Neumann *et al.*, 2019). É importante salientar que, embora essencial (recomendação classe I), o escore da STS não é o único definidor do risco cirúrgico. Fragilidade, por exemplo, não é considerada nesse escore e tem evidente impacto na avaliação do risco cirúrgico
- Avalição da complexidade anatômica: o cálculo do SYNTAX escore é recomendação de classe I para avaliar a complexidade anatômica da DAC e o risco pós-angioplastia. Quanto mais complexa a anatomia, maior o risco pós-angioplastia e mais favorável o resultado com cirurgia (Neumann *et al.*, 2019)
- Possibilidade de revascularização completa com as duas modalidades de revascularização
- Diabetes: diabéticos têm resultado mais favorável com cirurgia.

A Figura 44.5 ilustra as recomendações das diretrizes europeias de revascularização em pacientes estáveis portadores de DAC estável multiarterial ou envolvendo o tronco de coronária esquerda, levando-se em consideração os critérios anteriormente elencados (ESC, 2018).

As Tabelas 44.3 e 44.4 sumarizam características clínicas e aspectos anatômicos e técnicos a serem considerados na decisão entre as duas modalidades de revascularização (Neumann *et al.*, 2019).

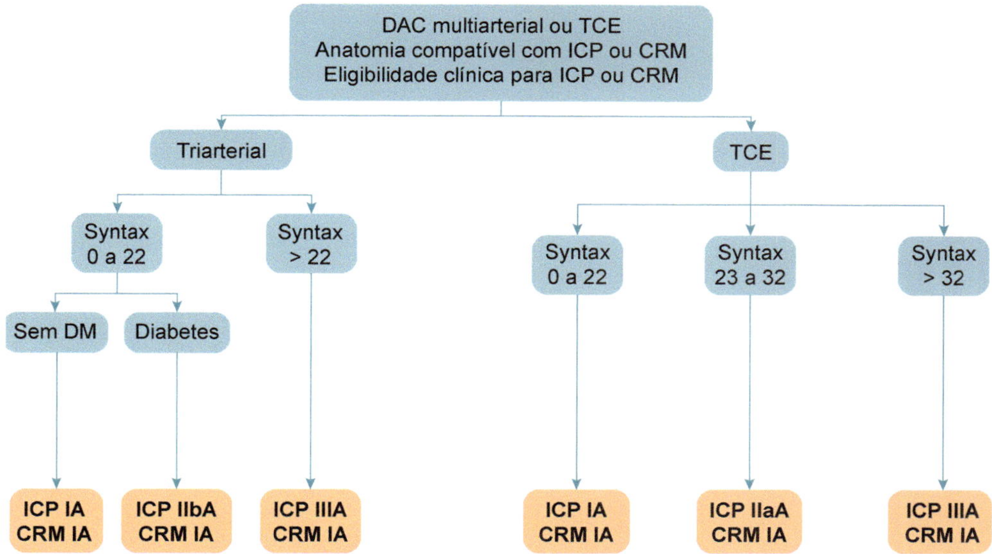

▪ **FIGURA 44.5** Recomendações das diretrizes europeias de revascularização em pacientes estáveis portadores de DAC estável multiarterial ou envolvendo o tronco de coronária esquerda. DAC: doença arterial coronariana; TCE: tronco de coronária esquerda; ICP: intervenção coronariana percutânea (angioplastia); CRM: cirurgia de revascularização do miocárdio; DM: diabetes melito.

▪ **TABELA 44.3** Indicação de angioplastia *versus* cirurgia de revascularização do miocárdio.

Favorece angioplastia	Favorece cirurgia
Características clínicas que favorecem a angioplastia: • Comorbidade grave (não adequadamente capturada pelos escores) • Idade avançada (biológica)/ fragilidade/expectativa de vida reduzida • Mobilidade reduzida e condições que afetam o processo de reabilitação **Aspectos anatômicos e técnicos:** • SYNTAX baixo (0 a 22) • Revascularização incompleta com cirurgia por falta de enxertos ou de baixa qualidade • Deformidade torácica grave ou escoliose • Sequelas de radiação torácica • Aorta em porcelana	**Características clínicas que favorecem a cirurgia:** • Diabetes • Disfunção de VE (FE < 35%) • Contraindicação à TAPD • Reestenose recorrente **Aspectos anatômicos e técnicos:** • SYNTAX ≥ 23 • Anatomia em que não se antecipa revascularização completa com ICP • Lesões coronarianas gravemente calcificadas, limitando expansão da lesão com ICP • Necessidade de intervenções concomitantes • Indicação de cirurgia concomitante cardíaca ou de aorta ascendente

FE: fração de ejeção; ICP: intervenção coronariana percutânea; TPAD: terapia de agregação plaquetária dupla; SYNTAX: escore de avaliação de complexidade anatômica da doença arterial coronariana; VE: ventrículo esquerdo. (Neumann *et al.*, 2019).

▪ **TABELA 44.4** Vantagens e desvantagens da angioplastia e da cirurgia.

Angioplastia	Cirurgia
Menos invasiva Hospitalização mais curta Menos riscos de AVE Menor risco de complicações relacionadas com a cirurgia (infeção, fibrilação atrial, sangramento e hemotransfusão) Retorno mais precoce às atividades habituais	Revascularização mais completa Menos revascularizações futuras Maior proteção contra eventos coronarianos futuros

AVE: acidente vascular encefálico.

Considerações finais

Dados de ensaios clínicos sugerem que em pacientes estáveis podemos esperar resultados semelhantes com ambos os métodos de revascularização em termos de IAM e mortalidade, especialmente em pacientes não diabéticos. A necessidade de reintervenção é maior nos pacientes angioplastados, mas o risco de AVE é maior com cirurgia. No entanto, a generalização desses achados em pacientes idosos é muito questionável, por dois fatores: em primeiro lugar, pela própria exclusão ou sub-representação de pacientes dessa faixa etária nos principais grandes estudos; a segunda limitação diz respeito ao tipo de paciente incluído nesses estudos. A maioria dos estudos incluiu pacientes mais saudáveis, com menos comorbidades e menos complexos. Menos de 10% dos pacientes triados acabam sendo incluídos nos estudos, o que torna problemática a extrapolação dos achados à vida real.

A decisão do método de revascularização se apoia em um tripé de avaliação de risco – risco da DAC, risco da intervenção e risco do paciente. Quanto mais extensa a DAC e mais saudável o paciente, maior a vantagem da cirurgia. Quanto mais enfermo o paciente, maior o benefício de intervenções menos invasivas (angioplastia). Quanto ao tipo de lesões, angioplastia deve ser indicada em pacientes com lesões focais e passíveis de revascularização completa pelo método. Pacientes com doença difusa e artérias ocluídas se beneficiam mais da cirurgia.

O paciente idoso tem peculiaridades que o tornam diferente. A qualidade de vida pode ser mais importante do que a sobrevida. Necessidade de reintervenção pode ser mais atraente para este paciente do que o risco da cirurgia. Finalmente, é fundamental salientar a enorme heterogeneidade deste grupo de pacientes. Provavelmente, o fator prognóstico mais importante nestes pacientes são as comorbidades e a fragilidade. A idade cronológica pouco importa. Ênfase deve ser dada à idade biológica, e a decisão, muitas vezes difícil, deve ser tomada pelo paciente e/ou familiares, devidamente esclarecidos dos riscos e benefícios de ambas as modalidades de revascularização.

45

Valvopatias

Humberto Pierri • Gisele Helena de Paula Rodrigues • Raphael Storti Netto Puig • Marcela Cibien Baratella

Estenose aórtica

A estenose aórtica (EAo) apresenta prevalência crescente na atualidade em razão do aumento da expectativa de vida e do consequente envelhecimento da população brasileira. Atualmente, a causa mais comum de EAo é a calcificação/degeneração aórtica, que acomete principalmente pacientes idosos. A etiologia aterosclerótica é a mais comum nessa idade, principalmente entre os hipertensos, dislipêmicos e diabéticos. Ocorre por um processo de calcificação das valvas e incide mais frequentemente a partir da sexta década de vida (Tarasoutchi *et al.*, 2011). Estudos têm mostrado que isso ocorre devido ao estresse mecânico prolongado sobre a valva, o que provoca a alteração inflamatória, com infiltração de macrófagos e linfócitos T. A fibrose e a calcificação iniciam-se na base da valva e progridem para as bordas livres dos folhetos. As comissuras estão predominantemente livres, e a estenose resulta da rigidez das cúspides, impedindo a livre excursão destas. Além disso, também foi encontrada uma associação entre a *Chlamydia pneumoniae* e o processo de fibrose/calcificação valvar (Pierri *et al.*, 2005).

Avaliação inicial

O diagnóstico de EAo grave pode, em geral, ser confirmado por sopro sistólico ejetivo, em posição aórtica, pulsos carotídeos *parvus et tardus*, *ictus cordis* do tipo impulsivo e segunda bulha hipofonética. Deve-se salientar que em idosos o pulso *parvus et tardus* pode não estar presente, pois pode haver efeito da idade sobre a vasculatura, deixando-a mais rígida e, portanto, transmitindo a onda de pulso com maior velocidade (Tarasoutchi *et al.*, 2011). Os pacientes com EAo devem realizar rigorosamente exames laboratoriais, eletrocardiograma (ECG) e ecodopplercardiograma (ECO). Ressalta-se que o ECG pode ser de grande importância em idosos, pois alguns estudos mostraram que a ausência de ritmo sinusal foi preditor de mortalidade nos idosos com EAo. O ECO é exame importante, pois pode quantificar a estenose, avaliando a velocidade do jato transvalvar aórtico no pico da sístole, o gradiente transvalvar aórtico, assim como sua área. Além disso, é o único exame que consegue diferenciar o sopro sistólico da EAo da "fibrocalcificação" aórtica.

Exames complementares/seguimento

Uma estimativa razoável da gravidade da EAo pode ser obtida pela anamnese e pelo exame físico. Uma vez que os pacientes com EAo desenvolvam angina de peito ou síncope, a média de sobrevida é de 1 a 3 anos. Entretanto, o ECO possibilita uma quantificação mais acurada do gradiente transvalvar médio (significativo quando maior que 50 mmHg), da velocidade do jato pela área aórtica (a maioria dos pacientes com pico de velocidade pela valva aórtica maior do que 4 m/s experimenta o início dos sintomas ao longo do curso de 3 ou 4 anos). A área valva aórtica em adultos normais apresenta um orifício aórtico de 3 a 4 cm². Um orifício de valva aórtica entre 1,5 e 2 cm² é referido como uma estenose leve; aquele entre 1 e 1,5 cm² é considerado como uma estenose moderada; e abaixo de 1 cm² temos uma estenose grave. O ECO é também útil na avaliação da hipertrofia ventricular esquerda, do tamanho do átrio esquerdo e na estimativa da fração de ejeção do ventrículo esquerdo (FEVE); entre os pacientes com EAo grave, a perspectiva é pior quando o ventrículo esquerdo falha, com a fração de ejeção reduzida < 50%.

Sendo assim, o ECO é exame de importância e deve ser incorporado à rotina diagnóstica e de acompanhamento de idosos com EAo, pois, além de possibilitar diagnóstico diferencial do sopro da EAo do sopro decorrente da fibrocalcificação da valva aórtica, possibilita estagiar a evolução da doença e sugerir prognóstico em pacientes assintomáticos de acordo com critérios estabelecidos por Otto *et al.* (1992, 1997) e disponibiliza, de maneira correta, os parâmetros importantes para avaliação adequada de idosos com suspeita clínica de EAo.

Considera-se adequado o seguimento ecocardiográfico anual em casos de estenose leve e moderada, passando a semestral em casos de EAo grave.

O ECG seriado também é de grande valia, principalmente para aferição do ritmo cardíaco, pois a fibrilação atrial é marcadora de mau prognóstico em idosos com essa enfermidade.

Geralmente, a gravidade da EAo pode ser bem avaliada por meio de técnicas não invasivas, e o cateterismo cardíaco deve ser solicitado somente quando houver discrepância entre a clínica e os exames complementares ou para avaliar doença arterial coronariana (DAC) associada.

Indicação de intervenção

A avaliação inicial do paciente com EAo para indicação de intervenção é a definição da gravidade anatômica da valvopatia. Até o momento, apenas pacientes com EAo anatomicamente importante têm benefício de intervenção. A EAo importante é definida ecocardiograficamente com área valvar aórtica (AVA) ≤ 1 cm² e/ou AVA indexada ≤ 0,6 cm²/m² em gradiente médio de ventrículo esquerdo (VE)/aorta ≥ 40 mmHg ou velocidade máxima do jato transvalvar aórtico ≥ 4 m/s. Pacientes com EAo baixo-fluxo e baixo-gradiente (AVA ≤ 1 cm² e gradiente médio VE/aorta < 40 mmHg), quando confirmada a gravidade anatômica, também podem ter indicação de intervenção. No caso daqueles com EAo baixo-fluxo e baixo-gradiente e FEVE preservada, é necessária a realização de escore de cálcio valvar, que, se elevado (maior que 1.300 AU para mulheres e maior que 2.000 AU para homens), confirma EAo importante (Clavel *et al.*, 2014). Já naqueles com EAo baixo-fluxo e baixo-gradiente e FEVE reduzida, deve ser realizado ecocardiograma com estresse com dobutamina. Se houver reserva contrátil e a AVA se mantiver reduzida, definimos EAo importante (Clavel *et al.*, 2016). Se não houver reserva contrátil, também deve ser realizada a avaliação com escore de cálcio valvar para definição da gravidade anatômica (Vee *et al.*, 2011). Tais pacientes sem reserva contrátil também apresentam benefício com a realização de intervenção cirúrgica ou transcateter.

É importante também a avaliação de sintomas atribuíveis à valvopatia. Pacientes com EAo importante e dispneia, angina ou síncope têm indicação inequívoca de intervenção.

No caso de ausência de sintomas, devemos avaliar os complicadores que contraindicam a intervenção (Dal Bianco *et al.*, 2008). Atualmente, esses complicadores são:

- Ecocardiograma: disfunção de VE (FEVE < 50%) e/ou marcadores de mau prognóstico (AVA < 0,7 cm², velocidade máxima do jato aórtico > 5 m/s, gradiente médio VE/Aorta > 60 mmHg) (Connolly *et al.*, 2008)

- Teste ergométrico: ausência de reserva inotrópica no teste ergométrico e/ou baixa capacidade funcional, hipertensão arterial sistêmica (HAS) durante esforço (queda de 20 mmHg na pressão arterial sistólica [PAS]) e/ou sintomas em baixas cargas (Connolly *et al.*, 2008). Esse método deve, sempre, ser realizado por profissional gabaritado, pois os sintomas anteriormente descritos podem ser graves.

Alguns pacientes devem ser monitorados frequentemente devido ao risco de evolução da valvopatia para um quadro que necessite de intervenção. Tais grupos são:

- EAo importante assintomática e sem complicadores: até o momento, apresentam indicação de cirurgia valvar apenas se submetidos a outros procedimentos cardiovasculares invasivos (revascularização coronária, aorta ascendente ou outra válvula). Trabalhos avaliando o benefício de intervenção precoce nesse grupo de pacientes estão em andamento
- EAo moderada, definida como AVA entre 1 e 1,5 cm^2 e gradiente médio VE/aorta de 25 a 39 mmHg: apresentam indicação cirurgia valvar apenas se submetidos a outros procedimentos cardiovasculares invasivos (revascularização coronária, aorta ascendente ou outra válvula)
- EAo discreta, definida como AVA > 1,5 cm^2 e gradiente médio VE/aorta < 25 mmHg: indicação apenas de acompanhamento clínico/ecocardiográfico.

Avaliação da doença arterial coronariana

Pacientes com indicação de cirurgia valvar devem ser submetidos à avaliação de DAC com cineangiocoronariografia se: idade maior que 40 anos, suspeita dessa condição em virtude de fatores de risco para aterosclerose (diabetes, dislipidemia, HAS, dentre outros) e eventos prévios como angina, disfunção ventricular esquerda ou para avaliação de etiologia na insuficiência mitral secundária (Task Force members *et al.*, 2014).

A avaliação poderá ser com angiotomografia de coronárias nos casos de pacientes com baixa ou intermediária probabilidade de DAC. Se a angiotomografia demonstrar lesões significativas ou duvidosas, o paciente deverá ser submetido à cineangiocoronariografia.

Pacientes sintomáticos

Idosos que desenvolvem dispneia, angina ou síncope apresentam-se com pior prognóstico e, portanto, devem ser submetidos o implante percutâneo de valva aórtica (TAVI) ou à cirurgia para troca valvar. Esses procedimentos podem proporcionar melhora na qualidade de vida da maioria desses indivíduos. Os bons resultados cirúrgicos ocorrem preferencialmente naqueles pacientes com função ventricular esquerda conservada ou moderadamente reduzida, além daqueles que realizarão outros procedimentos no mesmo tempo cirúrgico. Assim, as curvas de sobrevida para aqueles que são operados são muito semelhantes às da população idosa geral que apresenta fração de ejeção normal ou moderadamente reduzida. A fração de ejeção reduzida em portadores de EAo é causada, na maioria dos pacientes, por pós-carga excessivamente elevada, o que pode normalizar ou melhorar após a troca valvar. Entretanto, se a disfunção ventricular não for causada por pós-carga excessivamente elevada, o procedimento cirúrgico não será associado a grandes benefícios ao paciente. Ainda assim, haverá aumento na sobrevida desses pacientes, com possível exceção para aqueles cuja disfunção ventricular é decorrência de DAC. Outro fator de morbidade peroperatória nos idosos é a excessiva hipertrofia ventricular esquerda que, seguida no pós-operatório de cuidados adequados, deverá reduzir ainda mais a mortalidade cirúrgica em idosos. Dessa maneira, na ausência de comorbidades relevantes, todos os pacientes sintomáticos com EAo devem ser submetidos à cirurgia para troca valvar.

Implante percutâneo de válvula aórtica

Apresenta-se como uma opção muito boa para tratamento de EAo, pois é muito menos agressivo que a cirurgia tradicional para troca valvar. Existem diversas maneiras de se alcançar a posição correta dentro do coração. Somente uma avaliação cuidadosa dos exames e da equipe especializada no tratamento pode determinar o melhor caminho para a válvula. Porém, habitualmente, a válvula é introduzida por um pequeno orifício (1 cm) na virilha do paciente. Utiliza-se cateter com a prótese aórtica na ponta, que, ao alcançar a posição correta, será ancorado à válvula danificada. Outras alternativas incluem a artéria subclávia (próxima ao pescoço), por um espaço entre as costelas (transaórtico), ou pela ponta do coração (transapical).

Após as publicações da série de estudos PARTNER (Leon *et al.*, 2010, 2016; Smith *et al.*, 2011; Douglas, 2017; Mack *et al.*, 2019), o TAVI vem se transformando no tratamento de escolha para idosos portadores de EAo com indicação cirúrgica (Lancellotti *et al.*, 2018).

Tratamento cirúrgico

Metanálise de quatro publicações de trabalhos comparando o TAVI com a cirurgia em pacientes de baixo risco cirúrgico demonstrou melhora da qualidade de vida e redução de mortalidade em 1 ano a favor do TAVI. Ainda assim, a cirurgia deve ser lembrada em pacientes de baixo risco e risco intermediário com menos de 70 anos de idade até que dados robustos de durabilidade das próteses sejam publicados (Blackman *et al.*, 2019).

Outro aspecto relevante é a necessidade de avaliação de cada caso por um *heart team*. Outros aspectos, como factibilidade técnica, riscos e benefícios de cada procedimento, escolha do paciente, experiência do corpo clínico e disponibilidade dos procedimentos, também devem ser levados em consideração para a escolha da técnica a ser utilizada.

Pacientes assintomáticos

Não há, até o momento, qualquer evidência de que a troca valvar em idosos assintomáticos seja benéfica, pois, apesar das baixas morbidade e mortalidade relacionadas com o TAVI ou a cirurgia, fica claro que há aumento de morbidade e mortalidade ao longo dos anos em portadores de próteses valvares (Gaasch *et al.*, 1997; Carabello, 2010).

Indicações para terapia médica em pacientes inoperáveis

Não há tratamento clínico para portadores de EAo. As tentativas de modificar a história natural dessa doença com estatinas não foram bem-sucedidas.

As comorbidades importantes ou a decisão dos idosos de não se submeterem à cirurgia de troca valvar podem exigir intervenções medicamentosas para controlar os sintomas clínicos desses pacientes. Entretanto, esse tratamento medicamentoso não modifica a história natural da EAo (Leon *et al.*, 2010).

Tratamento medicamentoso

Não há tratamento clínico para a EAo degenerativa. Entretanto, alguns estudos revelam a importância do uso de inibidores da enzima HMG-CoA redutase (Novaro *et al.*, 2001). Vários autores têm demonstrado redução na velocidade de progressão do gradiente VE-Ao no grupo de idosos que utilizou estatina quando comparado com aqueles que não a utilizaram.

Shavelle *et al.* (2002) verificaram diminuição na quantidade de cálcio depositado na valva aórtica, no grupo que utilizou estatinas em relação àqueles que não as utilizaram.

Se o paciente for realizar algum procedimento invasivo, a profilaxia com antibióticos deve ser recomendada para prevenção de endocardite infecciosa (EI). Pacientes com HAS associada devem ser tratados cautelosamente com agentes anti-hipertensivos adequados. Tem sido contraindicado o uso de vasodilatadores e/ou de medicamentos com acentuado poder inotrópico negativo. Atualmente, o tratamento de escolha é o TAVI.

Atividades e exercícios físicos

As recomendações para atividade física devem ser baseadas nos achados do exame clínico e nas alterações hemodinâmicas impostas pela lesão estenótica. A gravidade é frequentemente estagiada pelo ECO; no entanto, pode haver casos em que o cateterismo é fundamental para se definir o grau da lesão. Em pacientes com lesão discreta, não há limitação para a prática de esportes, inclusive os competitivos; nos portadores de lesão moderada, proíbem-se as competições, e nas graves, o nível de exercício deverá ser o menor possível. Nos dois primeiros casos, o teste de esforço poderá trazer informações importantes sobre a capacidade de realizar esforço físico (Bache *et al.*, 1971).

Insuficiência aórtica crônica

Condição clínica em que ocorre, por períodos prolongados, fluxo retrógrado de sangue pela valva aórtica incompetente para a cavidade ventricular esquerda, durante a diástole (Gaasch *et al.*, 1983; Pearlman, 2002).

Verificar a etiologia responsável pela insuficiência aórtica (IAo) é um passo importante na avaliação de paciente diagnosticado com essa condição, conforme a seguir:

- Etiologia (Tarasoutchi *et al.*, 2011):
  - Febre reumática
  - EI
  - Traumatismo
  - Bicúspide congênita
  - Comunicação interventricular
  - Proliferação mixomatosa da valva aórtica
  - Disfunção de prótese biológica em posição aórtica
  - Valva aórtica congenitamente fenestrada
  - Colagenoses e/ou doença do colágeno, como: lúpus eritematoso disseminado, artrite reumatoide, espondilite anquilosante, artropatia de Jaccoud
  - Doença de Takayasu
  - Doença de Whipple
  - Doença de Crohn.
- Doença na aorta ascendente que causa IAo (Tarasoutchi *et al.*, 2011):
  - Degenerativa (idade-dependente)
  - Medionecrose cística da aorta (isolada ou associada à síndrome de Marfan)
  - Dissecção aórtica
  - Osteogênese imperfeita
  - Aortite sifilítica
  - Espondilite anquilosante
  - Síndrome de Behçet
  - Artrite psoriática
  - Artrite associada a colite ulcerativa
  - Policondrite recorrente
  - Síndrome de Reiter
  - Arterite de células gigantes
  - HAS.

O manejo apropriado dos portadores de IAo consiste na caracterização da sua gravidade anatômica, sobretudo a identificação dos portadores de lesões anatomicamente importantes.

Características de insuficiência aórtica grave

- Exame físico:
  - Sopro diastólico aspirativo decrescente com segunda bulha hipofonética
  - Sopro mesossistólico de hiperfluxo
  - Sopro de Austin-Flint (jato da insuficiência aórtica não possibilita a abertura valvar mitral adequada, gerando sopro diastólico em ruflar)
  - Pulso em martelo d'água ou de Corrigan: ascenso rápido e alta amplitude
  - Divergência entre PAS e pressão arterial diastólica (PAD)
  - Sinais clínicos de aumento de pressão de pulso: sinal de Musset, sinal de Becker, dança das artérias, sinal de Muller, sinal de Quincke, sinal de Rosenbach, sinal de Gerhard, sinal de Traube, sinal de Duroziez, sinal de Mayne e sinal de Hill
- ECG: sinais de sobrecarga de câmaras esquerdas
- Radiografia de tórax:
  - Aumento da silhueta cardíaca à custa de dilatação do VE
  - Sinais de dilatação ou ectasia da aorta
- Ecocardiograma:
  - Avaliação da etiologia da doença valvar, diâmetro da aorta ascendente, diâmetros ventriculares, função ventricular
  - Quantificação da regurgitação:
    - *Vena contracta* > 0,6 cm
    - Largura do jato > 0,65 cm
    - Área do jato ≥ 60%
    - Fração regurgitante ≥ 50%
  - Volume regurgitante ≥ 60 mℓ/batimento – ERO (área efetiva do orifício regurgitante) ≥ 0,3 cm^2
- Estudo hemodinâmico:
  - Necessário nos casos de dissociação clínico-ecocardiográfica (elevação da PAD final do VE, regurgitação aórtica durante a aortografia)
- Ressonância magnética (RM):
  - Avaliação da aorta
  - Avaliação de função ventricular em casos limítrofes
  - Avaliação da função valvar nos casos de dissociação clínico-ecocardiográfica.
- Outros preditores: fração regurgitante e volume diastólico final do ventrículo esquerdo.

De maneira geral, o ecocardiograma transtorácico ainda representa a principal ferramenta para diagnóstico e gradação da gravidade da IAo. A ecocardiografia tridimensional tem sido cada vez mais incorporada à avaliação complementar, especialmente nos casos de limitação na análise bidimensional (jatos excêntricos, determinação anatômica como em valvopatia bicúspide). Além disso, recentemente, destaca-se o surgimento de estudos com a aplicação de RM de coração na avaliação da IAo, com possibilidade de aquisição de novos marcadores diagnósticos e prognósticos como a fração regurgitante e estimativa do volume diastólico final do ventrículo esquerdo (Myerson *et al.*, 2012).

Avaliação de sintomas relacionados com insuficiência aórtica

A identificação dos sintomas pode ser tarefa difícil na rotina assistencial, sobretudo em pacientes idosos, que comumente recorrem à prática de autolimitação. Nesses casos, a incorporação de testes funcionais provocativos, como a ergoespirometria, pode auxiliar na identificação desses "assintomáticos" autolimitados. Tendo em vista a elevada morbimortalidade relacionada com a instalação de sintomas, sua identificação condiciona o referenciamento do paciente para a intervenção cirúrgica.

Avaliação de complicadores relacionados com insuficiência aórtica

Esse estágio tem especial relevância nos pacientes assintomáticos. O principal complicador da IAo consiste na perda de função sistólica do VE, relacionada com estresse sistólico e dilatação ventricular.

O remodelamento ventricular ainda representa uma ambivalência clínica: de um lado, o aumento dos diâmetros ventriculares funciona como um mecanismo adaptativo à sobrecarga volumétrica; por outro lado, o remodelamento ventricular pode determinar pior prognóstico, sobretudo em populações não reumáticas.

Estudos avaliaram o papel do peptídio natriurético cerebral (BNP) na IAo. Valores de corte de 130 pg/mℓ para BNP e 602 pg/mℓ para o NT-pro-BNP associaram-se com desfechos clínicos adversos. A combinação desses valores de BNP com parâmetros ecocardiográficos pode melhorar a capacidade de estratificação dos pacientes assintomáticos. Elevações persistentes de BNP durante o seguimento clínico também foram relacionadas com eventos clínicos adversos (Weber *et al.*, 2008).

Outro complicador relacionado com a IAo consiste na fibrose miocárdica pelo realce tardio. A RM de coração com realce tardio é o principal método de imagem capaz de quantificá-la. Estudos demonstram que a fibrose miocárdica influencia o período pós-operatório, associando-se à persistência de sintomas, falência de recuperação da função ventricular e maior mortalidade (Azevedo *et al.*, 2010). Ainda em relação à RM, novos estudos demonstram que fração regurgitante acima de 33% e volume diastólico final do VE acima de 246 mℓ foram associados a menor sobrevida livre de cirurgia. Esses novos parâmetros podem melhorar a estratificação dos pacientes assintomáticos, assegurando indicações cirúrgicas mais precisas (Myerson *et al.*, 2012).

Intervenção na insuficiência aórtica

O tratamento cirúrgico com troca valvar aórtica consiste ainda na principal terapia intervencionista na IAo (Tornos *et al.*, 2006). As taxas de mortalidade cirúrgica variam de 1 (procedimento de troca valvar isolada) até 7% (procedimentos combinados). O aparecimento de sintomas, a redução da função sistólica e o remodelamento excessivo do VE (reumático com diâmetro diastólico do ventrículo esquerdo [DDVE] > 75 mm ou diâmetro sistólico do ventrículo esquerdo [DSVE] > 55 mm; não reumático DDVE > 70 mm ou DSVE > 50 mm ou DSVE indexado > 25 mm/m^2) promovem pior prognóstico e, portanto, são os principais deflagradores do tratamento cirúrgico. Como exposto anteriormente, novos complicadores relacionados com fibrose miocárdica, remodelamento ventricular e comportamento de biomarcadores podem representar potenciais deflagradores de intervenção.

Avaliação após troca valvar

Há necessidade de se realizarem avaliações precoce e tardia nos pacientes submetidos à troca valvar a fim de aferir a função e os diâmetros ventriculares. Ecocardiografia deve ser realizada logo após a cirurgia para servir de base para futuras comparações. A próxima avaliação deverá ser realizada após 2 semanas da cirurgia; aqui poderá ocorrer queda da fração de ejeção pela redução da pré-carga. Entretanto, a fração de ejeção poderá elevar-se nas próximas avaliações. Assim, função ventricular rebaixada e sem melhora nas avaliações subsequentes indica pior prognóstico para o paciente em pós-operatório. O melhor preditor de bom prognóstico é a redução do diâmetro ventricular esquerdo, que ocorre significativamente nos primeiros 10 a 14 dias após a cirurgia. As avaliações subsequentes devem ocorrer a cada 6 meses. Novos ecocardiogramas devem ser realizados quando ocorrerem novos sopros ou quando houver mudança de classe funcional (Pierri *et al.*, 1991).

Pacientes que permanecerem com dimensões ventriculares aumentadas deverão ser tratados com inibidores da enzima de conversão da angiotensina (IECA), e, nesse caso, ecocardiogramas deverão ser realizados a cada 6 meses. Quando houver disfunção grave do ventrículo esquerdo, pode ser considerado o uso de betabloqueadores do tipo carvedilol (Rohde *et al.*, 2018).

Seguimento

- IAo importante assintomática e sem complicadores: reavaliação clínica e ecocardiográfica a cada 6 meses a 1 ano
- IAo moderada: reavaliação clínica e ecocardiográfica a cada 1 a 2 anos
- IAo discreta: reavaliação clínica e ecocardiográfica a cada 3 a 5 anos.

Tratamento medicamentoso

O uso de vasodilatadores reduz o volume regurgitante e aumenta o volume sistólico. Esses efeitos traduzem-se em redução do volume diastólico final, do estresse de parede e da pós-carga que implica preservação da função ventricular esquerda e redução da massa do ventrículo esquerdo. Destacam-se aqui a hidralazina, o nifedipino e os IECA. Deve-se salientar que os vasodilatadores só deverão ser utilizados em três situações especiais: (1) pacientes sintomáticos que não possam ser submetidos à troca valvar; (2) estabilização clínica de pacientes com insuficiência cardíaca descompensada que serão submetidos à troca valvar; (3) manutenção da estabilidade de pacientes assintomáticos com volumes ventriculares aumentados, porém com função sistólica normal (Feitosa-Filho *et al.*, 2019).

A terapia com vasodilatadores tem como objetivo reduzir a PAS sem ocasionar sintomas de baixo débito. Não é indicada para pacientes com pressão arterial e/ou função ventricular normais. Além disso, também não deve ser usada em assintomáticos com lesão valvar moderada, função ventricular normal e na ausência de HAS. Estudos prospectivos em pacientes com IAo crônica e função ventricular normal foram realizados apenas com nifedipino e hidralazina. Essa modalidade de tratamento não deve substituir a cirurgia em pacientes sintomáticos ou em assintomáticos com função ventricular diminuída, a menos que haja algum fator cardíaco ou não cardíaco que possa contraindicar a cirurgia (Miller *et al.*, 1976).

Estenose mitral

Nos adultos normais, a área transversal da valva mitral é de 4 a 6 cm^2. Quando o orifício é reduzido a, aproximadamente, 2 cm^2, temos a representação de uma estenose mitral discreta; quando a abertura da valva mitral é reduzida para 1 cm^2, é considerada a representação de uma estenose mitral crítica.

Há um aumento do número de idosos com estenose mitral, e isso se deve provavelmente à modificação da história natural dessa valvopatia. Idosos são mais propensos a apresentar calcificação e fibrose mais intensa, promovendo maior fusão do aparelho valvar e subvalvar. A própria longevidade torna possível que as lesões evoluam até estenose mitral significativa (Gorlin; Gorlin, 1951; Tarasoutchi *et al.*, 2011).

Tratamento medicamentoso

Os pacientes com estenose mitral moderada ou grave devem ser aconselhados a não realizar esforços excessivos. O aumento do fluxo atrioventricular e o encurtamento do período de enchimento ventricular pela taquicardia proporcionam maior pressão no átrio esquerdo, com piora tanto da pressão capilar pulmonar quanto da dispneia. Agentes com propriedade cronotrópica negativa, como os betabloqueadores, ou os bloqueadores dos canais de cálcio com propriedade cronotrópica negativa podem ser benéficos para os pacientes que estejam em ritmo sinusal e que apresentem sintomas de esforço secundariamente à elevação da frequência cardíaca. Restrição hidrossalina e administração de diurético são úteis para aqueles que apresentam sintomas de congestão pulmonar. Os medicamentos digitálicos não beneficiam pacientes que estejam em ritmo sinusal, a menos que eles apresentem importante disfunção ventricular direita ou esquerda. Pacientes idosos são mais propensos a apresentar fibrilação atrial, que está associada a pior prognóstico, com sobrevida de 25% em 10 anos, comparada a 46% dos pacientes que permanecem em ritmo sinusal (Olesen, 1962). O risco de embolia arterial e embolia cerebral está significativamente aumentado em pacientes com fibrilação atrial (Tarasoutchi *et al.*, 2011).

O tratamento de episódio agudo (menor que 24 horas) de fibrilação atrial consiste em anticoagulação com heparina e controle da frequência cardíaca. Se o paciente se encontrar hemodinamicamente instável, deverá ser prontamente realizada a cardioversão elétrica, com anticoagulação parenteral associada (heparina não fracionada em infusão venosa contínua ou heparinas de baixo peso molecular, por via subcutânea) e manutenção até que o ritmo sinusal esteja estável. Pacientes em fibrilação atrial com duração maior que 24 a 48 horas e sem anticoagulação têm maior probabilidade de apresentar fenômenos embólicos (Adams *et al.*, 1974). Antes de tentar a cardioversão nesses pacientes, deve-se anticoagulá-los pela via oral por um período de pelo menos 3 semanas antes do procedimento e por pelo menos mais 2 semanas depois do procedimento para prevenir embolia em decorrência da volta da atividade mecânica do átrio (ver Capítulo 41).

A recorrência de fibrilação deve ser tratada com antiarrítmicos dos grupos IC e IA da classificação de Vaughan-Williams, associados a agentes com dromotropismo negativo ou amiodarona. Eventualmente, a fibrilação atrial torna-se resistente à prevenção e à cardioversão, tornando-se importante o controle à resposta ventricular. A digoxina reduz a resposta ventricular em pacientes com fibrilação atrial e estenose mitral (cuidado nos idosos). Entretanto, os bloqueadores dos canais de cálcio e os betabloqueadores são mais eficazes na prevenção de aumento da frequência cardíaca induzido pelo exercício físico. Pacientes com fibrilação atrial crônica devem ser tratados com anticoagulantes orais, preferencialmente, a varfarina, para prevenir eventos tromboembólicos, e somente não o serão se houver contraindicações muito importantes para essa terapêutica (Hohnloser *et al.*, 2009; Tarasoutchi *et al.*, 2011). Os novos anticoagulantes (NOAC) começam a ser considerados no contexto de fibrilação atrial em portadores de prótese biológica em posição mitral (Guimarães *et al.*, 2020).

Indicações para cateterismo cardíaco

O estudo hemodinâmico das artérias coronárias deverá ser sempre realizado como avaliação pré-operatória para definir possíveis lesões coronarianas e avaliar a função ventricular (Tarasoutchi *et al.*, 2011).

Indicações para cirurgia e valvulotomia percutânea

Desde o aparecimento da cirurgia cardíaca, com ou sem circulação extracorpórea, a comissurotomia e a troca valvar têm sido o procedimento de eleição para o tratamento da estenose mitral. A valvulotomia percutânea por cateter-balão (VPB) tem sido utilizada com bons resultados para o tratamento da estenose mitral, desde que os pacientes sejam pré-selecionados quanto à anatomia da valva. Os pacientes que apresentam melhores resultados com a VPB são aqueles que não têm grandes calcificações, folhetos valvares pouco espessos e o aparelho subvalvar não muito comprometido (Webb *et al.*, 2010).

As contraindicações para esse tipo de procedimento são trombo no átrio esquerdo e insuficiência mitral importante ou outra valvopatia que necessite de tratamento cirúrgico. Nos candidatos a VPB, se houver detecção de trombo no átrio esquerdo, deve-se realizar anticoagulação oral (AHA; ACC, 2014).

Atualmente, alguns autores sugerem que um novo ecocardiograma transesofágico seja realizado após alguns meses, e, se nessa nova avaliação não houver mais a presença do trombo, a dilatação com o balão deve ser reconsiderada. Devido às complicações inerentes às próteses valvares, deve-se considerar a cirurgia de troca valvar somente em pacientes que apresentem grandes calcificações valvares e o aparelho subvalvar danificado; em pacientes que estejam em classe funcional III devido à estenose mitral ou em associação de insuficiência e estenose mitral, a troca valvar deve ser indicada. A cirurgia não deve ser postergada até o paciente alcançar classe funcional IV; entretanto, se os sintomas clínicos evoluírem até essa classe funcional, a cirurgia para troca valvar deve ser indicada, pois o alívio dos sintomas nesse caso é muito importante (Folk *et al.*, 2017).

Há dúvidas sobre a indicação de troca valvar em pacientes assintomáticos ou oligossintomáticos com estenose mitral grave (AVA < 1 cm^2). Outra indicação controversa, para evitar falência ventricular direita, são pacientes com hipertensão pulmonar grave (PAS na artéria pulmonar entre 60 e 80 mmHg), porém assintomáticos. Apesar da falta de consenso, a tendência atual é pela indicação de tratamento cirúrgico (Feldman *et al.*, 2011; Tarasoutchi *et al.*, 2011).

Avaliação após comissurotomia e valvulotomia percutânea

O controle deve ser feito do mesmo modo que para os pacientes assintomáticos com estenose mitral. Ecocardiografia deve ser realizada logo após os procedimentos, para que se possa compará-los com o novo exame, que deve ser realizado após 6 meses (Carroll; Feldman, 1993).

Insuficiência mitral aguda

As principais causas de insuficiência mitral aguda incluem: ruptura estrutural das lacínias por EI, ruptura das cordoalhas, prolapso de valva mitral idiopática, ruptura de prótese biológica, isquemia e/ou ruptura de músculo papilar.

A insuficiência mitral significativa aguda é condição de curso grave e necessita de medidas enérgicas (Tarasoutchi *et al.*, 2011).

O tratamento inicial visa estabilizar o paciente, enquanto se ultimam o diagnóstico e a oportunidade do tratamento cirúrgico.

Nessa fase, usam-se vasodilatadores como nitroprussiato de sódio, diuréticos e inotrópico/dilatadores do tipo dopamina ou dobutamina intensivamente. Frequentemente é necessário o monitoramento à beira do leito com métodos não invasivos, como o eco-hemodinâmico, e os dispositivos minimamente invasivos, monitores de débito cardíaco com base no contorno de onda de pulso (LidCo®, Vigileo®, entre outros disponíveis no mercado), que ganham espaço frente a métodos mais invasivos, como o cateter de Swan-Ganz.

O diagnóstico atualmente foi facilitado por avanços da ecocardiografia, em especial o transesofágico, que geralmente possibilita quantificar o grau de regurgitação e a função ventricular.

A mortalidade cirúrgica imediata nesses casos é elevada se houver necessidade de intervenção emergencial (23,8%); pode ser bem menor (7,7%) se existir a possibilidade de operar eletivamente (Feitosa-Filho *et al.*, 2019).

Insuficiência mitral crônica

Tratamento medicamentoso

Em assintomáticos, não há indicação para terapia medicamentosa. Nos pacientes que desenvolvem sintomas, com função ventricular normal, a cirurgia é o procedimento de eleição (Feitosa-Filho *et al.*, 2019).

Indicação para cateterismo cardíaco

Indicado quando houver discrepâncias entre os dados clínicos e os resultados dos exames não invasivos. Em idosos, o cateterismo cardíaco será realizado quando houver indicação de cirurgia, pois, nesse caso, há necessidade de avaliação da anatomia coronariana (Feitosa-Filho *et al.*, 2019).

Indicações para cirurgia

Pacientes sintomáticos deverão ser submetidos à cirurgia independentemente da função ventricular. Os pacientes assintomáticos, por sua vez, devem ser estudados adequadamente, pois há parâmetros que predizem o prognóstico pós-operatório. O momento adequado para a intervenção cirúrgica é controverso, mas muitos autores concordam que alguns parâmetros ecocardiográficos, quando presentes, indicam o procedimento cirúrgico, visando impedir o desenvolvimento de disfunção ventricular irreversível. Os mais frequentemente utilizados são: FEVE < 0,6 e/ou diâmetro sistólico final > 45 mm. Orifício regurgitante efetivo $\geq$ 0,4 cm², volume regurgitante $\geq$ 60 mℓ e fração regurgitante $\geq$ 50% são marcadores de insuficiência mitral importante (AHA; ACC, 2014). Quando a cirurgia é realizada nesse momento, podemos prevenir novas deteriorações da função ventricular esquerda e, portanto, melhorar a sobrevida e a qualidade de vida desses idosos. Há indícios de que pacientes assintomáticos com função ventricular normal deverão ser submetidos à cirurgia quando estiver associada fibrilação atrial de início recente ou crônica, pois ela é considerada fator independente de mortalidade após procedimento cirúrgico (Feldman *et al.*, 2011).

Os idosos com insuficiência mitral apresentam pior resultado cirúrgico quando comparados àqueles submetidos à cirurgia para correção de estenose aórtica. Em geral, a mortalidade cirúrgica aumenta e a sobrevida diminui em maiores de 75 anos de idade, especialmente quando o procedimento estiver associado à revascularização miocárdica. Para esses pacientes, os sintomas são um importante guia para a indicação ou não de procedimento cirúrgico. Sob esse prisma, muitos idosos assintomáticos ou oligossintomáticos devem ser tratados clinicamente (Feitosa-Filho *et al.*, 2019).

Tratamento da insuficiência mitral por via percutânea

Em casos bem selecionados (nos quais o risco cirúrgico é elevado ou proibitivo), tem-se tratado a insuficiência da valva mitral por via percutânea, com bons resultados a curto prazo. Pode-se realizar a anuloplastia mitral ou a clipagem das lacínias da mitral (no Brasil, o único dispositivo comercialmente disponível é o MitraClip®) (Feitosa-Filho *et al.*, 2019).

Ambas as técnicas são recentes, e estudos europeus e americanos com o dispositivo de clipagem mostram taxas de sucesso acima de 90% (redução da regurgitação mitral para moderada ou menor) e mortalidade intra-hospitalar abaixo de 3% (Sorajja *et al.*, 2016). Ainda não há quantidade suficiente de pacientes submetidos a essas técnicas, tampouco seguidos por períodos longos, entretanto são técnicas muito interessantes que, em futuro próximo, poderão ser utilizadas com, provavelmente, menor morbidade e mortalidade, principalmente entre os idosos frágeis.

Avaliação após troca ou reparo valvar

O acompanhamento clínico deve ser realizado para verificar se o procedimento cirúrgico proporcionou melhora na função ventricular. Na disfunção ventricular, devem ser utilizados obrigatoriamente IECA (angiotensina I) ou os bloqueadores dos receptores da angiotensina 2 para evitar/atenuar a remodelação ventricular. Tem-se cogitado também o uso de betabloqueadores, principalmente o carvedilol, para o mesmo propósito.

Nos casos de síncope no período pós-operatório decorrentes de disfunção ventricular esquerda, deve-se implementar tratamento para insuficiência cardíaca; ressalta-se que a manutenção ou o aparecimento de disfunção ventricular esquerda após correção de insuficiência mitral acarreta prognóstico reservado. Se forem utilizadas próteses mecânicas, as visitas deverão ser realizadas para controle da anticoagulação (Feldman *et al.*, 2011); porém, em próteses biológicas, o uso dos NOAC já está autorizado (Guimarães *et al.*, 2020).

46

Endocardite Infecciosa e Pericardite

Silvio Carlos de Moraes Santos

Endocardite infecciosa

Introdução

A endocardite infecciosa (EI), doença até algum tempo atrás de maior prevalência nos pacientes jovens e de meia-idade, associada à maior prevalência de doença valvar reumática e cardiopatias congênitas, tem aumentado, progressivamente, na população mais idosa (Hogevik *et al.*, 1995). Mais da metade dos casos de EI nos EUA e na Europa acometem pacientes acima de 60 anos de idade (Hill *et al.*, 2007; Castilho *et al.*, 2015; Khan *et al.*, 2020). As razões para tal fato são: aumento da expectativa de vida e das doenças degenerativas, como estenose aórtica valvar e calcificação do anel mitral; declínio na incidência da febre reumática, mais evidente nos países avançados, reduzindo o número de casos novos de valvopatia, porém, com maior sobrevida dos casos preexistentes; aumento expressivo de bacteriemias produzidas por métodos invasivos de diagnóstico e terapêutica, mais utilizados nos idosos, por sua maior taxa de hospitalização, associada à menor resistência imunológica; aumento progressivo do uso de próteses cardíacas valvares e marca-passos temporários e definitivos, marca-passos ressincronizadores, cardiodesfibriladores implantáveis, implante percutâneo de válvula aórtica (TAVI), cateteres para infusão de líquidos e para medidas de pressão, uso de dispositivos endovasculares, próteses penianas e próteses ortopédicas, substratos predisponentes ao desenvolvimento da EI (Dominguez *et al.*, 2000; Gregoratos, 2003; Darouiche, 2004; Baddour *et al.*, 2003; Forestier *et al.*, 2016; Ambrosioni *et al.*, 2017). Os homens são mais acometidos pela doença, mas a proporção de mulheres com EI aumenta com a idade, seguindo a tendência epidemiológica (maior proporção de mulheres nas faixas etárias mais avançadas) (Korzeniowski; Kaye, 1992; Durack, 1994; Applefeld; Hornick, 1974; Slipczuk *et al.*, 2013).

A porta de entrada do germe causador da EI nos idosos é muito semelhante à de outras idades, sendo o foco dentário responsável por 15 a 25% dos casos de endocardite por *Streptococcus viridans*. Deve-se ressaltar que nos idosos são mais frequentes bacteriemias provenientes de infecções e manipulações do sistema geniturinário, como cistoscopias, desbridamento de úlceras de decúbito, cirurgias gastrintestinais com infecções na ferida operatória e cirurgias do trato biliar (van der Meer *et al.*, 1992).

Cerca de 70% dos idosos com EI têm doença cardíaca prévia. Um estudo espanhol recente relatou que a proporção de pacientes sem doença cardíaca aumentou entre 2001 e 2013 (comparado com 1987 a 2001) (Castilho *et al.*, 2015). As mais comuns são as valvopatias degenerativas (75% dos casos), seguidas pelas de etiologia reumática e as cardiopatias congênitas (25% dos casos) (Gregoratos, 2003). A EI em prótese é mais frequente nos idosos, pois são mais utilizadas nessa população. Outro estudo, comparando doenças cardíacas predisponentes em pacientes com EI, acima e abaixo de 70 anos de idade, mostrou que as próteses foram responsáveis por 52% dos casos no grupo mais idoso, contra 25% no grupo mais jovem. No mesmo grupo dos mais velhos, 28% tinham valvopatia, e 20% não apresentavam doença estrutural no coração. Idosos com prótese devem ser considerados pacientes de alto risco para EI. O prolapso de valva mitral em algumas séries é a cardiopatia mais comum, mas os critérios para seu diagnóstico são discutíveis, porque frequentemente se torna difícil, do ponto de vista ecocardiográfico, definir se o prolapso era preexistente ou devido à vegetação da própria endocardite (Dominguez *et al.*, 2000; Terpenning *et al.*, 1987; Gantz, 1991; Selton-Suty *et al.*, 1997). Outros estudos não mostram maior prevalência do prolapso nos idosos. A calcificação do anel mitral é fator de risco importante para EI nos idosos e confere pior prognóstico devido à vascularização do anel, que favorece a formação de abscessos perianulares e miocárdicos (Gregoratos, 2003). É importante ressaltar que os fatores predisponentes são muito variáveis de acordo com a população estudada (países desenvolvidos e em desenvolvimento) (Ikama *et al.*, 2013; Xu *et al.*, 2016; Ferreiros *et al.*, 2006; Damasco *et al.*, 2014).

Nos países desenvolvidos, como consequência de maior uso de dispositivos intracardíacos, alta prevalência de doenças crônicas, uso de terapias intravenosas e de hemodiálise, há maior incidência de bacteriemia, especialmente nos idosos, que constituem o segmento populacional mais sujeito a essas intervenções (Cahill *et al.*, 2017; Ambrosioni *et al.*, 2017).

Os estreptococos são os agentes etiológicos em 25 a 80% dos casos de EI nos idosos; o *Streptococcus viridans* é o mais prevalente, depois os enterococos (responsáveis por até 40% dos casos), seguidos dos estafilococos (Dominguez *et al.*, 2000; Terpenning *et al.*, 1987; Gantz, 1991; Selton-Suty *et al.*, 1997). Estudo envolvendo grande número de casos atendidos em três centros europeus mostrou que, como regra geral, *Staphylococcus aureus* e microrganismos gram-negativos foram mais frequentes em pacientes jovens, já *Streptococcus bovis* e enterococos foram mais frequentes nos idosos (Lopez *et al.*, 2010). Essa distribuição de agentes patógenos explica a maior porcentagem de insuficiência e perfuração valvar em pacientes jovens, mais acometidos por infecções com *S. aureus*. Em série brasileira com grande número de casos de EI tratados em hospital terciário, nos pacientes mais idosos (idade ≥ 70 anos), o agente etiológico foi: 74% estreptococos, 18% estafilococos, 14,8% enterococos e 8% outras etiologias (Mansur *et al.*, 2001). Em pacientes com próteses cardíacas, o *Staphylococcus epidermidis* é o patógeno mais comum, seguido pelo *S. aureus*. Em estudo mundial de grande porte, com 556 casos de EI em próteses cardíacas definidas pelos critérios da Duke University, o *S. aureus* foi o patógeno mais comum (23%), seguido por estafilococos coagulase-negativos (16,9%) (Wang *et al.*, 2007); *Staphyloccoccus aureus* tem sido predominante, também, em estudos mais recentes, inclusive os resistentes à meticilina e ligados à EI em dispositivos intracardíacos (Forestier *et al.*, 2016). A ocorrência de EI por *S. bovis* nos idosos correlaciona-se a lesões intestinais como tumores de cólon, polipose intestinal e, mais raramente, doenças intestinais inflamatórias; porém, quando o agente causal é o enterococo, comumente a EI se correlaciona a infecções dos tratos urinário e gastrintestinal, contraídas em ambiente hospitalar, o que contrasta com os mais jovens, cujos germes causadores são comunitários (Selton-Suty *et al.*, 1997; Wang *et al.*, 2007; Castilho *et al.*, 2000; Werner *et al.*, 1996; Watanakunakorn *et al.*, 1993; Hoen *et al.*, 1994; Murray; Roberts, 1978; Ballet *et al.*, 1995). A incidência de EI estreptocócica nos EUA aumentou significativamente entre os anos 2000 e 2011, passando de 26 para 42 casos por milhão de habitantes, sendo incerto que essa observação reflita as mudanças de diretrizes de prevenção de EI publicadas em 2007 (Mackie *et al.*, 2016). Outra publicação aponta para aumento de EI após as modificações na profilaxia em 2007 (Dayer *et al.*, 2015).

Peculiaridades do quadro clínico

O diagnóstico de EI nos idosos torna-se mais difícil em comparação aos jovens, porque sinais e sintomas como confusão mental, fadiga, perda de peso e ocorrência de um sopro podem ser atribuídos à própria idade. A evolução clínica mais insidiosa pode contribuir para um prognóstico mais reservado, porque frequentemente o diagnóstico é feito pelas complicações da doença, o que retarda o início do tratamento. As dificuldades do diagnóstico inicial de EI podem ser atribuídas à sua forma de apresentação, como quadro de acidente vascular encefálico, insuficiência cardíaca congestiva (ICC), pneumonia, dor abdominal ou neoplasia oculta. Achados da EI são muitas vezes interpretados como sendo de outras doenças – a ocorrência de hemiplegia, por exemplo, sugere desde logo endocardite, quando no adulto jovem, mas o mesmo quadro nos idosos é erroneamente interpretado como doença aterosclerótica cerebral. Hemiplegia, afasia, paralisias focais e sinais de meningite podem ser manifestações de embolia séptica. De modo semelhante, uma variedade de distúrbios neuropsiquiátricos pode predominar no quadro clínico, retardando o diagnóstico (Terpenning *et al.*, 1987; Durack *et al.*, 1994; Karchmer, 1997). A febre em algumas séries aparece em somente 2% dos casos de idosos com EI, comparados a 90% em pacientes abaixo de 60 anos de idade. Outros sintomas pouco específicos, como anorexia, perda de peso, artralgias, dispneia e cefaleia, têm frequência de aparecimento semelhante nos idosos. Novos sopros ou mudança de padrão em sopros preexistentes são menos observados na população idosa. Além disso, soma-se o fato de serem interpretados como sopros funcionais devido à alta prevalência de calcificações da valva mitral e aórtica, que podem gerar sopros não relacionados com a endocardite. Deve-se ressaltar também que de 15 a 25% dos pacientes com EI não têm sopro ao exame inicial. Sinais periféricos clássicos da EI, como nódulos de Osler, manchas de Roth e petéquias são menos frequentes do que na população mais jovem, sendo encontrados em apenas 1 a 14% dos casos (Terpenning *et al.*, 1987; Gantz, 1991; Selton-Suty *et al.*, 1997; Durante-Mangoni, 2008). Complicações na evolução da EI também são mais frequentes, causadas por distúrbios hemodinâmicos mais graves e ICC devido à insuficiência aórtica ou mitral, agudas, por destruição de cúspides. Fenômenos tromboembólicos estão presentes em um terço dos casos de EI nos idosos, podendo comprometer o mesentério, o pulmão (principalmente em endocardites do coração direito), o baço e os rins. Outros autores acreditam que a única diferença na EI idade-dependente é a baixa frequência de embolizações. Isso pode ser atribuído ao menor número de vegetações nessa idade, reflexo da distribuição específica dos microrganismos nessa população. Nesse estudo, Steckelberg *et al.* encontraram um menor número de vegetações nos casos de endocardite por *S. aureus*, enterococos, estreptococos do grupo D não enterococos, responsáveis pela maioria dos casos (Werner *et al.*, 1996; Steckelberg *et al.*, 1991; Gregoratos; Glatter, 1999).

Diagnóstico

Dados laboratoriais

O hemograma pode ser normal ou apresentar leucocitose importante, dependendo do germe e da forma clínica de apresentação. Com frequência, aparece anemia normocrômica e normocítica, que pode tornar-se um importante dado para o diagnóstico, assim como velocidade de hemossedimentação (VHS) elevada, verificada em 90% dos casos; encontra-se fator reumatoide positivo em até 50% dos casos de evolução mais longa, podendo desaparecer depois do tratamento. Imunocomplexos circulantes podem ser detectados, tendo importância na patogenia. Como a maioria dos pacientes com endocardite apresenta proteinúria e hematúria microscópicas, a análise do sedimento urinário pode trazer informações importantes (Terpenning *et al.*, 1987; Selton-Suty *et al.*, 1997; Gregoratos; Glatter, 1999).

Hemoculturas

As hemoculturas devem ser coletadas antes do início da antibioticoterapia, pois o seu uso é a maior causa da não identificação do germe responsável pela endocardite. Deve-se proceder à coleta de, pelo menos, três amostras de 10 mℓ de sangue nas primeiras 24 horas, com intervalo não menor do que 15 minutos entre elas, em meios de cultura adequados para germes aeróbicos e não aeróbicos. Nos países mais desenvolvidos, as hemoculturas alcançam 80 a 90% de positividade e, na endocardite fúngica, 50% dos casos. Os agentes isolados devem ser preservados no laboratório até o término do tratamento, pois poderão ser utilizados a qualquer tempo para exames de sensibilidade aos antibióticos (concentração inibitória mínima, poder bactericida). A frequência de hemoculturas negativas varia conforme as características da série analisada e o uso prévio de antibióticos, infecções por microrganismos intracelulares de difícil identificação ou diagnóstico alternativo (Werner *et al.*, 1996; Hoen *et al.*, 1995; Fournier *et al.*, 2010).

Ecocardiograma

A probabilidade de diagnóstico da EI melhorou bastante desde o advento da ecocardiografia no início da década de 1980 (Stewart *et al.*, 1980). O ecocardiograma transtorácico (ETT) é indicado inicialmente tanto para EI em valvas nativas ou próteses com sensibilidade de 50 a 90% e especificidade de 90% nas valvas nativas e 40 a 70% nas próteses. O ecocardiograma transesofágico (ETE) é indicado quando o ETT for negativo, houver suspeita de complicações ou na EI em dispositivos intracardíacos e próteses. Em válvulas nativas, o ETT tem sensibilidade de 90 a 100% e especificidade de 90% para detecção de vegetações, e é superior ao ETT para detecção de complicações (perfurações, abscessos e fístulas). O aumento da sensibilidade para detecção de vegetações por meio do ETE nos idosos tem evitado a demora no diagnóstico e possibilitado o início mais precoce da terapêutica. Metanálise em EI em próteses utilizando o ETE mostrou sensibilidade de 86%, e outros recursos de imagem mais recentes têm se tornado valiosos recursos quando o ETE não é diagnóstico (Gregoratos; Glatter, 1999; Habib, 2009; Habets *et al.*, 2015). Em relação aos TAVI, um estudo recente mostrou que o ETT e o ETE têm dificuldades no diagnóstico de EI devido às sombras acústicas produzidas pelo dispositivo, sendo cada vez mais frequente o uso de outros métodos (Butt *et al.*, 2019).

Outros métodos de imagem

São cada vez mais frequentes os casos de EI especialmente em idosos com dificuldades diagnósticas pelas técnicas habituais, por se tratar de EI estafilocócica em próteses e outros dispositivos intracardíacos. Exames como ecocardiograma transesofágico tridimensional (3D-ETE), tomografia computadorizada (TC) *multislice*, tomografia por emissão de pósitron com 18F-fluorodesoxiglicose (PET-FDG) e tomografia por emissão de fóton único (SPECT-TC) têm se mostrado de grande valia. Em pacientes com alto risco de IE, mas com ETT negativo ou inconclusivo e hemoculturas negativas, a acuidade diagnóstica tem melhorado, com alto nível de sensibilidade e especificidade. Essas técnicas permitem dados sobre as complicações valvares e paravalvares e também melhoram a detecção de embolias sépticas (Harding; Prendergast, 2018; Cahill *et al.*, 2017).

Critérios diagnósticos

O desafio principal na EI é chegar a um diagnóstico rápido e efetivo, para se iniciar a terapêutica e com isso melhorar o prognóstico e reduzir a mortalidade. A partir de 1994, foram estabelecidos os critérios da Duke University (Tabela 46.1) para o diagnóstico de EI, que incorporam dados do ecocardiograma indicativos de endocardite. Nessa classificação, admitem-se critérios maiores, como o diagnóstico anatomopatológico da vegetação, as hemoculturas positivas ou o achado de vegetações ao ecocardiograma; e critérios menores, como febre, fenômenos embólicos e valvopatia (Durack *et al.*, 1994).

Li *et al.* (2000) propuseram modificações dos critérios originais de Duke (Tabela 46.2). Apesar de tudo, o diagnóstico de EI, principalmente na população idosa, é um processo difícil e, ao envolvermos dados clínicos, microbiológicos e ecocardiográficos (Tabela 46.3), reduziremos a possibilidade de erro diagnóstico. Entretanto os critérios de Duke modificados mostram baixa sensibilidade para EI em próteses e dispositivos intracardíacos (Harding; Prendergast, 2018; Cahill *et al.*, 2017).

Tratamento

A indicação do tratamento mais apropriado da EI nos idosos necessita de abordagem multidisciplinar; deve-se avaliar se o tratamento será exclusivamente clínico ou clínico e cirúrgico, bem como a otimização do tempo da indicação cirúrgica. As EI podem ser divididas em dois grupos: as complicadas e as não complicadas.

Nas não complicadas estão os casos de endocardite por *Streptococcus viridans* e *Streptococcus bovis* sem complicações hemodinâmicas, com prognóstico de 90 a 97% de cura, com 4 semanas de antibioticoterapia com penicilina ou ceftriaxona e pequena possibilidade de desenvolvimento de resistência no transcorrer do tratamento. Em outro estudo, que incluiu 384 pacientes com EI, êmbolos foram mais frequentes nas infecções por *S. aureus* e *Streptococcus bovis* (Thurry *et al.*, 2005). No grupo das complicadas, inserem-se os casos de EI por estafilococos, fungos ou germes gram-negativos, além de pacientes com endocardite em próteses e idosos com ICC por disfunção valvar importante, insuficiência renal e embolizações sistêmicas e cerebrais

TABELA 46.1 Critérios para diagnóstico de endocardite infecciosa (EI).

EI definitiva	Critérios anatomopatológicos	Microrganismos: demonstrados por cultura ou histologicamente, em vegetação, em êmbolos sépticos ou em abscessos intracardíacos Lesões patológicas: endocardite ativa, confirmada histologicamente, em vegetações ou abscessos intracardíacos
	Critérios clínicos	Dois critérios maiores, ou um maior e três menores, ou cinco critérios menores
EI possível	Um critério maior e um critério menor, ou três critérios menores	
Suspeita de EI rejeitada	Outro diagnóstico para as manifestações que sugeriam endocardite Resolução das manifestações de endocardite, com antibioticoterapia por 4 dias ou menos Nenhuma evidência anatomopatológica de EI na cirurgia ou necropsia após antibioticoterapia por 4 dias ou menos Não preenche critérios para possível EI como descrito anteriormente	

Adaptada de Li *et al.*, 2000.

TABELA 46.2 Critérios de Duke modificados para o diagnóstico de endocardite infecciosa (EI).

Critérios	Comentários
Critérios maiores	
Microbiológico Microrganismo típico isolado de duas hemoculturas separadas: *Streptococcus viridans*, *Streptococcus bovis*, grupo HACEK, *Staphylococcus aureus*, ou bacteriemia por enterococos comunitários, na ausência de foco primário Microrganismo consistente com EI isolado de hemoculturas persistentemente positivas Uma hemocultura positiva para *Coxiella burnetii* ou título de anticorpos (IgG) > 1:800 para *C. burnetii* Evidências de envolvimento endocárdico Novas insuficiências valvares (aumento e mudanças em sopros preexistentes não são suficientes) ou Ecocardiograma positivo (ETE recomendado em pacientes com próteses, com EI possível, com base em critérios clínicos, ou com EI complicada – abscessos paravalvares). ETE como primeira medida em outros pacientes com: • Massas intracardíacas oscilantes nas valvas ou no aparelho valvar, no trajeto de jatos regurgitantes ou em material implantado na ausência de uma explicação anatômica alternativa • Abscesso • Novas deiscências de próteses valvares	Em pacientes com possível EI, pelo menos duas hemoculturas coletadas em veias diferentes devem ser obtidas nas primeiras 2 h. Em pacientes com choque séptico, devem ser coletadas três hemoculturas em um intervalo de 5 a 10 min e, após, iniciar antibioticoterapia empírica *C. burnetii* não é cultivada na maioria dos laboratórios de análise
Critérios menores	
Predisposição à EI incluindo certas condições cardíacas e uso de drogas intravenosas Febre, temperatura > 38°C Fenômenos vasculares, embolias arteriais maiores, infartos sépticos pulmonares, aneurismas micóticos, hemorragias intracranianas, hemorragias conjuntivais e lesões de Janeway Fenômenos imunológicos, glomerulonefrite, nódulos de Osler, manchas de Roth e fator reumatoide	Anormalidades cardíacas que estão associadas à EI são classificadas em três grupos: Alto risco: EI prévia, doença valvar aórtica, doença valvar reumática, prótese valvar, coarctação de aorta e cardiopatias cianóticas complexas Médio risco: prolapso de valva mitral com insuficiência ou espessamento de folhetos, estenose mitral isolada, valvopatia tricúspide, estenose pulmonar, cardiomiopatia hipertrófica Baixo risco: CIA tipo *ostium secundum*, doença isquêmica, cirurgia de revascularização prévia e prolapso de valva mitral sem regurgitação e com folhetos finos
Achados microbiológicos	Hemoculturas positivas que não preencham os critérios maiores Evidências sorológicas de infecção ativa, isolamento de estafilococos coagulase-negativos e organismos que muito raramente causam EI são excluídos dessa categoria

Os casos são definidos clinicamente como EI definitiva se preencherem dois critérios maiores, um maior e três menores, ou cinco menores; EI possível um maior e um menor, ou três menores. CIA: comunicação interatrial; ETE: ecocardiograma transesofágico; HACEK: *Haemophilus* spp., *Actinobacillus* spp., *Cardiobacterium hominis*, *Eikenella* spp. e *Kingella* spp.; IgG: imunoglobulina G. (Adaptada de Li *et al.*, 2000.)

■ **TABELA 46.3** Critérios clínicos e dos exames complementares para o diagnóstico de endocardite infecciosa (EI).

Critérios maiores (hemoculturas positivas)	Microrganismos típicos para EI em duas amostras separadas, por exemplo: *S. viridans*, *S. bovis*, HACEK, *S. aureus*, enterococos na ausência de foco primário Hemoculturas persistentemente positivas para esses microrganismos: coletas com intervalo superior a 12 h entre elas, pelo menos três amostras em quatro, coletadas em intervalo de mais de 1 h entre a primeira e a última Evidência de comprometimento miocárdico: ecocardiograma mostrando massa vegetante oscilante e aderida aos folhetos valvares, na estrutura de sustentação ou nas superfícies de contato com fluxo regurgitante ou em material implantado, na ausência de explicação anatômica alternativa, ou abscesso ou deiscência de prótese até então não existente ou nova disfunção tipo insuficiência
Critérios menores	Predisposição cardíaca para endocardite ou usuário de drogas intravenosas. Febre ≥ 38°C Estigmas vasculares: embolias arteriais para vasos maiores, infartos pulmonares sépticos, aneurisma micótico, hemorragia intracraniana, hemorragias conjuntivais, lesões de Janeway Fenômenos imunológicos: glomerulonefrite, nódulos de Osler, manchas de Roth, fator reumatoide Evidência microbiológica: hemocultura positiva, sem os critérios descritos como maiores, ou evidência sorológica de infecção ativa com microrganismo compatível com endocardite Ecocardiograma: compatível com endocardite, mas não relacionado com critérios maiores

HACEK: *Haemophilus* spp., *Actinobacillus* spp., *Cardiobacterium hominis*, *Eikenella* spp. e *Kingella* spp. (Adaptada de Durack *et al.*, 1994.)

clinicamente significativas. O prognóstico nesse grupo é reservado, com cura bacteriológica em apenas 20 a 80% dos casos, nos quais o desenvolvimento de resistência à terapêutica é frequente e a conduta deve ser individualizada (Weinstein; Rubin, 1973; Rubenstein; Lang, 1995; Vogkou *et al.*, 2016). Estudo que incluiu 260 pacientes demonstrou que a ocorrência de três fatores de risco (ICC, complicações perianulares e infecção por *S. aureus*), durante as primeiras 72 h de internação, foi preditiva da necessidade de cirurgia de urgência ou da mortalidade intra-hospitalar. Validação prospectiva mostrou que um fator de risco conferia cerca de 60% de risco e três fatores de risco conferiam perto de 100% de risco para complicações (López *et al.*, 2011).

Na internação do paciente, imediatamente após a coleta das hemoculturas, o tratamento empírico deve ser iniciado, com a utilização de antibióticos de largo espectro; não se deve aguardar os resultados das hemoculturas para iniciar o tratamento. A primeira opção será por antibiótico bactericida utilizado por via intravenosa. Ultimamente, temos nos deparado com crescente aumento da resistência antimicrobiana dos três patógenos mais frequentes da EI, como cepas do *S. viridans* resistentes a vários antibióticos, *S. aureus* resistentes à oxacilina e, como descrito nos últimos anos em diversas partes do mundo, resistência intermediária a elevada à vancomicina (Baddour *et al.*, 2005). A avaliação precoce pelo cirurgião cardíaco é importante, especialmente na endocardite de valva aórtica nativa e em portadores de prótese, mesmo que hemodinamicamente estáveis. A evolução diária para detecção de mudanças súbitas no exame clínico, particularmente nos idosos, deve ser feita com atenção, pois podem preceder alterações hemodinâmicas importantes. Hemograma, função renal, radiografia de tórax, ECG e ecocardiogramas deverão ser repetidos com a frequência que a evolução do caso exigir. A repetição das hemoculturas, além das iniciais, será feita nos casos em que a infecção não for controlada de modo conveniente. A identificação da porta de entrada do germe deve ser exaustivamente procurada e, se encontrada, tratada de maneira adequada. Enquanto endocardites não complicadas podem ser tratadas com eficiência em hospitais gerais com bom laboratório de microbiologia, as complicadas costumam ter melhor tratamento em hospitais terciários, com um conjunto de cardiologistas, infectologistas, nefrologistas, geriatras e cirurgiões cardíacos (Gregoratos; Glatter, 1999).

Antibioticoterapia sem identificação do agente infeccioso

Ao se iniciar a antibioticoterapia, sem definição do agente causal ou quando não for possível a sua identificação (hemoculturas negativas), o regime de antibióticos proposto deve ser orientado para os germes provavelmente envolvidos na etiologia, sugeridos pela história clínica, pelos antecedentes, pelos resultados do hemograma e pela provável porta de entrada. Em geral, na endocardite aguda complicada, utilizamos um fármaco com potente ação contra o estafilococo, como a vancomicina, associado a um aminoglicosídio. Se suspeitarmos da participação de um gram-negativo, associamos uma cefalosporina de segunda ou de terceira geração (ceftriaxona, cefoxitina ou cefotaxima). No caso de endocardite subaguda, iniciamos com ceftriaxona associada a aminoglicosídio, que atinge bem *Streptococcus viridans*, *S. bovis* e o grupo composto por *Haemophilus* spp., *Actinobacillus* spp., *Cardiobacterium hominis*, *Eikenella* spp. e *Kingella* spp. (HACEK). Na endocardite fúngica, deve sempre ser indicada a cirurgia concomitante ao tratamento clínico. Usa-se a anfotericina B com 5-flucitosina, e, para *Candida*, o fluconazol. Nos casos de endocardite de prótese, independentemente do microrganismo responsável, o tratamento tem de ser prolongado, com antibioticoterapia agressiva e com seguimento por equipe multiprofissional. Antibioticoterapia bactericida agressiva, isolada ou com cirurgia precoce, pode curar um número substancial de pacientes. A substituição da prótese é imperativa em se tratando de endocardite por fungos, pois ela tende a apresentar recaídas, mesmo com antibioticoterapia adequada, e a produzir fenômenos embólicos graves e disfunção importante da prótese (Gregoratos; Glatter, 1999). Na Tabela 46.4, apresentamos um resumo dos esquemas de antibióticos a serem usados inicialmente sem identificação do agente patógeno responsável. A partir da identificação do germe causal da EI e de acordo com as diretrizes da American Heart Association (AHA), American College of Cardiology (ACC) e European Society of Cardiology (ESC), que têm esquemas bem semelhantes, segue-se antibioticoterapia específica para cada agente etiológico (Habib *et al.*, 2009; Bonow *et al.*, 2008; Horstkotte *et al.*, 2004; Forestier *et al.*, 2016).

Tratamento cirúrgico

ICC por disfunção valvar importante, infecções não responsivas à antibioticoterapia, vegetações extensas com risco maior de embolizações e infecções de próteses com formação de abscessos constituem as principais causas de indicação cirúrgica na EI também nos idosos (Weinstein; Rubin, 1973; Rubenstein; Lang, 1995). A remoção de um dispositivo intracardíaco é muito recomendável, mas raramente é feita nas EI em TAVI (Amat-Santos *et al.*, 2015). Havendo ICC, a mortalidade varia de 50 a 90%, sendo mais frequente o seu desenvolvimento nos pacientes com comprometimento da valva aórtica, nos portadores de próteses, nos casos com grandes vegetações e nos infectados por germes particularmente virulentos (Bonow *et al.*, 2008). O risco de contaminação da valva é pequeno e, mesmo quando a cirurgia é realizada com a endocardite em atividade e com a indicação precoce da substituição valvar, pode-se conseguir uma taxa de sobrevida de 60 a 80%, o que reforça os benefícios

▪ **TABELA 46.4** Antibioticoterapia proposta para o tratamento inicial da endocardite infecciosa (EI) sem identificação do patógeno.

Antibiótico	Dose e via de administração	Duração (semanas)	Nível de evidência
Valvas nativas			
Ampicilina/sulbactam ou	12 g/dia em 4 doses	4 a 6	IIb C
Amoxicilina/ácido clavulânico +	12 g/dia em 4 doses	4 a 6	IIb C
Gentamicina	3 mg/kg/dia IV ou IM, em 2 a 3 doses	4 a 6	IIb C
Vancomicina +	30 mg/kg/dia IV, em 2 doses	4 a 6	IIb C
Gentamicina +	3 mg/kg/dia IV ou IM, em 2 a 3 doses	4 a 6	
Ciprofloxacino	1.000 mg/dia VO, em 2 doses	4 a 6	
Prótese com EI precoce (< 12 meses de cirurgia)			
Vancomicina +	30 mg/dia IV, em 2 doses	6	IIb C
Gentamicina +	3 mg/kg/dia IV ou IM, em 2 a 3 doses	2	
Rifampicina	1.200 mg/dia VO, em 2 doses (2 dias)		
Prótese com EI tardia (> 12 meses de cirurgia)			
Mesma conduta que nas valvas nativas			

IM: via intramuscular; IV: via intravenosa; VO: via oral. (Adaptada de Habib *et al.*, 2009.)

da indicação cirúrgica precoce nesses casos. Alguns estudos têm demonstrado redução significativa da mortalidade entre 8 e 28% ao se realizar a troca valvar na fase ativa da endocardite, e de até 0% quando realizada na fase inativa da doença (Horstkotte *et al.*, 2004; Nelson *et al.*, 1984). São também motivos importantes para indicação cirúrgica precoce na endocardite embolizações recorrentes, septicemia persistente apesar da antibioticoterapia adequada, infecção fúngica e aparecimento de complicações extravalvares, como distúrbios de condução ou pericardite. Os avanços na técnica cirúrgica têm propiciado uma redução progressiva da morbimortalidade, inclusive nos idosos mais velhos, como os octogenários, porém, se submetidos a reoperações ou se operados na vigência de endocardite ativa, o risco é muito alto (Gregoratos; Glatter, 1999; Jault *et al.*, 1993). A mortalidade cirúrgica nos idosos está relacionada com a redução da função sistólica ventricular esquerda, o baixo débito e a septicemia com alterações da permeabilidade intestinal e da hemostasia. O ato cirúrgico tem sido aperfeiçoado para minimizar o agravamento dessas condições. Trabalhos recentes têm demonstrado a durabilidade de próteses biológicas em pacientes acima de 70 anos de idade, com índices de 94% de função normal após 9 anos de uso e de 84% após 18 anos, o que torna esse tipo de prótese uma opção terapêutica de alta qualidade (Puppelo *et al.*, 1995). Estudo recente evidenciou que a idade é um dos maiores preditores de eventos adversos na evolução tardia da endocardite, sendo não somente preditora de infecção recorrente (e, portanto, de cirurgia tardia e óbitos), mas também de mortalidade tardia. É provável que a idade, e não o microrganismo, os antibióticos ou a cirurgia, seja o principal fator determinante da evolução tardia (Delahaye *et al.*, 1995; Mansur *et al.*, 2001). Recentemente, têm sido criados escores de risco para cirurgia cardíaca levando-se em conta a fragilidade (Tarasoutchi *et al.*, 2020) e o condicionamento físico nos idosos para, com isso, identificar pacientes com maior morbimortalidade cirúrgica. Daí a necessidade de avaliação geriátrica ampla (AGA), o que pode auxiliar nas decisões em EI (Afilalo *et al.*, 2012). A fragilidade é uma síndrome que representa, quando presente, ser um preditor de eventos e que não é contemplada nos escores habituais. Assim, todos os médicos que se dispõem a tratar dos idosos precisam conhecer e aplicar escalas, entre elas as que quantificam fragilidade (Tarasoutchi *et al.*, 2020).

Profilaxia

Pacientes idosos representam um contingente particularmente suscetível a riscos de endocardite devido à grande frequência de defeitos estruturais valvares e por estarem sujeitos a procedimentos de natureza invasiva. Apesar da falta de evidências científicas maiores acerca da eficácia da proteção proporcionada pela antibioticoterapia profilática, o consenso clínico é o de que ela é útil e deve ser sempre utilizada, quando indicada. As indicações da profilaxia da EI sofreram grande redução nas diretrizes da AHA publicadas em 2007. Segundo essas diretrizes, a profilaxia de EI deve ser prescrita:

- Somente para o subgrupo de pacientes antes de procedimentos dentários que envolvam manipulação da gengiva ou da região periapical dos dentes, ou se houver perfuração da mucosa
- Para manobras com incisão ou biopsia da mucosa respiratória
- Para pacientes de alto risco portadores de: (1) prótese cardíaca; (2) EI prévia; (3) doença cardíaca congênita complexa; (4) valvopatia em transplantado.

Também conforme as diretrizes, a profilaxia não é recomendada antes de procedimentos gastrintestinais e geniturinários (Wilson *et al.*, 2007). Um resumo das indicações de profilaxia da EI nos idosos, extraído das recomendações da American Heart Association, está na Tabela 46.5.

A atualização das Diretrizes Brasileiras de Valvopatias 2020 (Tarasoutchi *et al.*, 2020) aconselha reforço da necessidade de manter boa saúde bucal e hábitos adequados de higiene durante consultas médicas, consultas odontológicas trimestrais, bem como contraindica a colocação de *piercings* e a realização de tatuagens que, até complementação do processo, podem ser uma fonte contínua de bacteriemia.

Em estudo utilizando a *Natiowide Inpatient Sample* (NIS), dentre 457.052 internações por EI nos EUA no período de 2000 a 2011, encontrou-se ligeiro aumento nesse número com o decorrer dos anos. As características dos casos hospitalizados, quando se compararam 2000 a 2007 e 2008 a 2011, não foram diferentes. Os casos em que o agente etiológico era o

▪ **TABELA 46.5** Profilaxia da endocardite infecciosa nos idosos (procedimentos dentários, na cavidade oral, no sistema respiratório e esôfago).

Situação	Agente	Administração
Profilaxia padrão	Amoxicilina	2 g VO, 1 h antes
	Ampicilina	2 g IV, 30 min a 1 h antes
Alérgico à penicilina	Clindamicina ou	600 mg VO, 1 h antes
	Cefalexina ou	2 g VO, 1 h antes
	Cefadroxila ou	500 mg VO, 1 h antes
	Azitromicina ou	500 mg VO, 1 h antes
	Claritromicina ou	600 mg VO, 1 h antes
	Clindamicina ou	600 mg IV ou IM
	Cefazolina	1 g IV ou IM, 30 min ou 1 h antes
	Ceftriaxona	1 g IV ou IM, 30 min ou 1 h antes

VO: via oral; IM: via intramuscular; IV: via intravenosa. (Fonte: Feitosa *et al.*, 2011; Wilson *et al.*, 2007.)

S. aureus não sofreram modificações em incidência, porém, houve um aumento nos casos de EI por *Streptococcus* após 2007, ano das novas diretrizes de profilaxia (Pant *et al.*, 2015; Keller *et al.*, 2017). Já outros estudos não mostraram modificações (Desimone *et al.*, 2015; Duval *et al.*, 2012).

Pericardites

O pericárdio é composto por duas lâminas: o pericárdio visceral, constituído por uma camada serosa inserida na superfície do coração, e o pericárdio parietal, com predominância de fibras colágenas e elásticas. Essas camadas são separadas por 15 a 50 mℓ de líquido pericárdico, um ultrafiltrado do plasma. Apesar de algumas alterações anatômicas e funcionais do pericárdio ocorrerem com a idade, as diretrizes atuais não particularizam o diagnóstico e o tratamento em relação à idade (Adler *et al.*, 2015).

Uma série imensa de doenças pode acometer essas membranas com maior produção de líquido. Embora não haja estudo específico, a etiologia viral é mais comum nos jovens, enquanto o acometimento do pericárdio por doenças sistêmicas, neoplasias e infecções, como a tuberculose, é mais frequente nos idosos. De acordo com a forma de início e sua evolução, as pericardites podem ser classificadas em: aguda, subaguda e crônica (Spodick, 1997). Na Tabela 46.6, listamos algumas causas mais comuns de pericardite.

TABELA 46.6 Causas de pericardite.

Causas
Idiopática (inespecífica)
Infecções virais: vírus Coxsackie tipos A e B, ecovírus, adenovírus, vírus da caxumba, mononucleose infecciosa, varicela, hepatite B, AIDS
Tuberculose
Infecções bacterianas agudas: pneumococos, estafilococos, estreptococos, septicemias por bactérias gram-negativas, *Neisseria meningitidis*, *Neisseria gonorrhoeae*
Micoses: histoplasmose, coccidioidomicose, micoplasma, blastomicose
Outras infecções: toxoplasmose, amebíase, micoplasma, Nocardia, actinomicose, equinococose, doença de Lyme
IAM
Uremia: uremia não tratada; uremia associada à hemodiálise
Doença neoplásica: câncer pulmonar, de mama, leucemia, doença de Hodgkin, linfoma
Radiação: lesão cardíaca
Doenças autoimunes: LES, artrite reumatoide, esclerodermia, doença mista do tecido conjuntivo, granulomatose de Wegener, poliarterite nodosa, febre reumática ativa
Outras doenças inflamatórias: sarcoidose, amiloidose, doença intestinal inflamatória, doença de Whipple, arterite temporal, doença de Behçet
Medicamentos: hidralazina, procainamida, fenitoína, isoniazida, fenilbutazona, dantroleno, doxorrubicina, metisergida, penicilina (com hipereosinofilia)
Traumatismo: incluindo traumatismo torácico, hemopericárdio após cirurgia cardíaca para implante de marca-passo ou procedimentos diagnósticos cardíacos; ruptura de esôfago, fístula pancreatopericárdica
Síndrome pós-infarto (síndrome de Dressler), síndrome pós-pericardiotomia
Aneurisma dissecante de aorta
Mixedema
Quilopericárdio

AIDS: síndrome da imunodeficiência adquirida; IAM: infarto agudo do miocárdio; LES: lúpus eritematoso sistêmico. (Adaptada de Lorell, 1998.)

Pericardite aguda

A pericardite aguda é uma síndrome clínica ocasionada pela inflamação da membrana pericárdica, com produção de quantidades variáveis de líquido pericárdico. As manifestações clínicas mais frequentes são quatro: dor torácica de caráter pleurítico, ausculta do atrito pericárdico em até 85% dos casos de pericardite aguda sem derrame, alterações eletrocardiográficas típicas, como elevação difusa do segmento S-T, dor torácica associada a derrame pericárdico com possibilidade de tamponamento cardíaco (Imazio, 2016). A dor torácica é o sintoma mais comum, e o diagnóstico diferencial mais importante é com a dor de origem isquêmica. Embora seja o sintoma mais comum, a dor torácica pode estar ausente nos casos de pericardites de origens neoplásicas, urêmicas, pós-radiação e por tuberculose, principalmente nos idosos com distúrbios cognitivos. Os outros achados nas pericardites dos idosos são semelhantes aos dos mais jovens, mas o aparecimento de febre é menos frequente, assim como, às vezes, é difícil a interpretação eletrocardiográfica, em razão das alterações preexistentes nos eletrocardiogramas dos idosos. A pericardite aguda, dependendo da etiologia e da intensidade dos fenômenos inflamatórios, produz líquido em quantidades variáveis, bem como o seu conteúdo de fibrina, traves fibrosas e componentes do sangue, e em velocidades diferentes, determinando diferenças clínicas e de evolução. Assim, podemos encontrar desde pericardites secas até outras que rapidamente evoluem para tamponamento cardíaco (Shabetai, 2004). O ETT é o exame mais eficiente, tanto para confirmação diagnóstica, possibilitando inclusive determinar a quantidade de líquido existente no pericárdio, quanto para o controle evolutivo da pericardite aguda. A TC, a RM e o ETE são, às vezes, necessários, em casos de derrames pericárdicos loculados, principalmente quando o ETT for inconclusivo. Qualquer causa etiológica de pericardite pode provocar tamponamento; na população idosa, as causas neoplásicas, as inflamatórias específicas, como a tuberculose, e as produzidas por vasculites são as que mais frequentemente levam ao tamponamento. Para haver tamponamento, as variáveis mais importantes são: a velocidade de acúmulo do líquido, a distensibilidade do pericárdio e o volume do líquido. Hipertrofia miocárdica, presente na miocardiopatia hipertrófica e na estenose aórtica, comuns nos idosos, confere resistência maior à compressão cardíaca, mascarando os sinais de tamponamento, como o achado do pulso paradoxal; ao contrário, a ocorrência de miocardiopatias dilatadas – por exemplo, a isquêmica – pode facilitar o processo de compressão (Spodick, 1999). Outros achados na pericardite incluem: persistência da dor torácica, elevação dos níveis de troponina (sugerindo envolvimento miocárdico) e instabilidade hemodinâmica (sugerindo tamponamento cardíaco) (Imazio *et al.*, 2007). Entre as principais causas etiológicas de pericardite aguda, merecem destaque, pela sua maior prevalência nos idosos, as neoplásicas, as tuberculosas e as imunológicas.

O tratamento clínico da pericardite aguda é feito através da combinação de dois de três medicamentos: anti-inflamatórios não esteroides, colchicina e glicocorticoides. A duração do tratamento depende do desaparecimento dos sintomas, da etiologia da pericardite e de presença de insuficiência renal ou hepática. O uso combinado de AINE e colchicina é indicado para pericardites agudas virais ou idiopáticas, mas o uso isolado de AINE resolve 80% dos casos. O uso da colchicina tem demonstrado que, além de tratar a pericardite inflamatória, reduz a possibilidade de recorrências (Alabed *et al.*, 2014).

Pericardites neoplásicas

Os tumores pericárdicos primários são muito raros, e os metastáticos, 20 a 40 vezes mais frequentes (Ianni; Fernandes,

2003), surgindo por contiguidade, disseminação hematológica ou linfática, e crescimento pelas veias pulmonares. As neoplasias pulmonares são as mais frequentes (30%), seguidas pelas neoplasias de mama (25%) e as hematológicas, como leucemias e linfomas Hodgkin e não Hodgkin (15%). Em cerca de 50% dos pacientes com comprometimento pericárdico na vigência de neoplasias, ele ocorre por invasão do próprio tumor, pelo efeito da radioterapia, por obstrução linfática por expansão do tumor (linfomas e neoplasias de mama), por infecções associadas ou por doença pericárdica crônica idiopática. O estabelecimento correto da etiologia da pericardite tem importantes implicações terapêuticas e de prognóstico. Atualmente, são utilizados vários tipos de dosagens bioquímicas no líquido pericárdico - por exemplo, dosagem do antígeno carcinoembriogênico, estudos de citologia oncótica nas células do líquido pericárdico, além de realização da biopsia pericárdica. Mesmo assim, a citologia é diagnóstica em graus variáveis, de 44 a 65% nos casos suspeitos, até 87% nos pacientes com metástases confirmadas; a biopsia tem positividade entre 27 e 55% dos casos. Recentemente, e ainda apenas em uso em centros de referência, o recurso da videopericardioscopia tem possibilitado avanços no diagnóstico e tratamento dessa patologia. Com o uso desse método, o cirurgião pode observar maior extensão do pericárdio e com maiores detalhes, efetuando biopsias dirigidas. Apesar desses recursos, muitas vezes o correto diagnóstico etiológico não é fácil. Os novos métodos de imagem, como TC e RM, aumentaram a possibilidade do diagnóstico, porque as metástases mais frequentes provêm de neoplasias pulmonares e de linfomas com comprometimento mediastinal, detectáveis por esses métodos de imagem. Mesmo sendo utilizados todos esses recursos, uma parcela importante persiste sem diagnóstico definido, e somente a evolução clínica poderá definir a etiologia. Os derrames pericárdicos pequenos e moderados devem ser tratados clinicamente, enquanto nas grandes efusões, faz-se a drenagem cirúrgica e, para que sejam evitadas as recidivas, produz-se uma janela pericárdica para aumentar a superfície de absorção do líquido pericárdico (Ianni; Fernandes, 2003; Burazor *et al.*, 2013).

Pericardite tuberculosa

Causa mais prevalente de pericardite aguda nos países menos desenvolvidos, ocorrendo por reativação da doença em gânglios mediastinais ou por disseminação hematogênica. No diagnóstico de certeza, levamos em conta, além de epidemiologia positiva para infecção pelo bacilo, a sua identificação no líquido pericárdico ou em biopsia. A infecção específica produz grande quantidade de fibrina no pericárdio, formação de líquido serossanguinolento e alto teor proteico. Há predomínio de polimorfonucleares no início e, após, há o aparecimento de linfócitos, podendo evoluir na fase crônica, com espessamento pericárdico, proliferação fibroblástica, com a ocorrência de derrame e constrição, que podem ocasionar progressiva disfunção miocárdica (Fowler; Manitsas, 1973). No quadro clínico, além das manifestações da doença de base – a tuberculose –, quais sejam: febre, tosse, hemoptise, dispneia, perda progressiva de peso e queda do estado geral, que podem estar ausentes ou pouco evidentes, surgem os sinais e sintomas decorrentes da própria pericardite e do grau de acúmulo de líquido pericárdico. O diagnóstico etiológico implica o encontro infrequente do bacilo no líquido pericárdico. Dosagens da adenosina deaminase (ADA) e de interferona-c no líquido pericárdico são também diagnósticos, com alta sensibilidade e especificidade (Reuter *et al.*, 2006), assim como biopsia pericárdica com espessamento e fibrose, aumento dos linfócitos e, eventualmente, identificação do granuloma tuberculoso. É importante ressaltarmos que os resultados negativos de uma pequena amostra de tecido pericárdico não descartam a possibilidade da doença específica, sendo necessário, às vezes, procurarmos em todo o pericárdio. Granulomas isolados ou material caseoso sem bacilos podem ser encontrados em outras doenças, como a sarcoidose. Com certa frequência, fazemos um diagnóstico presuntivo nos pacientes graves, com febre persistente, grande derrame pericárdico hemorrágico e sintomas sistêmicos, mesmo quando o líquido pericárdico e a biopsia não confirmam o diagnóstico (Nugue *et al.*, 1996). O tratamento nos casos comprovados ou altamente prováveis implica o combate à infecção tuberculosa com o esquema tríplice e à pericardite. Se houver derrame com manifestações hemodinâmicas, deve-se realizar o esvaziamento do pericárdio por meio de toracotomia (punção de Marfan). O uso de corticoterapia para reduzir a inflamação e, com isso, reduzir a formação de líquido e, a longo prazo, evitar a constrição ainda é controverso (Mayosi *et al.*, 2002). A pericardite constritiva ocorre mesmo com o uso adequado e precoce dos fármacos. Em série de 294 casos consecutivos de pericardite aguda, dos 13 casos por tuberculose, 54% evoluíram com constrição, necessitando de pericardiectomia cirúrgica (Lorell, 1998; Fragata Filho, 2003). Esquema terapêutico bem pormenorizado pode ser encontrado nas Tabelas 32 e 33 da I Diretriz Brasileira de Miocardites e Pericardites (Montera *et al.*, 2013).

Pericardites imunológicas

A pericardite aguda pode surgir em pós-operatório de cirurgia cardíaca (síndrome pós-pericardiotomia) ou na evolução de infarto agudo do miocárdio (IAM). As pericardites imunológicas são semelhantes às pericardites agudas idiopáticas, aparecendo alguns dias, até semanas, após a agressão miocárdica. Pode haver sinais frequentes de resposta autoimune, como artralgia, febre recorrente e manifestações cutâneas. O tratamento, em linhas gerais, é o mesmo das pericardites agudas.

Doenças autoimunes: vasculites

Comuns nos idosos, devido à alta prevalência de artrite reumatoide, as vasculites são geralmente subclínicas e aparecem em 50% dos pacientes. Podem estar presentes em qualquer colagenose, sendo mais frequentes no lúpus eritematoso sistêmico (LES). São diagnosticadas pela constatação de anticorpos antinucleares, devendo ser pesquisadas em todas as mulheres com aparente pericardite idiopática. O tratamento é o usual das pericardites agudas e do derrame pericárdico (Montera *et al.*, 2013).

Pericardite constritiva

Esse tipo de pericardite pode ocorrer na evolução das formas agudas, subagudas, crônicas ou na efusiva-constritiva. Geralmente, inicia-se com um quadro de pericardite aguda, muitas vezes silenciosa, evoluindo com inflamação crônica, fibrose e espessamento do pericárdio, com acolamento das duas membranas do pericárdio e aderência deste à superfície do coração; com o tempo, pode haver graus variáveis de calcificação. As causas etiológicas mais comuns nos idosos são: tuberculosa, traumatismo cirúrgico, irradiação do mediastino, ou pós-pericardite viral ou idiopática. O quadro clínico está relacionado com a redução da distensibilidade cardíaca, com comprometimento do enchimento diastólico e consequente elevação da pressão venosa sistêmica. O sintoma mais encontrado é a dispneia de esforço, que pode evoluir até ortopneia. Estase jugular com o sinal de Kussmaul e, eventualmente, pulso paradoxal, hepatoesplenomegalia, ascite, às vezes importante, e edema de membros inferiores podem ocorrer na evolução. O método diagnóstico mais importante é o ETT, que revela um ventrículo com formato tubular, com graus variáveis de compressão pelo pericárdio espessado e calcificado, com aumento de tamanho de um ou de ambos os átrios. Atualmente, o método de imagem mais eficiente para mostrar o grau de espessamento pericárdico é TC do coração, que possibilita analisar, para um planejamento cirúrgico mais adequado, o espessamento regional do pericárdio e a relação entre as massas extracardíacas com o pericárdio e a superfície do coração. A RM pode ser útil, também, para detectar atrofia ou fibrose miocárdica, dilatação da veia cava, especialmente nos pacientes submetidos à radiação prévia (Verhaert *et al.*, 2010). O cateterismo cardíaco fornece o diagnóstico definitivo de pericardite constritiva, com os traçados pressóricos dos ventrículos direito e esquerdo, revelando, na fase inicial da diástole, o colapso e o platô característicos. O tratamento é cirúrgico, com a realização de pericardiectomia, sendo curativo na maioria dos casos, com exceção de pacientes com alterações miocárdicas muito importantes, ou mesmo atrofia miocárdica. O risco cirúrgico depende, portanto, das condições miocárdicas, das alterações metabólicas e hepáticas - resultantes da hipertensão venosa de longa duração -, das dificuldades cirúrgicas - decorrentes do grau de calcificação do pericárdio - e da invasão do miocárdio pelo tecido constritivo ou pela adesão por cirurgia prévia.

Tamponamento cardíaco

Quando ocorre rápido acúmulo de líquido no pericárdio, pode haver compressão extrínseca das câmaras cardíacas, dificultando o enchimento diastólico, especialmente do ventrículo direito, ocorrendo graus variáveis de redução da pressão de enchimento de ambos os ventrículos, o que, em última instância, pode causar baixo débito, queda da pressão arterial e choque por tamponamento cardíaco. Pode ocorrer por tuberculose, traumatismo, neoplasias, uremia, dissecção de aorta, causa bacteriana, entre outras (Spodick, 2003). O método mais importante para o diagnóstico é o ETT, que fornece informações a respeito do volume do derrame e das alterações hemodinâmicas presentes e se antecipa aos achados clínicos de deterioração hemodinâmica (Yared *et al.*, 2010). O tratamento do tamponamento cardíaco visa reduzir agudamente a compressão do coração através de pericardiocentese, via percutânea por cateter apropriado ou drenagem cirúrgica a céu aberto, com ou sem manutenção de janela pericárdica (Ristic *et al.*, 2014).

47

Cardiomiopatias Isquêmica, Dilatada e Hipertrófica

Ricardo Mourilhe Rocha • Marcello Imbroinise Bittencourt

Introdução

Cardiomiopatias são doenças que afetam o miocárdio, associadas à disfunção ventricular, sendo classificadas, na sua forma primária, como dilatada, hipertrófica, restritiva e arritmogênica ventricular; e, na secundária, como decorrentes de processos isquêmico, tóxico (álcool, cocaína, medicamentos antineoplásicos), nutricional (beribérica), periparto, de miocárdio não compactado e de mitocondriopatia, entre outros (Richardson *et al.*, 1996; Elliot *et al.*, 2008; Giles *et al.*, 2004; Ponikowski *et al.*, 2016; Yancy *et al.*, 2017; Rohde *et al.*, 2018).

As formas mais prevalentes em idosos – as cardiomiopatias dos tipos isquêmica (CMI; secundária), dilatada e hipertrófica (primárias) – serão objeto deste capítulo.

Cardiomiopatia isquêmica

A cardiomiopatia isquêmica (CMI) é a forma mais frequente de cardiomiopatia secundária no idoso, devido à disfunção miocárdica de causa isquêmica (espástica ou obstrutiva) por acometimento da circulação coronariana (macro e/ou micro), acarretando disfunção ventricular com ou sem sintomas. Resulta de lesão difusa e progressiva devido a processo isquêmico degenerativo crônico com substituição das miofibrilas por tecido fibroso. A fibrose reparativa à análise histológica, com uma ilha de tecido fibrótico, consequência de necrose tecidual, foi descrita como achado típico desse tipo de cardiomiopatia (Felker *et al.*, 2002).

Estima-se que mais de 50% dos pacientes com dilatação cardíaca tenham CMI. Na avaliação dos pacientes no ambulatório de insuficiência cardíaca congestiva (ICC) do Hospital Universitário Pedro Ernesto, na Universidade do Estado do Rio de Janeiro, onde há grande afluxo de pacientes isquêmicos, essa cifra alcançou 61%, e é similar aos grandes centros industrializados do primeiro mundo.

Os idosos apresentam maior grau de disfunção diastólica, com menor dilatação cardíaca e disfunção sistólica. No entanto, observamos maior número de casos de ICC pós-infarto agudo do miocárdio (IAM) entre os idosos (75% nos idosos *vs.* 24% nos mais jovens), porém sem o aumento proporcional da disfunção sistólica (47% *vs.* 25%, respectivamente), o que demonstra a participação da disfunção diastólica na sobrevida desse grupo de pacientes (Richardson *et al.*, 1996; Elliot *et al.*, 2008; Giles *et al.*, 2004).

A CMI muitas vezes é subdiagnosticada em idosos pela disfunção sistólica sem sintomas de angina. Entretanto, a angina não é indispensável para seu diagnóstico. O paciente pode ser assintomático ou apresentar sintomas associados à baixa perfusão cerebral (p. ex., confusão mental), ou dispneia, ou fadiga ou ainda outros sintomas. Isso é mais comum nos pacientes idosos, nos quais a CMI está menos associada à angina atual ou recente, e mais relacionada com sintomas atípicos ou presente em assintomáticos (Richardson *et al.*, 1996; Elliot *et al.*, 2008; Giles *et al.*, 2004).

A CMI pode ser encontrada nos pacientes com história prévia de doença arterial coronariana (DAC), como no pós-IAM, na pós-revascularização miocárdica, na angina de peito e nas síndromes isquêmicas silenciosas. Deve-se à perda da massa miocárdica pelo processo isquêmico. A redução do fluxo coronariano pode diminuir a perfusão miocárdica, ficando em níveis inferiores aos necessários, com reserva de fluxo inadequada, o que leva à hipoperfusão e à hipoxia, com consequentes alterações bioquímica, elétrica e mecânica do miócito. No início, surge assincronismo regional na zona isquêmica que ocasionará alteração no relaxamento ventricular, manifestando disfunção diastólica, ainda com função sistólica normal. À medida que a hipoperfusão e a hipoxia se acentuam, o miócito é mais envolvido pelo processo isquêmico, podendo surgir agravamento da isquemia miocárdica. O aumento da pressão diastólica final (pd_2) do ventrículo esquerdo (VE) vai dificultando a perfusão subendocárdica, bem como o aumento da frequência cardíaca, reduzindo o tempo de enchimento coronário, podendo desencadear um ciclo vicioso que resultará na CMI.

Ao se analisar a fibrose em pacientes com CMI pelo percentual encontrado dessa alteração na face direita do septo interventricular, observou-se que ela está na dependência do grau de acometimento da fração de ejeção (FE) ventricular, que foi medida por medicina nuclear (mais sensível). Foram encontrados os seguintes percentuais: nos pacientes com FE de VE e ventrículo direito (VD) normais: 6,8; nos com FEVD diminuída: 15,8; nos com FEVE diminuída: 17,5; e nos pacientes com redução da FE do VE e do VD: 30,2. Houve diferenças com relevância estatística entre todos os grupos, demonstrando maior percentual de fibrose nos pacientes que apresentavam maior comprometimento funcional do miocárdio (Richardson *et al.*, 1996; Elliot *et al.*, 2008; Giles *et al.*, 2004).

Constituem condições de agravamento da CMI sua associação com hipertensão arterial sistêmica (HAS), arritmia cardíaca, isquemia do miocárdio (miocárdio nocauteado ou hibernado), além da doença valvar (principalmente mitral e/ou aórtica). Os pacientes com CMI são vulneráveis a novo episódio isquêmico ocasionado por perda de miócitos (reinfarto ou arritmia ventricular persistente) reduzindo a reserva contrátil e propiciando a formação de fibrose, bem como a ativação neuro-hormonal. Os idosos são mais suscetíveis à perda de miócitos ocasionada pelo IAM, além de serem mais sensíveis para a sua substituição por tecido fibroso. O estudo GISSI-2 revelou que 12% dos pacientes no pós-IAM apresentavam, no exame ecocardiográfico, grave disfunção do VE, com FE entre 35 e 40%, enquanto 9% mostravam ICC franca. Esse estudo mostrou que, no processo de remodelamento que se segue à agressão miocárdica, ocorre aumento do depósito fibroso (colágeno) nas áreas não necrosadas, provocando aumento do enrijecimento miocárdico, que, por sua vez, causará tanto disfunção diastólica, como também, posteriormente, disfunção sistólica, pois haverá menor quantidade de tecido contrátil ativo. Muitas vezes a evolução da síndrome de hipertensão venocapilar pulmonar e, eventualmente, da congestão sistêmica se dá cronicamente ou se exacerba nos episódios de agudização da isquemia miocárdica (Richardson *et al.*, 1996; Elliot *et al.*, 2008; Giles *et al.*, 2004).

O eletrocardiograma (ECG) poderá evidenciar alterações do segmento ST e da onda T, caracterizando isquemia em repouso ou no esforço, além de servir para diagnosticar arritmias transitórias ou persistentes. Serve também para revelar zona de necrose decorrente de IAM prévio. Como na cardiomiopatia dilatada (CMD), também na CMI é frequente o encontro do bloqueio do ramo esquerdo. O ecocardiograma revelará, além das dimensões cavitárias e de espessuras, a função ventricular (total e regional) e distúrbios do relaxamento e da contratilidade. Serve também para analisar as valvas atrioventriculares e a existência de trombos intracardíacos (Ponikowski *et al.*, 2016; Yancy *et al.*, 2017; Rohde *et al.*, 2018).

Tem-se a necessidade de avaliar a viabilidade miocárdica, isto é, de tecido viável em regiões ventriculares com alterações contráteis (dissinérgicas, como hipocinesia, acinesia e discinesia), com base na perfusão, na integridade da membrana celular, no metabolismo e na reserva contrátil, para que se possa indicar terapêutica de revascularização na região dependente do vaso lesado. Os testes mais amplamente utilizados são o de tolerância ao esforço associado à cintilografia miocárdica de perfusão, o ecocardiograma de estresse com a dobutamina, a ventriculografia radioisotópica, a tomografia por emissão de fóton único (SPECT; do inglês, *single positron emission computed tomography* com tálio-201 ou tecnécio-99m sestamibi ou tetrofosmina) ou por emissão de pósitrons (PET; do inglês, *positron emission tomography* – com amônia nitrogênio 13 e metabolismo com 18-fluorodesoxiglicose [FDG]) e a ressonância magnética (RM). Nos idosos que não possam deambular (o que não possibilita boa avaliação no teste de esforço) e que apresentem grave arritmia ventricular persistente, ou com regiões discinéticas ou acinéticas, pode-se empregar a RM sem perda da qualidade das imagens. Os defeitos transitórios da perfusão miocárdica são fortemente indicativos da etiologia isquêmica. Os pacientes com CMI que apresentam no ecocardiograma de repouso o padrão restritivo, que persiste durante a realização do ecocardiograma de esforço com a dobutamina, têm a tendência a pior prognóstico evolutivo (Duncan *et al.*, 2005; Schinkel *et al.*, 2002; Olivas-Chacon *et al.*, 2015).

O estudo hemodinâmico constituído pela medida das pressões ventriculares, aórtica e de encunhamento pulmonar, associado à ventriculografia do VE e à cinecoronariografia, poderá responder às nossas indagações quanto ao que iremos propor para o esquema terapêutico, principalmente com relação a regurgitação mitral, áreas de disfunção ventricular (regional/global), reversibilidade das pressões pulmonares, bem como quanto ao conhecimento da anatomia (macro e micro) da circulação coronariana. Nos idosos são frequentes a maior extensão das alterações com o aumento da idade, lesões complexas e calcificadas, além do acometimento multiarterial (Patel *et al.*, 2012).

O estabelecimento do diagnóstico da CMI é fundamental, pois a sua caracterização torna possível que o paciente receba abordagem terapêutica adequada, o que poderá mudar o curso da doença com a realização da revascularização miocárdica (Ponikowski *et al.*, 2016; Yancy *et al.*, 2017; Rohde *et al.*, 2018).

Sabemos que os fatores de risco para a DAC devem ser tratados, pois é conhecida a relação existente entre a progressão da aterosclerose, da disfunção endotelial e do agravamento da isquemia miocárdica com piora da disfunção. A planificação terapêutica clínica da CMI inicia-se pelo tratamento sintomático, quando usamos diurético e digitálico, além dos inibidores da enzima conversora de angiotensina (IECA) ou antagonistas dos receptores AT_1 da angiotensina (ARA_2) ou antagonista dos receptores da neprilisina e da angiotensina, de betabloqueadores, antagonistas do cálcio, nitratos, ácido acetilsalicílico, estatinas e espironolactona. Para reduzir a quantidade de depósito de colágeno no miocárdio não infartado, além de diminuir a disfunção diastólica, sempre empregaremos medicações que interfiram nesse mecanismo, como espironolactona ou eplerenona, IECA, ARA_2, estatina e N-acetilcisteína. Devemos, sempre que possível, recuperar a maior quantidade de miocárdio isquêmico, por meio da revascularização miocárdica, utilizando a intervenção hemodinâmica (angioplastia transluminal coronariana com colocação de *stent*) ou a cirúrgica (ponte de safena e/ou implante de mamária). Devemos avaliar em separado os pacientes que apresentam insuficiência mitral (moderada a grave) e os com aneurismas ventriculares, em referência à correção cirúrgica e à função ventricular residual. Não devemos considerar a idade impedimento para traçarmos a terapêutica que seguiremos, mas sim o estado geral apresentado pelo paciente. Assim, hoje vemos excelentes resultados obtidos em pacientes com mais de 80 anos de idade quando abordados por revascularização miocárdica, quer por meio hemodinâmico intervencionista, quer por meio cirúrgico (Ponikowski *et al.*, 2016; Yancy *et al.*, 2017; Rohde *et al.*, 2018).

Atualmente vem sendo empregada forma experimental de tratamento utilizando o implante de células-tronco; entretanto, devido a variadas vias de administração, número e tipos celulares diferentes e momento da injeção variável, os resultados são muito modestos, não sendo até o momento uma técnica adequada para o tratamento da CMI (Hua *et al.*, 2015).

Cardiomiopatia dilatada

A CMD é a doença primária do músculo cardíaco, de causa desconhecida, com dilatação de um ou ambos os ventrículos, acompanhada predominantemente por disfunção sistólica, com hipertrofia miocárdica reacional nas áreas não acometidas pela agressão miocárdica. Pode desencadear ICC ou não (dilatação sem insuficiência), apresentar arritmias atrial e/ou ventricular e evoluir para o óbito em qualquer estágio da doença, sendo a forma primária mais frequente de cardiomiopatia no idoso após a cardiomiopatia secundária isquêmica. Esse diagnóstico deve ser cogitado depois de afastadas outras doenças que provocam dilatação cardíaca, como DAC, HAS, lesões orovalvares, anomalias congênitas e outras formas de acometimento do miocárdio, como, por exemplo, em nosso continente, a doença de Chagas. Algumas formas de agressão ao miocárdio ocasionam dilatação cardíaca – cardiomiopatias secundárias, como as causadas por álcool, antraciclinas, fenotiazinas, antidepressivos tricíclicos, gravidez, deficiências nutricionais, como a de vitamina B_1 (beribéri), carnitina, selênio (doença de Keshan, comum na China), baixa ingestão de proteínas e alto consumo de carboidratos (kwashiorkor) – além de miocardite viral linfocítica ativa. A forma familiar da CMD ocorre em aproximadamente 20% dos casos. Entre 20 e 35% estão relacionados com alterações genéticas, com predomínio do padrão de herança autossômica dominante, que podem ter sido causadas por mutações pontuais, deleções, inserções, duplicações ou rearranjo de genes. Com base nessas alterações genéticas, tem-se a seguinte classificação: (1) CMD heredofamiliar (herança poligênica relacionada com o gene do tipo DD da enzima conversora da angiotensina); (2) forma esporádica; (3) forma associada às doenças neuromusculares (doença de Duchenne e ataxia de Friedreich); (4) associada à síndrome mitocondrial (síndrome de Kearns-Sayre); e (5) associada ao hipogonadismo hipergonadotrófico. A CMD é a forma mais frequente de cardiomiopatia em todas as faixas etárias. Tem incidência variável de 0,7 a 7,5/100 mil habitantes/ano e prevalência de 8,3 por 100 mil habitantes. Em nosso meio, não dispomos de dados que caracterizem essas frequências. Sua frequência é mais alta no sexo masculino (2 homens/1 mulher) e, principalmente, na etnia negra. Contudo, nas mulheres negras, sua incidência é menor. A faixa etária de maior prevalência vai dos 20 aos 50 anos, embora a CMD possa ser encontrada em todas as faixas de idade (Felker *et al.*, 1999; Gottdiener *et al.*, 2002; Pankuweit *et al.*, 2004).

Entre 554 homens e 1.243 mulheres acima de 60 anos de idade, utilizando como elemento para o diagnóstico o ecocardiograma, a CMD estava presente em 1% daquela população.

No entanto, entre os 3.788 óbitos submetidos à necropsia em pacientes com cardiomiopatias ocorridos na Inglaterra e no País de Gales, entre os anos de 1996 e 1998, 3.154 (83,26%) foram devidos à CMD, sendo 2.188 entre os homens (85,13%) e 966 entre as mulheres (79,31%) (Aronow *et al.*, 1997).

São três os mecanismos básicos de agressão ao miocárdio: fatores familiares e genéticos; infecção viral – miocardite; e anormalidades celulares, moleculares e imunológicas. Um componente hereditário é bastante provável. O caráter autossômico dominante é demonstrado em 20% dos pacientes. Existe outra forma familiar ligada ao cromossomo X, que modifica a proteína distrofina. Na CMD, o genótipo DD da enzima conversora de angiotensina é o mais encontrado, podendo ser utilizado para identificar pacientes com grande suscetibilidade para apresentarem essa doença. O gene da CMD está localizado no braço longo do primeiro cromossomo (1q32). As alterações celulares se apresentam com redução do número de receptores beta-1-adrenérgicos, de monofosfato de adenosina (AMP) cíclico e do peptídio intestinal vasoativo, da ATPase miofibrilar e da ATPase de transporte do cálcio do retículo sarcoplasmático, e com aumento da isoforma da troponina T_2 e da desidrogenase láctica (LDH_5), da matriz extracelular e do carreamento de difosfato/trifosfato de adenosina (ADP/ATP) dentro da membrana mitocondrial, o que diminui a sua atividade funcional. As alterações moleculares se dão no nível do RNA mensageiro, com redução dos receptores beta-adrenérgicos, do fosfolambano, da ATPase de transporte e liberação do cálcio do retículo sarcoplasmático, e com aumento dos fatores natriurético atrial, ventricular e encefálico. Já as alterações imunológicas envolvem atividade linfocitária deficiente das células T *natural killer* e supressoras, anticorpos contra receptores beta-adrenérgicos, laminina, miosina de cadeia pesada carreador de ADP/ATP, proteína de choque de alta temperatura e antígenos cardíacos não específicos, além de aumento da frequência do HLA-DR4 e indução de maior taxa de histocompatibilidade de classes I e II entre antígenos e monócitos. Há aumento da expressão de citosinas pró-inflamatórias, como o fator de necrose tumoral. A biologia molecular, por meio das técnicas de proteína C reativa (PCR), hibridização *in situ* e da análise quantitativa, contribuiu para o conhecimento da etiologia da CMD, por tornar possível a identificação RNA de enterovírus, vírus Coxsackie e de herpes-vírus simples, sugerindo que uma infecção viral possa causar o processo inflamatório miocárdico que acarretará agressão autoimune persistente – mesmo após a eliminação do vírus – responsável por produzir anticorpos contra estruturas miocárdicas. Outros mecanismos estão envolvidos na CMD, como hiperatividade vascular, apoptose e anormalidades do sistema nervoso simpático (Arbustini *et al.*, 1997; Arbustini *et al.*, 2000; Kamisago *et al.*, 2000; Seidman; Seidman, 2001; Takeda, 2003; Hershberger *et al.*, 2009).

O peso do coração varia de 400 a 1.000 g e sua dilatação pode atingir as quatro câmaras cardíacas, sendo os ventrículos mais afetados que os átrios. O lado esquerdo é mais comprometido, mas existem casos de caráter familiar no qual a predominância é do lado direito do coração (rara no idoso). O coração adquire a forma globosa, com algum grau de espessamento da parede ventricular; porém, a hipertrofia é de menor grau do que a dilatação. A hipertrofia parece guardar papel protetor benéfico, por reduzir o estresse sistólico sobre a parede, protegendo contra a dilatação. As valvas cardíacas permanecem íntegras. Contudo, a alteração na geometria ventricular conduz ao reposicionamento dos músculos papilares, dilatando o anel valvar e alterando o fechamento valvar atrioventricular, podendo acarretar insuficiência mitral e/ou tricúspide, na ausência de lesões de seus folhetos. Encontram-se trombos intracavitários em aproximadamente 50% dos casos, sendo mais comuns na ponta (Arbustini *et al.*, 1997, 2000; Kamisago *et al.*, 2000; Seidman; Seidman, 2001; Takeda, 2003; Hershberger *et al.*, 2009; Ponikowski *et al.*, 2016; Yancy *et al.*, 2017; Rohde *et al.*, 2018).

Na histologia, são encontradas extensas áreas de fibrose intersticial e perivascular, com pequenas ilhas de necrose e de infiltrado celular, em contraste com áreas de hipertrofia miocítica reacional que procuram compensar as áreas de atrofia e destruição. As lesões predominam nos ventrículos, aumentando seus volumes e gerando depressão na função sistólica com diminuição do débito cardíaco e da FE, aumento da pd_2 com elevação na pressão atrial, que será responsável pelo sintoma congestivo à esquerda com elevação da pressão venocapilar pulmonar e produzirá congestão pulmonar e no lado direito, que, assim, repercutirá sobre a pressão nas veias cavas e causará congestão sistêmica. A insuficiência valvar atrioventricular agrava a CMD. A lesão mitral desvia parte do sangue ejetado pelo VE, agravando a congestão venocapilar pulmonar e aumentando ainda mais a dilatação. A insuficiência tricúspide, por sua vez, intensifica a congestão sistêmica.

Devemos atentar para fatores identificados em vários estudos e relacionados com um pior prognóstico nesses pacientes. Podemos citar como os mais importantes: baixo pico de consumo de oxigênio ao exercício (V_{O_2} < 10 a 12 mℓ/kg/min), classe funcional III ou IV da NYHA (New York Heart Association), FE menor que 35%, 3ª bulha, idade avançada (quanto mais idoso, pior), arritmias ventriculares, atraso na condução intraventricular, aumento das pressões de enchimento de VE, dilatação e disfunção de VD, disfunção diastólica, insuficiência mitral moderada, acentuada dilatação ou diminuição de massa de VE, níveis séricos elevados de ácido úrico e de peptídio natriurético cerebral (BNP), assim como hiponatremia sérica. O paciente pode ser assintomático (com dilatação cardíaca, mas sem disfunção ventricular em repouso) ou apresentar os mais variáveis sintomas. Em 30% dos casos, constata-se história prévia de doença infecciosa com febre além de comprometimento nos sistemas respiratório superior, gastrintestinal e/ou musculoesquelético. A dispneia de esforço é o sintoma inicial e decorrente da hipertensão venocapilar pulmonar. Com o agravamento da congestão, surgem a ortopneia, a dispneia paroxística noturna e a dispneia de repouso, geralmente associada a tosse e expectoração hemoptoica. Havendo diminuição do débito cardíaco, podemos encontrar fadiga, extremidades frias, sudorese, tonturas e síncope. São muito frequentes os distúrbios da condução e do ritmo cardíacos, resultando em palpitações, tonturas e síncope. É comum a formação de trombos intracavitários, devido ao fato de os pacientes que apresentam grave disfunção miocárdica permanecerem acamados por longos períodos, o que os predispõe à trombose venosa profunda, e não raramente são os fenômenos tromboembólicos (encefálico, pulmonar, renal, mesentérico e periférico) que constituem as manifestações clínicas iniciais da doença. A dor torácica pode decorrer da embolia pulmonar ou coronária. A insuficiência mitral e/ou tricúspide resulta da dilatação do anel atrioventricular, decorrente da mudança do formato ventricular (triangular para globoso), distorcendo o aparelho subvalvar e acarretando alterações no fechamento valvar, com regurgitação de sangue para os átrios. Nos casos mais graves, encontramos os sintomas relacionados com a congestão direita, como turgência jugular, dor no hipocôndrio direito causada pela hepatomegalia, refluxo hepatojugular, edema de membros inferiores e ascite (Ponikowski *et al.*, 2016; Yancy *et al.*, 2017; Rohde *et al.*, 2018).

O exame físico pode ser normal nos assintomáticos ou nos compensados. Na avaliação geral, encontramos, nos pacientes mais graves, a palidez cutaneomucosa e a pele fria. Cianose é rara. Estase venosa jugular a 45° até turgência franca (por elevação da pressão venosa) está presente com aumento da amplitude da onda "A" nos casos em ritmo sinusal e "V" nos com predomínio de insuficiência tricúspide. A pressão arterial apresenta redução do componente sistólico e aumento do diastólico (por elevação da resistência vascular renal e liberação de renina). Com o passar do tempo, a hipertensão diastólica pode diminuir, porém em menor proporção do que a sistólica. Nos casos mais avançados, encontramos hipotensão arterial. O pulso arterial geralmente é taquicárdico, fino, de amplitude reduzida (por diminuição do débito cardíaco), podendo ser alternante nos com maior disfunção ventricular. Poderemos observar respiração de Cheyne-Stokes, que confere pior prognóstico aos seus portadores. O *ictus cordis* está desviado para esquerda e para baixo, geralmente não sendo muito propulsivo, denotando predomínio da dilatação sobre a hipertrofia (VE). Sinais de hipertrofia do VD podem ser encontrados. A ausculta cardíaca revela bulhas hipofonéticas. Alterações do ritmo são comuns, principalmente extrassístoles e fibrilação atrial. É comum a 3ª bulha. Nos casos de bloqueio do ramo esquerdo, podemos encontrar desdobramento paradoxal da 2ª bulha; e, nos de bloqueio do ramo direito, a 2ª bulha apresenta-se com desdobramento amplo e/ou fixo, sendo o componente pulmonar aumentado na maioria dos casos, indicando hipertensão venocapilar pulmonar. Sopros sistólicos de insuficiência mitral e/ou tricúspide, estertores pulmonares bilaterais e, nos casos mais avançados, derrame pleural, mais frequente à direita, podem ser encontrados. Nos pacientes com insuficiência do VD, observamos hepatomegalia, refluxo hepatojugular, edema de membros inferiores e ascite. Nos casos mais graves, detectamos derrame pericárdico.

O ECG revela aumento das câmaras cardíacas, sendo mais comum o do coração esquerdo, com alterações inespecíficas da repolarização ventricular e distúrbios da condução (predominando bloqueio completo do ramo esquerdo, bloqueio divisional esquerdo anterior e bloqueio do ramo direito). No nosso meio, é necessário afastar a etiologia chagásica. No Hospital Pedro Ernesto, o bloqueio do ramo esquerdo foi relatado em 43% dos pacientes com CMD. Distúrbios do ritmo são frequentes, principalmente extrassístoles ventriculares e supraventriculares, além da fibrilação atrial.

O ECG contínuo de 24 horas (Holter) é indicado nos pacientes com palpitações, com extrassistolia multifocal e episódios paroxísticos de arritmia, com o objetivo de detectar a taquicardia ventricular (sustentada ou não), bloqueios atrioventriculares (BAV) e outras arritmias transitórias ou paroxísticas. A baixa voltagem está associada à grave deterioração da função ventricular ou ao derrame pericárdico. A ergoespirometria – método de avaliação funcional em relação à atividade física – possibilita melhor análise da disfunção sistólica. Revela redução no tempo de exercício, depressão nas respostas cronotrópica e pressórica, além da diminuição do consumo de oxigênio (V_{O_2}), sendo este elemento de grande valor na definição do grau de acometimento da função miocárdica (acima de 20 mℓ/kg/min é considerado normal, de 19,9 a 15 mℓ/kg/min considera-se haver comprometimento leve; de 14,9 a 10 mℓ/kg/min, moderado; e abaixo de 10 mℓ/kg/min, grave) (Ponikowski *et al.*, 2016; Yancy *et al.*, 2017; Rohde *et al.*, 2018).

A radiografia de tórax torna possível caracterizar o aumento da área cardíaca (pequena a volumosa), além de demonstrar o comprometimento das câmaras cardíacas, o grau de envolvimento da circulação pulmonar (hipertensão venocapilar, arteriolar e/ou arterial pulmonar) e derrame pleural e/ou pericárdico. Raramente são encontradas calcificações cardíacas (miocárdicas e trombos). O ecocardiograma revela o aumento predominante dos ventrículos mais dilatados que os átrios e a diminuição da espessura das paredes cardíacas. Possibilita determinar função sistólica ventricular com hipocinesia difusa de grau leve a grave, afastamento da valva mitral do septo interventricular – relacionado com a redução do fluxo através desse orifício valvar, diminuição do débito cardíaco e da FE. Por meio do ecocardiograma, é possível ainda observar o ponto B na valva mitral (elevação da pd_2 VE), demonstrar e quantificar a regurgitação valvar mitral e/ou tricúspide (pelo Doppler), detectar trombos intracavitários, além de identificar e quantificar o derrame pericárdico. Logo, o ecocardiograma é exame de utilidade no diagnóstico e acompanhamento funcional desses pacientes, servindo para avaliação terapêutica e prognóstica.

A cintilografia miocárdica com gálio revela processo inflamatório, servindo como triagem dos pacientes para os quais será indicada a biopsia endomiocárdica. Se for negativa (pouco provável a inflamação), está dispensada a biopsia; se for positiva (alta probabilidade de inflamação), ela está indicada. Serve ainda para demonstrar a dinâmica da função ventricular, determinar a FE (mais precisa do que a do ecocardiograma) e caracterizar as alterações miocárdicas (hipocinesia, acinesia e discinesia).

A biopsia endomiocárdica é indicada nos pacientes com ICC de início recente (menos de 6 meses), que não tiveram redução da área cardíaca após a instituição da terapia anticongestiva, que possuam sinais de provável reação inflamatória (taquicardia persistente, comprometimento pericárdico associado) e que apresentem cintilografia com gálio positiva (caracterizando zona de inflamação). Serve para diferenciar as miocardites das cardiomiopatias infiltrativas (sarcoidose, hemocromatose) (Arbustini *et al.*, 1997; Ponikowski *et al.*, 2016; Yancy *et al.*, 2017; Rohde *et al.*, 2018).

O estudo hemodinâmico revela aumento das pressões diastólicas dos ventrículos ($pd_2VE > 12$ mmHg e do $VD > 7$ mmHg), das pressões atriais, da capilar pulmonar e da arterial pulmonar. As câmaras cardíacas estão aumentadas de volume, com a FE e os índices de contratilidade diminuídos. Há desproporção entre o volume e a massa dos ventrículos, com o raio da cavidade aumentado e a espessura da parede normal ou diminuída. A ventriculografia esquerda mostra mobilidade diminuída das paredes do VE, com comprometimento difuso da função, além de quantificar a regurgitação mitral. A cinecoronariografia revela coronárias normais, estiradas pelo aumento do volume ventricular, com aspecto fino do vaso, de paredes lisas e com fluxo rápido, configurando o formato em árvore desfolhada, e descartando a doença isquêmica.

A morte pode ser súbita por taquiarritmia ou bradiarritmia em 40 a 50% dos casos, consequência da progressão das lesões miocárdicas, que gera ICC refratária, tromboembolismo pulmonar ou sistêmico, principalmente cerebral.

Com o uso de medicamentos mais eficazes (diuréticos, digitálicos, IECA e outros vasodilatadores), temos observado diminuição da mortalidade por ICC, porém passamos a ver maior propensão ao tromboembolismo e às arritmias cardíacas. A expectativa de sobrevida é de 60% em 5 anos e de 50% em 8 anos. Há três subgrupos distintos: um apresenta rápida evolução para óbito, por grande comprometimento miocárdico; em outro se observa remissão parcial do quadro com grande período de estabilidade e, finalmente, um terceiro em que a agressão, embora lenta, é progressiva. Cumpre ressaltar que os pacientes com pequena ou moderada dilatação cardíaca, que se mantêm em uso de IECA, apresentam melhor prognóstico (Ponikowski *et al.*, 2016; Yancy *et al.*, 2017; Rohde *et al.*, 2018).

Vários são os fatores relacionados com pior prognóstico na CMD. Entre eles destacam-se os *clínicos* – pacientes na classe funcional IV da NYHA, 3ª bulha cardíaca, hipotensão arterial e aqueles com duração prolongada dos sintomas; *eletrocardiográficos* – extrassistolia ventricular frequente e multifocal, fibrilação atrial e bloqueio completo do ramo esquerdo; *hemodinâmicos* – FE menor do que 25%, aumento pronunciado dos volumes diastólico e sistólico do VE, hipocinesia difusa, aumento das pressões capilar pulmonar, atrial direita, arterial sistêmica e da resistência vascular sistêmica (Ponikowski *et al.*, 2016; Yancy *et al.*, 2017; Rohde *et al.*, 2018).

O tratamento deve ser iniciado pelas medidas gerais; o repouso deve ser instituído somente nos pacientes descompensados, com mobilização precoce após a recuperação da função cardíaca. A atividade física regular deve ser encorajada com realização de exercícios dinâmicos, como caminhadas, jardinagem, ciclismo e natação. A natremia deve ser mantida nos níveis normais, pois o sódio desempenha papel fundamental no controle da liberação do sistema renina-angiotensina-aldosterona. Em nível inferior a 130 mEq/ℓ, a pressão arterial é mantida pela liberação de renina, daí a explicação para a não utilização dos inibidores da enzima de conversão nesses casos, sob risco de hipotensão e agravamento da disfunção miocárdica (Ponikowski *et al.*, 2016; Yancy *et al.*, 2017; Rohde *et al.*, 2018).

Os diuréticos são indicados porque diminuem a volemia, o volume ventricular, a pré-carga, a congestão pulmonar e sistêmica, o conteúdo de sódio da parede arteriolar (pós-carga), além de aumentarem a diurese e a natriurese. Nos pacientes congestos, usamos os diuréticos de alça (mais potentes e que ocasionam maior perda de água), como a furosemida por via venosa ou intramuscular. Os tiazídicos só são empregados quando se deseja maior perda de eletrólitos (sódio) do que de água, porém limita-se o uso para os casos com filtração glomerular normal ou nível de creatinina menor do que 2 mg/dℓ. Nos pacientes com hiperaldosteronismo secundário, podemos usar a espironolactona e a eplerenona, que, além de terem efeito poupador de potássio, são antagonistas da aldosterona e diminuem a fibrose. Podemos utilizar associação de diuréticos, com a finalidade de aumentar seus efeitos, pois cada qual atua em local diferente, somando suas ações (Pitt *et al.*, 1999; Pitt *et al.*, 2003; Ponikowski *et al.*, 2016; Yancy *et al.*, 2017; Rohde *et al.*, 2018).

Digitálicos atuam normalizando a resposta dos barorreceptores e dos reflexos cardiopulmonares alterados pela ICC, aumentando a estimulação vagal e diminuindo a atividade do sistema nervoso simpático. Aumenta o inotropismo, por interferir no metabolismo do cálcio, inibindo a Na^+ K^+ ATPase da membrana, aumentando a troca de sódio por cálcio e elevando o cálcio intracelular. Aumenta o fluxo sanguíneo renal e a diurese, além de ter efeito modulador neuro-hormonal. A concentração sérica de 1,2 ng/ℓ é capaz de aumentar a FE sem a indesejável ativação neuroendócrina. O estudo *Digitalis Investigation Group* (DIG) demonstrou que, no subgrupo com CMD, o digitálico reduziu o número de internações e a mortalidade hospitalar em pacientes descompensados. Em outros ensaios, como o PROVED e o RADIANCE, ficou demonstrado que a suspensão de digitálico era acompanhada de piora dos pacientes com progressão dos sintomas, redução da FE e menor tolerância ao exercício (Ponikowski *et al.*, 2016; Yancy *et al.*, 2017; Rohde *et al.*, 2018).

Os vasodilatadores são empregados para reduzir a resistência vascular periférica, podendo ser do tipo predominantemente arteriolar (hidralazina, minoxidil), venoso (nitratos), misto (nitroprussiato de sódio, bloqueadores alfa-1) e IECA. Os últimos são os mais amplamente usados, por diminuírem a resistência vascular (arteriolar e venosa), a pré e a pós-carga, as pressões de enchimento pd_1 e pd_2, bem como do capilar pulmonar e atriais, aumentando o débito cardíaco, o volume sistólico e prolongando o tempo de ação da bradicinina (importante vasodilatador). Nos pacientes que apresentam contraindicação ao seu uso (tosse persistente e angioedema), podemos empregar os ARA_2, como a losartana (Ponikowski *et al.*, 2016; Yancy *et al.*, 2017; Rohde *et al.*, 2018).

O anticoagulante deve ser usado nos pacientes com antecedentes de tromboembolismo, nos mantidos em repouso prolongado no leito, nos com fibrilação atrial crônica e com trombos cavitários detectados por exames complementares (Ponikowski *et al.*, 2016; Yancy *et al.*, 2017; Rohde *et al.*, 2018).

Como as arritmias podem ser desencadeadas pela disfunção ventricular, isquemia miocárdica, hiperatividade adrenérgica, hipotensão arterial e distúrbios eletrolíticos (gerados pelos diuréticos), os modernos medicamentos propiciaram melhor controle do quadro congestivo. Ficou comprovado que 40% dos óbitos ocorriam de forma súbita e eram devidos a taquicardia ou fibrilação ventricular. Deve-se, entretanto, considerar os seguintes aspectos quando se empregam os antiarrítmicos: seu efeito pró-arrítmico (10 a 20%), redução da eficácia à medida que se agrava a disfunção sistólica, e possíveis alterações nos metabolismos renal e hepático. O antiarrítmico mais empregado é a amiodarona, que tem mostrado redução da incidência de morte súbita e prolongado a sobrevida desses pacientes (Ponikowski *et al.*, 2016; Yancy *et al.*, 2017; Rohde *et al.*, 2018).

Os bloqueadores beta-adrenérgicos são indicados nos subgrupos que apresentam grande atividade simpática, porque diminuem a estimulação dos sistemas renina-angiotensina-aldosterona e arginina-vasopressina, reduzindo a atividade adrenérgica e seus efeitos cardiotóxicos (miocárdico e arrítmico) e vasoconstritores (ao diminuir o fluxo sanguíneo coronário), e ainda aumentando o número de receptores beta-1 (*up-regulation*). O usado por maior tempo é o metoprolol na dose de 25 a 100 mg/dia; segundo demonstrado no estudo *Metoprolol in Dilated Cardiomyopathy Trial Study Group*, esse fármaco reduziu a necessidade de transplantes cardíacos ($p < 0,0001$), além de ter aumentado a densidade de receptores beta (Waagstein *et al.*, 1993; Ponikowski *et al.*, 2016; Yancy *et al.*, 2017; Rohde *et al.*, 2018). Atualmente, vem sendo usado o bloqueador misto (alfa e beta) carvedilol, que mostrou bom efeito a longo prazo por diminuir a pressão capilar pulmonar (pCAP), a pré-carga, os volumes ventriculares (sistólico e diastólico) e aumentar o estado contrátil do miocárdio, mas sem interferir no consumo de oxigênio miocárdico. O estudo *US Carvedilol Heart Failure Study Group* revelou redução na mortalidade total (7,8 a 3,2%, com redução de risco atribuído de 65% e $p < 0,001$, e no número de hospitalizações de 27%, $p < 0,001$), levando à interrupção desse estudo pelo comitê de ética. Inicia-se o medicamento com o paciente internado, começando com baixa dose e acompanhando com cuidado o paciente (Packer *et al.*, 1996; Ponikowski *et al.*, 2016; Yancy *et al.*, 2017; Rohde *et al.*, 2018).

O marca-passo cardíaco de dupla câmara com encurtamento do retardo ventricular é empregado nos pacientes graves e resistentes à terapêutica medicamentosa convencional. O coração dilatado apresenta retardo entre o início das contrações atrial e ventricular, gerando abertura das valvas atrioventriculares que se tornam insuficientes; no nível da valva mitral, aumenta a pré-carga no VE, reduzindo o volume ejetado. A razão da melhora é atribuída à diminuição ou à eliminação da insuficiência mitral e/ou tricúspide. Observam-se melhora da FE, redução da cardiomegalia, melhora da capacidade de exercício e no consumo de oxigênio (Ponikowski *et al.*, 2016; Yancy *et al.*, 2017; Rohde *et al.*, 2018).

O transplante cardíaco está indicado na forma grave que não responde à terapia habitual, com grande limitação da capacidade funcional e redução da expectativa de vida. A curva atuarial de sobrevida no grupo submetido ao transplante entre 18 e 65 anos de idade em 10 anos é de 67%. Entre os transplantados, 43,5% foram pacientes com CMD. Em geral, o transplante cardíaco é raramente realizado entre os pacientes idosos (Lytle, 2003; Ponikowski *et al.*, 2016; Yancy *et al.*, 2017; Rohde *et al.*, 2018).

Cardiomiopatia hipertrófica

A cardiomiopatia hipertrófica (CMH) é uma doença miocárdica primária de caráter genético (autossômico dominante), sendo a doença cardíaca de origem genética mais comum. A CMH caracteriza-se pelo aumento da espessura da parede ventricular esquerda na ausência de condições de sobrecarga associadas que possam produzir tal alteração, como a HAS e a estenose aórtica (Elliot *et al.*, 2014). Pode ser simétrica (concêntrica) ou assimétrica (septal, medioventricular, apical, lateral e posterior). A função sistólica do VE está preservada. A valva mitral encontra-se afetada de alguma forma em dois terços dos pacientes.

Do ponto de vista hemodinâmico, a CMH é dividida em *obstrutiva* (gradiente intraventricular maior ou igual a 30 mmHg em repouso) e *não obstrutiva*. Em alguns casos sintomáticos em repouso, é importante a pesquisa da forma obstrutiva latente, que é aquela na qual o gradiente elevado é documentado após o esforço físico. Essa forma tem um prognóstico intermediário entre as duas anteriores (Bittencourt *et al.*, 2010).

A distribuição dos seus tipos varia de acordo com a população analisada. McKenna (1996) encontrou a septal em 80 a 90%, a concêntrica (simétrica) em 5 a 10%, a apical em 3 a 8%, enquanto a medioventricular e a lateral foram apresentadas em 1 a 2%. Já no Rio de Janeiro, Albanesi Filho (1999) observou 78,61% de septal; 10,98% de apical; 6,36% de concêntrica; 2,31% de medioventricular e 1,74% de lateral.

A prevalência de CMH é de 0,2% (1 em 500) na população geral e de 0,5% entre portadores de cardiopatias (Maron, 2002). Em estudo publicado por Aronow *et al.* (1997), a prevalência em idosos era de 3%, abrangendo população acima de 60 anos de idade (554 homens e 1.243 mulheres), que foi avaliada pela ecocardiografia. A CMH é semelhante em ambos os sexos.

Entre 173 pacientes atendidos no Hospital Pedro Ernesto por período acima de 15 anos com CMH, 62 (35,84%) eram idosos (Albanesi Filho, 1999). No entanto, assinala-se que tal cifra foi encontrada em um centro de referência no acompanhamento dessa moléstia para onde os pacientes mais graves são enviados para acompanhamento.

Acredita-se que alterações afetando a expressão genética sejam as responsáveis por modificações nas proteínas nucleares (Marian; Roberts, 2001). Em significativa proporção de casos, a hipertrofia septal assimétrica somente se desenvolve nos períodos mais tardios da infância e da adolescência, parecendo que a alteração, ou sua expressão fenotípica, não estaria presente no nascimento, ou, se presente, permaneceria dormente até sua eclosão. Estudos da cinética do cálcio no miocárdio revelam aumento da concentração no intracelular, devido ao aumento do número de canais de cálcio, podendo resultar em alteração da função diastólica e de hipertrofia miocárdica.

A etiologia genética ocorre entre 50 e 60% e permanece não definida no restante dos casos (Keren *et al.*, 2008). Do ponto de vista genético, são conhecidos os tipos listados na Tabela 47.1, que indica o gene e a proteína que se modifica em função da mutação patológica.

A mutação que ocorre no gene da proteína C de ligação à miosina costuma ser mais benigna do que a da betamiosina, com sintomas de aparecimento mais tardio, geralmente após os 50 anos de idade e de prognóstico favorável. Entretanto, as referidas tropomiosinas podem levar à dilatação cardíaca e à ICC com prognóstico desfavorável.

Existe ainda um grupo de doenças que apresentam o fenótipo da CMH, mas não são decorrentes de mutação em genes que codificam proteínas sarcoméricas. Essas doenças são conhecidas como fenocópias, correspondem a 5 a 10% das CMH e estão relacionadas com doenças do depósito de glicogênio, patologias neuromusculares e doenças mitocondriais. Algumas formas de amiloidose também se encaixam nesse grupo (Elliot *et al.*, 2014).

TABELA 47.1 Genes acometidos na cardiomiopatia hipertrófica e proteínas que se alteram em função de mutações que ocorrem nesses genes.

Gene	Proteína
MYH7	Cadeia pesada da betamiosina cardíaca
TNNT2	Troponina T cardíaca
TPM1	Alfatropomiosina
MYBPC3	Proteína C de ligação à miosina
MYL3	Cadeia leve da miosina essencial
MYL2	Cadeia leve da miosina reguladora
TNNI3	Troponina I cardíaca
ACTC	Alfa-actina
TIN	Titina
MYH6	Cadeia pesada da alfamiosina
TCAP	Teletonina

A expressão fenotípica da hipertrofia ventricular esquerda é o elemento fundamental na CMH, podendo aparecer somente no início da vida adulta, após a adolescência, não sendo observada na infância.

Alguns indivíduos idosos hipertensos apresentam um septo sigmoide associado à angulação entre a aorta e a cavidade ventricular esquerda. Em alguns desses casos, observa-se também calcificação do anel mitral. Essa forma de CMH não parece ser originada por mutação genética, ainda que, na sua fisiopatologia e manifestações clínicas, possamos encontrar achados similares aos de uma CMH familiar (obstrução na via de saída do VE, por exemplo) (Binder *et al.*, 2006).

Desarranjo das fibras miocárdicas, acompanhado de hipertrofia dos miócitos, em grau, localização e extensão variáveis, intercalado por colágeno frouxo, às vezes substituído por tecido fibroso denso, são características da CMH. O desarranjo (perda do paralelismo normal dos miócitos), inicialmente considerado um marcador sensível e específico, pode ser encontrado em outras doenças cardíacas e até em corações normais (quando o percentual do desarranjo é inferior a 1% da área examinada). Não existe diferença no tipo de desarranjo das diversas formas da CMH, fazendo pensar que a disposição bizarra das fibras miocárdicas seja uma característica morfológica com transmissão genética. O desarranjo miofibrilar afeta a organização espacial dos miofilamentos e das fibras miocárdicas, favorecendo o aparecimento das arritmias, da morte súbita e da disfunção ventricular (Varnava *et al.*, 2000).

A sua fisiopatologia é caracterizada pela disfunção diastólica, em consequência do aumento da massa e da rigidez ventriculares, responsáveis pela diminuição na capacidade de relaxamento do VE, resultando no aumento da pd_2 e da pressão atrial esquerda (pAE), que provoca elevação da pCAP e sintomas pulmonares (Fifer; Vlahakes, 2008). Outro elemento importante é o gradiente de pressão gerado entre o corpo e a via de saída do VE, na forma septal assimétrica obstrutiva, e entre a ponta e o corpo, na forma medioventricular. Na forma septal obstrutiva, ele pode estar presente em repouso, ser lábil (surge e desaparece, espontaneamente, sem nenhuma razão evidente), ou ser latente (inexiste em repouso, só aparece com o esforço ou o uso de alguns fármacos, como o nitrito de amila no batimento pós-extrassistólico). O movimento sistólico anterior da valva mitral é explicado pela tração anterior dos músculos papilares hipertrofiados, por sucção para frente, pelo efeito Venturi do folheto anterior da valva mitral, pela potente contração da parede posterior do VE, que traciona o aparelho valvar mitral para frente, em direção ao septo interventricular, ocluindo-o e, por fim, em consequência da obliteração da via de saída do VE. Contudo, o encontro desse movimento não é sinônimo de obstrução. Tal fato só ocorre quando há o contato entre o folheto anterior e o septo na primeira metade da sístole ventricular. A insuficiência mitral pode surgir quando o folheto anterior da valva mitral é aspirado em direção ao septo. Esse achado correlaciona-se com a obstrução na via de saída do VE. Representa fator adicional de agravamento da obstrução, por diminuir o volume do VE e aumentar o do átrio esquerdo (AE), além de elevar a pressão dessa cavidade, que é transmitida à circulação pulmonar, ocasionando sinais de hipertensão venocapilar pulmonar.

Com o passar dos anos, os pacientes podem sofrer remodelamento ventricular, com acentuação da hipertrofia e redução do tamanho do VE ou, ao contrário, um processo de atrofia com afinamento da espessura da parede, provocando o aumento da cavidade do VE. Isso é encontrado em cerca de 10% dos pacientes que apresentam sintomas moderados ou graves.

O paciente pode ser assintomático ou exteriorizar sintomas como dispneia, dor precordial, palpitações, síncope ou morte súbita. A dispneia é desencadeada pela hipodiastolia ou pela hipertensão venocapilar pulmonar, inicialmente aos esforços, mas que pode evoluir ao repouso. A dor precordial geralmente é atípica e relacionada com os esforços, contudo na forma obstrutiva, ao contrário da dor isquêmica, ela piora com o uso dos nitratos e está relacionada com o desequilíbrio entre a oferta e a demanda de oxigênio. Em raros casos, podemos encontrar o IAM, devido à lesão coronária aterosclerótica associada, mais comum nos idosos, ou decorrente de um conjunto de condições, como: redução na velocidade de fluxo sanguíneo e da reserva coronária, alterações anatômicas nas arteríolas intramiocárdicas, dimensão inadequada das coronárias em relação à massa hipertrofiada, compressão dos ramos perfurantes septais da artéria descendente anterior pela hipertrofia do septo ou pelo espasmo coronário (Cokkinos *et al.*, 1985). As palpitações decorrem das arritmias originadas nos ventrículos ou átrios, sendo mais frequentes as extrassístoles, taquicardia paroxística (ventricular ou supraventricular) e fibrilação atrial. A síncope é devida à incapacidade do VE em aumentar o débito durante a obstrução súbita da via de saída ou durante episódios de arritmias complexas.

A morte súbita poder ocorrer em qualquer fase da doença, inclusive pode ser a primeira manifestação clínica, mesmo nos pacientes assintomáticos ou sem diagnóstico prévio (mais frequente nos portadores de hipertrofia miocárdica grave e nos mais jovens). O óbito pode também ser consequência da deterioração progressiva da função ventricular com evolução para ICC refratária. Existem marcadores que indicam maior risco de morte súbita em pacientes com cardiomiopatia hipertrófica, dentre os quais podemos citar: a taquicardia ventricular sustentada ou morte súbita abortada prévia, história familiar de morte súbita, alterações, hipertrofia ventricular esquerda com espessamento parietal maior que 30 mm, hipotensão ou resposta atenuada ao exercício físico, síncope inexplicada, taquicardia ventricular não sustentada no Holter e fibrose miocárdica na RM. HAS e IAM prévio concomitantes nos pacientes idosos com CMH também se associam a maior risco de morte súbita. Aproximadamente 40% dos pacientes morrem após realização de exercício físico intenso, parecendo que o óbito seja consequência de alterações hemodinâmicas que provocam acentuada redução do débito cardíaco e diminuição da pressão arterial, ocasionando instabilidade elétrica (taquicardia ventricular e/ou fibrilação ventricular), piora da obstrução e redução do enchimento ventricular, ou induzindo isquemia. O achado de gradiente subaórtico maior que 30 associado a sintomas de ICC está relacionado com o maior risco global de morte nesses pacientes, mas não com morte súbita ou arritmias. Apesar de conhecermos fatores associados a maior risco, muitos pacientes com morte súbita não estão contemplados nesses grupos, o que é fato gerador de inúmeros estudos.

O exame físico pode ser normal nos assintomáticos ou nos sem obstrução da via de saída do VE. À medida que a doença evolui, surgem a elevação da onda "a" (contração atrial intensa com redução da distensibilidade ventricular) no pulso venoso e o duplo pico no pulso carotídeo (ascensão rápida no início da sístole, ainda sem obstrução, com queda na mesossístole e nova elevação no fim da sístole). Podem-se detectar, na palpação do precórdio 4ª bulha, duplo impulso sistólico na ponta e frêmito sistólico na ponta ou na borda esternal esquerda. A 2ª bulha pode ter desdobramento paradoxal nos casos de acentuada obstrução da via de saída. A 3ª bulha aparece nos pacientes que evoluem para a forma dilatada. Nos obstrutivos, auscultamos um sopro sistólico do tipo ejetivo (crescendo – decrescendo) que se inicia após a 1ª bulha, mais audível no foco mitral e borda esternal esquerda baixa, sem irradiação para o pescoço como na lesão valvar aórtica. Nos casos de ICC, encontra-se turgência jugular, hepatomegalia, refluxo hepatojugular e edema de membros inferiores (muito raros nessa doença).

Os exames complementares englobam o ECG, que, em 10% dos casos, é normal. Nos demais, encontramos sobrecargas das câmaras esquerdas (AE, VE), além de ondas "Q" patológicas relacionadas com a parede lateral e inferior, ondas T negativas e simétricas e arritmias cardíacas. O achado de pré-excitação ventricular (3% dos casos) sugere fenocópias.

Nos portadores de palpitação, deve-se realizar o Holter, que pode detectar extrassístoles ventriculares e supraventriculares (isoladas, multifocais e complexas), taquicardia ventricular sustentada ou não, fibrilação atrial e BAV. Na forma apical, vemos o padrão de ondas "T" gigantes, com amplitude maior do que 10 mm em precordiais (V_3-V_6).

A radiografia de tórax é normal em 20% dos casos ou revela aumento do AE e/ou VE e sinais de hipertensão venocapilar pulmonar. Nos casos avançados, aparece a cardiomegalia. O ecocardiograma é o método mais adequado para o diagnóstico e acompanhamento da doença, pois permite mensurar as cavidades (VE com aumento da massa e de dimensões reduzidas, além de AE aumentado), localizar a hipertrofia (na forma septal, o septo interventricular é maior do que 15 mm, sendo a relação entre o septo e a parede posterior do VE $\geq$ 1,5; na forma medioventricular, surge o sinal da ampulheta; na ponta, observa-se sua amputação; e, na parede lateral, notamos a hipertrofia localizada dessa parede), assim como detectar o movimento sistólico anterior da valva mitral e o fechamento mesossistólico da valva aórtica. O corte apical de quatro câmaras pode delinear a extensão do comprometimento septal e o corte transversal, no nível dos folhetos mitrais, a extensão do processo à parede anterolateral. Com o auxílio do eco-Doppler, podemos estimar o gradiente de obstrução (formas assimétricas obstrutiva e medioventricular), o grau de regurgitação mitral, o grau de comprometimento da função diastólica e o tempo de relaxamento isovolumétrico. Finalmente, podemos explorar as câmaras à procura de trombos, principalmente nos átrios. Nos idosos é frequente o achado de calcificação anular mitral, encontrada em 76% dos pacientes.

Gil *et al.* (2019) compararam o *strain longitudinal global* (SLG) do VE em pacientes portadores de CMH com e sem HAS associada. A deformação miocárdica foi significativamente menor no grupo de pacientes com CMH e HAS, sugerindo maior comprometimento da função ventricular. Esse achado pode estar relacionado a um pior prognóstico com evolução precoce para ICC.

Ainda dentro dos métodos de imagem, temos a RM do coração como uma ferramenta bastante útil em caracterizar melhor a expressão fenotípica, especialmente na localização da hipertrofia em áreas frequentemente silenciosas ao ecocardiograma como as áreas apical e lateral. Além disso, a documentação de fibrose por meio da técnica de realce tardia tem se mostrado fundamental dentro da estratégia de predizer o paciente com maior risco de apresentar arritmias ventriculares malignas.

A maioria dos pacientes com CMH evolui bem, com longa sobrevida (Autore *et al.*, 2004). Entretanto, complicações podem ocorrer na história natural dessa doença, destacando-se: morte súbita (1% ao ano), ICC (com função preservada ou evolução para CMD) e fibrilação atrial (frequentemente acompanhada por fenômenos tromboembólicos). Nos idosos a DAC também contribui para essa morbidade (Lazzeroni *et al.*, 1992). O número de óbitos aumenta com a idade, sendo, entre os idosos, mais frequente nos sintomáticos, diferente dos jovens, em que a morte súbita acomete frequentemente indivíduos assintomáticos.

O envelhecimento ocasiona maior redução do relaxamento ventricular, aumentando a pd_2 do VE, a pressão do AE, predispondo à fibrilação atrial e à disfunção diastólica. A instalação da fibrilação atrial (paroxística ou crônica) prejudica o enchimento ventricular, predispondo aos sintomas congestivos e ao tromboembolismo. Por isso, deve ser revertida sempre que possível para recuperar a participação da contração atrial no enchimento ventricular.

O diagnóstico da DAC em pacientes com CMH é difícil de ser confirmado, pois as doenças apresentam sintomas e sinais semelhantes, necessitando de atenção redobrada, principalmente, quando dois ou mais fatores de risco coronário estão presentes e quando o emprego do betabloqueador não for capaz de abolir ou controlar o quadro. Na série de Albanesi Filho, de 173 pacientes, foi observada essa associação em 15 (8,67%) casos, sendo 12 com a forma obstrutiva, em pacientes com maior faixa etária (média de 65,6 anos contra 50,89 anos nos sem DAC) e que tinham, ao ecocardiograma, diâmetro diastólico do VE maior do que 55 mm – elementos que também foram referidos por outros autores. Entre 134 pacientes com CMH com média de idade de 72 anos, 108 foram submetidos ao estudo cinecoronariográfico que evidenciou em 27 (25%) DAC obstrutiva (> 50%) em um ou mais vasos; assim, verificou-se que esses pacientes mais idosos eram menos sujeitos à doença crônico-degenerativa, independentemente da CMH.

A endocardite infecciosa ocorre em menos de 5%, sendo mais frequente na forma obstrutiva e nos pacientes com insuficiência mitral. Nessas condições, a prevenção deve ser realizada por ocasião de manipulação oral, urogenital e cirúrgica.

A forma apical da CMH é considerada mais benigna, com menor índice de complicações, apesar de terem sido registrados casos que evoluíram para deterioração miocárdica, grave regurgitação mitral e morte súbita (Albanesi Filho, 1996). Quando associado ao comprometimento da ponta do VD, observa-se prognóstico sombrio, com evolução para insuficiências mitral e tricúspide graves, fibrilação atrial, fenômeno tromboembólico e óbito (Albanesi Filho *et al.*, 1997).

A mortalidade anual observada em centros de referência da doença varia de 3 a 4% nos adultos e é de 6% em crianças, enquanto, em populações não selecionadas, oscila entre 0,5 e 1%.

O tratamento da CMH pode ser sintomático (obstrutivo ou não), estratificação da morte súbita e aconselhamento genético.

Os assintomáticos sem arritmias significativas (no Holter e no teste de esforço) devem ser mantidos sem medicação e reavaliados a cada 6 meses. Alguns iniciam precocemente os betabloqueadores com a finalidade de evitar e/ou reduzir a progressão da doença e diminuir o risco de morte súbita. Nos sintomáticos com a forma obstrutiva, o fármaco com melhores resultados é o betabloqueador, sendo o propranolol aquele mais testado, administrado na dose de 40 a 480 mg/dia por via oral (VO), dividido em duas ou três tomadas. Nos pacientes não obstrutivos com sintomas ou que apresentem contraindicação ao uso do betabloqueador, empregamos verapamil (com maior ação inotrópica negativa e menor efeito vasodilatador periférico), na dose de 80 a 480 mg/dia, divididos em duas ou três tomadas por via oral. Persistindo os sintomas, um fármaco bastante recomendado nas diretrizes internacionais é a disopiramida na dose de 400 a 1.200 mg/dia, entretanto ela não está mais disponível no Brasil.

Na forma obstrutiva com sintomas incapacitantes ou nos refratários à terapia medicamentosa, a cirurgia de miectomia septal é considerada o padrão-ouro de tratamento para pacientes com sintomas refratários ao tratamento clínico e/ou com obstrução grave associada à classe funcional (CF) III-IV da NYHA. Requer circulação extracorpórea e apresenta risco de complicação de 5%, com mortalidade em torno de 1%. Consiste na ressecção da porção do septo hipertrofiado, produzindo alívio da obstrução da via de saída do VE. Nos casos em que a regurgitação mitral for funcional ou dinâmica, a miectomia faz desaparecer a lesão valvar. Já naqueles em que exista lesão estrutural da valva, pode ser realizada a plastia ou a troca valvar associada. A miectomia está associada à redução da massa do VE (mais evidente nos pacientes mais jovens) e de sintomas e à melhora na qualidade de vida, como foi recentemente demonstrado em alguns estudos (Deb *et al.*, 2004).

A ideia de produzir infarto septal pela oclusão por cateter-balão do 1º ramo septal da artéria descendente anterior nasceu do fato de que a isquemia correspondente poderia reduzir ou abolir o gradiente de pressão na via de saída do VE. O procedimento emprega a injeção de álcool com a finalidade de necrosar o septo interventricular, que será substituído por tecido fibrótico e afinamento da região. A literatura tem relatado baixas morbidade e mortalidade para esse procedimento.

Comparando 157 pacientes com CMH submetidos à alcoolização transluminal coronária, com idades < 60 e ≥ 60 anos, Giestzen *et al.* (2004) observaram que os resultados obtidos eram independentes da idade dos pacientes; porém, entre os idosos, eles observaram maior incidência de BAV totais persistentes (p = 0,015), menor redução da FE (p = 0,001) e menor pico da atividade de creatinoquinase (p = 0,051). Achados semelhantes foram documentados por Leonardi *et al.* (2013), que observaram complicações mais frequentes nesse procedimento entre os idosos (> 65 anos de idade), ainda que a mortalidade tenha sido semelhante à observada entre os mais jovens. Tem-se referido que a hipertrofia ventricular pode regredir após tratamento com alcoolização septal. Shamim *et al.* (2002) observaram redução de 410 para 287 g após 3 anos do procedimento.

Quando comparamos os tratamentos com alcoolização septal e o cirúrgico, verificamos que, na intervenção hemodinâmica, ocorre maior número de implantes de marca-passo cardíaco devido ao BAV total do que na cirúrgica.

O marca-passo dupla câmara DDD foi muito usado, com o objetivo de reduzir o gradiente de obstrução com a ativação precoce da ponta, antes do septo. Em estudos mais recentes, seu uso tem sido questionado, pela inconsistência de seus benefícios, altas taxas de não respondedores (20 a 40%) e piora de alguns pacientes com o tempo.

O transplante somente é indicado nos casos resistentes às terapêuticas clínica, intervencionista e cirúrgica ou quando o paciente evolui com a forma dilatada, cujo prognóstico é bastante desfavorável.

Novas opções terapêuticas para tratamento clínico visando reduzir o processo fibrótico estão sendo realizadas, tais como usar os IECA, os antagonistas da aldosterona (espironolactona 25 a 50 mg/dia e eplerenona) e os ARA_2 (como a losartana 50 a 100 mg/dia). É conhecido o papel que a angiotensina II exerce como pró-fibrótica, alterando o relaxamento ventricular, podendo resultar em diminuição da pressão final de enchimento, com redução da pressão e da dimensão do AE, conforme pode ser visto em pacientes resistentes à terapia convencional. Ainda há a possibilidade da utilização das estatinas por sua ação na redução e regressão da hipertrofia ventricular, efeito também alcançado pelos outros medicamentos referidos neste tópico (Pavel *et al.*, 2001).

Quando predominam as arritmias, especialmente a fibrilação atrial, o fármaco de escolha na tentativa de manter o ritmo sinusal é a amiodarona. É indicado também o uso de anticoagulante, a fim de reduzir as complicações tromboembólicas, independentemente dos escores de risco utilizados frequentemente na abordagem dessa arritmia ($CHADS_2$ ou $CHADS_2$-VASc), não aplicáveis a essa doença.

Apesar da pouca frequência de endocardite infecciosa (< 2%), deve-se realizar profilaxia nas manipulações orais, genitais e cirúrgicas, principalmente nos pacientes com a forma obstrutiva e naqueles com insuficiência mitral (Spirito *et al.*, 1999).

A prevenção secundária de morte súbita na CMH traz como orientação indiscutível o implante de cardiodesfibrilador implantável (CDI), conduta consensual em todos os centros de referência. Já a melhor estratégia para a prevenção primária é tema de bastante discussão. Como já foi dito, temos uma série de fatores de risco que devem ser avaliados na tentativa de identificar o paciente com pior prognóstico para morte súbita. Atualmente temos duas formas de avaliação: na diretriz europeia, utilizou-se o escore HCMRisk-SCD, que usa, em seu modelo matemático, alguns dos marcadores de risco clássicos (menos a queda da pressão arterial no pico do esforço) e utiliza também o diâmetro do AE na sua fórmula (Elliot *et al.*, 2014). Na diretriz americana, alguns fatores de risco foram considerados como preditores mais relevantes para o implante de CDI, como a história familiar de morte súbita, espessura máxima ventricular maior ou igual a 30 mm ou síncope inexplicada (Gersh *et al.*, 2011). Seja qual for a estratégia adotada, é recomendável que haja parcimônia na indicação de CDI em pacientes idosos, visto que o risco de morte súbita nessa população de pacientes com CMH é baixo, e todos os estudos que analisaram os marcadores de risco tiveram média de idade baixa (Maron *et al.*, 2000).

Por fim, todo paciente com CMH, inclusive os idosos, deve receber aconselhamento familiar na intenção de identificar parentes com chance de desenvolver a doença. Partindo desse princípio os testes genéticos têm sido cada vez mais empregados, a despeito de sua sensibilidade limitada (em torno de 50%) (Gersh *et al.*, 2011).

Em uma revisão sistemática e metanálise recente, confirmamos a associação de fibrose miocárdica e outros marcadores de risco com desfechos arrítmicos graves na CMH e enfatizamos a necessidade de novos modelos de previsão no manejo desses pacientes (Bittencourt *et al.*, 2019).

48

Doença Arterial Carotídea: Impacto e Significado

Jairo Lins Borges

Introdução

O processo aterosclerótico, de maneira isolada ou simultânea, acomete diversos territórios arteriais maiores, com destaque para as artérias coronárias, a aorta abdominal, as artérias dos membros inferiores (MMII) e as carótidas. Todavia, ao contrário do que acontece na doença arterial coronariana (DAC), a lesão carotídea apresenta menor probabilidade (não mais do que 10 a 15%) de estar correlacionada, como fator causal, à ocorrência de eventos cerebrovasculares maiores, como acidente vascular encefálico (AVE) ou ataque isquêmico transitório (AIT). Placas de aterosclerose nas carótidas constituem um marcador mais importante de DAC e de risco de infarto agudo do miocárdio (IAM) do que de AVE.

A DAC está mais diretamente ligada à dislipidemia, culminando no IAM e na morte por causa coronariana, ao passo que a doença cerebrovascular (DCBV) se correlaciona mais com hipertensão arterial sistêmica (HAS). O diabetes melito (DM) e o tabagismo permeiam ambas as modalidades de doença cardiovascular (DCV).

Para tornar a situação ainda mais complexa, especialmente à medida que a idade avança, a fibrilação atrial (FA), em geral associada à HAS e/ou à insuficiência cardíaca congestiva (ICC) no idoso, passa a concorrer fortemente com outros fatores potenciais como causa primária de AVE. Em octogenários, até 25% dos casos de AVE podem ser atribuídos a eventos cardioembólicos da FA (ver Capítulo 41).

Nos países desenvolvidos, graças ao melhor controle da HAS, o AVE passou a ser a quinta causa de morte no adulto e no idoso, bem atrás das doenças cardíacas (23,5% *vs.* 4,9%). Estudo epidemiológico que incluiu 2,6 milhões de mortes relativas a 2013 nos EUA mostrou ainda que o câncer é a segunda causa de morte e que a doença pulmonar obstrutiva crônica (DPOC) e as causas externas, como morte violenta, ultrapassaram o AVE no *ranking* das sete maiores causas de morte na população (National Center for Injury Prevention and Control, 2014).

Em nosso meio, o AVE ainda é a maior causa de morte nas regiões menos desenvolvidas, principalmente no subgrupo populacional com menor escolaridade, sendo responsável, anualmente, pela perda de cerca de 100 mil vidas. No entanto, já tem menor influência que a DAC nas regiões mais desenvolvidas do país. Em estudo epidemiológico que avaliou 1,24 milhão de mortes que ocorreram em 2011 no Brasil, 31% por causas cardiovasculares, as doenças cardíacas foram responsáveis por 31% dessas mortes, seguidas de perto pelo AVE (30%) (Ribeiro *et al.*, 2016). Contudo, a mortalidade por DCV caiu 24% entre 2000 e 2011, mais nas mulheres do que nos homens (↓ 2,2% *vs.* 1,4% para doenças cardíacas; $p < 0,001$ e ↓ 3,6% *vs.* 3,3% para AVE; $p < 0,002$). Isso se deve, principalmente, à adoção do tratamento clínico otimizado (TCO) dos fatores de risco cardiovasculares maiores. O TCO tem como base o uso amplo de estatinas e a abordagem efetiva da HAS, do DM e do tabagismo.

Na Europa, estudo populacional que incluiu 1,83 milhão de mortes no ano de 2013 possibilitou observar o perfil das DCV como causa de morte por gênero e faixa etária (Townsend *et al.*, 2015). As DCV foram responsáveis por mais mortes nas mulheres do que nos homens, incluindo as decorrentes de DAC, AVE e de outras causas cardiovasculares, como ICC. A explicação mais provável para esse achado é que as mulheres, embora desenvolvam DCV 10 anos mais tarde que os homens, vivem mais e a idade *per se* é, de longe, o maior fator de risco cardiovascular. Na faixa etária abaixo de 65 anos, a DAC foi a principal causa de morte, e o sexo masculino foi o mais acometido (16% *vs.* 10%), como pode ser observado na Figura 48.1.

A prevalência de AVE aumenta com o avanço da idade, tanto em homens como em mulheres. Do total de casos de AVE, 87% são isquêmicos, 10%, hemorrágicos e 3% são devidos à hemorragia subaracnóidea. No estudo populacional NHANES 2011-2014, a prevalência de AVE aumentou 8,6 vezes no homem e 6,2 vezes no sexo feminino, entre a faixa etária de 40 a 59 anos e a idade ≥ 80 anos (Figura 48.2) (AHA Statistical Update, 2018).

Epidemiologia da aterosclerose carotídea

A prevalência de lesão carotídea ≥ 50% na população é de 4,2%. Abaixo dos 70 anos de idade, é de 4,8% nos homens e 2,2% nas mulheres (Weerd *et al.*, 2009). A partir dos 70 anos de idade, alcança 12,5% nos homens e 6,9% nas mulheres. Em grande estudo populacional com 3,6 milhões de participantes (idade média: 64 anos; sexo feminino: 64%), esse índice foi muito similar (3,9%) (Razzouk *et al.*, 2015).

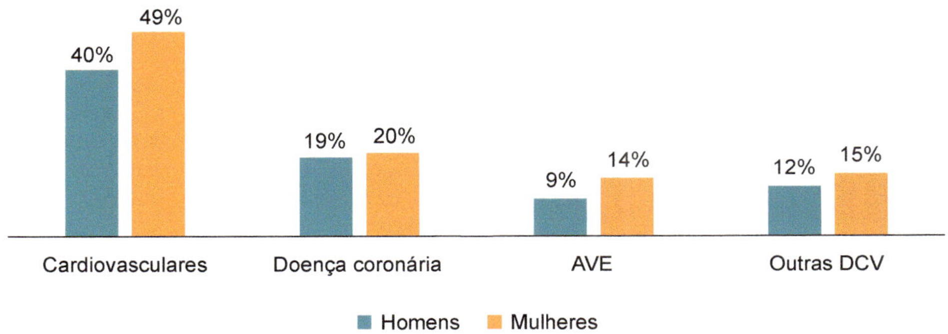

■ **FIGURA 48.1** A mortalidade cardiovascular foi maior nas mulheres do que nos homens na população europeia adulta e idosa de acordo com estudo populacional que incluiu 1,83 milhão de mortes documentadas no ano de 2013. AVE: acidente vascular encefálico; DCV: doenças cardiovasculares. (Fonte: Towsnsend *et al.*, 2015.)

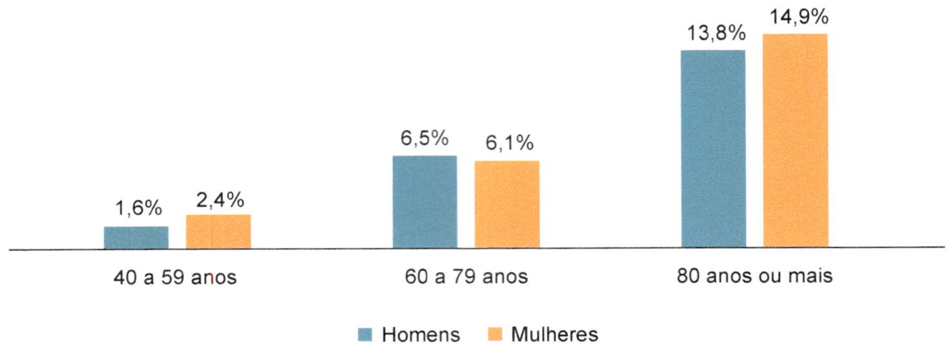

▪ **FIGURA 48.2** Prevalência de acidente vascular encefálico por faixa etária e gênero no estudo populacional NHANES 2011-2014.

Impacto do ataque isquêmico transitório como preditor de acidente vascular encefálico

Em estudo do grupo Kaiser Permanent da Califórnia (EUA), que incluiu 1.707 casos de AIT diagnosticados na sala de emergência, 11% evoluíram para AVE nos primeiros 90 dias, quase a metade dos quais (5%) em apenas 48 horas (Johnston *et al.*, 2000). Os maiores preditores do risco de AVE foram idade > 60 anos, DM, sintomas localizados de fraqueza muscular (MMDD ou MMEE), alteração da fala e duração do episódio ≥ 10 minutos.

Em estudo europeu de coorte (Amarenco; Labreuche; Touboul, 2008), o risco de AVE após AIT foi de 1,5% em 2 dias, 3,7% em 90 dias e 5,1% em 1 ano. Quanto mais alto era o escore ABCD2 (Johnston *et al.*, 2007), maior foi o risco de AVE no período. No escore ABCD2, parâmetros clínicos simples são avaliados conjuntamente em um sistema de pontuação: idade ≥ 60 anos, HAS, alteração isolada da fala, DM e duração dos sintomas de isquemia cerebral entre 10 e 59 minutos contam 1 ponto cada. Déficit motor unilateral e duração dos sintomas ≥ 60 minutos contam 2 pontos cada. A soma total dos pontos define o risco de AVE em 2, 7 e 90 dias, e classifica o risco de AVE subsequente em baixo, intermediário ou alto (Tabela 48.1).

Uma metanálise mostrou que o risco de AVE após AIT variou de 2 a 10% em 2 dias e de 9 a 17% em 90 dias (Wu *et al.*, 2007). Pacientes que sobreviveram a um AIT apresentaram risco de sofrer AVE em 10 anos de 19% e de ocorrência de um evento cardiovascular composto representado por morte, IAM ou AVE de 43% (cerca de 4% ao ano) (Giles; Rothwell, 2007).

Na análise do *The Greater Cincinnati/Northern Kentucky Stroke Study* (GCNKSS), a mortalidade por todas as causas 1 ano após AIT foi de 12% (Clark; Murphy; Rothwell, 2003). No estudo vascular de Oxford (Inglaterra), o risco de incapacitação (*ranking* modificado > 2) alcançou 23% em 5 anos após AIT (p = 0,002) (Luengo-Fernandez *et al.*, 2013). A necessidade de institucionalização foi de 11% no período.

Em metanálise com 47 estudos (Brazzelli *et al.*, 2014), quase um terço dos pacientes que haviam sofrido AIT apresentou lesão cerebral aguda, identificada por ressonância magnética (RM). No entanto, o índice de heterogeneidade foi alto entre os estudos incluídos.

▪ **TABELA 48.1** Classificação temporal do risco de AVE isquêmico após episódio de AIT de acordo com o escore ABCD2.

Pontuação do ABCD2	Risco de AVE definitivo após AIT (em dias)			
	2 dias	7 dias	90 dias	Classificação de risco
0 a 3	1%	1,2%	3,1%	Baixo
4 a 5	4,1%	5,1%	9,8%	Intermediário
≥ 6	8,1%	11,7%	17,8%	Alto

1 ponto: idade ≥ 60 anos; HAS; DM; duração do AIT entre 10 e 59 minutos; alteração isolada da fala. 2 pontos: déficit motor; duração do AIT ≥ 60 minutos. AVE: acidente vascular encefálico. AIT: ataque isquêmico transitório.

Relevância da investigação da lesão carotídea

A avaliação das carótidas deve ser feita de rotina no exame físico do idoso. A ausculta e palpação das carótidas fornecem informações de grande significado. Ausência ou assimetria de pulso, assim como sopro carotídeo, ainda que suave, apontam para a existência de lesão aterosclerótica em carótida e indicam a necessidade de ultrassonografia de carótida (USC) pela técnica do *duplex-scan*. No entanto, se houver lesão significativa em uma carótida (≥ 70%), a USC tende a superestimar o grau de obstrução da carótida contralateral, devido ao aumento fisiológico compensatório da velocidade do fluxo sanguíneo no vaso menos afetado.

Independentemente da detecção de lesão carotídea ao exame físico, pacientes com doença aterosclerótica em outros territórios, como coronário e periférico, também devem fazer USC, devido à elevada prevalência de aterosclerose carotídea nessas populações.

Na ausência das condições descritas anteriormente, a chance de haver placas carotídeas significativas é baixa, mesmo no paciente mais idoso, tornando dispensável a indicação do USC de rotina com base apenas no aumento da idade.

Em metanálise que incluiu 22 estudos (n = 17.295), o sopro carotídeo em pacientes assintomáticos cerebrovasculares se correlacionou com o dobro do risco de IAM (3,69% *vs.* 1,86%) em comparação com os que não tinham sopro nessa artéria. A mortalidade cardiovascular foi, respectivamente, 2,85% e 1,11% nos mesmos subgrupos (Pickett *et al.*, 2008). Em outra análise da mesma base de dados, não ter sopro carotídeo foi associado a menor risco de morte ou AVE em 4 anos de seguimento (Pickett *et al.*, 2010).

Como regra, o sopro carotídeo aponta para uma maior probabilidade de existência de doença aterosclerótica polivascular. Em estudo de necropsia (n = 341) que avaliou pacientes falecidos por AVE (Gongora-Rivera *et al.*, 2007), havia lesão coronariana concomitante em 37,5% dos casos e confirmação de IAM em 40,8%. Dois terços desses IAM foram silenciosos. No estudo

AMISTAD (n = 315) (Amarenco *et al.*, 2011), que incluiu casos de AVE sem DAC conhecida, placas coronarianas estavam presentes em 61,9% dos avaliados e lesões coronarianas > 50%, em 25,4%. No estudo TAPAS (Steinvil *et al.*, 2011), que rastreou 1.405 pacientes consecutivos indicados para angiografia coronária por suspeita de DAC, foi observada correlação entre a lesão carotídea assintomática e sua extensão, e a gravidade do processo aterosclerótico coronário. Havia mais doença triarterial ou lesão de tronco de coronária esquerda, mais história de AVE, e os fatores de risco cardiovasculares mais comuns foram idade avançada, tabagismo e DM na doença carotídea concomitante.

Pacientes que sofreram AVE ou AIT recente devem ser avaliados de imediato por meio de métodos de imagem de carótidas, e a USC é o procedimento de primeira escolha, inclusive pelo fato de ter execução fácil, rápida, confiável e por ser de baixo custo. Sequencialmente, pode-se proceder à avaliação mais precisa e acurada das características de placas ateroscleróticas mais complexas e significativamente mais obstrutivas por meio da angiografia com RM ou tomografia computadorizada (TC). A RM e a TC possibilitam a avaliação da circulação intracerebral.

A angiografia invasiva, por sua vez, deve ser reservada preferencialmente aos casos em que houver elevado grau de certeza da necessidade de tratamento intervencionista carotídeo, já que esse procedimento *per se* pode ser responsável por provocar AVE/AIT. De fato, diversos grupos intervencionistas optam por prescindir da angiografia invasiva, procedendo a cirurgia ou angioplastia (AGC) de carótida somente com base nos resultados da USC, associados aos achados da angio-TC ou da angio-RM, embora essa orientação não seja unânime na literatura. Adicionalmente, a avaliação da anatomia dos vasos intracranianos não apenas pelos métodos angiográficos citados, mas também por meio do *Doppler* transcraniano pode ser necessária para a definição precisa da causa do AVE/AIT, visando à escolha da técnica intervencionista mais apropriada a cada caso.

A grande vantagem da RM e da TC sobre a USC é a avaliação abrangente de todo o território arterial que vai do arco aórtico até a circulação distal intracraniana. Adicionalmente, características da placa, do encéfalo e da circulação cerebral, como ecolucência, hemorragia intraplaca, irregularidades de superfície, IAM silencioso, embolização espontânea e déficit de reserva de fluxo cerebral, podem ajudar a identificar quem mais se beneficia do tratamento intervencionista carotídeo. A Tabela 48.2 apresenta situações em que o tratamento intervencionista carotídeo deve ser considerado, mesmo para pacientes assintomáticos cerebrovasculares e em TCO, devido ao maior risco potencial de AVE (Aboyans *et al.*, 2018).

▪ **TABELA 48.2** Situações em que o tratamento intervencionista carotídeo deve ser considerado mesmo em pacientes assintomáticos cerebrovasculares em tratamento clínico otimizado devido ao maior risco de acidente vascular encefálico (AVE).

Parâmetro de avaliação	Diagnóstico estabelecido
História clínica	AVE/AIT contralateral
Métodos de imagem	AVE silencioso ipsilateral
USC	Progressão da estenose > 20% Embolização espontânea ao DTC Reserva de fluxo cerebral ↓ Grandes placas Placas ecolucentes Área hipoecogênica justaluminal
Imagem por RM	Hemorragia intraplaca Núcleo necrótico rico em lipídios

AIT: ataque isquêmico transitório; DTC: *Doppler* transcraniano; RM: ressonância magnética; USC: ultrassonografia de carótida.

A TC é mais sensível para diferenciar AVE isquêmico de hemorrágico e a RM para identificar isquemia cerebral na fase aguda pós-AVE. Ambos os métodos, porém, tendem a superestimar o grau de obstrução da carótida. Calcificação mais intensa do vaso compromete a acurácia de ambos os métodos. Considerando-se apenas a definição do grau de obstrução da placa aterosclerótica carotídea, no entanto, uma metanálise sugeriu que as três modalidades (USC, TC e RM) são igualmente confiáveis e intercambiáveis (Wardlaw *et al.*, 2006).

Tratamento clínico do paciente com lesão aterosclerótica carotídea

Pacientes que sofreram AVE/AIT, mesmo assintomáticos cerebrovasculares há mais de 6 meses, são classificados no subgrupo populacional de prevenção secundária de DCV, e devem utilizar antiagregante plaquetário (ATPQ) de forma contínua. O ATPQ de primeira escolha é o ácido acetilsalicílico (AAS) na dose padrão de 81 a 100 mg/dia. Podem ser considerados como alternativas o clopidogrel e o ticagrelor.

Assintomáticos, com lesão carotídea ≥ 50%, também têm indicação para utilizar AAS, com o objetivo de reduzir o risco de eventos cardiovasculares maiores da aterosclerose como um todo, incluindo IAM e morte coronariana. Lesão < 50% é uma condição que ainda está em aberto em relação à indicação de ATPQ. Todavia, todos esses pacientes beneficiam-se do uso intensivo de estatinas, visando à estabilização e à inibição da progressão, bem como à regressão, da placa aterosclerótica carotídea.

Em pacientes estáveis, os estudos CAPRIE (Caprie Steering Committee, 1996) e PROFESSOR (Sacco; Diener; Yusuf, 2008) mostraram que o clopidogrel, na dose padrão de 75 mg/dia, é tão eficiente quanto o AAS, especialmente quando houver intolerância ou contraindicação a este último. O estudo CHARISMA (Bhatt *et al.*, 2006) demonstrou que a dupla antiagregação com AAS e clopidogrel não foi superior ao AAS isoladamente em reduzir o risco de AVE. No estudo SOCRATES (idade: 65,8 ± 11,3 anos) (Culic, 2016), o ticagrelor foi não inferior ao AAS para reduzir o risco de AVE nos primeiros 90 dias após AVE/AIT não incapacitante.

No estudo de Framingham (Wilson *et al.*, 1997), houve correlação direta entre a gravidade da placa carotídea, o número de cigarros fumados e o tempo de duração do vício. O tabagismo aumentou o risco de lesão carotídea em 70% em estudo de coorte que avaliou homens com idade ≥ 65 anos. Em análise conjunta de quatro estudos, o tabagismo triplicou a chance de desenvolver obstrução carotídea ≥ 70%. A necessidade de tratamento intervencionista em carótidas ocorre 7 anos mais cedo nos tabagistas. Existe correlação entre tabagismo e lesão estenótica de artéria subclávia, condição que contribui para aumentar a mortalidade de pacientes hipertensos. O tratamento do tabagismo é feito por meio de aconselhamento pessoal e em grupo, e pelo uso de bupropiona, vareniclina e de adesivo de nicotina. O cigarro eletrônico deve ser desaconselhado.

A HAS aumenta o risco de formação de placas de aterosclerose em carótidas, especialmente em populações com idade mais avançada. No estudo de Framingham (Wilson *et al.*, 1997), o risco de desenvolver lesão carotídea ≥ 25% dobrou a cada 20 mmHg de aumento da pressão arterial sistólica.

A elevação do colesterol de lipoproteína de baixa densidade (LDL-c) está associada ao desenvolvimento, à progressão e à instabilização de placas de aterosclerose nas carótidas, independentemente da faixa etária. Metanálise clássica de 26 estudos randomizados (n = 169.138) (CTT Collaboration *et al.*, 2010) mostrou que, para cada 39 mg/dℓ de redução do LDL-c pelo tratamento com estatinas, o risco de AVE isquêmico caiu 20% (IC de 95%: 0,73 a 0,88). Em estudos específicos, as estatinas reduziram o risco de AVE em idosos, hipertensos e diabéticos. No estudo JUPITER (Ridker *et al.*, 2008), a rosuvastatina, na dose de 20 mg/dia, reduziu o risco de AVE em 48% (RC: 0,52; IC de 95%: 0,34 a 0,78).

O DM aumenta o risco de doença aterosclerótica carotídea. Pacientes com DM apresentam risco de AVE até 5 vezes mais elevado que os não diabéticos. O tratamento do DM, visando ao melhor controle da hemoglobina glicada (HbA1 c), contribui para reduzir o risco de AVE, tanto na prevenção primária como secundária.

Intervenção em carótidas: racional e evidências

Em até 90% dos casos, o tratamento intervencionista carotídeo por técnica cirúrgica (endarterectomia [EAC]) ou AGC tem envolvido pacientes assintomáticos do ponto de vista cerebrovascular, ou seja, subgrupos que nunca tiveram AVE ou AIT, ou que não sofreram AVE/AIT nos últimos 6 meses. Não existe, no entanto, evidência definitiva da eventual vantagem do tratamento intervencionista sobre o TCO dos fatores de risco cardiovasculares nesse cenário, especialmente se for considerado o uso de estatinas de última geração em dose plena, além de ezetimiba e de inibidores de PCSK9 quando necessário, embora muitos grupos optem pelo tratamento agressivo (EAC/AGC), apenas com base em registros isolados ou na opinião de especialistas.

Estudo CREST original e 10 anos mais tarde

O estudo CREST original (n = 2.502) (Brott *et al.*, 2010) visou avaliar, de maneira comparativa, a redução do risco de AVE isquêmico a médio e longo prazos, proporcionada pela EAC e pela AGC em pacientes com doença aterosclerótica carotídea significativa. A proporção de assintomáticos cerebrovasculares e dos que haviam sofrido AVE/AIT foi similar. O objetivo principal foi avaliar o risco de morte, IAM ou AVE até 30 dias após o procedimento e de AVE ipsilateral nos 4 anos seguintes. Faltou, no entanto, um braço TCO. O risco de AVE menor foi maior no grupo AGC aos 30 dias, ao passo que o de IAM foi mais elevado no braço com EAC no mesmo período. Ao final de 4 anos, o risco de AVE foi baixo e similar em ambos os subgrupos (2 e 2,4%; p = 0,85). A principal conclusão dos autores foi que tanto a EAC como a AGC podem ser indicadas para tratamento intervencionista carotídeo. Achados adicionais sugeriram que a EAC parece beneficiar mais os idosos > 70 anos de idade, ao passo que a AGC foi mais eficaz em populações mais jovens.

Os resultados de 10 anos do CREST (n = 1.607) (Brott *et al.*, 2016) mostraram que o risco anual de AVE nesse longo período de seguimento foi baixo, sendo da ordem de apenas 0,7%/ano, e mesmo outros eventos cardiovasculares não tiveram incidência diferente nos subgrupos sintomático e assintomático cerebrovascular no momento da inclusão, bem como nos tratados com EAC ou AGC. Entretanto, o risco de AVE ou morte e de AVE ipsilateral subsequente foi mais elevado no grupo AGC. O grande contribuinte para esse revés da AGC foi a alta incidência inicial de AVE periprocedimento. A maior lição do CREST 10 anos foi que, uma vez ultrapassada a fase crítica inicial, o paciente submetido a tratamento intervencionista carotídeo tende a evoluir bem a longo prazo. O risco de AVE em 10 anos foi de 6,9% no braço AGC e de 5,6% no grupo EAC, sem diferença estatística significativa entre ambos os procedimentos (p = 0,96). O objetivo primário composto (morte, IAM e AVE) ocorreu em 11,8% no grupo AGC e em 9,9% dos randomizados para EAC, outra vez sem diferença estatística (p = 0,51). Contudo, o objetivo composto morte/AVE em 10 anos foi mais frequente no grupo AGC (11% *vs.* 7,9%; RC: 1,37; p = 0,04).

A experiência dos grupos de AGC/cirurgia, bem como a definição da incidência de complicações relacionadas ao procedimento que especificamente apresentam, especialmente nos itens morte, IAM ou AVE nos primeiros 30 dias, auditada por fonte externa isenta e sem relação pessoal/profissional com a equipe intervencionista, deve pesar na hora da decisão pela intervenção carotídea. No estudo CREST, a despeito da grande experiência dos intervencionistas, situação que não reflete o mundo real, mais de 50% dos AVE relacionados com AGC ocorreram nos primeiros 30 dias e, portanto, foram atribuídos à intervenção *per se*.

Estudo ACT-1 em 5 anos

O estudo ACT-1 (n = 1.453) (Rosenfield *et al.*, 2016; Spence; Naylor, 2016) incluiu pacientes com doença carotídea significativa assintomática, que foram randomizados para tratamento intervencionista por EAC (n = 364; 25%) ou AGC (n = 1.089; 75%). Foram excluídos idosos > 80 anos de idade e os que haviam sofrido AVE/AIT nos últimos 180 dias. O padrão anatômico carotídeo teria que ser viável para ambos os procedimentos, e o grau mínimo de 70% de estenose exigido foi definido por ultrassonografia ou angiografia.

O objetivo principal foi demonstrar a não inferioridade da AGC em relação à EAC na incidência de um desfecho composto, representado por morte, IAM e AVE nos primeiros 30 dias, e de AVE ipsilateral em 1 ano. Os resultados de 30 dias mostraram que a incidência desse desfecho foi de apenas 2,95%. Ocorreram mais casos de AVE e de morte ou AVE no braço AGC e de IAM no subgrupo EAC. O risco de AVE maior foi baixo (0,4%), e a mortalidade total foi de 0,2%. A sobrevida de médio e longo prazos livre de AVE foi excelente em ambos os braços, sendo de 97,5% em 1 ano e de 93,9% em 5 anos. Também em 5 anos, 97,5% dos participantes não necessitaram de reintervenção em carótida, e a mortalidade total foi de 11,8%.

História natural da doença carotídea assintomática

Em base de dados canadense que incluiu 3.681 pacientes submetidos anualmente a USC (Yang; Bogiatzi; Spence, 2015), relacionada com um seguimento de quase 20 anos (1995 a 2014), apenas 8,6% dos participantes sofreram oclusão carotídea total no período, sendo 80% dos casos antes de 2002 e, portanto, anteriores à era do tratamento intensivo das dislipidemias com estatinas de última geração. Somente um paciente teve AVE no momento da oclusão (0,3%) e mais três experimentaram AVE ipsilateral, todos antes de 2005. Nem o grau de estenose nem a coexistência de oclusão carotídea contralateral se correlacionaram com o aumento do risco de AVE/AIT ou de morte nesse longo período de seguimento. Os autores observaram forte redução do risco de oclusão carotídea pelo uso de estatinas.

Portanto, o grande benefício do tratamento intervencionista em carótida, seja por EAC, seja por AGC, parece estar na indicação do procedimento nos primeiros 14 dias após AVE/AIT agudo, na lesão carotídea significativa como fator causal, e não na intervenção indiscriminada em assintomáticos cerebrovasculares, exceto se houver os indicadores descritos na Tabela 48.2.

Em análise do National Inpatient Sample (NIS) norte-americano, que incluiu 23.526 pacientes classificados como de alto risco e que foram submetidos a AGC (14,6%) ou EAC (85,4%) entre 2005 e 2011 (idade: 70,3 ± 8,9 anos; sexo feminino: 43,4%), 80,4% das intervenções foram eletivas e 95,2% dos participantes eram assintomáticos cerebrovasculares. As comorbidades mais comuns foram: DM (96,4%), HAS (69%), doença arterial periférica (54,8%), DPOC (49,6%), ICC (25,3%), obesidade (11,6%) e doença renal crônica (4%) (Salzler *et al.*, 2017).

Cuidados e recomendações

Um dos maiores problemas do tratamento intervencionista carotídeo está no risco de morte, IAM ou AVE inerente ao procedimento *per se*, que se estende por 30 dias após a intervenção. Superada essa fase, o risco anual de AVE ou de necessidade de reintervenção na carótida se torna baixo.

A intervenção por EAC ou AGC em pacientes com lesão carotídea assintomática, mesmo significativa, não apresenta base definitiva de indicação até o momento em comparação com o TCO e deve, preferencialmente, ser evitada ou indicada com parcimônia, até que estudos em andamento (CREST-2, ECST-2 e ACST2) possam ajudar a resolver de forma mais definitiva essa importante questão. O estudo SPACE-2, com o mesmo objetivo, foi interrompido precocemente por baixa inclusão após 1 ano de seguimento (n = 513 de 3.550 planejados). A análise interina dos resultados mostrou que a incidência de AVE de qualquer tipo no período foi de 4,1% no braço AGC, de 3,9% no grupo EAC e de 0,9% entre os randomizados para TCO (p = 0,256) (Reiff *et al.*, 2020).

Mais de 90% das intervenções carotídeas nos EUA têm envolvido pacientes assintomáticos cerebrovasculares. Na Alemanha e na Itália, esses índices são de 60%, na Austrália e Canadá, de 15%, e na Dinamarca, de 0%. O risco anual de AVE em assintomáticos com doença carotídea significativa tratados apenas clinicamente tem alcançado um valor tão baixo quanto 0,5%, ou seja, os mesmos índices proporcionais documentados nos estudos ACT1 e CREST pelo tratamento intervencionista em 5 e 10 anos, respectivamente.

Ao contrário do que têm admitido algumas diretrizes, sugere-se que o tratamento intervencionista carotídeo seja reservado para pacientes sintomáticos (AVE/AIT há mais de 6 meses) e que em assintomáticos somente seja indicado quando o grau de estenose for de 70 a 99% e, a despeito do TCO, houver comprovação da existência de grande área cerebral em risco, ou de microembolia de repetição relacionada com placa, por meio de exames de imagem, incluindo a avaliação do fluxo sanguíneo cerebral.

Vantagens e desvantagens da angioplastia e da endarterectomia

A AGC é um procedimento menos invasivo que a EAC e apresenta baixo risco de provocar lesão do nervo laríngeo e complicações da ferida cirúrgica, como hematoma no pescoço. A AGC tem indicação precisa no paciente com pescoço hostil (p. ex., por radiação prévia) e nos casos de reestenose carotídea pós-EAC, bem como nas lesões carotídeas altas, de difícil acesso cirúrgico. Pacientes de alto risco cardiovascular, com ICC ou DAC avançada, DPOC ou doença renal grave, ou, ainda, com oclusão carotídea contralateral, também têm indicação preferencial para AGC.

Paradoxalmente, no entanto, a AGC tem maior risco imediato de provocar AVE como complicação, especialmente nos pacientes com idade acima de 70 anos. O uso do dispositivo protetor contra embolia cerebral deve ser considerado na AGC.

O risco de IAM é maior após EAC. Em análise *post hoc* do CREST, pacientes que sofreram IAM relacionado ao procedimento intervencionista tiveram maior mortalidade em 4 anos (RC: 3,4; IC de 95%: 1,67 a 6,92) (Blackshear *et al.*, 2011). Por outro lado, no mesmo estudo, o AVE periprocedimento aumentou a mortalidade a longo prazo em 3 vezes (Hill *et al.*, 2012). Em casos selecionados, a EAC pode ser feita com anestesia local.

Uma revisão sistemática da COCHRANE (Müller *et al.*, 2020) com 22 estudos e 9.753 pacientes concluiu que a AGC está associada a maior risco de morte ou AVE, embora de pequena magnitude, no período periprocedimento, especialmente nos idosos > 70 anos, mas provoca menos IAM, lesão do nervo laríngeo e formação de hematoma.

Em outra análise da COCHRANE, que avaliou pacientes que haviam sofrido evento cerebrovascular recente ipsilateral, a EAC foi benéfica nas lesões carotídeas a partir de 50% de estenose, mas não representou ganho nas obstruções críticas, com oclusão praticamente total. Todavia, esse tipo de procedimento está ainda mais sujeito a complicações nessa fase da doença cerebrovascular (Rerkasem *et al.*, 2020).

A dupla antiagregação com AAS e clopidogrel é indicada nos primeiros 30 dias após AGC com *stent* não farmacológico. A partir de então, o paciente deve utilizar monoterapia com ATPQ continuamente. Em face do maior calibre da carótida (6 a 8 mm) em comparação com as coronárias epicárdicas (3 a 4 mm), o risco de reestenose no território cerebrovascular extracraniano é considerado baixo, mesmo a longo prazo, dispensando, como regra, a necessidade de *stent* farmacológico nesses vasos. A exceção fica por conta da AGC de artéria vertebral. Deve-se ponderar que uma eventual trombose do *stent* farmacológico posicionado na carótida pode ter consequências desastrosas.

Lesão de artéria vertebral

Até 20% dos casos de AVE envolvem a circulação cerebral posterior e estão relacionados com lesões da artéria vertebral. A TC e a RM têm sensibilidade de 94% e especificidade de 95% nesse território, ao passo que o USC tem sensibilidade de apenas 70%. Contudo, a RM superestima e a TC subestima a lesão do óstio da artéria vertebral.

Em pacientes que permaneçam sintomáticos cerebrovasculares, a despeito do TCO com estatinas e antiplaquetários, o tratamento intervencionista deve ser considerado e apresenta baixo risco de AVE ou morte, quando realizado por profissionais experientes. O grau de lesão requerido para indicar a intervenção deve ser ≥ 50%. A AGC constitui procedimento alternativo à EAC. Porém, no estudo randomizado VAST, pacientes sintomáticos cerebrovasculares tratados por AGC tiveram recorrência de AVE em 3 anos de 12%, contra 7% no braço TCO (Compter *et al.*, 2015).

Avaliação de lesão carotídea em candidatos à cirurgia cardíaca

Em pacientes com DAC estabelecida, 5 a 9% apresentam lesão carotídea ≥ 70%; por outro lado, 39 a 61% dos pacientes com lesão carotídea significativa têm DAC concomitante. De fato, até 60 a 70% dos pacientes com doença carotídea de base apresentam DCV aterosclerótica em outros territórios.

Mesmo na ausência de indícios clínicos de aterosclerose carotídea ou de história de AVE/AIT, idosos ≥ 65 anos de idade com indicação para cirurgia de revascularização miocárdica (CRM) que tenham história de AVE/AIT, sopro carotídeo, DAC multiarterial ou doença arterial periférica devem ser submetidos à USC prévia. A recíproca é verdadeira, ou seja, candidatos primariamente à intervenção em carótida devem ser investigados para DAC.

Pacientes com indicação para CRM que tenham lesão carotídea significativa (≥ 70%) podem proceder ao tratamento intervencionista carotídeo profilático se tiverem sofrido AVE/AIT a menos de 6 meses. A Tabela 48.3 apresenta os resultados da avaliação sistemática das carótidas em 7.562 candidatos à CRM e o risco de AVE peroperatório em 4.674 pacientes submetidos à CRM isolada (Naylor *et al.*, 2002).

O impacto da estenose assintomática de carótida sobre o risco de AVE pós-CRM é baixo, sendo exceções apenas a estenose bilateral significativa e a oclusão unilateral do vaso contralateral, condições em que a intervenção em carótida parece ser bem indicada. Fora desse cenário, contudo, não há evidência consistente de benefício do procedimento intervencionista profilático em carótida. Em revisão sistemática, 86% dos casos de AVE pós-CRM não foram atribuídos à doença carotídea. Adicionalmente, a lesão assintomática de carótida pode ser indicativa da coexistência de aterosclerose da aorta torácica proximal e de risco de AVE, mas não necessariamente seria a causa primária do AVE peroperatório.

O momento para a indicação, se antes, concomitante ou após a CRM bem como o tipo de intervenção carotídea a ser preconizado (EAC ou AGC) ainda não estão definitivamente estabelecidos. Quando a EAC é indicada primeiro, aumenta o risco de IAM. Se a CRM for feita antes, o risco de AVE se eleva (Tabela 48.4). Entretanto, em estudo randomizado, o risco de AVE ou morte foi de apenas 1% quando a EAC antecedeu a CRM e alcançou 8,8% quando a EAC foi posterior à CRM (p = 0,02). O fato de que muitos AVE pós-CRM ocorrem por embolia de restos de placas oriundos da manipulação da aorta proximal durante a CRM poderia explicar por que a AGC não diminuiria a incidência de AVE pós-CRM. A intervenção simultânea (EAC e CRM) também parece aumentar o risco de complicações cardiovasculares ligadas ao procedimento cirúrgico (Paraskevas *et al.*, 2017).

■ **TABELA 48.3** Prevalência de lesão de carótida interna e risco de acidente vascular encefálico (AVE) após cirurgia de revascularização miocárdica (CRM) isolada em pacientes previamente avaliados por ultrassonografia de carótida.

Grau de estenose carotídea	Prevalência de doença carotídea (n = 7.512)	AVE pós-cirurgia de CRM isolada (n = 4.674)
< 50%	90,8%	1,8%
50 a 99% unilateral	5,5%	3,2%
50 a 99% bilateral	2,2%	5,2%
Oclusão total unilateral	1,5%	9%

Considerações finais

- Pacientes com doença carotídea assintomática devem ser tratados clinicamente, por meio do controle rigoroso dos fatores de risco cardiovasculares maiores, com destaque para dislipidemia, HAS, diabetes e abandono do tabagismo
- Casos bem definidos de AVE/AIT nos últimos 6 meses têm indicação para tratamento intervencionista carotídeo por cirurgia ou AGC. Idealmente, a intervenção deveria ser realizada nos primeiros 14 dias após o evento cerebrovascular agudo
- O grau de obstrução requerido para a indicação de tratamento intervencionista em carótida é 70 a 99%. O índice de complicações da equipe responsável pelo procedimento nos primeiros 30 dias após a intervenção, notadamente, de morte, IAM ou AVE, deve ser inferior a 6% em sintomáticos cerebrovasculares, e < 3% em pacientes assintomáticos cerebrovasculares
- A oclusão carotídea completa (100%) tem indicação apenas para TCO, assim como lesões carotídeas < 50%
- Em candidatos a CRM que apresentem lesão carotídea assintomática, a intervenção profilática em carótida está indicada de forma precisa se houver placa obstrutiva bilateral de 70 a 99% ou unilateral de 70 a 99% associada à oclusão total da carótida contralateral
- O AVE decorrente de lesão da artéria vertebral tem indicação preferencial para tratamento clínico. Se houver recorrência do evento cerebrovascular agudo, no entanto, a cirurgia pode ser considerada como alternativa de escolha.

■ **TABELA 48.4** Metanálise sobre risco de morte, infarto agudo do miocárdio (IAM) ou acidente vascular encefálico (AVE) em função do tipo de procedimento e da sequência adotada de intervenção carotídea e/ou coronária em pacientes primariamente com indicação para cirurgia coronária.

Procedimento	N	Morte (%)	AVE (%)	IAM (%)	Morte/AVE (%)	Morte/AVE/IAM (%)
EAC antes da CRM	917	3,9	2,7	6,5	6,1	10,2
CRM antes da EAC	302	2	6	0,9	7,3	5
EAC e CRM simultâneas	844	4,7	3,8	2,9	8,1	9,5
AGC antes da CRM	2.378	4,5	5,3	2,4	8,6	9,9

EAC: endarterectomia carotídea; AGC: angioplastia carotídea; CRM: cirurgia de revascularização miocárdica.

49

Doença Vascular Periférica

Roberto Dischinger Miranda • Mariana Bellaguarda de Castro Sepulvida • Franciellen Bruschy Almonfrey

Introdução

"Doença vascular periférica" pode ser considerado um título bastante amplo, abrangendo uma grande variedade de patologias arteriais e venosas com apresentação clínica e tratamento bem distintos.

A aterosclerose, que será o foco deste capítulo, é a principal causa de lesões obstrutivas nas artérias dos membros inferiores; porém, existem várias outras etiologias que devem ser lembradas (Tabela 49.1).

O indivíduo idoso tem maior incidência e prevalência das doenças vasculares arteriais periféricas (Figura 49.1); aproximadamente 8% dos indivíduos com idade entre 60 e 65 anos apresentam o diagnóstico, e sua prevalência chega a ser superior a 20% naqueles com 80 anos ou mais. Além da idade, os principais fatores de risco associados à doença arterial periférica são tabagismo, diabetes, hipertensão arterial e hipercolesterolemia (Song *et al.*, 2019).

Inúmeros são os idosos que apresentam anormalidades venosas, decorrentes da insuficiência venosa superficial ou profunda, com uma grande variedade de sintomas.

■ **TABELA 49.1** Causas de arteriopatia obstrutiva e claudicação.

Principal	Aterosclerose
Outras	Arterite temporal Coarctação da aorta Doença arterial aguda (dissecção, embolia, trombose, trauma) Doença cística da adventícia Fibrodisplasia arterial Fibrose por radiação Pseudoxantoma *elasticum* Toxicidade por ergotamina Tromboangiite obliterante Tumor Vasospasmo

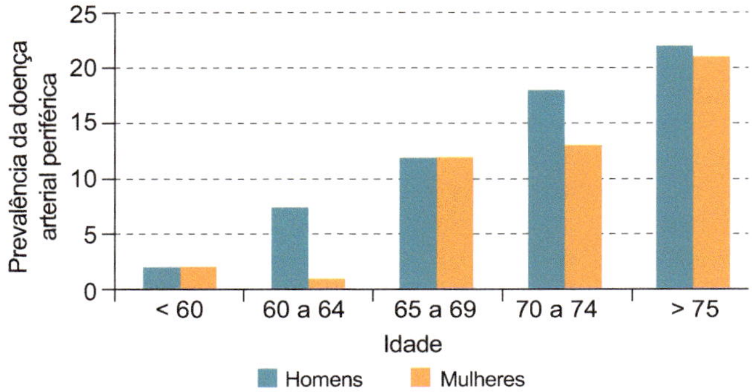

■ **FIGURA 49.1** Prevalência de doença arterial periférica de acordo com idade e sexo.

É importante ressaltar que a circulação periférica está acessível à avaliação direta; dessa forma, um *exame físico* minucioso torna-se parte fundamental para um diagnóstico e tratamento apropriados.

Aterosclerose

Entre os idosos, é a principal causa de lesões arteriais obstrutivas, participando também da fisiopatologia da formação do aneurisma de aorta, o qual também tem sua prevalência aumentada com a idade. A aterosclerose é um processo sistêmico e pode manifestar-se clinicamente em diferentes leitos arteriais (cérebro, coração, rins, extremidades etc.), com sinais e sintomas totalmente diversos. A fisiopatologia da aterosclerose está descrita no Capítulo 35.

Doença arterial dos membros inferiores

A circulação arterial que supre a pele e o tecido subcutâneo está sob o controle alfa-adrenérgico, e sua vasodilatação ocorre por diminuição do estímulo alfa-adrenérgico. No controle de fluxo sanguíneo para os músculos, os receptores beta-adrenérgicos têm importância maior que os alfa-adrenérgicos. A pele necessita de um fluxo sanguíneo relativamente pequeno para sua nutrição; já o músculo, que em repouso necessita de um fluxo relativamente pequeno, requer até centenas de vezes mais para esforços moderados.

Causas

São várias as causas de doença arterial obstrutiva e de claudicação, conforme descrito na Tabela 49.1; porém, a maioria dos indivíduos apresenta aterosclerose periférica e, por isso, vamos nos limitar à abordagem da vasculopatia arterial de origem aterosclerótica. A aterosclerose atinge muito mais os membros inferiores que os superiores, assim como os sintomas são predominantemente dos membros inferiores (Kuller *et al.*, 1995).

Os fatores de risco para a aterosclerose periférica são os mesmos que para a doença coronária, e até 61% dos indivíduos com doença arterial periférica apresentam doença arterial coronariana e/ou cerebrovascular (Figura 49.2) (Hamburg; Creager, 2017). Entre os fatores de risco não modificáveis, nessa população, todos têm pelo menos o fator de risco idade. Em *The Rotterdam Study*, 69% dos casos de doença arterial dos membros inferiores foram atribuídos aos fatores de risco cardiovasculares clássicos (Meijer *et al.*, 2000). O estudo da carga global das doenças estima que mais de 30% do aumento de mortes e incapacidades entre 2005 e 2015 pode ser atribuível à doença arterial periférica (GBD 2015 Disease and Injury Incidence and Prevalence Collaborators, 2016).

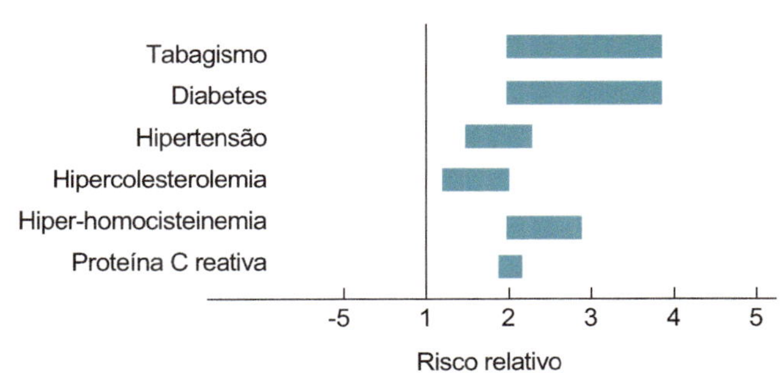

■ **FIGURA 49.2** Fatores de risco e sua relação com a doença arterial periférica. (Adaptada de Dormandy e Rutherford, 2000.)

Sinais e sintomas

A apresentação clínica mais conhecida nos indivíduos com arteriopatia obstrutiva das extremidades é o desconforto de um ou mais grupos musculares, resultante de um desequilíbrio entre a oferta e a necessidade de fluxo sanguíneo, que é incapaz de satisfazer as demandas metabólicas. O desconforto, que pode ocorrer mesmo em repouso, varia de leve até uma dor intensa e debilitante, dependendo do grau de estenose, da presença de circulação colateral e da intensidade do esforço (Gerhard-Herman *et al.*, 2017).

Claudicação intermitente

O sintoma típico é a *claudicação intermitente* (CI), representada por um desconforto (dor, opressão ou fraqueza) reprodutível, de um grupo muscular específico, que é induzido pelo esforço e obriga o indivíduo a parar, melhorando rapidamente com o repouso (menos de 5 min). Dessa forma, o indivíduo precisa interromper a marcha ciclicamente. A dor geralmente é descrita como sendo em aperto, compressão ou esmagamento. A diminuição da capacidade funcional do grupo muscular atingido pode levar a quedas, sintoma frequente entre os idosos e que possui diagnóstico diferencial extenso. Apenas 10 a 20% dos pacientes com doença arterial periférica apresentam a claudicação intermitente. A maioria dos indivíduos com DAP apresentam sintomas inespecíficos que também limitam a deambulação (Hamburg; Creager, 2017).

A distância percorrida até ocorrer a claudicação é bastante semelhante no dia a dia, desde que sob as mesmas condições. O frio, subir ladeira ou caminhar rápido podem ser fatores que reduzem essa extensão. O uso de andador ou bengala não melhora a distância percorrida, visto que a função muscular é a mesma até que ocorra a hipoxia. Em geral, o paciente conhece bem a energia ou distância necessárias para ocorrer a claudicação, o que facilita a avaliação da resposta ao tratamento, assim como da evolução natural. Se houver redução da distância até surgir sintoma ou interrupção forçada da marcha, há sugestão de agravamento da doença.

Dor em repouso

A *dor em repouso*, quando causada por insuficiência arterial, é um sinal de diminuição crítica da circulação, devendo ser avaliada e tratada imediatamente. Geralmente é parestésica e em queimação, mais intensa nos pés e pior à noite, dificultando o sono. Com frequência, melhora ao se colocar o pé na posição pendente, abaixo do nível cardíaco. Deve ser diferenciada da neuropatia periférica do diabetes, que é geralmente bilateral e se estende acima dos pés (Murabito *et al.*, 1997).

Outros sintomas

Sintomas menos específicos, como dormência, parestesia e extremidade fria, estão, em geral, relacionados com a circulação cutânea dos pés. Parestesia ou dormência também podem ser causadas por neuropatia diabética concomitante. A sensação de extremidade fria pode ser por vasoconstrição, comum em idosos, e não obrigatoriamente por obstrução arterial.

Muitas vezes, os idosos, que são mais sedentários, não caminham distância suficiente para ter claudicação; assim, a arteriopatia obstrutiva pode já se apresentar clinicamente de forma tardia, com dor em repouso ou até gangrena. Portadores de neuropatia periférica, entre eles os diabéticos, já podem se apresentar com gangrena, porém sem dor (Abbott *et al.*, 2000). Estes últimos também são mais suscetíveis a feridas por trauma, em virtude da diminuição da sensibilidade. Os achados do exame físico estão resumidos na Tabela 49.2.

TABELA 49.2 Achados do exame físico na insuficiência arterial dos membros inferiores.

Diminuição de pulso abaixo do local da estenose
Sopro ou frêmito sobre a lesão estenótica
Diminuição da cicatrização na região isquêmica
Extremidade fria unilateral
Enchimento venoso alentecido
Perda de pelos
Atrofia de pele e modificações das unhas
Teste de Buerger: palidez do pé com a elevação da perna e *flush* vermelho-escuro ou arroxeado, a partir dos dedos, na posição pendente

Fonte: Rooke *et al.* (2011).

No diagnóstico diferencial da disfunção erétil, deve ser considerada a síndrome de Leriche (obstrução aortoilíaca, com circulação geralmente satisfatória para os pés); porém, o idoso, em geral, tem doença mais difusa e pode ser incomodado primeiro pela claudicação.

Diagnóstico

A história e o exame físico são suficientes, na maioria dos casos, para definir a presença de doença arterial obstrutiva significante. Exames não invasivos são realizados para *confirmar* o diagnóstico clínico e definir o nível e extensão da obstrução.

Índice tornozelo/braço

É um teste bastante simples, de baixo custo, com sensibilidade entre 68 e 84% e especificidade entre 84 e 99% (Gerhard-Herman *et al.*, 2017). Consiste em medir a pressão sistólica no tornozelo e no braço com o uso de um *Doppler*, dividindo-se a pressão de cada perna pela do braço com maior valor de pressão sistólica. Devem ser realizadas medidas em ambos os membros superiores e inferiores, calculando-se o índice tornozelo/braço (ITB) direito e esquerdo, conforme a respectiva perna (Kuller *et al.*, 1995).

Normalmente, a pressão na perna é igual ou maior que no braço. Quanto menor o ITB, mais obstrutiva é a doença aterosclerótica (Abbott *et al.*, 2000). Índice maior que 1 é considerado normal e menor que 0,9 é indicativo de obstrução à circulação nos membros inferiores. Quando o ITB está entre 0,5 e 0,84, geralmente está associado a claudicação. Abaixo de 0,5, está associado a isquemia significante.

Índices superiores a 1,4 sugerem que as artérias não são compressíveis, o que é mais comum em indivíduos portadores de diabetes ou doença renal crônica avançada. Nesses casos, o índice hálux-braquial (*toe-brachial index* [TBI]) pode ser calculado para os pacientes com alta suspeita clínica de DAP. Caso os sintomas sejam muito sugestivos de claudicação e o índice seja normal ou limítrofe (0,91 a 0,99), o teste pode ser sensibilizado fazendo-se a medida do ITB após esforço físico (Gerhard-Herman *et al.*, 2017).

Foi demonstrado que o ITB, em indivíduos idosos assintomáticos, tem valor prognóstico para eventos coronarianos e mortalidade global, sendo considerado um marcador de doença aterosclerótica subclínica. Em um estudo, foram acompanhadas 1.492 mulheres idosas independentes, por mais de 4 anos. Aquelas com índice de 0,9 ou menos apresentaram risco relativo 3,1 vezes maior de morte por qualquer causa e 4 vezes maior de apresentar eventos cardiovasculares (Vogt *et al.*, 1993).

Teste ergométrico

Na condição de repouso, obstruções de até 70% podem não ser suficientes para reduzir o fluxo arterial a ponto de produzir um gradiente de pressão. Com a vasodilatação fisiológica decorrente do exercício, gradiente de pressão na lesão e queda no ITB tornam-se perceptíveis. Vários protocolos podem ser usados para o teste ergométrico. O critério de positividade é o ITB ou a limitação em cumprir o protocolo (Aronow *et al.*, 2003).

Pressão segmentar

O nível da obstrução pode ser avaliado com a medida da pressão em vários níveis. Uma redução superior ou igual a 20 mmHg, no mesmo membro inferior ou em comparação ao mesmo nível da outra perna, é considerada patológica.

Ultrassonografia, angiotomografia e angioressonância

Os métodos de imagem são indicados para os casos já diagnosticados em que há necessidade de topografar a localização anatômica e quantificar a gravidade da estenose arterial em pacientes sintomáticos com possibilidade de abordagem cirúrgica. A sensibilidade e especificidade dos métodos são satisfatórias quando comparadas ao padrão-ouro: a arteriografia (Gerhard-Herman *et al.*, 2017).

A ultrassonografia retrata a anatomia, a hemodinâmica e a morfologia da lesão, por meio de imagem bidimensional, *Doppler* contínuo, pulsado e colorido. O local da lesão é encontrado pelo *Doppler* colorido, e a lesão é quantificada pela velocidade de fluxo medida em vários pontos (Koelemay *et al.*, 1996). Uma metanálise demonstrou que, para lesões de 50% ou mais, a sensibilidade e especificidade foram de 86 e 97% para doença aortoilíaca e de 80 e 98% para doença femoropoplítea (Kohler *et al.*, 1987).

A angiotomografia computadorizada e a angiorressonância magnética possibilitam a reconstrução tridimensional dos vasos sanguíneos. O contraste utilizado nos métodos, especialmente na angiotomografia, pode promover lesão renal aguda e alergia em alguns casos, o que deve ser ponderado antes da escolha do melhor exame (Gerhard-Herman *et al.*, 2017).

Arteriografia

A arteriografia possibilita a visualização anatômica de toda a árvore vascular, desde a aorta terminal até as artérias tibiais. Para o diagnóstico da obstrução arterial crônica, ela é dispensável, visto que o diagnóstico clínico e o complementar não invasivo já são conclusivos. Está indicada apenas para os candidatos a um tratamento invasivo, como a cirurgia ou a angioplastia, sendo, nesses casos, de fundamental importância (Gerhard-Herman *et al.*, 2017).

Arteriografia, assim como angiotomografia e angiorressonância, não deve ser indicada para pacientes com DAP assintomáticos e deve ser restrita àqueles com limitação na qualidade de vida, lesões isquêmicas críticas e refratários aos tratamentos clínicos.

Diagnóstico diferencial

Algumas causas de desconforto não arteriais devem ser consideradas no diagnóstico diferencial, como: trombose venosa profunda, distúrbios musculoesqueléticos, neuropatia periférica, estenose do canal medular.

Tratamento

Inicialmente, a maioria dos pacientes recebe tratamento clínico, o que envolve a modificação de fatores de risco, exercício, reabilitação e tratamento farmacológico. Pacientes selecionados podem necessitar de procedimentos invasivos, como a angioplastia ou a cirurgia de revascularização de membros inferiores.

Estudos sobre a história natural da evolução de pacientes com claudicação intermitente estabeleceram que a maioria dos pacientes pode ser tratada clinicamente, sem cirurgia. Um percentual relativamente pequeno necessita, ao longo do tempo, de intervenções, como a revascularização eletiva ou eventualmente amputação (Gerhard-Herman *et al.*, 2017).

Tratamento clínico

A intervenção sobre os fatores de risco cardiovasculares, como tabagismo, hipertensão, diabetes, dislipidemia, é parte fundamental do tratamento para melhorar a isquemia, interromper a progressão da doença, evitar amputação, além de diminuir o risco de eventos cárdio e cerebrovasculares (Gerhard-Herman *et al.*, 2017).

Cessação do tabagismo

O paciente tabagista deve ser frequentemente encorajado a interromper o hábito. O tratamento farmacológico e o acompanhamento psicológico com grupos de apoio demonstraram superioridade no sucesso em cessar o tabagismo em 21,3%, enquanto o método tradicional de aconselhamento foi de apenas 6,8% (Hennrikus *et al.*, 2010). Estudos sugerem que os medicamentos preconizados, como a bupropiona, adesivos de nicotina e a vareniclina, não aumentam risco vascular e devem ser indicados, enquanto o uso de cigarros eletrônicos não demonstrou benefício na taxa de abandono do hábito (Patnode *et al.*, 2015).

Controle glicêmico

O diabético tem risco aumentado de apresentar doença arterial periférica e complicações relacionadas às comorbidades associadas. O controle glicêmico é fundamental para reduzir o risco de desenvolvimento de lesões isquêmicas críticas nos membros e de amputação. Além disso, os sintomas decorrentes da neuropatia periférica do diabético podem confundir e amplificar a claudicação e/ou a limitação de marcha presente nos idosos com DAP.

Exercício e reabilitação

Vários estudos com acompanhamento em longo prazo demonstraram o benefício dos programas de reabilitação com exercícios na redução dos sintomas de claudicação. O treinamento pode aumentar a distância para iniciar a claudicação em mais de 150%. O estudo CLEVER randomizou pacientes sintomáticos com DAP aortoilíaca e demonstrou que o benefício de exercícios supervisionados foi semelhante ao da revascularização transcutânea e superior ao tratamento medicamentoso otimizado no período de 6 a 18 meses (Murphy *et al.*, 2015.) A comparação dos tratamentos por até 7 anos já demonstrou semelhança no aumento da qualidade de vida e da distância percorrida durante a caminhada (Fakhry *et al.*, 2013).

Um bom programa de exercício deve consistir em sessões com mais de 30 min de duração, pelo menos 3 vezes/semana, andando até próximo ao ponto máximo de dor, por pelo menos 6 meses. Idealmente, o programa deve ser supervisionado para identificar o limiar individual de claudicação, o desenvolvimento de arritmias ou sintomas sugestivos de angina, visto ser comum coronariopatia associada (Gerhard-Herman *et al.*, 2017).

Tratamento farmacológico

O benefício da *terapia hipolipemiante* não está limitado ao leito coronariano. Vários estudos demonstraram que essa terapia interfere também na evolução da doença vascular periférica.

Por exemplo, em uma análise do estudo 4S (*Scandinavian Simvastatin Survival Study*), que utilizou a sinvastatina na dose de 20 a 40 mg/dia, foi demonstrada uma diminuição de 38% no surgimento ou na piora da claudicação (Pedersen *et al.*, 1998). Em outro estudo, específico em idosos, foi demonstrada melhora progressiva no tempo de caminhada em esteira em 6 e 12 meses (Aronow *et al.*, 2003). Um registro multicêntrico demonstrou que o uso de estatina em pacientes com DAP foi associado a uma redução de 18% na taxa de desfechos desfavoráveis como piora dos sintomas, necessidade de revascularização periférica e amputação por isquemia grave no período de 4 anos (Kumbhani *et al.*, 2014).

Os agentes antiplaquetários são indicados para todos os casos sintomáticos de DAP e/ou com ITB ≤ 0,9. O uso em monoterapia do ácido acetilsalicílico (75 a 325 mg/dia) ou do clopidogrel (75 mg/dia) ocupa maior nível de evidência segundo diretrizes internacionais, e uma metanálise sugere redução de 22% no risco de eventos cardiovasculares, incluindo infarto do miocárdio (IM), acidente vascular encefálico (AVE) e morte por evento vascular (Antithrombotic Trialists' Collaboration, 2002).

Os agentes antiplaquetários devem ser prescritos indefinidamente, visto que esses pacientes apresentam alto risco de eventos cardiovasculares futuros e, possivelmente, modificam a história natural da claudicação intermitente. O benefício do uso em indivíduos com ITB entre 0,9 e 1 é incerto e o risco de sangramento deve ser considerado (Gerhard-Herman *et al.*, 2017).

Segundo as diretrizes atuais, a dupla antiagregação é indicada para pacientes sintomáticos submetidos a revascularização e em casos de alto risco de eventos isquêmicos sem risco elevado de sangramento. Estudos randomizados com pacientes submetidos a revascularização endovascular demonstraram que a dupla antiagregação associa-se a menor necessidade de reabordagem e risco de eventos isquêmicos (Levine *et al.*, 2016).

O uso de anticoagulação plena associada ou não à antiagregação plaquetária não é encorajado pelas diretrizes atuais. Estudos anteriores em indivíduos com DAP demonstraram benefício limitado na adição de varfarina para prevenção de eventos cardiovasculares e risco aumentado de desenvolver sangramento grave e fatal. A única condição que favorece o uso de varfarina (INR 2,0 a 3,0) nessa população foi após a abordagem cirúrgica por *bypass* venoso em membros inferiores. O ensaio BOA demonstrou menor taxa de oclusão de enxerto venoso nos pacientes que foram tratados com varfarina em monoterapia *versus* ácido acetilsalicílico (AAS), mas o benefício não foi o mesmo naqueles submetidos a enxertos protéticos (Anand, 2000).

O estudo COMPASS, publicado em 2017, demonstrou resultados surpreendentes que podem alterar as propostas terapêuticas das diretrizes mundialmente. O ensaio multicêntrico randomizou indivíduos com doença arterial coronariana ou periférica em grupos que utilizaram rivaroxabana em dose baixa de 2,5 mg 2 vezes/dia associado a AAS 100 mg/dia *versus* rivaroxabana 5 mg 2 vezes/dia isoladamente *versus* AAS 100 mg/dia isoladamente. O estudo foi interrompido em menos de 2 anos devido à superioridade do grupo rivaroxabana associado a AAS. A combinação foi associada a uma redução nos eventos isquêmicos globais e na mortalidade, além de redução de 46% na taxa de eventos isquêmicos em membros inferiores quando comparada ao tratamento com ácido acetilsalicílico isolado. Apesar do risco de sangramento ser superior, não houve aumento significativo de eventos maiores e fatais (Eikelboom *et al.*, 2017).

O *cilostazol* e seus metabólitos inibem a fosfodiesterase III, produzindo diminuição da agregação plaquetária e vasodilatação. Os efeitos cardíacos incluem o aumento da contratilidade miocárdica, bem como da condução atrioventricular (AV), da automaticidade ventricular, da frequência cardíaca e do fluxo coronariano. É utilizado na dosagem de 100 mg, 2 vezes/dia, preferencialmente 30 minutos antes das refeições. O uso concomitante de outros medicamentos, como fluoxetina, sertralina, eritromicina, fluconazol (inibidores do citocromo 3A4), ou omeprazol (inibidor do citocromo 2C19), aumenta a concentração do cilostazol, cuja dosagem deve ser reduzida à metade. O uso concomitante com ácido acetilsalicílico ou clopidogrel não prolonga o tempo de sangramento. Sua eficácia na melhora da claudicação foi comprovada em ensaios clínicos, demonstrando ser superior à pentoxifilina e ao placebo. É contraindicado em pacientes com insuficiência cardíaca ou fração de ejeção do VE abaixo de 40% (Regensteiner *et al.*, 2002; Thompson *et al.*, 2002).

Os *vasodilatadores arteriais*, em geral, não conseguem aumentar o fluxo abaixo da lesão mais do que o próprio exercício. Um estudo duplo-cego controlado por placebo, utilizando o bloqueador dos canais de cálcio verapamil, mostrou melhora na distância máxima percorrida, sem, no entanto, ter melhorado a pressão no tornozelo, o ITB, a temperatura distal ou a pressão sistólica, sugerindo que seu efeito não foi mediado por melhora hemodinâmica (Schweizer *et al.*, 1998).

Para o tratamento da hipertensão arterial, pode-se dar preferência aos inibidores da enzima conversora da angiotensina, que, além de potentes vasodilatadores, demonstraram efeito benéfico sobre a remodelação vascular (Beckett *et al.*, 2008). Existe uma preocupação com o uso dos betabloqueadores em portadores de insuficiência arterial periférica. Uma revisão sistemática dos principais estudos randomizados que avaliaram o impacto dos betabloqueadores na piora dos sinais e sintomas não encontrou evidência de que o seu uso piore a claudicação, a temperatura ou a resistência vascular arterial das extremidades. Porém, devido à falta de estudos maiores publicados, seu uso deve ser ponderado individualmente (Paravastu *et al.*, 2013).

O uso de pentoxifilina, ácido etilenodiaminotetracético e vitaminas do complexo B não deve ser indicado para tratamento de claudicação ou prevenção de eventos cardiovasculares (Gerhard-Herman *et al.*, 2017). Revisões sistemáticas não confirmaram benefícios claros, e um estudo randomizado que avaliou melhora da distância percorrida demonstrou resultado semelhante entre a pentoxifilina e o placebo (Salhiyyah *et al.*, 2012; Dawson *et al.*, 2000).

Em resumo, recomendamos que todos os pacientes sejam submetidos a modificação dos fatores de risco cardiovasculares clássicos e a programa de atividade física, além de serem tratados com antiagregante plaquetário, exceto se contraindicado. Essas intervenções podem ser combinadas com as substâncias vasodilatadoras ou de ação hemorreológica, como o cilostazol (Tabela 49.3).

Pacientes assintomáticos

Com a maior utilização de métodos complementares, além do exame clínico, para rastreio de doença vascular, vem aumentando a identificação de portadores assintomáticos de doença arterial obstrutiva periférica. Esses indivíduos não têm

TABELA 49.3 Efeitos das diferentes terapias na doença arterial periférica.

	Controle sintomático	Redução do risco cardiovascular
Exercício	+++	Não estudado
Cilostazol	++	Neutro
Estatina	+/–	+++
Antiplaquetários	–	+++
Pentoxifilina	–	Não estudado

Fonte: Rooke *et al.* (2011).

indicação para os fármacos que aliviam a claudicação, devendo, porém, ser submetidos ao controle rígido dos fatores de risco cardiovasculares, como obesidade, sedentarismo, hipertensão arterial sistêmica, dislipidemia, diabetes e tabagismo, com metas semelhantes aos portadores de doença coronária.

Procedimentos cirúrgicos

A indicação de procedimentos invasivos em indivíduos com lesões isquêmicas focais em membros é clara e deve ser considerada prontamente a fim de evitar piora de perda tecidual e amputação. Apesar de menos de 15% dos indivíduos com CI evoluírem com perda tecidual por isquemia, intervenções cirúrgicas estão indicadas também para pacientes que, apesar do tratamento clínico, permanecem com claudicação limitante (que impede o trabalho ou a realização das atividades de vida diária), com piora da qualidade de vida e dor isquêmica em repouso (Gerhard-Herman *et al.*, 2017). A intervenção cirúrgica não deve ser indicada em casos assintomáticos ou exclusivamente para prevenção de lesões isquêmicas focais.

Lesões muito extensas, estenoses multifocais, oclusão de longos segmentos e lesões excêntricas e calcificadas podem ter melhor indicação para revascularização cirúrgica. Em doenças extensas, a angioplastia pode ser uma boa opção para salvamento da extremidade pré-operatória, em pacientes de alto risco para cirurgia ou como complementação da revascularização cirúrgica.

Uma vez que mais de 50% dos portadores de arteriopatia periférica apresentam doença coronariana concomitante, o uso da angioplastia pode resguardar as safenas para uma possível revascularização coronariana futura.

Angioplastia

A técnica endovascular a ser utilizada, como a realização da angioplastia, a colocação ou não de *stent*, e o tipo de *stent* (farmacológico ou convencional), depende da artéria acometida, da morfologia da lesão e do resultado da dilatação (Gerhard-Herman *et al.*, 2017).

A incidência de complicações do procedimento é baixa. A angioplastia apresenta melhores resultados nas lesões aortoilíacas do que nas femoropoplíteas. As primeiras apresentam sucesso primário de 90% e patência de 5 anos de, aproximadamente, 70%. As lesões distais apresentam sucesso inicial semelhante, mas a patência em 2 anos é de aproximadamente 50%. A explicação mais provável para a maior reestenose é o diâmetro menor dos vasos. Nas lesões infrapoplíteas, a angioplastia só deve ser realizada com a perspectiva de salvamento da extremidade, visto que a patência em longo prazo é pequena (Wolf *et al.*, 1993).

O estudo ERASE randomizou pacientes com DAP aortoilíaca e femoropoplítea com CI apresentando limitação no movimento e impacto na qualidade de vida em dois tratamentos possíveis: revascularização endovascular associada a exercícios supervisionados e tratamento conservador sem abordagem cirúrgica. Após 1 ano, ambos os grupos apresentaram melhora na distância de caminhada e na qualidade de vida, porém o benefício foi superior no grupo submetido a terapia combinada (Fakhry *et al.*, 2015).

Uma revisão sistemática realizada pela Cochrane comparou o resultado da angioplastia com balão com revestimento farmacológico *versus* o convencional e demonstrou que a incidência de amputação e de mortalidade foi semelhante, mas o resultado foi favorável ao *stent* farmacológico para controle de sintomas e taxa de reestenose em até 2 anos. Faltam estudos de qualidade que comparem os métodos endovasculares entre si (Kayssi *et al.*, 2019).

Cirurgia

O paciente ótimo para revascularização cirúrgica seria aquele com baixo risco cirúrgico, com sintomas limitantes, expectativa de vida suficiente para aproveitar a melhora na qualidade de vida por ela proporcionada, idoso com bom estado funcional e cognitivo, não diabético e sem evidência de obstruções graves, distais à lesão primária.

A avaliação pré-operatória é importante, e os indivíduos que serão submetidos a procedimentos periféricos apresentam um risco menor que os submetidos aos intracavitários, devendo, por isso, ser submetidos à avaliação clínica e laboratorial convencional.

O procedimento cirúrgico, as complicações e a taxa de sucesso dependem da área afetada, da extensão da lesão e da qualidade do leito distal. Em pacientes selecionados, os resultados são de forma geral muito bons, com patência do enxerto de 80 a 90% após 4 a 5 anos, com raros casos evoluindo para amputação.

As principais opções cirúrgicas são a endarterectomia e o *bypass* anatômico. Quando o risco cirúrgico é alto, particularmente na doença aortoilíaca, pode-se lançar mão de procedimentos mais simples, como o enxerto femorofemoral cruzado ou axilofemoral, nos quais não se penetra na cavidade torácica ou abdominal.

Em região femoropoplítea, a revascularização com *bypass* anatômico utilizando veias autólogas é claramente preferida a próteses, uma vez que estas apresentam taxa reduzida de patência e aumento no número de reabordagens cirúrgicas em longo prazo (Twine; McLain, 2010).

A cirurgia de salvamento é uma importante forma de indicação cirúrgica. Os pacientes acometidos apresentam-se com perda iminente ou já instalada de tecido, manifesta por dor em repouso, úlceras isquêmicas ou gangrena. A maioria desses casos evolui para amputação, a não ser que se faça alguma intervenção.

Desde 2016, um estudo randomizado vem sendo realizado para comparar a terapia endovascular com o *bypass* cirúrgico em pacientes com lesão isquêmica em membros. O ensaio BEST-CLI visa a respostas com nível de evidência de excelência para respaldar a melhor opção intervencionista para cada caso (Menard *et al.*, 2016).

Independente do método de abordagem escolhido, todos os pacientes devem receber terapia antiplaquetária, que, nos casos de enxerto com uso de prótese, deve ser iniciada no pré-operatório. A anticoagulação em longo prazo, com ou sem o ácido acetilsalicílico, só deve ser utilizada em pacientes selecionados.

Estratificação de risco peroperatório

Os indivíduos portadores de doença arterial periférica apresentam risco elevado de complicações cardíacas peroperatórias, em cirurgias não cardíacas ou vasculares. Isso é decorrente da alta incidência de doença coronariana significante nesses pacientes, associada às alterações fisiológicas que ocorrem no peroperatório (hipovolemia, aumento da frequência cardíaca e pressão arterial, aumento da reatividade plaquetária).

Provavelmente, o maior impacto da idade sobre o risco cirúrgico é devido à maior prevalência de comorbidades no idoso.

Desse modo, a estratificação de risco peroperatória deve ser realizada em todos os pacientes (Gerhard-Herman *et al.*, 2017).

Doença venosa dos membros inferiores

É uma síndrome clínica determinada por hipertensão, de longa data, no sistema venoso dos membros inferiores. Apesar de ser um problema comum, com frequência não é valorizado.

Nas doenças mais avançadas, está associada a hospitalizações frequentes, altos custos de saúde e incapacidade. A idade já foi descrita como o principal fator de risco para a doença (Rabe *et al.*, 2003.)

Fisiologia normal

As válvulas venosas, presentes nos membros inferiores, são tipicamente bicúspides, fazendo com que o sangue se desloque somente no sentido proximal e, nas veias perfurantes, o fluxo deve ser da superfície para o sistema venoso profundo. Quanto maior a pressão hidrostática, maior o número de válvulas, podendo ocorrer até a cada 2 cm. Os músculos da perna funcionam como uma bomba, ajudando no retorno venoso do sistema profundo. Em condições normais, a pressão no sistema superficial, durante a deambulação, mantém-se entre 20 e 30 mmHg.

Etiopatologia

Quando ocorre insuficiência valvar, passa a haver refluxo no sistema venoso superficial, provocando dilatação, alongamento e tortuosidade dessas veias, constituindo as varizes. Nessas condições, a pressão no sistema superficial pode alcançar até 60 a 90 mmHg. Esse aumento corresponde à hipertensão venosa e pode levar a alterações anatômicas, fisiológicas e histológicas.

A insuficiência venosa tem maior incidência nas seguintes condições: idade avançada, obesidade, história de trombose venosa profunda ou flebite, história de trauma importante no membro inferior, sedentarismo, além de hereditariedade e sexo feminino. Outros fatores associados são degeneração primária da parede venosa ou das valvas, ausência congênita de valvas e fístulas arteriovenosas (Wittens *et al.*, 2015).

As varizes primárias pioram com a idade, provavelmente pela degeneração da parede venosa associada à diminuição do tônus da pele, que a deixaria sem suporte. Na sequela da trombose venosa profunda (síndrome pós-tromboflebite), a obstrução do sistema venoso profundo aumenta a pressão nas perfurantes, provocando refluxo para o sistema superficial e dilatação deste, dando origem às chamadas varizes secundárias. Há insuficiência venosa tanto superficial como profunda. Mesmo havendo recanalização do sistema profundo, a hipertensão permanece, devido à destruição valvar.

Manifestações clínicas

A apresentação clínica da insuficiência venosa crônica pode ser bastante variada, desde uma fase assintomática, com pequenas veias varicosas aparentes, até edema, dermatite, fibrose e ulceração. As queixas podem ser de peso nas pernas, cansaço, câibras noturnas, ou dor ao levantar-se (Wittens *et al.*, 2015).

Fase assintomática

A dilatação venosa é a manifestação mais comum da insuficiência venosa. Nessa fase, alguns pacientes podem procurar o médico pela aparência, sangramento por lesão acidental ou por tromboflebite superficial.

Edema

Inicialmente, manifesta-se no maléolo medial, geralmente vespertino, podendo evoluir até edema grave e persistente. Outras causas de edema devem ser descartadas.

Alterações na pele

Ocorre hiperpigmentação acastanhada por ruptura de capilares e extravasamento de hemácias (Figura 49.3); a hemoglobina se degrada em hemossiderina, que impregna os tecidos. A pele se torna suscetível a dermatite pela estase venosa crônica, caracterizada por prurido, exsudação, escamação e formação de crostas (Figura 49.4). Nos casos graves, vários fatores (agregação de hemácias e leucócitos, alentecimento da circulação arteriolar, aumento da permeabilidade capilar, inflamação, hipoxia tecidual, migração de fibroblastos) contribuem para o desenvolvimento da lipodermatoesclerose, uma paniculite fibrosante do tecido subcutâneo, que, somada ao edema, torna o indivíduo muito propenso a celulites de repetição. Os surtos repetidos de celulite contribuem para a progressão da fibrose local e vão obstruindo os linfáticos, acentuando o edema existente.

Úlcera venosa

O trofismo comprometido pelas alterações aqui descritas torna a pele suscetível a ulcerações dolorosas após pequenos traumas, ou até mesmo espontâneas. A úlcera venosa é a mais comum dos membros inferiores; geralmente ocorre próximo ao tornozelo medial, mas nunca acima do joelho ou no pé. Pode ser múltipla ou única, geralmente rasa, de base avermelhada ou exsudativa e com borda irregular. A úlcera venosa pode

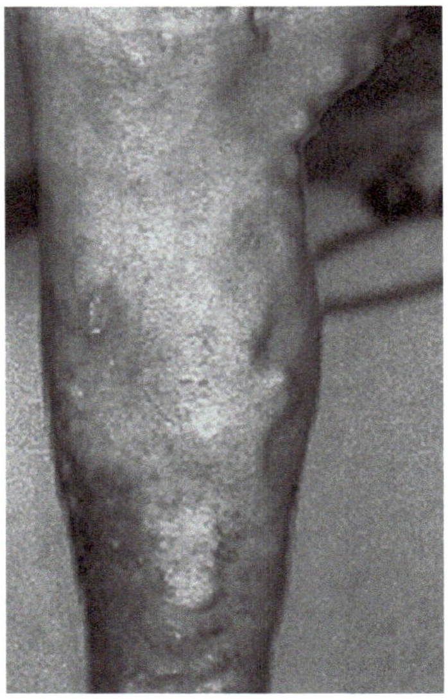

▪ **FIGURA 49.3** Veias varicosas tortuosas e proeminentes, com hiperpigmentação cutânea.

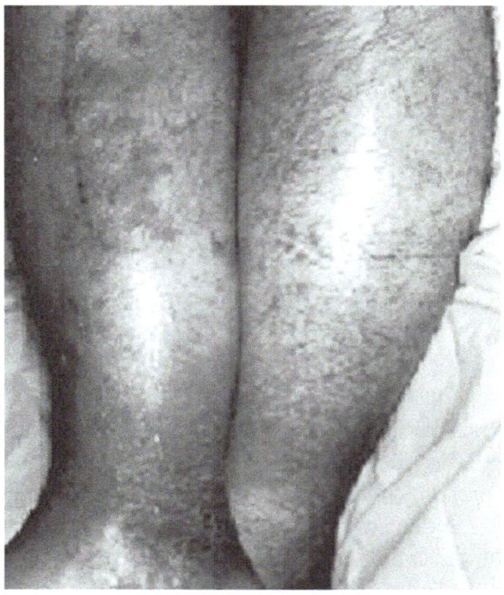

▪ **FIGURA 49.4** Dermatite de estase, com hiperpigmentação avançada e certa descamação no tornozelo.

ser crônica (metade dura mais de 6 meses, e 10 a 30% duram mais de 5 anos) e recorrente (mais de 60% apresentam recidiva) (Franks *et al.*, 1995). A colonização bacteriana é universal, mas antibióticos só devem ser utilizados quando houver sinais e sintomas sugestivos de infecção: aumento da dor, aumento do eritema da pele circunjacente, linfangite ou rápido aumento do tamanho da úlcera (Wittens *et al.*, 2015).

Síndrome pós-tromboflebite

Edema ocorre em 2/3 dos pacientes, pigmentação, em 1/3 e ulceração, em 1/20. As alterações cutâneas surgem, em geral, 2 a 4 anos após a trombose venosa profunda. O risco dessas alterações é maior na trombose proximal, se comparada com a distal, e na profunda ou profunda e superficial, comparando-se com a trombose superficial isolada (Prandoni *et al.*, 1996).

Diagnóstico

Habitualmente, história e exame físico são suficientes para fazer o diagnóstico de hipertensão venosa. Todavia, os exames complementares podem contribuir para confirmar o diagnóstico, definir a etiologia (p. ex., refluxo, obstrução, disfunção da bomba venosa), descartar doença arterial associada e para programar cirurgia.

Ultrassonografia e flebografia

A imagem bidimensional, associada ao *Doppler* pulsado, oferece informação sobre as estruturas anatômicas e fluxos. A sensibilidade e a especificidade variam entre 80 e 100% para o diagnóstico de trombose venosa profunda e insuficiência valvar. A ultrassonografia *Doppler* pode ser muito útil nos pacientes em que o diagnóstico é duvidoso.

A flebografia fornece dados anatômicos e hemodinâmicos do sistema venoso. É um exame invasivo e o risco de complicações, apesar de baixo, não é desprezível. Na programação pré-operatória, a flebografia é de grande importância.

Tratamento

Os objetivos do tratamento são a redução do edema, a prevenção da lipodermatoesclerose e a cicatrização de úlcera, se presente. As opções terapêuticas podem ser divididas em: mecânicas, curativos, medicamentos e cirurgia.

Opções mecânicas

São a parte mais importante do tratamento conservador.

Elevação das pernas

A simples elevação das pernas acima do nível do coração, 3 a 4 vezes/dia, por 30 minutos, diminui o edema e melhora a microcirculação cutânea, ajudando a promover cicatrização de úlceras. Pode ser difícil de colocar em prática, especialmente para idosos mais ativos.

Exercícios

A caminhada diária ou a flexão simples do tornozelo enquanto o paciente estiver sentado são medidas simples e sem custo para o tratamento da insuficiência venosa crônica. Por outro lado, estes pacientes comumente têm a musculatura da panturrilha deficiente.

Meias de compressão

São parte essencial do tratamento da insuficiência venosa crônica. Seus efeitos descritos são diminuir o refluxo venoso, aumentar a velocidade de fluxo no sistema venoso profundo, melhorando o fluxo linfático e a microcirculação cutânea, e também diminuir a pressão venosa de deambulação. Além disso, estudos demonstraram melhora na fibrinólise, diminuindo a fibrose e melhorando a cicatrização de úlceras (O'Meara *et al.*, 2009).

As meias de compressão devem exercer pressão maior sobre o tornozelo de, no mínimo, 20 a 30 mmHg, diminuindo gradativamente em direção ao joelho. Para os casos mais graves, podem exercer até 50 a 60 mmHg (Lazareth I *et al.*, 2012).

Entre os idosos, a adesão pode ser pior que nos mais jovens, em razão da maior dificuldade para vestir a meia (15% não conseguem, e 26% só o fazem com grande dificuldade) ou à impossibilidade causada pela pele sensível (9%) (Raju *et al.*, 2007).

Algumas orientações podem aumentar a adesão e facilitar a colocação das meias: vestir-se cedo pela manhã (quando o edema está no nível mínimo), após fazer o curativo e na posição sentada com um encosto firme; deixar a meia ao avesso, colocando a parte do pé para dentro dela, calçando primeiro o pé até o calcanhar.

Alternativamente, alguns pacientes podem se beneficiar do uso de faixas compressivas durante algumas semanas, para reduzir o edema das pernas, antes de iniciar o uso de meias compressivas.

Algumas inovações são as meias sem elástico, para aqueles com alergia ao látex, e o uso de zíper ou velcro para facilitar a colocação.

As meias de compressão devem ser *evitadas* ou utilizadas com cautela nos idosos com doença arterial obstrutiva concomitante, por exemplo, quando os pulsos distais estiverem ausentes, exceto se o ITB for normal.

Compressão pneumática intermitente

É realizada com a utilização de cilindro de ar plástico, preferencialmente de múltiplas câmaras, que circunda a perna e a comprime do tornozelo para o joelho, sob uma pressão preestabelecida. Em geral, é recomendada por um período de 4 h por dia. A incidência de eventos adversos é desconhecida. Muitos pacientes não aderem a esse tratamento (Nelson *et al.*, 2011).

Curativos

Aceleram a cicatrização de úlcera e devem ser feitos imediatamente antes da colocação das meias de compressão. As opções são: gazes antiaderentes (secas ou úmidas), curativos oclusivos autoadesivos, bota de Unna (faixa impregnada com pasta de zinco). Existe grande variedade de curativos oclusivos industrializados, permeáveis ao oxigênio ou não, para feridas secas ou exsudativas, superficiais ou profundas. Idealmente, pacientes com curativos devem ser acompanhados por um especialista (Wittens *et al.*, 2015).

Uma revisão da Cochrane mostrou que o uso de cadexômero de iodo tópico foi mais eficaz do que o tratamento padrão para alcançar a cura completa quando adicionado à terapia de compressão. No entanto, o uso de compressão com iodo povidona *versus* curativos de hidrocoloide foi equivalente na obtenção da cicatrização completa da ferida (O'Meara *et al.*, 2010).

Fármacos

Os diuréticos podem ser usados por curto período, com cuidado para evitar hipovolemia, uma vez que o edema da insuficiência venosa pode ser difícil de mobilizar. Substâncias flebotônicas naturais como a centelha asiática e os flavonoides (rutosídeo, diosmina e hidrosmina, extrato de castanha-da-índia, extrato de casca de pinheiro-bravo-francês, extrato de semente de uva, flavodato dissódico) assim como produtos sintéticos (dobesilato de cálcio, naftazona, aminaftona e cromocarbe) podem ser indicados para alívio de sintomas como edema, dor em peso, parestesias e câibras, e demonstraram superioridade em comparação com o placebo em uma revisão sistemática da Cochrane (Martinez-Zapata *et al.*, 2016).

A principal substância ativa do extrato de castanha-da-índia é a escina, que deve ser utilizada na dose de 50 mg 2 vezes/dia, o que corresponde a 300 mg do extrato 2 vezes/dia. Existem várias apresentações comerciais no nosso meio, a maioria em associações e com posologias específicas. A dermatite de estase geralmente responde ao uso tópico de corticoides e emolientes.

Nos casos de úlcera venosa, o ácido acetilsalicílico, na dose de 300 a 325 mg, e a pentoxifilina (Jull *et al.*, 2007) podem acelerar a cicatrização. Antibióticos sistêmicos só devem ser utilizados em pacientes com sinais claros de infecção (aumento da dor e do eritema circunjacente, linfangite ou aumento rápido do tamanho da úlcera). Idealmente, deve ser guiado pela cultura e antibiograma. O tratamento empírico pode ser iniciado com cefalosporinas ou quinolonas.

Alguns agentes tópicos, como antissépticos, antibióticos, enzimas, fatores de crescimento e sulfadiazina, em geral *não* são recomendados.

Dermatite de contato

Pode ocorrer em até metade dos pacientes. Pode ser confundida com dermatite de estase e ocorre por alergia ao tratamento tópico, sendo os mais comuns: lanolina, neomicina, fragrâncias, preservantes, bacitracina, sulfadiazina. O tratamento baseia-se na retirada do agente alergênico. O uso de corticosteroides tópicos e emolientes é parte do tratamento e, para dermatite mais grave, pode ser necessário corticosteroide sistêmico.

Cirurgia

Em geral, é reservada para a insuficiência venosa crônica grave e refratária ao tratamento clínico, apresentando limitação funcional. Na sequela da trombose venosa profunda, em que houve recanalização, muitos idosos poderão beneficiar-se da ligadura de perfurantes insuficientes e da extração de varizes secundárias. Deve-se manter o uso de compressão elástica após a cirurgia.

O desbridamento cirúrgico de úlcera venosa pode ser realizado em casos selecionados. O enxerto de pele pode ser uma alternativa para úlceras grandes e presentes por mais de 1 ano. O uso de equivalentes de pele humana aumenta a chance de fechamento e acelera a cicatrização, devendo ser considerado para casos refratários.

Pode ser necessário encaminhamento para especialistas em vários casos, como, por exemplo: úlceras refratárias ao tratamento, incerteza no diagnóstico, insuficiência arterial concomitante, dermatite de estase persistente, consideração para cirurgia.

Cuidados com os pés

A avaliação dos pés é uma importante parte do exame clínico do idoso. Em nosso serviço, recomendamos que seja realizada pelo menos uma vez ao ano. Nos indivíduos portadores de vasculopatia dos membros inferiores, tanto arterial como venosa, esse exame deve ser feito a cada consulta.

A avaliação inclui palpação de pulsos, observação da circulação capilar, inspeção entre os dedos, de calosidades e de áreas de pressão por sapatos apertados. Nos diabéticos, deve ser afastada a presença de neuropatia por meio do teste de sensibilidade vibratória (diapasão), pressão (monofilamento), dor e temperatura.

Pequenas lacerações de pele, ou uma micose interdigital, podem servir de porta de entrada para bactérias, provocando celulite ou erisipela e piorando as alterações presentes. Nos casos de insuficiência arterial, a infecção pode servir como fator de desequilíbrio ao tênue balanço entre oferta e consumo de oxigênio, com risco de desencadear gangrena e levar à amputação.

Cuidados profiláticos

Algumas orientações importantes devem ser enfatizadas, principalmente para os diabéticos:

- Inspecione frequentemente os pés – o idoso pode precisar do auxílio de um espelho ou da ajuda de outra pessoa
- Use calçado confortável, justo, mas não apertado, a fim de evitar lacerações; algumas vezes, os calçados podem ser feitos sob medida
- Use meias de algodão, porque absorvem melhor o suor, e troque-as diariamente
- Limpe os pés diariamente, com água morna e sabão neutro; seque suavemente, principalmente entre os dedos dos pés (para evitar micose). Essa tarefa nem sempre é fácil para o idoso
- Evite pequenas lesões, atentando para a adaptação do ambiente residencial, verificando a temperatura do banho ou de compressas quentes antes de pôr os pés (lesões nos pés são uma causa importante e evitável de amputação)
- Corte as unhas com cuidado; use lixa de unha para não deixar partes pontiagudas; cuide das unhas encravadas. Não corte cutículas.

Considerações finais

A DAP de membros inferiores é frequente com o envelhecimento e deve ser rotineiramente investigada nas avaliações médicas clínicas anuais, especialmente em indivíduos com alto risco cardiovascular. A melhor forma de aventar a hipótese diagnóstica é a partir do quadro clínico de dor ao deambular, claudicação intermitente ou sinais de baixa perfusão periférica. No exame físico, a palpação dos pulsos periféricos e o cálculo do ITB são fundamentais para o diagnóstico. Posteriormente, métodos de imagem auxiliam na topografia do nível exato da estenose arterial, especialmente para casos mais graves.

Após o diagnóstico, o tratamento com medidas comportamentais e farmacológicas é fundamental para a prevenção de progressão da doença e desenvolvimento de sintomas limitantes que impactam na funcionalidade e na qualidade de vida dos idosos. Além da intervenção sobre os fatores de risco cardiovasculares, como tabagismo, hipertensão, diabetes, dislipidemia, o tratamento com estatinas e antiplaquetários é encorajado.

Casos sintomáticos e refratários ao tratamento clínico devem ser submetidos a abordagem cirúrgica, seja por revascularização aberta ou endovascular, a depender do *status* do idoso e do tipo de lesão encontrada.

A DV de membros inferiores é prevalente e, apesar de menor associação com eventos fatais quando comparada à DAP, apresenta grande morbidade e impacto na qualidade de vida. Seu tratamento consiste em reduzir a pressão venosa superficial, reduzir o edema e prevenir o aparecimento de úlceras e lesões da pele. Medidas comportamentais são de extrema importância no tratamento, com o uso de meias elásticas, elevação dos membros, exercícios e compressão pneumática. O uso de fármacos orais atua especialmente no controle dos sintomas, e o tratamento cirúrgico é indicado apenas em casos refratários ao tratamento clínico.

50

Tromboembolismo Venoso

Salo Buksman • Ana Lúcia de Sousa Vilela • Rodrigo Buksman

Introdução

A trombose venosa profunda (TVP) e a embolia pulmonar (EP) constituem importantes causas de morbidade e mortalidade em idosos (Brotman; Jaffer, 2008). Podemos denominar essas duas enfermidades por doença tromboembólica venosa, devido à profunda interligação de patogenia, tratamento e prognóstico de ambas.

Apesar do maior comprometimento em pacientes hospitalizados ou com múltiplas comorbidades, o tromboembolismo venoso (TEV) também acomete indivíduos aparentemente saudáveis previamente (Wells *et al.*, 1997) (Figura 50.1).

À medida que a população envelhece, o TEV torna-se mais frequente, pois sua incidência eleva-se com o aumento da faixa etária (a incidência de TVP, por exemplo, aumenta de 1/100 mil por ano na infância para 1/100 na pessoa idosa). Além disso, os idosos são suscetíveis por apresentarem com frequência fatores de risco, como imobilidade, cirurgias, principalmente ortopédicas (artroplastias), insuficiência venosa crônica, insuficiência cardíaca congestiva (ICC), câncer e outras comorbidades.

Apesar dos grandes avanços que revolucionaram o diagnóstico e o tratamento do TEV, as taxas de mortalidade e EP recorrente permanecem elevadas, pois a doença é subdiagnosticada, uma vez que os sinais e sintomas não são específicos, principalmente no idoso, confundindo-se com doenças respiratórias e cardiológicas (Merli, 2008).

Ao se avaliar um paciente com dor torácica súbita e/ou desconforto respiratório agudo, deve imediatamente ser cogitada pelo geriatra a hipótese de EP (Wells; Forster, 2001), visto que a sobrevida depende da precocidade do tratamento. As taxas de incidência anual por 1.000 pessoas na faixa etária de 65 a 69 anos são de 1,3 para EP e 1,8 para TVP, e ambas aumentam com a idade.

Além da alta mortalidade cumulativa da EP (17,4% até 3 meses), é necessário ter em mente o elevado acometimento por outras complicações, como TEV recorrente e síndrome pós-trombótica (SPT) que se segue à TVP.

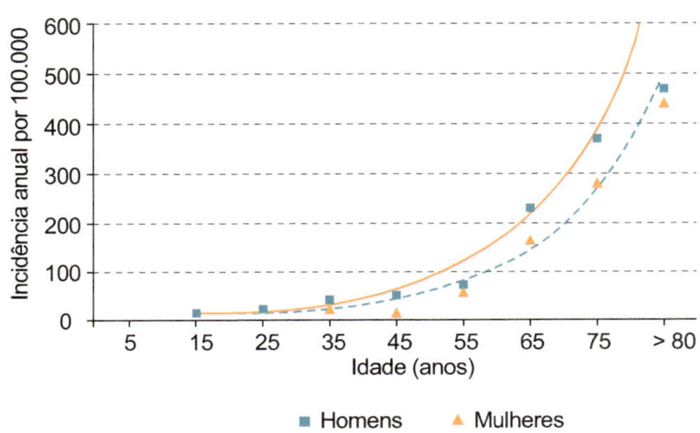

■ **FIGURA 50.1** Tromboembolismo venoso.

A importância epidemiológica do problema justifica a necessidade de uma ampla compreensão da fisiopatologia, do reconhecimento dos fatores de risco e do conhecimento de novas modalidades de diagnóstico, profilaxia e tratamento que têm revolucionado a abordagem do TEV (Wells *et al.*, 1995, 1998).

Definição e etiopatogenia

A EP é uma obstrução das artérias pulmonares ou de seus ramos, causada por um coágulo sanguíneo (êmbolo) ou outro material carreado pelo sistema circulatório para o sistema vascular pulmonar. Embora muito menos frequente, pode ocorrer obstrução das artérias pulmonares por entidades distintas, como ar, gordura, medula óssea, células tumorais, corpos estranhos ou cimento ortopédico.

A TVP consiste na ocorrência de trombo em uma veia profunda, com oclusão parcial ou completa, e alterações inflamatórias na parede venosa. Trombos venosos são depósitos intravasculares, compostos de fibrina e hemácias, com um componente variável de plaquetas e leucócitos (Virchow, 1856). Formam-se em geral em regiões de fluxo alterado em grandes seios venosos e em recessos das cúspides valvares, ou em segmentos expostos a um trauma direto. O trombo pode crescer, propagando-se tanto proximal como distalmente, e pode partir-se, provocando uma EP. Em 7 a 10 dias, o trombo se torna aderente à parede da veia, com desenvolvimento de alterações inflamatórias secundárias, embora uma cauda flutuante livre possa persistir. O trombo é finalmente invadido por fibroblastos, resultando na cicatrização da parede venosa e destruição das valvas. Posteriormente pode ocorrer restauração do fluxo sanguíneo por recanalização, porém as valvas não recuperam a função, o fluxo direcional não é restabelecido e consequentemente ocorrem distúrbios funcionais e anatômicos, como a SPT e a trombose recorrente. A lise completa de um grande trombo venoso é incomum e, mesmo com tratamento, ocorre em menos de 10% dos casos. A dissolução completa de pequenos trombos assintomáticos das panturrilhas ocorre frequentemente. A formação, o crescimento e a dissolução do trombo venoso refletem um balanço entre o estímulo trombogênico e vários mecanismos de proteção. Os fatores tradicionalmente ligados à patogênese da trombose venosa compõem a clássica tríade descrita por Rudolf Virchow em 1856: traumatismo local na parede da veia, hipercoagulabilidade e estase venosa.

O dano vascular contribui para a gênese da trombose venosa, por meio de trauma direto com exposição do tecido subendotelial, ou ativação de células endoteliais por citocinas (interleucina-1 e fator de necrose tumoral) liberadas devido a lesão tecidual e inflamação. Essas citocinas estimulam as células endoteliais a sintetizar fator tissular e inibidor do ativador de plasminogênio-1, levando a uma redução da trombomodulina, revertendo, assim, as propriedades protetoras do endotélio normal.

A estase venosa predispõe à trombose local devido à diminuição do *clearance* de fatores de coagulação ativados.

Os mecanismos protetores contra a trombose envolvem a inativação de fatores de coagulação ativados pelos inibidores circulantes; diluição e *clearance* de fatores de coagulação ativados pela corrente sanguínea, inibição da atividade coagulante da trombina pela trombomodulina, ativação da proteína C (PTN C) e dissolução da fibrina pelo sistema fibrinolítico.

A trombose venosa do membro inferior pode envolver as veias superficiais, as veias profundas da panturrilha e as veias mais proximais, incluindo as poplíteas, femoral superficial, femoral comum e ilíaca (Sobreira *et al.*, 2008).

O processo inicia-se em aproximadamente 80% das ocasiões nas veias profundas da panturrilha, mas propaga-se para as veias poplíteas e femoral em aproximadamente 20% dos casos.

Os trombos das veias da panturrilha são geralmente pequenos e não provocam complicações maiores, enquanto quase todos os trombos fatais são provenientes das veias proximais.

Cerca de 90% das embolias pulmonares originam-se no sistema venoso profundo dos membros inferiores (MMII). Locais menos frequentes incluem o átrio e o ventrículo direito e as veias pélvicas, renais, hepáticas, subclávias e jugulares.

A trombose das veias superficiais das pernas ocorre em geral em varicosidades e é benigna e autolimitada, embora ocasionalmente possa estender-se para o sistema profundo, provocando EP (Sobreira *et al.*, 2008).

Há forte associação entre TVP e EP: a EP é detectada na cintilografia de perfusão (em cerca de 50% dos pacientes com TVP proximal documentada), e uma trombose venosa assintomática é encontrada em cerca de 70% dos pacientes com EP sintomática confirmada clinicamente (Fogelman *et al.*, 2014).

Quando o êmbolo oclui um vaso pulmonar, uma disfunção ventricular direita ocorre, em maior ou menor grau, na dependência da extensão da obstrução. É o aumento súbito da pressão da artéria pulmonar (hipertensão pulmonar) que acarreta dilatação e disfunção do ventrículo direito e desvio do septo interventricular em direção ao ventrículo esquerdo, com consequente dificuldade para o enchimento dessa câmara. A queda do débito cardíaco resultante pode comprometer a perfusão coronariana, que, juntamente com o aumento da demanda de O_2, pode resultar em isquemia e choque cardiogênico. A consequência respiratória mais evidente é o surgimento de uma zona de "espaço morto" intrapulmonar causado por ventilação sem a perfusão correspondente. Posteriormente pode ocorrer atelectasia da região comprometida (Moody; Hafner, 2009; Subar, 2001).

Fatores de risco

Os principais fatores de risco de TEV são (Wells *et al.*, 1995; Geerts *et al.*, 2008):

- Cirurgia
- Traumatismo (grave ou de extremidades inferiores)
- Imobilidade, paresia
- Malignidade
- Tratamento do câncer (hormonal, quimioterapia ou radioterapia)
- TEV prévio
- Envelhecimento
- Estrogênio na terapia de reposição hormonal
- Moduladores seletivos de receptores de estrogênio
- Doença clínica aguda
- Insuficiência cardíaca grave ou insuficiência respiratória
- Doença inflamatória intestinal
- Síndrome nefrótica
- Doenças mieloproliferativas
- Hemoglobinúria paroxística noturna
- Obesidade
- Tabagismo
- Veias varicosas
- Cateterização venosa central
- Trombofilia hereditária ou adquirida.

Trombofilia

Na clássica tríade descrita em 1856, Virchow identificava como fatores trombogênicos a estase sanguínea, o traumatismo local na parede vascular e a hipercoagulabilidade.

Atualmente, considera-se como trombofílica uma condição de aumento da tendência à trombose, que pode ser hereditária ou adquirida. Assim, o paciente pode ser predisposto à trombose devido a um constante estímulo trombogênico ou um defeito do mecanismo anticoagulante natural ou fibrinolítico. Apesar da predisposição genética, frequentemente é necessário um fator precipitante ambiental para desencadear um quadro completo de trombose. A suspeita clínica de trombofilia deve ser despertada diante de manifestações como trombose idiopática, trombose recorrente, história familiar de trombose, trombose de localização incomum ou trombose após estímulos mínimos.

As anormalidades moleculares hereditárias associadas a um risco aumentado de TEV são deficiência de antitrombina III (AT III), deficiência de PTN C e de proteína S (PTN S), disfibrinogenemia e resistência à PTN C ativada (fator V de Leiden), além da mutação G20210A do gene da protrombina, com resultante aumento dos níveis dela, e hiper-homocisteinemia. As deficiências de AT III e de PTN C e PTN S são observadas em cerca de 10% dos pacientes com trombose venosa idiopática, e a disfibrinogenemia, em menos de 0,5% (Moody; Hafner, 2009).

Em 1993, foi descrita uma condição de resistência à ação da PTN C, um anticoagulante natural. O fator V da cascata de coagulação é uma potente proteína pró-coagulante quando ativada, e o resultado final da sua ação é a formação de fibrina. A atividade do fator Va é contrabalançada pela PTN C ativada, que tem ação anticoagulante. Entretanto, em alguns indivíduos, a ligação da PTN C ativada ao fator Va é parcialmente reduzida, levando a uma situação clínica conhecida como resistência à PTN C ativada. Esse defeito é quase sempre decorrente de uma mutação no gene do fator V, denominada fator V de Leiden, que determina a substituição de arginina por glutamina em um dos três locais de clivagem do fator V pela PTN C ativada. O fator Va torna-se então relativamente resistente à degradação pela PTN C ativada, levando a um estado de hipercoagulabilidade. O risco de trombose é muito maior para os homozigotos portadores da mutação que para os heterozigotos. A prevalência do fator V de Leiden é de 3 a 6% em populações caucasianas, sendo menor em outras raças.

A resistência à PTN C ativada é detectada em 20 a 60% dos pacientes com trombose recorrente, e é associada a um significativo aumento do risco de trombose venosa idiopática. Em idosos portadores do fator V de Leiden, a incidência de trombose é maior que em jovens portadores da mesma patologia e responsável por 10% dos casos. Não há evidência de relação do fator V de Leiden com trombose arterial ou infarto agudo do miocárdio (IAM) (Merli, 2008).

Embora essa entidade nosológica não determine obrigatoriamente anticoagulação a longo prazo, ela representa um alerta para a necessidade de tromboprofilaxia em situações em que haja fator de risco adicional (Merli, 2001).

A associação de outras anormalidades adquiridas com fator V de Leiden tem efeito somatório: a concomitância deste com hiper-homocisteinemia, por exemplo, eleva o risco de trombose venosa a 20 vezes mais que em indivíduos normais.

O diagnóstico das deficiências de antitrombina, PTN C ou PTN S é incomum em idosos, uma vez que habitualmente os fenômenos trombóticos ocorrem antes dos 50 anos de idade.

Outras anormalidades laboratoriais hereditárias com possível associação com trombose são deficiência de plasminogênio e diminuição de atividade do ativador de plasminogênio.

A protrombina G20210A é uma condição que consiste em uma mutação na posição 20210 do gene da protrombina, acarretando um aumento do nível plasmático de protrombina para 125% do normal. Essa anormalidade é encontrada em cerca de 25% da população geral e em 8% dos pacientes com trombose venosa. A coexistência com fator V de Leiden e/ou deficiência de PTN C aumenta o risco de TEV recorrente. Não há relação comprovada com IAM ou acidente vascular encefálico (AVE).

Atualmente, pode-se pesquisar deficiência de PTN C e PTN S em vigência do uso de heparina. O exame diagnóstico para pesquisa do fator V de Leiden utiliza a reação em cadeia da polimerase para identificar a sequência do DNA. Esse teste não é afetado por trombose venosa aguda ou por uso de anticoagulantes.

Hiper-homocisteinemia congênita e grave ocorre em 1/335 mil indivíduos, resultante de uma deficiência homozigota na cistationina betassintetase. A forma mais moderada ocorre em 5 a 7% da população, determinando predisposição à trombose na meia-idade, estando também associada à doença arterial precoce. As formas mais moderadas estão relacionadas com mutações na metiltetra-hidrofolato redutase. Há uma relação direta entre a diminuição da ingesta de ácido fólico e níveis plasmáticos de folato com aumento dos níveis da homocisteína. Embora não existam evidências científicas disponíveis, é possível que a suplementação de folato possa atenuar o impacto da hiper-homocisteinemia na população geriátrica.

Antes de rotular um paciente como portador desses distúrbios, é importante repetir o teste para confirmação, além de realizar estudos em membros da família para ratificar a natureza hereditária do problema, orientando-os sobre sua condição. Por exemplo, o risco-benefício da terapia de reposição estrogênica em mulheres pós-menopausa portadoras de trombofilia teria que ser cuidadosamente avaliado.

Os principais fatores adquiridos que predispõem um paciente à trombose são anticorpos antifosfolipídios, malignidade e quimioterapia para câncer. Os menos frequentes são hemoglobinúria paroxística noturna, doenças mieloproliferativas e síndrome nefrótica.

A síndrome do anticorpo antifosfolipídio foi descrita em 1948, inicialmente associada a pacientes com lúpus eritematoso sistêmico, e pode apresentar-se de várias formas, com tromboses venosas ou arteriais. Tromboses venosas em locais incomuns, como a veia porta, cava inferior, hepática, renal e subclávia, têm sido relatadas, bem como IAM, demência por múltiplos infartos e eventos isquêmicos cerebrais. O diagnóstico é feito por meio da associação das manifestações clínicas com o achado de anticorpos antifosfolipídios, um grupo heterogêneo de imunoglobulinas direcionadas contra fosfolipídios. Os mais comuns são os anticorpos anticardiolipina e anticoagulante lúpico, podendo ocorrer de forma primária ou ligados a doenças autoimunes, linfoproliferativas e neoplasias. A pesquisa sérica de anticoagulante lúpico em pacientes em uso de rivaroxabana (anticoagulante) deve ser realizada imediatamente antes da dose para se ter o menor nível sérico possível da substância, pois ela pode diminuir o nível plasmático desse marcador (Ageno *et al.*, 2014).

Doenças malignas, pela síntese e secreção de pró-coagulantes, podem apresentar-se com trombose venosa idiopática, trombose venosa recorrente, incluindo trombose venosa superficial recorrente, e trombose em locais incomuns. Deve-se também suspeitar de malignidade em casos de trombose recorrente, mesmo em vigência do uso adequado de terapia anticoagulante, e em pacientes com tromboflebite migratória, na ausência de outras causas detectáveis.

As síndromes mieloproliferativas, como a policitemia vera e a trombocitose essencial, também têm sido associadas a tromboses venosas cerebral, mesentérica ou de outras regiões infrequentes, bem como a eventos isquêmicos arteriais.

Todos os pacientes com trombofilia devem receber profilaxia em situações de alto risco, e aqueles com episódios documentados de trombose necessitam de tratamento anticoagulante a longo prazo.

A hemoglobinúria paroxística noturna é uma condição que pode evoluir com hemólise, hemoglobinúria, trombocitopenia ou episódios trombóticos, manifestando-se dos 6 aos 82 anos de idade. A ocorrência de trombose varia entre 22 e 39% dos pacientes, muitas vezes com TEV recorrente e afetando também vasos esplâncnicos. Embora o tratamento seja com transplante de medula óssea, o uso prolongado de varfarina pode modificar o curso da doença.

Outros fatores de risco

A partir dos 40 anos de idade, o risco de TEV aumenta exponencialmente com a idade. O processo do envelhecimento está associado a alterações da coagulação e fibrinólise, que podem acarretar um estado "pré-trombótico". Além disso, a eficiência da musculatura da panturrilha diminui com o aumento da idade (sarcopenia), causando diminuição do retorno venoso, o que pode aumentar a incidência de TVP.

Existe um aumento significativo nos níveis de fibrinogênio e fatores pró-coagulantes VII, VIII e IX, de maneira progressiva, com o envelhecimento. Estudos mostram que, além do aumento dos níveis desses fatores de coagulação, ocorre também elevação da concentração *plasmática* de peptídios relacionados com a hipercoagulabilidade, como por exemplo fragmentos de protrombina. Por outro lado, em alguns estudos, o envelhecimento tem sido correlacionado com um estado de hiperfibrinólise, com aumento significativo de produtos de degradação de fibrina (PDF) e complexo plasmina-antiplasmina. Em outro estudo, foi observado um aumento da resposta fibrinolítica à oclusão venosa dos membros superiores (MMSS) com o envelhecimento, porém houve uma diminuição dessa resposta à veno-oclusão dos MMI, o que pode ajudar a explicar a elevação do risco de TVP nesses membros com a idade.

Independentemente de tais considerações, a maior prevalência de doenças como AVE, imobilidade ou câncer no idoso predispõe a maior incidência de TEV.

Situações nas quais ocorre lesão endotelial, como em cirurgias ou traumatismos, aumentam o risco de TEV, especialmente em pacientes com estados subclínicos de hipercoagulabilidade. As cirurgias ortopédicas, em especial de quadril e joelho, são as mais notadamente complicadas com TVP.

A imobilização prolongada que ocorre em viagens ou nos períodos pós-operatórios está fortemente associada à trombose venosa. EP tem ocorrido com frequência após a alta hospitalar, pois, durante a internação, o paciente é forçado a deambular, o que não ocorre na residência; além disso, a tendência atual é reduzir a hospitalização ao período mínimo possível. Entre pacientes imobilizados em unidades de terapia intensiva, a frequência de trombose venosa detectada ultrassonograficamente foi de 33%.

Pacientes vítimas de AVE isquêmico agudo apresentam TVP como complicação frequente, acometendo principalmente o membro paralisado. Obesidade, tabagismo, IAM, ICC e hipertensão arterial sistêmica (HAS) também constituem fatores de risco para EP.

O estrogênio, mesmo nas baixas dosagens utilizadas na reposição hormonal pós-menopausa, pode dobrar o risco de EP, que também é aumentado para o raloxifeno, um modulador seletivo de receptor de estrogênio.

Doença inflamatória intestinal, veias varicosas e uso prolongado de cateteres venosos profundos são outras condições que merecem ser citadas como fatores predisponentes, bem como uma história de TEV prévio.

Estratificação do risco

A acurácia diagnóstica do TEV melhora quando, antes da realização de testes, é feita uma estratificação clínica quanto à probabilidade de o paciente ter trombose. O ideal é aliar história atual e pregressa a um bom exame físico, uma vez que sinais e sintomas isolados apresentam baixas sensibilidade e especificidade diagnósticas. Wells *et al.* (1997) foram os primeiros a desenvolver um modelo de probabilidade clínica pré-testes de

TVP e tromboembolismo pulmonar (TEP), classificando os pacientes em grupos de probabilidade baixa, moderada e alta (Tabelas 50.1 e 50.2). Uma revisão de 67 artigos selecionados entre 274 em busca no MEDLINE relacionada aos critérios de Wells revelou prevalência de TVP de 5, 17 e 53%, respectivamente, nas categorias de baixa, moderada e alta probabilidade diagnóstica. Já a prevalência aproximada de EP nas categorias baixa, moderada e alta probabilidade pré-teste é de, respectivamente, 3,4; 27,8; e 78,4%. (Wells *et al.*, 2000; Owen, 1994; Guyatt *et al.*, 2008).

Diagnóstico clínico

Durante a visita de rotina ao paciente idoso acamado, deve-se ter sempre em mente a possibilidade da ocorrência de uma TVP, principalmente se houver fatores de risco associados.

Os sintomas clássicos são o aumento do volume da perna, com edema que se inicia no tornozelo, podendo haver dor ou hipersensibilidade local, além de um discreto aumento da temperatura da pele, em geral na panturrilha ou coxa (Wells *et al.*, 1998).

Um edema da porção inferior da perna e do tornozelo pode refletir uma trombose no nível da veia femoral inferior ou poplítea, enquanto, na trombose da porção média da femoral, toda a perna está edemaciada. Na trombose da porção superior da femoral e da veia ilíaca externa, a coxa também aumenta de volume. A pesquisa do clássico sinal de Homans (dor à dorsiflexão passiva do pé com a perna estendida) seria dispensável devido às baixas sensibilidade e especificidade, porém há autores que relatam esse sinal em mais de 50% dos casos. O dolorimento e a menor mobilidade da panturrilha, provocados pelo edema muscular, ocorrem geralmente na trombose venosa femoropoplítea; a trombose das veias da panturrilha pode produzir apenas discreta hipersensibilidade e edema, ou pode ser assintomática, especialmente em pacientes vítimas de imobilidade.

■ **TABELA 50.1** Probabilidade clínica pré-teste de trombose venosa profunda (TVP).

Características clínicas	Escore
Câncer em atividade	1
Paresia, paralisia ou imobilização de MMII com gesso	1
Restrição ao leito > 3 dias e/ou grande cirurgia nas últimas 4 semanas	1
Maior sensibilidade na área em que se localiza o sistema venoso profundo	1
Edema completo da perna	1
Edema de panturrilha 3 cm maior que no lado contralateral	1
Edema depressível maior na perna sintomática	1
Veias colaterais superficiais (não varicosas)	1
Diagnóstico alternativo tão provável quanto TVP	–2

> 3 pontos = alta probabilidade; 1 a 2 pontos = moderada probabilidade; 0 = baixa probabilidade. MMII: membros inferiores. (Fonte: Wells *et al.*, 1997.)

■ **TABELA 50.2** Probabilidade clínica pré-teste de embolia pulmonar (EP).

Características clínicas	Escore
Sinais e sintomas de TVP	3
Baixa probabilidade de um diagnóstico alternativo	3
Frequência cardíaca > 100 bpm	1,5
Imobilização ou cirurgia nas últimas 4 semanas	1,5
TVP ou EP prévia	1,5
Hemoptise	1
Malignidade	1

6 pontos = alta probabilidade; 2 a 6 pontos = moderada probabilidade; < 2 pontos = baixa probabilidade. TVP: trombose venosa profunda. (Fonte: Wells *et al.*, 1998.)

Phlegmasia alba dolens (inflamação branca dolorosa) é o nome dado à trombose iliofemoral que cursa com dor e um edema tão acentuado que acarreta pressão tecidual intersticial maior que a pressão de perfusão capilar, o que, juntamente com arterioespasmo, provoca intensa palidez.

A *phlegmasia cerulea dolens* (inflamação azul dolorosa), que caracteriza um quadro mais grave que o anterior, é a trombose venosa maciça iliofemoral e de outras veias da perna, caracterizada por edema de todo o membro inferior, com uma tonalidade cianótica, ausência de pulsos com diminuição da temperatura do pé e dor intensa ao longo da perna. Essa condição acarreta risco elevado de EP, sendo menos comum a gangrena do pé.

A suspeita clínica deve ser sempre confirmada com exames complementares, pois pacientes com sintomas mínimos podem ter trombose venosa extensa, enquanto os sintomas clássicos de dor, edema e aumento da temperatura da perna podem ser causados por doenças não trombóticas. A suspeita clínica de TVP com base nesses sintomas é confirmada objetivamente por exames complementares em apenas um terço dos casos. O diagnóstico diferencial inclui tromboflebite superficial, celulite, ruptura muscular ou tendinosa, distensão muscular, artropatias do joelho, ruptura de cisto poplíteo, vasculite cutânea e linfedema.

Apesar da inespecificidade do quadro clínico, quando o paciente apresenta o quadro clássico completo e, pelo menos, um fator de risco, a TVP pode ser confirmada em até 80% dos casos. Já quando os sinais e sintomas são atípicos e não há fatores de risco, a confirmação ocorre em apenas 5%.

O diagnóstico de recorrência de trombose venosa é ainda mais difícil que o do primeiro episódio e tende a ser superestimado, uma vez que os médicos ficam sugestionados. Exacerbações subagudas de dor e aumento do volume do membro inferior podem ser decorrentes apenas de aumento da atividade física, ou podem ser ocasionados pela SPT que ocorre em até 30% de pacientes com passado de trombose venosa proximal.

Para pacientes com EP, o período mais perigoso é aquele que precede o estabelecimento do diagnóstico correto. A estratégia diagnóstica atual integra os achados clínicos com várias técnicas diagnósticas complementares.

O diagnóstico clínico da EP é bastante inespecífico, uma vez que pode confundir-se com várias doenças cardiorrespiratórias e musculoesqueléticas. Os sinais e sintomas mais comuns em ordem decrescente de frequência são: dispneia, frequência respiratória maior que 20 irpm, dor torácica, frequência cardíaca maior que 100 bpm, tosse, síncope e hemoptise.

A EP pequena a moderada, embora eventualmente assintomática, cursa com a seguinte combinação de sintomas: episódios transitórios de dispneia, dor torácica aguda agravada pela inspiração (tipo pleurítico) e hemoptise. O diagnóstico diferencial deve ser feito com pneumonia, atelectasia, asma brônquica e dores musculoesqueléticas (fratura de costela, costocondrite) da caixa torácica. Outras possibilidades são espasmo esofágico, pericardite ou pleurite e ataques de ansiedade. Dor torácica de tipo pleurítico, tosse, hemoptise, febre, derrame pleural ou infiltrado pulmonar caracterizam o infarto pulmonar, que ocorre em cerca de 10% das embolias pulmonares em idosos, desenvolvendo-se em geral 3 a 7 dias após a embolia. Cerca de um terço apenas dos pacientes idosos com EP tem sinais clínicos de trombose do MMII. Pacientes com alta probabilidade clínica têm o diagnóstico confirmado em 68% dos casos, porém constituem apenas 10% do total.

Nas grandes EP, a cintilografia perfusional indica em geral comprometimento de mais de 30% do sistema arterial pulmonar, podendo ocasionar dispneia intensa e insuficiência ventricular direita. Na EP maciça, em que habitualmente mais de 50% do leito arterial pulmonar é comprometido, frequentemente por trombos bilaterais, pode ocorrer também hipotensão grave, dispneia intensa e síncope. O mesmo quadro pode ocorrer em tromboses menores, porém significativas nos pacientes com função cardiopulmonar limítrofe. O diagnóstico diferencial nessas circunstâncias deve ser feito com IAM, pneumonia fulminante, aneurisma dissecante da aorta, tamponamento pericárdico, hemorragia oculta maciça ou choque séptico. A EP também pode apresentar-se no paciente idoso com manifestações incomuns, como arritmia, febre baixa persistente, ICC inexplicada, confusão mental ou, raramente, como broncospasmo. Não constatada taquipneia, o diagnóstico de EP fica menos provável (Wells *et al.*, 1995, 1998; Haas, 1998).

Exames complementares

Diagnóstico da trombose venosa profunda

Ultrassonografia venosa com Doppler

Por meio de imagens bidimensionais e da velocidade do fluxo sanguíneo venoso, esse método pode detectar trombos por visualização direta, pela ausência de colapso venoso com manobras compressivas e respiratórias ou por anormalidades do fluxo venoso. A ultrassonografia (USG) venosa com Doppler, que depende também da experiência do examinador, tem boa sensibilidade para trombose proximal sintomática (cerca de 90%); no entanto a sensibilidade diminui na trombose da panturrilha, bem como quando a TVP é assintomática. Como a maior parte das tromboses das veias da panturrilha é assintomática, mesmo quando o ultrassom exclui trombose venosa importante, pode ser aconselhável, em pacientes com fatores de risco aumentado, repeti-lo em 5 a 7 dias, para detectar eventuais casos de extensão de uma trombose não diagnosticada anteriormente. Pode haver também diminuição da sensibilidade se houver edema do membro inferior, obesidade e trombose da veia ilíaca, bem como na SPT. Cerca de um terço dos pacientes com EP não apresenta evidências de TVP nos exames de imagens, o que pode sugerir um coágulo completamente embolizado para o pulmão ou não situado nos MMII. Por ser um exame não invasivo, de fácil realização e com boa capacidade diagnóstica, é o método mais adotado atualmente, inclusive para estudos clínicos. Para se obterem os melhores resultados, deve-se solicitar o Doppler colorido (Moody; Hafner, 2009).

Teste de captação de fibrinogênio

A captação do fibrinogênio marcado nos MMII para diagnóstico de TVP é um teste pouco realizado na prática médica em nosso meio, sendo utilizado para a detecção precoce de trombose em formação e para diagnóstico diferencial entre recidiva de trombose e trombo residual antigo.

Pletismografia de impedância

Baseia-se na medida de alterações de resistência elétrica decorrentes da variação da capacitância venosa durante manobras fisiológicas. Quando ocorre obstrução venosa, essas alterações de capacitância venosa são amortecidas.

Embora tido como de boa sensibilidade para trombos proximais, um estudo comparativo com pacientes submetidos também à flebografia revelou falha na identificação de 35% de pacientes com TVP proximal. A sensibilidade para trombose infrapatelar é baixa, e a pletismografia é restrita a poucos centros em nosso meio.

Venografia por ressonância magnética

Exame preciso, não invasivo, que pode avaliar a região proximal de ambos os MMII simultaneamente, com a vantagem de não requerer contraste iodado, porém de utilização limitada devido ao custo elevado. Tem especial utilidade para identificar trombose das veias pélvicas ou da cava e para diferenciar quadros agudos de crônicos.

Flebografia

Consiste na injeção de contraste iodado por uma veia superficial do pé, estabelecendo-se o diagnóstico pelo defeito ou ausência de enchimento da veia comprometida em várias incidências.

Apesar de considerado tradicionalmente como padrão-ouro para o diagnóstico de TVP, tem o inconveniente de ser um exame invasivo, desconfortável, oneroso, não disponível em muitos centros e com risco de alergia ou flebite pelo contraste em 2% dos pacientes. Além disso, a interpretação pode sofrer uma variação considerável, mesmo quando feita por profissionais experientes com uma taxa de 20 a 40% de diagnósticos incompletos ou não feitos, sendo questionável a relevância clínica de muitos achados de trombos pequenos ou distais. Atualmente, tem sido substituída pela USG; todavia, devido à grande precisão diagnóstica, a flebografia é utilizada para casos de discrepância entre a suspeita clínica e o diagnóstico ultrassonográfico. Ao contrário da USG, não é um exame que possa ser repetido facilmente, o que limita a observação evolutiva do trombo.

Existe contraindicação relativa em pacientes com disfunção renal, sendo importante manter sempre uma boa hidratação antes e até 8 horas após o exame e usar os protocolos de proteção renal disponíveis.

Diagnóstico da embolia pulmonar

Dosagem plasmática do D-dímero

Geralmente, no paciente com TEV, ocorre fibrinólise endógena que ocasiona a formação de PDF: o fragmento E e o D-dímero, cuja dosagem pode ser feita comercialmente pelos métodos ELISA, aglutinação por látex e aglutinação de sangue total. A sensibilidade do exame pode ultrapassar 95%, enquanto a especificidade é de aproximadamente 44%. Devido à baixa especificidade para TEV, é possível encontrar concentrações elevadas (> 500 ng/mℓ – ELISA) de D-dímero no pós-operatório e em casos de infecção, inflamação, vasculite, gravidez, trauma, câncer e outras doenças sistêmicas. É fundamental entender a importância de um exame como a dosagem de D-dímero cuja sensibilidade é tão alta, diferentemente de sua especificidade. O valor preditivo negativo desse teste é o seu aspecto mais interessante, uma vez que podemos praticamente descartar o diagnóstico de TVP em pacientes com baixa probabilidade clínica e o exame negativo. Um exame normal (< 500 ng/mℓ – ELISA) exclui EP em mais de 90% dos casos. Vale ressaltar que a sensibilidade do D-dímero não muda significativamente entre os grupos de probabilidade pré-teste de Wells, mas a especificidade diminui à medida que o risco clínico aumenta entre as categorias baixa, moderada e alta. Para explicar essa tendência de queda na especificidade do exame, devemos entender que, nos grupos de moderada e alta probabilidade clínica de TVP, existem mais comorbidades que poderiam ser fator de confusão, aumentando o D-dímero isoladamente (Bocronnsted, 2003).

Gasometria arterial

O achado mais característico é a hipoxemia com alcalose respiratória; contudo os dados do PIOPED (Investigação Prospectiva da Embolia Pulmonar) mostraram não haver diferença da pressão parcial de oxigênio no sangue arterial (Pa_{O_2}) média entre pacientes sem EP e com EP comprovada por angiografia. Além disso, mesmo no processo normal de envelhecimento, pode ocorrer diminuição da Pa_{O_2} e um alargamento do gradiente alveoloarterial de oxigênio. Entretanto, apesar de não apresentar utilidade diagnóstica, a gasometria arterial ajuda a indicar ou descartar a oxigenoterapia.

Radiografia de tórax

Uma radiografia de tórax normal ou quase normal em um paciente com comprometimento respiratório grave sugere uma EP. A maioria das EP em pacientes com mais de 70 anos de idade, no entanto revela anormalidades, embora não específicas, como cardiomegalia, congestão pulmonar, derrame pleural e elevação hemidiafragmática. Existem, porém, algumas alterações bastante características, embora incomuns: a oligoemia focal (sinal de Westermark), uma opacidade cuneiforme acima do diafragma (cunha de Hampton), a proeminência de artérias pulmonares centrais e a distensão da artéria pulmonar descendente direita. Ainda assim, a radiografia de tórax ajuda a excluir patologias que fazem diagnóstico diferencial com EP, como pneumonia ou pneumotórax.

Eletrocardiograma

A anormalidade eletrocardiográfica mais frequente é a inversão da onda T nas derivações anteriores (V1–V4). O padrão de S1 Q3 T3 é associado à EP, mas é pouco comum. Fibrilação ou *flutter* atrial agudo, surgimento de bloqueio de ramo direito e taquicardia sinusal também podem ser encontrados. Não há diferença entre os achados eletrocardiográficos na população idosa e em outros grupos etários.

Ecocardiograma

Não é sensível para o diagnóstico de EP, porém é uma técnica rápida, prática e eficaz para identificar a sobrecarga ventricular direita que ocorre em pacientes com EP de grande monta. A disfunção contrátil do ventrículo direito que ocorre após EP tem um padrão diferente das demais condições que provocam disfunção. Há uma hipocinesia que acomete a base e a parede livre, poupando a região apical (sinal de McConnell); na hipertensão pulmonar primária há uma disfunção global.

O ecocardiograma (eco) ajuda ainda a excluir condições que fazem diagnóstico diferencial com EP na sala de emergência, como IAM ou tamponamento pericárdico e dissecção aórtica.

Eventualmente o diagnóstico de EP pode ser confirmado, quando um trombo móvel é visível dentro das cavidades direitas ou artéria pulmonar ao ecotranstorácico, havendo grande aumento do índice de detecção ao se utilizar o ecotransesofágico.

Cintilografia pulmonar de perfusão e ventilação

Embora seja um dos principais exames de imagem para o diagnóstico de EP, o percentual de resultados definitivos é desapontador.

A cintilografia perfusional usa agregados de albumina marcada por elementos radioativos que ficam retidos no leito capilar pulmonar, sendo obtidas seis incidências padrão por uma gamacâmara. Na fase de ventilação, são inalados aerossóis radioativos. Caso o paciente não seja portador de patologias pulmonares prévias, haverá defeitos na fase de perfusão, com discrepância em relação ao padrão ventilatório normal.

Um exame inteiramente normal praticamente exclui a EP, porém apenas um resultado de alta probabilidade (defeitos grosseiros de perfusão com padrão ventilatório normal) tem confiabilidade diagnóstica. A ocorrência de grandes defeitos de perfusão combinados com defeitos de ventilação ou com defeitos de pequena extensão configura baixa ou intermediária probabilidade diagnóstica.

Infelizmente, a combinação de alta probabilidade clínica de EP com um padrão cintilográfico de alta probabilidade, que tem associação de 96% com EP, ocorre em apenas 12 a 32% dos casos.

Quando tanto a probabilidade clínica quanto a cintilográfica são baixas, a EP é extremamente improvável (< 6 %), podendo ser praticamente excluída.

Assim, a decisão de tratar ou não um paciente suspeito de EP submetido à cintilografia pulmonar só poderá ser tomada em menos de 50% dos casos.

Angiografia pulmonar

É o padrão-ouro para o diagnóstico de EP, possibilitando detectar êmbolos de até 1 a 2 mm. O defeito intraluminal de enchimento deve ser visto em mais de uma incidência. Os sinais secundários de TEP incluem interrupção abrupta dos vasos, oligoemia ou ausência de circulação segmentar, uma fase arterial prolongada com enchimento lento, ou vasos periféricos tortuosos e progressivamente menores.

Com a técnica apropriada e examinadores experientes, pode ser feita com boa margem de segurança. Em um grande estudo prospectivo, a mortalidade pelo procedimento foi de 0,5%. O risco para pacientes idosos é equivalente ao de outras faixas etárias, com exceção de maior frequência de nefrotoxicidade pelo contraste, que pode causar insuficiência renal. Um exame de boa qualidade exclui a EP. No entanto, o exame é caro, invasivo e não disponível, a não ser em grandes centros. A principal utilidade da angiografia, portanto, é definir o dilema de casos de alta suspeita clínica com os demais exames negativos ou inconclusivos.

Tomografia computadorizada do tórax: angiotomografia

A tomografia computadorizada (TC) helicoidal tem sido cada vez mais utilizada como exame inicial de imagem diante da suspeita de EP. A vantagem em relação à cintilografia está na definição imediata quanto à existência ou não de trombo. A angiotomografia ajuda ainda a esclarecer alterações da radiografia de tórax decorrentes de patologia pulmonar preexistente.

Apesar da excelente visualização das artérias pulmonares centrais com sensibilidade e especificidade > 90%, o exame ainda não mantém boa sensibilidade para pequenas embolias em artérias mais periféricas.

Embora não haja restrições quanto à população idosa, deve-se ficar atento para a necessidade do uso de contraste iodado e da manutenção da apneia por alguns segundos.

Alguns autores sugerem aproveitar a mesma ocasião e o contraste já injetado para realizar uma flebografia por TC, com imagens da pelve à fossa poplítea, objetivando o diagnóstico da TVP.

Angiorressonância magnética

Este método é comparável com a angiografia pulmonar contrastada convencional, com a principal vantagem de apresentar boa acurácia para a detecção de EP, sem utilizar radiação ionizante ou contraste iodado. Além disso, a ressonância magnética (RM) pode vir a avaliar a função ventricular direita e esquerda. As três técnicas principais utilizadas são angiorressonância magnética (angio-RM) com gadolínio, RM em tempo real e RM de perfusão. Com o uso do gadolínio, técnica que não impõe riscos ao paciente com disfunção renal, a sensibilidade do exame é de 77%, enquanto a especificidade de 98%. Logo, a alta especificidade da angio-RM com gadolínio confere segurança na decisão de tratar pacientes com um exame positivo. Por outro lado, a baixa sensibilidade torna difícil a exclusão do diagnóstico de EP, principalmente nos segmentos arteriais mais distais. A RM em tempo real, que elimina a necessidade de apneia para melhor obtenção das imagens, apresenta sensibilidade maior, em torno de 85%, e especificidade semelhante à angio-RM com gadolínio, mas os estudos comparando-a com outros exames são escassos. Já a RM de perfusão utiliza geralmente gadolínio como agente de contraste e, tal qual os estudos de perfusão em medicina nuclear, identifica áreas em que o fluxo sanguíneo está diminuído ou ausente, sugerindo EP. Ainda há necessidade de mais estudos quanto à acurácia desse método. No paciente idoso, algumas circunstâncias podem dificultar ou impossibilitar o exame, tais como a necessidade de manter apneias prolongadas e o uso de dispositivos metálicos como marca-passos implantáveis. No futuro, a combinação da RM com um exame de imagem dos MMII deve ser a mais adequada para descartar EP (Merli, 2008).

Tomografia por emissão de pósitrons

À medida que aumenta a utilização da tomografia por emissão de pósitrons (PET) com fluorodosoxiglicose (FDG) em pacientes com malignidade torácica suspeita ou conhecida, observou-se que esse método pode eventualmente detectar infartos pulmonares ou mesmo EP. Entretanto, o diagnóstico diferencial da captação vascular de FDG no tórax deve incluir outras condições, como doença ateromatosa e arterite de Takayasu. Assim, pacientes submetidos à PET-TC para detecção ou estadiamento do tumor podem ter uma suspeita diagnóstica concomitante de EP, que deve, porém, ser confirmada angiotomograficamente (Wittram; Scott, 2007).

Modelo de estratégia diagnóstica

Frente à suspeita de TVP ou EP, inicia-se o fluxograma diagnóstico com uma boa história clínica (incluindo coleta de dados para estabelecer o risco de TEV) e exame físico completo. A abordagem diagnóstica do paciente depende também do conhecimento das limitações de cada teste e da facilidade de obtê-los no local de trabalho. Recentemente, diversos estudos têm mostrado a importância de incorporar o escore clínico de probabilidade pré-teste ao arsenal diagnóstico do TEV, visando à melhor escolha do próximo exame a ser realizado, como orientam os algoritmos de Wells apresentados a seguir (Figuras 50.2 e 50.3).

Profilaxia e tratamento

Os fármacos usados na profilaxia e no tratamento do TEV são a heparina não fracionada (HNF), as heparinas de baixo peso molecular (HBPM) de 1ª e 2ª gerações, os cumarínicos (Di Nisio; Middeldorp; Büller, 2005) (sendo a mais usada a varfarina), os inibidores diretos da trombina (IDT), inibidores seletivos do fator Xa (oral e injetável) e os agentes trombolíticos. Enquanto os trombolíticos podem eventualmente resolver o processo trombótico com lise total ou parcial, os anticoagulantes interrompem a sua progressão, sendo que muitas vezes não ocorre lise total ou mesmo parcial do trombo, mas sim recanalização.

Considerando-se que a maioria dos pacientes com TVP apresenta também EP (sintomática ou não) e vice-versa, e que a fisiopatologia é a mesma, é fácil compreender que os esquemas de tratamento sejam similares. O tratamento deve ser iniciado tão logo haja uma suspeita consistente, quando não se puder dispor de imediato de exames complementares.

Tromboflebite superficial pode ser tratada com anti-inflamatórios não esteroides ou com anticoagulantes como HBPM ou fondaparinux (principalmente se o trombo for maior que 5 cm). Essa situação ressalta o fato de que, apesar da importância das diretrizes nacionais e internacionais, pacientes com trombose venosa devem ser avaliados individualmente, à luz da experiência e bom senso do médico assistente (Sobreira, 2015).

O uso de meias elásticas a médio prazo após o episódio de TVP pode reduzir a incidência de SPT.

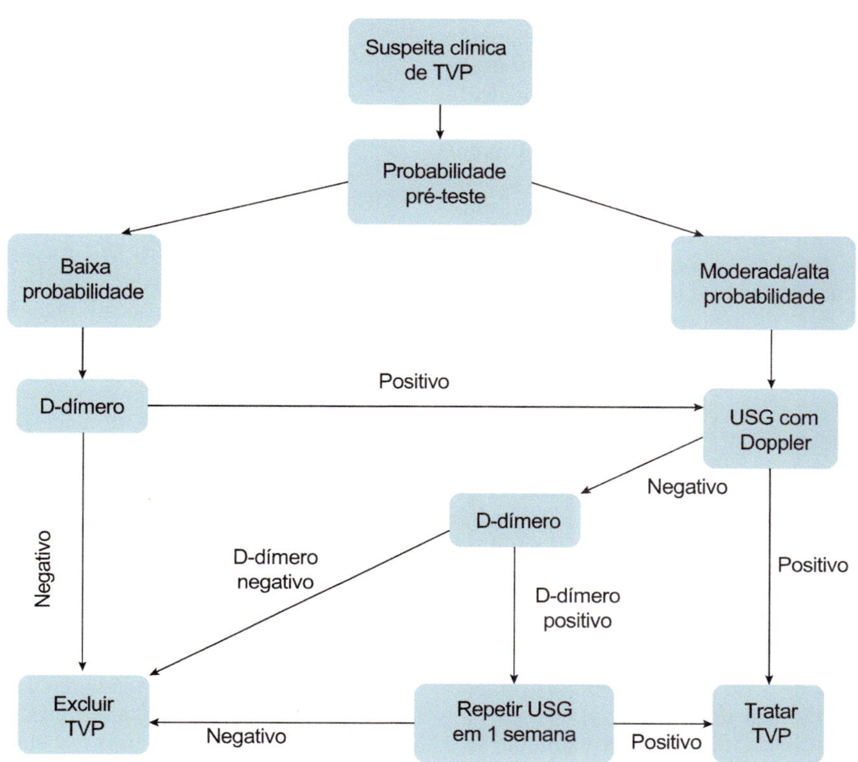

■ **FIGURA 50.2** Suspeita clínica de trombose venosa profunda (TVP). USG: ultrassonografia.

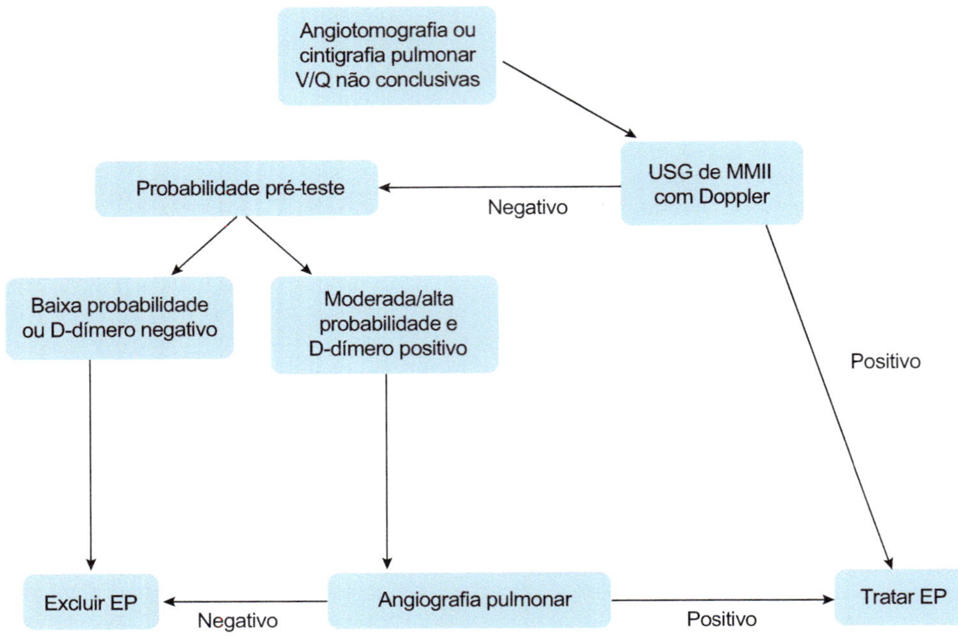

▪ **FIGURA 50.3** Suspeita clínica de embolia pulmonar (EP). MMII: membros inferiores; USG: ultrassonografia.

Heparina não fracionada

A HNF é o agente antitrombótico utilizado há mais tempo; porém, apesar de efetivo, exige monitoramento laboratorial e ajustes constantes da dose terapêutica. Extraída da mucosa intestinal de animais, tem um peso molecular médio de 15.000 daltons e atua catalisando o efeito da AT III, que passa a inativar mais eficientemente diversos fatores de coagulação (IIa, IXa, Xa), além de inibir a ativação de outros fatores pela trombina (V e VIII).

A dose profilática a ser utilizada é de 5.000 UI por via subcutânea (SC), 2 a 3 vezes/dia. É efetiva no tratamento da TVP por via venosa contínua, embora estudos indiquem que pode ser usada por via subcutânea, desde que haja prolongamento adequado do tempo de tromboplastina parcial ativada (TTPa).

O TTPa deve ser ajustado para permanecer 1,5 vez maior que o valor controle; caso contrário, pode haver recorrência do TEV – o limite superior da faixa ideal seria de 2 vezes o valor controle, correspondendo a níveis séricos de heparina entre 0,3 e 0,7 UI/mℓ de atividade anti-Xa (análise amidolítica). A infusão venosa contínua induz menor frequência de sangramento do que a intermitente. A dose da infusão contínua é calculada com um *bolus* inicial de 80 UI/kg e, a seguir, 18 UI/kg/h, com reduções ou acréscimos conforme o TTPa.

Nas primeiras 24 horas, o TTPa deve ser feito aproximadamente a cada 6 horas. Após alcançar a faixa ideal, deve ser realizado 1 vez/dia.

O uso subcutâneo em dose anticoagulante é uma alternativa e pode ser iniciado com 35.000 UI/24 horas ou então precedido de um pequeno *bolus* venoso de 3.000 a 5.000 UI, seguido de 250 UI/kg SC, a cada 12 horas, titulando-se com TTPa realizado 1 hora antes da próxima dose, com doses adicionais, caso necessário, para mantê-lo na faixa terapêutica.

Em pacientes que necessitam de doses elevadas de HNF sem alcançar a faixa terapêutica de TTP, a dose deverá ser titulada, idealmente, pelo nível de atividade do fator Xa.

O tempo de administração da heparina normalmente é de pelo menos 5 dias, podendo ser instituído cumarínico desde o primeiro dia para anticoagulação a longo prazo.

Mesmo com a administração da heparina por 5 a 10 dias seguidos de cumarínico a longo prazo, estudos mostram recorrência do TEV em cerca de 5% dos pacientes (Hirsh *et al.*, 2001).

Trombocitopenia induzida por heparina

A trombocitopenia induzida por heparina é uma reação adversa ao fármaco, mediada pelo sistema imune, iniciada por anticorpos contra fator 4 plaquetário, que se torna um alvo antigênico quando se liga à heparina, com queda da contagem de plaquetas maior que 50% ou níveis menores que 100 mil. Podem ocorrer como complicação tromboses venosa e arterial, em cujo tratamento a varfarina não deve ser utilizada, pois pode causar gangrena venosa dos membros. Em caso de suspeita de trombocitopenia induzida por heparina, o uso de anticoagulantes alternativos é recomendado. Quando a utilização da HNF ou de HBPM é limitada a 5 a 7 dias, a frequência dessa condição é de menos de 1%.

Osteoporose induzida por heparina

A osteoporose, com redução da densidade óssea em cerca de 30% dos pacientes com uso prolongado de heparina por 1 mês ou mais, e com fraturas vertebrais sintomáticas em 2 a 3%, ocorre tanto por aumento da reabsorção como por diminuição da formação óssea.

A duração da heparina intravenosa no TEV é em geral de 5 a 7 dias, com início concomitante de cumarínico; contudo pode ser prolongada nos pacientes com doença complicada.

Heparinas de baixo peso molecular

A utilização das HBPM como profilaxia ou tratamento inicial de TVP apresenta a vantagem de não necessitar de monitoramento laboratorial e de encurtar ou evitar a hospitalização (Hirsh *et al.*, 2001).

A ótima biodisponibilidade das HBPM, juntamente com a maior meia-vida plasmática que a HNF, torna possível o tratamento com 1 a 2 doses diárias por via subcutânea.

As diversas preparações devem ser administradas conforme o peso do paciente e, com cautela, no caso de insuficiência renal ou obesidade mórbida. Nessas situações, seria mais recomendado utilizar HNF por via venosa ou então monitorar a ação da HBPM por meio da medida do nível de atividade do fator Xa.

Estudos indicam que o tratamento da trombose venosa com HBPM é tão efetivo e seguro quanto o tratamento com a HNF. A maior parte dos autores não refere diferenças significativas quanto às complicações hemorrágicas entre adultos jovens e idosos.

A trombocitopenia é menos comum do que com a HNF, porém, se o tratamento tiver de ser prolongado por mais de 7 dias, deve-se controlar periodicamente a plaquetemia.

É possível tratar o paciente em nível extra-hospitalar desde que observados requisitos mínimos: estabilidade clínica do paciente, baixo risco de sangramento, ausência de insuficiência renal grave, administração confiável de medicação (HBPM e cumarínico) com monitoramento adequado e garantia de acompanhamento continuado do paciente para detecção e tratamento do TEV recorrente ou complicações hemorrágicas (Hirsh *et al.*, 2001).

Anticoagulantes alvo-específicos

Pertencem a uma classe presente no Brasil desde a década passada; são os inibidores do fator Xa e IDT. Apresentam vantagens como dose fixa diária e ausência da necessidade de monitoramento da coagulação de rotina. Os fármacos orais, também chamados de anticoagulantes orais diretos (DOAC), podem ser antifatores Xa (rivaroxabana, apixabana e edoxabana) ou inibidores da trombina (dabigatrana). A segurança e a efetividade dos DOAC foram semelhantes em idosos quando comparadas às de outras faixas etárias (Geerts *et al.*, 2008; Eriksson *et al.*, 2004, 2007, 2008; Goette *et al.*, 2016; Lassen *et al.*, 2008).

Inibidores do fator Xa

O fator Xa catalisa a conversão de protrombina em trombina. Cada molécula de fator Xa forma aproximadamente 1.000 moléculas de trombina. Assim, os agentes dessa classe, apesar de não terem efeito direto sobre a trombina, regulam seus níveis de formação via inibição do fator Xa.

O pentassacarídio fondaparinux é o primeiro da classe de inibidores seletivos e indiretos do fator Xa (Turpie; Gallus; Hoek, 2001). É um análogo sintético do pentassacarídio natural de ligação à antitrombina encontrado na HNF e HBPM. A ligação do fondaparinux à antitrombina resulta na inibição específica do fator Xa livre, mas não inibe aquele ligado à protrombina ou associado ao coágulo. Recentemente voltou a ser comercializado no Brasil, sendo utilizado pela via subcutânea para profilaxia e tratamento de TVP e EP, além de síndrome coronariana aguda (SCA).

A rivaroxabana (Einstein Investigators *et al.*, 2010), um inibidor direto do fator Xa, está indicada para tromboprofilaxia em pós-operatório de artroplastia total de quadril (ATQ) e de joelho (ATJ) e tratamento de TVP e/ou EP, e prevenção de AVE embólico em pacientes portadores de fibrilação atrial não valvar (FANV) (Lip *et al.*, 2014; Freitas *et al.*, 2017). Apesar de ter ação antifator Xa, não há rotina para aferição de sua atividade em laboratório. Os tempos de protrombina e tromboplastina podem ser afetados pela rivaroxabana, mas não são parâmetros de atividade. Não há necessidade de controle laboratorial da coagulação (Ageno *et al.*, 2014; Lassen *et al.*, 2009), assim como para o fondaparinux e DOAC em geral. Estudos demonstraram a efetividade do seu uso estendido por até 1 ano, em que se evidencia uma diminuição da recrudescência de TVP. Já foi liberado na Europa e nos EUA seu uso combinado com AAS em uma dose muito menor, tendo sido eficaz na redução de eventos isquêmicos em pacientes com SCA (Eikelboom *et al.*, 2017). A segurança desse fármaco foi comprovada em paciente com insuficiência hepática leve (CHILD A) e insuficiência renal moderada em comparação à varfarina.

A apixabana, outro inibidor direto do fator Xa, é também usada para tromboprofilaxia em pós-operatório de ATQ e ATJ e prevenção de AVE em pacientes portadores de FANV (Granger *et al.*, 2011). Em pacientes com insuficiência hepática moderada (CHILD B) e insuficiência renal moderada, a sua segurança foi igualmente superior em relação à varfarina (Granger *et al.*, 2011).

Edoxabana é o medicamento dessa classe com liberação mais recente pela Agência Nacional de Vigilância Sanitária (Anvisa) no Brasil. As suas indicações atuais são: reduzir o risco de AVE e/ou embolia sistêmica em pacientes adultos com FANV (Lip *et al.*, 2014; Freitas *et al.*, 2017); tratamento de TEV, incluindo TVP e EP; e prevenção de TEV recorrente (TVP e/ou EP). Para tratamento de TEV, seu uso é seguido ao uso inicial de heparina ou HBPM por 5 dias. A dose deve ser diminuída em pacientes com insuficiência renal moderada a grave (*clearance* de creatinina 15 a 50 mℓ/min), de modo semelhante às de outros fármacos da mesma classe. Nos pacientes com peso corporal ≤ 60 kg, recomenda-se a metade da dose. Também é liberado o uso para pacientes com insuficiência hepática moderada e sem coagulopatia (Raskob *et al.*, 2018).

Inibidores diretos da trombina

A trombina tem papel central na coagulação: converte o fibrinogênio solúvel em fibrina, ativa os fatores V, VIII, XI, plaquetas e estabiliza o coágulo. Os IDT podem inativar inclusive a trombina ligada à fibrina.

Os IDT agem por ligação em três locais da trombina: o local ativo ou catalítico e dois exosítios. O exosítio 1 é o local onde se ligam substratos, como a fibrina, e o exosítio 2 é o local de ligação da heparina. Os IDT podem ser bivalentes, bloqueando o local ativo e o exosítio 1 (como a hirudina e a bivalirudina), ou univalentes, agindo somente no local ativo (como a argatrobana e a dabigatrana) (Eriksson *et al.*, 2004).

A hirudina foi a primeira de uma classe de peptídios que inibem diretamente a trombina; a argatrobana pertence à mesma classe, tendo sido usada nos EUA especialmente para trombocitopenia induzida por heparina.

A dabigatrana é indicada para tromboprofilaxia em pós-operatório de ATQ e ATJ, tratamento do TEV e prevenção de AVE em pacientes portadores de FANV. A dabigatrana é um IDT oral reversível que, por isso, se dissocia a partir da trombina, deixando uma pequena quantidade de trombina enzimaticamente livre para a hemostasia normal. Os IDT impedem a formação de trombina nos modelos de trombose venosa e arterial (Harper *et al.*, 2010).

Derivados cumarínicos

O derivado cumarínico mais utilizado é a varfarina sódica. Esses derivados têm absorção intestinal, sendo o transporte plasmático feito por meio de ligação com a albumina. Atuam no fígado inibindo a síntese de quatro proteínas coagulantes dependentes da vitamina K – fatores II, VII, IX e X – e pelo menos dois fatores anticoagulantes dependentes da vitamina K – PTN C e S.

Os cumarínicos levam vários dias para alcançar um efeito máximo devido ao tempo necessário para a depuração dos fatores de coagulação normais, ainda circulantes.

Como ocorre inibição concomitante das PTN C e S, o efeito inicial do cumarínico nas primeiras 48 horas pode ser, de forma paradoxal, mais pró-coagulante que anticoagulante. Assim, o esquema em geral utilizado é o de 5 mg/dia de varfarina, concomitantemente ao uso de heparina por cerca de 7 dias, até alcançar a razão internacional normalizada (INR; do inglês, *international normalized ratio*) mínima de 2. A "dose de ataque", com uso de quantidades maiores do fármaco nos primeiros dias, constitui uma prática improdutiva, pois não acelera a anticoagulação, além de ser mal tolerada por indivíduos com baixas reservas de vitamina K e função hepática diminuída.

Os idosos são mais sensíveis à varfarina que os jovens, e as doses requeridas em geral são menores. No entanto, a idade não parece constituir um fator independente de aumento do risco de sangramento, com possível exceção para maiores de 80 anos de idade. Idosos frágeis constituem um grupo com contraindicação relativa ao fármaco, devido à elevada incidência de doenças osteoarticulares e neurológicas, que são fatores predisponentes de quedas frequentes.

O monitoramento deve ser feito com o tempo de protrombina, utilizando-se tromboplastinas com índice de sensibilidade internacional em torno de 1, e uniformizando-se a expressão do resultado pela INR. A INR deve ser mantida em uma faixa entre 2 e 3 para o tratamento ou a prevenção do TEV, pois nesses limites garante-se uma proteção adequada com uma incidência relativamente pequena de complicações hemorrágicas.

As inúmeras interações medicamentosas fazem da polifarmácia, frequente no paciente idoso, um perigo a ser evitado. A lista de fármacos que podem interferir com a atividade da varfarina, aumentando ou diminuindo sua atividade por diversos mecanismos, é longa, nela constando fármacos de uso tão frequente como alopurinol, amiodarona, cimetidina, hipoglicemiantes orais, metronidazol, quinidina etc. Também a administração do medicamento deve ser cuidadosamente monitorada, em especial naqueles com distúrbios cognitivos, em face do risco de sangramento grave com doses excessivas (Clinical Practice Guidelines, 2000).

Uma orientação nutricional específica deve ser providenciada, para garantir uma quantidade constante de vitamina K. As principais fontes de vitamina K são as folhas: couve (729 mg/100 g), espinafre (415 mg/100 g), brócolis (175 mg/100 g) e alface (129 mg/100 g) são as mais importantes. O fígado de boi (92 mg/100 g), a manteiga (30 mg/100 g) e o café (129 mg/100 g), além de outros alimentos diversos, também contêm a vitamina. Assim, o médico deve permanecer atento a mudanças bruscas de hábitos alimentares como, por exemplo, a adoção de uma dieta hipocalórica rica em verduras, pois poderá ser necessário um ajuste da dose do anticoagulante.

A duração do tratamento varia conforme diversos fatores, porém em geral é de 3 a 6 meses, embora possa ser estendida até por anos. Para pacientes cujos fatores de risco precipitadores do TEV são transitórios, como, por exemplo, uma imobilização temporária ou no pós-operatório, um período de 3 meses pode ser suficiente. No entanto, pacientes com trombose venosa idiopática ou que têm idade avançada devem tratar-se por, pelo menos, 6 a 12 meses. A terapia estendida, que pode ser adotada até em caráter permanente, é indicada em certos casos de câncer em atividade, trombose recorrente ou em determinados estados trombofílicos (deficiência de antitrombina e anticorpo antifosfolipídio documentado).

Complicações

A maior complicação que pode ser provocada pelos cumarínicos é o sangramento, principalmente nos primeiros 90 dias de tratamento, porém, em face das elevadas taxas de morbidade e mortalidade associadas ao TEV, tal risco é plenamente justificável, podendo ser minimizado quando o fármaco é utilizado por profissionais habituados à complexidade de sua manipulação.

Não raramente, patologias desconhecidas previamente, como tumores, úlceras ou malformações vasculares, são reveladas pelo sangramento induzido pela anticoagulação.

Os sangramentos menores podem ser controlados pela suspensão do anticoagulante ou pela administração de vitamina K em pequenas doses (1 a 2 mg) por via oral ou subcutânea; hemorragias maiores devem ser tratadas com plasma fresco e doses maiores de vitamina K. Os critérios para sangramento maior são: queda dos níveis de hemoglobina superior a 2 g/dℓ; necessidade de transfusão de dois ou mais concentrados de hemácias; hemorragia retroperitoneal, intraocular ou intracraniana e hemorragia com repercussões clínicas.

Clínicas de anticoagulação são serviços constituídos por profissionais de saúde especializados no acompanhamento de pacientes em uso de anticoagulantes. A primeira iniciativa no sentido de centralizar os cuidados para pacientes em tratamento de tromboembolismo data de 1949, com a criação do Centro de Trombose da Universidade de Utrecht, na Holanda, seguida pela Universidade de Michigan, que fundou uma unidade similar na década de 1950. Inúmeros estudos apontam vantagens no sentido de que é obtido um controle melhor e mais econômico, evitando acidentes hemorrágicos por doses excessivas, bem como complicações tromboembólicas por doses insuficientes de cumarínicos ou outros fármacos. Entretanto, alguns argumentam que o controle pelo próprio médico assistente revela índice de complicações semelhante, além de utilizar exames laboratoriais com menor frequência. No caso específico do paciente idoso, o ideal seria ter um atendimento centralizado no geriatra, devido à relação de confiança médico-paciente e ao amplo conhecimento, por parte do médico assistente, de suas doenças, hábitos e medicação atual. Contudo, esse geriatra deverá ter habilidade e segurança não só para lidar com as possíveis complicações da terapia anticoagulante, como também para instruir adequadamente o paciente ou o seu cuidador no sentido de identificar ocorrências anormais. Caso contrário, as clínicas de anticoagulação constituem uma opção atraente.

Antídotos

Caso haja necessidade de uma rápida reversão da ação anticoagulante, como em sangramentos graves ou cirurgias de urgência, podemos contar com a protamina, um antídoto que reverte totalmente a ação da HNF e cerca de 40% das HBPM. A protamina não apresenta ação nas outras classes de anticoagulantes.

O complexo protrombínico (hemoderivado que contém os fatores II, VII, IX e X) é útil na reversão dos cumarínicos e dos fármacos antifator Xa. Já em relação aos IDT, poderá ser tentado plasma fresco para uma reversão mais rápida da sua ação, assim como a hemodiálise, método que muitas vezes não é viável de forma imediata.

Em casos de sangramento grave, o fator VIIa pode ser aplicado; porém, além de dispendioso, não é facilmente disponível e há risco de fenômenos trombóticos.

Um antídoto específico para os fármacos antifator Xa já foi aprovado pela Food and Drug Administration (FDA) nos EUA, mas ainda não foi liberado no Brasil: o andexan et alfa reverte totalmente o efeito anticoagulante em minutos. Já o idarucizumabe, anticorpo monoclonal que reverte os efeitos da dabigatrana (Greinacher *et al.*, 2015; Boehringer, 2015), tem aprovação pela Anvisa.

Antes de se prescreverem novos medicamentos anticoagulantes, é imprescindível estudar detalhadamente as contraindicações relativas e absolutas, como insuficiência renal e hepática, bem como as reações adversas, tendo em vista o risco hemorrágico em potencial que tais medicamentos representam, principalmente nas faixas etárias mais elevadas da população. A interação medicamentosa também é um importante tópico a ser avaliado antes da prescrição desses fármacos: tanto a dose do anticoagulante poderá ser reduzida quanto a retirada de outra medicação deverá ser analisada. Apesar desse risco, deve-se registrar que a incidência de acidentes vasculares hemorrágicos com o uso dos anticoagulantes alvo-específicos é significativamente menor do que a observada com os cumarínicos.

Trombolíticos

Atuam por meio da ativação do plasminogênio em plasmina, que promove a degradação da fibrina, com consequente dissolução do trombo.

Quando comparados com a heparina, observa-se que sua eficiência na redução da hipertensão pulmonar é significativamente maior, entretanto os riscos de sangramento também aumentam, com 1 a 2% de possibilidade de hemorragia intracraniana, principalmente nos pacientes mais idosos.

As maiores indicações de trombólise (sistêmica ou direcionada por cateter) são casos graves de embolia maciça confirmada e instabilidade hemodinâmica. Eventualmente, podem ser utilizados na trombose iliofemoral maciça.

Os agentes trombolíticos disponíveis no Brasil são a estreptoquinase e o ativador do plasminogênio tissular recombinante (rTPA). Ambos são administrados na EP pela via intravenosa, sendo o primeiro com uma dose de ataque de 250.000 UI, seguida de 100.000 UI/h por 24 horas, enquanto o segundo é infundido por um período de 2 horas, na dose de 100 mg. O tratamento da TVP é semelhante, embora com duração eventualmente maior.

Não há evidências convincentes de que a infusão com trombolítico intravenoso por veia periférica seja menos eficiente que a injeção direta no trombo venoso orientada por cateter, porém é razoável considerar esta última opção no caso de *phlegmasia cerulea dolens*.

As contraindicações seriam para os pacientes com história prévia de hemorragia intracraniana ou com alto risco para tal (trauma, neoplasia), AVE nos últimos 2 meses, existência de sangramento ativo, cirurgia oftalmológica ou no sistema nervoso central nas últimas 2 semanas, hipertensão grave e alergia ao medicamento utilizado.

Apesar de o risco de sangramento aumentar com a idade, a faixa etária elevada não constitui uma contraindicação ao método.

A trombectomia deve ser avaliada somente em casos especiais como trombose iliofemoral com risco de gangrena secundária à oclusão venosa (Gisselbrecht *et al.*, 1996).

Embolectomia pulmonar

Indicada como medida extrema em casos de EP maciça com instabilidade hemodinâmica, após o insucesso da infusão de trombolíticos, ou quando houver contraindicação ao uso destes.

O procedimento depende da disponibilidade de uma equipe experiente de cirurgia cardíaca; ainda assim, complicações de natureza renal e, principalmente, neurológica não são incomuns em idosos. Em relação à TVP, indica-se trombectomia nos casos de *phlegmasia cerulea dolens* com evolução desfavorável.

Endarterectomia pulmonar

Utilizada em pacientes com hipertensão pulmonar crônica pela oclusão de artérias pulmonares proximais, por êmbolos organizados, pode promover uma redução significativa da hipertensão pulmonar.

Prevenção e tratamento da síndrome pós-trombótica

Recomenda-se o uso de meias de compressão elástica (pressão de 30 a 40 mmHg no tornozelo) por 2 anos após um episódio de TVP para prevenir a SPT. No caso de SPT estabelecida, pode ser recomendado um período de uso de dispositivo de compressão pneumática intermitente (DCPI) para pacientes portadores de edema importante; para os portadores de edema leve, recomenda-se o uso de meias elásticas ou administração de rutosídeos.

Métodos profiláticos não farmacológicos

Métodos mecânicos

São recomendados como profilaxia para serem usados em pacientes que tenham alto risco de sangramento ou como coadjuvante à tromboprofilaxia farmacológica.

Dispositivos de compressão pneumática intermitente

São utilizados para obter um efeito hemodinâmico de aumento do retorno venoso da extremidade inferior, reduzindo a estase e estimulando a atividade fibrinolítica. Sua eficácia na prevenção de TVP ou EP não foi tão bem demonstrada como outros métodos e, apesar de os dispositivos de compressão pneumática intermitente (DCPI) poderem ser contraindicados por problemas dermatológicos ou circulatórios locais, constituem um atraente método de profilaxia devido à ausência do risco de complicações. Devem ser aplicados no peroperatório e no pós-operatório imediato, permanecendo por alguns dias. São limitados por intolerância do paciente, custos significativos e impossibilidade de continuar em nível extra-hospitalar.

Meias elásticas de compressão graduada

Reduzem a incidência de TVP da perna e devem ser utilizadas em conjunto com outros agentes, como a heparina, pois aumentam a proteção contra o TEV.

Deambulação precoce

Medida profilática simples, inócua e oferece inúmeras vantagens adicionais ao paciente, devendo ser sempre estimulada. A incidência de nova EP em pacientes que deambularam precocemente (< 48 horas), comparativamente com os que permaneceram em repouso por cerca de 7 dias, não parece ter diferença estatisticamente significativa em revisão de literatura. Apesar de ainda não haver consenso nesse tópico, a deambulação precoce é importante nos pacientes com estados de hipercoagulabilidade e deverá ser sempre considerada em pacientes já plenamente anticoagulados que tenham adequado condicionamento cardiovascular e sem evidência de EP.

Filtro de veia cava

Exerce um papel de contenção dos êmbolos por barreira mecânica. É recomendado quando o uso do anticoagulante está contraindicado ou produz efeitos colaterais graves. Também deve ser empregado em situações como: TEV recorrente a despeito de anticoagulação farmacológica efetiva, EP maciça, ou antes de determinados procedimentos cirúrgicos em pacientes com alto risco de embolização. Assim que possível, a anticoagulação deve ser reinstituída. Paradoxalmente, a implantação do filtro pode levar a um aumento de TVP recorrente.

Mais modernamente têm sido desenvolvidos filtros temporários, que podem ser removidos finda a sua necessidade. Foram descritos alguns riscos como perfuração da veia cava, embolia por destacamento de algum componente do filtro, migração e fratura. Estão em estudo filtros conversíveis, que não precisam ser retirados, e podem ser transformados em um tipo de *stent*, evitando, assim, algum trauma venoso durante a sua retirada. A relação custo-benefício dos filtros deve ser analisada individualmente (FDA, 2010; Lesho; Michaud; Asquith, 2000).

Situações especiais

Cirurgia ortopédica

A cirurgia ortopédica constitui um capítulo à parte, devido à grande frequência da TVP pós-operatória. A prevalência de TVP total entre o 7º e 14º dia de pós-operatório de ATQ, ATJ e fratura do quadril é de 50 a 60%, sendo proximal em respectivamente 25%, 15 a 20% e 30% (sem profilaxia).

Entre os pacientes submetidos à artroplastia do quadril e joelho que saem do hospital sem TVP (e sem profilaxia pós-alta), 10 a 20% apresentam evidências de um episódio nas primeiras 4 a 5 semanas pós-alta.

Apesar dessa impressionante estatística, os episódios de TEV clinicamente sintomático ocorrem em número bem menor de pacientes (1,3 a 3,4% dos pacientes), variando o percentual de EP fatal em alguns estudos entre 0,2 e 0,3%.

Como ainda não há como estratificar qual grupo de pacientes dentre o grande número com TVP assintomática que sofrerá propagação do trombo, tornando-se sintomático devido a oclusão venosa ou embolização, a profilaxia primária deverá ser feita em todos os pacientes submetidos a cirurgias ortopédicas de grande porte dos MMII (Tabela 50.3).

Na prótese total do joelho, a TVP é ainda mais frequente. Nessa situação, a profilaxia com HBPM ou anticoagulantes orais é obrigatória; a compressão pneumática intermitente parece ser também bastante eficiente. A incidência de TVP no pós-operatório de cirurgias de fratura do quadril é comparável à da prótese total de quadril eletiva, porém a EP fatal é mais comum.

Fatores que aumentam a frequência de TEV em pacientes com fraturas de quadril incluem idade, demora em operar e uso de anestesia geral. O local da fratura (colo do fêmur ou transtrocanteriana) não parece ser importante.

Mesmo os pacientes com comorbidades maiores ou deficiência cognitiva devem receber profilaxia, para reduzir a morbidade associada ao TEV sintomático e a necessidade de usar os onerosos métodos diagnósticos e terapêuticos da TVP e EP estabelecidas.

Como o risco de TEV começa imediatamente após a fratura, a profilaxia pode ser iniciada já no período pré-operatório, caso haja demora em marcar a cirurgia, ou assim que a hemostasia tenha sido estabelecida, após a cirurgia.

Nas cirurgias eletivas da coluna, podem-se usar meias elásticas e/ou DCPI a partir do peroperatório ou profilaxia farmacológica pós-operatória conforme os fatores de risco do paciente.

Nas fraturas de MMII, parece haver uma frequência considerável de TVP, mas não há estudos adequados quanto à relação custo-benefício da profilaxia.

A duração da profilaxia na cirurgia ortopédica merece consideração especial. Tradicionalmente, a duração da profilaxia era limitada ao período de internação do paciente, que variava em torno de 7 dias, no entanto, esse período tem sido reduzido para até 4 dias. Além disso, vários estudos têm alertado para a possibilidade de o risco de TVP estender-se por até 2 meses de pós-operatório, com incidências elevadas de TVP assintomática pós-alta (12 a 37%), embora o percentual de pacientes que desenvolvem TEV sintomático seja bem menor, em torno de 4%. O uso de profilaxia estendida por até 35 dias reduziria essa tendência em cerca de 50% sem causar complicações hemorrágicas significativas. Em resumo, independentemente da substância escolhida, é aconselhável fazer a tromboprofilaxia por pelo menos 10 dias após ATJ (podendo ser estendida até 35 dias no caso de risco aumentado) e 35 dias para ATQ, conforme recomendação do American College of Chest Physicians (Geerts *et al.*, 2008). Estes fatores de risco são persistência da imobilização, obesidade e comorbidades clínicas já descritas (Eriksson *et al.*, 2004, 2007, 2008; Turpie; Gallus; Hoek, 2001).

TABELA 50.3 Níveis de risco de tromboembolismo em pacientes cirúrgicos sem profilaxia.

Níveis de risco	TVP na panturrilha (%)	TVP proximal (%)	EP com manifestação clínica (%)	EP fatal (%)	Estratégia preventiva
Baixo risco Cirurgia de pequeno porte em pacientes com menos de 40 anos de idade sem fatores adicionais de risco	2	0,4	0,2	0,01	Apenas mobilização agressiva
Risco moderado Cirurgia de pequeno porte em pacientes com fatores de risco adicionais; cirurgia em pacientes de 40 a 60 anos sem fatores de risco adicionais	10 a 20	2 a 4	1 a 2	0,1 a 0,4	HNF baixa dose com intervalo de 12 h HBPM (limite mais baixo da dose) DCPI Meias elásticas
Risco elevado Cirurgia em pacientes > 60 anos ou idade entre 40 e 60 anos com fatores de risco adicionais (TEV prévio, câncer e hipercoagulabilidade molecular)	20 a 40	4 a 8	2 a 4	0,4 a 1	HNF baixa dose com intervalo de 8 h HBPM (limite mais elevado da dose) DCPI
Risco muito elevado Cirurgias e pacientes com múltiplos fatores de risco (idade > 40 anos, câncer, TEV prévio); artroplastia do quadril ou joelho, cirurgia de fratura do quadril; grande trauma, lesão de medula	40 a 80	10 a 20	4 a 10	0,2 a 5	HBPM (limite mais elevado da dose) Fondaparinux Cumarínico (INR = 2 a 3) DCPI/meias elásticas + HBPM/HNF (baixa dose) Anticoagulantes alvo-específicos (ATQ e ATJ)

ATJ: artroplastia total de joelho; ATQ: artroplastia total de quadril; DCPI: dispositivo de compressão pneumática intermitente; EP: embolia pulmonar; HNF: heparina não fracionada; HBPM: heparina de baixo peso molecular; TEV: tromboembolismo venoso; TVP: trombose venosa profunda.

Câncer

A malignidade é frequentemente acompanhada de estados de hipercoagulabilidade: células neoplásicas ativam a coagulação diretamente por meio de moléculas de adesão, citocinas, fator de crescimento e proteases que estimulam as células normais do hospedeiro (plaquetas, leucócitos e endotélio). Além do mais, o tratamento antineoplásico, incluindo cirurgia, quimioterapia, radioterapia e cateteres venosos, pode ser complicado por TEV. Pacientes com câncer têm o dobro de risco para TVP pós-operatória e mais de 3 vezes o risco de EP fatal que pacientes sem câncer submetidos ao mesmo procedimento, possivelmente pela indução da produção de pró-coagulantes. Há um risco aumentado de TVP recorrente, justificando muitas vezes a necessidade de tromboprofilaxia estendida. A tromboprofilaxia nos portadores de câncer deve ser feita em situações de pós-operatório e de internação hospitalar por problemas clínicos agudos.

O uso de varfarina pode ser problemático devido à interação com grande quantidade de medicamentos, inclusive quimioterápicos. Vários estudos apontam superioridade das HBPM em relação à varfarina quanto à recorrência de TVP, menor índice de sangramento, não necessidade de monitoramento laboratorial, rápida biodisponibilidade pós-operatória pela via subcutânea e suspensão do efeito rapidamente, no caso de necessidade de um procedimento. Em casos de dano renal grave, as HNF superam as de baixo peso molecular. Alguns inibidores do fator Xa (fondaparinux, rivaroxabana, edoxabana) também podem ser apropriados tanto para profilaxia como tratamento, uma vez que têm se mostrado tão eficazes quanto as HBPM. Vale ressaltar que há uma tendência de maior risco de sangramento de grande porte como complicação quando optamos pelo uso de DOAC, especialmente nas malignidades gastrintestinais e possivelmente nas geniturinárias. O estudo CARAVAGGIO (Agnelli *et al.*, 2018) demonstrou a não inferioridade da apixabana em relação a uma HBPM (dalteparina) no TEV associado a câncer, sem risco aumentado de sangramento significativo como complicação. Até o momento, o uso da apixabana não consta no último protocolo da Sociedade Americana de Oncologia Clínica (ASCO) (Key *et al.*, 2019), liberado em 2019.

Pacientes com neoplasia primária ou metastática do sistema nervoso central e TEV estabelecido merecem anticoagulação assim como os demais portadores de outros tipos de câncer; no entanto, permanece indeterminada a escolha do fármaco ideal e dos pacientes nos quais o benefício do tratamento superaria os riscos (Young *et al.*, 2018; Falanq, 2005).

Viagens de longa distância

Durante viagens com mais de 6 horas de duração em posição sentada sem mobilização, principalmente por avião, há maior estase por diminuição do retorno venoso. Recomendam-se várias medidas preventivas, como não usar roupas apertadas na cintura ou em MMII, evitar desidratação e mobilizar e alongar constantemente as panturrilhas.

Entretanto, se existirem fatores de risco que possam aumentar consideravelmente a possibilidade de TEV (câncer em atividade, traumatismo ou cirurgia recente, obesidade, idade avançada, trombofilia, TEV prévio), sugerem-se meias de compressão elástica graduada (15 a 30 mmHg no nível do tornozelo) ou mesmo considerar dose única profilática de HBPM (enoxaparina 1 mg/kg SC, 2 a 4 horas antes do voo). O uso de DOAC nesse cenário, apesar de promissor, carece de evidências científicas quanto à segurança e eficácia.

51

Atividade Física

Josmar de Castro Alves • Elizabete Viana de Freitas

Introdução

Segundo dados da Organização das Nações Unidas (ONU), estima-se para o ano de 2050 um crescimento extremamente elevado da população idosa com 60 anos de idade ou mais. Para 2030 calcula-se um aumento para 1,4 bilhão de pessoas, e 2050, para 2,1 bilhões. É esperado que a faixa de pacientes com mais de 80 anos de idade triplique de 143 milhões em 2019 para 426 milhões em 2050. Em 2018, as pessoas acima de 65 anos de idade superaram numericamente, em nível global, as crianças com menos de 5 anos de idade. O envelhecimento sempre crescente da população idosa requer uma atenção mais acurada para esse grupo especial de pessoas. Estima-se também que em 2100 o número de pessoas idosas possa alcançar 3,1 bilhões.

Segundo a Organização Mundial da Saúde (OMS) (World Health Organization [WHO], 2013), a inatividade física constitui o 4º fator de risco de mortalidade em todo o mundo (6% das mortes); superado por hipertensão arterial sistêmica (HAS), 13%; tabagismo (9%), diabetes melito (DM), 7%. O sobrepeso e a obesidade representam cerca de 5% da mortalidade mundial.

Na era do envelhecimento global, a OMS (WHO, 2013) manifestou, reiteradamente, a sua preocupação com o aumento da expectativa de vida, principalmente considerando o espectro assustador da incapacidade e da dependência, as maiores adversidades da saúde associadas ao envelhecimento. As principais causas de incapacidade são as doenças crônicas, incluindo as sequelas dos acidentes vasculares encefálicos (AVE), as fraturas, as doenças reumáticas e as doenças cardiovasculares (DCV). Níveis de atividade física em qualquer faixa etária produzem benefícios visíveis e cientificamente comprovados. Estimular a atividade física passou a ser uma obrigação e um direito da sociedade, deixando de ser apenas um problema individual. Uma atividade física bem efetiva reduz o risco de HAS, doença arterial coronariana (DAC), AVE, DM, câncer de mama e cólon, depressão e risco de quedas. Acrescente-se ainda, melhora da saúde óssea e funcional, além de eficaz controle de peso (WHO, 2013).

O National Health Interview Survey, referente a 2009, estima que 3,1% dos indivíduos com idade entre 65 e 74 anos tenham limitações para realizar as suas atividades de vida diária (AVD) e, para aqueles com 75 anos de idade ou mais, esses valores chegam a 10,3%. Em relação às atividades instrumentais de vida diária (AIVD) para essas faixas etárias, esses percentuais correspondem, respectivamente, a 6,4 e 20,3%. Essas limitações constituem maior risco de institucionalização.

As limitações funcionais são preditoras das restrições nas AVD e nas AIVD, sendo, portanto, de fundamental importância a adoção de medidas preventivas, como exercícios, que podem retardar o início dessas restrições, prolongando, assim, o tempo de vida ativa e independente. É preciso definir se essas limitações encontradas constituem descondicionamento físico, efeito do envelhecimento propriamente dito ou doença incipiente.

Muitos autores realizaram trabalhos e apresentaram seus resultados, definindo o estado funcional com base na escala de AVD e AIVD. As limitações funcionais são restritas à dificuldade de realização de certas atividades, como subir escadas e agachar-se, por exemplo. Outrossim, a incapacidade engloba limitações funcionais inseridas em contexto social, geradas pelas restrições às AVD. A atividade física atua reduzindo tanto as limitações funcionais como as restrições às AVD (Framingham Study, 1994).

Atualmente, 1 em cada 7 americanos apresenta alguma condição funcional limitante, com um custo anual superior a 170 bilhões de dólares. Mesmo nos países desenvolvidos, o orçamento dedicado aos programas assistenciais dos idosos ainda é insuficiente para fornecer condições sociais e biológicas ideais. Pode-se deduzir, portanto, a profundidade do desafio de envelhecer, principalmente nos países em desenvolvimento, tendo o contingente de idosos, bem como o de indivíduos frágeis, pequeno acesso aos cuidados especializados de que tanto necessitam.

Sabe-se que, em 2020, a estimativa era de um aumento de 84 a 167% no número de idosos com moderada ou grave incapacidade e que; entretanto, a implantação de programas de exercícios e de outras estratégias de prevenção e melhora funcional pode minimizar ou evitar a incapacidade. Assim sendo, a introdução de adequados programas de promoção de saúde, de prevenção, tanto primária como secundária, além da detecção de moléstias crônicas, seria suficiente para evitar e tratar inúmeras condições de agravo à saúde que podem levar à incapacidade e à dependência. Naqueles já acometidos, os programas de prevenção secundária e de reabilitação (Ades, 1998) tornam-se fundamentais, concedendo a esses indivíduos a possibilidade de reintegração social e laborativa. Inúmeras publicações têm abordado a significativa melhora da qualidade de vida, em todas as idades, nos indivíduos submetidos aos programas de reabilitação.

Com o crescente aumento no número de idosos em todo o mundo, se faz necessária a adoção de políticas de saúde, visando reduzir de todas as formas o aparecimento e o agravamento das comorbidades inerentes à própria faixa etária. Assim, a OMS, preocupada com esses novos dados, recomenda: "foco das recomendações globais sobre atividade física é a prevenção primária das doenças não transmissíveis através da atividade física em nível populacional e o público-alvo primário para estas recomendações são as gestões de políticas em nível nacional".

Esses dados fortalecem cada vez mais a importância da classificação fisiológica dos idosos no sentido da orientação para a atividade física, em vez de levar em conta somente a cronológica, na qual se valoriza apenas a variável idade. Na classificação fisiológica, são avaliados o grau de independência do indivíduo, a aptidão física inicial, a coordenação e a cognição, o que possibilita a programação e a execução dos exercícios em intensidade adequada, não subestimando nem superestimando a capacidade do idoso, e mantendo o equilíbrio da relação benefício/segurança.

De notória importância são as DCV nos idosos. Os dados epidemiológicos apontam sua prevalência nos indivíduos com idade igual ou superior a 60 anos, sendo a maior causa de morbimortalidade e uma das principais de incapacidade nesse grupo etário. Nos idosos, a ocorrência de DAC com manifestação clínica é superior a 25%, assim como cerca de 55% dos quadros de infarto agudo do miocárdio (IAM) e mais de 50% das cirurgias de revascularização miocárdica. Quando comparados aos jovens, observa-se nos idosos que a DAC determina maior taxa de limitação física e incapacidade.

Nas mulheres, o início da DAC se faz mais tardiamente em relação aos homens, com uma diferença de aproximadamente 10 anos. Entretanto, o curso da doença é caracterizado por maior prevalência de insuficiência cardíaca congestiva (ICC) e responde por mais de 50% de todas as causas de mortalidade no sexo feminino.

Apesar da destacada importância da prevenção, já referida anteriormente, a reabilitação cardíaca (RC) tem sido efetiva e segura na melhora da capacidade física desses indivíduos (Ades, 1999). Além disso, oferece uma oportunidade para tratar questões específicas geriátricas, como descondicionamento, fragilidade, melhora do equilíbrio, redução de quedas, sarcopenia, polifarmácia, depressão e declínio cognitivo (Wenger; Nanette, 2020).

Infelizmente, grande parte da população não pratica atividades físicas regulares, e esse fato torna-se ainda mais evidente com o envelhecimento. Observa-se, entretanto, que nos últimos anos, vem acontecendo uma crescente mudança de hábitos na população, com incremento das atividades físicas. Já é possível ver que os pacientes idosos vêm aderindo aos programas de atividade física, como caminhada, hidroginástica e dança. Isso pode ser até relacionado com a maior presença dos idosos nos laboratórios de ergometria visando, por meio de avaliação especializada, iniciar uma atividade física com maior segurança (Kokkinos *et al.*, 2010). Na prática, o grupo que mais se beneficiaria dos exercícios é o que menos os realiza, motivo de preocupação e alerta. Cabe aos profissionais da área de saúde estimular e orientar a prática de atividades físicas, informando os reais ganhos e benefícios para uma maior longevidade e melhoria da qualidade de vida.

A baixa capacidade física é um preditor forte e independente para todas as causas de mortalidade em idosos. Assim, quanto maior e melhor for o condicionamento físico, menor a mortalidade. O equivalente metabólico (MET) é a unidade utilizada para estimar o gasto metabólico, isto é, o consumo de oxigênio, da atividade física, sendo que 1 MET corresponde ao consumo metabólico em repouso de aproximadamente 3,5 mililitros de oxigênio por quilograma de peso por minuto (3,5 mℓ/kg/min de O_2).

A capacidade funcional depende da integração entre os sistemas cardiovascular, pulmonar e musculoesquelético. Os achados obtidos nesta avaliação fornecem dados importantes sobre o diagnóstico e prognóstico, quer para pacientes saudáveis ou não. Nessa avaliação, lembrar que a capacidade funcional é a expressão do trabalho realizado e que depende essencialmente da eficiência biomecânica.

Como sugerido por Kokkinos *et al.* (2010), é necessária uma capacidade física acima de 5 MET para esses benefícios ocorrerem, e, a cada incremento de 1 MET na capacidade de exercício, há diminuição em 12% da mortalidade tanto no grupo de 65 a 70 anos de idade quanto nos acima de 70 anos de idade. Esses benefícios também foram extensivos para os idosos que apresentavam baixa capacidade física e conseguiram incrementá-la para níveis acima de 5 MET durante o acompanhamento. Os indivíduos com bom preparo físico na avaliação inicial e que mantiveram essa condição foram os que apresentaram maior índice de sobrevida.

Alterações cardiovasculares no envelhecimento

O aumento da expectativa de vida trouxe maiores conhecimentos acerca das alterações anatomofisiológicas que ocorrem nos sistemas cardiovascular e musculoesquelético. Permanece, contudo, a dificuldade quanto à definição da estreita fronteira entre envelhecimento normal e as alterações patológicas. É preciso distinguir e identificar os efeitos do envelhecimento propriamente dito sobre a função fisiológica. Esse conhecimento possibilita a identificação do que é descondicionamento físico e o que é doença propriamente dita. A *expertise* clínica do avaliador e a avaliação geriátrica ampla (AGA) podem possibilitar reunir dados importantes e definir a estratégia mais objetiva e mais eficaz para acompanhamento do paciente.

Os estudos e as pesquisas relacionadas com fisiologia do sistema cardiorrespiratório durante o exercício continuam sendo ampliados nos últimos anos, favorecendo um maior entendimento do que ocorre com o aumento da longevidade.

É preciso reconhecer que "idoso" não representa um grupo uniforme de pacientes, e a idade cronológica por si só não identifica esse grupo especial. Indivíduos da mesma idade cronológica podem ter diferenças significativas na idade fisiológica e comportamento muito divergente frente ao esforço físico (Fletcher *et al.*, 2013; Lakatta; Levy, 2003). Reconhecer essas diferenças e peculiaridades contribui enormemente para o melhor entendimento do que realmente acontece no processo fisiológico de envelhecimento.

O envelhecimento encontra-se associado a alterações estruturais cardiovasculares que, porém, tendem a ser seletivas (Tabela 51.1).

Com a idade, as artérias sofrem alterações na elasticidade, distensibilidade e dilatação. O esvaziamento ventricular dentro da aorta endurecida favorece o aumento da pressão arterial sistólica (PAS) nos idosos. O aumento da resistência arterial periférica determina progressivo incremento da pressão arterial média. Apesar da dilatação, as paredes da aorta tornam-se mais grossas pelo aumento da infiltração de colágeno, mucopolissacarídios e deposição de cálcio, com descontinuação das lâminas elásticas. A velocidade da onda de pulso encontra-se aumentada nessa população, refletindo o endurecimento vascular (Tabela 51.2) (Josephson *et al.*, 1999).

As células endoteliais sofrem alterações morfológicas com a idade, mostrando redução na resposta vasodilatadora endotélio-dependente, embora a resposta dos músculos lisos aos vasodilatadores diretos esteja inalterada. Isso se justifica pela diminuição do óxido nítrico que ocorre com o envelhecimento (Egashira *et al.*, 1993; Lakatta; Levy, 2003).

TABELA 51.1 Alterações cardíacas anatomofisiológicas no envelhecimento.

↑ Massa cardíaca entre 1 e 1,5 g por ano
↑ Espessura da parede posterior do VE
↑ Espessura do septo interventricular
Deposição de tecido colágeno
↓ Complacência ventricular
↑ Tempo de relaxamento e de contração do VE
↓ Liberação e recaptação de Ca^{++} pelo RSP
↓ Resposta ao estímulo beta-adrenérgico
Espessamento e calcificação do aparelho valvular

Ca^{++}: cálcio; RSP: retículo sarcoplasmático; VE: ventrículo esquerdo.

TABELA 51.2 Alterações vasculares anatomofisiológicas no envelhecimento.

↑ Resistência vascular periférica
↓ Elasticidade e distensibilidade da aorta
↑ Infiltração de colágeno, mucopolissacarídios, deposição de Ca^{++}
↑ Espessura das paredes
Descontinuação de lâminas elásticas
↑ Velocidade da onda de pulso
↓ Resposta vasodilatadora endotélio-dependente

Ca^{++}: cálcio.

A pré-carga também sofre influência do envelhecimento, pelo aumento das varicosidades, diminuição da massa muscular, diminuição do volume sanguíneo e da eficiência das válvulas venosas, que, em conjunto, reduzem o retorno venoso.

As estruturas valvulares tornam-se fibrosadas com a idade. Os folhetos mostram-se espessados e mais rígidos, ocorrendo aumento gradual na circunferência das quatro válvulas. A calcificação é, algumas vezes, acentuada no anel valvular, produzindo um denteado irregular e grosseiro nas valvas aórtica e mitral, as mais atingidas, processo frequentemente associado a bloqueio de ramo do feixe de His, hemibloqueio e bloqueio atrioventricular (Lakatta; Levy, 2003).

Com o envelhecimento, a modulação da função cardíaca pelo sistema beta-adrenérgico diminui, ocorrendo, de fato, declínio na resposta à estimulação adrenérgica do coração senescente, enquanto a estimulação muscular direta com cálcio permanece normal. A resposta beta-adrenérgica reduzida causa menor cronotropismo e inotropismo, além de menor vasodilatação arterial.

Conclusivamente, é possível afirmar que, a despeito dessas alterações, a capacidade do miocárdio de gerar tensão é bem mantida. O envelhecimento fisiológico que acontece está associado a uma redução do tônus parassimpático, no nível do coração. Este declínio observado na atividade vagal poderá ser amenizado com o treinamento físico aeróbico (Serra; Lima, 2019).

A força contrátil e o encurtamento do músculo cardíaco não se encontram prejudicados, estando a função cardiovascular global em repouso e adequada para a manutenção das atividades normais em idosos saudáveis. Por outro lado, a redução do relaxamento miocárdico, produzindo disfunção diastólica, pode pesar consideravelmente em DCV ou com o uso de certos medicamentos. A DAC no idoso é, em geral, caracterizada por lesões arteriais mais graves e por maior frequência de disfunção ventricular sistólica e diastólica.

Os idosos constituem um grupo de características bastante variáveis, suscetíveis a maior número de comorbidades, à variabilidade emocional, apresentando tendência a quadros depressivos, além de frequente instabilidade musculoesquelética.

O conhecimento mais aprofundado das mudanças inerentes ao processo fisiológico do envelhecimento vem estimulando e possibilitando maiores pesquisas direcionadas à fisiologia do sistema cardiorrespiratório durante o exercício físico. Esse entendimento maior ratifica que o treinamento com exercícios pode atenuar algumas alterações observadas no envelhecimento, melhorando a qualidade de vida e aumentando a longevidade.

Efeitos do envelhecimento e o exercício

A capacidade máxima de realizar um trabalho diminui com a idade, como resultado do menor consumo de oxigênio para a realização de um exercício dinâmico. Conceitualmente, o consumo máximo de oxigênio (V_{O_2} máx.) é a maior quantidade de oxigênio (O_2) que uma pessoa consegue extrair do ar inspirado, no esforço máximo, expressando a quantidade de O_2 transportado e usado para o metabolismo celular. O V_{O_2} máx. está significativamente relacionado com a idade, sendo seu valor máximo entre 15 e 30 anos, decaindo, a partir de então, gradativamente. Aos 60 anos de idade, o V_{O_2} máx. é aproximadamente um quarto daquele dos 20 anos. Por outro lado, a capacidade aeróbica é beneficamente influenciada pela atividade física. Nos indivíduos inativos, ocorre redução de 9% no V_{O_2} máx. por década contra 5% nos indivíduos ativos. Um indivíduo em repouso, sentado, consome 3,5 mℓ/O_2/kg/min, ou 3,5 kcal/kg/min, representando o equivalente metabólico, denominado MET. Essa unidade torna possível avaliar o gasto energético durante determinada atividade física em relação ao repouso. Apresenta relevante importância, servindo de base para a prescrição de atividade física, junto com a frequência cardíaca (FC) (Fleck, 1988).

O V_{O_2} máx. (consumo máximo de oxigênio) é a principal variável considerada na avaliação da capacidade funcional. O V_{O_2} máx. é limitado em doenças pulmonares graves e difusas, DCV, alterações musculares e metabólicas. Durante uma prova funcional, se for programada uma intensidade inicial desproporcional à capacidade física do indivíduo, pode ocorrer interrupção precoce do esforço, prejudicando a análise da capacidade física, o que também acontece na escolha de um protocolo não individualizado (brando), havendo prolongamento do esforço e mesmo prejuízo na sua análise (Fletcher *et al.*, 2013).

Com o avanço da idade, existe a redução da capacidade cronotrópica, ocorrendo uma gradativa redução da FC ao esforço. A FC é influenciada por inúmeros fatores, incluindo a idade. Nos idosos, a FC encontra-se diminuída, tanto em repouso como no esforço máximo, fenômeno que parece estar ligado à inefetiva modulação simpática, bem como a modificações no sistema de condução e receptores. No entanto, a resposta da FC ao exercício não é atribuída aos níveis mais baixos de catecolaminas, ao contrário, os níveis de catecolaminas plasmáticas nos idosos são especialmente mais altos com o exercício (Fletcher *et al.*, 2013).

A pressão arterial nos idosos tende a ser um pouco mais alta tanto em repouso como no esforço.

A perfusão coronariana e a função ventricular esquerda são bem mantidas com a idade, provavelmente pelo emprego da lei de Frank-Starling, capaz de aumentar a função cardíaca.

A fração de ejeção (FE) durante o exercício aumenta também nos idosos, sendo, contudo, significativamente maior nos indivíduos mais jovens. Queda na FE durante o exercício, seja nos jovens ou nos idosos, é condição anormal fortemente sugestiva de doença. Por outro lado, mesmo no envelhecimento normal, o sistema musculoesquelético tem papel primordial no desempenho físico nos indivíduos com 60 anos de idade ou mais, observando-se significativa perda de força e massa muscular, intimamente relacionada com a queda da síntese proteica e com a menor atividade física.

A massa e a força muscular diminuem a partir dos 40 anos de idade, com aceleração desse processo após 65 anos de idade; a repercussão é mais intensa do quadril para baixo, sendo o declínio da potência mais acelerado que o da força. Esse fato pode aumentar a incapacidade nos idosos, aumentando o risco de morte. Os membros sofrem uma redução do número e do tipo de fibras (mais evidentes nas fibras do tipo II, de contração rápida). Também se observa um acúmulo maior de gordura periférica e visceral (ver Capítulo 91) (Larsson *et al.*, 1979).

O tempo de reação diminui e acontece um alentecimento da velocidade de execução dos movimentos complexos e repetitivos, evoluindo mesmo para movimentos mais simples. A flexibilidade e a amplitude dos movimentos, principalmente nas mulheres, sofrem um evidente declínio após os 70 anos de idade: quadril (20 a 30%), tornozelo (30 a 40%) e coluna (20 a 30%), também ocorrendo diminuição da elasticidade dos tendões, cuja repercussão é um aumento do risco de lesões, quedas e dor lombar.

A circulação para as pernas está diminuída em repouso e com esforço, bem como a resposta vasoconstritora renal e esplâncnica aos exercícios submáximos.

O volume total de plasma está diminuído, com pequena redução da hemoglobina. A sensação de sede é menor e há comprometimento na capacidade de conservar água e sódio pelo rim. Isso leva a uma repercussão no débito cardíaco (DC), no aumento da chance de desidratação e da capacidade de executar esforços no calor.

A função pulmonar também sofre influência à medida que a idade avança, pela maior rigidez da caixa torácica, pela diminuição da força da musculatura expiratória, pelo maior esforço respiratório, pela perda de alvéolos e também pelo aumento do tamanho dos restantes; porém, a influência nas trocas gasosas é pequena. Isoladamente, tais alterações não limitam a *performance* dos exercícios, a não ser em determinadas atividades competitivas de ponta (Costa; Carreira, 2007).

Os limiares anaeróbico e ventilatório tendem a ocorrer mais precocemente. A produção máxima de lactato, tolerância e depuração sofrem declínio com a idade.

As características anatômicas e funcionais próprias do envelhecimento são refletidas por repercussões clínicas (Tabela 51.3). Assim sendo, há uma condição para a realização de esforços físicos ao lado de uma recuperação mais lenta. As alterações musculoesqueléticas determinam queda progressiva de força. As alterações vasculares propiciam o aparecimento de sintomas circulatórios, sendo encontradas extremidades frias. De grande importância no contexto da reabilitação é a maior frequência de arritmias e dispneia quando da realização de esforço físico (Lakatta; Levy, 2003).

Algumas considerações devem ser tecidas, levando-se em conta o envelhecimento cardiovascular e suas manifestações. Provavelmente, tais respostas encontram-se interligadas a diversos fatores. A queda linear nas reservas cardiovasculares e pulmonares pode ser influenciada por doenças não evidenciadas, por falta de condicionamento físico e pelo envelhecimento propriamente dito, enquanto a redução da capacidade aeróbica a partir da terceira década, traduzida por menor V_{O2} máx., é afetada diretamente pelo estilo de vida, como sedentarismo, tabagismo e uso de álcool, entre outros fatores.

Atualmente, inúmeros trabalhos, como o de Fletcher *et al.* (1995), relatam os benefícios da atividade física e da reabilitação cardiovascular no idoso. Na realidade, é necessária a implantação de programas educacionais visando à ampla divulgação da atividade e da reabilitação, bem como de seus benefícios para os idosos. O *Framingham Disability Study by Age and Coronary Disease Status* (Pinsk *et al.*, 1990) mostrou significativos números relacionados com a incapacidade por DAC em idosos, comparando indivíduos com idade entre 55 e 69 anos de idade e 70 e 88 anos de idade (Tabelas 51.4 e 51.5).

Esses dados revelaram que entre indivíduos portadores de DAC com idade de 55 a 69 anos, 56% apresentavam incapacidade, sendo 49% dos homens e 67% das mulheres, contra 18% entre indivíduos da mesma idade sem DAC, sendo 9% dos homens e 25% das mulheres.

No grupo mais idoso portador de DAC, a incapacidade atinge mais de 76%.

A atividade física corretamente orientada, tanto em idosos saudáveis como em cardiopatas, altera favoravelmente o metabolismo lipídico e dos carboidratos, induz o aumento dos níveis de lipoproteínas de alta densidade (HDL), tem efeito benéfico na distribuição do tecido adiposo e melhora a sensibilidade insulínica, sendo importante na redução do risco cardiovascular.

▪ **TABELA 51.3** Repercussões do envelhecimento cardiovascular.

Menor aptidão cardiorrespiratória
Recuperação mais lenta
↓ Progressiva de força
Atipia de sintomas clínicos
Extremidades frias
↑ Frequência de arritmias e dispneia aos esforços

▪ **TABELA 51.4** *Framingham Disability Study by Age and Coronary Disease Status*: 55 a 69 anos de idade.

Percentual de incapacidade (%)		N
Sem DAC e ICC		
Mulher	25	829
Homem	9	574
DAC		
Mulher	67	88
Homem	49	127
Angina de peito		
Mulher	67	67
Homem	57	81
ICC		
Mulher	80	15
Homem	43	7

DAC: doença arterial coronariana; ICC: insuficiência cardíaca congestiva.

▪ **TABELA 51.5** *Framingham Disability Study by Age and Coronary Disease Status*: 70 a 88 anos de idade.

Percentual de incapacidade (%)		N
Sem DAC e ICC		
Mulher	49	471
Homem	27	273
DAC		
Mulher	79	121
Homem	49	103
Angina de peito		
Mulher	84	83
Homem	56	59
ICC		
Mulher	88	25
Homem	57	14

DAC: doença arterial coronariana; ICC: insuficiência cardíaca congestiva.

A inatividade física apresenta alta prevalência no Brasil e em todo o mundo e está fortemente relacionada às DCV, elevando as taxas de mortalidade. Quanto menor o nível de aptidão física, maior tende ser a taxa de mortalidade (Ghorayeb *et al.*, 2019).

Apesar do ainda pequeno número de trabalhos com idosos e reabilitação, é indiscutível a melhora de capacidade funcional desse grupo, justificando maior difusão dos programas de reabilitação para essa faixa etária (Ades *et al.*, 1987; Ades, 1999).

Atividade física e o idoso

É preciso reconhecer que idoso não representa um grupo uniforme de pacientes e a idade cronológica por si só não identifica esse grupo especial. Indivíduos da mesma idade cronológica podem ter diferenças significativas na idade fisiológica e comportamento muito divergente frente ao esforço físico (Fletcher *et al.*, 2013; Lakatta; Levy, 2003).

O exercício físico pode ser conceituado como um tipo especial de atividade física que é planejada, estruturada e repetitiva, tendo como objetivos finais ou intermediários a manutenção e a melhoria da saúde, do condicionamento físico, da estética corporal ou desempenho em competições (Serra; Lima, 2019).

É preciso entender que atividade física pode ser definida como qualquer movimento corporal, que produzido pelos músculos esqueléticos, resulte em gasto energético superior aos valores de repouso. Quando ocorre uma sequência sistematizada de movimentos de diferentes segmentos corporais, planejadamente executados para obtenção de um objetivo programado denominamos de exercício físico (Borjesson *et al.*, 2011).

Diversas condições clínicas são passíveis de programas de reabilitação: IAM, revascularização miocárdica, angioplastia, angina estável, ICC crônica, troca de válvula, HAS, ressincronizador, marca-passo, entre outras. Algumas situações clínicas, contudo, contraindicam o início da reabilitação cardiovascular: infecções sistêmicas, tromboembolismo, endocardite, doenças musculoesqueléticas, ICC descompensada, miocardites e pericardites, HAS não controlada, arritmias complexas, distúrbios metabólicos descompensados e fase precoce de cirurgia cardíaca (Costa; Carreira, 2007; Uchida *et al.*, 2013).

A avaliação clínica pré-participação (APP) para atividades físico-esportivas deve ser entendida como uma avaliação médica sistemática, uniformizada, capaz de abranger a ampla população de esportistas e atletas antes da realização de exercício regular moderado a intenso (Ghorayeb *et al.*, 2019).

O ideal é que todo indivíduo, especialmente o paciente idoso, candidato à prática de exercícios ou esportes em nível leve/moderado/elevado de intensidade seja submetido a uma rigorosa avaliação clínica. A APP possibilita a detecção de fatores de risco, sinais e sintomas sugestivos de doenças cardiovasculares, pulmonares, metabólicas ou do sistema musculoesquelético (Riebe *et al.*, 2015).

É preciso ressaltar que na anamnese, algumas diferenças precisam ser consideradas, especialmente aqueles aspectos relacionados ao exercício e à história de doenças familiares ou eventos cardiovasculares relacionados com a prática do exercício ou do esporte (Maiorana *et al.*, 2018). Na avaliação pré-participação, o conhecimento adequado das condições médicas é de vital importância, e uma abordagem cardiológica merece atenção especial. É preciso considerar que as adaptações cardíacas ao exercício físico são dependentes de sua frequência, intensidade e duração, variando nas distintas modalidades esportivas, nos diferentes sistemas de treinamento, também de acordo com as respostas individuais (Corrà; Giannuzzi, 2006). A individualidade das respostas torna possível o conhecimento da existência de alterações em indivíduos submetidos a atividades físicas semelhantes.

Em relação aos indivíduos classificados como máster, o eletrocardiograma (ECG) de repouso é mandatório. Nessa idade, já existe maior prevalência de DCV, sendo a principal delas a DAC) (Lippi *et al.*, 2018; Bohm; Scharhag; Meyer, 2016). Algumas patologias não cardíacas relacionadas com os sistemas pulmonar, cardiovascular, neurológico ou osteoarticular podem limitar a condição funcional do paciente e assim prejudicar uma avaliação com mais acurácia durante o esforço físico.

O teste ergométrico (TE) deve ser realizado de rotina em todos os idosos antes de iniciarem suas atividades físicas, devendo ser precedido de um ECG em repouso (Tabela 51.6). O objetivo do TE (Araujo, 1986) é avaliar a segurança do programa a ser instituído, bem como auxiliar a prescrição dos exercícios. É importante, nessa faixa etária, o conhecimento real da capacidade funcional, visando à aplicação de programas de atividade física com maior segurança funcional, assim como a determinação da gravidade e/ou do prognóstico de uma cardiopatia preexistente (Serra; Lima, 2019).

O TE é um procedimento no qual o indivíduo é submetido a um esforço programado e individualizado com a finalidade de se avaliar as respostas clínica, hemodinâmica, metabólica, autonômica, eletrocardiográfica e eventualmente ventilatória ao exercício. Nos casos de atividades recreativas em idosos saudáveis, principalmente em locais com menos recursos ou análise de grandes grupos, os pacientes podem ser liberados após avaliação clínica e ECG. Nos idosos, a estabilidade musculoesquelética deve ser analisada com cuidado, já que eles costumam mostrar restrições consequentes, principalmente, a processos osteoarticulares (Canadian Society for Exercise Physiology, 2011).

■ **TABELA 51.6** Aplicabilidade clínica do teste ergométrico.

Avaliação	Objetivos
Diagnóstica	Identificar quem tem coronariopatia
Prognóstica	Identificar quem tem alto risco ou quem precisa de intervenção
Funcional	Identificar quem está capacitado ou se a atividade física proposta pode ser feita com segurança
Medicamentosa	Identificar se a terapêutica instituída está sendo eficaz

O TE analisa a capacidade aeróbica, o balanço entre a carga de trabalho e a FC, além de estratificar o risco de cada indivíduo. Por outro lado, estabelece um padrão inicial, definindo um parâmetro que servirá de base para o acompanhamento da resposta ao plano de reabilitação instituído (Tabela 51.7).

Nos idosos são utilizados, com frequência, protocolos modificados para a realização de TE. São esperados como resposta FC mais baixas e níveis maiores de PAS. Os protocolos mais utilizados para os idosos devem permitir boa adaptação do paciente ao ergômetro (Naughton, Rampa e Bruce Modificado), lembrando que protocolos iniciados com alta carga de trabalho limitam essa condição. Naqueles pacientes em que se espera uma baixa carga de trabalho, esta deve ser inicialmente baixa com pequenos acréscimos (protocolo de Naughton). Na escolha do protocolo, deve ser eleito aquele que melhor se adapte às condições do paciente. Essa conduta possibilita a obtenção de dados mais objetivos e reais. Nos últimos anos, foi observado que a maior adesão dos idosos às atividades físicas tem proporcionado melhor adaptação aos protocolos com maior carga de trabalho (Paola; Barbosa; Guimarães, 2013). Os protocolos de Bruce Modificado são sempre muito bem tolerados pelos pacientes mais treinados.

O TE deve ser precedido de uma breve história, que deve incluir as atividades desempenhadas no dia a dia, para que não se subestime a capacidade do paciente em realizar esforço, pois muitas vezes optamos por um protocolo mais atenuado em alguém capaz de desenvolver o esforço proposto com uma intensidade bem maior, o que pode prejudicar a avaliação.

O TE em esteira rolante parece ser o ergômetro ao qual o paciente idoso melhor se adapta (Feitosa-Filho *et al.*, 2019). O TE em bicicleta pode ser útil nos casos em que os pacientes tenham diminuição de equilíbrio e/ou coordenação, bem como medo

■ **TABELA 51.7** Objetivos do teste ergométrico.

Avaliação de capacidade cardiorrespiratória
Avaliação de balanço entre FC e carga de trabalho
Estratificação de risco
Avaliação do sistema autônomo
Evolução de programa de exercício (resposta clínica, resposta cardiorrespiratória, resposta eletrocardiográfica, resposta cardiovascular, resposta metabólica)

FC: frequência cardíaca.

de realizar o exame em esteira rolante, tornando possível melhor desempenho, pela sensação de segurança. Em nosso meio, ainda não é comum a realização de TE em indivíduos com limitação física por meio de ergômetros para braço.

As alterações do segmento ST são as manifestações mais comuns de isquemia miocárdica ao exercício. Novos parâmetros foram adicionados na avaliação prognóstica no TE. A incompetência cronotrópica, a recuperação anormal da FC e as alterações na PAS durante o esforço se associaram como parâmetros prognósticos bastante úteis.

O TE deve ser sempre sintoma de esforço limitante, isto é, o paciente deve ser levado ao máximo do esforço suportável. Isso possibilita que a avaliação realizada identifique dados importantes sobre a real condição do paciente (Figuras 51.1 e 51.2) (Serra; Lima, 2019).

O TE define critérios para a individualização de programas de exercícios. Nos pacientes anginosos são determinadas a FC e a carga de esforço que desencadeiam o sintoma, adequando-se o programa de exercício para um estágio abaixo. O consumo de oxigênio deve ser mantido entre 60 e 70% do V_{O_2} máx. e a FC entre 70 e 85% da FC máxima do paciente. O duplo produto, resultado da multiplicação da PAS pela FC no pico de esforço, deve ser mantido abaixo dos valores encontrados no momento da isquemia, no caso de TE positivo. A FC estabelecida, seja limitada pelo cansaço, seja determinada por sintoma ou por nível percentual de FC, é chamada frequência cardíaca de treinamento (FCT). Em geral, a FCT pode ser calculada pela fórmula de Karvonen, utilizando o correspondente a 60 ou 80% da frequência cardíaca de reserva (FCR) determinada pela aplicação da fórmula: (FC máx. – FCR) × 60% (ou 80%) + FCR (em que FC máx. = frequência cardíaca máxima; FCR = frequência cardíaca de repouso). A FC máx. é aquela obtida no pico do esforço de um TE máximo (paciente chegando à exaustão, ou apresentando algum outro sinal limitante, como dor torácica ou

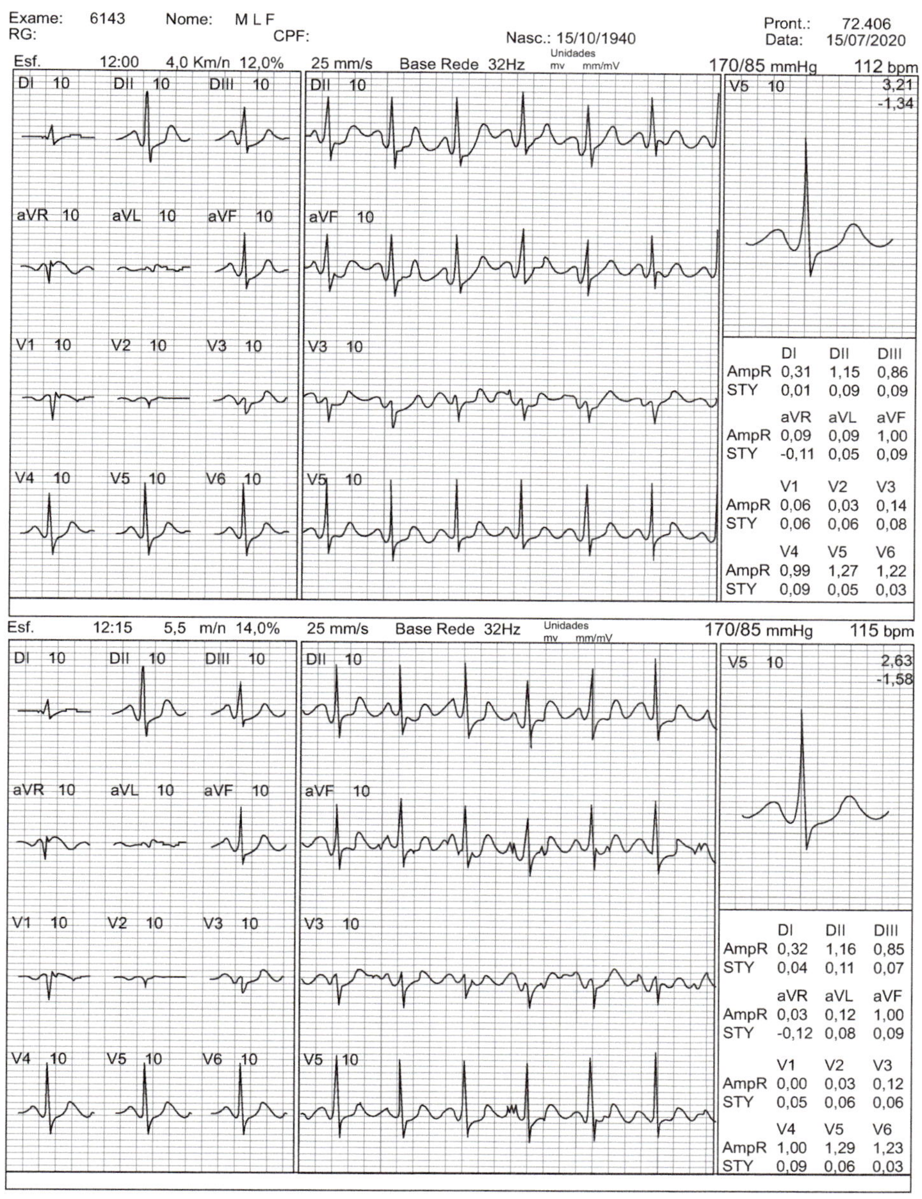

■ **FIGURA 51.1** M.L.F., 80 anos de idade, sexo feminino, assintomática, dislipêmica, com ponte miocárdica em artéria coronária direita e em uso de betabloqueador; avaliação para atividade física.

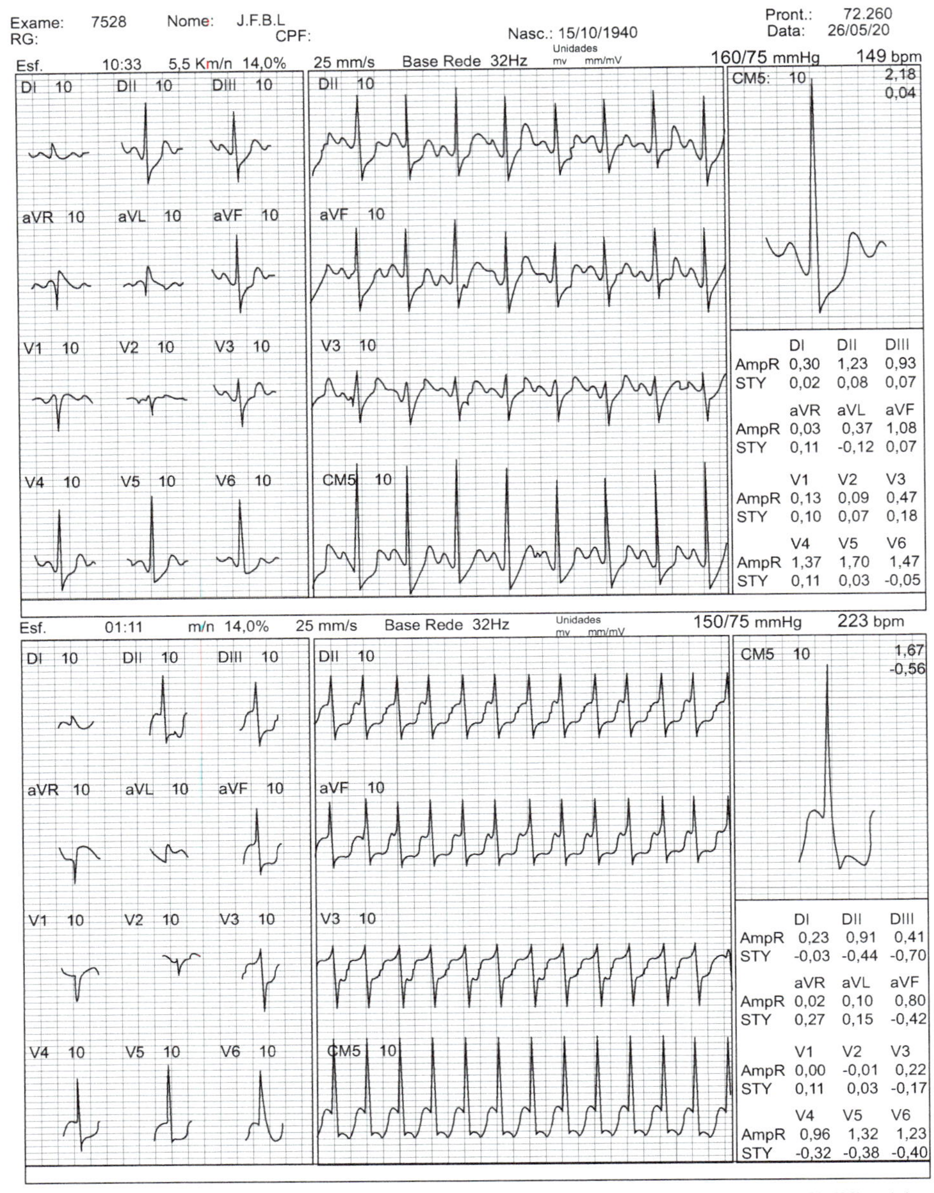

▪ **FIGURA 51.2** J.F.B.L., 75 anos de idade, sexo masculino, diabético, dislipêmico, revascularizado com *stent* em artérias coronária direita e circunflexa; relato de taquicardia com tontura sempre após esforço físico.

alteração eletrocardiográfica ou arritmia frequente e/ou complexa entre outros). Na entrada do paciente no programa de treinamento, podemos iniciar com 50% da sua FC máx. como referência para a intensidade a ser mantida; porém, na prática, observamos que pelo fato de os idosos já apresentarem FC máx. menor do que os mais jovens, habitualmente estão destreinados, apresentam menor capacidade física, aliada a maior ansiedade e expectativa pelo início e certa dificuldade, em alguns casos, de executar os exercícios. Esses fatores fazem com que em repouso os pacientes já atinjam praticamente essa FC, o que dificulta a orientação de qualquer atividade física. Com isso, na grande maioria dos casos, o treinamento é realizado entre 70 e 85% da FC máx., mesmo em cardiopatas, sem maiores complicações ou dificuldades (Costa; Carreira, 2007; Uchida; Murad AN; Chalell W, 2013; Fletcher, 2013; Serra; Lima, 2019).

Pacientes sedentários deverão iniciar os exercícios no limite inferior da prescrição. A progressão do esforço deve ser feita ao longo das semanas, obedecendo às peculiaridades e condições de cada indivíduo. Os pacientes fisicamente mais ativos poderão iniciar os exercícios em níveis mais intensos, respeitando também as características e condições de cada idoso (Tabela 51.8).

▪ **TABELA 51.8** Distúrbios de condução no teste ergométrico – quando valorizar.

Em baixa carga de esforço
Em baixa FC
Concomitantemente com alterações importantes de ST-T
Com dor precordial
Com resposta deprimida ou queda da FC ou pressão arterial sistêmica intraesforço

FC: frequência cardíaca.

Nos pacientes com fibrilação atrial ou em uso de medicações que interfiram com a FC (p. ex., betabloqueadores), podemos lançar mão da escala de percepção subjetiva de esforço para orientação da atividade física – Escala de Borg (1982) – que tem íntima relação com a FC ideal de treinamento, o que possibilita um treinamento com grandes benefícios e com baixo risco de eventos (Tabela 51.9).

Atividade física é fundamental para controle da HAS, devendo ser realizada com intensidade moderada de exercícios aeróbicos, entre 30 e 60 minutos, de preferência todos os dias, já que tem efeitos agudos, subagudos e a longo prazo. Essa preocupação se baseia especialmente no fato de que houve um aumento global do número de hipertensos de 594 milhões em 1975 para 1,13 bilhão em 2015, em grande parte creditado aos países subdesenvolvidos e em desenvolvimento (NCD-RisC, 2017). Uma sessão de exercícios pode trazer efeitos benéficos de queda da pressão arterial, que podem perdurar por mais de 20 horas após sua interrupção. Os idosos também se beneficiam da queda da pressão arterial em repouso, por meio dos efeitos crônicos dos exercícios, como observado por Seals e Reiling (1991) e Applegate *et al.* (1992). Os pacientes com HAS devem fazer um exame de fundo de olho antes da liberação para as atividades físicas, com o objetivo de avaliar lesões vasculares, o que pode impedir a realização dos exercícios com peso e diminuir a intensidade dos exercícios aeróbicos. Os exercícios com peso são coadjuvantes dos exercícios aeróbicos na HAS, porém são muito importantes para os idosos como um todo, não devendo deixar de ser realizados, apenas se houver alguma contraindicação formal (Pescatello *et al.*, 2004; Costa; Carreira, 2007; Uchida; Murad AN; Chalell W, 2013; Fletcher, 2013; Seals; Reiling, 1991). Vale lembrar que exercícios com pesos livres devem ser sempre bem avaliados, pois existe a possibilidade de acidentes em idosos destreinados e/ou mais frágeis (Paola *et al.*, 2013).

A importância do exercício físico em pacientes portadores de ICC está bem definida como estratégia terapêutica segura, que atenua os efeitos do descondicionamento físico progressivo decorrente da evolução natural da doença (Ghorayeb *et al.*, 2019). A resposta desses pacientes ao exercício físico é determinada pela interação do sistema nervoso central (SNC), condições hemodinâmicas e musculoesqueléticas, circulação periférica e condição pulmonar, principalmente.

Os efeitos favoráveis da reabilitação (RCV) com ênfase nos exercícios físicos têm sido demonstrados, inclusive, em metanálises de estudos clínicos que demonstram significativas reduções de morbimortalidade cardiovascular e global, bem como redução de taxas de hospitalização com expressivo ganho de qualidade de vida, justificando sua consensual e enfática recomendação pelas principais sociedades médicas mundiais (Carvalho *et al.*, 2020). O programa de reabilitação cardiovascular para esses pacientes deve ser bem individualizado, devendo ser evitados os programas para grupos. A prescrição dos exercícios deve ser calculada, sempre que possível, por teste de esforço cardiopulmonar (TCP); deve-se trabalhar com a referência da FC do limiar anaeróbico e a avaliação do nível arritmogênico por eletrocardiografia dinâmica. O TCP também é importante na avaliação prognóstica dos pacientes, tendo uma relação direta com a aptidão física. A melhora da capacidade física com os exercícios também é um importante marcador prognóstico, diminuindo o risco de mortalidade/ano, e ocorre principalmente por maior eficiência periférica do que central (coração). Portanto, o principal objetivo da RCV com ênfase nos exercícios é proporcionar uma melhora dos componentes da aptidão física, tanto aeróbica quanto não aeróbica (força/potência muscular, flexibilidade e equilíbrio), algo que exige a combinação de diferentes modalidades de treinamento (Carvalho *et al.*, 2020). O treinamento intervalado, em que alternamos intensidades diferentes de esforço aeróbico, deve ser utilizado sempre que possível (Belardinelli *et al.*, 1999; Strait; Lakatta, 2012).

Uma das preocupações com os pacientes portadores de valvopatias é a longa duração que pode ter a doença, o que pode constituir uma dificuldade no seguimento desses indivíduos. Os sintomas e as limitações funcionais que normalmente aparecem e/ou aumentam com o esforço podem provocar redução ou interrupção da atividade física. Essa sintomatologia crescente aos esforços induz ao sedentarismo, reduzindo a aptidão física aeróbica e piorando a condição clínica do paciente.

Os pacientes portadores de estenose aórtica (EAo), sem história de síncope, assintomáticos, com gradiente até 30 mmHg, portanto, com EAo leve, avaliados pelo ecocardiograma com Doppler, não têm restrição quanto ao tipo de atividade física, desde que realizem uma prova funcional prévia e esta seja normal. Essa prova funcional serve de referência da aptidão física para orientação da intensidade dos exercícios. Os pacientes sintomáticos devem ser avaliados rigorosamente para detecção de arritmias induzidas por esforço. Nesses casos, os exercícios devem ser de baixa intensidade e supervisionados. EAo grave ou EAo moderada sintomática contraindicam a prática de atividade física. O nível de percepção do cansaço pode ser obtido por meio da Escala de Borg (ver Tabela 51.9) (Department of Health and Human Services, 2008; Pollock *et al.*, 2000).

A reabilitação cardiovascular no IAM apresenta características distintas, dividindo-se em quatro fases: (I) fase intra–hospitalar; (II) imediatamente após a alta hospitalar até 3 meses; (III) de 3 a 6 meses e (IV) duração prolongada (Carvalho *et al.*, 2020).

Segundo recomendado pela Diretriz Brasileira de Reabilitação Cardiovascular de 2020, na fase I da RCV, o paciente antes da alta hospitalar deve estar munido de informações importantes referentes ao estilo de vida saudável, com especial ênfase no exercício físico. Nessa fase, é proposta a combinação de exercícios de baixa intensidade, programas e técnicas para controle de estresse, condutas que devem ser coordenadas por uma equipe composta por médico, enfermeiro ou fisioterapeuta capacitados para atuar em RCV.

Nas fases subsequentes, II, III e IV, que são fases pós alta hospitalar, se objetiva a progressão dos benefícios da RCV ou a manutenção dos ganhos já obtidos. Pacientes mais debilitados, muito sintomáticos ou portadores de cardiopatias graves admitidos na fase II poderão extrapolar as fases temporais sugeridas para RCV e, assim, permanecer por um tempo mais longo na reabilitação, necessitando de supervisão direta nos exercícios físicos.

TABELA 51.9 Escala de percepção de cansaço revisada de Borg.

0	Nenhum
1	Muito fraco
2	Fraco
3	Moderado
4	Um pouco forte
5	Forte
6	
7	Muito forte
8	
9	
10	Muito, muito forte, máximo

Mesmo considerando a cronologia proposta das fases RCV conforme detalhado adiante, é preciso lembrar que o paciente idoso, em função de suas peculiaridades e condições físicas, pode precisar de maior tempo em determinada fase no programa de reabilitação. Quanto mais cedo for iniciada a RCV, maior será o benefício adicionado à recuperação do paciente. Estima-se que, para cada 1 semana de atraso no início dos exercícios após o IAM, seja necessário 1 mês adicional de treinamento para obtenção de benefícios similares no volume sistólico (VS) e na FE do ventrículo esquerdo (Haykowsky *et al.*, 2011).

A fase I é iniciada na unidade coronária com exercícios de baixa intensidade, de até 3 MET, correspondendo de 30 a 40% da FC máx., incluindo movimentação passiva e exercícios respiratórios. É continuada no quarto com exercícios de baixa intensidade, de até 4 MET, implicando exercícios ativos de braço e pernas e deambulação. A fase II tem início após a alta, já em casa, e tem por objetivo preparar o paciente para um programa formal, com ou sem supervisão, dependendo do caso. Nessa fase já é permitida atividade sexual seguindo orientações individuais. Na fase III, a prescrição de exercício baseia-se em uma prova funcional. São realizados exercícios aeróbicos, de contrarresistência, ou treinamento de força (TF), e de flexibilidade. A intensidade dos exercícios, a carga de peso e os grupos musculares utilizados dependerão de aptidão física inicial, doença cardiológica de base (p. ex., evitar exercícios de rotação e abertura dos membros superiores de 6 a 8 semanas após cirurgia de revascularização miocárdica) e patologias correlatas (p. ex., doença pulmonar obstrutiva crônica, DM). A fase IV é introduzida após reavaliação por TE, devendo ser mantida por tempo indeterminado e já não requer supervisão (Carvalho *et al.*, 2020). Não se deve esquecer de que pacientes de alto risco não podem participar de um programa de exercícios sem supervisão e, ainda, que o perfil psíquico pode implicar risco maior, como no caso de pacientes com personalidade tipo A, extremamente competitivos, que não aceitam seus limites e, apesar da orientação, estão sempre ultrapassando a FCT, o que os coloca em risco adicional, mesmo sendo portadores de uma cardiopatia considerada de baixo risco.

A avaliação da função cardiorrespiratória em adultos idosos pode exigir diferenças sutis no protocolo, na metodologia e na dosagem do esforço em relação aos mais jovens ou adultos de meia-idade. Por isto, reveste-se de grande importância a avaliação por meio do TE, assim como a habilitação do médico em ergometria (Department of Health and Human Services, 2008; Costa; Carreira, 2007; Uchida *et al.*, 2013; Fletcher, 2013; Serra; Lima, 2019).

Aspectos práticos na prescrição de exercícios

A atividade física regular é essencial para o envelhecimento saudável. Essa promoção da atividade física é especialmente importante porque esta população é menos ativa fisicamente do que qualquer faixa etária. Nos últimos anos, a adesão à atividade física tem contribuído significativamente para a melhoria na qualidade de vida e aumento da longevidade. Sendo um grupo muito variado mostra níveis diferentes de aptidão física, alguns com essa perda mais acentuada, agravada por comorbidades.

Assim, a estratégia de implantação e manutenção do programa de reabilitação cardiovascular deve seguir normas bem estabelecidas, sendo consideradas: modalidade, frequência, duração, intensidade e supervisão.

As políticas de saúde, com programas que estimulam cada vez mais a iniciação em atividades físicas, têm proporcionado ganhos importantes na qualidade de vida.

Entretanto, é necessário estabelecer, como primeira medida, um elo de confiança entre paciente e equipe de saúde com franca troca de informações, esclarecendo todo o procedimento com ênfase nos benefícios conquistados ao longo do tempo, visando despertar maior interesse pelo programa. Tal conduta é fundamental na persuasão dos pacientes idosos, em geral, mais cautelosos na adoção de novos procedimentos. É importante também que o idoso possa opinar na escolha da atividade física a ser desenvolvida a fim de optar por aquela com a qual se identifique mais. Esse novo olhar tem contribuído para que a adesão à atividade física seja mais positiva e eficaz.

Tem sido consenso que os idosos devem fazer pelo menos 150 minutos (2 horas e 30 minutos) de atividade física moderada por semana ou 75 minutos (1 hora e 30 minutos) de intensidade física mais vigorosa por semana naqueles mais habilitados.

A atividade física moderada se traduz por um nível médio de esforço, e em uma escala de esforço de 0 a 10, em que 10 fosse o esforço máximo possível, a intensidade moderada ficaria entre 5 e 6. Nesse nível pode-se constatar aumentos importantes na taxa das frequências cardíaca e respiratória. Na intensidade vigorosa esse nível de alcance ficaria entre 7 e 8 na escala de esforço. Como regra geral, 2 (dois) minutos de atividade física moderada equivalem a 1 minuto de atividade física vigorosa, ou seja, 30 minutos de atividade física moderada equivalem a 15 minutos de atividade física vigorosa (os exercícios devem ter uma frequência de 5 vezes/semana, com duração de 30 minutos), obedecendo à intensidade estabelecida previamente pelo TE. Maiores volumes de atividade física são positivamente associados a melhor qualidade e a maior expectativa de vida (Stamatakis *et al.*, 2019).

Segundo dados da Diretriz Brasileira Reabilitação Cardiovascular (DERC/SBC) de 2020, os efeitos benéficos dos exercícios a curto e longo prazos nos portadores de DAC estável estão devidamente comprovados. Em um período de 8 a 12 semanas, é possível detectar aumento do limiar isquêmico, melhora da capacidade funcional cardiorrespiratória e melhora perfusional cintilográfica. Melhoria na qualidade de vida, redução de hospitalização e redução das taxas de mortalidade cardiovascular podem ser observadas nos pacientes que mantêm a prática regular de exercícios físicos.

Os pacientes com história clínica de DCV devem iniciar o programa de reabilitação sob supervisão médica, mantida até que o paciente aprenda a conhecer os seus limites (Canadian Society for Exercise Physiology, 2011).

Pacientes portadores de DAC estável, revascularizados ou após evento coronário deverão ser avaliados e devidamente estratificados para risco de RCV. Essa avaliação se baseia nos tratamentos realizados, medicamentosos ou intervencionistas. O conhecimento prévio de sintomas, função ventricular, capacidade funcional, arritmias com ou sem esforço, assim como possibilidade de isquemia residual, contribui de forma importante para a avaliação prognóstica mais robusta. A acurácia da avaliação realizada permite classificar pacientes em baixo, intermediário e alto risco para RVC e, assim, normatizar e individuar a supervisão dos exercícios (Carvalho *et al.*, 2020).

A atividade física deve ser precedida por uma fase de aquecimento, incluindo alongamento, mobilidade articular e caminhada, indispensáveis principalmente para os idosos, mais suscetíveis às lesões articulares e musculares. O término da sessão deve ser precedido por exercícios de alongamento e por gradativa volta à calma. Algumas recomendações devem ser observadas para segura e adequada realização de exercícios (Tabela 51.10) (American College of Sports Medicine *et al.*, 2009).

A atividade física, mesmo bem conduzida e orientada, pode levar a lesões osteoarticulares, mais frequentes nos pacientes

▪ **TABELA 51.10** Recomendações para a realização de exercícios.

Realizar exercício somente quando houver bem-estar físico
Usar roupas e sapatos adequados
Evitar o tabagismo e o uso de sedativos
Alimentação até 2 h antes
Respeitar os limites pessoais e informar quaisquer sintomas
Ajustar os exercícios à temperatura
Iniciar a atividade lenta e gradativamente para possibilitar adaptação
Reduzir o ritmo em atividades mais intensas
Ingerir boa quantidade de líquido durante e após os exercícios

idosos, em especial nas mulheres, devendo ser evitados os exercícios de alto impacto. Nesses indivíduos, a atividade física deve ser iniciada progressivamente, possibilitando gradual adaptação ao esforço muscular e ao impacto articular. Quando o indivíduo idoso apresentar baixa capacidade funcional comparada àquela prevista para sexo e faixa etária, investigação funcional deve ser iniciada (Löffler *et al.*, 2018).

Mesmo após a fase supervisionada, a prescrição do programa de recuperação impõe obediência a critérios que visam dar segurança ao paciente. Os dados obtidos pelo TE orientam a prescrição por meio da FC ou pelo número de MET.

De uma forma prática, a Tabela 51.11 correlaciona o nível de intensidade de algumas das atividades físicas mais comuns no nosso meio, em MET.

É preciso ressaltar que a intensidade do exercício tem relação direta com a aptidão cardiorrespiratória de cada indivíduo, independentemente da idade. Por exemplo: um exercício com a intensidade de 6 MET pode ser muito intenso para um idoso sedentário e com sobrepeso e ser muito leve para outro indivíduo da mesma idade que corre todo dia.

A equivalência da intensidade do exercício com a queima calórica obtida é fácil de ser compreendida, considerando-se a definição e as equivalências a seguir:

- Caloria é a quantidade de calor (energia) necessária para elevar a temperatura em 1°C a temperatura de 1 g (equivalente 1 mℓ) de água
- 5 quilocalorias = 1 ℓ de oxigênio consumido
- 7.000 calorias = 1 kg de gordura.

Uma atividade diária de intensidade moderada, durante 30 minutos, consome cerca de 1.400 calorias semanais.

A indicação de caminhada representa uma solução prática para idosos e sedentários, mantendo-se o critério do controle da FC antes e imediatamente após. É aconselhável, entretanto, a associação de exercícios com pesos e de flexibilidade com duração de 15 minutos, gerando melhor condicionamento físico. Nos idosos, os exercícios com pequenos pesos colaboram para melhorar o tônus muscular e para preservar a massa óssea, enquanto os exercícios de alongamento são importantes para melhorar a flexibilidade. É preciso ter cuidado com a utilização de pesos livres, pois o risco de acidentes é possível, especialmente em idosos menos habilitados ou mais fragilizados.

A atividade física, indicada e realizada adequadamente, traz inúmeros benefícios como favorecimento da perfusão tecidual, aumento do V_{O_2}máx., vasodilatação periférica, facilitando o esvaziamento do coração, e redução do gasto miocárdico de oxigênio (Tabela 51.12).

O desenvolvimento e a manutenção da resistência aeróbica, a flexibilidade articular e a força muscular são especialmente importantes nos idosos, contribuindo para a adesão ao programa de reabilitação.

Estudo publicado em 2010, avaliando 2.314 pacientes com idade entre 65 e 92 anos de idade, por meio do TE com um seguimento de 8,1 anos, correlacionando a capacidade física com mortalidade por todas as causas, concluiu que homens idosos com boa capacidade funcional em MET tiveram maior sobrevida para todas as causas. A cada MET adicional alcançado houve uma redução de risco (RR) de mortalidade de 12%.

Treinamento de força

A força muscular declina com o avançar da idade, e uma das causas é a redução da massa muscular. E essa diminuição da massa muscular contribui para redução na capacidade funcional. O exercício resistivo, também denominado TF ou treinamento resistido, tem como objetivo aumentar a capacidade de força, a potência e a aptidão muscular em pacientes idosos. Essa força é aprimorada pela realização de exercícios contra sobrecargas progressivas de contrações musculares de componente estático. Os benefícios em aprimorar a mobilidade ajudam a prevenir quedas e consequentes fraturas. A aptidão muscular mais aprimorada permite realizar as AVD com menos esforço, maior segurança e mais autoconfiança.

Os idosos são os que sofrem maiores repercussões da perda de massa muscular e aumento do percentual de gordura, que se apresenta de forma mais enfática nos mais sedentários e com doenças crônicas. O estímulo à realização de exercícios de força, associado ao melhor conhecimento de sua aplicação

▪ **TABELA 51.11** Intensidade de atividades físicas mais comuns.

Leve	Moderada	Intensa
< 3 MET ou 4 kcal/min ou 40% da FC máx.	Entre 3 e 6 MET ou 4 e 7 kcal/min ou 40 a 59% da FC máx.	> 6 MET ou 7 kcal/min ou < 60 a 70% da FC máx.
Caminhar lentamente (1 a 2 mph)	Caminhar vigorosamente (3 a 4 mph)	Caminhar vigorosamente em subida ou com carga
Bicicleta ergométrica 50 W	Ciclismo por lazer ≤ 16 km	Ciclismo rápido ou competitivo > 16 km
Natação leve	Natação com esforço moderado	Natação rápida (*crawl*)
Exercício de condicionamento e alongamento leve	Exercício de condicionamento moderado	Condicionamento intenso – ergômetro de degrau
Pescaria sentado	Pescaria de pé	Pescaria em correnteza
Atividades domésticas leves	Atividades domésticas de limpeza	Atividades domésticas com arrumação de móveis

MET: equivalente metabólico; FC máx.: frequência cardíaca máxima.

TABELA 51.12 Benefícios da reabilitação cardiovascular para o idoso.

> V_{O2} máx.
Maiores benefícios periféricos
Benefícios psicológicos
Dependência
Massa muscular
Controle do DM
Altera favoravelmente o metabolismo lipídico e dos carboidratos
Redução de peso
Reintegração às atividades laborativas

DM: diabetes melito.

de forma correta, tem contribuído significativamente no combate aos efeitos deletérios da fragilidade.

Na década de 1990, os exercícios com pesos foram reconhecidos como benéficos nos programas de RCV e, a partir desse fato, uma série de recomendações surgiu, demonstrando a sua importância.

À medida que a idade avança, diversas modificações ocorrem na estrutura física e mental desse grupo, sendo praticamente impossível traçar o limite entre o que se considera fisiológico e patológico nessas circunstâncias. É sabido que, pelos riscos que envolvem comorbidades e complicações musculoesqueléticas e cardiovasculares em pacientes idosos, o TF precisa de orientação especializada. As possíveis complicações poderão ser atenuadas por meio da avaliação e pré-participação realizada com acurácia, supervisão profissional qualificada e técnica na execução do movimento. O conhecimento prévio de possíveis lesões osteomusculares ou articulares contribui na adoção de medidas preventivas. É recomendável orientar que se inicie as primeiras sessões do treinamento com resistência mínima, para que ocorra a adaptação dos elementos do tecido conjuntivo. À medida que se observa aprimoramento e adaptação do paciente, é possível progredir com a intensidade do esforço, suspendendo-se esse treinamento em caso de dor ou lesão do segmento específico (Carvalho *et al.*, 2020).

Nos pacientes com disfunção ventricular importante, a diminuição da perfusão periférica pode estimular aumento no número de fibras de contração rápida, cujo metabolismo anaeróbico ocorre em um percentual maior em relação às de contração lenta (Lakatta, 2015).

A densidade óssea também diminui com o envelhecimento em ambos os sexos, sendo nas mulheres mais evidente após a menopausa. As doenças degenerativas osteoarticulares, bem como os distúrbios neurológicos e psiquiátricos, bastante prevalentes nessa faixa etária, somam-se aos fatores já citados anteriormente, formando um ciclo negativo, o que leva ao aumento da inatividade física.

O TF atua nesses fatores: ele possibilita aumento da força e massa muscular, prevenção e tratamento da osteoporose, melhoria das doenças degenerativas osteoarticulares, melhor desempenho nas atividades aeróbicas e, por conseguinte, incremento na captação máxima de oxigênio. Com isso, haverá aumento do equilíbrio e coordenação, independência, mais autoestima, diminuição das quedas, resultando em menor prevalência de depressão, ou melhor, controlando-a, invertendo o sentido do ciclo, no caminho de diminuição da inatividade física.

Essa intervenção também levará à reintegração social e laborativa, sendo esta última uma necessidade das sociedades modernas, em que a expectativa de vida está aumentando, e principalmente nos países em desenvolvimento, pela necessidade da participação ativa na renda familiar. Todos os benefícios desses exercícios podem ser vistos no Tabela 51.13.

Pacientes diabéticos, caso apresentem retinopatia proliferativa ou não proliferativa em evolução, não deverão ser submetidos a TF de alta intensidade (Serra; Lima, 2019).

As respostas da pressão arterial ao TF dependem de uma série de fatores, como: magnitude do componente isométrico, intensidade da carga (percentual de contração voluntária máxima [CVM]), quantidade de massa muscular envolvida, número de repetições e duração da carga.

Nas atividades isométricas, o VS permanece praticamente inalterado, exceto quando está envolvida grande tensão (> 50% de CVM), quando pode haver diminuição do VS, pela grande resistência à contração ventricular esquerda. A FC aumenta, porém em percentual menor do que nos exercícios aeróbicos. Esse fato levará a um pequeno aumento do DC. Nas musculaturas envolvidas com o exercício, haverá compressão dos vasos e diminuição da perfusão; já nas musculaturas não utilizadas durante o exercício, ocorrerá vasoconstrição reflexa. O aumento do DC associado à vasoconstrição leva ao aumento desproporcional da pressão arterial (Fei *et al.*, 2013). Os maiores valores de pressão arterial são alcançados quando múltiplas séries são realizadas entre 70 e 95% de CVM, até a exaustão máxima. A recomendação do não bloqueio respiratório, evitando assim a manobra de Valsalva (MV) para não agravar a resposta pressórica, ainda é feita pela maioria das publicações (ACSM, 2014), apesar de alguns artigos relatarem efeito fisiológico protetor desta manobra (Serra; Lima, 2019).

O grupo de pacientes de maior risco deve ser avaliado individualmente sobre a possibilidade de inclusão no programa de TF (Tabela 51.14); porém, em certos casos, os exercícios são contraindicados (Tabela 51.15).

A prescrição de TF em pacientes idosos deve ser realizada de maneira individual, levando em conta a prática ou não anterior de exercícios de forma regular (bem como a modalidade do exercício, para a avaliação dos principais componentes envolvidos: aeróbico, isométrico e isotônico), o grau de aptidão, a apresentação de alguma doença (p. ex., cardiovascular, osteoarticular, pulmonar etc.), a função ventricular, o perfil psicológico e o nível de compreensão (Costa; Carreira, 2012; Uchida; Murad; Chalell, 2013).

TABELA 51.13 Benefícios dos exercícios de treinamento de força para o idoso.

Aumento do V_{O2} máx.
Aumento da força muscular
Aumento do tônus muscular
Melhora da autoestima
Melhora da DCV
Melhor controle da depressão
Menor dependência
Maior equilíbrio e coordenação
Maior controle do DM
Aumento da massa magra
Diminuição da perda óssea
Maior reintegração às atividades laborativas
Redução de peso

DCV: doença cardiovascular; DM: diabetes melito.

▪ **TABELA 51.14** Contraindicações relacionadas com treinamento de força.

Classe I ou II NYHA, com FE < 30%
Capacidade física ≥ 6 MET, com FE > 30%
Sem sinais clínicos de ICC e FE > 30%
Classe III da NYHA
TE apresentando: • Capacidade física < 6 MET • Sinais de isquemia durante o exercício, abaixo de 6 MET • Hipotensão intraesforço • Taquicardia não sustentada durante o esforço
Um episódio de morte súbita abortada (fora do período de IAM ou intervenção cardíaca)
Insuficiência aórtica
Cardiomiopatia hipertrófica

IAM: infarto agudo do miocárdio; ICC: insuficiência cardíaca congestiva; FE: fração de ejeção; MET: equivalente metabólico; NYHA: New York Heart Association; TE: teste ergométrico. (Adaptada de Recommendations for resistance exercise in cardiac rehabilitation. Recommendations of the German Federation for Cardiovascular Prevention and Rehabilitation, 2004.)

▪ **TABELA 51.15** Contraindicações dos exercícios de treinamento de força.

Angina de peito instável
Doença orovalvar grave ou sintomática (estenótica ou regurgitante)
Sinais de ICC, especialmente nos pacientes em classe funcional IV da NYHA
Arritmias refratárias à terapêutica
Pressão arterial em repouso: sistólica, 160 mmHg e diastólica, 100 mmHg
Outras entidades clínicas que piorem durante o exercício (p. ex., doenças osteoarticulares importantes)

ICC: insuficiência cardíaca congestiva; NYHA: New York Heart Association. (Adaptada de AHA Science Advisory, 2007.)

Nos idosos sedentários mais frágeis, o TF deve ser precedido de exercícios aeróbicos por 2 a 4 semanas, bem como de atividades que estimulem a coordenação, para que o possa ser realizado de forma mais eficiente e com menor risco. Os pacientes devem ser orientados sobre a importância dos exercícios, a forma adequada de desenvolvê-los e como quantificar o esforço pela percepção subjetiva (ver Tabela 51.9). Nos indivíduos submetidos à cirurgia de revascularização miocárdica, esse TF deve ser retardado por 2 ou 3 meses, período de calcificação do esterno e momento em que a dor com os movimentos, principalmente de rotação, estará mais branda.

Inicialmente utilizamos uma carga < 40% de uma repetição máxima (que pode evoluir para 60% de uma repetição máxima), ou de forma subjetiva, uma carga bem leve e ir progredindo até que o paciente alcance os valores de 2 a 6 (fraco a algo forte) pela percepção subjetiva de esforço, podendo evoluir para uma sensação subjetiva de esforço moderado. Nos indivíduos mais frágeis, podemos iniciar exercícios contra a própria resistência, aproveitando situações do cotidiano, como se sentar e se levantar da cadeira ou da cama, levantar os membros inferiores alternadamente com as mãos apoiadas em um bastão para dar equilíbrio, entre outros, podendo evoluir para os exercícios formais com peso em grande parte desses pacientes (American College of Sports Medicine, 2009).

Recomenda-se que o TF seja iniciado com um período de adaptação de 2 a 3 semanas, com baixo volume e baixa intensidade, para possibilitar o desenvolvimento de forma e coordenação apropriadas e também evitar as dores musculares, o que significa cargas com as quais o paciente consiga executar confortavelmente 12 a 15 repetições, iniciando com até 1 série de cada exercício, para progressivamente realizar até três séries para cada grupo muscular (Serra; Lima, 2019).

Devem ser evitados movimentos que mantenham a tensão por tempo prolongado, e, após cada repetição (fases concêntrica e excêntrica), deve ser estabelecido um período de relaxamento em torno de três segundos.

Em pacientes idosos, que normalmente são mais lentos, a progressão da carga deve ser efetuada dando um tempo para que o processo de adaptação ao treinamento seja mais bem acolhido (Arnett *et al.*, 2019).

O TF deve trazer prazer, o que nem sempre ocorre nos indivíduos idosos sedentários ou com algum grau de restrição. Por esse motivo, os pacientes devem ser estimulados constantemente, e os exercícios podem ser divididos em duas séries de cinco ou seis repetições intercaladas com os outros tipos de exercícios (caminhada, abdominal etc.). Essa divisão das séries pode trazer benefícios, diminuindo a monotonia, o cansaço muscular e a tensão sobre o músculo.

Considerando-se a existência de limitações, não só cardiovasculares, mas em especial as ortopédicas, novas avaliações clínicas deverão ser feitas, incluindo o comportamento das variáveis hemodinâmicas (PA e FC), análises eletrocardiográficas, assim como os benefícios com a efetividade do treinamento e os ganhos com a nova qualidade de vida.

Exercícios de flexibilidade

A flexibilidade é uma qualidade física básica e essencial para a vida das pessoas e em especial do paciente idoso. Os exercícios de alongamento, assim com a força muscular e o condicionamento cardiorrespiratório, são essenciais para a boa capacidade física.

Com o avançar da idade é possível identificar dificuldade e diminuição de amplitude de movimentos em todas as articulações. Essa redução passa a ser mais evidenciada a partir da terceira idade e progride com o envelhecimento. Esse declínio da flexibilidade associada a redução da força muscular contribui de forma importante para diminuição na capacidade do paciente idoso em realizar as atividades diárias. É recomendável que os programas de atividade física para pessoas idosas possam enfatizar o alongamento apropriado para todas as principais articulações, especialmente naquelas em que já se observa redução da amplitude dos movimentos. Essa flexibilidade é inerentemente individual e específica para cada articulação.

O alongamento de um músculo visa basicamente ao aumento sistemático do comprimento das unidades musculotendinosas, mantendo um comprimento persistente do músculo e uma redução na tensão passiva. Muitos peritos recomendam que os exercícios de alongamento sejam frequentes (diários), pois admitem que a flexibilidade é transitória. O alongamento deve ser lento e progressivo do grupamento muscular até a maior amplitude articular confortável, sem desconforto insuportável, devendo ser sustentado na posição durante 20 a 30 segundos. Recomenda-se repetir de 2 a 4 vezes os movimentos básicos para cada grande grupo articular.

Os exercícios de alongamento, quando bem executados, podem ajudar a melhorar e manter a amplitude de um movimento em uma articulação e em uma série de articulações. Os exercícios de flexibilidade em níveis adequados aprimoram as capacidades funcionais dos indivíduos (inclinação e rotação), reduzindo também o potencial de sofrer lesões (distensão muscular, lombalgias e quedas) nos pacientes idosos. Uma programação escalonando objetivamente os exercícios pode melhorar o equilíbrio e a agilidade pela melhoria da flexibilidade. Os movimentos de ioga, Tai Chi e Pilates podem ser bastante úteis.

Os exercícios de flexibilidade demonstram baixo risco de lesões. É aconselhável que sempre sejam precedidos de uma fase de aquecimento geral para elevar a temperatura muscular. Nos pacientes mais sedentários, deve-se dar ênfase ao treinamento dos grupos musculares posteriores da coxa (isquiotibiais) e dos paravertebrais da região lombar (dorsolombar). As articulações deverão ser estressadas nos principais ângulos de movimento, até alcançar uma amplitude máxima que seja confortável (Serra; Lima, 2019).

Estimular cada vez mais a inclusão dos exercícios de flexibilidade nos programas de atividade física nos pacientes, especialmente naqueles mais idosos, poderá contribuir para melhoria substancial na qualidade de vida desses indivíduos. Naqueles fisicamente mais descondicionados que estão iniciando programa de exercícios físicos, a inclusão de uma sessão inteira dedicada aos exercícios de flexibilidade parece ter uma resposta satisfatória mais rápida e mais efetiva (Canadian Society for Exercise Physiology, 2011; Fei *et al.*, 2013; Serra; Lima, 2019).

Considerações finais

A expectativa de maior longevidade com melhor qualidade de vida constitui uma nova realidade. O processo de envelhecer com suas peculiaridades e comorbidades, limitações anatômicas e funcionais tem desafiado os estudiosos em busca dos grandes avanços no processo do envelhecimento saudável. Os benefícios da atividade física são inquestionáveis e cientificamente comprovados. A inatividade física ainda prevalente na população brasileira e mundial constitui um desafio a ser vencido, já que é um dos maiores responsáveis pelas altas taxas de mortalidade. Dados obtidos na literatura ratificam que os idosos fisicamente ativos são mais saudáveis e têm melhor qualidade de vida do que aqueles que são sedentários.

As DCV permanecem ainda com alta prevalência na população idosa. Em 2010, foram mundialmente gastos 863 bilhões de dólares com essas doenças, e estima-se que em 2030 esse custo chegue a 1,04 trilhão de dólares (Benjamim *et al.*, 2017). Esse grande impacto econômico provocado pelas DCV, associado ao uso racional dos recursos financeiros disponíveis, exige a adoção de políticas de saúde e programas com bom custo-efetividade.

É possível ajudar as pessoas a atingir e manter atividade física regular, mediante aconselhamento sobre os tipos de atividades física, informando e esclarecendo os benefícios dessa adesão. Assim, procurar individualizá-las e adaptá-las às necessidades e preferências do paciente pode ser a maneira mais prática de atingir e progredir em um ritmo seguro e estável dessa atividade física proposta.

Atualmente, é possível identificar maior número de idosos que aderiram à prática da atividade física: as academias estão com uma nova turma e as clínicas de cardiologia a cada dia recebem mais idosos para avaliação pré-atividade física. Essa nova realidade tem melhorado a qualidade de vida e proporcionado melhores índices de longevidade.

A maior prevalência das patologias musculoesqueléticas, com comprometimento da estabilidade, além de estados mentais diversos, desde depressão até quadros demenciais, pode inviabilizar um programa de atividade física ou levar o programa de reabilitação ao fracasso. O uso de medicamentos, especialmente os que atuam sobre o sistema nervoso ou cardiológico, pode ter grande influência no desempenho físico e também deve ser investigado.

A heterogeneidade do envelhecimento, determinando características individuais distintas nos idosos, obriga a uma ampla avaliação quanto às reservas fisiológicas e biológicas que, frequentemente, não correspondem à idade. Apesar de o envelhecimento ser inevitável, o declínio da função fisiológica pode ser influenciado ou atenuado com uma intervenção que conste de exercício/atividade (Medicine ACoS, 2017). A baixa capacidade funcional, a fraqueza muscular e o descondicionamento são mais comuns nas pessoas idosas e podem contribuir para a perda de independência na idade avançada.

Os planos de reabilitação para idosos devem ser efetivamente instituídos, apesar de a reabilitação cardiovascular nesse grupo etário especial ainda não apresentar número expressivo de estudos. Entretanto, a segurança e os indiscutíveis benefícios descritos anteriormente indicam ser este um importante caminho na direção de melhores condições de vida para os idosos.

A expectativa de vida vem aumentando em todo o mundo e com isso um olhar mais especial está voltado com bastante interesse para esse grupo de pessoas com características diversificadas, comorbidades presentes e necessidades individualizadas. Muitas vezes, é difícil distinguir os efeitos do envelhecimento propriamente dito sobre a função fisiológica daqueles resultantes do descondicionamento físico ou da doença. Assim, a atividade física bem orientada, respeitando as peculiaridades de cada paciente, deve ser cada vez mais ser incentivada.

52 Envelhecimento Pulmonar

Milton Luiz Gorzoni

Introdução

É inegável a necessidade cada vez mais frequente na prática clínica de distinguir alterações provocadas pela senescência (alterações fisiológicas próprias do envelhecimento) de senilidade (relacionada com doenças de maior prevalência em idosos).

Entender, reconhecer e separar o fisiológico e o patológico no sistema respiratório de idosos implica definições de abordagens e condutas em pacientes nessa faixa etária muitas vezes determinantes de hospitalizações e de evoluções inesperadas.

Alterações estruturais e funcionais

Uma simples inspeção torácica possibilita avaliar em detalhes o grau de algumas das alterações provocadas pelo envelhecimento que podem interferir na dinâmica respiratória (Sharma; Goodwin, 2006; Skloot, 2017):

- Cifose decorrente da redução da altura e/ou de colapso de corpos vertebrais
- Convexidade do esterno ampliada
- Diâmetro anteroposterior do tórax aumentado em decorrência das duas alterações informadas anteriormente
- Menor complacência da parede torácica (grau de expansão pulmonar a cada aumento da pressão transpulmonar), em decorrência de alterações da coluna vertebral, rigidez da caixa torácica e perda da massa da musculatura respiratória associada à redução da curvatura do diafragma.

A frequente redução da massa muscular relacionada com a ventilação (inspiração e expiração) provoca sintomas como dispneia e limitações a atividades físicas. Recomenda-se o desenvolvimento do hábito clínico de avaliação da força muscular ventilatória em idosos quando possível, visto a necessidade de colaboração do paciente para a sua realização (testes volitivos). Há, no entanto, outros procedimentos utilizados em situações que não possibilitam a participação ativa do examinado (testes não volitivos), sendo esse segundo grupo de exames mais de utilidade clínica do que de avaliação sobre a senescência pulmonar (Caruso *et al.*, 2015).

Como quantificar e qualificar a perda progressiva da ventilação pulmonar pelo envelhecimento? Estuda-se esse processo por intermédio de medidas como:

- Pressão inspiratória máxima (PIMáx): método em geral utilizado para avaliar a força inspiratória, particularmente em pacientes com deficiência ventilatória. Ele mensura a pressão nas vias respiratórias superiores durante inspiração voluntária máxima e é composto da pressão gerada pelos músculos inspiratórios associada com a pressão de recolhimento elástico pulmonar e do tórax. Realizado por intermédio de instrumento portátil de baixo custo, ele é de rápida execução e não invasivo. Seus valores de referência já estão definidos (≥ 80 cmH_2O/homens e ≥ 60 cmH_2O/mulheres), diminuindo de 0,8 a 2,7 cmH_2O/ano de vida entre 65 e 85 anos de idade, notadamente entre os homens. A PIMáx altera-se mais precocemente do que volumes pulmonares componentes da espirometria, sendo útil no diagnóstico da perda da capacidade inspiratória e da mensuração do progresso em sua reabilitação. O procedimento depende da colaboração do paciente (teste volitivo), sendo de baixa precisão na previsão de sucesso em extubação em ventilação mecânica
- *Sniff nasal inspiratory pressure* (SNIP) ou pressão inspiratória medida na narina: outro procedimento não invasivo para medir a força inspiratória. Mede-se durante manobra inspiratória rápida semelhante ao ato de fungar (*sniff*) e possibilita avaliar a associação do diafragma com os outros músculos envolvidos no processo da inspiração. Apresenta satisfatório paralelismo com os resultados da PIMáx, mas não a substitui plenamente. Similarmente a outros métodos diagnósticos, a associação de ambas as medidas (PIMáx e SNIP, ambos testes volitivos) reduz em aproximadamente 20% os casos de falso-positivos para disfunção ventilatória
- Ventilação voluntária máxima (VVM): medida que retrata, na espirometria, o volume máximo de ar ventilado em determinado período por intermédio de repetidas manobras respiratórias forçadas (teste volitivo). Sofre processo de redução pelo envelhecimento decorrente da perda da força muscular do diafragma e da diminuição das fibras musculares de rápida contração. Pressupõe-se que esse declínio colabore e/ou predisponha o paciente idoso a desenvolver rapidamente fadiga diafragmática e insuficiência ventilatória durante situações de estresse no sistema respiratório como, por exemplo, broncopneumonias e embolias pulmonares
- Ultrassonografia (USG) diafragmática: método que não necessariamente solicita a colaboração do paciente (teste não volitivo), útil à beira do leito, não invasivo, passível de repetição e de possível realização na maioria dos hospitais e ambulatórios. Indicado particularmente em pacientes com risco de falha na extubação (notadamente idosos) para avaliação diafragmática e em suspeitas de paralisias e/ou lesões nesse músculo respiratório. Sendo aparelho e operador-dependente, principalmente em obesos e/ou com distensões abdominais, as imagens obtidas não necessariamente serão adequadas para a avaliação da mobilidade diafragmática (Borges *et al.*, 2015; Caruso *et al.*, 2015; Sharma; Goodwin, 2006).

O corpo humano apresenta, normalmente, uma trama de fibras de colágeno ao redor dos ductos alveolares e dos alvéolos circunvizinhos com a função primária de impedir que colapsem durante o ato respiratório. O processo do envelhecimento também atinge o parênquima pulmonar, provocando alterações nessas fibras de colágeno, a dilatação dos ductos alveolares e o aumento difuso dos espaços aéreos alveolares. Igualmente importante na estabilização alveolar, a produção pelos pneumócitos tipo II do surfactante pulmonar (que reduz a tensão superficial intra-alveolar, evitando, assim, seu colapso durante a expiração) não sofre alterações significativas quantitativas ou qualitativas durante o avançar da idade. Deve-se observar também que a tensão da superfície alveolar é inversamente proporcional ao tamanho do alvéolo. O progressivo aumento dos espaços aéreos alveolares provocado pelo envelhecimento associa-se à diminuição na tensão da superfície alveolar e na capacidade pulmonar de distensão/elasticidade (Sharma; Goodwin, 2006; Skloot, 2017).

Outra observação relacionada com o envelhecimento pulmonar origina-se das alterações nas trocas gasosas pulmonares decorrentes de modificações na relação entre ventilação alveolar e perfusão capilar pulmonar (V/Q). Constata-se aumento do gradiente alveolar-arterial de oxigênio (gradiente A-a), redução da pressão parcial de oxigênio (Pa_{O_2}) arterial e manutenção da pressão parcial de dióxido de carbono (Pa_{CO_2}) arterial pelo aumento compensatório da ventilação total por minuto visando contrabalançar a ampliação da fração do espaço morto pulmonar e de possível redução na sensibilidade neural a Pa_{CO_2} elevadas. Chega-se, assim, ao ato de mensurar a saturação arterial de oxigênio (Sa_{O_2}) que, por intermédio de oxímetros, tornou-se prática comum no cotidiano da assistência ao idoso. O teste não invasivo e indolor possibilita avaliar a função respiratória mesmo em situações de normalidade fisiológica. Realiza-se o cálculo da Pa_{O_2} ideal por faixa etária e em decúbito dorsal por intermédio de simples fórmula:

$$Pa_{O_2} = 109 - (0{,}43 \times \text{idade [anos]}).$$

Mesmo não sendo totalmente precisa, a mensuração da Pa_{O_2} por meio dessa fórmula mostra, na prática clínica, uma visão geral da reserva funcional pulmonar em diferentes situações e locais quanto à assistência ao idoso (Guedes *et al.*, 2013; Skloot, 2017).

Inflamação e imunidade

Comparando-se lavados broncoalveolares (LBA) de adultos jovens com os de idosos saudáveis, observa-se sólida associação entre idade, aumento na proporção de neutrófilos e redução no percentual de macrófagos. É digno de nota que os macrófagos apresentam elevado grau de fagocitose, consideravelmente superior ao dos neutrófilos e que, nessas faixas etárias, macrófagos alveolares desenvolvem melhor habilidade em liberar ânions superóxidos durante o processo de eliminação de microrganismos. Esse processo apresenta risco inerente de lesão celular e tecidual, citada anteriormente neste capítulo. Há também relação entre envelhecimento e o aumento da razão de linfócitos $CD4^+$ e $CD8^+$ ($CD4^+/CD8^+$) nos LBA. CD significa *cluster of differentation*, ou grupamento de diferenciação, designando subtipos de linfócitos T, assim denominados por serem maturados no timo e que respondem pela imunidade celular, destruindo microrganismos e/ou células infectadas por intermédio de processos com várias etapas. O linfócito T $CD4^+$ (*cluster of differentation 4*), também denominado linfócito T auxiliar, ou *helper*, coordena a defesa imunológica contra microrganismos, particularmente pela produção e liberação de interleucinas e citocinas, estimulando a resposta imune humoral e a ação bactericida de fagócitos como monócitos e macrófagos. Já os linfócitos $CD8^+$ (*cluster of differentation 8*), linfócito T citotóxico ou *killer*, promovem a destruição de células infectadas e causam sua apoptose. Correlato ao descrito anteriormente, observa-se aumento progressivo de imunoglobulinas A e M (IgA e IgM) nos LBA em faixas etárias mais avançadas. Estima-se que essas mudanças decorram da associação de estímulos antigênicos de repetição, exposição ambiental e perda progressiva pelo envelhecimento da capacidade regulatória da resposta imunológica. Processo inflamatório constante de baixa intensidade no sistema respiratório inferior promove perda da unidade alveolar e das trocas gasosas observadas em idosos (Guénard; Rouatbi, 2002; Sharma; Goodwin, 2006).

Igual situação também é observada quanto ao líquido epitelial de revestimento (LER), que também sofre alterações com o envelhecimento. O LER contribui para proteger o epitélio da árvore brônquica de exposições a substâncias e/ou a microrganismos. Apresentando altas concentrações de enzimas como a superóxido dismutase, que catalisa a dismutação do superóxido em oxigênio (O_2) e peróxido de hidrogênio (H_2O_2), e a catalase, que cessa a ação lesiva do H_2O_2 e controla sua concentração no organismo por meio de sua decomposição. Outras metaloproteínas vinculadas à transferência de elétrons são glutationa (relacionada com vários processos biológicos vitais como síntese de proteínas, metabolismo e proteção celular), ácido ascórbico ($C_6H_8O_6$) ou vitamina C (colabora na hidroxilação do colágeno e inativa espécies reativas de O_2), e o tocoferol ou vitamina E (hipoteticamente associado a ações antioxidantes). As modificações na composição do LER relacionadas com a idade tornam o idoso mais vulnerável a ações de agentes poluidores da atmosfera e de microrganismos (Guénard; Rouatbi, 2002; Sharma; Goodwin, 2006).

Resumo

Deve-se atentar para alterações fisiológicas do sistema respiratório durante o processo do envelhecimento humano. As alterações relatadas neste capítulo estão resumidas na Tabela 52.1.

▪ **TABELA 52.1** Alterações fisiológicas do sistema respiratório durante o processo do envelhecimento humano.

Alteração	Mudança
Complacência da parede torácica	Diminuída
Massa muscular relacionada com a respiração	Diminuída
PIMáx	Diminuída
Espaço aéreo alveolar	Aumentado
Capacidade pulmonar de distensão/elasticidade	Diminuída
PaO_2	Diminuída
Percentual de neutrófilos no LBA	Aumentado
Percentual de macrófagos no LBA	Diminuído
Razão dos linfócitos CD4+/CD8+ no LBA	Aumentada
IgA e IgM no LBA	Aumentadas
Capacidade de defesa do LER	Diminuída

PIMáx: pressão inspiratória máxima; LBA: lavado broncoalveolar $CD4^+$ (*cluster of differentation 4*) e $CD8^+$ (*cluster of differentation 8*); LER: líquido epitelial de revestimento; IgA e IgG: imunoglobulinas A e G; PaO_2: pressão parcial de oxigênio arterial. (Fonte: Borges *et al.*, 2015; Caruso *et al.*, 2015; Guedes *et al.*, 2013; Sharma; Goodwin, 2006; Skloot, 2017.)

Considerações finais

Analisando-se as alterações descritas pela ótica da assistência a populações idosas, deve-se considerar que o envelhecimento provoca progressiva desvantagem na mecânica respiratória normal, fragilizando a capacidade de reação a doenças respiratórias.

53

Doença Pulmonar Obstrutiva Crônica

Adriana Carvalho • João Senger

Introdução

A doença pulmonar obstrutiva crônica (DPOC) é definida pelo *Global Initiative for Chronic Obstructive Lung Disease* (GOLD), um projeto do National Heart, Lung, and Blood Institute (NHLBI) e da Organização Mundial da Saúde (OMS), como uma "doença evitável e tratável, caracterizada por limitação crônica e progressiva do fluxo respiratório, associada a uma resposta inflamatória crônica e exacerbada nas vias respiratórias a partículas e gases" (GOLD, 2015) e influenciada por fatores do indivíduo. Geralmente é diagnosticada em indivíduos de meia-idade ou idosos com história de tabagismo prévio, cuja sintomatologia não pode ser atribuída a outras patologias, como bronquiectasias ou asma brônquica.

É uma patologia comum que afeta cerca de 11% da população e causa grande morbimortalidade (Adeloye *et al.*, 2015). É a 3ª causa de morte nos EUA, sendo responsável por cerca de 120 mil óbitos por ano nesse país, 3 milhões de óbitos/ano em nível mundial, com índices de mortalidade crescentes nos últimos 30 anos, e a 5ª causa de incapacidade. Os custos médicos e a perda de produtividade com a DPOC excedem 40 bilhões por anos nos EUA, sendo cerca de 50% desses gastos com hospitalizações por exacerbações da doença, principalmente nos pacientes com doença mais grave (Center for Disease Control and Prevention [CDC], 2012).

Estabelecer um correto diagnóstico dessa enfermidade é de extrema importância, uma vez que o tratamento adequado pode reduzir os sintomas, a frequência e a gravidade das exacerbações, melhorar o *status* clínico, a qualidade de vida, a capacidade de exercício e prolongar a sobrevida.

Epidemiologia

A DPOC representa um problema crescente de saúde pública, cuja prevalência varia conforme a definição utilizada e pelos hábitos relacionados com o consumo do tabaco. O principal fator de risco é o tabagismo, tornando-a uma enfermidade prevenível e tratável, com tempo de latência de 20 a 30 anos. Embora o hábito do tabagismo tenha diminuído, especialmente em alguns segmentos da América do Norte e da Europa, a prevalência persiste aumentando com o envelhecimento da população outrora exposta e com o aumento do consumo do tabaco observado na Ásia e em outras regiões do mundo (Rennard *et al.*, 2002). O consumo de cigarros promove declínio da função pulmonar maior que aquele esperado pelo envelhecimento, sendo a magnitude do declínio proporcional à duração e à intensidade da exposição ao tabagismo, observada pelo valor do volume expirado forçado no 1º segundo (VEF_1) obtido pela espirometria. Há uma perda média de 40 mℓ no valor do VEF_1 nos pacientes com DPOC, em contraponto ao valor normal esperado após os 30 anos de idade de 25 mℓ/ano (American Thoracic Society; European Respiratory Society [ATS/ERS], 1995).

Outras exposições, como aquelas observadas em trabalhadores de minas, moinhos de algodão, manejo de grãos, poluição ambiental acentuada e combustão de biomassa também induzem tosse crônica, obstrução das vias respiratórias e perda de função pulmonar. Outros fatores de risco associados a DPOC encontram-se listados na Tabela 53.1 (Rennard, 1998).

Desequilíbrio protease-antiprotease

O processo inflamatório crônico causado pela fumaça do tabaco desencadeia alterações estruturais que predominam nas pequenas vias respiratórias, nas quais participam macrófagos, linfócitos, neutrófilos, fibroblastos, células epiteliais e musculares. A interação de macrófagos e linfócitos CD8+ tem sido implicada na patogênese da DPOC. Quimiocinas como CXCL9/MIG, CXCL10/IP-10, CXCL11/I-TAC e CCL5/RANTES têm sido descritas como possíveis responsáveis pelo recrutamento de linfócitos T e monócitos, ocasionando o aumento de macrófagos alveolares e linfócitos T CD8+ no parênquima pulmonar dos pacientes com DPOC.

O enfisema resulta de um desequilíbrio entre elastases e antielastases (proteinase 3, catepsina G e metaloproteinase MMP-12) no pulmão, por excesso das primeiras ou deficiência destas últimas. O pulmão abriga uma rede de fibras contendo elastina e outras proteínas da matriz, que conferem integridade estrutural e elasticidade às paredes alveolares. A inflamação crônica induzida pela fumaça do cigarro aumenta a concentração de proteinases derivadas das células inflamatórias no parênquima pulmonar e, consequentemente, induz a destruição da sua estrutura pela degradação da elastina e outros componentes da matriz extracelular, como colágeno, proteoglicanas e fibronectina.

Na inflamação das vias respiratórias distais, material particulado e gases tóxicos componentes da fumaça do cigarro induzem uma resposta inflamatória composta principalmente de neutrófilos e macrófagos. Na doença mais avançada, há um componente humoral e celular, com infiltração da parede da via respiratória com linfócitos B, CD4+ e CD8+, e a resposta inflamatória persiste mesmo após a cessação do hábito do tabagismo. A inflamação crônica causa alterações estruturais, redução do calibre das vias respiratórias e destruição do parênquima pulmonar.

A mais importante antiproteinase pulmonar é a alfa-1-antitripsina (também conhecida como a alfa-1-antiprotease), uma inibidora potente da elastase neutrofílica e de outras proteinases implicadas na destruição do parênquima pulmonar. A deficiência grave de alfa-1-antitripsina é o único fator de risco genético implicado até o momento no desenvolvimento da DPOC. Indivíduos heterozigotos, que têm valores de alfa-1-antitripsina mais baixos que o normal, apresentam risco aumentado para DPOC. Essa alteração genética induz maior suscetibilidade aos efeitos do tabagismo, sendo encontrada em 1 a 2% dos pacientes com DPOC, geralmente com surgimento de limitação do fluxo respiratório em idade precoce (em torno de 40 anos) (American Thoracic Society; European Respiratory Society, 2003).

TABELA 53.1 Fatores de risco para doença pulmonar obstrutiva crônica.

Fatores externos	Fatores individuais
Tabagismo	Deficiência de alfa-1-antitripsina
Poeira ocupacional	Deficiência de glutamina transferase
Irritantes químicos	Alfa-1-antiquimotripsina
Fumaça de lenha	Hiper-responsividade brônquica
Infecções respiratórias graves na infância	Desnutrição
Condição socioeconômica	Prematuridade

Patologia

No passado, a terminologia "bronquite crônica" e "enfisema" era aplicada. Embora essa divisão didática seja utilizada, ambos os aspectos clínicos e patológicos são encontrados nos pacientes com DPOC.

As alterações patológicas da DPOC predominam nas vias respiratórias, mas alterações também são vistas no parênquima e na vasculatura pulmonares. A limitação crônica ao fluxo respiratório é causada por uma combinação de acometimentos das vias respiratórias e destruição do parênquima pulmonar.

O enfisema é caracterizado pela destruição das paredes dos alvéolos, provocando aumento anormal dos espaços aéreos distais ao bronquíolo terminal (bronquíolo respiratório, ductos e sacos alveolares e alvéolos) e perda da elasticidade pulmonar. Existem 3 subtipos de enfisema: o centrolobular, o pan-acinar e o parasseptal. O enfisema centrolobular acomete do bronquíolo respiratório distal ao bronquíolo terminal, a porção central do ácino. Geralmente é mais proeminente nos lobos superiores. No enfisema pan-acinar, há alargamento e destruição de todas as porções do ácino, sendo o subtipo característico da deficiência de alfa-1-antitripsina, mas observado também na DPOC por exposição ao tabaco. No enfisema parasseptal, os ductos alveolares são predominantemente afetados, estando difusamente alargados.

A bronquite crônica é definida pela tosse produtiva persistente, por 3 meses em 2 anos consecutivos, em que outras causas de tosse crônica, como, por exemplo, bronquiectasias, foram excluídas. É caracterizada por inflamação crônica (evidência de linfócitos T CD8+, neutrófilos e macrófagos–monócitos CD68+ nas vias respiratórias), hiperplasia das glândulas produtoras de muco localizadas entre a membrana basal e a placa cartilaginosa das vias respiratórias centrais e aumento do número de células caliciformes no epitélio das vias respiratórias.

Alterações vasculares também ocorrem na DPOC, observando-se hiperplasia da íntima e hipertrofia e hiperplasia da musculatura lisa das artérias pulmonares de pequeno calibre, secundárias à vasoconstrição hipóxica crônica. A destruição dos alvéolos observada no enfisema promove a perda do leito capilar relacionado com essas áreas. Essas alterações resultam em aumento da resistência vascular pulmonar, remodelamento vascular e hipertensão arterial pulmonar irreversível (Harkness *et al.*, 2014).

Manifestações clínicas

História e exame físico

A DPOC deve ser suspeitada nos pacientes que se queixam de sintomas respiratórios crônicos, que limitam as atividades diárias, particularmente a dispneia. Os achados clínicos que direcionam à suspeição de DPOC são idade avançada, hábito do tabagismo atual ou passado, início insidioso de dispneia com progressão lenta, sibilância, tosse crônica e produção de expectoração. A tosse com expectoração mucoide pode preceder a dispneia na DPOC em vários anos, sendo geralmente matinal nas fases iniciais da doença e manifesta-se em 30% dos pacientes (Qaseem *et al.*, 2011).

O principal fator de risco para DPOC é o tabagismo, e a quantidade e a duração desse hábito contribuem para a gravidade dessa doença (Rennard *et al.*, 2013). Na avaliação do paciente com suspeita de DPOC, deve-se determinar o número de maços-ano, um índice obtido pela multiplicação do número de maços de cigarro fumados por dia pelo número de anos sob o hábito. Embora exista variação individual, na ausência de fatores genéticos, ambientais e ocupacionais, um índice menor que 10 a 15 maços-ano geralmente não acarreta desenvolvimento de DPOC, e valores maiores que 40 maços-ano resultam em limitação do fluxo respiratório na espirometria na maioria dos pacientes.

A história ocupacional e ambiental também pode detectar outros fatores de risco para DPOC, como a exposição à poluição doméstica (queima de biomassa e lenha), vapores, poeiras orgânicas ou inorgânicas, o que pode explicar um pequeno percentual de pacientes com diagnóstico de DPOC que não apresentam história prévia de tabagismo (Celli *et al.*, 2004a).

O exame físico nos estágios iniciais da doença pode ser normal ou pode apenas revelar um tempo expiratório prolongado ou sibilância às manobras de expiração forçada. Os achados na doença avançada são aumento do diâmetro anteroposterior do tórax (tórax em tonel), rebaixamento do diafragma e hipersonoridade, manifestados pela percussão, evidenciando hiperinsuflação dinâmica, aumento do tempo expiratório e uso da musculatura acessória da respiração. As bulhas cardíacas podem estar hipofonéticas, e a ausculta do tórax pode revelar diminuição do murmúrio vesicular, roncos, sibilos e estertores. A cianose pode aparecer se houver hipoxemia. Edema dos membros inferiores, turgência jugular patológica e congestão hepática podem surgir em *cor pulmonale*. Os pacientes com doença avançada podem adotar posturas que aliviam a dispneia, como a posição sentada levemente inclinada para frente, com braços apoiados e semiflexionados sobre a coxa. Pode-se verificar ainda a respiração por lábios cerrados, o uso de musculatura acessória da respiração, retração paradoxal dos espaços intercostais inferiores durante a inspiração (sinal de Hoover) e *asterixe* secundário a hipercapnia acentuada.

Exames complementares

Radiografia de tórax

A radiografia de tórax pode ser normal nos estágios iniciais da DPOC, sendo particularmente útil no diagnóstico diferencial com outras patologias pulmonares (carcinoma de pulmão, doenças pleurais, bronquiectasias, doença intersticial pulmonar, insuficiência ventricular esquerda), ou quando há intensificação dos sintomas, sugerindo uma complicação da DPOC, como pneumotórax ou pneumonia. Os achados da radiografia de tórax na DPOC são hiperinsuflação pulmonar, achatamento do diafragma, aumento do espaço retroesternal, verticalização do coração e redução das marcas vasculares. Em pacientes com doença mais avançada, a parede das bolhas enfisematosas pode ser visualizada como finas linhas curvas. O enfisema acentuado pode ser visualizado como áreas de hipertransparência marcante.

Tomografia computadorizada

A tomografia computadorizada (TC) de tórax não é rotineiramente indicada para diagnóstico de DPOC, embora seja superior em detectar a magnitude e a distribuição do enfisema nestes pacientes. Ela é particularmente útil no diagnóstico diferencial, na avaliação de comorbidades ou doenças concomitantes (fibrose pulmonar, bronquiectasias, doenças pleurais), no rastreamento de carcinoma broncopulmonar ou durante as exacerbações, para avaliar complicações, na suspeita de tromboembolismo pulmonar ou na avaliação do paciente elegível às técnicas cirúrgicas ou não cirúrgicas de redução do volume pulmonar ou transplante pulmonar.

Avaliação da função pulmonar

Os testes de função pulmonar, particularmente a espirometria, são a peça-chave na avaliação do paciente com suspeita de DPOC. A espirometria é realizada antes e após a administração de um broncodilatador, determinando-se obstrução do fluxo expiratório ou não, e se esta é total ou parcialmente reversível. A limitação ao fluxo respiratório parcialmente reversível ou irreversível é o marco da DPOC. A medida mais simples e útil da obstrução das vias respiratórias é obtida solicitando-se ao paciente que realize uma expiração forçada a partir da capacidade pulmonar total (CPT) e registrando-se uma curva fluxo-volume ou volume-tempo. A relação entre o VEF_1 e a capacidade vital forçada (CVF) menor que 0,7 após a administração de uma medicação broncodilatadora por via inalatória (400 μg de salbutamol ou equivalente) determina obstrução do fluxo respiratório. O valor do VEF_1 pós-broncodilatador obtido em relação ao previsto classifica então a gravidade da doença (Tabela 53.2). A princípio a CVF é normal, mas diminui à medida que a doença progride, por aumento do volume residual (VR). A espirometria pode ainda definir a gravidade da obstrução ao fluxo respiratório, a resposta ao tratamento e avaliar a evolução da doença (Lin *et al.*, 2008).

A avaliação dos volumes pulmonares por pletismografia não é necessária em todos os pacientes com DPOC, entretanto, quando se observa redução da CVF na espirometria após o uso de broncodilatadores, a determinação dos volumes pulmonares pode esclarecer se esta é secundária a aprisionamento aéreo, hiperinsuflação ou doença restritiva concomitante. A avaliação da difusão ao monóxido de carbono (DL_{CO}) reflete a perda da superfície alveolar disponível para a troca gasosa, correspondendo à gravidade do enfisema, devendo ser solicitada nos pacientes com hipoxemia ou na avaliação para ressecção pulmonar, transplante ou cirurgia de redução de volume pulmonar (CRVP) (GOLD Spirometry Guide, 2015).

Oximetria

A hipoxemia pode estar presente nos pacientes com DPOC, sendo detectada e quantificada com oximetria de pulso ou realização de gasometria no sangue arterial. A primeira geralmente é preferida, por ser simples, não invasiva e não impor desconforto ou dor. Pacientes com DPOC devem ter a saturação de oxigênio ($SatO_2$) avaliada periodicamente, preferencialmente com oximetria de pulso, uma vez que a oxigenoterapia para pacientes com comprovada hipoxemia ($SatO_2 \leq 88\%$) melhora a mortalidade. A pulsoximetria não avalia a ventilação alveolar ou a hipercapnia, quando, então, a medida dos gases no sangue arterial pode ser necessária. A hipercapnia pode surgir com a progressão da doença, nas formas mais graves, especialmente quando o VEF_1 se encontra abaixo de 1 ℓ. A gasometria arterial é indicada para pacientes com VEF_1 baixo (menor que 50% do previsto), $SatO^2$ menor que 92% à pulsoximetria, redução do nível de consciência, na exacerbação da DPOC ou para avaliação da pressão parcial de gás carbônico arterial (Pa_{CO_2}) 30 a 60 min após o início da oxigenoterapia.

TABELA 53.2 Estadiamento da doença pulmonar obstrutiva crônica segundo a classificação do GOLD.

Estágio	Espirometria pós-BD	VEF_1/CVF
Estágio 1 – doença leve	< 70% do previsto	> 80% do previsto
Estágio 2 – doença moderada	< 70% do previsto	50 a 79% do previsto
Estágio 3 – doença grave	< 70% do previsto	30 a 49% do previsto
Estágio 4 – doença muito grave	< 70% do previsto	< 30% do previsto ou < 50% do previsto + insuficiência respiratória crônica

BD: broncodilatação. VEF_1: volume expiratório forçado no 1º segundo; CVF: capacidade vital forçada. (Fonte: Global Initiative for Chronic Obstructive Lung Disease [GOLD], 2015.)

Avaliação da capacidade de exercício

A avaliação da capacidade de exercício é utilizada para avaliar os efeitos da reabilitação pulmonar e como um forte preditor de mortalidade na DPOC. O teste da caminhada com carga progressiva (ISTW; do inglês, *incremental shuttle walk test*) e o teste da caminhada dos 6 min são os mais utilizados.

Exames laboratoriais

Não existe marcador laboratorial para o diagnóstico da DPOC, mas alguns exames podem ser necessários como auxiliares no diagnóstico do paciente com dispneia, como o hemograma para avaliar o número absoluto de eosinófilos, que guiaria a resposta aos corticoides inalatórios (Stockley *et al.*, 2019), ou a dosagem do peptídio natriurético cerebral (BNP) ou pró-BNP para pacientes com suspeita de insuficiência cardíaca congestiva (ICC). Glicose, ureia, creatinina, eletrólitos e hormônio tireoestimulante (TSH) podem ser pertinentes quando outros diagnósticos diferenciais são considerados. Em pacientes com função renal normal, o aumento do bicarbonato sérico pode ser um sinal indireto de hipercapnia crônica, refletindo a compensação metabólica à elevação da Pa_{CO_2}.

A dosagem da alfa-1-antitripsina deve ser obtida em pacientes sintomáticos com limitação do fluxo respiratório à espirometria, especialmente em indivíduos jovens, naqueles com enfisema diagnosticado antes dos 45 anos de idade, sem história de tabagismo ou com pequena carga tabágica, com acometimento predominante nas bases pulmonares ou com história familiar expressiva de enfisema. O nível sérico abaixo de 11 μM/ℓ (ou 57 mg/dℓ), em combinação com genótipo, estabelece o diagnóstico (ATS/ERS, 2003).

Outros estudos

Muitos pacientes com DPOC mais acentuada hipoventilam durante o sono e pioram o desequilíbrio da relação ventilação/perfusão já existente ou a insuficiência cardíaca direita (*cor pulmonale*). Há indicação de estudo polissonográfico nos pacientes com suspeita de apneia do sono obstrutiva ou central. Quanto maior a proporção do tempo de sono que o paciente passa com $SatO_2$ abaixo de 90%, maior o risco de desenvolver *cor pulmonale*.

Estadiamento

O estadiamento da gravidade da DPOC pelo GOLD (2015) baseava-se no valor percentual do VEF_1 em relação ao previsto (ver Tabela 53.2). Entretanto, este sistema considerava apenas um componente dessa patologia. Outros aspectos, como gravidade dos sintomas, risco de exacerbações e comorbidades, são importantes na avaliação do paciente e prognóstico, sendo incluídos na nova classificação da doença. Este protocolo sugere a utilização da Escala de Dispneia Modificada do Medical Research Council (mMRC), o Clinical COPD Questionnaire (van der Molen *et al.*, 2003) ou a COPD Assessment Tool

(CAT) (www.catestonline.org). A ferramenta mais utilizada, o Questionário Respiratório St. George (SGRQ) é um questionário com 76 itens que avalia sintomas, atividade e impacto na vida diária; porém, é mais utilizado para fins acadêmicos por ser muito elaborado para aplicação na prática clínica (Jones *et al.*, 1992).

O GOLD sugere a avaliação dos sintomas individuais, história de exacerbações e VEF_1 para guiar a terapêutica e determinar o risco de o paciente apresentar exacerbação. A gravidade dos sintomas é avaliada pela escala de dispneia mMRC (Tabela 53.3) ou CAT (Tabela 53.4).

Esses três componentes são combinados em quatro grupos:

- Grupo A: baixo risco, pouco sintomas – GOLD 1 ou 2 (limitação leve a moderada do fluxo respiratório) e/ou 0 a 1 exacerbação por ano e mMRC 0 ou 1 e CAT < 10
- Grupo B: baixo risco, mais sintomas – GOLD 1 ou 2 (limitação leve a moderada do fluxo respiratório) e/ou 0 a 1 exacerbação por ano e mMRC > 2 ou CAT ≤ 10
- Grupo C: alto risco, menos sintomas – GOLD 3 ou 4 (limitação acentuada ou muito acentuada do fluxo respiratório) e/ou 2 ou mais exacerbações por ano e mMRC 0 a 1 ou CAT < 10
- Grupo D: alto risco, mais sintomas – GOLD 3 ou 4 (limitação ao fluxo aéreo acentuada ou muito acentuada) e/ou 2 ou mais exacerbações por ano e mMRC > 2 e CAT ≤ 10.

■ **TABELA 53.3** Índice de dispneia modificado do Medical Research Council (mMRC – ERS – ATS COPD Guidelines).

Grau	Descrição
0	Tenho falta de ar ao realizar exercício intenso
1	Tenho falta de ar quando apresso o meu passo no plano ou subo escadas ou inclinação leve
2	Preciso parar algumas vezes quando ando no plano, ou ando mais devagar que outras pessoas de minha idade
3	Preciso parar muitas vezes devido à falta de ar quando ando cerca de 100 m ou após poucos minutos de caminhada no plano
4	Sinto tanta falta de ar que não saio de casa, ou preciso de ajuda para me vestir ou tomar banho sozinho.

Adaptada de Fletcher *et al.*, 1959.

■ **TABELA 53.4** Teste de avaliação da doença pulmonar obstrutiva crônica (COPD Assessment Test – CAT).

Nunca tenho tosse	1	2	3	4	5	Estou sempre a tossir
Não tenho nenhuma expectoração (catarro) no peito	1	2	3	4	5	O meu peito está cheio de expectoração (catarro)
Não sinto nenhum aperto no peito	1	2	3	4	5	Sinto um grande aperto no peito
Não sinto falta de ar ao subir uma ladeira ou um lance de escadas	1	2	3	4	5	Quando subo uma ladeira ou um lance de escadas sinto bastante falta de ar
Não sinto nenhuma limitação nas minhas atividades em casa	1	2	3	4	5	Sinto-me muito limitado nas minhas atividades em casa
Sinto-me confiante para sair de casa, apesar da minha doença pulmonar	1	2	3	4	5	Não me sinto nada confiante para sair de casa, por causa da minha doença pulmonar
Resultado (soma dos pontos):						

Outros sistemas de avaliação foram propostos, como o índice BODE, que combina índice de massa corporal (IMC), obstrução do fluxo respiratório (VEF_1), dispneia (mMRC) e capacidade de exercício (teste da caminhada de 6 minutos).

A Fundação DPOC (COPD Foundation) propôs um sistema de estadiamento que contempla 7 itens: índices espirométricos, sintomas regulares, quantidade de exacerbações no último ano, oxigenação, enfisema detectado à TC, bronquite crônica e comorbidades. Os pacientes são então classificados em cinco grupos:

- SG 0: espirometria normal
- SG 1 (leve): VEF_1/CVF pós-broncodilatador < 0,7 – VEF ≥ 60% do previsto
- SG 2 (moderado): VEF_1/CVF pós-broncodilatador < 0,7 a 30% ≥ VEF < 60% do previsto
- SG 3 (grave): VEF_1/CVF pós-broncodilatador < 0,7 – VEF ≤ 30% do previsto
- SG U (indefinido): VEF_1/CVF pós-broncodilatador > 0,7 – VEF < 80% do previsto.

A compreensão do impacto da DPOC para um paciente pode ainda se dar pelo uso da classificação ABCD, proposta pela atualização GOLD 2011, que combina a avaliação dos sintomas com a classificação espirométrica e o risco de exacerbações (Figura 53.1).

Diagnóstico diferencial

O diagnóstico diferencial de pacientes adultos com dispneia e tosse produtiva é amplo. A DPOC é comumente confundida com asma brônquica, particularmente na população idosa. Achados clínicos que falam a favor de asma são: início mais precoce, atopia, ausência de história de tabagismo, variabilidade dos sintomas ao longo do dia ou semanas e reversibilidade da obstrução do fluxo respiratório. Entretanto, a asma pode surgir no paciente idoso, e a atopia pode não estar presente. Alguns asmáticos podem apresentar história prévia de tabagismo, exibindo aspectos de asma e DPOC concomitantemente. A asma de longa data poderia causar remodelamento brônquico e a ausência de resposta aos broncodilatadores, dificultando o diagnóstico diferencial entre essas duas patologias (Global Initiative for Asthma; Global Initiative for Chronic Obstructive Lung Disease, 2015). Alguns pacientes apresentam características clínicas e espirométricas tanto da DPOC quanto de asma, sendo reconhecidos como portadores de "síndrome de *overlap* asma-DPOC" (ACOS) (Postma; Rabe, 2015).

Bronquiectasias são caracterizadas por inflamação crônica e dilatação anormal das vias respiratórias, levando a tosse produtiva crônica, obstrução do fluxo respiratório e exacerbações frequentes. Essa patologia pode ser distinguida da DPOC por meio da realização de TC de tórax.

A bronquiolite obliterante é caracterizada por fibrose submucosa e peribronquiolar, e provoca estreitamento cicatricial das vias respiratórias distais e consequente obstrução irreversível do fluxo respiratório. Essa condição pode ser encontrada em associação a doenças do colágeno, doença inflamatória intestinal, lesão por inalação ou após transplante de pulmão ou medula óssea. Os pacientes queixam-se de tosse e dispneia progressiva. A TC de tórax revela espessamento da parede das vias respiratórias distais, dilatação bronquiolar, imagem em árvore em brotamento e padrão em mosaico.

Pambronquiolite difusa acomete predominantemente pacientes do sexo masculino e não tabagistas de ascendência asiática. A maioria apresenta sinusite crônica. À TC de tórax, observam-se opacidades centrolobulares lineares e nodulares difusas secundárias a espessamento da parede brônquica e *plugs* mucosos intraluminares.

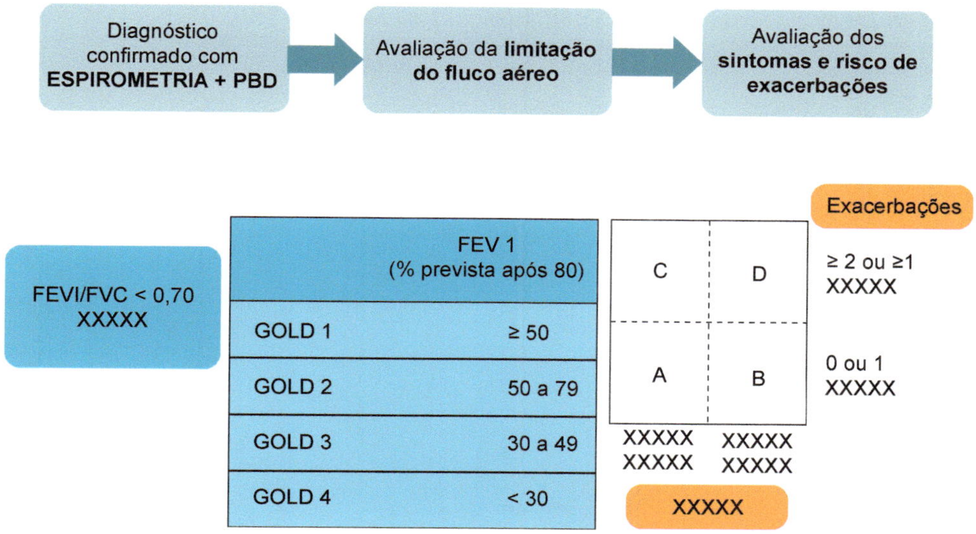

▪ **FIGURA 53.1** Avaliação ABCD para doença pulmonar obstrutiva crônica – Gold 2018.

A estenose de traqueia pode ser causada por patologias benignas ou malignas, acarretando dispneia progressiva. O estridor pode estar presente, e os sintomas não são minimizados com o uso do broncodilatador. Na espirometria, a realização da alça fluxo-volume inspiratória pode sugerir o diagnóstico, confirmado pela visão direta por broncoscopia.

A insuficiência ventricular esquerda é uma causa comum de dispneia e sibilância em pacientes idosos. À ausculta, verificam-se estertores crepitantes bibasais, e à radiografia de tórax, aumento da área cardíaca, sinais de congestão pulmonar, linhas B de Kerley ou derrame pleural bilateral. A mensuração do BNP pode auxiliar no diagnóstico diferencial, embora possa estar aumentado também no *cor pulmonale*.

A linfangioliomiomatose é observada em mulheres em idade reprodutiva. A TC de tórax mostra cistos pequenos, de parede fina.

Manejo do paciente com doença pulmonar obstrutiva crônica estável

O manejo dos cuidados primários da DPOC requer uma ação de condutas integradas com o paciente, guiadas pela gravidade, com o objetivo de controlar os sintomas, reduzir a incidência de exacerbações, melhorar a tolerância ao exercício e a qualidade de vida. Cessação do tabagismo, redução de fatores de risco, uso de agentes broncodilatadores, reabilitação pulmonar, terapia com oxigênio em pacientes selecionados, imunização e grupos de suporte ao paciente são úteis no manejo dos sintomas e auxiliam o paciente no impacto psicossocial da DPOC (Eisner *et al.*, 2008).

Material educativo deve ser oferecido ao paciente com diagnóstico recente de DPOC, devendo conter informações sobre função pulmonar, natureza da DPOC, manejo medicamentoso, oxigenoterapia, reabilitação pulmonar e transplante pulmonar. O entendimento da DPOC ajuda o paciente a trabalhar, divertir-se, viajar, manter atividade sexual e enfrentar as limitações físicas da doença.

Mesmo em estágios iniciais da doença, os pacientes podem estar limitados por um estado de descondicionamento físico. Caminhar 20 a 30 minutos, 2 a 3 vezes/dia ou 1 vez/dia durante 30 minutos aumenta a tolerância aos exercícios, reduz a dispneia, estimula o apetite e o sono e melhora a qualidade de vida.

Tratamento medicamentoso

A base da terapêutica medicamentosa da DPOC são os broncodilatadores inalatórios (beta-2-agonistas e anticolinérgicos), isoladamente ou associados aos corticosteroides também por via inalatória (Colice, 1996). São geralmente veiculados na forma de *spray* dosimetrado, inaladores de pó seco ou formas nebulizáveis. Para a terapêutica de manutenção, os fármacos de longa ação são preferidos (Celli *et al.*, 2004b) (Tabela 53.5). Os broncodilatadores alteram o tônus da musculatura lisa das vias respiratórias, reduzindo, assim, a hiperinsuflação dinâmica no repouso e durante o exercício.

Beta-agonistas

Os beta-2-agonistas promovem broncodilatação por estimularem os receptores beta-2-adrenérgicos presentes na musculatura lisa das vias respiratórias. Os de curta ação como fenoterol e salbutamol podem ser utilizados por nebulização ou por nebulímetro dosimetrado (MDI), e são particularmente utilizados como medicação de resgate (Ram; Sestini, 2003).

Os beta-2-agonistas de longa ação disponíveis para o manejo da DPOC estável (Kew *et al.*, 2013) são salmeterol (Jones; Bosh, 1997), formoterol, vilanterol (Hanania *et al.*, 2012), indacaterol (Chapman *et al.*, 2011) e olodaterol (Cooper; Tashken, 2005; Joos *et al.*, 2015).

Os beta-2-agonistas estão associados a risco de arritmias, como taquicardias supraventriculares, taquicardia ventricular e morte súbita (Gershon *et al.*, 2013; Wilchesky *et al.*, 2012).

Anticolinérgicos

Fármacos antimuscarínicos bloqueiam os efeitos broncoconstritores da acetilcolina nos receptores muscarínicos M3 presentes na musculatura lisa das vias respiratórias. Anticolinérgicos inalatórios de curta ação também bloqueiam o receptor neuronal M2, sendo geralmente utilizados como medicação de resgate. Os de longa ação, como o tiotrópio, aclidínio, umeclidínio e glicopirrônio podem ser associados aos beta-agonistas para um efeito broncodilatador aditivo no manejo de DPOC estável (Combivent Inhalation Aerosol Study Group, 1994). Cada uma das classes de fármacos descrita reduz em 15 a 20% as taxas de exacerbação (Chong *et al.*, 2012; Karner *et al.*, 2012).

TABELA 53.5 Medicações comumente utilizadas para doença pulmonar obstrutiva crônica estável.

	Apresentação	Dose e frequência	Efeitos colaterais
Broncodilatadores de curta ação			
Salbutamol (beta-2-agonista)	MDI/nebulização	100 mg por inalação – 1 a 2 inalações a cada 4 a 6 h/2,5 mg a cada 4 a 6 h	Palpitações, tremor, taquicardia, reação de hipersensibilidade
Ipratrópio (anticolinérgico)	MDI/nebulização	17 mg por inalação/2 inalações cada 4 a 6 h/0,5 mg a cada 6 a 8 h	Xerostomia, tosse, borramento visual, reação de hipersensibilidade
Broncodilatadores de longa ação			
Formoterol (beta-2-agonista)	Inalatório/ nebulização (não disponível no Brasil)	12 mg por inalação – 2 vezes/dia/20 mg – 2 vezes/dia	Vertigem, tremor, faringite, reação de hipersensibilidade
Salmeterol (beta-2-agonista)	Inalatório	50 mg – 2 vezes/dia	Cefaleia, tremor, faringite, reação de hipersensibilidade
Indacaterol (beta-2-agonista)	Inalador de pó seco	75 mg – 1 vez/dia	Tosse, odinalgia, nasofaringite, cefaleia, náuseas, reação de hipersensibilidade
Tiotrópio (anticolinérgico)	Inalatório	18 mg – 1 vez/dia	Xerostomia, retenção urinária, glaucoma de ângulo fechado, reação de hipersensibilidade
Aclidínio	Inalatório	400 mg – 2 vezes/dia	Xerostomia, retenção urinária, glaucoma de ângulo fechado, reação de hipersensibilidade
Corticosteroides inalatórios			
Fluticasona	Inalador de pó seco	250 mg, 1 a 2 inalações – 2 vezes/dia	Odinalgia, disfonia, candidose, cefaleia, reação de hipersensibilidade
Budesonida	Inalador de pó seco	200 mg, 1 a 2 inalações – 2 vezes/dia	Nasofaringite, candidose, reação de hipersensibilidade
Associações			
Fenoterol + ipratrópio	Inalatório/ nebulização	90 mg + 18 mg por inalação – 2 inalações 4 vezes/dia/2,5 mg + 5 mg – 4 vezes/dia	Considerar os efeitos colaterais listados para cada fármaco isoladamente
Fluticasona + salmeterol	Inalador de pó seco	250 mg + 50 mg – 2 vezes/dia	Considerar os efeitos colaterais listados para cada fármaco isoladamente
Formoterol + budesonida	Inalador de pó seco	12 mg + 400 mg – 2 vezes/dia	Considerar os efeitos colaterais listados para cada fármaco isoladamente
Vilanterol + fluticasona	Inalador de pó seco	25 mg + 100 mg – 1 vez/dia	Considerar os efeitos colaterais listados para cada fármaco isoladamente
Fármacos orais			
Teofilina	Comprimido	200 a 800 mg – 1 vez/dia; manter nível sérico entre 8 e 12 mg/mℓ	Náuseas, vômito, convulsões, tremor, insônia, taquiarritmia atrial multifocal, reação de hipersensibilidade
Roflumilaste	Comprimido	500 mg – 1 vez/dia	Depressão, ideação suicida, insônia, hiporexia, perda de peso, diarreia

MDI (do inglês *metered dose inhaler*): nebulímetro dosimetrado.

O brometo de tiotrópio é um anticolinérgico de longa duração, mais eficaz que o ipratrópio, com seletividade farmacológica para receptores muscarínicos M1 e M3, o que possibilita a sua utilização em dose única diária. O brometo de tiotrópio reduz o número de exacerbações e hospitalizações, e melhora a qualidade de vida relacionada com o estado de saúde, comparado com placebo e ipratrópio (Casaburi *et al.*, 2002; Decramer *et al.*, 2004). Os efeitos colaterais dessa classe são xerostomia, gosto metálico ou amargo e glaucoma agudo pelo contato direto do fármaco com o olho, principalmente durante nebulização.

Corticosteroides

Com base em achados de estudos randomizados, corticosteroides inalatórios (ICS) têm sido recomendados para pacientes com DPOC com limitação moderada a grave do fluxo respiratório e com frequentes exacerbações (≥ 2 exacerbações e 1 hospitalização no ano anterior), apesar de não existir uma comprovação na melhora do VEF_1 e diminuição da mortalidade. A redução na taxa de exacerbação se assemelha à dos broncodilatadores de longa ação, observando-se uma redução de 15 a 20%. A associação de corticosteroides e beta-agonistas de longa ação inalatórios promove benefício adicional se comparada à monoterapia (Calverley *et al.*, 2007; Nannini *et al.*, 2012). Os efeitos colaterais mais comuns são a disfonia e a candidose oral. Podem ainda afetar a densidade mineral óssea a longo prazo quando utilizados em altas doses, catarata, infecção por microbactérias, aumentando o risco de pneumonia, especialmente naqueles maiores de 55 anos de idade, tabagistas, com IMC < 25 kg/m² e com história de pneumonias prévias. A terapia tripla com ICS/LAMA/LABA melhora a função pulmonar, os sintomas e as exacerbações, em comparação com a monoterapia com qualquer um desses fármacos. Estudos recentes mostram que a contagem absoluta de eosinófilos (> 300/μℓ) correlaciona-se a resposta aos ICS.

Não há benefícios do uso de corticosteroides orais a longo prazo no paciente com DPOC, e os efeitos colaterais são potencialmente graves. Deve-se sempre tentar reduzir a dose ou suspender seu uso mediante a otimização do tratamento com outros fármacos disponíveis; entretanto, um pequeno número de pacientes mantém-se dependente de corticoterapia sistêmica.

Xantinas

O uso das xantinas ainda é cercado de controvérsias. Podem agir como inibidores não seletivos da fosfodiesterase, podendo ainda possuir outras ações não relacionadas com broncodilatação. Apresentam modesta ação broncodilatadora, possível aumento da força da musculatura respiratória, prevenindo a fadiga desta, e ação anti-inflamatória moderada, atenuando algumas respostas linfocitárias (Ram *et al.*, 2002). A teofilina utilizada a longo prazo adicionada a um anticolinérgico pode ter efeitos benéficos na capacidade de exercícios em pacientes com DPOC avançada.

As metilxantinas têm um uso limitado na DPOC, devido à possibilidade de desenvolverem efeitos colaterais (p. ex., irritação gástrica, náuseas, tremor, arritmias cardíacas, cefaleia e crises convulsivas tônico-clônicas) e interação com outros medicamentos, porém, pelo baixo custo, são utilizadas em países em desenvolvimento. As teofilinas interagem com macrolídios e fluoroquinolonas, que são usados no tratamento de exacerbações agudas da bronquite crônica. Níveis séricos de teofilina comumente elevam-se quando o paciente para de fumar, pois o tabagismo induz a produção de enzimas P-450 que controlam o metabolismo da teofilina no fígado.

Pacientes com DPOC beneficiam-se com níveis séricos de 8 a 12 mg/mℓ, que estão associados ao baixo risco de toxicidade. Valores acima de 20 mg/mℓ podem ser potencialmente tóxicos. Condições como ICC e ou doença hepática podem reduzir a sua metabolização e aumentar o potencial para toxicidade.

A bamifilina é uma xantina de ação de 12 horas e tem a vantagem de provocar menos efeitos adversos do que a teofilina. São necessários mais estudos para definir seu papel no tratamento da DPOC.

Roflumilaste, um inibidor da fosfodiesterase 4 (PDE-4) com propriedades anti-inflamatórias, pode aumentar o VEF_1 em cerca de 50 mû e reduzir a incidência de exacerbações moderadas a graves nos pacientes com DPOC, especialmente nos pacientes fenótipo bronquítico crônico (Chong *et al.*, 2011; Lipworth, 2005). Os principais efeitos colaterais são diarreia, náuseas, hiporexia, perda de peso, dor abdominal, cefaleia e alterações do sono.

Antibióticos

Estudos recentes revelam que o uso regular de antibióticos azitromicina (250 mg/dia ou 500 mg 3 vezes/semana) ou eritromicina (500 mg 2 vezes/dia) por 1 ano pode reduzir a incidência de exacerbações nos pacientes com DPOC. O uso dos macrolídios está associado a aumento da resistência bacteriana, prolongamento do intervalo QTc e redução da audição.

Abandono do tabagismo

O abandono do tabagismo é um ponto crucial no manejo desses pacientes, reduzindo a tosse e a produção de expectoração na maioria dos pacientes e melhorando a função pulmonar em pequena extensão. Uma década após o abandono do hábito, a taxa de declínio do VEF_1 em pacientes com doença leve ou moderada se iguala àquela observada em não tabagistas e observa-se redução da mortalidade por causas respiratórias e cardiovasculares. É possível que, nos pacientes com DPOC avançada, a cessação do tabagismo também reduza o declínio da função pulmonar. O aconselhamento é a chave para cessar com esse hábito. De fato, o aconselhamento, por si só, pode resultar em índices de abandono de 3 a 5%. No *Lung Health Study*, que envolveu 5.887 tabagistas ativos com idade entre 35 e 59 anos, foram obtidos índices de abandono do tabagismo de 22% de pacientes que receberam cuidados especiais, contra 5% dos que receberem cuidados usuais. Cuidados especiais incluem esforços intensivos na modificação do comportamento e farmacoterapia para minimizar os sintomas de abstinência. As medicações que se mostraram eficazes no abandono do tabagismo são os métodos de reposição de nicotina, bupropiona e vareniclina (Warnier *et al.*, 2013).

Reposição de nicotina

O objetivo da reposição de nicotina é prover essa substância de maneira diferente daquela obtida pelo tabaco, aliviando os sintomas de abstinência, devendo ser iniciada no dia da interrupção do tabagismo. A nicotina transdérmica é mais conveniente do que a goma de mascar porque não requer reposição ativa por parte do paciente durante o dia, mantendo os níveis séricos de nicotina. Nicotina em *spray*, comprimidos sublinguais e inalantes de nicotina estão disponíveis em alguns países e são usados para abortar ataques de abstinência. A dose inicial baseia-se no número de cigarros fumados por dia, e a duração recomendada é de cerca de 2 a 3 meses após o abandono do tabagismo.

Os efeitos colaterais mais comuns da terapêutica de reposição de nicotina (TRN) são náuseas, vômito, dor abdominal, diarreia, cefaleia, e, no caso do adesivo, irritação cutânea no local de aplicação. A reposição de nicotina costuma ser segura para pacientes com doença cardiovascular (DCV) estável.

Cigarros eletrônicos foram originalmente propostos como forma de reposição de nicotina para auxílio na cessação do tabagismo. Lesão pulmonar aguda, pneumonia eosinofílica, hemorragia alveolar, bronquiolite respiratória, entre outras alterações pulmonares, foram descritas com o uso desses dispositivos, especialmente aqueles contendo tetra-hidrocanabinol (THC).

Fármacos

O antidepressivo bupropiona foi aprovado para auxiliar no tratamento da cessação do tabagismo. Apresenta ação central, aumentando a liberação de norepinefrina e dopamina. A bupropiona é iniciada 7 dias antes da data marcada para cessação do tabagismo, uma vez que esta medicação leva 5 a 7 dias para atingir níveis séricos estáveis. O tratamento é geralmente mantido por pelo menos 12 semanas, mas o uso mais prolongado pode prevenir a recaída. Os efeitos colaterais mais comuns são insônia, agitação, xerostomia e cefaleia. Por reduzir o limiar convulsivo, é contraindicado para pacientes com história de crises convulsivas ou em risco. Alterações neuropsiquiátricas podem surgir, como depressão, comportamento de automutilação e ideação suicida, embora em menor incidência que a vareniclina. Apresenta bom perfil de segurança em pacientes tabagistas com DCV estável e está indicada para pacientes em que o ganho de peso após a cessação do tabagismo seja um item a ser considerado, uma vez que este medicamento pode atenuar este efeito. Nos fumantes, taxas mais altas de sucesso foram conseguidas usando-se a associação de reposição de nicotina e este fármaco.

Outro fármaco atualmente em uso, a vareniclina é um agonista parcial da subunidade alfa-4-beta-2 do receptor de nicotina, possuindo ação central. Os efeitos colaterais desta substância são alterações de comportamento, ideação suicida e efeitos cardiovasculares.

Outros fármacos, considerados de segunda linha, podem ser utilizados. A buspirona é um ansiolítico não benzodiazepínico que pode reduzir os sintomas de abstinência ao fumo, podendo ser útil quando outras medidas farmacológicas não tiveram sucesso. Nortriptilina, citisina e clonidina podem ser utilizadas, mas com eficácia limitada. Nadolol, cigarros eletrônicos e a vacina contra nicotina estão sendo testados para auxiliar na dependência do tabaco, mas ainda são necessários mais estudos para comprovação de sua eficácia.

Antibióticos

Pacientes com exacerbação aguda de bronquite crônica, febre, leucocitose e catarro purulento têm mostrado melhora quando iniciam antibioticoterapia. Os organismos colonizadores mais comuns das vias respiratórias na DPOC são: *Haemophilus influenzae*, *Streptococcus pneumoniae*, *Moraxella catarrhalis* e *Chlamydia pneumoniae* – geralmente sensíveis a cefalosporinas (cefuroxima, cefepima), fluoroquinolona (ciprofloxacino, levofloxacino), macrolídios (eritromicina, azitromicina, claritromicina), penicilina (amoxicilina/clavulanato), tetraciclina (doxiciclina) e trimetoprima/sulfametoxazol. Tratamento de 5 a 7 dias é indicado na ausência de cultura do escarro para pacientes ambulatoriais ou institucionalizados com DPOC. O uso contínuo e profilático de macrolídios (p. ex., 250 mg de azitromicina por dia) pode reduzir a incidência de exacerbações e melhorar a qualidade de vida nestes pacientes, especialmente aqueles com produção aumentada de muco; porém, efeitos colaterais como a surdez e o prolongamento do intervalo QT podem limitar sua utilização (Seemungal *et al.*, 2008).

Agentes reguladores de muco e outras substâncias

Como a hipersecreção de muco é característica da bronquite crônica, vários mucolíticos têm sido utilizados para aumentar a facilidade da expectoração do muco, na crença de que isso melhore a função pulmonar. Expectorantes orais (bromexol, ambroxol, guaifenesina, ipeca), preparações com iodo, carbocisteína, inalação de alfadornase (DNase), N-acetilcisteína, hidratação, nebulização com salina hipertônica e inalação de vapor (com ou sem aromáticos) não apresentam eficácia terapêutica e não são recomendados no manejo desses pacientes.

O uso de antitussígenos, estatinas ou vasodilatadores (óxido nítrico inalatório, tadalafila, sildenafila) não é recomendado.

Imunizações

A prescrição da vacina anual contra influenza pode reduzir as formas graves dessa doença em 50% e, consequentemente, a infecção do sistema respiratório inferior, a incidência de exacerbações e a mortalidade em portadores de DPOC (Nichol *et al.*, 1999; Wongsurakiat *et al.*, 2004). Estudos sugerem menor incidência de doença arterial coronariana nos pacientes com DPOC, especialmente os idosos, vacinados contra influenza ao longo de vários anos (Huang *et al.*, 2013).

As vacinas pneumocócicas VPC13 e VPP23 devem ser aplicadas em portadores de DPOC acima de 65 anos de idade. A VPP23 é também recomendada para pacientes com menos de 65 anos de idade que apresentem outras comorbidades associadas. Em pacientes com idade inferior a essa e com VEF_1 < 40% do previsto, essa vacina reduziu a incidência de pneumonia adquirida na comunidade. Recomenda-se iniciar o esquema com a aplicação de vacina pneumocócica conjugada (VPC13) e aplicar uma dose da VPP23 6 a 12 meses depois da dose da vacina conjugada, e outra 5 anos após a primeira dose de VPP23.

Outros tratamentos

Oxigenoterapia

A hipoxemia crônica nos pacientes com DPOC pode provocar hipertensão arterial pulmonar e *cor pulmonale*. Em pacientes com hipoxemia persistente, a oxigenoterapia prolongada pode aumentar a sobrevida, reduzir a policitemia e a hipertensão arterial pulmonar e melhorar a função neuropsiquiátrica. Pacientes com PaO_2arterial menor que 56 mmHg e $SatO_2$ menor que 89%, avaliadas com o paciente ventilando em ar ambiente, em repouso e em condição de estabilidade, são candidatos a oxigenoterapia. Pacientes com Pa_{O_2} menor que 60 mmHg e com *cor pulmonale* ou policitemia também devem receber esta modalidade terapêutica. A oxigenoterapia deve ser utilizada por, no mínimo, 15 h diárias, incluindo o período do sono. O objetivo é prover fluxo de oxigênio que mantenha a $SatO_2$ em 90% (Tarpy; Celli, 1995).

Cirurgia

Na CRVP, áreas do pulmão extensamente afetadas pelo enfisema são ressecadas, reduzindo a hiperinsuflação e possibilitando melhor *performance* da musculatura respiratória. Pacientes graves, sem comorbidades importantes, com reduzida capacidade de exercício após programa de reabilitação, podem ser candidatos a ela se o acometimento do enfisema for extenso e predominante nos lobos superiores. Essa modalidade pode melhorar a função respiratória, a tolerância ao exercício, mas não há impacto na mortalidade (Fishman *et al.*, 2003, Naunheim *et al.*, 2006).

Procedimentos endoscópicos que reduzem a hiperinsuflação dos lobos superiores por meio de válvulas endobrônquicas unidirecionais ou *stents* transbrônquicos podem beneficiar pacientes com enfisema heterogêneo e cissura íntegra, melhorando a função pulmonar, a dispneia, a capacidade de exercício e a qualidade de vida. Pneumotórax precoce (em 72 horas após o procedimento) é a complicação mais comum, ocorrendo em 25,5% dos casos e deriva da alteração da conformação pulmonar após a colocação da válvula endobrônquica (Criner *et al.*, 2018). Procedimentos que excluem um brônquio por meio de lesão térmica ou selantes, excluindo a porção afetada pelo enfisema, ou implante de molas de nitinol endobrônquicas ainda necessitam de maiores estudos, não sendo atualmente recomendados.

A bulectomia consiste na remoção cirúrgica de grandes bolhas que exercem efeito compressivo do parênquima pulmonar adjacente. Em pacientes com função pulmonar relativamente preservada, a bulectomia reduz a dispneia, melhora a função pulmonar e a tolerância ao exercício.

O transplante de pulmão pode ser uma opção em pacientes importantemente incapacitados pela doença, que não apresentem comorbidades importantes. Mais de 70% dos transplantes são duplos, oferecendo melhor sobrevida, especialmente nos pacientes com menos de 60 anos de idade. A sobrevida média é de apenas 7 anos após o transplante duplo e 5 anos para o transplante unilateral, parte pelo desenvolvimento de bronquiolite obliterante, uma forma de reação enxerto-hospedeiro comum nesses casos (Studer *et al.*, 2004), infecções oportunistas e doença linfoproliferativa.

Reabilitação pulmonar

A reabilitação pulmonar mostrou ser a estratégia terapêutica mais eficaz para reduzir a dispneia, melhorar a qualidade de vida e a tolerância ao exercício. Diversas abordagens não farmacológicas têm sido utilizadas no tratamento da DPOC como parte de um programa integral de reabilitação (GOLD, 2015), idealmente com duração de 6 a 8 semanas, com a avaliação de aspectos multidisciplinares, como a condição social e psíquica, capacidade de exercício, objetivos a serem alcançados, limitações físicas e comorbidades:

- Treinamento físico com a finalidade de melhorar a função cardiorrespiratória pode ser útil; o tipo de exercício não parece ser tão importante, sendo igualmente eficazes os exercícios aeróbicos, treinamento de *endurance*, resistência, força, flexibilidades, intervalado, para os membros superiores, cintura escapular e membros inferiores
- Técnicas de controle da respiração, como respiração diafragmática e com lábios semicerrados, reduzem a dispneia, particularmente em pacientes com hiperventilação
- Treinamento dos músculos respiratórios, usando equipamentos do tipo resistivo, tem mostrado reduzir a dispneia
- Fisioterapia: tosse e manobras expiratórias forçadas são úteis para facilitar a expectoração e diminuir a possibilidade de retenção de secreção e de infecção.

A reabilitação pulmonar na DPOC aumenta capacidade de realizar exercícios físicos, reduz a percepção de fraqueza respiratória, melhora o *status* clínico (maior qualidade de vida), diminui a quantidade de hospitalizações e de dias hospitalizados, reduz a hospitalização em pacientes que apresentaram exacerbação recente, diminui a ansiedade e a depressão relacionadas com a DPOC (Güell *et al.*, 2000; Ries *et al.*, 1995), especialmente nos pacientes classificados como moderados a graves.

Nutrição

O estado nutricional é um importante componente no manjo da DPOC, uma vez que o baixo IMC se relaciona com reduzida massa magra, e consequente diminuição da força muscular, provocando maiores sintomas e incapacidade, impacto na qualidade de vida e pior prognóstico (Celli *et al.*, 2004a). Estudos experimentais e achados clínicos sugerem que a liberação de mediadores inflamatórios poderia contribuir para o desenvolvimento do hipermetabolismo, para a diminuição da ingestão calórica e, assim, para as alterações nutricionais observadas nos pacientes com DPOC. Os dados disponíveis indicam que a etiologia das alterações nutricionais observadas em pacientes com DPOC é multifatorial e complexa. Pacientes que apresentam dispneia para alimentar-se devem ser orientados a realizar refeições menores e mais frequentes. Suplementos alimentares hiperproteicos podem ser úteis e avaliação odontológica deve ser realizada frequentemente para criar condições de alimentação adequadas.

Suporte ventilatório

A ventilação não invasiva (VNI) é o tratamento de escolha para os pacientes com DPOC hospitalizados por ocasião de exacerbação e insuficiência respiratória, reduzindo a morbidade e mortalidade relacionadas com a doença.

Nos pacientes estáveis, a VNI pode melhorar a sobrevida e o risco de reinternação naqueles recentemente hospitalizados, especialmente em pacientes com hipercapnia persistente (Pa_{CO_2} ≥ 52 mmHg).

Pacientes com DPOC e síndrome da apneia obstrutiva do sono (SAOS) apresentam benefícios do uso de pressão positiva contínua de vias aéreas (CPAP), com melhora da sobrevida e risco de internações hospitalares.

Comorbidades

DPOC está frequentemente associada a várias manifestações sistêmicas, que podem influenciar significativamente a qualidade de vida do paciente. Osteoporose, síndromes neuropsiquiátricas, refluxo gastresofágico (RGE), diabetes, síndrome metabólica, SAOS, DCV (Sin *et al.*, 2005), disfunções musculoesqueléticas e baixo IMC são comorbidades frequentemente encontradas nos pacientes com DPOC (Barnes; Celli, 2009).

Indicadores do prognóstico

Além do VEF_1, outros fatores foram identificados como indicadores prognósticos na DPOC, como o grau de hiper-reatividade brônquica, tabagismo, baixo IMC (Saudny-Unterberger *et al.*, 1997), infecção pelo vírus da imunodeficiência humana (HIV), colonização bacteriana da via respiratória, baixa capacidade de exercício, o V_{O_2} (consumo máximo de O_2) durante a ergoespirometria, aumento da proteína C reativa (PCR-T), comorbidades, sexo masculino e enfisema à TC de tórax.

Cuidados no final da vida

Pacientes com DPOC podem necessitar de suporte ventilatório não invasivo ou invasivo com a evolução da doença. As questões relacionadas com os cuidados no fim de vida devem envolver o paciente e seus familiares ou responsáveis, incluindo alívio dos sintomas, tratamento da ansiedade e da insônia, adoção de estratégias para melhora da qualidade de vida e suporte emocional e espiritual para o paciente com DPOC. Estratégias não farmacológicas para diminuir a sensação de dispneia, como a eletroestimulação neuromuscular (NMES), vibração torácica (CWV), VNI, e farmacológicas, como opiáceos (Rocker *et al.*, 2009) e oxigenoterapia (mesmo em pacientes não hipoxêmicos), podem ser utilizados para proporcionar conforto até o momento da morte (Qaseem *et al.*, 2008). Para reduzir o volume da secreção brônquica, anticolinérgicos, como o glicopirrolato, podem ser prescritos (Curtis, 2008).

Exacerbações da doença pulmonar obstrutiva crônica

A exacerbação na DPOC representa um importante fator prognóstico (Sethi; Murphy, 2008). O risco de desenvolvimento de exacerbação correlaciona-se com idade avançada, tosse produtiva, tempo de doença, história de antibioticoterapia prévia, hospitalizações no último ano relacionadas com a doença, hipersecreção de muco, uso de teofilina, pior função pulmonar, marcadores inflamatórios séricos em níveis elevados, RGE e comorbidades (Bach *et al.*, 2001).

É definida como piora aguda dos sintomas respiratórios, como dispneia, tosse ou aumento do volume da expectoração, em maior proporção que o habitualmente observado, que resulta em necessidade de terapêutica adicional (Snow *et al.*, 2001). As exacerbações podem ser acompanhadas de rinorreia, odinalgia, febre e opressão torácica. Pacientes com DPOC apresentam, em média, 1 exacerbação importante por ano, que pode causar deterioração permanente da função pulmonar, e algumas exacerbações de menor magnitude, que não requerem intervenção terapêutica. As hospitalizações pelas exacerbações consomem mais da metade dos recursos dispensados com a DPOC.

Alguns pacientes são particularmente suscetíveis às exacerbações: aqueles com maior percepção de dispneia, número de exacerbações no ano anterior, razão diâmetro da artéria pulmonar em relação à aorta > 1, maior percentual de enfisema, espessamento da parede brônquica e a presença de bronquite crônica.

As infecções respiratórias são consideradas as principais causas de exacerbações (aproximadamente 70%), embora os microrganismos comumente implicados possam ser identificados no escarro mesmo durante os períodos de estabilidade clínica. Os rinovírus, vírus da influenza, parainfluenza e vírus sincicial respiratório, e bactérias como *Streptococcus pneumoniae*, *Haemophilus influenzae* e *Moraxella catarrhalis* são comumente implicados nas exacerbações. Poluição atmosférica por partículas de diesel, dióxido de enxofre, ozônio e dióxido de nitrogênio, embolia pulmonar, isquemia miocárdica, ICC e broncoaspiração estão associados a maior incidência de hospitalizações. Antibioticoterapia deve ser iniciada nas exacerbações da DPOC de três sintomas principais – percepção de maior dispneia, aumento do volume ou purulência da expectoração, com duração recomendada de 5 a 7 dias, devendo ser baseada no perfil microbiológico local.

A avaliação e o manejo das exacerbações dependem da gravidade. Uma telerradiografia de tórax deve ser realizada em pacientes com exacerbações mais importantes, para afastar a possibilidade de pneumonia, pneumotórax ou insuficiência ventricular esquerda. Se existir suspeição de embolia pulmonar, a angiotomografia de tórax torna-se necessária. A gasometria do sangue arterial deve ser realizada na suspeita de hipercapnia. Durante os surtos de influenza A e B, testes rápidos estão disponíveis para o diagnóstico. Culturas de escarro, aspirado traqueal ou outros materiais não são rotineiramente recomendadas, mas são realizadas em pacientes exacerbadores frequentes, com grave limitação do fluxo respiratório ou que necessitam ventilação mecânica, uma vez que patógenos gram-negativos ou multirresistentes podem estar presentes. O ecocardiograma e a dosagem sérica do BNP ou pró-BNP podem ser úteis para distinguir a exacerbação da DPOC da insuficiência ventricular esquerda, patologias que dividem sinais e sintomas comuns. A dosagem da proteína C reativa e a procalcitonina para guiar o início da antibioticoterapia nesses pacientes ainda necessita de maiores estudos.

A indicação de hospitalização deve considerar a intensidade da dispneia, o uso de musculatura acessória da respiração, a estabilidade hemodinâmica, a gasometria do sangue arterial e o nível de consciência. Antibioticoterapia é geralmente iniciada nas exacerbações moderada a graves, em pacientes que necessitam hospitalização.

A corticoterapia sistêmica pode melhorar a função pulmonar, reduzir a permanência hospitalar e prevenir a recaída. Prednisona em dose de 40 mg/dia durante 5 dias geralmente é utilizada. O uso de broncodilatadores de curta ação (beta-agonistas ou anticolinérgicos) é recomendado para esses pacientes durante a exacerbação. A oxigenoterapia, geralmente por cânula nasal em fluxo de 2 a 3 ℓ/minuto, visa manter a $SatO_2$ entre 90 e 92%. Pacientes com hipercapnia crônica devem ser monitorados, uma vez que mesmo doses modestas de oxigênio podem elevar a Pa_{CO_2} em 5 a 10 mmHg. A aplicação da ventilação não invasiva através de máscara nasal ou facial em pacientes com insuficiência respiratória aguda está associada a menor taxa de intubação, menor tempo de hospitalização e menor taxa de mortalidade nestes pacientes. A ventilação mecânica é indicada para pacientes que não respondem adequadamente, apresentam contraindicação ou não toleram a VNI.

A vitamina D parece ter um efeito imunomodulador e pode estar implicada na fisiopatologia das exacerbações. Alguns estudos revelam que a reposição dessa vitamina poderia reduzir os episódios de exacerbação e as hospitalizações nos pacientes com deficiência grave desta (< 10 ng/mℓ).

Mucolíticos (Poole *et al.*, 2012), técnicas mecânicas para *toilette* brônquica, sulfato de magnésio inalatório (Edwards *et al.*, 2013) ou intravenoso, ou metilxantinas e N-acetilcisteína não apresentam comprovada eficácia no manejo das exacerbações da DPOC (Black *et al.*, 2004).

Perspectivas terapêuticas

Terapêutica de reposição de alfa-1-antitripsina

Reposição com alfa-1-antitripsina humana recombinante é indicada somente para os pacientes com deficiência de alfa-1-antitripsina homozigotos. Pacientes com VEF_1 de 35 a 60% do previsto podem se beneficiar da terapêutica; porém, maiores estudos são necessários, em especial pela recente consideração da progressão do enfisema a despeito da terapêutica otimizada como norteador deste tratamento.

Inibidores de enzimas e mediadores inflamatórios

Inibidores específicos da elastase neutrofílica, enzima com importante papel na patogênese do DPOC, já foram desenvolvidos e podem ser úteis futuramente na prevenção da progressão do enfisema. Antagonista específico do receptor alfa para interleucina 5 (IL-5), benralizumabe e o anticorpo monoclonal anti-IL-5, mepolizumabe, estão atualmente em estudo, podendo beneficiar pacientes com DPOC eosinofílica e necessidade frequente do uso de corticoterapia oral. O anticorpo antifator de necrose tumoral alfa não se mostrou eficaz na DPOC moderada a grave, podendo haver ainda maior incidência de pneumonia e indução de malignidade nesses pacientes. Radicais livres derivados de oxigênio, como os ânions superóxidos, antagonistas do leucotrieno B4, compostos estáveis da glutationa, análogos do superóxido dismutase, compostos derivados do selênio e inibidores de citocinas podem ter aplicação futura após ensaios clínicos comprovarem a eficácia destes na progressão do DPOC.

Prognóstico

Cerca de 60% dos pacientes com DPOC apresentam doença progressiva, sendo o valor do VEF_1 o maior preditor de mortalidade nesses pacientes. A extensão do enfisema inferida pela TC de tórax e a difusão do monóxido de carbono estão associados ao declínio mais expressivo do VEF_1, assim como gravidade da dispneia, perda de peso, hipoxemia, hipercapnia, bronquiectasias, intolerância a caminhada, hospitalização por exacerbação e má qualidade de vida. As únicas intervenções com impacto na mortalidade são a cessação do tabagismo, a oxigenoterapia para os pacientes com hipoxemia crônica e a VNI em pacientes selecionados durante a hospitalização por um episódio de exacerbação.

54

Pneumonias

Adriana Ferreira de Carvalho • Elisa Franco de Assis Costa •
Isadora Crosara Alves Teixeira • Loiane Moraes Ribeiro Victory

A pneumonia é o capitão das mortes dos homens. A pneumonia é o fim natural do velho. Na velhice, a pneumonia pode ser latente, apresentando-se sem calafrios. A tosse e a expectoração são discretas e os sintomas constitucionais intensos. Pode não ocorrer febre, mas quando ocorre, ela é sempre menos intensa do que nos jovens. Na pneumonia senil, a temperatura pode ser baixa, enquanto sintomas cerebrais são pronunciados.
(Sir William Osler, *Principles and Practice of Medicine*, 1892)

Introdução

Em alguns momentos da sua carreira, William Osler referiu-se à pneumonia como a maior inimiga do idoso, e, em outros, como sua companheira. Explica-se a última característica pela frequência com que a enfermidade acomete os idosos, e a primeira, pela regularidade com que lhes ceifava as vidas (Berk, 1994).

O exame físico de William Osler era normal, quando, aos 70 anos de idade, foi examinado com os primeiros sintomas da broncopneumonia que lhe tirou a vida (Golden, 1999).

É surpreendente que, passado mais de um século desde que Osler teceu suas observações, e ainda posteriormente ao desenvolvimento de antibióticos de amplo espectro, a situação continue a mesma, com as pneumonias figurando no rol das principais causas de morte, principalmente nos extremos da vida (Kaplan *et al.*, 2003).

Entre os idosos, as pneumonias também são responsáveis por grande número de internações hospitalares, que geralmente são mais prolongadas, exigindo antibióticos de maior potência. O custo do tratamento desses pacientes é elevado e poderá, com o rápido envelhecimento da população brasileira, comprometer importante parcela dos recursos orçamentários destinados à saúde.

Outro desafio que o envelhecimento populacional acarreta é o aumento do número de indivíduos muito idosos (80 anos de idade ou mais anos), com incapacidade funcional, frágeis, portadores de multimorbidade e residentes das instituições de longa permanência para idosos (ILPI), que têm mais risco de adquirir infecções com maiores taxas de hospitalização e de mortalidade. Inúmeros estudos demostraram a necessidade imediata de os pacientes idosos receberem uma avaliação geriátrica ampla (AGA) para identificação dos mais frágeis e, consequentemente, a sua melhor condução. A discussão a respeito dos cuidados paliativos e de final de vida deve ser iniciada o mais precocemente possível, garantindo assistência adequada a essa população e priorizando a qualidade de vida.

Apesar das elevadas taxas de mortalidade resultantes de pneumonia na velhice, a idade, por si só, não contraindica a instituição de medidas agressivas para o tratamento, pois as pneumonias são doenças potencialmente curáveis, mesmo nos indivíduos frágeis e com múltiplas doenças crônicas. Entretanto, a fragilidade, a multimorbidade e o prejuízo funcional são fatores preditivos de pior prognóstico.

Conceitos de pneumonite e pneumonia

Pneumonite significa inflamação aguda, de natureza infecciosa ou não, localizada no parênquima pulmonar. Quando há infecção, seja ela bacteriana, viral ou fúngica, convencionou-se chamar o quadro de pneumonia.

A pneumonite aspirativa é uma lesão pulmonar aguda causada por macroaspiração de líquidos nocivos, geralmente do conteúdo gástrico (DiBardino; Wunderink, 2015). Tem apresentação abrupta e pode progredir para falência respiratória nas primeiras 48 horas. Aproximadamente 25% desses pacientes desenvolverão pneumonia bacteriana do 2º ao 7º dia subsequente ao evento, porém o uso de antibiótico profilático não mostrou eficácia para prevenção do desenvolvimento de pneumonia (Joundi *et al.*, 2015).

A resposta química inflamatória pulmonar tanto da pneumonite quanto da pneumonia resulta em sinais e sintomas semelhantes (febre, taquipneia, tosse, alterações respiratórias e infiltrados nas imagens radiológicas). A progressão do quadro clínico distinguirá essas duas doenças (Joundi *et al.*, 2015).

Classificação

Para fins terapêuticos, é conveniente que as pneumonias dos idosos sejam classificadas conforme o local de aquisição, as comorbidades existentes e a condição imunológica do hospedeiro (Tabela 54.1). A escolha do antibiótico frequentemente dependerá desses fatores, pois muitos estudos têm demonstrado que o diagnóstico etiológico é obtido em menos da metade dos pacientes.

Devido às mudanças no atendimento a pacientes, em especial, ao aumento de indivíduos sendo assistidos de forma complexa fora do ambiente hospitalar, em clínicas de hemodiálise,

TABELA 54.1 Classificação das pneumonias.

Conforme o local de aquisição	PAC relacionadas com serviços de saúde: • Em indivíduos que recebiam terapia parenteral, terapia renal substitutiva, quimioterapia ou curativos para tratamento de feridas até 30 dias antes de adquirida a infecção • Em indivíduos que tenham sido hospitalizados nos últimos 90 dias por mais de 2 dias • Pneumonias adquiridas em ILPI • Em indivíduos que apresentem um familiar com patógeno multirresistente Critérios adicionais por Shindo *et al.* (2013): • PAC em indivíduos imunocomprometidos • PAC em indivíduos com imobilidade • PAC em indivíduos que usam sondas para alimentação • PAC em indivíduos que usam antibiótico nos últimos 90 dias • PAC em indivíduos que usam agentes supressores do ácido gástrico • Pneumonias adquiridas no hospital (hospitalar, nosocomial), incluindo as PAV
Conforme comorbidades	Com comorbidade Sem comorbidade
Conforme a condição imunológica do idoso	Pneumonias no hospedeiro imunocompetente Pneumonias no hospedeiro imunossuprimido

ILPI: instituições de longa permanência para idosos; PAC: pneumonia adquirida na comunidade; PAV: pneumonia associada à ventilação mecânica. (Fonte: Friedman *et al.*, 2002; Shindo *et al.*, 2013.)

quimioterapia e ILPI, Friedman *et al.* (2002) propuseram uma classificação para as infecções adquiridas fora do hospital, de modo que as infecções comunitárias passam a ser divididas entre as verdadeiras, ou seja, sem contato recente com serviços de saúde, e as relacionadas com os serviços de saúde. Em 2013, Shindo *et al.* (2013) identificaram novos fatores de risco que podem ser acrescidos à definição original, de forma que, nas pneumonias relacionadas com o serviço de saúde, estão englobados os indivíduos com infecção adquirida na comunidade, porém que recebiam terapia enteral ou parenteral, terapia renal substitutiva, quimioterapia ou curativos para tratamento de feridas até 30 dias antes de adquirida a infecção, assim como os indivíduos que tenham sido hospitalizados nos últimos 90 dias por período de 2 ou mais dias, pacientes imunocomprometidos ou com imobilidade, que usaram antibiótico nos últimos 90 dias, que fazem uso de agentes supressores da acidez gástrica e ainda os que residem em ILPI (Friedman *et al.*, 2002; Shindo *et al.*, 2013).

Os pacientes com infecções relacionadas com os serviços de saúde são mais idosos, apresentam mais comorbidades, mais infecções por pneumococos resistentes, estafilococos, gram-negativos e também por bactérias multirresistentes (*Pseudomonas*, *Klebsiella*, *Acinetobacter*, estafilococos), maior frequência de pneumonia aspirativa e pior prognóstico do que os pacientes com pneumonias comunitárias verdadeiras. Devemos pensar em germes multirresistentes quando o paciente apresentar três ou mais dos fatores de risco citados (American Thoracic Society [ATS]; Infectious Diseases Society of America [IDSA], 2005; Carratalà *et al.*, 2007; Shindo *et al.*, 2013). De acordo com essa nova classificação, as pneumonias adquiridas em ILPI são classificadas como pneumonias relacionadas com os serviços de saúde.

As pneumonias adquiridas no hospital são aquelas que ocorrem 48 horas ou mais após a hospitalização, associadas à nova imagem radiológica e a dois dos seguintes sinais: febre, leucocitose ou secreção purulenta. Entretanto, devemos lembrar que essas alterações quase nunca estão presentes em pacientes idosos, dificultando e retardando o diagnóstico de pneumonias hospitalares nesse grupo de pacientes. Elas podem ser classificadas em pneumonias hospitalares (nosocomiais) de início precoce (de 2 a 4 dias após a hospitalização) e de início tardio (5 ou mais dias após a hospitalização). As pneumonias hospitalares de início tardio têm maior probabilidade de serem causadas por bactérias multirresistentes (*Pseudomonas*, *Acinetobacter*, *Klebsiella* e *Staphylococcus aureus*) e apresentam pior prognóstico, com maior risco de morte (ATS; IDSA, 2005).

Dentre as pneumonias hospitalares, destacam-se as relacionadas com a ventilação mecânica (VM), que são aquelas que aparecem de 48 a 72 horas após a intubação traqueal e a introdução do suporte ventilatório. Elas têm prevalência aumentada na população idosa (ATS; ADSA, 2005).

Epidemiologia

A pneumonia é considerada um importante problema de saúde pública e a maior causa de morte por doenças infecciosas no mundo (World Health Organization [WHO], 2015). A epidemiologia da pneumonia adquirida na comunidade (PAC) varia de acordo com a localização geográfica, ambiente em que se dão os cuidados de saúde e a população estudada (Welte *et al.*, 2012), com incidência estimada entre 5 e 11 por mil adultos na Europa e América do Norte (Lim *et al.*, 2009). A incidência aumenta com a idade; estudos europeus recentes relatam uma taxa anual global de hospitalização de 3,6 a 8,5 por 1.000 pessoas com PAC, mas com um aumento para 13,4 por 1.000 pessoas em indivíduos com mais de 65 anos de idade (Froes *et al.*, 2013; Tichopad *et al.*, 2013).

Jain *et al.* (2015) conduziram um estudo populacional de vigilância ativa para calcular as taxas de incidência de PAC que requereu hospitalização. O estudo foi conduzido pelo Centro de Controle e Prevenção de Doenças (Center for Disease Control and Prevention [CDC]) do EUA em cinco hospitais (três em Chicago e dois em Nashville) de janeiro de 2010 a janeiro de 2012. Os resultados mostraram uma taxa anual de incidência de PAC requerendo hospitalização de 24,8 casos (intervalo de confiança [IC] 95%, 23,5 a 26,1) por 10 mil adultos, variando de 6,7 por 10 mil/ano na população de 18 a 49 anos de idade e chegando a 164,3 por 10 mil/ano dentre aqueles com 80 anos de idade ou mais. Os autores concluíram que o ônus da PAC com necessidade de hospitalização entre os adultos é substancial e marcadamente maior entre os adultos mais velhos.

Como a pneumonia não é uma doença de notificação compulsória, existem poucos dados sobre sua incidência em adultos e, particularmente, em indivíduos com mais de 60 anos de idade. No Brasil, a maioria das informações sobre sua epidemiologia é obtida por meio de dados do Ministério da Saúde referentes à parcela de pacientes internados pelo Sistema Único de Saúde (SUS). Devemos nos lembrar de que, por se tratar de estatísticas hospitalares, esses dados podem refletir indiretamente a incidência de doenças na comunidade, mas selecionam casos mais graves e da população que teve acesso a esses serviços.

A incidência de pneumonia em idosos aumenta durante os surtos de gripe (infecção pelo vírus *influenza*). Esse fato já foi comprovado em vários países, inclusive no Brasil, por intermédio de inúmeros estudos epidemiológicos.

Em 2014, segundo dados do Datasus do Ministério da Saúde do Brasil, as doenças do sistema respiratório foram a segunda causa mais comum de internação hospitalar, os casos de gravidez e puerpério ficaram em primeiro lugar, e as doenças cardiovasculares (DCV) ocuparam o terceiro lugar. Do total de internações por doenças respiratórias, a pneumonia foi a responsável em 52% dos casos quando consideradas todas as faixas etárias, e em 35% dos casos quando considerada apenas a faixa etária acima de 60 anos de idade. Quanto à mortalidade, as doenças respiratórias foram a quarta causa de morte em 2014.

As pneumonias nosocomiais são cerca de 8 a 10 vezes mais frequentes nos indivíduos maiores de 70 anos de idade e representam aproximadamente 20% das infecções hospitalares em idosos. Nos pacientes internados em unidades de terapia intensiva (UTI), sob ventilação mecânica invasiva (VMI), o risco de adquirir pneumonia é 3 a 10 vezes maior, com taxas de mortalidade variando de 24 a 76%. Em estudo realizado no Hospital Universitário Edgard Santos em Salvador, observou-se que 11,8% dos pacientes admitidos na UTI evoluíram com infecção nosocomial, e 75% destes apresentaram pneumonia 72 horas após início da VM (Gusmão *et al.*, 2004).

Em 2011, Diaz (2011) desenvolveu um estudo epidemiológico quantitativo, descritivo e retrospectivo, realizado nas unidades de terapia intensiva (UTI) de um hospital de ensino público e outro privado, ambos em Brasília-DF, utilizando fontes de dados secundários e incluindo pacientes adultos com diagnóstico de pneumonia associada à ventilação mecânica (PAV) no período de janeiro de 2016 a junho de 2010. A população de pacientes com mais de 60 anos de idade foi a mais prevalente, com 64,5% da amostra (n = 155). A taxa de densidade de incidência da PAV no hospital público foi de 13,04 episódios por 1.000 dias de VM e, no privado, de 5,32 episódios por 1.000 dias de VM. A letalidade da doença foi de 28,9% no hospital público e 37,5% no privado.

Infecções em idosos residentes de ILPI são comuns, dispendiosas e associadas a significativas morbidade e mortalidade. As estatísticas nacionais sobre as pneumonias adquiridas nas ILPI são escassas. Nos próximos anos, o envelhecimento populacional será caracterizado por importante crescimento da proporção de indivíduos muito velhos (com 85 anos de idade ou mais).

Estudos americanos mostram que a pneumonia é a segunda causa de infecção nessas instituições, sendo responsável pelo maior número de transferência para hospitais e principal causa de mortalidade por infecção. A incidência de pneumonia em ILPI é 10 vezes maior do que na comunidade, com taxas de hospitalização 30 vezes maiores (Marrie, 2002). Estima-se que 1,6 a 3,8 milhões de infecções de maneira geral ocorram a cada ano em instalações de ILPI em todo o país e causem cerca de 388 mil mortes. Além disso, as infecções em ILPI resultam em hospitalizações frequentes, respondendo por 27 a 63% de todas as transferências de moradores (Strausbaugh; Joseph, 2000).

Em estudo conduzido durante 13 meses consecutivos em uma instituição da cidade de Botucatu, no estado de São Paulo, Villas Bôas e Ferreira (2007) detectaram uma taxa média de infecção de 3,2 por mil pacientes/dia, sendo que as infecções respiratórias foram as responsáveis por 50% dos casos com uma taxa de infecção de 1,6 caso por 1.000 pacientes/dia. Em seguida vieram as infecções urinárias, de pele e partes moles e gastrintestinais. Já em outro estudo conduzido na cidade de Goiânia, que abrangeu 70,6% da população idosa residente em instituições no município e com idade média de 75,5 anos, observou-se que, no período de 1 ano, 28,2% dos residentes foram hospitalizados pelo menos uma vez e que as doenças do sistema respiratório, principalmente as pneumonias, foram as principais causas dessas hospitalizações, seguidas pelas fraturas e pelas DCV (Costa, 2004).

Diante disso, conclui-se que as pneumonias ocasionam tantas ou mais internações do que outras doenças comuns nos idosos, como os cânceres, a doença pulmonar obstrutiva crônica (DPOC), o diabetes melito, os acidentes vasculares encefálicos (AVE) e o infarto agudo do miocárdio (IAM). Na verdade, com o desenvolvimento de medicamentos e intervenções que propiciaram redução da morbidade por diversas doenças crônicas, portadores de afecções cardiovasculares, pulmonares e de diabetes geralmente são hospitalizados por piora ou agudização desses problemas, desencadeadas, na maioria das vezes, por uma infecção, especialmente pelas pneumonias.

Patogenia e fatores predisponentes

A pneumonia é ocasionada por mecanismos patogênicos diferentes: colonização da orofaringe ou nasofaringe e subsequente aspiração de microrganismos, inalação de aerossóis infectados, disseminação hematogênica de outros locais de infecção e extensão direta do foco adjacente infectado (Nair; Niederman, 2013). A ocorrência de pneumonia vai depender da quantidade de microrganismos, da virulência destes e das condições de defesa do hospedeiro. Existem muitos fatores que predispõem o idoso a ter pneumonia (Tabela 54.2).

As modificações fisiológicas que o envelhecimento ocasiona nos sistemas respiratório e imune deixa o geronte mais suscetível à infecção bacteriana em decorrência da redução da função dos neutrófilos e expressão do neutrófilo CD16 e da fagocitose (Heppner *et al.*, 2013). Sabe-se que a imunossenescência, caracterizada por redução da produção de anticorpos, da função dos linfócitos T, da produção de interleucinas e dos níveis séricos de imunoglobulina M (IgM), favorece a infecção por patógenos específicos (p. ex., *Listeria monocytogenes*, *Streptococcus pneumoniae*, *Mycobacterium tuberculosis* e a reativação do vírus da varicela-zóster) (High *et al.*, 2005). Apesar da diminuição da capacidade vital, da atividade mucociliar e da resposta imune, o envelhecimento não é fator de risco isolado para pneumonia. O risco está aumentado quando há exposição prolongada ao fumo e/ou coexistência de outras doenças, agravando a perda da reserva funcional pulmonar.

TABELA 54.2 Fatores predisponentes no idoso para pneumonia adquirida na comunidade (PAC).

Fatores
Disfagia orofaríngea, micro e macroaspirações
Tabagismo
Desnutrição, sarcopenia, baixo peso e perda recente de peso
Uso prévio de antibiótico
DPOC
ICC
Insuficiência renal
Doença hepática crônica
Diabetes
Câncer
Doenças neurológicas e psiquiátricas (AVE, demência, doença de Parkinson, depressão)
Uso de medicamentos com efeitos sedativos, antipsicóticos, anticolinérgicos e opioides
Alcoolismo
Tubos nasogástricos
Cirurgia recente
Declínio funcional
Fragilidade
Infecção pelo vírus *influenza* e outros vírus respiratórios
Internação por PAC nos últimos 2 anos

AVE: acidente vascular encefálico; DPOC: doença pulmonar obstrutiva crônica; ICC: insuficiência cardíaca congestiva. (Fonte: Simonetti *et al.*, 2014; Paul *et al.*, 2015.)

O fator extrínseco mais importante que predispõe às PAC e em ILPI é a infecção pelo vírus da gripe (*influenza*). A incidência de pneumonia nos idosos está diretamente relacionada com as epidemias de gripe. Contudo, inúmeros estudos têm demonstrado que fatores predisponentes mais importantes são a desnutrição, a sarcopenia, a fragilidade, as aspirações silenciosas ou de grande volume e as doenças pulmonares e cardiovasculares. A disfagia orofaríngea é um fator de risco independente para PAC. Nos idosos com pneumonia, as comorbidades mais comuns são doença cardíaca crônica, DPOC, asma, diabetes melito, hipertensão arterial sistêmica (HAS), doenças neurológicas, câncer e doença renal crônica. Outros fatores como uso prévio de antibiótico, internação nos últimos 2 anos por PAC, consumo abusivo de álcool, uso de medicações sedativas, antipsicóticas, opioides, e com efeito anticolinérgico (Paul *et al.*, 2015; Simonetti *et al.*, 2014).

Três ou mais fatores de risco (hospitalização recente, imunossupressão, uso prévio de antibiótico, uso de agentes supressores da acidez gástrica, uso de tubos para alimentação e incapacidade funcional) no paciente com pneumonia relacionada com serviço de saúde aumenta a possibilidade de germe multirresistente; no caso dos *Staphylococcus aureus* resistentes à meticilina (MRSA), devemos acrescentar fatores de risco específicos como colonização ou infecção prévias por esse microrganismo, hemodiálise de longa data e insuficiência cardíaca congestiva (ICC) (Shindo *et al.*, 2013).

A colonização da orofaringe é o primeiro passo para as pneumonias, especialmente para as adquiridas nas ILPI e nos hospitais, por terem como principal mecanismo as aspirações. Fatores como o uso recente de antibiótico, intubação endotraqueal, tabagismo, desnutrição, cirurgia recente, placa dentária e tratamentos que inibem a acidez gástrica aumentam o risco de colonização (Nair; Niederman, 2013). A colonização por *Staphylococcus aureus* e gram-negativos (*Klebsiella pneumoniae, Pseudomonas aeruginosa, Escherichia coli*) ocorre mais frequentemente em idosos com DPOC, com diminuição da produção de saliva (síndrome *sicca*, xerostomia por medicamentos, principalmente anticolinérgicos), debilitados e residentes em instituições ou internados em hospitais. Após o quinto dia de hospitalização, 40% dos pacientes estão com a orofaringe colonizada por gram-negativos. Nos pacientes criticamente enfermos, essa porcentagem chega a 60%. Na comunidade, 6% têm sua orofaringe colonizada e nos asilos, 22% (Palmer *et al.*, 2001).

A aspiração, muitas vezes inaparente, de microrganismos da naso e orofaringe é um importante mecanismo para o desenvolvimento das pneumonias. A maioria dos adultos saudáveis aspira durante o sono, porém o fechamento adequado da glote, a atividade mucociliar, o reflexo da tosse e a adequada função imune protegem as vias respiratórias contra infecções repetidas. A frequência de aspirações pode aumentar nos idosos com dificuldades de deglutição por doença esofágica ou neurológica (AVE, doença de Alzheimer, doença de Parkinson), reflexo da tosse comprometido, presença de tubos para alimentação e alterações do nível de consciência por doença neurológica ou por efeito do álcool ou de medicamentos. Outros fatores de risco para pneumonia aspirativa são: sarcopenia, fragilidade, desnutrição, declínio do transporte mucociliar, má higiene oral e colonização da orofaringe, tabagismo e vômito. O cuidado intensivo da cavidade oral e a reabilitação para disfagia reduzem a sua incidência. Pacientes edêntulos apresentam menor risco para pneumonia aspirativa (Figura 54.1) (DiBardino *et al.*, 2015; Komiya *et al.*, 2015; Wunderink *et al.*, 2014).

Vários estudos compilados em revisão sistemática da Biblioteca Cochrane, publicada em 2009, demonstraram que nos pacientes com disfagia secundária às demências em fase avançada, como a doença de Alzheimer, a alimentação por sonda nasogástrica, nasoenteral e, até mesmo, por gastrostomia não previne as aspirações; pelo contrário, alguns estudos demonstraram aumento significativo do risco de aspiração em pacientes com alimentação por sondas (Sampson *et al.*, 2009).

Nos idosos hospitalizados, além dos fatores de risco discutidos anteriormente, devem-se levar em conta aqueles relacionados com o controle de infecção do nosocômio e as intervenções, terapêuticas ou diagnósticas, realizadas no paciente. Descuido da equipe com procedimentos simples de assepsia, como lavar as mãos e esterilizar adequadamente materiais como cânulas e aparelhos de nebulização, aumenta o risco de infecções. Isso pode ser observado não só nos hospitais, mas também nas ILPI.

Com relação às intervenções, fatores predisponentes mais associados foram a intubação traqueal, a VM e o uso de sondas nasoenterais para alimentação. Nos pacientes intubados, os microrganismos atingem as vias respiratórias inferiores por inalação, por meio dos tubos, de aerossóis contaminados. Ocorre também colonização da orofaringe, lesão do epitélio traqueal, alterações do reflexo da tosse e comprometimento dos mecanismos de remoção do muco. A VM é o fator de risco mais importante para pneumonias hospitalares, e esse risco está aumentado nos primeiros 5 dias da intubação, sendo a idade um fator de risco para mortalidade nessa população.

A exposição a animais predispõe a algumas pneumonias, como é o caso dos papagaios e periquitos, levando à infecção por *Chlamydophila psittaci*; dos roedores, levando à hantavirose; e dos animais parturientes, levando à infecção por *Coxiella burnetii*.

Etiologia

O diagnóstico etiológico das pneumonias só é obtido em menos da metade dos casos. Nos idosos, as dificuldades são ainda maiores, pois, com frequência, eles são incapazes de produzir muco suficiente para realização de exames bacteriológicos. Mesmo quando se consegue uma quantidade de expectoração suficiente para exame, é difícil distinguir entre colonização e infecção por germes viáveis, principalmente gram-negativos, que habitualmente colonizam a orofaringe desses pacientes.

Nos gerontes, as pneumonias adquiridas na comunidade podem ser causadas por germes incomuns em pacientes mais jovens. Entretanto, o *Streptococcus pneumoniae* (pneumococo) ainda é o principal agente etiológico, seguido por *Haemophilus influenzae*, *Legionella pneumophila*, outros germes atípicos, *Staphylococcus* aureus, MRSA, *Pseudomonas aeruginosa* e pelos bacilos gram-negativos. Infecção por germes multirresistentes na PAC deve ser pensada diante de um paciente com risco de aspiração e declínio funcional. A prevalência de pneumonia aspirativa nos idosos é alta e aumenta com a idade, já a infecção por germes atípicos nessa população é baixa (Simonetti *et al.*, 2014).

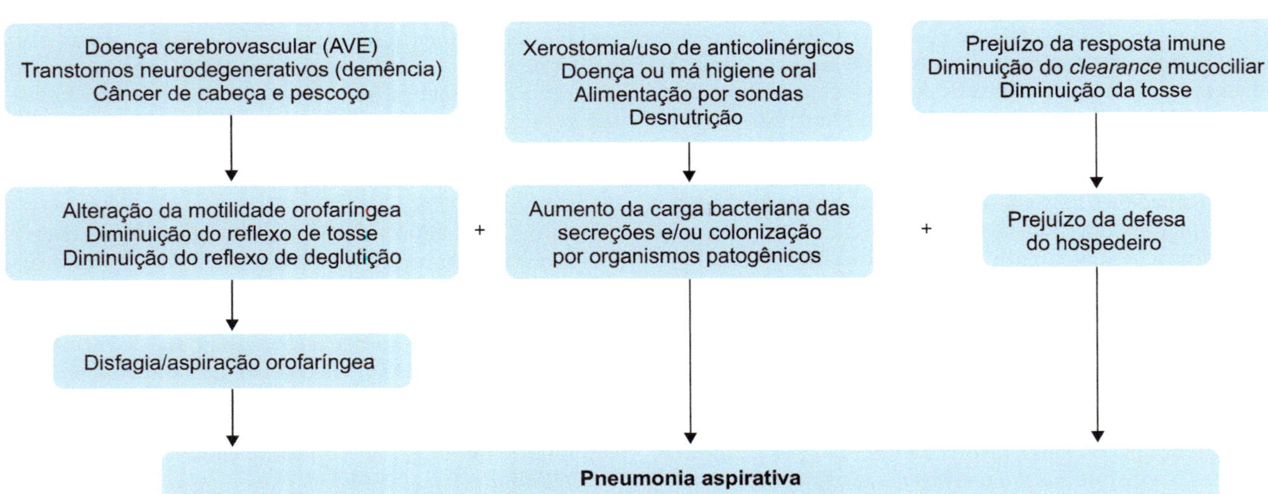

▪ **FIGURA 54.1** Etiopatologia da pneumonia aspirativa. AVE: acidente vascular encefálico.

Nas exacerbações agudas das bronquites crônicas e nas pneumonias associadas à DPOC, os agentes etiológicos mais comuns são o *Streptococcus pneumoniae*, o *Haemophilus influenzae* e a *Moraxella catarrhalis*.

Nos hospitais, é difícil assegurar que um determinado organismo isolado na cultura de secreções respiratórias seja o agente etiológico da pneumonia, devido às altas taxas de colonização da orofaringe dos pacientes. Devem-se levar em conta os germes mais frequentes em cada hospital quando se tenta identificar a causa das pneumonias hospitalares. A maioria dos estudos demonstra que os bacilos gram-negativos são os principais responsáveis pelas pneumonias hospitalares nos idosos. Os fatores de risco para pneumonia por gram-negativos são aspiração, hospitalização prévia, terapia com antibiótico recente e doença pulmonar (Niederman; Brito, 2007). Nesses ambientes, os principais agentes identificados são *Streptococcus pneumoniae, Haemophilus influenzae, Staphylococcus aureus, Pseudomonas aeruginosa, Klebsiella* sp., *Escherichia coli, Enterobacter* sp., *Proteus* sp., *Serratia marcescens*, MRSA e *Acinetobacter* sp. Convém ressaltar que infecções polimicrobianas são comuns em idosos hospitalizados e, em alguns estudos, são a causa de mais da metade das pneumonias nosocomiais. Em pacientes imunossuprimidos e transplantados, fungos e patógenos raros como *Aspergillus* sp., *Pneumocystis jiroveci, Candida* sp., *Nocardia* sp. e vírus como o citomegalovírus devem ser suspeitados (Nair; Niederman, 2013).

A definição de pneumonia relacionada com serviços de saúde foi criada para identificar pacientes com risco aumentado de infecções multirresistentes e maior mortalidade, que se beneficiariam de esquema antibiótico de mais amplo espectro. Em uma metanálise de 2014, Chalmers *et al.* (2014) concluíram que se trata de população muito heterogênea e o simples fato de a pneumonia estar relacionada com o serviço de saúde não seria suficiente para identificar o paciente portador ou não de patógeno multirresistente. A probabilidade é de que a infecção por germes multirresistentes esteja mais associada, no caso das infecções relacionadas com os serviços de saúde, à fragilidade do hospedeiro do que com o simples contato com o sistema de saúde. Apesar de o pneumococo ainda ser o agente etiológico predominante, os índices de infecção pelos gram-negativos e pelo *Staphylococcus aureus* são mais elevados do que na comunidade (ATS; IDSA, 2005; Carratalà *et al.*, 2007; Friedman *et al.*, 2002). A maior mortalidade das pneumonias relacionadas com os serviços de saúde também não está relacionada com os germes multirresistentes, mas com as comorbidades e a fragilidade dos pacientes que usam mais os serviços de saúde (José *et al.*, 2015).

A etiologia da infecção está intimamente relacionada com o local de residência do paciente e seus fatores de risco para bactérias multirresistentes. Devido às características dos residentes de ILPI (portadores de DPOC, DCV, demência, sequelas neurológicas), o *Haemophilus influenzae*, os gram-negativos e os anaeróbios são comuns. A infecção polimicrobiana também é extremamente prevalente. Novos trabalhos têm demonstrado que as bactérias anaeróbicas são responsáveis somente por 20% das infecções pulmonares por broncoaspiração e estas têm cedido lugar aos bacilos gram-negativos e ao *Staphylococccus aureus*. Os agentes isolados nos abscessos pulmonares também têm mudado. Bactérias aeróbias têm sido encontradas com maior frequência, e a formação dos abscessos está mais relacionada com sua virulência (DiBardino; Wunderink, 2015).

À medida que os pacientes apresentam queda do *status* funcional, aumenta a incidência de pneumonia por *Staphylococcus aureus* e bactérias entéricas gram-negativas e diminui a incidência de infecção pelo pneumococo (Heppner *et al.*, 2013; Niederman; Brito, 2007).

Os agentes "atípicos", como *Legionella pneumophila, Chlamydophila pneumoniae, Mycoplasma pneumoniae* e *Coxiella burnetii*, também podem causar infecção do trato respiratório inferior em idosos, principalmente na comunidade e em ILPI. A incidência de infecção por *Legionella pneumophilla* pode ser subestimada pela baixa sensibilidade dos testes diagnósticos e pelo baixo índice de suspeição por parte dos profissionais. O *Mycoplasma pneumoniae* é mais comum em pacientes jovens. Já as clamídias são igualmente frequentes em pacientes idosos.

Em 2015, Jain *et al.* (2015) identificaram, em um estudo de base populacional, elevada incidência de vírus *influenza* na população idosa, com octogenários apresentando taxas 2 vezes maiores quando comparados a outros patógenos, mostrando a necessidade de melhorias na adesão e efetividade da vacina. A morbidade e a mortalidade por gripe (*influenza*) e outras infecções respiratórias virais (adenovírus, vírus sincicial respiratório e rinovírus) são maiores na população geriátrica, especialmente nos portadores de doenças crônicas. Isso se deve ao aumento na incidência de pneumonias, que podem ser causadas diretamente pelos vírus ou por infecção bacteriana secundária. Nesse caso, os germes mais frequentes são *Streptococcus pneumoniae, Staphylococcus aureus* e *Haemophilus influenzae*.

Com o passar dos anos, a incidência de *Streptococcus pneumoniae* resistente a medicamentos tem aumentado, principalmente em idosos com história de uso de antibiótico prévio, alcoolismo, imunodepressão e multimorbidades (Niederman; Brito, 2007). Fatores de risco para infecção por diversos patógenos multirresistentes, como *Pseudomonas, Acinetobacter*, enterococos e estafilococos, estão descritos na Tabela 54.3.

Covid-19

Ao final de 2019, um novo coronavírus, agora denominado SARS-CoV-2, foi identificado como causador de um surto de doença respiratória aguda em Wuhan, China. Em 11 de março de 2020, a WHO elevou o estado de contaminação à pandemia da covid-19 pela sua disseminação geográfica. A pneumonia pela covid-19 é a manifestação grave mais comum dessa patologia, afetando cerca de 15% dos pacientes, caracterizada por acometimento pulmonar extenso, com imagem de vidro fosco à tomografia computadorizada (TC) de tórax, hipoxemia e dispneia. Febre, tosse, mialgia, ageusia, anosmia, coriza e diarreia

TABELA 54.3 Fatores de risco para patógenos multirresistentes.

Antibioticoterapia nos 90 dias precedentes
Hospitalização de mais de 5 dias
Elevada frequência de resistência antibiótica na comunidade, no serviço de saúde ou na unidade hospitalar
Doença ou terapia imunossupressora
Múltiplos fatores de risco para pneumonia relacionada com o serviço de saúde: • PAC em indivíduos que recebiam terapia parenteral, terapia renal substitutiva, quimioterapia ou curativos para tratamento de feridas até 30 dias antes de adquirida a infecção • PAC em indivíduos que tenham sido hospitalizados nos últimos 90 dias por 2 dias ou mais • Pneumonias adquiridas nas ILPI (asilares) • PAC em indivíduos que apresentem um familiar com patógeno multidrogarresistente • PAC em indivíduos com imobilidade • PAC em indivíduos que usam sondas de alimentação • PAC em indivíduos que usaram antibiótico nos últimos 90 dias • PAC em indivíduos que usam agentes supressores do ácido gástrico

ILPI: instituição de longa permanência para idosos; PAC: pneumonia adquirida na comunidade. (Fonte: ATS; IDSA, 2005; Nair; Niederman, 2013; Shindo *et al.*, 2013.)

são sintomas comuns nessa doença. Outras complicações foram descritas, como miocardite, eventos tromboembólicos, lesão renal, manifestações neurológicas e complicações inflamatórias. Os idosos são mais comumente afetados e exibem maior mortalidade, especialmente aqueles com comorbidades. A taxa de hospitalização para pacientes com mais de 80 anos de idade é de 18%, e a mortalidade apresenta índice de 8% naqueles entre 70 e 79 anos de idade e 15% em pacientes acima de 80 anos de idade.

Alterações laboratoriais mais comuns incluem linfopenia, elevação das transaminases, desidrogenase láctica (LDH) e marcadores inflamatórios (ferritina, proteína C reativa, velocidade de hemossedimentação [VHS]) e alterações na coagulação. Vários marcadores laboratoriais, incluindo elevação do dímero D e linfopenia indicadores de mau prognóstico. Pacientes sintomáticos devem ser submetidos à coleta de amostra do trato respiratório superior para detecção qualitativa de SARS-CoV-2 por transcrição reversa seguida de reação em cadeia da polimerase (RT-PCR; do inglês, *reverse transcription polimerase chain reaction*) para confirmação diagnóstica, se disponível.

O tratamento da covid-19 baseia-se no controle dos sintomas. Antipiréticos, analgésicos e sedativos da tosse e autopronação podem ser utilizados. Diversos medicamentos, como ivermectina, anticorpos monoclonais (bamlanivimabe, casirivimabe-imdevimabe), azitromicina, hidroxicloroquina, antivirais (lopinavir/ritonavir, remdesivir, molnupiravir), plasma convalescente, vitamina D, zinco, colchicina têm sido estudados. Nos pacientes que necessitam de hospitalização, com necessidade de oxigenoterapia ou VM, dexametasona tem sido utilizada (6 mg/dia durante 10 dias) (The RECOVERY Collaborative Group – NEJM, 2020). Nos EUA, o uso de remdesivir foi aprovado pela Food and Drug Administration (FDA) (WHO, 2020).

Quadro clínico

A tríade que evidencia infecção (febre, calafrio e leucocitose), sinais e/ou sintomas localizados no sistema respiratório (tosse, aumento de secreção, dispneia, dor torácica e achados anormais no exame físico dos pulmões) e alterações radiológicas geralmente identifica um paciente com pneumonia (Wunderink; Waterer, 2014). Entretanto, essa tríade pode não estar evidente no paciente idoso, uma vez que, nas idades mais avançadas, as doenças podem apresentar-se de maneira atípica, com poucos sintomas, ou apenas com sintomas inespecíficos, como confusão mental, distúrbio do humor, incontinência, inapetência, perda de peso, declínio da capacidade funcional, piora de alguma doença crônica prévia, síncope e quedas. É claro que, quanto mais velho ou mais frágil for o paciente, maior será a chance de as doenças se manifestarem de modo diferente do que o habitual, e, nos idosos residentes em ILPI, as pneumonias frequentemente se manifestam de forma atípica.

Vários estudos têm demonstrado que idosos com PAC reportam muito menos sintomas quando comparados com indivíduos mais jovens e a pneumonia aspirativa tem um curso mais indolente. Os sintomas menos relatados nos gerontes foram dor pleurítica, febre e calafrios. A dispneia pode se apresentar sozinha, e a taquipneia, apesar de inespecífica, foi o sinal clínico mais indicativo de infecção do trato respiratório inferior nos idosos. Nos indivíduos de 75 anos de idade ou mais, temperatura de 37,2°C, e não 38°C como nos indivíduos mais jovens, pode ser considerada resposta febril, e essa diferenciação se faz necessária para não atrasar o diagnóstico e o tratamento das infecções nesse grupo populacional (Heppner *et al.*, 2013).

Um dos achados mais importantes é a alta prevalência de confusão mental (*delirium*) como forma de apresentação das pneumonias nas faixas etárias mais elevadas. Essa condição pode estar presente em 12 a 45% dos casos e em mais de 70% dos casos de pneumonias adquiridas em asilos, e a sua presença aumenta o risco de morte, tanto intra-hospitalar como após a alta. O *delirium*, frequentemente, é o único sintoma apresentado pelo paciente, e, muitas vezes, uma TC do crânio é solicitada antes da radiografia do tórax. A confusão mental ocorre tanto em indivíduos com demência como nos previamente lúcidos (Waterer *et al.*, 2006).

O declínio funcional, ou seja, a diminuição da capacidade para executar as atividades da vida diária (AVD), pode ocorrer em cerca de 50% dos casos e pode ser o único sintoma. Essa situação frequentemente não é reconhecida pelo médico, mas quase sempre é relatada pelos familiares. É comum que o médico interprete essa informação como uma consequência natural do processo de envelhecimento.

O exame físico, ao contrário do que ocorre nos pacientes mais jovens, raramente mostra sinais de consolidação pulmonar (redução do murmúrio vesicular e aumento do frêmito toracovocal com estertores crepitantes finos), aumentando a necessidade da realização de radiografias do tórax em idosos com alteração da função mental, inapetência, perda funcional, taquipneia e/ou exacerbação de uma doença crônica subjacente, como ICC, DPOC, diabetes melito ou doença renal crônica.

Na Tabela 54.4, são apresentados os critérios diagnósticos em idosos para provável pneumonia adquirida em instituições.

Nos hospitais, principalmente nos pacientes com suporte ventilatório, o diagnóstico de pneumonia é baseado em febre, leucocitose, secreção traqueal purulenta e de novos infiltrados na radiografia do tórax, bem como no aumento dos infiltrados antigos e em culturas positivas. No caso dos idosos, esses critérios são um problema, pois quase sempre estão ausentes, e, no entanto, são observados o agravamento da insuficiência respiratória, a piora da função mental e a falência de múltiplos órgãos. Se nos basearmos nos critérios validados para infecção hospitalar, principalmente para pneumonias hospitalares, o diagnóstico dessas infecções em idosos poderá ser muito tardio, aumentando o risco de complicações e morte (Lim *et al.*, 2009).

O diagnóstico diferencial de pneumonia no idoso deve incluir ICC, tromboembolismo pulmonar, tuberculose, micoses e neoplasias. Convém ressaltar que pode ocorrer a coexistência de uma ou mais doenças com a pneumonia. A pneumonia pós-obstrutiva pode ser a primeira manifestação do câncer de pulmão, e o acompanhamento radiológico após a cura clínica da infecção é essencial para o diagnóstico.

É muito importante que a equipe de saúde esteja atenta a todas essas formas de apresentação da pneumonia nos idosos, pois o não reconhecimento das apresentações atípicas retarda o diagnóstico e o início do tratamento, contribuindo para aumentar a mortalidade nessa faixa etária.

TABELA 54.4 Critérios diagnósticos para provável pneumonia adquirida na instituição de longa permanência para idosos (ILPI).

O médico e a equipe de saúde devem suspeitar de pneumonia quando o residente de uma ILPI apresentar dois ou mais dos seguintes sinais e sintomas:

- Aparecimento ou piora da tosse
- Aumento da quantidade e/ou alteração no aspecto da expectoração (purulência)
- Temperatura > 38°C ou < 35,6°C, ou ainda variação ≥ 1,1°C na temperatura basal
- Frequência respiratória ≤ 25 irpm
- Taquicardia
- Aparecimento ou piora da hipoxemia
- Dor pleurítica
- Declínio da função cognitiva e/ou da capacidade funcional
- Aparecimento de novos sinais ao exame do tórax, tais como estertores, sibilância ou roncos

irpm: incursões respiratórias por minuto. (Fonte: Furman *et al.*, 2004.)

Avaliação diagnóstica

A maioria dos pacientes com pneumonia apresenta apenas diagnóstico clínico. A avaliação diagnóstica inicial inclui uma radiografia do tórax e um hemograma. Convém lembrar que esses exames devem ser solicitados mesmo na ausência de sinais e sintomas clássicos de pneumonia e são indispensáveis para os pacientes com sintomas inespecíficos como *delirium*, declínio funcional, incontinência, quedas e/ou inapetência. Os testes diagnósticos, como hemograma e radiografia de tórax, frequentemente não estão disponíveis em ILPI, e a locomoção do paciente para realizá-los pode ser difícil. Contudo, isso não deve atrasar a administração de antibiótico quando o paciente apresenta sinais e sintomas compatíveis com pneumonia. Se a radiografia de tórax não for disponível, para se fazer o diagnóstico de provável pneumonia adquirida em ILPI, devem estar presentes taquipneia e, pelo menos, mais um dos seguintes sinais e sintomas: febre (temperatura > 37,8°C ou aumento da temperatura basal de 1,1°C), tosse, dor torácica pleurítica, ruídos como roncos ou estertores finos na ausculta torácica, *delirium* ou diminuição do nível de consciência, dispneia, taquicardia ou aparecimento ou piora de hipoxemia.

Apesar da dificuldade em realizá-la em condições ideais, a radiografia do tórax é importante para confirmar o diagnóstico, especialmente na ausência de sintomas e sinais "clássicos", avaliar a extensão da doença, detectar complicações como o derrame pleural e diagnosticar a doença pulmonar prévia. O exame inicial pode ser normal em 10% dos gerontes, principalmente nos pacientes desidratados. Os infiltrados aparecem depois de 24 a 48 horas ou depois da hidratação. Devemos pensar em pneumonia aspirativa nos pacientes com fatores de risco que apresentam novos infiltrados no segmento posterior dos lobos superiores ou nos segmentos superiores dos lobos inferiores, especialmente à direita (DiBardino; Wunderink, 2015). Imagens de condensação lobar ou segmentar são menos frequentes e o que se observa mais comumente são imagens alveolares heterogêneas, semelhantes ao padrão de broncopneumonia. Isso dificulta a diferenciação entre pneumonia e ICC.

Doenças pulmonares prévias, principalmente lesões sequelares da tuberculose e DPOC, dificultam ainda mais a interpretação do exame radiológico. Tal situação não é incomum nos pacientes mais velhos.

A persistência da imagem radiológica após a cura clínica da infecção sugere neoplasia. Entretanto, para os idosos, é conveniente aguardar um prazo maior, pois a resolução radiológica de uma pneumonia nessa faixa etária pode demorar até 12 semanas.

A pesquisa extensa do agente etiológico nas pneumonias adquiridas na comunidade pode ser dispensada na maioria dos casos, uma vez que quase sempre esquemas de tratamento empírico, baseados em agentes etiológicos mais prováveis, são efetivos. No entanto, esses testes se fazem necessários na PAC grave e em pneumonias relacionadas com serviços de saúde, em que a probabilidade de microrganismos que exibem resistência antibiótica é maior. A Tabela 54.5 relaciona o teste específico para cada condição (Wunderink *et al.*, 2014).

O exame bacteriológico e a cultura de secreção das vias respiratórias são recomendados para os pacientes internados, classificados como portadores de pneumonia grave, especialmente após intubação orotraqueal, e em pacientes previamente infectados por MRSA ou *Pseudomonas aeruginosa*, no caso de iniciar-se tratamento empírico para esses microrganismos ou nos pacientes que estiveram hospitalizados nos últimos 90 dias. Desse modo, pode-se identificar um patógeno resistente, adequar a terapêutica antimicrobiana, identificar patógenos com implicações para a saúde pública e estabelecer o perfil microbiológico da região (Metlay *et al.*, 2019). Nos pacientes idosos, a obtenção de secreção suficiente para exame é mais difícil, pois neles o reflexo da tosse e a produção de muco estão comprometidos.

▪ **TABELA 54.5** Condições em que testes específicos auxiliam a escolha do tratamento.

Condição e resposta ao resultado do teste	Hemocultura	Cultura de secreção do trato respiratório	Teste de *Influenza* durante a época de maior circulação do vírus	Antígeno para pneumococo na urina	Antígeno para *Legionella* na urina	Cultura do líquido pleural em caso de derrame
PAC grave	Altamente recomendada quando há hipotensão ou em caso de transferência para UTI	Altamente recomendada em aspirado traqueal ou lavado brônquico aspirado no paciente intubado Recomendada em tosse produtiva em paciente não intubado	Altamente recomendado	Altamente recomendado	Altamente recomendado	Altamente recomendada
Pneumonia relacionada com serviço de saúde	Recomendada	Altamente recomendada em tosse produtiva Não recomendada na ausência de tosse	Recomendado	Altamente recomendado	Recomendado para residentes de ILPI	Altamente recomendada
Outra condição clínica coexistente	Recomendada na cirrose ou asplenia	Recomendada na doença estrutural do pulmão ou DPOC grave com tosse produtiva	Recomendado	Sem recomendação específica	Recomendado para paciente que viajou recentemente	Altamente recomendada
Estratégias caso resultado do teste seja positivo	Mudar para tratamento mais específico	Mudar para tratamento mais específico	Adicionar ou continuar oseltamivir	Mudar para antibioticoterapia de menor espectro que cubra o pneumococo	Mudar para tratamento específico e fazer investigação da potencial fonte de contaminação	Mudar para tratamento mais específico Drenagem torácica

DPOC: doença pulmonar obstrutiva crônica; ILPI: instituição de longa permanência para idosos; PAC: pneumonia adquirida na comunidade; UTI: unidade de terapia intensiva. (Fonte: Wunderink *et al.*, 2014.)

O material é considerado adequado para exame quando tem menos de 10 células epiteliais e mais de 25 polimorfonucleares por campo de pequeno aumento (100×). A secreção deve ser coletada antes de se iniciar a antibioticoterapia. Quando a bacterioscopia mostra muitos polimorfonucleares na ausência de microrganismos, deve-se pesquisar a possibilidade de germes "atípicos", como *Chlamydophila pneumoniae*, *Legionella pneumophila* e, mais raramente, *Mycoplasma pneumoniae* e *Coxiella burnetii*. Nos casos suspeitos, deve-se realizar bacterioscopia para bacilos álcool-acidorresistentes (BAAR) e cultura para micobactérias e fungos. A Tabela 54.6 mostra a correlação entre a bacterioscopia pelo Gram e os prováveis agentes etiológicos. Amostras de secreção de vias respiratórias inferiores podem ser obtidas ainda por aspirado traqueal, minilavado brônquico, broncoscopia com lavado brônquico, porém, por serem técnicas mais invasivas, são reservadas para os casos mais graves. Para os pacientes com PAC grave, internados por insucesso terapêutico ou com sinais de sepse, devem-se solicitar hemoculturas.

Bacteriemia é uma complicação possível das pneumonias e é fator de risco independente para mortalidade. Identificar os preditores clínicos que aumentam a sua incidência e eleger os candidatos que melhor se adéquem à realização de hemocultura, reduziria o risco. Doença hepática, sinais vitais anormais, níveis de ureia, dor pleurítica, PCR ≥ 21,6 mg dℓ, admissão em UTI, alterações do sódio e leucocitose foram fatores de risco para bacteriemia nos pacientes com PAC. Portanto, a ausência desses fatores de risco e o uso prévio de antibiótico contraindicam a realização de hemoculturas em pacientes imunocompetentes em vigência de PAC (Torres *et al.*, 2015). As recomendações de realização de hemocultura são as mesmas aplicadas para a coleta de secreção das vias respiratórias (citadas anteriormente). Entretanto, a positividade daquelas é de apenas 9% para pacientes hospitalizados, o que raramente resulta em alteração da terapêutica instituída (Metlay *et al.*, 2019).

A gasometria arterial é indicada quando há insuficiência respiratória ou sinais de sepse. Ela também deve ser solicitada para os pacientes portadores de doença pulmonar crônica, como bronquiectasias e DPOC, não só para avaliar hipoxemia, mas também de hipercapnia, comum nesses pacientes. A oximetria, quando disponível, é de grande utilidade nas ILPI e nos hospitais para avaliação prognóstica, pois a hipoxemia é um dos mais importantes indicadores de gravidade e mortalidade a curto prazo para as PAC ou em instituições.

Testes capazes de detectar o vírus *influenza* identificam os antígenos virais em amostras do trato respiratório, e alguns são capazes de diferenciar os tipos A e B deste. São especialmente úteis durante os surtos desse agente infeccioso. Os testes moleculares (RT-PCR) são preferíveis pela sua alta sensibilidade e especificidade, em detrimento dos testes diagnósticos rápidos (RIDT), que possuem baixa sensibilidade (CDC, 2019; Fiore *et al.*, 2011; Uyeki *et al.*, 2019).

▪ **TABELA 54.6** Correlação entre a bacterioscopia pelo Gram e prováveis agentes etiológicos.

Bacterioscopia	Agente etiológico
Diplococos gram-positivos	*Streptococcus pneumoniae*
Cocos gram-positivos agrupados (em cacho de uva)	*Staphylococcus aureus*
Cocobacilos pleomórficos gram-negativos	*Haemophilus influenzae*
Bacilos gram-negativos	*Klebsiella pneumoniae*
Diplococos gram-negativos	*Moxarella catarrhalis*

Sorologia para o vírus *influenza* durante o período de maior circulação do vírus, para *Mycoplasma pneumoniae*, *Coxiella burnetii*, *Legionella pneumophila* e *Chlamydophila pneumoniae* pode ser solicitada em casos suspeitos. São necessárias duas amostras séricas com intervalo de 15 a 21 dias, sendo considerado positivo quando se observa elevação de 4 vezes nos títulos de anticorpos na segunda amostra em relação à primeira, sendo úteis para determinar o perfil epidemiológico de uma região. Os testes sorológicos, por exigirem pareamento e não estarem disponíveis em larga escala, ficam reservados às pesquisas epidemiológicas (Fiore *et al.*, 2011). Para o diagnóstico da infecção por *Legionella* sp., utiliza-se a pesquisa por imunofluorescência direta em amostra de urina, de antígeno para *Legionella pneumophilla* sorogrupo 1 – mais prevalente. Ele se encontra positivo desde o primeiro dia de doença e não é influenciável pelo uso de antibiótico, devendo ser solicitada nos quadros graves de PAC, em paciente com história de viagem recente ou na suspeição de surto de *Legionella* sp. (Metlay *et al.*, 2019).

A pesquisa para pneumococo na urina, com detecção do antígeno capsular de 13 sorotipos, pode ser solicitada. Trata-se de teste rápido, eficaz, com sensibilidade de 70 a 80% e especificidade superior a 90% e que não apresenta alteração de resultado com o uso prévio de antibiótico (José *et al.*, 2015; Wunderink; Waterer, 2014).

A avaliação de secreção respiratória pela reação em cadeia de polimerase (Painel Pneumonia) apresenta boa sensibilidade e especificidade, porém não está disponível na maioria dos laboratórios clínicos. Sua maior contribuição é a possibilidade de identificação de 27 patógenos no escarro, secreção pulmonar, pleural e *swabs* da naso e orofaringe (*L. pneumophila, Mycoplasma pneumoniae, Chlamydophila pneumoniae, Haemophilus influenzae, Acinetobacter, Moraxella catarrhalis*, entre outros), além dos marcadores de resistência antimicrobiana (Wunderink *et al.*, 2014).

Níveis de amilase no lavado brônquico e pepsinogênio na secreção traqueal ou lavado brônquico podem ser investigados e demonstram correlação com broncoaspiração (DiBardino; Wunderink, 2015).

Exames gerais como hemograma, eletrólitos, albumina e avaliações das funções renal e hepática devem ser solicitados de acordo com as indicações e para efeitos de avaliação prognóstica e pesquisa de comorbidades. Os pacientes com pneumonia por germes "atípicos" podem apresentar aumento de crioglobulina, alterações das enzimas hepáticas e distúrbios hidreletrolíticos, como a hiponatremia, comum nas legioneloses.

A detecção de proteínas de fase aguda, como a proteína C reativa (PCR), apesar de inespecífica, é altamente sensível. Uma PCR normal praticamente exclui a possibilidade de pneumonia, mesmo nos indivíduos muito idosos. Valores persistentemente elevados após 3 a 4 dias ou redução inferior a 50% do valor inicial na vigência de antibioticoterapia indicam mau prognóstico, com a possibilidade maior de complicações como sepse, empiema, derrame pleural e insuficiência respiratória.

Quando disponível, pode-se dosar a procalcitonina (PCT), que é pró-hormônio secretado pelo fígado e pelas células neuroendócrinas do pulmão e do intestino e que está associado a infecções bacterianas e melhor marcador de gravidade. Quando seus níveis persistem elevados, apresenta valor preditivo para evolução desfavorável, porém sua sensibilidade e especificidade estão diminuídas na população idosa e sua aplicação na prática clínica ainda é restrita. Apresenta possível utilização no auxílio ao esquema antibiótico (Nair; Niederman, 2013). Alguns autores sugerem que a PCT poderia auxiliar no diagnóstico diferencial das pneumonias *versus* infecções das vias respiratórias superiores, além de diferenciar a etiologia viral da bacteriana. Entretanto, a dosagem desse marcador ainda não é recomendada (Metlay *et al.*, 2019).

Nos casos acompanhados de derrame pleural, a toracocentese pode ser indicada com dois objetivos: diagnóstico, para afastar a possibilidade de empiema ou neoplasia maligna, e terapêutico para alívio da dispneia.

A TC do tórax é um método mais sensível que a radiografia torácica para detectar alterações parenquimatosas pulmonares. Entretanto, devido a dificuldades para a realização do exame, principalmente em idosos frágeis e/ou institucionalizados, ela deve ser reservada para casos especiais, como na pesquisa de complicações como abscessos, derrames pleurais e cavitações, bem como para afastar neoplasias ou tromboembolismo. A ultrassonografia é útil para detectar derrames, debris e coleções pleurais, bem como guiar a toracocentese.

A AGA deve ser realizada pois pode indicar intervenções para melhorar a funcionalidade do paciente. Os testes que auxiliam no diagnóstico e avaliam o estado funcional, como a escala de Barthel ou o índice de Katz, podem ser utilizados como ferramentas auxiliares para determinar o grau de comprometimento do geronte, assim como ajudar a definir o prognóstico (Heppner *et al.*, 2013).

O escore para infecção pulmonar clínica (CPIS) foi desenvolvido para diagnosticar pneumonias hospitalares e utiliza seis critérios (febre, secreção purulenta, contagem de leucócitos, oxigenação, alterações radiológicas/progressões radiológicas e a identificação de patógenos na secreção), sendo necessários três fatores para o diagnóstico (Nair; Niederman, 2013).

Os diagnósticos diferenciais devem ser sempre descartados. A Tabela 54.7 traz os principais diagnósticos a serem excluídos.

Prognóstico

O paciente com PAC deve ser avaliado quanto à gravidade da doença para ajudar na decisão do local e o tipo de tratamento. Para tanto, foram definidos como critérios maiores a necessidade de VM e a ocorrência de choque séptico; e como critérios menores, pressão parcial de oxigênio/fração inspirada de oxigênio (PaO_2/FiO_2) < 250, envolvimento multilobular, pressão arterial sistólica (PAS) inferior a 90 mmHg e pressão arterial diastólica (PAD) menor que 60 mmHg. Um critério maior ou dois critérios menores são suficientes para identificar um caso como grave (Rabello *et al.*, 2015).

As taxas de mortalidade por pneumonia aumentam com o envelhecimento, sendo mais elevadas nas pneumonias adquiridas nas ILPI do que nas adquiridas na comunidade.

Modelos prognósticos foram desenvolvidos para prever a mortalidade em pacientes imunocompetentes com PAC. A American Thoracic Society (ATS) recomenda o uso, em conjunto com a impressão clínica, do Pneumonia Severity Index (PSI) para determinar a necessidade de hospitalização em pacientes com PAC, possuindo maior capacidade de identificar os pacientes de baixo risco e por ser melhor preditor de mortalidade que o CURB-65 (Metlay *et al.*, 2019).

A British Thoracic Society recomenda o uso do CURB-65, escore comumente usado para determinar prognóstico e que se baseia nas seguintes variáveis:

- C: confusão mental
- U: ureia acima de 50 mg/dℓ
- R: frequência respiratória maior ou igual a 30 irpm
- B: PAS menor que 90 mmHg ou PAD menor ou igual a 60 mmHg
- 65: > 65 anos de idade.

Para cada critério preenchido, atribui-se 1 ponto, tendo-se, portanto, um escore que varia de 0 a 5 pontos. Pacientes com escore de 0 ou 1 ponto (quando apenas a idade pontua) podem ser tratados no domicílio, os demais devem ser internados. Os escores 4 e 5 são indicativos de pneumonia grave e podem demandar internação em UTI.

Apesar de amplamente utilizados para estratificação do risco de morte e a necessidade de admissão em UTI, o CURB-65, SCAP, SMART-COP (González-Castillo, 2014) e outros instrumentos utilizados para avaliar a gravidade de doenças críticas, como o APACHE e o SAPS, demonstraram pouca acurácia para a população idosa.

Nesse grupo etário, vários fatores prognósticos independentes para a mortalidade foram identificados. Muitos estudos têm relatado a associação entre a mortalidade e a gravidade da pneumonia, expresso por sua extensão e consequente insuficiência respiratória. Outro grupo de fatores de mau prognóstico está relacionado com uma resposta inadequada a infecção, tais como choque séptico na admissão, apirexia e confusão mental. O terceiro grupo de fatores relacionados com a mortalidade inclui características do hospedeiro: multimorbidade, baixa *performance* funcional, imobilidade, estado nutricional comprometido e tabagismo passivo ou ativo (Tabela 54.8) (Aliberti *et al.*, 2008).

Diante disso, convém ressaltar que, ao abordar o paciente idoso com pneumonia, como em qualquer um com doença infecciosa, dados relativos à capacidade funcional, obtidos por meio de instrumentos para avaliação da capacidade para executar as AVD, vão auxiliar o médico nas suas decisões, evitando

▪ **TABELA 54.7** Diagnóstico diferencial de pneumonia adquirida na comunidade.

Com radiografia torácica alterada
ICC com síndrome viral associada
Pneumonite aspirativa
Infarto pulmonar
Fibrose pulmonar com exacerbação aguda
Bronquiectasia com exacerbação aguda
Pneumonia eosinofílica aguda
Pneumonite por hipersensibilidade
Vasculite pulmonar
Lesão pulmonar cocaína-induzida ("pulmão do *crack*")
Com radiografia torácica normal
Exacerbação aguda da DPOC
Influenza
Bronquite aguda
Coqueluche
Asma com síndrome viral

DPOC: doença pulmonar obstrutiva crônica; ICC: insuficiência cardíaca congestiva. (Fonte: Wunderink *et al.*, 2014.)

▪ **TABELA 54.8** Fatores associados a mau prognóstico em pacientes idosos com pneumonia adquirida na comunidade.

Gravidade da pneumonia	Resposta inadequada à infecção	Fatores relacionados com o hospedeiro
Três ou mais lobos afetados Taquipneia Hipoxemia grave Hipercapnia	Choque à admissão Apirexia Confusão mental	Multimorbidade Baixa *performance* funcional Imobilidade Desnutrição Tabagismo ativo ou passivo

que idade, por si só, seja superestimada como fator de risco. Por fim, a inclusão de desfechos de interesse geriátrico, como capacidade funcional e cognitiva, às vezes é mais relevante do que estatísticas de mortalidade em nos ajudar a decidir o manejo mais adequado em idosos e muito idosos. Sugere-se rastrear todos os pacientes idosos para *delirium* e prejuízo agudo de mobilidade tanto na admissão quanto no decorrer da hospitalização.

A infecção pulmonar pode aumentar a demanda isquêmica, induzir disfunção endotelial, gerar mudanças pró-coagulantes no sangue e mudanças inflamatórias na placa aterosclerótica e, consequentemente, aumenta o risco de eventos cardiovasculares como IAM, síndrome coronariana aguda, AVE e morte cardiovascular (Corrales-Medina *et al.*, 2015).

Critérios que definem o local de tratamento

Decidir qual paciente com PAC ou em ILPI deve ser hospitalizado (Tabela 54.9) e qual deve ser tratado ambulatorialmente é uma tarefa muito difícil, principalmente se o paciente for idoso.

A escala de Barthel e outros instrumentos de avaliação funcional devem ser associados ao CURB-65 para avaliação do risco de morte e de declínio funcional e, se for o caso, para indicar hospitalização e antibioticoterapia venosa. Cumpre ressaltar que esses escores são apenas uma orientação ao médico, pois algoritmos e escalas não são infalíveis e existem outras variáveis que só o médico que assiste o paciente pode aferir. Devem-se considerar, principalmente no idoso, outros fatores como as condições sociais e de suporte familiar, as condições financeiras, a demência avançada e a doença terminal. As diretrizes da Sociedade Americana de Doenças Infecciosas e da Sociedade Americana de Tórax, publicadas em 2007, recomendam uma avaliação de fatores subjetivos durante a decisão do local de tratamento, tais como: habilidade do paciente em aceitar medicação oral, disponibilidade de recursos de suporte e cuidadores para pacientes dependentes no caso de pacientes tratados ambulatorialmente e ausência de resposta a tratamento empírico adequado prévio. Entretanto, experiência e julgamento clínicos na avaliação da gravidade do paciente ainda são o pilar do manejo clínico (Mandell *et al.*, 2007).

Assim sendo, a decisão de internação pode ser tomada diante de um paciente alocado na classe II de Fine, mas sem suporte familiar e com a cognição comprometida a ponto de impedir adesão ao esquema posológico. O contrário também pode ser verdadeiro, e paciente com indicação de hospitalização, mas com boa rede de suporte familiar e/ou social ou com facilidade de acesso à internação domiciliar, pode permanecer em sua residência e/ou instituição. Se o paciente reside em uma ILPI, é importante avaliar se no local há condições para o tratamento de infecções, como equipe capacitada, antibióticos, oxigênio e soluções parenterais.

▪ **TABELA 54.9** Etapas para a avaliação e decisão sobre o local de tratamento de pacientes portadores de pneumonia adquirida na comunidade.

Avaliar se há doenças associadas
Avaliar CURB-65
Avaliar o grau de oxigenação e o comprometimento radiológico: • Sp_{O_2} < 90%: indicação de internação • Radiografia de tórax ◦ Extensão radiológica ◦ Derrame pleural suspeito de empiema
Avaliar os fatores sociais e cognitivos: • Ausência de familiar ou cuidador no domicílio (necessidade de observação da resposta ao tratamento) • Capacidade de entendimento da prescrição
Avaliar os fatores econômicos: • Acesso aos medicamentos • Retorno para avaliação
Avaliar a aceitabilidade da medicação oral
Julgamento clínico

Tratamento

As medidas de suporte são imprescindíveis para o tratamento adequado das pneumonias nos idosos. É importante garantir a hidratação, a nutrição e a oxigenação, como também preservar as funções cardiovascular e renal dos pacientes.

Febre e taquipneia associados à pneumonia podem resultar em considerável aumento das perdas insensíveis de água. Além disso, a ingestão hídrica pode estar diminuída secundariamente ao *delirium* ou à inabilidade para deglutir. Isso pode resultar em considerável depleção de volume que muitas vezes pode não ser prontamente reconhecida clinicamente. Por isso, uma avaliação objetiva da hidratação deve ser considerada, por exemplo, mensurando-se a concentração sanguínea de ureia. Devido à dificuldade de se prover administração de fluidos intravenosos nas ILPI, outros métodos como hipodermóclise para hidratação subcutânea devem ser considerados. Estima-se que 1 ℓ de líquido em 24 horas seja necessário para repor as perdas insensíveis na maioria dos casos.

O uso de oxigênio é indicado quando a gasometria arterial mostrar Pa_{O_2} menor que 60 mmHg ou a oximetria de pulso ou digital mostrar saturação de oxigênio igual ou inferior a 90%. Se esses exames não estiverem disponíveis, indica-se oxigênio para os pacientes com queixa de dispneia e frequência respiratória de 24 irpm ou mais ou para aqueles que apresentem instabilidade hemodinâmica. O objetivo da oxigenoterapia é manter a $SatO_2$ maior que 92%, se possível.

Um dos principais objetivos da terapia é a erradicação do organismo infectante, com resultante resolução da doença clínica. Por isso, o uso de agentes antimicrobianos constitui o pilar do tratamento. A seleção adequada de medicamentos depende do patógeno causador e sua suscetibilidade a antibióticos. Várias características referentes a padrões de microbiologia entre pacientes idosos diferem dos adultos com PAC, incluindo as maiores taxas de pneumonia pneumocócica e vírus *influenza* e as menores taxas de patógenos atípicos. Essas considerações são importantes na seleção de agentes antimicrobianos empíricos, seguindo as recomendações das diretrizes mais recentes que focam os fatores de risco para patógenos multirresistentes, a gravidade das comorbidades e os padrões locais de resistência antimicrobiana (Aliberti *et al.*, 2008; Shorr; Zilberberg, 2015) (Figura 54.2).

Muitos estudos demonstraram que, quanto mais precocemente for iniciada a antibioticoterapia, menor a mortalidade. O ideal é que o agente etiológico seja identificado, porém isso só é possível em aproximadamente 50% dos casos, e, raramente, nas primeiras 24 horas após o diagnóstico clínico.

A via oral é sempre a preferida e, quando iniciada terapia por via parenteral, procura-se trocar, tão logo seja possível, a via intravenosa pela oral.

É importante que se conheçam as características farmacocinéticas e farmacodinâmicas dos antibióticos para se fazer a escolha adequada. O melhor fator preditivo de eficácia terapêutica é o período durante o qual o antibiótico permanece em concentrações acima da concentração inibitória mínima (MIC). Outros fatores importantes são o nível elevado de antibiótico no local da infecção e em outras áreas que podem estar colonizadas, evitando ou atrasando o fenômeno de resistência.

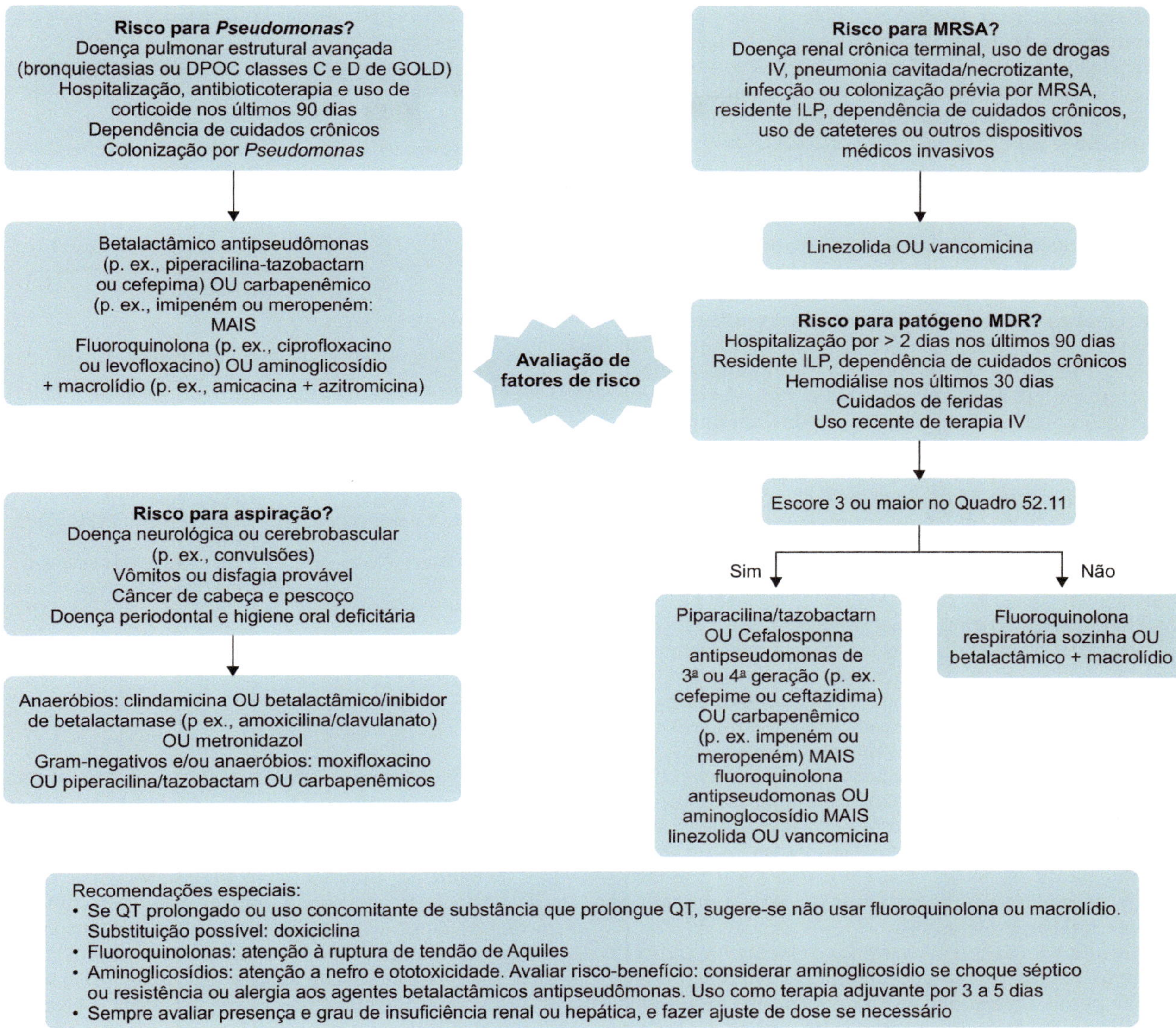

▪ **FIGURA 54.2** Manejo de diferentes fatores de risco. DPOC: doença pulmonar obstrutiva crônica; GOLD: iniciativa global para doença pulmonar obstrutiva crônica; MRSA: *Staphylococcus aureus* resistente à meticilina; IV: via intravenosa; MDR: multidrogarresistente; ILPI: instituição de longa permanência para idosos.

Para tratamento ambulatorial ou hospitalar fora da UTI das PAC, estariam indicados os betalactâmicos/inibidor de betalactamase (amoxicilina com ácido clavulânico ou ampicilina com sulbactam) associados a um macrolídio (eritromicina, claritromicina, azitromicina ou roxitromicina); ou as cefalosporinas de segunda geração (cefuroxima, cefpodoxima ou cefprozila) também associadas a um macrolídio; e as fluoroquinolonas com atividade antipneumocócica, chamadas respiratórias (levofloxacino ou moxifloxacino). As fluoroquinolonas apresentam efetividade de administração oral semelhante à intravenosa. A azitromicina possui vantagens em relação à eritromicina e a outros macrolídios, incluindo meia-vida longa com boa penetração tissular, possibilitando dose única diária e cursos curtos de terapia, além do menor risco de interação medicamentosa via citocromo P450. Em geral, o esquema empírico para PAC considera a cobertura sistemática para os patógenos atípicos. Embora recomendada pela maioria das diretrizes, há uma controvérsia quanto ao nível de evidência científica que fundamenta essa prática (Ming *et al.*, 2013). Recente ensaio clínico controlado randomizado por *cluster* conduzido em sete hospitais holandeses, no período de fevereiro de 2011 a agosto de 2013, incluiu 2.283 pacientes com idade média de 70 anos. O estudo avaliou três estratégias de tratamento para PAC em pacientes que não foram admitidos em UTI: monoterapia com betalactâmicos, combinação de betalactâmicos com macrolídios e monoterapia com fluoroquinolonas; e concluíram que a estratégia com monoterapia com betalactâmicos não foi inferior às demais estratégias em termos de mortalidade em 90 dias por todas as causas e também não foi associada a maior duração da hospitalização nem a aumento de incidência de complicações (Garin *et al.*, 2014).

Para tratamento de pneumonias graves que requerem admissão em UTI, a cobertura para *Streptococcus pneumoniae* e espécies de *Legionella* deve ser assegurada por meio de combinação de terapia, incluindo potente betalactâmico (cefotaxima, ceftriaxona ou ampicilina-sulbactam) associado a um macrolídio ou a uma fluoroquinolona a fim de ampliar a cobertura antimicrobiana e melhorar a sobrevida. A terapia com uma fluoroquinolona respiratória isolada não deve ser estabelecida para pneumonia comunitária grave. Para pacientes com alergia à penicilina, recomenda-se o uso de fluoroquinolona associada a aztreonam. Apesar de as fluoroquinolonas terem essencialmente o mesmo espectro antibacteriano que os macrolídios, os melhores desfechos encontrados na associação podem ser explicados por efeitos não bactericidas, tais como imunomodulação, e o seu uso está associado a menor mortalidade em pacientes com sepse grave por pneumonia.

Nos pacientes em uso crônico de corticoides ou portadores de DPOC ou bronquiectasias com pneumonia grave ou com falha terapêutica, deve-se suspeitar de que o agente etiológico seja uma *Pseudomonas*. Nesse caso, indicam-se betalactâmico com ação antipneumocócica e antipseudomonas (piperacilina-tazobactam, cefepima, imipeném ou meropeném), associado a algum dos seguintes esquemas: (1) ciprofloxacino ou levofloxacino (750 mg/dose) ou (2) aminoglicosídio e azitromicina. Outro esquema possível é a associação de betalactâmico a um aminoglicosídio e a uma fluoroquinolona com ação antipneumocócica. Esquema alternativo com aminoglicosídio deve ser preferido naqueles pacientes com uso recente de fluoroquinolona.

As quinolonas respiratórias têm boa atividade antipneumocócica e contra os "germes atípicos". O ciprofloxacino (quinolona de segunda geração) como monoterapia não deve ser indicado por sua baixa atividade antipneumocócica. Convém lembrar que as quinolonas podem afetar o metabolismo da glicose, causando hipo ou hiperglicemias. Os fatores de risco para essas alterações, chamadas de *disglicemias*, são: diabetes melito, idade avançada, insuficiência renal e uso de medicações hipoglicemiantes. Redução da dose e ajustes posológicos são necessários para os pacientes com essas características. Uma preocupação com o uso empírico das fluoroquinolonas no tratamento da PAC relaciona-se com seu uso em áreas endêmicas para tuberculose, nos casos que são erroneamente diagnosticados como pneumonia, podendo mascarar ou retardar o diagnóstico da tuberculose devido à sua boa atividade bactericida *in vitro* e *in vivo* contra o *Mycobacterium tuberculosis*. Fluoroquinolonas também podem ser usadas como terapia antituberculose de segunda linha, e por isso o seu uso indiscriminado na pneumonia poderia resultar no surgimento de tuberculose resistente a fármacos.

A cobertura para agentes anaeróbios é claramente indicada na aspiração clássica de conteúdo pulmonar em doentes com história de perda de consciência como resultado de superdosagem de álcool ou após crises convulsivas, em pacientes com doença gengival ou distúrbios de motilidade esofágica, pacientes com expectoração de escarro pútrido ou aqueles com pneumonia necrosante ou abscesso pulmonar na radiografia do tórax. Ensaios clínicos não demonstraram a necessidade de se tratar especificamente esses organismos na maioria dos casos de PAC, exceto em abscesso pulmonar ou empiema (Metlay *et al.*, 2019). Residentes em ILPI também representam uma subpopulação com maior risco para pneumonia aspirativa. Nesses casos, as opções terapêuticas incluem clindamicina ou betalactâmico/inibidor de betalactamase ou fluoroquinolona respiratória.

Pacientes idosos têm múltiplos fatores de risco para infecções por patógenos multirresistentes. O contato frequente com serviços de saúde é o fator de risco mais importante e inclui hospitalizações prévias, residir em ILPI, ser assistido por programa de atendimento domiciliar (terapia intravenosa domiciliar ou cuidado de feridas), hemodiálise e uso de antibióticos nos últimos 3 meses. A real necessidade de antibióticos de amplo espectro nesses pacientes ainda é objeto de significativa controvérsia. Diferentes investigadores desenvolveram escores para melhor predizer os patógenos multirresistentes (Tabela 54.10). Estes escores nos ajudam a identificar pacientes que realmente se beneficiarão de antibioticoterapia de amplo espectro, embora sua validação em estudos com grande coorte ainda seja necessária.

TABELA 54.10 Escore para avaliação de pacientes com pneumonia por patógenos multirresistentes.

Shorr	Aliberti
Escore variável	Escore variável
1 ponto: admissão em UTI nas primeiras 24 h da admissão	0 ponto: sem fator de risco para patógeno MR
	0,5 ponto: um ou + dos seguintes – diabetes, DPOC, DCV, uso de antibióticos nos últimos 90 dias, imunossupressão, cuidado de feridas ou terapia IV
2 pontos: hemodiálise crônica	
3 pontos: residente de ILPI	3 pontos: residente de ILPI
4 pontos: hospitalização nos últimos 90 dias	4 pontos: hospitalização nos últimos 90 dias
	5 pontos: insuficiência renal crônica
Escore máximo: 10 pontos < 3 pts: prevalência patógeno MR < 20% 3 a 5 pts: prevalência patógeno MR = 55% > 5 pts: prevalência patógeno MR > 75%	Escore máximo: 12,5 ≤ 0,5 pts: prevalência patógeno MR = 8% ≥ 3 pts: prevalência patógeno MR = 38%

DCV: doença cardiovascular; UTI: unidade de terapia intensiva; MR: multirresistente; DPOC: doença pulmonar obstrutiva crônica; IV: via intravenosa; ILPI: instituição de longa permanência para idosos.

Os princípios para o tratamento das pneumonias adquiridas nas ILPI são os mesmos para as PAC. Os esquemas recomendados baseiam-se na hipótese de que *Streptococcus pneumoniae* e *Haemophilus influenzae* são os agentes etiológicos mais comuns. Tratamento empírico, com fluoroquinolonas ou amoxicilina-clavulanato associado a macrolídio, é recomendado. Para os residentes de instituições admitidos no hospital, mas que não necessitem VM, os *guidelines* recomendam não considerar microrganismos resistentes (*Pseudomonas aeruginosa* e MRSA) como agentes etiológicos principais. Entretanto, é conveniente lembrar que nesses locais é maior a frequência de infecções por gram-negativos, anaeróbios e *Staphylococcus aureus*, daí a importância de se avaliarem os fatores de risco para colonização por patógenos multirresistentes para cada caso e o perfil de agentes etiológicos de cada instituição quando esses dados estiverem disponíveis. A diretriz da IDSA/ATS (Mandell *et al.*, 2007) assume que os residentes de instituições estão sob maior risco de infecção causada por esses agentes resistentes e, por isso, a recomendação para tratamento empírico está focada especificamente nesses patógenos.

Para as pneumonias adquiridas no hospital, o tratamento deve ser realizado com associação de antibióticos de amplo espectro e por via parenteral, levando-se sempre em conta as informações sobre os germes mais comuns no local e o espectro de resistência observado na instituição. A diretriz da IDSA/ATS (2005) recomenda que pneumonia hospitalar em paciente de risco para patógeno multirresistente receba antibioticoterapia de amplo espectro precoce com posterior redução do espectro, assim que dados clínicos e microbiológicos estiverem disponíveis. Terapia empírica inicial para pacientes com pneumonia hospitalar, associada à VM e relacionada com serviços de saúde em pacientes com doença de início tardio ou com fatores de risco para patógenos multirresistentes inclui uma combinação de: cefalosporina ou carbapenêmico antipseudômonas (cefepima, ceftazidima, imipeném, meropeném) ou betalactâmico/inibidor de betalactamase (piperacilina/tazobactam) associado à fluoroquinolona antipseudômonas (ciprofloxacino ou levofloxacino) ou ao aminoglicosídio (amicacina, gentamicina ou tobramicina). Devido ao seu potencial oto e nefrotóxico, os aminoglicosídios devem ser utilizados com cuidado em pacientes idosos. Quando houver suspeita ou for isolado MRSA, associa-se vancomicina, linezolida ou teicoplanina. Nos hospitais, principalmente em pacientes imunossuprimidos, podem ocorrer pneumonias por fungos e, diante dessa suspeita, o fluconazol ou mesmo a anfotericina B devem ser associados e, no caso de má resposta, substitui-se por voriconazol. Em caso de resistência ou sepse, pode-se usar uma equinocandina, como a anidulafungina, a micafungina ou caspofungina. A Tabela 54.11 mostra as doses de antibióticos para tratamento das pneumonias hospitalares.

A falta de novos antibióticos promissores, especialmente para o tratamento de pacientes com infecções bacterianas por gram-negativos, tem estimulado a introdução de estratégias inovadoras para o uso de antibióticos que já estão disponíveis. Dentre essas estratégias, estão o uso de antibióticos em aerossóis (inalatórios) e o uso de infusão estendida ou contínua de antibióticos em vez da infusão de curta duração normalmente utilizada (Ioannidou *et al.*, 2007; Falagas *et al.*, 2013).

Antibióticos em aerossóis (gentamicina, tobramicina, colistina e ceftazidima) têm sido estudados como alternativa ou terapia adjunta em pacientes com PAV causada por bactérias gram-negativas. A justificativa para uso de antibióticos inalatórios é maximizar a biodisponibilidade do fármaco no local-alvo da infecção, isto é, nas vias respiratórias, e limitar os potenciais efeitos sistêmicos. A motivação inicial para explorar antibióticos inalatórios foram as altas taxas de falha terapêutica relatadas quando foram usados aminoglicosídeos intravenosos como monoterapia ou em combinação com outros antibióticos intravenosos para tratar infecções por bactérias gram-negativas multirresistentes em pacientes intubados ou com traqueostomia. Estudos controlados e randomizados investigando antibióticos em aerossóis como alternativa ou terapia adjuvante para antibióticos intravenosos em PAV têm demonstrado resposta microbiológica favorável, mas nenhum impacto em outros desfechos clínicos ou radiográficos (Ioannidou *et al.*, 2007).

Embora não uniformes, os dados disponíveis sugerem que as propriedades farmacocinéticas e farmacodinâmicas dos carbapenêmicos poderiam ser otimizadas por meio de infusões prolongadas ou contínuas. Revisões sistemáticas comparando a infusão contínua ou prolongada *versus* infusão a curto prazo de betalactâmicos ou outros antibióticos já foram realizadas. Uma dessas revisões sugeriu que a cura clínica foi maior entre os pacientes que receberam a mesma dose total de antibiótico por infusão contínua em comparação aos que receberam infusões de curta duração (Falagas *et al.*, 2013).

As pneumonias adquiridas na comunidade e nas ILPI geralmente são tratadas por 7 a 10 dias. Entretanto, tratamentos curtos por 5 dias, usando fármacos com meia-vida longa como a azitromicina, podem ser indicados dependendo das condições do paciente (Uranga, 2016). As pneumonias hospitalares podem demandar tratamentos mais longos, em geral de 14 a 21 dias. Estudos mais recentes sobre as pneumonias indicam tratamentos mais curtos, por 10 a 14 dias, com o objetivo reduzir o risco de resistência bacteriana, além de diminuir o consumo geral de antibióticos com consequente diminuição dos custos do tratamento.

A troca da via parenteral para oral pode ser feita se o esquema a ser utilizado tiver igual biodisponibilidade e eficácia por via oral e o paciente tiver mantida a capacidade de ingestão oral. Outros parâmetros a serem levados em conta para a troca da via parenteral para oral são: temperatura < 37,8°C, pulso < 100 bpm, frequência respiratória < 24 irpm, PAS > 90 mmHg, $SatO_2$ > 90% ou Pa_{O_2} > 60 mmHg em ar ambiente e estado mental normal ou igual ao prévio.

A pneumonia viral primária representa a manifestação pulmonar mais grave do vírus *influenza*. Embora incomum durante as epidemias sazonais de *influenza*, sua importância torna-se relevante durante pandemias, pois é responsável por grande parte da mortalidade associada. Os inibidores da neuraminidase são ativos contra a maioria das cepas de *influenza* A e B. Geralmente, são bem tolerados e disponíveis nas formulações oral (oseltamivir) e pó inalatório (zanamivir). Entre pacientes hospitalizados, tratamento antiviral tem demonstrado reduzir a mortalidade e a duração da hospitalização e alguns benefícios são mantidos mesmo se o antiviral for iniciado após as primeiras 48 horas. As recomendações atuais são de que o tratamento antiviral seja iniciado o mais cedo possível em qualquer paciente com *influenza* confirmada ou suspeita que requeiria hospitalização, tenha doença grave, complicada e progressiva, ou seja de alto risco para complicações, como os menores de 2 anos e os maiores de 65 anos de idade, portadores de doença crônica, imunocomprometidos, grávidas ou puérperas, com obesidade mórbida, aborígines e moradores de ILPI (Fiore, 2011). A dose recomendada de oseltamivir é de 75 mg, a cada 12 horas, por 5 dias. Nos pacientes com insuficiência renal com *clearance* abaixo de 30 mℓ/min/1,73 m², a dose deve ser reduzida pela metade. Se houver suspeita ou confirmação de resistência ao oseltamivir, o tratamento deve ser feito com zanamivir. Pacientes com pneumonia viral grave admitidos em UTI podem ter infecção bacteriana associada. Os principais agentes associados são *Streptococcus pneumoniae*, *Staphylococcus aureus*, *Haemophilus influenzae* e bacilos gram-negativos. Assim, o uso empírico de antibióticos é indicado.

TABELA 54.11 Doses e antimicrobianos comumente usados em pacientes com pneumonia hospitalar.

Um dos seguintes:
• Cefepima: 1 a 2 g IV, a cada 8 a 12 h
• Ceftazidima: 2 g IV, a cada 8 h
• Imipeném: 500 mg IV, a cada 6 h; ou 1 g IV a cada 8 h
• Meropeném: 1 g IV, a cada 8 h
• Piperacilina/tazobactam: 4,5 g IV, a cada 6 h
Associado a um dos seguintes:
• Ciprofloxacino: 400 mg IV, a cada 8 a 12 h
• Levofloxacino: 750 mg IV, a cada 24 h
• Amicacina: 20 mg/kg IV, a cada 24 h
• Gentamicina: 7 mg/kg IV, a cada 24 h
• Tobramicina: 7 mg/kg IV, a cada 24 h
Se suspeita de MRSA, adicionar um dos seguintes:
• Linezolida: 600 mg IV, a cada 12 h
• Vancomicina: 15 mg/kg IV, a cada 12 h

IV: via intravenosa; MRSA: *Staphylococcus aureus* resistente à meticilina.

Insucesso do tratamento e outros desfechos

O insucesso do tratamento é a causa mais comum da não estabilização clínica e sua incidência varia de 6 a 15%. Foram identificados critérios de insucesso do tratamento das pneumonias como frequência cardíaca maior que 90 bpm, PAS menor que 90 mmHg ou PAD menor que 60 mmHg, temperatura maior que 38,1°C ou menor que 36,5°C, frequência respiratória maior que 30 irpm, dependência de nutrição por via artificial, $SatO_2$ menor que 92%, queda do nível de consciência e leucopenia ou leucocitose, indicando a necessidade de mudança do esquema terapêutico. A Tabela 54.12 mostra os padrões e a etiologia de alguns tipos de falta de resposta ao tratamento antibiótico.

▪ **TABELA 54.12** Padrões e etiologia de alguns tipos de falta de resposta ao tratamento antibiótico.

	Ausência de melhora clínica	Deterioração ou progressão
Inicial (menos de 72 h de tratamento)	Resposta normal	Gravidade da doença na apresentação Microrganismo resistente: • Patógeno não coberto • Sensibilidade inadequada Infecção metastática: • Empiema • Endocardite, meningite, artrite Diagnóstico impreciso: • Embolia pulmonar, aspiração, SARA, vasculite
Atrasada (mais de 72 h de tratamento)	Microrganismo resistente: • Patógeno não coberto • Sensibilidade inadequada Empiema/efusão parapneumônica Superinfecção hospitalar: • Pneumonia hospitalar • Foco extrapulmonar Causa não infecciosa: • Complicação da pneumonia: BOOP • Erro diagnóstico: embolia pulmonar, ICC, vasculite • Febre causada por fármacos	Superinfecção hospitalar: • Pneumonia hospitalar • Foco extrapulmonar Exacerbação de comorbidade Doença não infecciosa intercorrente: • Embolia pulmonar, IAM, insuficiência renal

BOOP: bronquiolite obliterante com pneumonia organizada; IAM: infarto agudo do miocárdio; ICC: insuficiência cardíaca congestiva; SARA: síndrome da angústia respiratória do adulto.

Normalmente, a pneumonia é vista apenas como um evento agudo. Entretanto, pneumonia pode ser um evento marcante de vida com sequelas a longo prazo, particularmente em pacientes idosos. Pacientes idosos hospitalizados por doença aguda estão sob risco de evoluírem com perda da independência física. Os mecanismos ainda não estão totalmente claros, mas a inflamação pode ser responsável pela perda funcional. Além disso, no idoso frágil, uma doença aguda pode provocar perda de reservas fisiológicas, o que resulta em uma recuperação incompleta ou prolongada (El Solh *et al.*, 2006; Restrepo *et al.*, 2013).

Pneumonia no final da vida

Pode-se considerar como pneumonia em final de vida situações que acometem pacientes com demência avançada ou com doenças terminais, como câncer metastático, ICC, DPOC avançada, idosos com fragilidade grave.

O quanto a antibioticoterapia na pneumonia em final de vida realmente afeta a sobrevida ainda não está totalmente claro. Estudos observacionais relataram aumento da mortalidade quando o uso de antibióticos não foi instituído. Contudo, em um estudo prospectivo, os autores não observaram aumento da sobrevida em pacientes portadores de demência avançada por doença de Alzheimer que foram tratados com antibióticos, em comparação com cuidados paliativos apenas. Assim, provavelmente, a sobrevida não é prolongada com tratamento com antibióticos na pneumonia em final de vida.

A morte por pneumonia está associada a sofrimento grave, como dispneia, aumento de secreção brônquica e sensação de sufocamento, porém, atualmente não sabemos se o uso de antibiótico por si só é superior para tratamento sintomático para o alívio desse sofrimento. Medidas paliativas incluem uso de opioides, oxigênio, inibidores de secreção brônquica (p. ex., escopolamina) e aspiração de vias respiratórias.

O manejo da pneumonia em final de vida deve ser baseado nos quatro princípios da bioética: autonomia, beneficência, não maleficência e justiça.

Enquanto as decisões de tratamento em relação às infecções em pacientes com demência avançada continuam um desafio, Mitchell *et al.* (2014) sugerem uma abordagem que pode melhorar a qualidade dessas decisões. Em primeiro lugar, deve-se estabelecer um plano de cuidados. Os riscos e benefícios envolvidos na avaliação e tratamento de infecções devem ser revisados e alinhados com os objetivos dos cuidados. Se a decisão for renunciar aos antimicrobianos, a suspeita de infecção não deve ser investigada, e os sintomas devem ser tratados exclusivamente com medidas paliativas. Se o uso de antimicrobianos permanece consistente com as preferências, o início do tratamento deve ser orientado por critérios de consenso. A abordagem mais criteriosa na gestão de infecção em demência avançada pode evitar tratamentos desnecessários nos doentes terminais e reduzir o rápido crescimento de microrganismos resistentes.

Prevenção

As pneumonias são uma importante causa de morbidade e mortalidade entre os idosos. Toda equipe de saúde deve estar comprometida em estabelecer medidas para a prevenção dessas infecções.

Vacinação constitui a melhor abordagem custo-efetiva para a prevenção das pneumonias virais e bacterianas secundárias à *influenza*. Efeitos protetores associados à vacina parecem aumentar com vacinações repetidas. Em ILPI, a vacinação da equipe de cuidadores tem sido associada à diminuição da mortalidade entre os residentes. Atualmente existem três vacinas *anti-influenza* licenciadas, classificadas em: vacina com vírus inativado, com vírus vivo atenuado e com vírus recombinante. Somente a vacina de vírus inativado é aprovada para o uso em indivíduos acima de 65 anos de idade.

Devido à relação direta entre o aumento na incidência das pneumonias e os surtos de gripe, a vacinação anual contra a *influenza* é recomendada para todos os pacientes com mais de 60 anos de idade. Na tentativa de reduzir a morbidade e a mortalidade por gripe, o governo brasileiro, desde 1999, estimula anualmente a vacinação sistemática inicialmente dos indivíduos com 65 anos de idade ou mais e, a partir de 2000, a idade passou a ser 60 anos ou mais.

Quimioprofilaxia antiviral é outra modalidade efetiva de prevenção da *influenza*. Durante um surto de gripe em ILPI, a imunização é recomendada para todos os residentes, independentemente da situação vacinal. Quimioprofilaxia também pode ser considerada para idosos da comunidade com alto risco para complicações relacionadas com a *influenza*, se eles não tiverem sido imunizados até o momento da circulação do vírus na sua comunidade. Se a vacina contra a gripe for administrada, a quimioprofilaxia antiviral pode ser suspensa 2 semanas após a vacinação em pessoas em ambientes não institucionais. Quando esta é usada em um domicílio após o diagnóstico da gripe em um membro da família, ela deve ser continuada por 10 dias. Em pessoas com alto risco de desenvolver complicações de gripe para os quais a vacinação contra *influenza* é contraindicada, indisponível, ou deverá ter baixa efetividade (p. ex., pessoas que estão muito imunocomprometidas), a quimioprofilaxia deve continuar durante o tempo que os vírus *influenza* estiverem circulando naquela comunidade.

Uma vez que o *Streptococcus pneumoniae* é o agente etiológico mais comum nas pneumonias de adultos e idosos, recomenda-se a vacinação antipneumocócica de rotina para adultos com 65 anos de idade a fim de prevenir doença pneumocócica invasiva. Existem dois tipos de vacinas contra *S. pneumoniae*: vacina pneumocócica polissacarídica (PPSV), que atualmente possui 23 sorotipos em sua formulação, e a vacina pneumocócica conjugada (PCV) que conta com 13 sorotipos. Recentemente, as recomendações para vacinação antipneumocócica para adultos acima de 65 anos de idade foram alteradas, incorporando a PCV-13. Agora essa vacina é recomendada para todos os pacientes com 65 anos de idade ou mais que ainda não receberam nenhuma vacina antipneumocócica, seguida de uma dose de PPSV-23 após 6 a 12 meses. Aqueles que já receberam alguma dose de PPSV-23 após os 65 anos de idade devem receber uma dose de PCV-13 depois de 1 ano da primeira vacina a fim de se completar o esquema vacinal. Porém, para aqueles vacinados com PPSV-23 antes de terem completado 65 anos de idade, deve-se administrar uma dose de PCV-13 após 1 ano da primeira vacina e, após um intervalo máximo de 5 anos, nova dose de PPSV-23. Esses intervalos são desenhados a fim de maximizar a imunogenicidade das diferentes formulações das vacinas (Bonten *et al.*, 2015; Moberley *et al.*, 2013).

A DPOC é importante fator predisponente para as pneumonias, como também fator de risco para maior mortalidade. Além do tratamento da doença e da reabilitação pulmonar, estudos vêm demonstrando efeito benéfico com uso de antibioticoprofilaxia para a redução das infecções respiratórias nos pacientes com DPOC. Herath e Poole (2013) demonstraram, mediante revisão sistemática publicada na Biblioteca Cochrane, que o uso contínuo e profilático de macrolídio foi associado à redução significativa das exacerbações de DPOC em pacientes idosos portadores de doença moderada a grave.

Um grande número de medidas tem sido estudado na tentativa de reduzir a incidência de pneumonia em pacientes intubados. No geral, é possível reduzir a incidência de PAV, mas isso requer o uso de múltiplas intervenções. Tais intervenções incluem: elevação da cabeceira da cama, interrupção diária da sedação, pesquisa diária de condições para o desmame da ventilação, aspiração de secreção subglótica, diminuição da frequência de troca do circuito ventilatório, manutenção da pressão adequada no balonete do tubo traqueal, descontaminação oral com clorexidina, profilaxia para trombose venosa profunda e profilaxia para sangramento gastrintestinal.

Nos hospitais e ILPI, o hábito de lavar as mãos e a esterilização adequada de cânulas, tubos, sondas e aparelhos para nebulização e ventilação é de extrema importância. Deve-se tentar reduzir o tempo de cirurgia e o de VM.

Na tentativa de se prevenir pneumonia aspirativa, as seguintes medidas têm sido propostas:

- A higiene oral é igualmente importante para pacientes desdentados e dentados. Uma revisão sistemática mostrou que escovação, limpeza de próteses e cuidados de saúde oral foram as melhores intervenções para reduzir pneumonia aspirativa (van der Maarel-Wierink *et al.*, 2013)
- Ajuste de medicações: evitar medicamentos sedativos e com ação anticolinérgica, reduzir o número total de medicamentos e evitar substâncias que sabidamente causem diminuição do fluxo salivar e uso racional de medicamentos que possam aumentar o pH gástrico
- Via e ambiente de alimentação: alimentação por via oral assistida fornece uma alternativa viável para a alimentação por via artificial naqueles com doença avançada, especialmente entre pacientes com demência
- Consistência da dieta: espessar a dieta, uso de purês e misturas são geralmente recomendados para pacientes disfágicos. No entanto, a eficácia dessas medidas na prevenção da pneumonia aspirativa não foi comprovada clinicamente
- Técnicas compensatórias: é importante que os pacientes mais velhos possam sentar-se para comer. Para aqueles que não podem sair da cama, levantar a cabeceira da cama por pelo menos 30° é a recomendação habitual. A manobra do queixo para baixo é amplamente utilizada no tratamento da disfagia. Inclinar o corpo para o lado não paralisado e virar a cabeça para o lado paralisado torna mais fácil a descida do bolo alimentar.

Estudos recentes têm demonstrado a eficácia de algumas medicações como a teofilina, a amantadina e os agonistas dopaminérgicos, os inibidores da enzima de conversão da angiotensina (IECA), a capsaicina, o cilostazol e o ácido fólico na melhora da deglutição e do reflexo da tosse, com redução na incidência de pneumonias entre idosos e indivíduos com lesão neurológica.

A necessidade de se abordar a transmissão de organismos multirresistentes nunca foi tão crítica para ILPI, uma vez que se tem aumentado a complexidade dos residentes, principalmente quando eles recebem alta hospitalar e são encaminhados para instituições. A população sob cuidados agudos experimenta algumas exposições, como uso de dispositivos médicos invasivos, feridas e uso de antibióticos, os quais são fatores de risco bem estabelecidos para colonização e infecção por patógenos multirresistentes.

As medidas mais importantes para reduzir a incidência e a mortalidade por pneumonias nos idosos são a manutenção de boas condições nutricionais e da capacidade funcional e o tratamento adequado das doenças crônicas concomitantes.

55

Envelhecimento do Sistema Digestório

Júlio César Moriguti • Nereida Kilza da Costa Lima • Eduardo Ferriolli

Introdução

O impacto do envelhecimento no sistema digestório pode variar tanto na intensidade como na natureza e está relacionado com alterações estruturais, de motilidade e da função secretória. As repercussões clínicas dessas alterações são, na maioria dos casos, pouco perceptíveis, mas, em seu conjunto, podem adquirir importância para a compreensão e o manejo de sintomas, e para a previsão de alterações na farmacocinética de diversas medicações.

Tendo em vista que neste livro há uma seção específica para tratar da saúde bucal, neste capítulo serão discutidos estritamente os aspectos do envelhecimento do esôfago, do estômago, do intestino, do pâncreas e do fígado.

Esôfago

Do ponto de vista anatômico, o esôfago é composto por musculatura estriada em seu terço proximal e lisa em seus dois terços distais. Uma complexa inervação intrínseca e extrínseca, vias neurais e núcleos no sistema nervoso central (SNC) controlam sua motilidade, que se compõe de contrações peristálticas que promovem seu esvaziamento.

A musculatura lisa do esôfago pouco se altera com o envelhecimento, porém ocorre importante e progressiva redução de sua inervação intrínseca. Uma série de alterações da motilidade do esôfago relacionadas com o envelhecimento, em grande parte decorrente das alterações de sua inervação, foi descrita desde os trabalhos pioneiros de Soergel (Khan *et al.*, 1977; Soergel *et al.*, 1964).

Esses autores, em 1964, estudaram manometricamente 15 nonagenários e observaram: expressivo aumento da frequência de contrações terciárias, aperistalse em 6 dos pacientes estudados, distúrbios funcionais do esfíncter inferior do esôfago (EIE) e contrações não propulsivas seguindo 45% das deglutições. Os autores denominaram o conjunto dessas alterações como "presbiesôfago" (Hollis *et al.*, 1974). Desde então, uma série de trabalhos acerca das alterações da motilidade esofágica relacionadas com o envelhecimento foi publicada (Csendes *et al.*, 1978).

De maneira geral, são reconhecidos a diminuição da pressão de repouso e as alterações da sincronia e magnitude do relaxamento do esfíncter superior do esôfago (o que pode causar disfagia alta e facilitar a aspiração de conteúdo gástrico refluído), o aumento da incidência de contrações não peristálticas (síncronas e falhas), a redução de contrações secundárias, a diminuição da pressão de repouso do EIE e um pouco de perda da percepção sensorial. Em relação ao esfíncter inferior, é descrito o aumento da frequência de respostas inadequadas à deglutição, com relaxamento incompleto ou ausente (Gyawali *et al.*, 2020; Richter *et al.*, 1987; Shane; Moshiree, 2021).

A amplitude, a duração e a velocidade de propagação das ondas de contração esofágicas, quando presentes e normais, não apresentam alterações significativas.

A proporção em que as alterações da motilidade esofágica relacionadas com a idade se correlacionam com manifestações clínicas ainda é motivo de controvérsia. Em trabalho desenvolvido na Faculdade de Medicina de Ribeirão Preto (Ferriolli *et al.*, 1996), pudemos observar importantes alterações da motilidade em voluntários idosos saudáveis e absolutamente assintomáticos (com idade superior a 70 anos) (Figura 55.1).

Em estudo cintilográfico para a detecção de refluxo gastresofágico (RGE), pudemos observar, nesses mesmos voluntários, que, apesar de apresentarem o mesmo número de episódios de refluxo que voluntários mais jovens, após uma refeição padrão, a duração dos episódios de refluxo, quando ocorreram, foi maior entre os voluntários idosos. Isso demonstra que, mesmo em pessoas assintomáticas, as alterações da motilidade esofágica relacionadas com o envelhecimento podem reduzir a depuração de materiais deglutidos ou refluídos do estômago (Ferriolli *et al.*, 1996; Gyawali *et al.*, 2020).

Esse fato tem implicações clínicas importantes, como a necessidade, mesmo em idosos assintomáticos, de se administrar medicamentos por via oral na posição ortostática e acompanhados de razoável quantidade de líquido. Outra importante

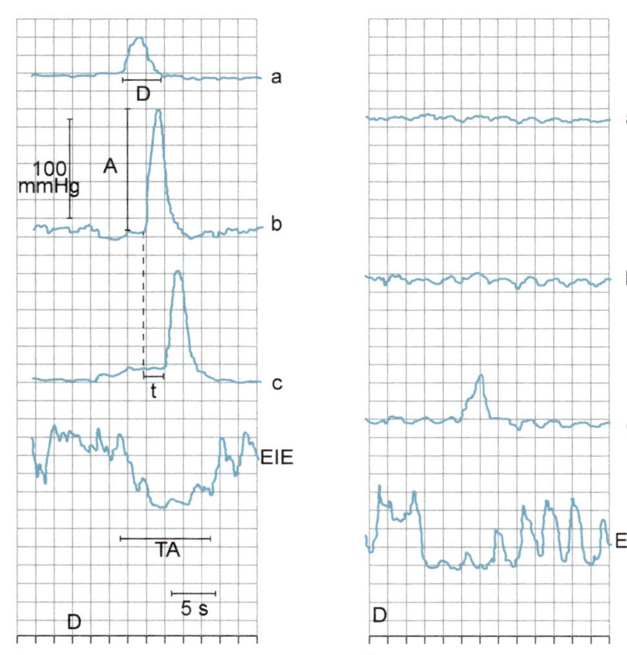

■ **FIGURA 55.1 A.** Traçado manométrico normal, mostrando ondas de contração sequenciais a 15 cm (*a*), 10 cm (*b*) e 5 cm (*c*) do esfíncter inferior do esôfago (EIE), após a deglutição de água. **B.** Traçado manométrico de idoso assintomático, mostrando falhas de contração de 15 e 10 cm do EIE. A: amplitude da concentração; D: duração; TA: tempo de abertura do EIE.

implicação consiste no fato de que materiais ácidos refluídos do estômago permanecem por mais tempo em contato com a mucosa esofágica, com maior potencial de lesão, conforme observaremos a seguir.

Como as alterações da motilidade esofágica em idosos são extremamente frequentes e raramente associadas a sintomas, recomenda-se que todo idoso com disfagia ou outros sintomas de natureza esofágica sejam investigados para doenças envolvendo o esôfago e que jamais, antes de investigação exaustiva, queixas sejam atribuídas a alterações da motilidade relacionadas exclusivamente ao envelhecimento.

Outro importante aspecto do envelhecimento esofágico se encontra no fato de que a população idosa pode ter o limiar de dor esofágica aumentado, razão pela qual a gravidade dos sintomas dolorosos não se relaciona com a gravidade da lesão esofágica causada por refluxo ácido do estômago. Pelo contrário, já foi demonstrado que, para graus semelhantes de sintomas, idosos têm maior grau de lesão do que pacientes mais jovens, inclusive a presença e a extensão de esôfago de Barrett. A associação de redução da limpeza de materiais refluídos com o aumento do limiar de dor é, pelo menos em parte, responsável por esse fenômeno (Nakamura *et al.*, 2002). Recentemente, alterações da microbiota esofágica relacionadas com o envelhecimento também vêm sendo associadas à maior incidência de esôfago de Barrett e câncer esofágico (Deshpande *et al.*, 2018).

Estômago

As alterações relacionadas com o envelhecimento do estômago têm baixa expressão clínica. Diversos estudos mostram discreta a moderada elevação do tempo de esvaziamento gástrico, principalmente para líquidos, o que poderia alterar, de algum modo, o tempo e o grau de absorção de medicações cuja exposição prolongada ao meio ácido é crítica. Entre essas medicações, podemos citar o cetoconazol, o fluconazol, as tetraciclinas e a indometacina. A causa dessas mudanças seriam alterações da motilidade gástrica, que ainda são contraditórias e aparentemente relacionadas com a redução no número de células de Cajal, responsáveis pelo controle da motilidade. Essas mesmas alterações sutis da motilidade gástrica poderiam estar ligadas à redução da ingestão alimentar por idosos, bem como à saciedade precoce (Shane; Moshiree, 2021).

Diversos estudos sobre a secreção ácida do estômago mostram alguma redução da produção de ácido clorídrico, tanto basal quanto estimulada, provavelmente secundária a uma diminuição, relacionada com a idade, da quantidade de células parietais. É importante mencionar, no entanto, que estudos mais recentes consideram essa redução uma manifestação inicial de gastrite atrófica e afirmam que essa alteração não ocorre em idosos plenamente saudáveis (Feldman *et al.*, 1996).

A secreção basal e estimulada de pepsina reduz com o envelhecimento, independentemente de infecção pelo *H. pylori*, gastrite atrófica ou tabagismo (Collen *et al.*, 1994). A secreção de lipase gástrica também parece reduzida em idosos, com a potencial redução da absorção de medicamentos lipofílicos (Amara *et al.*, 2019).

Um fato interessante e motivo de controvérsia é a redução da secreção gástrica de grelina com o envelhecimento. Esse fato pode estar associado a alterações da regulação do apetite (com atenuação do seu aumento com o jejum), mas também ao próprio processo de envelhecimento em virtude de ações complexas da grelina no organismo humano (Yin; Zhang, 2016).

A produção de fator intrínseco, necessário para a absorção de vitamina B12, também se mostra relativamente reduzida, mas não em níveis capazes de alterar substancialmente a absorção dessa vitamina e induzir anemia. Também a absorção do ferro pode estar parcialmente diminuída pela hipocloridria, o que poderia contribuir para o desenvolvimento de anemia ferropriva, mas não causá-la. Portanto, da mesma maneira que sintomas esofágicos não devem ser primariamente atribuídos a alterações da motilidade do esôfago, a anemia também não deve ser associada, a princípio, a alterações fisiológicas do estômago ou de outras porções do sistema digestório (Goldschmiedt *et al.*, 1991).

A colonização da mucosa gástrica pelo *Helicobacter pylori* aumenta com o avanço da idade, estabilizando-se ou sofrendo um leve declínio após os 60 anos. Estudos recentes mostram uma prevalência dessa colonização de até 75% em faixas etárias avançadas. O significado clínico desse dado é pouco compreendido, mas há considerações de que ele possa estar parcialmente relacionado com a idade, como a ocorrência de metaplasia intestinal, atrofia gástrica e neoplasia (Cizginer *et al.*, 2014; Zamani *et al.*, 2018).

Também têm merecido estudos os mecanismos de proteção da mucosa gástrica, uma vez que, com o envelhecimento, aumentam a prevalência de doenças pépticas e, aparentemente, a sensibilidade a fatores agressores, como anti-inflamatórios não esteroides. A esse respeito, alguns trabalhos mostram alterações da composição do muco protetor da mucosa gástrica, com significativo declínio de bicarbonato, sódio e secreção não parietal. Também tem sido demonstrada redução relevante de prostaglandinas na mucosa gástrica, o que aumentaria sua suscetibilidade a fatores lesivos (Linder *et al.*, 2001). Estudos em modelos animais também mostram, com o envelhecimento, redução da capacidade regenerativa e proliferativa da mucosa (Lipkin, 1987).

Pâncreas

Esse órgão sofre importantes alterações estruturais com o envelhecimento. O seu peso reduz de 60 g para menos de 40 g (em média) na nona década de vida.

Alterações histológicas incluem dilatação do ducto principal, proliferação de epitélio ductal e formação de cistos. Há fibrose e lipoatrofia focal, manifestada, em exames radiológicos, como aumento da densidade do parênquima.

As alterações estruturais do pâncreas refletem mudanças funcionais consideráveis. Há, assim, redução da capacidade de secreção de lipase e de bicarbonato. Embora ainda haja alguma controvérsia quanto ao significado clínico dessas alterações, a maioria dos autores o consideram negligenciável, uma vez que a reserva funcional pancreática é, proporcionalmente, muito elevada (Gullo *et al.*, 1986; Majumdar *et al.*, 1997; Rémond *et al.*, 2015).

Fígado

Um dos órgãos mais estudados no que diz respeito aos efeitos do envelhecimento no sistema digestório. A maioria dos estudos se concentra na metabolização de medicamentos e menos sobre alterações estruturais e função secretora.

Alterações estruturais

O peso do fígado reduz cerca de 30 a 40% da segunda para a nona década de vida. Contudo, a arquitetura hepática se mostra pouco alterada. Os hepatócitos, bem como suas organelas, têm aumento em seu tamanho, e o colágeno, embora aumentado em quantidade, pouco se altera em suas características.

Há deposição marcante de lipofuscina, com o aspecto do fígado se tornando acastanhado.

O fluxo sanguíneo hepático é reduzido, proporcionalmente à redução do peso do fígado, em torno de 35%.

Funções secretoras

Não há muitos estudos sobre as funções secretoras do fígado no homem, e tem sido demonstrado que a extrapolação de conclusões obtidas em estudos animais muitas vezes não se aplica ao ser humano.

São descritos, em estudos em humanos, redução na síntese/secreção de albumina (até 20%), diminuição da produção/secreção de colesterol, aumento da secreção de alfa-ácido glicoproteínas. Há, também, descrições de redução na quantidade total de ácidos biliares (Ward; Richardson, 1991).

As alterações na secreção de albumina e glicoproteínas podem interferir na farmacocinética de medicações que têm importante ligação com a albumina, como a fenitoína e os antipsicóticos, e com as glicoproteínas, como a lidocaína e o propranolol. Também interfere na interação delas quando são utilizadas diversas medicações que se ligam a esses carreadores.

Metabolização de medicamentos

Como observado anteriormente, a metabolização de medicamentos é o aspecto mais bem estudado das alterações hepáticas relacionadas com a idade (Tan *et al.*, 2015), podendo ser classificada em duas fases distintas. A fase I consiste na ação de enzimas mono-oxigenase microssomais (incluindo o sistema citocromo P-450) que promovem a oxidação, redução ou hidrólise da medicação original, convertendo-a em metabólitos mais polares. Esses metabólitos podem ser menos ou mais ativos que a substância original.

A fase II se caracteriza por reações sintéticas ou de conjugação, que acoplam a medicação ou seus metabólitos a metabólitos endógenos, como os ácidos glicurônico, sulfúrico, acético ou mesmo um aminoácido, facilitando sua excreção na bile ou na urina (Hilmer *et al.*, 2005).

Há descrição da redução de 5 até 30% na metabolização de medicamentos pela fase I com o envelhecimento. Contudo, diversos efeitos espúrios interferem nos estudos sobre essa atividade, como a redução do fluxo sanguíneo e o uso de substratos pouco representativos (Schmucker, 2001).

O sistema citocromo P-450 se mantém pouco alterado em quantidade, porém estudos *in vitro* mostram alterações de afinidade e efetividade. Essas alterações podem promover a redução da metabolização de substâncias, como vários benzodiazepínicos, e mesmo a produção de compostos intermediários de meia-vida muito longa. Outro aspecto importante das alterações das reações de fase I é que existe uma variabilidade interpessoal grande, o que reduz a previsibilidade desse fenômeno individualmente.

As reações da fase II (conjugação) mostram menor alteração com o envelhecimento, provavelmente sofrendo redução de grau modesto (Klotz, 2009).

Testes de função hepática e de lesão hepatocelular

Os testes rotineiramente empregados para a avaliação da função hepática (dosagem de bilirrubinas, albumina e fatores de coagulação) e de lesões hepatocelulares (transaminases) e canaliculares (fosfatase alcalina, gamaglutamiltransferase) permanecem praticamente inalterados com o envelhecimento.

Alterações desses testes e enzimas devem ser consideradas, até prova em contrário, sinais de doença subjacente que precisa ser investigada pertinentemente (Giannini *et al.*, 2005).

Intestino delgado

Os estudos sobre os efeitos do envelhecimento no intestino delgado também são escassos, além de que os resultados obtidos são consideravelmente variáveis.

No que se refere a alterações estruturais, são descritas apenas uma relativa redução da superfície mucosa, diminuição das vilosidades intestinais e redução correspondente do fluxo esplâncnico entre 40 e 50%.

O tempo de trânsito intestinal não apresenta alterações significativas com o envelhecimento, conforme demonstram estudos utilizando bário ou medidas do hidrogênio no ar expirado (Figura 55.2). Esse achado não exclui, entretanto a ocorrência de alterações da motilidade e seus padrões. Apesar da escassez de dados, alterações da motilidade podem ter importante significado clínico, possibilitando a hiperproliferação bacteriana, uma das causas de perda de peso em idosos (Farges *et al.*, 1997).

A função absortiva é, aparentemente, pouco alterada para a maioria dos nutrientes, incluindo açúcares e proteínas. Para a avaliação da absorção de carboidratos, o clássico teste da D-xilose pode mostrar-se reduzido com o envelhecimento em até 35%, porém a diminuição da função renal é a responsável por essa alteração, e não a absorção de carboidratos (Rémond *et al.*, 2015).

A absorção de lipídios envolve uma série de passos complexos, incluindo a formação de emulsão no estômago; a hidrólise de triglicerídios na presença da lipase pancreática; a formação de micelas complexas por ácidos biliares, ácidos graxos e monoglicerídios; a difusão de ácidos graxos através da membrana vilosa; a ressíntese de triglicerídios nas células mucosas; a formação de quilomícrons e o transporte destes para ductos linfáticos (Rémond *et al.*, 2015; Saltzman *et al.*, 1995; Thomas *et al.*, 2003).

Uma discreta redução na absorção de lipídios, especialmente em sobrecarga, é descrita e, além de estar relacionada com as alterações do pâncreas e da secreção de sais biliares explicadas anteriormente, se deve, em parte, à redução da capacidade de ressíntese de triglicerídios na célula mucosa. De qualquer maneira, essas alterações não se mostram, em nenhum estudo, críticas para a manutenção do estado nutricional.

Alguns estudos indicam que a absorção de nutrientes específicos, no entanto, pode estar reduzida com o envelhecimento, como vitamina D, ácido fólico, vitamina B12, cálcio, cobre, zinco, ácidos graxos e colesterol. A absorção de alguns outros nutrientes pode estar aumentada, como a vitamina A e a glicose.

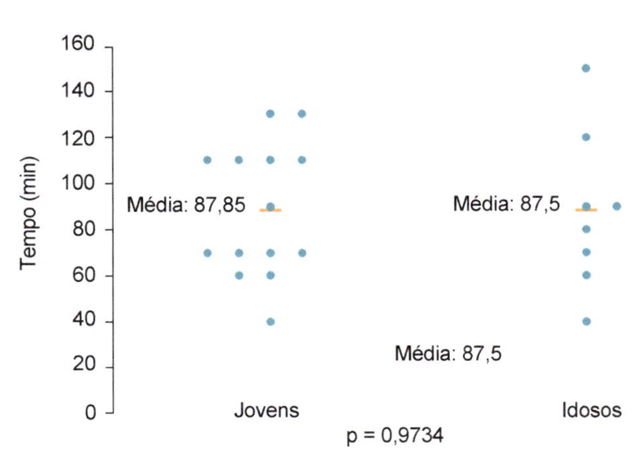

FIGURA 55.2 Tempos de trânsito orocecal de jovens (idade entre 16 e 25 anos) e idosos (idade superior a 60 anos) medidos pelo método do hidrogênio expirado após a ingestão de 18 g de lactulose. Pesquisa realizada pelos autores na Faculdade de Medicina de Ribeirão Preto – USP.

Os resultados, porém, são controversos e sua significância clínica é questionável (Rémond *et al.*, 2015; Thompson; Crouse *et al.*, 1998).

Cólon

Os estudos acerca dos efeitos do envelhecimento nas alterações estruturais do cólon são escassos e controversos, assim como os do intestino delgado.

Três fatos evidentemente relacionados com a idade ocorrem, no que se refere ao cólon: (1) o aumento da prevalência de constipação intestinal; (2) o aumento da incidência de neoplasias; e (3) o aumento da prevalência de doenças diverticulares. Alguns dados explicam parcialmente essas alterações, e eles serão aqui discutidos.

A ocorrência mais frequente de constipação intestinal entre os idosos pode ser explicada por uma série de fatores extrínsecos ao cólon, como o sedentarismo, a redução na ingestão de fibras e líquidos e as alterações hormonais. O tempo de trânsito colônico se mostrou aumentado em diversos estudos, mas inalterado em outros. Uma possível causa para distúrbios do trânsito seria a redução dos neurônios do plexo mioentérico associada ao envelhecimento. No entanto, pouco é conhecido sobre a regulação do trânsito colônico em idosos e eventuais modificações desta em relação a faixas etárias mais jovens (Rémond *et al.*, 2015; Thompson; Patel, 1986).

O aumento da prevalência de doença diverticular está relacionado com alterações morfológicas e biomecânicas do cólon, com o comprometimento da resistência da parede colônica a pressões intraluminais elevadas. A presença de colágeno e elastina submucosos confere distensibilidade ao cólon; alterações nesses elementos, com maior agregação e acumulação de colágeno e degeneração da fibrina podem causar menor distensibilidade e menor resistência. Por outro lado, por alterações no plexo mioentérico, passam a predominar os movimentos de segmentação em relação aos de progressão do bolo alimentar, criando-se câmaras de alta pressão intraluminal. Não se pode desconsiderar, no entanto, que as alterações aqui mencionadas não explicam integralmente a formação de divertículos e que dietas pobres em fibra e outros fatores extrínsecos também apresentam importante papel para a sua patogênese (Thompson; Patel, 1986).

A maior incidência de neoplasias também é explicada por diversas teorias, provavelmente complementares. Elas incluem a exposição da mucosa colônica, por período prolongado, a agentes carcinogênicos, hiperproliferação das células crípticas e, conforme estudos recentes vêm confirmando, o aumento da suscetibilidade da mucosa colônica, com o envelhecimento, à transformação maligna.

Reto e ânus

A prevalência de incontinência fecal aumenta claramente com o envelhecimento, com consequências pessoais e sociais importantes.

Diversos mecanismos extrínsecos contribuem para a ocorrência de incontinência, como déficit cognitivo, impactação fecal, acidentes vasculares encefálicos, neuropatia diabética. Todavia, algumas alterações intrínsecas ao envelhecimento reconhecidamente contribuem para esse fenômeno.

Alterações da musculatura do esfíncter exterior, com espessamento e mudanças estruturais do tecido colágeno e redução da força muscular, diminuem a capacidade de retenção fecal voluntária. A isso se acrescem transformações na automaticidade muscular esquelética, explicada, em parte, pela lesão mecânica crônica dos nervos pudendos.

Alterações da elasticidade retal e da sensibilidade à sua distensão foram descritas em alguns estudos, mas não confirmadas por outros.

É importante, na análise de dados a esse respeito, considerar significativas diferenças entre o homem e a mulher nos parâmetros manométricos anorretais (Nelson *et al.*, 1995; Perry *et al.*, 2002).

Microbioma

O microbioma intestinal é motivo de intensa investigação, tanto no que diz respeito às suas funções quanto à sua associação a diversas doenças e alterações do desenvolvimento do ser humano. Essas pesquisas incluem desde a massa muscular até doenças neurológicas, psiquiátricas, cardiovasculares, neoplásicas e outras, bem como a própria regulação da resposta imune e dos processos inflamatórios locais e sistêmicos (Kim; Benayoun, 2020).

Não é o objetivo deste capítulo abordar a fundo essa questão, mas sua menção é, certamente, necessária.

Há alterações evidentes da microbiota com o envelhecimento, como a redução da diversidade de espécies e o aumento da proporção de bactérias patogênicas. Parte dessas alterações se deve ao envelhecimento em si; outra parte se deve a diferenças ambientais, presença de doenças e fragilidade, sendo ainda controversa a proporção e direção da interação desses fenômenos (Kim; Benayoun, 2020; Thevaranjan *et al.*, 2017)

Em que pesem essas questões, estudos têm buscado meios de prevenir ou reverter as alterações da microbiota que estão ou possam estar relacionadas com desfechos deletérios, inclusive por uso de probióticos, prebióticos, medicamentos e até transplantes fecais.

Função imunológica

O sistema digestório desempenha importante papel na resposta imunológica. Embora este não seja o objeto principal deste capítulo, é importante mencionar algumas das principais alterações dessa importante função.

De modo geral, a resposta imune do sistema digestório reduz com o envelhecimento, compondo parcela importante do processo denominado "imunossenescência".

Há diminuição da indução de tolerância a antígenos inofensivos e da secreção de imunoglobulina A antígeno-específica, uma importante etapa da resposta imunológica (Mabbott *et al.*, 2015).

Recentemente, tem sido proposto que alterações imunológicas do sistema digestório, bem como outras das diversas disfunções discutidas neste capítulo, estão diretamente associadas à maior gravidade da covid-19 entre idosos (Lerner; McCarty, 2021).

Considerações finais

As alterações fisiológicas do sistema digestório que ocorrem com o envelhecimento são muito menos estudadas do que as de outros sistemas, cujo impacto sobre a sobrevivência é mais evidente. Entretanto, o conhecimento dessas alterações torna possível a compreensão de diversos fatores que, senão centrais, muito estão relacionados com a boa prática da Geriatria e da Gerontologia, e com a manutenção da qualidade de vida, além de possibilitar a identificação da base fisiopatológica sobre a qual se desenvolvem as diversas doenças que serão abordadas nos capítulos seguintes deste tratado.

A escassez de conhecimentos sobre o envelhecimento do sistema digestório torna-se uma temática de pesquisa interessante e profícua.

56

Doenças do Sistema Digestório Alto

Rômulo Rebouças Lobo • Nereida Kilza da Costa Lima • Eduardo Ferriolli • Júlio César Moriguti

Cavidade oral

A cavidade oral cumpre com diversas funções, incluindo a mastigação, a ingestão de alimentos, a deglutição, a articulação e a vocalização, a respiração, a salivação e o paladar. Dessas funções, a ingestão de alimentos, a deglutição e a respiração já foram relacionadas ao prognóstico de longevidade (Watanabe *et al.*, 2020).

Entre as queixas mais comuns relatadas por idosos temos a xerostomia, as alterações do paladar (disgeusia/ageusia) e a sensação de ardência na boca (*burning mouth syndrome*). Essas queixas podem ser associadas a alterações na secreção salivar, sendo mais prevalentes e com cerca de 50% dos idosos com alguma das queixas citadas (Dumic *et al.*, 2019).

O processo do envelhecimento *per se* tem grande impacto na cavidade oral, no entanto muitas das alterações estão relacionadas com problemas sistêmicos e seus tratamentos (medicações, quimioterapia, radioterapia).

Dentes

A perda dos dentes não é consequência inevitável do envelhecimento. Essa perda representa o resultado da complexa interação de doenças dentárias e a ausência de medidas preventivas e terapêuticas.

Uma das principais alterações em relação à saúde bucal é a perda dos dentes, que tem a sua prevalência diminuída. Dentre os principais motivos para a diminuição dessa prevalência, podemos citar: o declínio na incidência de cáries pela disponibilidade de água tratada com flúor; a mudança na filosofia do profissional, aconselhando a manutenção da dentição natural, e a concomitante alteração da expectativa dos indivíduos em manter os seus dentes; a informação sobre os aspectos preventivos que resultam na redução da prevalência de doenças periodônticas.

As pessoas que hoje são idosas no Brasil conviveram com grande dificuldade de acesso aos dentistas na época em que tinham idade pré-escolar ou escolar, devido, especialmente, ao custo.

A doença periodôntica, o tabagismo e a osteoporose têm sido tradicionalmente responsáveis pela maior parte das causas de perda dos dentes em adultos (Gil-Montoya *et al.*, 2015).

O número de dentes costuma ser o principal indicador para se determinar uma boa saúde bucal.

Saliva

A função das glândulas salivares permanece inalterada com o envelhecimento na ausência de doença sistêmica ou uso de certos medicamentos.

A redução na secreção da saliva está bem relacionada com várias doenças e também como efeito adverso de diversos medicamentos. Idoso com fluxo salivar reduzido tem contagem maior de leveduras e é um fator de risco importante para candidíase oral.

As leveduras são comensais normais da cavidade oral que podem provocar lesões sob certas condições, que incluem o uso de antibióticos, disfunção salivar, utilização de próteses desajustadas e, mais raramente, o uso de corticosteroide inalatório em asmáticos (Gil-Montoya *et al.*, 2015).

Os distúrbios da deglutição e da boca seca (xerostomia) estão entre as condições mais prevalentes entre os idosos. A xerostomia, relacionada com a hipo-hidratação da mucosa oral e a lubrificação oral deficiente, não está necessariamente associada à disfunção das glândulas salivares. Indivíduos com essa queixa, além de terem problemas com a mastigação e a deglutição dos alimentos, também são prejudicados com problemas relacionados com paladar, vocalização e uso de próteses dentárias. Ademais, há aumento do risco de cáries, doença periodontal, candidíase, úlceras e disfagia, que podem impactar negativamente no estado nutricional e na qualidade de vida (Xu *et al.*, 2019).

A xerostomia pode ocorrer também como parte de doenças sistêmicas, como a síndrome de Sjögren, ou estar associada ao uso de medicações, principalmente os antidepressivos tricíclicos, fármacos anticolinérgicos, atropina e medicamentos antiparkinsonianos. Sequelas de radioterapia em tumores de cabeça e pescoço também podem ser causa de xerostomia (Dumic *et al.*, 2019).

A disgeusia está em geral associada ao efeito de medicamentos, como o lítio, o metronidazol, o captopril e a claritromicina. Deficiência de zinco, principalmente em idosos mal nutridos, pode ser outro fator causal. Doenças do sistema nervoso periférico, como paralisia de Bell, também podem estar associadas às alterações do paladar (Dumic *et al.*, 2019).

Mastigação

A função mastigatória não se altera como resultado direto do envelhecimento. A saúde bucal deteriorada, caracterizada por perda de dentes e reposição inadequada, pode ser um fator etiológico para comprometimento do estado nutricional, sendo, ainda, uma causa prevalente de perda involuntária de peso no idoso (Gil-Montoya *et al.*, 2015).

A deterioração da função mastigatória tem sido associada ao declínio no estado de saúde global, o que tem sido atribuído à concomitante piora no estado nutricional que acompanha a condição (Tanaka *et al.*, 2018; Watanabe *et al.*, 2020).

Neoplasias da cavidade oral

A incidência de neoplasias da cavidade oral em idosos é maior no sexo masculino. A neoplasia não é consequência inevitável do envelhecimento, mas está significativamente associada aos fatores de risco específicos, como o álcool e o tabagismo. O tipo mais prevalente é o carcinoma de células escamosas, e o sítio mais frequente é a língua, seguida de palatos, gengivas e lábio.

O carcinoma de lábio está fortemente associado ao hábito de fumar cachimbos e à exposição solar. O carcinoma de língua é mais comum nas bordas laterais e pode apresentar-se como ulceração, com placa de coloração branca ou eritematosa, frequentemente com a periferia hiperceratótica. Na mucosa bucal e nas gengivas, as lesões podem apresentar-se como ulcerações, massa endurecida ou placas brancas. Os adenocarcinomas podem aumentar pequenas glândulas salivares, apresentando-se como massa firme ou flutuante, indolores, mais frequentemente localizadas perto da transição do palato duro para o mole.

Fragilidade, sarcopenia e a cavidade oral

O conceito de sarcopenia oral (SO) consiste na perda de massa muscular, força e função motora da língua. Aparentemente sem motivo específico, ela está relacionada com o desenvolvimento de disfagia, predispondo a eventos como aspiração pulmonar e suas consequências. A relação entre sarcopenia generalizada e seus efeitos na cavidade oral foram demonstradas em estudos recentes. Desfechos esperados para a SO incluem alterações na área transversal do músculo gênio-hióideo, pressão da língua e diadococinesia oral, sendo, em conjunto, os marcadores propostos como possível índice para avaliação da SO. A relação entre tais marcadores e a sarcopenia generalizada foi demonstrada, sendo pacientes frágeis, além de possibilitar a antecipação de possíveis complicações e intervenções que possam evitar as complicações decorrentes dessa condição (Kobuchi *et al.*, 2020).

O conceito de fragilidade oral (FO), introduzido no Japão, compreende os processos que provocam modificações em diversas condições orais (número de dentes, higiene, funcionamento etc.) associados ao envelhecimento. Esses processos são acompanhados por perda de interesse na saúde bucal, redução na reserva funcional física e mental, ocasionando piora na função alimentar, além do efeito global associado à deterioração da capacidade física e mental. Idosos com FO estão em maior risco para o desenvolvimento de síndrome de fragilidade, sarcopenia, dependência de terceiros e morte (Watanabe *et al.*, 2020).

Microbiota oral

A composição da microbiota intestinal se modifica com o envelhecimento. Estudos relacionados ao assunto propuseram que a disbiose intestinal em idosos poderia levar ao estado crônico de inflamação de baixa intensidade. Ademais, ela também poderia estar associada aos vários problemas de saúde relacionados com o envelhecimento, como demência, diabetes melito, câncer e aterosclerose (Buford, 2017). Nessa direção, mostrou-se que a transição da microbiota oral para a microbiota intestinal ocorre de maneira mais intensa em idosos que em adultos jovens, possibilitando o estudo da capacidade de melhorar a saúde dos idosos por meio da promoção e da manutenção da saúde bucal deles (Iwauchi *et al.*, 2019).

Tratamento dos problemas da cavidade oral

A xerostomia é frequentemente relatada pelos idosos e pode ser controlada com o uso de vários produtos disponíveis comercialmente, como os substitutos da saliva e os lubrificantes orais. Xerostomia grave tem sido tratada, com algum sucesso, com secretagogos como a pilocarpina e a carbacolina nos idosos que ainda apresentam alguma função glandular salivar residual.

Estomatodinia e glossodinia são também queixas comuns entre os idosos. Deficiências de vitaminas, especialmente as do complexo B, podem estar implicadas, além de outras condições como anemias, síndromes de Sjögren, Mikulicz e Plummer-Vinson, e efeitos colaterais de medicamentos usados no controle de problemas psiquiátricos. O tratamento deve basear-se na substituição ou na modificação da dose da medicação usada, no tratamento de candidíase oral subclínica, caso esse agente possa estar implicado, no uso de suplementos vitamínicos, quando a deficiência é identificada, ou, ainda, no uso de estimulantes das glândulas salivares ou substitutos da saliva.

Candida albicans pode proliferar em certos idosos como resultado de algumas situações. O tratamento com nistatina por um período de 2 semanas normalmente é suficiente nos casos não complicados. Fluconazol ou cetoconazol também podem ser usados por via sistêmica.

Hiperplasia papilar é observada naqueles que usam prótese dentária por longos períodos sem removê-la, e a correção da causa passa a ser o tratamento de eleição.

As alterações da articulação temporomandibular podem se apresentar como dor, edema local, limitação de movimentos e crepitações. O tratamento inicial consiste no uso de analgésicos e anti-inflamatórios. Avaliação radiológica mais detalhada é indicada nos idosos com persistência ou piora dos sintomas (Gil-Montoya *et al.*, 2015).

Conclusão

Em resumo, há numerosas condições e doenças que afetam a cavidade oral em pessoas idosas, muitas, ainda, consequências inevitáveis do envelhecimento. No entanto, muitas são facilmente passíveis de prevenção e de tratamento, resultando em preservação da função da cavidade oral por toda a vida, com importante impacto na qualidade de vida, modificando o prazer de comer, a expressão verbal, a manutenção do olfato e do paladar, com provável incremento para a qualidade do estado nutricional. Paralelamente à integração dos conceitos de fragilidade e sarcopenia com efeitos específicos na cavidade oral e suas funções, há uma visão global que valoriza ainda mais uma avaliação holística e ressalta a importância da saúde bucal para o estado global de saúde do idoso.

Esôfago

Introdução

Esse órgão é responsável por importantes sintomas na população geriátrica. Entre eles estão a disfagia, a regurgitação, a pirose e a dor torácica, com prevalência de 35% entre os indivíduos de 50 a 80 anos de idade.

Formulado em 1964, o termo presbiesôfago foi usado para descrever o esôfago tortuoso, mais comumente visto em idosos, descrevendo suas alterações como contrações esofágicas de menor amplitude, ondas polifásicas no corpo do órgão, relaxamento esfincteriano superior ou inferior deficitário, e dilatação esofágica. Após o melhor uso da endoscopia e de investigações mais sofisticadas, como técnicas manométricas de alta resolução, o termo se tornou obsoleto (Shane; Moshiree, 2021).

Idosos saudáveis com mais de 75 anos de idade apresentam menor tônus basal do esfíncter esofágico inferior (EEI), menor porcentagem de deglutições com relaxamento completo do EEI e elevação na pressão média de relaxamento, refletindo o relaxamento na junção gastresofágica. Ademais, o aumento na velocidade de peristalse observada em jovens na posição ereta não foi vista em idosos, mas um atraso no tempo de recuperação do tônus do EEI após relaxamento induzido pela deglutição (Shane; Moshiree, 2021).

O termo "presbiesôfago" foi criado para descrever mudanças na função esofágica, incluindo a redução na amplitude de contração, menor frequência de ondas secundárias e maior aparecimento de ondas terciárias, reduzindo a eficiência da peristalse, relaxamento incompleto do EEI, retardo no tempo de relaxamento do esfíncter superior, associado à diminuição da pressão máxima do mesmo. Alguns estudos mostraram redução da quantidade de células ganglionares do plexo mioentérico e de fibras musculares tipo 1 no esôfago distal como possíveis causas dos achados mencionados. Os distúrbios de motricidade sintomáticos são mais facilmente encontrados em idosos com diabetes melito, doenças neurológicas, hipotireoidismo ou sob efeitos colaterais de medicamentos. Mudanças na mucosa têm sido pouco estudadas, porém, sabe-se que o limiar de percepção à dor está aumentado no idoso à infusão de ácidos.

Mais recentemente, defende-se que a maioria dos problemas esofágicos em idosos estão relacionados com outras comorbidades, e não somente com alterações esofágicas propriamente ditas. Dessa maneira, o uso do termo presbiesôfago é desencorajado. Para tanto, utilizam "presbifagia" para descrever alterações de deglutição associadas à idade avançada (Dumic *et al.*, 2019).

Disfagia, dor torácica, regurgitação, odinofagia, hematêmese, pirose e manifestações clínicas de doenças do sistema respiratório, como tosse, chiado e pneumonias recorrentes, podem estar relacionadas com doenças específicas do esôfago cuja frequência encontra-se aumentada na população senil. Somam-se ao fato a maior prevalência de doenças de outros aparelhos e a apresentação clínica pouco exuberante, dificultando a consolidação diagnóstica.

Investigação clínica

As queixas relacionadas com o sistema digestório têm apresentação clínica diversificada e nem sempre são explicadas por anormalidades bioquímicas ou estruturais. O conceito de distúrbios funcionais do sistema digestório, definido pelos critérios de Roma, é atualmente o maior motivo da procura clínica ambulatorial.

A disfagia é a queixa funcional menos prevalente e, portanto, reforça a necessidade de investigação após a determinação precisa da história clínica (início, frequência, progressão e associação com outros sintomas como pirose e dor torácica). Idosos com idade superior a 65 anos de idade são responsáveis por mais de dois terços dos pacientes acometidos por disfagia. A disfagia pode ser dividida em orofaríngea ou esofágica.

O risco de alterações de deglutição aumenta com o envelhecimento e pode ter consequências desastrosas como desidratação, desnutrição, pneumonia e piora na qualidade de vida. Tais modificações não costumam impactar o dia a dia de idosos saudáveis, no entanto, a maior incidência de comorbidades, o uso de medicações, a sarcopenia, as alterações sensoriais em idosos muitas vezes ultrapassam o limiar de funcionalidade do indivíduo, levando-o a apresentar manifestações clínicas de disfagia.

A disfagia orofaríngea é definida como a dificuldade para iniciar a deglutição e/ou mover o bolo alimentar da cavidade oral para o esôfago. Os pacientes costumam apresentar tosse ao ingerir líquidos e, algumas vezes, rouquidão. É comum em pacientes acometidos por alterações neurológicas como a doença de Alzheimer, doença de Parkinson ou acidente vascular encefálico (AVE). Radioterapia para tumores de cabeça e pescoço, edentulismo, diabetes melito e xerostomia são outros fatores contribuintes. Mudanças que ocorrem com o envelhecimento que predispõem idosos a apresentar disfagia são diminuição da elevação laríngea, função cricofaríngea deprimida e atraso na fase faríngea da deglutição.

A disfagia orofaríngea é descrita como a sensação de dificuldade na mastigação ou no ato da deglutição e resulta de alterações no complexo neuromuscular que compreende a língua, a faringe e o esfíncter esofágico superior. Ela afeta cerca de 13% dos idosos com mais de 65 anos de idade e cerca de 50% de idosos institucionalizados. Muitas vezes, o idoso não percebe a alteração e só busca atendimento após desfechos como pneumonia aspirativa, desnutrição ou desidratação, sendo necessário questionamento ativo dos profissionais em busca de alguma queixa ou alteração. Sintomas como tosse frequente durante a deglutição, assim como regurgitação nasal, devem alertar para uma avaliação mais detalhada (Dumic *et al.*, 2019).

A disfagia esofágica é definida como a dificuldade em mover o bolo alimentar através do esôfago, com sensação de que a comida está entalada, causando frequentemente dor torácica superior ou regurgitação. Distúrbios como estenoses, anéis, espasmos, divertículo de Zenker são descritos como possíveis causas.

Disfagia recente pode sugerir neoplasia, porém, em idosos a duração dos sintomas parece não ter relação com benignidade ou malignidade, podendo ser explicada por doenças como câncer gástrico, úlcera péptica e compressão extrínseca (arco aórtico, átrio esquerdo, espondiloartrose cervical).

Quando a queixa é crônica, estável ou de progressão lenta, é importante acrescentar doenças como divertículos, estenose cáustica, distúrbios motores, acalasia idiopática, megaesôfago, hérnias de hiato no diagnóstico diferencial (Tabelas 56.1 e 56.2). A disfagia em nível cervical superior pode estar associada a doenças orofaríngeas, distúrbios da alimentação, ajuste de próteses e déficits da musculatura da mastigação.

A evidência de disfagia alerta o profissional para o risco de pneumonia aspirativa, causa frequente de internação e óbito em pacientes institucionalizados. Por conta disso, a suspeita clínica deve ensejar avaliação adequada, sendo por vezes necessário análise por videofluoroscopia para pacientes com infecções de repetição e que podem estar apresentando aspirações silenciosas.

Outros sintomas comuns e mais frequentes que a própria disfagia são: pirose, regurgitação, plenitude, odinofagia e dor torácica. A odinofagia é observada comumente em pacientes com doença do refluxo gastresofágico (DRGE) ou em infecções virais ou fúngicas. Pirose aparece em até 20% das pessoas normais e pode acompanhar excessos alimentares. Regurgitação costuma estar associada aos processos obstrutivos, divertículos, hérnias e megaesôfago e deve ser diferenciada de ruminação. Dor torácica pode ser explicada por distensão de alças ou manifestação de atividade motora anormal, podendo ser aliviada com nitratos e diferenciada de dor anginosa (Eisenstadt, 2010).

Na Tabela 56.3, são listadas as principais substâncias associadas à disfagia e, na Figura 56.1, o procedimento de monitoramento da doença.

TABELA 56.1 Causas de disfagia esofágica em idosos.

Distúrbios motores	Obstrução mecânica	Outras
Acalasia Esclerodermia Diabetes melito Parkinsonismo Espasmo esofágico Amiloidose Tireoidopatia Doença de Chagas Medicações (p. ex., opioides)	Neoplasias Estenose péptica Divertículos, anéis Lesões induzidas por medicações Compressões extrínsecas (átrio esquerdo, tumores mediastinais, arco aórtico, espondiloartrose)	Esofagite eosinofílica Candidíase esofágica Pênfigo Doença de Crohn

TABELA 56.2 Causas de disfagia orofaríngea em idosos.

SNC	Miogênicas	Mecânicas
AVE Síndromes extrapiramidais Lesões de ponte Demências Doença de Parkinson Esclerose lateral amiotrófica Esclerose múltipla Substâncias	Miastenia gravis Dermatomiosite/polimiosite Substâncias lícitas e ilícitas Miopatia tireotóxica Síndromes paraneoplásicas	Neoplasias faríngeas Estenoses

AVE: acidente vascular encefálico; SNC: sistema nervoso central.

TABELA 56.3 Principais substâncias associadas à disfagia.

Ação central: fenotiazinas, metoclopramida, benzodiazepínicos, anti-histamínicos
Ação na junção neuromuscular: toxina botulínica, procainamida, penicilamina, eritromicina, aminoglicosídios
Ação no músculo: amiodarona, álcool, estatinas, ciclosporina, penicilamina
Inibição de salivação: anticolinérgicos, antidepressivos, opioides, antipsicóticos, anti-histamínicos, antiparkinsonianos, anti-hipertensivos, diuréticos
Miscelânea: digoxina, tricloroetileno, vincristina

A odinofagia é a ocorrência de dor durante a deglutição. Pode ocorrer por etiologia infecciosa, como candidíase, herpes-vírus simples, citomegalovírus, comum em imunocomprometidos ou por lesões neoplásicas. Estudos mostraram que idosos têm limiar mais alto para dor nesses casos e, por vezes, demoram a perceber alterações, buscando atendimento em estágios mais avançados dela (Dumic *et al.*, 2019).

Distúrbios motores do esôfago

Podem ser causados por doenças que afetam diretamente a musculatura e/ou inervação de grupos musculares como hipotireoidismo, diabetes melito, esclerose sistêmica, polimiosite, doença de Chagas, AVE, esclerose múltipla. Acrescentam-se ao quadro distúrbios motores intrínsecos: acalasia idiopática e espasmo difuso.

Na acalasia idiopática, ocorrem infiltração do plexo de Auerbach por linfócitos e desaparecimento de células neuronais do plexo mioentérico, levando ao aumento da pressão no EEI e contrações esofágicas de baixa amplitude. O exame radiológico contrastado pode mostrar o esôfago dilatado com conformação de taça. As principais opções terapêuticas são: dilatação pneumática, miotomia cirúrgica e injeção de toxina botulínica como atrativo a ser considerado em primeira linha para pacientes idosos. Há ainda a opção de uso de miorrelaxantes, nitratos ou bloqueadores de canais de cálcio.

Na acalasia ocorre ausência de relaxamento do EEI induzida pela deglutição. Nessas condições, o paciente apresenta disfagia e regurgitação do alimento não digerido. Apesar de ser mais comum entre os 20 e os 40 anos de idade, ela também apresenta um segundo pico de incidência após os 65 anos de idade. Sem um tratamento adequado, ela pode acarretar mudanças estruturais permanentes. O estágio final se caracteriza por dilatação excessiva do esôfago (> 6 cm) com tortuosidade, sendo usado o termo esôfago sigmoide (Shane; Moshiree, 2021).

O espasmo difuso é um quadro clínico de dor torácica ou disfagia no qual a avaliação manométrica mostra ondas peristálticas normais interrompidas por contrações não peristálticas (esôfago em quebra-nozes). É diagnóstico diferencial de angina e seu tratamento consiste no uso de vasodilatadores, sedativos e miotomia cirúrgica em casos graves.

A esclerodermia merece consideração, pois mais de 80% dos pacientes apresentam alterações manométricas. Os pacientes costumam apresentar disfagia progressiva e, diferentemente de acalasia, a pirose é manifestação frequente do refluxo

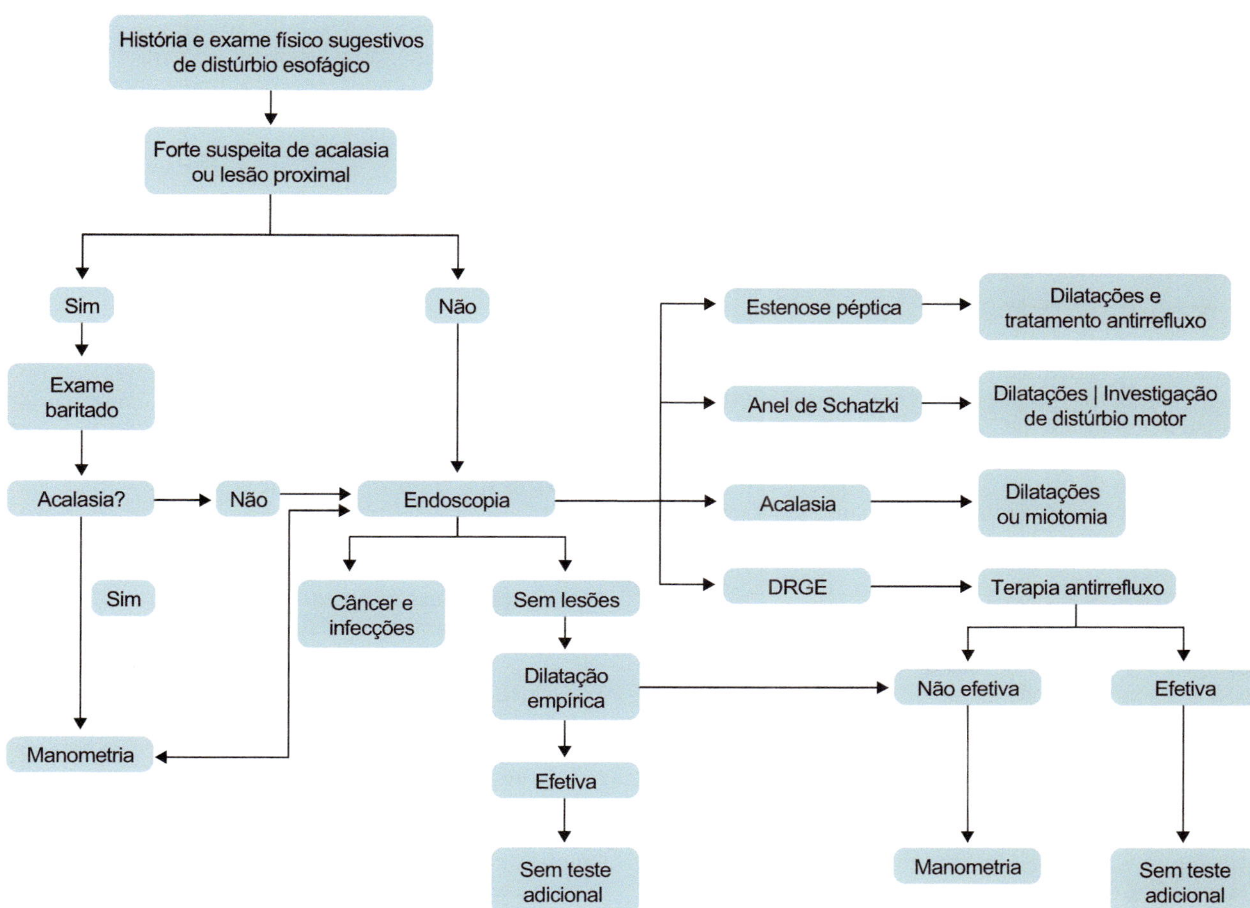

FIGURA 56.1 Monitoramento da disfagia. DRGE: doença do refluxo gastresofágico.

gastresofágico (RGE) e consequente predisposição ao aparecimento de esôfago de Barrett (EB). Os achados manométricos incluem baixa pressão do EEI e diminuição da peristalse do esôfago inferior comparado ao superior.

Neoplasias de esôfago

Em pacientes idosos, a disfagia de início recente associada à perda de peso deve levantar suspeita de neoplasia. O carcinoma espinocelular é associado ao tabagismo e às bebidas alcoólicas, bem como ao consumo de nitrosaminas, e o adenocarcinoma está associado ao EB e, portanto, mais frequente no esôfago distal.

Podem manifestar-se na forma de disfagia, odinofagia, regurgitação ou hematêmese. Por vezes, o quadro apresenta-se com fístulas esofagotraqueais, compressão de veia cava superior, adenomegalia supraclavicular ou rouquidão por comprometimento do nervo laríngeo recorrente.

O diagnóstico pode ser sugerido por exame contrastado e confirmado por endoscopia com biopsia.

O tratamento de escolha é cirúrgico sempre que possível. Quimioterapia e radioterapia podem ser consideradas como opção terapêutica isolada ou neoadjuvante. Quando associada com a radioterapia, a quimioterapia tem um prognóstico melhor em termos de sobrevida do que a radioterapia isoladamente. O tratamento paliativo visa reduzir a disfagia, preservando o estado nutricional e a qualidade de vida. Ablação por *laser*, terapia fotodinâmica, uso de próteses e *stents* são algumas opções (Balducci, 2015).

Estenose péptica

Pacientes com estenose péptica apresentam história de disfagia progressiva para sólidos no contexto de um longo período de pirose e outros sintomas de RGE. Costuma aparecer em idosos, tendo em vista o longo período de evolução. O seu acometimento é frequentemente distal, podendo estar associado ao EB. É mandatória a exclusão de neoplasia. A abordagem se faz por meio de dilatações com dilatadores de Maloney e Savary e tratamento antirrefluxo a longo prazo. O tratamento cirúrgico é indicado em casos de falha do tratamento conservador.

Anéis ou membranas

Costumam ser causa de disfagia intermitente não progressiva para sólidos e dificilmente associados a neoplasias. Podem ser de origem muscular por espessamento de fibras musculares, invaginação mucosa ou semelhante à constrição péptica. O tipo mais comum é o anel de Schatzki, localizado na junção gastresofágica a 3 cm do diafragma. O diagnóstico pode ser feito por radiografia contrastada. O tratamento com dilatações ou a incisão por eletrocautério pode ser considerada.

Divertículo de Zenker

Constitui protrusão da mucosa na hipofaringe entre as fibras oblíquas do músculo constritor da faringe e do cricofaríngeo. A apresentação pode ser desde assintomática a disfagia alta, regurgitação, halitose e mudança na tonalidade da voz. As maiores complicações são carcinoma espinocelular, fístulas e aspiração.

O diagnóstico pode ser feito por radiografia contrastada. O tratamento é cirúrgico apenas para os casos com sintomas persistentes. Em idosos debilitados, pode ser considerada a miotomia endoscópica.

Existem divertículos no esôfago médio, geralmente são assintomáticos e dificilmente causam alguma complicação.

Lesões esofágicas causadas por medicações

Esses tipos de lesões são mais comuns em idosos tendo em vista o maior consumo de medicações nessa faixa etária, principalmente anti-inflamatórios não esteroides (AINE), cloreto de potássio, alendronato, quinidina e antibióticos. Somam-se fatores adjuvantes como a redução da produção salivar, distúrbios motores e uso de medicações com pouca água antes de dormir.

A endoscopia é diagnóstica e as lesões podem variar desde mucosa eritematosa a úlceras e estenoses que costumam desaparecer após a suspensão da medicação e um leve curso de antiácidos.

A polifarmácia, a menor motilidade esofágica e quantidades menores de ingestão de água com o uso das medicações são condições associadas à esofagite medicamentosa em idosos. Os fármacos mais implicados são AINE, ácido acetilsalicílico (AAS), doxiciclina, bisfosfonatos, sulfato ferroso e captopril. Sintomas comuns são desconforto torácico e odinofagia. História clínica detalhada, listagem das medicações e investigação endoscópica possibilitam o diagnóstico dos pacientes, com achado de ulcerações ativas ou cicatrizadas em boa parte deles. O tratamento padrão é a retirada do agente agressor e o uso de inibidores de bomba de prótons (IBP), apresentando um bom prognóstico na maioria dos casos (Dumic *et al.*, 2019).

Infecções do esôfago

As infecções do esôfago são frequentemente subdiagnosticadas em idosos. Disfagia e odinofagia são os sintomas principais, porém, podem ser inespecíficas nesta faixa etária. A candidíase esofágica é a infecção mais comum e facilitada por pequenos traumatismos causados por sonda, radioterapia e imunodepressões (diabetes melito, desnutrição e neoplasias). Outras infecções menos comuns podem ser encontradas como herpes-vírus simples, citomegalovírus e vírus Epstein-Barr, mas geralmente associam-se a imunodeficiências.

Hérnias de hiato

As hérnias esofágicas são protrusões de parte do estômago pelo hiato diafragmático para o interior do mediastino. Podem ser de dois tipos principais: rolamento e deslizamento ou combinação dos dois.

A maioria das hérnias é de deslizamento e ocorre quando a junção gastresofágica se move facilmente através do hiato diafragmático. As hérnias de rolamento correspondem à protrusão do fundo gástrico e grande curvatura através do hiato anterior do esôfago e estão relacionadas com o risco de estrangulamento. Podem ser causa de disfagia, saciedade precoce, pirose e vômito.

Muitos sintomas atribuídos à hérnia podem ser explicados pela doença do DRGE associada. A hérnia esofágica parece predispor aos sintomas de refluxo e exacerbar a DRGE por provável mau funcionamento do EEI.

Doença do refluxo gastresofágico

A DRGE é uma das doenças mais comuns da prática médica e de frequente aparecimento em idosos. Sua apresentação clínica varia de queixas de pirose, dor retroesternal e epigástrica, disfagia, tosse crônica até asma refratária e sangramento gastrintestinal (SGI) alto. Costuma ser mais grave em idosos e muitas vezes ter apresentação clínica pouco exuberante, tendo em vista o longo e permanente período de acometimento. Por vezes, os idosos podem queixar-se somente de disfagia e/ou odinofagia.

Apesar de alguns estudos demonstrarem prevalência similar de DRGE em idosos e adultos, a gravidade e as complicações associadas (EB, esofagite grave, ulcerações e estenoses) são mais prevalentes nos idosos.

Outros estudos demonstram uma maior prevalência em idosos, com uma apresentação atípica e potencialmente mais grave. Sintomas atípicos incluem dispepsia, dor epigástrica, anorexia, disfagia, odinofagia, perda de peso, anemia e eructação. Adicionalmente, idosos estão mais propensos à aspiração associada à DRGE. A diminuição da pressão basal do esfíncter esofágico superior, com menor relaxamento, e contratilidade faríngea aumentada também são descritas em estudos de manometria (Otaki; Iyer, 2021).

A ocorrência de alterações fisiológicas do trato gastrintestinal (TGI) com o envelhecimento, seja de mobilidade ou de sensibilidade, associadas a maior ocorrência de comorbidades, aumento do limiar à dor, maior prevalência de hérnias e uso de medicações são os possíveis fatores implicados na maior sensibilidade da mucosa e ocorrência de complicações da DRGE (Tabelas 56.4 e 56.5).

As principais queixas são pirose e regurgitação que se iniciam 30 a 60 minutos após a alimentação, com frequência mínima de 2 vezes/semana por 4 a 8 semanas. No entanto, em idosos a ocorrência de sintomas clássicos é menos frequente, apresentando-se o quadro muitas vezes com sintomas tais como vômito, anorexia, disfagia, alterações respiratórias, rouquidão, dispepsia ou plenitude pós-prandial. A intensidade e a frequência não se relacionam com a gravidade, porém, a sua duração tem maior associação com complicações. A ausência dos sintomas não exclui o diagnóstico, pois existem formas consideradas atípicas (Tabela 56.6). Disfagia, odinofagia, perda de peso e anemia são manifestações de alarme.

Os métodos diagnósticos utilizados incluem endoscopia digestiva alta (EDA), pH-metria e teste terapêutico com IBP (Figura 56.2). EDA é tipicamente indicada em caso de sintomas refratários ou pacientes incapazes de suspender as medicações, bem como em sinais de alarme, como perda de peso importante, anemia e disfagia.

TABELA 56.4 Alterações no envelhecimento e doença do refluxo gastresofágico.

Cavidade oral: diminuição de saliva/xerostomia, alteração olfatória e de paladar, doença periodontal
Esôfago: pressão do EES diminuída; aumento da resistência do EES; atraso no relaxamento do EES após deglutição; diminuição da amplitude da peristalse; aumento nas contrações sincrônicas; diminuição de sensibilidade esofágica; maior incidência de hérnia hiatal
Estômago: esvaziamento gástrico alentecido; maior prevalência de infecção por *Helicobacter pylori*

EES: esfíncter esofágico superior.

TABELA 56.5 Medicações associadas à doença do refluxo gastresofágico.

Alteração de função esofágica: bloqueadores dos canais de cálcio, teofilina, nitratos, diazepam, narcóticos, beta-agonistas, anticolinérgicos, progesterona
Retardam esvaziamento gástrico: bloqueadores dos canais de cálcio, narcóticos, anticolinérgicos, clonidina, dopaminérgicos, lítio, nicotina, progesterona
Dano direto ao esôfago: AINE, AAS, tetraciclina, sulfametoxazol-trimetroprima, antirretrovirais, ácido ascórbico, sulfato ferroso, fenitoína, cloreto de potássio, propranolol, quinidina, teofilina, bisfosfonatos

AAS: ácido acetilsalicílico; AINE: anti-inflamatório não esteroide.

TABELA 56.6 Manifestações atípicas da doença do refluxo gastresofágico.

Esofágica	Dor torácica sem DAC
Pulmonar	Asma, tosse crônica, bronquite, pneumonias de repetição
Otorrinolaringológica	Rouquidão, pigarro, laringite, sinusite crônica, otalgia
Oral	Halitose, aftas

DAC: doença arterial coronariana.

O tratamento da DRGE tem por objetivo o alívio dos sintomas, a cicatrização das lesões e a prevenção de recidivas e complicações. Em idosos recomendam-se maior vigilância e maior agressividade no tratamento, devido às maiores taxas de complicações e formas graves nesse grupo.

A recomendação é que o tratamento deva ser direcionado especialmente para a melhora da qualidade de vida e deva ser aplicado aos indivíduos com sintomas presentes associados ou não a achados endoscópicos.

Além disso, mudanças no estilo de vida (MEV) não são efetivas para pacientes com sintomas graves. Mesmo assim, a recomendação de MEV é indicada em todos os casos, muitas vezes como terapia adjuvante à medicamentosa; cessação do tabagismo, perda de peso e readequação dietética estão entre as principais medidas (Tabela 56.7). Atenção especial deve ser dada à lista de medicações que podem exacerbar os sintomas da doença.

Antiácidos como hidróxido de alumínio ou de magnésio foram muito utilizados no passado, mas atualmente praticamente não são indicados devido à existência de medicações mais potentes e eficazes; antiácidos proporcionam rápido alívio dos sintomas, mas têm efeito de curta duração e não promovem cicatrização eficiente em casos de esofagite nem previnem complicações da DRGE. Além disso, compostos à base de alumínio e cálcio podem piorar a constipação intestinal. Outros efeitos indesejados incluem interferência na absorção de outros medicamentos e aumento na ingestão de sódio, utilizado na composição dos antiácidos, devendo ser, portanto, proibitivo em casos de hipertensão de difícil controle e insuficiência cardíaca congestiva (Mendelsohn, 2018).

Agentes protetores de mucosa como o sucralfato também apresentam benefício limitado no tratamento da DRGE. Além disso, antiácidos devem ser usados com cautela em idosos devido ao risco de sobrecarga salina, constipação intestinal, diarreia e interferência na absorção de outras substâncias.

Os antagonistas dos receptores H2 foram, por muito tempo, utilizados no tratamento. A cimetidina já era bem pouco utilizada em idosos pelo perfil de interação com outros fármacos e, em 2020, a comercialização da ranitidina foi suspensa pela Agência Nacional de Vigilância Sanitária (Anvisa) após detecção de níveis excessivos de componentes potencialmente cancerígenos em suas formulações. Após isso, seu uso se tornou ainda mais raro.

Procinéticos devem ser usados com cuidado em idosos, pois podem apresentar efeitos adversos no sistema nervoso central (SNC), como a metoclopramida; ou galactorreia, ginecomastia e arritmias cardíacas, como a domperidona, além de não serem efetivos no tratamento isolado da DRGE.

Os IBP continuam a ser a classe de escolha no tratamento de DRGE. Maior potência no controle da secreção ácida, maior capacidade de cicatrização de esofagite, possibilidade de dose única diária, baixo risco de efeitos colaterais e interações medicamentosas com o tratamento de manutenção, são fatores responsáveis pela preferência pelos IBP em detrimento de outras classes de substâncias.

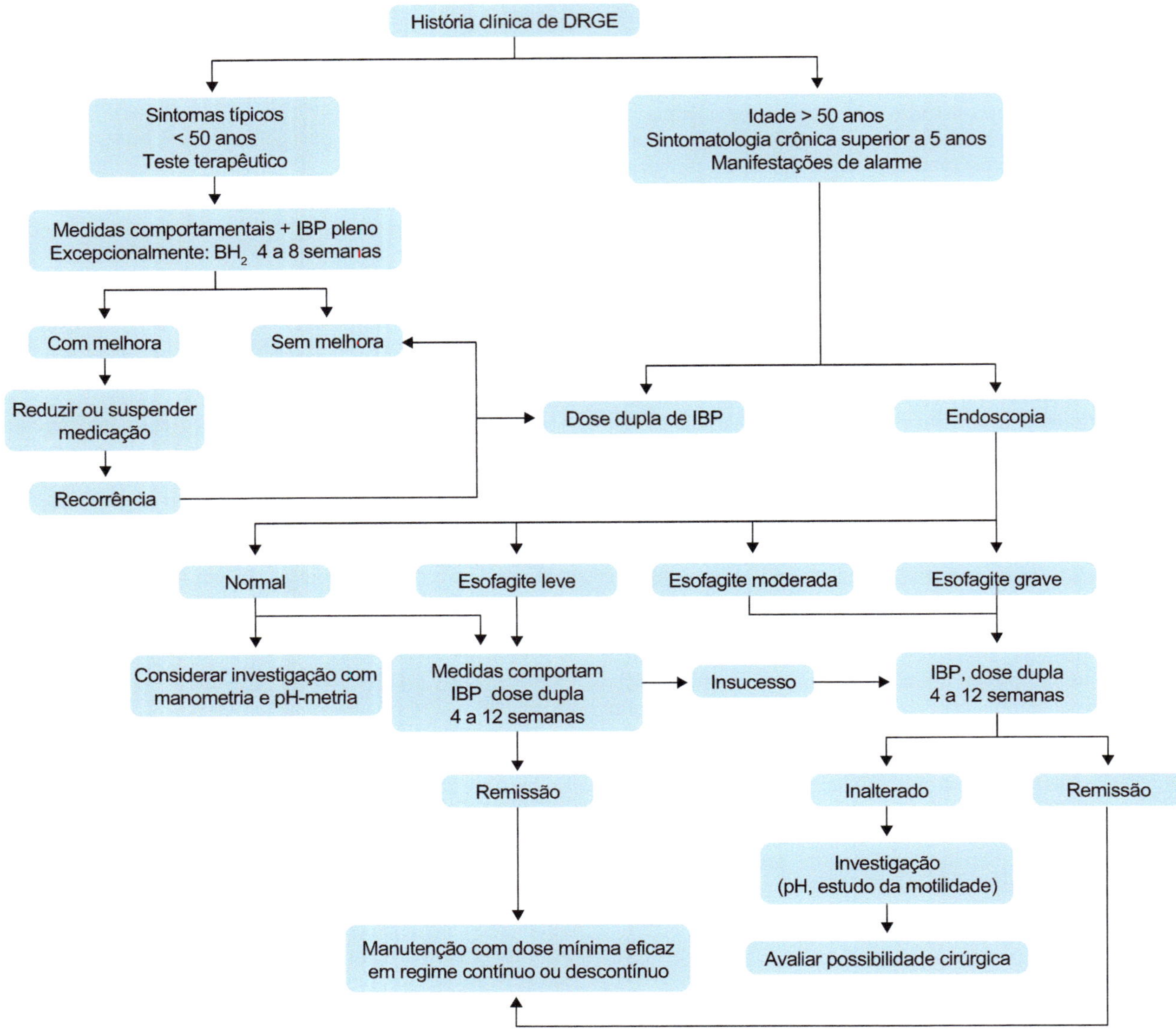

▪ **FIGURA 56.2** Abordagem na doença do refluxo gastresofágico (DRGE). BH2: bloqueador do receptor H2; IBP: inibidor da bomba de prótons.

Comparações entre diversos IBP concluiu por leve superioridade do esomeprazol em relação à cicatrização de ulcerações mucosas. Efeitos colaterais comuns costumam ser leves e incluem cefaleia, náuseas, desconforto abdominal, alteração de hábito intestinal, *rash* e tontura. O uso abusivo e a longo prazo sem indicação pode resultar em outros efeitos indesejados relacionados com má absorção, infecções e outras complicações mais raras. Supressão crônica do ácido gástrico pode causar déficit na absorção de vitamina B12 e suas consequências, bem como a diminuição da absorção de cálcio e magnésio, com piora da saúde óssea. Outro aspecto é que a secreção ácida funciona como barreira contra infecções, com risco teórico aumentado para pneumonia e infecção por *Clostridium difficile*. A nefrite intersticial autoimune é uma complicação rara do uso de IBP. Já a relação entre o uso de IBP e o desenvolvimento de demência não se mostrou válida em estudos prospectivos de caso-controle (Otaki; Iyer, 2021).

Devido à metabolização hepática, o uso em portadores de insuficiência hepática deve ser parcimonioso. Apesar de mais raras que com anti-H2, interações medicamentosas também podem ocorrer com o uso de IBP, sendo importante citar possibilidade de interação com varfarina, fenitoína, diazepam e possivelmente carbamazepina.

Mais recentemente demonstrou-se a possível redução do efeito antiagregante do clopidogrel em associação a IBP, com

▪ **TABELA 56.7** Mudanças no estilo de vida na doença do refluxo gastresofágico (DRGE).

Redução de peso
Elevação da cabeceira da cama
Evitar uso de álcool ou tabaco
Evitar refeições picantes, copiosas e com excesso de gordura
Evitar café e bebidas gaseificadas
Evitar deitar-se nas primeiras horas após as refeições
Evitar roupas apertadas
Evitar medicações que possam exacerbar os sintomas de DRGE (ver Tabela 56.5)
Utilização de ventilação com pressão positiva em portadores de apneia do sono
Evitar refeições noturnas em excesso

possível elevação no risco de novo evento isquêmico em pacientes no período após infarto agudo do miocárdio (IAM), mas tal efeito é ainda controverso e não confirmado em outros estudos.

O uso, a longo prazo, de IBP se associa à elevação discreta da gastrina sérica, sem associação com displasias ou neoplasia; entretanto, estudos demonstraram a associação do uso a longo prazo com fratura ósseas, risco de pneumonia comunitária, nefrite intersticial e diarreia por *Clostridium difficille*, além de diminuição nos níveis circulantes de vitaminas C e B12.

Na ausência de melhora clínica, deverá ser considerada a realização de endoscopia digestiva especialmente para os casos de longa duração ou em idosos ou naqueles com sintomas dispépticos ou atípicos associados. O médico também poderá, em sua avaliação individual, considerar o uso de dose dupla de IBP, a ser administrada em um único horário ou 2 vezes/dia, antes de realizar a endoscopia.

Após a realização da endoscopia, o direcionamento do tratamento deve basear-se no grau de esofagite e seguir o protocolo descrito na Figura 56.2. A duração do tratamento deverá ser de 4 a 8 semanas, a menos que os sintomas sejam pouco frequentes ou de pequena intensidade. Não é indicado teste de rotina para detecção ou tratamento do *H. pylori* antes de iniciar o tratamento.

Embora a doença seja crônica, apenas em 15% dos pacientes sintomáticos, com esofagite leve ou ausente, há progressão para casos mais graves. Por outro lado, na maioria dos casos moderados a graves, os sintomas recidivaram após o término do tratamento, devendo ser considerado o tratamento de manutenção com dose mínima eficaz de IBP.

O tratamento cirúrgico para DRGE não complicada pode ser considerado quando não há resposta satisfatória ao tratamento clínico ou em casos em que não é possível a sua manutenção. Consiste na recolocação do esôfago na cavidade abdominal e subsequente hiatoplastia e fundoplicatura, podendo ser realizado por via aberta ou laparoscópica, sendo a última técnica a de escolha.

As complicações mais comuns da DRGE são esofagite grave, ulcerações, estenose péptica e o EB. Este último é uma das complicações mais temidas da DRGE e resulta da substituição do epitélio escamoso estratificado por epitélio colunar cujo aspecto é observado por endoscopia e confirmado pelo exame histopatológico.

O EB ocorre quando há substituição do epitélio escamoso usual do esôfago distal por epitélio colunar metaplásico, associado em geral à DRGE prolongada. Trata-se de uma condição que pode evoluir para displasia e adenocarcinoma, situação mais temida, sendo tal evolução mais comum em idosos. Pacientes diagnosticados com EB devem realizar vigilância endoscópica para detecção precoce de possível alteração. Por outro lado, comorbidades e expectativa de vida no momento do diagnóstico, bem como o risco anual de evolução para malignidade devem ser considerados, avaliando o risco-benefício em manter a rotina de vigilância (Dumic *et al.*, 2019).

A displasia é o melhor preditor de risco de progressão para adenocarcinoma. Dessa forma, do grau de displasia se define o intervalo de vigilância: 3 a 5 anos para EB sem displasia e 6 a 12 meses para EB com displasia de baixo grau. A ablação endoscópica é indicada em displasia de alto grau, também podendo ser considerada em displasia de baixo grau. Pesquisas tentaram identificar quimioprofilaxia que freasse a progressão de EB com alguma evidência controversa para a associação de IBP e AAS, que, no entanto, não é recomendada formalmente, principalmente após as recentes atualizações sobre o risco de sangramento associado ao uso de AAS em idosos (Otaki; Iyer, 2021).

Os pacientes devem ser acompanhados com biopsias seriadas anuais. Em situações de displasia leve, o acompanhamento é semestral, e em displasia de alto grau, cogita-se intervenção cirúrgica ou acompanhamento trimestral (Soumekh *et al.*, 2014).

Estômago

Introdução

Apesar de existirem evidências conflitantes, mudanças sutis parecem ocorrer na motilidade gástrica durante o envelhecimento. Declínio na quantidade de células intersticiais de Cajal, relacionadas com a regulação da motilidade gástrica, parece se associar-se à saciedade precoce e à menor ingestão alimentar em idosos. Observou-se também o alentecimento do esvaziamento gástrico para líquidos e refeições mistas (Shane; Moshiree, 2021).

O fenômeno do envelhecimento tem colocado em pauta discussões sobre longevidade, qualidade de vida e medicina baseada em evidências. A medicina baseada em evidências pouco evoluiu sobre a população da terceira idade por ser representada por um grupo muito heterogêneo do ponto de vista orgânico e social. Os idosos podem ter sintomas gastrintestinais inespecíficos e a solução de um problema pode ocasionar o aparecimento de um novo.

Desse modo, o geriatra está pouco amparado com relação à tomada de decisão junto aos problemas de saúde de seu público-alvo, especialmente aquele com múltiplos diagnósticos e com queixas relacionadas com o trato gastrintestinal.

A complexidade do processo de envelhecimento e os limites ditados pela doença, quando confrontados com o progresso científico, têm deixado mais claro o conceito de qualidade de vida e longevidade. Dessa maneira, podemos encontrar algumas dificuldades em estabelecer a prática médica baseada em evidências, mas, graças à atuação dos geriatras, atentos à gastrenterologia, as dificuldades dos trabalhos científicos em faixas etárias mais avançadas estão sendo superadas paulatinamente.

A compreensão, cada vez mais abrangente, das alterações fisiológicas do envelhecimento está sendo fundamental para o monitoramento do aparecimento e tratamento de doenças órgão-específicas em pacientes idosos, especialmente considerando-se a alta incidência de distúrbios gastrintestinais e suas particularidades nessa população.

Gastroparesia

A gastroparesia é o alentecimento do esvaziamento gástrico na ausência de causa mecânica. Ela está comumente relacionada com o diabetes melito, mas também ocorre em algumas condições sistêmicas, como amiloidose e doenças neurológicas, além de associar-se ao uso de medicações. Seus sintomas incluem náuseas, vômito, plenitude pós-prandial, saciedade precoce e desconforto epigástrico, podendo provocar perda de peso, desnutrição e descontrole glicêmico. Sua prevalência aumenta com a idade e em diabéticos, mesmo com correção do controle glicêmico, tendendo a se tornar persistente após seu surgimento. Medicações potencialmente implicadas incluem IBP, opioides e anticolinérgicos.

O tratamento da gastroparesia pode ser difícil. A metoclopramida pode ser usada, com a ressalva do risco de parkinsonismo, além da discinesia tardia caso seja usada cronicamente. Domperidona seria uma opção, mantendo em mente a possibilidade de prolongamento do intervalo QT com seu uso (Shane; Moshiree, 2021).

Dispepsia

O termo "dispepsia" é usado para definir um conjunto de sintomas atribuíveis ao TGI superior, caracterizado pela ocorrência de dor ou de desconforto na porção central do andar superior do abdome. O desconforto, em particular, pode ser caracterizado pelas sensações de plenitude epigástrica ("empachamento") ou distensão do abdome, que mais frequentemente ocorrem no período pós-prandial. Esse desconforto próprio da dispepsia pode, ainda, ser caracterizado por saciedade precoce, ou por sintomas mais bem definidos, como azia ou náuseas. A definição dada pelos especialistas que se reúnem periodicamente em Roma em nada especifica quanto à duração dos sintomas, mas é implícito que se aplica aos sintomas de longa duração, o que se justifica porque, na realidade, é muito mais comum o encontro de sintomas dispépticos crônicos do que de quadros agudos.

Nos idosos, o aumento na incidência de doenças do TGI e a maior exposição às medicações, especialmente a agentes anti-inflamatórios, são responsáveis pelo aumento da prevalência de sintomas dispépticos, embora dados precisos não sejam conhecidos. Porém, deve ser considerado que a baixa relevância dos sintomas, causando apresentações subclínicas de muitas doenças, contribui para que a importância da dispepsia nos idosos seja subestimada.

Além disso, é necessário alertar para algumas considerações de extrema importância na prática clínica, relacionadas com a dispepsia na terceira idade:

- A subestimação dos sintomas dispépticos por parte de alguns profissionais diante da multiplicidade de doenças concorrentes
- A atribuição frequente e inadvertida do seu aparecimento à presença de múltiplas medicações ou à introdução de nova medicação
- A incidência relativamente alta da DRGE, da úlcera péptica e das neoplasias gástricas
- A apresentação oligossintomática de muitas doenças do TGI.

Assim, essas informações devem alertar o profissional de saúde para os múltiplos significados que o aparecimento de sintomas dispépticos no idoso pode ter.

A dispepsia pode ser classificada como investigada ou não investigada. Após o rastreamento de condições predisponentes, a dispepsia pode ser classificada em orgânica, associada ao *H. pylori* ou funcional. A EDA deve ser realizada em maiores de 40 anos de idade com dispepsia não investigada, pacientes sem resposta ao tratamento empírico e pacientes de qualquer idade com sinais de alarme. A infecção por *H. pylori* implica tratamento de erradicação e resolução dos sintomas após o tratamento concluir em favor de dispepsia associada ao *H. pylori*. Caso não ocorra melhora clínica após a confirmação da erradicação da bactéria, o diagnóstico é de dispepsia funcional. Por esse motivo, pacientes com dispepsia e confirmação de *H. pylori* devem ser submetidos ao tratamento de erradicação (Coelho *et al.*, 2018).

A dispepsia, para fins práticos, pode ser classificada como de origem orgânica ou funcional. A primeira ocorre quando existem causas orgânicas diagnosticadas por métodos objetivos, e a segunda é caracterizada quando esses métodos diagnósticos, incluindo a EDA, não são capazes de identificar um processo que justifique os sintomas.

A classe mais comum, com base em investigação endoscópica para a população geral, é a dispepsia funcional (60%), seguida pela úlcera péptica (15 a 25%), esofagite por DRGE (5 a 15%) e neoplasias de esôfago e estômago (< 2%). A Tabela 56.8 exibe as principais causas de dispepsia orgânica na terceira idade.

TABELA 56.8 Causas de dispepsia orgânica em idosos.

Doença péptica ulcerosa
Gastropatia por AINE
Esofagite por DRGE
Gastrite,* duodenite
Hérnia de hiato
Doença celíaca
Neoplasias gástricas, intestinais e esofágicas
Isquemia mesentérica
Colecistopatia calculosa

*Fortemente associada à infecção por *H. pylori*. AINE: anti-inflamatório não esteroide; DRGE: doença do refluxo gastresofágico.

A síndrome de dispepsia funcional é definida pela sintomatologia indicada no IV Consenso de Roma: sensação recorrente e incômoda de plenitude pós-prandial, saciedade precoce (pelo menos 3 dias na semana), ou dor ou queimação epigástrica (pelo menos 1 dia por semana) – os sintomas devem ter se iniciado há pelo menos 6 meses e devem estar presentes nos últimos 3 meses. Além disso, após investigação o paciente não deve apresentar causas estruturais que justifiquem os sintomas. São descritas duas síndromes: estresse pós-prandial e dor epigástrica, embora possam apresentar-se sobrepostas. Em idosos, a existência de múltiplas comorbidades e a presença de várias medicações são fatores confundidores que devem ser analisados antes de se firmar o diagnóstico de dispepsia funcional (Walker; Talley, 2019).

Alguns casos de dispepsia podem representar vários estágios da infecção por *H. pylori* em pacientes com gastrite antral e podem subsequentemente progredir para doença ulcerosa. Deve ser considerado, no entanto, que a maioria das pessoas com gastrite endoscópica não apresenta qualquer sintoma.

Doença péptica ulcerosa

A principal causa de dispepsia em idosos são as úlceras gastroduodenais. A secreção ácida do estômago, de modo geral, não se encontra reduzida nos idosos. Sabe-se que a ocorrência de hipocloridria em um quarto dos pacientes acima dos 65 anos de idade relaciona-se com gastrite atrófica associada à infecção pelo *H. pylori*. O fato torna-se importante ao considerarmos a existência de relação entre hipocloridria e redução da absorção de ferro e vitamina B12. Paralelamente, encontram-se reduzidos a secreção de pepsina gástrica, além dos fatores protetores da mucosa, como as proteínas citoprotetoras (*trefoil protein-TFF2*), a produção de bicarbonato, o fluxo sanguíneo local, a produção de prostaglandina e a regeneração epitelial, favorecendo o aparecimento de úlceras gástricas por AINE.

A incidência de doença ulcerosa péptica gástrica e duodenal aumenta com a idade e sua abordagem terapêutica obedece aos consensos estabelecidos pelas sociedades de gastrenterologia. Apesar de os conhecimentos sobre a etiopatogenia não serem completos, estudos suficientes confirmam a participação do *H. pylori* e do desequilíbrio entre fatores agressivos e fatores protetores na patogênese da doença.

Helicobacter pylori e as doenças ulcerosas

Helicobacter pylori é um bacilo gram-negativo espiralado que coloniza a mucosa gástrica, podendo provocar gastrite crônica ativa com alta prevalência em indivíduos acima de 60 anos de idade. É produtor da enzima urease que catalisa a hidrólise da ureia em amônia e dióxido de carbono. Sua transmissão pode ser direta, pessoa a pessoa, por mecanismo orofecal. Os riscos de infecção aumentam com a queda dos indicadores socioeconômicos.

A taxa de infecção por *H. pylori* vem crescendo em idosos, com relatos de taxas superiores a 70% em portadores de doenças gastrintestinais e cerca de 60% em idosos assintomáticos. Desses, entre 10 e 20% desenvolverão doença ulcerosa péptica, e em torno de 1% apresentará câncer gástrico ou linfoma do tecido linfoide associado à mucosa (MALT) (Cizginer *et al.*, 2014; Pilotto; Franceschi, 2014).

A evidência da sua associação com úlceras gastroduodenais é marcada pela taxa de recidiva de 70% (em pacientes não tratados) comparada aos 15% daquelas tratadas apenas com bloqueadores dos receptores H2. O aumento da prevalência dessa bactéria em idosos não parece resultar em aumento nas taxas de úlceras gastroduodenais, mas está associado a maior risco de anemia perniciosa e linfoma gástrico.

A apresentação da infecção em idosos pode se dar de forma atípica e se associar a maior taxa de complicações. Comorbidades e polifarmácia são fatores que elevam o risco em idosos. Metanálise apontou que o risco de úlcera péptica em infectados por *H. pylori* em uso de AINE é 61 vezes maior que em pacientes sem infecção por *H. pylori* e não usuários de AINE (Cizginer *et al.*, 2014).

Úlcera duodenal

Mais de 90% das úlceras duodenais têm associação com *H. pylori*. A inflamação crônica do antro por essa bactéria pode estar relacionada com o aumento dos níveis séricos de gastrina, que, por sua vez, provoca hiperplasia de células parietais com maior liberação de secreção ácida na primeira porção do duodeno. O tabagismo tem relação com maior incidência de úlceras duodenais. Não há evidências que confirmem a participação de fatores psicológicos na patogenia, porém, podem agravar a atividade da úlcera.

A principal manifestação clínica é a dor epigástrica em queimação, por vezes mal definida, que aparece 1 a 3 horas após as refeições e que pode ser aliviada com antiácidos ou com a alimentação. Devemos lembrar das apresentações oligossintomáticas em idosos, principalmente naqueles com distúrbios cognitivos e nos que fazem uso crônico de analgésicos e sedativos com alteração do limiar à dor. Somam-se também apresentações atípicas em que outras doenças crônicas e debilitantes sobrepujam as queixas gástricas, dificultando o diagnóstico ou prorrogando a sua identificação ao período de complicações.

Úlceras gástricas

A doença ulcerosa gástrica tem pico de incidência por volta dos 60 anos de idade sendo, portanto, mais prevalente entre os idosos quando comparada à úlcera duodenal, porém é menos diagnosticada que esta última e tem como uma das explicações o fato de muitos casos serem assintomáticos.

O ácido gástrico e a pepsina são importantes na etiopatogenia, entretanto, ao contrário das úlceras duodenais, os pacientes costumam apresentar taxas de secreção ácidas normais ou reduzidas. Há evidências da participação do *H. pylori* por associação à evolução crônica de gastrites atróficas e hipocloridria na presença desse agente. Há também a possibilidade de o refluxo duodenogástrico contribuir para a lesão da mucosa. Entre as úlceras gástricas, 20% associam-se ao uso de AINE, e 10% dos pacientes têm úlcera duodenal concomitante.

A dor epigástrica costuma ser a queixa mais comum, porém, ao contrário das úlceras duodenais, a dor costuma piorar com a alimentação e o uso de antiácidos. Os sangramentos ocorrem em cerca de 25% dos pacientes, e a associação com malignidade é mais frequente, principalmente nas úlceras com mais de 3 cm de diâmetro.

Abordagem ao paciente com dispepsia

História clínica detalhada deve fornecer orientação diagnóstica para causa orgânica ou funcional. Entre essas, devem ser mencionadas a DRGE e a síndrome do cólon irritável, bem como as doenças sistêmicas, como o diabetes melito ou os distúrbios da função da tireoide. Questionamentos sobre transgressões dietéticas, estilo de vida, consumo de álcool, ingestão de AINE, história prévia de doença ulcerosa péptica, cirurgia gástrica e história familiar de câncer gástrico são fundamentais. É, também, muito importante a criteriosa identificação da idade, bem como dos sinais e sintomas de alarme, considerados preditores de doença orgânica, que são listados na Tabela 56.9.

A EDA é o exame de maior sensibilidade e especificidade diagnóstica com documentação fotográfica das lesões e possibilita a coleta de material histológico para avaliar a presença do *H. pylori* e alterações neoplásicas.

Considerando que cerca de 40% dos pacientes dispépticos têm doenças orgânicas, alguns autores recomendam o exame endoscópico para a maioria dos pacientes, antes da tentativa de abordagem por tratamento empírico, argumentando que a endoscopia poderia até mesmo reduzir os gastos com tratamentos desnecessários, além de propiciar maior segurança ao médico e tranquilidade ao paciente. No entanto, como o procedimento em si é dispendioso e, além disso, considerando que mais de 25% da população têm queixas de dispepsia, outros fatores devem ser levados em conta na indicação da endoscopia, antes de se decidir por tratamento empírico.

Acreditamos que, em relação aos pacientes idosos com dispepsia de início recente que tenham antecedentes familiares de câncer gástrico ou que sejam provenientes de países onde é alta a prevalência de neoplasias gastrintestinais, a abordagem diagnóstica deve ser individualizada, prevalecendo, naturalmente, maior liberalidade na indicação da EDA.

Após a avaliação clínica inicial e a subsequente estruturação das hipóteses para o diagnóstico da condição subjacente à dispepsia, segue-se a tomada de decisão quanto à estratégia da investigação. Existem recomendações e estratégias que podem variar de acordo com a região geográfica, prevalência do *H. pylori* na comunidade e sociedade científica de origem.

Apesar de os benefícios serem modestos, a erradicação do *H. pylori* é indicada em portadores de dispepsia funcional, sendo atualmente considerada primeira alternativa terapêutica nessa condição. Estima-se que a erradicação proporcione 8 a 14% de ganho terapêutico, enquanto, para uso de IBP, esse ganho é de 7 a 10%. Além disso, dados mostram que, após a erradicação da bactéria, a longo prazo ocorre redução no número de consultas por queixas dispépticas (Coelho *et al.*, 2018).

TABELA 56.9 Sinais e sintomas de alarme para pacientes com dispepsia.

Idade > 55 anos com início recente de sintomas
Perda involuntária de peso
História familiar de câncer gástrico
Vômito persistente
Anemia sem causa definida
SGI
Resposta insatisfatória a tratamento empírico
Disfagia ou odinofagia
Cirurgia gástrica prévia
Massa epigástrica
Icterícia

SGI: sangramento gastrintestinal.

A dispepsia relacionada com o *H. pylori* é diagnosticada em um subgrupo de pacientes com EDA aparentemente normal, cuja sintomatologia crônica é tratada com sucesso durante meses por meio da erradicação da bactéria. Aparentemente, a dispepsia tipo dor/queimação epigástrica parece responder melhor ao tratamento que aquela do tipo estresse pós-prandial (saciedade precoce e plenitude pós-prandial). Outras condições que podem ser descobertas por meio de EDA são neoplasia gástrica e, menos comumente, doença celíaca e gastrite autoimune como causas de dispepsia em idosos (Walker; Talley, 2019).

Nos pacientes com idade igual ou superior a 55 anos, parece ser a melhor conduta a realização de EDA. Essa mesma medida deve ser tomada em pacientes mais jovens que apresentem algum dos sintomas ou sinais de alarme mencionados. Já nos casos que não apresentam outros indicativos de doença orgânica, são perfeitamente aceitáveis duas estratégias de tratamento empírico.

A primeira estratégia é testar (com exames não invasivos: sorológico e ou respiratório) e tratar o *H. pylori* em comunidades de média a alta prevalência (≥ 10%) da bactéria. Em idosos, no entanto, recomendações mais recentes indicam estratégia invasiva de testagem para *H. pylori*, com realização de EDA. Tal conduta se apoia no fato de idosos apresentarem maiores taxas de lesões malignas e pré-malignas, podendo beneficiar-se dessa abordagem (Cizginer *et al.*, 2014). Pode ser considerado tratamento com fármacos antissecretores (antagonistas dos receptores histamínicos H_2 ou IBP) se ocorrer erradicação sem melhora dos sintomas.

A segunda estratégia é usar, inicialmente, fármacos antissecretores por 4 a 8 semanas em comunidades de baixa prevalência do *H. pylori*. O tratamento empírico com antissecretores representa uma estratégia de custo baixo e permite o alívio rápido dos sintomas, além de evitar a EDA, que, além dos custos, inconvenientes e riscos, apresenta resultados normais em mais da metade dos casos de dispepsia. Além disso, os fármacos antissecretores acabarão por ser o tratamento indicado para os pacientes com DRGE, ou a própria úlcera péptica. No entanto, a estratégia de tratamento empírico associa-se ao risco de se protelar o diagnóstico de possível doença orgânica, como, por exemplo, a doença ulcerosa e, assim, atrasar o tratamento definitivo.

Os resultados de revisões sistemáticas têm mostrado maior eficácia, na estratégia de tratamento empírico, do uso dos IBP, quando comparados aos anti-H2, sendo ambas as classes de fármacos superiores aos antiácidos. Acredita-se que a maior eficácia dos IBP no tratamento empírico da dispepsia seja decorrente do fato de que grande parte dos pacientes tenha DRGE ou doença péptica como causa dos sintomas.

Em relação ao uso de medicações procinéticas, não existem dados suficientes que comprovem a sua eficácia nesse contexto. No entanto, como o tratamento empírico está direcionado à resolução dos sintomas, alguns autores defendem o direcionamento das medicações segundo a apresentação da queixa. Assim, a dispepsia que sugere relação com a secreção ácida (tipo ulcerosa: dor mais relevante que desconforto, dor mais frequente em jejum, melhora com a alimentação, presença de pirose) deveria ser tratada com IBP ou anti-H2 e aquela cuja sintomatologia sugere distúrbio da motilidade (tipo dismotilidade: plenitude pós-prandial, distensão epigástrica, náuseas) poderia se beneficiar do uso de procinéticos associados ao antissecretor.

A duração da terapia deverá ser de 4 semanas, podendo se estender por até 8 semanas, se ocorrer melhora acentuada, mas não houver resolução completa dos sintomas. Porém, deve-se atentar para a recomendação de que a duração dos sintomas superior a esse período justifica melhor investigação diagnóstica ou mudança no tipo ou na dose da medicação de acordo com cada avaliação clínica individualizada.

A principal razão para avaliar a presença da infecção do *H. pylori* é prever possível úlcera péptica associada. Ao excluirmos as úlceras associadas aos AINE, o *H. pylori* liga-se à quase totalidade das úlceras pépticas (95% das úlceras duodenais e 80% das úlceras gástricas). No entanto, a maioria dos pacientes com dispepsia e infectados pelo *H. pylori* não apresenta úlcera péptica.

A estratégia de identificar e tratar a infecção sem realizar EDA (por meio de testes não invasivos) pode ter um custo mais baixo e maior tolerabilidade, além de poder ser benéfica para o paciente com doença ulcerosa, linfoma MALT ou com história familiar de câncer gástrico. Contudo, algumas considerações precisam ser levantadas: essa estratégia acaba abrangendo pacientes com dispepsia funcional e atualmente sua erradicação nesses pacientes não parece exercer um papel importante; a erradicação não impede que quase metade dos pacientes volte a apresentar sintomas após a cura além de favorecer o aparecimento de resistência bacteriana; a disponibilidade, no Brasil, dos testes não invasivos para o diagnóstico dessa infecção é muito limitada em níveis primário e secundário de atendimentos.

O passo inicial no manejo é buscar causas da dispepsia para definir se ela é secundária ou se será classificada como funcional. Dessa maneira, em idosos não frágeis e cujo risco-benefício permita, a tendência é a realização de pelo menos um exame endoscópico para excluir doenças orgânicas, como doença ulcerosa e neoplasias. A utilização de biopsias durante a EDA pode identificar também gastrite autoimune, doença celíaca e eosinofilia duodenal. Outros diferenciais a se considerar são o uso de medicações como AINE e salicilatos, além de hipoglicemiantes, e as doenças biliares e pancreáticas.

Se nada orgânico é encontrado com a pesquisa de *H. pylori* negativa, a primeira linha de tratamento consiste em um curso de IBP em dose padrão por 4 a 8 semanas, com aparente melhora na resposta da síndrome dispéptica tipo estresse pós-prandial. Se a resposta for positiva, o tratamento pode ser continuado, preferencialmente com intervalos programados para evitar o uso contínuo da medicação. Outras opções medicamentosas incluem o uso de procinéticos, particularmente para o tipo estresse pós-prandial, como metoclopramida e domperidona, sempre tendo em mente os riscos associados a efeitos extrapiramidais, discinesia e prolongamento do intervalo QT. O óleo de menta tem sido descrito com eficácia moderada em casos de dispepsia funcional (Walker; Talley, 2019).

Helicobacter pylori: considerações diagnósticas e tratamento

Como a indicação de EDA em idosos para sintomas dispépticos intermitentes ou persistentes por mais de 4 semanas, com ou sem sinais e sintomas de alarme, tem forte suporte da literatura, frequentemente estaremos diante de um quadro de "dispepsia investigada" cuja causa orgânica principal são as úlceras gastroduodenais.

O tratamento das úlceras gástricas e duodenais visa à cicatrização da úlcera e à erradicação do *H. pylori* para prevenir recidivas.

O tratamento de erradicação é indicado para pacientes com úlceras pépticas gástricas ou duodenais ativas ou cicatrizadas, erosões duodenais associadas ao uso prévio de AINE, casos de MALT, pós-ressecção de câncer gástrico precoce (endoscópica ou cirúrgica), pós-cirurgia para câncer gástrico avançado, em pacientes submetidos a gastrectomia parcial e naqueles pacientes que iniciarão tratamento a longo prazo com doses altas de AINE. Mais recentemente tem-se fortalecido a recomendação de erradicação para pacientes que iniciarão o uso de AAS e apresentam risco intermediário a elevado para doença ulcerosa (Chan *et al.*, 2013; Thorat; Cuzick, 2015).

O tratamento de erradicação preconizado e mais utilizado atualmente é o esquema tríplice com o uso do IBP (omeprazol 20 mg ou lanzoprazol 30 mg ou pantoprazol 40 mg) + claritromicina 500 mg + amoxicilina 1 g ou metronidazol 500 mg, 2 vezes/dia, durante 10 a 14 dias. A terapia com quatro fármacos parece oferecer um percentual de cura semelhante e pode ser usada como esquema de primeira linha ou em casos de falha à terapêutica inicial, alergia à penicilina e em casos de uso prévio de claritromicina.

Dados mais recentes indicam menor eficácia da terapia tríplice, com aumento da prevalência de cepas resistentes à claritromicina. Por conta disso, novos esquemas passaram a ser testados, sendo mais citada a terapia sequencial. Esta consiste no uso de IBP + amoxicilina por 5 dias, seguido pelo uso de IBP + claritromicina + tinidazol por mais 5 dias e tem demonstrado melhores resultados que a terapia tríplice em diversas publicações. A terapia sequencial apresentaria maior vantagem em regiões onde a resistência à claritromicina fosse elevada. O metronidazol pode ser utilizado como substituto do tinidazol, mas tal mudança mostrou menor eficácia do tratamento. O uso de levofloxacino em alguns esquemas pode ser alternativa aos casos de falha no esquema tríplice em que não seja possível ou desejável o uso da terapia com quatro fármacos (Cizginer *et al.*, 2014; Pilotto; Franceschi, 2014; Zullo *et al.*, 2013).

No entanto, a recomendação do terceiro Consenso Brasileiro de *H. pylori* é de que a terapia tríplice convencional permanece como primeira linha de tratamento no Brasil, tendo em vista não haver altas taxas de resistência à claritromicina em nosso meio. O consenso brasileiro permite ainda o uso de furazolidona 200 mg, 2 vezes/dia, em casos de impossibilidade de uso da amoxicilina e como primeira linha de tratamento associado a agente antimicrobiano (amoxicilina, claritromicina ou tetraciclina) com taxas de erradicação em torno de 80%. Como terapias de segunda ou terceira linha podem ser usados esquemas triplos com IBP + levofloxacino + amoxicilina por 10 dias; ou IBP + levofloxacino + furazolidona por 7 a 10 dias; ou esquemas quádruplos com IBP + sal de bismuto + tetraciclina + furazolidona por 10 a 14 dias (Coelho *et al.*, 2018).

O tratamento de cicatrização estende-se por 4 a 6 semanas com o uso de dose única diária de IBP. O uso de antagonistas dos receptores H2 pode ser considerado no tratamento das doenças ulcerosas, porém, com índices de cicatrização inferiores. O uso de antiácidos costuma obter índices semelhantes ao uso dos antagonistas de receptores H2, porém, atualmente, têm sido usados apenas no alívio sintomático. Alguns médicos aconselham a restrição ao consumo de bebidas alcoólicas e cigarro por estimularem a secreção ácida do estômago.

Apesar da hipocloridria associada às úlceras gástricas, o mesmo esquema de tratamento para o *H. pylori*, com um agente supressor da secreção, tem sido efetivo na cicatrização das lesões e redução das taxas de recidiva. Geralmente, sua cicatrização é mais lenta (2 a 3 meses após o início do tratamento), devendo-se repetir a endoscopia para avaliação da terapêutica uma vez que a dificuldade de cicatrização da lesão alerta para possibilidade de malignidade.

O teste respiratório tem sido usado para confirmar a erradicação do *H. pylori* em alguns serviços, com sensibilidade satisfatória, pelo menos 4 semanas após a terapia de erradicação. Sua indicação tem sido reservada aos casos de persistência dos sintomas e úlceras complicadas. Consideração especial deve ser feita ao acréscimo da terapêutica em idosos que já fazem uso de múltiplas medicações. A observação do aparecimento de efeitos colaterais e possíveis interações medicamentosas (p. ex., o uso de antagonistas de receptores H2 em pacientes usando varfarina) é crucial para reconsiderar a terapêutica, avaliando riscos e benefícios da substituição ou reajuste de fármacos.

O diagnóstico da infecção pode ser feito por testes invasivos (cultura, histologia e teste de urease), com necessidade de realização de EDA e coleta de material, ou por testes não invasivos (teste respiratório, testagem do antígeno nas fezes e sorologia). O teste histológico necessita da realização de biopsia e pode ter sua sensibilidade diminuída em idosos devido à maior ocorrência de gastrite atrófica. O teste rápido de urease (CLO teste) oferece resultados rápidos e com boa acurácia, mas também apresenta menor sensibilidade em idosos em relação a jovens, além de maior taxa de falso-negativos quando feito em uso de medicações antissecretoras. A realização de cultura para *H. pylori* é reservada a casos de falha de tratamento na tentativa de avaliar perfil de sensibilidade aos fármacos. Em relação aos testes não invasivos, o teste respiratório apresenta boa acurácia inclusive em idosos. Preferencialmente, os IBP devem ser suspensos 2 a 4 semanas antes dos testes (Cizginer *et al.*, 2014; Pilotto; Franceschi, 2014).

O teste respiratório com ureia marcada (13C-UBT) é o padrão-ouro para o diagnóstico não invasivo de *H. pylori*, apresentando excelente acurácia, baixo custo e fácil execução. É considerada a primeira escolha no controle de erradicação pós-tratamento. A pesquisa de antígenos nas fezes (SAT) é uma boa alternativa. No entanto, a disponibilidade de ambos os testes é limitada em nosso meio.

Em pacientes submetidos à EDA, o teste rápido da urease (RUT) é barato, rápido, de fácil execução e com boa acurácia para o diagnóstico inicial por *H. pylori*. A coleta de material deve ser realizada no antro e no corpo gástrico, com pelo menos duas amostras de uma dessas regiões quando se lança mão da análise histológica (padrão-ouro de diagnóstico, permitindo avaliação morfológica da mucosa gástrica). A acurácia pode ser afetada por fatores como número e locais de coleta das amostras para biopsia, uso de IBP ou de antibióticos e experiência do patologista.

O controle de cura pós-tratamento deve ser realizado pelo menos 4 semanas após o fim do tratamento de erradicação, sendo o 13C-UBT e o SAT os métodos de escolha. Avaliação histológica seria a opção em caso de outra investigação invasiva. Atentar aqui que o RUT não é adequado nessa etapa, visto que sua sensibilidade está bastante prejudicada nesse cenário.

Atentar que o uso de IBP pode causar resultados falso-negativos em 13C-UBT, SAT, RUT e na avaliação histológica e, por isso, o uso de IBP deve ser suspenso, preferencialmente 2 semanas antes da realização de tais testes. Na mesma lógica, o uso de antibióticos e bismuto deve ser evitado nas 4 semanas que antecedem a realização dos testes.

Em pacientes com sangramento digestivo alto, o teste de escolha para avaliar *H. pylori* seria o 13C-UBT, contudo, ele não costuma estar disponível. Como a EDA é em geral realizada para esses casos, se possível, devem ser coletadas amostras para avaliação histológica, com a ressalva de que a acurácia e a sensibilidade estarão diminuídas no contexto do sangramento. Nesses casos, a pesquisa de *H. pylori* pode ser feita com melhor acurácia em momento posterior para confirmação do resultado inicial (Coelho *et al.*, 2018).

O último consenso brasileiro de *H. pylori* reconhece que o tratamento pode afetar a microbiota intestinal com consequências à saúde global do paciente, além de concluir que, apesar de um possível papel protetor do uso de probióticos junto ao tratamento de erradicação, ainda não há dados suficientes para determinar o modo e o tempo de uso, não estando, portanto, formalmente recomendados de forma rotineira.

A taxa de erradicação com o uso da terapia tripla padrão tem diminuído progressivamente. Fatores associados a tal fenômeno são estilos de vida, doença de base, baixa adesão ao tratamento, tabagismo, polimorfismos genéticos, acidez gástrica elevada, uso prévio de antimicrobianos e especialmente resistência do *H. pylori* aos fármacos, incluindo fluoroquinolonas, claritromicina e metronidazol. Mesmo com esses dados, a terapia tripla continua a ser recomendada no último consenso nacional sobre o tema após análise dos poucos estudos de resistência em território nacional. Uma das mudanças mais recentes foi a recomendação que a duração do tratamento deve ser de 14 dias, não mais havendo possibilidade de indicação para uso abreviado de 10 dias.

A terapia quádrupla com bismuto é utilizada para o tratamento e o novo tratamento, e, nesses casos, a extensão da terapêutica por 14 dias se mostrou mais efetiva que o uso por períodos menores.

O uso de IBP por mais 4 a 8 semanas após a terapia de erradicação está bem recomendado em úlceras gástricas e em pacientes ainda sintomáticos. Já em úlceras duodenais, o mesmo esquema é em geral utilizado, apesar de estudos mostrarem ser desnecessário prolongar o uso de IBP nessa situação.

A primeira linha de tratamento continua a ser terapia tripla com amoxicilina, IBP e claritromicina por 14 dias. Alternativas seriam a terapia quádrupla com bismuto, tetraciclina, metronidazol e IBP por 10 a 14 dias, ou uso de IBP, amoxicilina, claritromicina e metronidazol ou tinidazol por 14 dias. Regimes alternativos são o uso de quatro fármacos, incluindo bismuto e substituindo o metronidazol por furazolidona, com bons resultados em uso no Brasil. Porém, a dificuldade de encontrar alguns fármacos como o próprio bismuto e a furazolidona podem limitar o uso de tais alternativas. Da mesma maneira, na eventualidade de não haver tetraciclina disponível, esta pode ser substituída por amoxicilina.

Terapia sequencial com o uso de IBP e amoxicilina por 5 dias, seguido da manutenção do IBP e uso da claritromicina e tinidazol por mais 5 dias não é mais considerada como tratamento de primeira linha, sendo os resultados semelhantes à terapia tripla padrão ou com dados inconsistentes para sustentar seu uso (Tabela 56.10).

Em caso de falha terapêutica com a terapia tripla com claritromicina ou terapia quádrupla concomitante, deve-se usar terapia tripla com levofloxacino ou quádrupla com bismuto (Tabela 56.11).

O tratamento após três falhas terapêuticas deve considerar a realização de testes de genotipagem e avaliação de resistência microbiana em cultura. Em pacientes alérgicos à amoxicilina, os esquemas terapêuticos recomendados são:

- IBP 12/12 h + claritromicina 500 mg 12/12 h + levofloxacino 500 mg 24/24 h por 14 dias
- IBP 12/12 h + doxiciclina 100 mg 12/12 h
- Tetraciclina 500 mg 6/6 h + metronidazol 500 mg 8/8 h + bismuto 240 mg 12/12 h por 14 dias.

TABELA 56.10 Tratamento de primeira linha para *H. pylori*.

Recomendação	Fármaco	Duração
Primeira linha: terapia tripla	IBP* 12/12 h + claritromicina 500 mg 12/12 h + amoxicilina 1 g 12/12 h	14 dias
Alternativa: terapia quádrupla	IBP* 12/12 h + subcitrato de bismuto 120 mg 6/6 h ou 240 mg 12/12 h + tetraciclina 500 mg** 6/6 h + metronidazol 400 mg 8/8 h	10 a 14 dias
Alternativa: terapia quádrupla concomitante sem bismuto	IBP* 12/12 h + claritromicina 500 mg 12/12 h + amoxicilina 1 g 12/12 h + metronidazol ou tinidazol 500 mg 12/12 h	14 dias

*Omeprazol 20 mg, lansoprazol 30 mg, pantoprazol 40 mg. Rabeprazol 20 mg, dexlansoprazol 60 mg ou esomeprazol 40 mg. **Tetraciclina pode ser substituída por doxiciclina 100 mg, a cada 12 horas. IBP: inibidores da bomba de prótons. (Adaptada de Coelho *et al*., 2018.)

TABELA 56.11 Tratamento de segunda e terceira linhas para *H. pylori* após falha terapêutica.

Recomendação	Fármaco	Duração
Terapia tripla com levofloxacino	IBP* 12/12 h + levofloxacino 500 mg 24/24 h + amoxicilina 1 g 12/12 h	10 a 14 dias
Terapia quádrupla com bismuto	IBP* 12/12 h + subcitrato de bismuto 120 mg 6/6 h ou 240 mg 12/12 h + tetraciclina** 500 mg 6/6 h + metronidazol 400 mg 8/8 h	10 a 14 dias
Terapia quádrupla com furazolidona***	IBP* 12/12 h + amoxicilina 1 g 12/12 h + subcitrato de bismuto 120 mg 6/6 h ou 240 mg 12/12 h + furazolidona 200 mg 12/12 h	10 a 14 dias
Terapia quádrupla com levofloxacino e bismuto	IBP* 12/12 h + subcitrato de bismuto 240 mg 12/12 h + levofloxacino 500 mg 24/24 h + amoxicilina 1 g 12/12 h	14 dias

*Omeprazol 20 mg, lansoprazol 30 mg, pantoprazol 40 mg. Rabeprazol 20 mg, dexlansoprazol 60 mg, ou esomeprazol 40 mg. **Tetraciclina pode ser substituída por doxiciclina 100 mg a cada 12 horas. ***Amoxicilina pode ser substituída por doxiciclina 100 mg a cada 12 horas. (Fonte: Coelho *et al*., 2018.)

Gastrites

A gastrite crônica está subdividida em duas categorias: tipo A (localizada no corpo gástrico e etiologia autoimune) e tipo B (localizada no antro e associada à infecção pelo *H. pylori*). No primeiro tipo, a produção de ácido gástrico está diminuída por destruição das células parietais com consequente redução da produção de fator intrínseco, podendo gerar deficiência na absorção de vitamina B12 e subsequentes anormalidades neuro-hematológicas.

O segundo tipo de gastrite associa-se à infecção pelo *H. pylori*, é o tipo de inflamação mais comum e altamente prevalente em faixas etárias acima de 70 anos de idade, chegando a alcançar níveis de até 100% entre idosos de populações de baixo nível socioeconômico. Inicialmente superficial, pode evoluir para gastrite atrófica por atingir camadas mais profundas e estender-se para o corpo e fundo. O estágio final é a atrofia gástrica com a mucosa fina e destruição glandular, podendo haver alterações morfológicas tipo metaplasia intestinal que por si é um fator predisponente para o câncer gástrico.

O tratamento com medicações supressoras da secreção ácida pode favorecer o desenvolvimento de atrofia gástrica, aumentando o risco de câncer gástrico.

Anti-inflamatórios não esteroides, outras substâncias e efeitos gástricos

Polifarmácia é problema comum na prática clínica geriátrica, não sendo incomum o uso de cinco ou mais tipos de medicações. Por outro lado, alterações na farmacocinética e na farmacodinâmica que ocorrem com o envelhecimento predispõem ao maior risco de efeitos adversos de fármacos. O TGI é "vítima" comum do excesso de medicações, sendo as principais classes a agredi-lo aqueles fármacos de ação em SNC, hormônios, os cardiovasculares, antibióticos e antineoplásicos.

A apresentação atípica de sintomas em idosos, além da maior ocorrência de dificuldades cognitivas, pode provocar a "cascata de prescrição". Aqui ocorre o equivocado reconhecimento de um efeito colateral de alguma medicação como sendo uma nova condição ou doença. Logo, outra medicação é prescrita, podendo causar outros efeitos colaterais e aumentando o problema de polifarmácia. Exemplo clássico é o uso de medicação anticolinérgica levando à constipação intestinal, que em seguida leva a prescrição e dependência de laxativos.

Os efeitos adversos de fármacos no TGI podem iniciar-se na cavidade oral, na qual irritação e ulcerações podem advir do uso de medicações como AAS, antibióticos, xaropes, anticolinérgicos, especialmente se retidos nessa região, como em pacientes que demoram a deglutir. Antidepressivos tricíclicos, antiparkinsonianos e fenotiazínicos podem causar ou piorar xerostomia, predispondo o paciente a disfonia, disgeusia e disfagia, além de atrofia do epitélio oral e maior risco de mucosite, gengivite, úlceras, fissuras, rachaduras na língua e candidíase oral. Disgeusia pode ser causada especificamente por griseofulvina, lítio e tetraciclina. Hiperplasia gengival é complicação reconhecida da fenitoína, mas também pode ocorrer com o uso de ciclosporina e bloqueadores dos canais de cálcio.

O esôfago é também comumente afetado pelo uso de medicações. AAS, tetraciclina, quinidina, cloreto de potássio, vitamina C e doxiciclina são causas de úlceras esofágicas. Os bisfosfonatos estão associados à esofagite grave e são contraindicados para portadores de DRGE. Diversas substâncias podem diminuir o tônus do EEI e exacerbar os sintomas dessa doença.

Anti-inflamatórios não esteroides

AINE são a causa mais comum de lesões gastroduodenais descritas na literatura ocidental, principalmente em populações idosas. O risco em pessoas acima de 60 anos de idade eleva-se em 2 a 3,5 vezes na maioria dos estudos. Metade dos pacientes que fazem uso de AINE tem erosões gástricas e 15 a 30% têm úlceras à endoscopia. Recentes estudos têm mostrado que suas complicações não se limitam ao estômago e duodeno, podendo ser responsáveis por lesões no esôfago, intestino delgado e cólon (enteropatia perdedora de proteína, colites inespecíficas e exacerbação de doença diverticular) (Tabela 56.12).

A patogênese da gastropatia por AINE envolve dano tóxico direto à mucosa, efeitos indiretos por metabólitos hepáticos e diminuição na produção de prostaglandinas protetoras, facilitando o dano mucoso. Os sintomas esperados são dispepsia, diarreia, náuseas e vômitos, mas idosos frequentemente se apresentam oligossintomáticos ou mesmo assintomáticos, o que não exclui o risco de complicações sérias como úlceras e sangramentos. Os diferentes AINE prescritos diferem quanto ao risco de sangramento e perfuração: o ibuprofeno e o diclofenaco parecem apresentar o menor risco relativo; sulindaco, AAS, indometacina e naproxeno apresentam risco relativo intermediário; já piroxicam e o cetorolaco apresentaram o maior risco relativo.

Há aumento no risco de gastropatia por AINE de até 6 vezes em infectados por *H. pylori*, mas também se demonstrou a eficácia do uso de IBP nesse subgrupo de pacientes. Uma metanálise mostrou aumento de 4 vezes no risco de desenvolver úlcera não complicada em infectados por *H. pylori* em relação aos não infectados, e esse risco aumentava para 17 vezes quando se associava o uso de AINE à infecção.

TABELA 56.12 Principais fatores de risco para a gastropatia por anti-inflamatórios não esteroides (AINE).

Idade superior a 60 anos (aumento de risco linear com a idade)
Polifarmácia
História de úlcera prévia
Comorbidades, especialmente doença cardíaca e artrite reumatoide grave
Uso de mais de um AINE
Uso concomitante de anticoagulantes ou corticosteroides
Tempo de duração e altas doses de AINE
Primeiro mês de uso

As lesões induzidas por AINE podem se apresentar como lesão superficial da mucosa, úlceras endoscópicas e úlceras clínicas. A maioria dos pacientes com lesões por AINE é assintomática com apenas achados endoscópicos sendo a primeira evidência de complicações, principalmente em idosos. Assim também, a presença de dispepsia durante a terapêutica não é fidedigna de lesão e, portanto, não deve ser indicador isolado de profilaxia ou interrupção das medicações.

Inicialmente, a identificação dos fatores de risco e a tentativa de minimizá-los são primordiais na prevenção das lesões gástricas e suas complicações. A busca de doses mínimas eficazes bem como o menor tempo de duração terapêutica, associada a novas opções anti-inflamatórias, como os inibidores da ciclo-oxigenase 2 (COX-2), apesar da limitação do seu uso devido a descobertas relacionando o seu uso com aumento do risco cardiovascular, pode ajudar na prevenção.

As duas classes de fármacos que comprovadamente reduzem os efeitos gastrintestinais adversos dos AINE são os IBP e o misoprostol (análogo da prostaglandina E). No Brasil o misoprostol não é liberado para essa utilização. A eficácia dos IBP é maior quando usados pela manhã em jejum. Os antagonistas dos receptores H2 são efetivos apenas na prevenção de lesões duodenais, e mesmo assim apresentam menor eficácia quando comparados aos IBP (Bardou; Barkun, 2010). Antagonistas dos receptores H2 se mostraram pouco eficazes para redução de doença ulcerosa péptica relacionada com o uso de AINE, mas poderia ser usado em pessoas que não possam usar IBP. Com a recente restrição da comercialização dessas medicações, seu uso tem sido cada vez mais raro (Costable; Greenwald, 2021).

Ácido acetilsalicílico

O uso de AAS incrementa o risco de sangramento de TGI em cerca de 60 a 70%, sendo tal risco ainda mais elevado após os 70 anos de idade. Observa-se que o excesso de sangramentos ocorre mais comumente no primeiro ano de uso, com a elevação no risco praticamente desaparecendo após 5 anos do início. Postula-se que ocorra uma adaptação gástrica à exposição ao AAS como explicação da diminuição do risco. Duas medidas que minimizam o risco de sangramento de TGI em usuários de AAS são a prescrição concomitante de IBP e a terapêutica de erradicação do *H. pylori* em portadores da bactéria (Thorat; Cuzick, 2015).

Em relação à ocorrência de episódios de SGI em usuários de AAS, a recomendação é que o antiagregante seja reiniciado à medida que o risco de eventos cardiovasculares ultrapasse o risco de sangramento. Imagina-se que tal período seja de 7 a 10 dias após a suspensão do AAS (Al Dhahab *et al.*, 2013).

AAS está entre as medicações mais utilizadas por idosos. Dados mais recentes sugerem que seu uso como profilaxia primária em pacientes de baixo risco e sem doença cardiovascular (DCV) conhecida seja mais deletério que benéfico. Estudo randomizado com idosos saudáveis acima de 70 anos de idade e sem história de DCV mostrou que, em 5 anos, pacientes em uso de AAS como profilaxia primária não obtiveram benefício quanto à sobrevida, mas apresentaram risco 38% maior de sangramento em comparação ao grupo que, usou placebo (McNeil *et al.*, 2018). Por sua vez, outro estudo mostrou que, em pacientes com DCV moderada, sem história de doença arterial coronariana (DAC), o uso de AAS não foi capaz de diminuir o risco de eventos isquêmicos, mas foi associado a maior taxa de SGI (Gaziano *et al.*, 2018). Por esses e outros dados, a prescrição de AAS como profilaxia primária tem sido desencorajada nos últimos anos, devendo a manutenção da medicação em quem já faz uso ser avaliada de maneira individualizada e discutida pelo profissional com paciente a cada caso (Costable; Greenwald, 2021).

O uso de inibidores da P2Y12 (receptor de superfície das plaquetas), como clopidogrel, prasugrel e ticagrelor, também apresenta risco aumentado para SGI. Apesar de ser um inibidor de terceira geração, dados mostraram maior risco de sangramento com o uso do prasugrel em comparação ao clopidogrel.

A varfarina teve seu uso bastante reduzido nos últimos anos após o advento dos novos anticoagulantes de ação direta (nOAC), apesar de eventualmente ser necessário seu uso por questões financeiras e em casos específicos. Os nOAC incluem dabigatrana, rivaroxabana, apixabana e edoxabana. Dados diversos mostraram perfil favorável ao uso deles em relação ao risco de sangramento quando comparados à varfarina. Estudo de base populacional identificou a apixabana com melhor perfil de segurança para sangramento de TGI, enquanto o rivaroxaban seria o de maior risco. No mesmo estudo, foi demonstrado que, independentemente do fármaco usado, o maior risco de sangramento ocorria em maiores de 75 anos de idade (Abraham *et al.*, 2017).

Nos últimos anos, muitos estudos compararam a segurança e a eficácia da varfarina em relação aos nOAC, sendo, portanto, aparente que o risco de sangramentos mais graves ou fatais com o uso deles seja menor. Entretanto, alguns mostraram leve aumento no risco de sangramento intracraniano. O risco de sangramento entre os diferentes nOAC também parece variar, com a rivaroxabana aparentando maior risco, enquanto a apixabana mostraria menor risco de qualquer sangramento e de sangramento mais grave. Tais dados indicam a apixabana como fármaco de escolha em pacientes com maior risco de sangramento (Lee; Katz, 2021).

Inibidores de bomba de prótons e clopidogrel

Estudos de farmacodinâmica sugeriram que omeprazol poderia atenuar o efeito antiplaquetário do clopidogrel. Tal efeito ocorreria pela capacidade dos IBP em inibir a isoenzima 2C19 do citocromo P-450, responsável pela conversão de clopidogrel em seu metabólito ativo, e omeprazol apresentaria maior poder inibitório que outros IBP. Enquanto em estudos observacionais tal interação não pareceu aumentar o risco cardiovascular, outros autores descreveram elevação na quantidade de eventos cardiovasculares com essa associação (Bouziana; Tziomalus, 2015; Schjerning Olsen *et al.*, 2015).

Em face de tal controvérsia, o Colégio Americano de Cardiologia, o Colégio Americano de Gastrenterologia e a Associação Americana do Coração recomendam que o uso de IBP em usuários de clopidogrel deve ser reservado aos pacientes com alto risco para sangramento de TGI. Já a agência americana Food and Drug Administration e a Agência Europeia de Medicamentos alertam que omeprazol e esomeprazol devem ser evitados em usuários de clopidogrel e recomendam o uso de outras medicações gastroprotetoras, além de considerarem que pantoprazol e lansoprazol apresentam menor efeito inibitório na ação do clopidogrel. Dessa maneira, o uso ou não de clopidogrel e IBP em associação deve ser decidido de modo individualizado com base em potenciais riscos e benefícios para cada paciente (Bouziana; Tziomalus, 2015).

O uso de IBP é feito de forma indiscriminada e por vezes sem indicação precisa, sendo considerado que ocorrem prescrições em demasia dessa classe. Pacientes tratados sem indicação precisa podem e devem ter sua medicação suspensa, sendo que a retirada gradual parece ser mais bem tolerada que a suspensão abrupta da medicação (Haastrup *et al.*, 2014). A ocorrência de hipergastrinemia com o uso de IBP pode levar à elevação de rebote na produção ácida após a suspensão da medicação, levando ao surgimento de sintomas quando da suspensão abrupta da medicação, sendo tal mecanismo proposto para explicar a melhor tolerabilidade da suspensão gradual do IBP (Haastrup *et al.*, 2014).

Outro aspecto a lembrar são os possíveis malefícios relacionados ao uso prolongado de IBP: deficiências nutricionais (vitamina B12, ferro e magnésio), nefrite intersticial, fratura óssea/osteoporose, infecções entéricas e pneumonia). Apesar de muitos efeitos precisarem de maiores evidências, sua possibilidade de ocorrência é outro fator para avaliar a real necessidade da prescrição de IBP, particularmente para uso prolongado (Abraham, 2012).

Um estudo recente avaliou desfechos clínicos em pacientes pós-IAM em uso de dupla antiagregação plaquetária com uso de clopidogrel, incluindo grupos com e sem o uso associado de IBP. Após avaliação de mais de 23.000 casos, os autores concluíram que a combinação que usou IBP mostrou menor risco de eventos vasculares maiores, como novo infarto e AVE (Wen-Ce *et al.*, 2020).

Uma metanálise recente avaliou o uso combinado de IBP e clopidogrel *versus* uso de clopidogrel sem IBP em coronariopatas após serem submetidos à intervenção coronariana percutânea. No grupo sem IBP, houve redução de risco para eventos cardiovasculares maiores, recorrência de IAM, trombose de *stent*, necessidade de revascularização e AVE. Adicionalmente, não houve diferença entre os grupos quanto a morte por todas as causas, morte cardiovascular e sangramentos (Pang *et al.*, 2019).

Já outra metanálise concluiu que o uso concomitante de IBP e clopidogrel não se associou a um maior risco cardiovascular, não sendo recomendadas nesse estudo restrições quanto ao uso conjunto. Cabe anotar que, diferentemente da metanálise anterior, os pacientes não necessariamente foram analisados após realização de intervenção percutânea (Demcsák *et al.*, 2018).

Úlceras de estresse

Úlceras de estresse (UE) são lesões da mucosa gástrica que ocorrem devido à exposição a estresse físico ou emocional intensos. São causadas por desequilíbrio nos mecanismos de proteção (muco, bicarbonato, fluxo sanguíneo) e agressão da mucosa (pepsina, ácido gástrico) (Thaler *et al.*, 2013). A principal complicação é o sangramento, e dados específicos em relação a idosos são inexistentes.

Atualmente, apesar de muitas controvérsias no passado, o risco do desenvolvimento de UE existe para todas as faixas etárias. É definido por fatores de risco previamente estabelecidos e apresenta diferenças significativas de morbidade quando a profilaxia é instituída. As alterações histopatológicas e a aparência macroscópica das lesões são semelhantes às úlceras induzidas por AINE.

Alguns fatores de risco são definidos na Tabela 56.13. A idade avançada não é incluída, porém, se considerarmos que idosos representam grande parte das internações para cuidados intensivos, concluiremos que UE incidem com grande frequência nesta faixa populacional.

A profilaxia para UE é indicada apenas para pacientes que estejam em cuidados intensivos e que apresentem pelo menos um dos fatores listados.

Apesar dos efeitos colaterais, os antagonistas dos receptores H2 e o sucralfato têm sido usados com efetividade na profilaxia para UE e seu risco de sangramento. O bom funcionamento do tubo digestivo dá preferência ao uso das medicações por esta via. Alguns trabalhos científicos têm mostrado um aumento no risco de pneumonia nosocomial associada a alteração do pH gástrico e consequente colonização bacteriana, aspiração e translocação na gênese das pneumonias (Alhazanni *et al.*, 2013).

▪ **TABELA 56.13** Principais fatores de risco para úlceras de estresse.

Pacientes em cuidados intensivos
Coagulopatia (plaquetas < 50.000; INR > 1,5)
Ventilação mecânica por mais de 48 h
SDRA
Escala de Coma de Glasgow < 10
Insuficiência renal aguda
Insuficiência hepática aguda
Múltiplos traumatismos/TCE
Queimaduras cutâneas com > 35% da área corporal
Lesão de medula espinal
História de sangramento até há 1 ano da internação
Presença de pelo menos dois dos seguintes fatores: sepse, internação em Centro de Terapia Intensiva por > 1 semana e uso de corticosteroide

INR: índice de normatização internacional; SDRA: síndrome do desconforto respiratório agudo; TCE: traumatismo cranioencefálico.

▪ **TABELA 56.14** Aspectos clínicos do sangramento digestivo alto em idosos e jovens.

Similaridades
Manifestação do sangramento: hematêmese (50%), melena (30%), hematêmese e melena (20%)
Etiologia mais comum é a doença ulcerosa péptica
Terapia endoscópica segura e eficaz
Diferenças
Ocorrência de sintomas preditores (dor abdominal, azia, dispepsia) menos comuns
Uso de AAS e de AINE mais comum
Maior quantidade de comorbidades
Maiores taxas de hospitalização
Maiores taxas de ressangramento (úlcera péptica)
Maior taxa de mortalidade

AINE: anti-inflamatório não esteroide; AAS: ácido acetilsalicílico.

O sucralfato, por seu efeito local protetor sem alterar a secreção ácida, é responsável por menor número de eventos. Vale lembrar que o seu uso está reservado aos pacientes com via orogástrica acessível. A experiência com IBP vem se aperfeiçoando, sendo indicados para profilaxia, assim como as medicações já descritas e com eficácia demonstrada, inclusive com estudos evidenciando superioridade em relação aos antagonistas H2 na prevenção de sangramento de TGI em pacientes críticos (Thaler *et al.*, 2013).

Sangramento gastroduodenal no idoso

O SGI agudo é problema comum entre os idosos. A incidência acima dos 70 anos de idade é 10 vezes maior do que abaixo dos 45 anos de idade. A média de idade tem sido de 65 anos de idade para os sangramentos altos e de 70 anos de idade para os sangramentos baixos e, entre eles, 50% usando AINE. Os SGI altos são responsáveis por 75% dos sangramentos (especialmente em doenças ulcerosas e uso abusivo de AINE) comparados a 25% dos sangramentos cuja origem está no sistema digestório baixo (especialmente a diverticulose colônica).

O sangramento alto do TGI se configura quando ele se localiza de modo proximal ao ângulo de Treitz. Cerca de 70% dos casos ocorrem em pacientes idosos, público que apresenta maior morbimortalidade (Costable; Greenwald, 2021).

A úlcera péptica continua a ser a causa com maiores consequências no idoso, com mortalidade estimada em 5 a 10%, principalmente relacionada não diretamente com o sangramento, mas com causas associadas. Dados mostraram que a presença de três ou mais comorbidades eleva substancialmente o risco de óbito, sendo nefropatias, hepatopatias e neoplasias as mais relacionadas à morte no sangramento ulceroso (Lee; Katz, 2021).

Em idosos a maioria dos sangramentos altos ocorre por esofagite, gastrite ou úlcera péptica. Fatores de risco associados a cardiopatia, desnutrição, hepatopatia, uso de anticoagulantes e insuficiência renal são importantes na tomada de decisões, evolução e prognóstico. Sexo feminino é fator de risco isolado, e idade superior a 70 anos oferece pior prognóstico. Idosos também apresentam diferenças na apresentação clínica em relação aos mais jovens (Tabela 56.14).

A mortalidade associada ao SGI por doença ulcerosa é relatada de 2,5 a 5,8%. Apesar dos avanços obtidos, com aumento na taxa de abordagem endoscópica e consequente diminuição na necessidade de tratamento cirúrgico, a mortalidade global tem-se elevado de maneira modesta. Tal constatação se deve principalmente a maior participação de idosos nesse grupo, coexistência de múltiplas comorbidades e uso de medicações ulcerogênicas (Kim *et al.*, 2015).

A abordagem inicial é feita tentando-se estimar o volume de sangramento. Hipotensão ortostática, taquicardia, pulso fino e sudorese fria denotam maior perda de volume e necessidade de medidas terapêuticas agressivas. Avaliação breve de nível de consciência, sinais vitais e medidas de proteção de vias respiratórias são necessários em pacientes mais graves. A coleta de sangue para realização de coagulograma, hemograma, tipagem sanguínea e avaliações bioquímicas deve ser feita precocemente.

As medidas de reanimação seguem os princípios gerais de expansão volêmica e monitoramento hemodinâmico, bem como do conhecimento das mudanças nos volumes corporais no idoso. Acesso venoso central e sondagem vesical podem facilitar o monitoramento em cardiopatas e nefropatas.

Fatores associados ao maior risco de evolução desfavorável foram hipotensão, taquicardia, síncope, exame do abdome inespecífico, sangramento nas últimas 4 horas, uso de AAS e mais de duas comorbidades. Mais que três fatores de risco denotariam 84% de chance de sangramento grave.

A realização precoce de EDA permite, em grande parte dos casos, a definição etiológica e abordagem terapêutica, devendo o paciente ser encaminhado para o exame assim que estabilizado. Aproximadamente 20% dos sangramentos em idosos requerem intervenção cirúrgica.

O uso de AINE deve ser suspenso e a sua reintrodução prorrogada, considerando novas modalidades terapêuticas e reajustes das doses. O uso de antagonistas dos receptores H_2 em doses plenas ou IBP e a erradicação do *H. pylori* em ulcerosos estão relacionados com as menores taxas de recidivas e devem ser considerados no tratamento inicial (Cizginer *et al.*, 2014). De fato, a erradicação do *H. pylori* se mostrou superior à terapia com IBP isolada na prevenção da recidiva de sangramento em doença ulcerosa. Dessa maneira, é indicada a testagem para *H. pylori* em pacientes com úlcera péptica e SGI, sendo que, no episódio de sangramento, há maior taxa de falso-negativos, sendo então razoável nova testagem nos pacientes com pesquisa negativa para *H. pylori* (Al Dhahab *et al.*, 2013).

A dose e a via de utilização dos IBP no episódio de SGI agudo permanecem controversas, sendo até o momento mantida a recomendação do uso de altas doses por via intravenosa nos primeiros 3 dias de tratamento (p. ex., 80 mg de omeprazol em *bolus*, seguidos por infusão contínua de 8 mg/h por 72 horas), até maior elucidação da melhor opção (Al Dhahab *et al.*, 2013).

Medidas de prevenção também podem ser adotadas. Dados demonstram que a prescrição conjunta de IBP diminui o risco de SGI em pacientes que farão uso de AINE, particularmente em pacientes de maior risco (Al Dhahab *et al.*, 2013).

Nos últimos anos, tem crescido o uso de novos anticoagulantes orais (nACO) (dabigatrana, rivaroxabana, apixabana, edoxaban) frente à varfarina em pacientes com necessidade de anticoagulação prolongada. Entre as vantagens em relação à varfarina, temos a simplificação posológica, menor risco de interação com outras substâncias e a não necessidade de monitoramento laboratorial. A segurança de tais medicações quanto ao risco de sangramento, no entanto, é motivo de preocupação, particularmente em idosos. A não existência de um antídoto que reverta prontamente o efeito de tais medicações em caso de necessidade é um dos agravantes de tal temor.

Estudo epidemiológico retrospectivo avaliou os nACO em relação à varfarina e evidenciou risco de SGI similar entre os fármacos; no entanto, o risco de sangramento se elevava em idosos, principalmente a partir dos 65 anos de idade, além disso, a idade média dos pacientes avaliados foi de apenas 62 anos (Chang *et al.*, 2015). Em populações mais jovens, já existem dados afirmando a segurança do uso de nACO quando comparado à varfarina em relação ao risco de SGI (Abraham *et al.*, 2015).

Metanálise avaliou eficácia e risco de sangramento, em pacientes a partir de 75 anos de idade, com o uso de nACO em relação aos antagonistas de vitamina K. Os resultados demonstraram maior risco de SGI com o uso de dabigatrana (em ambas as doses de 110 e 150 mg), mas com menor risco de sangramento de SNC. Em relação à taxa de sangramento global, o uso de dabigatrana mostrou maior risco, mas sem significância estatística. Quanto aos outros nACO (rivaroxabana, apixabana e edoxabana), os dados obtidos foram considerados insuficientes para indicar o risco de sangramento em idosos. Ainda nesse estudo, o uso de nACO resultou na redução da taxa de AVE e embolia sistêmica em relação aos antagonistas de vitamina K (Sharma *et al.*, 2015).

Para pacientes que estão em uso de antiplaquetários e apresentam alto risco de eventos trombóticos com sua suspensão, além daqueles com síndrome coronariana aguda nos últimos 3 meses, implante recente de *stent* coronariano (< 1 mês se *stent* não farmacológico e < 1 ano se *stent* farmacológico), com múltiplos *stents* e aqueles com passado de oclusão em *stent*, uma interconsulta com o cardiologista pode auxiliar na decisão de retirada ou não das medicações, pois, em alguns casos, o risco de eventos trombóticos pode exceder o de ressangramento (Costable; Greenwald, 2021).

Pacientes em uso de varfarina serão conduzidos de acordo com o quadro clínico. Em sangramentos menores, a suspensão da medicação e a vigilância clínica podem ser suficientes. Em casos de INR supraterapêutico e sangramentos maiores, com sinais de instabilidade, a administração de complexo protrombínico e plasma fresco pode ser necessária, tendo em vista que o efeito da vitamina K pode ser mais demorado que o recomendável.

Outra consideração é sobre o motivo do uso da varfarina e o reinício da terapia após o controle do sangramento. Em pacientes de menor risco de eventos, como no uso em fibrilação atrial, pode-se reverter o efeito anticoagulante e depois se reiniciar a anticoagulação sem necessidade de terapia de transição com heparina. Em portadores de válvula metálica, o risco de evento trombótico é elevado após a reversão do efeito da varfarina, devendo-se, nesses casos, reiniciar com heparina até se atingir novamente a INR terapêutica (Costable; Greenwald, 2021).

Em relação aos nOAC, os protocolos são menos claros. Em sangramentos maiores e com instabilidade, pode-se lançar mão de plasma fresco e complexo protrombínico. Apesar de já existirem antídotos para reversão de seu efeito, eles ainda não estão rotineiramente disponíveis no nosso meio. Destes, somente o idarucizumabe, agente reversor específico da dabigatrana, foi aprovado pela Anvisa (Costable; Greenwald, 2021).

Neoplasia gástrica

O câncer gástrico é a segunda maior causa de mortes relacionadas com neoplasias. É considerada doença típica do idoso, com pico de incidência ocorrendo na sétima década de vida. No Brasil, dados de 2008 e 2009 mostram o câncer gástrico como a terceira neoplasia mais incidente no sexo masculino (atrás apenas de próstata e pulmão) e quinta no sexo feminino (atrás de mama, colo do útero, cólon/intestino e pulmão).

Estudos epidemiológicos demonstraram prevalência mais alta de infecção pelo *H. pylori* em pacientes com câncer gástrico. Em idosos, a positividade dos testes para *H. pylori* está associada a aumento de até 8 vezes no risco de desenvolver câncer gástrico. Adicionalmente, estudos de seguimento após estratégia de erradicação de *H. pylori* relatam queda significativa na incidência de câncer gástrico (Venerito *et al.*, 2013). Estratégias de rastreamento e tratamento do *H. pylori* foram comprovadamente indicadas em áreas de alto risco para câncer gástrico, com taxas de incidência superiores a 20/100 mil habitantes. No Brasil, com incidência de 13/100 mil no sexo masculino e 7/100 mil no sexo feminino, tal estratégia não se encontra indicada (Coelho *et al.*, 2018).

As indicações para erradicação de *H. pylori* como estratégia de prevenção de câncer gástrico englobam: (a) parentes de primeiro grau de portadores de câncer gástrico; (b) após ressecção de adenocarcinoma gástrico; (c) pacientes com pangastrite grave, gastrite atrófica e/ou metaplasia intestinal. Recomenda-se intervalo de 3 anos para exames endoscópicos em pacientes com atrofia e/ou metaplasia intestinal extensa do corpo ou do antro (Coelho *et al.*, 2018).

Estima-se em cerca de 80% as taxas de tumores malignos gástricos associados ao *H. pylori*. Redução de incidência de neoplasia na ordem de 30 a 40% pode ser alcançada em grupos que são submetidos à erradicação da bactéria. Grupos de risco para o desenvolvimento de câncer gástrico, incluindo parentes de primeiro grau de pacientes com diagnóstico de câncer gástrico e imigrantes de regiões com altas taxas de câncer gástrico devem ser rastreados e tratados para *H. pylori*. Estratégias de rastreamento e tratamento em bases populacionais só se justificam em regiões de alta incidência de câncer gástrico, sendo adotada em alguns países asiáticos.

Erradicação de *H. pylori* se associa à queda na incidência de câncer gástrico, sendo recomendada em casos de lesões pré-neoplásicas, tumores gástricos tratados endoscopicamente e em casos de gastrectomia parcial (Coelho *et al.*, 2018).

Em estudo de coorte com 1.877 cadáveres de japoneses idosos, observaram-se menor incidência de câncer gástrico e redução na positividade dos testes para *H. pylori* naqueles acima de 85 anos de idade. Isso não significa que a não infecção pela bactéria tenha alguma relação com a longevidade, pois parte desses indivíduos já teve infecção por ela em alguma fase da vida. No entanto, a baixa prevalência de câncer gástrico parece ter relação com o desaparecimento da colonização bacteriana que pode contribuir para a longevidade entre os japoneses.

Portadores de anemia perniciosa secundária à gastrite autoimune apresentam maior risco de tumores gástricos carcinoides e de adenocarcinoma gástrico, além de risco aumentado para outras neoplasias. A anemia perniciosa é considerada, em diversos consensos, como condição pré-maligna, sendo que a Sociedade Britânica de Gastrenterologia indica monitoramento endoscópico dessa condição (Murphy *et al.*, 2015).

A manifestação clínica do câncer gástrico pode ser frustra, às vezes cursando apenas com perda de peso, fraqueza ou hiporexia. Os sintomas clássicos de perda de peso, saciedade precoce e dor à palpação abdominal aparecem em menos de 20% dos pacientes, e o diagnóstico é feito por biopsia endoscópica. O estadiamento inclui tomografia computadorizada de tórax e abdome, bioquímica sanguínea e testes de função hepática.

O tratamento de escolha é a ressecção cirúrgica, porém, apenas 15% dos pacientes costumam ter o tumor totalmente ressecável. Pacientes idosos, com baixa expectativa de vida por outras doenças, devem ser avaliados quanto aos riscos da intervenção cirúrgica uma vez que a sobrevida em 5 anos é inferior a 20%. O fator prognóstico mais importante é se o paciente pode ser submetido à ressecção curativa.

A ressecção e a quimioterapia paliativas é capaz de melhorar qualidade e elevar sobrevida. Não há diferença em comparação aos mais jovens quanto à taxa de complicações pós-operatórias graves, como sangramentos e infecções, tempo de cirurgia e quantidade de analgesia utilizada (Kim *et al.*, 2013). Nesse sentido, a avaliação deve ser feita de maneira individualizada, considerando comorbidades e grau de funcionalidade do paciente.

57

Hemorragia Digestiva

Ricardo Alvariz • Roberto José de Carvalho Filho • Camyla Soares de Freitas • Fabiana Sartore

Introdução

A hemorragia gastrintestinal afeta um número substancial de pessoas idosas e é uma indicação frequente de hospitalização – mais de 1% das pessoas com 80 anos de idade ou mais são hospitalizadas todos os anos devido a hemorragia digestiva (Kaplan *et al.*, 2001).

Embora o sangramento nos idosos possa decorrer de lesões frequentes a todas as faixas etárias, muitas vezes elas estão associadas a danos especificamente relacionados com o envelhecimento. A morbidade e a mortalidade do sangramento gastrintestinal nesses pacientes são determinadas pela natureza da lesão hemorrágica, pelas comorbidades e pela condição clínica do paciente. A incidência e o desfecho do sangramento também podem ser influenciados pelo uso de ácido acetilsalicílico (AAS) e outros agentes antiplaquetários e anticoagulantes.

Esta revisão discute as causas específicas da hemorragia digestiva em idosos, bem como as recomendações para o seu manejo, o diagnóstico endoscópico e o tratamento.

Abordagem ao paciente idoso com hemorragia digestiva

O sangramento pode originar-se do trato gastrintestinal (TGI) superior, intermediário ou inferior, e os pacientes podem apresentar uma variedade de sintomas, desde anemia crônica até hemorragia maciça e óbito.

O sangramento gastrintestinal pode ser classificado como agudo, exteriorizado como hematêmese, melena, enterorragia ou hematoquezia; ou crônico, detectado com a pesquisa de sangue oculto, perda de pequenas quantidades de sangue nas fezes ou anemia.

Embora a abordagem para o diagnóstico e o tratamento da hemorragia digestiva não seja específica para pacientes idosos, essa variável deve ser levada em consideração, uma vez que existem algumas diferenças no que diz respeito à apresentação clínica e ao desfecho. Pacientes idosos geralmente relatam menos sintomas (dor abdominal, dispepsia, azia), usam com maior frequência AAS e anti-inflamatórios não esteroides (AINE), têm mais comorbidades e maiores taxas de hospitalização, ressangramento e mortalidade (Farrell *et al.*, 2000). A abordagem desses pacientes varia muito de acordo com a intensidade do sangramento, sua origem, gravidade das comorbidades e tipo de medicações em uso. A avaliação inicial deve levar em consideração esses aspectos, de modo a determinar as medidas que devem ser adotadas, variando desde a liberação para acompanhamento ambulatorial até a internação em unidades de terapia intensiva (UTI). Após a avaliação do risco e das medidas pertinentes, deve ser identificada a fonte do sangramento e orientado o tratamento farmacológico, endoscópico ou não endoscópico.

Para fins didáticos e em decorrência de suas diferentes características e abordagem, a hemorragia digestiva será dividida de acordo com sua origem, entre hemorragia digestiva alta (HDA), intermediária e baixa, e separada entre varicosa e não varicosa.

Hemorragia digestiva alta não varicosa

A HDA é definida como perda de sangue gastrintestinal que se origina proximal ao ângulo de Treitz. Embora a incidência da HDA não varicosa (HDANV) venha diminuindo desde a década de 1990 (Targownik *et al.*, 2006), análises sugerem que pessoas com mais de 60 e mais de 80 anos de idade constituem uma proporção crescente daqueles que apresentam esse tipo de sangramento (Thomopoulos *et al.*, 2004). Até 70% dos episódios de HDA aguda ocorrem em pacientes com mais de 60 anos de idade (van Leerdam *et al.*, 2003), e a incidência aumenta com o avanço da idade (Longstreth, 1995; Rockall *et al.*, 1995). Além da maior incidência, a idade avançada tem sido identificada como um fator de risco para mortalidade entre os pacientes que apresentam HDA (Clason *et al.*, 1986; Katschinski *et al.*, 1994; Rockall *et al.*, 2004; Thomopoulos *et al.*, 1995), possivelmente pela alta prevalência de comorbidades.

Apresentação clínica

Pacientes com HDA geralmente apresentam hematêmese ou melena. Entretanto, embora melena seja sugestiva de sangramento proximal ao ângulo de Treitz, pode ser decorrente de sítios mais distais, inclusive cólon direito. Já perdas de sangue de alto débito ou de grande volume podem se exteriorizar como hematoquezia. Mesmo na ausência de exteriorização do sangramento, as manifestações iniciais da HDA podem incluir síncope, tontura ou hipotensão postural.

Avaliação do risco e abordagem inicial

Embora a endoscopia digestiva seja o principal método diagnóstico e terapêutico da HDA, sua realização deve ser posterior à avaliação do risco e à estabilização do paciente.

A abordagem inicial deve levar em conta fatores como idade, doenças associadas, história de cirurgia ou sangramento prévio, consumo de álcool e uso de medicamentos (antiagregantes, AINE), que podem contribuir para a suspeita da origem e estimar a dificuldade para controlar o sangramento.

O exame físico deve incluir avaliação da hemodinâmica, envolvendo mudanças posturais. Estigmas de hepatopatia crônica, hepatoesplenomegalia e ascite direcionam para a possibilidade de hipertensão portal (HP) e varizes esofagogástricas.

A avaliação laboratorial deve incluir hemograma completo, bioquímica, estudo da coagulação e da função hepática.

Existem vários escores que ajudam na triagem desses pacientes, com base em critérios clínicos e endoscópicos (Blatchford *et al.*, 2000; Rockall *et al.* 1995; Saltzman *et al.* 2011), que predizem a mortalidade e o risco de ressangramento. Após essa avaliação, as medidas de suporte, como acesso venoso, reposição de volume e suporte de oxigênio devem ser implementadas.

Aproximadamente 5 a 22% dos pacientes com HDA não pontuam no escore de Glasgow-Blatchford (GBS) (Tabela 57.1), que utiliza critérios clínicos e tem sensibilidade de 99% para identificar pacientes que não precisam de qualquer tipo de intervenção e podem ser investigados ambulatoriamente. Já aqueles com seis ou mais fatores de risco (GBS ≥ 6) têm 50%

de chance de precisarem de algum tipo de intervenção. Esse escore também auxilia para determinar o tempo da endoscopia. Naqueles com pelo menos um fator de risco (GBS ≥ 1), a endoscopia pode ser feita em 24 horas, e nos que têm 12 pontos ou mais (GBS ≥ 12), a endoscopia deve ser realizada nas primeiras 12 horas (Blatchford *et al.*, 2000; Lim *et al.*, 2011).

O escore de Rockal (Tabela 57.2) utiliza, além dos critérios clínicos, aspectos endoscópicos para avaliar o risco dos pacientes por meio do somatório de pontos. Esse escore considera como baixo risco aqueles pacientes com até 2 pontos, em que a possibilidade de ressangramento é de 4,3% e a mortalidade de 0,1%. No risco intermediário (3 a 4 pontos), a chance de ressangramento sobe para 14% e a mortalidade para 4,6%, e no risco alto (5 a 11 pontos), o ressangramento alcança 37%, e a mortalidade, 22% (Rockall *et al.*, 1996).

A *hipotensão* associa-se à alta mortalidade entre os idosos com hemorragia por úlcera péptica (Hasselgren *et al.*, 1998), e a reanimação com volumes de maneira agressiva e precoce reduz a mortalidade (Baradarian *et al.*, 2004). A hipervolemia, por sua vez, pode agravar a hemorragia, e a transfusão de sangue deve ser considerada apenas com taxa de hemoglobina abaixo de 7 a 8 g/dℓ, exceto nos pacientes com doenças cardiovasculares, em que a hemoglobina deve ser superior a 9 g/dℓ (Odutayo *et al.*, 2017; Villanueva *et al.*, 2013).

A *intubação orotraqueal* (IOT) profilática pode ser necessária naqueles pacientes com alteração do estado mental e hemorragia digestiva em curso ou maciça, para proteção contra broncoaspiração. Nesses pacientes, especialmente se houver comorbidades, são necessários cuidados adicionais com a sedação (Gralnek *et al.*, 2015).

A reversão de *medicamentos anticoagulantes e antiplaquetários* deve ser realizada com cautela, levando-se em consideração os riscos de eventos tromboembólicos (Acosta *et al.*, 2016; Chan *et al.*, 2018). Essa decisão deve ser feita em conjunto entre o gastrenterologista e os intensivistas, cardiologistas, neurologistas e hematologistas, dependendo da gravidade da hemorragia e do risco de eventos tromboembólicos. Agentes de ação mais curta, como heparina, podem ser utilizados como "ponte" (Nagata *et al.*, 2018).

Os *inibidores da bomba de prótons* (IBP) em alta dose devem ser administrados por via intravenosa em todos os pacientes com suspeita de HDANV, porque esses medicamentos têm o efeito de rebaixar os estigmas de hemorragia recente identificados na endoscopia com diminuição do risco de ressangramento (Barkun *et al.*, 2019; Chan *et al.*, 2011; Dorward *et al.*, 2006).

Se houver suspeita de coágulos no estômago que comprometam a avaliação, podem ser feitos *procinéticos* como eritromicina ou metoclopramida em dose única intravenosa antes do exame, de modo a melhorar a visão durante a endoscopia. Reposicionamento do paciente para decúbito lateral direito com elevação da cabeceira ou mesmo sua manipulação com redes específicas para retirada de corpo estranho também podem ser tentados. Eventualmente pode ser necessária a repetição do exame após o esvaziamento gástrico (Barkun *et al.*, 2010).

O uso de *sondas nasogástricas* de rotina não é preconizado e não afeta os resultados clínicos, embora a lavagem nasogástrica possa auxiliar na remoção de sangue do estômago. O retorno de um aspirado com sangue pode confirmar o sangramento, entretanto uma lavagem com líquido biliar não exclui HDA.

TABELA 57.1 Escore de Glasgow-Blatchford.

Parâmetros de admissão			Pontuação
Ureia (mg/dℓ)	6,5 a 8 mmol/l 39 a 48 mg/dℓ		2
	8 a 10 mmol/l 49 a 59 mg/dℓ		3
	10 a 25 mmol/l 60 a 149 mg/dℓ		4
	> 25 mmol/l ≥ 150 mg/dℓ		6
Hemoglobina (g/dℓ)	Homem	12 a 13	1
		10 a 12	3
		< 10	6
	Mulher	10 a 12	1
		< 10	6
PAS (mmHg)	100 a 109		1
	90 a 99		2
	< 90		3
Outros parâmetros	Pulso ≥ 100 bpm		1
	Melena como 1º sintoma		1
	Síncope		2
	Hepatopatia		2
	ICC		2

ICC: insuficiência cardíaca congestiva; PAS: pressão arterial sistólica.

TABELA 57.2 Escore de Rockall.

	Pontuação			
Parâmetro	0	1	2	3
Idade (anos)	< 60	60 a 79	≥ 80	–
Hemodinâmica Pulso (bpm)	< 100	≥ 100	–	–
PAS (mmHg)	≥ 100	≥ 100	< 100	–
Comorbidades	Ausentes	–	Insuficiência circulatória ou coronariana ou outra comorbidade maior	Insuficiência renal, hepática ou doença maligna disseminada
Sinais endoscópicos de sangramento	Nenhum ou coágulo plano e escuro	–	Coágulo protuso, vermelho vivo ou vaso visível	–
Diagnóstico	Síndrome Mallory-Weiss ou ausência de outro diagnóstico	Todos os outros diagnósticos	Doença maligna do TGI alto	–

PAS: pressão arterial sistólica; TGI: trato gastrintestinal.

Identificação da fonte de sangramento

Após as medidas iniciais, o paciente deve ser submetido à endoscopia para determinar a fonte de sangramento e fazer a hemostasia das lesões com alto risco de ressangramento (Figura 57.1).

O *tempo para a realização da endoscopia* ainda é foco de alguma controvérsia. Recentemente, dois grandes estudos de coorte forneceram resultados conflitantes em relação à associação entre a endoscopia urgente (em até 6 horas após a admissão) e mortalidade. Em um estudo envolvendo 961 pacientes com GBS > 7, os autores (Cho *et al.*, 2018) demostraram que a endoscopia realizada em até 6 horas da admissão, em comparação com o intervalo de 24 horas, foi um preditor independente de mortalidade mais baixa (OR 0,36; 95%[CI], 0,14 a 0,95). No entanto, outro estudo (Laursen *et al.* 2017) mostrou que a endoscopia realizada entre 6 e 24 horas após a admissão estava associada a menor mortalidade. A mortalidade foi maior entre pacientes com instabilidade hemodinâmica ou doenças coexistentes graves. Em 2020, Lau *et al.* randomizaram pacientes com HDA grave (BSG ≥ 12 pontos) para realizar endoscopia em 6 ou 24 horas (na manhã seguinte), incluindo hemorragia varicosa. Nesse estudo, a endoscopia precoce não foi associada a mortalidade menor do que a endoscopia realizada na manhã seguinte (entre 6 e 24 horas), entretanto foram excluídos aqueles com choque hipovolêmico que não se estabilizaram após as medidas de reanimação iniciais (Lau *et al.*, 2020).

A princípio, a endoscopia deve ser realizada em 12 horas para casos considerados emergências, como pacientes que permanecem instáveis após reanimação inicial ou aqueles mantendo hemorragia persistente, com hematêmese de moderado a grande volume. Já pacientes com melena, hemodinamicamente estáveis e que não apresentam hematêmese, geralmente são considerados como urgência e o exame pode ser feito em até 24 horas (Kumar *et al.*, 2017; Laursen *et al.*, 2017).

Causas de hemorragia digestiva alta nos pacientes idosos

Úlcera péptica

A úlcera péptica é a causa mais comum de HDANV (Enestvedt *et al.*, 2008; Barkun *et al.*, 2004), inclusive em idosos (Cooper *et al.*, 1988; Segal *et al.*, 1997) (Tabela 57.3). Os AINE, o AAS em baixas doses e a infecção pelo *Helicobacter pylori* (*H. pylori*) são os principais fatores de risco para úlcera péptica (García-Rodríguez, 1997; Sung *et al.*, 2009). O tratamento do *H. pylori*, o reconhecimento da importância da supressão do ácido gástrico no tratamento inicial de úlcera péptica hemorrágica e o desenvolvimento de técnicas hemostáticas na endoscopia justificam a melhora no diagnóstico e no tratamento do sangramento causado por esse tipo de lesão (Barkun *et al.*, 2004; Loperfido *et al.*, 2009). Embora o número de internações hospitalares e operações para complicações de doença ulcerosa péptica tenha diminuído para a população em geral (incluindo pessoas mais jovens), taxas de hemorragia e internações hospitalares aumentaram entre os idosos com úlceras pépticas. Essa tendência entre pacientes idosos pode refletir maior quantidade de comorbidades e as taxas crescentes de uso de AINE e anticoagulantes entre os idosos (Higham *et al.*, 2002; Kang *et al.*, 2006; Lau *et al.*, 2011; Ohmann *et al.*, 2005).

A agregação plaquetária e a atividade fibrinolítica da mucosa melhoram com a supressão do ácido gástrico (Vreeburg *et al.*, 2001). O tratamento com IBP diminui as taxas de

▪ **TABELA 57.3** Causas de hemorragia digestiva alta em pacientes idosos.

Causas	Segal e Cello (1997) (% de pacientes)	Kaplan *et al.* (2001) (% de pacientes)	Cooper *et al.* (1997) (% de pacientes)
Comuns			
Úlcera péptica	73	44	42
Esofagite ou úlcera esofágica	11	7	18
Gastropatia	7	28	13
Varizes esofagogástricas	11	NR	2
Mallory-Weiss	3	4	2
Malignidade gastrintestinal	1	4	4
Pouco comuns			
Gastropatia hipertensiva porta	NA	NA	NA
Lesão de Dieulafoy	NA	NA	NA
Ectasia vascular antral	NA	NA	NA
Hemobilia	NA	NA	NA
Hemosuccus pancreaticus	NA	NA	NA
Fístula aortoentérica	NA	NA	NA

NA: não aplicável; NR: não relatado.

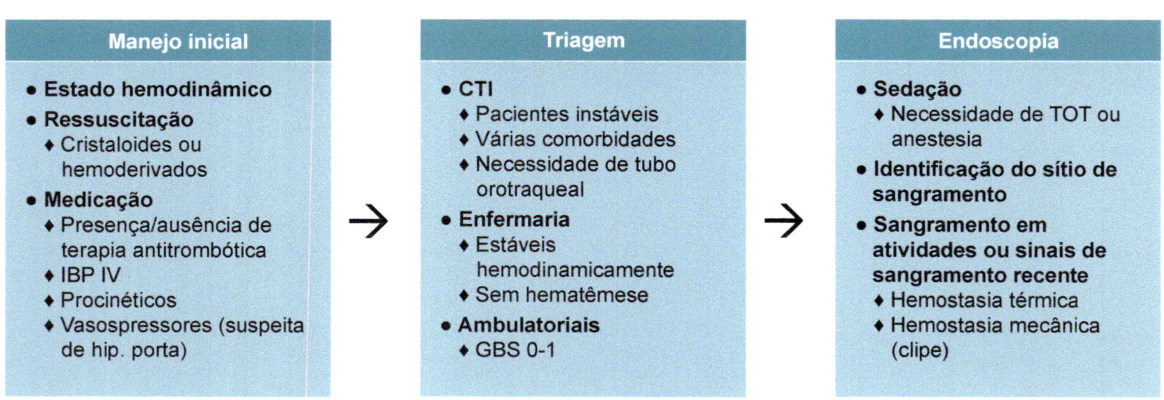

▪ **FIGURA 57.1** Abordagem, manejo e medidas endoscópicas em pacientes com hemorragia digestiva alta não varicosa. IBP IV: inibidores da bomba de prótons por via intravenosa; CTI: centro de terapia intensiva; GBS: escore de Glasgow-Blatchford; TOT: tubo orotraqueal.

ressangramento da úlcera péptica, independentemente da terapia endoscópica (Khuroo *et al.*, 1997), tornando-se tratamento padrão nos pacientes com hemorragia digestiva por essa causa.

Pacientes idosos com úlceras de 2 cm ou mais de diâmetro apresentam risco particularmente alto de ressangramento e mortalidade (Chow *et al.*, 1998). A terapia cirúrgica para hemorragia de úlcera péptica é reservada para pacientes que apresentam hemorragia refratária às terapias farmacológica e endoscópica.

Esofagite e gastropatia

São lesões de continuidade da mucosa do esôfago (Figura 57.2) e do estômago, respectivamente, mais comumente causadas por ácido gástrico ou medicamentos específicos, como AINE. Embora a exteriorização do sangramento seja incomum, essa é uma importante causa de hemorragia em idosos (Johnson *et al.*, 2004; Nankhonya *et al.*, 1997; Zimmerman *et al.*, 1997). A intensidade da pirose geralmente subestima a gravidade da esofagite nessa faixa etária, podendo inclusive ser assintomática (Johnson *et al.*, 2004). Esses tipos de lesão normalmente não são passíveis de terapia endoscópica, a menos que seja identificada uma única ulceração com estigmas de sangramento. O tratamento consiste em suprimir a secreção de ácido gástrico e evitar medicamentos que agravem o quadro, particularmente AAS e outros AINE. A lesão aguda de mucosa gástrica (LAMG) relacionada com estresse pode resultar em HDA naqueles pacientes em estado grave em terapia intensiva, especialmente se em ventilação mecânica, com falência de múltiplos órgãos e/ou coagulopatia.

Lesão de Dieulafoy ou *exulceratio simplex*

Dilação de uma artéria na submucosa que pode romper e resultar em hemorragia digestiva. Essas lesões, embora não específicas, ocorrem mais frequentemente em pessoas idosas. Geralmente são descritas no estômago, mas podem ocorrer em todo o TGI (Figura 57.3). O diagnóstico é difícil, uma vez que a mucosa circunjacente tem aspecto normal, a menos que o exame seja realizado no momento de um sangramento ativo. Não é raro que os pacientes apresentem hemorragias recorrentes antes do diagnóstico (Reilly *et al.*, 1991). Pode ser feita hemostasia endoscópicas ou angiográfica.

Ectasia vascular antral gástrica

Pacientes com ectasia vascular antral gástrica (GAVE) ou "estômago de melancia" também costumam apresentar perda de sangue oculta ou subaguda e anemia. A incidência da GAVE não aumenta com a idade, mas essa condição pode estar associada a insuficiência renal e cirrose. Pode ser feita ablação com plasma de argônio (Kwan *et al.*, 2006).

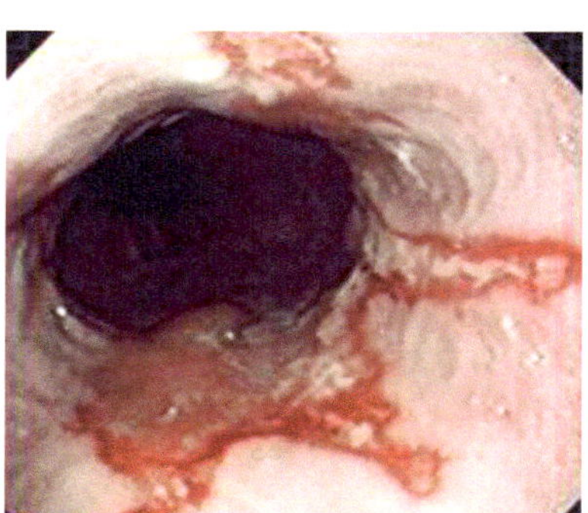

▪ **FIGURA 57.2** Esofagite erosiva.

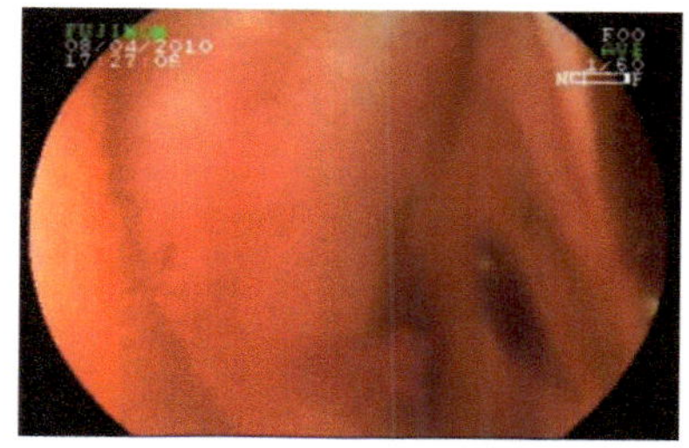

▪ **FIGURA 57.3** Lesão de Dieulafoy de duodeno.

Fístula aortoentérica

A fístula aortoentérica (FAE) se desenvolve em 0,5% dos pacientes submetidos à cirurgia de ponte de safena aortoilíaca (Bergqvist *et al.*, 1996) e após o reparo endovascular da aorta, procedimento que vem sendo realizado com frequência crescente em idosos (Baril *et al.*, 2006), bem como após a colocação de *stent* enteral (Verhey *et al.*, 2006). A apresentação clássica é sangramento sentinela, seguido por hemorragia vultuosa, geralmente na terceira parte do duodeno. A angiotomografia computadorizada (angio-TC) pode confirmar o diagnóstico. A endoscopia diagnóstica deve incluir a terceira porção do duodeno, mas não há indicação de terapia endoscópica.

Tratamento endoscópico

O risco de ressangramento é avaliado pela classificação de Forrest (Tabela 57.4), sendo maior em pacientes com sangramento ativo, seja ele em jato (Forrest Ia) (Figura 57.4) ou em "lençol" (Forrest Ib) (Figura 57.5), e com vaso visível (Forrest IIa) (Figura 57.6). Nas úlceras com coágulo aderido (Figura 57.7), este deve ser removido para descartar algum estigma de alto risco, que pode exigir terapia endoscópica (Gralnek *et al.*, 2015).

O tratamento endoscópico é preconizado para os pacientes que apresentam lesões com alto risco de sangramento, reduzindo o ressangramento (Tabela 57.5) e a necessidade de cirurgia (Laine *et al.*, 2012).

O tipo de terapêutica endoscópica depende da causa do sangramento, podendo a hemostasia ser mecânica (p. ex., hemoclipes) ou térmica (p. ex., cateter bipolar, *heater probe*, pinça

▪ **TABELA 57.4** Classificação de Forrest – Ressangramento e mortalidade na hemorragia digestiva alta.

Tipo de Lesão		Ressangramento (%)	Mortalidade (%)
Sangramento ativo			
Forrest Ia	Sangramento em jato	100	
Forrest Ib	Sangramento em "lençol"	55 (17 a 100)	11 (0 a 23)
Sangramento recente			
Forrest IIa	Vaso visível	43 (0 a 81)	11 (0 a 21)
Forrest IIb	Coágulo aderido	22 (14 a 36)	7 (0 a 10)
Forrest IIc	Hematina plana	10 (0 a 13)	3 (0 a 10)
Sem sinais de sangramento			
Forrest III	Úlcera com fundo limpo	5 (0 a 10)	2 (0 a 3)

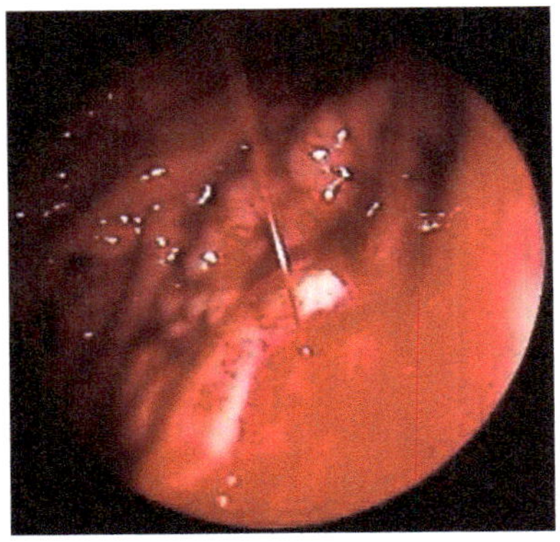

▪ **FIGURA 57.4** Úlcera com sangramento arterial – Forrest Ia.

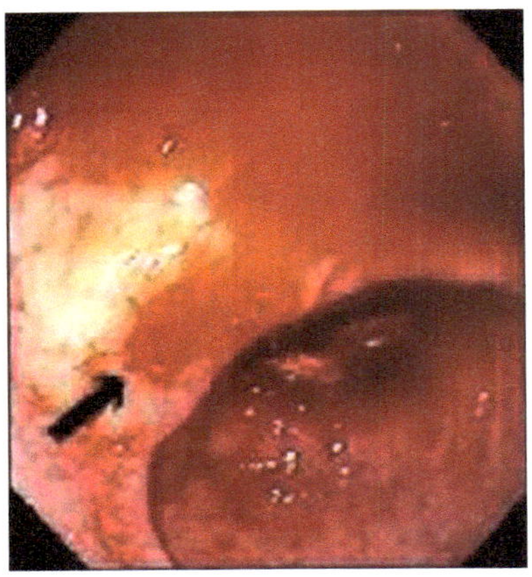

▪ **FIGURA 57.5** Úlcera com sangramento em lençol – Forrest Ib.

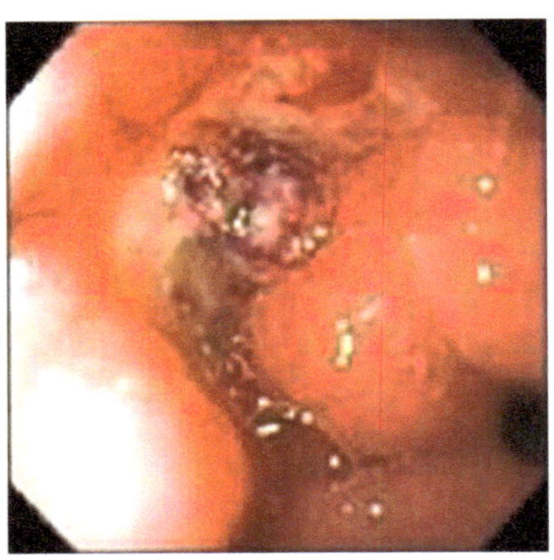

▪ **FIGURA 57.6** Úlcera com vaso visível – Forrest IIa.

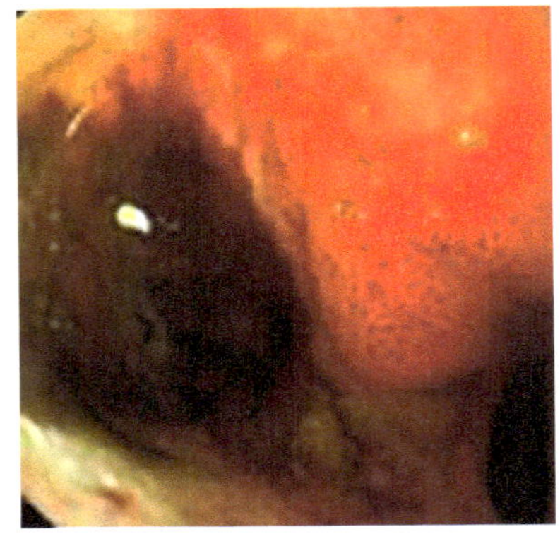

▪ **FIGURA 57.7** Úlcera com coágulo aderido – Forrest IIb.

hemostática). A injeção de epinefrina diluída (1:10.000) pode ser usada para conseguir uma hemostasia inicial, induzindo vasospasmo, mas como uma medida temporária, de modo a permitir uma visão do ponto de sangramento para que seja feita uma terapia definitiva. A monoterapia com epinefrina deve ser evitada, devido ao risco de ressangramento (Marmo *et al.*, 2007; Sung *et al.*, 2007), precisando ser complementada com uma segunda modalidade terapêutica (Gralnek *et al.*, 2015; Sung *et al.*, 2007). Não há diferença se esta segunda modalidade terapêutica é mecânica ou térmica em termos de ressangramento da úlcera péptica (Marmo *et al.*, 2007; Sung *et al.*, 2007), ficando a critério da disponibilidade e do endoscopista.

Mais recentemente, outros métodos hemostáticos, como pinça fórceps monopolar hemostática do tipo Coagrasper (Olympus), vêm se mostrando de grande utilidade nas hemostasias difíceis, com taxas de hemostasia que chegam a 98% comparadas com 80% no grupo que utilizou hemoclipe (P = 0,004). (Toka *et al.,* 2019).

Nas hemorragias persistentes ou ressangramentos, pode ser tentado o clipe "*over-the-scope*" (OTSC; Ovesco), embora a experiência ainda seja pequena (Schmidt *et al.,* 2018). Em algumas situações, como úlceras com muita fibrose ou vasos calibrosos, esse tipo de clipe pode ser considerado como uma boa opção.

Existem ainda alguns agentes hemostáticos tópicos (Hemospray, Cook Medical) que podem ser usados nas hemorragias digestivas não varicosas e varicosas, sendo particularmente úteis quando o sangramento é difuso, não pode ser localizado ou sua visualização é ruim. É um pó de fácil aplicação por meio de um cateter, criando uma barreira mecânica sobre a mucosa, e não requer treinamento ou nenhuma habilidade endoscópica específica (Barkun *et al.*, 2013). O sangramento tumoral difuso muitas vezes não responde ao tratamento endoscópico convencional. Um estudo piloto (Chen *et al.*, 2020) mostrou que o pó hemostático pode ser útil nessa situação, idealmente como uma ponte para radioterapia ou cirurgia.

▪ **TABELA 57.5** Classificação de Forrest – Ressangramento e mortalidade com terapia endoscópica e sem esse tratamento.

	Ressangramento (%)		Mortalidade (%)	
	Com terapia endoscópica	Sem terapia endoscópica	Com terapia endoscópica	Sem terapia endoscópica
Base limpa	NA	< 5	NA	2
Coágulo plano	< 1	10	< 1	3
Coágulo aderido	5	22	< 3	7
Vaso visível sem sangramento	15	43	< 5	11
Sangramento ativo arterial	20	55	< 5	11

NA: não aplicável.

Sangramento refratário

Naqueles pacientes que ressangraram após a terapia endoscópica, a recomendação é que uma segunda hemostasia mecânica ou térmica deve ser tentada. O Hemospray também pode ser considerado como terapia de resgate. Apesar das diferentes modalidades endoscópicas, alguns pacientes com HDANV apresentarão ressangramento, mesmo com uma intervenção endoscópica de boa qualidade. Nem sempre é fácil determinar o momento exato em que a repetição da invenção endoscópica tem pouca chance de sucesso, podendo depender da experiência, disponibilidade de recursos e familiaridade com técnicas endoscópicas, além de aspectos clínicos como o tipo de doença, a gravidade do sangramento e sua localização.

A revisão endoscópia, conhecida como *second look*, não é indicada de rotina, ficando restrita aos casos em que o risco de ressangramento é alto ou se o procedimento inicial não controlou adequadamente o sangramento.

As principais opções nos casos de falha endoscópica são arteriografia com embolização e cirurgia, sendo a primeira igualmente eficaz, com tendências para menores taxas de mortalidade em 30 dias, quando comparada com a cirurgia (Jairath *et al.*, 2012; Ripoll *et al.*, 2004; Tarasconi *et al.*, 2019). A embolização é mais eficaz quando o sangramento está ativo e pode ser evidenciado ou se o local foi pré-marcado na endoscopia (anatomicamente ou usando um hemoclipe).

Nos pacientes com sangramento refratário, uma abordagem multidisciplinar é necessária envolvendo endoscopistas, radiologistas, intensivistas, cirurgiões, intervencionistas e, em alguns casos, hematologistas e/ou oncologistas.

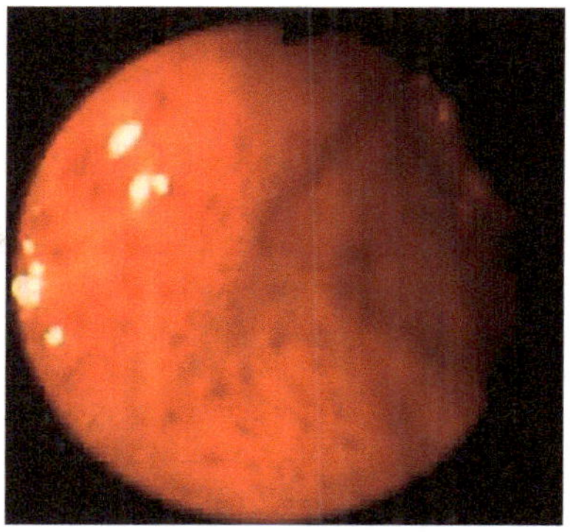

▪ **FIGURA 57.9** Gastropatia hipertensiva portal.

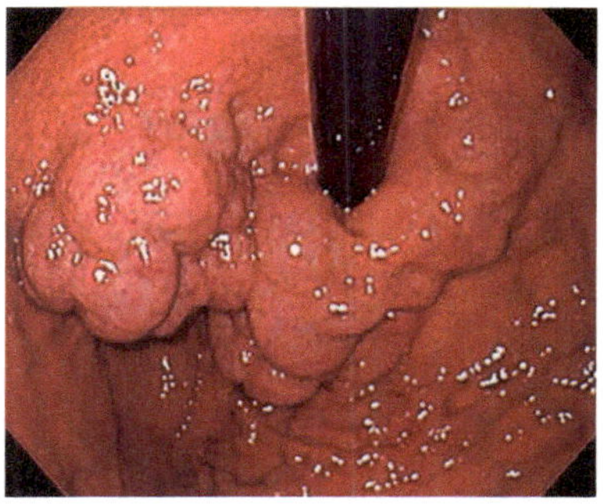

▪ **FIGURA 57.10** Varizes gástricas.

Hemorragia digestiva varicosa

A HDA varicosa (HDAV) constitui grave complicação da HP. Em nosso meio, as principais causas de HP são a esquistossomose hepatoesplênica e a cirrose. Embora a ruptura de varizes esofágicas constitua a principal causa de HDA em portadores de cirrose (cerca de 70%) (D'Amico *et al.*, 2003) (Figura 57.8), doença ulcerosa péptica, gastropatia hipertensiva portal (Figura 57.9) e varizes gástricas (Figura 57.10) são diagnósticos diferenciais importantes como causa de HDA em pacientes com hepatopatia avançada. Ao diagnóstico de cirrose, varizes esofágicas são encontradas em 30 a 40% dos pacientes compensados e em 60% daqueles com cirrose descompensada (Bosch *et al.*, 2008).

O desenvolvimento de varizes no sistema digestório alto se dá quando o gradiente de pressão venosa portal (GPVH) é superior a 10 mmHg, e o sangramento varicoso ocorre quando o GPVH é maior do que 12 mmHg (Groszmann *et al.*, 2005). O risco de desenvolvimento de varizes é de 7% ao ano (Merli *et al.*, 2003) e a taxa de progressão de varizes de pequeno calibre para varizes de grande calibre foi estimada entre 5 e 30% ao ano (Bosch *et al.*, 2008). A magnitude e a persistência ou não da lesão hepática são fatores fundamentais para o aumento da HP e a progressão do calibre das varizes esofágicas, e os principais fatores preditivos de maior risco para HDAV são gravidade da hepatopatia (maior risco se classes B ou C na classificação de Child-Pugh), grosso calibre das varizes esofágicas e de sinais da cor vermelha nas varizes esofágicas à avaliação endoscópica (North Italian Endoscopic Club, 1988).

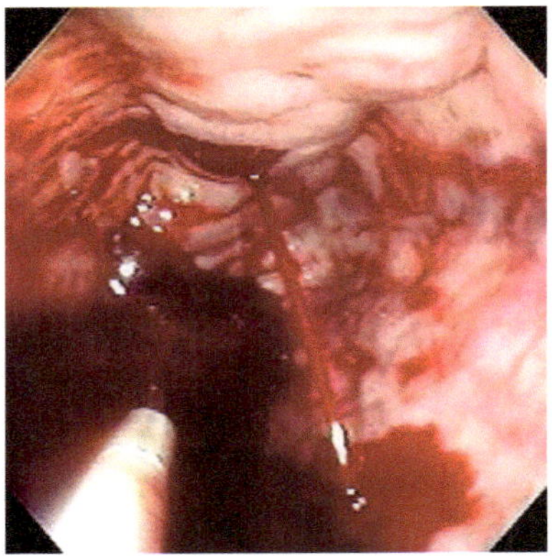

▪ **FIGURA 57.8** Hemorragia por ruptura de varizes de esôfago.

A melhoria da assistência a pacientes críticos e o uso de terapia farmacológica combinado à hemostasia endoscópica resultaram em redução significativa da mortalidade associada à HDAV, estimada entre 16 e 20% (Reverter *et al.*, 2014). Os fatores preditivos de maior mortalidade na HDAV são listados na Tabela 57.6. Diversas comorbidades prevalentes na população idosa, como diabetes melito e doenças renais e cardiovasculares, podem contribuir para pior prognóstico na HDAV, particularmente em indivíduos com cirrose associada à esteatose hepática metabólica (MAFLD, do inglês *metabolic-associated fatty liver disease*) (Lung *et al.*, 2016).

▪ **TABELA 57.6** Principais fatores preditivos de mortalidade em até 6 semanas na hemorragia digestiva alta varicosa associada à cirrose.

- Classe funcional Child-Pugh C
- MELD (*model for end-stage liver disease*) ≥ 18
- Sangramento ativo à endoscopia
- Carcinoma hepatocelular
- Lesão renal aguda persistente
- Infecção bacteriana
- Gradiente de pressão em veia hepática ≥ 20 mmHg

Tratamento da hemorragia varicosa

O manejo inicial da HDAV é composto pelas mesmas medidas gerais preconizadas para as HDANV. IOT deve ser realizada nos casos de encefalopatia hepática grave (com obnubilação ou coma) e/ou HDAV volumosa (Garcia-Tsao *et al.*, 2017). Nos casos de hemorragia maciça, a colocação de balão de Sengstaken-Blakemore pode constituir medida de urgência até a realização da hemostasia endoscópica. Seu uso não deve exceder 24 horas e o risco de isquemia da mucosa esofágica é considerável.

Atenção especial deve ser dada para a reanimação volêmica em pacientes idosos, já que infarto agudo do miocárdio (IAM) e descompensação de insuficiência cardíaca congestiva (ICC) são mais comuns na faixa etária geriátrica, quando há déficit ou excesso de expansão do volume intravascular, respectivamente. Além disso, hipervolemia deve ser evitada, pois aumenta o risco de ressangramento, já que se associa com aumento da HP (European Association for the Study of the Liver, 2018). A instalação de acesso venoso central deve ser considerada se houver instabilidade hemodinâmica ou história/indícios de ICC ou insuficiência renal.

Em geral, a transfusão de concentrado de hemácias é indicada para manter nível de hemoglobina entre 7 e 9 g/dℓ. Entretanto, em pacientes idosos, nos quais comorbidades cardiovasculares são frequentes (particularmente insuficiência coronariana), preconiza-se manter níveis de hemoglobina superiores a 10 g/dℓ (de Franchis *et al.*, 2015). Não há indicação para o uso rotineiro de plasma fresco congelado (PFC) ou de crioprecipitado (CP) com o objetivo de reduzir os alargamentos do tempo de protrombina e da razão normatizada internacional (INR), frequentemente encontrados em portadores de doença hepática avançada. Todavia, o uso de PFC (10 a 20 mℓ/kg de peso corporal) ou CP (1 unidade/10 kg de peso corporal) deve ser considerado em pacientes com hemorragia volumosa não controlada, particularmente naqueles com RNI > 2 (de Franchis *et al.*, 2015). O uso de uma unidade de concentrado de plaquetas para cada 10 kg de peso corporal deve ser considerado quando plaquetopenia for inferior a 40 mil/mm³, embora não existam evidências científicas que deem suporte a essa conduta.

Manejo das complicações na hemorragia varicosa

Infecções bacterianas ocorrem em 20% dos casos de HDAV à admissão e devem ser sistematicamente rastreadas, com exame da cavidade oral e da pele, urina tipo I e urocultura, radiografia de tórax, paracentese diagnóstica (se houver ascite) e hemoculturas (European Association for the Study of the Liver, 2018). Ainda que não haja evidência de infecção bacteriana à admissão, antibioticoprofilaxia deve ser iniciada, já que reduz a incidência de infecções nosocomiais e aumenta a sobrevida em pacientes com HDAV. Norfloxacino 400 mg, a cada 12 horas, por via oral (VO); ou sonda nasogástrica (SNG) por pelo menos 7 dias e ceftriaxona 1 a 2 g/dia por via intravenosa (IV) constituem as principais opções (European Association for the Study of the Liver, 2018). Ceftriaxona é o fármaco indicado para pacientes em uso prévio profilático de norfloxacino e naqueles com critérios de maior gravidade, como encefalopatia, ascite, desnutrição grave ou bilirrubinemia total superior a 3 mg/dℓ.

Xarope de lactulose é indicado para o tratamento da encefalopatia hepática, na dose de 30 mℓ a cada 6 a 8 horas (por via oral ou por sonda) até o fim da eliminação de melena, com posterior ajuste até a obtenção de duas a três evacuações amolecidas. Enemas com solução aquosa de lactulose a 30% podem ser usados a cada 2 a 4 horas em pacientes obnubilados ou comatosos. O uso profilático de lactulose (antes do desenvolvimento de sinais de encefalopatia) ainda é controverso.

A lesão renal aguda ocorre com frequência no contexto da HDAV, embora seja transitória em cerca de 40% dos casos. Quando persistente, tem impacto negativo na sobrevida dos pacientes (de Franchis *et al.*, 2015). Seu tratamento baseia-se na administração criteriosa de expansores (albumina com ou sem cristaloides) e controle adequado da acidose e dos distúrbios eletrolíticos associados.

Medidas hemostáticas na hemorragia varicosa

O uso precoce (idealmente em até 30 minutos da admissão) de fármacos de ação vascontritora esplâncnica, iniciados anteriormente à endoscopia, reduz a incidência de sangramento ativo, facilita a terapia endoscópica e aumenta a probabilidade de hemostasia (European Association for the Study of the Liver, 2018). Embora a eficácia hemostática seja comparável entre os fármacos, apenas o uso de terlipressina foi associado à maior sobrevida na HDAV. Dor abdominal e hiponatremia são efeitos colaterais comuns da terlipressina. Além disso, eventos isquêmicos como cianose/necrose de extremidades, isquemia mesentérica e IAM, embora sejam geralmente incomuns, são mais frequentes em idosos, particularmente naqueles com alto risco cardiovascular. Nesses pacientes, octreotida ou somatostatina são opções preferenciais. Qualquer que seja o vasoconstritor utilizado, monitoramento cardíaco contínuo e controle eletrocardiográfico diário são indicados. A terapia vasoconstritora deve ser feita sempre em combinação com a terapia endoscópica e mantida por 5 dias, com o objetivo de reduzir o risco de ressangramento precoce. As doses preconizadas para o uso desses fármacos são descritas na (Tabela 57.7).

Tratamento endoscópico deve ser instituído nas primeiras 6 a 12 horas do início ou suspeita do sangramento, com ou sem IOT prévia. A ligadura elástica é o método hemostático preferencial e deve ser realizada se houver varizes esofágicas com sangramento ativo no momento da endoscopia, sinais de hemorragia recente ou ainda quando não houver outras fontes prováveis de sangramento. Escleroterapia pode ser usada como alternativa, em caso de dificuldades técnicas. Injeção de cianoacrilato é o procedimento mais indicado para o tratamento de HDAV por varizes gástricas.

Pacientes classificados como Child-Pugh C ou indivíduos Child-Pugh B e com sangramento ativo no momento da endoscopia apresentam alto risco de ressangramento precoce a despeito da terapia instituída. Nesses casos, a colocação de *transjugular intrahepatic portosystemic shunt* (TIPS) deve ser considerada em até 72 horas da admissão hospitalar (Nicoară-Farcău *et al.*, 2020).

TABELA 57.7 Doses recomendadas para o tratamento farmacológico da hemorragia digestiva alta varicosa.

Fármacos*	Dose de ataque	Dose entre D1 e D2**	Dose entre D3 e D5**
Octreotida	50 a 100 μg	50 μg/h	50 μg/h
Somatostatina	250 a 500 μg	250 a 500 μg/h	250 a 500 μg/h
Terlipressina	2 mg	> 70 kg: 2 mg 4/4 h 50 a 70 kg: 1,5 mg 4/4 h < 50 kg: 1 mg 4/4 h	1 mg 4/4 h

*Octreotida e somatostatina são administradas sob infusão intravenosa contínua, e terlipressina é administrada em *bolus*. **Para octreotida e somatostatina, a dose de manutenção é iniciada imediatamente após a dose de ataque; para terlipressina, a dose de manutenção é iniciada 4 horas após a dose de ataque.

Hemorragia refratária ou recidiva hemorrágica precoce (em até 5 dias do sangramento inicial) ocorrem em 10 a 20% dos casos (Bosch *et al.*, 2008). Nos casos de ressangramento precoce leve (sem instabilidade hemodinâmica), uma segunda tentativa de terapia endoscópica pode ser realizada. Nas recidivas hemorrágicas precoces graves, as opções de resgate são a colocação de TIPS (com ou sem balão de Sengstaken-Blakemore como ponte) ou *stent* esofágico autoexpansível (SX-Ella Danis).

Prevenção da hemorragia varicosa

A prevenção do ressangramento precoce deve ser iniciada no sexto dia após o controle da HDAV, com betabloqueador não seletivo (BBNS), preferencialmente propranolol, em doses entre 20 e 160 mg/dia, divididas em duas doses diárias (Franchis *et al.*, 2015). Atenção deve ser dada a potenciais contraindicações ao uso de BBNS, comuns em idosos, como bradicardia sinusal, bloqueios atrioventriculares, vasculopatia arterial periférica e doença pulmonar obstrutiva crônica (DPOC) grave.

Para evitar o ressangramento tardio (profilaxia secundária), recomenda-se a complementação da erradicação das varizes esofágicas por ligadura elástica, em sessões realizadas a cada 3 ou 4 semanas, associadamente ao uso contínuo de BBNS, mesmo após a erradicação das varizes esofágicas (de Franchis *et al.*, 2015).

Hemorragia digestiva intermediária

Segundo a nomenclatura sugerida pela Sociedade Americana de Endoscopia Gastrintestinal (ASGE), todo sangramento do TGI cuja origem se localiza entre a papila de Vater e a válvula ileocecal é denominado sangramento do intestino médio (Suryakanth *et al.*, 2017). O termo sangramento de origem obscura ficou reservado apenas para as perdas sanguíneas visíveis ou invisíveis, cujo sítio de sangramento não foi identificado após investigação por todos os métodos endoscópicos e radiológicos disponíveis.

Apenas 5 a 10% dos casos de sangramento digestivo têm origem no intestino médio e sua causa varia de acordo com a faixa etária (Zhang *et al.*, 2012). Nos pacientes acima de 65 anos de idade, as lesões vasculares são mais frequentes, correspondendo a 54% dos casos. Entre elas estão as angioectasias, que são as mais comuns, seguidas pelo Dieulafoy, malformações arteriovenosas e hemangiomas. Os fatores de risco estão relacionados com idade, comorbidades – como insuficiência renal crônica e doenças hereditárias –, e uso de anticoagulantes ou antiagregantes plaquetários. As úlceras correspondem a 13% dos casos, mais comumente as induzidas por AINE, sendo as de causa infecciosas menos comuns, em geral, relacionadas com infecções oportunistas em pacientes imunodeprimidos. As neoplasias são menos frequentes nesse segmento, correspondendo a 12% dos casos de hemorragia do intestino médio. Nos pacientes entre 41 e 65 anos de idade, as lesões vasculares (Figura 57.11) continuam sendo a principal causa de hemorragia desse segmento (35% dos casos), seguidas pelas neoplasias (31%) e enterites (10%). Naqueles com menos de 40 anos de idade, a principal causa é inflamatória (doença de Crohn), responsável por 34% dos casos, seguida pelas neoplasias (23%) e enterites (11%), ficando as lesões vasculares com 9% dos casos. Na população infanto juvenil, o divertículo de Meckel é uma causa comum, depois da doença de Crohn.

Entre as lesões ulceradas do intestino médio, a doença de Crohn é a causa mais comum na população jovem, enquanto as induzidas por AINE são mais frequentes naqueles acima dos 40 anos de idade. Outras causas, como a infecciosa (citomegalovírus, tuberculose), linfoma, isquemia etc., são menos frequentes e geralmente relacionadas com apresentações clínicas mais específicas. Entre as causas neoplásicas, as mais frequentes são os tumores estromais gastrintestinais (GIST, do inglês *gastrintestinal stromal tumor*), adenomas, tumores neuroendócrinos (TNE) ou "carcinoide", linfoma e melanoma metastático. A polipose adenomatosa familiar (FAP, do inglês *familial adenomatous polyposis*) e a síndrome de Peutz-Jeghers.

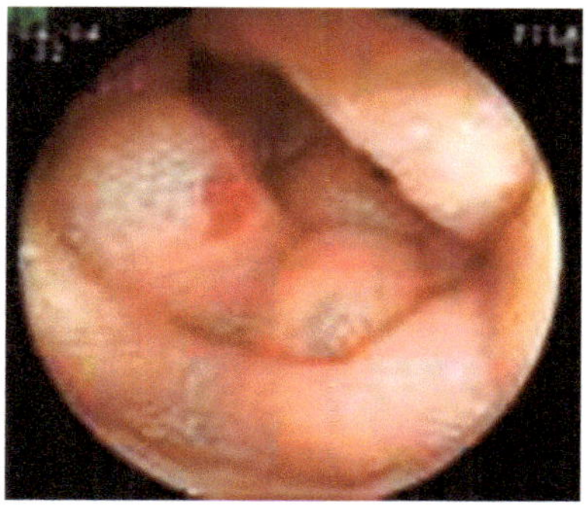

▪ **FIGURA 57.11** Angioectasia de jejuno.

As patologias do intestino delgado vêm sendo mais facilmente identificadas devido à evolução dos métodos diagnósticos. Na década de 1980, a enteroscopia convencional (*push enteroscopy*) possibilitava apenas a avaliação de jejuno proximal. Mais recentemente, com o advento da cápsula endoscópica (CE) e das enteroscopias assistidas, como aquela por mono ou duplo balão, venceram a barreira do delgado, permitindo, assim, o diagnóstico e a terapêutica de diversas patologias.

A CE possibilita o estudo detalhado do intestino delgado de maneira não invasiva, sendo o método ideal para diagnóstico, mas sem possibilidade terapêutica. Quando isso se fez necessário, devem ser usados os enteroscópios assistidos por balão (*single ballon* da Olympus *e double ballon* da Fujinon) ou o enteroscópio em espiral (*spiral overtube – spirus medical*).

Conduta na hemorragia intermediária

A repetição da endoscopia e da colonoscopia, ou mesmo a enteroscopia convencional, é recomendada antes da realização da CE.

Por não ser invasiva, a CE é o exame de primeira escolha para a investigação de sangramento de intestino delgado e de anemia por deficiência de ferro quando outras causas não são identificadas.

A enteroscopia assistida deve ser realizada quando houver possibilidade de terapêutica endoscópica da lesão identificada na CE, e é o exame de primeira escolha nas hemorragias maciças ou nas contraindicações de CE.

A (Figura 57.12) resume uma proposta da ASGE no manejo da hemorragia digestiva intermediária, que pode variar de acordo com os métodos disponíveis e com a experiência do serviço (Suryakanth *et al.*, 2017).

Hemorragia digestiva baixa

A hemorragia digestiva baixa (HDB) é menos frequente que a da HDA, mas também aumenta com a idade, chegando a ter uma incidência 200 vezes maior na nona década de vida, quando comparada à terceira (Longstreth, 1997). A média de idade dos pacientes com HDB varia de 63 a 77 anos (Farrell *et al.*, 2000). Grande parte disso se deve à hemorragia diverticular, que é a principal causa de HDB em idosos (Kaplan *et al.*, 2001; Rios *et al.*, 2005) e tem internações mais longas e maiores custos de saúde (Comay *et al.*, 2002).

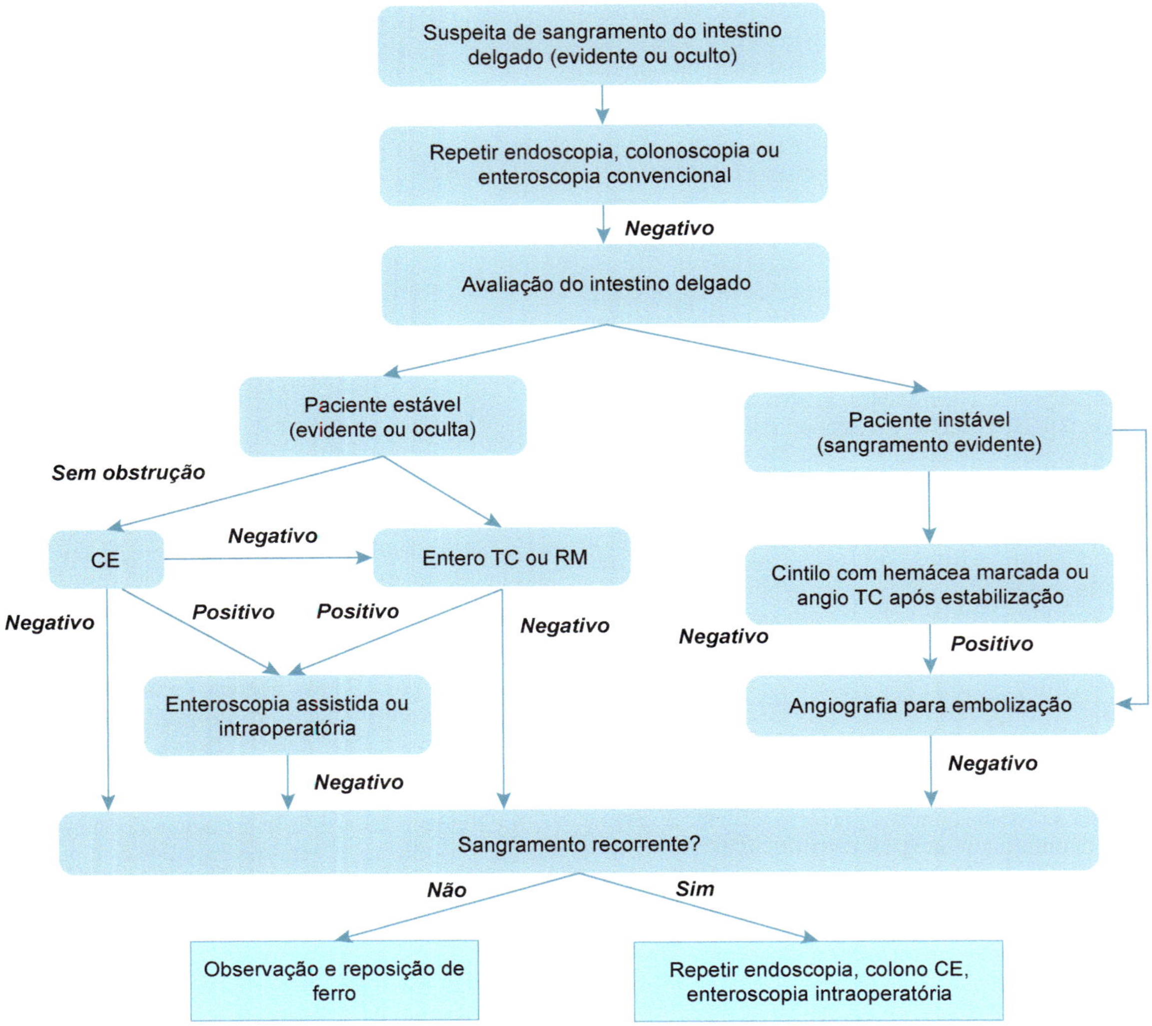

▪ **FIGURA 57.12** Abordagem e manejo da hemorragia digestiva intermediária. CE: cápsula endoscópica; TC: tomografia computadorizada; RM: ressonância magnética.

Apresentação clínica e manejo

A história clínica pode ajudar a distinguir entre as possíveis causas de HDB em pacientes idosos (Tabela 57.8). A caracterização de cor, volume e consistência do sangue que passa pelo reto pode auxiliar a identificar o local de sangramento. Fezes formadas apresentando sangue vivo na superfície ou que aparece no momento da higiene sugere uma origem orificial. Melena não é exclusiva da HDA, podendo ser observada quando o sangramento se origina no cólon proximal. Sangramento associado à dor abdominal tipo cólica pode sugerir colite. O início abrupto com hematoquezia (sangue vivo pelo reto) volumosa e sem dor é característica da hemorragia diverticular. Já o sangramento decorrente das lesões vasculares (angioectasias) pode variar desde hemorragia evidente até perda crônica (sangue oculto) (Richter *et al.*, 1989).

A anuscopia e o toque retal são recomendados na HDB para avaliar patologias anorretais (Rockey, 2006).

O manejo inicial de pacientes com HDB deve, da mesma maneira que para pacientes com HDA, enfatizar a estabilização hemodinâmica. Entretanto, em contraste com a HDA, em que a endoscopia é tipicamente a modalidade diagnóstica e terapêutica, na HDB a gama de opções diagnósticas inclui, além da terapia endoscópica, métodos radiológicos não invasivos e angiografia.

▪ **TABELA 57.8** Causas de hemorragia digestiva baixa em pacientes idosos.

Causas	Kaplan *et al.* (2001) (% dos pacientes)	Rios *et al.* (2005) (% dos pacientes)
Comuns		
Hemorragia diverticular	23	42
Angioectasia	7	16
Hemorroidas	ND	9
Neoplasia	12	7
Doença inflamatória intestinal	14	ND
Colite	ND	ND
Colite isquêmica	ND	ND
Colite infecciosa	ND	ND
Colite medicamentosa	ND	ND
Etiologia indeterminada	41	19
Menos comuns		
Pós-polipectomia	ND	ND
Proctite actínica	ND	ND
Úlcera retal (solitária ou estercoral)	ND	ND

ND: não descrito.

Diverticulose

Um pequeno número de pacientes com diverticulose tem hemorragia decorrente da ruptura de uma artéria da *vasa reta*, localizada na parede do divertículo (Farrell *et al.*, 2003) (Figura 57.13), podendo ocorrer em qualquer segmento do cólon. Em mais de 80% dos casos, a hemorragia diverticular nos idosos cessa espontaneamente (Bokhari *et al.*, 1996), e a maioria pode ser tratada de forma não cirúrgica, com mortalidade inferior a 5% (Bokhari *et al.*, 1996). Entretanto, hemorragia maciça ou recorrente pode exigir uma intervenção direcionada.

A terapia endoscópica (colonoscopia) inclui injeção de epinefrina, hemostasia térmica (Jensen *et al.*, 2000) ou ligadura elástica (Farrell *et al.*, 2003). Após a hemostasia, o local do sangramento deve ser tatuado para permitir sua localização caso seja necessária uma nova intervenção endoscópica ou mesmo cirúrgica. A identificação do divertículo causador da hemorragia pode ser dificultada por um preparo inadequado, seja por sangue ou fezes, especialmente se o sangramento tiver cessado.

Nos casos de hemorragia maciça ou da impossibilidade de fazer o preparo, deve ser indicada a arteriografia. A cintilografia com hemácias marcadas pode, teoricamente, detectar um sangramento gastrintestinal em atividade com fluxo tão baixo quanto 0,1 mℓ/min (Rockey, 2006). Entretanto, a natureza intermitente da hemorragia diverticular pode fazer com que o local do sangramento não seja identificado pela cintilografia ou angiografia.

A cirurgia pode ser necessária para uma minoria de pacientes idosos que apresentam hemorragia diverticular persistente ou refratária (Bokhari *et al.*, 1996). Uma decisão importante é se o local presuntivo do sangramento pode ser identificado com segurança para permitir uma ressecção colônica segmentar. Essa identificação pode ser um desafio em pacientes com diverticulose pancolônica, nos quais a colectomia subtotal é uma opção, entretanto a mortalidade nesses casos pode chegar a 37% nos pacientes acima de 70 anos de idade, em comparação a 21% para aqueles abaixo dessa idade (Jensen *et al.*, 2000).

Colite isquêmica

O mecanismo causador da colite isquêmica aguda, que é a isquemia mesentérica não oclusiva, ocorre principalmente nos idosos. Esses episódios são decorrentes de hipoperfusão colônica transitória, podendo ser precipitados por desidratação, muitas vezes associados a doença vascular de pequenos vasos (incluindo vasculite) e uso de diuréticos e drogas vasoativas. O sangramento digestivo geralmente vem acompanhado de cólicas abdominais; a tomografia computadorizada pode demonstrar espessamento da parede colônica e a colonoscopia revela edema, mucosa friável e hemorragia submucosa nos segmentos colônicos afetados.

A colite isquêmica é diferente da isquemia mesentérica crônica (angina intestinal) e da isquemia mesentérica aguda, causada por oclusão mesentérica arterial ou venosa. A incidência de colite isquêmica aumenta com a idade, e o distúrbio associa-se a comorbidades médicas, como hipertensão arterial sistêmica (Medina *et al.*, 2004).

O diagnóstico diferencial inclui colite infecciosa, doença inflamatória intestinal (DII) idiopática e colite medicamentosa (Medina *et al.*, 2004). O sangramento da colite isquêmica não costuma ser hemodinamicamente significativo, e o tratamento de suporte geralmente é suficiente. Taquicardia, hipotensão ou febre podem sugerir lesão colônica transmural e infarto intestinal iminente.

Angioectasias/angiodisplasias

São uma fonte comum de sangramento gastrintestinal em idosos. As angioectasias (Figura 57.14), anteriormente denominadas angiodisplasias, frequentemente estão localizadas no intestino delgado e no cólon (Foutch, 1993) e, embora a maioria seja pequena e sem significado clínico, eventualmente podem ocasionar hemorragia maciça, especialmente as localizadas no cólon direito (Baum *et al.*, 1977). A terapia endoscópica deve ser direcionada para as lesões com sangramento ativo, sendo mais difícil quando são várias lesões ou estão em locais complexos, como as do intestino delgado, inacessíveis à endoscopia padrão.

Embora a prevalência de hemorroidas pareça diminuir após os 65 anos de idade (Stewart *et al.*, 1992), a associação entre elas e a constipação intestinal, observada em pacientes mais jovens, persiste em idosos (Johnson *et al.*, 1990). Hemorroidas podem ser detectadas durante a retroflexão do reto em um exame endoscópico, mas a anuscopia é o método ideal para sua avaliação (Figura 57.15).

Úlcera estercoral e úlcera retal solitária

Essas lesões podem causar hemorragia retal maciça, ocorrendo em sua maioria nos pacientes com mais de 60 anos de idade (Tseng *et al.*, 2004). As úlceras estercorais resultam do traumatismo da mucosa, causado por fezes endurecidas ou impactadas no reto ou por um corpo estranho. Acredita-se que a síndrome da úlcera retal solitária seja decorrente do prolapso da mucosa retal, também como resultado de constipação intestinal e esforço. O tratamento endoscópico deve ser feito quando houver estigmas de sangramento, utilizando-se as mesmas técnicas usadas no tratamento endoscópico de úlceras pépticas (Figura 57.16).

Neoplasias colônicas e hemorragia pós-polipectomia

As neoplasias geralmente causam perda de sangue de maneira oculta, embora, em algumas lesões de cólon, possa ocorrer sangramento evidente. O tratamento endoscópico segue a mesma linha das neoplasias do sistema digestório superior.

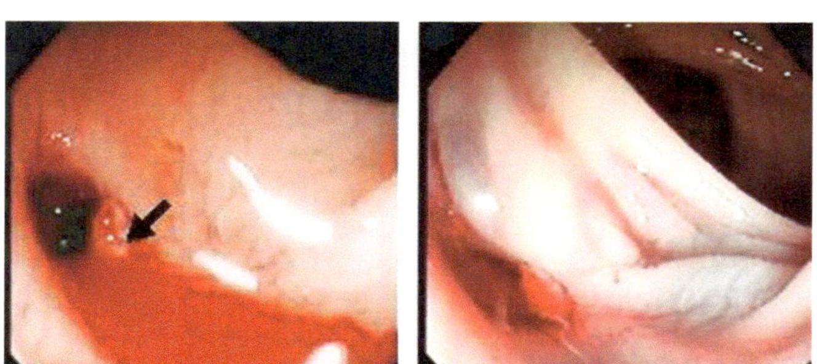

▪ **FIGURA 57.13** Divertículo de cólon com sangramento.

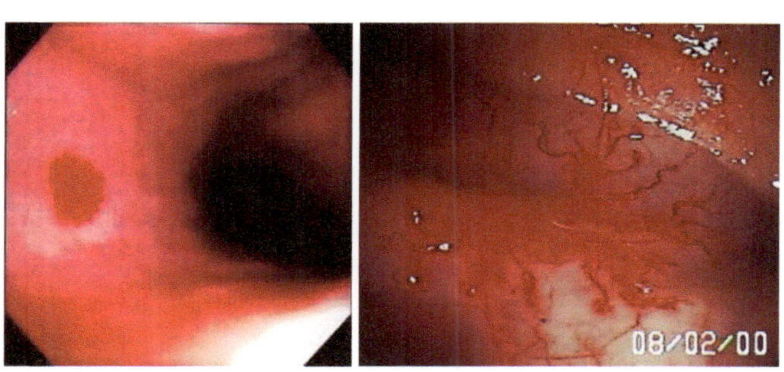

▪ **FIGURA 57.14** Angioectasias de cólon/hemorroidas.

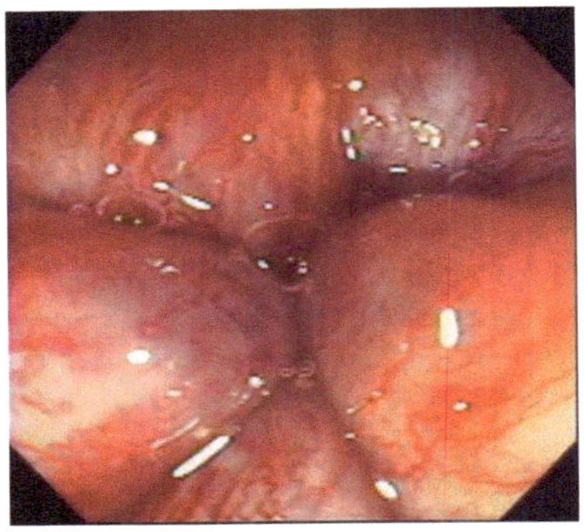

▪ **FIGURA 57.15** Angioectasias de cólon.

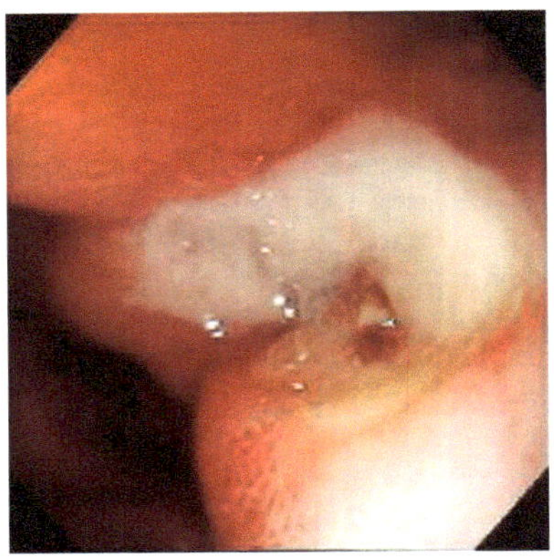

▪ **FIGURA 57.16** Úlcera de cólon com vaso visível.

As polipectomias, realizadas para retirada de lesões pré-malignas (adenomas), podem complicar com sangramento, seja ele precoce ou tardio. Dependendo da intensidade do sangramento, pode ser feita injeção de epinefrina milesimal diluída (para parar ou reduzir o fluxo do sangramento), seguida por hemostasia térmica ou mecânica.

Proctite actínica

Esse tipo de lesão ocorre em pessoas que foram submetidas à radioterapia para doenças malignas da próstata, geniturinárias ou ginecológicas. Pode desenvolver-se anos após o término do tratamento e resultar em hemorragia retal evidente ou perda crônica de sangue dependente de transfusão. Coagulação com plasma de argônio (Kwan *et al.*, 2006), aplicação de formalina (Vyas *et al.*, 2006), enemas de sucralfato (Gul *et al.*, 2002) e oxigenoterapia hiperbárica (Dall'Era *et al.*, 2006) foram descritos como tratamentos eficazes, entretanto não há dados comparativos que possam indicar a modalidade mais eficaz.

Considerações finais

- Nos pacientes idosos com hemorragia digestiva, a atenção inicial deve focar na estabilização hemodinâmica, seguida pela avaliação diagnóstica para identificar a fonte do sangramento
- O desfecho clínico nessa faixa etária é influenciado pela natureza da lesão sangrante, por comorbidades e uso de terapia anticoagulante ou antiplaquetária
- Sendo a úlcera péptica a causa mais frequente de sangramento gastrintestinal superior em idosos, a supressão do ácido gástrico com IBP deve ser implementada assim que possível
- Se houver suspeita de HP, o tratamento com vasopressores não deve ser postergado. Em pacientes com risco elevado de evento coronariano, há preferência pelo uso de octreotida ou somatostatina
- A diverticulose é a causa mais frequente de HDB em pacientes idosos, devendo ser feita uma colonoscopia precoce para que se consiga identificar o sítio de sangramento e fazer a hemostasia
- O advento da enteroscopia por CE possibilita o diagnóstico não invasivo da hemorragia digestiva intermediária, e a enteroscopia assistida (p. ex., duplo balão) proporciona o tratamento endoscópico das lesões sangrantes, em sua maioria de origem vascular nos pacientes idosos
- Os exames endoscópicos podem ser realizados com segurança nos pacientes idosos com hemorragia gastrintestinal.

58

Constipação Intestinal e Diarreia

Milton Luiz Gorzoni • Luís Cláudio Rodrigues Marrochi

Introdução

Queixas de defecação insatisfatória (em volume e/ou em frequência), usuais e indistintamente denominadas obstipação ou constipação intestinal, são frequentes em idosos, notadamente em institucionalizados. São motivo de alterações na qualidade de vida de pacientes nessa faixa etária e seu(s) fator(es) desencadeante(s) e/ou perpetuador(es) deve(m) ser analisado(s) (Tabela 58.1) visando a medidas terapêuticas, não necessariamente medicamentosas, para encerrar ou minimizar esse sintoma.

Situação semelhante ocorre quanto a quadros de diarreia crônica (evacuações com fezes pastosas e/ou líquidas em períodos superiores a 4 semanas) como queixa frequente em pacientes idosos. Há um amplo cenário quanto a diagnósticos diferenciais que englobam alterações estruturais, bioquímicas, absortivas, funcionais e infecções. Nesse contexto, definir a etiologia da queixa de diarreia crônica torna-se um desafio clínico constante, razão de atenção especial a anamnese, exame físico e exames complementares (Schiller, 2019).

TABELA 58.1 Fatores desencadeantes e/ou perpetuadores de constipação intestinal em idosos observados na prática clínica.

Condições médicas não gastrintestinais	Medicamentos
Distúrbios metabólicos e/ou endócrinos: • Diabetes melito • Hipotireoidismo • Hiperparatireoidismo • Insuficiência renal crônica Distúrbios eletrolíticos: • Hipercalcemia • Hipopotassemia • Hipermagnesemia Distúrbios neurológicos: • Doença de Parkinson • Acidente vascular encefálico • Esclerose múltipla • Neuropatia autonômica • Lesões na medula espinal • Disfunção cognitiva grave Distúrbios miopáticos: • Amiloidose • Esclerodermia Causas mecânicas: • Estenose anal, retal ou colônica • Retocele • Megacólon chagásico Outros: • Depressão • Fragilidade • Dependência física total	Analgésicos: • Anti-inflamatórios não hormonais* • Opioides** Antiácidos*** Anticonvulsivantes[Σ] Antidepressivos tricíclicos[δ] Antieméticos[δδ] Anti-histamínicos[δδδ] Antipsicóticos∞ Bloqueadores dos canais de cálcio∞∞ Diuréticos∞∞∞ Fármacos anticolinérgicos Medicamentos antiparkinsonianos[#] Sequestradores de ácidos biliares[##] Suplementos de cálcio Suplementos de ferro

*Ibuprofeno, naproxeno. **Codeína, metadona, tramadol. ***Carbonato de cálcio, hidróxido de alumínio. [Σ]Carbamazepina, fenitoína, fenobarbital. [δ]Amitriptilina, nortriptilina. [δδ]Ondasentrona. [δδδ]Loratadina. ∞Haloperidol, risperidona. ∞∞Anlodipino, diltiazem; ∞∞∞Furosemida, hidroclorotiazida. [#]Entacapona, levodopa. [##]Colestiramina. (Adaptada de Andrade *et al.*, 2003; Vazquez Roque; Bouras, 2015; Wald, 2016.)

Como definir constipação intestinal

Considera-se constipação intestinal como um diagnóstico clínico estruturado nos sintomas de eliminação incompleta das fezes e/ou do ato da defecação desconfortável recorrentemente. Geralmente, há relato de outras queixas, como massa fecal endurecida, flatulência, distensão e dor abdominal. Deve-se atentar a esses sintomas/queixas, visto que a constipação intestinal pode ocorrer mesmo com o intestino funcionando "normalmente" – com pelo menos três evacuações por semana ou com eliminação de fezes diariamente. Considera-se constipação intestinal crônica quando os sintomas são mencionados por pelo menos 3 meses no período de 12 meses anteriores à avaliação clínica (Mounsey; Raleigh; Wilson, 2015).

Objetivando-se definir, mediante sistematização diagnóstica – pelo consenso de especialistas sobre distúrbios gastrintestinais funcionais (DGIF) –, criaram-se, há mais de 30 anos, os critérios diagnósticos de Roma (CDR). Consagrados na literatura e na prática clínica, encontram-se atualmente em sua quarta versão revisada e atualizada (Lacy *et al.*, 2016). A abrangência dessas publicações cria condições de acesso a material sobre a prática clínica, algoritmos de tratamento e informações relevantes sobre fisiopatologia dos DGIF.

Constipação intestinal funcional (CF) – quadro clínico comum no cotidiano clínico – surgiu como exemplo significativo dos CDR. Define-se CF como distúrbio intestinal, no qual o sintoma principal é defecação difícil, infrequente ou incompleta (Vriesman *et al.*, 2020). A Tabela 58.2 sumariza os principais CDR na versão atualizada para CF.

Quadros de constipação intestinal em idosos merecem sempre análise de fatores desencadeantes e/ou agravantes, os quais estão listados na Tabela 58.1. Obviamente, a boa avaliação gerontogeriátrica deve passar pela definição dos medicamentos em uso pelo paciente. Destaca-se o consumo cada vez maior de opioides que, entre seus efeitos colaterais frequentes, promove a disfunção intestinal induzida por opioides (DIIO), provocando a constipação intestinal induzida por opioides (CIO). Define-se CIO como alteração do hábito intestinal associada ao início da

TABELA 58.2 Critérios Diagnósticos* de Roma IV para constipação intestinal funcional em adultos.**

1. Deve incluir dois ou mais dos seguintes sintomas: a. Esforço significativo no ato de defecar em mais de 25% das evacuações b. Fezes endurecidas ou volumosas (BSFS tipos 1 e 2) em mais de 25% das evacuações c. Sensação de evacuação incompleta em mais de 25% das evacuações d. Sensação de obstrução/barreira anorretal em mais de 25% das evacuações e. Manobras manuais (esvaziamento digital, por exemplo) visando auxiliar a defecação em mais de 25% das evacuações f. Menos de três evacuações espontâneas por semana 2. Fezes amolecidas raramente presentes sem o consumo de laxantes 3. Critérios insuficientes para a síndrome do intestino irritável

*Critérios constantes nos últimos 3 meses com início há pelo menos 6 meses antes do diagnóstico. **Havendo interesse em pesquisas, atentar para pacientes que preencham os critérios de constipação intestinal induzida por opioides (CIO), considerando-se o risco clínico de sobreposição de ambas as situações (CF e CIO). BSFS: *bristol stool form scale* (Lewis; Heaton, 1997). (Adaptada de Lacy *et al.*, 2016; Vriesman *et al.*, 2020.)

terapia por opioides. Há relatos de que entre 10 e 15% de pacientes oncológicos relatam dificuldades à evacuação correlacionadas com a tomada de fármacos dessa classe medicamentosa. A CIO piora a qualidade de vida do paciente e eleva seus custos assistenciais. A Tabela 58.3 sumariza os critérios diagnósticos da CIO. Os critérios diagnósticos de CF e CIO são semelhantes e o maior diferencial entre eles conecta-se com a relação temporal da ingesta de opioides, com a queixa de constipação intestinal e a pouca eficácia de laxantes, à exceção dos antagonistas μ-opioides de ação periférica como a metilnaltrexona (servindo como prova terapêutica para o diagnóstico de CIO) (Lacy *et al.*, 2019; Nishie *et al.*, 2019).

Constipação intestinal em idosos

Queixa usual de idosos na prática clínica, observam-se relatos sobre constipação intestinal em até 50% dos residentes em instituições de longa permanência para idosos (ILPI). Objetivando-se definir o plano terapêutico adequado a cada paciente, deve-se inicialmente determinar se o padrão da constipação intestinal é primário ou secundário (Klaus *et al.*, 2015; Mounsey; Raleigh M; Wilson A, 2015).

Classifica-se a constipação intestinal primária ou funcional em três subtipos: (1) constipação intestinal de trânsito normal (CTN); (2) constipação intestinal de trânsito lento (CTL); e (3) distúrbios da defecação (DD). Em geral há a sobreposição de mais de um subtipo. O maior número de pacientes queixa-se de CTN com o relato de fezes endurecidas ou evacuação com dificuldade, mas com frequência definida como normal (≥ 3 evacuações/semana). Já a CTL, provocada por alterações neurais ou musculares viscerais, promove lentidão no trânsito do bolo fecal pelo cólon com evacuações esporádicas associadas a distensão e desconforto abdominal. Ocorrência frequente em idosos, os DD originam-se pela perda parcial da contratibilidade da musculatura lisa retal ou em decorrência da incapacidade de relaxamento dos músculos da defecação (músculo elevador do ânus, musculatura perineal, diafragma e músculos da parede abdominal, como exemplos). O processo do envelhecimento humano também altera a resposta dos receptores retais, inibindo a sensação da necessidade de evacuar, provocando corriqueiramente acúmulo de fezes e/ou eventual desenvolvimento de fecalomas (Jani; Marsicano, 2018; Mounsey; *et al.*, 2015).

Considera-se constipação intestinal como secundária quando seu(s) fator(es) desencadeante(s) encontra(m)-se nos itens sumarizados na Tabela 58.1 (medicamentos, doenças crônicas não transmissíveis e distúrbios psicossociais) (Andrade *et al.*, 2003; Vazquez Roque; Bouras, 2015; Wald, 2016).

TABELA 58.3 Critérios diagnósticos de constipação intestinal induzida por opioides (CIO).*

Piora ou início de sintomas de constipação intestinal correlacionado a início, mudança ou aumento da terapia por opioides associados a dois ou mais dos seguintes sintomas: • Esforço significativo no ato de defecar em mais de um quarto (25%) das evacuações • Fezes endurecidas ou volumosas (BSFS tipo 1, 2) em mais de um quarto (25%) das evacuações • Sensação de evacuação incompleta em mais de um quarto (25%) das evacuações • Sensação de obstrução/barreira anorretal em mais de um quarto (25%) das evacuações • Manobras manuais (esvaziamento digital, por exemplo) visando auxiliar a defecação em mais de um quarto (25%) das evacuações • Menos de três evacuações espontâneas por semana • Fezes amolecidas raramente presentes sem consumo de laxantes

*Atenção para pacientes que preencham os critérios de CIO. Analisar a possibilidade de sobreposição de constipação intestinal funcional e CIO. BSFS: *bristol stool form scale* (Lewis; Heaton, 1997). (Adaptada de Lacy *et al.*, 2016.)

Manejo terapêutico da constipação intestinal no idoso

Após determinar clinicamente a ausência de causa secundária – doenças e/ou medicamentos – na constipação intestinal no paciente idoso, o passo subsequente relaciona-se com o tratamento não farmacológico: (1) horário programado para evacuar (preferencialmente após refeição pela associação com o reflexo gastrocólico); (2) aumento da ingestão de alimentos com fibras e de líquidos e, quando possível; (3) caminhadas para incrementar o peristaltismo intestinal (Andrade *et al.*, 2003; Jani; Marsicano, 2018; Mounsey *et al.*, 2015).

As atuais diretrizes sobre consumo de dieta rica em fibras baseiam-se em sua associação (dieta com fibras) com a redução do risco de doenças cardiovasculares e o controle glicêmico. Há de se observar, porém, que, no intestino grosso, o padrão dietético com fibras desenvolve habitualmente efeito laxativo devido ao amolecimento do bolo fecal pela maior absorção de água em seu interior. Recomenda-se o consumo de 14 g de fibras/1.000 kcal de alimentos associados à ingesta de 2.000 mℓ de líquidos/dia. Adultos com idade superior a 50 anos apresentam tendência a menor consumo calórico, sendo aconselhável a ingesta de 21 g de fibras/dia para mulheres e de 30 g/dia para homens (Lambeau; McRorie Jr., 2017; U.S. Department of Health and Human Services; U.S. Department of Agriculture, 2015).

Fatos relevantes relacionados com o padrão dietético de idosos:

- Tendência ao consumo de alimentos *processados* (produtos *in natura* convertidos a industriais pela adição de cloreto de sódio, açúcares, conservantes, estabilizantes e corantes com a finalidade de aumentar seu prazo de validade e de se tornar palatável) e *ultraprocessados* (produtos não encontrados na natureza e desenvolvidos industrialmente, como biscoitos, salgadinhos e refrigerantes). Sendo de fácil manejo e de conservação, tornam-se em geral a dieta preferencial entre idosos que vivem sozinhos e/ou não dispõem de habilidade culinária ou manual para o preparo de alimentos naturais
- Baixa ingesta de líquidos pela associação de aposia (ausência de sede), disgeusia (alterações no paladar), incontinência urinária (p. ex., medo de perder urina à noite) e dificuldade à locomoção e ao manejo de copos e de canecas.

Tendo-se a certeza do consumo adequado de líquidos diariamente por parte do paciente, a opção de prescrever catárticos (substâncias que aceleram a defecação) formadores de massa, como metilcelulose em pó, policarbofilia cálcica ou *psyllium* (*Platago ovata*) em pó, torna-se a alternativa mais próxima das medidas não farmacológicas para minimizar o quadro de constipação intestinal. Deve-se atentar para o risco de fecaloma pelo consumo regular de catárticos formadores de massa sem a ingesta hídrica adequada (2.000 mℓ/dia), visto que a consistência da massa fecal é diretamente relacionada com o teor de água em sua composição: (1) fezes endurecidas, ≤ 72% de água; (2) fezes de consistência normal, 75%; (3) fezes amolecidas, 76%; e (4) fezes líquidas, ≥ 80% de água em seu conteúdo. Recomenda-se que o volume de catárticos formadores de massa aumente progressivamente em semanas com o intuito de reduzir seus efeitos adversos (Tabela 58.4) (Andrade *et al.*, 2003; Lambeau; McRorie Jr., 2017; Raleigh; Wilson, 2015).

A etapa subsequente no tratamento medicamentoso da constipação intestinal em idosos relaciona-se com o consumo de laxantes (substâncias que auxiliam a defecação) osmóticos, como citrato ou hidróxido de magnésio, lactulose, polietilenoglicol em pó ou sorbitol. Cabe sempre a informação, ao paciente e/ou a seus familiares, sobre os efeitos adversos relacionados com esse grupo de laxantes, notadamente a presença em percentuais significativos de distensão abdominal, cólicas, flatulência e náuseas. Atentar para idosos que ainda fazem uso de hidróxido de magnésio – o famoso "leite de magnésia" – como laxante e antiácido simultaneamente, pelo risco do desenvolvimento de hipermagnesemia que provoca quadro de letargia, hipotensão, depressão respiratória. Igual cuidado merece a lactulose pelo risco de descompensação de pacientes diabéticos e pelo potencial de obstruir sondas de alimentação como enterais e gastrostomias (Gorzoni *et al.*, 2010; Mounsey; Raleigh; Wilson, 2015).

Persistindo o quadro de constipação intestinal, troca-se o laxante por um emoliente de fezes como o docusato de sódio que, embora infrequente, também pode provocar náuseas e cólicas abdominais. Recomenda-se seu uso por períodos curtos (≤ 1 semana) notadamente pelo risco de aumentar a perda de potássio provocada por outros fármacos como diuréticos (Mounsey *et al.*, 2015; Vriesman *et al.*, 2020).

Reserva-se como alternativa subsequente e de forma cautelosa, os laxantes estimulantes ou irritantes como bisacodil, *Senna alexandrina*, *Rhamnus purshiana* (cáscara sagrada) e fenolftaleína. Recomenda-se cautela, pois esse grupo de laxantes tem efeito imediato satisfatório, mas com resultados danosos em uso crônico. A fenolftaleína, por exemplo, encontra-se proibida no Brasil, inclusive em fórmulas magistrais, pela Agência Nacional de Vigilância Sanitária (Anvisa) (Resolução nº 571, de 5 de abril de 2002) em decorrência do seu potencial oncogênico. Igual cuidado quanto ao consumo de bisacodil pela potencialização de distúrbios hidreletrolíticos em uso concomitante com diuréticos e corticosteroides e pelas suas apresentações (comprimidos de liberação prolongada) incompatíveis com a via por sondas enterais (Gorzoni *et al.*, 2010; Mounsey *et al.*, 2015; Paré; Fedorak, 2014).

Persistindo os sintomas relacionados com constipação intestinal, deve-se considerar teste terapêutico com ativadores do canal de cloreto, como a lubiprostona, ou com agonistas dos receptores da guanilato ciclase (GC-C), como a linaclotida. É importante mencionar o risco de diarreia provocada notadamente em idosos, hipertensos e diabéticos pela linaclotida. Torna-se também opção, paralela a essa etapa terapêutica, a reavaliação diagnóstica do paciente (Mounsey *et al.*, 2015). A Tabela 58.4 sumariza os catárticos e laxantes comentados anteriormente.

A lembrar que a maioria dos consensos e critérios sobre medicamentos potencialmente inapropriados para idosos (MPII) considera óleo mineral como um deles, pelo risco de broncoaspiração, contraindicando formalmente sua utilização em idosos (American Geriatrics Society Beers, 2019; Oliveira *et al.*, 2016).

Destaque final: a CIO merece atenção pela sua frequência progressivamente maior em decorrência da constante indicação de opioides em diversas situações relacionadas com a prática clínica. Caros, mas eficazes, os μ-antagonistas opioides podem ser utilizados, mas, idealmente, devem-se seguir as etapas propostas na Tabela 58.5 (Saha *et al.*, 2020).

Avaliação da diarreia em idoso

Como comentado anteriormente neste capítulo, a avaliação clínica cuidadosa colabora em definir a(s) maior(es) possibilidade(s) etiológica(s) desse quadro clínico.

TABELA 58.4 Catárticos (substâncias que aceleram a defecação) e laxantes (substâncias que auxiliam a defecação) para tratamento da constipação intestinal encontrados em farmácias brasileiras.

Fármaco	Dose habitual	Intervalo do início da ação	Efeitos adversos
Catárticos formadores de massa			
Metilcelulose em pó	19 g/dia	12 a 72 h	Distensão abdominal
Policarbofila cálcica	1.250 mg, 1 a 4 vezes/dia	12 a 72 h	
Psyllium (*Plantago ovata*) em pó	1 Cc ou 1 Sa 1 a 3 vezes/dia	12 a 24 h	
Laxantes osmóticos			
Citrato de magnésio	150 a 300 mℓ/dia/CP	30 min a 6 h	Hipermagnesemia
Hidróxido de magnésio (suspensão)	30 a 60 mℓ/dia	30 min a 6 h	Hipermagnesemia
Lactulose (solução)	15 a 30 mℓ/dia	24 a 48 h	Cólicas, náuseas
Polietilenoglicol em pó	17 g/dia	24 a 48 h	Cólicas, flatulência
Sorbitol (solução)	2 a 3 Cs/dia/CP	24 a 48 h	Cólicas, náuseas
Emoliente de fezes			
Docusato sódico	100 mg/2 vezes/dia	24 a 48 h	Cólicas, náuseas
Laxantes estimulantes			
Bisacodil	5 a 15 mg/dia	6 a 10 h	Diarreia, dor abdominal
Senna alexandrina	15 mg/dia	6 a 12 h	Dor abdominal
Ativador do canal de cloreto			
Lubiprostona	24 mg/2 vezes/dia	≤ 24 h	Náuseas
Antagonista μ-opioide de ação periférica			
Metilnaltrexona (solução)	0,15 mg/kg peso/SC/1 a 2 vezes/dia Reduzir 50% dose em IRC*	30 a 60 min	Diarreia
Agonista do receptor da GC-C			
Linaclotida	145 mg/dia	–	Diarreia

**Clearance* de creatinina ≤ 30 mℓ/min. Cc: colher de chá; Sa: sachê; CP: curto prazo; Cs: colher de sopa; SC: via subcutânea; IRC: insuficiência renal crônica; GC-C: guanilato ciclase.

Diarreia aguda, em geral com relato de seu início há poucas horas ou dias, apresenta como causas frequentes: (1) infecções, notadamente viroses (rotavírus, norovírus e adenovírus); (2) alimentos contaminados; e (3) início de novos medicamentos (particularmente antibióticos e hipoglicemiantes). Autolimitada na maioria dos casos, merece atenção quando ocorre em ILPI pelo risco de contaminação coletiva (incluindo profissionais da saúde) e alto grau de mortalidade (Fujiki *et al.*, 2020; Nelson *et al.*, 2008).

■ **TABELA 58.5** Normas para prevenção de constipação intestinal induzida por opioides (CIO) em idosos sob a ação desses fármacos.*

Etapas

Primeira etapa

- Alerte todos os pacientes em uso de opioides sobre o risco de desenvolver constipação intestinal
- Informe sobre os sintomas de CIO:
  - Fezes endurecidas
  - Dificuldade (esforço) à defecação
  - Sensação de evacuação incompleta
  - Redução do volume e/ou da frequência das fezes
- Medidas não farmacológicas:
  - Hidratação adequada
  - Atividade física regularmente
  - Desenvolver o hábito de horários regulares para utilizar o banheiro

Segunda etapa

- Ausência pregressa de diarreia ou de fezes amolecidas com proposta do consumo de opioide por mais de alguns dias:
  - Prescreva profilaxia medicamentosa com um laxante estimulante (Bisacodil ou *Senna*) ou osmótico (lactulose ou polietilenoglicol)
  - Oriente o paciente sobre como utilizar o laxante e a sua titulação da dose

Terceira etapa

- Acompanhe os sintomas e ajuste a dose adequada dos medicamentos consumidos (opioide e laxante):
  - Informe que a proposta terapêutica visa a evacuações regulares, consistentes e não mediante esforço. Considerar a manutenção do hábito intestinal normal como objetivo do tratamento medicamentoso
  - Quando necessário, aumente a dose ou acrescente outro laxante
  - Surgindo diarreia, reduza a dose ou interrompa o laxante. Considerar o consumo de laxativos como causa de diarreia nesses casos

*Evidências específicas para essas ações encontram-se em avaliação e há a possibilidade de efetividade variável a depender da situação clínica do paciente. (Adaptada de Saha *et al.*, 2020.)

Quando a diarreia se torna crônica (mais de 4 semanas com fezes amolecidas às evacuações), deve-se seguir um roteiro diagnóstico para definição da(s) causa(s) perpetuadora(s) desse distúrbio intestinal. Utilizando-se critérios de inclusão e/ou de exclusão, há quatro etapas a serem avaliadas diante da queixa de diarreia crônica (Schiller, 2019):

- Incontinência fecal mascarada e/ou relatada como diarreia: apresentada com mais detalhes em outro capítulo deste tratado, merece a menção de que manobras manuais para avaliação da continência do esfíncter anal contêm certo grau de subjetivismo e eventualmente necessitam ser complementadas com outros exames, como estudos manométricos e do tempo de latência do nervo pudendo (Viebig, 2002)
- Diarreia iatrogênica relacionada com medicamentos, cirurgias, ou secundária a radioterapias: medicamentos associados à diarreia crônica encontram-se sumarizados na Tabela 58.6. Cirurgias anteriores em órgãos como estômago (gastrectomias e/ou bariátricas), vesícula biliar (colecistectomias), intestino delgado e/ou grosso (ilectomias, colectomias) ou pâncreas (pancreatectomias) desenvolvem quadros diarreicos de difícil controle em percentuais significativos dos pacientes. Exemplo maior de diarreia secundária a radioterapia, a retite actínica tardia surge em período de até 2 anos pós-radioterapia com sintomas significativos como dor, sangramento e urgência retal, eliminação de muco, estenoses e fístulas retovaginais (Abraham; Sellin, 2007; Chassany *et al.*, 2000; Nadalin, 2009; Schiller, 2019)
- Infecções crônicas e/ou infestações: considerar sempre a possibilidade de giardíase, amebíase e ascaridíase. Igualmente *Clostridioides difficile* (pseudocolite membranosa) secundária ao uso abusivo de antibióticos (clindamicina, cefalosporinas, penicilinas e quinolonas), inibidores da bomba de prótons e da histamina H2 notadamente em ILPI (Pereira, 2014; Silva Júnior, 2012)
- Síndrome do intestino irritável com diarreia (SIID): particularmente quando a queixa se relaciona com dor abdominal associada a alterações na consistência e/ou frequência das evacuações. Percentual significativo dos pacientes com SIID relatam intolerância a alimentos gordurosos ou com má absorção intestinal e rápida fermentação (p. ex., laticínios) e a frutas cítricas.

Não se definindo o diagnóstico após a primeira avaliação clínica, pode-se indicar o exame coprológico composto por testes que auxiliam na triagem para determinar a etiologia de processos diarreicos crônicos (Schiller, 2019), como:

- Sangue oculto nas fezes: direciona a investigação para neoplasias colônicas e doenças inflamatórias intestinais. Cabe a lembrança da positividade desse exame complementar em causas de sangramento intestinal frequentes em idosos (doença diverticular do cólon e angiodisplasias) que não necessariamente desenvolvem quadro de diarreia crônica
- Dosagem de alfa-1-antitripsina: proteína resistente às enzimas digestivas, utilizada como marcador endógeno da não absorção proteica pelo sistema digestório. Observam-se concentrações aumentadas nas doenças de Crohn e de Whipple e nas neoplasias gástricas
- Pesquisa de gordura nas fezes: indica alterações pancreáticas e/ou duodenais produtoras de esteatorreia
- Parasitológico das fezes: busca protozoários como a *Giardia lamblia* (intestinalis ou duodenale) e a *Entamoeba histolytica* e de helmintos como o *Strongyloides stercoralis* e o *Ascaris lumbricoides*, causadores frequentes e pouco lembrados de diarreia crônica
- pH fecal: colabora no diagnóstico das diarreias resultantes de deficiência de dissacaridases, circunstância em que os açúcares

■ **TABELA 58.6** Medicamentos indutores de diarreia.

Adoçantes artificiais Alimentação enteral Antiácidos, antidispépticos e prócinéticos: • Bromoprida • Cimetidina • Cisaprida • Hidróxido de magnésio • Inibidores da bomba de prótons (omeprazol) • Metoclopramida Antibióticos: • Cefalosporinas • Clindamicina • Macrolídios • Penicilinas Anti-inflamatórios não esteroides • Diclofenaco Antineoplásicos: • Irinotecano • Lapatinibe • Cetuximabe • Imatinibe • Erlotinibe *Carbamazepina* 5-aminossalicilatos: • Mesalazina • Olsalazina • Sulfassalazina Colchicina	Digitálicos: • Digoxina Fitoterápicos: • Castanha-da-Índia (*Aesculus hippocastanum*) • Diacereína • Diosmina Hipoglicemiantes orais: • Biguanidas • Metformina Hipotensores arteriais: • Antagonistas da angiotensina-2 • Betabloqueadores • IECA Inibidores da acetilcolinesterase: • Donepezila • Galantamina • Rivastigmina Inibidores da alfaglicosidade:* • Acarbose Laxantes: • Estimulantes • Osmóticos** Levodopa-benserazida Levotiroxina Prebióticos:[#] • Inulina Sinvastatina Sulfato ferroso

*Incidência ≥ 20% de diarreia; **Incidência > 10% de diarreia; [#]Prebióticos = carboidratos não digeríveis que fornecem substrato às bactérias colônicas fermentarem (Saad, 2006); IECA: inibidores da enzima conversora da angiotensina. (Adaptada de Abraham; Sellin, 2007; Chassany; Michaux; Bergman, 2000; Philpott *et al.*, 2017.)

não absorvidos, sob ação bacteriana, se convertem em ácido láctico, reduzindo o pH fecal.

Posteriormente a esse grupo de exames complementares, indicam-se outros exames, como de imagem ou endoscópicos.

Esse raciocínio clínico por etapas possibilita reduzir o desconforto e o risco de exames complementares, como a realização indiscriminada de colonoscopia em todo idoso com diarreia crônica. Menos internações hospitalares para a realização desses procedimentos e menos risco iatrogênico para pacientes nessa faixa etária.

Considerações finais

Analisando-se as alterações anteriormente descritas pela ótica da assistência a populações idosas, deve-se considerar que constipação intestinal e diarreia, embora sejam queixas usuais na prática clínica, merecem atenção pela possibilidade intrínseca de doenças de maior gravidade, pelo potencial de reversibilidade (principalmente se a causa for medicamentosa), pela perda da qualidade de vida e/ou pelo isolamento social do idoso.

59

Fígado, Sistema Biliar e Pâncreas

Elizabeth Regina Xavier Mendonça

Introdução

Geralmente com o processo fisiológico de envelhecimento, algumas funções dos órgãos mostram-se alteradas, em decorrência da diminuição da quantidade de células, da menor capacidade funcional e/ou da imunossenescência, acarretando maior suscetibilidade a infecções e neoplasias.

Neste capítulo, o objetivo é ressaltar as principais peculiaridades do envelhecimento de cada órgão, bem como a abordagem do diagnóstico e o tratamento das principais doenças que acometem os idosos.

Envelhecimento hepático

O fígado envelhece modificando sua macroscopia, histologia, fisiologia e metabolismo de fármacos, mas caprichosamente sem apresentar, no entanto, alterações nas provas de função hepática (Huda *et al.*, 2019; Morsiani *et al.*, 2019).

Tal como a síntese de proteínas, a proteólise é um processo importante para a renovação das proteínas corporais, sendo dois os principais mecanismos de degradação: a via autofágico-lisossômica e a via ubiquitina-proteassoma.

Com a idade, os macrófagos hepáticos, apesar do aumento de número absoluto, pioram de função, apresentando reduções importantes na resposta fagocítica e no potencial de estresse oxidativo. O fígado aparece marrom devido ao acúmulo de resíduos metabólicos que não são excretados e ao depósito de grânulos de lipofuscina com aumento da fibrose capsular e do parênquima; ocorre diminuição do peso do órgão e do fluxo sanguíneo, havendo, no entanto, hipertrofia compensatória dos hepatócitos (Roy-Chowdhury 2014).

A apoptose é o mecanismo pelo qual as células senis ou lesionadas se autodestroem. A perda da função de proteínas proapoptóticas ou da sinalização apoptótica nas células pode levar à sobrevivência de células com o DNA danificado, dando origem, por sua vez, a variados tipos de cânceres. Existe tendência à inversão do padrão albumina/globulina, e a síntese de protrombina bem como a produção de enzimas estão preservadas, porém a eliminação hepática de nitrogênio (conversão de alfa-aminonitrogênio em ureia nitrogenada) poderá estar comprometida no envelhecimento.

Várias alterações quantitativas e qualitativas ocorrem na síntese das proteínas, resultando em um aumento de proteína funcionalmente anormal, como produto direto da diminuição do catabolismo que ocorre com o avanço da idade, o que determina o envelhecimento do hepatócito. O fígado sofre um envelhecimento acelerado na inflamação crônica.

Muito embora o fígado apresente manifestações da diminuição do seu metabolismo, a hiperbilirrubinemia transitória e o aumento das enzimas hepáticas geralmente estão associados a doenças infecciosas graves, choque e insuficiência cardíaca congestiva (ICC), sendo a obstrução maligna biliar a causa mais comum de icterícia persistente em idosos (Martin, 2017).

Doenças que acometem o fígado

Vários processos fisiológicos essenciais ao organismo têm sua origem no fígado, tais como a síntese de lipídios e de lipoproteínas plasmáticas, a produção de albumina, sendo a proteína plasmática mais importante e responsável por 75% da pressão coloidoncótica do plasma, bem como a biotransformação e a destoxificação de fármacos e toxinas endógenas.

O metabolismo intermediário do fígado pode ser profundamente afetado na vigência de doença hepática.

Do ponto de vista clínico, a *icterícia* será sempre um preditor de distúrbio isolado do metabolismo da bilirrubina, de doença hepática ou de obstrução dos ductos biliares. A icterícia é uma manifestação comum na doença hepática aguda e crônica (Fogel; Sherman, 2017).

Avaliação da icterícia

O diagnóstico diferencial das icterícias é bastante extenso; porém, na maioria das doenças que acometem indivíduos idosos, o diagnóstico pode ser obtido por anamnese, exame físico, exames laboratoriais preliminares e estudos de imagem preferencialmente não invasivos.

Anamnese

A anamnese deve ser rigorosa. Sintomas sugestivos de exposição a hepatotoxinas, administração de hemoderivados, consumo abusivo de álcool ou exposição conhecida a hepatite devem ser diferenciados na doença hepática daqueles sugestivos de obstrução biliar, como dor abdominal, febre e idade avançada. A queixa de fraqueza ou fadiga está presente na quase totalidade dos casos, fazendo com que o profissional médico fique atento para o diagnóstico diferencial com outras doenças comuns nos idosos.

Exame físico

Ascite, ginecomastia, angiomas aracneiformes e veias periumbilicais dilatadas evidenciadas ao exame físico são considerados estigmas de doença hepática.

Exames laboratoriais

Exames laboratoriais devem ser divididos em cinco grandes grupos principais:

- Testes que avaliam lesão hepatocelular
- Testes que avaliam a colestase
- Testes que avaliam a síntese proteica
- Testes que avaliam a capacidade residual funcional
- Testes que detectam fibrose hepática.

A elevação das aminotransferases séricas alanina aminotransferase (ALT) e aspartato aminotransferase (AST) revela necrose celular hepática ou alteração na permeabilidade na membrana celular, sendo a ALT considerada específica dos hepatócitos devido a sua grande concentração nessas células.

Nos pacientes com colestase, é fundamental a avaliação das bilirrubinas (bilirrubina total, bilirrubina direta e bilirrubina indireta), da gamaglutamiltransferase (GGT), da fosfatase alcalina e da nucleotidase. As principais causas de hiperbilirrubinemia são a superprodução de bilirrubina, a alteração na captação, conjugação e excreção da bilirrubina ou a regurgitação de bilirrubina indireta e bilirrubina direta por lesão dos hepatócitos ou ductos biliares.

O aumento da GGT é útil como indicador de doença hepática, porém tem especificidade baixa já que também pode ser verificado em outras enfermidades como a pancreatite, artrite reumatoide, infarto agudo do miocárdio (IAM), bem como em indivíduos que consomem bebida alcoólica em excesso.

Nas doenças hepatobiliares, aumentos acentuados de fosfatase alcalina ocorrem devido a um grande aumento de sais biliares, podendo essa taxa estar 4 ou 5 vezes mais elevada que os limites normais. O aumento isolado de fosfatase alcalina pode sugerir enfermidade de origem óssea, e pacientes idosos devem ser rastreados no diagnóstico diferencial com doença de Paget, osteomalacia e metástases ósseas.

A nucleotidase é uma enzima encontrada em vários tecidos; porém, sua elevação deve-se exclusivamente à doença hepática devido à sua associação com as membranas canalicular e sinusoidal do fígado. Tem sido considerada muito útil na evolução do tratamento dos processos obstrutivos e na colestase intra-hepática.

Mais de 90% de todas as proteínas e 100% da produção da albumina ocorrem no fígado; portanto, a avaliação da síntese proteica torna-se um excelente parâmetro nas lesões extensas do órgão.

O fígado também é responsável pela síntese de vários fatores envolvidos na coagulação do sangue, e o tempo de protrombina (TP) é usado como triagem e como um teste quantitativo para fatores de coagulação nas vias extrínsecas e comuns da coagulação. Utiliza-se também a determinação da razão normalizada internacional (INR, do inglês *international normalized ratio*), em que se calcula a relação entre o TP do paciente e uma faixa de referência de normalidade (NRR média).

As provas bioquímicas fornecem um retrato do grau da lesão hepática, porém não fazem avaliação da reserva funcional. Os testes de depuração da cafeína, da antipirina, do verde de indocianina, a eliminação da galactose e a excreção da bromossulfaleína (BSP) têm como função fornecer uma avaliação dinâmica da capacidade metabólica residual a partir da metabolização dessas substâncias pelo fígado.

Embora a biopsia do fígado seja o padrão para a avaliação da fibrose hepática, foram desenvolvidas medidas não invasivas da fibrose hepática que se mostram promissoras. Essas medidas incluem marcadores bioquímicos séricos individuais que refletem potencialmente o nível de atividade da fibrogênese hepática (Pratt, 2014).

Estudos de imagem

A escolha do estudo de imagem vai depender da hipótese diagnóstica mais provável. Sem dúvida, a ultrassonografia (USG) é o exame mais solicitado como técnica de estudo preliminar, pois não é invasivo, sendo mais barato e acessível à maioria da população. A obtenção de imagem nítida pode ser comprometida pelo fato de o paciente ser obeso e/ou por excesso de gás intestinal.

A tomografia computadorizada (TC) é um exame de alta resolução, sempre indicado para observação com precisão da estrutura anatômica do fígado e das vias biliares, porém pode deixar de identificar ductos dilatados, além de ser um exame de mais difícil acesso e mais dispendioso.

A visualização direta da árvore biliar, exibindo com exatidão as alterações existentes, é obtida por meio de colangiografia percutânea trans-hepática (CPT) ou da colangiopancreatografia retrógrada endoscópica (CPRE), que, além disso, podem viabilizar o tratamento. Essas técnicas, porém, são invasivas, devendo ser indicadas apenas quando as condições clínicas do paciente forem propícias.

Atualmente, os avanços na ressonância magnética (RM) têm tornado a colangiopancreatografia por RM (CPRM) uma boa alternativa, por ser exame não invasivo, principalmente quando existir contraindicação do exame endoscópico.

Biopsia

A biopsia hepática percutânea (BHP) é o padrão-ouro para diagnóstico de cirrose e doenças parenquimatosas difusas crônicas ou lesões expansivas. A biopsia do fígado, porém, por ser um exame invasivo, exige cooperação do paciente, sendo necessário, também, que não existam alterações da coagulação. Atualmente, pode-se lançar mão de elastografia hepática, que é um exame não invasivo que possibilita avaliar o grau de fibrose hepática e pode substituir a biopsia em alguns casos, entretanto, trata-se de uma tecnologia ainda indisponível em ampla escala (Garcia, 2017; Guedes; Ribeiro, 2017; Rosa *et al.*, 2017).

Outras doenças do fígado

Muitas enfermidades podem acometer o fígado, dentre elas as provocadas por um efeito tóxico ao órgão (hepatites virais e medicamentosas) (William *et al.*, 2017), as que comprometem o parênquima do órgão (esteatose, cirrose, tumores), doenças parasitárias, bacterianas, fúngicas, granulomatosas, distúrbios hereditários, defeitos no metabolismo, bem como aquelas que ocorrem por contiguidade à vesícula e às vias biliares, entre outras.

Nessa grande gama de doenças do fígado, algumas são mais comuns no período da infância, muitas se iniciam na idade adulta e outras se manifestam a partir da quinta década de vida como, por exemplo, as neoplasias.

Com o aumento da expectativa de vida da população, cada vez mais pessoas idosas serão portadoras de doenças crônicas, as mais comuns das quais são aquelas relacionadas com a hepatotoxicidade medicamentosa, a esteatose hepática (Abdelmalek; Diehl, 2017) a cirrose hepática e os tumores.

Hepatopatia medicamentosa

A frequência aumentada de reações adversas a fármacos em indivíduos idosos, predominantemente do sexo feminino, decorre principalmente da exposição aumentada, do uso de múltiplos fármacos e da disposição alterada dos fármacos. Além disso, a gravidade clínica da hepatoxicidade aumenta notadamente com a idade e com a desnutrição (Teoh *et al.*, 2014).

Muitos medicamentos são metabolizados por enzimas hepáticas e eliminados pelo sistema renal. Com o avançar da idade, algumas fases do processo de metabolização no fígado estão alteradas, inclusive aquelas que envolvem enzimas microssomiais do citocromo P-450. A atividade do cromossomo P-450 é alterada com uso concomitante de medicamentos que competem entre si em uma mesma ligação enzimática, de modo que aqueles com menor afinidade tenham metabolização mais lenta, o que aumenta a toxicidade e estabelece o princípio das interações medicamentosas (ver Capítulo 55) (Teoh *et al.*, 2014).

Durante o processo de biotransformação das substâncias, condição comum na patogênese dos diferentes tipos de toxicidade, o fígado é agredido por vários agentes químicos, incluindo o álcool, com seu potencial tóxico.

Vários são os tipos de lesões patológicas no fígado provocadas por medicamentos e toxinas. Cerca de 10% das hepatites não virais são causadas por fármacos, valor que aumenta até 40% nos indivíduos acima de 50 anos de idade.

Variados são os agentes medicamentosos capazes de causar lesão hepática e o fígado pode ser acometido de várias maneiras, ficando sujeito a diferentes tipos de lesões, como a hepatite focal inespecífica, a degeneração hepatocelular difusa, a colestase, degeneração hepática gordurosa não alcoólica (DHGNA), a hepatite granulomatosa, a fibrose hepática e a hepatite crônica (Tabela 59.1).

A ação hepatotóxica intrínseca dose-dependente, provocada por vários agentes, causa hepatite focal inespecífica que regride totalmente quando da suspensão do medicamento.

Na degeneração hepatocelular difusa seguida por necrose, as manifestações clínicas são semelhantes às da hepatite viral. Podem ocorrer reações de hipersensibilidade, como febre, erupção cutânea e eosinofilia, e, nos casos graves, a lesão pode ser maciça, provocando insuficiência hepática fulminante.

Outras substâncias podem desencadear colestase, caracterizada por prurido e icterícia, cursando com aumento da fosfatase alcalina. Dependendo do tipo de lesão causada ao fígado, o quadro clínico poderá ser mais exuberante ou mais persistente quando da suspensão dos fármacos.

Na Tabela 59.1, destacamos as principais lesões hepáticas associadas a várias substâncias amplamente utilizadas de forma pontual ou crônica por idosos.

Muito tem sido escrito sobre a hepatotoxicidade das estatinas e essa classe é um dos melhores exemplos das dificuldades em equilibrar risco e benefício, visto a relevância dessa substância no cenário das doenças cardiovasculares (DCV). No entanto, as estatinas podem causar um espectro de lesão hepática (colestática e hepatocelular), mas que raramente é grave ou fatal (Haque *et al.*, 2016).

Entre os medicamentos amplamente prescritos para quadros depressivos na prática geriátrica estão paroxetina, sertralina, fluoxetina e venlafaxina, todos com relatos de hepatotoxicidade, sendo esta última a causadora da menor quantidade de casos.

Algumas outras hepatopatias, como os tumores e as lesões vasculares, podem estar associadas ao uso de fármacos, porém elas não são prevalentes nos indivíduos idosos, que muitas vezes se tornam as vítimas mais fatais da multiplicidade de fármacos a que são expostos.

Doença hepática gordurosa não alcoólica

A doença hepática gordurosa não alcoólica (DHGNA), também denominada esteatose hepática ou fígado gorduroso, é a variedade mais comum de doença hepática.

TABELA 59.1 Relação de substâncias causadoras de lesão hepática.

Lesão hepática	Fármacos
Hepatite focal inespecífica	AAS, oxacilina
Degeneração hepatocelular difusa	Halotano, isonizida, cetoconazol, fenitoína, diclofenaco, estatinas
Colestase	Fenotiazidas, amoxicilina-clavulanato, piroxicam, tiabendazol, clorpromazina, captopril, sulfonilureias, carbamazepina, estatinas
DHGNA	Paracetamol, corticosteroide, álcool
Hepatite granulomatosa	Fenilbutazona, alopurinol, fenitoína, quinidina, hidralazina, sulfonilureias, sulfonamidas
Fibrose hepática	Hipervitaminose A
Hepatite crônica	Amiodarona, metildopa, nitrofurantoína, fenitoína, propiltiouracila, sulfonamidas, diclofenaco

AAS: ácido acetilsalicílico; DHGNA: degeneração hepática gordurosa não alcoólica.

Existe a expectativa do aumento da sua prevalência em todo o mundo, correspondendo ao envelhecimento e às populações cada vez mais obesas (Lee *et al.*, 2019).

Sua etiopatogenia ainda não está totalmente esclarecida, mas geralmente reflete o acúmulo de triglicerídios que se depositam na célula hepática, distorcendo os núcleos e aumentando o ácino. Isso se deve a um desequilíbrio entre o ritmo da biossíntese dos triglicerídios e de sua secreção para o plasma, principalmente como lipoproteínas de muito baixa densidade (VLDL).

A sarcopenia reconhece a resistência à insulina e a obesidade como fatores de risco e está frequentemente associada a distúrbios cardiometabólicos, incluindo DHGNA (Petta *et al.*, 2017).

A obesidade, a desnutrição proteico-calórica, o diabetes melito, a síndrome metabólica, o uso de corticosteroides, a hipertrigliceridemia e o consumo de álcool são as principais causas da degeneração gordurosa do fígado em indivíduos idosos. Na maioria das vezes, a lesão é benigna, não sendo um componente prognóstico do aparecimento de hepatite ou cirrose.

Nos casos em que os pacientes consumam bebida alcoólica, na esteatose hepática alcoólica, o quadro terá regredido inteiramente por volta de 4 a 6 semanas após a interrupção do álcool.

A DHGNA é identificada pela USG na maioria das vezes, podendo estar normal em alguns casos; a TC, a elastografia e a RM também podem identificar a doença, mas a BHP é o melhor método de diagnóstico, embora invasivo. As provas da função hepática podem estar normais ou levemente alteradas.

Ainda não está estabelecido um tratamento ideal para a DHGNA, mas historicamente os pacientes são orientados a perda de peso, retirada de fármacos e toxinas nocivas e controle dos transtornos metabólicos associados, como o diabetes melito e a hipertrigliceridemia.

Cirrose hepática

Doença crônica do fígado caracterizada pela formação de fibrose e desorganização da arquitetura lobular e vascular, resultando na formação de nódulos nos hepatócitos.

Resulta de uma agressão hepática permanente, proveniente de uma gama de distúrbios, entre os quais consumo abusivo de álcool, infecções virais crônicas, colestases e distúrbios metabólicos.

Histologicamente, a lesão crônica do fígado caracteriza-se por matriz de alta densidade no espaço subendotelial, contendo colágenos formadores de fibrilas, lipócitos ativados que estão proliferando e são fibrogênicos e isentos de vitamina A, e desaparecimento das microvilosidades hepatocíticas e das fenestrações sinusoidais.

A cirrose foi classificada, segundo a etiologia, em dois tipos diferentes: cirrose macronodular, quando os nódulos têm tamanho maior ou igual a 3 mm, e cirrose micronodular, quando o tamanho dos nódulos é menor que 3 mm.

Mais modernamente, a classificação da cirrose baseia-se na causa de sua agressão, podendo ser pré-sinusoidal, parenquimatosa (substâncias lícitas ou não e infecções), infecciosa (hepatites, sífilis), autoimune, por anomalias vasculares (ICC), por doenças metabólicas, por obstrução biliar e por fibrose pós-sinusoidal ou idiopática.

A cirrose alcoólica é o tipo que corresponde à segunda causa mais comum de morte entre as doenças hepatobiliares e digestivas, superada apenas pelas causas neoplásicas.

Existe um crescimento constante do consumo de álcool e de drogas ilícitas, tanto nas faixas etárias mais precoces quanto nas mais avançadas, fato que justifica nossa preocupação e a relevância de vários estudos a esse respeito.

Cirrose alcoólica

O fato de um indivíduo ingerir bebida alcoólica não constitui causa suficiente para o desencadeamento da doença hepática, porquanto alguns fatores de risco são de relevância no surgimento da cirrose alcoólica, como descrito no resumo da Tabela 59.2.

A evolução da lesão hepática passa por três etapas, do ponto de vista histológico, até chegar à cirrose, que é caracterizada pela fibrose panlobular:

- Esteatose hepática: é consequência, a curto prazo, da toxicidade do álcool; há um acúmulo de gotículas de gordura nos hepatócitos, deformando-os
- Fibrose perivenular: caracterizada por deposição de tecido conjuntivo ao redor da veia central
- Hepatite alcoólica: nessa fase, iniciam-se necrose dos hepatócitos, fibrose pericelular, distribuição perivenular, infiltração por neutrófilos e hepatite hialina de Mallory (típica da hepatite alcoólica).

Quadro clínico e laboratorial

As apresentações do quadro clínico são bastante variadas, e frequentemente pacientes podem ser portadores de variedades praticamente assintomáticas até as de insuficiência hepática grave, com aparecimento de icterícia, ascite, sangramento gastrintestinal e encefalopatia (Rosa *et al.*, 2010).

Em geral, a hepatite alcoólica pode causar anorexia, hepatomegalia, icterícia, febre baixa e outros sinais sugestivos, como eritema palmar, angiomas aracneiformes e ascite.

Por apresentar outras comorbidades, sendo medicado continuamente com vários fármacos, o paciente idoso com cirrose, fazendo uso de diuréticos, antiagregantes plaquetários, fixadores de cálcio para osteoporose, entre outros, pode ter complicação da sua doença de base e consequente descompensação da doença hepática.

As principais condições extra-hepáticas associadas à encefalopatia em pacientes de 65 a 97 anos de idade são: infecções (urinária, de pele, pulmões e sepse), infarto silencioso do miocárdio, intoxicação por fármacos, acidente vascular encefálico, traumatismo craniano e hematoma subdural.

Na fase mais avançada, observam-se alterações psíquicas, como desorientação, confusão mental, sonolência ou inversão do padrão do sono, este último provavelmente ligado à mudança do ritmo circadiano da melatonina.

Os exames laboratoriais mostram provas de função hepática com a AST e a ALT elevadas (em geral menores que 500 UI), estando os valores da AST 1 a 2 vezes mais altos que os da ALT. Os níveis de bilirrubina e de fosfatase alcalina também se apresentam elevados.

Nos casos de disfunção hepática concomitante a processo sugestivo de cirrose, coexistem elevações no TP que não respondem à administração de vitamina K e hipoalbuminemia, podendo causar encefalopatia (Rosa *et al.*, 2010).

TABELA 59.2 Fatores de risco para desenvolvimento da cirrose hepática.

Fator de risco	Predisposição à cirrose hepática
Frequência no consumo de álcool	Consumo de 80 g dessa substância por dia, por 20 anos
Sexo	Mulheres apresentam maior suscetibilidade
Acometimento viral	Infecções pelo vírus tipos B e C da hepatite
Fatores genéticos	Predisposição hereditária ao consumo de álcool
Estado nutricional	Desnutrição proteico-calórica

Tratamento

Quanto ao tratamento, cabe ressaltar que a abstinência é fundamental ao tratamento. Deve-se providenciar suplementação vitamínica diária, incluindo tiamina, folato, piridoxina e vitamina K. Também é necessária a correção das deficiências de potássio, magnésio e fosfato, bem como o monitoramento da glicemia.

Nos pacientes em estado grave com estágio de doença avançada, alguns recursos podem ser tentados, como as terapêuticas à base de corticosteroides, porém o indivíduo idoso deve sofrer avaliação criteriosa do risco/benefício de tal procedimento.

O prognóstico é sombrio nos casos de doença avançada, porém, em pacientes idosos em que há a existência de comorbidades, a descompensação clínica que acarreta morte geralmente é desencadeada por doenças extra-hepáticas, especialmente a pneumonia.

Três fatores influenciam negativamente na sobrevida de pacientes acima de 80 anos de idade: hepatocarcinoma, baixo número de plaquetas e estágio de fibrose hepática.

Envelhecimento do sistema biliar

O envelhecimento da vesícula biliar determina hipertrofia da musculatura do órgão e espessamento da sua mucosa, com consequente perda do tônus muscular, podendo causar ptose. No entanto, tal como acontece com o fígado, essas alterações não interferem na função desse órgão (Kim *et al.*, 2015).

A idade atua como fator de risco para o aparecimento de cálculos de vesícula, estabelecendo uma relação entre o envelhecimento e o aumento da secreção hepática de colesterol e da redução da síntese de ácido biliar, aumentando a saturação da bile com colesterol. Aproximadamente, um terço dos pacientes acima de 70 anos de idade apresentam coledocolitíase, sendo bem próximo de 50% nas mulheres acima dessa faixa etária, que, associada às neoplasias, constitui a causa mais frequente de icterícia.

Entre as doenças que mais frequentemente acometem a vesícula e a árvore biliar estão a discinesia biliar, a colecistite aguda, a colelitíase e os tumores da vesícula e das vias biliares, sendo os dois últimos responsáveis por cerca de 35% das cirurgias abdominais em pacientes acima de 70 anos de idade (Greenberg; Paumgartner, 2017).

Colestase

A colestase é uma enfermidade resultante de falha na secreção da bile, levando a acúmulo no plasma de compostos secretados pela bile: a bilirrubina e os sais minerais.

Pode ser ocasionada por afecções dos grandes ductos biliares, caracterizando a colestase extra-hepática, bem como ser originária dos pequenos ductos biliares dos canalículos ou dos hepatócitos (colestase intra-hepática).

Colestase intra-hepática

Frequentemente, a obliteração dos pequenos ductos biliares leva o fígado a apresentar um padrão de cronicidade, podendo evoluir até a cirrose biliar.

Os tipos mais comuns de colestase intra-hepática no indivíduo idoso são aqueles de origem metabólica (pacientes em estado grave, submetidos a cirurgia, com sepse, hiperalimentação parenteral) e por neoplasias infiltrantes.

Acredita-se que a colestase medicamentosa, uma complicação de tratamentos com muitos fármacos, seja oriunda de processo de hipersensibilidade aos agentes, sendo a clorpromazina uma substância que provoca a típica enfermidade febril aguda, com aumento das transaminases e fosfatase alcalina. Medicamentos como o captopril, tão comuns na prática médica, já foram descritos como causa de processo colestático, porém com incidência muito menor que a clorpromazina, já mencionada (Lee; Dienstag, 2017).

Colestase extra-hepática

As neoplasias são as grandes causas de acometimento colestático extra-hepático. As lesões malignas primárias, como o colangiocarcinoma do fígado e o adenocarcinoma da vesícula e do pâncreas, são as principais responsáveis pela invasão dos grandes ductos biliares, tanto no indivíduo idoso quanto na população em geral (Jimenez; Castillo, 2010).

Quadro clínico

Geralmente o paciente portador de colestase apresenta-se ictérico e com queixas dispépticas inespecíficas. Aqueles com colestase em fase avançada referem mal-estar, fraqueza, náuseas e, frequentemente, apresentam prurido, que é atribuído à toxicidade cutânea dos sais biliares retidos.

Diagnóstico

A pesquisa diagnóstica inicia-se por meio de exames de sangue para enzimas hepáticas e função hepática. Estabelecer o padrão de colestase se torna importante, pois dele dependem a solicitação dos exames subsequentes e o tratamento (Ferraz, 2010).

As provas de função hepática mostram aumento expressivo principalmente da fosfatase alcalina e da GGT, associadas a hiperbilirrubinemia conjugada, hipercolesterolemia e hipoalbuminemia. A má absorção da vitamina K é relativamente precoce na colestase, levando a um TP anormal.

A USG pode determinar a natureza e o local da obstrução, sendo o método de imagem inicialmente utilizado. Nos casos em que a USG não demonstrou dilatação da árvore biliar em vigência de suspeita de obstrução biliar, a TC pode ser usada como um segundo passo para o diagnóstico, embora sejam as colangiografias os melhores exames para definição das obstruções biliares. A biopsia do fígado só será indicada nos casos de evidência de processo parenquimatoso.

Tratamento

Em linhas gerais, o tratamento da colestase vai depender de sua causa. Os casos de neoplasia obstrutiva e colelitíase terão indicação de ressecção curativa sempre que as condições do paciente o possibilitarem. A supressão de medicamentos causadores da colestase, sempre que for confirmada toxicidade desses fármacos, é necessária, bem como medidas paliativas ou de apoio visando ao bem-estar do paciente.

Tumores benignos

Hemangioma

O hemangioma cavernoso é o tumor de fígado benigno mais comum, com prevalência maior em mulheres. Em geral, cursa com clínica silenciosa, embora o paciente possa vir a apresentar quadro clínico de massa abdominal, infarto, trombocitopenia ou ruptura da lesão.

O diagnóstico é feito por meio de USG, TC ou RM, geralmente sendo achado acidental durante a realização dos exames citados ou no ato operatório.

Habitualmente o tratamento com ressecção do tumor torna-se desnecessário, exceto nos casos de lesões volumosas acarretando sintomas.

Hiperplasia nodular focal

Com predominância nas mulheres, a hiperplasia nodular focal não é tumor prevalente em indivíduos idosos. Cursa com quadro clínico silencioso, por se tratar de tumor solitário com diâmetro igual ou inferior a 5 cm, situado no lobo direito do fígado.

O diagnóstico geralmente se faz de maneira incidental, com uso de técnicas de imagem como USG, TC e RM.

Outros tumores

Vários tumores, como o adenoma hepatocelular, adenomas do ducto biliar e tumores mesenquimais, acometem o fígado, porém não são incidentes nas pessoas idosas.

Tumores malignos

Tumores malignos primários

Os tumores malignos primários do fígado se constituem em uma enfermidade rara no Ocidente, porém, em alguns países da África e Ásia, apresentam-se como uma das doenças malignas mais frequentes. Entre eles, o carcinoma hepatocelular (hepatoma), que tem sua origem no hepatócito e representa 90% dos casos de cânceres primários do fígado (Kelley; Venook, 2017).

Esse carcinoma acomete mais frequentemente os homens com idade entre 50 e 70 anos e tem sua origem, geralmente, em fígado cirrótico.

Existe um risco maior para o desenvolvimento do carcinoma hepatocelular quando associado a infecção pelos vírus tipos B e C da hepatite, inclusive em paciente com idade avançada (igual ou superior a 80 anos).

O quadro clínico inicial consiste em dor abdominal persistente, massa abdominal e perda de peso. Pacientes idosos costumam sinalizar o quadro por alterações do estado mental, aparecimento de fraturas patológicas como resultado de metástases e sintomas pulmonares, especialmente pneumonia.

É comum o aparecimento de síndromes paraneoplásicas associadas ao carcinoma hepatocelular, incluindo ericitrose, hipoglicemia, hipercalcemia, febre persistente e hipercolesterolemia.

Ao exame, podem-se encontrar hepatomegalia em 70% dos casos e ascite, além de um estado geral bastante comprometido.

O melhor exame de imagem para identificação do carcinoma hepatocelular é a TC, pela possibilidade de identificação de lesões hepáticas pequenas, embora a USG deva ser sempre solicitada como método de pesquisa inicial.

A pesquisa laboratorial deve informar sobre elevações nos níveis de fosfatase alcalina e transaminases, níveis de alfafetoproteína muito elevados ou em elevação, tornando bastante sugestivo o diagnóstico de carcinoma hepatocelular. O exame ultrassonográfico pode detectar a lesão em estágios precoces.

O tratamento é desanimador, visto que o diagnóstico geralmente é feito em fase avançada da doença, em que as condições clínicas do indivíduo idoso, portador de várias comorbidades, não admitem cirurgia agressiva ou radioterapia, técnicas que não iriam interferir na sobrevida.

Tumores metastáticos

Entre os tumores do fígado, o carcinoma metastático é o mais frequente em todas as faixas etárias, inclusive na idade avançada. Juntamente com os pulmões, o fígado é o órgão de maior acometimento por metástases de tumores, a exemplo de outros cânceres, como de estômago, cólon, pâncreas, pulmão, orofaringe e bexiga, melanoma, entre outros.

A abordagem ao paciente deverá ser bastante criteriosa, e os meios diagnósticos deverão se restringir às técnicas não invasivas, quando o local primário não estiver estabelecido, principalmente em pacientes portadores de comorbidades, como DCV, problemas respiratórios, doença cerebrovascular e quadro demencial.

A pesquisa de sangue oculto nas fezes por vezes pode ser a primeira evidência de tumores metastáticos para o fígado, por exemplo.

Doenças da vesícula e das vias biliares

Discinesia biliar

Essa síndrome caracteriza-se por episódios repetidos de cólicas biliares, resultantes de uma disfunção motora do esfíncter de Oddi, associados a sinais e sintomas de obstrução biliar funcional. Não se constitui em uma síndrome característica ou prevalente em indivíduos idosos, porém sua frequência vem aumentando nessa população, que está mais sujeita à ação dos cálculos biliares.

O quadro clínico é de dor no hipocôndrio direito, e os achados laboratoriais são de elevação transitória de fosfatase alcalina, bilirrubinas e aminotransferases. À USG, evidenciam-se aumento do diâmetro do colédoco e esvaziamento retardado do órgão.

O tratamento é cirúrgico, por esfincterotomia endoscópica, que é muito bem tolerada pelos pacientes.

Colelitíase

A maioria dos cálculos biliares é assintomática, podendo permanecer assim por várias décadas, apenas se manifestando quando o cálculo estiver inteiramente formado e houver maior tensão na vesícula biliar e/ou nos ductos biliares. Acomete mais as mulheres em uma relação de 4:1, e estudos em seres humanos e animais sugeriram que o estrogênio aumentaria o risco de cálculos biliares de colesterol por produzir mais secreção hepática de colesterol biliar, o que elevaria a saturação de colesterol da bile.

Manifesta-se clinicamente com dor contínua no epigástrio ou hipocôndrio direito, em um período nunca inferior a 30 minutos, irradiando-se por vezes para a região escapular direita e/ou dorso, podendo ocorrer náuseas, vômito, distensão abdominal, dispepsias e outras queixas menos específicas.

Comumente não são necessários recursos adicionais à USG para estabelecer o diagnóstico de cálculos biliares, e, de um modo geral, o paciente com idade avançada já tem esse diagnóstico confirmado desde a idade adulta. A TC não é muito adequada para detecção de cálculos, mas excelente para o diagnóstico das complicações, como abscesso, perfuração da vesícula ou do ducto biliar e pancreatite. A ultrassonografia endoscópica (USE) tem grande precisão no afastamento ou confirmação de cálculos do ducto biliar. A colangiopancreatografia endoscópica retrógrada (CPRE) é o teste padrão para diagnóstico e extração de cálculos do ducto biliar, com eficiência nos casos de colangite aguda, por reduzir a necessidade de exploração do ducto biliar por ocasião da colecistectomia.

A cólica biliar é frequentemente indicação de colecistectomia no indivíduo adulto, visto que costuma apresentar recidivas; porém, para o caso do indivíduo idoso, em que muitas vezes a clínica não é exuberante e há comorbidades, o tratamento conservador será sempre a primeira opção.

Além disso, pessoas idosas têm risco maior de complicação de cálculos biliares e a mortalidade é inaceitavelmente mais elevada em pacientes acima de 65 anos de idade. A complicação mais comum da colelitíase consiste na colecistite aguda, pela migração de cálculo biliar.

Colecistite

A colecistite aguda consiste na inflamação aguda da vesícula, geralmente causada pela obstrução de um cálculo no colo do órgão. Em pequeno percentual dos casos, a colecistite resulta da impactação de muco ou lama e/ou de isquemia nos distúrbios vasculíticos, sem cálculos biliares. Na maioria dos casos, estão presentes bactérias do tipo *Escherichia coli* e outros microrganismos gram-negativos entéricos.

A colecistite aguda manifesta-se com dor aguda e constante no hipocôndrio direito e por vezes no epigástrio, além de náuseas, vômito, anorexia e febre.

Ao exame físico, o sinal de Murphy (dor induzida na vesícula biliar à palpação) é o achado característico de colecistite, e, na maioria dos casos, os pacientes cursam com leucocitose leve, com desvio para a esquerda, sem necessárias elevações da bilirrubina e da fosfatase alcalina. A USG geralmente é o único procedimento necessário para diagnosticar cálculos biliares.

O tratamento impõe hospitalização com a administração de antibiótico intravenoso, e a colecistectomia deve ser programada para o mais breve possível, inclusive em pacientes diabéticos, que correm o risco de perfuração. A mortalidade na colecistectomia eletiva em pacientes até 70 anos de idade é menor que 1%.

A colecistite crônica decorre da longa duração da doença biliar. Os pacientes apresentam com frequência queixas abdominais vagas e esporádicas. A vesícula fica fibrótica, contraída e espessada; em alguns casos, evidencia-se à radiografia o aspecto de "vesícula em porcelana" em virtude da deposição de cálcio na parede do órgão. Essa condição da vesícula e a associação de cálculos biliares predispõem ao aparecimento do câncer de vesícula, o que ocorre em 75% dos casos.

Tumores benignos da vesícula biliar

Entre os tumores benignos da vesícula (adenoma, cistadenoma, fibradenoma, entre outros), o adenoma está frequentemente associado a cálculos da vesícula biliar e colecistite.

A incidência baixa na maioria da população (1% dos pacientes colecistectomizados) não aumenta com a idade, porém os tumores podem desenvolver potencial de malignidade.

O quadro clínico em geral é semelhante aos da colecistite aguda ou crônica, podendo ser inexistente. Quando se constatam no paciente condições clínicas favoráveis, a colecistectomia é indicada, por conta da natureza incerta de determinadas lesões.

Tumores malignos da vesícula biliar

De acometimento preferencial em mulheres, em uma relação 1:4, na faixa etária entre 60 e 70 anos de idade os adenocarcinomas são responsáveis por 80% dos tumores malignos da vesícula biliar. O adenocarcinoma em estágio avançado costuma manifestar-se até a oitava década de vida, podendo ser achado de laparotomia ou de necropsia.

É raro e em geral cursa com quadro silencioso; a pesquisa clínica geralmente se inicia a partir da instalação de icterícia em pacientes com queixas abdominais inespecíficas e perda de peso gradativa.

O diagnóstico geralmente é feito por USG e TC, devendo ser evitados os métodos invasivos.

O tratamento é cirúrgico, porém o prognóstico desses tumores é ruim, dado o estágio avançado da doença quando ocorre diagnóstico.

Tumores das vias biliares

Os tumores benignos dos ductos extra-hepáticos são incomuns tanto na população idosa como na população em geral. Entre esses, destacamos o papiloma e o adenoma como sendo os responsáveis pela maioria dos acometimentos tumorais. Geralmente, o paciente apresenta queixa de dor inespecífica no hipocôndrio direito, e a icterícia é intermitente.

O diagnóstico geralmente é confirmado por USG e TC, e o tratamento consiste em cirurgia com exérese da lesão, sendo bom o prognóstico.

Entre os tumores malignos, o colangiocarcinoma é o adenocarcinoma com origem no epitélio biliar intra ou extra-hepático, com maior incidência entre a quinta e a sétima década de vida, acometendo mais os homens, em uma relação 1,5:1.

São tumores mais raros que os de cabeça de pâncreas, tendem a crescer lentamente, infiltrando a parede do ducto, e comumente levam a metástases dos gânglios regionais.

As manifestações clínicas de icterícia obstrutiva, dor abdominal, náuseas, vômito, tanto quanto o tratamento e o prognóstico, vão depender da localização do tumor, e 50% das lesões estão situadas na porção superior dos ductos, intimamente relacionadas com o fígado (Matsuda, 2019).

O diagnóstico pode ser feito por meio de USG e TC, que mostrarão imagem de dilatação dos ductos intra-hepáticos, com estreitamento da árvore biliar, acompanhado ou não de massa. Em alguns casos, o diagnóstico se faz apenas por ocasião da laparotomia.

Apenas um terço dos colangiocarcinomas é ressecável com intenção de cura, e a sobrevida varia em torno de 5 anos nesses casos. Tumores não ressecáveis, por vezes, merecem cirurgia paliativa, por conta da resposta desapontadora à quimioterapia e/ou à radioterapia.

Envelhecimento do pâncreas

O pâncreas também tem seu peso reduzido, havendo uma proliferação do epitélio ductal, com predisposição à formação de cistos. Ocorrem fibrose, lipoatrofia focal e diminuição da secreção de lipase e do bicarbonato. Alteração gordurosa e fibrose são frequentemente observadas em pâncreas envelhecidos.

No pâncreas endócrino, há redução do número de receptores da insulina na membrana celular e nos tecidos-alvo, diminuição da velocidade de liberação e degradação da insulina, bem como menor sensibilidade desta, o que pode ocasionar testes anormais de tolerância à glicose.

Cerca de 5% das pessoas com mais de 70 anos de idade e 10% daqueles com mais de 80 anos de idade apresentam insuficiência pancreática exócrina (IPE) com uma elastase 1 fecal abaixo de 200 μg/g de fezes, e 5% têm IPE grave com elastase 1 fecal abaixo 100 μg/g de fezes. Isso pode causar má digestão e desnutrição (Löhr *et al.*, 2018).

O envelhecimento é o fator de risco mais importante do pâncreas para o desenvolvimento do câncer. Mudanças patológicas relacionadas com a idade desempenham um papel fundamental na carcinogênese pancreática por meio do acúmulo de mutações genéticas, desregulação epigenética, disfunção telomérica, e um ambiente estromal alterado.

Doenças que acometem o pâncreas

Tumores

Das doenças que acometem o pâncreas, sem dúvida os tumores são as de maior prevalência em idosos. Fatores genéticos e ambientais foram identificados com o desenvolvimento do câncer pancreático (Almeida *et al.*, 2019). O fator ambiental mais importante é o tabagismo; o segundo seria por influência dietética. Ingestão elevada de gorduras ou carne estaria ligada ao desenvolvimento de câncer pancreático além de sedentarismo, obesidade, diabetes melito, exposição a agentes cancerígenos, doenças pancreáticas e hepáticas, e nível socioeconômico baixo (Higuera *et al.*, 2016).

Pacientes idosos representam um grupo com diferenças biológicas, funcionais e psicossociais que podem modificar a abordagem da doença.

Fatores que aumentam o risco em até 5 vezes e em até 10 vezes para tumores pancreáticos estão listados na Tabela 59.3 (Loveday *et al.*, 2019; Singui *et al.*, 2019).

O câncer de pâncreas aumenta progressivamente sua incidência até os 80 anos de idade, sendo a segunda causa de morte por tumores, devido ao aparecimento tardio dos sintomas e à elevada incidência de metástases.

A maioria dos tumores do pâncreas é de natureza maligna, embora tumores pancreáticos sejam menos frequentes quando comparados com outros do sistema digestório, como os de estômago, fígado e vias biliares.

Aproximadamente 20% dos pacientes apresentam a doença limitada ao pâncreas, em 30% a doença faz interface com estruturas vasculares, e 50% dos casos apresentam doença metastática.

O adenocarcinoma ductal, sua manifestação mais comum, perfaz cerca de 85 a 95% dos tumores. Sua localização preferencial é na cabeça do órgão (cerca de 60 a 70%), sendo frequente a invasão do tumor para a parede dos vasos mesentéricos, comprometimento do peritônio, de órgãos vizinhos e implante metastático para fígado, pulmão e suprarrenais.

Quadro clínico

As manifestações iniciais são vagas, passando por certo desconforto abdominal, anorexia e astenia, queixas muito comuns nos pacientes idosos e que podem induzir outras hipóteses diagnósticas. Com o avanço da doença, o tumor de cabeça de pâncreas cursa com dor abdominal de irradiação para o dorso e icterícia, causada por obstrução à drenagem da secreção biliopancreática, enquanto os tumores de corpo e cauda evoluem com dor e perda de peso. Também o aparecimento de intolerância à glicose ou diabetes melito de início recente pode alertar para a possibilidade da doença (Berk; Korenblat, 2017; Lee, 2019).

Diagnóstico

A anemia é um achado frequente, associada à discreta elevação das enzimas hepatocelulares e à elevação da bilirrubina à custa da fração direta (padrão de colestase). Elevações discretas da amilase e lipase ocorrem por obstrução do ducto pancreático. A deficiência de vitamina K, provocada pela obstrução biliar prolongada, deixa o TP alargado.

Diversos marcadores tumorais são utilizados para diagnóstico sorológico do adenocarcinoma de pâncreas, como o CEA, o CA19-9, CA125, o antígeno carcinoembrionário, o CA494, entre outros. Em comparação, o CA19-9 é superior ao CEA, por ter sensibilidade de 86% e especificidade de 80% para diagnóstico do adenocarcinoma de pâncreas.

TABELA 59.3 Fatores de risco para tumor pancreático.

Aumento de até 5 vezes	Aumento de até 10 vezes
Tabagismo	Pancreatite hereditária
Obesidade	História familiar de ≥ 3 parentes até 3º grau com câncer de pâncreas
Consumo abusivo de álcool	Síndrome de Peutz-Jeghers
Diabetes de longa data	Síndrome de múltiplas moléculas atípicas familiares mamária
Parente de 1º grau com câncer de pâncreas	Síndrome de múltiplas moléculas atípicas familiares ovariana
Síndrome de Lynch	Síndrome de múltiplas moléculas atípicas familiares colorretal
Polipose adenomatosa familiar	
Portador do gene *BRCA1*	

A USG é o primeiro exame solicitado para esclarecimento de dor abdominal e icterícia, apesar de os tumores dificilmente serem visualizados. Achados indiretos, como dilatações do ducto pancreático, do colédoco, ectasia da vesícula, ascite e até metástases hepáticas podem sugerir o diagnóstico.

TC helicoidal é o exame de escolha para visualização do parênquima pancreático, que se mostra alterado, com áreas atróficas (comuns no envelhecimento) e outras desproporcionalmente não atróficas a montante. Atualmente, com a TC *multislice*, é possível um aprimoramento com menor tempo de aquisição das imagens.

A RM é uma alternativa, sobretudo pela possibilidade de realização de CPRM, que possibilita ver o delineamento da árvore biliar e dos ductos pancreáticos.

A ecoendoscopia também pode ser utilizada no estadiamento do câncer do pâncreas, porém a técnica ainda está disponível em poucos centros.

Tratamento

A cirurgia radical é a única possibilidade de cura para os pacientes, e a escolha do tipo de ressecção vai depender da localização do tumor e da correspondência a critérios de ressecabilidade, que incluem: ausência de metástases, ausência de comprometimento direto da artéria mesentérica superior e do tronco celíaco e a perviedade da confluência portomesentérica.

Com a idade, os tumores periampulares mostram alta incidência, preocupando os médicos com relação à decisão do tipo de conduta a ser tomada, visto que a morbidade e a mortalidade pós-operatória dependerão das comorbidades, muito comuns nesses pacientes. Em indivíduos idosos, a duodenopancreatectomia tem se mostrado menos agressiva e com melhor resposta que a pancreatectomia total (Guarita *et al.*, 2010).

Medidas paliativas são frequentemente utilizadas no tratamento desses tumores, visto que menos de 20% desfrutarão de tratamento curativo. O tratamento paliativo pode ser cirúrgico, por técnicas endoscópicas ou por rádio/quimioterapia, dependendo de cada caso. As operações de derivação biliar são muito eficazes, e muitas vezes são combinadas com gastrojejunostomia para aliviar a obstrução duodenal.

Os tumores de pâncreas causam muitas dores, e o alívio destas deve ser um dos objetivos do tratamento, que responde bem ao uso de opioides. Atualmente, a técnica de alcoolização do plexo celíaco tem sido realizada para controle da dor, com mais eficácia e sem os efeitos colaterais da medicação.

60 Envelhecimento do Rim

Francisco José Werneck de Carvalho

Introdução

Um recente simpósio publicado na revista *Kidney International* (Rovin, 2020) sobre se os valores do ritmo de filtração glomerular (RFG) com o envelhecimento devem ser distintos dos atribuídos ao adulto foi inconclusivo, assim como tem sido a maioria dos parâmetros de avaliação do rim do idoso, que serão abordados neste capítulo.

No envelhecimento renal, são observadas alterações funcionais e estruturais, cuja expressão histológica é frequentemente descrita como nefrosclerose. As alterações do envelhecimento renal incluem modificações clínicas, micro e macroscópicas e funcionais, comprometendo toda a estrutura renal (Tabela 60.1) com repercussão no uso de medicamentos que devem ter as suas doses ajustadas a esse novo ambiente renal. O propósito do capítulo é entender o envelhecimento do rim e buscar soluções para que as modificações do tempo sejam compensadas de modo a garantir uma eficiente atuação desse sistema, com consequente estabilidade do meio interno. Essa estabilidade pode garantir adequadas condições para o complexo metabolismo celular em condições constantes durante todo o ciclo de vida, contribuindo, assim, com um envelhecimento bem-sucedido.

TABELA 60.1 Modificações estruturais e funcionais do envelhecimento renal.

Classes de modificações	Alterações
Clínica	Progressão para insuficiência renal Suscetibilidade à insuficiência renal aguda Função e sobrevida ao transplante
Microscópica	Glomerulosclerose Fibrose intersticial Arteriolosclerose Atrofia tubular
Macroscópica	Diminuição da massa Perda de peso Diminuição do comprimento Atrofia do parênquima
Funcional	Diminuição do RFG Controle do Na e K Diminuição do fluxo plasmático renal Concentração urinária Resistência vascular Reserva renal

RFG: ritmo de filtração glomerular.

Envelhecimento renal

É antiga a observação de que a função renal declina com a idade, o que vem sendo reforçado por dados de continentes distintos como Ásia, América (Tonelli; Riella, 2014) e Europa (Chudek *et al.*, 2014), e a ciência vem há algum tempo montando os quebra-cabeças do processo multifatorial do envelhecimento humano, no sentido de melhor interpretar esse evento biológico e produzir alternativas de prevenção e tratamento das disfunções orgânicas relacionadas com o envelhecimento. A análise desse processo em um órgão como o rim e em suas modificações pode também auxiliar na abordagem terapêutica do grupo etário em questão, sabendo-se da participação desse órgão na manutenção do meio interno, no processamento e na posterior excreção de substâncias administradas com fins terapêuticos e/ou de investigação clínica, como os contrastes radiológicos. Esses estudos, no entanto, enfrentam dificuldades em separar o envelhecimento fisiológico daquele associado a doenças, pelas inúmeras comorbidades que o idoso pode apresentar, além da ação de fatores ambientais, como o tabagismo e a obesidade, que têm conhecida ação deletéria na função renal. Outros estímulos ambientais de ação deletéria questionável são o pronunciado consumo de álcool e sal, hábitos mais comuns nas sociedades ocidentais (Tabela 60.2).

Uma abordagem mais moderna do envelhecimento é a proporcionada pelos estudos de transcrição genética. O trabalho de Rodwell *et al.* (2004), avaliando 630 genes, foi capaz de identificar a associação de alguns genes com o envelhecimento renal. Nesse estudo, foi observado que genes reguladores da idade determinam um perfil de envelhecimento para o córtex e a medula renais, sugerindo um mecanismo comum para o envelhecimento das duas estruturas, que têm origens embriológicas distintas. Acrescenta o autor que esses mesmos genes seriam não só marcadores do envelhecimento, mas também responsáveis pela saúde e fisiologia renais dos idosos. Esses estudos poderão no futuro contribuir para soluções precoces de diagnósticos, melhor controle do envelhecimento renal ou mesmo serem empregados no tratamento de doenças. Além de poder retardar e/ou evitar o ingresso dos pacientes com insuficiência renal crônica nos programas de terapêutica substitutiva renal (diálise e transplante), mantendo o paciente idoso em um prolongado tratamento conservador, o qual tem uma sobrevida semelhante aos que iniciaram os tratamentos dialíticos (Carson *et al.*, 2009).

A compreensão do envelhecimento renal é ainda incompleta devido a poucos trabalhos dedicados ao tema, sendo necessária a extrapolação de estudos experimentais e clínicos sobre doença renal crônica, já que os processos de senescência celular, fibrose, rarefação vascular e perda glomerular ocorrem de forma semelhante à doença renal crônica, a despeito de diferença nas

TABELA 60.2 Fatores que influenciam as mudanças renais relacionadas com o envelhecimento.

Fatores biológicos	Fatores patológicos
Aterosclerose sistêmica	Tabagismo
HAS	Ingestão proteica
Intolerância à glicose	Ingestão de sódio
Obesidade	Ingestão de álcool

HAS: hipertensão arterial sistêmica.

suas causas e história natural (O'Sullivan *et al.*, 2017). Além disso, essa semelhança também é observada na suscetibilidade a lesões, bem como na recuperação delas.

Modificações morfológicas

O rim sofre modificação no seu peso desde o nascimento (aproximadamente 50 g) até a fase adulta (variando de 230 a 250 g), proporcionalmente à área corporal do indivíduo. A partir da quarta década, inicia-se o processo de envelhecimento renal, com diminuição do seu peso, que pode chegar a cerca de 180 g, com redução da área de filtração glomerular e, consequentemente, das suas funções fisiológicas, o que se detecta universalmente pela medida do RFG, em geral quantificada na clínica pela depuração da creatinina endógena.

A dicotomia da embriologia renal com referência à origem do córtex e da medula também está representada na evolução do envelhecimento renal, em que a medula é relativamente preservada, em contraposição à progressiva perda das estruturas corticais (Wang, 2014). Essas perdas são heterogêneas das estruturas renais e podem condicionar graus diferentes de atrofia, esclerose e hiperplasia de vasos, glomérulos, túbulos e interstício renal. A consequência desse fenômeno de alterações heterogêneas é uma perda funcional que não causa plena falência do órgão.

Conhecidos os efeitos, o modo como o envelhecimento se processa do ponto de vista biológico ainda é um assunto do campo da especulação. Algumas observações têm incluído fator de crescimento semelhante à insulina tipo 1 (IGF-1; do inglês, *insulin-like growth factor 1*) (Chou *et al.*, 1997), apoptose, fator ativador de plasminogênio tipo 1 (PAF-1; do inglês, *plasminogen activator factor 1*), fator de crescimento epidérmico (EGF; do inglês, *epidermal growth factor*) e alterações dos processos oxidativos como prováveis mediadores dessas alterações.

Vasos renais

Por serem intensamente vascularizados, os rins recebem cerca de 25% do débito cardíaco por minuto, que circula principalmente pelo córtex, para o processo de filtração glomerular. Esse é o ponto de partida da ação fisiológica renal, que promove depuração sanguínea de substâncias originárias do metabolismo e a manutenção do meio interno, por meio da regulação do equilíbrio hidreletrolítico e ácido básico.

A partir dos 40 anos de idade, todos os vasos renais sofrem progressiva esclerose (Barton, 2005), levando a uma diminuição de seu lúmen, com consequentes modificações no fluxo laminar do sangue, o que facilita a deposição lipídica na parede vascular. Isso propicia a substituição de células musculares por depósitos de colágeno, o que causa a diminuição da sua elasticidade. Essas modificações vasculares parecem ser importantes na diminuição do peso dos rins, tanto em animais de experimentação como no ser humano. Em trabalho recentemente publicado, comparando-se vasos renais de jovens e idosos com base em critério de escores para as alterações, as diferenças arteriais foram observadas predominantemente nos vasos intrarrenais (artérias interlobulares e arqueadas). Além dessas alterações, os idosos, mesmo nos estágios iniciais da insuficiência renal crônica, podem apresentar alterações vasculares envolvendo mecanismos de lesão do tipo inflamatório e também disfunção endotelial.

Glomérulos

A quantidade de glomérulos à época do nascimento varia entre 800 mil e 1 milhão, divididos entre os de localização cortical e justa-medular, que têm características funcionais distintas. Esse número de glomérulos mantém-se constante até a quarta década, quando se inicia o processo de envelhecimento renal; a partir daí, há uma progressiva redução dessas estruturas, alcançando, na sétima década, cerca de um terço da quantidade de glomérulos iniciais. Além da redução em número e volume, os glomérulos sofrem processos de modificações estruturais, envolvendo mudança da expressão de genes que provocam a expansão das células mesangiais e um acentuado espessamento da membrana basal por mecanismos inflamatórios, associado a alterações bioquímicas dela. A deterioração glomerular deve-se a estímulos extrínsecos e intrínsecos que podem limitar o número de replicação celular causada por encurtamento telomérico. A principal consequência dessas alterações é a diminuição da área de filtração e da permeabilidade glomerular, o que proporciona a diminuição do RFG.

O aspecto histológico do rim senil exibe um padrão heterogêneo de comprometimento na evolução nas estruturas glomerulares, com diversos graus de acometimento: pode haver algumas unidades esclerosadas, outras hialinizadas, alguns glomérulos hipertrofiados e glomérulos de aspecto normal de permeio. Mesmo que tenham sido observadas essas alterações, Arunraj (2019) considera que ainda são imprecisas alterações histológicas oriundas exclusivamente do envelhecimento.

Uma outra característica da ação do tempo sobre os glomérulos é a distinta evolução que sofrem os glomérulos corticais e medulares, o que foi evidenciado no clássico trabalho de Takazakura *et al.* (1972), a partir de estudos microangiográficos. Resumidamente, os glomérulos corticais sofrem uma evolução para atrofia e desaparecimento completo, com perda total do polo vascular, desaparecendo, assim, ambas as estruturas, enquanto nos glomérulos justa-medulares ocorre o desaparecimento do glomérulo, sem a perda dos segmentos das arteríolas aferentes e eferentes que dão origem a um *shunt* vascular. Segundo Glassock (2020), essas modificações estruturais sustentam a ideia de que as lesões renais do envelhecimento sejam distintas daquelas observadas em vigência da doença renal crônica.

Túbulos e interstício

Após o nascimento, mantém-se o processo de expansão e maturação dos túbulos renais, que, a partir da quarta década, passam a sofrer o processo contrário, com diminuição do seu comprimento e volume, provavelmente em decorrência de isquemia. Como consequência, há uma substituição por tecido conjuntivo sem grandes sinais inflamatórios associados (Costello-White, 2015). Tais alterações ocorrem antes do processo degenerativo que sofrem os glomérulos; portanto, esses dois processos parecem ser independentes (Yang; Fogo, 2014). Notam-se também modificações nas alças de Henle, principalmente, por diminuição do seu comprimento.

Com relação ao interstício, novamente se observam diferentes comportamentos entre o interstício cortical e o medular. No primeiro, o aumento do tecido conjuntivo não é tão marcante quanto na medula, onde também ocorre acentuado depósito gorduroso.

Nos estudos realizados pelos modernos métodos de diagnóstico por imagem, como a ultrassonografia e a tomografia axial computadorizada, foram identificadas essas alterações anatômicas dos rins dos idosos, o que possibilitou a criação de critérios para a representação daquelas alterações e facilitou a avaliação clínica do envelhecimento renal.

Modificações fisiológicas

Em decorrência das modificações estruturais observadas com o envelhecimento renal, haverá algumas modificações funcionais que podem ser atribuídas ao denominado envelhecimento bem-sucedido, já que, apesar dessas perdas, são preservadas tanto as funções de equilíbrio do meio interno (Fliser, 2005), que é mantido em níveis de normalidade fisiológica, quanto as funções excretoras e endócrinas do rim. Desse equilíbrio, resulta a preservação do metabolismo celular. Como citado anteriormente, as modificações funcionais são diretamente proporcionais à redução das medidas renais.

No entanto, trabalhos longitudinais, como o estudo no Bronx (Feinfeld, 1995), revelaram que essas perdas do envelhecimento não são homogêneas, classificando os idosos em três categorias: de acentuada redução da filtração glomerular, de situação intermediária e sem comprometimento nessa função renal.

Em trabalhos de comparação do curso da evolução do RFG entre uma população idosa urbana americana e outra de ameríndios de uma tribo de uma ilha do Panamá (Hollemberg *et al.*, 1999), cujo consumo de proteínas é baixo, não se observou nessas populações nítida tendência para aumento da pressão arterial, bem como não houve influência dos fenômenos alimentares e de urbanização, como participantes únicos no envelhecimento renal.

Merecem atenção os resultados de um trabalho comparativo entre rins de doadores jovens e velhos para transplante renal que foram submetidos a biopsia e estudos fisiológicos com determinação da pressão oncótica, permeabilidade e área de filtração glomerular (*clearance* de creatinina; CC representa a filtração glomerular). Os autores concluíram que a filtração é comprometida pela redução do número de glomérulos funcionantes.

Fluxo sanguíneo renal

Os estudos sobre o fluxo sanguíneo renal (FSR) com o emprego do para-amino-hipurato evidenciaram diminuição do aporte de sangue, com redução de cerca de 700 mℓ/min medidos em adultos jovens, para próximo de 300 mû/min entre os idosos na nona década. Essas alterações seriam devidos às modificações funcionais do endotélio, com vasoconstrição, havendo pouco ou nenhum concurso das alterações estruturais dos vasos. Aqui, as modificações proporcionadas pelo envelhecimento também não são homogêneas, já que há uma diminuição mais acentuada do aporte sanguíneo para os glomérulos corticais em relação aos medulares, com menor prejuízo funcional para a medula renal.

Ritmo de filtração glomerular

O principal teste de avaliação da função renal é expresso pela medida do RFG, que, na prática clínica corrente, utiliza a depuração da creatinina endógena na sua medida. A maioria dos autores relata como valores normais as variações entre 80 e 120 mû/min para uma área corpórea de 1,73 m^2.

Os estudos do envelhecimento renal têm apontado para uma contínua perda da função renal: a partir da quarta década, é registrada uma perda de 1 mℓ/min do RFG ou 1% para cada ano de vida ou, de modo mais abrangente, uma perda de 10 mℓ do RFG para cada 10 anos de vida.

Como a medida do RFG emprega a depuração da creatinina endógena, que é um metabólito muscular, deve-se ter atenção quando se avalia o seu nível plasmático nos idosos. Nesse grupo, como há uma diminuição da massa muscular, os níveis plasmáticos só se elevarão quando houver adiantado comprometimento da função renal, falseando a ideia de um nível de função renal normal quando se toma por base a avaliação exclusiva da creatinina plasmática. Contrariamente aos níveis da creatinina, observa-se um desproporcional aumento da ureia plasmática em idosos.

A importância clínica dessa mudança na interpretação dos valores plasmáticos da creatinina é marcante quando ocorre o uso de medicamentos de eliminação por via renal, cujas doses padrão devem merecer atenção, com vistas a uma necessária redução para poupar agressão ao rim.

A medida do RFG pela depuração da creatinina plasmática é um exame cuja realização demanda tempo, além de alguns cuidados que interferem na sua exatidão, especialmente entre os idosos, considerando-se as dificuldades que eles podem ter no aspecto cognitivo e operacional para a coleta completa da urina de 24 horas, sem perdas. De modo a minimizar esses problemas de medida do RFG, foram criados novos exames para essa aferição, como o de cisteína C (Wasén *et al.*, 2004) que, apesar de se mostrar promissor, não tem sido universalmente implantado nas rotinas laboratoriais. Outra maneira alternativa para a avaliação da função renal foi a criação de fórmulas estimativas do RFG que se consolidaram ao longo do tempo, como a de Cockroft e Gault (1976), descrita a seguir, a *modification on diet in renal disease* (MDRD) e a *chronic kidney disease epidemiology* (CKD EPI); estas últimas disponíveis em aplicativos e para as quais não há necessidade da coleta da urina de 24 horas. Essas fórmulas estimativas, embora usadas para avaliação da função renal de qualquer nível, apresentam aumento de sensibilidade quando o RFG é inferior a 60 mû/min, valor a partir do qual o nível de comprometimento do rim requer cuidados especiais para a preservação da função renal. Para esses cálculos, também estão disponíveis vários aplicativos.

$$(140 - \text{idade}) \times \text{P/creatinina} \times 72$$

Sendo 140 e 72 duas constantes; idade em anos; P = peso do paciente em kg; creatinina plasmática (mg/dℓ).

Para o sexo feminino, faz-se um ajuste, multiplicando-se o resultado por 0,85 devido à menor massa muscular.

Com a observação de que idosos que, sem manifestações de uremia, apresentam frequentemente valores do RFG inferiores àqueles considerados normais, alguns grupos de estudo têm estabelecido novos critérios como o descrito pelo *Australasian Creatinine Consensus Working Group*, que atribui a pacientes de idade igual ou superior a 70 anos, clinicamente estáveis e sem evidência de lesão renal, um RFG entre 45 e 59 mℓ/min, o que seria considerado uma função renal típica desse grupo etário. Essas diferenças entre idosos e adultos mais jovens também têm fomentado a criação de modelos matemáticos e nomogramas (Fernandes *et al.*, 2015) mais apropriados aos idosos.

Capacidade de reserva renal

Esta é uma medida fisiológica renal de instituição relativamente recente, em que se avalia a capacidade do rim em responder aos estímulos de trabalho da filtração glomerular. Na sua medida, emprega-se o cálculo do RFG antes e após um estímulo por oferta oral de proteínas ou venosa de aminoácidos. A capacidade de reserva renal (CRR) é obtida pela diferença entre a medida do RFG com e sem estímulo proteico. O resultado dessa medida é expresso em números absolutos.

Entre os idosos, a CRR é inferior àquela obtida entre os adultos de faixas etárias mais jovens (Fliser *et al.*, 1993). A importância da preservação de parte da capacidade funcional entre os idosos é que esse grupo de pessoas ainda tem uma população de glomérulos recrutáveis, quando são submetidos a estímulos metabólicos que aumentem a necessidade de trabalho do rim, podendo mostrar uma função renal conservada em resposta a determinadas circunstâncias. Se presentes, situações de comorbidades, como hipertensão arterial, diabetes e doenças cardíacas, podem acentuar essas diminuições funcionais fisiológicas, como a CRR.

Função tubular

A ação do túbulo de modificar o filtrado glomerular, transformando-o em urina, conservando a água e os eletrólitos, e titulando o pH sanguíneo, está preservada nos idosos, embora em parâmetros discretamente diferentes dos observados em outros grupos etários.

Balanço do sódio

Os níveis plasmáticos de sódio dos idosos encontram-se nos limites da normalidade, havendo, no entanto, resposta mais lenta aos estímulos que impõem restrição ou sobrecarga salina. O padrão dos mecanismos envolvidos no controle do sódio que determinam ao final menor perda dessa substância na urina é: nível basal de renina e aldosterona reduzido; aumento dos níveis de fator natriurético atrial, o que favorece maior perda tubular de sódio e supressão parcial do sistema renina–angiotensina; e, por fim, redução do RFG causando maior perda de sódio por unidade de glomérulo.

Balanço do potássio

O potássio tem sua fisiologia intimamente associada à do sódio. No idoso, a menor concentração de sódio nos túbulos renais provoca diminuição da sua troca pelo potássio, o que limita a sua eliminação e, consequentemente, possibilita o seu acúmulo no sangue. A importância dessa alteração fisiológica é o risco de ocorrer hiperpotassemia, principalmente nos casos de uso de medicamentos como os diuréticos poupadores de potássio (amilorida, espironolactona, triantereno), hipotensores da classe inibidores da enzima de conversão da angiotensina e bloqueadores beta-adrenérgicos. Deve-se ter atenção também à concentração de potássio nos suplementos alimentares.

Mecanismos de concentração e diluição tubular

Os mecanismos envolvidos na concentração e diluição urinária dependem de fatores intra e extrarrenais integrados, a saber: (a) atividade do centro hipotalâmico da sede, que regula a ingestão de água; (b) efetivo ciclo de produção, liberação e ação tubular do hormônio antidiurético (ADH); (c) hipertonicidade da medula renal, sendo esses dois últimos comprometidos no envelhecimento (Sands, 2009).

Sabe-se que a sensibilidade à sede do idoso está diminuída em relação a pessoas mais jovens, proporcionando um estado potencial de desidratação. Quanto ao ADH, sua produção está aumentada em relação a segmentos mais jovens, porém a sua ação tubular, sujeita a múltiplos fatores, está prejudicada, provavelmente, no nível dos seus receptores renais. A comprometida participação medular no mecanismo de concentração e diluição tubular dos idosos é determinada pelo fator vascular, analisado anteriormente, responsabilizado por maior perfusão nesse segmento, com consequente diminuição da sua hipertonicidade.

Desse modo, os idosos se encontram em um estado homeostático que os torna mais vulneráveis aos estados de restrição de água, com chance de sofrer progressivos graus de desidratação.

Mecanismo de acidificação urinária

Parte integrante da manutenção do meio interno, os mecanismos de acidificação urinária e o consequente equilíbrio acidobásico do meio interno sofrem com o envelhecimento, de acordo com estudos de metanálise. Há uma tendência à acidose metabólica leve do tipo tubular renal em decorrência de um aumento de cloretos plasmáticos, que é associada à compensação respiratória.

Rim endócrino

Eritropoetina

A eritropoetina é um hormônio peptídio produzido principalmente pelo rim, cuja função é estimular a eritropoese. Alguns autores relataram casos de diminuição da sua produção em casos de anemia inexplicada nos idoso (Azar; Pichal, 2008). Por outro lado, em idosos com insuficiência renal crônica, pode haver um comportamento paradoxal, com aumento da sua produção em vez de diminuição dela (Adamson, 2008), ocorrendo, nesses casos, menor sensibilidade da medula óssea à eritropoetina, o que poderia ser mediado por fatores anti-inflamatórios (Musso *et al.*, 2004), como a interleucina 6, causando anemia característica, do tipo normocrômica e normocítica.

Vitamina D

A vitamina D sofre a segunda hidroxilação nos rins, que a transformam em sua forma ativa. Atualmente se atribui a essa vitamina uma ação ampliada além da regulação do cálcio e fósforo ósseos, que é mediada pelos receptores da vitamina D, cuja deficiência pode determinar diversas manifestações osteomusculares no idoso. As atividades extraósseas, denominadas não calcêmicas, incluem regulação das funções renais, cardíacas, declínio cognitivo e modulação do sistema imunológico, com enorme repercussão no idoso.

Em estudo recente incluindo pessoas com e sem insuficiência renal crônica, não foram observados níveis diferentes de vitamina D, mesmo quando foi envolvido o fator idade (Gessous, 2014).

Repercussão clínica

Deve-se ter atenção aos danos renais nos pacientes idosos, já que os seus rins têm menor habilidade para suportar e se recuperar de agravos, o que contribui para a alta suscetibilidade da população idosa à insuficiência renal aguda e sua aumentada propensão de evoluir para doença renal crônica (O'Sullivan *et al.*, 2017).

Na avaliação do conjunto dessas alterações estruturais e funcionais, temos como resposta uma diminuição da função renal que demanda um acompanhamento clínico que vai variar de acordo com a faixa etária e com as comorbidades, com vistas a um tratamento conservador ou de terapia renal substitutiva (diálise e/ou transplante).

Na avaliação da função renal entre os idosos, a dosagem da creatinina apresenta um viés que é representado pela menor massa muscular, revelando um descompasso entre esse valor e o da função renal, tanto medida como estimada; esta última atualmente mais utilizada.

O tratamento conservador inclui uma dieta com oferta proteica de até 1 g/kg de peso/dia, oferta calórica de acordo com a presença ou não de diabetes para manter uma estabilidade proteico-calórica, controle da oferta de fósforo pela limitação de consumo de leite e laticínios, correção de acidose metabólica e distúrbios eletrolíticos, alterações do paratormônio e controle da anemia normocrômica normocítica própria da doença renal crônica. A avaliação laboratorial periódica deve ser feita a cada 3 meses de preferência.

A terapia renal substitutiva é inclusiva em relação aos idosos e, de acordo com a literatura internacional (Rosansky, 2017), o grupo de pacientes idosos é o preponderante para o início da diálise, atingindo cerca de 35% dos pacientes em diálise (Neves, 2020). A indicação para o início dela deve estar sujeita a uma avaliação do seu benefício no tratamento conservador (Rosansky, 2017) e quando iniciar esse tratamento.

Ainda com relação à diálise, existe uma decisão delicada sobre a sua saída a pedido do paciente ou por agravamento do quadro clínico que limita o benefício do tratamento.

Com relação à realização de transplantes renais, essa opção terapêutica vem sendo incentivada (Lemoise, 2020), e a tríade incapacitação, comorbidade e fragilidade é um fator limitante para a cirurgia. Nos casos de idosos submetidos ao transplante renal com sucesso, a literatura afirma que estes teriam uma sobrevida com melhor qualidade de vida e, por isso, não deveriam ser excluídos dessa modalidade terapêutica.

61

Doenças da Próstata

Francisco José Barcellos Sampaio • Rodrigo Ribeiro Vieiralves • Fernando Salles da Silva Filho • Luciano Alves Favorito

Introdução

A próstata é um dos órgãos de maior importância para o urologista. É acometida com grande frequência por patologias como o câncer, a hiperplasia prostática benigna (HPB) e as prostatites. O conhecimento da anatomia prostática é de extrema utilidade para o entendimento das patologias e para a realização dos procedimentos cirúrgicos prostáticos.

Anatomia da próstata

A próstata tem uma base, um ápice, uma face anterior e outra posterior e duas faces inferolaterais. As relações da próstata são: superiormente – a base da próstata é contínua com o colo vesical e a musculatura lisa passa sem interrupção de um órgão para outro, a uretra penetra na região central da base da próstata; inferiormente – o ápice da próstata repousa sobre a superfície superior do diafragma urogenital (Figura 61.1). A uretra deixa a próstata logo acima do ápice, sobre a superfície anterior; anteriormente: a superfície anterior da próstata está relacionada com a sínfise púbica, separada desta pela gordura extraperitoneal no espaço retropúbico; posteriormente: a superfície posterior da próstata está intimamente relacionada com a superfície anterior do reto e separada deste pelo septo retoprostático (fáscia de Denoviliers) (Sampaio *et al.*, 1999).

Zonas da próstata

De acordo com a divisão clássica que ainda hoje é adotada na maioria dos livros de urologia e de anatomia (classificação de Lowsley), a próstata apresenta seis lobos contínuos e não separáveis macro ou microscopicamente: lobo anterior, lobo posterior, lobos laterais direito e esquerdo, lobo médio-comissural, lobo médio subcervical (glândulas de Albarran) (Figura 61.2). Entretanto, é verificado que estes lobos aparecem como entidades distintas apenas naqueles indivíduos acometidos de HPB, e mesmo assim apresentando muitas variantes anatômicas (Mcneal *et al.*, 1988).

Vários estudos de Mcneal modificaram o conceito clássico da divisão anatômica da próstata em lobos, visto que este autor confirmou que esta divisão existe em condições normais apenas durante o período fetal. Nos últimos anos, com base em diferenças histológicas, foi descrito que no adulto o tecido glandular da próstata representa duas glândulas fusionadas em uma única estrutura. Estas duas porções foram denominadas de zona central e zona periférica (Figura 61.3) (Mcneal *et al.*, 1988).

A zona central consiste em uma porção de tecido glandular circundando os ductos ejaculatórios, apresenta um ápice, localizado próximo ao colículo seminal (*veromontanum*), e uma base, localizada superior e posteriormente ao colo vesical (Figura 61.3). A zona central representa cerca de 20% da massa total de tecido glandular prostático.

A zona periférica é a maior região da próstata e sua massa constitui cerca de 70% do total da massa glandular prostática. É representada por uma fileira dupla de ductos que têm origem no recesso posterolateral da parede da uretra e irradiam-se lateralmente (Figura 61.3). Esses ductos estendem-se como uma linha dupla contínua, desde o ápice da próstata até quase o colo vesical, e como são laterais e posteriores, não mantêm relação anatômica com o colículo seminal. Em conjunto, a zona central e a zona periférica totalizam de 90 a 95% do tecido glandular prostático (Brooks *et al.*, 1988).

A principal característica anatômica da uretra que está situada cranialmente à base do *veromontanum* é um esfíncter muscular cilíndrico que circunda a submucosa da uretra até a região do colo vesical. Quase todos os ductos localizados ao longo deste segmento uretral estão envolvidos por este esfíncter, ficando restritos à área da submucosa. Sendo assim, o desenvolvimento pleno destas glândulas periuretrais é abortado pelo seu confinamento e representam em conjunto menos de 1% do tecido glandular prostático.

A região mais distal ao citado esfíncter periuretral apresenta ductos mais complexos e um sistema acinar maior do que aqueles descritos anteriormente; esta sub-região é conhecida como

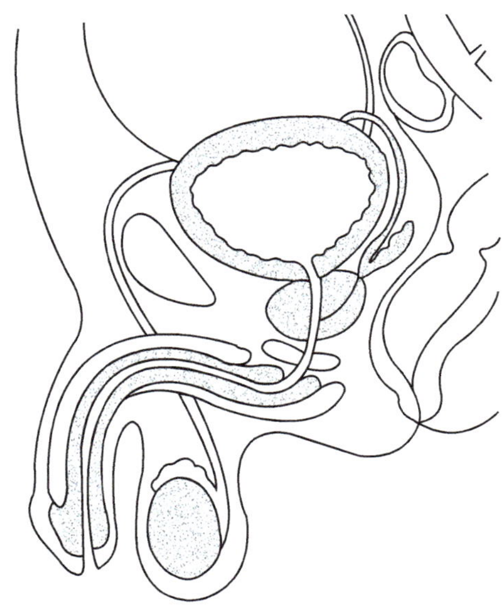

■ **FIGURA 61.1** Esquema de um corte sagital de uma pelve masculina evidenciando as relações da próstata.

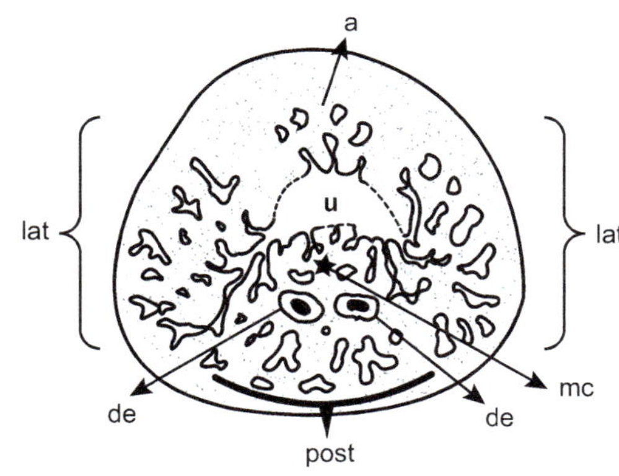

■ **FIGURA 61.2** Classificação de Lowsley: a próstata apresenta seis lobos: lobo anterior (*a*), lobo posterior (*post*), lobos laterais direito e esquerdo (*lat*), lobo médio-comissural (*mc*), lobo médio subcervical (glândulas de Albarran). U: uretra; de: ducto deferente.

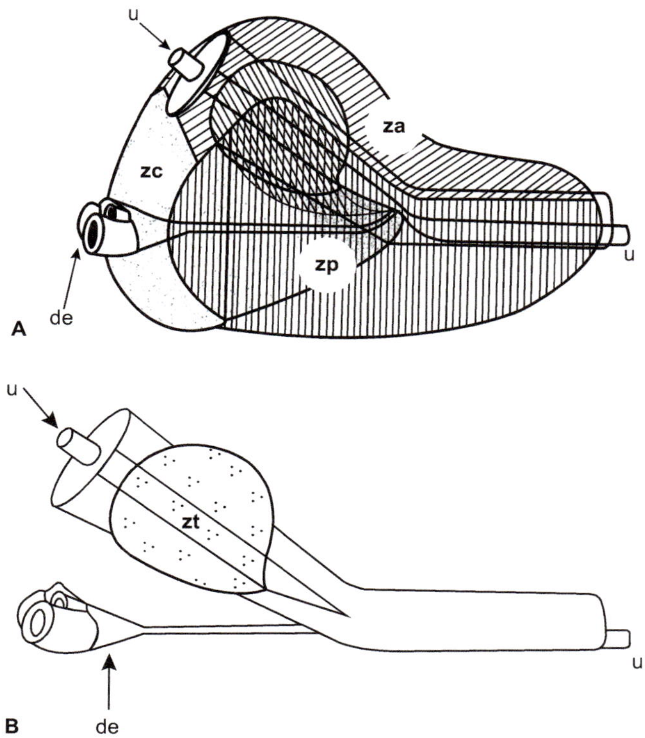

▪ **FIGURA 61.3 A.** Desenho esquemático evidenciando a anatomia zonal da próstata segundo Mcneal. **B.** Desenho esquemático evidenciando apenas a zona de transição da próstata, todas as outras regiões foram retiradas. Zt: zona de transição; Zc: zona central; Za: zona anterior; u: uretra; de: ducto deferente.

zona de transição da próstata e representa entre 5 e 10% do tecido glandular normal (Figura 61.3). Embora pequena e insignificante do ponto de vista funcional, a região pré-prostática (glândulas submucosas periuretrais + zona de transição) é uma área de grande complexidade anatômica. A região esfincteriana descrita anteriormente pode ser analisada como uma intrusão do colo vesical em uma região glandular prostática. Neste ponto, os dois tipos de tecido misturam-se e competem por espaço; como resultado, o tecido esfincteriano (originado no colo vesical) torna-se plenamente desenvolvido, e o componente glandular permanece atrofiado (Mcneal *et al.*, 1988).

Esta relação entre os tecidos de diferentes tipos e origens pode ser importante para o entendimento da patologia prostática benigna.

Finalmente, uma região considerável da próstata denominada zona anterior (estroma fibromuscular anterior) é inteiramente não glandular, consistindo principalmente de fibras musculares lisas. A zona anterior não tem um papel importante na função prostática, entretanto, sua localização e extensão aumentam a dificuldade de visualizar e estudar o tecido glandular da região anterolateral da próstata (Mcneal *et al.*, 1988).

Câncer de próstata

O câncer de próstata (CaP) é o tumor maligno mais frequente nos homens, excluindo-se os tumores de pele não melanoma. Tem incidência variada de acordo com a região do mundo, mas tipicamente aumenta com o envelhecimento. A detecção precoce do CaP teve aumento significativo a partir da década de 1990 com o advento do antígeno prostático específico (PSA) (Brawley, 2012). Os fatores de risco do CaP mais importantes são: idade > 50 anos, raça negra, hereditariedade/genética (genes *HPC1*, *HPCX*, *CAPB*, *HPC2*) e dietas ricas em gordura e/ou hipercalóricas (McConnel *et al.*, 1999).

O CaP origina-se nos ácinos prostáticos e localiza-se na zona periférica da glândula em 70% dos casos. Os adenocarcinomas e suas variantes representam 95% dessas neoplasias (Franks, 1976).

O sistema de gradação utilizado é o escore de Gleason. Nele é analisado o padrão glandular e a relação entre as glândulas e o estroma prostático. É classificado em cinco graus histológicos: grau 1 a lesão mais diferenciada e o 5 a mais indiferenciada. O diagnóstico é obtido pela soma dos padrões primário (mais prevalente) e o secundário (segundo mais prevalente) (Epstein *et al.*, 2005).

Estadiamento

O estadiamento do adenocarcinoma de próstata segue a classificação TNM e pode ser visto na Tabela 61.1.

D'Amico (1997) propôs uma classificação de risco com base no exame do toque retal, valor do PSA total e do escore de Gleason obtido na biopsia, que permanece como uma das mais utilizadas em toda literatura e pode ser vista na Tabela 61.2.

▪ **TABELA 61.1** Sistema de estadiamento TNM para o câncer de próstata.

T	Tumor primário
T1	Tumor não identificável ao toque ou com exame de imagem
T1a	Tumor incidental histológico em 5% ou menos do tecido ressecado
T1b	Tumor incidental histológico em mais de 5% do tecido ressecado
T1 c	Tumor identificado por biopsia por aumento do PSA
T2	Tumor confinado à próstata
T2a	Tumor acomete metade de um lobo ou menos
T2b	Tumor acomete mais da metade de um lobo
T2 c	Tumor acomete ambos os lobos
T3	Tumor se estende além da cápsula prostática
T3a	Extensão extracapsular uni ou bilateral
T3b	Tumor acomete as vesículas seminais
T4	Tumor é fixo e acomete esfíncter externo, bexiga, reto etc.
N	**Linfonodos regionais**
N0	Sem linfonodos comprometidos
N1	Linfonodos positivos
M	**Metástase a distância**
M0	Sem metástase
M1	Metástase a distância
M1a	Linfonodos não regionais
M1b	Óssea
M1 c	Outros sítios com ou sem acometimento ósseo

PSA: antígeno prostático específico.

▪ **TABELA 61.2** Classificação quanto ao risco de metástase.

Grupo de risco	PSAT	Gleason	Estágio
Baixo	< 10	≤ 6	≤ T2a
Intermediário	10 a 20	7	T2b
Alto	> 20	≥ 8	≥ T2 c

PSAT: antígeno prostático específico total.

São vários os exames de imagem que auxiliam no estadiamento do CaP (Kirkham; Emberton; Allen, 2006). Cada um com suas peculiaridades e que podem ser observados na Tabela 61.3.

■ **TABELA 61.3** Exames de imagem.

USGTR	Deficiente no estadiamento local por ser operador-dependente, baixa acurácia em determinar extensão extracapsular e invasão das vesículas seminais. Não deve ser usada de rotina com fins de estadiamento/diagnóstico
RM	Exame com melhor definição para estadiamento local do CaP, porém é limitada ao alto custo. RM multiparamétrica tem o potencial de aumentar a especificidade da RM endorretal. Usado no caso de forte suspeita de CaP e repetidas biopsias negativas
TC	Baixa eficácia no estadiamento local, pode ser útil nos casos de metástases a distância
Cintilografia óssea	Método de escolha para investigação de metástases ósseas. Realizada sempre em pacientes com queixa de dor óssea ou risco maior que intermediário
PET-SCAN	Pouca aplicação no diagnóstico e estadiamento

USGTR: ultrassonografia transretal; RM: ressonância magnética; TC: tomografia computadorizada; PET-SCAN: tomografia por emissão de pósitrons.

Diagnóstico

O diagnóstico do CaP é realizado pela biopsia transretal da próstata guiada por USGTR (Hsieh; Albertsen, 2003). A indicação da biopsia é dada por alterações nos exames de PSA e/ou toque retal. Nos casos em que a biopsia prostática é negativa, mas há suspeita clínica, recomenda-se considerar ressonância magnética (RM) multiparamétrica (Hsieh; Albertsen, 2003).

O PSA é uma glicoproteína produzida quase que exclusivamente pelas células epiteliais da próstata. O valor de 4 ng/mℓ é aceito como limite superior da normalidade. Pacientes com idade inferior a 55 anos ou com antecedentes familiares de CaP, o valor de corte passa para 2,5 ng/mℓ. Valores acima desses limites são indicativos de biopsia. Alguns fatores, não associados ao CaP, podem causar a elevação do PSA e devem ser considerados antes da indicação de biopsia (Oesterling, 1997; Tchetgen, 1997).

Recentemente a RM multiparamétrica da próstata 3-Tesla vem sendo de fundamental importância para o diagnóstico do CaP com a utilização da classificação Prostate Imaging – Reporting and Data System (PI-RADS) (Figura 61.4).

Classificação de PI-RADS

O PI-RADS é um relatório de imagens de próstata e sistema de dados avaliados pela RM. Foi elaborado para normatizar a descrição das suas imagens. A classificação de PI-RADS baseia-se pelas imagens morfológicas ponderadas em T2 de alta resolução. A classificação usa uma escala que varia de 1 a 5, tanto

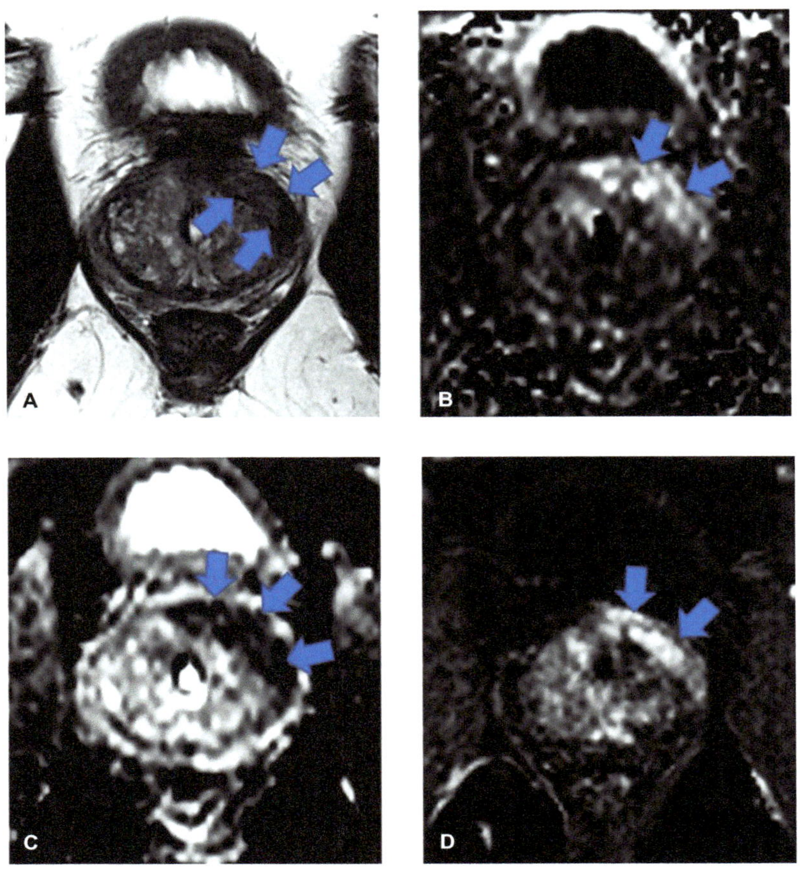

■ **FIGURA 61.4** Paciente masculino, 70 anos de idade, com valor de antígeno prostático específico total de 64 ng/mℓ, sem *check-up* há 6 anos, sem sintomas de prostatite, submetido à ressonância magnética multiparamétrica da próstata que evidenciou lesão alongada na porção anterior e anterolateral esquerda da zona de transição, medindo 3 cm, hipointensa em T2 (*setas* em **A**), com restrição à difusão da água na sequência pesada em difusão b1400 (*setas* em **B**) e hipossinal no mapa de ADC (*setas* em **C**), exibindo, ainda, intensa captação precoce de gadolínio na sequência T1 com estudo do realce dinâmico de contraste (*setas* em **D**). O aspecto da lesão foi considerado como altamente suspeito para neoplasia primária da próstata, categoria PI-RADS 5. Nesse estudo, observou-se também heterogeneidade de sinal do restante da zona de transição, sugerindo componente de hiperplasia.

em zona periférica como zona de transição. As lesões PI-RADS 1 e 2 são consideradas benignas, a 3 é indeterminada, e as 4 e 5 são suspeitas de câncer.

Todos os exames de RM 3T da próstata possuem mapas multiparamétricos coloridos e o diagrama de avaliação do PI-RADS™. Mesmo com as possíveis falhas de classificação, esta é descrita da seguinte forma:

- PI-RADS 1: muito baixa probabilidade de tumor clinicamente significativo
- PI-RADS 2: baixa probabilidade de tumor clinicamente significativo
- PI-RADS 3: probabilidade intermediária de tumor clinicamente significativo
- PI-RADS 4: alta probabilidade de tumor clinicamente significativo
- PI-RADS 5: muito alta probabilidade de tumor clinicamente significativo.

O protocolo aplicado não utiliza bobina endorretal e é realizado com o paciente deitado no interior do aparelho, com uma bobina abdominal flexível, proporcionando maior conforto.

Na Figura 61.4 mostramos um caso clínico de uma RM multiparamétrica 3T, de um paciente com resultado PI-RADS 4 em zona de transição.

Tratamento

A avaliação inicial do paciente com diagnóstico de CaP possibilitará a escolha do melhor método de tratamento. Diversos fatores influenciam nesse contexto, dependendo não apenas das características próprias do tumor, mas também do *status* clínico do paciente, da idade e das comorbidades associadas. Inicialmente estratificamos o tumor de próstata em localizados, localmente avançados e metastáticos.

Tratamento do tumor localizado

Os métodos de tratamento do tumor de próstata localizado estão demonstrados a seguir.

Tratamento cirúrgico

A prostatectomia radical deve ser considerada em todos pacientes em que haja intenção curativa. Pacientes sem comorbidades ou com outras doenças controladas e, principalmente, aqueles com expectativa de vida superior a 10 anos se beneficiarão do tratamento cirúrgico. Neste contexto apresentado, a prostatectomia radical (perineal, retropúbica, laparoscópica ou robótica) se consolidou como padrão-ouro por apresentar as maiores taxas de sobrevida e índices de cura (Figura 61.5).

Vale lembrar que as taxas de complicações precoces e tardias podem chegar a valores de 3 e 43%, respectivamente. Dentre as principais complicações tardias temos incontinência urinária, estenose de uretra/colo vesical e a disfunção erétil.

Linfadenectomia pélvica

Associa-se ao procedimento a linfadenectomia pélvica realizada em todos os pacientes a partir do risco intermediário. Adotamos o limite cranial do *template* na artéria ilíaca comum (não se estendendo além do cruzamento do ureter), removendo gânglios da artéria ilíaca externa, fossa obturadora e artéria ilíaca interna. Não recomendamos de rotina linfadenectomia para tumores de baixo risco (Heidenreich *et al.*, 2002; Mattei *et al.*, 2008).

Considera-se a prostatectomia radical uma opção para doença de alto risco e localmente avançada (desde que factível a ressecção), e o paciente deve estar ciente que seu tratamento será multimodal (Ward *et al.*, 2005).

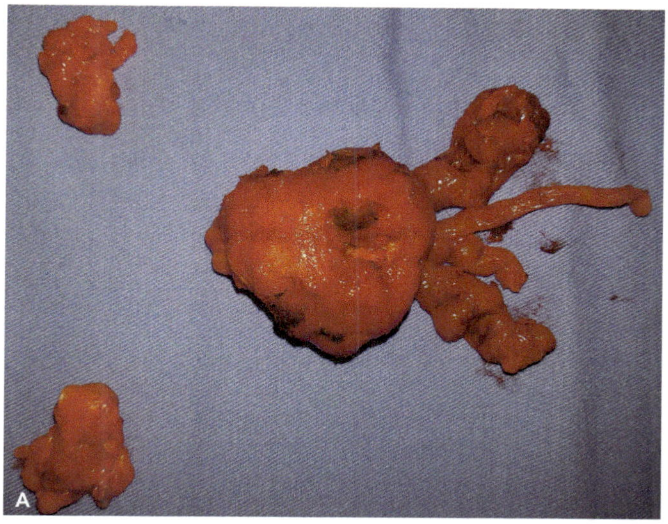

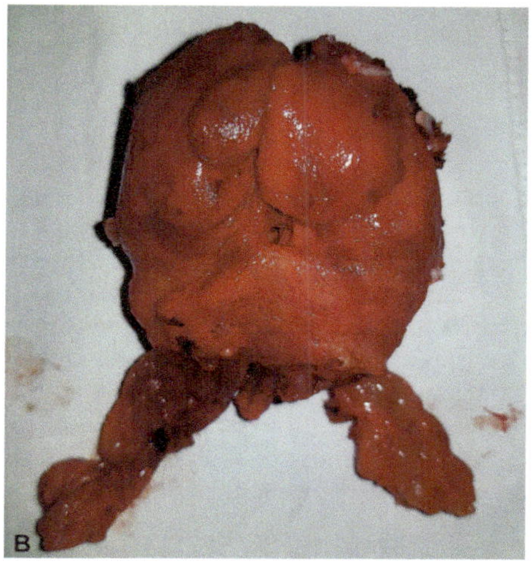

▪ **FIGURA 61.5** A figura evidencia o aspecto da peça após a realização da prostatectomia radical. **A.** Peça composta por próstata e vesículas seminais. **B.** Peça composta por próstata, vesículas seminais e linofonodos pélvicos.

Radioterapia

O tratamento do CaP pela radioterapia externa se beneficiou dos avanços técnicos nessa área. Inicialmente era utilizada a técnica convencional com definição do alvo de tratamento (marcação) sendo feita de forma rudimentar e incerta, basicamente por meio de observação de referências ósseas.

Com o surgimento da tomografia computadorizada (TC), o padrão de definição anatômica e, assim, a localização e a avaliação tridimensional da próstata, possibilitou que a marcação da zona alvo de radiação atingisse patamares ótimos, diminuindo a agressão a tecidos vizinhos e a lesão actínica decorrente. Nesse novo cenário tem-se conseguido resultados terapêuticos próximo aos obtidos com a prostatectomia radical, principalmente para tumores de baixo risco.

Quando a radioterapia for empregada para tratamento de tumores de risco intermediário, recomendamos 6 meses de hormonioterapia, e para tumores de alto risco, pelo menos manutenção de 2 anos com análogo do hormônio liberador do hormônio luteinizante (LHRH) (Krauss *et al.*, 2011).

Braquiterapia

A braquiterapia é a modalidade na qual há inserção de fontes radioativas na próstata (sementes) com o objetivo de oferecer alta dose de radiação na zona de interesse, poupando as regiões vizinhas. Sua principal indicação encontra-se nos pacientes com próstatas menores que 60 g, PSA < 10, ausência de cirurgia prostática prévia e sem sintomas importantes do trato urinário inferior. De maneira geral, os efeitos adversos ao tratamento não são desprezíveis e os resultados obtidos são comparáveis à radioterapia externa usual.

Conduta expectante (*watchful waiting*)

A conduta expectante tem maior aplicação em pacientes com idade mais avançada e com expectativa de vida reduzida em decorrência de causas competitivas de morte. Não há tratamento ativo nem protocolo de seguimento com intuito de avaliar progressão de doença. O objetivo é acompanhar o paciente e oferecer tratamento a partir do surgimento de sintomas. É mandatório que o urologista explique os riscos dessa abordagem que declina da oportunidade curativa.

É indicada para pacientes que apresentam uma expectativa de vida inferior à estimativa do tempo de surgimento de manifestações ou complicações decorrentes da evolução natural do tumor (Wilt *et al.*, 2012).

Vigilância ativa (*active surveillance*)

A observação ativa tem como objetivo manter as taxas de cura juntamente com a qualidade de vida por retardo do início do tratamento radical. Considerando-se a longa história natural do CaP e que a maioria dos diagnósticos feitos após o advento do PSA é de tumores inicias e assintomáticos, para pacientes de baixo risco, a prática da vigilância tem se mostrado segura do ponto de vista oncológico e capaz de manter a qualidade de vida destes pacientes por mais tempo. Cada instituição tem seu próprio protocolo para inclusão de pacientes, em nossa prática inicial com este tratamento consideramos vigilância para pacientes motivados, que compreendem o tratamento e que possam ser seguidos.

O paciente deverá ser submetido a nova biopsia confirmatória no início do seguimento, 1 ano após e a cada 3 anos. Além disso, consultas com PSA e toque retal a cada 3 meses nos 2 primeiros anos e a cada 6 meses depois disso.

Se houver progressão patológica na biopsia, encurtamento expressivo do PSA *doubling time* (*cut-off* de 2 a 4 anos), aumento da densidade do PSA é recomendado tratamento radical. Se o paciente manifestar desejo de abandonar o seguimento, devemos oferecer tratamento radical (Klotz, 2007; Klotz *et al.*, 2010).

Caso o paciente apresente todos os critérios de baixo risco a exceção do PSA (> 10) e desejar a vigilância ativa, se uma ressonância multiparamétrica descartar a hipótese de tumor na zona anterior, a vigilância pode ser considerada.

Recidiva bioquímica pós-prostatectomia radical

Nos casos de recidiva local (Gleason baixo, risco intermediário, padrão tardio e mais lento de elevação do PSA), recomenda-se radioterapia de resgate a partir de PSA > 0,2 e de preferência até 0,5. Na suspeita de recidiva sistêmica (Gleason > 7, alto risco, elevação precoce e acentuada do PSA), recomenda-se realização de cintilografia óssea e exames de imagem orientados pela clínica. Caso exista doença mensurável a distância, inicia-se a hormonioterapia com análogos LHRH. Se não houver doença documentada a distância ou sintomas, o início da hormonioterapia será avaliado considerando-se os critérios de risco e prognóstico, tempo de duplicação de PSA, ansiedade do paciente e capacidade de seguimento sem iniciar tratamento ativo (Wiegel *et al.*, 2009).

Recidiva bioquímica pós-radioterapia

Consideramos a combinação dos critérios de duas elevações após o PSA nadir ou valor absoluto de PSA superior a 2, junto com o tempo de duplicação para estabelecer a recorrência. A prostatectomia de resgate pode ser empregada para recidiva local, mas é mandatória a comprovação histológica por biopsia do tumor. Nos casos de recidiva sistêmica, a abordagem é semelhante à recorrência sistêmica pós-prostatectomia (Rogers *et al.*, 1995).

Tratamento do tumor metastático

O tratamento do CaP metastático tem por objetivo retardar a progressão da doença, aumentar sobrevida e melhorar a qualidade de vida.

Desde o século passado, o conhecimento do efeito estimulador dos hormônios androgênicos no CaP possibilitou o estabelecimento do tratamento que até hoje é considerado a abordagem inicial nos tumores metastáticos: terapia de privação androgênica (hormonioterapia).

Em torno de 70 a 90% dos pacientes apresentam boa resposta inicial à hormonioterapia, com controle dos sintomas (dor óssea), sendo considerado o tratamento paliativo inicial de eleição no CaP avançado.

Ao longo dos últimos anos, muitos fármacos foram estudados e vêm sendo já admitidos no tratamento dos tumores metastáticos, o que nos oferece um leque de opções e manipulações químicas hormonais na tentativa de se obter a privação androgênica. Temos as seguintes opções e aproveitaremos esse momento para análise de cada um em particular: orquiectomia, agonistas do hormônio liberador de gonadotrofina (GnRH), antagonistas do GnRH, antiandrogênicos e inibidores da esteroidogênese. Além do conhecimento de muitos medicamentos, a experiência clínica permite sua administração em variados regimes, desde o uso contínuo de um único fármaco até o uso intermitente ou a associação entre os fármacos.

Orquiectomia (castração cirúrgica)

Considerando-se os testículos responsáveis por 90% da produção de testosterona e tendo como objetivo inicial a redução da produção e níveis séricos deste hormônio, a orquiectomia é uma das principais formas de tratamento da doença metastática. É um procedimento de baixa complexidade, baixo custo e associado a rápida resposta no que diz respeito à queda dos níveis de testosterona e correspondente melhora nos sintomas apresentados. Tem o inconveniente de ser definitiva (não é possível a intermitência), mas é excelente para pacientes com baixa performance *status* que necessitam de rápido início de ação.

Agonistas do hormônio liberador do hormônio luteinizante

O entendimento do mecanismo de ação dos agonistas GnRH é de fundamental importância na abordagem clínica dessas drogas. Como o próprio nome sugere, eles se ligam aos receptores GnRH das células pituitárias produtoras de gonadotropinas, inicialmente promovendo estímulo à produção dos hormônios luteinizante (LH) e foliculoestimulante (FSH) e, em nível testicular, estímulo à produção de testosterona pelas células de Leydig. Este estímulo ocasiona um aumento transitório nos níveis de testosterona conhecido com *flare*, podendo ocasionar uma piora dos sintomas. Dessa maneira, o uso associado concomitante de um antiandrogênico no período inicial deve ser considerado, principalmente em pacientes com grande volume de doença.

Com o estímulo contínuo dos análogos, haverá interrupção do mecanismo de *feedback* habitual promovendo *down-regulation* nos receptores GnRH e consequente inibição da atividade hipofisária. Em última análise, observaremos a queda do LH sérico e da testosterona, alcançando níveis de castração em torno de 4 semanas (Bubley, 2001).

Antagonistas do hormônio liberador de gonadotrofina

O mecanismo de ação dos antagonistas do GnRH decorre do bloqueio direto dos receptores de GnRH, interrompendo a produção de LH e o estímulo à produção de testosterona em nível testicular. Nesse caso, não se observa o efeito *flare*. Também demonstram queda hormonal a nível de castração com resultados similares aos análogos GnRH (Klotz *et al.*, 2008).

Antiandrogênicos

Os antiandrogênicos se ligam competitivamente aos receptores de androgênio, ocupando os sítios de ligação da testosterona. Não há alteração direta no eixo hormonal no nível central, concluindo-se então que não haverá queda do LH ou da testosterona, apenas impedindo sua atuação. Não são mais considerados fármacos de primeira linha como monoterapia, por não promoverem resultados semelhantes.

Conclui-se, então, que estes têm sua principal indicação na inibição do efeito *flare* ocasionado pelos agonistas do GnRH, e na opção de bloqueio hormonal completo em pacientes em tratamento contínuo com agonistas e progressão de doença, para inibir a ação da testosterona produzida pelas adrenais e pelas células tumorais.

Inibidores da esteroidogênese

As medicações que atuam no nível central (análogos e antagonistas) não impedem a produção de testosterona de origem não gonadal (suprarrenal e tumoral). Inibidores da esteroidogênese apresentam papel nesse contexto, atuando em um bloqueio hormonal completo e mais efetivo. Podem ser empregados como terapia de segunda linha em pacientes considerados refratários à castração, a exemplo da abiraterona – um potente inibidor da CYP17 (20 vezes mais potente que o cetoconazol), que foi inicialmente aprovado para pacientes em progressão pós-quimioterapia citotóxica (QT), mas que hoje já se encontra liberado para utilização em pacientes refratários à hormonioterapia no cenário pré-quimioterapia (De Bono *et al.*, 2011).

Principais efeitos colaterais da hormonioterapia

A supressão da testosterona está diretamente ligada aos efeitos mediados por esta. Por esse motivo, esperam-se perda de libido, disfunção erétil, fogachos, osteopenia/osteoporose, ganho de peso, perda de massa muscular, dislipidemia, hiperglicemia (diabetes melito tipo 2 [DM 2]) e elevação do risco cardiovascular. O paciente em supressão androgênica deve ter seu hemograma, bioquímica, lipidograma, glicemia e exame físico monitorados a cada consulta (a cada 3 meses). Caso exista comorbidade cardiovascular ou clínica, o seguimento envolverá o serviço de cardiologia ou especialidade afim (Ahmadi; Daneshmand, 2013).

Hiperplasia prostática benigna

A HPB é uma das principais causas de sintomas do trato urinário interior (LUTS; do inglês, *lower urinary tract symptoms*) no homem. Histopatologicamente, a HPB é caracterizada por um aumento de células epiteliais e estromais na área periuretral da próstata. A fisiopatologia da HPB provavelmente envolve um desequilíbrio entre proliferação celular e morte celular. Embora os andrógenos não causem HPB, o desenvolvimento da doença requer andrógenos. A enzima 5-alfa redutase (tipo 2, predominante no tecido prostático) converte o hormônio testosterona emdi-hidrotestosterona (DHT), o principal andrógeno prostático, que estimula a proliferação celular e inibe a apoptose (Madersbacher; Sampson; Culig, 2019). Além disso, o infiltrado inflamatório observado nestes pacientes também parece estimular a proliferação celular. Existem também fortes evidências de um componente genético. A idade parece ser o principal fator de risco: estudos mostraram que homens com menos de 30 anos não apresentavam nenhuma evidência de HBP, mas, com o avanço da idade essa prevalência atingia 88% dos homens acima dos 80 anos (Lokeshwar *et al.*, 2019).

O tamanho da próstata não se correlaciona com o grau de obstrução. Já a cápsula prostática exerce um papel importante no desenvolvimento de LUTS. Um outro aspecto importante a ser destacado é a musculatura lisa prostática, que mantém o tônus uretral por via adrenérgica e é inclusive alvo de terapia (Madersbacher *et al.*, 2019).

A HPB aumenta a resistência uretral, resultando em alterações compensatórias na função da bexiga, que pode ser dividida em uma fase inicial, de hipertrofia compensatória detrusora, em que os feixes musculares aumentam e produzem trabeculações e pseudodivertículos. Com a persistência da obstrução, ocorre aumento das fibras colágenas, com perda da função contrátil e da complacência vesical (Madersbacher *et al.*, 2019).

A avaliação da história médica é importante para descobrir causas potenciais de LUTS, além de comorbidades relevantes e medicamentos. O diário miccional e o International Prostate Symptom Score (IPSS) também devem ser avaliados. O exame retal digital (DRE) é a maneira mais simples de avaliar o volume da próstata, mas sua acurácia é ruim, e piora conforme o aumento do volume prostático.

Avaliação complementar

Na avaliação complementar, solicitam-se os seguintes exames:

- Urinálise: é indicada na avaliação inicial de todos os pacientes com LUTS. Identificam infecção, glicosúria e hematúria
- PSA: auxilia na estimativa do volume prostático, corrigido pela idade. Em pacientes com próstata maior que 40 mℓ, o valor do PSA geralmente é acima de 1,6 aos 50 anos de idade e 2,3 aos 70
- Avaliação da função renal: indicada nos casos de suspeita de insuficiência renal, na hidronefrose ou no pré-operatório para HPB
- Resíduo vesical pós-miccional (RVPM): a avaliação do RVPM pode ser feita pela ultrassonografia transretal (USG) ou por cateterização. Não é um sinal específico para HPB, pois pode estar presente em outras condições como falência detrusora ou neuropatias
- Fluxometria livre: é indicada especialmente na avaliação pré-operatória. Os parâmetros avaliados são o fluxo máximo (Qmáx) e o padrão da curva. Este exame não é capaz de diferenciar obstrução infravesical (OIV) de alterações vesicais (p. ex., hipocontratilidade detrusora). Um Qmáx abaixo de 10 mℓ/s possui especificidade de 70% e sensibilidade de 47% para OIV. Uma curva em cauda também sugere o diagnóstico (Lokeshwar *et al.*, 2019)
- Imagem: a avaliação do trato superior não é recomendada de rotina. É indicada nos casos de hematúria, infecção do trato urinário (ITU), insuficiência renal, história de urolitíase ou cirurgia do trato urinário. A avaliação do tamanho da próstata por USG é indicada para auxiliar na indicação do tratamento

cirúrgico. A USG é superior à USG transabdominal para isso. A evidência de lobo mediano pode ser uma contraindicação para alguns tratamentos minimamente invasivos

- Uretrocistoscopia diagnóstica: indicada em casos de história ou suspeita de estenose de uretra, hematúria ou câncer de bexiga
- Urodinâmica: é o exame capaz de diferenciar OIV de hipocontratilidade detrusora. Neste último, há uma diminuição da contralidade detrusora durante a micção associada com diminuição do Qmáx. Indicada quando a definição etiológica afetará a decisão terapêutica. Pacientes com história de doenças neurológicas conhecidas, e os com fluxo normal (Qmáx > 15 mℓ/s), com queixa de LUTS podem se beneficiar da avaliação.

Tratamento da hiperplasia prostática benigna

Tratamento conservador

As opções são:

- *Watchful waiting*: é uma opção viável para pacientes com pouco incômodo, já que as complicações do tratamento podem ser percebidas como maiores do que a inconveniência dos sintomas, além dos seus custos
- Mudanças de hábito: medidas como redução da ingesta hídrica à noite, da cafeína, micção programada e tratamento da constipação intestinal podem melhorar os sintomas e a qualidade de vida.

Tratamento medicamentoso

Alfabloqueadores

Indicados para pacientes com IPSS moderado/grave, considerados os fármacos de primeira linha. Inibem o efeito adrenérgico nas células musculares lisas reduzindo o tônus uretral. São eficazes em reduzir o IPSS em aproximadamente 30 a 40% e aumentam o Qmáx em aproximadamente 20 a 25%. Apresentam melhora tanto nos sintomas de esvaziamento quanto de armazenamento. Parecem ser mais eficazes em próstatas menores que 40 mℓ. Um ponto importante: os alfabloqueadores não reduzem o tamanho da próstata e nem o risco de retenção urinária aguda. Os alfabloqueadores disponíveis são não seletivos (doxazosina, alfuzosina, terazosina) ou alfa-1ª-seletivos (tansulosina, silodosina). Os não seletivos produzem efeitos colaterais vasodilatadores (Haibin *et al.*, 2020).

Inibidores da 5-alfa redutase

Indicado em pacientes com IPSS moderado/grave com próstatas > 40 mℓ ou PSA > 1,4 a 1,6. Inibem a enzima conversora de DHT em testosterona na próstata. Isso induz apoptose das células epiteliais prostáticas e redução do volume glandular em 18 a 28%, e uma queda no PSA circulante de cerca de 50% após 6 a 12 meses de tratamento. Existem dois fármacos disponíveis: finasterida e dutasterida. A finasterida inibe especificamente a 5-alfa redutase tipo 2, predominante no tecido prostático. A dutasterida inibe a enzima dos tipos 1 e 2. Eles promovem redução no IPSS e aumento no Qmáx. Esta classe reduz o risco de retenção urinária aguda e de necessidade de tratamento cirúrgico. Os principais efeitos colaterais associados são redução da libido e disfunção erétil, mas também estão relatados ginecomastia e redução do volume espermático.

Antimuscarínicos

Indicados para pacientes com IPSS moderado/grave e sintomas de armazenamento predominantes. Bloqueiam os receptores muscarínicos, responsáveis pelo estímulo parassimpático da contração detrusora (receptores M2 e M3). Os fármacos disponíveis são a darifenacina fesoterodina, oxibutinina, propiverina, solifenacina e tolterodina. Os efeitos adversos mais comuns são boca seca, constipação intestinal, dificuldades miccionais, nasofaringite e tontura. Os antimuscarínicos podem diminuir a contratilidade detrusora e, portanto, podem estar associados à retenção de urina e aumento do RVPM. Por isso, pacientes que apresentem RVPM > 150 mℓ não devem usar esses fármacos. Outra contraindicação seriam pacientes com glaucoma.

Inibidores da 5-fosfodiesterase

Indicado em pacientes com IPSS grave e moderado com disfunção erétil associada. O mecanismo de ação desse fármaco nos pacientes com LUTS permanece desconhecido. Estudos mostraram redução do IPSS, dos sintomas de armazenamento ou esvaziamento, porém não houve aumento do Qmáx. O fármaco utilizado nesse contexto é a tadalafila 5 mg.

Beta-3-agonistas

Indicados para pacientes com IPSS moderado/grave com sintomas predominantes de armazenamento. Estimulam os adrenorreceptores beta-3 na musculatura detrusora, induzindo o seu relaxamento. O fármaco utilizado é a mirabegrona. Os eventos adversos mais comuns são hipertensão arterial sistêmica (HAS), ITU, dor de cabeça e nasofaringite. Ela é contraindicada para pacientes com HAS não controlada grave (pressão arterial sistólica [PAS] > 180 mmHg ou pressão arterial diastólica [PAD] > 110 mmHg). Parece possuir tolerabilidade maior em idosos que os antimuscarínicos.

Terapias combinadas

Alfabloqueadores + inibidores da 5-alfa redutase

Estudos como o MTOPS (finasterida + doxazosina) e CombAT (tansulosina + dutasterida) demonstraram melhora ainda maior no LUTS e Qmáx, e superioridade na prevenção da progressão da doença. No entanto, a terapia combinada está associada a maior taxa de eventos adversos, sendo indicada. Dessa maneira, a terapia combinada deve ser prescrita principalmente em homens com IPSS moderado/grave, com risco de progressão da doença (próstata > 40 mℓ, PSA elevado, idade avançada etc.).

Alfabloqueadores + antimuscarínicos

Sintomas de armazenamento persistentes após o início do alfabloqueador podem ser reduzidos com a adição de um antimuscarínico ou vice-versa. Também não devem ser usados em pacientes com RVPM > 150 mℓ.

Tratamento cirúrgico

Incisão transuretral da próstata

Indicada em próstatas menores que 30 mℓ. Consiste em uma incisão da cápsula prostática para aliviar os sintomas de micção. A incisão é unilateral ou bilateral em posição posterolateral (5 a 7 horas) e pode se estender do colo da bexiga até o verumontano. A TUIP parece ter um risco menor de ejaculação retrógrada comparativamente e apresenta curto tempo de internação estadia hospitalar.

Ressecção transuretral da próstata

Indicada em próstatas de 30 a 80 mℓ. Visa à remoção cirúrgica principalmente da zona de transição da próstata que circunda a uretra. Pela técnica de Nesbit, a ressecção é iniciada na posição de 11 a 9 horas e 1 a 3 horas. Entretanto, pode-se iniciar pelo assoalho prostático, criando um túnel na posição das 5 ou

7 horas até se atingir a cápsula. A porção anterior da próstata possui adenoma menos profunda e, por isso, é mais facilmente perfurada. Além disso, o esfíncter também possui uma inclinação anterior, sendo mais proximal nesta região. Dentre as complicações, destacamos a síndrome da ressecção transuretral da próstata (RTU-P – reabsorção hídrica). O sistema venoso prostático tem uma pressão de cerca de 10 mmHg e a instilação de fluido a uma pressão acima disso levará à absorção hídrica. A absorção de soluções hipo-osmolares causa hiponatremia dilucional aguda com alterações neurológicas, náuseas, vômitos, HAS, taquipneia e bradicardia. Os principais fatores de risco são próstatas > 45 g tempo de ressecção > 90 minutos. O uso de soluções isotônicas reduziu esse problema, com risco de aproximadamente 1%. Outras complicações possíveis são hematúria, lesão uretral, perfuração. Dentre as complicações pós-operatórias, destacamos estenose de colo vesical (2%), estenose de uretra (4%), incontinência urinária (0,6%), hemorragia tardia e ejaculação retrógrada. A energia utilizada pode ser monopolar, bipolar ou bipolar com plasmavaporização. O uso da energia bipolar tem a vantagem de ter morbidade perioperatória menor, com eliminação do risco síndrome da RTU-P, menores taxas de hematúria, retenção por coágulos ou transfusão sanguínea, menores tempos de irrigação e possivelmente hospitalização. A plasmavaporização parece reduzir o risco de sangramento; entretanto, tem a desvantagem de ter mais sintomas de disúria no pós-operatório (Haibin *et al.*, 2020).

Terapia transuretral por micro-ondas

Realiza termoablação do tecido prostático localmente mantendo as temperaturas normais no tecido não direcionado ao redor, por meio de uma antena geradora de ondas eletromagnéticas. Tem a vantagem de ser feita sob anestesia local e pode ser feita em próstatas de até 100 g. A cistoscopia no pré-operatório é mandatória, pois a evidência de lobo mediano é um critério de exclusão. Apesar de apresentar melhora sintomática inicial moderada, a longo prazo tem resultado ruim com alto índice de reabordagem por manutenção dos sintomas.

Ablação transuretral por agulha

Seu mecanismo é de ablação por radiofrequência que interage com as moléculas de água nas células, criando calor local e necrose. Também pode ser feito por anestesia local. Pode ser realizado em próstatas de até 80 g.

Terapias com laser

Estes tratamentos baseiam-se na conversão da luz em energia térmica local. Apresentam menor tempo de internação e cateterização e menos sangramento, estenose de uretra ou de colo vesical comparados à RTU-P. Vamos destacar algumas técnicas:

- Enucleação com *Holmiun laser* (HoLEP): o Ho:YAG é absorvido pela água nos tecidos, causando coagulação e necrose limitadas a 3 a 4 mm de profundidade
- Vaporização prostática com *green light*: os *lasers* de titânio-fosfato de potássio (KTP) e triborato de lítio (LBO) são absorvidos pela hemoglobina, o que favorece ainda mais a hemostasia. Os estudos demonstram segurança em seu uso em próstatas de até 80 mℓ. É o método ideal para pacientes que não podem interromper o uso de anticoagulantes ou antiagregantes plaquetários
- Vaporização com Thulium (Tm:YAG): é o *laser* mais recente utilizado, com poucos estudos comprovando sua eficácia. Combina o potencial de vaporização com enucleação
- Prostatectomia aberta: indicado em próstatas maiores (> 80 a 100 mℓ), caso não se tenha disponível técnicas mais avançadas como o uso do *laser*. Existem duas técnicas principais, a prostatectomia a Millin ou a transvesical (Freyer) (Salciccia *et al.*, 2020). É o método mais invasivo, porém o mais durável. Maior morbidade pós-operatória e maior tempo de internação (Figura 61.6)
- Urolift: técnica minimamente invasiva, podendo ser feita sob anestesia local. Envolve a compressão dos lobos laterais por implantes de implantação endoscópica, desobstruindo a luz uretral. Sua eficácia não foi comprovada em próstatas maiores (< 70 mℓ). Pacientes com lobos medianos proeminentes não são bons candidatos
- Novas técnicas: existem novas técnicas, ainda em investigação, como o *aquablation*, que usa a hidrodissecção para enuclear o parênquima prostático, por meio de um fluxo salino de alta velocidade guiado por USGTR. Apresenta resultados semelhantes à RTU-P em próstatas de 30 a 80 mℓ, mas ainda necessita de estudos a longo prazo.

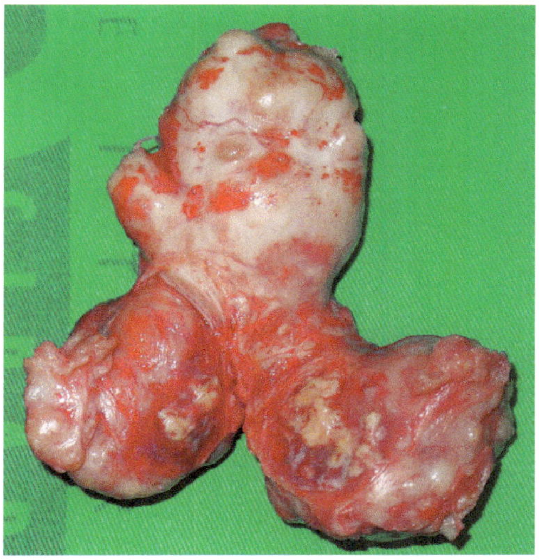

▪ **FIGURA 61.6** A imagem evidencia o aspecto de um adenoma prostático retirado durante uma cirurgia aberta para correção de hiperplasia prostática benigna.

Prostatite

As prostatites são muito frequentes e correspondem a 5% dos atendimentos urológicos, sendo um dos diagnósticos urológicos mais comum em pacientes com menos de 50 anos de idade e o terceiro mais comum em pacientes com mais de 50 anos de idade. As prostatites podem ser classificadas em:

- Categoria I: prostatite bacteriana aguda
- Categoria II: prostatite bacteriana crônica
- Categoria III: síndrome da dor pélvica crônica (SDPC)
- Categoria III.A: SDPC inflamatória (prostatite não bacteriana)
- Categoria III.B: SDPC não inflamatória (prostatodinia)
- Categoria IV: prostatite assintomática inflamatória (Mehik *et al.*, 2000).

As prostatites bacterianas têm como agentes etiológicos mais comuns as bactérias gram-negativas (*E. coli* – 65 a 80% das infecções; *Pseudomonas*, *Serratia*, *Klebsiella* e *Enterobacter* – 10 a 15%) e as bactérias gram-positivas (enterococos – 5 a 10% das infecções, estafilococos). Existem relatos escassos do envolvimento de anaeróbios; *Chlamydia*: culturas positivas em até 1% dos casos; e *Ureaplasma urealyticum*: presente em cultura em até 8% dos pacientes com prostatites.

Uma das teorias para a ocorrência das prostatites seria a defesa prostática alterada por refluxo ductal; infecções associadas a fimose; intercurso anal; epididimite; cateterismo; e RTU.

A ocorrência de disfunção secretória com diminuição de frutose, ácido cítrico, magnésio, cálcio, zinco e fator antibacteriano prostático, além de alterações imunológicas, seriam também fatores predisponentes.

Infecção aguda da próstata

A infecção aguda da próstata é rara e provoca dor aguda com sintomas irritativos e obstrutivos, retenção urinária, febre em pacientes entre 20 e 45 anos de idade. O abscesso prostático seria uma complicação rara (Figura 61.7). Pode ocorrer febre, calafrios, queda do estado geral, disúria, desconforto pélvico e abdominal. O toque retal geralmente é muito doloroso e se caracteriza por aumento prostático e da temperatura local.

O exame de urina se caracteriza por bacteriúria e piúria e a cultura de urina pode ser positiva. A elevação do PCR e leucocitúria são constantes na prostatite. A elevação do PSA se deve ao aumento proporcional no PSA total e à diminuição do PSA livre. O PSA é excelente método diagnóstico nos casos duvidosos de prostatite aguda e pode permanecer aumentado por 3 a 6 meses.

A USG se caracteriza por áreas hipoecoicas que tendem a persistir na região periférica, e a USG com doppler seria útil para avaliar PSA elevado *versus* área hipoecoica. O tratamento pode ser realizado com antibioticoterapia parenteral: fluoroquinolonas/ceftriaxona + aminoglicosídios. O uso oral de fluoroquinolona por 4 a 6 semanas pode ser utilizado nos casos não complicados (p. ex., *Chlamydia* – doxiciclina ou azitromicina; *Trichomonas* – metronidazol).

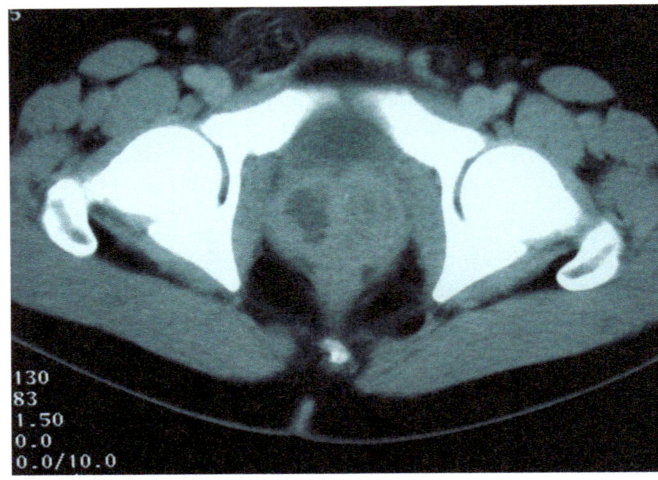

▪ **FIGURA 61.7** Tomografia computadorizada de paciente de 35 anos de idade com sintomas de prostatite: observa-se abscesso prostático.

62

Infecção do Trato Urinário

Renato Moraes Alves Fabbri • Sueli Luciano Pires

Introdução

Infecção do trato urinário (ITU) é a doença infecciosa mais frequente na população idosa, tanto em indivíduos que vivem na comunidade quanto naqueles que residem em instituições de longa permanência para idosos (ILPI). No entanto, estabelecer o diagnóstico pode ser mais complexo em virtude da maior prevalência de sintomas urinários crônicos e comprometimento cognitivo, o que torna difícil identificar sintomas específicos de ITU. Além disso, a alta prevalência de bacteriúria assintomática nessa população muitas vezes leva ao sobrediagnóstico e ao tratamento desnecessário. É uma condição potencialmente grave, especialmente em pacientes fragilizados.

Definição e classificação

A ITU pode ser definida como a colonização microbiana na urina com invasão tissular de qualquer estrutura do trato urinário. Existem várias categorias de classificação: quanto a localização (trato urinário alto e baixo), frequência (esporádica e recorrente), sintomatologia (assintomática e sintomática) e gravidade (complicada e não complicada) (Puca, 2014). A infecção do trato urinário alto refere-se ao comprometimento renal e das cavidades pielocaliciais (pielonefrite), e a do trato urinário baixo resulta de infecção na bexiga (cistite). A variedade esporádica é caracterizada quando ocorre até um episódio de bacteriúria sintomática em 6 meses ou dois ou menos episódios no período de 1 ano, enquanto na recorrente podem ocorrer dois ou mais episódios em 6 meses ou três ou mais deles por ano. A modalidade sintomática de infecção refere-se a sintomas urinários, o que pode ser mais complexo no paciente idoso, pois o quadro clínico, muitas vezes, não é o mais usual da população mais jovem, como algúria, urgência e aumento na frequência urinária. Quanto à gravidade, os tipos não complicados correspondem a infecções que se instalam em um aparelho urinário livre de qualquer alteração estrutural e/ou neurológica, e costumam responder muito bem à terapêutica, enquanto os tipos complicados acometem um aparelho urinário previamente alterado na sua forma estrutural e/ou neurológica, com resposta terapêutica clássica habitualmente menos eficaz. *Prostatite* é uma condição inflamatória/infecciosa que pode se apresentar de forma aguda ou crônica e habitualmente relacionada com infecções urinárias de repetição. Conhecer o significado desses termos e, principalmente, a interação entre eles é de extrema importância, pois essa avaliação ditará a conduta terapêutica que deverá ser instituída em cada caso.

Epidemiologia

A ITU é uma das causas mais prevalentes de infecção em todas as faixas etárias. Entre os pacientes com mais de 65 anos de idade, é responsável por 15,5% das hospitalizações e 6,2% das mortes atribuíveis a uma doença infecciosa. No sexo feminino, estima-se que 40% dos idosos terão ITU em alguma fase da vida. A prevalência dessa infecção aumenta com a idade em ambos os sexos, pela diminuição dos mecanismos de defesa do trato urinário. No sexo masculino, esse aumento é maior pela incapacidade de esvaziamento miccional completo secundária ao aumento do volume prostático. Além disso, a prevalência também varia de acordo com a população estudada. Pacientes institucionalizados ou hospitalizados têm maior prevalência. Alguns fatores de risco são conhecidos para ITU: idade; comorbidades, como sequelas de acidente vascular encefálico (AVE); déficit cognitivo; manipulação do trato geniturinário (cirurgias); diabetes melito (DM); uso de cateter vesical, entre outros (Rowe; Juthani-Mehta, 2014). A Tabela 62.1 mostra a prevalência de bacteriúria significativa segundo idade, sexo e população.

TABELA 62.1 Prevalência de bacteriúria significativa segundo idade, sexo e população.

População	Idade (anos)	Mulher (%)	Homem (%)
Comunidade	< 65	< 5	< 1
	≥ 65	20	10
Institucionalizados	≥ 65	17 a 55	15 a 31
Hospitalizados	≥ 65	30 a 40	30 a 34

Patogênese

Fundamentalmente, existem duas vias para o desenvolvimento da ITU: a ascendente, sem dúvida a principal responsável pela invasão microbiana, e a hematogênica, menos frequente, resultante de embolização do agente infeccioso, como *Staphylococcus aureus*. A infecção nas duas vias está diretamente ligada às características da virulência bacteriana e à suscetibilidade do hospedeiro, que são determinadas por mecanismos de defesa e fatores predisponentes. Quando há quebra do equilíbrio entre agente e hospedeiro, ocorre a infecção. Mais frequentemente entre os idosos, essa quebra ocorre pela diminuição dos mecanismos de defesa (Staykova, 2013).

Fatores relacionados com o agente etiológico

Uma questão pertinente relaciona-se com o motivo pelo qual algumas espécies de bactérias infectam, preferencialmente, determinados tecidos do ser humano; por exemplo, a *Escherichia coli* com frequência infecta os tratos urinário e intestinal, ao passo que muito raramente atinge o trato respiratório superior. Por outro lado, *Streptococcus pyogenes* frequentemente infecta o trato respiratório superior, mas raramente acomete os tratos urinário e intestinal. *Enterobacteriaceae* é a família mais comumente responsável pela ITU em todas as faixas etárias, sendo identificados vários fatores de virulência, alguns comuns a todos os gêneros, outros exclusivos de determinadas cepas. Um dos fatores que explicam esse fenômeno é a relação entre as bactérias e os tecidos do hospedeiro, ou seja, mecanismos que facultam a união do microrganismo às células do hospedeiro, designado de aderência bacteriana. Esse é o ponto inicial da instalação da infecção do trato urinário. A maioria das bactérias que causam a ITU é portadora, na sua estrutura anatômica, de apêndices filamentosos de natureza proteica, chamados de *pilli*, fímbrias ou adesinas, por meio dos quais a bactéria adere às células do hospedeiro (Flores-Mireles *et al.*, 2015). Essas estruturas estão presentes especialmente nos bacilos gram-negativos e mais raramente em alguns bacilos gram-positivos. Os *pilli* podem classificar-se de acordo com diversos parâmetros morfológicos e fisiológicos. As bactérias, por meio de seus *pilli*, vão aderir-se a receptores específicos localizados nos tecidos do aparelho geniturinário do hospedeiro. Um dos componentes desses receptores compõe-se de carboidratos, conferindo especificidade aos mesmos. Para várias espécies de enterobactérias, o receptor é constituído de D-manose, e as fímbrias das bactérias cujo receptor é a D-manose são classificadas como tipo I e estão mais associadas à cistite. Outros receptores têm na sua composição moléculas de galactose, sendo as fímbrias das bactérias que se ligam a esses receptores denominadas tipo P, observando-se forte correlação com pielonefrite, sendo identificados em 80% dos casos causados por *Escherichia coli*. Outros fatores também podem influenciar na virulência do agente etiológico. Algumas bactérias, como, por exemplo, a *Escherichia coli*, podem liberar toxinas após a aderência ao tecido do hospedeiro, estimulando uma resposta inflamatória que pode lesar diretamente o uroepitélio. Além disso, alguns antígenos podem também ditar a importância na patogênese. A *Escherichia coli* contém o antígeno H (flagelar), que lhe confere mobilidade, K (capsular), que favorece a invasão microbiana ao interferir na opsonização e na fagocitose, e o antígeno O, que diminui o peristaltismo da musculatura lisa do ureter, podendo facilitar a ascendência bacteriana.

Mais recentemente, vários estudos fundamentados em sequenciamento genômico de urina humana têm demonstrado que o trato urinário não é estéril, mesmo quando as culturas de urina são negativas; em vez disso, o trato urinário saudável pode hospedar uma comunidade de microrganismos, que são constituintes do microbioma. Este termo refere-se a um conjunto de microrganismos que mantém uma relação simbiótica em diferentes sítios do organismo, indo além do termo microbiota, porque há uma relação entre as células microbianas e as células e os sistemas humanos, principalmente através de seus genomas. Diversos estudos têm mostrado a importante participação do microbioma humano na saúde e na doença (Mimica, 2017).

Em teoria, constituintes do microbioma urinário saudável podem desempenhar um papel na prevenção de ITU ocupando locais de fixação no epitélio geniturinário e competindo por nutrientes, limitando, assim, a proliferação de uropatógenos. Ocorrendo desequilíbrio desse sistema (disbiose), há predisposição para ITU, de modo semelhante à infecção intestinal por *Clostridium difficile* (Cortes-Penfield *et al.*, 2017).

Fatores relacionados com o hospedeiro

As alterações dos mecanismos de defesa do trato urinário bem como as comorbidades são condições que facilitam o surgimento da infecção no idoso. O trato urinário é composto por vários mecanismos que dificultam de maneiras diferentes tanto a aderência quanto o crescimento bacteriano: microrganismos da flora vaginal normal, especialmente lactobacilos e difteroides, dificultam a aderência e o crescimento bacteriano; o pH ácido da secreção vaginal dificulta o crescimento bacteriano; o sistema imunológico local, especialmente as imunoglobulinas A e G (IgA e IgG), dificulta a aderência bacteriana; e o fator bactericida prostático inibe a multiplicação bacteriana. A própria composição da urina pode criar condições adversas para o crescimento bacteriano, em razão do pH ácido, extremos da osmolalidade e alta concentração de ureia e ácidos orgânicos. Outros fatores locais podem dificultar a aderência bacteriana, como a proteína de Tamm Horsfall, glicoproteína que contém manose em sua cadeia de carboidratos, inibindo por competitividade a ligação da *Escherichia coli* ao uroepitélio, e a camada de glicosaminoglicanos (GAG), que reveste a superfície interna da bexiga. Tal superfície, por sua propriedade hidrófila, atrai moléculas de água e atua como uma barreira mecânica entre a superfície vesical e a urina. No entanto, de todos os mecanismos de defesa, o esvaziamento miccional completo é considerado por alguns autores como o principal. Nos idosos, vários desses mecanismos estão alterados, contribuindo para o aumento da taxa de ocorrência de ITU, como é mostrado na Tabela 62.2.

Entre as mulheres, vários fatores de risco para ITU na pós-menopausa têm sido identificados, sendo o preditor mais forte a história anterior de ITU, aumentando em 4 vezes a chance de infecção em comparação com pacientes sem história prévia (Hu *et al.*, 2004). No homem, o aumento do tamanho prostático compromete diretamente o esvaziamento miccional, podendo contribuir para favorecer a ocorrência da ITU. Pacientes mais fragilizados, especialmente institucionalizados, têm maior risco de ITU por condições diversas, destacando-se o uso de sonda vesical e as doenças que predispõem a incontinência urinária, como AVE, demência, entre outras.

Bacteriologia

Com relação à bacteriologia, a *Escherichia coli* é o patógeno mais encontrado. Porém, outros agentes gram-negativos como *Klebsiella*, *Proteus*, *Enterobacter*, *Serratia* e *Pseudomonas* se tornam mais comuns em comparação com a população jovem, com grau crescente de cepas resistentes (Faria, 2010; Marques *et al.*, 2012). Esse fato é especialmente mais observado na modalidade de ITU complicada, que é mais frequente no idoso. Além disso, aumenta a prevalência de organismos gram-positivos como *Enterococcus faecalis*, estafilococos coagulase-negativos, estreptococos do grupo B e cândida. Essa mudança no padrão uropatógeno deve-se principalmente a alguns fatores, como uso prévio de antibióticos, DM, manipulação do trato geniturinário com fins diagnósticos ou terapêuticos, uso de sonda vesical e institucionalização ou hospitalização. Entre os pacientes idosos, especialmente asilados ou hospitalizados, a flora polimicrobiana também é mais comum.

TABELA 62.2 Principais mecanismos de defesa do trato urinário.

Mecanismo de defesa	Ação	No idoso
Microrganismos da flora vaginal (lactobacilos e difteroides)	Dificultam a aderência bacteriana	Alterados
pH ácido da secreção vaginal	Dificulta o crescimento bacteriano	Alterado
Sistema imunológico local (IgA/IgG)	Dificulta a aderência bacteriana	Diminuído
Composição da urina pH ácido Extremos da osmolalidade Concentração da ureia Ácidos orgânicos Proteína de Tamm Horsfall Ausência de glicose	Dificulta o crescimento bacteriano	Alterada
Camada de mucopolissacarídios (GAG) no epitélio vesical	Barreira mecânica	Diminuída
Esvaziamento miccional completo	Dificulta o crescimento bacteriano	Pode ser incompleto

GAG: glicosaminoglicanos.

Diagnóstico

O diagnóstico é feito com base no quadro clínico e em exames complementares. Porém, os sintomas podem variar substancialmente, tornando o diagnóstico difícil pelas manifestações atípicas que se apresentam (Bevenidge *et al.*, 2011).

Quadro clínico

Na infecção do trato urinário baixo, sintomas clássicos como disúria, polaciúria e urgência miccional predominam, mas podem ser decorrentes de outras causas que não a infecciosa. Por outro lado, manifestações como incontinência urinária e noctúria, às vezes consequentes à infecção, podem ser interpretadas erroneamente como de outra etiologia, sem antes uma investigação adequada. Sintomas atípicos como adinamia, prostração, anorexia, se predominantes, também podem dificultar o diagnóstico. Na pielonefrite, sintomas clássicos como febre alta e dor lombar geralmente estão presentes, mas podem ser substituídos ou mascarados por manifestações gastrintestinais, como náuseas, vômito, distensão e dor abdominal, desidratação grave, ou mesmo hipotermia e choque. Confusão mental também pode ser uma forma de apresentação e é um dos motivos mais comuns para suspeita de ITU, apesar de muitas outras causas potenciais. Porém, essa associação deve ser avaliada com cautela, porque a correlação muitas vezes feita de maneira simplista, sem avaliação adequada de outras causas de confusão mental, pode levar a um sobrediagnóstico significativo de ITU, uso inadequado de antibióticos e resultados potencialmente prejudiciais (Mayne *et al.*, 2019). A prostatite bacteriana, na sua apresentação aguda, pode manifestar-se com dor em região perineal, na bolsa escrotal ou na pelve, acompanhada de sintomas urinários como disúria, hesitação ou urgência miccional e noctúria, além de complicações na ejaculação que incluem hematospermia e dor. Na modalidade crônica o quadro clínico descrito é habitualmente de menor intensidade ou mesmo assintomático, sendo que a suspeita diagnóstica deve incidir sobre pacientes idosos do sexo masculino com infecções do trato urinário recorrente.

Exames complementares

O exame inicial na investigação laboratorial da ITU é o da urina tipo I, teste rápido de triagem frequentemente solicitado. Compreende uma análise sob três aspectos: físico, bioquímico e de sedimento urinário. Na análise física da urina deve-se atentar para a mudança do aspecto de límpido para turvo, e o odor que passa de *sui generis* para fétido. Essas observações, embora não patognomônicas e nem sempre presentes, são as que inicialmente chamam a atenção dos pacientes idosos ou de cuidadores de pacientes mais frágeis ou cognitivamente prejudicados, mesmo antes da realização de exames complementares. Ainda que não confiáveis, associadas a manifestações atípicas, como, por exemplo, piora do estado geral e confusão, adinamia ou febrícula, essas informações constituem uma pista na investigação da síndrome infecciosa. Quanto ao aspecto bioquímico, nitritos são evidenciados quando estão presentes bactérias, geralmente gram-negativas, nas quais o nitrato é transformado em nitrito. A evidência qualitativa de leucócitos na análise bioquímica (teste da estearase leucocitária), de maneira indireta, pode evidenciar leucocitúria. Na avaliação do sedimento urinário, o muco em grande quantidade pode indicar um processo inflamatório de vias urinárias, não necessariamente infeccioso. A existência de cilindros leucocitários indica geralmente infecção (no seu interior encontram-se leucócitos). Entretanto, a anormalidade mais valorizada quanto a uma provável ITU é a piúria (> 10 leucócitos/mm^3); porém, estudos mostram que, embora sua ausência esteja associada a um valor preditivo negativo alto para bacteriúria (96%), sua presença tem valor preditivo positivo baixo (39%) (Macias-Gil *et al.*, 2020). Deve-se lembrar de que outras condições como calculose renal, necrose papilar, uso crônico de analgésicos, vaginite, nefrite tubulointersticial, tuberculose renal e cistites inespecíficas também podem causar piúria, na ausência de infecção bacteriana. Pode ocorrer também, em alguns casos, ausência de piúria quando há bacteriúria significativa. Portanto, não se deve estabelecer o diagnóstico de ITU apenas a partir da análise isolada do resultado encontrado no exame de urina tipo I. Uma avaliação microscópica com coloração para Gram pode ser um exame útil complementar, especialmente onde não está disponível a realização da urocultura. A evidência de um organismo por campo corresponde a 95% de sensibilidade para bacteriúria significativa (≥ 10^5 UFC/mℓ). A urocultura, com a identificação e a quantificação do número de colônias do agente etiológico, confirma bacteriúria significativa. Esse termo foi introduzido por Kass em 1960, correlacionando sintomas clínicos com bacteriúria igual ou superior a 10^5 UFC/mℓ. Em 1982, no entanto, Stamm *et al.* (1982) demonstraram que contagem igual a superior a 10^2 UFC/mℓ já era indicativa de cistite em mulheres. Na verdade, considera-se bacteriúria significativa com contagens diferentes em circunstâncias variadas (Cortes-Penfield; Trautner; Jump, 2017). A Tabela 62.3 resume os critérios de bacteriúria significativa. A realização de hemocultura pode ser útil nos casos de pielonefrite aguda, visto que 15 a 30% dos pacientes apresentam bacteriemia.

Outros exames, como hemograma, ureia, creatinina, sódio e potássio, auxiliam quanto à gravidade e à extensão do processo infeccioso.

Exames de imagem podem ser indicados nas formas complicadas de ITU ou nas formas não complicadas sem resposta terapêutica adequada após 72 horas. A ultrassonografia (USG) é útil por ser um exame não invasivo e de fácil aplicabilidade, embora a tomografia computadorizada (TC) seja considerada de escolha, devendo-se avaliar, no entanto, o risco potencial do uso do contraste em pacientes idosos (Ifergan *et al.*, 2012).

Tratamento

Com relação à abordagem terapêutica, quatro questões principais devem ser discutidas: se existe a necessidade do uso de antibiótico; qual antibiótico deve ser indicado; por quanto tempo deve ser utilizado; e o que mais pode ser feito além do uso de antibiótico.

Quando tratar

A discussão sobre quando tratar refere-se às formas sintomáticas e assintomáticas. Não existe dúvida de que todas as formas sintomáticas devem ser tratadas. A terapêutica específica baseia-se no resultado do antibiograma, embora o objetivo principal seja a melhora dos sintomas e não necessariamente a

TABELA 62.3 Definição de bacteriúria significativa segundo número de colônias e dados clínicos ou de coleta.

Contagem de colônias	Dados clínicos ou de coleta
≥ 10^2 UFC/mℓ	Mulheres sintomáticas
≥ 10^2 UFC/mℓ	Pacientes cateterizados sintomáticos
≥ 10^3 UFC/mℓ	Homens sintomáticos
≥ 10^5 UFC/mℓ	Bacteriúria assintomática
Qualquer crescimento em sintomáticos	Punção suprapúbica em sintomáticos

esterilização da flora. Contudo, nos tipos assintomáticos não há indicação formal para tratamento. A bacteriúria assintomática é uma condição frequente entre os gerontes, com aumento progressivo da prevalência com o avançar da idade. Estima-se que, para pacientes ambulatoriais com idade igual ou superior a 60 anos, a prevalência varia de 4,7 a 43% para o sexo feminino e de 1,5 a 21% para o masculino. Entre pacientes institucionalizados, a estimativa é de 24,6 a 53% para mulheres e 8,5 a 37,2% para homens; em pacientes com sonda vesical a bacteriúria significativa é adquirida em uma taxa de 3 a 10% ao dia, sendo que, após 30 dias, praticamente 100% dos casos terão bacteriúria, na sua maioria assintomáticos. De maneira geral, a urocultura não deve ser solicitada em pacientes sem sintomas urinários, bem como a bacteriúria assintomática (se solicitada a urocultura, e com bacteriúria significativa) não deve ser tratada em pacientes idosos, tanto na comunidade quanto nos residentes em unidades de longa permanência, pois não há benefícios relacionados com a melhora da morbidade e mortalidade, criando, ainda, um aumento da resistência bacteriana (Fargan *et al.*, 2015; Nicolle *et al.*, 2019; Rossi *et al.*, 2011;). Em idosos, a investigação e o tratamento estão indicados antes de procedimentos urológicos invasivos, e de forma individualizada algumas condições devem ser analisadas, especificamente em pacientes com quadro confusional de início recente, sem uma causa etiológica aparente (Souza *et al.*, 2014).

Em pacientes mais debilitados, especialmente os residentes em ILPI, o diagnóstico de ITU sintomática pode ser desafiador, visto que muitos idosos apresentam comorbidades que dificultam a comunicação, como, por exemplo, AVE e demência, e nas quais as manifestações atípicas podem predominar; nesse grupo há também alta prevalência de bacteriúria significativa, gerando a dúvida se o quadro é sintomático com manifestações não clássicas de ITU ou se as mesmas são decorrentes de outra etiologia. Alguns critérios foram propostos (Loubet *et al.*, 2001) para fins de vigilância e diagnóstico, na tentativa de auxiliar no diferencial de ITU e bacteriúria assintomática (Stone *et al.*, 2012). Novos critérios têm sido descritos na literatura, como os do Centers for Disease Control and Prevention (CDC), que são apresentados na Tabelas 62.4 e 62.5.

TABELA 62.4 Critérios para infecção do trato urinário em pacientes em ILP não sondados (CDC, 2020).

Critérios	Pacientes sem sonda vesical ou com remoção > 48 h do início dos sintomas
1	Um dos seguintes sintomas: • Disúria aguda • Dor aguda, edema ou aumento de sensibilidade nos testículos, epidídimo ou próstata Associado a urocultura + com ≤ 2 agentes e com ≥ 10^5 UFC/mℓ
2	Qualquer um dos seguintes: • Temperatura única ≥ 37,8°C ou > 37,2°C em ocasiões repetidas ou > 1,1°C da temperatura basal • Leucocitose (> 14.000 células/mm³) ou desvio à esquerda > 6% com um ou mais dos sintomas: dor ou maior sensibilidade no ângulo costovertebral; aumento da sensibilidade supra púbica; hematúria macroscópica; urgência ou incontinência urinária Associado a urocultura + com ≤ 2 agentes e com ≥ 10^5 UFC/mℓ
3	Dois ou mais dos seguintes sintomas (início recente ou significativo): dor ou maior sensibilidade no ângulo costovertebral; aumento da sensibilidade supra púbica; hematúria macroscópica; urgência ou incontinência urinária Associado a urocultura + com ≤ 2 agentes e com ≥ 10^5 UFC/mℓ

TABELA 62.5 Critérios para infecção do trato urinário em pacientes que utilizam sonda e residem em instituições de longa permanência para idosos (CDC, 2020).

Critério	Pacientes com sonda vesical ou com remoção ≤ 48 h do início dos sintomas
	Um ou mais dos seguintes: • Temperatura única ≥ 37,8°C ou > 37,2°C em ocasiões repetidas ou > 1,1°C da T basal • Calafrios • Hipotensão sem outra causa aparente • Confusão mental/declínio funcional + leucocitose (> 14.000 células/mm³ ou desvio à esquerda > 6% • Aumento da sensibilidade suprapúbica • Dor ou maior sensibilidade no ângulo costovertebral • Dor aguda, edema ou aumento de sensibilidade em testículos, epidídimo ou próstata • Secreção purulenta em torno do local de inserção do cateter Associado a urocultura + com ≤ 2 agentes e com ≥ 10^5 UFC/mℓ

Antibiótico ideal e tempo de tratamento

Os fatores que influenciam a escolha de determinado antibiótico no tratamento da ITU incluem, principalmente, o espectro de atividade contra o uropatógeno e a sua concentração renal. Em geral, o manejo do tratamento no paciente idoso é o mesmo que na população em geral, considerando principalmente se a infecção é ou não complicada e o comprometimento sistêmico envolvido. Porém, vários outros fatores devem ser considerados, especialmente na terapêutica dos pacientes idosos, como potenciais efeitos adversos dos fármacos, interação medicamentosa, diminuição da reserva funcional renal e custo. Não há, infelizmente, antibiótico ideal, e o tratamento específico deve basear-se no agente bacteriano encontrado e na avaliação dos fatores citados anteriormente. As opções terapêuticas habitualmente recaem nos grupos compostos por sulfametoxazol-trimetoprima, fluoroquinolonas, cefalosporinas, penicilinas, nitrofurantoínas e fosfomicina. Os aminoglicosídios não costumam ser a primeira escolha, pela sua potencial nefrotoxicidade e ototoxicidade. Para pacientes idosos admitidos em unidade hospitalar com infecção urinária e potencial risco de sepse, cefalosporina de terceira geração pode ser uma boa opção até estar disponível o resultado da urocultura que direcionará a terapêutica. De acordo com os agentes isolados em cada hospital, é possível haver a necessidade do uso empírico de antimicrobianos com maior espectro de ação, como os carbapenêmicos (KPC). Para pacientes ambulatoriais, fluoroquinolonas, nitrofurantoínas, sulfametoxazol-trimetoprima e fosfomicina são os fármacos de primeira linha, indicados para o tratamento inicial. A fosfomicina tem se mostrado como boa opção terapêutica nos casos emergentes de resistência a múltiplas substâncias, especialmente à infecção causada por *Klebsiella pneumoniae* resistente aos KPC (Cortes-Penfield *et al.*, 2015). A Tabela 62.6 mostra os efeitos adversos mais comuns dos antibióticos em geral utilizados no tratamento da ITU no idoso.

Quanto à duração do tratamento, são descritos alguns esquemas terapêuticos: curta duração (1 a 3 dias), clássico (7 a 14 dias) e prolongado (4 a 12 semanas). O tratamento de curta duração tem se mostrado útil nos casos de cistite não complicada em idosas. Entre os pacientes do sexo masculino, embora a terapêutica habitual não seja de curta duração, alguns trabalhos têm sugerido que pode ser uma boa opção por não aumentar a recorrência de ITU quando comparada ao tratamento por mais de 7 dias (Drekonja *et al.*, 2013). Ressalta-se, porém,

▪ **TABELA 62.6** Efeitos adversos comuns de antibióticos usados na infecção do trato urinário em idosos.

Antibiótico	Efeitos adversos
Aminoglicosídios	Nefrotoxicidade, ototoxicidade
Cefalosporinas	Flebite, diarreia, reação alérgica, eosinofilia, *Coombs* positivo
Quinolonas	Intolerância gastrintestinal, *delirium*, cefaleia, tontura, insônia, reação alérgica
Nitrofurantoína	Intolerância gastrintestinal, infiltração pulmonar, eosinofilia, neurite periférica
Sulfametoxazol-trimetoprima	Reação alérgica, febre, intolerância gastrintestinal, supressão medular (especialmente leucopenia), hiperpotassemia fármaco-induzida

a dificuldade em se estabelecer o que é infecção complicada e não complicada, optando-se pelo tratamento mais prolongado. Nos quadros de pielonefrite há um alto risco de complicação sistêmica, recomendando-se terapêutica por 10 a 14 dias, avaliando-se individualmente a necessidade de internação pelo menos por 24 a 48 horas com administração de antibioticoterapia parenteral. Pacientes que não apresentam melhora após o terceiro dia da terapêutica devem ser avaliados quanto a uma possível falha no esquema utilizado ou na causa obstrutiva, como cálculo, outra anormalidade anatômica ou abscesso renal. Alguns casos de pielonefrite não complicada têm boa resposta à terapêutica por via oral, mas devem ser acompanhados rigorosamente até o término do tratamento. O esquema terapêutico prolongado é habitualmente reservado para os pacientes com prostatite bacteriana e deve ser utilizado pelo menos por 4 semanas (de 4 a 12 semanas), com fármacos que tenham boa penetração no tecido prostático, como, por exemplo, fluoroquinolonas ou sulfametoxazol-trimetoprima.

Medidas adicionais

Essas providências visam auxiliar a terapêutica, especialmente nas infecções recorrentes. É importante reconhecer os fatores de risco ou as condições associadas à infecção recorrente e procurar corrigi-las, como mostra a Tabela 62.7.

A ITU recidivante necessita de uma avaliação geniturinária completa, que inclui função renal, quantificação do volume residual pós-miccional, arquitetura do trato urinário e investigação quanto a uropatia obstrutiva, cálculo, abscesso ou outras anormalidades anatômicas. Essa abordagem é realizada com base em exames de imagem como USG ou TC, devendo o paciente ser encaminhado ao urologista, se necessário. Deve-se lembrar que, no homem idoso, a prostatite bacteriana crônica é uma importante causa de infecção recidivante (Zorman *et al.*, 2015). Portanto, a terapêutica para esses casos depende da condição subjacente. Os casos de reinfecção, quando em adultos jovens, ocorrem habitualmente como cistite e são, em geral, relacionados com o intercurso sexual. Em idosos também há o predomínio do trato urinário inferior, e fatores como pobre higiene pessoal, DM e incompleto esvaziamento vesical podem estar envolvidos na sua gênese. Devem-se investigar a anatomia e a função vesical (volume residual pós-miccional, ultrassom e cistoscopia) se houver suspeita de tumor ou massa. É importante a orientação quanto a hidratação e higiene pessoal. Alguns agentes não farmacológicos têm sido descritos na literatura para prevenir a ITU, porém com resultados discordantes. Acidificaçao da urina com vitamina C e frutas cítricas (acidificação pode inibir o crescimento bacteriano), *cranberry* nas suas diferentes formas de apresentação como suco, sachê ou cápsula (contribui para diminuir a aderência bacteriana) e estrógenos sob a apresentação de creme vaginal (estimula a produção de lactobacilos, diminui o pH vaginal, inibindo a colonização de enterobactérias) estão entre os mais citados. Uma recente revisão realizada por Gill *et al.* (2020) sobre prevenção não farmacológica de ITU em mulheres com idade superior a 45 anos vivendo na comunidade e em ILP concluiu que o uso de estrógenos de forma tópica na mulher idosa é útil na prevenção de ITU (evidência A I) da mesma forma que *cranberry* cápsula 500 mg 2 vezes/dia (evidência C I, ou seja, fraca) em mulheres com idade igual ou superior a 45 anos. Faltaram evidências para fazer recomendações a favor ou contra quanto a outros agentes avaliados, que foram o ácido ascórbico, suco ou cápsulas de *cranberry* com alto teor de proantocianidina, D-manose, lactobacilos e hipurato de metenamina.

▪ **TABELA 62.7** Fatores de risco associados à infecção do trato urinário recorrente.

Infecções recidivantes	Reinfecção
Anormalidades anatômicas Cálculo Pielonefrite Abscesso renal/perinefrético Prostatite bacteriana crônica	Intercurso sexual Esvaziamento miccional incompleto Higiene pessoal pobre DM

DM: diabetes melito.

A profilaxia com antimicrobianos em baixas doses tem se mostrado efetiva na cistite não complicada, mas deve ser considerada apenas quando outras medidas forem ineficazes, e pode ser considerada discutível, já que não muda a história natural da infecção recorrente e pode induzir resistência bacteriana (Abbo; Hooton, 2014; Mody; Luthani-Metha, 2019).

Vários fármacos são opção, como cefalosporinas de primeira geração, sulfametoxazol-trimetoprima, nitrofurantoínas e norfloxacino, tendo como dose habitual um quarto a um oitavo da dose terapêutica. O uso de probióticos, como, por exemplo, lactobacilos, tem se mostrado útil como medida profilática, embora mais estudos sejam necessários para afirmar a sua eficácia (Chisholm, 2015); algumas espécies podem ter efeito protetor contra a infecção urinária, dificultando a colonização da *E. coli* e impedindo a aderência e o crescimento dos uropatógenos. Imunoestimulantes orais têm sido descritos como úteis na prevenção da ITU recorrente não complicada (Beerepoot *et al.*, 2013).

Infecção do trato urinário e cateter vesical

A utilização de instrumentos pela uretra é descrita desde as civilizações mais antigas, sendo a egípcia (3000-1440 a.C.) a pioneira. O risco de ITU depende principalmente de alguns fatores, como suscetibilidade do hospedeiro, método de cateterização e tempo de utilização. Antes dos anos 1960, eram utilizados cateteres com sistema aberto e havia ocorrência de bacteriúria virtualmente em todos os pacientes após o quarto dia de sua utilização. O uso de cateteres em sistema fechado, embora demonstrado por Duke na década de 1920, só veio a ser utilizado na prática bem mais tarde, trazendo grandes benefícios, mas não solucionando o problema. A abordagem quanto à infecção diante da instrumentação do trato urinário deve ser analisada segundo a cateterização simples ou de demora. A cateterização simples tem como principais objetivos: coleta de amostra de urina para exame laboratorial, drenagem na retenção urinária aguda, determinação de resíduo urinário e instilação de medicamento intravesical. Em pacientes jovens e sadios a taxa de infecção urinária após cateterização simples é de 1 a 2%, podendo ser maior em pacientes mais frágeis e idosos, cujos mecanismos de defesa urinários estão comprometidos. Quanto ao cateterismo de demora, suas usuais indicações são para situações potencialmente mais complexas, tanto em nível intra-hospitalar quanto extra-hospitalar, como medida da diurese em pacientes com instabilidade hemodinâmica, pós-operatório de cirurgias urológicas e pélvicas, obstrução urinária crônica ou bexiga neurogênica. A incidência de bacteriúria com o uso do cateter é de 3 a 10% ao dia. Assim, virtualmente todos os pacientes sondados deverão ter bacteriúria após 30 dias. Deve-se lembrar que durante a manutenção da sonda é formado um ambiente ecológico complexo composto de microrganismos, produtos extracelulares de microrganismos e alguns componentes urinários chamados de biofilme. Esse processo se inicia minutos após a colocação da sonda, com a progressiva incorporação de proteínas, eletrólitos e outras moléculas orgânicas da urina e do hospedeiro (Soto, 2014). Bactérias, especialmente o *Proteus mirabilis,* incorporam-se a esse ambiente, tornando os antibióticos menos efetivos. Diferentemente da ITU em pacientes não cateterizados, quando habitualmente um único agente é o responsável em pacientes cateterizados cronicamente, principalmente a *Escherichia coli*, a flora polimicrobiana pode predominar. Entre os agentes principais incluem-se, além da *Escherichia coli*, outras enterobactérias, especialmente *Proteus mirabilis*, por sua maior aderência ao cateter, além de *Klebsiella*, *Pseudomonas*, *Enterococcus*, *Staphylococcus aureus*, *S. epidermidis* e *Candida*. Um conceito antigo, mas válido na atualidade, é que a melhor maneira de prevenção de bacteriúria significativa associada à sonda vesical é não usá-la. Os dois fatores mais importantes que causam a ITU em pacientes com sonda são a indicação desnecessária desta e a demora inadequada na sua remoção quando não é mais necessária (Clarke *et al.*, 2019). Portanto, o bom-senso deve predominar na indicação da cateterização. Algumas medidas preventivas podem ajudar a minimizar as complicações do uso do cateter vesical, descritas a seguir.

Indicação do cateter

A primeira medida é a indicação correta do uso da sonda vesical, bem como a reavaliação periódica da sua necessidade.

Tipo do cateter

Entre os vários tipos, os mais utilizados são o ureterovesical simples, muito empregado na cateterização de alívio; o cateter de Folley, que tem um balão de retenção para as sondagens de demora; e o cateter de três vias, indicado em irrigação. Estes são compostos por diferentes materiais como látex, silicone, entre outros. Porém, apesar de diferentes materiais, os patógenos são ainda capazes de colonizar o cateter e causar infecção urinária. Para prevenir a colonização de microrganismos e a formação de biofilme, têm sido adicionados ao material da sonda revestimentos com anti-incrustrantes ou bactericidas na tentativa de se prevenir a ITU. Diferentes grupos de materiais estão disponíveis, como: inibidores de aderência bacteriana e formação de biofilme, como, por exemplo, hidrogel, polietilenoglico; e revestimentos antimicrobianos, inclusive íons metálicos (prata, cobre, zinco), antibióticos (nitrofurazona, aminoglicosídios, fluoroquinolonas, clorexidina), óxido nítrico, peptídios antimicrobianos, bacteriófagos, entre outros. Apesar de bons resultados *in vitro*, esses produtos não têm ainda mostrado resultados práticos satisfatórios (Andersen; Flores-Mireles, 2020).

Cuidados na inserção e na manutenção dos cateteres vesicais

A introdução do cateter urinário deve ser feita por meio de técnica asséptica, por profissionais treinados e com material adequado (Nicolle, 2014). Medidas de manutenção também são extremamente importantes, como: higiene dos profissionais, com lavagem das mãos usando água e sabão ou álcool em gel, além de utilização de luvas e higiene local; a união do cateter com o tubo de drenagem não deve ser desconectada após sua inserção, exceto se ocorrer obstrução do mesmo; e a bolsa coletora deve ser mantida sempre abaixo do nível da bexiga, sendo que nos pacientes acamados o posicionamento preferencial é na grade inferior da cama, em extremidade oposta à cabeceira. Ela deve ser esvaziada sempre que cheia ou a intervalos preestabelecidos, utilizando sempre recipiente individualizado (Doreste *et al.*, 2019). Não há recomendação rotineira de troca do cateter urinário, exceto quando houver obstrução do cateter ou do tubo coletor, incrustações na superfície interna do cateter, violação, contaminação ou mau funcionamento dele, urina com aspecto purulento no saco coletor e febre sem outra causa reconhecida. Se houver necessidade de retirar o cateter, deve-se trocar também simultaneamente o sistema de drenagem.

Profilaxia e tratamento com antibióticos

O uso profilático de antibióticos em pacientes idosos assintomáticos com sonda vesical é discutível, pois a esterilização da urina é apenas temporária. Mais especificamente, se a cateterização é por curto período (menos de 14 dias), parece haver benefício na prevenção da ITU sintomática (Marschall *et al.*, 2013); além disso, a profilaxia antimicrobiana está também indicada antes de procedimentos urológicos invasivos. Em pacientes cateterizados por longo período, o uso de antimicrobianos não reduz a incidência de complicações e contribui para o aumento da resistência bacteriana. Nesses casos, antimicrobianos não devem ser usados, pois os riscos podem superar os benefícios. Nas manifestações sintomáticas, no entanto, todos os casos devem ser tratados, e a terapêutica é realizada de maneira semelhante à infecção aguda em não cateterizados. O cateter deve ser removido, se possível, ou trocado na vigência da terapia.

Candidúria

O termo candidúria é definido como o crescimento de *Candida* sp. em culturas de urina coletadas por técnicas apropriadas e não necessariamente envolve sinais e sintomas de ITU. Tem como fatores de risco idade avançada, sexo feminino, uso prévio de antimicrobianos, sonda vesical, procedimento cirúrgico prévio e DM. A *Candida albicans* é a mais frequente, seguida da *Candida glabrata* e de outras espécies de leveduras não *albicans*, especialmente a *Candida tropicalis*. Em estudo de vigilância multicêntrico prospectivo, foram avaliados 861 pacientes hospitalizados com candidúria: a *Candida albicans* foi encontrada em 52% desses pacientes e a *Candida glabrata,* em 16%. Nesses casos, os seguintes fatores de risco foram observados: dispositivos de drenagem do trato urinário (83%), antibioticoterapia anterior (90%), DM (39%), patologia do trato urinário (38%) e neoplasia (22%). Apenas 11% não tinham fatores predisponentes subjacentes para fungúria (Kauffman *et al.*, 2000). A maioria dos pacientes com candidúria é assintomática e as leveduras representam apenas colonização; no entanto, é difícil fazer distinção entre colonização e infecção da bexiga.

Há controvérsia quanto ao diagnóstico laboratorial, mas a definição mais utilizada refere-se a mais de 10.000 UFC/mℓ de *Candida* sp. Leveduras, pseudo-hifas, hematúria e leucocitúria no exame de urina I também podem auxiliar no diagnóstico;

porém, nem as pseudo-hifas na urina nem o número de colônias crescendo em cultura (ao contrário das culturas de urina bacteriana) ajudam a distinguir a colonização da infecção. Os pacientes infectados podem apresentar disúria, frequência e desconforto suprapúbico, ao passo que outros não apresentam sintomas.

Quanto à abordagem terapêutica, ela é variável dependendo do quadro do paciente. Basicamente, os pacientes podem ser divididos em três grupos: assintomáticos sem fatores de risco para candidíase invasiva; de alto risco sem evidência de disseminação; e de alto risco com provável disseminação sistêmica. Nos casos de candidúria assintomática sem fatores de risco, provavelmente trata-se de contaminação, e os pacientes não necessitam ser tratados. Nos casos de alto risco sem evidência de disseminação, inicialmente não se deve ministrar antifúngicos, e sim promover a cessação de fatores predisponentes, com acompanhamento clínico e laboratorial posteriores. Nos casos sintomáticos, o tratamento deve ser realizado. Nos pacientes sondados assintomáticos, deve-se remover o cateter, se possível, e repetir a cultura após 48 horas. Se a cultura permanecer positiva, considere-se a indicação do tratamento. Em sintomáticos com cultura positiva, deve-se proceder ao tratamento. No grupo de alto risco, os pacientes devem ser investigados para cândida invasiva, e o tratamento deve ser realizado com antifúngico sistêmico. A sensibilidade precisa ser testada se a levedura não for *Candida albicans*, visto que muitos casos são menos sensíveis a azólicos. Quando as leveduras são sensíveis ao fluconazol, esse medicamento deve ser instituído na dose de 100 a 400 mg/dia durante 7 a 14 dias. Quando há resistência ao fluconazol e suspeita de pielonefrite, deve ser utilizada a anfotericina B sistêmica na dose de 0,5 a 1,0 mg/kg/dia durante pelo menos 14 dias. Juntamente com a anfotericina B, a anidulafungina também tem mostrado bons resultados *in vitro*, incluindo espécies menos sensíveis ao fluconazol, como a *Candida glabrata* e a *Candida krusei* (Dias *et al.*, 2015). Pacientes considerados de alto risco (transplantados renais, com uropatia obstrutiva, com DM ou com neutropenia) devem ser tratados, mesmo que assintomáticos, seguindo a mesma orientação terapêutica descrita. Em casos graves, a avaliação e o acompanhamento devem ser feitos em conjunto com a infectologia, considerando que nesses casos habitualmente o paciente é fragilizado, com várias comorbidades e, na vigência de polifarmácia, com potenciais efeitos adversos à terapêutica.

Medidas alternativas à cateterização de demora

Algumas medidas podem constituir-se como opção à cateterização de demora: a cateterização intermitente, a cateterização suprapúbica e dispositivos coletores externos (*condons*) são os recursos mais utilizados, devendo-se decidir qual é o melhor individualmente, muitas vezes com auxílio do urologista.

Perspectivas

A despeito de muitos avanços na compreensão da interação entre agente e hospedeiro, muitos aspectos da patogênese da ITU ainda estão pouco definidos, e o melhor entendimento de seus mecanismos ajudarão a direcionar pesquisas futuras. Estudos genômicos do hospedeiro e patógeno mostram-se promissores para se compreender melhor essa ligação e desenvolver novos agentes antimicrobianos. Porém, é importante descobrir novos caminhos que auxiliem na prevenção e várias medidas não farmacológicas estão sendo estudas. A vacinação na profilaxia de infecções do trato urinário pode ser um caminho promissor, na medida em que têm demonstrado potencial antigênico e capacidade de evocar imunidade protetora (Eduardo; Gava, 2012). Existem, atualmente, algumas vacinas que mostraram potencial nos ensaios clínicos iniciais randomizados, como Uro-Vaxom R (OM-89), Urovac R, ExPEC4V e Uromune R; porém, novas pesquisas são necessárias. Outros produtos que atuam por mecanismos diversos são descritos na literatura, alguns deles já em uso na prática com resultados controversos e outros ainda em fase de pesquisa. São eles: pequenos compostos de baixo peso molecular podendo interferir na aderência ou na cápsula bacteriana (plicídios, ácido hidroxâmico); nutricêntricos que podem interferir na aderência bacteriana, como *cranberry*, D-manose, galabiose, ácido hialurônico, ácido ascórbico, este conhecido por sua atividade antioxidante e antimicrobiana; agentes imunomoduladores; probióticos (lactobacilos, cepas de *E. coli* não virulentas, bactérias predatórias) e bacetriófagos (Loubet *et al.*, 2020).

As diversas alternativas para pesquisa mostram um cenário positivo para contribuir na prevenção e no tratamento da ITU.

63

Incontinências

Andrea Cabrita de Brito • Gustavo Henrique de Oliveira Caldas

Introdução

Definida pela Sociedade Internacional de Continências como qualquer perda involuntária de urina, a incontinência urinária é uma condição altamente prevalente na população idosa. Considerada uma das grandes síndromes geriátricas, compromete a qualidade de vida dos indivíduos afetados, familiares e cuidadores, além de acarretar aumento dos custos em saúde e resultar em institucionalizações precoces. Entretanto, o constrangimento em abordar o tema por parte tanto de pacientes quanto dos profissionais de saúde, além do desconhecimento em relação às possíveis causas e às opções terapêuticas, tornando essa condição subdiagnosticada e subtratada.

A literatura médica frequentemente se refere à incontinência urinária como a síndrome geriátrica negligenciada (Lawhorne *et al.*, 2008). Neste capítulo, objetiva-se abordar a fisiopatologia, as causas e a abordagem inicial nas incontinências.

Epidemiologia

A prevalência de incontinência urinária em idosos é variável na literatura. Esse fato é parcialmente explicado pela heterogeneidade dessa população, pelas diferentes definições e pelos diferentes questionários utilizados nos diferentes estudos, além da ausência de seguimento a longo prazo da população estudada. Entretanto, sabe-se que o sexo feminino é o mais acometido (para todas as faixas etárias estudadas), por conta de causas anatômicas, e que o envelhecimento aumenta tanto a prevalência quanto à gravidade dos casos (Hotta *et al.*, 2011).

Aproximadamente 40% das idosas acima de 80 anos de idade e 10 a 35% dos homens idosos na comunidade têm incontinência urinária, e até 80% dos institucionalizados (Vaughan *et al.*, 2008).

Embora não tenha impacto direto na mortalidade, essa condição está associada a aumento no risco de quedas e fraturas, infecções do trato urinário recorrentes, celulites, úlceras de pressão, disfunções sexuais, distúrbios do sono, além de contribuir para isolamento social, depressão, estresse do cuidador e institucionalização precoce.

Entretanto, a crença de que incontinência seria uma consequência natural e inevitável do envelhecimento explica em parte por que mais da metade dos idosos não procura auxílio médico (Wagg *et al.*, 2015). Idade, frequência dos episódios de perda e gravidade dos sintomas também são variáveis que influenciam na procura por auxílio médico. Segundo Lane *et al.* (2021), embora entre idosas acima dos 80 anos de idade a incontinência urinária seja mais frequente e os sintomas mais graves, esta população foi a que menos procurou auxílio especializado.

Fisiologia

O trato urinário inferior (TUI) tem as funções de armazenamento e eliminação da urina e é composto por bexiga, uretra e esfíncteres.

A micção é um processo complexo e dinâmico cuja fisiologia envolve a integração de nervos periféricos, medula e centros encefálicos em córtex cerebral, ponte, bulbo e mesencéfalo. Estes centros superiores se dirigem aos órgãos do TUI, influências neurológicas excitatórias e inibitórias e recebem aferências sensitivas desses órgãos, como veremos a seguir.

O conhecimento preciso das vias neuronais envolvidas na neurofisiologia da micção permanece ainda não completamente esclarecido. Os conceitos apresentados neste capítulo representam um resumo das principais vias.

Centros controladores em áreas corticais (giros frontal e cingulado) e subcorticais promovem influência inibitória da micção em nível pontino e influência excitatória do esfíncter uretral externo, possibilitando o controle voluntário da micção. Desse modo, o esvaziamento vesical pode ser retardado até que sejam obtidos local e momento apropriados (Fowler; Griffiths; de Groat, 2008).

O centro pontino da micção (CPM) é essencial para a coordenação de todo o processo, graças à modulação dos efeitos opostos do sistema nervoso simpático e parassimpático no TUI. Na fase de esvaziamento vesical, o CPM envia estímulos excitatórios para a medula sacral e inibitórios para a coluna toracolombar, e na fase de enchimento esse processo se inverte.

A inervação simpática do TUI emerge da medula a nível de T11 a L2, fazendo sinapses no plexo hipogástrico e mesentérico inferior, antes de prosseguir pelo nervo hipogátrico até os receptores beta-adrenérgicos (corpo vesical) e alfa-adrenérgicos (colo vesical e uretra proximal) (Figuras 63.1 e 63.2). Fibras nervosas simpáticas também dirigem-se a gânglios parassimpáticos na parede do detrusor, exercendo ali efeito inibitório. A ativação das eferências simpáticas toracolombares produz liberação de norepinefrina no TUI, resultando em relaxamento do músculo detrusor (receptores β3) e contração do esfíncter uretral interno (receptores β1).

A inervação parassimpática origina-se de neurônios localizados na coluna intermediolateral dos segmentos S2-S4 da medula, sendo conduzida por fibras pré-ganglionares pelo nervo pélvico até os gânglios do plexo pélvico. Este dá origem às fibras pós-ganglionares que se dirigem à bexiga. A acetilcolina liberada pela ativação desses neurônios produz contração do detrusor pela ativação dos receptores M_2 e M_3 muscarínicos. Na uretra proximal, o estímulo parassimpático promove a liberação de óxido nítrico, o que leva ao relaxamento da musculatura lisa do esfíncter uretral interno. A ativação sacral parassimpática produz acetilcolina e óxido nítrico, que resulta em contração detrusora e relaxamento da uretra proximal.

A inervação somática do esfíncter uretral externo emerge do núcleo de Onuf, localizado no corno anterior de um ou mais segmentos da medula espinal sacral (S2-S4) e prossegue pelo nervo pudendo, sem conexões com gânglios periféricos, até o esfíncter estriado. Há evidências de que o esfíncter uretral externo também receba influências simpática e parassimpática a partir de ramos dos nervos hipogástrico e pélvico (Gomes; Hisano, 2010).

Durante a fase de enchimento, a distensão da bexiga ativa neurônios sensitivos na parede vesical. Estes levam impulsos aferentes a centros controladores supraespinais (já mencionados anteriormente), produzindo a inibição do CPM e a ativação dos neurônios motores no núcleo de Onuf, com consequente contração da musculatura estriada do esfíncter uretral externo via nervo pudendo. Simultaneamente, ocorre ativação reflexa simpática (T11-L2) e, pelo nervo hipogástrico, contração da musculatura lisa da uretra. O parassimpático é inibido e o detrusor relaxa, possibilitando o armazenamento da urina.

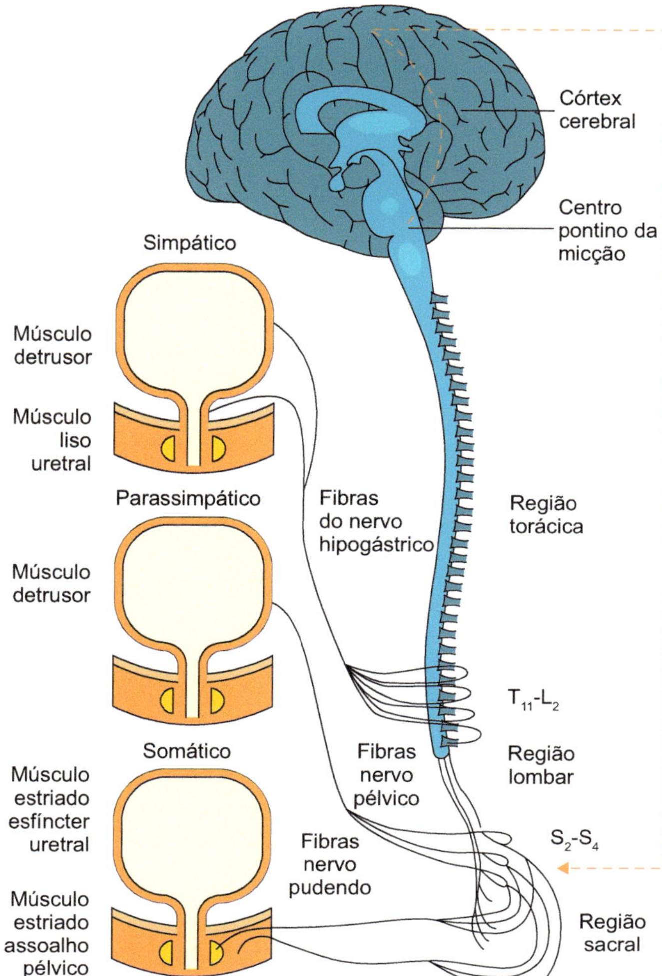

▪ **FIGURA 63.1** Inervação do trato urinário inferior. (Adaptada de Cipullo et al., 2014.)

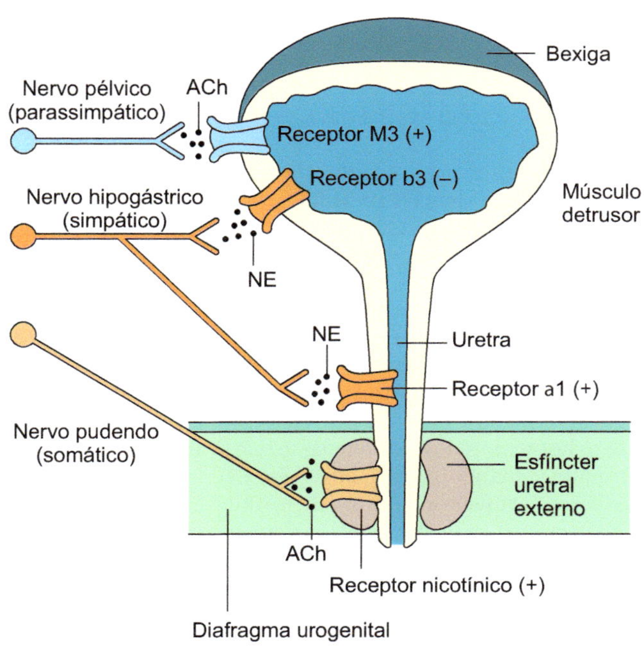

▪ **FIGURA 63.2** Vias eferentes e neurotransmissores que regulam o trato urinário inferior. (Adaptada de Cipullo et al., 2014.)

Inversamente, durante a fase de esvaziamento vesical impulsos eferentes provenientes do CPM provocam inibição das fibras somáticas do núcleo de Onuf e relaxamento voluntário da musculatura estriada do esfíncter externo. Estes impulsos promovem também inibição simpática pré-ganglionar e estimulação parassimpática, resultando em contração do detrusor por causa dos receptores muscarínicos já descritos.

Impacto do envelhecimento

O envelhecimento associa-se a uma série de alterações no TUI que tornam o idoso mais suscetível à incontinência urinária e que serão descritas mais detalhadamente a seguir.

Há uma tendência de aumento nas fibras de colágeno da bexiga, acarretando diminuição da sua elasticidade. Os receptores de pressão também se alteram, explicando o surgimento de contrações intempestivas durante a fase de enchimento vesical. Foi encontrada hiperatividade do detrusor em 21% de idosos saudáveis e continentes na comunidade (Rahn; Roshanravan, 2009).

A uretra, por sua vez, torna-se mais fibrosa, menos flexível e com perda de sua densidade muscular, o que pode acarretar falha esfincteriana.

Na mulher, o hipoestrogenismo contribui para menor irrigação dos tecidos. A mucosa uretral se atrofia e resseca, tornando-se mais sensível a infecções, o que favorece a irritação dos receptores de pressão (Frullani, 2014).

Na vagina, as carências hormonais, a diminuição ou mesmo a ausência de atividade sexual, assim como as sequelas do parto e das intervenções ginecológicas, interferem na qualidade dos tecidos vaginais, no pH e na flora, favorecendo infecções.

O períneo é fragilizado por diversas razões: envelhecimento muscular, carências hormonais, partos, gravidez, sequelas de intervenções uroginecológicas ou radioterapia pélvica. Alguns sintomas crônicos, tais como tosse e constipação intestinal, podem exercer pressão sobre essa fáscia muscular.

No homem, a hipertrofia benigna da próstata, ou adenoma de próstata, constitui o principal fator relacionado com alterações do fluxo urinário. A formação de um obstáculo urinário pode se manifestar por jato fraco, gotejamento terminal, aumento na frequência e noctúria.

O envelhecimento renal provoca, por sua vez, diminuição do número de néfrons e, por consequência, uma redução da capacidade de concentrar urina. Esse fenômeno, junto com a diminuição da secreção de hormônio antidiurético, contribui para o aumento da frequência urinária (Rahn; Roshanravan, 2009).

Classificação

A continência é uma condição multifatorial que depende da integridade não apenas do TUI e seu controle neurológico, descritos anteriormente, como também da cognição, da mobilidade, da destreza manual e da motivação. Além disso, comorbidades clínicas e medicamentos podem influenciar a continência.

Enquanto em indivíduos jovens incontinência normalmente resulte de disfunção do TUI de maneira isolada, em idosos é comum a sobreposição de diversas causas. O reconhecimento de fatores de risco ou condições clínicas reversíveis pode, eventualmente, restaurar a continência ou, ao menos, diminuir os sintomas, melhorando a qualidade de vida do paciente.

▪ Incontinência urinária transitória

Caracteriza-se pela perda de urina precipitada por alteração psicológica, medicamentosa ou orgânica, que cessa ou melhora após o controle do fator desencadeante (Reis *et al.*, 2003).

As causas de incontinência urinária transitória encontram-se na Tabela 63.1 e podem ser resumidas pelo mneumônico DIURAMID (Maciel, 2011).

O *delirium*, estado confusional agudo caracterizado por flutuação da consciência e desorientação, é uma síndrome cerebral orgânica de etiologia multifatorial extremamente prevalente entre idosos. Quando não reconhecida está associada ao aumento da mortalidade. Incontinência pode ser seu primeiro sinal.

As infecções do TUI ("I"), por causar inflamação da mucosa vesical e consequente aumento da aferência sensitiva, podem contribuir para bexiga hiperativa e incontinência urinária (Rahn; Roshanravan, 2009).

De maneira similar, a carência de estrógenos em idosas pode causar uretrite e vaginite atrófica ("U"), ocasionando irritação local e risco aumentado de infecções, bexiga hiperativa e incontinência urinária. Cerca de 80% das idosas que procuram auxílio médico especializado por incontinência têm evidências de vaginite atrófica (Fonda *et al.*, 2002).

Condições que cursem com restrição de mobilidade "R", embora facilmente compreensíveis, são frequentemente subestimadas. Além das causas óbvias como artroses, paresias e imobilizações, outras como hipotensão postural e pós-prandial, calçados inapropriados e medo de cair podem dificultar a chegada ao toalete e justificar episódios de incontinência.

O "A" refere-se a condições que cursam com aumento do débito urinário, tais como: ingesta excessiva de fluidos, diuréticos, distúrbios hidreletrolíticos (hiperglicemia, hipercalcemia), insuficiência cardíaca congestiva, insuficiência venosa periférica e hipoalbuminemia.

O "M" corresponde à lista de medicamentos que, por diversos mecanismos, afetam a continência (Tabela 63.2). É uma das causas mais comuns em idosos.

A impactação fecal também contribui para sintomas urinários, provavelmente por irritação local ou compressão direta sob a parede vesical, e está implicada nas causas de incontinência em até 10% dos idosos hospitalizados e institucionalizados (Reis *et al.*, 2003).

O último "D", por fim, corresponde aos variados distúrbios psíquicos (depressão, demência, psicose) que podem interferir na capacidade do paciente em reconhecer e responder adequadamente à sensação de bexiga cheia. Um paciente com depressão grave, por exemplo, pode perder a motivação para procurar um local apropriado para urinar

Esses fatores, como assinalado anteriormente, podem tanto precipitar a ocorrência de incontinência urinária como contribuir para as causas de incontinência estabelecida, as quais veremos a seguir. Dessa maneira, identificá-los e tratá-los pode não resolver a incontinência isoladamente, mas contribuir e tornar outros tratamentos mais efetivos.

TABELA 63.1 Causas de incontinência urinária transitória (potencialmente reversíveis).

***D**elirium*
Infecções do trato urinário
Uretrite e vaginites atróficas
Restrição de mobilidade
Aumento do débito urinário
Medicamentos
Impactação fecal
Distúrbios psíquicos

Adaptada de Maciel, 2011.

TABELA 63.2 Lista de medicamentos que afetam a continência urinária.

Medicamento	Efeito na continência
Agonistas alfa-adrenérgicos	Obstrução uretral (em homens)
AINE	Edema de membros inferiores, noctúria
Álcool	Frequência, urgência, sedação
Anticolinérgicos	Retenção urinária, sedação, impactação fecal
Antidepressivos tricíclicos	Efeitos anticolinérgicos, sedação
Antipsicóticos	Efeitos anticolinérgicos, rigidez, imobilidade
Bloqueadores dos canais de cálcio	Retenção urinária, edema membros inferiores, noctúria, constipação intestinal
Bloqueadores alfa-adrenérgicos	Diminuição da resistência uretral
Diuréticos de alça	Poliúria, urgência miccional
Hipnóticos	Sedação, *delirium*, imobilidade
IECA	Tosse
GABAérgicos (pregabalina, gabapentina)	Edema de membros inferiores, noctúria
Antagonistas H2	Confusão mental
Antiparkinsonianos	Confusão mental, hipotensão postural
Opioides	Confusão mental, constipação intestinal
Anestésicos, raquianestesia, peridural	Paralisia detrusora

AINE: anti-inflamatórios não esteroides; IECA: inibidores da enzima conversora de angiotensina; GABAérgico: substância que interfere ou afeta o funcionamento do neurotransmissor ácido gama-aminobutírico.

Incontinência urinária estabelecida

Descrevem-se atualmente cinco tipos de incontinência urinária estabelecida: de estresse ou de esforço, de urgência, por hiperfluxo ou transbordamento, mista e funcional.

Incontinência urinária de estresse ou de esforço

Perda involuntária de urina que ocorre com o aumento da pressão intra-abdominal (tosse, espirro, atividade física) na ausência de contrações vesicais. É a principal causa em mulheres jovens.

Na mulher, os mecanismos envolvidos são a hipermobilidade uretral e a deficiência esfincteriana intrínseca. A hipermobilidade uretral decorre do comprometimento do suporte anatômico dos órgãos pélvicos, resultando em descenso e rotação do colo vesical e uretra proximal com incapacidade de fechamento adequado contra a parede vaginal anterior. Fatores de risco incluem obesidade, partos vaginais, hipoestrogenismo e/ou cirurgias. A deficiência esfincteriana intrínseca é a perda do tônus do esfíncter uretral secundária à lesão neuromuscular (traumatismo cirúrgico) ou à atrofia uretral.

No homem, a incontinência urinária de esforço (IUE) é incomum. Quando ocorre, deve-se a deficiência esfincteriana intrínseca secundária a cirurgias prostáticas (principalmente a prostatectomia radical) e, mais raramente, traumatismos pélvicos e lesões neurológicas (traumatismo raquimedular, espinha bífida). No pós-operatório imediato de prostatectomia radical, é comum a ocorrência de incontinência urinária com melhora ou resolução dos sintomas entre 12 e 24 meses, porém, uma pequena parcela desses pacientes pode persistir com os sintomas após este período.

Incontinência urinária de urgência

É o tipo mais comum de incontinência estabelecida em idosos na comunidade (Gibbs; Johnson; Ouslander, 2007).

Caracteriza-se pela perda de urina precedida ou acompanhada de um desejo imperioso de urinar (urgência). A perda urinária é variável e depende da função do esfíncter uretral e da capacidade do paciente em suprimir a urgência. Acredita-se que resulte da hiperatividade do detrusor, acarretando contrações involuntárias deste durante a fase de enchimento vesical. Entre as causas destacam-se distúrbios neurológicas, anormalidades vesicais e idiopática.

Em idosos, a hiperatividade do detrusor pode ocorrer em pacientes cuja contratilidade vesical está preservada e em pacientes com comprometimento da contratilidade da bexiga associado. Essa condição conhecida como "Hiperatividade do detrusor com hipocontratilidade" é a mais frequente em idosos frágeis, cursa com volumes residuais pós-miccionais elevados e seu reconhecimento é importante para diferenciar outras causas de retenção urinária.

Bexiga hiperativa é uma síndrome que inclui urgência urinária com ou sem incontinência, frequência elevada (oito ou mais micções em 24 horas) e noctúria (dois ou mais despertares para urinar) (Wood e Ouslander, 2004).

Os termos "incontinência de urgência" e "bexiga hiperativa com incontinência" são frequentemente utilizados como sinônimos.

Incontinência urinária por hiperfluxo ou transbordamento

Incontinência que decorre de hiperdistensão da bexiga secundária à inabilidade de esvaziamento vesical.

O aumento do volume de urina na bexiga acarreta aumento progressivo da pressão; quando a pressão intravesical ultrapassa a pressão de fechamento uretral, ocorre a perda. Esta perda geralmente é autolimitada e cessa quando o gradiente pressórico é revertido (Wyndaele; Hashim, 2020).

Em homens idosos, a causa mais frequente é a obstrução uretral secundária à hiperplasia prostática benigna. Na mulher, é condição bem menos frequente. Quando presente decorre de obstruções da via de saída após cirurgias anti-incontinência ou prolapsos genitais graves. Em idosos de ambos os sexos, impactação fecal e hipocontratilidade vesical secundária à neuropatia autonômica (cistopatia diabética) ou a medicamentos com ação anticolinérgica também são causas frequentes.

Incontinência urinária mista

É a coexistência de mais de um tipo de incontinência no mesmo paciente. Condição frequente entre idosos, especialmente nas mulheres que apresentam hiperatividade do detrusor e deficiência esfincteriana associadas.

Segundo Bettez *et al.* (2012), é a principal causa de incontinência urinária em idosas.

Incontinência funcional

Tipo distinto de incontinência atribuído a fatores externos ao trato urinário, tais como comprometimento cognitivo, fatores ambientais que dificultem a chegada ao toalete, limitações físicas e psíquicas. Este conceito é questionável visto que implica a integridade do TUI, exceção entre idosos (mesmo continentes).

A classificação dos tipos de incontinência é útil para o diagnóstico e a estruturação da estratégia terapêutica a seguir. Contudo, cabe assinalar que, em grande proporção de pacientes, os sintomas urinários coexistem e os padrões de incontinência não correspondem precisamente à fisiopatologia subjacente (Llover; Guerrero; Jacomet, 2012).

Abordagem

A avaliação do paciente com incontinência urinária deve ser sistemática e incluir anamnese detalhada, exame físico e avaliação complementar.

Anamnese

Importantes elementos a se considerar na história incluem as características da perda urinária, a quantidade, a gravidade e os sintomas associados (frequência, noctúria, urgência, esforço, hesitação).

O diário miccional consiste em registro da ingesta de líquidos, frequência, volume urinário, episódios de perda e circunstâncias a ela associadas nas 24 horas. Pode ser realizado ambulatorialmente pelo paciente ou cuidador ou mesmo a nível hospitalar (em versão mais simples) pela equipe de enfermagem. Fornece informações importantes que podem auxiliar no diagnóstico, no planejamento da terapêutica a ser instituída e na avaliação de sua resposta, devendo ser realizado sempre que possível.

Informações adicionais como dor, hematúria, infecções recorrentes, prolapsos de órgãos pélvicos em mulheres, cirurgias prévias, radiação pélvica e suspeita de fístulas devem ser investigados (Bettez *et al.*, 2012).

Atenção especial às comorbidades clínicas e à lista de medicamentos utilizados pelo paciente também constitui etapa fundamental na anamnese, pois, como já dito anteriormente, podem desencadear ou contribuir para o quadro.

Exame físico

O exame físico deve ser completo e incluir:

- Avaliação cognitiva, da mobilidade e da funcionalidade do paciente
- Exame neurológico detalhado que inclua avaliação de reflexos, sensibilidade, integridade das vias sacrais (reflexo bulbocavernoso)
- Toque retal para avaliação do tônus esfincteriano, massas, fecalomas (em ambos os sexos) e avaliação prostática em homens
- Exame pélvico, inspeção de prolapsos e atrofia genitais em mulheres
- Teste de estresse: simples, pode ser realizado no consultório e pode documentar incontinência urinária de estresse. A paciente deve estar na posição supina, com a bexiga cheia e tossir vigorosamente; se ocorrer perda simultânea à tosse, sugere deficiência esfincteriana intrínseca; se a perda ocorrer alguns segundos depois, sugere contração detrusora induzida pela tosse.

Exames complementares

Exames laboratoriais

Todos os pacientes com queixa de incontinência urinária devem realizar um sumário de urina para investigação de sinais de infecção, hematúria e glicosúria. Pacientes selecionados deverão realizar dosagem de eletrólitos, glicemia, ureia e creatinina de acordo com a suspeita clínica.

Medida do volume residual pós-miccional

A medida do volume residual pós-miccional é útil para excluir retenção urinária significativa. Pode ser realizada por cateterização vesical ou ultrassonografia (USG). Embora não seja necessária em todos os pacientes, aqueles com alto risco de retenção urinária como os portadores de diabetes e doenças neurológicas, com sinais de hesitação miccional, com antecedentes de retenção urinária e que fazem uso de anticolinérgicos devem realizá-la. A Sociedade Internacional de Continência recomenda a medida do volume residual pós-miccional (VRPM) por um método não invasivo antes da introdução de tratamento farmacológico ou cirúrgico. Um valor maior que 200 mλ está associado ao esvaziamento vesical inadequado, e o paciente deve ser encaminhado ao especialista (Gibbs; Johnson; Ouslander, 2007).

Estudo urodinâmico

É um exame caro e invasivo que tem como objetivo avaliar a qualidade das contrações vesicais e dos esfíncteres uretrais. Compreende as seguintes etapas: cistometria, medida da pressão de perda sob esforço e urofluxometria. Embora seguro, não existem evidências de que o diagnóstico urodinâmico altere o desfecho no tratamento de idosos frágeis. As últimas diretrizes recomendam avaliação urodinâmica antes de procedimentos cirúrgicos ou minimamente invasivos do TUI (Wagg *et al.*, 2015) ou na avaliação de sintomas de bexiga hiperativa após falha no tratamento inicial (Wood; Ouslander, 2004).

Cistoscopia

Deve ser realizada quando houver suspeita de fístulas ou de outras patologias associadas (hematúria, dor ou desconforto pélvico) (Bettez *et al.*, 2012).

Tratamento

O manejo terapêutico deve ser individualizado, valorizando-se o tipo de incontinência, as condições médicas associadas, a repercussão, as preferências do paciente, a aplicabilidade, os riscos e os benefícios (Figura 63.3). O primeiro passo do

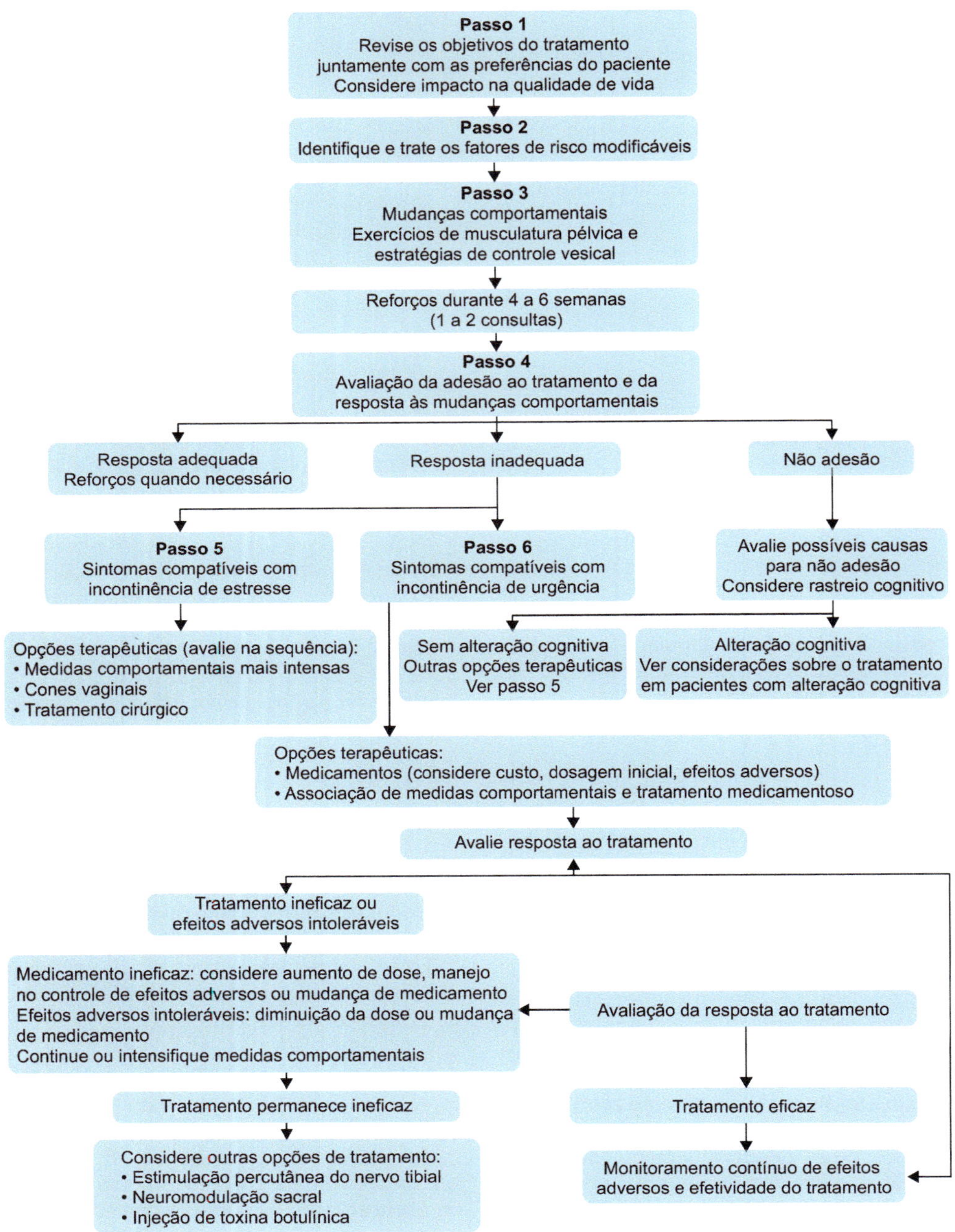

▪ **FIGURA 63.3** Fluxograma de abordagem para o tratamento da incontinência urinária em idosos.

tratamento consiste em estabelecer metas e objetivos a serem atingidos visando à melhora global na qualidade de vida do paciente. Alguns exemplos dos benefícios que a terapia pode proporcionar são: diminuição de sintomas como frequência, urgência e noctúria, diminuição no número de fraldas, absorventes, reinserção social e retardo em institucionalizações (Markland *et al.*, 2011).

Tratamento não farmacológico

De acordo com todas as diretrizes, as primeiras medidas a serem aplicadas são os métodos conservadores, como as mudanças do estilo de vida e as terapias comportamentais. São tratamentos simples, sem efeitos adversos e de baixo custo. Em pacientes de idade avançada, deve-se priorizar a correção de fatores contribuintes, como as comorbidades, a deterioração funcional e as iatrogenias medicamentosas.

Dentre as intervenções sobre o estilo de vida, destacam-se: perda de peso, não ingerir líquidos em excesso, evitar cafeína, álcool e tabaco, além de eliminar as barreiras físicas de acesso ao banheiro. A cafeína, por exemplo, além do seu efeito diurético, é considerada um irritante vesical e associa-se à instabilidade do detrusor. A redução na ingesta de cafeína pode diminuir incontinência urinária de estresse e de urgência. A retirada deve ser gradual, evitando-se assim sintomas de abstinência.

As terapias comportamentais incluem exercícios para os músculos pélvicos, treinamento vesical, diário miccional, *biofeedback* e eletroestimulação. Elas têm como objetivo estabelecer um padrão normal de esvaziamento vesical e promover a continência. Podem reduzir as perdas em 50 a 80% dos idosos, com 10 a 30% atingindo a continência (Markland *et al.*, 2011). Porém, para tal, é necessário que o paciente conserve suficiente capacidade física e mental e que tenha motivação para aprendizagem, ou, de maneira alternativa, que disponha de supervisão.

Os exercícios para a musculatura do assoalho pélvico (exercícios de Kegel) constituem o pilar do tratamento comportamental. São utilizados de maneira regular na IUE, incontinência urinária mista e na incontinência urinária de urgência (IUU). Esses exercícios têm como objetivo reeducar os músculos do assoalho pélvico, ensinando-os a contrair de forma voluntária. Muitos métodos têm sido utilizados para ajudar os pacientes a identificar e a exercitar corretamente os músculos do assoalho pélvico, como *biofeedback* e estimulação elétrica.

Os exercícios para fortalecimento da musculatura do assoalho pélvico podem ser feitos por meio de contração isolada ou associados ao *biofeedback*. Essa técnica promove a facilitação do aprendizado da correta contração muscular, bem como auxilia a motivação do paciente durante o treinamento. Por meio desse método, uma sonda é introduzida no canal vaginal, com a finalidade de medir a pressão da contração muscular. Por sua vez, esse equipamento é conectado a um computador que fornece *feedback* visual da contração dos músculos do assoalho pélvico por meio de gráficos, ou um *feedback* auditivo, em tempo real.

O uso de cones vaginais de pesos variados exige que o paciente seja capaz de contrair os músculos do assoalho pélvico, ou seja, devem ser destinados a quem pode e esteja preparado para usá-los (Thüroff *et al.*, 2011). A paciente, em posição ortostática, tentará impedir, por meio da contração dos músculos do assoalho pélvico, o deslizamento dos cones em virtude da atuação da gravidade. Os pesos são geralmente utilizados 2 vezes/dia durante 15 minutos em cada sessão e o peso é aumentado progressivamente, conforme tolerância.

A estimulação elétrica consiste na aplicação de impulsos por meio de agulha ou de eletrodos de superfície, sendo usada com a finalidade de inibir a hiperatividade do detrusor ou para melhorar a musculatura do assoalho pélvico. Inclui os seguintes procedimentos: estimulação intravaginal e intra-anal não invasiva, estimulação sacral, estimulação percutânea do nervo tibial e estimulação intravesical.

A estimulação sacral envolve o posicionamento de um eletrodo dentro do terceiro forame sacral, o qual é conectado a um gerador e uma bateria, que estimula eletricamente a raiz nervosa e suprime os reflexos responsáveis por contrações involuntárias do detrusor. A estimulação do nervo sacral é recomendada nos casos de IUU refratária aos tratamentos farmacológicos e conservadores ou alternativamente à toxina botulínica (Downey; Inman, 2019).

A estimulação percutânea do nervo tibial envolve a estimulação do plexo do nervo sacral por 30 minutos semanalmente durante 12 semanas, após posicionar uma agulha percutaneamente dentro do nervo tibial perifericamente. Poucos estudos avaliaram os efeitos a longo prazo (Downey; Inman, 2019).

O treinamento vesical, por sua vez, consiste no preestabelecimento de intervalos para as micções que gradativamente são aumentados e que tem como objetivo aumentar a capacidade vesical, reduzindo episódios de frequência e restabelecendo a função vesical (Goode *et al.*, 2010).

Tratamento farmacológico

Medicamento de ação mista

Propiverina

É um composto derivado do ácido benzílico, rapidamente absorvido e com alto metabolismo de primeira passagem. Tem uma ação antimuscarínica e de bloqueio dos canais de cálcio. Foi recentemente introduzido em alguns países como uma preparação de ação prolongada de 30 mg, 1 vez/dia, e pode ser usada nas pessoas incapazes de tolerar outras drogas antimuscarínicas. Boca seca pode ser evidenciada como efeito adverso.

Medicamentos antimuscarínicos

Oxibutinina

É uma amina terciária que sofre o mecanismo de primeira passagem para seu metabólito ativo, N-desmetiloxibutinina. Possui potente ação antimuscarínica, porém não seletiva para receptores muscarínicos vesicais. É apresentada em formulações de liberação lenta e imediata, xarope e liberação transdérmica. A formulação em gel pode oferecer melhor redução de possíveis efeitos adversos locais e sistêmicos. Com a finalidade de minimizar a incidência de efeitos adversos, recomenda-se iniciar o tratamento com oxibutinina 2,5 mg a cada 12 horas.

Solifenacina

Esse composto é um agente antimuscarínico seletivo da bexiga, o qual tem maior especificidade para os receptores M_3, quando comparados aos receptores M_2, e tem maior potência contra os receptores M_3 em músculo liso do que contra os receptores M_3 em glândula salivar. Quando comparado à oxibutinina, a solifenacina mostrou melhor eficácia com menos efeitos adversos.

Tolterodina

É uma amina terciária rapidamente absorvida. Tem baixa solubilidade lipídica, o que implica pobre capacidade de atravessar a barreira hematencefálica. É uma antagonista do receptor muscarínico com relativa seletividade pelos receptores da bexiga, atuando mais sobre estes do que sobre os receptores das glândulas salivares.

Trospium

É um composto de amônio quaternário (o fato de ser quaternário significa que ele atravessa pouco a barreira hematencefálica e, consequentemente, acarretaria menos efeitos cognitivos).

Seu mecanismo de ação atua de maneira não seletiva sobre os receptores muscarínicos. Está disponível em formulações orais de liberação prolongada e imediata. Pacientes já em uso de múltiplas medicações poderiam se beneficiar desse composto, por causa da baixa metabolização pelas enzimas hepáticas.

Darifenacina

É uma amina terciária de meia-vida longa, antagonista altamente seletivo do receptor M_3. Disponível em formulação oral. Darifenacina foi bem tolerada com poucos efeitos adversos.

Imidafenacina

É um novo medicamento antimuscarínico mais seletivo para o bloqueio dos receptores M_3 e M_1 do que para os receptores M_2, desenvolvido para o tratamento da bexiga hiperativa (Pushkar *et al.*, 2019).

Fesoterodina

É um antagonista competitivo do receptor muscarínico. Depois da administração oral, o composto é rapidamente convertido no seu metabólito ativo, a 5-hidroximetiltolterodina, o qual é responsável por sua atividade antimuscarínica. A lipofilicidade e a permeabilidade da fesoterodina, no que diz respeito à passagem de membranas biológicas, têm sido menor quando comparada à tolterodina. A fesoterodina foi superior a tolterodina em termos de redução de episódios de urgência e de perda. O perfil de efeitos adversos da fesoteradina é similar ao da tolterodina, porém com maior incidência de boca seca e cefaleia (Tabela 63.3).

Propantelina

É um composto de amônio quaternário com uma ação antimuscarínica não seletiva. O efeito de propantelina na incontinência urinária não tem sido bem documentado em estudos controlados, podendo, em doses tituladas individualmente, ser clinicamente útil.

Agonistas dos beta-adrenorreceptores

Um número de agonistas seletivos de beta-3-adrenorreceptores, além da mirabegrona, incluindo solabegrona, ritobegrona, estão atualmente sendo avaliados como potencial tratamento para bexiga hiperativa em humanos.

Mirabegrona

Age ativando os beta-3-adrenorreceptores, relaxando o músculo detrusor na fase de armazenamento da bexiga e aumentando a capacidade vesical ao reduzir a frequência de contrações vesicais e, portanto, as micções involuntárias. Utilizado na IUU e na bexiga hiperativa, reduz a frequência urinária e o número de episódios de incontinência. A dose inicial recomendada é 25 mg/dia. Em pacientes com doença renal em estágio terminal ou com doença hepática grave, o uso desse medicamento não é recomendado. É um agente eficaz, bem tolerado e com persistência de efeito ao longo do tempo, o que contribui para a boa adesão ao tratamento a longo prazo (Chapple *et al.*, 2013; Maman *et al.*, 2014; Nitti *et al.*, 2014). Os efeitos adversos relatados mais comuns são: cefaleia, tontura, náuseas e aumento da pressão arterial. Mirabegrona é recomendada para pacientes com contraindicação ao uso de anticolinérgicos, como os pacientes com algum tipo de risco de déficit cognitivo (Aoki *et al.*, 2017).

TABELA 63.3 Doses habituais dos anticolinérgicos.

Princípio ativo	Posologia habitual
Fesoterodina	4 a 8 mg/24 h
Oxibutinina	5 mg/12 a 8 h
Solifenacina	5 a 10 mg/24 h
Tolterodina	2 mg/12 h
Trospium	20 mg/12 h
Darifenacina	7,5 a 15 mg/dia
Imidafenacina	0,2 a 0,4 mg/dia

Adaptada de Llover *et al.*, 2012.

Incontinência de estresse ou de esforço

A realização dos exercícios de Kegel demonstrou taxas de cura ou melhora entre 3 e 6 meses, de maneira que se considera esse tratamento como de primeira linha. (Llover; Guerrero; Jacomet, 2012). Para ter bons resultados, são necessárias a prática regular e a correta realização. Os exercícios podem ser feitos com a ajuda de cones vaginais para facilitar seu cumprimento. A adição de *biofeedback* e a estimulação elétrica são técnicas que não se mostraram mais eficazes que os exercícios.

Os fármacos têm um escasso papel no tratamento da incontinência urinária de esforço por sua baixa eficácia e seus efeitos secundários. Alguns fármacos estudados:

Alfa-adrenérgicos (efedrina, fenilefrina)

Estimulam a contração do músculo liso uretral. Não são recomendados, pois mostraram baixa eficácia com uma elevada taxa de efeitos adversos (arritmias cardíacas e hipertensão), quando comparados ao placebo.

Antidepressivos tricíclicos

Utiliza-se por seus efeitos anticolinérgicos e alfa-agonista, porém os dados sobre sua eficácia são insuficientes para justificar seu uso. Sua ação antimuscarínica sobre a musculatura lisa da bexiga é débil.

Duloxetina

É um potente antidepressivo inibidor da receptação da norepinefrina e da serotonina. Sua capacidade de estimular o neurônio motor alfa-adrenérgico pudendo (núcleo de Onuf na medula espinal sacral) aumenta a contratilidade do esfíncter estriado uretral. Alguns ensaios mostram que duloxetina 40 mg, 2 vezes/dia, obteve uma melhora nas medidas de qualidade de vida e uma diminuição moderada na frequência de episódios de incontinência em comparação com placebo. Observa-se, no entanto, um elevado surgimento de efeitos colaterais, entre eles náuseas, os quais levaram à retirada da medicação em 20% dos pacientes. Em resumo, os benefícios sobre a própria IUE são questionáveis e seus efeitos adversos não são desprezíveis e são, em certas ocasiões, graves (problemas cardiovasculares, hepatotoxicidade, síndrome de Stevens-Jonhson, ideação suicida).

Estrógenos

A utilidade do tratamento vaginal não está bem estabelecida e existem estudos com resultados díspares. Ainda que os resultados de uma revisão sistemática indiquem que foi eficaz para melhorar a incontinência urinária em mulheres após a menopausa, desconhecem-se os resultados a longo prazo.

Laserterapia

Parece ter efeito benéfico na incontinência urinária (especialmente na incontinência urinária de estresse em mulheres), mas ainda com baixo nível de evidência na literatura. Alguns efeitos colaterais como calor, irritação e dor local foram relatados durante a aplicação. Entre os efeitos adversos após o procedimento, corrimento vaginal, prurido, edema transitório e infecção urinária ocorreram em aproximadamente 6,7% das mulheres. Apesar de seguro a curto prazo, faltam evidências sobre complicações tardias, como estenose e/ou fibrose.

Estudos futuros devem focar na custo-efetividade, em particular quando se olha para a perspectiva a longo prazo, porque resultados cirúrgicos podem ter mais longevidade do que o tratamento a *laser*, o qual pode requerer reaplicação. É impossível dizer até o momento qual tipo de *laser* deveria ser utilizado preferencialmente: o *laser* de dióxido de carbono (CO_2) ou de Erbium (Er:YAG) (Mackova *et al.*, 2020).

Tratamento cirúrgico

É o tratamento de eleição para os pacientes que não responderam ao tratamento não farmacológico e para as IUE graves, por causa de complicações potenciais de um procedimento invasivo, apesar de ser altamente efetivo em reduzir sintomas. O tratamento se baseia na utilização de faixas suburetrais de suporte (*slings*) (Frullani, 2013). A faixa funciona como um apoio da uretra durante o exercício e, assim, evita a perda de urina. O posicionamento de um *sling* mediouretral sintético é atualmente o procedimento cirúrgico de primeira linha com um índice de cura maior que 80% e baixa taxa de morbidade. Ambas as técnicas de *sling* retropúbico e transobturador são baseadas em uma faixa de malha de polipropileno. Para pacientes e médicos que buscam procedimentos sem a utilização de malhas, o *sling* fascial e a uretropexia retropúbica são opções viáveis com similar eficácia geral, mas com riscos adicionais. Os riscos cirúrgicos incluem sangramentos, infecções, disfunção miccional, lesão visceral e dor. Incontinência urinária de estresse persistente depois de uma cirurgia inicial deve induzir a uma avaliação diagnóstica atualizada. Cirurgias para incontinência de estresse são uma possibilidade para pacientes cuja cirurgia inicial não foi bem-sucedida e cujo diagnóstico permanece sendo incontinência de estresse, mas são geralmente menos bem-sucedida do que o procedimento cirúrgico primário (Aoki *et al.*, 2017).

Podemos usar também os esfíncteres artificiais. Estes são propostos em caso de incontinência urinária grave de origem esfincteriana. Esta intervenção é praticada como último recurso em caso de falha das outras alternativas. O princípio consiste em substituir as funções deficientes de abertura e fechamento do esfíncter (Frullani, 2013).

Incontinência de urgência

O treinamento da bexiga constitui a primeira linha de tratamento. Consiste em ensinar o paciente a urinar em períodos fixos e se baseia em dois princípios: (1) realizar micções frequentes voluntárias para manter um baixo volume de urina na bexiga; e (2) treinamento para inibir as contrações do detrusor, quando se apresenta a urgência. Técnicas de distração e relaxamento estão entre as ferramentas para supressão da urgência. Sua realização durante 3 meses se mostrou tão eficaz quanto o tratamento com antimuscarínicos, porém sem efeitos adversos. Os exercícios musculares de fortalecimento do assoalho pélvico também fazem parte do tratamento deste tipo de incontinência, sendo especialmente úteis quando combinados com o treinamento vesical.

Anticolinérgicos

São os mais utilizados no tratamento da IUU e constitui a primeira linha de tratamento na bexiga hiperativa. Atuam bloqueando os receptores muscarínicos e deprimindo as contrações involuntárias do músculo detrusor.

Em pacientes de idade avançada, deve-se iniciar o tratamento com a menor dose possível e avaliar. Em geral, a relação risco/benefício destes fármacos é desfavorável nos pacientes idosos com demência e seu uso não é recomendado concomitante com inibidores de acetilcolinestease.

Os efeitos podem se manifestar durante as primeiras 4 semanas, não se devendo modificar a dose, nem efetuar mudanças de princípio ativo durante esse período. Os últimos comercializados desse grupo são a fesoterodina e solifenacina. Na atualidade, flavoxato não é um fármaco mais recomendado para esta patologia.

Antidepressivos

Normalmente, as doses empregadas são inferiores às utilizadas na depressão, portanto a toxicidade tende a ser menor. A imipramina é a mais estudada.

Toxina botulínica

A toxina botulínica injetada no músculo detrusor, mediante cistoscopia, pode aliviar os sintomas da infecção urinária refratária ao tratamento anticolinérgico. Uma limitação importante é a elevada taxa de retenção urinária após o tratamento. Dispõe-se de mais evidência na IUU de causa neurológica. Na IUU, recomenda-se a cirurgia só como último recurso nos casos graves.

Há outros medicamentos sob investigação para o tratamento da incontinência urinária de urgência: desmopressina, resiniferatoxina intravesical e baclofeno intratecal.

Incontinência mista

O tratamento consiste na combinação dos tratamentos aplicados na incontinência de esforço e de urgência.

Incontinência por transbordamento

O tratamento mais efetivo é a cirurgia, que é a melhor forma de tratar as dificuldades causadas por um útero miomatoso ou uma hiperplasia benigna de próstata. Uma alternativa à cirurgia para diminuir ou eliminar a urina residual é a sondagem intermitente. Até o momento da intervenção cirúrgica, ou no caso de não estar indicada, podem-se utilizar os fármacos. Utilizam-se alfabloqueadores e agonistas parassimpáticos, porém os dados da eficácia são controversos.

O tratamento de incontinência urinária nos homens de idade avançada estará ligado com frequência às evidências que regem o tratamento dos sintomas urinários do TUI associadas a uma patologia prostática. Podem-se usar antagonistas alfa-adrenérgicos não urosseletivos (doxazosina, terazosina e prazosina), embora apresentem mais efeitos vasculares (hipotensão ortostática e tonturas) por seus efeitos sobre os receptores alfa 1. Dentre os urosseletivos, silodosina tem uma eficácia similar, um custo superior e uma maior frequência de aparecimento de ejaculação retrógrada que a tamsulosina. No caso dos inibidores da 5-α-redutase, não existem dados que mostrem que a ação da dutasterida sobre as isoformas da 5-α-redutase promova um benefício adicional ou uma melhora do perfil de segurança da finasterida, contudo seu custo é maior.

Incontinência fecal

A incontinência fecal, segundo a Sociedade Internacional de Continências, caracteriza-se pela perda involuntária de fezes (sólidas e/ou líquidas).

Apesar de subdiagnosticada, estima-se que acometa 3 a 21% da população acima dos 65 anos, aproximadamente 50% dos idosos institucionalizados, podendo alcançar até 80% em idosos hospitalizados e portadores de demência (García Cabrera *et al.*, 2018).

Portanto, encontramo-nos diante de um problema não negligenciável, muitas vezes incapacitante e custoso do ponto de vista econômico (de La Portilla, 2013).

Impacta negativamente na qualidade de vida dos indivíduos afetados, levando frequentemente à perda de autoestima, à depressão, ao isolamento social, e predispondo institucionalização precoce, porém, assim como na incontinência urinária, os pacientes acham embaraçoso discutir sobre o tema e raramente procuram auxílio especializado. Os médicos, por sua vez, tendem a não investigar (Menees *et al.*, 2018).

A continência fecal depende de uma somatória de fatores, dentre eles: integridade do complexo esfíncter anal, motilidade intestinal, consistência fecal, cognição e funcionalidade preservadas. O comprometimento de qualquer um desses elementos pode desencadear incontinência fecal (Omar; Alexander, 2013).

De etiologia multifatorial, a idade avançada destaca-se como fator de risco independente. A prevalência é invariavelmente crescente com a idade, aumentando da terceira à sexta década, depois menos notadamente. A idade média entre as mulheres é de 62 anos (Zeitoun; de Parades, 2012). As causas obstétricas desempenham papel importante entre as mulheres. Incontinência urinária foi um importante fator de risco para incontinência fecal em homens (Vaizey, 2011). Perda do controle esfincteriano secundário à dilatação anal, hemorroidectomia, esfíncterotomia ou cirurgia para correção de fístula são consideradas causas frequentes em qualquer faixa etária.

Outros fatores de risco relevantes entre idosos de ambos os sexos incluem: diarreia aguda ou crônica, imobilidade, constipação intestinal e impactação fecal, medicamentos laxativos, polifarmácia, *delirium*, demência, doença cerebrovascular, doença de Parkinson, prolapso retal, lesão do esfíncter anal e alteração de sensibilidade anoretal (García Cabrera *et al.*, 2018).

A obesidade pode predispor incontinência por conta do enfraquecimento da musculatura do assoalho pélvico e ao aumento da pressão intra-abdominal. A neuropatia autonômica secundária ao diabetes melito também é fator de risco estabelecido.

De acordo com Wald (2018) e Guillaume *et al.* (2017), é classificada em:

- Incontinência passiva: descarga involuntária e inconsciente de fezes
- Urgeincontinência: descarga de matéria fecal a qual ocorre apesar de esforços ativos para reter as fezes por parte dos pacientes
- Quadro misto.

Anamnese e exame físico direcionado devem ser executados, documentando alguma cirurgia prévia, história obstétrica ou radioterapia pélvica (García Cabrera *et al.*, 2018). A realização de um diário evacuatório pode contribuir com informações específicas acerca da função intestinal habitual dos pacientes, características das deposições e episódios de incontinência e urgência evacuatória. Muitas escalas têm sido utilizadas para avaliação do grau de incontinência e da eficácia ao tratamento instituído. A Escala de Qualidade de Vida na Incontinência Fecal (FIQL) da Sociedade Americana de Cirurgia Colorretal é um exemplo de instrumento utilizado (de La Portilla, 2013). A palpação abdominal, a inspeção anal e o exame de toque retal são também determinantes para diagnóstico. Através deles é possível identificar fecaloma, hemorroidas, fissuras anais ou perda de reflexos cutâneos que sugiram uma lesão neurológica.

Impactação de fezes, às vezes, ocorrem em áreas não acessíveis ao exame digital. Se existe suspeita clínica, uma radiografia de abdome deve ser requerida para diagnóstico (Wald, 2018).

A manometria anoretal é considerada exame padrão-ouro para diagnóstico de incontinência fecal. Consegue avaliar simultaneamente função do esfíncter anal, complacência retal, reflexos e sensibilidade anoretal. A USG endoanal é um exame barato que avalia a integridade do esfíncter anal interno. Em casos de suspeita de lesão do esfíncter anal externo, a ressonância nuclear magnética é preferível. Estudos endoscópicos devem ser realizados em pacientes com sinais de doença em algum órgão, sinais de alarme (perda de peso, sangramento retal, anemia por deficiência de ferro ou história familiar de câncer colorretal) e em pacientes que nunca foram submetidos a triagem de câncer colorretal. Em geral, propõem-se testes complementares em pacientes com suspeita de patologias em órgãos ou impactação fecal e candidatos para *biofeedback* ou reparo de esfíncter, dado que se acredita que o resultado possa mudar o manejo terapêutico (García Cabrera *et al.*, 2018).

O tratamento da incontinência fecal em idosos envolve cuidados dermatológicos e higiênicos, estabelecimento de hábito defecatório, mudanças dietéticas, reabilitação do assoalho pélvico, *biofeedback*, estimulação do nervo sacral, tratamentos farmacológico (loperamida, codeína, amitriptilina, sene, bisacodil, polietilenoglicol) e cirúrgico (esfincteroplastia anterior por sobreposição).

Considerações finais

A incontinência urinária é frequente em idosos e causa grande impacto na qualidade de vida dos indivíduos afetados. É importante que médicos de atenção primária trabalhem com seus pacientes no que diz respeito à identificação e ao manejo dessa condição. Muitos fatores potencialmente modificáveis são associados com incontinência urinária e médicos podem explorá-los com seus pacientes. Existem muitos tratamentos farmacológicos, não farmacológicos e cirúrgicos disponíveis e efetivos no manejo de sintomas da incontinência urinária. Entretanto, o primeiro tratamento escolhido deve ser o menos invasivo e com o menor risco de complicações. Geralmente, a opção não farmacológica deve ser considerada antes das opções cirúrgica e farmacológica (Holroyd-Leduc; Strauss, 2004).

64

Glomerulopatias em Idosos

Francisco José Werneck de Carvalho

Introdução

O aprofundamento da compreensão da fisiopatologia é o grande desafio da medicina em todos os tempos. Os recentes avanços da biotecnologia têm permitido avanço na interpretação de diversos mecanismos envolvidos nas doenças e no envelhecimento. No desenvolvimento das doenças glomerulares, estão envolvidas complexas interações de fatores genéticos, epigenéticos e ambientais, tornando um desafio o seu entendimento e levando a uma demanda crescente de seu estudo em todas as faixas etárias e étnicas, visando estabelecer tratamentos eficazes e melhorar a compreensão da sua evolução e do seu prognóstico.

É notória a evolução da nefrologia com relação à investigação das nefropatias entre os idosos, tanto na Europa (Pinçon *et al.*, 2010) e na Ásia (Jin *et al.*, 2014) como no Brasil (Polito; Moura; Kirsztajn, 2010), já que, anteriormente, havia quase uma exclusividade de investigação diagnóstica e terapêutica para crianças, adolescentes e adultos. Esse comportamento se devia, principalmente, à prevalência de outras doenças que secundariamente podem comprometer o rim e que estão frequentemente presentes nessa faixa etária, como as neoplasias, o diabetes melito e a hipertensão arterial sistêmica (HAS), e entidades de recente descrição, como a insuficiência cardiorrenal, ou mesmo pela esperada esclerose glomerular, presente em cerca de 40% dos glomérulos de pacientes com idade superior a 70 anos de idade. Atualmente, com a expansão das faixas etárias dos idosos, temos um maior número de idosos com manifestações nefrológicas (proteinúria subnefrótica, proteinúria nefrótica, hematúria micro e macroscópica, cilindrúria, elevação de escórias nitrogenadas aguda e cronicamente sem sinais e/ou sintomas atribuíveis às doenças citadas anteriormente). Além disso, há mais segurança, graças à utilização de meios de imagem na realização das biopsias, o que resulta em baixo índice de complicações nesses procedimentos. Por fim, a partir do desafio de aperfeiçoamento da assistência médica, com investigação e propostas terapêuticas para o resgate da saúde dos idosos em um mundo em franca expansão da expectativa de vida, observa-se uma crescente produção de estudos de identificação por biopsia renal do perfil das doenças glomerulares envolvendo idosos e também das respostas ao tratamento das mesmas. Esse tipo de investigação passou a ser realizado não apenas em idosos, mas também no grupo dos pacientes muito idosos, ou seja, aqueles com idade igual ou superior a 80 anos (Moutzouris *et al.*, 2009). Essa modificação de comportamento na avaliação das nefropatias é revelada quando se comparam dados de países como o Japão, onde, em 1995, o percentual de biopsias em pacientes acima de 65 anos de idade era de 8,8%, elevando-se para 15% em 2005, e o Reino Unido, onde o percentual de pacientes de idade acima de 60 anos submetidos à biopsia renal subiu de 12%, em 1978, para 30%, em 1990.

Ao lado da apreciação das lesões glomerulares, as lesões tubulointersticiais e vasculares tem sido mais bem investigadas como origem de nefropatias, atingindo 6,51% das indicações de biopsias renais em idosos, segundo trabalho de Zhou (2014), em uma amostra de 430 pacientes. Essas lesões tubulointersticiais podem estar presentes associadamente a lesões glomerulares tradicionais; nesses casos, servem como quantificação de cronicidade das glomerulopatias, visando ao estabelecimento de prognóstico tanto desses pacientes como das próprias doenças renais (Navaratnarajah *et al.*, 2019).

Neste capítulo, enfoca-se a participação do processo de envelhecimento e suas interferências na incidência, na patologia, nas manifestações clínicas e na escolha da terapêutica para o tratamento das glomerulopatias primárias dos idosos. Essa postura mais incisiva de investigação e tratamento possibilita a prevenção de casos com potencial evolução para insuficiência renal crônica, cujo custo financeiro e social de terapêuticas de substituição da função renal é elevado. A preocupação com o acometimento da insuficiência renal crônica entre os idosos pode ser observada na verificação de dados provenientes do Reino Unido, que mostraram um perfil da prevalência de idosos no início de programas de diálise, com taxas de 300 pacientes por milhão de habitantes, contrapondo-se a uma razão de 72 pacientes por milhão de habitantes para os pacientes com idade inferior a 65 anos. Podemos concluir que essa faixa etária é a dos pacientes renais crônicos que mais ingressam nos programas de diálise, fato também registrado em outros países, tanto nos industrializados como nos em desenvolvimento.

Merece atenção que o aumento do número de idosos com doença renal crônica em tratamento dialítico trouxe também, há algum tempo, elevação na quantidade de pacientes desse grupo submetidos a transplante renal (Huang *et al.*, 2009), com aumento da expectativa de vida e significativa melhora na sua qualidade de vida.

Embora não seja o foco do capítulo, na investigação dos casos de lesão renal aguda (LRA), exceto nos casos de suspeita de glomerulonefrite rapidamente progressiva (crescêntica), a biopsia renal também é indicada, mesmo nos casos de LRA sem causa identificável clinicamente.

Classificação

De acordo com a faixa etária dos pacientes, sinais e sintomas de doença renal primária podem sugerir o tipo histológico da lesão primária, com base na prevalência das doenças por faixas etárias. No entanto, a precisão diagnóstica com fins de tratamento e prognóstico requer investigação por biopsia renal, que é um procedimento seguro, mesmo para realização em pacientes idosos, e as indicações para esse procedimento em idosos coincidem com as indicações das demais faixas etárias:

- Diagnóstico de doença renal
- Instituição de tratamento e prognóstico das glomerulopatias
- Detecção de nefropatias secundárias.

Entre as manifestações das glomerulopatias, a principal indicação para as biopsias na Europa (Perkowska-Ptasinska, 2016) e no Brasil (Oliveira *et al.*, 2015) é a proteinúria isolada, tanto em níveis nefróticos (≥ 3,5 g/dia) como subnefróticos.

Deve anteceder a realização da biopsia renal um estudo laboratorial obrigatório com avaliações hematológicas e de análises clínicas básicas, relacionadas na Tabela 64.1, que podem ser estendidas na presunção ou na confirmação de doenças crônicas com potencial acometimento renal, além da pesquisa de doenças sistêmicas de frequente acometimento renal.

Os idosos não diferem das demais faixas etárias quanto à apresentação dos quadros histopatológicos glomerulares, seguindo-se as mesmas descrições anatomopatológicas (Tabela 64.2) classificadas pela Organização Mundial da Saúde (OMS).

■ **TABELA 64.1** Relação de investigação básica pré-biopsia renal.

Hemograma
Glicemia
Pesquisas de anticorpos antinucleares
Pesquisa de anti-HAV
Pesquisa de anti-HCV
Pesquisa de HBsAg, anti-HBs e anti-HBc
Exames para outras doenças suspeitas de associação com nefropatias
Pesquisa para afastamento de neoplasias

HAV: vírus da hepatite A; HCV: vírus da hepatite C; HBsAg: antígeno de superfície da hepatite B; HBc: anticorpo *core* da hepatite B; Hbs: anticorpo contra o antígeno de superfície da hepatite B.

■ **TABELA 64.2** Descrição modificada das alterações histopatológicas renais pela Organização Mundial da Saúde (OMS).

Lesão mínima
Esclerose segmentar e focal
Glomerulonefrites difusas
Membranosa
Endocapilar
Proliferativa mesangial
Membranoproliferativa
Depósitos densos
Crescêntica
Inclassificáveis

■ **TABELA 64.3** Glomerulonefrites secundárias.

Lesão primária	Associações	
Lesão mínima	Neoplasias	Hodgkin, linfoma, cânceres de pâncreas, rins, cólon e próstata
	Infecciosas	Sífilis
	Medicamentos	AINE
Esclerose segmentar e focal	Infecciosas	AIDS
	Doenças tubulointersticiais	Refluxo
	Medicamentos	Analgésicos
	Diversos	Obesidade, rim único
Membranosa	Infecções	Hepatites B e C, hanseníase, malária, esquistossomose, sífilis
	Neoplasias	Carcinomas, melanoma
	Reumatológica	Dermatomiosite, doença mista do colágeno, artrite reumatoide, LES, esclerose sistêmica
	Medicamentos	AINE, captopril, sais de ouro, lítio
Crescêntica	Diversos	Síndrome de Goodpasture, endocardite, crioglobulinemia

AINE: Anti-inflamatórios não esteroides; LES: lúpus eritematoso sistêmico.

As glomerulopatias podem ter três apresentações clinicolaboratoriais. A primeira é a síndrome nefrótica, definida como manifestação de doença renal que cursa com edema de graus variados, associada a alterações laboratoriais de proteinúria igual ou superior a 3,5 g nas 24 horas, hipoalbuminemia e dislipidemia, causando a síndrome nefrótica. O exame de rotina de urina pode apresentar cilindros hialinos e granulares. De maneira geral, a função renal encontra-se preservada e os níveis de pressão arterial nos limites da normalidade. A segunda maneira de apresentação é aquela em que a proteinúria é inferior a 3,5 g nas 24 horas, sendo considerada proteinúria subnefrótica, podendo ser observadas características semelhantes às da síndrome nefrótica. O terceiro tipo de apresentação é o de síndrome nefrítica, que se caracteriza por edema, HAS, hematúria micro ou macroscópica e sedimento urinário com cilindros granulares e hemáticos, com predominância destes últimos e a positividade para hemácias dismórficas. A diminuição da função renal aparece mais precocemente, podendo mesmo fazer parte do quadro de instalação da doença renal; outra manifestação precoce é a da HAS.

Incidência

Assim como em crianças e adultos, as glomerulopatias dos idosos podem ser subdivididas em primárias e secundárias; neste último caso, é possível identificar uma doença possivelmente associada a comprometimento renal. Entre as situações mais frequentemente associadas a glomerulopatias entre os idosos encontram-se diabetes, amiloidose e neoplasias.

O objetivo deste capítulo é estudar as principais glomerulopatias primárias que acometem as pessoas idosas. Encontram-se resumidas no Tabela 64.3 as principais associações das apresentações histopatológicas renais com doenças sistêmicas.

A precisa incidência das glomerulopatias dos idosos ainda não foi estabelecida, já que é recente o emprego de técnicas de imagem para a realização do procedimento e acompanhamento da biopsia renal, o que possibilitou maior segurança em relação ao exame, melhorando a relação risco/benefício e expandindo o número de pacientes submetidos a esse tipo de investigação.

Com base na avaliação das séries de biopsias realizadas no exterior, podem-se listar as glomerulopatias mais frequentes. Segundo a série de Falk e Jennette (1995) com 745 biopsias realizadas em pacientes com 65 anos de idade ou mais, foram encontrados os seguintes percentuais: glomerulonefrite membranosa – 5,3%; esclerose segmentar e focal – 6,9%; glomerulonefrite crescente – 5,5%; lesão mínima – 5,1%. Nas 100 biopsias originárias de diversos centros analisadas por Nair *et al.* (2004) em pacientes com diagnóstico de síndrome nefrótica idiopática, com idade de 80 anos ou correspondendo a um percentual de 15% dos pacientes submetidos ao exame, constatou-se que a doença mais comum foi a glomerulonefrite membranosa, com uma incidência de 15%. O trabalho de um centro chinês revela a maior incidência da glomerulonefrite membranosa entre seus pacientes (61,02%), seguida pela nefropatia por imunoglobulina A (IgA – 18,22%) (Zhou *et al.*, 2014). No trabalho de revisão de glomerulopatias nos idosos, Sumnu *et al.* (2015) relacionam trabalhos de Europa e Orientes Médio e Extremo, onde a glomerulonefrite membranosa também tem alta incidência.

No Brasil ainda não está bem estabelecida a precisa incidência das glomerulopatias em idosos, com dados conflitantes entre publicações. Woronik *et al.* (2003), em uma série de 443 biopsias realizadas no Hospital das Clínicas da Universidade de São Paulo, registraram 8,8% de exames em pacientes de 60 anos de idade ou mais. As doenças prevalentes observadas foram glomerulonefrite membranosa – 31%; lesão mínima – 23%; esclerose segmentar e focal – 15%; membranoproliferativa tipo I – 10%; e nefropatia por IgA – 8%. Em trabalho publicado, abrangendo a análise de biopsias renais das cinco regiões do Brasil, 55% dos exames em pacientes acima de 60 anos de idade apresentaram doença renal primária. A indicação para o exame foi: síndrome nefrótica em 41,3% dos casos; insuficiência renal aguda em 16,8% dos pacientes; investigação de insuficiência renal crônica para outros 16,8%; manifestações urinárias assintomáticas para 8,4%; síndrome nefrítica para 7,1%; e outras indicações para 9,6% dos casos. Nesse trabalho, em pacientes idosos com síndrome nefrótica, a análise estatística mostrou que, entre as doenças primárias, 27% eram esclerose focal e segmentar; lesão mínima – 20,7%; glomerulonefrite membranosa – 18,6%; e nefropatia por IgA – 4%. Um trabalho brasileiro mais recente revelou, nos casos de síndrome nefrótica, a maior incidência da glomerulonefrite membranosa (Marujo, 2011). Em dados obtidos na literatura do Oriente, idosos biopsiados na Coreia e na Índia apresentaram perfil semelhante ao inicialmente encontrado no Brasil, nos EUA e na Europa, com observação da prevalência de glomerulonefrite membranosa. O provável conflito de dados talvez possa ter origem nos aspectos regionais do trabalho de Woronik *et al.* (2003), em relação ao de Polito *et al.* (2010), que abrangeu as cinco regiões geográficas do território brasileiro.

Manifestação clínica

Lesão mínima

A lesão mínima acomete principalmente as crianças em idade pré-escolar ou escolar, embora possa ocorrer em outras faixas etárias, incluindo os idosos. Ela tem curso insidioso, com edema variando de discreto até anasarca. A proteinúria pode ser nefrótica ou, mais frequentemente, subnefrótica.

Para o tratamento dessas glomerulopatias em idosos seguem-se as mesmas recomendações para o tratamento dos adultos, não havendo um tratamento específico para essa faixa etária.

O aspecto histológico à microscopia óptica mostra glomérulos praticamente normais, com discreta proliferação mesangial. O diagnóstico histopatológico definitivo é feito com microscopia eletrônica, que apresenta fusão de podócitos, lesão patognomônica da lesão mínima.

A fisiopatologia da lesão mínima envolve um desarranjo imunológico envolvendo citocinas e interleucinas, não tendo sido possível identificar o fator deflagrador dessas alterações imunológicas. As substâncias mencionadas teriam uma ação sobre a membrana basal, que levaria ao aumento de sua permeabilidade às proteínas plasmáticas, em especial à albumina, o que levaria à albuminúria e consequente hipoalbuminemia e formação do edema.

A doença tem bom prognóstico, utilizando-se prednisona oral nas doses de 1 a 2 mg/kg de peso por dia, alcançando-se a remissão do quadro em 90% dos casos. Os demais podem se comportar como dependentes de corticoide ou resistentes a esse tratamento. Em ambas as situações pode-se tentar o emprego de agentes alquilantes, como ciclofosfamida ou clorambucila. Uma alternativa recente é o emprego de imunossupressores como a ciclosporina (um inibidor da calcineurina).

Esclerose segmentar e focal

A faixa de prevalência é a de adolescentes e adultos jovens, sendo crescente sua incidência entre os idosos, de acordo com trabalho recente. A esclerose segmentar e focal é do grupo de nefropatias que se expressa por proteinúria não nefrótica ou síndrome nefrótica, associada a HAS e diminuição da função renal. O aspecto histológico caracteriza-se pelo comprometimento parcial de alguns glomérulos. A lesão observada é uma alteração de podócitos com hipercelularidade e esclerose mesangial podendo determinar colapso dos glomérulos.

Os mecanismos fisiopatológicos que promovem esse tipo de lesão renal são idênticos aos observados na lesão mínima, o que leva alguns autores a pensar serem as duas expressões histopatológicas representações distintas de uma única doença – as podocitopatias.

O curso clínico da doença é de prognóstico mais reservado, em que cerca de 30% dos pacientes podem evoluir para insuficiência renal crônica. A resposta terapêutica à prednisona, usada na dose de 1 a 2 mg/kg de peso/dia, é menor que na lesão mínima, sendo mais frequentes a resistência e a dependência à corticoterapia. O tempo de tratamento deve ser mais prolongado, podendo estender-se por até 6 meses. Nos casos de recrudescimento, dependência ou resistência ao corticosteroide, que é mais frequente do que nos casos de lesão mínima, pode-se empregar uma maior variedade de classes de medicamentos, algumas como um imunomodulador (rituximabe), ainda com emprego restrito pela pouca experiência e alto custo.

Glomerulonefrite membranosa

A glomerulonefrite membranosa é uma modalidade frequente de comprometimento glomerular nos idosos. O quadro clínico é insidioso, com proteinúria não nefrótica ou síndrome nefrótica, podendo, muitas vezes, o paciente apresentar insuficiência renal avançada quando diagnosticada a glomerulopatia.

A fisiopatologia é por depósito de complexos imunoanticorpos subepiteliais que vão levar ao longo do tempo ao espessamento progressivo da membrana basal. O prognóstico da doença é bom, com cerca de 50% dos casos evoluindo espontaneamente para a cura.

No tratamento da glomerulonefrite membranosa emprega-se mais frequentemente o protocolo de Ponticelli *et al.* (1995), que inclui um tratamento de pulso venoso com metilprednisolona 1 g/dia, por via intravenosa, durante 3 dias, seguido de 4 semanas de prednisona oral nas doses de 1 a 2 mg/kg de peso por dia, seguido de mais 4 semanas de ciclofosfamida nas doses de 1 a 2 mg/kg de peso por dia ou clorambucila 0,2 mg/kg de peso por dia, repetindo-se o esquema por mais 2 vezes. O início desse esquema pode ser postergado por até 6 meses após o diagnóstico nos pacientes que mantêm função renal estável ou proteinúria não nefrótica, pela alta taxa de remissão espontânea, que chega a 50% dos casos.

Como alternativa aos esquemas de tratamento anteriormente descritos ou na falta de respostas aos mesmos, podemos utilizar outros esquemas terapêuticos empregando os seguintes medicamentos: inibidores da calcineurina (ciclosporina ou tacrolimo) micofenolato de mofetila ou imunomoduladores como o rituximabe.

Amiloidose

A amiloidose primária é uma doença progressiva que resulta do depósito de fragmentos monoclonais de imunoglobulinas de cadeias leves, produzidos por células B ou células plasmáticas anormais em diversos tecidos, incluindo os glomérulos, na ausência de estímulos inflamatórios crônicos produzidos por doenças como a tuberculose e outras, responsáveis pelos quadros de amiloidose secundária.

A incidência da doença é de cerca de 10% de pacientes de 60 anos de idade ou mais, que são submetidos à biopsia renal para investigação de síndrome nefrótica idiopática e têm diagnóstico histológico de amiloidose (Kindy; De Beer, 2000), sendo, pois, a síndrome nefrótica, nestes casos, a primeira manifestação da amiloidose primária. Por outro lado, 50% dos pacientes com amiloidose primária têm comprometimento renal e 30% apresentam síndrome nefrótica.

A histologia renal da amiloidose caracteriza-se pela positividade à coloração pelo vermelho Congo dos depósitos de amiloide no mesângio glomerular e vasos renais, da mesma forma como pode ser observado em outros tecidos acometidos pela doença, como as mucosas oral e retal.

No tratamento da amiloidose tem sido empregada a melfalana, associada à prednisona e à colchicina. Outra classe de medicamento como o bortezomibe, que é um inibidor do proteassoma, tem sido empregada no seu tratamento. No entanto, o prognóstico da doença é reservado, estimando-se a sobrevida do paciente entre 11 e 15 meses em média, a partir do diagnóstico da doença.

Glomerulonefrite crescêntica (rapidamente progressiva)

Diferentemente das doenças descritas, a glomerulonefrite crescêntica tem como quadro de apresentação a síndrome nefrítica e seu curso de instalação é súbito, com rápida deterioração da função renal (daí a denominação clínica de *rapidamente progressiva*). O quadro clinicolaboratorial é de HAS grave, ou piora dessa hipertensão nos casos dos pacientes previamente hipertensos, oligúria, edema, proteinúria não nefrótica, sedimento urinário com cilindros dos tipos granulares e hemáticos e hematúria com predominância de hemácias dismórficas. A glomerulonefrite crescêntica é a mais frequente causa glomerular de insuficiência renal aguda em pacientes idosos.

Em uma série de Falk e Jennette (1995), 34,5% dos pacientes com glomerulonefrite crescêntica tinham idade igual ou superior a 65 anos e 32,4% estavam entre 49 e 64 anos; é, portanto, uma doença que acomete adultos e idosos, preferencialmente.

A fisiopatologia da glomerulonefrite crescêntica corresponde a uma resposta inespecífica do glomérulo a uma inflamação aguda e grave, podendo ou não estar associada a um processo infeccioso. A lesão glomerular caracteriza-se por uma proliferação celular da cápsula de Bowman, que pode evoluir para fibrose, sendo possível, inclusive, envolver totalmente o tufo glomerular e causar a sua obsolescência. Para o diagnóstico de glomerulonefrite crescêntica é necessário o acometimento de 80% dos glomérulos, já que a crescente glomerular pode aparecer em pequeno número em outras glomerulopatias.

O tratamento deve ser agressivo e iniciado a partir da suspeita clínica do diagnóstico da glomerulonefrite crescêntica, de modo a promover um ambiente celular para limitação da rápida destruição glomerular pelo processo inflamatório. Para alcançar tal propósito, empregamos, atualmente, medidas combinadas que incluem o emprego de corticosteroides, para reduzir a ativação imune e prevenção da cicatrização; ciclofosfamida para os fatores circulantes perpetuadores da agressão renal; e plasmaférese para remover os fatores circulantes perpetuadores da agressão renal e a extensão da lesão glomerular. Novas classes de medicamentos (Moroni; Ponticelli, 2014) e anticorpos monoclonais têm sido empregados, com seu valor pouco estabelecido.

Tratamento

A decisão de submeter os pacientes idosos e muito idosos à biopsia renal foi motivo de apreciação crítica quanto à intervenção terapêutica das glomerulopatias, que necessitam de imunossupressores como os empregados nos tratamentos descritos anteriormente. No trabalho de Nair *et al.* (2004), foi relatado que 40% dos pacientes submetidos a essa investigação foram beneficiados com tratamento específico; em outro trabalho essa taxa de sucesso no tratamento chegou a 67% (Moutzouris *et al.*, 2009).

O tratamento das glomerulopatias no idoso inclui duas ações: a de nefroproteção com o emprego dos inibidores da enzima conversora da angiotensina ou dos bloqueadores dos receptores da angiotensina dirigidos, principalmente para a redução da proteinúria e sua consequente ação deletéria na estrutura glomerular; na segunda intervenção, utilizando-se mariados imunossupressores (Donadio, 1990), da mesma maneira que é empregada em pacientes mais jovens.

Glomerulosclerose

Embora não seja considerada uma doença glomerular, a glomerulosclerose corresponde às alterações glomerulares oriundas do envelhecimento. Ela pode levar à obsolescência desses glomérulos, com diminuição da quantidade de glomérulos patentes, que ocorre com o envelhecimento, repercutindo nos níveis da função renal. Deve-se ressaltar que a glomerulosclerose difere histologicamente da glomerulonefrite focal e segmentar, esta sim, uma patologia renal, já que na glomerulosclerose a lesão é focal e global.

Um estudo realizado por Kremers *et al.* (2015) em doadores para transplante renal normotensos que foram submetidos à biopsia renal de rotina durante o transplante, avaliando comparativamente o percentual de glomérulos esclerosados, de acordo com a faixa etária, exibiu aumento progressivo de glomerulosclerose a partir dos 60 anos de idade. No trabalho esses achados não apresentarem diferença entre os sexos e as raças.

Considerações finais

A realidade mundial tem oferecido dados expressivos sobre o fenômeno do envelhecimento, o que tem aumentado a preocupação dos diversos setores da saúde em identificar as demandas dos idosos.

Dados recentes do trabalho de Navaratnarajah revelaram que, em um estudo com o acompanhamento de 189 pacientes dos 460 biopsiados no período de 2006 a 2015, 41,1% progrediram para doença renal ou morreram, 18,5% morreram por causas variadas sem necessidade de diálise, 11,5% iniciaram programa de terapia renal substitutiva e, desses, 11,1% morreram no curso da terapia.

Haja vista esses motivos, devem-se propor soluções, promover a prevenção de doenças e traçar programas terapêuticos integrados. Nesse esforço das diversas áreas do saber, as especialidades médicas vêm oferecendo sua contribuição com um aumento progressivo de trabalhos de pesquisa sobre o envelhecimento. Na área da nefrologia, a observação do crescente número de acometimentos renais próprios da especialidade e da associação do comprometimento renal secundário a outras doenças nos idosos, com consequente e temido aumento no número de pacientes com necessidade de serem submetidos aos procedimentos de diálise e transplante renal, vem seduzindo nefrologistas a se dedicarem à investigação e ao desenvolvimento de tratamentos adequados aos pacientes idosos, o que é identificado como uma nova subárea da especialidade, que é a nefrogeriatria.

65

Doença Renal

Francisco do Carmo

Nefrologia do idoso: importância do tema na atualidade e para o futuro

As doenças crônicas não transmissíveis (DCNT) são responsáveis por cerca de 60% das causas de mortes em todo o mundo, afetando cerca de 35 milhões de pessoas por ano, e, para a próxima década, espera-se que haja um aumento de 17% na mortalidade causada pelas DCNT. Dentre os principais tipos de DCNT, a doença cardiovascular (DCV) é a que tem o maior impacto epidemiológico, sendo responsável por cerca de 30% de todas as mortes no mundo. A DCV tem aumentado progressivamente, por conta do acúmulo de fatores de risco tradicionais como hipertensão arterial sistêmica (HAS) e diabetes, bem como pelo envelhecimento e pelo aumento da expectativa de vida, decorrentes da transição epidemiológica e demográfica observada nas últimas décadas. Além desses fatores de riscos tradicionais, a doença renal crônica (DRC), caracterizada pela alteração da função renal, tem sido descrita como um dos principais determinantes de risco de eventos cardiovasculares. Grandes estudos epidemiológicos realizados com milhares de pacientes demonstraram uma relação inversa entre a filtração glomerular, marcador de função renal, e o risco de morrer por todas as causas, de morrer por DCV, de morbidade cardiovascular e de hospitalização nessa população. Se por um lado a DRC está associada à DCV, e pode ser um importante fator de prognóstico, a morbidade e a mortalidade cardiovascular entre os pacientes com DRC são bastante elevadas. Diante do exposto, justifica-se considerar a DRC como parte do grupo de DCV, dentro do contexto das DCNT, como doenças renocardiovasculares (DRCV). Atualmente, a DRC tem sido considerada um problema de saúde pública e privada. Uma análise do *National Health and Nutrition Examination Survey* (NHANES) demonstrou que cerca de 13% da população adulta nos EUA apresentam algum grau de perda de função renal. Um importante estudo realizado na cidade de Bambuí, no estado de Minas Gerais, onde mais de 2 mil indivíduos foram avaliados, detectou alteração na creatinina sérica, um marcador de DRC, variando de 0,48 a 8,19%, sendo mais frequente em indivíduos idosos. Além da DCV, outro desfecho temido da DRC é a perda continuada da função renal, processo patológico conhecido como progressão, que pode levar muitos desses pacientes para a doença renal crônica terminal (DRCT). Pacientes que evoluem para DRCT necessitam de algum tipo de terapia renal substitutiva (TRS), sendo as modalidades disponíveis a hemodiálise, a diálise peritoneal e o transplante renal.

Em 2011, o número de pacientes em tratamento dialítico e com transplante renal no Brasil foi de 130 mil, a um custo de 1,4 bilhão de reais. Independentemente da etiologia da doença de base, os principais desfechos em pacientes com DRC são as suas complicações: anemia, acidose metabólica, desnutrição e alteração do metabolismo do cálcio e do fósforo decorrentes da perda funcional renal, o óbito (principalmente por causas cardiovasculares) e a necessidade de TRS (Kirsztajn *et al.*, 2011).

Os avanços nos cuidados de saúde e das tecnologias são os grandes responsáveis pelo crescimento da população de idosos em todo o mundo. Paralelamente a este crescimento de idosos, observa-se aumento da incidência e da prevalência de pacientes com DRC em seus diferentes estágios. O estudo NHANES demonstrou nos períodos de 1988 a 1994 e 1998 a 2004 um aumento da prevalência da DRC estágios 1 a 4 de 10,3 para 13,1% na população adulta dos EUA não institucionalizada, sendo que o maior percentual de crescimento (aumento de 37 para 47%) foi observado no grupo etário acima de 70 anos. Embora a tendência de crescimento no número de idosos tenha contribuído para o aumento da prevalência de DRC, uma contribuição ainda maior foi em razão de comorbidades muito prevalentes na população idosa, como o diabetes, a HAS, a dislipidemia, o tabagismo e a obesidade. No Brasil, a prevalência de pacientes com mais de 60 anos de idade em tratamento dialítico aumentou de 25,5% em 2006 para 39,9% em 2009. Em publicação deste ano, pelo Jornal Brasileiro de Nefrologia, sobre hemodiálise, foram comparados dados de 2009, 2013 e 2018, que demonstraram a permanência do predomínio do sexo masculino (58%), a maioria na faixa etária entre 45 e 64 anos (41,5%) e com mais de 65 anos (35%). Houve um aumento de 4% nos casos de diálise, como complicação do diabetes, nesse período (Neves *et al.*, 2020). Relembro que em 2050, segundo a Organização Mundial da Saúde (OMS), teremos cerca de 9 bilhões de habitantes no planeta. Entre estes, mais de 2 bilhões serão de idosos, com dois terços residindo em países classificados como em desenvolvimento. No Brasil, as projeções do Instituto Brasileiro de Geografia e Estatística (IBGE) são de que teremos 240 milhões de habitantes em 2050, sendo 60 milhões de gerontes. Daí vem a importância do tema e de fazermos a compressão das comorbidades, como recomenda a OMS, para aproveitarmos com funcionalidade e a qualidade de vida esses anos de sobrevida adquiridos nas últimas décadas e nas que virão.

As brutais mudanças que estão ocorrendo no Brasil e no mundo decorrentes das transições demográfica e epidemiológica são demonstradas nas Figuras 65.1 a 65.3.

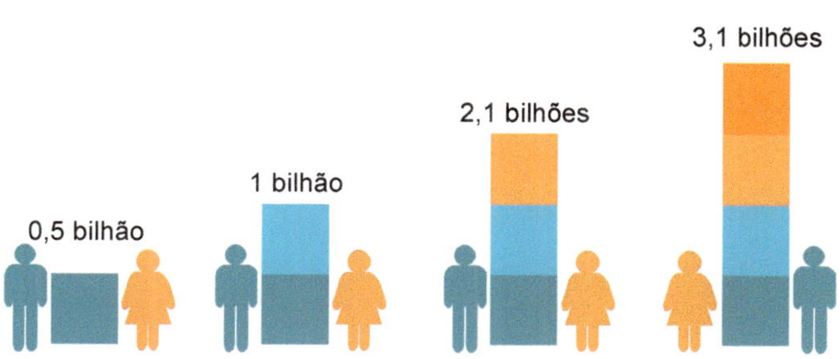

FIGURA 65.1 Projeções do envelhecimento populacional mundial. (Fonte: Organização das Nações Unidas, 2017.)

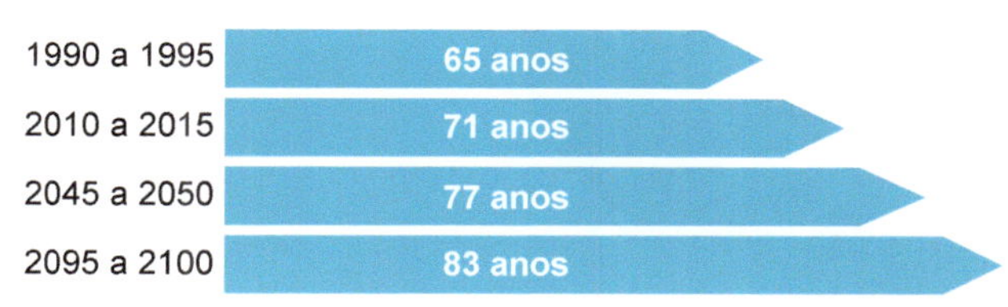
1990 a 1995
65 anos
2010 a 2015
71 anos
2045 a 2050
77 anos
2095 a 2100
83 anos

FIGURA 65.2 Expectativa de vida ao nascer no mundo. (Fonte: Organização das Nações Unidas, 2017.)

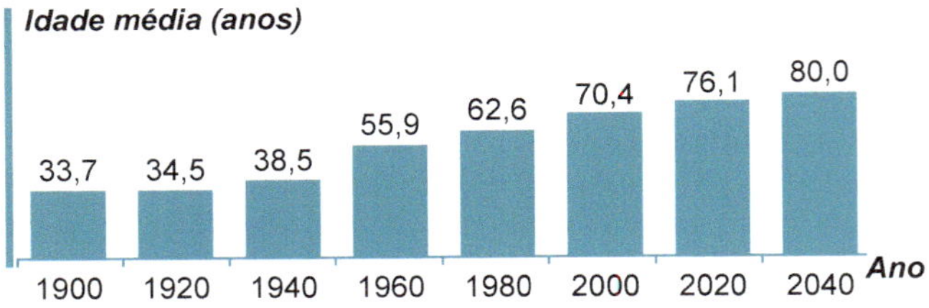

▪ **FIGURA 65.3** Expectativa de vida ao nascer no Brasil. (Fonte: Instituto Brasileiro de Geografia e Estatística, 2014.)

Alterações morfofuncionais renais do idoso

O espectro de alterações morfofuncionais que ocorrem nos rins dos pacientes idosos é amplo e difere daquele observado em pacientes jovens. O entendimento destas alterações de estrutura e função é crucial na avaliação e no tratamento dos pacientes com DRC. Estruturalmente, os rins atrofiam com a idade e a espessura do córtex renal diminui aproximadamente 10% por década após os 30 anos de idade.

Vários investigadores descreveram diminuição da taxa de filtração glomerular (TFG) decorrente da nefroesclerose que ocorre com a idade. Na maioria dos estudos, foi observada redução da TFG da ordem de 1 mℓ/min/ano, após a idade de 40 anos, independentemente da ocorrência de comorbidades ou de redução da função cardíaca.

Rule *et al.* (2010) estudaram a ocorrência de nefroesclerose em doadores de rins e observaram uma prevalência de 2,7% (IC 95%, 1,1 a 6,7%) naqueles com idade entre 18 e 29 anos, que aumentou para 58% (IC 95%, 47 a 67%) nos indivíduos com idade entre 60 e 69 anos e para 73% (IC 95%, 43 a 90%) nos doadores com idade entre 70 e 77 anos (Figura 65.4). Nesse estudo, é importante ressaltar que os participantes apresentavam TFG normal e ausência de DRC. Estes dados ajudam a explicar os achados do estudo longitudinal realizado em indivíduos não institucionalizados de que a queda da TFG não é uma consequência inevitável do processo de envelhecimento, uma vez que 35% dos participantes não apresentaram diminuição da TFG no período de acompanhamento de 24 anos (Bastos *et al.*, 2011).

Em condições normais, não se observam alterações dos eletrólitos séricos e do volume do fluido extracelular com a idade, mas têm sido documentadas alterações importantes nos mecanismos de adaptação. Por exemplo, os indivíduos idosos necessitam de aproximadamente o dobro de tempo para alcançarem o mesmo grau de conservação de sódio em uma situação de restrição de sal e excretam menos sódio após sobrecarga de sal, comparativamente aos indivíduos jovens. A habilidade de concentrar e diluir a urina em resposta à privação ou à sobrecarga de água, respectivamente, também se encontra limitada nos indivíduos idosos. Clinicamente, essas alterações descritas anteriormente impedem que o indivíduo idoso se adapte com a rapidez da juventude.

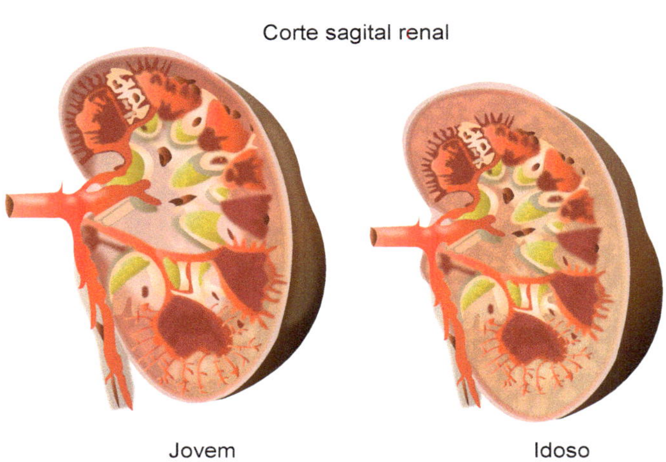

▪ **FIGURA 65.4** Comparação entre o rim de um adulto jovem e o de um idoso.

Definição e classificação da doença renal crônica

Existem diversas formas de aferir a função renal, mas, do ponto de vista clínico, a função excretora é aquela que tem maior correlação com os desfechos clínicos. Em 2002, a *Kidney Disease Outcome Quality Initiative* (KDOQI), patrocinada pela *National Kidney Foundation*, publicou uma diretriz sobre DRC que compreendia a avaliação, a classificação e a estratificação de risco. Nesse importante documento, uma nova estrutura conceitual para o diagnóstico de DRC foi proposta e aceita mundialmente nos anos seguintes. Essa nova definição e o estadiamento propiciaram uma definição de trabalho para a DRC, que independe da sua causa. A partir dessa nova visão, ficou evidente que a DRC é mais frequente do que até então se divulgava e sua evolução clínica está associada a altas taxas de morbimortalidade. A Sociedade Brasileira de Nefrologia referendou a definição de DRC proposta pela *National Kidney Foundation* (NKF), dos EUA, em seu documento *Kidney Disease Outcomes Quality Initiative* (KDOQI), que se baseia nos seguintes critérios: (a) lesão presente por um período igual ou superior a 3 meses, definida por anormalidades estruturais ou funcionais do rim, com ou sem diminuição da TFG, evidenciada por anormalidades histopatológicas ou de marcadores de lesão renal, incluindo alterações sanguíneas ou urinárias, ou ainda dos exames de imagem; (b) TFG < 60 mℓ/min/1,73 m^2 por um período igual ou superior a 3 meses, com ou sem lesão renal.

Portanto, a definição é baseada em três componentes:

- Um componente anatômico ou estrutural (marcadores de dano renal)
- Um componente funcional (baseado na TFG)
- Um componente temporal.

Como dito acima, a KDOQI sugeriu que a DRC deveria ser classificada em estágios baseados na TFG. Posteriormente, na conferência de consenso sobre a definição da DRC, realizada em Londres (Reino Unido), os debatedores concordaram que o valor preditivo da atual classificação da DRC melhoraria se o estágio 3 fosse subdividido em 3A (TFG entre 45 e 59 mℓ/min/1,73 m^2) e 3B (TFG entre 30 e 44 mℓ/min/1,73 m^2), como mostrado na Tabela 65.1.

▪ **TABELA 65.1** Classificação da doença renal crônica (DRC) em estágios.

Estágio da DRC	Taxa de filtração glomerular*	Albuminúria/proteinúria
1	> 90	Presente
2	60 a 89	Presente
3A 3B	45 a 59 30 a 44	Presente ou ausente
4	15 a 29	Presente ou ausente
5	< 15	Presente ou ausente

*m ℓ /min/1,73 m^2.

A albuminúria ou a proteinúria é apresentada como marcador de dano renal, já que é mais frequentemente utilizada para esse fim; mas outros marcadores de dano renal também podem ser empregados, como outras alterações na urina, e imagens ultrassonográficas anormais, como a presença de cistos na doença renal policística do adulto ou alterações histopatológicas vistas em biopsias renais (p. ex., alterações glomerulares com ou sem envolvimento tubulointersticial). Esse sistema de classificação da DRC é útil, porque padroniza a terminologia, evitando, dessa forma, a ambiguidade e a sobreposição dos termos que estão atualmente em uso. Isso, por sua vez, facilita a comunicação entre os profissionais de saúde envolvidos no cuidado dos pacientes.

Vale salientar que a maioria das diretrizes define a insuficiência renal crônica (IRC) com TFG menor que 15 mℓ/min/1,73 m^2, acompanhada, na maioria dos casos, por sinais e sintomas de uremia e/ou a necessidade de início de terapia de TRS (diálise ou transplante).

Métodos utilizados para o diagnóstico da doença renal crônica

A filtração glomerular (FG) não pode ser medida de forma direta, porém se uma substância tem sua concentração estável no plasma, é livremente filtrada no glomérulo renal, não é secretada, reabsorvida, metabolizada ou sintetizada pelo rim, a sua concentração filtrada é igual à sua quantidade excretada na urina. Em resumo, o uso da creatinina sérica é limitado na avaliação da FG, pois é afetado por fatores independentes da FG como idade, sexo, raça, superfície corporal, dieta, drogas e diferenças em métodos laboratoriais. Por isso, se recomenda que a creatinina sérica não seja utilizada para avaliar o grau de disfunção renal em pacientes com IRC.

A técnica ideal de medir a TFG é determinar a depuração de substâncias exógenas (p. ex., inulina, iotalamato-I, DTPA-Tc ou iohexol). A creatinina é um produto do metabolismo da creatina e da fosfocreatina no músculo esquelético, embora a ingestão de carne também possa contribuir levemente para os níveis dessa substância no sangue. Sua geração é relativamente constante durante o dia e diretamente proporcional à massa muscular em até 15%.

É importante lembrar que cromógenos não creatinina também são detectados quando o método clássico do picrato alcalino é utilizado, o que superestima os níveis séricos de creatinina. Para contornar algumas das limitações encontradas na determinação da TFG pela creatinina sérica ou da depuração de creatinina, várias fórmulas de estimativa da TFG têm sido publicadas. Essas fórmulas usam variáveis demográficas e clínicas conhecidas como substitutas para os fatores fisiológicos não mensurados que afetam o nível de creatinina sérica. *As fórmulas mais comumente utilizadas são as de Cockcroft-Gault (CG), MDRD e CKD-EPI.* A fórmula de CG foi a primeira dessas equações a ganhar aceitação. Ela estima a depuração de creatinina. Em sua descrição original, a equação de CG baseou-se na excreção urinária de creatinina em homens caucasianos hospitalizados, com idade de 18 a 92 anos e com função renal normal. Não foi padronizada para uma área de superfície corporal de 1,73 m^2, e uma correção para mulheres foi necessária. Ela sistematicamente superestima a TFG, porque a secreção tubular de creatinina e o aumento no peso decorrente de obesidade ou sobrecarga de fluidos não são levados em consideração. Já a equação do MDRD para estimativa da TFG foi originalmente desenvolvida com base nos dados do estudo *Modification of Diet in Renal Disease* (MDRD) em pacientes com DRC e não incluiu indivíduos saudáveis. O padrão-ouro usado no desenvolvimento da equação MDRD foi a depuração de iotalamato-I125 e, portanto, ela estima a TFG (em mℓ/min/1,73 m^2) e não a depuração de creatinina. A fórmula do MDRD abreviada (com quatro variáveis) passou a ser a mais utilizada, porque seu desempenho era tão bom quanto o da equação inicial. A TFG calculada com a equação do MDRD e a TFG real são muito próximas para resultados < 60 mℓ/min/1,73 m^2, enquanto a TFG excede a taxa estimada por um valor pequeno quando a TFG é > 60 mℓ/min/1,73 m^2. Para resolver esse problema, o grupo *Chronic Kidney Disease Epidemiology Collaboration* (CKD-EPI) desenvolveu, a partir de coorte que incluiu indivíduos com e sem DRC, uma nova equação que é uma variação da fórmula do MDRD. *A equação, denominada de CKD-EPI, usa as mesmas quatro variáveis que a equação do MDRD, mas, comparativamente, apresenta melhor desempenho e previsão de risco.* As observações de menor viés e maior acurácia da equação CKD-EPI, particularmente nas faixas de TFG > 60 mℓ/min/1,73 m^2, constituem as bases da sua recomendação em substituição à equação do estudo MDRD para uso clínico de rotina.

Portanto, recomenda-se estimar a TFG a partir da dosagem da creatinina sérica ou determinar a sua depuração (*clearance*) em situações específicas, e lembrar que a creatinina como marcador isolado pode apresentar nível normal, mesmo diante de disfunção renal já existente. As fórmulas de estimativa da TFG não se aplicam a todos os pacientes com DRC, e seu uso só está indicado em situações de estabilidade funcional renal. Proteinúria, particularmente albuminúria, é o melhor marcador de lesão do parênquima renal (Figura 65.5), mas outros indicadores são capazes de detectar DRC, como a hematúria de natureza glomerular. Apesar de existirem controvérsias quanto ao melhor momento, o paciente deve ser encaminhado para o nefrologista no estágio 3B, ou quando for diagnosticada proteinúria, particularmente quando superior a 1 g/24 h ou se coexistir hematúria de origem glomerular diante de níveis de proteinúria mais baixos ou ainda quando a queda da TFG for superior a 5 mℓ/min ao ano ou antecipada, conforme a evolução clínica do paciente.

Fatores de risco para se desenvolver doença renal crônica

- Diabetes melito (quer seja do tipo 1 ou do tipo 2): o diagnóstico do diabetes deve ser realizado de acordo com o nível sérico da glicemia de jejum acima de 126 mg/dℓ, ou acima de 200 mg/dℓ

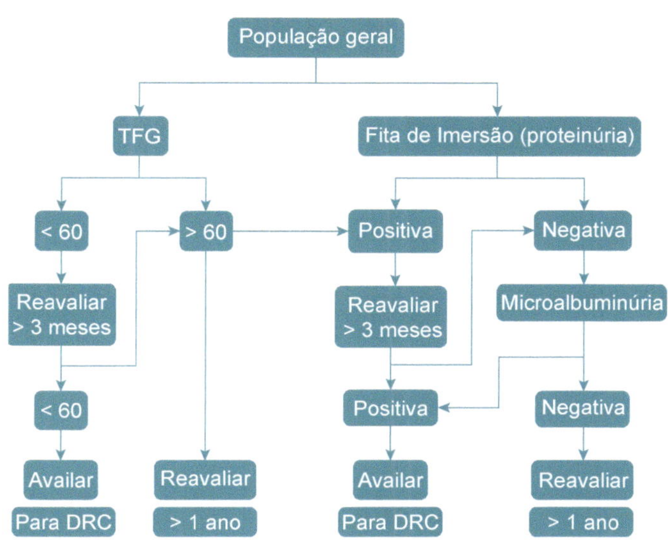

▪ **FIGURA 65.5** Algoritmo para pesquisa de proteinúria como marcador de lesão do parênquima renal. TFG: taxa de filtração glomerular; DRC: doença renal crônica. (Fonte: Projeto Diretrizes, 2011.)

2 horas após a ingestão de 75 g de glicose, ou qualquer valor de hiperglicemia, na presença de sintomas clássicos, como poliúria, polidipsia ou polifagia

- Hipertensão arterial, definida como valores de pressão arterial sistêmica acima de 140/90 mmHg em duas medidas com um intervalo de 1 a 2 semanas
- Idosos
- Portadores de obesidade (IMC > 30 kg/m²)
- Histórico de doença do aparelho circulatório (doença coronariana, acidente vascular cerebral, doença vascular periférica, insuficiência cardíaca)
- História de DRC na família
- Tabagismo
- Uso de agentes nefrotóxicos (na Tabela 65.2 encontram-se descritos os principais agentes nefrotóxicos, bem como as medicações que necessitam ajustes em pacientes com alteração da função renal).

TABELA 65.2 Agentes farmacológicos com potencial de nefrotoxicidade.

Agente	Cuidados específicos na doença renal crônica (DRC)
1. Anti-hipertensivos e medicações para doenças cardíacas	
Inibidor da enzima conversora de angiotensina (IECA)/bloqueador do receptor de angiotensina (BRA), antagonista da aldosterona, inibidores diretos da renina	Evitar em pacientes com suspeita de estenose da artéria renal Iniciar com doses menores do que as habituais em pacientes com TFG < 45 mℓ/min Avaliar taxa de filtração glomerular (TFG) e potássio sérico após a sua introdução Suspender temporariamente nos casos de exames contrastados, preparo para colonoscopia e grandes cirurgias Não suspender, rotineiramente, se TFG < 30 mℓ/min, avaliar riscos e monitorar laboratorialmente
Betabloqueadores	Reduzir a dose em 50% nos pacientes com TFG < 30 mℓ/min
Digoxina	Reduzir a dose baseada em nível sérico
2. Analgésicos	
Anti-inflamatórios não hormonais	Evitar em pacientes com TFG < 30 mℓ/min Terapia prolongada não é recomendada em pacientes com TFG < 60 mℓ/min Não devem ser usadas em pacientes utilizando lítio Evitar em pacientes usando IECA/BRA
Opioides	Reduzir a dose se TFG < 60 mℓ/min Uso com cautela se TFG < 15 mℓ/min
3. Antibióticos	
Penicilina	Risco de cristalúria com altas doses se TFG < 15 mℓ/min Risco de neurotoxicidade com altas doses de Benzilpenicilina se TFG < 15 mℓ/min
Aminoglicosídeos	Reduzir a dose ou aumentar os intervalos se TFG < 60 mℓ/min Nesses casos, monitorar o nível sérico Evitar uso concomitante com Furosemida.
Macrolídeo	Reduzir a dose em 50% se TFG < 30 mℓ/min
Fluorquinolona	Reduzir a dose em 50% se TFG < 30 mℓ/min
Tetraciclinas	Reduzir a dose quando TFG < 45 mℓ/min
Antifúngicos	Evitar anfotericina, a menos que não haja outra opção, quando TFG < 60 mℓ/min Reduzir dose de manutenção de Fluconazol em 50% se TFG < 50 mℓ/min
4. Agentes para tratamento de diabetes	
Sulfonilureias	Evitar glibenclamida se TFG < 30 mℓ/min Reduzir a dose em 50% da gliclazida se TFG < 30 mℓ/min
Insulinas	Pode necessitar de redução de dose quando TFG < 30 mℓ/min
Metformina	Evitar quando TFG < 30 mℓ/min Rever o uso quando TFG < 45 mℓ/min
5. Redutores de colesterol	
Estatinas	Não há recomendação de ajuste de dose
Fenofibrato	Pode aumentar o nível de creatinina sérica após o seu início. Deve-se ter cautela quando introduzido em pacientes com TFG < 30 mℓ/min
6. Quimioterápicos	
Cisplatina	Reduzir a dose quando TFG < 60 mℓ/min; Evitar se TFG < 30 mℓ/min
Melfalana	Reduzir a dose se TFG < 60 mℓ/min
Metotrexato	Reduzir a dose se TFG < 60 mℓ/min Evitar, se possível, se TFG < 15 mℓ/min
7. Anticoagulantes	
Heparina de baixo peso molecular	Considerar heparina convencional (não fracionada) se TFG < 30 mℓ/min
Varfarina	Aumenta o risco de sangramento se TFG < 30 mℓ/min Utilizar baixas doses e monitorar mais frequentemente se TFG < 30 mℓ/min
8. Radiocontraste	
Pacientes com TFG < 60 mℓ/min devem: Evitar agentes com alta osmolaridade Usar baixas doses, se possível Descontinuar outros agentes nefrotóxicos antes do exame contrastado, se possível Adequar hidratação antes e após a exposição ao contraste Medir a TFG após o contraste	

Após sabermos os principais *fatores de risco para a DRC* e o seu correto diagnóstico, devemos nos atentar para os *preditores de progressão*, que são marcadores de que o indivíduo com DRC tem pior prognóstico para a perda da função renal ao longo da evolução clínica (Figura 65.6).

Hipertensão arterial sistêmica

O controle adequado da pressão arterial (PA) é a base da prevenção da progressão da DRC. Os níveis pressóricos recomendados são aqueles inferiores a 130/80 mmHg, embora seja importante observar a importância da *individualização* do tratamento. O manejo da hipertensão arterial (HA) deveria incluir as medicações que bloqueiam o eixo renina-angiotensina-aldosterona, drogas que, reconhecidamente, reduzem a mortalidade em pacientes portadores de DCV, sempre observando as suas contraindicações.

O programa de hipertensão sistólica no idoso avaliou os efeitos da HA sistólica isolada, a forma mais comum de hipertensão nos idosos. Os resultados mostraram que a HA sistólica (e não a diastólica) se correlacionou com a queda da TFG. Adicionalmente, os resultados a longo prazo do estudo *United Kingdom Prospective Diabetes Study* (UKPDS) evidenciaram que os efeitos benéficos do controle da PA em qualquer um dos desfechos relacionados ao diabetes só persistiram quando níveis tensionais adequados foram mantidos cronicamente.

A este respeito, é importante observar que os pacientes idosos com DRC secundária ao diabetes melito apresentam alto risco de hipotensão ortostática, uma complicação clínica relevante e que deveria ser considerada quando da escolha do(s) agente(s) anti-hipertensivo(s) a ser(rem) prescrito(s), bem como nos níveis tensionais a serem alcançados. Cuidado especial deveria ser observado naqueles pacientes idosos com artérias enrijecidas, pois eles são altamente sensíveis às mudanças no volume circulante e no conteúdo de sal. Pequenas alterações no nível de sal ou no volume circulante podem determinar alterações dramáticas na PA. O médico necessita aceitar que nem sempre poderá alcançar o controle perfeito da PA nestes pacientes, particularmente no verão, nas infecções por influenza ou nas infecções gastrintestinais, quando níveis baixos de PA se associam frequentemente à lipotimia e à síncope.

Particularmente recomendável é a interrupção das medicações que bloqueiam o eixo renina-angiotensina-aldosterona nos pacientes idosos desidratados. As diretrizes *Acute Care of the Vulnerable Elderly* (ACOVE) recomendam tentar modificações no estilo de vida, tais como restrição dietética de sal e perda de peso, para o paciente frágil antes de iniciar o tratamento medicamentoso. Se após o manejo não medicamentoso houver necessidade de tratamento com anti-hipertensivos, recomendam-se as medicações de uso 1 vez/dia. Os inibidores da enzima de conversão da angiotensina e os bloqueadores do receptor da angiotensina são recomendados mesmo na vigência de disfunção renal, claro que sempre levando em conta os riscos, os benefícios, a individualização da conduta e o monitoramento clínico e laboratorial, principalmente dos níveis séricos do potássio.

Nos idosos, em razão da maior chance de apresentarem doença aterosclerótica das artérias renais, que pode acompanhar-se de diminuição abrupta da TFG, recomenda-se dosar a creatinina e o potássio antes do início do tratamento com as medicações que bloqueiam o eixo renina-angiotensina-aldosterona e 10 dias após. Aumentos de creatinina sérica superiores a 30% em relação ao nível basal impõem a suspensão da medicação e a investigação diagnóstica.

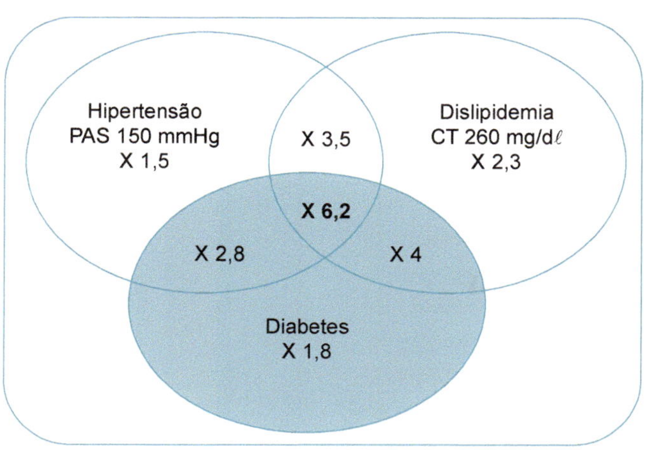

FIGURA 65.6 Relação entre as três principais patologias crônico-degenerativas e suas chances de aterogênese. PAS: pressão arterial sistólica. (Fonte: Kannel, 1977.)

Dislipidemia

A dislipidemia em nosso país tem uma prevalência de 16,5% e nos EUA de cerca de 15%. Há um aumento nas suas incidência e prevalência durante o processo de envelhecimento, atingindo seu pico por volta dos 70 anos, e está relacionada a outras patologias, como a diabetes e a HAS, que podem elevar o risco cardiovascular e renal.

Doença renal diabética

Os vários estudos que avaliaram a prevalência da DRC em seus diferentes estágios estratificada pela idade concluíram que ela é uma doença do paciente idoso. Particularmente acima dos 60 anos, a doença renal diabética (DRD) é a principal causa de DRC, incluindo os pacientes em terapia renal substitutiva (TRS). Cerca de um terço dos pacientes com mais de 75 anos que iniciam TRS nos EUA tem como causa a DRD. No Brasil, a DRD é a segunda causa mais frequente de DRC entre os pacientes em tratamento dialítico e já é a mais prevalente em pacientes em diálise peritoneal. De maneira semelhante ao que se observa nos países desenvolvidos, o aumento da prevalência da DRD como causa da DRC deve-se ao melhor controle clínico do diabetes (com consequente maior tempo de vida dos pacientes) e à sua frequente associação à obesidade, ao sedentarismo, ao tabagismo, a dieta inadequada e ao envelhecimento (Figura 65.7).

A importância da associação do diabetes melito (DM) à DRC, seja como causa ou como comorbidade, é o aumento do risco da ocorrência de doença cardíaca, doença vascular periférica, retinopatia, entre outras. A presença de proteinúria nestes pacientes reflete disfunção vascular mais generalizada, comprometendo múltiplos órgãos e é, por conseguinte, um mau sinal. A DCV, mais que a falência funcional renal na DRD secundária ao DM tipo 2, é a responsável pela excessiva mortalidade nestes pacientes.

Ainda não está claro se o controle glicêmico rigoroso é protetor em pacientes com DRD, embora valha a pena mencionar que, no trabalho de Bastos *et al.* (2011), alcançar euglicemia após o transplante de pâncreas se associou à regressão da glomeruloesclerose diabética. De qualquer modo, a maioria dos autores recomenda controle glicêmico adequado como uma estratégia para evitar ou diminuir as complicações macro e microvasculares do diabetes. Em particular, tanto para o diabetes tipo 1 como para o tipo 2, o controle glicêmico intensivo tem sido recomendado para a prevenção primária de microalbuminúria e para diminuir a progressão da microalbuminúria para macroalbuminúria, tendo em mente a importância de individualizar o controle para evitar a hipoglicemia e suas complicações.

É importante ressaltar que o uso da hemoglobina glicada (A1C) no controle clínico do DM pode ser enganoso, particularmente nos pacientes em TRS. Por conta do metabolismo diminuído, à anemia e à vida mais curta das hemácias, a hemoglobina A1C pode sub-representar o controle glicêmico. Até o momento, ainda não se estabeleceu o alvo ideal de hemoglobina A1C a ser alcançado para o controle clínico do DM, particularmente nos pacientes em TRS.

Também na DRD, o uso dos inibidores da enzima de conversão da angiotensina e/ou dos bloqueadores do receptor de angiotensina, objetivando o controle adequado da PA e/ou a diminuição da quantidade de proteína excretada na urina, constitui ferramenta terapêutica fundamental na prevenção ou no retardo de alguns dos desfechos adversos renais e cardiovasculares frequentemente observados nos pacientes idosos com DRD, sempre relembrando os cuidados necessários de revisão clínica e laboratorial.

Obesidade e sobrepeso

Sabemos que além dos fenômenos da transição epidemiológica e demográfica estamos presenciando, também, a transição nutricional. Com erros alimentares sistemáticos, estamos assistindo a uma epidemia de sobrepeso, obesos, obesidade mórbida e suas complicações catastróficas. Esse fenômeno está ocorrendo em todas as faixas etárias e, inclusive, entre os idosos, como mostra a Figura 65.8.

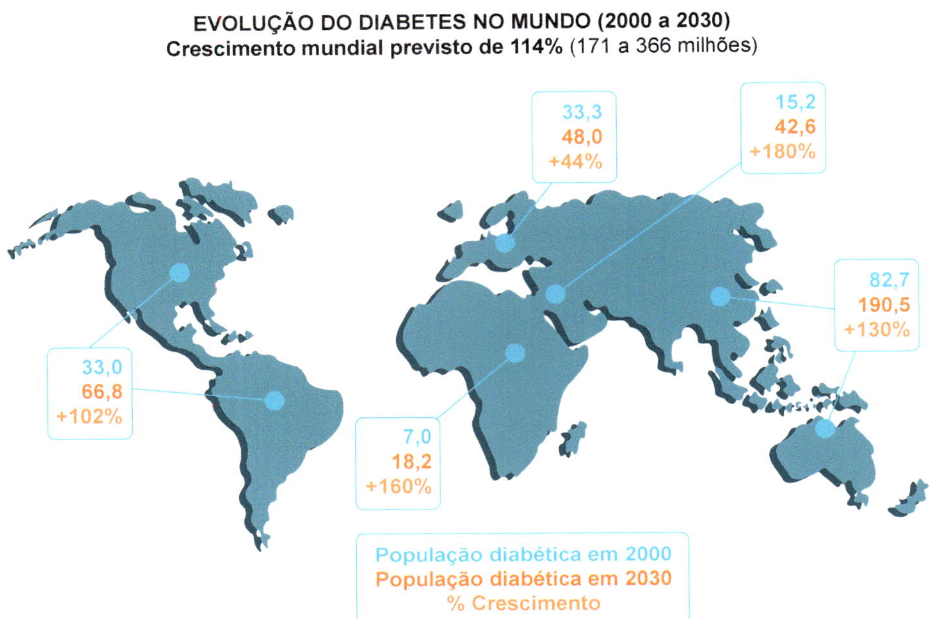

▪ **FIGURA 65.7** Evolução do diabetes no mundo (2000 a 2030). (Fonte: Organização das Nações Unidas, 2015.)

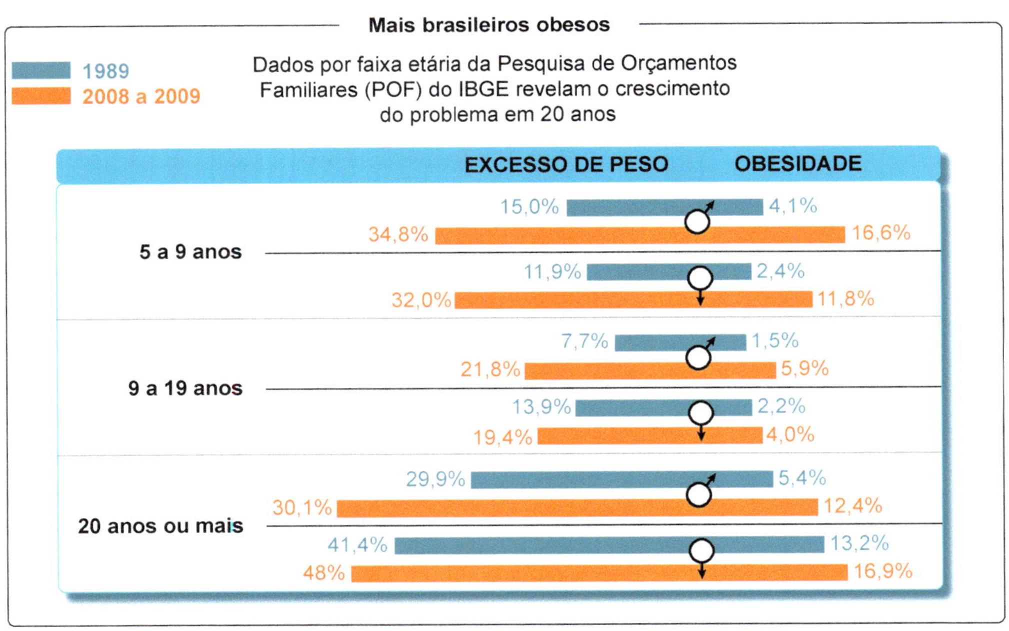

▪ **FIGURA 65.8** Prevalência de sobrepeso e obesidade em todas as faixas etárias, incluindo idosos. (Fonte: Instituto Brasileiro de Geografia e Estatística, 2010.)

Tabagismo

Uma recente revisão sistemática demonstrou que o tabagismo é fator de risco para progressão da DRC. Essa correlação positiva tornou-se mais evidente quando a carga tabágica excedeu 15 maços/ano. A suspensão do hábito de fumar, que foi avaliada por 10 estudos desta revisão, demonstrou correlação estatisticamente significante com a melhora da função renal. Mesmo assim, o risco de progressão persistiu, principalmente nos grandes tabagistas, ou seja, naqueles que consumiram mais de 15 maços/ano.

Glomerulonefrite nos idosos

As doenças glomerulares agudas e crônicas são causas comuns de incapacidade e mortalidade na população idosa. As glomerulopatias que acometem os pacientes idosos são variadas, mas, de maneira geral, podem ser agrupadas em causas primárias (p. ex., glomerulonefrites membranosa) e secundárias (p. ex., amiloidose sistêmica). Independentemente da causa subjacente, as glomerulopatias se expressam no idoso como uma das seguintes síndromes clínicas:

- Síndrome nefrítica aguda (SNA)
- Síndrome nefrótica (SN)
- Glomerulonefrites rapidamente progressiva
- Síndrome de anormalidades urinarias (hematúria e/ou proteinúria)
- Síndrome glomerular crônica.

No levantamento retrospectivo dos laudos de biopsias renais nos ambulatórios de glomerulonefrite do NIEPEN da UFJF e da UNIFESP, realizado em um período de 8 anos, a síndrome nefrótica (SN) (33%) foi o diagnóstico sindrômico mais frequente e a glomerulonefrite membranosa (15%) foi a glomerulopatia mais diagnosticada nos pacientes com média de idade de 66 anos.

Insuficiência renal aguda e o idoso

Um exemplo das mudanças que estamos presenciando foi a observação retrospectiva realizada em um centro médico inglês, que evidenciou o aumento da idade média de 41 anos em 1950 para 61 anos em 1980 dos pacientes tratados para insuficiência renal aguda (IRA) grave. Outros estudos têm documentado alta incidência de IRA em idosos. Em um estudo prospectivo de indivíduos não institucionalizados e acompanhados por 2 anos, a incidência anual de IRA foi de 940 por milhão nos idosos do grupo etário entre 80 e 89 anos, enquanto foi de 17 por milhão nos adultos com menos de 50 anos de idade. Entre os pacientes internados para tratamento de IRA na cidade de Madri, 48% tinham idade acima de 64 anos.

Algumas formas de doença do parênquima renal também são mais frequentes nos indivíduos idosos. Lámieri *et al.* (1987) encontraram embolia renal ou trombose vascular renal em 8% dos casos de IRA em pacientes com mais de 65 anos, uma frequência comparativamente maior do que o percentual de 1,6% observado no grupo etário entre 17 e 64 anos. Também a IRA por medicações nefrotóxicas é outra importante etiologia e, nos idosos com TFG previamente normal, pode ser responsável por até 66% dos casos.

Em suma, o rim idoso é particularmente suscetível à IRA e algumas causas são mais frequentes do que outras, provavelmente refletindo condições de comorbidades prevalentes e as alterações renais relacionadas à idade. Contudo, as evidências disponíveis não apoiam a conduta de limitação da oferta de opções terapêuticas disponíveis para o tratamento da IRA somente com base na idade do paciente. A Tabela 65.3 resume as principais causas de lesão renal aguda. É importante lembrar que a anamnese e o exame físico são imprescindíveis para orientarem os exames laboratoriais que devem ser solicitados para confirmar as hipóteses diagnósticas.

TABELA 65.3 Causas de lesão renal aguda.

Pré-renal	Hipovolemia	Hemorragia, queimadura, desidratação Perda gastrintestinal: vômito, diarreia, débito elevado por sondas e drenos Perda renal: uso de diuréticos, diurese osmótica (diabetes melito), diabetes insípido, insuficiência adrenal Sequestro para o espaço extravascular: pancreatite, peritonite, trauma, queimadura, hipoalbuminemia
	Baixo débito cardíaco	Doenças do miocárdio, das válvulas, do pericárdio, arritmias e tamponamento Outras: hipertensão pulmonar, embolia pulmonar
	Alteração na perfusão renal	Vasodilatação sistêmica: sepse, uso de hipertensivos, anestesia, anafilaxia Vasoconstrição renal: hipercalcemia, hipopotassemia, uso de medicamentos vasoativos (norepinefrina, epinefrina), ciclosporina, anfotericina B Síndrome hepatorrenal
Intrínseca	Obstrução renovascular	Obstrução da artéria renal: placa aterosclerótica, trombose, embolia, aneurisma dissecante, vasculite Obstrução da veia renal: trombose, compressão
	Doença glomerular ou da microvasculatura	Glomerulonefrites e vasculites Síndrome hemolítico-urêmica, púrpura trombocitopênica trombótica, coagulação intravascular disseminada, toxemia da gestação, hipertensão acelerada, nefrite por radiação, esclerodermia
	Necrose tubular aguda	Isquêmica: semelhante às causas pré-renais Tóxica: • Toxinas exógenas: contraste iodado, ciclosporina, antibióticos (aminoglicosídeos, anfotericina B), agentes quimioterápicos (cisplatina), solventes orgânicos (etilenoglicol), paracetamol (paracetamol) • Toxinas endógenas: rabdomiólise (mioglobina), hemólise (hemoglobina), ácido úrico, oxalato, discrasia de células plasmáticas (mieloma)
	Nefrite intersticial aguda	Medicamentos: antibióticos (betalactâmicos, sulfonamidas, trimetoprima, rifampicina), inibidores da ciclo-oxigenase, diuréticos, captopril Infecção: bacteriana (pielonefrite aguda, leptospirose), viral (citomegalovírus), fúngica (candidíase) Infiltração: linfoma, leucemia, sarcoidose Idiopática
	Deposição e obstrução intratubular	Cadeia leve (mieloma), ácido úrico, oxalato, aciclovir, metotrexato, sulfonamidas
Pós-renal	Ureteral: cálculos, coágulos, compressão extrínseca (massas retroperitoneais), necrose de papila, tumores (bexiga, próstata, útero) invadindo os óstios ureterais Colo vesical: bexiga neurogênica, hiperplasia prostática, cálculo, coágulo, tumores (bexiga, próstata, útero) Uretra: estenose de uretra (manipulação, infecção), hiperplasia prostática, coágulo, cálculo	

Acompanhamento e cuidados do paciente idoso com doença renal crônica

Um importante ponto no manejo dos pacientes idosos com DRC é como acompanhá-los. Em um momento em que as doenças crônicas aumentam e o tratamento fora do ambiente hospitalar torna-se imperioso, há a necessidade de se reorganizar o atendimento nefrológico, geriátrico e multiprofissional. De forma semelhante ao que foi observado em outras especialidades, a nefrologia está mudando, a partir de um modelo até então hospitalocêntrico e dialítico para uma estrutura ambulatorial de prevenção que possa receber um maior número de pacientes com DRC, particularmente no que se refere ao seguimento do idoso, portanto todos os envolvidos no cuidado devem saber os estágios da doença e dar um tratamento humano, seguro e resolutivo aos idosos. O comprometimento familiar com o tratamento é essencial para o êxito das condutas adotadas pela equipe.

O sucesso do tratamento do DM e da HA, principais causas de DRC, se associa a maior expectativa de vida e, consequentemente, possibilita que mais pacientes evoluam com perda da função renal e acumulem comorbidades, tornando o tratamento da DRC um dos principais desafios deste novo milênio. Um achado clínico comum é a constatação de múltiplas comorbidades nos pacientes idosos, particularmente nos muito idosos. Um idoso de 75 anos de idade apresenta em média pelo menos três das seguintes comorbidades: diminuição das acuidades visual e auditiva, perda não intencional de peso ou desnutrição, incontinência urinária, desequilíbrio/alteração de marcha/quedas, polifarmácia, déficit cognitivo, desordens afetivas, limitações funcionais, falta de suporte social, dificuldades econômicas e ambiente doméstico inadequado/inseguro.

As consequências cardiovasculares da DRC, graves *per se*, são complicadas por doenças cardíacas estruturais, tais como a insuficiência valvular e a fibrilação atrial. A ocorrência de doenças neurodegenerativas tem impacto sobre a mobilidade do paciente e a função cognitiva. A osteoartrose e a neuropatia limitam a atividade física do idoso. Com o avançar da idade e da própria DRC, a fragilidade torna-se um problema de grande relevância clínica. A tudo isso somam-se os problemas decorrentes da interação medicamentosa e da inadequação da dosagem dos medicamentos à medida que o paciente acumula comorbidades e aumenta a necessidade de mais medicamentos. Todos estes fatores combinam-se para tornar os cuidados ao paciente idoso com DRC muito mais complexos do que aqueles oferecidos para os adultos jovens.

A DRC é um problema de grande relevância clínica e é reconhecida como uma doença complexa que exige múltiplas abordagens no seu tratamento. Diagnosticar a DRC prontamente e instituir medidas terapêuticas imediatas é fundamental para minimizar ou prevenir os desfechos indesejáveis da doença, como, por exemplo, a mortalidade precoce. Testes laboratoriais simples, amplamente disponíveis e de baixo custo possibilitam a identificação da DRC nos seus estágios mais iniciais, quando geralmente é assintomática. A instituição de medidas para o controle clínico da HA e do DM é essencial na preservação da filtração glomerular.

Contudo, a complexidade da DRC, expressa clinicamente por suas complicações, superimposta a comorbidades decorrentes do comprometimento de outros órgãos, exige, para o seu manejo, a expertise de profissionais de várias especialidades da saúde. O modelo de atendimento interdisciplinar, por possibilitar uma avaliação multidimensional do paciente, surge, assim, como a melhor forma de tratar os pacientes idosos portadores de DRC. Vale lembrar que sempre se deve ter o profissional nefrologista atuando em parceria com o geriatra e a equipe multiprofissional, toda vez que se fizer necessário, tanto no encaminhamento correto e precoce como nas tomadas de decisões e quando o paciente estiver em cuidados concomitantes para se evitar duplicidade de condutas e prescrição em cascata, ou seja, iatrogenias. Com o objetivo de protegermos o paciente idoso, racionalizarmos os recursos e minimizarmos o sofrimento humano, vamos relembrar aos colegas médicos e aos colegas multiprofissionais a abordagem, o manejo clínico, recomendado, inclusive, pelo Ministério da Saúde, que os pacientes com DRC devem ter em seus diferentes estágios da doença.

Estágio 1 – TFG ≥ 90 mℓ/min/1,73 m² na presença de proteinúria ou hematúria glomerular ou alteração no exame de imagem

O acompanhamento desses indivíduos deverá ser realizado para tratamento dos fatores de risco modificáveis de progressão da DRC e da DCV de acordo com as recomendações vigentes: controle da glicemia, da HAS, da dislipidemia, da obesidade, das DCV, do tabagismo e adequação do estilo de vida. A avaliação da TFG e dos elementos anormais de sedimento (EAS) ou urina tipo 1 deverá ser realizada anualmente, ou antecipada, conforme a evolução clínica do paciente. Esses pacientes devem ser encaminhados às unidades de atenção especializadas em DRC se apresentar uma das seguintes alterações clínicas: razão albumina/creatinina (RAC) acima de 1 g/g, se não diabético, e perda de 30% de TFG com inibidores da enzima conversora da angiotensina (IECA) ou bloqueadores dos receptores da angiotensina (BRA). Recomenda-se o encaminhamento para atualização do calendário vacinal, conforme Programa Nacional de Imunização do Ministério da Saúde (PNI/MS). Pacientes com DRC devem ser vacinados precocemente porque a redução da TFG está associada à redução da capacidade de soroconversão.

Está recomendado para todos os pacientes no estágio 1:

- Diminuir a ingestão de sódio (menor que 2 g/dia) correspondente a 5 g de cloreto de sódio, em adultos, a não ser se contraindicado
- Atividade física compatível com a saúde cardiovascular e a tolerância: caminhada de 30 minutos 5 vezes/semana para manter IMC < 25
- Abandono do tabagismo.

Para o controle da hipertensão os alvos devem ser os seguintes:

- Não diabéticos e com RAC < 30: PA < 140/90 mmHg
- Diabéticos e com RAC > 30: PA ≤ 130/80 mmHg
- Todos os pacientes diabéticos e/ou com RAC ≥ 30 devem utilizar IECA ou BRA.

Para pacientes diabéticos, deve-se manter a hemoglobina glicada em torno de 7%.

Estágio 2 – TFG ≥ 60 a 89 mℓ/min/1,73 m²

O acompanhamento desses indivíduos deverá ser realizado para tratamento dos fatores de risco modificáveis de progressão da DRC e da DCV de acordo com as recomendações do MS: controle da glicemia, da HAS, da dislipidemia, da obesidade, das DCV, do tabagismo e adequação do estilo de vida. A avaliação da TFG, do EAS e da RAC deverá ser realizada anualmente, ou antecipada, conforme a evolução clínica do paciente. Esses pacientes devem ser encaminhados às unidades de atenção especializadas em DRC se apresentarem uma das seguintes alterações clínicas: RAC acima de 1 g/g, se não diabético, e perda de 30% de TFG com IECA ou BRA. Recomenda-se o encaminhamento para atualização do calendário vacinal, conforme PNI/MS.

Está recomendado para todos os pacientes no estágio 2:

- Diminuir a ingestão de sódio (menor que 2 g/dia) correspondente a 5 g de cloreto de sódio, em adultos, a não ser se contraindicado
- Atividade física compatível com a saúde cardiovascular e a tolerância: caminhada de 30 minutos 5 vezes/semana para manter IMC < 25
- Abandono do tabagismo.

Para o controle da hipertensão os alvos devem ser os seguintes:

- Não diabéticos e com RAC < 30: PA < 140/90 mmHg
- Diabéticos e com RAC > 30: PA ≤ 130/80 mmHg
- Todos os pacientes diabéticos e/ou com RAC ≥ 30 devem utilizar IECA ou BRA.

Para pacientes diabéticos, deve-se manter a hemoglobina glicada em torno de 7%.

Estágio 3A – TFG ≥ 45 a 59 mℓ/min/1,73 m²

O acompanhamento desses indivíduos deverá ser realizado para tratamento dos fatores de risco modificáveis para a progressão da DRC e da DCV de acordo com as recomendações do MS: controle da glicemia, da HAS, da dislipidemia, da obesidade, das DCV, do tabagismo e adequação do estilo de vida. A avaliação da TFG, do EAS, da RAC e da dosagem de potássio sérico deverá ser realizada anualmente, ou antecipada, conforme a evolução clínica do paciente. A dosagem do potássio sérico justifica-se porque a redução da TFG está associada à redução da capacidade da sua excreção, bem como a hiperpotassemia associada a IECA ou BRA é mais frequente quanto menor for a TFG. Em relação às alterações do metabolismo mineral e ósseo, menos de 10% desses pacientes apresentam alterações no nível sérico de fósforo e pouco mais de 20% no PTH sérico. Recomenda-se a dosagem anual do fósforo e do PTH intacto e, havendo alterações nos seus níveis, o caso deve ser discutido com o nefrologista. Nos casos de pacientes com DRC estágio 3A com RAC > 30 mg/g, essa avaliação deve ser semestral, ou antecipada, conforme a evolução clínica do paciente. Esses pacientes devem ser encaminhados às unidades de atenção especializadas em DRC quando apresentarem uma das seguintes alterações clínicas: RAC acima de 1 g/g, se não diabético, e perda de 30% de TFG com Inibidores da Enzima Conversora de Angiotensina (IECA) ou Bloqueadores dos Receptores da Angiotensina (BRA). Deverá ser realizada sorologia para hepatite B (AgHbs, Anti-HBc IgG e Anti-HBs) no início do acompanhamento. Recomenda-se o encaminhamento para atualização do calendário vacinal, conforme PNI/MS.

Está recomendado para todos os pacientes no estágio 3A:

- Diminuir a ingestão de sódio (menor que 2 g/dia) correspondente a 5 g de cloreto de sódio, em adultos, a não ser se contraindicado
- Atividade física compatível com a saúde cardiovascular e a tolerância: caminhada de 30 minutos 5 vezes/semana para manter IMC < 25
- Abandono do tabagismo
- Correção da dose de medicações como antibióticos e antivirais de acordo com a TFG.

Para o controle da hipertensão os alvos devem ser os seguintes:

- Não diabéticos e com RAC < 30: PA < 140/90 mmHg
- Diabéticos e com RAC > 30: PA ≤ 130/80 mmHg
- Todos os pacientes diabéticos e/ou com RAC ≥ 30 devem utilizar IECA ou BRA

Para pacientes diabéticos, deve-se manter a hemoglobina glicada em torno de 7%.

Estágio 3B – TFG ≥ 30 a 44 mℓ/min/1,73 m²

O acompanhamento desses indivíduos deverá ser feito para tratamento dos fatores de risco modificáveis para a progressão da DRC e da DCV de acordo com as recomendações do MS: controle da glicemia, da HAS, da dislipidemia, da obesidade, das DCV, do tabagismo e adequação do estilo de vida. Havendo necessidade, as unidades de atenção especializadas em DRC poderão matriciar o acompanhamento do paciente nesse estágio da DRC. Esses pacientes devem ser encaminhados às unidades de atenção especializadas em DRC quando apresentarem uma das seguintes alterações clínicas: RAC acima de 300 mg/g, se não diabético, e perda de 30% de TFG com Inibidores da Enzima Conversora de Angiotensina (IECA) ou Bloqueadores dos Receptores da Angiotensina (BRA).

A avaliação da TFG, do EAS, da RAC e da dosagem de potássio sérico deverá ser realizada semestralmente, ou antecipada, conforme a evolução clínica do paciente. Os demais exames deverão ser realizados anualmente, ou antecipados, conforme a evolução clínica do paciente, conforme descrito: cálcio, fósforo, PTH e Proteínas totais e frações. Em pacientes com diagnóstico de anemia (Hb < 13 g/Dl para homens e Hb < 12 para mulheres), hematócrito e hemoglobina, ferritina e índice de saturação de transferrina (IST).

Está recomendado para todos os pacientes no estágio 3B:

- Diminuir a ingestão de sódio (menor que 2 g/dia) correspondente a 5 g de cloreto de sódio, em adultos, a não ser se contraindicado
- Atividade física compatível com a saúde cardiovascular e a tolerância: caminhada de 30 minutos 5 vezes/semana para manter IMC < 25
- Abandono do tabagismo
- Correção da dose de medicações como antibióticos e antivirais de acordo com a TFG.

Para o controle da hipertensão os alvos devem ser os seguintes:

- Não diabéticos e com RAC < 30: PA < 140/90 mmHg
- Diabéticos e com RAC > 30: PA ≤ 130/80 mmHg
- Todos os pacientes diabéticos e/ou com RAC ≥ 30 devem utilizar IECA ou BRA, se não houver contraindicação.

Para pacientes diabéticos, deve-se manter a hemoglobina glicada em torno de 7%.

Estágio 4 – TFG ≥ 15 a 29 mℓ/min/1,73 m²

O acompanhamento desses indivíduos deverá ser realizado pela equipe multiprofissional composta, no mínimo, se possível, pelos seguintes profissionais: nefrologista, geriatra ou clínico, enfermeiro, nutricionista, psicólogo, assistente social, nas unidades de atenção especializadas em DRC, mantendo vínculo com as Unidades Básicas de Saúde (UBS). O tratamento dos fatores de risco modificáveis para a progressão da DRC e da DCV deve ser mantido de acordo com as recomendações do MS: controle da glicemia, da HAS, da dislipidemia, da obesidade, das DCV, do tabagismo e adequação do estilo de vida. A avaliação nefrológica deverá ser realizada trimestralmente, ou de acordo com indicação clínica. Nesse estágio deverá ser realizado o esclarecimento sobre as modalidades de TRS por uma equipe multiprofissional da atenção especializada, com o registro de tal esclarecimento no prontuário. Caso o paciente opte pela hemodiálise como TRS, pode-se encaminhá-lo, após avaliação criteriosa pelo médico nefrologista, para confecção de fístula arteriovenosa em serviço de referência quando a TFG for menor do que 20 mℓ/min. Em casos de pacientes que optarem por diálise peritoneal, esses poderão ser encaminhados, após avaliação criteriosa pelo médico nefrologista, juntamente com seus familiares, para treinamento pela equipe multiprofissional. Concomitantemente, os pacientes podem ser encaminhados para o serviço de referência de implante de cateter em período suficiente para o início programado da diálise.

Os exames mínimos realizados devem seguir a seguinte programação:

- Trimestralmente: creatinina, úreia, cálcio, fósforo, hematócrito e hemoglobina, ferritina e índice de saturação de transferrina (IST) nos pacientes com anemia e potássio, ou ser antecipados conforme a necessidade do paciente
- Semestralmente: PTH, fosfatase alcalina, gasometria venosa ou reserva alcalina, Proteínas totais e frações e RAC, ou ser antecipados conforme a necessidade do paciente
- Anualmente: Anti-HBs.

Deverá ser realizada sorologia para hepatite B (AgHbs, Anti-HBc IgG e Anti-HBs) no início do acompanhamento. Recomenda-se o encaminhamento para atualização do calendário vacinal, conforme PNI/MS.

Está recomendado para todos os pacientes no estágio 4:

- Diminuir a ingestão de sódio (menor que 2 g/dia) correspondente a 5 g de cloreto de sódio, em adultos, a não ser se contraindicado
- Atividade física compatível com a saúde cardiovascular e a tolerância: caminhada de 30 minutos 5 vezes/semana para manter IMC < 25
- Abandono do tabagismo
- Correção da dose de medicações como antibióticos e antivirais de acordo com a TFG
- Redução da ingestão de proteínas para 0,8 g/kg/dia em adultos, acompanhado por adequada orientação nutricional, devendo-se evitar ingestão maior do que 1,3 g/kg/dia nos pacientes que necessitarem, por outra indicação, ingesta acima de 0,8 g/kg/dia
- Reposição de bicarbonato via oral para pacientes com acidose metabólica, definida por nível sérico de bicarbonato abaixo de 22 mEq/ℓ na gasometria venosa.

Para o controle da hipertensão os alvos devem ser os seguintes:

- Não diabéticos e com RAC < 30: PA < 140/90 mmHg
- Diabéticos e com RAC > 30: PA ≤ 130/80 mmHg
- Todos os pacientes diabéticos e/ou com RAC ≥ 30 devem utilizar IECA ou BRA, se não houver contraindicação.

Para pacientes diabéticos, deve-se manter a hemoglobina glicada em torno de 7%.

Estágio 5-ND (não dialítico) TFG < 15 mℓ/min/1,73 m², em paciente que não está em TRS

O acompanhamento desses indivíduos deverá ser realizado pela equipe multiprofissional composta, no mínimo, pelos seguintes profissionais, se possível: médico nefrologista, geriatra ou clínico, enfermeiro, nutricionista, psicólogo, assistente social, nas unidades de atenção especializadas em DRC, mantendo vínculo com as UBS. O tratamento dos fatores de risco modificáveis para a progressão da DRC e da DCV deve ser mantido de acordo com as recomendações do MS: controle da glicemia, da HAS, da dislipidemia, da obesidade, das DCV, do tabagismo e adequação do estilo de vida. A avaliação nefrológica deverá ser realizada mensalmente, ou ser antecipada conforme a necessidade do paciente. Nesse estágio deverá ser realizado o treinamento e o preparo para a modalidade de TRS escolhida pelo paciente, por uma equipe multiprofissional da atenção especializada. Os exames mínimos realizados devem seguir a seguinte programação:

- Mensalmente: creatinina, ureia, cálcio, fósforo, hematócrito, hemoglobina e potássio, ou ser antecipados conforme a necessidade do paciente
- Trimestralmente: proteínas totais e frações, ferritina, índice de saturação de transferrina (IST), fosfatase alcalina, PTH e gasometria venosa ou reserva alcalina, ou ser antecipados conforme a necessidade do paciente
- Semestralmente: vitamina D
- Anualmente: anti-Hbs, anti-Hcv, HBsAg, HIV.

Deverá ser realizada sorologia para hepatite B (AgHbs, Anti-HBc IgG e Anti-HBs) no início do acompanhamento. Recomenda-se o encaminhamento para atualização do calendário vacinal, conforme PNI/MS.

Está recomendado para todos os pacientes no estágio 5-ND:

- Diminuir a ingestão de sódio (menor que 2 g/dia) correspondente a 5 g de cloreto de sódio, em adultos, a não ser se contraindicado
- Atividade física compatível com a saúde cardiovascular e a tolerância: caminhada de 30 minutos 5 vezes/semana para manter IMC < 25
- Abandono do tabagismo
- Correção da dose de medicações como antibióticos e antivirais de acordo com a TFG
- Redução da ingestão de proteínas para 0,8 g/kg/dia em adultos, acompanhado por adequada orientação nutricional, devendo-se evitar ingestão maior do que 1,3 g/kg/dia nos pacientes que necessitarem, por outra indicação, ingesta acima de 0,8 g/kg/dia
- Reposição de bicarbonato via oral para pacientes com acidose metabólica, definida por nível sérico de bicarbonato abaixo de 22 mEq/ℓ na gasometria venosa.

Para o controle da hipertensão os alvos devem ser os seguintes:

- Não diabéticos e com RAC < 30: PA < 140/90 mmHg
- Diabéticos e com RAC > 30: PA ≤ 130/80 mmHg
- Todos os pacientes diabéticos e/ou com RAC ≥ 30 devem utilizar IECA ou BRA, se não houver contraindicação.

Para pacientes diabéticos, deve-se manter a hemoglobina glicada em torno de 7%.

Estágio 5-D (em diálise)

Deve-se indicar TRS para pacientes com TFG inferior a 10 mℓ/min/1,73 m². Em pacientes diabéticos e com idade inferior a 18 anos, pode-se indicar o início da TRS quando a TFG for menor do que 15 mℓ/min/1,73 m². Em todas essas situações, deve-se respeitar a condição clínica e a alteração laboratorial do paciente. A escolha do método de TRS deve levar em consideração a escolha do paciente, bem como a condição clínica, de acordo com avaliação da equipe multiprofissional. Antes do início da TRS é recomendado que o paciente assine um termo de consentimento livre e esclarecido (TCLE) sobre a modalidade escolhida e esse termo deve ser anexado ao prontuário. O acompanhamento desses indivíduos em procedimento dialítico é realizado nas unidades de atenção especializadas em DRC, pelo nefrologista e pela equipe multiprofissional desse serviço, mantendo vínculo com as UBS. O tratamento dos fatores de risco modificáveis para mortalidade cardiovascular deve ser mantido de acordo com as recomendações do MS: controle da glicemia, da HAS, da dislipidemia, da obesidade, das DCV, do tabagismo e adequação do estilo de vida. A avaliação nefrológica deverá ser realizada mensalmente, ou antecipada conforme a necessidade do paciente.

Está recomendado para todos os pacientes no estágio 5-D:

- Diminuir a ingestão de sódio (menor que 2 g/dia) correspondente a 5 g de cloreto de sódio, em adultos, a não ser se contraindicado
- Atividade física compatível com a saúde cardiovascular e a tolerância: caminhada de 30 minutos 5 vezes/semana para manter IMC < 25
- Abandono do tabagismo
- Correção da dose de medicações como antibióticos e antivirais de acordo com a modalidade de diálise
- Adequação da ingesta de proteínas de acordo com o estado nutricional, avaliação da hiperfosfatemia e da adequação da diálise.

Para o controle da hipertensão o alvo deve ser PA < 140/90 mmHg.

Para pacientes diabéticos, deve-se manter a hemoglobina glicada em torno de 7%.

Estágio 5-D em hemodiálise

Os exames mínimos realizados para pacientes em hemodiálise devem seguir a seguinte programação, podendo ser antecipada conforme a necessidade do paciente:

- Mensalmente: hematócrito, hemoglobina, ureia pré e pós-sessão de hemodiálise, sódio, potássio, cálcio, fósforo, transaminase glutâmica pirúvica (TGP), glicemia para pacientes diabéticos e creatinina durante o primeiro ano
  - Quando houver elevação de TGP deve-se solicitar: AntiHBc IgM, HbsAg e AntiHCV
  - A complementação diagnóstica e terapêutica nos casos de diagnóstico de hepatite viral deve ser assegurada aos pacientes e realizada nos serviços especializados
- Trimestralmente: hemograma completo, índice de saturação de transferrina, dosagem de ferritina, fosfatase alcalina, PTH, proteínas totais e frações e hemoglobina glicosilada para diabéticos
- Semestralmente: vitamina D e AntiHBs. Para pacientes suscetíveis, definidos como AntiHBC total ou IgG, AgHBs ou AntiHCV inicialmente negativos, fazer AgHbs e AntiHCV
- Anualmente: colesterol total e frações, triglicerídeos, alumínio sérico, glicemia, TSH, T4, dosagem de anticorpos para HIV, Rx de tórax em PA e perfil, ultrassonografia renal e de vias urinárias e eletrocardiograma
- Exames eventuais: hemocultura na suspeita de infecção da corrente sanguínea e teste do desferal na suspeita de intoxicação pelo alumínio.

Estágio 5-D em diálise peritoneal

Deve-se destacar que menos de 10% dos pacientes com DRCT terá contraindicação para realizar a diálise peritoneal. A seguir estão apresentadas as potenciais contraindicações para esta modalidade. Para os pacientes que optarem pela diálise peritoneal, recomenda-se uma visita domiciliar, de preferência multiprofissional, para avaliação da adequação ambiental para realização do procedimento e do suporte social do idoso.

Os exames mínimos realizados para pacientes em diálise peritoneal devem seguir a seguinte programação, podendo ser antecipada conforme a necessidade do paciente:

- Mensalmente: hematócrito, hemoglobina, sódio, potássio, cálcio, fósforo, creatinina e glicemia para pacientes diabéticos
- Trimestralmente: hemograma completo, índice de saturação de transferrina, dosagem de ferritina, fosfatase alcalina, PTH, glicemia, Proteínas totais e frações e hemoglobina glicosilada para diabéticos
- Semestralmente: vitamina D, colesterol total e frações, triglicerídeos. Realizar o KT/V semanal de ureia, pela dosagem da ureia sérica e no líquido de diálise peritoneal. Para pacientes que apresentam função renal residual, realizar depuração de creatinina, pela coleta de urina de 24 h e depuração de ureia
- Anualmente: alumínio sérico, TSH, T4L, radiografia de tórax em PA e perfil, ultrassonografia renal e de vias urinárias e eletrocardiograma
- Exames eventuais: teste do desferal na suspeita de intoxicação pelo alumínio; na suspeita de peritonite, análise do líquido peritoneal com contagem total e diferencial de leucócitos, bacterioscopia por gram e cultura; teste de equilíbrio peritoneal, no início do tratamento e repetir nos casos de redução de ultrafiltração e/ou inadequação de diálise. Para o teste de equilíbrio peritoneal é necessário realizar uma dosagem sérica de creatinina e duas dosagens de creatinina no líquido peritoneal, em tempos diferentes, e três dosagens de glicose no líquido peritoneal, em tempos diferentes.

As unidades de atenção especializada em DRC devem assegurar aos pacientes os antimicrobianos para o tratamento de peritonite e infecções relacionadas ao uso de cateteres, desde que as condições clínicas do paciente permitam que essas infecções sejam tratadas a nível ambulatorial, caso contrário, devem ser tratadas a nível hospitalar (Tabela 65.4).

Manejo e cuidados com idosos em substituição renal e pós-transplantados

Transplante

Os pacientes com DRC devem ser encaminhados para os serviços especializados em transplante desde o estágio 5-ND ou antes, conforme a evolução clínica do paciente. Duas modalidades de transplante de rim podem ser consideradas, de acordo com o tipo de doador, em transplante com doador vivo ou doador falecido. Pode-se considerar o transplante preemptivo,

■ **TABELA 65.4** Contraindicações para a diálise peritoneal.

Absolutas	Perda comprovada da função peritoneal ou múltiplas adesões peritoneais Incapacidade física ou mental para a execução do método Condições cirúrgicas não corrigíveis (grandes hérnias inguinais, incisionais ou umbilical), onfalocele, gastrosquise (malformação da parede abdominal, com extrusão de vísceras abdominais), hérnia diafragmática, extrofia vesical
Relativas	Presença de próteses vasculares abdominais há menos de 4 meses. Presença de derivações ventrículo-peritoneais recentes Episódios frequentes de diverticulite, doença inflamatória ou isquêmica intestinal Intolerância à infusão de volume necessário para a adequação dialítica

que é aquele realizado antes de o paciente iniciar TRS. A indicação de transplante deve seguir as orientações da Portaria GM/MS nº 2.600, de 31 de outubro de 2009, ou a que venha a substituir.

No prazo de 90 (noventa) dias após o início do tratamento dialítico, o serviço de diálise deverá, obrigatoriamente, apresentar ao paciente apto ou ao seu representante legal a opção de inscrição na Central de Notificação Captação e Distribuição de Órgãos (CNCDO) local ou de referência. O serviço de diálise deve encaminhar formalmente o paciente, munido do relatório médico atualizado, ao estabelecimento e à equipe escolhidos pelo paciente para realização do transplante, comprometendo-se a encaminhar, trimestralmente, amostras do soro coletado, além de informar a situação clínica e o *status* em lista de espera, especialmente no que diz respeito a falta de condições clínicas para o transplante, transfusão e óbito.

As diretrizes sobre o transplante renal devem ser conforme as normativas e recomendações da Portaria SAS/MS nº 666, de 17 de julho de 2012, ou a que venha a substituir.

Cuidados adicionais com o paciente com doença renal crônica

Tratamento da anemia na doença renal crônica

A anemia é definida como concentração de hemoglobina menor do que 13 g/dℓ entre os homens e 12 g/dℓ entre as mulheres. Sempre que o diagnóstico de anemia for feito, em qualquer estágio, deve-se dosar a ferritina e o índice de saturação de transferrina, conforme descrito anteriormente. Duas estratégias devem ser consideradas, no que diz respeito especificamente à DRC: a reposição de ferro e o uso de agentes estimuladores da eritopoese, a eritopoetina. O uso dessas estratégias terapêuticas deve seguir as recomendações do Protocolo Clínico e Diretriz Terapêutica (PCDT) para Anemia em Pacientes com Insuficiência Renal Crônica – Alfaepoetina (Portaria SAS/MS nº 226, de 10 de maio de 2010) e o PCDT para Anemia em Pacientes com Insuficiência Renal Crônica – Reposição de Ferro III (Portaria SAS/MS nº 226, de 10 de maio de 2010) ou os que venham os substituir.

Tratamento dos distúrbios do metabolismo mineral e ósseo na doença renal crônica

Em relação aos distúrbios do metabolismo mineral e ósseo (MMO), deve-se considerar como parâmetros para o tratamento os valores de fósforo, PTH e vitamina D apenas para pacientes com DRC nos estágios 3, 4 e 5. Os níveis séricos de fósforo de PTH devem ser mantidos na faixa de normalidade, de acordo com o estágio da DRC, como apresentado na Tabela 65.5. Os quelantes de fósforo devem ser prescritos se, apesar da restrição dietética, o fósforo sérico ou o PTH estiverem acima dos níveis recomendados, de acordo com o PCDT de Hiperfosfatemia na Insuficiência Renal Crônica (Portaria SAS/MS nº 225, de 10 de maio de 2010) ou os que venham os substituir. É importante sempre lembrar de estarmos em parceria com o profissional nefrologista.

▪ **TABELA 65.5** Valores recomendados de fósforo e de paratormônio (PTH), conforme estágio de doença renal crônica (DRC).

DRC	Fósforo (mg/dℓ)	PTH (pg/mℓ)
3	3 a 4,6	35 a 70
4	3 a 4,6	70 a 110
5	3,5 a 5,5	150 a 300

Manutenção em tratamento conservador

O tratamento conservador pode ser considerado uma opção para pacientes que escolham não serem mantidos em TRS, devendo ser criado um programa de suporte para estes casos. Todo o programa de DRC deve estar apto para fornecer e planejar cuidados para as necessidades e os suportes adequados para o fim de vida, incluindo pacientes em tratamento conservador por opção. O suporte coordenado para o fim de vida deve ser avaliado e mantido para pacientes e familiares, utilizando tanto a atenção primária como especialistas na área específica, de acordo com o sistema de saúde local. O plano de suporte avançado de vida deve incluir protocolos para o manuseio de sintomas dolorosos, atenção psicológica, cuidados espirituais e preparo para o paciente e o familiar sobre a morte em domicílio ou hospitalar com a provisão de todo o suporte humano e cultural apropriado. Caso haja a opção pela manutenção do paciente em tratamento conservador, o paciente deve assinar um termo de consentimento livre e esclarecido (TCLE), que deve ser anexado ao seu prontuário.

A teoria endotelial no cerne das doenças renais e no complexo demência: há uma via em comum?

Envelhecer significa, em determinadas circunstâncias, processo que evolui para situações potencialmente incapacitantes, como a demência, que é uma das mais importantes desordens neurológicas do idoso.

A doença de Alzheimer (DA) é uma patologia neurodegenerativa progressiva e fatal, que cursa com deterioração cognitiva e funcional, podendo também se manifestar com alteração comportamental. Sua incidência é progressivamente maior com as décadas de vida e o grau de dependência – física, mental e social – torna-se, em poucos anos, crítico para a maioria das famílias dos portadores. Sua prevalência dobra a cada 5 anos após os 60 anos de idade, chegando a aproximadamente 30% aos 85 anos. Diabetes melito (DM), dislipidemia (DLP) e HAS são considerados fatores de risco para o desenvolvimento da doença de Alzheimer.

Vários estudos procuram estabelecer paralelismo entre função renal e cognição. Essa relação merece atenção, porque pode interferir na autonomia e na independência dos idosos.

Como sabemos, a albuminúria é um marcador de doença renal microvascular. Ela ocorre com frequência na presença de HAS e DM e está associada ao aumento da idade, da pressão sistólica e dos níveis dos fatores inflamatórios. Muitos destes fatores estão presentes em pacientes com demência. Além disso, o exame histopatológico dos rins de pessoas com albuminúria mostraram muitos dos achados encontrados em capilares de encéfalos de pessoas com demência e doença vascular retiniana.

Considerando-se que a DA é de difícil diagnóstico de certeza – clínico, laboratorial e anatomopatológico –, justifica-se a tentativa de definição do valor do *clearance* de creatinina e a presença de microalbuminúria como marcadores de demência, particularmente a de Alzheimer, por muitos pesquisadores.

Um estudo realizado no ambulatório de geriatria da Santa Casa de São Paulo, no hospital Dom Pedro II, com cerca de 1.000 idosos amostrou que a presença de DRC é muito frequente entre os pacientes com DA em acompanhamento na instituição. Existem poucos dados na literatura avaliando a prevalência da DRC nestes pacientes. Esse dado é tão importante que se recomenda avaliação da função renal em todo idoso com alteração cognitiva.

Sabemos que a DA é a forma de demência neurodegenerativa mais prevalente na população idosa. A prevalência de pacientes com DA em 2000 nos EUA era de 4,5 milhões e será de 14 milhões em 2050. As projeções mundiais para 2050 serão de 104 milhões de pacientes com DA, sendo 40% destes em estágio avançado da doença. De acordo com um estudo anatomopatológico, publicado em 2002, a DA foi também a mais comum entre pacientes do banco de encéfalos da Flórida, com 77% dos 382 cérebros avaliados, e observou-se que 77% dos casos com demência vascular tinham alterações anatomopatológicas compatíveis com a doença de Alzheimer (Figura 65.9).

O diagnóstico clínico de demência é sempre passível de crítica quanto à sua acurácia, visto que nem sempre há concordância diagnóstica entre os critérios empregados. Os critérios do NINCDS-ADRDA, adotados na maioria dos estudos para o diagnóstico clínico de doença de Alzheimer, apresentam percentuais de concordância com a anatomia patológica entre 62,5 e 93%. Considerada como o padrão-ouro, a anatomia patológica não apresenta critérios unânimes para o diagnóstico definitivo de doença de Alzheimer.

Em nosso estudo encontramos maior prevalência do sexo feminino entre os pacientes com DA, que foi similar à encontrada por outros autores. Isto pode ser explicado pela maior expectativa de vida das mulheres, elevando a sua proporção entre os idosos; associa-se a isso a maior sobrevida das mulheres acometidas por DA em relação aos homens. Em relação ao *clearance* de creatinina pode-se observar uma diferença significativa entre os grupos, cujo grupo de indivíduos com DA apresentou um valor de *clearance* significativamente menor que o grupo controle ($p < 0,001$). Estudos demonstram que os fatores DM, HAS, doença cardíaca e tabagismo estão associados a um maior risco de DA. Esta é 3,4 vezes maior se o indivíduo apresentar três ou mais desses fatores. Portanto, o risco de DA aumenta com o número de fatores de risco vascular.

Algotsson e Winbland (2007) e estudos recentes mostraram dados nos quais existiria uma concomitância da disfunção glomerular e da barreira hematencefálica nos pacientes com DA. Relataram que esses pacientes apresentaram comprometimento dessa barreira devido à deposição do peptídeo beta-amiloide nas arteríolas cerebrais, responsáveis pela formação das placas senis. A função renal pode ter um impacto importante sobre a função da barreira hematencefálica, pois a disfunção renal pode reduzir a depuração desta proteína e provocar uma angiopatia amiloide cerebral e renal. Um importante estudo publicado por Barzilay *et al.* (2008) mostrou uma forte associação entre albuminúria, DRC e demência. Eles sugerem que a albuminúria aumenta a probabilidade de o indivíduo evoluir com demência e que ela poderia ser tratável. Também nos ressaltaram que a mesma pode ser uma complicação de doenças altamente prevalentes na população idosa, como o DM e a HAS.

Concluímos esse tópico chamando a atenção para o fato de o paciente com doença de Alzheimer poder ter menor filtração glomerular e maior percentual de microalbuminúria. Murray observou que 70% dos pacientes em tratamento dialítico apresentavam déficit cognitivo grave o suficiente para dificultar o cumprimento das determinações médicas e influenciar na capacidade de tomada de decisões. Portanto, devemos manter atenção aos novos estudos para sabermos se essa hipótese endotelial (Figura 65.10) se confirma e não esquecer de manter essas doenças controladas para evitar que o paciente com DA tenha seu quadro clínico exacerbado por elas e suas complicações.

Impacto do SARS-CoV-2 na população idosa

A nova doença produzida pela síndrome respiratória aguda grave do coronavírus 2 (SARS-CoV-2) está se apresentando na forma de pandemia. Desde sua origem na China, em dezembro de 2019, há evidências convincentes de que o novo SARS-CoV-2 é um vírus altamente transmissível, e está associado a um amplo espectro clínico que vai desde a apresentação subclínica a problemas respiratórios graves e falência de múltiplos órgãos. O vírus usa os receptores da enzima conversora da angiotensina (ECA), mais precisamente da ECA2, para adentrar nas células. O uso de fármacos inibidores de ECA e bloqueadores de receptores de angiotensina pode causar um aumento nestes receptores, teoricamente facilitando a entrada do vírus nas células. O uso desses medicamentos deve ser monitorado e mantido ou não, conforme as novas evidências científicas.

Como outros coronavírus, o SARS-CoV-2 reconhece o ECA2 como um receptor celular que permite infectar diferentes células hospedeiras e, provavelmente, interrompe a homeostase do sistema renina-angiotensina-aldosterona. Estudos iniciais mostram uma incidência considerável de anormalidades renais associadas a essa infecção, incluindo proteinúria, hematúria e lesão renal aguda. Além disso, foi recentemente demonstrado que o SARS-CoV-2 pode infectar podócitos e células epiteliais tubulares, o que poderia contribuir para o desenvolvimento das anormalidades renais acima mencionadas. Uma fração significativa de pacientes com doença de coronavírus 2019 (covid-19) apresentam anormalidades na função renal Figura 65.11).

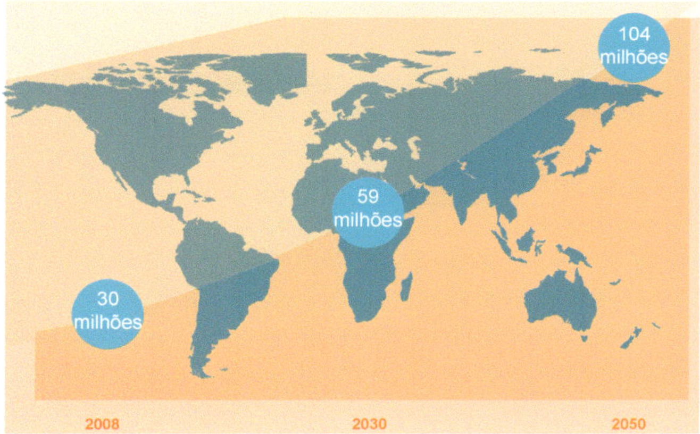

▪ **FIGURA 65.9** Número estimado de pessoas com demência no mundo. (Fonte: Alzheimer's Disease International, 2013.)

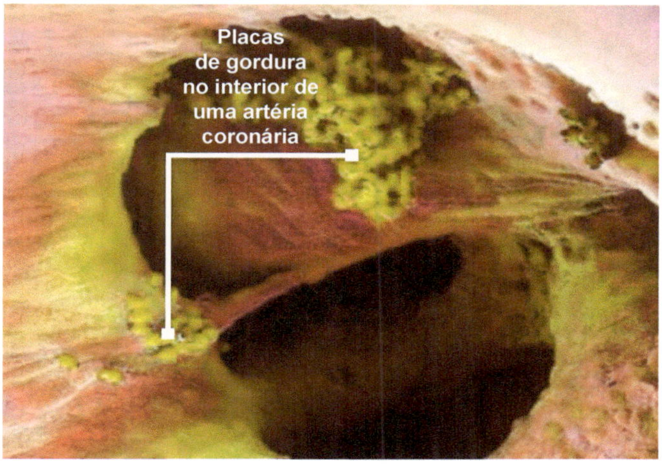

▪ **FIGURA 65.10** Comprometimento endotelial em paciente com doença aterosclerótica.

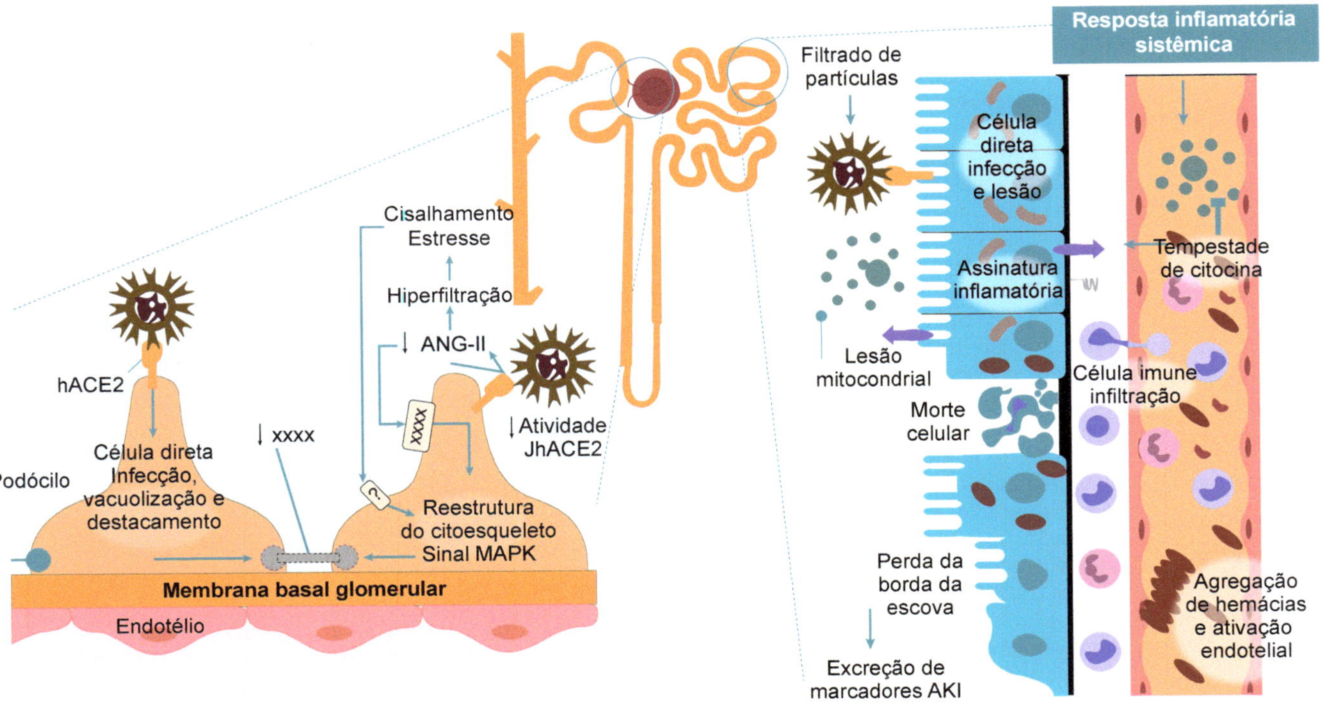

▪ **FIGURA 65.11** Possíveis mecanismos de dano renal pela síndrome respiratória aguda grave-coronavírus 2 (SARS-CoV-2). (Fonte: Martinez-Rojas; Vega-Veja; Bobadilla, 2020.)

Estudos retrospectivos de pacientes internados com covid-19 em Wuhan, China, relataram uma incidência de 3 a 7% progredindo para IRA, um marcador de prognóstico ruim. A causa da insuficiência renal na covid-19 é desconhecida, mas um mecanismo de hipótese é a infecção renal direta pelo vírus causador, SARS-CoV-2. Vale ressaltar que, atualmente, de cada 10 óbitos em pacientes de UTI, sete são idosos e a insuficiência renal aguda ou crônica agudizada pode estar presente.

Considerações finais

Os rins são órgãos fundamentais para a manutenção da homeostase do corpo humano. Assim, não é surpresa constatarmos que, com a queda progressiva da taxa de filtração glomerular (TFG) observada na DRC e consequente perda das funções regulatórias, excretórias e endócrinas, ocorra o comprometimento de essencialmente todos os outros órgãos do organismo. Vale relembrar que essa patologia é considerada um problema de saúde pública e privada. Portanto, temos que nos atentar para os seus diagnóstico e tratamento precoces para minimizarmos perdas funcionais desnecessárias, sofrimentos e aumento dos gastos em saúde. Como estamos constatando, o novo é ser idoso. Em 2030, as projeções do IBGE são de que haverá uma nova mudança em nossa demografia, e teremos idosos e jovens na mesma proporção. Outra mudança esperada é a mesma sobrevida entre homens e mulheres (Figura 65.12). O idoso é o resultado de uma vida bem-sucedida. Devemos seguir as determinações de vários estudos, ou seja, fazermos a compressão das morbidades, para podermos continuar sendo produtivos, empreendedores e passando toda a nossa experiência de vida para as futuras gerações. Temos que combater as iatrogenias em todas as idades, mas principalmente na população idosa, que é mais propensa a elas. A longevidade é uma conquista de *todos* e a sua abordagem deve ser acompanhada por respeito, inclusão social e possibilidade de se manter no processo produtivo. Devemos estar de mãos dadas com as novas tecnologias, que devem nos ajudar e muito nesse caminho desafiador que temos pela frente.

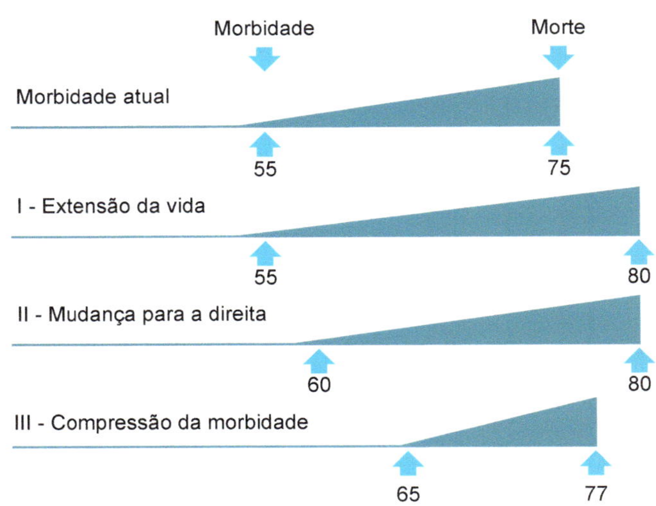

▪ **FIGURA 65.12** Compressão da morbidade e ganho de anos com funcionalidade. (Fonte: Fries, 2003.)

66

Disfunção Erétil

Sergio Telles Ribeiro Filho

Introdução

Nas últimas décadas tem havido um crescente reconhecimento, por parte da comunidade médica, da importância dos problemas relacionados com a sexualidade humana. Embora haja diminuição da atividade sexual com o envelhecimento, o interesse por ela muitas vezes é mantido entre os idosos. Por causa da sua alta prevalência e das consequências na qualidade de vida, a disfunção erétil (DE) é possivelmente o mais importante problema da sexualidade masculina. Ela é definida como a persistente incapacidade de manter uma ereção adequada para uma relação sexual satisfatória. No recém-publicado *Diagnostic and Statistical Manual of Mental Disorders*, em sua 5ª edição (American Psychiatric Association [APA], 2013), os critérios diagnósticos para transtorno erétil (302.72) são os seguintes:

- Pelo menos um dos três sintomas a seguir deve ser vivenciado em quase todas ou em todas as ocasiões (aproximadamente 75 a 100%) de atividade sexual (em contextos situacionais identificados ou, se generalizado, em todos os contextos):
  - Dificuldade acentuada em obter ereção durante a atividade sexual
  - Dificuldade acentuada em manter uma ereção até o fim da atividade sexual
  - Diminuição acentuada na rigidez erétil
- Os sintomas do critério A persistem por um período mínimo de 6 meses
- Os sintomas do critério A causam sofrimento clinicamente significativo
- A disfunção sexual não é mais bem explicada por um transtorno mental não sexual ou como consequência de uma perturbação grave do relacionamento ou de outros estressores importantes e não é atribuível aos efeitos de uma substância/medicamento, ou de uma condição médica geral.

Epidemiologia

Os principais estudos sobre o comportamento sexual utilizam amostras com um número relativamente pequeno de idosos, sendo, portanto, limitados na sua capacidade de produzir dados úteis para a prática geriátrica. Um dos mais importantes foi o *Massachusetts Male Aging Study* (MMAS) (Feldman *et al.*, 1994), que avaliou quase 1.300 homens que tinham entre 40 e 70 anos de idade, mostrando que a DE nessa população apresentava prevalência de 52%. Observou-se uma correlação entre a idade e a prevalência da DE, chegando a 67% nos pacientes com 70 anos de idade, quase três vezes mais do que naqueles com 40 anos de idade. Outro estudo epidemiológico, o *Cologne Male Study* (Braun *et al.*, 2000), detectou uma prevalência de 53,4% nos homens que tinham entre 70 e 80 anos de idade.

Uma pesquisa feita em três países da América do Sul (Colômbia, Equador e Venezuela), chamada DENSA (Morillo *et al.*, 2002), chegou a resultados semelhantes, com 53% dos homens avaliados revelando algum grau de DE. Outro estudo publicado em 2003, que, por sua vez, investigou a população de Salvador, uma grande cidade brasileira, descobriu que a incidência de DE é 2 vezes maior do que aquela registrada no MMAS, e tem correlação com idade, diabetes, hipertensão arterial sistêmica (HAS) e baixo nível educacional (Moreira, 2003). Dois estudos de 2006 merecem menção: um norte-americano, outro canadense. O estudo norte-americano (Saigal *et al.*, 2006) avaliou 3.566 homens com mais de 20 anos de idade e detectou uma prevalência de 77,5% naqueles com mais de 75 anos de idade, além de risco significativamente maior entre homens de origem latino-americana.

Mudanças do comportamento sexual masculino com a idade

As alterações relacionadas com o envelhecimento que ocorrem no ciclo sexual masculino são retardo da ereção durante a fase de excitação; redução da congestão vascular e da tensão muscular do saco escrotal; prolongamento da fase de *plateau*; e diminuição do volume de secreção pré-ejaculatória; o orgasmo pode ser mais curto, as contrações prostáticas e uretrais mais fracas, e a força do jato ejaculatório diminuída. A fase de resolução é mais curta, com perda mais rápida da ereção e descida mais precoce do testículo.

O estudo epidemiológico de Pfeiffer *et al.* (1986) determinou que, na faixa etária de 46 a 50 anos, mais de 90% dos homens tinham relações sexuais pelo menos 1 vez/semana, e na faixa dos 66 a 71 anos de idade somente 28% tinham relações semanais. Essa tendência de queda da atividade sexual é corroborada por diversos outros estudos. No entanto, a capacidade de ter prazer sexual permanece mesmo entre homens com mais de 70 anos de idade, como foi constatado em pesquisas que utilizam questionários de autoavaliação da qualidade de vida (Lauman; Paik, Rosen, 1999). Vale ressaltar que, apesar da alta prevalência de distúrbios relacionados com a ereção entre homens mais velhos, o interesse pela atividade sexual é mantido em muitos deles; a DE é considerada anormal, não fazendo parte do envelhecimento saudável. Outrossim, a função sexual masculina normal não se limita à capacidade de ter ereção, mas é também uma função da interação de fatores culturais, sociais e psicológicos.

Fisiopatologia da disfunção erétil

Os corpos cavernosos contêm os chamados espaços lacunares onde o sangue se acumula após o relaxamento da sua musculatura lisa. O fluxo sanguíneo para os corpos cavernosos é trazido pelas artérias peniana e cavernosa. A própria tumescência peniana comprime as vias de drenagem venosa, o que impede o escoamento do sangue e ajuda na manutenção da ereção (Dean; Lue, 2005). A inervação parassimpática, que vem dos plexos sacrais, é responsável pelo processo de ereção, enquanto os nervos da cadeia simpática, ao liberarem norepinefrina, levam à vasoconstrição e à perda da ereção.

O relaxamento da musculatura lisa é regulado pelo aumento da concentração intracelular de monofosfato cíclico de guanosina (GMPc). A produção desse mensageiro químico, por sua vez, é estimulada pelo óxido nítrico (NO), que é liberado principalmente pelas terminações nervosas parassimpáticas. O GMPc é metabolizado e inativado pela fosfodiesterase tipo 5 (PDE-5), que o transforma em GMP. Com isso, as células musculares lisas dos corpos cavernosos se contraem e o fluxo de sangue é reduzido, o que causa perda da ereção.

Recentemente o papel do cálcio, cujo aumento de concentração intracelular dispara a reação da miosina com a actina, causando a contração do músculo liso, tem sido muito estudado, assim como os papéis dos canais da membrana celular que regulam os fluxos de entrada e saída desse íon e de vias enzimáticas (RhoA, Rho quinase) que potencializam seus efeitos na contração celular. O potássio, por sua vez, é um importante regulador dos níveis de cálcio intracelular. A compreensão desses processos já nos possibilita antever novas alternativas terapêuticas para a DE.

Todo esse mecanismo depende do funcionamento adequado da inervação peniana, das artérias e veias, e de uma anatomia peniana intacta. Danos a qualquer uma dessas estruturas podem causar DE. Os nervos podem ser afetados por traumatismo ou irradiação (tratamento de tumores na região pélvica), ou patologia sistêmica (diabetes melito [DM]). Em relação à prática de ciclismo, um estudo observacional com mais de 5.000 ciclistas não mostrou relação causal entre horas de ciclismo e DE ou infertilidade (Hollingworth *et al.*, 2014).

Uma obstrução do fluxo arterial por doença aterosclerótica pode impedir a ereção. Anormalidades anatômicas e estruturais do pênis e dos corpos cavernosos, por patologias como a doença de Peyronie, ou como consequência de traumatismos físicos, também podem interferir nesse mecanismo. Modificações estruturais das moléculas de colágeno relacionadas com o processo de envelhecimento podem aumentar a vulnerabilidade da anatomia peniana a essas doenças.

Fatores de risco e causas da disfunção erétil

A DE tem múltiplas causas: vasculares, neurológicas, alterações penianas, hormonais, induzida por medicamentos, drogas e psicogênicas (Hatzimouratidis *et al.*, 2015), e a etiologia orgânica mais comum é a vascular. Em um estudo multinacional envolvendo 27.500 homens entre 20 e 75 anos de idade, fatores de risco para doença vascular (HAS, tabagismo, dislipidemia) eram mais comuns naqueles com DE (Rosen *et al.*, 2004). O inverso também é verdadeiro, ou seja, a prevalência de DE é mais alta entre homens com esses mesmos fatores de risco, mesmo que não tenham sinais clínicos de doença vascular. Além disso, parece que a DE é um marcador de patologia cardiovascular nos seus estágios iniciais, muitas vezes antecedendo por vários anos eventos catastróficos como acidente vascular encefálico (AVE) ou infarto agudo do miocárdio (IAM) e também ocorrendo provavelmente antes que haja doença vascular obstrutiva peniana importante. A explicação fisiopatológica para isso seria a associação que existe entre DE e disfunção endotelial (Bivalacqua *et al.*, 2003). O endotélio vascular é um tecido dinâmico que, quando normofuncionante, libera NO em resposta a certos estímulos, como, por exemplo, aumento do fluxo sanguíneo, e a liberação de NO resulta em vasodilatação. Na disfunção endotelial essa liberação é deficiente, e a consequente resposta vasodilatadora arterial é insuficiente. Esse fenômeno afeta toda a árvore arterial, incluindo a circulação coronariana (Elesber *et al.*, 2006).

Outro ponto importante é que, em pacientes que têm sinais clínicos de doença vascular obstrutiva, a DE é um marcador de gravidade. Um estudo sobre a ocorrência de DE em pacientes que foram submetidos à cintilografia miocárdica para avaliação de doença arterial coronariana revelou que a DE está associada a marcadores de doença mais grave e de pior prognóstico (Min *et al.*, 2006); isso indica que, em pacientes com cardiopatia isquêmica, a ocorrência de DE deve ser ativamente pesquisada.

A disfunção venosa, mesmo sem patologia arterial concomitante, ao provocar o escoamento de sangue pelas vênulas subtúnicas, pode impedir o desenvolvimento de pressões suficientemente altas nos corpos cavernosos, impossibilitando, assim, a manutenção de uma ereção rígida. Essa disfunção venosa pode ser consequência de traumatismo, da formação de fístula arteriovenosa, ou da doença de Peyronie.

As doenças endócrinas mais comumente associadas à DE são o hipogonadismo, as doenças da tireoide (hipo ou hiper), a hiperprolactinemia e o DM. As insuficiências renal e hepática são patologias sistêmicas metabólicas que causam DE. A hipertrofia prostática benigna também está associada a dificuldades com ereção. Não podemos deixar de lado a ansiedade, especialmente aquela ligada à pressão de desempenho, e a depressão, que parece ser uma causa mais importante em pacientes mais jovens.

Doenças neurológicas são comumente associadas à DE entre idosos. As mais importantes são a neuropatia relacionada com o DM, as sequelas de AVE e o mal de Parkinson. A prostatectomia radical, assim como outros procedimentos cirúrgicos menos extensos envolvendo órgãos da região pélvica masculina, pode causar dano neurológico e DE.

A associação de medicações com DE merece um comentário à parte; essa é uma questão especialmente importante na população geriátrica. Mais de 100 medicações têm sido ligadas à DE, mas existem poucos estudos realmente confiáveis a respeito (Thomas, 2003). As mais fortemente associadas ao problema são: anti-hipertensivos, especialmente diuréticos e agentes de ação central; digoxina, provavelmente pelos seus efeitos antiandrogênicos; bloqueadores do receptor H2, principalmente a cimetidina, mas também a ranitidina; existem relatos da DE relacionada com omeprazol; metoclopramida – certamente porque causa hiperprolactinemia, está ligada à disfunção sexual; analgésicos opioides. Quanto às medicações psicotrópicas, existem alguns dados surpreendentes: os antidepressivos tricíclicos na realidade têm pouca associação com DE, e os inibidores da recaptação de serotonina estão mais ligados à disfunção ejaculatória (Montejo-Gonzalez *et al.*, 1997); já os neurolépticos têm associação clara com a DE. Os relatos de disfunção com benzodiazepínicos são, na verdade, bastante infrequentes. O álcool e, principalmente, o alcoolismo têm uma forte ligação com problemas sexuais.

A DE é, muitas vezes, de origem multifatorial, mesmo entre aqueles com menos de 60 anos de idade. De maneira geral, podemos afirmar que patologias vasculares e hipogonadismo são as causas mais comuns no grupo com mais do que 60 anos de idade, enquanto depressão e problemas conjugais são mais importantes no grupo com idade inferior a 60 anos (Tariq *et al.*, 2003).

Abordagem ao paciente

Infelizmente, muitos homens não procuram ajuda médica para seus problemas na esfera sexual. Além disso, durante a consulta, é comum esse tema não ser abordado pelo profissional da saúde. No entanto, uma pesquisa revelou que pelo menos 70% dos pacientes adultos de ambos os sexos consideravam adequado para um generalista abordar ativamente problemas sexuais durante a consulta (Read *et al.*, 1997). É importante que, no nível do atendimento primário, sejam feitas perguntas de triagem a respeito de possíveis problemas sexuais para todos os pacientes que possam ter vida sexual ativa. É particularmente importante que os pacientes que têm evidências de doença vascular, ou fatores de risco, também sejam interrogados sobre sua função erétil. Eles devem ser assegurados da natureza confidencial do que está sendo discutido, e as perguntas devem ser neutras. Exemplos de perguntas que podem ser feitas são: "A sua vida sexual é satisfatória?", ou "Muitos dos meus pacientes masculinos na sua faixa etária notam uma mudança na sua função sexual. Como está o senhor em relação a isso?" Existem também questionários escritos que podem servir como instrumentos de avaliação para detecção da DE. Um exemplo é o IIEF-5 (*International Index of Erectile Function*), que apresenta cinco perguntas:

- Como classifica o seu grau de confiança em conseguir e manter a ereção?
- Quando conseguiu alcançar a ereção por estimulação sexual, quantas vezes essa ereção foi suficientemente firme para a penetração?
- Durante as relações sexuais, quantas vezes conseguiu manter a ereção após a penetração?
- Durante as relações sexuais, foi difícil manter a ereção até o final da atividade sexual?
- Quando tentou ter relações sexuais, quantas vezes teve satisfação?

Para cada uma dessas perguntas, o paciente deve responder de acordo com uma escala de cinco níveis, com uma pontuação de 1 a 5, e as pontuações mais baixas refletem pior função sexual. O escore final é o resultado da soma dos pontos de cada um dos itens. O ponto de corte para detecção de DE foi determinado por resultados abaixo de 22 (Rosen *et al.*, 2004). O IIEF-5 é um instrumento bastante simples, que pode ser respondido pelo próprio paciente, inclusive em um ambiente de atendimento primário.

Uma vez determinada a DE, é importante ter em mente que ela não é um diagnóstico em si, e sim a consequência de outras patologias. O passo seguinte, portanto, consiste na determinação de todos os fatores que podem estar contribuindo para DE no paciente em questão. A anamnese deve avaliar, além dos dados diretamente relacionados com a disfunção, as histórias sexual e médica do idoso. Um dos objetivos é determinar se o problema é essencialmente DE, ou se existe um componente de perda de libido. A ocorrência de depressão pode ser pesquisada aplicando-se instrumentos como a Escala de Depressão Geriátrica (EDG), por exemplo. O exame físico deve buscar evidências de patologia cardiovascular, depressão, ou evidências sugestivas de hipogonadismo, como atrofia dos testículos ou rarefação de pelos pubianos. O pênis deve ser examinado, buscando evidências da doença de Peyronie; um exame neurológico focal, que inclua a pesquisa dos reflexos cremasteriano e bulbocavernoso, também é importante. No caso do hipogonadismo, a aplicação de instrumentos de avaliação padronizados, como o questionário Androgen Deficiency in the Aging Male (ADAM), pode auxiliar na sua detecção (Morley *et al.*, 2000). Uma listagem das medicações em uso é fundamental. A avaliação laboratorial deve incluir, no mínimo, um hemograma e um painel bioquímico para detecção de diabetes, dislipidemias, nefropatia, hepatopatia e tireoidopatia. O nível de testosterona total matinal também deve ser medido (Burnett *et al.*, 2018). Nos casos em que há suspeita de hipogonadismo, os níveis de testosterona livre ou biodisponível devem ser medidos, já que a dosagem da testosterona total isoladamente é pouco confiável nesses casos; quando há suspeita de patologia da hipófise, os níveis séricos de hormônio luteinizante (LH) e prolactina devem ser determinados. Eco-Doppler das artérias penianas pode revelar a existência de vasculopatia obstrutiva. Atualmente o teste de tumescência noturna do pênis é raramente feito. Pode-se testar, no próprio consultório, a resposta à injeção intracavernosa de papaverina ou de prostaglandina E_1. Caso ocorra uma ereção satisfatória em 15 minutos, que dure cerca de meia hora, é provável que a circulação arterial esteja intacta.

Quando possível, a parceira sexual deve ser entrevistada. Os problemas relacionados com a ereção costumam ter um impacto na relação do casal, mesmo entre idosos. Além disso, tratamentos que incluem a parceira têm maior chance de êxito.

Tratamentos

Nos casos em que uma etiologia específica foi identificada, como depressão ou hipogonadismo, o tratamento da causa subjacente, por exemplo, com antidepressivos ou reposição hormonal, respectivamente, deve resultar em melhora da DE. Na maioria das vezes, no entanto, a DE é de origem multifatorial, e seu tratamento exige a abordagem simultânea dos diversos fatores potencialmente envolvidos. Medicações que podem estar contribuindo para a DE devem ser suspensas ou trocadas por outras, ou ainda ter sua dosagem diminuída. Doenças coexistentes, como a HAS ou o diabetes, devem ser tratadas.

As intervenções que visam modificar o estilo de vida são muito importantes. Estas incluem exercício físico, mudanças na dieta, perda de peso, cessação do tabagismo e ingesta de álcool moderada. Em relação à atividade física devem ser recomendados exercícios aeróbicos de intensidade moderada, feitos regularmente, por cerca de 30 minutos na maioria dos dias da semana, ou cerca de 150 minutos por semana (Cheng *et al.*, 2007).

Existem evidências de que a dieta do Mediterrâneo previne e, muitas vezes, melhora a DE, provavelmente por causa dos seus efeitos benéficos na diminuição da inflamação subclínica vascular e no combate à disfunção endotelial (Esposito *et al.*, 2006). Naqueles pacientes com excesso de peso, reduzir a ingesta calórica visando perda de 5 a 10% do peso corporal se mostrou benéfica em um estudo com 110 homens (Esposito *et al.*, 2006). Também é importante limitar a ingesta de gordura animal e de sal e cessar o tabagismo, quando for o caso. Quanto à ingesta de álcool, as evidências indicam que o consumo moderado (1 a 20 doses por semana) exerce um efeito protetor.

Essas intervenções, voltadas à modificação do estilo de vida, são comprovadamente benéficas, mas às vezes são insuficientes por si sós, ou levam tempo para surtir efeito; podemos, então, lançar mão dos tratamentos específicos para a DE. Atualmente, existem várias opções, que incluem tratamentos orais, reposição hormonal, injeções intracavernosas, aparelhos a vácuo e próteses penianas.

Os inibidores da PDE-5 (sildenafila, tadalafila, vardenafila) revolucionaram o tratamento da DE. Eles atuam aumentando os níveis de GMP cíclico na célula muscular lisa cavernosa, o que leva a seu relaxamento. Estudos com a sildenafila mostraram que ela melhorou a função erétil em 69% dos pacientes, incluindo indivíduos com um amplo espectro de comorbidades (inclusive diabetes), enquanto o placebo teve efeito em somente 18% ($P < 0{,}001$). Ela foi bem tolerada, com efeitos colaterais considerados modestos, como dor de cabeça, rubor facial e dispepsia. Esse perfil de efeitos indesejados é comum a todos os inibidores de PDE-5 disponíveis no mercado atualmente. Eles são absolutamente contraindicados para pacientes que fazem uso de nitratos e àqueles com estenose aórtica grave ou com cardiomiopatia hipertrófica obstrutiva. Também se deve evitar seu uso em pacientes que estejam sendo tratados com bloqueadores alfa. A vardenafila não deve ser dada a homens que fazem uso de antiarrítmicos pertencentes às classes IA e III, com amiodarona, sotalol ou procainamida, porque pode haver alargamento do intervalo QT. Essas medicações devem ser usadas com cautela quando existir insuficiência cardíaca congestiva. Para aqueles com evidências de coronariopatia alguns pesquisadores recomendam a realização de um "teste de esforço pré-Viagra" para detectar isquemia miocárdica. Caso o paciente consiga chegar a pelo menos 5 MET sem isquemia, o risco de angina durante o ato sexual é pequeno (Gorge *et al.*, 2003). Tanto a vardenafila quanto a sildenafila podem ter sua absorção intestinal prejudicada pela ingestão concomitante de alimentos gordurosos, e o efeito de ambas dura em torno de 5 horas, enquanto o da tadalafila pode se estender por até 36 horas (Porst *et al.*, 2001; 2003; Sadovsky *et al.*, 2001).

A neuropatia óptica isquêmica anterior não arterítica (NAION) seria um potencial efeito adverso dessa classe de medicamentos, cuja existência vem causando polêmica: em 2005 e 2006 a FDA (braço do governo norte-americano que regula a venda e comercialização de medicamentos) registrou a ocorrência de cerca de 50 casos de NAION, aparentemente associados ao uso de inibidores de PDE-5. Esses achados, no entanto, são contestados por ensaios clínicos epidemiológicos envolvendo milhares de homens, que revelam incidências de NAION de cerca de 2,8 casos por 100.000 anos-paciente, que é a incidência esperada na população em geral, independente de exposição a inibidores de fosfodiesterase. Novos inibidores de PDE-5 estão sendo comercializados, e eles incluem medicações como a avanafila, que tem um início de ação rápido, em cerca de 15 minutos, a lodenafila, o mirodenafil, e o udenafil. Este último tem efeito duradouro, com meia-vida longa (cerca de 12 horas).

A apomorfina, que atua no nível das vias dopaminérgicas do sistema nervoso central (SNC), mostrou-se eficaz (embora menos do que os inibidores de PDE-5) em diversos estudos nas doses de 2 e 4 mg. Ela é administrada por via sublingual. Os efeitos colaterais mais comuns foram náuseas, tontura e bocejos persistentes (Mulhall *et al.*, 2001).

A trazodona é um antidepressivo cujo mecanismo de ação está ligado ao antagonismo da serotonina e à inibição de sua recaptação no SNC; às vezes melhora a função erétil.

O alprostadil é uma alternativa não oral. Ele consiste na administração de um "supositório" intrauretral que contém prostaglandina E. Pode haver dor local, sangramento uretral e, muito infrequentemente, hipotensão arterial sistêmica. A eficácia do alprostadil varia em torno de 50%; ele não deve ser usado se a parceira estiver grávida. Pode ser administrado em combinação com um dos inibidores de PDE-5.

Embora não haja uma correlação linear entre os níveis séricos de testosterona e a função erétil, a reposição hormonal androgênica pode ter um papel adjuvante no tratamento da DE, geralmente nos casos em que existe diminuição da libido, mesmo que não se configure completamente um diagnóstico de hipogonadismo (Gruenewald, 2003). Alguns estudos demonstram que ela não só melhora a libido, como muitas vezes melhora a qualidade das ereções em homens idosos. A testosterona geralmente é administrada pela via transdérmica ou por injeção, porque os preparados orais são mais tóxicos. A policitemia é um dos efeitos colaterais mais importantes, mas não é muito comum. Não se sabe ainda se a administração de testosterona pode contribuir de algum modo para a formação de adenocarcinoma de próstata, mas ela provavelmente piora o prognóstico de pacientes com câncer prostático metastático. HAS e retenção hídrica são infrequentes. Produtos transdérmicos podem causar irritação cutânea local.

A aplicação intrapeniana de substâncias vasodilatadoras, por injeção, é mais eficaz do que qualquer agente oral, com obtenção de ereções em mais de 70% dos idosos testados. As substâncias mais usadas são a prostaglandina E_1, a fentolamina e a papaverina, algumas vezes combinadas em uma única injeção. Os efeitos colaterais mais comuns são dor local (20%), priapismo, hipotensão arterial sistêmica e, às vezes, fibrose.

A utilização de um dispositivo para ereção por vácuo é uma opção para alguns pacientes. Pode inclusive ser utilizado em conjunto com inibidores de PDE-5. É uma alternativa eficaz, mas a necessidade de equipamento externo, que é impossível de ocultar, pode ser causa de desconforto (Rew; Heidelbaugh, 2016).

A alternativa cirúrgica (prótese peniana) é o tratamento mais bem-sucedido quando avaliado com base nos índices de satisfação por parte do paciente e do parceiro sexual. Existe um pequeno risco de infecção da prótese, de seu deslocamento ou erosão com exteriorização. Elas podem ser de dois tipos básicos: semirrígidas ou infláveis (Levine; Estrada; Morgentaler, 2001). As desvantagens desta última são a ocorrência de problemas mecânicos, que em alguns casos pode chegar a 30% após 5 anos, e o fato de que na população geriátrica alguns homens, por patologias diversas, como artrose das mãos ou doenças neurológicas que afetam a coordenação motora, podem não ser capazes de manusear o aparelho inflável. Um estudo que avaliou 447 homens, nos quais haviam sido colocadas 504 próteses, entre 1975 e 2000, concluiu que o nível de satisfação era de 81% (Minervini; Ralph; Pryor, 2006).

A terapia por onda de choque extracorpórea de baixa intensidade se mostrou eficaz em alguns estudos (Vardi; Appel; Kilchevsky, 2012). Seu mecanismo de ação envolveria estímulo à angiogênese e melhora da função da musculatura lisa. Até o momento é considerada experimental.

Outro tratamento considerado experimental é a aplicação intracavernosa de células-tronco. Os resultados dos estudos clínicos feitos até agora não estabelecem uma definição clara dos benefícios e dos riscos desse procedimento (Yiou *et al.*, 2016).

Considerações finais

O interesse pela atividade sexual permanece mesmo entre os mais velhos. A DE, embora seja um problema muito comum no idoso, e que causa um grande impacto sobre a qualidade de vida, não é considerada como parte do processo de envelhecimento normal. Existem evidências de que ela é subdiagnosticada no nível do atendimento primário, provavelmente pela relutância dos profissionais de saúde em abordar os problemas sexuais dos pacientes de maneira mais ativa. Como a DE é um marcador de doença vascular nos seus estágios iniciais, muitas vezes até pré-clínicos, sua detecção por parte do profissional de saúde que presta atendimento primário é obrigatória. A capacidade de detecção pode ser melhorada a partir de conscientização e treino desses profissionais na aplicação de técnicas relativamente simples de entrevista médica, associadas à aplicação de instrumentos de triagem padronizados. É importante ressaltar o benefício das intervenções voltadas à modificação do estilo de vida, especialmente a introdução da dieta do Mediterrâneo, o exercício físico, a perda de peso nos obesos e a cessação do tabagismo. Em 1998, com o advento dos inibidores da PDE-5, houve uma verdadeira revolução no tratamento da DE; isso tornou possível a melhoria da qualidade de vida dos pacientes, o que é, em última análise, o objetivo da prática geriátrica.

67

Doenças Ginecológicas e Sexualmente Transmissíveis

Maria do Carmo Sitta • Wilson Jacob Filho • Luciana de Almeida Nobile

Introdução

O envelhecimento do sistema ginecológico provoca alterações funcionais que, a despeito de a mulher manter hábitos de vida saudáveis, contribuem para o aparecimento de doenças. Muitas estão relacionadas com o período pós-menopausa e a deficiência estrogênica. Nessa fase, por alterações hormonais associadas ao envelhecimento, há aumento da prevalência de neoplasias (Baber *et al.*, 2016; Nelson *et al.*, 2012).

A mulher idosa comumente falha em manter sua avaliação ginecológica rotineira. Estima-se que, em muitos casos, quando um problema ginecológico é diagnosticado, já apresente sintomas há cerca de 8 meses e a avaliação preventiva não seja realizada há cerca de 4 ou 5 anos (Schonberg *et al.*, 2008).

Vários fatores concorrem para essa ausência regular ao ginecologista (Nobile, 2002), como:

- Dependência de terceiros para o transporte
- Redução da mobilidade física, com restrições para o exame ginecológico, e desconhecimento das possibilidades alternativas para a sua avaliação
- Constrangimento em se despir
- Constrangimento em expor suas necessidades e/ou dificuldades sexuais associadas às mudanças fisiológicas do envelhecimento que, em geral, não são socialmente respeitadas ou impõem maior ônus à idosa para se submeter ao exame ginecológico
- Desconhecimento das reais necessidades de prevenção e de diagnóstico precoce de doenças ginecológicas, que, quando adequadamente diagnosticadas e tratadas, melhoram a qualidade de vida e promovem a longevidade da paciente
- Experiência desagradável em consulta ginecológica prévia pela falta de tato na anamnese ou no próprio exame físico, que exige mais delicadeza nesse momento da vida
- Comorbidades que necessitem da participação de vários especialistas.

Após as fases reprodutiva e do climatério, a mulher necessita de avaliação ginecológica regular, com anamnese orientada, mais cuidadosa e delicada, em virtude da associação de maiores constrangimento e fragilidade.

A investigação das mamas deve ser anual. Após duas avaliações normais, há quem recomende a bianuidade do exame, conduta que não é consenso. Nas condições de alto risco, a avaliação deve ser determinada individualmente.

A mulher, mesmo após o climatério e sua fase reprodutiva, necessita de prevenção regular, por meio de avaliação ginecológica, dos exames de colpocitologia oncótica (Papanicolaou) e da mamografia, que devem ser realizados periodicamente. A Associação Médica Americana (Shifren; Gass, 2010) recomenda que o Papanicolaou seja realizado a cada 3 anos, após resultados negativos sequenciais, sem limite de idade (American Congress of Obstetricians and Gynecologists [ACOG], 2012; Broder, 2012). Embora não haja consenso, considerando que em nosso país o câncer da cérvice uterina ainda não é tão raro como nos EUA, onde ele é de ocorrência esporádica, é prudente que seja realizado anualmente e após dois exames normais pode ser individualizado respeitando estas recomendações.

O exame clínico ginecológico e a mamografia devem ser anuais ou determinados individualmente de acordo com o perfil de risco para tumores ginecológicos (Baber *et al.*, 2016; Lansdorp-Vogelaar *et al.*, 2014).

Muitos problemas ginecológicos da mulher com mais de 65 anos de idade são caracterizados por sangramento pós-menopausa causado por inflamações ou infecções vulvovaginais, lesões vulvares, pólipos cervicais e prolapso genital, frequentemente associados às manifestações urinárias (Lee *et al.*, 2020; Lethaby *et al.*, 2016; Richman; Drickamer, 2007).

A consulta ginecológica pode ser ainda uma oportunidade única para surpreender outras enfermidades que acometem a idosa, que pode ser orientada a uma avaliação geriátrica para o tratamento adequado.

Anamnese e exame físico

O cuidado ginecológico adequado requer avaliação da história clínica, sexual e obstétrica, apurando ainda informações sobre cirurgias prévias e antecedentes familiares. Até 30 a 70% das pacientes têm histerectomia prévia, que pode ser total ou subtotal.

Sintomas de dispareunia (dor à penetração vaginal), incontinência urinária e/ou fecal, sangramento e leucorreia merecem especial atenção do ginecologista. O sangramento genital é importante sinal de alerta, quando espontâneo ou provocado pela manipulação e/ou penetração vaginal, independentemente de sua intensidade. Mesmo em mulheres que nunca tiveram vida sexual compartilhada, desde que com a sua anuência, podemos inspecionar a origem de sangramento e de infecções com o uso de espéculo descartável de tamanho apropriado para virgem (Nobile, 2002).

O exame ginecológico de inspeção pode revelar grande variedade de anomalias, como pólipos cervicais de tamanho variado, ecto ou endocervicais, cistocele, prolapso uterino, prolapso ou procidência de reto (retocele), incontinência urinária de esforço, lesões vulvares e, no toque vaginal bimanual, surpreender aumento uterino, tumores vaginais e pélvicos. Ademais, ele também pode ser complementado com a ultrassonografia (USG) transvaginal e toque retal. O toque retal avalia a tonicidade do esfíncter anal, ruptura de períneo incompleta ou completa (com comprometimento do esfíncter anal) e possibilita a detecção de tumores do canal anal.

Na realização do exame ginecológico, pode ser necessária a adaptação se a paciente não conseguir assumir a posição adequada na mesa ginecológica, devido a doenças osteoarticulares ou neurológicas associadas. Nesses casos, evitamos o toque vaginal, substituindo-o pela USG. O decúbito dorsal, com flexão das pernas, pode possibilitar avaliação da região vulvar (Nobile, 2002; Richman; Drickamer, 2007).

Avaliação das mamas é tempo obrigatório, com inspeção e palpação das próprias glândulas e também das axilas e regiões supra e infraclavicular, em busca de linfonodos anômalos. A propedêutica laboratorial usual consiste na mamografia, associada ou não à USG, que são exames complementares. Diante de mamas muito densas ou com palpação de espessamento focal não caracterizado pela mamografia ou USG poderá ser complementado pela ressonância magnética (RM) com contraste. A investigação das mamas deve ser anual em situações de normalidade e de baixo risco para tumores ginecológicos e após duas avaliações normais, há quem recomende a bianuidade do exame. Nas condições de alto risco, a avaliação deve ser determinada individualmente. Ressalta-se que frequentemente é a própria paciente que percebe, no autoexame, nódulos ou espessamentos anômalos em suas mamas.

Procede-se, então, à feitura da colpocitologia oncótica (Papanicolaou). Quando o ginecologista tem o colposcópio no consultório, a colposcopia e a vulvoscopia são realizadas regularmente como tempo complementar na propedêutica cervical, podendo surpreender alterações sugestivas de infecções genitais específicas, pólipos banais, lesões pré-malignas e até tumores invasivos. A biopsia é realizada nesse momento, para confirmação diagnóstica (Letharby *et al.*, 2016; Nobile *et al.*, 2015).

Em relação à cirurgia do útero por condições benignas, priorizava-se a histerectomia total (corpo e colo), visando à prevenção do câncer. Conforme a compreensão da fisiopatologia do carcinoma cervical e sua prevenção avançou, a tendência passou a ser de preservação do colo do útero, com a execução de conização invertida do colo, o que reduz o risco do câncer endocervical. Com essa técnica, é possível conservar os ligamentos suspensores e de contenção da pelve feminina, afetando menos a inervação e irrigação sanguínea dos tecidos; também não se altera o comprimento das paredes vaginais, colaborando para a preservação das funções urinárias e sexuais da mulher, com menor risco peroperatório de complicações infecciosas e hemorrágicas (Anderson *et al.*, 2004; Richman; Drickamer, 2007).

Diante de doenças benignas, tem-se discutido atualmente a complementação cirúrgica com a salpingectomia bilateral. Acredita-se que alguns tipos de câncer epitelial de ovário sejam originários das fímbrias, porção distal da tuba uterina. Esse procedimento pode acelerar a perda da função ovariana (Hanley *et al.*, 2015).

A preservação dos ovários na histerectomia está relacionada com a idade da paciente e as perspectivas do tempo útil de produção hormonal das gônadas. Quando indicada a ooforectomia bilateral, a salpingectomia é inerente ao procedimento. Dados sobre esses detalhes podem ser obtidos por meio de uma cuidadosa história clínica da paciente (Wright *et al.*, 2012).

Doenças ginecológicas malignas

Neoplasias da vulva

Apesar de mais raro, o câncer da vulva incide principalmente em mulheres dos 65 aos 75 anos de idade, e corresponde a 5% dos tumores ginecológicos. Não se deve negligenciar a inspeção dos genitais externos na rotina propedêutica, pois os tumores podem ser de evolução dramática.

As doenças da vulva podem se apresentar com prurido, verrugas, ulcerações, manchas ou nódulos, que devem ser avaliados pela inspeção e pela vulvoscopia, com biopsia dirigida sempre que indicada, para estudo anatomopatológico. O câncer de vulva diagnosticado precocemente é de bom prognóstico. Porém, em geral são de diagnóstico tardio e com má evolução (Pecorelli, 2009). O atendimento multidisciplinar, com ajuda do dermatologista e do patologista pode se impor no diagnóstico.

O tipo histológico mais frequente é o escamoso; pode ser confundido com o condiloma acuminado. Pode aparecer em área de líquen escleroatrófico ou em epitélio hipertrófico. O melanoma é o segundo tipo histológico mais usual no câncer primário da vulva.

A simples inspeção vulvar de forma rotineira pode surpreender a maioria das lesões iniciais.

Neoplasias da vagina

Neoplasias primárias de vagina são raras, menos de 2% dos tumores ginecológicos. Cerca de 80% dos tumores vaginais são metastáticos, mais frequentemente do colo e do endométrio, mas também podem ser metástases de melanoma, do câncer de cólon, mamas ou rins. Sua propedêutica é semelhante à do colo do útero. Em geral, o diagnóstico precoce tem bom prognóstico, ao contrário dos tumores invasivos.

Tumores vaginais perto do colo do útero são considerados metástases cervicais e, quando próximos à vulva, metástases vulvares ou prolongamento vaginal do tumor da vulva.

As formas mais usuais são: carcinoma escamoso da vagina, carcinoma verrucoso, adenocarcinoma de células claras, melanoma e leiomiossarcoma. Os dois primeiros têm pico de ocorrência aos 60 anos de idade (Pecorelli, 2009).

Mulheres submetidas à exposição intrauterina ao dietilestilbestrol, substância usada no passado no tratamento da ameaça de abortamento, têm um risco estimado de adenocarcinoma de células claras de 1:1.000.

O papilomavírus humano (HPV), em geral, é o responsável pelos tumores de vulva e de vagina, assim como do colo do útero.

Neoplasias do colo do útero

O câncer cervical é citado ainda como o mais frequente dos ginecológicos em países subdesenvolvidos, com más condições de higiene e de assistência médica, principalmente em mulheres que iniciaram sua vida sexual compartilhada mais jovens, com parceiros múltiplos, que não aderiram ao uso do preservativo e com antecedentes de doenças sexualmente transmissíveis.

Porém, apresenta evidente declínio em sua incidência mundo afora, com a vacinação rotineira contra o HPV, principal fator etiológico da patologia cervical. A vacinação quadrivalente contra o HPV é indicada em crianças de 10 a 12 anos de idade, que ainda não iniciaram a sua atividade sexual. Estudos mostram sua eficácia em mulheres de até 45 anos de idade. A vacina não foi estudada em idosas.

Após os 65 anos de idade, o câncer cervical é mais raro, apesar de que casos avançados do tumor possam se apresentar nessa faixa etária, principalmente em mulheres que nunca se submeteram ao exame ginecológico prévio. Deve entrar no diagnóstico diferencial das metrorragias.

Os sintomas mais frequentes são: sangramento, corrimento por vezes de odor fétido (necrose tissular), desconforto vaginal e disúria.

Está relacionado quase que sistematicamente com o HPV, quando acomete a ectocérvice, que é o seu local preferencial. O tipo histológico mais frequente é o escamoso.

Quando o câncer se desenvolve na endocérvice, a histologia é do adenocarcinoma, tipo mais raro, e diagnosticado com mais frequência pelo Papanicolaou, desde que a coleta seja adequada, com o uso de escovinhas apropriadas para o exame do canal cervical.

Uma vez feito o diagnóstico do carcinoma cervical por meio da biopsia, quando na ectocérvice, e pela curetagem, histeroscopia e/ou conização do colo, quando na endocérvice, o tratamento inicial é cirúrgico e pode ter que ser complementado pela radioterapia, em função da extensão tumoral. Tumores iniciais, raros na idosa, são solucionados com a conização exclusiva do colo (Pecorelli, 2009).

Neoplasias do ovário

Essa é a neoplasia ginecológica com maior agressividade, pois em dois terços dos casos o diagnóstico é feito com a doença já disseminada e representa a primeira causa de morte por tumor ginecológico nos EUA, onde ocorrem 2.300 casos novos por ano e 14 mil mortes anuais pela doença. É o sexto câncer mais comum em mulheres, correspondendo a 4% de todos os cânceres femininos e a 25% dos ginecológicos (Pignata *et al.*, 2009).

Os tumores mais frequentes são de origem epitelial (70%), germinativos, do estroma e outros tipos raros.

Tumores secundários dos ovários são relativamente frequentes, em geral metastáticos de tumores primários de endométrio, mama, cólon, estômago e cérvice uterina.

A maior incidência é por volta dos 56 anos de idade: cerca de 80 a 90% das neoplasias epiteliais ocorrem após os 40 anos de idade e 30 a 40% delas surgem após os 65 de idade. Quando se constata o tumor ovariano após a menopausa, a chance de ser maligno chega a 30% (Wright *et al.*, 2014).

Para o diagnóstico clínico, são necessários recursos a partir dos quais se possa identificar precocemente a doença. A USG transvaginal, apesar de baixa especificidade, tem grande sensibilidade (95%) para identificar lesões iniciais. O Doppler é muito útil, associado a USG, no acompanhamento da lesão. Porém, a indicação da USG para rastreamento de tumores ovarianos é controversa. Não existe estudo epidemiológico que comprove que a USG de rotina consiga melhorar o prognóstico.

O exame de excelência na suspeita diagnóstica é a RM com contraste, mas o diagnóstico só é realizado no intraoperatório pelo patologista no exame anatomopatológico de congelação.

A maioria dos tumores ovarianos é cística, sendo menos frequentes os sólidos. O estudo da morfologia desses tumores pela USG consiste em um dos principais critérios para sua diferenciação (Pastore, 2003). Os parâmetros morfológicos avaliados são:

- Dimensão
- Espessura da parede do cisto (fina ou espessa)
- Superfície do cisto (lisa ou irregular)
- Conteúdo do tumor (cístico, sólido ou misto), homogêneo ou heterogêneo
- Septos ou traves em seu interior, que podem ser finas ou espessas, homogêneas ou heterogêneas
- Formações sólidas que crescem na parede do cisto, denominadas papilas, que podem internas e/ou externas.

Cerca de 8 a 10 anos após a menopausa, os ovários não devem ser palpáveis ao toque e devem estar atróficos à USG. Ovários de tamanho normal para a menacme já devem ser considerados suspeitos.

A tomografia computadorizada de tórax e a RM com contraste de pelve e abdome são realizadas como complementação diagnóstica e estadiamento pré-operatório, para avaliar a extensão da doença fora da pelve e melhor orientar o tratamento cirúrgico.

O marcador tumoral CA-125 pode estar elevado em 50% dos casos que se apresentam em estágio I e 60% dos que se apresentam no estágio II. É muito útil em casos de neoplasia exclusivamente peritoneal. Sua associação com a USG transvaginal melhora muito o rastreamento. Existem marcadores, como o antígeno carcinoembriogênico (CEA), que estão alterados em outros tipos de tumores, menos frequentes nas idosas, como os de células germinativas.

O câncer de ovário é mais difícil de ser identificado clinicamente e frequentemente é assintomático em seus estágios iniciais. É chamado de doença silenciosa, cujo diagnóstico geralmente só é possível em fase adiantada (Barney *et al.*, 2008).

Os sintomas mais comuns são: dor abdominal ou pélvica, aumento do volume abdominal, queixas intestinais, hemorragia genital, queixas urinárias por causa da compressão da bexiga pelo tumor e, mais adiante, perda de peso. Os sintomas gastrintestinais são conhecidos como "síndrome de indigestão da meia-idade" e podem cursar com dispepsia e flatulência, que são decorrentes da irritação peritoneal (Barney *et al.*, 2008).

Os antecedentes familiares de câncer devem ser valorizados. A existência de duas parentes de primeiro grau com história de câncer de ovário eleva o risco para 35 a 40%. Antecedentes de câncer de mama também são relevantes. Nesses casos familiares, são mais prevalentes as mutações nos genes *BRCA1* e *BRCA2*, que são detectáveis nos testes genéticos (Cress *et al.*, 2015).

O custo dos exames de mutações genéticas tem diminuído expressivamente, tornando-se acessível às pacientes de melhores condições financeiras. Atualmente, no Brasil, existem regras ditadas pelo governo sobre a liberação do exame pelos convênios médicos, possibilitando a identificação de paciente de risco para o câncer de ovário e o tratamento cirúrgico profilático. A mutação do *BRCA1* é a mais expressiva no risco do carcinoma de ovário.

A ooforectomia profilática associada à histerectomia, apesar de controversa, talvez seja a única medida realmente preventiva em pacientes com história positiva e mutação genética identificada. Ressalte-se que as mutações *BRCA1* e *BRCA2* também podem estar relacionadas com tumores do sistema digestório (Couch *et al.*, 2014), com realce para o carcinoma peritoneal e o de pâncreas.

O exame definitivo é o anatomopatológico. As lesões sólidas, císticas ou mistas, devem ser investigadas por laparoscopia ou laparotomia. As lesões císticas com menos de 8 cm, em que o exame de Doppler mostra baixo padrão de circulação, podem ser acompanhadas, ao longo de 2 meses, por meio de USG transvaginal. Em caso de progressão ou manutenção do volume inicial, ou alteração do marcador tumoral CA-125, a abordagem cirúrgica se impõe.

O tratamento cirúrgico consiste na avaliação inicial do ovário afetado, feita pelo(a) patologista, com base em exame de congelação e coleta do líquido ascítico para a citologia. Confirmada a malignidade, complementa-se imediatamente a cirurgia com histerectomia, anexectomia bilateral, omentectomia, esvaziamento ganglionar pélvico e para-aórtico. Os estudos anatomopatológicos de parafina e imuno-histoquímico determinarão o tratamento complementar com químio e/ou radioterapia (Cress *et al.*, 2015; Wright, 2012; 2014).

O prognóstico depende de fatores variados, como tipo histológico, grau, invasão histológica e estadiamento clínico. A sobrevida média é de 5 anos para 40 a 60% das pacientes, na maioria dos tipos histológicos, a depender da resposta clínica ao tratamento. A sobrevida geral após 10 anos é de cerca de um terço dos casos, o que desmistifica dados prévios mais pessimistas (Cress *et al.*, 2015).

Neoplasias do endométrio

Essa é a neoplasia maligna mais frequente do trato genital feminino nos países desenvolvidos, sendo tendência no Brasil desde o advento da vacina para o HPV e a sistematização da coleta da colpocitologia oncótica/exame de Papanicolaou.

O grupo de risco clássico é composto por mulheres obesas, hipertensas, diabéticas, com baixa paridade, menopausa tardia, em idade pós-menopausa e da raça branca, mas qualquer mulher pode ser afetada. O pico de incidência é na sexta década, podendo ocorrer, em 2 a 5% dos casos, antes dos 40 anos de idade. Atualmente, considera-se que a principal causa da doença seja a ação de estrogênio não antagonizada por progestágeno, ou progestagênio, como se observa nos casos de obesidade, ciclos anovulatórios, terapia de reposição estrogênica exclusiva, baixa paridade e no uso de tamoxifeno. A incidência desse tumor aumenta paralelamente com o avanço da idade (Barney *et al.*, 2008; Pecorelli, 2009).

Estima-se que 2,8% das mulheres terão o carcinoma de endométrio em algum momento de sua vida (National Cancer Institute, 2018).

Os tipos histológicos mais frequentes são o adenocarcinoma endometrioide (70 a 80%), o adenocarcinoma com diferenciação escamosa (5%), o carcinoma adenoescamoso (10 a 20%), o carcinoma seroso e o carcinoma de células claras.

A melhor maneira de rastrear o carcinoma de endométrio em mulheres assintomáticas é avaliando a espessura endometrial anualmente, por meio da USG (Pastore, 2003). Em mulheres após a menopausa, considera-se normal a espessura até 5 mm. Em mulheres que estão sob regime de terapia de reposição hormonal (TRH), pode-se considerar normal espessura até 8 mm. Mais caracteristicamente, o endométrio patológico, afora espessado, apresenta textura irregular ou, algumas vezes, com aspecto polipoide (espessamento focal).

Deve-se prosseguir sistematicamente na investigação do espessamento focal endometrial por meio do exame ginecológico, da USG transvaginal, da RM e, principalmente, obter uma amostra de endométrio. Para isso, deve-se introduzir uma sonda intrauterina e fazer uma aspiração. Os procedimentos podem ser feitos em consultório, contudo, nem sempre a amostragem será adequada. Procede-se, então, à curetagem uterina de prova e/ou à histeroscopia cirúrgica (contraindicada por alguns autores pelo risco de difusão de células malignas por meio das tubas uterinas) em ambiente hospitalar e sob anestesia, com a retirada de endométrio e com a amostragem adequada para o estudo anatomopatológico. Sempre afastar a possibilidade de gestação em mulheres no climatério (o período variável antes da menopausa) por meio da dosagem de beta-hCG plasmática.

O exame de Papanicolaou tem baixa sensibilidade para detectar células malignas provenientes do endométrio, com no máximo 30% nas melhores casuísticas (Barney *et al.*, 2008).

Cerca de 90% das pacientes apresentam metrorragia na pós-menopausa e sangramento irregular na perimenopausa – nessa fase a irregularidade menstrual é quase rotina, daí a dificuldade diagnóstica nesse período: quando suspeitar de tumor? Só mesmo diante de achados ultrassonográficos alterados.

Apesar de somente 15% dos casos de sangramento pós-menopausa serem decorrentes de câncer, quando esse fenômeno ocorre, o primeiro evento a ser descartado é o carcinoma de endométrio, pela sua gravidade. Nas mulheres com ou sem TRH que apresentam sangramento pós-menopausa, deve-se completar o diagnóstico, mesmo se a espessura endometrial pela USG não estiver alterada, se não houver outra causa aparente (Rossouw *et al.*, 2013).

O tratamento cirúrgico é semelhante ao aplicado no câncer de ovário e pode ser complementado com radioterapia da cúpula vaginal (principalmente nos tumores localizados mais perto do istmo uterino ou com invasão da endocérvice) e/ou do abdome, em função do estadiamento e da localização do tumor e, por vezes, com químio e hormonioterapia. A radioterapia exclusiva não é recomendada para os tumores iniciais, salvo em casos nos quais a cirurgia não possa ser realizada, devido a condições clínicas precárias da paciente.

O prognóstico depende do estágio clinicocirúrgico, estabelecido considerando-se grau e tipo histológico, imuno-histoquímico, profundidade da invasão miometrial, evidência ou não de invasão vascular, ganglionar e de metástases a distância. Em geral, o diagnóstico é precoce, possibilitando bons resultados terapêuticos. Nos EUA, a expectativa é de que 18% das mulheres com carcinoma de endométrio morrerão em decorrência do tumor.

No Brasil, a estimativa de 2020 para novos casos de câncer do endométrio é de 6.540 pacientes. Por sua vez, o do colo do útero é de 16.700, o de mama, 66.280 (Ministério da Saúde, 2020).

Neoplasias da mama

O exame clínico das mamas pode e deve ser realizado por qualquer especialidade clínica. O importante é saber identificar as alterações que impõem o encaminhamento ao ginecologista ou ao mastologista.

Frequentemente, é a própria paciente quem percebe a alteração em sua mama. Isso enfatiza a necessidade de orientar e estimular o autoexame.

O exame clínico, em geral, só detecta nódulos maiores e, muitas vezes, em fases mais avançadas.

Alterações suspeitas que podem ser observadas no exame físico, como:

- Nódulo ou alteração na forma da mama
- Retração da pele
- Inversão da papila mamária
- Veias dilatadas
- Ulceração
- Derrame papilar hemorrágico e/ou edema de pele (*peau d´orange*).

Quando o nódulo é palpável, observar sinais sugestivos de malignidade, por exemplo, endurecimento, irregularidade, espessamento focal e fixação em pele ou músculo.

O câncer de mama é responsável por cerca de 30% dos novos casos de câncer em mulheres de países desenvolvidos, ou seja, é o câncer ginecológico mais frequente na mulher. É raro abaixo dos 25 anos, aumenta após os 30 anos e predomina após os 50 anos de idade. Os fatores predisponentes são: antecedente pessoal de câncer na mama contralateral, história familiar da doença em parentes de primeiro grau, principalmente quando antes da menopausa, mutação nos genes *BRCA* (cerca de 40 a 80% das mulheres terão o tumor em algum momento de suas vidas), nuliparidade, consumo excessivo de álcool, obesidade e, possivelmente, uso de anticoncepcional oral (Nelson *et al.*, 2012).

A mamografia e a USG são os melhores métodos para sua detecção precoce.

Recomenda-se mamografia anual após os 40 anos de idade. Atualmente, existe discussão a respeito da pertinência de se iniciar o seguimento anual desde os 35 anos de idade. Em pacientes de risco aumentado, esses exames devem ser feitos em idade ainda inferior, lembrando das limitações técnicas da mamografia em pacientes jovens, que apresentam mamas muito densas à radiografia. É possível que a TRH na idosa também aumente a densidade das mamas à mamografia, dificultando a sua interpretação. Em casos de dúvida diagnóstica, pode-se repetir a mamografia com intervalo inferior a 1 ano.

A categorização dos exames de imagem das mamas segue o *Breast Imaging-Reporting and Data System*, do American College of Radiology, 2003 – sistema BI-RADS.

> Pacientes com BI-RADS 1 e 2 seguem a rotina anual de rastreamento do câncer de mama com o objetivo de diagnóstico precoce do tumor. Pacientes com BI-RADS 3, alterações altamente prováveis de benignidade, devem repetir o exame semestral e, quando de sua estabilidade após 2 anos de seguimento, voltar à rotina anual. BI-RADS 0 (dados inconclusivos), 4 e 5 (suspeito ou altamente sugestivo de câncer), devem ser encaminhados ao especialista, para avaliação (Bevers *et al.*, 2018).

A complementação da avaliação mamária com a USG se impõe diante de áreas de espessamento focal à palpação, o que deve ser informado ao radiologista, e como aprofundamento da investigação, em casos de mamografias suspeitas ou com mamas muito densas. Trata-se de exame inócuo, sem radioatividade, e pode ser executado em intervalos mais curtos (Pastore, 2003).

A RM é importante em pacientes com lesões suspeitas e no seguimento de pacientes com cirurgia anterior da mama. É também relevante na aferição de lesões multifocais e no seguimento oncológico quando não se realiza a mastectomia radical.

Se houver imagens ou nódulos suspeitos, microcalcificações agrupadas e heterogêneas à mamografia, indica-se o estudo anatomopatológico. Importante salientar que as microcalcificações suspeitas, que podem representar o tumor *in situ*, só são detectadas no exame radiológico das mamas/mamografia. Não são identificadas à USG e tampouco à RM.

Casos suspeitos ou duvidosos devem ser submetidos à biopsia com agulha grossa, a *core-biopsy* ou à mamotomia, guiada pela USG, ou pela mamografia, de acordo com conveniências técnicas do procedimento. A obtenção de fragmentos do nódulo possibilita estudo mais detalhado pela parafina. A biopsia guiada pela RM é mais recente e tecnicamente mais complexa.

Vale considerar que um nódulo pode não ser homogêneo e que uma punção apenas nos proporciona uma pequena amostragem para avaliação. É indicada, em casos duvidosos, a realização de exérese cirúrgica completa do nódulo ou da região acometida, após agulhamento ou marcação prévia com radioisótopo, para localização da região a ser abordada na cirurgia.

O tipo histológico mais comum é o carcinoma ductal (60 a 70% dos casos nos EUA). Considera-se o câncer de mama com alto poder metastático desde a época do diagnóstico e, na maioria dos casos, a disseminação ocorre para ossos, pulmões ou fígado.

A cirurgia pode ser radical ou conservadora e sempre deve incluir o estudo ganglionar axilar. Para evitar o esvaziamento ganglionar da axila em virtude das complicações envolvidas, como edema linfático e maior risco de infecção no braço homolateral, atualmente faz-se a ressecção dos linfonodos sentinela, primeiros gânglios da cadeia axilar. Esse procedimento é possível com a injeção periareolar de substância radioativa e o uso de *probe* para a sua pesquisa no intraoperatório, ou de azul patente. Quando esse linfonodo não tem acometimento tumoral, é menor o risco de invasão nos gânglios axilares, embora existam casos de falso-negativos. Por outro lado, quando ele está acometido, em algumas circunstâncias se impõe a linfadenectomia axilar completa.

A cirurgia conservadora (quadrantectomia ou setorectomia) é cada vez mais indicada, principalmente em casos cujas lesões são menores do que 2 cm e não ocorre fixação à pele e a planos profundos. Sempre se deve complementar o tratamento com radioterapia em tumores de potencial multicêntrico, que pode ser dispensada na mastectomia. Por vezes presencia-se a apologia das cirurgias minimamente invasivas, para preservar a estética, em detrimento do tratamento oncológico adequado (Nobile; Tacla; Alfer-Junior, 2015).

A quimioterapia inicial citorredutora é válida para tumores maiores em que se deseja preservar a mama, se houver redução expressiva do tumor. A partir dela se procede à ressecção do setor mamário e à pesquisa do linfonodo sentinela.

O tratamento cirúrgico do câncer de mama sofreu mudanças profundas desde o tempo do Halsted, no final do século XIX. Saímos de uma época de cirurgias radicais, invasivas, mutiladoras, para procedimentos cirúrgicos cada vez mais conservadores e com melhores resultados.

A quimioterapia tem indicações precisas, individualizadas e, em geral, mostra bons resultados. Substâncias novas são promissoras (Muss *et al.*, 2009; Extermann *et al.*, 2012). Atualmente, temos uma gama de tratamentos medicamentosos com ampla disponibilidade de fármacos biológicos, mesmo para a recidiva do tumor.

Em geral, receptores hormonais traduzem menor agressividade. O uso de tamoxifeno (bloqueador estrogênico) por 5 anos reduz a recorrência e a mortalidade em 50 e 28%, respectivamente, nos casos em que a pesquisa para receptores estrogênicos é positiva (Davies *et al.*, 2011; NCI, 2020). Pode-se também indicar o uso dos inibidores da aromatase (anastrozol e letrozol), que impedem a atuação do estrogênio na recidiva tumoral e, como regra geral, têm sido indicados a pacientes não tolerantes aos efeitos colaterais do tamoxifeno. A American Society of Clinical Oncology (ASCO) orientou que se deve considerar o uso do tamoxifeno por 10 anos em mulheres com receptores hormonais positivos no estudo imuno-histoquímico do tumor, em estágios I a III (Davies *et al.*, 2011; NCI, 2020).

Alterações atróficas

As alterações atróficas ocorrem em todos os tecidos que apresentam receptores estrogênicos. Na vagina, há perda do pregueamento de suas paredes, que ficam mais finas e menos elásticas, há diminuição do tônus muscular, com redução do turgor vaginal, determinando, assim, a chamada vaginite atrófica, em geral acompanhada da vestibulite, ou seja, atrofia importante do introito vaginal. É um processo gradual e insidioso (Richman; Drickamer, 2007).

Há também diminuição da lubrificação, o que determina ressecamento, dispareunia (dor à penetração) e, por vezes, sangramento durante o ato sexual (sinusiorragia), em intensidade variável. A penetração vaginal, antes prazerosa, passa a ser extremamente desconfortável, fazendo com que se evite o relacionamento sexual. O quadro pode progredir para atrofia da uretra, da bexiga e dos ligamentos que sustentam os órgãos pélvicos, provocando disúria, polaciúria, urgência miccional e incontinência (Boyle; Torrealday, 2008). Também são mais frequentes as infecções urinárias, que podem se agravar e evoluir para septicemia.

Outra ocorrência, felizmente não frequente, é a coaptação de ninfa, em que os pequenos e grandes lábios se aglutinam, ocluindo a vagina. Casos mais intensos podem comprometer o meato uretral e provocar sintomas urinários variados.

Ao conjunto das alterações no trofismo, dá-se o nome de atrofia genital.

É possível tratar esses sintomas com a aplicação vaginal de creme à base de estriol, estrogênio de baixa atividade, mas que para a pelve feminina atua de maneira muito positiva. O uso deve ser de duas vezes ou mais por semana, de acordo com a intensidade da atrofia. É comum a paciente ter que fazer aplicações diariamente por algumas semanas, antes de passar a fazê-las duas vezes na semana. O pregueamento vaginal provavelmente não será recuperado, mas obtém-se melhora da espessura, lubrificação e elasticidade dos tecidos (Nelson *et al.*, 2012). Mulheres com vida sexual ativa têm menor repercussão genital da privação hormonal e do envelhecimento natural, provavelmente pelo estímulo dos genitais. Isso nos permite o raciocínio de que a atividade física regular da pelve e musculatura vulvoperineal e perianal tem importante papel na fisiologia genital. Em geral, vulva, clitóris e períneo são negligenciados. Valoriza-se as técnicas fisioterápicas de eletroestimulação e *biofeedback*.

Cremes vaginais com estrogênio conjugado ou estradiol também são utilizados, mas a sua absorção sistêmica deve ser considerada (Richman; Drickamer, 2007).

É difícil a adesão ao uso de medicamentos vaginais pela idosa. Depende muito de sua experiência sexual prévia e da sua inibição com a própria sexualidade, não sendo fácil compreender que a vagina, a despeito do sexo, desempenha importante papel na contenção do assoalho pélvico e na função urinária.

Cabe enfatizar o uso do estriol, ao menos 1 vez/semana e de modo contínuo, desde que não exista contraindicação, como o antecedente pessoal de carcinoma da mama. O estriol é um estrogênio fraco, sem outras funções para o organismo, mas para a vagina pode ter efeitos "milagrosos". Nessas condições, tem-se tentado a sua substituição pelo ácido hialurônico, que pode ser mais bem manipulado (Nobile, 2002). Aparentemente, o uso regular do ácido hialurônico tem resultados semelhantes ao do estriol (Lethaby *et al.*, 2016). Tem sido avaliado o risco do uso do estriol vaginal a longo prazo, e as evidências são de que não há efeitos colaterais indesejáveis para a saúde da mulher. Apesar de ainda não consensual, é uma abordagem promissora para o tratamento da atrofia. A ocorrência de efeitos colaterais, a curto, médio e longo prazos, como fibrose e dispareunia, ainda limitam o seu uso a centros de pesquisa (Gordon *et al.*, 2019; Sokol; Karram, 2016).

Em casos avançados de uretrocistocele e prolapso uterino, indica-se o tratamento cirúrgico, que depende das condições clínicas gerais da paciente. A cirurgia sempre deve ser indicada quando significar melhora na qualidade de vida da mulher, salvo em condições de comorbidades associadas, cuja relação risco-benefício seja muito desfavorável para ela.

Sangramento uterino pós-menopausa

A perda de sangue genital após a menopausa, também denominada metrorragia, deve ser investigada sempre, conforme citado previamente em tumores do endométrio.

As possibilidades diagnósticas da metrorragia são: atrofia genital em 75% dos casos, hiperplasia endometrial em 15%, pólipos benignos em 9% e lesões malignas em 1% (Boyle; Torrealday, 2008).

É causa comum de sangramento o uso irregular da reposição de hormônios (Nelson *et al.*, 2012).

Inflamações e doenças sexualmente transmissíveis

O aumento do pH vaginal e a diminuição da resistência a agentes infecciosos em consequência da atrofia podem aumentar a incidência de vulvovaginite na mulher idosa. As bactérias e os fungos que causam vaginites são similares aos da mulher adulta, e a avaliação e o tratamento são similares (Biggs; Williams, 2009).

Portanto, a propedêutica das afecções vulvovaginais segue a rotina ginecológica de avaliação clínica, inspeção e palpação, coleta do Papanicolaou/colpocitologia oncótica, colposcopia, que pode identificar alguns tipos de infecção devido ao aspecto característico e exames de secreção vaginal (bacterioscópico, micológico, pesquisa de tricômonas (*Trichomonas*) e *Gardnerella vaginalis*, cultura para micoplasma, ureaplasma, neisséria e fungo). Metodologia mais eficaz tem sido utilizada na detecção desses patógenos (PCR).

Quando diante de alteração celular no Papanicolaou ou de alterações colposcópicas sugestivas, deve-se proceder ao exame específico para o HPV (*Human papillomavirus*), à captura híbrida ou à hibridização *in situ*, com tipagem do vírus, que tem mais de 100 subtipos. Na idade avançada, a despeito de menos frequente, também pode haver verrugas decorrentes de HPV ou lesões mínimas, sugestivas de vírus, na colpocitologia oncótica ou à colposcopia.

A colpocitologia oncótica é também um excelente exame para avaliação da vagina quanto ao trofismo e às infecções.

A mulher, mesmo em idade avançada, deve ser orientada quanto à prevenção de doenças sexualmente transmissíveis, enfatizando-se a necessidade do uso do preservativo e os cuidados usuais de higiene, principalmente após as evacuações. A atrofia genital, a infecção genital e a incontinência fecal concorrem para promover infecções urinárias de repetição (Biggs; Williams, 2009; Boyle; Torrealday, 2008). Assim como episódios de diarreia.

Vaginite

A vaginite é frequente na mulher idosa, em geral relacionada com a atrofia, mas podem existir infecções associadas. Ou seja, pode tratar-se apenas de vulvovaginite senil, decorrente da falta de hormônio local, ou haver contaminação pelos microrganismos patológicos usuais, favorecidos pela situação já precária do trofismo vaginal (Anderson *et al.*, 2004; Boyle; Torrealday, 2008).

Os agentes mais frequentes são a *Candida* sp., a *Gardnerella vaginalis* e o *Ureaplasma* sp. O HPV não é tão raro. Pacientes diabéticas e aquelas que recebem antibioticoterapia são mais vulneráveis à candidíase. Em geral, manifesta-se por leucorreia (corrimento), com características variáveis quanto à cor, quantidade e odor. Destaque-se que, no período pós-menopausa, as vaginites podem não apresentar leucorreia devido à atrofia genital característica desse período. São mais frequentes o prurido, o ardor e/ou a queimação vulvar.

O corrimento pode advir como decorrência do tratamento da atrofia, em que se melhora as condições do ambiente vaginal favorecendo o aumento da colonização bacteriana ou fúngica preexistente.

Trichomonas versus Gardnerella

A tricomoníase, em geral, manifesta-se por leucorreia amarelada, ou amarelo-esverdeada, com odor característico (fétido). Corrimento semelhante, bolhoso, branco e com odor acre, desagradável, é aquele provocado pela *Gardnerella*. Diz-se, atualmente, que a "*Gardnerella* comeu o tricômonas", em virtude de este último ser cada vez mais raro e a *Gardnerella*, bastante frequente.

O esquema terapêutico com os melhores resultados para ambos os parasitos é aquele que associa o creme ou gel vaginal de metronidazol ao uso da mesma substância por via oral, 400 mg, 2 vezes/dia durante 7 dias. O tratamento do parceiro sexual se impõe. Alguns preconizam o tratamento com dose única, porém, com maior índice de recidiva. Cerca de 20% das pacientes não respondem bem a esse tratamento, sendo necessários esquemas alternativos, com tianfenicol ou clindamicina oral (Biggs; Williams, 2009).

A discussão na literatura é sobre tratar ou não as pacientes assintomáticas e sobre a necessidade do tratamento do parceiro. Assim como não há nada concreto sobre o uso de iogurte vaginal (Girerd *et al.*, 2018).

Desta maneira, o tratamento deve seguir o critério da experiência do profissional que acompanha a paciente. A mulher pode ser tratada, assim como o companheiro ou a companheira sexual, com dose única de secnidazol 1 g por via oral e, para a mulher, complementamos com creme vaginal por 7 dias.

Candida albicans

A candidíase vaginal não é de transmissão sexual exclusiva, pode fazer parte de uma flora vaginal normal ou ser oportunista, proliferando em condições especiais, como por exemplo, na antibioticoterapia sistêmica. Pode ser assintomática. Na fase de infecção aguda, manifesta-se por prurido, sensação de queimação vaginal, leucorreia esbranquiçada, às vezes semelhante a leite talhado, dispareunia e disúria. É um quadro frequente de urgência ginecológica. Nessas condições, prescreve-se um creme de uso externo, com corticosteroide e antifúngico, até a oportunidade de melhor avaliação e de tratamento completo.

A candidíase genital, quando crônica, manifesta-se por corrimento branco, sem odor forte e sem os demais sintomas.

As afecções virais, quando assintomáticas e a paciente não apresentar infecção urinária de repetição, não são tratadas, pois, nessa circunstância, é considerada como parte da flora vaginal fisiológica.

O tratamento mais eficaz é aquele que associa o creme antifúngico vaginal com dose única do fluconazol 150 mg por via oral ou intermitente, a cada 3 dias, por 3 vezes. O uso de cremes que associam antifúngicos com antibióticos não promove bons resultados terapêuticos. Daí a indicação do creme somente com antifúngico. Existem variadas apresentações no mercado, sendo das mais usuais as de clotrimazol. Pacientes diabéticas são mais suscetíveis à candidíase (Biggs; Williams, 2009).

Mycoplasma/Ureaplasma

O *Ureaplasma urealyticum* e o *Mycoplasma hominis* são frequentes agentes etiológicos da vulvovaginite e, por vezes, sua sintomatologia confunde-se com aquela da candidíase; ressalte-se, porém, o diferencial de que, no caso em questão, há prurido, mas pouca leucorreia. O tratamento é com doxiciclina 100 mg por via oral, em duas tomadas diárias, durante 15 dias. O parceiro também deve ser medicado. Indica-se a também a azitromicina, 1 g, em dose única. Uma alternativa é o uso da clindamicina.

Esses microrganismos podem ser oportunistas, o que deve ser levado em consideração em relação ao tratamento.

A afecção pelo herpes-vírus simples é pouco frequente, com quadro clínico característico iniciando com pequenas vesículas/bolhas translúcidas vulvares ou em nádegas, em geral, dolorosas. Quando a paciente chega ao consultório, já com alguns dias de história, as lesões estão ulceradas. A paciente pode apresentar linfadenopatia inguinal. Pode apresentar infecção bacteriana secundária e acompanhar-se de queimação, dor e/ou ardor. O tratamento usual é com creme antiviral tópico assim que aparecem os sintomas, prolongando-se por alguns dias após o término das lesões. Quando as mesmas são extensas, principalmente nas pacientes imunodeprimidas, indica-se a terapêutica sistêmica. O herpes também pode infectar a região vulvar ou as nádegas, geralmente unilateralmente.

A infecção pelo HPV, mais frequente que a herpética, pode se manifestar por verrugas genitais (condiloma acuminado) ou por alterações microscópicas da vulva, do colo do útero e da vagina, surpreendidas à vulvoscopia e à colposcopia. Na maioria das vezes, regride espontaneamente em 1 ou 2 anos, mas pode evoluir para carcinoma cervical, raro em pacientes geriátricas. Seu tratamento é mais complexo e diferenciado conforme o caso, se impondo quando diante de alterações celulares ao Papanicolaou. O parceiro sempre deve ser investigado para infecção pelo vírus, submetendo-se à peniscopia e à avaliação do meato uretral e da bolsa escrotal (Biggs; Williams, 2009).

Doença inflamatória pélvica

A doença inflamatória pélvica menos frequente que a vulvovaginite em qualquer faixa etária, e mais rara em geriatria, é a infecção do trato genital superior. Em geral, decorre do acometimento por *Neisseria gonorrhoeae* e/ou *Chlamydia trachomatis*. Pode ainda ser ocasionada por bactérias gram-negativas, anaeróbicas, *Ureaplasma* ou *Streptococcus* (Calvet, 2003).

Os casos mais graves merecem internação e tratamento parenteral intravenoso. Casos mais brandos podem beneficiar-se do tratamento por via oral. Alguns esquemas terapêuticos possíveis são: ofloxacino 400 mg, 2 vezes/dia, ou levofloxacino 500 mg/dia, associado ao metronidazol 500 mg, 3 vezes/dia (IV), por 14 dias. Para a *Neisseria*, uma alternativa é o uso de ceftriaxona 1 g intramuscular, em dose única. O tratamento empírico pode ser complementado com o uso da doxiciclina oral na dose de 100 mg, 2 vezes/dia, durante 7 a 15 dias. É importante o tratamento paralelo do parceiro sexual.

Sífilis

A sífilis, causada pelo *Treponema pallidum*, é rara em sua apresentação primária ou secundária na velhice. Entretanto, a sífilis terciária pode ser produto de contaminação na vida adulta, em uma época na qual o tratamento não era tão eficiente. Deve-se pesquisar sempre a reação sorológica para sífilis (RSS), composta da reação de Wassermann e VDRL, em pacientes cujo quadro demencial tenha sua etiologia investigada. Caso a sorologia esteja positiva, deve-se indicar o exame de punção do líquido cefalorraquidiano e verificar sua sorologia. Se for confirmado o diagnóstico de neurossífilis, indica-se a antibioticoterapia parenteral com penicilina cristalina na dose de 12 milhões ao dia, ou ceftriaxona na dose de 4 g/dia, durante 14 dias (Nobile *et al.*, 2015).

Síndrome da imunodeficiência adquirida

A síndrome da imunodeficiência adquirida (AIDS) vem aumentando de prevalência na população idosa. Ainda se tem pouco conhecimento sobre o comportamento do vírus nas faixas etárias mais avançadas e sobre as particularidades do tratamento retroviral. Ela pode apresentar evolução rápida após a manifestação dos primeiros sintomas, além de ser a doença sexualmente transmissível mais frequente em homens.

Em levantamento realizado em Maryland (EUA), com 321 indivíduos de mais de 60 anos de idade, o principal meio de contaminação foi sexual em homens homossexuais (26%) e heterossexuais (24%); por drogas ilícitas injetáveis (23%), por transfusão de sangue (3%) e com origem indeterminada (20%). Em mulheres, uma taxa de 46% foi transmitida heterossexualmente e 24% com origem desconhecida (Moyer; U.S. Preventive Services Task Force, 2013). Chama a atenção o alto índice de transmissão heterossexual, o que nos obriga a procurar entender melhor o padrão de comportamento sexual do idoso para buscar maneiras de atuar com mais eficiência na prevenção da doença (Smith *et al.*, 2010). Em muitos casos, foi relatado o contato com vários(as) parceiros(as) sem o uso de preservativo. As pesquisas mostram que essa população não está preocupada com a prevenção das doenças sexualmente transmissíveis e não detém conhecimento suficiente sobre os riscos potenciais (Greene *et al.*, 2013).

Os sintomas iniciais da doença são inespecíficos. É comum o aparecimento de febre, sudorese, fadiga, perda de peso, anorexia, náuseas, diarreia persistente, tosse, faringite e linfadenomegalia. É necessário fazer o diagnóstico diferencial com câncer, tuberculose, *influenza*, citomegalovírus, mononucleose e outras infecções virais ou bacterianas. É importante que o clínico não deixe de suspeitar do diagnóstico e faça rotineiramente o exame sorológico em indivíduos considerados de maior risco: homossexuais masculinos, heterossexuais masculinos sem parceira fixa e que não usam preservativo, pessoas que foram transfundidas antes de 1985, usuários de drogas ilícitas injetáveis, pessoas submetidas à diálise ou à circulação extracorpórea antes de 1985. É uma boa prática a realização do teste na rotina de atendimento à idosa.

As manifestações clínicas mais comuns nos idosos são demências e infecções oportunistas por *Pneumocystis jiroveci*, pneumonia, herpes-zóster, tuberculose ou *Mycobacterium avium* (Greene *et al.*, 2013).

São importantes o diagnóstico precoce e o encaminhamento para o tratamento específico em casos com viremia elevada ou diminuição dos níveis de linfócitos do tipo CD4, normalmente com valores de 750 a 1.000/mm^3.

Não há consenso sobre o melhor tratamento para os idosos, inclusive sobre a conveniência de se fazer adaptações em função da idade. É necessário maior número de pesquisas específicas com essa faixa etária.

É também fundamental que a população acima dos 60 anos de idade, viúva, solteira ou divorciada que mantém vida sexual ativa, seja alertada e educada para o uso do preservativo. É comum que o preconceito interfira e que o medo de afastar o parceiro sexual faça com que muitas mulheres não tenham liberdade para requisitar ou exigir o uso do preservativo.

Com o aumento da sobrevida da população idosa, devemos estar preparados para diagnosticar e prevenir as principais doenças infecciosas, inflamatórias e neoplásicas que acometem as mulheres dessa população, independentemente da realização da terapia de reposição hormonal (Pinkerton, 2020.) É aconselhável o encaminhamento periódico ao ginecologista, que pode complementar a avaliação inicial do geriatra. É necessário o conhecimento dessas patologias para que se possa discutir e argumentar com a paciente, com o profissional especializado e, diante de condutas ainda controversas na prática ou na literatura médica, sempre buscar a melhor opção terapêutica para cada indivíduo, priorizando a qualidade de vida.

Igualmente, devemos abordar a questão sexual com naturalidade, porque a idade não é suficiente para abolir a libido feminina, que deve ser respeitada. Se não tivermos sensibilidade e delicadeza, deixaremos de atender e identificar problemas muitas vezes de fácil resolução.

68

Alterações Endócrinas no Idoso

Thiago Fraga Napoli • Natália Amaral Cançado • João Eduardo Nunes Salles • Renata Freitas Nogueira Salles

Introdução

O indivíduo idoso se apresenta em consulta com queixas muitas vezes inespecíficas, as quais devem ser avaliadas em cuidadosa anamnese, hipótese diagnóstica e consequente propedêutica armada para concluir finalmente um diagnóstico. No entanto, na formulação de diagnósticos endocrinológicos no idoso, uma miríade de fatores traz vieses tanto para a suspeita diagnóstica, quanto para a interpretação dos exames solicitados.

Neste capítulo, abordaremos as principais endocrinopatias que dificultam a avaliação do paciente na terceira idade. Os Capítulos 69 e 71, neste mesmo livro, abordarão outros temas igualmente importantes, como o climatério e a disfunção tireoidiana.

Deficiência do hormônio do crescimento

O hormônio do crescimento (GH; do inglês, *growth hormone*), também denominado somatotrofina, é secretado de maneira pulsátil pela hipófise sob estímulo hipotalâmico do hormônio liberador de hormônio do crescimento (GHRH; do inglês, *growth hormone releasing hormone*), sendo seus picos maiores e mais frequentes no período noturno e na madrugada. Na puberdade, há o aumento em número e frequência desses picos, que apresentam redução progressiva a partir dos 30 anos de idade. Uma vez liberado pela hipófise, o GH se liga a receptores hepáticos que estimulam a produção de somatomedinas, também conhecidas como fatores de crescimento semelhantes à insulina (IGF; do inglês, *insulin-like growth factor*), que são responsáveis pela maior parte dos efeitos sistêmicos do GH. O IGF-1 é o mais importante deles, pois, além de promover o crescimento, auxilia na regulação da metabolização mineral óssea, de carboidratos, proteínas e lipídios.

A síntese de GH pode estar reduzida em casos de hipercortisolismo crônico, hipotireoidismo, hiperglicemia pós-prandial, elevação de ácidos graxos livres (AGL) no plasma e obesidade (Melmed *et al.*, 2012). A liberação de GH é inibida pelo *somatotropin-release inhibiting factor* (SRIF), o qual apresenta *feedback* positivo do próprio GH e do IGF-1. A obesidade também pode contribuir para uma menor secreção de GH, tanto por estar associada a maiores níveis de AGL quanto pela maior secreção de leptina (o que não ocorre no idoso, pois nele está diminuída) (Isidori *et al.*, 2000). Ademais, a obesidade, se associada à apneia do sono, poderia induzir alterações diretas na oxigenação hipofisária, causando hipofunção. A hiperinsulinemia, por sua vez, elevaria a produção de IGF-1 e a redução de IGFBP-1 (que inibe a ação do IGF-1), aumentando o *feedback* inibitório na produção de GH (Lordelo *et al.*, 2007).

Por outro lado, jejum, hipoglicemia, atividade sexual, exercício físico, estresse físico e emocional, sono profundo, diabetes melito (DM) descompensado e hipertireoidismo podem aumentar a síntese de GH. O fenômeno da hipoglicemia estimulando esse hormônio, que é um contrarregulador, é a base para o teste padrão para avaliação de deficiência de GH (DGH), o teste de tolerância à insulina (ITT; do inglês, *insulin tolerance test,*), no qual se espera que um paciente normal apresente pelo menos uma dosagem de GH superior a 5,1 μg/dℓ, excluindo DGH. Porém, tal teste é contraindicado em idosos, cardiopatas e epilépticos (Jallad; Bronstein, 2008).

Em se tratando do GHRH, sabe-se que a somatostatina, proteína produzida em várias partes do corpo, inclusive no hipotálamo, inibe sua produção sob influência de neuropeptídios (CCK, VIP, glucagon), endorfinas e neurotransmissores (acetilcolina, serotonina). A produção de GHRH é estimulada positivamente pela grelina, um peptídio orexígeno hipotalâmico e gástrico, e pela arginina, que antagoniza os efeitos da somatostatina, produzindo *feedback* negativo no GHRH. Estímulos adrenérgicos podem estimular (via receptores alfa) ou inibir (via beta) a secreção de GH. Via alfa, clonidina, exercício, arginina, L-dopa e hipoglicemia são capazes de estimular GH (Melmed *et al.*, 2012).

Como já dito anteriormente, no idoso há uma redução na secreção de GH, tanto pela redução do número de pulsos, como pela redução de sua amplitude (Sattler, 2013; Veldhuis, 2013). Estima-se uma queda de aproximadamente 14% a cada década após a puberdade, e, em homens de 60 anos de idade, a prevalência de DGH pode chegar a 35% (Rudman *et al.*, 1990). Contudo, a relevância clínica disto ainda é tema de discussão, já que a produção hepática de IGF-1 sob estímulo do GH está inalterada, assim como a resposta fisiológica aos agentes estimuladores (GHRH, arginina, grelina), a pulsatilidade hormonal e o ritmo circadiano, que também estão mantidos. Dessa maneira, é importante ressaltar que a redução documentada do GH não é, por si só, substrato para uma ampla e indiscriminada reposição de GH na população idosa.

Os sinais e sintomas de DGH são bastante inespecíficos. Redução em massa magra, aumento de adiposidade visceral, redução de síntese proteica, redução na lipólise e oxidação de AGL, resistência à insulina, aumento de colesterol de lipoproteína de baixa densidade (LDL-c), hipertensão arterial sistêmica (HAS), redução da fração de ejeção cardíaca, anemia, redução de vigor/vitalidade, redução da capacidade aeróbica para o exercício, queda na qualidade de vida e depressão são os mais comumente relatados (Rudman *et al.*, 1990). Como se vê, tais queixas e alterações também podem ser decorrentes de um estilo de vida muito frequente na atualidade, que engloba privação de sono, sedentarismo e dieta inadequada. Além disso, como previamente citado, a atividade física e a adiposidade central são reguladoras da secreção de GH.

Depreendem-se de estados de hipofunção do eixo somatotrófico as consequências a longo prazo da falta da ação do GH em uma eventual "somatopausa". Na síndrome de Laron, com deleção do gene do GH, ocorre maior resistência à insulina, aumento de rugas e diabetes, contudo sem aumento de disfunção endotelial e com aumento de sobrevida (Laron, 2005), redução de neoplasias (Shevah *et al.*, 2005), e, apesar de aumento de LDL e proteína C reativa, redução da espessura média intimal e ausência de alterações ecocardiográficas (Menezes *et al.*, 2006). Em centenários, há aumento de mutações que levam a resistência ao IGF-1, o que poderia contribuir para maior sobrevida (Suh *et al.*, 2008). Por outro lado, é sabido que em pacientes com mutação no receptor de GH, apesar de menor ocorrência de diabetes e neoplasias, não há aumento de sobrevida, sendo a média desta de 65 anos (Guevara-Aguirre *et al.*, 2011). Adultos com DGH sem reposição têm redução na expectativa de vida, e a reposição leva a mortalidade aos níveis da população geral, apesar do maior benefício ser observado em homens (Pappachan *et al.*, 2015). Assim, os benefícios da eventual reposição de GH estariam relacionados com melhores parâmetros metabólicos, ganho funcional muscular e, consequentemente, a melhor qualidade de vida (Molitch *et al.*, 2011), enquanto os riscos repousam, mormente, sobre o aumento de incidência de malignidades e as alterações glicêmicas (Sattler, 2013).

Em estudos de reposição de GH em idosos saudáveis, os efeitos colaterais se sobrepuseram aos potenciais efeitos benéficos. Houve aumento de massa magra e redução de adiposidade visceral, mas aumento marginal de força apenas quando realizada reposição associada de testosterona ao GH em homens. Não houve melhora da massa óssea. Os principais efeitos colaterais foram edema, artralgia, síndrome do túnel do carpo e disglicemia (Blackman *et al.*, 2002; Christmas *et al.*, 2002; Huang *et al.*, 2005; Munzer *et al.*, 2001; 2009). Poucos trabalhos mostraram melhora da densidade mineral óssea (BMD) (Rudman *et al.*, 1990). Por isso, a reposição em adultos é indicada apenas na comprovação de DGH (Molitch *et al.*, 2011). Em se tratando especificamente da população de interesse, a Endocrine Society se coloca contra a administração de GH para adultos idosos com baixos níveis de IGF-1 ajustados pela idade e que não tenham história de doença hipofisária ou hipotalâmica (Fleseriu *et al.*, 2016).

Como os sinais e sintomas são inespecíficos, o diagnóstico pode ser falsamente positivo e a reposição de GH é questionável em pacientes idosos, recomendando-se, portanto, a investigação apenas para os pacientes que tiverem lesão estrutural hipotalâmica ou hipofisária, história de cirurgia ou irradiação local, de traumatismo craniano, de acidente vascular encefálico (AVE) ou evidência de outras disfunções hormonais hipofisárias (Fleseriu *et al.*, 2016; Molitch *et al.*, 2011). Por sua vez, os pacientes com doença neoplásica ativa não devem ser investigados, pois a terapia é contraindicada nesses casos (Molitch *et al.*, 2011).

O diagnóstico de DGH no idoso é dado pelos mesmos critérios do adulto. A dosagem de IGF-1 deve ser realizada na análise inicial. Contudo, assim como o valor de GH não é suficiente como critério diagnóstico devido ao seu padrão pulsátil heterogêneo, a dosagem de IGF-1, com análise do valor de referência para idade, também não é suficiente, posto que, se normal, não descarta DGH, e, se baixo, não define diagnóstico. Além disso, na análise do IGF-1 é necessário considerar ainda causas secundárias de valor abaixo da normalidade: DM descompensado, insuficiência hepática e terapia oral com estrogênios. A única exceção em que o diagnóstico de DGH pode ser estabelecido via IGF-1 é se ele se encontrar diminuído em mais de duas outras deficiências hormonais de origem pituitária (Molitch *et al.*, 2011).

Desse modo, na suspeita de DGH, recomenda-se a realização de um teste de estímulo para confirmação diagnóstica. O ITT é o teste mais utilizado, sendo, contudo, contraindicado para maiores de 60 anos de idade, motivo pelo qual o teste GHRH-arginina desponta como o mais apropriado. Nele, o valor de GH após estímulo menor que 4 μg/ℓ diagnostica a condição (Fleseriu *et al.*, 2016). Alguns trabalhos têm mostrado que o valor de corte no teste do GHRH-arginina poderia variar conforme o índice de massa corporal (IMC), sendo importante fazer a correlação entre este e valor de corte de GH na análise (Fleseriu *et al.*, 2016; Molitch *et al.*, 2011). Vale ainda ressaltar que esse teste pode não desmascarar a DGH de início recente (até 10 anos) se ela for de origem hipotalâmica, já que o restante do eixo ainda pode se encontrar responsivo (Molitch *et al.*, 2011). O teste alternativo do glucagon é sustentado na queda reflexa da glicemia (sem hipoglicemia) após o estímulo hiperglicêmico gerado pela infusão de glucagon como estímulo ao eixo somatotrófico. Entretanto, apesar de não ser contraindicado na população idosa, publicações recentes destacam que efeitos colaterais mais pronunciados podem ser desencadeados nessa população, como hipotensão grave (Tavares *et al.*, 2015). Importante lembrar que, caso o paciente apresente hipotireoidismo central, o tratamento deve ter início antes da investigação de DGH, pois pode haver resultado falso-positivo.

O tratamento no idoso (maior de 60 anos de idade) deve ser realizado com doses mais baixas de GH do que no adulto jovem, posto que a frequência e a intensidade de efeitos colaterais são maiores (Nguyen; Misra, 2009). A dose inicial é de 0,1 a 0,2 mg/dia, visando manter o IGF-1 na metade superior do limite da normalidade ajustado para a idade (Fleseriu *et al.*, 2016). Importante lembrar que o uso concomitante de reposição oral de estrogênio pode ocasionar a reposição com maiores doses de GH, pois inibe a geração hepática de IGF-1 (Fleseriu *et al.*, 2016; Molitch *et al.*, 2011). Como o GH aumenta a conversão periférica do hormônio tireoidiano de T4 em T3, via deiodinase 2, bem como aumenta a conversão de cortisol em cortisona (inativa) por estimular a 11-beta-hidroxiesteroide-desidrogenase tipo 2, particularmente hipotireoidismo e hipocortisolismo em pacientes com múltiplas deficiências hormonais, deve ser feito acompanhamento a cada 6 meses dos eixos hormonais e, caso necessário, a dose de reposição deve ser ajustada (Fleseriu *et al.*, 2016; Molitch *et al.*, 2011).

O acompanhamento da reposição de GH deve ser feito a cada 6 semanas até que se atinja o alvo de IGF-1, sempre atentando para efeitos colaterais, além de alterações metabólicas. Uma vez atingido o alvo, deve-se acompanhar o paciente a cada 6 meses para avaliação do IGF-1, além de conferência de medidas antropométricas (peso, IMC, cintura abdominal) e pressão arterial (Fleseriu *et al.*, 2016). Os efeitos do tratamento em qualidade de vida, parâmetros de composição corporal e metabólicos podem demorar mais de 6 meses para ser evidenciados. Para os pacientes que apresentaram boa resposta ao tratamento, não há tempo máximo de tratamento estabelecido (Molitch *et al.*, 2011), não havendo, portanto, motivo para suspendê-lo. Por outro lado, em caso de insucesso, não há razão para manter a reposição hormonal.

O seguimento inclui, além do acompanhamento dos demais eixos hormonais a cada 6 meses, o monitoramento da densitometria óssea deve ser feito a cada 18 meses, sendo verificada a necessidade de tratamentos adicionais individualmente. A DGH sabidamente aumenta o risco de fraturas (Wüster, 2000), e sua reposição pode proporcionar menor taxa de fraturas anuais (Mo *et al.*, 2015).

Portanto, a investigação e a reposição de GH em idosos deve ser a exceção, pois deve ser investigada apenas em pacientes com história de acometimento hipotalâmico e/ou hipofisário e que não apresentem contraindicação a reposição. Em idosos com pan-hipopituitarismo com DGH confirmado, as demais deficiências hormonais devem sempre ter suas reposições priorizadas, devendo a reposição de GH ser realizada apenas em casos muito específicos e bem estudados, e mantida somente naqueles que apresentaram benefícios.

Hipogonadismo masculino

O eixo hipotalâmico-hipofisário-gonadal (HHG) masculino é regido pela secreção hipotalâmica de GnRH, a qual controla os pulsos de hormônios luteinizante (LH) e foliculestimulante (FSH) pituitários, que, por sua vez, estimulam a produção de testosterona e a espermatogênese. O testículo é composto pelos ductos seminíferos – lar das células de Sertoli, estimuladas pelo FSH – e pelas células de Leydig, estimuladas pelo LH, produtoras de testosterona (Melmed *et al.*, 2012).

A secreção de hormônio liberador de gonadotrofina (GnRH) é influenciada por aferências hormonais e integrações neurais hipotalâmicas. No núcleo arqueado, subpopulações neuronais sensíveis à kisspeptina integram sinais de inflamação, nutrição e estresse (Araújo; Wittert, 2011). Assim, aferências somáticas podem delimitar alterações na pulsatilidade do GnRH. A kisspeptina é modulada também pela leptina (Menezes *et al.*, 2006), hormônio peptídico sabidamente reduzido em idosos e que exerce papel fundamental na modulação do eixo gonadal, estando associada, por exemplo, a amenorreia em quadros de extrema magreza (Park; Ahima, 2015).

O *feedback* hormonal ocorre em níveis hipotalâmicos e hipofisários. No hipotálamo, a testosterona inibe a pulsatilidade do GnRH, assim como a secreção de gonadotrofinas na hipófise. Na hipófise, há a ação da ativina (*feedback* positivo) e da inibina B (*feedback* negativo), que são produzidas nas células de Sertoli sob estímulo do FSH, e, modulam a secreção de seu estimulador. A inibina é antagonista do receptor de ativina na hipófise (Araújo; Wittert, 2011) e principal moduladora do FSH (Melmed *et al.*, 2012).

Os efeitos da testosterona determinando *feedback* negativo são modulados pelo estrogênio. A testosterona é convertida em estrógeno antes de realizar sua ação hipotalâmico-hipofisária. Contudo, as células produtoras de GnRH não contêm receptores estrogênicos. Os efeitos estrogênicos são exercidos, assim como pela leptina, via sistema kisspeptina-GPR54 (Melmed *et al.*, 2012). À parte do *feedback* negativo, testosterona/estrógeno sensibilizam a hipófise para manutenção da frequência fisiológica de secreção de LH, determinando também a intensidade dos picos (Araújo; Wittert, 2011).

A produção de testosterona decai com a idade, conforme observado em estudos populacionais (Feldman *et al.*, 2002; Harman *et al.*, 2001; Wu *et al.*, 2008). No *European Male Aging Study* (EMAS), realizado em homens entre 40 e 79 anos de idade, a testosterona total (TT) apresentou queda de 0,4% ao ano, enquanto a testosterona livre (TL) teve queda de 1,3% ao ano. Além disso, o EMAS demonstrou quedas em TT e TL mais acentuadas quando associadas à obesidade (Wu *et al.*, 2008). No *Baltimore Longitudinal Study of Aging* (Harman *et al.*, 2001), a proporção de pacientes com diagnóstico laboratorial de hipogonadismo (no estudo, TT < 325 ng/dℓ) foi de 20, 30 e 50% para homens entre 60 e 69, 70 e 79 e 80 e 89 anos de idade, respectivamente.

No processo de envelhecimento, ocorre uma elevação reacional de FSH e LH, conforme demonstrado no estudo de Massachussets e no EMAS (Feldman *et al.*, 2002). Desse modo, parece haver um fator gonadal primordialmente determinando déficit de testosterona. Contudo, não há uma reação proporcional de gonadotrofinas a ponto de compensar essa disfunção. Essa menor reação se dá por inibição ao sistema hipotalâmico-hipofisário de origem diversa. Os fatores presentes no idoso que promovem a progressiva supressão do eixo são:

- Maior taxa de tecido adiposo, causando maior conversão periférica pela aromatase com consequente inibição do eixo (Araújo; Wittert, 2011)
- Hiporresponsividade relativa da secreção de LH frente à redução nos níveis de testosterona (Woerdeman; Kaufman, de Ronde, 2010)
- Resistência à leptina (Chou; Mantzoros, 2014), nos casos associados à obesidade
- Aumento da SHBG (proteína ligadora de testosterona), o que reduz a fração livre de testosterona, isto é, sua forma ativa.

Compreendidos os fatores interferentes no eixo, passamos ao diagnóstico do hipogonadismo. Primeiramente, é importante ressaltar que não é recomendado o rastreamento de hipogonadismo em exames de rotina para homens da população em geral, incluindo idosos (Bhasin *et al.*, 2018). O rastreamento é recomendado somente se houver sintomas de alta suspeição: redução de libido ou número de ereções espontâneas, ginecomastia, redução dos pelos corporais ou da frequência do ato de se barbear, redução progressiva do volume testicular, infertilidade/azoospermia, baixa massa óssea, fogachos (os quais só ocorrem em situações de queda rápida hormonal, não usual no idoso) (Bhasin *et al.*, 2018; Fleseriu *et al.*, 2016).

Existem, ainda, outras condições em que há alta prevalência de baixas concentrações de TT e para as quais é sugerida a investigação: tumor hipofisário ou outras doenças da região selar; radiação na região hipofisária; tratamento com medicamentos que afetam a produção ou o metabolismo de testosterona, como opioides e glicocorticoides; suspensão de ácido acetilsalicílico (AAS) em uso a longo prazo; perda de peso associada ao vírus da imunodeficiência humana (HIV); infertilidade; e osteoporose ou fratura decorrente de traumatismo de baixo impacto. Era comum recomendar a investigação de hipogonadismo em pacientes que apresentavam sintomas inespecíficos, como falta de energia/motivação/autoconfiança; tristeza; depressão; distimia; perda de memória e concentração; alterações do sono; anemia leve normo-normo (na faixa de normalidade para mulheres); perda de força; aumento gordura corporal e IMC; e, por fim, redução da capacidade de trabalho (Bhasin *et al.*, 2010). Porém, a nova diretriz da Endocrine Society, publicada em 2018, não faz tal recomendação.

Uma vez bem fundamentada a hipótese clínica, é recomendada a dosagem de TT no período da manhã (antes das 10:00), em jejum (Bhasin *et al.*, 2018; Fleseriu *et al.*, 2016). Importante ressaltar que essa investigação não deve ser realizada em pacientes que apresentam ou estão se recuperando de uma doença aguda ou que estejam em uso de medicamentos que suprimem as concentrações de testosterona, como opioides e corticosteroides. No caso de resultado compatível com hipogonadismo, a dosagem da TT deve ser repetida para confirmação diagnóstica (Mohamed *et al.*, 2010), porque até 30% dos homens com uma concentração inicial de TT na faixa hipogonadal têm uma concentração normal na segunda medição (Bhasin *et al.*, 2018).

A TT representa a somatória da fração livre no soro ligada à albumina e à globulina ligadora de hormônios sexuais (SHBG). Sua dosagem deve ser realizada, preferencialmente, por espectrometria de massa em tandem de cromatografia líquida, ensaio que apresenta maior especificidade, sensibilidade e precisão (especialmente na faixa baixa), quando comparada à maioria dos imunoensaios (Bhasin *et al.*, 2018). Caso o paciente faça uso de biotina, recomenda-se sua suspensão por 72 horas antes da coleta de exames, já que ela pode interferir nos ensaios fundamentados na reação biotina-estreptavidina. Na interpretação do resultado, devem ainda ser avaliadas todas as causas que podem acarretar alteração da SHBG, tanto aquelas que provocam sua redução (obesidade, DM, síndrome nefrótica, hipotireoidismo, acromegalia e uso de corticosteroides, andrógenos e progestógenos), quanto as que promovem seu aumento (envelhecimento, cirrose hepática e hepatite, hipertireoidismo, uso de anticonvulsivantes, estrógenos e síndrome da imunodeficiência adquirida (AIDS).

Na suspeita de falsos valores de testosterona por qualquer uma dessas condições, recomenda-se a avaliação da TL (Bhasin *et al.*, 2018). Essa orientação se baseia no fato de que as condições que reduzem SHBG podem diminuir as concentrações de TT para abaixo da faixa normal, embora as concentrações de TL possam permanecer dentro da faixa normal. Por sua vez, as condições que aumentam SHBG podem aumentar as concentrações de TT acima de 400 ng/dℓ em vigência de TL baixa. Desse modo, recomenda-se solicitar TL em homens cuja concentração sérica de TT está modestamente acima ou abaixo do limite inferior da normalidade. Em casos em que os valores de TT estão muito abaixo do limite inferior da faixa normal (p. ex., 150 ng/dℓ), a probabilidade da concentração de TL estar dentro da faixa normal é baixa, não sendo necessária sua avaliação (Bhasin *et al.*, 2018). A dosagem de TL é confiável apenas pelo método de diálise de equilíbrio, muito pouco disponível e de difícil realização. No entanto, pode ser obtida por cálculo a partir das dosagens de TT, SHBG e albumina – fórmula de Vermuelen (http://www.issam.ch/freetesto.htm). A dosagem da testosterona biodisponível não é recomendada, pois não há estudos detalhados de sua avaliação (Bhasin *et al.*, 2018).

Os níveis de TT a serem considerados para diagnóstico variam bastante, mas a maioria considera valores menores que 240 ng/dℓ como diagnóstico de certeza, faixa duvidosa entre 241 e 300 ou 241 e 350 ng/dℓ. A TL < 6,5 ng/dℓ é indicativa de hipogonadismo (Bhasin *et al.*, 2010; Moreira, 2012). Entretanto, como há grande variabilidade dos tipos de ensaios utilizados (radioimunoensaio, ensaios imunométricos e espectrometria de massa em tandem de cromatografia líquida), além da própria variação entre os laboratórios e, consequentemente, dos valores de referência apresentados, a Endocrine Society orienta usar o valor de referência descrito no exame, sendo diagnosticado quando há duas medidas coletadas pela manhã em jejum abaixo do limite de normalidade (Bhasin *et al.*, 2018).

Constatado hipogonadismo, deve ser realizada pesquisa entre doença de etiologia primária (falência gonadal) e secundária (origem hipotalâmico-hipofisária). Para tanto, avaliam-se FSH e LH. Se altos, sugerindo falência gonadal, cariótipo deve ser solicitado, na suspeita de síndrome de Klinefelter. Se baixos ou normais, triagem para hemocromatose, com dosagem de ferritina e saturação de transferrina, e dosagem de prolactina são mandatórias para descartar causas secundárias de hipogonadismo. Além disso, os demais basais hipofisários devem ser avaliados para verificar outras deficiências de origem pituitária. Em caso de TT < 150 ng/dℓ (hipogonadismo grave), pan-hipopituitarismo, hiperprolactinemia persistente, sinais ou sintomas de efeito de massa tumoral (cefaleia, alteração visual), deve ser solicitada ressonância magnética (RM) da região selar para verificar integridade da estrutura e eventuais lesões. Porém, a realização da RM tem seu benefício questionado nesse contexto (Bhasin *et al.*, 2018).

O tratamento é indicado para os pacientes com hipogonadismo sintomático e diagnóstico laboratorial da condição, observando-se as contraindicações. Objetivam-se melhora dos sintomas não sexuais, manutenção de características sexuais secundárias e da massa óssea, e melhora da função sexual (Bhasin *et al.*, 2010). As contraindicações são: câncer de mama e próstata, hematócrito > 48 ou 50% em moradores em altas altitudes (por risco de poliglobulia), havendo desejo de manter a fertilidade, apneia do sono grave não tratada, sintomas graves de obstrução da via urinária inferior (*American Urological Association/International Prostate Symptom Score* [AUA/IPSS] > 19), insuficiência cardíaca congestiva (ICC) descompensada, infarto agudo do miocárdio ou AVE nos últimos 6 meses ou trombofilia. Induração ou nódulo prostático em que não se descartou neoplasia, assim como antígeno prostático específico (PSA; do inglês, *prostate specific antigen*) > 4 ng/mℓ ou PSA > 3 ng/mℓ em homens em alto risco para câncer de próstata (negros ou história familiar de primeiro grau com a doença) sem avaliação urológica adicional são também contraindicações ao tratamento (Bhasin *et al.*, 2018).

Segundo a Endocrine Society, em homens com hipogonadismo entre 55 e 69 anos de idade, que estão sendo considerados para terapia com testosterona e que têm expectativa de vida superior a 10 anos, deve-se discutir os riscos e benefícios do tratamento, assim como orientar o monitoramento de câncer de próstata. Para os pacientes que optam pelo monitoramento, os médicos devem avaliar o risco de câncer de próstata antes de iniciar o tratamento entre 3 e 12 meses após o início da reposição. Já em homens de 40 a 69 anos de idade com risco aumentado de câncer de próstata, sugere-se explicar ao paciente o risco de câncer de próstata e a necessidade de monitoramento. Independentemente do caso, é fundamental envolver o paciente na tomada de decisão, para que ela seja, assim, compartilhada (Bhasin *et al.*, 2018).

A reposição de testosterona está disponível no Brasil sob a forma de medicações tópicas (gel), intramusculares e comprimidos. Para uso tópico, é recomendado (Bhasin *et al.*, 2010) o uso de gel a 1% de testosterona, 5 a 10 g por aplicação diária em área extragenital e coberta. Tal cuidado, assim como lavar as mãos após a aplicação, é necessário para que a medicação não passe para outras pessoas, em especial do sexo feminino e crianças. Esse método causa poucos efeitos adversos (Moreira, 2012), mormente tópicos, e possibilita a suspensão com rápido retorno aos níveis basais de testosterona, caso necessário.

Para uso intramuscular, recomenda-se o uso de enantato, cipionato ou undecanoato de testosterona (Bhasin *et al.*, 2010; Moreira, 2012):

- Cipionato de testosterona: ampolas de 200 mg; alcança pico entre o 2º e o 5º dia após aplicação. Os níveis decaem até 20 dias após a aplicação, fazendo com que a aplicação, para manter níveis séricos, seja em média a cada 3 semanas. Tem como vantagem o custo, mas pode fazer pico hormonal nos dias seguintes à aplicação, chegando a níveis suprafisiológicos
- Ésteres conjugados de testosterona: ampolas de 250 mg contendo propionato, fenilpropionato, isocaproato e decanoato de testosterona. A mistura de apresentações visa simular padrão fisiológico, levando a picos menores e não concomitantes dos componentes. A aplicação se assemelha à do cipionato
- Undecilato (undecanoato) de testosterona: ampolas de 1.000 mg de aplicação trimestral (10 a 14 semanas), proporciona reposição mais fisiológica, sem causar picos. A dose inicial deve ser seguida de dose de manutenção em 6 semanas, após a qual a posologia trimestral é possível. Sua principal desvantagem é o custo. Sem efeitos colaterais relevantes, apenas tópicos.Para uso oral, o único andrógeno recomendado (Bhasin *et al.*, 2010) é o undecanoato de testosterona, disponível no Brasil. A dose inicial necessária geralmente está entre 120 e 160 mg/dia, durante 3 semanas. A dose subsequente (40 a 120 mg/dia), conforme avaliação clínica. A posologia de três tomadas diárias é sua principal desvantagem, assim como a variabilidade sérica. Outras apresentações orais de testosterona não são seguras e não devem ser utilizadas.

Outras formas não disponíveis no Brasil para reposição incluem (Bhasin *et al.*, 2010) *pellets* subcutâneos implantáveis (implante subcutâneo), adesivos/patches transdérmicos e adesivos gengivais.

O monitoramento do tratamento deve ser realizado, inicialmente, após 3 e 6 meses de seu início, e, depois, anualmente, checando sua efetividade clínica, efeitos colaterais e aderência em todas as avaliações. Nesse período, também deve ser avaliada a concentração sérica de testosterona, tendo como alvo valores na metade inferior do limite da normalidade para a idade (Bhasin *et al.*, 2018). Importante ressaltar que o exame deve ser realizado nos dias que antecedem a próxima aplicação, preferencialmente no mesmo dia antes da aplicação.

O monitoramento ainda inclui a avaliação de: hematócrito, PSA e toque retal. Quanto à análise do hematócrito, ela deve ser realizada, inicialmente, após 3 e 6 meses do início da reposição, e, a seguir, anualmente. Se o valor registrado estiver entre 50 e 54%, deve-se reduzir a dose e, se houver aumento além de 54%, o tratamento deve ser interrompido até que o hematócrito diminua para um nível seguro, para, então, reiniciar a terapia com uma dose reduzida. Recomenda-se, ainda, avaliar o paciente para hipoxia e apneia do sono. Quanto à análise da próstata em homens de 55 a 69 anos ou de 40 a 69 anos de idade, caso apresentem risco aumentado de câncer de próstata, deve-se realizar exame retal digital que verifique o nível de PSA antes de iniciar o tratamento. Recomenda-se repetir o PSA e o exame de toque retal entre 3 e 12 meses após o início do tratamento, e, a seguir, manter a rotina de exames conforme preconizado nas diretrizes para rastreamento do câncer de próstata, dependendo da idade e raça do paciente. É recomendada a avaliação por urologista se houver: aumento no PSA maior que 1,4 ng/mℓ em 12 meses ou 0,4 ng/mℓ em 6 meses; se o PSA confirmado for maior que 4 ng/mℓ em qualquer momento; se houver alteração no exame de toque; e se surgirem ou piorarem queixas relacionadas com o trato urinário baixo. Além disso, os pacientes devem ser avaliados com relação ao peso, à pressão arterial, ao perfil lipídico, às transaminases e às enzimas canaliculares. Em pacientes com diagnóstico de osteoporose, recomenda-se repetir a densitometria óssea de 1 a 2 anos após o início da reposição hormonal (Bhasin *et al.*, 2018).

Os benefícios do tratamento para o paciente idoso são mais evidentes com relação às queixas sexuais, sendo bem documentada a melhora moderada da libido, da função erétil e da atividade sexual (Bhasin *et al.*, 2018; Moreira, 2012). Além disso, há aumento de massa magra, aumento de força muscular e redução de tecido gorduroso (central e periférico). É notado ainda incremento de hemoglobina > 1 g/dℓ em idosos que iniciam a reposição, trazendo benefícios àqueles com anemia crônica e com redução da qualidade de vida. Com relação aos sinais e aos sintomas menos específicos de hipogonadismo, quando avaliados a melhora do humor e dos sintomas depressivos e o aumento da distância a pé, constata-se pequena evolução. Já quando avaliados vitalidade e cognição, não houve alteração em comparação com o grupo controle. Por esta razão, a reposição indiscriminada de testosterona para esses sintomas é contraindicada (Bhasin *et al.*, 2018).

A melhora da massa óssea em idosos hipogonádicos foi detectada após 1 ano de reposição (Kenny *et al.*, 2010), com variação de 1,4 e 3,2% em colo femoral e coluna lombar, respectivamente. Apesar da melhora da BMD, não foi, até o momento, comprovada a redução de fraturas, portanto, a reposição de testosterona não deve ser utilizada como tratamento para a osteoporose e a prevenção de fraturas. Por esses motivos, para os pacientes com alto risco de fratura óssea, o tratamento deve ser feito com um agente farmacológico aprovado para osteoporose. Para os que não apresentam alto risco de fratura e iniciarão a terapia de reposição hormonal, pode-se considerar adiar o tratamento com medicamentos aprovados para osteoporose até que avaliem a resposta à reposição por meio da repetição da densitometria óssea após 1 a 2 anos de terapia (Bhasin *et al.*, 2018).

Dentre os efeitos colaterais comuns e comprovadamente relacionados à reposição estão: eritrocitose; acne e pele oleosa; detecção de câncer de próstata subclínico (pelo próprio segmento mais recorrente); crescimento de câncer de próstata metastático; redução da produção de esperma e infertilidade. Sabe-se que o aumento do hematócrito durante a administração de testosterona é maior em homens idosos, contudo, a frequência de eventos neuro-oclusivos em pacientes que desenvolveram eritrocitose é baixa, tornando seguro seu uso se seguidas adequadamente as recomendações de interrupção, caso necessário.

Com relação ao risco de mortalidade por causa cardiovascular, questionou-se o tratamento com testosterona. Inicialmente, propunha-se que a testosterona pudesse agir como um "elixir da juventude", já que ajudaria a se manter jovem eternamente. Parte dessa expectativa e a crença em um benefício cardiovascular da reposição vêm de dados que ligam baixa testosterona a maior risco de mortalidade. Contudo, vem se estabelecendo que, na verdade, a baixa testosterona seria um marcador de fragilidade de idosos com outras comorbidades. Desse modo, deve-se diferenciar o que seria um idoso hipogonádico de um idoso frágil com testosterona baixa (Kaufman; Vermeulen, 2005; Matsumoto, 2002; Spratt *et al.*, 1993; Shores; Matsumoto, 2014).

O debate ao redor dos últimos estudos apresentados ocorre, pois, parte mostra aumento de risco cardiovascular, enquanto outros demonstram redução. Em dois estudos do Veteran Affairs, um demonstrou redução de risco *versus* placebo (Shores *et al.*, 2012) (10,3 *vs.* 20,7%), enquanto outro mostrou aumento (Vigen *et al.*, 2013) – razão de risco de 1,29 (95% IC, 1,04 a 1,58). Os critérios de tratamento e acompanhamento não são claros nos trabalhos, mas havia uma grande diferença entre os dois: a taxa de risco cardiovascular aumentado pré-tratamento de 21 e 59%, respectivamente. Em estudo de 2014 (Finkle *et al.*, 2014), constatou-se que haveria aumento de risco na prescrição para idosos acima de 65 anos e pacientes < 65 anos de idade com antecedente de doença arterial coronariana. Contudo, foi um estudo retrospectivo, não se sabe se os pacientes eram hipogonádicos, e fundamentado em uma base de dados nacional de prescrição de testosterona. Ademais, o aumento de risco foi da ordem de 1,25 caso a cada 1.000 pacientes. Dado tal dilema, na diretriz da Endocrine Society, publicado em 2018, foi feita extensa revisão de literatura, ficando claro que não há evidências conclusivas de que a suplementação de testosterona esteja associada ao aumento do risco cardiovascular em homens hipogonádicos (Bhasin *et al.*, 2018).

O clomifeno é um fármaco com ação antiestrogênica que inibe a formação do estrógeno no nível hipotalâmico-hipofisário. Desse modo, inibe o *feedback* negativo que o estrógeno exerceria sobre o eixo HHG, estimulando a liberação de gonadotrofinas. Em pacientes obesos e com síndrome metabólica, há o excesso de aromatização periférica dos hormônios esteroides no tecido adiposo subcutâneo, podendo causar aumento estrogênico nessa população. Por esse motivo, foi tentado o tratamento com citrato de clomifeno de forma empírica em homens com hipogonadismo hipogonadotrófico, apresentando boa resposta em alguns casos. Contudo, sua eficácia e segurança não foram demonstradas em estudos randomizados, não sendo, portanto, recomendado seu uso (Bhasin *et al.*, 2018).

Sobre a população idosa, vale a lembrança de duas medicações que, em uso crônico, podem levar a hipogonadismo: AAS e opioides. O uso de AAS suprime o eixo hipotalâmico-hipofisário-testicular e a sua suspensão, após um longo período de uso em altas doses, está associada à supressão acentuada das concentrações endógenas de testosterona, além de sintomas graves de hipogonadismo, incluindo disfunção sexual, fadiga, humor deprimido e até suicídio (Pope *et al.*, 2014). A recuperação do eixo hormonal pode variar dependendo da dose e da duração do uso de AAS, mas em casos de uso prolongado e de doses supra fisiológicas, pode demorar meses ou anos, correndo o risco de ser incompleta. Uma minoria dos casos pode nunca recuperar a produção normal de T endógeno, demandando, assim, terapia de reposição de testosterona. Já a supressão do eixo induzida por opioides está associada a disfunção sexual, baixo-astral, osteoporose e aumento do risco de fratura (Ali *et al.*, 2016). Faltam dados clínicos para fundamentar a reposição hormonal para essa população, contudo, ela deve ser considerada para os pacientes com confirmação diagnosticada, que apresentem sintomas sexuais e que a descontinuação da medicação seja improvável (Bhasin *et al.*, 2018).

Em suma, a prescrição rotineira de testosterona para todos os homens de 65 anos de idade ou mais com baixas concentrações de testosterona não é recomendada. Em pacientes com sinais e sintomas de hipogonadismo e que apresentem níveis de testosterona consistentemente baixos, deve ser ofertada terapia com reposição de testosterona, individualizando caso a caso, após discussão explícita sobre os riscos e benefícios potenciais. A recomendação de não tratar idosos assintomáticos com redução de testosterona relacionados à idade visa evitar riscos desconhecidos a longo prazo, em razão da evidência limitada em literatura dos possíveis benefícios do seu tratamento.

Função adrenal

A glândula adrenal é dividida em córtex e medula. O córtex inclui três diferentes zonas. A zona glomerular, responsável pela produção de aldosterona, a zona fasciculada, responsável pela produção de cortisol sob comando do hormônio adrenocorticotrófico (ACTH), e a zona reticulada, responsável pela produção de desidroepiandrosterona (DHEA) e androstenediona – andrógenos. Na medula, ocorre a produção de epinefrina.

Em teoria, diversos sintomas inespecíficos e déficits (como perda de massa muscular e cognição) poderiam ser atribuíveis ou remotamente compatíveis com deficiências dos hormônios desta glândula. Há terapêuticas sendo sugeridas e indicadas indiscriminadamente, sugerindo reposição ou modulação hormonal. Por esse motivo, vamos abordar as principais deficiências que podem ser alvo de debate no idoso: deficiência de cortisol e de androgênios adrenais.

Sabe-se que a produção de cortisol aumenta ou se mantém com a idade, sendo a média de cortisol sérico de 24 horas aumentada em ambos os sexos (van Cauter; Leproult; Kupfer, 1996), a resposta aumentada ao ACTH em idosas (Parker Jr. *et al.*, 2000), a resposta ao jejum inalterada comparada aos jovens (Bergendahl *et al.*, 2000), o nadir noturno mais alto e precoce em idosos (Bergendahl *et al.*, 2000; van Cauter; Leproult; Kupfer, 1996;), além da resposta ao estresse, mais prolongada no idoso (Sherman; Wysham; Pfohl, 1985). Tais alterações são correlacionáveis com alterações no sono – menor nadir noturno (Bergendahl *et al.*, 2000), ou fraturas em ambos os sexos (Seeman; Robbins, 1994); contudo, esses pacientes não possuem síndrome de Cushing, sendo, provavelmente, apenas alterações fisiológicas próprias do envelhecimento.

Em contrapartida, análises de base de dados populacionais indicam que os adultos mais velhos (≥ 60 anos de idade) têm maior prevalência de insuficiência adrenal (IA), estimada em 92,4 por 100 mil em pessoas com 60 anos de idade ou mais. Isso se dá, provavelmente, em razão de maior prevalência de IA por diversas etiologias, uma carga maior de comorbidades e o declínio cognitivo relacionado com idade, isolamento social e outros prejuízos, ou uma combinação destes que podem dificultar o diagnóstico, o manejo e interferir na adesão ao tratamento (Rushworth; Torpy; Falhammar, 2020).

A IA é um distúrbio raro com prevalência estimada em 300 por milhão de pessoas, sendo resultado de uma gama de patologias destrutivas e fatores iatrogênicos (p. ex., cirurgia e medicamentos) que afetam o eixo hipotalâmico-hipofisário-adrenal. Ela pode ser classificada como primária, quando a patologia acomete diretamente a glândula adrenal, ou central, quando há o acometimento da glândula pituitária, hipotálamo ou centros superiores. A IA central é o subtipo mais comum em adultos e decorre de uma secreção inadequada de cortisol devido à deficiência de ACTH. Pode ser secundária, quando uma doença hipofisária prejudica a liberação de ACTH, ou terciária quando o hormônio liberador de corticotrofina hipotalâmico está inadequado. Ela pode ser decorrente de um tumor que acomete região hipofisária, da própria cirurgia hipofisária ou de radiação craniana para tumores hipofisários e não hipofisários (Fleseiu *et al.*, 2016).

Pacientes idosos com IA compreendem tanto aqueles com diagnóstico de longa data como aqueles diagnosticados quando já tinham mais de 60 anos de idade. Pacientes com IA de longa duração incluem aqueles com doenças congênitas, mais comumente hiperplasia adrenal congênita (infância, adolescência) e adrenalite autoimune (fase adulta). Por outro lado, em idosos com diagnóstico após os 60 anos de idade, as etiologias mais frequentes são: tumores hipofisários ou sequela do seu tratamento (cirurgia, radioterapia); uso crônico de opioides para o tratamento da dor; e a terapia com glicocorticoides exógenos, usada para tratar as muitas condições inflamatórias e malignas que são mais comuns em pessoas com mais de 60 anos de idade. A IA induzida por fármacos (opioides, glicocorticoides) decorre da supressão do impulso hipotalâmico-hipofisário para secreção de cortisol por *feedback* negativo e, embora comum, frequentemente é incompleta, levando a uma IA parcial (Rushworth; Torpy; Falhammar, 2020).

Apesar de menos frequentes nessa faixa etária, podem ocorrer hipofisite (com déficits de hormônio hipofisário) ou, ainda menos frequente, adrenalite, após terapia com inibidor do controle imunológico para tratar melanoma e outras neoplasias, mais comuns nas faixas etárias mais velhas. As metástases adrenais são uma manifestação comum de doença maligna metastática em pacientes idosos, mas raramente resultam em IA (Rushworth; Torpy; Falhammar, 2020).

O diagnóstico da IA na população idosa é um desafio, pois o quadro clínico engloba sintomas inespecíficos, os quais também podem estar presentes em outras doenças comuns nessa faixa etária, como malignidade, ICC ou queixas associadas ao próprio envelhecimento. Os sintomas típicos que causam confusão diagnóstica incluem anorexia, perda de peso, fadiga e náuseas. Os sintomas posturais também são encontrados em pacientes mais velhos, podendo ser atribuídos incorretamente a outras condições ou efeitos colaterais de medicamentos. Em pacientes idosos mais indispostos, sintomas inespecíficos, como confusão e delírio, são comuns, possivelmente levando à incerteza diagnóstica e a um retardo no diagnóstico de IA ou crise adrenal, que pode ser fatal (Rushworth; Torpy; Falhammar, 2020).

Suspeitando-se do diagnóstico, é necessário confirmá-lo por meio da medição dos níveis de cortisol sérico entre às 8:00 e 9:00 horas da manhã. Um nível de cortisol menor que 3 μg/dℓ confirma IA; um nível de cortisol maior que 15 μg/dℓ exclui seu diagnóstico. Para valores intermediários, é recomendada a realização de um teste de estimulação com corticotrofina (ACTH sintético). Os níveis de cortisol de pico inferiores a 18,1 μg/dℓ (500 nmol/ℓ) em 30 ou 60 minutos indicam IA (Bornstein *et al.*, 2016; Fleseiu *et al.*, 2016). Importante ressaltar que, embora a maioria dos estudos inclua grande quantidade de adultos, o teste de estimulação com corticotrofina não foi especificamente validado em pacientes idosos (Rushworth; Torpy; Falhammar, 2020). O ITT seria uma alternativa de teste dinâmico, porém, ele é contraindicado para essa população.

Dentre os cuidados na investigação de IA, deve-se evitar a análise do eixo em pacientes gravemente enfermos, já que não há valores de cortisol bem estabelecidos para tal avaliação. Em pacientes que já estejam com reposição hormonal, deve-se suspender o glicocorticoide por pelo menos 24 horas (48 horas, idealmente) antes da realização dos testes bioquímicos para o eixo hipotálamo-pituitária-adrenal. Em mulheres em reposição hormonal, deve-se lembrar, ainda, da influência do estrogênio oral nos níveis de cortisol sérico total, o que pode aumentar o CBG (Fleseiu *et al.*, 2016).

A Endocrine Society recomenda o uso de hidrocortisona, geralmente em dose diária única ou em doses divididas de 15 a 20 mg, contudo, no Brasil, não há a formulação oral tão amplamente disponível, sendo mais frequente o uso de outros glicocorticoides de ação mais longa, como a prednisona e a prednisolona. Deve-se monitorar a reposição hormonal usando avaliação clínica, incluindo peso corporal, pressão arterial e postural, níveis de energia e sinais de excesso franco de glicocorticoides. Recomenda-se o uso da menor dose tolerável para diminuir potencialmente os riscos de doenças metabólicas e cardiovasculares, dentre elas, HAS, osteopenia/osteoporose e obesidade (Bornstein *et al.*, 2016; Fleseiu *et al.*, 2016). É fundamental ressaltar que todo paciente com IA, por qualquer etiologia, deve ser orientado sobre sinais e sintomas de crise adrenal e como fazer a suplementação da reposição, caso seja necessário. Na população idosa, é importante que cuidadores e familiares sejam orientados para que reconheçam o quadro clínico e possam iniciar o tratamento de forma precoce.

Em se tratando, agora, da deficiência de andrógenos adrenais, sabe-se que sua produção ocorre na forma de DHEA e seu sulfato (DHEAS), além da androstenediona. Quantitativamente, são produzidos mais DHEA e DHEAS, sendo o último o de maior produção pela glândula adrenal. A androstenediona, embora quantitativamente menor, tem conversão periférica a andrógenos mais potentes com maior frequência, tendo potência, pois, maior. A produção de DHEA, estimulada em uníssono com o cortisol sob estímulo do ACTH, segue um padrão circadiano semelhante. O DHEAS, por manter menor taxa de depuração, apresenta concentrações estáveis ao longo do dia. O DHEA pode ser formado a partir do DHEAS pré-formado; sendo assim, este compõe seu estoque (Lois *et al.*, 2014).

A produção total de andrógenos é composta por 40 a 60% de origem adrenal em mulheres, mas somente 5% em homens. Sua ação periférica pode se dar tanto em receptores estrogênicos, após conversão via aromatase (Labrie, 2004), quanto em androgênicos, após conversão a andrógenos mais potentes. Essas conversões ocorrem em nível celular, de modo que o DHEA tem caráter de pré-hormônio, e age nos tecidos ao sabor da tendência do tecido em captá-lo. Não só age por receptores androgênicos ou estrogênicos, mas também por via de receptores específicos em membrana ligados à proteína G, modulando eNOS (Traish *et al.*, 2011) (produção fisiológica de óxido nítrico), dentre outras substâncias. Além disso, pode agir sobre outros receptores intranucleares, como PPAR-alfa, tendo efeito anti-inflamatório (Poynter; Daynes, 1998).

Ao longo da vida há uma queda de 2 a 5% ao ano na produção de DHEA/DHEAS, com nadir ao redor de 70 a 80 anos de idade, representando queda de 80 a 90% em relação ao pico de produção da juventude. Essa queda é atribuída à menor atividade 17,20-liase, a enzima que na esteroidogênese dá origem tanto ao DHEA quanto à androstenediona (Baulieu, 2002). Outra justificativa seria pela perda de volume da zona reticulada (Parker, 1999). Alguns estudos buscaram encontrar relação entre a baixa de andrógenos adrenais e doenças próprias da senescência. Foram encontradas correlações com maior taxa de hospitalização (Forti *et al.*, 2012), fraqueza muscular (Valenti *et al.*, 2004), fragilidade (Leng *et al.*, 2004). Outros mostraram aumento de obesidade (Baulieu *et al.*, 2000), disfunção sexual (Lasley *et al.*, 2011). No entanto, não se sabe se são causas ou consequências de um processo de envelhecimento patológico. Sugerindo que sejam marcadores de boa saúde, temos trabalhos mostrando melhor sensação de saúde e bem-estar associados a maior DHEAS (Kroboth *et al.*, 1999).

No entanto, apesar de as associações citadas existirem, não houve benefício terapêutico relatado em estudos recentes. Estes variam amplamente nas dosagens utilizadas, mas não mostraram melhora em síndrome de fragilidade (Baker *et al.*, 2011), função sexual feminina, humor ou qualidade de vida, composição corporal (Kritz-Silverstein *et al.*, 2008; Nair *et al.*, 2006), cognição (Grimley *et al.*, 2006), massa óssea (Lois *et al.*, 2014) ou resistência insulínica (Basu *et al.*, 2007). Dados laboratoriais, como melhora angiográfica de aterosclerose (Herrington, 1995) e melhora na função endotelial (Kawano *et al.*, 2003), dão margem a futuras pesquisas visando observar melhora de desfecho cardiovascular, mas não há embasamento para delinear conduta clínica por ora (Lois *et al.*, 2014).

Ademais, vale lembrar que, sendo o DHEA um pró-hormônio, e podendo, em tese, estimular tumores sensíveis a esteroides sexuais, a American Cancer Society recomenda não administrá-lo em pacientes com certos subtipos de cânceres de mama, próstata e endométrio.

Conforme exposto, não existe base científica para reposição de DHEA por ora, para qualquer que seja a indicação. Tal posicionamento está de acordo com as evidências apontadas e reforçado nas diretrizes da Endocrine Society (Bornstein *et al.*, 2016; Wierman *et al.*, 2014).

69

Climatério

Elizabete Viana de Freitas • Andréa Araújo Brandão •
Érika Maria Gonçalves Campana •
Maria Eliane Campos Magalhães •
Roberto Pozzan • Ayrton Pires Brandão

Introdução

O envelhecimento é um processo multifatorial determinado pelos declínios fisiológico, bioquímico e funcional dos órgãos, ao longo do qual aumenta a suscetibilidade às doenças crônico-degenerativas, com características próprias em diferentes indivíduos. A mulher, especificamente, experimenta uma das mais inevitáveis consequências do envelhecimento após a instalação da menopausa.

No Brasil, estima-se que 13% da população tenha idade igual ou superior a 60 anos de idade, segundo os dados de 2019. A cada ano, mais mulheres estarão na menopausa, convivendo com seus efeitos, e é necessário que se providenciem políticas de saúde pública e maiores investimentos em pesquisa, para garantir melhor ação preventiva e terapêutica com relação à saúde dessa mulher.

A transição menopausal, também denominada perimenopausa, ocorre cerca de 4 anos antes da menopausa caracterizada por irregularidade dos ciclos menstruais, acompanhada por flutuações hormonais e alterações endócrinas e por sintomas, como, por exemplo, fogachos, ressecamento vaginal, atrofia vaginal, mudanças de humor, suores noturnos, depressão, disfunção sexual, dores articulares e distúrbios de sono (Blümel *et al.*, 2012; Davis *et al.*, 2015; Casper, 2020).

A menopausa é uma condição de ocorrência fisiológica decorrente do envelhecimento da mulher e, em média, acontece aos 51 anos de idade (Hannaford, 2019). O termo é definido como a cessação permanente dos períodos menstruais por 12 meses consecutivos de amenorreia, marcando, portanto, o fim do período reprodutivo (menacme), resultado da insuficiência de estrógenos não associada à patologia. Antes dos 40 anos de idade é considerada anormal por prematura insuficiência ovariana.

A mulher nasce com um número finito de óvulos armazenados nos ovários que, com a idade, sofre depleção dos folículos ovarianos até a consequente falência funcional do órgão. Desse modo, os níveis dos hormônios foliculestimulante (FSH) e luteinizante (LH) se tornam elevados em virtude da falta de inibição, embora os níveis de 17β-estradiol (E_2) se tornem variavelmente elevados, apesar de existir influência do eixo hipotalâmico-hipofisário, culminando na interrupção definitiva dos ciclos menstruais (Hannaford, 2019; Lui Filho *et al.*, 2015). De modo não natural, pode ocorrer após cirurgia, quimioterapia ou irradiação.

Os ovários produzem dois importantes hormônios: o estrogênio e a progesterona. Após a última menstruação, ambos passam a circular em níveis muito baixos. Os estrogênios constituem um grupo de hormônios essenciais para o desenvolvimento do útero, da mama e de outras transformações associadas à puberdade, determinando as características femininas de distribuição de gordura e aquelas responsáveis pelo processo de reprodução. Na verdade, os estrogênios têm efeito nos muitos tecidos do corpo da mulher, como o sistema nervoso central, os ossos, o trato urinário, o fígado, o coração etc. (Brincat *et al.*, 2005; Levine *et al.*, 2008; Peacock; Ketvertis, 2020).

O declínio funcional dos ovários ocorre gradativamente, englobando um período de transição, denominado climatério, que se estende, sem nenhuma intervenção médica, dos 35 aos 65 anos de idade. A faixa etária média em que ocorre a menopausa sofre variações entre as diversas populações, conforme vários fatores. Estima-se que o efeito genético influencie de 30 a 80% dos casos na idade do aparecimento da menopausa (Davis *et al.*, 2015). De acordo com a Organização Mundial da Saúde (OMS), ocorre entre 45 e 65 anos de idade, situando-se, em média, aos 51 anos (Hannaford, 2019). A sua ocorrência antes dos 40 anos de idade é considerada precoce, sendo tida como tardia quando acontece após os 52 anos. A multiparidade e o aumento do índice de massa corpórea estão associados ao início tardio da menopausa, enquanto o tabagismo, o tratamento de depressão, a exposição a substâncias químicas tóxicas, a dieta vegetariana, as grandes altitudes, a magreza e a terapêutica com radiação têm sido associadas ao seu início precoce. A nuliparidade e a condição marital, entre outros fatores, a despeito de serem citados, carecem de comprovação estatística.

Raramente os ciclos menstruais são interrompidos abruptamente. A menopausa propriamente dita é precedida por um período de alguns anos chamado perimenopausa, ou transição menopausal, durante o qual há significativa flutuação hormonal com irregularidades dos ciclos, acompanhada, frequentemente, por sintomas próprios da queda de estrogênios. A caracterização da transição menopáusica é clínica, dependendo de anamnese bem conduzida, visto que as dosagens hormonais são muito flutuantes, não sendo, portanto, confiáveis. Entretanto, cerca de 6 meses antes da menopausa, os níveis de estrogênios caem significativamente. Os ciclos mais irregulares são acompanhados de dramáticas flutuações séricas de FSH.

A falência ovariana, com cessação da produção de estrogênios, ainda é acompanhada por pequena produção do hormônio masculino, a testosterona, transformada em estradiol na gordura corporal. Também a glândula adrenal mantém a produção de hormônio masculino, da mesma forma transformado em estrona e estradiol. Ao lado do estroma cortical ovariano, essas são as únicas fontes de produção de estrogênios após a menopausa, que fica bastante aquém da produção que ocorre na fase reprodutiva da mulher. A mais potente forma de estrogênio é o estradiol; o estriol e a estrona também são importantes, porém de menor potência. A atuação dos estrogênios no organismo ocorre por meio da sua ligação a receptores específicos, abundantes em todo o organismo. Em mulheres submetidas à ooferectomia ou com falência da produção androgênica pelo ovário, níveis baixos de testosterona podem ocorrer, o que causa redução de libido (Baracat *et al.*, 2005; Brincat *et al.*, 2005; Levine *et al.*, 2008).

Com o aumento da expectativa de vida da mulher brasileira, estimada atualmente, em 2021, em 76,97 anos e em 2020 em 80,25 anos (Instituto Brasileiro de Geografia e Estatística [IBGE], 2021),[1] calcula-se que, no país, a população feminina na fase de menopausa, período que constitui um terço da sua existência, seja de mais de 5 milhões. Os custos hospitalares com o tratamento das complicações decorrentes dessa fase, como doença cardiovascular (DCV) e fraturas de colo do fêmur, alcançam cifras superiores a R$ 50 bilhões por ano (Schöder e Souza *et al.*, 2017; Siqueira *et al.*, 2017). Por falta de informações ou de condições financeiras, a maioria dessas

[1]Em razão da pandemia da covid-19, registraram-se mudanças devastadoras que têm trazido um cenário diverso ao informado pelo Instituto Brasileiro de Geografia e Estatística (IBGE), como a queda de expectativa de vida de 1,4 ano, segundo Ana Amélia Camarano, em publicação na *Folha de S. Paulo*, em 7 de novembro de 2020 (IBGE, 2021).

mulheres não recebe tratamento hormonal ou qualquer tipo de orientação, o que pode contribuir para que tenham uma má qualidade de vida.

Apesar da grande evolução científica nessa área, a menopausa ainda tem uma imagem negativa, estigmatizada por ilações mal concebidas, ligando essa fase a preconceitos de inexorável degradação do restante da existência, ocasionando angústia, ansiedade e depressão. No entanto, à luz dos novos conceitos relacionados com prevenção e novos hábitos de vida, emerge a realidade do envelhecimento ativo e de uma nova vida livre de tabus, devolvendo à mulher o interesse na procura de recursos disponíveis para a manutenção da vida normal (Tabela 69.1).

Embora seja um processo fisiológico, a menopausa resulta em profundas modificações no organismo da mulher, determinando, quase sempre, diversos sintomas clínicos, como os vasomotores, além de torná-la suscetível ao aparecimento de doenças, entre as quais destacam-se a osteoporose, as DCV, a atrofia urogenital, o declínio cognitivo, a depressão e a doença de Alzheimer. (Casper, 2020). Decorrente, portanto, de alterações de ordem morfológica, funcional e hormonal, o climatério é considerado uma endocrinopatia. Assim sendo, o manejo clínico do climatério se impõe, exigindo do médico conhecimento da sua fisiopatologia, com percepção da necessidade de individualização do tratamento, considerando-se a variabilidade de sintomas de mulher para mulher. A eficácia do tratamento depende da boa relação médico-paciente. A mulher deve ser analisada do ponto de vista biopsicossocial, com hierarquização do tratamento a ser introduzido.

Sintomas e efeitos da menopausa

A intensidade dos sintomas experimentados na menopausa é variável e decorre dos efeitos da queda dos níveis de estrogênios nos diversos órgãos (Tabela 69.2).

Cérebro e sistema nervoso central

Os estrogênios influenciam diretamente a função cerebral, atuando, por meio dos receptores estrogênicos localizados nos neurônios, em várias áreas do cérebro. São importantes para o suprimento do fluxo sanguíneo cerebral, provavelmente por mecanismo semelhante ao que ocorre nas artérias coronárias, ligando-se aos receptores endoteliais, promovendo liberação de óxido nítrico, com consequente vasodilatação. Esse é um importante efeito, já que o cérebro não tem outras fontes metabólicas alternativas. Por outro lado, tem sido demonstrada ação protetora anti-inflamatória na parede vascular contra a atuação de citocinas e radicais livres, impedindo a formação de placas. Embora considerada como uma transição de reprodução, os sintomas da perimenopausa são em grande parte de natureza neurológica e são indicativos de interrupção em vários sistemas regulados por estrogênios, incluindo termorregulação, sono, ritmo circadiano e afetam vários domínios da função cognitiva.

As ondas de calor, sintoma vasomotor, constituem o sintoma mais comum na menopausa, ocorrendo entre 60 e 80% das mulheres na perimenopausa e pós-menopausa, segundo relatório do *Massachusetts Women's Health Study*, com duração e intensidade variáveis de mulher para mulher (média de 3,8 anos) e com piora da qualidade de vida (Pompei *et al.*, 2018). Os sintomas podem perdurar entre 1 e 5 minutos, raramente ultrapassando esse tempo. São decorrentes de instabilidade vasomotora por variação no centro termorregulador hipotalâmico, sugerindo alterações no metabolismo das catecolaminas. Representam risco para fogachos menopausa precoce ou cirúrgica, raça negra ou hispânica, obesos, sedentários, tabagistas, estresse, ansiedade e depressão (Pinkerton, 2020). A atividade do sistema opioide endógeno reduzido também parece exercer importante papel no transtorno termorregulador, ligado à modulação central dos receptores estrogênicos e à secreção de LH. O declínio nos níveis de estrogênio e de inibina B, bem como o aumento dos níveis de FSH explicam, em parte, esse distúrbio de termorregulacão, o qual está associado a alterações dos neurotransmissores cerebrais e da reatividade vascular periférica. Entretanto, embora as ondas de calor aparentem ter relação com a supressão estrogênica, esse fenômeno não está totalmente explicado, já que os níveis de hormônio não diferem entre mulheres sintomáticas e assintomáticas. São descritos como súbita sensação de calor na parte superior do corpo, seguida por diaforese e arrepio de frio. Também ligadas a essas alterações são mencionadas sudorese noturna, palpitações, cefaleias e vertigens. Algumas vezes, esses sintomas são desencadeados por fatores como ambiente quente, estresse, alimentos picantes e quentes, bebidas alcoólicas e cafeína. O tabagismo também tem sido descrito como fator de risco para o aparecimento dos calores, possivelmente pelo efeito sobre o metabolismo estrogênico ou em decorrência dos efeitos termogênicos da nicotina. Algumas ondas de calor ocorrem durante a noite, despertando a paciente e ocasionando-lhe grande angústia. As ondas de calor podem causar insônia, contribuindo para fadiga, irritabilidade e para a redução da capacidade de concentração (Davis *et al.*, 2015; Freedman, 2005; Sturdee, 2008).

TABELA 69.1 Considerações de interesse na menopausa.

As mulheres devem ser aconselhadas sobre a necessidade da identificação e do tratamento dos riscos para as condições que se tornam altamente prevalentes na menopausa, como as DCV, a osteoporose e o câncer
Os riscos do desenvolvimento de DCV na mulher têm sido historicamente sub-reconhecidos, subdiagnosticados e subtratados
A osteoporose é uma condição crítica na mulher menopausada pelo desequilíbrio entre a formação e a reabsorção óssea
Todas as mulheres devem ser aconselhadas sobre as estratégias de prevenção para a osteoporose
O câncer é a segunda causa de morte, depois da DCV, entre as mulheres no Brasil e na América do Norte

DCV: doença cardiovascular.

TABELA 69.2 Sintomas mais comuns da menopausa.

Sintomas neurológicos
Ansiedade
Depressão
Irritabilidade
Mudanças de humor
Perda de memória
Distúrbios do sono
Falta de concentração
Sintomas urogenitais
Secura vaginal
Irritabilidade
Dispareunia
Frequência e urgência urinária
Sintomas vasomotores
Fogachos
Suores
Palpitações

Ainda que haja controvérsia, o sintoma vasomotor da menopausa tem sido atribuído à "síndrome de retirada do opioide endógeno", correlação que, consequentemente, sugere o tratamento por aumento da atividade do sistema opioide endógeno a partir de fármacos neuroativos, como os antidopaminérgicos, estrogênios, progestagênios e clonidina.

Concomitantemente à queda dos estrogênios no período perimenopausal, o volume do cérebro se atrofia, mesmo em mulheres sem qualquer doença evidente. Essa atrofia ocorre no hipocampo e nos lobos parietais, regiões que se associam à memória e à cognição. As queixas de perda de memória e a redução na agilidade mental são frequentes na perimenopausa, apesar de serem menos claras (Casper, 2020; Espeland *et al.*, 2004; Matthews *et al.*, 1999; Shumaker *et al.*, 2003).

O efeito dos estrogênios em humor, comportamento, memória e atividade central tem sido relatado, com base em experiências em animais e em humanos, não estando, contudo, bem esclarecido (Casper, 2020).

Em estudo realizado em mulheres de meia-idade em menopausa espontânea e em menopausa precoce mostrou que a menor circulação de E_2 estava associado com queda total e retardo de memória viso espacial, redução do aprendizado verbal e redução dos escores do Miniexame do Estado Mental (MEEM), sugerindo que o E_2 pode ser importante para a manutenção da performance cognitiva (Triantafyllou *et al.*, 2016).

Sabe-se também que o risco para o desenvolvimento de depressão aumenta em até 3 vezes nas mulheres em transição menopausal, interferindo, portanto, no seu bem-estar psicológico. A serotonina é um neurotransmissor que tem papel fundamental na regulação do humor. O estrogênio tem ação competitiva com o triptofano, substância precursora da serotonina, por meio de ligação com a albumina plasmática, possibilitando maior disponibilidade central de triptofano. As pesquisas também têm demonstrado que os níveis de serotonina se reduzem na menopausa. A maior frequência de depressão e de variações de humor ocorre nas mulheres com queixas anteriores de depressão pré-menstrual ou pós-parto e naquelas submetidas à menopausa cirúrgica, portanto, com variação brusca do estado hormonal. Os estudos que têm investigado a relação entre depressão e menopausa são conflitantes. A maioria dos estudos longitudinais populacionais não tem encontrado relação causal entre esses fenômenos. Por outro lado, há estudos que mostram a ocorrência de pelo menos um episódio depressivo em mais de 50% das mulheres acompanhadas por 3 anos após a menopausa (Avis *et al.*, 1994). Entretanto, condições psicológicas ligadas à angústia de problemas próprios da meia-idade, como doenças crônicas, limitações físicas, saída dos filhos do lar, poderiam estar ligadas a eventos de ordem não hormonal.

Sabidamente, os estrogênios encontram-se envolvidos na diferenciação dos neurônios, durante a vida fetal, e na formação das sinapses das células nervosas, bem como têm particular ação sobre o hipocampo, o qual desempenha importante papel na memória. Por outro lado, a diversidade da exposição hormonal entre os sexos, antes do nascimento, resulta em diferenças nas conexões neuronais, podendo ser responsável pelas distintas funções cognitivas entre homens e mulheres, com as habilidades espaciais, quantitativas e de movimentos grossos bem desempenhadas pelo sexo masculino, enquanto a acurácia verbal e de percepção e os movimentos finos são mais bem desempenhados pelo sexo feminino. Contudo, a deficiência estrogênica no humor, no declínio cognitivo, na demência, entre outras doenças ligadas ao sistema nervoso, ainda não se encontra bem definida, sendo objeto de pesquisas.

O aumento da idade é o fator de risco mais importante para o desenvolvimento de demência. A queda do suprimento neuronal de fatores de crescimento, com o envelhecimento, parece mediar a patologia neural; um desses fatores parece ser o estrogênio, que intensifica a neurotransmissão colinérgica e previne o dano oxidativo celular, protegendo as células nervosas, e a atrofia neuronal. O sistema colinérgico é realçado pelo estrogênio, aumenta a síntese de acetilcolina, bem como o sistema glutamatérgico e a função mitocondrial também são influenciados por esse hormônio (Grodstein, 2020). Assim sendo, a terapia hormonal (TRH) deveria desempenhar um papel protetor e terapêutico na demência (Rossouw *et al.*, 2002; 2013).

Numerosos estudos têm examinado se o emprego de estrogênios na pós-menopausa afeta a função cognitiva em mulheres idosas sem demência. Entretanto, a maioria desses estudos não encontrou efeito significativo desses hormônios sobre a cognição, ao contrário, poderia ser deletéria à memória se iniciados após os 65 anos de idade (Rossouw *et al.*, 2002; 2013).

Outros estudos têm registrado melhora na memória, expressão verbal, sociabilidade e atividade física nas mulheres que recebem hormônios em comparação com as que recebem placebo. Por outro lado, os estrogênios também aumentam os níveis de proteína C reativa, um marcador inflamatório. A inflamação tem sido ligada à demência e à redução da função cognitiva (Grodstein, 2020), havendo trabalhos que relatam inconsistência na melhora das funções cognitivas com suplementação estrogênica.

Contrastando com as expectativas, *The Women's Health Initiative Memory Study* (WHIMS) (Espeland *et al.*, 2004) relatou, por meio dos dados obtidos a partir de idosas voluntárias participantes na faixa etária de 65 a 79 anos, que houve aumento de risco de demência, inclusive doença de Alzheimer, e de dano cognitivo leve, tanto para terapia combinada como para terapia estrogênica isolada, sendo que esse risco é mais acentuado para as mulheres que já apresentavam dano cognitivo no início do tratamento. O assunto da relação entre o estrogênio e as funções cognitivas de mulheres idosas ainda permanece, entretanto, controverso. Contudo, a função cognitiva não sofre alteração linear na perimenopausa e menopausa. Queda em atenção, processamento da memória, aprendizado e memória verbal, e velocidade motora podem ser mais evidentes no primeiro ano após o período menstrual final (Casper, 2020; Weber *et al.*, 2013).

Os estrogênios parecem desempenhar alguns importantes mecanismos de proteção na doença de Alzheimer, como a inibição da formação de placas beta-amiloides nos neurônios, efeitos anti-inflamatórios, produzindo aumento de fluxo sanguíneo cerebral com efeitos neurotróficos e neuroprotetores.

O risco de desenvolvimento de demência estando sob o efeito da terapia combinada a respeito da qual tratou o WHIMS (Espeland *et al.*, 2004) foi de um adicional de 23 casos por 10 mil mulheres por ano (*hazard ratio* [HR] = 2,02 [p = 0,01]). A avaliação global da função cognitiva foi feita usando o MEEM modificado. O risco de demência já começou a aumentar no primeiro ano. O risco de dano cognitivo leve aumentou a partir de 2 anos (HR = 1,07 em 5 anos). Contudo, esses resultados devem ser analisados com cautela, considerando-se que as pesquisas com TH e doença de Alzheimer ainda são incipientes.

Apesar da TH parecer diminuir o risco de doença de Alzheimer, não há evidências que sustentem o seu uso na prevenção ou tratamento, mesmo em mulheres, quer na perimenopausa inicial quer na pós-menopausa em qualquer idade (Pompei; Machado; Wender, 2018).

O aumento de demência pode estar associado à maior incidência de risco de acidente vascular encefálico (AVE) (Pinkerton, 2020).

Recentemente, foi demonstrado que os estrogênios são capazes de potencializar a ação da levodopa, podendo, talvez, atuar retardando o início da doença de Parkinson, outra doença neurológica progressiva de maior prevalência nos idosos, na qual ocorre redução na produção celular de dopamina por degeneração da substância negra. Algumas pesquisas em animais sugerem que os estrogênios podem ter ação positiva na transmissão dopaminérgica, além de protegerem a produção neuronal de dopamina.

O estrogênio atua reduzindo a expressão da catecol-O-metiltransferase (COMT), enzima responsável pela degradação da dopamina, podendo, ainda, reduzir o limiar de resposta da levodopa.

As ações estrogênicas na doença de Parkinson, ainda que promissoras, demandam outros estudos para seu adequado esclarecimento (Saunders-Pullman *et al.*, 1999).

Queixas sobre a qualidade do sono são frequentes, alcançando quase 60% das mulheres na pós-menopausa, principalmente nas que se queixam de sintomas vasomotores. Esse sintoma afeta de maneira significativa a qualidade de vida delas. A utilização de estrogênio em baixas doses ou em combinação com progestagênio tanto na transição menopausal como na pós-menopausa tem se mostrado benéfica, apesar de dados controversos apresentados em alguns estudos (Pompei *et al.*, 2018).

Alterações geniturinárias

O sistema urogenital sofre efeitos deletérios em virtude do hipoestrogenismo, o que provoca sintomas relatados por um terço das mulheres.

Segundo a North American Menopause Society (2014), as alterações geniturinárias da menopausa recebem a denominação de síndrome geniturinária da menopausa, que compreende manifestações associadas à queda de estrogênios e outros esteroides sexuais, envolvendo alterações nos grandes e pequenos lábios, clitóris, introito e vestíbulo vaginal, vagina, uretra e bexiga. A falta de lubrificação e a dispareunia afeta de 20 a 45% das mulheres na pós-menopausa, com importantes repercussões na autoestima e no casamento. Inclui sintomas de irritação, secura e queimação genital, sintomas sexuais por falta de lubrificação (desconforto, dor, prejuízo na função) e sintomas urinários de urgência, disúria e infecções recorrentes (Portman; Gass, 2014; Bachmann, 2021).

A terapia com hormônio local tem se mostrado melhor que a terapia sistêmica na melhora da síndrome urogenital, não sendo necessário o uso concomitante de progestagênios, já que apresentam pouca absorção sistêmica, sem efeitos sobre o endométrio e sem evidências em tratamentos maiores de 1 ano.

Esses sintomas são decorrentes de marcantes fenômenos involutivos do sistema urogenital. A vulva perde panículo adiposo, as glândulas de Bartholin se atrofiam, há diminuição da secreção das glândulas sudoríparas e sebáceas. Os pelos pubianos tornam-se escassos e quebradiços. Há, normalmente, retração do introito vaginal, principalmente nas pacientes de nenhuma ou escassa atividade sexual. A vagina apresenta-se menos rugosa e elástica, passa a ser repovoada, perdendo bacilos de Döderlein, que são substituídos por flora inespecífica, incluindo organismos patogênicos encontrados em infecções do sistema urinário. O pH torna-se mais elevado, em geral acima de 6, sendo esse mais um fator para originar quadros infecciosos (Brincat *et al.*, 2005; Levine *et al.*, 2008). As infecções recorrentes são definidas por pelo menos três episódios em 1 ano.

Caracteristicamente, há atrofia do útero, das trompas e dos ovários. Todo o sistema de sustentação do assoalho pélvico torna-se atrófico e menos elástico, com redução da musculatura pélvica e do tecido colágeno, o que ocasiona prolapso genital.

Em algum momento da menopausa, a maioria das mulheres terá problemas vulvovaginais. O aparecimento de secreção vaginal, por vezes com odor desagradável, pode ter origem inflamatória, causando irritação, rubor e prurido, necessitando de esclarecimento diagnóstico para tratamento específico, já que, normalmente, o problema não tem resolução espontânea. O ressecamento e o adelgaçamento da vulva e da parede vaginal tornam esses tecidos mais propensos a traumatismos durante a relação sexual e o exame ginecológico. O aumento do pH, alcalinizando o meio, que normalmente é ácido, associado ao adelgaçamento da parede vaginal, origina a vaginite atrófica, que se torna menor e mais estreita, necessitando de medidas terapêuticas próprias para evitar o surgimento de feridas, sangramento e dor, principalmente durante a relação sexual (dispareunia). A deficiência estrogênica leva à redução do fluxo sanguíneo para a vagina e a vulva, sendo a maior causa de redução da lubrificação vaginal e da atividade sexual. Além disso, pode determinar neuropatia do nervo pudendo, resultando em menor sensibilidade do clitóris e da área vulvar, processo que parece ser reversível com o uso de estrogênio.

A produção de androgênio se reduz e pode resultar em perda de libido; porém, os estudos dos efeitos da reposição androgênica sobre a função sexual na mulher são conflitantes.

O sistema urinário manifesta importantes repercussões relacionadas com a deficiência hormonal da menopausa. A parede da uretra torna-se delgada, e a musculatura pélvica ao redor pode enfraquecer. Há redução do tecido conjuntivo que envolve a uretra e a bexiga, região rica em receptores estrogênicos e, portanto, hormônio-dependente. Consequentemente, há perda de elasticidade e atrofia da mucosa uretral e do colo vesical, com menor irrigação sanguínea e menor resposta muscular. A redução da rede vascular compromete a manutenção adequada da pressão intrauretral e da transmissão da pressão intra-abdominal à uretra proximal, prejudicando a cooptação da mucosa uretral. Essas alterações propiciam o aumento da frequência e urgência urinária, associadas ou não à disúria. Além disso, outra ocorrência comum é a incontinência urinária, particularmente o esforço, quase tão frequente quanto os quadros de instabilidade do músculo detrusor (Feldner *et al.*, 2008).

A infecção urinária é mais comum no período pós-menopausa, sendo a infecção vaginal, o resíduo pós-miccional e a deficiência imunológica creditados ao hipoestrogenismo os fatores que mais contribuem para que ocorra. Além disso, a atrofia da mucosa e a deficiência estrogênica podem aumentar o pH da vagina e alterar a sua flora, mudanças que predispõem à infecção do trato urinário. Os quadros infecciosos recorrentes levam à fibrose e ao estreitamento da uretra.

A uretra, a bexiga, a musculatura do assoalho pélvico e a fáscia endopélvica são afetados pelo hipoestrogenismo, podendo levar ao desconforto uretral, frequência uretral, disúria, hematúria e infecções urinárias recorrentes, além de propiciar prolapso pélvico e incontinência urinária (Bachmann, 2021).

Em razão da frequente ocorrência de quadros de infecção urinária, é importante o diagnóstico dos sintomas urológicos não infecciosos da menopausa, que têm rápida remissão com estrogenioterapia local (Feldner *et al.*, 2008).

Apesar de todas essas manifestações, a menopausa não necessariamente afeta a sexualidade. A compreensão dessas mudanças e o apoio psicológico, quando necessário, ao lado de medidas terapêuticas próprias, desmistificam a concepção de que o sexo acaba nesse período. A sexualidade faz parte da vida saudável.

Alterações do tecido conjuntivo

Atrofia e conteúdo colágeno da pele e dos ossos reduz-se pela deficiência estrogênica, contribuindo para o envelhecimento e a formação de rugas na pele em consequência do aumento de extensibilidade e perda de elasticidade. Com o envelhecimento, a pele se torna mais frágil, suscetível ao trauma, com maior facilidade de contusão e lacerações. As mudanças no colágeno são atenuadas pela reposição estrogênica, levando ao aumento de espessura da pele e da derme (Agius-Calleja; Brincat, 2012; Brincat *et al.*, 2005).

O aumento da produção de colágeno com a reposição hormonal pode ser um dos mecanismos de prevenção de fraturas osteoporóticas. A maior quantidade de colágeno na matriz óssea resulta em aumento na flexibilidade e força, independentemente da densidade mineral óssea (DMO).

Osteoporose pós-menopáusica

Com o aumento da expectativa de vida, a osteoporose tornou-se a doença osteometabólica mais comum nas mulheres pós-menopausadas, com uma prevalência de 32,7% de acordo com alguns estudos. No Brasil, estima-se, com base nos dados do IBGE, um contingente de 4,3 milhões de pessoas com osteoporose (Faisal-Cury *et al.*, 2007).

A perda óssea se inicia durante a transição menopausal. Considerando-se as projeções mundiais para o ano de 2025, espera-se, nesse ano, uma incidência anual de 2,6 milhões de fraturas só de quadril. Nos EUA, a doença afeta 10 milhões de pessoas, com gastos diretos de mais de 17 bilhões de dólares no ano de 2001. Para o ano de 2010, a expectativa era de um aumento para mais de 17 milhões, e para 2020, 20 milhões de pessoas acometidas. Em termos de custos e de morbimortalidade, atualmente, a osteoporose é considerada um grave e emergente problema de saúde pública.

A osteoporose é caracterizada por perda de massa óssea com deterioração da microarquitetura do tecido ósseo, resultando em fragilidade dos ossos e, consequentemente, aumentando o risco de fraturas. É a principal causa de colapso vertebral e a maior causa de fraturas nos idosos (ver Capítulo 73).

O pico de massa óssea na idade adulta é geneticamente determinado; já na pós-menopausa seu controle é hormonal. Sem dúvida, a deficiência estrogênica é o mais importante fator de risco para o desenvolvimento da osteoporose. Após a menopausa, a DMO diminui cerca de 2,5% por ano contra 0,13% no período pré-menopausal. O pico de massa óssea na mulher é alcançado na segunda década de vida, para, a partir de então, começar a decair. Nos primeiros anos da menopausa ocorre redução de massa óssea de 3% ao ano, mantendo-se uma taxa anual de 1 a 2%.

Na menopausa ocorre problema de remodelação óssea, com aumento da reabsorção e aumento na atividade dos osteoclastos, à medida que os osteoblastos deixam de exercer sua função reparadora. A densitometria tem sido o exame mais utilizado para o monitoramento da massa óssea. O hipoestrogenismo é a maior causa de desenvolvimento de colapso espontâneo de vértebras. O osso trabecular forma somente 20% do esqueleto e compreende a substância dos corpos vertebrais e de grande parte do colo do fêmur, sendo, também, de maior atividade metabólica, sofrendo remodelação em cerca de 25%, enquanto o osso cortical em apenas cerca de 3%.

O limiar de fratura depende de diversos fatores, como características genéticas, uso de determinados medicamentos, estado nutricional, atividade física, e todo um conjunto de hábitos que constituem um estilo de vida. As mulheres altas e magras têm maior risco para o desenvolvimento de osteoporose, bem como as tabagistas e as que tomam hormônio de tireoide. Entretanto, iniciar TH depois dos 60 anos de idade ou em mulheres com mais de 10 anos de menopausa com o único propósito de prevenção de fratura osteoporótica não é recomendado (Panay *et al.*, 2013, Pompei *et al.*, 2018; Rosen; Drezner, 2021). É importante lembrar que, após a interrupção da TH, o efeito protetor sobre a densidade óssea declina rapidamente, com pequeno grau de proteção remanescente (Yates, 2004).

O relatório inicial da *Women's Health Initiative* (WHI) mostrou, com a terapia combinada de reposição hormonal, estrogênio e progesterona, queda anual de 34% em fraturas de quadril e de 34% em fraturas de vértebra, em um total de 24% de redução entre todas as fraturas avaliadas. Esse foi o primeiro estudo randomizado que demonstrou que a terapia combinada de reposição hormonal reduz o risco de fraturas de quadril, pulso e vértebra (Rossouw *et al.*, 2002; 2013). Na reavaliação do WHI, em 2003 e em 2013 (Cauley *et al.*, 2003), esses números foram confirmados e, quando estratificados por idade, índice de massa corpórea, condição quanto ao tabagismo, histórico de quedas, antecedentes familiares e pessoais de fraturas, ingesta de cálcio, reposição hormonal prévia, DMO ou por escore de risco de fratura, o efeito foi o mesmo.

O bifosfonato é eficaz na prevenção e no tratamento da osteoporose, reduzindo o risco de fraturas de coluna e quadril. Sua variedade mais utilizada é o alendronato de sódio, administrado em uma tomada semanal, em dose de 70 mg, ou diária, em dose de 10 mg; é necessário, entretanto, ter cuidado para evitar irritação ou ulceração de esôfago.

As calcitoninas são, atualmente, uma opção para as mulheres portadoras de osteoporose com fratura e que apresentam quadro doloroso. São administradas por via intramuscular ou de *spray* nasal.[2]

A TH é uma alternativa para as mulheres que não suportam o uso de bifosfonatos.

Alterações cardiovasculares

Na menopausa, as mulheres perdem a resistência natural à doença cardíaca, com aumento expressivo da prevalência das DCV (American Heart Association, 2018; Casper, 2020).

A DCV representa a principal causa de morte entre homens e mulheres dos países desenvolvidos (American Heart Association, 2018) (Figura 69.1). No Brasil, de acordo com Ministério da Saúde (2018), as principais causas de morte entre as mulheres são o infarto agudo do miocárdio (IAM) e o AVE.

Apesar dos importantes avanços no tratamento, sabe-se que 1 em cada 2 mulheres morrerá em consequência de DCV, sendo a principal causa de mortalidade na mulher, com o IAM crescendo dramaticamente após a menopausa, apesar do papel da menopausa não estar bem esclarecido nesses casos, enquanto uma em cada 26 morrerá vitimada por câncer da mama, doença que infunde um temor consistentemente maior nas mulheres. Se todos os tipos de DCV mais frequentes fossem eliminados, a expectativa de vida nos países desenvolvidos poderia aumentar em até 10 anos, contra 3 anos se o mesmo acontecesse com todas as variedades de câncer.

Esse aumento de risco de DCV pode ser, em parte, mediado por atuação nos fatores de risco cardiovascular, por exemplo, o perfil lipídico, que sofre alterações durante a perimenopausa (AHA, 2018; Casper, 2020), devendo-se, portanto, encorajar a prevenção e atuar nos fatores de risco cardiovasculares.

Outras doenças aterotrombóticas, como a doença vascular periférica e a doença cerebrovascular, são igualmente importantes no sexo feminino, o que aumenta a importância da sua prevenção.

Estudos epidemiológicos mostram que, nos anos reprodutivos, a incidência de DCV na mulher é inferior à do homem. Entretanto, com a instalação da menopausa e o declínio dos hormônios esteroides, a prevalência de DCV em mulheres aumenta progressivamente, fato que indica um efeito cardioprotetor do estrogênio, que, uma vez perdido, aumenta a predisposição às doenças relacionadas com o sistema cardiovascular, principalmente à doença arterial coronariana (DAC). Dados do Ministério da Saúde (Brasil, 2020) indicam que a mortalidade

[2]Ver Capítulo 73, *Osteoporose e Osteomalacia*, para ter uma visão adequada do tratamento da osteoporose.

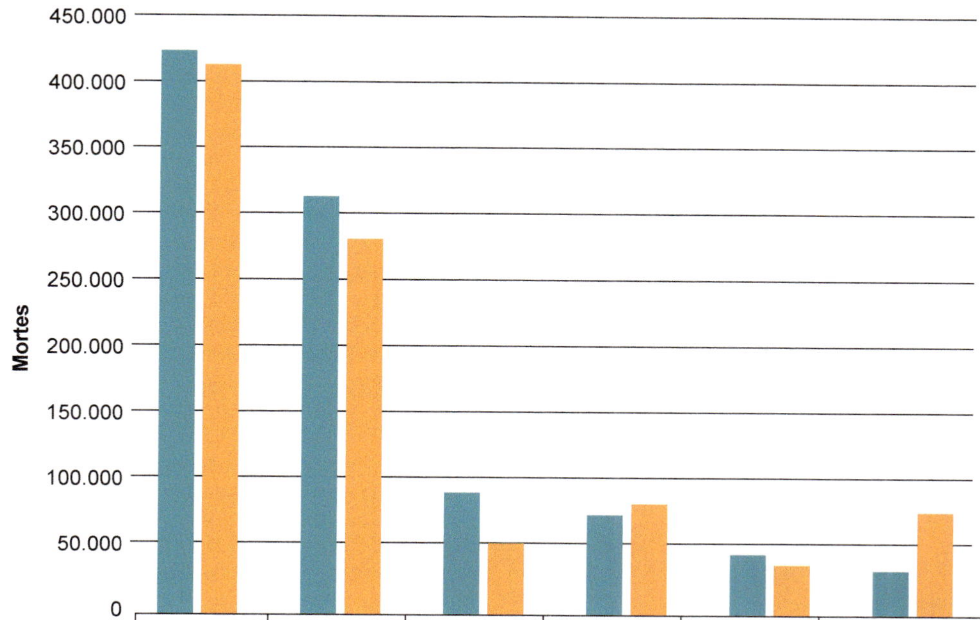

	DCV	Câncer	Acidentes	CLRD	Diabetes	Doença de Alzheimer
Homens	422.355	313.818	92.919	72.489	43.123	33.690
Mulheres	414.191	282.112	53.652	82.543	36.412	76.871

▪ **FIGURA 69.1** Prevalência de infarto agudo do miocárdio (IAM) por idade nos EUA entre homens e mulheres. DCV: doença cardiovascular. (Fonte: American Heart Association [AHA], 2018.)

por doença isquêmica no sexo feminino aumenta assustadoramente a partir da quinta década de vida, totalizando, em 2018, 34.253 mortes entre mulheres com 55 anos de idade ou mais e 3.892 nas mulheres entre 35 e 54 anos de idade. As estatísticas registradas nos EUA são semelhantes às apresentadas no Brasil. O clássico estudo de Framingham (1999) demonstrou que a incidência de DCV nas mulheres entre 50 e 59 anos de idade era 4 vezes maior quando comparada com a constatada em mulheres em pré-menopausa (Figura 69.2). Também o estudo das enfermeiras (Stampfer *et al.*, 1991) encontrou risco significativamente maior de DCV na fase pós-menopausa. De fato, a partir da sexta década de vida, as taxas de DAC tornam-se mais expressivas na mulher e, em algumas estatísticas, após os 70 anos de idade, bem próximas às do sexo masculino.

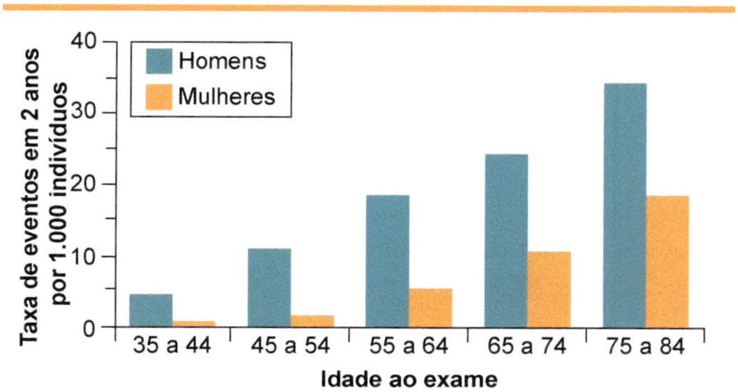

▪ **FIGURA 69.2** Incidência de infarto do miocárdio por idade e sexo em um acompanhamento de 26 anos no estudo de Framingham. A incidência aumenta com a idade em ambos os sexos, mas ocorre mais tarde (principalmente após a menopausa) nas mulheres.

Analisando os fatores de risco implicados na gênese da DCV, sabemos que são os mesmos para ambos os sexos (AHA, 2018). Também as estratégias de prevenção são tão importantes para os homens quanto para as mulheres. Entretanto, as mulheres, além de apresentarem os fatores de risco comuns, também apresentam aqueles inerentes ao sexo feminino. Assim, além dos classicamente conhecidos (dislipidemia, hipertensão arterial sistêmica [HAS], tabagismo, diabetes melito [DM], obesidade, sedentarismo e história familiar), a menopausa desponta como o fator de risco de maior impacto na patogênese da DAC no sexo feminino (Kathryn, 2021). Estudos populacionais têm se preocupado em analisar a incidência dos fatores de risco nos idosos, e muitos questionam a importância de alguns deles nessa faixa etária. Em geral, os estudos não diferenciam o sexo, porém, nos últimos anos, tem sido dado maior valor ao efeito diferenciado de cada um dos fatores de risco para homens e mulheres.

Alguns estudos, após o WHI, sugeriram que a TH seria capaz de reduzir a incidência de DAC na menopausa, principalmente se introduzida precocemente. O estudo *Early* versus *Late Intervention Trial with Estradiol* avaliou a medida de cálcio coronariano total, não encontrando diferenças significativas entre o grupo que recebia TH (gel vaginal – E_2 mais progesterona de forma sequencial) e o grupo placebo. Entretanto, novas diretrizes foram publicadas sem que ocorressem novas mudanças ou novidades incluídas (Hodis *et al.*, 2016).

A maneira como a deficiência estrogênica atua aumentando o risco de DAC na mulher ainda não é plenamente conhecida. Possíveis mecanismos incluem as alterações desfavoráveis no metabolismo das lipoproteínas e dos carboidratos, nos mecanismos de coagulação e nas ações vasculares diretas, entre outras.

Sabe-se que o colesterol total e o colesterol de lipoproteína de baixa densidade (LDL-c) aumentam progressivamente com a idade, principalmente nas mulheres. Alguns estudos demonstraram que mulheres na pré-menopausa têm níveis plasmáticos de LDL-c menores do que homens de mesma idade. Entretanto, a partir dos 50 anos de idade, seus níveis se elevam consideravelmente, ultrapassando inclusive os dos homens de mesma faixa etária. Já o colesterol de lipoproteína de alta densidade (HDL-c) não sofre modificação com o envelhecimento; porém, dados do estudo SWAN (Derby *et al.*, 2009) sugerem que seu efeito protetivo decresce na perimenopausa, enquanto os estrogênios por via oral ou transdérmica eleva os níveis de HDL-c. Os triglicerídios também apresentam alterações, elevando-se significativamente com o envelhecimento, sem diferenças entre os sexos. Atualmente, tem-se chamado atenção para a lipoproteína a (Lp_a), reconhecidamente um fator de risco para DAC, principalmente em idade abaixo de 66 anos de idade, assim como para a redução de seus níveis séricos após a reposição hormonal em mulheres na pós-menopausa. Todas essas alterações configuram um perfil aterogênico típico, ligado diretamente ao processo de envelhecimento (Casper, 2020; Grady; Wegner, 2000; Herrington *et al.*, 2000a; Mosca *et al.*, 2004).

A HAS é reconhecidamente um importante fator de risco para desenvolvimento de DCV após os 60 anos, atingindo entre 70 e 80% das mulheres (Egan *et al.*, 2010) (ver Capítulo 37). A HAS em mulheres, incluindo aquelas em pré-menopausa, é um forte preditor independente de coronariopatia (Millett *et al.*, 2018). O estrogênio, tanto endógeno como exógeno, tem efeito de estimular a síntese hepática de angiotensina, estimulando o sistema renina-angiotensina-aldosterona, que, por sua vez, causa retenção de água e sódio, podendo determinar aumento da pressão arterial. Os estrogênios têm efeito vasodilatador que parece ser dependente do endotélio. Receptores estrogênicos são encontrados ao longo de toda a parede vascular e, quando estimulados, respondem com vasodilatação. Além disso, o estrogênio parece estimular a liberação de substâncias, como o óxido nítrico e a prostaciclina, que são potentes vasodilatadores, além de modular a produção de endotelina, potente vasoconstritor. As alterações no mecanismo de ação e na produção dessas substâncias vasoativas seriam os principais fatores a acarretar as modificações na pressão arterial ocorridas na mulher após a menopausa.

Também a prevalência do DM aumenta progressivamente com a idade e é considerado um importante fator de risco para desenvolvimento de aterosclerose e de suas complicações em idosos, particularmente em mulheres. Tanto a hiperglicemia assintomática, especialmente acima de 400 mg/dℓ, quanto a insulinemia elevada têm sido associadas a maior risco de complicações da aterosclerose, estando frequentemente correlacionadas com a vida sedentária e a obesidade, muito comuns nas mulheres após a menopausa. A partir dos 60 anos de idade, o diabetes melito tipo 2, até então mais prevalente no sexo masculino, torna-se de igual frequência, ou até mesmo maior, no sexo feminino.

O tabagismo é considerado o maior fator de risco evitável de morte e doenças. Seus efeitos deletérios sobre a coagulação, metabolismo lipídico e dos carboidratos, além do dano endotelial por ele causado, já foram bem demonstrados; entretanto, seu efeito específico sobre a saúde da mulher é recente e evidencia uma ação antiestrogênica, antecipando em torno de 3 anos a instalação da menopausa, o que se traduz em maior risco de DAC. Foi constatado que, nas tabagistas, há aceleração da metabolização dos estrógenos pelo fígado, além da redução da produção estrogênica nas células da granular dos ovários. Estudo com 11.843 homens e mulheres, na faixa etária de 25 a 52 anos, revelou que as mulheres que fumavam mais de 20 cigarros por dia tinham seis vezes mais chances de ter IAM quando comparadas a não tabagistas. O risco de IAM está associado ao aumento do consumo de cigarros (Millett *et al.*, 2018). Por outro lado, observou-se que o abandono do tabagismo reduz, acentuadamente, o risco dessa doença após 2 a 3 anos de abstinência. Nos tabagistas idosos de ambos os sexos, o risco de mortalidade por causas cardiovasculares é menor do que em jovens tabagistas, embora seja mais elevado do que nos idosos não tabagistas. Essa redução de risco com o envelhecimento provavelmente é decorrente da preponderância de outros fatores, como a própria idade, que tornam o efeito relativo do tabagismo menos pronunciado.

Outros fatores, como estresse, obesidade, sedentarismo e fibrinogênio, têm ação menos evidente e, muitas vezes, estão associados aos citados anteriormente.

Entende-se que exista uma "janela de oportunidade" ou "hipótese de tempo" para proteção cardiovascular, e que a TH deve ser iniciada nos primeiros anos de pós-menopausa em mulheres entre 50 e 59 anos de idade e com menos de 10 anos de menopausa (Pompei *et al.*, 2018).

Outras implicações

O estudo WHI mostrou redução de câncer colorretal com o uso de TH combinada quando comparado com o placebo, com benefícios mantidos até 4 anos após a interrupção da TH, não sendo, porém, indicado com essa finalidade.

Diagnóstico

Para o diagnóstico da síndrome do climatério, considera-se a idade estabelecida entre 45 e 65 anos. A caracterização da transição menopausal é basicamente clínica e deve fundamentar-se em história bem conduzida, considerando-se que os marcadores hormonais têm níveis flutuantes nesse período e não são, portanto, confiáveis. Suspeita-se de perimenopausa quando, na faixa etária acima de 45, começam a ocorrer irregularidades no ciclo menstrual, como polimenorreia, hipermenorreia ou espaniomenorreia, associadas ou não a sintomas típicos do climatério já descritos. A investigação dos antecedentes pessoais e familiares ajuda a classificar o risco de desenvolvimento de DCV osteoarticular e neoplásica, principalmente. O diagnóstico da menopausa é feito existindo 12 meses de amenorreia na ausência de outras causas.

Nessa fase, alguns exames devem ser realizados. Um exame clínico geral e ginecológico criterioso é fundamental, pois traz elementos para a avaliação das condições gerais da paciente e das repercussões orgânicas da mudança do seu perfil hormonal.

A sintomatologia e/ou os fatores de risco para o desenvolvimento de doenças ligadas ao hipoestrogenismo impõem a consideração da TH.

A investigação complementar é indispensável, tanto para o diagnóstico como para o acompanhamento das pacientes em tratamento hormonal. A bateria básica de exames inclui os descritos a seguir.

Análises laboratoriais, constando inicialmente de hemograma completo, glicemia em jejum, ureia, creatinina, colesterol total e frações e urina tipo I. Esses exames têm por objetivo investigar alterações prévias, como dislipidemias, DM, infecções etc., ensejando, após a introdução da terapia de reposição hormonal, o acompanhamento clínico. As dosagens hormonais são realizadas em situações especiais, como, por exemplo, as de mulheres histerectomizadas e em suspeita de distúrbios hormonais, como hipotireoidismo ou falência ovariana.

A mamografia é o único exame de imagem que demonstrou redução da mortalidade por câncer de mama, portanto, ele é o exame de escolha para o rastreamento da doença e de suas lesões precursoras. O efeito proliferativo do estrogênio sobre as células mamárias faz dos antecedentes de câncer de mama e/ou lesões precursoras contraindicações absolutas para a TH (Pompei; Machado; Wender, 2018).

Para acompanhamento da TH, alguns exames devem ser solicitados assim que iniciado o tratamento:

- Densitometria óssea: é o exame mais empregado para avaliação de massa óssea e o mais importante parâmetro de comparação do tratamento
- Ultrassonografia (USG) transvaginal: não há evidências que justifiquem a necessidade de realização de USG transvaginal antes do início da TH em mulheres assintomáticas. Mas, nas mulheres que apresentam sintomas a esse exame deve ser realizado
- O achado de hiperplasia endometrial indica a realização de histologia endometrial por meio de biopsia por histeroscopia, aspiração ou curetagem
- Colposcopia e colpocitologia oncótica: nenhum tratamento hormonal deve ser iniciado sem a realização prévia de colpocitologia oncótica. Se houver suspeita de neoplasia, é mandatória a investigação complementar antes da TH
- Mamografia (preferencialmente digital): exame obrigatório antes do início da reposição hormonal, tendo por objetivo afastar a possibilidade de neoplasia; deve ser anualmente repetida. A TH por períodos prolongados, na maioria dos trabalhos cuja investigação excede 10 anos, tem mostrado pequeno aumento na incidência de câncer de mama. A USG de mama é realizada, quando necessário, em mamas muito densas para a complementação da mamografia.

Algumas observações devem ser feitas para as pacientes sobre a transição menopausal:

- É acompanhada frequentemente por sintomas vasomotores, distúrbios do sono e alterações da função sexual
- Fogachos são os sintomas mais comuns da menopausa e frequentemente acompanhados de distúrbios do sono
- Sintomas de atrofia geniturinárias, incluindo secura vaginal, dispareunia e, algumas vezes, pode ocorrer disfunção sexual
- Há alta taxa de mudanças de humor, inclusive podendo ocorrer depressão.

Tratamento

O climatério deve ser encarado como um momento decisivo para se garantir um envelhecimento ativo e saudável. A atitude médica deve obedecer à priorização de medidas, individualizando a conduta de acordo com os sintomas e a história clínica de cada paciente.

O médico tem um importante papel educativo, devendo esclarecer as dúvidas e informar os benefícios, os efeitos adversos e os riscos da TH. O sucesso do tratamento depende do estabelecimento de uma boa relação médico-paciente.

Medidas gerais

O primeiro passo no tratamento da menopausa é a instituição de medidas gerais, visando modificar hábitos de vida, controlar os fatores de risco e, quando necessário, dar suporte psicoterápico.

A orientação alimentar visa, além de controle de peso, à restrição de gorduras saturadas e ao aumento da ingesta de alimentos à base de cálcio, funcionando como medida coadjuvante na prevenção da osteoporose e da DCV. A dieta rica em frutas, vegetais, grãos e derivados de leite desnatado, e com baixo teor de açúcar e gorduras saturadas, dando preferência à carne branca em lugar da vermelha, é a ideal. A redução do peso contribui para diminuir o tecido denso da mama, fator de risco para o desenvolvimento de câncer, com efeitos observados apenas após cerca de 2 anos.

Ultimamente, os alimentos à base de derivados da soja, ricos em isoflavona, têm merecido atenção especial por efeitos benéficos nos sintomas vasomotores e nos ossos. Seus efeitos esteroides, entretanto, ainda carecem de maiores comprovações por estudos clínicos (Davis *et al.*, 2015).

O uso de alimentos ricos em cálcio deve ser estimulado com ingesta de leite desnatado e derivados, maior consumo de vegetais, principalmente os verde-escuros, e legumes. A vitamina D é um nutriente essencial para que o organismo absorva e utilize o cálcio, devendo ser mantida em níveis adequados; é importante para a sua síntese a exposição da pele aos raios ultravioleta do sol. A vitamina D, por ser lipossolúvel, pode acumular-se, exigindo cuidado com administrações prolongadas e de grande quantidade, que podem levar a hipercalcemia e hipercalciúria. Além disso, alimentos potencialmente capazes de aumentar o risco de osteoporose, como álcool e cafeína, promovendo também vasodilatação com piora dos sintomas vasomotores, devendo ser evitados (ver Capítulo 73). Entretanto, a suplementação com cálcio e vitamina D, respectivamente 1.000 mg e 400 UI, não influencia os sintomas da menopausa, mas devem receber orientação médica (LeBlanc *et al.*, 2015).

As vitaminas chamadas de antioxidantes e o ácido fólico, associado ou não a vitamina B6 ou B12, não devem ser prescritos, tendo grau de recomendação III e nível de evidência A nas I Diretrizes Brasileiras sobre Prevenção de Doenças Cardiovasculares em Mulheres Climatéricas e a Influência da Terapia de Reposição Hormonal da Sociedade Brasileira de Cardiologia (SBC). A atividade física deve ser encorajada e constituir importante fator de proteção contra as doenças próprias do envelhecimento. O programa deve incluir exercícios aeróbicos combinados com exercícios de resistência realizados com peso, praticados pelo menos por 150 minutos por semana. A atividade física contribui para aumentar o nível de HDL-c e para minimizar o risco de osteoporose e de DCV; auxilia também na redução de peso, quando praticada diariamente por 60 a 90 minutos, e no abandono do tabagismo, além de melhorar o aporte psicológico.

A interrupção do tabagismo é essencial, pois ele é responsável por 41% das mortes por DCV nas mulheres, além de ser importante fator de risco para o desenvolvimento da osteoporose. É capaz de antecipar a menopausa em cerca de 2 anos quando se comparam mulheres tabagistas a não tabagistas.

O suporte psicoterápico é indispensável nas mulheres com depressão e que encaram a menopausa como um momento de declínio físico.

Tratamento medicamentoso

O climatério nem sempre é sintomático; os sintomas, quando presentes, constituem a síndrome climatérica. As repercussões negativas da deficiência estrogênica podem ser tratadas e prevenidas com a, embora ainda não haja consenso sobre sua duração. A decisão da realização ou não da TH deve ser individualizada, respeitando-se as contraindicações habituais e sempre fazendo uma análise minuciosa dos riscos e benefícios. Atualmente, é bem aceito que a TH deva ser indicada para eliminar ou aliviar os sintomas decorrentes do hipoestrogenismo, como os sintomas vasomotores, atrofia urogenital, distúrbios urinários, alterações da pele e das mucosas e os sintomas osteoarticulares, entre outros. Em resumo, a TH não deve ser usada de maneira indiscriminada nem aleatória, devendo sempre ser ajustada às necessidades de cada mulher.

Mais recentemente, tem sido recomendado que, quando houver essa indicação, a TH seja instituída o mais cedo possível, antes dos 60 anos de idade e com menos de 10 anos de menopausa, aproveitando-se a "janela de oportunidade".

Não foram estabelecidas contraindicações absolutas para a TH. Contudo, em certas situações clínicas, há contraindicações relativas (Tabela 69.3) (Kaur; Pitkin; Singhal, 2016).

Todas as pacientes candidatas à TH devem ser criteriosamente avaliadas mediante detalhada anamnese e exame físico, e submetidas a uma bateria de exames (Tabela 69.4).

A TH permanece como o mais efetivo tratamento para os sintomas vasomotores e para a síndrome geniturinária da menopausa (The North American Menopause Society, 2017).

Em uma metanálise de 24 estudos em 3.329 mulheres na pós-menopausa, as que receberam estrogênio tiveram redução de 75% nos fogachos, quando comparadas com as que receberam placebo, além da redução da gravidade do sintoma em 87%. A adição de progestagênios não afetou os resultados nem houve diferenças em relação aos diferentes tipos de estrogênios. Mesmo esquemas terapêuticos com baixas doses de estrogênios transdérmicos têm se mostrado efetivos, sendo, entretanto, a tibolona menos efetiva.

A indicação para mulheres abaixo de 60 anos de idade ou que tenham menos de 10 anos de menopausa apresenta benefícios maiores, bem como menores riscos.

Esquemas utilizados

A TH é usada para descrever a terapia isolada com estrogênios, a terapia combinada de estrogênios/prosgestagênios, a terapia combinada de estrogênios/bazedoxifeno ou o uso de tibolona durante o período de peri e pós-menopausa (Pompei; Machado; Wender *et al.*, 2018).

TABELA 69.3 Contraindicações da terapia hormonal.

História de câncer de mama e de endométrio
Grave doença hepática em atividade
Hipertrigliceridemia
Antecedentes de TEV
Sangramento vaginal sem diagnóstico
IAM
Porfiria
Endometriose

IAM: infarto agudo do miocárdio; TEV: tromboembolismo venoso.

TABELA 69.4 Exames indispensáveis para estabelecer a terapia hormonal.

Hemograma
Glicemia, perfil lipídico
Dosagens hormonais
Exame de urina
Eletrocardiograma
USG para avaliação de espessura endometrial
Mamografia
Exame ginecológico com realização de teste de Papanicolaou

USG: ultrassonografia.

A TH pode ser prescrita como medicação oral, *patch* transdérmico, nasal, subdérmica ou creme vaginal. Há vantagens e desvantagens relacionadas com a via de administração dos hormônios; parece que a não passagem hepática reduz os riscos metabólicos. Na mulher histerectomizada, em geral, não há necessidade da reposição de progestógenos. Os estrogênios mais comumente prescritos são os estrógenos equinos conjugados (CEE), estrógenos sintéticos conjugados, o E_2 e o etinilestradiol.

Há uma série de esquemas terapêuticos disponíveis. Os mais utilizados são:

- Estrogênio isolado cíclico ou contínuo
- Estrogênio cíclico e progestógeno cíclico
- Estrogênio contínuo e progestógeno cíclico
- Estrogênio contínuo e progestógeno cíclico trimestral
- Estrogênio e progestógeno combinados contínuos
- Estrogênio e androgênio contínuos ou cíclicos
- Estrogênio e androgênio contínuos e progestógeno cíclico
- Tibolona contínua (gonadomimético)
- Progestógeno isolado cíclico ou contínuo (The North American Menopause Society, 2017).

O bazedoxifeno, que pertence ao grupo dos moduladores seletivos do receptor de estrogênio (SERM), passou a ser utilizado associado aos estrogênios conjugados, não aumentando a densidade mamária ou promovendo hiperplasia do endométrio, dispensando o uso de progestagênio (Pompei *et al.*, 2018).

O esquema ideal e a melhor via de administração devem sempre ser individualizados e dependerão das características e peculiaridades de cada mulher, garantindo-se o melhor nível de resposta à terapia escolhida.

Os efeitos adversos possíveis são náuseas, edema, ganho de peso, retenção hídrica, alterações de humor, sangramento e sensibilidade nas mamas.

Embora haja controvérsia entre os estudos, a respeito dos efeitos colaterais da TH, tem sido relatado leve aumento na incidência de câncer de mama associado a esse tratamento.

Os riscos relativos dos diferentes eventos clínicos observados pelo estudo WHI no grupo de mulheres pós-menopáusicas não histerectomizadas submetidas à TH combinada, estrogênio associada ao progestógeno, são apresentados na Tabela 69.5.

Terapias não hormonais têm sido utilizadas contra os sintomas vasomotores da menopausa para mulheres que não querem fazer uso de hormônio ou que têm contraindicação. Para os sintomas vasomotores os inibidores da recaptação de serotonina (paroxetina, fluoxetina e o citalopram), inibidores seletivos da recaptação de norepinefrina (venlafaxina, desvenlafaxina), clonidina (receptor agonista α_2-adrenérgico) e anticonvulsivantes (gabapentina e pregabalina) têm mostrado eficácia em vários estudos. Entretanto, somente a paroxetina em baixas doses encontra-se aprovada pela Food and Drug Administration (FDA) para alívio de sintomas da menopausa. As demais substâncias não têm indicação em bula (*off-label*) (Davis *et al.*, 2015). Os sedativos e hipnóticos não são recomendados.

Há 2 anos foram aprovados, nos EUA e na Europa, dois novos fármacos para o tratamento dos sintomas da menopausa. Um modulador seletivo dos receptores de estrogênio (SERM) indicado para mulheres que relatam dor moderada ou intensa à relação sexual associada à atrofia vulvovaginal. O outro medicamento é uma combinação de estrogênio equino conjugado e um SERM indicado para controle dos sintomas vasomotores em mulheres com útero intacto (Davis *et al.*, 2015).

▪ **TABELA 69.5** Risco relativo dos diferentes eventos clínicos observados no estudo WHI.

Eventos clínicos com risco aumentado	Risco relativo	Intervalo de confiança	Risco absoluto (10 mil/ mulheres/ano)
Ataques cardíacos	1,29	1,02 a 1,63	7
AVE	1,41	1,07 a 1,85	8
Câncer de mama	1,26	1,00 a 1,59	8
TEV	2,11	1,58 a 2,82	8
Eventos clínicos com risco diminuído	Risco relativo	Intervalo de confiança	Risco absoluto (10 mil/ mulheres/ano)
Câncer de cólon e reto	0,63	0,43 a 0,92	6
Fraturas de bacia	0,66	0,45 a 0,98	5

AVE: acidente vascular encefálico; TEV: tromboembolismo venoso.

Considerações finais

Na última década, com a inserção da prática da medicina baseada em evidências, estudos com maior rigor metodológico foram cuidadosamente formulados. A partir da publicação desses novos ensaios clínicos, a decisão de indicar ou não a TH deve considerar novos fatores (Tabela 69.6).

Os primeiros ensaios clínicos randomizados, duplos-cegos, controlados com placebo envolvendo TH foram os estudos *Effects of Estrogen or Estrogen/Progestin Regimens on Heart Disease Risk Factors in Postmenopausal Women* (PEPI) (1995), *The HERS Trial Results: Paradigms Lost?* (Herrington, 1999) e *The Estrogen Replacement and Atherosclerosis (ERA) Study* (Herrington *et al.*, 2000b). O PEPI foi um estudo de prevenção primária que comparou o efeito do placebo com 4 regimes de TH oral (estrogênio equino conjugado oral [EEC] 0,625 mg/dia isolado, EEC 0,625 mg/dia com medroxiprogesterona [MPA] cíclica 10 mg/dia durante 12 dias/mês, EEC com MPA contínua 2,5 mg/dia e EEC 0,625 mg com MPA cíclica micronizada 200 mg/dia durante 12 dias/mês). Os desfechos de interesse foram intermediários. Analisou-se o comportamento dos diversos fatores de risco para DAC por 3 anos em 875 mulheres saudáveis na menopausa. Foram observados efeitos no HDL-c, na pressão arterial sistólica, na insulinemia e no fibrinogênio.

▪ **TABELA 69.6** Resumo das considerações finais.

Mulheres com menos e 60 anos de idade ou 10 anos do início da menopausa com sintomas, por exemplo fogachos, têm benefícios com a TH
O risco de tromboembolismo, pelos estudos observacionais, é baixo com TH transdérmica
Os bioidênticos sem aprovação dos órgãos reguladores, não devem ser usados
A TH não deve ser usada para prevenção de DCV ou demências
Para mulheres somente com sintomas geniturinários, a TH com hormônios vaginais é recomendada
As mulheres que têm útero devem fazer uso de TH combinada
A TH e câncer de mama ainda é assunto controverso
A terapia com testosterona não é aplicável em mulheres

DCV: doença cardiovascular; TH: terapia hormonal.

Quando comparados ao placebo, tanto o estrogênio isolado quanto todas as variedades associadas a progesterona apresentaram ações favoráveis e estatisticamente significantes no perfil lipídico, aumentando o HDL-c, reduzindo os níveis de LDL-c e fibrinogênio, sem efeito desfavorável na pressão arterial.

O *HERS* testou a hipótese de que a TH teria efeito benéfico na prevenção secundária da DAC. Entretanto, esse estudo incluiu pacientes com idade média mais avançada, com muitos anos do início da menopausa, estando fora da janela de oportunidade para o início da TH. Do memso modo que o PEPI, esse também é um estudo clínico prospectivo, randomizado, cego, controlado com placebo que testou a utilização de 0,625 mg de estrogênio associado a 2,5 mg de progesterona em 2.763 mulheres na menopausa e com DAC documentada. Após uma média de 4,1 anos de acompanhamento, não houve diferença entre os dois grupos na taxa de ocorrência de morte, IAM e vários outros eventos secundários. Surpreendentemente, constatou-se aumento de risco de eventos coronarianos no primeiro ano de uso, particularmente nos 4 primeiros meses. Esse aumento de risco retornava ao basal nos 2 anos subsequentes e, após o terceiro ano, tendia a ser menor do que o grupo placebo. Além da ausência de efeitos favoráveis, observou-se um aumento em torno de 3 vezes na incidência de trombose venosa profunda e embolia pulmonar durante o primeiro ano de acompanhamento.

O estudo ERA confirmou angiograficamente os resultados clínicos do HERS, demonstrando não haver diferenças significativas na progressão e/ou regressão da placa aterosclerótica entre mulheres que usam ou não TH. Até o momento, nenhum estudo clínico randomizado conseguiu reproduzir os resultados favoráveis dos grandes estudos epidemiológicos, parecendo-nos claro que a sua indicação não deva ser baseada na prevenção secundária da DCV.

O estudo WHI, que utilizou CEE, foi planejado para definir os riscos e benefícios da TH na prevenção primária de DCV, do câncer da mama e colorretal e das fraturas osteoporóticas na pós-menopausa, foi um grande ensaio clínico com complexas análises estatísticas que criaram várias discussões. A investigação envolveu 16.608 mulheres na pós-menopausa, com idades que variavam entre 50 e 79 anos de idade. Essas mulheres foram randomizadas para a TH combinada (estrogênio e progesterona), estrogênio isoladamente ou placebo. Após 5,2 anos de seguimento, o estudo foi precocemente interrompido (planejamento inicial de 8,5 anos de duração) por excesso de risco de desfechos primários de interesse (IAM ou morte por DAC) nos grupos em uso de qualquer tipo de terapia de reposição hormonal, particularmente no primeiro ano de uso (Randel, 2012, Rolnick *et al.*, 2005; Sood *et al.*, 2014).

O risco de AVE com TH ainda é uma questão controversa. Alguns estudos têm associado a TH com aumento de risco de AVE, principalmente em mulheres hipertensas (Randel, 2012; Sood *et al.*, 2014).

O estudo PEPI concluiu que a TH, tanto com estrogênios associados a progestagênios como isoladamente, não alteravam os níveis pressóricos, diferentemente do WHI. Apesar de poucos estudos, a via transdérmica, sem a primeira passagem hepática, é a indicada para pacientes hipertensas.

Concluindo, a TH não confere proteção cardiovascular, ainda um campo eivado por controvérsias, podendo expor mulheres saudáveis a maiores riscos de eventos indesejáveis, principalmente se a TH for iniciada em mulheres com muitos anos de menopausa. Segundo o *US Preventive Services Task Force*, a TH não deve ser recomendada de maneira rotineira para prevenção primária e secundária de DCV em mulheres na pós-menopausa. Segundo o consenso da SOBRAC de 2018 não há evidências que justifiquem a TH para prevenção de DCV em mulheres assintomáticas e saudáveis (Pompei *et al.*, 2018). Recomendam-se controle e correção dos fatores de risco por meio da implementação de hábitos de vida saudáveis ou outras intervenções medicamentosas alternativas à TH, como o uso das estatinas. Para aquelas mulheres que já fazem TH por longo tempo, a decisão de interrompâ-la ou não deve ser fundamentada em riscos e benefícios não cardiovasculares e na preferência de cada mulher (Randel, 2012; Sood *et al.*, 2014).

Os novos estudos incluem dados clínicos randomizados (RCT) e estudos observacionais. A chave para o início e para a continuação TH é a individualização e compreensão dos benefícios e riscos para a idade, das formulações ou tipos da TH, da duração da terapia, da necessidade de monitoramento, os potenciais riscos da continuação e da necessidade de dividir decisões (The North American Menopause Society, 2017).

Novas publicações foram realizadas, incluindo a participação da SBC e da Sociedade Brasileira de Climatério (SOBRAC), mas sem resultar em novas condutas, ainda sendo um campo aberto para novos estudos (Pompei *et al.*, 2018).

Da mesma maneira, não há estudos avaliando desfechos clínicos cardiovasculares acerca da TH em mulheres já com DCV.

A atuação TH sobre as DCV, tanto prevenindo ou piorando, ainda carece de novos estudos adequadamente delineados.

Em relação à doença tromboembólica venosa, estudos observacionais e randomizados (Rossouw *et al.*, 2002) revelam pequena associação à TH, e os resultados sobre o esquema utilizado ainda não são de consenso. Um estudo mais recente, (Bergendal, 2016) mostrou aumento de tromboembolismo venoso (TEV) 3 vezes maior na terapia com estrogênio combinado com progestagênio quando comparada com a não utilização de TH. Entretanto, não houve diferença entre a TH com estrogênio isolado comparada com a não utilização de TH. Outros estudos mostraram resultados nos quais não havia diferença em relação à TH utilizada. Estudos randomizados não demonstraram aumento de TEV com a tibolona, um esteroide sintético quando comparada com placebo. A história de TEV contraindica o uso de TH oral. O estrogênio por via vaginal não aumenta o risco de TEV (Pompei *et al.*, 2018).

Sem oposição a TH tem sido associada ao desenvolvimento do câncer de endométrio, sendo necessária a adição de um progestógeno ao estrogênio para anular esse efeito.

Embora existam controvérsias, evidências sugerem a possível relação entre TH e câncer de mama. Sendo que a TH, mesmo com tibolona, não deve ser recomendada para mulheres com antecedentes pessoais de câncer de mama (Pompei *et al.*, 2018). O risco varia com o tempo do início e a duração do uso, índice de massa corporal, história de câncer de mama e o tipo de TH. O risco pode ser menor com o uso contínuo de progesterona e com certos progestógenos como os micronizados, mas os dados se limitam a estudos observacionais (Randel, 2012; Sood *et al.*, 2014).

Alguns estudos como *The Million Women Study* e *The Nurses' Health Study* relacionam a TH de longa duração com aumento de câncer de mama, recomendando o uso de TH por um tempo curto (Randel, 2012; Sood *et al.*, 2014).

A TH, sob a forma estrogênica isolada, aumenta o risco de hiperplasia e câncer de endométrio sendo dose e tempo dependente. A TH combinada sequencial não aumenta esse risco, por sua vez, o uso da tibolona não está claro (Pompei; Machado; Wender, 2018).

A TH está relacionada com a melhora dos sintomas da síndrome urogenital. O uso de terapia estrogênica tópica melhora o espessamento vaginal, a elasticidade, a lubrificação e o fluxo sanguíneo, favorecendo o pH vaginal e a flora, melhorando a resposta sexual (Randel, 2012; Sood *et al.*, 2014).

A individualização da TH na menopausa deve ser incorporada para a melhora da qualidade de vida, bem como, concomitantemente, avaliar os fatores e riscos para tromboembolismo, DCV, AVE e câncer de mama. As recomendações para o tempo e o início da TH, assim como a escolha da via, da dose e do regime terapêutico a serem empregados, devem ser individualizadas. Os efeitos mais efetivos da TH são nos sintomas urogenitais, sendo aconselhado o estrogênio tópico somente quando esses sintomas ocorrem de forma isolada. O desenvolvimento de câncer de mama, apesar de ser assunto controverso, deve ser considerado. E, finalmente, tanto a reposição transdérmica como baixas doses de estrogênio oral têm sido associadas a risco mais baixo de tromboembolismo do que com doses padrão, apesar de estudos randomizados não estarem disponíveis (Barclay, 2008, Pompei *et al.*, 2018).

As contraindicações consideradas para a TH são: câncer de mama, câncer de endométrio e doença tromboembólica.

Na ausência de outros achados, a TH não deve ser recomendada para a prevenção de demência ou de declínio na função cognitiva (The North American Menopause Society, 2017, Pompei *et al.*, 2018).

70

Diabetes Melito

Elizabete Viana de Freitas • Luciana Bahia

Introdução

A prevalência e a incidência do diabetes melito (DM) vêm crescendo de maneira acentuada nos últimos 20 anos. Em 2020, a National Diabetes Statistics Report 2020 (periódico do Centers for Disease Control and Prevention [CDC]) estimou que 10,5% da população mundial tinha diabetes. Segundo a Federação Internacional de Diabetes (2017), há aproximadamente 425 milhões de pessoas com diabetes, em consequência do aumento da população idosa, da urbanização e industrialização, do aumento da obesidade e da inatividade física e do aumento da sobrevida dos diabéticos. Estima-se para as próximas duas décadas que esses números continuarão crescendo, passando de aproximadamente 194 milhões em 2003 para mais de 628 milhões em 2045. Portanto, com um expressivo aumento de diabéticos na população (CDC, 2020; Sociedade Brasileira de Diabetes [SBD], 2019). Quase 80% deles vivem em países em desenvolvimento, e esse percentual deverá aumentar ainda mais nas próximas décadas.

Os dados epidemiológicos da prevalência da diabetes no Brasil mostram que os estados das regiões Sul e Sudeste têm maior prevalência de pessoas diabéticas. São Paulo aparece com prevalência de 7,7%, Porto Alegre com 7,9% e o Rio de Janeiro 9,8%, enquanto Rio Branco, a capital de menor prevalência, aparece com 5,2%. O Brasil apresenta um total de 7,7% de diabéticos, e nesse levantamento realizado nas 26 capitais estaduais e no Distrito Federal, foi observada maior prevalência de diabéticos entre as mulheres do que nos homens, respectivamente 8,1 e 7,1%, (Brasil, 2019).

Em relação à idade, 0,8% da população entre 18 e 24 anos é diabético. Por sua vez, entre a população de 65 anos de idade ou mais, o total foi de 23,1% (Figura 70.1). Em ambos os sexos, a frequência de DM diminuiu com o aumento de escolaridade.

No Brasil, o DM e a hipertensão arterial sistêmica (HAS) constituem as duas primeiras causas de hospitalizações no Sistema Único de Saúde (SUS). Dados da Organização Mundial da Saúde (OMS) apontam que 16 milhões de brasileiros sofrem de diabetes. Ainda de acordo com esse estudo e pesquisa do Ministério da Saúde, a taxa de incidência da doença cresceu 61,8% nos últimos 10 anos. O diabetes é uma epidemia global e o Brasil ocupa o 4º lugar no *ranking* dos países com o maior número de casos, atrás da China, da Índia e dos EUA (Pimentel, 2018).

Em 2014, em estudo realizado por Schmidt *et al.* entre adultos no Brasil, observou-se que a incidência de DM aumentava expressivamente com a idade. Observou-se também que 50% dos indivíduos diabéticos ignoravam sua condição. Em relação aos grupos de idade, quanto maior a faixa etária, maior o percentual. Os dados epidemiológicos de DM no país mostraram que uma havia relação não só entre a idade, mas também com o grau de escolaridade da população de diabéticos (Brasil, 2019) (Figura 70.1).

De acordo com os últimos dados do Datasus (2020), em 2019, de todas as internações por DM (136.087), 52,85%, ou 71.925, ocorreram em indivíduos com 60 ou mais anos. A mortalidade no mesmo ano por DM, segundo a mesma fonte, atingiu 65.113 indivíduos, sendo 52.987 (81,37%) com 60 anos de idade ou mais, ou seja, cerca de 11% da população foi responsável por 52,85% do total de internações e por uma mortalidade de mais de 80% do total por DM (Figura 70.2). Essas informações ressaltam a importância da prevenção e do tratamento dessa doença. Apesar disso, em 2014, em estudo realizado por Schmidt *et al.* (ELSA Brasil), foi observado que, dentre os portadores da doença, 50% desconheciam previamente a enfermidade. No mesmo levantamento, 11,3% relataram que não faziam qualquer tipo de tratamento.

O termo DM se refere a um espectro de síndromes de distúrbio metabólico de carboidratos que são caracterizadas por hiperglicemia. As duas principais apresentações em importância clínica e em prevalência são de origem genética: diabetes melito do tipo 1 (DM1), geralmente, com absoluta deficiência de insulina; e do tipo 2 (DM2).

O DM1 é caracterizado pela destruição autoimune celular das células beta das ilhotas pancreáticas, determinando deficiência de insulina. Em cerca de 90% dos pacientes com DM1 são encontrados um ou mais anticorpos circulantes

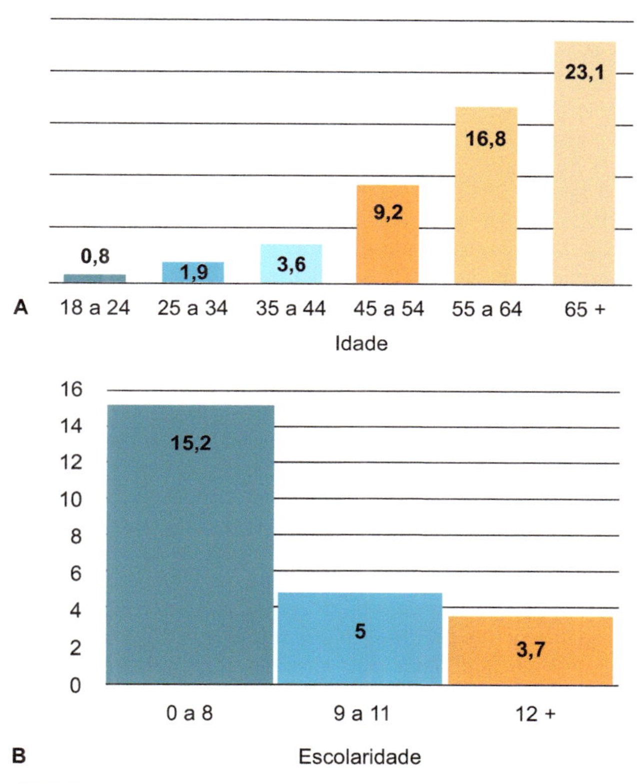

■ **FIGURA 70.1** Prevalência de diabetes melito (DM) no Brasil por idade (**A**) e escolaridade (**B**). (Fonte: Brasil, 2019.)

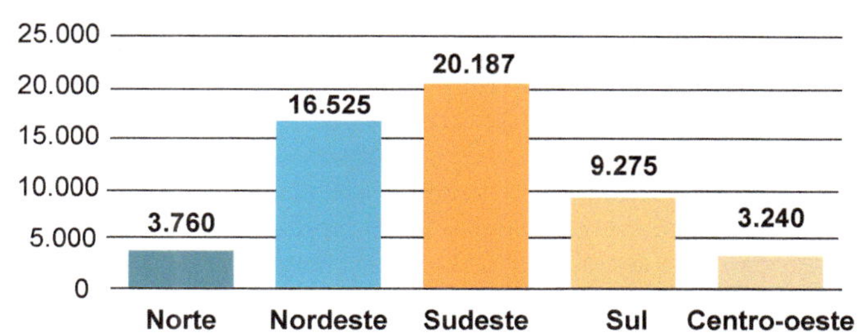

■ **FIGURA 70.2** Datasus 2018: óbitos por regiões entre a população com 60 anos de idade ou mais com diabetes melito.

contra insulina, marcadores dessa destruição. Essa forma costuma ser diagnosticada na infância e na adolescência, em geral, antes dos 30 anos, habitualmente em virtude da destruição autoimune de células beta do tipo 1A e 1B. Quando diagnosticada, já apresenta cerca de 85% das células beta destruídas, com controle metabólico lábil e tendência ao desenvolvimento de cetoacidose e coma. A pessoa com DM1 requer dose diária de insulina para o seu tratamento. Outras formas de DM, com apresentação clínica bastante variada, estão ligadas a distúrbios genéticos, doenças do pâncreas; defeitos genéticos da insulina, entre outras causas, são menos comuns. Apesar dos estudos dos outros tipos de DM serem importantes, o foco deste capítulo será o DM2, que corresponde de 90 a 95% de todos os casos que encontramos com frequência nos idosos (SBD, 2019).

O DM2 é definido como um grupo de distúrbios metabólicos caracterizado por hiperglicemia resultante da deficiência na secreção ou da ação da insulina, ou ambos. Sua etiologia é complexa e multifatorial, podendo envolver componentes genéticos, bem como ambientais. Ademais, é a forma mais comum de diabetes, tendo alta prevalência nos idosos e apresentando graus variáveis de deficiência e resistência à ação da insulina. A resistência pode preceder o aparecimento da deficiência insulínica que se acentua com a evolução da doença. Os pacientes afetados apresentam tipicamente hiperglicemia sem tendência habitual à cetoacidose que, em alguns casos, ocorre em consequência de infecções ou outras comorbidades que contribuem para o aumento de resistência insulínica, exacerbando a produção de hormônios antirregulatórios. Ocasionalmente, pode ser difícil fazer a distinção entre DM1 e as apresentações atípicas do DM2. Um exemplo é o idoso que não responde bem à terapêutica com agentes antidiabéticos orais, requerendo insulinoterapia. Mais de 80% dos pacientes diabéticos nos EUA são portadores de DM2 de influência genética, havendo concordância entre gêmeos monozigóticos de quase 100% (American Diabetes Association [ADA], 2020).

O DM2 é uma das doenças crônicas mais comuns que afetam as pessoas idosas. Aproximadamente um quarto dos idosos com idade igual ou superior a 65 anos de idade no Brasil são portadores de DM (23,1%) e 7,7 % com idade acima de 18 anos de idade têm pré-diabetes, com expectativa de aumento dessa proporção nas próximas décadas (Vigitel, 2018; Schmidt *et al.*, 2014). Por sua vez, mais da metade de todas as pessoas com diabetes têm mais de 60 anos de idade; sendo assim, a doença está associada ao aumento de prevalência de problemas micro e macrovasculares no idoso, o que representa um grande desafio para a saúde pública, pois envolve a capacidade de equipe multiprofissional para atender a todas as necessidades de um tratamento ideal. Além disso, aproximadamente 50% desses indivíduos não têm consciência de serem portadores da doença, o que chama a atenção para a necessidade de melhores estratégias de investigação e diagnóstico (Vigitel, 2018).

Idosos portadores de DM apresentam alto risco de declínio cognitivo e institucionalização. Os portadores de DM têm maior incidência de demência, com perda de funções executivas e de memória, sendo, portanto, uma área de intensas pesquisas. Além disso, há maiores taxas de mortes prematuras. O tratamento dos idosos diabéticos também é dificultado em virtude de perda funcional, comorbidades, como doença arterial coronariana (DAC), HAS, acidente vascular encefálico (AVE), sarcopenia, entre outras. Uma ampla avaliação médica, social, funcional, deve ser feita em todos os pacientes idosos portadores de DM, determinando adequadamente os objetivos terapêuticos para o manejo de diabetes (ADA, 2020). Torna-se, assim, importante submeter os idosos à Avaliação Geriátrica Ampla (AGA) periodicamente para o adequado levantamento das síndromes geriátricas e melhor orientação para o tratamento das comorbidades e, consequentemente, aumento da qualidade de vida.

Apesar de ser uma doença poligênica e com forte herança familiar, os fatores ambientais também são significativos (SBD, 2019).

O DM2 está associado à obesidade, especialmente visceroabdominal, surgindo, muitas vezes, após ganho de peso associado ao envelhecimento, em virtude de menor tolerância à glicose.

Os diabéticos frequentemente apresentam diversas e graves complicações que criam a demanda por procedimentos complexos, além de serem responsáveis por alta taxa de permanência hospitalar e mortalidade hospitalar.

O envelhecimento está associado ao desenvolvimento de resistência insulínica, uma condição que predispõe os idosos a intolerância à glicose, HAS, dislipidemia e síndrome metabólica que aceleram o aparecimento da doença cardiovascular (DCV). No processo fisiológico do envelhecimento ocorrem modificações na composição do corpo que predispõem essa condição, principalmente devido à grande perda de massa magra, responsável pela distribuição da glicose mediada pela insulina e pelo acréscimo de gordura visceral, ligado ao aumento da resistência insulínica (Tessier, 2004).

Os fatores genéticos parecem ser os determinantes mais importantes do DM2. Contudo, ainda não foi demonstrada associação fenotípica ou anticorpos citoplasmáticos específicos de células das ilhotas.

A insulina é um hormônio composto por peptídios e secretado pelo pâncreas como resposta ao aumento dos níveis de glicose na circulação. Após ser secretada, a insulina vai para o fígado, no qual promove o armazenamento da glicose como glicogênio e reduz a neoglicogênese, reduzindo a produção hepática de glicose. Na circulação geral, a insulina se liga a receptores específicos, resultando no transporte de glicose na célula. Na insulinorresistência, há diminuição da ação da insulina endógena em seus tecidos-alvo, particularmente o fígado, músculos e tecido adiposo. Apesar de poder ser de origem genética, na maioria das vezes é decorrente de causas adquiridas como, por exemplo, adiposidade abdominal, obesidade e sedentarismo. Os idosos apresentam tendência ao acúmulo de gordura abdominal e à obesidade, além de reduzirem sua atividade física, tendo, em muitos casos, também história de maus hábitos alimentares por muitos anos. Essa insulinorresistência é compensada pelo aumento da secreção de insulina fundamental para a manutenção dos níveis de glicose normais. A evolução da doença leva à deficiência da produção de insulina, com consequente intolerância à glicose, levando à hiperglicemia de jejum e ao estabelecimento do diagnóstico de DM (Festa *et al.*, 2002; Tessier, 2004).

A hiperglicemia também pode interferir com a reação intracelular, constituindo o fenômeno de glicotoxicidade relacionado com o aumento de estresse oxidativo no interior da célula. Isso provavelmente está relacionado com a síndrome de resistência insulínica (SRI), apesar de o tratamento do DM com antioxidantes ter fracassado em vários estudos.

Por outro lado, a hipoglicemia tem sido associada a maiores taxas de demência, devendo ser monitorada e rigorosamente evitada. O estudo *ACCORD MIND* (Launer *et al.*, 2011) não mostrou benefícios cerebrais com o controle intensivo da glicemia.

A SRI afeta de modo adverso o metabolismo das lipoproteínas. Os portadores de SRI têm níveis mais baixos de colesterol de lipoproteína de alta densidade (HDL-c), maiores índices de triglicerídios e partículas menores e mais densas de colesterol de lipoproteína de baixa densidade (LDL-c). Esse LDL-c apresentam maior poder aterogênico, mesmo quando em controle glicêmico, determinando maior risco para o desenvolvimento de DCV. A HAS e a obesidade são também frequentes acompanhantes do DM2, podendo caracterizar a síndrome metabólica (Buse; Polonsky; Burant, 2003; Grover *et al.*, 2000; Expert Panel on Detection, Evaluation, and Treatment of High Blood Cholesterol in Adults, 2001; Rao, 2005).

Com o aumento da idade, mais insulina é requerida para manter a glicose normal, considerando-se a adiposidade central, vida sedentária e caracteristicamente as comorbidades que, frequentemente, exigem grande variedade de medicamentos, como, por exemplo, os corticosteroides. Idosos com DM têm altas taxas de morte prematura, incapacidade funcional e comorbidades como HAS, DAC e AVE. Além disso, idosos com DM têm risco maior para o desenvolvimento de diversas síndromes geriátricas, como depressão, distúrbios cognitivos, incontinência urinária, quedas e dor persistente.

Os marcadores inflamatórios podem desempenhar importante papel na identificação de pacientes de alto risco para o desenvolvimento de DM. Os resultados do *Women's Health Study* mostraram maior número de mulheres manifestando DM2 quando eram portadoras de maior concentração sérica de dois marcadores de inflamação, interleucina-6 e proteína C reativa. O *Nurse's Health Study* mostrou os mesmos resultados, e a proteína C reativa foi um forte e independente preditor de DM2 (Libby *et al.*, 2002; Pradhan *et al.*, 2001).

Diagnóstico

As evidências apontam que o diagnóstico do DM2 deve ser feito precocemente. As alterações fisiológicas precedem em muitos anos o diagnóstico de DM. Níveis glicêmicos já acima dos valores de referência, mas ainda sem critérios para o diagnóstico de DM, representam pré-diabetes, condição na qual já se encontra resistência insulínica, se devendo atuar sobre os fatores de risco (FR) modificáveis; caso contrário, caminhará para a doença clinicamente manifesta. Níveis elevados de glicemia em jejum e o teste de tolerância à glicose oral são armas importantes no diagnóstico precoce. Muitas vezes, é uma doença pouco sintomática e inúmeros portadores de diabetes têm o diagnóstico realizado após anos do início da doença, quando já apresentam complicações micro ou macrovasculares.

A avaliação na população geral não tem sido preconizada para os idosos, exceto em pacientes de alto risco com história familiar de DM2, obesidade, HAS ou hiperlipidemia. Com base nas histórias familiar e clínica, a glicemia em jejum deve ser realizada a cada 3 anos, enquanto naqueles com FR adicionais, os testes devem ser feitos a cada ano ou até mais frequentemente. A investigação adequada para o DM2 proporciona meios para identificar os indivíduos não diagnosticados que podem ser beneficiados pela intervenção precoce.

A investigação é justificada pela alta prevalência da doença, com altos custos financeiros para o paciente e para o sistema de saúde, e pela ocorrência de complicações que aumentem a morbimortalidade. É necessário considerar que existe um período assintomático, atuando de modo deletério sobre a saúde, e que o tratamento adequado reduz as complicações do DM.

Os critérios diagnósticos laboratoriais das Diretrizes da Sociedade Brasileira de Diabetes (SBD, 2019) e as Recomendações da ADA (2020b) consideraram valores normais as cifras de glicose em jejum abaixo de 100 mg/dℓ (5,6 mmol/ℓ), em vez de 110 mg/dℓ (6,1 mmol/ℓ). A faixa entre 100 mg/dℓ e 125 mg/dℓ de glicemia de jejum passou a ser considerada alterada, e os valores iguais ou superiores a 126 mg/dℓ (7 mmol/ℓ), como DM, mantendo o critério anterior. O teste de tolerância oral à glicose (TOTG) é considerado normal quando abaixo de 140 mg/dℓ (7,8 mmol/ℓ), entre 140 mg/dℓ e abaixo de 200 mg/dℓ (11,1 mmol/ℓ), considera-se tolerância à glicose diminuída e acima de 200 mg/dℓ preenche-se o critério de DM. A repetição do exame deve ser realizada para a confirmação do diagnóstico. A glicose casual é definida como aquela medida a qualquer hora do dia, sem observar o intervalo da última refeição (Tabela 70.1). Os sintomas clássicos de DM incluem poliúria, polidipsia, polifagia e perda inexplicável de peso. Diante desses sintomas, a medida aleatória deve ser realizada e dosagem acima de 200 mg/dℓ faz o diagnóstico sem necessidade de nova dosagem (ADA, 2020).

De acordo com as diretrizes da Sociedade Brasileira de Diabetes (SBD, 2019), para a realização do TOTG algumas observações devem ser consideradas: (a) a dieta deve ser a habitual e sem restrição de carboidratos pelo menos nos 3 dias anteriores ao teste; (b) manter atividade física normal; (c) antes da

TABELA 70.1 Critérios laboratoriais para diagnóstico de normoglicemia, pré-diabetes e diabetes melito (DM), adotados pela SBD.

	Glicose em jejum (mg/dℓ)	Glicose 2 h após sobrecarga com 75 g de glicose (mg/dℓ)	Glicose ao acaso (mg/dℓ)	HbA1c (%) por meio do método padronizado no Diabetes Control and Complications Trial (DCCT) e certificado pelo National Glycohemoglobin Standardization	Observações
Normoglicemia	< 100		–	< 5,7	OMS emprega valor de corte de 110 mg/dℓ para normalidade da glicose em jejum
Pré-diabetes ou risco aumentado para DM	≥ 100 e < 12^{6*}	≥ 140 e < 200#	–	≥ 5,7 e < 6,5	A positividade de qualquer um dos parâmetros confirma o diagnóstico de pré-diabetes
Diabetes estabelecido	≥ 126	≥ 200	≥ 200 com sintomas inequívocos de hiperglicemia	≥ 6,5	A positividade de qualquer um dos parâmetros confirma o diagnóstico de DM. O método de HbA1c deve ser padronizado. Na ausência de sintomas de hiperglicemia, é necessário confirmar o diagnóstico pela repetição de testes

A positividade de qualquer um dos parâmetros dos diagnósticos descritos confirma o diagnóstico de diabetes. Na ausência de hiperglicemia comprovada, os resultados devem ser confirmados com a repetição dos testes. *Categoria também conhecida como glicemia de jejum alterada. #Categoria também conhecida como intolerância oral à glicose. OMS: Organização Mundial da Saúde; HbA1c: hemoglobina glicada. (Fonte: SBD, 2019 e Diabetes Control and Complications Trial; NGSP updated 9/2020: National Glycohemoglobin Standardization Program.)

ingestão de 75 g de glicose dissolvida em água, deve ser coletada uma amostra de sangue em jejum para determinação da glicemia; outra deve ser coletada após 2 horas da sobrecarga. Durante o teste, o paciente deve permanecer em repouso, não sendo permitido fumar ou tomar café. Antes e durante o exame o paciente não deve usar nenhum medicamento.

A determinação da hemoglobina glicada (HbA1c) é útil para a medida do controle da glicemia dos últimos 3 a 4 meses. É uma medida indireta da glicemia, podendo sofrer interferência de certas condições como anemias e uremias, por exemplo. Para ser utilizada no diagnóstico de DM, sua determinação deve ser realizada pelo método padronizado do *Diabetes Control and Complications Trial* (DCCT) e certificado pelo *National Glycohemoglobin Standardization Program* (NGSP).

A HbA1c é o produto estável da glicosilação não enzimática da cadeia beta da hemoglobina pela glicose plasmática e traduz os níveis de glicose plasmática. É o resultado da ligação da hemoglobina A com açúcares. A fração HbA1c é a mais importante, compreendendo 80% da HbA total. Seu valor normal é < 5,7%; entre 5,7% e < 6,5% é critério para pré-diabetes; valores acima de 6,5% é parâmetro para diagnóstico de DM.

Em concordância com essa recomendação, a Sociedade Brasileira de Diabetes (SBD) adotou a mesma meta para a população em geral. Valores maiores de HbA1c sinalizam a necessidade de ajuste terapêutico. Nos pacientes idosos, devem ser consideradas metas menos rigorosas, principalmente quando houver expectativa de vida limitada, história de hipoglicemia grave, fragilidade e comorbidades, devendo-se avaliar se os benefícios compensam os riscos. Para esses pacientes, pode-se trabalhar com a meta de 8%. O controle da HbA1c, como demonstrou o *United Kingdom Prospective Diabetes Study* (UKPDS), está associado à redução de doença microvascular e possivelmente à redução de doença macrovascular (Loanitoaia *et al.*, 2001; UK Prospective Diabetes Study Group, 1998).

O diagnóstico clínico no idoso pode ser dificultado pela sua clínica peculiar, na qual sintomas clássicos de DM, como poliúria e polidipsia, podem estar ausentes. Nos jovens, a glicosúria se inicia com valores de glicemia acima de 180 mg/dℓ, ocorrendo no idoso com sintomas mais elevados, em geral acima de 220 mg/dℓ. No idoso, a atenuação nos mecanismos de sede é comum. Sintomas como mialgia, fadiga, adinamia, estado confusional e incontinência urinária são frequentes. As dores musculares ocorrem em consequência da amiotrofia diabética, doença incapacitante, caracterizada por fraqueza seguida de atrofia da musculatura pélvica, que se distingue de outros tipos de neuropatia diabética. Seu início é na meia-idade ou mais tarde, embora possa ocorrer na juventude, sendo responsável por fraqueza dolorosa, podendo ser simétrica ou assimétrica. Em geral, com regressão da sintomatologia. Caracteristicamente, têm menos história familiar de DM. A HAS frequentemente se encontra presente e esses pacientes apresentam maior incidência de doença renal e complicações macrovasculares.

Quando os níveis de glicose plasmática se tornam muito elevados, ocorre diurese osmótica, o que pode levar à desidratação, ocorrendo poliúria, polidipsia e perda de peso. Com frequência, nos idosos, há queixa de visão borrada nem sempre valorizada pelas alterações visuais comuns nessa faixa etária. Infecções fúngicas e bacterianas podem ocorrer. Além de todas essas alterações, o DM2 contribui ainda para o declínio funcional do idoso e aumenta o seu risco de queda.

Em 2009, a ADA modificou os critérios diagnósticos propondo a utilização da HbA1c como critério diagnóstico para DM, considerando valores iguais ou maiores a 6,5%, tendo como vantagem não necessitar de jejum. O teste, entretanto, deve ser realizado por método certificado pelo NGSP e padronizado pelo DCCT. Valores entre 5,7 e 6,4% identificam indivíduos em risco de desenvolvimento de DM nos 6 anos subsequentes. Enquanto valores iguais ou maiores a 6,5% estão relacionados com maior prevalência de retinopatia (ADA, 2020; SBD, 2019).

Por outro lado, já é reconhecido um grupo de indivíduos assintomáticos que não preenchem os critérios para DM, denominados como de risco para o desenvolvimento da doença, sendo definido esse quadro como pré-diabetes (ver Tabela 70.1) (ADA 2020; SBD, 2019).

Para todas as pessoas, a avaliação deve ser iniciada a partir dos 45 anos, e o teste normal deve ser repetido com um intervalo de 3 anos. Em pré-diabéticos, os FR cardiovasculares devem ser identificados e tratados.

Complicações vasculares

O DM exerce efeitos deletérios sobre a circulação, levando, ao longo do tempo, ao aparecimento de complicações microvasculares, como retinopatia, nefropatia e neuropatia, e macrovasculares, como DAC, doença cerebrovascular (DCBV) e doença arterial periférica (Tabela 70.2). A mortalidade determinada por essas complicações crônicas do DM representa o mais importante problema de saúde pública ligado à síndrome. Constituem as principais determinantes de morte entre os diabéticos. Ainda mais, as complicações crônicas do DM, como as lesões oftalmológicas e neurológicas, são causas de acentuada piora de qualidade de vida, causando graus variáveis de incapacidade e invalidez.

Muitos FR acompanham o DM, predispondo os idosos a DCV ateroscleróticas. Entretanto, muitos estudos demonstram que a atuação sobre esses FR simultaneamente ao tratamento do DM melhorou de modo significativo a taxa de morbimortalidade dessa população (ADA, 2020; Gaede *et al.*, 2008). Outra importante causa de morbimortalidade é a insuficiência cardíaca congestiva (ICC), tanto com fração de ejeção normal como com reduzida, que, contudo, tem suas taxas diminuídas, conforme demonstrado em recentes estudos.

Complicações microvasculares

A investigação de complicações microvasculares deve ser realizada anualmente, e nos pacientes de alto risco o acompanhamento deve ser realizado com maior frequência. A detecção e a instituição terapêutica precoce reduzem a morbidade e a mortalidade, inclusive com repercussões positivas na redução dos custos com a doença.

A retinopatia diabética, de acordo com o estudo UKPDS, encontra-se presente em 35% das mulheres e em 39% dos homens

▪ **TABELA 70.2** Complicações crônicas do diabetes melito.

Macrovasculares (aterosclerose)
DAC
DCBV
ICC
Doença vascular periférica
Microvasculares (microangiopatia)
Retinopatia
Nefropatia
Neuropatia

DAC: doença arterial coronariana; DCBV: doença cerebrovascular; ICC: insuficiência cardíaca congestiva.

na época do diagnóstico do DM. A retinopatia mais avançada é encontrada em 4% das mulheres e em 8% dos homens. Nos EUA, a principal causa de cegueira é a retinopatia diabética. Aproximadamente 85% dos diabéticos desenvolvem retinopatia e têm 25 vezes mais risco de cegueira do que os não diabéticos. Os FR para o desenvolvimento da retinopatia incluem duração da doença, HAS, hipercolesterolemia, nefropatia e controle inadequado da glicemia.

Há três tipos de retinopatia diabética: não proliferativa, pré-proliferativa e proliferativa. Na fase não proliferativa, há produção de microaneurismas que podem ser vistos pelo exame oftalmoscópico. Esse é um importante exame e deve ser realizado nos diabéticos. O número de microaneurismas retinais é um poderoso preditor da progressão da retinopatia diabética. Se houver vazamento de líquido seroso ou de lipoproteína na mácula, pode ocorrer edema, com comprometimento da visão central. Pontos algodoados devido a infartos (exsudatos moles) expressam forma avançada de retinopatia (Kohner *et al.*, 1999). O controle glicêmico, da pressão arterial (PA) e da dislipidemia são fundamentais para prevenir a retinopatia diabética ou alentecer sua evolução. Os exames de fundo de olho podem ser feitos a cada 2 anos para os pacientes com glicose controlada e sem retinopatia prévia (ADA, 2020). A retinopatia não contraindica ácido acetilsalicílico (AAS) na estratégia de prevenção da DCV.

Com advento da telemedicina, programas validados de fotografias de retina com leitores à distância podem ser realizados como estratégia de rastreamento (ADA, 2020).

A frequência de catarata em indivíduos diabéticos é 2 vezes superior aos não diabéticos (38,4 *versus* 16,6%).

O DM2 é a principal causa de estágio final de insuficiência renal no mundo ocidental. A nefropatia diabética pode ser clinicamente assintomática por mais de 10 a 15 anos, evoluindo para estágios mais graves. A microalbuminúria é um bom marcador da progressão da doença. Sua dosagem deve ser realizada na época do diagnóstico e repetida anualmente. Ademais, a taxa de filtração glomerular (TFG) deve ser monitorada em todos os pacientes com DM2. A classificação atual da doença renal crônica se baseia nessa taxa e na excreção urinária de albumina, sendo reconhecida a doença renal não albuminúrica, caracterizada por redução isolada da TFG. Entretanto, no idoso, o DM2 pode não ser a única causa de nefropatia, devendo ser afastadas as demais. A dosagem de creatinina também deve ser realizada anualmente. A nefropatia se desenvolve entre 30 e 50% dos pacientes com DM e um quinto dos casos ocorre por redução na TFG (SBD, 2019). A doença renal crônica do diabetes é a principal causa de diálise no Brasil (Lugon, 2009).

Os FR para o desenvolvimento da nefropatia diabética são os mesmos para a retinopatia, sendo que a retinopatia apresenta um valor preditivo positivo e negativo entre 72 e 69%, respectivamente, e a forma proliferativa de retinopatia apresenta 98% de especificidade. Entretanto, a HAS tem mostrado estreita relação com o seu desenvolvimento e sua progressão. Tanto a hipertensão sistólica como a diastólica aceleram a progressão da doença, fazendo com que o controle da PA seja fundamental. Os inibidores da enzima de conversão da angiotensina (IECA) são os fármacos de primeira escolha para o tratamento da HAS nesses pacientes, não somente melhorando a PA como também impedindo a progressão da nefropatia diabética. Há também evidências de que os bloqueadores dos receptores de angiotensina (BRA) também evitam a progressão da doença renal nos pacientes com DM (Malachias *et al.*, 2016, SBD, 2019). Os benefícios proporcionados por esses agentes independem da capacidade que têm de reduzir a PA (Kohner *et al.*, 1999; Lewis, 2002; Sadurska; Prisant, 2002), não sendo, entretanto, indicados para a prevenção de doença renal em pacientes diabéticos que não tenham HAS. A queda acentuada da TFG (> 30%) após o início do tratamento com IECA ou BRA é sugestiva de estenose da artéria renal (SBD, 2019).

Pacientes com excreção urinária entre 30 e 299 mg/24 horas apresentam microalbuminúria, enquanto > 300 mg/24 horas apresentam macroalbuminúria. Todos os pacientes portadores de DM2 devem fazer avaliação quantitativa de albuminúria anualmente (ADA, 2020). Na ausência de proteinúria, a microalbuminúria deve ser pesquisada.

A neuropatia diabética pode apresentar-se sob várias modalidades; porém, a mais comum é a polineuropatia distal simétrica que afeta as fibras sensoriais e motoras. Por ser uma complicação frequente que afeta aproximadamente 50% dos pacientes e que, muitas vezes, é assintomática, a investigação de neuropatia deve ser realizada em todos os pacientes diabéticos. As parestesias sintomáticas são comuns à noite e caracterizam-se por sensações de alfinetadas. Entretanto, todos os tipos de fibras nervosas podem estar afetados, resultando em um quadro clínico variado (SBD, 2019). Devido à redução de sensibilidade, os pacientes diabéticos têm maior risco de lesões nos pés. Os cuidados com o pé diabético podem reduzir morbidade e mortalidade devido à sepse e à amputação. A investigação dos pés deve ser realizada pelo médico a cada visita e pelo próprio paciente com frequência; caso não alcance o próprio pé, um familiar ou cuidador deverá fazê-lo. A assistência de um podólogo regularmente pode ser útil.

Para o diagnóstico da neuropatia diabética, devem ser afastadas as polineuropatias resultantes de doenças metabólicas, infecciosas e nutricionais.

O controle glicêmico é fundamental para alentecer a progressão da neuropatia em portadores de DM2. Os sinais e sintomas de neuropatia, como dor e neuropatia autonômica, devem ser tratados, objetivando a melhora da qualidade de vida do paciente (ADA 2020; SBD, 2019).

A neuropatia autonômica, muito comum, é um importante marcador de DCV e um FR relevante para possíveis quedas. Em geral, se apresenta junto com a neuropatia periférica, fazendo parte do quadro a hipotensão ortostática (HO), o aumento da frequência cardíaca, diarreia diabética, bexiga neurogênica, impotência, entre outras. Também há a possibilidade de morte súbita por arritmias cardíacas. Sua detecção pode ocorrer pela queda da frequência cardíaca com a inspiração profunda.

A maioria das complicações microvasculares pode ser evitada, retardada e, até mesmo, revertida por meio de rígido controle glicêmico com valores próximos à normalidade, tanto em jejum como no pós-prandial, espelhados pela HbA1c praticamente normal e pelo controle dos FR (dislipidemia e HAS).

As mononeuropatias são mais frequentes nos pacientes idosos. O diagnóstico para esses casos deve ser realizado por exames específicos, como a eletroneuromiografia e por testes quantitativos da sensibilidade vibratória por meio de aparelhos como Biothesiometer, Vibraton II e Euroesthesiometer.

O tratamento farmacológico inicial recomendado para dor neuropática é a pregabalina, duloxetina ou gabapentina (ADA, 2019b), porém, nenhum deles apresentou recuperação total da função das fibras nervosas comprometidas. Para os pacientes com DM2, o *UK Prospective Diabetes Study Group* (UKPDS, 1998) afirmou que ocorreu um alentecimento da evolução da neuropatia os medicamentos citados.

A HO deve ser tratada nos pacientes sintomáticos. Para os pacientes mais graves, seu tratamento é um desafio. Além dos medicamentos preconizados para HO, devem ser recomendados a atividade física, a reposição de líquidos, o uso de meias elásticas e a elevação dos pés ao sentar-se. Entre os medicamentos, somente a midodrina, um alfa bloqueador com ação vasopressora seletiva, é aprovado pelo Food and Drugs

Administration (FDA) como sendo eficaz para esta finalidade. Seus principais efeitos colaterais incluem, piloereção, prurido, parestesias, hipertensão supina e retenção urinária, devendo ser usado com cautela em pacientes em uso de betabloqueadores, antagonistas dos canais de cálcio que diminuem a frequência cardíaca (Lipsitz; Priplata, 2007; SBD, 2019).

Complicações macrovasculares

As complicações macrovasculares relacionadas com coração, cérebro e membros inferiores estão associadas ao processo de aterosclerose, ligado provavelmente a vários FR. O risco de DCV é de 2 a 4 vezes maior nos diabéticos do que naqueles não diabéticos, e nos homens o risco de DAC e AVE aumenta em 2 vezes e nas mulheres em 3 a 4 vezes. Por sua vez, a mortalidade aumenta de 1,5 a 3,6 vezes, com redução na expectativa de vida de 4 a 8 anos (SBD, 2019) para as mulheres. A hiperglicemia pós-prandial é um FR isolado para mortalidade por todas as causas e, principalmente, cardiovascular. A fase pós-prandial pode preceder a fase sintomática da doença, sendo responsável por danos vasculares, em razão de aumento agudo da glicosilação lábil das proteínas envolvidas na regulação cardiovascular, bem como de estresse oxidativo que produz radicais livres, os quais determinam vasoconstrição, ativação da coagulação, aumento da expressão de moléculas de adesão endotelial e aumento da formação de colágeno. A aterosclerose no DM ocorre pela integração de complexos processos metabólicos ligados principalmente à hiperglicemia, à resistência insulínica e à hiperinsulinemia, ao metabolismo de lipídios e lipoproteínas e ao estresse oxidativo, promovendo processo inflamatório, hipercoagulabilidade e alterações plaquetárias (Alonso *et al.*, 2009; Faludi, 2017).

Vários estudos mostram a importância da atuação sobre os FR para evitar a morbimortalidade das DCV ateroscleróticas nos indivíduos diabéticos.

Assim, devido à diversidade de risco de DCV nesses pacientes, é indicada sua estratificação, de acordo com a proposta da diretriz brasileira de prevenção de DCV no diabetes, que categoriza esse risco em baixo, intermediário, alto e muito alto, com taxas de incidência de DAC em 10 anos em 10%, 10 a 20%, 20 a 30% e mais de 30%, respectivamente (Bertoluci *et al.*, 2017). Os pacientes idosos, independentemente de qualquer outro fator, são sempre classificados como de alto risco.

Todos os pacientes hipertensos diabéticos devem realizar monitoramento da PA em domicílio (ADA, 2020). Pacientes com DM e PA igual ou superior a 140 × 90 mmHg devem iniciar mudança de estilo de vida e passar a fazer uso de medicamento para alcançar os níveis adequados dela. Para os casos de PA igual ou superior a 160 × 100 mmHg, os pacientes devem iniciar o uso de dois fármacos recomendados pela 7ª Diretriz Brasileira de Hipertensão (Malachias *et al.*, 2016).

Para pacientes com PA entre 140 × 90 mmHg e 159 × 99 mmHg, o tratamento inicial pode ser tentado com um anti-hipertensivo. Para aqueles com PA igual ou superior a 160 × 100 mmHg, o tratamento inicial deve incluir dois fármacos para alcançar os níveis adequados. Nos dois casos, também será necessário a readequação do estilo de vida do paciente. A utilização de medicamentos combinados em um comprimido pode melhorar a aderência ao tratamento. Considerar, entretanto, que a combinação de um IECA e um BRA não é recomendada em razão dos possíveis efeitos adversos. A não obtenção das metas preconizadas determina que a medicação seja reavaliada e, se necessário, adicionar outro fármaco.

O infarto agudo do miocárdio (IAM) é o mais comum no paciente diabético e tem pior prognóstico nesse contingente, sendo, também, a principal causa de morte, em virtude da maior incidência de ICC, infarto recorrente e arritmias.

Em pacientes diabéticos, o perfil lipídico deve ser avaliado, dosando-se o colesterol total, o LDL-c, HDL-c e os triglicerídios. Os pacientes de idade entre 40 e 75 anos sem DCV aterosclerótica devem ser orientados a tomar estatinas em baixa intensidade, além da adoção de um estilo de vida saudável. Em pacientes diabéticos em alto risco de doença aterosclerótica com idade entre 50 e 70 anos, é razoável o uso de estatina em alta intensidade. Com o objetivo de reduzir os níveis de LDL-c em 50% ou mais, é razoável, para os adultos diabéticos com 20% de risco de DCV aterosclerótica, a associação de ezetimiba à maior dose de estatina tolerada (ADA, 2020).

Em prevenção secundária, todos os pacientes diabéticos em qualquer idade devem adicionar à mudança de estilo de vida estatina em alta intensidade. Em LDL-c igual ou superior a 70 mg/dℓ em uso de estatina em dose máxima tolerada; a adição de ezetimiba ou inibidor de PCSK9 deve ser considerada. Quando bem tolerada, a estatina deve ser mantida em indivíduos com idade acima de 75 anos, e em idosos diabéticos com idade acima de 75 anos é razoável iniciar a terapia com estatina após uma discussão dos potenciais riscos e benefícios (ADA, 2020). A associação de inibidor de PCSK9 mostrou-se benéfica na redução de eventos cardiovasculares, como morte, IAM e AVE.

Essas orientações não se aplicam aos pacientes diabéticos em regime de diálise, em que não foi observado nenhum benefício, apesar da redução do LDL-c.

Os indivíduos com hipertrigliceridemia entre 175 e 499 mg/dℓ devem ser orientados para a redução de peso e a averiguação de causas secundárias, naqueles com dosagem igual ou superior a 500 mg/dℓ, além da investigação de causas secundárias, a intervenção medicamentosa deve ser considerada.

Pacientes diabéticos podem desenvolver DAC silenciosa, inequivocamente um marcador de pior prognóstico, ainda cabendo discussão se o uso de metodologias que avaliem a DAC subclínica neles alterará o tratamento e o prognóstico (SBD, 2019). O eletrocardiograma (ECG), apesar da baixa precisão para o rastreamento de DAC em assintomáticos, é preconizado pela Diretriz Brasileira de Diabetes pelo baixo custo. Não há recomendação para a realização rotineira de teste ergométrico (TE) para esses pacientes. O mesmo acontece com a cintilografia de perfusão miocárdica de estresse, pois o rastreamento não parece reduzir eventos cardiovasculares. O ecodopplercardiograma com estresse farmacológico pode ser realizado quando houver indicação de realização em pacientes diabéticos que tenham alterações ao ECG de repouso, exigindo maiores interpretações em pacientes que não tenham condição de realizarem TE. A tomografia computadorizada (TC) com escore de cálcio (CAC) tem-se mostrado útil na detecção de doença aterosclerótica subclínica e na avaliação de eventos coronarianos em diabéticos sendo importante na estratificação de risco cardiovascular, principalmente nos pacientes mais jovens em risco intermediário (Anand, 2006). A angiotomografia não deve ser realizada rotineiramente em indivíduos assintomáticos, pois não reduz eventos cardiovasculares. Ainda não há evidências que sustentem que a ressonância magnética (RM) que traga benefícios clínicos os para pacientes diabéticos assintomáticos.

O DM também está associado a maior risco de doença arterial periférica, podendo se manifestar como aneurisma aórtico, isquemia aguda dos membros ou gangrena de membros inferiores, causando amputação.

Prevenção

Os pacientes diabéticos podem se beneficiar grandemente de medidas preventivas. As recomendações consideram a avaliação e o manejo dos FR.

Os principais focos de prevenção são: interrupção do fumo, cuidados nutricionais, tratamento da HAS, da obesidade, da dislipidemia, iniciar o tratamento com AAS (em prevenção secundária) e adotar a prática de exercício físico. A dieta tem sido um dos tópicos fundamentais.

Muitos trabalhos relacionam o tabagismo, tanto o ativo quanto o passivo, com o risco do desenvolvimento de diabetes, sendo assim, considerado um FR modificável. O abandono do tabagismo reduz o risco após 10 anos para o mesmo risco de uma pessoa que nunca fumou (Akter *et al.*, 2015).

O tabagismo contribui para o aumento do risco cardiovascular tanto em diabéticos como em não diabéticos. Além disso, aumenta o risco de aparecimento prematuro de nefropatia e neuropatia, podendo ter papel no desenvolvimento de resistência insulínica. O tabagismo em diabéticos é um FR independente de mortalidade por causa cardiovascular. A interrupção desse hábito deve ser vigorosamente estimulada.

De acordo com as recomendações da ADA (ADA, 2020), a meta para a PA nos pacientes diabéticos hipertensos deve ser abaixo de 140 × 90 mmHg (recomendação A) (Malachias *et al.*, 2016), devendo, além de mudança de estilo de vida, receberem tratamento medicamentoso. O controle da PA não só reduz a DCV, mas também alentece a progressão da retinopatia e da nefropatia (ADA, 2020).

A obesidade e a retenção hídrica desempenham importante papel na fisiopatologia da hipertensão diabética, assim, medidas não farmacológicas como redução do peso, restrição de sal, exercício e controle no consumo de álcool podem ser efetivas. Conforme citado anteriormente, os fármacos de escolha são os IECA ou os BRA. Os bloqueadores dos canais de cálcio não di-hidropiridínicos também têm mostrado retardar a evolução da nefropatia diabética. Os betabloqueadores e os diuréticos tiazídicos podem ter efeito hiperglicêmico e, além disso, os betabloqueadores podem aumentar o risco de hipoglicemia assintomática ou prolongada, sendo indicados em situações específicas, como angina ou IAM prévio.

Os dois maiores grupos de recomendações para o controle de dislipidemia seguido pelos clínicos nos EUA são o *National Cholesterol Education Program* (NCEP) e as diretrizes da ADA. Recentemente, a ADA modificou as recomendações para controle de dislipidemia nos pacientes diabéticos, com objetivos a serem alcançados semelhantes aos estabelecidos para pacientes cardiopatas. Nos diabéticos, as dislipidemias encontradas, em geral, são hipertrigliceridemia, redução de HDL-c e aumento do volume de partículas de LDL-c pequenas e densas, com valores, entretanto, similares nos diabéticos e na população em geral. O estudo CARE e o *Heart Protection Study* mostraram benefícios cardiovasculares semelhantes em diabéticos idosos e jovens com a redução de LDL-c. A atualização de 2017 da Diretriz Brasileira sobre Dislipidemia e Prevenção da Aterosclerose ressalta que a redução da colesterolemia por meio do tratamento com estatinas em DM2 é um elemento crucial na prevenção da doença aterosclerótica (Faludi *et al.*, 2017). Os benefícios na redução da DCV com a diminuição de LDL-c nos diabéticos são semelhantes aos promovidos nos pacientes com DAC (NCEP).

O tratamento inicial da dislipidemia deve consistir em dieta, perda de peso, prescrição de exercícios físicos e melhora do controle da glicemia. Quando esses objetivos não são obtidos, a intervenção medicamentosa deve ser instituída, sendo as estatinas os agentes de escolha nesses pacientes. As metas da Diretrizes da Sociedade Brasileira de Diabetes de 2019-2020 (SBD, 2019) e da Associação Europeia de Estudo sobre Diabetes (EASD) encontram-se na Tabela 70.3.

Para a prevenção primária, o AAS, na dosagem entre 75 e 162 mg/dia, pode ser considerada para os diabéticos que possuem aumento do risco de DCV, depois de ampla discussão com o paciente sobre os riscos e os benefícios. Em 2018, foi publicado o estudo *Aspirin in Reducing Events in the Elderly* (ASPREE), com pacientes com idade média de 74 anos, sendo que 11%, dos 19.114 indivíduos registrados eram diabéticos. O estudo concluiu que, em idosos saudáveis, baixas doses de AAS para prevenção primária não resultaram em uma significativa redução de risco de DCV. Contudo, também se registrou um significativo aumento do risco de hemorragia (McNeil *et al.*, 2018).

TABELA 70.3 Recomendações para tratamento de dislipidemia em diabetes para idosos.

Mudança de estilo de vida
Perda de peso quando indicada, adoção de dieta do Mediterrâneo ou DASH – redução de gorduras saturadas e trans
Atividade física
Otimização do controle glicêmico
Em idade entre 40 e 75 anos sem DCV aterosclerótica (prevenção primária), o uso moderado de estatina é razoável
Em idade entre 50 e 70 anos de idade, especialmente com múltiplos FR, é razoável iniciar estatina em alta intensidade
Para pacientes de todas as idades e com DCV aterosclerótica (prevenção secundária) estatina em alta intensidade, deve ser orientado mudança de estilo de vida
Para pacientes diabéticos e com DCV aterosclerótica, considerar o uso de estatina na maior dose tolerada se o LDL-c for igual ou superior a 70 mg/dℓ. Considerar a combinação com ezetimiba (de menor custo) ou inibidor PCSK9
Pacientes com idade acima de 75 anos sob tratamento com estatina, se bem tolerado, é razoável mantê-la
Em pacientes com idade acima de 75 anos, é razoável iniciar terapia com estatina depois da discussão dos possíveis riscos e benefícios

DASH: *dietary approaches to stop hypertension*; FR: fator de risco; DCV: doença cardiovascular; PCSK9: pró-proteína convertase subtilisina/kexina tipo 9. (Fonte: ADA, 2020.)

No mesmo ano também foi publicado o estudo ASCEND (*A Study of Cardiovascular Events in Diabetes*), que contou com 15.480 indivíduos com idade média de 63 anos de idade. O estudo concluiu que, em prevenção primária de DCV, houve 12% de redução relativa em eventos cardiovasculares em comparação ao placebo, entretanto, houve um significativo aumento de sangramento (Haynes *et al.*, 2019).

O envelhecimento por si só aumenta o risco de desenvolvimento de DCV e, quando associado ao DM, determina a sua possibilidade de ocorrência mais precoce. Nos idosos é aconselhável, portanto, a vigilância de sintomas para a realização do diagnóstico tão precocemente quanto possível.

As abordagens terapêuticas não medicamentosa e medicamentosa serão abordadas posteriormente.

A perda de massa e força muscular que ocorre nos idosos diabéticos pode resultar em sarcopenia, impondo um estilo de vida que inclua atividade física, principalmente exercícios de contrarresistência, isto é, musculação. Essa perda de potência muscular facilita o aparecimento de fragilidade, aumentando a vulnerabilidade e os riscos de quedas. Nessas condições, é indispensável uma dieta bem orientada, indicada, preferencialmente, por nutricionista. Não havendo contraindicação por comprometimento renal, ela deve ter um aporte proteico que ofereça, para os não sarcopênicos, entre 1,2 a 1,5 g por kg de peso por dia. Por outro lado, também é necessário escolher o regime terapêutico medicamentoso adequado, evitando os medicamentos que promovam perda de peso. Indiscutivelmente, o controle da dieta é um desafio, devendo ser individualizada, pois desempenha um importante papel no tratamento e na prevenção das complicações decorrentes do DM. A dieta deve ser orientada por especialista da área e oferecer porções e variedade alimentar apropriada, procurando atender às preferências do indivíduo para que seja mantido o gosto pela alimentação (ADA, 2020; SBD, 2019). Evidências científicas demonstram o grande impacto da dieta sobre a redução HbA1c.

Dentro do programa de mudança de estilo de vida, a atividade física ocupa um papel primordial. A orientação deve seguir os moldes preconizados de, pelo menos, 150 minutos por semana de exercícios aeróbicos de moderada a intensa atividade, distribuídos em 3 dias por semana, evitando mais de 2 dias consecutivos sem atividade física. Os exercícios de resistência devem ser realizados 2 a 3 vezes/semana, contribuindo para evitar a perda de massa muscular, prevenindo, assim, as quedas. Essa modalidade de exercícios não deve ser realizada em dias seguidos. Os exercícios de equilíbrio e flexibilidade também são recomendados entre 2 e 3 vezes/semana. Assim como a alimentação, a prescrição da atividade física deve respeitar as preferências individuais. Aliada à dieta, essa conduta auxilia na perda de peso quando necessário (ADA, 2020; SBD, 2019).

Para alguns pacientes, a terapia comportamental auxilia fortemente na prevenção e manutenção do tratamento para DM, principalmente para aqueles que precisam perder peso.

Particularidades geriátricas comumente associadas ao diabetes

O processo de envelhecimento tem como consequências alterações morfológicas e funcionais com características relacionadas com a idade, que manifestam sinais e sintomas atípicos, capazes de dificultar o diagnóstico das doenças. Os idosos apresentam comorbidades e maior número de reações adversas aos medicamentos, dificultando a instituição terapêutica.

Infelizmente, os pacientes idosos ainda não são amplamente contemplados em grandes estudos com as recomendações apoiadas em subanálises, estudos observacionais, de coorte e nas recomendações de especialistas. Os princípios diagnósticos já foram abordados. Logo, vale chamar a atenção para o quão fundamental é o diagnóstico precoce por meio do teste TOTG, pois possibilita que se evite muitas das complicações relacionadas com a DM. Esta é uma enfermidade insidiosa e suas manifestações já podem incluir comprometimentos importantes de doenças micro e macrovasculares.

Amplos estudos de coorte populacional e prospectivos têm associado o DM2 ao aumento do risco de declínio cognitivo e demência (ADA, 2020), Alonso *et al.*, 2009; Whitmer *et al.*, 2005). Esse aumento de risco é de 50 a 100% para demências em geral, e de 100 a 150% para demência vascular. No entanto, o *Honolulu Aging Study* e o Estudo de Framingham (Akomolafe *et al.*, 2006) não encontraram uma associação entre diabetes e demência. Outros estudos sugerem, ainda, que o efeito do DM2 sobre a cognição ocorre principalmente após os 70 anos, seja pelos seus efeitos cumulativos, seja pela maior vulnerabilidade do cérebro do idoso. Entretanto, não está claro se o tratamento do DM2 reduz o risco de demência (Launer *et al.*, 2011).

Nos pacientes em que a adesão terapêutica esteja prejudicada ou em que ocorre descontrole glicêmico sem motivo aparente, principalmente a investigação da condição cognitiva deve ser realizada (ADA, 2020; Alonso *et al.*, 2009; Irie *et al.*, 2008; Whitmer *et al.*, 2005).

Outra condição que ocorre com muita frequência nos diabéticos, particularmente nos idosos, quando comparados com o grupo controle, é a depressão. Apesar de frequente, ela é subdiagnosticada, razão pela qual seu rastreamento deve ser feito anualmente e em todos os pacientes diabéticos. A sua prevalência em portadores de DM pode ser cerca de 2 a 3 vezes maior do que no restante da população. A depressão está associada à piora do controle glicêmico e ao aumento acelerado da taxa de DAC, que, com frequência, não é diagnosticada. Assim sendo, é necessário que seja investigada precocemente por meio da aplicação de escalas, como a Escala de Depressão Geriátrica. A instituição terapêutica adequada para a depressão pode auxiliar no melhor controle glicêmico por meio de tratamento (SBD, 2019).

Alguns sintomas relacionados com o diabetes ocorrem também em virtude do envelhecimento, favorecendo a ocorrência de quedas. A neuropatia, a doença arterial periférica, a redução da função renal, a fraqueza muscular, as alterações visuais com perda de acuidade (a catarata tem frequência 3 vezes maior em idosos diabéticos), algum grau de incapacidade funcional, o comprometimento articular em consequência de doenças reumáticas, além da frequente polifarmácia ao lado de episódios hipoglicêmicos que devem ser evitados já que podem precipitar eventos cardiovasculares agudos. Nos pacientes com predisposição a hipoglicemia, as metas de controle glicêmico devem seguir critérios menos rígidos, obedecendo às comorbidades, como demência e expectativa de vida, recaindo a preferência sobre medicamentos que exijam menor rigor de controle da glicemia. Além disso, esses fatores podem contribuir para a ocorrência de quedas, principalmente no idoso frágil. A avaliação da sarcopenia no idoso é necessária. Seu achado determina maiores cuidados de mudança de estilo de vida com alimentação prescrita por nutricionista, escolha de medicamentos que evitem perda de peso e adequada prescrição de atividade física. Os exercícios visam a prevenção, o controle glicêmico e o fortalecimento muscular. A prescrição de atividade física precisa ser orientada de acordo com as condições de cada paciente, seu condicionamento físico e suas comorbidades. A idade e a condição do paciente não deve ser motivo para a contraindicação de atividade física. Para a avaliação cardiológica, pode ser necessário a realização de TE para melhor programação do exercício (ADA, 2020).

O controle glicêmico adequado pode contribuir para a redução do risco de quedas, como já mostrado por estudo observacional prospectivo, devendo ser observado criteriosamente o risco de hipoglicemia associada a maior risco de quedas (American Geriatrics Society; British Geriatrics Society; American Academy of Orthopedic Surgeons Panel on Falls Prevention, 2001).

Pacientes diabéticos apresentam maior risco presumido de infecção pneumocócica e de complicações em razão da influenza, já que constitui um FR para a infecção. Além disso, apresentam maior probabilidade de complicações por doenças infecciosas em portadores de cardiopatia. Assim, a imunização por meio de vacinas deve ser sempre indicada para esses pacientes, lembrando que o DM não constitui contraindicação à vacinação (SBD, 2019). Os esquemas vacinais indicados para os idosos podem ser vistos no Capítulo 80.

Tratamento

Objetivos

Os objetivos do tratamento do DM no idoso incluem controle da hiperglicemia e seus sintomas, prevenção, avaliação e tratamento das complicações microvasculares e macrovasculares, considerando-se sempre a heterogeneidade clínica e funcional dessa coorte. Alguns desenvolvem DM na meia-idade, após anos de comorbidades; outros, com diagnóstico recente, podem ter complicações devido à falta do diagnóstico por anos ou pelo menor tempo da doença, que não apresentou, até então, complicações. Alguns pacientes são frágeis, com comprometimento funcional e/ou cognitivo, enquanto outros são ativos, com expectativas de vida bastante variáveis.

Portanto, o idoso apresenta particularidades que o médico deve levar em conta para proporcionar-lhe a melhor assistência possível. A história clínica convencional não é o bastante, sendo necessário indagar sobre os seus hábitos de vida e seu ambiente familiar e social. Além disso, deve ser dada ênfase para a investigação de síndromes geriátricas, especialmente alterações cognitivas, incontinência urinária, dor, depressão, risco de quedas e polifarmácia (ADA, 2020; ADA, 2019a; SBD, 2019).

Ao estabelecer o diagnóstico, convém fazer uma estimativa da expectativa de vida do paciente em função de sua idade e comorbidades, já que o valor da HbA1c a ser alcançado deve ser decidido em bases individuais, como preconizam as DSBD. Quando a expectativa de vida for acima de 5 anos, a meta para HbA1c deve se situar entre 7 e 8%, enquanto nos idosos fragilizados, naqueles com expectativa de vida limitada e nos pacientes em que os riscos do controle glicêmico rigoroso excedam os benefícios, o objetivo é de índices mais elevados de HbA1c de 8% ou até superiores.

A meta habitualmente preconizada pelas Diretrizes Brasileiras é inferior a 7%, baseada nos resultados de alguns estudos, como, por exemplo, o UKPDS (1998). As evidências mostram que níveis superiores a 7% estão associados a risco progressivamente maior de complicações microvasculares. Em condições normais, níveis superiores a 7% indicam a necessidade de uma revisão terapêutica. Em relação à redução do risco de doença macrovascular com níveis de HbA1c abaixo de 7%, ainda há controvérsias. A ADA (2020) tem como meta para idosos saudáveis, com poucas comorbidades, boa cognição e bom *status* funcional, a HbA1c abaixo de 7,5% (58 mmol/mol), ao passo que para aqueles com múltiplas doenças crônicas coexistentes ou dependentes, o controle deve ser menos rigoroso com HbA1c abaixo de 8 a 8,5% (64 a 69 mmol/mol).

Estudos clínicos têm demonstrado que são necessários aproximadamente 8 anos para que os benefícios do controle glicêmico sejam refletidos na redução das complicações microvasculares, como retinopatia diabética e nefropatia; para que sejam vistos os benefícios do controle da HAS e dos lipídios são necessários de 2 a 3 anos. Por esse motivo, deve ser enfatizado como de grande importância o tratamento do DM com o objetivo de redução das complicações macrovasculares por meio do controle da HAS, das dislipidemias e da administração de AAS na prevenção secundária.

Assim sendo, o inventário de comorbidades associadas, como transtornos psiquiátricos, depressão ou demência, cardiopatia isquêmica, HAS, dislipidemias, além da polifarmácia, por exemplo, é fundamental para a adequação terapêutica. Também é importante a avaliação do estado funcional e da capacidade do paciente de realizar suas atividades, considerando que a hiperglicemia aumenta o risco de desidratação, de alterações visuais e cognitivas que contribuem para o declínio funcional, além de contribuírem para dificultar a terapêutica. O controle glicêmico atua reduzindo os sintomas associados à hiperglicemia, como poliúria, polidipsia, fadiga e, possivelmente, melhora a cognição (ADA, 2020).

O regime terapêutico a ser instituído deve ser avaliado também à luz das possibilidades financeiras do paciente para que se torne viável a adesão ao tratamento.

Outros pontos devem ser considerados para o tratamento do DM nos pacientes idosos, como, por exemplo, o risco substancialmente aumentado de hipoglicemia, com menor probabilidade de sintomas que indiquem que esse quadro ocorrerá, e com maior probabilidade de agravamento cognitivo, DCV, renal e hepático durante o episódio. A terapêutica medicamentosa deve ser administrada sob criteriosa observação nos pacientes que sofrem de insuficiência hepática ou renal. Nos pacientes desidratados, com infecções ou outros quadros de agressão ao organismo, a glicemia mal controlada ou o tratamento irregular pode causar o coma hiperosmolar. A falta de tratamento contribui para aumento do risco de infecções, perda de autonomia, desnutrição, e ainda surgimento de manifestações tardias (ADA, 2020; SBD, 2019).

No idoso ativo e independente, a autovigilância dos sintomas e da glicemia é tão importante quanto em qualquer outra idade. No idoso dependente, o trabalho de vigilância deve ser assumido pelo cuidador primário. O automonitoramento da glicose deve ser feito em todos os pacientes em uso de insulina. É necessário que aqueles em uso de insulina aprendam a ajustar as doses de acordo com as variações dos níveis glicêmicos. Atualmente, analisadores domésticos de glicemia de fácil manejo já estão disponíveis, devendo, portanto, fazer parte do *kit* básico de tratamento do paciente diabético. A frequência dos testes deve ser adequada às necessidades de cada um. Em geral, porém, a glicemia deve ser avaliada cerca de uma ou duas horas após as refeições, antes das refeições e na hora de dormir.

A HbA1c é um importante marcador dos níveis da glicose durante 1 a 3 meses antecedentes, não devendo ser negligenciada (SBD, 2019).

Outro teste para avaliação do controle da glicemia, apesar de não ser rotineiro, é a dosagem de frutosamina, formada pela reação química da glicose às proteínas plasmáticas. Ele reflete os níveis da glicose das últimas 3 semanas (McCulloch, 2019a, 2019b).

A glicemia pode ser automonitorada por meio da inserção de uma gota de sangue capilar em fita biossensora descartável acoplada a um glicosímetro (Tanenberg *et al.*, 2004). Outro modo de monitoramento é o sistema de monitoramento contínuo de glicose (SMCG) intersticial por meio de sensor subcutâneo que trazem maior riqueza de informações. Os SMCG clássicos possibilitam 288 leituras de glicose intersticial em 24 horas; os modernos realizam leitura por escaneamento, sendo desnecessária a punção do dedo para obtenção de sangue (Kruger *et al.*, 2019; SBD, 2019).

Tratamento não medicamentoso

As intervenções no estilo de vida devem ser precocemente instituídas e compreendem aconselhamento nutricional, orientação sobre atividade física e amplo programa de educação de pacientes e de cuidadores, particularmente no caso dos idosos. Esse programa é de alta importância, tendo por objetivo tornar o paciente capaz de manter independência e criteriosa consciência de sua doença e de como controlá-la. Nesse processo, deve haver engajamento de uma equipe multiprofissional.

A orientação do tratamento depende das condições cognitivas do paciente, devendo o clínico proceder a criteriosa avaliação dessas funções por meio dos testes próprios, como, por exemplo, o Minixame do Estado Mental (MEEM). O DM2 tem sido associado ao declínio das funções cognitivas nos idosos, com manifestações por meio de perda de memória, dificuldade de aprendizado e redução da habilidade verbal (ADA, 2020; Folstein; Folstein; McHugh, 1975; SBD, 2019).

Para os idosos, o planejamento terapêutico é, em geral, semelhante ao proposto para outras idades. Tem sido demonstrado que a abordagem multidisciplinar em diabéticos idosos traz resultados positivos. De início recomendam-se dieta e exercício, e, se não for o bastante, cogita-se no uso de medicação.

As recomendações nutricionais específicas devem ser individualizadas, existindo normas que são amplamente aplicáveis, como já mencionado. O aconselhamento alimentar por nutricionista é o ideal (ADA, 2020). Recomenda-se que as refeições, especialmente a ingesta de carboidratos, sejam fracionadas ao longo do dia para evitar grandes cargas calóricas. A introdução da dieta para a maioria dos indivíduos não tem um padrão único definido. Nos idosos deve seguir um plano bem estabelecido em razão da grande dificuldade para a mudança dos hábitos adquiridos ao longo da vida. A dieta deve ser racionalmente dividida entre carboidratos (o percentual para diabéticos ainda é inconcluso), considerada como ponto-chave para o controle glicêmico pós-prandial, sendo 20 a 35% de gorduras e 10% (20 a 30% em alguns trabalhos) de proteínas; e a ingesta de colesterol deve ser limitada a 300 mg/dia (ADA, 2020; EASD; SBD, 2019). A suplementação com vitaminas e minerais não têm evidências claras. Para aqueles que fazem uso de metformina é aconselhável a periódica avaliação da vitamina B12, pois, em estudos recentes, ela foi associada à deficiência dessa vitamina (Aroda *et al.*, 2016).

Em relação à dieta dos idosos, deve-se considerar os seguintes pontos:

- Os idosos têm grande risco de desnutrição
- Uma dieta menos restrita pode, com frequência, melhorar a qualidade de vida
- A perda de peso nesse grupo aumenta o risco de morbidade e mortalidade
- A restrição calórica sem o acompanhamento de um programa de exercícios tem menor probabilidade de obter sucesso.

Os programas de atividade física também devem ser individualizados. Nos idosos, o risco de quedas está aumentado e associado às maiores taxas de fragilidade por incapacidade funcional, dificuldade visual, polifarmácia e, nos diabéticos, esses fatores estão agravados por neuropatia periférica e possibilidade de hipoglicemia. Sabidamente as quedas estão associadas a elevada morbidade e mortalidade.

A recomendação da atividade já foi anteriormente mencionada neste capítulo, entretanto, deve-se ressaltar que a prescrição de exercícios deve levar em conta vários aspectos: o maior risco de hipoglicemia (sobretudo com o uso de insulina), considerando-se que os idosos são mais propensos a desenvolverem esse quadro; a exacerbação de DCV preexistente e piora das complicações crônicas; o menor nível de tolerância ao exercício que, em geral, deve ser de grau moderado; a introdução gradual da atividade e com a escolha do exercício de acordo com a aptidão do paciente. As caminhadas e as atividades em água obtêm maior adesão. Em síntese, os exercícios devem ser considerados uma intervenção essencial na mudança de estilo de vida dos pacientes diabéticos.

O automonitoramento da glicemia, seja por fita ou por SMCG, deve ser realizado após as instruções adequadas e com a certeza de que o paciente e/ou cuidador tenham habilidade com o método e saibam interpretar seus resultados (Grant, 2015).

Tratamento medicamentoso

O tratamento medicamentoso do diabetes pode ser feito por antidiabéticos orais, injetáveis e insulinas, isolados ou em combinação. A abordagem farmacológica deve ser iniciada precocemente, quando há marcada hiperglicemia, HbA1c > 9%, em combinação com as medidas não farmacológicas (ADA, 2019b; DSBD, 2007, 2020; McCulloch, 2005; Munshi, 2010). De acordo com as diretrizes de tratamento nacionais e internacionais, caso as metas de tratamento não farmacológico não tenham sido atingidas, o tratamento medicamentoso deve ser iniciado 3 meses após o diagnóstico, visando, assim, evitar os longos períodos de tempo de descontrole metabólico que frequentemente aumentam o risco de evolução silenciosa para as complicações crônicas da doença. A inércia clínica é um problema real e frequente, devendo ser evitada por médicos e pacientes, que por diversas razões, não intensificam o tratamento precocemente.

Agentes antidiabéticos orais

De acordo com a ADA, a meta para o controle da glicose em pacientes com DM2 é a restauração metabólica o mais próximo possível da normalidade, seja por meio de medidas gerais isoladamente ou associadas à terapia medicamentosa. Essas metas encontram-se na Tabela 70.4.

O propósito maior dessas metas é reduzir a morbimortalidade e os custos individuais de tratamento com o DM, como tem sido demonstrado em estudos prospectivos e randomizados.

Além das metas estabelecidas para o controle da glicose, também devem ser observadas aquelas, já mencionadas anteriormente, para PA e dislipidemia.

A falta de resposta às medidas gerais impõe a associação de medicamentos para o controle adequado da glicemia e redução da HbA1c. Os esquemas terapêuticos utilizados são os medicamentos orais, injetáveis, insulinas e a combinação terapêutica.

Desde a década de 1990, inúmeras novas classes de medicamentos foram descobertas, atuando sobre os diferentes mecanismos fisiopatológicos que contribuem para o desenvolvimento do DM.

Os seguintes aspectos fisiopatológicos devem ser avaliados na escolha do melhor tratamento medicamentoso: resistência à insulina (RI); falência progressiva da célula beta; múltiplos transtornos metabólicos (dislipidemia, doença hepática gordurosa, inflamação vascular); e repercussões micro e macrovasculares que acompanham a história natural do DM2.

De acordo com o mecanismo de ação principal, os antidiabéticos podem ser agrupados do seguinte modo: aqueles que aumentam a secreção pancreática de insulina (sulfonilureias e glinidas); os que reduzem a velocidade de absorção de glicídios (inibidores das alfaglicosidases); os que diminuem a produção hepática de glicose (biguanidas); os que aumentam a utilização periférica de glicose (glitazonas); aqueles que exercem efeito incretínico mediado pelos hormônios GLP-1 (peptídio semelhante ao glucagon 1, *glucagon-like peptide-1*) e GIP (peptídio inibidor gástrico, *gastric inhibitory polypeptide*), considerados peptídios insulinotrópicos dependentes de glicose (inibidores da DPP-4 e agonistas GLP-1); e aqueles que inibem o contratransportador do sódio/glicose 2 nos túbulos proximais renais (*sodium/glucose cotransporter 2*, SGLT-2), reduzindo a glicemia pela inibição da reabsorção de glicose e promovendo a glicosúria.

TABELA 70.4 Metas laboratoriais para o tratamento do diabetes melito tipo 2.

Parâmetro	Metas laboratoriais	
	Metas terapêuticas	Níveis toleráveis
HbA1c	Em torno de 7% em adultos Entre 7,5 e 8,5% em idosos, dependendo do estado de saúde	As metas devem ser individualizadas de acordo com: • Duração do diabetes • Idade/expectativa de vida • Comorbidade • DCV • Complicações microvasculares • Hipoglicemia não percebida
Glicemia em jejum	< 100 mg/dℓ	< 130 mg/dℓ
Glicemia pré-prandial	< 100 mg/dℓ	< 130 mg/dℓ
Glicemia pós-prandial	< 160 mg/dℓ	< 180 mg/dℓ

DCV: doença cardiovascular. (Adaptada de ADA, 2019b.)

O tratamento na população geriátrica deve ser iniciado com doses menores do que as utilizadas nos pacientes jovens, considerando-se a possibilidade de interações medicamentosas em virtude da frequente utilização de vários fármacos (McCulloch, 2005; Munshi, 2010).

Os principais agentes antidiabéticos encontram-se na Tabela 70.5.

Sulfonilureias

Até 1990, o grupo das sulfonilureias era o único hipoglicemiante oral disponível no mercado. Atualmente, elas são divididas em três categorias: as de primeira geração – clorpropamida; as de segunda geração – glibenclamida, glipizida e gliclazida; e as de terceira geração – glimepirida.

A Tabela 70.6 mostra as principais sulfonilureias, o tempo de ação e suas doses.

Esse grupo de fármacos estimula a liberação de insulina pelo pâncreas. Nos indivíduos magros, a deficiência de secreção de insulina pode ser mais grave, podendo ser as sulfonilureias fármacos de primeira escolha.

As sulfonilureias são metabolizadas pelo fígado e excretadas pelos rins, com exceção de clorpropamida, que é excretada, praticamente inalterada, pelos rins e não deve ser utilizada em pacientes com insuficiência renal. Para os idosos, a glimepirida e a gliclazida devem ser os fármacos preferidos, por provocarem menos hipoglicemia e por poderem ser administrados 1 vez/dia. A maioria dos pacientes deixa de responder às sulfonilureias após anos de doença por esgotamento progressivo da função das células beta pancreáticas, sendo necessária a substituição ou a associação de fármacos.

Os eventos adversos mais comuns são ganho de peso e hipoglicemia. A hipoglicemia pode ser frequente, acarretando prejuízo na qualidade de vida, ou ainda ser prolongada e grave, requerendo assistência de terceiros e/ou em sala de emergência. A hipoglicemia é mais frequentemente observada com o uso de clorpropamida e glibenclamida. A idade é um dos fatores predisponentes, sendo particularmente perigosa em indivíduos com doença cardíaca e mais idosos. A clorpropamida pode ocasionar antidiurese com hiponatremia, em razão da potencialização do hormônio antidiurético.

A gliclazida teve sua segurança cardiovascular comprovada pelo estudo ADVANCE (Heller; ADVANCE Collaborative Group, 2009).

▪ **TABELA 70.5** Medicamentos antidiabéticos: mecanismos de ação e seus efeitos clínicos.

Medicamento	Mecanismo de ação	Contraindicações	Efeitos colaterais e precauções
Sulfonilureias*	Aumento da secreção de insulina (pâncreas)	Insuficiência renal e hepática	Aumento de peso, fotossensibilidade, distúrbios GI, hipoglicemia, púrpura
Metiglinidas (repaglinida, nateglinida)	Aumento da secreção de insulina pós-prandial (pâncreas)	DM1 Insuficiência hepática grave e renal avançada	Aumento da hipoglicemia, de peso discreto, cefaleia, dor muscular, distúrbios GI, em doença hepática Maior precaução em idade ≥ 75 anos
Metformina** (biguanida)	Aumento da sensibilidade à insulina predominantemente no fígado	Insuficiência renal, hepática e cardíaca	Aumento de peso, distúrbios GI, interromper antes de cirurgias e de exames com contrastes venosos
Tiazolidinedionas (glitazonas)	Aumento da sensibilidade à insulina no músculo, adipócito e hepatócito	DM1, ICC e hepática	Aumento de peso, edema, derrame pleural, aumento de transaminases, anemia transitória, monitorar função hepática, aumento do risco de insuficiência cardíaca
Acarbose	Retardo na absorção intestinal de carboidratos	Gravidez	Distúrbios GI
Inibidores da DPP-4 (gliptinas)	Aumento do nível de GLP-1, com aumento da síntese e secreção de insulina, além de reduzir o glucagon	Hipersensibilidade ao fármaco	Faringite, náuseas e cefaleia
Análogos do GLP-1	Estimulam as células beta, de forma dependente da glicemia, para aumentar a síntese de insulina e têm efeito redutor da produção do glucagon pela ação nas células α do pâncreas também dependente da glicemia		Não causam hipoglicemia. intolerância GI, perda de peso, retardo do esvaziamento gástrico, para uso injetável
Inibidores da SGLT-2	Impede a reabsorção de glicose renal através da inibição das proteínas SGLT-2	Risco aumentado de infecções genitais e urinárias	Diminuição do peso, redução da PA, baixo risco de hipoglicemia

*Diminui a gliconeogênese. **Diminui a produção hepática. GI: gastrintestinal; ICC: insuficiência cardíaca congestiva; DPP-4: enzima dipeptidil peptidase 4; GLP-1: *glucagon like peptide-1* (Diretrizes da Sociedade Brasileira de Diabetes); PA: pressão arterial; SGLT-2: *sodium glucose cotransporter 2*.

▪ **TABELA 70.6** Sulfonilureias – posologia.

			Dose (mg)			
Fármaco	Comprimido (mg)	Tempo de ação (h)	Inicial	Média	Máxima	Tomada
Clorpropamida	250	36/60	125/500	125/500	500	1
Glibenclamida	5	12/24	2,5/5	2,5/20	20	1 a 2
Glipizida	5	6/24	2,5/5	2,5/20	20	1 a 3
Gliclazida	80	6/24	40/80	80/320	320	1 a 3
Glimepirida	1 e 2	12/24	1	2	6	1 a 2

Em situações de estresse ou trauma, como cirurgias e infecções graves, as sulfonilureias não devem ser utilizadas.

As sulfonilureias reduzem a glicemia em jejum entre 60 e 70 mg/dℓ e a HbA1c entre 1,5 e 2%.

A glibenclamida e a gliclazida são fornecidas pelo SUS pelo programa Farmácia Popular.

Metiglinidas (glinidas)

Não há estudos específicos desses fármacos na população idosa. A esse grupo pertencem a nateglinida e a repaglinida. São secretagogos não sulfonilureia de curta ação que estimulam a liberação de insulina do pâncreas em glicose. Apresentam absorção, ação e eliminação mais rápidas que as sulfonilureias. As glinidas são eliminadas, principalmente, pelo fígado e frequentemente usadas em pacientes com função renal comprometida; entretanto, mesmo assim, em pacientes com taxas de filtração muito baixas são requeridas doses menores. Devem ser administradas antes das refeições por estimularem a secreção de insulina pós-prandial, com risco diminuído de hipoglicemia. A omissão de uma refeição leva ao não uso do medicamento. As glinidas apresentam efeitos discretos na glicemia em jejum. Apresentam menor risco de hipoglicemia, principalmente com jejum prolongado ou em eventos noturnos, sendo úteis para idosos e pacientes com hiperglicemia pós-prandial. Esses fármacos são ineficazes em combinação com as sulfonilureias e úteis quando associados a outros sensibilizadores de insulina (Rizvi, 2009).

A repaglinida, mais potente do que a nateglinida, mostrou-se capaz de reduzir o espessamento mediointimal carotídeo.

As glinidas estão aprovadas para uso em monoterapia ou associadas à metformina. Sua meia-vida curta limita a ocorrência de hipoglicemia, sendo uma característica vantajosa para os idosos que, muitas vezes, têm baixa ingestão alimentar ou mesmo pulam refeições.

As glinidas reduzem a glicemia em jejum entre 20 e 30 mg/dℓ e a HbA1c entre 0,7 e 1% (Sociedade Brasileira de Diabetes, 2013).

Na Tabela 70.7 encontram-se os fármacos desse grupo e sua posologia.

Biguanidas

A metformina é o único fármaco atualmente disponível do grupo das biguanidas. Ela atua primariamente reduzindo a produção hepática de glicose e com efeitos secundários diminuindo a resistência periférica à insulina. A eliminação da metformina é realizada principalmente pelos rins e, no caso de queda de função renal, a dose deve ser gradualmente diminuída (redução de 50% no caso de TFG entre 30 e 45 mℓ/min) e suspensa em caso de TFG < 30 mℓ/min. A metformina é indicada para os pacientes com DM2 que não responderam adequadamente à dieta, sendo a primeira escolha de tratamento pela maioria das diretrizes de tratamento nacionais e internacionais. Seu uso foi associado com uma redução estatisticamente significativa na ocorrência de IAM em pacientes com diabetes recém-diagnosticado.

TABELA 70.7 Metiglinidas – posologia.

Fármaco	Drágea (mg)	Tempo de ação (h)	Dose inicial (mg)	Dose máxima diária (mg)
Nateglinida	120	4	120	360*
Repaglinida	0,5; 1 e 2	Acima de 24	0,5	6*

*Dividida em três doses por dia. (Fonte: ADA, 2020; SBD, 2020.)

Nos idosos, a metformina é um medicamento bastante atrativo em razão do baixo risco de hipoglicemia, mas é contraindicada nos pacientes com tendência ao desenvolvimento de acidose láctica, portadores de ICC, renal, respiratória e hepática, sepse, anemia grave e alcoolismo. Deve ser suspensa antes de exames com contraste iodado. Além disso, devem ser considerados como fatores limitantes nos idosos a perda de peso e os efeitos gastrintestinais presentes em cerca de 20% dos pacientes (diarreia, flatulência e desconforto abdominal). A suspensão do medicamento deve ser cogitada quando houver qualquer mudança de quadro clínico e repensada após o esclarecimento diagnóstico.

As doses diárias recomendadas variam de 500 a 2.550 mg; contudo, doses acima de 2.000 mg raramente são indicadas. As biguanidas sofrem rápida depuração, devendo ser administradas 2 a 3 vezes/dia. Os comprimidos estão disponíveis em dosagem de 500, 850 e 1.000 mg. As apresentações de liberação prolongada podem ser administradas uma vez/dia quando apresentam menor frequência de eventos adversos gastrintestinais e estão disponíveis nas doses de 500, 750 e 1.000 mg.

O uso de metformina a longo prazo pode estar associado à deficiência de vitamina B12. Dessa forma, recomenda-se a dosagem periódica dos níveis dela, principalmente aqueles com anemia ou neuropatia periférica.

A metformina reduz a glicemia em jejum entre 60 e 70 mg/dℓ e a HbA1c entre 1,5 e 2% (SBD, 2013; Rizvi, 2009).

As biguanidas são fornecidas pelo SUS pelo programa Farmácia Popular.

Tiazolidinedionas (glitazonas)

A esse grupo pertence a pioglitazona. A troglitazona e, mais recentemente, a rosiglitazona, foram retiradas do mercado pelos efeitos adversos hepáticos e possível aumento de eventos isquêmicos cardíacos, respectivamente. As glitazonas constituem um grupo de medicamentos sensibilizadores de insulina e aumentam o efeito da insulina nos tecidos periféricos (músculo, gordura e fígado). São eliminadas, principalmente, pela via hepática.

A pioglitazona aumenta a captação periférica de glicose e diminui a resistência insulínica por meio do efeito sinérgico nos receptores ativados pelo proliferador de peroxissomos gama (PPAR-γ) e pode ser recomendada como o terceiro medicamento aos pacientes que não conseguirem controle glicêmico com metformina e sulfonilureias. Melhora o perfil lipídico, reduzindo os níveis de triglicerídios e ácidos graxos, com aumento do HDL-c. Reduz as necessidades diárias de insulina no DM2. É administrada em dose única diária e tem poucos efeitos colaterais.

Apresenta o inconveniente de ganho de peso e edema. Além disso, esse fármaco diminui a densidade óssea em mulheres, estando associado a maior risco de fraturas a longo prazo.

Recentemente, tem crescido a preocupação sobre a segurança cardiovascular do seu uso. Investigadores canadenses avaliaram o aumento de risco para IAM, ICC e morte em aproximadamente 40 mil pacientes idosos (> 66 anos de idade), portadores de DM2, que receberam pioglitazona ou rosiglitazona durante 6 anos. Foram observados 5,3% desses eventos com a pioglitazona, e 6,9% com a rosiglitazona, com menor risco significativo de morte e ICC para a pioglitazona. Provavelmente, essa diferença ocorre em razão do perfil mais favorável da pioglitazona sobre os lipídios, por sua ação anti-inflamatória e por reter menos água e sódio que a rosiglitazona (SBD, 2013).

Tais fármacos são contraindicados em ICC nos estágios III e IV.

De acordo com a afirmação do consenso norte-americano e europeu de 2009, as glitazonas não são fármacos que devem ser utilizados como de primeira linha em pacientes diabéticos porque aumentam o risco de fraturas em mulheres e o de ICC, em geral.

Dados obtidos de vários estudos com participação de idosos têm demonstrado que essa classe de medicamentos se encontra associada à uma significativa retenção hídrica.

A dosagem da pioglitazona e as suas apresentações são apresentados na Tabela 70.8.

As glitazonas reduzem a glicemia em jejum entre 35 e 65 mg/dℓ e a HbA1c entre 1 e 2,2% (SBD, 2020).

Acarbose

A acarbose é uma substância que inibe competitiva e temporariamente a atividade das enzimas alfaglicosidases, na parede intestinal, retardando tanto a degradação dos carboidratos quanto a absorção pós-prandial dos glicídios no intestino delgado; portanto, atua na glicose pós-prandial. Tem a grande vantagem de não ter ação sistêmica, não causando hipoglicemia e não aumentando o peso. Entretanto, apresenta como efeitos colaterais frequentes flatulência, intolerância gástrica, diarreia e dor abdominal. É contraindicada em doença intestinal inflamatória, em obstrução intestinal, cirrose ou em pacientes com creatinina superior a 2 mg/dℓ e deve ser utilizada com cautela se houver divertículos e síndrome do intestino irritável. É administrada em dose inicial de 25 mg e dose máxima de 300 mg/dia dividida em três doses. Nos idosos apresenta modesta efetividade.

A acarbose reduz a glicemia em jejum para 20 a 30 mg/dℓ e a HbA1c para 0,7 a 1% (McCulloch, 2005; SBD, 2019).

Inibidores do SGLT-2

Os inibidores da enzima SGLT-2 (*sodium-glucose cotransporter 2*)[1] representam uma nova opção de terapêutica oral por impedirem a reabsorção de glicose via inibição das proteínas SGLT-2 nos túbulos proximais dos rins. Apresentam baixo risco para hipoglicemia. Promovem perda de peso de 2 a 3 kg e redução da pressão arterial sistólica (PAS) de 4 a 6 mmHg. Podem ser combinados com todos os agentes antidiabéticos orais e insulina. Por outro lado, apresentam risco aumentado para infecções genitais e do trato urinário. Exercem ação diurética (glicosúria) e podem levar a depleção de volume, caso em que o paciente deve reduzir a dose ou, simplesmente, não fazer uso da medicação. Essa classe terapêutica não deve ser indicada para pacientes com insuficiência renal moderada ou grave (List *et al.*, 2009).

Os estudos de desfechos cardiovasculares demonstraram diminuição da internação e morte por ICC, além da redução da evolução para insuficiência renal terminal e proteinúria naqueles com insuficiência renal leve a moderada, embora tal classe não deva ser indicada em casos de insuficiência renal grave (Neal *et al.*, 2017; Wiviott *et al.*, 2019; Zinman *et al.*, 2015). Esses estudos modificaram as diretrizes de tratamento, colocando essa classe terapêutica como possível primeira opção em indivíduos com DCV estabelecida.

Os inibidores do SGLT-2 podem aumentar a frequência de cetoacidose euglicêmica, principalmente em pacientes que fazem uso de insulina e têm dieta pobre em carboidratos.

▪ **TABELA 70.8** Tiazolidinediona (glitazona) – posologia.

Fármaco	Comprimido (mg)	Dose inicial (mg)	Dose máxima diária (mg)
Pioglitazona	15, 30 e 45	15	45*

*Dose única diária. (Fonte: ADA, 2020; SBD, 2020.)

No Brasil, encontram-se disponíveis a dapagliflozina e a empagliflozina. Recentemente a dapagliflozina foi incorporada ao arsenal terapêutico do SUS para indivíduos com mais de 65 anos de idade e com DCV estabelecida (Tabela 70.9).

Inibidores da DPP-4

Os inibidores da DPP-4, ou gliptinas, inibem a ação dessa enzima, prolongando a atividade das incretinas. As principais incretinas são a GLP-1, a mais importante, e o peptídio insulinotrópico glicose-dependente (GIP). Esses hormônios apresentam numerosos efeitos pós-prandiais: intensificam a secreção de insulina glicose-dependente das células beta pancreáticas, suprimem a secreção de glucagon pelas células alfa do pâncreas – hormônio que tem por função manter a glicemia no período pós-prandial –, retardam o esvaziamento gástrico e, possivelmente, têm ação central sobre a saciedade. Entretanto, o GLP-1 tem meia-vida extremamente curta, inativado pela enzima DPP-4. Pacientes com DM2 apresentam diminuição dos níveis de GLP-1 no estado pós-prandial. As gliptinas atuam bloqueando a enzima DPP-4, aumentando a meia-vida do GLP-1 em 2 a 3 vezes.

No Brasil, encontram-se disponíveis a sitagliptina, vildagliptina, saxagliptina, linagliptina e alogliptina, podendo ser prescritas dose única diária. Podem ser associadas a outros agentes antidiabéticos. Os inibidores da DPP-4 foram estudados associados à insulina com efeitos positivos tanto na glicemia em jejum quanto na pós-prandial. Os eventos adversos mais comuns verificados nos estudos foram faringite, náuseas e cefaleia, tendo como contraindicação somente a intolerância ao fármaco. Os inibidores da DPP-4 reduzem a glicemia em jejum em média 20 mg/dℓ e a HbA1c entre 0,6 e 1,8%, e as maiores reduções têm sido observadas nos pacientes com HbA1c inicial acima de 9% (DSBD).

Os estudos não têm demonstrado limitações para o uso dessa classe de medicamentos, que apresenta eficácia semelhante em jovens e idosos, contudo, a rota renal dos inibidores da DPP-4 requer vigilância sobre a função renal. Alguns estudos referem ligeira elevação no risco de infecções respiratórias, necessitando de cuidadoso monitoramento nos pacientes idosos (McCulloch, 2005; Rizvi, 2009).

Em indivíduos com ICC preexistente ou disfunção renal, a saxagliptina e a alogliptina foram associadas ao maior risco de ICC, devendo ter atenção especial nesse grupo.

Ácido acetilsalicílico

A preconização do AAS na prevenção das complicações no DM2 tem sido amplamente discutida. Vários estudos de prevenção primária (*Hypertension Optimal Study* [HOT], *Antiplatelet Trialist Study* [APT], *Bezafibrate Infarction Prevention* [BIP]) mostraram resultados benéficos com o uso desse medicamento. Da mesma maneira, o AAS tem sido amplamente preconizado em pacientes conhecimento de doença macrovascular. Uma metanálise de estudos sobre prevenção secundária também mostrou benefícios e concluiu que o real benefício do AAS foi maior nos indivíduos acima de 65 anos com DM ou hipertensão diastólica (Colwell, 1997).

▪ **TABELA 70.9** Inibidores do SGLT-2.

Fármaco	Comprimido (mg)	Dose inicial (mg)	Dose máxima diária (mg)
Dapagliflozina	10	10	10
Empagliflozina	10 ou 25	10	25
Canagliflozina	100 ou 300	100	300

SGLT-2: *sodium-glucose cotransporter 2* (cotransportador de sódio e glicose 2). (Fonte: ADA, 2019a; 2020.)

[1]Até a finalização desta edição, diversos trabalhos foram publicados sobre os benefícios das GLP1 e dos inibidores da SGLT-2, mostrando a importância dessas substâncias no arsenal terapêutico para DM2 e até para não diabéticos, além de estarem disponibilizadas em outras apresentações.

A ADA, em seu *position statement* sobre o uso do fármaco, afirma que o bloqueio da síntese do tromboxano por essa substância é benéfico para prevenções primária e secundária dos eventos cardiovasculares. O ASS é indicado na prevenção secundária, caso não haja contraindicações, e na prevenção primária de indivíduos em alto risco de DCV.

Algumas observações devem ser levadas em conta em relação ao AAS: em baixas doses, não exerce efeitos sobre a função renal ou sobre a PA; os riscos estão ligados à hemorragia gastrintestinal. Esse risco é maior mesmo em doses baixas. Deve-se chamar atenção que o medicamento de liberação entérica não reduz o risco, maior também para outros sangramentos; as doses baixas são tão efetivas como as mais altas. Não há relato de que a associação do AAS com outros fármacos seja mais eficiente do que o seu uso isolado; o benefício é maior em pacientes de alto risco; reduz risco de IAM em mulheres com a tomada de um a seis comprimidos por semana. Apesar dos benefícios já comprovados, ainda é subutilizado.

Agentes antidiabéticos injetáveis

Outra via de ação sobre GLP-1 ocorre por intermédio dos agentes incretinomiméticos (agonistas dos receptores de GLP-1), ativadores farmacológicos dos receptores de GLP-1 que atuam imitando os efeitos de redução da glicose das incretinas endógenas. Os múltiplos mecanismos de ação dele são aumento da secreção de insulina, redução da produção e secreção de glucagon, alentecimento do esvaziamento gástrico e aumento da saciedade, com consequente perda de peso. A associação desses fatores melhora o controle glicêmico, principalmente nos períodos pós-prandiais, com mínimo risco de hipoglicemia. No mercado encontram-se disponíveis a exenatida, liraglutida, lixisenatida, dulaglutida e semaglutida, somente em apresentação injetável. Devem ser administrados por via subcutânea 1 vez/dia (liraglutida), 2 vezes/dia (exenatida e lixenatida) ou 1 vez/semana (dulaglutida e semaglutida). Esses fármacos promovem perda de peso significativa na maioria dos pacientes e reduzem a HbA1c em 1 a 2%. Seu principal efeito colateral são as náuseas e alterações do trânsito intestinal. Houve relatos, embora raros, de pancreatite, entretanto, de ligação não evidente com esses fármacos. Eles também podem ser utilizados em monoterapia ou associados a agentes antidiabéticos orais (Tabela 70.10).

Dados de recentes estudos sobre desfechos cardiovasculares e renais demonstraram importantes efeitos da liraglutida, dulaglutida e semaglutida na redução desses desfechos associados, como IAM, AVE e morte cardiovascular em pacientes com doença aterosclerótica estabelecida, o que torna essa classe terapêutica muito útil para indivíduos de alto risco cardiovascular (Gerstein *et al.*, 2019; Marso; Bain; Consoli, 2016, Marso; Daniels; Brown-Frandsen, 2016). Além dos benefícios cardiovasculares, a liraglutida e a semaglutida reduziram a evolução para nefropatia grave e piora da proteinúria nas subanálises dos estudos de desfecho cardiovascular, podendo ser uma opção aos pacientes com doença renal crônica do diabetes leve e moderada. Esses estudos modificaram as diretrizes de tratamento, colocando essa classe terapêutica como possível primeira opção em indivíduos com DCV estabelecida.

Insulinas

A introdução da insulinoterapia é resultado do inadequado controle da glicemia, apesar da adoção das medidas gerais e da utilização de combinação de outros agentes antidiabéticos, além de ser indicada para uso temporário durante situações de estresse, como infecções importantes, traumas, grande cirurgia, cetoacidose, coma diabético, coma hiperosmolar não cetótico e controle glicêmico após IAM em diabéticos.

Apesar de a administração da insulina ser cada vez mais comum nos idosos, ainda tem sido subutilizada pelo receio de que seu uso seja complicado ou perigoso. Entretanto, em razão da perda da função das células beta ao longo dos anos, muitos pacientes diabéticos necessitam do suplemento exógeno de insulina. A instabilidade dos níveis de glicemia é um fator predisponente de complicações micro e macrovasculares. Além disso, seu emprego deve ser precoce nos diabéticos com hiperglicemia marcada por estado hiperosmolar (Ross, 2004).

O primeiro passo para a introdução do tratamento com insulina é a avaliação da capacidade cognitiva do paciente, fundamental para que ele consiga aprender a manusear corretamente as canetas de aplicação do medicamento e a ajustar as doses, o horário e a quantidade da dieta, além da rotina de exercícios físicos. Na Tabela 70.11, encontram-se os principais pontos a serem considerados antes da introdução do tratamento.

Atualmente, há uma grande variedade de insulinas disponíveis obtidas pela tecnologia do DNA recombinante ou por meio do processo de humanização.

A introdução do tratamento deve seguir uma sequência bem definida. Inicialmente, o agente antidiabético oral em uso deve ser mantido, tendo cuidado com sulfonilureias pelo risco de hipoglicemia. O esquema de insulina mais apropriado para o tratamento é baseado totalmente na determinação da glicemia que pode ser feita por automonitoramento domiciliar da glicemia

TABELA 70.10 Inibidores da DPP-4 gliptinas e miméticos e análogos do GLP-1.

Fármaco	Comprimido (mg) ou dose subcutânea (mcg)	Dose inicial	Dose máxima diária	Comprimido (mg)/subcutâneo
Sitagliptina	50	50	100	Comprimido
Saxagliptina	2,5 e 5	2,5	5	Comprimido
Vildagliptina	50	50	100	Comprimido
Linagliptina	5 mg	5 mg	5 mg	Comprimido
Alogliptina	6,25, 12,5 ou 5	6,25	5	Comprimido
Miméticos e análogos do GLP-1				
Exenatida (2 vezes/dia)	5 ou 10	5 mg	10	Subcutâneo
Liraglutida (1 vez/dia)	0,6, 1,2 ou 1,8 mg	0,6 mg	1,8	Subcutâneo
Lixisenatida (1 vez/dia)	10 ou 20	10 mg	20	Subcutâneo
Dulaglutida (1 vez/semana)	0,75 ou 1,5	0,75	1,5	Subcutâneo
Semaglutida (1 vez/semana)	0,5 ou 1	0,5	1	Subcutâneo

DPP-4: dipeptidil peptidase 4. (Fonte: ADA, 2019b.)

■ **TABELA 70.11** Considerações para o início do tratamento com insulina.

Discutir os objetivos da insulinoterapia, incluindo vantagens e preocupações
Avaliar potenciais perigos e dificuldades, como físicas, mentais e problemas visuais
Iniciar a administração ao deitar-se
Iniciar com doses baixas, aumentando gradativamente
Usar esquemas mais simples, por exemplo, preferir as canetas ou pré-misturas
Individualizar o tratamento com insulina de acordo com as características pessoais, de saúde e social do paciente

capilar. Assim, o esquema é sempre individualizado, de acordo com a gravidade expressa pelos níveis de glicose, e classificado em quatro grupos (Tabela 70.12).

Como regra geral, o tratamento deve ser iniciado com insulina de ação intermediária (NPH) ao deitar-se, ou com os análogos de ação prolongada (glargina, detemir ou degludeca). Os ajustes nas doses, quando necessários, deverão ser realizados a cada 3 ou 4 dias, com base nos resultados das glicemias capilares e/ou hipoglicemia. Se a hiperglicemia se mantiver, deve-se iniciar uma segunda dose de NPH (antes do café da manhã), ou introduzir insulinas de ação rápida (regular) ou preferencialmente análogos de ação ultrarrápida (lispro, asparte ou glulisina) se a hiperglicemia ocorrer nos períodos pós-prandiais.

Outra forma de implementar o esquema de insulinização basal-*plus* é com as insulinas bifásicas, que combinam um componente de ação intermediária (NPH) com um componente de ação rápida (regular, lispro ou asparte), nas proporções 70/30 (70% intermediária e 30% rápida), 75/25 (75% intermediária e 25% rápida) ou 50/50.

As características fisiopatológicas do DM, com deficiência e resistência insulínica, levam a maior dificuldade de controle da doença, tornando a terapia combinada necessária, a princípio, em cerca de 50% dos pacientes, crescendo para 60 a 80% em 3 anos. A metformina e as tiazolidinedionas são as opções para aumentar a sensibilidade à insulina em associação às sulfonilureias ou metiglinidas como secretagogos. Algumas combinações fixas já se encontram disponíveis no mercado. Frequentemente, os pacientes portadores de DM2 têm necessidade de receber insulinoterapia associada à medicação oral, que deve ser iniciada ao deitar-se com insulina de ação longa (NPH) ou análogo de insulina (detemir ou degludeca).

É importante que o profissional de saúde oriente o paciente sobre as práticas seguras para o preparo e a aplicação de insulina, pois erros no armazenamento e técnica de aplicação são frequentes e podem ser responsáveis por episódios de hiper e hipoglicemias.

Na Tabela 70.13, estão resumidas algumas observações quanto à insulinoterapia nos idosos, e na Tabela 70.14, as principais insulinas disponíveis.

■ **TABELA 70.12** Esquema de insulina de acordo com os níveis de glicose.

Grupos	Glicemia em jejum (mg/dℓ)	Recomendação de insulinoterapia
Grupo 1	< 140	–
Grupo 2	Entre 140 e 219	Uma aplicação diária de insulina intermediária ou análogo de ação prolongada ao deitar-se na dose de 0,3 a 0,4 U/kg/dia
Grupo 3	Entre 220 e 299	Em geral, duas aplicações de insulina de ação intermediária ou ou análogo de ação prolongada por dia. Dose de ataque 0,5 a 1,2 U/kg/dia. Dose de manutenção 0,3 a 1 U/kg/dia. Pode ser necessária insulina de ação rápida ou ultrarrápida às refeições
Grupo 4	> 300	Duas doses de insulina de ação intermediária ou análogo de ação prolongada mais insulina de ação rápida ou análogo de ação ultrarrápida às refeições

Escolha do agente antidiabético

O quadro clínico, em geral, traz muitas informações que conduzem o médico na escolha do melhor medicamento a ser adotado. A escolha deve levar em consideração:

- Estado geral e a idade do paciente
- Obesidade
- Comorbidades evidenciadas (complicações do diabetes), principalmente doença renal crônica diabética e DCV
- Valores das glicemias de jejum, pós-prandial e da HbA1c
- Eficácia do medicamento
- Risco de hipoglicemia
- Possíveis interações com outros medicamentos, reações adversas e contraindicações
- Custo do medicamento
- Preferência do paciente.

Nos pacientes obesos, com hipertrigliceridemia, HDL-c baixo, hipertensos ou com outras características da síndrome metabólica (ver Capítulo 34), a clara resistência insulínica requer a utilização de fármacos que melhoram a atuação da insulina endógena.

■ **TABELA 70.13** Recomendações em relação à insulinoterapia em idosos.

Permanece sendo a terapia mais efetiva e de menor custo
Não apresenta contraindicação, nem limites superiores de doses, ao contrário dos agentes orais
A hipoglicemia é o fator limitante mais comum na regulação da dose, manifestando-se diferentemente nos idosos
O tratamento a ser instituído depende do perfil da glicose em jejum e pós-prandial
O monitoramento domiciliar da glicemia capilar aumenta o sucesso da insulinoterapia nos idosos

■ **TABELA 70.14** Propriedades farmacocinéticas das insulinas e análogos.

Insulinas	Início de ação	Pico	Duração efetiva
Longa duração			
Glargina	2 a 4 h	Não apresenta	20 a 24 h
Detemir	1 a 3 h	6 a 8 h	18 a 22 h
Ação intermediária			
NPH	2 a 4 h	4 a 10 h	10 a 18 h
Ação rápida			
Regular	0,5 a 1 h	2 a 3 h	5 a 8 h
Ação ultrarrápida			
Asparte	5 a 15 min	0,5 a 2 h	3 a 5 h
Lispro	5 a 15 min	0,5 a 2 h	3 a 5 h
Glulisina	5 a 15 min	0,5 a 2 h	3 a 5 h

Quando há perda de peso associada à hiperglicemia, sinalizando deficiência de insulina, com estágio mais avançado da doença, os secretagogos são mais eficientes, como, por exemplo, as sulfonilureias ou as glinidas.

As gliptinas podem ser indicadas em associação, em qualquer fase da doença, para reduzir os níveis de glucagon e melhorar secreção de insulina.

Nos pacientes com glicemia em jejum normal, mas com HbA1c acima da normalidade, a metformina e a pioglitazona podem ser úteis, ou quando há hiperglicemia pós-prandial, a acarbose ou as glinidas têm um perfil favorável. Os pacientes obesos se beneficiam com o uso da metformina.

Com HbA1c acima de 8,5% ou sintomas manifestos secundários à hiperglicemia, a introdução da insulina deve ser cogitada, devendo ser iniciada com insulina de ação intermediária ou prolongada. A introdução da insulina de modo oportuno, e não precoce, é recomendada pela Sociedade Brasileira de Diabetes.

Na Tabela 70.15 encontra-se o algoritmo para o tratamento do DM2 da conduta terapêutica no DM2 – algoritmo SBD (2019/2020).

Considerações finais

A prevalência de DM2 associado ao aumento da população idosa continua a crescer. As consequências do DM nos idosos podem ser mais graves em razão do aumento da incapacidade funcional, às comorbidades (principalmente das grandes síndromes geriátricas) e à polifarmácia, exigindo manejo próprio para essa faixa etária.

▪ **TABELA 70.15** Algoritmo para o tratamento do diabetes melito tipo 2.

Etapa 1: Conduta inicial conforme a condição clínica atual			
Manifestações leves + HbA1c < 7,5%	Manifestações moderadas + HbA1c > 7,5% e < 9%	Manifestações graves + HbA1c > 9%	Hospitalização se glicemia > 300 mg/dℓ
Glicemia < 200 mg/dℓ + sintomas leves ou ausentes + ausência de outras doenças agudas concomitantes	Glicemia entre 200 e 299 mg/dℓ + ausência de critérios para manifestação grave	Glicemia > 300 mg/dℓ OU Perda significativa de peso OU Sintomas graves e significativos	Nas seguintes condições: cetoacidose diabética e estado hiperosmolar OU Doença grave intercorrente ou comorbidade
Modificações de estilo de vida associadas a:			
Metformina em monoterapia	Metformina em terapia combinada com um segundo agente antidiabético	Insulinoterapia parcial ou intensiva, conforme o caso	Após a alta: iniciar a terapia ambulatorial conforme estas recomendações
Primeiro retorno após 1 mês: individualização do tratamento Ajustar tratamento se metas terapêuticas não forem alcançadas: glicemia de jejum e pré-prandial < 100 mg/dℓ + glicemia pós-prandial de 2 h < 160 mg/dℓ + redução parcial e proporcional do nível de HbA1c Pacientes com HbA1c inicial < 7,5% e com manifestações leves podem retornar após 3 meses			
Etapa 2: Adicionar ou modificar segundo agente conforme nível de HbA1c			
Com base nesses parâmetros, adicionar ou modificar o segundo agente antidiabético mais indicado para cada paciente individualmente. As seguintes opções terapêuticas podem ser consideradas: sulfonilureias OU glinidas OU pioglitazona OU inibidores da DPP-4 OU agonistas do receptor de GLP-1 OU inibidores de SGLT-2			
Segundo retorno após 1 mês: individualização do tratamento Ajustar o tratamento se metas terapêuticas não forem alcançadas: glicemia de jejum e pré-prandial < 100 mg/dℓ + glicemia pós-prandial de 2 h < 160 mg/dℓ + redução parcial e proporcional do nível de HbA1c			
Etapa 3: Adicionar um terceiro agente antidiabético oral ou injetável OU iniciar insulinoterapia intensiva			
Adicionar um terceiro agente antidiabético oral ou injetável. Se 1 mês não atingir as metas de HbA1c < 7%, glicemia de jejum pós-prandial (2 h) < 160 mg/dℓ, iniciar a insulinização com insulina basal ou pré-mistura		Intensificar a insulinização até atingir as metas de HbA1c < 7%, glicemia de jejum e pré-prandial, 100 mg/dℓ associada ou não a inibidores de DPP-4 ou análogos de GLP-1 ou inibidores de SGLT-2	
Recomendação importante: • Sempre que possível, utilizar métodos informatizados de avaliação de dados de glicemia para a geração do perfil glicêmico + cálculo de glicemia média + cálculo de variabilidade glicêmica (desvio-padrão) • Recomenda-se a realização de seis glicemias (três glicemias pré-prandiais e três glicemias pós-prandiais) por dia, durante os 3 dias anteriores à consulta de retorno			

HbA1c: hemoglobina glicada; DPP-4: enzima dipeptidil peptidase 4; GLP-1: peptídio semelhante ao glucagon 1; SGLT-2 (*sodium-glucose cotransporter 2*): cotransportador de sódio e glicose 2.

71

Alterações de Tireoide e Paratireoide no Idoso

Marcelo Valente

Introdução

O processo de envelhecimento está relacionado com alterações no eixo hipotalâmico-hipofisário-tireoidiano e no metabolismo periférico dos hormônios tireoidianos (HT). Elevação dos níveis do hormônio tireoestimulante (TSH) e aumento dos títulos de autoanticorpos estão entre as principais modificações encontradas, principalmente entre as mulheres (Figura 71.1) (van den Beld *et al.*, 2018; Veldhuis, 2013).

É motivo de discussão se essa redução da atividade do eixo com elevação dos níveis de TSH ocorreria apenas como consequência de uma solicitação metabólica reduzida ou se representaria uma condição protetora contra o aumento do catabolismo observado durante o processo de envelhecimento (Calsolaro *et al.*, 2018). Muitos estudos têm correlacionado elevações fisiológicas dos níveis de TSH nos idosos com proteção cardiovascular (Ravzi *et al.*, 2018), melhor funcionalidade (Silva *et al.*, 2014) e maior longevidade (Atzmon *et al.*, 2009; Gesing *et al.*, 2012; Gussekloo *et al.*, 2004). É importante ressaltar que, apesar de não haver uma padronização para o intervalo de referência do TSH relacionado com a idade, estudos indicam que aumentos fisiológicos do TSH geralmente não atingem níveis maiores do que 7 a 8 mU/ℓ (Figura 71.2) (Cappola, 2019; Surks; Hollowell, 2007).

O diagnóstico clínico das alterações tireoidianas no idoso oferece grande desafio para o geriatra, uma vez que as manifestações das doenças tireoidianas são muitas vezes inespecíficas ou atípicas. Dessa maneira, a avaliação laboratorial básica da função tireoidiana, com dosagens de TSH e tiroxina/tri-iodotironina (T4/T3) livres, e a sua correta interpretação ganham importância (Figura 71.3). Saber interpretar esses exames é fundamental para que não sejam solicitados exames desnecessários ou recomendados tratamentos inadequados (Koulouri *et al.*, 2013).

O hipotireoidismo clínico (HIPOC), por disfunção primária da glândula tireoide, é caracterizado quando os níveis de HT estão abaixo do intervalo de referência e os de TSH encontram-se apropriadamente elevados. O hipotireoidismo subclínico (HIPOSC) é definido quando os níveis de HT encontram-se no intervalo de referência, mas os níveis de TSH estão elevados. A prevalência de HIPOC e HIPOSC na população idosa varia, respectivamente, entre 1 e 10% e entre 1 e 15%, com predomínio no sexo feminino (Gussekloo *et al.*, 2004; Wilson *et al.*, 2006). Estudo realizado na cidade de São Paulo encontrou prevalência de 5,7% de HIPOC e 6,5% de HIPOSC em idosos com mais de 65 anos de idade (Bensenor *et al.*, 2011). Contudo, acredita-se que a prevalência de HIPOSC possa estar superestimada, pois pessoas sem evidência de doença tireoidiana podem apresentar elevação fisiológica dos níveis de TSH à medida que envelhecem (Biondi; Cappola; Cooper, 2019).

Torna-se fundamental, portanto, investigar as principais causas de HIPOSC por meio da história clínica (tireoidectomia, radioterapia, medicamentos que interferem na função tireoidiana), dosagem de anticorpos antitireoperoxidase e antitireoglobulina, além de ultrassonografia (USG) da tireoide, que pode mostrar alteração na ecogenicidade do tecido tireoidiano em um pequeno percentual de idosos que apresentam tireoidite de Hashimoto, apesar dos anticorpos negativos (Calsolaro *et al.*, 2018).

Com relação às manifestações clínicas, o diagnóstico do hipotireoidismo no idoso tem elevado grau de dificuldade (Tabela 71.1). Modificações fisiológicas que ocorrem durante o processo de envelhecimento, como alterações intrínsecas da pele, atrofia dos folículos pilosos e diminuição da quantidade de fibras musculares de contração rápida, podem provocar, respectivamente, pele seca, queda de cabelo e fraqueza muscular (Bensenor *et al.*, 2012; Doucet *et al.*, 1994). Esses sintomas

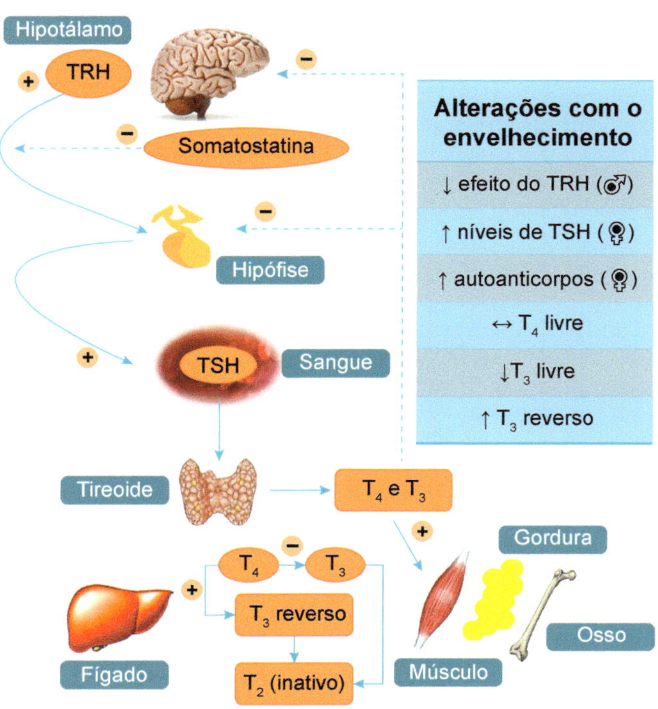

■ **FIGURA 71.1** Alterações do eixo hipotálamo-hipófise-tireoide no envelhecimento . TSH: hormônio tireoestimulante; TRH: terapia de reposição hormonal. (Adaptada de Veldhuis *et al.*, 2013).

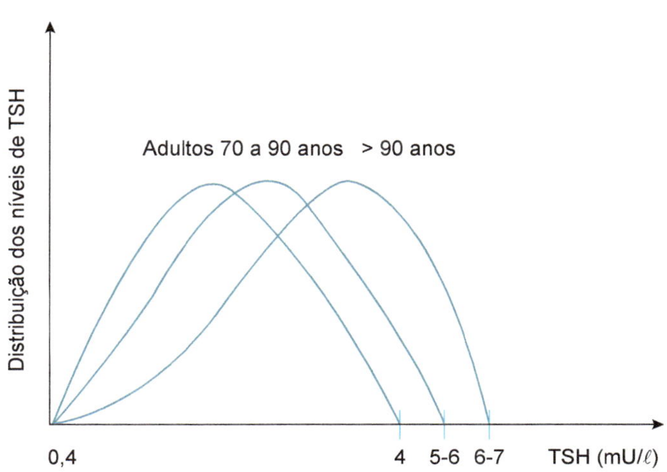

■ **FIGURA 71.2** Alterações aproximadas dos valores séricos de hormônio tireoestimulante (TSH) com o envelhecimento. (Adaptada de Calsolaro *et al.*, 2019).

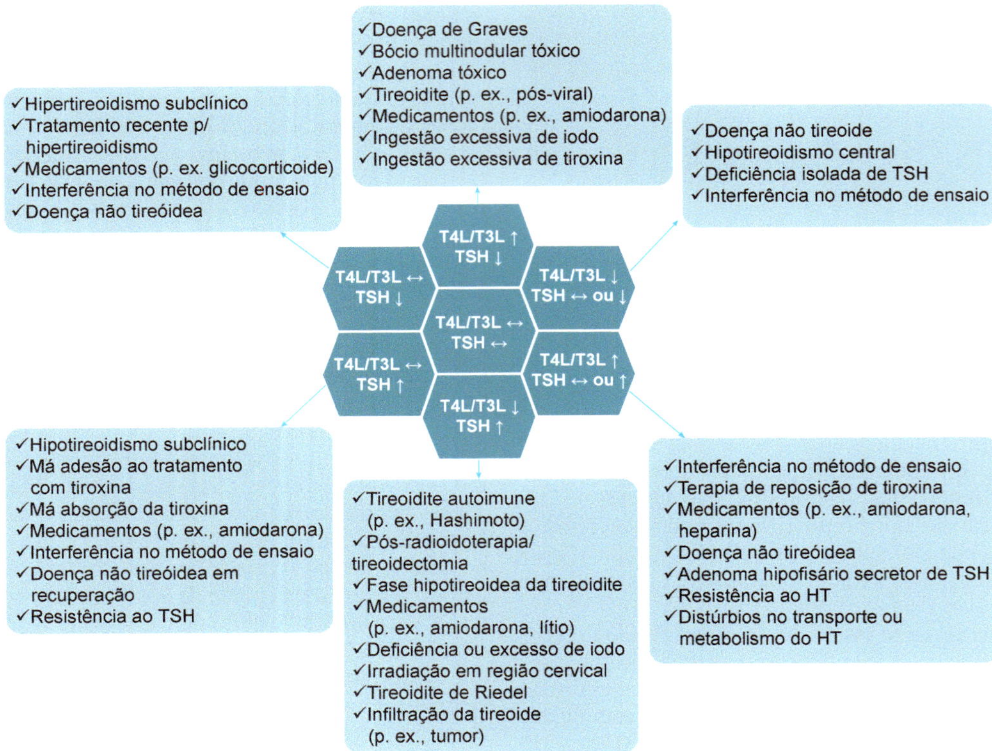
✓Doença de Graves
✓Bócio multinodular tóxico
✓Adenoma tóxico
✓Tireoidite (p. ex., pós-viral)
✓Medicamentos (p. ex., amiodarona)
✓Ingestão excessiva de iodo
✓Ingestão excessiva de tiroxina
✓Hipertireoidismo subclínico
✓Tratamento recente p/ hipertireoidismo
✓Medicamentos (p. ex. glicocorticoide)
✓Interferência no método de ensaio
✓Doença não tireóidea
✓Doença não tireoide
✓Hipotireoidismo central
✓Deficiência isolada de TSH
✓Interferência no método de ensaio
T4L/T3L ↑ TSH ↓
T4L/T3L ↔ TSH ↓
T4L/T3L ↓ TSH ↔ ou ↓
T4L/T3L ↔ TSH ↔
T4L/T3L ↔ TSH ↑
T4L/T3L ↑ TSH ↔ ou ↑
T4L/T3L ↓ TSH ↑
✓Hipotireoidismo subclínico
✓Má adesão ao tratamento com tiroxina
✓Má absorção da tiroxina
✓Medicamentos (p. ex., amiodarona)
✓Interferência no método de ensaio
✓Doença não tireóidea em recuperação
✓Resistência ao TSH
✓Tireoidite autoimune (p. ex., Hashimoto)
✓Pós-radioidoterapia/ tireoidectomia
✓Fase hipotireoidea da tireoidite
✓Medicamentos (p. ex., amiodarona, lítio)
✓Deficiência ou excesso de iodo
✓Irradiação em região cervical
✓Tireoidite de Riedel
✓Infiltração da tireoide (p. ex., tumor)
✓Interferência no método de ensaio
✓Terapia de reposição de tiroxina
✓Medicamentos (p. ex., amiodarona, heparina)
✓Doença não tireóidea
✓Adenoma hipofisário secretor de TSH
✓Resistência ao HT
✓Distúrbios no transporte ou metabolismo do HT

▪ **FIGURA 71.3** Diagnóstico diferencial de acordo com os níveis de hormônio tireoestimulante (TSH) e T4L/T3L. HT: hormônio tireoidiano. (Adaptada de Koulouri *et al.*, 2013.)

▪ **TABELA 71.1** Manifestações clínicas do hipotireoidismo.

Sistema	Sinais e sintomas
Neuropsíquico	Dificuldade de concentração, déficit de memória, alentecimento do raciocínio, parestesias, anedonia, fadiga, demência, depressão, hiporreflexia
Musculoesquelético	Fraqueza e artralgia
Cardiovascular	Dispneia, bradicardia, hipertensão arterial, derrame pericárdico, insuficiência cardíaca e edema pulmonar
Metabólico	Intolerância ao frio, ganho de peso e edema
Pele e fâneros	Diminuição da transpiração, queda de cabelo, pele seca, unhas fracas e quebradiças
Hematológico	Astenia e anemia
Gastrintestinal	Obstipação, diminuição de apetite
Endócrino	Aumento do tireoide, diminuição da libido

Adaptada de Brenta *et al.*, 2013.

podem ser facilmente confundidos com hipotireoidismo. Outro fato relevante é que a doença, muitas vezes, apresenta-se oligossintomática ou com sintomas inespecíficos que podem se manifestar em outras doenças que, frequentemente, acometem essa faixa etária (Bensenor *et al.*, 2012; Doucet *et al.*, 1994). Dessa maneira, condições como a síndrome da fragilidade, a anemia e a depressão estariam entre os principais diagnósticos diferenciais do hipotireoidismo no idoso. Finalmente, é importante dizer que as manifestações clínicas do hipotireoidismo, incluindo sintomas neuropsiquiátricos, raramente ocorrem no idoso com HIPOSC quando o valor de TSH é inferior a 10 mU/ℓ (Biondi *et al.*, 2019).

O HIPOC provoca alterações na contratilidade miocárdica, na resistência vascular e na função endotelial que são, geralmente, reversíveis com o tratamento adequado (Pasqualetti *et al.*, 2013). Enquanto o HIPOC está claramente associado a aumento do risco para doenças cardiovasculares (DCV), os efeitos e a significância clínica do HIPOSC no sistema cardiovascular do idoso ainda são motivos de debate (Calsolaro *et al.*, 2018; Pasqualetti *et al.*, 2013). A maioria dos estudos demonstra associação do HIPOSC com síndrome metabólica, insuficiência cardíaca congestiva (ICC) e insuficiência coronariana apenas em idosos que apresentam níveis de TSH > 10 mU/ℓ (Nanchen *et al.*, 2012; Pasqualetti *et al.*, 2013; Rondoni *et al.*, 2010; Waring *et al.*, 2012).

Hipotireoidismo e função cognitiva

O HIPOC tem sido associado a declínio em diversos domínios da cognição, incluindo atenção, concentração, função executiva, linguagem, memória e psicomotricidade. Ele é considerado uma causa de demência potencialmente reversível, uma vez que a terapia com HT melhora o prejuízo cognitivo (Samuels, 2014). Contudo, no HIPOSC essa associação permanece controversa. A maioria dos estudos não tem evidenciado associação do HIPOSC no idoso com declínio cognitivo, demência, depressão ou ansiedade (Akintola *et al.*, 2015; Pasqualetti *et al.*, 2015; Rieben *et al.*, 2016). Sintomas neuropsiquiátricos no idoso raramente ocorrem quando o TSH está abaixo de 10 mU/ℓ (Biondi *et al.*, 2019).

Hipotireoidismo e qualidade de vida

O HIPOC está associado a diminuição da qualidade de vida muito provavelmente relacionada com sintomas como mudança na composição corporal, fadiga, fraqueza e depressão, que melhoram com o uso da levotiroxina (Ott *et al.*, 2011; Vigario *et al.*, 2013). No entanto, a utilização deste medicamento no HIPOSC não melhorou sintomas relacionados com a tireoide, como cansaço e fadiga, nem a qualidade de vida geral dos pacientes idosos (Feller *et al.*, 2018). Contudo, a maioria dos pacientes apresentava TSH abaixo de 10 mU/ℓ (Bekkering *et al.*, 2019; Feller *et al.*, 2018).

Abordagem diagnóstica e terapêutica

Quando houver elevação do TSH e valores normais de T4 livre em uma primeira dosagem da função tireoidiana, recomenda-se repetir a dosagem do TSH e do T4 livre em 2 a 6 meses e incluir dosagem de anticorpo antitireoperoxidase (Calsolaro *et al.*, 2018; Jonklaas *et al.*, 2014; Pearce *et al.*, 2013). A partir de uma segunda dosagem de TSH persistentemente elevada e levando-se em consideração os valores de T4 livre e dos autoanticorpos, além de outros fatores relacionados com o paciente, é que se tomará a decisão de iniciar o tratamento ou apenas observar o caso.

Está claramente demonstrado que o tratamento do HIPOC com levotiroxina, além de reverter os sintomas da doença, melhora as funções cardiovasculares, executivas e cognitivas do paciente idoso (Calsolaro *et al.*, 2018). A questão de maior debate atualmente na literatura é acerca do tratamento do HIPOSC no idoso. Para uma abordagem terapêutica adequada, deve-se considerar não apenas o valor do TSH, mas também faixa etária do idoso, os sintomas e os anticorpos antitireoidianos, as comorbidades e a fragilidade (Tabela 71.2) (Calsolaro *et al.*, 2018).

As diretrizes da Associação Americana de Tireoide (ATA) de 2012, da Associação Europeia de Tireoide (ETA) de 2013, e da Sociedade Latino-Americana de Tireoide (LATS) de 2013 recomendam que o HIPOSC no idoso somente deva ser tratado se o valor do TSH estiver persistentemente maior que 10 mU/ℓ (Brenta *et al.*, 2013; Garber *et al.*, 2012; Pearce *et al.*, 2013). O principal motivo dessa recomendação é que estudos observacionais têm associado HIPOSC, com níveis de TSH acima de 10 mU/ℓ, a aumento do risco de doença arterial coronariana (DAC) e ICC, além de aumento na mortalidade por DCV. No entanto, pelo fato de o envelhecimento ocorrer de maneira heterogênea nos idosos com idade superior a 75 anos que apresentam fragilidade, a melhor conduta colocando-se na balança riscos e benefícios, pode ser apenas a observação clínica, ainda que o valor do TSH esteja acima de 10 mU/ℓ (Ruggeri *et al.*, 2017).

TABELA 71.2 Abordagem diagnóstica e terapêutica do hipotireoidismo no idoso.

Valores de TSH[a]	Idoso robusto		Idoso frágil	
	65 a 75 anos	> 75 anos	65 a 75 anos	> 75 anos
4 a 6 mU/ℓ	Observar/ tratar[b,c]	Observar	Observar	Observar
6 a 10 mU/ℓ	Observar/ tratar[b,c]	Observar/ tratar[b,c]	Observar	Observar
> 10 mU/ℓ	Tratar[d]	Tratar[d]/ observar	Observar/ tratar[b]	Observar

[a]A elevação do valor do hormônio tireoestimulante (TSH) deverá ser confirmada por pelo menos uma segunda medida após 3 a 6 meses. [b]Na presença de autoanticorpos antitireoideanos positivos, sintomas de hipotireoidismo, doenças concomitantes com potencial prejuízo decorrente de insuficiência tireoideana leve (p. ex., insuficiência cardíaca) e também de acordo com a preferência do paciente. [c]No caso de aumento progressivo do nível de TSH para valor ≥ 10 mU/ℓ. [d]Levotiroxina deve ser iniciada na dose de 0,3 a 0,4 μg/kg/dia, aumentando-se de 10 a 15% após 6 a 8 semanas, se necessário. O valor alvo do TSH para idosos > 75 anos recebendo levotiroxina deve ser entre 2,5 a 3,5 mU/ℓ.

Naqueles idosos em que o valor de TSH encontra-se entre 4 e 10 mU/ℓ, a decisão terapêutica deve ser tomada de maneira individualizada. Para fragilidade, não há indicação de tratamento (Ruggeri *et al.*, 2017). Nos idosos robustos, a decisão do tratamento dependerá de fatores como: anticorpos antitireoidianos, sintomas de hipotireoidismo, comorbidades com potencial prejuízo em razão da insuficiência tireoidiana leve (p. ex., ICC) e preferência do paciente (Biondi *et al.*, 2019; Calsolaro *et al.*, 2018).

Ao tomar a decisão de tratar o HIPOSC no paciente idoso, deve-se iniciar a levotiroxina em doses baixas de 12,5 a 25 μg/dia ou na medida de 0,3 a 0,4 μg/kg/dia, preferencialmente em jejum. O ajuste da dose deve ser feito com pequenos incrementos (10 a 15%) e realizado após 6 a 8 semanas caso seja necessário. Esse cuidado deve ser tomado para que se evite uma situação potencialmente perigosa de hipertireoidismo exógeno iatrogênico. É importante considerar as comorbidades e o uso de medicamentos que possam interferir na função tireoidiana e no tratamento com a levotiroxina (Tabela 71.3) (Duntas; Jonklaas, 2019). O valor-alvo recomendado do TSH, principalmente para idosos acima de 75 anos de idade, deve ser entre 2,5 e 3,5 mU/ℓ (Biondi *et al.*, 2019; Calsolaro *et al.*, 2018).

O hipertireoidismo clínico (HIPERC), por disfunção primária da glândula tireoide, é caracterizado quando os níveis de HT estão acima do intervalo de referência e os níveis de TSH encontram-se apropriadamente baixos. O hipertireoidismo subclínico (HIPERSC) é definido quando os níveis de HT se encontram dentro do intervalo de referência, mas os níveis de TSH estão baixos. O HIPERSC pode ser dividido em duas categorias: TSH baixo, mas detectável (com nível sérico entre 0,1 e 0,4 mUI/ℓ), e TSH suprimido com nível sérico menor que 0,1 mUI/ℓ (Surks; Hollowell, 2007). A prevalência de HIPERC e HIPERSC na população idosa varia, respectivamente, entre 0,2 e 5% e entre 0,5 e 6,5%, com predomínio no sexo feminino (Madhuvan *et al.*, 2013; Wilson *et al.*, 2006). Estudo realizado na cidade de São Paulo encontrou prevalência entre de 0,7% de HIPERC e 2,4% de HIPERSC (Bensenor *et al.*, 2011). É uma condição de difícil diagnóstico no idoso, pois, tanto o

TABELA 71.3 Condições clínicas e medicamentos que podem interferir na função tireoidiana e no tratamento com levotiroxina.

Condições clínicas que podem interferir na absorção de levotiroxina	Gastrite atrófica, gastrite por *Helicobacter pylori*, doença celíaca, cirurgias gastrintestinais, doenças pancreáticas, doenças hepáticas, giardíase e doenças sistêmicas que repercutem no trato gastrintestinal (insuficiência cardíaca descompensada)
Principais medicamentos utilizados por idosos que podem alterar a dose requerida de levotiroxina	Amiodarona: ↓ secreção do TSH e alteração na secreção do hormônio tireoidiano
	Antiácidos (hidróxido de alumínio, hidróxido de magnésio e dimeticona): ↓ absorção de T4
	Anticonvulsivantes (carbamazepina, fenitoína e fenobarbital): metabolismo hepático
	Inibidores de bomba de prótons (omeprazol): ↑ absorção de T4
	Carbonato de cálcio e sulfato ferroso: ↓ absorção de T4
	Glicocorticoides: ↓ secreção de TSH
	Lítio: ↓ secreção do hormônio tireoidiano
	Varfarina, antidepressivos tricíclicos (amitriptilina), antidiabéticos (metformina, sulfonilureias, glitazonas, insulina), digoxina, benzodiazepínicos (diazepam), metoclopramida, cloroquina, diuréticos tiazídicos: interação com a levotiroxina

TSH: hormônio tireoestimulante. (Adaptada de Duntas *et al.*, 2019.)

uso de medicamentos quanto doenças agudas ou crônicas podem interferir na interpretação dos testes de função tireoidiana (Samuels, 2018). Na investigação diagnóstica, além da dosagem do TSH e T4 livre, são importantes a dosagem do T3 e do anticorpo antirreceptor de TSH (TRAB), realização de USG da tireoide e cintilografia de tireoide para aqueles com níveis de TSH menor que 0,1 mUI/ℓ (Chaker *et al.*, 2018).

Com relação às manifestações clínicas, o diagnóstico do hipertireoidismo no idoso, assim como no hipotireoidismo, tem elevado grau de dificuldade. Os idosos apresentam menos manifestações hiperadrenérgicas típicas (tremor, nervosismo, intolerância ao calor) e mais manifestações atípicas como alterações cognitivas ou alterações cardíacas (fibrilação atrial) (Tabela 71.4) (Papaleontiou; Haymart, 2012; Samuels, 2018; Trivalle *et al.*, 1996). Cerca de 30% dos idosos desenvolve o hipertireoidismo apático, cujos principais sintomas são: letargia, humor depressivo, declínio cognitivo, emagrecimento e fibrilação atrial (Samuels, 2018). Além disso, o idoso é oligossintomático, apresentando média de um ou dois sintomas contra cinco ou mais sintomas apresentados pelo jovem (Boelart *et al.*, 2010). A doença de Graves e o bócio multinodular tóxico são as causas mais frequentes de hipertireoidismo no idoso, embora outras causas como o bócio uninodular tóxico e as tireoidites possam aparecer (Papaleontiou; Haymart, 2012; Samuels, 2018).

O HIPERC, e menos frequentemente o HIPERSC, podem levar a diversas modificações cardiovasculares no idoso, incluindo aumento da pressão de pulso, intolerância ao exercício, disfunção diastólica, aumento da massa cardíaca e aumento do risco para fibrilação atrial (Papaleontiou; Haymart, 2012). Nível de TSH menor que 0,1 mUI/ℓ está associado a maior risco de ICC (RR: 1,94), fibrilação atrial (RR: 2,54) e aumento da mortalidade por DAC (RR: 1,29) (Collet *et al.*, 2012; Gencer *et al.*, 2012; Nanchen *et al.*, 2012). No entanto, nível de TSH entre 0,1 e 0,4 mUI/ℓ também aumenta o risco de fibrilação atrial (RR: 1,63) e hospitalização por ICC (RR: 2,93) (Collet *et al.*, 2012; Nanchen *et al.*, 2012).

▪ **TABELA 71.4** Comparação de sinais e sintomas de hipertireoidismo entre idosos e jovens.

Sinais e Sintomas	Incidência em idosos ≥ 70 anos (%)	Incidência em jovens ≤ 50 anos (%)
Taquicardia	71	96
Fadiga	56	84
Perda de peso	50	51
Tremor	44	84
Dispneia	41	56
Apatia	41	25
Fibrilação atrial	35	2
Anorexia	32	4
Nervosismo	31	84
Reflexos hiperativos	28	96
Fraqueza	27	61
Depressão	24	22
Sudorese	24	95
Polidipsia	21	67
Diarreia	18	43
Confusão mental	16	0
Constipação	15	0
Intolerância ao calor	15	92
Aumento do apetite	0	57

Adaptada de Trivalle *et al.*, 1996.

Hipertireoidismo e metabolismo ósseo

O HIPERC está associado com aumento da remodelação óssea, diminuição da densidade óssea (principalmente por perda do osso cortical) e aumento do risco de fraturas (RR: 1,28) (Blum *et al.*, 2015; Donangelo *et al.*, 2017). O HIPERSC pode levar a consequências semelhantes, principalmente em mulheres na pós-menopausa. O impacto do HIPERSC é menor no osso de homens idosos. Este, com nível de TSH abaixo de 0,1 mUI/ℓ apresentam as maiores taxas de fratura (Blum *et al.*, 2015; Donangelo *et al.*, 2017).

Hipertireoidismo e função cognitiva

Indivíduos com hipertireoidismo apresentam risco 13% maior de desenvolver demência (Alzheimer e vascular) quando comparados a indivíduos eutireoidianos. O risco permanece aumentado independente da causa (doença de Graves ou bócio tóxico), sugerindo que é o hipertireoidismo *per se* e não a doença autoimune que contribui para o aumento do risco de demência. Outro fato relevante é que, quanto mais tempo o TSH permanece baixo, maior o risco de demência (aumento de 4,4 vezes no risco após 5 anos) (Folkestad *et al.*, 2020). Níveis baixos de TSH também podem aumentar o risco de depressão (RR: 1,85) (Medici *et al.*, 2014).

Abordagem diagnóstica e terapêutica

Na suspeita clínica de hipertireoidismo deve-se, inicialmente, realizar a dosagem do TSH. Caso esteja baixo, recomenda-se repetir a dosagem do TSH em 1 a 3 meses e incluir a dosagem do T4 livre, do T3, além de realizar uma USG de tireoide (Biondi *et al.*, 2015; Chaker *et al.*, 2018). Nos casos em que a supressão do TSH atinge nível abaixo de 0,1 mUI/ℓ, além do TRAB, podem ser úteis no diagnóstico diferencial a captação de radioiodo (^{131}I ou ^{123}I) e a cintilografia de tireoide. No exame de captação de radioiodo, evidencia-se aumento da captação na doença de Graves e no bócio multinodular tóxico e ausência de captação nas tireoidites e tireotoxicose factícia (ingesta excessiva de HT). A cintilografia pode ser útil na identificação de adenomas tóxicos (Biondi *et al.*, 2015; Maia *et al.*, 2013).

O tratamento do hipertireoidismo no idoso depende predominantemente da etiologia e dos níveis de TSH. Na doença de Graves, quando o nível de TSH está entre 0,1 e 0,4 mUI/ℓ em idoso com mais de 65 anos de idade que apresente fatores de risco para DCV ou comorbidades, recomenda-se a utilização de medicamentos antitireoidianos. Nos casos de doença de Graves em que a supressão do TSH atinge nível abaixo de 0,1 mUI/ℓ, pode-se realizar a radioiodoterapia para casos refratários ou intolerantes ao tratamento medicamentoso ou cirurgia para tireoide grande com sintomas compressivos ou em doença neoplásica (Biondi *et al.*, 2015; Chaker *et al.*, 2018). Nos pacientes com bócio multinodular tóxico ou adenoma tóxico, quando o nível de TSH está entre 0,1 e 0,4 mUI/ℓ em idosos com mais de 65 anos com cardiopatia, fibrilação atrial, fatores de risco para DCV ou comorbidades, recomenda-se radioiodoterapia. Nos casos em que o TSH atinge nível abaixo de 0,1 mUI/ℓ, a radioterapia continua sendo a principal recomendação. Contudo, alguns casos se beneficiam com a cirurgia (Figura 71.4) (Biondi *et al.*, 2015; Chaker *et al.*, 2018).

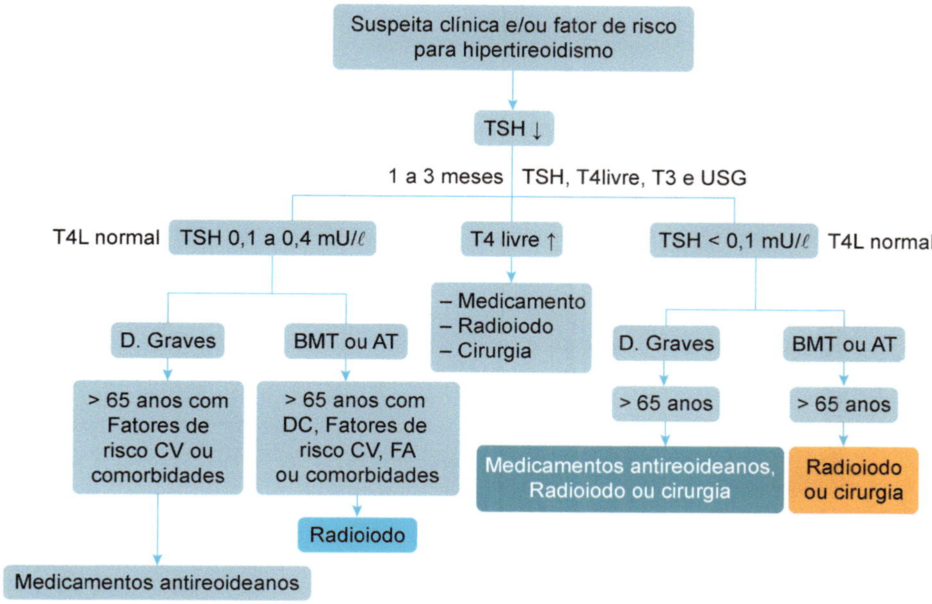

▪ **FIGURA 71.4** Algoritmo para diagnóstico e tratamento do hipertireoidismo no idoso. TSH: hormônio tireoestimulante; USG: ultrassonografia; CV: cardiovascular; FA: fibrilação atrial; BMT: bócio multinod; AT: adenoma tóxico. (Adaptada de Biondi *et al.*, 2015.)

Os medicamentos antitireoidianos disponíveis para o tratamento do hipertireoidismo são o metimazol (MTZ) e a propiltiouracila (PTU). Eles inibem a organificação do iodo e a síntese de T4 e de T3. No paciente idoso, a preferência é pelo uso do MTZ em doses baixas, uma vez que a PTU tem maior risco de hepatotoxicidade e pode reduzir a eficácia de uma futura terapia com radioiodo. A dose inicial do MTZ é de 2,5 a 5 mg/dia para idosos frágeis com hipertireoidismo leve, podendo chegar até a dose de 30 mg/dia em tomada única nos casos moderados, e 60 mg/dia nos casos graves (Kahaly *et al.*, 2018). No caso da PTU, recomenda-se dose de 200 mg/dia fracionada em duas tomadas. A maioria dos pacientes alcança o eutireoidismo após 6 a 8 semanas de tratamento. Nessa fase, a dose pode ser reduzida gradativamente, sendo o MTZ mantido entre 5 e 10 mg/dia e a PTU entre 50 e 100 mg/dia (Kahaly *et al.*, 2018; Maia *et al.*, 2013). Atenção especial deve ser dada aos possíveis efeitos adversos provocados pelos medicamentos antitireoidianos. São comuns (1 a 5%): *rash* cutâneo, urticária, artralgia, poliartrite, febre e leucopenia transitória leve. Entre os efeitos raros (0,2 a 1%) estão: os gastrintestinais, as anormalidades no olfato e no paladar e a granulocitose (Kahaly *et al.*, 2018; Maia *et al.*, 2013).

Nódulos tireoidianos

Os nódulos tireoidianos são comuns na prática clínica e se tornam mais prevalentes com o envelhecimento. Aos 65 anos de idade, cerca de 50% dos indivíduos em áreas suficientes em iodo têm nódulos da tireoide quando avaliados por USG (Lechner; Hershman, 2018; Papaleontiou; Haymart, 2012). O diagnóstico diferencial inclui nódulos solitários benignos e malignos, bócio multinodular, nódulos autônomos funcionantes, cistos ou tireoidite. Uma vez identificados, deve-se incluir na anamnese questionamentos pertinentes, como história de irradiação de cabeça e pescoço ou de corpo inteiro, exposição à radiação ionizante e história familiar de câncer de tireoide ou síndromes, como neoplasia endócrina múltipla (NEM). No exame físico, achados como linfadenopatia cervical palpável, rouquidão ou nódulo de consistência endurecida e fixo a estruturas adjacentes sugerem malignidade (Lechner; Hershman, 2018; Papaleontiou; Haymart, 2012). A suspeita do nódulo deve ser confirmada com USG, realizando-se a seguir dosagem do TSH que poderá direcionar o caso para um exame de captação de radioiodo ou, em alguns casos, para a realização de punção aspirativa por agulha fina (PAAF) (Figura 71.5) (Lechner; Hershman, 2018; Papaleontiou; Haymart, 2012).

Para os nódulos tireoidianos com TSH normal ou alto, deve-se proceder a uma avaliação ultrassonográfica mais detalhada em busca de características que possam auxiliar na identificação da natureza benigna ou maligna do nódulo. Métodos como o estudo com Doppler colorido (avalia o padrão de vascularização do nódulo) e o estudo elastográfico (avalia a consistência do

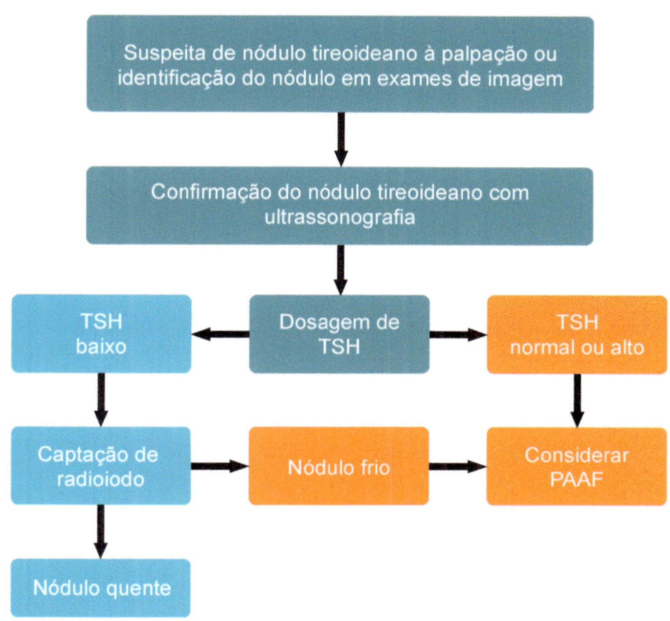

▪ **FIGURA 71.5** Algoritmo simplificado para avaliação de nódulo tireoideano. TSH: hormônio tireoidiano; PAAF: punção aspirativa por agulha fina. (Adaptada de Lechner *et al.*, 2018.)

nódulo), quando realizados em conjunto com a USG, podem melhorar a acurácia para identificação de tumores da tireoide (Tabela 71.5). Isto possibilita selecionar com mais precisão os nódulos que serão submetidos à PAAF (Kerr, 2018).

O American College of Radiology (ACR) (Tessler *et al.*, 2017) publicou recentemente uma classificação dos nódulos tireoidianos (*Thyroid Imaging Reporting and Data System* – TI-RADS) com base em cinco características ultrassonográficas (composição, ecogenicidade, morfologia, margens e calcificações). A pontuação obtida em cada característica resulta em um escore de risco para malignidade e a sugestão para seguimento ou investigação com PAAF. Para nódulos a partir da classificação TI-RADS 3, pode ser necessária a realização da PAAF (Tabela 71.6). Em idosos, a utilização da classificação proposta pelo ACR evita mais procedimentos invasivos desnecessários quando comparada aos critérios da American Thyroid Association (ATA) (Di Fermo *et al.*, 2020).

▪ **TABELA 71.5** Resumo dos critérios do exame tríplice: USG-Doppler-Elastografia na caracterização dos nódulos de tireoide.

USG do nódulo de tireoide	Benigno	Maligno
Limites	Regular	Irregular
Halo	Presente	Ausente
Textura	Hiperecogênica*	Hipoecogênica**
Calcificações	Grosseiras – em casca de ovo*	Diminutas***
Áreas Císticas	Frequentes*	Raras
Invasão Local	Ausente sempre	Ocasional***
Doppler do nódulo		
Vascularização	Periférica, avascular ou similar*	Hipervascularizado***
Velocidade Sistólica Máxima	Normal (< 0,20 m/s)	Aumentada (≥ 0,20 m/s)
Elastografia do nódulo		
Dureza	Mole	Duro
Tamanho	USG > E	USG < E
Velocidade de Propagação das ondas de cisalhamento	Normal (1 a 1,5 m/s) ou Diminuída (< 1,0 m/s)	Aumentada (> 3,0 m/s)

*Sinais fortemente sugestivos de benignidade. **Sinais moderadamente suspeitos de malignidade. ***Sinais fortemente sugestivos de malignidade. (Adaptada de Kerr 2018.)

▪ **TABELA 71.6** Classificação TI-RADS com risco de malignidade e sugestões de conduta.

Pontos	Classificação	Suspeita para câncer	Risco de malignidade (%)	Conduta
0	TI-RADS 1	Benigno	0,3	Não realizar PAAF
2	TI-RADS 2	Não suspeito	1,5	Não realizar PAAF
3	TI-RADS 3	Baixa	4,8	Seguimento ≥ 1,5 cm PAAF ≥ 2,5 cm
4-6	TI-RADS 4	Moderada	9,1	Seguimento ≥ 1,0 cm PAAF ≥ 1,5 cm
7	TI-RADS 5	Alta	35	Seguimento ≥ 0,5 cm PAAF ≥ 1,0 cm

PAAF: punção aspirativa por agulha fina. (Adaptada de Tessler *et al.*, 2017.)

A PAAF é um procedimento fácil, seguro e de baixo custo. Pode ter acurácia superior a 90%, mas é limitada em achados citológicos de significado indeterminado ou na chamada lesão folicular. Em 2009 foi proposto o sistema Bethesda (Cibas; Ali, 2009) para padronização dos achados citopatológicos do aspirado celular com normatização para classificação, risco de câncer e possível conduta terapêutica (Cury *et al.*, 2018). Em 2017, o sistema Bethesda foi atualizado e os testes moleculares incluídos entre as opções de conduta para as classificações de Bethesda III e IV (Tabela 71.7) (Cibas; Ali, 2017).

O câncer de tireoide é a neoplasia endócrina mais comum, correspondendo a 2% de todas elas (Higgins, 2018). A maioria das neoplasias de tireoide é identificada incidentalmente em exames de imagem, e não por palpação ao exame físico. Em geral os pacientes são assintomáticos, porém linfadenopatia, rouquidão por envolvimento do nervo laríngeo, disfagia, compressão das vias respiratórias por efeito de massa ou dor, quando presentes, pressagiam doença mais avançada e pior prognóstico clínico (Lechner; Hershman, 2018).

O carcinoma papilífero de tireoide (CPT) é o tipo mais comum de câncer diferenciado de tireoide (CDT), correspondendo a aproximadamente 80 a 85% de todos os casos. Tem frequência bimodal, com pico de incidência na terceira e sexta décadas, e atinge três vezes mais mulheres do que homens. Estes carcinomas surgem das células foliculares da tireoide e frequentemente abrigam mutações BRAF V600E, produzem tireoglobulina (Tg) e expressam a glicoproteína NIS (Na/I *symporter*), o que garante avidez pela radioiodoterapia. Uma história de exposição a radiação aumenta o risco do CPT. É uma neoplasia de crescimento lento, porém, frequentemente, se dissemina através dos vasos linfáticos para os linfonodos regionais, e o envolvimento bilateral ocorre em aproximadamente um terço dos casos no diagnóstico. Em casos raros, ocorre metástase para pulmões, cérebro e ossos. O microcarcinoma papilífero da tireoide no idoso, definido como um CPT com menos de 1 cm de diâmetro e confinado à tireoide, pode ser observado com segurança em razão da menor chance de progressão clínica nessa faixa etária (Lechner; Hershman, 2018; Soares; Begnami, 2018).

O carcinoma folicular de tireoide (CFT) é o segundo tipo mais comum de CDT e constitui aproximadamente 10 a 15% de todas neoplasias de tireoide. Tem pico de incidência na sexta década de vida e seus fatores de risco principais são a deficiência de iodo e o sexo feminino. Comparado ao CPT, o CFT tem menos frequência de disseminação para linfonodos cervicais, mas mostra predileção por invasão vascular e metástases à distância. Mutações do proto-oncogene RAS e rearranjos de PPAR-γ (p. ex., translocação de PAX8-PPAR-γ) têm sido implicados na tumorigênese de adenomas foliculares e CFT (Lechner; Hershman,2018; Soares; Begnami, 2018).

O carcinoma de célula de Hurthle (CCH) representa 5% dos CDT e é caracterizado por uma abundância de mitocôndrias disfuncionais (> 75% do volume celular) e tendência à invasão vascular. O CCH é frequentemente mais refratário à radioiodoterapia e mais agressivo no comportamento clínico (Lechner; Hershman, 2018; Soares; Begnami, 2018).

O carcinoma medular de tireoide (CMT) constitui aproximadamente 2 a 5% de todas as doenças malignas da tireoide, mas é responsável por até 13,4% das mortes por câncer de tireoide. É um tipo de tumor bem diferenciado que surge das células parafoliculares C da glândula tireoide e, portanto, é classificado como neuroendócrino. Em 80% dos pacientes, o câncer medular de tireoide ocorre esporadicamente (forma mais comum em idosos), mas para cerca de 20% há história familiar

▪ **TABELA 71.7** Classificação de Bethesda, risco estimado de malignidade e sugestões de conduta.

Classificação	Citopatologia	Frequência (%)	Risco estimado de câncer (%)	Conduta
Bethesda I	Amostra insatisfatória (cisto ou pouca representatividade celular)	5 a 11	5 a 10	Repetir a PAAF guiado por ultrassonografia
Bethesda II	Benigno, como nódulo adenomatoso ou bócio coloide ou aspirado típico de tireoidite linfocítica (Hashimoto)	55 a 74	0 a 3	Seguimento clínico com ultrassonografia
Bethesda III	Atipia de significado indeterminado ou lesão folicular de significado indeterminado	5 a 15	10 a 30	Repetir a PAAF, teste molecular ou Lobectomia
Bethesda IV	Neoplasia folicular ou suspeita de neoplasia folicular	2 a 25	25 a 40	Teste molecular ou Lobectomia
Bethesda V	Suspeito de malignidade, como carcinoma papilífero, carcinoma medular, suspeito de metástase ou linfoma	1 a 6	50 a 75	Tireoidectomia ou Lobectomia
Bethesda VI	Maligno para carcinoma papilífero, medular, metástase, carcinoma pouco diferenciado, anaplásico, de células escamosas ou linfoma	2 a 5	97 a 99	Tireoidectomia ou Lobectomia

PAAF: punção aspirativa por agulha fina. (Adaptada de Cibas *et al.*, 2017.)

de CMT (relacionado com mutação no proto-oncogene RET) (Lechner *et al.*, 2018; Soares; Begnami, 2018).

O carcinoma anaplásico de tireoide (CAT) é um subtipo raro e agressivo de câncer de tireoide e tem pico de incidência na sétima década de vida. Apesar dos avanços recentes, a taxa de sobrevida em 1 ano é de aproximadamente 20%. O paciente com CAT apresenta, geralmente, no momento do diagnóstico, uma massa cervical de crescimento rápido (tamanho médio de 7,35 cm), com acometimento de linfonodos (61,5%) e metástase a distância em 34,5% dos casos (Lechner *et al.*, 2018; Soares; Begnami, 2018).

Abordagem terapêutica

Pacientes com diagnóstico de CDT pela PAAF devem ser encaminhados a um cirurgião para ressecção da tireoide. A decisão de prosseguir com a cirurgia e a extensão desta (tireoidectomia total ou lobectomia) requer avaliação da expectativa de vida, das comorbidades e da funcionalidade do idoso (Figura 71.6) (Lechner *et al.*, 2018). As complicações mais comuns da tireoidectomia incluem hipoparatireoidismo, lesão do nervo laríngeo recorrente, hematoma e infecção da ferida operatória. A lobectomia pode ser considerada em pacientes selecionados com múltiplas comorbidades e tumor menor que 1 cm (Papaleontiou *et al.*, 2012). No entanto, idosos têm frequentemente neoplasias com características mais agressivas e taxas de recorrência local mais altas, fazendo com que muitas vezes seja necessária uma reoperação.

A terapia ablativa com radioiodo (RAI) pós-cirurgia é indicada para pacientes com alto risco (extensão extratireoidiana grosseira, ressecção incompleta do tumor, metástase à distância ou linfonodo maior que 3 cm) e risco intermediário (extensão extratireoidiana mínima, invasão vascular ou mais que 5 linfonodos de 0,2 a 3 cm envolvidos) de acordo com a classificação da ATA (Haugen *et al.*, 2016). A RAI tem como objetivos: eliminar o remanescente normal da tireoide, garantindo níveis indetectáveis de Tg (na ausência de tecido neoplásico), facilitando o acompanhamento (ablação remanescente) ou irradiar focos presumidos de células neoplásicas, reduzindo assim o risco de recorrência (terapia adjuvante) (Filetti *et al.*, 2019). Para ablação remanescente, pode-se utilizar doses baixas de radioiodo (30 mCi), enquanto doses mais altas (≥ 100 mCi) devem ser utilizadas para terapia adjuvante. Os efeitos adversos observados

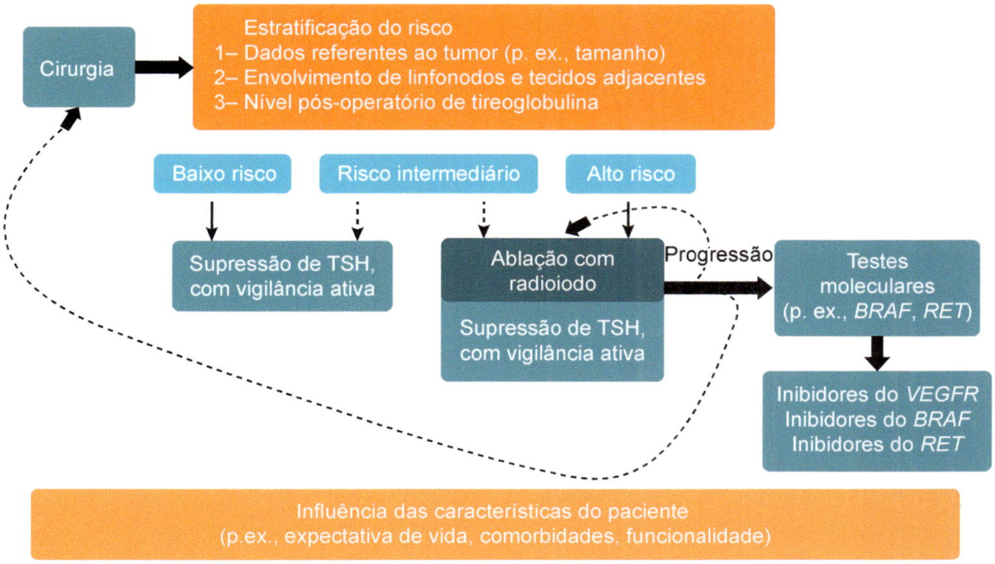

▪ **FIGURA 71.6** Algoritmo simplificado para tratamento das neoplasias diferenciadas de tireoide. TSH: hormônio tireoestimulante. (Adaptada de Lechner *et al.*, 2018.)

após a RAI, como dor e inchaço transitórios no pescoço, boca e olhos secos aparecem, frequentemente, com doses mais altas de radioiodo (Filetti *et al.*, 2019).

Após a cirurgia e a RAI, se indicada, os pacientes devem ser submetidos a terapia de supressão da secreção hipofisária de TSH com levotiroxina (Filetti *et al.*, 2019; Haugen *et al.*, 2016). O TSH é considerado um fator promotor de crescimento para neoplasias de tireoide derivadas de células foliculares. É recomendado monitorar estes pacientes com USG cervical e dosagem de Tg semestralmente. Os níveis de TSH devem ser mantidos entre 0,5 e 2,0 mU/ℓ em todos os pacientes com excelente resposta ao tratamento (exame de imagem negativo e nível de Tg < 0,2 ng/mℓ) e em pacientes com baixo risco de recorrência com resposta bioquímica incompleta (exame de imagem negativo e aumento de Tg) ou indeterminada (p. ex., achados inespecíficos na imagem) ao tratamento (Filetti *et al.*, 2019). Para pacientes com risco intermediário ou alto de recorrência com resposta bioquímica incompleta ou indeterminada ao tratamento, recomenda-se atingir níveis de TSH entre 0,1 e 0,5 μm/ℓ (Filetti *et al.*, 2019). Para os casos de CMT, recomenda-se tireoidectomia total e posterior, monitoramento com USG cervical e dosagens de calcitonina e antígeno carcinoembrionário (CEA) (Filetti *et al.*, 2019).

Paratireoide

O processo de envelhecimento está relacionado com alterações no sistema de homeostase do cálcio. O paratormônio (PTH), produzido pelas paratireoides, e a vitamina D e seus metabólitos são fundamentais para o controle desse sistema. Elevação dos níveis de PTH, diminuição da absorção de cálcio, diminuição da síntese de vitamina D_3 e da produção de calcitriol estão entre as principais alterações encontradas no envelhecimento (Figura 71.7) (Gallagher, 2013; van den Beld *et al.*, 2018; Wu; Roman; Udelsman, 2011).

O nível sérico de PTH aumenta com a idade, independente dos níveis de 25(OH) vitamina D, cálcio ionizado, fósforo e da função renal. Estima-se que a cada década ocorra um aumento de 4,2 a 5% nos níveis de PTH (Carrivick *et al.*, 2015). A explicação para esse aumento permanece incerta e pode ser multifatorial. Uma das hipóteses é que a diminuição de receptores de vitamina D (VDR) do intestino que ocorre com o envelhecimento, levaria a uma diminuição da ação do calcitriol e, consequentemente, prejudicaria a absorção do cálcio (Gonzalez Pardo; Russo de Boland, 2013; Nordin *et al.*, 2004). Além disso, a atividade da 1α-hidroxilase renal é menos responsiva ao PTH no idoso.

Hiperparatireoidismo

O hiperparatireoidismo (HPT) caracteriza-se por hipersecreção persistente do PTH e pode ser primário, secundário ou terciário.

Hiperparatireoidismo primário

O hiperparatireoidismo primário (HPTP) é a forma mais comum de HPT, sendo a causa mais frequente de hipercalcemia no paciente ambulatorial. A prevalência de HPTP em idosos é de 2 a 3%, e o pico de incidência ocorre entre a quinta e a sexta décadas de vida, com uma proporção de mulheres para homens de cerca de 3:2 (Adami *et al.*, 2002).

A principal causa de HPTP é o adenoma de paratireoide em cerca de 80 a 85% dos casos. É uma doença benigna caracterizada pela formação de um nódulo tumoral, geralmente solitário, em apenas uma das quatro glândulas. A segunda causa mais frequente é a hiperplasia multiglandular da paratireoide que ocorre em 15 a 20% dos casos. Esses casos podem estar associados à NEM tipos I e IIA, apesar de serem raros em idosos. O carcinoma de paratireoide é uma causa rara de HPTP, ocorrendo em menos de 1% dos casos (Wu *et al.*, 2011).

A apresentação clínica mais comum do HPTP é assintomática com hipercalcemia leve ou intermitente em 80% dos casos. A apresentação clínica com múltiplos sintomas tem sido menos comum em decorrência da inclusão da dosagem de cálcio

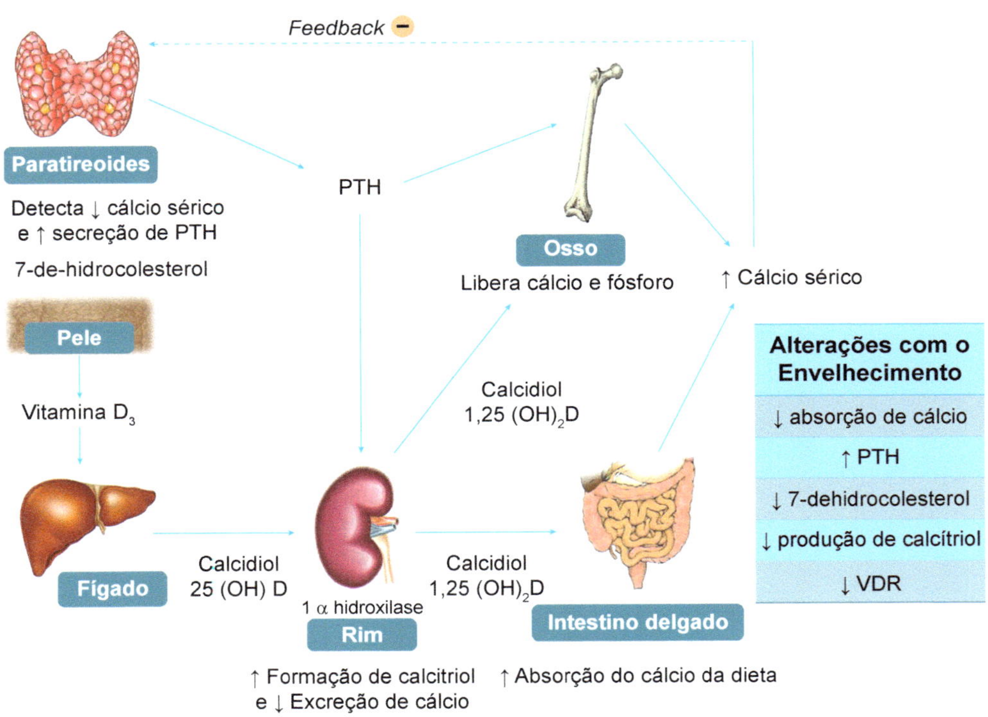

▪ **FIGURA 71.7** Homeostase do cálcio e alterações com o envelhecimento. PTH: paratormônio; VDR: receptor de vitamina D. (Adaptada de Wu *et al.*, 2011.)

sérico entre os exames de rotina, o que possibilita o diagnóstico mais precoce da doença (Próspero, 2018). No entanto, o paciente idoso com HPTP pode apresentar-se com variados sintomas e condições associadas (Tabela 71.8).

O diagnóstico laboratorial do HPTP típico confirma-se pela demonstração de hipercalcemia persistente com PTH intacto elevado, porém, algumas vezes, pode-se encontrar um PTH inapropriadamente normal. A Figura 71.8 mostra de maneira simplificada os possíveis diagnósticos diferenciais de doenças relacionadas ao metabolismo ósseo, a partir dos valores dosados de cálcio ionizado e do PTH intacto. É importante lembrar que nos casos de hipercalcemia humoral maligna, não há aumento do PTH intacto, mas sim secreção excessiva de *PTH-related protein* (PTH-rp) pelo tumor, levando a uma hipercalcemia de instalação abrupta (Hauache, 2002).

A solicitação do cálcio ionizado pode ser útil em certos casos em que o valor de cálcio total pode estar artefatado, como na trombocitose, no mieloma múltiplo ou na macroglobulinemia de Waldenström (Castro; Gavilán, 2018). Além disso, a calciúria de 24 horas aumentada pode auxiliar no diagnóstico diferencial da hipercalcemia hipocalciúrica familiar (HHF). No hiperparatireoidismo secundário (HPTS) decorrente de doença renal crônica (DRC), pode ocorrer hiperfostatemia. Devido ao efeito do PTH na excreção renal do bicarbonato, os pacientes com HPTP costumam apresentar acidose metabólica hiperclorêmica (Wu *et al.*, 2011). A Tabela 71.9 resume os achados típicos das principais condições clínicas que causam HPT (Insogna, 2018).

Exames de imagem, incluindo: USG, tomografia computadorizada, ressonância magnética e cintilografia com MIBI e pertecnetato-99mTc podem ser solicitados para o planejamento cirúrgico. As vantagens seriam: a possibilidade de exploração cervical unilateral em casos de adenoma único; a caracterização de lesões ectópicas; a detecção de processos patológicos em outros locais (p. ex., tireoide); a potencial redução de complicações e do tempo cirúrgico. Para pacientes submetidos a cirurgia, mas que permanecem com aumento persistente ou recorrente do PTH, devem ser feitos os exames de imagem (Castro; Gavilán, 2018).

■ **TABELA 71.8** Manifestações clínicas do hiperparatireoidismo primário. (Adaptada de Wu *et al.*, 2011).

• **Sintomas**	• Fraqueza, exaustão e fadiga
	• Dor óssea, lombalgia e artralgia
	• Poliúria, noctúria e polidipsia
	• Perda de apetite, náuseas e dispepsia
	• Perda de memória, ansiedade e depressão
• **Condições associadas**	• Perda de peso
	• Osteopenia, osteoporose, fratura óssea e gota
	• Nefrolitíase, nefrocalcinose, deterioração da função renal
	• Úlcera gástrica, úlcera duodenal e pancreatite
	• Hipertensão arterial

Abordagem terapêutica

Cirurgia continua sendo o único tratamento definitivo para o HPTP. É indicada para os pacientes sintomáticos, e para alguns assintomáticos, desde que obedeçam a alguns parâmetros clínicos (Tabela 71.10) (Bilezikian *et al.*, 2014).

A dosagem intraoperatória do PTH deve ser realizada sempre que disponível. Após a remoção de um único adenoma, o PTH deve diminuir, de imediato, em pelo menos 50%, normalizando em 15 a 30 minutos após o procedimento. Isto é particularmente importante quando mais de uma glândula está alterada, evitando a necessidade de novas intervenções. A taxa de cura em centros especializados é superior a 95% (Insogna, 2018).

Complicações potenciais (todas incomuns) incluem lesão do nervo laríngeo recorrente (< 1% dos casos), infecção da ferida e sangramento. Hipocalcemia transitória no pós-operatório (geralmente leve) ocorre em 15 a 30% dos casos, mas pode ser minimizada pelo uso adequado de calcitriol e suplementação de cálcio (Insogna, 2018).

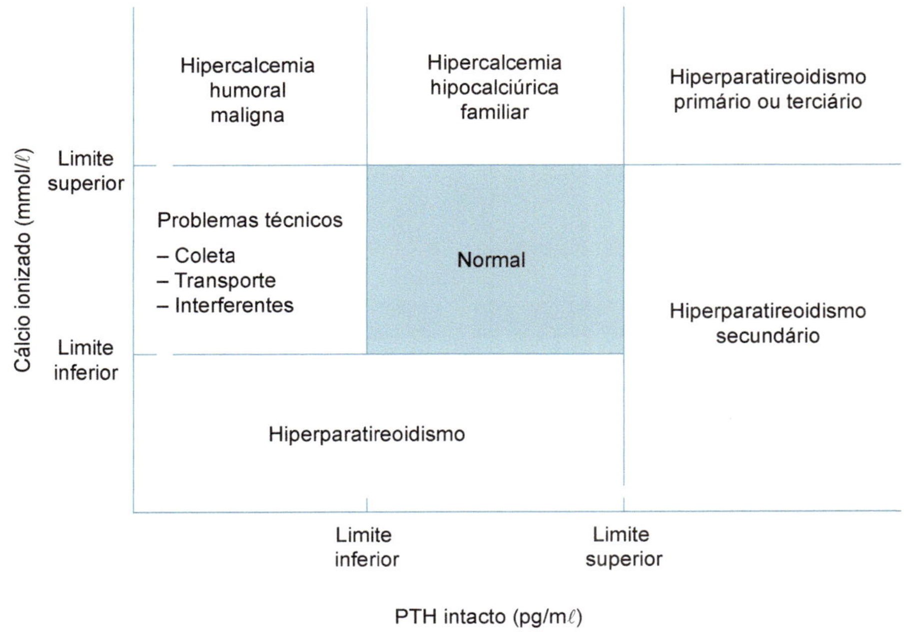

■ **FIGURA 71.8** Resumo dos possíveis diagnósticos na avaliação do cálcio ionizado e do paratormônio (PTH) intacto. (Adaptada de Hauache 2002.)

▪ **TABELA 71.9** Diagnóstico diferencial do hiperparatireoidismo (HPT).

	HPT primário	HPT normocalcêmico	HPT secundário	HPT terciário	Hipercalcemia hipocalciúrica familiar
Hipercalcemia familiar	Não	Não	Não	Não	Sim
Hipercalcemia permanente	Não	Não	Não	Não	Sim
PTH	↑	↑	↑	↑	Normal ou ↑
Cálcio	↑	Normal	↓ ou limite inferior	↑	Normal ou ↑
Fósforo	Normal ou limite inferior	Normal ou limite inferior	Variável, pode ↑ na DRC	Geralmente ↑	Normal
25 (OH) vit D	Normal	Normal	Normal ou ↓	Normal	Normal
1,25 (OH)2 vit D	↑ ou limite superior	Variável, mas não ↓	Variável, ↓ na DRC	↓	Normal
BMD (massa óssea)	Pode ser ↓ sítios corticais	Pode ser ↓ sítios corticais	Pode ser ↓ se crônico	Pode ↓ sítios corticais	Normal
Cálcio urinário 24 h	Normal ou ↑	Normal ou ↑	↓ frequente	↓	↓ (CLCa/CLCr < 0,01)

PTH: paratormônio; DRC: doença renal crônica; BMD: densidade mineral óssea. (Adaptada de Insogna 2018.)

A cura cirúrgica é seguida por um aumento da massa óssea na faixa de 2 a 4% no primeiro ano de pós-operatório, reduzindo significativamente o risco de fraturas em relação aos pacientes não tratados. Também se espera um menor risco de recorrência de cálculos urinários. Nem sempre há melhora dos sintomas emocionais e neurocognitivos. Ainda não se sabe o quanto a cirurgia é capaz de reduzir o risco de DCV associada ao HPT (Insogna, 2018).

Para os idosos assintomáticos sem indicação cirúrgica, deve-se monitorar atentamente alguns parâmetros, uma vez que esses pacientes podem evoluir com alterações que posteriormente indiquem a necessidade de realização da paratireoidectomia (Tabela 71.11) (Bilezekian *et al.*, 2014).

O tratamento clínico pode ser indicado para pacientes que recusam ou não são candidatos à cirurgia e tem como objetivos controlar: a hipercalcemia, a doença óssea e a hipercalciúria (Bilezikian, 2018; Insogna,2018).

Deficiências de vitamina D e cálcio pioram o HPTP, portanto os pacientes devem ter uma dieta com ingesta adequada de cálcio (1.000 a 1.200 mg/dia) e manter a 25(OH) vitamina D na faixa de 30 ng/mℓ, com o uso cuidadoso de suplementos de vitamina D quando necessário. A hidratação é importante para prevenir o agravamento da hipercalcemia e reduzir o risco de nefrolitíase. O cinacalcete é um ativador alostérico do receptor sensível ao cálcio, e no HPTP sensibiliza esse receptor para o cálcio sérico, reduzindo a síntese e secreção do PTH. O nível sérico de cálcio é normalizado em 70% dos casos, mas o cinacalcete não tem efeito na densidade mineral óssea. O uso de bisfosfonatos para aumento da massa óssea tem resultados semelhantes à cirurgia, após 1 a 2 anos, porém não há estudos a longo prazo. O denosumabe também pode ser indicado para ganho de massa óssea em pacientes com HPTP. A hidroclorotiazida (12,5 a 50 mg/dia) reduz significativamente o cálcio urinário e os níveis de PTH sem aumento do cálcio sérico (Bilezikian, 2018; Insogna, 2018).

Hiperparatireoidismo secundário

A hipersecreção de PTH é considerada secundária quando decorre de estímulos extraglandulares, principalmente relacionados com menor concentração de cálcio sérico, de modo a provocar maior liberação de PTH pela paratireoide e retirar do osso a quantidade de mineral necessária para a homeostase do cálcio (Próspero, 2018). Embora possa ser causado por síndrome de má absorção, doença celíaca, cirurgia bariátrica, deficiência grave de ingesta de cálcio ou deficiência de vitamina D, o HPTS ocorre mais comumente em decorrência de DRC associada a osteodistrofia renal (Wu *et al.*, 2011).

A partir do estágio 3 da DRC (CLCr entre 30 e 59 mℓ/min) há redução do tecido renal funcionante, levando a menor atividade da 1α-hidroxilase no túbulo proximal, com consequente prejuízo na conversão da vitamina D em $1{,}25(OH)_2$ vitamina D. Paralelamente, há perda na capacidade de excreção renal

▪ **TABELA 71.10** Indicações para cirurgia no hiperparatireoidismo primário assintomático.

Parâmetros	Critérios para paratireiodectomia
Idade	< 50 anos
Cálcio sérico	> 1,0 mg/dℓ acima do limite superior do normal
Manifestações esqueléticas	T-score ≤ 2,5 em coluna, fêmur ou terço distal do rádio
	Fratura por fragilidade
Manifestações renais	*Clearence* de creatinina < 60 mℓ/min
	Cálculos renais ou nefrocalcinose
	Hipercalciúria (> 400 mg/dia) acompanhada por perfil bioquímico urinário indicativo de risco aumentado para formação de cálculos

Adaptada de Bilezikian *et al.*, 2014.

▪ **TABELA 71.11** Monitoramento de pacientes com hiperparatireoidismo primário assintomático tratados conservadoramente.

Parâmetros	Frequência de avaliação
Cálcio sérico	Anualmente
Esquelético	Densitometria óssea (coluna lombar, fêmur e rádio) a cada 1 a 2 anos
	Imagem da coluna vertebral para avaliação de fratura se houver suspeita (dor, perda de altura)
Renal	Creatinina sérica e taxa de filtração glomerular anualmente
	Se houver suspeita clínica de cálculos renais, imagem abdominal (radiografia, ultrassonografia ou tomografia)

Adaptada de Bilezikian *et al.*, 2014.

adequada de fósforo, o que leva a um estado de sobrecarga de fósforo, com consequente elevação dos níveis de PTH e do fator de crescimento de fibroblasto 23 (FGF-23). O aumento do FGF-23 em resposta à sobrecarga de fósforo também inibe a 1α-hidroxilase, prejudicando ainda mais a conversão de 25(OH) vitamina D em $1,25(OH)_2$ vitamina D. Com isso, reduz-se a absorção de cálcio no intestino, aumentando ainda mais o PTH. O rim perde a capacidade de responder adequadamente tanto ao PTH quanto ao FGF-23, perdendo o efeito fosfatúrico que ambos promoveriam (Santos *et al.*, 2018).

As principais manifestações clínicas são dor e deformidades ósseas além de fraturas (osteíte fibrosa cística), calcificações de partes moles, fraqueza muscular, fadiga e prurido. Úlcera péptica, neuropatia, calcificações renais e calcifilaxia (lesões cutâneas dolorosas e violáceas em falanges distas e hálux) são menos frequentes (Santos *et al.*, 2018; Wu *et al.*, 2011).

O tratamento clínico é constituído por uma dieta com restrição de fósforo, quelantes do fósforo como o carbonato de cálcio. Caso o cálcio se eleve ou haja manifestações clínicas de calcificação extraesqueléticas, o sevelamer (um polímero que não contém cálcio) torna-se a melhor opção. A reposição de colecalciferol em doses mais elevadas (50.000 UI por semana durante 8 semanas) deve ser realizada nos casos de HPTS à deficiência de vitamina D quando os níveis de 25(OH) vitamina D estiverem abaixo de 20 ng/dℓ. O calcitriol pode ser utilizado para diminuir os níveis de PTH, reservando-se os calcimiméticos, como o cinacalcete para os casos mais graves. O tratamento cirúrgico pode ser considerado para pacientes com hipercalcemia ou hiperfostatemia persistentes e não responsivas ao tratamento clínico; ou em sintomas graves como prurido ou dor óssea intratáveis (Santos *et al.*, 2018; Wu *et al.*, 2011).

Hiperparatireoidismo terciário

É considerada terciária a forma de HPT causada por proliferação autônoma das células em pacientes portadores de HPTS que passam a apresentar hipercalcemia quando a função renal é restabelecida (Próspero, 2018). O HPT terciário (HPTT) ocorre mais comumente após transplante renal em paciente previamente dependente de diálise. Os sintomas se assemelham aos do HPTP e podem incluir aumento da reabsorção óssea, nefrolitíase e pancreatite (Wu *et al.*, 2011).

Hipoparatireoidismo

Caracteriza-se por redução persistente de secreção do PTH, seguida de hipocalcemia e hiperfosfatemia. As principais causas de hipoparatireoidismo no idoso são as pós-cirúrgicas (tireoidectomia, paratireoidectomia e cirurgia por neoplasias cervicais). Pode ocorrer em razão da remoção inadvertida das paratireoides ou da desvascularização das paratireoides durante cirurgia na região cervical. Outras causas menos frequentes incluem: doenças autoimunes (poliendocrinopatia autoimune), doenças infiltrativas (hemocromatose, doença de Wilson, câncer metastático), irradiação, distúrbios do magnésio, resistência à ação do PTH e medicamentos (terapia com iodo, agentes calcimiméticos) (Shoback, 2008).

Os sintomas mais comuns são: parestesias, cãibras, fraqueza muscular e mialgia. Em quadros mais graves, pode ocorrer espasmo carpopedal (sinal de Trousseau), contração de músculos da face desencadeados pela percussão no nervo facial (sinal de Chvostek), laringospasmo, broncospasmo, tontura e tetania espontânea (Costa *et al.*, 2013; Próspero, 2018). Outras complicações do hipoparatireoidismo não tratado incluem catarata subcapsular, crises convulsivas, papiledema, alterações eletrocardiográficas, ICC e manifestações psiquiátricas. Além disso, a deficiência de PTH pode causar aumento da densidade mineral óssea. Acredita-se que esse achado decorra de importante diminuição da remodelação óssea, impedindo o reparo de microfraturas e resultando em acúmulo de um osso predisposto a fraturas. No entanto, risco de fraturas em pacientes com hipoparatireoidismo é desconhecido (Costa *et al.*, 2013).

Tratamento

O objetivo do tratamento do hipoparatireoidismo é normalizar a calcemia, evitando hiperfosfatemia e hipercalciúria. A hipocalcemia aguda sintomática requer uso de cálcio intravenoso, enquanto o tratamento a longo prazo inclui uso de cálcio oral, vitamina D (colecalciferol e calcitriol) e análogos da vitamina D (alfacalcidiol) (Costa *et al.*, 2013; Shoback, 2008). A calcemia deve ser mantida no limite inferior da normalidade, e hipomagnesemia, se presente, deve ser corrigida. O uso de diuréticos tiazídicos pode ser necessário para aumentar a calcemia sem agravar a hipercalciúria. A hiperfosfatemia e hipercalciúria são complicações relativamente comuns do tratamento a longo prazo e da própria doença, e podem ocasionar nefrolitíase, nefrocalcinose, insuficiência renal e calcificações extraesqueléticas (Costa *et al.*, 2013). Essas complicações podem ser de difícil manejo com o arsenal terapêutico disponível e, portanto, uso do PTH recombinante pode ser utilizado como uma alternativa para o controle da hipocalcemia sem aumentar risco de hipercalciúria e a deposição de cálcio em tecidos moles.

Considerações finais

A inclusão de exames laboratoriais, como: TSH, T4 livre, cálcio, PTH, vitamina D, e de exames de imagem como a USG cervical em *check-up* médico, fez com que alterações mínimas na tireoide e na paratireoide pudessem ser cada vez mais detectadas. A boa prática clínica implica a correta interpretação dessas condições e individualização da abordagem diagnóstica e terapêutica do paciente idoso com alterações na tireoide e na paratireoide. Deve-se levar em consideração para a tomada de decisão não somente os valores de referência de cada exame laboratorial ou de imagem, mas também faixa etária, expectativa de vida, funcionalidade, comorbidades, sintomatologia e preferência do paciente idoso.

72

Envelhecimento do Sistema Locomotor

Edison Rossi

Introdução

Shakespeare referiu-se à velhice como uma segunda infância "sem olhos, sem dentes, sem nada". Muito antes, Sêneca considerava a velhice como uma doença, e um ditado grego anterior dizia que morriam cedo aqueles que eram amados pelos deuses. Italianos de sempre dizem que *a vecchia è brutta*, enquanto os de hoje a querem *tardia, lenta, sana e serena*. Os conceitos de senescência *vs.* senilidade, ou de envelhecimento fisiológico *vs.* envelhecimento patológico, ou de hipotrofia fisiológica (traduzida pela redução de uma reserva orgânica) *vs.* atrofia patológica (com insuficiência manifesta), de uma homeostase ao desequilíbrio da economia, passamos necessariamente por uma zona de transição, reflexo de uma homeostenose, que vai do idoso saudável ao doente; uma *zona de penumbra* questionada diuturnamente que marca a transição da senescência (como o complexo de mudanças decorrentes da idade que podem comprometer a vitalidade e o funcionamento do organismo) para a senilidade (como o momento em que se define morbidades que aumentam o risco de mortalidade). Estudos sugerem que, apesar da variabilidade individual, podemos admitir que nossa reserva orgânica começa a diminuir na quarta década de vida. Por conseguinte, a separação das doenças na velhice dos processos íntimos do envelhecimento parece ser cada vez mais falsa que real; a dicotomia velhice natural *vs.* patológica, de fato, inexiste. Quais seriam as doenças integradas ao processo natural do envelhecimento? Essa pergunta desafiadora traz-nos à mente a catarata, a aterosclerose, a demência senil, muitos cânceres, a osteoporose... É chegado o momento da "fisiopatologia do envelhecimento". Ademais, como separar o fenômeno do envelhecimento dos efeitos acumulativos de doenças pregressas?

Esse introito para o sistema locomotor do idoso visa deixar claro que, por desconhecimento, muito se confunde a velhice-doença com envelhecimento normal e que verdades de hoje não a serão amanhã. A experiência ensina isso. Distinguir entre consequências do envelhecimento normal frente às manifestações de doença é princípio fundamental da prática geriátrica e, como tal, ciência; e, dentro do contexto, convencer o paciente de sua particular situação é arte!

Osso

O *tecido ósseo* é um sistema orgânico em constante remodelação, fruto dos processos de formação (pelos osteoblastos) e reabsorção (pelos osteoclastos) do osso. Nas duas primeiras décadas de vida, predomina a formação desse tecido e há um incremento progressivo da massa óssea; após a soldadura das epífises, persiste ainda um predomínio construtivo, em menor ritmo, e o ser humano alcança sua maior massa óssea na quarta década da vida: é o chamado "pico de massa óssea". A partir daí, praticamente, estabiliza-se a taxa de formação, enquanto a de reabsorção aumenta. Por conseguinte, passa a ocorrer perda progressiva absoluta de massa óssea até então presente: é a osteopenia fisiológica. Muitos consideram que tal pico ocorre aproximadamente aos 25 anos de idade, uma vez que daí até os 35 anos de idade o incremento é muito pequeno. De todo modo, admite-se que 90% da massa óssea sejam alcançados próximo aos 18 anos de idade. Embora muito saibamos sobre as unidades básicas multicelulares (BMU), cada vez fica mais evidente que quaisquer considerações sobre o osso devem levar em conta o esqueleto apendicular e o esqueleto axial, o osso cortical e o osso trabecular (este tem uma atividade metabólica cerca de 8 vezes maior que a do osso cortical), a maturação do esqueleto pela ação dos hormônios sexuais e o papel do estrógeno em ambos os sexos, dentre outras.

Com o envelhecimento a atrofia óssea não ocorre de modo homogêneo, pois, antes dos 50 anos de idade, perde-se sobretudo osso trabecular (principalmente trabéculas de menor importância estrutural) e, após essa idade, osso cortical (também lamelas de menor importância localizadas na superfície endosteal). A cada 7 a 10 anos renovamos todo nosso esqueleto. A perda de massa óssea por involução ocorre, sobretudo, na mulher pós-menopausada (*a falta do freio estrogênico libera a voracidade dos osteoclastos*) e na velhice (aqui se trata de um fenômeno relacionado com a idade que acomete ambos os sexos e tem como mecanismo predominante a menor formação óssea, em um contexto no qual sobressaem o paratormônio e a vitamina D). Os idosos são potencialmente vulneráveis a um balanço cálcico negativo e às osteopenia/osteoporose em decorrência da hipovitaminose D. Obtemos a vitamina D por meio de uma adequada alimentação e principalmente pela produção endógena da pele sob exposição solar (através da ação da radiação ultravioleta B [UVB]). Dependendo do tempo de exposição solar e do grau de pigmentação da pele, mais de 80% dessa vitamina poderá ser sintetizada a partir do 7-deidrocolesterol (pró-vitamina D) da pele formando o colecalciferol (antiga vitamina D_3). No fígado, o colecalciferol, por hidroxilação, transforma-se na 25(OH) vitamina D (calcidiol). Todavia, muitos fatores contribuem para não termos tal rendimento na velhice – dentre eles institucionalização, menor mobilidade, uso de vários agasalhos, menor exposição voluntária ao sol, maior tempo em interiores etc. Significativamente, acresça-se a isso o fato de a pele envelhecida, sob idêntica exposição solar, produzir menor quantidade de vitamina D do que a pele do adulto jovem (segundo Holick *et al.* [1989], indivíduos com 70 anos de idade ou mais produzem apenas 25 a 30% da quantidade produzida pelos jovens). Sabe-se, ainda, que com o envelhecimento diminui a produção da 1α-hidroxilase renal, enzima responsável pela introdução da segunda hidroxila no 25(OH)D, originando o calcitriol, sua forma mais ativa (1,25 $(OH)_2D$). Por conseguinte, os idosos, tendo uma reduzida produção endógena do calcitriol, passam a depender mais das fontes alimentares. Entretanto, o que se observa é que, anos de uma monotonia alimentar quase sempre parca no consumo de alimentos ricos em vitamina D – e que são poucos – acabam por estabelecer, com frequência, os déficits encontrados na velhice. Destaque-se ainda que há associação direta entre déficits dessa vitamina, condições de fraqueza muscular e depressão na velhice, além de se discutirem cada vez mais suas ações não relacionadas ao metabolismo osteomineral, uma vez que seus receptores estão presentes em várias células/tecidos de diferentes órgãos (fígado, estômago, intestino, rins, músculos, tireoide, alvéolos pulmonares, mamas e neurônios cerebrais, entre outros). Sabe-se atualmente que níveis inadequados de vitamina D têm alta prevalência na velhice, mesmo em países tropicais como o Brasil. Aspectos do metabolismo ósseo e diferenças quanto a raça, sexo etc. (ver Capítulo 73).

Cartilagem articular

Há 5 tipos de cartilagem: a articular, a elástica, a fibrosa, a fibroelástica e a epifisária.

A *cartilagem articular* (CA), produto de secreção dos condrócitos, é formada por matriz de colágeno tipo II altamente hidratada, conjuntamente com agregados de proteoglicanos (macromoléculas organizadas em uma complexa estrutura aniônica que atua como uma verdadeira mola biológica). Os proteoglicanos têm rápido ritmo metabólico, ao contrário da quase fixidez do colágeno. O colágeno tipo II – os pelo menos 28 tipos de colágeno descritos representam cerca de 30% do total proteico do corpo humano – é a mais abundante proteína fibrilar presente na CA, perfazendo cerca de 85% do conteúdo de colágeno aí existente. Evidências mostram que a síntese e a degradação do colágeno tipo II associam-se com a matriz pericelular e mantêm-se em um estado de equilíbrio dinâmico ao longo dos anos, não apresentando as alterações moleculares comumente associadas à osteoartrite (OA) (Aurich *et al.*, 2002).

Além do colágeno tipo II, outros foram identificados na CA do adulto (como o tipo VI que representa cerca de 1% do colágeno total, sendo encontrado principalmente na matriz pericelular e que parece servir como um filtro e/ou transdutor de sinais bioquímicos/biomecânicos para a matriz extracelular; os tipos XII e XIV presentes em áreas submetidas a intensos estresses mecânicos e relacionados à fibrilogênese, os tipos IV, IX, X etc.). Portanto, o colágeno da CA na realidade é uma rede polimérica de diferentes tipos que interagem especificamente em nível molecular (Yunyun *et al.*, 2017). Estudos recentes demonstram que o *turnover* dos colágenos sofre influência da idade e do sexo, sendo diferentemente regulados na matriz extracelular (tipos I e II) e na membrana basal (tipo IV) (Kehlet *et al.*, 2018).

A composição e a organização estrutural entre colágeno e proteoglicanos são os responsáveis pelas características de resistência, elasticidade e compressibilidade da CA, tecido extraordinário que amortece e dissipa forças recebidas, além de reduzir a fricção. O principal tipo de proteoglicano presente na CA é o agrecano, constituído por um núcleo proteico ao qual se aderem muitas cadeias de sulfato de condroitina, com predomínio daquelas 4 ou 6-sulfatadas. O envelhecimento cartilaginoso traz consigo menor poder de agregação dos proteoglicanos, aliado a menor resistência mecânica da cartilagem; o colágeno adquire menor hidratação, maior resistência à colagenase e grande afinidade pelo cálcio.

A modificação não enzimática de proteínas tissulares por açúcares redutores é uma característica marcante do envelhecimento. No envelhecimento cartilaginoso a rede colágena torna-se cada vez mais rígida, paralelamente ao fato de apresentar níveis elevados de pentosidina (um dos produtos de glicação avançada, do inglês *AGES*, *advanced glycated end-product*) que compreende um conjunto heterogêneo de moléculas de formação não enzimática que são capazes de modificar, irreversivelmente, propriedades químicas e funcionais de diversas estruturas biológicas (Barbosa; Oliveira; Seara, 2008). Tanto na cartilagem velha quanto naquela experimentalmente enriquecida com *AGES*, a taxa da síntese dos proteoglicanos foi inversamente proporcional ao grau de glicação (De Groot, 1999). Assim, o aumento idade-relacionado dos *AGES* explica, em parte, o declínio na capacidade de síntese cartilaginosa.

Os condrócitos, cujo volume representa 1 a 3% da CA adulta, sofrem a ação reguladora de mediadores pré-catabólicos (metaloproteases [MMP] e citocinas que promovem a degradação cartilaginosa) e pró-anabólicos (fatores de crescimento que ativam mecanismos de regeneração). Os principais agentes da degradação cartilaginosa são as MMP, enzimas zinco-dependentes distribuídas em 3 grupos: colagenases, gelatinases e estromelisinas; bloqueando suas ações temos os inibidores tissulares das MMP. Das citocinas, destaca-se a ação catabólica da interleucina-1 (IL-1 – a mais importante!), da interleucina-6 (IL-6) e do fator de necrose tumoral alfa (TNF-α). Dos fatores anabólicos, destacam-se as ações do IGF-1 (*insulin-like growth factor*-1) e do TGF-β (*transforming growth factor*-β) na formação de CA e na síntese de proteoglicanos. Com o envelhecimento da CA, reconhecem-se muitas alterações na estrutura do agrecano e dos agregados multimoleculares que ele forma com o hialuronato, fruto de processos anabólicos e catabólicos geridos por eventos celulares e extracelulares, em uma extensão que varia segundo o tipo, a articulação, o local e a profundidade considerada. Assim, a síntese e o *turnover* de agregados sofrem influência da idade e do local de origem (p. ex., ela não é a mesma na CA e no menisco do mesmo joelho) (Buckwalter *et al.*, 2005).

A estabilidade da CA depende das atividades biossintéticas dos condrócitos que se contrapõem à degradação normal das macromoléculas da matriz. A estimulação mecânica de condrócitos articulares humanos *in vitro* aumenta a produção de agrecanos mRNA e diminui a da metaloproteinase-3 mRNA, em um processo que envolve integrinas, ativação de canais iônicos e IL-4. Essa resposta condroprotetora ao estímulo mecânico não ocorre em condrócitos provenientes de cartilagens osteoartríticas (Millward-Sadler *et al.*, 2000). Embora estresses mecânicos e químicos possam ter efeitos desastrosos sobre a integridade estrutural da cartilagem, eles parecem ser determinantes apenas para alguns indivíduos, não explicando o declínio irreversível, idade-dependente, das respostas aos fatores de crescimento dos condrócitos e à síntese da matriz intersticial. Essas alterações, também observadas em cultura de células, refletem mais um processo intrínseco do envelhecimento do condrócito. Sabe-se que os condrócitos de idosos têm menor capacidade de proliferação e possibilidade reduzida de formar tecido novo. A hipótese de que o envelhecimento celular esteja regulado por um relógio biológico intrínseco associado às alterações nos telômeros motivou estudos semelhantes nos condrócitos (Martin; Buckwalter, 2001). Observou-se que, com o aumento da idade, ocorre um decréscimo tanto da atividade mitótica quanto do comprimento médio do telômero, ao lado de maior atividade da β-galactosidase (um marcador de senescência). Esses achados comprovam a ocorrência de senescência na capacidade replicativa dos condrócitos *in vivo*, o que explica, em parte, a associação entre idade e OA. Envelhecimento e degeneração da CA na OA são processos distintos; todavia, há uma forte associação entre a idade e a incidência e prevalência da OA. Ao contrário da impressão inicial, a apoptose de condrócitos não é um fenômeno generalizado que ocorre com o envelhecimento da cartilagem humana (tampouco na OA) (Aigner, 2001).

A CA tem uma capacidade reparadora limitada, que mais ainda se estreita com o envelhecimento e/ou quando da eclosão de condições degenerativas. A função reparadora dos condrócitos diminui progressivamente com a idade, o que é demonstrado por uma síntese decrescente de agrecanos e por menor capacidade para a formação de agregados moleculares de grande tamanho; demonstrou-se também que estresses oxidativos contribuem para a senescência dos condrócitos (Carlo; Loeser, 2003) (fato que explica, também em parte, o maior risco de OA com a idade). Assim, é a idade do indivíduo a principal responsável pela composição da cartilagem. Compreende-se o porquê de serem as doenças articulares as mais frequentes na velhice. Estudos em cartilagem humana femoral mostram que alterações em sua composição química são mais pronunciadas do nascimento até os 20 anos de idade, período em que diminui o conteúdo dos dissacarídios 4-sulfatos. Com o progredir da idade, diminui a espessura da cartilagem e a composição predominante passa a ser de 6-sulfatos (Bayliss, 1999).

Com referência ao sexo, sabe-se que o volume da cartilagem dos joelhos é muito maior no homem do que na mulher, em uma diferença tão significativa que não se explica apenas pela diferença de tamanho do corpo e dos ossos envolvidos; com o envelhecimento ela se acentua mais ainda, sugerindo que isso decorra tanto do desenvolvimento da cartilagem quanto de sua perda na velhice (Ding *et al.*, 2003).

Nos discos intervertebrais a degeneração aumenta com o envelhecimento, estando aumentados a fibronectina e seus fragmentos, substâncias que estimulam as células para a produção de metaloproteases e citocinas que inibem a síntese de matriz intercelular. A degeneração discal compreende rupturas estruturais grosseiras e alterações na composição da matriz; demonstrou-se que sobrecargas mecânicas moderadas e repetidas, sobretudo nos discos de indivíduos dos 50 aos 70 anos de idade, podem ser a causa inicial do processo (Adams, 2000). Por outro lado, há cada vez mais evidências de que fatores genéticos desempenham importante papel na patogênese da degeneração discal na velhice. Assim, o genótipo *COLIA1Sp1* (gene do colágeno tipo Iα_1) constitui um fator de risco genético para as discopatias na velhice. Em seu polimorfismo, o COLIA1 associa-se à densidade óssea e às fraturas (Pluijm *et al.*, 2004).

Os condrócitos articulares humanos secretam várias proteínas envolvidas na biogênese da cartilagem, dentre elas a YKL-40 (também conhecida como glicoproteína-39 da cartilagem humana, *chitinase-3-like 1*, *chondrex*, entre outros), que é a principal proteína secretada em cultura de condrócitos e sinoviócitos humanos. Seus níveis plasmáticos são semelhantes em ambos os sexos e estão altamente correlacionados com a idade; sabe-se não ter relação com o índice de massa corporal (IMC), tampouco com a proteína C reativa sérica. Demonstrou-se estabilidade dos níveis plasmáticos da YKL-40 em indivíduos saudáveis durante 10 anos de acompanhamento. Têm-se estudado as alterações da YKL-40 em pacientes com diferentes tipos de câncer e em portadores de doenças não malignas que cursam com inflamação, remodelação tissual e fibrose. Atualmente, pode-se dizer que a YKL-40 é uma das proteínas da fase aguda do soro, portanto, um biomarcador do processo inflamatório, sendo produzida localmente por neutrófilos e macrófagos. Por diferir da proteína C reativa (que é produzida por hepatócitos em resposta ao aumento da IL-6), acresce importantes informações sobre o processo inflamatório em curso (Schultz; Johansen, 2010). Evidências mostram que a determinação da YKL-40 possa ter abrangente utilidade clínica em variadas patologias (neoplasias malignas, doenças cardiovasculares [DCV], diabetes melito [DM], doenças reumáticas, doenças inflamatórias intestinais, fibrose hepática, entre outras). Recentemente, mostrou-se que os níveis de YKL-40 no liquor podem ser um biomarcador da inflamação glial nos portadores da doença de Alzheimer. Também, um elevado nível plasmático de YKL-40 é um biomarcador independente de mortalidade em pacientes com diferentes patologias hospitalizados em situações de urgência (Mygind *et al.*, 2013). Enfim, as funções biológicas da YKL-40 ainda precisam ser compreendidas, uma vez que desconhecemos os mecanismos e os estímulos que levam a maior expressão e síntese dessa proteína. De todo modo reconhece-se nela importante papel na remodelação/degradação da cartilagem.

Articulação diartrodial

Sede dos principais processos reumáticos na velhice, a *articulação diartrodial* caracteriza-se por apresentar membrana sinovial (um tecido conjuntivo vascular que reveste a superfície interna da cápsula articular e é responsável pela elaboração da sinóvia). A sinóvia (líquido sinovial) pode ser considerada um dialisado do plasma sanguíneo com a adição de um mucopolissacarídio ácido não sulfatado – o ácido hialurônico (AH) – que é seu principal constituinte. A sinóvia não apenas lubrifica a articulação como também desempenha importante papel na nutrição da CA. Sabe-se que o AH intervém na regularização de várias atividades celulares (tem, por exemplo, efeito estimulador sobre o metabolismo dos condrócitos).

A membrana sinovial compreende 3 camadas, no sentido do lúmen articular para a cápsula fibrosa, que são: a íntima (zona avascular formada por uma camada superficial de células, com espessura normal de 1 a 3 células, chamadas de células limitantes), a subíntima (rica em células e vasos) e a subsinovial (que separa a subíntima do tecido fibroso capsular e é constituída por um tecido conjuntivo frouxo). Não há uma estrutura, tipo membrana basal, que separe a íntima das camadas subjacentes; também não há substância intercelular entre as células limitantes, de forma que a sinóvia circula livremente ente elas e as demais camadas. As células limitantes são de 2 tipos: as de tipo A (que se assemelham a macrófagos e têm funções fagocitárias); e as de tipo B (parecidas com fibroblastos e que exercem funções secretoras). Ao lado delas vê-se uma legião de células intermediárias (verdadeiras formas de transição entre os tipos A e B, que alguns denominam de células C). Pasquali-Ronchetti *et al.* (1992), em um adequado estudo morfológico (dos 15 aos 56 anos de idade) da membrana sinovial de joelhos humanos normais à inspeção, evidenciaram um aumento do colágeno com o envelhecimento, e que células limitantes do tipo secretor, presentes em todas as idades, estão hipertrofiadas nos mais velhos e que as do tipo macrofágico aumentam com a idade; que nos mais velhos as vilosidades são mais numerosas, enquanto a rede vascular e a distribuição celular apresentam-se de modo menos regular; que ocorrem grandes áreas de superfície sinovial desprovidas de células, além de feixes de colágeno expostos na cavidade articular.

Com referência ao líquido sinovial, observou-se que as concentrações dos sulfatos de condroitina (C6S e C4S), do AH e da razão C6S:C4S variam com a idade. Os maiores valores são encontrados dos 20 aos 30 anos de idade e decrescem progressivamente com o envelhecimento. Há também nítida diferença sexual, pois as mulheres apresentam concentração dos sulfatos de condroitina significativamente menor daquela constatada nos homens (já a alteração do AH não é significativa). A ampliação desses conhecimentos tem maior importância quando da interpretação das alterações associadas às patologias articulares, sobretudo a artrite reumatoide e a OA, pois, com base em tais informações, é possível distinguir os fenômenos patológicos dos eventos normais, relacionados idade e sexo.

Músculo esquelético

O músculo esquelético é a maior massa tecidual do corpo humano. Com o envelhecimento, há uma diminuição lenta e progressiva da massa muscular, sendo o tecido nobre paulatinamente substituído por colágeno e gordura. Após os 30 anos de idade perdemos, anualmente, cerca de 1 a 2% da massa magra, ou seja, a perda fisiológica dos 30 aos 80 anos de idade é de aproximadamente 40%. Tal perda tem sido demonstrada pela excreção da creatinina urinária, que reflete o conteúdo de creatina nos músculos e a massa muscular total; pela tomografia computadorizada (TC), na qual se observa que, após os 30 anos de idade, diminui a secção transversal dos músculos, há maior densidade muscular e maior conteúdo gorduroso intramuscular (alterações que são mais pronunciadas na mulher do que no homem); e por estudos histológicos que demonstram uma atrofia muscular decorrente da perda gradativa e seletiva das fibras esqueléticas (o número de fibras musculares no idoso é aproximadamente 20% menor do que no adulto, sendo o declínio mais acentuado em fibras musculares do tipo II que, de uma média de 60% em adultos sedentários, vai para menos de 30% após os 80 anos de idade). Tal declínio está diretamente relacionado à diminuição da força muscular, acarretada pelo envelhecimento. Observou-se que a força de quadríceps aumenta progressivamente até os 30 anos, começa a declinar após os 50 anos e diminui acentuadamente após os 70 anos de idade. Dados longitudinais indicam que a força muscular diminui ± 15% por década até a 6ª ou a 7ª década, e aproximadamente 30% após esse período. Há relação inversa entre a força muscular e a velocidade de deambulação em ambos os sexos. Já a capacidade oxidativa do sistema musculoesquelético, pelo menos até a 7ª década de vida, está preservada.

É a esse declínio muscular involuntário idade-relacionado que denominamos *sarcopenia*, termo que denota o complexo processo do envelhecimento muscular associado a diminuições da massa, da força e da velocidade de contração muscular. A etiologia da sarcopenia é multifatorial, envolvendo alterações no metabolismo do músculo, alterações endócrinas e fatores nutricionais, mitocondriais e genéticos (Fulle *et al.*, 2005). Recentemente demonstrou-se em camundongos que a sarcopenia está associada a mitocôndrias morfologicamente alteradas e disfuncionais decorrentes de uma reduzida mitofagia. Tais resultados, além de acrescentar subsídios à teoria mitocondrial-lisossomal do envelhecimento dos tecidos pós-mitóticos de longa vida, corroboram as duas principais estratégias não farmacológicas (restrição calórica e treinamento muscular, ambas condições que sabidamente melhoram a função mitocondrial) para minorar a sarcopenia (Leduc-Gaudet *et al.*, 2015). O grau de sarcopenia não é o mesmo para diferentes músculos e varia amplamente entre os indivíduos. O mais significativo é saber que o declínio muscular idade-relacionado é mais evidente nos membros inferiores do que nos superiores, haja vista a importância daqueles para o equilíbrio, a ortostase e a marcha dos idosos. Estima-se que, após os 60 anos de idade, a prevalência da sarcopenia seja da ordem de 30%, aumentando progressivamente com o envelhecimento. A partir dos 75 anos de idade, o grau de sarcopenia é um dos indicadores da chance de sobrevivência do indivíduo.

O envelhecimento está associado a uma diminuição da altura, do peso e do IMC. Vários estudos têm demonstrado que o nadir (IMC associado à menor mortalidade relativa) é maior no idoso do que no adulto. Na velhice, a massa muscular relaciona-se à força e esta, por sua vez, à capacidade funcional do indivíduo. A sarcopenia, desenvolvendo-se por décadas, progressivamente diminui a capacitação física, acabando por comprometer as atividades da vida diária e de relacionamento, por aumentar o risco de quedas, levando, por fim, a um estado de dependência cada vez mais grave.

A sarcopenia contribui para outras alterações idade-associadas, como, por exemplo, menor densidade óssea, menor sensibilidade à insulina e menor capacidade aeróbica. Longevos e velhos fragilizados têm menor musculatura esquelética – fruto do desuso, de doenças, da subnutrição e dos efeitos acumulativos da idade. Daí a necessidade de se traçarem estratégias para a manutenção da massa muscular com o envelhecimento. Em indivíduos sedentários, a massa magra é a principal consumidora de energia e, portanto, sua diminuição pelo envelhecimento faz com que sejam menores as necessidades energéticas.

Assim, é fato que a força muscular, a área de secção transversal do músculo e a relação entre ambas diminuem com o envelhecimento (Jubrias *et al.*, 1997); todavia, essas alterações quantitativas só explicam parcialmente a perda de força idade-relacionada, uma vez que se tem demonstrado que algumas alterações fenotípicas presentes no músculo senescente estão relacionadas com transcrição gênica alterada.

A musculatura esquelética do idoso produz menos força e desenvolve suas funções mecânicas com mais lentidão, dado que a excitabilidade do músculo e da junção mioneural está diminuída; há contração duradoura, relaxamento lento e aumento da fatigabilidade. A diminuição da força muscular na cintura pélvica e nos extensores dos quadris resulta em maior dificuldade para a impulsão e o levantar-se; ao mesmo tempo, a diminuição da força da mão e do tríceps torna mais difícil o eventual uso de bengalas. Todavia, nem a reduzida demanda muscular, tampouco a perda de função associada, são situações inevitáveis do envelhecimento, uma vez que podem ser minimizadas e até revertidas com o condicionamento físico. Assim, exercícios mantidos durante a vida podem evitar em grande parte as deficiências musculares idade-relacionadas: exercícios aeróbicos melhoram a capacidade funcional e reduzem o risco de se desenvolver o diabetes tipo 2 na velhice; exercícios de resistência aumentam a massa muscular no idoso de ambos os sexos, minimizando, e mesmo revertendo (antes dos 70 anos de idade), a síndrome de fragilidade física.

A razão das fibras musculares dos tipos I e II altera-se com o envelhecimento; todavia, isso não se traduz em uma enfermidade muscular incapacitante. Por outro lado, a conhecida diminuição da resistência muscular com a idade, em situações estressantes (doença aguda, por exemplo), pode ser causa de rápido descondicionamento, o que vem a exigir maior atenção e uma intervenção mais pronta em idosos, sob o risco de maior imobilidade, menor estabilidade postural, quedas etc. No transcorrer da vida ocorrem alterações na cinemática e na cinética da marcha, mas é principalmente após os 70 anos de idade que tais alterações passam a ter significado clínico. Há alterações posturais, como cifose, redução da lordose lombar e desenvolvimento de valgismo nos quadris, com alargamento da base de apoio. A marcha do idoso difere da do adulto entre outros fatores, pelo menor comprimento dos passos, pela menor extensão dos joelhos, por menor força na flexão plantar dos tornozelos e por menor velocidade dos passos. Em uma avaliação clínica – reconhecendo que o envelhecimento traz consigo um decréscimo na informação sensorial (propriocepção, visão etc.), um retardo nas respostas e outras limitações musculoesqueléticas (aqui discutidas) – podemos constatar que cerca da metade dos longevos (> 85 anos de idade) relatam não ter dificuldade para a marcha; também é possível reconhecer em ± 20% deles o que poderíamos chamar de transtorno senil (idiopático) da marcha. Infelizmente muitos adultos e idosos aceitam os transtornos da marcha e a diminuição da mobilidade como mudanças normais do envelhecimento. Nesse contexto estamos muito mais no campo das patologias a serem identificadas e tratadas do que em uma zona de penumbra, como citamos.

Em idosos, o estudo da relação entre força e *performance* física não é linear; daí decorre, em indivíduos fortes, a não correlação entre força dos membros inferiores e velocidade da marcha, ao contrário dos fracos, nos quais é nítida tal associação. Assim, pequenas alterações na capacitação fisiológica podem ter efeitos marcantes no desempenho de indivíduos fragilizados (Buchner, 1996). Ressalte-se que a menor capacidade de trabalho muscular é um dos primeiros sinais da velhice, afetando em última instância a capacidade laboral, a atividade motora e a adaptabilidade ao ambiente; por outro lado, os exercícios, melhorando a função muscular, reduzem a frequência de quedas, contribuindo assim para a manutenção da independência e de melhor qualidade de vida para os idosos.

Atualmente aceitamos que o envelhecimento muscular resulta de alterações no equilíbrio entre o potencial miogênico e a atividade fibrótica, uma vez que o músculo senescente apresenta reduzida capacidade de reparo/regeneração, vindo a tornar-se progressivamente fibrótico. Entre as bases do fenômeno observa-se grande redução na expressão da sintase do óxido nítrico (Samengo *et al.*, 2012) e sabe-se que, no músculo jovem, altos níveis de óxido nítrico aumentam o número das células-satélites (população específica de células estaminais presentes no músculo totalmente diferenciado) que inibem a extravasão de leucócitos para o músculo. Viu-se que a diminuição na produção do óxido nítrico durante o envelhecimento muscular possibilita um aumento dos macrófragos anti-inflamatórios M2a (são macrófagos ativados por citocinas para o fenótipo M2 e, em sequência, M2a), o que vem promover ainda mais a fibrose. Demonstrou-se que a mudança dos macrófagos musculares para o fenótipo M2a é fortemente influenciada pela idade das células hematopoéticas das quais provêm. Sabe-se que a maioria dos macrófagos no músculo é do tipo M2, cujo número aumenta com o envelhecimento, ao contrário dos M1 (que são pró-inflamatórios), que diminuem. Vê-se que o músculo velho apresenta um incremento do tecido adiposo intermuscular; notavelmente, os M2 localizam-se nessas regiões (Yi Cui *et al.*, 2019). Tudo indica que a fibrose no músculo senescente seja consequência de um estado de inflamação crônica de baixo grau e que células, de diferentes linhagens, possam interagir na regulação de tal fenômeno (Wang *et al.*, 2015).

Cada vez mais se reconhece a deterioração de funções mitocondriais (genéticas, bioquímicas e bioenergéticas) na gênese de alterações fenotípicas associadas ao envelhecimento normal (Cortopassi; Wong, 1999). Mutações deletérias no genoma mitocondrial acumulam-se exponencialmente com o envelhecimento de nervos e músculos, nos quais se detecta perda de fibras e atrofia; há aumento exponencial no número de fibras deficientes em citocromo-oxidase a partir da 4ª década de vida. O estresse oxidativo, reduzindo a permeabilidade da membrana mitocondrial, tem sido responsabilizado pela liberação do citocromo C e pela iniciação da apoptose. De toda forma, atente-se que disfunções mitocondriais aliadas a estresses oxidativos aumentados (que resultam no acúmulo de moléculas reativas de oxigênio e de nitrogênio) têm papel central no surgimento da sarcoporose (sarcopenia + osteoporose senil). Aqui, dados os fatores genéticos do envelhecimento, torna-se clinicamente importante identificar os genótipos desfavoráveis para a sarcoporose.

As mutações do DNA mitocondrial têm sido ligadas a transtornos como convulsões, acidente vascular encefálico, atrofia óptica, neuropatia, miopatia, cardiomiopatia, surdez neurossensorial e DM; também têm um papel importante no processo de envelhecimento e em doenças neurodegenerativas, como as doenças de Parkinson e Alzheimer. Urge reconhecermos as síndromes clínicas sugestivas de disfunções mitocondriais.

No estudo da fisiopatologia da sarcopenia Basu *et al.* (2002) mostraram que alterações na síntese de proteínas musculares contráteis explicam algumas características clínicas da sarcopenia, notadamente a perda de força e o fatigamento precoce. Já Yarasheski *et al.* (2002) demostraram que a expressão do fator de crescimento e de diferenciação miostatina – que suprime o crescimento muscular – correlaciona-se negativamente à massa corpórea magra, enquanto o envelhecimento está diretamente associado a maior expressão da miostatina. Em outras palavras, a miostatina sérica é um marcador biológico da sarcopenia. Adicionalmente, reconheceu-se que a miostatina – ao lado da produção aumentada do TGF-β com o envelhecimento – inibe a miogênese e contribui também para a fibrose muscular (Parker *et al.*, 2017). Gannon *et al.* (2009) demonstraram que marcantes alterações idade-relacionadas ocorrem nas cadeias leves da miosina (MLC); identificaram, ainda, um extraordinário aumento da isoforma MLC2 do tipo lento, restrito às fibras musculares senescentes, além de confirmarem o processo de transformação de fibras rápidas para lentas durante o envelhecimento celular. Esses dados sugerem a isoforma MLC2 lenta como um possível marcador para o tipo de fibra muscular da sarcopenia. Por fim, embora se reconheça que a sarcopenia não seja intrinsecamente irreversível com o envelhecimento, não tem sido possível demonstrar que os exercícios físicos *per se* possam preveni-la, sobretudo nos indivíduos com 70 anos de idade ou mais. Por outro lado, há dados promissores sobre uma terapia gênica humana que evite seus efeitos (consegue-se assim um aumento da massa muscular sem exercícios!). Até que essas descobertas se concretizem, a intervenção sobre o estilo de vida nos idosos representa a chave-mestra da atuação geriátrico-gerontológica. *For last but not least*, atente-se que uma maior perda de massa muscular no idoso seja consequência de uma inadequada ingestão proteica diária.

Nervo

Com o envelhecimento diminui a velocidade de condução nervosa. Há um aumento do balanço postural, diminuição dos reflexos ortostáticos e aumento do tempo de reação. Há uma perda do olhar fixo para cima e ocasional prejuízo dos movimentos dos tornozelos e da sensibilidade vibratória dos pés. O centro de gravidade das pessoas idosas muda para trás do quadril. Aumenta o número de fibras nervosas periféricas que apresentam alterações morfológicas (degeneração axônica; desmielinização segmentar); adicionalmente ocorre concomitantemente perda gradual de neurônios motores e aumento dos níveis séricos de citocinas (TNF-α e TNF-β), com reduzida sinalização de fatores de crescimento. Característica importante é a preservação da capacidade de reparação de danos, independentemente da idade. Já a idade avançada está associada à disfunção dos nervos periféricos, o que vem comprometer a força distal e a sensação espacial, além de determinar ataxia e hipotrofia muscular; por conseguinte, essa disfunção associa-se a anormalidades da marcha e contribui para o declínio funcional do indivíduo.

Biologia do envelhecimento do sistema locomotor: considerações adicionais

O envelhecimento determina alterações no sistema locomotor em um *continuum* temporal que contribui para uma frequência crescente de transtornos clínicos que afetam a morbidade, a qualidade de vida e a mortalidade. Ressalta-se que das doenças musculoesqueléticas (ME) degenerativas, as três mais frequentes e incapacitantes por comprometerem a qualidade de vida são a osteoporose, a OA dos joelhos e a espondilose lombar. Frequentes também são as síndromes geriátricas da fragilidade, da sarcopenia e a locomotora. Em idosos não portadores de doenças ME, o levantamento de seus fatores de risco nos permite propor intervenções que, em última instância, melhorem sua qualidade de vida (Imagama *et al.*, 2019). A passagem de certo grau de degeneração cartilaginosa idade-dependente para o estado patológico de uma cartilagem com fibrilação (OA) recai na já conhecida zona de penumbra.

Dores e disfunções no sistema ME constituem a mais frequente queixa na velhice e a segunda causa de incapacidade nesse grupo etário (a primeira são as DCV). Isto é compreensível, já que muitas das doenças reumáticas têm maior incidência com o avançar da idade (como a osteoporose, a OA e a condrocalcinose articular difusa), ao lado de outras que são quase exclusivas dessa população (como a polimialgia reumática e a hiperostose esquelética difusa idiopática), e são, quase sempre, doenças crônicas não fatais com frequências acumulativas, umas predispondo a outras. Paralelamente, devemos reconhecer que muitos sintomas e sinais detectados no sistema locomotor e tidos, em um primeiro momento, como reumáticos são, na realidade, de outra natureza (correlacionados a hipotireoidismo, hiperparatireoidismo, mieloma múltiplo etc.).

A avaliação dos transtornos ME na velhice é complexa, pois, com frequência, lidamos com um quadro monocórdio de dor muitas vezes de localização imprecisa e no qual não detectamos os demais sinais cardinais da inflamação (calor, rubor, tumefação e perda funcional). A propedêutica, cuja descrição escapa dessas considerações, deverá ser sempre minuciosa e nunca centrada, apenas, no atual histórico.

A frequência das dores nas articulações dos membros inferiores (p. ex., decorrentes da OA) somente é superada pelas da coluna vertebral (segmentos cervical e lombar), área em que os achados de alterações radiográficas degenerativas são quase universais. Complicando a objetividade da avaliação é clássica a frequente discordância entre a sintomatologia e as anormalidades radiográficas.

Além disso, os recursos da patologia clínica, importantes e esclarecedores em crianças e adultos, têm reduzido valor com o avançar da idade, uma vez que, na velhice, aumentam significativamente, entre outros, a positividade dos fatores reumatoides, os autoanticorpos de quaisquer naturezas, a velocidade de hemossedimentação e condições associadas que produzem hiperuricemias (como a hipertensão arterial, a insuficiência renal crônica e o uso de diuréticos). Desse modo, parece-nos ser mais frequente um achado acidental do que um de significado diagnóstico. O achado de gamapatias monoclonais benignas exige cuidadoso acompanhamento. A sinovianálise (isolada ou de repetição) e os estudos imuno-histoquímicos da membrana sinovial são procedimentos por vezes necessários para a compreensão dos processos artríticos.

Em muitas doenças citadas neste capítulo impõe-se estudo radiográfico e o geriatra deve familiarizar-se com as vias de exploração mais adequadas para a valorização de problemas específicos. É comum identificarmos calcificações de partes moles intra-articulares em radiografias de joelhos de idosos, presentes sobretudo na fibrocartilagem meniscal e na matriz da CA hialina. Podemos estar diante de calcificações idade-relacionadas e assintomáticas, de uma OA de grau moderado ou mesmo de uma artropatia microcristalina (pseudogota). Demonstrou-se que tais calcificações têm correlação positiva com o envelhecimento e com a gravidade da OA; daí surgiu um paradoxo: a OA provoca uma calcificação patológica, e a cartilagem calcificada agrava essa OA; o detalhamento desses estudos evidenciou que tais calcificações ocorrem antes das lesões cartilaginosas. Portanto, tais calcificações decorrem primariamente do envelhecimento, podendo contribuir para a progressão de uma OA (Mitsuyama *et al.*, 2007). Outras técnicas de imagem de uso crescente no estudo dos distúrbios ME são a TC, a ressonância magnética (RM) e a ultrassonografia. Esta última, graças ao desenvolvimento de novos transdutores, aos *softwares* e à utilização do fenômeno Doppler, tem-se consolidado como importante recurso na investigação de processos inflamatórios, na avaliação de outras estruturas (cartilagem, superfície óssea), como guia para realização de infiltrações e biopsias, além de fornecer informações sobre a vascularização dos tecidos; em outras palavras integrando-se cada vez mais na prática clínica (Miguel *et al.*, 2014). Trata-se de método não invasivo, portátil, que não utiliza radiações ionizantes e que faculta uma avaliação dinâmica das estruturas durante o movimento articular, aliada a um custo relativamente baixo (Azevedo *et al.*, 2005). Em nossa opinião, o maior óbice para seu pleno emprego reside no fato de ser método examinador-dependente. Por fim, eventuais exames histopatológicos devem considerar a atrofia muscular benigna (quando não por desuso) e os depósitos de amiloide, uma alteração natural nos mais longevos.

Procurando integrar as doenças reumáticas pelo prisma da terceira idade, consideramos, sobretudo, aquelas discriminadas na Tabela 72.1. É o que será visto nos capítulos subsequentes.

TABELA 72.1 Moléstias e transtornos reumáticos na velhice.

Doenças ósseas	Osteoporose senil	
	Osteomalacia	
	Doença de Paget (osteodistrofia deformante)	
Mesenquimopatias	Doença reumatoide	
	Lúpus eritematoso sistêmico	
	Polimiosite e dermatomiosite	
	Esclerose sistêmica progressiva	
	Angiites necrosantes	Polimialgia reumática e arterite cranial
		Outras
Doenças articulares degenerativas	Osteoartrite	
Artropatias microcristalinas	Por pirofosfato de cálcio (condrocalcinose articular difusa)	
	Por ácido úrico (gota)	
	Por fosfato básico de cálcio	
Manifestações reumáticas associadas às endocrinopatias		
Manifestações reumáticas associadas às neoplasias		
Manifestações reumáticas associadas às hemopatias		
Reumatismos não articulares		
Outros transtornos	Estenose do canal vertebral	
	Hiperostose esquelética difusa idiopática	
	Ossificação ligamentar vertebral posterior	
	Osteonecroses primárias	
	Síndrome RS3 PE	
	Neuroartropatia de Charcot	
	Artropatias induzidas por fármacos	
	Artrites e espondilodiscites infecciosas	
	Síndrome locomotora em idosos	

73

Osteoporose e Osteomalacia

Laura Maria Carvalho de Mendonça

Osteoporose

A osteoporose é uma doença esquelética crônica caracterizada pela baixa massa óssea e deterioração da microarquitetura do tecido ósseo, afetando milhões de pessoas, causando alto risco de fraturas e perda da qualidade de vida (Alissa *et al.*, 2015).

O diagnóstico pode ser feito baseado na ocorrência de fraturas sem trauma significativo ou na baixa densidade mineral óssea medida pela densitometria óssea (DXA). Esse método, considerado o exame padrão-ouro, diagnostica precocemente a osteoporose. É de grande exatidão e precisão, exigindo conhecimento técnico específico para sua realização.

No estado pré-clínico, a osteoporose é caracterizada simplesmente pela baixa massa óssea sem fraturas e, geralmente, é assintomática, não levando o paciente ao médico, retardando o diagnóstico.

O aumento da morbidade e da mortalidade pela osteoporose está associado a custos econômicos significativos relacionados com a hospitalização, cuidados ambulatoriais, institucionalização, incapacidades e mortes prematuras.

Diversos fatores de risco são conhecidos e possibilitam fazer prevenção da osteoporose desde a infância. Com os medicamentos disponíveis já é possível tratar o paciente, removendo-o da faixa de risco de fratura.

O desafio está em alertar a população quanto ao risco da instalação da osteoporose, na conscientização dos profissionais da saúde, especialmente os médicos, a suspeitarem do diagnóstico, submeterem os pacientes ao rastreamento da doença e convencerem esses pacientes, quando necessário, à manutenção de um tratamento prolongado.

A osteoporose é uma das doenças osteometabólicas mais comuns em países desenvolvidos, enquanto a osteomalacia pode ser mais prevalente nos países em desenvolvimento, nos quais a nutrição é deficiente em cálcio e vitamina D.

Definição

Osteoporose é um distúrbio esquelético crônico e progressivo, de origem multifatorial, que acomete principalmente pessoas idosas, tanto homens quanto mulheres, geralmente após a menopausa.

Caracteriza-se por resistência óssea comprometida, predispondo ao aumento do risco de fratura, à dor, à deformidade e à incapacidade física. A resistência óssea reflete a integração entre densidade e qualidade óssea, que, por sua vez, é determinada por vários fatores: microarquitetura trabecular interna, taxa de remodelamento ósseo, macroarquitetura, acúmulo de microdanos, grau de mineralização e qualidade da matriz (Francis, 2003).

É comum conceituar osteoporose como sendo sempre o resultado de perda óssea. Entretanto, uma pessoa que não alcançou seu pico máximo durante a infância e a adolescência, por desnutrição, doenças disabsortivas ou anorexia nervosa, por exemplo, pode desenvolver osteoporose sem ocorrência de perda óssea acelerada. Portanto, otimizar o pico de massa óssea na infância e na adolescência é tão importante quanto a perda óssea no adulto.

A osteoporose é classificada como primária, subdividida em tipos I e II, ou secundária (Tabela 73.1).

TABELA 73.1 Classificação da osteoporose.

Primária tipo I	Predominantemente em mulheres, associada à menopausa Perda acelerada do osso trabecular Fraturas vertebrais comuns
Primária tipo II	Ocorre tanto em mulheres quanto em homens idosos Compromete os ossos cortical e trabecular Ocorrência de fraturas vertebrais e de fêmur
Secundária	Endocrinopatias (tireotoxicose, hiperparatireoidismo e hipogonadismo) Fármacos (glicocorticoides, antiácidos contendo alumínio, hormônio tireoidiano, anticonvulsivantes, ciclosporina A) Doenças genéticas (*osteogenesis imperfecta*) Artrite reumatoide Doenças gastrintestinais Transplante de órgãos Imobilização prolongada Mieloma múltiplo Tratamento para câncer de mama e próstata Anemias crônicas Mastocitose Tratamento prolongado com heparina

Epidemiologia

O Brasil é um país com grande mistura étnica com distribuição regional heterogênea. Daí a prevalência da OP, nos estudos brasileiros realizados, variar de 6 a 33% dependendo da população e de outras variáveis avaliadas (Marinho *et al.*, 2015).

A prevalência varia segundo a influência de vários fatores sobre a massa óssea e a facilidade de se realizar o diagnóstico, entretanto, atualmente, a literatura registra incidência de 50% para as mulheres na 8ª década e 20% para os homens da mesma idade (De Laet e Pols, 2000).

O III National Health and Nutrition Examination Survey (NHANES III) estimou que 10,2 milhões de adultos americanos, de 50 anos ou mais, apresentam osteopenia, enquanto 43,4 milhões têm baixa massa óssea, com projeção para 2020 para 64,4 milhões. Para os de 80 anos, a incidência sobe para 70%. A prevalência de OP nas mulheres brancas mexicanas é semelhante. Para as mulheres negras, a taxa é menor (8%), porém ainda substancial (NOF, 2008;).

No Brasil, as estatísticas oficiais mostram que depois dessa faixa etária, 1 em cada 3 mulheres e 1 em cada 5 homens apresentarão uma fratura relacionada à osteoporose (SBO, 2010; Pinheiro *et al.*, 2010).

Por ser uma doença assintomática, seu registro se faz, muitas vezes, tardiamente por meio de suas complicações, que são as fraturas. Mulheres idosas com mesma densidade óssea têm maior taxa de fratura quando comparadas às mais jovens em decorrência de outros fatores, como qualidade óssea e tendência aumentada a quedas.

Embora muitas fraturas vertebrais sejam detectadas incidentalmente por exames radiológicos, algumas causam dores intensas e agudas, necessitando internação. Nos EUA, são registradas 150.000 admissões hospitalares ao ano, 161.000 visitas médicas e mais de 5 milhões de dias de restrição de atividades, revelando o impacto da fratura vertebral na qualidade de vida. A fratura vertebral prévia também é um excelente marcador de risco de fraturas futuras, tanto vertebrais como não vertebrais. Quanto maior o número e o grau de gravidade da fratura vertebral, maior o risco de o paciente em ser acometido por novas fraturas, funcionando como um fator determinante de um tratamento mais incisivo (Fujiwara, 2004).

As fraturas de punho ocorrem com mais frequência por volta da 5ª década de vida, as vertebrais aumentam depois dos 60 anos, enquanto as fraturas de fêmur têm sua maior incidência a partir da 7ª década. Para as mulheres brancas que não recebem intervenção contra a perda óssea, as rupturas serão observadas em 50% delas; 17% sofrerão fratura de fêmur proximal (FFP); e 30 a 40%, de vértebras. Segundo as estimativas, 1 em cada 6 mulheres brancas terá fratura de fêmur (FF), enquanto a proporção para os homens é de 1 para 12.

Na cidade de Marília (SP), Komatsu (2004) encontrou crescente incidência de FFP na população entre os anos de 1994 (4,9/10.000) e 1995 (5,51/10.000), significativamente maiores entre as mulheres e os idosos com 70 anos ou mais, da ordem de 90,21/10.000 (mulheres) e 25,46/10.000 (homens) em 1994, para 100,27/10.000 (mulheres) e 45,66 (homens) em 1995. Em estudo na cidade de São Paulo também notaram predomínio da FFP entre as mulheres em relação aos homens, em uma proporção de 3,3:1, com aumento progressivo de acordo com a idade em ambos os sexos. Esses achados são comparáveis aos de outros países, como Japão, Índia, Canadá e EUA (Komatsu, 2004).

Homens idosos também apresentam risco considerável para rupturas ósseas, sendo responsáveis por um terço de todas as FFP. A morbidade após fraturas osteoporóticas parece ser mais séria, e a mortalidade é mais comum em homens do que em mulheres. O conhecimento sobre os mecanismos da perda óssea senil e a patogênese da OP primária em homens é ainda fragmentado, precisando de maior definição sobre o impacto do estado hormonal na homeostase esquelética (De Laet; Pols, 2000).

Pessoas com baixa massa óssea podem não desenvolver fraturas, mas isso não nega a importância de se detectarem todos os indivíduos com baixa massa óssea para serem submetidos a tratamento preventivo, diminuindo o risco de fraturas. Podemos comparar semelhante situação com os pacientes hipertensos: nem todos desenvolverão complicações, mas não se nega a importância de se detectar a elevação da pressão arterial na população, identificando e intervindo nesses pacientes.

Chama a atenção o fato de que a grande proporção de FFP ocorre antes dos 80 anos, particularmente nos homens, alertando para a necessidade de uma intervenção precoce a fim de chegar a melhores resultados com menores gastos.

A taxa de mortalidade para as mulheres com FFP é quase de 20% nos 3 meses após o acidente; essa taxa dobra para os homens. Aproximadamente 50% dos sobreviventes ficam dependentes para suas atividades da vida diária. Obviamente, a magnitude do problema é evidente, e a tendência é aumentar ainda mais (De Laet; Pols, 2000).

Apesar de as fraturas de punho, do úmero proximal e de corpos vertebrais normalmente não serem fatais, aumentam a morbidade, assim como os custos subsequentes para a sociedade, não podendo ser minimizadas. Observa-se alta mortalidade nas mulheres com fraturas com compressão vertebral. Embora haja aumento da mortalidade decorrente de osteoporose, sua pior consequência é que os pacientes vivem com a doença muitos anos, com perda da independência e piora da qualidade de vida.

Não surpreende o fato de que os custos do tratamento sejam significativos. Nos EUA, os gastos excedem 10 bilhões de dólares com os pacientes que sofreram FFP, e mais de 18 bilhões são gastos com as outras fraturas. Dadas as tendências demográficas, prevê-se que, em 2020, o tratamento das sequelas da osteoporose custará de 30 a 60 bilhões de dólares por ano – daí a premência de que estratégias efetivas de prevenção e tratamento sejam implementadas.

Fisiopatologia

O osso é uma forma rígida de tecido conjuntivo, formado por células, osteócitos, osteoblastos (Ob) e osteoclastos (Oc). Os osteócitos encontram-se embebidos em uma matriz proteica de fibras colágenas impregnadas de sais minerais, especialmente de fosfato de cálcio. A matriz apresenta-se, na fase orgânica, constituída de colágeno, proteínas e glicosaminoglicanos; na fase inorgânica, encontram-se, principalmente, hidroxiapatita (fosfato de cálcio) e menores quantidades de outros minerais. Os Ob e os Oc estão no periósteo e no endósteo, formando a matriz óssea. As fibras colágenas dão elasticidade, e os minerais, resistência. Na infância, dois terços da substância óssea são formados por tecido conjuntivo. Na velhice, são os minerais que predominam. Essa transposição de conteúdo leva a menor flexibilidade e aumenta a fragilidade do osso.

Na composição do esqueleto, há aproximadamente 80% de osso cortical ou compacto, com funções mecânica e protetora, portanto mais resistente, e 20% de osso trabecular ou esponjoso, mais frágil, responsável pela função metabólica (Figura 73.1) (Hesslein *et al.*, 2011; Reid, 2014).

Remodelação óssea

Embora a imagem do esqueleto seja uma estrutura inerte, de suporte corporal, o osso é um tecido dinâmico, que está em remodelação constante, não uniforme, por toda a vida. O processo de remodelação é realizado pelos Oc, Ob e osteocitos, coordenado com fases de formação e reabsorção óssea, renovando o esqueleto e mantendo sua estrutura. A remodelação ocorre na face interna do osso e é realizada por um conjunto celular justaposto com os Oc, na frente, e os Ob, atrás, formando a unidade básica multicelular (UBM). Essa unidade é um ambiente selado por um anel actínico, formando um microambiente propício para que os osteoclastos que se tornam ativos, multinucleados, possam ser capazes de degradar totalmente a matriz óssea mineralizada (Garnero *et al.*, 2003) por meio da ação das colagenases, principalmente a catepsina K e a metaloproteinase-9 da matriz (MMP-9) (Owen; Reilly, 2018).

Este compartimento é acidificado com liberação de íons de hidrogênio e enzimas proteolíticas para desmineralizar a matriz óssea. É a concentração sérica dos produtos de degradação da catepsina K, os telopeptídeos carboxi e amino-terminais do colágeno tipo 1 (CTX e NTX, respectivamente), que podemos usar como marcadores da renovação óssea (Garnero *et al.*, 2003).

A remodelação óssea pode ser dividida em cinco etapas didaticamente falando: inativa ou quiescente, ativação, reabsorção, formação e mineralização.

A fase quiescente é ativada como resultado de eventos como microfratura, carga mecânica ou baixo teor de cálcio por conta de gravidez ou dieta deficiente, estimulando os osteócitos que funcionam como microssensores. Os precursores de osteoclastos são ativados pelo RANKL e M-CSF e aderem à superfície do osso começando a reabsorção. Os macrófagos iniciam a limpeza dos detritos gerados. Os osteoblastos começam a produzir a matriz osteoide, posteriormente mineralizada (Owen; Reilly, 2018).

A velocidade da destruição e reposição de osso velho ou danificado é determinada pelo número de UBM que está funcionando em dado momento. Geralmente, é maior no osso

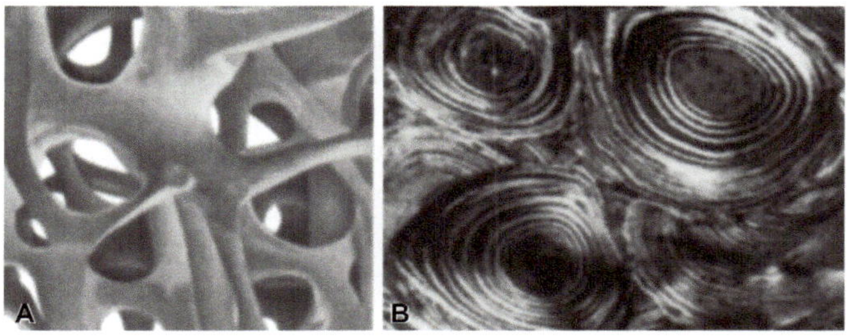

■ **FIGURA 73.1** Estrutura dos ossos trabecular (**A**) e cortical (**B**).

trabecular (Figura 73.2). Os osteoclastos são células diferenciadas da linhagem macrófago/monócito, multinucleadas, dirigidas para uma sequência de eventos, que inclui proliferação, diferenciação, fusão e ativação. Esses eventos estão sob controle de hormônios e citocinas locais, juntamente com o microambiente ósseo. Interleucinas (IL-1, IL-6, IL-4, IL-7, IL-11, IL-17), fator de necrose tumoral (TNF-α), fator de transformação do crescimento β (TGF-β), prostaglandina E_2 e hormônios atuam em conjunto para controlar os osteoclastos. A descoberta de um receptor ativador do fator nuclear κB ligand (RANKL), uma citocina essencial para a osteoclastogênese, veio melhorar a compreensão da patogênese das doenças osteometabólicas (Khosla, 2005; Boyce, 2014).

RANKL é um membro da superfamília TNF, expressa pelos Ob e seus precursores imaturos. Essa citocina ativa seus receptores RANK, promovendo a formação e ativação dos Oc, prolongando sua sobrevivência por meio da supressão da apoptose. Os efeitos do RANKL são bloqueados pela osteoprotegerina (OPG), a qual atua como receptor solúvel, agindo como antagonista do RANKL. O equilíbrio entre RANKL e OPG é regulado pelas citocinas e hormônios e determina as funções dos Oc. Alterações da relação entre RANKL/OPG são críticas na patogênese das doenças ósseas reabsortivas; entretanto, seus papéis na osteoclastogênese são controversos, exigindo investigação mais aprofundada (Rogers, 2005; Boyce, 2014).

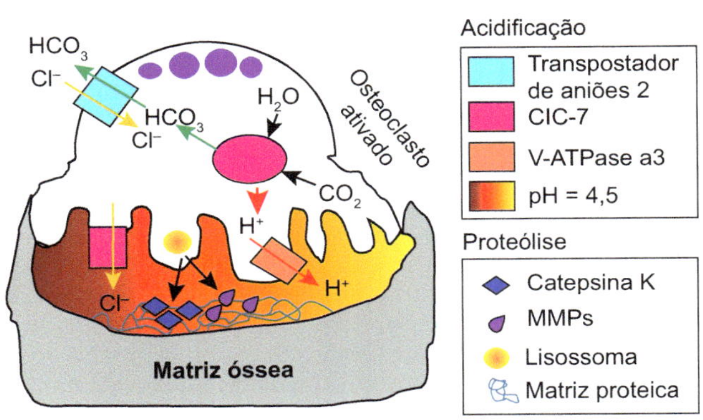

■ **FIGURA 73.2** Esquema simplificado da reabsorção óssea. As *setas* representam a direção dos aniões com a mesma cor. AC2: anidrase carbônica II; ClC-7: canal seletivo de íons cloro 7; MMPs: metaloproteinases da matriz; V-ATPase a3: subunidade a3 da ATPase vacuolar.

Deficiência de estrogênio, uso de corticosteroide, ativação das células T (artrite reumatoide e outras) e doenças malignas (mieloma e metástase) alteram a relação RANKL/OPG, promovendo a osteoclastogênese, acelerando a reabsorção óssea e induzindo sua perda (Figura 73.3) (Khosla, 2005).

Uma outra via extremamente importante no controle do metabolismo ósseo é a de sinalização Wnt (canônica), capaz de exercer controle global sobre o osteoblasto, favorecendo sua proliferação, diferenciação ou apoptose. Um dos componentes essenciais desta via é o complexo formado pela ligação do LRP5/6 e um receptor frizlado.

A ativação de mecanismos de transcrição de genes no núcleo mediada por betacatenina regula a expressão de genes relacionados à diferenciação/função dos Ob. Alguns elementos antagônicos da via Wnt, como esclerostina ou Dickkopf (Dkk), podem ser bloqueados por algumas medicações recentemente descobertas, levando ao aumento da formação óssea (Escobar-Gómez, 2009; Kanis *et al.*, 2020).

Na infância, o esqueleto aumenta de tamanho por crescimento longitudinal, o qual cessa com o fechamento epifisário por volta dos 20 anos e por aposição de novo tecido ósseo nas superfícies externas do córtex. Esse processo é conhecido como modelação. Com a chegada da puberdade, aumenta a produção dos hormônios sexuais, com consequente maturação óssea, sendo alcançado o máximo de massa e densidade óssea na fase adulta jovem.

Uma vez alcançado o pico de massa óssea, o processo de remodelação torna-se a principal atividade metabólica do esqueleto. O resultado final é a reposição óssea em igual quantidade da absorvida, mantendo a massa constante. Após os 30 anos, em vários locais do esqueleto, o processo de reabsorção e reposição não se faz na mesma proporção, predominando a fase de reabsorção, em razão do aumento da atividade Oc ou por diminuição da Ob, sendo mais marcante na mulher pós-menopausa (Khosla, 2005).

Fatores de risco

A detecção dos fatores de risco é de maior utilidade para os cuidados de saúde pública do que para o indivíduo isoladamente. Eles podem ser divididos em fatores de risco maiores e menores (Tabela 73.2) (Kleerekoper, 2015).

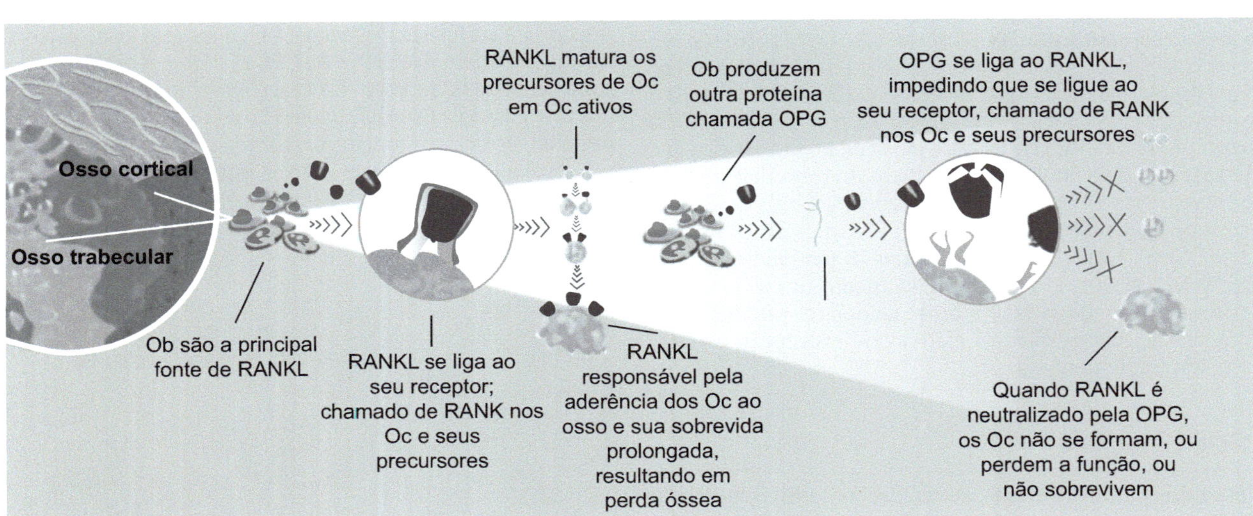

■ **FIGURA 73.3** Ativação (RANKL) e bloqueio (OPG) da osteoclastogênese. Ob: osteoblastos; Oc: osteoclastos; OPG: osteoprotegerina; RANK: receptor ativador do fato nuclear Kappa-B; RANKL: ligante RANK.

▪ **TABELA 73.2** Fatores de risco para osteoporose.

Sexo feminino	Amenorreia primária ou secundária
Baixa massa óssea	Hipogonadismo primário ou secundário em homens
Fratura prévia	Perda de peso após os 25 anos
Raça asiática ou caucásica	Tabagismo, alcoolismo, sedentarismo
Idade avançada em ambos os sexos	Tratamento com outros fármacos que induzem perda de massa óssea (heparina, varfarina, fenobarbital, fenitoína, carbamazepina, lítio e metotrexato)
História materna de FFP e/ou OP	Imobilização prolongada
Menopausa precoce não tratada (antes dos 40 anos)	Passado de dieta pobre em cálcio
Tratamento com corticoides	Doenças que induzem à perda de massa óssea
Baixo índice de massa corpórea (IMC < 19 kg/m²)	

FFP: fratura do fêmur proximal; OP: osteoporose; IMC: índice de massa corporal.

Clinicamente, o que se observa é um somatório dos fatores de risco do passado e do presente, incluindo tanto a genética quanto o estilo de vida. A ocorrência de uma fratura é um importante fator de risco para futuros episódios. Por isso, o objetivo clínico é prevenir a primeira fratura.

A partir dos 35 anos de idade, o osso cortical apresenta perda de 0,3 a 0,5% por ano, tanto em homens quanto em mulheres, podendo ser 10 vezes maior na menopausa. A perda de osso trabecular anual, pela sua alta atividade metabólica, varia de 0,6 a 2,4% nas mulheres e de 0,2 a 1,2% nos homens. Ao longo da vida, as mulheres perdem 35 a 50% do osso trabecular e 25 a 30% do osso cortical, enquanto os homens perdem 15 a 45% do osso trabecular e 5 a 15% do osso cortical.

A diferença sexual no esqueleto está mais relacionada com o tamanho do que com a densidade, sendo o osso masculino frequentemente maior que o feminino. Contribuindo para a maior frequência de fratura osteoporótica nas mulheres, sabe-se que a diminuição da massa esquelética é primariamente causada pela queda dos hormônios gonadais dependente da idade. A queda dramática dos hormônios nas mulheres está relacionada com a redução de massa óssea, enquanto, nos homens, o decréscimo é gradual.

Muitas evidências apontam para as grandes diferenças entre grupos étnicos. A prevalência de fratura é muito rara nos países africanos e na Jamaica. A OP é relativamente comum na Europa e na Índia, embora, entre os indianos, a osteomalacia contribua para as fraturas. As meninas negras formam, durante a adolescência, maior quantidade de massa óssea do que as brancas (Chang, 2004).

Fatores genéticos são responsáveis por 85% da variância interpessoal da densidade mineral óssea (DMO). Por isso, a presença de OP e a história de FFP materna estão classificadas como fatores maiores de risco (Tabela 73.2). Embora a maioria dos estudos genéticos seja realizada com mulheres, recentes trabalhos sugerem que história familiar positiva de fratura é também importante na detecção da DMO em homens.

Pode-se afirmar que a DMO associada ao peso, em ambos os sexos, está consagrada na literatura especializada atual. Existem dois mecanismos possíveis: o aumento dos níveis de estrogênio, pela conversão no tecido adiposo da testosterona em estradiol e da androstenediona em estrona, e o estímulo da formação de osso novo para atender ao maior esforço em responder às cargas aumentadas de peso. Portanto, pessoas magras estão mais propensas à OP.

A maioria dos estudos ressalta o efeito positivo do exercício físico na DMO, especificamente no local musculoesquelético ativado (Bielemann *et al.*, 2013). Na zona rural da Turquia, onde as mulheres fazem todo trabalho físico, as fraturas osteoporóticas são mais comuns nos homens.

Durante a atividade física, com a contração da musculatura, ocorre deformação do osso, chamada de piezeletricidade, estimulando sua formação. Também há aumento do fluxo sanguíneo para os ossos, trazendo os nutrientes necessários, favorecendo assim sua formação. O paradigma de Utah relaciona musculatura e massa óssea, mostrando que a melhora da primeira promove o ganho da segunda. A atividade física aumenta de forma mais significativa a massa óssea na criança do que no adulto. A infância e a adolescência são períodos críticos para a aquisição de massa óssea biologicamente determinada. Com esse argumento, alguns autores chegam a mencionar que a OP é uma doença do jovem; as complicações é que são do idoso.

Os pacientes confinados ao leito podem perder até 1% de osso trabecular por semana. A mobilização recupera parcialmente a massa óssea a 0,25% no mesmo espaço de tempo. O osso cortical é perdido um pouco mais lentamente (Kelley *et al.*, 2000).

A nutrição pode ter um papel na perda óssea relacionada com a idade. Os principais pilares do osso – cálcio, proteína e fósforo – têm recebido maior atenção.

A má absorção do cálcio instala-se gradualmente com o avançar da idade. A redução na absorção do cálcio parece ser decorrente da queda de 25(OH)D com a idade, secundária à redução da exposição ao sol e à piora do metabolismo de 25(OH)D para 1,25(OH)D, pelo declínio da função renal. Além disso, os receptores da vitamina D estão em menor número na mulher idosa e na pós-menopausa.

A homeostase do cálcio pode ser alterada pelo consumo de proteínas, que leva à maior excreção de urina ácida, promovendo hipercalciúria. Nos seres humanos, a dieta rica em proteína causa só uma perda transitória, quando há. Isso porque a carne é rica em fósforo, o qual diminui a excreção de cálcio urinário. Além das proteínas, o sódio aumenta a excreção renal de cálcio. Os achados indicam que o consumo moderado não constitui fator de risco para a OP.

Têm-se considerado outros componentes da dieta, incluindo alimentos ricos em fósforo, bebidas alcoólicas, café e bebidas à base de cola. Entretanto, em seres humanos, não foi comprovado que, em quantidades moderadas, sejam fatores de perda óssea (NOF, 2008).

A adequada exposição solar é necessária para a produção de vitamina D na pele, substância fundamental para a absorção de cálcio pelo tubo digestivo. As fontes alimentares de vitamina D são escassas e não fazem parte do hábito alimentar brasileiro.

Nos idosos, a síntese cutânea da vitamina D é bem menor quando comparada com os jovens em razão do envelhecimento da pele. Soma-se o fato de permanecerem mais em casa e, quando saem, cobrirem mais seus corpos com roupas, constituindo-se em um grupo de risco para deficiência de vitamina D (Krueger *et al.*, 2009).

O tabagismo é outro fator de risco para OP. Os fumantes têm de 10 a 30% menos conteúdo mineral ósseo do que os não fumantes. O mecanismo não está claro, mas admite-se que seja multifatorial. As mulheres fumantes entram na menopausa precocemente e, quando submetidas à terapia hormonal, apresentam menor ganho da massa óssea comparadas às não fumantes (NOF, 2008).

Vários medicamentos afetam a massa esquelética, podendo acelerar a perda óssea, assim como alterar o cálcio sérico. Os principais são os corticosteroides, mas também os anticonvulsivantes, os imunossupressores e os antirretrovirais têm sido responsabilizados pela perda óssea. Por isso, devem ter indicação precisa e serem utilizados na menor dose efetiva, durante o menor tempo necessário (Brussel, 2009).

Os pacientes que necessitem receber os medicamentos anteriormente citados, por um período maior do que 3 meses, devem ser submetidos a tratamento preventivo (NOF, 2008).

Instrumento de avaliação de risco para fratura

Em 2008, a Organização Mundial da Saúde (OMS) introduziu uma ferramenta de avaliação de risco de fratura (FRAX), o qual estima a probabilidade de fratura de quadril ou fratura osteoporótica combinada em 10 anos (quadril, vértebra, úmero ou punho) para uma pessoa não tratada, através dos fatores e risco, usando ou não a densidade mineral óssea (DMO). Nos indivíduos de baixo e médio risco para fratura, avaliados pelo FRAX, é necessária a medida de DMO, enquanto naqueles de alto risco a intervenção está justificada sem essa medida (Kleerekoper, 2015).

O FRAX já foi validado com dados brasileiros e atualmente alguns *guidelines* de sociedades nacionais e internacionais o utilizam para classificar os indivíduos como de baixo risco, alto risco ou muito alto risco. Com isso, a orientação para uso inicial de uma determinada medicação passa também a contar com essa ferramenta (Kanis *et al.*, 2020).

Sinais e sintomas

Geralmente, a OP é assintomática. Os pacientes tomam conhecimento da doença quando ocorre uma fratura ou o médico observa aumento da radiotransparência em exame radiológico ou quando é realizada a DXA.

Os locais de maior ocorrência de fraturas de baixo impacto são vértebras, punho e região proximal do fêmur. As fraturas de punho e fêmur são facilmente diagnosticadas; entretanto, só 30% dos pacientes com fraturas vertebrais procuram atendimento médico.

Os mais jovens fraturam o punho ao tentarem diminuir o impacto da queda. Mais tardiamente ocorrem as fraturas de vértebras e, geralmente após os 70 anos, as femorais, quando, então, o indivíduo já não apresenta reflexos posturais adequados, caindo sentado. A maioria das FFP ocorre por traumas, sendo rara a fratura de quadril ocorrer antes da queda (Chang, 2004).

A maioria das fraturas vertebrais ocorre nas vértebras torácicas inferiores ou lombares superiores, provocadas por mínimos traumas, como ao inclinar-se para frente para pegar um objeto, levantar um peso maior, tossir, sentar-se abruptamente ou até pequenas quedas. A dor por compressão vertebral é aguda, de forte intensidade, permanecendo por 6 a 8 semanas, e é evidenciada pela digitopressão da área comprometida. Os movimentos podem piorá-la. Às vezes, irradia-se para frente, em barra, raramente em direção aos quadris e membros inferiores. Ocasionalmente, pode levar ao íleo paralítico. O colapso vertebral progressivo acaba produzindo hipercifose (corcunda ou corcova de viúva), diminuição da altura e da lordose natural lombar. À medida que aumenta a hipercifose dorsal, a costela passa a tocar a crista ilíaca anterossuperior, fazendo pregas horizontais no abdome, tornando-o protruso, acarretando dor, plenitude pós-prandial, constipação intestinal e refluxo gastresofágico. Há também diminuição da expansibilidade pulmonar. A dor, a hipercifose, a perda de altura, a restrição dos movimentos respiratórios e a compressão gástrica são consequências das fraturas vertebrais. As roupas não caem bem, ficam mais compridas e, com o abdome protruso, deterioram a imagem corporal, causando desconforto social.

Paciente com múltiplas fraturas vertebrais pode queixar-se de instabilidade na marcha, aumentando o risco para quedas e dificultando as diferentes atividades da vida diária (NIH, 2001).

Diagnóstico e monitoramento da osteoporose

Não há clínica significativa para o diagnóstico da OP em suas fases iniciais, porém exame físico e anamnese completos deverão ser realizados no indivíduo sob suspeita da doença, na tentativa de buscar uma classificação etiológica.

A investigação clínica dos fatores de risco é fundamental para identificar possíveis vítimas, e alguns exames complementares podem ajudar nesse diagnóstico.

Exames laboratoriais

Os exames laboratoriais são geralmente normais na OP involucional ou primária, do tipo I ou II. Sua solicitação visa estabelecer a presença de fatores secundários determinantes da perda de massa óssea, mesmo na ausência de sinais e sintomas clínicos. Devem ser solicitados em todos os pacientes que apresentem OP.

A seleção de exames que se segue foi adaptada do Consenso sobre Osteoporose da Sociedade Americana de Endocrinologia: hemograma, velocidade de hemossedimentação (VHS), cálcio sérico, fósforo sérico, proteína total, albumina, enzimas hepáticas, creatinina, eletrólitos, glicemia de jejum, dosagem de cálcio na urina de 24 h (NOF, 2008).

Atualmente, a dosagem de vitamina D sérica tem sido incorporada a esse arsenal diagnóstico por conta da grande prevalência de deficiência na nossa população.

Existindo história clínica ou achados de exame físico sugestivos de outras causas secundárias, testes laboratoriais adicionais podem ser necessários. Listamos, a seguir, alguns exames: hormônio tireoestimulante (TSH) e paratormônio (PTH) intacto sérico, cortisol urinário livre, marcadores bioquímicos do metabolismo ósseo, discriminados mais adiante; estudo do equilíbrio acidobásico, eletroforese de proteínas séricas, anticorpos (AC) antiendomísio, antigliadina e antitransglutaminase, aspiração de medula óssea. A biopsia de crista ilíaca com tetraciclina marcada (histomorfometria óssea) deverá ser considerada quando nenhuma outra causa subjacente para a OP puder ser diagnosticada, quando a terapêutica não for efetiva ou quando houver suspeita de mastocitose ou osteomalacia (NOF, 2008; Bhan *et al.*, 2018).

Biomarcadores ósseos

Os biomarcadores ósseos são produtos da degradação do osso, liberados para a circulação ou urina, derivados de atividade osteoblástica e/ou osteoclástica, durante as fases de formação e reabsorção óssea, traduzindo, em última análise, a remodelação (*turnover*) óssea. A velocidade de formação ou degradação da matriz óssea pode ser determinada tanto pela atividade enzimática de células formadoras e reabsorvedoras, quanto pela medida dos componentes da matriz óssea liberados na circulação durante a remodelação.

Nenhum desses marcadores é específico da OP, podendo ser influenciados por outros fatores, como, por exemplo: *clearance* metabólico, seus próprios ritmos circadianos e precisão dos testes.

A variabilidade dos biomarcadores depende basicamente do ritmo circadiano (alto *turnover* à noite e baixo à tarde, por isso os exames devem ser coletados sempre em uma mesma hora do dia); da idade, etnia, *status* menopausal e certas medicações (Malik, 2014).

Os biomarcadores são de grande interesse em pesquisa e parecem correlacionar-se bem com as fases do metabolismo ósseo nos estudos populacionais. No que concerne ao uso clínico em pacientes individuais, ainda existem dúvidas quanto à relação custo/benefício. No entanto, podem ser úteis em algumas situações:

- Determinação do risco de fratura
- Determinação da resposta terapêutica a alguns agentes antirreabsortivos
- Identificação dos indivíduos com alto *turnover* ósseo, para predizer perda óssea rápida.

Há boa correlação dos biomarcadores em relação à predição de fraturas. Altos níveis de biomarcadores de reabsorção estão associados a maior risco de fratura de quadril e vértebras, e a diminuição, decorrente de tratamento medicamentoso, leva à redução desse risco.

As alterações nos biomarcadores podem ser detectadas em aproximadamente 3 meses após o início do uso de qualquer medicação. Primeiro, modificam-se os marcadores de formação e, posteriormente, os de reabsorção (Tabela 73.3).

Os valores de N-telopeptídio do colágeno do tipo I (NTX) e C-telopeptídio do colágeno do tipo I (CTX) são maiores na adolescência e pós-menopausa, quando os níveis praticamente dobram; a variabilidade é biológica e não dos testes, daí a importância de se estabelecerem os valores de referência (urina de 24 h ou 2 h de jejum).

A resposta terapêutica é definida como um decréscimo maior que uma alteração mínima significativa. Só temos certeza de que o paciente está respondendo quando houver uma diminuição de pelo menos 30% no NTX ou no CTX.

O melhor uso dos biomarcadores é ainda no monitoramento terapêutico, embora isso não seja consensual. Pela sua variabilidade, é importante que seja colhida mais de uma amostra do material (sangue ou urina) e sempre no mesmo horário. Eles não fazem diagnóstico de OP, pois outras doenças osteometabólicas também apresentam valores anormais (Tabela 73.4), no entanto, servem de alerta para a não adesão terapêutica quando não se modifica após o uso de antirreabsortivos por mais de 6 meses.

É importante lembrar que os marcadores de formação (fosfatase alcalina [FA] óssea específica e P1NP-pró-peptídio do colágeno do tipo I) estão aumentados quando se utilizam medicações osteoformadoras ou anabolizantes, como a teriparatida (Malik, 2014).

TABELA 73.3 Marcadores ósseos.

Biomarcadores de formação	Biomarcadores de reabsorção
Fosfatase alcalina total e ósseo-específica	Hidroxiprolina urinária
Osteocalcina ou BGP	Fosfatase ácida tartarato-resistente
Pró-peptídios do colágeno do tipo I	Hidroxilisina glicosilada urinária
Pró-peptídio C-terminal	*Cross-links* de piridinolina*
Pró-peptídio N-terminal	NTX (N-telopeptídio)
	CTX (C-telopeptídio)

*Os osteoclastos quebram a molécula de colágeno, liberam a desoxipiridinolina livre e ligada à porção aminoterminal C ou N. NTX: N-telopeptídio; CTX: C-telopeptídio.

TABELA 73.4 Causas de valores anormais dos biomarcadores.

Altas taxas	Baixas taxas
Doença de Paget Hiperparatireoidismo • Osteomálacia • Distrofia renal • Síndrome de má absorção Doenças endócrinas • Hiperparatireoidismo primário • Tireotoxicose • Hipogonadismo Doenças malignas (mieloma) Fraturas recentes	Síndrome de Cushing (diminuição da osteocalcina) *Osteogenesis imperfecta* Hipofosfatemia (diminuição da fosfatase alcalina)

Radiografias convencionais

A sensibilidade e a precisão das radiografias simples para determinar baixa massa óssea são fracas e, na ausência da fratura vertebral, essa técnica não pode ser utilizada para diagnosticar a OP precocemente. No entanto, na presença de fratura por baixo impacto, independente da DMO, o paciente deverá ser considerado como osteoporótico.

É sabido que as radiografias só mostrarão as alterações decorrentes da OP quando a perda de massa óssea atingir aproximadamente 30%. O diagnóstico então obtido é bastante tardio, e a prevenção das fraturas torna-se mais difícil.

As radiografias devem ser solicitadas como mais um exame complementar, visando estabelecer a presença de fraturas vertebrais. Estão indicadas também nos indivíduos que perderam altura de maneira significativa e injustificada (radiografias de coluna torácica e lombar AP e perfil em ortostase) para confirmar a presença de fraturas em outros locais. Além disso, sinais de hiperparatireoidismo, calcificações de tecido mole, osteomalacia na osteodistrofia renal e as lesões líticas dos tumores podem ser avaliados pela radiografia simples em alguns locais e ajudam na identificação da etiologia da perda óssea.

Encontramos, no esqueleto axial e apendicular, as seguintes alterações:

- Radiolucência ou radiotransparência aumentada, traduzida como osteopenia
- Afinamento da cortical
- Desaparecimento primário das trabéculas horizontais, com persistência das verticais, que seguem as linhas de força gravitacionais
- Estriação longitudinal, principalmente na zona subendosteal, ou tunelização intracortical é sinal patognomônico de alto *turnover* ósseo
- Reabsorção óssea subperiosteal, com irregularidade da superfície óssea externa, é encontrada principalmente no hiperparatireoidismo primário ou secundário.

Nas vértebras, perde-se inicialmente o bojo central, formado de osso trabecular, mais ativo metabolicamente do que o invólucro vertebral, formado de osso cortical. A vértebra passa a apresentar um aspecto de moldura de quadro.

As deformidades vertebrais podem estar presentes, traduzindo a ocorrência das microfraturas, muitas vezes assintomáticas. Podem ser divididas, segundo os graus de gravidade (I, II e III), em deformidades do tipo acunhamento anterior, biconcavidade e colapso vertebral, segundo Genant *et al.* (1995) (Fields *et al.*, 2011).

A distribuição da osteopenia nos vários locais também faz supor causas subjacentes. Osteopenia generalizada é encontrada na OP involucional e secundária a processos endócrinos (hiperparatireoidismo, hipertireoidismo, osteomalacia, hipogonadismo). Osteopenia regional é observada nas distrofias simpático-reflexas e na osteoporose transitória. Osteopenia focal periarticular reflete processos inflamatórios (artrite reumatoide).

Todos esses achados e características fazem da radiografia simples um método complementar ao diagnóstico diferencial das osteopenias.

O achado de fraturas aumenta a predição do risco de novas fraturas e induz a uma terapia mais agressiva.

Técnicas que medem a densidade óssea

Com elas, podemos diagnosticar as perdas ósseas, avaliar o risco de fratura e monitorar o tratamento (Tabela 73.5).

Ultrassonometria óssea

Criada há vários anos, seus parâmetros físicos ainda não estão bem estabelecidos. A exatidão permanece desconhecida, assim como suas limitações, artefatos e problemas técnicos. O equipamento mais comumente utilizado é o que mede a velocidade de propagação (SOS) e a atenuação do som em calcâneo e tíbia (BUA). Pela combinação desses dois parâmetros, é estabelecido um índice que se expressa como a resistência óssea ou *stiffness*, que se relaciona ao risco de fraturas do colo femoral em mulheres acima dos 65 anos.

Esse método não apresenta boa correlação com os resultados obtidos pela DXA, e ainda não existem critérios diagnósticos que se apliquem à ultrassonometria. Os critérios da Organização Mundial da Saúde (OMS), utilizando os cortes de T-*score*, não podem ser utilizados, portanto, não podemos caracterizar os indivíduos como normais, osteopênicos ou osteoporóticos, utilizando esse método (Genant *et al.*, 1995).

TABELA 73.5 Técnicas de medida da densidade óssea.

Técnica	Locais medidos	Utilidade clínica
DEXA	Coluna AP	Diagnóstico, avaliação de risco e monitoramento
	Fêmur proximal	Diagnóstico, avaliação de risco e monitoramento
	Antebraço	Diagnóstico, avaliação de risco
	Coluna lateral	Avaliação de risco e monitoramento
pDEXA	Calcâneo, antebraço, falange	Avaliação de risco
QCT	Coluna, quadril	Avaliação de risco e monitoramento
pQCT	Antebraço	Avaliação de risco
RA	Falanges	Avaliação de risco
SXA	Calcâneo, antebraço	Avaliação de risco
Técnicas de avaliação quantitativa que não medem a DO		
QUS	Calcâneo, antebraço, tíbia	Avaliação de risco
BUA	Falanges, metatarsos	

Densitometria óssea

A DXA é um termo aplicado a métodos capazes de medir a quantidade de osso (conteúdo mineral) em uma área ou volume definido, calculando, como resultado desses dois parâmetros, a DMO. Mede a densidade óssea, em valores absolutos (g/cm^2), em todo o esqueleto ou em regiões específicas, comparando-os às curvas de normalidade, estabelecendo o diagnóstico precoce da doença, o nível de gravidade e o risco de fratura óssea.

Amostras são obtidas durante a evolução da aquisição absorciométrica. Por meio delas, a imagem vai sendo processada pelo computador.

A DXA permite estabelecer o diagnóstico da OP; determinar o risco de fraturas; auxiliar na identificação de candidatos para intervenção terapêutica; avaliar as mudanças na massa óssea, com o tempo, em pacientes tratados ou na evolução natural da doença; e aumentar a aceitação e a adesão aos diferentes tratamentos.

A DXA avaliada pela técnica DEXA é ainda hoje o padrão-ouro no diagnóstico da OP.

A escolha do local de análise dependerá basicamente do tipo de OP que se esteja estudando, da idade do paciente, do tipo histológico de osso envolvido em cada caso (Tabela 73.6) e da presença de alterações morfológicas ou artefatos (Genant *et al.*, 1995).

Assim, mulheres na pós-menopausa, imediata e tardia, apresentam perda basicamente de osso trabecular e devem ter a coluna lombar bem avaliada, assim como o fêmur proximal. Em indivíduos idosos, o fêmur proximal sempre será avaliado. A coluna lombar, se acometida por doença degenerativa, poderá fornecer resultado falso-negativo para a OP. Essas alterações funcionarão como artefatos, majorando o resultado final. A avaliação de um outro local, como o antebraço, poderá ser útil nesses casos e deve ser considerada.

A incidência de fratura é local-dependente, e duas regiões devem ser sempre avaliadas para que o diagnóstico se faça na maioria dos casos.

Antebraço também poderá ser realizado em pacientes acima de 120 kg (limitação da maioria dos equipamentos DXA) e nos casos de hiperparatireoidismo (perda principalmente de osso cortical) (Bonnick, 1998).

Indicações

Quanto às indicações do exame de DXA, o ideal seria poder realizar uma varredura de todas as mulheres na perimenopausa e estabelecer quais apresentam baixo pico de massa óssea, o principal fator predeterminante de OP; no entanto, essa conduta não tem custo-benefício estabelecido.

TABELA 73.6 Percentual dos ossos trabecular e cortical em cada local.

Região	Osso cortical (%)	Osso trabecular (%)
Esqueleto total	75	25
Rádio ultradistal	20	80
Colo femoral	75	25
Coluna, AP	40	60
Coluna, lateral	10	90
Calcâneo	15	85
Fêmur total	?	?

As medidas de DMO devem ser realizadas nas seguintes situações:

- Todas as mulheres de 65 anos ou mais
- Mulheres na peri e pós-menopausa com fatores de risco
- Mulheres com amenorreia secundária prolongada (por mais de 1 ano)
- Todos os indivíduos que tenham sofrido fratura por trauma mínimo ou atraumática
- Indivíduos com evidências radiográficas de osteopenia ou fraturas vertebrais
- Homens com idade superior a 70 anos
- Homens com idade inferior a 70 anos com fatores de risco
- Indivíduos que apresentem perda de estatura (2,5 cm) ao longo da vida ou hipercifose torácica
- Indivíduos em uso de corticoides por 3 meses ou mais, independentemente da dose
- Indivíduos com índice de massa corporal baixo (IMC de 19 kg/m^2 para jovens e, para indivíduos idosos, IMC de 22 kg/m^2)
- Portadores de doenças crônicas ou em uso de outras medicações associadas à OP
- Para monitoramento de mudanças de massa óssea decorrentes da evolução da doença e dos diferentes tratamentos disponíveis (Genant *et al.*, 1995; Kanis e Gluer, 2000).

Interpretação

A DXA representou um grande avanço para o diagnóstico da OP. Entretanto, exige cuidados técnicos específicos a fim de garantir sua validade. No exame da coluna lombar, deve estar centrada e retificada com mesma quantidade de tecido ósseo bilateralmente, estando presentes no campo pequena porção das cristas ilíacas e o início das costelas (Figura 73.4).

No exame do fêmur proximal, é necessário o posicionamento da metáfise retificada em relação à linha média, com quantidades significativas de tecido mole acima do grande trocanter e abaixo do ísquio (Figura 73.5) (Kanis e Gluer, 2000).

Interferência por artefatos

Como citado anteriormente, o exame de DXA apresenta excelente capacidade de comparação da evolução da DMO ao longo dos anos. No entanto, alguns fatores podem alterá-lo, e o densitometrista deve estar alerta para retirá-los, quando possível, ou sugerir outro local de análise.

A seguir, damos alguns exemplos de fatores que podem interferir na interpretação da DXA:

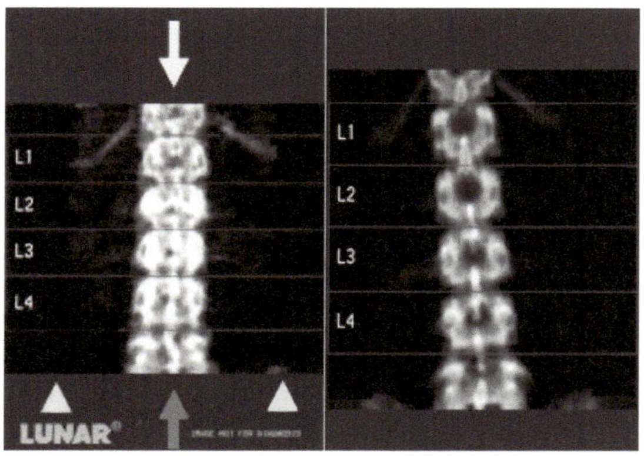

■ **FIGURA 73.4** Exame correto (*esquerda*) e incorreto (*direita*) da coluna lombar.

Na presença de osteoartrose e escoliose, muitas vezes não conseguimos duas vértebras livres do problema. Nesse caso, o exame de antebraço torna-se uma opção (Figura 73.6).

Nas fraturas vertebrais, observamos a aproximação das trabéculas. Isso determina um aumento da densidade óssea sem que isso signifique melhora. Essa vértebra deverá ser descartada da análise final (Figura 73.7).

Os implantes de silicone na região glútea invalidam o exame da região do quadril, o que corrobora a importância de se fazer uma minuciosa anamnese (Figura 73.8).

O comprimido de cálcio ainda não digerido no estômago pode sobrepor-se à coluna ou ladeá-la, alterando os resultados densitométricos. O paciente deve ser instruído a não ingerir comprimidos de cálcio 2 horas antes do exame (Figura 73.9).

No paciente muito magro, o densitômetro procura tecido mole ao lado do fêmur para comparar com o osso. Não encontrando, faz uma varredura do ar. Esse exame deve ser repetido colocando-se coxins apropriados (Figura 73.10).

A presença de objeto metálico no campo de análise invalida o exame. O paciente deve retirar toda a roupa e usar um jaleco de confecção leve (Figura 73.11) (Kanis e Gluer, 2000).

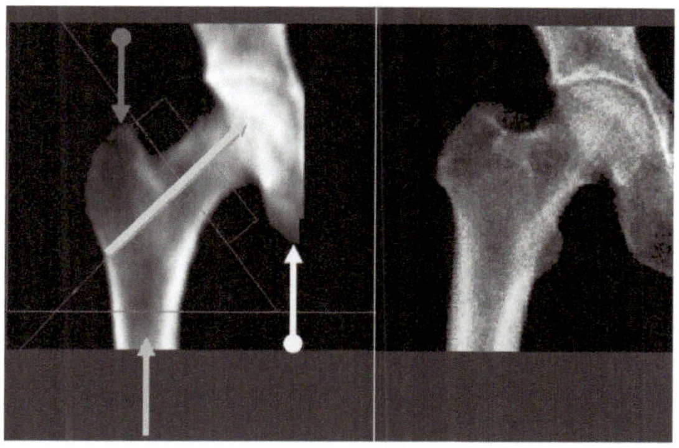

■ **FIGURA 73.5** Exame correto (*esquerda*) e incorreto (*direita*) do fêmur proximal.

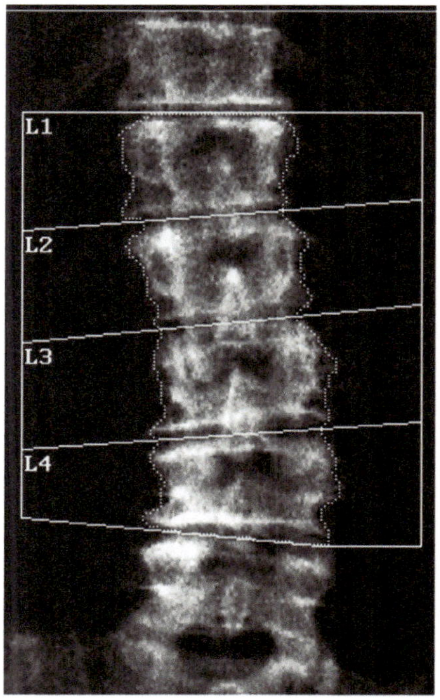

■ **FIGURA 73.6** Osteoartrose e escoliose.

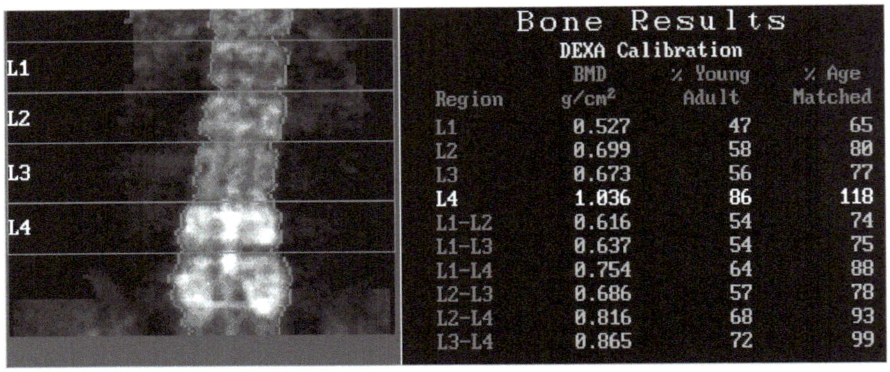

■ **FIGURA 73.7** Fratura de L_4.

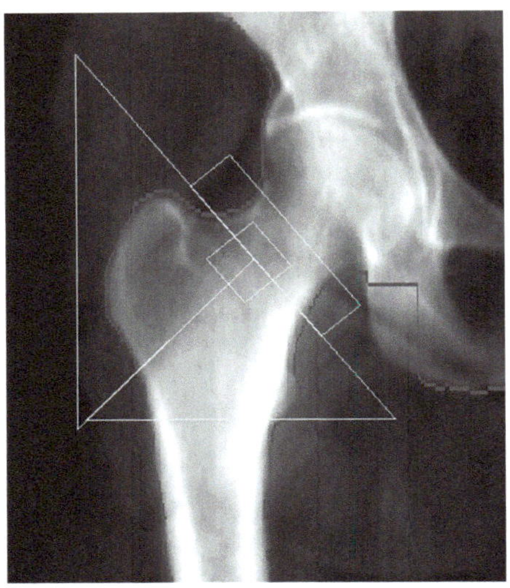

■ **FIGURA 73.8** Implante de silicone em região glútea.

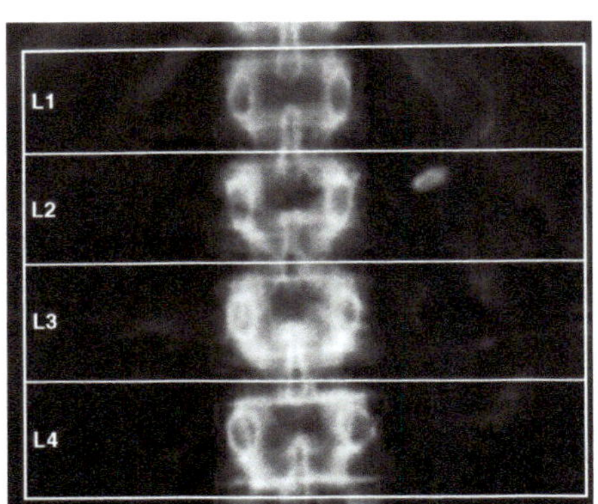

■ **FIGURA 73.9** Comprimido de cálcio lateral à coluna.

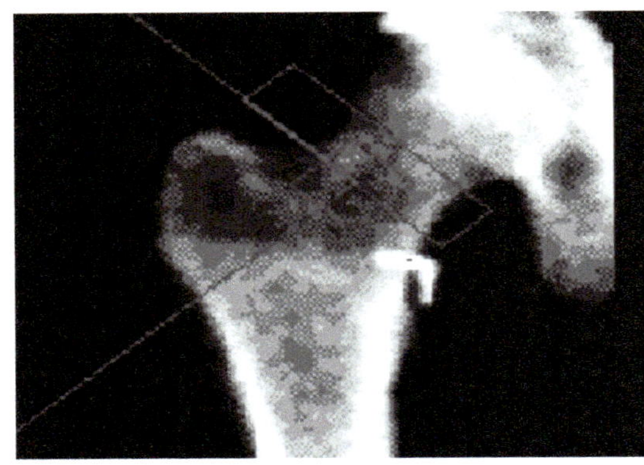

■ **FIGURA 73.10** Ar ao lado do fêmur.

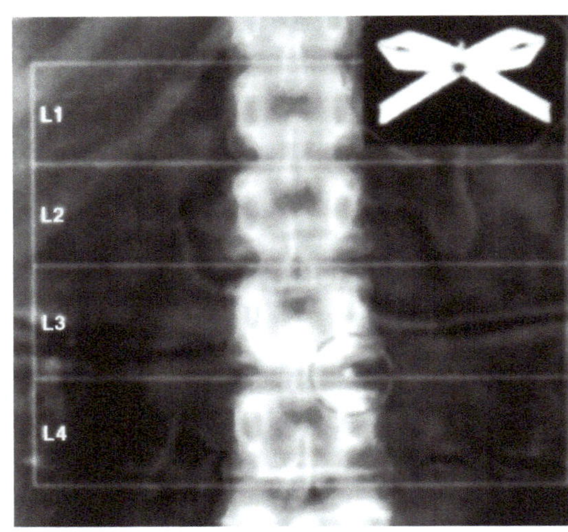

■ **FIGURA 73.11** Detalhe em peça íntima.

Análise dos resultados

O método oferece três tipos de medidas:

- Valor absoluto (g/cm^2)
- Valor percentual relativo a uma curva ajustada para a idade, sexo, raça e peso (*age matched*) – *Z-score*
- Valor percentual relativo a uma curva de jovens entre 20 e 40 anos de idade (*young adults*) – *T-score*

O valor absoluto estabelece o padrão esquelético do indivíduo por meio do corte transversal, representando a massa óssea em um determinado momento. Não define risco de fratura e não separa os indivíduos normais dos patológicos. Esse valor é importante quando comparamos exames prospectivamente (Figura 73.12).

Age matched é uma curva ajustada considerando-se a idade do paciente, sexo, cor e peso. É um valor relativo, que serve para alertar quanto à existência de alguma causa secundária para a osteopenia ou para a OP.

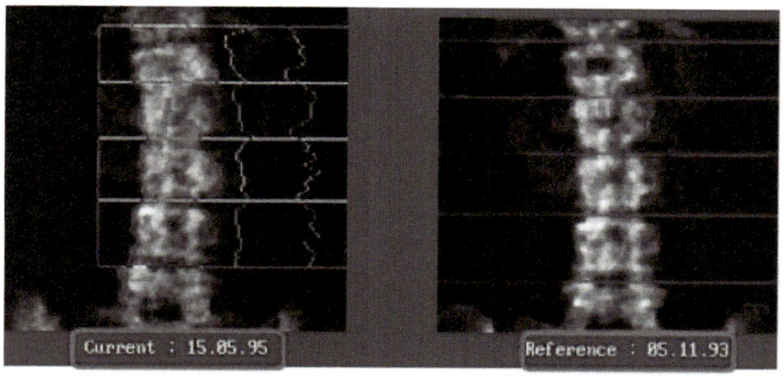

▪ **FIGURA 73.12** Exames comparativos de densitometria óssea.

Indivíduos que se encontram com massa óssea abaixo da esperada para a sua idade podem ter alguma outra razão para desenvolver a doença, além dos fatores fisiológicos que acarretam a perda de massa óssea. No entanto, estar dentro dessa curva de normalidade não afasta, em alguns casos, a necessidade de intervenção terapêutica, já que esse parâmetro não define risco de fratura. Esse valor é definido como *Z-score* (Figura 73.13).

Young adults é uma curva ajustada de uma população entre 20 e 40 anos. Compara-se à massa óssea do idoso com a de uma pessoa jovem, que possui as mesmas características em relação a sexo e peso. Esse valor é definido como *T-score* (Figura 73.14) (Genant *et al.*, 1995).

A OMS classifica os indivíduos, com base na curva ajustada para adultos jovens (*T-score*), como:

- Até −1 desvio padrão (DP): indivíduos normais
- Entre −1 e −2,5 DP: indivíduos osteopênicos
- Abaixo de −2,5 DP: pacientes com OP
- Abaixo de −2,5 DP, associada à fratura: pacientes com OP estabelecida ou grave.

Por que −2,5 DP? Tal limite identifica cerca de 30% das mulheres pós-menopausa portadoras de OP, o que equivale ao risco de fraturas nesses locais (Baim *et al.*, 2008).

O exame de DXA, desde que sejam seguidos critérios técnicos rigorosos, apresenta alto grau de precisão, e pode ser usado como parâmetro de monitoramento terapêutico, geralmente em um período curto de 1 ano. Antes disso, o exame não deverá ser repetido, salvo em condições extremas de alta remodelação óssea, porque as mudanças geradas pelo metabolismo ósseo não serão visualizadas (Ragi, 1998).

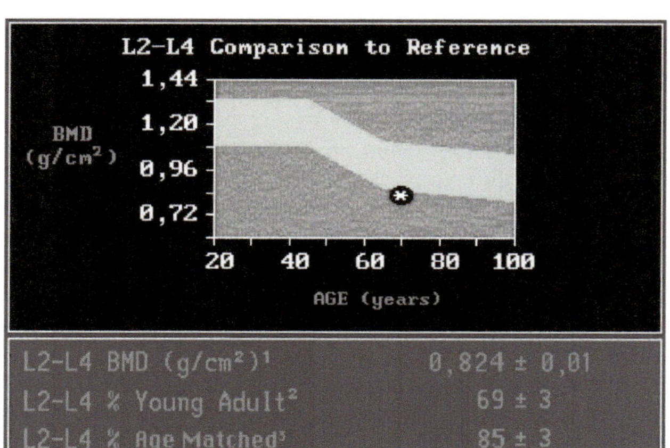

▪ **FIGURA 73.13** Curva ajustada para sexo, idade e peso (*Z-score*).

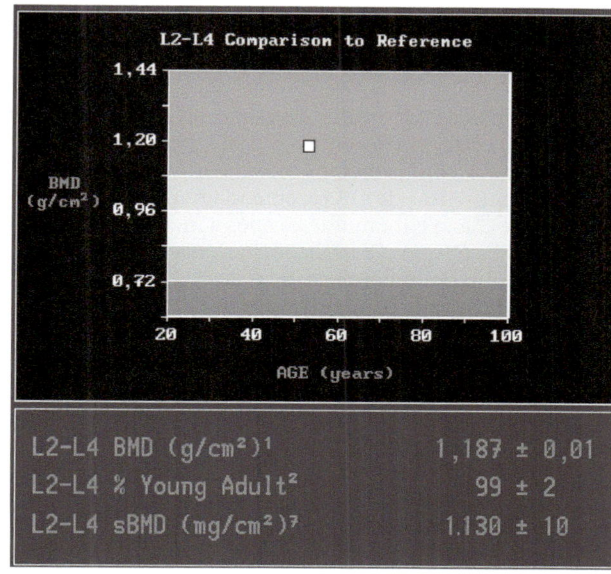

▪ **FIGURA 73.14** Curva ajustada para adultos jovens (*T-score*).

O período entre um exame e outro será determinado pelo tipo de OP que se esteja avaliando, senil ou pós-menopáusica, pelo tratamento que se esteja efetuando (capaz de gerar maior ou menor ganho de massa óssea) e, principalmente, pelo grau de precisão do serviço de densitometria óssea cujo exame está sendo realizado (Ragi, 1998).

A Sociedade Brasileira de Densitometria Clínica recomenda, para a OP do tipo I, o monitoramento anual. Para os portadores de OP do tipo II, ou senil, o intervalo pode ser até de 2 anos, porque o metabolismo ósseo é mais estável.

Avaliação vertebral lateral

Nas últimas décadas, vários métodos radiológicos têm sido utilizados para o diagnóstico e quantificação das fraturas vertebrais.

O advento da última geração dos densitômetros por imagem possibilitou a medida das alturas anterior, média e posterior das vértebras dorsais e lombares, quantificando as fraturas vertebrais de acordo com curvas de normalidade, estabelecendo sua gravidade. A avaliação vertebral lateral (LVA, *lateral vertebral assessment*) é realizada com o indivíduo em decúbito lateral, em 5 a 10 minutos, com mínima radiação, e permite o diagnóstico precoce das fraturas vertebrais (Gluer *et al.*, 1995).

Biopsia óssea

Sua indicação principal é a realização do diagnóstico diferencial das doenças osteometabólicas. O fragmento ósseo é retirado 2 cm abaixo da crista ilíaca anterossuperior. O cilindro ósseo adquirido, quando preparado com fluoresceína, define a taxa de *turnover* ósseo e biopsias sequenciais (Brandão *et al.*, 2009).

Tratamento

Medidas preventivas não farmacológicas

A prevenção da OP e das fraturas consequentes apoia-se em um tripé:

- Adequada nutrição

- Bons hábitos de vida, incluindo exercícios físicos, evitando alcoolismo e tabagismo
- Controle do ambiente para prevenção das quedas.

O nutriente mais importante é o cálcio. Sua ingesta em níveis adequados está relacionada com o pico de massa óssea, prevenção e tratamento, como veremos adiante.

Todos os consensos de OP recomendam uma ingesta de 800 a 1.200 mg de cálcio para mulheres após a menopausa e para os homens após os 65 anos (Eastell, 2019; Kanis *et al.*, 2019).

O ideal é obter a quantidade total com a dieta, mas, como nem sempre é possível, há necessidade de adicionar uma suplementação (Tabela 73.7).

Um bom aporte proteico, sem qualquer exagero no sentido de alta ingesta de carne vermelha, pode, inclusive, diminuir a mortalidade pós-fratura de colo femoral.

Os exercícios mais benéficos para a estimulação óssea no idoso são realizados com carga, como a marcha, e contra a resistência, como a musculação. Alguns exercícios específicos, visando alongar a musculatura peitoral e fortalecer a musculatura paravertebral e abdominal, dão suporte à coluna e parecem ser benéficos nas pacientes com tendência à hipercifose dorsal. A natação, embora traga outras vantagens, não tem efeito benéfico sobre a massa óssea.

A atividade física deve ser realizada pelo menos 3 vezes/semana, em dias alternados, durante, no mínimo, 30 min. Caminhadas podem ser feitas diariamente, por um período de 40 min.

Para a população idosa, a prática regular de exercício mantém a massa muscular, melhora o equilíbrio, a mobilidade, o padrão senil da marcha e os reflexos posturais, contribuindo, definitivamente, para a prevenção de quedas (ver Capítulo 94). São elas as responsáveis por 90% das fraturas de fêmur, a complicação mais temida da OP (Kelley *et al.*, 2000).

Medidas farmacológicas

O objetivo final do tratamento medicamentoso na OP é a diminuição do risco de fratura e aumento da massa óssea.

Vários são os agentes, cientificamente comprovados, que atuam sobre o metabolismo ósseo, porém nem todos são úteis para o tratamento. Citaremos aqui apenas os fármacos capazes de cumprir sua função, testados em estudos controlados e fidedignos.

A International Osteoporosis Foundation e European Society for Clinical and Economic Aspects of Osteoporosis and Osteoarthritis publicaram orientações para o diagnóstico e tratamento da osteoporose em 2013 e as atualizaram em 2019 (Kanis *et al.*, 2019). Vários outros *guidelines* foram publicados no mundo todo, inclusive o da Sociedade Americana de Endocrinologia (Eastell, 2019).

TABELA 73.7 Conteúdo de cálcio, em miligramas, em alguns alimentos.

Alimento		Cálcio (mg)	Alimento		Cálcio (mg)
Leite de vaca integral (116 mℓ)		116	Sardinha enlatada		354
Queijos	Parmesão (100 g)	1.140	Verduras (meia xícara)	Brócolis	127
	Muçarela (100 g)	403		Espinafre	122
	Ricota (60 g)	150		Couve	130
Iogurte (150 mℓ)		150	Frango (700 g)		105
Ovo (unidade)		100	Batata (160 g)		100
Feijão (220 g)		100	Macarrão (60 g)		150

Resumindo essas orientações, temos que tratar farmacologicamente:

- Mulheres na pós-menopausa com fratura de quadril ou vertebral
- Aqueles com escores T ≥ −2,5 no colo femoral, quadril total ou coluna lombar
- Aqueles com T-score entre −1 e −2,5 e alta probabilidade de grandes fraturas osteoporóticas ou fraturas de quadril em 10 anos, com base na ferramenta FRAX adaptada ao Brasil.

Os dados sugerem que uma fratura recente (nos 2 anos anteriores) é um forte preditor de risco de fratura iminente (ou seja, risco de outra fratura nos próximos 2 anos) maior do que um histórico distante de fratura (5 anos atrás). Essa premissa é verdadeira para fraturas vertebrais e não vertebrais (punho, quadril e úmero). Os pacientes nessas condições devem receber tratamento urgente e capaz de melhorar rapidamente a massa óssea, diminuindo o risco de fratura iminente.

Os grupos terapêuticos para tratamento da OP são:

- Antirreabsortivos ósseos
- Terapia hormonal
- Bisfosfonatos
- Alendronato
- Risedronato
- Ibandronato
- Zolendronato
- Modulador seletivo do receptor de estrogênio (SERM)
- Raloxifeno
- Anticorpo monoclonal bloqueador de receptor RANKL
- Denosumabe (Bone *et al.*, 2017)
- Osteoformador
- Teriparatida
- Droga de ação mista (osteoformadora e antirreabsortiva)
- Romozosumabe (recém-aprovado pela ANVISa) (Cosman 2016).

A suplementação de cálcio e vitamina D faz parte de praticamente todos os esquemas terapêuticos.

Encontram-se vários tipos de sais de cálcio disponíveis, e o carbonato é o que oferece maior percentual de cálcio elementar. Para minimizar efeitos colaterais gastrintestinais e aumentar sua absorção, preconiza-se o uso após as refeições.

O citrato de cálcio é a segunda opção para os que apresentam constipação intestinal com o carbonato ou que tenham história de litíase renal, além de ser menos dependente do ácido gástrico.

Para melhor absorção, a dose de cálcio deve ser fracionada em, aproximadamente, 500 mg/tomada.

Embora vivamos em um país ensolarado, estudos realizados no Brasil mostram que nossos idosos têm deficiência de vitamina D, sendo a carência maior naqueles institucionalizados. As fontes alimentares de vitamina D são escassas, e os alimentos que a contêm não fazem parte do cardápio do brasileiro. A vitamina D pode ser de origem vegetal (ergocalciferol) ou animal (colecalciferol), sendo ambas bioequivalentes.

A vitamina D_3 é responsável pela absorção do cálcio e seu transporte até os ossos, estando presente no dia a dia de indivíduos que vivem em países tropicais. No entanto, encontra-se diminuída no idoso, em razão da menor capacidade de transformar 25(OH) vitamina D em sua forma ativa, $1{,}25(OH)_2$. Simultaneamente, ocorre deficiência na absorção intestinal. Esses indivíduos precisam se expor pelo dobro do tempo ao sol para sintetizar a mesma quantidade de vitamina D que os jovens. Além disso, os idosos que vivem internados em instituições também são fortes candidatos ao uso de complementação oral da vitamina D. A OP nos idosos encontra-se geralmente associada à osteomalacia clínica ou subclínica.

É bom lembrar que a exposição solar através de um vidro (janela) reduz a eficiência da síntese epidérmica desse hormônio, assim como no uso de bloqueadores solares e em peles mais pigmentadas.

Os derivados α_1-hidroxilados da vitamina D_3, metabólitos da vitamina D_3, ao aumentarem a disponibilidade de cálcio, determinam uma modulação direta do PTH e inibem os fatores osteoclásticos, evitando a osteomalacia subclínica (AACE, 2001).

Existem no mercado preparados de vitamina D_3 ativa, calcitriol e alfacalcidol. Esses dois últimos medicamentos devem ser administrados inicialmente em baixas doses, com controle da calcemia, até que a dose ideal seja alcançada com segurança. Doses mais elevadas podem causar hipercalcemia em idosos.

A forma ideal de suplementação de vitamina D é o colecalciferol, forma de depósito. Doses superiores às descritas podem estar indicadas para tratar graus de deficiência e insuficiência de vitamina D.

O nível sérico ideal de 25-hidroxivitamina D é superior a 30 ng/dℓ, capaz de manter os níveis de PTH dentro do normal sem estímulo aos osteoclastos. Idosos podem necessitar de níveis séricos um pouco mais elevados.

A intoxicação por vitamina D na forma de colecalciferol é bastante rara até níveis bastante altos, como 150 nd/dℓ (NOF, 2009).

A osteoporose secundária à falência renal, ao uso do corticoide e à pós-menopausa também se beneficia da administração dos metabólitos da vitamina D_3.

Bisfosfonatos

São agentes antirreabsortivos derivados do ácido pirofosfônico. Seu mecanismo de ação inclui o bloqueio da adesão dos Oc à superfície de reabsorção óssea e o aumento do apoptose dos Oc.

Alendronato

Está disponível na dose de 70 mg, associada a doses de colecalciferol de 2.800 e 5.600 UI. Deve ser ingerido com um copo d'água, em jejum, pelo menos 30 minutos antes do café da manhã, 1 vez/semana. Para evitar irritação esofágica, o paciente deverá manter-se de pé ou sentado durante 30 minutos, até que a primeira refeição seja ingerida. Muita atenção deverá ser dada aos pacientes portadores de hérnia hiatal.

Eficácia. Essa substância é capaz de prevenir a perda de massa óssea, aumentar a DMO na coluna e fêmur em 5 a 10% e reduzir o risco de fraturas vertebrais e não vertebrais em 40 a 50%.

Efeitos colaterais. São geralmente moderados e, normalmente, afetam o trato gastrintestinal superior. Esofagite pode ser observada nos casos em que o paciente não obedece às orientações recomendadas. Foram relatados pirose, plenitude gástrica, desconforto retroesternal e dor. Caso os pacientes apresentem algum desses sintomas, o tratamento deverá ser descontinuado até que o problema se resolva.

Manipulações do alendronato, tornando-o disponível em cápsulas, aumentam o risco de acidentes e lesões esofágicas, além de não apresentarem a mesma biodisponibilidade.

Contraindicações. Nos pacientes que apresentem hipersensibilidade ao produto, hipocalcemia, osso adinâmico (radioterapia), incapacidade de permanecer sentado ou de pé após a ingestão do medicamento, alterações esofágicas que diminuam o trânsito (acalasia ou estenose), refluxo gastresofágico, úlceras gástricas em atividade ou insuficiência renal grave (*Clearance* de creatinina $\leq$ 35 mℓ/min) (Pinto Neto *et al.*, 2002).

Risedronato

No Brasil existem comprimidos de 35 e 150 mg. Devem ser administrados 1 vez/semana ou mensalmente, respectivamente, com água, estômago vazio, uma hora antes da primeira refeição. O paciente deve permanecer de pé ou sentado, após a tomada, até que ingira a refeição.

Eficácia. Estudos controlados mostraram que o risedronato aumenta a DMO na coluna, previne perda óssea e reduz o risco de fraturas na coluna e quadril em 30 a 50%. Ainda preserva massa óssea e reduz a incidência de fraturas vertebrais em OP secundárias ao uso de glicocorticoide.

Efeitos colaterais. Nos estudos clínicos, os efeitos colaterais são semelhantes aos apresentados pelo alendronato.

Contraindicações. Hipocalcemia e hipersensibilidade ao risedronato. A hipocalcemia deve ser corrigida antes do início da terapia com qualquer bisfosfonato (Lyman, 2005).

Ibandronato

Lançado mundialmente na dose de 150 mg, uma vez por mês, seguindo mesmo esquema de cuidados na administração dos outros bisfosfonatos (Cranney *et al.*, 2009).

Eficácia. Os estudos mostraram aumento da massa óssea em coluna lombar e fêmur proximal, com redução de incidência de fraturas vertebrais e não vertebrais da ordem de 62 e 69%, respectivamente. Não houve diferença significativa para as fraturas de quadril.

Efeitos colaterais. Podem ser observadas náuseas e gastrenterite, embora os trabalhos não mostrem diferença significativa quando comparado a placebo.

Contraindicações. Semelhantes as dos outros bisfosfonatos (Cummings *et al.*, 1998).

Zolendronato ou ácido zoledrônico

Tem sido usado para tratamento da OP em indivíduos com intolerância aos bisfosfonatos orais e naqueles com múltiplos esquemas terapêuticos (AIDS/AIDS, quimioterapia etc.), podendo ainda ser considerado como primeira opção, dependendo da escolha do médico e do paciente.

O zolendronato é utilizado por via intravenosa (IV) a cada ano, em infusão do preparado pronto, usando equipo ventilado, sem associar a soro glicosado ou fisiológico, em 15 a 20 min. Cuidados devem ser tomados previamente quanto aos níveis séricos de cálcio e vitamina D. Esses devem estar dentro dos valores de normalidade, evitando-se, assim, hipocalcemia nos dias subsequentes ao da aplicação IV (Black *et al.*, 2007).

Efeitos colaterais mais frequentes são a síndrome *flue like*, por liberação de citocinas, principalmente nos dois primeiros dias após a infusão: mialgia, febrícula, cefaleia, artralgia são descritos em 40% dos pacientes na primeira infusão. Esse percentual diminui nas infusões sequenciais. (Maeda; Lazaretti-Castro, 2014).

Efeitos colaterais mais recentemente descritos com o uso de bisfosfonatos em tempo muito prolongado e alguns pacientes especiais (com neoplasia, uso de glicocorticoide etc.), são a necrose asséptica de mandíbula e a fratura atípica de fêmur. Embora a incidência desses efeitos colaterais seja muito pequena para pacientes em tratamento da osteoporose, devem ser considerados quando levar em conta custo-benefício das medicações (Khosla *et al.*, 2007; Shane *et al.*, 2010).

O pamidronato está reservado para os indivíduos com osteogênese imperfeita.

Terapia hormonal: estrógenos

Ação. Funciona como antirreabsortivo ósseo. O Estudo *WHI* (2002) mostrou que o estrogênio reduz risco de fratura vertebral em 24% e aumenta a DMO em mulheres na pós-menopausa. Atua também nos sintomas climatéricos, diminuindo os fogachos, a irritabilidade e melhorando a libido.

O Estudo *WHI* (2002), embora apresente restrições metodológicas, revelou aumento do risco relativo de doenças cardiovasculares, acidentes vasculares encefálicos e câncer de mama. Atualmente, não se constitui como primeira opção para o tratamento da OP pós-menopausal.

Formas disponíveis e dose recomendada. As formas orais e transdérmica estão aprovadas para prevenção de perda de massa óssea em mulheres na menopausa recente. Progestógeno deve ser administrado simultaneamente naquelas que têm útero. Várias preparações podem ser utilizadas; as mais comuns e preferíveis são:

- Estrogênios conjugados: 0,625 mg/dia por via oral (VO)
- Valerato de estradiol: 1 a 2 mg/dia VO
- Estradiol micronizado: 1 a 2 mg/dia VO
- Estradiol transdérmico: 25 a 50 mg a cada 3 dias.

Esse tratamento exige acompanhamento paralelo de um ginecologista.

Eficácia. Estudos epidemiológicos mostraram que mulheres tratadas por mais de 7 anos com terapia hormonal (TH) tiveram diminuição de 50% na incidência de fraturas vertebrais relacionadas com a OP em relação às não tratadas. Existem evidências de que a perda óssea volte a ocorrer após a descontinuação do tratamento.

Efeitos colaterais. Mulheres que têm útero e não associam o uso de progesterona ao estrogênio sofrem aumento na possibilidade de neoplasia endometrial. TH dobra o risco de ocorrência de colelitíase e triplica o de tromboembolismo. Queixas de mastalgia, retenção hídrica, dor abdominal e cefaleia algumas vezes estão presentes.

Um pequeno, mas significativo aumento do risco de câncer de mama, relacionado com o tempo de uso, está associado a essa terapêutica. O estrogênio atualmente é usado principalmente para a prevenção a curto prazo de sintomas climatéricos e pode não ser viável para tratamento a longo prazo em osteoporose (Mason *et al.*, 2013).

Contraindicações. Câncer de mama (presente ou suspeito), neoplasia estrógeno-dependente, sangramento vaginal anormal sem diagnóstico etiológico, tromboflebite aguda ou história de doenças tromboembólicas e/ou hipersensibilidade aos hormônios.

Modulador seletivo dos receptores de estrogênio

O Serm – modulador seletivo dos receptores de estrogênio – tem como representante no Brasil o raloxifeno. Ele age como agonista estrogênico no perfil lipídico e na massa óssea, não interferindo na mama e no endométrio. Foi aprovado pela Food and Drug Adminsitration (FDA) para prevenção e tratamento da OP pós-menopausa.

Formas disponíveis e dose recomendada. O raloxifeno é administrado por via oral na dose de 60 mg/dia.

Eficácia. Estudos prospectivos randomizados contra placebo mostraram que o raloxifeno é capaz de aumentar discretamente a massa óssea e diminuir a incidência de 30 a 50% das fraturas vertebrais nas mulheres. Os estudos não tiveram sucesso em demonstrar a diminuição de incidência das fraturas não vertebrais. Os efeitos não esqueléticos revelaram diminuição nos níveis de colesterol e redução de 76% na incidência de câncer de mama.

Efeitos colaterais. Os efeitos adversos mais frequentes são fogachos e cãibras nos membros inferiores, e os mais graves são os eventos tromboembólicos venosos.

Contraindicações. História de doença tromboembólica venosa e mulheres no climatério com sintomas vasomotores importantes (Serm piora os fogachos) (Ettinger *et al.*, 1999).

Calcitonina

Ação. Age sobre os osteoclastos, inibindo a reabsorção óssea. A calcitonina sintética de salmão foi aprovada pela FDA em 1984 para tratar a OP. Atualmente, é utilizada nos pacientes fraturados para diminuição dos níveis de dor (libera endorfinas).

Formas disponíveis e dose recomendada. *Spray* nasal na dose de 200 UI por borrifada. Vários são os esquemas posológicos para o uso nasal, imperando os intermitentes (usar por 15 dias e interromper por 15 dias).

Eficácia. Estudos randomizados, duplos-cegos, evidenciaram aumento discreto da DMO com a calcitonina *spray* e redução de 36% na incidência de novas fraturas vertebrais. Em outros locais, não houve redução de fraturas.

Efeitos colaterais. A forma spray nasal pode causar rinite, irritação da mucosa nasal e epistaxe ocasional. No entanto, esses efeitos são raramente observados.

Contraindicações. Hipersensibilidade ao fármaco (Chesnut *et al.*, 2000).

Denosumabe

Ação. Anticorpo monoclonal humano, do isótipo IgG_2 que se liga ao ligante de RANK humano com afinidade e especificidade. Age impedindo que o ligante de RANK ative seu receptor na superfície dos osteoclastos e seus precursores, e com isso ative a proliferação e ativação de osteoclastos. (Bone *et al.*, 2017).

Forma disponível. Dose de 60 mg subcutâneo a cada 6 meses.

Eficácia. Aumento constante e progressivo da massa óssea ao longo de 10 anos de estudo em coluna vertebral (21%) e fêmur proximal (9,2%). Redução da incidência de fraturas vertebrais, não vertebrais e de quadril da ordem de 68, 20 e 40%, respectivamente.

Efeitos colaterais. Raramente hipocalcemia, osteonecrose de mandíbula e fratura atípica de fêmur.

Contraindicações. Pode ser aplicado em pacientes com *clearance* inferior a 35 mℓ/min.

Estudos mais recentes evidenciaram que ocorre perda de massa óssea e aumento do risco de fraturas caso seja interrompido subitamente. Deverá ser substituído por outro antirreabsortivo em caso de necessidade de interrupção ou chegada ao alvo terapêutico desejado (Cummings *et al.*, 2018).

Teriparatida

Ação. É um osteoformador com mecanismo diferente dos demais antirreabsortivos ósseos, agindo sobre os Ob de maneira anabólica, estimulando a diferenciação das células progenitoras em pré-Ob, prevenindo a apoptose dos Ob, aumentando o número e a ação dessas células (Gallagher, 2005). Tem indicação restrita decorrente do alto custo financeiro, e precisa na OP grave, *T-score* < –3,0 DP, uso de glicocorticoides e fraturas osteoporóticas frequentes que não respondem ao uso dos demais antirreabsortivos.

Formas disponíveis e dose recomendada. Injeções subcutâneas, 20 mcg por dia, durante um período de até 24 meses.

Eficácia. Estudos controlados revelaram diminuição no risco de fraturas não vertebrais da ordem de 53% e vertebrais em 65%.

Efeitos colaterais. Raros: hipercalcemia, náuseas, cefaleia, cãibras, principalmente em idosos com comprometimento da função renal, podem ocorrer.

Contraindicações. Pacientes com hipersensibilidade ao produto, hipercalcemia, hiperparatireoidismo, história de neoplasias ósseas.

Romozosumabe

Ação. Recém aprovado pela Anvisa no Brasil, ainda não comercializado, anticorpo monoclonal que age na via Wnt, inibindo a esclerostina. Com isso, aumenta a formação óssea e diminui sua reabsorção (Cosman, 2016).

Formas disponíveis e dose recomendada. Subcutâneo, dose única mensal de 210 mg.

Eficácia. Estudo *FRAME* revelou grande redução na incidência de fraturas vertebrais e não vertebrais ao longo de 12 meses de tratamento e elevado crescimento da densidade óssea em todos os sítios.

Como a medicação ainda está sendo liberada para comercialização, não disporemos aqui os efeitos colaterais de bula.

Osteoporose é uma doença crônica e o tratamento e monitoramento deverá ser a longo prazo. Os *guidelines* atuais indicam medicações de primeira e segunda linha, de maneira sequencial, dependendo do grau de gravidade da osteoporose.

Algumas recomendações em termos terapêuticos:

- O tratamento da osteopenia em homens pressupõe pesquisa prévia de causa secundária
- O corticoide aumenta em muito a reabsorção óssea e o risco de fraturas. Ao iniciar tratamento em médios e longos prazos com o corticoide, é imprescindível a utilização concomitante de suplementação de cálcio e vitamina D associados com antirreabsortivo ósseo (alendronato, risedronato ou ibandronato)
- A suplementação de cálcio sempre acompanha os esquemas terapêuticos, exceto nos casos em que a ingesta realmente supere as necessidades diárias do sal elementar.

Osteomalacia

Trata-se de doença óssea generalizada, caracterizada por acúmulo de matriz não mineralizada ou osteoide no esqueleto em razão da deficiência de vitamina D. Sua prevalência varia, sendo encontrada em aproximadamente 10% dos idosos confinados em casa e entre 20 e 40% daqueles com FFP. Entretanto, também se observa a osteomalacia em nível ambulatorial.

A principal fonte de vitamina D se dá por meio da produção da pele após a exposição de seu precursor, o 7-deidrocolesterol, à irradiação ultravioleta.

A vitamina D é considerada um pró-hormônio, e sua produção, uma função endócrina da pele. A dieta fornece menor quantidade de vitamina D, mas torna-se essencial quando a produção cutânea é limitada.

Uma vez formada na pele, entra na circulação e é convertida a 25-hidroxivitamina D no fígado, que, passando pelo rim, recebe sua segunda hidroxila, transformando-se em 1,25-di-hidroxivitamina D, a vitamina D ativa. Na sua forma ativada, a vitamina D estimula a absorção intestinal de cálcio e fósforo, promovendo a mineralização óssea e agindo na função muscular (Krane e Hollick, 2000).

Etiologia

A osteomalacia por deficiência da vitamina D ocorre principalmente pela falta de exposição à luz solar ou pelo aumento da pigmentação da pele. As pessoas negras têm maior risco porque a melanina absorve os raios ultravioleta B, diminuindo a fotoconversão da provitamina D_3, embora a maior densidade óssea inicial, característica étnica, proteja contra fraturas ósseas na velhice. Também é vista em pessoas malnutridas. A osteomalacia ocorre por defeito na mineralização da matriz óssea na vida adulta e é uma das causas de densidade mineral óssea baixa (Lorenzo *et al.*, 2008).

O defeito na mineralização óssea típica da osteomalacia pode ser decorrente de alteração na produção do osteoide, falta de cálcio ou fósforo, deficiência na produção e absorção da 25-hidroxivitamina D, deficiência de fosfatase alcalina, acidose metabólica ou inibidores da mineralização óssea (Holick, 2007).

Mesmo quando a vitamina D é oferecida pela dieta, pode sofrer diminuição de sua absorção pelo intestino delgado nos pacientes portadores de síndrome de má absorção, como os que sofreram cirurgias gástricas, *bypass* ileojejunal, nos portadores de insuficiência pancreática, doença colestática do fígado, doença inflamatória intestinal e outras.

A piora da função renal compromete a atividade da enzima α_1-hidroxilase, diminuindo a conversão para 1,25-di-hidroxivitamina D.

Anticonvulsivantes, como fenitoína, carbamazepina, valproato e fenobarbital, inibem a produção hepática de 25(OH) D, podendo causar osteomalacia.

A combinação de marcado declínio na capacidade da pele da pessoa idosa de fotoconverter provitamina D_3, de menor exposição à luz solar e ingesta deficiente de produtos lácteos aumenta o risco de fraturas ósseas secundárias à osteomalacia.

Os pacientes submetidos à hemodiálise crônica podem sofrer osteomalacia por conta da composição do líquido da diálise e do uso de antiácidos contendo alumínio para tamponar o fosfato.

Essa complicação vem diminuindo de frequência pelo menor uso de antiácidos com alumínio e pela retirada do alumínio do líquido da diálise.

A nutrição parenteral, contendo em seu hidrolisado altos níveis de alumínio, também pode provocar osteomalacia.

A osteomalacia desenvolve-se por outras razões, incluindo toxicidade pelo fluoreto, envenenamento pelo cádmio e doenças malignas vasculares raras.

Manifestações clínicas

As manifestações clínicas não são específicas. Inicialmente, é assintomática, dificultando a realização do diagnóstico. Com o avanço da clínica, o paciente se queixa de fraqueza muscular, especialmente proximal, marcha anserina, sensação de fadiga e humor deprimido, antecedendo a dor óssea difusa. Ocorrem deformidades esqueléticas no eixo axial, levando à cifose, escoliose e alterações na caixa torácica, pélvis e ossos longos.

Observa-se dificuldade para levantar-se de cadeiras e subir escadas. Devido à hipocalcemia, pode surgir tetania, com parestesia e câibras nas mãos e ao redor dos lábios. Quando o comprometimento é grave, o paciente pode exibir marcha cambaleante com base alargada. Como a OP, pequenos traumas podem levar a fraturas (Tabela 73.8) (Krane e Hollick, 2000).

▪ **TABELA 73.8** Indicadores da osteomalacia.

Dor óssea generalizada
Fraqueza muscular
Fadiga
Diminuição do cálcio sérico e urinário
Diminuição do fosfato sérico
Diminuição da 25(OH)D sérica
Aumento da fosfatase alcalina sérica
Aumento do PTH
Aumento da espessura do osteoide
Diminuição da maturação do osteoide

PTH: paratormônio.

Diagnóstico

O diagnóstico, apesar de ocorrer com frequência regular, pode passar despercebido, já que a princípio os sintomas podem ser indefinidos, como dor óssea e fraqueza muscular (Bhan *et al.*, 2010).

O diagnóstico será feito caso se suspeite de osteomalacia pelas queixas inespecíficas do paciente. Seguem-se os exames radiológicos e laboratoriais.

O osso amolecido deforma-se facilmente. O disco intervertebral desloca-se, deformando as vértebras, tornando-as uniformemente bicôncavas, lembrando vértebras de peixe.

Apesar da fraqueza óssea, o exame radiológico pode ser normal, mostrando até maior densidade em algumas áreas pela formação de calos ósseos.

As pseudofraturas denominadas zonas de Looser são os achados patognomônicos (Figura 73.15). Constituem-se em faixas descalcificadas, rodeadas por tecido ósseo mais denso, perpendicular à superfície óssea e bilaterais e simétricas, correspondendo anatomicamente às artérias nutridoras.

A atividade paratireoidiana estimulada pode acarretar reabsorção de osso subperióstico dos metacarpos ou falanges.

A calcemia tende a ser baixa, assim como a calciúria, pela diminuição da absorção desse íon. O hiperparatireoidismo instalado estimula a reabsorção tubular renal de cálcio, baixando os níveis séricos do fósforo. Entretanto, em alguns casos podemos encontrar fósforo e/ou cálcio séricos elevados.

Outras causas para a hipofosfatemia adquirida são a má nutrição, o alcoolismo ou a quelação do fosfato no lúmen intestinal por antiácidos com hidróxido de alumínio. Pode ainda ser resultado de perda renal devido ao hiperparatireoidismo, ou ser causada por tumores de partes moles (87% benignos), os quais secretam peptídios que bloqueiam a reabsorção tubular renal do fosfato e, também, a produção de $1{,}25(OH)_2D$. Na quase totalidade dos casos, ocorre aumento de remodelação óssea, com elevação da fosfatase alcalina.

Raramente são encontrados tumores indutores de osteomalacia. A localização e ressecção total do tumor são curativas (Florenzano *et al.*, 2017).

Em caso de permanência de dúvida, faz-se a prova terapêutica utilizando vitamina D por 30 a 60 dias, sem reposição de cálcio (Krane e Hollick, 2000).

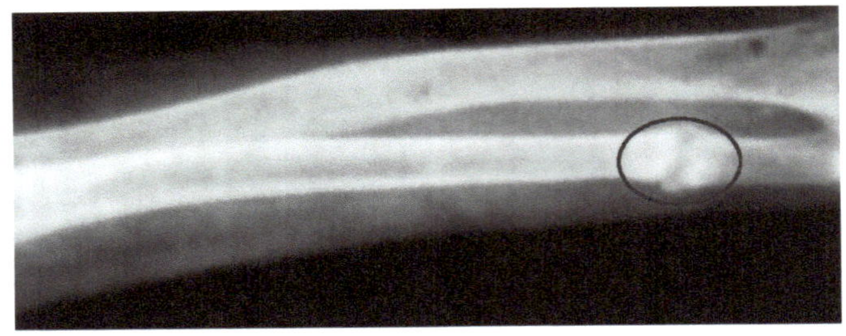

▪ **FIGURA 73.15** Pseudofratura na oesteomalacia.

Diagnóstico diferencial

Nos pacientes com fraturas espontâneas e compressão vertebral, devemos fazer a diferença entre a OP e a osteomalacia. Embora a proporção de osteoide mineral seja mais alta na osteomalacia do que na OP, não existe técnica não invasiva para medir esse parâmetro. A distinção entre elas só é possível por meio de biopsia, quando a osteomalacia é moderada ou grave.

Tratamento

O tratamento preventivo da deficiência de vitamina D pode ser alcançado por adequada exposição ao sol e suplemento da própria vitamina. Preconizam-se, pelo menos, 400 UI (10 mg) VO; porém, nos pacientes confinados, utilizam-se 1.000 UI/dia.

Além da vitamina D, a prevenção é feita com a ingesta de alimentos que contenham cálcio e fósforo.

Os pacientes que usam fenitoína de forma regular devem ser tratados, preventivamente, com 5.000 UI/dia. Nos casos de deficiência de vitamina D, trata-se com ergocalciferol (D_2), 50.000 UI 1 a 2 vezes/semana, em razão da sua ação prolongada, durante 6 a 12 meses e, a seguir, pelo menos 1.000 UI/dia.

Para os portadores de má absorção intestinal, prescrevem-se de 25.000 a 100.000 UI/dia de vitamina D_2. Os quadros acompanhados de esteatorreia respondem melhor ao calcitriol na dose de 0,5 a 2,0 mg/dia.

Todos os pacientes deverão receber suplementação diária de sais de cálcio VO, com as refeições. Recomenda-se 1 a 1,5 g de cálcio elementar de carbonato de cálcio ou 0,4 a 0,6 de cálcio elementar de citrato de cálcio (Holick, 2007).

Considerações finais

Com o conhecimento atual, podemos fazer a prevenção da OP, responsabilidade de todos os profissionais de saúde, independentemente da faixa etária de seus pacientes.

Para os grupos de risco, o diagnóstico precoce precisa ser feito, pois contamos com um bom arsenal terapêutico, cada vez mais apurado pelas pesquisas, permitindo tratar essa doença.

Somando esforços para nos atualizarmos e trabalharmos no sentido de esclarecer a população em geral, talvez seja possível diminuir a presença da osteoporose no grupo das doenças preocupantes para a saúde pública.

74

Doença de Paget

Antonio Carlos Silva Santos Jr.

Introdução

A doença de Paget óssea (DPO), também conhecida como osteíte deformante, tem uma importância muito grande para a população geriátrica por ser a segunda causa mais comum de doença óssea. O primeiro diagnóstico da DPO foi feito em 1876 por *Sir* James Paget (1814-1899), eminente cirurgião e patologista inglês. A característica da patologia é o aumento da reabsorção óssea mediada por osteoclastos, com imediata formação óssea que conduz à produção de um osso maior em tamanho, menos compacto, com mais vascularização e mais suscetível a deformidades ou fraturas do que um normal. Observamos uma doença óssea hipermetabólica que acomete um (monostótica) ou mais (poliostótica) ossos e se caracteriza por áreas de reabsorção óssea aumentada mediada por osteoclastos, seguida de reparo ósseo osteoblástico desorganizado. Apesar de não ser uma doença genética, a história familiar é relatada em cerca de 5 a 40% dos casos e existem mutações em genes que aumentam a suscetibilidade para o seu desenvolvimento. A DPO afeta tanto homens como mulheres, com uma predominância um pouco maior nos homens. Raramente ocorre antes dos 25 anos de idade; pensa-se que se desenvolve a partir dos 40 anos de idade, na maioria dos casos, e é mais comumente diagnosticada a partir da quinta década de vida. O risco de acometimento se eleva com a idade. Algumas infecções virais também têm sido alvo de investigação como possíveis agentes patogênicos. Como consequência desse processo patológico, há desestruturação da arquitetura nos tecidos ósseos acometidos, o que resulta em aumento de volume e maior fragilidade óssea, que podem se manifestar com dor, fraturas, deformidades ou compressão de estruturas vasculares e nervosas. Ela se caracteriza por interferir no processo de remodelação ósseo. Os sinais e sintomas clínicos variam de um paciente para outro, dependendo do número e da localização das áreas afetadas, bem como da rapidez com que se dá o *turnover* do osso anormal. Quando há suspeita da DPO, a avaliação diagnóstica deve ser cuidadosa, iniciando-se com detalhada história clínica e exame físico e sendo complementada com testes laboratoriais e radiológicos. A terapia específica contra a doença consiste em agentes com a capacidade de inibir a atividade dos osteoclastos pagéticos. Seus sintomas podem causar importantes limitações físicas, bem como a perda de qualidade de vida nos indivíduos afetados. Ela comumente afeta ossos de pélvis, crânio, coluna vertebral e membros inferiores e pode ser responsável por dores crônicas nas costas, dores articulares, deformidades esqueléticas, perda de audição e compressão de nervos cranianos. A transformação neoplásica das lesões (especialmente osteossarcoma) ocorre raramente (menos de 1% dos pacientes). No Brasil, estudo realizado em Recife observou uma prevalência de 0,68% em adultos maiores de 45 anos de idade e uma incidência de 50,3 por 1.000 pessoas/ano. As características epidemiológicas e a apresentação clínica parecem ser semelhantes nos pacientes brasileiros, se comparadas com aquelas descritas na literatura internacional.

A doença é mais prevalente em Europa, América do Norte, Austrália e Nova Zelândia. Há um importante foco da DPO na Inglaterra, onde 6,3 a 8,3% das pessoas com mais de 55 anos de idade, na cidade de Lancashire, tiveram a doença evidenciada na radiografia.

Dados da América do Sul mostram frequência relativamente alta na Argentina, localizada em uma área ao redor de Buenos Aires e predominando em pacientes descendentes de imigrantes europeus; a frequência da doença é baixa, porém, no Chile e na Venezuela. Dados da Paget Foundation para o Brasil apontam Recife como a cidade brasileira com o maior número de casos relatados. Desde janeiro de 2000, por meio de notificação espontânea de outras regiões do país, tem-se conhecimento de um total de 151 casos.

Estima-se que até 3% de pessoas com mais de 55 anos de idade morando nos EUA tenham DPO, o que a torna a segunda doença óssea depois apenas da osteoporose, em termos de número de pessoas com o distúrbio.

Etiologia

A etiologia da DPO ainda é desconhecida. Parece haver um padrão autossômico dominante de hereditariedade na doença. Em 15 a 30% dos pacientes com DPO de variadas clínicas, há histórias familiares positivas do distúrbio. Várias teorias existem para a patogênese da DPO, porém a causa exata continua um enigma. A ausência de um modelo fisiopatológico contribui para a dificuldade de entendimento dessa doença deformante.

Estudos recentes demonstram que um vírus de ação lenta, infectando células ósseas, promove a fusão de células infectadas e a formação de células multinucleicas gigantes. Antígenos de paramixovírus, semelhantes aos que determinam as infecções virais do sarampo, de vias respiratórias e de certas enfermidades observadas em cães jovens, foram encontrados em osteoclastos de indivíduos suscetíveis à enfermidade. Apesar da falta de prova definitiva de uma etiologia viral, muitos investigadores acreditam que uma infecção comum causada por vírus, talvez no início da vida, em um hospedeiro geneticamente suscetível, predisponha a uma lesão osteoclástica, mais tarde manifestada, na idade adulta (tipicamente na quinta ou sexta década) como a anormalidade que produz a DPO. A predisposição genética para essa doença é clara a partir de dados recentes de literatura. Componentes ambientais como enfatizados pela teoria viral podem ter algum papel, mas há fortes evidências de que fatores genéticos também são essenciais para a etiologia da DPO. O principal gene implicado é o *SQSTM1* (p62), e sete outros *loci* de suscetibilidade para a DPO foram identificados por estudos de associação de genoma.

Patologia

Achados histopatológicos na doença de Paget

A lesão inicial na DPO é um aumento na reabsorção óssea. Isso ocorre em associação a uma anormalidade nos osteoclastos encontrados nas áreas afetadas. Os osteoclastos pagéticos são mais numerosos e contêm substancialmente mais núcleos do que os osteoclastos normais, com até 100 núcleos por células observadas por alguns investigadores.

Em resposta ao aumento de reabsorção óssea, numerosos osteoblastos são recrutados para as áreas pagéticas, onde ocorre uma ativa e rápida nova formação óssea e, por conta da natureza acelerada do processo, surge um novo osso. Fibras de colágeno recém-depositadas são dispostas a esmo, e não de forma linear, criando osso entrelaçado mais primitivo. A medula óssea fica infiltrada com excessivo tecido conjuntivo fibroso e por um número maior de vasos sanguíneos, o que explica o estado hipervascular do osso.

Diagnóstico

A avaliação de atividade na DPO pode ser dividida em laboratorial e radiológica. Essa doença é frequentemente descoberta por achados incidentais, como aumento da fosfatase alcalina em pacientes sem doença hepatobiliar ou outras doenças ósseas, ou por alterações sugestivas de DPO em exame radiológico feito por outro motivo.

Aproximadamente 33% dos casos da doença são monostóticos, com envolvimento da pelve em 72%, coluna lombar em 58%, coluna torácica em 45%, fêmur em 55% e crânio em 42%.

O diagnóstico radiológico das lesões pagéticas reflete áreas localizadas com grave osteólise, que ocorre mais na região proximal da epífise distal de ossos longos. Geralmente, essas lesões são descritas como osteoporose circunscrita. Nas vértebras, essas lesões osteolíticas podem simular tumores malignos. Com a evolução da doença, o aumento do tecido fibrovascular e um elevado *turnover* ósseo acarretam deformidades do crânio, incremento da densidade dos corpos vertebrais e ampliação progressiva das deformidades nos ossos longos. Podem ocorrer microfraturas no fêmur ou na tíbia, exacerbando o grau de deformidade, o que pode ocasionar um quadro de fratura transversa típica da DPO. Na pelve pode haver envolvimento somente do ilíaco, ou também do acetábulo e do fêmur. Quando ocorre esse envolvimento, pode haver dor e diminuição da função da articulação femoral.

Cintilografia óssea. Recomenda-se que todo paciente realize esse exame no momento do diagnóstico, para avaliar a extensão da DPO. Embora seja menos específica que a radiologia para o diagnóstico, a cintilografia identifica 15 a 30% das lesões não visualizadas na radiografia.

Histologia e biopsia óssea. São realizadas somente para fins de estudo e pesquisa.

Manifestações clínicas

A maioria dos pacientes é assintomática. Quando presentes, as manifestações clínicas mais frequentes são dor e deformidades ósseas, que podem se expressar por fraturas ou compressão de estruturas adjacentes (p. ex., nervo e vasos sanguíneos). A dor óssea é o sintoma mais frequente, sendo normalmente de leve a moderada intensidade e descrita como profunda. Pode haver relato de piora à noite. Além disso, pode haver dor por osteoartrose em articulações adjacentes a ossos acometidos pela DPO. A deformidade óssea é a segunda manifestação clínica mais comum, sendo os locais mais acometidos a tíbia e o fêmur. Em decorrência do hipermetabolismo tecidual, pode haver calor e rubor nos ossos acometidos. Cefaleia, perda auditiva por acometimento do osso temporal, compressão de raízes nervosas ou medula espinal por acometimento da coluna vertebral são complicações que podem ocorrer na DPO. Entre todas essas, a perda auditiva é a mais comum e parece estar relacionada com dano coclear. Insuficiência cardíaca congestiva de alto débito e transformação neoplásica das lesões são manifestações muito raras da DPO.

Sinais e sintomas

As lesões ósseas em geral são identificadas tardiamente. Os sinais e sintomas dependem, sobretudo, da localização do osso afetado e do grau de acometimento.

Podemos dividir os sintomas em osteoarticulares, neurológicos e gerais.

Como sintomas osteoarticulares, destacam-se:

- Dor óssea, que é a manifestação clínica mais comum. Descrita como profunda, irritante, piorando à noite e em repouso. Provavelmente está relacionada com o aumento da pressão intraóssea, em decorrência do aumento da circulação periosteal e interna do osso, que estimula as fibras dolorosas localizadas nos canalículos. Há aumento da temperatura local, podendo-se auscultar ruídos na tíbia e no crânio
- Irregularidades e maior dureza nos ossos do crânio, assim como deformidades ou alargamento de ossos longos
- Dor articular ou proximal à articulação, podendo ocorrer perda da cartilagem, o que causa osteoartrite, mais frequente nos joelhos e nas articulações coxofemorais
- Alargamento ou aumento do volume da articulação decorrente da expansão óssea, ou mesmo de artrite
- Fratura dos ossos longos pela fragilidade óssea. Geralmente, decorre de fissuras incompletas na cortical, podendo chegar a uma fratura completa (10 a 15% dos pacientes)
- Falta de consolidação das fraturas
- Lombalgia decorrente de estenose de canal, fraturas vertebrais e outras alterações ósseas que podem comprimir raízes nervosas e desencadear dor
- Complicações dentárias
- Degeneração neoplásica do osso pagético, que é um acontecimento relativamente raro, com incidência de menos de 1%. Essa anormalidade tem um prognóstico grave, tipicamente se manifestando como uma nova dor em um *locus* pagético
- Tumores benignos de células gigantes, que podem ocorrer, também, no osso afetado pela DPO.

Entre os sintomas neurológicos, encontram-se hipoacusia (em 50% dos pacientes), tinido, alterações do olfato, complicações visuais, paralisia de nervos cranianos, hidrocefalia, síndromes do tronco encefálico e cerebelares.

São ainda sintomas da osteíte deformante: síndromes de insuficiência vascular, insuficiência cardiovascular, hipercalcemia de imobilização e calcificação extraóssea, como a valvar.

Parâmetros bioquímicos da doença de Paget

Avaliação laboratorial

Os achados laboratoriais são decorrentes do aumento da reabsorção óssea em consequência da ação de osteoblastos e osteoclastos. A fosfatase alcalina sérica (FAs), assim como a fosfatase alcalina óssea (FAo) e as moléculas de propeptídio pró-colágeno tipo C-terminal (P1CP) e propeptídio pró-colágeno tipo 1 N-terminal (P1NP) estão, em geral, elevadas em pacientes com DPO. Os marcadores da reabsorção óssea dos osteoclastos são a hidroxiprolina urinária, a deoxipiridinolina (D-Pyr), as piridinolinas, N-telopeptídio (NTX) e moléculas de degradação do colágeno C-telopeptídio (CTX) tipo I e tipo II. Esses diversos marcadores do metabolismo ósseo já foram comparados em uma metanálise que demonstrou que a elevação de todos eles está relacionada com atividade da doença, não havendo diferença entre eles. Preconiza utilizar a dosagem de FAs como marcador de atividade da doença. Os níveis de FAs são, em geral, adequados para avaliar e acompanhar essa atividade e a resposta ao tratamento, sem necessidade dos outros marcadores. Dosagens de cálcio sérico para descartar hiperparatireoidismo e a exclusão de doença hepatobiliar com avaliação de aspartato aminotransferase (AST/TGO), alanino aminotransferase (ALT/TGP) e bilirrubinas total e frações devem ser procedidas. Nos pacientes com hipercalcemia, o paratormônio (PTH) deve ser dosado para afastar-se hiperparatireoidismo. As medidas de hidroxiprolina total e FAs sempre foram consideradas os melhores índices de atividade da doença e da sua extensão de envolvimento ósseo. Novos ensaios utilizando peptídios do colágeno não metabolizados (N-telopeptídios, piridinolina) têm se mostrado marcadores mais sensíveis da reabsorção óssea.

Exames de imagem

A cintilografia óssea evidencia a extensão da doença, localizando áreas de aumento da atividade metabólica. As áreas acometidas devem ser radiografadas. O uso de radiografias simples para diagnóstico, em substituição à cintilografia óssea, já foi avaliado e a investigação radiográfica pode iniciar por abdome, crânio com ossos da face e tíbias bilateralmente. Essa conduta diagnóstica contempla até 93% dos pacientes com DPO e pode ser uma alternativa em locais em que a cintilografia não está disponível. Os achados característicos são hiperostose (aumento da espessura da cortical), osteoesclerose (desorganização e espessamento das trabéculas) e expansão óssea, sendo necessária a presença de pelo menos um dos achados. Tomografia computadorizada e ressonância magnética podem auxiliar na avaliação de complicações associadas à DPO (compressão de estruturas vasculares ou nervosas, suspeita de neoplasia), mas não se recomendam suas utilizações rotineiras na avaliação de pacientes já acometidos.

Biopsia óssea/exame anatomopatológico

A biopsia óssea é muito raramente necessária, estando indicada apenas quando houver incerteza quanto ao diagnóstico (p. ex., quando neoplasia for um diagnóstico diferencial possível). Os achados anatomopatológicos de DPO são arquitetura óssea desorganizada com grupamentos de osteoclastos grandes e hipermultinucleados.

Tratamento

Terapia antipagética

Na maioria dos casos, os pacientes com DPO são assintomáticos. Sintomas como dor e artrose de articulações adjacentes ao osso pagético podem ser controlados com anti-inflamatórios não esteroides e analgésicos.

A terapia específica consiste em agentes capazes de suprimir a atividade reabsortiva do osteoclasto e deve ser individualizada, pois a doença apresenta uma heterogeneidade de quadros clínicos.

As principais indicações para tratamento são: presença de sintomas que levem à imobilização prolongada (evita-se a hipercalcemia), cirurgia eletiva sobre o osso afetado (reduz-se a vascularização) e ossos em que a progressão da lesão possa ser potencialmente grave ou provocar complicações vasculares, articulares, neurológicas ou mesmo estéticas. Dor óssea é a única clara indicação de tratamento, embora a surdez e hipercalcemia sejam indicações relativas.

Os fármacos específicos aprovados para uso na DPO são os seguintes:

- Bisfosfonatos: análogos sintéticos do pirofosfato, os bisfosfonatos são a primeira escolha para o tratamento da DPO. Sua ação diminui o número e a função dos osteoclastos, inibindo a reabsorção óssea no osso pagético. A capacidade dos bisfosfonatos para iniciar a apoptose e inibir as vias metabólicas celulares conduz a uma melhora no resultado do perfil bioquímico de pacientes com DPO, evidenciado por uma redução relativa na fosfatase alcalina. A melhoria bioquímica observada com o tratamento é espelhada pela melhora radiológica. Evidência sugere um papel definido para o tratamento com bifosfonatos em hipercalcemia associada a DPO e doença sintomática metabolicamente ativa. Convém ressaltar que todos os pacientes tratados com bisfosfonatos devem fazer uso de suplementos de cálcio e vitamina D
- Etidronato dissódico: primeiro composto dessa classe a se tornar disponível para o tratamento da DPO. Utilizado em doses diárias de 5 a 10 mg/kg/dia (total de 200 a 400 mg/dia) por períodos de 6 meses. É capaz de inibir osteoclasto e reduzir os níveis de fosfatase alcalina em cerca de 50% na maioria dos pacientes, melhorando os sintomas, particularmente nos casos leves a moderados
- Pamidronato dissódico: administrado por via intravenosa (IV) por períodos curtos, em casos graves. Mais potente que o etidronato, é capaz de aliviar os sintomas da doença, melhorar a atividade lítica e reduzir os níveis de fosfatase alcalina (90% dos casos), levando a remissões prolongadas por até 2 anos em 50% dos casos. Nas doses habituais não inibe a mineralização óssea. Em casos leves, uma única infusão de 60 a 90 mg de pamidronato pode levar à remissão da doença por vários meses. Pacientes com doenças mais extensas, com níveis de fosfatase aumentados em 5 a 10 vezes, geralmente necessitam de infusões múltiplas, por cerca de 3 a 6 semanas, administradas com intervalos de 2 semanas. Habitualmente, na primeira infusão, podem surgir febre, mialgia e discreta linfopenia em 10 a 30% dos pacientes. O monitoramento dos níveis de fosfatase alcalina deve guiar a necessidade de infusões adicionais
- Clodronato: utilizado por via oral, na dose de 800 a 1.600 mg, durante 6 meses, ou 300 mg IV, em infusões diárias por 5 dias consecutivos, normaliza os níveis de fosfatase alcalina em cerca de 40% dos pacientes. A toxicidade é pequena
- Tiludronato dissódico: administrado por via oral, na dose de 400 mg/dia (2 comprimidos de 200 mg) em tomada única, por um período de 3 meses, seguido de 3 meses sem o medicamento. O resultado terapêutico pode durar de 18 a 24 meses. Os principais efeitos colaterais são diarreia e dispepsia
- Alendronato: emprega-se na dose de 40 mg/dia, durante 6 meses. Observa-se a normalização dos níveis de fosfatase alcalina em cerca de 48 a 63% dos pacientes com doença de moderada a grave. Destaca-se o resultado nas lesões osteolíticas, com redução de fraturas
- Risendronato: em dose oral de 30 mg/dia, durante 2 ou 3 meses, normaliza a fosfatase alcalina em cerca de 50 a 70% dos pacientes
- Ibandronato: tem sido administrado por via intravenosa na dose de 2 mg, com resultados eficazes e demonstrando segurança quanto ao seu uso
- Ácido zoledrônico: dos seis agentes em uso clínico, o ácido zoledrônico é o que tem a afinidade mais elevada pelo osso, resultando em meia-vida longa, e é o mais potente inibidor de farnesil-difosfato-sintase *in vitro* e da reabsorção do osso *in vivo*. Conhecido como zoledronato, é 10 mil vezes mais potente

que o etidronato e 100 vezes mais potente que o pamidronato. É administrado por via intravenosa durante 15 a 20 min. Indivíduos que apresentaram intolerância ou resistência a outros bisfosfonatos podem responder bem ao ácido zoledrônico, que demonstra ser altamente efetivo na redução dos marcadores bioquímicos do remodelamento ósseo. O ácido zoledrônico demonstrou maior rapidez de ação e maior tempo de remissão dos sintomas no tratamento da DPO, quando comparado com outros bisfosfonatos

- Calcitonina: peptídio de 32 aminoácidos produzido pelas células C ou parafoliculares da tireoide, regula a reabsorção óssea, inibindo a atividade osteoclástica. A dose inicial preconizada é de 100 UI, por via subcutânea ou intramuscular. A sua administração proporciona a melhora da sintomatologia dolorosa, com diminuição do calor nas regiões afetadas. Em casos leves a moderados, o tratamento pode ser efetivo por longo tempo. Os efeitos colaterais são discretos, como cefaleia, anorexia, náuseas, ruborização e urticária. Pode ocorrer resistência à calcitonina por formação de autoanticorpos. Principal tratamento na década de 1970, hoje seu uso é preconizado quando não há resposta ao tratamento com bisfosfonatos. Com a facilidade de uso dos bisfosfonatos, assim como sua efetividade, observa-se uso cada vez mais restrito da calcitonina
- Plicamicina (mitramicina): quimioterápico citotóxico, inibe a atividade osteoclástica. Hoje, seu uso é restrito a pacientes com acometimento grave ou refratário a outros tratamentos, ou a indivíduos com compressão medular que necessitem de rapidez de tratamento. A dosagem é de 15 mg/kg/dia IV, durante 5 a 10 dias.

Tempo de tratamento. Após completar cada ciclo de tratamento, que varia em duração para cada medicamento, os pacientes que persistirem com doença ativa são candidatos a novo ciclo (uma vez ou mais), mantendo-se o acompanhamento a cada 3 a 6 meses. Nos pacientes com doença estável, o acompanhamento pode ser espaçado para intervalos de 6 a 12 meses.

Benefícios esperados. O tratamento da DPO tem por objetivo melhorar os sintomas e evitar complicações crônicas, tais como fraturas e compressão de estruturas neurovasculares. A dosagem de fosfatase alcalina deve ser realizada a cada 3 a 6 meses, podendo este tempo ser aumentado para 6 a 12 meses em pacientes estáveis. Os pacientes que permanecerem ou se tornarem novamente sintomáticos (dor ou deformidade óssea) ou com sinais laboratoriais de atividade da doença (elevação da fosfatase alcalina) são candidatos a novos ciclos de tratamento. Quando houver suspeita de acometimento de novos locais, deve ser feito exame radiológico da respectiva região. Nos casos de aumento de volume ósseo, apesar de raro, deve ser feita investigação com exame de imagem para exclusão de transformação neoplásica, podendo ser necessária biopsia do osso. Por outro lado, aqueles pacientes que permanecerem sem sinais clínicos e laboratoriais de atividade podem ter o tratamento interrompido e ficar somente em acompanhamento.

Outras medidas terapêuticas. Analgésicos, anti-inflamatórios e intervenções ortopédicas (como a artroplastia total de joelho) também são usados no tratamento. Alguns casos graves podem necessitar de neurocirurgia, como na compressão medular e na estenose de canal medular, as quais causam alterações neurológicas. Pode-se empregar a fisioterapia (cinesioterapia) como coadjuvante ao tratamento farmacológico. No acompanhamento dos pacientes com DPO, considera-se remissão quando são alcançados níveis normais dos marcadores bioquímicos, como a fosfatase alcalina (ALP), e remissão parcial, quando há queda de mais de 75% desses marcadores, 3 a 6 meses após o início do tratamento. A fosfatase alcalina deve ser dosada a cada 6 meses após o curso da terapia, e um novo tratamento deverá ser instituído quando esse marcador voltar a se elevar no caso de normalização ou quando houver elevação de mais de 25% em relação ao nível pós-tratamento.

Para a maioria dos pacientes acometidos pela DPO, existe bom prognóstico. A doença pode evoluir assintomática por vários anos e tornar-se sintomática com o avanço da idade, ocasionando dores crônicas e persistentes na coluna e articulações. A disponibilidade de tratamentos efetivos que retardem a progressão da doença impõe um diagnóstico preciso e precoce. Em poucos casos (1 a 2%) observa-se evolução para complicações malignas. Atualmente, o ácido zoledrônico parece ser a melhor opção de tratamento devido a sua maior potência, segurança e remissão prolongada, em uma única infusão de curto tempo (15 a 20 minutos).

75

Osteoartrite

Ibsen Bellini Coimbra • Arlete Maria Valente Coimbra

Introdução

A osteoartrite (OA), no passado conhecida como osteoartrose, é uma doença crônica altamente prevalente, constituindo-se na forma mais comum de artrite, principalmente na população acima dos 60 anos de idade, que acarreta alterações na funcionalidade (ligadas à realização das atividades de vida diária) dos indivíduos que por ela são acometidos. Pode ainda limitar a mobilidade, com alto impacto social e econômico para os sistemas de saúde. Há diversas estimativas sobre a real prevalência da OA, todas variando entre as diversas casuísticas analisadas. Em nosso meio, em estudos realizados por metodologia Delphi em cooperação com variadas sociedades de especialidades que cuidam de doenças do aparelho locomotor, estima-se que atualmente haja mais de 12 milhões de pessoas com OA, o que representa cerca de 6,3% da população adulta no Brasil (Coimbra, 2012; Coimbra *et al.*, 2019). Com os avanços recentes nos conhecimentos advindos das modernas técnicas de estudos moleculares, principalmente na fisiopatogenia da OA, houve uma alteração no conceito dessa doença. Antes acreditava-se tratar de uma doença progressiva, de evolução arrastada, sem perspectivas de tratamento. Atualmente, a OA é considerada uma doença inflamatória de baixo grau que acomete todas as estruturas da articulação, como a membrana sinovial, o osso subcondral e o conjunto mio ligamentar adjacente, constituindo insuficiência da articulação (Mobasheri *et al.*, 2017). Além disso, é encarada como uma doença na qual é possível modificar o seu curso evolutivo, tanto em relação ao tratamento imediato quanto ao seu prognóstico (Berenbaum, 2013).

Epidemiologia

Em relação aos aspectos epidemiológicos, acredita-se que cerca de 85% da população geral apresenta evidências radiográficas de OA por volta dos 65 anos de idade. Distribui-se igualmente entre homens e mulheres, quando todas as idades são analisadas. No entanto, quando analisamos os grupos de idade superior aos 55 anos de idade, as mulheres são mais afetadas e parecem desenvolver uma doença mais grave, provavelmente associada aos hábitos corporais ou mesmo à predisposição genética. A OA pode também variar em relação ao grupo étnico, mas esta variação parece ser mais relacionada com diferenças ocupacionais e mesmo culturais entre as diversas raças (Roberts; Burch, 1966). Um exemplo foi o achado de que chineses apresentam menor prevalência de OA de mãos, quando comparados com caucasoides americanos (Zhang *et al.*, 2003). Por outro lado, um estudo latino-americano realizado com mais de 3.000 pacientes de 13 países do continente não apresentou diferenças significativas em relação às características demográficas, apesar da alta heterogeneidade entre as populações e as diferentes culturas (Reginato *et al.*, 2015). A predisposição genética envolve principalmente as formas nodais de OA de mãos e algumas formas de OA primária generalizada. O padrão de herança parece ser autossômico dominante com expressão variável.

Etiologia

Muitos fatores podem estar envolvidos na etiologia da OA, como idade, predisposição genética (principalmente a das articulações interfalangianas distais), traumas, estresse repetitivo, algumas ocupações, obesidade, alterações na morfologia da articulação, instabilidade articular e alterações na bioquímica da cartilagem articular. Embora se observe uma forte associação entre OA e idade, essa enfermidade não é, como sempre se acreditou, uma consequência natural do envelhecimento. Alterações bioquímicas na matriz cartilaginosa podem ocorrer com a idade, mas sabe-se que elas são diferentes daquelas que se observam na cartilagem osteoartrítica. No entanto, com as mudanças do envelhecimento saudável, também uma condição inflamatória de baixo grau, com aumento de até 4 vezes nos níveis de produção de citocinas pró-inflamatórias com o avanço da idade, a cartilagem está mais sujeita a desenvolver aquelas próprias da OA, notadamente se outros fatores etiológicos, como obesidade, desvios de curvatura de membros inferiores etc., estiverem presentes (Greene; Loeser, 2015; Musumeci *et al.*, 2015b; Zhang *et al.*, 2003). Da mesma maneira, articulações que tenham sofrido traumatismos prévios, como fraturas, ruptura de ligamentos e alterações traumáticas de meniscos, também estão mais sujeitas a apresentarem OA em idades mais avançadas. Além disso, articulações expostas a danos repetitivos ocupacionais, como aquelas das bailarinas ou dos atletas profissionais, também estão associadas a maior frequência de OA.

A OA também se associa à síndrome metabólica, definida pelo papel da obesidade que se destaca entre os fatores desencadeantes da enfermidade, bem como por apresentar inflamação crônica e de baixo grau. O excesso de peso no desenvolvimento da OA de joelhos já é bem conhecido, mas também aparece como fator de risco para o desenvolvimento da OA de mãos. A síndrome metabólica é igualmente um fator de risco para a OA que se combina com o efeito individual de cada um dos seus componentes (diabetes, dislipidemia e/ou hipertensão). A alta incidência de OA em pacientes com obesidade se relaciona a diversos fatores. Obviamente um deles é a alta massa de gordura que, por um lado, impõem uma carga elevada nas articulações contribuindo para o estresse mecânico nos tecidos articulares e, por outro, promove a produção endócrina pelas células do tecido adiposo de mediadores pró-inflamatórios, notadamente adipocinas, citocinas, ácidos graxos e substâncias reativas ao oxigênio (SRO), deletérios aos tecidos articulares. Mais recentemente, a sarcopenia e a disbiose (quando ocorre um desequilíbrio entre bactérias protetoras e agressoras no intestino ou estômago com a produção de efeitos nocivos no organismo) do microbioma intestinal vêm sendo implicados na associação entre obesidade e OA (Courties; Berenbaum; Sellam, 2019).

Qualquer alteração da conformação normal da articulação, ou a instabilidade articular, pode aumentar o risco de surgimento de OA na articulação afetada, incluindo artropatias inflamatórias (artrite reumatoide, gota, pseudogota), diátese hemorrágica (hemofilia), condições metabólicas que afetam as articulações (hemocromatose, ocronose), necrose asséptica com alteração do contorno ósseo, distúrbios neurológicos associados à sensação alterada e à propriocepção ao redor da articulação (Musumeci *et al.*, 2015a).

Fisiopatogenia

A cartilagem articular normal é composta por fluido intersticial, elementos celulares e moléculas da matriz extracelular (MEC). Cerca de 70% dela são constituídos por água e esse percentual aumenta com a progressão da OA. As células presentes na cartilagem são os condrócitos, e as moléculas que compõem a matriz cartilaginosa são sintetizadas por eles, dentre as quais as proteínas. Elas são representadas principalmente pelos diferentes tipos de colágenos, particularmente o do tipo II, que, além de abundante, é específico da cartilagem; a elastina e a fibronectina; e também os complexos polissacarídeos, dentre os quais, os proteoglicanos são os mais importantes, especialmente o agrecano, em cuja estrutura complexa são encontrados os derivados do glicosaminoglicano (queratan sulfato e sulfatos de condroitina) e o ácido hialurônico. Além desse, outros proteoglicanos menores são encontrados, como o biglicano, a decorina, a ancorina e a fibromodulina. Essa composição é que confere à cartilagem suas propriedades de reversibilidade às deformidades e elasticidade. Sua função é absorver impactos na articulação e possibilitar um deslizamento suave entre as duas extremidades ósseas justapostas.

A patogenia da OA envolve os processos de destruição e reparação da cartilagem, sendo a remodelação um processo contínuo na cartilagem normal. Os elementos da matriz são constantemente degradados por enzimas autolíticas e repostas por novas moléculas pelos condrócitos. Na OA este processo é alterado; consequentemente, há um desequilíbrio entre a formação e a destruição da matriz, com um aumento desta última. Na OA, os condrócitos têm papel-chave no equilíbrio entre a produção e a degradação da matriz cartilaginosa e, por consequência, da manutenção da função da cartilagem. Eles são responsáveis pela síntese dos elementos da MEC, mas também pela produção das enzimas proteolíticas que a quebram, as metaloproteinases (MMP), tais como MMP-1, MMP-3, MMP-8 e MMP-13, além das agrecanases, a desintegrina e a metaloproteinase com trombospondina-4 e 5 (ADAMTS). Expressam citocinas pró-inflamatórias, como a interleucina 1 beta (IL-1β) e o fator de necrose tumoral alfa (TNF-α), e fatores de crescimento, como o TGF-β. Normalmente, a produção e a destruição da matriz encontram-se em perfeito equilíbrio. Quando fatores mecânicos induzem o aumento da expressão de citocinas inflamatórias e fatores biológicos atuam rompendo este equilíbrio, com predomínio da destruição, surge então a OA. Por isso ela é considerada como resultante da quebra desse equilíbrio. A perda local de proteoglicanos e da molécula do colágeno tipo II ocorre inicialmente na superfície da cartilagem, ocasionando um aumento no conteúdo de água e perda da força de tensão da MEC à medida que a lesão progride. No líquido sinovial os novos elementos sintetizados são mecanicamente inferiores aos originais e, portanto, mais suscetíveis às lesões. O processo pode ser iniciado pela interação de uma série de eventos que provocam a alteração da função do condrócito, com fortes evidências de que os estímulos aos condrócitos seriam ocasionados por citocinas pró-inflamatórias, especialmente a IL-1β e o TNF-α, dentre outros elementos pró-inflamatórios, e que, por meio de diferentes vias de sinalização intracelular, provocariam ativação de diferentes genes, de maneira errática e por mecanismos epigenéticos complexos. Com isso, os condrócitos liberam enzimas proteolíticas (proteinases neutras, catepsina e MMP), que degradam os elementos da matriz cartilaginosa, levando a um adelgaçamento da cartilagem e a uma deterioração da sua qualidade mecânica. A velocidade de liberação dessas enzimas e a consequente destruição das moléculas da matriz são significativamente maiores na cartilagem osteoartrítica do que na cartilagem normal (Tsezou, 2014).

A perda da força de tensão para suportar cargas induz a transmissão de uma força maior aos condrócitos e ao osso subcondral. Os condrócitos sob ação dessas forças liberam mais enzimas proteolíticas. O osso subcondral desenvolve microfraturas, causando endurecimento e perda da reversibilidade à compressão. Alguns produtos resultantes da quebra da cartilagem e dos proteoglicanos podem estimular a resposta inflamatória, perpetuando o ciclo destrutivo.

Embora a degeneração da cartilagem caracterize a OA, há evidências de que as alterações na OA também envolvem a participação da membrana sinovial, principal fonte de citocinas pró-inflamatórias, e do osso subcondral. A esclerose do osso subcondral parece ser mais intimamente relacionada com início ou progressão da OA do que meramente uma consequência da doença. Evidências clínicas e laboratoriais mostram que o metabolismo do osso subcondral está alterado na OA, provavelmente decorrente do comportamento anormal dos osteoblastos nessa região. Tal anormalidade, aliada aos estresses químico e mecânico, causa aumento da formação óssea na área, elevando a pressão mecânica na cartilagem de articulações de carga e promovendo maior deterioração e surgimento de erosões. Além disso, o papel de mediadores locais produzidos pelos osteoblastos (como o sistema do fator de crescimento insulina-*like* [IGF] e o ativador de plasminogênio/plasmina) também são importantes (Loeser *et al.*, 2012).

Na OA, a IL-1β e o TNF-α, bem como as MMP e agrecanases, notadamente as ADAMTS-4 e 5, desempenham um papel central na intermediação dos seus mecanismos fisiopatogênicos e têm sido alvo do desenvolvimento de moléculas que podem bloqueá-las, particularmente as últimas, mas que, no entanto, até o momento, os resultados não são muito animadores. A participação de alterações ligadas à imunidade inata também foi incluída como mediadora no surgimento da OA (Berenbaum, 2013).

Quadro clínico

A OA apresenta início insidioso, lento e gradualmente progressivo ao longo de vários anos, principalmente nas articulações de carga, na coluna e nas mãos. O acometimento dos punhos, cotovelos e ombros são pouco frequentes, e a sua ocorrência deve sugerir outras causas, salvo se houver história de traumatismo prévio ou qualquer outro fator predisponente.

Os pacientes descrevem uma dor mecânica nas articulações envolvidas, isto é, a dor aparece quando se movimenta a articulação, desaparecendo ao repouso. Naqueles que apresentam as queixas há mais tempo, a melhora ao repouso pode não ocorrer, tornando-se presente tanto no repouso quanto na movimentação. Esse ritmo de dor diferencia as queixas da OA daquelas apresentadas pelos pacientes com artrite reumatoide, em que a dor frequentemente melhora com a movimentação articular. Nos casos clássicos de OA, os pacientes queixam-se apenas de dor, sem relato de edema, eritema ou aumento da temperatura articular. Com o tempo, no entanto, os indivíduos acometidos pela OA podem apresentar alargamento ósseo e diminuição dos movimentos articulares. Rigidez matinal ou após período prolongado de inatividade pode ocorrer, porém, sua duração é curta e raramente ultrapassa 30 minutos, diferentemente do que se observa nos pacientes com artrite reumatoide. Queixas de crepitações e estalidos durante a movimentação podem ocorrer e piorar com a perda progressiva de cartilagem.

Osteoartrite coxofemoral

A OA coxofemoral é muito incapacitante, e a sua prevalência é variável em indivíduos com mais de 55 anos de idade, sem diferenças em relação ao sexo. A dor local pode ser acompanhada de pontos dolorosos nas pregas do glúteo maior ou na região inguinal, podendo irradiar-se por dentro, ao longo da musculatura adutora da coxa, na face interna, ou externamente pelo tensor da fáscia lata até o joelho. Há pacientes que, no início do quadro, podem apresentar apenas dor em joelho no exame normal, ao contrário do exame do quadril, onde se observa intensa limitação aos movimentos, principalmente os de abdução. À marcha, nota-se contratura em flexão, rotação externa e adução. Discreta assimetria entre os membros pode ser observada (lado comprometido é discretamente menor que o lado são). Com a progressão da doença, observa-se perda da rotação interna, diminuição da abdução e flexão. Em casos muito avançados, flexão antálgica da coxa e atrofia de quadríceps podem estar presentes.

Osteoartrite de joelhos

Há consenso de que os joelhos são as articulações mais acometidas pela OA, com maior incidência entre as mulheres. O surgimento da OA de joelhos se associa fortemente a distúrbios biomecânicos dos membros inferiores, principalmente, o varismo e o valgismo de joelhos, além de outros fatores de risco, como já comentado anteriormente. Como na OA coxofemoral, o quadro é marcado por dor de início insidioso e progressivo. A dor é mecânica, difusa pela articulação, com intensidade variável, não raro acompanhada por aumento de volume e temperatura, mas sem apresentar rubor. O indivíduo relata piora ao subir escadas ou levantar-se de uma cadeira. Às vezes, a dor é mais localizada, podendo indicar a associação com acometimentos periarticulares, como a tendinite de joelhos.

Osteoartrite de mãos

A história familiar é de grande importância nesta forma de OA, que tem maior ocorrência entre indivíduos de uma mesma família, principalmente entre as mulheres. O acometimento mais frequente ocorre nas articulações distais dos dedos, de forma assimétrica, com predomínio dos dedos mínimo e indicador, seguidos pelo médio e o anular. Como nos demais locais, caracteriza-se por dor mecânica e dificuldades aos movimentos. Rigidez matinal pode acompanhar a dor; porém, raramente ultrapassa 30 minutos de duração. Nas interfalangianas distais (IFD), causa um alargamento ósseo com sinovite pouco intensa (nódulo de Heberden), duros à palpação. O acometimento das articulações interfalangianas proximais (IFP) pode ocorrer depois do das IFD. Da mesma maneira, provoca o alargamento ósseo (nódulos de Bouchard) com as mesmas características palpatórias, raramente ocorrendo antes dos nódulos de Heberden e geralmente com mais sinais inflamatórios. Podem evoluir silenciosamente, mas se tornam incapacitantes com frequência, por causarem subluxações e limitações acentuadas da flexoextensão dos dedos e do movimento de apreensão das mãos.

Uma forma de OA inflamatória ou erosiva envolvendo as IFP e IFD simultaneamente – que pode evoluir para a destruição articular e, ocasionalmente, para anquilose, e que em muito se assemelha à artrite reumatoide ou à artrite da psoríase, embora não haja outras articulações acometidas e as alterações radiológicas sejam compatíveis com as da OA – foi descrita por Crain (1961) e é conhecida como OA erosiva ou doença de Crain.

Localizações menos frequentes de osteoartrite

Osteoartrite de articulações temporomandibulares

A OA de articulações temporomandibulares (ATM) caracteriza-se por crepitação palpável, audível, despertada pela mastigação, que às vezes pode até estar limitada por espasmos da musculatura. No início, a dor se localiza no ângulo da mandíbula e da região temporoparietal e, eventualmente, na região zigomática. Tem forte relação com má oclusão dentária, o que pode ser verificado por assincronismo e desvio da mandíbula ao abrir e fechar a boca (Engel; Gomez-Roman; Axmann-Krcmar, 2001). Na OA intensa desta região, pela relação anatômica com faringoglosso, auriculotemporal, dura-máter e corda do tímpano, pode ocorrer dor parietotemporal, zumbido e, esporadicamente, surdez e hemianopsia do lado acometido, constituindo-se na síndrome de Costen, cujo tratamento envolve a correção da má oclusão, geralmente com o uso de próteses.

Osteoartrite de ombros

A prevalência da OA de ombros varia entre 5 e 10% dos indivíduos com mais de 50 anos de idade. A articulação acromioclavicular é a mais afetada; entre trabalhadores braçais, como os da construção civil, com mais de 50 anos de idade, 40 a 60% apresentam lesões de OA desta articulação à radiografia (Yammine, 2014).

Osteoartrite dos pés

Nos pés, o acometimento por OA mais frequente é o que ocorre no primeiro metatarso falangiano. O acometimento radiológico pode ser visto em 10% de indivíduos com idade entre 20 e 34 anos de idade, e em 44% após os 80 anos de idade (van Saase *et al.*, 1989).

Osteoartrite na coluna vertebral

Osteoartrite da coluna cervical e lombar (espondiloses cervical e lombar)

A OA pode acometer também a coluna vertebral, principalmente os segmentos cervical e lombar, diferentemente da artrite reumatoide que geralmente poupa o segmento lombar. A compressão de raízes nervosas pode ocorrer secundariamente ao envolvimento da coluna. O paciente pode queixar-se de dor irradiada para as extremidades, acompanhada por parestesias e diminuição focal de força muscular, respeitando os dermátomos da raiz lesionada.

A espondilose cervical afeta virtualmente todas as pessoas com mais de 50 anos de idade. Os sintomas e sinais são divididos em cinco categorias que frequentemente se sobrepõem: (1) envolvimento das articulações ou das estruturas intra ou extra-articulares, com manifestações clínicas; (2) envolvimento das vias nervosas, principalmente as raízes (posteriormente); (3) compressão medular ou mielopatia; (4) envolvimento da artéria vertebral pelo processo osteoartrítico, principalmente nas porções superiores, no nível atlas-axis-occipital; e (5) acometimento esofágico.

As crises ocorrem cerca de uma vez ao ano, a partir de 35 a 40 anos até 55 a 60 anos de idade, quando então se tornam gradativamente mais frequentes. O paciente desperta com dor de forte intensidade em uma das faces do pescoço, algumas vezes com movimentos limitados, podendo ocorrer torcicolo agudo que pode persistir por 2 a 3 dias, com recuperação lenta. A dor causada por envolvimento articular é mais frequente nas porções superiores do segmento cervical, enquanto a dor secundária a discopatia geralmente é procedente das regiões inferiores.

A dor, geralmente intensa, pode ser referida nas regiões occipital, retro-orbitária e frontal. É pior pela manhã e se associa à sensação de rigidez, tornando a rotação cervical mais difícil. A dor por compressão de raiz geralmente é unilateral, de intensidade moderada a intensa e pode ocorrer após os 35 anos. É pior à noite e acompanha-se de parestesias nas mãos. A dor no braço pode persistir por mais de 2 meses, sendo o seu pico nas primeiras 2 a 3 semanas; após esse período a intensidade diminui. Quando a protrusão discal ocorre bilateralmente, a dor ocorre em ambos os membros, com parestesias também bilateralmente. A protrusão central pode comprimir o ligamento longitudinal posterior e a dura-máter, tornando-se aderente, fibrótica, causando uma dor contínua, bilateral que vai do occipício até a escápula. A protrusão discal bilateral ocorre primariamente em pacientes com 60 anos ou mais. Movimentos se tornam restritos com a flexão preservada, com limitação de flexão lateral, extensão e rotação (Roh *et al.*, 2005). Diminuição de movimentos sem concomitância de dor geralmente está associada à OA. A compressão manual das articulações zigoapofisárias também causa dor. A OA das articulações zigoapofisárias, atlantoaxial e atlanto-occipital podem levar ao surgimento de contratura dos ligamentos.

As características radiológicas da espondilose cervical, incluindo a zigoapofisária e a do processo uncinado, mostram aumento da densidade óssea, graus variados de condro-osteofitose, irregularidades do espaço articular e, algumas vezes, pseudocistos. Ocasionalmente, o estudo radiológico deve ser complementado por tomografia computadorizada (TC) e ressonância magnética (RM) (Roh *et al.*, 2005).

O acometimento da coluna lombar pode causar estenose do canal vertebral, cuja história característica é de claudicação do membro inferior. A dor pode ocorrer com a deambulação, persiste durante as paradas e no movimento de levantar-se de uma cadeira. Contudo, na posição sentada e com a flexão anterior da coluna, a dor melhora sensivelmente. Esta claudicação difere da clássica claudicação vascular, na qual a dor melhora com o repouso e em posição ortostática (Roh *et al.*, 2005).

Laboratório e outros procedimentos diagnósticos

Os exames laboratoriais geralmente são de pouca utilidade para o diagnóstico de OA. Provas de fase aguda da inflamação (velocidade de hemossedimentação [VHS], proteína C reativa [PCR], por exemplo), hemograma e testes bioquímicos em geral são normais. A solicitação de perfil reumatológico não é indicada. Por outro lado, a investigação radiológica auxilia não só no diagnóstico da OA, mas também na avaliação do grau de comprometimento articular. Os principais achados radiológicos incluem diminuição do espaço articular, esclerose do osso subcondral, cistos subcondrais e osteófitos. As erosões geralmente não são observadas na OA, exceto nas formas com sinais clínicos de inflamação. A TC ou a RM da coluna podem ser indicadas em pacientes que apresentem sinais ou sintomas de compressão de raiz nervosa. Elas também são úteis no diagnóstico da estenose do canal vertebral que pode se associar à OA da coluna lombar (Kijowski *et al.*, 2020).

Há em andamento pesquisas para validar alguns produtos do metabolismo da cartilagem os quais podem ser mensurados na urina (CTX-II) e no sangue (sPIIANP/sPIIBNP), marcadores da inflamação da sinóvia medidos no líquido sinovial (MMP-3, sVCAM-1, sICAM-1, VEGF, TIMP-1 e MCP-1) ou no soro (sAH e sMMP-3), também do osso subcondral na urina (uCTXI e uNTX) como possíveis marcadores a serem usados futuramente, tanto para o diagnóstico como para acompanhamento da doença, bem como para avaliar novas terapias em desenvolvimento (Kraus; Karsdal, 2021). Da mesma maneira, o aprimoramento dos métodos de captação de imagem por meio da RM, principalmente de joelho, tornou-se um importante instrumento no manejo dessa enfermidade.

Tratamento

A OA é uma doença crônica, com múltiplos fatores envolvidos na sua patogenia; por essa razão, o seu tratamento deve ser multidisciplinar e buscar não só a melhora clínica, mas também a mecânica e funcional. Deve-se sempre procurar envolver os pacientes o máximo possível a fim de se alcançar sucesso. Para isso, é de vital importância a educação para que conheçam e entendam o diagnóstico, o prognóstico e as opções terapêuticas. Na OA é de grande importância a preservação da cartilagem e, desse modo, dos movimentos articulares. Assim, a Sociedade Brasileira de Reumatologia propôs o Consenso Brasileiro de Tratamento da Osteoartrite, em que o tratamento é analisado sob três diferentes aspectos: não farmacológico, farmacológico e cirúrgico.

Tratamento não farmacológico

Além dos aspectos de educação e envolvimento dos pacientes no seu tratamento, que se enquadram nesta modalidade, atividades esportivas moderadas com monitoramento profissional adequado e orientações quanto à ergonomia ocupacional e doméstica são fundamentais no tratamento da OA.

Da mesma maneira, têm importância os exercícios terapêuticos (fisioterapia), com destaque para os exercícios de reforço muscular, a melhora do condicionamento físico global, o uso de órteses e equipamentos de auxílio à marcha e o uso crescente de agentes físicos, como a termo e a eletroterapia analgésicas.

Tratamento farmacológico

O uso de analgésicos, como o paracetamol em doses efetivas (3 a 4 g/dia) nos casos de OA leve ou moderada, é indicado como primeira escolha no tratamento. Deve-se, no entanto, verificar se o paciente não apresenta hepatopatia, quando então o paracetamol não poderá ser utilizado. Evidências mostram que a dose preconizada pela maior parte das diretrizes mundiais pode causar efeitos colaterais no sistema digestório semelhantes aos verificados com o uso dos anti-inflamatórios não esteroides (AINE). Estes, tanto os inibidores seletivos da ciclo-oxigenase 2 (COX-2) quanto os não seletivos acompanhados de proteção gástrica, são indicados nos casos em que há inflamação clínica evidente, ou nos que não apresentaram resposta aos analgésicos. Nos casos de dor intensa ou de má resposta, ou ainda de contraindicação aos AINE, o uso de opioides naturais ou sintéticos torna-se uma alternativa. AINE e capsaicina podem ser utilizados topicamente, principalmente em OA de mãos (Kolasinski *et al.*, 2020).

Alguns fármacos têm sido utilizados como sintomáticos de ação duradoura e apresentam potencial ação modificadora da evolução da doença, embora isso ainda necessite de maior número de evidências. Dentre esses fármacos, no mercado brasileiro são encontrados o sulfato de glicosamina, utilizado na dose de 1,5 g/dia isoladamente ou associado ao sulfato de condroitina na dose de 1,2 g/dia, com evidências crescentes em relação à sua ação analgésica e possível ação de preservação da cartilagem (Bruyere *et al.*, 2019; Hochberg *et al.*, 2016; Martel-Pelletier *et al.*, 2015; Roubille *et al.*, 2015). O uso intra-articular de derivados do ácido hialurônico é indicado em OA dos joelhos graus II e III, embora o custo desses medicamentos ainda seja alto para a maioria da população brasileira. A infiltração com corticosteroide, particularmente com a triancinolona hexacetonida, pode ser indicada como primeiro tratamento quando os sinais inflamatórios forem muito exuberantes.

Tratamento cirúrgico

A opção final de tratamento para a OA é a cirurgia. Procedimentos cirúrgicos podem incluir a osteotomia, o desbridamento artroscópico, a artrodese (fusão) e as artroplastias. A osteotomia é um procedimento que deve ser feito precocemente em pacientes selecionados e pode ter função profilática em pacientes que apresentam queixas, mas ainda sem alterações radiográficas, com o objetivo de corrigir eventuais desvios do eixo articular. Pode ainda ser terapêutica, quando em pacientes com alterações clínicas e radiográficas, feita para alterar o eixo de alinhamento do membro afetado e deslocar a carga para outra região da superfície articular. O desbridamento artroscópico, embora ainda muito utilizado, tem obtido efeitos benéficos contestados. A artrodese, particularmente em OA de tornozelos resistente ao tratamento conservador, pode ser indicada. A indicação de artroplastia, ou substituição da articulação afetada por próteses, vem crescendo acentuadamente no mundo. Ela promove acentuada redução da dor e melhora funcional, e deve ser indicada sempre que outros procedimentos falharem.

Os últimos anos foram marcados por uma grande evolução dos conhecimentos relacionados com a fisiopatologia da OA, com o consequente entendimento de que na realidade, diferente do que se acreditava no passado, não é uma doença localizada, restrita à cartilagem de uma ou algumas poucas articulações, mas sim uma doença da articulação como um todo, em que as diversas estruturas que a compõem participam do processo de surgimento da doença. Além disso, a participação da inflamação sistêmica de baixo grau na patogenia da enfermidade também se consolidou. No entanto, destaca-se o fato que os novos conhecimentos adquiridos, se por um lado proporcionaram novas possibilidades para o seu tratamento, por outro ainda não produziram resultados práticos para o seu manejo. Ainda não há um tratamento específico modificador de sua evolução que tenha sido validado em estudos clínicos aleatórios controlados, e a expectativa por fármacos modificadores de doença continua. Assim, o foco no tratamento não farmacológico, notadamente, exercícios físicos em geral, mudanças de hábitos de vida, perda de peso quando necessário e fármacos sintomáticos, e a artroplastia quando possível, permanecem como as melhores opções no tratamento da OA.

76

Artrite Reumatoide e Outras Mesenquimopatias

Andrea Barranjard Vannucci Lomonte • Maria José Nunes • Cristiano Augusto de Freitas Zerbini

Artrite reumatoide

A artrite reumatoide é uma doença inflamatória sistêmica, autoimune e crônica, caracterizada pelo acometimento primordial das articulações sinoviais. A inflamação sinovial progressiva, associada à destruição da cartilagem articular e do osso marginal, pode causar deformidades e, consequentemente, redução na qualidade de vida e na capacidade física dos pacientes. A população de idosos com artrite reumatoide é constituída pelos pacientes com início tardio da doença, a partir dos 60 anos de idade (grupo conhecido como EORA, de *elderly onset rheumatoid arthritis*) e pelos pacientes cuja doença teve início mais cedo na vida, antes dos 60 anos de idade (grupo conhecido como YORA, de *young onset rheumatoid arthritis*) (Serhal *et al.*, 2020).

Epidemiologia

A prevalência estimada da artrite reumatoide na Europa e na América do Norte é de 0,5 a 1% (Silman; Pearson, 2002), e na população brasileira foi encontrada uma prevalência de 0,46% (Senna *et al.*, 2004). A doença é mais comum em mulheres e pode ocorrer em qualquer idade, com pico de incidência aos 50 anos de idade (van der Woude; van der Helm-van Mil, 2018). Entretanto, estima-se que de um quarto até mais de um terço dos casos, dependendo da população analisada, tenha início após os 60 anos de idade (Sugihara; Harigai, 2016). Isso é de grande relevância, dado o aumento na proporção de pessoas idosas na população, implicando, assim, a necessidade de cuidados especiais para esses pacientes. Na população idosa, sua prevalência é de aproximadamente 2% (Rasch *et al.*, 2003).

Características da artrite reumatoide de início no idoso

Estudos têm demonstrado que a EORA apresenta características diferentes da YORA:

- Há maior igualdade na distribuição entre os sexos, com a razão de acometimento entre mulheres e homens, sendo próximo de 1 para 1, enquanto na YORA as mulheres são 2 a 4 vezes mais acometidas
- Há tendência para o início da doença ser agudo, semelhante a uma infecção, mais do que o típico início insidioso
- O acometimento de grandes articulações proximais (como os ombros e os quadris) é mais frequente, por vezes lembrando a polimialgia reumática
- No início da doença, as manifestações sistêmicas são mais proeminentes, e a velocidade de hemossedimentação (VHS) costuma ser maior do que na YORA
- Apesar de grandes variabilidades nos resultados, alguns estudos têm demonstrado menor frequência de positividade do fator reumatoide e de anticorpos antipeptídios citrulinados (ACPA)
- A ocorrência de manifestações extra-articulares, incluindo nódulos reumatoides, é menor do que nos pacientes com início da doença na idade jovem
- A limitação funcional e a gravidade da lesão articular geralmente são maiores, principalmente em decorrência da maior frequência de comorbidades, do uso menos frequente de medicamentos modificadores do curso da doença (MMCD) no início da doença, e das alterações no balanço entre dano e reparo articular que ocorrem com o avançar da idade.

De maneira geral, a EORA é vista como uma doença heterogênea, com dois diferentes subtipos, cada um correspondendo a 50% dos casos: o primeiro é caracterizado por quadro clínico clássico da artrite reumatoide, com um pior prognóstico em termos de capacidade funcional e mortalidade, semelhante à doença de início na idade jovem, enquanto o segundo subtipo apresenta uma evolução mais benigna, com quadro clínico semelhante ao da polimialgia reumática, caracterizado pelo acometimento dos ombros, pela ausência de fator reumatoide e, geralmente, pela ausência de erosões articulares (Olivieri *et al.*, 2009).

As principais características da EORA em comparação à YORA são mostradas na Tabela 76.1.

Genética

A artrite reumatoide ocorre em pessoas com predisposição genética, sendo a associação mais bem reconhecida com o *locus* DRB1 do HLA (antígeno leucocitário humano) de classe 2. O HLA-DRB1 está associado à doença mais agressiva, com fator reumatoide positivo.

TABELA 76.1 Principais características dos pacientes com EORA (*elderly onset rheumatoid arthritis*) e com YORA (*young onset rheumatoid arthritis*).

Característica	EORA	YORA
Prevalência	2%	0,5 a 1%
Proporção feminino/masculino	2/1	4/1
HLA-DRB1	Menos significativo	Mais significativo
Forma clínica	Artrite reumatoide clássica	Artrite reumatoide clássica
	Forma semelhante à polimialgia reumática	
	Forma semelhante a RS3PE	
Achados laboratoriais		
FR/ACPA positivos	Menos frequente	Mais frequente
VHS/PCR elevados	Mais frequente	Frequente
Tratamento		
Uso de MMCD sintética	Menos frequente	Mais frequente
Uso de MMCD biológica	Menos frequente	Mais frequente
Efeitos colaterais do tratamento	Mais frequentes	Menos frequentes
Comorbidades	Mais frequentes	Menos frequentes
Prognóstico	Semelhante	Semelhante

ACPA: anticorpo antipeptídio citrulinado; FR: fator reumatoide; MMCD: medicamento modificador do curso da doença; PCR: proteína C reativa; VHS: velocidade de hemossedimentação.

Há diferença na predisposição genética da YORA em relação à EORA, sendo aquela associada ao HLA-DRB1/04 e esta associada ao DRB1/01. Também é observado um aumento na frequência de DRB1-13/14 em pacientes com EORA soronegativa e com polimialgia reumática (Gonzalez-Gay *et al.*, 2001). A evidência de alelos de epítopo compartilhado confere risco ao desenvolvimento da artrite reumatoide, sendo sua frequência maior em pacientes com YORA em relação àqueles com EORA (66,1% *versus* 49,2%) (Kim *et al.*, 2013).

Patogênese

No idoso, o envelhecimento do sistema imunológico e os fatores genéticos e hormonais têm papéis centrais na fisiopatologia da artrite reumatoide. Com a idade, ocorrem alterações no sistema imune que podem alterar a resposta a antígenos, como defeitos na apoptose, desequilíbrio entre as citocinas, deficiências no processamento de antígenos, declínio na resposta específica dos anticorpos, alterações nas características fenotípicas funcionais dos linfócitos T e involução do timo. Assim, a capacidade de produzir uma resposta imune protetora declina, enquanto a reatividade a autoantígenos aumenta. Outro aspecto a ser considerado é o de que o intrincado balanço entre hormônios sexuais possa ter influência na responsividade do sistema imune. Há um declínio na incidência da doença em mulheres após a menopausa, quando os níveis de estrogênio e progesterona diminuem, e níveis aumentados de androgênios são encontrados.

Atualmente, acredita-se que a artrite reumatoide possa ser desencadeada em sítios específicos, como pulmões, boca e intestino, pela interação entre genes e fatores ambientais, o que leva ao início da citrulinação de proteínas e resulta na produção de ACPA. A exposição pulmonar a agentes nocivos, como os contidos nos cigarros, os agentes infecciosos como *Porphyromonas gingivalis*, *Aggregatibacter actinomycetemcomitans* e Epstein-Barr, a microbioma intestinal e os fatores da dieta podem induzir a citrulinação de proteínas e a maturação de ACPA. A citrulinação é catalisada pela enzima dependente de cálcio peptidil-arginina deiminase (PAD). Na artrite reumatoide, a PAD pode ser secretada pelos granulócitos e pelos macrófagos. Os ACPA se formam como resultado de uma resposta anormal de anticorpos a uma variedade de proteínas citrulinadas, incluindo fibrina, vimentina, fibronectina, antígeno nuclear 1 do Epstein-Barr, α-enolase, colágeno tipo II e histonas, as quais são distribuídas por todo o organismo. Muitos neoantígenos citrulinados ativam os linfócitos T dependentes do complexo principal de histocompatibilidade (MHC) classe II, que, por sua vez, ajudam os linfócitos B a produzirem mais ACPA (Guo *et al.*, 2018). Com o início da estimulação de macrófagos, monócitos e fibroblastos, ocorre a liberação de citocinas, como o fator de necrose tumoral alfa (TNF-α) e as interleucinas 1, 6 e 10 (IL-1, IL-6 e IL-10). A membrana sinovial torna-se, então, o alvo principal do processo inflamatório, sofrendo alterações que envolvem hiperplasia, hipertrofia, neoangiogênese, infiltração celular e fibrose tecidual, formando assim o chamado *pannus*, que invade e destrói a cartilagem articular e o osso subcondral.

Diferenças nos padrões de citocinas pró-inflamatórias foram identificadas nos pacientes com EORA em comparação àqueles com YORA. Foram demonstrados níveis significativamente mais elevados de IL-6, especialmente nos pacientes com sintomas semelhantes aos da polimialgia reumática e nos homens, e também níveis mais baixos de TNF-α na doença de início no idoso. Além disso, foi observada associação entre níveis elevados de TNF-α e sintomas constitucionais, bem como uma relação entre a IL-1β e a ACPA (Chen *et al.*, 2009).

Quadro clínico

Classicamente, a artrite reumatoide é caracterizada por dor e edema poliarticulares simétricos, principalmente nas pequenas articulações das mãos e dos pés. As articulações mais comumente acometidas são a segunda e a terceira metacarpofalangianas, as interfalangianas proximais das mãos, as metatarsofalangianas, os punhos, os joelhos, os cotovelos e os ombros. Pode também haver queixa de dor em coluna cervical e em região de articulação temporomandibular. Nos indivíduos idosos, o número de articulações acometidas pode ser menor, e é mais frequente o envolvimento de grandes articulações, como os ombros, nas quais muitas vezes pode ser encontrado derrame articular.

A rigidez matinal, descrita pelos pacientes como a dificuldade em abrir e fechar as mãos ao acordar, tem grau direto com a atividade da doença, podendo desaparecer quando ela está em remissão. Quando a doença está em atividade, a rigidez é prolongada, geralmente superior a 1 hora.

Em 2010, o Colégio Americano de Reumatologia (ACR) e a Liga Europeia contra o Reumatismo (EULAR) estabeleceram novos critérios classificatórios para essa doença, descritos na Tabela 76.2. Esses critérios são compostos por quatro domínios, os quais são: acometimento articular, sorologia, duração dos sintomas e provas de atividade inflamatória. É feita a soma da pontuação de cada domínio, sendo necessário um resultado igual ou maior a seis para um paciente ser classificado como tendo artrite reumatoide. No domínio acometimento articular, a pontuação é feita com base na dor ou em edema nas pequenas articulações (metacarpofalangianas, interfalangianas proximais, da segunda à quinta metatarsofalangianas, primeira interfalangiana e punhos) e nas grandes articulações (ombros,

■ **TABELA 76.2** Critérios classificatórios ACR (Colégio Americano de Reumatologia) e EULAR (Liga Europeia contra o Reumatismo) 2010 para a artrite reumatoide.

População-alvo	
Paciente com pelo menos uma articulação com sinovite clínica definida (edema) Sinovite que não seja mais bem explicada por outra doença	
Acometimento articular (0 a 5)	
1 grande articulação	0
2 a 10 grandes articulações	1
1 a 3 pequenas articulações	2
4 a 10 pequenas articulações	3
> 10 articulações (pelo menos uma pequena)	5
Sorologia (0 a 3)	
FR negativo e ACPA negativo	0
FR positivo ou ACPA positivo em baixos títulos	2
FR positivo ou ACPA positivo em altos títulos	3
Duração dos sintomas (0 a 1)	
< 6 semanas	0
≥ 6 semanas	1
Provas de atividade inflamatória (0 a 1)	
PCR normal e VHS normal	0
PCR anormal ou VHS anormal	1

ACPA: anticorpo antipeptídio citrulinado; FR: fator reumatoide; PCR: proteína C reativa; VHS: velocidade de hemossedimentação.

cotovelos, quadris, joelhos e tornozelos). As articulações temporomandibulares, esternoclaviculares e acromioclaviculares podem ser contadas na avaliação de mais de 10 articulações, caso haja ao menos uma pequena articulação acometida. Não são avaliadas as interfalangianas distais dos pés ou mãos, a primeira metatarsofalangiana e a primeira carpometacarpeana. No domínio sorologia, são considerados resultados positivos altos os valores superiores a 3 vezes o limite superior da normalidade (Aletaha *et al.*, 2010).

Havendo persistência do processo inflamatório, lesões articulares irreversíveis são ocasionadas, levando às deformidades em "pescoço de cisne", "botoeira" e "polegar em z" e, desse modo, à limitação funcional (Figura 76.1).

Queixas constitucionais são mais comuns nos idosos, como fadiga, astenia, febre baixa e perda de peso. Dentre as manifestações extra-articulares, os nódulos subcutâneos nas faces extensoras dos cotovelos ou justarticulares são as mais frequentes (Figura 76.2). Pode haver ainda uveíte anterior, secura ocular e oral (síndrome de Sjögren), esplenomegalia (síndrome de Felty), pneumonite, pleurite, pericardite, neuropatias periféricas e, raramente, vasculite.

No idoso é comum a coexistência da artrite reumatoide com outras condições crônicas, como arteriosclerose, hipertensão arterial sistêmica (HAS), diabetes melito (DM), osteoartrite e osteoporose. Cada uma delas pode alterar a capacidade funcional ou promover alterações nas estruturas osteoarticulares, causando atrofia de partes moles e distúrbios neurológicos, levando a maior propensão a quedas e fraturas.

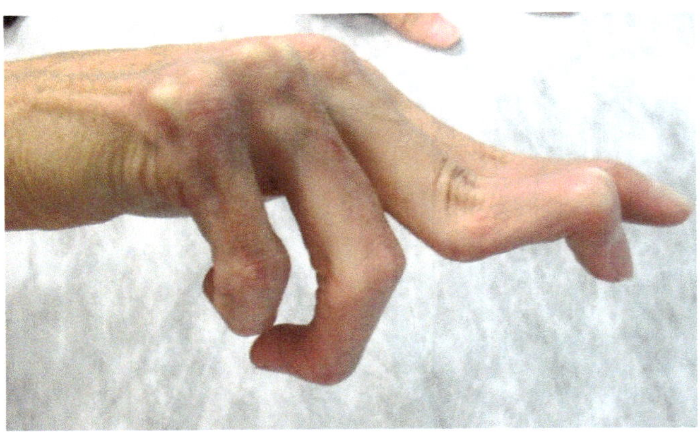

▪ **FIGURA 76.1** Deformidade em extensão das interfalangianas proximais e em flexão das interfalangianas distais, caracterizando dedos em "pescoço de cisne".

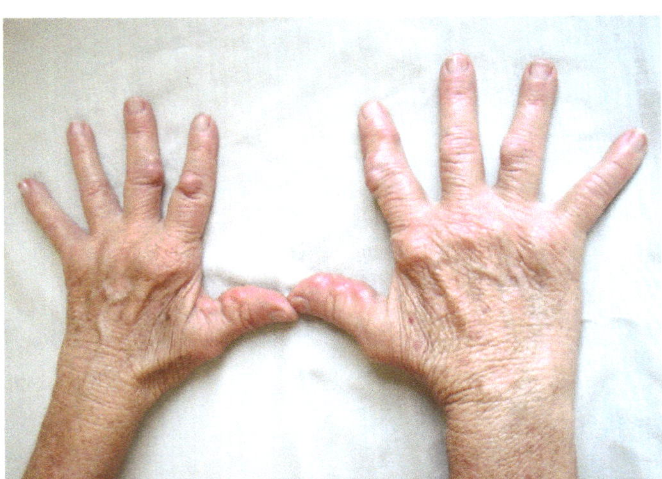

▪ **FIGURA 76.2** Nódulos reumatoides justarticulares. Note a atrofia de musculatura interóssea e o aumento de volume das articulações metacarpofalangianas.

Prognóstico

As comorbidades são um dos fatores responsáveis pelo pior prognóstico dos pacientes idosos com artrite reumatoide. Nessa população é mais frequente a ocorrência de doenças graves. Além disso, esses pacientes apresentam menor tolerância a efeitos colaterais causados pelas várias medicações usadas no tratamento da artrite reumatoide. O fator reumatoide, a exemplo do que é visto nos pacientes jovens, relaciona-se com uma maior progressão radiológica e à perda da capacidade funcional.

A expectativa de vida nos pacientes com artrite reumatoide é menor do que na população geral. As principais causas de óbito são a doença cardiovascular, as infecções e a própria artrite reumatoide. Doença grave e idade avançada são independentemente associadas ao aumento na mortalidade.

Na avaliação do prognóstico são importantes a avaliação da contagem do número de articulações dolorosas e edemaciadas, a avaliação da dor pelo paciente, bem como a avaliação global da atividade da doença tanto pelo paciente quanto pelo médico por meio da escala visual analógica. Além disso, medidas de atividade inflamatória, como VHS e PCR, questionários de qualidade de vida e de capacidade funcional são instrumentos utilizados para determinar a resposta do paciente ao tratamento instituído. Paralelamente, deve ser avaliada a progressão das lesões radiológicas, que sabidamente ocorrem de modo mais rápido no início da doença. O adequado controle da atividade inflamatória é o principal fator para a prevenção da incapacidade funcional. Na Tabela 76.3 estão listados os fatores de pior prognóstico na artrite reumatoide.

Exames laboratoriais

O diagnóstico da artrite reumatoide é eminentemente clínico. Entretanto, alguns testes laboratoriais ajudam no diagnóstico e no seguimento dos pacientes.

O fator reumatoide é uma imunoglobulina IgM anti-IgG presente em cerca de 80% dos pacientes com artrite reumatoide de início antes dos 60 anos de idade. Na EORA, alguns estudos mostram que essa frequência varia entre 66 e 89% dos pacientes, e outros mostram uma frequência tão baixa quanto 32% (Yazici *et al.*, 2000). Vale ressaltar que o fator reumatoide, geralmente em baixos títulos, pode ser encontrado em cerca de 10% dos idosos saudáveis.

Os ACPA apresentam maior especificidade do que o fator reumatoide para o diagnóstico da artrite reumatoide. Na prática clínica, o ACPA dosado é o autoanticorpo contra peptídio citrulinado cíclico (anti-CCP), o qual apresenta especificidade em torno de 96% para o diagnóstico de artrite reumatoide. Esse anticorpo pode estar presente no soro dos pacientes mesmo anos antes do início dos sintomas.

▪ **TABELA 76.3** Fatores de pior prognóstico na artrite reumatoide.

- Grande número de articulações acometidas
- Manifestações extra-articulares
- Fator reumatoide positivo
- Anormalidades radiológicas
- Alta pontuação no questionário de avaliação da capacidade funcional
- HLA-DRB1

Provas de atividade inflamatória, como VHS e PCR, têm importância no seguimento dos pacientes, uma vez que apresentam correlação direta com o grau de inflamação articular. Nos pacientes com EORA, a elevação da VHS é mais proeminente do que na YORA.

Outros achados laboratoriais que podem ser encontrados são anemia normocrômica e normocítica, trombocitose, eosinofilia, hipergamaglobulinemia e hipocomplementemia.

Exames radiológicos

Nas fases iniciais da doença, a radiografia de mãos e pés mostra aumento de partes moles e osteopenia periarticular. Erosões ósseas podem ser observadas em 6 meses a partir do início da doença, ocorrendo de maneira mais rápida no primeiro ano quando comparadas à doença mais tardia. Com o desenvolvimento da doença, além das erosões, ocorre redução dos espaços articulares; a progressão da destruição articular tem correlação com a evolução desfavorável da artrite reumatoide (Figura 76.3).

A ultrassonografia de articulações vem sendo empregada no diagnóstico e no seguimento de artrtite reumatoide, sendo um método sensível para a detecção de sinovite, inflamação de bainhas tendinosas e erosões, especialmente quando utilizado o *Power Doppler*, o qual permite identificar áreas com processo inflamatório ativo.

A ressonância magnética de articulações, por sua vez, apresenta maior sensibilidade na detecção de erosões na artrite inicial quando comparada à radiografia. Sinovite, erosões e tendinite no exame inicial predizem a progressão radiológica da doença.

Índices de avaliação da atividade da doença e da resposta ao tratamento

Uma vez que o principal objetivo do tratamento da artrite reumatoide é a remissão ou pelo menos um estado de baixa atividade da doença, vários índices validados de avaliação da atividade da doença vêm sendo empregados na prática clínica diária.

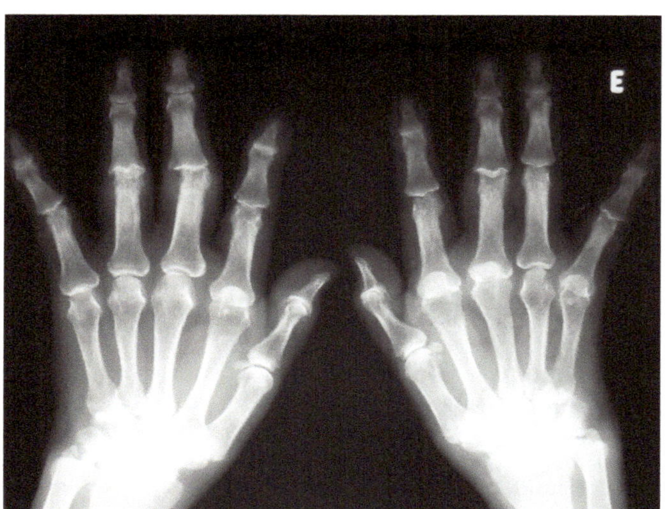

▪ **FIGURA 76.3** Radiografia de mãos mostrando osteopenia periarticular, cistos subcondrais, erosões e diminuição dos espaços articulares. Observe a anquilose nas articulações do punho.

Um deles é o Disease Activity Score 28 (DAS 28) (Fransen; van Riel, 2005), cujo cálculo consiste em uma fórmula matemática complexa, para o qual é requerido o uso de uma calculadora pré-programada. Esse índice leva em consideração o número de articulações dolorosas e o número de articulações edemaciadas, no total de 28 articulações, incluindo ombros, cotovelos, punhos, metacarpofalangianas, interfalangianas proximais e joelhos, além do resultado da VHS e da escala visual analógica da atividade da doença pelo paciente, expressa em milímetros. É definido remissão da artrite um resultado do DAS 28 de até 2,6, baixa atividade da doença até 3,2, moderada até 5,1 e alta acima de 5,1.

Considera-se que o paciente apresentou resposta boa ou moderada ao tratamento de acordo com a melhora no DAS 28 e com o seu resultado após a instituição do tratamento (Tabela 76.4). Esse critério de resposta ao tratamento foi estabelecido pela EULAR.

Outras formas de avaliação da atividade da doença mais simples e que não requerem o uso de uma calculadora são o Simplified Disease Activity Index (SDAI) (Aletaha; Smolen, 2005) e o Clinical Disease Activity Index (CDAI) (Aletaha; Smolen, 2005). O SDAI consiste na soma simples do número de articulações dolorosas, do número de articulações edemaciadas, da avaliação da atividade da doença pelo paciente em uma escala visual analógica de 0 a 10 cm, da avaliação da atividade da doença pelo médico também em uma escala visual analógica de 0 a 10 cm e do resultado da PCR, de 0,1 a 10 mg/dℓ. O resultado final consiste em uma soma simples das cinco variáveis, podendo totalizar de 0,1 a 86.

O CDAI é calculado da mesma forma que o SDAI, diferindo apenas pela não avaliação da PCR. Dessa forma, seu resultado pode variar de 0 a 76. As mesmas articulações são avaliadas para o cálculo do DAS 28, do SDAI e do CDAI. A Tabela 76.5 mostra a avaliação da atividade da doença de acordo com o SDAI e o CDAI em comparação ao DAS 28.

Diagnóstico diferencial

Na osteoartrite, geralmente há poucos sinais inflamatórios articulares, e manifestações sistêmicas não estão presentes. Nas mãos, a osteoartrite caracteriza-se pelo acometimento das

▪ **TABELA 76.4** Critério de resposta terapêutica da EULAR (Liga Europeia contra o Reumatismo).

DAS 28 final	Melhora do DAS 28		
	> 1,2	> 0,6 e ≤ 1,2	≤ 0,6
< 3,2	Bom respondedor		
3,2 < DAS < 5,1		Moderado respondedor	
> 5,1			Não respondedor

▪ **TABELA 76.5** Avaliação da atividade da doença de acordo com o DAS 28 (Disease Activity Score 28), o SDAI (Simplified Disease Activity Index) e o CDAI (Clinical Disease Activity Index).

Estado de atividade	DAS 28	SDAI	CDAI
Remissão	≤ 2,6	≤ 5	≤ 2,8
Baixa	≤ 3,2	≤ 20	≤ 10
Moderada	≤ 5,1	≤ 40	≤ 22
Alta	> 5,1	> 40	> 22

interfalangianas distais (nódulos de Heberden). O líquido sinovial não é inflamatório, e as erosões ósseas observada na radiografia são centrais, e não marginais, como na artrite reumatoide.

A artrite microcristalina pode se manifestar como poliartrite simétrica de acometimento de dedos das mãos e dos pés. Sua frequência aumenta com a idade e até 30% dos pacientes podem apresentar fator reumatoide positivo. Na gota, as alterações radiológicas lembram aquelas da artrite reumatoide. Na doença por deposição de cristais de pirofosfato de cálcio pode haver sinovite aguda ou crônica. Além disso, muitas vezes é difícil a detecção dos cristais, o que faz com que os pacientes sejam incorretamente diagnosticados como tendo artrite reumatoide.

Quando pacientes idosos se apresentam com poliartrite ou oligoartrite, a artrite paraneoplásica deve ser considerada, sendo as malignidades mais frequentemente associadas as de mama e próstata. Nesses casos, há maior tendência para acometimento de articulações das extremidades inferiores.

A polimialgia reumática apresenta características bastante semelhantes às da artrite reumatoide com fator reumatoide negativo de início no idoso; ambas podem ser parte de um único espectro de doenças inflamatórias do idoso. O envolvimento de grandes articulações proximais, em especial os ombros, muitas vezes torna difícil o diagnóstico diferencial. Entretanto, enquanto pacientes com polimialgia reumática geralmente respondem rapidamente a baixas doses de corticosteroides, isso não é geralmente visto na artrite reumatoide do idoso (Tabela 76.6).

Além disso, a detecção de anticorpos anti-CCP pode ser de grande utilidade no diagnóstico diferencial entre polimialgia reumática e EORA. Em estudo publicado por Lopez-Hoyos *et al.* (2004), o anticorpo anti-CCP foi detectado na amostra de 65% dos 57 pacientes avaliados com EORA, enquanto nenhuma amostra dos 49 pacientes estudados com polimialgia reumática foi positiva para esse anticorpo.

Ainda devem ser considerados no diagnóstico diferencial os quadros de espondiloartrite de início no idoso, doenças do tecido conjuntivo, vasculites sistêmicas, artrite relacionada com doenças virais, incluindo hepatite, tendinite do manguito rotador, ombro congelado, hipotireoidismo, doença de Parkinson e sinovite simétrica soronegativa com *pitting* edema remitente, denominada síndrome RS3 PE (Villa-Blanco; Calvo-Alén, 2009).

Tratamento

O tratamento da artrite reumatoide tem como objetivos principais a remissão ou, pelo menos, um estado de baixa atividade da doença nos casos em que a remissão não pode ser alcançada. Isso quer dizer que são almejados no tratamento alívio da dor e do edema articulares, melhora da fadiga, prevenção dos danos articulares e da incapacidade funcional, bem como redução da morbidade relacionada com a doença. Para isso, a intervenção precoce, associada a um monitoramento frequente da atividade da doença, principalmente nos primeiros meses após seu início, é de fundamental importância.

TABELA 76.6 Diagnóstico diferencial entre artrite reumatoide soronegativa de início no idoso e polimialgia reumática.

	Artrite reumatoide soronegativa	Polimialgia reumática
Artrite proximal	+	+++
Artrite periférica	+++	+
Tenossinovite	++	+/–
VHS aumentada	+	+++

VHS: velocidade de hemossedimentação.

Conhecidas como estratégias *treat to target e tight control*, o manejo atual da artrite reumatoide, com base na avaliação frequente da atividade da doença e nas intensificações do tratamento quando o objetivo de remissão não é alcançado, é capaz de proporcionar uma melhor qualidade de vida e de evitar a ocorrência de lesões articulares estruturais.

O tratamento da artrite reumatoide é dividido em não farmacológico e farmacológico.

Tratamento não farmacológico

A educação do paciente quanto à natureza da doença e seu prognóstico, o aconselhamento vocacional e não vocacional, o aumento da autoestima, as modificações domiciliares e no estilo de vida, bem como a importância da adesão ao tratamento, são tópicos de grande relevância. O manejo multidisciplinar da doença tem grande impacto, devendo ser levado em consideração o encaminhamento precoce do paciente ao reumatologista e o apoio de terapeutas ocupacionais e fisioterapeutas. O cuidado médico apropriado inclui a cessação do tabagismo, imunizações, o tratamento imediato de infecções, o controle de lipídios e o manejo adequado das comorbidades.

A imobilização de articulações individuais reduz os sintomas inflamatórios. A proteção articular pode ser feita por *splints* e órteses. Exercícios que preservem a energia e promovam ganho de amplitude de movimento, incluindo exercícios de alongamento, fortalecimento e condicionamento físico, são indicados na preservação da função articular e no aumento da força muscular.

Tratamento farmacológico

As indicações terapêuticas para artrite reumatoide não são diferentes para os pacientes idosos. Entretanto, antes de se iniciar o tratamento com agentes potencialmente tóxicos deve-se levar em consideração problemas com a função cognitiva, comorbidades, uso de outros medicamentos e a adesão ao tratamento. A relação entre risco e benefício deve ser pesada de forma individualizada para cada paciente devido ao maior risco de efeitos colaterais renais, cardiovasculares e gastrintestinais nessa população.

Anti-inflamatórios não esteroides (AINE) atuam diminuindo rapidamente a dor e o processo inflamatório. Entretanto, a suscetibilidade a efeitos colaterais gastrintestinais e dos sistemas nervoso central e renal com o uso de AINE é maior em pacientes idosos. Recomenda-se o uso associado de inibidor de bomba de prótons a essa classe de medicação a fim de reduzir a formação de úlceras pépticas e suas complicações. Inibidores específicos da COX-2 apresentam efeitos anti-inflamatórios semelhantes aos dos AINE tradicionais, com menos eventos adversos gastrintestinais; no entanto, estudos têm demonstrado maior número de eventos cardiovasculares com seu emprego. Uma vez que os AINE não evitam a progressão da doença, não devem ser usados como única modalidade terapêutica.

Corticosteroides usados em baixas doses, como a prednisona em 5 a 10 mg/dia, têm rápido início de ação, sendo importantes como medicamentos de segunda linha, especialmente em pacientes com artrite soronegativa, que apresentam boa resposta ao seu emprego. Entretanto, deve-se ter cautela com a osteoporose, já que indivíduos idosos têm maior propensão a quedas e fraturas. Todos os pacientes idosos em uso crônico de corticosteroides devem ter a ingesta diária de cálcio e vitamina D otimizada. Pacientes com risco moderado a alto de fratura osteoporótica maior devem receber, além de doses adequadas de cálcio e vitamina D, terapia preventiva com bisfosfonatos orais (Buckley *et al.*, 2017).

Outros efeitos colaterais que podem ocorrer com o uso crônico de corticosteroides são catarata, glaucoma, úlcera péptica, DM, HAS, psicose e maior propensão a infecções. Assim, apesar da melhora no controle sintomático da artrite reumatoide, o uso prolongado desses fármacos está associado ao aumento nas comorbidades.

A fim de se evitar a progressão da doença e a ocorrência de exacerbações do processo inflamatório, é necessária a introdução de MMCD logo após o diagnóstico da artrite reumatoide. O metotrexato é a primeira opção para o tratamento por conta da sua eficácia e segurança, e pelo custo relativamente baixo. Geralmente são empregadas doses de 10 até 20 mg, 1 vez/semana, seguida por suplementação de ácido fólico 5 mg, 1 vez/semana, no dia seguinte ao uso do metotrexato, com a finalidade de evitar toxicidade pelo metotrexato. Os efeitos colaterais mais frequentemente observados são náuseas e vômito. Devem ser monitorados o hemograma, a creatinina e as transaminases. Ajustes na dose do metotrexato são recomendados para pacientes idosos que apresentem redução da função renal. A combinação do metotrexato a outro MMCD pode ser considerada como terapia inicial da artrite reumatoide. Após 3 meses do início do tratamento, é fundamental avaliar a resposta à terapia por meio de índices que mostrem a atividade da doença, como DAS 28, SDAI ou CDAI. Nos casos refratários à terapia de primeira linha com metotrexato, devem ser consideradas as combinações de MMCD. Pode ser feita a combinação do metotrexato com outro MMCD (leflunomida), com dois MMCD (hidroxicloroquina e sulfassalazina) ou a troca do metrotrexato por outro MMCD (leflunomida ou sulfassalazina) isoladamente (Mota *et al.*, 2018).

A hidroxicloroquina é empregada na dose de 400 mg/dia, sendo seu uso preferível ao uso da cloroquina 150 mg/dia e ao do difosfato de cloroquina 250 mg/dia, devido ao menor potencial de toxicidade ocular. O monitoramento periódico do fundo de olho é indicado com o uso de cloroquina decorrente do risco de retinopatia, especialmente após os cinco primeiros anos de uso. A sulfassalazina é utilizada na dose de 1 g, ou seja, dois comprimidos de 500 mg, 2 a 3 vezes/dia. Os efeitos colaterais mais comuns com o uso da sulfassalazina são sintomas gastrintestinais. Devem-se monitorar o hemograma e o perfil hepático em pacientes em uso dessa medicação. A leflunomida é empregada na dose de 20 mg/dia. Da mesma maneira que o metotrexato, essa medicação requer monitoramento do hemograma, das transaminases e da creatinina sérica. O controle da pressão arterial é aconselhável em pacientes idosos em uso de leflunomida em razão do risco de HAS.

Vários medicamentos biológicos, com diferentes mecanismos de ação, vêm sendo empregados no tratamento da artrite reumatoide moderada a grave, refratária ao uso de MMCD sintéticos. Agentes anti-TNF-α, como infliximabe, etanercepte, adalimumabe, golimumabe e certolizumabe pegol são eficazes no tratamento da doença, especialmente quando associados ao metotrexato ou a outro MMCD sintético, não havendo diferença na eficácia entre eles. A eficácia e a tolerabilidade desses agentes na população de pacientes idosos são similares às da população jovem. Os efeitos adversos mais comuns dessa classe de medicamentos são as infecções, e um monitoramento cuidadoso deve ser feito em pacientes idosos com comorbidades. Entretanto, a maioria dos estudos não mostra um aumento no risco de infecções com o tratamento anti-TNF em pacientes idosos em comparação a controles pareados para a idade, e quando um risco moderado de infecção foi observado, não houve diferença em relação aos pacientes mais jovens. Enquanto os agentes anti-TNF são relativamente seguros no tratamento da artrite reumatoide do idoso, foi demonstrado que o tratamento com corticosteroides aumenta de modo significativo o número de infecções sérias. Assim como em pacientes mais jovens, é recomendada a triagem com teste tuberculínico (PPD) e radiografia de tórax, além de uma avaliação cuidadosa da história de contato do paciente com pessoas com tuberculose para que se exclua esse diagnóstico antes de se iniciar o tratamento com o agente anti-TNF. Nos casos em que o PPD é maior ou igual a 5 mm, ou quando há evidência de contato com indivíduos com tuberculose, ou ainda achados na radiografia de tórax que sugiram doença prévia, é necessário iniciar isoniazida 300 mg/dia, pelo menos 1 mês antes da introdução do medicamento anti-TNF. Menos frequentemente podem ocorrer doenças desmielinizantes e piora da insuficiência cardíaca congestiva (ICC) com os agentes anti-TNF, sendo esses contraindicados em pacientes com ICC estágios III e IV do New York Heart Association. Outros medicamentos biológicos disponíveis para o tratamento da artrite reumatoide refratária ao MMCD são o abatacepte, que é um inibidor do coestímulo entre o linfócito T e a célula apresentadora de antígenos, e o tocilizumabe, o qual atua inibindo a ação da IL-6. De modo geral, esses agentes são bem tolerados e têm eficácia comprovada no tratamento de pacientes refratários tanto aos MMCD quanto aos agentes anti-TNF. O rituximabe, o qual se liga aos linfócitos B CD20 positivos, tem sido empregado no tratamento de pacientes com artrite reumatoide refratária a agentes anti-TNF, apresentando boa eficácia. Reações infusionais podem ocorrer com sua administração, sendo mais frequentes nas primeiras infusões. Raros casos de leucoencefalopatia multifocal progressiva têm sido descritos com seu uso.

Mais recentemente, a classe dos inibidores das enzimas intracelulares da família janus quinase (JAK) foi incorporada ao arsenal terapêutico da artrite reumatoide. As medicações dessa classe são conhecidas como MMCD sintéticas alvo-específicas e, diferentemente das terapias biológicas, são constituídas por pequenas moléculas, para uso oral, sendo uma alternativa de tratamento às terapias biológicas. Atualmente, são aprovados para uso no Brasil o tofacitinibe, o baricitinibe e o upadacitinibe. A diferença entre esses medicamentos está na seletividade por diferentes enzimas da família JAK. Os eventos adversos com essas medicações são mais frequentes nos idosos em comparação aos pacientes mais jovens, e merece especial atenção o aumento na incidência de herpes-zóster.

Outras mesenquimopatias

Lúpus eritematoso sistêmico

O lúpus eritematoso sistêmico (LES) é um distúrbio autoimune idiopático que afeta predominantemente mulheres em idade reprodutiva, apresentando manifestações clínicas variadas. Quando tem início tardio, após os 50 anos de idade, tende a ser relativamente leve, sendo caracterizado por uma frequência maior de pneumonite intersticial, serosite e citopenias. O diagnóstico de LES baseia-se na combinação de manifestações clínicas e alterações laboratoriais. O grupo do *Systemic Lupus International Collaborating Clinics* (SLICC) publicou a atual proposta de critérios de classificação (Petri *et al.*, 2012) em que são necessários, no mínimo, quatro critérios (pelo menos um clínico e um imunológico) ou nefrite comprovada por biopsia renal em virtude de fator antinuclear (FAN) ou anti-DNA nativo positivo (Tabela 76.7).

A falta de informação por parte dos clínicos de que essa doença pode afetar a população geriátrica, associada à apresentação clínica inicial muitas vezes vaga, como perda de peso, dores musculares e distúrbios de cognição, e o fato do FAN não ser um teste de triagem útil no idoso (mais de 36% da população geriátrica pode ter baixos títulos e um padrão inespecífico) colaboram para o frequente subdiagnóstico dessa colagenose. O tratamento é direcionado para as manifestações

▪ **TABELA 76.7** Critérios do SLICC (*Systemic Lupus International Collaborating Clinics*) para classificação do lúpus eritematoso sistêmico (2012).

Manifestação clínica
1. Lúpus cutâneo agudo, incluindo: eritema malar (não discoide), lúpus bolhoso, necrólise epidérmica tóxica – variante lúpus, eritema maculopapular, eritema fotossensível do lúpus ou lúpus cutâneo subagudo (psoriasiforme/anular)
2. Lúpus cutâneo crônico: lúpus discoide, lúpus hipertrófico/verrucoso, lúpus profundo (paniculite), lúpus túmido, lúpus mucoso, sobreposição líquen plano/lúpus discoide
3. Úlcera mucosa: palato, cavidade oral, língua, ou úlcera nasal (na ausência de outras causas)
4. Alopecia não cicatricial
5. Artrite/artralgia, sinovite (edema/derrame articular) ≥ 2 articulações, artralgia (dor) em 2 ou mais articulações com rigidez matinal ≥ 30 min
6. Serosite, pleurite (dor > 1 dia/derrame pleural/atrito pleural), pericardite (dor > 1 dia/derrame/atrito/alteração ECG)
7. Nefrite: proteinúria 24 h > 500 mg ou R P/C > 0,5, cilindro eritrocitário
8. Neurológica: convulsão, psicose, mononeurite múltipla, mielite, neuropatia periférica/craniana, estado confusional agudo (na ausência de outras causas)
9. Anemia hemolítica
10. Leucopenia (< 4.000/mm³, em pelo menos uma ocasião) ou linfopenia (< 1.000/mm³, em pelo menos uma ocasião)
11. Plaquetopenia (< 100 mil/mm³, em pelo menos uma ocasião)
Alteração imunológica
1. FAN Hep2 positivo
2. Anti-dsDNA positivo
3. Anti-Sm positivo
4. Anticorpo antifosfolipídio positivo: anticoagulante lúpico positivo, anticardiolipina positivo (título moderado/alto – IgA/IgM/IgG), anti-b_2 glicoproteína-1 positivo, VDRL falso-positivo
5. Complemento baixo: C3 baixo, C4 baixo, CH50 baixo
6. Coombs direto positivo (na ausência de anemia hemolítica)

Anti-dsDNA: autoanticorpo anti-DNA de dupla-hélice; Anti-Sm: anticorpo anti-Smith; ECG: eletrocardiograma; FAN: fator antinuclear; IgA/IgM/IgG: imunoglobulinas A, M e G; VDRL (do inglês, *venereal disease research laboratory*): teste para sífilis.

clínicas, basicamente com o uso de corticosteroides e imunossupressores. Os antimaláricos são rotineiramente utilizados, pois ajudam no controle das manifestações não renais, além de promoverem a redução do número de exacerbações da doença, dos eventos trombóticos e da mortalidade (Ruiz-Irastorza *et al.*, 2010), em associação com metotrexato, leflunomida e azatioprina se necessário (Fanouriakis *et al.*, 2019). Classicamente, a ciclofosfamida tem sido empregada no tratamento da nefrite lúpica. O micofenolato de mofetila ou de sódio pode ser indicado nos casos refratários. Mais recentemente, os imunobiológicos têm sido bastante estudados, com destaque para o rituximabe (Ng *et al.*, 2007) e o belimumabe (Navarra *et al.*, 2011).

Esclerose sistêmica

A esclerose sistêmica é caracterizada por microangiopatia, fibrose cutaneovisceral e autoanticorpos circulantes. O acometimento cardiopulmonar manifestado por fibrose ou doença vascular é atualmente a causa mais importante de mortalidade por essa patologia. Há benefício com o uso da ciclofosfamida no tratamento da pneumopatia intersticial associada à esclerose sistêmica (Hoyles *et al.*, 2006), sendo o micofenolato de mofetila e o rituximabe alternativas nos casos não responsivos à ciclofosfamida. Houve um grande avanço no manejo da hipertensão pulmonar (Galiè *et al.*, 2009) e podemos destacar quatro classes de medicamentos específicos, porém nem todos os fármacos estão disponíveis no Brasil, sendo elas: os análogos da prostaciclina (epoprostenol, treprostinila e iloprosta), os antagonistas dos receptores da endotelina (bosentana, ambrisentana e macitentana), os inibidores da fosfodiesterase (sildenafila e tadalafila) e, mais recentemente, o riociguate, um estimulador da enzima guanilato ciclase solúvel, potencializando os efeitos do óxido nítrico (Kowal *et al.*, 2017).

Os inibidores da enzima conversora da angiotensina (IECA) melhoraram substancialmente a sobrevida dos pacientes com crise renal.

A frequência de doença cardíaca (doença miocárdica, coronariana e arrítmica) tende a ser elevada, sendo indicado o tratamento específico, o qual inclui, dentre outros, IECA, amiodarona, carvedilol e revascularização do miocárdio.

Polimiosite e dermatomiosite

Os achados clínicos e laboratoriais que fecham o diagnóstico tanto de polimiosite (PM) como de dermatomiosite (DM) não são idade-específicos. São eles: fraqueza muscular proximal simétrica, elevação de enzimas musculares, achados miopáticos na eletroneuromiografia, evidência de miopatia inflamatória na biopsia muscular e, apenas na dermatomiosite, confirmação de lesões cutâneas típicas. A ressonância magnética (RM) tem sido utilizada em miopatias inflamatórias idiopáticas como um instrumento adicional para avaliação da atividade da doença, para monitoramento terapêutico e para indicação do prognóstico da doença. A RM também possibilita guiar o local com maior probabilidade de serem encontradas áreas de infiltrado inflamatório para a realização de uma biopsia muscular (Miller *et al.*, 2015).

Tanto a dermatomiosite quanto a poliomiosite estão associadas a malignidades, e os tumores de colo do útero, pulmão, ovários, pâncreas, bexiga e estômago somam aproximadamente 70% dos casos. Os corticosteroides ainda são a base do tratamento; entretanto, o uso de poupadores de corticoide deve ser considerado desde o início, particularmente o metotrexato e a azatioprina (Dalakas, 2015).

Outra miopatia de grande importância é a miosite por corpúsculo de inclusão, a qual apresenta algumas peculiaridades, como ser mais comum em homens acima dos 50 anos, evoluir com fraqueza muscular proximal e distal e apresentar pobre resposta ao tratamento padrão (Needham; Mastaglia, 2007).

Síndrome de Sjögren

Cerca de 3% da população geriátrica é afetada pela síndrome de Sjögren, e o espectro clínico estende-se desde o envolvimento de glândulas exócrinas até diversas manifestações sistêmicas, particularmente articulares, pulmonares, cutâneas e neuropatia periférica. Os principais marcadores imunológicos são os anticorpos anti-Ro (SSA) e anti-La (SSB), os quais podem anteceder a sintomatologia da doença por vários anos. Essa síndrome pode ser primária ou estar associada a outras doenças reumatológicas, e vale a pena destacar que estudos mostram que esses pacientes têm significativamente maior risco de desenvolver câncer de tireoide, mieloma múltiplo e linfoma não Hodgkin do que indivíduos saudáveis (Mariette; Criswell, 2018).

O tratamento sistêmico convencional depende dos órgãos envolvidos e da gravidade, incluindo os glicocorticoides, antimaláricos e imunossupressores. Com relação à terapia biológica, ensaios clínicos controlados têm demonstrado a falta de eficácia dos agentes anti-TNF, enquanto há resultados bastante promissores com fármacos que bloqueiam direta ou indiretamente a atividade das células B. Há evidências em estudos abertos de que rituximabe pode ser efetivo no controle das manifestações sistêmicas como vasculite, envolvimento do sistema nervoso periférico, doença pulmonar intersticial, artrite refratária e parotidite grave (Brito-Zerón; Ramos-Casals, 2014).

Espondiloartropatias

O termo espondiloartropatias é usado para designar uma família de doenças que compartilham um conjunto de manifestações clínicas. As características mais distintivas são o envolvimento das articulações axiais (especialmente as articulações sacroilíacas), a oligoartrite assimétrica (especialmente dos membros inferiores), a dactilite e a entesite (inflamação nos locais de inserção de ligamentos ou tendões ao osso). As características adicionais incluem: lesões inflamatórias genitais, da pele, dos olhos e do intestino; associação com doença infecciosa anterior ou em curso; história familiar positiva; elevação das provas inflamatórias; e uma forte associação com o HLA-B27.

A classificação atual inclui as seguintes doenças: espondilite anquilosante, espondilite anquilosante não radiográfica, espondiloartrite indiferenciada, artrite reativa (anteriormente chamada de síndrome de Reiter), artrite psoriásica, espondiloartrite associada à doença de Crohn e à colite ulcerativa, e espondiloartrite juvenil (Zeidler; Amor, 2011). A abordagem clássica das espondiloartropatias é a fisioterapia intensiva e o uso de AINE. Os inibidores da COX-2 são efetivos no controle da dor e na melhora da função e podem oferecer um benefício adicional em relação à proteção gastrintestinal na população geriátrica. Os MMCD, como sulfassalazina, metotrexato e leflunomida, são considerados ineficazes para o acometimento axial, porém são úteis no controle da artrite periférica não responsiva aos AINE. Nos últimos anos, vários estudos controlados têm demonstrado benefícios do uso de imunobiológicos, particularmente os inibidores do TNF-α, no controle dos sinais e sintomas e também na melhora da qualidade de vida desses pacientes. Mais recentemente, inibidores da IL-12/IL-23 (ustequinumabe), da IL-23 (guselcumabe) e da IL-17 (secuquinumabe e ixequizumabe) foram aprovados para psoríase e artrite psoriásica. Apesar da eficácia na supressão do processo inflamatório, ainda não existem evidências consistentes dos imunobiológicos no controle do dano estrutural dessas patologias (Ward *et al.*, 2016).

Vasculites

A poliarterite nodosa é primariamente uma vasculite de artérias de médio calibre com envolvimento principal de pele, rins, nervos periféricos, músculos e trato gastrintestinal. Pode ser manifestação ou complicação de outras condições clínicas, incluindo malignidades. O manejo inicial se constitui de doses altas de corticosteroides, e a ciclofosmida é o fármaco citotóxico de eleição usado adicionalmente no controle da doença (Forbess; Bannykh, 2015).

A arterite de Takayasu é caracterizada por vasculite granulomatosa da aorta e de seus principais ramos e da artéria pulmonar. Assimetria de pulsos, claudicação e HAS são as principais manifestações. A arteriografia permanece como o exame padrão-ouro para detecção dos vasos acometidos. A corticoterapia ainda permanece como terapia de primeira linha, mas decorrente da alta frequência de recidivas os agentes imunossupressores devem ser associados, destacando-se o metotrexato, a azatioprina, o micofenolato, a leflunomida e a ciclofosfamida. Recentemente, agentes biológicos, como os antagonistas do TNF-alfa, o tocilizumabe e o rituximabe, têm sido indicados, com boa resposta para os casos graves ou refratários (Clifford; Hoffman, 2014). Entretanto, os pacientes devem permanecer em terapia, e muitas vezes requerem o aumento das doses ao longo do tempo para manter a remissão.

As vasculites associadas ao anticorpo anticitoplasma de neutrófilo (ANCA) classicamente acometem vasos de pequeno e médio calibres. Na granulomatose com poliangiite (anteriormente conhecida como granulomatose de Wegener) é notório o acometimento otorrinolaringológico, pulmonar e renal; a terapia imunossupressora inicial consiste em ciclofosfamida ou rituximabe, associados aos glicocorticoides, enquanto na fase de manutenção do tratamento podem ser utilizados o metotrexato, a azatioprina e o próprio rituximabe. Já a granulomatose eosinofílica com poliangiite (anteriormente denominada síndrome de Churg-Strauss) caracteriza-se por quadro de vasculite sistêmica associado a asma, eosinofilia, infiltrados pulmonares e rinite alérgica, sendo geralmente mais responsiva ao emprego de corticosteroides. Em casos graves, a ciclofosfamida é adicionada ao tratamento, sendo empregados na fase de manutenção a azatioprina, o metotrexato ou a leflunomida (Yates *et al.*, 2016).

A polimialgia reumática e a arterite de células gigantes serão abordadas em capítulo específico deste tratado.

77

Polimialgia Reumática e Arterite de Células Gigantes

Edison Rossi • Carlos Augusto Reis Oliveira

Introdução

A polimialgia reumática (PMR) – a mais comum das doenças reumáticas inflamatórias na velhice – e a arterite de células gigantes (ACG) especificam manifestações cardinais de uma arterite generalizada que compromete artérias de calibres médio e grande; são distúrbios inflamatórios intimamente relacionados que acometem alvos celulares diferentes em indivíduos geneticamente predispostos. Ambas são doenças poligênicas. Acumulam-se evidências de que a PMR e a ACG sejam expressões diversas de uma mesma doença de base, no caso, um transtorno vascular autoimune. A epidemiologia dessas condições sobrepõe-se. A PMR e a ACG podem ocorrer independente ou concomitantemente no mesmo indivíduo, surgindo quase sempre após os 50 anos de idade. Embora de etiologia ainda desconhecida, cada vez mais reconhecemos o papel dos fatores genéticos e ambientais em suas patogêneses. A incidência de ambos os distúrbios aumenta com a idade e estão entre as doenças comuns na velhice que exigem corticoterapia prolongada. A PMR é muito mais frequente, e a ACG é mais grave. Quase um terço dos pacientes de PMR tem ACG demonstrada pela biopsia da artéria temporal (AT); 50 a 90% dos portadores ACG têm sinais de PMR. Apesar das similaridades, PMR e ACG apresentam espectros sintomatológicos diferentes, necessitando de corticoterapia em diferentes níveis e mostrando prognóstico distinto (Caylor; Perkins, 2013). A suspeita de ACG é uma emergência médica, pois o diagnóstico e o início do tratamento não admitem delongas sob pena de consequências irreversíveis que poderiam ter sido prevenidas.

Podemos admitir que a ACG seja uma vasculite sistêmica granulomatosa que compromete artérias de quaisquer tamanhos, compreendendo três fenótipos clássicos: ACG-cranial (± 50%, mais comum), ACG de grandes vasos e PMR, sendo frequente a sobreposição desses subtipos. Grandes vasos diz respeito à aorta e seus principais ramos; médios vasos referem-se às principais artérias e veias viscerais juntamente com seus ramos iniciais; e pequenos vasos são as arteríolas, os capilares, as artérias intraparenquimatosas, as vênulas e algumas veias.

Dos vários epônimos destacamos para a PMR o de reumatismo rizomélico-inflamatório da velhice e para a ACG os de arterite cranial e arterite temporal.

Epidemiologia

A PMR e a ACG ocorrem em ambos os sexos, com predomínio de mulheres (2:1). A incidência é crescente após os 50 anos de idade, e a idade média do diagnóstico é de aproximadamente 70 anos. Nos países desenvolvidos, consoante o aumento da população idosa, tem-se observado aumento progressivo na prevalência das PMR/ACG. Embora apresentem distribuição universal e acometam todos os grupos étnicos, ambas as condições são mais frequentes em brancos, sobretudo naqueles de ancestralidade norte-europeia. Já a raça negra parece ser um fator de proteção relacionado com a ACG.

Considerando-se indivíduos acima de 50 anos de idade, estatísticas estadunidenses dão, para a PMR, uma prevalência de 711/100 mil, e para a ACG de 228/100 mil (Lawrence *et al.*, 2008). A ocorrência estimada (PMR + ACG) na Turquia é de 20/100 mil. Prevalências muito baixas são vistas no Japão. De todo modo, a prevalência aumenta extraordinariamente com a idade (p. ex., no estudo de Minnesota – EUA, para a PMR, passa de 21/100 mil [dos 50 a 54 anos de idade] para 4.070/100 mil [90 anos de idade ou mais]; para a ACG obteve-se uma incidência anual de 1/4.200 idosos [60 anos de idade ou mais]). Dados da Clínica Mayo (EUA) sugerem um aumento constante na incidência da ACG entre 1950 e 1995. Estudos europeus mostraram uma incidência crescente com o tempo e também com a latitude. O significativo gradiente norte-sul europeu realça a importância de prováveis fatores etiológicos que variam com a latitude, podendo-se especular diferenças genéticas na suscetibilidade (os fatores genéticos parecem estar implicados não somente na suscetibilidade, mas também na gravidade e na evolução das vasculites necrosantes), radiação ultravioleta e exposição a agente infeccioso não identificado. Interessante é notar que as maiores casuísticas da PMR ocorrem nos países escandinavos e que as outras áreas europeias de maior prevalência têm extraordinária correspondência com aquelas que, além de sofrerem as invasões *viking* no final do primeiro milênio, foram objetos de assentamento do invasor (Rooney *et al.*, 2015). Um levantamento sobre a frequência dos diagnósticos de PMR e ACG no Reino Unido (1990-2001; taxas relativas a 10 mil pessoas/ano) mostrou incidência crescente de PMR (de 6,3 em 1990 para 9,3 em 2001) e inalterada para a ACG (2,2); ambos os distúrbios são mais comuns no sul do Reino Unido, e o maior número de diagnósticos ocorreu nos meses de verão.

Etiologia/patogenia

As causas de PMR e ACG são desconhecidas. Admite-se serem doenças poligênicas e, uma vez que são condições próprias da velhice, sugere-se sua ligação com os processos do envelhecimento. A maioria dos estudos demonstrou a associação da ACG com o HLA-DRB1*04 (quem os tem apresentam maior risco de desenvolver a ACG, suas complicações e maior resistência à corticoterapia); já a referida associação com a PMR varia segundo a população estudada, sugerindo que os alelos relacionados à suscetibilidade de desenvolver PMR ou ACG sejam diferentes (Martinez-Taboda *et al.*, 2004). Estudos sobre a agregação familiar de PMR–ACG, além de mostrarem a predisposição genética, indicam que fatores de contágio ambiental possam ser o gatilho, pois estão em sincronia com o início da enfermidade em mais de 25% dos casos (Liozon *et al.*, 2009). Postula-se a causa infecciosa, sobretudo pelos vírus da parainfluenza, do herpes-vírus simples, da hepatite B e do parvovírus B19 (vírus DNA, reconhecido agente da quinta doença exantemática da infância, o eritema infeccioso) (Gabriel *et al.*, 1999), ou pela *Chlamydia psitacci*, ou pela *Borrelia burgdorferi*. Por outro lado, Njau *et al.* (2009) demonstraram que a *Chlamydia pneumoniae* não desempenha papel significativo na patogênese da ACG. O início súbito e a distribuição segmentar da ACG sugerem doença relacionada com reativação viral. Acresça-se a isso o conhecimento de que as artérias cranianas são inervadas por gânglios que hospedam o herpes-vírus simples; de fato, já se demonstrou alta prevalência do DNA do referido vírus em fragmentos de arterite temporal dos portadores de ACG. Um levantamento recente sobre a prevalência e a distribuição dos vírus varicela-zóster em fragmentos da AT de portadores da ACG suportam a hipótese de que referidos vírus possam ser o gatilho na imunopatologia dessa arterite e questiona-se se um tratamento antiviral seria benéfico nesses pacientes (Gilden *et al.*, 2015). Todavia, ainda é especulativa a associação entre infecção e PMR/ACG. Estudos recentes têm identificado subgrupos da ACG, correlacionando diferentes apresentações clínicas segundo perfis específicos das citocinas envolvidas. De todo modo, PMR e ACG apresentam caracteristicamente uma hiperprodução da interleucina-6 (IL-6).

Na ACG, depósitos de imunocomplexos desencadeiam uma resposta inflamatória local que leva à estenose da artéria envolvida. Na PMR, há evidências de respostas imunológicas similares. A impressão que se tem é que a PMR resulta de uma reação imune suave, mas disseminada, enquanto a ACG seria a manifestação focal e intensa do mesmo processo.

Nas últimas décadas têm-se relatado casos de idosos normais que apresentaram PMR/ACG após vacinação anti-influenza; alguns deles, inclusive após remissão da doença, apresentaram recidiva depois de nova vacinação. A análise desses e de outros casos envolvendo vacinações de várias naturezas permite-nos considerar a ocorrência de PMR–ACG pós-vacinação anti-influenza como uma provável expressão de ASIA (síndrome autoimune/inflamatória induzida por adjuvantes), síndrome que inclui exposição prévia a um estímulo externo (no caso, ao[s] adjuvante[s] presente[s] em vacinas) com desencadeamento de manifestações clínicas como mialgias, artralgias/artrites, fadiga crônica, lesões neurológicas e febre. A suscetibilidade individual pode explicar a ocorrência da síndrome apesar da ampla gama de fatores ambientais potencialmente desencadeantes como gatilhos infecciosos, adjuvantes naturais (Soriano *et al.*, 2012). Em nosso meio vale atentar para sintomatologias compatíveis com PMR/ACG que surjam 2 a 6 meses após a vacinação anual contra influenza.

Por fim, um extenso estudo de farmacovigilância com base em relatos mostrou que o uso de estatinas poderia estar associado a um aumento da ocorrência de PMR (De Jong *et al.*, 2012), mas isso não se confirmou.

Apresentação clínica

Uma vez que PMR e ACG sejam manifestações de mesma patogenia, entende-se que a sintomatologia de ambas se confunda. Assim, podemos ter dados clínicos de PMR, da ACG ou de ambas; tais dados já podem estar presentes na consulta inicial ou surgir na evolução da doença. São achados frequentes febre baixa (alguns a têm alta, acompanhada por sudorese noturna), mal-estar geral, fadiga, anorexia, perda de peso e depressão.

A PMR caracteriza-se por rápida instalação de dores musculares que, embora generalizadas, predominam na musculatura proximal (pescoço, ombros e quadris) e são acompanhadas por importante rigidez. No início o quadro pode ser dramático (dor + rigidez) e conduzir à incapacidade funcional do paciente. A rigidez é de caráter matinal e recorrente em períodos de repouso ou imobilidade. Fraqueza muscular, se presente, não é significativa. A palpação da musculatura afetada mostra dolorimento moderado. Sinovites transitórias ocorrem em dois terços dos pacientes.

Já a ACG apresenta sintomatologia segundo o território da artéria acometida. Assim, dada a predileção pelas artérias cranianas, destacam-se as dores craniofaciais e os problemas visuais. A cefaleia – unilateral – é o sintoma mais frequente (tanto inicial quanto na evolução), localizando-se principalmente nas regiões temporais e/ou occipitais. Dolorimento no couro cabeludo está presente em cerca de um quarto dos pacientes; raramente ocorre necrose do couro cabeludo. Há descrições de necrose da língua como sinal inicial de ACG. Frequentemente há sensibilidade dolorosa no trajeto da AT que, já na inspeção e palpação, pode mostrar-se nodular, eritematosa e edemaciada; também nota-se diminuição na amplitude de seu pulso (Figura 77.1). O exame clínico deve pesquisar sopros em regiões arteriais presumidamente comprometidas, redução da amplitude do pulso e diferença da pressão arterial nos braços.

A complicação mais temida da ACG é a cegueira súbita monocular, expressão de uma neuropatia óptica anterior isquêmica; ela costuma surgir precocemente e muitas vezes é a manifestação inaugural da doença. A perda da visão é um fenômeno indolor e irreversível em 15 a 20% dos pacientes, decorrendo do infarto isquêmico do nervo óptico ou da retina, secundário à inflamação, respectivamente, das artérias ciliares posteriores ou das retinianas centrais. Outros sintomas são *amaurosis fugax*, diplopia e perda parcial da visão; de 1 a 10 dias após o acometimento de um globo ocular costuma ocorrer o comprometimento do outro. Sem tratamento, a ACG provoca cegueira permanente em um ou ambos os olhos em 13 a 50% dos pacientes. Também comuns são os acometimentos das artérias maxilares (traduzidos por dores nos músculos da mandíbula quando da mastigação; é a claudicação da mandíbula) e das artérias linguais (traduzidos por dores, principalmente quando da fala, e maior palidez da língua). É importante reconhecer a claudicação da mandíbula, uma vez que costuma ser manifestação precoce da ACG e está fortemente correlacionada ao risco de amaurose. Toda diplopia súbita no idoso, com ou sem cefaleia, pode ter por causa a ACG, que deverá ser investigada. Também deve-se pensar em ACG quando de alucinações visuais em idosos, a síndrome Charles Bonnet (Vu *et al.*, 1998). Além disso, a ACG deve ser considerada no diagnóstico diferencial de transtornos afetivos e de psicose na velhice. Áreas com pele atrófica, indolor e escura na região temporal representam necrose, constituindo importante sinal da ACG.

Os acidentes vasculares encefálicos (AVE) raramente ocorrem como manifestação inicial da ACG (e, na evolução, somente 3 a 4% dos pacientes os terão), parecendo que as artérias carótidas e vertebrais, após sua penetração na dura-máter, estão protegidas do ataque imunológico. Todavia, o comprometimento das artérias vertebrais basilares antes da penetração da dura-máter pode levar a infartos nas porções posteriores do encéfalo (ou mesmo a acidentes vasculares transitórios dessas regiões). Embora seja incomum o quadro de isquemia vertebrobasilar nos portadores de ACG, observa-se comprometimento proximal

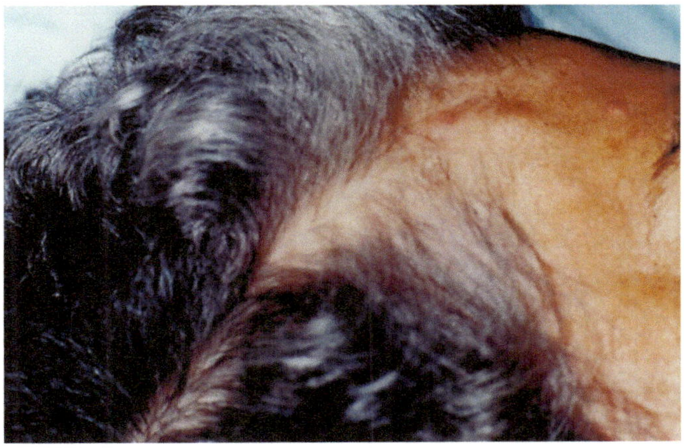

▪ **FIGURA 77.1** Arterite temporal. Detalhe da artéria temporal direita, que se apresenta nodular, enrijecida e endurecida.

das artérias vertebrais em 15% dos pacientes. Raramente pode a ACG ser causa de demência por multi-infarto (Garnetta, 1998). Essas complicações (AVE e demência por multi-infarto), embora raras, devem ser rapidamente reconhecidas, pois são reversíveis se adequadamente tratadas (Solans-Laqué *et al.*, 2008). Portanto, justifica-se avaliar as artérias temporais de idosos com AVE recorrentes, progressivos, associados a cefaleia, febre e síndrome inflamatória.

O acometimento das artérias que irrigam as orelhas traduz-se por zumbidos, nistagmo, perda auditiva e vertigens; tais manifestações têm sido reconhecidas cada vez mais em pacientes com ACG. Assim, impõe-se avaliação otoneurológica em todos os pacientes com ACG ou suspeitos de a terem. Particular atenção merecem os casos rotulados como perda auditiva súbita neurossensorial idiopática em pacientes com mais de 50 anos de idade e marcadores inflamatórios elevados.

Cada vez mais detecta-se o envolvimento das artérias aorta (proximal e distal), subclávias, axilares, coronárias, pulmonares, mesentéricas e renais. O comprometimento de grandes artérias ocorre em pouco mais de 25% dos portadores de ACG, constituindo-se em um subgrupo – a ACG de grandes vasos (ACG-GV) –, que inclui os portadores de comprometimento arterial extracranial, sobretudo aqueles com vasculite das artérias subclávias, axilares e braquiais, em que o quadro clínico predominante é o de claudicação intermitente dos membros superiores, parestesias e fenômeno de Raynaud. Aqui, a principal diferença entre a ACG-GV e a arterite de Takayasu está no grupo etário de início dos acometimentos (de modo quase exclusivo, respectivamente, após os 50 anos e antes dos 40 anos de idade), com alguns autores supondo, inclusive, que a arterite de Takayasu e a ACG sejam expressões de uma mesma doença (Polachek *et al.*, 2015). Adicionalmente, reconhece-se com frequência crescente a aortite na ACG (portadores de ACG mostram maior incidência de aneurisma ou dissecção da aorta do que a população geral idade-relacionada). Admite-se atualmente que devemos realizar a ultrassonografia (USG) da artéria axilar em todos os pacientes com ACG, PMR, claudicação de membros superiores, velocidade de hemossedimentação (VHS) muito elevada sem causa aparente e febre de origem indeterminada, pois muitos desses pacientes poderão, realmente, ser portadores da ACG-GV.

A Tabela 77.1 lista as complicações do comprometimento vascular na ACG.

Na casuística de Salvarani e Hunder (1999), com 128 pacientes portadores de ACG, somente um quarto deles apresentou manifestações musculoesqueléticas periféricas (como sinovites, edema de extremidades, tenossinovites e síndrome do túnel carpiano) antes, concomitantemente ou após o diagnóstico da ACG. A maioria dessas manifestações ocorreu em diferentes tempos e habitualmente nos dois primeiros anos do diagnóstico. Muitas vezes a ACG apresenta-se com proeminente sintomatologia geral (febre, emagrecimento, depressão etc.), mas com discreta ou nenhuma manifestação que sugira a vasculite presente. Essa é a razão de ser a ACG uma causa comum de febre de origem indeterminada na velhice (Hu *et al.*, 2000). Aqui, uma VHS bastante aumentada indica a necessidade de proceder-se à avaliação da AT, mesmo na ausência de quaisquer sinais de arterite.

■ **TABELA 77.1** Manifestações do comprometimento vascular na arterite de células gigantes.

Artérias (vasculite)	Complicações
Oftálmica	Cegueira
Carótida	AVE
Subclávia	Ausência de pulso
Vertebral	Tontura, síncope
Coronária	Angor de peito
Mesentérica	Isquemia
Renal	Hipertensão
Ilíaca	Claudicação

AVE: acidente vascular encefálico.

Em extenso levantamento, Hancock *et al.* (2014) demonstraram que os portadores de PMR apresentam risco aumentado para eventos vasculares (cardíacos, cerebrais e periféricos), risco este tanto maior quanto mais próximo da época do diagnóstico e sobretudo no grupo mais jovem (< 60 anos de idade). Fatores de risco para a ACG são a positividade do HLA-DRB1*04 e doença vascular degenerativa preexistente (portadores de ACG têm chance 2 vezes maior de apresentarem infarto agudo do miocárdio [IAM] ou AVE do que os não portadores). Estudos de mulheres com ACG (entre 50 e 69 anos de idade), utilizando análise de regressão logística multivariada, identificaram três fatores de risco independentes para ACG: baixo índice de massa corporal, menopausa precoce (antes dos 43 anos de idade) e tabagismo.

Souza *et al.* (2013) em estudo observacional multicêntrico com 45 brasileiros portadores de ACG obteve dados demográficos e manifestações clínicas similares aos da literatura, exceto pela menor frequência das manifestações sistêmicas (febre, anorexia e perda de peso) e pela maior probabilidade das manifestações neuro-oftálmicas, incluindo cegueira permanente e tendo como fator de risco pregresso a *amaurosis fugax* na terça parte dos casos; adicionalmente observaram um efeito protetor significativo de baixas doses do ácido acetilsalicílico (AAS) referente aos episódios de recorrência da ACG.

Exames laboratoriais

Quase a totalidade dos portadores de PMR–ACG apresenta alterações marcantes nas reações da fase aguda do soro. A mais utilizada delas (e inclusive parte da maioria dos critérios diagnósticos que foram propostos) é a VHS, que, no método de Westergreen (1ª hora), habitualmente situa-se acima dos 70 mm. São comuns valores acima de 100 mm e consideram-se, para diagnóstico, valores acima de 40 a 50 mm. Ainda que vários autores não incluam a VHS como um critério necessário para o diagnóstico de PMR–ACG, uma vez que sabidamente 4 a 13% dos pacientes a têm em níveis normais e muitos deles, na evolução, vêm a apresentar a elevação inicialmente esperada, argumenta-se que a VHS é um efetivo teste para rastreamento, dotado de excelente relação custo/benefício, pois, embora a especificidade do exame não seja alta, sua sensibilidade é superior a 95%. Na série de Helfgott e Kieval (1996), PMR com VHS < 30 mm/1ª hora ocorreu em aproximadamente 20% dos pacientes, sendo mais comum em homens; este fato contribuiu para retardar o diagnóstico correto e a intervenção necessária.

Já a ACG com VHS normal é condição rara. A VHS costuma ser mais elevada na ACG do que na PMR. Outra reação de fase aguda, a proteína C reativa (PCR), também se apresenta em níveis muito elevados. Dos vários marcadores séricos utilizados na avaliação da atividade de PMR–ACG obteve-se que o BAFF (*serum B-cell activating factor*) e a IL-6 estão fortemente correlacionados com a VHS e a PCR e, principalmente, com a atividade de ambos os transtornos; a possibilidade de terem também valor diagnóstico dependerá de estudos futuros (van der Geest *et al.*, 2015).

Demonstrou-se também que níveis circulantes elevados de IL-6 e de trombomodulina em ACG predizem melhor a recorrência da doença que a determinação da VHS. Os níveis séricos da calprotectina (uma proteína do citosol de granulócitos e monócitos que é liberada quando da ativação dessas células) estão diretamente relacionados aos valores de VHS e diminuem progressivamente com a corticoterapia em pacientes com PMR ou ACG; esse achado indica que sua determinação possa ser de utilidade na avaliação da atividade de doença. Ainda, os níveis séricos dos anticorpos IgG anticardiolipina parecem detectar as pioras e as recorrências da ACG. Todavia, sabe-se que, embora os pacientes com ACG apresentem alta prevalência de anticorpos antifosfolipídicos, não são eles os responsáveis pela ocorrência de eventuais complicações isquêmicas. Baerlecken *et al.* (2012) propuseram que a determinação de anticorpos contra a ferritina (molécula inteira ou, melhor ainda, seus peptídios) seria um marcador útil para a PMR/ACG tanto para o diagnóstico quanto para a atividade da doença, uma vez que se fizeram presentes em 92% dos pacientes não tratados e em 69% daqueles sob corticoterapia em razão da recorrência/reagudização do quadro clínico; em transtornos que possam lembrar a PMR/ACG, como infecção e a já citada artrite reumatoide de início tardio, os referidos anticorpos foram encontrados entre 0 e 16%.

É comum observar anemia normocrômica ou hipocrômica (Hb com 10 a 11%; Ht em 27 a 35%) consistente com uma situação de doença inflamatória crônica (ferro sérico e transferrina diminuídos; ferritina normal ou elevada). O número de leucócitos comumente é normal; um terço dos casos apresenta leve leucocitose; eosinofilia surge ocasionalmente. As plaquetas, de regra, são normais; todavia, observa-se um gradual aumento em seu número na ACG (até 1 ano antes da sintomatologia sistêmica ou visual), fato que adquire importância particular em pacientes que mostram VHS normal ou pouco elevada. Enzimas séricas estão normais ou pouco alteradas (alanina aminotransferase [ALT], aspartato aminotransferase [AST], creatinoquinase [CK], aldolase), à exceção da fosfatase alcalina, que está pouco elevada. Alterações nas proteínas plasmáticas são comuns, mas inespecíficas: habitualmente albuminas pouco diminuídas e elevação das α1- e α2-globulinas, além do fibrinogênio; incremento também das gamaglobulinas, em menor frequência. Crioglobulinas podem estar presentes.

O fator reumatoide está positivo em títulos baixos em menos de 10% dos pacientes (mesma frequência da população idosa normal). A determinação dos anticorpos antinucleares é teste repetidamente negativo.

A sinovianálise de joelhos mostra aumento do número de leucócitos (1.000 a 8.000 células/mm^3), mucina pobre e dosagem normal do complemento. A biopsia da membrana sinovial costuma mostrar uma sinovite linfocítica.

Outros exames

Na avaliação imaginográfica, o achado anormal mais consistente da PMR é a bursite em áreas sintomáticas (Pipitone, 2013). Já a USG colorida dúplex (US-cd) da AT é capaz de identificar áreas de esclerose, oclusão e do edema da parede arterial, podendo assim contribuir para o diagnóstico e para a orientação do local a ser biopsiado. Aqui, o achado de um halo escuro (hipoecoico) tem sido considerado um sinal específico para a ACG; mesmo assim, ele tem baixa sensibilidade, não melhorando a acurácia diagnóstica em relação ao exame físico cuidadoso. A US-cd alia baixo valor preditivo positivo ao lado de alto valor preditivo negativo, o que faz com que alguns autores proponham que um exame positivo associado a típicos sinais clinicolaboratoriais de ACG possa dispensar a realização da biopsia da artéria temporal (BAT); por outro lado, se negativo, não exclui a ACG. Devemos atentar que a precisão desse exame depende do aparelho utilizado e, sobretudo, da experiência do examinador. Uma recente metanálise da *performance* do exame ultrassonográfico para o diagnóstico de ACG concluiu pela sua utilidade desde que haja uma interpretação criteriosa lastreada na apresentação clínica e na probabilidade pré-teste do diagnóstico de ACG.

A cintilografia temporal com gálio-67 mostrou alta especificidade (94%) e valor preditivo de 90% para o diagnóstico da ACG. Esse exame mostra-se particularmente útil em pacientes suspeitos que tiverem biopsias negativas de AT (Genereau *et al.*, 1999).

A ressonância magnética de alta resolução (1,5 e 3T), mais dispendiosa e menos acessível que a USG, mostra poder diagnóstico semelhante ao da US-cd, podendo ser utilizada tanto para diagnóstico quanto para avaliação da atividade da doença. Um estudo recente de RM para ombros e quadris em PMR, artrite reumatoide e controles mostraram que edema periarticular de partes moles foi detectado principalmente na PMR (significativamente menos na AR e nos controles) e que espessamento do tendão supraspinal, tendinopatias graves na coifa rotadora e derrame em torno das articulações foram bons indicadores para o diagnóstico da PMR (Ochi *et al.*, 2015).

A tomografia por emissão de pósitrons com 18-F-fluorodeoxiglicose (PET-FDG *scan*) mostrou, diante de controles, que tanto a PMR quanto a ACG apresentam captação aumentada em vasos do tórax e naqueles da região quadril-coxa, o que indica fortemente que a PMR é um tipo de vasculite. Tal método mostra-se 56% sensível e 98% específico para o diagnóstico de PMR e ACG. Sua utilização em pacientes suspeitos ou confirmados de ACG, possibilitando detectar o comprometimento dos grandes vasos antes ou após o diagnóstico, tem especial valor quando da suspeita de ACG-extracranial. Importante é saber que a sensibilidade do método diminui nos pacientes sob corticoterapia.

A telerradiografia do tórax deverá ser feita inicialmente e anualmente repetida (aqui, o objetivo é a detecção do aneurisma da aorta); alguns autores preferem fazer acompanhamento com a tomografia computadorizada.

A arteriografia da AT não se mostrou útil para o diagnóstico.

A eletroneuromiografia e a biopsia muscular são normais ou mostram alterações não significativas. A biopsia hepática em geral é normal, mas já foram descritas doença hepatocelular e hepatite granulomatosa.

Diagnóstico/patologia

O diagnóstico da PMR é feito principalmente pelas suas características clínicas. Não existindo, ainda, um teste diagnóstico específico, valorizamos critérios classificatórios como elementos para tal, sobretudo diante de uma apresentação clínica típica associada laboratorialmente à positividade das reações da fase aguda do soro e a uma rápida resposta à corticoterapia pertinente (Nesher, 2014). Todavia, várias doenças apresentam manifestações similares que também melhoram com a prescrição de corticosteroides. Como corolário podemos estar condenando nossos pacientes durante meses a uma corticoterapia inadequada! Na última década ficou patente a necessidade de critérios de classificação estandardizados que possibilitassem um enfoque mais seguro e específico da PMR, vindo a preferir-se um relativo subdiagnóstico a um excesso de falso-positivos. Em resposta a tal necessidade, a European League Against Rheumatism (EULAR) e o American College of Rheumatology (ACR) propuseram em 2012 novos critérios para a classificação da PMR (Dasgupta *et al.*, 2012; Dejaco *et al.*, 2015; Macchioni *et al.*, 2014). Na atualidade e na dependência de algumas adequações técnicas, a 18F-FDG-PET/CT pode vir a ser o teste diagnóstico definitivo para a PMR.

A Tabela 77.2 (com seu algoritmo) sumariza os critérios de classificação para PMR segundo a EULAR/o ACR – 2012.

Como *diagnósticos diferenciais* podemos considerar:

- Polimiosite/dermatomiosite: aqui o quadro clínico predominante é o de fraqueza muscular (e não dor), mostrando ainda edema muscular e alteração de enzimas musculares (aumento da CK e da aldolase) ao lado de achados eletroneuromiográficos
- Fibromialgia: acomete principalmente adultos jovens, apresenta os pontos-gatilho e a VHS é normal
- Artrite reumatoide clássica: o acometimento é de uma poliartrite crônica simétrica de pequenas articulações, a VHS não é tão elevada e há positividade do fator reumatoide em três quartos dos casos
- Artrite reumatoide de início tardio (artrite reumatoide da velhice): em um primeiro momento, a nosso ver, trata-se do diagnóstico diferencial que exige maior atenção, uma vez que o seguimento é condição para o diagnóstico correto, pois se trata de um grupo de pacientes de melhor prognóstico e cuja terça parte evolui para a remissão. A soropositividade do fator reumatoide, apesar da maior idade, tem frequência menor do que nas formas clássicas (AR do adulto); e os sintomas polimiálgicos inauguram o quadro clínico com frequência quatro vezes maior do que no adulto. Estamos diante de duas doenças (PMR e artrite reumatoide da velhice – fator reumatoide negativo), que se iniciam na velhice e apresentam similaridades fenotípicas e imunogenéticas. Aqui, para diagnóstico precoce é importante saber que o comprometimento dos punhos e das articulações dos dedos (metacarpofalangianas e/ou proximais) sugere fortemente a artrite reumatoide da velhice, que os alelos HLA-DRB1 são encontrados sobretudo na PMR e em diferentes características de imagem (US, RM, FDG-PET)
- Síndrome RS3 PE (*remitting seronegative symmetrical synovitis with pitting edema*): esta síndrome é também uma condição de início agudo que acomete principalmente idosos brancos e mostra, além de sinovites em punhos, articulações metacarpofalangianas e bainha de tendões extensores, um característico edema depressível no dorso das mãos, que adquirem um aspecto balofo. O transtorno é autolimitado (3 a 36 meses), não há erosões ósseas, e o edema, que não responde aos anti-inflamatórios não esteroides (AINE), o faz espetacularmente a pequenas doses de corticosteroides
- Espondilose cervical e a cervicoartrose: as dores não são tão graves, a VHS é normal e o acometimento tem predomínio unilateral
- Periartrite escapuloumeral e neoplasias: também devem ser lembradas.

TABELA 77.2 Critérios de classificação (e pontuação) para a polimialgia reumática (PMR) (EULAR/ACR, 2012).

Critérios obrigatórios	
+ 50 anos + dores nos ombros + VHS ou PCR elevados	
Critérios adicionais*	**Pontos**
Rigidez matinal > 45 min	2
Dores ou limitações no movimento do quadril	1
Ausência de FR ou anti-CCP	2
Ausência de outro comprometimento articular	1
Critérios ultrassonográficos (opcional)**	**Pontos**
Ombros com BSD, tenossinovite bicipital ou sinovite glenoumeral	1
Pelo menos BSD em um ombro e/ou tenossinovite bicipital e/ou sinovite glenoumeral + ao menos um quadril com sinovite e/ou bursite trocanteriana	1

*A pontuação total dos critérios adicionais é 6, e o escore ≥ 4 revela PMR. **A pontuação total dos critérios ultrassonográficos é 8, e o escore ≥ 5 revela PMR. BSD: bursite subdeltoidiana; EULAR: European League Against Rheumatism; FR: fator reumatoide; anti-CCP: anticorpo antipeptídio citrulinado cíclico; VHS: velocidade de hemossedimentação; PCR: proteína C reativa. (Adaptada de Dasgupta et al., 2012.)

Os *critérios diagnósticos* para a ACG (ACR – 1990) compreendem:

- Início da doença aos 50 anos ou mais
- Cefaleia localizada
- Sensibilidade dolorosa na AT ou redução do seu pulso
- VHS maior que 50 mm na primeira hora
- Achados histopatológicos de arterite (lesões granulomatosas, em geral com células gigantes multinucleadas ou infiltração difusa de células mononucleares).

Três ou mais critérios são considerados para o diagnóstico da ACG (93,5% de sensibilidade e 91,2% de especificidade).

Em resumo, na prática clínica, excetuando-se a BAT, que é o método padrão-ouro para o diagnóstico (ver adiante), além da US-cd da AT e do particular significado da VHS, os demais exames adquirem importância para o diagnóstico diferencial (casos da CK e da aldolase diante da *polimiosite*; do proteinograma eletroforético e do mielograma para o *mieloma múltiplo*; do fator reumatoide e da FAN para outras *mesenquimopatias*; das hemoculturas para a *endocardite bacteriana subaguda* etc.). Devemos nos lembrar ainda das condições dentárias e disfunções dolorosas da articulação temporomandibular, da nevralgia trigeminal, da nevralgia pós-herpética, das sinusopatias, dos transtornos otológicos, do glaucoma, do acidente vascular na retina, da psicose e de outras doenças afetivas na velhice. Por fim, devemos considerar infecção por coronavírus – SARS-CoV-2 – (covid-19), um novo diagnóstico diferencial para a ACG.

Biopsia da artéria temporal e exame histopatológico

Há relatos de pacientes com PMR e achados positivos na BAT que não apresentam as manifestações clínicas da ACG, assim como pacientes com quadro de arterite clássico cujos exames histopatológicos são negativos. Em pacientes sem manifestações visuais, sem alterações ao exame clínico da AT e sem síndrome constitucional, a chance de obtermos um histopatológico anormal é baixa. Portanto, uma biopsia inconclusiva não exclui a ACG.

A BAT é um procedimento ambulatorial e tem baixa morbidade. Dadas as características das lesões salteadas (elas são focais, descontínuas) torna-se importante além do tamanho do fragmento retirado da AT (nunca menos que 1 cm; de regra 2 a 5 cm) informar para o patologista a suspeita diagnóstica (pois a lâmina exigirá uma leitura morosa e atenção especial), tudo para reduzir o significativo número de casos falso-negativos (estimados em ± 30%) e eventual repetição do desagradável procedimento (na mesma artéria ou na contralateral). É certo que as BAT positivas são oriundas de fragmentos maiores que as BAT negativas.

Convenhamos que o diagnóstico de ACG confirmado pela biopsia de AT demanda um tempo que talvez não o tenhamos diante de uma perda visual já na primeira semana da doença. Portanto, após exame clinicolaboratorial, diante da suspeita de

ACG, impõe-se a realização da US color-duplex da AT, exame praticamente tão efetivo quanto a biopsia e a RM, prevenindo-se assim os problemas de um superdiagnóstico ou as consequências de um inadequado tratamento (Zou; Ma; Zhou, 2019). A BAT pode ser feita mesmo decorridas 1 a 4 semanas do início da corticoterapia (Jakobsson *et al.*, 2016).

As duas principais características histopatológicas da ACG são: o acúmulo de grande número de macrófagos, de linfócitos e de células epitelioides e evidência de células gigantes (daí o nome da doença) na junção íntimo-medial, seguida por fragmentação, degeneração e dissolução da lâmina elástica interna. Os linfócitos das lesões arteríticas expressam sobretudo o fenótipo T (encontram-se poucas células B). O subgrupo CD4 predomina sobre o CD8 na maioria dos estudos; observa-se também um pequeno número de células NK (*natural killer*). Dados recentes mostraram um aumento da expressão das células Th17 em pacientes com ACG não tratada, seguido por supressão do fenômeno após corticoterapia (Owen; Buchanan; Hoi, 2015). Fragmentos de tecido elástico podem ser vistos no interior de células gigantes, já tendo sido demonstrados níveis séricos elevados de gelatinase e metaloproteinase matricial (enzimas envolvidas na fragmentação da lâmina elástica interna) em pacientes com ACG. Encontram-se imunoglobulinas e complemento adjacentes à lâmina elástica, representados por depósitos intra e extracelulares evidenciados pelo método da imunofluorescência. Aumento de imunoglobulinas e no número de linfoblastos circulantes são achados da PMR ativa; também têm sido encontrados depósitos de imunoglobulinas e complemento na membrana sinovial de tais pacientes. Moléculas de adesão e citocinas envolvidas em respostas imunes normais também são mediadoras nessa vasculite. Essas observações sugerem uma base imunológica para ambas as condições, talvez um processo autoimune idade-relacionado direcionado contra constituintes da parede arterial.

As células gigantes estão presentes em aproximadamente dois terços dos casos, sendo necessários vários cortes para serem encontradas. Comumente ocorre formação de trombos e obliteração do lúmen e, ocasionalmente, trombos organizados e canalizados. Na fase cicatricial, a artéria apresenta-se como um cordão fibroso e obliterado.

As Figuras 77.2 a 77.4 mostram o histopatológico da artéria temporal da paciente da Figura 77.1.

Tratamento

A corticoterapia se impõe quando do diagnóstico da PMR–ACG. Caracteristicamente a resposta é rápida, ocorrendo alívio da sintomatologia em 48 a 72 horas, e isto temos observado na maioria de nossos pacientes. Todavia, nem sempre é assim, como mostraram Hutchings *et al.* (2007) ao obterem resposta terapêutica completa em apenas 55% dos pacientes na terceira semana após 15 mg/dia de prednisolona.

Na PMR, alguns propõem o uso inicial (2 a 4 semanas) de um AINE (não é nossa conduta). Caso não haja resposta satisfatória – a maioria dos casos que acompanhamos já o testou sem sucesso – passa-se à corticoterapia. Preferimos corticoide não fluorado na dose equivalente de 10 a 20 mg de prednisolona ao dia, em tomada única matinal (algumas vezes dividimos a dose: dois terços pela manhã e um terço à noite, durante 2 a 4 semanas). A resposta clínica e a normalização da VHS orientam para a redução gradativa das doses (2,5 a 5 mg a cada 2 a 4 semanas) até atingirmos a dose de manutenção (quase sempre 5 ou 7,5 mg/dia) que deverá ser mantida por 18 a 24 meses, uma vez que, quando de suspensão precoce, é alta a taxa de recorrência. Apesar do controle da sintomatologia clínica, os corticoides não controlam adequadamente o processo inflamatório em parcela dos portadores de PMR que mantêm níveis persistentemente elevados de PCR e IL-6; é justamente esse grupo de pacientes que mostra acentuado risco de recaída. Em particular, os pacientes que apresentam maiores riscos relativos são aqueles que mostram IL-6 persistentemente elevada durante o primeiro ano de tratamento.

A prescrição adicional de fisioterapia contribui para melhorar a mobilidade dos ombros, evitando assim a capsulite adesiva e a rigidez residual não inflamatória associadas ao quadro.

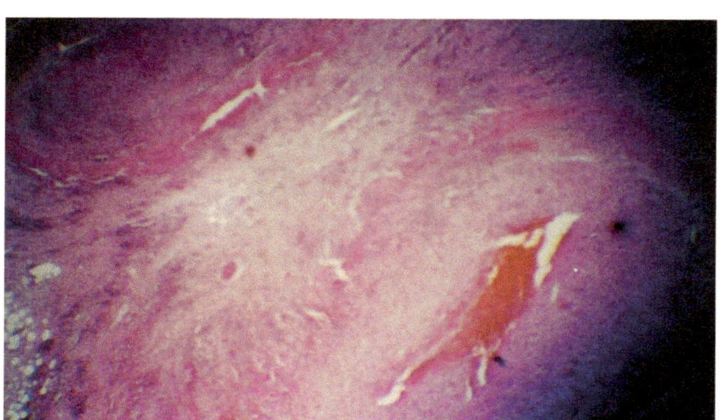

▪ **FIGURA 77.2** Espessamento da parede arterial com trombose (hematoxilina-eosina, fotomicroscópio Zeiss, 32×).

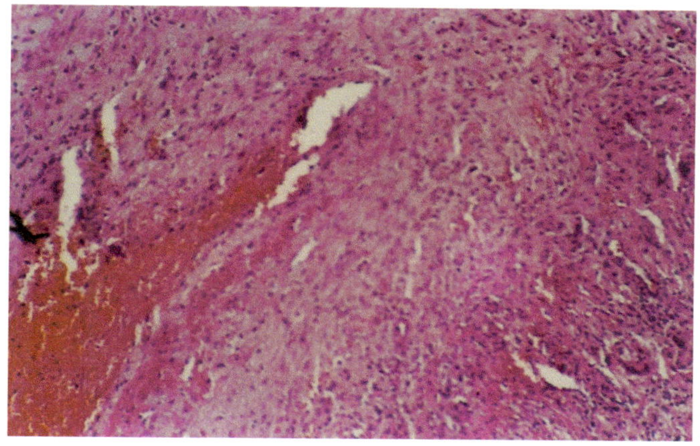

▪ **FIGURA 77.3** Arterite de células gigantes com infiltrado inflamatório na parede arterial espessada, fibrose e trombose (100×).

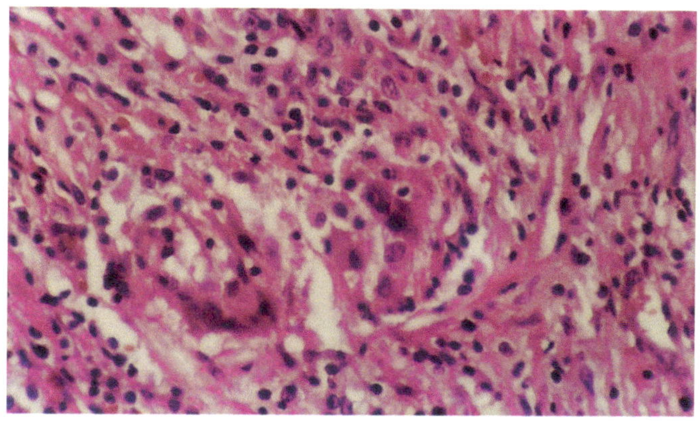

▪ **FIGURA 77.4** Células gigantes multinucleadas e infiltrado inflamatório mononuclear na parede arterial (400×). (Cortesia do Prof. Dr. Marcelo Alvarenga.)

A PMR tende a ter um curso autolimitado de alguns anos, de modo que a duração da corticoterapia varia muito (a evolução média é de aproximadamente 2 anos).

Já na ACG a corticoterapia em altas doses é o tratamento de base e deve ser iniciada logo após a suspeita diagnóstica, não sendo necessário aguardar a execução da biopsia e nem seu resultado, uma vez que as lesões histológicas regridem somente 1 ou 2 semanas após o início do medicamento. Todavia, complicações como a arterite da aorta e dos grandes vasos extracranianos, a insuficiência aórtica, o aneurisma aórtico, a dissecção da aorta, o choque, o IAM e a oclusão da artéria central da retina (que acarreta amaurose de modo definitivo) podem aparecer a qualquer momento. O corticoide evita as complicações, porém atente-se que, mesmo diante do tratamento adequado, elas podem ocorrer (caso da supressão parcial da inflamação vascular, simples abafamento da atividade da doença e risco aumentado de doença vascular progressiva – p. ex., de formação do aneurisma aórtico). A incidência de perda visual após início da corticoterapia é de ± 6%; sem corticoide ocorrem alterações visuais em 50% dos pacientes, dos quais 10 a 50% terão perdas visuais variáveis. As doses preconizadas são em média de 1 mg/kg de prednisona ou equivalente (alguns preferem doses entre 40 e 80 mg). Na maioria dos pacientes ocorre uma resposta clínica ótima em dias e a VHS normaliza-se em semanas. Nos de comprometimento ocular grave, alguns autores preconizam a pulsoterapia com a metilprednisolona na dose de 1.000 mg/dia durante 3 dias, seguido por corticoterapia oral. Após a remissão dos sintomas e do retorno da VHS ao normal, deve-se iniciar uma redução gradativa de 10% ou menos da dose então administrada a cada 2 semanas, até o mínimo que proporcione o controle adequado da doença. Para a maioria dos pacientes, as doses ficam ao redor de 5 a 15 mg/dia de prednisona e serão mantidas por um período de 2 a 4 anos (há casos que necessitam mais tempo). O corticoide só deverá ser retirado de maneira gradativa após 3 meses com a VHS normal (igual ou inferior a 20 mm na primeira hora), e com o paciente assintomático durante 2 anos, no mínimo, desde o início da corticoterapia. Quando de recorrência – que pode estar relacionada a doses insuficientes e/ou retirada precoce do corticoide, ou mesmo ser por conta de quadros resistentes – deve-se reiniciá-lo em doses mais elevadas.

A corticoterapia é utilizada de 1 a 5 anos; efeitos colaterais são vistos em ± 60% dos pacientes. As complicações mais comuns dos corticoides são a osteoporose, as fraturas e as infecções. Salvo contraindicações, sempre que mantivermos uma dose diária de prednisona igual ou superior a 5 a 7,5 mg/dia devemos prescrever um bisfosfonato oral, associado a suplementos de cálcio e vitamina D visando à prevenção da osteoporose induzida.

Pacientes com PMR ativa e ACG costumam apresentar concentrações plasmáticas elevadas de homocisteína. A corticoterapia aumenta significativamente tais níveis, particularmente na ACG. O tratamento com suplementos de ácido fólico, vitamina B6 e vitamina B12 reduz as concentrações da homocisteína. Tais dados sugerem a hipótese que pacientes com ACG (e em menor extensão os com PMR) têm uma via comum com a aterosclerose.

Uma associação interessante, baseada em estudos *in vitro*, em animais e em casuísticas, é o uso adicional do AAS na ACG (100 a 300 mg/dia), dada sua ação complementar na supressão de citocinas pró-inflamatórias presentes nos granulomas. Os dados sugerem que o AAS em baixas doses (100 mg/dia) diminui o risco da perda visual e de AVE em pacientes com ACG. As lesões inflamatórias da ACG produzem interferona-γ (IFN-γ) e fator nuclear κB. Os corticoides influenciam a atividade da doença, entre outras razões, por reprimirem os genes NF-κB dependentes (uma vez que pouco agem sobre a IFN-γ); por outro lado o AAS é um potente inibidor da transcrição de citocinas em AT, particularmente atuando na supressão da IFN-γ. Essa ação do AAS nada tem a ver com seu reconhecido efeito inibidor das ciclo-oxigenases, haja vista que, ao ser trocado por indometacina, não se altera a transcrição da IFN-γ. Estudos de citocinas em BAT mostraram que a IFN-γ é produzida na ACG, mas não na PMR, sugerindo um importante papel dessa citocina *não só* no desencadeamento da vasculite como na determinação do fenótipo clínico apresentado (ACG *versus* PMR) (Owen; Buchanan; Hoi, 2015). Portanto, a associação do corticoide com o AAS mostra efeitos sinérgicos nos processos inflamatórios da ACG. Tal uso combinado encontrou indicação adicional após comprovar-se que a incidência de eventos cardiovasculares está aumentada nos portadores de ACG. Ademais, o uso de anticoagulantes ou de antiagregantes plaquetários é recomendado em situações graves, devendo ser administrados com cautela, após avaliação do binômio risco/benefício.

Complicações isquêmicas frequentemente precedidas por isquemias transitórias são observadas em 15 a 20% dos pacientes com ACG. Há semelhanças nos processos relacionados com a inflamação e a aterosclerose: a endotelina-1 (ET-1) participa em ambos. Em lesões de ACG demonstrou-se incremento do sistema das endotelinas, o que cria um microambiente propício para desencadear complicações isquêmicas. Vários antagonistas do receptor ET-1 têm sido estudados no tratamento das doenças cardiovasculares; sugere-se que a inibição do sistema ET possa ter lugar no esquema terapêutico da ACG. Estudos outros indicam que os receptores da angiotensina I contribuem para o desenvolvimento das lesões da ACG; assim, a inibição do sistema de angiotensina também poderia ser útil no tratamento da ACG. Outros medicamentos utilizados – sem respostas convincentes – no tratamento de ACG foram a dapsona, a hidroxicloroquina e a ciclosporina.

Em ACG, na dependência da dose, da duração e do corticoide regularmente utilizado (dose acumulativa) podemos esperar coefeitos indesejados após 1 a 2 anos de tratamento; daí a necessidade da adição de terapias adjuvantes, sobretudo o tocilizumabe em infusão (162 mg/semana) como fármaco de primeira escolha nos pacientes refratários, nas recorrências e também para redução das doses dos corticosteroides utilizados (Villiger *et al.*, 2016). Como alternativa fica ainda o metotrexato oral 7,5 a 15 mg/semana, acrescido da suplementação de 5 mg de ácido fólico semanal, de efeito moderado mas mais seguro. Em tempo, nos EUA o custo anual do tratamento com o tocilizumabe é de aproximadamente 18,5 mil dólares.

Por fim, avanços biotecnológicos permitiram a produção de agentes biológicos geneticamente construídos contra citocinas que desempenham importante papel na instalação, na manutenção e na progressão dos processos inflamatórios, em particular em relação ao fator de necrose tumoral-alfa (TNF-α). Esses fármacos são reconhecidos como modificadores da resposta biológica, no caso, do curso natural da doença, e têm sido utilizados com frequência crescente em casos selecionados de artrite reumatoide. Também, crescem os relatos internacionais de sua utilização em várias manifestações de vasculites ativas e refratárias às medidas usuais, dentre elas a ACG (tratada em monoterapia, com o etanercepte ou com o infliximabe, e em associação, como o rituximabe). Outros agentes biológicos com diferentes mecanismos de ação estão em franco desenvolvimento. Nesse contexto, para reduzir coefeitos inaceitáveis de uma corticoterapia de alta dose e/ou diante de uma ACG refratária às medidas usuais, o tocilizumabe (biológico que bloqueia a IL-6) tem uso restrito, mas importante, no manejo desses pacientes (o reconhecido aumento do risco de infecções propiciado sempre deverá ser considerado caso a caso (Loricera *et al.*, 2015). Recentemente um levantamento de vida real na França (241 pacientes) (Mahr *et al.*, 2020) mostrou: que a incidência anual da ACG é de 7 a 10 casos/100 mil pessoas > 50 anos de idade; que cada vez menos procede-se à BAT enquanto aumenta o uso do ecodoppler colorido de alta resolução de AT seguido pela tomografia por emissão de pósitrons (conforme recomendação da EULAR em 2018); que 96,5% receberam somente corticoterapia como tratamento de base; que apenas 12% a tinham associada com o metotrexato; e que nenhum paciente recebeu biológicos (inclusive o agora indicado tocilizumabe).

Prognóstico

Tanto a PMR quanto a ACG tendem a ter um curso autolimitado de vários meses até 5 anos. Com o uso da prednisolona, a evolução média é de aproximadamente 2 anos, podendo prolongar-se por até 10 anos. Observam-se recorrências em cerca de 20% dos casos. Particularmente na ACG, mesmo sob tratamento, são frequentes as recaídas, situações nas quais, com frequência, são normais a VHS e a PCR (daí a necessidade de utilizar-se outros biomarcadores na avaliação da atividade da doença; por exemplo, fibrinogênio, osteopontina, calprotectina, anticorpos contra peptídios da ferritina etc.), destacando a necessidade de um tratamento alternativo isolado ou associado à corticoterapia para a ACG (Kermani *et al.*, 2015).

A ACG em sua fase inicial apresenta mortalidade aumentada decorrente sobretudo de complicações vasculares como AVE, IAM, rupturas aneurismáticas, aneurismas dissecantes e fenômenos tromboembólicos. Após 4 semanas do início da terapia, a mortalidade passa a ser similar à da população em geral em relação à mesma faixa etária. No levantamento de Wade Crow *et al.*, a média de sobrevida do portador de ACG foi de 3,71 anos (8,34 anos para o grupo controle); a sobrevida de 5 anos foi de 35% (67% para o grupo controle). Interessante é observar que a sobrevida dos portadores de ACG e a do grupo controle convergiram para 11 a 12 anos, o que significa que os efeitos adversos que afetam a sobrevivência estão presentes somente nos primeiros anos após o diagnóstico. Os fatores de risco para óbitos precoces na ACG deverão ser melhor avaliados; por exemplo, sabe-se que pacientes com ACG e perda visual têm menor sobrevida que aqueles que não a manifestaram, portanto deverão ter um seguimento regular e rigoroso, e recentemente tornou-se claro que aproximadamente metade dos portadores de ACG apresentam lesões aórticas (Watanabe *et al.*, 2018). Por essas razões devemos acrescentar, no seguimento do paciente, uma avaliação anual por meio da USG abdominal e da radiografia do tórax em duas posições.

Após a retirada medicamentosa, aconselhamos rever o paciente e avaliar a VHS, a PCR e a α_1-glicoproteína ácida em intervalos crescentes de 3, 6 e 12 meses.

78

Artropatias Próprias da Velhice

Edison Rossi

Introdução

Em todos os tempos, apesar da frequência e da evidência do reumatismo na velhice (um fato já universalmente conhecido no dito popular "quem gosta de velho é reumatismo"), assombra notar o diminuto interesse do geriatra por melhor conhecimento e em atuação na área, no que é secundado por reumatologistas que, inexplicavelmente, dedicam seus maiores esforços ao estudo das artrites do adulto e na expansão de seus conhecimentos farmacológicos, não se aprofundando na busca de uma visão mais abrangente para atuação mais eficaz nos casos de idosos reumáticos. Condições como instabilidade postural, marcha, quedas, imobilidade, sarcopenia, síndrome de fragilidade, síndrome locomotora, dores (sofridas e sentidas), condições nutricionais, interações familiares, recursos sociais disponíveis etc. comumente não são abordadas/tratadas. Até pouco tempo a quase universal osteoartrite – doença do adulto, mas de alta prevalência na velhice (afinal, o adulto torna-se velho!) – era o patinho feio da prática reumatológica. A maior interação geriatra-reumatologista melhorará a atenção e os cuidados ao idoso reumático. Infelizmente a osteoporose do reumatologista ainda não é a do geriatra e vice-versa.

Neste capítulo, objetiva-se integrar o geriatra no contexto reumatológico. Assim, com referência à biologia e aos distúrbios musculoesqueléticos na velhice, temos que considerar quatro grupos, que são: (1º) *distúrbios "próprios" da velhice* (como as já vistas polimialgia reumática e arterite de células gigantes, a doença de Paget e a hiperostose esquelética difusa idiopática); (2º) *distúrbios frequentes próprios dos adultos que aumentam com o envelhecimento* (a osteoartrite é exemplo clássico); (3º) *distúrbios frequentes no adulto e no velho,* sobretudo aqueles que, por ocorrerem em "terreno" diferente (organismo envelhecido), mostram peculiaridades, tanto nas manifestações como na intensidade, no enfoque terapêutico, no prognóstico etc. (p. ex., a doença reumatoide, a gota, as lombalgias e vários tipos de reumatismo não articular – trata-se de um conjunto insatisfatório no sentido de afirmações genéricas, por conta das frequentes exceções ou da caracterização de subgrupos, aliada à heterogeneidade das condições levantadas); e (4º) *distúrbios encontrados com menor frequência na velhice* (espondilite anquilosante é exemplo clássico, além das artrites traumáticas, dos estiramentos musculares, das lesões meniscais etc.).

Artropatias microcristalinas

A deposição de cristais intra-articulares pode ocasionar diversas manifestações clínicas que vão de uma artrite aguda até uma artropatia crônica com grave destruição articular. Merecem destaque os cristais de pirofosfato de cálcio e os de ácido úrico. Ambos constituem a causa mais comum de artrite aguda na velhice.

Condrocalcinose articular difusa

É uma doença metabólica, com frequência inflamatória, decorrente de deposição de cristais de pirofosfato de cálcio di-hidratado (CPPD) intra-articularmente e em outros tecidos. Zitnan e Sitaj (1960) foram os primeiros a descrever uma síndrome de crises articulares inflamatórias, episódicas, de padrão familial, que estava associada a calcificações. McCarthy *et al.* (1962) descreveram a "pseudogota", uma síndrome que combinava as características clínicas da artrite gotosa aguda com CPPD no líquido sinovial. A deposição desses cristais em cartilagens produz a condrocalcinose, detectada radiograficamente e que serve como marcador da doença; a fisiopatogênese dessa deposição é desconhecida (exceto para a rara hipofosfatasia que, pela deficiência da pirofosfatase, promove o acúmulo do pirofosfato). Embora a maioria dos casos seja idiopática, há raras variedades familiares (de padrão autossômico dominante) e secundárias, associadas a outras doenças metabólicas. Estima-se ser de 0,8 a 1,1:1.000 habitantes a frequência da doença. Acomete ambos os sexos, com ligeira predominância feminina (1,48:1). Não há predileção por raça. Na série de McCarthy, a idade média de diagnóstico foi de 71,9 anos e a idade média do começo de sintomas (artrite aguda) foi de 57 anos. Outra casuística mostra que apenas 10% dos pacientes tinham menos de 60 anos, sendo mais acometidas as seguintes articulações: joelhos (88%), punhos (20%), tornozelos (14%) e ombros (8%). O diagnóstico se faz com base em achados radiográficos (calcificações de estruturas cartilaginosas e fibrocartilaginosas, frequentemente acompanhadas por lesões do tipo degenerativo, vistas nos joelhos, na sínfise púbica, nos punhos, nos ombros e nas articulações coxofemorais) e na identificação dos CPPD no líquido sinovial examinado sob microscopia de luz polarizada. Um estudo retrospectivo de radiografias digitais do tórax mostrou que a prevalência de condrocalcinose na articulação acromioclavicular aumenta com a idade e está associada à condrocalcinose dos joelhos. Esse achado, associado à história clínica pertinente, leva à hipótese de pseudogota ou osteoartrite secundária; mais, se a ocorrência for em indivíduo menos velho, deve-se excluir a possibilidade de distúrbio metabólico associado (Parperis *et al.*, 2013). A evolução clínica da condrocalcinose articular difusa (CAD) admite cinco tipos: a latente (assintomática); a pseudogota; a pseudorreumatoide; a pseudodegenerativa; e a pseudoneuropática. Importante é saber que o simples achado de calcificações intra-articulares não faz o diagnóstico de CAD, pois a condrocalcinose *per se* não é rara no idoso (2,5% têm o ligamento triangular do carpo calcificado e 7% mostram calcificações intra-articulares nos joelhos). O quadro clínico agudo frequentemente é de flogose monoarticular, de instalação rápida (ocorre em horas), acompanhado por febre, leucocitose e velocidade de hemossedimentação aumentada. Em uma casuística, cerca da metade dos pacientes foi hospitalizada com o diagnóstico de artrite séptica. Não tratada, a crise tem duração autolimitada (1 a 6 semanas). A variedade crônica acomete, sobretudo, mulheres idosas que, concomitantemente, apresentam osteoartrite (o padrão de comprometimento articular, sua gravidade e o componente inflamatório envolvido orientam para a pesquisa dos CPPD). Aproximadamente a terça parte dos portadores de CAD apresenta uma modalidade acelerada e destrutiva de osteoartrite (a "artropatia por pirofosfato"), condição que acomete, sobretudo, joelhos, quadris, punhos, articulações metacarpofalangianas e ombros e que inclui importantes cistos subcondrais, fragmentação do osso subcondral com corpos livres intra-articulares e grande osteofitose; em estágio mais avançado, ocorrem grave instabilidade e deformidades articulares, seguidas por grosseira destruição da articulação. Reconhecidamente a deposição de

CPPD ocorre também em outras doenças metabólicas, como o hiperparatireoismo, a hemocromatose, a hipomagnesemia e a hipofosfatasia. Tais cristais também têm sido vistos em pacientes portadores de hipotireoidismo, hipercalciúria hipercalcêmica, em articulações neuropáticas ("junta de Charcot") e gota. Justifica-se, portanto, na avaliação inicial do paciente, a solicitação de exames pertinentes (cálcio, fósforo, magnésio, fosfatase alcalina, paratormônio [PTH], hormônio tireoestimulante [TSH], ferro e ferritina, dentre outros). Na população geral, são fatores de risco para a pseudogota o hiperparatireoidismo e o uso de diuréticos de alça; já o índice de massa corporal (IMC) e o uso de diuréticos tiazídicos não o são (Rho *et al.*, 2012). Não há tratamento específico para CAD; no quadro articular agudo indicam-se repouso, compressas frias locais e uso de anti-inflamatórios não esteroides (AINE) e corticosteroides (por via oral e/ou intramuscular) associados, se necessário for, a artrocentese (infiltrando-se ou não corticosteroide); na fase crônica, além do tratamento medicamentoso indicam-se procedimentos fisioterápicos. *Toilette* articular por via artroscópica poderá ajudar. Casos mais graves têm indicação para artroplastia.

Gota

A gota é uma doença poligênica e multifatorial que, determinando hiperuricemia, pode ser causa de sinovites agudas. Reconhecem-se três variáveis nessa doença metabólica: a hiperuricemia; a deposição intra-articular do cristal de monourato de sódio; e os fatores desencadeantes. Os principais fatores desencadeantes da artrite gotosa aguda são: alimentos ricos em purinas, bebidas alcoólicas (mais de 0,3 ℓ de cerveja apresenta maior risco do que destilados com maior porcentagem de álcool; já 125 mℓ de vinho parece ter pouco ou nenhum efeito em aumentar a uricemia), estresse físico e emocional, lesões teciduais (traumas ou procedimentos cirúrgicos), infecções agudas, pós-infarto agudo do miocárdio, hemorragias, transfusões sanguíneas, no início do tratamento hipouricemiante (alopurinol ou uricosúricos), regimes intensos (perda rápida de peso, dietas com jejum prolongado), relacionados com fármacos (diuréticos e ciclosporinas, entre outros), após hemodiálise etc. Do ponto de vista diagnóstico, diante de uma monoartrite aguda, a normouricemia não afasta a hipótese clínica de gota; a uricemia pouco elevada o torna possível e a elevada, provável; todavia, *nenhum nível de uricemia o faz definitivo*. Frequentemente, a gota associa-se a litíase renal, hipertensão arterial sistêmica, dislipidemias, aterosclerose, obesidade, diabetes melito (DM), osteonecrose (ON) asséptica de coxofemoral e condrocalcinose articular. A primeira crise articular gotosa é excepcional antes dos 20 anos, habitual dos 30 a 50 anos de idade e menos frequente após os 60 anos de idade. A incidência e a prevalência da gota têm aumentado universalmente, principalmente na velhice (em parte decorrente do declínio da função renal, em parte como resultado de comorbidades e/ou seus tratamentos, em parte por uma dieta mais rica em purinas) (Bolzetta *et al.*, 2013). Na velhice, a gota tem características diferentes daquela que ocorre em homens de meia-idade. Assim é que a gota de início tardio tem uma menor predominância masculina, um maior número de casos com apresentação poliarticular, maior acometimento dos membros superiores, menor número de crises agudas e maior prevalência de tofos. O tratamento da gota na velhice merece também diferente atenção. Na crise articular deve-se atentar para uma menor tolerância da colchicoterapia e o cuidado na escolha do AINE. O uso da corticoterapia sistêmica e/ou intra-articular são opções importantes. O tratamento da doença, além das medidas higienodietéticas e da mudança no estilo de vida, implica o uso de hipouricemiantes. Os uricosúricos (probenicida e outros) apresentam menor tolerância em idosos, além de eficácia diminuída na insuficiência renal. O alopurinol, fármaco que inibe a xantina oxidase, continua sendo o medicamento de escolha; febuxostato, outro inibidor da xantina-oxidase, surgiu como alternativa ao alopurinol, mas tem uso limitado em virtude de graves reações adversas (RA). Em nosso estudo com 500 pacientes, encontramos 15% de início de gota articular após os 60 anos de idade; a terça parte era do sexo feminino e foi menos frequente o acometimento quase exclusivo das articulações dos membros inferiores que ocorre nos grupos mais jovens; também não sendo raro a apresentação como poliartrite aguda. Na velhice devemos atentar, sobretudo, para os casos de gotas secundárias, principalmente aquelas decorrentes de linfomas, do mieloma múltiplo e do uso crônico de diuréticos tiazídicos. Avanços no conhecimento da fisiopatologia da gota mostram cada vez mais que não estamos diante de uma simples "artropatia microcristalina", mas sim adentrando no espectro das doenças inflamatórias crônicas de origem imunológica (que envolvem citocinas, particularmente a interleucina 1 e a sinalização intracelular via inflamassoma) (Müller-Ladner *et al.*, 2011). A gota é um fator de risco independente que aumenta a mortalidade cardiovascular. Por fim, talvez a enfermidade gota seja melhor compreendida considerando-a distribuída em dois estágios: um clinicamente ativo (como sempre a vimos) e outro clinicamente inativo (o da hiperuricemia).

Outros cristais

Cristais de fosfato básico de cálcio (principalmente a hidroxiapatita carbonatada): a microscopia eletrônica faz o diagnóstico de certeza, uma vez que tais cristais não são vistos na microscopia óptica. Uma de suas manifestações clínicas acomete, sobretudo, as articulações dos ombros ("síndrome do ombro de Milwaukee") e quadris em mulheres idosas e é altamente destrutiva. A sinóvia, ao contrário do observado em outras artropatias microcristalinas, mostra número baixo de leucócitos. *Cristais de oxalato de cálcio*: o depósito de tais cristais, quase sempre ligado a outras doenças (insuficiência renal crônica, oxalose primária, amiloidose etc.), é sinal de mau prognóstico, pois indica artropatia crônica pouco responsiva ao tratamento clínico. *Cristais de corticoides*: a artrite por depósito desses cristais pode ocorrer após infiltração intra-articular.

Reumatismos não articulares

Sob essa designação reunimos padecimentos que, embora heterogêneos do ponto de vista etiopatogênico, histopatológico e clínico, têm em comum o fato de determinarem dor, rigidez e impotência funcional no sistema locomotor, além de se localizarem nos tecidos moles, fora das articulações. Aqui situamos as paniculites, as bursites, as tendinites, entre outras. *Fibrosites*, *reumatismos extra-articulares* e *reumatismos de partes moles* têm sido alguns dos nomes atribuídos a esse grupo de transtornos que geralmente têm início agudo; a sintomatologia surge ou se agrava com o frio, a umidade e o estado emocional; comumente piora com o repouso, melhora com a atividade física moderada e agrava-se com a fadiga; há desconforto ao levantar-se; melhora com a chegada do meio-dia e piora novamente ao entardecer; por vezes, há grave piora noturna. De regra estão ausentes os sinais gerais de febre, emagrecimento, hipotrofia muscular; também costumam ser normais os exames laboratoriais. Alguns tipos de reumatismos não articulares merecem, por sua frequência e/ou importância diagnóstica, breves considerações. Eles serão descritos a seguir.

Ombro doloroso

Sob essa designação compreendemos toda uma série de distúrbios localizados na região do ombro, como a síndrome do impacto, a tendinite bicipital, a tendinite cálcica e artropatias várias, além de condições extrínsecas, como a síndrome ombro-mão, o tumor de Pancoast, neuropatias etc. Quase 30% dos pacientes acometidos têm mais de 65 anos de idade. Clinicamente, dividimos a síndrome do ombro doloroso em: simples, hiperálgico agudo, pseudoparalítico e "congelado" (esta é a capsulite adesiva). Os estudos de imagem são importantes (radiografia, ultrassonografia [USG] e ressonância magnética [RM]): a partir deles podem-se identificar processos degenerativos na região e afastar lesões intra-articulares e metástases, por exemplo. Por outro lado, é comum o achado de calcificações na região do ombro (frequentemente são assintomáticas). Cerca de três quartos dos casos devem-se à bursite subdeltoidiana ou subacromial (com ou sem calcificações). No exame físico, a simples pressão digital desencadeia dor em pontos selecionados, sendo frequente arco doloroso de Simmonds. O tratamento na fase aguda abrange repouso articular e uso de AINE, crioterapia e infiltração local com corticosteroide; na fase crônica a atuação fisioterápica é fundamental. Procedimentos cirúrgicos são reservados a situações bem definidas.

Epicondilalgia

A localização radial é muito mais frequente do que a cubital e tem nítida associação laboral ou lúdica ("cotovelo de tenista"). Além do exame local, impõe-se um estudo clinicorradiográfico da coluna cervical; convém buscar, sobretudo, processos involutivos degenerativos em vértebras cervicais inferiores (C5-C6-C7).

Tenossinovite de De Quervain

Trata-se de uma tenossinovite estenosante do primeiro compartimento dorsal do punho, também conhecida como tenossinovite estiloide radial. É um transtorno muito mais frequente em mulheres e tem por causa fatores traumáticos, metabólicos, reumáticos, ocupacionais, quando não idiopáticos. A dor, habitualmente significativa, localiza-se na borda radial do punho, há edema local e importante incapacidade funcional a determinados movimentos. A manobra de Finkelstein que avalia os tendões do abdutor longo e extensor curto do polegar no processo estiloide do rádio praticamente diagnostica a síndrome. A USG demonstra o espessamento e a hipoecogenicidade da bainha tendínea no local, podendo, também, ocorrer evidente distensão liquida no compartimento (resultante da sinovite).

Doença de Dupuytren

É um distúrbio fibroproliferativo benigno, lentamente progressivo, que acomete as mãos. Ocorre uma retração fibrosa da fáscia palmar no seu lado medial, levando à incapacidade funcional dos primeiro, segundo e terceiro dedos, que ficam em flexão permanente. Compromete, sobretudo, homens (5,9 a 15H:1M), sendo a idade avançada fator de risco, e é quase sempre unilateral. Tem como causa fatores genéticos e ambientais. Estudos familiares mostram um padrão autossômico dominante e sugerem que a idade de início e a gravidade da doença estejam ligadas à variada penetração da expressão gênica, que está parcialmente ligada ao sexo masculino. Estima-se que 20% dos homens com mais de 60 anos de idade do Reino Unido sejam portadores da doença de Dupuytren. A doença evolui mais rapidamente quando, adicionalmente, há fibromatoses em outros locais (dorso das mãos, planta dos pés e pênis – aqui, a doença de Peyronie). Tal contratura parece ser mais frequente quando em doenças crônicas, principalmente na tuberculose pulmonar e na cirrose alcoólica, ou quando da terapia com anticonvulsivantes em longo prazo. Também tem ocorrência aumentada em diabéticos e em portadores de disendocrinia hipofisária. Embora não haja cura, a liberação cirúrgica da contratura dos dedos, com ou sem excisão dos tecidos afetados, possibilita significativa melhora funcional. Reconhece-se, atualmente, a existência de uma proliferação da fáscia palmar sem as características típicas da doença de Dupuytren – a doença palmar fascial não Dupuytren. Nela não há predisposição genética e, na patogênese, destacam-se os fatores ambientais (principalmente traumatismos de repetição), as cirurgias e a DM; sua evolução e seu prognóstico são distintos daqueles da doença de Dupuytren "clássica" (Rayan; Moore, 2005).

Periartrite do quadril

A ocorrência de várias bolsas próximas ao grande trocanter e às inserções dos músculos glúteos provoca quadros agudos dolorosos, à semelhança do que ocorre no ombro doloroso. Um diagnóstico diferencial importante é com a osteoartrite coxofemoral.

Tenossinovite estenosante dos flexores

É o conhecido "dedo em gatilho". O distúrbio é caracterizado por dor no trajeto dos tendões flexores das mãos, associada a dificuldades da movimentação do dedo acometido, que, com frequência, trava em posição de flexão; em casos graves o dedo pode permanecer imobilizado, necessitando do auxílio da outra mão para soltá-lo, sendo a liberação acompanhada de um ressalto – o gatilho – e dor aguda. A sintomatologia é mais intensa pela manhã (em razão de maior edema na bainha flexora que circunda o tendão e da inatividade manual noturna). Com frequência, palpa-se um nódulo na base palmar dos dedos acometidos (de regra, o anelar, o médio e/ou o polegar). É condição mais comum em mulheres do que em homens, ocorre com frequência em endocrinopatias (como hipotireoidismo e DM) e tem nítida associação com certas atividades laborais. A liberação cirúrgica é reservada para os casos crônicos e mais graves.

Calcaneodinias

Literalmente, dor no calcanhar. Trata-se de queixa comum decorrente de variados distúrbios. Aqui temos as dores subcalcâneas (caso das fascites plantares, com dores na borda medial do retropé – na avaliação radiográfica, o clássico esporão inferior do calcâneo não significa ser ele o responsável pelo quadro; das afecções do coxim plantar, com dor mais difusa e centralmente abaixo do osso calcâneo; da síndrome do túnel do tarso, que, por vezes, exige liberação cirúrgica do nervo tibial) e também as dores posteriores (bursites retrocalcâneas, entesopatias do tendão calcâneo e síndrome do impacto posterior).

Síndrome de Tietze

Costocondrite e esternocondrodinia são outros nomes dessa síndrome de etiologia desconhecida que se caracteriza por dor e edema inflamatório localizado nas articulações esternoclaviculares ou costocondrais. Trata-se de distúrbio autolimitado e benigno que pode se associar a importante sofrimento, tanto pela dor local intensa como por ser atribuído a patologias do coração ou pulmão, ou mesmo por sugerir fratura patológica. Há variedades agudas (mais comuns) e crônicas. Temos visto principalmente as apresentações agudas que predominam nas junções esternais das costelas esquerdas (sobretudo terceira, quarta ou quinta) em idosas. Suspeita-se que o estiramento local decorrente da mecânica respiratória ou microtraumatismos recorrentes sejam fatores patogenéticos. No diagnóstico, a radiografia convencional do tórax anterior pouco ajuda; por outro lado, a tomografia computadorizada (mostrando esclerose e erosões ósseas, estreitamento do espaço articular, ossificação ligamentar, osteófitos), a RM (avaliando o inchaço de partes moles e o líquido intra-articular) e/ou a cintilografia óssea com Ga-67 (demonstrando captação aumentada na região) podem ser de valia em casos selecionados (Martins *et al.*, 1994).

Síndrome complexa de dor regional

Essa designação abrange condições classicamente já reconhecidas como causalgias, algodistrofias reflexas dos membros, distrofia reflexa simpática, distrofia neurorreflexa, atrofia de Sudeck e síndrome ombro-mão. São síndromes dolorosas acompanhadas por alterações vasomotoras e tróficas que acometem o osso, a articulação e as estruturas periarticulares dos membros, mas *respeitando sempre a cartilagem*, e de complexa fisiopatologia. Elas compreendem três etapas clínico-funcionais, que são: *inflamação* (caracterizada por edema, calor, rubor, dor e mobilidade restrita), *distrofia propriamente dita* (identificada por edema, dores, mobilidade prejudicada e extremidades frias e cianóticas) e *atrofia* (pouca dor e importante restrição dos movimentos por retrações fibrosas ao lado de hipotrofias (pele, celular-subcutâneo, músculos e osso; vê-se osteoporose moteada nas radiografias). Fatores genéticos parecem predispor à referida síndrome. O tratamento exige atuação multiprofissional (Maihofner; Seifert; Markovic, 2010).

Síndrome do canal do carpo

Trata-se de síndrome decorrente da compressão do nervo mediano quando de sua passagem pelo canal carpiano, também conhecida como síndrome do túnel carpiano ou neuropatia do mediano. Acomete mais mulheres que homens (2 a 3M:1H). A relação dos fatores etiológicos é grande (traumatismos, gota, amiloidose, DM, acromegalia, artrite reumatoide, tumores nervosos e outros). É frequente a associação da síndrome com tenossinovites (de De Quervain e de dedos em gatilho). Em geral, o paciente procura o médico pelas alterações sensoriais ou pela amiotrofia (que pode ser tenar, hipotenar ou ambas; a mais frequente é a tenar e ocorre dificuldade ou impossibilidade para realização da pinça policidigital e para execução de movimentos finos). O sintoma mais específico da síndrome do canal do carpo (SCC) é a dor acompanhada de dormência noturna na mão, que se alivia com sacudidelas e com a elevação do membro superior. Distúrbios vasomotores oriundos de alterações nos filetes simpáticos do nervo mediano podem acompanhar a síndrome. No diagnóstico clínico, utilizamos os testes de Phalen e de Tinel (forte dor à compressão ou percussão do nervo mediano na região anterior do punho) e, no subsidiário, são diagnósticos os achados eletroneuromiográficos. Utiliza-se também a USG do punho na avaliação inicial e, adicionalmente, quando necessário, a RM, cujos achados predizem os benefícios da indicação cirúrgica, independentemente dos estudos da condução nervosa (Jarvik *et al.*, 2008). De todo modo, impõe-se ainda a realização do estudo radiográfico da coluna cervical, do ombro e do punho. Estudos de incidência temporal da SCC têm mostrado apreciável diminuição nos grupos mais jovens e incremento nos dos mais idosos, estes últimos apresentando quadros mais graves e contribuindo desproporcionadamente para uma alta quantidade de cirurgias realizadas. Demonstrou-se que há uma relação direta entre a gravidade da SCC e a idade, o IMC e a medida da circunferência abdominal (English; Gwynne-Jones, 2015; Komurcu *et al.*, 2014).

Síndrome de dores nas costas

As dores nas costas podem ter origem nos corpos vertebrais, nos discos intervertebrais, nas articulações interapofisárias, nos ligamentos, na musculatura e nos nervos da região. Tais dores podem surgir espontaneamente quando de patologias ósseas ou osteoarticulares e, quando de causa ligamentar, costumam ser desencadeadas por traumatismos. Na elaboração diagnóstica devemos atentar para a localização (cervical, torácica ou lombossacral) e para o fato de o acometimento ser agudo ou crônico. Muitas das condições etiológicas são predominantes em certos grupos etários e determinadas regiões vertebrais. Assumem também importância diagnóstica a atividade laboral e os antecedentes pessoais. Nos países industrializados, a dor lombar (DL) tem alta prevalência (os percentuais variam de 60 a 90%), sendo a queixa mais frequente entre os problemas musculoesqueléticos dos idosos. Estima-se que pouco mais da metade dos idosos na comunidade tenham queixa de, pelo menos, um episódio de DL no ano anterior. Na maioria dos portadores de DL crônica (DLc), não conseguimos esclarecer a origem anatomopatológica do distúrbio. Mesmo assim – e sobretudo nos idosos – costumamos atribuir esses eventos a doença vertebral degenerativa comumente associada e identificada por exames de imagem: espondilose, discopatia e/ou artrose facetária e interapofisária. Na realidade há evidências conflitantes quanto à associação dessas discopatias com a DL e questiona-se a patologia facetária como causa primária da DLc (nesse caso, parecem ser mais significativos os fatores psicológicos na patogênese dolorosa). De todo modo, mais de 90% dos idosos com mais de 65 anos apresentam algum grau de degeneração discal e osteoartrite facetária, independentemente do seu estado doloroso, e, embora alterações radiográficas mais proeminentes estejam associadas à DLc, a intensidade do quadro doloroso não manifesta tal relação (Hicks; Morone; Weiner, 2009).

Manifestações reumáticas associadas às endocrinopatias

Disendocrinias são responsáveis por várias síndromes com evidentes e, por vezes, características manifestações musculoesqueléticas. Destacamos a seguir algumas delas.

Acromegalia

Adenomas hipofisários podem produzir excesso de hormônio de crescimento, cujos efeitos metabólicos determinam significativas alterações no tecido conjuntivo. Daí resultam hipertrofia tecidual (hiperplasia bursal, espessamento capsular, proliferação sinovial e edema, hiperplasia cartilaginosa e proliferações ósseas), artropatias (hipermobilidade articular, degeneração cartilaginosa, osteofitose, reações periostais e condrocalcinose), alterações musculares (hipertrofias, fraqueza proximal, mialgias etc.), neuropatia (a síndrome do túnel do carpo, por exemplo), lombalgia, cifose.

Mixedema

No hipotireoidismo primário, o ácido hialurônico e outras mucoproteínas depositam-se em vários órgãos, podendo ser essa a razão das várias síndromes reumáticas associadas. Ocorrem poliartralgias ou poliartrites moderadas, geralmente simétricas e acometendo, sobretudo, joelhos, tornozelos, punhos, articulações metacarpofalangianas e articulações proximais dos dedos das mãos e dos pés; detectam-se osteoartrite raramente destrutiva, síndrome do canal do carpo, acometimento doloroso dos tendões flexores da mão, miopatias leves e pseudo-hipertrofia muscular – síndrome de Hoffman. Laboratorialmente, há elevação da creatinoquinase, o que, nos casos de fraqueza importante da musculatura proximal, obriga o diagnóstico diferencial com a polimiosite. Deve-se atentar também para o diferencial com o DM, que pode ser responsável pela junta de Charcot (fruto da neuropatia diabética); também são possíveis associações a quadros de ombro congelado (capsulite adesiva), de contratura de Dupuytren, de síndrome do canal do carpo, de atrofia muscular do primeiro interósseo dorsal, entre outros tipos de reumatismo não articular.

Hipertireoidismo

Aqui se enquadram as manifestações clássicas da acropaquia tireoidiana e da miopatia tireotóxica. Evidências clínicas de fraqueza ocorrem em praticamente todos os pacientes com hipertireoidismo. Tal miopatia pode ser leve (hipotrofia mínima, fraqueza e fadiga fácil) ou grave a ponto de a polimiosite impor-se como diagnóstico diferencial (diferentemente dos efeitos desta doença, não há alterações inflamatórias e estão preservados os músculos da laringe e da faringe; geralmente são normais a aldolase e a creatinoquinase). A recuperação completa da força muscular acontece com o retorno ao estado eutireoidiano.

Hiperparatireoidismo primário

Trata-se de endocrinopatia comum na velhice. O excesso do PTH pode determinar várias e graves manifestações "reumáticas" como osteíte fibrosa cística (reabsorção óssea subperiostal e cistos ósseos), dores ósseas, artralgias, mialgias, osteoporose, osteoartrite, condrocalcinose, frouxidão ligamentar, rupturas tendíneas, junta de Charcot, calcificações ectópicas e outras mais. Há algumas décadas a suspeita diagnóstica era levantada com a tríade de "dores ósseas + dores abdominais + cálculos renais" e o hiperparatireoidismo primário (HPT) era considerado doença rara. O advento dos autoanalisadores multicanais em patologia clínica (que rotineiramente dosavam o cálcio sérico) possibilitou descobrir a real frequência da doença, inclusive de uma variedade leve, quase assintomática, conhecida como HPT assintomático. As mulheres idosas são mais acometidas que os homens (3 vezes mais), estimando-se que 4:1.000 mulheres com mais de 60 anos de idade apresentem a doença. Na população europeia, a maior incidência ocorre dos 70 a 74 anos de idade. Em nosso meio, Bandeira *et al.* (2006) mostraram uma prevalência do HPT da ordem de 1,3% em mulheres pós-menopausadas, metade das quais são assintomáticas. Laboratorialmente, define-se o HPT pelos elevados níveis do PTH e pela hipercalcemia persistente (esta pode estar ausente quando há déficit de vitamina D). Nos casos "assintomáticos" as alterações laboratoriais são pequenas e a sintomatologia é vaga (mialgias, artralgias, fadiga, "depressão" e "fibromialgia"). O HPT decorre de adenoma (85%), hiperplasia (10 a 15%) ou carcinoma da paratireoide (0,5 a 1%). Na maioria das vezes, a associação da USG com a cintilografia (utiliza-se o radiofármaco sestamibi) possibilita localizar o tumor (Hamidi *et al.*, 2006).

Diabetes melito

Suas numerosas complicações musculoesqueléticas podem ser agrupadas em neuropatias (amiotrofia diabética, neuropatia autossômica, mononeuropatia múltipla etc.), neuroartropatias (osteólise, osteoporose, junta de Charcot, periartrite escapuloumeral etc.) e complicações associadas a outras doenças ou distúrbios (como hiperostose esquelética difusa idiopática, contratura de Dupuytren, estenose do canal medular, tenossinovites, hiperuricemia e gota) (Merashli *et al.*, 2015).

Manifestações reumáticas associadas às neoplasias

Neoplasias malignas estão associadas a várias síndromes reumáticas cujo reconhecimento pode ser concomitante, precedente ou subsequente ao diagnóstico de base (Fam, 2000). As manifestações musculoesqueléticas de uma neoplasia podem decorrer da invasão tumoral de estruturas adjacentes, da ação de mediadores de um tumor distante (as chamadas *síndromes paraneoplásicas*, que muitos preferem rotular como as *manifestações sistêmicas do câncer*), de alterações no sistema imunológico (o mesmo defeito determinando tanto a doença reumática quanto a neoplasia), ou mesmo de RA ao tratamento instituído. Há evidências de que portadores de doenças autoimunes têm maior chance de desenvolver neoplasias malignas. Um estudo em hospital geral mostrou que 23% dos pacientes com *manifestações reumáticas previamente não diagnosticadas* eram portadores de neoplasias ocultas; por outro lado estima-se que 15% dos pacientes portadores de neoplasias malignas hospitalizados desenvolvam síndromes paraneoplásicas de diversas naturezas (neurológicas, endócrinas, hematológicas, reumáticas e dermatológicas); no particular caso das reumáticas, destaque-se que são frequentes as positividades do fator reumatoide e dos anticorpos antinucleares, o que torna mais difícil a distinção entre uma artrite verdadeiramente "reumática" e a artrite paraneoplásica de uma neoplasia ainda "oculta". Portanto, várias doenças tidas como reumáticas podem ser na realidade manifestações precoces de neoplasia maligna oculta. Um comportamento clínico atípico, a rápida instalação dos sintomas, a ocorrência em grupo etário não habitual, algumas características laboratoriais (anemia persistente, hipergamaglobulinemia e sangue oculto nas fezes) e/ou uma resposta terapêutica inexpressiva à corticoterapia podem auxiliar no diagnóstico diferencial (Rugienė *et al.*, 2011). A principal característica que distingue uma síndrome paraneoplásica reumática de uma doença reumática real é o fato de que a remoção cirúrgica ou o tratamento farmacológico do tumor quase sempre cessam a síndrome; por outro lado são desprezíveis (ou ausentes) quaisquer efeitos sobre uma doença reumática de base (Racanelli *et al.*, 2008).

Osteoartropatia hipertrófica pnêumica

Também conhecida por síndrome de Pierre-Marie-Bamberger, a osteoartropatia hipertrófica pnêumica (OAHP) caracteriza-se por artropatia simétrica dolorosa, com edema nos terços distais de antebraços e pernas, hipocratismo digital e neoformação óssea periostal. Das várias condições que produzem osteartropatia hipertrófica (cirroses portal e biliar, doença intestinal inflamatória, infecções crônicas etc.), a mais prevalente é a *secundária a uma neoplasia primária de localização intratorácica*. Ocorre em 4% dos pacientes com carcinoma brônquico. Tal síndrome pode também ser decorrente de metástases pulmonares. Além dos sugestivos achados clínicos (hipocratismo digital com eritema periungueal) e radiográficos (aumento periostal), quase sempre detectamos, já na telerradiografia do tórax, o tumor pulmonar. A sintomatologia reumática antecede a pulmonar de 1 a 3 meses na terça parte dos casos e é concomitante em outro tanto. Por vezes, pode preceder em anos o diagnóstico. Uma das casuísticas mais extensas de OAHP mostra as seguintes etiologias: carcinoma de pulmão (primário ou metástases) 80%; tumores pulmonares 10%; outros tumores 5%. Na etapa inicial da síndrome, os erros diagnósticos mais comuns são: acromegalia, mixedema, doença reumatoide e doença de Paget.

Poliartrite carcinomatosa

É uma modalidade de sinovite reativa, ou seja, não há invasão tumoral. O quadro clínico lembra o da doença reumatoide, exceto por surgir de maneira abrupta e respeitar, frequentemente, os punhos e as mãos; sua manifestação tem sido relatada em várias neoplasias, sobretudo nas de mama e próstata. Esse tipo de poliartrite, que acomete os mais idosos, pode anteceder ou suceder o diagnóstico da neoplasia. De regra, o fator reumatoide é negativo e não há histórico familial da doença. A relação poliartrite-carcinoma fica evidente pelo seu desaparecimento com a exérese tumoral e sua recorrência quando de eventual recidiva.

Polimiosite/dermatomiosite

Pacientes portadores de miopatias inflamatórias têm maior risco de malignidades do que a população geral. A polimiosite (PM) tipo III, segundo Bohan e Peter (1975), ao contrário das outras, ocorre mais comumente em homens e pode preceder o diagnóstico da neoplasia em 2 a 3 anos. Todavia, na maioria das vezes, o tumor já se manifesta no primeiro ano do diagnóstico. Os principais tumores associados são os carcinomas de estômago, mama, brônquios e ovário. Diante de uma PM/dermatomiosite (DM), a refratariedade de resposta a altas doses de corticosteroides deve sugerir neoplasia oculta. *Grosso modo*, cerca da metade dos pacientes com 65 anos de idade ou mais que apresenta PM/DM é portador de malignidade (com ampla predominância do tipo DM). Ela pode ser considerada uma síndrome paraneoplásica; portanto, pacientes portadores de miopatias inflamatórias devem ser avaliados anualmente. Constatou-se que a incidência de câncer diminui gradativamente com os anos após o diagnóstico: maior risco no primeiro ano e em homens, menor no segundo e, a partir do terceiro, ausência de aumentos significativos (Yang *et al.*, 2015). Um novo anticorpo – o anti-155/140 – mostrou alta especificidade e moderada sensibilidade para detectar neoplasias associadas a miosites, sobretudo à dermatomiosite associada ao câncer (Chinoy *et al.*, 2007; Fugimoto *et al.*, 2012).

Reumatismo pós-quimioterapia

Caracteriza-se pelo surgimento de mialgias e/ou poliartralgias simétricas (mãos, cotovelos, joelhos e tornozelos), percebidos de 1 a 4 meses após o término de diversos esquemas quimioterápicos, independentemente dos medicamentos utilizados e da natureza do tumor tratado, representando, assim, uma complicação subaguda dos fármacos utilizados. Especula-se se o distúrbio não decorra da recuperação do vigor imunológico *per se* pós-quimioterapia (Rezende; Maia; Horimoto, 2005). Nos relatos iniciais ligou-se a síndrome ao sexo feminino (mais de 90% dos casos), ao carcinoma de mama (3 a cada 4 pacientes) e à ciclofosfamida (na ocasião o único fármaco comum a todos os esquemas quimioterápicos utilizados). O tratamento é sintomático e a evolução benigna (geralmente com remissão no primeiro ano). O diagnóstico é de exclusão, devendo-se afastar possível recidiva tumoral e reumatismos inflamatórios.

Síndrome RS3 PE

Ver tópico "Outros transtornos".

Outras considerações

Fascite palmar e poliartrite têm sido descritas principalmente em tumores ovarianos. Um tipo raro de artrite pode surgir em portadores de carcinoma de pâncreas que cursam com altos níveis séricos da lipase. As manifestações reumáticas que sugerem um *câncer oculto* geralmente ocorrem em um indivíduo de 50 anos de idade ou mais que apresente artropatia inflamatória "atípica", dores ósseas difusas (sobretudo noturnas), vasculites de origem indeterminada ou uma importante síndrome miastênica paralelamente a uma resposta ruim à corticoterapia.

Manifestações reumáticas associadas às hemopatias

Dentre as hemopatias devemos destacar a hemocromatose hereditária (HH) clássica, doença autossômica frequente que afeta, sobretudo, populações caucasianas devido a mutações do gene *HFE* que, determinando aumento da absorção intestinal do ferro, promove seu acúmulo progressivo em diferentes órgãos (fígado, pâncreas, coração, articulações etc.). Não tratada precocemente ocasiona lesões irreversíveis e grave comprometimento funcional. A artropatia ocorre em 25 a 50% dos portadores e surge, em geral, após os 50 anos de idade; o quadro articular é semelhante ao da osteoartrite com a característica de acometer, em especial, as segunda e terceira articulações metacarpofalangianas. Esta localização associada a uma saturação de transferrina superior à 45% e aumento da ferritina sérica (não raro acima de 1.000 mg/ℓ) torna o diagnóstico de HH altamente provável, devendo-se, então, proceder à genotipagem (exame comprobatório). *A concentração sérica da ferritina no idoso nem sempre indica o real estoque de ferro orgânico, uma vez que pode estar elevada em doenças inflamatórias crônicas, na doença renal crônica, em hepatopatias agudas e crônicas etc.*

Manifestações reumáticas induzidas por fármacos

A iatrofarmacogenia abunda nos idosos. Neles, cada vez mais, medram situações de polipatologia que frequentemente exigem uma indesejada polifarmácia. Fármacos para fins específicos e extensos estudos nos adultos encontram nos idosos um diverso terreno farmacocinético e farmacodinâmico acrescido de variadas interações muitas vezes desconhecidas e/ou pouco compreendidas. Neste universo, no campo do sistema locomotor, reações adversas (RA) aos medicamentos prescritos podem ser a origem de transtornos erroneamente atribuídos a determinadas doenças reumáticas. Sem entrar nas conhecidas relações entre a corticoterapia (dose e duração) e a osteoporose, alguns exemplos merecem atenção, quer pelas suas frequências quer pelas suas gravidades.

Lúpus induzido por drogas

Embora de fisiopatologia diversa do lúpus eritematoso sistêmico (LES), o lúpus induzido por drogas (LID) pode ser considerado uma "variante" benigna do mesmo. Diferente do LES, o LID acomete igualmente idosos de ambos os sexos (50 a 70 anos de idade ou mais), sendo raros os comprometimentos renal e do sistema nervoso central. Com a suspensão do fármaco indutor, há remissão do quadro clínico. De quase uma centena de fármacos envolvidos, temos procainamida, hidralazina, metildopa, quinidina, clorpromazina, hidantoína, isoniazida, carbamazepina, sulfassalazina etc. O LID surge de 3 semanas a 2 anos da exposição. Sabe-se que a indução do LID tem relação com as doses do fármaco responsável e seu tempo de uso.

Miopatia das estatinas

O grupo das estatinas, por reduzir a síntese hepática do colesterol, torna-se um dos mais estudados e eficazes recursos para a redução da morbidade e da mortalidade cardiovascular.

No geral, as estatinas são bem toleradas; todavia, seu uso crônico pode apresentar graves RA. Dentre os fatores de risco devemos considerar: qual estatina (são compostos sintéticos, de diferentes estruturas que apresentam grande ligação com as proteínas plasmáticas), a dose utilizada, o consumo de álcool, a idade (superior a 80 anos de idade), o sexo feminino, o hipotireoidismo e história pregressa de patologias neuromusculares, renal e hepática. As RA mais frequentes são na musculatura esquelética, desde desconfortos musculares (miopatias), passando por mialgias e fraqueza muscular (as dosagens da creatinofosfoquinase [CPK] é normal) até miosite (aumento da CPK) e a temida e rara rabdomiólise (CPK muito elevada, aumento da creatininemia, mioglobinúria e insuficiência renal aguda). Por fim, há estudos de farmacovigilância associando o uso de estatinas com aumento da ocorrência da polimialgia reumática (De Jong *et al.*, 2012).

Tendinites das quinolonas

Esta classe de antibióticos merece lembrança, sobretudo pela frequência da prescrição do ciprofloxacino e do levofloxacino e as RA de artralgias, mialgias, artrites, câibras e, menos frequentemente, fraqueza muscular, além do particular acometimento de dor, inflamação e até ruptura de tendões (principalmente o tendão de Aquiles, mas também os das mãos e dos ombros) surgindo já nas primeiras doses do tratamento ou mesmo após alguns meses do seu término. O risco dessas tendinites está aumentado principalmente nos idosos sob corticoterapia. Na suspeita dessa tendinopatia, suspende-se imediatamente a quinolona, indicando repouso do membro acometido e encaminhando para avaliação especializada.

Os inibidores da aromatase

Os inibidores da aromatase (IA) de terceira geração (anastrozol e outros) com frequência associam-se a mialgias e artralgias que afetam de forma simétrica mãos, punhos e joelhos, além da ocorrência de parestesias (p. ex., a síndrome do túnel do carpo). A prevalência é alta (aproximadamente 50%) e justifica a designação de "síndrome musculoesquelética dos inibidores da aromatase". Também é conhecida a associação dos IA com a osteoporose, uma vez que os estrógenos desempenham papel central no metabolismo ósseo.

Artropatia relacionada com a quimioterapia

Trata-se de uma síndrome diferente do reumatismo pós-quimioterapia, haja vista a nítida inflamação articular em um quadro clínico caracterizado por rigidez matinal, poliartrite simétrica e comprometimento frequente dos dedos das mãos.

Artrites após imunoterapia do câncer

RA musculoesqueléticas relacionadas com inibidores imunoterápicos contra o câncer (nivolumabe, durvalumabe etc.) podem apresentar-se como uma poliartrite semelhante à reumatoide, uma oligoartrite, uma polimialgia reumática e mesmo tenossinovites. Os sintomas podem durar mais de 1 ano e exigem corticoterapia em doses baixa/moderada (Smith; Bass, 2019).

Terapia retroviral

Artralgias, mialgias e artropatias soronegativas sem comprometimento axial são as principais manifestações associadas à infecção pelo vírus da imunodeficiência humana (HIV), discutindo-se o quanto desta prevalência seja devida à intervenção e à manutenção da terapia antirretroviral. A ocorrência de índices elevados de osteopenia/osteoporose com fraturas, associados à idade avançada, ao tabagismo e à inatividade física, tem sido atribuída ao tratamento antiviral instituído.

Alopurinol

Trata-se de fármaco fundamental para o tratamento da gota tofácea crônica, das crises recorrentes da artrite gotosa, da nefrolitíase por ácido úrico e em hiperuricemias de neoplasias (das próprias ou durante tratamento citotóxico). Sua utilização exige precauções em situações de comprometimento renal e/ou hepático, utilizando-se em idosos a menor dose necessária para uma redução adequada dos níveis de uricemia com particular atenção para as interações medicamentosas. A hiperuricemia *per se* não é indicação para o uso contínuo do alopurinol. A farmacodermia é uma RA comum (cerca de 2% dos pacientes), diferentemente da rara e temida síndrome de hipersensibilidade que pode ocorrer (síndrome de Stevens-Johnson, necrólise epidérmica tóxica, erupções cutâneas, febre, eosinofilia, vasculites difusas, disfunções orgânicas múltiplas etc., com mortalidade de até 25%) já nas primeiras semanas de uso. O acúmulo do oxipurinol, principal metabólito ativo do alopurinol, parece ter papel central nas formas graves de hipersensibilidade.

Síndrome autoimune/inflamatória induzida por adjuvantes (ASIA, do inglês)

Em 2011, Schoenfeld e Agmon-Levi descreveram que os adjuvantes (*substâncias utilizadas frequentemente para aumentar a imunogenicidade de antígenos altamente purificados obtendo-se, assim, uma resposta imune efetiva que não seria gerada sem elas*) podem ser a causa de uma resposta autoimune/inflamatória responsável por uma síndrome clínica que compreende artralgias, mialgias, fraqueza geral, febre, fadiga crônica, artrite, manifestações neurológicas, comprometimento cognitivo, *rash* cutâneo etc. Essas RA surgem após um tempo de latência variável (3 semanas-anos) dependendo da interação entre fatores genéticos e ambientais. A maioria das RA após aplicação de vacinas que contém adjuvantes (principalmente o alumínio e o escaleno) são consideradas parte da síndrome autoimune/inflamatória induzida por adjuvantes (ASIA), síndrome que o geriatra deve lembrar-se transcorridas as campanhas anuais de vacinação anti-influenza para os idosos. Uma reação autoimune às vacinas deve ser constante, específica e ter relação temporal. RA vacinais que desencadeiam doenças autoimunes são raras.

Outros transtornos

Estenose do canal vertebral

A estenose do canal vertebral (ECV) pode ser congênita ou adquirida, causando a síndrome do canal estreito (consequências das pressões mecânicas exercidas sobre a medula espinal ou sobre a cauda equina). A forma adquirida decorre, sobretudo, de processos degenerativos dos tecidos moles e/ou ósseos que angustiam regionalmente o lúmen do canal, principalmente o ligamento amarelo (cuja hipertrofia pode alcançar magnitude suficiente para comprimir o sacro dural e as raízes nervosas, independentemente das alterações discais, como protrusões e hérnias), da osteofitose das articulações facetárias e da presença e do grau das espondilolisteses, condições essas que podem ser problemáticas em pacientes já portadores, constitucionalmente, de um canal vertebral de menor calibre; adicionalmente atente-se para eventuais estenoses decorrentes de intervenções cirúrgicas prévias (Figura 78.1). Essa síndrome, de modo geral, acomete indivíduos com mais de 50 anos de idade, sobretudo nos segmentos lombar e cervical, apresentando incidência crescente com o envelhecimento. O quadro dominante é de alteração da marcha e reconhecem-se duas síndromes clínicas: a mielopatia cervical decorrente da espondilose e a compressão caudal em razão da estenose lombar. A ECV-lombar é a mais frequente indicação de cirurgia vertebral nos idosos. Estima-se a prevalência da ECV-lombar em aproximadamente metade dos idosos (mais de 60 anos de idade), sendo assintomáticos mais de 20% deles (diagnóstico imagiográfico). Considera-se que uma ECV "anatômica" possa ser assintomática ao longo dos anos. Lombalgia e dores nos membros inferiores predominam no quadro clínico e têm sua maior característica na claudicação neurogênica (dores nas pernas durante a deambulação que melhoram sentando ou pela flexão lombar, uma vez que uma constrição central aumenta na extensão e diminui na flexão da coluna. Em 40% dos pacientes o reflexo aquileu está abolido ou diminuído; o teste de Lasègue é negativo; o estudo radiográfico tem pouco valor para o diagnóstico; a eletroneuromiografia mostra alterações em 80% dos pacientes; o melhor exame para o diagnóstico é a RM. Adicionalmente, há maior prevalência de DM em portadores de ECV-lombar. No enfoque do tratamento conservador (fisioterapia, analgésicos, pregabalina etc.), a utilização de pequenas doses de antidepressivos tricíclicos (10 mg/dia de amitriptilina ou nortriptilina) foi efetiva no controle sintomático. Em casos selecionados, opta-se pela cirurgia descompressiva. Na última década, o maior incremento de intervenções cirúrgicas na coluna lombar se deu em idosos portadores de ECV, e cirurgiões têm recomendado procedimentos mais invasivos e complexos do que a "simples" descompressão. Um levantamento de dezenas de milhares de intervenções realizadas de 2002 a 2007 embasou as investigações de Deyo *et al.* (2010), que, chamando a atenção para a comorbidade dos pacientes, concluíram que os procedimentos mais complexos estão associados a maior risco de complicações e apresentam maiores taxas de mortalidade e de re-hospitalização. Na atualidade, há evidências crescentes para a indicação cirúrgica naqueles pacientes que pouco responderam aos tratamentos conservadores. A técnica da microdescompressão mostrou-se tão efetiva quanto a laminectomia aberta e posterior estabilização para a ECV-lombar extensa.

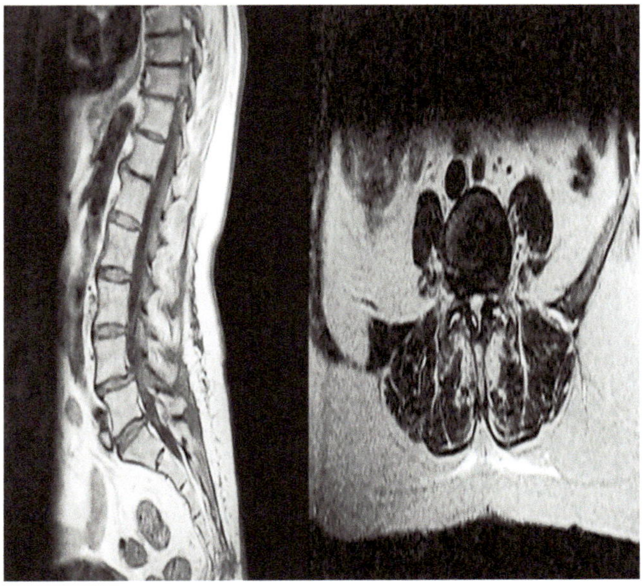

FIGURA 78.1 Ressonância magnética da coluna lombossacral em mulher de 78 anos de idade. Espondilolistese L4-L5 associada a artrose facetária, hipertrófica e pseudoabaulamento discal, determinando constrição foraminal e estenose do canal medular.

Hiperostose esquelética difusa idiopática (HEDI) (DISH, do inglês)

Foi descrita por Forestier e Rotes-Querol em 1950 como uma enfermidade não inflamatória que se caracteriza clinicamente por rigidez na coluna vertebral e radiograficamente por hiperostose vertebral, resultando em ossificação linear (sindesmófitos) e osteofitose exuberante. Trata-se de uma diátese ossificante de etiologia desconhecida cujo diagnóstico está centrado no achado radiográfico de extensa ossificação do ligamento vertebral longitudinal anterior (visto sobretudo nas regiões média e inferior do segmento torácico) presente em quatro corpos vertebrais contíguos concomitantemente com uma relativa preservação do espaço intervertebral e ausências de osteoartrites interapofisárias e de sacroileítes. Referidos critérios identificam o HEDI já em seu estado avançado, uma vez que a história natural da doença leva de 5 a 10 anos para apresentar as ossificações descritas, podendo mesmo mostrar, ao longo de vários anos, calcificações e ossificações "incompletas". Há tempos notou-se que a HEDI não se limita apenas à coluna vertebral, pois também mostra importantes entesopatias tanto nas proximidades das articulações quanto em locais distantes. Já se sugere que o acometimento contíguo de três corpos vertebrais (duas pontes ósseas) e exuberantes ossificações de enteses periféricas (calcâneos, patelas, olécranos etc.) possibilitem rotular casos em evolução. (Figura 78.2) (Pini *et al.*, 2019). É uma doença frequente, com incidência de 6 a 12% em necropsias. Em um dos estudos a prevalência da HEDI foi de 10,8% (homens, 22%; mulheres, 4,8%), estando significativamente associada aos mais idosos, com o sexo masculino, com maiores IMC e com espondilose lombar e osteartrite de joelhos (Kagotani *et al.*, 2015). A osteofitose pode alcançar tal magnitude que, ocorrendo no segmento cervical, poderá ocasionar disfagia. Na HEDI frequentemente encontra-se GH, IgF-1 e insulina sérica significativamente elevados, ocorrendo forte correlação positiva entre as dosagens e o IMC > 28 kg/m^2; por outro lado, o IMC parece não contribuir para os elevados níveis de GH e IgF-1 vistos em pacientes sintomáticos (Denko; Malemud, 2006). O aumento da osteocalcina sérica durante a formação osteofitária pode servir como um biomarcador da HEDI. Interessante é citar o estudo paleopatológico acerca da saúde da família Médici, Senhores de Florença e do Renascimento, que mostraram a recorrência em várias gerações de algumas doenças reumáticas, dentre elas a HEDI, cuja alta incidência atribuível a fatores hereditários parece também estar ligada a fatores ambientais, particularmente uma dieta muito rica (em proteínas, inclusive), com consequente obesidade, diabetes e, principalmente, gota.

Ossificação ligamentar vertebral posterior

É a entesopatia com manifestações neurológicas mais frequente. Sua prevalência radiográfica é baixa nos caucasoides (estima-se em 0,16%) e alta, sobretudo, nos japoneses (± 11% após os 50 anos de idade). A maioria dos pacientes são assintomáticos e a localização cervical ocorre em até 95% dos casos. As manifestações clínicas decorrem da compressão sobre a medula e/ou as raízes nervosas, sendo vistas principalmente nos indivíduos portadores de estenose congênita do canal medular. A ossificação ligamentar vertebral posterior (OLVP) tem tendência familiar e acomete com mais frequência obesos diabéticos ou intolerantes à glicose. Embora possa ser vista em radiografias simples, o melhor método diagnóstico é a tomografia computadorizada, utilizando-se a RM somente para avaliar o dano medular.

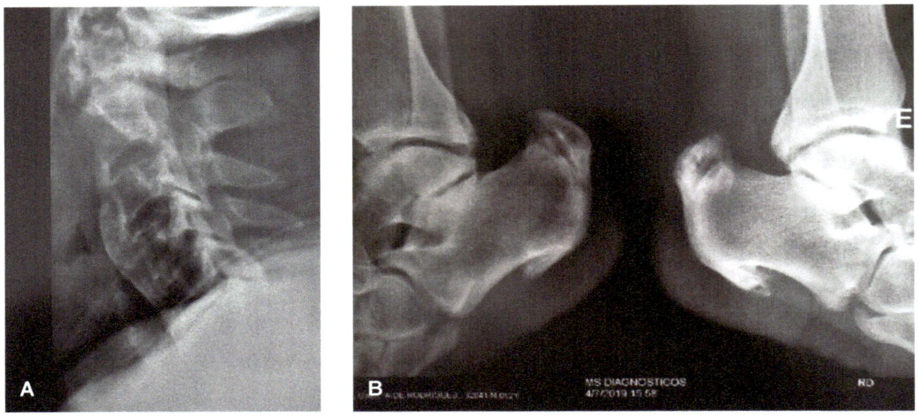

▪ **FIGURA 78.2 A.** Hiperostose esquelética difusa idiopática (HEDI): Sindesmófitos na coluna cervical. **B.** HEDI: entesopatias calcificadas exuberantes nos calcâneos.

Osteonecroses primárias

A ON – *necrose asséptica, necrose avascular* ou *necrose isquêmica* – pode ser idiopática (primária, sua modalidade mais frequente) ou secundária a dezenas de doenças e distúrbios que, de maneira variável, determinam diminuído fluxo sanguíneo ósseo, ocasionando, assim, morte celular no território correspondente. As regiões mais vulneráveis são aquelas que originalmente já têm fluxo sanguíneo menor e circulação colateral restrita (condições presentes nas áreas de cartilagem articular). Por ordem decrescente de frequência as regiões acometidas são: cabeça do fêmur, côndilo femoral medial (a ON mais frequente do velho), cabeça do úmero, tálus, ossos do carpo e metatarsianos. Comumente unilateral, a ON é bilateral em 50% dos casos idiopáticos e em 80% dos casos esteroide-induzidos. Nos casos de trauma, a necrose óssea é consequência da interrupção do fluxo sanguíneo; em casos não traumáticos os mecanismos patogenéticos ainda não são plenamente compreendidos. A principal causa da ON da cabeça do fêmur de origem traumática é a fratura do colo do fêmur (quase três quartos dos casos); nas de origem não traumática destacam-se as variedades idiopáticas (40%), as corticosteroide-induzidas (30%) e o alcoolismo (20%). As ON ocorrem principalmente em homens (8H:1M), geralmente antes dos 50 anos de idade, com exceção da ON do joelho (principalmente no côndilo femoral medial, mas também no lateral e na tíbia proximal), que acomete mais mulheres (3M:1H), sobretudo as mais idosas. Dentre os fatores etiológicos das ON temos: traumatismos (fratura de colo femoral; luxação – com ou sem fratura), drepanocitose, doença dos mergulhadores (disbarismo), doença de Gaucher, radioterapia, corticoterapia, dislipidemias, neoplasias, alcoolismo, pancreatite crônica, gravidez, LES, DM, doença de Cushing, osteomalacia, coagulopatias, transplante de órgãos etc. A sintomatologia da ON é incaracterística; na maioria das vezes cursa de modo assintomático até estágios avançados, quando já se demonstra o colapso da superfície articular e a osteoartrite secundária. Nos casos de pequenas áreas necrosadas, o diagnóstico pode surgir *a posteriori* como um achado radiográfico. A sintomatologia, quando presente, é de dor de variadas intensidades, surgindo principalmente quando de solicitação mecânica da articulação. Meses ou anos decorrem desde a sintomatologia inicial até a incapacidade funcional articular. Uma denominação frequente na literatura é a de "osteocondrite dissecante" para a ON focal de áreas subcondrais das articulações diartrodiais. Durante anos o diagnóstico de ON ficou lastreado somente em radiografias simples, um método limitado que mostra a condição já em estado avançado. A observação do sinal de "crescente" (uma linha radiolucente subcondral) já significa o colapso precoce do osso esponjoso próximo à placa subcondral, ao qual se segue, quase sempre, o colapso da superfície articular. O exame de escolha para o diagnóstico e a avaliação das ON é a RM (Figura 78.3), método que detecta a doença em estágios pré-radiográficos e, sobretudo, pré-clínicos. Em casos selecionados também tem utilidade a cintilografia óssea por tecnécio, exame que deve ser solicitado em pacientes de risco quando da suspeita de ON multifocal (Figura 78.4). O tratamento da ON visa prevenir o colapso ósseo, evitando assim a futura deformidade articular e suas consequências. Utilizam-se medidas conservadoras (repouso, analgésicos, fisioterapia, órteses) e/ou cirúrgicas (descompressão central, osteotomia, artroplastia) segundo o estadiamento da ON (estágios de 0 a 6, segundo critérios de consenso), além de outros procedimentos cujo real valor ainda é incerto. A relação entre corticoterapia e ON está bem estabelecida, sobretudo nos pacientes submetidos a transplantes e sob corticoterapia imunossupressora. Como a patogênese ainda é pouco compreendida, a melhor prevenção está diretamente relacionada com as menores doses utilizadas.

Osteonecrose da cabeça femoral (ONcf)

Aproximadamente 10% das artroplastias totais do quadril decorrem da ONcf. Tem-se observado que a ONcf após fratura do colo do fêmur de um idoso, em geral, é mais "branda" e apresenta uma evolução mais benigna do que os tipos associados a outras condições.

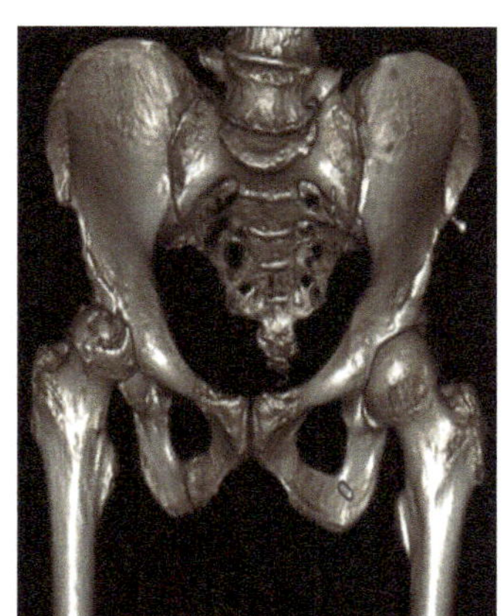

▪ **FIGURA 78.3** Osteonecrose da cabeça femoral D (mulher de 82 anos de idade) com alterações degenerativas secundárias (reconstrução em 3D).

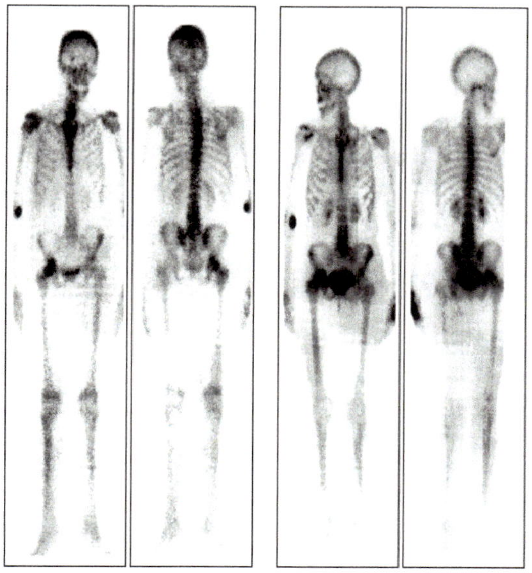

▪ **FIGURA 78.4** Sinais cintilográficos de osteonecrose femoral D em fase tardia. Estudo comparativo (setembro de 2009 e agosto de 2010).

Osteonecrose idiopática do côndilo femoral medial (ONcfm)

É a ON do idoso por excelência. De difícil reconhecimento nos estágios iniciais, apresenta nítida predominância feminina e é, quase sempre, unilateral. A sintomatologia predominante é dor localizada na região anteromedial do joelho; em um quarto dos idosos essa dor é intensa e de instalação abrupta. A ONcfm admite quatro estágios definidos segundo achados radiográficos: E1 (ausência de alterações radiográficas), E2 (discreto achatamento do côndilo medial), E3 (aparecimento do sinal radiolucente) e E4 (colapso cartilaginoso). E1 e E2 são potencialmente reversíveis; E3 e E4 associam-se a lesões irreversíveis no osso subcondral e na cartilagem articular. Embora a cintilografia óssea dê resultados inespecíficos, ela é útil para estabelecer o diagnóstico nas fases iniciais do distúrbio. A RM possibilita informações adicionais. O tratamento conservador tem indicação em E1 e E2; o cirúrgico nos demais (osteotomia em pacientes com menos de 60 anos de idade e limitada região necrótica; artroplastia unicompartimental em idosos com lesões intensas). A artroplastia total do joelho tem indicação nos casos mais graves, quando do comprometimento também do compartimento lateral (Soucacos *et al.*, 1997). Acumulam-se evidências de que a ONcfm não seja um distúrbio osteonecrótico, sendo, portanto, incorreta sua denominação. Os relatos iniciais que propuseram a designação caracterizaram muito bem o quadro clínico e apresentaram apenas dados histológicos descritivos. Vê-se, atualmente, que a doença não causa necrose óssea significativa e, quando o faz, certamente não pode ser responsabilizada como evento primário. A patogênese da ONcfm parece residir na osteopenia/osteoporose associada a fraturas subcondrais por insuficiência, devendo-se ainda compreender o papel da osteoartrite do joelho nesse evento.

Osteonecrose do maxilar inferior (ONmi)

A ONJ (osteonecrose da mandíbula), que se tornou BLONJ (ONJ associada aos bisfosfonatos) e passou para ARONJ (ONJ associada a agentes antirreabsortivos ósseos – bisfosfonatos e denosumabe), agora é MRONJ (ONJ relacionada a quaisquer medicamentos, inclusive bisfosfonatos e denosumabe). Ocorre principalmente em cancerosos que receberam bisfosfonatos IV (pamidronato ou ácido zoledrônico). Uma importante casuística oncológica mostrou sua ocorrência em 0,72% dos pacientes (1,2% em câncer de mama; 2,4% em mieloma múltiplo). Já o risco da ONmi para pacientes que recebem bisfosfonatos orais para o tratamento da osteoporose é próximo ao da população geral. Admitem-se como fatores de risco a dose do bisfosfonato, a duração do tratamento e extrações dentárias. Para considerarmos que esse tipo de ON é efeito adverso dos bisfosfonatos faz-se mister estarmos diante de uma exposição óssea dos maxilares (superior, inferior ou ambos) presente há pelo menos 8 semanas e na ausência de radioterapia anterior ou de metástase local. Muitos pacientes apresentam fatores predisponentes para a ON (como cirurgia, quimioterapia e radioterapia) e em quantidade significativa de casos nada se detecta. Recentemente, um amplo consenso multiprofissional internacional deixou claro que a ONmi se associa a doses oncológicas altas, parenterais e com frequente uso de fármacos antirreabsortivos ósseos (bisfosfonatos e denosumabe) em incidência variável de 1 a 15%. Já o uso desses fármacos na população osteopênica/osteoporótica carrega uma incidência estimada de ONmi de 0,001 a 0,01%, que é pouco superior à observada na população geral (< 0,001%). Portanto, os benefícios terapêuticos das citadas substâncias superam, e muito, os raros efeitos adversos da ONmi e das fraturas atípicas (fêmur principalmente) que possam ocorrer. Ademais, junto com o cirurgião-dentista e diante dos fatores de risco para o desenvolvimento de ONmi, devem-se traçar estratégias de prevenção (Khan *et al.*, 2015; Kim *et al.*, 2020).

▪ Síndrome RS3 PE

As três principais poliartrites de idosos com mais de 70 anos de idade são a RS3 PE (*remitting seronegative symmetrical synovitis pitting edema*), a polimialgia reumática (PMR) e a artrite reumatoide de início tardio. A RS3 PE é uma síndrome clínica de etiologia desconhecida e início agudo, que acomete principalmente homens idosos residentes em comunidades rurais e se caracteriza por uma sinovite simétrica de membros superiores (principalmente o dorso das mãos), menos frequentemente também dos pés, que adquirem um aspecto e uma consistência balofos, resultado de um edema singular com fóvea, por vezes acompanhado de prurido. Ultimamente, tem-se questionado a predominância masculina originariamente descrita em vista do crescente relato de mulheres na literatura. Embora a simetria do acometimento seja um dos marcadores da síndrome, cada vez mais surgem relatos de apresentação unilateral, a maioria dos quais em pacientes com déficits neurológicos (de origem tanto central como periférica) cujo lado comprometido não apresenta a síndrome, sugerindo, assim, que alterações neuropáticas e provavelmente outros fatores locais atuem na gênese e na modulação da mesma (Figura 78.5). Discute-se a possibilidade de a síndrome ser causada por agentes infecciosos, sobretudo o parvovírus B19 (mas também o *Streptobacillus moniliformes* e o *Mycoplasma pneumoniae*) (Drago *et al.*, 2015). Cerca de metade dos portadores são HLA-B7 positivos. O fator reumatoide e o anti-CCP (peptídio citrulinado cíclico) são repetidamente negativos; raramente temos a positividade dos fatores antinucleares. Por outro lado, tem-se obtido níveis séricos elevados do fator de crescimento vascular endotelial (VEGF, uma proteína de sinalização ligada à angiogênese e à permeabilidade vascular) e especula-se ainda o papel da IL-6 que se encontra aumentada na sinóvia dos pacientes com RS3 PE (Varshney; Singh, 2015). Radiografias não mostram lesões ósseas. A USG e a RM das

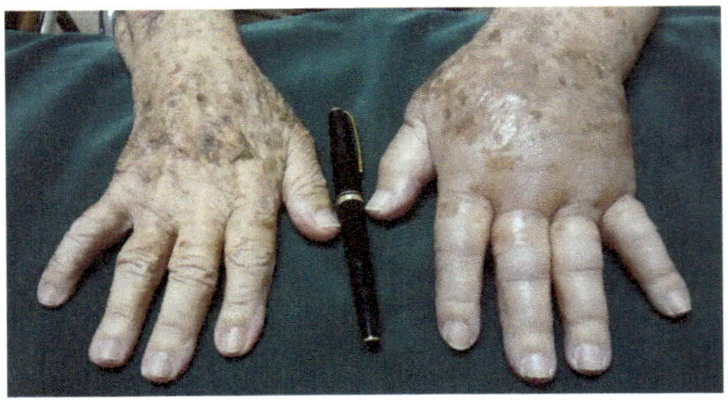
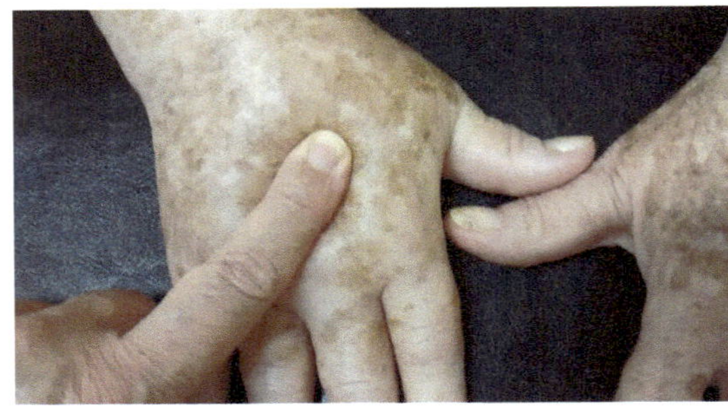

▪ **FIGURA 78.5** Síndrome RS3 PE – unilateral em dois pacientes.

mãos e dos punhos detectam principalmente tenossinovites dos extensores. Como na PMR, a resposta terapêutica a baixas doses de corticosteroides é rápida; da mesma forma, a resposta aos AINE não costuma ser satisfatória. Casuísticas revelam que tanto pacientes com PMR quanto com RS3 PE que negativam a proteína C reativa após 4 semanas de corticoterapia (prednisolona 10 a 20 mg/dia) evoluem satisfatoriamente tanto quanto à atividade da doença quanto à subsequente diminuição da dose diária do corticosteroide. No geral, o prognóstico da SR3 PE é bom, evoluindo para uma remissão completa e sem sequelas já no primeiro ano, devendo-se manter a corticoterapia por pelo menos 6 meses após a remissão clínico-laboratorial. Pacientes recém-diagnosticados deverão ser seguidos pelo menos por 2 a 3 anos uma vez que a síndrome pode ter origem paraneoplásica ou evoluir para outra mesenquimopatia. Na atualidade, parece-nos prudente distinguir manifestações peculiares de distúrbios heterogêneos (uma síndrome RS3 PE) de uma definida entidade clinicopatológica (uma RS3 PE verdadeira). Como poder-se-ia imaginar, e há na literatura, o caso de idoso (84 anos de idade) com quadro agudo progressivo e bilateral de grave síndrome do túnel do carpo e edema nas mãos que exigiu urgente liberação cirúrgica em uma delas; após cirurgia administrou-se prednisolona, ocorrendo regressão do quadro (Okuma *et al.*, 2020).

Neuroartropatia de Charcot

A artropatia neuropática de Charcot ou neuroartropatia de Charcot (NC) surge como complicação de doenças que determinam distúrbios neurológicos sensitivos. É relatada, sobretudo, no DM, na neurolues e na hanseníase (em zonas endêmicas); por vezes, merece a designação de idiopática. As articulações envolvidas dependem da doença de base (no caso do DM são as articulações dos pés, principalmente as tarsometatarsianas; estima-se que apenas 20% dos pacientes são acometidos bilateralmente). Assim, o conhecido "pé de Charcot" decorre de uma grave neuropatia sensitiva (a dor inexiste ou é leve/moderada) ao lado de uma adequada circulação sanguínea locorregional; sua abordagem e seu tratamento exigem enfoque multiprofissional (Schmidt; Holmes, 2018). Suas formas mais graves apresentam, além da perda das sensações protetoras e das deformidades podálicas, comprometimento circulatório, úlceras e infecção.

Artrites sépticas e espondilodiscites infecciosas

A artrite infecciosa é uma urgência médica que vem apresentando incidência crescente em idosos; sabe-se que mais da metade dos acometidos tem mais de 60 anos de idade. A etiologia é muito ampla, compreendendo várias espécies de bactérias, fungos e vírus. Do ponto de vista prático e de prevalência, as mais importantes são as *artrites piogênicas*, cujo diagnóstico é sugerido por uma monoartrite (também poliartrite no caso dos gonococos) de início agudo, altamente inflamatória e dolorosa em uma articulação que suporta peso (principalmente o joelho), acompanhada por febre, tremores e estado toxêmico. Na dependência do agente agressor e da demora no diagnóstico, associados ao retardo na conduta terapêutica, pode ocorrer rapidamente a lise irreversível da cartilagem articular (em 1 a 2 semanas); mesmo quando da instituição do tratamento adequado, já poderemos estar diante de sequelas definitivas. Entre os antecedentes, quase sempre identificamos, pregressa ou concomitantemente, infecção urinária (gram-negativos coliformes), processo pneumônico (pneumococo) ou piodermite (estafilococo ou estreptococo). Para o diagnóstico é fundamental a sinovianálise com cultura. Dentre os exames laboratoriais, demonstrou-se que a proteína C reativa tem utilidade para o diagnóstico diferencial; já a velocidade de hemossedimentação pouco acrescenta (Ernest *et al.*, 2010). Causas da maior suscetibilidade do idoso às artrites sépticas são a fisiológica diminuição do vigor imunológico, as doenças crônicas (DM, alcoolismo e neoplasias) e o uso de imunodepressores e/ou corticosteroides. Diagnósticos diferenciais importantes são com a gota e a pseudogota.

Podemos considerar como "monoartrite aguda" aquela que acomete uma única articulação pelo período de até 2 semanas, acompanhada por dois dos seguintes sinais/sintomas: sensibilidade dolorosa local, inchaço restrito à articulação e movimentação prejudicada (excluem-se portadores de artrite traumática). Diante de uma monoartrite aguda e dentro das limitações da população estudada e dos critérios adotados, casuísticas significativas mostraram como diagnósticos: gota (15 a 27%), artrite séptica (8 a 27%), osteoartrite (5 a 17%), artrite reumatoide (11 a 16%) e outros (artrite reativa, artrite psoriática etc.). Mesmo com metodologia adequada, uma parcela significativa dos casos não teve causa identificada (16 a 36%). Por fim, admitindo-se que um velho apresente monoartrite insidiosa, crônica, com aumento de volume articular, sem calor nem rubor, com pouca dor e importante hipotrofia muscular, sobretudo se existe história pregressa de tuberculose pulmonar, deve-se excluir a artrite tuberculosa.

Por espondilodiscite entende-se osteomielite vertebral + discite, enfermidade que, embora pouco frequente, tem mostrado incidência crescente nos idosos – uma casuística de 33 casos de Carvalho *et al.* (2018) apresenta idade média de 77,0 ± 15,5 anos. Os agentes causais mais frequentes são o *Staphylococcus aureus* e a *Escherichia coli*, devendo-se lembrar também o *Mycobacterium tuberculosis*. A evolução clínica é insidiosa e os sintomas são inespecíficos (DL baixa é o mais frequente sendo seguido por febre). Dentre outros são considerados fatores de risco a infecções prévias, DM, neoplasias malignas e procedimentos cirúrgicos há menos de 6 meses.

Síndrome locomotora

O envelhecimento está associado a declínio da função motora (deambulação, sobretudo) e dificuldade crescente para as atividades da vida diária dos mais longevos que passam a requerer cuidados de assistência social e de enfermagem. O número de pessoas que necessitam cuidados de longa duração aumenta rapidamente após os 65 a 70 anos de idade. Em 2007 a Associação Ortopédica Japonesa propôs o termo "síndrome locomotora" (SL) para detalhar as características da diminuição da mobilidade idade-relacionada visando sua detecção precoce, possibilitando assim estabelecer medidas terapêuticas e de prevenção secundária. Criou-se a escala 25-q GLFS ("25 – Question Geriatric Locomotive Funcion Scala"), já validada no Brasil (Tavares; Santos, 2017). São 25 perguntas subjetivas utilizadas como método para diagnóstico da SL. Em sequência (2013), adicionou-se a avaliação objetiva de três testes de risco para a SL, dividindo-a em dois estágios segundo a gravidade. Um recente estudo epidemiológico mostrou que a prevalência da SL ocorre em quase 50% dos indivíduos de 50 a 59 anos e mais de 90% nos demais longevos (70 a 79 e 80 a 89 anos de idade) (Tokida *et al.*, 2020). Dentre os fatores de risco para a SL, destaca-se a obesidade central nas idosas (aqui a circunferência abdominal tem maior significado do que o IMC) (Muramoto *et al.*, 2014).

A SL, a fragilidade e a sarcopenia podem coexistir no idoso, de modo que sua prevenção atua também na fragilidade, na sarcopenia e na subsequente incapacidade (Yoshimura *et al.*, 2019). Adicione-se a essas síndromes as fraturas por osteoporose (e quedas) e a osteoartrite (sobretudo a de joelhos) e temos as principais deficiências ligadas ao envelhecimento progressivo do sistema locomotor que geram importantes e crescentes impactos na saúde pública.

Atente-se que a SL não tem por base princípios patológicos tradicionais, haja vista que suas alterações patogênicas incluem processos degenerativos de vários órgãos dentro de um constructo epidemiológico ligado a um sistema de saúde nacional que visa uma maior expectativa de vida com qualidade e independência funcional. Considero a SL um exemplo de padrão-ouro da atuação geriátrica/gerontológica.

79

Imunidade e Envelhecimento

Ada Maria Veras da Veiga

Introdução

O envelhecimento é um fenômeno universal independente de raça ou gênero, que ocorre dentro de parâmetros biológicos (genética) e ambientais. Sua margem de variabilidade está ligada à influência do meio em que o indivíduo vive (família, cultura e estilo de vida) e ao contexto histórico no qual está inserido no que diz respeito a políticas de desenvolvimento humano (nível educacional, políticas sanitárias, cidades amigáveis que diminuam barreiras e possibilitem acesso aos apoios necessários à qualidade de vida). Portanto, o envelhecimento será o somatório da biologia humana (herança genética) e dos eventos favoráveis ou desfavoráveis ao longo da vida. A este fenômeno biológico natural, universal, crônico, progressivo, irreversível e terminal denominamos senescência. São muitas as teorias que tentam explicar o envelhecimento e podem ser divididas basicamente em dois grupos: teorias do envelhecimento programado e teorias de acumulação de falhas. A primeira teoria defende que, entre outros fatores, existe uma programação biológica determinada pelo encurtamento dos telômeros (sequência de ácido desoxirribonucleico [DNA] situada na extremidade de cada braço do cromossomo que protege as informações genéticas no momento da replicação). Depois de um determinado número de divisões (limite de Hayflick), quando o comprimento dos telômeros atinge seu ponto crítico, a célula entra em senescência, ou seja, para de se dividir, perdendo a capacidade proliferativa de reposição de novas células. As células sofrem proliferação e divisão celular de maneira contínua até o seu limite. O acúmulo de células que não se dividem mais ocasionará, como consequência, alterações funcionais de órgãos e tecidos, dentre eles o tecido imunológico, em um processo intitulado imunossenescência. Na segunda teoria, para explicar o envelhecimento há, paralelamente, um esgotamento de células-tronco, uma alteração na comunicação de sinais entre células efetoras, disfunção mitocondrial, perda de proteases (enzimas de clivagem e hidrolização de proteínas) além da ação do acaso (estocástica) promovendo modificações na sequência de DNA que se perpetuam nas divisões celulares ao longo da vida (deriva epigenética) (Tabela 79.1).

TABELA 79.1 Teorias do envelhecimento.

Envelhecimento programado	Acumulação de células disfuncionais
Relógio biológico (encurtamento do telômero) Limite de Hayflick Genética	Disfunção mitocondrial Dano ao DNA Alteração na proteostase Influência do ambiente (estocástica/ epigenética)

DNA: ácido desoxirribonucleico.

O envelhecimento, portanto, inclusive o do sistema imunológico, será a combinação desses fenômenos interagindo entre si. A repercussão dessa diminuição progressiva na reserva funcional do organismo (senescência) sobre o sistema de defesa imunológico (imunossenescência) se agravará em situações de estresse orgânico como um quadro infeccioso, um evento autoimune, oncológico ou traumático, quando então as reservas funcionais já foram esgotadas. É importante, entretanto, estabelecer a fronteira entre o que é inerente ao envelhecimento natural, ao sistema imune (imunossenescência) e a alterações determinadas em razão de uma patologia.

Função imune

O sistema imunológico pode ser dividido em dois: sistema imunológico inato, ativo desde o nascimento, e sistema imunológico adquirido (adaptativo), que utiliza linfócitos T e B (produtores de anticorpos com capacidade de memória). Ambos trabalham em conjunto. A primeira reação do organismo diante de um agente agressor, por exemplo um dano tecidual, é a resposta inflamatória, que envolverá componentes celulares, vasculares e algumas substâncias solúveis. Essa resposta obedece a etapas de ativação que, de maneira esquemática, podemos expressar como: reconhecimento do agente agressor > ativação bioquímica intracelular > modificações vasculares e teciduais > produção e atração de mediadores e células especializadas > destruição ou remoção do agente agressor > recuperação funcional e tecidual. As células envolvidas nesse sistema têm origem em uma célula-tronco, pluripotencial, (células adultas responsáveis pela manutenção e regeneração dos tecidos durante a homeostase ou após a lesão) que proliferam dando origem a duas linhagens: a mieloide e a linfoide. Enquanto a *linhagem mieloide* é constituída pelos neutrófilos, eosinófilos, basófilos, monócitos, hemácias e os precursores das plaquetas (magacariócitos), a *linhagem linfoide* é composta pelos linfócitos B e T e as células *natural killer* (NK).

Essas duas linhagens irão compor a imunidade inata e a imunidade adquirida:

- *Imunidade inata* (também conhecida como nativa ou natural): é composta pelos neutrófilos, pelos monócitos (glóbulos brancos com alta mobilidade que darão origem aos macrófagos que por sua vez fagocitam o antígeno ou células danificadas), pelas células dendríticas residentes em tecidos periféricos como a pele, fígado e intestino, apresentadoras de antígenos (fundamentais na ponte que fazem entre o sistema imune inato e o adquirido) e pelas células NK, com função citotóxica e produtora de citocinas em resposta a estímulos. As células NK são caracterizadas morfologicamente como grandes linfócitos granulares e têm um importante papel especialmente na defesa antiviral e antitumoral por meio da produção de citocinas pró-inflamatórias (interleucinas). Além disso, embora pertencentes à primeira linha de defesa (imunidade inata), elas agem também na imunidade adquirida, modulando a magnitude e a qualidade de sua resposta sem necessidade de sensibilização prévia (Abbas; Lichtman; Pillai, 2017; Fülöp; Forlani, 2012)

Imunidade adquirida (adaptativa, específica): representada pelos linfócitos T e B, apresenta especificidade e memória adquiridas pela exposição a patógenos ao longo da vida tendo a potencial capacidade de ampliar sua competência de acordo com o agente patogênico. Enquanto os linfócitos T promovem ataques célula a célula por meio da ação do linfócito T citolítico ou liberam fatores como as citocinas (moléculas com capacidade de alterar outra célula auxiliando sua atividade) pela da ação do linfócito T auxiliar (*helper*), os linfócitos B agem por meio da produção de anticorpos (imunoglobulinas) que podem se ligar a antígenos ou a produtos de antígenos ativando uma série de respostas defensivas envolvendo outras proteínas. As células acessórias como os monócitos/macrófagos e as células apresentadoras de antígenos agem por meio do processamento ou da apresentação deste complexo antigênico ao receptor da superfície do linfócito T induzindo-o a iniciar sua ação: inativar, eliminar ou tolerar. Em resumo, podemos dizer que a capacidade de defesa depende da eficiência de células e moléculas solúveis que se ativam por meio de uma cadeia de eventos sinalizadores (Tabela 79.2).

A célula T ativada libera novos fatores de síntese, o que resultará na expansão da população das próprias células T, enquanto outros fatores influenciam o desenvolvimento de imunoglobulinas (anticorpos) pelos linfócitos B – a imunidade humoral. Esses anticorpos são secretados após a detecção de um antígeno ou por meio das citocinas (proteínas efetoras e sinalizadoras liberadas pelos linfócitos T) (Figura 79.1).

Ocorre, então, um período de morte celular (apoptose) no qual a maioria das células T ativadas desaparece e a atividade efetora declina tanto quanto o conteúdo antigênico. Este fenômeno de morte celular serve como um mecanismo regulador do número de células e de manutenção da homeostase. Quando o antígeno é depletado, a rede de anticorpos (memória) já está formada. A resposta diminui, deixando expandida uma população de células de memória que agora estão prontas a responder com rapidez ao próximo contato com o mesmo antígeno (memória imunológica) (Figura 79.2).

■ **TABELA 79.2** Moléculas solúveis do sistema imunológico.

Componentes	Imunidade inata	Imunidade adquirida
Células	Fagócitos (células dendríticas, macrófagos e neutrófilos) Células NK Mastócitos, basófilos e eosinófilos	Linfócitos T, B e células NK Células dendríticas, (apresentadoras de antígenos)
Moléculas solúveis	Proteínas inflamatórias de fase aguda Citocinas	Anticorpos Citocinas

Adaptada de Abbas *et al.*, 2017; Cruvinel *et al.*, 2010.

Uma das mudanças mais proeminentes do sistema imunológico é a involução do timo, iniciada já na adolescência. Nos primeiros 20 anos de vida o timo cria "pré-requisitos" para o reconhecimento de partículas estranhas (antígenos) que são mantidos por meio da proliferação de células virgens (*naives*). A exposição repetida a antígenos pelas células virgens ao longo da vida vai criando um repertório imunológico adaptativo que mantém uma memória. Com a idade (redução do timo), também se reduz o reservatório de células virgens.

A eficiência do sistema de defesa se comprova pela rápida identificação do vírus pelo organismo com a sinalização para macrófagos e células dendríticas e sua pronta resposta utilizando o mínimo de inflamação local e desencadeando uma resposta adquirida (adaptativa) específica para aquele agente patógeno. O sistema imunológico "aprende" com as exposições bacterianas e virais por meio das células T de memória que se replicam como células-tronco mantendo um reservatório em segundo plano. Ele monitora o ambiente interno e externo do indivíduo fazendo as adequações funcionais necessárias à defesa. As células do sistema imunológico se dividem em habilidades específicas para a defesa do hospedeiro e para a manutenção do equilíbrio (homeostase) local, entretanto, uma vez que este sistema responde a sinais ambientais, também pode causar doenças se não for adequadamente controlado em sua ação. A ativação, o crescimento e a proliferação das células do sistema imune possibilitam que elas se transformem desde sentinelas adormecidas até máquinas mortíferas com capacidade de migrar de um tecido para outro, se expandir e secretar moléculas que controlam o efeito de outras células. Após o término de sua ação essas células especializadas em defender podem morrer ou permanecer em um estado de repouso até uma nova necessidade de ativação (Buck *et al.*, 2017; Minato; Hattori; Hamazaki, 2020).

Em resumo, enquanto a imunidade inata é responsável pela primeira frente da defesa (física, química e celular), sendo imediata a sua deflagração, a resposta imune adquirida é específica contra os patógenos e se desenvolve após a exposição mantida do agente, sendo altamente específica e duradoura.

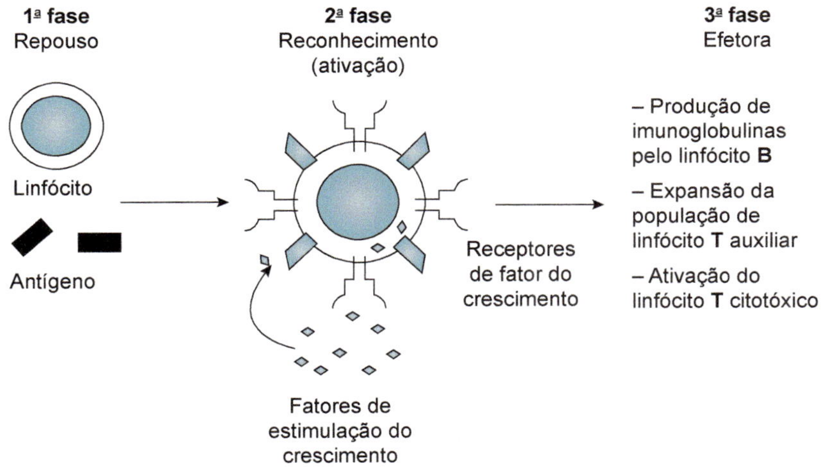

■ **FIGURA 79.1** Fases na ativação linfocitária. O reconhecimento do antígeno pelo linfócito T promove a produção de fatores de expansão e a proliferação das populações linfocitárias. (Adaptada de Abbas *et al.*, 2017.)

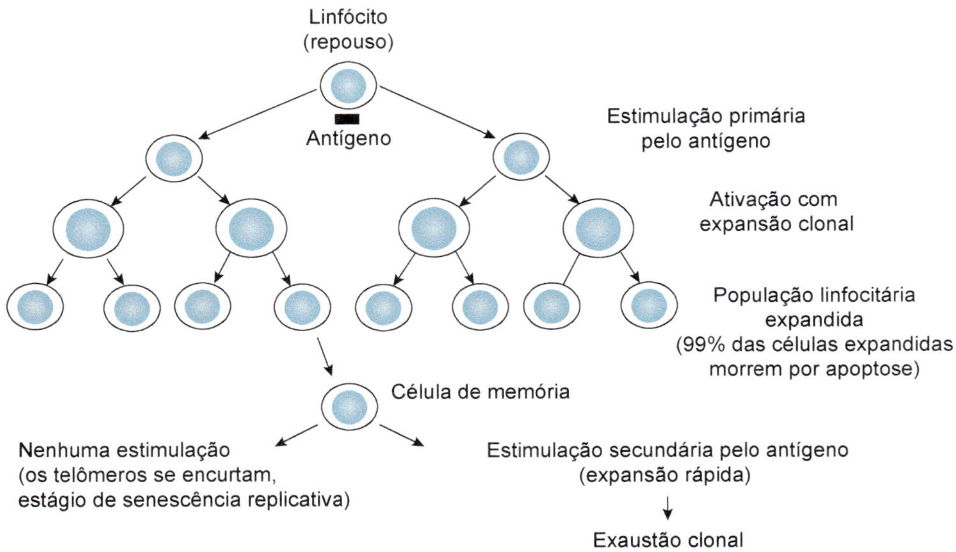

▪ **FIGURA 79.2** Memória imunológica. (Adaptada de Abbas *et al.*, 2017.)

Imunossenescência

Com a expansão da população mais velha e as ameaças pandêmicas do século XXI, nunca se estudou tanto o sistema imunológico e suas alterações ao longo da vida. O envelhecimento modifica quantitativa e qualitativamente a estrutura dos compartimentos imunológicos com acúmulos de células disfuncionais contribuindo para o agravamento de quadros infecciosos. No ano de 1969, em seu livro *The Immunological Theory of Aging*, Roy Walford propôs que as mutações celulares que se acumulavam com a idade tinham como consequência uma resposta imunológica alterada, influenciada pela imunobiografia daquele indivíduo.

O envelhecimento como um todo pode ser definido como uma progressiva perda da integridade de funções fisiológicas conduzindo a um aumento da vulnerabilidade e da mortalidade. Do ponto de vista imunológico, observa-se um declínio do potencial regenerativo com remodelação do microambiente tecidual e consequente alteração estrutural e funcional. Como resposta à involução do timo e à exaustão de células-tronco, ocorre uma redução na proliferação de células adultas competentes fazendo com que as células senescentes se acumulem no tecido envelhecido, interrompendo a homeostase local (Hernandez-Segura *et al.*, 2018; Pawelec, 2020; Zheng *et al.*, 2020) (Tabela 79.3).

O sistema imunológico depende de sua capacidade de formar novas células. Com a idade, ocorre o esgotamento de "células-mãe" paralelamente ao acúmulo dos danos decorrentes da menor eficiência da proteostase (degradação de proteínas danificadas), do encurtamento do telômero, da instabilidade genômica e da deficiente comunicação intercelular em um acúmulo de danos sem a eficiente correção dos mesmos (Barth *et al.*, 2020; Yang; Sen, 2018; Zúñiga Solano; Bolaños Sánchez, 2019). A renovação celular diminuída propicia o aumento da suscetibilidade a doenças infecciosas, a fenômenos de autoimunidade, ao câncer e à redução da resposta à vacinação. Ocorre um declínio funcional, principalmente, na imunidade adquirida, enquanto a imunidade inata parece se comportar de forma hiper-reagente favorecendo um ambiente de "inflamação crônica" do organismo. A imunossenescência, portanto, afeta a suscetibilidade a processos infecciosos, a doença crônica e a fragilidade, mas é importante considerar que existe uma fronteira

▪ **TABELA 79.3** Causas e consequências do envelhecimento celular. (Adaptada de Gonzalez-Freire *et al.*, 2020.)

	Senescência celular		
Genes Ambiente Dieta Atividade física →	Alterações mitocondriais Exaustão de células-tronco (involução do timo) Comunicação celular alterada Encurtamento dos telômeros Perda da proteostase Influência ambiental (epigenética)	→ Perda da capacidade de reserva Queda da resiliência →	Alteração na produção e no aproveitamento da energia Perda da homeostase Neurodegeneração

clínica entre o que é propriamente uma doença e o que decorre simplesmente do processo fisiológico do envelhecimento. Nem tudo é patologia.

O envelhecimento do sistema imunológico é caracterizado pelo paradoxo entre insuficiência funcional na capacidade de defesa (imunossenescência) e uma condição inflamatória crônica de baixa intensidade (*inflamm-aging*) a qual será potencializada em determinadas condições quando as células somáticas senescentes não conseguirem mais fazer o enfrentamento de um processo inflamatório exacerbado (Franceschi *et al.*, 2018; Thomas *et al.*, 2020). A capacidade do sistema imunológico no enfrentamento do quadro infeccioso diminui com a idade. Enquanto as células da primeira barreira de defesa (sistema inato) exibem defeitos na função de fagocitose, quimiotaxia e produção de citocinas (descontrole), as células do sistema adquirido (adaptativo) apresentam produção defeituosa de anticorpos paralela à redução de células virgens (*naives*), o que impactará na resposta vacinal uma vez que a formação de memória imunológica está prejudicada assim como a resposta eficiente a novos antígenos. Com o envelhecimento, o sistema imunológico é remodelado tendo menor quantidade de células virgens (*naives*) pela involução do timo e pela maior quantidade de células de memória disfuncionais – aumento da propensão a fenômenos de autoimunidade (Minato; Hattori; Hamazaki, 2020). O envelhecimento do sistema imune reduz, portanto, os progenitores das células B e T. A diminuição dos fagócitos

■ **TABELA 79.4** Alterações quantitativas e qualitativas do envelhecimento do sistema imune.

Jovens	Respostas	Com o envelhecimento
↑	Medula óssea e timo	↓
↑	Células T e B virgens	↓
↑	Fagocitose e quimiotaxia	↓
↓	Produção de anticorpos	↑
↓	Citocina	↑
	Células de memória disfuncionais	

reduz também a quimiotaxia e a fagocitose, fazendo com que restos celulares não processados adequadamente estimulem a produção de resposta inflamatória local por meio do aumento das citocinas (Tabela 79.4).

A outra característica apresentada pelo sistema imunológico com o envelhecimento é um estado inflamatório persistente de baixa intensidade (*inflamm-aging*) decorrente do perfil secretor das células senescentes – SASP *(senescence associated secretory phenotype)* –, as quais apresentam secreção aumentada de citocinas inflamatórias. O sistema inato aumenta a intensidade e a duração das reações inflamatórias, danificando tecidos. A inflamação crônica está relacionada ao aparecimento de aterosclerose, diabetes e doenças neurodegenerativas (Barth *et al.*, 2020).

Inflamm-aging

Inflamação é um termo que abrange uma série de processos essenciais para identificar, evitar ou inativar a ação de microrganismos invasores induzindo respostas defensivas apropriadas para aquela condição. Portanto, o envelhecimento leva ao declínio da resposta imune tanto inata quanto adquirida associado a uma condição inflamatória persistente, estéril e de baixo grau (*inflamm-aging*), decorrente, em parte, de acúmulos de detritos celulares, os quais contribuirão para a morbimortalidade da idade avançada e o aparecimento de doenças autoimunes (Goldberg, 2020; Ray; Yung, 2018).

Em 2000, Franceschi *et al.* definiram o termo *inflamm-aging* (*inflammageing*, *inflamm-aging* e *inflamm-ageing*) para descrever um estado pró-inflamatório crônico de baixo grau decorrente do desequilíbrio entre agentes *promotores do processo inflamatório* e agentes *defensivos anti-inflamatórios* (Tabela 79.5).

O envelhecimento, portanto, seria caracterizado pela alteração funcional dos sistemas orgânicos, entre eles o imunológico, no qual a exposição a antígenos ao longo da vida propicia um estímulo crônico com consequente liberação de proteínas inflamatórias (citocinas) sem a proporcional ação anti-inflamatória, contribuindo para o aumento da morbidade na medida em que a idade avança. Os mecanismos que potencialmente contribuem para a ativação do processo inflamatório persistente estão ligados a infecções crônicas, disbiose (desequilíbrio do microbioma intestinal com alteração na permeabilidade da mucosa), obesidade, estresse oxidativo causado por mitocôndrias disfuncionais, desregulação das células imunes (imonossenescência) e a uma maior suscetibilidade genética (Ferrucci; Fabbri, 2018). A ausência da adequada regulação na liberação de citocinas e a incapacidade de controle da inflamação sistêmica seria um marcador do envelhecimento malsucedido, que estaria relacionado com doenças como artrite reumatoide, insuficiência cardíaca congestiva (ICC), aterosclerose, doença de Alzheimer, entre outras. Esses complexos antigênicos e as citocinas (interleucinas pró-inflamatórias) são reconhecidos como sinal de alerta por uma rede de receptores que por sua vez iniciará uma resposta anti-inflamatória.

■ **TABELA 79.5** Desequilíbrio entre as ações inflamatória e anti-inflamatória.

Agentes pró-inflamatórios	**Desequilíbrio** ←→	Agentes anti-inflamatórios
	↓	
	Doenças crônico-degenerativas e cardiovasculares	

A resposta inflamatória basal começa com um agente agressor biológico (infecção) ou físico (lesão tecidual) desencadeando etapas que culminarão com a liberação de agentes pró-inflamatórios representados por níveis séricos aumentados da proteína C reativa (PCR) e de várias citocinas, entre elas interleucina 6 (IL-6) e o fator de necrose tumoral-α (TNF-α) (Figura 79.3).

A reação inflamatória faz parte da resposta esperada contra agentes nocivos no indivíduo saudável; entretanto, quando a inflamação se prolonga pode desequilibrar a balança entre a ação inflamatória e a anti-inflamatória. Assim, o envelhecimento bem-sucedido resultaria de uma menor *resposta inflamatória* decorrente de uma *resposta anti-inflamatória* mais eficiente com menor produção de cargas antigênicas ao longo da vida (Franceschi *et al.*, 2007; Rea *et al.*, 2018) (Tabela 79.6).

Na complexa teoria do envelhecimento se tenta explicar esse mesmo processo no sistema imunológico (imunossenescência) como um fenômeno no qual a eficiência da imunidade adquirida diminui e a imunidade inata é ativada permanecendo em um estado de pró-inflamação prolongada (*inflamm-aging*). Apesar da falta de acordo sobre definições e terminologias, existe consenso de que a principal característica do *inflamm-aging* é um aumento no estado pró-inflamatório do corpo com o avanço da idade. Este estado de inflamação crônica estimulado por interações entre as células de defesa e os agentes agressores ao longo da vida (viroma humano, xenobióticos e microbioma intestinal) se caracteriza por ser sistêmico, de baixo grau e, muitas vezes, assintomático. O processo inflamatório persistente ao estimular uma resposta excessiva desencadeia um círculo vicioso de inflamação, estimulação e mais inflamação. Em resumo, são produzidos mediadores pró e anti-inflamatórios com envolvimento de outros órgãos a distância cujas células (reflexo sistêmico) também produzirão moléculas inflamatórias (lixo molecular), propagando-se pela circulação (Fülöp *et al.*, 2019; Monti *et al.*, 2017). Sendo assim, se a resposta inflamatória for intensa e prolongada, passa a ser prejudicial, e o resultado dessas reações é determinado por um descontrole na rede de citocinas. O equilíbrio dinâmico entre a rede de citocinas pró-inflamatórias e a rede de citocinas anti-inflamatórias é o que mantém a homeostase imunológica do corpo. Uma vez quebrado o equilíbrio, ocorre inflamação patológica favorecendo o aparecimento de doenças crônico-degenerativas e agravando doenças cardiovasculares (DCV) que, por sua vez, repercutirão na qualidade de vida (Hotamisligil, 2017; Xia *et al.*, 2016).

É preciso dizer que, embora o processo inflamatório crônico (*inflamm-aging*) ocorra de forma universal, ele sofre influência de fatores genéticos individuais e da deriva epigenética, o que poderá determinar uma maior ou menor morbidade. A infecção por citomegalovírus (CMV), por exemplo, pode contribuir tanto para a inflamação crônica quanto para a senescência celular. Os estudos voltados para o desenvolvimento de intervenções terapêuticas que atuem na equação imunológica – elevação crônica de mediadores inflamatórios *versus* resolução do processo – têm aumentado no mundo inteiro, em especial naqueles onde a taxa de envelhecimento populacional e de dependência física

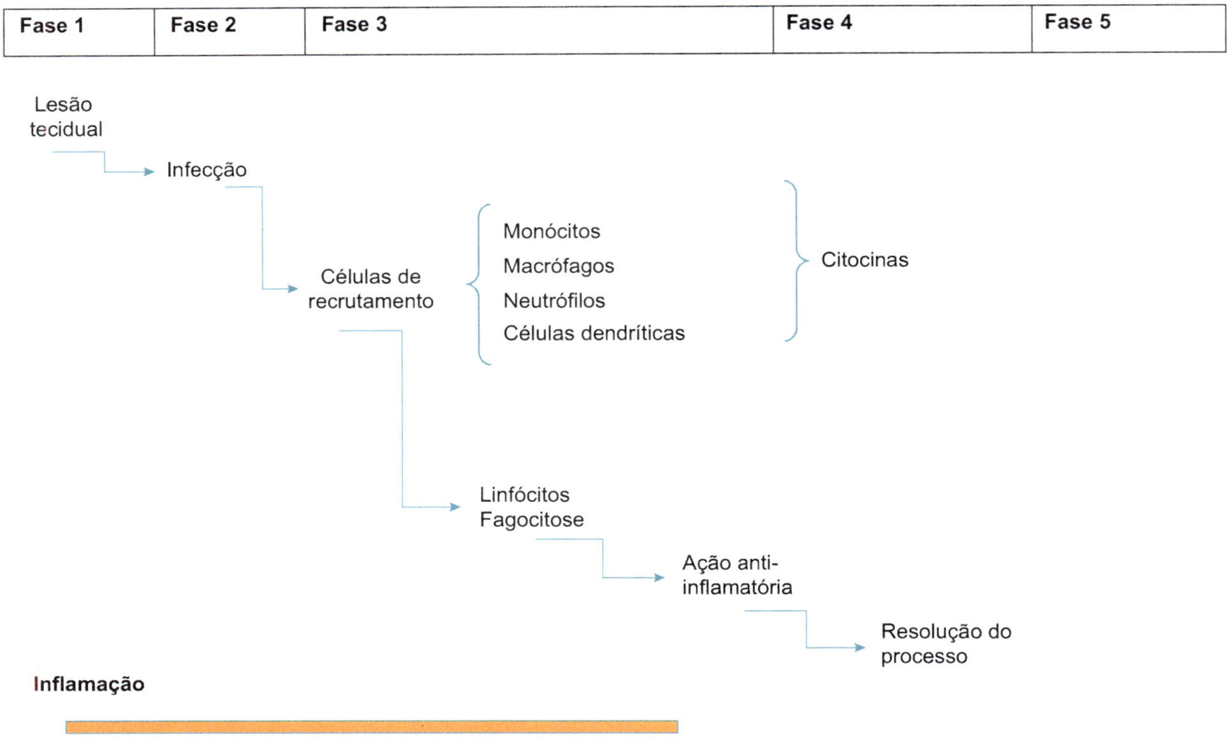

▪ **FIGURA 79.3** Etapas de ativação do processo inflamatório até a sua resolução.

▪ **TABELA 79.6** Estímulo inflamatório persistente – *inflamm-aging*.

Inflamm-aging
↓
Elevação crônica de mediadores pró-inflamatórios
IL-6
TNF-α

IL-6: interleucina 6; TNF-α: fator de necrose tumoral alfa.

se apresentam em franca ascensão, impactando outra equação: economia *versus* capacidade de assistência à saúde (Zhao; Stambler, 2020).

Centenários e sua imunidade

Há muito tempo a ciência tenta compreender as razões que levam à compressão da morbidade para etapas mais tardias da vida, como a que é apresentada pelos centenários (acima de 100 anos) e pelos supercentenários (acima de 110 anos), população que vem crescendo no mundo inteiro. Estima-se que em 30 anos o número de centenários do mundo tenha ultrapassado a cifra de 3,5 milhões (OMS). Estilo de vida saudável incluindo padrão alimentar adequado, atividade física e capacidade cognitiva preservada são características comuns neste grupo de indivíduos que adiam incapacidades físicas ou metabólicas. Eles parecem conviver bem com altos níveis de marcadores inflamatórios, talvez por serem mais eficientes em sua defesa anti-inflamatória uma vez que o comprimento dos telômeros por si só não explica a longevidade. O aumento de mediadores inflamatórios pode ser um evento tardio nesta população, protegendo-a da morbimortalidade consequente ao *inflamm-aging*; entretanto, quando estes mediadores inflamatórios aumentam no final da vida útil aparecem os sinais de declínio cognitivo e incapacidade. Ainda é cedo para identificarmos marcadores precisos que sirvam como preditores inequívocos de longevidade. O envelhecimento dito "bem-sucedido" é, portanto, aquele que atrasa o declínio funcional, superando comorbidades e adiando a mortalidade, como fazem os centenários (Arai *et al.*, 2015; Pawelec, 2019).

O campo das Gerociências, por meio de uma visão mais ampla, tenta compreender o que determinaria fronteira entre aqueles que apresentam doenças de caráter degenerativo ou limitações decorrentes de alguma das sete síndromes geriátricas (instabilidade postural, iatrogenia, imobilidade, incontinência esfincteriana, insuficiência familiar, incapacidade cognitiva e incapacidade comunicativa) e os centenários que escaparam dessas morbidades. É importante que se distinga idade cronológica (oficialmente aquela que consta na certidão de nascimento e que independe de estilo de vida) de idade biológica; esta sim dependente de condições multifatoriais como a genética, hábitos, condições ambientais de existência, resiliência e o acaso epigenético (Flynn *et al.*, 2019). Os potenciais efeitos da prática regular de exercícios moderados nas síndromes geriátricas, por exemplo, estão cada vez mais no foco de estudos preventivos da dependência, bem como o papel do músculo esquelético como regulador imunológico ao produzir proteínas como a miocina, com potencial efeito anti-inflamatório (Duggal *et al.*, 2019; Shirvani, 2020).

Ao conceito de envelhecimento bem-sucedido, cunhado por Rowe e Kahn em 1987/1988, revisitado por Young em 2009 (ausência de doenças, ausência de incapacidade, ausência de comprometimento cognitivo, vitalidade emocional e envolvimento com a vida), soma-se a ação da epigenética. Em países com melhor renda, por exemplo, são as doenças vasculares que aparecem como a primeira causa de morte, mas, naqueles de baixa renda, *são os quadros infecciosos* seguidos pelos isquêmicos os que mais encurtam a longevidade. A influência epigenética precisa ser considerada quando falamos de imunossenescência, especialmente no que diz respeito à regulação do processo de metilação do DNA, cuja flutuação dos níveis apresenta relação com a idade biológica e possível prognóstico de doenças (Dharmarajan, 2020; Shuang; Yuchen, 2020). Estudos têm apresentado uma relação entre o nível de metilação do DNA e a possibilidade desse processo funcionar como um marcador biológico do envelhecimento e, portanto, da idade biológica. A metilação do DNA é um processo no qual radicais metil são adicionados a moléculas de DNA, aumentando sua extensão. O organismo apresenta sistemas proteolíticos (limpeza) responsáveis por destruir proteínas danificadas tanto por erro de síntese como por formação de complexos antigênicos formados entre o sistema de defesa e o agente agressor. A manutenção da proteostase (controle da produção, do tráfego, do processamento e da degradação de proteínas) depende do proteassoma, um complexo proteico que possibilita o reconhecimento da estrutura antigênica pelo sistema proteolítico. Proteínas estranhas ou alteradas são degradadas pelo proteassoma. Com o envelhecimento, ocorre uma perda gradual na eficiência desse sistema pela resolução defeituosa da resposta imune. As células senescentes, que não se dividem mais como consequência do DNA modificado, do encurtamento telomérico e por disfunção mitocondrial, vão se acumulando em todos os órgãos contribuindo para o processo de inflamação (*inflamming-aging*). O acúmulo de proteínas alteradas está relacionado com as doenças neurodegenerativas uma vez que metilação do DNA inibe o processo autofágico de "limpeza". Entretanto, em indivíduos com longevidade alta, o proteoma (conjunto de proteínas celulares) parece ser mais estável, mantendo sua eficiência (Akbar; Gilroy, 2020; Shuang; Yuchen, 2020). A dúvida que permanece em discussão é se o estado inflamatório (*inflamm-aging*) observado durante o envelhecimento do sistema imunológico seria a causa ou a consequência das doenças crônico-degenerativas. Aquilo que os centenários com boa funcionalidade demonstram é o estado inflamatório crônico, porém compensado por uma taxa mais elevada de moléculas anti-inflamatórias. Uma das teorias é a de que existiria um *continuum* entre o estado juvenil saudável e o estado de envelhecimento malsucedido mediado pela *velocidade do processo*, ou seja, o indivíduo com envelhecimento bem-sucedido seria aquele que levasse mais tempo para atingir o limite de prejuízo de sua qualidade de vida, quando o estado inflamatório crônico não seria mais compensado pela ação de um número suficiente de moléculas anti-inflamatórias (Franceschi; Bonafe, 2003; Franceschi *et al.*, 2007, 2017, 2018). Entre as condições que regulariam esta velocidade estaria a interação da genética, do meio ambiente (epigenética) e do estado de inflamação crônica (*inflamm-aging*) causado pela persistência na estimulação do sistema imunológico inato por variados fatores, como:

- Infecções persistentes (viroma)[1]
- Aumento de restos celulares e organelas danificadas sem a compensatória autofagia pelo proteassoma
- Acúmulo de células senescentes de perfil pró-inflamatório
- Xenobióticos[2]
- Microbioma intestinal.[3]

Assim sendo, mesmo os centenários com boa saúde não estão isentos do declínio fisiológico, mas a velocidade de instauração destes processos parece ser mais lenta neles, fazendo com que "empurrem" as morbidades para seu limite máximo de vida. Apesar de apresentarem uma diminuição dos linfócitos T, demonstram uma atividade da célula NK relativamente preservada e quase não apresentam autoanticorpos circulantes. Por esta razão, são considerados um modelo de envelhecimento bem-sucedido (Franceschi *et al.*, 2018).

Microbioma

Estudos vêm apresentando uma relação biológica bidirecional entre o microbioma e o seu hospedeiro, especialmente o microbioma intestinal, que se modifica ao longo da vida. No intestino saudável, flora microbiana e hospedeiro mantêm seu equilíbrio (homeostasia) em um estado de tolerância imunológica. A perda da diversidade microbiana intestinal ou o aumento indesejável de uma determinada comunidade é denominada disbiose. Alterações nesse microbioma decorrentes de mudanças desfavoráveis no padrão alimentar, uso de medicamentos, mobilidade reduzida, queda da eficiência imunológica e infecções recorrentes podem modificar a permeabilidade da parede intestinal funcionando como agente pró-inflamatório. Alguns estudos demonstram que o enfraquecimento das junções celulares intestinais decorrentes de estímulos estressantes (infecciosos, físicos ou emocionais) permitem a passagem de bactérias que estimulariam o processo inflamatório: disbiose produzindo uma endotoxemia. A separação anatômica promovida pela barreira intestinal permite a interação do hospedeiro e do microbioma intestinal por meio de um estado de tolerância imunológica. É esta barreira íntegra a principal responsável pela homeostase metabólica e pelas respostas sistêmicas no caso de reconhecimento de células microbianas por meio de um repertório extenso de receptores da imunidade inata. Bactérias como o *Clostridium* estão envolvidas na estimulação da inflamação intestinal (Bao *et al.*, 2020; Robles-Vera *et al.*, 2020; Kim; Benayoun, 2020; Kundu *et al.*, 2017).

O microbioma do eixo oral-pulmonar também merece atenção. A falta de higiene da cavidade oral ou de próteses dentárias, tosse e aspirações acidentais abrem caminho para infecções.

Papel neuroendócrino

É a vigilância imunológica interagindo com o sistema neuroendócrino que possibilita a existência humana. Esse sistema precisa reagir ou adaptar-se ao meio externo fazendo frente aos inúmeros estressores: microrganismos do ambiente (fungos, protozoários, bactérias e parasitas), agentes físicos (pó, pólen, pesticidas, calor e radiação), traumas mecânicos (lesões teciduais) bem como invasores do meio interno e traumas emocionais (depressão e estresse). Sabemos que os níveis de cortisol estimulados por estressores diversos aumentam com a idade. As ações anti-inflamatória e imunossupressora exercidas pelo cortisol, ao coincidir com o declínio da função imunológica, culmina com a exaustão.

O sistema imune e o sistema nervoso se conectam em uma rede de mão dupla: enquanto as células do sistema nervoso podem apresentar e processar antígenos, o sistema imune age por meio de proteínas sinalizadoras (Tabela 79.7). O exemplo clássico é a piora comportamental (agitação/alucinação) de pacientes portadores de quadros demenciais diante de um quadro infeccioso.

Um reflexo (sinalização) corresponde à ativação de um circuito neural que por sua vez emitirá uma resposta involuntária. As interações neuroimunes se dão pela ativação desses reflexos (sinalização neuroendócrina) por meio da ação de neurotransmissores sobre os receptores das células imunes ou o oposto, a corrente sanguínea conecta as células imunes com o tecido neurológico afetado.

[1]**Viroma humano**: conjunto de vírus encontrados no organismo, sintomáticos ou não, podendo ser incorporados ao genoma humano.
[2]**Xenobióticos:** substâncias químicas estranhas ao organismo, produzidas pela indústria (poluição, agrotóxicos, corantes, conservantes e produtos de limpeza) ou pela natureza (fungos e vegetais).
[3]**Microbioma:** soma dos microrganismos que povoam fluidos e tecidos humanos.

▪ **TABELA 79.7** Ação bilateral de sinalizadores entre os sistemas imune e neuroendócrino.

	Vasos sanguíneos	
Células imunes	Neurotransmissores ← Citocinas →	Neurônios

A hipótese do "comportamento de doença" é uma teoria evolutiva criada por Neal Miller, em 1964, que tenta explicar a razão pela qual o sistema imunológico pode influenciar o humor e o comportamento. A teoria é a de que ao sentir-se doente durante uma infecção aguda (redução da locomoção e apetite reduzido), o indivíduo economiza energia dirigindo todos os mecanismos de defesa contra o agente invasor. O sistema nervoso transmitiria as informações viscerais (inflamações) para o sistema nervoso central por meio da circulação de citocinas pró-inflamatórias no hipocampo e no hipotálamo, as quais, em um estágio posterior, ativariam o eixo hipotalâmico-hipofisário-adrenal, liberando o cortisol como agente anti-inflamatório (Figura 79.4).

A atividade do sistema imunológico está interligada também aos sistemas bioquímicos envolvidos na depressão. A variação dos níveis de epinefrina e norepinefrina afetam a contagem de linfócitos circulantes. Por outro lado, infecções ou danos teciduais com produção de citocinas afetam a atividade neuronal ativando reflexos e aumentando a sensibilidade dolorosa (hiperalgesia). Doenças neurodegenerativas como a doença de Alzheimer e outras doenças mentais estão

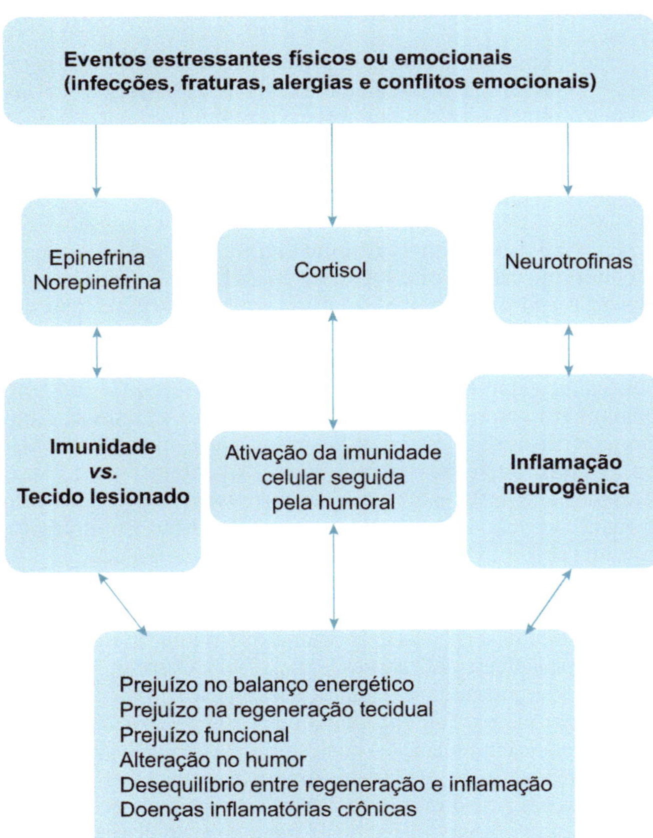

▪ **FIGURA 79.4** Sistema imune e fenômenos neuroendócrinos. (Adaptada de Ostan *et al.*, 2008.)

frequentemente associadas a achados inflamatórios cerebrais (Giunta, 2008; Herman *et al.*, 2019; Kamimura *et al.*, 2020; Tubbs *et al.*, 2020).

Vírus da imunodeficiência humana na população idosa

A introdução dos agentes antivirais no controle da infecção pelo vírus HIV *(human immunodeficiency virus* – HIV-1 e HIV-2), um retrovírus que destrói linfócitos e prejudica a imunidade mediada por células, tornou a doença (antes vista como uma sentença de morte) um processo inflamatório crônico. Com o aumento da expectativa de vida, estes indivíduos passaram a apresentar também as doenças associadas a idade avançada, como a fragilidade e as demências. O próprio vírus HIV parece induzir um processo de imunossenescência prematura dentro das células T. Tanto o envelhecimento quanto os pacientes portadores do vírus HIV apresentam atividade inflamatória persistente (Fülöp *et al.*, 2017).

Covid-19 na população idosa

No final do ano de 2019, na cidade chinesa de Wuhan, foi descrita uma pneumonia atípica causada por um novo vírus do grupo coronavírus, com importante efeito sistêmico na imunidade, tendo sido classificada pelo Comitê Internacional de Taxonomia de Vírus como síndrome respiratória aguda grave por coronavírus 2 (SARS-CoV-2, *severe acute respiratory syndrome coronavirus 2*), e a doença produzida por ele nomeada de Covid-19 (*COrona VIrus Disease*). Em menos de 3 meses, o vírus se espalhou pelo mundo inteiro, sendo declarado pela Organização Mundial da Saúde (OMS) como uma pandemia. Seu controle tornou-se um desafio para todas as áreas da saúde, cuja capacidade de atuação eficiente vem sendo testada ao limite.

O contágio se dá por gotículas respiratórias liberadas pela tosse, pelo espirro ou pela fala de um indivíduo infectado. A transmissão pode ser direta de pessoa para pessoa ou por meio do contato com uma superfície contaminada e depois pela transferência para a boca, o nariz ou os olhos. Mesmo portadores assintomáticos podem ser transmissores de carga viral infectante. Ao dano alveolar se segue um edema intersticial e congestão vascular com produção de um exsudato inflamatório e potencial formação de membrana hialina com prejuízo das trocas gasosas alveolares (Cecconi *et al.*, 2020; Sieber, 2020). O vírus apresenta alta capacidade infectante da célula hospedeira. A célula infectada, por sua vez, dependerá da higidez e da eficiência dos mecanismos de defesa antivirais intra e extracelulares. A manifestação clínica pode ser dividida em três apresentações principais: assintomática, sintomática não grave e apresentação sistêmica grave.

Ao infectar, o vírus utiliza como receptor a ECA-2, uma proteína transmembrana responsável pelo controle de pressão arterial, expressa em várias células do corpo incluindo o epitélio dos sistemas respiratório e renal, e do intestino delgado. A união entre o vírus e a célula permite a fusão do RNA viral com o material genético do hospedeiro, infectando novas células em um espaço de tempo muito curto (Mitra *et al.*, 2020; Viana; Nunes; Reis, 2020; Peng, 2020). O complexo antigênico formado pela proteína S (*spike*) da superfície viral e o receptor (ECA) será apresentado aos macrófagos, que sinalizarão para a produção de anticorpos não apenas contra o vírus, mas também contra partes do receptor. Isto significa que todos os órgãos com receptores ECA-2 estarão envolvidos produzindo uma variedade de sintomas (McMillan; Uhal, 2020). Com a fusão e a liberação de RNA viral, o material antigênico é detectado pelos receptores imunológicos, que desencadearão um complexo sistema em cascata. Na primeira fase (resposta viral), as células infectadas ativam a resposta inata na qual neutrófilos, monócitos e macrófagos serão recrutados. Na segunda fase (resposta do hospedeiro), a resposta imune adquirida (específica) inicia a ativação das células T e B (Figura 79.5).

Inicialmente, a contagem de neutrófilos aumenta enquanto a de linfócitos, críticos para a defesa antiviral, cai com apoptose das células T, linfopenia das células B, esgotamento funcional das células T citotóxicas e das células NK. Estas células não só apresentam alteração quantitativa como também qualitativa, com redução de sua citotoxicidade e na produção de citocinas, interferona-γ e TNF-α. As células NK e os macrófagos são responsáveis pela contenção e pela eliminação viral nos estágios iniciais da infecção. Se a barreira imunológica antiviral falhar, a morte celular provocará a formação de complexos antigênicos, que, por sua vez, estimularão uma resposta inflamatória ainda maior, com liberação descontrolada de citocinas (tempestade de citocinas). O quadro pode progredir para a SARS associada aos efeitos diretos do vírus, atingindo outros órgãos, em especial o sistema cardiovascular e os rins. Muitos pacientes apresentarão extremidades frias e cianóticas, desenvolvendo manifestações clínicas típicas do choque. É o resultado do confronto entre a imunidade inata do hospedeiro e o vírus, o que determinará se a infecção será bloqueada ainda nas vias respiratórias superiores ou se o vírus chegará até o sistema respiratório inferior. A piora do quadro não depende somente do ataque viral mas principalmente da resposta do hospedeiro (Cecconi *et al.*, 2020; Li *et al.*, 2020; Mahmoudi *et al.*, 2020). O agravamento do quadro se dá com a elevação da reação em cadeia da polimerase (RT-PCR; do inglês, *polimerase chain reaction*), BNP (*brain natriuretic peptide*), desidrogenase láctica, interleucina beta (IL-β), interleucina 6 (IL-6), troponina, TNF-α, linfopenia e do D-dímero (subproduto da degradação da fibrina) e sinalizador de potencial coagulação intravascular disseminada (CIVD), todos associados ao aumento da mortalidade. As comorbidades, em especial diabetes, obesidade, hipertensão arterial, insuficiência renal e DCV, aumenta a gravidade da infecção. Os receptores ECA-2 parecem estar aumentados em hipertensos e portadores de ICC. As doenças crônicas estão relacionadas com um aumento nos níveis de inflamação sistêmica (Chowdhury *et al.*, 2021; Moratto *et al.*, 2020; Mueller; McNamara; Sinclair, 2020; Napoli *et al.*, 2020). Nenhuma faixa etária está imune, embora crianças e adolescentes tenham maior resistência, enquanto os mais velhos apresentam maior risco de desenvolver a apresentação mais grave. Sabemos que com o envelhecimento se desenvolve um estado de inflamação crônica de baixa intensidade

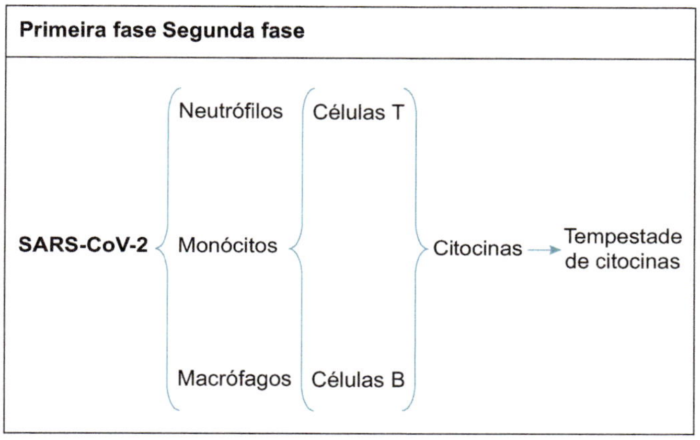

■ **FIGURA 79.5** Fases da ativação da resposta antiviral.

(*inflamm-aging*). No caso do SARS-CoV-2, a fase inicial da infecção se caracteriza pela ativação fisiológica da interferona do grupo 1 (IFN-I). A interferona é uma glicoproteína pertencente ao grupo das citocinas e age como imunomodulador na resposta antiviral controlando a replicação celular. Os interferons do grupo 1 (alfa e beta) são produzidos pelas células epiteliais e pelos fibroblastos, agindo na primeira linha de defesa. Sua ativação favorecerá o desenvolvimento de anticorpos contra o SARS-CoV2 e de células T específicas. Esta ativação deverá ser suficiente para a defesa efetiva com a resolução do processo. Entretanto, no paciente mais velho a resposta imune pode ser disfuncional e a defesa pode ser superada pela agressividade do vírus, que prossegue em uma replicação descontrolada. A percepção pelo sistema imune da grande quantidade de antígenos virais estimula ainda mais a migração de neutrófilos e monócitos, o que resulta na produção cada vez maior de citocinas pró-inflamatórias. Os pulmões constituem uma superfície rica em receptores da enzima conversora da angiotensina II (ECA-2), onde a proteína (*spike*) da superfície viral fará sua ligação. Durante a fase inflamatória do hospedeiro, estando a resposta imune hiperativada, pode ocorrer uma produção tão grande de agentes pró-inflamatórios como as citocinas que se esgota a capacidade de defesa, resultando em uma inflamação pulmonar generalizada com insuficiência respiratória grave (Barth *et al.*, 2020; Peng, 2020; Ruan *et al.*, 2020). A idade associada à comorbidade se comporta como preditor de desfecho fatal muito mais do que a idade isoladamente.

O SARS-CoV-2 parece neutralizar algumas vias do sistema inato. Paralelamente, na imunidade adquirida ocorre uma linfopenia por exaustão. Aspectos genéticos, estilo de vida, comorbidades e obesidade (o tecido adiposo aumenta a inflamação) agravam o quadro. Os macrófagos do tecido adiposo são responsáveis por mais de 40% do compartimento imunológico, o que pode explicar a razão pela qual a tempestade de citocinas se desenvolve mais facilmente em obesos (Aricò *et al.*, 2020; Barbé-Tuana *et al.*, 2020; Guihot *et al.*, 2020; Sciacqua *et al.*, 2020).

No que diz respeito à diferença de gênero, as estatísticas demonstram maior gravidade e mortalidade em homens do que em mulheres, possivelmente decorrente da ação dos hormônios sexuais na ECA-2, que atua como receptor do SARS-CoV-2, ou de uma modulação por hormônios masculinos na expressão de outra enzima (serina protease transmembrana 2 – TMPRSS2), expressa principalmente nos sistemas respiratório e digestório, também envolvida na penetração do SARS-CoV-2. É preciso considerar também os padrões comportamentais masculinos e femininos. Há ainda a referência de que exista um declínio funcional imunológico em homens por volta dos 60 anos de idade, enquanto este declínio ocorreria mais tardiamente em mulheres (Cecconi *et al.*, 2020; Gargaglioni; Marques, 2020; Oliveira Neto *et al.*, 2020; Ostan *et al.*, 2016).

A exigência de agilidade no atendimento em massa evidenciou o desafio que temos pela frente na atenção específica da população mais velha que aumenta demograficamente na medida em que o tempo passa. A necessidade de uma vacina que compense a menor capacidade imunológica do paciente mais velho é um desafio (Pawelec; Weng, 2020). Enquanto os mais jovens podem apresentar sintomas leves e autolimitados (às vezes até ausentes), os portadores de comorbidades e os mais velhos apresentam risco maior de apresentar a SARS e fenômenos cardiovasculares. Entre os sintomas clássicos iniciais estão:

- Febre (ausente na maioria dos pacientes mais velhos)
- Falta de ar/desconforto respiratório/saturação de oxigênio < 95%
- Tosse/dor de garganta
- Astenia/mialgia.

Entretanto, esses sintomas típicos ocorrem em menos de 50% dos pacientes com mais idade. Embora a SARS-CoV-2 afete principalmente os pulmões e o sistema cardiovascular (coagulopatias e tromboembolismo pulmonar), é importante lembrar que ela pode se apresentar de outras formas, como, por exemplo, manifestações gastrintestinais (náuseas e vômito) e neurológicas (cefaleia, alteração do olfato e paladar, ataxia, convulsões e alterações do sensorium) (Barzilail *et al.*, 2020; Lahiri; Ardila, 2020). Distúrbios de conduta como agitação e *delirium* são mais frequentes nos mais velhos. Esse último pode ser hipoativo, o que torna sua percepção mais difícil e aumenta a necessidade de uma atenção mais seletiva e diferenciada para essa faixa da população. Sabemos que o *delirium* é um importante preditor de morte e pode se apresentar em uma fase prodrômica da Covid-19. Na Lombardia, o *delirium* esteve presente como manifestação inicial em 36% dos pacientes mais velhos. A apresentação como síndrome de Guillain-Barré também não pode ser menosprezada (Napoli *et al.*, 2020; Niquini *et al.*, 2020; Poloni *et al.*, 2020).

O diagnóstico pode ser obtido com cotonetes (*swabs*) nasofaríngeos para pesquisa do vírus pela RT-PCR e pela tomografia computadorizada de tórax para avaliar o comprometimento pulmonar, além de exames de laboratório sinalizadores de processo inflamatório com ou sem comprometimento vascular e renal (Isik, 2020). Suporte ventilatório deve ser considerado na abordagem inicial.

Na avaliação do paciente geriátrico com suspeita de covid-19 é preciso observar os aspectos listados na Tabela 79.8.

TABELA 79.8 Avaliação do paciente geriátrico com suspeita de covid-19.

Avaliação por médico habilitado
Classificação dos sintomas em típicos ou atípicos
Testagem para covid-19
Avaliar necessidade imediata de suporte de oxigênio ou medidas de suporte
Se no domicílio, orientar a família e avaliar a necessidade de internação ou de isolamento domiciliar
Avaliar prognóstico
Controle paralelo de doença crônica preexistente
Implementar protocolo para prevenção de distúrbios comportamentais (agitação/*delirium*)
Estabelecer canal de suporte domiciliar
Planejar a alta considerando possíveis sequelas pós-internação
Em caso de instituição, testagem de todos os pacientes e cuidadores e isolamento dos casos positivos
Restabelecer a funcionalidade máxima possível

Adaptada de Bianchetti *et al.*, 2020.

Considerações finais

O envelhecimento do sistema imune impacta principalmente a imunidade adquirida mediada pelas células T e B em resposta a patógenos, trazendo como consequência maior suscetibilidade e gravidade no caso das doenças infecciosas. Ao mesmo tempo, ao diminuir o repertório de memória das células T e B, é dificultada a manutenção da resposta protetora, inclusive a induzida pela vacinação. É importante lembrar que a primeira barreira imunológica, o sistema inato, pode apresentar defeitos funcionais como a diminuição da quimiotaxia, da fagocitose e da produção de citocinas, e que o sistema adaptativo (adquirido) apresentará um declínio de células virgens diminuindo a reserva de novas células, com repercussão na produção de anticorpos. Isto é fundamental para a compreensão da resposta imunológica do paciente mais velho.

O geriatra, dentre suas qualificações, precisa distinguir-se na habilidade em reconhecer apresentações silenciosas ou atípicas diante de um quadro infeccioso. A comunicação com todos os envolvidos, desde a família até as equipes multiprofissionais, precisa ser clara e objetiva. A abordagem terapêutica tem que considerar as capacidades funcional e cognitiva e a expectativa de vida do paciente sob pena de sub ou superdosagem de medicações (antibióticos), além da exposição a medidas invasivas desnecessárias. Vale lembrar que idade biológica e idade cronológica nem sempre se superpõem. Uma atitude gero-protetora estimulando precocemente o paciente a refletir sobre o planejamento de decisões futuras (disposição de vontades) em caso de agravo na saúde estimulam o vínculo de confiança entre o médico e o seu paciente em uma atitude gero-terapêutica, além de facilitar decisões.

As futuras vacinas precisarão considerar no paciente mais velho a sua menor eficiência em montar uma resposta imunológica e, por consequência, com maior velocidade na replicação viral e menor tempo de permanência de anticorpos ativos contra aquele vírus (menor duração da memória imunológica), além da possibilidade das mutações virais. A próxima geração de vacinas deverá considerar também fatores imunológicos como o *inflamm-aging* e a imunobiografia daquele indivíduo (deriva epigenética). É preciso lembrar ainda da convivência do quadro infeccioso com as comorbidades preexistentes e as sequelas após quadros infecciosos mais graves.

Finalmente, mais do que antes, precisamos pensar de forma macroecológica e geroprotetora, estando preparados para novas ondas de ataques virais uma vez que a globalização, a maior densidade populacional e o aumento do número de indivíduos cada vez mais velhos viajando favorece contágios. Desenvolver protocolos estratégicos preventivos de atenção gerontológica dos serviços de saúde e vigilância portuária, bem como ampliação da capacidade laboratorial agilizando resultados, minimizará custos humanos e econômicos.

80

Imunização

João Toniolo Neto • Maisa Kairalla

Introdução

Há muito tempo o envelhecimento populacional tem sido motivo de discussões socioeconômicas, bem como a preocupação com gastos de saúde pública e privada. Sabemos que o envelhecimento acarreta maiores gastos com a saúde no que tange a prevenção de doenças, o aumento do número de hospitalizações e o controle de doenças crônicas. Quando abordamos o pilar da prevenção, indiscutivelmente a imunização é uma forte aliada para a diminuição da incidência das doenças infecciosas que impactam em maior morbimortalidade e grave piora funcional, acarretando gastos e piora da qualidade de vida. Estamos vivenciando, neste momento de pandemia pela covid-19, um excelente exemplo relacionado com o grau de comprometimento dos idosos. Exercer o envelhecimento com base na prevenção é um dos alicerces que promovem a sustentabilidade desse processo. Neste contexto, a imunização é fundamental, inclusive quando avaliamos custo e benefício. O envelhecimento promove deterioração progressiva do sistema imunológico (imunossenescência), o qual, aliado ao aumento do número de doenças, contribui para a maior suscetibilidade a infecções nos idosos.

Durante a avaliação clínica do idoso é fundamental investigar a situação vacinal, respeitando as recomendações do calendário de imunização.

Muitos estudos têm demonstrado os benefícios da imunização para a população idosa, inclusive na prevenção de eventos cardiovasculares. Uma metanálise (Vlachopoulos, 2015) concluiu que indivíduos idosos vacinados, comparado com aqueles não vacinados contra a pneumonia, têm um risco menor para eventos cardiovasculares ou de evoluir para óbito por causa cardíaca.

Estudos mostram que o fator idade e, principalmente, as comorbidades cardíacas e pulmonares e o diabetes melito são fatores de risco diretamente correlacionados com o aumento da incidência das doenças infecciosas, sobretudo pneumonias, *influenza* e herpes-zóster (HZ), bem como o aumento da taxa de mortalidade (Curcio; Cané; Isturiz, 2015).

Discutiremos neste capítulo as principais vacinas que são recomendadas para os idosos. As recomendações baseiam-se nas diretrizes da Sociedade Brasileira de Imunização (SBIm) e da Sociedade Brasileira de Geriatria e Gerontologia (SBGG) (Tabela 80.1).

Vacinas contra difteria e tétano

Considerações gerais

A difteria é causada pelo bacilo toxigênico *Corynebacterium diphtheriae*, pelo contato direto de pacientes suscetíveis com secreções oronasais de pessoas doentes ou portadoras, eliminadas por tosse, espirro ou fala. É caracterizada pelo aparecimento de placas pseudomembranosas típicas que se alojam nas amígdalas, na faringe, na laringe, no nariz ou em outras mucosas e na pele.

O tétano acidental é resultante do contato de ferimentos com locais em que existem esporos do bacilo gram-positivo anaeróbio *Clostridium tetani*. Caracteriza-se por espasmos dolorosos, rigidez muscular e disautonomia, causados pela tetanospasmina, potente neurotoxina bacilar. Não há transmissão da doença entre humanos (Lisboa *et al.*, 2011).

O número de casos de difteria e tétano vem diminuindo acentuadamente nos últimos anos no Brasil em razão do empenho na prática da imunização. Entretanto, casos continuam ocorrendo em indivíduos suscetíveis, predominando naqueles que não foram vacinados, foram incompletamente vacinados ou não receberam os devidos reforços.

Vacina

A vacina disponível na rede pública é uma combinação do toxoide tetânico com o diftérico, sendo, portanto, protetora contra o tétano e a difteria. Na rede particular, existe a dTpa (vacina acelular com cobertura adicional a coqueluche) (SBIm, 2020). Há relatos de surtos de coqueluche entre os idosos, o que torna a tríplice bacteriana interessante para a população idosa.

A administração é intramuscular profunda e pode ser administrada com outras vacinas do calendário vacinal. Trata-se de uma vacina eficaz, com poucas falhas vacinais.

Estratégia de vacinação

O esquema recomendado pelo Ministério da Saúde para idosos nunca vacinados ou com história vacinal desconhecida consiste em três doses de preparado contendo toxoides diftérico e tetânico: as primeiras duas doses são aplicadas com intervalo de 4 semanas e a terceira dose é ministrada 6 a 12 meses após a segunda (Ministério da Saúde, 2015).

A SBIM preconiza:

- Se esquema de vacinação básico completo: reforço com dTpa a cada 10 anos
- Se esquema de vacinação básico incompleto: uma dose de dTpa a qualquer momento e completar a vacinação básica com uma ou duas doses de dT (dupla bacteriana do tipo adulto) de modo a totalizar três doses de vacina contendo o componente tetânico
- Não vacinados e/ou história vacinal desconhecida: uma dose de dTpa e duas doses de dT no esquema 0-2-4-8 meses.

Todos os adultos que completarem um intervalo de 10 anos após a série primária da vacinação deverão receber uma dose de reforço da vacina dT (rede pública) ou dTpa (rede privada).

Efeitos adversos

Após administração da vacina dTpa, podem ocorrer reações locais como dor, eritema e enduração. Febre e outras manifestações sistêmicas são menos comuns. Encefalopatia e convulsões não foram relatadas em idosos, mas foram relacionadas com o uso de vacinas de células inteiras e na faixa etária infantil (SBIm, 2020).

Contraindicações

A vacina dever ser adiada no caso de doença febril aguda. No caso de reação anafilática prévia às vacinas ou a algum de seus componentes, a vacina tem contraindicação absoluta (SBIm, 2020).

■ **TABELA 80.1** Calendário de vacinação para adultos maiores de 60 anos de idade, segundo a Sociedade Brasileira de Imunizações (SBIm, 2020-2021).

Vacinas	Indicação	Esquemas e recomendações	Comentários	Disponibilização das vacinas	
				Gratuitas nas UBS	Clínicas privadas de vacinação
Influenza (gripe)	Rotina	Dose única anual	Os maiores de 55 anos de idade fazem parte do grupo de risco aumentado para as complicações e óbitos por *influenza* Desde que disponível, a vacina contra *influenza* 4V é preferível à vacina 3V, por conferir maior cobertura das cepas circulantes. Na impossibilidade de uso da vacina 4V, utilizar a vacina 3V	Sim, para maiores de 55 anos de idade	Sim, 3V e 4V
Pneumocócicas VPC13 e VPP23	Rotina	Iniciar com uma dose da VPC13 seguida de uma dose de VPP23, 6 a 12 meses depois, e uma segunda dose de VPP23 5 anos após a primeira	• Para aqueles que já receberam uma dose de VPP23, recomenda-se o intervalo de 1 ano para a aplicação de VPC13. A segunda dose de VPP23 deve ser administrada 5 anos após a primeira, mantendo-se intervalo de 6 a 12 meses com a VPC13 • Para os que já receberam duas doses de VPP23, recomenda-se uma dose de VPC13, com intervalo mínimo de 1 ano após a última dose de VPP23. Se a segunda dose de VPP23 foi aplicada antes dos 60 anos de idade, recomenda-se uma terceira dose depois dessa idade, com intervalo mínimo de 5 anos da última dose	Não	Sim
Herpes-zóster	Rotina	Uma dose	• Vacina recomendada mesmo para aqueles que já desenvolveram a doença. Nesses casos, aguardar intervalo mínimo de 1 ano, entre o quadro agudo e a aplicação da vacina • Em caso de pacientes com história de herpes-zóster oftálmico, não existem ainda dados suficientes para indicar ou contraindicar a vacina • O uso em imunodeprimidos deve ser avaliado pelo médico (consulte os Calendários de vacinação da SBIm para pacientes especiais)	Não	Sim
Tríplice bacteriana acelular do tipo adulto (difteria, tétano e coqueluche) – dTpa ou dTpa-VIP Dupla adulto (difteria e tétano) – dT	Rotina	• Atualizar dTpa independente de intervalo prévio com dT ou TT • Com esquema de vacinação básico completo: reforço com dTpa a cada 10 anos • Com esquema de vacinação básico incompleto: uma dose de dTpa a qualquer momento e completar a vacinação básica com uma ou duas doses de dT (dupla bacteriana do tipo adulto) de modo a totalizar três doses de vacina contendo o componente tetânico • Não vacinados e/ou história vacinal desconhecida: uma dose de dTpa e duas doses de dT no esquema 0-2-4 a 8 meses	• A vacina é recomendada mesmo para aqueles que tiveram a coqueluche, já que a proteção conferida pela infecção não é permanente • Considerar antecipar reforço com dTpa para 5 anos após a última dose de vacina contendo o componente pertússis para idosos contactantes de lactentes • Para idosos que pretendem viajar para países nos quais a poliomielite é endêmica, recomenda-se a vacina dTpa combinada à pólio inativada (dTpa-VIP) • A dTpa-VIP pode substituir a dTpa, se necessário	Sim, dT e dTpa para profissionais da saúde	Sim, DTpa e dTpa-VIP
Hepatite tipos A e B	Hepatite A: após avaliação sorológica ou em situações de exposição ou surtos	Duas doses, no esquema 0 a 6 meses	Na população com mais de 60 anos de idade é incomum encontrar indivíduos suscetíveis Para esse grupo, portanto, a vacinação não é prioritária. A sorologia pode ser solicitada para definição da necessidade ou não de vacinação. Em contactantes de pacientes com hepatite A, ou durante surto da doença, a vacinação deve ser recomendada	Não	Sim

(continua)

▪ **TABELA 80.1** Calendário de vacinação para adultos maiores de 60 anos de idade, segundo a Sociedade Brasileira de Imunizações (SBIm, 2020-2021). (*continuação*)

Vacinas	Indicação	Esquemas e recomendações	Comentários	Disponibilização das vacinas	
				Gratuitas nas UBS	Clínicas privadas de vacinação
Hepatite tipos A e B (*continuação*)	Hepatite B: rotina	Três doses, no esquema 0-1-6 meses	–	Sim	Sim
	Hepatite tipos A e B: quando recomendadas as duas vacinas	Três doses, no esquema 0-1-6 meses	A vacina combinada para a hepatite tipos A e B é uma opção e pode substituir a vacinação isolada para cada tipo	Não	Sim
Febre amarela	Para idosos não previamente vacinados e residentes em áreas de vacinação, após avaliação de risco/benefício	Dose única. Não há consenso sobre a duração da proteção conferida pela vacina. De acordo com o risco epidemiológico, uma segunda dose pode ser considerada pelo risco de falha vacinal	• Embora rara, descreve-se risco aumentado de eventos adversos graves na primovacinação de indivíduos maiores de 60 anos de idade. Nessa situação, avaliar risco/benefício • O uso em imunodeprimidos deve ser avaliado pelo médico (consulte os Calendários de vacinação da SBIm para pacientes especiais)	Sim	Sim
Meningocócicas conjugadas ACWY/C	Surtos e viagens para áreas de risco	Uma dose. A indicação da vacina, assim como a necessidade de reforços, dependerá da situação epidemiológica	Na indisponibilidade da vacina meningocócica conjugada ACWY, substituir pela vacina meningocócica C conjugada	Não	Sim
Tríplice viral (sarampo, caxumba e rubéola)	Situações de risco aumentado	Uma dose. A indicação da vacina dependerá de risco epidemiológico e da situação individual de suscetibilidade	Na população com mais de 60 anos de idade é incomum encontrar indivíduos suscetíveis a sarampo, caxumba e rubéola. Para esse grupo, portanto, a vacinação não é rotineira. Porém, a critério médico (em situações de surtos, viagens, entre outros), pode ser recomendada. Contraindicada para imunodeprimidos	Não	Sim

UBS: Unidades Básicas de Saúde.

Vacina contra *influenza*

Considerações gerais

A *influenza* (gripe) é causada por vírus representantes da família *Orthomyxoviridae*, classicamente divididos em três tipos imunológicos: A, B e C, mas apenas os tipos A e B têm relevância em humanos. Todos compartilham as seguintes características: o genoma viral, uma fita simples de ácido ribonucleico (RNA) e o envelope derivado da célula hospedeira.

O envelope viral contém na sua superfície glicoproteínas importantes para a entrada, a replicação e a saída do vírus da célula. As principais glicoproteínas são a hemaglutinina (H), responsável pela adsorção do vírus à célula hospedeira, e a neuraminidase (N), que favorece a liberação do vírus da célula infectada. Esses dois antígenos (H e N) estão sujeitos a apresentar, ocasionalmente, alterações estruturais que propiciam a mutação viral responsável pelos surtos periódicos de influenza. O vírus da influenza A é o mais suscetível às variações antigênicas, contribuindo assim para a existência de diversos subtipos, sendo, portanto, o principal causador de quadros epidêmicos. Em razão da alta taxa de mutação, a composição da vacina é anualmente alterada, a partir dos resultados de um sistema de monitoramento global. Essa ação permite a identificação das cepas mais prevalentes e do risco de uma nova pandemia (SBIm, 2020).

Idade avançada é um dos principais fatores de risco para formas graves e complicações da doença, como pneumonias bacterianas secundárias. Cerca de 90% das mortes relacionadas com a *influenza* ocorrem em idosos.

A vacinação dos grupos prioritários, incluindo os maiores de 60 anos de idade, é fundamental como uma estratégia de prevenção e promoção de saúde, reduzindo a ocorrência da doença, de internações e de óbitos atribuíveis ao vírus influenza. Diversos estudos comprovam a alta incidência de *influenza* e graves complicações na população idosa, principalmente em idosos diabético, que apresentam maior risco de complicações, hospitalizações e morte. Sabemos que a taxa de hospitalização desta população é 3 a 6 vezes maior durante o período de surto dessa doença. A taxa de mortalidade por complicações secundárias à *influenza* é 6 vezes maior Outra comprovação importante da vacinação contra influenza em idosos é a diminuição de acidentes vasculares encefálicos (AVE) no período da infecção ou meses subsequentes. Há estudos que demonstram uma redução de 65% na mortalidade de AVE (Wang, 2007).

Vacina

A vacina anual é recomendada para todos os indivíduos a partir dos 6 meses de idade. Entretanto, idosos fazem parte do grupo de prioridade para receber a vacina por apresentarem maior risco de formas graves e complicações da influenza. Profissionais de saúde e pessoas que mantêm contato próximo com idosos, como cuidadores e familiares que residem no mesmo domicílio, também devem ser vacinadas prioritariamente.

As vacinas disponíveis no Brasil são constituídas apenas por vírus inativados e fragmentados. São tri ou tetravalentes, compostas respectivamente por três ou quatro cepas do vírus influenza, sendo dois subtipos de influenza A e um ou dois subtipos de influenza B.

As vacinas contra *influenza* utilizadas em nosso meio são preparadas a partir do cultivo do vírus em fluidos alantoicos de embriões de galinha. O vírus é purificado, inativado e fragmentado, ou seja, a vacina não oferece risco de causar doença no paciente e apresenta boa imunogenicidade e tolerabilidade.

A proteção conferida pela vacina é relacionada com alguns fatores como dose, esquema de imunização, doença subjacente e experiência antigênica prévia, além do grau de cruzamento antigênico entre a vacina, o vírus epidêmico e o padrão da epidemia. Tais fatores podem influenciar individual ou coletivamente a ocorrência da resposta imune protetora.

Recomenda-se a administração de dose única anual da vacina, idealmente logo antes do início da temporada de gripe, no outono, (final do mês de abril no hemisfério sul e final de outubro no hemisfério norte). Vale salientar, porém, que nas regiões tropicais ocorre atividade da *influenza* durante todo o ano. A vacina inativada pode ser administrada concomitantemente às outras vacinas recomendadas, porém em sítios diferentes.

Deve ser administrada preferencialmente no deltoide por via intramuscular ou subcutânea. A vacina contra *influenza* está inclusa no Programa Nacional de Imunização (PNI), do Ministério da Saúde. Estão disponíveis na rede pública (gratuitamente) vacinas trivalentes. As tetravalentes são encontradas nas clínicas privadas de vacinação. Em 2018, a Agência Nacional de Vigilância Sanitária (Anvisa) aprovou, para uso exclusivamente em idosos, uma vacina trivalente com dose antigênica mais elevada.

Os estudos sobre a eficácia de vacina contra *influenza* são de difícil realização em virtude da existência de outros vírus respiratórios que causam enfermidades semelhantes durante a incidência sazonal da doença; portanto, precisam ser avaliados com precaução.

A vacina com adjuvante pode ser utilizada na população de idosos com boa resposta imune, o que compensaria a resposta imune deficiente pela própria imunossenescência, apenas disponível no sistema privado. Novas vacinas têm sido estudadas, e, em breve, teremos novas possibilidades para a imunização contra o vírus influenza.

Efeitos adversos

A vacina é composta por vírus morto e fragmentado, o que proporciona boa tolerabilidade e segurança. Reações sistêmicas como mialgia, febre baixa, mal-estar geral e cefaleia, ou locais como dor, sensibilidade no local da injeção, eritema e enduração regridem espontaneamente em, no máximo, 48 horas.

A reação anafilática (eritema, angioedema, asma alérgica e anafilaxia) raramente acontece e resulta, provavelmente, de hipersensibilidade a alguns componentes da vacina, geralmente a proteínas residuais do ovo. Há relatos raros da ocorrência de síndrome de *Guillain-Barré* (SGB): normalmente, os sintomas aparecem entre 7 e 21 dias, no máximo, até 42 dias (7 semanas) após a exposição ao possível agente desencadeante. É importante dizer que a elevada incidência dessa síndrome esteve relacionada com alguns lotes específicos da vacina há alguns anos e que o risco de SGB causada pela infecção por influenza é muito maior do que o risco pela vacina contra *influenza*.

Contraindicações

A vacinação deve ser adiada se houver doença febril aguda moderada ou grave. Para pacientes com trombocitopenia ou qualquer distúrbio de coagulação, com risco de sangramento pela via intramuscular, deve-se considerar a via subcutânea.

A vacina é contraindicada nos casos de reação anafilática prévia ou alergia grave relacionada com ovo de galinha e seus derivados, assim como a qualquer componente da vacina.

É importante a orientação dos profissionais da saúde – e mesmo da população, principalmente da de risco – sobre a possibilidade de, após a vacinação, ocorrer a manifestação de quadros clínicos semelhantes ("síndrome gripal" de outra etiologia) e, ainda, sobre o fato de que o grau de proteção fornecido pela vacina para influenza gira em torno de 70 a 75%. Esse esclarecimento faz-se necessário para que, no ano seguinte, esses indivíduos não deixem de se vacinar por julgarem ter havido falha da vacina no ano anterior.

Vacina antipneumocócica

Considerações gerais

O *Streptococcus pneumoniae* – o pneumococo – é um coco gram-positivo de formato esférico ou oval que aparece tipicamente aos pares. Os pneumococos patogênicos são encapsulados por uma camada de polissacarídeos complexos, que protege o microrganismo da fagocitose. A cápsula é responsável pela sua virulência, e a diferença na estrutura química dos polissacarídeos é a base para classificar os pneumococos em pelo menos 90 sorotipos diferentes. Cada sorotipo induz a produção de um anticorpo específico. Quando colonizam o trato respiratório, podem causar doenças como infecções invasivas disseminadas (incluindo bacteriemia e meningite), pneumonia e outras infecções do trato respiratório baixo, além de infecções do trato respiratório alto, como otite média e sinusite.

O pneumococo é uma das principais causas de pneumonia adquirida na comunidade em idosos e resulta em elevada morbimortalidade, mas nem sempre é acompanhada de bacteriemia. A doença pneumocócica invasiva, ou seja, aquela que acomete locais normalmente estéreis (sangue, líquido pleural e liquor), ocorre em cerca de 25% dos casos (Bontem, 2015).

A infecção pelo pneumococo é mais comum nos extremos de vida. Além disso, doença cardiovascular, pulmonar, hepática, renal, diabetes e imunossupressão são comorbidades frequentes em pacientes acima de 60 anos e fatores de risco bem estabelecidos para doença invasiva. Assim, a vacinação da população idosa é de extrema importância (SBIm, 2020).

Vacina

Existem duas vacinas disponíveis para uso em adultos: a vacina polissacarídica 23-valente (VPP23) e a vacina conjugada 13-valente (VCP13). Recomenda-se, nos idosos, a utilização de ambas as vacinas de forma sequencial de acordo com a orientação descrita a seguir.

A vacina polissacarídica induz uma resposta T-independente, de curta duração, mas não memória imunológica duradoura. É utilizada para determinados grupos de pacientes que apresentam suscetibilidade aumentada à infecção pneumocócica, como, por exemplo, os idosos. A vacina disponível atualmente no Brasil, em rede pública, contém polissacarídeos da cápsula de 23 sorotipos do *Streptococcus pneumoniae*: 1, 2, 3, 4, 5, 6B, 7F, 8, 9N, 9V, 10A, 11A, 12E, 14, 15B, 17E, 18C, 19A, 19E, 20, 22F, 23F e 33F. Esses sorotipos são responsáveis por cerca de 90% dos casos de doença pneumocócica invasiva.

As vacinas conjugadas conjugam os polissacarídeos do pneumococo com uma proteína transportadora (VPC13 – disponível em clínicas especializadas particulares), resultando em um antígeno capaz de induzir alta imunogenicidade, resposta T-dependente, memória imunológica e resposta anamnésica, promovendo memória imunológica mais duradoura.

Esquema de vacinação

A recomendação é o esquema sequencial de três doses, sendo duas doses da vacina polissacarídica e uma dose da vacina conjugada. Para aqueles que já receberam uma dose de VPP23, recomenda-se o intervalo de 1 ano para a aplicação de VPC13. A segunda dose de VPP23 deve ser feita 5 anos após a primeira, mantendo intervalo de 6 a 12 meses com a VPC13.

Para os que já receberam duas doses de VPP23, recomenda-se uma dose de VPC13, com intervalo mínimo de 1 ano após a última dose de VPP23. Se a segunda dose de VPP23 foi aplicada antes dos 60 anos de idade, é recomendada uma terceira dose depois dessa idade, com intervalo mínimo de 5 anos da última dose.

Ambas as vacinas são aplicadas por via intramuscular e podem ser administradas juntamente com outras vacinas.

Contraindicações

A única contraindicação formal é história de reação anafilática à dose anterior dessa vacina ou a algum de seus componentes. No caso de síndrome febril aguda, a vacina pode ser adiada, e no caso de trombocitopenia grave, deve-se considerar a administração por via subcutânea.

Efeitos adversos

Os eventos adversos mais comuns são os locais (dor e eritema), que regridem espontaneamente em curto intervalo de tempo. Febre ou reações mais graves são muito raras (anafilaxia, por exemplo).

Vacina contra herpes-zóster

Herpes-zóster

A taxa de incidência da varicela diminuiu cerca de 80% em comparação com os índices pré-vacinação avaliados nos EUA. Estes números indicam que a vacina contra a varicela apresenta grande impacto sobre a epidemiologia da doença. Consequentemente, há menor circulação do vírus varicela-zóster (VVZ), com menor exposição, provocando a queda da imunidade celular contra esse vírus. Ainda não se sabe ao certo o impacto clínico deste fato, mas alguns especialistas especulam que indivíduos infectados naturalmente pelo VVZ seriam menos propensos a desenvolver HZ (Dworkin; Schmader, 2001). No Brasil, a prevalência de anticorpos anti-VVZ é de 94,2%, mostrando que quase todos os adultos estão propensos a desenvolver HZ.

O HZ, conhecido popularmente como "cobreiro", é uma doença resultante da reativação da infecção latente causada pelo VVZ que se mantém em latência nas células dos gânglios da raiz dorsal dos nervos sensoriais após a infecção primária (Oxman *et al.*, 2005). A doença é caracterizada por *rash* cutâneo e erupções com vesículas e bolhas localizadas e dolorosas, envolvendo um ou mais dermátomos adjacentes com período prodrômico de aproximadamente 4 dias e manifestações de dor e astenia. Aproximadamente 3% dos pacientes acometidos por HZ são hospitalizados. A principal complicação do HZ é a neuralgia pós-herpética (NPH). Aproximadamente 10 a 18% dos pacientes com HZ são acometidos pela NPH, que interfere negativamente nas atividades de vida diária piorando a qualidade de vida (Gilden *et al.*, 2000). A NPH pode durar meses ou anos, frequentemente é refratária ao tratamento e apresenta manifestação clínica heterogênea. O HZ e a NPH provocam grande impacto na saúde pública, causando altos custos sociais e econômicos, com hospitalizações, consultas médicas e medicações.

O HZ acomete geralmente adultos com mais de 50 anos de idade, e mais da metade das pessoas acometidas são idosas. Essa alta prevalência em idosos pode ser explicada pelo fato de que à medida que envelhecemos, ocorre o declínio fisiológico da imunidade celular, o que parece estar relacionado com o aumento da incidência e da prevalência do HZ e da NPH (Schmader, 1999), assim, a idade é o maior fator de risco para HZ. Entre 10 e 20% dos adultos imunocompetentes sofrem de HZ em algum momento da vida. Estima-se que aproximadamente 50% das pessoas com mais de 85 anos de idade apresentarão um episódio de HZ na vida e a gravidade também é maior nas faixas etárias maiores. Estudos demonstram que nos EUA há 1 milhão de casos novos de HZ por ano (Katz *et al.*, 2004), com incidência anual na população geral de 1,3 a 3,4 casos/1.000 pessoas e de 3,9 a 11,6 casos/1.000 idosos. Indivíduos imunodeprimidos (transplantados, portadores de câncer, em vigência de tratamento quimioterápico ou em uso prolongado de corticoides e infectados pelo vírus da imunodeficiência humana [HIV]) e em vigência de estresse podem ser acometidos por HZ em idades mais precoces.

No Brasil, não há grandes estudos sobre a prevalência e a incidência de HZ em idosos. Uma investigação epidemiológica realizada na cidade de São Paulo demonstrou uma prevalência de 4,8%.

Há risco de recorrência da doença, com taxa de incidência similar à do primeiro episódio, 6,2% em 7,5 anos (Yawn *et al.*, 2007).

A NPH ocorre em mais de 50% dos idosos. Um estudo (Hope-Simpson, 1975) demonstra que a prevalência da NPH foi zero em pessoas de 0 a 29 anos de idade; 3 a 4%, de 30 a 49 anos de idade; 21%, de 60 a 69 anos de idade; 29%, de 70 a 79 anos de idade; e 34% no grupo com mais de 80 anos de idade. Outro estudo (Moragas; Kierland, 1957) demonstra que 36,6 e 47,5% dos pacientes com idade maior que 60 anos e 70 anos, respectivamente, apresentaram NPH por mais de 1 ano, ou seja, a NPH torna-se mais frequente e mais prolongada à medida que envelhecemos.

O tratamento do HZ é feito com uso da terapia antiviral, e o tratamento precoce, em 72 h a partir do início do *rash* cutâneo, propicia melhor controle da doença e menor incidência de NPH. O tratamento medicamentoso para a NPH se baseia no tratamento sintomático com antidepressivos tricíclicos, anticonvulsivantes, *patch* de lidocaína e opioides (Dworkin *et al.*, 2007).

A vacina que atualmente está no mercado (Zostavax®) é feita de vírus vivo atenuado, 14 vezes mais potente que a vacina contra a catapora. Esta vacina foi desenvolvida para evitar ou atenuar os sintomas do HZ. Aumenta significativamente a imunidade celular e humoral específica contra o VVZ e a aplicação é subcutânea, no músculo deltoide (Oxman *et al.*, 2005). É indicada, segundo a SBIM, a partir dos 60 anos, com dose única. A bula da Zostavax® apresenta a indicação a partir dos 50 anos de idade. Indivíduos que já tiveram HZ devem ser vacinados após 1 ano do episódio. Ainda aguardamos estudos para conhecermos melhor a duração da imunidade desta vacina e a necessidade da revacinação.

O estudo *The Shingles Prevention Study* (Oxman *et al.*, 2005), que estudou a vacina, randomizou 38 mil idosos imunocompetentes com idade superior a 60 anos. Os resultados demonstraram que a vacina foi eficaz para reduzir a incidência de HZ e de NPH. É, atualmente, a opção para a prevenção do HZ em adultos, bem como para diminuir a incidência da NPH; porém, a vacina não trata a doença HZ ou a NPH. Trata-se de uma vacina eficaz apresentando redução de 51,3% na incidência de HZ, redução de 61% dos sintomas de dor e desconforto (queimação) provocados pelo HZ, bem como reduziu 66,5% a incidência de NPH. A maior efetividade da vacina para a prevenção do HZ foi no grupo etário de 60 a 69 anos de idade. Uma recente revisão da Cochrane (Gagliardi *et al.*, 2012) ratifica estes dados e indica a vacinação para indivíduos maiores de 50 anos de idade.

Trata-se de uma vacina segura, cujos efeitos colaterais mais comuns foram eritema, dor e prurido no local da aplicação. É contraindicada em pessoas com histórico de hipersensibilidade a qualquer componente da vacina, incluindo a gelatina, reação anafilática a neomicina, estados de imunodeficiência primária adquirida, em vigência de tratamento com imunossupressores (incluindo elevadas doses de corticosteroides), tuberculose ativa não tratada e gestação.

Há outra vacina aprovada pela Food and Drug Administration (FDA), nos EUA. Denominada vacina zóster recombinante (VZR), de nome comercial Shingrix®, ainda não licenciada nem disponível no país, é constituída da glicoproteína E do VVZ combinada a um adjuvante.

Hepatite B

A indicação de vacina contra hepatite B para idosos não é recomendação de rotina; porém, as especificidades dessa faixa da população, como baixa imunidade, concomitância de doenças crônicas e internações hospitalares frequentes, requerem que sua utilização, por vezes, seja considerada. Além disso, houve uma mudança no padrão de atividade sexual entre os idosos após o surgimento de medicações para o tratamento de disfunção erétil, o que deve deixar os médicos atentos na prevenção de doenças sexualmente transmissíveis nessa faixa etária. A vacina dever ser dada em via intramuscular em esquema de três doses, sendo a segunda 1 mês depois da primeira e a terceira 6 meses após a primeira (esquema 0-1-6 meses). Há a possibilidade de vacinação conjunta para Hepatite A e B quando recomendadas as duas vacinas. O esquema vacinal é de três doses – esquema 0-1-6 meses. A vacina combinada para a hepatite tipos A e B é uma opção e pode substituir a vacinação isolada para a hepatite tipos A e B (SBIm, 2020).

Hepatite A

A maioria dos adultos e idosos em nosso país apresenta positividade sorológica para essa infecção. Na população com mais de 60 anos de idade é incomum encontrar indivíduos suscetíveis.

Aos 50 anos de idade, são poucos os indivíduos que não tiveram contato com o vírus. Há indicação após avaliação sorológica negativa ou em situações de exposição ou surtos. A vacina deve ser aplicada por via intramuscular em esquema de duas doses, com intervalo de 6 meses após a primeira (esquema 0-6 meses) (SBIm, 2020).

Febre amarela

A vacina contra febre amarela deve ser realizada em todos os residentes ou viajantes em área de risco maiores de 9 meses. A vacina é indicada para idosos não previamente vacinados e residentes em áreas de risco. A vacina é composta por vírus vivo atenuado e já foram descritos efeitos adversos graves, sobretudo na população acima de 60 anos. Embora raro, há evidência na literatura de eventos adversos graves sobretudo na primovacinação de indivíduos maiores de 60 anos de idade. O uso em imunodeprimidos deve ser avaliado pelo médico e sempre optar por decisão compartilhada, realizando avaliação de risco/benefício. A recomendação é de dose única. Não há consenso sobre a duração da proteção conferida pela vacina. De acordo com o risco epidemiológico, uma segunda dose pode ser considerada pelo risco de falha vacinal.

A vacina é aplicada por via subcutânea. Recomenda-se que a administração ocorra, no mínimo, 10 dias antes da viagem para áreas endêmicas. Assim, a SBIm recomenda que o médico esclareça ao idoso que vai viajar para área endêmica os riscos potenciais para que o paciente possa decidir sobre o risco-benefício da viagem e da vacina (SBIm, 2020).

Tríplice viral

A vacina contra sarampo, caxumba e rubéola não é recomendada de forma rotineira para idosos uma vez que a maioria deles já é imune a essas doenças. Pode ser indicada em casos de surto ou caso o paciente tenha viagem programada para locais onde essas doenças são endêmicas. É considerado protegido o indivíduo que tenha recebido duas doses da vacina após um 1 de idade, com intervalo mínimo de 1 mês entre elas. Está disponível em redes privadas e na rede pública apenas em situações especiais (SBIm, 2020).

Meningocócica conjugada

A vacina contra meningite apresenta cobertura contra os meningococos A, C, W135 e Y. São poucos os estudos na população idosa e não é uma vacina recomendada no calendário de rotina para idosos, devendo ser administrada apenas em situações de epidemia (SBIm, 2020).

81

O Idoso com Covid-19

Milton Luiz Gorzoni

Introdução

O coronavírus é formado por uma fita única de ácido ribonucleico (RNA; do inglês, *ribonucleic acid*) e, filogeneticamente, pertence à família *Coronaviridae*, subfamília *Coronavirinae*. Seu nome decorre de espículas em sua superfície (capsídio) que provocam o aspecto semelhante a uma coroa solar (*corona* em latim). Há outros vírus da mesma família também denominados de coronavírus implicados em várias infecções em diversos animais como morcegos, porcos, macacos, cães, gatos e roedores, além de humanos. Visando diferenciar a presente mutação/variação dos coronavírus anteriores, surgiram vários nomes: novo coronavírus, 2019-nCoV e, em definitivo, coronavírus da síndrome respiratória aguda grave 2 (SARS-CoV-2; do inglês, *severe acute respiratory syndrome coronavirus*) (Coronaviridae Study Group of the International Committee on Taxonomy of Viruses, 2020). Já a Organização Mundial da Saúde (OMS) denominou a doença respiratória provocada por esse vírus de covid-19 (*coronavirus disease* ou doença por coronavírus) com referência ao ano de sua detecção (2019) (World Health Organization [WHO], 2021). Esse processo de nomenclatura segue normas internacionais que procuram impedir a associação do microrganismo a locais, animais e a populações, evitando, assim, sentimentos preconceituosos por informações descontextualizadas dos aspectos microbiológicos (WHO, 2015). Sumarizando: denomina-se a doença de covid-19, o vírus de SARS-CoV-2 e a família do vírus de coronavírus.

Pandemia e idosos

A endemia causada por um vírus com características clínicas e terapêuticas ainda em definição se tornou, em poucos meses, uma pandemia que desafia cientistas, pesquisadores e profissionais da saúde. Com quase 19 milhões de casos e mais de 700 mil mortes confirmadas em todo o mundo até 7 de agosto de 2020, de acordo com o *site* do Johns Hopkins (https://coronavirus.jhu.edu/map.html), é necessário sistematizar o diagnóstico e as possibilidades terapêuticas para os grupos de maior risco, como os idosos (Lloyd-Sherlock *et al.*, 2020b; Organização Pan-americana de Saúde, 2020). Lloyd-Sherlock *et al.* (2020a) contextualizaram a situação vivida por essa população durante a pandemia e destacaram quatro aspectos que todos devem estar atentos:

- Dinâmica familiar: a distribuição demográfica contemporânea é caracterizada por um número significativo de famílias em que as diferentes gerações vivem em lares separados. Os familiares mais idosos, mesmo aqueles com doenças crônicas não transmissíveis (DCNT), estão habilitados a morar sozinhos. Esse fato promoveu, diante da pandemia da covid-19, a redução ou a ausência de visitas domiciliares aos parentes idosos em razão dos riscos em circular em espaços públicos e as dificuldades de atendimento da nova doença
- Instituições de longa permanência para idosos (ILPI): o progressivo aumento de idosos institucionalizados ocorreu em associação com a falta de regulamentação sobre o padrão de atendimento e sobre quais as qualificações dos profissionais responsáveis pelas ILPI. Criam-se assim ambientes confinados que favorecem os agentes das doenças infectocontagiosas
- Demanda *vs.* sistema de saúde: habitualmente sobrecarregados, os sistemas públicos de saúde sofrem aumento de demanda, particularmente durante quadros pandêmicos, dificultando ainda mais o atendimento pleno da população. Definir qual paciente receberá a assistência adequada e com que equipamentos já era um desafio característico do cotidiano hospitalar. Porém, com a emergência da pandemia da covid-19, isso tornou-se ponto crítico. Recomenda-se a leitura de "A Covid-19 não pode ser mais um motivo para falta de assistência digna aos idosos brasileiros", documento recém-editado pela Sociedade Brasileira de Geriatria e Gerontologia (SBGG) justamente sobre esse tema (Sociedade Brasileira de Geriatria e Gerontologia, 2020) em que se discutem as diretrizes sobre como atender o infectado pela covid-19, o atendimento remoto, o controle da função cognitiva, comportamental e o humor, ILPI, complicações tardias e indicações de cuidados paliativos. A SBGG conseguiu sintetizar em um pequeno documento os principais dilemas dos profissionais da saúde que atendem a população idosa
- Inclusão social: orientações sobre distanciamento social necessitam ter em conta idosos que vivem sozinhos ou que dependem de terceiros para suas atividades instrumentais e básicas da vida diária. A necessidade da quarentena limita o acesso da população a atividades físicas, compras, bancos, cuidadores, amigos e familiares.

Manifestações clínicas em idosos

Sabe-se que as manifestações clínicas de várias doenças são atípicas em pacientes nessa faixa etária. Sendo assim, pergunta-se: o que já foi sistematizado sobre os idosos e a covid-19?

Considerando que o diagnóstico precoce, a partir do atual conhecimento sobre a covid-19, se tornou uma tática clínica para minimizar as complicações decorrentes da doença, além das hospitalizações, recomenda-se que, nas circunstâncias apresentadas a seguir, os pacientes se tornem suspeitos:

- Antecedentes epidemiológicos e pelo menos duas manifestações clínicas infracitadas:
  - Febre e/ou sintomas respiratórios (tosse, expectoração, dor torácica em aperto, dispneia, obstrução nasal e rinorreia) (Liu *et al.*, 2020; Morley; Vellas, 2020)
  - Em laboratório, ter cautela na análise isolada de um exame complementar como padrão diagnóstico de covid-19; porém, quanto maior for o número dos exames alterados (Tabela 81.1), maior a probabilidade da suspeita de covid-19 e/ou do risco de morte do paciente (Zhou *et al.*, 2020)
  - Havendo possibilidade, deve-se confirmar a suspeita diagnóstica por intermédio da positividade de evidência viral (detecção por transcrição reversa de reação em cadeia da polimerase [RT-PCR; *reverse transcription – polymerase chain reaction*] em tempo real de RNA do coronavírus ou sequenciamento de gene viral, altamente homólogo ao vírus sob detecção) (Liu *et al.*, 2020)
  - A imagem pulmonar (preferencialmente a tomografia computadorizada [TC]) apresenta características idênticas em diferentes faixas etárias, como opacidade em vidro fosco e áreas com padrão de favo de mel, normalmente de forma bilateral e periférica. Porém, em geral em idosos, existe a possibilidade do desenvolvimento de maior extensão do acometimento

pulmonar bilateral associado ou não a espessamentos e/ou a derrames pleurais. Considera-se, diante das presentes casuísticas, que as características observadas com frequência em idades mais avançadas estão relacionadas com a piora evolutiva e prognóstica do paciente (Liu *et al.*, 2020; Zhou *et al.*, 2020; Zhu *et al.*, 2020)

- Associação dos itens anteriores para cálculo do índice de gravidade da pneumonia (IGP), principalmente quando a pontuação situa o paciente nas classes de risco IV e V desse índice. Os itens do IGP encontram-se na Tabela 81.2, podendo ser calculados rapidamente por aplicativos como o MDCalc (Fine, 2020)
- O IGP e similares, embora não específicos para a covid-19, têm se mostrado adequados na avaliação de quadros de pneumonias em idosos, além de serem ferramentas úteis como indicativo de hospitalização e de risco de morte para pacientes nessa faixa etária (Fine *et al.*, 1997; Gorzoni *et al.*, 2007; Liu *et al.*, 2020)

- Sem antecedentes epidemiológicos e pelo menos três manifestações clínicas citadas anteriormente (a – b – c – d).

Deve-se ter em mente que outros familiares, amigos e cuidadores podem ser infectados assintomáticos pela covid-19. Estima-se que aproximadamente 86% dos contaminados por esse vírus sejam assintomáticos, que, consequentemente, não procuram assistência médica. Entretanto, essa categoria de infectados é responsável pela transmissão da covid-19 em quase 80% dos casos sintomáticos (Li *et al.*, 2020).

"Mímica e camaleoa"

Nickel e Bingisser (2020) chamam a covid-19 de "mímica e camaleoa" em razão do relato de caso de queda em paciente com 83 anos de idade que apresentou quadro pulmonar compatível com a virose, durante a realização de TC do tórax para avaliação do traumatismo, porém, sem febre ou sintomas respiratórios. Denominaram o transcorrido de caso "camaleoa" em que a covid-19 se manifestou por uma síndrome geriátrica (a queda) que, no raciocínio clínico, sempre deve ser considerada como sinal de alerta (Moraes *et al.*, 2010). O oposto também ocorreu quando avaliaram um octogenário institucionalizado com queixa de dispneia e tosse, constatando, depois, que os sintomas derivavam de uma insuficiência cardíaca descompensada somente após dois testes para covid-19 com resultados negativos. Designaram o segundo caso como "mímica" ou "imitadora".

Tay e Harwood (2020) relataram um caso referente a um de nonagenário com antecedentes de coronariopatia e transtorno esquizoafetivo (associação de sintomas de esquizofrenia e do humor, como depressão e transtorno bipolar) compensado pelo uso regular de valproato de sódio e cognitivamente normal. Admitido pelo serviço de emergência com quadro compatível com *delirium* (outra síndrome geriátrica), temperatura de 37,4°C (febre nessa faixa etária) (Gorzoni *et al.*, 2010) e dor abdominal. Tratado como pneumonia comunitária (radiografia de tórax com opacificação extensa em ambos os campos pulmonares). Evoluiu com piora da dessaturação de O_2, taquipneia e óbito no quinto dia de hospitalização. O exame *post mortem* detectou SARS-CoV-2-RNA, classificável, também, como caso de covid-19 "camaleoa".

Familiares, cuidadores e profissionais da saúde devem estar atentos para o padrão "camaleoa" em razão do risco de exposição inadvertida ao SARS-CoV-2. Por sua vez, os casos "mímicas" ou "imitadoras" são perigosos para os pacientes tanto pelo retardo na condução adequada ao quadro clínico como pelo isolamento em áreas demarcadas a pacientes com suspeita de covid-19 (Nickel; Bingisser, 2020).

TABELA 81.1 Exames complementares e suas alterações diante de quadro clínico sugestivo de covid-19.

Exame complementar	Alteração
Contagem total de leucócitos	Normal ou diminuída
Linfócitos	Diminuídos
Plaquetas	Tendência à queda
Albuminemia	Diminuída
Desidrogenase Láctica	Aumentada
Troponina I	Aumentada
Ferritina sérica	Aumentada
Tempo de protrombina	Aumentado
D-dímero*	Aumentado

*Valores normais do D-dímero sérico aumentam após os 50 anos de idade. Contorna-se esse detalhe utilizando a fórmula: D-dímero (ng/dl) = idade (anos) × 10. (Fonte: Righini et al., 2014; Zhou *et al.*, 2020.)

TABELA 81.2 Itens e suas respectivas pontuações para o cálculo do índice de gravidade da pneumonia comunitária segundo Fine *et al.* (1997).

Características	Pontos atribuídos*
Fator demográfico – Idade	
Homens	Idade (anos)
Mulheres	Idade (anos) – 10
Institucionalizado	+ 10
*Comorbidades***	
Neoplasia	+ 30
Hepatopatia	+ 20
ICC	+ 10
DCBV	+ 10
Doença renal	+ 10
Exame físico	
Estado mental alterado***	+ 20
FR ≥ 30/min	+ 20
PAS < 90 mmHg	+ 20
Temperatura < 35°C ou ≥ 40°C	+ 15
Pulso ≥ 125/min	+ 10
Laboratório e imagem	
pH arterial < 7,35	+ 30
Ureia sérica ≥ 30 mg/dℓ	+ 20
Sódio sérico < 130 mEq/ℓ	+ 20
Glicemia ≥ 250 mg/dℓ	+ 10
Hematócrito < 30%	+ 10
Pa_{O_2} < 60 mmHg	+ 10
Derrame pleural	+ 10

*Obtém-se a *pontuação total* de pontos para cada paciente pela soma da idade em anos (sendo idade menos 10 para mulheres) e os pontos para cada outra característica. *Classes de risco*: I (idade < 50 anos, sem outras características), II ≤ 70 pontos, III – 71 a 90 pontos IV – 91 a 130 pontos, V > 130 pontos. **Considera-se doença neoplásica qualquer tipo de câncer, exceto carcinoma basocelular ou de células escamosas da pele em atividade e/ou diagnosticado no último ano. *Hepatopatia* é o quadro clínico ou diagnóstico histológico de doença hepática crônica, como cirrose ou hepatite crônica ativa. *Insuficiência cardíaca congestiva* (ICC) é uma disfunção ventricular sistólica e/ou diastólica documentada clinicamente e por exames complementares. *Doença cerebrovascular* (DCBV) (diagnóstico clínico e/ou por imagem de acidente vascular encefálico ou de ataque isquêmico transitório). Doença renal (diagnóstico clínico e/ou laboratorial de doença renal crônica). ***Estado mental alterado (*delirium*). FR: frequência respiratória; Pa_{O_2}: pressão parcial de oxigênio arterial; PAS: pressão arterial sistólica.

A literatura consultada relata outros quadros clínicos relacionados com a covid-19:

- Manifestações neurológicas: aproximadamente 36% dos pacientes com covid-19 apresentam sintomas neurológicos, como acidente vascular encefálico (AVE), *delirium* e lesões musculares. Esses casos ocorrem majoritariamente em idosos com várias comorbidades, (principalmente hipertensão arterial sistêmica [HAS]), associadas a infecções de maior gravidade e com poucos sinais típicos da doença, como febre e tosse (Mao *et al.*, 2020). Recomenda-se que, durante a realização de TC de crânio em casos de idosos com suspeita clínica de AVE, a área avaliada seja estendida até o tórax para melhor definição do padrão radiológico pulmonar (sugestiva de covid-19 ou não)

- Apresentações cardiovasculares: faz parte da rotina dos serviços de emergência o relato de pacientes com queixas de dor torácica e/ou dispneia associadas à elevação do segmento-ST no eletrocardiograma e o aumento da concentração sérica de troponina. A maioria desses casos ocorrem em homens, acima dos 60 anos de idade, com fatores de risco coronariano (HAS, diabetes melito, dislipidemia e tabagismo). Recomenda-se, nesses casos, o diagnóstico diferencial entre infarto agudo do miocárdio e/ou outro tipo de lesão cardíaca provocada pela covid-19, pois, em necropsias de pacientes falecidos por essa virose, detectou-se o SARS-CoV-2 em células intersticiais e em macrófagos infiltradas no tecido cardíaco, sugerindo a possibilidade de lesão miocárdica por ação local do vírus, além do encontro de alterações eletrocardiográficas e laboratoriais nesses pacientes covid (Bangalore *et al.*, 2020; Lindner *et al.*, 2020)
- Comprometimento renal: os idosos com covid-19, notadamente aqueles em admissão hospitalar e em evoluções de maior gravidade, apresentam indicativos de lesão renal que merecem atenção como marcadores de risco de mortalidade. Observa-se, na primeira avaliação clínica, a proteinúria em aproximadamente 44% dos casos e hematúria em 27% deles. Ocorre também taxa de filtração glomerular (*clearance* de creatinina) menor que 60 $m\ell/minuto/1{,}73\ m^2$ em 13% dos pacientes (Cheng *et al.*, 2020)
- Alterações hepáticas: a covid-19 promove disfunções no fígado em torno de um terço dos pacientes, com predomínio entre os homens e os idosos. O processo de lesão hepática pelo SARS-CoV-2 ainda não se encontra totalmente definido, embora tenha sido observado danos em colangiócitos (células epiteliais do canal biliar) e/ou relacionados com medicamentos, resposta inflamatória e sepse. Discretos aumentos da concentração sérica da aspartato aminotransferase (AST/TGO) ocorrem normalmente em assintomáticos. Mas, havendo progressiva piora dos exames laboratoriais marcadores da função hepática (p. ex., aminotransferases, bilirrubinas, fosfatase alcalina e tempo de protrombina), deve-se redobrar a atenção clínica ao paciente, visto que essas alterações laboratoriais indicam a necessidade de maior tempo de hospitalização e risco de morte. Esse padrão prognóstico é observado particularmente em idosos e/ou em pacientes com hepatopatias preexistentes (Fan *et al.*, 2020; Portincasa *et al.*, 2020)
- Lesões cutâneas: as alterações na pele de pacientes com covid-19, embora infrequentes, quando detectadas contribuem para o diagnóstico e para os cuidados com o paciente de modo mais precoce. Infectados aparentemente sem outros sintomas sugestivos da virose ou com sintomas leves e inespecíficos estão incluídos no grupo covid-19 positivo com manifestações cutâneas. As principais lesões de pele relatadas são (Rahimi; Tehranchinia, 2020):
  - Exantema maculopapular: ocorre em aproximadamente 44% dos pacientes com lesões cutâneas, sendo a manifestação dermatológica mais relacionada clinicamente com a covid-19. Localiza-se, em geral, no tronco e está majoritariamente presente em mulheres e em idosos. Os assintomáticos respondem por aproximadamente 35% dos casos e o prurido está associado a essa lesão cutânea em 57% dos casos, provocando confusões com outras causas desse sintoma coadjuvante nessa faixa etária
  - Urticária: é a segunda manifestação cutânea em frequência relacionada com a covid-19. A maioria dos casos identificados ocorreu em mulheres na faixa da meia-idade (40 a 55 anos) e na fase ativa da virose. Tendo em vista o alto consumo médio de medicamentos em pacientes idosos, recomenda-se considerar essa possibilidade como diagnóstico diferencial nos quadros de farmacodermias
  - Intertrigo: tem percentual próximo ao da urticária, mas na faixa etária dos mais jovens, mantendo, porém, a maior frequência entre mulheres (68% dos casos relatados). Contraposto às lesões cutâneas descritas anteriormente, ele surge durante a fase de recuperação da covid-19, notadamente em calcanhares e pododáctilos e acompanhado de dor local em um terço dos casos
  - Lesões vesiculares: simulam quadro de varicela (erupções cutâneas papulovesiculares, pruriginosas, localizadas principalmente na região do tronco) ou assemelham-se a lesões herpetiformes. Surgem habitualmente durante a fase ativa da virose
  - Livedo reticular: pouco frequente e normalmente observada em pacientes assintomáticos de ambos os gêneros. Há relatos de apresentação unilateral e de resolução espontânea em poucas horas. Merece atenção o fato do livedo reticular tradicional não desaparecer por si só, manifestando-se bilateralmente nos segmentos corporais
  - Petéquias: ocorrência pouco frequente em pacientes com covid-19, o que faz jus a atenção clínica pelo risco de ser confundido com uma manifestação de dengue (Joob; Wiwanitkit, 2020)
- Órgãos dos sentidos: a anosmia e/ou a ageusia súbitas, como sintomas precoces e significativos para o diagnóstico de covid-19, foram relatadas independentemente da faixa etária dos pacientes. Cabe a lembrança de que queixas de alterações no olfato e no paladar ocorrem com regularidade em idosos, mas de forma crônica, e não aguda. Esse detalhe temporal do início da sintomatologia pode passar despercebido se o profissional que está atendendo o paciente dessa faixa etária não perguntar sobre mudança do padrão ou tempo do início dos sintomas (Attems *et al.*, 2015; Lechien *et al.*, 2020).

Quando há sintomas oculares nos casos de covid-19, observa-se que em torno de 10% desses pacientes relatam sintomatologia visual anterior ao quadro febril e/ou respiratório, acentuando-se durante a evolução clínica dessa virose. As queixas mais frequentes são: (1) oftalgia; (2) secreção ocular; (3) sensação de olho seco; (4) prurido ocular; (5) sensação de corpo estranho; (6) abertura ocular dificultada ao acordar; e (7) hiperemia conjuntival. A atenção aos idosos com alterações visuais (próprias da idade ou doenças específicas como glaucoma e blefarites) deve ser cuidadosa pelo potencial de más interpretações e de diagnósticos equivocados, tanto em pacientes com covid-19 positivos como negativos (Hong *et al.*, 2020; Voleti; Hubschman, 2013).

Sintomas persistentes após a fase aguda da covid-19

O processo de reabilitação dos pacientes após a covid-19 encontra-se na fase de estruturação. A gravidade das sequelas de cada paciente está relacionada com os órgãos atingidos e a extensão dos danos sofridos por cada um deles. Os idosos em recuperação após a covid-19, notadamente aqueles com síndrome da fragilidade, são um desafio multidimensional e multiprofissional para a área da saúde. Felizmente, o campo gerontogeriátrico do conhecimento humano está apto para o desenvolvimento de protocolos específicos aos diversos padrões de sequelas ocasionadas pela covid-19 (Gemelli Against COVID-19 Post-Acute Care Study Group, 2020).

Propostas viáveis com características adaptáveis a diferentes locais e dinâmicas sociais estão sendo publicadas. Entre as propostas apresentadas, encontram-se:

- Combinar o atendimento ambulatorial e hospital-dia para pacientes após a fase aguda da covid-19 e das altas hospitalares (Carfi *et al.*, 2020)
- Admitir pacientes pelos critérios da OMS para suspensão do período de isolamento (interrupção das precauções sobre o risco de transmissão da virose) sem a necessidade de reteste para o SARS-CoV-2 (WHO, 2020):
  - Aos *sintomáticos*: 10 dias após o início dos sintomas somados a pelo menos mais 3 dias sem sintomas (incluindo os respiratórios e febre)
  - Aos *assintomáticos*: 10 dias após resultado positivo para teste de SARS-CoV-2
- Identificar pelo menos um desses sintomas da covid-19:
  - Fadiga
  - Dispneia
  - Artralgia
  - Dor torácica
- Pacientes que contraíram pneumonia bacteriana secundária à covid-19 também podem apresentar queixas persistentes e similares aos principais sintomas da virose. A depender da dinâmica e das possibilidades oferecidas pelo local de atendimento, esses pacientes devem receber o mesmo tipo de atendimento (Carfi *et al.*, 2020).

Instituições de longa permanência e a covid-19

Os idosos, notadamente os longevos (≥ 80 anos de idade), em razão de serem os mais frágeis e dependentes, apresentam maior risco de morte do que os jovens e compõem a população padrão de ILPI. Considerando as ILPI como locais de residência coletiva para pessoas nessa faixa etária e em situação de dependência social, física e/ou mental, tem-se, assim, uma área circunscrita e vulnerável aos agentes infecciosos como o SARS-CoV-2 (Camarano; Kanso, 2010; Villas-Boas *et al.*, 2020; Watanabe *et al.*, 2020).

A Comissão Especial Covid-19, da SBGG, atenta à população institucionalizada, emitiu recomendações para a prevenção e o controle de infecções pelo SARS-CoV-2 nessas instituições (Villas-Boas *et al.*, 2020). A Comissão propôs o desenvolvimento de planos de ação e de vigilância adequados à dinâmica de cada local e com o objetivo de reduzir ao máximo o risco de contágio e de surtos pela covid-19. As medidas baseiam-se no processo epidemiológico de doenças infecciosas com alto poder de contágio, que é o caso dessa virose (ver o tópico "Medidas preventivas e terapêuticas" neste capítulo).

Outras opções, aparentemente radicais, foram publicadas, conforme relatado por Belmin *et al.* (2020) que avaliaram 17 ILPI francesas onde 794 funcionários se confinaram com 1.250 idosos institucionalizados. Apenas em uma dessas ILPI ocorreram casos de covid-19 (cinco pacientes ou 0,4% dos 1.250). Comparando-se com o número absoluto e o percentual de casos de covid-19 em ILPI sem autoconfinamento (30.569 institucionalizados ou aproximadamente 4,4% do total de 695.060 residentes), houve um levantamento significativo de dados estatísticos, o que possibilitou observar que 48,3% das ILPI sem isolamento integral registraram casos de covid-19 entre os residentes. A chance de óbito pela covid-19 em ILPI não confinadas também apresentou significativa estatística comparada com as 17 ILPI autoconfinadas (1,8 e 0,4%, respectivamente). Igual situação ocorreu entre os funcionários que manifestaram clínica da covid-19: 12 nas ILPI com autocontenção (1,6% do total das equipes) contra 29.463 nas ILPI sem autocontenção (7,6% do total de funcionários). Os autores sugerem que esse procedimento radical de autoconfinamento colabora na proteção de contaminações pelo SARS-CoV-2 tanto para quem reside quanto para quem trabalha em ILPI.

No "ABCD da Covid-19" (adaptação livre para o português), D'Adamo *et al.* (2020) apresentaram versão simplificada dos métodos sobre como atender os idosos institucionalizados:

- *Atenção* (*awareness* ou consciência) às manifestações clínicas atípicas e/ou incomuns em populações de idosos longevos, frágeis e dependentes institucionalizados
- *Balizar* (*behavior* ou comportamento) como agir de maneira rápida e adequada com os infectados, definindo, por exemplo, o isolamento, a transferência ou os cuidados paliativos
- *Contenção* (*containment*) da covid-19 visando barrar a propagação da virose associada a ações preventivas na estrutura da ILPI, como o acesso aos equipamentos de proteção individual (EPI) e a educação continuada sobre a lavagem de mãos e o uso de álcool em gel
- *Decisões* (*decisions*) nem sempre fáceis, mas claras e honestas, balanceando a seriedade da situação com a proposta de rápida resolução. Ater-se aos recursos disponíveis na própria ILPI e em outros locais de atenção à saúde e ao melhor grau de comunicação com os institucionalizados, seus familiares e com os profissionais da ILPI. Considerar seriamente a perspectiva de falta de funcionários em virtude da contaminação suspeita ou confirmada pela covid-19 e discutir planos de contingência para compensar as ausências deles no trabalho.

A proposta dos "ABCD da Covid-19", embora coerente na visão gerontogeriátrica, encontraria dificuldades de implementação em vários locais. Nem todas as ILPI adotam a supervisão de profissionais habilitados e treinados para esse padrão especial de assistência. Ademais, há dubiedades na presente legislação que regulamenta esses espaços. Espera-se que o atual quadro de pandemia motive o desenvolvimento de normas mais realistas sobre o que o idoso institucionalizado necessita em infraestrutura das instalações onde reside e a qualificação ideal dos profissionais que o assistem (Camarano; Kanso, 2010; Villas-Boas *et al.*, 2020; Watanabe *et al.*, 2020).

Medidas preventivas e terapêuticas

A prevenção primária, notadamente para idosos com comorbidades, relaciona-se ao *distanciamento social* (restrição do convívio social com o objetivo de reduzir a propagação de determinada doença na população local) e, eventualmente, ao *isolamento social* (separar infectados dos não infectados). Distanciamento e isolamento social remetem ao processo de solidão e, subsequentemente, de depressão e de dependência física e/ou mental. Havendo opções presenciais e/ou a distância, todas as possibilidades visando a manutenção da qualidade de vida e a preservação da independência dos idosos devem ser avaliadas como ações a serem implementadas. Educação e supervisão sobre o correto uso de máscaras cirúrgicas, técnica de lavagem das mãos e de limpeza de superfícies, como móveis, equipamentos auxiliares de marcha e óculos, também fazem parte das medidas preventivas (Morley; Vellas, 2020; Uehara *et al.*, 2020).

A multiplicidade de estudos e de ensaios clínicos visando a obtenção de terapias medicamentosas seguras e eficazes contra o SARS-CoV-2 estão, atualmente, em progressão geométrica crescente. Em março de 2020, Rosa e Santos (2020) reuniram mais de 80 ensaios clínicos com o objetivo de testar fármacos contra o coronavírus, sendo que um número significativo desses medicamentos em estudo já são adotados para outras finalidades terapêuticas. Esse padrão de pesquisa terapêutica, embora passível de discussão metodológica, visto que pula etapas na avaliação medicamentosa, tornou-se estratégia sedutora por seu baixo custo para a obtenção de patentes, registro, produção e distribuição dos fármacos, bem como pela possível notabilidade da eventual descoberta da conexão entre medicamento e coronavírus (Morley; Vellas, 2020; Rosa; Santos, 2020; Uehara *et al.*, 2020). Lamenta-se que o racional científico sofra na presente circunstância em razão dos sentimentos negativos decorrentes da pandemia, do risco de morte pela covid-19, dos impactos negativos de opiniões leigas com potencial de influenciar populações e países a desperdiçar recursos humanos, materiais e financeiros em tratamentos duvidosos, além da falta de esperança quanto à erradicação dessa virose no mundo.

Cabe a lembrança que o idoso padrão, em consequência de suas várias doenças, faz uso de uma grande quantidade de medicamentos. Essa situação, comum na prática clínica, apresenta a perspectiva de se agravar pelo uso indiscriminado e/ou pouco crítico de medicamentos supostamente preventivos para a covid-19. A depender do fármaco, incorre-se no risco de interações medicamentosas e de efeitos colaterais em maior proporção do que o eventual benefício do medicamento ao paciente idoso (Gorzoni; Fabbri, 2018; Gorzoni; Rosa, 2020).

Igual situação acontece com as vacinas contra o SARS-CoV-2. O desenvolvimento de vacinas seguras para humanos – notadamente quando se implementa novas tecnologias para sua produção em massa – apresenta etapas sequenciais de duração medida em anos. Abordagens com técnicas diferentes para a produção de vacinas anti-SARS-CoV-2 estão em processo de desenvolvimento. A comunidade científica e os profissionais da saúde aguardam para saber qual delas terá o melhor poder imunizante:

- Vacina originada de *mRNA* (*messenger ribonucleic acid* ou ácido ribonucleico mensageiro)
- Vacinas derivadas de *proteínas recombinantes* (produzidas artificialmente por intermédio de genes clonados)
- Vacinas relacionadas com *vetores virais* (vírus manipulados geneticamente com o intuito de reduzir sua patogenicidade mas sem anular totalmente sua capacidade de infectar células do hospedeiro)
- Vacinas de *vírus atenuados* (microrganismo/vírus atenuado por sucessivas passagens em meios de cultura ou em culturas de células, reduzindo assim seu potencial infeccioso. Apresentam o risco de induzir a sintomas da doença, embora frustos
- Vacinas de *vírus inativados* (microrganismos/vírus mortos por agentes químicos. Mantém sua capacidade de estimular a imunidade sem a habilidade de multiplicação).

Todas as técnicas apresentam vantagens e desvantagens, adicionando, assim, dificuldades para sua produção (Amanat; Krammer, 2020; Mulligan, 2020; Mulligan *et al.*, 2020; Xia *et al.*, 2020).

Considerações finais

Os quadros fisiopatológicos e clínicos da covid-19 estão em processo de definição, particularmente em idosos. Recomenda-se adicionar essa virose entre as hipóteses diagnósticas em razão de suas diversas manifestações clínicas, principalmente as relacionadas com síndromes geriátricas.

82

Síndrome da Imunodeficiência Adquirida no Idoso

Milton Luiz Gorzoni

Introdução

O primeiro relato de caso da síndrome de imunodeficiência adquirida (AIDS; do inglês, *acquired immunodeficiency syndrome*) no Brasil foi publicado em 1980 (Meira, 2002). Relacionava-se ao diagnóstico retrospectivo de adulto jovem bissexual oriundo do estado de São Paulo. Comunicações sobre AIDS em pacientes com idade igual ou superior a 60 anos de idade surgiram a partir de 1984, e o Boletim Epidemiológico Especial de 2020 do Ministério da Saúde relatou taxa de detecção dessa doença (percentual de habitantes identificados positivamente) por 100 mil habitantes com idade igual ou superior a 60 anos de idade em 2019 de 12,5% para homens e 5,9% para mulheres (Brasil, 2020; Fonseca *et al.*, 2012; Gorzoni *et al.*, 1993).

O fornecimento gratuito da terapia antirretroviral a todos soropositivos provocou o aumento médio da sobrevida dos portadores do HIV (vírus da imunodeficiência humana; do inglês, *human immunodeficiency virus*) no Brasil. Esse processo de boa política em saúde pública está favorecendo o aumento na quantidade de idosos desse grupo específico. Cabe a observação sobre a falta de protocolos específicos para diagnóstico e tratamento do HIV em idades mais avançadas, mesmo com relatos de efeitos colaterais e interações medicamentosas em maior número nessa faixa etária (Fonseca *et al.*, 2012; Gorzoni *et al.*, 1993; Kramer *et al.*, 2009).

Quadro clínico em idosos

A tendência a não se considerar a AIDS em diagnósticos diferenciais de queixas como fadiga, perda de peso e alterações cognitivas, apresenta potencial de retardar o reconhecimento dessa doença em meses, postergando seu tratamento adequado mesmo diante de sintomas como infecções oportunistas ou em situações pontuais como exames pré-operatórios (Santos; Assis, 2011). Esse processo, comum na prática clínica, aumenta a mortalidade nessa faixa de idade pelo uso tardio de medicação específica associado com várias infecções de difícil controle (Gorzoni *et al.*, 2016).

Quando considerar AIDS como diagnóstico diferencial em pacientes idosos? Os sinais e sintomas mais relatados, em ordem decrescente de prevalência, são (Viana *et al.*, 2017):

- Perda de peso > 10%
- Diarreia ≥ 1 mês
- Febre ≥ 38°C por ≥ 1 mês
- Astenia ≥ 1 mês
- Tosse persistente ou qualquer pneumonia
- Candidose oral ou leucoplasia pilosa (placa branca, não removível pela raspagem, preferencialmente localizada nas bordas laterais da língua) (Dias *et al.*, 2001)
- Dermatite persistente.

Deve-se atentar a esses sintomas particularmente se o paciente for do gênero masculino, entre 65 e 74 anos de idade, com ensino fundamental ou maior nível de escolaridade. Igualmente merece atenção questões sobre sua sexualidade, visto que quantidade significativa dos soropositivos são heterossexuais e não utilizam preservativos no intercurso sexual (Viana *et al.*, 2017).

Terapia antirretroviral em idosos

O desenvolvimento e a acessibilidade gratuita à terapia antirretroviral (TARV) possibilitou melhora da qualidade de vida e maior sobrevida aos soropositivos pelo HIV. Mas seu consumo – notadamente em idosos – relaciona-se com o desenvolvimento frequente de dislipidemias e de diabetes melito. Obviamente em uma população com propensão ao desenvolvimento e/ou agravamento de cardiopatias, à associação ou à descompensação de fatores de risco para doenças cardiovasculares é merecedora de atenção especial nessa faixa etária (Kramer *et al.*, 2009; Oliveira *et al.*, 2019).

As alterações farmacocinéticas e farmacodinâmicas relacionadas com o processo do envelhecimento humano e associadas ao alto consumo de medicamentos nessa faixa de idade merecem atenção em situações como o uso crônico da TARV, visto ser habitual o uso de vários fármacos simultaneamente (Tabelas 82.1 e 82.2).

Em geral a TARV associa três antirretrovirais, sendo dois deles de classes medicamentosas diferentes. Há a necessidade de acompanhamento em Centros de Referência de maneira regular e rigorosa com o intuito de detectar efeitos colaterais precocemente e reduzir o uso inadequado dos fármacos e/ou o abandono – episódico ou definitivo – do tratamento. A abordagem farmacológica do idoso soropositivo merece sempre atenção para potenciais interações medicamentosas (Tabela 82.3).

Instituições de longa permanência e a covid-19

Estima-se que a prevalência de HIV-positivos em instituições de longa permanência para idosos (ILPI) oscile entre 18 e 10 casos/100 mil homens (Cruz; Ramos, 2012). Passível de crítica pelo tamanho da casuística (405 institucionalizados), o Hospital Geriátrico e de Convalescentes Dom Pedro II (Santa Casa de Misericórdia de São Paulo) apresentou percentual maior (1% dos avaliados) de soropositivos para o HIV. Justificou-se esse valor acima da média pela rotina de avaliação sorológica à admissão do idoso (sorologias para HIV, sífilis, hepatite tipos B e C) visando ao tratamento (quando possível) e à proteção aos profissionais da instituição que interagem com os internados. Vale a pena detectar soropositivos antes que se tornem sintomáticos pela AIDS? Aparentemente sim, visto que o emprego precoce da TARV possibilita evolução próxima a dos soronegativos. Fato ainda a ser comprovado com outras casuísticas, embora a perspectiva de sobrevida após a primeira infecção oportunista em idosos soropositivos seja de 6 meses em 50% desses pacientes (Araújo *et al.*, 2007; Gorzoni *et al.*, 2016).

Medidas preventivas e terapêuticas

O processo de prevenção e de uso de TARV após suspeita de contaminação não difere entre adultos jovens e idosos. Merece novamente a menção da frequente dificuldade por parte dos profissionais da saúde em discutir aspectos da sexualidade com

TABELA 82.1 Medicamentos componentes da terapia antirretroviral, mecanismos de ação e principais efeitos colaterais.

Classe farmacológica	Fármacos e siglas	Mecanismo de ação	Efeitos adversos
Inibidores da transcriptase reversa análogos de nucleotídios (ITRN)	Abacavir (ABC) Didanosina (ddl) Estavudina (d4T) Lamivudina (3TC) Zidovudina (AZT) Tenofovir (TDF)*	Inibem a infecção aguda das células agindo na transcriptase reversa, bloqueando a conversão do RNA viral em DNA complementar	Toxicidade mitocondrial** Hepatotoxicidade Lipoatrofia Anemia Miopatia Neuropatia periférica Pancreatite
Inibidores da transcriptase reversa não análogos de nucleotídios (ITRNN)	Efavirenz (EFZ) Nevirapina (NVP) Etravirina (ETR)		↑ das enzimas hepáticas Dislipidemia Exantema Síndrome de Stevens-Johnson
Inibidores de protease (IP)	Fosamprenavir (FAPV) Atazanavir (ATV) Darunavir (DRV) Indinavir (IDV) Lopinavir (LPV) Nelfinavir (NFV) Ritonavir (RTV) Saquinavir (SQV) Tripanavir (TPV)	Inibem a clivagem da protease do polipeptídio precursor viral e bloqueiam a maturação viral	Toxicidade ou acidose metabólica Lipodistrofia Dislipidemia Hiperglicemia Resistência à insulina Intolerância gastrintestinal Hepatotoxicidade
Inibidores da entrada do HIV Inibidor da fusão	Maraviroque (MRV) Enfuvirtida (T20)	Compete com a HIV pelo mesmo sítio de entrada celular no receptor CD4	Reações de hipersensibilidade, principalmente locais e raramente sistêmicas
Inibidores da integrase	Dolutegravir (DTG) Raltegravir (RAL)	Inibem a replicação viral	Cefaleia Náuseas e vômito Diarreia e flatulência Insônia e depressão Ansiedade e fadiga

*Análogo de nucleotídio. **Aumento transitório do lactato sérico. RNA: ácido ribonucleico; DNA: ácido desoxirribonucleico; HIV: vírus da imunodeficiência humana; CD4: grupamento de diferenciação 4 ou *cluster of diferentation 4*. (Adaptada de Kramer *et al.*, 2009.)

TABELA 82.2 Recomendações para início de terapia antirretroviral (TARV).

Quadro clínico e laboratorial	Tratar
Assintomáticos sem contagem de linfócitos T-CD4+ disponível ou CD4+ > 350/mm³	Não*
Assintomáticos com contagem de linfócitos T-CD4+ entre 200 e 350/mm³	Recomendado
Assintomáticos com contagem de linfócitos T-CD4+ < 200/mm³	Sim + quimioprofilaxia para IO
Sintomáticos	Sim + quimioprofilaxia para IO

*Na impossibilidade de contagem de linfócitos T-CD4+, mas com < 1.200 linfócitos totais/mm³ (ou queda anual > 33%), considerar indicação de TARV e de profilaxias primárias para infecções oportunistas (IO; pneumocistose quando T-CD4+ < 200/mm³, toxoplasmose quando T-CD4+ < 100/mm³ e evidência de imunoglobulina G antitoxoplasma). (Adaptada de Brasil, 2008.)

idosos. Curiosamente, o assunto surge basicamente em duas situações: (1) diante da solicitação de receituário para medicamento relacionado com disfunção erétil (sildenafila e similares); (2) queixa de dispareunia, situação sugestiva de ato sexual sem proteção, visto que a parceira não apresenta risco de gravidez.

Considerações finais

Idosos soropositivos para HIV podem apresentar sintomas inespecíficos e não relatarem comportamento de risco para contaminação por este vírus. Quanto mais precoce o diagnóstico, maior a chance de sobrevida com boa qualidade de vida. O desafio atual é administrar os medicamentos adequados com o mínimo de interações medicamentosas e de efeitos colaterais.

TABELA 82.3 Terapia antirretroviral e principais interações medicamentosas.

Antirretroviral	Principais interações medicamentosas
Abacavir (ABC)	Álcool AINE Entecavir Fenitoína e fenobarbital Metadona TDF
Atazanavir (ATV)	Atenolol Atorvastatina, pravastatina, rosuvastatina Cetoconazol Cimetidina e ranitidina Claritromicina Efavirenz Esomeprazol, omeprazol, lansoprazol, pantoprazol Rifabutina TDF
Zidovudina (AZT)	Ácido valproico Anfotericina-B Atovaquona Claritromicina Estavudina Dapsona Fenitoína Fluconazol Ganciclovir Paracetamol Rifabutina, rifampicina
Darunavir (DRV)	Amiodarona, quinidina, lidocaína, propafenona Atorvastatina, pravastatina, rosuvastatina Cetoconazol, fluconazol, itraconazol Claritromicina Efavirenz

(*continua*)

▪ **TABELA 82.3** Terapia antirretroviral e principais interações medicamentosas. (*continuação*)

Antirretroviral	Principais interações medicamentosas
Darunavir (DRV) (*continuação*)	Glimepirida, pioglitazona, tolbutamina *Hypericum perforatum* (erva-de-são-joão) Lopinavir Lovastatina, sinvastatina Meperidina Metadona Midazolam, carbamazepina, fenitopina, fenobarbital Ranitidina, omeprazol, esomeprazol, pantoprazol Rifabutina Sindenafila, tadalafila, vardenafila Trazodona Voriconazol Varfarina
Didanosina (ddI)	Álcool Alimentos Cetoconazol Ciprofloxacino Dapsona Itraconazol Pentamidina TDF
Enfuvirtida (T20)	Rifampicina
Estavudina (d4T)	AZT Didanosina Isoniazida Vincristina Zalcitabina
Fosamprenavir (FPV) e Amprenavir (APV)	Alprazolam, diazepam, flurazepam, midazolam, triazolam Amiodarona, quinidina Antidepressivos tricíclicos Atorvastatina, pravastatina, rosuvastatina, sinvastatina Cetoconazol, itraconazol Cimetidina, ranitidina Dexametasona Efavirenz Fenitoína, fenobarbital, carbamazepina Fentanila *Hypericum perforatum* (erva-de-são-joão) Lopinavir Metadona Metronidazol, tinidazol Omeprazol, esomeprazol, lansoprazol, pantoprazol Rifabutina, rifampicina Saquinavir Sildenafila, tadalafila, vardenafila Trazodona Varfarina
Indinavir (IDV)	Atorvastatina, pravastatina, rosuvastatina Cetoconazol *Hypericum perforatum* (erva-de-são-joão) Midazolam, triazolam Rifabutina, rifampicina
Lopinavir (coformulado com ritonavir – LPV/r)	Amiodarona, quinidina Atorvastatina, pravastatina, rosuvastatina Carbamazepina, fenitoína, fenobarbital Claritromicina Cetoconazol Ciclosporina
Lopinavir (coformulado com ritonavir – LPV/r) (*continuação*)	Dexametasona Efavirenz *Hypericum perforatum* (erva-de-são-joão) Rifabutina, rifampicina Sildenafila, tadalafila, vardenafila
Nelfinavir (NFV)	Benzodiazepínicos Carbamazepina, fenitoína, fenobarbital Cetoconazol, itraconazol Claritromicina, eritromicina *Hypericum perforatum* (erva-de-são-joão) Inibidores da protease (IP) Omeprazol, esomeprazol, lansoprazol, pantoprazol Atorvastatina, pravastatina, rosuvastatina Rifabutina, rifampicina
Ritonavir (RTV)	Alprazolam, diazepam, midazolam, triazolam Amiodarona, quinidina Anfetaminas Carbamazepina, fenitoína, fenobarbital Claritromicina Dexametasona *Hypericum perforatum* (erva-de-são-joão) Lovastatina, sinvastatina Meperidina Metadona Nevirapina Rifabutina, rifampicina Saquinavir Sildenafila, tadalafila, vardenafila Varfarina Zolpidem
Saquinavir (SQV)	Carbamazepina, fenitoína, fenobarbital Cetoconazol Clindamicina Dapsona Delavirdina Dexametasona Estatinas (exceto pravastatina) Fluconazol *Hypericum perforatum* (erva-de-são-joão) IDV, APV Nevirapina, efavirenz Rifabutina, rifampicina RTV Sildenafila, tadalafila, vandernafila Terfenadina
Tenofovir (TDF)	ABC Adefovir, cidofovir AINE Aminoglicosídios, anfotericina-b, polimixina, vancomicina ATV Cidofovir, aciclovir, valaciclovir, ganciclovir, valganciclovir Cimetidina, ranitidina Cisplatina Entecavir Lítio Metdormina Mesalamina Metotrexato

AINE: anti-inflamatórios não esteroides. (Adaptada de Brasil, 2008; Santos *et al.*, 2016.)

83

Dengue, Zika e Chikungunya

Milton Luiz Gorzoni • Irineu Francisco Delfino Silva Massaia

Introdução

Arboviroses – como dengue, zikavírus (ZIKV) e chikungunya – originam-se de arbovírus (*arthropd-borne virus*), ou seja, agentes transmitidos por artrópodes. Insetos e aracnídeos, além de vetores, participam do ciclo replicador desse grupo de vírus de diferentes famílias e gêneros. Há aproximadamente 545 espécies de arbovírus, sendo que em torno de 150 delas correlacionam-se a doenças em humanos. Considera-se, atualmente, várias arboviroses como doenças emergentes (identificação de um novo agente infeccioso em determinado local e/ou população) ou reemergentes (mudanças no padrão epidemiológico de doenças conhecidas e controladas anteriormente) (Lopes *et al.*, 2014; Viana *et al.*, 2018).

Alterações no/do meio ambiente, novas atividades econômicas, urbanização mais intensa e imigrações de populações estão produzindo vários insetos vetores sinantrópicos, ou seja, colonizadores de habitações humanas e adjacências, onde obtêm abrigo, alimento e água. O *Aedes aegypti*, exemplo maior desse grupo de artrópodes, tornou-se nos últimos anos real problema de saúde pública. Sinantrópico e hematófago, transformou-se, no Brasil, em vetor para quatro relevantes arboviroses: dengue, ZIKV, chikungunya e febre amarela (Lima-Camara, 2016).

A entrada recente do ZIKV e da chikungunya no Brasil – região já endêmica para dengue e febre amarela – incrementa um significativo desafio à saúde pública deste país, visto o alto índice de suscetíveis em nossa população e a ausência de tratamentos específicos para a maioria dessas arboviroses.

Manifestações clínicas

Manifestações clínicas das arboviroses em humanos apresentam gama de sintomas e sinais que exigem atenção na avaliação do paciente, notadamente se for idoso (Lopes; Linhares; Nozawa, 2014; Viana *et al.*, 2018). São eles:

- Quadros febris: sintomas gripais como febre, cefaleia, dor retro-orbital e mialgia
- Erupções cutâneas: exantemas maculopapulares
- Síndromes hemorrágicas: petéquias e hemorragias
- Artralgias: poliartralgia ou poliartrite
- Síndromes neurológicas: alterações de comportamento, paralisias, paresias, incoordenação motora, convulsões, mielites, meningites e/ou encefalites.

Tendo em vista que parte dos sintomas e sinais anteriormente descritos podem fazer parte de queixas usuais em pacientes idosos, atenção especial deve ser dispensada aos antecedentes epidemiológicos pessoais e familiares. Maior cuidado quanto ao diagnóstico diferencial desses quadros clínicos quando se tratar de sintomas e/ou de sinais de instalação recente, em região endêmica e/ou de sazonalidade.

Mas, novamente atentando-se aos detalhes das queixas do paciente idoso, há como cogitar uma arbovirose específica, objeto de discussão deste capítulo.

Dengue

Aumentando em 30 vezes sua incidência nos últimos 50 anos, a dengue tornou-se a mais importante arbovirose mundial nessa quadra do século XXI. Há populações com risco de contraí-la em aproximadamente 130 países, totalizando cerca de meio milhão de hospitalizações por ano (Lin *et al.*, 2017; Unnikrishnan *et al.*, 2015).

Pertencente à família *Flaviviridae*, apresenta quatro sorotipos (DEN-1 a DEN-4) com potencial de infectar humanos. Independentemente do sorotipo, o vírus da dengue produz manifestações clínicas em um espectro de uma doença febril leve, passando pelo quadro de dengue clássica e chegando a formas graves (dengue hemorrágico [DH], síndrome do choque por dengue [SCD]). Transmitido majoritariamente pelos *Aedes aegypti* e *Aedes albopictus* (mosquito-tigre-asiático), tornou-se modelo de virose relacionada com a moradia dos infectados (Lin *et al.*, 2017).

Mesmo havendo casos assintomáticos, essa arbovirose, quando sintomática – notadamente em idosos – apresenta potencial de evolução para maior gravidade. Seu quadro clínico classicamente se divide em três fases (Brasil, 2016):

- Fase febril: inicia-se, como seu nome já diz, com quadro febril que dura de 2 a 7 dias, habitualmente ≥ 39°C e de início abrupto. Merece observação a regra do decréscimo da temperatura axilar média basal de 0,15°C/década de vida após os 30 anos de idade. Isso significa que idosos apresentam temperaturas médias basais mais próximas de 36°C do que de 37°C, ou seja, o acréscimo de 1°C de temperatura corporal pode ser indicativo de febre nessa faixa etária e não chamar a atenção como sinal de alarme (Gorzoni *et al.*, 2010; Gorzoni *et al.*, 2010). Igual situação ocorre com outros sintomas associados a essa fase: cefaleia, adinamia, mialgias, artralgias e dor retro-orbitária que, retiradas do contexto infectoepidemiológico, podem ser atribuídas a outros quadros clínicos comuns nessa faixa etária. Há também alterações cutâneas com exantema – em aproximadamente 50% dos pacientes – na forma maculopapular e abrangendo face, tronco e membros de maneira progressiva, mas poupando palmas das mãos e plantas dos pés, normalmente ao término do período febril. A depender do paciente, encontra-se, ainda, anorexia, náuseas, vômito e diarreia (não volumosa, fezes pastosas, 3 a 4 evacuações/dia)
- Fase crítica: normalmente se inicia ao término da fase febril e, embora não ocorra em todos os casos, apresenta o risco de evoluir para formas graves de dengue, motivo de atenção cuidadosa no gerenciamento clínico desse período quando se deve estar atento a sinais de alarme:
  - Dor abdominal contínua e intensa (referida ou à palpação)
  - Vômito persistente
  - Ascite, derrame pleural e/ou pericárdico
  - Hipotensão postural e/ou lipotimia
  - Hepatomegalia > 2 cm abaixo do rebordo costal direito
  - Sangramento de mucosas
  - Letargia e/ou irritabilidade
  - Aumento gradual do hematócrito.

A maioria dos sinais de alarme se deve ao aumento da permeabilidade vascular que define a instauração da deterioração clínica e da sua provável evolução para o estado de congestão pulmonar, sangramentos significativos ou choque. Ocorre disfunção sequencial de vários órgãos como coração, pulmões, rins, fígado e cérebro, provocando em muitos casos a morte.

Observam-se as formas graves de dengue mais em idosos do que em adultos jovens. Justifica-se essa observação, inicialmente, pelo próprio processo do envelhecimento humano que interfere em várias funções fisiológicas, notadamente nas relacionadas ao sistema imune. Some-se a isso a alta probabilidade de exposição anterior a essa virose. Estima-se que a prevalência de dengue secundária em idosos seja quase o dobro da em adultos com idade inferior a 60 anos (Lin *et al.*, 2017). Associe-se também o número de doenças crônicas não transmissíveis nessa faixa etária como diabetes melito (DM), que eleva o risco do desenvolvimento de formas graves de dengue em até 75% (Htun *et al.*, 2015; Orantes, 2019). Curiosamente, as formas graves de dengue, quadros hemorrágicos em gengivas e extravasamento de plasma ocorrem mais frequentemente em crianças do que em idosos. Já a hematúria evidencia-se em quase 40% de infectados com idade ≥ 60 anos, sendo exame complementar de utilidade na avaliação clínica da forma de dengue nessa faixa etária (Vicente *et al.*, 2017). Considerando-se que as formas graves dessa arbovirose apresentam alta letalidade em idosos, Huang *et al.* (2017) observaram quatro preditores independentes para mortalidade nessa faixa de idade: (1) coma grave (Escala de Coma de Glasgow ≤ 8); (2) acamado; (3) hepatite grave (aspartato aminotransferase [AST/TGO] > 1.000 U/ℓ); e (4) falência renal (creatinina sérica >).

- Fase de recuperação: a maioria dos pacientes, após a fase febril, recupera-se de forma gradativa com recuperação do apetite e do estado geral.

Percebe-se, portanto, uma mudança das tendências epidemiológicas da dengue que resultou em pior impacto de morbidade e mortalidade para a população idosa. Torna-se ainda mais desafiador o manejo clínico dessa população já vulnerável e urgente ajuste fino dos critérios diagnósticos preditores de mal prognóstico.

Zikavírus

O ZIKV, flavovírus preferencialmente transmitido pelo *Aedes* spp., identificado na República de Uganda em 1947, foi detectado em 2015 no Brasil. A via usual de contaminação humana decorre de picadas de fêmeas infectadas do gênero *Aedes*. Seus sintomas surgem alguns dias após as picadas, duram entre 3 e 12 dias e, habitualmente, são febre baixa (eventualmente inexistente em idosos), mialgia, artralgia, cefaleia, conjuntivite e exantema maculopapular. O ZIKV encontra-se também associado a complicações neurológicas como a microcefalia congênita e a síndrome de Guillain-Barré (SGB) (Gorzoni *et al.*, 2010; Lima-Camara, 2016; Savino *et al.*, 2017; Styczynski *et al.*, 2017; Wikan; Smith, 2016).

Considerada como polineuropatia periférica, a SGB caracteriza-se pelo seu início abrupto e pela paralisia simétrica, bilateral, ascendente, surgindo primeiramente em membros inferiores com reflexos tendinosos diminuídos ou ausentes. Suas manifestações clínicas iniciam-se entre 2 e 8 semanas após a exposição do agente desencadeador (infecções ou outras estimulações imunológicas), seu caráter é progressivo com ápice (nadir) clínico habitualmente entre 2 e 4 semanas. Aceita-se que o processo de desenvolvimento da SGB ocorra em virtude da reação imunológica atípica e/ou autoimune frente ao fator desencadeador. Os desfechos clínicos geralmente são animadores, mas, há 20 a 30% dos casos que progridem para quadros neurológicos mais graves e/ou insuficiência respiratória neuromuscular com potencial de evolução para o óbito (Styczynski *et al.*, 2017).

A taxa de incidência (número de novos casos/número de pessoas em risco) da SGB cresce com a idade, resultando no seu encontro relativamente frequente em idosos, nas formas mais graves e com recuperação motora mais lenta do que em jovens. Determina também maior taxa de hospitalização, de internações em unidade de terapia intensiva (UTI) e de ventilação mecânica. Sendo a população dessa faixa etária mais suscetível a infecções, pressupõem-se que o ZIKV se torne um fator desencadeante de SGB, notadamente pelo processo de autoimunidade induzido por esse vírus (Peric *et al.*, 2016; Savino *et al.*, 2017, Styczynski *et al.*, 2017).

Chikungunya

O vírus chikungunya inclui-se no gênero *Alphavírus* (família *Togaviridae*) sendo transmitido a humanos por picadas dos mosquitos *Aedes aegypti* e *Aedes albopictus*. A palavra chikungunya origina-se do idioma makonde (Tanzânia) que, em tradução livre, significa "aqueles que se dobram", em referência ao aspecto encurvado dos pacientes em consequência da intensa artralgia (principal sintoma dessa virose). Infecção emergente em vários países – incluindo o Brasil –, com rápida capacidade de disseminação, exige atenção cuidadosa quanto ao combate de focos de seus vetores (Brasil, 2014).

O padrão clínico inicial dessa arbovirose relaciona-se com quadros febris associados à poliartralgia intensa e incapacitante. Observa-se aumento da mortalidade durante surtos de chikungunya, notadamente em idades mais avançadas, razão da necessidade de diagnóstico rápido e confiável, particularmente, em idosos mais frágeis (Godaert *et al.*, 2017a). Confirmações laboratoriais da suspeita clínica de chikungunya nem sempre se encontram à disposição do sistema de saúde local. Criou-se escores preditivos na procura de aumentar a sensibilidade (probabilidade do infectado ser diagnosticado) e especificidade (probabilidade do não infectado não ser diagnosticado como infectado) para essa virose (Godaert *et al.*, 2017b; Sissoko *et al.*, 2010; Thiberville *et al.*, 2013). Considera-se como o de melhor acurácia para idosos o escore desenvolvido por Godaert *et al.* (2017b), em que quatro variáveis foram associadas de maneira independente à transcriptase reversa seguida de reação em cadeia da polimerase (RT-PCR; do inglês, *reverse transcription polymerase chain reaction*) do vírus chikungunya:

- Febre: 3 pontos
- Artralgia em tornozelo: 2 pontos
- Linfopenia: 6 pontos
- Ausência de leucocitose neutrofílica: 10 pontos.

Melhor nota de corte = 12 pontos (sensibilidade de 87% e especificidade de 70%).

Justifica-se essa atenção sobre a precisão e precocidade do diagnóstico dessa arbovirose para reduzir os efeitos futuros da *artralgia crônica pós-chikungunya* (ACPC). Aproximadamente 25% dos pacientes desenvolvem ACPC com lesões articulares principalmente em extremidades. Fatores de risco para a ACPC: (1) gênero feminino; (2) idade avançada; (3) intensidade da fase aguda dessa virose; e (4) comorbidades (osteoartrite, outras doenças reumáticas, DM). Os sintomas da ACPC relacionam-se com artralgia, rigidez e sinais flogísticos em mãos, punhos, joelhos e tornozelos. Há também a possibilidade de queixas como astenia, fadiga, depressão, alopecia, disfunção cognitiva e distúrbio do sono. Idosos que contraíram chikungunya habitualmente apresentam padrão de qualidade de vida em longo prazo (meses a anos) piores do que o dos adultos jovens em razão da perda significativa de independência e de autonomia. Deve-se isso à somatória de dor articular intensa, equilíbrio e marcha afetados negativamente e menor força de preensão. A artralgia atinge principalmente os membros (superiores e inferiores) e, de modo secundário, afeta a capacidade de equilíbrio, marcha e preensão dos sequelados pós-chikungunya. Abordagens visando minimizar a dor articular na ACPC auxiliam na capacidade de autocuidado e de independência de pacientes nessa faixa etária. Igualmente condutas objetivando a redução do processo inflamatório, da rigidez articular e da perda do tônus muscular possibilitam a manutenção ou a recuperação da atividade física (Aalst *et al.*, 2017; Forechi *et al.*, 2018).

Resumo

Havendo dúvida diagnóstica, notadamente nos primeiros dias de manifestação clínica, recomendam-se ações terapêuticas visando a dengue. Justifica-se esse cuidado pelo maior risco de complicações e de morte por essa arbovirose do que pelo ZIKV e pela chikungunya. Mas, independentemente de confirmação laboratorial, pode-se atentar para certas peculiaridades que auxiliam na diferenciação clínica dessas viroses (Tabela 83.1) (Brasil, 2016).

Considerações finais

Conclui-se que as arboviroses continuarão a ser um importante problema de saúde pública em nosso meio, em especial na população idosa com suas morbidades associadas. Ainda mais no cenário de ausência de tratamento específico, vacinas efetivas e medidas adequadas de prevenção e controle.

▪ **TABELA 83.1** Diagnóstico diferencial entre dengue, zikavírus (ZIKV) e chikungunya.

Manifestação clínica/laboratorial	Dengue	ZIKV	Chikungunya
Intensidade da febre	++	+/ausente	+++
Exantema	+ (D5-D7)	+++ (D2-D3)	++ (D1-D4)
Mialgia	++	+	+
Artralgia	+/-	+	+++
Dor retro-orbital	+++	++	+
Conjuntivites	+/-	+++	-
Sangramentos	++	-	+/-
Choque	+/-	-	-
Plaquetopenia	+++	-	+
Leucopenia	+++	-	++
Linfopenia	++	-	+++
Neutropenia	+++	-	+
Evolução após fase aguda	Fadiga	Assintomático ou Guillain-Barré	Artralgia crônica

+/–: < 10 a 0%; +: 10 a 39%; ++: 40 a 69%; +++: 70 a 100% dos pacientes; D1-D4: primeira à quarta vértebras; D2-D3: segunda e terceira vértebras; D5-D7: quinta à sétima vértebras. (Adaptada de Brasil – Ministério da Saúde, 2016.)

84

Apresentações Atípicas das Doenças em Idosos

Milton Luiz Gorzoni

Introdução

Definem-se apresentações atípicas como sintomas e sinais que habitualmente não correspondem ao padrão usual da(s) doença(s). Há também apresentações atípicas reversas, quando manifestações características de determinadas doenças decorrem de alterações relacionadas com o processo do envelhecimento humano. Ambas são frequentes em pacientes idosos e, ocorrendo, devem-se cogitar a possibilidade da descompensação de doença pregressa e/ou o início de quadro clínico agudo. Considera-se, assim, que apresentações atípicas são sinais de alarme em pacientes nessa faixa etária, notadamente em longevos (> 80 anos de idade), com várias comorbidades (três ou mais), usuários de múltiplos medicamentos (igual ou acima de cinco/dia) e com comprometimento funcional e/ou cognitivo. Deve-se atentar principalmente para quadros clínicos atípicos, visto que retardam a definição diagnóstica e o início do tratamento adequado, provocando, assim, maior índice de hospitalizações e de mortalidade (Hortmann *et al.*, 2015; Limpawattana *et al.*, 2016).

O que provoca apresentações atípicas em idosos?

Menos de 50% dos idosos relatam sintomas em geral correlacionados com determinadas doenças. Isso ocorre basicamente em virtude de quatro causas que serão descritas a seguir (Lin, 2020; Hofman *et al.*, 2017).

Alterações fisiológicas vinculadas com o envelhecimento

Queixas que em outras faixas etárias seriam rapidamente vinculadas a determinadas doenças, requerem atenção especial em idosos. Dispneia aos esforços, reconhecida como sintoma cardinal de insuficiência cardíaca congestiva, serve como exemplo de apresentação atípica reversa, ou seja, ocorre em situações pouco frequentes em adultos jovens. Assim sendo, deve ser analisada em idosos sob outros fatores causais: (1) deformidades torácicas relacionadas com osteoporose própria da idade, notadamente em idosas (Mendes *et al.*, 2020); (2) perda de massa muscular progressiva durante o envelhecimento, incluindo-se a musculatura respiratória (Souza *et al.*, 2014); e (3) medicamentos indutores de alterações respiratórias (Tabela 84.1).

TABELA 84.1 Exemplos de medicamentos indutores de alterações respiratórias.

Alteração pulmonar	Medicamentos
Broncospasmo	Nitrofurantoína Timolol colírio
Doenças intersticiais pulmonares	Amiodarona Carbamazepina Fenitoína Metadona Metotrexato Óleo mineral* Nitrofurantoína
Pneumonite por hipersensibilidade	Fluoxetina Radioterapia
Derrame pleural	Amiodarona Anticoagulantes Nitrofurantoína

*Microaspiração crônica. (Fonte: Lee; 2019.)

Outro exemplo de apresentações atípicas relaciona-se com a aferição da temperatura do paciente. Idosos apresentam temperaturas médias basais inferiores às dos adultos jovens. Roghmann *et al.* (2001) propuseram a regra de subtrair 0,15°C da temperatura média basal por década de vida após os 20 anos de idade. Aplicando-se essa regra a um paciente com 82 anos de idade, sua temperatura média basal será de: 36,8°C – 0,9°C (seis décadas de vida × 0,15°C) = 35,9°C. Medir periodicamente a temperatura média basal desses indivíduos – notadamente os internados em instituições de longa permanência para idosos – possibilita a definição de estados febris conforme o critério proposto por Yoshikawa e Norman (1998), que considera como febre a persistência (≥ 24 horas) do aumento da temperatura corporal em valores de 2°F (1,1°C) ou mais sobre os valores basais. O critério recomendado por Yoshikawa e Norman (1998) independe do local de aferição de temperatura corporal (axilar, auricular, oral ou retal). A ausência de febre contribui para o retardo do atendimento e do início do tratamento adequado, aumentando também o risco do desenvolvimento de quadros de hipotermia relacionados à sepse. Atribui-se essa manifestação atípica desse sinal vital a alterações que o processo do envelhecimento humano causa pela diminuição da massa muscular e do metabolismo basal, na resposta hipotalâmica e vasomotora e na concentração sérica de citoquinas e prostaglandinas (Gorzoni *et al.*, 2010; Gorzoni *et al.*, 2010; Seman *et al.*, 2010).

Redução da reserva funcional orgânica, também relacionada com a faixa etária

O simples ato da anamnese em idosos expõe dados relacionados com a redução da reserva funcional orgânica referentes a alterações na habilidade verbal e memória que não devem ser confundidas com quadros de disfunção cognitiva. Observa-se, com regularidade após os 70 anos de idade, perda progressiva no vocabulário (conjunto de palavras em uso oral ou escrito), contrapondo-se ao aumento de erros semânticos (sobre o significado correto das palavras). Essas alterações demandam maior tempo de entrevista com o paciente idoso e/ou implicam risco de interpretações equivocadas sobre seus sintomas (Fonseca *et al.*, 2007; Hofman *et al.*, 2017).

Considerando-se as alterações da reserva funcional pulmonar (ver Capítulo 52), merece a observação de que a pressão parcial de oxigênio no plasma arterial (Pa_{O_2}) e a saturação arterial de oxigênio da hemoglobina (Sa_{O_2}) apresentam progressiva queda com o avançar da idade. Deve-se contextualizar clinicamente o encontro de Pa_{O_2} e Sa_{O_2} abaixo dos valores de adultos jovens antes de classificar o paciente idoso como elegível para suporte ventilatório mecânico. Há fórmulas, como Pa_{O_2} = 109 – (0,43 × idade [anos]), ou sua versão simplificada (Pa_{O_2} própria da idade = 100 – [idade(anos)/3]), que auxiliam – a depender do caso – na definição ou não de auxílio ventilatório (Guedes *et al.*, 2013; Lin, 2020; Skloot, 2017).

Tendência a minimizar e/ou a considerar os sintomas como "próprios da idade" e não como doença

Minimizar os sintomas em idosos torna-se mais um fator para postergar a avaliação clínica e prolongar a permanência média de internação hospitalar, aumentando o risco do uso de leitos de terapia intensiva e de morte.

A primeira pergunta a ser feita durante a avaliação clínica de um paciente idoso refere-se a se ele(a) apresenta quadro compatível com síndromes geriátricas: instabilidade e quedas, imobilidade, fragilidade e sarcopenia, incontinência e confusão mental. A segunda questão refere-se aos medicamentos em uso – qualquer medicamento, com ou sem prescrição – e o tempo e a forma de consumo. Exemplo de síndrome geriátrica refere-se a quadro comum em serviços de emergência em que o idoso e/ou seus familiares não relata a ocorrência de queda que provocou hematoma subdural simulando clinicamente um acidente vascular encefálico (AVE). Outra situação que mimetiza AVE ocorre na hipoglicemia secundária ao uso de fármacos hipoglicemiantes associados a baixa ingesta alimentar (Hofman *et al.*, 2017; Hortmann *et al.*, 2015; Limpawattana *et al.*, 2016).

A preocupação com as síndromes geriátricas – notadamente em quadros agudos – decorre do fato usual nessa faixa etária de ausência de dor visceral e de febre. *Delirium*, quedas, fadiga ou imobilidade abrupta podem levar ao diagnóstico de doença arterial coronariana e de infecções (Limpawattana *et al.*, 2016).

Sobreposição de quadros clínicos crônicos com doenças agudas

Quadros clínicos vagos e inespecíficos como sensação de fadiga constante e dor epigástrica pós-prandial – notadamente em longevos que se autolimitam em atividades físicas – podem ser equivalentes isquêmicos crônicos (insuficiência coronariana) em idosos. Merece atenção a esses detalhes da anamnese quando o mesmo paciente dá entrada no serviço de emergência com sintomas como AVE, arritmias e edema agudo de pulmão decorrentes de um infarto agudo do miocárdio (Madhavan *et al.*, 2018).

Estados de disfunção cognitiva própria da idade sobrepostos a infecções, distúrbios hidreletrolíticos e medicamentos com ação anticolinérgica apresentam alto grau de piora do estado de confusão mental – notadamente *delirium* hipoativo – com definição diagnóstica indefinida por vários dias em número significativo de casos (Lobo *et al.*, 2010).

Considerações finais

Apresentações atípicas de doenças em idosos fazem parte do cotidiano na assistência a pessoas dessa faixa etária. Particularmente em longevos e notadamente em serviços de emergência, o cuidado com detalhes clínicos do paciente representa alto potencial do rápido diagnóstico etiológico e do início do tratamento adequado, reduzindo o período de hospitalização e as taxas de mortalidade e de dependência. O olhar gerontogeriátrico do profissional treinado para buscar apresentações atípicas durante o atendimento ao idoso pode fazer significativa diferença.

85

Controle de Infecção em Instituição de Longa Permanência para Idosos

Paulo José Fortes Villas Boas • Vania Ferreira de Sá Mayoral • Patrick Alexander Wachholz • Thamires Auxiliadora Oyan • Ana Laura Silva Selegatto • Sara Regina da Silva Duarte • Adriana Polachini do Valle

Idoso e institucionalização

O envelhecimento populacional e o desenvolvimento de tecnologias mais eficazes voltadas aos cuidados com a saúde têm possibilitado que pacientes com condições anteriormente fatais possam sobreviver por períodos mais longos. A despeito do triunfo médico, social e econômico que possibilitou o envelhecimento global, os desafios decorrentes de maior número de pessoas atingindo idades muito avançadas é o desenvolvimento de maior dependência funcional com demandas crescentes por institucionalização nesse segmento etário.

A população residente nas instituições de longa permanência para idosos (ILPI), credenciadas ao Sistema Único de Assistência Social (SUAS) em 2018, era de 78 mil pessoas, no Brasil. Segundo relatório da Frente Nacional da Fortalecimento às ILPI, estima-se 5 mil o total dessas instituições com 300 mil residentes no Brasil, caso mantenha o índice de 1% da população idosa geral (Giacomin, 2020).

As causas mais frequentes de institucionalização no idoso são imobilidade, incontinência urinária e fecal e déficit cognitivo. Os residentes de ILPI costumam apresentar múltiplas doenças, boa parte delas com curso indolente, risco aumentado de perda de independência e recuperação mais longa e difícil na vigência de intercorrências clínicas, resultantes da combinação de reserva funcional diminuída e doença orgânica, causas socioeconômicas e psicológicas (Chami *et al.*, 2011; Montoya *et al.*, 2016; Smith *et al.*, 1997).

Idoso e infecção

A despeito dos avanços em antibioticoterapia e profilaxia, infecções são causa primária de um terço das mortes de idosos e também contribuem para o óbito por outras causas. O episódio infeccioso é causa importante de morbidade nessa faixa etária, descompensando doenças crônicas não transmissíveis. Nas últimas décadas as mortes causadas por infecção têm aumentado devido ao progresso alcançado na terapia do câncer e doenças cardiovasculares.

Pneumonia, *influenza* e bacteriemia estão entre as dez principais causas de morte em idosos. De 1,5 a 2 milhões de infecções ocorrem em ILPI norte-americanas por ano, tornando a sua prevalência uma grande preocupação com a qualidade de atendimento. As infecções determinam aumento de hospitalizações entre os institucionalizados, expondo-os a um maior risco de complicações como incapacidade funcional, *delirium* e lesões por pressão (LPP).

A maior suscetibilidade dessa população às infecções está relacionada com comorbidades muitas vezes em estágios avançados, dependência funcional e fragilidade, alterações fisiológicas e patológicas (aumento prostático e incontinência urinária relacionadas com infecção urinária, fragilidade cutânea com úlceras por pressão, acloridria gástrica com infecção gastrintestinal (IGI), quadros demenciais com pneumonia por aspiração, câncer e diabetes melito (DM), insuficiência cardíaca congestiva (ICC), doenças respiratórias crônicas, insuficiência renal e desnutrição com infecções em geral.

Outro fator predisponente é a imunossenescência, denominação atribuída às alterações imunológicas presentes no idoso. As principais são a redução da produção de anticorpos, na função dos linfócitos T, produção de interleucina 2 e níveis séricos de imunoglobulina M (IgM), que resultam em alteração da imunidade de mediação celular e da resposta dos anticorpos à imunização. Aumentos dos níveis séricos de autoanticorpo, de níveis séricos de imunoglobulina A (IgA) e da atividade do complemento podem ocorrer (Pera *et al.*, 2015).

Epidemiologia das infecções em instituições de longa permanência para idosos

Os índices de infecção em ILPI provavelmente são similares aos descritos em hospitais para cuidados agudos. A densidade de incidência de infecção (DII) em ILPI varia de 0,8 a 9,5 infecções por 1.000 pacientes-dia, dependendo dos níveis de cuidados prestados pela instituição. Levantamentos sobre prevalência de infecções em unidades geriátricas mostram que 5 a 10% dos pacientes desenvolvem alguma infecção no decorrer de 1 mês e média de uma infecção por residente por ano (Kariya *et al.*, 2018; Villas Boas; Ferreira, 2007).

Institucionalização e infecção

Os fatores de risco para infecções nos residentes em ILPI podem ser divididos em: individuais e institucionais.

Os fatores individuais devem-se às características dos próprios residentes: pessoas frequentemente com idade avançada, situações que podem levar à diminuição da resposta imunológica como desnutrição, múltiplas doenças crônicas com distúrbio cognitivo e/ou incapacidade funcional, polifarmácia, incontinência fecal ou urinária e uso de dispositivos invasivos como cateteres urinários e sondas nasogástricas.

Os fatores institucionais estão associados ao aumento do risco de transmissão de infecção entre os residentes, como contato próximo com profissionais em razão da necessidade de auxílio do cuidado e com outros residentes em virtude das atividades em grupo (refeições, terapia física e recreacional), permanecer em instalações com pouca ventilação e limpeza inapropriada (Richards, 2006; D'Adamo *et al.*, 2020; Fallon *et al.*, 2020).

O diagnóstico do processo infeccioso nas ILPI é frequentemente dificultado pelas condições dos residentes, pelas características das instituições, pela imprecisão na definição dos critérios das infecções neste cenário e pela dificuldade na realização de exames subsidiários. Além disso, as manifestações das infecções e das doenças são comumente atípicas nessa população.

Manifestações clínicas da infecção em institucionalizados

As infecções em residentes de ILPI são condições frequentes, potencialmente preveníveis e tratáveis, porém associadas a elevada frequência de desfechos fatais. Assim como em adultos mais jovens, os indícios clínicos de uma infecção podem incluir febre e sinais flogísticos ou clínicos característicos (p. ex., eritema e purulências oculares em conjuntivites bacterianas; calor, hiperemia e exsudação em LPP infectadas; tosse e expectoração na infecção respiratória).

Achados clínicos de infecção nos idosos institucionalizados podem, no entanto, estar ausentes ou serem muito sutis. Alteração na função cognitiva ou mental e declínio das condições físicas ou funcionais podem representar as manifestações mais frequentes. Essas manifestações, definidas como novo quadro ou aumento da confusão, incontinência, queda, piora da mobilidade ou falta de cooperação com a reabilitação podem ocorrer em 77% dos episódios de infecção neste contexto.

Critérios de febre em institucionalizados

Vários critérios definem se a febre está presente em idosos institucionalizados (Castle; Mor, 1996; High *et al.*, 2009). A temperatura corporal basal em idosos frágeis pode ser inferior ao valor médio estabelecido como febre (37,7°C). Em estudo em que foram tomadas temperaturas oral ou retal, utilizando uma sonda térmica eletrônica, uma única temperatura de 38,3°C demonstrou uma sensibilidade de apenas 40% para predizer infecção. Quando o critério passou a 37,8°C, a sensibilidade passou para 70%, mantendo especificidade de 90%. Assim, em residentes de ILPI, uma única leitura de temperatura de 37,8°C é um preditor sensível e específico da infecção, com um valor preditivo positivo de 55%. Outros critérios de temperatura indicativos de uma possível infecção nesta população seriam o aumento da temperatura basal de pelo menos 1,1°C, ou uma temperatura oral maior que 37,2°C ou uma temperatura retal maior que 37,5°C em medições repetidas.

Embora as temperaturas orais sejam mais frequentemente mensuradas (principalmente em ILPI norte-americanas), há evidência de que as mensurações retais são mais precisas que as orais ou axilares e que as técnicas eletrônicas sejam melhores que o termômetro de mercúrio padrão.

Infecções prevalentes em institucionalizados

As infecções mais frequentes em ILPI incluem infecções do trato urinário (ITU), infecções do sistema respiratório superior e inferior, gastrenterite (incluindo diarreia por *Clostridium difficile*), infecções da pele e dos tecidos moles (LPP), infecções de sítio cirúrgico e osteomielite (Loeb *et al.*, 2001; Mody *et al.*, 2014; Nicolle *et al.*, 2005; Stone *et al.*, 2012; Villas Boas; Ferreira, 2007; Yoshikawa; Norman, 2017; van Duin, 2012).

Infecção do trato urinário

É a infecção mais frequente em ILPI, sendo causa de bacteriemia e prescrição de antimicrobianos. Afeta mais mulheres e está associada a esvaziamento urinário incompleto, anormalidades geniturinárias, instrumentação do trato urinário, déficit cognitivo, incapacidade funcional e, nas mulheres, deficiência estrogênica.

É frequente a dificuldade de diferenciação entre bacteriúria assintomática (BA) e, ITU em pacientes com déficit cognitivo e/ou incontinentes. Sinais e sintomas de ITU, como urina com mau cheiro, são infrequentes e foram observados em 50% dos casos, enquanto febre ocorreu em menos de 30% dos pacientes.

Bacteriúria assintomática

A BA é uma ocorrência comum em idosos. É definida como duas amostras consecutivas de urocultura com isolamento do agente bacteriano em contagens quantitativas > 10^5 unidades formadoras de colônias (UFC) por mℓ. Para os homens assintomáticos, BA é definida como uma única amostra de urocultura com uma espécie bacteriana isolada em contagens quantitativas > 10^5 UFC/mℓ. Para homens e mulheres com sonda vesical de demora (SVD) é definida como uma única amostra de urina cateterizada com única espécie bacteriana isolada em contagens quantitativas ≥ 10^5 UFC/mℓ.

Os principais fatores predisponentes são alterações fisiológicas como redução dos níveis de estrogênio ou da atividade bactericida da secreção prostática ou comorbidades associadas (hiperplasia benigna da próstata no homem e cistocele na mulher).

Até o momento, mesmo com a elevada incidência e prevalência de BA, não foram demonstrados resultados e evidências do impacto em longo prazo sobre a sobrevivência.

A prevalência da BA aumenta com a idade. Enquanto mulheres jovens têm uma prevalência de BA de 1 a 2%, entre 65 e 90 anos aumenta para 6 a 16%; após os 90 anos atinge entre 22 e 43% destes idosos. Em homens com mais de 65 anos de idade, a prevalência varia de 5 a 21%. Entre institucionalizados, 25 a 50% das mulheres e 15 a 35% dos homens têm BA e com SVD, 100% têm BA. O uso coletor de urina do tipo *condom* determina menor incidência de BA ou ITU, quando comparados com portadores de SVD.

A BA ocorre por ascensão de bactérias da uretra para a bexiga, com possível ascensão para os rins. Bactérias causadoras de BA geralmente originam-se da flora do intestino, vagina ou da área de periuretral. A *Escherichia coli* é o microrganismo mais comum. Outros organismos incluem outras *Enterobacteriaceae* (*Klebsiella pneumoniae*, estafilococos coagulase-negativo, *Enterococcus* spp., estreptococos do grupo B e *Gardnerella vaginalis*). Em portadores de SVD *Proteus mirabilis, Proteus stuart*, e *Pseudomonas aeruginosa* estão presentes, pois revestem o cateter com biofilme.

Para os idosos, a triagem de rotina e o tratamento de BA *não* são recomendados. Apesar de um esquema de 3 dias de antibioticoterapia ter reduzido a prevalência de BA em 6 meses, não há benefícios na morbidade, mortalidade e incontinência urinária crônica. A triagem e o tratamento de BA em pessoas idosas são recomendados apenas em duas situações: (1) antes da ressecção transuretral da próstata e (2) antes de procedimentos urológicos em que o sangramento da mucosa é previsto.

Embora seja mostrado que os sintomas e sinais não urinários são um fator importante na prescrição de antibióticos para BA, não há evidências até o momento que apoiem esta prática.

A conduta indicada para a prevenção da BA é o aumento de hidratação e deambulação. Outras medidas que tiveram impacto na redução da BA: ingestão de suco de *cranberry* (com evidências fracas), terapia em mulheres com estrógeno intravaginal pós-ITU, retirada de SVD.

Diagnóstico de infecção do trato urinário

O diagnóstico de ITU em idosos exige bacteriúria significativa (≥ 10^5 UFC/mℓ) associada a sintomas do trato geniturinário. Em idosos com cognição preservada e que podem relatar sintomas, o diagnóstico de ITU é realizado com facilidade.

Entre os institucionalizados, que, muitas vezes, apresentam déficit cognitivo, a distinção entre BA e ITU sistematicamente é problemática. Nos residentes de ILPI, principalmente com déficit cognitivo, várias comorbidades podem apresentar sintomas semelhantes aos da ITU e o paciente pode não ser capaz de relatar seus sintomas. A confirmação laboratorial de ITU com bacteriúria significativa na cultura de urina e piúria (> 10 leucócitos por campo na urina tipo 1) é uma associação suficiente e necessária para o diagnóstico nesta população.

Os sintomas em idosos que têm ITU são pouco claros. Estudo em idosos que não tiveram disúria confirmou que sintomas urinários (incontinência, aumento da frequência, urgência, dor suprapúbica, dor no flanco ou febre) e sintomas que indicam mal-estar (anorexia, dificuldade em adormecer, dificuldade em permanecer adormecido, fadiga ou fraqueza) estavam presentes em igual frequência nos adultos com bacteriúria. Até o momento nenhum conjunto de sintomas foi identificado em idosos que têm bacteriúria que possa distinguir pacientes sintomáticos de assintomáticos.

Com a falta de dados empíricos, critérios para vigilância, diagnóstico e tratamento de ITU em ILPI têm sido desenvolvidos por vários grupos (ver adiante os critérios diagnósticos de infecção em hospitais ou ILPI) (McGeer *et al.*, 1991). Resultados da cultura de urina não são obrigados nos critérios, em razão da alta prevalência de BA; se um espécime adequadamente coletado é enviado, o resultado deve ser relatado como positivo ou contaminado.

Entre institucionalizados, a *E. coli* é o agente patogênico mais frequentemente. Outros agentes são: *P. aeruginosa*, enterococos resistentes à vancomicina, *Candida* spp. e *Enterobacteriacae* não *E. coli*.

Avaliação da infeção do trato urinário

Embora certos sintomas possam ser menos comuns, idosos podem apresentar sintomatologia que pode ajudar no diagnóstico de ITU. Febre, disúria, aumento na frequência urinária, retenção urinária e dor suprapúbica ou no flanco foram associados a maior probabilidade de ITU. Por outro lado, a constatação de resultado negativo no crescimento em culturas de urina em paciente sem uso de antibióticos exclui o diagnóstico de ITU. No exame de análise de urina de residente de ILPI, a combinação dos testes de nitrito e leucoesterase negativos tem valor preditivo negativo de 100% para ITU. A mensuração de leucocitose em sangue periférico é um exame que pode ser útil. Tanto pacientes jovens como idosos com ITU 70% apresentavam contagem de leucócitos com mais de 10 mil células/mm³.

O primeiro passo na avaliação da ITU em ILPI é a realização de exame de análise de urina com coleta adequada. Nesses residentes com suspeita de ITU o valor preditivo negativo de exame de análise de urina coletado com técnica apropriada é de 100%. Realizar este teste evita a realização de cultura de urina e uso inapropriado de antibiótico.

Os critérios clínicos para o tratamento empírico de ITU em ILPI são baseados em consenso. De acordo com estes critérios, para os residentes que não utilizam SVD, critérios mínimos para iniciar antibióticos incluem disúria aguda isolada ou febre (> 37,9°C ou aumento de 1,5°C da temperatura basal) e pelo menos uma das seguintes opções: agravamento da urgência, aumento da frequência, dor suprapúbica, hematúria macroscópica, hipersensibilidade ou dor no ângulo costovertebral ou incontinência urinária.

Para os residentes que têm SVD os critérios mínimos para iniciar antibióticos incluem pelo menos um dos seguintes: febre (> 37,9°C ou aumento de 1,5°C da temperatura basal), nova dor ou sensibilidade do ângulo costovertebral, arrepios (calafrios) com ou sem causa identificada ou novo início de delírio.

Estes critérios foram a base para intervenção visando reduzir o número de prescrição de antimicrobianos por suspeita de ITU em residentes de ILPI. O algoritmo utilizado neste julgamento é a melhor abordagem disponível para institucionalizados com suspeitas de ITU (Figuras 85.1 e 85.2).

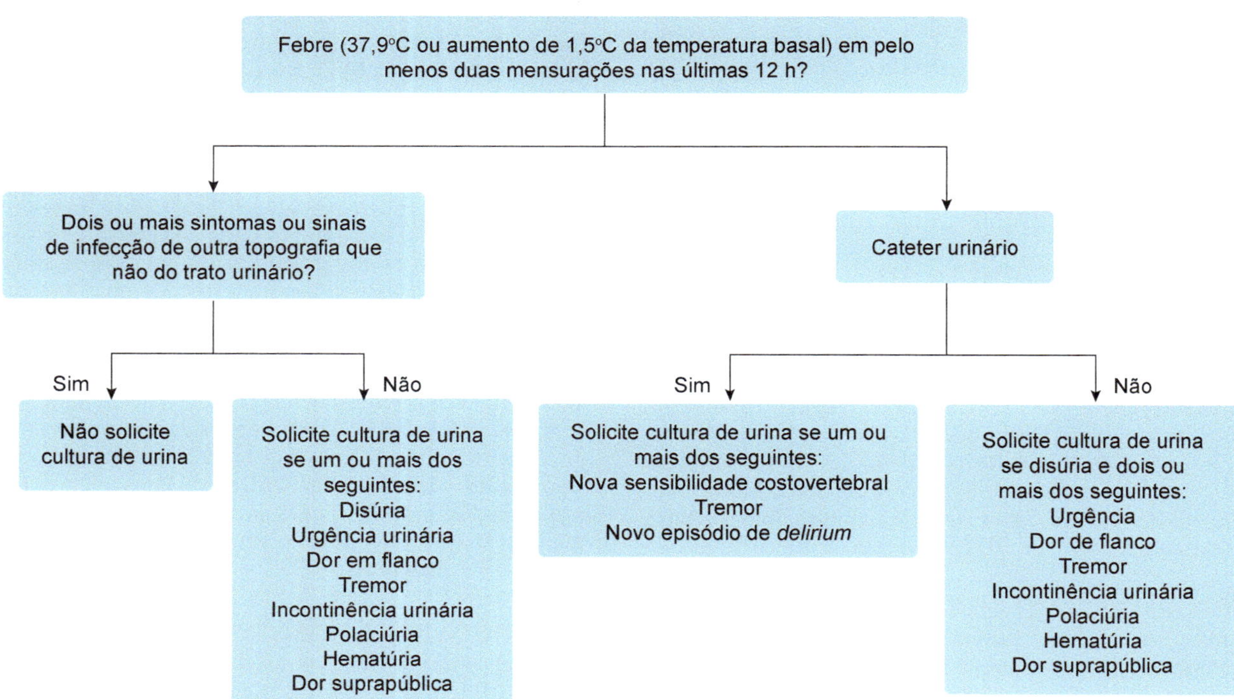

▪ **FIGURA 85.1** Critérios para uso de antibióticos por residentes de instituições de longa permanência com suspeitas de infecção do trato urinário.

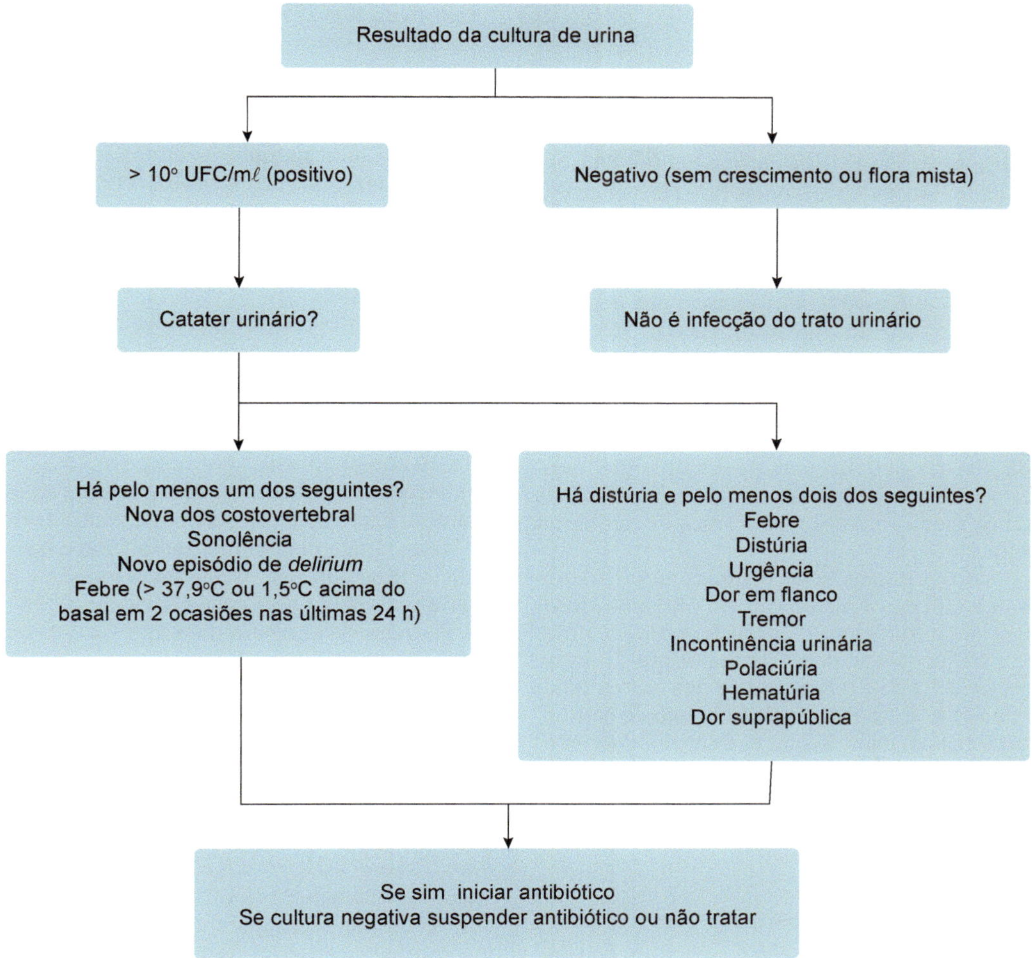

▪ **FIGURA 85.2** Algoritmo da cultura de urina.

A terapia antimicrobiana indicada para ITU é apresentada na Tabela 85.1 e sua duração na Tabela 85.2.

Para idosos de ILPI com quadro de sepse de foco urinário encaminhados para avaliação em unidades de urgência, tratamento empírico com uma cefalosporina de terceira geração é a terapia apropriada até cultura e antibiograma estarem disponíveis. Caso não haja fatores de risco para infecção por gram-positivos sejam identificados (LPP ou pneumonia concomitante), uso de vancomicina não é necessário empiricamente.

O uso de antimicrobiano profilático está indicado em: mulheres com ITU recorrente (3 infecções por ano ou 2 em 6 meses) ou quando houver fatores predisponentes (cálculos e obstrução). A conduta indicada é nitrofurantoína, sulfametoxazol-trimetoprima, ácido pipemídico ou cefalexina na dose de um comprimido à noite ao deitar-se por 3 a 6 meses.

Pneumonia

A pneumonia adquirida na comunidade (PAC) é aquela que se manifesta clinicamente na comunidade ou em até 48 horas da internação.

A pneumonia associada aos cuidados de saúde (PACS) acomete pacientes com riscos para germes resistentes nas seguintes condições:

- Hospitalização de mais de 2 dias nos últimos 90 dias
- Moradia em instituições que realizem procedimentos invasivos
- Terapia de infusão venosa domiciliar

▪ **TABELA 85.1** Terapia antimicrobiana indicada para infecção do trato urinário.

Medicamento	Dose
Sulfametoxazol + trimetroprima	800 mg + 160 mg 12/12 h
Nitrofurantoína	100 mg 6/6 h
Ácido pipemídico	400 mg 12/12 h
Norfloxacino	400 mg 12/12 h
Ciprofloxacino	500 mg 12/12 h
Ceflacor	250 mg 12/12 h
Cefalexina	500 mg 6/6 h
Fosfomicina	3 g/dose única

▪ **TABELA 85.2** Duração da terapia na infecção do trato urinário (ITU).

Condição clínica	Duração da terapia (dias)
ITU baixa não complicada em mulheres	3 a 7
ITU em homem	7 a 14
Recidiva de ITU sintomática	10
Tratamento pregresso	10
Alta probabilidade de ITU por germes resistentes	10 a 14

- Esquema de diálise nos últimos 30 dias
- Tratamento de feridas (LPP, ferida cirúrgica, úlceras venosas) nos últimos 30 dias
- Imunossuprimidos
- Uso de antibiótico nos últimos 90 dias.

Pneumonia é a segunda causa mais comum de infecção em ILPI, com DII variando de 0,3 a 2,5 episódios de 1.000 pacientes-dia, aproximadamente 10 vezes mais que pneumonias em idosos da comunidade. É a principal causa de morte por infecções e a maior causa de hospitalização em residentes deste cenário. A taxa de mortalidade varia entre 6 e 40%, sendo maior nos portadores de ICC e doença pulmonar obstrutiva crônica (DPOC).

Residentes de ILPI estão predispostos à pneumonia em virtude da diminuição do *clearance* de bactérias das vias respiratórias, flora oral alterada, redução do estado funcional, alimentação por sondas, dificuldade de deglutição e aspiração e higiene bucal inadequada. Fatores de risco para pneumonia são: aspiração orotraqueal, uso de substâncias psicoativas, dificuldade para ingestão oral de medicamentos, uso crônico de inibidores de bomba de próton.

A apresentação clínica muitas vezes é atípica. Tosse foi observada em 75%, febre 62% e estertoração em 55% dos idosos de ILPI com pneumonia. Aumento da confusão pode ser sintoma proeminente e frequência respiratória maior que 25 irpm, podendo preceder de 3 a 4 dias o surgimento dos outros sinais e > 30 irpm correlaciona-se com a gravidade e risco de óbito.

Os agentes bacterianos mais frequentes são *Streptococcus pneumoniae, Haemophilus influenzae, Staphylococcus aureus* e bactérias gram-negativas.

A etiologia segundo fatores de risco é apresentada na Tabela 85.3.

Na avaliação são recomendados:

- Saturação de oxigênio ($SatO_2$): em pacientes com frequência respiratória maior que 25 ipm, sendo indicação de hipoxemia quando < 90 em ar ambiente
- Exame de radiologia: realização de radiografia de tórax nas incidências posteroanterior e perfil (PA e P) para todos os pacientes com suspeita de pneumonia. Nos idosos é importante avaliar novo infiltrado pulmonar. Se a radiografia estiver normal e suspeita de PAC for mantida, recomenda-se repetir o exame em 48 horas
- Marcadores inflamatórios e hemograma: solicitados para pacientes que serão tratados em ambiente hospitalar, não sendo recomendados nos que serão tratados na ILPI. São eles:
  - Hemograma: mais de 14 mil leucócitos ou desvio à esquerda (mais de 1.500 neutrófilos ou mais de 6% de bastonetes) sugere infecção bacteriana
  - Proteína C reativa (PCR): valores > 100 mg/ℓ – pneumonia é altamente provável; < 20 mg/ℓ em paciente com > 24 horas sintomas – pneumonia é improvável
  - Pró-calcitonina (PCT): solicitar quando houver dúvida se o diagnóstico é realmente de pneumonia. Valores entre 0,25 e 0,5 ng/mℓ indicam possível infecção bacteriana, sendo aconselhável o tratamento específico. O valor de PCT > 0,5 ng/mℓ é sugestivo de infecção bacteriana
- Bioquímicos: considerar a realização de outros exames conforme indicação clínica do paciente (p. ex., glicemia para avaliar DM descompensado)
- Investigação etiológica: deve ser realizada em todos os pacientes que forem internados. Consiste em:
  - Cultura de escarro: deve ser imediatamente encaminhado para semeadura após coletado. Na interpretação é importante verificar se escarro é representativo (> 25 polimorfonucleares e < 10 células epiteliais por campo)
  - Hemocultura: devem ser coletadas duas amostras, de locais de punção diferentes, mas podem ser realizadas simultaneamente
  - Teste rápido para influenza: solicitar em suspeita de etiologia viral; se possível, *swab* para pesquisa de H1N1. Não atrasar o tratamento para coletar o exame
  - Pesquisa de antígeno do SARS-CoV-2: será abordada em tópico específico
  - Pesquisa de *Legionella*, com antígeno urinário: solicitar nos primeiros 5 dias de evolução do quadro, principalmente nos pacientes com quadros graves
  - Método invasivo de cultura: considerar realização se o paciente estiver intubado ou traqueostomizado.

Decisão sobre local de tratamento

Na decisão sobre o local de tratamento se utiliza o índice CRP-65 (Tabela 85.4), que colabora na definição da necessidade de internação e critérios de gravidade para avaliação da indicação de tratamento em unidade de terapia intensiva (Tabela 85.5).

Terapêutica antimicrobiana

A terapêutica antimicrobiana a ser instituída em idosos institucionalizados com pneumonia depende de doenças associadas, do uso prévio de antibioticoterapia e da suspeita de aspiração e do diagnóstico de PACS (Tabelas 85.6 a 85.8).

TABELA 85.3 Etiologia e pneumonia segundo fatores de risco.

Fator de risco	Patógeno
Alcoolismo	*S. pneumoniae*, anaeróbios, *K. pneumoniae*, *Acinetobacter* sp.
DPOC e/ou tabagismo	*H. influenzae*, *P. aeruginosa*, *M. catarrhalis*, *S. pneumoniae*
Aspiração	Entéricos gram-negativos, anaeróbios orais
Uso de drogas injetáveis	*S. aureus*, *S. pneumoniae*
Abscesso pulmonar	*S. aureus*, anaeróbios orais, fungos, *M. tuberculosis*
Obstrução endobrônquica	*S. pneumoniae*, *H. influenzae*, *S. aureus*, anaeróbios

DPOC: doença pulmonar obstrutiva crônica.

TABELA 85.4 Índice CRP – 65.*

Escore	Tratamento	Mortalidade (%)
0	Ambulatorial	Baixa (1,2)
1 a 2	Internação a critério do médico	Intermediária (8,5)
3 a 4	Internação	Alta (31)

*1 ponto para cada critério. C: confusão mental; R: frequência respiratória ≥ 30 incursões/min; P: hipotensão arterial (pressão arterial sistólica < 90 mmHg ou pressão arterial diastólica ≤ 60 mmHg); 65: idade ≥ 65 anos).

TABELA 85.5 Critérios de gravidade que indicam tratamento em unidade de terapia intensiva (considerar 1 maior ou 2 menores).

Maiores	Menores
Choque séptico com fármaco vasoativo	Hipotensão arterial
Insuficiência respiratória com necessidade de VM	Pa_{O_2}/Fi_{O_2} < 250 infiltrados multilobulares

Fi_{O_2}: fração inspirada de oxigênio; Pa_{O_2}: pressão parcial de oxigênio; VM: ventilação mecânica.

■ **TABELA 85.6** Terapia antimicrobiana.

Pacientes sem antibioticoterapia prévia	**1ª opção: macrolídios** • Azitromicina 500 mg no 1º dia e 250 mg/dia durante mais 4 dias ou • Claritromicina 500 mg 12/12 h **2ª opção: betalactâmicos** • Amoxicilina + clavulanato 625 mg 8/8 h ou • Amoxicilina 500 mg 8/8 h ou • Cefuroxima 500 mg 12/12 h
Paciente com doenças associadas ou tratamento recente com antibióticos (< 3 meses)	**1ª opção: betalactâmicos + macrolídio** • Amoxicilina 500 mg 8/8 h + azitromicina 500 mg no 1º dia e 250 mg/dia durante mais 4 dias ou • Cefuroxima 500 mg 12/12 h + azitromicina no 1º dia e 250 mg/dia durante mais 4 dias ou • Amoxicilina + clavulanato 625 mg 8/8 h + azitromicina no 1º dia e 250 mg/dia durante mais 4 dias ou • Claritromicina 500 mg 12/12 h como opção à azitromicina em qualquer uma das opções **2ª opção: quinolona** • Levofloxacino 750 mg ou • Moxifloxacino 400 mg
Suspeita de aspiração	**1ª opção: amoxicilina + clavulanato 1 g 8/8 h** **2ª opção: amoxicilina 1 g 8/8 h + metronidazol 500 mg 8/8 h** **3ª opção: cefuroxima 500 mg 12/12 h + metronidazol 500 mg 8/8 h** **4ª opção: clindamicina 600 mg 6/6 h**

Tratamento: 5 a 7 dias de antibiótico por via oral ou gástrica.

■ **TABELA 85.7** Tratamento com antibiótico por 5 a 7 dias.

Sem suspeita de aspiração	**1ª opção: betalactâmicos + macrolídio** • Amoxicilina + clavulanato 1 g 8/8 h + azitromicina 500 mg no 1º dia e 250 mg/dia durante mais 4 dias ou • Claritromicina 500 mg 12/12 h por 5 dias ou • Cefuroxima 750 mg IV 8/8 h + azitromicina 500 mg no 1º dia e 250 mg/dia durante mais 4 dias ou • Claritromicina 500 mg 12/12 h por 5 dias **2ª opção: quinolonas** • Levofloxacino 750 mg Obs.: reservar moxifloxacino 400 mg para pacientes que falharem com o uso de levofloxacino, principalmente doença pulmonar estrutural **3ª opção: cloranfenicol 500 mg IV 6/6 h**
Com suspeita de aspiração	**1ª opção: amoxicilina + clavulanato 1 g 8/8 h** **2ª opção: cefuroxima 500 mg 12/12 h + metronidazol 500 mg 8/8 h** **3ª opção: levofloxacino 750 mg 8/8 h + clindamicina 600 mg 6/6 h** **4ª opção: cloranfenicol 500 mg 6/6 h**

Iniciar por via intravenosa (IV) e transicionar para por via oral (VO) ou gástrica em 48 horas ou quando houver melhora clínica.

Vacinação antipneumocócica

Objetiva proteger tanto indivíduos saudáveis como aqueles de alto risco para doença pneumocócica invasiva, caracterizada por bacteriemia e/ou meningite.

Os esquemas vacinais recomendados são apresentados em capítulos específicos.

■ **TABELA 85.8** Terapia antimicrobiana para pneumonia associada aos cuidados de saúde.

Quando preenche critérios para PACS	**Hemodinamicamente estável** **1ª opção: betalactâmico + macrolídio** • Amoxicilina + clavulanato 1 g 8/8 h + azitromicina 500 mg no 1º dia e 250 mg/dia durante mais 4 dias ou • Cefuroxima 750 mg IV 8/8 h + azitromicina 500 mg ou • Cefuroxima VO 500 mg 12/12 h ou • Claritromicina 500 mg 12/12 h como opção à azitromicina em qualquer esquema **2ª opção: quinolonas** • Levofloxacino 750 mg/dia **Hemodinamicamente instável (com DVA)** • Cefepima 2 g IV 12/12 h + azitromicina 500 mg 1 vez/dia (se suspeita de *Pseudomonas*, cefepima 2 g 8/8 h) ou • Claritromicina 500 mg 12/12 h como opção à azitromicina ou • Piperacilina + tazobactam 4,5 g 8/8 h – principalmente se suspeita de aspiração

Tratamento com antibiótico por 5 a 7 dias. Iniciar por via intravenosa (IV) e transicionar para por via oral (VO) ou gástrica em 48 h ou quando houver melhora clínica. Avaliar pelo CRP-65. DVA: droga vasoativa.

Influenza (gripe)

É uma doença respiratória aguda com início agudo de febre, tosse, calafrios e dor de cabeça. Como é muito contagiosa, pode ser causa de epidemia em ILPI com acometimento de 25 a 70% dos residentes, com taxa de mortalidade acima de 10%. Ocorre com prevalência no outono e inverno, mas pode ser diagnosticada em qualquer época do ano. Deve-se suspeitar de pneumonia por influenza se residente apresenta sintomas de gripe associados com hipoxemia e infiltrado pulmonar bilateral. Quando esta condição é considerada, recomenda-se iniciar tratamento imediatamente, pois os resultados são mais efetivos quando estabelecido em até 48 horas do início do quadro. Porém, pode ser instaurado após esse período.

Para terapia para pneumonia por influenza é indicado oseltamivir 75 mg/dia. Se paciente receber a medicação por sonda ou for obeso a dose deve ser 150 mg/dia.

Vacina anti-influenza: tem como maior benefício diminuir as taxas de hospitalização e óbito, principalmente em indivíduos de alto risco, que são: idosos, profissionais da saúde, cuidadores, portadores de doenças crônicas e imunossuprimidos. Assim, a vacinação para *influenza* é indicada para estes grupos de pacientes, devendo ser repetida anualmente, no período de maior circulação do vírus – no Brasil, de março a agosto.

Tuberculose

É causa de surtos em ILPI acometendo residentes e funcionários (Di Gennaro *et al.*, 2020; Rajagopalan, 2001). Os idosos residentes em ILPI são sobreviventes de coortes nascidos na década de 1940, tendo sido expostos à tuberculose (TB) durante suas infâncias, quando a prevalência da doença era alta e a terapêutica menos eficaz. Estima-se que 20 a 50% dos idosos tenham TB infecção. O idoso, albergando o bacilo de Koch e com as deficiências imunológicas próprias do envelhecimento ou de doença crônica, pode vir a desenvolver a tuberculose. Aproximadamente 90% dos casos de TB que envolvem as pessoas idosas são causados por reativação de uma infecção primária. É relatado que pessoas idosas previamente infectadas podem eliminar os bacilos viáveis e reverter para um estado de tuberculina negativo; estes idosos estão em risco de reinfecção pelo *M. tuberculosis*. Assim, as pessoas idosas potencialmente em risco de TB incluem os indivíduos nunca expostos ao *M. tuberculosis*, aqueles com infecção primária latente e que pode reativar, e aqueles que já não estão infectados e, portanto, correm o risco de reinfecção.

Clinicamente TB pode manifestar com alterações na capacidade funcional, fadiga crônica, disfunção cognitiva, anorexia ou febre baixa inexplicável. Estes sintomas e sinais podem variar em gravidade, persistindo por período de semanas a meses. Essas condições devem alertar o profissional de saúde para a possibilidade de TB.

A forma mais comum na população idosa de TB é a pulmonar. Os pacientes podem apresentar quadro respiratório típico acompanhado de sintomas sistêmicos (produção de escarro, hemoptise, febre, sudorese noturna, perda de peso e anorexia), queixas atípicas ou sintomas pulmonares mínimos. Outras apresentações relatadas de TB em idoso são: miliar, meningite, óssea e geniturinária.

Para fins de rastreamento, o teste tuberculínico continua a ser a intervenção diagnóstica de escolha, apesar dos resultados falso-negativos. A prevalência de exame negativo aumenta com a idade e pode ser parcialmente explicado pela anergia. O efeito *booster* do teste cutâneo de reatividade ao antígeno aumenta no idoso. É indicado que idoso que apresenta resposta negativa (endurecimento de < 10 mm) realize novo teste após 2 semanas, pois pode apresentar efeito *booster* com resultado positivo.

Radiografia de tórax mostra como característica infiltração pulmonar nos campos superiores do pulmão, mas é relatada manifestação em qualquer outra localização.

Exame de escarro para *M. tuberculosis*, utilizando esfregaço e cultura, é indicado para todos os pacientes que apresentam sintomas pulmonares e/ou alterações radiológicas compatíveis com TB e que não tenham sido tratados previamente. Recomenda-se que 3 amostras de expectoração consecutivas obtidas na parte da manhã sejam utilizadas para estudos micobacteriológicos de rotina. Os métodos de cultura de rotina requerem até 6 semanas para o crescimento de *M. tuberculosis*.

Testes de amplificação de ácidos nucleicos, como reação em cadeia da polimerase (PCR) e outros métodos para amplificar DNA e RNA, podem facilitar a rápida detecção de *M. tuberculosis* em espécimes do trato respiratório ou outros materiais biológicos.

O exame histológico do tecido de tecidos (p. ex., fígado, nódulos linfáticos, medula óssea, pleura e membrana sinovial) podem revelar reação tecidual característica (necrose caseosa com formação de granulomas).

Sinusite

Sinusite tem sido relatada como complicação tardia em pacientes portadores de sonda nasoenteral (Baskin, 2006). A incidência varia de 11 a 13% quando o diagnóstico é realizado por cultura de secreção de seios frontais e etmoidais ou 25% por radiografia. A suspeita deve ser levantada quando ocorre secreção nasal purulenta no orifício de inserção da sonda. O paciente pode apresentar edema periorbitário. O tratamento é realizado com a retirada da sonda da cavidade nasal e antibioticoterapia. A drenagem sinusal deve ser considerada nos pacientes que não respondem ao tratamento conservador.

Infecção de pele e de partes moles

É a terceira topografia mais frequente de infecção em ILPI. Abrangem importante espectro de condições: LPP infectada, infecção de pele (celulite), herpes-zóster e escabiose. É importante detectar precocemente as infecções de pele e de partes moles (IPPM), pois são causas de epidemias em ILPI.

Escabiose

A apresentação clínica de escabiose pode ser atípica. Prurido, alterações inflamatórias em áreas interdigitais ou intertrigo podem estar ausentes. Pacientes com incapacidade podem apresentar somente hiperqueratose, pápula e vesículas. A suspeita clínica deve existir se houver *rash* cutâneo e prurido atípico, sem outra causa aparente. O diagnóstico pode ser realizado pela demonstração de ácaros, ovos ou fezes de ácaros na microscopia de raspado cutâneo.

Exames em infecção de peles e de partes moles

A cultura deve ser realizada apenas em situações especiais, como área de flutuação sugestiva de abscesso ou fracasso de terapia inicial. Na LPP deve ser realizada biopsia de tecido profundo e não cultura de secreção, pois, nesta última, pode haver contaminação.

Na suspeita de herpes simples ou herpes-zóster, raspados de pele podem ser examinados para pesquisa de células gigantes (preparação de Tzanck) e/ou enviados para a cultura, estudo de imunofluorescência de antígenos virais ou PCR.

Infecções gastrintestinais

Gastrenterite e diarreia são as IGI mais comumente encontradas em residentes de ILPI (Wachholz *et al.*, 2018).

A diarreia pode ser atribuível a um aumento da suscetibilidade ou exposição a agentes patogênicos. Aumento da acloridria e redução da motilidade intestinal com a idade podem permitir que o organismo sobreviva no estômago. Patógenos entéricos podem ser adquiridos a partir de fontes ambientais, contato direto com residentes, mãos dos funcionários infectados e ingestão de alimentos e água contaminados. As visitas de crianças e animais também têm sido associadas a epidemias. Em uma população com alta prevalência de incontinência fecal há maior risco de infecção cruzada. Em razão do uso de sondas no trato gastrintestinal (TGI) pode ocorrer introdução significativa de patógenos diretamente no TGI.

A propagação de pessoa a pessoa é importante na gastrenterite viral, infecções por *Shigella* spp. e *C. difficile*. A transmissão por alimentos é muito comum por *Salmonella* ou *S. aureus* e *Escherichia coli* O157: H7.

Embora a incidência exata da IGI em ILPI seja desconhecida, estima-se que um terço dos residentes de ILPI terá um episódio de infecção do TGI por ano, sendo causa de pandemia.

Causas de diarreia em ILPI podem ser de origem bacteriana, viral ou parasitária.

Para definição de caso de diarreia são necessárias três evacuações com fezes aquosas ou não formadas em 24 horas.

Infecção do intestino delgado ou gastrenterite é mais comumente associada a pouca dor abdominal e grande volume de fezes. Sangue e pus nas fezes são raros. Agentes típicos desta condição são *Giardia lamblia*, *Cryptosporidium*, *Cyclospora* sp. e norovírus.

Em contraposição, na infecção do intestino grosso é relatada dor abdominal baixa e retal. Observam-se fezes com sangue, pus ou muco. Há leucócitos nas fezes. Agentes mais frequentes são: *C. difficile*, *Enterohemorrhagic toxigenic E. coli*, *Shigella* sp., *Salmonella* sp., *Campylobacter* sp., *Yersinia* sp. e *Entamoeba histolytica*.

Gastrenterite viral, salmonelose e intoxicação por *Clostridium perfringens* são causas bem conhecidas de surtos de diarreia em ILPI. *Escherichia coli* O157: H7, *Clostridium difficile* e *Giardia lamblia* são outros patógenos entéricos e também podem causar surtos de origem alimentar.

A definição para gastrenterite por norovírus requer a apresentação clínica e a confirmação laboratorial com a detecção do agente infeccioso por um dos métodos laboratoriais aceitos. A infecção por norovírus pode ocorrer de forma esporádica ou em surtos. Em caso esporádico, exige-se vigilância para detectar um presumível surto por norovírus, mesmo na ausência de confirmação laboratorial.

A IGI observada em ILPI é a diarreia associada ao uso de antibiótico (DAUA), que se manifesta como quadro mais importante a infecção por *C. difficile*. Esta pode apresentar-se com sintomas de colite (febre grave, dor abdominal, diarreia com ou sem produtos patológicos) especialmente em idosos que utilizaram antibióticos há menos de 30 dias. Na suspeita deve ser realizada cultura de fezes para pesquisa de *C. difficile* ou pesquisa de toxina A do *C. difficile* nas fezes (com sensibilidade de 60 a 90% e especificidade de 75 a 100%). É importante observar que de 10 a 30% dos idosos em ILPI podem ser portadores assintomáticos de *C. difficile*, especialmente após retorno do hospital.

No tratamento da DAUA, deve-se descontinuar o agente causador e ter cuidado no uso de agentes que possam retardar a motilidade gastrintestinal (opioides e antidiarreicos). Quando a cultura ou toxina para *C. difficile* for positiva, iniciar terapia com metronizadol ou vancomicina (oral). A utilização de probióticos mostrou prevenção de DAUA.

Bactérias multirresistentes a antibióticos

Bactérias resistentes a antibióticos estão frequentemente presentes nas ILPI com taxas de até 43% de colonização em idosos assintomáticos (Mitchell *et al.*, 2014; Shaffer *et al.*, 2016).

Os patógenos mais frequentes são *Staphylococcus aureus* resistente à meticilina (MRSA) (taxa de colonização de 8 a 28%), enterococos resistentes à vancomicina (VRE) (taxa de 23 a 51%), pneumococos resistentes à penicilina e bactérias gram-negativas resistente a múltiplas drogas (taxa de 23 a 59%). A prevalência de colonização retal por *Klebsiella pneumoniae* produtoras de carbapenemases foi 30% maior em ILPI do que a observada em pacientes de unidade de terapia intensiva. Organismos resistentes aos antibióticos podem ser facilmente transferidos entre ILPI e hospitais e vice-versa em virtude da movimentação interunidades destes pacientes. Outro fator contribuinte para o problema da resistência aos antibióticos é a utilização inadequada destes fármacos em ILPI, que pode ocorrer em 25 a 75% das vezes.

Uso de antimicrobianos em institucionalizados

Os princípios gerais de utilização de antimicrobianos em idosos, mesmo em ILPI, incluem o diagnóstico precoce e preciso da infecção, rápida decisão para início precoce da terapêutica e atenção à possibilidade do descalonamento ou descontinuação dos antibióticos com base na evolução clínica e identificação do patógeno (Giannella *et al.*, 2016; van Buul *et al.*, 2012). A seleção do agente antimicrobiano específico depende de identificação do agente patogênico, padrões de sensibilidade da ILPI e farmacocinética e farmacodinâmica dos antibióticos nessa faixa etária.

Como em idosos institucionalizados as doenças infecciosas, muitas vezes, tornam-se um diagnóstico de exclusão, induz-se o uso de antibióticos inadequados.

Relata-se em ILPI taxa de incidência de 4 a 7,3 tratamentos com antibiótico por 1.000 residentes/dia. Entre 47 e 79% dos residentes de ILPI recebem antibiótico no período de 1 ano. As maiores taxas de uso foram em pacientes com procedimentos invasivos (sonda vesical, nasogástrica ou enteral).

Estudos mostraram que a taxa de uso correto de antimicrobiano foi de 42 a 69%, com as melhores taxas quando a terapia foi orientada por especialista, tratamento de infecção do sistema respiratório e IPPM. As maiores taxas de uso inapropriado foram para terapia de infecção respiratória viral e BA.

Elementos de controle de infecção em ILPI

Como instituições de longa permanência diferem dos hospitais no controle de infecção?

Os desafios para o controle de infecção nas ILPI incluem altas proporções de pacientes pelos componentes da equipe, alta rotatividade da equipe e dificuldade da implementação das políticas de controle de infecção em virtuda da grande variedade das características das instituições.

Os programas de controle de infecção nas ILPI devem ser adaptados ao tipo de instalação, ao *layout* da instalação (incluindo instalações de isolamento e disponibilidade adequada de pias para higienização das mãos), fatores de risco entre os residentes e recursos disponíveis.

O foco da assistência na ILPI é o conforto do paciente, manutenção ou melhoria do estado funcional, estabilização de doenças crônicas e prevenção de novos problemas de saúde. Os cuidados em ILPI são fornecidos pela equipe de enfermagem (principalmente técnicos de enfermagem ou voluntários sob a supervisão de enfermeiro). A visita por médico não é diária.

Os recursos para o diagnóstico rápido de infecção são, muitas vezes, de difícil acesso na ILPI. Sinais vitais são geralmente obtidos semanalmente exigindo cuidados de manutenção em longo prazo; no entanto, mensurações mais frequentes podem ser obtidas pela enfermagem conforme necessidade do idoso.

Critérios de infecções utilizados nas instituições dependem mais de sintomas e sinais do paciente e dos recursos que estão mais prontamente disponíveis na ILPI e menos de exames de diagnóstico.

O diagnóstico de infecção na ILPI deve basear-se em três condições:

- Os sintomas devem ser novos ou com piora aguda. Muitos pacientes dessas instituições têm sintomas crônicos não associados a quadros infecciosos. A mudança na condição clínica e no estado do paciente é importante indicador de que infecção pode estar presente
- Causas não infecciosas de sinais e sintomas devem ser sempre consideradas antes do diagnóstico de infecção
- A identificação de uma infecção não deve ser baseada em única evidência. Achados microbiológicos e radiológicos devem apenas ser usados para confirmação de suspeitas clínicas de infecção. O diagnóstico médico deve ser sempre acompanhado de sinais e sintomas de infecção.

A seguir serão descritos os critérios diagnósticos de infecção em ILPI segundo McGeer *et al.* (1991):

- Critérios constitucionais:
  - Febre (temperatura oral > 37,8°C ou temperaturas orais repetidas > 37,2°C ou temperaturas retais > 37,5°C ou temperatura única > 1,1°C acima da basal de qualquer local (oral, timpânica, axilar)
  - Leucocitose (> 14 mil leucócitos/mm³ ou desvio à esquerda (> 6% de bastonetes ou ≥ 1.500 bastonetes/mm³)
  - Mudança aguda no estado mental basal (todos os critérios devem estar presentes)
    - Início agudo
    - Oscilação de humor

        - Desatenção
        - Qualquer pensamento desorganizado ou alteração do nível de consciência
    - Declínio funcional agudo
    - Aumento agudo de 3 pontos na escala de atividades diárias basal (variação 0 a 28 pontos) com base nos 7 itens a seguir, cada um pontuando de 0 (independente) a 4 (dependência total) (mobilidade na cama, transferência, locomoção dentro da ILPI, vestir roupas, uso do banheiro, higiene pessoal, alimentação).

Como alternativa, pode ser utilizada a piora da funcionalidade por meio do índice da Katz (fazer a transferência, ter continência, realizar a higiene pessoal, tomar banho, vestir-se, alimentar-se):

- Critérios para ITU: inclui somente ITU sintomática. A vigilância para BA não é recomendada
    - Infecção sintomática do trato urinário: paciente sem SVD
        - Critério 1: os itens 1 e 2 devem estar presentes
            - Item 1: pelo menos um dos seguintes sinais ou sintomas: (1) disúria aguda ou dor aguda, inchaço ou sensibilidade dos testículos, epidídimo ou da próstata; (2) febre ou leucocitose e pelo menos um dos seguintes sinais e sintomas associados ao trato urinário – dor ou sensibilidade aguda no ângulo costovertebral, dor suprapúbica, hematúria macroscópica, início ou piora da incontinência urinária, início ou piora da urgência miccional, início ou piora do aumento do número de micções; (3) na ausência de febre ou leucocitose, pelo menos dois dos seguintes sinais e sintomas associados ao trato urinário: dor suprapúbica, hematúria macroscópica, início ou piora da incontinência urinária, início ou piora da urgência miccional, início ou piora da frequência de micções
            - Item 2: um dos achados microbiológicos a seguir: (1) pelo menos 10^5 UFC/mℓ de não mais de 2 espécies de microrganismos em uma amostra de urina de jato médio; (2) pelo menos 10^2 UFC/mℓ de qualquer número de microrganismos em uma amostra coletada por cateter vesical; (3) pacientes com SVD
        - Critério 2: os itens 1 e 2 devem estar presentes
            - Item 1: pelo menos um dos sinais ou sintomas a seguir: (1) febre, tremores, hipotensão, sem outro foco de infecção; (2) qualquer alteração aguda do estado mental ou declínio funcional agudo, sem diagnóstico alternativo e leucocitose; (3) dor ou sensibilidade em flanco ou em região suprapúbica de início agudo; (4) secreção purulenta ao redor do cateter ou dor, inchaço ou sensibilidade dos testículos, epidídimo ou da próstata de início agudo
            - Item 2: urocultura com pelo menos 10^5 UFC/mℓ de qualquer microrganismo
- Pneumonia (todos os listados devem estar presentes):
    - Pelo menos uma das seguintes alterações respiratórias: tosse de início recente ou piora da tosse; expectoração ou piora de expectoração crônica; dor torácica de tipo pleurítico; ausculta respiratória alterada ou com piora recente (estertores, roncos, sibilos ou broncofonia); aumento da frequência respiratória (≥ 25 por minuto); $SatO_2$ < 94 em ar ambiente ou uma redução de saturação basal de O2 > 3%
    - Radiografia de tórax demonstrando pneumonia ou novo infiltrado pulmonar
    - Pelo menos um critério constitucional
- Gastrenterites: para diagnóstico de gastrenterite o paciente deve preencher pelo menos um dos critérios a seguir, sendo necessário descartar causas não infecciosas, como, por exemplo, novas medicações:
    - Critério 1: diarreia – três ou mais evacuações líquidas ou fezes pastosas acima do normal para o paciente em um período de 24 horas
    - Critério 2: vômito – dois ou mais episódios em um período de 24 horas
    - Critério 3: amostra de fezes positiva para um enteropatógeno (p. ex., *Salmonella*, *Shigella*, *Escherichia coli* O157: H7, *Campylobacter* sp., rotavírus)
    - Pelo menos um dos seguintes: náuseas, vômito, dor ou sensibilidade abdominal, diarreia
- Infecção tegumentar: os critérios para o diagnóstico de infecção tegumentar são:
    - Critério 1: celulite/partes moles/infecções profundas, LPP infectada. Pelo menos um dos itens deve estar presente:
        - Secreção purulenta em ferida, pele ou partes moles
        - Novo achado ou piora de pelo menos quatro dos seguintes sinais: calor no local afetado, vermelhidão no local afetado, edema no local afetado, sensibilidade ou dor no local afetado, drenagem de secreção serosa do local afetado, um critério constitucional
    - Critério 2: infecção fúngica. Os dois itens a seguir devem estar presentes:
        - Erupção característica ou lesões
        - Diagnóstico médico ou confirmação laboratorial de raspagem ou biopsia
    - Critério 3: herpes-vírus simples e herpes-zóster. Os dois itens a seguir devem estar presentes:
        - Erupção vesicular
        - Diagnóstico médico ou confirmação laboratorial
    - Critério 4: escabiose. Os dois itens a seguir devem estar presentes:
        - Erupção maculopapular
        - Prurido
        - Pelo menos um dos seguintes:
            - Diagnóstico médico
            - Confirmação laboratorial (raspagem ou biopsia)
            - Vínculo epidemiológico com caso de escabiose com confirmação laboratorial.

Intervenções de prevenção, medidas de precaução e controle das infecções em instituições de longa permanência

O objetivo de controle e prevenção de infecções é reduzir a morbimortalidade atribuível a infecções, mantendo o estado funcional dos residentes, e prevenir e controlar surtos, prevenir a infecção nos trabalhadores, limitar os custos atribuíveis a infecções e o uso de antimicrobianos (Chami *et al.*, 2011).

Prevenção de infecção

Residentes

No momento da admissão do residente deve ser obtida história clínica completa, revisão da história de vacinação e exame físico. Fundamental a verificação do estado vacinal do residente na admissão (vacinas contra *influenza*, pneumocócica e contra tétano-difteria.

Profissionais de saúde

Os profissionais de saúde em ILPI devem realizar avaliação da situação vacinal no início do emprego. A vacinação anual contra influenza é particularmente importante, pois o aumento da cobertura vacinal entre os profissionais de saúde mostrou reduzir a probabilidade de infecção em residentes de ILPI.

O treinamento e capacitação dos profissionais de saúde é fundamental para o controle eficaz de infecções nas ILPI. O treinamento deve ser formal e informal, suficientemente frequente para atender às necessidades decorrentes da rotatividade de pessoal e compreensível por todos os funcionários. A orientação a estes profissionais deve incluir higienização das mãos, modos de transmissão da infecção, avaliação dos residentes quanto à infecção e limpeza do ambiente.

Além disso, os funcionários devem relatar sintomas transmissíveis significativos (incluindo tosse, erupção cutânea ou diarreia) e não devem ter contato com residentes enquanto potencialmente infecciosos.

Visitantes e voluntários

Os visitantes e voluntários podem ser possíveis fontes de infecção para os residentes, outros visitantes e funcionários.

As recomendações sobre o gerenciamento do acesso de visitantes e voluntários incluem avaliação do estado de saúde antes da entrada na instituição, higienização das mãos, uso de equipamento de proteção individual quando recomendado e movimentação limitada dentro das instalações.

Quando com sintomas respiratórios, deve-se proibir a entrada na ILPI, assim como evitar o contato com os residentes.

Durante um surto de infecção transmissível na ILPI, é prudente restringir a entrada de visitantes e voluntários.

Intervenções de prevenção de infecção em instituições de longa permanência

Podem ser divididas em três categorias: prevenção primária (prevenção de infecção inicial), prevenção secundária (detecção precoce da infecção durante o estado assintomático, em que as intervenções podem prevenir ou retardar o estado sintomático) e prevenção terciária (detecção precoce da infecção sintomática, com foco em tratamento precoce para amenizar os efeitos da infecção e adiar ou prevenir complicações), mas bem descritas a seguir:

- Prevenção primária de infecções em residentes de ILPI é mais bem exemplificada pela utilização da vacinação
- Prevenção secundária: o rastreamento de TB deve ser rotineiramente adotado, com a pesquisa de sintomáticos respiratórios. Outro aspecto o qual tem-se observado importância é o rastreamento de portadores assintomáticos de bactérias multirresistentes. Este é indicado em idosos que receberam alta hospitalar após utilização de antimicrobiano
- Prevenção terciária, orientações publicadas descrevem a avaliação mínima dos residentes ILPI com febre e infecção. O impacto sobre a eficácia da terapia antimicrobiana e os resultados dos pacientes devem ser mais bem avaliados.

Precauções

Medidas de precauções como desinfecção e esterilização de materiais devem seguir as mesmas regras hospitalares, bem como a higienização do ambiente.

As precauções padrão devem ser aplicadas a todos os pacientes da ILPI.

Quando há bactérias multirresistentes em ILPI, as implicações vão além das instalações individuais da instituição, pois como esses moradores são hospitalizados com grande frequência, eles podem transferir patógenos entre ILPI e hospitais que os recebem. Por outro lado, a instituição é o local onde o paciente circula e convive com outras pessoas, tornando mais difícil qualquer medida adicional de precaução.

As medidas de isolamento e precauções em ILPI apresentam características específicas, pois podem limitar o movimento dos residentes colonizados ou infectados, piorando a qualidade de vida e capacidade funcional destes. Portanto, pacientes colonizados por microrganismos multirresistentes não deverão sofrer restrições de participação em atividades de interação social ou terapêutica dentro da unidade, a menos que haja uma razão para pensar que estejam disseminando grande número de bactérias e tenham sido implicados no desenvolvimento de infecções de outros residentes.

Algumas regras devem ser seguidas para que se evite transmissão de bactérias multirresistentes.

Precauções de contato

São indicadas para os moradores com infecção ativa e totalmente dependentes de cuidados para atividades diárias ou cujas secreções ou drenagens não podem ser controladas.

O profissional deve utilizar avental, luvas, máscara e óculos como métodos de barreiras contra gotículas e respingos, quando necessário.

Pode-se seguir os critérios de escolha a seguir: quartos individuais são recomendados para estes moradores; se disponível, utilizar coorte dos residentes, caso não tenha quarto individual disponível; colocar moradores com bactéria multirresistente com moradores de baixo risco (pacientes que não sejam imunodeprimidos e que sejam isentos de feridas abertas, drenos, cateteres e uso de antibióticos). As decisões devem ser analisadas caso a caso. A higienização das mãos deve ser monitorada e intensificada, visando prevenir transmissão de bactérias resistentes para o próximo paciente e para o ambiente; o quarto deve conter pia para lavagem de mãos e higienizadores de álcool.

Isolamentos de contato em ILPI geralmente são realizados em pacientes com MRSA, VRE, *Clostridium difficile* e alguns bacilos gram-negativos (BGN), podendo variar de instituição para instituição. Caso não se resolvam problemas com microrganismos multirresistentes com controle de infecção básico, medidas adicionais são recomendadas (intensificação da educação da equipe, consulta de especialistas, melhora no controle dos antimicrobianos, culturas de vigilância, intensificação do isolamento, avaliação das conformidades, monitoramento e limpeza ambiental).

Precauções adicionais por gotículas e aerossóis devem seguir as mesmas regras das instituições hospitalares.

Precauções-padrão

- Higienização das mãos deve ser realizada antes e após contato com paciente e secreções corporais
- Itens de uso único devem ser empregados quando disponíveis comercialmente
- Usar luvas quando houver possibilidade de contato com secreção corporal
- As mãos devem ser higienizadas antes de colocar as luvas e após a remoção das mesmas
- Luvas devem ser descartadas entre os tratamentos de dois pacientes ou entre diferentes atividades de cuidados para um paciente
- Luvas de uso doméstico reutilizáveis ou luvas de uso único não esterilizadas devem ser usadas somente para tarefas domésticas e limpeza de instrumento
- As mãos que não estiverem visivelmente sujas podem ser descontaminadas com uso de álcool em gel

- Residentes com tosse devem usar máscaras quando estiverem fora de seus quartos ou em atividades coletivas
- Equipamentos de proteção (avental, óculos de proteção e máscaras) devem ser usados se os profissionais de saúde enfrentam um risco de contaminação com sangue de pacientes ou outros fluidos corporais
- Avental deve ser descartado se houver resíduo
- Os procedimentos básicos de higiene devem ser registrados em documento acessível a qualquer momento para todos da ILPI
- A equipe de manutenção deve ser educada por meio de treinamento contínuo em serviço sobre as medidas de controle de infecção.

Precauções para prevenir infecção específica

- Em incontinências fecal e/ou urinária e diarreia a umidade deve ser evitada para prevenir LPP
- A avaliação de incontinência fecal e urinária deve ser incluída como parte do cuidado dos moradores
- Facilitar o acesso ao sanitário e oferecer ajuda na prevenção de incontinência urinária e/ou fecal
- Cateter vesical de demora não deve ser usado sistematicamente por causa da morbidade associada
- O método para esvaziamento vesical deve ser escolhido em ordem de preferência: programação ao sanitário, uso de preservativo, uso de fraldas descartáveis e uso de cateterismo externo
- Preservativo deve ser usado preferencialmente a cateter uretral, quando possível
- Cateterismo vesical intermitente deve ser usado em vez de cateterismo vesical de demora em casos de retenção urinária crônica
- Preservativo deve ser trocado diariamente e no banho diário devem ser pesquisados sinais de ulceração, maceração, infecção secundária, micose e fimose
- Fraldas descartáveis com produtos com alta capacidade de absorção devem ser trocadas de acordo com a rotina de prevenção de úlceras por pressão
- Limpeza cutânea e da mucosa deve ser realizada após cada troca de fraldas com a verificação da condição da pele ao redor da região perineal e genital
- LPP devem ser rastreadas diariamente
- Moradores com alto risco de desnutrição e subnutridos devem ser identificados na avaliação clínica de rotina
- Higiene oral deve ser parte da higiene dos moradores para evitar infecções do sistema respiratório e candidíase orofaríngea
- Avaliação por equipe de saúde bucal deve ser realizada anualmente
- Escovas de dentes devem ser trocadas a cada 2 meses
- Dentes e mucosas devem ser escovados de preferência depois de cada refeição ou, se não for possível, 2 vezes/dia
- Adesivo de dentadura deve ser totalmente removido para evitar a ulceração das mucosas
- Dentaduras devem ser limpas fora da boca após cada refeição
- As dentaduras devem ser mantidas secas em recipiente de armazenamento de prótese, quando não estiverem sendo usadas, especialmente à noite
- Residentes com incontinência ou drenagem de feridas devem ser colocados preferencialmente em quartos individuais com banheiro privado
- O residente deve ter um banho completo todos os dias, independentemente de seu nível diário de autonomia, devendo ser incentivado a lavar a si mesmo de acordo com a sua possibilidade
- A higienização das mãos dos residentes deve ser realizada com a frequência necessária fora de banhos
- Moradores não devem compartilhar seus itens pessoais, incluindo loções, cremes, sabonetes, lâminas de barbear e pentes
- A dificuldade na deglutição deve ser rastreada após casos de pneumonia e acidente vascular encefálico
- A textura do alimento deve ser adaptada para os residentes com dificuldades de deglutição
- A infusão de fluidos subcutânea (hipodermóclise) deve ser considerada em vez da intravenosa
- O cateter urinário e o tubo de coleta devem ser mantidos em uma posição que permita o fluxo e devem ser trocados em caso de obstrução
- A bolsa coletora deve sempre ser mantida abaixo do nível da bexiga
- Irrigação vesical deve ser evitada, exceto se houver indicação urológica
- Cateter urinário deve ser retirado ou trocado se ocorrer infecção urinária
- Cateter urinário de uso único deve ser utilizado em cateterização intermitente
- Água estéril deve ser utilizada em reservatório de umidificação
- Na realização de nebulização e inalação devem ser utilizados equipamentos e materiais estéreis/assépticos
- A aspiração de secreção respiratória deve ser realizada com técnica asséptica por profissional capacitado
- Traqueostomia deve ser avaliada e cuidada diariamente
- Moradores e seus familiares devem ser informados sobre o risco infeccioso associado à alimentação enteral, especialmente na gastrostomia
- Registros da inserção do tubo de alimentação devem ser mantidos nos prontuários dos residentes (tipo de dispositivo, sistema de fixação etc.)
- Precauções gerais durante a alimentação enteral devem ser seguidas no manuseio do tubo de alimentação (higienização das mãos antes e depois, uso de luvas não estéreis)
- Local de inserção do tubo de alimentação deve ser monitorado diariamente para detecção de complicações
- O local do estoma deve ser lavado diariamente com água e sabão e mantido seco, protegido com uma compressa esterilizada
- Moradores em uso de dispositivos para alimentação devem estar em uma posição de 30 a 45° durante a alimentação e por 2 h depois
- A inserção de cateter intravascular ou subcutâneo deve ser realizada por profissional capacitado
- O local da inserção do cateter intravascular ou subcutâneo deve ser avaliado diariamente
- Cateter venoso periférico deve ser imediatamente retirado quando não for mais utilizado
- O cateter deve ser retirado em caso de complicação local ou suspeita de infecção relacionada com o cateter.

Controle de infecção em instituição de longa permanência

O monitoramento das infecções relacionadas em serviços de assistência à saúde (IRSAS) é um fator de segurança para o paciente e a análise de indicadores é necessária para a tomada de decisão em tempo hábil, tanto pelas instituições quanto pelos órgãos fiscalizadores.

A avaliação regular das taxas pode ajudar a identificar surtos epidêmicos e as topografias prevalentes de infecção. No entanto, as taxas não devem ser usadas para comparar uma instituição com outra em virtude das diferença de características da assistência de cada ILPI.

Recomenda os indicadores mensais: incidência de doença diarreica aguda e incidência de escabiose (MS, 2005).

Centros de vigilância epidemiológica estaduais preconizam o controle mensal das taxas de infecção em hospital de longa permanência e/ou psiquiátricos.

O principal indicador é a DII de determinada topografia:

Número de casos novos de infecção da topografia no período avaliado × 1.000

Número de pacientes avaliados no período: período avaliado – mês ou ano; número de pacientes no período – soma do número de pacientes – dia no período.

Na Tabela 85.9 há um exemplo de ficha para coleta de dados e de tabela para cálculo das taxas (DII).

▪ **TABELA 85.9** Exemplo de ficha para coleta de dados.

Coluna 1	Coluna 2	Coluna 3	Coluna 4	Coluna 5
Dia do mês	Total de paciente-dia	Episódio de infecção	Nome do paciente	Topografia de infecção
1				
2				
3				
Total (somatória)				

Topografias:

- ITU: casos novos de infecções urinárias diagnosticados no período avaliado
- Pneumonia: casos novos de pneumonia diagnosticados no período avaliado
- Gastrenterite: casos novos de gastrenterite diagnosticados no período avaliado
- Infecção tegumentar: casos novos de infecção tegumentar diagnosticados no período avaliado.

Covid-19 em instituições de longa permanência para idosos

Em dezembro de 2019 foram registrados os primeiros casos de um surto de pneumonia atípica na província de Wuhan, China, posteriormente associados a um vírus de RNA de fita simples, pertencente ao gênero Betacoronavírus, denominado SARS-CoV-2 (Lai *et al.*, 2020; Yuen *et al.*, 2020). A nova infecção por este coronavírus (2019-nCoV) disseminou-se rapidamente na China e em outros países, e em 11 de fevereiro de 2020, a Organização Mundial da Saúde (OMS) anunciou um novo nome para a doença causada pelo 2019-nCoV: a covid-19 (Gorbalenya *et al.*, 2020).

O perfil de ocorrência e mortalidade pela covid-19 afetou desproporcionalmente a população idosa (Baqui *et al.*, 2020; Barbosa *et al.*, 2020; Fallon *et al.* 2020; O'Neill *et al.* 2020). Neste segmento, os membros mais longevos e vulneráveis que vivem em ILPI foram os mais duramente afetados pela pandemia. Em países como Austrália, Canadá e Eslovênia, os idosos residentes em ILPI representaram mais de 70% do total de óbitos por covid-19 (Comas-Herrera *et al.*, 2020).

Com a ressalva de que as definições de caso variam bastante entre diferentes países, a média da proporção de óbitos por covid-19 em 21 nações investigadas foi de 46% nessas instituições (Comas-Herrera *et al.*, 2020). Em agosto de 2020, a taxa de incidência em 1.802 ILPI brasileiras foi estimada em 6,14%, e a letalidade em 17,65% (Wachholz *et al.*, 2020b). Com base nos dados de outros países, estudo inferencial adotando um percentual ponderado de 44,7% estimou 107.538 óbitos de idosos por covid-19 em ILPI brasileiras em 2020 (Machado *et al.*, 2020).

Nos EUA, a ocorrência de surtos de covid-19 foi mais frequente nas unidades maiores, com maior proporção de residentes afro-americanos, e com menor número de funcionários (Abrams *et al.*, 2020; Li *et al.*, 2020). A situação epidemiológica locorregional também se mostrou preponderante para a ocorrência de surtos em ILPI.

No início da pandemia, 56 ILPI norte-americanas responderam um inquérito sobre a percepção de preparação destes residenciais para a pandemia de covid-19. Todos tinham planos de contingência para o treinamento da equipe, restrição dos visitantes e controle de surtos, 68% tinham um hospital de referência para casos suspeitos, 66% tinham acesso a testagem laboratorial e 72% percebiam falta de equipamentos de proteção (Quigley *et al.*, 2020). Entre administradores de ILPI de países hispano-americanos, pouco mais da metade elaborou um plano estratégico de enfrentamento, ou identificou estratégias para lidar com óbitos de casos suspeitos; a capacidade de testagem foi bastante reduzida (menor que 40%) e a dificuldade para aquisição de equipamentos de proteção individual foi relatada por 60% das instituições (Wachholz *et al.*, 2020a).

A pandemia por covid-19 escancarou o quão pouco se sabe sobre o setor em todo o mundo. Mesmo em países de elevada renda os dados sobre o número de residentes, capacidade funcional e cognitiva, perfil de admissões hospitalares, necessidade de cuidados especializados e mortalidade são difíceis de encontrar, quando não inexistentes (Hanratty *et al.*, 2020).

A apresentação clínica da covid-19 em idosos residentes de ILPI é frequentemente atípica (Gordon *et al.*, 2020; Rawle *et al.*, 2020) por vezes completamente assintomática (Fallon *et al.*, 2020; Ladhani *et al.*, 2020). Reduções no nível de consciência e capacidade funcional, anorexia, diarreia, e *delirium* são apresentações frequentes, precedendo ou, por vezes, na ausência completa de sintomas respiratórios (British Geriatric Society, 2020; Rawle *et al.*, 2020).

Apesar do custo e escassez de testes laboratoriais para a confirmação da infecção no Brasil, o ônus de não diagnosticar um caso suspeito pode ser devastador. Muitas unidades já trabalham com quantitativo reduzido de funcionários, e durante a pandemia precisaram competir com hospitais por equipamentos de proteção pessoal, necessários tanto para residentes quanto para a equipe.

Em ILPI, casos suspeitos serão casos complexos. No início da pandemia, a OMS recomendava o isolamento destes em quartos privativos, com sanitários de uso exclusivo, e controle de acesso tanto para equipe quanto para visitantes (mesmo em casos de pacientes em cuidados paliativos). Embora os funcionários estejam presentes 24 horas por dia, estima-se que cada residente receba entre 3,1 a 4,8 horas de trabalho/dia dos funcionários em períodos fora da pandemia, incluindo o cuidado nas áreas comuns. Ao gerenciar residentes com prejuízo cognitivo isolados em seus próprios aposentos por 14 dias – pela ausência de testes confirmatórios –, não só havia uma sobrecarga desnecessária à equipe, como um risco extraordinariamente elevado de lesões em razão da falta de supervisão para todos os residentes (Gordon *et al.*, 2020).

A Sociedade Brasileira de Geriatria e Gerontologia (SBGG), através da Comissão Especial Covid-19, publicou recomendações para prevenção e controle de infecções por coronavírus em ILPI (Villas Boas *et al.*, 2020). Nestas, reforça a importância de organizar a adoção de planos de prevenção, treinamento e educação para moradores e equipe, além de fluxos e protocolos de higiene, avaliação e isolamento diante de casos suspeitos e confirmados. As atividades coletivas e visitas devem ser restritas, mantendo a ventilação natural e respeitando-se os protocolos de higienização das mãos com água e sabão ou álcool em gel 70% antes e depois do contato com os residentes. A SBGG recomenda o afastamento dos profissionais de saúde com sintomas respiratórios mesmo antes da confirmação laboratorial da covid-19. O processo de limpeza e desinfecção de todas as superfícies deve ser realizado com álcool 70% para materiais de uso compartilhado ou hipoclorito de sódio a 1%. No caso de a superfície apresentar matéria orgânica visível, deve-se inicialmente, proceder à retirada do excesso da sujidade com papel/tecido absorvente e, posteriormente, realizar sua limpeza e desinfecção. No caso de admissão de novo residente na ILPI ou em readmissão pós-hospitalização, sintomas de infecção respiratória devem ser ativamente avaliados no momento da admissão e, se necessário, ser implementadas medidas apropriadas de isolamento, seguindo as recomendações supracitadas neste documento.

A discussão de diretrizes avançadas e cuidados paliativos emergiu como um tema significativo durante a pandemia de covid-19, contrapondo-se à discussão em torno do etarismo e das mortes de idosos em ILPI na Europa. Em revisão de 21 documentos de orientação sobre covid-19 relativos a cuidados de fim de vida em ILPI, a abordagem ao controle de sintomas é bastante limitada; há uma ênfase nas ordens de não ressuscitar, e uma ausência de suporte à família nos casos de impedimento de visitação aos moradores contaminados em fase terminal.

Parte 4

Temas Especiais em Geriatria

86

Fragilidade e Sarcopenia

Eduardo Ferriolli • Júlio César Moriguti •
Olga Laura Sena Almeida • Paulo F. Formighieri

Introdução

Há cerca de 30 anos é reconhecida, por diferentes autores, a existência de um quadro de fragilização que acomete parte dos idosos, e cujo conceito vem se modificando ao longo do tempo.

Em suas definições iniciais, o conceito de fragilidade era de natureza basicamente funcional, sendo classificados como frágeis aqueles idosos com dependências em variados graus. Assim, Gillick *et al.* (2001) classificou como frágeis as pessoas debilitadas, que não podiam sobreviver sem o auxílio de outros.

Com o passar do tempo, e especialmente nas duas últimas décadas, o conceito de fragilidade do idoso evoluiu para proposições de natureza não mais exclusivamente funcionais, mas, agora, de base fisiopatológica. Estudos de diversos grupos mostraram, em idosos fragilizados, a redução da reserva funcional e a disfunção de diversos sistemas orgânicos, o que reduziria, acentuadamente, a capacidade de restabelecimento das funções após agressões de várias naturezas, a eficiência de medidas terapêuticas e de reabilitação, a resposta dos sistemas de defesa, a interação com o meio e, em última análise, a capacidade de sobrevida (Fried *et al.*, 2001).

Com esta nova abordagem conceitual, destacaram-se sobremaneira, nos últimos anos, as proposições de Fried *et al.* (2001), que serão discutidas em mais detalhes ao longo deste capítulo. Em resumo, estes autores definiram a fragilidade como uma síndrome de declínio espiral de energia, embasada por um tripé de alterações relacionadas com o envelhecimento, composto por sarcopenia, desregulação neuroendócrina e disfunção imunológica. Os idosos portadores desta tríade estariam propensos à redução acentuada da massa muscular e a um estado inflamatório crônico que, se associados a fatores extrínsecos como a incidência de doenças agudas ou crônicas, a imobilidade, a redução da ingestão alimentar e outros, levariam a um ciclo vicioso de redução de energia e aumento da dependência e suscetibilidade a agressores (Fried *et al.*, 2001).

A grande importância desta mudança de paradigma, passando-se de uma abordagem puramente funcional para a proposição de um mecanismo fisiopatológico comum aos estados de fragilidade do idoso, é que, a partir desta nova perspectiva, torna-se possível identificar idosos que, ainda não dependentes, são mais suscetíveis a eventos adversos e perdas funcionais diante de estressores como internações, infecções e outros e mais suscetíveis a desfechos negativos como quedas, hospitalizações, institucionalização e morte. Também, esta perspectiva permite o investimento em pesquisas que identifiquem vias finais comuns que levem à fragilidade e em intervenções que as modifiquem. Isso vem claramente acontecendo e diversos autores estudam, atualmente, os diferentes fatores da gênese da síndrome da fragilidade do idoso, sendo que, além da confirmação dos múltiplos fatores já relatados, outros fatores como resiliência psicológica, estrutura de apoio social, cognição e genética vêm sendo propostos (Morley, 2009; Walston *et al.*, 2006).

Por outro lado, continua uma questão não equacionada: a realização do diagnóstico de fragilidade. Também vem sendo motivo de um número exponencialmente crescente de investigações a sarcopenia, tanto no que diz respeito a suas definições quanto à sua fisiopatologia, manifestações clínicas, diagnóstico e tratamento. Passível de interpretação como a fragilização específica do sistema musculoesquelético, a sarcopenia se apresenta como a perda de função muscular associada à perda de massa ou qualidade muscular. Um importante aspecto da evolução do conceito de sarcopenia diz respeito à crescente redução da valorização da massa muscular isolada, pelo menos da forma como é mensurada até hoje, e o aumento da importância da qualidade e da força muscular no diagnóstico desta doença como fatores prognósticos para a perda de função e outros desfechos negativos; isto se deve a um elevado número de estudos que demonstraram que a massa muscular isolada não está associada a desfechos negativos, ao contrário da função.

Tanto para a síndrome da fragilidade quanto para a sarcopenia, o diagnóstico não é ponto consensual na literatura e na prática. Existem diversos instrumentos para o diagnóstico de fragilidade, alguns baseados na detecção da redução de reservas funcionais (p. ex., velocidade de marcha, força muscular), outros baseados na detecção de déficits funcionais e biológicos acumulados (Abellan van Kan *et al.*, 2008; Bandeen-Roche *et al.*, 2006; Rockwood *et al.*, 2005). Isto demonstra que ainda não existe consenso para a classificação de um idoso como frágil, e mesmo a diferenciação de diferentes graus de fragilidade, assim como não há consenso para a classificação de diferentes graus de fragilidade. Também existem diferentes instrumentos e algoritmos para o diagnóstico da sarcopenia, cuja variação leva, por exemplo, à observação de prevalências consideravelmente distintas em diferentes estudos e propostas para a prática clínica.

Neste capítulo, serão abordados: epidemiologia para a fragilidade e para a sarcopenia: aspectos epidemiológicos, fisiopatológicos, diagnóstico, abordagem terapêutica e prevenção.

Síndrome da fragilidade

Epidemiologia

A incidência e a prevalência da síndrome da fragilidade variam, em diferentes estudos, em função da definição adotada para a síndrome, a população estudada e o instrumento aplicado para o diagnóstico.

Segundo os critérios diagnósticos propostos por Fried e Walston (que serão descritos adiante), a prevalência, reproduzida por vários autores de localidades diferentes, varia de 2,5%, entre os idosos com idade entre 65 e 70 anos, a mais de 30% entre os idosos com 90 anos ou mais (Fried; Walston, 2003). No Brasil, em uma amostra de 5.638.501 idosos participantes do Estudo *FIBRA*, projeto multicêntrico de avaliação da fragilidade entre idosos brasileiros (Rede de Pesquisa sobre Estudos da Fragilidade em Idosos Brasileiros [Rede FIBRA]), 8% foram classificados como frágeis, pelos critérios de Fried *et al.* (2001), e 52,7% como pré-frágeis (dados submetidos para publicação). 11,7% foram classificados como frágeis, pelos critérios de Fried *et al.* (2001), 51,3% como pré-frágeis e 37% como não frágeis (Guedes *et al.*, 2020). O elevado número de idosos pré-frágeis encontrado no Estudo *FIBRA* sugere a importância do diagnóstico precoce da síndrome da fragilidade em idosos, o que permitiria maior eficácia de medidas terapêuticas de intervenção nessa fase da doença. Em estudo desenvolvido na cidade de Pelotas, com o emprego da Escala de Edmonton modificada (Farías-Antunes; Faça, 2019), a prevalência de fragilidade, entre 1.399 idosos estudados, foi de 13,8%. Já no estudo *ELSI-Brasil*, incluindo adultos com idade igual ou superior a 50 anos, a prevalência de fragilidade diagnosticada pelo modelo do fenótipo de Fried foi de 9% na amostra total, e 13,5% acima dos 60 anos (Andrade *et al.*, 2018).

Em diversos estudos, idosos classificados como frágeis apresentam maior taxa de hospitalização, sofrem mais quedas, apresentaram piora nas atividades de vida diária, perdas funcionais e maior mortalidade, ou seja, estudos epidemiológicos confirmam que a presença da fragilidade, conforme sua definição mais aceita atualmente, implica desfechos negativos – o que é elemento essencial para sua classificação como síndrome. Diversos estudos, incluindo o Estudo *FIBRA*, associam a maior prevalência da fragilidade ao menor nível educacional, idade mais avançada, baixa renda, comorbidades, dependência funcional e a presença de quedas (Vieira *et al.*, 2013).

Fisiopatologia e fatores predisponentes

O estudo da fisiopatologia da fragilidade é dificultado pela complexidade dos sistemas envolvidos e pela coexistência frequente de doenças agudas, crônicas e incapacidades.

Segundo a teoria proposta por Fried *et al.* (2001), a síndrome seria embasada na redução da atividade de eixos hormonais anabólicos, na instalação da sarcopenia e na presença de um estado inflamatório crônico subliminar (Figura 86.1).

Essas três alterações, quando intensas o suficiente, interagem de maneira deletéria (p. ex., a inflamação e as alterações hormonais induzindo a sarcopenia; que, por sua vez, diminui a atividade física e promove mais inflamação e alterações hormonais), precipitando a ocorrência de um ciclo autossustentado de redução de energia, perda de peso, inatividade, baixa ingestão alimentar e sarcopenia. Diversos fatores, como doenças agudas e crônicas, alterações próprias do envelhecimento, efeito de medicamentos, quedas e outras condições mórbidas, contribuem para que uma pessoa idosa entre no ciclo de fragilidade (Figura 86.2).

Como afirmado anteriormente, esta teoria tem recebido boa aceitação na comunidade científica, mas diversos autores têm proposto o envolvimento de outros fatores na gênese da fragilidade. Como exemplos, Bortz propôs a importância de carga genética, estilo de vida e doenças ou lesões (Bortz, 2002); Morley propôs como fatores etiológicos da síndrome a idade, genética e nível educacional prévio, além de prejuízo cognitivo (Morley, 2009). São ainda citados como envolvidos na patogênese da fragilidade a carga alostática ao longo da vida, o acúmulo de lesões oxidativas do DNA, o declínio na capacidade de reparo, anormalidades na transcrição, deleções e mutações no DNA mitocondrial, o encurtamento telomérico e alterações proteicas como glicação e oxidação (Cohen, 2000; Bergman *et al.*, 2007). Estudo realizado por nosso grupo, submetido para publicação, verificou, pela análise da expressão gênica em larga escala de idosos frágeis e grupo-controle, uma série de genes diferencialmente modulados, quando comparados pacientes idosos frágeis com sadios. Diversas vias de processos biológicos foram demonstradas comprometidas, em especial as de reparo de lesões no DNA, sistemas de processamento e degradação de proteínas e as vias relacionadas com a resposta ao estresse.

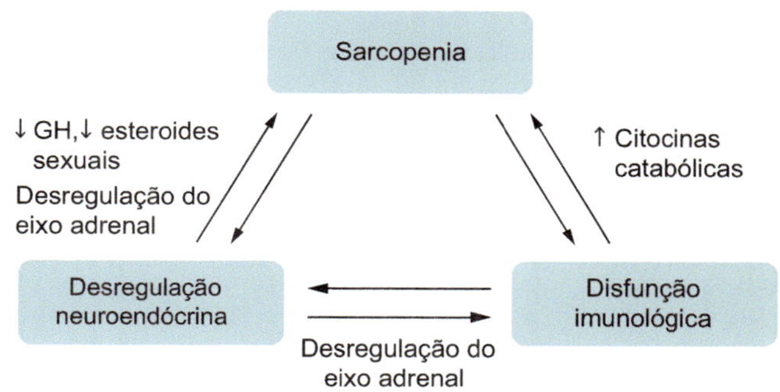

▪ **FIGURA 86.1** Fatores predisponentes da síndrome da fragilidade do idoso, de acordo com Fried *et al.* GH: hormônio do crescimento. (Adaptada de Fried *et al.*, 2001.)

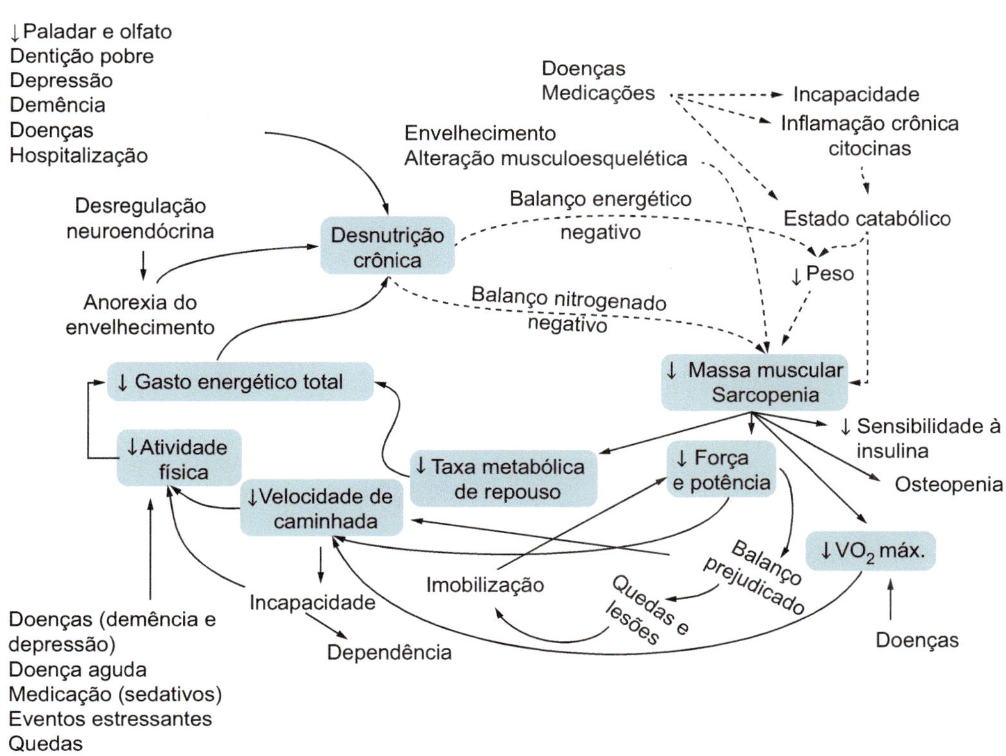

▪ **FIGURA 86.2** Ciclo da fragilidade, conforme proposto por Fried *et al.* Observa-se a existência de um ciclo central, em que a redução da massa e da força muscular se associam a redução da atividade física e redução da ingestão alimentar que, por sua vez, precipitam a piora da massa e da força muscular. Vários fatores ("entradas") se precipitam e perpetuam esse círculo vicioso. (Adaptada de Fried *et al.*, 2001.)

Fica evidente, portanto, que, embora existam pontos de concordância fundamentais acerca da fisiopatologia da síndrome da fragilidade, diferentes fatores envolvidos na sua patogênese ainda se encontram em investigação.

Características clínicas e diagnóstico diferencial

As manifestações da síndrome da fragilidade propostas por Fried *et al.* são perda de peso não intencional, fraqueza muscular, fadiga, redução da velocidade da marcha e redução do nível de atividade física. Essas manifestações serão discutidas mais detalhadamente no tópico "Critérios diagnósticos".

Ainda que não determinantes da fragilidade, são frequentes entre os seus portadores anormalidades da marcha e balanço, ocorrência de quedas, sintomas depressivos, redução da massa óssea e muscular, alterações cognitivas e déficits sensoriais., que não são incluídos no modelo diagnóstico de Fried, mas são contemplados por outros autores. Também a vulnerabilidade a processos infecciosos ou traumáticos e a má resposta às terapêuticas instituídas são características frequentes desta população (Cesari *et al.*, 2006; Evans *et al.*, 2008).

A incapacidade e a fragilidade apresentam similaridades óbvias, o que promove algum grau de confusão entre seus conceitos. No entanto, enquanto a fragilidade é um quadro necessariamente multissistêmico, de instalação lenta e que promove vulnerabilidade da regulação homeostática, a incapacidade pode se instalar de maneira aguda e comprometer um único sistema, como em um acidente vascular encefálico, por exemplo, que evolua para a permanência de sequelas e que, não necessariamente, implica instabilidade homeostática de seu portador. do idoso. Neste caso, o portador da incapacidade pode não ser portador de fragilidade, exemplo que diferencia as duas condições, ainda que, uma vez instalada a incapacidade, o idoso desenvolva um risco maior de evoluir para a síndrome da fragilidade posteriormente.

Do mesmo modo, a fragilidade deve ser diferenciada da presença de comorbidades. Embora bastante frequentes com o envelhecimento, as comorbidades não necessariamente são associadas a redução de reservas de múltiplos sistemas e inadequação da manutenção da homeostase frente a estímulos agressivos, o que as diferencia da síndrome de fragilidade (Fried *et al.*, 2001).

Outros dois conceitos, de emprego cada vez mais frequente e que também devem ser diferenciados de fragilidade, são a sarcopenia e a caquexia. Recentemente, foi publicado um consenso europeu que define a sarcopenia como a redução da massa muscular, relacionada com o envelhecimento, associada à redução da força e/ou função (Cruz-Jentoft *et al.*, 2010). Na verdade, este é um conceito em evolução e ainda em disputa: pesquisadores mais "puristas" da sarcopenia insistem que esta seja definida exclusivamente pela redução da massa muscular, sendo que a perda de função ou força seriam mais bem definidas como "dinapenia" (Clark; Manini, 2008). De qualquer maneira, a sarcopenia pode estar presente sem os outros comemorativos da síndrome de fragilidade, sendo, quando coexistente, apenas um dos componentes de um processo muito mais complexo. Já a síndrome da caquexia é definida como "uma síndrome metabólica complexa associada à doença e caracterizada pela perda de músculo, com ou sem a perda de massa gorda" (Evans *et al.*, 2010). A caquexia apresenta várias semelhanças, em sua fisiopatologia e apresentação clínica, com a síndrome da fragilidade, como perda de peso, redução da força e fadiga; no entanto, a caquexia é, como a própria definição deixa claro, induzida por uma doença crônica, como o câncer, a insuficiência cardíaca, a doença pulmonar obstrutiva crônica e outras, enquanto a síndrome da fragilidade incide de maneira independente destes diagnósticos. Além disso, aspectos fisiopatológicos da síndrome da fragilidade não estão, necessariamente, envolvidos no desenvolvimento da caquexia.

Critérios diagnósticos

Critérios clínicos

Diversos autores propuseram, nas últimas décadas, critérios próprios para a definição do diagnóstico de fragilidade, o que impede a definição de critérios universalmente aceitos ou empregados. São descritos, na literatura, mais de 60 instrumentos para o diagnóstico da síndrome da fragilidade (Buta *et al.*, 2016).

Rockwood *et al.* (2005) propuseram uma escala de sete itens, classificando o idoso desde "gravemente frágil" ("completamente dependente de outros para as atividades da vida diária, ou terminalmente enfermo") a "muito apto" ("robusto, ativo, energético, bem-motivado e apto). Observa-se, nesta proposição, que reflete o ponto de vista defendido por este grupo, o emprego, como referido no início deste capítulo, de aspectos predominantemente funcionais para o diagnóstico da fragilidade, em oposição às propostas de Fried *et al.* Resumidamente, esses autores postulam que não existe, ainda, um claro mecanismo fisiopatológico comum para a fragilidade, e que a abordagem funcional torna esta condição mais direta e objetivamente detectável e abordável na prática clínica.

Sinais e sintomas

As escalas mais empregadas são o fenótipo de Fried *et al.* (2001), e o Índice de Fragilidade de Rockwood *et al.* (2005).

Os critérios mais frequentemente empregados em estudos internacionais são adaptados a partir dos estudos de Fried e Walston (2003), compondo cinco diferentes critérios, apresentados na Tabela 86.1. Idosos portadores de três ou mais desses critérios são classificados como frágeis, idosos com um ou dois critérios, pré-frágeis, e idosos sem a presença destes critérios, não frágeis ou robustos.

A presença de três critérios classifica um idoso como frágil, a presença de um ou dois, como pré-frágil, e a ausência de critérios, como não frágil. (Adaptada de Fried *et al.*, 2001.)

Em relação aos critérios do modelo de Fried *et al.* (2001), alguns pontos críticos devem ser citados. Em primeiro lugar, embora a perda de peso, a força de preensão palmar e a velocidade de marcha sejam critérios objetivos, os critérios referentes à exaustão e à redução da atividade física não o são. Isso porque exaustão se refere a uma percepção altamente subjetiva, que nem sempre é bem compreendida pelos idosos (é perguntado ao idoso: "na última semana, o(a) senhor(a) sentiu que teve

TABELA 86.1 Critérios de fragilidade, conforme Fried *et al.*

Redução da força de preensão palmar	Abaixo do percentil 20 da população, corrigido por gênero e índice de massa corporal
Redução da velocidade de marcha	Abaixo do percentil 20 da população, em teste de caminhada de 4,6 m, corrigido por gênero e estatura
Perda de peso não intencional	Acima de 4,5 kg referidos ou 5% do peso corporal, se medido, no último ano
Sensação de exaustão	Autorreferida (questões do questionário CES-D)
Atividade física baixa	Abaixo do percentil 20 da população, em kcal/semana (*Minnesota Leisure Time Activity Questionnaire*, versão curta)

de fazer esforço para dar conta das suas tarefas habituais?" e "na última semana, o(a) senhor(a) não conseguiu levar adiante suas atividades?"). Quanto ao nível de atividade física, atualmente é bem determinado que os questionários de atividade física são muito pouco acurados para classificar o nível real de atividade e o gasto energético. Por isso, este critério diagnóstico de fragilidade se embasa em uma variável de mensuração altamente imprecisa. e, dependendo do questionário empregado, trabalhosa. Na prática, apesar de o trabalho original de Fried *et al.* adotar o *Minnesota Leisure Time Activity Questionnaire*, versão curta, diferentes autores empregam questionários distintos, como o Perfil de Atividades Humanas e o *International Physical Activity Questionnaire*, de acordo com a prática de seus serviços.

Outra questão que deve ser considerada é que, uma vez que os critérios baseados em desempenho (velocidade de marcha, força de preensão palmar e nível de atividade física) são considerados presentes quando o idoso se encontra abaixo de um determinado percentil da população, (ponto de corte), este valor irá variar em diferentes populações. No Brasil, enquanto dados definitivos acerca dos valores de corte para nossa população são estabelecidos (este é um dos objetivos do estudo da Rede FIBRA, do Estudo *SABE* e de outros), são aplicados valores adotados nos estudos internacionais ou valores de populações locais. Os valores adotados por Fried *et al.* (2001), que são aplicados na maioria das pesquisas nacionais, são apresentados na Tabela 86.2, bem como uma comparação entre os valores publicados por Fried *et al.* e valores obtidos em uma subamostra da população estudada no Estudo *FIBRA* em Belo Horizonte, publicada por Silva (2011). Observa-se que os valores obtidos entre idosos brasileiros são consideravelmente mais baixos que os definidos em uma população norte-americana, o que indica que o uso dos pontos de corte originais leva à superestimação da prevalência da síndrome da fragilidade em nossa população.

TABELA 86.2 Comparação dos valores de corte para a força de preensão palmar (kgF) e velocidade de marcha, adotados propostos por Fried *et al.* (2001), com os valores calculados em uma subpopulação do Estudo *FIBRA* (Belo Horizonte) (Diz *et al.*, 2017), para a determinação da positividade destes dois critérios diagnósticos da síndrome da fragilidade.

Força de preensão palmar (kgF)					
Homens			**Mulheres**		
IMC Fried et al. e Silva	*Fried et al.*	*Silva*	*IMC*	*Fried et al.*	*Silva*
≤ 24 (< 24)	29	21,3	< 23 (< 24)	17	14,8
24,1 a 26,0 (24 a 26,1)	30	25,9	23,1 a 26,0 (24,1 a 27,3)	17,3	16,1
26,1 a 28,0 (26,2 a 29,5)	30	31,1	26,1 a 29,0 (27,4 a 31,2)	18	14,8
> 28 (> 29,5)	32	32,1	> 29,0 (> 31,2)	21	18,9
Velocidade de marcha (Seg/4,6 M)					
Altura	*Fried et al.*	*Silva*	*Altura*	*Fried et al.*	*Silva*
≤ 1,73 (≤ 1,70)	7,0	5,3	≤ 1,59 (≤ 1,53)	7,0	5,7
> 1,73 (> 1,70)	6,0	5,2	> 1,59 (> 1,53)	6,0	5,6

IMC: índice de massa corporal; kgF: quilograma força.

Em que pesem essas considerações, esses critérios vêm sendo ampla e crescentemente empregados e, como afirmado anteriormente, a síndrome da fragilidade, assim definida, é preditiva de eventos adversos e desfechos negativos.

Mitniski e Rockwood (2007) adotaram outra perspectiva, o modelo do acúmulo de déficits. Neste caso, são computados os números de deficiências e condições em múltiplos domínios, criando-se um índice de fragilidade que tem a particularidade de permitir a quantificação do grau de fragilidade (Rockwood; Mitnitski, 2007). Esta proposta é criticada, por vários autores, por incluir diferentes aspectos funcionais, o que a desvia do modelo que considera a fragilidade a perda de reservas, e não a perda funcional; no entanto, ambos os modelos predizem desfechos negativos.

Outras propostas para critérios diagnósticos receberam boa aceitação nos últimos anos, algumas por sua simplicidade de aplicação na prática diária, outras por visar aspectos de interesse dos serviços onde são empregadas. Além das já mencionadas, as ferramentas mais empregadas são a escala FRAIL, proposta por Van Kan e Morley (Abellan Van Kan *et al.*, 2008); a escala VES-13, proposta por Saliba (Maia *et al.*, 2012) e o *Groningen Frailty Indicator* (Steverink *et al.*, 2001). Comparações entre estas escalas mostram que o nível de concordância para o diagnóstico de fragilidade é moderado, o que indica que estão avaliando aspectos diferentes desta síndrome (Malmstrom *et al.*, 2013).

Em 2005, Rockwood *et al.* propuseram uma escala de sete itens, posteriormente expandida para nove itens (Clinical Frailty Scale), que já foi validada para o português do Brasil (Rodrigues *et al.*, 2021), classificando o idoso desde "doente terminal" ("aproximando-se do fim da vida", aplicável a pessoas com expectativa de vida menor que 6 meses) a "muito ativo" (robusto, ativo, energético, bem-motivado e apto). Esta é uma escala de aplicação rápida e simples, que tem se mostrado especialmente útil em ambientes hospitalares (onde o tempo para a aplicação de instrumentos mais complexos é limitado), para a avaliação de prognóstico e desfechos.

Critérios laboratoriais

Mesmo que, dada a fisiopatologia da fragilidade, diversos exames laboratoriais possam estar alterados (marcadores de aumento da atividade inflamatória, redução da creatinina sérica, redução da albumina sérica, anemia, alterações hormonais), nenhum desses testes, empregados de maneira isolada ou em conjunto, possibilita o diagnóstico de fragilidade ou para ele contribui de modo definido (Ferrucci *et al.*, 2002).

Abordagem terapêutica e prevenção

Diversas modalidades de tratamento vêm sendo propostas para a síndrome da fragilidade, mas ainda não estão disponíveis tratamentos específicos para a síndrome como um todo. Tratamentos medicamentosos embasados na fisiopatologia desta condição (p. ex., anti-inflamatórios, reposição hormonal, anabolizantes para reduzir a perda de massa muscular), embora ainda em fase de estudos, não se mostraram, isoladamente, eficazes para a terapêutica.

As intervenções atualmente propostas se baseiam especificamente em:

- Atividade física, para promover o aumento da massa muscular, suplementação alimentar, para reduzir a perda de massa magra e promover a melhoria do estado energético
- Suplementação alimentar proteico-calórica, para reduzir a perda de massa magra e promover a melhoria do estado energético
- Suplementações hormonais quando indicado, buscando quebrar o ciclo da fragilidade em seus componentes relacionados com a desregulação neuroendócrina

- Medicações de diversas naturezas, com atuação em componentes da fisiopatologia da síndrome (anti-inflamatórios, miostáticos, anabolizantes etc.).

A intervenção mais bem estudada em relação à síndrome da fragilidade é a prática de atividade física. A literatura evidencia, em seu conjunto, que o treinamento de força isolado pode melhorar este parâmetro, mas, no conjunto, aumenta o risco de lesões e não promove a melhora global do paciente. A combinação de treinamento de força com exercícios para flexibilidade, equilíbrio e capacidade aeróbica mostra mais benefícios nos estudos realizados até o momento que, ressalte-se, ainda são escassos (Arantes *et al.*, 2009; Fairhall *et al.*, 2011). Em meta-análise publicada recentemente (Pillatt *et al.*, 2019), os autores concluíram que exercícios multicomponentes (resistência, equilíbrio, marcha e força) são benéficos para o tratamento da fragilidade em idosos.

A suplementação alimentar isolada, apesar de ser importante para a manutenção do estado nutricional e promoção de sua melhoria, não apresenta benefícios bem demonstrados. Sua associação à atividade física, por outro lado, apresenta evidências de benefícios. Recentemente, estudos têm demonstrado que a necessidade de proteínas em idosos, em especial nos portadores de doenças crônicas, é superior à preconizada (0,8 a 1,2 g/kg/dia), para adultos, exceto em condições especiais, como a na presença de insuficiência renal. Desta forma, suplementos proteico-calóricos, especialmente se associados temporalmente ao exercício físico, mostraram-se benéficos para estimular a síntese proteica em idosos. Ainda é motivo de estudo a quantidade de proteína e sua distribuição ao longo do dia, bem como em relação à prática de atividade física (Bauer *et al.*, 2013).

Suplementações com hormônio de crescimento, DHEA, progestógenos e outros tratamentos hormonais não se mostraram benéficas, com seus potenciais efeitos colaterais suplantando, de maneira geral, seus benefícios (Hodes, 1994; Fairhall *et al.*, 2011). A exceção relativa que se apresenta é a suplementação de testosterona, em homens frágeis que apresentam deficiência desse hormônio, com sintomas. Alguns estudos demonstraram que, quando não contraindicada, a suplementação, associada à atividade física, apresenta efeitos benéficos para a fragilidade e a qualidade de vida. No entanto, mais estudos são necessários em uma gama mais ampla de pacientes com fragilidade (Fairhall *et al.*, 2011) e, revisão recentemente publicada (Hsu *et al.*, 2018) concluiu que, embora a suplementação de testosterona promova um discreto aumento da massa magra, os efeitos desta suplementação em idosos frágeis sobre a função muscular são baixos e, sobre a força muscular, são conflitantes.

Outras medicações para o tratamento da fragilidade ainda se encontram em estudo, não estando indicadas, no momento, para o emprego na prática clínica.

Prevenção

É importante destacar que, diante da complexidade da fisiopatologia da síndrome da fragilidade, com o acometimento de múltiplos sistemas, e das diversas manifestações clínicas que podem ocorrer nesta condição, a aplicação de uma avaliação geriátrica ampla em idosos frágeis é fundamental para a realização de um diagnóstico global e de um planejamento terapêutico individualizado e eficaz.

Uma vez que o tratamento da síndrome da fragilidade, como se pode ver, é ainda consideravelmente limitado, a sua prevenção, quando possível, é primordial.

Embora ainda não existam preditores claros de quem evoluirá para a fragilidade com o avançar da idade, estudos recentes mostram que a avaliação funcional, mesmo em idades mais precoces, é o melhor preditor de fragilidade futura, o que não parece se confirmar para a massa muscular em si (Herman *et al.*, 2009).

A prevenção da fragilidade inclui mudanças no estilo de vida (quando indicadas), suspensão do tabagismo, da ingestão excessiva de álcool e da ingestão de substâncias psicoativas, além do tratamento rigoroso de doenças crônicas e rápido de doenças agudas.

Tratamento rápido de doenças agudas

A prática de exercícios físicos, nas suas diferentes modalidades e a ingestão proteico-calórica adequada também apresentam benefícios (Woolford *et al.*, 2020). Acrescentamos a essas medidas as recomendações próprias para a promoção do envelhecimento saudável, como alimentação balanceada e diversificada, manutenção de atividade física adequada e o uso criterioso de medicamentos (Wahlqvist; Saviage, 2000).

Para a prevenção secundária devem ser considerados, além dos itens anteriores, a prevenção de quedas, a correção de perdas com órteses e a reposição de vitaminas e minerais quando apropriado, além do tratamento adequado de condições crônicas, dentro da visão integrada da geriatria e gerontologia.

Sarcopenia

Definição e fisiopatologia

A ocorrência da redução da massa muscular e da sua função com o envelhecimento é reconhecida há bastante tempo na história e, inclusive, representada na arte. Willian Shakespeare (1564-1616), em seu poema intitulado "As sete idades do homem", já afirmava: "Na sexta idade, se enfia em calças e em chinelas simples. Agora, usa óculos, bolsa de lado. Em um mundo muito vasto, as meias juvenis, bem conservadas, não são de mais valia para suas pernas agora finas".

Em 1989, Irwin Rosenberg, médico e pesquisador, criou o termo "sarcopenia", a partir do grego *sarx,* que significa carne e *penia*, que significa perda. Na ocasião, o autor afirmou que a perda de massa magra era o declínio mais dramático e funcionalmente significante do envelhecimento e, portanto, merecedor de maior atenção pela ciência.

Desde então, muitos estudos foram, realmente, direcionados para esse fenômeno, em uma história que mostra, de maneira fascinante, os acertos, desacertos e voltas da ciência.

As pesquisas iniciais, a partir da afirmação de Rosenberg, voltaram-se para a avaliação da massa muscular e das razões de sua redução associada ao envelhecimento. Baumgartner *et al.* (1998) propuseram como critério diagnóstico da sarcopenia a redução da massa muscular, mais especificamente a massa magra apendicular corrigida pela altura, definida pelo índice de massa magra apendicular (calculado como a massa magra dos braços e pernas mensurada por absorciometria de raios X de dupla energia [DXA]) dividido pela altura elevada ao quadrado, em mais que dois desvios padrões da população jovem. De fato, a presença desta redução, associada a perdas de força e função, se mostrou preditiva de diversos desfechos negativos como o surgimento de dependências, perda da funcionalidade, quedas e mortalidade, entre outros.

Nas décadas subsequentes, no entanto, diversos estudos demonstraram que a perda de massa muscular, isoladamente, não apresentava valor prognóstico para os desfechos negativos. Mais que isso, a perda de massa muscular não se associava, claramente, à perda de função, que pode ocorrer de forma desproporcional ao declínio da massa muscular (Visser *et al.*, 1998; Visser *et al.*, 2005).

Clark e Manini (2008) elencaram estas evidências em um artigo intitulado "Sarcopenia ≠ Dinapenia" e propuseram o conceito de dinapenia, que refletiria a perda de função muscular, da qual a perda de massa (sarcopenia) seria apenas um dos fenômenos envolvidos. Além da perda de massa, a perda de função também se deveria a alterações da inervação da placa mioneural, alterações do próprio sistema nervoso central, da arquitetura dos miócitos e de outros sistemas. Portanto, definir sarcopenia somente em termos de massa muscular seria muito restritivo e com valor clínico limitado. Alguns autores argumentaram que o termo dinapenia seria melhor para descrever a perda da força e função relacionadas à idade, porém, o termo sarcopenia já era vastamente reconhecido e substituí-lo poderia levar a maior confusão. A Tabela 86.3 apresenta os principais mecanismos fisiopatológicos envolvidos na gênese da sarcopenia e da perda de função muscular a ela associada.

As evidências de que a redução da força e função eram necessárias para o valor prognóstico negativo da sarcopenia levaram a que consensos subsequentes incorporassem a necessidade da perda de função muscular (força e qualidade) para o diagnóstico da sarcopenia.

Diferentes propostas foram surgindo, desde então, para o diagnóstico de sarcopenia, destacando-se o consenso do European Working Group on Sarcopenia in Older People (EWGSOP), publicado em 2010 (Cruz-Jentoft *et al.*, 2010), o Consenso Internacional de Sarcopenia com mobilidade limitada de 2011 (Morley *et al.*, 2011), o consenso da Foundation for the National Institutes of Health Sarcopenia Project (FNIH) (Studensky *et al.*, 2014) e outros. Todos esses consensos propõem algoritmos que, apesar de diferentes pontos de corte e algumas diferenças metodológicas, incluem a avaliação de função e massa muscular, com o diagnóstico de sarcopenia sendo realizado quando houver a redução de ambas.

Em 2016, o CID-10 incluiu o diagnóstico de sarcopenia como doença (código M62.84), o que deu importante impulso tanto para seu reconhecimento na prática clínica quanto para o desenvolvimento de pesquisas para o diagnóstico e tratamento.

TABELA 86.3 Fatores associados à redução da massa e contratilidade muscular.

Fatores associados à redução da massa	Alterações endócrinas: • ↓ GH • ↓ IGF-1 • Alterações da função tireoidiana • Resistência insulínica • Alterações dos hormônios sexuais Alterações imunológicas: • ↑ IL-6 • ↑ TNF-α • Processos inflamatórios • ↓ nível de atividade física Alterações nutricionais: • Baixa ingestão proteica • Má absorção • Caquexia
Fatores relacionados à redução da contratilidade	↓ *drive* do sistema nervoso central ↓ excitabilidade do reflexo espinal ↓ excitação do neurônio motor α ↓ tensão específica Desacoplamento excitação-contração Alteração do tipo de fibras Alterações arquiteturais do músculo

GH: hormônio do crescimento; IGF-1: fator de crescimento semelhante à insulina tipo 1; IL-6: interleucina 6; TNF-α: fator de necrose tumoral alfa.

Os estudos prosseguiram, e evidências foram se solidificando de que, realmente, a massa muscular mensurada pelos métodos disponíveis no momento para a prática clínica tem um valor preditivo consideravelmente limitado. Em 2019, foi publicado o Consenso Revisado do *EWGSOP*, que incorpora de forma racional as constatações aqui mencionadas, busca simplificar e homogeneizar pontos de corte e facilitar o diagnóstico de sarcopenia na prática clínica (Cruz-Jentoft *et al.*, 2019). Sua proposta será apresentada e adotada neste capítulo, na seção "Diagnóstico".

Por fim, estudos recentes têm sugerido que novos métodos para medir, de forma específica, a massa muscular ativa, podem trazer renovada relevância para a redução da massa muscular na fisiopatologia e diagnóstico da sarcopenia. Entre eles, destacam-se os que empregam o método da creatina marcada com deutério (D3-creatina) para a avaliação da massa muscular metabolicamente ativa (Evans *et al.*, 2019).

Epidemiologia

Em uma meta-análise publicada recentemente (Shafiee *et al.*, 2017), a prevalência geral de sarcopenia em diferentes regiões do mundo foi de 10% entre homens (IC95%: 8 a 12%) e 10% entre mulheres (IC95%: 8 a 13%) vivendo na comunidade. A prevalência é maior entre idosos residentes em instituições de longa permanência e hospitalizados, atingindo valores acima de 40% (Bravo-Jose *et al.* 2018).

Em meta-análise publicada em 2016 que incluiu 31 estudos realizados no Brasil e 9.416 idosos (Diz *et al.*, 2017), a prevalência de sarcopenia entre idosos brasileiros foi de 17% (IC95%: 13 a 22%), sendo 20% (IC95%: 11 a 32) em mulheres e 12% (IC95%: 9 a 16) em homens.

Em que pesem as diferenças encontradas entre os estudos por conta das diferentes ferramentas diagnósticas empregadas, os pontos de corte adotados e as populações envolvidas, o que se observa é que a prevalência de sarcopenia entre idosos é elevada, podendo ser considerada um importante problema de saúde pública por estar também fortemente associada a desfechos clínicos negativos.

Diagnóstico

O diagnóstico de sarcopenia envolve, como afirmado anteriormente, a presença de perda de força, função e massa muscular.

Os critérios, classificações e algoritmos diagnósticos variam entre os diferentes consensos.

Neste capítulo, descreveremos os critérios do Consenso do *EWGSOP* revisado (Cruz-Jentoft *et al.*, 2019), pois acreditamos ser, no momento, os de maior aplicabilidade clínica e que inclui ferramentas e pontos de corte de fácil aplicação.

Inicialmente, o consenso propõe o rastreio de casos pela suspeição clínica (presença de fraqueza, quedas, lentidão da marcha, dificuldade para se levantar da cadeira e perda de peso) ou pela aplicação da escala SARC-F (Malmstrom; Morley, 2013), que já foi validada para a população brasileira (Barbosa-Silva *et al.*, 2016). Se um desses critérios estiver presente, deve-se proceder à avaliação da força muscular, sugerindo-se o uso da avaliação da força de preensão palmar com a utilização de um dinamômetro de mão ou da avaliação da força das pernas pela aplicação do teste de se levantar e sentar da cadeira cinco vezes. Havendo força de preensão palmar reduzida ou tempo elevado no teste de sentar-se e levantar, já se deve assumir o diagnóstico de "sarcopenia provável" o que, na prática clínica, é suficiente para indicar a investigação de causas e o início de intervenções terapêuticas. A confirmação do diagnóstico se dá pela avaliação da massa ou qualidade muscular (DXA, bioimpedância ou outros) que, se presente, leva ao diagnóstico de "sarcopenia confirmada". Testes de desempenho físico (velocidade de marcha, caminhada de 400 m, *timed up-and-go test* e *Short Physical Performance Battery)* são, então, indicados para avaliar a gravidade do quadro. O desempenho baixo em qualquer destes testes classifica a sarcopenia como grave. A Figura 86.3 e a Tabela 86.4 apresentam, respectivamente, o fluxograma e os pontos de corte propostos pelo *EWGSOP* revisado para o diagnóstico de sarcopenia.

Ainda, segundo este consenso, a sarcopenia pode ser classificada como primária, quando associada claramente ao processo de envelhecimento, e secundária quando outras causas são identificadas. Pode ser classificada também como aguda (quando a instalação ocorre há menos de 6 meses, em virtude de alguma doença aguda, por exemplo) ou crônica.

Resta mencionar a obesidade sarcopênica, que não foi incluída neste consenso, mas que, na maioria das definições, é diagnosticada quando há critérios diagnósticos presentes tanto para sarcopenia quanto para obesidade. Nestes casos, a incidência de desfechos negativos é consideravelmente elevada em relação à presença de sarcopenia isolada (Batsis; Villareal, 2018).

Tratamento e prevenção

O tratamento se embasa, essencialmente, na prática de atividade física resistida, associada à ingestão de níveis recomendados de proteína. Na impossibilidade de se atingir os níveis recomendados, sugere-se a suplementação proteica ou proteico-calórica, na presença de baixo peso ou baixa ingestão energética. Além disso, alguns estudos têm demonstrado a eficácia

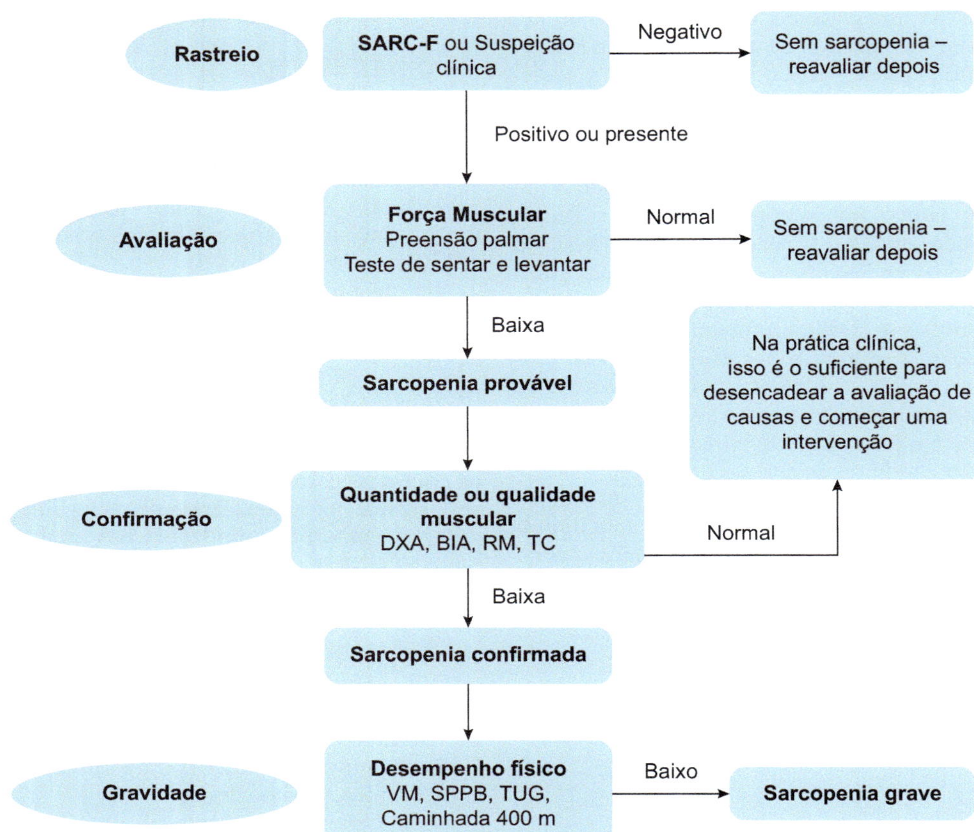

▪ **FIGURA 86.3** Fluxograma para o diagnóstico da sarcopenia. VM: velocidade de marcha; SPPB: *Short Physical Performance Battery*; TUG: *Timed Up and Go*.

▪ **TABELA 86.4** Pontos de corte dos diferentes instrumentos aplicados no consenso *EWGSOP* Revisado.

Teste		Pontos de corte para homens	Pontos de corte para mulheres
Força muscular	Força de preensão palmar		
	Teste de sentar e levantar da cadeira 5x	< 27 kg > 15 s	< 16 kg > 15 s
Massa muscular	Massa muscular esquelética apendicular		
	Massa muscular esquelética apendicular/Altura²	< 20 kg < 7,0 kg/m²	< 15 kg < 6,0 kg/m²
Desempenho físico	Velocidade de marcha		
	SPPB	≤ 0,8 m/s	
	TUG	≤ 8 pontos	
	Caminhada de 400 metros	≥ 20 s Não completou ou levou ≥ 6 min para completar	

SPPB: *Short Physical Performance Battery*; TUG: *Timed Up and Go*. (Adaptada de Cruz Jentoft *et al.*, 2010.)

da suplementação nutricional com aminoácidos essenciais enriquecidos com leucina ou β-hidroximetilbutirato (HMB).

No que se refere à ingestão proteica, o grupo PROT-AGE publicou, em 2013, um artigo de recomendações baseadas em evidências (Bauer *et al.*, 2013). Para idosos saudáveis, é recomendada a ingestão acima da habitual para adultos, na faixa de 1 a 1,2 g/kg/dia, objetivando a manutenção e ganho de massa muscular. Ainda, é recomendado que, para a superação da resistência anabólica relacionada ao envelhecimento, a distribuição da ingestão proteica se concentre nas refeições principais, com pelo menos 25 a 30 g por refeição, preferencialmente de proteínas com alto valor biológico. Em caso de doenças, a ingestão deve ser elevada para 1,2 a 1,5 g/kg/dia, em alguns casos chegando a 2 g/kg/dia; exceção deve ser feita a pacientes com insuficiência renal avançada. Para idosos em programas de atividade física, a ingestão deve atingir, pelo menos, 1,2 g/kg/dia, podendo ser considerada a suplementação com 20 g de proteína após a prática do exercício.

O tratamento farmacológico da sarcopenia, embora motivo de intensas pesquisas, ainda não é indicado, não havendo medicações aprovadas para o tratamento específico da sarcopenia.

A prevenção da sarcopenia consiste na manutenção de níveis adequados de atividade física, especialmente treino resistido, associada à ingestão adequada de proteínas na dieta.

87

Farmacologia, Terapêutica, Polifarmácia e Adequação no Uso de Medicamentos

Milton Luiz Gorzoni • Giancarlo Lucchetti • Alessandra Lamas Granero Lucchetti

Introdução

O envelhecimento populacional já é uma realidade brasileira. Em 1920, a esperança de vida ao nascer era de 35,2 anos e a porcentagem da população idosa era de 4%. Já em 2010, a esperança de vida foi para 73,9 anos e a população brasileira idosa passou para 10,8%, mostrando uma rápida transição demográfica em um curto período de tempo (Miranda *et al.*, 2016).

Esse novo cenário aumentou a demanda dos serviços médicos, de medicamentos e dos recursos da Previdência Social, modificando a forma do cuidado médico decorrente da ampliação de doenças crônicas, maiores tempos de consulta e políticas para implementação de cuidados paliativos (Veras, 2009).

Particularmente no idoso, em função das alterações nos processos de farmacocinética (que incluem a absorção, a distribuição, o metabolismo e a excreção dos fármacos) e farmacodinâmica (efeito dos fármacos nos órgãos e tecidos) (Williams, 2002), deve-se ter atenção especial na prescrição dos medicamentos, podendo ser necessário o ajuste das doses ou a avaliação da adequação do medicamento frente às mudanças nos padrões farmacológicos com o envelhecimento.

As consequências do amplo uso de medicamentos têm impacto no âmbito clínico e econômico, repercutindo na segurança do paciente. A despeito dos importantes efeitos que as mudanças orgânicas decorrentes do envelhecimento ocasionam na resposta aos medicamentos, a intervenção farmacológica é, ainda, a mais utilizada para o cuidado com a pessoa idosa. De fato, o uso de medicamentos é muito comum entre os idosos em virtude do aumento das doenças crônicas e das alterações que acompanham o avanço da idade, assim como a medicalização presente na formação dos profissionais da saúde (Secoli, 2010).

Nesse contexto, os estudos mostram que a maioria dos idosos (80 a 90%) utilizam pelo menos um medicamento, e 30 a 40% deles fazem uso de polifarmácia (conceituada como a utilização de cinco ou mais medicamentos concomitantes) (Rozenfeld, 2003). Esse padrão de consumo medicamentoso, associado às doenças e às alterações próprias do envelhecimento, produz efeitos colaterais e interações medicamentosas com graves consequências aos pacientes nessa faixa etária.

Farmacocinética e farmacodinâmica

Colocar nas mãos do paciente a prescrição medicamentosa na forma de receita, além de ser um procedimento da área da saúde, apresenta também um significado subliminar de confiança entre os dois interessados: o profissional da saúde, que tem como expectativa melhorar a saúde e a qualidade de vida do paciente, bem como minimizar ou curar as doenças e queixas dele, que, como segundo interessado nos melhores resultados, coloca suas esperanças na habilidade do profissional em gerenciar e indicar corretamente as medicações que lhe foram prescritas.

Isso se torna mais evidente entre os pacientes idosos, pois uma parcela significativa dessa população apresenta quantidade expressiva de sintomas e doenças, provocando, assim, considerável consumo de medicamentos. Portanto, tem-se a necessidade de profissionais capazes de utilizar o processo de envelhecimento humano da maneira mais favorável aos pacientes idosos. Portanto, é indispensável para esses profissionais o conhecimento sobre as peculiaridades farmacocinéticas e farmacodinâmicas decorrentes do envelhecimento, reduzindo, dessa maneira, o consumo exagerado de medicamentos e de hospitalizações decorrentes de iatrogenias medicamentosas (Schlender *et al.*, 2016).

Quais alterações o envelhecimento humano provoca na farmacocinética?

Define-se a farmacocinética como as etapas pelas quais os medicamentos são processados e eliminados pelo organismo. Sabe-se que o envelhecimento ocorre de forma assíncrona entre os diferentes mecanismos de homeostasia corporal em cada pessoa e em núcleos populacionais. Porém, independentemente desses aspectos fisiológicos, deve-se ter em mente na prática clínica as etapas da farmacocinética e suas potenciais alterações provocadas pelo envelhecimento, as quais serão descritas a seguir (Oliveira; Corradi, 2018; Turnheim, 2003).

Absorção

Apesar de existirem muitas vias de administração medicamentosa, a via oral serve habitualmente como modelo padrão das alterações decorrentes do envelhecimento.

A biodisponibilidade dos fármacos administrados por via oral, especialmente na forma sólida (comprimidos, drágeas e cápsulas), envolve sua dissolução no trato gastrintestinal, passagem pela parede intestinal e pelo fígado antes de chegar à circulação sistêmica.

A dissolução de fármacos no trato gastrintestinal depende, inicialmente, da produção de ácido clorídrico (HCl) pela mucosa gástrica, capacidade que decresce com a idade. Sua importância decorre de que o processamento alimentar e medicamentoso para sua absorção deriva de ações enzimáticas intestinais que necessitam de pH ideal para sua estrutura tridimensional (pK). Destaca-se que, além da tendência da queda de HCl pelo envelhecimento, o consumo de inibidores da bomba de prótons (IBP) (omeprazol, pantoprazol, lansoprazol, rabeprazol, esomeprazol e dexlansoprazol) inibe a enzima H^+, K^+ ATPase, aumentando, assim, a supressão da produção de HCl e alterando o pH intestinal.

Muniz *et al.* (2017) observaram o percentual de 22% de consumidores de IBP entre 239 idosos usuários de plano de saúde suplementar. Trata-se de um índice significativo, visto que o uso crônico de IBP apresenta potencial de ampliar a interferência, decorrente do próprio envelhecimento, na absorção de vitamina B12, cálcio e magnésio. Deve-se considerar que, ao prescrever a classe medicamentosa utilizada como exemplo desse tópico, a possibilidade de alteração de produção basal de HCl gástrico em pacientes idosos. Por esse motivo, é indicada a redução da dose e/ou do tempo de consumo desses fármacos para os pacientes dessa faixa etária.

Por sua vez, as alterações provocadas pelo envelhecimento relacionadas com a passagem de fármacos pela parede intestinal derivam da redução de células de absorção (atrofia de mucosa intestinal pela menor velocidade de substituição celular decorrente da senescência) e da diminuição do trânsito gastrintestinal (secundário a mudanças na estrutura do plexo mioentérico pela idade), com potencial de alteração na absorção de medicamentos, por exemplo, levodopa.

O último detalhe sobre a absorção de fármacos por via oral decorre da queda de absorção de nutrientes lipossolúveis (vitaminas A, D, E e K) e de medicamentos dependentes da primeira passagem pelo fígado, como o propranolol, em razão da redução do fluxo sanguíneo esplênico relacionado ao envelhecimento.

Há, também, peculiaridades sobre as outras vias. A absorção de fármacos de uso tópico para lesões cutâneas ou o uso da via transdérmica visando manter concentrações séricas terapêuticas em outros órgãos que não a pele servem de exemplo. Consagrado pelo uso, faculta-se o termo *absorção cutânea* para designar a dose do medicamento de ação local (tópica) ou *sistêmica* (transdérmica). Observa-se também que fármacos, notadamente os hidrossolúveis, podem ter sua absorção retardada por essas vias em razão do envelhecimento cutâneo (Engelhardt, 2015; Ruela *et al.*, 2016).

Distribuição

Com o evoluir dos anos de vida, há uma progressiva alteração da composição corporal, por exemplo, o tecido adiposo aumenta, gerando alterações no volume da distribuição e do aumento da meia-vida de fármacos lipossolúveis como, propofol e benzodiazepínicos (Oliveira; Corradi, 2018; Weber *et al.*, 2016). Perde-se, em contrapartida, massa magra (notadamente muscular) e água corporal, o que interfere na distribuição de medicamentos hidrossolúveis, como o atenolol, que se depositam na musculatura estriada esquelética, como a digoxina, podendo aumentar a suscetibilidade à intoxicação digitálica (Lorenzo *et al.*, 2019).

Merecedoras de atenção por parte do prescritor, há também as alterações nas proteínas plasmáticas com a redução da concentração sérica de albumina. Isso incorre em maiores frações livres de fármacos que se ligam a essa proteína sérica (amiodarona, ceftriaxona e furosemida) e o risco de intoxicações medicamentosas como no caso da fenitoína, o que provocou o desenvolvimento de fórmulas para o cálculo da dose correta desse fármaco pela concentração da albumina sérica (Salgado *et al.*, 2010; Wu; Lim, 2013):

$$\text{Fenitoína corrigida (mg}/\ell) = \frac{\text{fenitoína observada (mg}/\ell)}{(0{,}2 \times \text{albumina [g/d}\ell]) + 0{,}1}$$

Metabolização

A depuração hepática de vários fármacos determina que o fígado seja sua principal via de eliminação. Define-se a depuração hepática do medicamento como o volume de sangue perfundido por esse órgão que é liberado do fármaco por unidade de tempo. O envelhecimento interfere em várias etapas desse processo de depuração (Chetty *et al.*, 2018), como:

- O fluxo sanguíneo hepático sofre redução progressiva com a idade
- A fração sérica livre do fármaco, capaz de interagir com as enzimas hepáticas, pode estar aumentada pela menor concentração sérica de albumina. Contudo, a redução do número de hepatócitos durante o envelhecimento reduz a ação enzimática, se sobrepondo à capacidade de interação com o medicamento
- A capacidade ou depuração intrínseca das enzimas hepáticas de metabolizar o medicamento se refere à capacidade do órgão em depurar o fármaco sem limitações quanto ao fluxo sanguíneo e à ligação com células ou com proteínas séricas.

Denomina-se a razão entre a depuração hepática do fármaco e o fluxo sanguíneo do fígado como razão de extração do medicamento (REM). O REM é classificado em três níveis, conforme a fração do fármaco removido durante a passagem pelo fígado:

- Alta (> 0,7): indica rápida depuração sanguínea do fármaco e, por isso, dependente do fluxo sanguíneo hepático. Exemplos de medicamentos com alta REM são: propranolol, morfina e verapamil
- Intermediária (0,3 a 0,7): indica razão influenciada não apenas pelo fluxo sanguíneo hepático, pela capacidade intrínseca metabólica do fígado e pela fração livre do fármaco. Exemplos de medicamentos com média REM: ácido acetilsalicílico (AAS), codeína e nortriptilina
- Baixa (< 0,3): indica que há depuração hepática receptiva a alterações na ligação das proteínas plasmáticas ou a alterações no metabolismo e/ou na excreção do fármaco. Não exibe habitualmente sensibilidade a mudanças no fluxo sanguíneo hepático. Apresenta baixa taxa de metabolismo inicial quando a medicação é administrada por via oral. Exemplos merecedores de atenção são a varfarina e a fenitoína, fármacos que, mesmo com REM baixa, apresentam alto índice de interações medicamentosas e de efeitos colaterais em idosos.

Como aplicar essas informações na prática clínica, visto que exames laboratoriais relacionados com a função hepática não sofrem alterações significativas com o envelhecimento? Não há método confiável para estimar a depuração de medicamentos pelo fígado, sabidamente reduzida pela idade. Entretanto, recomenda-se utilizar a conhecida frase sobre como medicar idosos: *start slow, go slow* (comece devagar, vá devagar). Ao receitar fármacos reconhecidamente metabolizados e excretados pelo fígado, é indicado que se inicie com dose de 30 a 40% menor que a quantidade média prescrita para adultos de meia-idade (Zeeh; Platt, 2002).

Excreção

Documenta-se com certa facilidade os impactos do processo do envelhecimento humano na função renal. Esse fato tem importância clínica significativa para o cálculo das doses de fármacos com excreção renal, notadamente os potencialmente nefrotóxicos. Estima-se que a taxa de filtração glomerular (TFG), ou *clearance de creatinina*, diminui, em média, 6,3 $m\ell/min/1{,}73\ m^2$ por década de vida. Considerando-se o valor de 100 $m\ell/min/1{,}73\ m^2$ como TFG normal para um adulto com 20 anos de idade, haverá a perda de 31,5% da sua TFG até os 70 anos de idade, ou seja, de aproximadamente um terço da sua função renal. Recomenda-se, portanto, o cálculo periódico da TFG, visto que a associação entre a perda da massa muscular (menor produção de creatinina) e o aumento da glomerulosclerose (menor excreção de creatinina) provoca valores de creatinina sérica falsamente normais e não adequados para o cálculo de doses de vários medicamentos (Denic *et al.*, 2016).

Há várias fórmulas para o cálculo da TFG, por exemplo, a de Cockcroft-Gault, CKD-EPI ou MDRD. Sugere-se que para cada paciente idoso, seja definida uma dessas fórmulas como padrão de seguimento da função renal, visto que o resultado do cálculo por diferentes fórmulas não necessariamente será semelhante, podendo induzir o prescritor a alterar desnecessariamente a dose dos fármacos em uso. Aplicativos de *smartphones*, como o da National Kidney Foundation (disponível em: https://www.kidney.org/professionals/kdoqi/gfr_calculator), possibilitam o cálculo rápido da TFG ou, dependendo das circunstâncias, pode-se fazer o uso das fórmulas consagradas como a de Cockcroft e Gault (1976):

$$\textit{Clearance}\text{ de creatinina (m}\ell/\text{min)} = \frac{[140 - \text{idade (anos)}] \times \text{peso (kg)}}{\text{creatinina plasmática (mg/d}\ell) \times 72} \times 0{,}85 \text{ (mulheres)}$$

Reitera-se a observação anterior sobre o risco significativo de nefrotoxidade induzida por medicamentos em idosos. Divide-se a toxicidade renal em dois grupos causais: (1) dose dependente e (2) idiossincrática. O grupo (1) apresenta como meio de prevenção e tratamento a redução do tempo de exposição e a concentração da medicação indutora como aminoglicosídeos, anti-inflamatórios não esteroides (AINE), cisplatina, metotrexato e vancomicina. Por sua vez, a prevenção e o tratamento do grupo (2) causal envolve, entre outras medidas, evitar a exposição do paciente a fármacos como betalactâmicos (carbapenêmicos, cefalosporinas, monobactâmicos e penicilinas) e IBP (Sales; Foresto, 2020).

Quais são as alterações que o envelhecimento humano provoca na farmacodinâmica?

Define-se farmacodinâmica como a ação do fármaco no organismo induzindo a alterações e/ou a manutenção da homeostasia corporal. Isso decorre da conexão entre os medicamentos e as enzimas, as proteínas (estruturais ou transportadoras) e os receptores celulares (como os hormonais e os neurotransmissores). Idosos são particularmente sensíveis a fármacos em decorrência dos desajustes nos seus mecanismos farmacodinâmicos. Uma situação comum na prática clínica é a observação da vulnerabilidade em idosos a psicofármacos decorrentes de mudanças quantitativas e qualitativas de neurotransmissores.

Exemplos: (1) antipsicóticos (sedação e sintomas extrapiramidais); (2) benzodiazepínicos (sedação e desequilíbrio postural); e (3) opioides (sedação) (Jansen; Brouwers, 2012).

Ainda há muito a ser investigado sobre as ações farmacodinâmicas em idosos. Contudo, a mensagem final é, novamente, "comece devagar, vá devagar". Considere que um paciente octogenário tenha a metade dos receptores beta-adrenérgicos de um adulto jovem. Indique inicialmente a metade da dose de um medicamento betabloqueador e observe a frequência cardíaca desse paciente. A chegada ao estado de bradicardia significa que se atingiu o máximo da capacidade dos receptores beta-adrenérgicos em interagir com o fármaco prescrito. Para tanto, utilizam-se conceitos farmacodinâmicos a favor do paciente.

Polifarmácia

O aumento da expectativa de vida da população também aumentou o contingente de portadores de doenças crônicas não transmissíveis (DCNT), demandando uma assistência contínua em que os medicamentos têm um papel importante. O uso de vários medicamentos pode causar problemas, como o aumento do risco do uso de medicamentos inadequados (incluindo interações medicamentosas e duplicação de terapia), a não adesão ao tratamento e a ocorrência de efeitos adversos (Williams, 2002).

Apesar da polifarmácia ser um termo constantemente utilizado na prática clínica, seu conceito ainda não é consensual, envolvendo várias definições diferentes. Polifarmácia pode ser definida como o "uso de 5 ou mais medicamentos", o "uso de pelo menos um medicamento potencialmente inapropriado" (MPI) ou, ainda, "mais medicamentos usados do que clinicamente indicados". Na maioria dos estudos, o primeiro conceito, ou seja, o uso de "vários medicamentos (cinco ou mais) sendo usados de modo concomitante", é o mais utilizado (Elmsthl; Linder, 2013).

A prevalência de polifarmácia varia nos diferentes países, compreendendo 27 a 59% em pacientes ambulatoriais e 46 a 84% em pacientes internados (Elmsthl; Linder, 2013). No Brasil, essa prevalência varia entre 11 e 36%, e o número de medicamentos por idoso, dependendo da região avaliada, apresenta oscilação de 2,1 a 3,8; (Dal Pizzol *et al.*, 2012; Neves *et al.*, 2013; Pereira *et al.*, 2017; Ramos *et al.*, 2016; Silva *et al.*, 2012).

Sendo assim, o uso simultâneo de vários medicamentos deve ser sempre avaliado com cautela na população idosa, pois, se por um lado podem contribuir para a manutenção da capacidade funcional e da qualidade de vida, por outro lado, caso utilizados de maneira incorreta, podem comprometê-las. Assim, ao prescrever medicamentos a idosos, deve-se estar atento à relação risco-benefício.

Cascata iatrogênica

Consideram-se como afecções iatrogênicas aquelas decorrentes da intervenção do médico e/ou de seus auxiliares, seja ela certa ou errada, justificada ou não, mas da qual resultam consequências prejudiciais para a saúde do paciente (Carvalho Filho *et al.*, 1996).

Na literatura científica internacional temos dois termos que trazem dois conceitos diferentes e merecem destaque:

- *Cascade iatrogenesis* ou cascata iatrogênica, que é "o desenvolvimento de complicações médicas múltiplas associadas com redução dos mecanismos para lidar com estressores externos", tendo como exemplo um paciente com dor pós-operatória que é muito sedado, evoluindo para insuficiência respiratória, necessidade de ventilação mecânica e, consequentemente, desenvolve uma pneumonia associada à ventilação mecânica (Rothschild *et al.*, 2000)
- *Prescribing iatrogenesis* ou iatrogenia prescritiva "ocorre quando um evento adverso é interpretado incorretamente como nova condição médica que exige nova prescrição" (Rochon; Gurwitz, 1997).

No Brasil, essa distinção é menos utilizada, ficando o termo cascata iatrogênica sendo descrito como a situação em que o efeito adverso de um fármaco é interpretado incorretamente como nova condição médica que exige outra prescrição, sendo o paciente exposto ao risco de desenvolver efeitos prejudiciais adicionais relacionados com o tratamento potencialmente desnecessário (Secoli, 2010), conforme pode ser visualizado na Figura 87.1.

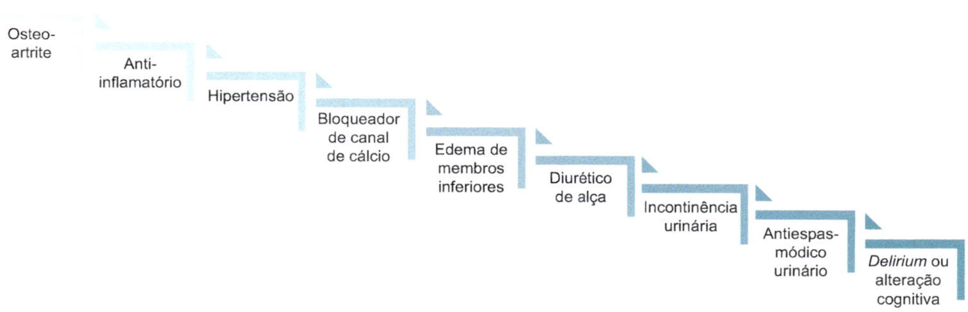

▪ **FIGURA 87.1** Exemplo de cascata medicamentosa no idoso.

O número de medicamentos é o principal fator de risco para iatrogenia e reações adversas, havendo relação exponencial entre a polifarmácia e a probabilidade de reação adversa, interações medicamentosas e medicamentos inapropriados para idosos (Williams, 2002). Os pacientes idosos estão especialmente sujeitos à ocorrência de eventos iatrogênicos. Muitas vezes, são tratados como qualquer outro paciente adulto, sem que considere a singularidade do processo de senescência e senilidade (Santos; Ceolim, 2009).

Reação adversa a medicamento

A Organização Mundial da Saúde (OMS) define reação adversa a medicamento (RAM) como "qualquer efeito prejudicial ou indesejado que se manifeste após a administração do medicamento, em doses normalmente utilizadas no homem para profilaxia, diagnóstico ou tratamento de uma enfermidade" (Kawano *et al.*, 2006).

As RAM em pessoas idosas são um grave problema de saúde pública, uma vez que os idosos são mais propensos a elas por causa de mudanças fisiológicas próprias do envelhecimento que alteram a farmacocinética e farmacodinâmica dos fármacos. Em função disso, existe uma associação entre medicamentos considerados inadequados para os idosos, polifarmácia, interações medicamentosas, eventos adversos e cascatas medicamentosas, conforme visualizado na Figura 87.2. Esses fatores, quando combinados, contribuem para o fracasso terapêutico e geram custos desnecessários (Coelho Filho *et al.*, 2004).

É importante salientar que, no âmbito da geriatria, muitas reações adversas aos medicamentos podem se apresentar como síndromes geriátricas ou por meio de outros sintomas, como confusão mental, incontinência urinária, fraqueza excessiva, alterações do sono, quedas e déficit cognitivo (Sloan, 2011). O profissional de saúde que atende idosos deve estar ciente dessas peculiaridades e identificar possíveis problemas de forma preventiva.

Medicamentos inapropriados

Devido às mudanças fisiológicas no organismo dos idosos que alteram a farmacocinética e a farmacodinâmica dos medicamentos, algumas categorias de medicamentos passaram a ser consideradas impróprias para o uso nessa população. Esses MPI são definidos como "medicamentos cujo uso deve ser evitado em idosos, uma vez que possuem um risco elevado de reações adversas para esta população, evidência insuficiente de benefícios e sendo que há uma alternativa terapêutica mais segura e tão ou mais eficaz disponível" (American Geriatrics Society Beers Criteria® Update Expert Panel [AGS], 2019; Fick *et al.*, 2003; Lucchetti *et al.*, 2011).

Determinados medicamentos são considerados inapropriados ou potencialmente inapropriados na velhice em decorrência do maior risco de intolerância relacionada com eventos adversos farmacodinâmicos, farmacocinéticos ou interações de fármaco–doença (Gallagher; O'Mahony, 2008; O'Mahony *et al.*, 2015). Estudos mostram que os medicamentos inapropriados mais prescritos são os benzodiazepínicos de meia-vida longa e os anti-histamínicos, que, por provocarem sedação prolongada, aumentam o risco de quedas e fraturas, além dos antidepressivos tricíclicos que, por terem propriedades anticolinérgicas, podem agravar quadros de constipação intestinal e retenção urinária em idosos, prejudicando, dessa maneira, a qualidade de vida desses indivíduos (Gorzoni *et al.*, 2008; Lucchetti; Lucchetti, 2017; Lucchetti *et al.*, 2011).

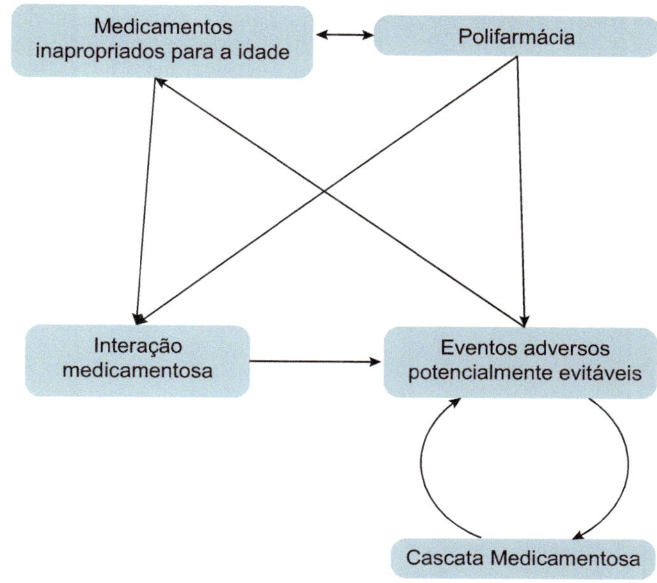

▪ **FIGURA 87.2** Consequências da prescrição medicamentosa inapropriada para idosos.

Para identificar MPI para idosos, diversos critérios estão sendo amplamente utilizados na prática clínica e na educação médica. O uso de critérios que avaliam a segurança dos medicamentos usados em pacientes idosos se torna especialmente importante quando a informação clínica adquirida é insuficiente (Fick *et al.*, 2003), sendo que as listas de MPI aos idosos são auxiliares úteis na prática clínica para prevenir a prescrição inapropriada (Gorzoni *et al.*, 2012; Lucchetti; Lucchetti, 2017).

A prevalência do uso de medicamentos inapropriados para idosos varia de acordo com o tipo de paciente, país e critério adotado. Uma meta-análise recente que incluiu 67 artigos com mais de 5 milhões de participantes identificou uma prevalência agrupada estimada de 33,3% de prescrição inapropriada em idosos (Liew *et al.*, 2020). No Brasil, dependendo da região avaliada, tipo de paciente e do critério utilizado, os estudos apontam para uma prevalência variando de 24,6 a 66,6% (Cassoni *et al.*, 2014; Juliano; Lucchetti; Silva, 2018; Novaes *et al.*, 2011; Santos *et al.*, 2013; Santos Garcia *et al.*, 2020).

Critérios de medicamentos inapropriados para idosos

A presença de várias doenças concomitantes está associada ao consumo de número significativo e simultâneo de fármacos. Assim, deve fazer parte da prática clínica a revisão periódica dos medicamentos utilizados por idosos. Diante do exposto, nota-se que as listas e/ou os critérios para detecção de medicamentos inapropriados são úteis tanto para detecção de seu uso quanto para a não prescrição desses fármacos (Gorzoni *et al.*, 2008; Lucchetti; Lucchetti, 2017).

Existem, atualmente, uma série de critérios que podem ser utilizados com o objetivo de detectar MPI para a população idosa: Critérios de Beers (AGS, 2019), STOPP (O'Mahony *et al.*, 2015), Laroche (Laroche *et al.*, 2007), McLeod (McLeod *et al.*, 1997), Norwegian General Practice (Rognstad *et al.*, 2009), PRISCUS (Holt *et al.*, 2010), Rancourt (Rancourt *et al.*, 2004), Winit-Watjana (Winit-Watjana *et al.*, 2008), EU(7)-PIM (Renom-Guiteras *et al.*, 2015) e dois consensos brasileiros (Motter *et al.*, 2019; Oliveira *et al.*, 2016). Para uma discussão mais aprofundada dos critérios disponíveis para identificação de prescrição inapropriadas referenciamos a revisão sistemática prévia de Lucchetti e Lucchetti (2017) e um estudo de Novaes *et al.* que comparou a utilização dos critérios (2017a).

Critérios de BEERS

Os critérios de Beers são consagrados na literatura e utilizados em vários países (Gorzoni; Fabbri; Pires, 2012). O critério original foi elaborado em 1991 a fim de detectar o uso de medicamentos inapropriados em idosos residentes em uma instituição de longa permanência (Beers *et al.*, 1991). Em 1997, o critério foi revisado para ser aplicado em uma comunidade de idosos residentes (Beers, 1997). A terceira edição foi publicada em 2003 por Fick *et al.* (2003) e, depois, atualizada por Campanelli, em 2012 (American Geriatrics Society 2012 Beers Criteria Update Expert Panel, 2012).

A versão mais atual do critério de Beers-Fick foi publicada em 2019 (AGS, 2019) e é dividida em cinco listas ou critérios: MPI para a maioria dos idosos; medicamentos que devem ser evitados em idosos com determinadas condições; medicamentos que devem ser usados com cautela; interações medicamentosas; e medicamentos que devem ser ajustados para a função renal.

Os MPI para a maioria dos idosos incluídos nos critérios de Beers que foram publicados em 2019 (AGS, 2019) podem ser mais bem visualizados na Tabela 87.1.

TABELA 87.1 Medicamentos potencialmente inapropriados para a maioria dos idosos incluídos nos critérios de Beers-Fick (AGS, 2019).

Substância	Racional	Recomendação
Anticolinérgicos		
Anti-histamínicos (primeira geração): bronfeniramina, carbinoxamina, clorfeniramina, cipro-heptadina, dexbronfeniramina, dexclorfeniramina, dimenidrinato, difenidramina, doxilamina, hidroxizina, meclizina, prometazina, triprolidina	Muito anticolinérgicos, risco de confusão, boca seca, constipação intestinal, *clearance* reduzido com a idade	Evitar
Antiparkisonianos: triexifenidil, benztropina	Não recomendados para o tratamento de sintomas extrapiramidais e para doença de Parkinson	Evitar
Antiespasmódicos		
Atropina, beladonna, hiosciamina, escopolamina	Muito anticolinérgicos, efetividade incerta	Evitar
Antitrombóticos		
Dipiridamol (de ação curta, oral)	Hipotensão ortostática, alternativas são mais seguras	Evitar
Cardiovascular		
Alfabloqueadores: terazosina, doxazosina, prazosina	Não recomendados para tratamento de rotina de HAS, risco de hipertensão ortostática e quedas	Evitar uso como anti-hipertensivo
Alfa-agonistas centrais: clonidina, metildopa, reserpina	Não recomendados para tratamento de rotina de HAS, alto risco de efeitos no SNC, bradicardia, hipotensão ortostática	Evitar uso como anti-hipertensivo de primeira escolha
Dronedarona	Piores desfechos se o paciente apresenta fibrilação atrial permanente ou insuficiência cardíaca descompensada	Evitar em fibrilação atrial permanente ou insuficiência cardíaca descompensada
Nifedipino de ação imediata	Hipotensão e precipitação de isquemia miocárdica	Evitar
Antiarrítmicos		
Amiodarona	Apresenta mais toxicidade que outros antiarrítmicos na fibrilação atrial	Evitar como primeira linha para fibrilação atrial, exceto para pacientes com ICC ou hipertrofia ventricular
Digoxina > 0,125 mg/dia	Potencial de toxicidade	Evitar uso como primeira linha para fibrilação atrial e ICC, evitar dose > 0,125 mg/dia
SNC		
Antidepressivo sozinho ou em combinação: amitriptilina, clomipramina, doxepina > 6 mg/dia, imipramina, nortriptilina, paroxetina	Muito anticolinérgicos, sedativos, hipotensão ortostática	Evitar
Antipsicóticos típicos e atípicos	Aumentam risco de AVE, declínio cognitivo e mortalidade em idosos com demência	Evitar, exceto em esquizofrenia, doença bipolar ou como antiemético de curta ação em quimioterapia
Barbitúricos	Dependência física, superdosagem com baixas doses e grande tolerância	Evitar
Benzodiazepínicos: ação curta ou intermediária (alprazolam, estazolam, oxazepam, triazolam, lorazepam) ação longa (clorazepato, clonazepam, clordiazepóxido, diazepam, flurazepam)	Idosos têm muita sensibilidade a benzodiazepínicos, aumento do risco de declínio cognitivo, *delirium*, quedas, fraturas e acidentes. Podem ser efetivos para epilepsia, síndrome abstinência por álcool ou por benzodiazepínico	Evitar

(continua)

▪ **TABELA 87.1** Medicamentos potencialmente inapropriados para a maioria dos idosos incluídos nos critérios de Beers-Fick (AGS, 2019). (*continuação*)

Substância	Racional	Recomendação
Hipnóticos não benzodiazepínicos (Z): eszopiclona, zolpidem	Eventos adversos similares aos benzodiazepínicos, *delirium*, quedas, fraturas, maior hospitalização e sem melhora na latência e duração do sono	Evitar
Sistema endocrinológico		
Andrógenos (testosterona)	Problemas cardíacos, contraindicado em câncer de próstata	Evitar, exceto para hipogonadismo com sintomas clínicos
Estrógenos com ou sem progesterona (oral)	Potencial carcinogênico (mama e endométrio) sem benefício cárdio ou neuroprotetor	Evitar uso oral ou tópico. Creme é aceitável
GH	Edema, artralgia, túnel do carpo, ginecomastia, intolerância à glicose	Evitar, exceto para pacientes com diagnóstico de deficiência de GH de etiologia conhecida
Insulina (escala móvel)	Grande risco de hipoglicemia sem melhora no controle	Evitar
Megestrol	Mínimo efeito no peso e aumenta o risco de eventos trombóticos e morte em idosos	Evitar
Sulfonilureias de longa duração: clorpropamida, glimepirida, glibenclamida	Risco de hipoglicemia prolongada em idosos	Evitar
Gastrintestinal		
Metoclopramida	Efeitos extrapiramidais, discinesia tardia	Evitar, exceto para gastroparesia por menos de 12 semanas
Óleo mineral	Broncoaspiração e efeitos adversos	Evitar
IBP	Risco de infecção por *Clostridium difficile*, osteopenia e fraturas	Evitar uso > 8 semanas. Exceto em casos de alto risco (uso crônico de corticosteroides e anti-inflamatórios), esofagite erosiva, Barrett
Dor		
Meperidina	Neurotoxicidade, *delirium*	Evitar
AINE: AAS, diclofenaco, etodolaco, ibuprofeno, cetoprofeno, ácido mefenâmico, meloxicam, naproxeno, piroxicam, fenoprofeno	Risco de sangramento gastrintestinal, úlcera péptica, aumento de pressão arterial e lesão renal	Evitar uso crônico
Relaxantes musculares: carisoprodol, clorzoxazona, ciclobenzaprina, orfenadrina	São mal tolerados em idosos, muito anticolinérgicos, sedação, risco de fraturas	Evitar
Indometacina, cetorolaco	Aumenta o risco de úlcera péptica e de sangramento gastrintestinal, lesão renal aguda, efeitos no SNC	Evitar
Geniturinário		
Desmopressina	Alto risco de hiponatremia	Evitar uso para noctúria e poliúria noturna

AAS: ácido acetilsalicílico; AVE: acidente vascular encefálico; GH: hormônio do crescimento; HAS: hipertensão arterial sistêmica; IBP: inibidores da bomba de prótons; ICC: insuficiência cardíaca congestiva; SNC: sistema nervoso central.

Screening Tool of Older People's Potentially Inappropriate Prescriptions

Os critérios *Screening Tool of Older People's Potentially Inappropriate Prescriptions* (STOPP) foram desenvolvidos em 2008 por meio do método de Delphi (Gallagher; O'Mahony, 2008) e atualizados em 2015 (O'Mahony; O'Sullivan; Byrne *et al.*, 2015). Diferente dos critérios de Beers, o STOPP divide os medicamentos por meio de sistemas, como cardiovascular, sistema nervoso central, sistema nefrológico etc. Os critérios são baseados em doenças, doses ou condições específicas para se tornarem inapropriados, sendo acompanhados por uma concisa explicação da razão pela qual a prescrição é potencialmente inapropriada. Já os critérios do *Screening Tool to Alert Doctors to Right Treatment* (START), propostos juntos com os critérios do STOPP pelo mesmo grupo de autores, foram desenvolvidos para evitar omissões de terapia em idosos.

Consensos brasileiros

Em 2015, foram publicados dados de um consenso brasileiro de especialistas sobre o uso de MPI para idosos brasileiros (Oliveira *et al.*, 2015; 2016). Por meio de uma avaliação que faz uso do método de Delphi e que revisou os critérios anteriormente estabelecidos, foram totalizados 118 critérios, sendo 43 independentes de condição clínica e 75 dependentes de condição clínica ou doença dos idosos (Oliveira *et al.*, 2016).

Recentemente, um novo consenso brasileiro foi realizado e sua versão relacionada com medicamentos para dor e inflamação foi publicada, havendo a inclusão de 94 medicamentos (Motter *et al.*, 2019).

Comparação dos critérios

Diversos estudos têm comparado os critérios para medicamentos inapropriados no intuito de entender melhor quais parâmetros seriam mais adequados para as diferentes realidades. Um estudo clássico de 2008, publicado pelos autores que desenvolveram o STOPP e o START, confirmou que os critérios de STOPP identificaram mais pacientes com medicamentos inapropriados e mais eventos adversos relacionados com essa utilização do que os critérios de Beers (Gallagher; O'Mahony, 2008). Posteriormente, esses resultados foram corroborados por outros estudos (San-José *et al.*, 2014). Entretanto, outros estudos também confirmaram que os critérios de Beers foram capazes de identificar mais medicamentos inapropriados (Blanco-Reina *et al.*, 2014; Brown *et al.*, 2015; Nagendra *et al.*, 2012). Esses resultados conflitantes demonstram que a utilização dos critérios deve considerar a realidade do país, os tipos de pacientes avaliados, o nível de atenção em saúde, dentre outros fatores.

No contexto nacional, alguns estudos também compararam diferentes critérios. Em 2017, um estudo populacional em Juiz de Fora (Novaes *et al.*, 2017a) encontrou que a prevalência de MPI foi de 50% pelos critérios de Beers, 46,2% pelo STOPP, 59,5% pelo EU(7)-PIM e 31,3% pelos critérios de Taiwan. Houve também melhor equilíbrio entre sensibilidade e especificidade utilizando os critérios de STOPP e Beers. Resultados semelhantes também foram encontrados em um hospital terciário de Juiz de Fora, (Juliano; Lucchetti; Silva, 2018) em que os critérios de Beers (66,6%) foram capazes de identificar mais medicamentos inapropriados que os de STOPP (50,0%), corroborando, assim, outro estudo brasileiro (Santos Garcia *et al.*, 2020). Entretanto, em alguns estudos brasileiros houve uma maior identificação pelo STOPP em comparação ao Beers (Martins *et al.*, 2015; Nascimento *et al.*, 2014; Novaes *et al.*, 2017b).

A utilização do consenso brasileiro idealizado por Oliveira *et al.* (2017) ainda é recente na literatura. Um estudo encontrou que 55,1% dos idosos possuíam MPI pelos critérios de Beers, 51,3% pelo consenso brasileiro de Oliveira e 42,6% pelo STOPP (Santos Garcia *et al.*, 2020). Outro estudo que incluiu o consenso brasileiro, encontrou que 53,7% dos idosos possuíam MPI pelos critérios de Beers; 55,9% pelo consenso brasileiro e 63,4% utilizando o EU (7)-PIM (Almeida *et al.*, 2019). Mais estudos são necessários para avaliar a validade e aplicabilidade dos novos critérios brasileiros na prática clínica.

Interação medicamentosa

Ao atender pacientes idosos cabe sempre a pergunta: "Alguma dessas queixas pode ser por interação medicamentosa?" A pergunta é válida em todos os locais e tipos de assistência. Obviamente, o risco de ocorrer interações medicamentosas é diretamente proporcional ao número de fármacos de uso regular por pacientes nessa faixa de idade.

A somatória de várias doenças crônicas não transmissíveis e de outras condições de saúde leva os idosos a consumirem – simultânea e continuamente – uma quantidade significativa de medicamentos. Mesmo medicamentos inocentes, adquiridos sem receita médica e habitualmente não relatados ao profissional que atende o paciente, apresentam potencial para os diversos tipos de interação medicamentosa: fármaco-fármaco (AINE e dicumarínicos), fármaco-doença (metoclopramida e doença de Parkinson), fármaco-alimentos (levotiroxina e leite bovino), fármaco-álcool (metformina e álcool etílico), fármaco-fitoterápicos (salicilato e *Gingko biloba*), fármaco-estado nutricional (fenitoína e hipoalbuminemia) (Gorzoni; Fabbri, 2018; Gotardelo *et al.*, 2015; Mallet *et al.*, 2007).

A multiplicidade de possibilidades quanto a interações medicamentosas se tornou na prática um desafio permanente. Mallet *et al.* (2007) propuseram uma abordagem simples para esse dilema clínico ao dividirem as interações medicamentosas em três categorias classificadas conforme a dificuldade de manejo e segundo a periodicidade delas:

- Categoria (1): interações medicamentosas frequentes e conhecidas. Os fármacos incluídos nessa categoria apresentam normalmente índice terapêutico estreito (dose tóxica/dose terapêutica) como digoxina, varfarina, fenitoína e outros anticonvulsivantes (inibidores ou indutores das isoenzimas do CYP450). Há também, nessa categoria, as interações fármaco-doença relacionadas com constipação intestinal, hipotensão postural e disfunção cognitiva. Para avaliar essa categoria de medicamentos com certa facilidade de manejo, é possível consultar páginas na internet e aplicativos para *smartphones*, como o MedScape (disponível em: https://reference.medscape.com/drug-interactionchecker)
- Categoria (2): interações complexas. Pacientes que se enquadram nessa categoria normalmente desenvolveram várias comorbidades e consomem múltiplos fármacos. São idosos que realmente necessitam de um profissional para gerenciar racionalmente o esquema terapêutico, visto que, isoladamente, as indicações medicamentosas estão corretas, mas o conjunto de fármacos e de doenças apresentam alto risco de interações
- Categoria (3): interações em cascata. Prescrição em cascata (ver item "Cascata iatrogênica", neste capítulo) visa tratar o efeito colateral de determinado medicamento, interpretado equivocadamente como novo sintoma ou doença, com outro fármaco (Rochon; Gurwitz, 1997). Essa progressão do regime terapêutico agrega a probabilidade matemática do desenvolvimento de novos eventos adversos e, moto contínuo, mais medicamentos prescritos e consumidos.

Em síntese, pode-se utilizar uma regra prática e de fácil aplicação no cotidiano clínico: considere que, a cada novo medicamento prescrito, a probabilidade de o paciente idoso desenvolver algum efeito colateral e/ou interação medicamentosa aumenta em 10%. Assim, se o consumo médio de fármacos por idosos gira em torno de cinco medicamentos de uso contínuo, a inclusão, por prescrição médica ou por automedicação, de outros fármacos poderá dobrar essa probabilidade. Retorna-se assim para a pergunta inicial: "Alguma dessas queixas pode ser por interação medicamentosa?" (Gorzoni *et al.*, 2013).

Aderência medicamentosa

Conceitualmente, há duas palavras que definem o ato do uso irregular e/ou a interrupção do consumo de medicamentos: (1) adesão, que define o ato em si; e (2) aderência, que se relaciona aos efeitos da adesão ou da não adesão. O presente capítulo comenta em vários tópicos sobre o alto número de DCNT em percentual significativo da população de idosos, levando ao elevado consumo de medicamentos de uso contínuo.

Obviamente e em um gesto humano normal, qualquer paciente pode apresentar um sentimento de desesperança quanto aos resultados do seu tratamento medicamentoso, notadamente idosos com DCNT. Coloque-se no lugar do paciente e imagine o cotidiano de um idoso em uso de cinco ou mais medicamentos ao dia, permanentemente e com efeitos não necessariamente positivos. A tentação de abandonar (não adesão) o tratamento prescrito e procurar fármacos alternativos (que normalmente não serão relatados ao médico responsável) é grande e resultará em avaliações equivocadas sobre a eficácia da terapia proposta (não aderência).

Mas o ato de cuidar de pacientes idosos implica o desenvolvimento de técnicas para detecção de não adesão e não aderência medicamentosa.

Estima-se que a não adesão a tratamentos medicamentosos ocorra entre 11,5% a 26,7% de idosos não hospitalizados. As diferenças percentuais são justificadas por diferentes metodologias. Independentemente dos resultados, pelo menos um em cada dez idosos não adere integralmente à terapia proposta, e o consumo de cinco ou mais medicamentos de uso contínuo praticamente dobra a não adesão (Acurcio *et al.*, 2009; Cintra *et al.*, 2010).

Outros indicadores clínicos de não adesão e de não aderência:

- Idosos que moram sozinhos têm probabilidade 3 vezes maior de não aderência ao tratamento proposto do que idosos que moram acompanhados (Cintra *et al.*, 2010)
- Efeitos colaterais dos fármacos em uso têm 7 vezes mais chances de não aderência e indicativo para reavaliar doses e justificativas do uso de determinado(s) medicamento(s) (Cintra *et al.*, 2010)
- Regimes terapêuticos complexos (número elevado de medicamentos e de tomadas durante o dia), notadamente, em idosos com precárias condições socioeconômicas e de saúde (Acurcio *et al.*, 2009; Remondi *et al.*, 2014).

A quantificação e qualificação da complexidade do regime terapêutico, embora merecedora de avaliação baseada nas peculiaridades de cada paciente, provocaram o desenvolvimento de índices que visam auxiliar a quem prescreve medicamentos. Traduzido e validado para o português, o *Medication Regimen Complexity Index* apresenta sua versão adaptada ao nosso idioma com a denominação de índice de complexidade da farmacoterapia (ICFT). Segundo Melchiors *et al.* (2007), o ICFT apresenta bom desempenho quanto a sua validade e confiabilidade, servindo como ferramenta útil na prática clínica e em pesquisas. Ele é composto por três seções:

- Formas de dosagem: oral, tópica, ouvido, olhos, nariz, inalação e outros (fluido para diálise, enemas, injeções, supositórios ou óvulos vaginais, analgesia controlada pelo paciente, supositórios e cremes vaginais). Cada forma de dosagem é pontuada de 1 (cápsulas ou comprimidos, por exemplo) a 5 (fluido para diálise)
- Frequência de dose: número de vezes/dia (1 a 4, regularmente ou "se necessário"); horários pré-definidos (2/2 a 12/12 horas, regularmente ou "se necessário"); apenas "se necessário"; dias alternados ou menor frequência; oxigênio ("se necessário", < 5 horas, > 15 horas). Pontua-se entre 1 (1 vez/dia, por exemplo) a 12,5 (2/2 horas)
- Instruções adicionais: partir ou triturar o comprimido; dissolver o comprimido/pó; múltiplas unidades ao mesmo tempo (p. ex., 2 comprimidos, 2 jatos); dose variável (p. ex., 1 a 2 cápsulas, 2 a 3 jatos); tomar ou usar em horário específico (p. ex., manhã, noite, 08:00); relação com alimento (p. ex., antes ou depois das refeições); Tomar com líquido específico; tomar ou usar conforme indicado; reduzir ou aumentar a dose progressivamente; doses alternadas (p. ex., 1 manhã e 2 noite, ½ em dias alternados). Pontua-se entre 1 (itens até o "tomar com líquido específico") e 2 (itens subsequentes).

A vantagem prática do ICFT relaciona-se que, além do peso quanto ao número de medicamentos consumidos, há outros fatores em análise para seu cálculo final, permitindo assim melhor individualização na prescrição ao paciente idoso. O ICFT ampliou – de forma objetiva – a avaliação da complexidade terapêutica além do número de fármacos em uso contínuo, agregando outras variáveis definidoras da realidade a qual o paciente está sendo submetido e auxiliando ao prescritor a definir regimes medicamentosos com alta probabilidade de adesão e de aderência (Melchiors *et al.*, 2007).

Subutilização de medicamentos ou omissão terapêutica

A relação ideal entre paciente e medicamentos está associada à dose farmacológica que cumpra a indicação terapêutica. Obviamente, há extensos argumentos em favor da cautela na prescrição e na dose de fármacos para os idosos. Mas também existem situações, como os cuidados paliativos, as instituições de longa permanência e os idosos muito idosos (> 80 anos de idade), onde a subutilização medicamentosa e/ou a omissão terapêutica ocorrem com frequência. Estratégias de prescrição visando limitar o número de medicamentos em pacientes idosos com a justificativa de melhorar a qualidade de vida apresentam o risco de serem mal interpretadas e utilizadas inadequadamente.

Curiosamente, as técnicas do gerenciamento da polifarmácia são facilmente assimiladas, bem como dos MPI a idosos e da desprescrição, do que procedimentos de como indicar terapias medicamentosas corretas e em doses adequadas para os pacientes nessa faixa etária. Justifica-se esse paradoxo pelas circunstâncias peculiares de cada paciente, notadamente, sendo idoso. É sempre necessário lembrar que pacientes nessa faixa de idade apresentam múltiplas queixas, requerem maior tempo de avaliação e de explanação ou justificativas sobre a prescrição proposta.

Foram desenvolvidas duas ferramentas que visam minimizar os riscos da prescrição medicamentosa para idosos: o STOPP (*Screening Tool of Older People's Prescriptions* ou ferramenta de triagem de prescrições para idosos) e o START (*Screening Tool to Alert to Right Treatment* ou ferramenta de triagem para alertar sobre o tratamento correto) (ver o item "Critérios de medicamentos inapropriados para idosos", neste capítulo). Em sua segunda versão (O'Mahony *et al.*, 2015), o START se baseou em um consenso realizado por estudiosos em farmacoterapia geriátrica com o intento de identificar omissões de prescrição em idosos hospitalizados. Luz *et al.* (2016) validaram e adaptaram transculturalmente o START para o português (Tabela 87.2). Importante observar que essa ferramenta tem por objetivo auxiliar o prescritor, independentemente da sua especialidade clínica, e que ela não fica necessariamente como a palavra final sobre todas as prescrições medicamentosas (razão da palavra "triagem" no seu acrônimo).

Recomenda-se a análise criteriosa de casos em que a subutilização medicamentosa e/ou a omissão terapêutica são detectadas. Havendo o contexto clínico de várias doenças simultaneamente associadas ao consumo de número significativo de medicamentos, devem-se priorizar os fármacos considerados essenciais (hipoglicemiantes e hipotensores), reduzir possíveis interações medicamentosas (trocando o fármaco por outro, quando possível) e optar pelo tratamento ativo e completo dos quadros de maior gravidade em detrimento a terapias preventivas ou a situações de menor impacto na qualidade de vida.

Sugere-se cuidado com o uso verbal de expressões como "subutilização medicamentosa" e/ou "omissão terapêutica" em razão do risco de provocar interpretações negativas sobre os seus significados corretos. Deve-se verificar inicialmente se ocorreram de maneira não intencional (por profissionais que não reconhecem o benefício da medicação na população idosa) e/ou por dificuldades na acessibilidade e disponibilidade dos fármacos.

▪ **TABELA 87.2** Ferramenta de proposta medicamentosa START (*Screening Tool to Alert to Right Treatment* ou ferramenta de triagem para alertar sobre o tratamento correto) adaptada e validada para o português por Luz *et al.* (2016).

Proposição	Área de concentração
Varfarina na fibrilação atrial crônica	Cardiologia
AAS na fibrilação atrial crônica, quando a varfarina for contraindicada, mas não o AAS	Cardiologia
AAS ou clopidogrel quando há história diagnosticada de DAC, doença vascular cerebral ou periférica em pacientes com ritmo sinusal	Cardiologia
Terapia anti-hipertensiva quando PAS permanecer constantemente superior a 160 mmHg	Cardiologia
Terapia com estatinas em pacientes com história diagnosticada de doença vascular periférica ou cerebral em que o "*status* funcional" do paciente permaneça independente para as atividades diárias e a expectativa de vida é superior a 5 anos	Cardiologia
IECA na insuficiência cardíaca crônica	Cardiologia
IECA após IAM	Cardiologia
Betabloqueador na angina crônica estável	Cardiologia
Metformina no DM tipo 2 ou síndrome metabólica (na ausência de disfunção renal)	Endocrinologia
IECA ou BRA em pacientes com nefropatia diabética, por exemplo, proteinúria ou microalbuminúria evidenciada em urinálise (maior de 30 mg/24 h) ou disfunção renal	Endocrinologia
Terapia com estatinas no DM se um ou mais fatores de risco cardiovascular estiverem presentes	Endocrinologia
Terapia antiagregante plaquetária no paciente com DM se um ou mais fatores de risco cardiovascular coexistir (HAS, hipercolesterolemia, história de tabagismo)	Endocrinologia
Inalação regular de agonista beta-2 ou agente anticolinérgico em casos de asma leve a moderada ou DPOC	Pneumologia
Inalação regular de corticosteroides em casos de asma moderada a grave ou DPOC, em que o volume expiratório forçado em um segundo seja menor que 50%	Pneumologia
Oxigênio domiciliar contínuo em insuficiência respiratória tipo 1 documentada (Pa_{O_2} < 60 mmHg, P_{CO_2} < 48,75 mmHg) ou insuficiência respiratória tipo 2 (Pa_{O_2} < 60 mmHg, P_{CO_2} > 48,75 mmHg)	Pneumologia
Levodopa em doença de Parkinson idiopática com disfunção funcional diagnosticada e resultando em incapacidade	Neurologia
Medicamentos antidepressivos em sintomas depressivos moderados a graves durante os últimos 3 meses	Neurologia
DMARD na doença moderada a grave ativa nas últimas 12 semanas	Reumatologia
Bifosfonatos em pacientes em uso de terapia oral de manutenção com corticosteroides	Reumatologia
Suplemento de cálcio e vitamina D em pacientes com osteoporose diagnosticada (evidência radiologia ou fratura em razão da fragilidade anterior ou à cifose dorsal adquirida)	Reumatologia
IBP em DRGE grave ou estenose péptica requerendo dilatação	Gastrenterologia
Suplemento de fibras para doença diverticular sintomática crônica apresentando constipação intestinal	Gastrenterologia

AAS: ácido acetilsalicílico; BRA: bloqueador do receptor de angiotensina; DAC: doença arterial coronariana; DM: diabetes melito; DMARD: medicamentos modificadores da doença reumática; DPOC: doença pulmonar obstrutiva crônica; DRGE: doença do refluxo gastresofágico; HAS: hipertensão arterial sistêmica; IAM: infarto agudo do miocárdio; IBP: inibidores da bomba de prótons; IECA: inibidor da enzima conversora da angiotensina; PAS: pressão arterial sistólica; P_{CO_2}: pressão parcial de gás carbônico no sangue arterial; Pa_{O_2}: pressão parcial de oxigênio no sangue arterial.

Medicamentos e vias alternativas em idosos

Cuidar de idosos tem como um dos desafios terapêuticos a observação frequente de distúrbios de deglutição. Isso gera a necessidade de particularizar novas vias de administração dos fármacos em uso.

Vias parenterais (subcutânea, intramuscular e intravenosa) favorecem a absorção das medicações, mas exigem profissionais habilitados, pois são desconfortáveis e de custo maior que as de via oral, sendo raramente utilizadas a longo prazo. Excetuam-se fármacos por via subcutânea, como as insulinas, e casos com indicação de hipodermóclise (infusão subcutânea contínua de soluções em volumes maiores que os tradicionalmente utilizados pela via subcutânea). Visando auxiliar a divulgação da hipodermóclise, a Sociedade Brasileira de Geriatria e Gerontologia (SBGG) publicou, em 2016, um guia intitulado *O Uso da Via Subcutânea em Geriatria e Cuidados Paliativos*, disponível gratuitamente na página da SBGG. Indica-se hipodermóclise em situações corriqueiras em que não exista a possibilidade do uso da VO, por exemplo, nos casos de:

- Disfunção cognitiva grave com disfagia
- *Delirium*
- Náuseas e/ou vômito por períodos prolongados
- Intolerância gástrica a medicamentos
- Obstrução intestinal
- Diarreia
- Desidratação leve a moderada
- Sintomas e sinais de dor, dispneia, convulsões e *delirium* durante o processo de morte.

Medicamentos hidrossolúveis e aqueles com pH circunvizinho ao neutro (7,38 a 7,45) são de melhor compatibilidade para esse procedimento. Há outros fármacos que, embora de maneira mais lenta, também podem ser administrados por essa via, por exemplo, o haloperidol (pH 3 a 3,8), a levomepromazina (pH 3,2 a 4,7), a metoclopramida (pH 3 a 5) e a ondansetrona (pH 3,5). Importante destacar que a dose por via subcutânea deve ser menor do que a oral, visto que o subcutâneo provoca melhor biodisponibilidade dos medicamentos administrados (Azevedo, 2016).

Outras vias, como a tópica, a transdérmica, a sublingual, a retal e a bucal apresentam como limitação o número de fármacos comercialmente disponíveis, dependendo de seu custo e da habilidade do idoso em utilizá-los. Discutiu-se sobre as vias tópica e transdérmica anteriormente (ver item "Farmacocinética e farmacodinâmica: absorção", neste capítulo). Mas, independentemente de limitações, deve-se sempre ter a atenção sobre o risco de interações medicamentosas e de sobredoses, particularmente nas vias que envolvem mucosas (buprenorfina ou sublingual, metronidazol ou retal e benzidamina ou oral).

Recomenda-se atenção especial para outro fator a ser considerado quando prescrever medicamentos para idosos com limitação da via oral: o uso de sondas de alimentação (nasogástrica, nasoenteral e gastrostomia). A administração de medicamentos em pacientes crônicos complexos habitualmente segue a mesma via da dieta enteral. Obviamente, não há como prever integralmente as interações fármaco-alimentos ou dietas mas, se deve ter em mente possíveis interações com perda da eficácia terapêutica ou obstrução da sonda (Gorzoni *et al.*, 2010; Romero-Jiménez *et al.*, 2017). A Tabela 87.3 apresenta exemplos de cuidados por parte dos profissionais e cuidadores para a manipulação das sondas de alimentação e de interações medicamentosas com a dieta enteral.

▪ **TABELA 87.3** Recomendações de administração por sonda de alimentação de fármacos de alto risco em pacientes crônicos (Romero-Jiménez *et al.*, 2017).

Princípio ativo	Forma farmacêutica	Recomendações de administração por sonda de alimentação	Interação com nutrição enteral
AAS	Comprimidos	Pulverizar e dispersar em 10 mℓ de água	Administrar com a NE para minimizar efeitos GI
Ácido valproico	Solução oral	SNG: administrar diretamente SNE/GTT: diluir em 75 mℓ de água (*)	Administrar com a NE. Apresenta elevada osmolalidade
Amiodarona	Comprimidos	Pulverizar e dispersar em 20 mℓ de água e administrar imediatamente. O princípio ativo é fotossensível	Pode-se administrar com a NE
Apixabana	Comprimidos	Triturar e dissolver em 60 mℓ de água	Pode-se administrar com a NE
Atenolol	Comprimidos	Pulverizar e dispersar em 10 mℓ de água	Administrar preferencialmente 1 h antes ou 2 h depois da NE
Carbamazepina	Comprimidos	Substituta por suspensão oral# Utilizar EPI	Administrar 2 h antes ou 2 h depois da NE. Lave a sonda antes
Carvedilol	Comprimidos	Pulverizar e dispersar em 10 mℓ de água	Administrar preferencialmente com a NE
Clopidogrel	Comprimidos	Pulverizar e dispersar em 10 mℓ de água	Administrar com a NE para minimizar efeitos GI
Codeína	Comprimidos	Pulverizar e dispersar em 10 mℓ de água	Administrar com a NE
	Solução oral	Diluir em água e administrar imediatamente	Administrar com a NE. Apresenta elevada osmolalidade
Dexametasona	Comprimidos	Pulverizar e dispersar em 20 mℓ de água	Administrar com a NE
Digoxina	Comprimidos	Pulverizar e dispersar em 10 mℓ de água. A solução oral de digoxina é a melhor opção	Pode-se administrar com a NE. Não compatível com dietas com fibras
Espironolactona	Comprimidos	Substituir por solução oral, diluir em água e tomar imediatamente. Utilizar EPI	Pode-se administrar com a NE para minimizar efeitos GI e aumentar sua biodisponibilidade
Furosemida	Comprimidos	Pulverizar e dispersar em 10 mℓ de água	Pode-se administrar com a NE para minimizar efeitos GI
Gliclazida	Comprimidos	Pulverizar e dispersar em 15 mℓ de água	Administrar com a NE
Haloperidol	Comprimidos	Pulverizar e dispersar em 10 mℓ de água	Administrar 1 h antes ou 2 h depois da NE
	Gotas	Diluir em água. Pode precipitar em SNE/GTT pelo seu pH baixo	Administrar 1 h antes ou 2 h depois da NE
Hidroxiureia	Comprimidos	Substituta por suspensão oral. Utilizar EPI	Pode-se administrar com a NE
Metadona	Comprimidos	Pulverizar e dispersar em 10 mℓ de água	Administrar com a NE
Metformina	Comprimidos	Pulverizar e dispersar em 20 mℓ de água	Pode-se administrar com a NE para minimizar efeitos GI
Metilprednisolona	Comprimidos	Pulverizar e dispersar em 10 mℓ de água	Administrar com a NE
Metoprolol	Comprimidos	Pulverizar e dispersar em 10 mℓ de água	Pode-se administrar com a NE
Morfina	Comprimidos	Pulverizar e dispersar em 20 mℓ de água	Administrar com a NE
Morfina	Solução oral	Diluir em 10 mℓ de água e administrar imediatamente	Administrar com a NE
Olanzapina	Comprimidos	Pulverizar e dispersar em 20 mℓ de água	Pode-se administrar com a NE
Oxicodona	Solução oral	Diluir em água e administrar imediatamente	Pode-se administrar com a NE
Pioglitazona	Comprimidos	Pulverizar e dispersar em 10 mℓ de água	Pode-se administrar com a NE
Prednisolona	Solução oral	Administrar diretamente	Administrar com a NE
Prednisolona	Comprimidos	Pulverizar e dispersar em 10 mℓ de água	Administrar com a NE
Propranolol	Comprimidos	Pulverizar e dispersar em 10 mℓ de água	Pode-se administrar com a NE
Quetiapina	Comprimidos	Pulverizar e dispersar em 20 mℓ de água	Pode-se administrar com a NE
Repaglinida	Comprimidos	Pulverizar e dispersar em 10 mℓ de água	Administrar 15 min antes da NE
Risperidona	Solução oral	Dissolver em água e administrar imediatamente. Utilizar EPI	Administrar com a NE
Rivaroxabana	Comprimidos	Pulverizar e dispersar em 10 mℓ de água	Pode-se administrar com a NE
Tramadol	Gotas	Diluir em água e administrar imediatamente	Pode-se administrar com a NE
Varfarina	Comprimidos	Pulverizar e dispersar em 10 mℓ de água*	Administrar 1 h antes ou 2 h depois da NE

*Profissionais em período reprodutivo não devem partir ou esmagar os comprimidos. #Não use sondas de PVC. AAS: ácido acetilsalicílico; NE: nutrição enteral; GI: gastrintestinal; EPI: equipamento de proteção individual; SNG: sonda nasogástrica; SNE: sonda nasoenteral; GTT: gastrostomia.

Considerando-se que nem sempre haverá a oportunidade de consulta sobre a interação entre sondas de alimentação, nutrição enteral e medicamentos, aplica-se na prática clínica regras de fácil memorização (Beserra *et al.*, 2017; Gorzoni; Della Torre; Pires, 2010):

- Não utilizar apresentações na forma de drágeas, cápsulas (como bromoprida, lansoprazol, morfina e omeprazol) ou apresentações de liberação lenta (oxibutinina, oxicodona, pantoprazol e venlafaxina). A absorção integral do conteúdo da apresentação eleva o risco de superdoses
- Igual cuidado merecem as apresentações líquidas, notadamente se tiverem sabor adocicado em decorrência de substâncias como sorbitol (carbamazepina suspensão oral e valproato de sódio xarope) ou manitol. Essas substâncias possuem potencial osmótico e/ou laxante e podem gerar a falsa impressão de que os quadros diarreicos desenvolvidos pelos pacientes têm origem no tipo de dieta enteral prescrita
- Evitar triturar os fármacos, pois, por meio desse método se perde a eficácia da substância ativa e expõe o profissional que os está manipulando a eventuais riscos teratogênicos e/ou a reações alérgicas
- Sondas gástricas apresentam menor risco de obstrução do que as enterais. Mas, sendo habitualmente via de alimentação transitória, não são ideais para administração de medicamentos. Recomenda-se intervalo mínimo de 30 minutos sem dieta e com a sonda fechada após a medicação para a efetividade farmacológica
- Lave a sonda antes e depois de cada medicação administrada. A boa prática da manipulação dessa via de entrada de fármacos sugere que se deva irrigar a sonda com 20 a 30 mℓ de água destilada antes e depois da administração de cada medicamento. Reduz-se, assim, o risco de obstrução e de aderência dos fármacos na parede da sonda.

Simples e lógicas, as cinco regras apresentadas anteriormente colaboram para minimizar prescrições inofensivas que podem onerar os custos de manutenção das sondas de alimentação sem os resultados terapêuticos propostos.

Colírios e manifestações sistêmicas

Peça-chave em muitas avaliações clínicas de pacientes idosos, a relação de medicamentos em uso – desde que não se questione sobre *todos* os fármacos em uso contínuo – corre o risco de omitir medicamentos utilizados por outras vias que não a oral. Colírios estão entre os melhores exemplos de omissão, por parte do profissional (pergunta) e do paciente (informação), nessa etapa da anamnese.

Cabe a lembrança de que apenas entre 1 e 5% das substâncias ativas penetram nos tecidos oculares nas apresentações tópicas. O racional terapêutico, desta forma, indica que a formulação de medicações oftalmológicas emprega altas doses dos fármacos. Deve-se também atentar sobre o percurso de uma gota de colírio, visto que aproximadamente 40% dela caminha diretamente para o sistema de drenagem lacrimal, mucosa que permite absorção do fármaco sem o processamento descrito na absorção e metabolização de medicamentos por via oral. Acrescente-se a esse percurso outras circunstâncias, como inflamações e/ou hiperemias conjuntivais que aumentam a absorção vascular do fármaco e lacrimejamentos quando ocorre diluição e diminuição da absorção por via ocular dos colírios. A depender do conjunto de situações locais e farmacológicas há o risco de que mais de 80% do princípio ativo programado para agir topicamente desenvolva mais ações sistêmicas que oculares (Novack; Robin, 2016).

Atenção especial aos colírios em uso por pacientes com glaucoma. Betabloqueadores – notadamente, os não seletivos como o timolol –, por não realizarem a primeira passagem pelo fígado, tornam-se habilitados a criarem efeitos colaterais sistêmicos e graves. A dose de uma gota em cada olho de timolol em solução de 2,5 a 0,5% equivale à dose oral de 5 a 10 mg do mesmo fármaco, expondo o paciente a efeitos resultantes do bloqueio sistêmico de receptores beta-adrenérgicos como *delirium*, bradicardia, hipotensão postural, broncospasmo e hipoglicemia (Cordovil *et al.*, 2007; Rana *et al.*, 2015). Destaca-se a frequência significativa de DCNT em idosos, como insuficiência coronariana, tremor essencial, insuficiência cardíaca e hipertensão arterial sistêmica, e que contam com betabloqueadores como opção terapêutica. Nesses casos, há o risco real de sobreposição de doses de dois medicamentos da mesma classe farmacológica e, consequentemente, superdoses, efeitos colaterais e interações medicamentosas, por exemplo, amiodarona, fenobarbital, fluoxetina e omeprazol (Secoli, 2010). Visando contornar essa sobreposição medicamentosa, a dose do betabloqueador por via oral deve ser reduzida. Recomenda-se, também, amplo diálogo entre os médicos do paciente sobre as opções terapêuticas (Rana *et al.*, 2015).

Similarmente aos betabloqueadores, são prescritos colírios adrenérgicos como outra terapia contra o glaucoma. Seus efeitos colaterais, embora frequentes, raramente são graves. A sensação de boca seca e/ou de nariz seco é a mais relatada, seguida por fadiga, sedação, cefaleia e alterações na pressão arterial e na frequência cardíaca (Detry-Morel; Dutrieux, 2000).

Entretanto, mesmo ao fazer uso de outros colírios não relacionados ao tratamento do glaucoma, há o risco de se desenvolver efeitos colaterais sistêmicos. Encontram-se exemplos significativos entre soluções oftalmológicas com antibióticos: (1) parageusia ou gosto amargo na boca (quinolonas) e (2) farmacodermias (polimixina B e neomicina) (Robert; Adenis, 2001).

Recomenda-se, assim, que, na prática clínica, devam-se considerar colírios como potenciais desencadeadores de efeitos colaterais e de interações medicamentosas similares aos fármacos de ação sistêmica. Deve-se sempre perguntar aos pacientes sobre o uso regular de soluções oftalmológicas, a fim de evitar e/ou minimizar os quadros de iatrogenias medicamentosas.

Implicações clínicas

Na prática, a prescrição de um medicamento deve seguir alguns preceitos básicos. Diversos estudos internacionais trazem um famoso aforismo da geriatria *start slow and go slow* (comece devagar, vá devagar), indicando que, no idoso, deve-se ter cuidado com doses iniciais muito altas, dando-se preferência para um início com doses menores e uma progressão gradual (Williams, 2002). Entretanto, cabe lembrar que isso não implica subdosagens ou omissão de medicamentos, prática infelizmente comum no idoso.

Uma outra ferramenta interessante para lembrar dos cuidados que devemos ter ao prescrever um medicamento, é a ferramenta criada por Hanlon *et al.* (1992), denominada Medication Appropriateness Index (Índice de adequação medicamentosa). Essa ferramenta apresenta dez perguntas que devem ser feitas quando se prescreve um medicamento:

- "Existe indicação para esse medicamento?"
- "O medicamento é efetivo para essa condição?"
- "A dose está correta?"
- "A forma de tomada é correta?"
- "A forma de tomada é prática?"
- "Existem interações medicamentosas clinicamente significativas?"

- "Existem interações entre medicamentos e condições clínicas?"
- "Existem duplicações desnecessárias com outros fármacos?"
- "A duração da terapia é aceitável?"
- "Existe algum outro medicamento de menor custo, porém com igual utilidade ou eficácia?".

Os autores deste capítulo sugerem o acréscimo de uma 11ª pergunta na prescrição do idoso, que seria: "Existe algum medicamento inapropriado para o uso no idoso?". Levando em consideração essas premissas, pode ser obtida uma prescrição medicamentosa mais segura para o paciente idoso.

Considerações finais

A prescrição no paciente idoso exige atenção dos profissionais de saúde que atuam com essa faixa etária. As mudanças fisiológicas do envelhecimento associadas a maior prevalência de doenças crônicas, fazem com que uma série de medicamentos frequentemente utilizados em indivíduos mais jovens, sejam inapropriados para o idoso. O conhecimento desses medicamentos pode auxiliar e prevenir eventos adversos, polifarmácia, cascata iatrogênica e interações medicamentosas.

88

Desprescrição de Medicamentos em Idosos

Milton Luiz Gorzoni

Introdução

O ato de prescrever medicamentos deve ser considerado um procedimento médico, com seus riscos e benefícios, inerente a ações relacionadas aos cuidados da saúde do paciente independentemente da sua idade. Idosos compõem um grupo que merece atenção especial por parte dos prescritores, visto que as alterações farmacocinéticas e farmacodinâmicas peculiares ao processo do envelhecimento humano apresentam potencial de interferir na ação do fármaco no organismo.

Agregam-se a alterações próprias do envelhecimento normal (senescência) doenças frequentes em idosos (senilidade). Estima-se que pacientes nessa faixa etária apresentem duas a três doenças, eventualmente tratadas por diferentes especialidades que, por circunstâncias da dinâmica do atendimento, privilegiam a doença sobre o paciente como um todo. Isso implica sobreposição de medicamentos, interações medicamentosas e consumo de número excessivo de fármacos (Souza *et al.*, 2011).

O gesto de prescrever para um paciente idoso, além das necessidades intrínsecas das suas doenças, deve conter técnicas para evitar consumo inadequado ou desnecessário de medicamentos sendo a desprescrição uma delas (Reeve *et al.*, 2014).

Desprescrição medicamentosa

Define-se desprescrição como o processo de identificar, reduzir e/ou interromper medicamentos considerados supérfluos ou potencialmente inadequados para idosos. Procura-se, assim, minimizar a polifarmácia (≥ 5 medicamentos em uso regular) e otimizar os efeitos dos fármacos real e/ou prioritariamente necessários (Thompson; Farrell, 2013).

Desprescrição envolve forte relação entre o prescritor e o paciente ou seus cuidadores. Deve haver sentimento de confiança por ambas as partes, explicações sobre benefícios e malefícios dos medicamentos e definições de resultados e do processo de comunicação adequado para avaliações ágeis sobre a presença e, principalmente, ausência do fármaco no contexto de tratamento do idoso (McGrath *et al.*, 2017).

O *processo de desprescrição em cinco etapas centrado no paciente* possibilita desprescrever de modo simples e ágil na prática clínica (Reeve *et al.*, 2014). As etapas são:

- Primeira – história abrangente de medicamentos: recomendam-se a listagem de *todos* os medicamentos em uso e a arguição sobre a indicação de cada um deles. Agregar perguntas sobre eventuais efeitos colaterais e sobre o consumo regular ou não. Exemplos que habitualmente o paciente não verbaliza espontaneamente: (1) colírios; (2) medicamentos de venda livre; (3) fitoterápicos; e (4) "indicados" por amigos, cuidadores ou parentes. Fármacos não relatados também apresentam risco de interações medicamentosas e de efeitos colaterais que se confundem com doenças e potencializam o risco da prescrição e/ou a ingesta de mais medicamentos, desenvolvendo assim a "cascata iatrogênica", ou seja, tratar o efeito colateral de um fármaco com outro em vez de substituir o medicamento desencadeador do sintoma como efeito colateral (Rochon; Gurwitz, 1997; Fitz Gerald, 2009; Gorzoni; Fabbri, 2017; 2018)
- Segunda – identifique medicamentos potencialmente inadequados: antes de prescrever, considere sempre os possíveis efeitos colaterais em pacientes com sintomatologia próxima a eles. Medicamentos que provocam obstipação em pacientes constipados cronicamente merecem análise rigorosa do risco e do benefício quanto ao seu consumo. Igual situação quanto a diuréticos em idosos com histórico de incontinência urinária, em que a qualidade de vida deteriorada pela incontinência ficará pior com a ingesta de diuréticos. Ferramentas que auxiliam a boa prática clínica incluem a prevenção quaternária – que visa evitar a medicalização excessiva do paciente – e os critérios e consensos de medicamentos potencialmente inapropriados a idosos, definidos como fármacos com risco maior de provocar efeitos adversos do que gerar benefícios em pacientes nessa faixa de idade (Gorzoni; Fabbri, 2017; Oliveira *et al.*, 2017; Martins *et al.*, 2018; American Geriatrics Society [AGS], 2019)
- Terceira – determine se há medicamentos que possam ser interrompidos e sua prioridade: estando o paciente clinicamente estável e concordando com a redução e/ou interrupção de medicamentos, inicie esse processo com um fármaco por vez. Evita-se, assim, a multiplicidade de variáveis frente a novos sintomas durante o ato da desprescrição. Considere como forte indicador da necessidade de retirada de medicamentos uma ou mais das seguintes situações: (1) quedas; (2) alterações cognitivas; (3) *delirium;* e (4) paliação (van der Cammen *et al.*, 2014). Defina prioridades utilizando consensos como o de Farrell *et al.* (2015), apresentado na Tabela 88.1. O mesmo consenso chama a atenção para as principais classes medicamentosas prioritárias quanto à desprescrição: (1) psicofármacos; (2) cardiovasculares; (3) gastrintestinais; e (4) de ação neurológica

TABELA 88.1 Classes medicamentosas consideradas prioritárias para desprescrição em idosos conforme seus percentuais de concordância entre os participantes do consenso desenvolvido por Farrell *et al.* (2015).

Classe medicamentosa	Percentual de concordância em desprescrição (%)
Benzodiazepínicos	91
Antipsicóticos atípicos	81
Estatinas	47
Antidepressivos tricíclicos	45
Inibidores da bomba de prótons	43
Anticolinérgicos para incontinência urinária	36
Antipsicóticos típicos	34
Inibidores da colinesterase	34
Opioides	26
Inibidores seletivos da recaptação da serotonina	19
Bifosfonatos	17
Anticonvulsivantes	15
Betabloqueadores	6
Antiagregantes plaquetários	6

▪ Quarta – planeje e inicie a retirada: defina a menor dose efetiva do fármaco, explique ao paciente e/ou ao seu cuidador o plano de desprescrição e crie formas de contato para o relato do retorno de sintomas na ausência do medicamento. Recomenda-se verificar o processo de metabolização e de excreção do fármaco para ajuste medicamentoso à depuração renal do medicamento, por exemplo, que em determinados casos permite a redução da dosagem visando minimizar efeitos colaterais (Denic *et al.*, 2016)
▪ Quinta – monitoramento, apoio e documentação: monitore efeitos adversos e retorno dos sintomas, documente o processo de desprescrição e seus resultados. Ofereça, quando possível, tratamentos não farmacológicos e consulte se o medicamento em descontinuação necessita de redução lenta como os exemplos apresentados na Tabela 88.2 (Scott *et al.*, 2013).

Considerações finais

Desprescrição medicamentosa exige atenção individualizada para cada paciente e cada fármaco. Ela requer questões para aplicá-la na prática clínica da assistência ao idoso:

- Qual a expectativa de vida do paciente?
- O fármaco visa melhorar um sintoma ou é preventivo?
- Qual será o tempo de benefício do paciente?
- Ocorrerão dificuldades à administração do medicamento?
- Há risco na retirada abrupta?
- Como está a relação médico-paciente e/ou cuidador?
- A prescrição e o processo de comunicação são claros?

▪ **TABELA 88.2** Medicamentos comumente associados a síndromes de descontinuação que requerem redução lenta (Scott et al., 2013).

Medicamento	Síndrome de descontinuação	Sintomatologia
Alfabloqueadores	DL – Rb	Agitação, cefaleia, HAS, palpitações
IECA	RD	Insuficiência cardíaca, hipertensão
Antianginosos	RD	*Angina de peito*
Anticonvulsivantes	DL – RD	Ansiedade, depressão, convulsões
Antidepressivos	DL – RD	Acatisia, ansiedade, calafrios, coriza, cefaleia, insônia, irritabilidade, mialgia
Antiparkinsonianos	DL – Rb – RD	Hipotensão, psicose, embolia pulmonar, rigidez, tremor
Antipsicóticos	DL	Discinesias, insônia, náuseas
Anticolinérgicos	DL	Ansiedade, náuseas, vômito, cefaleia, tonturas
Baclofeno	DL – Rb	Agitação, ansiedade, confusão, depressão, alucinações, hipertonia, insônia, mania, pesadelos, paranoia, convulsões
Benzodiazepínicos	DL	Agitação, ansiedade, confusão, *delirium*, insônia, convulsões
Betabloqueadores	DL – RD	Angina, ansiedade, HAS, taquicardia
Corticosteroides	DL – Rb – RD	Anorexia, hipotensão, náuseas, fadiga
Digoxina	RD	ICC, palpitações
Diuréticos	RD	ICC, HAS
Narcóticos	DL	Cólicas abdominais, ira, ansiedade, calafrios, diaforese, diarreia, insônia
Anti-inflamatórios não hormonais	RD	Recorrência de artrites

IECA: inibidor da enzima conversora da angiotensina; HAS: hipertensão arterial sistêmica; ICC: insuficiência cardíaca congestiva; DL: desmame lento; Rb: rebote; RD: recrudescência da doença.

89

Escolhas Sensatas para a Saúde do Idoso: Iniciativa *Choosing Wisely®* Brasil e SBGG

Renato G. Bandeira de Mello • Guilherme Brauner Barcellos • Luís Cláudio Correa

Introdução

O incremento significativo da sobrevida humana talvez seja a maior conquista conjunta da espécie *Homo Sapiens.* A redução da mortalidade é consequência direta de diversos fenômenos sociais e melhoria das condições de vida, como urbanização, moradia segura, saneamento básico e melhor acesso a alimentos. Cuidados primordiais que trouxeram *saúde* às pessoas (Harris; Helgertz, 2019). A partir do final do século XIX, sobretudo em meados do século passado, somam-se aos referidos fatores o aprimoramento das ciências médicas e implementação de tecnologias que possibilitaram melhores cuidados e controle de doenças: vacinas, antibióticos, cirurgias, exames de imagem, medicamentos, terapia substitutiva renal, ventilação mecânica invasiva, intervenções coronarianas, exames laboratoriais, além de tantas outras possibilidades diagnósticas e terapêuticas. Há como viver mais mesmo quando doenças (agudas e/ou crônicas) se instalam; aprendemos a postergar cada vez mais a morte (Crimmins, 2015). A expectativa de vida aumentou em quase todos os cantos do mundo (WHO, 2020). E agora queremos ir além. Mas será que "mais é sempre melhor"? Em alguns cenários, além de não ser melhor, pode ser até mesmo pior.

Overuse: contextualizando o uso inapropriado de recursos

A disponibilização farta de recursos, a medicalização da sociedade, incentivos financeiros e conflitos de interesse, expectativas dos pacientes, "medicina defensiva", hábito médico, busca incessante por sensação de controle (Scott; Elshaug, 2013), irracionalidade prescritiva (leia-se: superestimação de efeitos positivos dos tratamentos e subestimação dos riscos) em associação a distintos vieses cognitivos imputados no raciocínio clínico são potenciais explicações para um paraefeito não intencional de proporções inimagináveis: o *overuse*.

O *overuse* ou sobreutilização caracteriza-se pela indicação inapropriada ou uso desnecessário de recursos diagnósticos ou terapêuticos e costuma estar atrelado a algum dos cenários descritos a seguir:

- Diagnóstico de condição sem repercussão clínica ou com nenhum ou baixo impacto prognóstico
- Diagnóstico de condição clínica para a qual não há tratamento efetivo e/ou que não influencia planejamento de investigação familiar
- Tratamento que apresenta maior risco de dano não intencional em relação ao potencial benefício
- Tratamento sem evidência científica robusta que justifique sua prescrição
- Monitoramento demasiadamente rígido com exames que levam a dano não intencional direto ou indireto
- Rastreamento populacional de condições que gera pequena ou nenhuma redução de desfechos duros, sobretudo após ponderação para os riscos subsequentes relacionados ao efeito cascata, diagnóstico de doenças latentes e eventos adversos do tratamento em si
- Prescrição de exames, procedimentos e tratamentos para pacientes que se recusaram a realizá-los mesmo depois de plenamente esclarecidos sobre potenciais benefícios e riscos.

Portanto, a sobreutilização é todo o exame ou tratamento indicado de forma inapropriada ou desnecessária que pode ainda, mais provavelmente, causar danos e não agregar benefícios (Chassin; Galvin, 1998). Com intuito de tornar mais didático e facilitar investigações epidemiológicas a respeito desse fenômeno, autores têm proposto a segmentação do conceito de *overuse* em *overdiagnosis* (sobrediagnóstico) e *overtreatment* (sobretratamento), referindo-se a exames diagnósticos, procedimentos e tratamentos de baixo valor agregado ao paciente, respectivamente. Sim, são diversas as condutas frequentemente aplicadas na prática que prescindem de evidência científica de demonstração de benefício. Ainda pior, há muitas outras que criam hordas de doentes rotulados com patologias que nunca trarão impacto à sobrevida ou qualidade de vida. Mais grave ainda, aquelas que causarão dano não intencional mais provavelmente do que seu potencial para fazer bem (Treadwell; McCartney, 2016). Mas grande parte das condutas assistenciais se situam em uma "área cinza" entre os polos de "clara evidência de benefício" e "serviços inequivocamente inefetivos", cenário que pode ser visualizado no diagrama proposto por Shannon Brownlee (Brownlee *et al.*, 2017). Mesmo condutas embasadas em evidências científicas de boa qualidade podem se tornar fúteis ou inapropriadas para alguns pacientes ou se colocar em posição mais intermediária (cinzenta) dependendo do cenário clínico. Tal complexidade deve ser entendida, revisitada e ponderada continuamente para que as escolhas mais sensatas sejam feitas.

O *overuse*, já entendido como um grande problema de saúde, tem sido amplamente estudado e números alarmantes estão já publicados (Brownlee *et al.*, 2017). Estima-se que 46% dos testes cardíacos pré-operatórios realizados em pacientes de baixo risco sejam desnecessários; cerca de 40% das ressonâncias magnéticas para avaliação de dor lombar não deveriam ter sido solicitadas; 30% das angiografias coronarianas e 20% das intervenções percutâneas representariam uso inapropriado desse importante e caro recurso (Treadwell; McCartney, 2016). E o maior exemplo de *overdiagnosis* vem da Coreia do Sul que, após instituir um amplo programa de triagem populacional para câncer de tireoide por meio de ultrassom, aumentou em 15 vezes o número de pessoas identificadas com neoplasia papilar da glândula sem que houvesse qualquer modificação nas taxas de mortalidade pela doença. Os dados permitem estimar que 99% dos diagnósticos identificados pela estratégia de rastreamento populacional global sejam *overdiagnosis*, nesse caso específico, diagnóstico de uma condição que jamais causaria doença clinicamente relevante em quase a totalidade dos agora rotulados "portadores de câncer" (Ahn *et al.*, 2014). Entretanto o mais palpável desperdício de recurso é a prescrição indevida de medicamentos antibióticos. Tratamento de infecções virais de vias respiratórias, bacteriúria assintomática (que parte de *overdiagnosis* de um exame de cultura inapropriadamente solicitado) e diarreia aguda em crianças são claros exemplos do uso irracional de antibacterianos. Não há só risco de dano individual nesses casos; há risco de indução de resistência bacteriana e inutilização de um dos maiores recursos para incremento da vida já criados pelo homem (Shallcross; Davies, 2014).

Enfim, sobreuso, sobrediagnóstico e sobretratamento estão frequentemente presentes na prática diária, muitas vezes enraizados a nossos costumes e "rotinas" não devidamente escrutinadas pelo pensamento crítico, científico e racional. Na Tabela 89.1 a seguir estão descritos alguns exemplos e seus impactos.

Pensamento amplo, incertezas e cuidados apropriados

Devemos pensar nesse cenário de forma mais ampla, sem nos resignarmos ao pensamento dicotômico de que algo é sempre bom ou sempre ruim. Determinados testes e procedimentos podem ter papel preponderante em cenários clínicos específicos, como serem de baixo impacto em outras situações ou irrelevantes ou até mesmo fazer mais mal do que bem em determinados grupos de pacientes. Há definitivamente que se mesclar conhecimento técnico, científico, entender o que significa tamanho de efeito e, o mais importante, a partir disso, desenvolver habilidades comunicativas e raciocínio amplo para que se eduquem profissionais e população para que a decisão compartilhada seja viável e se torne prática usual. Porém, não é nada fácil encontrarmos ferramentas (e muitas vezes tempo) para superarmos nossos ancoramentos a ensinamentos com paradigmas ultrapassados e nossas zonas de conforto. Talvez mais duro ainda seja enfrentarmos o viés cognitivo que faz crer que todo paciente testado está mais seguro e que todo tratamento prescrito trará benefício – a ilusão de tratamento (Saposnik *et al.*, 2016).

Buscarmos debates profundos sobre as práticas em geral aplicadas para promoção de saúde e controle de doenças é certamente o melhor caminho. É imperativo que reflitamos sobre diferentes situações em que tanto condutas ativas ou expectantes podem representar o cuidado mais apropriado – equivalente ao que se descreve na literatura internacional como *right care* e *high-value care* – em que não há exageros em direção ao *overuse* ou a sua antítese, o *underuse* (situação em que condutas necessárias não foram indicadas). O debate aberto, reflexivo, respeitoso e positivo entre pares e entre profissionais da saúde e seus pacientes sobre essas situações deve ganhar espaço e permear o processo decisório quando o assunto é diagnóstico e tratamento, principalmente em cenários de incerteza ou quando, probabilisticamente, condutas possam causar mais danos do que benefícios.

TABELA 89.1 Exemplos de *overuse* na prática clínica.

Rastreamento populacional* de neoplasia de tireoide
Angiografia coronariana e colocação de *stent* em pacientes com doença coronariana crônica estável
Rastreamento populacional* de neoplasia de próstata
Exame de imagem para dor lombar**
Testes cardíacos pré-operatórios em pacientes de baixo risco cardiovascular e com funcionalidade física preservada
Repetição de densitometria óssea em pacientes sem osteoporose
Ecografia de carótidas em pacientes assintomáticos
Vitamina D sérica em pacientes assintomáticos e sem hipercalcemia
Tomografia computadorizada de crânio em pacientes com cefaleia sem sinais de alerta

*Em rastreamento populacional, infere-se que os indivíduos são assintomáticos e não pertencem a grupo de alto risco. **Sem sinais de compressão medular ou radiculopatia.

Iniciativa *Choosing Wisely*® no mundo e no Brasil

Diante disso, para estruturar ações facilitadoras para o entendimento e prevenção do *overuse*, a *American Board of Internal Medicine*® (ABIM) lançou em 2012 a iniciativa *Choosing Wisely*®, cujo objetivo principal é encorajar conversas entre pacientes e seus médicos sobre indicação e uso apropriado de recursos diagnósticos e terapêuticos. Para tanto, encoraja sociedades de profissionais da saúde e instituições de saúde a desenvolver recomendações sobre o que deve ser *evitado* ou o que *não deve ser feito* em diferentes situações da prática assistencial. As listas de recomendações, denominadas TOP 5 ou TOP 10, devem seguir premissas básicas e encorajar decisões que:

- Sejam fundamentadas em evidência científica de boa qualidade
- Evitem duplicidade de exames e procedimentos já realizados
- Promovam cuidados probabilisticamente livres de dano (benefício maior do que risco)
- Enfoquem condutas verdadeiramente necessárias.

O método de desenvolvimento empregado pela iniciativa baseia-se na parceria com organizações, instituições de saúde e sociedades representativas de especialidades médicas para que essas provoquem seus integrantes a identificar testes, exames, procedimentos ou tratamentos comumente indicados em seus próprios campos de atuação cuja necessidade pudesse ser questionada ou discutida pelos provedores de cuidados e pelos pacientes (Choosing Wisely, 2020). Assim, através de linguagem reversa do usual, listas de recomendações do que *não fazer* e do que deveria ser *evitado* foram construídas, publicadas e, muito mais importante, implementadas. O objetivo inicial de provocar pacientes a questionar seus médicos ganhou novos horizontes com o passar dos anos. Atualmente, as campanhas de "Escolhas sensatas" são instrumentos de educação médica continuada, tema de ensino na graduação* e um norte para a construção de protocolos hospitalares voltados à qualidade e à segurança assistenciais. A iniciativa se espalhou para o mundo e está presente em diversos países, incluindo o Brasil, desde 2015. Já são muitas listas de recomendações para escolhas sensatas publicadas por sociedades de especialidades e hospitais do país.

Em nosso país já são inúmeras recomendações oriundas da Sociedade Brasileira de Medicina de Família e Comunidade (SBMFC), Associação de Medicina Intensiva Brasileira (AMIB), Sociedade Brasileira de Infectologia (SBI), Sociedade Brasileira de Cardiologia (SBC), Sociedade Brasileira de Nefrologia (SBN), Academia Brasileira de Medicina Hospitalar (ABMH), entre tantos outros hospitais e grupos de especialistas. Tais listas podem ser acessadas no site da iniciativa no Brasil (Choosing Wisely Brasil, 2020).

Sociedade Brasileira de Geriatria e Gerontologia e *Choosing Wisely*® Brasil

Uma das parceiras mais produtivas da *Choosing Wisely*® Brasil (CWB) é a Sociedade Brasileira de Geriatria e Gerontologia (SBGG). São muitas as razões que fortalecem essa identificação entre as partes. Geriatras e especialistas em Gerontologia são profissionais treinados para pensar em iatrogenia e danos não intencionais desde o princípio de suas formações na área. Dentre as especificidades daqueles que cuidam da saúde do idoso está a constante ponderação entre riscos e benefícios de exames, procedimentos e tratamentos em diferentes espectros de funcionalidade e reserva funcional orgânica, assim como inclusão do raciocínio paliativo que imputa informações prognósticas no processo decisório. A preocupação com condutas que possam causar danos ao paciente e potencializar os impactos do envelhecimento sobre a pessoa idosa também são alvo frequente de questionamento – por exemplo, a imobilização e contenção mecânica de pacientes hospitalizados; a passagem ou retardo de retirada de sondas urinárias; a indicação de procedimentos invasivos para pacientes próximos ao fim da vida. Tais questões estão enraizadas no raciocínio desses profissionais; pensar em riscos das condutas é quase intuitivo. Tanto que a iatrogenia (dano não intencional e conhecido causado por condutas) é um dos "gigantes da geriatria e da gerontologia" (Garcia, 2018). Além disso, pacientes mais velhos estão frequentemente sub-representados em estudos clínicos; portanto, as evidências científicas para tratamentos farmacológicos, quimioterápicos e cirurgias não são robustas, sobretudo entre idosos frágeis. Dentre as diferenciações do médico geriatra e do especialista em gerontologia estão a habilidade e a competência de conduzir avaliações amplas que permitem discernir diferentes espectros de funcionalidade e caracterizações do processo heterogêneo de envelhecimento humano (Garcia, 2018). Permitindo identificar quem são os pacientes sob maior risco iatrogênico, a individualização racional das decisões clínicas se torna mais clara e as escolhas sensatas a respeito das condutas a serem prescritas são, consequentemente, mais sistematizadas na prática.

Entretanto, apesar de não existirem dados quantitativos ainda robustos, a população idosa e/ou pacientes em cuidados paliativos são os mais expostos ao *overuse*. Geriatras e especialistas em gerontologia são também, pelo menos em parte, responsáveis por isso. Apesar do pensamento contínuo sobre segurança para o paciente, os vieses cognitivos que norteiam esse tipo de raciocínio costumam induzir à solicitação excessiva de exames. A sensação de segurança trazida por medidas seriadas de glicose sérica em pacientes não diabéticos; pela avaliação rotineira de função renal, eletrólitos, TSH e dosagem sérica de vitaminas (B12 e D, principalmente) em pacientes assintomáticos e sem fatores de risco, é, com maior probabilidade, um desvio do verdadeiramente necessário e que pode causar danos aos pacientes. Não somente por indicação de tratamentos baseados em exames falso-positivos, porém, pela instituição de medidas ou prosseguimento diagnóstico de condições que têm baixa probabilidade de mediar um desfecho clínico relevante ou naqueles cenários em que os tratamentos já testados apresentam efeitos irrisórios ou efeito algum. Exemplos da prática assistencial comum ao idoso que devem ser debatidos à luz das evidências atuais são, por exemplo, a solicitação de densitometria óssea para pacientes com baixo risco de fratura em 10 anos; dosagem de vitamina D3 em idosos assintomáticos ou normocalcêmicos provenientes da comunidade. Geriatras e especialistas em gerontologia precisam com alguma frequência exercitar a autocrítica e revisitar suas práticas para alinhá-las ao cuidado apropriado e bem dimensionado.

Para alinhar-se à CWB, caberia, então, uma revisão interna crítica a respeito do que os profissionais da área fazem, mas que poderia ser diferente, ou seja, *não ser feito* ou *minimizado*.

Em janeiro de 2018, um grupo de trabalho composto por geriatras e especialistas em gerontologia foi montado dentro da SBGG para identificação de práticas, exames, diagnósticos e tratamentos que deveriam ser evitados durante o cuidado ao paciente idoso. O grupo, que contava também com um membro observador da CWB, em um primeiro exercício de avaliação crítica levantou cerca de 40 tópicos que poderiam ser questionados ou evitados em sua prática. Em distintas rodadas de debate interno, as recomendações foram agrupadas em tópicos por afinidade teórica; na sequência as duplicatas foram excluídas e proposições semelhantes agregadas até que se chegasse a uma lista com 18 recomendações sobre Escolhas Sensatas em Saúde do Idoso. Para trazer legitimidade à lista, conforme metodologia orientada pela *Choosing Wisely*®, a lista foi submetida à consulta pública entre os associados da entidade. Por meio de link eletrônico, um formulário permitia que cada pessoa apresentasse seu grau de concordância com cada uma das 18 recomendações que estavam devidamente acompanhadas de seus racionais e referências bibliográficas. Foram 2.998 opiniões de 166 profissionais que permitiram elencar as 10 mais bem avaliadas para integrar a lista final de "Escolhas Sensatas em Saúde do Idoso". A lista *Choosing Wisely*® Brasil/ Sociedade Brasileira de Geriatria e Gerontologia foi apresentada em 2018 por ocasião do congresso brasileiro da SBGG e está descrita na Tabela 89.2.

Em uma ação adicional, a Comissão Permanente de Cuidados Paliativos (CPCP) da SBGG formou um grupo de trabalho para debater condutas sensatas para pessoas idosas ao fim da vida. Em diversas rodadas de construção, aos mesmos moldes do que foi anteriormente descrito, chegou-se a oito recomendações a serem avaliadas pela comunidade interna da entidade (Tabela 89.3). Houve adesão maciça à consulta pública. Exatamente 1.039 pessoas expressaram seus graus de concordância, definindo as Recomendações *Choosing Wisley*® Brasil da SBGG sobre condutas para pessoas idosas ao fim da vida.

Os detalhamentos de ambas as campanhas podem ser encontrados no site oficial da SBGG e nas mídias sociais tanto da sociedade como da CWB e serão apresentados a seguir.

Escolhas sensatas em saúde do idoso

Neste item, serão detalhadamente apresentadas as 10 recomendações da SBGG/CWB para estimular reflexões e debates sobre escolhas sensatas entre profissionais da saúde e seus pacientes idosos. O sumário delas está disposto na Tabela 89.2, contemplando a revisão realizada em novembro de 2020. Adicionalmente, na Tabela 89.3, estão apresentadas as demais recomendações do Grupo de Trabalho SBGG/CWB que compõe o total de 18 assertivas apresentadas aos associados.

O objetivo principal do grupo de trabalho foi desenvolver uma lista de recomendações de condutas a serem evitadas na assistência ao idoso, sendo essa baseada em análise crítica da evidência científica e alinhada a formato de linguagem em modelo *Less is more* ("mais nem sempre é melhor"). Dentre os objetivos específicos da ação estão desenvolver recomendações que:

- Promovam questionamentos e debates a respeito de condutas frequentemente adotadas na prática clínica, tanto por parte de profissionais que atuam na assistência à saúde do idoso como dos próprios pacientes
- Estimulem o debate acerca de condutas assistenciais direcionadas ao idoso que podem gerar *overuse* de exames diagnósticos, tratamentos e procedimentos
- Favoreçam assistência de saúde ao idoso de maneira racional, segura e com base em decisão compartilhada
- Promovam educação para escolhas sensatas direcionadas à saúde do idoso.

A seguir estão descritas as recomendações que compõem a lista final com seus respectivos racionais teóricos.

Não prescrever um novo medicamento sem antes realizar uma revisão dos medicamentos em uso. Pacientes idosos usam mais medicamentos prescritos e não prescritos que pacientes mais jovens, sendo a polifarmácia um risco independente para reações adversas a medicamentos como quedas, sangramentos, declínio cognitivo e funcional. A revisão periódica da prescrição faz

▪ **TABELA 89.2** Lista Top 10 Recomendações CWB/SBGG para escolhas sensatas em saúde do idoso.

Não prescrever um novo medicamento sem antes realizar uma revisão dos medicamentos em uso
Não prescrever rastreamento, tratamento, ou intervenção invasiva sem antes considerar: (1) o estado funcional; (2) a expectativa de vida; e (3) o compartilhamento da decisão com o paciente ou seu representante legal
Não mantenha sondagem vesical de demora em pacientes com estabilidade clínica quando a sondagem vesical de alívio for uma alternativa plausível ou quando a indicação clínica inicial está em resolução
Não prescrever polivitamínicos, reposição vitamínica ou hormonal em idosos assintomáticos
Não prescrever bloqueadores da bomba de prótons de forma contínua para idosos com epigastralgia ou pirose eventual ou para proteção gástrica, sobretudo não indicar o uso crônico; se indicado, que haja reconhecimento claro de sua recomendação e prescrição da menor dose efetiva do IBP, por tempo limitado
Não prescrever medicamentos com intuito de atingir alvos de hemoglobina glicada < 7,5% em idosos diabéticos com declínio funcional e/ou cognitivo ou em extremos etários
Não prescreva contenção mecânica para pacientes com sintomas comportamentais associados ao *delirium*, priorizando medidas não farmacológicas e tratamentos direcionados ao fator precipitante
Não recomendar rastreamento para cânceres de próstata, mama ou colorretal para indivíduos com expectativa de vida inferior a 10 anos
Não utilizar benzodiazepínicos ou anti-histamínicos para tratar insônia em idosos
Não prescrever inibidores da acetilcolinesterase para tratar demência sem que haja avaliação periódica do potencial benefício e dos efeitos adversos dos medicamentos

▪ **TABELA 89.3** Recomendações adicionais do grupo de trabalho CWB/SBGG.

Não tratar bacteriúria assintomática no idoso, institucionalizado ou não. E não atribuir o *delirium* à bacteriúria, sempre primeiramente procurando outras causas
Não oferecer dieta enteral ou por gastrostomia para pacientes idosos com demência avançada. Preferir sempre dieta oral assistida
Não indicar estatinas para prevenção primária em idosos com 75 anos de idade ou mais
Não prescrever estimulantes do apetite ou suplementos nutricionais para tratamento de anorexia ou caquexia em idosos frágeis com prognóstico reservado
Não indicar angioplastia coronariana em idosos portadores de angina estável
Não prescrever antipsicóticos como primeira escolha para manejo de sintomas comportamentais na demência ou para tratamento de *delirium*
Não solicitar dosagem sérica de vitamina D3 em idosos assintomáticos ou sem risco elevado para fraturas
Não negligenciar o cuidado da pele do idoso com síndrome da imobilidade, evitando lesões por pressão*

*Esta recomendação, apesar de refletir questão muito importante e de bem avaliada pelos associados, foi excluída, pois seu sentido era de recomendar o cuidado de pele através de linguagem inversa e, portanto, não correspondia a linguagem *less is more* necessária para entrar em uma lista da CWB. (Adaptada da lista original CWB/SBGG para escolhas sensatas em saúde do idoso.)

parte de estratégia de assistência otimizada ao idoso, possibilitando identificar ativamente de maneira preventiva potenciais interações farmacológicas, medicamentos desnecessários ou cujos regimes de administração e dose estejam inadequados. A revisão periódica de medicamentos é um indicador de qualidade de prescrição a idosos vulneráveis (Shrank *et al.*, 2007; Hajjar *et al.*, 2007; Steinman; Hanlon, 2010).

Não prescrever rastreamento, tratamento ou intervenção invasiva sem antes considerar: (1) o estado funcional; (2) a expectativa de vida; e (3) o compartilhamento da decisão com o paciente ou seu representante legal. Diante do envelhecimento populacional e das peculiaridades físicas, psíquicas e sociais que permeiam a saúde do idoso, a tomada de decisões se torna um grande desafio aos profissionais da área da saúde. Em virtude da heterogeneidade das trajetórias de envelhecimento e seus distintos espectros de vulnerabilidade e a ocorrência de múltiplas doenças crônicas, recomenda-se fortemente que não sejam indicados exames diagnósticos, tratamentos ou intervenções invasivas sem que antes haja entendimento sobre o estado funcional, a expectativa de vida, as preferências e as prioridades do paciente ou seu representante legal durante o processo de decisão compartilhada. Para tanto, sugere-se que tais entendimentos e a tomada de decisões sejam apoiados pelos resultados da "Avaliação Geriátrica Ampla" (Boyd *et al.*, 2019; Lee *et al.*, 2013).

Não manter sondagem vesical de demora em pacientes com estabilidade clínica quando a sondagem vesical de alívio for uma alternativa plausível ou quando a indicação clínica inicial está em resolução. A sondagem vesical de demora tem importante papel na clínica médica por meio de indicações precisas; entretanto, potenciais efeitos adversos, sobretudo em idosos, devem ser considerados. Tal procedimento aumenta o risco de bacteriúria significativa e infecção do trato urinário, bem como contribui para redução da mobilidade, desconforto e aumento do risco de *delirium*, visto que a permanência da sonda vesical é considerada um fator precipitante independente. Evidências demonstram que protocolos sistematizados que promovem a retirada precoce de SVD reduzem substancialmente o risco de infecção do trato urinário. Portanto, sempre que a sondagem vesical de alívio for possível ou a sondagem urinária não tiver mais indicação clínica clara, não a mantenha (Young; Khow, 2016; Letica-Kriegel *et al.*, 2019; Schweiger *et al.*, 2020; Inouye, 2018).

Não prescrever polivitamínicos, reposição vitamínica ou hormonal em idosos assintomáticos. Evidências científicas demonstram não haver benefício clínico do uso de polivitamínicos, suplementação vitamínica ou hormonal em indivíduos assintomáticos e sem doenças específicas causadas por deficiências clínicas de tais vitaminas ou hormônios. Não existem evidências de que tais condutas tenham ação antienvelhecimento ou de que auxiliem o envelhecimento bem-sucedido. Além disso, alguns dos componentes desses referidos suplementos e hormônios podem causar efeitos adversos significativos, incluindo aumento da mortalidade. À luz dos conhecimentos atuais é evidente que pesquisas mais extensas são necessárias para confirmar eficácia e segurança dos suplementos em pessoas idosas assintomáticas (Bjelakovic, 2012; CFM, 2012).

Não prescrever bloqueadores da bomba de prótons de forma contínua para idosos com epigastralgia ou pirose eventual ou para proteção gástrica, sobretudo não indicar o uso crônico; se indicado, que haja reconhecimento claro de sua recomendação e prescrição da menor dose efetiva do IBP, por tempo limitado. Os bloqueadores de bomba de prótons (IBP) estão entre os fármacos mais prescritos para idosos em todo o mundo. Muitas vezes, são utilizados para tratamento sintomático de um diagnóstico ainda não definido como epigastralgia, pirose ou mesmo como protetor de um possível efeito adverso da polifarmácia. No entanto, seu uso em longo prazo pode estar associado a potenciais desfechos indesejáveis, como aumento do risco de infecção por *Clostridium dificille*, colonização intestinal de microrganismos multirresistentes, má absorção de vitamina B12, ferro e magnésio, aumento do risco de fratura, doença renal, neoplasia e demência. Embora a associação de alguns desses fatores com uso crônico dos IBP seja apoiada em estudos observacionais, sem dados consistentes que demonstrem uma relação causal, o andamento das pesquisas se faz necessário. Sendo assim, o uso de IBP no idoso deve ter sua indicação precisa, utilizando a menor dose efetiva, e periodicamente ser reavaliada sua real necessidade, pelos potenciais efeitos adversos no uso a longo prazo (Nehra, 2018; Fossmark *et al.*, 2019).

Não prescrever medicamentos com intuito de atingir alvos de hemoglobina glicada < 7,5% em idosos diabéticos com declínio funcional e/ou cognitivo ou em extremos etários. O controle intensivo e rigoroso dos níveis glicêmicos em idosos pode trazer mais danos do que benefícios, em particular em indivíduos em extremos etários e naqueles com expectativa de vida limitada, portadores de multimorbidades e fragilidade. O risco de efeitos nocivos de hipoglicemia, mais comum quando se propõe tratamento intensivo, frequentemente suplanta eventuais benefícios relativos à redução de risco de infarto ou mortalidade. Alvos glicêmicos devem refletir as metas do paciente e seu estado de saúde. Propostas razoáveis seriam 7 a 7,5% em idosos saudáveis com expectativa de vida longa; 7,5 a 8% naqueles com expectativa de vida < 10 anos; e 8 a 8,5% naqueles com múltiplas morbidades e menor expectativa de vida. A metformina deve ser considerada como primeira escolha para monoterapia na maioria dos idosos, quando o tratamento farmacológico estiver indicado, sobretudo pelo menor risco de hipoglicemia (Finucane, 2012).

Não prescrever contenção mecânica para pacientes com sintomas comportamentais associados ao *delirium*, priorizando medidas não farmacológicas e tratamentos direcionados ao fator precipitante. Estudos demostram que a incidência de *delirium* em idosos hospitalizados é elevada e associada a desfechos desfavoráveis, como aumento do tempo de internação hospitalar, declínio cognitivo pós-alta e aumento da mortalidade. O *delirium* hiperativo traz consigo desafios na assistência ao idoso, sobretudo no manejo de sintomas como agitação, hipervigilância e alucinações. A utilização de contenção mecânica aumenta o risco para persistência e gravidade do *delirium*, aumenta o risco de lesões associadas à agitação, sendo inclusive considerada um potencial fator desencadeante do *delirium* em si. Diante disso, recomenda-se não prescrever contenção mecânica, priorizando as medidas não farmacológicas baseadas em manejo verbal, favorecimento de ambiente apropriado e supervisionado pelo familiar, estímulo à orientação de tempo e espaço, sobretudo com foco direcionado à identificação do fator precipitante do *delirium* e seu adequado manejo. Atentar para manejo apropriado da dor, correção de hipoxia, prevenção de aspiração, higienização das mãos, retirada de tubos/sondas desnecessários, assim como verificar se há constipação intestinal ou retenção urinária (Inouye, 2018).

Não recomendar rastreamento para cânceres de próstata, mama ou colorretal para indivíduos com expectativa de vida inferior a 10 anos. O objetivo desse rastreamento é reduzir a morbidade e mortalidade geral e específica dessa condição utilizando estratégias que tenham danos, encargos e custos aceitáveis, podendo salvar vidas em pessoas saudáveis em situação de risco. Enquanto certos testes de rastreamento proporcionam redução na mortalidade específica do câncer, que surge anos após o teste ser realizado, eles expõem os pacientes a possíveis danos imediatos. Pacientes com expectativa de vida menor que 10 anos não obterão benefício de rastreamento de neoplasias, segundo mostraram estudos. Por serem portadores de comorbidades, serem mais frágeis e mais suscetíveis a complicações de testes e tratamentos, estão mais propensos a sofrer algum dano. A recomendação para pesquisa de cânceres de próstata, mama, ou colorretal na população idosa deve ser baseada na individualização clínica e na expectativa de vida do idoso (Qaseem *et al.*, 2019; Grossman, 2018).

Não prescrever benzodiazepínicos ou anti-histamínicos para tratar insônia, agitação ou *delirium* em idosos. Estudos demonstram consistentemente que o risco de quedas e fraturas de quadril, que acarretam hospitalização e morte, pode mais que dobrar em idosos que tomam benzodiazepínicos ou anti-histamínicos para tratar insônia, agitação ou *delirium*. Idosos em uso desses medicamentos podem apresentar comprometimento cognitivo, sonolência, fadiga, dor de cabeça, pesadelos, transtornos gastrintestinais e agravamento de sintomas depressivos. O risco de tais medicamentos suplanta seus potenciais benefícios, portanto, evite prescrevê-los. Medidas não farmacológicas são benéficas e estão bem indicadas nesses casos, sendo a primeira escolha para tratamento de insônia (American Geriatrics Society, 2019; Glass, 2005).

Não prescrever inibidores da acetilcolinesterase para tratar demência sem que haja avaliação periódica do potencial benefício e dos efeitos adversos dos medicamentos. Não há evidência atual de que os inibidores da acetilcolinesterase ou memantina tenham ação neuroprotetora ou que mudem a trajetória clínica da demência. Além disso, embora alguns ensaios clínicos randomizados sugiram que os inibidores da acetilcolinesterase possam melhorar os resultados dos testes cognitivos e de sintomas comportamentais, não está claro se essas alterações são clinicamente significativas. A resposta terapêutica é variável entre os pacientes, sendo que os efeitos colaterais podem limitar o uso contínuo ou a progressão para doses cientificamente testadas. Destacam-se entre os efeitos adversos as manifestações gastrintestinais (náuseas, vômito, diarreia); anorexia e perda de peso, distúrbios do sono e quadros potencialmente graves secundários à diminuição do tônus vagal que pode causar hipotensão, bradicardia ou síncope. Os médicos, pacientes e seus cuidadores devem discutir os objetivos do tratamento de valor prático que podem ser facilmente avaliados e a natureza e a probabilidade de efeitos adversos antes de iniciar o uso desses medicamentos. Se os efeitos desejados, incluindo estabilização da cognição, não forem percebidos dentro de 12 semanas ou mais, os inibidores da acetilcolinesterase ou memantina devem ser descontinuados (Birks, 2006; Kim; Factora, 2018).

Escolhas sensatas de condutas para pessoas idosas ao fim da vida

Em 2018 a CPCP da SBGG formou um grupo de trabalho para discutir qualidade assistencial e escolhas sensatas para pessoas idosas ao fim da vida. O trabalho teve como objetivo principal identificar condutas frequentemente indicadas no manejo de pacientes idosos em finitude próxima e que apresentam potencial iatrogênico significativo ou que os potenciais benefícios são questionáveis ou, ainda, que não tenham sustentação científica robusta. Foram, então, apresentadas oito recomendações, sendo cinco delas escolhidas pelos associados para compor a lista Top 5 de Escolhas Sensatas de Condutas para Pessoas Idosas ao Fim da Vida, sumarizadas na Tabela 89.4 e detalhadas a seguir. Na Tabela 89.5 encontram-se recomendações adicionais propostas pela CPCP.

TABELA 89.4 Lista Top 5 recomendações CWB/SBGG para escolhas sensatas em condutas para pessoas idosas ao fim da vida.

Não indique alimentação artificial no contexto da terminalidade
Não indique intubação orotraqueal como medida de conforto para tratar dispneia ao fim da vida
Não prescreva infusão de líquidos por via parenteral como medida de conforto para pacientes em processo de morte
Não promova controle glicêmico rigoroso em idosos em final de vida
Não institua medidas de suporte avançado de vida em pessoas com doenças incuráveis sem ter conversado previamente sobre seus valores e preferências

▪ **TABELA 89.5** Recomendações adicionais do grupo de trabalho CWB/SBGG para escolhas sensatas em condutas para pessoas idosas ao fim da vida.

Não use laxativos emolientes ou formadores de bolo fecal em idosos com imobilismo
Não implemente intervenções de reabilitação física ou psíquica para tratamento de doenças ao final da vida
Não use oxigênio suplementar para tratar dispneia em indivíduos com a saturação adequada

Essa recomendação, apesar de refletir questão muito importante e de bem avaliada pelos associados, foi excluída, pois seu sentido era de recomendar o cuidado de pele através de linguagem inversa e, portanto, não correspondia a linguagem *less is more* necessária para entrar em uma lista da CWB. (Adaptada da lista original CWB/SBGG para Escolhas Sensatas em Saúde do Idoso.)

Não indicar alimentação artificial no contexto de terminalidade. A oferta de nutrição por sondas, nessas condições, não previne broncoaspiração, não melhora marcadores nutricionais, pode induzir agitação e aumentar o risco de lesões de pele por imobilidade. Prefira discutir com a família a proposta de alimentação de conforto, em que o paciente recebe alimentos de sua preferência pela via oral, até o final da vida, conforme aceitação, na consistência mais segura para a deglutição, preferencialmente com o suporte de profissional da Fonoaudiologia e da Nutrição (Druml, 2016; Volkert, 2018).

Não indicar intubação orotraqueal como medida de conforto para tratar dispneia ao final da vida. Suporte ventilatório invasivo é medida avançada de sustentação de vida. Mesmo pacientes acoplados à ventilação mecânica podem apresentar dispneia. O tratamento de dispneia terminal deve ser feito com opioides, titulados da forma correta, que podem ser associados a fármacos anticolinérgicos que reduzam as secreções respiratórias. Recomenda-se considerar, como medidas adicionais de alívio e conforto, suporte de fisioterapia respiratória ou sedação paliativa (Kretzer, 2012).

Não prescrever infusão de líquidos por via parenteral para pacientes em processo de morrer. A reposição volêmica parenteral é desnecessária e pode ser dolorosa no contexto do processo de morrer. Com menor secreção pulmonar ocorrem menos tosse e congestão. Menor débito urinário significa menor necessidade de saída do leito ou uso de cateter vesical. Menos fluido no trato gastrintestinal evita vômitos e ascite. As cetonas e outros subprodutos metabólicos na desidratação atuam como anestésicos naturais para o sistema nervoso central, causando diminuição dos níveis de consciência e do desconforto (Dalal; Bruera, 2004).

Não promover controle glicêmico rigoroso em idosos em final de vida. A avaliação geriátrica ampla é fundamental para a decisão de metas de glicemia. Devem-se individualizar condutas de acordo com as condições clínicas, funcionais e até mesmo sociais. Quando o final da vida se aproxima, o controle rigoroso pode ser prejudicial e medicações hipoglicemiantes devem ser descontinuadas. Os valores de hemoglobina glicada devem ficar acima de 8,5%. Para os diabéticos tipo 1, uma pequena quantidade de insulina basal pode manter os níveis séricos de glicose e prevenir complicações agudas hiperglicêmicas. Conforto geral, prevenção de sintomas angustiantes e preservação da qualidade de vida e dignidade são objetivos primários para o controle do diabetes no final da vida (Inzucchi *et al.*, 2015).

Não instituir medidas de suporte avançado de vida em pessoas com doenças incuráveis sem ter conversado previamente sobre seus valores e preferências. Os médicos precisam desenvolver a habilidade de conversar com os pacientes sob seus cuidados ao longo da trajetória das doenças crônico-degenerativas, a respeito de suas vontades. O registro de uma Diretiva Antecipada de Vontade é a forma de proteger a pessoa, com o potencial de manter o foco do tratamento, ao final da vida, naquilo que realmente importa para ela (Nunes, 2016).

Recomendações adicionais

Outras sociedades de profissionais da saúde e instituições assistenciais propuseram recomendações que contemplam escolhas sensatas em cenários de atenção à pessoa idosa. Na Tabela 89.6 estão contempladas algumas delas com a devida citação de origem.

Considerações finais

A humanidade conquistou o envelhecimento e o incremento da longevidade ao longo dos últimos 150 anos por meio da melhoria das condições de saúde e do controle de doenças, não há dúvida. Entretanto, paralelamente à evolução dos recursos disponíveis, houve, também, crescente irracionalidade imputada ao raciocínio clínico, levando à indicação inapropriada de exames, procedimentos e tratamentos, quer seja por utilização de recursos em situações impróprias ou por utilização de recursos de baixo ou nenhum valor agregado, colocando o paciente em risco, sem trazer benefícios relevantes, o chamado *overuse*. Em resposta a ele, diversas ações foram desencadeadas, incluindo a iniciativa *Choosing Wisely*®. Se considerarmos a maior vulnerabilidade dos idosos à iatrogenia e outros tipos de danos não intencionais, torna-se ainda mais relevante que ações específicas sejam voltadas às escolhas sensatas durante o cuidado do idoso, buscando qualidade assistencial atrelada à segurança dos pacientes. Diante disso, a SBGG e CWB lançaram companhas para promover o cuidado assertivo ao idoso, apontando o que deveria ser evitado ou o que deveria parar de ser feito. Com isso espera-se que cada vez mais os pacientes, cuidadores e profissionais da saúde possam dialogar e tomar as decisões mais sensatas.

▪ **TABELA 89.6** Lista de recomendações de outras sociedades que contemplam escolhas sensatas em cenários de atenção à pessoa idosa.

Sociedade Brasileira de Nefrologia	Reflita muito antes de recomendar AINE para indivíduos com doença renal crônica, independentemente da etiologia
	Não recomende TRS para idosos frágeis ou com múltiplas comorbidades sem antes envolver o paciente e/ou familiares no processo de tomada de decisão
Associação de Medicina Intensiva Brasileira	Não oferecer suporte avançado de vida a pacientes que não tenham possibilidade de recuperação
Associação Brasileira de Fisioterapia Traumato-Ortopédica	Não utilize cintas ou imobilizadores lombares para prevenir, bem como para o tratamento da dor lombar crônica
Sociedade Brasileira de Cardiologia	Não realizar de rotina ICP em indivíduos assintomáticos e com boa função ventricular esquerda
	Não realizar pesquisa não invasiva de doença coronariana obstrutiva (funcional ou angiotomografia) como exame pré-operatório de cirurgia não cardíaca em indivíduos assintomáticos e com capacidade funcional satisfatória
Sociedade Brasileira de Medicina de Família e Comunidade	Não solicitar exame de sangue anual de rotina, exceto se indicado pelo risco individual
	Não prescrever antibióticos para infecções respiratórias superiores que têm alta probabilidade de ser viral
Sociedade Brasileira de Infectologia	Não usar culturas de *swab* para o diagnóstico microbiológico de úlceras
	Não solicitar uroculturas para pacientes assintomáticos, exceto gestantes e pacientes que serão submetidos a cirurgias urológicas

AINE: anti-inflamatórios não esteroides; ICP: intervenção coronariana percutânea; TRS: terapia renal substitutiva.

90

Medicina Nuclear em Geriatria

Claudio Tinoco Mesquita

Introdução

A medicina nuclear é a especialidade médica que utiliza pequenas quantidades de materiais radioativos para diagnósticos e tratamentos. Seu uso é centrado no emprego da emissão de radiações do núcleo atômico que são detectadas em aparelhos de imageamento que são divididos em câmaras gama (detectores de fótons gama) e aparelhos de tomografia por emissão de pósitrons (PET; do inglês, *positron emission tomography*). Os procedimentos de medicina nuclear têm uma ampla gama de aplicações clínicas, incluindo algumas específicas para idosos. Os pacientes geriátricos e gerontológicos se beneficiam de diversos procedimentos de medicina nuclear empregados no contexto de algumas doenças mais frequentemente observada em idosos (p. ex., doença de Alzheimer) ou no contexto de alguma outra doença que pode afetar também os idosos (como doença arterial coronariana [DAC]).

Existem algumas peculiaridades no manejo de pacientes geriátricos que diferem do manejo de pacientes adultos não geriátricos. Os pacientes geriátricos podem precisar de protocolos especiais, principalmente no que se refere às atividades administradas, tendo em vista os aspectos de proteção radiológica que demonstram menor impacto da radiação ionizante em indivíduos de maior idade. Atenção especial no cuidado dos pacientes dentro do setor de medicina nuclear são importantes pelo maior risco de quedas e pela maior fragilidade destes. Atenção para limitação ortopédica no posicionamento dos pacientes e vigilância atenta para adequada compreensão das orientações durante o exame são críticos para o sucesso da captura da boa imagem. Identificação das comorbidades presentes, compreensão das limitações físicas e cognitivas do paciente, confirmação da adequação da indicação do exame e das questões clínicas que precisam ser respondidas com o exame, discussão multidisciplinar das melhores estratégias diagnósticas e realização de protocolos adaptados de modo individualizado às necessidades do indivíduo são importantes passos para o sucesso da realização de exames de medicina nuclear em pacientes geriátricos.

Os exames mais comumente realizados em pacientes geriátricos estão listados na Tabela 90.1 e serão abordados neste capítulo. Além desses procedimentos, outros também são utilizados com frequência na avaliação de pacientes geriátricos. Caso haja interesse em expandir o conhecimento das aplicações de medicina nuclear na prática clínica sugerimos ao leitor se referir aos livros da especialidade (Ulaner, 2019; Mettler; Guiberteau, 2019).

Doença arterial coronariana

As doenças do sistema circulatório, afecções mal definidas, neoplasias e doenças do sistema respiratório, nessa ordem de importância, representam 80% dos óbitos entre os idosos no Brasil. As doenças do sistema circulatório são a causa mais prevalente de morte em idosos e respondem por cerca de 37% dos óbitos registrados, tendo sua maior concentração na faixa etária entre 70 e 79 anos de idade, seguida da faixa etária de 80 anos (Conte *et al.*, 2018). A cintilografia de perfusão miocárdica (CPM) é uma técnica não invasiva de diagnóstico de isquemia que é muito utilizada pela sua ampla disponibilidade, elevada acurácia, reprodutibilidade e capacidade de avaliação do prognóstico e suporte na seleção do tratamento. As diretrizes internacionais mais recentes indicam o uso da CPM em pacientes em que a suspeita clínica de DAC seja moderada, o que é muito comum na população idosa. Entre as vantagens da CPM nessa população, destacamos a possibilidade de realização de estresse cardíaco mesmo em indivíduos com limitação para realização de exercício físico, por meio do uso do estresse farmacológico. O uso da cintilografia com dipiridamol ou com dobutamina substitui com excelente acurácia a realização do exercício físico (Figura 90.1). A sensibilidade da CPM com exercício físico está entre 85 e 90% (Underwood *et al.*, 2004) e especificidade de até 94%, quando consideramos o padrão-ouro a reserva fracionada

TABELA 90.1 Condições clínicas e procedimentos mais realizados em medicina nuclear na área de geriatria.

Doença	Nome do(s) procedimento(s)	Indicação clínica
DAC	CPM	Avaliação de pacientes com dor torácica; estratificação de risco de eventos cardiovasculares
Amiloidose cardíaca	Cintilografia com 99mTc-pirofosfato	Avaliação da etiologia da amiloidose cardíaca por depósitos de transtirretina
EI	Cintilografia com leucócitos marcados e PET-FDG	Avaliação de infecção em valvas cardíacas, próteses e dispositivos cardiovasculares implantados
Demências	Cintilografia de perfusão cerebral e PET-FDG	Investigação de déficit cognitivo leve e diagnóstico diferencial de quadros demenciais
Doença de Parkinson	Cintilografia com 99mTc-Trodat	Diagnóstico diferencial de tremores e de suspeita de síndromes parkinsonianas
Hidrocefalia normopressórica	Cisternocintilografia	Diagnóstico do tipo de hidrocefalia pelo estudo da dinâmica do fluxo liquórico
Hemorragia digestiva de localização indeterminada	Cintilografia com hemácias marcadas para avaliação de hemorragia	Diagnóstico e localização de sangramentos digestivos
Suspeita de metástases, fraturas, dor óssea sem etiologia definida, dor lombar	Cintilografia óssea	Diagnóstico de metástases, avaliação de fraturas e processos osteodegenerativos e infecciosos

CPM: cintilografia de perfusão miocárdica; DAC: doença arterial coronariana; EI: endocardite infecciosa; PET-FDG: tomografia computadorizada por emissão de pósitrons com fluorodesoxiglicose.

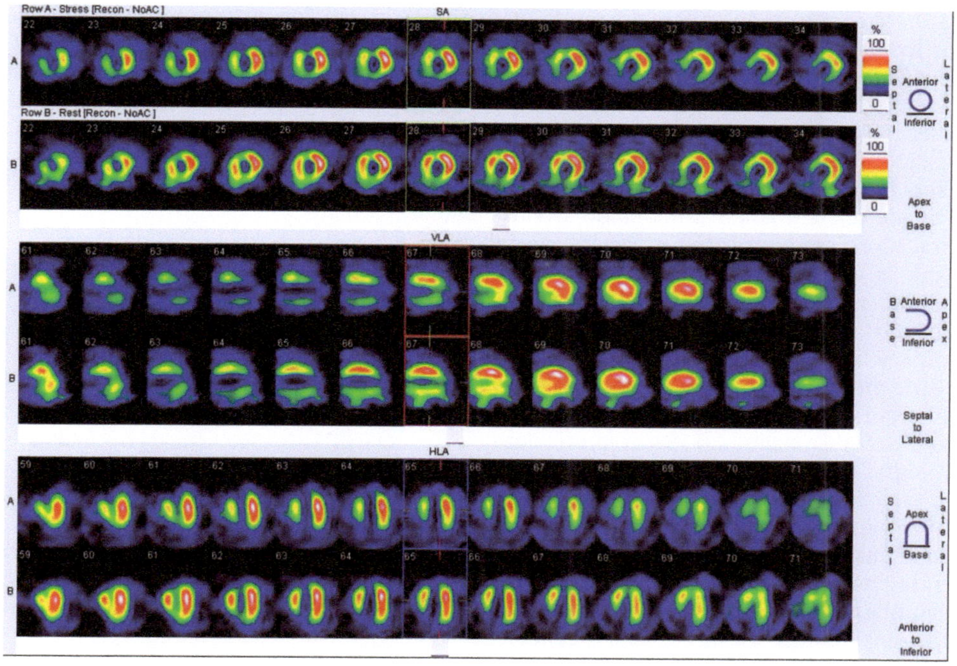

▪ **FIGURA 90.1** Cintilografia de perfusão miocárdica com 99mTc-sestamibi de estresse de repouso realizada em um homem de 70 anos de idade, com história de dor precordial aos esforços. Observamos múltiplos defeitos de perfusão parcialmente reversíveis nos territórios das três artérias coronárias. A quantificação da extensão do defeito isquêmico apontou para 15% de área do ventrículo esquerdo acometida. A fração de ejeção pós-estresse foi estimada em 41%. Ao cateterismo cardíaco foi encontrada doença multivascular e o paciente encaminhado para revascularização miocárdica.

de fluxo (Danad *et al.*, 2017). Mais importante que a capacidade diagnóstica da CPM é a sua relevante contribuição na avaliação do risco de eventos adversos. Pacientes com cintilografia miocárdica anormal têm uma taxa média de desfechos cardiovasculares adversos (infarto não fatal ou óbitos) de 6,7%, enquanto pacientes com cintilografia normal têm uma taxa de desfechos adversos de apenas 0,7% ao ano, comparável ao da população normal de assintomáticos (Underwood *et al.*, 2004). As diretrizes atuais de revascularização miocárdica propõem que pacientes com áreas de isquemia em pelo menos 10% do território do ventrículo esquerdo se beneficiam potencialmente da revascularização miocárdica, pela maior taxa de desfechos observados em pacientes com essa extensão de isquemia mantidos em tratamento clínico (Knuuti *et al.*, 2020). Estudos demonstram que mesmo em pacientes de grupos etários mais avançados, a isquemia confere risco aumentado de eventos adversos. Kato *et al.* (2019a), avaliando 143 pacientes consecutivos com mais de 85 anos de idade, observaram uma mortalidade em 2 anos significativamente maior em pacientes com cintilografia anormal em comparação com aqueles com cintilografia normal (26,8 *vs.* 10,9%) (Kato *et al.*, 2019a).

Amiloidose cardíaca

Amiloidose é uma condição associada à deposição sistêmica ou localizada de proteínas nos tecidos. Essas proteínas se rearranjam estruturalmente na forma de fibrilas amiloides. Mais de 30 proteínas diferentes podem causar amiloidose cardíaca, porém dois tipos principais correspondem a mais de 95% dos casos de amiloidose cardíaca: as cadeias leves de imunoglobulinas (amiloidose AL) e a transtirretina (amiloidose TTR) (Maurer *et al.*, 2017). A desestabilização na proteína transtirretina de origem hereditária, em decorrência de uma mutação no gene da proteína (tipo hereditário – ATTRh), ou pelo processo de envelhecimento (tipo selvagem – ATTRwt) promove a agregação de monômeros em fibrilas amiloides que se depositam no interstício do miocárdio e concorrem para a perda da capacidade de relaxamento do miocárdio. As manifestações clínicas mais comuns são dispneia, fadiga, alterações no ritmo cardíaco e processos tromboembólicos. Em geral, há um atraso substancial no diagnóstico de amiloidose cardíaca (> 4 anos nos pacientes com ATTRwt). Os pacientes frequentemente são atendidos várias vezes por múltiplos sintomas e em um estudo constatou-se uma mediana de 17 (9 a 27) vezes no uso de serviços hospitalares durante os 3 anos anteriores ao diagnóstico (Lane *et al.*, 2019).

A amiloidose cardíaca era considerada uma doença rara, mas essa percepção vem mudando recentemente. Dados de necropsia mostram que a amiloidose TTR é muito comum em idosos, e indivíduos com mais de 85 anos de idade têm até 25% de depósitos de transtirretina no coração (Tanskanen *et al.*, 2008). Estudos realizados com cintilografia com traçadores ósseos demonstram que até 13% dos pacientes hospitalizados com insuficiência cardíaca congestiva (ICC) com fração de ejeção preservada, uma condição muito comum na população geriátrica, tem amiloidose cardíaca por transtirretina (González-López *et al.*, 2015).

A suspeição clínica por amiloidose cardíaca deve ser aumentada, em especial por existirem medicamentos capazes de reduzir a mortalidade e elevar a qualidade de vida nos casos de ATTR hereditária ou selvagem. O estudo ATTR-ACT demonstrou que o estabilizador da TTR, tafamidis, foi capaz de reduzir em 30% a mortalidade e em 32% a taxa de internações (Maurer *et al.*, 2018). Desse modo, deve-se suspeitar de amiloidose cardíaca em qualquer paciente com ICC, que tenha um aumento inexplicável da espessura da parede do ventrículo esquerdo e este que não esteja dilatado. Outras pistas clínicas que devem levantar a suspeita de amiloidose são hipertrofia ventricular esquerda em idoso que não é hipertenso e história de síndrome de túnel do carpo bilateral em paciente que tenha ecocardiograma demonstrando hipertrofia ventricular esquerda (Maurer *et al.*, 2017).

A cintilografia cardíaca com traçadores ósseos é muito importante no diagnóstico da amiloidose cardíaca. Em análise de 1.217 pacientes, sendo 867 com amiloidose confirmada por biopsia e 360 portadores de cardiomiopatia não amiloide, a cintilografia com esses traçadores ósseos foi altamente sensível (99%) e específica (86%) para ATTR cardíaca. Importante destacar a necessidade de se excluir a gamopatia monoclonal para que a especificidade seja elevada. Combinando a cintilografia com radiotraçador ósseo positiva em pacientes sem evidência de proteína monoclonal detectável na urina ou soro (utilizando medida sérica de cadeias leves livres e eletroforese com imunofixação), a cintilografia é 100% específica para amiloidose cardíaca TTR, o que possibilita a detecção de amiloidose ATTR de modo acurado sem a necessidade de biopsia cardíaca (Gillmore *et al.*, 2016). No Brasil o radiotraçador ósseo disponível para esse exame é o 99mTc-pirofosfato (Figura 90.2). A cintilografia com 99mTc-pirofosfato demonstrou sensibilidade e especificidade de 88% para amiloidose ATTR quando se utilizou apenas a avaliação visual (escore ≥ 2, captação cardíaca de intensidade pelo menos igual à das costelas) como critério de positividade. Utilizando outra forma de análise: a semiquantitativa (relação de contagens coração/contralateral > 1,6), a sensibilidade foi de 91% e a especificidade de 92%, para a detecção de amiloidose ATTR (Castano *et al.*, 2016).

Endocardite infecciosa

A endocardite infecciosa (EI) é uma doença grave, com incidência crescente na população, que requer o diagnóstico precoce e acurado com o objetivo de redução da mortalidade e morbidade. Na população geral, sua incidência varia entre 3 e 10 casos por 100 mil indivíduos por ano, e mais de um terço dos casos ocorre em idosos (Forestier *et al.*, 2016). No entanto, estudos epidemiológicos recentes sugeriram um aumento da incidência dessa doença (Damasco *et al.*, 2019). Apesar das tendências para o diagnóstico precoce e da intervenção cirúrgica em pacientes com EI, as taxas de mortalidade não melhoraram nas últimas três décadas. Em países desenvolvidos, essa doença associa-se a altas taxas de mortalidade de aproximadamente 20%, apesar dos avanços médicos e cirúrgicos. Em países de baixa e média renda, a mortalidade por EI é ainda maior, variando de 19 a 46% (Pant *et al.*, 2015).

Uma série de estudos demonstrou que técnicas de medicina nuclear, como a PET-FDG, são úteis no diagnóstico de EI, sendo clinicamente custo-efetiva, evitando internações prolongadas, investigações desnecessárias e melhorando os desfechos clínicos dos pacientes (Saby *et al.*, 2013; Aguadé *et al.*, 2018). O conjunto dos trabalhos na literatura, metanálises e revisões sistemáticas sobre o tema evidenciam impacto clínico dessa nova tecnologia e superioridade em relação às formas convencionais de investigação, de modo que a PET-FDG tenha sido incorporado em diretrizes internacionais para investigação de EI em próteses valvares desde 2015 (Habib *et al.*, 2015). Além desse exame, uma alternativa também útil é a cintilografia com leucócitos marcados, exame realizado com a marcação radioativa da fração de leucócitos do sangue do paciente, que é reinjetada (Erba *et al.*, 2012). Conforme a Figura 90.3 mostra, a captação anormal do radiotraçador na projeção das valvas cardíacas é um critério sensível para o diagnóstico de EI.

Em recente revisão sistemática publicada na Lancet Infectious Diseases, os autores incluíram 13 estudos que abordaram o valor da PET-FDG no diagnóstico de EI, complicações extracardíacas, ou ambos, em pacientes com próteses valvares. Todos os estudos incluíram pacientes com suspeita de EI. Os achados dessa revisão foram de que a PET-FDG, no diagnóstico de EI, teve sensibilidade de 73 a 100%, especificidade de 71 a 100% e valores preditivos negativos de 67 a 100% e de 50 a 100%. A adição da PET-FDG para os critérios modificados de Duke aumentou a sensibilidade de 52 a 70% para 91 a 97% (Gomes *et al.*, 2017).

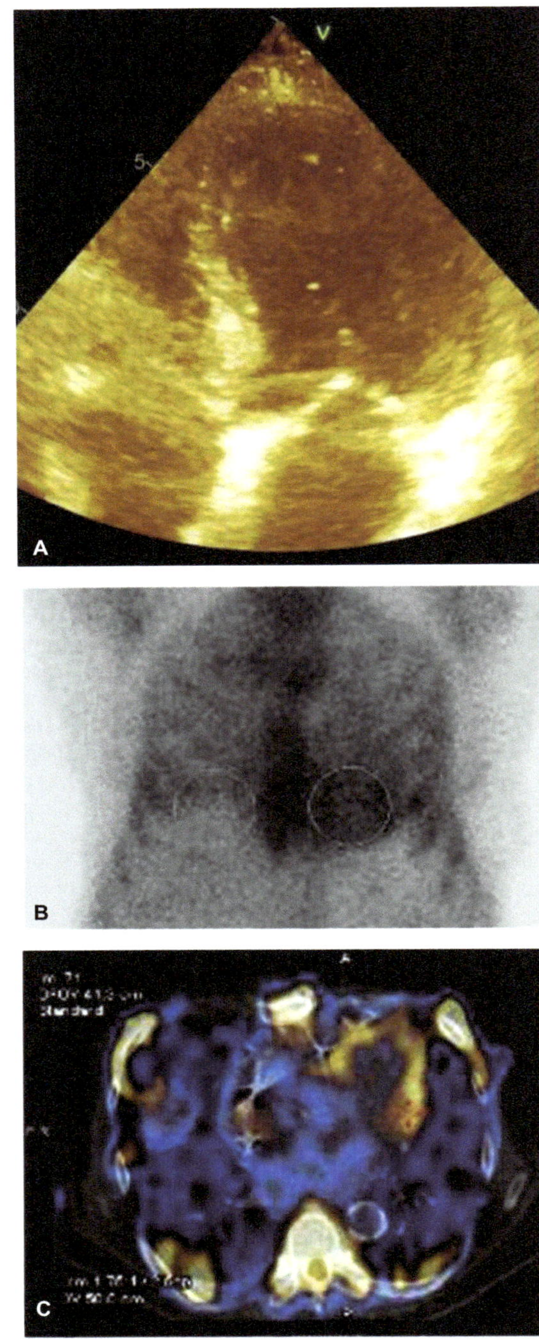

▪ **FIGURA 90.2** Paciente de 73 anos de idade, com diagnóstico de insuficiência cardíaca congestiva com fração de ejeção reduzida, relata episódio de síncope. Ecocardiograma com hipertrofia ventricular esquerda e padrão de deformação sistólica anormal poupando a região apical do ventrículo esquerdo (*apical sparing*). **A.** Ecocardiograma demonstrando a hipertrofia do ventrículo esquerdo. **B.** Cintilografia com 99mTc-pirofosfato demonstrando captação de intensidade similar à das costelas. **C.** Nas imagens da cintilografia fusionadas com tomografia de tórax, observamos a captação do radiotraçador no miocárdio.

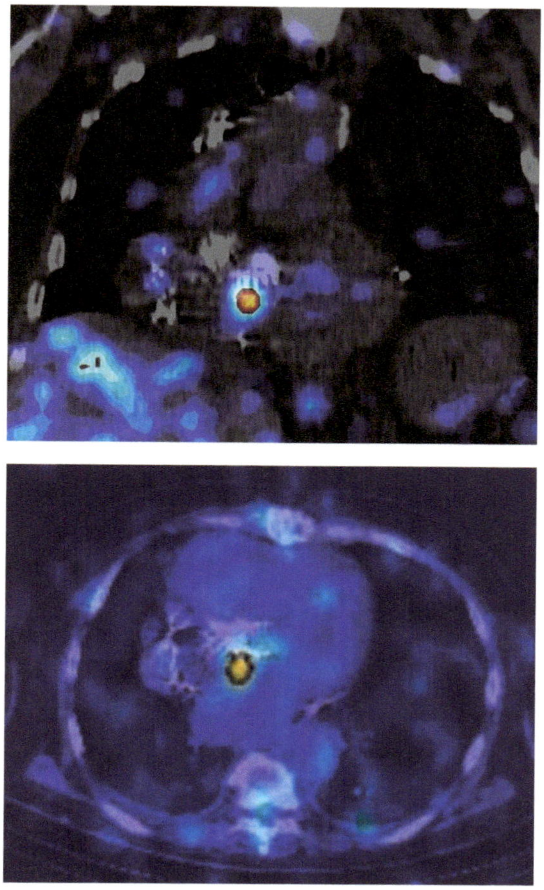

▪ **FIGURA 90.3** Cintilografia com leucócitos marcados com 99mTc-HMPAO realizada em paciente com suspeita de endocardite infecciosa. Imagens cintilográficas fusionadas com tomografia computadorizada demonstram a captação anormal do radiotraçador em endoprótese aórtica implantada por via percutânea em paciente de 87 anos de idade com estenose aórtica grave. Endocardite infecciosa confirmada posteriormente em peça cirúrgica.

Demências

Em decorrência do acelerado envelhecimento da população, a demência está se tornando rapidamente um grande problema de saúde pública no Brasil. Pesquisas nacionais sugerem que a prevalência de demência no Brasil em pessoas com 65 anos de idade ou mais varia entre 5,1 e 8,8% (Bottino *et al.*, 2008), semelhante ao encontrado em países desenvolvidos (Schmidt *et al.*, 2011). O diagnóstico da etiologia da demência requer cuidadosa avaliação clínica, exame físico apurado e utilização racional de recursos diagnósticos complementares. A medicina nuclear é útil na definição dos padrões de ativação cerebral por meio da cintilografia de perfusão cerebral e do metabolismo cerebral com PET-FDG.

A cintilografia de perfusão cerebral tomográfica (SPECT; do inglês, *single photon emission computed tomography*) é muito útil para o diagnóstico de doença de Alzheimer, sendo tipicamente observada hipoperfusão bilateral dos lobos parietal e temporal posterior. Os defeitos de perfusão são frequentemente simétricos, mas não necessariamente da mesma magnitude e gravidade (Figura 90.4). A sensibilidade e especificidade do SPECT cerebral para o diagnóstico de doença de Alzheimer são de 86 e 96%, respectivamente (Camargo, 2001). Os principais diagnósticos diferenciais de demência que são observados no SPECT cerebral são a demência frontotemporal, em que se observa hipoperfusão simétrica dos lobos frontais estendendo-se até o giro do cíngulo (Figura 90.5), e a demência associada à doença cerebrovascular, em que há múltiplas áreas focais de hipoperfusão distribuídas de modo aleatório. Áreas do córtex motor e sensorial também podem estar envolvidas (Camargo, 2001; Mattoli *et al.*, 2020).

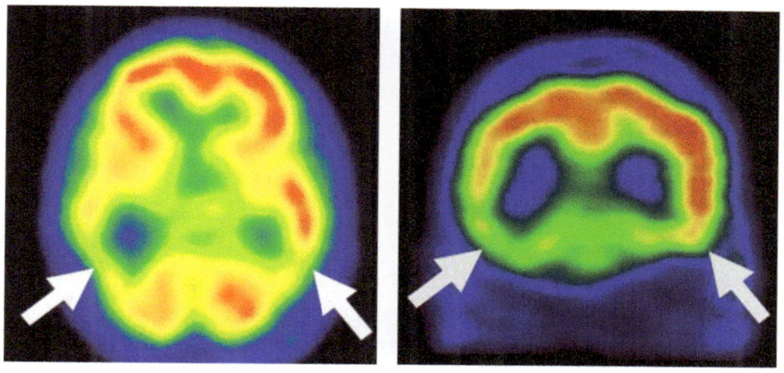

▪ **FIGURA 90.4** Paciente de 71 anos de idade, professor, com episódios frequentes de esquecimentos. Ressonância magnética do cérebro compatível com a idade. Cintilografia de perfusão cerebral com 99Tc-ECD demonstrando hipoperfusão acentuada nos lobos parietais e temporais (*setas*). Esses achados são consistentes com o diagnóstico de doença de Alzheimer.

A PET-FDG avalia o metabolismo glicolítico cerebral, sendo mais sensível que o SPECT cerebral e capaz de identificar precocemente a degeneração cerebral observada nos quadros demenciais, sendo mais sensível que a ressonância magnética (RM) em indivíduos com comprometimento cognitivo leve que desenvolverão doença de Alzheimer (Chételat *et al.*, 2020). O valor adicional da PET-FDG com relação aos testes de rotina de líquido cefalorraquidiano ou à RM para prever o desenvolvimento da demência da doença de Alzheimer em pessoas com deficiência cognitiva leve, especialmente progressão a curto prazo, é muito significativo. A combinação das três técnicas reduz de 32 para 9% a taxa de classificação incorreta para o desenvolvimento de Alzheimer em pacientes com deficiência cognitiva leve (Shaffer *et al.*, 2013).

Mais recentemente, novos traçadores de PET têm possibilitado a detecção não invasiva *in vivo* de placas amiloides, um dos principais marcos neuropatológicos da doença de Alzheimer. O PET com traçadores para detecção amiloide demonstrou sensibilidade (96%) e especificidade (100%) muito elevadas em pacientes com doença de Alzheimer confirmada que tiveram uma necropsia em 1 ano da imagem PET (Clark *et al.*, 2012). As melhores indicações para o uso de PET amiloide são: (1) pessoas com comprometimento cognitivo leve em quem há incerteza

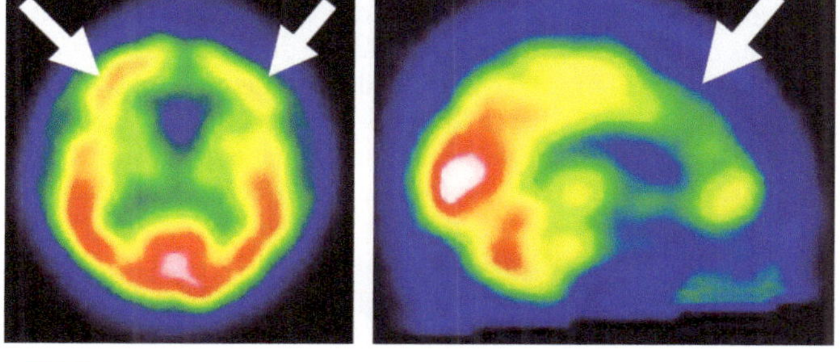

▪ **FIGURA 90.5** Paciente de 74 anos de idade, aposentada, com insônia e déficit cognitivo leve recente. Ressonância magnética do cérebro compatível com a idade. Cintilografia de perfusão cerebral com 99Tc-ECD demonstrando hipoperfusão nos lobos frontais (*setas*). Esses achados são consistentes com o diagnóstico de demência frontal.

diagnóstica; (2) pacientes com uma síndrome demencial sugestiva de doença de Alzheimer, mas com uma apresentação atípica; e (3) pacientes com declínio cognitivo progressivo de início precoce (Chételat *et al.*, 2020).

Doença de Parkinson

A transição demográfica observada nos países em desenvolvimento associa-se a uma expectativa de crescimento na prevalência da doença de Parkinson, com projeções de que até 2030 o número de pacientes dobrará em relação ao número visto em 2005 (Calabrese *et al.*, 2007). A doença de Parkinson é incomum entre indivíduos com menos de 50 anos de idade e aumenta a prevalência com a idade, atingindo o maior número de casos entre 85 e 89 anos de idade (Armstrong; Okun, 2020).

A doença de Parkinson caracteriza-se pela degeneração das vias dopaminérgicas nigroestriatais do cérebro e têm como principais características o tremor em repouso de extremidades, a bradicinesia e a rigidez. Indivíduos com diagnóstico de doença de Parkinson geralmente têm desenvolvimento gradual de sintomas não motores (perda da olfação, constipação intestinal, hipotensão arterial ortostática) por anos antes que os sintomas motores apareçam. De modo geral, o diagnóstico clínico identifica cerca de 75% dos pacientes com doença de Parkinson, entretanto mesmo neurologistas experientes podem não ser capazes de diagnosticar clinicamente essa doença. Os exames de neuroimagem são geralmente úteis para excluir diagnósticos diferenciais caracterizados por anormalidade estruturais do cérebro, como o parkinsonismo associado à doença vascular. Entretanto, na maioria dos casos os métodos de imagens estruturais não contribuem para o diagnóstico de doença de Parkinson. Dessa maneira, os métodos funcionais foram ganhando espaço, sendo hoje já incorporados nos algoritmos de diagnóstico para doença de Parkinson. O diagnóstico clínico dessa doença requer pelo menos dois dos quatro critérios seguintes: (1) tremor de repouso, (2) melhora dramática com terapia dopaminérgica (p. ex., carbidopa-levodopa), (3) discinesias induzidas por levodopa, ou (4) perda olfatória ou denervação simpática cardíaca na cintilografia miocárdica com iodo-123-meta-iodobenzilguanidina (123I-MIBG) – exame que avalia a captação cardíaca de norepinefrina, o qual depende da função do neurônio simpático pós-ganglionar intacta, que está diminuída na doença de Parkinson) (Leite *et al.*, 2014).

A disfunção neuronal pré-sináptica de dopamina das vias nigroestriatais pode ser identificada de modo direto por meio da cintilografia da captação dopaminérgica cerebral, que no Brasil é realizada com o 99mTc-Trodat. Quando há degeneração dos neurônios dopaminérgicos da substância negra do tronco encefálico, há uma redução da captação do traçador nos núcleos da base, critério de positividade do exame para doença de Parkinson (Figura 90.6). A cintilografia com 99mTc-Trodat é altamente acurada (98 a 100% de sensibilidade e especificidade) na detecção da perda nigroestriatal em pacientes com parkinsonismo (Mittal *et al.*, 2018). Importante ressaltar que as síndromes parkinsonianas atípicas também apresentam redução da captação de 99mTc-Trodat no cérebro, sendo o exame especialmente útil nos casos de diagnóstico incerto, com a possibilidade de diferenciação do tremor essencial, em que o exame é essencialmente normal (Armstrong; Okun, 2020). Estudos recentes têm sugerido que o uso combinado da cintilografia com 99mTc-Trodat e a cintilografia cardíaca com 123I-MIBG é complementar, aumentando a especificidade para o diagnóstico da doença de Parkinson (Stathaki *et al.*, 2020).

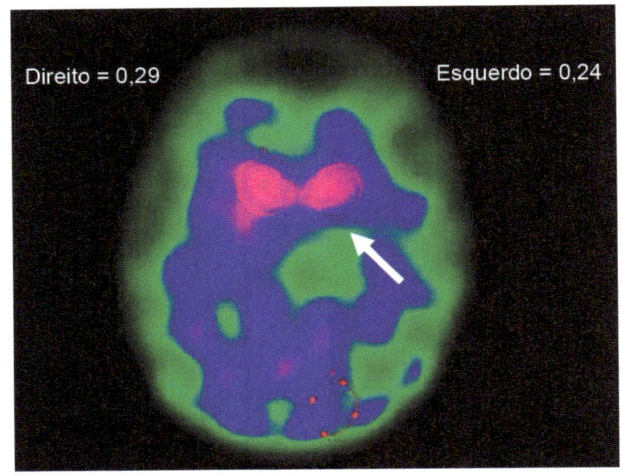

▪ **FIGURA 90.6** Cintilografia cerebral com 99mTc-Trodat de paciente com 65 anos de idade e quadro de tremor em repouso de início há 2 anos, mais intenso no membro superior direito, demonstrando captação do radiotraçador nos terminais nigroestriatais da base do cérebro. Observar que o putame esquerdo (seta) apresenta captação acentuadamente menor em comparação com o direito. Esse achado é consistente com o diagnóstico de doença de Parkinson.

Hidrocefalia de pressão normal

A hidrocefalia de pressão normal (HPN) é uma condição crônica entre adultos caracterizada pela tríade clínica de anormalidade da marcha, déficits cognitivos e incontinência urinária, bem como evidência radiológica de aumento dos ventrículos cerebrais com sulcos frontais superiores desproporcionalmente apagados e ângulo caloso reduzido (Andersson *et al.*, 2017). A prevalência relatada de HPN varia de 0,5 a 2,9% em idosos. É essencial a identificação correta desses pacientes, pois 70 a 80% deles podem melhorar com a cirurgia de *shunt* ventricular (Toma *et al.*, 2013). A instilação de 99mTc-DTPA no canal raquidiano possibilita a avaliação da dinâmica do fluxo liquórico, sendo a cisternocintilografia positiva para HPN quando há detecção precoce do radiotraçador nos ventrículos laterais (Figura 90.7), que apresentam formato de coração em vez de um padrão tridente normal, e quando há persistência do radiofármaco além das 24 às 48 horas, em razão da absorção prejudicada radiotraçador. Além disso, a ausência do radiotraçador nos aspectos superiores das convexidades cerebrais também é um critério observado nos casos de HNP (Mettler; Guiberteau, 2019). Os pacientes que apresentam esse padrão de imagem têm maior probabilidade de melhor resposta à cirurgia de *shunt* ventricular (Chang *et al.*, 1999).

Anormalidades ósseas

A cintilografia óssea é um dos procedimentos mais consagrados na medicina nuclear, sendo empregada tanto para avaliação de doenças benignas degenerativas como para avaliação de processos infecciosos e neoplasias. A maior frequência de morbidades, como osteoporose, diabetes e doença vascular periférica, causa maior incidência de fraturas e de infecção. Além disso, a maior incidência de doenças malignas e metástases ósseas tornam essencial a correta caracterização diagnóstica da dor articular e óssea nos idosos.

Entre os adultos idosos, a dor lombar é a condição musculoesquelética mais encontrada e o terceiro sintoma mais frequentemente relatado de qualquer tipo (Kato *et al.*, 2019b). Embora a RM seja o exame de escolha para avaliação da dor lombar, a cintilografia óssea é particularmente útil nos casos em

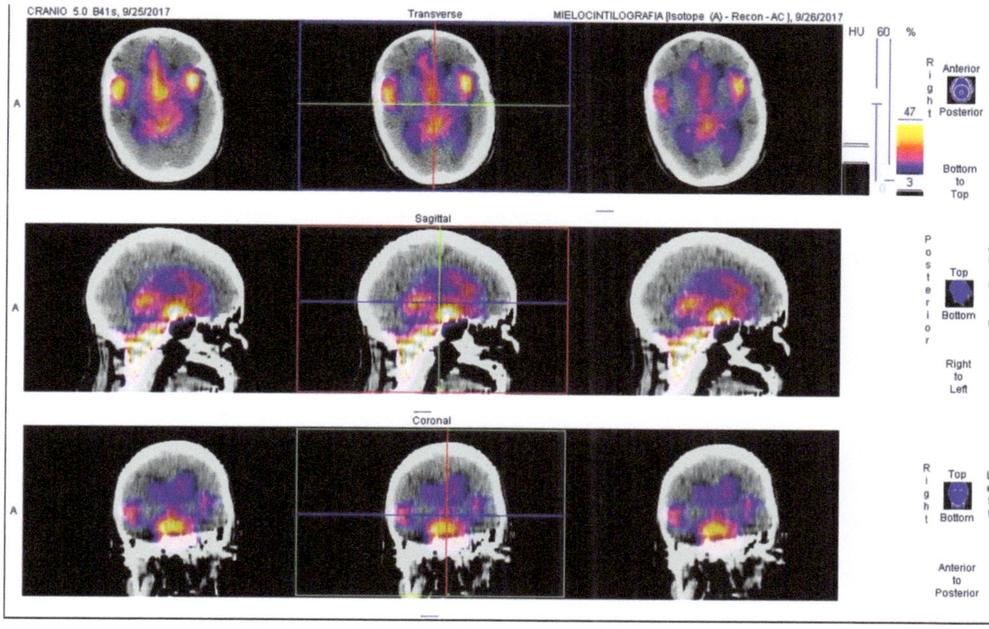

▪ **FIGURA 90.7** Cisternocintilografia de paciente de 88 anos de idade, sexo masculino, que apresenta redução da mobilidade e dificuldade em se manter em ortostatismo, com início há 1 ano. Imagens precoces demonstram refluxo ventricular precoce e as tardias (em fusão com tomografia computadorizada) apresentam a persistência de concentração do radiofármaco nos ventrículos laterais, cisternas da base e cisura silviana com ausência de progressão do radiotraçador para a convexidade cerebral. Esses achados são consistentes com HPN.

que a dor lombar não é prontamente diagnosticada em estudos convencionais ou em que haja suspeita de doença mestastática (Figuras 90.8 e 90.9). Recentemente, Kato *et al.* demonstraram o uso da cintilografia óssea associada à tomografia computadorizada (SPECT-TC) identificando o disco intervertebral degenerado em pacientes com dor lombar, bem como a localização de fratura por insuficiência não traumática da placa terminal do corpo vertebral L4 e uma fratura do transverso processo de L3. Com os diagnósticos corretos, o tratamento específico proporcionou tratamentos bem-sucedidos (Kato *et al.*, 2019b). Outro uso interessante da cintilografia óssea é nos casos de fraturas que não são prontamente identificadas como naquelas dos ossos do carpo, bem como na avaliação de osso desvitalizado em pacientes com fraturas de difícil consolidação (Bhure *et al.*, 2020).

Considerações finais

Os pacientes geriátricos e gerontológicos se beneficiam de diversos procedimentos de medicina nuclear empregados no contexto de algumas doenças mais frequentemente observadas em idosos, ou no contexto de doenças que também podem surgir em idosos. A melhor compreensão da utilização dos exames de medicina nuclear nessa população é útil para melhor manejo clínico e sucesso terapêutico.

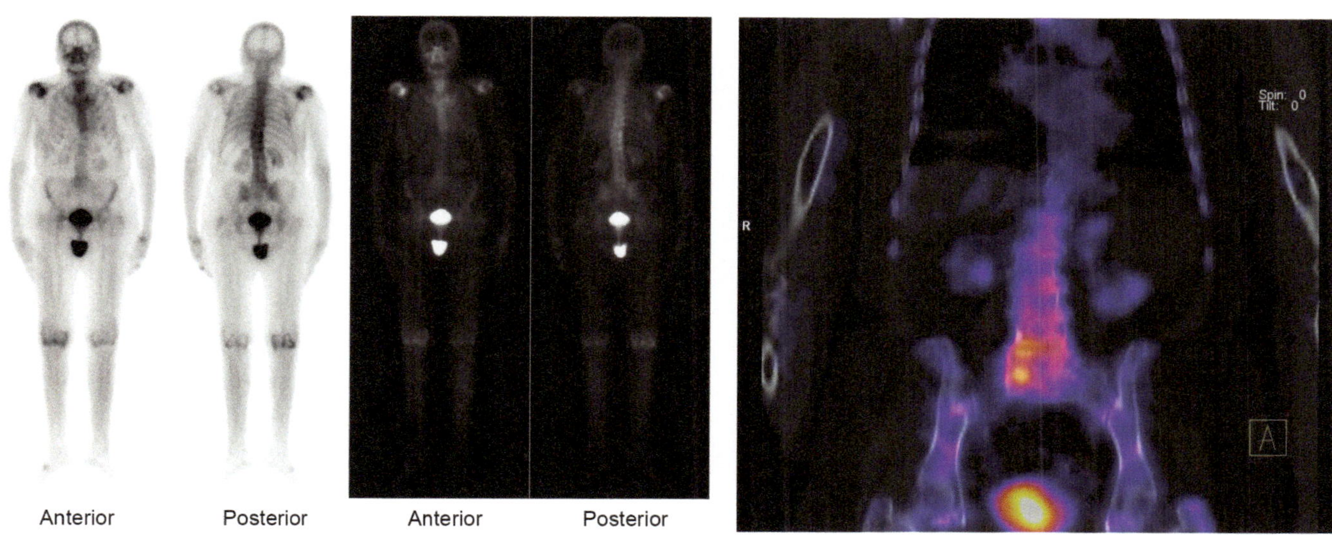

▪ **FIGURA 90.8** Cintilografia óssea de paciente de 93 anos de idade, sexo feminino, com história de nódulo em mama direita e dor lombar, demonstrando múltiplas áreas de captação nas vértebras consistente com alterações osteodegenerativas. Observar na imagem do SPECT-TC a redução do espaço intervertebral na área de anormalidade cintilográfica.

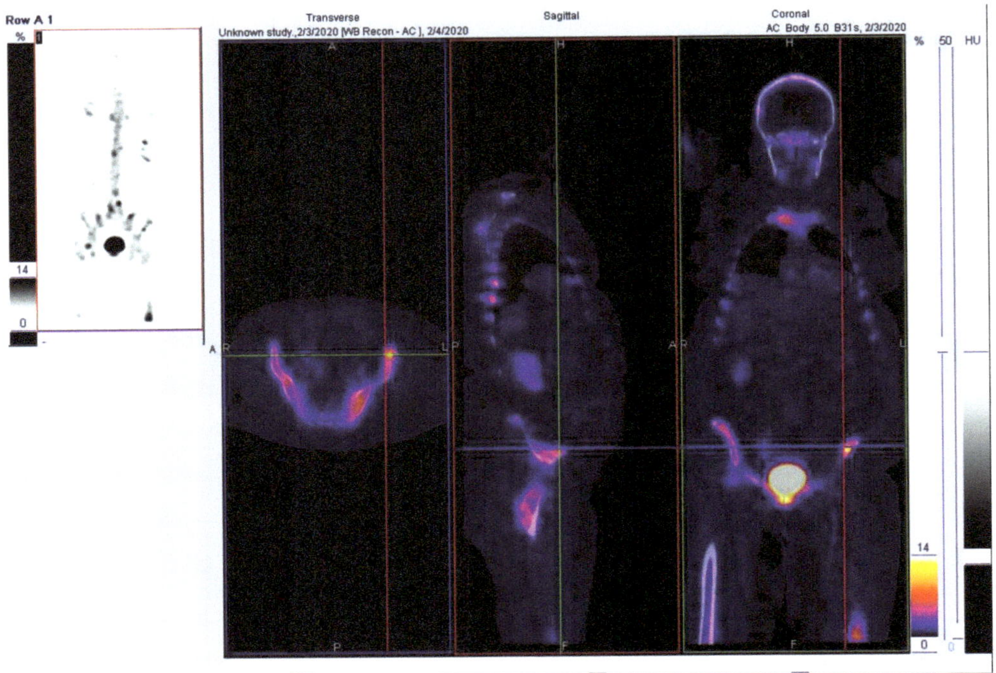

▪ **FIGURA 90.9** Cintilografia óssea de paciente de 80 anos de idade, sexo feminino, com diagnóstico de neoplasia de mama e dor no dorso e no quadril. As imagens cintilográficas demonstram diversas áreas de hipercaptação focais em ossos do esqueleto axial e periférico sugestivas de metástases osteoblásticas.

91

Distúrbios da Postura e da Marcha

Álvaro Cattani

Introdução

A maior expectativa de vida e a queda nas taxas de natalidade possibilitou que a proporção de pessoas com mais de 60 anos de idade aumente mais rapidamente do que em qualquer outra faixa etária. O Brasil não foge a essa regra, e estima-se que o número de idosos ultrapassará o de crianças entre 0 e 14 anos de idade em 2030. A previsão do índice de envelhecimento do país em 2060 será de 173,47%. Em todo o mundo, o número de adultos com mais de 60 anos de idade chegará a 2 bilhões em 2050 e constituirá mais de 20% da população mundial, segundo a Organização Mundial da Saúde (OMS), mas a maioria (1,6 bilhão) residirá em países menos desenvolvidos. Em 2050, o Brasil terá 28,8% de idosos contra 13,1% de crianças e adolescentes no total da população.

Os anos vividos modificam processos biológicos que estão associados ao aumento da suscetibilidade a muitas doenças, influenciada também por fatores genéticos, escolha de estilo de vida e exposições ambientais. Os idosos apresentam altas taxas de doenças crônicas (80% têm pelo menos uma e 50% têm pelo menos duas condições crônicas) (Cerreta *et al.*, 1972). Há também uma forte associação entre as síndromes geriátricas (comprometimento cognitivo, quedas, incontinência, deficiência visual ou auditiva, baixo índice de massa corporal [IMC], tontura) e a dependência nas atividades da vida diária (AVD – risco relativo 2,1 para uma condição; 6,6 por três ou mais condições) (Centers for Disease Control and Prevention [CDC]; The Merck Company Foundation, 2007). Dentre essas síndromes geriátricas, as quedas ameaçam a independência dos idosos e ocorrem geralmente quando há comprometimentos em vários domínios, como cognitivo, sensorial e da marcha.

A OMS define quedas como evento em que a pessoa "inadvertidamente cai no solo ou níveis inferiores, excluindo mudança intencional da posição para repouso na mobília, parede ou outros objetos" (Lunsford; Wilson, 2015).

As quedas podem ficar sem atenção clínica, seja porque o paciente não menciona o evento a um profissional de saúde, por não haver ferimentos no momento da queda, porque o profissional não pergunta ao paciente sobre história de quedas ou os cuidadores ou pacientes acreditam que elas são inevitáveis ao processo de envelhecimento.

Este capítulo tratará da epidemiologia, dos principais fatores de risco e das comorbidades relacionadas com o evento, assim como medidas preventivas tanto na comunidade como nas instituições. Será discutido o mecanismo da marcha e do equilíbrio, as mudanças fisiológicas do envelhecimento que contribuem para o maior risco nessa idade, a avaliação clínica e as medidas preventivas.

Marcha e controle postural

O impacto dos desafios ao controle postural varia de acordo com o comportamento de risco de um indivíduo e sua oportunidade de cair. Assim, indivíduos que são completamente imóveis podem não estar em risco de cair, apesar de múltiplos fatores predisponentes, e aqueles que são vigorosos ou um tanto frágeis podem ter o risco aumentado (Speechley; Tineti, 1991).

O ciclo da marcha é o padrão repetitivo de movimento de caminhada. Cada ciclo completo da marcha começa quando um pé faz contato inicial com o solo, progride por meio de cada fase da marcha e termina quando o mesmo pé novamente entra em contato. Assim, cada passo pode ser subdividido em fase de apoio e de balanço para cada pé. Para execução, uma fase flutuante é adicionada (Dugan; Bhat, 2005). Cada fase e suas subdivisões são brevemente descritas a seguir:

- Fase de apoio: período durante a marcha quando o pé está no chão
- Contato, incluindo batida do pé e postura precoce
- Posição intermediária
- Postura terminal ou tardia, incluindo *push-off* e transição para fase de balanço
- Fase de balanço: período durante a marcha, quando o pé está fora do chão, fazendo a transição entre as fases de apoio
- Balanço precoce, incluindo aceleração da perna fora da posição
- Balanço intermediário
- Balanço tardio, incluindo desaceleração da perna fora da postura
- Fase de flutuação: período durante a marcha de corrida apenas quando nenhum pé está no chão. Ocorre após a conclusão do *push-off*.

A manutenção da postura ereta depende de estímulos sensoriais de vários sistemas, incluindo sistemas proprioceptivos e vestibulares. Os declínios ocorrem com o envelhecimento, da seguinte maneira:

- A perda de sensibilidade proprioceptiva ocorre nas extremidades inferiores e propicia um risco aumentado de queda (Richardson; Hurvitz, 1995)
- O sistema vestibular é prejudicado pela perda de células ciliadas labirínticas, células ganglionares vestibulares e fibras nervosas.

A perda de função nesses órgãos sensoriais é agravada por alterações relacionadas à idade no sistema nervoso central (SNC), incluindo perda de neurônios e depleção de neurotransmissores (p. ex., dopamina) nos gânglios da base, causando perda adicional do controle postural (Scheibel, 1985).

É difícil quantificar as alterações do controle postural relacionadas com a idade que são independentes da doença. O teste da estabilidade postural (oscilação medida) em indivíduos jovens e idosos sem comprometimento aparente musculoesquelético ou neurológico revela diferenças relacionadas entre as faixas etárias, quando são observadas perturbações moderadamente graves da postura (alteração da superfície de suporte, alteração da posição do corpo, alteração da acuidade visual ou movimento e a superfície de suporte horizontal ou rotativamente) (Alexander, 1994). Essas perturbações enfatizam a redundância dos sistemas sensoriais em sua capacidade de manter a estabilidade postural. São elas:

- Perda auditiva: tem sido associada a um risco aumentado de queda (Viljanen *et al.*, 2009), mas se ela representa disfunção vestibular concomitante ou um risco independente é incerto. Em uma metanálise de seis estudos, a perda auditiva definida audiometricamente, em comparação com a audição normal em adultos mais velhos, foi associada a uma chance 1,7 vez maior de cair (Jiam *et al.*, 2016)
- Deficiência visual: resulta da diminuição da acuidade visual, percepção de profundidade, sensibilidade ao contraste e adaptação ao escuro. A visão prejudicada tem sido associada a

quedas e fraturas de quadril (Maki; McIlroy, 1996; Woollacott *et al.*, 1986). O uso de lentes multifocais também aumenta o risco de quedas (Thelen *et al.*, 1996)

- Ativação e composição muscular: algumas das diferenças mais marcantes no controle postural entre jovens e idosos estão relacionadas com a ordem ou o agrupamento dos padrões de ativação muscular. Indivíduos mais velhos tendem a ativar os músculos proximais, como o quadríceps, antes dos músculos mais distais, como o tibial anterior, em resposta a perturbações da superfície de suporte (Lang *et al.*, 2008). Essa estratégia pode não ser uma maneira eficiente de manter a estabilidade postural.

Pode haver uma maior contração dos músculos antagônicos em idosos, causando atraso no início da ativação muscular (Luukinen *et al.*, 1995a). A recuperação do equilíbrio durante um distúrbio postural pode ser comprometida por um declínio relacionado à idade na capacidade de desenvolver rapidamente o torque articular usando músculos da extremidade inferior (Harvey *et al.*, 2018).

- A diminuição da área de seção muscular e o aumento da adiposidade muscular estão relacionados com o declínio da função física e a incapacidade em idosos. Um estudo identificou uma correlação entre infiltração gordurosa de músculo e risco de fratura de quadril (Peel *et al.*, 2013)
- Pressão arterial sistêmica e hipotensão postural: a regulação da pressão arterial sistêmica é um importante contribuinte para a manutenção da postura ereta (Woolcott *et al.*, 2009). A hipotensão postural pode causar falha na perfusão do cérebro, aumentando o risco de queda. Muitos indivíduos idosos têm doença vascular subjacente, o que compromete a perfusão cerebral em repouso. Um estudo confirmou uma associação entre comprometimento mais grave da vasorreatividade cerebral e aumentou o risco de quedas (Berry *et al.*, 2013b). As quedas decorrentes da hipotensão postural podem ser diferenciadas de outros tipos de quedas pela história de tonturas ou queixas pré-sincopais do paciente. As causas de hipotensão em idosos incluem:
    - Declínio relacionado com a idade na sensibilidade barorreflexa a estímulos hipotensores, manifestado por uma falha no aumento da frequência cardíaca quando a pressão arterial decai
    - Padrões diários normais, como alterações posturais relacionadas com o ato de comer (Nevitt *et al.*, 1989)
    - Redução relacionada com a idade na água corporal total, colocando os idosos em maior risco de hipovolemia com doença aguda, uso de diuréticos ou clima quente. O declínio progressivo dos níveis de renina basal e estimulada, levando à redução da secreção de aldosterona, pode promover o desenvolvimento da depleção de volume diante de estresses desidratantes
- Metabolização de medicamentos: alterado em adultos mais velhos. O aumento da gordura corporal total e a redução da massa corporal magra que ocorrem com o envelhecimento aumentam o volume de distribuição de muitos medicamentos, o que pode prolongar sua duração do efeito. Os declínios na função hepática e renal alteram a metabolização e a eliminação de muitos medicamentos. Essas alterações não apenas complicam o manejo de pacientes com traumatismo mais antigos, mas também aumentam seu risco de sofrê-los, conforme encontrado em uma metanálise publicada em 2009, que relatou uma forte associação entre o uso de benzodiazepínicos, sedativo-hipnóticos e antidepressivos, que diminuem a incidência de traumatismo em adultos mais velhos (Vogeli *et al.*, 2007). A adição de qualquer medicamento está associada a um aumento significativo no risco de quedas entre pacientes idosos (Boyd *et al.*, 2019).

Epidemiologia

A incidência de quedas aumenta com a idade e varia de acordo com o *status* de vida. Quedas e lesões por queda foram relatadas mais comumente por mulheres do que por homens (Studenski *et al.* 2011).

As quedas são a causa mais comum de lesão em pacientes com mais de 65 anos de idade, representando quase três quartos de todo o traumatismo nessa população (Bergen; Stevens; Burns, 2016; Labib *et al.*, 2011). De acordo com uma revisão sistemática de 18 estudos, a probabilidade de cair pelo menos uma vez em um determinado ano para indivíduos com 65 anos de idade ou mais é de aproximadamente 27% (Sterling *et al.*, 2001). Pacientes adultos mais velhos que necessitam de avaliação do departamento de emergência para uma queda apresentam alto risco de recorrência, com um estudo relatando uma taxa de readmissão de 14,4% para pacientes inicialmente admitidos por uma lesão relacionada à queda (Ganz *et al.*, 2007). As quedas em idosos ocorrem com mais frequência em uma posição ereta, em uma superfície nivelada, sendo a lesão ortopédica (p. ex., fratura de quadril ou osso longo) a complicação significativa mais comum. Apesar do mecanismo aparentemente benigno em muitos casos, as quedas podem causar graves consequências médicas e econômicas para pacientes idosos, incluindo a necessidade de intubação traqueal ou transfusão de sangue, coluna cervical ou lesão torácica e morte (Keller *et al.*, 2012; Labib *et al.*, 2011; Siracuse *et al.*, 2012; Thompson *et al.*, 2006).

As quedas ocorrem mais comumente entre pacientes em lar de idosos e em hospitais. A taxa média de quedas no lar de idosos é estimada em 1,5 queda por leito do lar de idosos anualmente; uma faixa de 0,2 a 3,5 quedas por leito por ano (McGwin *et al.*, 2004). No cenário da reabilitação, as taxas podem ser mais altas para certos grupos de pacientes. Por exemplo, no cenário de reabilitação aguda, as taxas de queda para pacientes com acidente vascular encefálico (AVE) foram relatadas como 3,4 quedas por leito anualmente (Keller *et al.*, 2012). Certos grupos de pacientes hospitalizados são particularmente vulneráveis a quedas; por exemplo, 5% dos pacientes internados com AVE isquêmico recente caíram (Perdue *et al.*, 1998), e dos idosos admitidos em uma unidade psiquiátrica geriátrica quase 10% sofreram quedas (Hashmi *et al.*, 2014). Pacientes hospitalizados com câncer também apresentam risco especialmente elevado de queda (Jacobs, 2003).

As quedas geralmente resultam em algum tipo de lesão, comumente pequenas lesões nos tecidos moles, como hematomas e arranhões. Em um estudo de 2 anos que acompanhou mulheres acima de 70 anos de idade, 41% das quedas dessas mulheres resultaram em ferimentos leves e 6% em ferimentos graves (Nachreiner *et al.*, 2007). Estudos anteriores também descobriram que 5 a 10% das quedas entre os idosos da comunidade acarretam lesões graves: fratura, traumatismo craniano ou grandes lacerações (Rubenstein; Josephson, 2002; 2006). As taxas de lesões graves relacionadas com quedas em residentes de asilos são mais altas: 10 a 30% (Boyd *et al.*, 2019). As quedas foram responsáveis por 62% das lesões não fatais, elevando as visitas ao departamento de emergência nos EUA para pessoas acima de 65 anos de idade (CDC, 2003). Aproximadamente 5% das quedas em idosos ocasionarão hospitalização (Rubenstein; Keny, 2001).

Morbimortalidade

A multimorbidade é comum nos idosos e aumenta muito a complexidade do manejo da doença nos pacientes. Indivíduos com múltiplas condições crônicas correm maior risco de resultados adversos significativos à saúde, geralmente além dos efeitos das condições individuais (Fortin *et al.*, 2007; Tonelli *et al.*, 2017; Vogeli *et al.*, 2007; Wolff *et al.*, 2002). Esses efeitos incluem:

- Morte
- Limitação funcional e incapacidade
- Fragilidade
- Mudança do indivíduo para um lar de idosos
- Qualidade de vida reduzida
- Complicações do tratamento
- Visitas ao departamento de emergência
- Admissões hospitalares evitáveis.

Em 2019, a American Geriatrics Society (AGS) reuniu um grupo de trabalho para traduzir os princípios orientadores das ações de condições crônicas múltiplas (MCC), que estão resumidos da seguinte maneira (Boyd *et al.*, 2019):

- Identificar e comunicar as prioridades de saúde e a trajetória de saúde dos pacientes
- Interromper, iniciar ou continuar o atendimento com base nas prioridades de saúde, benefício potencial *versus* dano e ônus e trajetória de saúde
- Alinhar decisões e cuidados entre pacientes, cuidadores e outros clínicos com as prioridades e a trajetória da saúde dos pacientes.

As lesões relacionadas com a queda estão associadas a uma morbidade subsequente significativa: declínio no estado funcional, maior probabilidade de transferência do indivíduo para um lar de idosos e maior uso de serviços médicos (Tinetti *et al.*, 1994; Tinetti; Williams, 1998). Comparadas com a hospitalização decorrentes de outras condições, as internações por quedas resultando em fratura de quadril ou outras lesões promovem piores resultados e maior chance de internações em casas de repouso. Quase 95% das fraturas do quadril são causadas por quedas (Gill *et al.*, 2013). Entre os idosos da comunidade que sofrem fraturas de quadril, 25 a 75% não recuperam o estado funcional pré-lesão (Nickens, 1985). Em um estudo australiano, 9,5% dos pacientes hospitalizados por quedas se tornaram residentes pela primeira vez de um serviço de cuidados de longa duração (Close *et al.*, 2012). Em um estudo prospectivo de 14 anos com adultos residentes na comunidade com mais de 70 anos de idade, a recuperação após uma queda grave (exigindo hospitalização) foi relacionada com o *status* funcional e a trajetória pré-hospitalar (Gill *et al.*, 2013a). A recuperação rápida foi observada apenas em pacientes que não tiveram queda ou apenas uma incapacidade leve antes da queda, e uma recuperação substancial era improvável para indivíduos com incapacidade progressiva ou grave antes da queda.

A morte após uma queda ocorre com muito menos frequência do que as lesões. No entanto, as complicações resultantes de quedas são a principal causa de morte por lesões em homens e mulheres com mais de 65 anos de idade (Sattin, 1992) e a quinta principal causa de morte em adultos mais velhos. Em um estudo com adultos mais velhos que procuram atendimento de emergência após uma queda, 2,2% das quedas prejudiciais resultaram em morte (Sattin *et al.*, 1990). A taxa de mortalidade atribuível a quedas aumenta com a idade. Um relatório do National Trauma Data Bank observou que a mortalidade era 3 vezes maior para idosos que sofriam quedas no nível do solo, em comparação com indivíduos mais jovens com quedas, e que os idosos eram mais propensos a sustentar fraturas ósseas e pélvicas longas (Spaniolas *et al.*, 2010).

Morbimortalidade pacientes internados ou institucionalizados. Cerca de 5% das quedas entre os residentes do lar de idosos resultam em uma fratura, com 2% adicionais das quedas resultando em lesão grave que requer atenção médica (Thapa *et al.*, 1996). Em idosos hospitalizados, aproximadamente 1% das quedas resulta em uma fratura (von Renteln-Kruse; Krause, 2007) e até 5% podem resultar em ferimentos graves (Gill *et al.*, 2013b). Pessoas que sofrem uma fratura de quadril durante a hospitalização têm um risco maior de institucionalização e morte em comparação com moradores da comunidade que sofrem a mesma fratura (Murray *et al.*, 2007; Neuman *et al.*, 2014).

Fatores de risco

As quedas em idosos têm múltiplas causas: ameaça aos mecanismos homeostáticos normais que mantêm a estabilidade postural se sobrepõe aos declínios subjacentes do equilíbrio relacionados com a idade; estabilidade da marcha; e função cardiovascular. Essa ameaça pode envolver uma doença aguda (p. ex., febre, desidratação, arritmia), um novo medicamento, estresse ambiental (p. ex., arredores desconhecidos) ou uma superfície de passeio insegura, pois o idoso é incapaz de compensar o estresse adicional (Boyd *et al.*, 2019; Vogeli *et al.*, 2007).

Vários estudos prospectivos de coorte com base na comunidade sobre fatores de risco para quedas foram publicados (Graafmans *et al.*, 1996; Nevitt *et al.*, 1991; Schwendimann *et al.*, 2008; Tinetti; Williams, 1998). Os fatores de risco encontrados em pelo menos dois dos estudos incluem:

- História de quedas
- Fraqueza nos membros inferiores
- Idade
- Gênero feminino
- Comprometimento cognitivo
- Problemas de equilíbrio
- Uso de medicamentos psicotrópicos
- Artrite
- História de AVE
- Hipotensão ortostática
- Tontura
- Anemia.

Os fatores associados ao aumento do risco de quedas com lesões graves (fratura, luxação ou laceração que requerem sutura) incluem (Boyd *et al.*, 2012):

- Queda associada à síncope
- História de queda anterior com lesão
- Função executiva reduzida, medida pelo tempo Teste de Trilhas B.

O local da queda, dentro ou fora de casa, também pode ser um fator na identificação de fatores de risco. Estudos sugeriram que quedas internas tendem a ocorrer em pessoas frágeis, enquanto quedas externas tendem a ocorrer em pessoas ativas mais jovens (Bath; Morgan, 1999; Bergland; Jarnlo; Laake, 2003). As quedas internas foram associadas a incapacidade, indicadores de problemas de saúde e um estilo de vida inativo, enquanto as quedas externas foram associadas a um estilo de vida ativo e saúde média ou melhor que a média.

As diretrizes da Sociedade Americana de Geriatria incluem um algoritmo que auxilia na triagem de múltiplos fatores de risco para quedas e na decisão de recomendar programas de intervenção multifatoriais multidisciplinares. As diretrizes incluem os seguintes componentes (AGS, 2010):

- Obter história médica relevante, exame físico e avaliação cognitiva e funcional
- Determinar o risco multifatorial de queda com base em:
  - História das quedas
  - Revisão de medicamentos

- Avaliação da marcha, equilíbrio e mobilidade
- Avaliação da acuidade visual
- Exame neurológico, incluindo teste cognitivo
- Força muscular
- Avaliação do estado cardiovascular (frequência cardíaca, ritmo, hipotensão postural)
- Avaliação de pés e calçados.

Fatores de risco para pacientes hospitalizados ou institucionalizados

Os fatores de risco para quedas no lar de idosos ou no ambiente hospitalar são geralmente semelhantes aos da comunidade. Os fatores de risco incluem idade avançada, história de quedas, comprometimento cognitivo, tontura ou vertigem, riscos ambientais, mobilidade prejudicada, uso de certos medicamentos e comprometimento visual (Luukinen *et al.*, 1995b; Myers *et al.*, 1991). Uma combinação dos seguintes fatores aumenta o risco de queda (Rubenstein; Josephson; Robbins, 1994):

- Idade e estado de saúde: aumento do risco de queda hospitalar tem sido associado à idade avançada e ao pior estado geral de saúde. Em uma coorte de 9.625 homens submetidos a um procedimento cirúrgico em um hospital de veteranos, uma queda pós-operatória foi mais provável em pacientes mais idosos com comprometimento de uma ou mais AVD ou com um escore mais alto dos critérios da Sociedade Americana de Anestesia (ASA) (Church *et al.*, 2011). A obesidade pode ser protetora de quedas e fraturas de quadril no lar de idosos (Zhang *et al.*, 2018)
- Comprometimento cognitivo: *delirium* e demência contribuem para quedas no ambiente hospitalar ou em casa de repouso (Krauss *et al.*, 2005; Lakatos *et al.*, 2009; van Doorn *et al.*, 2003)
- Riscos ambientais: em um estudo, os riscos ambientais foram considerados a causa de 16% das quedas no lar de idosos (Rubenstein; Josephson; Robbins, 1994). Os riscos ambientais comuns no ambiente institucional de saúde incluem:
  - Pisos molhados
  - Quartos superlotados com móveis
  - Altura inadequada do assento do vaso sanitário ou a altura da cama (Lakatos *et al.*, 2009)
  - Tipo de piso, com quedas mais prováveis com piso de carpete em comparação com piso de vinil (Lakatos *et al.*, 2009)
- Equilíbrio prejudicado: vários estudos observacionais de quedas em residentes de asilos encontraram um risco aumentado de queda em pacientes com distúrbios da marcha ou fraqueza (Lakatos *et al.*, 2009; Rubenstein; Josephson; Robbins, 1994). Em uma revisão de quatro estudos (1.076 quedas), verificou-se que os distúrbios da marcha ou fraqueza são a causa mais provável de queda (25%); tontura também foi relatada por um quarto dos pacientes que caíram (Rubenstein; Josephson; Robbins, 1994). No entanto, a maioria das quedas resultou de uma combinação de fatores de risco intrínsecos e riscos situacionais ou ambientais
- Uso de medicamentos: pode ser um dos fatores de risco mais comuns e modificáveis para quedas, embora seja difícil para estudos observacionais separar os efeitos do medicamento da condição médica subjacente. Medicamentos com atividade direcionada ao SNC, como neurolépticos, benzodiazepínicos, antidepressivos e outros sedativos (p. ex., zolpidem) parecem estar associados a um aumento do risco de quedas (Berry *et al.*, 2013a; Woolcott *et al.*, 2009). Uma metanálise de 70 estudos que avalia a relação entre uso de psicofármacos e quedas inclui 17 estudos que foram realizados no lar de idosos ou no ambiente de reabilitação (Berry *et al.*, 2013b). O risco de quedas aumentou entre os usuários de antidepressivos, antipsicóticos, benzodiazepínicos e outros sedativos (*odds ratio* [OR] 1,5 a 1,7).

Avaliação clínica

História

Vários estudos relatam que a consideração mais importante na história do paciente é uma queda anterior, que coloca o paciente em risco aumentado de futuras quedas (Myers *et al.*, 1991; Nevitt *et al.*, 1989; Teno; Kiel; Mor, 1990;). Para os pacientes que apresentam queda, componentes importantes da história incluem a atividade no momento do incidente, sintomas prodrômicos (tontura, desequilíbrio) e onde e quando ocorreu. A perda de consciência está associada a quedas prejudiciais e deve levantar considerações importantes, como hipotensão ortostática, doença cardíaca ou doença neurológica.

A avaliação da mobilidade pode ser direcionada à capacidade de se mover a uma distância próxima ou à capacidade de se mover para fora do ambiente imediato. A avaliação deve começar com uma história simples. Duas perguntas de triagem recomendadas são (Friberg, 1982; Dugan; Bhat, 2005):

- Você tem dificuldade em subir 10 degraus ou caminhar 400 metros?
- Por questões de saúde ou físicas, você modificou a maneira de subir 10 degraus ou caminhar 400 metros (alterando o método ou a frequência dessas atividades)?

Além das perguntas padrão sobre eventos e mecanismos, perguntas importantes a serem feitas aos pacientes mais velhos, seus familiares, pessoal de serviços médicos de emergência (SGA) ou outros que possam ter uma ideia, incluem:

- O que aconteceu imediatamente antes do traumatismo (p. ex., consciência alterada, dificuldade em respirar, mudança na visão)?
- Quais medicamentos o paciente está tomando (p. ex., anticoagulante, antiplaquetário, betabloqueador, bloqueador dos canais de cálcio)?
- Que doenças subjacentes o paciente tem (p. ex., doença cardiovascular [DCV] ou renal, diabetes)?
- Qual era o nível basal do paciente da função motora e cognitiva antes do evento traumático?
- O paciente tem uma diretiva avançada por escrito ou orientação de assistência médica que possa ser útil para determinar os objetivos do atendimento?

A identificação de doenças crônicas subjacentes que aumentam o risco de quedas é importante. Exemplos dessas condições crônicas relacionadas à idade incluem doença de Parkinson, dor musculoesquelética crônica, osteoartrite do joelho, comprometimento cognitivo, demência, AVE e diabetes.

Informações sobre quedas anteriores devem ser coletadas para identificar padrões que possam ajudar a direcionar estratégias de modificação de fatores de risco. História completa de medicamentos deve ser obtida, com foco específico psicotrópicos, hipnóticos sedativos, antidepressivos e anti-hipertensivos. Perguntas específicas devem ser feitas sobre o momento da administração de medicamentos para quedas passadas. O consumo de álcool deve ser determinado. Fatores ambientais que podem ter contribuído para a queda também devem ser identificados; informações sobre iluminação, revestimento de pisos, soleiras de portas, trilhos e móveis podem adicionar pistas importantes.

Uma avaliação do risco de queda deve ser integrada à história e ao exame físico de todos os pacientes geriátricos, incluindo aqueles que não são especificamente vistos por um problema de queda. As diretrizes da AGS, da British Geriatrics Society e da American Academy of Orthopaedic Surgeons sobre prevenção de quedas incluem o seguinte (AGS, 2010):

- Todos os pacientes mais velhos ou seus cuidadores devem ser questionados, pelo menos 1 vez por ano, sobre quedas e sua

Acredita-se que a vitamina D junto com o cálcio podem reduzir o risco de fratura de quadril em adultos mais velhos. Embora a iniciativa de saúde da mulher tenha constatado que o cálcio e a vitamina D não eram eficazes na redução de fraturas em mulheres saudáveis na pós-menopausa ao longo de 7 anos de seguimento (Jackson *et al.*, 2006), duas metanálises descobriram que a vitamina D e o cálcio diminuíram o risco relativo de fraturas (Avenell *et al.*, 2009; Bischoff-Ferrari *et al.*, 2012).

A prevalência de baixa densidade mineral óssea (DMO) em idosos é alta. A osteopenia é encontrada em 37% das mulheres na pós-menopausa e a osteoporose (DMO > 2,5 DP abaixo da média para mulheres jovens) em 7% delas (Gourlay *et al.*, 2012).

O acompanhamento da DMO da seguinte maneira:

- Acompanhamento a cada 2 anos em mulheres e homens com baixa DMO (escore T −2 a −2,49) em qualquer local ou que apresentem fatores de risco para perda óssea contínua (uso de glicocorticoide, hiperparatireoidismo), desde que o fator de risco persista
- Em mulheres com 65 anos de idade ou mais na triagem inicial, com baixa DMO (escore T −1,50 a −1,99) em qualquer local e sem fatores de risco para perda óssea acelerada, siga o DXA em 3 a 5 anos
- Em mulheres com 65 anos de idade ou mais, com massa óssea normal ou levemente baixa (escore T −1,01 a −1,49) na mensuração inicial e sem fatores de risco para perda óssea acelerada, siga o DXA em 10 a 15 anos (Berry *et al.*, 2013a).

Não há valor comprovado em realizar rotineiramente o monitoramento de Holter em indivíduos que caíram. Da mesma maneira, a decisão de realizar ecocardiografia, imagem cerebral ou estudos radiográficos da coluna vertebral não deve ser considerada rotineira, mas deve ser conduzida por descobertas durante a história e o exame físico. Assim, um ecocardiograma pode ser considerado para pacientes com sopro cardíaco que, se acredita, contribui para a manutenção do fluxo sanguíneo no cérebro; radiografias da coluna vertebral ou ressonância magnética (RM) podem ser úteis em pacientes com distúrbios da marcha, anormalidades no exame neurológico, menor extremidade de espasticidade ou hiper-reflexia para descartar espondilose cervical ou estenose lombar.

Condições relacionadas com quedas

Doenças crônicas

Várias condições crônicas relacionadas com a idade estão associadas a um risco aumentado de queda, como:

- Doença de Parkinson, que aumenta o risco de quedas por meio de vários mecanismos: rigidez da musculatura dos membros inferiores, incapacidade de corrigir a trajetória da oscilação por conta de lentidão no início do movimento, efeitos de medicamentos hipotensivos e (em alguns casos) comprometimento cognitivo
- Dor musculoesquelética crônica, que aumenta o risco de quedas, e o risco se correlaciona com a gravidade da dor e a quantidade de locais envolvidos
- Osteoartrite do joelho, que afeta a mobilidade, a capacidade de manobrar e pisar em objetos e a estabilidade postural, devido à tendência de evitar o suporte completo de peso em uma articulação dolorosa. A dor crônica também pode interferir na atenção e nas reações cognitivas às quedas iminentes. Não se sabe se o gerenciamento melhorado da dor diminuiria o risco de queda
- Diabetes, haja vista que as taxas de quedas são mais altas nos pacientes idosos com diabetes em comparação aos indivíduos sem diabetes. O risco de quedas é aumentado em pacientes com doença cerebrovascular ou cardiovascular.

Causas cardiovasculares

Os distúrbios cardiovasculares estão entre os vários fatores de risco que foram identificados como causadores de quedas; em particular, quedas inexplicáveis (definidas como aquelas em que nenhuma causa mecânica pode ser atribuída) ou quedas recorrentes (AGS, 2010). Várias são as alterações que podem provocar quedas, como hipotensão ortostática, hipersensibilidade do seio carotídeo (HSC), síncope vasovagal, hipertensão arterial sistêmica (HAS), pressão arterial baixa, doença arterial coronária (DAC), DCV em geral, hipotensão pós-prandial (HPP), arritmia cardíaca, insuficiência cardíaca congestiva (ICC), alterações estruturais do coração (Jansen *et al.*, 2016).

Hipotensão ortostática

Hipotensão ortostática foi definida como queda superior a 20 mmHg da pressão arterial sistólica (PAS) e/ou queda maior ou igual a 10 mmHg da pressão arterial diastólica (PAD). Embora a hipotensão ortostática seja uma causa cardiovascular de quedas comumente aceita em idosos, apenas uma minoria de estudos relatou associação positiva com quedas. Contudo, a qualidade dos estudos incluídos variou e diversos métodos de avaliação para detectar hipotensão ortostática foram utilizados. Em uma revisão realizada por Arjel Mol que avaliou a associação entre hipotensão ortostática e queda e encontrou que a hipotensão ortostática está significativamente associada a quedas em idosos, reforçando a relevância clínica de avaliar se há uma queda da pressão arterial ortostática e destacando a necessidade de investigar o tratamento da hipotensão ortostática para reduzir potencialmente as quedas (Mol *et al.*, 2019).

Estudos de Finucane *et al.* (2014) relataram recentemente novos dados normativos para definições de OH, usando medidas não invasivas de PA batida a batida. Embora tenham relatado que a hipotensão ortostática inicial (em 15 segundos) ocorreu em até um terço da população, a estabilização da pressão arterial prejudicada em 40 segundos estava presente em 16% dos indivíduos e hipotensão ortostática clássica em, ou após 1 minuto de pé, estava presente em um número muito menor de indivíduos (7%).

Com a ascensão do uso da medição contínua de hipotensão ortostática, pesquisas mais completas podem ser realizadas para determinar a associação completa entre hipotensão ortostática e quedas (Jansen *et al.*, 2016).

Hipersensibilidade do seio carotídeo

A HSC é caracterizada por assistolia de pelo menos 3 segundos, denominada resposta cardioinibitória, ou uma queda da PAS de pelo menos 50 mmHg, denominada resposta vasodepressora; ambas provocadas por 5 a 10 segundos de massagem de seio carotídeo (MSC) (Brignole; Moya; de Lange *et al.*, 2018).

Richardson demonstrou a prevalência da HSC de 36% dos pacientes atendidos por fratura do colo de fêmur, decorrente de queda da própria altura, considerando assim a HSC como uma causa importante e frequente de síncope, tontura e queda em idosos, associada à alta taxa de morbidade pelo potencial de traumatismo relacionado com o quadro clínico (Richardson *et al.*, 1997).

Hipertensão arterial sistêmica

Existem dados conflitantes entre a relação de pressão arterial no consultório, a terapia anti-hipertensiva e o risco de quedas em idosos hipertensos (Banach *et al.*, 2014; Bromfield *et al.*, 2017; Bursztyn, 2017; Butt *et al.*, 2013; Klein *et al.*, 2013; Phelan *et al.*, 2015). Embora vários estudos tenham encontrado uma associação entre os padrões de pressão arterial baixa e os riscos de lesão por queda, outros estudos não mostraram associação entre os padrões de pressão arterial e o risco de queda.

Em uma coorte de pacientes hipertensos idosos que vivem na comunidade, PAD baixa e pressão de pulso aumentada em monitoramento ambulatorial de pressão arterial de 24 horas (MAPA de 24 horas) foram associadas a um aumento de risco de lesões por queda durante o ano seguinte a um MAPA de 24 horas (Jonas; Kazarski; Chernin, 2018). Essa associação permaneceu significativa em uma análise multivariada. Esse foi o primeiro estudo a avaliar uma possível associação entre a linha de base pressão arterial medida por um MAPA de 24 horas e lesões por queda em idosos com HAS. Ele sugere que o desempenho de um MAPA de 24 horas pode auxiliar na avaliação de risco de queda para pacientes idosos com HAS. A suspeita de hipotensão ortostática ou episódica (p. ex., HPP) é uma indicação possível para o teste de MAPA de 24 horas, e a hipotensão ortostática é um fator de risco potencial para quedas (Parati *et al.*, 2014; Gupta; Lipsitz, 2007).

Pressão arterial baixa

A pressão arterial baixa mostrou associação consistente com quedas. Acredita-se que a redução transitória da pressão de perfusão cerebral pode não apenas causar efeitos imediatos da hipoperfusão cerebral (síncope ou quedas durante esforço ou alterações posturais), mas também acarretar danos crônicos nas áreas do cérebro que governam o equilíbrio e a marcha por meio da neurodegeneração (Kennelly; Collins, 2012). Além de uma associação a quedas, a pressão arterial baixa tem sido associada a AVE e DAC (Mossello *et al.*, 2015; Ryan *et al.*, 2015a; 2015b).

Doenças cardiovasculares gerais

As DCV, que incluíam angina, doença cardíaca isquêmica e doença arterial, mostraram associação positiva com quedas em alguns estudos, assim como a rigidez arterial. Contudo, As DCV representam um grupo diversificado de distúrbios, dificultando a estabelecer mecanismos individuais que possam contribuir para o risco de quedas (Jansen *et al.*, 2016).

Potenciais mecanismos de interação incluem danos diretos às pessoas afetadas, aos órgãos terminais, como o coração, o cérebro, ou impactos a jusante homeostase fisiológica. Doença arterial macro ou microvascular pode prejudicar a capacidade muscular e a função nervosa motora e sensorial com efeitos deletérios na marcha. Síndromes de fragilidade também demonstraram maior prevalência de DCV, contribuindo para o aumento de risco (Singh; Stewart; White, 2014).

Hipotensão pós-prandial

Uma diminuição da pressão arterial após alimentação, condição conhecida como HPP, está associada a um risco aumentado de quedas, fraturas e aumento da mortalidade (Aronow; Ahn, 1997). Quedas relacionadas com HPP em idosos adultos também promovem aumento de institucionalização e taxas de hospitalização (Do *et al.*, 2015).

Em razão da imprecisão dos sintomas de apresentação, a HPP é uma condição pouco reconhecida (Trahair; Horowitz; Jones, 2014) que tem um impacto profundo na vida de idosos por meio de um aumento na mortalidade e morbidade (Aronow; Ahn, 1997). Triagem com um teste de refeição é logisticamente impraticável para todos os pacientes que apresentar a uma clínica de quedas. A associação observada em nosso estudo sugere que mais triagem de inexplicáveis caidores com um teste de refeição ou PA ambulatorial contínua o monitoramento deve ser fortemente considerado em homens, pacientes hipertensos, pacientes obesos, esses pacientes com intolerância ortostática e aqueles pacientes com pressão arterial baixa em repouso (Kenneth; Feldman; Meneilly *et al.*, 2019).

Arritmia cardíaca

A maioria dos estudos sobre arritmia e quedas mostrou associação positiva. O tempo de monitoramento e a definição usada para a arritmia cardíaca teve uma grande influência nas associações relatadas. Aqueles estudos que utilizaram um tempo de monitoramento superior a 24 horas mostraram correlação positiva com arritmia cardíaca e quedas. Estudos focados em encontrar um causador de arritmia detectou uma prevalência entre 15 e 46%; contudo, eles estavam em séries predominantemente observacionais, limitando a aplicabilidade dessa descoberta. Curiosamente, os três estudos em que a fribrilação atrial é exclusivamente definida como arritmia relataram associação positiva com as quedas.

Como estes foram realizados em estudos transversais, a causalidade não pôde ser atribuída. Arritmias cardíacas são uma causa potencialmente tratável de quedas e esta revisão destaca as inconsistências com as quais eles são relatados, limitando a capacidade de fazer uma declaração definitiva da contribuição da arritmia cardíaca para o risco de quedas (Jansen *et al.*, 2016).

Insuficiência cardíaca

A ICC pode provocar redução do débito cardíaco em situações que exigem maior atividade, como no esforço físico e em alterações posturais, podendo explicar esse achado e fortalecendo a associação entre pressão arterial baixa e quedas. Trabalhos adicionais sobre os efeitos de mudanças transitórias na pressão arterial são necessários para delinear limiares pelos quais os idosos são mais propensos a cair e elucidar as estratégias de tratamento (Jansen *et al.*, 2016).

Medicamentos

Medicamentos que afetam o SNC, como neurolépticos, benzodiazepínicos e antidepressivos, parecem ser os mais comumente associados a quedas (Freeland *et al.*, 2012; Gillespie *et al.*, 2012; Pit *et al.*, 2007; Shrank; Polinski; Avorn, 2007; Woolcott *et al.*, 2009). Há incerteza se o risco de quedas com esses medicamentos surge durante o início ou o uso crônico deles.

Não há evidências de que os agentes psicotrópicos mais recentes sejam menos propensos a causar quedas. Um estudo de coorte retrospectivo de 2.428 residentes de casas de repouso não encontrou nenhuma diferença no risco de quedas entre os usuários dos mais novos antidepressivos inibidores seletivos da recaptação de serotonina (ISRS) *versus* os antidepressivos tricíclicos tradicionais (Ensrud *et al.*, 2002). Da mesma maneira, uma coorte prospectiva de residentes de casas de repouso, em 2005, na Austrália, encontrou pouca diferença no risco de quedas entre os usuários dos antipsicóticos mais recentes em comparação aos tradicionais (Thapa *et al.*, 1998). O uso dos sedativos mais recentes (como zolpidem) também foi associado a um risco elevado de quedas ou quedas prejudiciais no ambiente hospitalar e em casa de repouso (Kolla *et al.*, 2013). Do mesmo modo, não está claro se uma classe específica de agentes psicotrópicos é mais segura que outra em relação ao risco de quedas. Em um estudo comparativo de eficácia de antidepressivos e antipsicóticos no tratamento de residentes em casas de repouso com demência e problemas comportamentais, não houve diferença significativa entre a taxa de quedas nas duas classes de medicamentos (Wang *et al.*, 2001).

Outras classes de medicamentos que foram associados a um risco aumentado de quedas incluem vasodilatadores, diuréticos, betabloqueadores e medicamentos para diabéticos (AGS, 2010; Bischoff-Ferrari *et al.*, 2016; Reuben *et al.*, 1992). Mudanças recentes nas dosagens de medicamentos ou novos medicamentos, principalmente os benzodiazepínicos, também podem ser um importante fator de risco para quedas no lar de idosos (Sanders *et al.*, 2010).

Modificação da medicação

Os médicos devem revisar anualmente os medicamentos que estão sendo tomados por seus pacientes, procurando oportunidades de desprescrever medicamentos com maior risco de queda, como os psicotrópicos (benzodiazepínicos, sedativos, antidepressivos e antipsicóticos).

Um estudo controlado com placebo descobriu que a retirada gradual de medicamentos psicotrópicos reduziu a taxa de quedas (RR 0,34, IC 95% 0,16 a 0,73), mas não o risco de queda (Woolcott *et al.*, 2009). O risco de queda diminuiu (RR 0,61; IC 95% 0,41 a 0,91) em um estudo que avaliou a revisão de medicamentos combinados com várias outras intervenções focadas no médico (detalhes acadêmicos, *feedback* do médico sobre prescrições e recompensa financeira) (Leipzig; Cumming; Tinetti, 1999).

As recomendações baseadas em evidências sobre gerenciamento de medicamentos incluem (Lawlor; Patel; Ebrahim, 2003):

- Manter uma lista atualizada de medicamentos, incluindo medicamentos sem receita e ervas
- Analisar de modo abrangente os medicamentos pelo menos 1 vez por ano (se não a cada visita) e depois de todas as hospitalizações. Uma indicação clara para cada medicamento e documentação de resposta à terapia (particularmente para condições crônicas) devem ser incluídas
- Avaliar a duplicação, interações fármaco-fármaco ou doença-fármaco, adesão e acessibilidade
- Avaliar classes específicas de medicamentos comumente associados a eventos adversos: anticoagulantes, analgésicos (particularmente narcóticos e anti-inflamatórios não esteroides [AINE]), anti-hipertensivos (particularmente inibidores da enzima de conversão da angiotensina [IECA] e diuréticos), insulina e agentes hipoglicêmicos e psicotrópicos
- Minimizar ou evitar o uso de medicamentos anticolinérgicos que apresentam riscos específicos.

Álcool: diretrizes

A AGS sugere questionamento específico sobre a frequência e quantidade consumida de álcool, seguido por perguntas CAGE (*C* ut, *A*nnoyed, *G*uilty, *E*ye) para identificar pacientes com problemas ligados ao álcool (Clinical Guidelines For Alcohol Use Disorders In The Elderly, 2003).

Quase 50% dos adultos acima de 65 anos de idade consomem álcool. Entre eles, 14,5% bebem mais do que a dose semanal recomendada (> 7 doses por semana) ou bebem em excesso. Ao considerar problemas médicos simultâneos, uma pesquisa classificou 53% dos bebedores mais velhos como tendo padrões prejudiciais ou perigosos de consumo de álcool (Wilson *et al.*, 2014). O uso de álcool em idosos está associado a aumento do risco de quedas e pode afetar negativamente a função e a cognição, bem como a saúde em geral (Gnanadesigan; Fung, 2007).

Calçado

O calçado pode ser um fator importante que afeta o risco de quedas. Em um pequeno estudo que avaliou equilíbrio e calçados em homens mais velhos, sapatos com sola dura e fina foram associados ao melhor equilíbrio, embora fossem descritos como menos confortáveis do que sapatos grossos, macios e com sola média, como tênis (Robbins; Gouw; McClaran, 1992). Em contraste com os resultados desses estudos laboratoriais da marcha, um estudo de caso controle aninhado encontrou um menor risco de quedas associado a calçados esportivos ou tênis e maior risco de quedas com outros calçados (RR 1,3, IC 95% 0,9 a 1,9); ou andar descalço (Koepsell *et al.*, 2004). Embora o estudo tenha se ajustado a outros fatores em um modelo multivariado, fatores de confusão ainda podem ter resultados afetados, pacientes mais saudáveis podem ter maior probabilidade de usar tênis. Em um estudo acompanhante, calçados com maior altura do salto foram associados a um risco aumentado de queda, enquanto calçados com maior área de contato entre a sola e o chão foram associados a um risco menor (Tencer *et al.*, 2004). Dados do estudo MOBILIZE Boston confirmaram os efeitos protetores dos calçados esportivos nas quedas e o aumento do risco associado ao andar descalço (Kelsey *et al.*, 2010).

Dados os resultados conflitantes de estudos laboratoriais e clínicos, não se sabe ao certo qual tipo de calçado apresenta o menor risco de quedas, embora sejam recomendados sapatos de salto baixo.

Fatores ambientais

Os fatores ambientais frequentemente interagem com fatores de risco intrínsecos e, portanto, sua importância relativa no risco de queda não foi claramente definida. Os estudos de intervenção geralmente focaram na melhoria do perfil geral dos fatores de risco do indivíduo (Miller *et al.*, 1995) ou combinaram intervenções individuais com manipulação ambiental (Podsiadlo; Richardson, 1991), dificultando a partição das contribuições dos fatores ambientais.

Síncope

A síncope é uma forma de perda transitória de consciência (TLOC; do inglês, *transient loss of conciousness*). As possíveis causas de TLOC resultando em síncope verdadeira geralmente são agrupadas em quatro categorias principais:

- Síncope reflexa (anteriormente denominada síncope reflexa mediada neuralmente)
- Síncope ortostática
- Arritmia cardíaca
- Doença cardiopulmonar estrutural.

Exemplos de causas não síncope de TLOC ou TLOC aparente incluem:

- Convulsões
- Distúrbios do sono, incluindo narcolepsia e cataplexia
- Quedas acidentais ou outros incidentes que resultem em lesão cerebral traumática (ou seja, concussão)
- Intoxicações e distúrbios metabólicos (incluindo hipoglicemia)

Algumas condições psiquiátricas (p. ex., reações de conversão que resultam em peudossíncope ou pseudocrises psicogênicas, estas últimas denominadas crises não epilépticas por alguns neurologistas).

Fragilidade e queda

A fragilidade é uma síndrome biológica caracterizada por diminuição de reservas e resistência a estressores resultantes de reduções cumulativas da dos processos fisiológicos de múltiplos sistemas (Lan *et al.*, 2020). No entanto, na última década, uma perspectiva integral multidimensional da fragilidade foi introduzida como um estado dinâmico, afetando um indivíduo que experimenta perdas de experiências em uma série de problemas funcionais (físicos, psicológicos e sociais) que são causados pela influência de uma gama de variáveis e aumentam o risco de resultados adversos (Gobbens *et al.*, 2010a). Além disso, a fragilidade pode ser vista como um estado relativo que pode mudar ao longo do tempo (Gobbens *et al.*, 2010b; Markle-Reid; Browne, 2003). Entre os estudos que utilizaram o fenótipo físico, a prevalência em idosos na comunidade variou de 4 a 17%; enquanto nos estudos que mediram fragilidade usando definições abrangentes, a prevalência de fragilidade variou de 4,2 a 59,1% (Alhambra-Borrás *et al.*, 2019). Já essa prevalência varia de 27 a 80% entre pacientes hospitalizados (Lan *et al.*, 2020).

A associação das síndromes queda e fragilidade merece destaque, porquanto ambas têm sido estudadas e mensuradas com ferramentas similares, o que leva ao desenvolvimento de pesquisas para que o profissional de saúde faça um planejamento visando prevenir os resultados adversos, como dependência funcional, hospitalização e morte, com a finalidade de melhorar a condição e a expectativa de vida do idoso (Fhon *et al.*, 2016). Entende-se que as síndromes queda e fragilidade propiciam ao idoso mais risco de vulnerabilidade em sua vida.

A fragilidade está frequentemente relacionada com a presença de anemia, hipotensão ortostática, ICC, doença renal crônica, diabetes melito, osteopenia, diminuição de vitamina D e de testosterona, alteração do estado cognitivo, quedas e fraturas, infecção pelo vírus da imunodeficiência humana (HIV), doenças oculares, doença de Parkinson, depressão, além da perda de peso, sarcopenia, anorexia, polifarmácia e inflamação com aumento da produção de citosinas (van Kan *et al.*, 2008; Roschelle, 2001).

Ambas as quedas e fragilidades têm associação comprovada com mortalidade, morbidade, hospitalizações, mobilidade reduzida, limitações nas AVD, incapacidade, medo de cair, capacidade reduzida de autocuidado, além de isolamento social e qualidade de vida reduzida (Coelho *et al.*, 2015; Morley *et al.*, 2013; Romero-Rizos; Abizanda-Soler, 2013; WHO, 2007, 2012). Além disso, quedas e fragilidades e suas consequências provaram aumentar a utilização e os gastos com saúde (Bock *et al.*, 2016; Florence *et al.*, 2018).

Um estudo que avaliou a intervenção de atividade física por um período de 9 meses em 500 idosos com risco de queda e/ou de fragilidade reduziu significativamente o risco de cair para 45,4%; enquanto no mesmo período, o grupo de comparação sofreu um pequeno aumento no risco de queda (+ 0,8%) (Alhambra-Borrás *et al.*, 2019). Uma revisão sistemática de 159 estudos realizados por Gillespie *et al.* (2012) indicaram que intervenções com base em programas de exercícios multicomponentes reduziram o risco de queda de cerca de 30%. O programa de exercícios físicos foi uma intervenção de componente positivo incluindo o equilíbrio e o treinamento de força, que demonstraram ser o tipo mais eficaz de prevenção de quedas e fragilidade. Em relação à fragilidade, o programa de exercícios físicos demostrou uma redução estatisticamente significativa de 31% entre os participantes do grupo de intervenção, enquanto o grupo de comparação experimentou uma redução de 4%, o que não foi estatisticamente significativo (Alhambra-Borrás *et al.*, 2019).

Complicações

Tempo no chão

Um estudo com 1.100 indivíduos com mais de 72 anos de idade descobriu que 47% dos 313 idosos que sofreram quedas não prejudiciais não conseguiram se levantar na primeira hora após a queda (Berry *et al.*, 2013). Em um estudo com 110 indivíduos acima de 90 anos de idade, 66 indivíduos tiveram 265 quedas em 1 ano (Nevitt *et al.*, 1989). Cerca de 8% dos estudados não conseguiram se levantar após pelo menos uma queda e 30% ficaram no chão por pelo menos 1 hora. O tempo prolongado no chão foi associado a lesões graves, internação hospitalar e mudança para cuidados prolongados.

Os sistemas de alarme de chamada foram promovidos para evitar período prolongado no chão após quedas. Esses sistemas podem incluir botões de alarme usados na pessoa ou na sala. Sua eficácia é incerta. No estudo dos mais antigos discutidos anteriormente, 99% dos que não conseguiam se levantar tinham algum tipo de sistema de alarme de chamada, mas o alarme não foi usado por 97% (27 de 28) daqueles que não conseguiram se levantar após pelo menos 1 hora (Nevitt *et al.*, 1989).

Medo de cair

Como vimos ao longo deste capítulo, as quedas em idosos são eventos frequentes com graves consequências para o indivíduo e altos custos associados para os sistemas de saúde. Além de lesões físicas, fraturas ósseas e lesões cerebrais traumáticas, consequências psicológicas, como o medo associado a quedas, pode ser prejudicial para o indivíduo a longo prazo, pois o medo excessivo de queda pode limitar o desempenho do equilíbrio (Li *et al.*, 2003; Vellas *et al.*, 1997), de atividades (Li *et al.*, 2003; Tinetti *et al.*, 1993), a participação social (Lachman *et al.* 1998; Suzuki *et al.* 2002) e comprometer a qualidade de vida (Cumming *et al.*, 2000; Suzuki *et al.* 2002).

O medo de cair é definido como o sentimento persistente relacionado com o risco de cair durante uma ou mais AVD (Whipple; Hamel; Talley, 2018). Uma grande variabilidade na prevalência do medo de cair tem sido relatada com variação entre 3 e até 92% dos idosos que vivem na comunidade (Mortazavi *et al.*, 2018b). Metade dos idosos que caem desenvolvem o medo de cair, mas também é prevalente em idosos sem história de quedas, por isso deixou de ser chamada de síndrome pós-queda.

Fatores individuais relacionados com medo de cair são idade (Friedman *et al.*, 2002; Murphy; Dubin; Gill, 2003), sexo feminino (Arfken *et al.*, 1994; Scheffer *et al.*, 2008), polifarmácia (Friedman *et al.*, 2002), obesidade (Austin *et al.*, 2007), problemas de visão (Lach, 2005), comprometimento de equilíbrio e mobilidade (Austin *et al.*, 2007; Lach, 2005), nível de atividade (Scheffer *et al.*, 2008), isolamento social e morar sozinho (Austin *et al.*, 2007), baixa autopercepção de saúde (Austin *et al.*, 2007), comprometimento cognitivo (Austin *et al.*, 2007), ansiedade e depressão (Arfken *et al.*, 1994; Austin *et al.*, 2007; Friedman *et al.*, 2002).

O medo de cair se relaciona com a redução de atividade física e social, bem como a redução da qualidade de vida e, para os que desenvolvem medo intenso, o risco de futuras quedas aumenta. Além disso, altos níveis desse medo demonstraram aumento do risco individual de futuras quedas (Whipple; Hamel; Talley, 2018). Ademais, pessoas com medo cair podem ter um pensamento autodestrutivo, como visões excessivamente pessimistas sobre as consequências de quedas e baixa eficácia relacionada à queda (Liu *et al.*, 2018). Dada a importância e a prevalência, os profissionais de saúde devem avaliar o medo de cair e considerar a implementação de estratégias para sua redução como parte de um plano abrangente de cuidados (Whipple; Hamel; Talley, 2018).

Conceitualmente, existem duas abordagens diferentes para definir e operacionalizar o medo de cair. Primeiro, há a definição focada no próprio medo, medindo o medo antecipado de quedas futuras, por exemplo, usando perguntas, como: "No presente momento, você está com muito medo, um pouco de medo ou não está com medo de cair?") (Schoene *et al.*, 2019).

A segunda definição refere-se à teoria da autoeficácia de Bandura (1977), que mede a eficácia relacionada com a queda e a perda de confiança nas próprias habilidades de alguém durante as tarefas diárias.

Não é consensual a melhor escala a ser utilizada para avaliação do medo de queda nessa população (Schoene *et al.*, 2019). Como a Falls Efficacy Scale (FES) mede a confiança somente durante as atividades básicas (tomar banho; deitar e levantar da cama) e a escala ABC mede a confiança durante atividades mais básicas e atividades mais complexas, como caminhar em um shopping lotado, por exemplo, essa última pode ser mais útil para avaliar a eficácia das quedas entre idosos autônomos que vivem na comunidade (Powell; Myers, 1995).

A intervenção se faz muito importante nestes pacientes para retomada de qualidade de vida com recuperação de capacidade física (Payette *et al.*, 2016).

Duas formas principais de intervenção

Intervenções fisiológicas, como exercícios de equilíbrio, e intervenções psicológicas, como terapia cognitivo-comportamental (TCC), foram adotadas nos ensaios clínicos revisados. As evidências dessas revisões sistemáticas sugerem que é possível reduzir o medo de cair entre os idosos (Liu *et al.*, 2018).

Uma metanálise que avaliou a combinação de terapias demonstrou que os efeitos imediatos da TCC na redução do medo de cair (Hedges'g 0,33, IC 95% 0,21 a 0,46) são comparáveis ao uso de terapia por exercício individual (SMD 0,37, IC 95% 0,18 a 0,56) (Lach, 2005). Além disso, a retenção do efeito da TCC na redução do medo de cair é superior à terapia por exercício individual em menos de 6 meses após a intervenção (SMD 0,17, IC 95% 0,05 a 0,38) e mais de 6 meses após a intervenção (SMD 0,20, IC 95% 0,01 a 0,41), conforme relatado por Kumar (Kumar *et al.*, 2016). O Tai Chi tem efeitos positivos na redução do medo de cair e melhora a autoeficácia do equilíbrio.

Lesões comuns e de alto risco

Traumatismo craniano

A idade avançada é um fator de risco independente para morbimortalidade em pacientes com traumatismo craniano, maiores e menores (Bergen; Stevens; Burns, 2016). De acordo com grandes estudos retrospectivos, pacientes idosos com lesão cerebral traumática grave (definida como uma Escala de Coma de Glasgow sustentada [GCS] < 9) têm pelo menos 80% de probabilidade de morte ou incapacidade grave, levando à colocação em um centro de cuidados de longa duração (Sterling; O'Connor; Bonadies, 2001). A maioria dos traumatismos cranianos em pacientes idosos ocorre por quedas. O diagnóstico e a intervenção precoces são críticos para reduzir os perigos associados à hemorragia intracraniana.

Traumatismo torácico

As fraturas de costela são a lesão torácica mais comum sofrida por pacientes idosos e estão associadas a risco aumentado de complicações e morte (Ganz *et al.*, 2007).

Adultos mais velhos podem sustentar fraturas cervicais por mecanismos aparentemente menores, como uma queda de uma posição em pé (Sterling; O'Connor; Bonadies, 2001). Em particular, fraturas cervicais altas (p. ex., odontoides) são significativamente mais comuns (Hashmi *et al.*, 2014). Condições como estenose cervical e reumatoide e osteoartrite degenerativa, que também são mais comuns em pacientes idosos, tornam a coluna mais vulnerável a fraturas e à interpretação de radiografias simples mais difíceis. Além disso, tanto a história quanto o exame físico podem ser menos sensíveis à detecção de lesões em pacientes idosos (CDC, 2003; Jacobs, 2003).

Lesões musculoesqueléticas da pelve, quadril e extremidades

As lesões osteomusculares são o tipo mais comum de lesão sofrida por pacientes com traumatismo geriátrico. Muitas dessas lesões estão associadas ao aumento da mortalidade nessa população. As fraturas de quadril estão entre as lesões mais comuns que requerem internação (Bergen; Stevens; Burns, 2016).

Além das fraturas do quadril e da pelve, outros locais comuns de lesão incluem o rádio distal e a ulna, o úmero proximal e a clavícula (Keller *et al.*, 2012). Como muitas dessas lesões nas extremidades também estão associadas ao aumento da mortalidade, os médicos devem procurar cuidadosamente essas fraturas ao avaliar pacientes com traumatismo geriátrico.

Prevenção de quedas

A prevenção de quedas é um assunto de importância na saúde pública pelos prejuízos e morbidade relacionados. Conforme o Clinical Guideline 161 do National Institute for Health and Care Excellence (NICE, 2013), a avaliação multifatorial deve incluir história de queda, avaliação de marcha, balanço, mobilidade, fraqueza muscular, osteoporose, capacidade funcional percebida, medo de queda, piora visual, piora cognitiva e exame neurológico, avaliação de incontinência urinária, avaliação de riscos no ambiente da casa, exame cardiovascular e revisão de medicação (NICE, 2013). Outras intervenções incluem exercícios, suplementação de vitamina D, cirurgia de correção de catarata, evitar uso de lentes multifocais durante a deambulação, marca-passos em idosos com hipersensibilidade cardioinibitória do seio carotídeo (Tricco *et al.*, 2017). A complementação com orientações educacionais e a adaptação das orientações à cognição e ao nível educacional do indivíduo devem também ser consideradas.

Prevenção de quedas hospitalares

As quedas intra-hospitalares são um problema clínico, jurídico e regulamentar significativo, mas faltam informações sobre sua redução efetiva. A sobrecarga em equipes dentro das instituições é um desafio para a prevenção de quedas. Os programas de prevenção são complexos, com vários componentes que envolvem as lideranças e a cooperação das equipes de linha de frente de várias áreas (Hempel *et al.*, 2013). Os dados na literatura são complexos e com metodologias diferentes, dificultando uma revisão mais ampla sobre o tema. Uma revisão publicada em 2013 encontrou algumas concordâncias e todos os estudos indicaram a necessidade de fazer triagem dos pacientes para o risco de quedas (Hempel *et al.*, 2013). Uma outra revisão sobre o tema listou os tópicos específicos mais recorrentes em estudos de prevenção de quedas em instituições e encontrou na ordem de frequência a educação do paciente, sinalizadores de risco à beira do leito, educação da equipe, pulseira de alerta, cuidados com calçados, revisão após a queda, agendas de banhos, revisão de medicamentos, modificação do ambiente, alarmes de movimento, revisão das grades laterais da cama, exercícios, protetores de quadril, exame de urina e restrição de uso de colete, cinto ou manguito (Isomi *et al.*, 2013). Mas as evidências indicam que os programas multicomponentes para pacientes internados são mais eficazes na redução de quedas do que ações isoladas e que respostas consistentes estão associadas à implementação bem-sucedida. O problema é que não há fortes evidências sobre quais componentes são mais importantes para o sucesso.

Como foi observado por Tinetti e Brach (2012), programas multifatoriais alcançam maior redução de quedas quando fatores de risco identificados são realmente gerenciados. Essa revisão aponta para os seguintes componentes cujas evidências sobre sua implementação são bem-sucedidas: apoio às lideranças, o envolvimento da linha de frente da equipe clínica na concepção da intervenção, a orientação por um comitê multidisciplinar, testar a intervenção piloto e mudar atitudes niilistas sobre quedas.

Estudos futuros podem indicar se o efeito de prevenção está relacionado com conjunto ótimo de ações ou se o resultado é decorrente de implantação bem-sucedida de ações preventivas.

Em metanálise que incluiu 159 estudos com 79.193 participantes, foram identificados benefícios de redução de risco de quedas em exercícios domiciliares, atividades em academias e Tai Chi Chuan. Intervenções no domicílio para diminuir riscos ambientais diminuíram as taxas, mas não os riscos de queda. Observaram-se os mesmos resultados com grupos de avaliação multifatorial e programas de intervenção. Nessa revisão sistemática, a suplementação com vitamina D não pareceu diminuir as quedas, embora tenha tido algum efeito sobre indivíduos com níveis previamente baixos e em indivíduos moradores de instituições de longa permanência (Gillespie *et al.*, 2012). De toda sorte, a US Preventive Services Task Force, de 2012, e a Sociedade Americana de Geriatria recomendam a suplementação dessa vitamina, com variações de 600 UI/dia para adultos entre 51 e 70 anos de idade, a 800 UI/dia para indivíduos com mais de 70 anos de idade. A prática de exercícios físicos regulares e de exercícios de equilíbrio parece ser efetiva (Sherrington *et al.*, 2008), contudo, a prevenção secundária pode ser uma estratégia mais eficiente. Deve-se atentar também para o fato de que a pessoa que sofreu uma primeira queda tem mais risco de recorrência. Essa atenção deve ocorrer tanto no consultório do médico generalista como em ambientes de emergência. Deve-se identificar também um ou mais fatores que aumentam esse risco. Algumas características específicas demandam uma avaliação completa após quedas ou quedas com lesões, quais sejam, mulheres mais velhas, história de fratura osteoporótica, mobilidade prejudicada evidenciada pelo uso de andador ou bengala, incapacidade de se levantar da cadeira sem o auxílio dos braços, marcha instável e distúrbios cognitivos.

O acompanhamento de um paciente com risco ou história de quedas geralmente exige uma conduta multidisciplinar envolvendo enfermagem, terapia física ou ocupacional, serviço social e especialidades médicas. A redução do risco de quedas e lesões deve ser ponderada, levando-se em conta também o risco de diminuição da independência do indivíduo. Ademais, o sucesso de um plano terapêutico muitas vezes depende do envolvimento dos familiares ou cuidadores, bem como do próprio paciente.

Intervenções

Exercício é uma das intervenções mais positivas para redução do risco de quedas e quedas prejudiciais (Morey *et al.*, 2019). Exercício significa as atividades físicas que são planejadas, estruturadas, repetitivas e que tem o objetivo de manter a aptidão física, a função e a saúde da pessoa (DiPietro *et al.*, 2019). Diretrizes atuais para atividade física para pessoas idosas recomendam pelo menos 150 minutos por semana de moderada a alta atividade aeróbica, com atividade de fortalecimento muscular feito em duas ou mais sessões por semana (Piercy *et al.*, 2018). Apesar dos conhecidos benefícios de atividade física para saúde e função em idosos, a proporção de idosos que seguem as recomendações, segundo dados da National Health and Nutrition Examination Survey (NHANES), é de 27%. Vários são os tipos de exercícios que demonstraram eficácia na redução de risco de quedas em estudos robustos, como treinamento de marcha e equilíbrio, força, movimento e atividades aeróbicas (Morey *et al.*, 2019).

Na maior metanálise que avaliou o impacto da intervenção (exercício) em idosos na comunidade como intervenção única, houve diminuição de 23% na taxa de quedas (0,77, IC 95% 0,71 a 0,83; 108 ensaios, n > 23.000) (Sherrington *et al.*, 2008). Quando avaliamos intervenção de atividade física com múltiplos componentes (combinação de capacidade aeróbica, força muscular, balanço e flexibilidade) reduziram de forma significativa o risco de lesões relacionadas com queda entre 32 e 40% (DiPietro *et al.*, 2019). O exercício como uma intervenção única tem efeito de prevenção de quedas semelhante às intervenções multifacetadas (Gillespie *et al.*, 2012; Hopewell *et al.*, 2018), sugerindo a implementação do exercício como uma intervenção autônoma pode ser a abordagem ótima e potencialmente mais econômica para a prevenção de quedas em nível populacional (Davis *et al.*, 2010).

Uma sugestão dada pela 2018 PAGAC Report (DiPietro *et al.*, 2019) e que existe uma relação dose-resposta entre a quantidade de atividade física moderada a intensa, tanto em casa ou em grupos e o risco de lesões relacionadas a quedas e fraturas ósseas. Um agrupado de 4 estudos epidemiológicos demonstrou que idosos com mais de 65 anos de idade que praticavam atividade física de moderada a intensa por mais de 30 minutos por dia e em idosos acima de 85 anos de idade com atividade física com mais de 60 minutos por semana reduzem o risco de lesões de queda e fratura óssea. Segundo o mesmo autor, menor quantidade de atividade moderada a intensa e caminhadas podem não ser suficientes para reduzir o risco de lesões relacionadas a quedas e fraturas ósseas.

Menos estudos foram realizados em ambientes de cuidados residenciais e em pessoas com condições clínicas específicas, portanto, há menos certeza sobre o impacto do exercício como uma única intervenção nesses grupos. Atualmente, não há evidências de que o exercício como única intervenção possa impedir quedas em ambientes de cuidados residenciais entre sobreviventes de AVE ou entre pessoas que receberam alta recente do hospital (Sherrington *et al.*, 2017). A população mais dependente em instalações de cuidados a idosos pode exigir intervenções adicionais direcionadas a múltiplas condições de saúde e deficiências. Isso não significa que não há função para o exercício como componente de um programa de prevenção de quedas em cuidados residenciais. Vários ensaios individuais que encontraram efeitos de prevenção de quedas em ambientes de cuidados residenciais incluíram o exercício como um componente-chave da intervenção, mas também incluíram outras estratégias, entre elas a educação do pessoal e a atenção ao meio ambiente (Becker *et al.*, 2003).

Exercícios em geral e exercícios específicos de equilíbrio diminuem o risco e as consequências das quedas, como medo de cair (Sattin *et al.*, 2005; Sherrington *et al.*, 2008).

O uso de protetores de quadris, instrumentos parecidos com esponjas colocados nas regiões trocanterianas e desenhados anatomicamente para diminuir o impacto da queda, parece minimizar o risco de fraturas de colo femoral. Uma revisão sugere que é uma abordagem econômica na prevenção de fraturas de quadril em populações com alto risco de fraturas de quadril, especialmente em instituições de cuidados de longa duração e uma enfermaria geriátrica em um hospital (Bot *et al.*, 2020).

Uma revisão feita por Sherrington *et al.* (2017) sugeriu programas de exercícios com o objetivo de oferecer um grande desafio para o equilíbrio. Escolher exercícios que envolvam segurança como:

- Reduzir a base de suporte (em pé com as duas pernas juntas, de pé com um pé diretamente na frente do outro, de pé em uma perna)

- Mover o centro de gravidade e controlar a posição do corpo em pé (alcançando, transferindo o peso corporal de uma perna para outra, pisando em uma superfície mais alta)
- Em pé sem usar os braços para apoio ou, se for possível, tentar reduzir a dependência dos membros superiores segurando em uma superfície com uma mão em vez de duas ou um dedo em vez da mão inteira
- Pelo menos 3 horas de exercício devem ser realizadas a cada semana
- A participação contínua no exercício é necessária ou os benefícios serão perdidos
- O exercício de prevenção de quedas deve ser direcionado ao público geral da comunidade e moradores da comunidade que apresentam risco maior de quedas
- O exercício de prevenção de quedas pode ser realizado em grupo ou em casa
- O treinamento de caminhada pode ser incluído ao treinamento de equilíbrio, mas indivíduos de alto risco não devem ser inscritos em programas de caminhada rápida
- O treinamento de força pode ser incluído ao treinamento de equilíbrio
- Os profissionais devem encaminhar os pacientes a outras especialidades para avaliar outros possíveis fatores de risco
- O exercício como uma intervenção única pode impedir quedas nas pessoas com doença de Parkinson ou comprometimento cognitivo. Atualmente não há evidências de que o exercício como uma intervenção isolada previna quedas em sobreviventes de AVE ou pessoas que receberam alta recentemente do hospital. Os exercícios devem ser realizados nesses grupos por profissionais com experiência.

É importante lembrar que, embora se possa reduzir o risco de quedas em populações e indivíduos, não é possível evitar todas elas. A autonomia funcional e a qualidade de vida do paciente idoso devem ser priorizadas em toda avaliação de prevenção e intervenção, para que a vida possa ser prazerosa em qualquer fase, mesmo que com algum risco inevitável.

Tecnologia e quedas

Com o rápido desenvolvimento das tecnologias de informação e comunicação, que estão se tornando mais acessíveis e fáceis de usar para os idosos, há um enorme potencial para desenvolver intervenções de e-Health direcionadas a essa população (Buyl *et al.*, 2020). A OMS define e-Health como a troca eletrônica de dados relacionados à saúde coletados ou analisados por meio de conectividade eletrônica para melhorar a eficiência e a eficácia da prestação de cuidados de saúde (WHO, 2016).

Ao sintetizar as atualizações mais recentes, Lattanzio *et al.* (2014) destacam três domínios principais de desenvolvimento relacionados aos avanços na inovação tecnológica para apoiar o cuidado: (1) gerenciamento de doenças; (2) dispositivos inteligentes para melhorar a vida autônoma e a mobilidade em pessoas idosas; e (3) necessidades específicas para envelhecimento ativo. Entre as intervenções comuns de e-Health em apoio ao envelhecimento saudável, algumas são projetadas para exercícios físicos virtuais (Miller *et al.*, 2014; Wu; Keyes, 2006) e outras promovem o *networking* (Rébola *et al.*, 2015), um estilo de vida ativo (Cook *et al.*, 2015) ou independência (Willner; Schneider; Feichtenschlager, 2015). Curiosamente, estudos recentes afirmam uma alta intenção de adotar intervenções de e-Health entre idosos (Rosella *et al.*, 2014). Outros autores relataram que oferecem independência e confiança (Davis; DiClemente; Prietula, 2016). No entanto, apesar dos desenvolvimentos tecnológicos e da multiplicação de aplicativos de e-Health voltados para idosos, o conhecimento sobre sua eficácia para apoiar o envelhecimento saudável e seus resultados relacionados não foi sintetizado (Buyl *et al.*, 2020). É fundamental determinar como o e-Health pode ser usado para melhorar o bem-estar na velhice.

Os aplicativos móveis, por conta de vários fatores, incluindo a cobertura abrangente gradual de celulares e smartphones na vida cotidiana, disponibilidade de aplicativos, acesso de banda larga sem fio e o fato de estarem junto ao indivíduo, têm recebido atenção especial em termos de seu potencial para apoiar a prestação de cuidados (Davis; DiClemente; Prietula, 2016).

Um número significativo de estudos clínicos randomizados mostrou que as intervenções de saúde por tecnologias móveis são potencialmente eficazes para a adesão à medicação e a gestão de condições crônicas. Além disso, os aplicativos de tecnologias móveis parecem ter efeitos positivos nos comportamentos de atividade física, enquanto os aplicativos de nutrição resultaram em melhor adesão ao automonitoramento e mudanças na ingestão alimentar quando comparados com as técnicas convencionais (como registros em papel), uma vez que foram relatadas diferenças significativas no peso entre as intervenções e os grupos de controle. Além disso, resultados positivos também foram relatados ao considerar os resultados relacionados a ganhos de conhecimento, motivação, comportamento preventivo, adesão à medicação e custos reduzidos de equipe de educação para pacientes de baixo risco (Rocha *et al.*, 2019).

Em relação a quedas, o reconhecimento de atividade humana (HAR) e o monitoramento da vida diária dos idosos é outra função importante. Ao monitorar as atividades dos idosos continuamente, o sistema pode detectar condições anormais e reduzir os efeitos de eventos imprevisíveis, como quedas repentinas (Wang; Yang; Dong, 2017). HAR pode também detectar a localização de idosos e fornecer auxílio à navegação para encontrá-los. O localizador de objetos pode ajudar os idosos a encontrar seus itens domésticos e pessoais facilmente (Bal *et al.*, 2011).

A maioria dos idosos precisa estar em contato com seus familiares e cuidadores, principalmente em situação de emergência, quando o paciente precisa obter suporte rápido. A aplicação da internet das coisas (IoT) em condições de emergência inclui detecção de queda, alerta aos cuidadores e a um centro médico, gestão de risco de queda, respostas de emergência, categorização dos pacientes na recepção da emergência com base na gravidade das condições (Chiarini *et al.*, 2013; Tun *et al.*, 2021).

O uso de e-Health para o manejo de quedas em idoso representa uma grande oportunidade para ser explorada, com novas tecnologias disponíveis, novos dispositivos, comunicação cada vez mais rápida, facilidade de acesso e uso. Mas ainda observamos um hiato entre as pesquisas em tecnologia e o uso atual da tecnologia entre os idosos. A integração desses conhecimentos tecnológicos entre profissionais de saúde e seus pacientes podem tornar o uso mais frequente e mais eficaz para o auxílio de um envelhecimento saudável.

92

Tonturas

Maria do Carmo Lencastre de Menezes • Cruz Dueire Lins

Introdução

O equilíbrio é um processo automático e inconsciente que possibilita ao indivíduo resistir à desestabilização da gravidade e se mover no meio ambiente. Para ser mantido, é necessário um conjunto de estruturas funcionalmente integradas: o sistema vestibular, que detecta as sensações de equilíbrio, os olhos e o sistema proprioceptivo. Para a manutenção do equilíbrio, as crianças fazem maior uso da propriocepção e função vestibular, enquanto em adultos a visão é a estrutura de manutenção do equilíbrio (Bankoff; Bekedorf, 2007).

A palavra tontura é usada para descrever várias sensações anormais atinentes à posição do corpo em relação ao espaço. As descrições de tontura frequentemente são vagas, inconsistentes, não confiáveis, fazendo-se acompanhar de outras sensações ou tipos de tontura (Newman-Toker *et al.*, 2007).

A avaliação de um idoso com tonturas é desafiante por conta da grande quantidade de possibilidades diagnósticas. Mais de 60 enfermidades têm sido relacionadas na literatura médica como potenciais causadoras de tonturas, que podem representar a queixa principal ou um importante e frequente sintoma incapacitante (Ungar *et al.*, 2009).

Anatomia, fisiologia e envelhecimento

O sistema auditivo, responsável pela audição e pelo equilíbrio, é composto por ouvido externo, ouvido médio e ouvido interno.

O ouvido externo é composto por orelha, meato acústico e membrana timpânica. Tem a função de coletar, filtrar, amplificar os sons conduzindo-os até o ouvido médio. O ouvido médio transmite os sons da membrana timpânica através dos ossículos e janela oval até o ouvido interno. O ouvido interno é composto pela cóclea (audição) e sistema vestibular (equilíbrio) e se comunica com o sistema nervoso central (SNC).

A tontura é um sintoma relacionado com o sistema do equilíbrio, que é composto por dois componentes simétricos localizados no ouvido interno. Ele divide-se em ósseo e membranoso. A anatomia do labirinto membranoso e ósseo é mostrada na Figura 92.1

O labirinto membranoso (Figura 92.2) é constituído por três partes: a cóclea, o vestíbulo e os canais semicirculares (Figura 92.3), que, por meio do epitélio sensorial, recebem e enviam as informações do som (coclear) e as informações do movimento (vestibular) ao SNC.

Cada labirinto tem canais semicirculares (um horizontal e dois verticais), um sáculo e um utrículo com receptores sensoriais (os cílios com otólitos que têm cristais de carbonato de cálcio). A perilinfa e a endolinfa transportam ondas sonoras para os órgãos terminais da audição e do equilíbrio (Bankoff; Bekedorf, 2007).

A inervação e irrigação do labirinto convergem, assim como têm relação com o cerebelo e tronco cerebral, fazendo com que um mesmo quadro possa ter causa neurológica e vascular (Bronstein; Lempert, 2018).

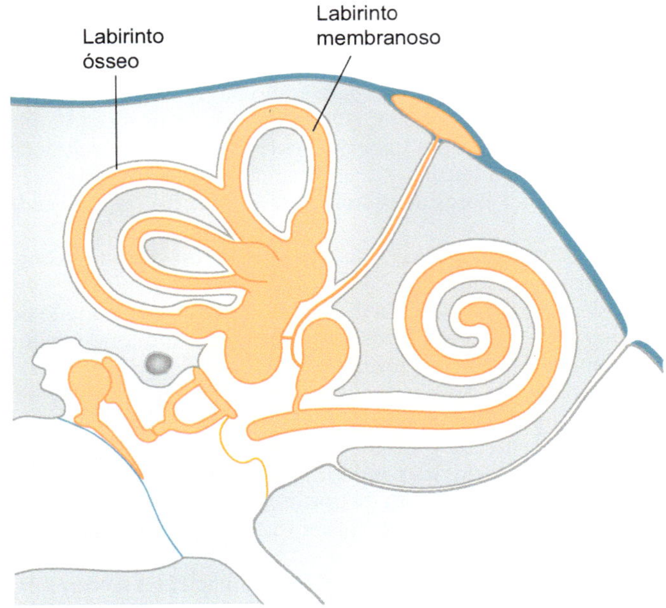

■ **FIGURA 92.1** Labirinto ósseo e membranoso em conjunto. (Fonte: Netter, 1998.)

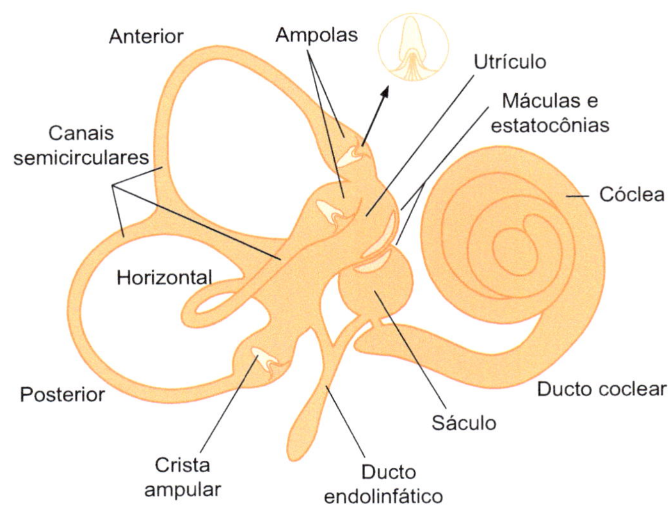

■ **FIGURA 92.2** Labirinto membranoso. (Fonte: Tavares *et al.*, 1984.)

Integração do sistema vestibular com outros sistemas

O sistema vestibular está integrado a várias estruturas importantes para a manutenção do equilíbrio estático (orientação do corpo em relação ao chão) e dinâmico (posição do corpo em resposta ao movimento de aceleração angular). Essas estruturas são o labirinto, os núcleos vestibulares no tronco cerebral (Figura 92.4), o cerebelo, os órgãos da visão e da audição, o sistema proprioceptivo e o córtex cerebral.

O sistema vestibular funciona como o componente sensorial; o cerebelo e o cérebro como processadores centrais que recebem e integram os sinais (informações vestibulares, visuais e proprioceptivas); o sistema muscular é o efetor para a manutenção do equilíbrio; enquanto o tálamo é uma estação regulatória importante nas projeções vestibulares ascendentes.

No repouso, há uma descarga simétrica, tônica. Se há alteração por lesões unilaterais, aparece a tontura ou vertigem mesmo em repouso.

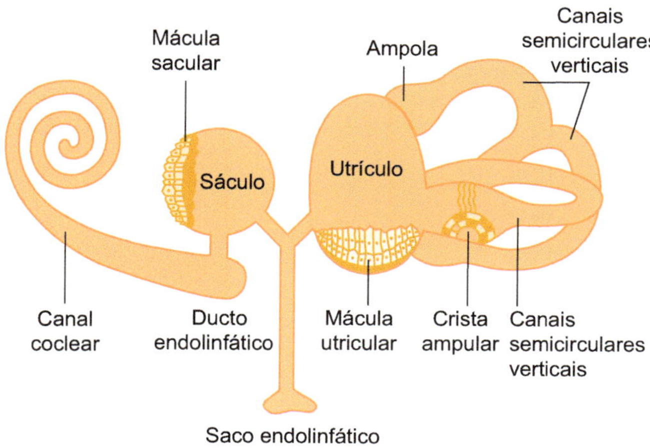

▪ **FIGURA 92.3** Canais semicirculares, utrículo, sáculo e cóclea. (Fonte: Guyton; Hall, 1998.)

Podemos dividir as vias vestibulares em conscientes e inconscientes. As vias conscientes são fibras vestibulotalâmicas que se projetam no córtex cerebral e que tornam possível a percepção consciente da vertigem. As vias vestibulares inconscientes vão para o cerebelo e, na patologia, se expressam por lateropulsão e incoordenação.

O nervo vestibulococlear se divide em fibras vestibulares ascendentes (vestíbulo-oculomotoras, que geram movimentos oculares compensatórios), descendentes (ou vestibuloespinais, relacionados com os reflexos posturais) e fibras para o cerebelo (vestibulocerebelares, responsáveis pelo equilíbrio/coordenação corporal).

O cerebelo tem três grandes funções: equilíbrio, tônus postural e movimento.

A visão é muito importante para o equilíbrio, possibilitando que – mesmo na destruição do labirinto – o equilíbrio possa ser mantido.

As conexões neurovegetativas vestibulares se fazem com o núcleo vegetativo hipotalâmico, a substância reticular bulbar e mesencefálica e com o núcleo de pneumogástrico (vago). Náuseas, alterações na pressão sanguínea, sudorese, palidez e vômito são os acompanhantes bem conhecidos de excessiva estimulação vestibular e, provavelmente, acontecem devido a reflexos mediados por meio de conexões vestibulares no tronco cerebral.

As informações proprioceptivas possibilitam a manutenção do equilíbrio estático e dinâmico. Originam-se nos receptores cutâneos (tato e pressão), fusos musculares e cápsulas articulares, enviando informações das várias partes do corpo para o SNC. A integração destas informações torna possível o ajuste tônico-postural. Dessa maneira, podemos entender como patologias envolvendo receptores e estas vias, tais quais as neuropatias periféricas, interferem no equilíbrio e na marcha (Bankoff; Bekedorf, 2007; Bronstein; Lempert, 2018).

O conhecimento da anatomia e fisiologia do sistema do equilíbrio e suas projeções centrais e periféricas possibilita compreender por que a tontura pode ser acompanhada de sintomas de vertigem (percepção consciente), nistagmos, oscilopsia (ilusão de que o mundo está se movendo ou oscilando), sintomas autonômicos (como náuseas, vômito, sudorese, arritmias – sistema nervoso autônomo) e instabilidade motora.

Envelhecimento

O envelhecimento aumenta a suscetibilidade para a tontura e contribui para a recuperação mais lenta das doenças que causam tontura. Há comprometimento da habilidade do SNC em realizar o processamento dos sinais vestibulares (déficit de 4% aos 90 anos de cílios e canais semicirculares), visuais e proprioceptivos responsáveis pela manutenção do equilíbrio corporal. Do mesmo modo, a compensação vestibular, que é o processo de recuperação, depende da substituição sensorial e da compensação central que está comprometida no envelhecimento (Felipe *et al.*, 2008; Iwasaki; Yamasoba, 2015).

Parece haver uma relação entre vertigem e redução do suprimento sanguíneo do tronco cerebral, núcleos vestibulares centrais e cerebelo, além de alterações nos neurotransmissores dos núcleos vestibulares (Jahn, 2019).

Os idosos apresentam declínio da visão e do reflexo vestíbulo-ocular (RVO), além da redução da sensibilidade proprioceptiva periférica e o aumento da oscilação postural. A redução do reflexo Aquileu e da sensibilidade vibratória nos tornozelos, a diminuição dos movimentos de acompanhamento ocular (redução da função cerebelar) mostram o decréscimo fisiológico do equilíbrio no idoso, mesmo na ausência de doença (Felipe *et al.*, 2008; Schnitzler, 2000).

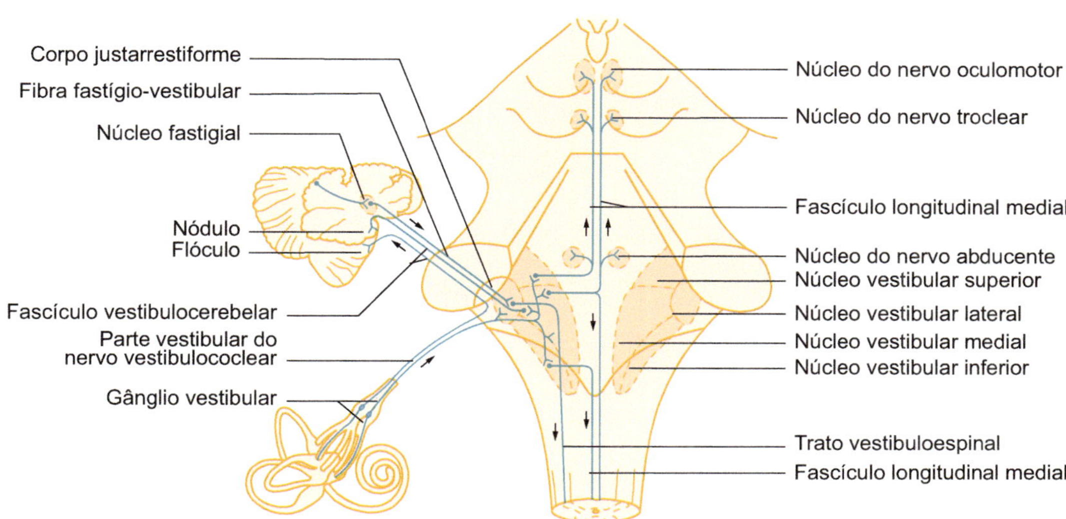

▪ **FIGURA 92.4** Núcleos e vias vestibulares. (Fonte: Machado; Haertel, 2003.)

A presbivertigem apresenta-se como instabilidade, por perda da percepção periférica durante o movimento, principalmente no sentido angular. O medo de cair é frequente e pode estar associado à *marcha cautelosa* com redução da passada, da velocidade e o deslizar dos pés no chão. O paciente faz a extensão dos braços à procura de apoio e evita mudança de direção. É importante avaliar bem estes pacientes antes de rotulá-los como funcionais ou psicogênicos, porque algumas vezes a *marcha cautelosa* pode anteceder um distúrbio orgânico) (Felipe *et al.*, 2008; Marchetti *et al.*, 2011).

Distúrbios metabólicos, psíquicos, disautonômicos, ortopédicos, visuais e proprioceptivos podem causar tontura em idosos com exame vestibular normal e dificultar a realização de ajustes posturais rápidos. Os critérios clínicos sobre o que é normal no paciente idoso têm de ser ajustados (p. ex., paciente idoso com alteração isolada de reflexo de acompanhamento normal não indica um distúrbio vestibular central, como ocorreria com o paciente jovem). Os achados clínicos normais relacionados com a idade devem confirmar mecanismos subjacentes, responsáveis pelo decréscimo fisiológico do equilíbrio do idoso. Mesmo na ausência de doença, qualquer distúrbio adicional que afete o equilíbrio terá um impacto maior nessa população e na sua recuperação (Bronstein; Lempert, 2018; Lee; Elder, 2017).

Avaliação geriátrica ampla

Tem-se, pois, que a complexidade é uma constante na abordagem do idoso. Estudos sobre tontura mostram a grande variedade e multiplicidade de causas relacionadas ao envelhecimento e suas alterações. O grande número de doenças crônicas concomitantes, o uso de vários medicamentos, o impacto dessa realidade nas funções de vida diária em seus diversos níveis, torna premente a necessidade de uma intervenção terapêutica e de reabilitação efetiva, preservando a qualidade e dignidade nessa fase da vida.

Para tanto, é importante utilizar de um instrumento amplo, sistematizado, que contemple todos esses aspectos e que tem comprovadamente impacto nos desfechos clínicos. Nesse contexto, a utilização da avaliação geriátrica ampla (AGA) é hoje indiscutível e consolidada em todas as áreas da geriatria (Ahearn; Umapathy, 2015; Kao *et al.*, 2001; Lee; Elder, 2017).

Classificação e definições

A palavra *tontura* é usada para descrever várias sensações anormais que se referem à posição e à orientação do corpo em relação ao espaço, sendo muitas vezes de difícil definição pelo paciente (Sloane *et al.*, 2001).

Classificação

Existem várias maneiras de classificar a tontura. Pode ser feita pela localização anatômica, pela apresentação e pela duração dos sintomas, bem como pela etiologia.

Localização anatômica

A classificação é feita em periférica e central (Tabela 92.1). A tontura periférica geralmente acontece por distúrbio da orelha interna e do VIII par craniano; apresenta-se com náuseas e vômitos graves, perda auditiva e compensação rápida; raramente há sinais neurológicos. A tontura central decorre do comprometimento do SNC, sendo secundária a lesões tumorais, causas vasculares ou inflamatórias.

▪ **TABELA 92.1** Diferenças clínicas entre a vertigem dos tipos periférica e central.

Causa/sintomas	Vertigem periférica	Vertigem central
Duração	Rápida	Longa
Intensidade	Grave	Moderada
Náuseas e vômito	Graves	Moderados
Sintomas otológicos	Comuns	Raros
Sinais neurológicos	Raros	Comuns
Desequilíbrio	Leve	Intenso e progressivo
Ataxia	Rara	Comum
Perda auditiva	Comum	Rara
Compensação	Rápida	Lenta
Relação com posição da cabeça	Comum	Rara
Chance de tontura rotatória	Alta	Rara

Fonte: Ganança *et al.*, 2014; Warner *et al.*, 1992.

Apresentação e duração

Classificação quanto à apresentação:

- Episódica (episódio único e agudo): neurite vestibular, traumatismo, infecção ou vascular
- Recorrente: enxaqueca, doença de Ménière, paroxismos vestibulares
- Contínua: perda vestibular bilateral, doença cerebelar, mal de Parkinson, mielopatia, neuropatia.

Quanto à duração (Bronstein; Lempert, 2018):

- Menos de 1 minuto: episódios agudos e com rotação que geralmente decorrem de doença vestibular periférica, como na vertigem postural benigna
- Mais de 1 minuto: tontura que dura de 1 minuto a 1 ou 2 horas pode ser causada por doença de Ménière, hipoperfusão cerebral transitória (pré-síncope) ou distúrbios fóbicos/ansiedade
- Várias horas até 1 dia – sugere labirintite viral, vascular ou doença de Ménière.

Etiologia

Aproximadamente 90% das causas identificadas da tontura estão nas seguintes etiologias: doença vestibular periférica, doenças cardiovasculares (DCV), tontura multissensorial, doenças cerebrovasculares (DCBV) do tronco cerebral, doenças neurológicas centrais e primárias, doenças psiquiátricas e síndrome da hiperventilação (Eaton; Roland, 2003a; Ganança *et al.*, 2014; Tinetti *et al.*, 2000).

Definições

A definição de tontura e sua classificação em categorias de sintomas ainda hoje são as mais usadas. Caracterizar as queixas torna possível fazer uma relação com a etiologia, facilitando diagnósticos diferenciais.

Classicamente, a tontura tem quatro categorias de sintomas: a vertigem, o desequilíbrio, a pré-síncope e a tontura inespecífica (Tabela 92.2). Muitas vezes, os pacientes não se incluem em uma categoria ou então descrevem dois ou mais tipos de tontura (Sloane *et al.*, 2001; Warner *et al.*, 1992).

▪ **TABELA 92.2** Categorias de tontura.

Classificação da tontura	Diagnóstico
Vertigem	Periféricas: vertigem posicional paroxística benigna, labirintite e neurite vestibular central: isquemia de tronco cerebral e de cerebelo, neurinoma do acústico, esclerose múltipla
Pré-sincope	Arritmias, reflexo vasovagal, hipotensão ortostática, estenose aórtica, miocardiopatia hipertrófica, anemia
Desequilíbrio	Síndrome dos múltiplos déficits sensoriais
Atordoamento	Ansiedade, depressão, síndrome do pânico e síndrome da hiperventilação

Fonte: Warner *et al.*, 1992.

Vertigem. Refere-se a um sintoma vestibular e envolve a sensação de girar ou outros tipos de movimentos ilusórios sobre si mesmo ou no ambiente. É descrita como estar alcoolizado, girar em um carrossel ou em um barco em mar agitado e geralmente é acompanhada da sensação de queda, náuseas, vômito, palidez, sudorese e desequilíbrio, agravados pelo movimento e pela mudança de posição da cabeça. Não há perda de consciência e, em geral, é episódica, de início abrupto, e pode ser grave, sugerindo doença do sistema vestibular causada por distúrbio na aquisição de informação no aparelho vestibular ou no seu processamento central. A cinetose seria uma forma fisiológica de vertigem relacionada com movimentos da cabeça e tronco, em embarcações, aviões e carros.

Desequilíbrio. É a percepção do enfraquecimento ou instabilidade postural e marcha, queda iminente, descrita como envolvendo corpo e membros (não a cabeça), sendo muitas vezes contínua. O desequilíbrio no idoso é inespecífico, geralmente contínuo e raramente intermitente. Melhora com o sentar ou deitar. Classicamente, é atribuído a doenças neuromusculares, cerebelares, neuropatias periféricas e descondicionamento físico. São causas comuns de desequilíbrio a doença vestibular bilateral grave, acidente vascular encefálico (AVE), déficits neurológicos e sensoriais, doença cerebelar e neuropatia periférica.

Pré-síncope. É a sensação de desmaio ou perda de consciência, podendo ser acompanhada de fraqueza, zumbido, vista escura, palidez, sudorese e perda de consciência. Geralmente, é episódica. A gravidade dos sintomas está ligada à magnitude da redução da perfusão cerebral. Pode ser causada por isquemia cerebral difusa secundária a causas cardiológicas (arritmias, estenose aórtica), e/ou causas não cardiológicas, como hipotensão pós-prandial, hipotensão postural e medicações.

Tonturas inespecíficas. Muitos pacientes ficam alerta e ansiosos com qualquer sinal iminente de tontura. Geralmente são portadores de transtornos psiquiátricos (ansiedade, depressão, síndrome do pânico, quadros fóbicos), hiperventilação e quadros multissensoriais. As queixas são difíceis de caracterizar e incluem todos os sintomas que não estão nas outras categorias. São descritas como confusão mental, cabeça pesada ou leve, atordoamento, flutuação, embriaguez, tontura, sensação de desmaio iminente, cansaço, dificuldade de se concentrar, ansiedade. Podem se acompanhar de sintomas somáticos como dor de cabeça e no abdome.

Tontura crônica como síndrome geriátrica

Em 2000, Tinetti propôs que a tontura fosse uma *síndrome geriátrica*, considerando o fato de resultar de déficits e doenças em múltiplos sistemas, de atividades gatilho e da natureza multidisciplinar do diagnóstico e do tratamento.

Este conceito se consolidou ao longo do tempo (Tabelas 92.3 e 92.4) (Kao *et al.*, 2001; Lee; Elder, 2017; Tinetti *et al.*, 2000).

▪ **TABELA 92.3** Frequência relativa de fatores na disfunção vestibular crônica relacionados com a síndrome geriátrica.

Idosos com disfunção vestibular crônica (N = 120 idosos)	Categoria	Frequência relativa (%)
Gênero	Masculino	31,7
	Feminino	68,3
Faixa etária	65 a 69 anos	30
	70 a 74 anos	25,8
	75 a 79 anos	30,8
	80 anos ou +	13,3
Nº de doenças	1 ou 2 doenças	24
	3 a 4 doenças	40
	5 ou mais doenças	35,8
Nº de medicamentos	Não usa	3,3
	1 a 2	29,2
	3 a 4	30,8
	5 ou mais	36,7

Fonte: Gazzola *et al.*, 2006.

▪ **TABELA 92.4** Frequência relativa de sistemas e doenças envolvidos na disfunção vestibular crônica.

Idosos com disfunção vestibular crônica (N = 120 idosos)	Categoria	Frequência relativa (%)
Patologias dos sistemas	Cardiovascular	73,3
	Musculoesquelético	63,3
	Endócrino, nutricional e metabólico	52,5
	Olhos e anexos	29,2
	Mentais e comportamentais	20,8
	Neurológico	10
Doenças	Labirintopatia metabólica	40
	VPPB	36
	Labirintopatia vascular	22,5
	Síndrome vestibulococlear idiopática	18,3
	Insuficiência vertebrobasilar	15,8
	Doença de Menière	12,5
	Presbivertigem, *presbitinnitus*, presbiataxia, presbiacusia	10,8
	Síndrome cervical	5,8

VPPB: vertigem posicional paroxística benigna. (Fonte: Gazzola *et al.*, 2006.)

Epidemiologia

A tontura é uma queixa extremamente prevalente em todo o mundo, ocorrendo em todas as faixas etárias, principalmente em mulheres e idosos (30%). A prevalência na tontura moderada a grave é de 22%, porém há um aumento claro com a idade, chegando a 50% acima de 80 anos. Após os 90 anos, sua prevalência é de 54% e tem duração de até 6 meses (Tabela 92.5). A tontura episódica é mais frequente que a tontura contínua. Um terço dos idosos na comunidade tem queixa de tontura mais de

▪ **TABELA 92.5** Prevalência de tontura associada a déficit funcional conforme a idade.

Faixa etária	Prevalência geral (%)
65 anos ou mais	9,6
65 a 74 anos	6,6
75 a 84 anos	11,6
85 anos ou mais	18,4

Fonte: Aggarwal *et al.*, 2000.

uma vez por mês. Geralmente envolve mais de um subtipo e está associada com comorbidades e polifarmácia. Há uma associação com o aumento de comorbidades cardiovasculares, neurossensoriais, psiquiátricas e uso de medicamentos. A presença de dez ou mais comorbidades foi associada ao risco 4 vezes maior de tontura. Mais da metade dos idosos com tontura apresenta-se com outras sensações além da tontura e 74% têm impacto nas atividades de vida diária (AVD). A tontura vestibular gera mais consultas que a não vestibular (70 *vs.* 45%) e tem maior impacto nas AVD (40 *vs.* 12%) e na saída de casa (19 *vs.* 10%).

A epidemiologia da tontura e do desequilíbrio é diferente. A avaliação para prevenção de quedas necessita de uma abordagem distinta e deve ser associada a um teste para o desequilíbrio. A tontura é uma causa considerável de morbidade que leva a uma maior utilização dos serviços de saúde (Aggarwal *et al.*, 2000; Colledge *et al.*, 1994; Ensrud *et al.*, 1992; Ferreira *et al.*, 2014; Jönsson *et al.*, 2004; Katsarkas, 2008; Kwong; Pimlott, 2005; Martins *et al.*, 2017; Paulino, 2012; Rosalino, 2005; Sloane *et al.*, 2001; Stevens *et al.*, 2008; Swain *et al.*, 2019; Tinetti *et al.*, 2000).

Etiologia

Geralmente, a causa da tontura em idosos não é única. Frequentemente, causas do ouvido interno, dos sistemas cardiovascular e neurológico são identificadas (Tabela 92.6). A atividade do ouvido interno leva a um grande gasto energético e por isso sintomas vestibulares podem estar associados a doenças metabólicas, como diabetes, hiperinsulinemia, hipoglicemia, hipertrigliceridemia, dislipidemias e alterações metabólicas decorrentes da insuficiência renal crônica (Bezerra; Frota, 2008; Ganança *et al.*, 2014; Tinetti *et al.*, 2000).

Na emergência, as principais causas de tontura foram a neurite vestibular, a vertigem posicional paroxística benigna (VPPB), a doença de Ménière e a DCBV. A hipertensão arterial sistêmica (HAS) e os medicamentos hipertensivos também têm uma associação significativa com a tontura. Lembrar de investigar diagnósticos críticos, em que a vida do paciente está em risco, e que exigem intervenção imediata (Sloane, 1989).

História atual e pregressa

O tripé básico para o diagnóstico consiste na história clínica, no exame físico e nos exames complementares (Tabela 92.7). A história atual e pregressa é muitas vezes mais importante que o exame físico e os exames laboratoriais. Existem critérios de qualidade para o registro de história da tontura, exame físico e sua documentação em prontuário (Kwong; Pimlott, 2005).

A história clínica, particularmente a descrição e a relação temporal dos sintomas em idosos com tontura persistente, é capaz de dar o diagnóstico em 69% dos casos (Mansson; Hakansson, 2004). É relevante identificar em que quadro a tontura se inclui, se vertigem, desequilíbrio, pré-síncope ou tontura inespecífica (Warner *et al.*, 1992).

Os antecedentes patológicos fornecem informações sobre fatores de risco, gatilhos da tontura, comorbidades, complicações e medicações que são relacionados à tontura. Não é raro encontrar no paciente com tontura dificuldade visual por catarata, surdez, neuropatia periférica, espondilose cervical, fibrilação atrial e uso de vários medicamentos. A associação entre vertigem e desequilíbrio é frequente e tem grande impacto negativo na vida diária do paciente. A HAS – pela sua alta prevalência, impacto na DCBV, no ouvido e no sistema vestibular – deve ser sempre investigada (Aggarwal *et al.*, 2000; Balmelli *et al.*, 2003; Lopes *et al.*, 2013; Schmid *et al.*, 2020; Schnitzler, 2000; Newman-Toker *et al.*, 2008; Sloane *et al.*, 2001; Uneri; Polat, 2008).

▪ **TABELA 92.6** Principais causas de tontura.

Fisiológicas	Cinetose, presbivertigem (envelhecimento)
Otológicas	VPPB, doença de Ménière, fístula perilinfática, infecções virais (neurite vestibular e labirintite), enxaqueca vestibular (episódios espontâneos ou vertigem posicional associado à enxaqueca), otosclerose, doença de Paget, tumores (neurinoma do acústico)
Neurológicas	Pós-TCE, epilepsia, esclerose múltipla, AVE, tronco ou cerebelo, AVET, doença de Parkinson, parkinsonismo, demência, tumores cerebrais (tronco cerebral, cerebelo e encéfalo), neuropatia periférica, enxaqueca, demência.
Cardiológicas	Hipotensão postural, hipotensão pós-prandial, síndrome do seio carotídeo, insuficiência vertebrobasilar, estenose aórtica, síndrome do sequestro de subclávia, arritmia cardíaca
Sensoriais	Déficit visual, síndrome multissensorial
Psicogênicas	Ansiedade, agorafobia, depressão, síndrome da hiperventilação, síndrome da somatização, síndrome do pânico, síndrome pós-traumática, reações de ajustamento, transtornos psicóticos
Metabólicas	Hipoglicemia, hiperglicemia, distúrbios hidreletrolíticos, insuficiência adrenal, distúrbios da tireoide
Musculoesqueléticas	Espondilose cervical, dor e rigidez cervicais, ombro doloroso, síndrome de dor crônica, fibromialgia
Hematológicas	Anemia, hiperviscosidade, leucemia, mieloma múltiplo
Imunomediadas	Doença de Ménière, doenças autoimunes sistêmicas com anticorpos (proteína de choque, TNF-α, ANA e outros)
Infecciosas	Doença viral, herpes-zóster, infecção respiratória
Medicamentosas	Iatrogênica (efeitos colaterais de medicamentos, farmacocinética alterada pelo envelhecimento e uso inadequado), antidepressivos, sedativos, anticonvulsivantes, antipsicóticos, antibióticos, anti-hipertensivos, antiarrítmicos, diuréticos, anti-inflamatórios, antineoplásicos, antiparkinsonianos, opioides, antialérgicos, broncodilatadores
Substâncias psicoativas	Intoxicação aguda por álcool ou substâncias psicoativas. Uso crônico de álcool e metais pesados
Tóxicas	Solventes (tricloroetileno, dissulfito de carbono, tolueno, xileno, estireno), poluentes (chumbo e mercúrio)

ANA: anticorpo antinuclear; AVE: acidente vascular encefálico; AVET: acidente vascular encefálico transitório; TNF-α: fator de necrose tumoral alfa; TCE: traumatismo cranioencefálico; VPPB: vertigem posicional paroxística benigna. (Adaptada de Bronstein; Lempert, 2018; Colledge *et al.*, 1994; Newman-Toker *et al.*, 2008; Davis, 1994; Ganança *et al.*, 2014; Teggi *et al.*, 2010; Uneri; Polat, 2008.)

▪ **TABELA 92.7** Indicadores qualitativos da história e do exame físico no prontuário.

Sintomas	Queixas	Exame físico	Avaliação laboratorial
Vertigem	Duração do episódio Relação com mudança de posição da cabeça Zumbido e déficit auditivo	Exame da orelha Exame neurológico Nistagmo espontâneo Manobra de Hallpike Manobra de Epley (VPPB)	Audiometria
Atordoamento	Queixas à mudança postural Sintomas cardíacos Síncope	Hipotensão ortostática e alteração de frequência cardíaca com a postura	ECG Holter
Desequilíbrio	Quedas	Exame neurológico Sinais cerebelares Exame da marcha Sinal de Romberg Acuidade visual	
Outras tonturas	Documentação de ansiedade e depressão		

ECG: eletrocardiograma; VPPB: vertigem posicional paroxística benigna. (Fonte: Kwong; Pimlott, 2005.)

Sintomas

Para fins diagnósticos, é vital identificar o tipo de apresentação, a duração, os fatores desencadeantes e sintomas associados (Bronstein; Lempert, 2018).

O paciente queixa-se de dificuldade em se concentrar, de perda de memória, fadiga, quedas e fraturas. A tontura pode determinar irritabilidade, ansiedade, depressão, insegurança, medo de cair, alteração da rotina familiar e isolamento social. As tonturas interferem nas AVD de 30% dos idosos, têm impacto na qualidade de vida, provocam desconforto, insegurança e redução da autonomia (Bennett *et al.*, 2014; Hsu *et al.*, 2005; Jahn, 2019; Lopes *et al.*, 2013).

Idosos que consideram sua saúde ruim evoluem para um quadro pior, mostrando que às vezes a percepção individual da saúde pode ser mais importante que a saúde *per se* (Martins *et al.*, 2017; Schnitzler, 2000).

Instrumentos para avaliação da gravidade da tontura e do efeito na qualidade de vida (Sloane, 1989):

- *Dizziness handicap inventory*: 25 itens avaliando atividades que pioram a tontura, efeito dos sintomas nas atividades diárias, efeitos emocionais da tontura
- *Dizziness handicap inventory short-form*: 23 itens avaliando atividades que pioram a tontura, o efeito dos sintomas nas atividades diárias, os efeitos emocionais da tontura
- *UCLA dizziness questionnaire*: 5 itens que avaliam frequência e gravidade da tontura, efeitos dos sintomas nas AVD e medo de ficar tonto
- *Vertigo-dizziness-imbalance questionnaire*: 36 itens que caracterizam a tontura, sintomas associados e efeitos na qualidade de vida.

▪ **TABELA 92.8** Quantidade de atividades que provocam tontura.

Número de atividades	Frequência relativa (%)
Sem atividade	6
Uma atividade	20
Múltiplas atividades	74

Fonte: Tinetti *et al.*, 2000.

▪ **TABELA 92.9** Frequência relativa de atividades que provocam tontura.

Atividades e posições	Tinetti *et al.*, 2000, EUA	Ganança *et al.* 2006, Brasil
N° de idosos com tontura	261	120
Levantar	54% (chão)	58,3% (deitado)
Virar a cabeça	41%	67%
Virar o corpo	38%	45%
Levantar da posição sentada	31%	50%
Quando ansioso	31%	44,2%
Andar	26%	57,5%
Posição específica da cabeça	21%	67%
Ficar parado	16% (em pé)	5,8% (sentado)
Mudar de posição na cama	16%	33%
No exercício	14%	51,7%
Em jejum de uma refeição	13%	–
Deitar de um lado	12%	18,3%
Após comer	6%	–

Fonte: Gazzola *et al.*, 2006.

Atividades e posições relacionadas com a tontura

O posicionamento da cabeça e a marcha são importantes na avaliação da tontura e da funcionalidade. A melhor maneira de avaliar o labirinto sem sofrer o efeito da gravidade é com o paciente sentado ou deitado, virando-o de um lado para outro. Ao solicitar que o paciente se levante, estamos testando para a hipotensão ortostática e tontura ortostática. Sons, manobras, álcool, exercício, ambientes específicos podem desencadear vertigem (Tabelas 92.8 a 92.10) (Alexander *et al.*, 2000; Bronstein; Lempert, 2018; Colledge *et al.*, 1994).

Fatores de risco

Características sociodemográficas

A prevalência de tontura é maior no sexo feminino e aumenta com a idade, sem relação com raça, estando associada a maior incapacidade funcional (Aggarwal *et al.*, 2000; Colledge *et al.*, 1994; Gazzola *et al.*, 2006; Uneri; Polat, 2008).

Hábitos de vida

A associação entre o consumo de bebidas alcoólicas e a tontura não é comprovada na literatura (Ensrud *et al.*, 1992; Rosalino, 2005; Tinetti *et al.*, 2000).

▪ **TABELA 92.10** Atividades em que idosos com disfunção vestibular crônica têm dificuldade.

AVD	Frequência relativa (%)	AIVD	Frequência relativa (%)
Deitar/levantar-se da cama	37,2	Subir escadas (1 lance)	74,4
Comer	16,3	Medicar-se na hora	32,6
Pentear o cabelo	16,3	Andar perto de casa	37,2
Andar no plano	44,2	Fazer compras	55,8
Tomar banho	34,9	Preparar refeições	23,3
Vestir-se	44,2	Sair de condução	55,8
Ir ao banheiro em tempo	20,9	Fazer limpeza na casa	51,2
Cortar as unhas dos pés	69,8		

AVD: atividades da vida diária; AIVD: atividades instrumentais da vida diária. (Fonte: Gazzola *et al.*, 2006.)

Doenças, condições crônicas associadas e uso de medicamentos

Comorbidades (três ou mais doenças), polifarmácia, estado de saúde comprometido, quedas e problemas de mobilidade foram também fortes preditivos para tontura e quedas (Swain *et al.*, 2019).

Em idosos, observa-se que mais de um diagnóstico contribui para a tontura em 50% dos casos. Em clínicas neurológicas, a disfunção vestibular periférica corresponde a 71% dos casos e está associada a distúrbios da propriocepção, alterações visuais, lesões estruturais do tronco e cérebro e distúrbios psicofisiológicos (Davis, 1994).

A relação entre a tontura e o uso de medicamentos está amplamente comprovada na literatura. Os fármacos frequentemente relacionados com a tontura são medicamentos cardiovasculares, medicamentos ototóxicos que causam desequilíbrio, medicamentos psicotrópicos, relaxantes musculares, anticonvulsivantes, álcool, cafeína e outras substâncias autoprescritas. (p. ex., suplementos alimentares) (Chen *et al.*, 2014).

Exame clínico

O exame clínico geral é necessário para confirmar patologias gerais e a queixa de tontura. Recomenda-se o uso da AGA, por ser uma maneira sistemática para avaliar vários domínios clínicos de importância para o idoso, entre eles a funcionalidade (Alexander *et al.*, 2000).

A permanência no leito por longos períodos, além de causar descondicionamento físico e declínio funcional, é uma causa importante de hipotensão postural e intolerância ortostática (Goswami *et al.*, 2017).

A tontura geralmente envolve uma investigação otorrinolaringológica, neurológica e cardiológica. O estudo dos movimentos oculares é importante no diagnóstico por identificar se a lesão é central ou periférica. (Bronstein; Lempert, 2018).

Bateria de provocação de tonturas

Recomenda-se uma avaliação da tontura que envolva a sua provocação, mas os pacientes devem ser avisados do possível desconforto causado pelos testes. Esse conjunto de testes inclui avaliação da hipotensão ortostática, hiperventilação, vestibulopatia periférica, estimulação do seio carotídeo, além de distúrbios multissensoriais (Eaton; Roland, 2003a).

Teste para hipotensão ortostática

Aferir a pressão arterial com o paciente deitado após 10 minutos em repouso. Se após 2 minutos em pé, ocorrer queda de 20 mmHg na pressão sistólica e/ou uma queda de 10 mmHg na pressão diastólica, é confirmado o diagnóstico de hipotensão ortostática. Em alguns casos a hipotensão pode dar-se em até 2 horas de posição ortostática. Por outro lado, a hipotensão ortostática pode cursar sem sintomas, ou seja, uma hipotensão ortostática sem tontura ortostática. A tontura postural ou ortostática consiste naquela que ocorre sem hipotensão postural. A hipotensão postural assintomática e a tontura postural são frequentes entre idosos saudáveis com mais de 75 anos de idade e não têm influência no prognóstico e mortalidade dessa população (Tilvis *et al.*, 1996).

Manobra de Valsalva

Tem como objetivo causar sintomas pré-sincopais com alteração da pressão arterial e frequência cardíaca O paciente deve realizar uma inspiração profunda, interromper a respiração quando conseguir a maior amplitude, e com a boca e o nariz fechados, comprime-se intensamente durante 30 segundos. Alterações de frequência cardíaca e pressão arterial comprovam a hipotensão ortostática, a reação vasovagal ou a redução no débito cardíaco.

Essa manobra avalia a integridade do ramo aferente, do processamento central e do ramo eferente do reflexo dos barorreceptores. Pode ser realizada com o paciente sentado ou deitado.

Estimulação do seio cardíaco

É feita por meio de uma leve massagem na área do bulbo carotídeo durante alguns segundos, com monitoramento eletrocardiográfico contínuo. Teste positivo produz pré-síncope, indicando a presença de hipotensão ortostática, bradicardia, ataque vasovagal, redução do débito cardíaco ou parada cardíaca. Este teste deve ser evitado em idosos pela possibilidade de deflagrar um AVE no paciente por embolização de fragmentos de placas das carótidas.

Manobra posicional (Dix-Hallpike)

A finalidade é desencadear no paciente, de olhos abertos, a vertigem e o nistagmo e tentar reproduzir uma tontura rotatória. A vertigem transitória pode ocorrer durante o teste de 5 a 10 segundos ou em até 60 segundos. Em cada posição, observar atentamente os olhos do paciente por 30 segundos para identificar, ou não, o desencadeamento de nistagmo rotatório. O nistagmo clássico da VPPB ocorre quando a cabeça é inclinada ou girada para o lado afetado. É necessário ter cautela com pacientes com osteoartrose cervical.

Caminhar e girar o corpo

O paciente caminha 2 a 3 m, gira o corpo e volta ao ponto de partida. O desequilíbrio, nesse caso, é por comprometimento multissensorial.

Rotação de Báràny

Roda-se 10 vezes o paciente sentado em uma cadeira giratória (cadeira de Báràny), com a cabeça inclinada 30° para baixo. Esta manobra estimula os canais semicirculares horizontais e produz um quadro vertiginoso, caso haja função vestibular.

Mover a cabeça com o paciente sentado em uma cadeira

Solicitar ao paciente sentado para movimentar sua cabeça como se estivesse olhando e acompanhando um avião no céu. Este teste causa desequilíbrio por comprometimento multissensorial.

Hiperventilação

O paciente respira em um saco de papel ou plástico durante 30 segundos e apresenta tontura inespecífica causada por hiperventilação, o que indica ansiedade ou um distúrbio fóbico.

Exame neurológico

Um exame neurológico completo pode identificar determinados padrões clínicos específicos que podem causar tonturas ou achados negativos que podem esclarecer diagnósticos (Bronstein; Lempert, 2018).

Exame otológico

Pacientes que, além da tontura, relatam queixas como pressão aural, sensação de orelhas tampadas, dor, secreção ou zumbido e perda auditiva devem passar por exame otológico com otoscópio (Bronstein; Lempert, 2010; Gushikem *et al.*, 2003).

Movimentos oculares

O nistagmo espontâneo aparece quando o idoso, em pé, olha fixamente para um objeto parado. O nistagmo periférico é horizontal e unidirecional. Qualquer outro nistagmo na posição ortostática é de origem central.

O nistagmo provocado pelo olhar aparece quando o paciente fixa um alvo que se movimenta 30 graus para a direita e para esquerda e para cima e para baixo do olhar primário. Após alguns segundos, em cada posição, pode aparecer um nistagmo que deve ser analisado quanto ao tipo e plano de oscilação. Depois, testa-se o olhar de grande amplitude. Em lesões ipsilaterais de tronco e cerebelo o paciente não consegue manter o olhar.

Acompanhamento ocular

O acompanhamento ocular possibilita uma visão clara dos objetos que se movimentam lentamente. Ele é normal quando acompanha a velocidade do objeto em movimento. Em movimentações rápidas aparecem movimentos súbitos e vivos em direção a ele (sácades).

O movimento ocular é anormal e indica lesão central, quando, em movimentação lenta do objeto, há presença de sácades com movimento decomposto ou em "roda denteada".

Após os 60 anos de idade, o acompanhamento ocular sempre é decomposto, correspondendo a deterioração inespecífica ou uso substâncias psicoativas (álcool e psicofármacos).

Sácades

São movimentos oculares que possibilitam movimentar rapidamente os olhos de um objeto para outro. Esses movimentos são rápidos e precisos (220 a 240°/s). Para investigar as sácades desencadeadas visualmente, mostram-se dois alvos de fixação e solicita-se ao paciente que olhe para um e para outro. *Sácades imprecisas*, que apresentam dois ou mais movimentos para alcançar o alvo, são patológicas. Se forem menores que o necessário para fixar o alvo geralmente corresponde a lesões difusas cerebrais. Sácades maiores que o necessário referem-se a lesões cerebelares. *Sácades lentas*, 50% da velocidade normal, são patológicas e indicam lesão de tronco cerebral (ou músculo ocular); são de grande valor prático por indicarem lesão no SNC (Bronstein; Lempert, 2018).

Movimentos oculovestibulares

Os RVO e a supressão do reflexo vestíbulo-ocular (SRVO) podem ser observados no *head trust test*. Ele consiste em rodar a cabeça bruscamente para os lados com o paciente sentado. Se aparecerem sácades de recuperação, significa que o labirinto não está funcionando no lado que causou as sácades. Se há queixa de borramento visual ao caminhar e o *head trust test* é positivo bilateralmente, suspeitar de lesão bilateral.

A SRVO é observada quando com o paciente sentado e fixando o olhar em seus hálux é girado para a direita e esquerda e o olhar permanece fixo no alvo. A presença de nistagmos significativo ou assimétrico indica distúrbio do SNC (Bronstein; Lempert, 2010).

Manobra posicional (manobra de Hallpick)

Consiste em realizar movimentos bruscos girando a cabeça para a direita e esquerda no paciente deitado e sentado. Essa manobra produz vertigem nos pacientes com VPPB, com nistagmo, geralmente vertical e rotatório, na mesma direção, desaparecendo em segundos. Pode causar sintomas sistêmicos como náuseas. Na VPPB, a repetição desses movimentos causa diminuição da vertigem e do nistagmo, confirmando o diagnóstico.

Postura e marcha

O estudo da postura e marcha faz parte do exame. Se a instabilidade da marcha não se associar à vertigem e tontura é pouco provável que a causa seja vestibular.

Marcha que na fase de apoio tem base alargada geralmente se relaciona a doenças vasculares difusas, lesões frontais, cerebelares, ataxia sensorial, lesões vestibulares agudas ou bilaterais e pacientes com marcha cautelosa. A lateropulsão é vista em lesões vestibulares, em lesões periféricas unilaterais agudas ou em lesões lateralizadas de tronco encefálico cerebelo.

Teste de Romberg

Para avaliar instabilidade postural o paciente deve fechar os olhos com os pés juntos em paralelo, ou sua variante potencializada de Romberg-Barré, com um pé colocado na frente do outro (a ponta do primeiro pododáctilo do pé que fica atrás deve tocar no calcanhar do outro). Idosos com problemas visuais e/ou proprioceptivos são mais suscetíveis a perder seu balanço postural, principalmente quando estão com os olhos fechados. Pode surgir lateropulsão na mesma direção do componente lento do nistagmo espontâneo, nos episódios vertiginosos, caracterizando um desvio simétrico. Nas vertigens de causa central é mais comum a retro ou anteropulsão, com ou sem lateropulsão. O sinal de Romberg está positivo somente na fase aguda do distúrbio vestibular periférico.

Para estudar a coordenação se faz o teste indicador-nariz, que pode ser sensibilizado com os olhos fechados. A não realização de um lado indica disfunção vestibular assimétrica. Caminhar em linha reta com os olhos abertos permite identificar a marcha cautelosa, assim como distúrbios periféricos e centrais. Lesões vestibulares unilaterais tendem a apresentar queda para o lado da lesão. Pacientes com ataxia somatossensitiva não conseguem caminhar com os olhos fechados.

Exame de sistema cardiovascular

Devem-se investigar hipotensão ortostática, tontura postural, HAS, arritmias e lesões valvares, dentre elas a estenose aórtica. Doenças com impacto no fluxo sanguíneo cerebral e periférico podem causar tontura, má perfusão do ouvido médio, do tronco e do córtex (Balmelli *et al.*, 2003; Blum; Kasner, 2015; Courand *et al.*, 2019; Goswami *et al.*, 2017).

Diagnóstico

A história e o exame clínico tornam o diagnóstico possível em 75% dos pacientes (Tabela 92.11), mas 10% dos diagnósticos não são elucidados. As patologias mais comuns são as vestibulopatias periféricas (35 a 55%), doenças psiquiátricas (10 a 25%), DCBV (55%) e tumores cerebrais (menos de 1%) (Katsarkas, 2008).

Nos serviços de emergência, 15% têm diagnóstico com risco de morte. Quadros como infarto agudo do miocárdio (IAM), AVE, arritmias, infecções, hipoglicemia, sangramentos e reações adversas a medicamentos precisam de diagnóstico e intervenção rápida (Tabela 92.12) (Newman-Toker *et al.*, 2008; Sloane *et al.*, 2001).

Testes complementares

Exames laboratoriais de rotina, cardiovasculares e neurológicos têm um pequeno impacto em pacientes não selecionados, porém idosos com tontura prolongada e mais de uma enfermidade, devem fazer uma investigação de rotina (Bakhit *et al.*, 2014; Ganança *et al.*, 2014).

Exames Hematológicos: hemograma, eletrólitos, função da tireoide, função renal, perfil da curva glicoinsulinêmica de 3 h, perfil glicídico e lipídico, eletroforese das proteínas e bioquímica do sangue (ácido úrico, cálcio, fósforo, bilirrubina total, fosfatase alcalina, transaminase glutâmico-oxalacética e desidrogenase láctica) e VDRL.

Exames cardiológicos: eletrocardiograma, *Tilt test* e Holter. Otológico: audiometria, eletronistagmograma e eletrococleografia. Neurológico: eletroencefalograma, tomografia de crânio, ressonância e angiorressonância do encéfalo, eletroneuromiografia.

Outros testes podem ser utilizados conforme a indicação da história e achados clínicos.

TABELA 92.11 Correlação entre o exame e o diagnóstico de tontura.

Exame	Interpretação
Nistagmo espontâneo	Distúrbio vestibular periférico: horizontal-torcional, aumenta sem a fixação Distúrbio vestibular central: qualquer direção (para cima, para baixo, torcional, horizontal)
Avaliação clínica do RVO (teste *head thrust*)	Detecta perda vestibular maior (> 60%)
Movimentos oculares (acompanhamento ocular, sácades, supressão do RVO)	Anormalidades indicam lesão central
Manobra posicional (Dix-Hallpike)	Identifica VPPB e raramente lesão em fossa posterior
Teste de Romberg: a. Normal b. Queda unidirecional c. Oscilação variável com olhos abertos d. Oscilação depois do fechamento dos olhos	 a. Na maioria dos pacientes com tontura b. Lesão vestibular aguda c. Lesão aguda cerebelar ou de tronco d. Distúrbio da coluna posterior da medula/neuropatia das grandes fibras
Anormalidades na marcha	Cerebelar, parkinsoniana, espástica, apráxica, transtornos neuropáticos
Marcha com olhos fechados (teste de Unterberger)	Desvio ipsolesional nas lesões periféricas
Respostas posturais a empurrão do tronco	Comprometimento nas síndromes parkinsonianas

RVO: reflexo vestíbulo-ocular; VPPB: vertigem posicional paroxística benigna. (Fonte: Bronstein; Lempert, 2018.)

TABELA 92.12 Diagnósticos críticos em pacientes com tontura.

Risco à vida	Insuficiência coronariana aguda (IAM), arritmia cardíaca, infecção aguda (pneumonia), sangramento gastrintestinal agudo, lesão ou massa intracraniana (hematoma subdural, neurinoma do acústico), neurossífilis, AVE, AVET, exposição tóxica (envenenamento por monóxido de carbono)
Doenças tratáveis com grande morbidade	Reações adversas a medicamentos, ansiedade e doença do pânico, VPPB, síndrome do seio carotídeo, reação vasovagal, osteoartrite cervical, depressão, compressão do VIII par, AVE, HAS, hipotensão ortostática, hipoglicemia, enxaqueca, otite média, fístula perilinfática, sinusite, déficit visual e descondicionamento

AVE: acidente vascular encefálico; AVET: acidente vascular encefálico transitório; IAM: infarto agudo do miocárdio; HAS: hipertensão arterial sistêmica; VPPB: vertigem posicional paroxística benigna. (Fonte: Sloane *et al.*, 2001.)

Tratamento

O objetivo do tratamento é promover a recuperação do equilíbrio postural e controlar efetivamente a tontura e sinais associados a sintomas auditivos, quedas, ansiedade, depressão e outros. Sempre que possível corrigir ou minimizar a causa de base. Uma atenção especial deve ser ao risco iatrogênico (Ganança *et al.*, 2014).

Por ser multifatorial e com vários sistemas envolvidos, é necessário um planejamento terapêutico que contemple a sintomatologia, a etiologia, a dieta, a farmacoterapia, a reabilitação e o estilo de vida (Tabela 92.13). O tratamento integrado chega a uma resolução mais rápida e duradoura da tontura.

Tratamentos da crise vertiginosa

O tratamento inicial na emergência inclui posicionamento adequado, repouso, hidratação e medicamentos: sedativos labirínticos (dimenidrinato, prometazina), antieméticos (metoclopramida e ondansetrona) e tranquilizantes benzodiazepínicos, todos por período curto e com monitoramento. Há expectativa de melhora em 24 a 48 horas. O tratamento não deve ultrapassar alguns dias por atrasar os mecanismos de compensação central e a recuperação a longo prazo (Swain *et al.*, 2019).

Em paralelo se investiga se a etiologia é periférica ou central, pois determina condutas específicas.

Quadro único, intenso de vertigem com duração de horas a dias sugere neurite vestibular, respondendo a uso de corticoide (dexametasona, prednisolona). Não há evidência de benefícios com uso de medicamentos antivirais. Medicações sedativas devem ser evitadas a longo prazo (Jahn *et al.*, 2015).

Tratamento pós-crise

Uso de medicamentos supressores da função vestibular e antieméticos por via oral pode ser feito por alguns dias, porém depois devem ser suspensos para que o mecanismo compensatório

▪ **TABELA 92.13** Recursos terapêuticos para a tontura.

Tratamento da causa específica	VPPB	Manobras posicionais
	VPPB	Manobras posicionais
	Enxaqueca	Profilaxia da enxaqueca
	AVET	Antiagregante plaquetário
	Doença de Ménière	Gentamicina
	Transtorno de ansiedade	Terapia cognitiva comportamental
Tratamento com medicamentos inespecíficos	Tonturas agudas e náuseas	Anticolinérgicos Anti-histamínicos Antagonistas dos canais de cálcio Antagonistas dopaminérgicos Benzodiazepínicos EGb 761 (extrato de *ginkgo biloba*) Corticoide Diurético
Cirúrgico	VPPB refratária e doença de Ménière (descompressão com ou sem válvula, secção do nervo vestibular, labirintectomia transmastóidea)	Otoneurocirurgia
Reabilitação vestibular	Tonturas crônicas (reforço sensorial)	Exercícios de coordenação olho-cabeça Exercícios de recuperação de estratégias de equilíbrio Exercícios de treinamento da marcha Exercícios de dessensibilização visual Jogos com bola
Tranquilização, informação e aconselhamento	Aliviam medos desnecessários Fornecem base para cooperação terapêutica Metas realísticas Grupos de autoajuda	
Orientação higienodietética	Evitar alimentos com absorção rápida, adoçante tipo aspartame, café, chocolate, álcool e fumo Evitar jejum prolongado Controle de estresse e prática supervisionada de exercício	

VPPB: vertigem posicional paroxística benigna; AVET: acidente vascular encefálico transitório. (Fontes: Bronstein; Lempert, 2018; Chen *et al.*, 2014; Eaton; Roland, 2003b; Ganança *et al.*, 2014; Mike; Tamás, 2018; Swain *et al.*, 2019; Uneri; Polat, 2008.)

cerebral atue. A escolha da medicação supressiva deve contemplar o seu mecanismo de ação e efeitos colaterais. O tempo de tratamento varia de 2 a 4 meses. Medicações com efeitos colaterais deletérios no idoso como sedação, alteração cognitiva, hipotensão, parkinsonismo, devem ser preteridas por medicações com menos efeitos colaterais e interações.

Medicamentos sintomáticos (Trkanjec *et al.*, 2007):

- Anticolinérgicos: escopolamina é efetiva na profilaxia e no tratamento de tontura e vômitos. Efeitos colaterais anticolinérgicos. Contraindicação: glaucoma. Indicação restrita no idoso
- Anti-histamínicos: meclizina e prometazina. Efeitos colaterais anticolinérgicos. Contraindicação: glaucoma. Indicação restrita no idoso. Betaístina: determina vasodilatação, secreção de histamina e melhor desempenho da atividade dos núcleos vestibulares. Reduz a intensidade e frequência da tontura. Pouco efeito na doença Ménière
- Antagonistas dopaminérgicos: clopromazina, metoclopramida: atuam na formação reticular do bulbo, reduzindo os impulsos do centro da náuseas e vômito. Não tem ação na tontura e vertigem. Efeitos colaterais: sedação, boca seca e sintomas extrapiramidais. Ondesartam, tropisetron e gansisetron: inibem os impulsos vagais no centro do vômito. Usados para a náuseas e vômito e raramente na tontura e vertigem. Sulpiride: tem efeito antiemético, antipsicótico e antidepressivo. Leva a redução do tempo de recuperação da tontura
- Monoaminérgicos: anfetaminas e efedrina. Potencializam os efeitos da escopolamina. Uso raro em casos graves
- Benzodiazepínicos: diazepam, lorazepam, clonazepam, alprazolam. Tem ação supressora vestibular pelo sistema GABA. São efetivos no alívio da tontura e vertigem. Reduzem a ansiedade e a doença do pânico. Efeitos colaterais: sonolência, letargia, risco de quedas, dependência e abstinência. Contraindicação: doença pulmonar obstrutiva crônica (DPOC) e apneia do sono
- Bloqueadores dos canais do cálcio: cinarizina e flunarizina. Indicados na cinetose e para supressão vestibular. Efeitos colaterais: fadiga, sonolência, cefaleia, desconforto epigástrico, ganho de peso, depressão e sintomas extrapiramidais. Contraindicações: doenças extrapiramidais. Nimodipino: indicação na doença de Ménière
- Anticonvulsivantes: gabapentina, carbamazepina e oxcarbazepina são eficientes no tratamento da vertigem e reduzem a cinetose
- Extrato de *Ginkgo biloba*: redução da viscosidade sanguínea e melhora da microcirculação. Usado no tratamento da vertigem de origem periférica ou central. Efeitos colaterais: cefaleia, hipotensão e distúrbio gastrintestinal
- Piracetam: agente notrópico, derivado do GABA. Alivia a vertigem pós-trauma e a vertigem central (insuficiência vertebrobasilar). Reduz a frequência da vertigem recorrente
- Canabinoides: usado como antiemético potente (Bronstein; Lempert, 2018).

Tratamento da tontura crônica e recorrente

O tratamento deve ser direcionado às patologias de base e não mais à sintomatologia, sendo, portanto, necessário investir no diagnóstico das causas principais e coadjuvantes. Não deve ser realizado tratamento medicamentoso a longo prazo pela presença dos efeitos colaterais da medicação, por reduzir os mecanismos de compensação e aumentar o risco de quedas (Swain *et al.*, 2019).

Reabilitação e reforço sensorial

Eaton; Roland, 2003a; Gazzola *et al.*, 2006; Mansson; Hakansson, 2004; Swain *et al.*, 2019.

Visão

O envelhecimento ocular experimenta alterações como redução da discriminação das cores, alentecimento da acomodação, maior sensibilidade à claridade/brilho e redução da visão periférica, o que leva ao aumento do risco de tropeçar e cair. Óculos bifocais podem dificultar a visão periférica e de profundidade.

Audição

Aparelhos auditivos podem auxiliar o paciente em sua orientação espacial.

Tato

Idosos com tonturas multissensoriais caminham bem com apoio de corrimões, paredes ou móveis. Uma bengala pode um auxílio adicional no reforço do tato, melhorando a orientação espacial e reduzindo o balanço postural.

Reabilitação vestibular

A reabilitação vestibular envolve exercícios de acomodação, habituação, substituição, equilíbrio e condicionamento visando o reforço dos mecanismos adaptativos normais do SNC, a estabilização da postura e orientação espacial. Deve ser realizado por um fisioterapeuta com experiência na população idosa (Swain *et al.*, 2019). Incluem:

- Exercícios que estimulem os RVO, como mover a cabeça enquanto se lê um texto e vice-versa, que podem levar à estabilização do olhar fixo
- Exercícios de reeducação do balanço e dessensibilização, que progressivamente diminuem a instabilidade, o que é observado pela diminuição do suporte da base do paciente
- Exercícios de força e elasticidade que se seguem de exercícios da marcha em diversas superfícies, como escadas. Uma bicicleta estacionária pode ser uma alternativa para o idoso com dificuldades para o uso da balança com travessão
- Posteriormente, pode-se associar a marcha à leitura, a carregar objetos e a caminhar entre outras pessoas
- Movimentos repetidos de cabeça e olhos, utilizados para a provocação de tonturas vertiginosas ou de desequilíbrio também fortalecem os mecanismos adaptativos do SNC
- O número de repetições destes exercícios deve ser aumentado progressivamente dentro de um período de mais ou menos 6 a 8 semanas, respeitando-se a tolerabilidade do idoso
- Estas estratégias de acomodação têm demonstrado mais eficiência em pacientes com VPPB ou com perda súbita de função vestibular.

As novas propostas terapêuticas envolvem a terapia genética e biológica (renovação dos cílios do sáculo e utrículo) (Swain *et al.*, 2019).

Complicações

Estudos publicados não mostram aumento da mortalidade ou institucionalização associado às queixas de tontura, porém, como em outras condições crônicas, têm impacto na qualidade de vida. Tontura e instabilidade estão associadas a quedas, sarcopenia, medo de cair, restrição de atividades e ansiedade (Jahn *et al.*, 2015; Lawson; Bamiou, 2005).

Quedas e medo de cair

As causas mais frequentes de tontura e instabilidade na marcha em idosos são: VPPB; deficiência sensorial como insuficiência vestibular bilateral, polineuropatia e deficiência visual; doenças nervosas centrais como hidrocefalia de pressão normal e ataxia cerebelar (Jahn *et al.*, 2015).

Ao estudar a população com tontura grave, Lawson *et al.* (1999) concluíram que 46% dos idosos, além da tontura, tinham síncope e/ou quedas, e estas tinham valor preditivo para comorbidades cardiovasculares (Swain *et al.*, 2019).

A tontura e/ou vertigem estiveram presentes em 68% dos idosos que caíram mais de duas vezes por ano. A disfunção vestibular foi associada a quedas não explicadas e a fraturas de quadril em mulheres idosas (Fernández *et al.*, 2015; Hansson *et al.*, 2004; Lopes *et al.*, 2013).

Piora da qualidade de vida

Idosos com tontura tem redução nos valores das escalas que avaliam a qualidade de vida e a incapacidade percebida tem relação com as limitações físicas e emocionais impostas pela tontura. (Hsu *et al.*, 2005)

Doenças relacionadas com tonturas

Doenças vestibulares periféricas

Geralmente se apresentam com vertigem, nistagmo e náuseas, manobra de Hallpike positiva e respondem geralmente à reabilitação vestibular (Epley, 1992; Ganança *et al.*, 2014; Mike; Tamás, 2018; Mirallas *et al.*, 2011) (Tabela 92.14).

VPPB. Muito frequente entre 60 e 70 anos de idade. Piora com movimento da cabeça. Causada por debris na endolinfa, determina vertigem, nistagmo e náuseas. Manobra de Hallpike é positiva quando deflagra o quadro com nistagmos. O tratamento é feito com reabilitação vestibular (repetição das manobras de Epley ou de Semont). Pode ter remissão espontânea, ser recorrente e nos casos graves necessitar de tratamento cirúrgico (Epley, 1992; Kao *et al.*, 2001; Mike; Tamás, 2018; Swain *et al.*, 2019).

Doença de Ménière. Doença da orelha interna com a tríade sintomática tontura, zumbido e surdez, que resulta do acúmulo de endolinfa por redução na reabsorção. O tratamento visa evitar alterações na endolinfa, sendo indicada restrição de sódio, cafeína e fumo. Nas crises usar doses baixas de benzodiazepínicos e meclizina. Casos graves têm indicação cirúrgica (secção do nervo vestibular). A perda da audição elimina a vertigem.

Crise vestibular aguda. Causa frequente de tontura por perda aguda tônica de informação do labirinto ou no vestibular com vertigem, nistagmo, instabilidade e sintomas neurovegetativos. Paciente melhora quando fica sobre o lado afetado. O quadro tem melhora gradual em alguns dias.

Labirintite. Quadro agudo com nistagmo, Hallpike positivo e instabilidade postural relacionado a infecção sistêmica de ouvido. Tratamento sintomático de vertigem e exercícios vestibulares.

Vestibulopatia idiopática. É um diagnóstico de exclusão de doenças vestibulares. Avaliações clínicas laboratoriais e de imagem normais e sem indicar grupo específico de doença.

Infarto labiríntico. Início abrupto associado ou não a sinais neurológicos em pacientes com doença vascular. Nistagmo espontâneo, Hallpike positivo, instabilidade postural e redução auditiva unilateral. Tratamento sintomático e reabilitação labiríntica e tratamento de doenças de base.

TABELA 92.14 Diagnósticos como causa de vertigem.

Doença	Número de casos	Percentual (%)
VPPB	255	42,43
Vestibulopatia idiopática	122	20,29
Enxaqueca vestibular	79	13,15
Doença de Ménière	75	12,47
Crise vestibular aguda	39	6,49
Doenças sistêmicas	11	1,83
Ototoxicidade	10	1,67
Vertigem pós-traumática	5	0,84
Neurinoma do acústico	3	0,49
Cinetose	2	0,34
Total	601	100

VPPB: vertigem posicional paroxística benigna. (Fonte: Uneri; Polat, 2008.)

Neurite vestibular. Quadro agudo unilateral com náuseas e vômitos por mais de 24 h sem perda auditiva ou sinais neurológicos. Etiologia viral ou vascular (provável). Tratamento com corticoide. Assim que o nistagmo melhorar iniciar reabilitação vestibular e treino de marcha.

Fístula perilinfática. Causa rara associada a traumatismo, causada pela perda da perilinfa. Nistagmo espontâneo, Hallpike positivo, instabilidade postural e redução auditiva unilateral. Tratamento conservador com repouso no leito e, se refratário, indicação cirúrgica.

Desequilíbrio por perda vestibular se unilateral. Tumor geralmente é unilateral (neurinoma do acústico etc.) e se bilateral pensar na toxicidade de medicamentos. Descontinuar fármacos e reabilitação vestibular.

Desequilíbrio benigno e vertigem benigna do envelhecimento. Secundário a enfraquecimento neurossensorial múltiplo.

Doença imunomediada da orelha interna. Tem se investigado as citocinas como fator de necrose tumoral alfa. Tratamento precoce com imunossupressores (Ganança *et al.*, 2014).

Causas otológicas

Na surdez e no zumbido, a perda auditiva não parece ser influenciada pela presença ou não de VPPB. Há uma alta prevalência de surdez pela degeneração espontânea do sistema vestibulococlear. Pacientes idosos com tontura tem 80% de associação de zumbido assim como dificuldade em compreender a fala em ambientes ruidosos (64%), hipoacusia (56%) e sensibilidade a sons intensos (47%). Recomenda-se a investigação otoneurológica se há queixa auditiva (Bezerra; Frota, 2008; Moreno; Andre, 2009).

Doenças cardiovasculares

A DCV é a primeira causa primária de tontura em idosos em comunidade, chegando a uma prevalência de 56,8% (Vugt *et al.*, 2020).

Doença arterial coronariana. Em idosos da comunidade há uma associação frequente entre angina, IAM prévio e HAS. A queixa de síncope, tontura, queda, palidez cutânea, associada à necessidade de sentar ou deitar mostrou valor preditivo para DCV (Lawson; Bamiou, 2005; Lawson *et al.*, 1999).

Síncope e arritmias. A sensibilidade do seio carotídeo é comum em idosos mesmo sem história de síncope ou tontura. Pacientes ambulatoriais com queixa de tontura ou síncope e palpitação podem apresentar arritmias relevantes, porém muitas vezes o diagnóstico só é feito com eletrocardiograma de 24 horas. A síncope cardiogênica está associada a uma maior mortalidade. Entre as causas mais frequentes de síncope no idoso estão a hipotensão ortostática, estenose aórtica e hipersensibilidade de seio carotídeo. O tratamento deve ser dirigido à causa de base. (Balmelli *et al.*, 2003; Kerr *et al.*, 2006; Wong, 2018).

Hipotensão postural

Muito frequente, associado especialmente ao uso de medicamentos. Pode ser sintomático ou não. Tem mais valor se houver sintomatologia associada.

A tontura postural, mais que a hipotensão postural, foi associada com história de quedas, síncope e redução de estado funcional, sendo mais importante que medir a pressão arterial postural, na avaliação de risco de quedas e síncope em idosos Associação frequente com insuficiência cardíaca e baixa tolerância ao exercício (Ensrud *et al.*, 1992).

Hipotensão pós-prandial. A hipotensão sintomática 30 minutos após uma refeição pode ser encontrada em 22% dos idosos independentes com queda ou síncope. A reavaliação de medicamentos, refeições fracionadas com ingesta de café, uso de meias elásticas e fisioterapia são medidas recomendadas (Maurer *et al.*, 2000).

Doenças neurológicas

DCBV. O AVE, o acidente vascular de tronco e a enxaqueca são causas de tontura. AVE pode se apresentar como um quadro agudo de labirinto. O quadro é de início agudo, geralmente associado com arritmia cardíaca e com sinais neurológicos focais. São frequentes as seguintes comorbidades: arritmia, dislipidemia, HAS e diabetes. O tratamento é voltado para as doenças de base. Geralmente na insuficiência vertebro basilar, há uma compressão funcional das artérias vertebrais por osteófitos na rotação e extensão cervical. Os sintomas: tontura, náuseas, vômito, alucinações, queda, cefaleia e defeitos de campo visual entre outros (Balmelli *et al.*, 2003; Blum; Kasner, 2015; Courand *et al.*, 2019).

Tontura cervical. Idosos com dor cervicobraquial podem apresentar alterações do equilíbrio. O excesso de informações proprioceptivas dos músculos do pescoço leva a um conflito sensorial. Atividades que provocam tonturas devem ser evitadas. O uso de colar cervical e fisioterapia estão indicados (Reid; Rivett, 2005).

Enxaqueca vestibular. A associação entre a cefaleia e tontura é conhecida. Vários sinais neurológicos acompanham a enxaqueca incluindo a cefaleia e vertigem. Sintomas psiquiátricos são frequentes quando há doença vestibular periférica. Na crise está indicado o uso de analgésicos e sumatriptanos. No tratamento preventivo se utiliza de betabloqueador e antidepressivos tricíclicos (Swain *et al.*, 2019; Teggi *et al.*, 2010).

Desequilíbrio somatossensorial e proprioceptivo. Tem associação com a neuropatia periférica (diabetes), osteartrose cervical e compressão espinal. Caracteriza-se pela piora no escuro.

Tontura multissensorial. Apresenta-se com instabilidade que piora fora de casa. É frequente em idosos e envolve déficit visual e auditivo, descondicionamento físico, doença cervical, neuropatia periférica, e efeitos adversos de medicamentos. Tratamento envolve correção dos déficits, revisão medicamentosa e reabilitação. (Mansson; Hakansson, 2004).

Doenças psiquiátricas

Idosos com doença psiquiátrica tem tontura com frequência. Ansiedade, depressão, síndrome do pânico e estresse emocional são as doenças mais comuns (Schmid *et al.*, 2020).

Síndrome de hiperventilação

Pacientes têm a sensação de não inspirar ar suficiente e por isso passam a inspirar profundamente e aumentar a frequência respiratória o que causa sintomas como atordoamento, formigamento, tontura, cefaleia, podendo chegar à perda de consciência. Estresse e ansiedade são causas comuns. O tratamento é dirigido à causa de base.

Outros

Infecções do sistema nervoso, disfunções metabólicas, doenças inflamatórias, intoxicações e tumores são outras causas neurológicas de tontura (Mansson; Hakansson, 2004).

Medicamentos

A quantidade de medicamentos tem uma forte relação com a tontura, sendo difícil definir se são causa ou efeito.

A revisão medicamentosa cuidadosa quanto a efeitos adversos, especialmente no que se refere aos medicamentos que aumentam quedas (FRID; do inglês, *fall risk increasing drugs*), tem um grande potencial de sucesso (Tabela 92.15).

A revisão medicamentosa faz parte da AGA (Ahearn; Umapathy, 2015; Bennett *et al.*, 2014; Harun; Agrawal, 2015; Tinetti *et al.*, 2000).

■ **TABELA 92.15** Medicamentos com vestíbulo e ototoxicidade.

Medicamentos/ação	Vestibulotoxicidade | Tontura, vertigem pseudotontura	Ototoxicidade | Zumbido, surdez
Aminoglicosídios	Gentamicina, tobramicina, estreptomicina	Gentamicina, tobramicina, amicacina, neomicina
Fluoroquinolonas	Moxifloxacino, ciprofloxacino, ácido nalidíxico	Ácido nalidíxico
Glicopeptídios	Vancomicina	Vancomicina
Macrolídios	Eritromicina, azitromicina	Eritromicina, azitromicina
Nitrofurantoína	Nitrofurantoínas	–
Polimixina	Polimixinas B e E	Polimixina B e E
Antiprotozoários/anti-helmínticos	Quinina, quinidina, cloroquina, pirimetamina, metronidazol, oxamniquina, tiabendazol, mebendazol, ivermectina	Quinina, cloroquina
Antivirais	Amantadina, efavirenz	Tiabendazol
Antituberculose	Etambutol, rifampicina	Rifampicina
Antineoplásicos	Metotrexato	Metotrexato
Diuréticos	Tiazídicos	Diuréticos de alça
Antiarrítmicos	Quinidina, lidocaína	Quinidina, lidocaína
IECA	Nitratos	Enalapril
Betabloqueadores	Propranolol, atenolol	Propranolol, atenolol
Antiparkinsonianos	Bromocriptina, levodopa	Bromocriptina, levodopa
Ação vascular periférica e cerebral	Pentoxifilina, sumatriptana	–
Antidepressivos	Fluoxetina, paroxetina, trazodona, venlafaxina	Imipramina, fluoxetina
Estimulantes do SNC	Teofilina	Cafeína, aminofilina
Ansiolíticos	Diazepam e outros benzodiazepínicos, buspirona	–
Anticonvulsivantes	Fenitoína, hidantoína, valproato, primidona, gabapentina, lamotrigina, topiramato, carbamazepina	Carbamazepina
AINE	Salicilatos, indometacina, ácido mefenâmico	Ácido acetilsalicílico, indometacina, ibuprofeno, naproxeno, ácido mefenâmico, piroxicam
Anestésicos/opioides	Lidocaína, morfina	Morfina
Relaxantes musculares	Baclofeno	–
Uricosúricos	Alopurinol	–
Gastrintestinais	Ondesartrona, loperamida	Cimetidina, famotidina, omeprazol
Antialérgicos	Cromoglicato dissódico	–
Endócrinos	–	Propiltiouracila
Metais	Sal de ferro, mercúrio	Gálio

AINE: Anti-inflamatórios não esteroides; IECA: inibidor da enzima conversora de angiotensina; SNC: sistema nervoso central. (Fontes: Paulino, 2012; Rosalino, 2005.)

93

Imobilidade e Síndrome da Imobilização

Mauro Marcos Sander Leduc • Roberto Gamarski • Vinícius Ribeiro Leduc • Mariana Miranda Suguino

Introdução

É fato conhecido que a população geriátrica tem crescido rapidamente nos últimos 20 anos, e deverá continuar assim por duas décadas. Dentro desse grupo, a subfração do idoso muito idoso (mais de 75 anos de idade) é a que mais se destaca e que, ao mesmo tempo, traz consigo alterações crônico-degenerativas, apresenta um acentuado declínio funcional e torna-se idoso fragilizado. Estudos com idosos com idade superior a 75 anos de idade mostram que, após essa idade, a perda funcional ocorre, de maneira corriqueira, em maior velocidade (Aartsen *et al.*, 2002), levando-nos à conclusão de que essa idade é, então, um divisor de águas depois da qual incapacidade, imobilidade e mortalidade crescem rapidamente. Para um idoso com expectativa de vida de 10 anos, apenas 4 anos estarão livres de complicações.

É justamente esse grupo, geneticamente seleto e que superou por décadas as intempéries de sua existência, que corre o risco de passar uma proporção de sua expectativa de vida confinado ao leito, representando um enorme sofrimento existencial.

Chamamos de síndrome de imobilização (SI), assim descrita por Pietro de Nicola:

> "SI deriva principalmente do fato de que todos os órgãos e aparelhos podem ressentir-se, gravemente, da própria imobilidade e de suas consequências, a começar pela deterioração intelectual e comportamental, dos estados depressivos, dos distúrbios cardiovasculares, respiratórios, digestivos e metabólicos, constipação intestinal, hipotonia muscular, osteoporose, desnutrição, distúrbios metabólicos, contratura e negativação do balanço nitrogenado. Trata-se, portanto, de todo um complexo de alterações que repercutem negativamente sobre o organismo, tendo origem na imobilidade" (Ando, 2004).

Semelhante a outras doenças prolongadas em fase terminal, tais como neoplasias e síndrome da imunodeficiência adquirida (AIDS), a SI representa a derradeira fase da vida para muitos idosos. Desconhecendo a síndrome e assustadas com a situação do paciente, as famílias são incapazes de mantê-los no domicílio por questões financeiras, complexidade nos cuidados e custos, além da falta de apoio técnico do sistema de saúde. Contraturado, disfásicos, usando sonda para alimentação, duplamente incontinente, caquético, demente grave e com úlceras necrosadas exalando odor fétido, essa é a apresentação do idoso com a SI. Resta aos cuidadores um único recurso possível: a internação asilar ou hospitalar para esses pacientes, onde, geralmente, eles vêm a falecer. Cabe ao geriatra e à equipe multiprofissional cuidar deles, já que, apesar de não haver cura, precisam ter seu sofrimento aliviado até o momento da morte (Keller, 1993; van Wilgen *et al.*, 2009). O médico deve guardar absoluto respeito pelo ser humano, sendo aqui bem aplicada a ortotanásia. Para isso, é necessário reconhecer a síndrome e saber lidar com todos os seus agravantes, conduzindo o paciente a um final digno.

Neste capítulo, busca-se definir a SI e os critérios para identificá-la, avaliar sua prevalência e descrever todas as complicações que a acompanham.

Definição

A SI, apesar de muito usada entre os geriatras, é, na realidade, pouco conhecida e entendida por médicos de outras especialidades. Até mesmo na literatura especializada, nacional ou estrangeira, essa denominação não é encontrada, havendo referência específica apenas no livro de Pietro de Nicola. Trabalhos científicos publicados também não adotam essa terminologia, sendo encontradas referências tais como imobilidade, repouso prolongado no leito (*bed rest*) e síndrome do desuso – definida como deterioração dos sistemas corporais secundários à inatividade musculoesquelética (Biolo *et al.*, 2005; Artiles *et al.*, 1997)

O pouco que se sabe da SI é proveniente do conhecimento da medicina espacial, na qual se estuda o efeito da falta de gravidade sobre o corpo humano e a influência dessa ausência em várias funções orgânicas. Na posição supina prolongada, a força da gravidade sobre nosso corpo é menor e daí surgem a perda óssea, muscular etc. (Martin-Dupan; Benoit, 2004).

Percebe-se que a SI, apesar de muito citada e estar presente em muitos idosos, parece não estar definida com clareza na literatura ou no meio médico em geral, o que torna difícil avaliar sua prevalência em asilos, hospitais ou na comunidade, assim como caracterizar o paciente que a apresenta.

Em face dessas dificuldades, tornam-se necessárias algumas definições para estabelecimento da síndrome especificando seus critérios para depois apontar suas causas e características:

- Síndrome: conjunto ou complexo de sinais e sintomas que ocorrem ao mesmo tempo, que individualizam uma entidade mórbida e podem ter mais de uma etiologia
- Imobilidade: ato ou efeito resultante da supressão de todos os movimentos de uma ou mais articulações em decorrência da diminuição das funções motoras, impedindo a mudança de posição ou translocação corporal
- SI: complexo de sinais e sintomas resultantes da supressão de todos os movimentos articulares, que, por conseguinte, prejudica a mudança postural, compromete a independência, causa incapacidade, fragilidade e morte.

Critérios para identificação

Não podemos dizer que todo paciente confinado no leito tenha SI. Existe uma classificação temporal que denomina repouso a permanência no leito de 7 a 10 dias; imobilização de 10 a 15 dias e decúbito de longa duração – mais de 15 dias. Para caracterizar a SI, devemos usar critérios que nos orientem para fazer um diagnóstico específico da síndrome e que tenham características próprias. O critério maior seria déficit cognitivo médio a grave e múltiplas contraturas. No critério menor consideramos sinais de sofrimento cutâneo ou úlcera de decúbito, disfagia leve a grave, dupla incontinência e afasia (Ferrel *et al.*, 2000).

Define-se um paciente com SI quando ele tem as características do critério maior e pelo menos duas do critério menor (Ribeiro *et al.*, 2011).

Causas da imobilidade

Diversas são as patologias que levam o idoso à imobilidade, as quais podem evoluir para a SI (Laksmi *et al.*, 2008). É necessário conhecê-las para estabelecer o tratamento adequado e prevenção de suas complicações (Figura 93.1).

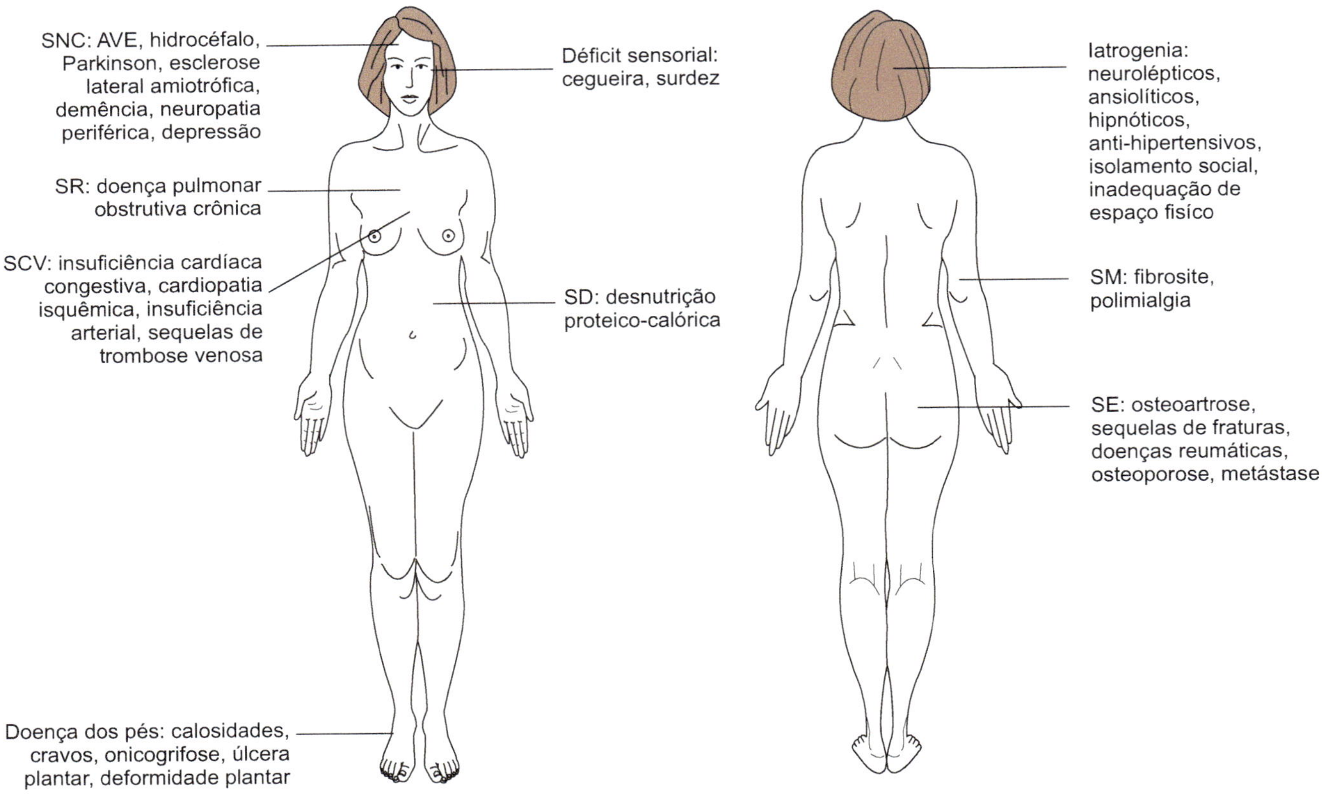

■ **FIGURA 93.1** Patologias e causas de imobilidade. AVE: acidente vascular encefálico; SCV: sistema cardiovascular; SD: sistema digestório; SE: sistema esquelético; SM: sistema muscular; SNC: sistema nervoso central; SR: sistema respiratório.

O resultado de todos esses problemas seria, em última instância, equilíbrio precário, quedas, limitação da marcha, perda da independência, imobilidade no leito e, finalmente, suas complicações –, a SI. Independentemente da causa da imobilidade, mesmo por curtos períodos, a imobilização resulta em modificações para pior dos sistemas cardiovascular, osteomuscular, respiratório e do metabolismo. O estado psíquico também pode se ressentir do imobilismo, sendo frequentes depressão, apatia, déficit cognitivo e ansiedade.

Na prática, não se observa uma linha divisória nítida entre imobilidade e SI, mas sim um amplo espectro que iria de casos leves até os mais graves.

Prevalência e taxa de mortalidade

Os indivíduos que chegam à SI, são, em geral, idosos fragilizados que, por necessidade, internam-se em hospitais ou vivem em instituição onde o ambiente não familiar, o repouso prolongado e forçado, a desnutrição, a iatrogenia e a comorbidade transformam o ancião em um ser dependente. Por vezes, cura-se a doença de base, mas sua independência e mobilidade estão irremediavelmente comprometidas.

Uma variedade de síndromes geriátricas (complexos de problemas médicos com causas múltiplas) está associada a declínio funcional, e 25 a 50% dos idosos perdem sua independência física, ficando confinados ao leito após tratamento hospitalar prolongado (Ribeiro *et al.*, 2011). Não há dados específicos da prevalência da SI, mas, baseando-se no número de idosos que se tornam incapacitados e perdem sua independência, conclui-se que a prevalência seja alta.

Esses idosos necessitam de dieta especial por sonda, usam antibióticos de última geração para tratamento de infecção do trato urinário (ITU), pneumonias e úlceras e requerem curativos especiais, o que eleva sobremaneira os custos de manutenção.

Estudos controlados mostram alta taxa de mortalidade entre os idosos imobilizados no leito – em torno de 50% (Ribeiro *et al.*, 2011).

A *causa mortis* é quase sempre decorrente de falência múltipla de órgãos, mas, por vezes, uma causa específica pode ser encontrada, sendo a pneumonia, a embolia pulmonar e a septicemia as mais comuns.

Consequências da imobilidade e características da síndrome de imobilização

O repouso no leito foi reconhecido como modalidade terapêutica a partir do século XIX a fim de poupar os humores ou energia para restabelecimento da doença, a qual esgotaria a energia corporal (com base na teoria hipocrática dos humores e calor intrínseco). A partir disso, esse procedimento passou a ser adotado de modo abusivo para todos os processos mórbidos. Após a Segunda Guerra Mundial, tal conduta tem sofrido mudanças, tais como mobilização precoce no pós-operatório, reabilitação para doenças cardiorrespiratórias etc.

Não ter atividade física, seja por falta de iniciativa ou desejo, por imposição dos cuidadores, por monotonia do ambiente ou por doenças físicas ou psiquiátricas, induz o indivíduo a um descondicionamento global, levando ao agravo de sua condição física, cognitiva e emocional. Ao contrário, priorizar e valorizar atividades regulares e orientadas produziria ganho de força e resistência, melhor condicionamento cardiorrespiratório e bem-estar psíquico.

Como o envelhecimento, infelizmente para os idosos, é uma fase de maior fragilidade e dependência, o repouso ou confinamento no leito passou a ser, de maneira errônea, uma prática ou conduta universal que prevalece ainda hoje, seja na comunidade ou na instituição. O que se vê, então, são idosos capazes e fisicamente estáveis passarem dias sem sair do leito. Isso acontece porque os cuidadores impedem que o paciente permaneça útil e ativo, induzindo-o ao repouso prolongado, sendo esse o ponto de partida para a mudança de comportamento e má qualidade de vida, com rápido e grave desgaste. Após essa fase, tirá-los do leito torna-se difícil, pois eles choram, gritam e agridem diante de qualquer tentativa.

A imobilidade prolongada causa deterioração funcional progressiva dos vários sistemas, muito além da senescência normal, chegando-se mais tarde à SI.

Na Figura 93.2 estão os sistemas atingidos pela síndrome e quais as modificações por eles sofridas.

Serão descritas a seguir algumas dessas alterações.

Sistema tegumentar

A pele senil apresenta declínio na produção das células epiteliais, causando adelgaçamento de 20 a 30% na espessura da epiderme, redução de número, tamanho e secreção da glândula sudorípara, escasso tecido de sustentação e diminuição da vascularização. A derme desidrata, perdendo seu vigor e elasticidade (Vojvodic, 2004).

Esses fatores combinados tornam a pele inelástica e mais friável, facilitando as lesões dermatológicas do paciente acamado.

Micoses

São facilitadas pela umidade constante na superfície corporal, fato comum em acamados, pois suor, urina e restos de alimentos acumulam-se, principalmente se o colchão for revestido de material não poroso e a higiene for precária.

Eritrasma, micose causada pela *Nocardia minutissima*, atinge regiões úmidas e intertriginosas (axila, mamária e inguinal). Infecção por cândida é problema também em áreas de dobras ou pregas. As micoses são porta de entrada para importantes infecções bacterianas e estão presentes, com frequência, em diabéticos. Higiene, bom estado nutricional, exposição ao sol, uso de roupa de material poroso (evitar tecidos sintéticos e fraldas), temperatura ambiente agradável, controle glicêmico e o não uso de colchão com superfície plástica são medidas preventivas de micoses.

Xerose

Nome dado ao ressecamento da pele, causado pela diminuição das glândulas sudoríparas, que causa prurido e descamação. O uso de sabões, banhos de imersão, banhos quentes e demorados pioram o problema. Deve-se, por isso, evitar esses fatores precipitantes, usar hidratante para pele e induzir a ingestão de líquidos.

Laceração

O constante atrito sobre o leito associado à pouca elasticidade da pele, à falta de tecido de sustentação e à xerose acabam produzindo lacerações na pele, principalmente braços e pernas. Jamais mobilizar o paciente pelo antebraço ou contê-lo com faixas de crepe diretamente nos punhos.

Dermatite amoniacal

Lesão muito frequente decorrente de contato da pele com a urina. O uso de fraldas geriátricas pode até agravar o problema, pois, por serem revestidas de plástico, criam um meio próprio

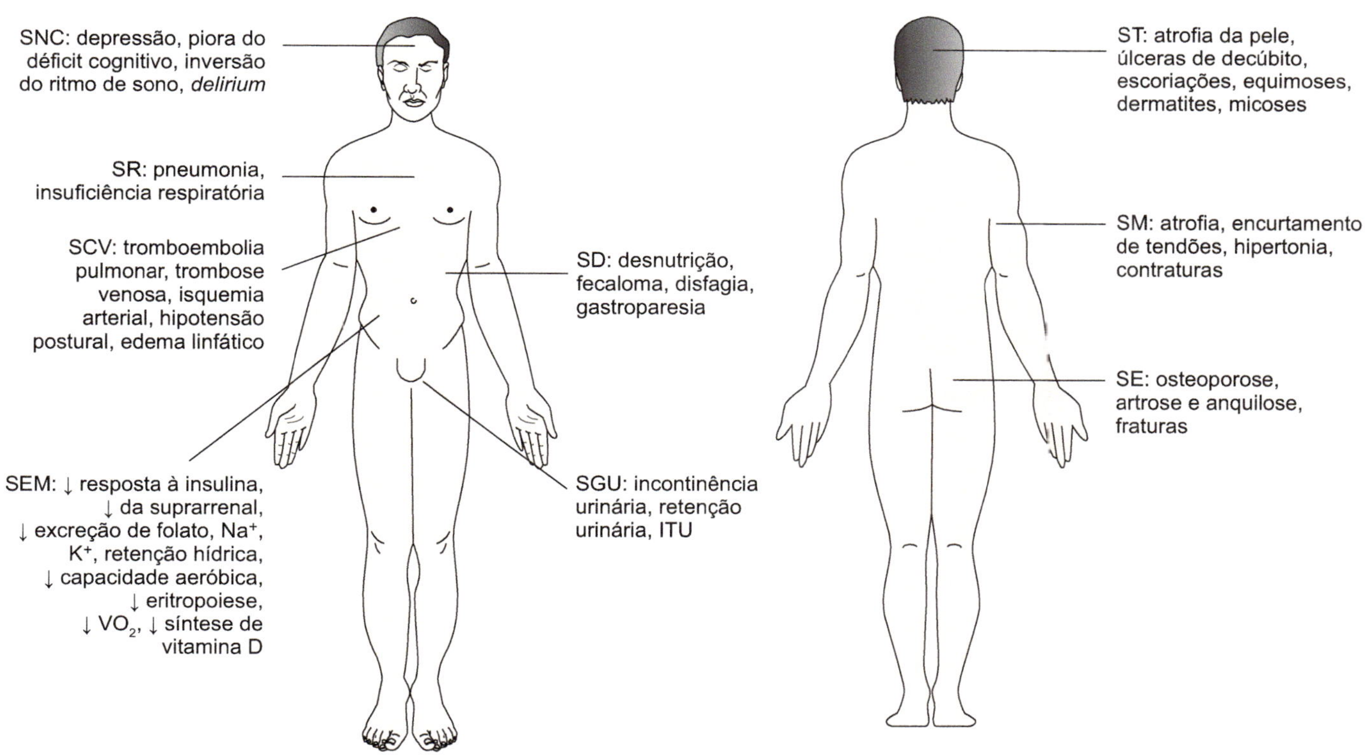

▪ **FIGURA 93.2** Sistemas atingidos e modificações causadas pela síndrome de imobilização. SNC: sistema nervoso central; SR: sistema respiratório; SCV: sistema cardiovascular; SEM: sistema endocrinometabólico; SD: sistema digestório; SGU: sistema geniturinário; ITU: infecção do trato urinário; ST: sistema tegumentar; SM: sistema muscular; SE: sistema esquelético.

(umidade e calor) para a proliferação de bactérias que desdobram a ureia em amônia. Por essa razão, para homens, dá-se preferência ao uso de coletor. Nas mulheres que usam fraldas, deve-se dar banho ao trocá-las, não permitindo que fiquem molhadas de urina.

Lesão por pressão

Não é finalidade deste capítulo dissertar sobre a lesão por pressão (LP), mas como se trata de lesão frequente e grave, alguns pontos devem ser considerados. Estudos mostram incidência de 10 a 20% em idoso acamado e taxa de mortalidade de 70% ao ano. Cerca de 13% desses idosos têm LP de graus III e IV (Bezerra *et al.*, 2009). O fator desencadeante da LP é, em última instância, a compressão por mais de duas horas de uma área tecidual restrita, que, por sua vez, produz pressão e colabamento (isquemia) dos vasos sanguíneos. Uma lesão surge em poucas horas, mas necessita de meses para cicatrizar, sendo que o paciente tem 50% de chances de morrer em 4 meses. As lesões surgem de dentro para fora, ou seja, dos tecidos adjacentes às proeminências ósseas, estendendo-se para a superfície até se exteriorizarem na epiderme, recebendo graduação I, quando existe apenas hiperemia, a qual não empalidece ao ser comprimida, até o grau IV, em caso de necrose de músculos, ligamentos, tendões e pele. A isquemia produz anoxia, morte celular e reação inflamatória em cadeia, resultando em necrose tecidual.

Desnutrição, desidratação, má higiene, anemia, obesidade, sedação excessiva, doença cardiorrespiratória, hipoalbuminemia, predisposição individual, doenças crônicas, colchão inadequado, perda de sensibilidade dolorosa, falta de mobilidade e diminuída captação de oxigênio pelos tecidos são elementos que contribuem para sua formação. A melhor prevenção é a correção de todos os fatores citados, além de proteção para as proeminências ósseas, posicionamento no leito, mobilização a cada 2 horas (mesmo à noite) e assentar o paciente o maior tempo possível. Em termos de colchão, o mais adequado é o pneumático, com insuflação intermitente, sendo o colchão tipo caixa de ovo pouco eficaz.

Ressalta-se um papel relevante do estado nutricional na fisiopatologia das lesões por pressão e a importância da avaliação do risco da desnutrição e seu possível impacto em comorbidades que geram dor e interferem na qualidade de vida (Mechanick, 2004; Quintela, 2015).

Equimoses

São frequentes nesses pacientes e representam a grande fragilidade capilar associada à falta de tecido de sustentação para os vasos sanguíneos. O uso de anticoagulante e traumas contribuem para o seu aparecimento. Deve-se manipular esses pacientes com cautela, usando-se bandagens para proteção dos membros.

Sistema esquelético

Alterações articulares

Na imobilidade, uma série de alterações mecânicas e físico-químicas ocorre nas articulações, levando à contratura. Com a falta de mobilidade, o líquido sinovial e seus nutrientes deixam de fluir na cartilagem intra-articular por ausência do efeito de bomba, responsável por sua difusão. Por conta de processos neuromusculares primários que levam à flexão das articulações, principalmente de quadril, joelhos, punhos e cotovelo, surgem, com o passar do tempo, as contraturas, que podem ser definidas como a limitação da amplitude do movimento articular a ponto de impedir um desempenho normal de sua função. Pessoas têm contraturas resultantes de uma gama variável de condições osteoneuromusculares que, por sua vez, resultam em outras condições mórbidas. Uma articulação contraturada é caracterizada por ter menor fluidez e nutrientes no líquido sinovial com proliferação do tecido conjuntivo fibroso e gorduroso (fibroblastos, adipócitos e matriz extracelular). Esse conjunto de modificações é chamado *pannus*, o qual é responsável pela aderência intra-articular. O tecido conjuntivo frouxo torna-se denso e fibroso, com elasticidade diminuída. A sinóvia torna-se fibrosa, retrátil, espessada e hiperemiada. A cartilagem sofre degeneração, pois os condrócitos apresentam sistema de retículo endoplasmático degenerado, edema das mitocôndrias, aumento de lisossomos, perda das organelas, modificação da forma celular e invasão de gotículas gordurosas que ocupam o citoplasma. Além disso, a matriz da cartilagem torna-se mais frouxa, o colágeno menos elástico e suas fibras cruzam-se. Com apenas 2 semanas de imobilização, surgem reabsorção óssea e cartilaginosa com cistos ósseos subcondrais (artrofibrose), principalmente pela falta de sobrecarga articular. O tecido conjuntivo periarticular hipertrofia-se, produzindo uma fibrose que, associada às modificações musculares, causa contraturas e anquilose. Flexão de joelhos, quadril e cotovelos é característica comum a todos os pacientes com SI. Contraturas devem ser prevenidas com movimento ativo e passivo da articulação (cinesioterapia) e posicionamento no leito com coxins, almofadas, pranchas ou órteses para alongamento. Dentro deste contexto destaca-se o importante papel do fisioterapeuta nesta síndrome, com uma resposta positiva na recuperação parcial de pacientes acometidos, sendo possível promover amplitude por menor que seja, corrigir a ineficiência dos músculos e articulações, além de reduzir a perda de capacidade funcional. Conforme mencionado, a cinesioterapia permite um ganho significativo na amplitude de movimento, sendo o recurso terapêutico mais frequente e com resultados impactantes. Portanto, a atuação precoce destes profissionais é de extrema eficácia na prevenção dos agravos antes e após a instalação da síndrome (Ribeiro *et al.*, 2011).

Osteoporose

A imobilidade produz intensa e rápida perda de massa óssea (em torno de 0,9% da massa óssea total/semana, com pico máximo entre o quarto e o sexto mês, quando se estabiliza), podendo ser medida pelo aumento da calciúria e hidroxiprolina urinária, a qual é um marcador de reabsorção óssea (atividade osteoclástica). A perda de cálcio é de 0,4 a 0,7% de cálcio orgânico total/mês de imobilidade no leito. A perda de massa óssea relaciona-se com aumento de reabsorção do osso trabecular e diminuição em sua formação, sugerindo-se que 30% da perda óssea sejam resultantes de absorção aumentada e 70% resultantes da formação diminuída. Essa perda é provocada pela falta de atividade muscular e pela falta de sustentação de peso corporal do paciente acamado, pouca ingestão de cálcio e falta de exposição solar. A hipercalciúria pode ser diminuída se o paciente ficar em ortostatismo pelo menos três horas/dia. Essa posição desencadeia o estresse ósseo, elemento essencial para o *turnover* desse tecido. Para isso, coloca-se o paciente em uma mesa de ortostatismo (prancha que se inclina até a posição vertical com o paciente contido) ou, se possível, em barras paralelas. A posição assentada não causa esse efeito. A perda de nitrogênio, que representa desgaste muscular, segue paralela à hipercalciúria do repouso prolongado. Mesmo que o paciente volte a ter alguma atividade física em ortostatismo, pode demorar mais de dez semanas para recuperar parte da massa óssea perdida.

Além da osteoporose, a osteomalacia pode ser também encontrada, já que esse paciente, sendo raramente exposto ao sol, tem síntese diminuída de vitamina D. Outras causas seriam má absorção e baixa ingestão de vitamina D, disfunções renal e hepática.

Vale lembrar que a perda óssea, segundo alguns estudos, é da faixa de 1% do seu total por semana, percentual esse bem menor que a perda muscular (LeBlanc *et al.*, 1994).

A utilização de bifosfonatos abre uma janela de oportunidade terapêutica nessa condição de reabsorção óssea aumentada frente a situações de imobilização prolongada (Quintela, 2015).

Sistema muscular

Idosos sadios, após a sétima década de vida, apresentam importante processo degenerativo na musculatura, mesmo quando mantêm atividades físicas. A restrição de pacientes idosos saudáveis ao seu leito causa atrofia muscular importante já nos primeiros 10 dias (Kortebein *et al.*, 2008). Na imobilidade, esse processo é mais intenso e acelerado, pois alteram-se a estrutura e a função do sistema neuromuscular, a transmissão do potencial de ação, as fibras musculares e os elementos do tecido conjuntivo. Tais mudanças resultam em atrofia muscular, perda de força, encurtamento de fibras e perda de sarcômeros. O aumento de tecido conjuntivo forma uma barreira para os capilares, que deveriam suprir as fibras musculares, prejudicando assim o aporte de nutrientes e de oxigênio.

O número de unidades motoras excitáveis (neurônio motor único somado ao conjunto de fibras musculares por ele inervado) no músculo estriado diminui acentuadamente, o que acarreta grande perda de fibras de contração rápida (tipo II) e, após 3 semanas, já predominam fibras lentas (tipo I) (Bloomfield, 1997; Topp *et al.*, 2002). Observa-se na imobilidade perda mais acentuada de massa muscular na coxa do que nos membros superiores (MMSS). Com 6 semanas de inatividade, a força muscular dos membros inferiores (MMII) declina 20% e a dos MMSS 10%, havendo estudos mostrando perda diária de 1 a 1,5% da força total, ou seja, quase 10% por semana. Esse declínio acentuado na força muscular resulta em perda de torque (força utilizada para sair da imobilidade) e prejuízo da coordenação motora. Ocorre perda de quase metade da capacidade muscular após 5 semanas de repouso (Quintela, 2015).

A perda de força do músculo imobilizado não pode ser explicada só pela atrofia. Análise tomográfica mostra que, enquanto um músculo perde apenas 8% de sua área transeccional, ele tem 21% de sua força diminuída. A progressão da atrofia muscular pode ser também medida pela eliminação urinária de nitrogênio. Acredita-se que a atrofia e a perda de força sejam decorrentes da ausência das unidades motoras excitáveis, já que o potencial de ação dessas unidades libera substâncias tróficas para o músculo. A perda do estímulo nervoso causa também alteração da disposição de actina e miosina, o que desencadeia a indesejável contratura muscular. Uma série de funções metabólicas das fibras musculares estão alteradas, entre elas redução da síntese proteica e aumento de sua degradação, menor respiração celular e menor consumo de oxigênio, redução da produção de energia e menor síntese de glicogênio. O aumento da atividade da creatinoquinase (CK) plasmática é sinal de dano muscular.

Estudo em humanos usando isótopos de aminoácidos indica que músculos em repouso diminuem o *turnover* proteico, havendo, consequentemente, inibição da síntese (Mechanick, 2004).

Após as refeições, o estímulo para a síntese proteica mediada por aminoácidos está bastante alterado nas pessoas em repouso (Glover *et al.*, 2008).

Assim, é a incapacidade dos aminoácidos usados na dieta em sintetizar proteínas o principal mecanismo do catabolismo proteico do repouso. Isso sugere que um aporte muito maior de proteínas e aminoácidos deve ser dado a uma pessoa em repouso prolongado para que ela possa ter um mesmo nível de anabolismo de uma pessoa em atividade (Jones *et al.*, 2004).

As fibras de colágeno, que estão presentes na composição do músculo, em formato de rede e com função de apoio estrutural, cruzam-se, fundem-se (*cross-linkage*) e encurtam-se, perdendo sua propriedade elástica, o que, por sua vez, encurta o músculo e o tendão, resultando em contratura das articulações. Os músculos encurtados sofrem atrofia duas vezes mais rápido e mais intensamente que os músculos estendidos. Greenleaf e Kozlowski (1982) também demonstraram o aumento da produção de citocinas pró-inflamatórias e espécies reativas de oxigênio com a imobilidade, levando a maior quebra de fibras musculares por proteólise.

Conclui-se, então, que modificações musculares são responsáveis pelas deformidades articulares vistas na SI, sendo prevenidas com mobilização precoce.

O posicionamento impróprio e colocação dos membros em posição de encurtamento são fatores que contribuem para o enrijecimento e a prevenção passa pela realização de protocolos específicos de exercício tal como 6 a 8 repetições a 75 a 85% de intensidade máxima, sobretudo em idosos imobilizados por período superior a 14 dias (Molz *et al.*, 1993, Quintela, 2015).

Sistema cardiovascular

Trombose venosa profunda

Sabe-se que a estase é o principal elemento desencadeador de trombose venosa profunda (TVP), já que ela facilita os fatores ativadores da coagulação. À medida que a idade avança, dois outros elementos facilitam a TVP, como o estado de hipercoagulabilidade e as lesões das paredes venosas, formando, assim, a tríade de Virchow (Wells *et al.*, 1995).

Na SI, a posição supina, a contratura dos MMII (quadril e joelho) e a ausência do efeito de bomba da musculatura da panturrilha predispõem à estase venosa profunda. Associadas a isso, comorbidades, como o acidente vascular encefálico (AVE), neoplasias, insuficiência cardíaca congestiva (ICC), infarto agudo do miocárdio (IAM), fraturas e infecções, são coadjuvantes nessa complicação. A somatória de todos esses fatores faz com que a TVP tenha uma incidência de 15% em idosos internados (Vojvodic, 2004).

Ao contrário da tromboflebite, 60 a 80% dos casos de TVP passam despercebidos, evoluindo silenciosamente. Sinais como edema podem ser confundidos com o edema da própria imobilidade, hipoalbuminemia, ICC etc. Dor pode não ser percebida, já que esses pacientes, com grave déficit cognitivo, não sabem expressar seus sintomas. Em 70% dos pacientes com TVP a dor tem outras origens, tais como contraturas e dor muscular.

Deve-se examinar e observar frequentemente os MMII desses pacientes, onde se procura aumento súbito do diâmetro dos MMII, palidez, hipotermia local, empastamento à palpação da panturrilha, edema duro etc.

Na forma cianótica, a trombose venosa iliofemoral é reconhecida pela cianose dos MMII em sua totalidade, dor à palpação da região inguinal e febre baixa. Por vezes, a TVP torna-se tão extensa que impede o retorno venoso, produzindo a flegmasia cerúlea *dolens*, caracterizada por dor intensa, coloração violácea da pele, edema maciço, bolhas hemorrágicas e gangrena dos dedos do pé. O diagnóstico é feito com venografia e dúplex venoso de MI.

De acordo com a diretriz da sociedade americana de hematologia não há indicação de profilaxia farmacológica para TVP em paciente acamado crônico sem doença aguda e com poucos fatores de risco, como descompensações por ICC, infecções, ou câncer em atividade, que esteja em casa ou institucionalizado (Shunemann *et al.*, 2018).

Embolia pulmonar

A consequência mais temida de TVP é a embolia pulmonar, sendo ela responsável por 20% de todas as causas de morte do paciente acamado. A fonte de origem dos êmbolos seriam as veias ilíacas, femorais e da panturrilha. A manifestação clínica é variável, podendo ser assintomática e inespecífica ou apresentar-se com dispneia e taquipneia, tosse, além de taquicardia, cianose, broncospasmo, hipotensão, sudorese, febre, choque, escarro hemoptoico etc. A dor pleurítica é de difícil avaliação nesses pacientes. Deve-se ter alto índice de suspeita nesses casos, realizando-se propedêutica com radiografia de tórax, eletrocardiograma (ECG), gasometria, D-dímero e, quando possível, cintilografia de ventilação e perfusão e angiotomografia. A prevenção é a mesma da TVP e o tratamento é feito com infusão de heparina seguida de anticoagulantes orais.

Isquemia arterial aguda dos membros inferiores

A isquemia arterial na imobilização é causada por obstrução ateromatosa da artéria, a qual pode estar comprometida pela idade avançada, diabetes melito (DM), dislipidemia, hipertensão arterial sistêmica, tabagismo etc. Frequentemente, também a isquemia pode ser por embolia proveniente de fibrilação atrial, IAM, aneurismas de aorta etc.

Como visto anteriormente, na SI ocorre, com frequência, contratura do quadril (a face anterior da coxa encosta no abdome e no tronco) e do joelho (a panturrilha apoia-se na face posterior da coxa), o que causa estrangulamento do lúmen arterial nesses locais e formação de trombo, levando finalmente à isquemia do membro. Outros fatores precipitantes seriam neoplasias, arterites, infecção etc. O quadro clínico é súbito, surgindo em poucas horas, e caracterizado por palidez do membro e posterior cianose, dor intensa, hipotermia, ausência de pulso e, finalmente, gangrena. Pela gravidade do déficit cognitivo desses pacientes, um sintoma inicial como a dor pode não ser manifestado, fazendo com que o quadro seja diagnosticado tardiamente, perdendo, assim, a chance de restabelecer a revascularização. Às vezes, mesmo diagnosticando precocemente a isquemia, o acesso do paciente a serviços especializados é precário, levando a complicações. Casos de mumificação e gangrena não são raros, sendo indicada a amputação como método de tratamento. O problema é que o alto risco cirúrgico para esses pacientes, que são frequentemente terminais, leva sempre à dúvida entre intervir agressivamente ou deixar evoluir, dando-se apenas suporte clínico.

Médicos devem alertar o cuidador ou a enfermagem para não permitir que o paciente fique no leito com o quadril e joelho fletido em ângulo menor do que 20°, pois isso impede quase que completamente a circulação arterial. Deve-se tentar posicionar essas articulações em ângulo mais aberto.

Hipotensão postural

Considera-se hipotensão postural (HP) quando existe uma queda da pressão arterial sistólica (PAS) > 20 mmHg e pressão arterial diastólica (PAD) > 10 mmHg em posição ortostática, podendo ocorrer em períodos curtos de imobilidade, como 72 horas (Convertino, 1997; Saltin *et al.*, 1968), mas sendo ainda mais provável com imobilizações superiores a 3 semanas, havendo impossibilidade do organismo em se adaptar à posição ereta (Quintela, 2015), observa-se a HP em 20 a 30% dos idosos, sendo que essa frequência é mais elevada em pacientes fragilizados. A etiologia da HP é complexa e múltipla, sendo resultante de modificações cardiovasculares associadas a outras condições patológicas, como a própria redução do volume sanguíneo (Convertino, 1997). Na SI, a posição supina prolongada faz com que os barorreceptores percam sensibilidade, além das modificações naturais do envelhecimento (rigidez das paredes arteriais, baixa resposta dos receptores adrenérgicos). Assim, respostas como aumento da frequência cardíaca, vasoconstrição arterial e constrição dos vasos de capacitância para elevar o débito cardíaco não ocorrem, causando má perfusão cerebral e síncope. Outros elementos associados a isso, tais como desidratação, ICC, DM, doença de Parkinson, antipsicóticos e anti-hipertensivos, também facilitam a HP.

Sistema urinário

Incontinência urinária

Na SI, podemos observar que praticamente todos os pacientes são incontinentes, já que são portadores de quadro demencial avançado, têm dificuldade de comunicação, não deambulam, são portadores de infecção urinária crônica, usam diversos fármacos e são fragilizados. Isso está de acordo com trabalhos que correlacionam a incontinência urinária (IU) com a condição clínica do paciente e as doenças de base (Alzheimer, Parkinson, demência etc.) e suas incapacidades (Figueiredo *et al.*, 2008).

Além disso, esses pacientes, antes de desenvolverem a SI, passaram um longo período confinados em cadeiras ou mesmo no leito, adquirindo, então, a IU. Essa complicação é grave, pois facilita o aparecimento de lesões dermatológicas (dermatite amoniacal, úlceras, micoses, infecções da pele etc.), além de dificultar as condições higiênicas do paciente e do seu ambiente (Resnick, 1985).

Na SI, o paciente responde pouco às medidas terapêuticas para a IU, restando, então, o uso de coletor urinário para homens e fralda geriátrica para mulheres. Para essas mulheres, a sonda estaria indicada quando houvesse úlcera de decúbito e se pretendesse sua cicatrização, já que a urina em contato com úlceras dificulta sua resolução (Ferrel *et al.*, 2000).

Além da IU, retenção urinária (bexigoma) é observada com frequência na SI, sendo causada por hipertrofia prostática, fecaloma, uso de diuréticos e fármacos com ação anticolinérgica. A apresentação clínica de um bexigoma pode ser um quadro súbito de *delirium,* já que a dor suprapúbica pode não ser expressa pelo paciente. Associado a isso, a eliminação ou o extravasamento involuntário de urina faz com que esse diagnóstico passe despercebido.

Infecção do trato urinário

A ITU tem prevalência de 20% entre os idosos, e no paciente imobilizado, incidência de 40%, sendo essa infecção mais comum nos idosos institucionalizados (Chids *et al.*, 1996). A pielonefrite tem prevalência de 10 a 30% nas necropsias desses pacientes (Chaimowicz *et al.*, 2009). Tanto a ITU alta com comprometimento renal quanto a baixa podem ter graves consequências. A ITU é causada por via ascendente, mas quando há outros focos, como úlceras, pode ser hematogênica. Os fatores predisponentes à ITU na SI são IU, uso de fraldas geriátricas, obstrução uretral, pouca ingestão de líquidos, internação hospitalar, diminuição da imunoglobulina A (IgA) na parede vesical, hipoestrogenismo, diminuída capacidade renal para acidificar urina e manter a osmolaridade. O uso de sonda vesical de demora tem prevalência de cerca de 8% nos idosos imobilizados, sendo um importante fator para ITU.

Os agentes etiológicos mais comuns são bastonetes gram-negativos multirresistentes, sendo comum a infecção de repetição. *Escherichia coli* é o mais comum, mas aparecem com grande repercussão *Klebsiella* sp., *Proteus* sp., *Enterobacter* sp. e *Pseudomonas* sp. Cocos gram-positivos são menos frequentes, sendo o *Staphylococcus aureus* multirresistente o mais temido.

O quadro clínico é diferente do apresentado por pacientes mais jovens, podendo manifestar-se com prostração, desidratação, confusão, septicemia etc. Diante dessas manifestações, urocultura e urina de rotina são imperativas. Ultrassonografia pélvica pode mostrar alterações anatômicas, cálculos, neoplasias etc.

O tratamento vai depender dos sintomas, já que a bacteriúria assintomática não requer terapêutica, enquanto para a manifestação sistêmica se usam antibióticos.

Sistema digestório

Desnutrição

Um dos critérios usados para identificar a SI é a desnutrição, o que demonstra sua alta incidência nesses pacientes. Enquanto 14% dos idosos normais maiores de 80 anos de idade estão desnutridos na comunidade, naqueles com SI, essa condição está presente em 90% deles. A desnutrição proteicocalórica associada à deficiência de oligoelementos, minerais (Ca, Fe, Zn) e vitaminas provoca um estado de caquexia, resultando em alto índice de morbidade e mortalidade. Juntando-se a isso, temos pouca oferta e aceitação de líquidos (o idoso tem menor sensação de sede), causando desidratação crônica. Na imobilidade, há aumento na eliminação urinária e fecal de Ca, P, Zn, N etc.

Medidas antropométricas (índice de massa corporal [IMC], prega cutânea, massa muscular), albuminemia, transferrina, colesterol, hemograma, dosagem de vitamina C etc., são índices que se correlacionam com desnutrição, mas são pouco usados em nosso meio para esse fim. Outros parâmetros de grande importância seriam a contagem de linfócitos menor do que 1.500 células/mm^3 e teste cutâneo tardio ao derivado proteico purificado (PPD), candidina e *Tricophyton*, os quais correlacionam a competência imunológica com a desnutrição – e que aqui estão comprometidos. Isso explica, em parte, a alta suscetibilidade às infecções, além da pouca resposta (baixo título de anticorpos) à vacina contra *influenza* e pneumonia pneumocócica em idosos desnutridos. Avaliar o estado nutricional de idosos é algo complexo e dispendioso, por isso é raramente feito em nosso meio.

As causas da desnutrição e caquexia são várias, podendo ser considerados os estados demenciais avançados, depressão, sequela de AVE, disfagia e uso de sonda, anorexia, perda de olfato, visão e paladar, problemas odontológicos, gastroparesia, diarreia, fecaloma, má absorção intestinal, aumento do catabolismo (lesões por pressão), pneumopatias e cardiopatias, síndromes dolorosas, falta de pessoal para preparar e oferecer dieta adequada, doenças neuromusculares e infecção.

Ao exame clínico, observamos no desnutrido escasso tecido gorduroso subcutâneo, pequena massa muscular, baixo peso corporal, desidratação, infiltrado subcutâneo decorrente de hipoalbuminemia e úlceras de decúbito de difícil cicatrização (Kubena *et al.*, 1991) Outras características seriam anemia, osteoporose, fraqueza generalizada e infecções graves.

Para efeito prático, pode-se adotar como referência, mesmo para o idoso acamado, uma ingestão diária de 1.800 a 2.000 kcal, 0,8 a 1 g de proteína/kg/dia, 30 mℓ de líquido/kg/dia, 1,5 g de Ca^{++}, 70 mEq de K^+, 8 g de NaCl e 1 g de P^+.

Um esquema ideal de distribuição equitativa de ingesta proteica com 30 gramas em média a cada uma das principais refeições e a suplementação com 3 gramas de leucina entre as refeições parecem trazer um melhor aproveitamento para a síntese proteica (Quintela, 2015).

O que se percebe na SI é que os cuidadores não se dão conta do quão pouco esses indivíduos se alimentam e, quando procuram orientação, já se instalou a caquexia. Existe resistência por parte dos cuidadores, talvez por motivo sentimental e/ou técnico, ao uso de sonda para alimentação. Até mesmo os médicos responsáveis por esses pacientes, em geral, avaliam mal o problema e não se preocupam muito com a questão alimentar.

Em situações em que a aceitação alimentar ou hidratação é deficiente e deverá perdurar por alguns dias, indica-se sonda nasogástrica. Passadas 2 semanas sem melhora da disfagia, opta-se por sonda nasoentérica (SNE), que é menos traumática. Finalmente, se o paciente não consegue deglutir o suficiente por mais de 3 meses e tem perspectiva de sobrevida mais longa, então a gastrostomia seria a melhor indicação. Em todas essas situações, a participação de médico, família, fonoaudiólogo, nutricionista e enfermeiros é de fundamental importância para um bom resultado.

Constipação intestinal

Por definição, constipação intestinal é a eliminação de fezes endurecidas, em uma frequência menor do que três vezes na semana e com volume abaixo do habitual. Frequentemente encontrada na SI, acarreta grande sofrimento ao idoso acamado por conta das formações de fezes endurecidas e impactadas no sigmoide e no reto, evoluindo para o que chamamos de fecaloma.

As causas de constipação intestinal são várias, citando-se disfunção anorretal, menor sensação de plenitude retal ou desejo de evacuar, trânsito intestinal mais lento (nos idosos sadios, esse tempo é o mesmo que nos adultos), uso de fármacos anticolinérgicos, menos ingestão de líquidos e fibras, manutenção de paciente no leito no momento de evacuar, constrangimento social, depressão, a própria imobilidade no leito, fraqueza da musculatura abdominal e antiácido à base de sais de alumínio (Romero; Philips, 1996).

O paciente apresenta-se com desconforto abdominal, anorexia, vômitos e agitação psicomotora, sendo as complicações mais graves obstrução intestinal, vólvulo do sigmoide e compressão do colo da bexiga, acarretando retenção urinária e bexigoma. Outro sinal observado é a diarreia paradoxal ou espuriosa, que é a eliminação de muco retal misturado às fezes, dando a falsa impressão de serem diarreias. Por engano, são usados nessa situação antidiarreicos, o que piora o quadro.

Exame do abdome e toque retal são imperativos no exame físico para diagnóstico dessas complicações.

Dietas com resíduos ou fibras, hidratação oral, posicionamento do paciente na cadeira higiênica ou vaso sanitário e privacidade são importantes na sua prevenção. Em caso de fecaloma, a indicação é clister glicerinado a 20% e toque retal para quebrar o fecaloma.

Disfagia

Característica presente em quase todos os pacientes de SI, a disfagia antecede a síndrome, sendo o resultado de déficits neurológicos importantes. Aos poucos, o paciente vai perdendo sua capacidade de trabalhar o alimento dentro da cavidade oral, impulsioná-lo com a língua para a orofaringe e produzir o reflexo voluntário para deglutição. A recusa voluntária de alimentos também é frequente. Com isso, o paciente ingere cada vez menos nutrientes e líquidos, atingindo, finalmente, o estado de caquexia. Outra complicação que pode ser letal é a pneumonia aspirativa, caracterizada por aspiração de alimento e secreção para o pulmão. A disfagia pode ser trabalhada pelo fonoaudiólogo, mas, por causa dos graves déficits neurológicos e cognitivos, costuma não haver boa resposta, sendo necessário SNE ou gastrostomia.

Distúrbio neuropsiquiátrico

Depressão, demência e *delirium* são alterações frequentes na SI, mas serão discutidos em outro capítulo deste compêndio.

O estado do cuidador merece uma atenção especial uma vez que a síndrome do cuidador, com componente de distúrbio neuropsiquiátrico, ocorre em cerca de 60% dos pacientes com sintomas leves e em cerca de 40% com sintomas moderados a graves. Cuidadores de pacientes com síndrome de imobilidade possuem alto risco de desenvolver a síndrome do cuidador, ressaltando a necessidade de programas de apoio.

Sistema respiratório

Na posição supina prolongada, uma série de modificações ocorre na dinâmica respiratória (Martin-Dupan; Benoit, 2004). A amplitude de movimento do diafragma está diminuída assim como a expansibilidade torácica. Isso ocorre pela fraqueza das musculaturas intercostal e abdominal, além das modificações nas articulações costocondrais. O acúmulo de gases e fezes nas alças intestinais empurra o diafragma para cima e comprime as bases pulmonares. Funções pulmonares como capacidade respiratória funcional, capacidade respiratória máxima, volume minuto e volume corrente e relação V/Q estão comprometidos em até 50% (Figueiredo *et al.*, 2008). O acúmulo de secreção pulmonar se acentua já que a função ciliar, a capacidade de tossir e eliminar essa secreção podem estar ausentes.

A pneumonia é a principal causa de morte em idosos acamados, sendo que estudos em hospitais mostram taxa de mortalidade de até 25% para maiores de 70 anos de idade. Cerca de 50% dos mortos, por outros motivos, mostram à necropsia algum grau de acometimento pulmonar. As causas de pneumonia são várias e referem-se à modificação senescente do AR, assim como alterações resultantes de processos patológicos crônicos. O reflexo da tosse é 6 vezes menor do que no adulto. A capacidade elástica do pulmão está diminuída por conta da degeneração do colágeno e da elastina, que se transforma em pseudoelastina. Os alvéolos tornam-se rasos e com superfície menor. Assim, a área total dos alvéolos e a expansibilidade destes estão diminuídas. Observa-se também redução dos capilares e dos macrófagos alveolares. O volume corrente (*tital volume*) que, em ortostatismo, é mantido pelos arcos intercostais, passa a ser exercido pela musculatura abdominal, mas com pouca eficácia. Essas modificações causam fechamento das unidades respiratórias, que serão alagadas pelo filme mucoso, causando atelectasia, resultando em diminuída capacidade residual e funcional.

Doenças estruturais, como doença pulmonar obstrutiva crônica (DPOC), bronquiectasia, sequela de tuberculose, fibrose pulmonar e cifose predispõem à infecção pulmonar, assim como o uso de corticoides, DM, ICC, disfagia, refluxo gastresofágico etc.

No paciente acamado existe acúmulo de líquido nos pulmões, que serve de meio de cultura para bactérias que causam pneumonia hipostática.

O quadro clínico da pneumonia no idoso caracteriza-se pela sintomatologia atípica e polimórfica, o que pode fazer com que passe desapercebida ou mesmo levar a erros no diagnóstico. Confusão mental, desidratação, hipotensão, obnubilação são sinais inespecíficos, mas que chamam atenção. Um fato interessante nesses pacientes é que, apesar da hipoxia e hipercapnia, eles podem não ter sua frequência respiratória aumentada. A reação febril nos idosos é controversa, pois se acredita que não respondam bem à produção de fatores pirogênicos, como endotoxinas e interleucina.

Alterações no SNC e nos vasos periféricos impedem que o idoso responda com vasodilatação para liberação de calor corporal. Assim, medida de temperatura axilar pode ser normal mesmo na hipertermia. A melhor maneira para diagnosticar febre seria por meio da temperatura retal, mas esse método é pouco usado em nosso meio.

Dor torácica, característica comum em pneumonia dos adultos, é de difícil avaliação no idoso com SI. Tosse e expectoração podem também estar ausentes na pneumonia, devido a perda de reflexo e força na caixa torácica.

Estertores e crepitação basal são aspectos comuns a quase todos os idosos acamados e, na maioria das vezes, não se correlacionam com pneumonia, sendo muito mais um sinal de estase pulmonar.

Em casos suspeitos, leucogramas, proteína C reativa (PCR), radiografia de tórax e hemocultura devem ser providenciados. O problema é que a leucocitose nem sempre está presente e a hemocultura só é positiva em pequena parte dos casos. Resta, então, um alto índice de suspeição sempre que houver alteração cognitiva e comportamental, desidratação, hipotensão arterial e alteração no nível de consciência.

Na maioria dos estudos epidemiológicos, o *Streptococcus pneumoniae* é o organismo mais provável da pneumonia comunitária, sendo talvez o *Haemophilus influenzae* o segundo, principalmente em portadores de DPOC.

Já no idoso fragilizado com SI – e que geralmente vive em instituição ou tem passagem por vários hospitais –, bacilos gram-negativos são os agentes mais prováveis. *Legionella pneumophila*, *Pseudomonas*, *Proteus* e *Klebsiella* são frequentes nesses casos, sendo aspirados de secreção da orofaringe. Recentemente, patógenos como *Chlamydia pneumoniae* e *Moraxella catarrhalis* têm sido isolados nesses pacientes.

O tratamento dessas pneumonias é complexo, de alto custo, com resultados pouco animadores. Os antibióticos a serem usados devem estar de acordo com as possibilidades maiores de ser um agente específico. A intervenção do fisioterapeuta respiratório é de grande importância neste tratamento.

Metabolismo

A eliminação urinária de nitrogênio (N) aumenta rapidamente, podendo-se chegar a 2 mg/dia. Esse fato contribui para a hipoalbuminemia.

Na posição supina, a secreção de hormônio antidiurético (ADH) está diminuída e, assim, elimina-se maior volume urinário, contribuindo para a desidratação e para a perda de peso.

O cortisol plasmático pode estar aumentado, ao contrário dos andrógenos que estão diminuídos, sendo ambas as situações facilitadoras do catabolismo.

O metabolismo, em geral, é 20% menor que o normal.

A resistência à insulina está aumentada, o que provoca intolerância ao carboidrato e piora nos níveis glicêmicos (Weber-Carstens *et al.*, 2013). Esse fato ocorre pela queda da concentração intramuscular do transportador de glicose do tipo GLUT 4 (Tabata *et al.*, 1999).

Elementos como Na^+, Ca^+, Mg^+, K^+, S^+ são menos aproveitados e, por isso, mais eliminados nas fezes e na urina.

Considerações finais

A SI é um momento de grande sofrimento para o paciente e seus familiares. É a fase em que a degradação da qualidade de vida chega ao limite do tolerável ou aceitável. A síndrome de imobilidade confere o grau máximo de imobilidade a que o indivíduo pode chegar, tornando-o totalmente dependente para a realização das tarefas do dia a dia e sem perspectivas. Pacientes acamados por período superior a 15 dias assumem uma condição de fator de risco para esta síndrome. O decúbito de longa duração pode desencadear o aparecimento de critérios maiores e/ou menores, denotando-se que a prevenção com mobilização e reabilitação apropriadas, feita por equipe multiprofissional, procurando-se evitar o decúbito e internações prolongadas, tem uma importância fundamental nesses pacientes frágeis e vulneráveis (Godinho *et al.*, 2019).

Nem todos os indivíduos com perda da funcionalidade evoluirão para imobilismo. Apoio familiar, condição socioeconômica, assistência multidisciplinar e adesão à terapêutica podem retardar a instalação da imobilidade.

A mortalidade dos pacientes com síndrome de imobilidade está aumentada dentro dos serviços geriátricos, sendo fundamental questionar sobre o que pretendemos ao abordar um paciente com síndrome de imobilidade, simplesmente prolongar o tempo de vida ou provê-lo de cuidados de conforto e bem-estar (Ribeiro *et al.*, 2011).

Cabe aqui a aplicação da ortotanásia, atualmente legalizada pelo código de ética, o qual prevê que o médico "guardará absoluto respeito pelo ser humano", o qual é maior e mais importante que a simples vida material. Ser humano não é apenas o corpo ou matéria, mas sim a inter-relação e unificação entre a consciência do próprio ser, a espiritualidade e a matéria (corpo). Considerando-se que o indivíduo nesse estágio não tem consciência de si ou dos fatos, pode-se dizer que a vida está sendo representada apenas pela matéria.

Sendo esse quadro irreversível, não se justifica manter a qualquer custo sua existência e seu sofrimento. Apesar disso, cabe a toda equipe multiprofissional o máximo de empenho a fim de trazer certo conforto para os familiares e para aquele que está próximo da morte – ao que denominamos de cuidados paliativos para pacientes fora de possibilidade terapêutica de cura.

Uso de oxigênio, sonda para hidratação e alimentação, analgésicos, bom aquecimento, posicionamento no leito, higiene, opioides e a presença constante de familiares dividindo os últimos cuidados são essenciais. Nesse momento, não se deve isolar o paciente em um ambiente frio e distante, como no Centro de Terapia Intensiva (CTI), intubá-lo (Greenleaf; Kozlowski, 1982), ressuscitá-lo, indicar procedimentos cirúrgicos ou hemotransfusão, a fim de evitar o óbito.

Sabemos que médicos são formados para salvar vidas, sendo difícil, muitas vezes, optar pela ortotanásia. Entretanto, o bom senso e o diálogo entre a equipe e os familiares podem trazer menos sofrimento e mais dignidade no fim da vida do paciente idoso.

94

Traumas e Emergências no Idoso

Jessica Myrian de Amorim Garcia • Lucas Rampazzo Diniz

Introdução

Em contexto de emergência, o paciente idoso pode se tornar um desafio para o profissional que o avalia, tendo em vista a alta frequência de queixas vagas ou ambíguas como: falta de ar, perda de apetite, fraqueza, tontura, além de doenças com apresentações tardias, associação com comprometimento cognitivo, elevada incidência de multimorbidade e polifarmácia e desafios psicossociais (falta de suporte social e restrição econômica).

Os principais agravos à saúde responsáveis pelo atendimento de emergência de idosos são divididos em dois grandes grupos: os traumas e as emergências clinicocirúrgicas. Neste capítulo, tratamos de modo separado os aspectos relacionados com o trauma no idoso e aqueles relacionados com as emergências clinicocirúrgicas, de forma objetiva (visto haver um capítulo específico para cada uma destas).

Avaliação clínica na emergência

A triagem imediata é vital para a identificação de risco de vida, o início de investigação apropriada e a instituição de terapêutica efetiva. Contudo, a despeito de maior risco de pior evolução, pacientes idosos tendem a não ser triados adequadamente e sua gravidade clínica pode ser subestimada (Waxman; Kanzaria; Schriger, 2018) (Tabela 94.1).

O paciente geriátrico tende a ter menor reserva fisiológica, especialmente relacionada a síndrome de fragilidade, e frequentemente apresenta multimomorbidade e polifarmácia, representando paciente com maior complexidade para o manejo clínico.

A anamnese deve ser a mais completa, mesmo que sucinta a depender do contexto clínico, embora isso possa ser desafiador. Alguns detalhes devem ser questionados como os listados na Tabela 94.2. A informações devem ser obtidas com o próprio paciente, os familiares, a equipe de suporte pré-hospitalar, os cuidadores ou outros indivíduos que possam prestar esclarecimentos.

■ **TABELA 94.1** Razões para subtriagem de idosos em ambiente de emergência.

Fatores fisiológicos e farmacológicos podem mascarar mudanças dos sinais vitais
Apresentação clínica com sintomas inespecíficos
Anamnese incompleta ou falta de informação sobre o estado cognitivo basal
Desconhecimento de problemas médicos anteriores
Subestimar sinais e sintomas relacionados com maior risco (como dor abdominal)

■ **TABELA 94.2** Perguntas para a anamnese na emergência.

Pergunta	Exemplos
O que aconteceu imediatamente antes do trauma?	Alteração do nível de consciência, dificuldade para respirar, mudança na visão, dor, mecanismo de trauma
De quais medicamentos o paciente faz uso?	Anticoagulante, antiplaquetário, betabloqueador, bloqueador dos canais de cálcio
Quais os diagnósticos prévios?	DCV, DM, doença renal crônica, DPOC
Qual é a funcionalidade e o *status* cognitivo?	Atividades básicas e instrumentais de vida diária, déficit cognitivo

DCV: doenças cardiovasculres; DM: diabetes melito; DPOC: doença pulmonar obstrutiva crônica.

Os profissionais de emergência devem ser capazes de reconhecer a apresentação atípica da doença em idosos como:

- Ausência de dor torácica típica em síndromes isquêmicas agudas
- Alterações do ciclo sono-vigília ou piora cognitiva em infecções agudas
- Fadiga desproporcional ao esforço em pacientes com insuficiência cardíaca congestiva (ICC) descompensada em vez de dispneia
- Menor resposta autonômica (relacionada com o envelhecimento ou o uso de medicação)
- Ausência de sinais clássicos de irritação peritoneal em paciente com abdome agudo.

Devem ainda ter um alto índice de suspeição de que sintomas aparentemente inocentes podem ser a apresentação de uma patologia subjacente grave. É importante ressaltar que as respostas embotadas à hipoxia, hipercapnia e acidose podem atrasar os sinais clínicos de angústia respiratória em pacientes idosos.

Os sinais vitais podem ser alterados por morbidade preexistente ou uso de medicações. Um exemplo é a frequência cardíaca e a pressão arterial (PA) alteradas por uso de betabloqueadores.

O exame físico na emergência pode ser inespecífico e não traduzir a verdadeira gravidade, principalmente nas fases iniciais do quadro agudo. Os parâmetros fisiológicos tradicionais usados para identificar pacientes com trauma de alto risco, como pressão arterial sistólica (PAS) abaixo de 90 mmHg ou frequência cardíaca acima de 120 bpm, não levam em consideração o declínio das capacidades fisiológicas de pacientes idosos. Níveis pressóricos próximos dos níveis inferiores da normalidade em um paciente hipertenso significam hipotensão relativa e devem sempre alertar para desidratação, hipovolemia ou sangramento ativo.

A temperatura corporal costuma estar normal na maioria dos pacientes, mesmo quando em situação de extrema gravidade. Contudo, tem elevado valor preditivo positivo: a hipertermia ou a hipotermia se associa a pior prognóstico em idosos com doença aguda.

O nível de consciência medido pela escala de coma de Glasgow pode sofrer interferência de déficit cognitivo ou sensorial (visão e audição). Por sua vez, rebaixamento sensorial pode ser a primeira manifestação de doenças clínicas e mesmo cirúrgicas, não apenas neurológicas.

Exame do sistema respiratório pode ser normal. Alguns achados podem ser decorrentes do envelhecimento, como estertores finos nas bases pulmonares (resultado de atelectasia por hipoinsuflação fisiológica) ou redução difusa do murmúrio vesicular de forma simétrica. Importância deve ser dada às assimetrias de ausculta que podem denotar derrame pleural unilateral, atelectasia por hipoventilação (secundária a dor), estertores grosseiros unilaterais e uso de musculatura acessória. Frequência respiratória anormal, seja taquipneia ou bradipneia, e respiração com padrão de Cheyne-Stokes também têm valor prognóstico e denota quadros graves.

O exame abdominal deve chamar atenção para evidências de distensão abdominal, sopros e massas ou hematomas na parede abdominal. Contudo, mesmo em quadros graves, pode não haver sinais de peritonite ao exame do abdome. Por este motivo, na suspeita clínica, mesmo com exame abdominal normal, não se deve afastar o diagnóstico. Quadros de oclusão ou semioclusão abdominal com parada na eliminação de flatos e fezes podem ser decorrentes de impactação fecal ou distúrbio hidreletrolítico (principalmente do potássio e cálcio). O toque retal é imprescindível nos casos de distensão abdominal no idoso.

Trauma no idoso

Idosos representam cerca de 25% das admissões por trauma (Carpenter *et al.*, 2019). No subconjunto de adultos geriátricos de 85 anos ou mais, 20% são admitidos em um pronto-socorro para lesões a *cada* ano nos EUA. Trauma é a quinta maior causa de morte entre os idosos, 2 vezes maior que nos jovens, mesmo após ajuste pela gravidade clínica (Carpenter *et al.*, 2019). Além disso, os internamentos tendem a ser mais longos e o retorno para uma vida independente mais demorado. Ainda diferente de pacientes jovens, trauma é mais comum em mulheres idosas que apresentam multimorbidade e sinais de fragilidade. Este perfil de paciente apresenta menor reserva funcional e resposta mais pobre após um evento de estresse orgânico.

Estas diferenças podem ser explicadas em parte pelas alterações fisiológicas decorrentes do envelhecimento, como: menor reserva cardíaca e menor resposta a catecolaminas, perda de massa renal e diminuição da taxa de filtração glomerular, menor elasticidade pulmonar e redução da capacidade vital, tendência à perda de força, à alteração de equilíbrio e a alterações sensoriais.

Algumas patologias parecem predispor a uma pior resposta ao trauma: cirrose hepática, coagulopatia, doença pulmonar obstrutiva crônica (DPOC), doença arterial coronariana (DAC) e diabetes melito (DM). Pela maior incidência de comorbidades também é comum a polifarmácia entre os idosos. Diversos medicamentos podem tanto alterar a resposta metabólica ao trauma (como betabloqueadores), quanto podem predispor a complicações (como anticoagulantes e antiagregantes plaquetários).

Contudo, o principal fator relacionado com o aumento de morbimortalidade em idosos acometidos de trauma parece ser a síndrome de fragilidade (Tejiram, 2020). Esta se caracteriza como uma baixa reserva funcional com quebra da homeostase após evento estressor. Existem diversos instrumentos para a sua avaliação, inclusive um específico para a situação discutida o: *Trauma Specific Frailty Index*. Trata-se de um instrumento de 15 itens que dicotomiza o indivíduo enquanto frágil ou não frágil idealizado em língua inglesa e ainda sem validação para o Brasil. Apesar da existência de diversos instrumentos de avaliação de fragilidade, sugere-se o uso da escala FRAIL (Aprahamian *et al.*, 2017) por sua aplicabilidade mais fácil no ambiente de emergência. Cada condição presente conta-se um ponto (Tabela 94.3).

O principal mecanismo de trauma em idosos é a queda. Esta pode ser decorrente de diversos fatores como marcha instável, fraqueza muscular, hipotensão postural, alterações sensoriais (proprioceptivas, visuais e vestibulares). Mesmo quedas de pequenas alturas, promovendo trauma de baixo impacto (ou de baixa energia), estão relacionadas a complicações como fraturas, internamentos e morte.

TABELA 94.3 Escala FRAIL.

Item da escala	Como avaliar
Fadiga	Paciente se sente cansado a maior parte do tempo?
Resistência muscular	Paciente é capaz de subir um lance de escadas?
Aeróbico (capacidade aeróbica)	Paciente consegue andar um quarteirão de forma independente?
Doenças (*Illness*)	Pelo menos cinco diagnósticos entre os onze: HAS, DM, neoplasia (exceto CBC ou equivalente), DPOC, DAC ou IAM, ICC, asma, artrite, AVE, DRC
Perda de peso (*lose of weight*)	Perda de 5% ou mais de peso no último semestre

Interpretação: 0 pontos – robusto; 1 a 2 pontos – pré-frágil; 3 ou mais pontos – frágil. AVE: acidente vascular encefálico; CBC: carcinoma basocelular cutâneo; DAC: doença arterial coronariana; DM: diabetes melito; DPOC: doença pulmonar obstrutiva crônica; DRC: doença renal crônica; HAS: Hipertensão arterial sistêmica; ICC: insuficiência cardíaca congestiva; IAM: infarto agudo do miocárdio. (Fonte: Aprahamian *et al.*, 2017.)

Acidentes de trânsito são o segundo mecanismo de lesão mais comum entre pacientes idosos e a causa mais comum de mortalidade traumática. Cerca de um quarto de todas as vítimas idosas de acidentes com veículos motorizados sofrem lesão torácica (mais frequentemente fraturas de costela), que pode exacerbar doenças cardiopulmonares preexistentes e aumenta o risco de complicações significativas, incluindo pneumonia e insuficiência respiratória.

Outros mecanismos de trauma são: lesões térmicas (principalmente queimaduras), suicídio, lesões por arma branca ou de fogo. Em decorrência de uma possível vulnerabilidade, sempre deve-se suspeitar de maus tratos quando houver história pouco convincente ou mecanismos de trauma incompatíveis com os achados clínicos.

Manejo inicial no idoso acometido de trauma

O sucesso da terapêutica ao trauma é relacionado a respostas rápidas e manejo em serviços especializados. Apesar do pior prognóstico, idosos tendem a ser subtratados e equipes de trauma são menos acionadas em relação a indivíduos jovens, mesmo com lesões traumáticas semelhantes. Além disso, há menor representação de pacientes idosos em literatura sobre o paciente politraumatizado.

A avaliação inicial segue o mesmo protocolo para indivíduos jovens, proposto pelo ATLS (*Advanced Trauma Life Support* [Galvagno Jr. *et al.*, 2019]), com adoção da avaliação pelo mnemônico ABCDE (Tabela 94.4). Esta deve ser realizada na primeira avaliação do paciente, repetida frequentemente e também quando houver mudança do quadro clínico.

Na avaliação inicial, vale salientar que idosos podem ter reflexos menos pronunciados de proteção de vias respiratórias. Podem apresentar ainda resposta taquicárdica reflexa pouco evidente, seja pela menor resposta a catecolaminas, seja por uso de simpaticolíticos (como os betabloqueadores). O uso de anti-hipertensivos (ou mesmo HAS não controlada) dificulta a avaliação de choque hipovolêmico.

A avaliação geriátrica ampla realizada de forma breve e direcionada deve ser aplicada em idosos acometidos de eventos traumáticos. São questionamentos importantes: mecanismo do

▪ **TABELA 94.4** Avaliação inicial ao paciente de trauma.

A – Avaliação das vias respiratórias e proteção cervical	Avaliar colar cervical; Perguntar: "qual o seu nome?" Se paciente responder, indica que a via respiratória está pérvia e ele está consciente Abertura de vias respiratórias: manobras de *jaw-thrust e chin-lift*, avaliar uso de cânulas de Guedel; Avaliar sinais de obstrução
B – Respiração (*breath*)	Avaliar oxigenação e ventilação pulmonar Avaliar ventilação invasiva com via respiratória definitiva Avaliar sinais de pneumotórax e hemotórax e instituir tratamento
C – Circulação	Avaliar sinais de choque: perfusão, PA, frequência cardíaca, pulsos e sinais de hemorragia Instituir acesso parenteral para administração de hidratação, fármacos e hemocomponentes Avaliar uso de parâmetros laboratoriais de hipoperfusão tecidual como ácido láctico Uso de USG (FAST) para avaliar sangramento intra-abdominal
D – Avaliação neurológica (*disability*)	Aplicação da Escala de Coma de Glasgow Avaliar pupilas Pesquisar alterações neurológicas
E – Exposição	Retirar roupas e objetos, proteger contra hipotermia, pesquisar fraturas e outras lesões

FAST: *Focused Assessment with Sonography in Trauma*; PA: pressão arterial; USG: ultrassonografia. (Fonte: Galvagno Jr. *et al.*, 2019.)

trauma, alergias, medicamentos de uso prévio (realizar reconciliação farmacológica), comorbidades pregressas, momento da última refeição, sinais de síndrome de fragilidade, contexto social e identificação de cuidadores.

Naqueles com indicação de intubação orotraqueal sugere-se instituir dose reduzida de sedativos (como benzodiazepínicos e etomidato), podendo ser em torno de 50% menor em relação aos indivíduos jovens. Tal medida visa diminuir o risco de hipotensão, especialmente em pacientes hipovolêmicos. Deve-se ter cuidado com o uso de quetamina por ter menor *clearance* entre idosos e, consequentemente, maior tempo de duração de ação. Sugere-se também tal redução para os opioides (morfina, fentanila, alfentanila e remifentanila). As doses de bloqueadores neuromusculares são semelhantes às dos jovens.

Na avaliação inicial deve-se aventar a necessidade de exames de imagem. Por conta de achados menos específicos em relação à população jovem, sugere-se aumentar o grau de suspeição de complicações relacionadas ao trauma nos idosos para realização de exames complementares de imagem (radiografias, tomografias computadorizadas [TC] e ultrassonografias [USG]).

Para avaliação prognóstica há o *Injurity Severity Score*, o qual é amplamente utilizado em adultos de uma forma geral (Reske-Nielsen; Medzon, 2016). Há ainda escores específicos como *Geriatric Trauma Outcome Score* (GTOS, Cook *et al.*, 2016), o *quick Elderly Mortality After Trauma* (qEMAT, Morris *et al.*, 2020) e o *full Elderly Mortality After Trauma* (fEMAT, Morris *et al.*, 2020). No entanto, estes últimos carecem de validação brasileira.

Manejo peroperatório

Paciente idoso que necessite de procedimento cirúrgico de urgência após evento de trauma deve ter sua terapêutica individualizada a depender do *status* clínico e das comorbidades (Singh *et al.*, 2019). Alguns pontos são importantes de serem implementados:

- Orientação ao paciente e seus familiares sobre a proposta cirúrgica, assim como os riscos e benefícios do procedimento
- Checar os medicamentos em uso para avaliar a reversão de efeitos (como anticoagulantes) ou os que preferencialmente devem ser mantidos (como betabloqueadores, ácido acetilsalicílico e estatinas em pacientes com DAC)
- Promover ações para profilaxia de tromboembolismo venoso e de infecção de sítio cirúrgico
- Preferencialmente utilizar anestésicos de curta duração para evitar complicações (alteração do estado mental, risco de broncoaspiração e *delirium*)
- Cuidados com hipotermia no intraoperatório e suas complicações
- Manejo adequado do balanço hídrico com avaliação contínua de sobrecarga de volume (relacionada com acidose metabólica, edema periférico, dor e congestão)
- Garantir o controle de náuseas e vômito
- Controle de dor, respeitando a queixa do paciente e utilizando avaliação diária com escalas específicas. Minimizar o uso de opioides (risco de sonolência, constipação intestinal, hiponatremia, *delirium*). No entanto, devem ser utilizados sempre que necessários, na menor dose possível
- Uso de sondas e drenos pelo menor tempo possível, tendo em vista seu uso poder estar relacionado a dor, *delirium* e retardo de mobilização no leito e deambulação
- Atenção para sinais de *delirium*, pesquisa de fatores precipitantes (dor, infecção, constipação intestinal, distúrbios eletrolíticos) e adoção de terapia adequada, dando preferência para medidas não farmacológicas
- Mobilização precoce para evitar perda de funcionalidade e de massa muscular
- Nutrição precoce por via oral, sempre respeitando a progressão de dieta de forma adequada e adotar medidas para prevenir broncoaspiração
- Sempre contar com o apoio vital da equipe multiprofissional a fim de prevenir perda funcional e promover reabilitação.

Traumatismo cranioencefálico

O traumatismo cranioencefálico (TCE) de qualquer gravidade apresenta pior prognóstico na população geriátrica (Haring, 2015). No entanto, a idade isoladamente não deve ser utilizada para guiar terapêutica. Deve-se avaliar o grau de independência e funcionalidade antes do evento. Na anamnese, devem ser pesquisadas alterações prévias: déficit cognitivo, acidente vascular encefálico (AVE) e possíveis sequelas, como anormalidades sensoriais (visual ou auditiva).

O objetivo inicial no manejo do TCE é a prevenção de lesões cerebrais secundárias (ênfase em perfusão e oxigenação). Tais lesões são determinantes para o estado funcional a longo prazo, mais ainda do que a avaliação inicial.

A obtenção da história do trauma pode ser mais difícil em pacientes portadores de demência ou com alteração do estado mental, sendo necessário obter informações de diferentes fontes (familiares, cuidadores, equipe de atendimento pré-hospitalar). A diferenciação entre sinais neurológicos focais agudos de anormalidades crônicas pode ser difícil. Escoriações e hematomas cutâneos discretos podem ser sinais sutis de evento traumático prévio. Sempre devem ser pesquisados sinais de hipertensão intracraniana como a síndrome de Cushing, cuja tríade completa (nem sempre presente) é composta de HAS, bradicardia e arritmia respiratória.

Diante de comorbidades, potencial dificuldade para coleta de história e exame físico inconclusivo, a realização de TC de crânio deve ser sempre considerada, especialmente se houver história de alteração do estado mental. Sua realização objetiva identificar lesões com necessidade de neurocirurgia de urgência (como hematomas e edema cerebral importante). Por conta da atrofia cerebral relacionada com o processo de envelhecimento, há maior tolerância aos efeitos de hematomas intracranianos entre idosos, em relação a pacientes jovens, por este motivo alterações neurológicas podem ocorrer de forma mais tardia. Em idosos a complicação por sangramento mais comum é o hematoma subdural, enquanto o epidural é mais comum entre pacientes jovens.

A realização de outros exames complementares serve para afastar potenciais problemas relacionados com o trauma (infecções, anemia grave, síncope, arritmias cardíacas), bem com avaliar o *status* de coagulação em pacientes submetidos à anticoagulação.

Pacientes que na Escala de Coma de Glasgow (Tabela 94.5) contam com oito pontos ou menos são considerados casos graves. Além de necessitarem de garantia de via respiratória definitiva, devem ser submetidos ao monitoramento invasivo da pressão intracraniana. A avaliação por neurocirurgião deve ser aventada nas seguintes condições (Beedham *et al.*, 2019):

- Confusão mental por mais de 4 horas
- Escala de Coma de Glasgow com 8 pontos ou menos
- Piora da pontuação na Escala de Coma de Glasgow
- Surgimento de sinais neurológicos focais
- Episódios convulsivos sem recuperação completa
- TCE penetrante
- Perda de líquido cefalorraquidiano
- Sinais de hematomas intracranianos na TC
- Sinais de hipertensão intracraniana e risco de herniação cerebral.

O manejo específico do TCE (terapia ventilatória, manejo de anestésicos, controle de pressão intracraniana, controle da PA) foge do escopo deste capítulo.

Após TCE, cerca de um terço dos pacientes apresentarão episódios convulsivos nas primeiras 24 horas. Acredita-se que estes estejam relacionados a lesões cerebrais secundárias (como por hipoxia e hipertensão intracraniana). Apesar de uso frequente em quadros graves, a terapia profilática com anticonvulsivantes não parece ter efeito de proteção para convulsões a longo prazo. Idealmente esta decisão deveria ser guiada com uso de eletroencefalograma. As principais opções terapêuticas são fenitoína e levetiracetam. Uso de medicação deve se dar por 7 dias após o TCE. Por menos efeitos colaterais na população idosa, se optado pelo uso, sugere-se o levetiracetam (500 a 1.000 mg, em duas tomadas). No seguimento ambulatorial sempre devem-se avaliar convulsões.

Pacientes idosos tendem a ter multimorbidade e polifarmácia, ambos relacionados a piores desfechos. Uso de medicamentos anticoagulantes ou antiagregantes são relacionados a maior mortalidade após um TCE. Na admissão, deve-se avaliar a transfusão de fatores de coagulação e concentrados de plaquetas, caso seja necessária a reversão da ação dessas drogas. Não existe definição clara de quando retornar estas terapias, devendo-se avaliar o quadro neurológico e os riscos e benefícios do uso dessas.

No momento da alta, a funcionalidade deve ser avaliada a fim da programação de reabilitação. Deve-se avaliar: deglutição, espasticidade motora, mobilidade, alterações comportamentais ou de humor. Idealmente o paciente deve ser acompanhado por equipe multiprofissional (enfermagem, fonoaudiologia, fisioterapia, terapia ocupacional, nutrição, serviço social, educação física). O programa de reabilitação deve ser factível, com foco em se evitar novos eventos e, para seu sucesso, deve ter o envolvimento de familiares e cuidadores. Sempre deve ser avaliado o risco de quedas e a necessidade de dispositivos assistivos (como andador ou bengala).

Na alta hospitalar, as medicações de uso rotineiro devem ser revistas e o paciente/cuidador deve ser treinado e orientado sobre medicamentos iniciados após o TCE (como anticonvulsivantes ou anticoagulantes). Episódios convulsivos são comuns após o evento traumático, com graus variáveis de comprometimento cognitivo. Alterações focais de sensibilidade ou de força também podem ocorrer.

TABELA 94.5 Escala de Coma de Glasgow.*

Abertura ocular	Resposta verbal	Resposta motora
Espontânea: 4 pontos	Orientado: 5 pontos	Obedece a comandos: 6 pontos
Ao chamado: 3 pontos	Confuso: 4 pontos	Localiza estímulos: 5 pontos
Ao estímulo doloroso: 2 pontos	Palavras isoladas: 3 pontos	Flexão normal: 4 pontos
Sem resposta: 1 ponto	Sons ininteligíveis: 2 pontos	Flexão anormal: 3 pontos
–	Sem resposta: 1 ponto	Extensão: 2 pontos
–	–	Sem resposta: 1 ponto

*O resultado se dá pela soma de cada um dos componentes (ocular, verbal e motor) sempre se considerando a melhor resposta. Classificação: leve (14 ou 15 pontos), moderado (9 a 13 pontos), grave (3 a 8 pontos).

Trauma e fratura de fêmur

A fratura de fêmur apresenta alta prevalência, especialmente entre idosas, e apresenta relação com osteoporose. Na maioria das vezes é decorrente de queda da própria altura.

A mortalidade é de cerca de 10% no primeiro mês após o evento e 30% após 1 ano (Brown; Yuan, 2020). Cerca de metade dos pacientes não recupera o *status* funcional prévio, especialmente aqueles sem suporte social, e um quarto destes precisará de terapia de reabilitação por longos períodos. O impacto econômico é estimado em 40 mil dólares, em média, por membro fraturado, e chega a 20 bilhões de dólares ao ano nos EUA.

O tratamento é cirúrgico e deve idealmente ser instituído nas primeiras 24 a 48 horas após o evento, sob risco de maior morbimortalidade. Sempre se deve pesar o risco-benefício da abordagem cirúrgica, a depender das comorbidades do paciente. No entanto, mesmo em pacientes de alto risco o procedimento deve ser realizado o mais precocemente possível.

Na maioria dos casos há relato de dor em quadril ou em virilha. No entanto, a queixa de dor pode ser descrita em joelho, virilha ou em região pélvica. O membro acometido apresenta encurtamento e rotação externa (ponta do pé apontando para lado acometido). A avaliação inicial consiste na rotação externa e interna da perna (suspender manobra se houver queixa de dor), na avaliação neurológica e de perfusão distal, considerando realização do índice tornozelo-braquial.

O controle de dor é essencial nestes pacientes, sendo o uso de opioides a primeira linha terapêutica. Avaliar a realização de bloqueios (como plexo lombar, femoral, epidural, compartimento de psoas ou de fáscia ilíaca) para controle de sintomas ou mesmo para a realização de cirurgia (Dizdarevic *et al.*, 2019). Sempre se deve buscar a menor dose de opioide necessária para o controle da dor e avaliar o uso concomitante de analgésicos comuns. Apesar de boa resposta no controle álgico, não se recomenda a utilização de anti-inflamatórios não hormonais por conta de efeitos colaterais (lesão renal aguda e doença ulcerosa péptica).

A fratura pode ser classificada como intracapsular (cabeça e colo de fêmur) ou extracapsular (intertrocantérica e subtrocantérica). Em cerca de 90% dos casos, a fratura se localiza no colo femoral ou na região intertrocantérica (Brown; Yuan, 2020). Sempre que houver suspeita de fratura deve ser realizado estudo radiográfico: radiografia (em incidência anteroposterior) complementada ou não com TC e ressonância magnética.

Para a abordagem cirúrgica deve-se considerar se o paciente deambulava ou não antes da fratura. A técnica cirúrgica adotada fica a critério do ortopedista que realizará o procedimento. De maneira geral, têm-se: em fraturas de colo de fêmur não deslocadas e nas intertrocantéricas a abordagem é com redução aberta e fixação interna. Já as de colo de fêmur deslocadas e quando há falha na fixação interna nas intertrocantéricas há necessidade de abordagem por artroplastia. As subtrocantéricas em geral são instáveis e seu tratamento se dá por fixação intramedular.

A incidência de complicações pós-operatórias chega a 20% entre os idosos (Brown; Yuan, 2020), sendo as mais comuns: infecção, necrose avascular (nas intracapsulares), consolidação incompleta, comprimento discrepante entre os membros, osteoartrite e tromboembolismo venoso. Em decorrência de pouca mobilização, estes pacientes são mais propensos a serem acometidos de úlceras por pressão, constipação intestinal e tromboembolismo venoso devendo-se adotar medidas específicas para sua prevenção e tratamento. A instituição de cirurgia precoce (nas primeiras 48 horas) está relacionada com menor incidência de pneumonia, úlceras por pressão, infecção de trato urinário (ITU), trombose venosa profunda, AVE e *delirium*.

Após a abordagem cirúrgica deve-se instituir reabilitação e avaliar deambulação precoces (entre 36 e 48 horas após o procedimento) a fim de reduzir tempo de internamento e possíveis complicações intra-hospitalares.

A atuação de equipe multiprofissional é vital para o planejamento e o sucesso da reabilitação. Sempre deve ser garantido o manejo nutricional e a hidratação, vigilância em relação às funções eliminatórias, controle de dor, avaliação de disfagia, controle de anemia, pesquisa e manejo de *delirium*, profilaxia para tromboembolismo venoso.

A perda da capacidade funcional após a fratura é comum e está relacionada à perda de independência, redução da qualidade de vida e depressão. Pacientes acometidos de fratura após trauma de baixo impacto devem ser considerados como portadores de osteoporose e, por este motivo, devem ser encaminhados para realização de densitometria óssea e avaliado o início de terapia específica.

Quedas

As quedas são a causa mais comum de lesões em idosos, sendo responsáveis por quase três quartos de todos os traumas nesta população. Cerca de um terço sofre pelo menos uma queda ao ano, na maioria das vezes na própria residência (Vieira *et al.*, 2018). Entre os octogenários esta incidência chega a 50% (Carpenter *et al.*, 2019). Em idosos hospitalizados há cerca de duas quedas por mil pacientes ao dia (Souza *et al.*, 2019). Infelizmente há uma tendência ao aumento de incidência de quedas e suas complicações (Hartholt *et al.*, 2019). Os pacientes que necessitam de atendimento de emergência têm alto risco de recorrência e readmissão hospitalar por lesões relacionadas com o evento.

O mecanismo mais frequente é a queda da própria altura em uma superfície nivelada. A complicação mais comum é a lesão ortopédica (fratura de quadril ou de osso longo).

Na admissão o paciente deve ter avaliação geral de paciente com trauma, sendo importante a caracterização do mecanismo de queda, ambiente em que ocorreu, se houve testemunha etc. Entre idosos, é comum que quedas tenham causa multifatorial, no entanto, sempre deve-se pesquisar potenciais patologias como: infecção, distúrbios hidreletrolíticos, hipoglicemia, alterações cardiovasculares (arritmias, hipotensão postural, síndrome coronariana aguda [SCA], tromboembolismo pulmonar), déficit de força, anormalidades neurossensoriais (visão, propriocepção, vestibulopatias) e hipoglicemia.

Para rastreamento e prevenção de quedas é sugerido a realização de três perguntas na avaliação geriátrica:

- Houve duas ou mais quedas nos últimos 12 meses?
- Paciente chega com história de queda aguda?
- Há dificuldade para marcha ou equilíbrio?

Havendo resposta positiva para qualquer uma das perguntas deve-se pesquisar e instituir tratamento específico para os diversos fatores associados: medicamentos, perda de acuidade visual, anormalidades neurológicas, sarcopenia e perda de força, patologias articulares, arritmias cardíacas, hipotensão postural, alterações em pés ou calçados. O rastreio deve ser feito também na avaliação física: uso do *timed-up and go*, manobras de equilíbrio (posição de *tandem*, *semitandem*) e de senta-levanta.

Na educação de pacientes e cuidadores deve-se orientar sobre fatores extrínsecos ao paciente e relacionados a quedas, como: vestimenta e calçados, obstáculos (móveis ou tapetes, por exemplo), animais de estimação, superfícies escorregadias, escadas, uso inadequado de bengalas e andadores.

Hipotermia

A temperatura corporal é controlada pelo hipotálamo por meio de resposta autonômica periférica, do aumento da taxa metabólica e do tônus simpático. A principal forma de evitar a queda da temperatura corporal é por meio da vasoconstrição periférica. Outra resposta orgânica é o tremor, cuja ação aumenta o metabolismo e a produção de calor. Sua intensidade aumenta até o máximo com a temperatura em torno de 32°C. A partir daí começa a diminuir e está praticamente ausente por volta dos 30°C. No entanto, os tremores podem estar ausentes em idosos com hipotermia, mesmo com temperaturas acima de 32°C. Também participam do controle de temperatura a sudorese e o tônus vasomotor. Associados à resposta orgânica, ocorre a mudança comportamental com a busca por formas de aquecimento (roupas, abrigo, busca de fontes de calor) e aumento da atividade física.

A hipotermia pode ser definida pela diminuição da temperatura corporal central abaixo de 35°C, sendo considerada leve se variar entre 32° e 35°C, moderada entre 28° e 32°C e grave quando abaixo dos 28°C. Pacientes com sensação de frio e tremores, mas com temperatura central acima dos 35°C estão acometidos de estresse ao frio e não hipotermia. Apesar da classificação, não há necessariamente uma correlação direta entre a temperatura corporal e os achados clínicos do paciente (Tabela 94.6).

Salienta-se que pode ocorrer em qualquer época do ano, inclusive em regiões tropicais ou subtropicais. Apesar de ser mais frequente em pessoas sem abrigo, pode também ocorrer em ambientes fechados.

O padrão-ouro para medida da temperatura central é pela temperatura de artéria pulmonar, no entanto, por ser invasiva, pode precipitar arritmias (Paal *et al.*, 2016). Um *probe* esofágico, posicionado no terço distal do esôfago (após proteção de via respiratória, como na intubação orotraqueal) tem boa correlação com a medida de artéria pulmonar. Outro método é o uso de *probe* epitimpânico (diferente da medida timpânica), o

▪ **TABELA 94.6** Classificação da hipotermia.

	> 35°C	35 a 32°C	32 a 28°C	28 a 24°C	Variável (< 24°C)	
Classificação	Estresse ao frio	Leve (grau I)	Moderada (grau II)	Grave (grau III)	Grave (grau IV)	Morte (grau V)
Achados clínicos	Tremores; pele fria; paciente alerta e em busca por formas de se aquecer	Máxima intensidade dos tremores (até 32°C); pele fria; taquicardia; taquipneia; diurese fria; busca por formas de se aquecer; pode haver prejuízo de julgamentos	Alteração do estado mental até letargia; Hiporreflexia; Pupilas dilatadas; disritmias cardíacas; tremores progressivamente diminuem; quadro de coma se temperatura abaixo de 30°C	Inconsciente/em coma; sinais vitais presentes; queda da PA, FC e DC; oligúria; congestão pulmonar; arreflexia; parada cardiorrespiratória*	Sinais vitais ausentes; sinais de morte aparente.	Morte por hipotermia irreversível

*O risco de parada cardiorrespiratória aumenta em temperaturas abaixo dos 32°C, mas é improvável que hipotermia seja a causa única até temperatura menor que 28°C.
PA: pressão arterial; FC: frequência cardíaca; DC: débito cardíaco.

qual tem boa correlação com a temperatura de artéria carótida, embora não possa ser utilizada em paciente com choque circulatório. Este método deve ser o escolhido para os casos em que não haja proteção de via respiratória. As medidas por via retal e vesical devem ser evitadas em ambientes externos e tendem a variações mais tardias em relação à variação da temperatura corporal (cerca de 1 hora). Podem, assim, gerar falsa sensação de não resposta às medidas terapêuticas. No entanto são medidas interessantes para ambientes hospitalares. A medida da temperatura oral deve ser utilizada apenas para afastar hipotermia, já que tende a ser menor do que a temperatura central. O mesmo se observa na medida da temperatura axilar. Os termômetros de artéria temporal apresentam acurácia baixa nesses casos e não devem ser utilizados.

A hipotermia tem como causa primária principal a exposição prolongada e acidental ao frio ou à umidade. Também pode ser decorrente de infusão excessiva de líquidos parenterais frios (como hemotransfusão). Dentre as causas secundárias temos:

- Alteração na termorregulação: AVE, disfunção hipotalâmica, neoplasia, doença de Parkinson, hemorragia subaracnóidea, toxinas, neuropatia, transecção de medula
- Menor produção de calor: cetoacidose (diabética e alcoólica), hipoadrenalismo, hipoptuitarismo, hipotireoidismo, acidose láctica, hipoglicemia, desnutrição, extremos de idade, tremor insuficiente, inatividade
- Aumento da perda de calor: queimados, indução de vasodilatação (neuropatias periféricas, lesões medulares), medicamentos (betabloqueadores, clonidina, neurolépticos, anestésicos, psicotrópicos), álcool, infusão de soluções geladas, carcinomatose, trauma multissistêmico, infecções graves e sepse.

Além dos idosos, entram no grupo de risco pacientes etilistas, lactentes e desabrigados. Há aparente maior incidência entre os homens, mas possivelmente este achado seja decorrente de maior exposição ao risco. A mortalidade em idosos pode chegar a 30% em casos moderados e passar dos 50% nos casos graves (Golin, 2003; Seman, 2009).

A hipotermia pode ser induzida e utilizada de forma terapêutica em casos selecionados para neuroproteção na recuperação de uma parada cardiorrespiratória, cirurgia cardíaca e TCE.

Dentre as complicações relacionadas à hipotermia se encontram: rabdomiólise, pancreatite, lesão renal aguda, edema pulmonar, choque circulatório, parada cardiorrespiratória e morte. Os distúrbios acidobásicos são comuns podendo variar desde alcalose respiratória, provocada por hiperventilação em casos leves, até acidose mista (por depressão respiratória, maior produção de lactato por tremor, hipoperfusão tecidual ou falência hepática). Uma complicação já levantada, mas ainda em investigação, é a hipotermia ser risco para desenvolvimento da doença de Alzheimer por acúmulo de placas beta-amiloides e hiperfosforilação da proteína *tau*.

Os achados eletrocardiográficos mais característicos são bradicardia, aumento dos intervalos PR e QT, aumento da duração de QRS, alterações de repolarização e arritmias ventriculares (inclusive fibrilação ventricular) e atriais. Tais achados devem fazer diagnóstico diferencial com SCA e síndrome de Brugada. Também podem ser encontradas ondas de Osborne (elevação do ponto J ou elevação de 1 mm no final do complexo QRS em dois batimentos consecutivos). Ocorre em cerca de 80% dos casos de hipotermia moderada a grave e sua amplitude tem correlação com o grau da hipotermia (Doshi; Giudici, 2015).

A avaliação inicial envolve os passos ABCDE relacionados ao manejo do politraumatizado. Deve-se retirar o paciente de ambientes frios, úmidos e da exposição ao vento. Idealmente toda a roupa deve ser removida, especialmente se úmida. Assim que exposto o paciente deve ser protegido utilizando-se cobertores aquecidos ou adotar outras técnicas de reaquecimento. Avaliar glicemia, distúrbios eletrolíticos e de coagulação, além de hemograma. É fundamental a pesquisa e o tratamento de possíveis causas secundárias. A hidratação deve ser efetiva para controle pressórico e de hipovolemia. A oferta de carboidratos é importante para garantir a manutenção da resposta pelo tremor em pacientes alertas. O transporte de pacientes graves deve ser feito na posição horizontal e evitando movimentos bruscos.

As técnicas de reaquecimento podem ser divididas em passivas e ativas. As passivas atuam prevenindo a perda do calor corporal produzido (com cobertores) e são indicadas nos casos leves. As ativas podem ser divididas em externas ou internas. Nas primeiras, há aplicação de calor na superfície corporal (mantas térmicas, lâmpadas aquecidas, ar ou água quente), devendo ser utilizadas para quadro leves a moderados; já as ativas internas são utilizadas para casos graves e envolvem administração de soluções salinas aquecidas por via intravenosa (incluindo instalação de *bypass* cardíaco, dispositivo de oxigenação extracorpórea ou por hemodiálise) ou em cavidades (lavagem gástrica, torácica, vesical ou peritoneal).

A evolução para parada cardiorrespiratória pode ocorrer e recomenda-se manter medidas de reanimação cardíaca até o controle de temperatura corporal (como relata o aforismo "*no one is dead until warm and dead*" ("ninguém está morto até que esteja morno e morto", tradução livre). Se houver sinais de ritmo chocável não realizar mais do que três desfibrilações até temperatura acima dos 30°C, evitar o uso de epinefrina ou outras medicações até que a temperatura atinja 30°C ou mais. Idealmente as medidas de reaquecimento devem ser invasivas, com oxigenação por membrana extracorpórea (ECMO) ou *bypass* cardíaco para garantir a elevação mais rápida da temperatura central (Zafren *et al.*, 2017).

Hipertermia

A hipertermia é caracterizada pela elevação descontrolada da temperatura corporal e que ultrapassa a capacidade corporal de dissipar calor. Diferente da febre, não há alteração no centro termorregulatório do hipotálamo. Em geral a temperatura corporal varia entre 36,5 e 37,5°C, no entanto os mecanismos de controle corporal podem compensar variações da temperatura em torno de 35 a 40°C.

A principal causa primária do aumento da temperatura corporal se dá por exposição a ondas de calor em decorrência de alterações climáticas e elevação da temperatura média do planeta (Somes; Donatelli, 2015). Ondas de calor provocam aumento da demanda metabólica com consequente aumento de mortalidade, maior incidência de eventos cardiovasculares e cerebrovasculares. Pela desidratação podem ocorrer lesão renal aguda, distúrbios hidreletrolíticos e complicações infecciosas. Os indivíduos mais propensos a sofrer com ondas de calor são crianças, idosos e aqueles com menores condições socioeconômicas, e há uma tendência de se tornar um problema de saúde pública em países de baixa a moderada renda. Na população idosa há aparente maior risco de mortalidade entre as mulheres (van Steen *et al.*, 2019).

Dentre as causas secundárias destacam-se: atividade física, síndrome neuroléptica maligna, síndrome serotoninérgica, síndrome de parkinsonismo-hiperpirexia, hipertemia induzida por anestésicos inalatórios, endocrinopatias e distúrbios do sistema nervoso central (SNC).

A resposta fisiológica para o controle da temperatura corporal é menos pronunciada entre os idosos (Balmain *et al.*, 2018). Ocorre menor resposta vasodilatadora e do ajuste do tônus vasomotor cutâneo, com consequente menor distribuição do fluxo sanguíneo e da temperatura central para a periferia. Alterações cutâneas, como o aumento da camada córnea e menor produção de suor pelas glândulas sudoríparas, acarretam menor eficiência no controle de temperatura pela evaporação da sudorese. Ocorre ainda maior risco de desidratação crônica (por menor sensação de sede) e aumento da viscosidade sanguínea. Como consequência há um maior risco para eventos trombóticos.

Na população geriátrica, há ainda a queda da efetividade hipotalâmica para o controle da temperatura corporal e diversas medicações podem dificultar este papel: atropina e outros anticolinérgicos, anti-histamínicos, antidepressivos tricíclicos, fenotiazinas, lítio, difenidramina, hidroclorotiazida, furosemida, haloperidol, ciclobenzaprina, carbamazepina, tramadol, levotiroxina. Simpaticomiméticos e agentes serotoninérgicos podem provocar o aumento da temperatura. Salienta-se ainda os efeitos diuréticos associados ao uso do álcool e ao diabetes descompensado.

Clinicamente o paciente pode apresentar sinais de desidratação (perda do turgor cutâneo, hipotensão postural, cãibra, náuseas, fraqueza muscular), aumento da resposta autonômica simpática (taquicardia, sudorese, pele quente, *flushing*) e alterações confusionais (desorientação, tontura). As manifestações cardíacas variam desde exaustão de função miocárdica (ICC aguda por aumento da demanda metabólica ou cardiomiopatia do estresse), infarto agudo do miocárdio (IAM) e arritmias ventriculares. Seus achados eletrocardiográficos incluem taquicardia sinusal, elevação de segmento ST, inversão de onda T e prolongamento de intervalo QT.

O tratamento envolve a estabilização clínica com garantia de via respiratória, da ventilação, da circulação etc. Retirada das roupas e exposição do paciente é um dos primeiros passos para diminuição da temperatura corporal. Deve-se garantir hidratação e perfusão sanguínea com controle de sinais vitais e vigilância para congestão. O resfriamento corporal deve ser gradual, evitando-se ambientes muito frios. Estes locais podem promover tremor, o que geraria mais calor. Deve-se também corrigir possíveis distúrbios eletrolíticos e pesquisar sinais de rabdomiólise, e sempre pesquisar causas secundárias e implementar terapia específica.

Salienta-se que apesar do aparente risco, é recomendado manter a prática regular de atividade física na avaliação individual, tendo em vista o benefício de controle de diversas doenças que podem alterar a resposta vasomotora (como HAS, DM e ICC) e, por consequência, melhor controle da temperatura corporal.

Também é salutar a adoção de medidas comportamentais para controle de temperatura corporal: uso de roupas apropriadas em ambientes quentes, hidratação por via oral frequente, adoção de medidas de resfriamento corporal (uso de ventiladores, ar-condicionado) e preferência por ambientes abertos e com área verde.

Emergências clínicas

Doenças cardiovasculares

As alterações cardiovasculares são significativas entre os idosos e estes são mais vulneráveis a emergências cardiovasculares; apresentam mortalidade mais elevada e maior benefício quando submetidos a intervenções precoces, em comparação aos jovens. No entanto, o diagnóstico costuma ser tardio, por apresentarem sintomas atípicos e achados de eletrocardiograma (EGC) inespecíficos.

O coração sofre alterações estruturais com a idade. A calcificação das válvulas e de suas cúspides podem levar a estenoses valvares com gradientes importantes e causar limitação funcional nos pacientes idosos.

A incidência de DAC aumenta com a idade. Com algumas exceções, o diagnóstico e o manejo da SCA em idosos é semelhante ao de pacientes mais jovens. Os objetivos do atendimento se concentram em diagnóstico precoce e terapia agressiva.

O exame físico não é muito útil no diagnóstico de SCA. No entanto, pacientes com hipotensão, estertores, edema periférico e outros estigmas de ICC sejam de alto risco.

O ECG continua sendo importante no diagnóstico de SCA e deve ser realizado em até dez minutos após a apresentação. Embora o ECG normal reduza o risco de SCA, esta não pode ser afastada mesmo se exame normal. A interpretação desse exame em idosos pode ser desafiadora, pois nessa faixa etária há alterações basais no ECG (hipertrofia ventricular esquerda, bloqueios de ramo preexistentes, alterações de ST-T inespecíficas, fibrilação atrial).

Os marcadores bioquímicos fornecem informações úteis no diagnóstico e prognóstico de SCA, dentre os quais os mais utilizados na prática clínica são (creatinoquinase fração MB [CKMB] e troponina (Wang *et al.*, 2020).

Queixas clínicas de fraqueza, tontura, letargia e fadiga em idosos que apresentam troponina elevada parecem não estar associadas a SCA. Esse dado se torna relevante pela possibilidade de exame invasivo (cineangiocoronariografia) desnecessário nestes pacientes.

A ICC descompensada é a razão mais comum de admissão hospitalar na população geriátrica. Uma maior sobrevivência após o IAM e um aumento da população idosa resultou neste aumento da prevalência. Apesar dos grandes avanços no diagnóstico e tratamento, a taxa de sobrevida não melhorou nas últimas décadas. A variável idade é fator independente de pior prognóstico na ICC, assim como a disfunção ventricular. Os pacientes com comprometimento sistólico têm pior prognóstico quando comparados com os portadores de disfunção diastólica. Os pacientes tendem a apresentar sinais e sintomas de ICC com cavidade ventricular normal e sem disfunção esquerda.

Os sinais e sintomas mais comuns de ICC descompensada são dispneia aos esforços, ortopneia e edema de membros inferiores. A apresentação clínica em idosos é frequentemente atípica, sendo frequentes os sintomas inespecíficos, como confusão e diminuição da tolerância ao exercício.

A pesquisa da causa da descompensação da ICC é tão importante quanto avaliar a gravidade da exacerbação. O paciente e sua família devem ser questionados sobre o ganho de peso recente, adesão à medicação ou ajustes recentes e mudança no volume urinário. Dor no peito ou equivalentes anginosos, como náuseas e desconforto epigástrico podem representar isquemia miocárdica subjacente. Síncope e palpitações podem fornecer a pista para uma taquiarritmia associada.

A radiografia de tórax ser útil para o diagnóstico de ICC e demonstrar ou sugerir outras entidades clínicas importantes, como pneumonia, pneumotórax, e dissecção aórtica.

O peptídio natriurético cerebral (BNP; do inglês, *brain natriuretic peptide*) é um hormônio endógeno liberado durante o alongamento ventricular. A utilização do BNP pode facilitar o diagnóstico precoce de ICC reduzindo o tempo de hospitalização e a necessidade de internação em unidade de terapia intensiva.

Há um aumento da incidência de arritmia cardíaca com o envelhecimento. Fibrilação atrial é a arritmia mais comum em idosos e representa taquicardia supraventricular resultante de circuitos reentrantes dentro dos átrios, associada à deterioração na função atrial. A falta de sístole atrial diminui o débito cardíaco em torno de 20% e predispõe à formação de trombos atriais promovendo fenômenos embólicos, como acidente vascular cerebral. A resposta ventricular à atividade atrial caótica depende do grau de condução por meio do nó atrioventricular, influenciado por fatores como drogas e tônus vagal (Curtis *et al.*, 2018).

Dissecções de aorta são raras, mas de risco cardiovascular extremamente elevado. O pico de incidência é em adultos com idade entre 60 e 80 anos de idade. O diagnóstico rápido e a terapia agressiva melhoram o prognóstico. O médico do pronto-socorro deve manter um alto índice de suspeição. Deve buscar dados na história e no exame físico. Exames complementares podem corroborar a suspeita (radiografia torácica) ou utilizados para o diagnóstico (TC de tórax).

Embolia pulmonar (EP) é comum na população geriátrica e frequentemente subdiagnosticada. Pacientes idosos são menos propensos a apresentar dor torácica e tem maior chance de apresentar sintomas inespecíficos, como síncope. Patologia torácica coexistente, como ICC ou DPOC pode dificultar o diagnóstico de EP. Dispneia e dor torácica podem ser erroneamente atribuídas à velhice e atrasar significativamente o atendimento aos pacientes que procuram ajuda médica.

Uma das formas de apresentação ou mesmo de complicação da HAS é a crise hipertensiva. A crise hipertensiva se caracteriza por uma elevação rápida, inapropriada, intensa e sintomática da PA, com ou sem risco de deterioração rápida dos órgãos-alvo (coração, cérebro, rins e artérias), que pode conduzir a um risco imediato ou potencial à vida. Também pode se manifestar como emergência ou urgência hipertensiva. A emergência hipertensiva caracteriza-se pela deterioração rápida de órgãos-alvo e risco imediato à vida, situação não encontrada na urgência hipertensiva.

A pseudocrise hipertensiva se caracteriza por aumento transitório de PA em paciente já em tratamento. No entanto, o aumento se dá por causas secundárias como evento emocional, por dor ou desconforto como enxaqueca, tontura rotatória, cefaleias vasculares de origem musculoesquelética e manifestações da síndrome do pânico. Geralmente são encaminhados à emergência pelos valores elevados da PA, mas se encontram oligossintomáticos ou assintomáticos. O tratamento deve focar no fator de descompensação.

Doenças respiratórias

Algumas alterações do sistema respiratório podem ocorrer com o envelhecimento e afetar a eficiência da ventilação. Dentre elas se destacam: calcificação da caixa torácica, enfraquecimento da musculatura intercostal e perda de recolhimento elástico, menor sensibilidade nos quimiorreceptores pulmonares e alterações no pico de fluxo expiratório (Budinger *et al.*, 2017).

A dispneia é uma queixa comum em idosos e, diferente de pacientes jovens, geralmente tem etiologia multifatorial. Pode ser definida como sensação de desconforto relacionado com o ato de respirar ou a falta de ar. Em idosos pode ser atribuída erroneamente ao envelhecimento normal, resultando em atraso de diagnóstico. É importante uma anamnese cuidadosa, se existe relação com o exercício, com posição, com fase do dia, ou se o que o paciente refere como falta de ar é na realidade um sinal de angina de peito ou um componente neuromuscular.

A insuficiência respiratória aguda (IRpA) é uma síndrome caracterizada pelo aparecimento de disfunção súbita de ventilação e/ou da troca gasosa entre o ambiente e a intimidade tissular. Dispneia, cianose, taquipneia ou mesmo hipoventilação e parada respiratória são frequentes no dia a dia de um plantão de emergência. Apesar de ser geralmente originada de problemas respiratórios e cardiovasculares, pode estar associada a outros órgãos e funções. As principais causas de IRpA nos idosos são: opioides, sedativos, cifoescoliose, exacerbação de DPOC, ICC, pneumonia, câncer de pulmão, fibrose pulmonar, bronquiectasias, sepse grave e tromboembolismo pulmonar.

A pneumonia é uma doença comum entre idosos, sendo responsável por milhares de internações hospitalares a cada ano. É causada por vírus ou outros agentes infecciosos, como *Streptococcus pneumoniae* e *Staphylococcus aureus*. Dentre os fatores de risco se encontra a idade, a qual tem relação com maior mortalidade. A incidência de pneumonias aumenta durante os surtos de gripe, justificando a importância da vacinação. Existe um grande número de fatores predisponentes para pneumonia nos idosos: tabagismo, desnutrição, DPOC, ICC, doença renal crônica, doença hepática crônica, DM, câncer, doença neurológica e psiquiátrica, medicamentos sedativos, alcoolismo, tubos endotraqueais e nasogástricos, cirurgia recente, incapacidade para as atividades de vida diária, internação em hospitais e instituições de longa permanência.

A DPOC tem uma alta incidência em idosos, com pelo menos 10% das pessoas com mais de 65 anos de idade diagnosticadas nos EUA. Como ocorre com a pneumonia, a maioria dos pacientes com DPOC sofre de comorbidades, como ICC, HAS, câncer de pulmão e AVE. O principal fator de risco para desenvolver DPOC é o tabagismo, especialmente se carga tabágica 20 maços-ano ou mais. Outros fatores de risco incluem: exposição ambiental à fumaça de biomassa, exposições ocupacionais, certas mutações genéticas, tuberculose pulmonar prévio.

Embora o câncer de pulmão seja considerado uma doença crônica, ainda pode causar emergências respiratórias. Como ocorre com a pneumonia e a DPOC, a incidência de câncer de pulmão aumenta com a idade, especialmente acima dos 60 anos de idade. Os sintomas associados ao câncer de pulmão são considerados inespecíficos, mas incluem: dor no peito, tosse, dificuldade para respirar, rouquidão, hemoptise. O tabagismo é o principal fator para o diagnóstico, embora cerca de 15% dos diagnosticados não fumem.

O tratamento de emergências respiratórias em idosos inclui o estabelecimento de uma via respiratória patente, fornecimento de oxigênio suplementar, terapia com medicamentos (quando indicado) e a colocação de uma via respiratória avançada quando necessário. A remoção de sangue, saliva, vômito e coágulos das vias respiratórias, por meio de aspiração, restaura a patência, permite melhor visualização caso intubação seja necessário e mantém a via desobstruída para a troca de ar.

Doenças neurológicas

O processo de envelhecimento no SNC causa diminuição da massa encefálica como um todo e redução da sua camada cortical. Tais alterações são decorrentes de diminuição da quantidade de neurônios decorrente do próprio envelhecimento e das intempéries sofridas durante a vida (estresse oxidativo, trauma, *inflammaging*, alterações vasculares e perfusionais etc.). Por isso, há uma acentuação dos sulcos e giros cerebrais, além do aumento de ventrículos. Tais alterações são abordadas mais profundamente em capítulo acerca do envelhecimento cerebral.

Diversos são os insultos neurológicos com o envelhecimento, tais como o AVE, síncope, alterações de sono, anormalidades de movimento. No entanto, para este texto será dado destaque ao estado confusional agudo, o *delirium*.

Delirium

O *delirium* é um estado confusional agudo cuja ocorrência está relacionada com diminuição da reserva funcional da rede neuronal. Para a sua fisiopatologia considera-se ocorrer um desequilíbrio na neurotransmissão colinérgica (tendendo à diminuição) e na dopaminérgica (tendendo ao aumento).

O *delirium* apresenta uma relação intrínseca com insultos orgânicos. Estes podem ser de diversas naturezas como: infecções, distúrbios hidreletrolíticos, medicação, traumas, síndromes coronarianas, febre, dor, constipação intestinal, retenção urinária. Sua incidência aumenta com o avanço da idade, em síndromes demenciais, transtornos de humor e alterações sensoriais.

Trata-se de quadro comum entre os pacientes idosos, especialmente no contexto hospitalar. Sua incidência varia de 1 a 2% em idosos em comunidade, 30 a 50% entre os hospitalizados (Ohl *et al.*, 2019). Podendo chegar a 75% em ambiente de terapia intensiva e 85% em serviços de cuidados paliativos (Inouye, 2006).

Sua identificação é vital para a intervenção precoce, tendo em vista estar relacionado com o aumento de morbimortalidade. Caracteriza-se por:

- Acometimento agudo (horas a dias)
- Curso flutuante (podendo estar mais exacerbado no final da tarde e à noite)
- Dificuldade para concentração e manutenção de foco, além de distrabilidade
- Alteração do nível de consciência.

O paciente pode ter apresentação hipoativa (alentecimento do processamento mental) ou hiperativa (agitação e agressividade). Apesar de a última ser identificada de forma mais fácil, a primeira está relacionada com pior prognóstico. Para o diagnóstico sugere-se a aplicação do instrumento denominado *Confusion Assessment Method* (CAM) que é caracterizado por quatro critérios, sendo os dois primeiros obrigatórios, acompanhado pelos critérios três ou quatro (Tabela 94.7).

TABELA 94.7 Confusion Assessment Method (CAM).*

Critério 1: Início agudo de alteração do *status* mental, com curso flutuante
Critério 2: Desatenção
Critério 3: Desorganização do raciocínio
Critério 4: Alteração do nível de consciência

*Para o diagnóstico de *delirium*, são obrigatórios os critérios 1 e 2, associados a um dos demais.

Os achados no exame físico e a utilização de exames complementares vão depender de patologias subjacentes e daquelas relacionadas com o quadro. Logo, a investigação complementar deve ser avaliada caso a caso.

As principais medidas para a prevenção são de cunho não farmacológico. Deve-se identificar as causas potencialmente relacionadas ao quadro (principalmente dor, uso de dispositivos invasivos, constipação intestinal, retenção urinária e medicação) e instituir terapia específica. Ajustar horários de sono e vigília (controle de luminosidade, ajuste de horário de tomada de medicação e checagem de sinais vitais), instituir nutrição adequada, corrigir déficits sensoriais (uso de óculos, aparelhos auditivos), estimular orientação temporoespacial (informar com frequência em que o idoso está, qual dia da semana e a hora), acolher o idoso (garantir acesso aos familiares, contato presencial ou por vias digitais) e a mobilização precoce. Tais medidas devem ser estimuladas mesmo após a instalação do quadro, apesar de poucas evidências científicas para tal (Cerveira *et al.*, 2017).

A terapia farmacológica (Cerveira *et al.*, 2017) deve ser utilizada apenas para quadro de agitação e agressividade importantes que possam provocar lesões físicas ao próprio paciente, acompanhantes ou profissionais de saúde. A principal classe de drogas utilizada é a dos neurolépticos. Dentre eles, o haloperidol é bem estudado e ainda é a primeira linha de tratamento, apesar de evidências para o uso de neurolépticos atípicos (como a quetiapina, risperidona e olanzapina). Os benzodiazepínicos devem ser evitados, mas são indicados nos quadros de abstinência alcoólica ou abstinência dos próprios benzodiazepínicos.

A utilização de contenção mecânica deve ser evitada em praticamente todos os casos, podendo ser utilizada em casos de agitação extrema e enquanto se espera o efeito da contenção química com uso de medicação.

Doenças geniturinárias

O envelhecimento pode acarretar mudanças na função vesical. Podem ocorrer tanto contrações involuntárias, quanto alterações de sensibilidade e menor contratilidade. Clinicamente pode ocorrer a síndrome da bexiga hiperativa, caracterizada por urgência miccional, podendo causar perda urinária involuntária e aumento da frequência das micções, inclusive à noite. No comprometimento da contratilidade vesical pode haver dificuldade de esvaziamento da bexiga, predispondo ao surgimento de infecções urinárias, incontinência por transbordamento com perda urinária insensível.

A ITU constitui uma das infecções mais frequente no idoso e sua prevalência aumenta com a idade (Alpay *et al.*, 2018). É também a infecção hospitalar mais comum, frequentemente associada a cateteres urinários. O quadro clínico pode se manifestar com sinais e sintomas de forma atípica como o aparecimento ou agravo da incontinência urinária, sem febre ou outros sintomas típicos de processo infeccioso, dificultando o diagnóstico precoce nessa faixa etária e consequentemente a instituição da terapêutica.

95

Pré e Pós-operatório no Idoso

Verônica Hagemeyer • Nilo Sérgio Mota Ritton •
Wallace Carneiro Machado Júnior

Introdução

O número de indivíduos idosos submetidos a procedimentos cirúrgicos vem aumentando exponencialmente em virtude da crescente expectativa de vida, dos avanços tecnológicos e das técnicas do ato cirúrgico. No entanto, os eventos adversos são mais comuns nesse grupo etário em consequência da complexidade do envelhecimento e também da dificuldade de estratificação de risco cirúrgico global, pois as avaliações pré-operatórias atuais tendem a se direcionar para o comprometimento dos órgãos-alvo isoladamente. Quando o procedimento cirúrgico proposto não for referente a causas cardíacas, a avaliação deve se voltar para o risco de complicação cardíaca, podendo ser realizada pelo próprio geriatra. Para idosos com risco cardiovascular elevado, o paciente deve ser encaminhado ao cardiologista para avaliação adicional (Oresanya *et al.*, 2014).

A avaliação pré-operatória no idoso deve ser capaz de estimar possíveis riscos decorrentes do procedimento cirúrgico e orientar condutas que possam minimizá-los. A estimativa de risco é importante para oferecer ao cirurgião, a equipe médica e ao paciente e sua família informações que devem ser consideradas na avaliação entre os benefícios e malefícios do procedimento (Loureiro; Feitosa-Filho, 2014).

A idade cronológica é um fator de risco independente na cirurgia e/ou na anestesia, muito embora seja difícil quantificar seu papel específico como fator de risco. A idade biológica, resultado do processo de envelhecimento fisiopatológico, comorbidades e fatores genéticos, parece ser mais previsível do que a idade cronológica, que tem relação com a capacidade funcional. Em razão da alta variabilidade individual, os idosos são uma população heterogênea que têm demandas específicas e muitas peculiaridades (Betelli, 2011).

As alterações das condições de saúde associadas ao envelhecimento predispõem esse segmento da população a riscos e complicações que podem descompensar patologias prévias, como cardiopatias, insuficiência renal, doença pulmonar; e, da mesma maneira, precipitar o aparecimento de *delirium*, pneumonia, infecção do trato urinário (ITU), distúrbio hidreletrolítico e outros. Os eventos cardiovasculares são as principais causas de mortalidade peroperatória em cirurgias não cardíacas.

O estado funcional do indivíduo, a idade biológica, as comorbidades, as síndromes geriátricas e as alterações fisiológicas próprias do envelhecimento estão diretamente relacionados com a incidência de complicações peroperatórias capazes de desencadear perda de reserva funcional e a falência do sistema orgânico anteriormente equilibrado. A utilização de critérios fundamentados no estado físico, funcional, cardíaco e nutricional, com a avaliação global do indivíduo para a quantificação do risco do procedimento e o prognóstico das complicações devem ser estimulados. Idosos frágeis estão mais propensos a complicações que se iniciam no período peroperatório e que, muitas vezes, acarretam sequelas clínicas, funcionais ou cognitivas no pós-operatório, com consequente aumento de institucionalização, reinternação e óbito (Lin *et al.*, 2018).

A avaliação da fragilidade na estratificação de risco cirúrgico para a funcionalidade, autonomia e qualidade de vida desses indivíduos antes da cirurgia deve ser incorporada à avaliação pré-operatória como diferencial geriátrico para quantificação do risco do procedimento e prognóstico das complicações. O resultado da avaliação e dos riscos devem ser discutidos com a equipe cirúrgica e os familiares. As cirurgias são acompanhadas de um conjunto de elementos potencialmente agressivos, iniciados com a internação hospitalar, confinamento, síndrome da imobilidade, contenção mecânica ou medicamentosa e o uso de fraldas, facilitadoras para os casos de dupla incontinência.

As alterações farmacodinâmicas e farmacocinéticas que ocorrem no envelhecimento tornam os idosos particularmente mais sensíveis aos medicamentos usados na cirurgia, como anestésicos, analgésicos, opioides e antieméticos, e podem acarretar complicações, como perda funcional e cognitiva, dores e *delirium* (Betelli, 2011).

Os principais protocolos de risco cirúrgico baseiam-se nas seguintes etapas: anamnese detalhada do paciente; exame físico completo; exames complementares pertinentes a cada patologia; e algoritmos de avaliação global, que avaliam os riscos da cirurgia e da capacidade funcional cardíaca. No entanto, não consideram as síndromes geriátricas, deixando os pacientes idosos mais vulneráveis a eventos adversos no período peroperatório (Kim *et al.*, 2014).

Avaliação anestésica

A avaliação pré-operatória do idoso difere da população geral à medida que demanda uma complexidade em sua abordagem de caráter multidimensional, englobando em sua avaliação fatores biopsicossociais. A avaliação anestésica tradicional baseada nos critérios da Sociedade Americana de Anestesiologistas (American Society of Anesthesiologists, ASA (Tabela 95.1) a história clínica e o exame físico permitem a obtenção de uma pequena quantidade de informações sobre a capacidade funcional e a fragilidade do paciente, elementos pivôs na medicina geriátrica. Apesar da associação entre a gravidade das doenças e a capacidade funcional serem amplamente difundidas, poucos cirurgiões e anestesistas valorizam a capacidade física e cognitiva no pré-operatório (Higashizawa; Koga, 2007).

A classificação ASA é um escore importante como preditor de morbimortalidade para o idoso; entretanto, a escala está restrita a um contexto generalista. O prognóstico se baseia na absoluta indicação do procedimento cirúrgico e do ato operatório realizado por irrestrita necessidade (Higashizawa; Koga, 2007).

Apesar da existência de vários instrumentos para medir o risco pré-operatório, a avaliação da capacidade funcional e a Avaliação Geriátrica Ampla (AGA) ainda não fazem parte da investigação pré-operatória rotineira. A introdução da AGA

TABELA 95.1 Sistema de classificação dos pacientes segundo a Sociedade Americana de Anestesiologia (American Society of Anesthesiologists, ASA).

Classe	Descrição
ASA 1	Paciente sadio
ASA 2	Paciente com doença sistêmica leve
ASA 3	Paciente com doença sistêmica grave
ASA 4	Paciente com doença sistêmica grave que é um constante risco para a vida
ASA 5	Moribundo que não se espera sobreviver sem a cirurgia
ASA 6	Paciente com morte cerebral declarada, cujos órgãos estão sendo removidos para doação

como rotina na avaliação geriátrica, comparada à aproximação tradicional monodimensional centrada apenas na doença, compreende o idoso na sua multidimensionalidade, com escalas confiáveis e já validadas de *status* funcional, desempenho físico e psicológico, comorbidades, condições socioeconômicas, síndromes geriátricas, polifarmácia, nutrição e apoio social. No entanto, a AGA é mais indicada para o rastreamento de idosos frágeis e com risco elevado para eventos adversos e complicações, não tendo o mesmo benefício para os indivíduos mais saudáveis (Takahashi *et al.*, 2020).

O emprego da AGA nos cuidados pré-operatórios e oncológicos está aumentando, propiciando, assim, uma gestão integrada do cuidado, em que um profissional habilitado aplica a avaliação em conjunto com o cirurgião, para o rastreamento e a identificação de possíveis agravos à saúde e eventos adversos, possibilitando melhores decisões terapêuticas (Takahashi *et al.*, 2020).

Desse modo, ao término da avaliação geriátrica no pré-operatório, precisamos estar aptos para responder três questionamentos:

- O que fazer para minimizar os riscos?
- Que exames complementares devem ser realizados?
- A cirurgia deve ser liberada, adiada ou cancelada?

Fatores de risco

Os fatores que contribuem para o aumento do risco peroperatório são:

- Idade
- Comorbidades
- Polifarmácia
- Capacidade funcional.

O envelhecimento coincide com o declínio funcional progressivo e a limitação física, criando condições de vulnerabilidade às agressões externas e perda da capacidade de adaptação aos agentes estressores. Durante o estresse cirúrgico, o paciente idoso pode não atender ao aumento da demanda funcional. Essa perda de reserva se torna um fator importante na diminuição da tolerância a procedimentos invasivos (Betelli, 2011).

As comorbidades promovem um grande impacto funcional, pois correspondem a agravos crônicos que influenciam diretamente o peroperatório. As comorbidades clínicas, além de constituírem fator de risco para desfechos negativos e aumento da mortalidade, também se associam ao surgimento de complicações pós-cirúrgicas imediatas ou tardias (Betelli, 2011).

O uso da telemedicina na avaliação pré-operatória

Em dezembro de 2019, o mundo se deparou com o aparecimento de uma infecção viral zoonótica altamente contagiosa em humanos, sob forma de pneumonia, transmitida por meio de gotículas aéreas pelo coronavírus 2 (SARS-CoV-2), responsável pela síndrome respiratória aguda grave. A doença foi inicialmente denominada pela Organização Mundial da Saúde (OMS) como coronavírus 2019, ou covid-19. Mais tarde, a OMS nomeou esse vírus de 2019-nCoV, ou novo coronavírus. Os esforços para limitar sua propagação e reduzir o pico epidemiológico dessa doença incluíram restrições de movimento da população, distanciamento social e medidas rígidas de higiene. Uma das medidas adotadas na área da saúde foi limitar e/ou eliminar consultas eletivas e visitas de avaliação pré-operatória (Geldsetzer, 2020).

A telemedicina até então vista como um fator de distanciamento na relação médico-paciente, passou a ser uma opção na identificação pré-operatória daqueles que não precisam urgentemente de um procedimento cirúrgico, ou mesmo daqueles cuja doença de base está descompensada, permitindo a continuação do atendimento por meio do uso de tecnologias novas ou dos atuais cuidados virtuais de saúde, focando tanto no diagnóstico de doenças primárias, na identificação da progressão e na gravidade dessas doenças, ou determinando a urgência do procedimento cirúrgico, atuando, principalmente, como meio de triagem dos pacientes com suspeita de Covid-19 antes da internação (Mihalj *et al.*, 2020).

Embora a telemedicina impeça o exame físico do paciente, ela permite a coleta de uma série de informações antes da admissão hospitalar, podendo, portanto, ser usada na avaliação pré-operatória. Se houver suspeita de covid-19, o paciente deve ser testado e isolado o mais tardar na admissão hospitalar, ignorando todos os departamentos e sendo processado diretamente na respectiva enfermaria de isolamento (Mihalj *et al.*, 2020).

Não há, atualmente, recomendação de rastreamento profilático para SARS-CoV-2 em pacientes assintomáticos submetidos à cirurgia não cardíaca. Todos os pacientes cirúrgicos devem ser categorizados como Covid-19 positivo assintomático e sintomático. Qualquer paciente que tem seu estado de saúde desconhecido será considerado como suspeito para Covid-19, devendo ser tratado como positivo até que se prove o contrário o mais tardar na admissão hospitalar e em sistema de isolamento (Mihalj *et al.*, 2020).

Para os pacientes sintomáticos e hospitalizados, é recomendado o *swab* nasal diagnóstico, com questionamentos e recomendações sobre o valor agregado da tomografia computadorizada (TC) de tórax. Os diagnósticos invasivos e procedimentos cirúrgicos não urgentes devem ser adiados em todos os casos confirmados de covid-19, até que o paciente esteja totalmente recuperado (Al-Balas *et al.*, 2020).

Avaliação geral

Anamnese

A obtenção da história clínica é o primeiro ato na avaliação peroperatória. Para pacientes idosos, é fundamental a análise dos principais domínios: cognição, funcionalidade, depressão, *delirium*, fragilidade, polifarmácia e estado nutricional. Comprometimento cognitivo e depressão, identificados no período pré-operatório, podem predizer a ocorrência de complicações como *delirium* no pós-operatório; promovendo tempo maior de internação, piora funcional e aumento na morbimortalidade. A depressão pode estar associada a maior queixa álgica no pós-operatório e seu rastreamento é realizado por meio da Escala de Depressão Geriátrica (EDG). Os principais fatores associados à depressão em idosos incluem sexo feminino, luto, depressão precoce, incapacidade e distúrbio do sono (Chow, 2012).

Segundo Makdisse e Oliveira (2006), a anamnese deve ser preferencialmente realizada com o próprio paciente ou com seus familiares, visando coletar informações sobre as condições clínicas determinantes na estimativa do risco cirúrgico em paralelo às informações sobre a doença de base que estabeleceu a necessidade do procedimento cirúrgico:

- Dados clínicos, sociodemográficos e culturais, como idade, gênero, tipo sanguíneo, sorologia positiva para vírus C, aceitação de transfusão
- Obter informações de antecedentes cirúrgicos ou anestésicos que possam revelar complicações potencialmente evitáveis, alergias ou existência de comorbidades

- Investigação do estado clínico e da necessidade de compensação de doenças coexistentes
- Identificação de cardiopatias graves como insuficiência cardíaca congestiva (ICC) avançada, doença arterial coronariana (DAC) e arritmias sintomáticas e/ou com repercussão hemodinâmica
- Valorizar e perguntar sobre sintomas como angina, dispneia, síncope, palpitação
- Registrar uso de marca-passo
- Investigação de fatores de risco para cardiopatias
- Avaliação da capacidade funcional das atividades de vida diária (AVD), atividades instrumentais de vida diária (AIVD), Miniexame do Estado Mental (MEEM) e do *status* funcional
- Atenção para diagnósticos de doença vascular periférica, insuficiência renal, doença cerebrovascular (DCBV), diabetes melito (DM), hepatopatia, distúrbios hemorrágicos, distúrbios da tireoide e doença pulmonar obstrutiva crônica (DPOC)
- Uso de medicamentos, fitoterápicos, álcool, drogas ilícitas e avaliação de potencial interferência com o ato operatório.

Uma boa capacidade funcional geralmente é definida com base nos níveis de equivalência metabólica (MET). Uma unidade de MET é definida como 3,5 mℓ/kg/min e representa o consumo basal de oxigênio de um homem médio de 70 kg em repouso. Para fins de referência, as AVD, como comer, vestir, usar o banheiro e tomar banho, geralmente requerem 1 a 2 MET, subir um lance de escadas 4 MET, atividades moderadas de executar trabalhos domésticos pesados como mover móveis, esfregar o chão, requerem 4 a 10 MET, enquanto esportes tão intensos como natação, futebol e tênis exigem mais de 10 MET. A avaliação pode ser feita também por meio do teste ergométrico. Apesar de ser um exame de pouco custo financeiro, fácil execução e alta reprodutibilidade, não é indicado para os idosos com risco de quedas (Vendites *et al.*, 2010).

Jejum pré-operatório

O jejum pré-operatório, assim como o jejum que antecede alguns procedimentos invasivos, é a prática adotada para reduzir o volume do conteúdo gástrico, diminuindo o risco de broncoaspiração durante a sedação e a anestesia, ou com objetivo de minimizar os efeitos do alimento durante o processo digestivo. A broncoaspiração de conteúdo gástrico ou orofaríngeo durante anestesia é um evento raro, mas não isento de morbidade e mortalidade. As diretrizes de jejum para pacientes sob anestesia tentam reduzir o risco de aspiração e a gravidade dos efeitos pulmonares. A broncoaspiração pode ocorrer durante todos os tipos de anestesia nos pacientes sem jejum, pois os anestésicos e os sedativos reduzem ou eliminam os reflexos protetores das vias respiratórias que normalmente evitam que o conteúdo gástrico regurgitado entre nos pulmões (Crowley *et al.*, 2020).

Os períodos de jejum muito prolongados não são necessários para diminuir esse risco; ao mesmo tempo que aumentam a incidência de complicações, como desidratação, aumento da resistência periférica à insulina, cetose e aumento da resposta metabólica ao estresse. Em decorrência da variação de condições clínicas e características individuais de cada paciente, cabe ao médico assistente atentar para que o tempo de jejum não seja prolongado mais do que o absolutamente necessário (Oresanya *et al.*, 2014).

O tempo de jejum para os pacientes que necessitem de procedimentos sob anestesia ou sedação (Crowley *et al.*, 2020):

- Refeição completa: 8 horas de jejum (dieta livre, dieta branda e/ou dieta pastosa)
- Refeição leve: 6 horas de jejum (dieta liquida completa, dieta semilíquida e/ou chá com torradas)
- Líquidos claros: 3 horas de jejum (água, água de coco, suco de frutas coado (maçã e pera), chá, café, isotônico, suplemento oral).

O tempo de jejum para exames específicos:

- Eco transesofágico: interrupção de 6 horas
- Eco sob estresse: interrupção de 4 horas
- Exames vasculares intra-abdominais: 8 horas de interrupção no período da manhã e 4 horas no período da tarde
- Ultrassonografia (USG) de abdome superior: interrupção de 4 horas
- Ressonância magnética (RM) de abdome superior: interrupção de 4 horas
- Colangiografia por RM: interrupção de 4 horas.

Cuidados na prescrição do paciente em jejum:

- A prescrição do jejum deve estar de acordo com o perfil do paciente
- Prescrever 1.000 mℓ de glicose a 10% IV, em infusão contínua, em 24 horas
- Prescrever controle glicêmico a cada 4 horas
- Suspender protocolo de insulina, caso presente em prescrição médica
- Se glicemia capilar ou hemoglucoteste < 70 mg/dℓ, prescrever 40 mℓ de glicose hipertônica a 50% IV, se necessário
- Em caso de hipoglicemia < 70 mg/dℓ), repetir hemoglicoteste 15 minutos após a infusão de glicose hipertônica.

Exame físico

O exame físico deve ser global e não se limitar ao sistema cardiovascular. Os principais objetivos são: identificação de cardiopatia preexistente e potenciais fatores de risco, definição da gravidade e da estabilidade da cardiopatia e identificação de eventuais comorbidades. O exame físico tem início com uma análise sucinta da cabeça e pescoço e das vias respiratórias. A distância interincisivos menor do que 3 cm, dificuldade de visualização da úvula, distância tireomentoniana menor que 6 cm ou largura de 3 dedos, comprimento e largura do pescoço (curto e grosso) e a mobilidade da cabeça e do pescoço com limitação da extensão da cabeça ou flexão do pescoço, são achados não desejáveis para uma cirurgia segura (Feitosa, 2011).

Classificação de Mallampati

Com o paciente em posição sentada, solicita-se a abertura máxima da boca e a protrusão da língua sem fonação. O examinador fica de frente para o paciente e na linha de seus olhos. Indivíduos em que apenas o palato mole é visível quando em abertura máxima da boca e protrusão total da língua (sem fonação), a intubação provavelmente será difícil. Por outro lado, a intubação traqueal será provavelmente fácil naqueles em que, sob as mesmas condições, é possível observar ainda a úvula e os pilares amigdalianos (Figura 95.1) (Mallampati *et al.*, 1985).

Deste modo, a avaliação clínica direcionada para a via respiratória, aliada a uma propedêutica com testes específicos, deve ser realizada sempre que possível, em todos os pacientes, independentemente da idade, que serão submetidos à anestesia. A avaliação da via respiratória é simples, dispensando equipamentos especiais para sua realização. O conhecimento antecipado sobre uma via respiratória difícil facilita o planejamento estratégico e o manejo adequado de algoritmos de conduta, trazendo, assim, segurança ao procedimento cirúrgico (Feitosa, 2011).

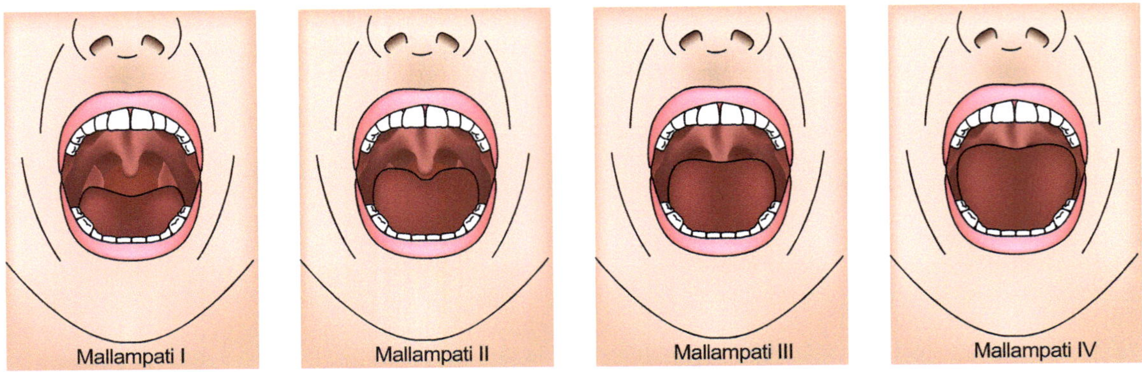

■ **FIGURA 95.1** Classificação de Mallampati. (Fonte: Mallampati *et al.*, 1985.)

Recomendações para a solicitação de exames complementares

O exame pré-operatório pode sugerir uma mudança na conduta durante o cuidado com o paciente. Portanto, os exames laboratoriais são fundamentais para a garantia de que a condição pré-operatória seja satisfatória quando se suspeita de uma patologia durante a avaliação clínica. Contudo, eles não devem ser utilizados para triagem de doenças, pois exames anormais em pacientes assintomáticos apresentam baixo valor preditivo. De modo geral, não se recomenda retardar a cirurgia ou procedimento para realização de exames como ecocardiograma, teste indutor de isquemia e outros, se o paciente for assintomático. Mesmo em cirurgias vasculares de grande porte, pesquisar isquemia assintomática e tratá-la invasivamente não reduziu morte no pós-operatório (Feitosa, 2011).

Segundo Pauker e Kopelman (1992), os principais quesitos que justificam o exame pré-operatório são a indicação de um grande risco de morbidade peroperatória, com possibilidade de redução pelo tratamento pré-operatório; as alterações que normalmente não são detectadas na anamnese e exame físico, bem como a doença investigada com prevalência considerável na população para o risco da triagem.

Influência do procedimento cirúrgico na avaliação do risco

De acordo principalmente com o grau de agressão, trauma tecidual e perdas sanguíneas, os procedimentos cirúrgicos (Tabela 95.2) são distribuídos nas seguintes categorias: procedimento minimamente invasivo; procedimento moderadamente invasivo; e procedimento altamente invasivo (Pauker; Kopelman, 1992).

Conforme a II Diretriz de Avaliação Perioperatória da Sociedade Brasileira de Cardiologia (Gualandro *et al.*, 2011), a metodologia e os níveis de evidência seguiram os seguintes critérios:

- Força da recomendação:
  - Classe IIa: benefício > risco; a opção pelo tratamento ou procedimento pode beneficiar o paciente
  - Classe IIb: benefício > risco; não está definido se o tratamento ou o procedimento pode beneficiar o paciente
  - Classe III: risco > benefício; o tratamento ou o procedimento não deve ser realizado, uma vez que não há benefício ao paciente, podendo, inclusive, prejudicá-lo
- Nível de evidência:
  - A: evidências em várias populações, derivadas de ensaios clínicos randomizados e metanálises
  - B: evidências em limitado grupo de populações, derivadas de único ensaio clínico randomizado ou estudos clínicos não randomizados
  - C: evidências em grupo muito limitado de populações, derivadas de consensos e opiniões de especialistas, relatos e séries de casos.

■ **TABELA 95.2** Tipos de procedimentos cirúrgicos.

Procedimento minimamente invasivo	Baixo potencial para causar alterações da fisiologia normal Raramente relacionado com morbidade ligada ao procedimento anestésico Raramente requer hemotransfusões, monitoramento invasivo ou CTI no pós-operatório
Procedimento moderadamente invasivo	Moderado potencial para alterar a fisiologia normal Pode requerer hemotransfusão, monitoramento invasivo ou CTI no pós-operatório
Procedimento altamente invasivo	Tipicamente produz alteração da fisiologia normal Quase sempre requer hemotransfusão, monitoramento invasivo ou CTI no pós-operatório

CTI: centro de terapia intensiva.

Exames complementares

Hemograma completo

A história clínica de anemia ou outras doenças hematológicas ou doenças hepáticas; a suspeita clínica de anemia ao exame físico ou doenças crônicas associadas à anemia; a realização de procedimentos cirúrgicos de médio e de grande porte, com previsão de sangramento e necessidade de transfusão (grau de recomendação I, nível de evidência C). A policitemia pode aumentar o risco cardiovascular; no entanto, não há evidência de que a anemia normovolêmica aumente o risco cardiovascular. Além disso, não há dados associados ao tratamento pré-operatório da anemia leve a moderada com a alteração da morbidade ou a mortalidade peroperatória (Feitosa, 2011).

Exames bioquímicos

Os testes bioquímicos mais utilizados para a avaliação no idoso são: eletrólitos, albumina, transferrina, hematócrito, hemoglobina, contagem total de linfócitos, colesterol total e frações. Esses exames apresentam baixa especificidade para identificação de alterações nutricionais no indivíduo idoso, visto que muitos sinais podem ter origem fisiológica, decorrente da senilidade. Os exames bioquímicos que mais comumente podem alterar a conduta são as provas de função hepática e renal e a glicemia. Quando essas alterações significativas ocorrem, 70% se referem à glicemia e à ureia. As dosagens de ureia e glicose estão indicadas para os pacientes acima de 65 anos de idade. Transaminases glutâmico-oxalacética (TGO) e glutâmico-pirúvica (TGP) devem ser solicitadas se houver risco de icterícia pós-anestésica e naqueles que sejam portadores de nefropatia, diabetes, hipertensão arterial sistêmica (HAS), insuficiência hepática, ICC, se não houver um resultado deste exame nos últimos 12 meses (Sampaio, 2004).

- Intervenções de médio e grande porte (grau de recomendação I, nível de evidência C)
- Rotina em indivíduos assintomáticos (grau de recomendação IIa, nível de evidência C)
- Intervenção de médio ou grande porte (grau de recomendação III, nível de evidência C)
- Alterações de rotina na urina são comuns, mas não costumam alterar a conduta. Muitas das alterações da urinálise podem ser antecipadas pela anamnese. A bacteriúria assintomática é relativamente comum no idoso e não deve ser corriqueiramente tratada
- Rotina em indivíduos assintomáticos (grau de recomendação III, nível de evidência C).

Hemostasia/testes da coagulação

Uso de anticoagulação; insuficiência hepática; portadores de distúrbios de coagulação (história de sangramento); intervenções de médio e grande porte (grau de recomendação III, nível de evidência C). Rotina em indivíduos assintomáticos (grau de recomendação III, nível de evidência C) (Feitosa, 2011).

Radiografia de tórax

As principais alterações radiológicas avaliadas no pré-operatório estão relacionadas a todos os fatores de risco para doença pulmonar, como desvios traqueais, compressões, massas mediastinais, nódulos pulmonares, aneurismas da aorta, pneumonias, atelectasias, fraturas, dextrocardia e cardiomegalia. Geralmente não acometem pacientes assintomáticos e no caso de pacientes com idade superior a 75 anos, os riscos radiológicos superam os benefícios do procedimento cirúrgico (grau de recomendação IIa, nível de evidência C) (McKee; Scott, 1987).

Eletrocardiograma

As alterações do eletrocardiograma (ECG) são muito comuns e aumentam exponencialmente com a idade. Em paciente adulto jovem, esse exame não deve ser realizado como rotina pré-operatória em indivíduos assintomáticos ou submetidos a procedimentos de baixo risco (grau de recomendação III, nível de evidência C), exceto para aqueles com doença cardiovascular estabelecida, como arritmia ou doença cardíaca estrutural. No entanto, em indivíduos idosos, cerca de 25% desse grupo populacional apresenta pelo menos uma das seguintes doenças cardiovasculares: fibrilação ou *flutter* atrial, alterações de segmento ST indicativas de isquemia; arritmias ventriculares; PR curto, QT longo, sinais eletrocardiográficos de distúrbio hidreletrolítico; história e/ou anormalidades ao exame físico sugestivas de doença cardiovascular; episódio recente de dor torácica isquêmica; DM ou doença vascular oclusiva; nesse caso, é imprescindível avaliação cardiológica concomitante à avaliação geriátrica.

O ECG deve ser repetido, se realizado há mais de 2 meses (grau de recomendação I, nível de evidência C). A justificativa para se ter um ECG pré-operatório está relacionada à possibilidade de se ter um ECG basal, caso tenha um novo exame anormal no período pós-operatório. Algumas alterações no ECG podem estar associadas a um pior prognóstico em estudos observacionais, mas a associação é inconsistente entre os estudos (Feitosa, 2011).

Ecocardiograma

O ecocardiograma bidimensional é considerado o melhor exame para a avaliação da função ventricular, visto que possibilita uma análise estrutural e dinâmica ampla das válvulas ou hipertrofia ventricular. No entanto, a avaliação da função ventricular esquerda obtida de rotina no risco cirúrgico tem recomendação científica (Rohde *et al.*, 2001).

Para os indivíduos portadores de cardiopatia conhecida ou suspeita, como doença cardiovascular, valvopatia significativa, arritmias sintomáticas, pode ser indicado avaliação cardíaca adicional, como ecocardiografia, teste de estresse, cintilografia e monitoramento ambulatorial da pressão arterial de 24 horas (Kertai *et al.*, 2003).

Exames nos indivíduos assintomáticos

A avaliação peroperatória engloba o intervalo referente ao período pré, intra e pós-operatório, correspondendo até 30 dias, contemplando a avaliação do risco e as estratégias para sua redução, bem como a identificação e o tratamento das complicações, sendo sequenciada em etapas, conforme a II Diretriz de Avaliação peroperatória da Sociedade Brasileira de Cardiologia (Gualandro *et al.*, 2011):

- Etapa I: verificação das condições clínicas do paciente. Identificação das variáveis de risco associadas a complicações cardíacas, como anamnese, exame físico e de exames diagnósticos
- Etapa II: avaliação da capacidade funcional. Dados da história clínica para obtenção de informações referentes à capacidade funcional do paciente. Questionar sobre as limitações para deambulação, subir escadas, realizar atividades domésticas e exercícios regulares. Pacientes com baixa capacidade funcional tendem a ter pior evolução pós-operatória
- Etapa III: estabelecer o risco intrínseco associado ao tipo de procedimento. Os procedimentos não cardíacos podem ser classificados como de risco alto, intermediário ou baixo, de acordo com a probabilidade de desenvolvimento de eventos cardíacos (morte ou infarto agudo do miocárdio [IAM] não fatal) no peroperatório (Tabela 95.3)
- Etapa IV: tomada de decisão sobre a necessidade de testes complementares para avaliação
- Etapa V: adequar o tratamento. Avaliação da terapêutica empregada, correção da posologia e das classes de medicamentos cardiovasculares utilizados, adição de novos medicamentos e orientação sobre o manejo desses medicamentos no período peroperatório
- Etapa VI: acompanhamento peroperatório. Considerar a necessidade de monitoramento eletrocardiográfico, dosagens laboratoriais de marcadores de lesão miocárdica, correção de distúrbios hidreletrolíticos, identificação e tratamento de possíveis complicações como anemia, infecção ou insuficiência respiratória. Considerar profilaxia para trombose venosa profunda (TVP) e tromboembolismo pulmonar (TEP)
- Etapa VII: planejamento da terapêutica em longo prazo.

É fundamental identificar e orientar os pacientes idosos sobre os principais fatores de risco cardiovasculares: tabagismo,

▪ **TABELA 95.3** Estratificação de risco cardíaco para procedimentos cirúrgicos não cardíacos.

Baixo risco cardíaco (< 1%)	Risco cardíaco intermediário (≥ 1% e < 5%)	Alto risco cardíaco (≥ 5%)
Procedimento endoscópico Procedimentos superficiais Cirurgia de catarata Cirurgia de mama Cirurgia ambulatorial	Cirurgia intraperitoneal ou intratorácica Endarterectomia de carótida Cirurgia de cabeça ou pescoço Cirurgia ortopédica Cirurgia de próstata	Cirurgia aórtica, de grandes vasos ou cirurgia vascular periférica

hipercolesterolemia, DM, HAS, sedentarismo. Os diagnósticos cardiovasculares devem ser tratados e acompanhados ao longo do período peroperatório: arritmias, HAS, DAC, valvulopatias. Portanto, os maiores preditores de complicações cardíacas incluem IAM no período de 6 meses precedentes, angina grave, ICC, doença valvar grave, síndrome coronariana aguda e arritmia ventricular (Willians *et al.*, 2006).

O idoso robusto apresenta índices cardiovasculares sem alterações no repouso; no entanto, se submetido a um estresse pode ter menor reserva cardiovascular. A avaliação cardiológica completa compreende a capacidade funcional baseada na tolerância ao exercício, quantificada em MET, que representam o consumo de oxigênio em um indivíduo com massa corporal de 70 kg, em repouso. Os indivíduos que não conseguem realizar atividades com equivalente metabólico superior a 4 MET podem ter elevado risco para complicações cardíacas (Willians *et al.*, 2006).

Avaliação específica

Hipertensão arterial sistêmica

A HAS estágio 2, em que a pressão arterial sistólica (PAS) > 180 mmHg e a pressão arterial diastólica (PAD) > 110 mmHg deve ser controlada no período pré-operatório. No entanto, quando há HAS leve ou moderada, sem alterações metabólicas ou cardiovasculares associadas, não há evidências de que seja benéfico retardar o procedimento cirúrgico. Se a pressão arterial não estiver controlada, a terapêutica medicamentosa deve ser utilizada para redução dos níveis pressóricos. A reconciliação medicamentosa deve ser realizada o mais precocemente possível (nível de evidência C) (Rocha; Rocha, 2000).

A avaliação pré-operatória do paciente idoso portador de HAS é imprescindível para o prognóstico, visto que o indivíduo hipertenso desenvolve adaptação cardiovascular ao período de elevação da pressão arterial, tendo como resposta a hipertrofia do ventrículo esquerdo, que aumenta a PAD final e o déficit de relaxamento do ventrículo esquerdo, a redução da reserva coronariana e a disfunção endotelial (Rocha; Rocha, 2000).

Glicemia

O controle glicêmico deve ser minucioso antes mesmo do início da cirurgia. É importante controlar o tempo máximo padronizado para a interrupção de dieta oral ou enteral para a realização de procedimentos, exames e cirurgias, evitando jejum desnecessário e balanço energético negativo. Os pacientes portadores de diabetes devem ser preferencialmente operados no primeiro horário do dia, especialmente aqueles dependentes de insulina (grau de recomendação 1, nível de evidência C). Deve-se evitar hipoglicemias e a variabilidade glicêmica, monitorar a glicemia capilar a cada 6 h em pacientes usuários de hipoglicemiantes orais e a cada 4 horas em usuários de insulina (nível de evidência C). Manter glicemias entre 100 e 180 mg/dℓ (nível de evidência C) (Nasri; Sá, 2005).

Os idosos em uso de hipoglicemiantes orais devem ter sua medicação suspensa no dia do procedimento e retomar o seu uso posteriormente e a metformina deve ser suspensa e sua reintrodução deve ficar condicionada à condição renal segura. Se reintroduzidas de forma precoce, as biguanidas podem estar associadas a episódios graves de acidose láctica. Os redutores da ação da alfaglicosidase devem ser suspensos, visto que para sua ação, o paciente não deve estar em jejum. Naqueles em uso de insulina, deve-se prescrever 50% da dose de insulina de ação lenta na manhã da cirurgia (Nasri; Sá, 2005).

Tromboembolismo venoso

Balanceando riscos e benefícios, deverá ser considerada suspensão de antiagregantes entre 1 semana a 10 dias antes de cirurgia eletiva. A anestesia regional deve ser considerada em adição a outros métodos de tromboprofilaxia. Neste caso, o planejamento dos tempos de administração de anticoagulantes deve ter em conta o risco de hematoma epidural (Douketis *et al.*, 2012).

Para cirurgia de catarata e procedimentos dermatológicos pequenos é indicado continuar os antagonistas da vitamina K (grau II, nível C). Para procedimentos dentários pequenos é sugerido continuar a administração da gelatina hemostática ou ácido tranexâmico (compressa embebida) localmente (grau II, nível C). Para a maioria das cirurgias, o antagonista da vitamina K deve ser suspenso 5 dias antes do procedimento (Douketis *et al.*, 2012).

A incidência de tromboembolismo venoso (TEV) nos pacientes idosos submetidos às grandes cirurgias abdominais, neurológicas, ginecológicas e ortopédicas é elevada, podendo ocorrer entre 30 e 50% dos casos. Em idosos e pacientes com alto risco de sangramento, se faz necessário avaliar o ajuste de dose para a função renal, principalmente para o uso da heparina de baixo peso molecular (HBPM). A predisposição para a trombose venosa nos idosos está diretamente relacionada com as variáveis clínicas multifatoriais, em virtude da participação de fatores sistêmicos isolados ou combinados (Hagemeyer *et al.*, 2004).

Os principais fatores de risco envolvidos para o tromboembolismo são: idade superior a 60 anos de idade, insuficiência venosa periférica, paresia ou síndrome da imobilidade, doença inflamatória intestinal, história prévia e história familiar de TEP ou TVP; ICC descompensada, síndrome nefrótica, insuficiência respiratória, doença reumatológica ativa, infecção grave com sepse, cateter venoso central, trombofilia conhecida; obesidade, com índice de massa corporal (IMC) > 35, doença mieloproliferativa, uso de contraceptivo e terapia de reposição hormonal, câncer em atividade, puerpério (até 4 semanas), quimioterapia, radioterapia, abortamento recorrente (Vendites *et al.*, 2010).

Estado nutricional

O estado nutricional está diretamente relacionado com o grau de risco de desfechos adversos e aumento do tempo de internação no período peroperatório; portanto, é fundamental avaliar a possibilidade de desnutrição por meio do IMC, níveis séricos de albumina e perda ponderal. A principal ferramenta para avaliação nutricional é a Miniavaliação Nutricional (MAN), que tem potencial para identificação de risco nutricional grave. Um dos fatores impactantes e pouco valorizados é o jejum prolongado, adotado para reduzir o volume do conteúdo gástrico e, assim, diminuir o risco de broncoaspiração durante sedação e anestesia ou minimizar os efeitos do alimento no processo digestivo. Períodos de jejum muito prolongados não são necessários para diminuir esse risco, pois aumentam a incidência de complicações relacionadas a ele, como desidratação, aumento da resistência periférica à insulina, cetose e aumento da resposta metabólica ao estresse (Gómez-Ramos *et al.*, 2005).

Pós-operatório

A tendência de uma população de idosos aumentada, associada ao rápido e progressivo desenvolvimento técnico-científico impulsionando os avanços na medicina, promove uma quantidade maior de pessoas idosas a procurar tratamento médico ou cirúrgico. Em consequência dessa cascata, houve também o direcionamento dos pacientes de alto risco para procedimentos mais complexos, formando, assim, uma nova faixa de perfil nosológico (Santos Jr., 2003).

O aumento da expectativa de vida leva, invariavelmente, a um número maior de idosos que necessitam de intervenção cirúrgica como principal tratamento, não sendo mais a idade cronológica um fator impeditivo. Em termos de saúde, o crescimento da população idosa se traduz no aumento das doenças crônico-degenerativas associadas aos agravos e agudizações das doenças prévias, no aumento de hospitalizações e na crescente demanda no número de procedimentos cirúrgicos. Embora possa existir discrepância entre as idades cronológica e fisiológica, a habilidade dos idosos de responder ao trauma cirúrgico é menor do que nas outras faixas etárias. Atuam como fatores agravantes a baixa reserva funcional e a diminuição da capacidade de defesa e adaptação desses idosos com múltiplas comorbidades (Santos Jr., 2003).

O desenvolvimento de técnicas cirúrgicas para proteção miocárdica e pulmonar, além dos avanços na avaliação pré-operatória, estendem com maior segurança as possibilidades cirúrgicas para as oitava e nona décadas. Entretanto, os escores de avaliação de risco cirúrgico ainda consideram a idade avançada como fator associado à maior morbimortalidade hospitalar (Lustosa, 2007).

O envelhecimento pode ser considerado evento biológico. Porém, trata-se de um processo com perda progressiva da adaptabilidade fisiológica e do metabolismo, redução da capacidade de manutenção da homeostase e maior vulnerabilidade, o que possibilita alterações quando os eventos catabólicos são maiores do que os anabólicos (Fontes, 2014).

Idosos exigem cuidados especiais no pós-operatório, considerando a fragilidade imposta pela doença, pelas alterações próprias do envelhecimento e pelo próprio ato cirúrgico que provoca estresse físico e psicológico. O estresse cirúrgico pode gerar para o paciente idoso um desequilíbrio metabólico e psíquico. Deste modo, destaca-se a importância do acolhimento e da identificação das condições emocionais e comportamentais, como ansiedade, angústia, medos e dúvidas sobre o estado físico do idoso hospitalizado (Lustosa, 2007).

Os idosos apresentam maior taxa de complicação na evolução pós-operatória, decorrente de maior morbidade, maior índice de conversão para cirurgias abertas e prolongado tempo de internação hospitalar em decorrência de causas multifatoriais, como a redução da reserva cardiopulmonar e da resposta inflamatória sistêmica, quando comparadas aos pacientes jovens em procedimentos cirúrgicos semelhantes (Yetkin *et al.*, 2009).

A Tabela 95.4 mostra como algumas mudanças fisiológicas podem causar complicações pós-operatórias potencialmente preveníveis. A AGA pode ser utilizada como ferramenta no pré-operatório a fim de prever complicações cirúrgicas.

▪ **TABELA 95.4** Correlação da fisiologia do envelhecimento e complicações peroperatórias.

Sistema	Mudança	Significado
Geral	↓ Água total e massa magra ↓ Resposta termorreguladora	↑ Toxicidade por substâncias ↑ Risco de hipotermia
Pele	↓ Capacidade de epitelização ↓ Fluxo sanguíneo	↓ Capacidade de cicatrização ↑ Risco de escaras
Cardíaco	Fibrose de tecidos de seios e convulsão Alteração do enchimento diastólico ↓ Complacência arterial ↓ Barorrecepção e resposta beta-adrenérgica	↑ Risco de distúrbio de condução ↑ Risco de hipotensão ↑ Hipertensão sistólica e hipertrofia ventricular esquerda
Pulmonar	Alteração de mecanismos de ventilação ↓ Resposta à hipercapnia ↓ Mecanismo de proteção das vias respiratórias	↓ CVF, FEF_1, P_{O_2} ↑ Risco de substâncias sedativas ↑ Risco de aspiração/infecção
Renal	↓ TFG ↓ Taxa de produção de creatinina ↓ Resposta à deficiência de Na ↓ Capacidade de excreção de água e sal ↓ Capacidade limiar de excreção de glicose	↑ Vida média de substâncias/risco de insuficiência renal mascarada ↑ Risco de depleção de volume ↑ Sobrecarga de volume e ↓ Na Glicosúria não serve de parâmetro
Imune	Involução do timo ↓ Função de linfócitos T	↑ Risco de infecção
Hepático	↓ Fluxo sanguíneo hepático e oxidação microssomal	↑ Vida média de substâncias
Endócrino	↓ Secreção e ação da insulina	Hiperglicemia de sobrecarga
Outros	↑ Próstata	↑ Risco de retenção urinária

CVF: capacidade vital forçada; FEF: fração de ejeção final; NA: sódio; P_{O_2}: ; TFG: taxa de filtração glomerular. (Fonte: Leme; Carelli, 1998.)

A preservação da autonomia e da independência deve ser o guia da conduta dos profissionais de saúde. Estímulos simples como transferência do leito, deambulação precoce e retorno de órteses como óculos, aparelhos auditivos e prótese dentária fazem parte da prevenção de complicações. Desse modo, é fundamental o planejamento dos cuidados globais que devem ser promovidos aos idosos nas primeiras horas seguidas à cirurgia e ao longo dos dias subsequentes, com foco na profilaxia e no manejo de complicações, principalmente em cirurgias de grande porte (Lustosa, 2007).

Pós-operatório imediato

O pós-operatório imediato, que engloba as primeiras 72 h, pode apresentar problemas agudos, muitos ainda decorrentes das próprias condições do estresse cirúrgico, associados aos declínios de reservas dos pacientes idosos. A cirurgia altera o equilíbrio do organismo, o estado hidreletrolítico, os sinais vitais e a temperatura corporal. A avaliação anestésica será fundamental para as informações gerais da cirurgia com ênfase nas possíveis intercorrências (Uhlig; Kallus, 2004).

O procedimento cirúrgico é estressante e pode provocar variadas respostas fisiológicas em diversos sistemas do organismo, podendo desencadear eventos cardiovasculares associados a arritmias e isquemia miocárdica, bem como redução da capacidade de recuperação dos tecidos e da resposta imunológica, consequentemente desencadeando maior possibilidade de infecções nesse período (Uhlig; Kallus, 2004).

É importante observar a expressão facial à procura de dor ou desconforto, logo na admissão do paciente à unidade de terapia intensiva (UTI) no pós-operatório. Alguns parâmetros são sempre avaliados e podem traduzir condição clínica no pós-operatório, proporcionando medidas para conforto e prevenção de complicações, maximizando a qualidade do atendimento. A presença de cateter vesical de demora podendo sinalizar que houve uma cirurgia prolongada com necessidade de controle de débito urinário. A elevação da cabeceira do leito entre 30 e 45°, visando à prevenção de broncoaspiração, com exceção de alguns tipos de neurocirurgias e cirurgia ortopédica de coluna com lesão de dura-máter, que exigem decúbito a zero grau. A disfunção dos reflexos faríngeos e traqueais, gastroparesia e motilidade intestinal reduzida devem ser lembradas em relação à potencialização da broncoaspiração. Atentar que a utilização de sonda nasogástrica nas cirurgias mais prolongadas, sobretudo naquelas realizadas em caráter de urgência, é uma medida de segurança para promover o esvaziamento do conteúdo gástrico. Os dados do período pré e intraoperatório devem ser discutidos em conjunta com a equipe de terapia intensiva, para antecipação de complicações e redução de riscos (Almeida *et al.*, 2006).

As medicações utilizadas rotineiramente antes da cirurgia devem ser avaliadas, de modo que sejam reintroduzidas, quando e se possível, no pós-operatório imediato, com atenção especial aos ansiolíticos e antidepressivos (Tabela 95.5).

Hipoxemia

Hipoxia é caracterizada pela inadequada oxigenação tecidual, podendo ser diagnosticada por níveis baixos de Pa_{O_2} (pressão parcial de O_2 no sangue arterial) ou por redução da saturação da hemoglobina. Considera-se hipoxemia quando a Pa_{O_2} é inferior a 60 mmHg e/ou quando a saturação de oxigênio arterial ($Sato_2$) é menor de que 90% ou sofreu decréscimo maior do que 5% do valor inicial. Quando a saturação de oxigênio arterial ($Sato_2$) for menor que 85%, a hipoxemia é considerada grave (Fortis; Nora, 2000).

A hipoxemia arterial é atribuída a alguma alteração na transferência de oxigênio aos pulmões, no débito cardíaco, no consumo de oxigênio ou na combinação desses fatores. O cálculo da Pa_{O_2} esperada para a idade é relativamente simples e fornece um bom parâmetro para o suporte ventilatório, seja ele sob forma de oxigenoterapia suplementar ou sob ventilação mecânica (VM) (Fortis; Nora, 2000):

$$Pa_{O_2} \text{ esperada (mmHg)} = 100 - 0{,}3 \times \text{idade (anos)}$$

Segundo Fortis e Nora (2000), se identificada a hipoxemia ou hipoxia, as causas mais frequentes são:

- Baixa fração inspirada de oxigênio (FI_{O_2})
- Hipoventilação: depressão ventilatória por substâncias, como opioides e sedativos, por bloqueio neuromuscular e ação dos anestésicos inalatórios que suprimem a resposta ventilatória à hipoxemia

TABELA 95.5 Medicações e seu manejo nos períodos per e pós-operatório.

Medicação	Dia da cirurgia	Peroperatório	Pós-operatório	Substituir se necessário
Betabloqueador	Dose usual	Bólus ou infusão intravenosa	Infusão intravenosa até reabilitação por via oral	–
Bloqueador do canal de cálcio	Dose usual	Bólus ou infusão intravenosa	Infusão intravenosa até reabilitação por via oral	–
IECA	Dose usual	Bólus ou infusão intravenosa	Infusão intravenosa até reabilitação por via oral	–
Diurético	–	Betabloqueador intravenoso Bloqueador do canal de cálcio	Reiniciar após reabilitação por via oral	–
Suplementos de potássio	–	–	Reiniciar após reabilitação por via oral	–
Bloqueador alfa-adrenérgico	Dose usual	Clonidina intravenosa	Reiniciar após reabilitação por via oral	–
Vasodilatadores	Dose usual	Apresentação venosa (normalmente não necessária)	Infusão intravenosa até reabilitação por via oral	–
Fenitoína	Dose usual	Fenitoína intravenosa	Medicação intravenosa até reabilitação por via oral	–
Fenobarbital	Dose usual	Fenobarbital intravenoso	Medicação intravenosa até reabilitação por via oral	–
Carbamazepina	Fenitoína ou fenobarbital por via oral	Fenitoína ou fenobarbital intravenosos	Medicação intravenosa até reabilitação por via oral	Fenitoína/fenobarbital
Ácido valproico	Fenitoína ou fenobarbital por via oral	Fenitoína ou fenobarbital intravenosos	Medicação intravenosa até reabilitação por via oral	Fenitoína por via oral/ fenobarbital
Hipoglicemiante oral	–	Insulina por via subcutânea ou intravenosa	Insulina até reabilitação oral	–
Insulina	–	Insulina por via subcutânea ou intravenosa	Dose usual	–
Tiroxina	–	Insulina por via subcutânea ou intravenosa	Reiniciar após reabilitação por via oral	–

IECA: inibidor da enzima conversora da angiotensina. (Fonte: Kuwajerwala; Nafisa, 2008.)

- Distúrbios da relação ventilação/perfusão (V/Q): essa relação pode estar alterada em situações como atelectasias, embolia pulmonar, posicionamento do paciente, intubação seletiva, broncospasmo, pneumonia, tampão mucoso, obstrução da via respiratória.

A causa da hipoxemia deve ser identificada precocemente para a devida correção, sendo necessário suplementação de oxigênio, no mínimo nas primeiras 12 h do pós-operatório. Se o paciente apresentar broncospasmo ou atelectasia, a ventilação não invasiva por pressão positiva (VNIPP) pode ser útil, devendo respeitar as limitações e contraindicações para o seu uso. É indicada em pós-operatório de cirurgias cardíacas, mas deve ser criteriosa na indicação de cirurgias torácicas e de abdome superior, em razão do elevado risco de fístula e de deiscência de sutura operatória (Fukuse *et al.*, 2005).

Considerar entre as contraindicações absolutas ao uso de VNIPP o rebaixamento do nível de consciência, *delirium*, instabilidade hemodinâmica, arritmias complexas, pós-operatório de cirurgias de face, de via respiratória superior ou esôfago e distensão abdominal. Se não houver melhora à VNIPP na primeira hora ou estiverem presentes as contraindicações, os próximos passos para o suporte ventilatório são intubação orotraqueal, cricotireoidostomia ou traqueostomia de urgência com ajuste à prótese ventilatória (Fukuse *et al.*, 2005).

Hipotensão arterial

A hipotensão pós-operatória ocorre devido à diminuição da pré-carga, da contratilidade do miocárdio e da resistência vascular sistêmica. A abordagem terapêutica deve ser imediata, visto que a hipotensão prolongada pode resultar na hipoperfusão de órgãos vitais. As principais causas são a ventilação inadequada, efeitos de agentes anestésicos ou de medicamentos pré-operatórios, mudança rápida de decúbito, perda volêmica ou sequestro de sangue na circulação periférica (Loureiro; Feitosa-Filho, 2014).

A redução brusca da pressão arterial abaixo do valor basal pré-operatório, acompanhada de aumento ou diminuição da frequência cardíaca, pode ser indicador de sangramento, insuficiência circulatória ou perda de líquido para o terceiro espaço. A apresentação clínica de pulso fraco e filiforme, pele fria, úmida, pálida ou cianótica, agitação, associado ou não a hipotensão, diminuição do débito urinário e diminuição do nível de consciência caracteriza o choque. Em razão do risco de congestão pulmonar, o tratamento imediato pela reposição volêmica deve ser criterioso. Desse modo, a verificação de parâmetros como a diurese horária, pressão venosa central, saturação venosa de oxigênio, dosagem sérica do lactato e dados ecocardiográficos podem orientar a terapêutica ideal (Blitz *et al.*, 2016).

Dor

A Associação Internacional para Estudo da Dor (IASP) define dor como uma experiência sensitiva e emocional desagradável associada a uma lesão tecidual. A percepção de dor é caracterizada como uma sensação multidimensional, com diversas qualidades e intensidades, podendo ser afetada por inúmeras variáveis afetivo-motivacionais (DeLoach *et al.*, 1998).

A dor é subjetiva e a sua percepção é individual. A avaliação de comportamento como agitação, apatia, vocalização, expressão facial do tipo careteamento, postura antálgica, atitudes inadequadas no leito, dilatação pupilar e sudorese devem servir de parâmetros referenciais na avaliação da dor. O subrregistro de dor no idoso ou a administração dos medicamentos em subdose no pós-operatório pode comprometer a analgesia, promovendo o aparecimento de diferentes reações, principalmente as alterações hemodinâmicas como o pico hipertensivo e a taquicardia por aumento do tônus simpático e interferência nos barorreceptores. Com isso se predispõem também a arritmias naqueles pacientes hemodinamicamente instáveis e nos coronariopatas (DeLoach *et al.*, 1998).

A dor pode provocar diversas alterações no metabolismo (cardiovasculares, respiratórias, imunológicas, gastrintestinais e urinárias), além de dificultar a deambulação, o ciclo sono-vigília e causar fadiga. Desse modo, a dor no período de pós-operatório é um indicador dos danos físicos e emocionais dos idosos submetidos ao ato cirúrgico, tornando a analgesia indispensável para o conforto do paciente. Mesmo com o avanço dos medicamentos analgésicos, bem como das técnicas não farmacológicas para o alívio, a dor ainda é considerada uma importante complicação no período pós-operatório, podendo gerar sofrimento e exposição dos idosos a riscos desnecessários (Pimenta *et al.*, 2001).

A dor é um dos principais fatores associados a limitação funcional do paciente idoso, tornando-se uma séria questão de saúde pública, requerendo avaliações acuradas e subjetivas para a minimização da morbidade e a melhora da qualidade de vida desse grupo populacional. Os parâmetros relacionados à avaliação da dor e da funcionalidade do idoso, identificando perdas e seus fatores agregados, podem contribuir para a reabilitação do paciente (Andrade *et al.*, 2006).

A principal via de administração de fármacos é a intravenosa por atingir rapidamente o nível terapêutico. O uso de bombas de infusão para analgesia contínua contribui para a analgesia de qualidade, minimizando a incidência de efeitos adversos. As vias subcutânea e oral devem ser utilizadas no pós-operatório mais tardio, no mínimo 48 h após uma cirurgia de pequeno porte e 72 h para as cirurgias de médio e grande porte. O tempo prolongado entre a administração da substância e seu efeito terapêutico pode resultar em absorção errática do fármaco. Os analgésicos devem ser administrados a intervalos regulares, respeitando-se a meia-vida de cada substância antes que o efeito da dose anterior termine (Ip *et al.*, 2009).

Os analgésicos atuam em diferentes locais por mecanismos de ação diferentes. Os analgésicos não opioides são representados por dipirona, paracetamol, salicilato e anti-inflamatórios não esteroides. O salicilato não é utilizado como analgesia pós-operatória e o paracetamol possui a desvantagem de não ter a forma injetável. A principal desvantagem dos analgésicos não opioides são os efeitos adversos, como disfunção renal e plaquetária, doença péptica e interação medicamentosa. Não ocorre tolerância ou risco de dependência química (Ip *et al.*, 2009).

Os idosos são mais suscetíveis que os jovens aos efeitos dos opioides já que a distribuição, o metabolismo e a eliminação das substâncias são afetados com o envelhecimento. Não existe dose padronizada para o uso do opioide. A dose correta é a que causa alívio da dor com mínimo de efeitos colaterais. Os opioides fracos correspondem ao segundo degrau da escada analgésica da OMS e são representados pela codeína e tramadol. Por sua vez, os opioides fortes são representados pela morfina, metadona, fentanila e oxicodona e correspondem ao terceiro degrau da escada analgésica (Figura 95.2) (Ip *et al.*, 2009).

A função respiratória deve ser monitorada continuamente, mas não pode ser um fator impeditivo ao uso dessa classe de analgésicos. A depressão respiratória não está relacionada ao uso do opioide, mas sim à quantidade metabolizada da substância. São imperiosos o uso de laxativos e a orientação dietética para os pacientes em uso dessa classe de medicamentos. A analgesia é iniciada ainda na sala operatória com os fármacos mais potentes (opioides) e somente após a diminuição gradativa da dor, promover a troca para os fármacos menos potentes (Figura 95.2) (Ip *et al.*, 2009).

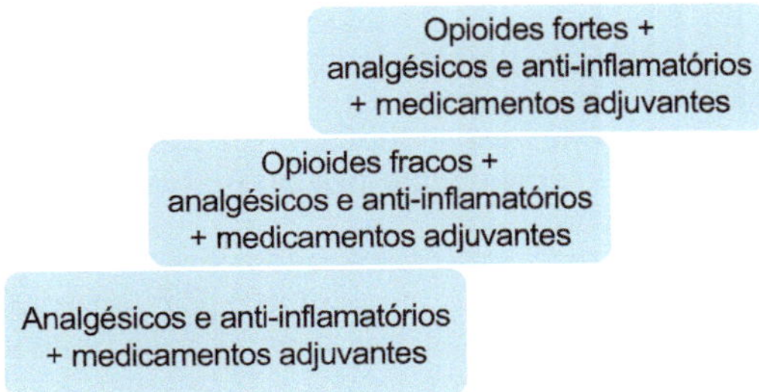

▪ **FIGURA 95.2** Escada analgésica. (Fonte: OMS, 1996.)

Mensuração da dor

Segundo DeLoach *et al.* (1998), por se tratar de algo subjetivo, interno, complexo e pessoal, a mensuração da dor não deve ser determinada por instrumentos. Alguns instrumentos de mensuração de dor, como escala numérica, escala analógica visual, escala de faces e escala de descritores verbais, aparecem como os mais frequentemente utilizados por serem de aplicação fácil e rápida. As referências para uso em idosos são escassas, apontando para a subidentificação e subavaliação da dor nesse segmento da população:

- Escala verbal: a experiência dolorosa é quantificada por meio de frases que representam diferentes intensidades subjetivas de dor, ou seja, nenhuma dor, dor leve, dor moderada, dor forte, dor insuportável e a pior dor possível. O paciente deve interpretar e expressar sua dor verbalmente. A variação dessa escala em forma de termômetro é preferível para aqueles com transtorno cognitivo moderado ou grave, bem como para os pacientes com dificuldade de abstração e de comunicação verbal
- Escala numérica: possibilita quantificar a intensidade da dor por meio da utilização de números. A escala é graduada de 0 a 5 ou 0 a 10 pontos. A pontuação 0 representa nenhuma dor e 10 representa a pior dor possível. Os demais números representam quantidades intermediárias de dor. Por fim, ela pode ser aplicada gráfica ou verbalmente
- Escala analógica visual: consiste, frequentemente, em uma linha reta de 10 cm, representando a intensidade da dor, ancorada pelas palavras sem dor e pior dor. Solicita-se que o indivíduo marque na linha o lugar que representa a intensidade da dor sentida. O observador deve medir, em centímetros, a distância entre a extremidade ancorada pelas palavras sem dor e a marca feita pelo paciente, que corresponderá à intensidade de sua dor
- Escala de faces: consiste em uma série de faces expressando níveis progressivos de angústia. Solicita-se ao paciente que escolha a face que representa a intensidade de sua dor
- Escala de Abbey: utilizada para a mensuração de dor em paciente com transtorno neurocognitivo com dificuldade de se comunicar por vocalização, expressão facial, linguagem corporal, alteração comportamental ou recusa de alimentação.

Disfunção renal e distúrbios hidreletrolíticos

A manutenção da volemia, da perfusão tecidual e do monitoramento intraoperatório do volume intravascular reflete diretamente na capacidade de recuperação cirúrgica. Tanto a hipovolemia quanto a hipervolemia estão associadas à morbidade pós-operatória. Hipovolemia absoluta ou relativa pode ser decorrente de desidratação pré-operatória, vasodilatação decorrente de medicamentos e anestésicos e sangramento cirúrgico. A reposição deve ser realizada com soluções eletrolíticas balanceadas (lactato de Ringer, Plasmalyte) no lugar de solução salina normal ou coloide (grau 2C), administrando-se 1 a 3 mℓ/kg/h para reposição de perdas sensíveis e insensíveis visando otimizar o volume intravascular (Allen, 2014).

A disfunção renal no paciente cirúrgico tem origem multifatorial, no entanto, a causa direta mais comum é a necrose tubular aguda, resultante da hipoxia dos néfrons e dos danos na região medular do rim secundária a hipotensão ou hipovolemia. O procedimento cirúrgico e a anestesia estimulam a secreção de hormônio antidiurético (ADH) e de aldosterona, causando retenção hídrica. Ocorre diminuição do volume urinário independente da administração de líquidos. De modo geral, os anestésicos causam alterações nas principais funções renais. Alguns anestésicos são considerados nefrotóxicos e podem produzir hipoperfusão renal, isquemia e necrose tubular. Na maioria dos casos, as causas de diminuição da filtração glomerular são reversíveis (Romão Júnior *et al.*, 2000).

A reposição volêmica agressiva nos pacientes com lesão renal aguda deve ser realizada com cautela e acompanhamento rigoroso do balanço hídrico. A manutenção do balanço hídrico positivo nos pacientes com lesão renal aguda é fator de risco independente para mortalidade hospitalar e pode prejudicar a recuperação da função renal nesses pacientes. Em decorrência da reposição volêmica, também pode ocorrer a hiponatremia de origem dilucional, ocasionando alterações neurológicas como *delirium*, sonolência e torpor. Sua correção deve ser cautelosa a fim de evitar complicações graves como a mielinólise pontina, bem como o monitoramento do débito urinário para detecção precoce de agravos renais no pós-operatório (Romão Júnior *et al.*, 2000).

Complicações cardíacas

Observou-se nos últimos anos um considerável aumento no número de procedimentos cirúrgicos em pacientes idosos, principalmente cirurgias cardíacas, que são complexas e podem trazer diversas implicações fisiológicas em virtude do estresse metabólico e do uso de inúmeros materiais e medicamentos nocivos ao organismo. Não é incomum a ocorrência de eventos isquêmicos intraoperatórios, sendo as arritmias frequentes na população idosa; de tal modo que, uma vez presente no pré-operatório, é alta a probabilidade de persistirem no pós-operatório (Aziz; Grover, 1999).

As alterações cardíacas funcionais como hipertrofia ventricular esquerda (HVE), disfunção diastólica, diminuição da fração de ejeção, estenose aórtica e insuficiência mitral são fatores que aumentam o risco de complicações pós-operatórias. Ao contrário das taquicardias supraventriculares (*flutter atrial* ou fibrilação atrial), os quadros de taquicardias ventriculares estão associados com aumento da mortalidade. A reversão da arritmia deve ser prontamente instituída, pois períodos de baixo débito não são bem tolerados pelos idosos, podendo ocasionar danos neurológicos graves por hipoperfusão tecidual. Muitos idosos cardiopatas podem ser portadores de marca-passos, incluindo cardiodesfibriladores implantáveis (CDI), e, para reverter arritmias recentes, é necessário a comunicação com o arritmologista responsável. Uma cardioversão elétrica externa pode desprogramar esses aparelhos (Pinto e Silva *et al.*, 2008).

O tratamento cirúrgico da ICC melhora a capacidade física e o funcionamento cardíaco dos idosos, prevenindo IAM, diminuindo os sintomas, melhorando a recuperação clínica e psicológica do paciente, aumentando, portanto, a expectativa de vida desses indivíduos. Ainda que os pacientes idosos apresentem uma morbimortalidade relativamente maior, eles têm um risco cirúrgico aceitável. No entanto, ocorre maior taxa de complicações pós-operatórias nessa faixa etária, assim como período de internação hospitalar, com ocupação considerável de leitos. Os pacientes idosos são mais suscetíveis a complicações causadas pelo repouso prolongado durante a hospitalização, podendo incorrer em alterações na funcionalidade e incapacidade para as AVD (Pinto e Silva *et al.*, 2008).

Complicações pulmonares

As alterações fisiológicas do envelhecimento, como redução do movimento ciliar, do reflexo e da eficácia da tosse, bem como o aumento do espaço morto, além de fatores coexistentes como tabagismo, asma, bronquiectasia e enfisema pulmonar, podem predispor às complicações pulmonares graves no período pós-operatório. Pode haver nesses pacientes o acúmulo de secreção, desencadeando o broncospasmo e reduzindo a expansibilidade pulmonar (Smetana *et al.*, 2020).

A redução dos reflexos laríngeos de proteção e a alteração do nível de consciência por sedação residual pós-anestésica aumentam o risco para a broncoaspiração. A atelectasia e a pneumonia estão diretamente associadas a essas condições. Sintomas como febre, tosse e expectoração podem estar ausentes (Fukuse *et al.*, 2005).

Cirurgias torácicas ou de abdome superior ou com duração superior a 6 h aumentam significativamente o risco para complicações respiratórias, se tornando, possivelmente, um agravante ainda maior caso não seja possível fazer a retirada de prótese respiratória no centro cirúrgico e piora quando há necessidade de manutenção de prótese ventilatória por mais de 24 h, favorecendo o desenvolvimento da pneumonia associada à ventilação mecânica (PAV). Quando as complicações respiratórias necessitam de ventilação mecânica por mais de 10 dias, a taxa de mortalidade aumenta (Smetana *et al.*, 2020).

Segundo Fukuse *et al.*, os fatores de risco potenciais para complicações pulmonares em pacientes idosos submetidos ao ato cirúrgico são:

- Idade
- DPOC
- Asma
- Tabagismo
- Estado geral de saúde
- Obesidade
- Apneia obstrutiva do sono
- Hipertensão pulmonar
- ICC
- Infecção respiratória
- Fatores metabólicos e nutricionais.

Disfunção cognitiva

A disfunção cognitiva pós-operatória (DCPO) é caracterizada pela perda de vários domínios cognitivos, como a memória, compreensão, concentração e vigilância, tendo ampla incidência no pós-operatório em idosos. Foi inicialmente descrita em pacientes idosos submetidos à cirurgia cardíaca. Essa condição pode ter duração de semanas a meses e seu diagnóstico associado a testes neuropsicológicos (van Harten *et al.*, 2012).

Os idosos são mais comumente acometidos em virtude da história de comorbidades ou predisposições a complicações, estando mais suscetíveis em por conta da função metabólica e plasticidade cerebral reduzidas. O declínio cognitivo pode resultar em perda de independência e autonomia, piora da qualidade de vida e mortalidade. Desse modo, medidas como manutenção das pressões sanguíneas e cirurgia cardíaca sem circulação extracorpórea têm sido utilizadas para manejo da oxigenação cerebral e melhora cognitiva (Berger *et al.*, 2015).

Monk *et al.* (2008) demonstraram que a DCPO é comum na alta hospitalar após as grandes cirurgias não cardíacas em adultos de todas as idades. Nos pacientes com idade entre 18 e 39 anos de idade, o percentual encontrado foi de 36,6%; de 40 a 59 anos de idade, 30,4%; e nos indivíduos acima de 59 anos de idade, o valor encontrado foi de 41,4%. Três meses após a cirurgia, 12,7% dos pacientes com 60 anos de idade ou mais continuaram a sofrer de DCPO, correspondendo a mais do que o dobro das taxas nos grupos de jovens e de meia-idade, equivalentes a 5,7 e 5,6%, respectivamente.

Embora a causa da DCPO não seja bem compreendida, existem fatores predisponentes, como idade, distúrbios metabólicos, baixa escolaridade, etilismo, comprometimento cognitivo no pré-operatório, predisposição genética e DCBV prévia. Algumas evidências sugerem que a isquemia cerebral intraoperatória e hipoxemia possam ser mecanismos fisiopatológicos. Além desses, os fatores de risco cirúrgicos também estão relacionados, como nos procedimentos cardíacos e ortopédicos, que evoluem para microembolismos, agravos na perfusão e resposta inflamatória que contribuem para a patogênese do declínio cognitivo em pós-operatório de cirurgias cardíacas, visto que todas essas condições resultam em hipoxia do tecido cerebral (Berger *et al.*, 2015).

Dentre os fatores de risco modificáveis previamente ao ato cirúrgico, período peroperatório e após a cirurgia, foram identificados a duração prolongada do ato cirúrgico, segunda cirurgia, exposição repetida a anestesia geral, hipoxia intraoperatória, transfusão sanguínea no período e instabilidade hemodinâmica intraoperatória (Sun *et al.*, 2017).

Os exames de neuroimagem como a TC e a RM de crânio são frequentemente utilizados no diagnóstico de indivíduos com demência, podendo ser úteis também na avaliação e diagnóstico de DCPO, bem como na identificação de marcadores preditores da doença (Evered *et al.*, 2017).

Os marcadores de neuroimagem, como o volume do hipocampo, podem indicar o risco de DCPO no pré-operatório, visto que o hipocampo é vulnerável à degeneração neuronal após estresse biológico ou psicológico grave. O hipocampo está diretamente relacionado ao processo de aprendizagem e memória. Portanto, a atrofia do hipocampo pode refletir em declínios nesses níveis, sendo considerado um indicador das alterações cerebrais neurodegenerativas. Em 2013, Chen conduziu um estudo que avaliava a atrofia do volume do hipocampo em pacientes idosos com DCPO, evidenciando que o volume do hipocampo é menor nos pacientes com DCPO comparativamente aos sem DCPO, sugerindo, assim, que o volume do hipocampo possa ser um fator independente para a ocorrência de DCPO nos doentes idosos (Chen *et al.*, 2013).

Desse modo, o estresse induzido pelo ato cirúrgico é considerado o principal fator causador de DCPO. A investigação de biomarcadores de lesão cerebral e neuroinflamatórios, além de estresse oxidativo, presentes em outras doenças neurodegenerativas, tem-se demonstrado fundamental para melhor diagnóstico e compreensão da sua fisiopatologia (Xie *et al.*, 2016).

Delirium

O *delirium* é uma complicação comum no período pós-operatório e está diretamente associado ao aumento de morbimortalidade, internação prolongada e deterioração cognitiva. A incidência de *delirium* em idosos no pós-operatório varia de 15 a 53%, sendo esse risco ainda maior na cirurgia cardíaca. Para aqueles que necessitam de terapia intensiva, a incidência pode alcançar até 80% (Pitrowsky *et al.*, 2010).

O *delirium* consiste em um estado confusional agudo e flutuante da função cognitiva, com a manifestação da disfunção cerebral aguda e que pode cursar com inúmeras manifestações clínicas. A redução da atenção é o sintoma mais aparente, embora possam ser observados outros distúrbios cognitivos e comportamentais, como a perda de memória, alucinações e agitação (Pitrowsky *et al.*, 2010).

A capacidade do indivíduo de receber, processar, armazenar e utilizar informações fica marcadamente alterada. A condição é geralmente reversível e pode ser consequência direta de uma condição médica, como o uso de medicamentos com propriedade anticolinérgica (benzodiazepínicos e cloridrato de petidina [Dolantina®]), hipoxia ou hipercapnia, febre, perda sanguínea e distúrbios eletrolíticos ou em decorrência de um processo infeccioso (ITU, pneumonia). Diferente da disfunção cognitiva pós-operatória, o *delirium* é fácil de detectar clinicamente. O quadro clínico varia de um paciente hipoativo e sonolento até agitação psicomotora com alucinações na forma hiperativa. O quadro mais frequente do *delirium* é a forma hipoativa; e a forma hiperreativa pura é relativamente rara (< 5%) (Barr *et al.*, 2013).

O *Confusion Assessment Method for the Intensive Care Unit* (CAM-ICU) é um instrumento utilizado nos centros de tratamento intensivo para diagnóstico de *delirium* (Figura 95.3), sendo de rápido treinamento e fácil aplicação.

O instrumento foi adaptado para a avaliação de pacientes graves intubados sob ventilação mecânica (VM) em ambientes de terapia intensiva, sendo, então, denominado como CAM-ICU. Ele é composto por quatro itens: início agudo, distúrbio da atenção, pensamento desorganizado e alteração do nível de consciência. A avaliação proposta compõe-se da observação do padrão de resposta não verbal do paciente por meio da resposta a comandos simples, o reconhecimento de figuras pela aplicação do *Attention Screening Examination* (ASE), vigilância e respostas lógicas com sim ou não a perguntas simples (Barr *et al.*, 2013).

Em um estudo inovador, Inouye *et al.* (1990) avaliaram 852 pacientes hospitalizados fora da UTI e os designaram para cuidados usuais ou tratamento com intervenções como reorientação dos pacientes, protocolo não farmacológico de sono, mobilização precoce e remoção precoce de cateteres e restrições, uso de óculos e aparelhos auditivos e correção da desidratação e eletrólitos. A intervenção diminuiu significativamente a incidência de *delirium* (Tabela 95.6). Esse quadro clínico tem um impacto importante nos desfechos clínicos e na subsequente qualidade de vida dos pacientes, visto que a forma hiperativa do *delirium*, com agitação e alucinações, é fonte de preocupação com a segurança do paciente. Extubação acidental, remoção acidental de cateteres e outras lesões podem incorrer em consequências graves (Inouye *et al.*, 1990).

A partir da identificação do quadro de *delirium*, a investigação de suas possíveis causas e a reavaliação dos medicamentos em uso, bem como aqueles que foram retirados no pré-operatório, são imprescindíveis para avaliação dos fatores desencadeantes da confusão mental. A abstinência alcoólica também pode estar associada ao *delirium* e o tratamento de escolha são os benzodiazepínicos. O uso de neuroléptico é indicado para tratamento medicamentoso após remoção dos fatores causais e dos agentes desencadeadores nos casos de perpetuação de alterações de comportamento do tipo hiperativo. Algumas pequenas intervenções podem tornar o ambiente da menos hostil, como manter luzes minimamente acesas durante período da noite, acesso a próteses visuais e auditivas e intervenções para minimizar a privação de sono. Tubos, cateteres e drenos também são considerados fatores de risco e devem ser retirados o mais breve possível (Inouye *et al.*, 1990).

Nos últimos anos, a literatura médica tem se referido a dois grupos principais de antipsicóticos: "típicos", que são os mais

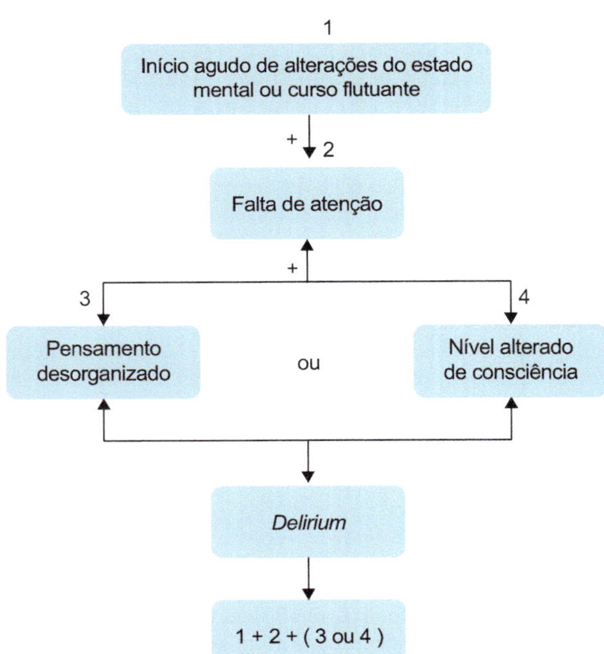

▪ **FIGURA 95.3** Critérios clínicos para o diagnóstico de *delirium*. (Fonte: Pessoa; Nacul, 2006.)

▪ **TABELA 95.6** Manejo do *delirium* no pós-operatório.

Monitoramento de sinais vitais, balanço hídrico e oximetria
Tratar desidratação, ICC e distúrbios eletrolíticos
Evitar acrescentar mais de um fármaco ao mesmo tempo e, se possível, interromper as medicações desnecessárias
Havendo necessidade, usar suplemento nutricional
Tratar infecções comuns: urinária, respiratória e partes moles
Tratar anemia grave (transfusão), hipoxia e hipotensão
Investigar e tratar retenção urinária e impactação fecal
Gerenciar incontinência urinária
Antecipar e prevenir imobilidade e quedas
Identificar e controlar causas de dor
Evitar ao máximo a interrupção do sono
Alocar o paciente afastado de outro que esteja em *delirium* e, se possível, próximo ao posto de enfermagem
Ensinar estratégias aos profissionais do hospital de como lidar com pacientes em *delirium*
Considerar a presença de um cuidador
Havendo possibilidade, estimular a visita de familiares
Mobilizar com assistência e fisioterapia
Auxiliar na alimentação
Reduzir o tumulto e barulhos (especialmente à noite)
Utilizar uma fonte de iluminação adequada
Resgatar aparelhos auditivos e/ou óculos
Levar alguns objetos familiares do domicílio
Reorientar quanto ao tempo e ao espaço pelo menos 3 vezes/dia
Educar o paciente e a família sobre *delirium*

ICC: insuficiência cardíaca congestiva.

antigos e com ação predominante na liberação da dopamina (clorpromazina, haloperidol, primazida, trifluoperazina e sulpirida); e os "atípicos", que são os fármacos mais recentes, que interferem nas vias serotoninérgicas (clozapina, olanzapina, quetiapina, risperidona e outros), alguns deles com muito pouco antagonismo à dopamina. Recentes pesquisas clínicas independentes sugerem que os fármacos atípicos não são diferentes, mas, em algumas situações, são mais fáceis de serem manejados (Berger *et al.*, 2015).

O haloperidol, de administração venosa, é um antipsicótico de primeira geração (típico) que oferece um bom controle dos sintomas, apresentando uma baixa incidência de depressão respiratória, hipotensão arterial e efeito anticolinérgico, mas tem como efeito adverso sintomas extrapiramidais, principalmente com doses diárias acima de 3 mg. A dose recomendada é de 0,5 a 1 mg a cada 12 h por via oral (VO) (com dose adicional a cada 4 horas, se necessário) ou intramuscular (IM) de 0,5 a 1 mg (repetido após 30 a 60 minutos, se necessário). Contudo, ele não deve ser administrado por via intravenosa em virtude da curta duração do efeito (Berger *et al.*, 2015).

Paradoxalmente, as diretrizes de The Pain, Agitation, and Delirium practice guidelines, publicadas pelo American College of Critical Care Medicine (ACCCM), em 2013, concluíram que não existe evidência publicada de que o tratamento com haloperidol reduza a duração do *delirium* em pacientes adultos de UTI e que os antipsicóticos atípicos podem reduzir a duração do *delirium* em pacientes adultos de UTI (recomendação baixa ou muito baixa) (Barr *et al.*, 2013). Os antipsicóticos atípicos (de segunda geração) apresentam menos efeitos extrapiramidais que os típicos. Relacionando os antipsicóticos mais utilizados estão a risperidona, cuja posologia utilizada é de 0,5 mg a cada 12 horas, olanzapina, com dose de 2,5 a 5 mg/dia e quetiapina na dose de 12,5 a 50 mg/dia. Uma estratégia alternativa utilizada nos centros de terapia intensiva é a utilização do cloridrato de dexmedetomidina, um agonista seletivo dos receptores alfa 2-adrenérgicos, potente e altamente seletivo, que promove sedação e analgesia sem depressão respiratória. As atividades simpaticolíticas incluem diminuição da ansiedade, estabilidade hemodinâmica e redução da resposta hormonal ao estresse.

Tromboembolismo venoso

TEV, incluindo TVP e embolia pulmonar, é uma grande causa de morbidade e mortalidade entre os idosos, principalmente quando submetidos a procedimentos cirúrgicos. A TVP é a maior causa de óbitos intra-hospitalares no mundo e, paradoxalmente, a mais evitável (Geerts *et al.*, 2008).

O TEV constitui um grave problema de saúde pública. No período peroperatório, o risco de tromboembolismo está relacionado com fatores individuais, como tempo de internação, tipo de cirurgia e anestesia, patologia em curso, associação a doença oncológica, idade, porte cirúrgico e imobilização no leito, que constituem alguns dos principais fatores de risco de eventos tromboembólicos. Sendo uma das complicações mais preveníveis, ele é temido pelos cirurgiões e clínicos que acompanham o pós-operatório (Geerts *et al.*, 2008).

Os hiatos identificados na profilaxia do TEV se relacionam com a falta de comunicação interdisciplinar efetiva, desconhecimento das recomendações e da farmacologia dos agentes e o receio de complicações hemorrágicas. A falta de modelos de avaliação de risco validados e fáceis de aplicar tem dificultado a uniformização de critério (Douketis *et al.*, 2012).

Durante a cirurgia ocorrem fatores desencadeantes do trombo, levando a lesão de endotélio vascular e estase venosa pela imobilidade. Quando associado a fatores individuais predisponentes de hipercoagulabilidade, o risco de desenvolver TVP e consequente embolia pulmonar é muito maior. O TEP é a complicação mais comum em pós-operatórios e é frequentemente assintomático. Sem tromboprofilaxia, a incidência de TVP é superior a 50% (Douketis *et al.*, 2012).

A escolha da profilaxia deve envolver os fatores de risco individuais de cada paciente bem como os riscos referentes à cirurgia proposta. Desse modo, a abordagem química e/ou mecânica e o tempo de profilaxia deverão ser individualizados e não necessariamente protocolares (Douketis *et al.*, 2012).

A partir dessas orientações, a idade superior a 60 anos indica risco individual alto e independente, bem como as cirurgias ortopédicas, por exemplo, a artroplastia de quadril e do joelho e a cirurgia de correção de fratura da extremidade proximal do fêmur por traumatismo. Por serem os procedimentos de alto risco, necessitam de abordagem profilática para a prevenção de TEV.

As modalidades disponíveis para tromboprofilaxia são classificadas em anticoagulação farmacológica, dispositivos mecânicos de compressão e instalação de filtro de cava inferior. Embora as opções sejam inúmeras, o uso de anticoagulação farmacológica com HBPM é indicado na profilaxia primária de TVP (nível de evidência IA). As outras modalidades, como dispositivos de compressão pneumática e filtros de veia cava inferior (VCI) não devem ser utilizadas para profilaxia primária, mas podem ser úteis quando o uso de HBPM é contraindicado. São preferíveis dispositivos de compressão pneumática intermitente (CPI) portáteis e devem ser usados por períodos não inferiores a 18 horas/dia (Eriksson *et al.*, 2007).

A profilaxia mecânica com meias de compressão elástica (MCE) é indicada nos casos de risco elevado de sangramento. As MCE devem proporcionar compressão graduada. A pressão adequada ao nível do tornozelo é de 18 a 23 mmHg até uma pressão de 14 a 15 mmHg, proximalmente. Elas devem ser usadas durante todo o dia e apenas removidas para higiene pessoal e monitoramento diário de contraindicação (Datta *et al.*, 2010).

Profilaxia antitrombótica

O intervalo entre o fim da cirurgia e o início da quimioprofilaxia dependerá do anticoagulante escolhido e do tipo de anestesia realizada. As recomendações a seguir são baseadas no 9° Consenso do American College of Chest Physicians de 2012, tendo como critério de força de recomendação o grau de recomendação e o respectivo nível de evidência (Figura 95.4).

Grau de recomendação

- Grau I: existem evidências e/ou consenso de que determinado procedimento/tratamento é benéfico, útil e eficaz
- Grau II: existem evidências contraditórias e/ou divergências de opiniões sobre a utilidade/eficácia de determinado tratamento ou procedimento
- Grau IIa: evidências ou opinião maioritariamente em favor da utilidade ou eficácia
- Grau IIb: utilidade/eficácia pouco comprovada pelas evidências ou opiniões
- Grau III: existem evidências e/ou consenso de que determinado procedimento ou tratamento não é benéfico ou eficaz e poderá ser em certas situações prejudicial.

Nível de evidência

- Nível A: informação recolhida a partir de vários ensaios clínicos aleatorizados ou metanálises
- Nível B: informação recolhida a partir de um único ensaio clínico aleatorizado ou estudos amplos não aleatorizados
- Nível C: opinião consensual dos especialistas e/ou pequenos estudos, estudos retrospectivos e registros.

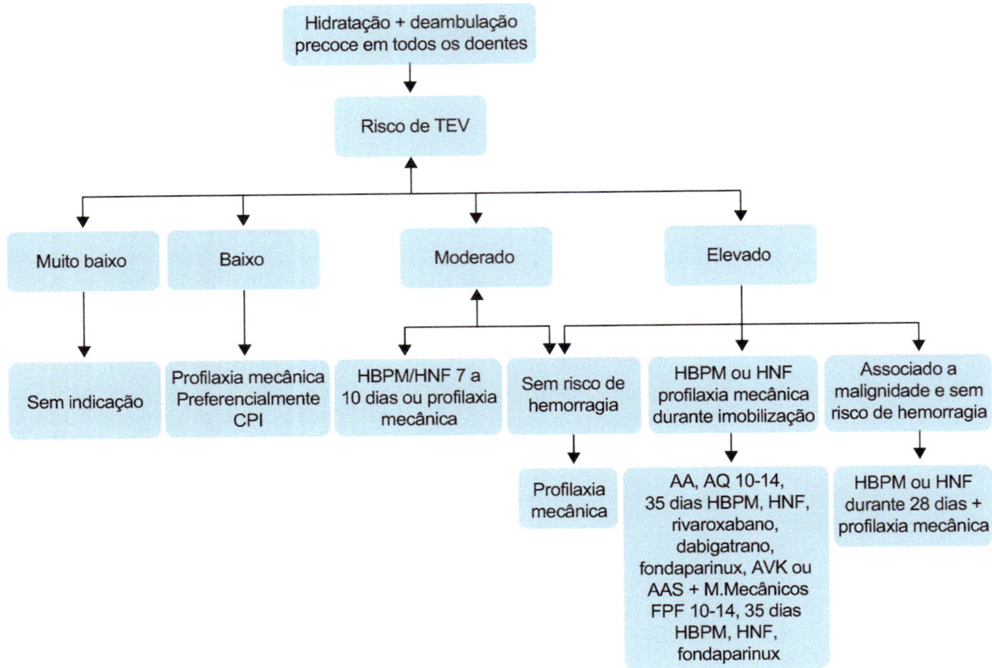

▪ **FIGURA 95.4** Algoritmo de decisão antitrombótica de profilaxia. AQ: artroplastia de quadril; AJ: artroplastia de joelho; FPF: fratura proximal de fêmur; TEV: tromboembolimo venoso; HBPM: heparina de baixo peso molecular; HNF: heparina não fracionada; AAS: ácido acetilsalicílico; AVK: antagonista de vitamina K; CPI: compressão pneumática intermitente.

Segundo Gould *et al.* (2012), as recomendações internacionais para tromboprofilaxia consideram genericamente dois grupos de doentes cirúrgicos: ortopédico e não ortopédico. A avaliação do risco de TEV deve ser realizada em todos os pacientes indicados para cirurgia (grau I, nível A) e deve ser realizada:

- Pelo médico assistente em consulta prévia (7 dias antes em cirurgia de grande porte) ou na admissão
- Em consulta de anestesiologia, nos pacientes indicados
- Multidisciplinarmente no bloco operatório
- Sempre que houver alteração dos fatores de risco, como prolongamento da internação, após admissão em UTI e diante de complicações pós-operatórias.

A tromboprofilaxia deve se basear na ponderação entre os riscos de TEV e de hemorragia pós-operatória (grau I, nível A).

Quanto ao início e à duração da tromboprofilaxia

Na maioria dos pacientes em que estiver indicada, a tromboprofilaxia deve ter início 6 a 12 h após a cirurgia e mantida até a alta hospitalar (grau II, nível C).

Em cirurgia oncológica, com ênfase em cirurgia abdominal ou pélvica, se houver risco elevado de TEV sem risco de hemorragia, é recomendado iniciar a profilaxia farmacológica 12 horas antes da cirurgia e manutenção por ao menos 7 dias, preferencialmente durante 4 semanas no pós-operatório (grau I, nível B). Em cirurgia ortopédica de grande porte a profilaxia deve ser mantida, no mínimo, por 10 a 14 dias, indicando sua manutenção por até 35 dias (grau II, nível B) (Gould *et al.*, 2012).

A enoxaparina é, atualmente, a HBPM mais utilizada para administração intra-hospitalar. A dose individual é de 0,5 mg/kg de peso e pode haver necessidade de medir o pico de atividade anti-Xa. Nos pacientes com baixo peso (mulheres < 45 kg e homens < 57 kg), a dose de 40 mg deve ser reduzida para 20 mg (Horlocker *et al.*, 2010).

A estratificação do risco de TEV é feita com base no modelo de avaliação de risco (MAR) de Caprini (Tabela 95.7) como muito baixo (0 a 1 ponto), baixo (2 pontos), moderado (3 a 4 pontos) e alto (5 pontos) (Gould *et al.*, 2012).

Em cirurgia ortopédica de grande porte, é recomendado a profilaxia farmacológica com HBPM (grau I, nível B). Também estão indicados fondaparinux, heparina não fracionada (HNF) em baixa dose e antagonistas da vitamina K (grau I, nível B), associados a profilaxia mecânica durante o período de permanência hospitalar (grau II, nível C) (Gould *et al.*, 2012).

Dentre as novas medicações anticoagulantes de administração oral, liberadas para a profilaxia de trombose venosa no pós-operatório de artroplastia do quadril e joelho, estão a dabigatrana (inibidor direto da trombina) e a rivaroxabana (inibidor do fator Xa). A primeira mostrou não inferioridade à HBPM e a segunda chegou a demonstrar superioridade em estudos como RECORD 1, 2, 3 e 4 (Gould *et al.*, 2012).

Na Tabela 95.8 identificamos a dose adequada, ajustes necessários e tempo de uso dessas medicações de administração oral.

Nas cirurgias de artroplastia de quadril e joelho (mas não para fratura proximal de fêmur), recomenda-se a profilaxia farmacológica com dabigatrana ou rivaroxabana (grau I, nível B) (Lassen *et al.*, 2008).

Em cirurgia não ortopédica, deve-se estratificar o risco de TEV pelo MAR de Caprini. Quando indicada, a profilaxia farmacológica é recomendada com HBPM ou HNF em baixa dose (grau II, nível B) em cirurgia geral, ginecológica, plástica e reconstrutiva, torácica, urológica e vascular, devem ser seguidas as recomendações descritas a seguir para risco de sangramento (Lassen *et al.*, 2008).

Quanto ao risco de sangramento

O risco de hemorragia deve ser avaliado em todos os pacientes cirúrgicos, baseando-se na história pessoal e familiar e no exame físico (grau II, nível A).

■ **TABELA 95.7** Modelo de avaliação de risco de Caprini.

Fator de risco	Pontos
Idade entre 41 e 60 anos IMC > 25 kg/m² Gravidez ou puerpério (< 6 semanas) História de feto com morte espontânea sem explicação ou aborto recorrente Contraceptivos orais ou terapêutica hormonal de substituição Veias varicosas Edema dos membros inferiores Sepse (< 1 mês) Doença pulmonar grave (p. ex., DPOC), incluindo pneumonia História de IAM ICC (< 1 mês) História de doença inflamatória intestinal Paciente médico acamado	1
Idade entre 61 e 74 anos Malignidade Previsão de imobilidade no leito (> 72 h) Imobilização por gesso Cirurgia aberta maior (> 45 min) Cirurgia laparoscópica (> 45 min) Cirurgia artroscópica Cateter venoso central	2
Idade ≥ 75 anos História de TEV História familiar de TEV Fator V Leiden Protrombina 20210A Anticoagulante lúpico Anticorpos anticardiolipina Proteína C Proteína S Antitrombina III Elevação da homocisteína sérica Trombocitopenia induzida pela heparina	3
AVE isquêmico Artroplastia Fratura de bacia, anca ou perna Traumatismo medular agudo (< 1 mês)	5
Total da soma de pontos por fator de risco	

AVE: acidente vascular encefálico; DPOC: doença pulmonar obstrutiva crônica; IAM: infarto agudo do miocárdio; ICC: insuficiência cardíaca congestiva; IMC: índice de massa corporal; TEV: tromboembolismo venoso. (Fonte: Caprini, 2010.)

■ **TABELA 95.8** Novos anticoagulantes orais.

Medicamento	Dose/posologia/duração
Dabigatrana	Artroplastia no joelho: 110 mg, 1 a 4 h POI; 220 mg/dia durante 10 dias Artroplastia no quadril: 110 mg, 1 a 4 h POI; 220 mg/dia durante 28 a 35 dias ClCr 30 a 50 mℓ/min: 75 mg POI e 150 mg/dia ClCr < 30 mℓ/min: contraindicado > 75 anos de idade: 75 mg POI; 150 mg/dia
Rivaroxabana	Artroplastia no joelho: 10 mg/dia, 6 a 10 h após cirurgia por 2 semanas Artroplastia no quadril: 10 mg/dia, 6 a 10 h após cirurgia por 5 semanas ClCr 15 a 30 mℓ/min: uso com cautela ClCr < 15 mℓ/min: contraindicado > 65 anos de idade: sem correção

ClCr: *clearance* de creatinina; POI: pós-operatório imediato.

Estudos da coagulação de rotina não estão recomendados para cirurgia não cardíaca, independentemente do estado físico, ASA, tipo de intervenção e idade (grau I, nível C). Havendo suspeita de alterações da coagulação, serão necessários estudos adicionais com base na anamnese e no exame físico.

A tromboprofilaxia deve estar diretamente relacionada com a ponderação entre os riscos de TEV e de hemorragia pós-operatória (grau I, nível A); equacionando-se esses riscos e os benefícios, considerando a suspensão de antiagregantes no período de 1 semana a 10 dias anteriores ao procedimento cirúrgico eletivo. A anestesia regional deve ser considerada em adição a outros métodos de tromboprofilaxia. O planejamento dos tempos de administração de anticoagulantes deve considerar o risco de hematoma epidural (Falck-Ytter *et al.*, 2012).

Nos casos de anestesia ou analgesia epidural, a dose profilática da HBPM ou HNF deverá ser postergada por, no mínimo, 2 horas após a retirada da agulha ou cateter. A remoção de cateter peridural deve ser guiada por controle da INR (*International Normalized Ratio*), menor que 1,5. Em pacientes com insuficiência renal, com *clearance* de creatinina < 30 mℓ/min, a dose profilática de enoxaparina deve ser reduzida à metade. Alteranativamente pode ser utilizada HNF 5.000 UI por via subcutânea a cada 12 horas. Para todos os pacientes, devem-se aconselhar hidratação e deambulação precoce (Falck-Ytter *et al.*, 2012).

Hemotransfusão

A perda de sangue inicial pode ser reposta através da administração de cristaloide em um volume estimado de 1,5 vez a quantidade de sangue perdido. A indicação de transfusão de hemoderivados, principalmente de hemácias, tem que ser bem avaliada. Os valores de hemoglobina (Hb) sérica são os principais norteadores para a hemotransfusão. A recomendação para transfusão ocorrerá quando a Hb estiver abaixo de 6 mg/dℓ e não deve transfundir com valor de Hb superior a 10 mg/dℓ. Valores entre 7 e 10 mg/dℓ devem ser analisados individualmente, através de evidências isquêmicas (IAM), fatores de risco de oxigenação insuficiente (baixa reserva cardiopulmonar), ou se o paciente tiver potencial de sangramento ou sangramento em atividade (Marik; Corwin, 2008).

A manutenção dos limiares muito baixos de transfusão pode não ser apropriada nos idosos, em virtude de suas doenças de base. Mesmo em casos de anemia moderada, os pacientes mais idosos com doença cardiovascular ou para o portador de DPOC na fase peroperatória, podem não tolerar esse procedimento. A anemia é um importante preditor de declínio da funcionalidade. Portanto, é imprescindível obedecer a um limiar transfusional rigoroso, visto que esse quadro pode contribuir para o aparecimento de um evento isquêmico silencioso, tanto no período pré-operatório como no pós-operatório (Marik; Corwin, 2008).

Em alguns estudos de Smoller e Kruskall (1986), foi verificado que aproximadamente metade dos pacientes transfundidos tinha perdido, em coleta de sangue, aproximadamente o equivalente a uma unidade de concentrado de hemácias. Desse modo, se o consumo ou a perda de hemácias é inevitável, medidas preventivas devem ser estabelecidas, como a solicitação criteriosa dos exames laboratoriais, evitando coletas excessivas de sangue.

Suporte nutricional

É benéfico para o paciente retornar à dieta normal o mais precocemente possível após a cirurgia com a finalidade de reduzir as complicações e efeitos adversos associados a um jejum prolongado. Uma dieta normal promove o retorno da função gastrintestinal, uma vez que a mucosa intestinal se renova constantemente, sendo afetada pela disponibilidade de nutrientes e pelo fluxo sanguíneo intestinal, favorecendo, assim, a cicatrização da ferida cirúrgica e diminuindo o risco de translocação bacteriana. O médico deve controlar o tempo máximo para a interrupção de dieta oral ou enteral para a realização de procedimentos cirúrgicos, evitando jejum desnecessário e balanço energético negativo. Se não houver perspectiva de retornar à alimentação após 24 h de pós-operatório em cirurgias não abdominais, a nutrição enteral deverá ser introduzida por meio da sonda nasoenteral, com o objetivo de restabelecer rapidamente a via digestiva (Gómez-Ramos *et al.*, 2005).

Nos pacientes com sonda enteral é necessária a verificação sistemática do resíduo gástrico para o mais adequado início e progressão da dieta, visto que se o resíduo for menor que 200 mℓ, é recomendado reinfundir o volume aspirado e administrar a dieta conforme orientação do serviço de nutrição. Resíduo gástrico elevado (> 200 mℓ) pode predispor à broncoaspiração. Nesse caso a dieta deverá ser suspensa, a sonda enteral fechada, indicando o início de procinéticos e elevação da cabeceira do leito entre 30 e 45°. Se o resíduo gástrico for maior que 500 mℓ, a sonda nasoentérica deve ficar em sifonagem. Durante as primeiras 24 a 36 horas após o procedimento, muitos pacientes podem apresentar náuseas e vômito, sendo necessário uso de antiemético. Nas cirurgias de grande porte que evoluam com íleo metabólico, distensão abdominal, vômitos ou outros fatores impeditivos para o início da dieta enteral, a avaliação diária da nutricionista faz-se necessária para manter o valor energético total (VET) adequado, por meio de formulações de uso parenteral (Gómez-Ramos *et al.*, 2005).

Exames complementares

Os exames complementares, no pós-operatório imediato devem de abranger as necessidades específicas de cada procedimento cirúrgico. A anamnese e o exame físico continuam sendo os norteadores da solicitação de exames como as avaliações sanguíneas (hemograma, bioquímica, gasometria e culturas), radiológicas e cardiológicas (ECG, ecocardiograma). Os resultados de exames anteriores são de grande valia para a evolução no peroperatório (Évora; Garcia, 2008).

A série vermelha do hemograma geralmente cursa com diminuição de hematócrito, que pode ser discreta ou significativa. No caso de pequenas alterações (hemoglobina até 10 mg/dℓ), a estabilização geralmente ocorre dentro de algumas semanas. A recuperação de hemácias é mais alentecida no paciente idoso, pelo comprometimento do sistema hematopoético em resposta ao estresse e pela diminuição da eritropoetina. Grandes quedas no hematócrito provavelmente necessitarão de correções externas por hemotransfusão (Évora; Garcia, 2008).

O leucograma poderá estar normal, cursar com leucopenia (por diluição) ou leucocitose, seja pelo estresse cirúrgico, pelo uso de corticosteroides ou tardiamente por processos infecciosos. O nível de plaquetas está normal ou pouco diminuído, mas a função plaquetária, em geral, não está comprometida. Os controles de plaquetas e atividade da protrombina são utilizados como indicadores de possível reação adversa ao uso de HBPM ou coagulopatia que, se presentes, deverão ser corrigidas. Marcadores bioquímicos de lesão miocárdica também são importantes para o diagnóstico de IAM no período peroperatório (Évora; Garcia, 2008).

O lactato sérico é utilizado como um indicador de hipoxia tecidual. Quando encontrado em altas concentrações séricas, torna-se um preditor de morbimortalidade relacionado com disfunções múltiplas de órgãos, porém, nem sempre a hiperlactatemia significa pior prognóstico e hipoperfusão. Nas cirurgias de grande porte, em que ocorre maior utilização de fármacos vasoativos e diminuição da depuração hepática por alteração do metabolismo celular causada pela anestesia, o lactato pode estar elevado, sem que signifique, obrigatoriamente, um parâmetro de maior gravidade (Almeida *et al.*, 2006).

A radiografia de tórax em AP no leito avalia possíveis quadros de atelectasias, pneumonias e sinais de congestão pulmonar com hilos túrgidos e inversão do padrão de vascularização. A radiografia simples de abdome que identifica o posicionamento correto da sonda enteral, quando procedimento realizado sem auxílio de endoscopia digestiva. O ECG avalia o ritmo cardíaco e auxilia na interpretação de arritmias, como fibrilação atrial que tem elevada incidência no período pós-operatório, assim como sinais de isquemia aguda. Em pacientes com múltiplas intervenções, o ecodoppler oferece maior segurança para as punções vasculares. O ecocardiograma auxilia na avaliação hemodinâmica, com informações sobre o débito cardíaco, volemia e predição de resposta à infusão volêmica (Pinto e Silva *et al.*, 2008).

Sintomas como fadiga e/ou fraqueza no paciente idoso no período pós-operatório podem sinalizar uma manifestação atípica de coronariopatia aguda. Se o paciente não apresenta história clínica sugestiva de DAC, é importante também afastar outras causas como depressão e uso de fármacos do tipo betabloqueadores, relaxante muscular e benzodiazepínicos (Pinto e Silva *et al.*, 2008).

Fried *et al.* (2001) sugeriram critérios clínicos como sarcopenia generalizada, fadiga, perda ponderal e inatividade para a identificação de fragilidade. A identificação deve ser feita no pré-operatório para que também seja avaliado o risco-benefício da cirurgia. A mobilização precoce e a fisioterapia precoce e contínua no pós-operatório podem ajudar os pacientes a recuperarem a força, prevenindo, assim, a fragilidade. A fisioterapia imediatamente após cirurgia de fratura de quadril está associada a locomoção significativamente melhor 2 meses após a cirurgia. Muitos exercícios são eficazes: exercícios de amplitude de movimento, atividade aeróbica de baixo impacto e exercícios que iniciam com resistência de baixa intensidade (pesos) progredindo a alta intensidade (máquinas) por um período extenso.

Infecção

As infecções, incluindo bacteriemia e sepse, são importantes causas do aumento da morbimortalidade pós-operatória. Apesar da natureza inespecífica, febre é o sinal clínico inicial de infecção pós-operatória. Entretanto, pela própria fisiologia do envelhecimento, a febre pode estar ausente nos quadros infecciosos no pós-operatório. A demora ao retorno das atividades normais do sistema imunológico deixa o paciente suscetível a infecções. Flebites em locais dos cateteres, reação às medicações e embolia também são fatores causais de febre. Atelectasias e broncospiração de saliva propiciam o desenvolvimento de pneumonia. Infecções virais e fúngicas devem ser lembradas, pois podem estar associadas a um mau prognóstico (Kaye *et al.*, 2004).

Na Tabela 95.9 descrevemos as causas mais prováveis da febre no período pós-operatório.

Lee *et al.* (2006) observaram indivíduos acima de 64 anos de idade que foram submetidos a cirurgias ortopédicas. Os autores tiveram como objetivo identificar fatores de risco para infecção do sítio cirúrgico nesses indivíduos. Após avaliação,

▪ **TABELA 95.9** Febre no pós-operatório.

Tempo	Causa
24 h	Resposta inflamatória
48 h	Infecção respiratória
3 a 5 dias	Infecção urinária
Após 5 dias	Infecção de ferida operatória, fístula

identificou-se que os idosos que saíam de alta hospitalar e eram encaminhados a outras instituições como as de longa permanência, centros de reabilitação ou outro hospital tinham risco maior de ter infecção pós-operatória. Esse achado não foi surpresa, partindo do princípio de que aqueles que voltam ao domicílio têm saúde melhor. Outro fator de risco analisado em relação aos idosos que foram para sua residência foi cirurgia prévia no mesmo local. A surpresa desse estudo foi que, nesses indivíduos idosos, fatores de risco à infecção de sítio cirúrgico na população mais jovem, como obesidade mórbida, duração da cirurgia, administração adequada de antibióticos e hiperglicemia peroperatória não foram identificados. Ainda nessa investigação confirmou-se o aumento de mortalidade no grupo de pacientes vítimas da infecção pós-operatória, resultado já encontrado em outros estudos que também analisaram cirurgias não ortopédicas.

Uma vez diagnosticada a infecção, é imprescindível ao geriatra uma boa articulação com a cirurgia e infectologia da instituição para a definição de novas abordagens cirúrgicas e uso do melhor esquema antimicrobiano para aquele indivíduo. Lembramos que o uso de determinados antibióticos pode se estender por tempo prolongado e o monitoramento de efeitos adversos ao uso prolongado de antibiótico, como a colite pseudomembranosa, *delirium* e infecção secundária por fungo, exigem atenção contínua, mesmo após a alta hospitalar (Lee *et al.*, 2006).

Considerações finais

As comorbidades têm um grande impacto no pós-operatório. Não existe um método padronizado para medir as reservas fisiológicas em pacientes cirúrgicos idosos. Decréscimos nas reservas podem determinar a resistência do idoso para se recuperar de uma cirurgia.

Os riscos substancialmente aumentados de eventos adversos durante a internação hospitalar favorecem as iatrogenias. Imobilidade prolongada, incontinência urinária, úlcera por pressão, polifarmácia, banhos no leito e uso de fraldas são fatores que funcionam como facilitadores de perdas funcionais. Os idosos que desenvolvem complicações pós-operatórias têm maiores taxas de mortalidade e sua recuperação funcional é parcial.

Estabelecer um plano de cuidados para o pós-operatório resultará em maior efetividade de atenção e diminuição do tempo nos cuidados do idoso. Somente com o trabalho conjunto de profissionais treinados, voltados para a identificação das possíveis complicações pós-operatórias e a ampliação do quadro de cirurgiões geriátricos é que será possível melhorar o resultado.

Quando o prognóstico é incerto pelas múltiplas e simultâneas comorbidades, uma reunião com a família pode ajudar a determinar os desejos dos pacientes, esclarecendo à família os objetivos da terapia e informando sobre os resultados prováveis.

A imobilidade e a perda funcional são as principais complicações, pois conduzem a um efeito cascata com restrição ventilatória, pneumonia, infecção urinária, dificuldade para reiniciar a alimentação sem contar com a presença de mais medicações na lista das medicações usuais. A reconciliação medicamentosa, nesse momento, é fator de preocupação para a recuperação.

A atenção não pode se restringir ao ambiente hospitalar. Organizar a alta e oferecer orientações quanto ao uso de medicações, às possíveis complicações e à indicação de profissionais não médicos (fisioterapia, enfermagem, fonoaudiologia, terapia ocupacional) aceleram a recuperação do idoso, facilitando sua reinserção social.

96

Distúrbios Hidreletrolíticos

Rodrigo Serafim • Gustavo de Jesus Monteiro

Introdução

A população idosa é particularmente predisposta a alterações hidreletrolíticas causadas por senescência renal, doenças crônicas, uso de diversos medicamentos e desequilíbrio dos hormônios responsáveis pela homeostase.

Com o envelhecimento, há aumento da prevalência de doenças renais crônicas. Ocorrem alterações histológicas e redução da massa renal, que deixa de ser, em média, de 400 g aos 40 anos decai para 300 g aos 90 anos de idade. Há diminuição do número de glomérulos, além de lobulação e esclerose. A taxa de filtração glomerular é de cerca de 140 mℓ/min/1,73 m^2 na quarta década de vida e, a partir de então, sofre uma queda de 10 mℓ/min/1,73 m^2 por década (Wiggins; Patel, 2009).

Um sistema altamente especializado de receptores comanda os mecanismos de reabsorção de sódio e água, por meio da percepção de oscilações na osmolalidade plasmática, volume e pressão. Esses receptores estão distribuídos em regiões especiais no sistema nervoso central (SNC), tórax, sistema arterial (barorreceptores) e nos rins, culminando na liberação de hormônio antidiurético (ADH), do peptídio natriurético atrial (PNA) e ativação do sistema renina-angiotensina-aldosterona (Soiza *et al.*, 2008).

O ADH (também denominado vasopressina) é um nonapeptídio produzido pelos núcleos periventriculares e supraóptico, localizados no hipotálamo. O ADH atravessa o infundíbulo e é armazenado com neurofisina II e glicoproteína dentro da hipófise posterior, pronto para ser liberado para a circulação e exercer um efeito direto sobre os túbulos renais. O ADH age nos canais de aquaporina, aumentando a permeabilidade das células do tubo coletor à água, reabsorvendo e conservando a água corporal. Os estudos são conflitantes, mas de um modo geral não se verifica modificação nos níveis basais desse hormônio com a idade, no entanto, sua secreção ocorre de maneira mais exacerbada na hipernatremia. Contudo, existe maior resistência renal à atuação do ADH, o que limita a habilidade de reabsorver água nos túbulos renais. Observa-se, ainda, uma perda do ciclo normal de aumento de ADH, o que contribui para maior incidência de noctúria (Soiza *et al.*, 2008).

A secreção do PNA está aumentada de duas a cinco vezes em idosos, principalmente na presença de disfunção cardiovascular, como na insuficiência cardíaca congestiva (ICC). Estímulos que aumentam a pressão intracardíaca, como infusão rápida de salina, determinam aumento significativo do PNA (Soiza *et al.*, 2008). O PNA é sintetizado e armazenado no átrio, e é um importante regulador da excreção de sódio. Sua ação sobre o rim se traduz por marcada diurese e natriurese, além de vasodilatação e queda na pressão arterial. Interage com o sistema renina-angiotensina-aldosterona (SRAA) e seu aumento causa supressão da secreção da renina, de sua atividade plasmática e dos níveis de angiotensina II e aldosterona. Assim, promove perda renal de sódio por inibição da liberação de aldosterona (Luckey; Parsa, 2003).

O SRAA é, provavelmente, o principal mecanismo regulador da excreção salina. Nos estados de depleção de volume, há diminuição da perfusão renal e do sódio disponível para o néfron distal, ocasionando a liberação de renina pelo aparelho justaglomerular. A renina catalisa a conversão do angiotensinogênio em angiotensina I, que é convertido em angiotensina II pela ação da enzima conversora (ECA). A angiotensina II promove vasoconstrição e reabsorção de sódio, além de estimular a secreção de aldosterona que, por sua vez, possibilita mais reabsorção de sódio, mantendo a homeostase (Chou; Lindeman, 1995).

No entanto, com o envelhecimento, o sistema renina-angiotensina-aldosterona altera-se para diminuir a função que pode ser consequente à perda de néfrons. Essa perda sobrecarrega os néfrons remanescentes que procuram compensar com hiperfiltração, o que, em última instância, aumenta a liberação de sódio (Chou; Lindeman, 1995).

A confluência dessas alterações acarreta dificuldades para concentração e diluição das soluções e excreção de excessos de ácidos, além de ocasionar menor secreção de potássio (Miller, 2009).

Sob condições normais, os idosos são capazes de manter o equilíbrio hidreletrolítico corporal. Porém, sob condições de estresse, essa habilidade é perdida, tornando-os mais suscetíveis a distúrbios do sódio, depleção ou excesso de volume, hiperpotassemia e acidose metabólica.

Neste capítulo, discutem-se as propedêuticas das alterações hidreletrolíticas mais comuns e clinicamente relevantes em idosos e seu manejo.

Dinâmica do sódio e da água

Em condições normais, a homeostase do sódio e da água depende da interação bem-sucedida de três locais diferentes: os núcleos hipotalâmicos produtores de ADH, o centro da sede localizado no hipotálamo e os rins. Eles interagem uns com os outros para manter a osmolalidade plasmática.

Os osmorreceptores hipotalâmicos são sensíveis a pequenas mudanças na tonicidade plasmática, resultando na liberação ou inibição de ADH (Andreucci *et al.*, 1996).

A hipovolemia ou um decréscimo no volume sanguíneo circulante estimulam barorreceptores localizados no seio da carótida, no arco aórtico, átrio e nas veias pulmonares e causam a liberação de ADH.

Além disso, o ADH pode ser liberado não osmoticamente em resposta a dor, náuseas ou medicamentos.

Uma diminuição de 10% do volume de sangue resulta em liberação de ADH de modo exponencial. No entanto, uma diminuição na quantidade das proteínas aquaporinas tem sido observada com o envelhecimento renal de animais. Isso pode ajudar a explicar a incapacidade para concentrar e diluir a urina (Soiza *et al.*, 2008).

A capacidade de concentração renal depende de um sistema complexo e com muitas variáveis. A fim de concentrar a urina, o sistema de contracorrente medular deve estar intacto. Habitualmente, a dinâmica do sódio é normal no túbulo proximal, mas a capacidade de absorção no ramo ascendente da alça de Henle encontra-se alterada nos idosos, o que pode comprometer esse sistema.

Não há uma alteração específica nos parâmetros eletrolíticos em idosos sadios, que são capazes de manter o equilíbrio sódico na ausência de doença renal. No entanto, o rim do idoso é muito suscetível ao estresse e responde mal à maioria dos distúrbios, mostrando descompensação em modificações funcionais do transporte tubular e resposta aos estímulos hormonais.

A sede é um mecanismo importante na manutenção da osmolalidade plasmática. Ela é estimulada pelo aumento da osmolalidade do plasma, por estimulação dos barorreceptores (em resposta à diminuição do volume circulante) ou por estímulos hormonais, em particular a liberação da angiotensina II. Os vários distúrbios da água conhecidos podem ser corrigidos com um centro da sede intacto, que está localizado adjacente aos osmorreceptores no hipotálamo. Nos idosos, uma menor percepção da sede (hipodipsia) parece contribuir para um estado hiperosmótico, que é exacerbado pela diminuição da capacidade de concentração da urina que ocorre com o envelhecimento (Soiza *et al.*, 2008).

Como resultado dessas alterações, o limiar para o desequilíbrio estreita-se por redução da água total corporal, percepção diminuída de sede, menor capacidade de reter água, somados à ocorrência de múltiplas comorbidades. A tendência à desidratação está sempre presente nos idosos cognitivamente comprometidos. Há relação direta entre o grau de disfunção cognitiva e a hipertonicidade por alteração da liberação de vasopressina nos pacientes com doença de Alzheimer, além dos fatores relacionados com a imobilidade e a redução do acesso à água.

Distúrbios hidreletrolíticos

Hiponatremia

A hiponatremia é o distúrbio hidreletrolítico mais comum entre os idosos, ocorrendo em cerca de 11% dos pacientes ambulatoriais e em 24% dos hospitalizados. A idade é fator de risco independente para as disnatremias, mas a polifarmácia é um dos fatores que justificam a alta prevalência nessa população (Hoyle *et al.*, 2006).

Outros fatores de risco para a ocorrência da hiponatremia em idosos incluem sexo feminino, baixo índice de massa corporal, sódio plasmático basal baixo, uso concomitante de medicamentos não psicotrópicos (anti-inflamatórios não esteroides [AINE], diuréticos, inibidores de bomba de prótons [IBP], inibidores da enzima conversora de angiotensina [IECA]), ICC ou insuficiência hepática, neoplasias malignas e insuficiência adrenal (Zerah *et al.*, 2020).

Define-se hiponatremia como sódio sérico abaixo de 135 mEq/ℓ. O estabelecimento desse quadro desencadeia mecanismos diversos que incluem ação sobre a secreção de ADH, de PNA, sobre a função tubular e no sistema renina-angiotensina-aldosterona (Miller, 1998).

Chama-se atenção para o fato de que não deve ser considerada uma síndrome isolada, pois a concentração plasmática de sódio é meramente uma medida da relação sódio-água corporal. Desse modo, a hiponatremia representa, frequentemente, uma anormalidade na regulação da água em vez do sódio (Soiza; Hoyle; Chua, 2008).

Há 3 mecanismos principais na etiologia das hiponatremias (Figura 96.1):

- Dilucional (hipervolêmica): a redução do volume circulante efetivo promove liberação de ADH e maior retenção hídrica. Exemplos: ICC, cirrose hepática, síndrome nefrótica
- Hipovolêmica (por depleção): perdas por uso de diuréticos (sobretudo tiazídicos), vômito, diarreia, uso abusivo de laxativos, ostomias, queimaduras, dietas enterais (pobres em sódio)
- Euvolêmica: representada principalmente pela síndrome da secreção inapropriada de ADH (SIADH). Outras causas incluem hipotireoidismo e insuficiência adrenal.

Deve-se atentar para a diferenciação com a pseudo-hiponatremia, quando se encontram substâncias de alto peso molecular no plasma, como nos casos de hiperlipidemia e hiperproteinemia. A medida da osmolalidade plasmática é fundamental para o diagnóstico diferencial: revela-se normal na pseudo-hiponatremia e reduzida nos estados hiponatrêmicos verdadeiros (Miller, 1998).

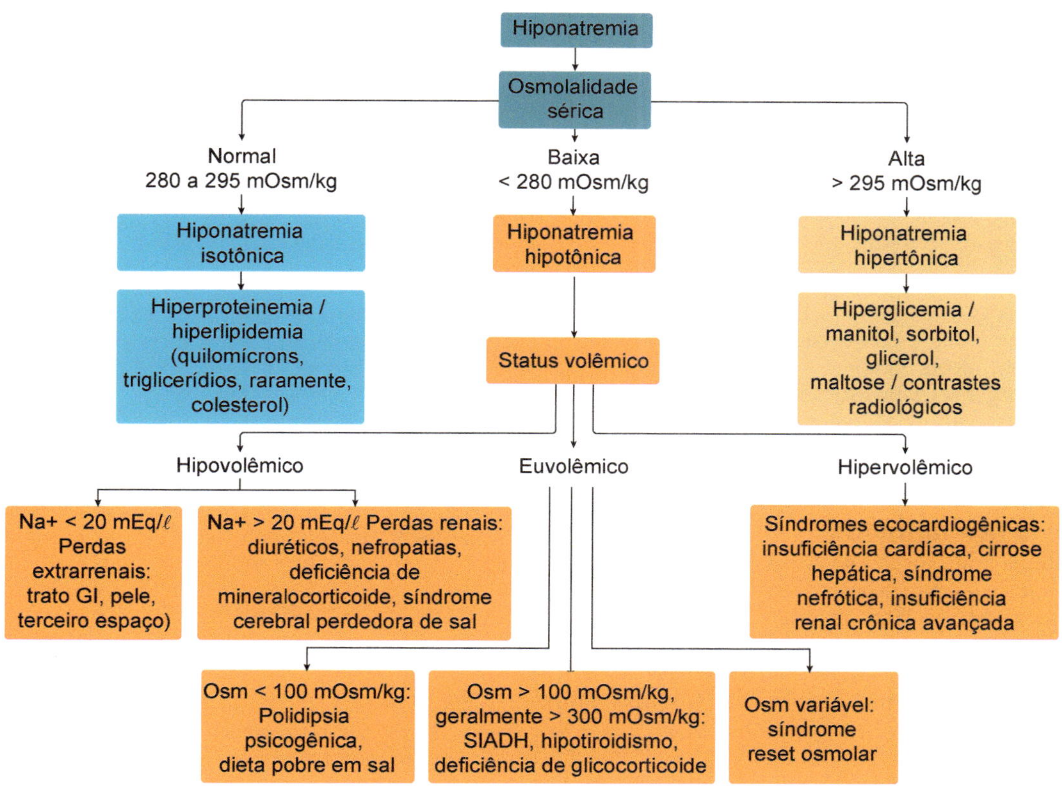

FIGURA 96.1 Avaliação da hiponatremia. GI: gastrintestinal; IECA: inibidor da enzima conversora de angiotensina; SIADH: síndrome da secreção inapropriada de hormônio antidiurético. (Adaptada de Cho, 2019.)

Frequentemente vários mecanismos atuam em conjunto na hiponatremia, tornando-a um marcador para a presença de comorbidades, com prognóstico grave, sendo mais importantes as patologias de SNC, pulmões e neoplasias. Assim, a morbimortalidade tem maior relação com as doenças de base, indicando avaliação clínica cuidadosa.

Importância da síndrome da secreção inapropriada de hormônio antidiurético

A liberação normal de ADH é controlada pelo SNC e pelo tórax (arco aórtico, átrios, grandes veias intratorácicas), por intermédio de osmorreceptores, barorreceptores e estímulos nervosos. Na SIADH, há redução da excreção de água (aumento da reabsorção) por incapacidade de suprimir a secreção do ADH (Wong; Campbell, 2014).

Desse modo, conclui-se que a maioria das causas da SIADH são patologias que afetam o SNC (estruturais, metabólicas, psiquiátricas, fármaco-induzidas) ou os pulmões. Inúmeros medicamentos também estão relacionados, devendo-se chamar atenção para o encontro frequente da síndrome em idosos por uso de antidepressivos inibidores seletivos da recaptação de serotonina, principalmente a fluoxetina (Lye *et al.*, 1998).

Nas neoplasias, o ADH é sintetizado, armazenado e liberado através do próprio tecido neoplásico, mesmo na ausência de fator desencadeante evidente, tendo como principal exemplo o carcinoma de pequenas células (Soiza *et al.*, 2008).

Os critérios para o diagnóstico de SIADH estão descritos na Tabela 96.1, e as causas potenciais na Tabela 96.2.

Avaliação clinicolaboratorial do paciente com hiponatremia

Há grande variabilidade individual na relação entre sódio sérico e sintomas clínicos. Pacientes que mantêm, cronicamente, sódio de 125 mEq/ℓ podem se mostrar assintomáticos, mas uma queda brusca a esse nível pode desencadear sintomas claros. A clínica está mais relacionada com o SNC, caracterizada por fadiga, letargia, desorientação, confusão, convulsão e coma (Ellison; Berl, 2007).

Na hiponatremia crônica, mesmo sem os sintomas neurológicos agudos, os pacientes podem apresentar alterações da marcha, equilíbrio e atenção, aumentando o risco de quedas (Wong; Campbell, 2014).

Na avaliação, o objetivo inicial deve ser orientado para distinção de hiponatremia dilucional (hipervolêmica) ou por depleção (hipovolêmica) (Tabela 96.3). É fundamental uma boa revisão dos medicamentos, pois são causas frequentes de hiponatremia em idosos (Tabela 96.4).

A Tabela 96.5 organiza a investigação da causa da hiponatremia por determinação da volemia (por meio da avaliação clínica) e do sódio urinário, exame de fácil e rápida obtenção (Soiza *et al.*, 2008).

Tratamento da hiponatremia

O tratamento deve ser focado na causa de base. A avaliação do estado volêmico é o passo crucial na determinação da abordagem terapêutica para reverter a hiponatremia.

Nas causas de hiponatremia hipovolêmica, a reposição de fluidos é necessária, habitualmente com solução salina a 0,9%. Por outro lado, na hiponatremia hipervolêmica, é necessário realizar restrição hídrica.

Nas hiponatremias euvolêmicas, é importante determinar a causa subjacente. Hipotireoidismo e hipocortisolismo podem ser tratados de forma específica. A SIADH é tratada primeiramente com restrição de líquidos, geralmente limitando a 1 ℓ de

TABELA 96.1 Critérios para a síndrome da secreção inapropriada de hormônio antidiurético.

Osmolalidade plasmática < 270 mOsmol/kg
Concentração urinária inapropriada (osmolaridade urinária > 100 mOsmol/kg)
Paciente clinicamente euvolêmico
Excreção urinária de sódio (> 40 mmol/ℓ), com o sal normal e ingestão de água
Excluir hipotireoidismo e deficiência de glicocorticoide
Ácido úrico frequentemente baixo

TABELA 96.2 Doenças acompanhadas por síndrome da secreção inapropriada de hormônio antidiurético.

Doença maligna	Carcinoma broncogênico Linfoma Sarcoma Neoplasias gastrintestinais (estômago, duodeno e pâncreas) Neoplasias geniturinárias (ureter, bexiga, próstata e endométrio)
Doença respiratória	Pneumonia Tuberculose Pneumotórax Asma
Doença neurológica	Meningite/encefalite AVE TCE Hemorragia subaracnóidea Síndrome de Guillain-Barré Tumores do SNC Hidrocefalia
Fármacos	Medicamentos psiquiátricos Carbamazepina Agentes quimioterápicos AINE
Outros	HIV/AIDS Psicose aguda Porfiria aguda intermitente Dor Náuseas
Idiopática	

AIDS: síndrome da imunodeficiência adquirida; AINE: anti-inflamatórios não esteroides; AVE: acidente vascular encefálico; HIV: vírus da imunodeficiência humana; TCE: traumatismo cranioencefálico.

TABELA 96.3 Distinção entre hiponatremia deplecional e dilucional.

Achados	Deplecional	Dilucional
História	Ingestão baixa de sódio Perda de sódio (vômito, diarreia, drenagem por sonda) Diuréticos Doenças (renal e adrenal)	Maior ingestão líquida Fármacos Doenças (ICC e insuficiência hepática, do SNC, pulmonar e neoplasias)
Exame físico	Mucosas secas, turgor cutâneo diminuído, hipotensão, taquicardia ou hipotensão ortostática	Euvolemia ou edema Evidência de doença no SNC ou pulmão, neoplasia Turgência jugular patológica, estertores crepitantes em bases pulmonares, ascite
Laboratório	Aumento de hematócrito, ureia e creatinina. Excreção urinária de sódio < 20 mEq/ℓ	Ureia, creatinina, ácido úrico e albumina normais ou diminuídos Excreção urinária de sódio > 20 mEq/ℓ

ICC: insuficiência cardíaca congestiva; SNC: sistema nervoso central.

▪ **TABELA 96.4** Medicamentos associados à hiponatremia.

Diuréticos: particularmente os tiazídicos, incluindo combinações com IECA ou BRA
Antidepresivos: antidepressivos tricíclicos (amitriptilina, desipramina, imipramina), ISRS (fluoxetina, citalopram), IMAO (fenelzina, tranilcipromina), venlafaxina
Antipsicótico: haloperidol
Antiepilépticos: carbamazepina, oxcarbazepina, ácido valproico
Antibióticos: ciprofloxacino, sulfametoxazol-trimetoprima, rifabutina
Antiarrítmicos: amiodarona
Anti-hipertensivos: IECA, BRA, anlodipino
Antineoplásicos: vincristina, vimblastina, cisplatino, carboplatina, agentes alquilantes, metotrexato
Outros: IBP, AINE, ocitocina, análogos de ADH

AINE: anti-inflamatórios não esteroides; ADH: hormônio antidiurético; BRA: bloqueador do receptor da angiotensina; IBP: inibidores de bomba de prótons; IECA: inibidores da enzima de conversão da angiotensina; IMAO: inibidores da monoamina oxidase; ISRS: inibidores selectivos da recaptação da serotonina.

água por dia. Estudos recentes apontam um benefício no uso de antagonistas dos receptores V2, que estão presentes nos túbulos coletores e aumentam a permeabilidade à água através da ligação com o ADH. O tolvaptana, representante da classe, mostrou eficácia na correção da hiponatremia em pacientes com SIADH, mas com um risco maior de correção rápida da natremia em comparação à restrição hídrica (Kleindienst *et al.*, 2020).

Nos casos de hiponatremia grave (sódio plasmático < 120 mEq/ℓ) em pacientes sintomáticos, deve-se realizar reposição de sódio, com cautela, pelo risco de mielinólise pontina central.

É controvertida a discussão quanto ao ritmo no qual o sódio deve ser reposto. A hiponatremia crônica leva à adaptação dos neurônios, que perdem solutos orgânicos para se tornarem isotônicos com o extracelular. Uma correção rápida da tonicidade pode causar desmielinização osmótica dos neurônios, particularmente na região da ponte cerebral, provocando tetraparesia e paralisia pseudobulbar, comum quando o aumento do sódio ultrapassa 8 a 12 mEq/ℓ nas primeiras 24 horas. Os sintomas aparecem tipicamente 2 a 3 dias após a reposição. Deve-se atentar aos estados hipoxêmicos ou anóxicos precedentes à correção, bem como à desnutrição, hipopotassemia e hipercatabolismo.

Nos casos em que a reposição de sódio se fizer necessária, deve ser usada solução salina a 3% por via intravenosa (IV), de forma lenta e controlada, evitando correções muito rápidas. Há variadas maneiras de se calcular o volume e a velocidade de correção, sendo a mais usada representada pelo seguinte cálculo:

$$\Delta\ Na^+ \text{ estimada (em 1 } \ell \text{ de solução)} = Na^+ \text{ infusão} - Na^+ \text{ paciente/água corporal total} + 1$$

Considerações:

- Quantidade de sódio no soro 3%: 513 mEq/ℓ
- Água corporal total: homem idoso – peso (kg) × 0,5; mulher idosa – peso × 0,45.

Dessa maneira, calcula-se a mudança do sódio plasmático em 1 ℓ da solução hipertônica. Estimando a correção desejada em 24 horas (entre 8 e 12 mEq/ℓ), calcula-se o volume a ser infundido no período por uma conta simples (regra de três).

Nos quadros agudos, é possível realizar infusão mais rápida nas primeiras 4 horas (corrigindo cerca de 1 mEq/ℓ por hora). Depois, a velocidade de infusão deve ser reduzida a fim de não ultrapassar a correção diária com segurança. Nos casos crônicos, faz-se necessária uma reposição mais lenta e em pelo menos 48 horas (Soiza *et al.*, 2008).

Hipernatremia

A prevalência da hipernatremia (sódio plasmático > 145 mEq/ℓ) aumenta marcadamente com a idade e depende da população estudada. A prevalência em idosos residentes na comunidade é de apenas 0,3%, chegando a 1% nos hospitalizados (Kugler; Hustead, 2000).

Os principais mecanismos envolvidos na etiologia das hipernatremias incluem: ingestão hídrica inadequada, perda de água livre, déficit de água em relação aos sais e excesso de sal (Wong; Campbell, 2014).

Há predisposição à hipernatremia, entre os idosos, pela diminuição de percepção da sede, por dificuldade de acesso ou ingestão de água (sobretudo em pacientes com disfunção cognitiva ou institucionalizados) ou porque o rim apresenta dificuldade de maximizar a conservação de água (Tabela 96.6).

Avaliação clinicolaboratorial do paciente com hipernatremia

A hipernatremia nos idosos pode ser assintomática (sem os sintomas clássicos de desidratação). Por conta da menor percepção da sede nessa população, alguns casos podem estar associados à desidratação grave. Nessas situações, observam-se diminuição do turgor da pele, mucosa oral seca e mudança do nível de consciência. A mortalidade é alta, em torno de 50%, aumentando conforme o maior nível de sódio (Erasmus; Matsua, 1999).

A ocorrência súbita de hipernatremia grave causa sintomas neurológicos pela desidratação e retração do cérebro, que podem provocar hemorragia (Soiza *et al.*, 2008).

Na maioria das vezes a história clínica é suficiente para chegarmos à causa principal, mas pode haver outros fatores associados. Assim, a Tabela 96.7 pode ajudar na elucidação diagnóstica, com medidas do sódio e osmolaridade urinária (Erasmus; Matsua, 1999).

Tratamento da hipernatremia

Como ocorre na hiponatremia, deve ser focado na correção da causa de base.

▪ **TABELA 96.5** Investigação de hiponatremia relacionada com o sódio urinário.

Hipovolemia		Euvolemia		Hipervolemia	
U (Na) > 20 mEq/ℓ	U (Na) < 20 mEq/ℓ	U (Na) > 20 mEq/ℓ	U (Na) < 20 mEq/ℓ	U (Na) > 20 mEq/ℓ	(Na) < 20 mEq/ℓ U
Excesso de diurético Deficiência de mineralocorticoide Perda urinária de sódio Cetonúria Diurese	Vômito Diarreia Queimaduras e perda de pele Pancreatite Perda de fluidos para terceiro espaço	Deficiência de glicocorticoide Hipotireoidismo Fármacos SIADH	Perda de fluido com reposição inadequada de líquidos	IRA ou IRC	Síndrome nefrótica Cirrose ICC

ICC: insuficiência cardíaca congestiva; IRC: insuficiência renal crônica; IRA: insuficiência renal aguda; SIADH: síndrome da secreção inapropriada de hormônio antidiurético. (Adaptada de Soiza et al., 2008.)

TABELA 96.6 Principais situações clínicas que causam hipernatremia.

Ingestão inadequada de água por dificuldade de acesso (confusão, demência, sequelas de AVE, imobilidade, disfagia)
Perda hídrica no curso de infecções com febre, uso de diuréticos de alça, diarreia, uso abusivo de laxativos, vômito
Diurese osmótica, com perda hídrica renal excessiva em relação às perdas de sódio e à consequente hipertonicidade. É comum na glicosúria não controlada, na administração de manitol, situações nas quais o aumento da osmolalidade efetiva do líquido extracorporal se deve aos efeitos combinados da hipernatremia e outro soluto. A administração por tubo nasogástrico de grandes quantidades de proteínas e aminoácidos pode causar diurese osmótica pela produção de ureia
Perdas excessivas de água, no comprometimento da produção ou liberação ou ação do ADH, observadas no diabetes insípido hipofisário ou nefrogênico
Hipernatremia mediada por excesso de sal por administração de salina hipertônica ou bicarbonato de sódio ou diálise contra alto gradiente de sódio na solução.

TABELA 96.7 Avaliação laboratorial da hipernatremia.

	Osmolaridade urinária baixa (< 30 mOsmol/λ)	Osmolaridade urinária alta (> 800 mOsmol/λ)
Sódio urinário baixo	Diabetes insípido	Doença febril Sudorese Perda gastrintestinal de água e sódio
Sódio urinário alto	Sobrecarga de sódio (p. ex., iatrogênica) DM Síndrome de Cushing Síndrome de Crohn	Doença febril

DM: diabetes melito. (Adaptada de Soiza *et al.*, 2008.)

Nos casos mais graves e sintomáticos, a correção deve ser feita preferencialmente com solução glicosada a 5% ou salina hipotônica até que o sódio plasmático esteja abaixo de 150 mEq/ℓ. A mortalidade também aumenta em reposições muito rápidas. Nos pacientes com hipernatremia grave e com hipotensão, é aconselhável punção de acesso venoso profundo e monitoramento da pressão venosa central (PVC). A queda do sódio não deve ultrapassar 12 mEq/ℓ/24 horas. Reposições hídricas muito rápidas podem ocasionar sobrecarga de volume e falência cardíaca, além de edema cerebral e danos neurológicos.

Nos pacientes com hipernatremia e hipervolemia, é possível o uso de diuréticos com potência natriurética, como hidroclorotiazida a partir de 50 mg/dia e espironolactona a partir de 100 mg/dia (Cho, 2019).

Alterações no equilíbrio do potássio

A incidência dos distúrbios do potássio aumenta com a idade e tem prevalência em idosos saudáveis maiores de 75 anos em torno de 2,5%. No entanto, a hipopotassemia é descrita em cerca de 16% dos pacientes idosos internados (Passare *et al.*, 2004).

Em idosos sadios o potássio sérico é normal. Apesar disso, há redução de atividade de renina plasmática e do nível sérico de aldosterona, ocasionando menor excreção renal de potássio e favorecendo descompensação para hiperpotassemia.

Por outro lado, o potássio eritrocitário, considerado uma expressão do intracelular, é diminuído, o que, somado à perda de massa muscular, torna o potássio corporal total também diminuído (Soiza *et al.*, 2008).

Os principais fatores associados aos distúrbios do potássio nos idosos incluem mudanças estruturais e funcionais renais, presença de comorbidades e a polifarmácia.

Hipopotassemia

Definida como potássio sérico < 3,5 mEq/ℓ, resulta da depleção por perdas renais, extrarrenais e iatrogenia (Wong; Campbell, 2014).

A causa mais comum em idosos advém de terapia com diuréticos (tiazídicos e de alça). Outros mecanismos desencadeadores são: diarreia, uso abusivo de laxativos, desnutrição, perda por glicosúria, cetonúria, adenomas vilosos (pela secreção entérica de potássio) e uso de medicamentos (como corticosteroides, beta-2-agonistas, bloqueadores de canais de cálcio em altas doses, anfotericina B). A correção da deficiência de vitamina B12 e ácido fólico na anemia megaloblástica também é uma causa de hipopotassemia, pelo aumento na síntese de células hematopoéticas, sendo importante o monitoramento do nível sérico de potássio nessa situação.

Geralmente os sinais e sintomas ocorrem quando o potássio sérico está < 3 mEq/ℓ. O paciente pode apresentar-se confuso, desorientado, com fadiga, miopatia, apatia e anorexia. No eletrocardiograma (ECG), uma indicação pode ser o encontro de depressão do segmento ST, ondas U e onda T achatada.

A hipopotassemia nos idosos é associada a índices maiores de internação hospitalar, tempo e custo de internação, além de maior mortalidade por todas as causas (Bardak *et al.*, 2016).

Tratamento da hipopotassemia

O tratamento mais seguro é administração de potássio por via oral, mais rapidamente absorvido. O tratamento intravenoso é indicado somente para casos graves, em um ritmo e concentração de, no máximo, 4 g em 1 hora (40 mℓ KCl 10% + soro 60 mℓ), com monitoramento eletrocardiográfico, checando nível sérico a cada 3 a 6 horas.

Deve-se dosar o magnésio sérico na hipopotassemia, pois a hipomagnesemia pode prejudicar a correção do potássio.

Hiperpotassemia

A hiperpotassemia (potássio sérico > 5 mEq/ℓ) é incomum na ausência de doença. Um dos mais importantes mecanismos protetores, na sobrecarga de potássio, é a ação da aldosterona que, ao aumentar a reabsorção de sódio, facilita a excreção de potássio. No entanto, no envelhecimento, há atividade reduzida do sistema renina-angiotensina-aldosterona e a possibilidade de desequilíbrio para hiperpotassemia.

A hiperpotassemia induzida por fármacos é a principal causa no idoso, sendo frequente na administração de diuréticos poupadores de potássio, espironolactona, AINE, betabloqueadores, IECA, bloqueadores dos receptores de angiotensina II, heparina e na intoxicação digitálica. A trimetoprima é estruturalmente relacionada com a amilorida e o triantereno, que inibem a excreção renal de potássio, sendo também uma causa de hiperpotassemia. Em pacientes tratados com trimetoprima, o nível sérico aumenta progressivamente em 4 a 5 dias, principalmente se houver insuficiência renal. Muitos casos estão associados à acidose, pois o rim do idoso responde com dificuldade à sobrecarga ácida, com pH baixo prolongado e potássio sérico elevado (Soiza *et al.*, 2008).

Habitualmente, os sintomas da hiperpotassemia ocorrem com níveis séricos mais elevados de potássio (> 6,5 mEq/ℓ), e incluem fraqueza, paralisia ascendente, falência respiratória, cãibras musculares e dor torácica (Wong; Campbell, 2014).

Os sinais clínicos mais importantes relacionam-se com as alterações do ECG – instrumento importante para avaliação de risco e determinação da agressividade da abordagem terapêutica. A primeira manifestação é o desenvolvimento de ondas T pontiagudas, quando o potássio ultrapassa 6,5 mEq/ℓ (um terço dos pacientes com esses níveis não manifestam alterações no

ECG). De 7 a 8 mEq/ℓ, há diminuição da excitabilidade com prolongamento do intervalo PR, seguido de perda de onda P e alargamento do QRS. Se ultrapassar 8 a 10 mEq/ℓ, o ECG desenvolve padrão de onda sinusoidal, indicando que pode ocorrer parada cardíaca (Cho, 2019).

Tratamento da hiperpotassemia

Inicialmente, deve-se confirmar o potássio sérico em nova amostra, pela possibilidade de hemólise na coleta e processamento do sangue, o que elevaria a potassemia.

Uma vez confirmado o diagnóstico, a abordagem deve abranger suporte de urgência (para níveis séricos mais elevados de potássio com risco de complicações agudas) e correção do fator que levou à ocorrência do distúrbio.

O tratamento definitivo consiste em tratar a causa de base, suspendendo medicamentos associados e melhorando a função renal em pacientes volume-depletados ou com ICC, com consequente redução do volume intravascular (Soiza *et al.*, 2008).

O tratamento de urgência pode ser dividido em medicações que diminuem o potássio corporal como a furosemida e as resinas de troca (poliestirenossulfato de cálcio) e medicações que diminuem temporariamente o potássio extracelular (transferindo-o para dentro da célula) como é o caso da glicoinsulinoterapia – mediante diluição 5:1 de glicose e insulina (100 mℓ de glicose a 50% + 10 U de insulina regular infundidos em 30 minutos, a cada 4 a 6 horas), nebulização com beta-2-agonistas e correção de acidose com bicarbonato (Cho, 2019).

A hiperpotassemia grave, com alterações eletrocardiográficas, requer tratamento imediato com infusão venosa de gliconato ou cloreto de cálcio 10%, 10 mℓ, em 3 a 5 minutos, posto que ambos antagonizam o efeito da hiperpotassemia no miocárdio. O gliconato de cálcio pode ser usado em veia periférica e o cloreto de cálcio, por ser irritativo, deve ser usado em acesso venoso central.

Em alguns casos de hiperpotassemia grave pode ser indicada diálise (geralmente hemodiálise), por ser meio eficaz de correção do distúrbio.

Alterações no equilíbrio do magnésio

O magnésio é o segundo cátion intracelular mais frequente e tem funções fisiológicas em diversos sistemas. Participa da produção de ácidos nucleicos, do metabolismo intermediário, síntese de proteínas e exerce papel importante nos sistemas cardiovascular e neuromuscular (Swaminathan, 2003).

A maior parte do magnésio corporal é encontrado nos ossos e músculos esqueléticos, e menos de 1% permanece no compartimento extracelular (Swaminathan, 2003).

O balanço do magnésio depende da absorção intestinal, trocas com o osso e regulação da excreção renal (Seo; Park, 2008).

Em relação ao magnésio, os idosos têm absorção intestinal diminuída, maior excreção urinária e diminuição da ingestão, o que os mantêm no limite ou mesmo em estado deficitário. Além disso, medicamentos como digoxina, diuréticos, laxativos e aminoglicosídios podem agravar a deficiência de magnésio (Soiza *et al.*, 2008).

Os rins são os principais órgãos responsáveis pela manutenção do equilíbrio do magnésio, filtrando e reabsorvendo. Cerca de 30% do magnésio filtrado é reabsorvido pelos túbulos proximais, 65% pelo ramo ascendente da alça de Henle, sendo o restante reabsorvido pelos túbulos distais ou eliminado pela urina. A diminuição da capacidade reabsortiva pode explicar o balanço negativo, além da baixa ingestão oral (Soiza *et al.*, 2008).

Em geral, pacientes com hipomagnesemia desenvolvem hipopotassemia. Há íntima relação bioquímica entre magnésio, potássio e cálcio, com risco de complicações quando há desequilíbrio entre os eletrólitos: arritmias cardíacas, distúrbios da condução e fibrilação ventricular, sobretudo em pacientes com hipopotassemia e hipomagnesemia. Além das complicações cardíacas, a hipomagnesemia pode provocar anorexia, náuseas, vômito, letargia, parestesias, irritabilidade, confusão e síndromes vertiginosas (Santinelli *et al.*, 1999).

O tratamento da hipomagnesemia, como nos outros distúrbios hidreletrolíticos, envolve prioritariamente a correção da causa de base (adequação da ingestão, revisão de medicamentos) e reposição oral de magnésio quando necessário.

Em casos mais graves, sobretudo quando há associação com outras alterações eletrolíticas, pode ser necessário reposição venosa, com monitoramento cuidadoso da condução cardíaca e dos outros eletrólitos.

A hipermagnesemia geralmente ocorre no contexto da insuficiência renal e das iatrogenias. Os sintomas incluem náuseas, vômitos, sintomas cardiovasculares (hipotensão, bradicardia, atraso na condução atrioventricular) e sintomas neurológicos (redução dos reflexos tendinosos profundos, confusão, letargia, íleo paralítico, fraqueza muscular). Eles geralmente ocorrem com níveis consideravelmente elevados de magnésio (Swaminathan, 2003).

Na maioria dos casos, a suspensão dos medicamentos e outras substâncias com excesso de sais de magnésio é suficiente no manejo da hipermagnesemia. Em casos mais graves, com sintomas neurológicos e cardíacos, pode-se usar o gliconato de cálcio intravenoso (o cálcio antagoniza o magnésio), glicoinsulinoterapia e diálise (sobretudo quando há insuficiência renal).

Metabolismo do cálcio

O nível sérico de cálcio varia entre 8,8 e 10,4 mg/dℓ, e 45% do total circula ligado a proteínas e 55% ao fosfato, bicarbonato ou citrato. Os ossos funcionam como o maior reservatório de cálcio corporal, observando-se, no adulto normal, que a reabsorção óssea libera no organismo aproximadamente 200 a 600 mg cálcio/dia (Soiza *et al.*, 2008).

O metabolismo do cálcio resulta da interação de quatro variáveis principais: absorção intestinal, ação do metabólito da vitamina D – o 1,25-di-hidroxicolecalciferol (1,25D) –, paratormônio (PTH) e calcitonina (Soiza *et al.*, 2008).

A absorção intestinal do cálcio é realizada por transporte ativo ou difusão passiva. O transporte ativo é mais eficaz e dependente da vitamina D, que é sintetizada na pele pela ação dos raios ultravioleta, e, ao alcançar o sangue, é metabolizada, no fígado e nos rins, em seu metabólito ativo, 1,25D. Esse é o hormônio atuante que, ligado à proteína transportadora, chega ao intestino, aos ossos e à paratireoide, aumentando a absorção intestinal de cálcio e promovendo mineralização óssea (Soiza *et al.*, 2008).

Com o envelhecimento, o nível sérico de cálcio pode diminuir, especialmente nas seguintes situações: pouca exposição à luz solar, capacidade diminuída da pele na conversão do colesterol em vitamina D, absorção intestinal prejudicada, ingestão deficiente, fármaco-induzido (difenil-hidantoína, fenobarbital) (Soiza *et al.*, 2008).

Os níveis de paratormônio também tendem a subir para estabilizar os níveis de cálcio por meio do aumento da reabsorção óssea e renal de cálcio, estimulação da produção de 1,25D e diminuição da reabsorção de fosfato (Soiza *et al.*, 2008).

Hipocalcemia

É definida quando os níveis de cálcio sérico total e ionizado estão abaixo de 8,8 e 4,8 mg/dℓ, respectivamente.

A hipocalcemia geralmente é provocada por deficiência de vitamina D, hipoparatireoidismo ou resistência à ação desses hormônios (Figura 96.2). A Tabela 96.8 apresenta algumas causas (Bove-Fenderson; Mannstadt, 2018).

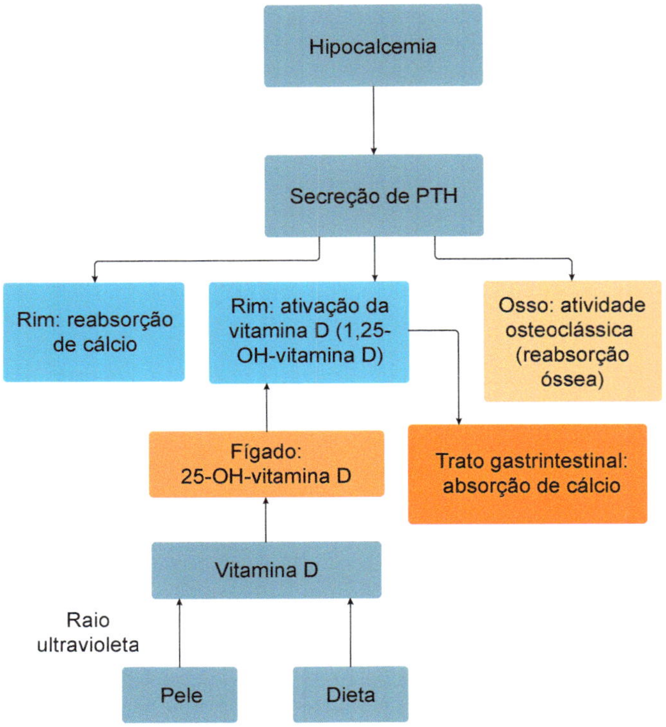

▪ **FIGURA 96.2** Efeitos da hipocalcemia. PTH: paratormônio. (Adaptada de Cooper; Gittoes, 2008.)

▪ **TABELA 96.8** Causas de hipocalcemia.

Causas
Ingestão ou absorção diminuídas (p. ex., doença celíaca)
Deficiência de vitamina D
Alcoolismo
IRC
Hipoparatireoidismo (pseudo-hipoparatireoidismo, carcinoma de tireoide – secreção de calcitonina)
Hipomagnesemia e Hipermagnesemia
Metástases osteoblásticas
Infiltração das paratireoides por metástases ou metais pesados
Hiperfosfatemia
Diuréticos
Bisfosfonados/denosumabe
Anticonvulsivantes (fenitoína, fenobarbital, carbamazepina)
História de radiação nas paratireoides

IRC: insuficiência renal crônica.

A deficiência de vitamina D reduz a absorção intestinal de cálcio em cerca de 50%, resultando que apenas 10 a 15% do cálcio ingerido seja absorvido (Fong; Khan, 2012).

Nos idosos, em que a osteoporose é uma condição frequente, uma outra causa de hipocalcemia é o uso de bisfosfonados na deficiência de vitamina D. Por isso, é importante tratar essa condição antes do início dos bisfosfonados, sobretudo os intravenosos.

Na avaliação do cálcio sérico total, é importante dosar a albumina para realizar a correção da calcemia quando necessário, pois espera-se uma queda de aproximadamente 0,8 mg/dℓ no cálcio total para cada 1 g/dℓ de decréscimo na albuminemia (Hakami; Khan, 2019).

Avaliação clinicolaboratorial do paciente com hipocalcemia

A hipocalcemia é geralmente assintomática em idosos. Dentre os sintomas mais frequentes estão fadiga, astenia, alteração do estado mental com ansiedade, labilidade emocional, agitação, depressão e *delirium*. Em situações mais graves, pode haver tetania, laringospasmo, convulsões, alterações eletrocardiográficas (simulando infarto agudo do miocárdio e intervalo QT prolongado) e risco de morte (Hakami; Khan, 2019).

Ao exame físico, é possível observar os sinais de Chevostek e Trousseau em alguns casos.

Na avaliação laboratorial, é importante dosar, além do cálcio, a 25 OH vitamina D, PTH, magnésio, fósforo, creatinina, fosfatase alcalina e hemograma completo (Figura 96.3).

As consequências da hipocalcemia crônica no idoso por hipoparatireoidismo incluem maior incidência de cataratas e calcificações dos gânglios da base, com sintomas extrapiramidais (Soiza *et al.*, 2008). O hipoparatireoidismo também está associado a alterações estruturais ósseas por redução do remodelamento.

Tratamento da hipocalcemia

A abordagem da hipocalcemia se baseia na investigação e tratamento da causa de base, quando possível.

Na hipocalcemia assintomática, é preferível o uso de cálcio oral e vitamina D, bem como correção dos outros distúrbios eletrolíticos associados.

As principais formas de reposição oral do cálcio são por uso do carbonato ou citrato de cálcio, pela maior proporção que contêm de cálcio elementar (40 e 28%, respectivamente). As doses podem variar de 1 a 2 g de cálcio elementar por dia. É importante atentar ao risco de hipercalciúria com formação de cálculos e calcificações extraósseas. Nos idosos, o citrato de cálcio pode ter uma vantagem adicional, pois o carbonato de cálcio habitualmente está associado à constipação intestinal, condição frequente na população idosa.

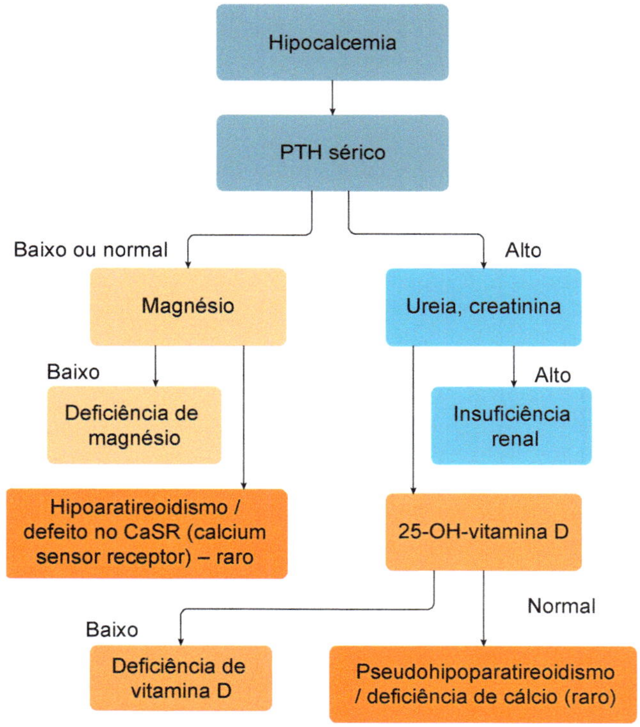

▪ **FIGURA 96.3** Investigação da hipocalcemia. PTH: paratormônio. (Adaptada de Cooper; Gittoes, 2008.)

A reposição de vitamina D pode ser feita com o ergocalciferol (vitamina D2) ou colecalciferol (vitamina D3), sendo a vitamina D3 mais potente. A dose vai depender do grau da deficiência, sendo necessário, em alguns casos, doses mais altas por curto período (p. ex., 50.000 UI de vitamina D3, uma vez na semana, por 6 a 8 semanas), seguido de uma dose mais baixa de forma prolongada a fim de manter os níveis séricos de 25 OH vitamina D acima de 20 a 30 ng/mℓ. Em casos refratários de hipoparatireoidismo, pode ser necessário o uso de análogo da vitamina D (calcitriol) associado ao cálcio. Os diuréticos tiazídicos também são úteis em casos selecionados, pois aumentam a reabsorção tubular distal de cálcio.

Na presença de sintomas ameaçadores à vida como tetania e arritmias, ou hipocalcemia grave, deve-se administrar cálcio intravenoso (além do cálcio oral) para uma reposição rápida. A correção pode ser feita com uma ou duas ampolas de gliconato de cálcio 10%, diluídas em 50 a 100 mℓ de glicose 5%, em 5 a 10 minutos, preferencialmente em acesso venoso central.

Pela possibilidade de ocorrência de arritmias durante a etapa rápida (sobretudo quando há uso concomitante de digoxina), é importante manter o paciente com monitoramento eletrocardiográfico.

Deve-se evitar administração venosa concomitante de bicarbonato e fósforo, pelo risco de precipitação do sal de cálcio. As deficiências de outros eletrólitos, como magnésio, devem ser corrigidas.

Hipercalcemia

Definida quando os níveis séricos de cálcio total e ionizado estão acima de 10,4 e 5,4 mg/dℓ, respectivamente (ou acima do valor de referência especificado).

Nos pacientes ambulatoriais, o hiperparatireoidismo primário é a principal causa, geralmente por adenoma de paratireoide ou, menos comumente, hiperplasia (Cho, 2019). A Tabela 96.9 apresenta algumas causas de hipercalcemia.

Avaliação clinicolaboratorial do paciente com hipercalcemia

Os sintomas podem ser leves, como constipação intestinal e poliúria, ou mais graves, como coma e azotemia. A hipercalcemia pode estar associada a encurtamento do intervalo QTc no ECG (Kawji; Glancy, 2020).

As concentrações de cálcio moderadamente elevadas no soro concomitantemente com um baixo fosfato sérico sugerem hiperparatireoidismo primário. Entretanto, a sarcoidose pode apresentar-se de forma semelhante.

Dessa forma, a dosagem de PTH é necessária para o estabelecimento do diagnóstico diferencial de hipercalcemia. A excreção urinária de cálcio e níveis de vitamina D (25-OH-vitamina D) também são importantes na definição da causa, bem como dosagem de magnésio e hormônios tireoidianos.

Um início agudo de hipercalcemia associado a perda de peso ou anemia é sugestivo de malignidade (Soiza *et al.*, 2008).

Tratamento da hipercalcemia

Baseia-se na promoção da excreção renal de cálcio e tratamento da causa.

Deve-se considerar que a excreção de sódio é acompanhada pela de cálcio. Dessa maneira, na emergência, é importante restabelecer a volemia e induzir natriurese com solução salina e furosemida.

Na hipercalcemia por neoplasia, os bisfosfonados venosos são eficazes. A diálise pode ser necessária (Soiza *et al.*, 2008).

TABELA 96.9 Causas de hipercalcemia.

Ingestão ou absorção aumentadas
Síndrome de leite e álcali
Excesso de vitamina A ou D
Hiperparatireoidismo primário (adenoma, hiperplasia, carcinoma)
Hiperparatireoidismo terciário
Neoplasias
Mieloma múltiplo
Linfomas
Tumores produtores de proteínas relacionadas ao PTH (ovário, rim, pulmão, esôfago, cabeça e pescoço etc.)
Doenças granulomatosas
Diuréticos tiazídicos
Doença de Paget
Hipertireoidismo
Imobilização
Iatrogenia

PTH: paratormônio.

Metabolismo do fosfato

A maior parte do fósforo no corpo é armazenada como cristais de hidroxiapatita no osso. Cerca de 85% são combinados ao cálcio, nos ossos e dentes, 14% são armazenados nos tecidos moles como fosfato e apenas 1% é encontrado no sangue. Logo, o fosfato é importante como constituinte do osso e fundamental no metabolismo energético celular. No sangue está presente sob duas formas iônicas: fosfato ácido (HPO_4) e di-hidrogenofosfato (H_2PO_4), sendo o principal ânion intracelular.

O fosfato é absorvido no trato gastrintestinal principalmente pelo transporte mediado por 1,25-di-hidroxicolecalciferol (Allison; Lobo, 2004). A absorção acontece pelas vias dependentes e independentes do sódio, e a expressão dessas proteínas (receptores) é regulada pela ingestão de fosfato na dieta.

O PTH estimula a liberação de fosfato a partir do osso e impede a reabsorção tubular proximal (efeito fosfatúrico), levando à queda da reserva óssea. Por outro lado, o hormônio do crescimento (GH) aumenta a reabsorção tubular proximal. Os metabolismos do fosfato e do cálcio estão intimamente relacionados (Larner, 1995). Outros hormônios são associados à liberação do fosfato ósseo, como o fator de crescimento de fibroblastos 23 (FGF-23).

O principal determinante da concentração sérica do fosfato é a reabsorção renal no túbulo proximal. Ela sofre interferência da ingestão de fósforo na dieta, fonte de proteína, concentração sérica do fosfato, atividade do PTH e FGF-23, além da vitamina D ativa.

A concentração de fosfato é frequentemente aumentada em idosos, o que pode refletir um maior remodelamento ósseo e algum grau de insuficiência renal. A absorção de fosfato no trato gastrintestinal e a reabsorção renal do fosfato diminuem com a idade (Soiza *et al.*, 2008).

Hipofosfatemia

A hipofosfatemia é descrita em até 14% dos idosos hospitalizados e 4,1% têm hipofosfatemia grave (Soiza *et al.*, 2008). As principais causas estão descritas na Tabela 96.10.

Avaliação clinicolaboratorial do paciente com hipofosfatemia

Na hipofosfatemia grave há anemia hemolítica por fragilidade eritrocitária. Há também distúrbio leucocitário facilitando infecções, assim como encefalopatia (irritabilidade, confusão, disartria).

Os quadros crônicos sintomáticos manifestam-se por anorexia, fraqueza muscular proximal, dor muscular e óssea, além de fraturas (Allison; Lobo, 2004).

Na avaliação do quadro, além do fósforo, deve ser solicitada dosagem sérica de cálcio, vitamina D e PTH. A urina de 24 horas deve ser solicitada com dosagem de fósforo (Allison; Lobo, 2004).

Uma causa rara de hipofosfatemia é a administração intravenosa de carboximaltose férrica que promove aumento na concentração da forma ativa de FGF-23, que tem efeito fosfatúrico (Román-Gimeno *et al.*, 2020).

Tratamento da hipofosfatemia

Tratar a causa subjacente é a principal conduta e muitas vezes suficiente nos casos de hipofosfatemia leve. Para os casos mais graves, pode ser necessária a reposição venosa, nesse caso, sempre monitorando o cálcio pelo risco de hipocalcemia (Allison; Lobo, 2004).

Hiperfosfatemia

A hiperfosfatemia (fosfato sérico > 4,5 mg/dℓ) é uma consequência do aumento da carga de fosfato ultrapassando a capacidade excretora renal, aumento endógeno (saída do meio intracelular para o meio extracelular) ou pseudo-hiperfosfatemia secundária à paraproteinemia (Larner, 1995). As principais causas estão descritas na Tabela 96.11.

Todos os pacientes com insuficiência renal crônica (IRC) a partir do estágio III devem fazer controle dos níveis séricos de fosfato.

A hiperfosfatemia provoca hipocalcemia concomitante por precipitação de cálcio. Níveis aumentados de fosfato também inibem a 1α-hidroxilase renal, conduzindo a uma diminuição da produção de 1,25-di-hidroxicolecalciferol. Hipocalcemia grave pode resultar de hiperfosfatemia.

▪ **TABELA 96.10** Causas de hipofosfatemia.

Ingestão ou absorção insuficientes
Desnutrição Alimentação parenteral Síndrome de má absorção Fístula de delgado Absorção prejudicada por antiácidos; deficiência de vitamina D
Perdas aumentadas
Fármacos fosfatúricos (teofilina, diuréticos, broncodilatadores, corticoides) Hiperparatireoidismo (primário ou secundário por deficiência de vitamina D) Hipertireoidismo Fosfatúria por defeito tubular renal Diabetes descontrolado
Mudança intracelular de fosfato
Administração de glicose Esteroides anabólicos, estrógenos, agonistas beta-adrenérgicos, xantinas Intoxicação por salicilatos
Distúrbio eletrolítico
Hipercalcemia Hipomagnesemia Alcalose metabólica Reposição inadequada Correção de acidose diabética Recuperação de desnutrição Reparação nutricional no alcoolismo crônico

▪ **TABELA 96.11** Causas de hiperfosfatemia.

Aporte excessivo de fosfato no líquido extracelular (hipervitaminose D, laxativos contendo fosfato, suporte intravenoso)
Aporte excessivo de fosfato no líquido intracelular (rabdomiólise da insuficiência renal, toxicidade celular por quimioterapia, acidose metabólica e respiratória)
Excreção urinária reduzida
IRA ou IRC
Hipoparatireoidismo
Pseudo-hipoparatireoidismo
GH excessivo (acromegalia)
Pseudo-hiperfosfatemia
Mieloma múltiplo Hipertrigliceridemia

IRC: Insuficiência renal crônica; IRA: Insuficiência renal aguda; GH: hormônio do crescimento.

A elevação crônica do fosfato também pode promover a calcificação de tecidos conjuntivos, afetar valvas cardíacas e aumentar a pressão sistólica (Soiza; Hoyle; Chua, 2008). Além disso, está associada ao hiperparatireoidismo e, consequentemente, à doença óssea.

Tratamento da hiperfosfatemia

A hiperfosfatemia, em geral, se resolve em 6 a 12 horas quando a função renal está normal. A hidratação venosa com solução salina a 0,9% pode auxiliar na correção desses casos, mas é preciso ter atenção quanto à possibilidade de agravamento da hipocalcemia – dilucional (Carfagna *et al.*, 2018).

Os quadros crônicos e graves geralmente ocorrem nos pacientes com IRC. O manejo inclui restrição dietética, evitando alimentos processados e fontes de proteínas ricas em fósforo, uso de quelantes de fósforo (reduzindo a absorção) e aumento do tempo e frequência da diálise nos pacientes em terapia de substituição renal.

Os quelantes de fósforo constituem a principal ferramenta farmacológica de controle do fosfato sérico nos pacientes portadores de IRC que não estão em diálise.

Não há dados consistentes na literatura sobre o benefício do uso dos quelantes de fósforo para alcançar níveis séricos de fosfato normais em pacientes portadores de IRC que não fazem diálise na redução da mortalidade. Portanto, eles devem ser considerados quando as medidas não farmacológicas (restrição na dieta) não obtiverem êxito.

Existem dois tipos principais de quelantes de fósforo: à base de cálcio e os isentos de cálcio. Os quelantes à base de alumínio não devem ser usados pelo risco de intoxicação.

Os quelantes à base de cálcio são representados pelo carbonato de cálcio (mais disponível) e acetato de cálcio. O citrato de cálcio não é recomendado. Eles são efetivos e podem ser usados até a dose de 1,5 g de cálcio elementar por dia (ou 2 g incluindo o cálcio da dieta). Não devem ser usados quando há hipercalcemia persistente e recorrente, calcificações vasculares, doença óssea adinâmica ou níveis de PTH persistentemente baixos (Carvalho; Cuppari, 2011).

Nos casos citados acima, devem ser usados os quelantes isentos de cálcio. Eles também podem ser usados como primeira opção e são representados principalmente pelo cloreto de sevelamer (mais disponível) e carbonato de lantânio. Os principais eventos adversos desses medicamentos são sintomas de intolerância gastrintestinal (dor abdominal, náuseas, vômito, diarreia). Se ainda assim não houver controle, pode ser necessária a realização de hemodiálise, principalmente naqueles já com comprometimento renal.

97

Os Pés do Idoso e suas Repercussões na Qualidade de Vida

Maurílio José Pinto • Vitor Last Pintarelli • Humberto Alexandre Amadori • Ana Lucia Fiebrantz Pinto

Introdução

O estudo das patologias dos pés é relevante por sua complexidade. Deve-se ressaltar que os estudos dos pés nos idosos têm avançado. No entanto, pesquisas recentes demonstram que a saúde dos pés dos idosos ainda são negligenciadas (Ferreira *et al.*, 2018), embora muitos desses problemas possam ser tratados sem intervenções complexas e mesmo em suas casas (Becker; Childress, 2018). As alterações degenerativas do sistema musculoesquelético constituem as maiores causas de incapacidade nos idosos. Osteoartrites de extremidades de membros inferiores ocasionam dificuldades para deambular e aumentam o risco de queda (Sturnieks *et al.*, 2004; Menz *et al.*, 2006). Considerando os pés como estruturas fundamentais para a deambulação, problemas nessa região anatômica se transformam em tópicos importantes em Medicina Geriátrica (Barr *et al.*, 2005). O pé afetado por patologias degenerativas tem a amplitude do seu movimento articular reduzida, evolui com deformidades e manifestará dor ao movimento. O arco plantar modifica-se gradativamente com o progressivo enfraquecimento das estruturas ligamentares (Scott *et al.*, 2007). O arco longitudinal é importante e possibilita uma adequada distribuição do peso corporal sobre os pés durante a marcha. Um arco plantar anormal, com distribuição incorreta de forças pode desenvolver condições patológicas, como: fascite plantar, hálux valgo, hálux rígido e deformidades dos dedos, podendo também ocorrer quando há metatarsalgia, (Castro *et al.*, 2009) com graus de variabilidade na gravidade, que são explicadas como sendo consequentes a fatores biomecânicos em 90% dos casos (Riddle *et al.*, 2003; Ferrari *et al.*, 2009; Rodríguez-Sanz *et al.*, 2017).

Com o envelhecimento ocorrem modificações nas estruturas anatômicas e fisiológicas do pé, as quais podem dificultar a deambulação e interferir na qualidade de vida da pessoa. Essas alterações podem ser decorrentes de doenças sistêmicas, transtornos da marcha, maus-tratos dos pés ou traumatismo. Muitos desses problemas podem ser evitados, como ocorre com outros aspectos da senilidade. Várias afecções dos pés podem ser controladas, mas idosos continuam sofrendo desnecessariamente por desconhecerem as opções terapêuticas ou porque o serviço de saúde não se familiarizou com os recursos possíveis da podologia. Entretanto, sem precisar de grandes investimentos de tempo ou recursos, é possível acrescentar aos cuidados básicos do paciente a assistência podológica.

Meios simples, antigos ou modernos, sempre não agressivos, tornam a podoterapia um procedimento de cura ou de alívio para muitos transtornos (Badlissi *et al.*, 2005; Rodríguez-Sanz *et al.*, 2017).

A podologia geriátrica e a podiatria clínica possibilitam tanto os cuidados clássicos para um pé saudável, quanto a confecção de órteses ou técnicas de reabilitação. Elas se integram ao conjunto de cuidados multidisciplinares que beneficiam os idosos. Os cuidados e tratamentos adequados dos pés idosos constituem para a saúde da pessoa uma forte estratégia de promoção da funcionalidade, prevenção de incapacidades e de síndromes geriátricas. Este capítulo visa descrever as etapas necessárias para poder conhecer os pés que envelhecem e permitir aos profissionais da saúde melhorar sua abordagem global das afecções podológicas desse grupo etário.

Noções biomecânicas

O esqueleto humano tem 208 ossos, dos quais 26 estão localizados nos pés (Figura 97.1) (Testut, 2001). No pé, os grupos ósseos são divididos em três: os ossos do tarso, metatarso e artelhos. Os músculos, em número de 21, podem ser divididos esquematicamente em dois grupos: músculos extrínsecos, que são os músculos da perna que se inserem no pé; e músculos intrínsecos, que se originam no pé com ação/inserção sobre os dedos. As 31 articulações presentes no pé são de funcionamento complexo (Helfand, 1993). O elevado número e a variedade de articulações permitem ao pé boa adaptação a qualquer solo e evitam sobrecarga e desgaste.

A vascularização arterial é realizada por duas artérias: a pediosa, que irriga a face dorsal do pé, e a tibial posterior, que irriga a face plantar. Segundo Sperandio-Junior *et al.* (2012), 7% das pessoas apresentam agenesia da artéria pediosa, as artérias mais distantes do coração, comunicando-se por numerosas artérias perfurantes. As regiões de apoio, a região posterior, metatarso e polpa dos artelhos são as mais vascularizadas (Mignot *et al.*, 1978). O sistema venoso é construído por uma rede profunda responsável por 90% da drenagem e uma rede superficial visível e palpável, responsável por 10% da drenagem (Letellier *et al.*, 2001). O sistema linfático é composto de uma rede superficial, que nasce no revestimento cutâneo, e de uma rede profunda, satélite dos vasos sanguíneos. Todos os vasos linfáticos convergem para gânglios situados na parte superior do membro inferior. Não existem gânglios linfáticos nos pés (Jahs, 1986). A inervação é feita por dois ramos de bifurcação do nervo ciático: ciático poplíteo externo, responsável pela região dorsal do pé, e ciático poplíteo interno ligado ao tendão de Aquiles e região plantar. O nervo tibial posterior nasce no ciático poplíteo interno, passa atrás do maléolo interno, no canal tarsiano e inerva a planta do pé.

A abóbada plantar consiste nas estruturas osteoarticular, musculoesquelética, ligamentar e recebe o peso do corpo transmitido pela extremidade tibial, formada por três arcos que repousam sobre três pilares ósseos e um espesso coxim plantar

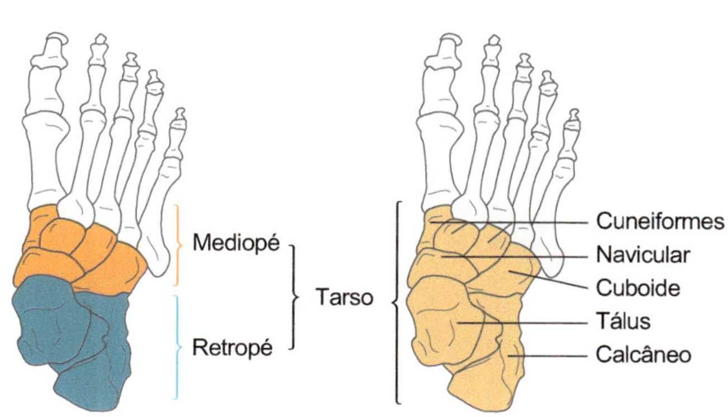

FIGURA 97.1 Sistema osteoarticular.

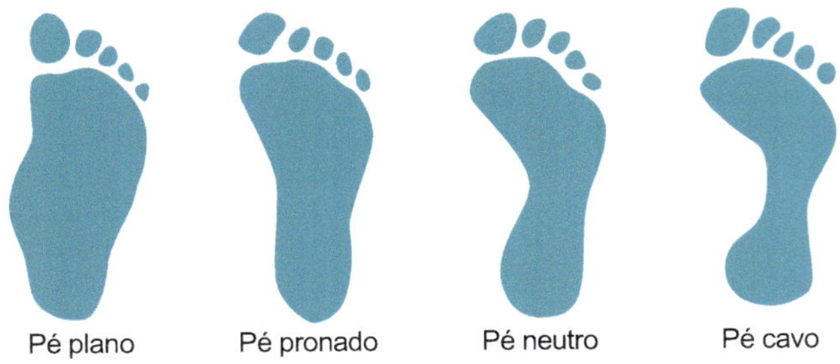

▪ **FIGURA 97.2** Configuração plantar.

que por sua vez é formado de tecido celular, fibroso, adiposo e cutâneo (Figura 97.2). Esse coxim é rico em células adiposas, as quais possibilitam a qualidade da suavidade ao pisar (amortecedor e elástico).

- Dois pilares anteriores: a primeira cabeça metatarsiana e a quinta cabeça metatarsiana
- Um pilar posterior: formado pelas tuberosidades plantares do calcâneo
- Arco anterior transverso: vai da primeira à quinta cabeça metatarsiana
- Arco longitudinal interno (elevado): vai da primeira cabeça metatarsiana ao apoio calcâneo
- Arco longitudinal externo (abaixado): une a quinta cabeça metatarsiana ao calcanhar.

Na Figura 97.3 são mostrados os arcos do pé e os pilares ósseos.

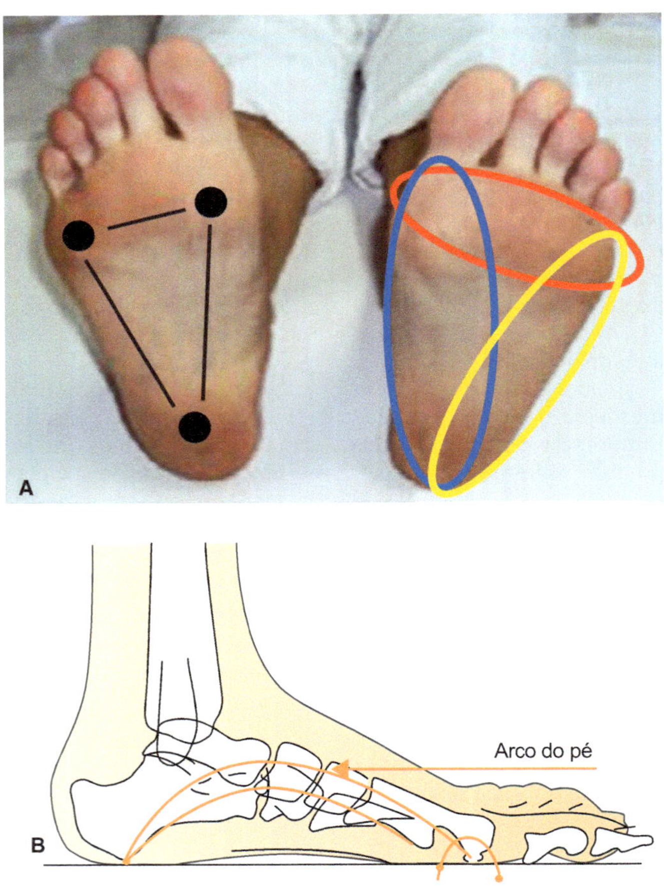

▪ **FIGURA 97.3 A.** Pilares ósseos. **B.** Arcos do pé.

A região plantar é recoberta por uma pele pouco móvel, fina sob o arco plantar, espessa e dura, sobre as partes externas que servem de apoio (Markinson, 2001), toca o solo na parte externa e deixa um vazio em sua parte interna em forma de pseudo-hemicúpula, podendo ser avaliado pela impressão plantar, que, em um pé normal, demonstra-se (Figura 97.4):

- Uma área ovalada do calcanhar ou retropé
- Um arco médio, denominado istmo
- Uma banda anterior transversal metatarsiana
- Uma solução de continuidade
- As marcas ovalares das polpas dos artelhos.

Todos os elementos descritos podem ser traumatizados ou acometidos de doenças. A noção de pé-órgão passa a ser melhor compreendida quando se entende como parte integral do sistema locomotor e avaliam-se os planos que o compõem. Sua complexa estrutura é fundamental para a distribuição do peso corporal durante a marcha, a execução de movimentos de locomoção, as reações adaptadas aos movimentos musculares na deambulação e a adaptação a qualquer solo pela compressão e pelo deslizamento. Funciona também como órgão de propriocepção com importante ação na aceleração e desaceleração. O pé como unidade funcional participa na manutenção do equilíbrio, no controle da postura e na execução dos movimentos (Aikawa *et al.*, 2009).

O pé como órgão deve ser estudado interdisciplinarmente e ter uma abordagem multiprofissional dada a sua complexidade anatômico-funcional:

- No plano anatômico: apesar da sua preponderância óssea e muitos tecidos moles, é vulnerável e sofre o impacto de doenças sistêmicas além das instalações de problemas tróficos e estáticos
- No plano funcional: suas qualidades fisiológicas e atitudes estáticas e dinâmicas permitem as numerosas atividades indispensáveis à qualidade de vida, como ficar em pé, equilibrar-se, caminhar, correr, impulsão e amortecimento do salto. Seu exame deve ser meticuloso, lembrando que quase todos os tecidos são acessíveis ao toque e aos olhos
- No plano terapêutico, uma vez estabelecido o diagnóstico, existem os tratamentos: medicamentoso sistêmico e local e não medicamentoso. A podiatria clínica, a podologia, a fisioterapia e aparelhagem (palmilhas e órteses [Figura 97.5]) são tratamentos com finalidade profilática, antiálgica, paliativa e corretiva, além de tratamento cirúrgico.

Na podologia geriátrica os transtornos encontrados são frequentemente caricaturais (Piera *et al.*,1980) e certas doenças, cujo diagnóstico no adulto é difícil, tornam-se evidentes com o envelhecimento. Embora a patologia dos pés seja elevada, ainda há lacunas no conhecimento sobre o impacto na funcionalidade, na marcha e nas quedas. No entanto, o diagnóstico tardio ou a sua ausência decorre da falta de informação na graduação dos

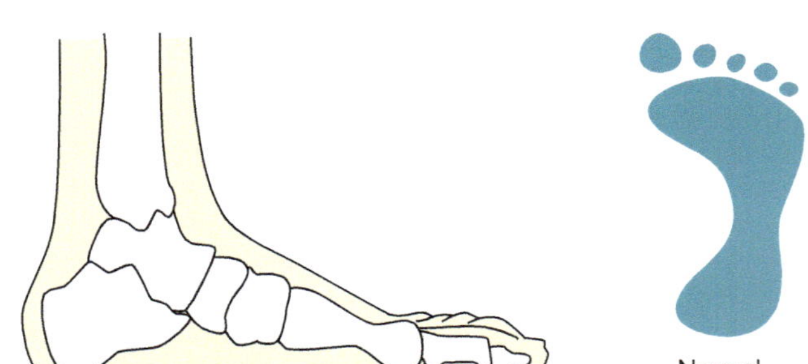

▪ **FIGURA 97.4** Configuração plantar normal.

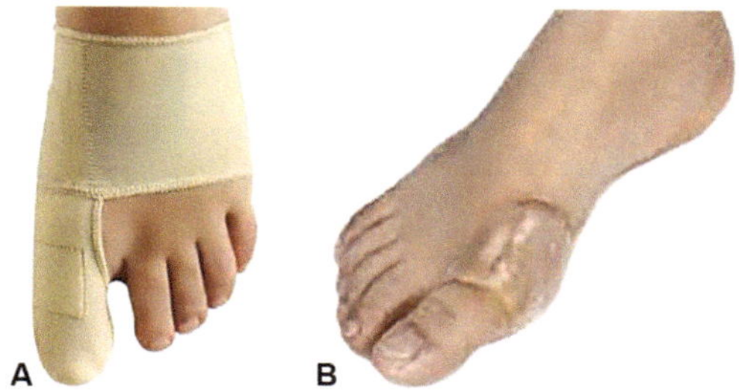

▪ **FIGURA 97.5** Órteses em hálux valgo.

diversos serviços de saúde e da pobreza de informações pós-universitárias nesse domínio, as quais contrastam com a enorme necessidade dos pacientes.

Com muita frequência, na consulta ambulatorial, não se pede ao paciente idoso para ficar descalço para o exame dos pés, contrariando as bases da propedêutica médica que prevê examinar o paciente da cabeça aos pés. Com essa falha, deixamos de ver alguns sinais relacionados com fatores etiológicos às doenças sistêmicas, como: diabetes, artrites e doenças circulatórias que aparecem nos pés.

Modificações ocorridas com a idade

Considerando-se os fatores anatômicos, cinéticos e funcionais, a senescência do pé (Figura 97.6) compreende alterações de estruturas e tecidos que marcam suas condições ocasionando dor e deficiência. Problemas dos pés podem comprometer precocemente a saúde e a qualidade de vida nos idosos.

As mudanças nos fatores em biomecânica, estrutura e função por si só, ou relacionados com outras doenças dos pés dos idosos, além de estarem associados à baixa qualidade de vida, comprometem o equilíbrio e tornam os idosos vulneráveis a quedas e fraturas com consequências físicas, psíquicas, sociais no tocante à saúde do indivíduo e da família, repercutindo em aumento na demanda de serviços de saúde.

Estudos epidemiológicos indicam um aumento da incidência dessas condições dos pés dos idosos relacionadas com aumento da expectativa de vida. Nos mais idosos essa incidência alcança de 71 a 87% deles e são causas frequentes de consultas médicas e cuidados (Rodríguez-Sanz *et al.*, 2017). As alterações nos fatores da biomecânica, estrutura e função podem ser melhor entendidas ao verificarmos que, quando na posição ereta, o peso do corpo é distribuído 50% para ambos os calcâneos e 25% para a cabeça dos cinco metatarsos de cada um dos pés. Os músculos tibiais posteriores e fíbula suportam entre 15 e 20% da tensão. A maior parte da tensão é suportada pelos ligamentos plantares no arco longitudinal (Gehlsen; Seger, 1980). O aumento do peso pode comprometer as estruturas ósseas e ligamentares e alterar o tamanho dos pés. A maioria das doenças podológicas decorre do desequilíbrio muscular ou sobrecarga. Várias podem ser facilmente diagnosticadas, por exemplo: tendinite de Aquiles, joanete, dedo em martelo, esporão de calcâneo, lembrando também que a diminuição da capacidade para caminhar ou ficar de pé está associada frequentemente a comorbidades como infecção urinária, doenças pulmonares, trombose venosa, artrose de quadril, doença de Parkinson (Benvenuti *et al.*, 1995).

Destaca-se ainda a importância do pé pela relação com os sistemas visual, somatossensorial e vestibular com grande impacto para a saúde dessa população (Figura 97.7).

O envelhecimento da motricidade está ligado aos sistemas denominados:

- Fundamentais: musculoesquelético e neurológico
- Simbióticos: sensorial, cognitivo e psicoafetivo
- Energéticos: o cardiovascular e respiratório.

No envelhecimento dos componentes motores ocorrem: alteração da coordenação motora, diminuição da velocidade de reação, uso de estratégias de recuperação e ajustamento postural.

A preponderância das lesões decorrente do envelhecimento fisiológico do pé acarreta transtornos funcionais precoces e importantes, sendo o pé considerado órgão vulnerável. Sabe-se que aproximadamente 30% das pessoas com mais de 75 anos de idade são incapazes de cuidar de seus pés no que tange a higiene, cortar as unhas, aos cuidados com a pele e com a temperatura desse segmento.

Deve-se também ressaltar o valor simbólico que os pés podem representar para a população idosa. Estar em pé os faz sentir sua altivez. Andar denota sua independência, ir em frente, ter autonomia na escolha de seus deslocamentos, permitir-se estar entre os demais. Isso garante um sentimento de relacionar-se, de pertencimento, de integração, de estar ativo. Esses fatos aumentam a importância de cuidar dos pés das pessoas. Sinais de comprometimento nos pés do idoso estão resumidos nas Tabelas 97.1 e 97.2.

Avaliação e diagnóstico

Razões para avaliar o pé do idoso

Para o paciente que se queixa pela primeira vez de dor no pé, deve-se fazer uma história clínica e anamnese detalhadas visando a:

- Problemas cutâneos – tróficos
- Problemas vasculares
- Problemas sensitivos

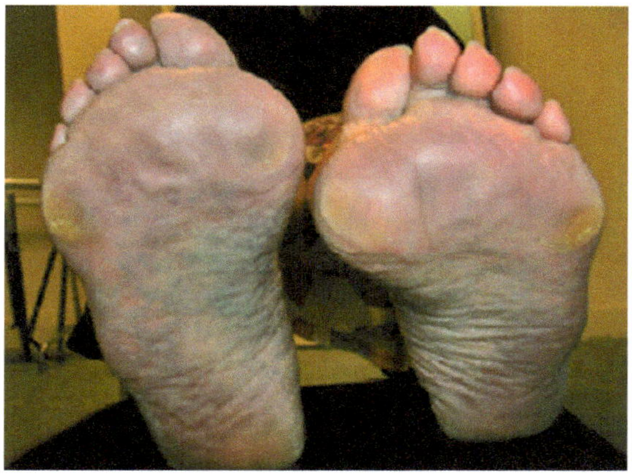

▪ **FIGURA 97.6** Senescência do pé.

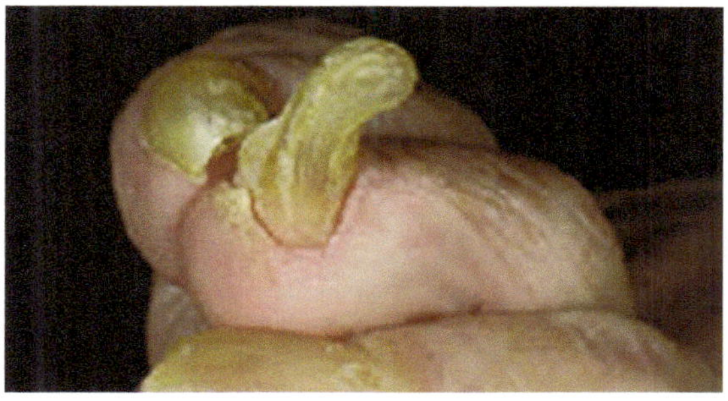

▪ **FIGURA 97.7** Onicogrifose.

- Alterações de equilíbrio e marcha
- Aumento do risco de quedas
- Decréscimo na habilidade para executar atividades de vida diárias (AVD).

Para o paciente conhecido, a história clínica deve ser revista, indagando sobre algumas mudanças na rotina diária, a prática de atividade física, medicamentos em uso e tipo de sapato.

TABELA 97.1 Modificações no pé decorrentes da idade (pele e tegumento).

Pele
Pele seca (anidrose) Perda de pelos Perda da tonicidade e elasticidade; Lesões hiperqueratósicas Atrofia plantar Fragilidade dos pontos de apoio Dificuldade de cicatrização Sensibilidade às infecções
Unhas
Hipertrofia da lâmina ungueal (platoniquia) Coloração escura e espessa Unha curvada e deformada (onicogrifose) Estrias longitudinais ou horizontais Infecção da unha por fungos
Sensibilidade
Diminuição dos níveis de percepção tátil, térmica e posicional Predomínio de hipoparestesia Diminuição de gnosias plantares Fragilidade dos pontos de apoio Hiporreflexia osteotendinosa Diminuição do tempo de condução elétrica Diminuição dos receptores aferentes

TABELA 97.2 Modificações no pé decorrentes da idade: morfoestática e locomotora.

Sistema locomotor
Diminuição da força muscular intrínseca e extrínseca do pé Amiotrofia e hipotonia Diminuição da amplitude articular Fragilidade dos pontos de apoio Ocorre o alargamento e alteração do tamanho dos pés e perdem o coxim plantar (Goldcher, 2001)
Problemas morfoestáticos
Hipotonia da musculatura de sustentação (estiramento e distensão capsuloligamentar) Afrouxamento do arco medial e pronação do médio pé Afrouxamento do arco anterior e tendência a metatarso varo Alargamento e alteração do antepé e triangulação Valgo do retropé Diminuição do *cavus* Distensão do metatarso posterior e hálux valgo
Contraturas
Podem ocasionar modificações na maneira de andar, desenvolvimento de lesões e úlceras
Claudicação, queimor, fadiga, parestesiais – câibras
Decorrentes de doença vascular ou neurológica
Edema
Sinal de patologias renal e cardíaca, hipoproteinemia, pé vascular e/ou neurológico e postural

O procedimento para diagnóstico, em situações podológicas, compreende três etapas (Coughlin, 1984):

- Identificar no organismo a origem do problema do pé ou tornozelo. Lembrar que o pé é o reflexo do paciente (Gudas, 1986). Podendo ser secundário a hemiplegia ou pé vascular
- Determinar quais transtornos estáticos ou tróficos seriam responsáveis pela dificuldade no pé. Dedo em garra, hálux valgo, pé cavo ou chato e distrofia das unhas
- Avaliar se o paciente apresenta outros sintomas que fazem parte da doença suspeita.

Com exceção dos casos de traumatismo, nos quais a etiologia da patologia podológica é facilmente relacionada, deve-se lembrar de todas as patologias sistêmicas que repercutem no pé (Kagan, 1996).

Por isso deve-se fazer um exame apropriado do sistema vascular, neurológico, dermatológico, musculoesquelético e articular.

Dada à alta incidência de problemas vasculares e neurológicos recomenda-se avaliar sistematicamente nos idosos:

- O pulso tibial posterior e pedioso e a recoloração do *hálux* após pressão manual sobre a sua face plantar
- A sensibilidade superficial fora da zona de hiperqueratose deve ser avaliada com um teste validado e reconhecido internacionalmente, como o teste de monofilamento 10 g de Semmes-Weinstem (Figura 97.8)
- A dor pode ser avaliada por escala verbal simples, Escala Visual Analógica (EVA), ou escala numérica, ou pela Escala Wong-Baker de Faces de Dor
- Observar os tipos de calçados utilizados, a adequação e a adaptação às afecções morfoestáticas, vasculares e cutâneas, o uso de curativos ou órteses.

Na anamnese e exame físico, os fatores de risco e de complicações do pé diabético devem constar na avaliação sistematizada. A doença do pé diabético constituiu uma das principais complicações do diabetes melito (DM) (IWGDF, 2019), trazendo forte sofrimento para o indivíduo com impactos e desdobramentos sobre a família, profissionais e serviços de saúde.

Diante da avaliação de um quadro de queda, após eliminar outros fatores etiológicos, recomenda-se avaliar os problemas morfoestáticos, as limitações neuromusculares, as alterações das articulações, do pé e tornozelo. A análise do equilíbrio estático e dinâmico é recomendada, incluindo Teste monopodal cronometrado e análise da marcha (calçado e descalço). Teste de Tinetti e *Time get up and Go* podem ser usados na avaliação.

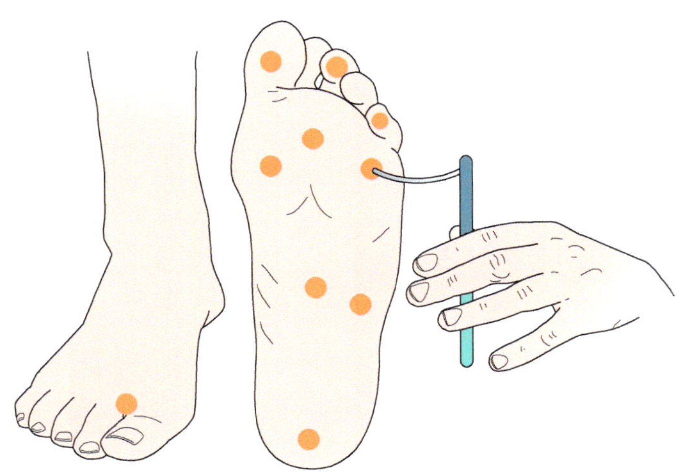

FIGURA 97.8 Teste de monofilamento de Semmes-Weinstem.

Todos os sintomas devem ser avaliados cuidadosamente. Um exemplo é um paciente com artrite reumatoide do tornozelo que apresentará história de dor e rigidez matinal. Se essas características básicas estão ausentes, a pesquisa clínica deve procurar outras causas (Roddy *et al.*, 2009).

O exame podológico prevê outras escalas de avaliação que complementam o exame, dentre elas destacamos:

- Índice funcional dos pés (FFI)
- Índice funcional dos pés com descritores verbais (FFI-5 pt)
- Questionário de avaliação de pé doloroso de Rowan (ROFPAQ)
- Foot Health Status Quality/FHSQ
- Índice de Manchester de incapacidade associada ao pé doloroso do idoso/MFPDI.

O exame podológico deve incluir as pernas, o tornozelo, o pé e ser sistematicamente completado pelo exame do calçado e do deambular. Ampliando-se o exame é possível detectar alterações pigmentares, tumores, úlceras e edema, os quais podem correlacionar-se com a patologia do pé (Shenton, 2000). Deve-se também estar atento para os sinais de claudicação (Tabela 97.3). Uma avaliação multidimensional da pessoa está indicada a fim de estimar as condições gerais para o tratamento, aplicando-a antes e depois do tratamento. Devem-se incluir as etapas descritas a seguir nessa avaliação.

Impressão plantar

Método simples e de extrema relevância na avaliação dos pés, a impressão plantar é um procedimento rápido, que auxilia a análise da superfície plantar, possibilitando familiarizar-se com a anatomia do pé, conhecer as diversas patologias e planejar sua correção (Piera *et al.*, 1980). Os seguintes recursos são empregados em nosso meio:

- Pedígrafo: utilizado para teste de análise do tipo do pé e da pisada, no qual o paciente apoia seus pés sobre uma borracha plana que vai marcar um papel obtendo-se a impressão plantar que permite conhecer o tipo do pé: os normais, os planos e os cavos; e classificar a pisada em neutra, pronada ou supinada (subpronada). A avaliação é rápida e simples (Figura 97.9)
- Podoscópio: oferece visualização direta e possibilita fotografar a impressão. Pela podoscopia é possível identificar a impressão plantar e fotografá-la. O paciente apoia os pés sobre uma caixa de vidros e espelhos, com iluminação lateral (Figura 97.10)

▪ **TABELA 97.3** Claudicação – um problema multifatorial.

Claudicação vascular	Apresenta um sinal clínico específico: cãibra na panturrilha ou arco plantar ao caminhar certa distância. A dor diminui quando o paciente interrompe a caminhada
Claudicação neurológica	Resulta da compressão das raízes dos nervos lombares. Estenose do canal vertebral, discopatia degenerativa, osteoporose e fratura com compressão vertebral são as causas mais comuns. A característica clínica é o alívio da dor quando o paciente muda de posição. Por exemplo: mudar da posição de pé para posição sentada. Estas patologias diagnosticadas precocemente favorecem ação terapêutica mais eficaz
Claudicação ortopédica	Caracteriza-se por dor que se torna pior no final do dia. A dor é frequentemente descrita como pulsátil e prolongada e está primeiramente associada com a síndrome de sobrecarga. Os pacientes obtêm alívio quando retiram seus sapatos e elevam seus pés

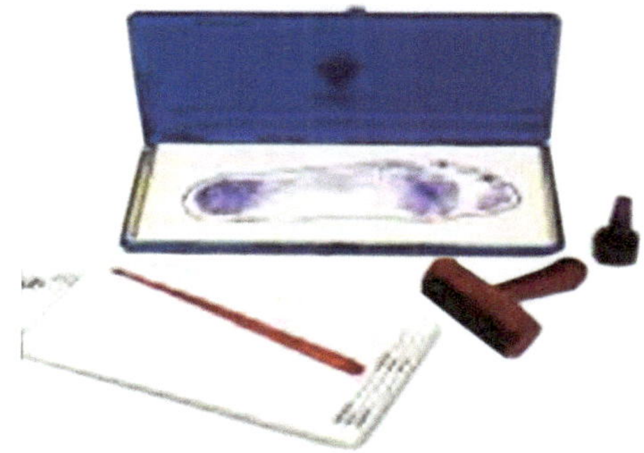

▪ **FIGURA 97.9** Pedígrafo.

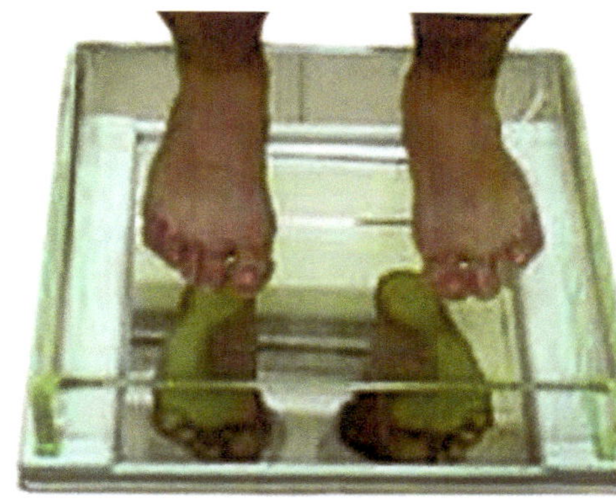

▪ **FIGURA 97.10** Podoscópio.

- Baropodometria (Figura 97.11): é um método que reconhece as informações a partir do apoio plantar durante a locomoção natural da pessoa, oriundas de uma palmilha dotada de sensores eletrônicos de platina e sinais captados por um computador. Esse método avalia a partir de uma forma estática ou dinâmica, com calçado ou sem calçado, conservando a locomoção natural de cada indivíduo. A baropodometria fornece o tipo da pisada – neutra, pronada ou subpronada – e permite também fazer uma análise postural da pessoa, uma vez que a postura é uma característica adaptável ao sistema motor que se baseia na interação entre o estímulo aferente e a resposta eferente (Enoka, 1995). Outro método que dispensa aparelhos consiste na aplicação de vaselina na região plantar e, em seguida, o paciente apoia o pé sobre uma folha de papel que marcará os locais onde houve contato. Em seguida aplica-se, sobre a folha, óxido de ferro em pó. As regiões marcadas fixam o pó e a impressão da superfície de contato torna-se evidente.

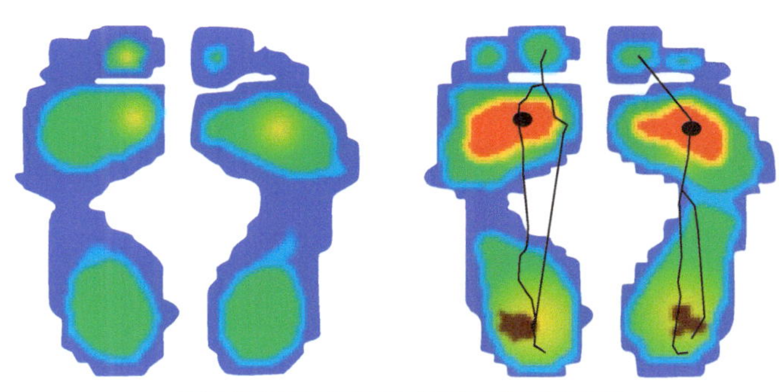

▪ **FIGURA 97.11** Impressão plantar por baropodômetro.

Tratamentos urgentes e/ou específicos

São as situações que necessitam de intervenção terapêutica ativa ou até de urgência como: dor aguda intensa, sinais inflamatórios graves e lesões cutâneas de natureza gangrenosa (Viladot, 1986). O exame dos tegumentos deve ser particularmente minucioso porque a mínima lesão cutânea pode ser uma porta de entrada para infecção no arterítico.

Deve-se estar atento a:

- Risco de morte ou amputação:
  - Urgência vascular: transferir para o cirurgião vascular, em caso de isquemia crítica. É necessário ser vigilante porque as gangrenas distais têm aspecto frequentemente camuflado e aparentemente banal (Figura 97.12) (Munro; Steele, 1998)
  - Urgência infecciosa: análise bacteriológica e antibioticoterapia em caso de suspeita de infecção (bursite, celulite e artrite séptica [Menz; Lord, 2001]). O germe mais frequente é o *Staphylococcus*
- Pé inflamatório – a inflamação pode ser difusa ou predominar no antepé ou tornozelo. É necessário, além da hipótese infecciosa, pensar em quatro diagnósticos geriátricos com suas particularidades terapêuticas:
  - Tratamento de prova com anti-inflamatório não esteroide (AINE) ou colchicina: suspeita de gota aguda ou condrocalcinose (comprometimento articular agudo típico ou tenossinovite atípica)
- Impotência dolorosa – colocar em repouso diante de suspeita de:
  - Fratura de fadiga de um metatarso ou do calcâneo
  - Risco de ruptura do tendão de Aquiles ou do tendão posterior da perna.

Outras afecções devem ser consideradas:

- Suspeita de algoneurodistrofia (decorrido certo tempo após traumatismo)
- Doença de Paget ativa.

Dor no pé

Reconhece-se que a dor no pé é comum nos idosos e tem uma repercussão desfavorável sobre a mobilidade e qualidade de vida. Estudos realizados em comunidades mostram que 20 a 30% das pessoas com idade superior a 65 anos queixam-se de dor nos pés (Benvenuti *et al.*,1995). Esses idosos apresentam desequilíbrios e dificuldades no deambular (Menz; Lord, 2001), queixam-se de maiores dificuldades para realizar as AVD (Chen *et al.*, 2003) e têm menores pontuações nos índices de qualidade de vida (Kaoulla *et al.*, 2008; Chen *et al.*, 2003), quando comparados àqueles sem dor nos pés.

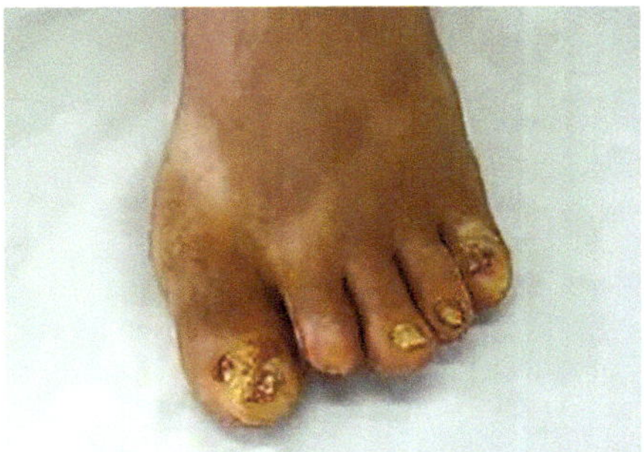

▪ **FIGURA 97.12** Complicações do pé vascular com amputação.

Para identificar patologias sistêmicas que causam dor no pé inicialmente é necessário avaliar a natureza da dor (Keysor *et al.*, 2005).

É importante também avaliar o padrão da dor: a intensidade, a frequência, a cronicidade, a duração e se tem relação com algumas atividades. Além das perguntas habituais na anamnese, deve-se também questionar (Cailliet, 1975):

- Quando começou a dor?
- É uma dor contínua ou ocorre somente durante a atividade?
- Ela ocorre no repouso ou em algum momento do dia?
- Quanto tempo dura a dor?
- A dor é aliviada por algum procedimento?
- A temperatura ambiente modifica a dor?

As respostas a essas questões podem ajudar no diagnóstico diferencial. Por exemplo, dor que surge no final do dia indica síndrome de sobrecarga funcional.

O contexto clínico e radiológico elimina uma patologia óssea ou articular, em caso de fratura por insuficiência óssea do calcâneo, ainda que a radiografia possa ser normal no início (Weissman; Sledge, 1986).

Doenças inflamatórias sistêmicas ou localizadas podem estar relacionadas com dor no pé. Sendo que as artrites reumatoide, psoriásica e reativa podem estar presentes e serem as causas. Outras afecções como: metabólicas (gota); traumáticas ou compressivas (radiculopatia lombossacral); nervos plantares lateral e medial, nervo calcanhar medial são frequentes como causa-base da dor.

Queixa recorrente na prática clínica, a dor no calcanhar resultante da síndrome do esporão do calcâneo se apresenta com relato de dificuldade de apoiar o calcanhar logo após acordar pela manhã, com dificuldade extrema para os primeiros passos, necessitando apoiar-se para locomoção, que é feita com o uso da ponta dos dedos para suportar o peso do corpo (Ferrari *et al.*, 2008).

Nesses casos, é indicado o uso de terapêutica medicamentosa com analgésicos, anti-inflamatórios orais, infiltrações de corticoide e terapias não medicamentosas, como o uso de palmilhas, imobilização plantar e fisioterapia (Collet, 2002; Cailliet, 2005).

As dores nos pés podem contribuir para reduzir os deslocamentos e as atividades das pessoas, tornando-se um fator de risco de imobilidade, instabilidade, queda e isolamento social com sérias repercussões sobre a saúde física global e psicossocial.

Garrow *et al.* desenvolveram um instrumento específico para incapacidade no pé, chamado de índice de Manchester (Kaoulla *et al.*, 2008) de incapacidade associada ao pé doloroso no idoso (MFPDI), o qual foi validado em nosso meio pela IGG-EPM-Unifesp (Ferrari *et al.*, 2008).

Pé e sistema vascular

Arteriopatia periférica

A doença arterial periférica é evidenciada pelo aumento da dor quando se eleva o membro inferior, pela diminuição da temperatura do pé em relação ao joelho (avaliada pelo dorso da mão do examinador) e pelo rubor. O grau de rubor tem relação com o comprometimento circulatório.

No paciente severamente comprometido, as pequenas artérias, as arteríolas e os capilares dilatam ao máximo para suprir a área isquêmica. A associação de rubor intenso e extremidade fria é sempre sinal de gravidade. O rubor pode evoluir para palidez e, na sequência, cianose, indicando piora da isquemia e assinalando a necessidade de intervenção com angioplastia ou *bypass*.

À noite, uma maneira simples para aliviar a dor causada pela insuficiência arterial é elevar a cabeceira da cama em alguns centímetros. O grau de inclinação será quase imperceptível ao paciente, mas o auxílio à circulação que a gravidade proporciona é suficiente para diminuir a dor significativamente (Kelikian, 1982).

O pé do arterítico, diabético ou não, requer uma busca cuidadosa para encontrar sinais de gangrenas distais (minúsculas lesões relacionadas com pontos de atritos) (Figura 97.13). Estas minúsculas gangrenas se assemelham a escaras, pontos escurecidos, negros. Quanto à evolução, deve-se suprimir o atrito e ser paciente à espera da cicatrização (Figura 97.14). Deve-se sempre pensar neste tipo de gangrena, que pode ser confundida com unha encravada ou com bursite. Ocorrem sobre calosidades dorsais nos artelhos e com hematomas sobre calosidades plantares.

O conhecimento desses transtornos tróficos arteriais e os descuidos que alguns gestos agressivos possam ocasionar impõem, no seu tratamento, a maior prudência. Excetuando caso de infecção, não se retira essa crosta hiperqueratósica. Coloca-se fora do apoio, contornando-a com pequenos aparelhos, órteses confeccionados em molde de látex e palmilhas (Figura 97.15).

Doença venosa

A frequência de comprometimento venoso do pé é elevada, principalmente nas mulheres, em decorrência de varizes ou flebites antigas. A grande fragilidade cutânea, as úlceras varicosas e a dermatite atrófica comprometem o terço inferior da perna,

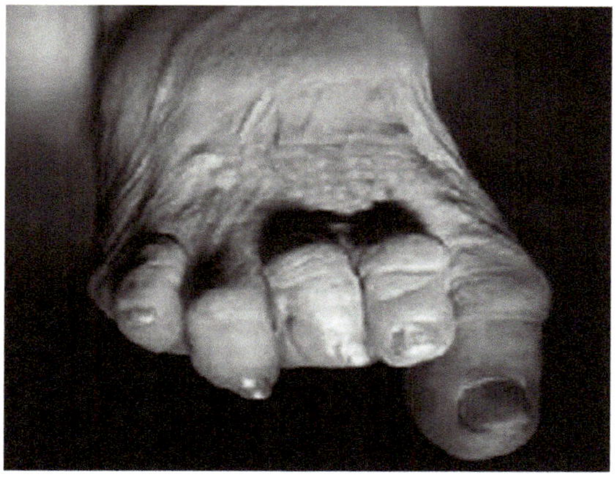

▪ **FIGURA 97.13** Dedo em martelo, pé vascular e hálux valgo.

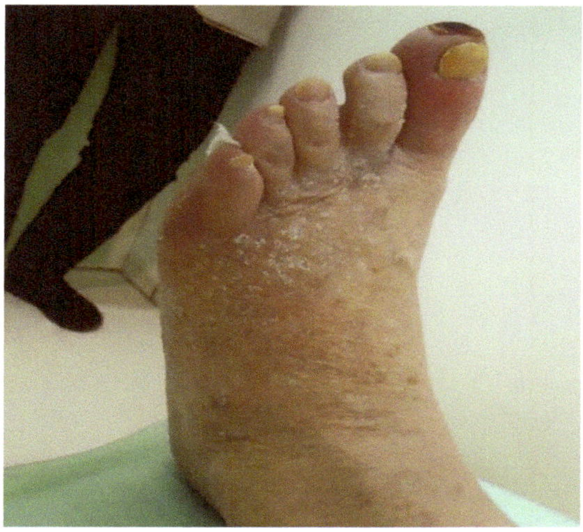

▪ **FIGURA 97.14** Pé vascular.

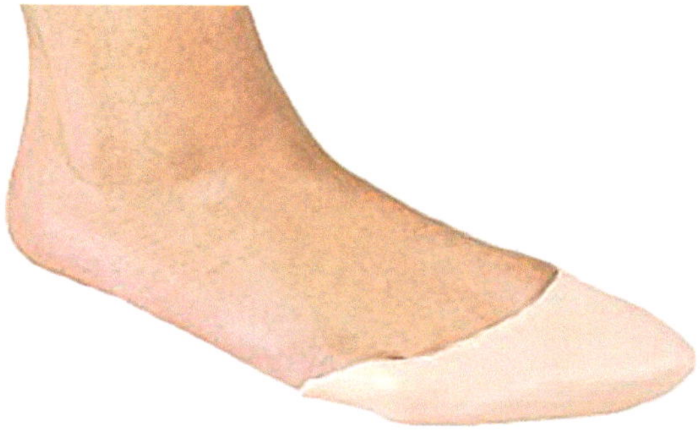

▪ **FIGURA 97.15** Ponteira de proteção de dedos dos pés.

transformando-a em região endurecida despigmentada (atrofia branca de Milian) ou hiperpigmentada (dermite ocre), que são bem conhecidas (Ronnemma *et al.*, 1997). Na doença venosa os pés ficarão quentes e não frios. Prurido e queimação são queixas comuns na estase venosa e os pacientes poderão aliviar o desconforto elevando-se os pés (maior drenagem).

Pé e sistema musculoesquelético

A intricada estrutura musculoesquelética do pé é suscetível de degeneração e deformidade, provocando o aparecimento de patologias estáticas ou tróficas nessa região.

O problema mais comum associado a essas deformidades é o desenvolvimento de queratoses dolorosas sobre áreas de proeminências e entre os dedos, denominadas patologias tróficas.

Dentro do domínio de patologia estática certas alterações são diagnosticadas pela simples inspeção, como: hálux valgo, dedos em martelo, pé chato ou plano etc. (ver Figura 97.14).

Outras afecções frequentes, mas não tão evidentes e por isso raramente diagnosticadas, como pé cavo anterior, hálux rígido, valgo isolado do retropé, antepé triangular e insuficiência de apoio do primeiro metatarso (Castro *et al.*, 2009), evoluem sutilmente com o envelhecimento da pessoa, prejudicando sua autonomia ao restringir sua deambulação (Menz *et al.*, 2006). Todavia, com a prática de examinar sempre os pés dos pacientes e associar à rotina clínica a análise da impressão plantar, mesmo que seja necessário repassar a técnica facilmente executável a um serviço auxiliar, será possível diagnosticar todos os casos.

Pé cavo anterior

É a elevação do arco plantar produzindo menor superfície de apoio ao caminhar com reflexo de disfunção na musculatura do pé. Quando não há natureza neurológica para a causa do pé cavo é chamado de pé cavo idiopático. É de ocorrência frequente e se caracteriza por (Kilcoyne; Farrar, 1986):

- Desnivelamento do antepé em relação ao retropé e pode desenvolver dedos em garra (Figura 97.16)
- Desenvolve sobrecarga no arco anterior, ocasionando calosidades sobre o primeiro e quintos metatarsos.

Para o tratamento estão indicados desde a adaptação de calçados, palmilhas e órteses para correção da pisada, até tratamento cirúrgico quando necessário (Ferrari *et al.*, 2009).

Antepé convexo ou pé plano chato

É o segundo em frequência e se caracteriza pela queda do arco plantar longitudinal, podendo apresentar um valguismo do calcâneo associado (Lavigne; Noviel, 1973; Ferrari *et al.*, 2009).

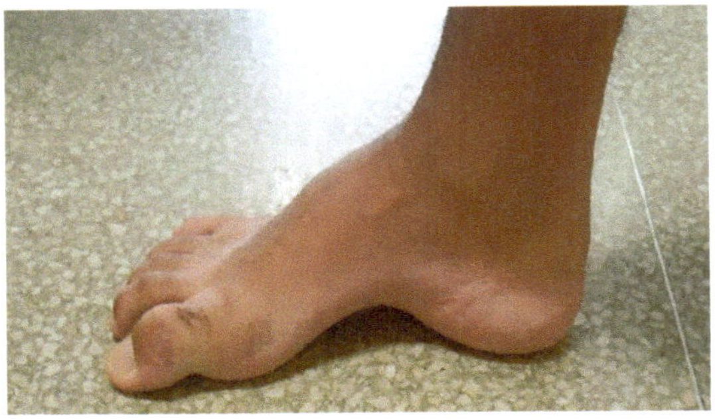

■ **FIGURA 97.16** Pé cavo anterior com dedos em garra.

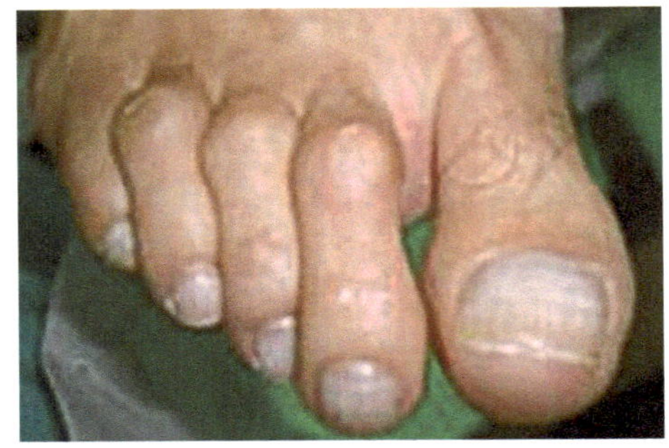

■ **FIGURA 97.17** Hálux valgo com dedo em martelo.

Ocorre por:

- Insuficiência de apoio do primeiro metatarso
- Calosidades espessas, profundas e dolorosas sobre o segundo e o terceiro metatarsos
- Propicia o desenvolvimento de dedos em martelo e/ou osteoartrite.

Hálux valgo (joanete)

Ocorre desvio do grande artelho para fora, abdução do hálux e desvio do primeiro metatarso para dentro, realizando angulação do primeiro arco; na sua evolução vai surgir luxação (Conlan; Gregg, 1991; Inman, 1974; Mann, 1986) e uma exostose na face interna da cabeça do primeiro metatarso, que na sequência ocasiona dor por atrito (pode ocorrer bursite) e vai dificultar a marcha. É uma comorbidade comum em idosos, que podem apresentar dor, risco de queda e tem repercussões importantes sobre a qualidade de vida. Pode também evoluir com infecção ou ulceração, sempre temida no arterítico ou no diabético de longa data.

Para classificação do grau de deformação, a Escala de Manchester pode ser usada como uma ferramenta clínica de confiabilidade, a fim de estudar as características funcionais relativas ao pé e tornozelo de idosos, sendo descrito o resultado da avaliação como segue: sem deformidade (grau um), deformidade leve (grau dois), moderada (grau três) e grave (grau quatro) (Menz *et al.*, 2003), e quando se quer avaliar músculos plantares intrínsecos e fáscia em relativos à hálux valgo, utilizar a ultrassonografia.

Se for indicada a ortoplastia e não aliviar as dores e as lesões de atrito, uma exostosectomia será proposta.

Dedos em martelo ou em garra

Eles são decorrentes do desequilíbrio entre extensor e flexor por transtorno estático do pé (pé cavo anterior, pé chato, hálux valgo) ou por retração dolorosa. Ocorre deformidade em flexão da articulação interfalangiana, sendo importante observar nessa patologia (Figura 97.17) (Frede; Lee, 1983; Greenberg, 1994; Helfand, 1989):

- Existência de calosidade na face dorsal que pode evoluir com bursite
- Existência de calosidade na polpa do dedo e entre os dedos
- Repercussão sobre o antepé, ocasionando calosidade dolorosa.

Pé e sistema neurológico

O padrão de dor neurológica nos pés tem numerosas causas e formas de apresentação. Em caso de doenças cerebrais ou medulares, o pé geralmente está afetado. As manifestações podem ser parestesias com piora à noite, câibras, ou deficiências motoras de um músculo ou um grupamento muscular. A dor pode, muitas vezes, ser aliviada pela simples mudança de posição, como ocorre nos casos de compressão radicular, na qual há maior intensidade da dor quando o nervo é submetido a estrangulamento ou estiramento. Uma dor contínua poder ser indício de que há lesão ocupando espaço e comprimido o nervo (Shenton, 2000).

Neuroma

Também chamado de neuroma de Morton (Figura 97.18), ocorre quando um nervo fica edemaciado ou quando desenvolve um espessamento ao seu redor, na região plantar, geralmente entre o terceiro e o quarto metatarsos, em resposta a irritação, traumatismo ou pressão excessiva. A incidência do neuroma de Morton é 10 vezes maior na mulher do que no homem. A dor na região plantar irradia para os dedos e ponta dos pés. Geralmente é intensificada com a atividade ou com o uso de sapatos. A pessoa sente a sensação de pisar em pedra cada vez que apoia o pé. Causa "choques", formigamento ou dormência. Durante a noite é raro ocorrer a dor (Shenton, 2000). O diagnóstico de neuroma é facilmente confirmado quando se comprimem as cabeças dos metatarsos adjacentes. Se ocorrer um estalido entre os ossos o teste é positivo. Radiografia do pé pode ser útil para detectar fratura ou artrite como causa da lesão. A eletroneuromiografia pode auxiliar no diagnóstico. Em alguns casos, a ressonância magnética poderá detectar o neuroma.

A terapia inicial é não cirúrgica e envolve a seguinte conduta:

- Substituição dos sapatos. Evitar salto alto e bico fino, pois comprimem o nervo. Usar sapatos largos com solados macios

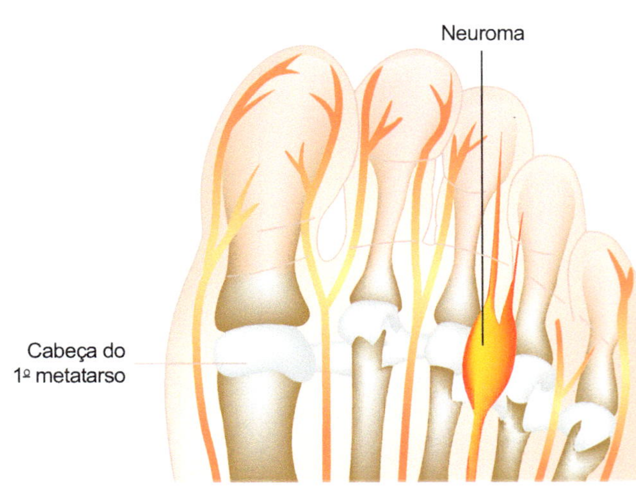

■ **FIGURA 97.18** Neuroma.

- Órteses sobre palmilha diminuem a compressão sobre o nervo e afastam os metatarsos. Uma ou mais injeções de corticosteroide podem reduzir o edema e o processo inflamatório do nervo, produzindo alívio
- Associação de AINE
- Vários estudos confirmam que essa sequência de ações soluciona 80% dos casos
- Os 20% que não respondem ao tratamento deverão ser encaminhados ao serviço de cirurgia ortopédica, que ressecará a pequena porção comprometida do nervo ou dissecará o tecido ao redor do nervo.

Pé hemiplégico

No paciente com hemiplegia há um déficit nos músculos elevadores do pé e espasticidade predominando sobre o tríceps sural. Há frequentemente transtornos da sensibilidade tanto superficial quanto profunda e, às vezes, negligência do lado hemiplégico (Model, 1975). É interessante saber, além do exame neurológico completo, se existem:

- Varo equino mais ou menos redutível se, durante a marcha, ocorre apoio sobre o bordo externo do antepé, onde se desenvolve calosidade que pode evoluir com úlcera – compressão dolorosa sobre o quinto dedo
- Distonias tardias ao apoio e à marcha, desenvolvendo dedos em martelo ou ainda uma extensão permanente do grande artelho (hálux ereto), ocasionando calosidade, dor, unha encravada, aumentando a espasticidade e, portanto, o varo equino (Figura 97.19).

O pé do doente de Parkinson

Além da rigidez, da acinesia e do tremor dos quirodáctilos há também tremor dos pododáctilos, alteração da locomoção, sendo os pés arrastados durante a marcha (Menz *et al.*, 2006) e verifica-se também:

- Ocorrência precoce de equinismo associada a um *flexum* do joelho e do quadril, se medidas preventivas da reabilitação não forem empregadas com tenacidade
- Deformidades ortopédicas, se o paciente não caminha mais ou se ele permanece imobilizado muito tempo. Por exemplo: na sequência de uma fratura do colo do fêmur
- Funcionalidade comprometida em casos mais avançados nas AVD, estes perdem a capacidade para o autocuidado dos pés, havendo indicação de cuidados podológicos especializados, seja pela podiatria clínica ou podologia.

Doença de Parkinson, hemiplegia e outras patologias neurológicas são, às vezes, responsáveis pela ocorrência de ulceras por pressão na região do calcâneo ou maleolar e de difícil tratamento.

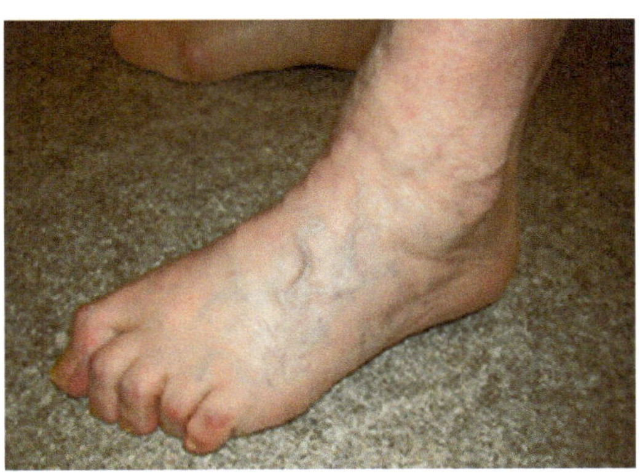

FIGURA 97.19 Pé hemiplégico com dedos em garra.

Pé e sistema reumatológico

O sinal clínico principal do envolvimento reumatológico é a dor que surge quando se faz repouso. Outro elemento característico de todas as alterações reumatológicas e, que ocorre precocemente, é a rigidez articular matinal. Rigidez articular com duração de pelo menos 30 minutos sugere osteoartrite, enquanto rigidez articular com duração de uma a várias horas indica artrite reumatoide (Johnson; Spiegl, 1984).

As deformidades decorrentes da doença demandam especial atenção ao cuidado com os pés pela alteração que acarretam a forma de pisar e caminhar, expondo a traumatismos pelo uso de calçados inapropriados. Essas modificações anatômicas e funcionais alteram o sistema de equilíbrio do corpo, predispondo-o a risco de quedas, além de causar dor. Evitar sobrecarga das articulações, pressão sobre as deformidades e uso de calçados adequados e até adaptados, previnem complicações e trazem conforto e segurança para a locomoção. Deve-se avaliar a necessidade de cuidado dos pés com especialista.

Quando se suspeita de uma condição reumatológica como causa de dor no pé, o paciente deveria ser avaliado sobre as dificuldades para realizar atividades motoras básicas, tais como manipular botão ou fazer um laço. Ao paciente deve ser solicitada a descrição de suas AVD, salientando aquelas que se tornaram difíceis para serem executadas por conta de doença articular (p. ex., dificuldades para realizar a rotina no banheiro e a manutenção da higiene pessoal).

Pé e sistema tegumentar

Prurido

O primeiro sinal de comprometimento do sistema dermatológico é o prurido. Entretanto, coceira generalizada é comum em muitas situações não podológicas, fazendo com que esse sintoma isolado não seja decisivo para o diagnóstico (Letellier, 2001). A coceira deve ser avaliada juntamente com as condições gerais da pele, incluindo grau de hidratação, inflamação, modificações pigmentares e outras lesões. O tratamento para os casos de prurido intenso nos pés ou tornozelos é a aplicação de corticosteroide tópico. Para prurido abaixo do tornozelo, é conveniente empregar pomada, que penetra melhor que o creme, na espessa camada córnea do pé. É necessário afastar causas patogênicas do prurido localizadas ou sistêmicas.

Os cuidados rotineiros com os pés visando à manutenção do pé saudável podem contribuir com a diminuição da incidência de prurido nos pés de idosos que muitas vezes têm dificuldades para o autocuidado. O uso de sabonetes neutros, toalhas macias, limpeza das unhas, aplicação de loção hidratante pode ser medidas auxiliares importantes para prevenir prurido dos pés.

Tinea pedis – "pé de atleta"

Afecções superficiais da pele dos pés se apresentam com as variáveis que seguem: vesicobolhosa e intertiginosa. Para os casos de suspeita de *tinea pedis*, as características da apresentação clínica são as descamações, fissuras e macerações, as quais estão presentes nos espaços interdigitais ou subdigitais dos pés. O prurido pode estar presente. Além dos espaços interdigitais, as regiões lateral e plantar dos pés podem estar acometidas com vesículas ou vesículo-pústulas, processo inflamatório e descamação. A evidência dessa patologia é de importância crítica para outras afecções cutâneas nos membros inferiores do idoso. O diagnóstico baseia-se nos exames laboratoriais por microscopia direta e cultura de escamações da pele dos pés. O primeiro passo é identificar o tipo que acomete (Letellier, 2001):

- O tipo vesicular é o mais comum no longo arco e, em geral, é causado pelo dermatófito *Trichophyton mentagrophytes*. É muito pruriginoso e frequentemente úmido. Na sua forma mais grave exige repouso no leito enquanto se faz a terapia antifúngica tópica e sistêmica
- *Tinea pedis* do tipo crônico, seco e descamativo é primariamente causada pelo dermatófito *Trichophyton rubrum*. Frequentemente surge na superfície lateral e na região plantar. Em alguns pacientes toda a região plantar é comprometida e o paciente refere que a distribuição é parecida com um sapato raso. Quase todos os pacientes com onicomicose – *tinea unguium* – têm essa forma de *tinea pedis*
- *Tinea pedis* interdigital, como o tipo vesicular, é frequentemente causada pelo *Trichophyton mentagrophytes*. Essa condição é comum nos espaços interdigitais fechados, e a prevenção para alguns casos pode ser praticada de maneira simples, colocando-se algodão entre os dedos. Ocasionalmente essas infecções tornam-se superinfectadas por bactéria e podem requerer antibiótico sistêmico.

Dermatite de contato

Em idosos muitas vezes está associada ao uso de medicamentos tópicos. A sensibilização da pele do idoso, está relacionada com muitas variáveis. A função das células T, as citoquinas, as células de Langerhans, até as alterações encontradas na barreira de proteção da pele, estrato córneo, favorecendo a penetração de substâncias sensibilizantes e irritantes. Em estudo realizado para identificar a dermatite alérgica em idosos verificou-se que 16,6% dos indivíduos idosos da amostra apresentavam dermatite de contato nos pés (Duarte *et al.*, 2007). A dermatite de contato no pé é subdiagnosticada porque muitas vezes é tomada erroneamente por *tinea pedis*. O sinal maior da dermatite de contato é definido como lesão com bordas bem delimitadas. Essa condição é frequentemente causada por irritação do material do qual o sapato é confeccionado ou tinta ou metal que permanecem em contato com a pele (Mignot *et al.*, 1978).

Melanoma

Melanoma abaixo do tornozelo é uma situação clínica muito grave porque, frequentemente, é diagnosticado tardiamente, o que aumenta o risco de metástases (Neale; Adams, 1985). Considerando que o melanoma *in situ* do pé é, em princípio, curável, é necessário que nos cuidados primários dos pés haja vigilância, para o diagnóstico e tratamento.

Mal perfurante plantar

Ferida com característica clínica de ulceração crônica em áreas anestésicas na região plantar dos pés, secundárias ao acometimento neuropático dos pés por doenças sistêmicas, diabetes ou hanseníase. Em idosos diabéticos e com doença arterial periférica a lesão no pé, de difícil cicatrização, pode levar à amputação (Chauhan *et al.*, 2003). A etiologia mais frequente é o DM, com artropatia neurológica associada à polineurite diabética subjacente, mas pode ser também observado em certos casos de paraplegias, de hemiplegias e de comprometimento dos nervos periféricos (Figura 97.20) (Lavigne; Noviel, 1973).

Segundo o IWGDF em seu *Guidelines* a prevenção de ulcerações nos pés deve considerar cinco pontos principais:

- Identificar o pé em risco
- Manter avaliação com exame e inspeção frequentes
- Tratamento e prevenção dos fatores de risco

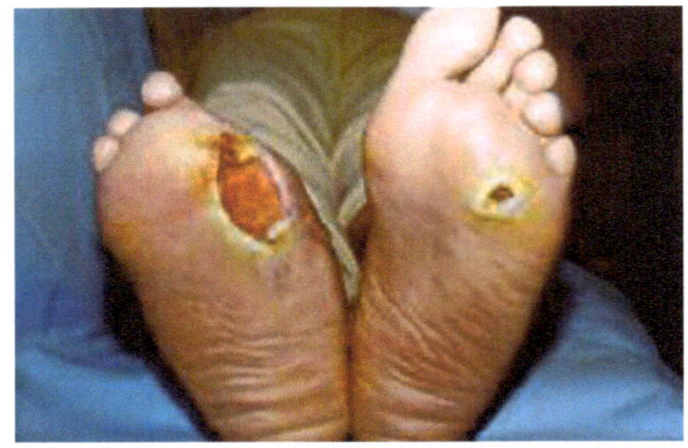

▪ **FIGURA 97.20** Mal perfurante plantar, pé vascular neuropático.

- Fazer uso rotineiro de calçados adequados
- Educar paciente, família e profissionais de saúde.

A abordagem desse mal está relacionada também com as condições gerais de saúde do idoso, de imunidade, estado nutricional e comorbidades.

A infecção dos pés é frequente na pessoa idosa com DM. O mal perfurante plantar compromete sua funcionalidade, autoestima, causa sofrimento, tem efeitos indesejados nas AVD, compromete a independência e traz forte impacto na morbidade, com elevação dos custos humanos e financeiros, riscos de hospitalizações e amputação. O objetivo principal das ações e abordagens global e específica, relativos ao pé diabético, é evitar as complicações como infecções recorrentes e amputação. Medidas terapêuticas especializadas, palmilhas ou órteses para alívio da pressão têm boa resposta terapêutica e impacta positivamente a evolução da lesão. Terapias medicamentos sistêmicas e tópicas são indicadas mediante acompanhamento profissional especializado, levando-se em consideração as condições gerais do paciente e do local da lesão. As novas tecnologias no tratamento das feridas têm feito diferença na resolução desse mal. A abordagem geral da pessoa idosa mitiga esse sofrimento possibilitando a melhoria das condições de funcionalidade, de vida e de saúde.

Calosidades

As calosidades são zonas de hiperqueratose reacional que ocorrem em local de proeminência óssea, depois de muito tempo sofrendo hiperpressão e atrito (Lavigne; Noviel, 1973). O tecido hiperqueratósico constitui uma reação de defesa e não deve ser eliminado, a menos que esteja prejudicando o paciente. Pode ocasionar dor e dificuldade para deambular, mas também ulcerar e infectar-se, sobretudo em caso de diabetes, e provocar até artrite séptica. A retirada do tecido hiperqueratósico deve se dar dentro dos princípios podológicos de não lesar a área profunda, não expor cavidades e protegê-lo lateralmente com órteses e/ou palmilhas específicas, procurando aliviar a sua região central. Na assistência ambulatorial ou institucional aos idosos, deve-se incluir a vigilância regular de podologia, principalmente nos pés que apresentem lesões estáticas ou tróficas (Figura 97.21).

As calosidades tratadas recidivam precocemente se, paralelamente, os transtornos estáticos do antepé que as ocasionam não forem compensados. Em caso de localização atípica ou de modificação do aspecto de uma hiperqueratose em um arterítico, é necessário pensar em gangrena minúscula subjacente. Os calos são queratoses e podem ter núcleo ou não. Classificam-se em rígidos e pouco consistentes. Os rígidos se desenvolvem no dorso dos dedos do pé, ou na superfície plantar. São pequenos, projetando-se sobre a cabeça do metatarso. Os pouco consistentes

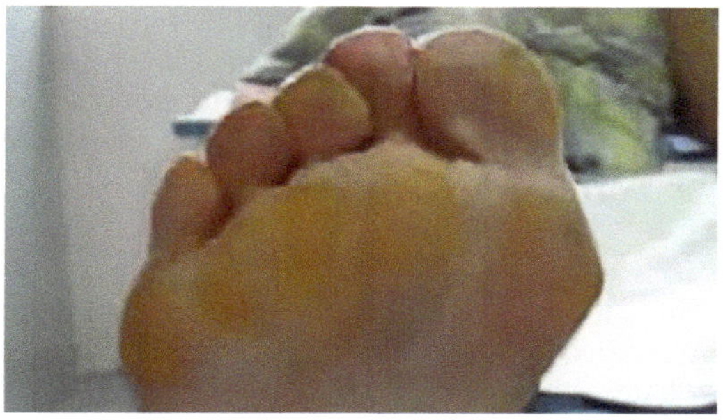

▪ **FIGURA 97.21** Calos, calosidades, hiperqueratose.

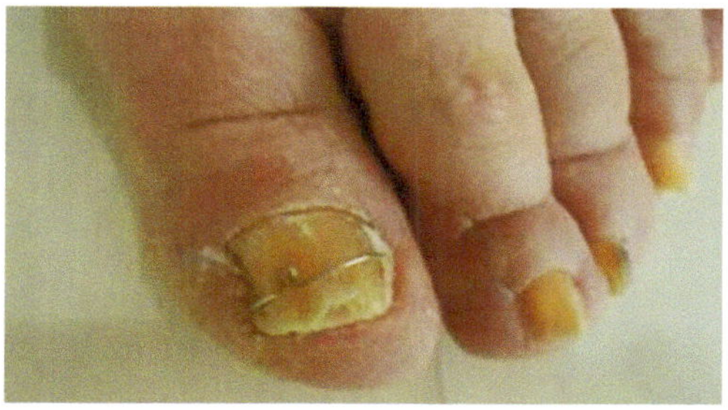

▪ **FIGURA 97.22** Unhas com micoses e órteses para correção de unhas encravadas.

se formam entre os dedos e, habitualmente, apresentam-se macerados e úmidos. O tratamento dos calos duros consiste em desbridamento cuidadoso sem chegar ao tecido normal. O desbridamento agressivo pode causar infecção secundária, que deve ser evitada nos doentes com DM ou comprometimento vascular. Os calos pouco consistentes são tratados colocando-se proteção macia no espaço interdigital. Os calos podem apresentar-se, em sua primeira fase, com hipersensibilidade local dada a inflamação e o discreto espessamento da pele ou, em uma segunda fase, muito dolorosos em razão da pressão local persistente. Se houver uma infecção com ruptura do calo, o osso pode ser acometido e originar osteomielite. Os sapatos abertos são também muito úteis. O desenvolvimento dos calos diminui ou desaparece ao se protegerem as proeminências ósseas.

Condições das unhas

Os transtornos tróficos das unhas são frequentes e muitas vezes impressionantes (Baran *et al.*, 2000). Com as limitações físicas apresentadas – dificuldade visual, diminuição da mobilidade articular e transtorno da coluna, entre outras – levam o idoso ao descuido dos seus pés e a esconder suas unhas. Não raramente ele tenta, constrangido, impedir a retirada das meias durante o exame, porque teme ser julgado pela má apresentação dos pés. Deve-se tranquilizá-lo, informando-o de que patologias ungueais são comuns e que haverá um profissional, a partir de agora, responsável pela assistência geral aos seus pés, periodicamente.

Onicomicose

Muitos serviços de saúde avaliam erroneamente a onicomicose, considerando-a uma condição trivial, não observando a sua evolução. Todavia, os serviços de podologia e os cirurgiões vasculares sabem de pacientes que perderam um dedo, um pé, uma perna ou mesmo suas vidas como consequência de eventos precipitados por uma unha espessa e micótica (Helfand, 1989). Os pacientes institucionalizados e os dependentes são aqueles considerados de maior risco. É frequente, nos idosos com deficiência vascular ou neurológica, desenvolver-se sob a unha do dedo do pé uma ulceração. Essa condição pode evoluir sem incomodar o paciente até que a amputação seja necessária. Nos serviços que avaliam o paciente de forma global e holística a onicomicose é classificada como patologia de risco e deve ser tratada precoce e convenientemente para manter a saúde dos membros inferiores. As transformações e modificações da cor causadas na onicomicose podem desencadear receio sobre sua saúde geral e prejudicar as relações sociais e afetivas pelo medo de contaminar outras pessoas (Figura 97.22) A terapêutica antifúngica oral é efetiva para onicomicose, embora a taxa de reinfecção seja elevada (20%).

O tratamento inclui:

- Terbinafina HCL, 250 mg/dia, durante 90 dias. Avaliar a função do fígado e hemograma a cada 4 semanas
- Itraconazol é indicado para onicomicose do primeiro artelho, 200 mg/dia, durante 90 dias. A pulsoterapia é outra opção (400 mg/dia, durante 7 dias, repetida 1 vez/mês, durante 3 a 4 meses.

Para aqueles pacientes que não podem fazer o tratamento sistêmico, uma metodologia desenvolvida pelo serviço de podologia, que aumenta a eficácia dos fungicidas tópicos, consiste em retirar delicadamente, com bisturi, a camada espessa da unha, expondo as ranhuras (túneis) onde se alojam os microrganismos. A aplicação do fármaco é feita diariamente, a unha é lixada na sua superfície externa, semanalmente, e a supervisão pelo serviço de podologia é feita mensalmente até obter a cura.

Considerações finais

Algumas das mais frequentes alterações nos pés decorrem de patologias sistêmicas, comprometimentos dermatológicos, musculoesqueléticos e endócrinos, mas em sua maioria associam-se ao envelhecimento e às modificações nos fatores físicos, biomecânicos e funcionais. Caminhar inadequado, calçados inadaptados, obesidade, modificações nos cuidados de vida diários aumentam os riscos. A negligência nos cuidados com os pés pode comprometer a funcionalidade e a qualidade de vida. Modificações na sensibilidade, na cor ou na temperatura do pé podem indicar doença crônica, como o DM. Portanto, a avaliação atenta dos pés deve fazer parte de cada exame inicial do paciente. Dor, prurido, rubor e palidez são indícios que justificam maiores investigações. Certas patologias micóticas podem conduzir a outras infecções e à perda da perna. Infecções como onicomicoses deveriam ser tratadas adequadamente e em locais apropriados. O pé como complexo estático e dinâmico é órgão que compõe o sistema locomotor e como tal deve ser visto e valorizado. Seu comprometimento causa forte impacto na vida e saúde global da pessoa idosa, sendo muitas vezes um dos fatores determinantes na mobilidade, vida ativa e participação social. Verifica-se que esse segmento passa a ser negligenciado de cuidados pelas limitações de mobilidade e diminuição da independência para o autocuidado, favorecendo a instalação de afecções absolutamente evitáveis, independentemente dos cenários de vida dos idosos. Os estudos e as pesquisas avançam nessa área e já nos indicam que o alto índice de idosos com problemas e más condições de saúde do pé é, também, uma questão de saúde pública. A importância do exame do pé na avaliação multidimensional geriátrica na prevenção e em continuidade, garante, em grande parte, a independência e a autonomia, com impactos positivos nas AVD, podendo ser uma forte estratégia de promoção da saúde, da funcionalidade e da qualidade de vida.

98

Sintomas Comuns em Geriatria: Disgeusia, Halitose, Anosmia, Cãibras e Prurido

Filipe Tavares Gusman • Juliana Amendola Anísio Bianchi

Introdução

Tradicionalmente, a graduação de medicina e de outras áreas da saúde costumam priorizar a enfermidade em si em detrimento do enfermo. A investigação semiótica e escolha de exames complementares são imprescindíveis para estabelecer os melhores tratamentos. No entanto, quando não se identifica a causa de uma doença ou esta já não possui mais um tratamento eficaz, vem a frustração do profissional que, por não saber o que ainda pode ser feito, muitas vezes opta pelo abandono do paciente. Mas afinal, o que é mais importante para o indivíduo que está com múltiplos sofrimentos? Compreender e tratar melhor os sintomas se tornaram ferramentas extremamente necessárias que vêm sendo bastante discutidas no conceito de saúde baseada em valor, visando o melhor resultado possível ao paciente. Neste capítulo serão abordados sintomas em geral negligenciados pela equipe de saúde, especialmente pelos médicos. Boa parte do tratamento tem relação com a famosa prática da deprescrição na geriatria.

Disgeusia

Na biologia evolutiva, o paladar atua como sentinela sensorial diferenciando componentes alimentares de risco, frequentemente percebidos como amargos, daqueles mais atrativos que aumentam o apetite, geralmente salgados e doces.

A integração e o processamento de estímulos gerados pelo paladar, olfato e tato (mecanorreceptores) ocorre no córtex cerebral, em regiões como a ínsula anterior e o córtex orbitofrontal, possibilitando a percepção do sabor em toda sua complexidade. O envolvimento de três nervos cranianos e a participação de outros sistemas justifica a baixa frequência de perda completa do paladar (ageusia) (Witt, 2019).

O distúrbio do paladar mais comum é a disgeusia, uma alteração qualitativa deste sentido, que difere da ageusia (perda da gustação) e da hipogeusia (redução da acuidade gustativa) por gerar sensações gustativas distorcidas. Embora exista uma redução gradual da acuidade gustativa em indivíduos mais velhos, esta hipogeusia costuma ser subrrelatada por ter evolução lenta e permitir mecanismos adaptativos. Os limiares de detecção e reconhecimento de sabor são mais elevados em idosos, tanto pelo declínio no número de papilas gustativas e células receptoras gustativas quanto pelas mudanças na composição química salivar e pela redução da produção de saliva em resposta a estímulos. Por outro lado, a disgeusia é mais associada a comorbidades e ao uso de medicamentos, ambos numerosos na população geriátrica. Esta alteração do paladar pode impactar de forma substancial no estado nutricional, em decorrência do desinteresse pela alimentação. A recusa de refeições à mesa pode culminar com uma redução da socialização, impedindo o estreitamento de laços familiares. O impacto na qualidade de vida é notório, principalmente se associado às aversões alimentares e às distorções de odores.

Avaliação

Por ser um sintoma frequentemente negligenciado, pacientes com fatores de risco para alterações gustativas devem ser submetidos a uma anamnese dirigida. São perguntas que auxiliam na investigação (Bloise; Davis, 2016):

- O(a) Sr(a). percebe alguma mudança de gosto ou cheiro que interfere na sua alimentação?
- O(a) Sr(a). sente um gosto metálico ao comer?
- O(a) Sr(a). desenvolveu aversão a certos alimentos?

Causas

As causas mais comuns de desordens do paladar em idosos são o uso de medicamentos (21,7%), a deficiência de zinco (14,5%) e as patologias orais (7,4%) e sistêmicas (6,4%) (Imoscopi *et al.*, 2012), sendo a xerostomia o maior fator de risco (Rawal *et al.*, 2016).

Grande parte da literatura médica sobre disgeusia tem nas doenças oncológicas sua abordagem principal. As neoplasias de cabeça e pescoço podem causar alterações estruturais, necrose tecidual e produção de secreções que culminam com alteração do paladar. Além disso, tratamentos oncológicos para diversos tipos de neoplasias como radioterapia e quimioterapia são frequentes causadores de danos na mucosa oral e, consequentemente, nas papilas gustativas. O tratamento quimioterápico provoca uma redução mais pronunciada do paladar em pacientes com idade mais avançada comprometendo, a longo prazo, a atividade de regiões como o córtex pré-frontal dorsolateral, responsável pela função executiva, e os hipocampos, envolvidos na memória. Pugnaloni *et al.* (2020) descreveram redução da percepção global do sabor nos pacientes em curso de tratamento oncológico, incluindo alteração do reconhecimento da água, que tende a se apresentar como amarga para esses indivíduos. A radioterapia contribui com grande perda gustativa por lesionar diretamente células, glândulas e papilas envolvidas nesta função, sendo estas alterações dose-dependentes.

Quadros infecciosos ou inflamatórios alteram o fluxo sanguíneo normal para as áreas relacionadas com a gustação, como língua, glândulas salivares, laringe, faringe e dentes, podendo causar disgeusia. As infecções mais comuns são a cárie dentária, a gengivite e a candidíase oral. Dentre as doenças que causam alterações inflamatórias, a síndrome de Sjögren, uma doença autoimune que leva à infiltração linfocítica das glândulas exócrinas, incluindo glândulas salivares, é descrita como causa comum de disgeusia. Por cursar com redução na produção de saliva, afeta a distribuição dos saborizantes. Além disso, a xerostomia pode aumentar o risco de cáries, comprometendo ainda mais as funções gustativas.

Reduções quantitativas das papilas gustativas podem ocorrer nos quadros de glossites, incluindo a causada por deficiência de vitamina B12 (glossite atrófica). A escassez sistêmica de zinco, causada por síndromes disabsortivas, desnutrição, diabetes e doença renal crônica, também está relacionada com quadros de disgeusia e hipogeusia. Pacientes em uso de diuréticos tiazídicos, inibidores da enzima de conversão da angiotensina (IECA) e bloqueadores dos receptores da angiotensina (BRA), com queixas gustativas devem pesquisar níveis séricos de zinco, tendo em vista que esses medicamentos elevam a perda renal desse mineral.

Agressões secundárias à doença do refluxo gastresofágico (DRGE), principalmente se houver refluxo faríngeo, são responsáveis por reduzir a percepção de sabores. Dentre as causas reversíveis, o tabaco impacta negativamente na função gustativa, devendo ser desencorajado. Pacientes com diabetes melito (DM), além da disfunção gustativa causada pela neuropatia diabética, podem ter elevação do limiar do sabor doce, aumentando sua ingestão. Da mesma maneira, a obesidade é associada à redução de sensibilidade gustativa, contribuindo para o aumento do consumo e desregulação do peso corporal (Rohde *et al.*, 2020). Ainda dentre as endocrinopatias, o tratamento da doença de Graves com iodo radioativo e o hipotireoidismo foram associados à prevalência significativa de hipogeusia.

Na Tabela 98.1 podemos observar causas medicamentosas de alterações do paladar, algumas bem características, como o gosto metálico descrito com o uso de metronidazol, e amargo com metilfenidato.

A doença renal crônica pode cursar com alterações eletrolíticas e de balanço hídrico corporal, acompanhadas por mudanças na composição da saliva e até pela redução da produção desta. Dentre as alterações de nível de minerais, a deficiência de zinco é frequente, potencializando as mudanças gustativas nesse perfil de pacientes.

Lesões nervosas periféricas que afetam vias aferentes das áreas gustativas podem ser causas de ageusias e hipogeusias globais em determinadas regiões e são dificilmente identificadas caso não haja avaliação criteriosa dirigida para este sintoma. Lesões do nervo corda do tímpano nas cirurgias de ouvido médio, traumatismos cranianos e algumas patologias tumorais podem levar a disfunção na produção salivar e hemiageusia dos terços anteriores da língua. A lesão do nervo lingual pode ocorrer na cirurgia de glândulas submandibulares. Lesões do nervo hipoglosso desencadeadas por intubações orotraqueais, laringoscopias e broncoscopias podem produzir quadros de disgeusia. No entanto, a ageusia completa de origem nervosa é rara em virtude da redundância dos nervos envolvidos na função gustativa. Múltiplos distúrbios neurológicos centrais podem estar associados a alterações do paladar, sendo exemplos as doenças de Parkinson e de Alzheimer, esclerose múltipla e tumores cerebrais. Há ainda a síndrome de ardência bucal, condição de etiologia desconhecida caracterizada por sensação de queimação em cavidade oral, de curso crônico, sem alterações perceptíveis ao exame físico, ocasionando disgeusia. O tratamento inclui medicações como clonazepam, lidocaína tópica, inibidores da recaptação de serotonina (IRS), antidepressivos tricíclicos, olanzapina e topiramato (Grushka *et al.*, 2002).

▪ **TABELA 98.1** Substâncias que causam disgeusia.

Tipo	Substância
Disgeusia inespecífica	IECA, BRA, dipiridamol, nitroglicerina, vandetanibe, vismodegibe, organofosforados, pesticidas
Disgeusia amarga	Acetazolamida, metilfenidato
Disgeusia metálica	Alopurinol, baclofeno, antibióticos betalactâmicos, claritromicina, metronidazol, etambutol, flurazepam, interferona gama, levamisol, lítio, tetraciclina, lidocaína (intravenosa), chumbo, mercúrio inorgânico contendo amálgama (próteses dentárias)
Disgeusia doce	Chumbo
Hipogeusia ou ageusia	IECA e BRA, amilorida, anfotericina B, anrinona, bleomicina, carbamazepina, carboplatina, cisplatina, clorexidina enxágue bucal, diltiazem, hidroclorotiazida, metimazol, nifedipino, ofloxacino, espironolactona, sulfassalazina, terbinafina

IECA: inibidores da enzima de conversão da angiotensina; BRA: bloqueadores dos receptores da angiotensina.

Investigação

No exame físico, alterações como queilite angular, mucosite, candidíase oral ou baixo peso auxiliam a identificação de doenças associadas à disgeusia. A decisão de proceder à investigação com imagens depende das hipóteses levantadas na anamnese e exame físico. Anormalidades neurológicas, traumatismos ou suspeitas de sinusoidopatias ou neoplasias indicam a necessidade de realização de ressonância magnética (RM) para avaliação encefálica e dos seios da face.

Dentre os exames laboratoriais, hemograma, função renal e hepática, hormônios tireoidianos, fatores antinucleares (FAN), dosagens séricas de zinco e vitamina B12 podem ser úteis como investigação inicial. A detecção de anti-Ro e anti-La pode ser útil quando houver suspeita de síndrome de Sjögren.

Tratamento

O tratamento dos distúrbios do paladar geralmente depende da etiologia. Quando há associação com distúrbios do olfato, os tratamentos direcionados às patologias específicas estão indicados (rinites, rinossinusites, pólipos). O uso de glicocorticoides tópicos tem se mostrado eficaz nos processos alérgicos de cavidades nasais, melhorando indiretamente os distúrbios sintomáticos do paladar associados. O uso de antagonistas do receptor de histamina 2 (ranitidina) e inibidores da bomba de prótons (IBP; omeprazol, pantoprazol e outros) pode ter benefício nos problemas gustativos relacionados com a DRGE.

Diversas modalidades de tratamento foram testadas ao longo dos anos para melhorar a qualidade de vida dos pacientes afetados por distúrbios do paladar; no entanto, não há consenso sobre este manejo em virtude do baixo nível de evidência dos tratamentos farmacológicos e não farmacológicos utilizados. Uma revisão da Cochrane publicada em 2014 e atualizada em 2017 (Nagraj *et al.*, 2017) analisou dez estudos randomizados controlados que testaram a suplementação de zinco e a acupuntura como intervenções possíveis. Outra revisão sistemática analisou 28 artigos que utilizaram suplementações com zinco, IBP (esomeprazol), levotiroxina, glutamato, delta-9-tetra-hidrocanabinol, ácido alfalipoico, *Ginkgo biloba*, saliva artificial, pilocarpina, anestésicos locais e otimização da higiene oral. As conclusões foram favoráveis à suplementação de zinco e à higiene oral como modo de prevenir e tratar a disgeusia (Braud; Boucher, 2020).

Em um estudo de revisão sobre tratamentos de distúrbios do paladar e do olfato em pacientes oncológicos, Sevryugin *et al.* (2021) apresentaram diversas intervenções possíveis em cuidados paliativos. Nessa publicação são citados muitos tratamentos para esse perfil de pacientes: suplementação de zinco, higiene oral com clorexidina a 0,12% ou bicarbonato de sódio, lactoferrina (disgeusia metálica), fruta milagrosa (disgeusia azeda), dronabinol (tipo de tetra-hidrocanabinol), saliva artificial e treinamentos de sabor e odor. Os autores destacam, contudo, as relevantes limitações dos estudos que são heterogêneos na escolha de pacientes e populações analisadas, assim como nas doses de medicamentos e tempo de uso, impossibilitando conclusões efetivas e generalizações.

Halitose

Halitose ou mau hálito é o odor desagradável do ar expelido pelas vias respiratórias. Tem incidência na população acima de 65 anos de até 71%, sendo descritas mais de 50 causas, em sua maioria de origem bucal (Evangelista *et al.*, 2010). Por esse motivo, a avaliação odontogeriátrica completa é determinante para o melhor manejo desse sintoma. Trata-se de uma temática que carece substancialmente de evidências científicas na população geriátrica. Ástvaldsdóttir *et al.* (2018), que pesquisaram revisões sistemáticas sobre a saúde oral e dental nas pessoas idosas, concluíram não haver publicações relacionadas com halitose.

Causas

Dentre as causas de halitose, as patologias orais se destacam como principais responsáveis por este sintoma. No interior da boca, a língua é a maior responsável pelo acúmulo de resíduos, formando uma camada, também chamada de biofilme (Neyraud; Morzel, 2019), conhecida como saburra lingual. Trata-se de uma área esbranquiçada ou amarronzada no dorso da língua que recebe a ação de bactérias anaeróbias produzindo compostos sulfurados voláteis. Achados periodontais como o tártaro e próteses dentárias são outras causas de origem bucal. A formação da saburra está intimamente relacionada com o fluxo salivar. Portanto, todo fator responsável pela redução da produção de saliva, levando a xerostomia, agrava o mau hálito, ponto importante este quando se analisa o uso de fármacos xerostômicos. Tabagismo e etilismo crônico também são responsáveis pela formação de odor fétido, assim como contribuem para o ressecamento bucal.

Dentre as causas extrabucais existem problemas otorrinolaringológicos, gástricos, pulmonares e sistêmicos, como pode ser verificado na Tabela 98.2.

Tratamento

O tratamento mais eficaz é naturalmente aquele que trata a causa ou os fatores associados. A higiene da cavidade oral, especialmente da língua e com dispositivos específicos, é fundamental. Para atuar na xerostomia deve-se fazer uma análise criteriosa dos medicamentos eliminando, se possível, os xerostômicos (como anticolinérgicos) e utilizando lubrificantes como colutórios específicos e saliva artificial.

Para neutralizar e prevenir o mau odor, os colutórios com maior eficácia são os que contém zinco, clorexidina ou triclosana. Vale ressaltar que os enxaguatórios que contenham álcool devem ser contraindicados por agravarem a xerostomia. Há ainda pesquisas que demonstram o benefício do uso de probióticos, por reduzirem a contagem de bactérias que causam cáries ou lesões periodontais (Wu *et al.*, 2020).

Em indivíduos portadores de causas extraorais de halitose deve-se buscar, quando possível, tratamentos específicos, além de manter a higiene oral preservada.

Anosmia

Estima-se que o comprometimento olfatório ocorra em mais de 50% dos indivíduos com idade entre 65 e 80 anos, elevando-se para 75% em maiores de 80 anos (Doty, Kamath, 2014).

TABELA 98.2 Causas extrabucais de halitose.

Otorrinolaringológicas: sinusite, rinite, faringite
Digestivas: infecção por *H. pylori*, DRGE, úlcera duodenal, divertículo de Zenker
Pulmonares: bronquiectasia, neoplasias
Insuficiência renal, insuficiência hepática
DM

DM: diabetes melito; DRGE: doença do refluxo gastresofágico.

Este importante sentido do corpo humano possui influência na nutrição, no sistema de alerta a perigos, nas vias relacionadas com o prazer e a construção de memórias afetivas. Sua disfunção, prevalente em idosos, está relacionada com maior probabilidade de desnutrição, isolamento social, exposição a riscos ambientais e redução da qualidade de vida.

Estudos demonstraram uma forte associação entre comprometimento olfatório e risco geral de mortalidade, com anosmia superando até mesmo a doença cardiovascular (DCV) no aumento da mortalidade em 5 anos. Como demonstrado, a disfunção olfatória pode representar um elo entre envelhecimento e fragilidade, estando associada ao declínio da função cognitiva, depressão e perdas funcionais. Laudisio *et al.* (2019) analisaram dados de 1035 indivíduos com idades acima de 65 anos, inscritos no estudo InCHIANTI, e observaram que aqueles com níveis mais elevados de disfunção olfatória possuíam maior probabilidade de fragilidade e redução da sobrevida. A elevação dos níveis de interleucina 6 encontrada nestes idosos pode sugerir que a inflamação represente uma possível correlação entre estas condições.

Fisiopatologia

Os neurônios receptores olfatórios são células bipolares ciliadas que recebem os estímulos dos odorizantes e enviam seus axônios amielínicos para sinapses no bulbo olfatório. Estas células receptoras seletivas de odor diminuem com o envelhecimento, particularmente após os 65 anos de idade. Posteriormente, o bulbo olfatório faz conexões com o hipocampo, tálamo, hipotálamo, córtex orbitofrontal e cerebelo. O hipocampo cumpre papel importante na memória olfatória, e o córtex orbitofrontal atua na percepção dos sabores e odores.

Algumas hipóteses são propostas para explicar o declínio do olfato relacionado com o envelhecimento, dentre elas o fato de o nervo olfatório ser o único nervo craniano sujeito à exposição ambiental. Por originar-se na fossa nasal, este é vulnerável a ação de toxinas, infecções, traumatismos e poluentes (Ajmani *et al.*, 2016). Além disso, alterações anatômicas da estrutura do nariz como atrofia do epitélio nasal relacionada com a idade, redução do fluxo sanguíneo da mucosa e oscilações no fluxo de ar são processos fisiológicos de envelhecimento relacionados com esse distúrbio sensitivo (Doty, 2018; Doty; Kamath, 2014).

Alterações olfatórias podem refletir-se precocemente em áreas cerebrais afetadas por processos neurodegenerativos, como as doenças de Alzheimer, de Parkinson, de Huntington, de corpos de Lewy e a demência frontotemporal. A hiposmia ou anosmia são consideradas possíveis preditores da evolução do transtorno cognitivo leve para doença de Alzheimer (Conti *et al.*, 2013). Na doença de Parkinson, o distúrbio olfatório pode preceder em 5 anos o desenvolvimento de sintomas motores e, de forma semelhante, prediz o início de déficit cognitivo.

Causas

Secundárias a sinusopatias

A rinossinusite é a principal causa de perda olfatória por doença nasossinusal, sendo classificada como aguda (duração menor que 12 semanas) ou crônica (duração de 12 semanas ou mais). A perda do olfato, nestes casos, é secundária à obstrução nasal causada por edema, secreção ou pólipos, e à remodelação do neuroepitélio e bulbo olfatório. Possui caracteristicamente um caráter flutuante e não costuma se associar a parosmias (percepção distorcida do odor).

Secundárias a infecções

A disfunção olfatória pós-infecciosa é um fenômeno comum de início geralmente súbito que pode ocorrer após uma infecção de vias respiratórias. É mais frequente em mulheres e indivíduos mais velhos. De forma distinta da rinossinusite, são frequentes as parosmias e há pouca flutuação na capacidade olfatória ao longo do tempo. Na maior parte das vezes trata-se de um sintoma reversível, embora em alguns casos possa ser permanente em virtude de danos ao neuroepitélio olfatório ou alterações nas vias de processamento olfatório central. Uma variedade de patógenos pode causar anosmia pós-infecciosa, incluindo bactérias, fungos e vírus respiratórios, como na síndrome respiratória aguda grave por coronavírus (SARS-CoV2), responsável pela pandemia de coronavírus iniciada em 2019. Uma revisão sistemática e metanálise demonstrou uma prevalência de 52,73% em um total de 1.627 pacientes com doença do coronavírus (covid-19) distribuídos nos dez estudos analisados. Tendo em vista a grande relevância da identificação precoce dos pacientes infectados, para a redução da cadeia de transmissibilidade, a perda do olfato foi amplamente divulgada e discutida na comunidade mundial (Tong *et al.*, 2020).

Secundárias a traumatismos

Disfunção olfatória secundária à lesão traumática é uma importante causa do comprometimento olfatório permanente e pode ser atribuída a lesões que afetam o nariz (obstrução mecânica), transecções das vias olfatórias em fraturas de face e base do crânio ou contusões com hemorragias intraparenquimatosas envolvendo áreas do olfato. Não costumam ter caráter flutuante e podem se associar a fantosmia (percepção do odor na ausência de um odor real).

Outras causas

Exposições a toxinas e medicamentos (como aminoglicosídios), alterações congênitas, tumores nasais ou intracranianos, cirurgias (septoplastia), endocrinopatias (hipotireoidismo, doença de Addison), diabetes, deficiência de vitamina B12, radioterapia e alterações psiquiátricas são exemplos de afecções capazes de alterar o sistema olfatório.

Investigação

Diferentemente dos métodos diagnósticos para detecção de distúrbios auditivos ou visuais, os testes para medir a perda de olfato e paladar não possuem procedimentos padronizados aceitos. Um método padrão-ouro que poderia ser utilizado internacionalmente é muito difícil de alcançar. Este teste precisaria abranger aspectos culturais, barreiras linguísticas e diferenças na familiaridade com o reconhecimento de determinados odores.

Tratamento

De acordo com as diretrizes vigentes, corticosteroides tópicos ou sistêmicos devem ser prescritos em pacientes com disfunção olfatória secundária a doenças rinossinusais, com baixo nível de evidência para outras causas.

Protocolos de treinamento de olfato podem ser recomendados em pacientes com perda olfatória de várias etiologias. O treinamento olfatório consiste em expor o paciente diariamente e repetidamente a uma variedade de odorizantes com intuito de estimular a regeneração do neuroepitélio.

As rinocirurgias endoscópicas para doenças rinossinusais devem ser realizadas conforme indicações específicas. Atualmente, há evidências insuficientes para apoiar a septorrinoplastia funcional como tratamento de disfunção olfatória, porém mais estudos são necessários (Hummel *et al.*, 2017).

Câibras

Câibras são súbitas contrações involuntárias, desconfortáveis ou dolorosas, oriundas de um músculo isolado ou de agrupamento muscular do sistema esquelético, causadas por descargas ectópicas das terminações nervosas. Podem ser frequentes e incapacitantes, com uma prevalência de 46 a 56% nos pacientes ambulatoriais (Maisonneuve *et al.*, 2016; Oboler *et al.*, 1991).

Segundo a classificação proposta por Parisi *et al.* (2003), as câibras são divididas em três grupos: idiopáticas (incluindo a câibra noturna das pernas [CNP]), parafisiológicas (relacionadas com estressores como gravidez e exercícios) e secundárias (a patologias e fármacos). Localizam-se predominantemente na panturrilha, podendo causar flexão plantar involuntária do pé e pododáctilos.

As CNP são uma condição comum na população geriátrica. Por ocorrerem caracteristicamente em repouso durante a noite, podem causar ou agravar distúrbios do sono, com impacto significativo na qualidade de vida.

Causas

Embora sua maior causa seja idiopática e seu mecanismo permaneça incerto, as câibras possuem alguns fatores predisponentes bem estabelecidos. Distúrbios eletrolíticos como hipomagnesemia ou hipocalcemia, medicações, hipotireoidismo e doenças neurológicas como esclerose lateral amiotrófica e neuropatias periféricas podem ser causas recorrentes. A desidratação e o exercício físico extenuante são mecanismos estressores fisiológicos da musculatura (Monderer *et al.*, 2010).

Delacour *et al.* (2018) descreveram uma forte associação entre a média global de consumo de álcool e de CNP. Pacientes com frequência no mínimo semanal de ingesta alcoólica tiveram risco elevado de câibras (OR = 6,5). De maneira semelhante, na miopatia alcoólica é descrita uma atrofia seletiva de fibras musculares tipo 2, alteração histológica encontrada também em indivíduos idosos e nos sedentários. Outro estudo dos mesmos autores observou uma associação entre a CNP e o sedentarismo (OR = 9,84), representando um argumento adicional para o incentivo da atividade física nos pacientes acima de 60 anos (Delacour *et al.*, 2018).

Diagnósticos diferenciais para a CNP mais comumente considerados são a Síndrome das Pernas Inquietas (sensação desconfortável em pernas, pés ou braços durante a noite, associados a um desejo de se mover e aliviadas pelo movimento); e o Transtorno do movimento periódico dos membros (movimentos espasmódicos repetitivos da perna a cada 20 a 40 segundos durante o sono, com pouca percepção dos movimentos por parte dos pacientes, que se queixam de sono fracionado e sonolência diurna) (Hallegraeff *et al.*, 2017).

Dentre os pacientes com doença renal crônica, 5 a 20% podem vivenciar episódios de câibras durante a hemodiálise, possivelmente em decorrência da contração de volume quando a taxa de ultrafiltração é alta. Especula-se que mecanismos vasocontritores provoquem a hipoxia tecidual (Mujais, 1994). São mais comuns na segunda metade da hemodiálise e aliviam com administração de solução hipertônica e reestabelecimento do volume. Distúrbios eletrolíticos como hipopotassemia, hipocalcemia e hipomagnesemia são considerados fatores predisponentes para esta intercorrência.

Outras causas

Medicações associadas a câibras

- Anti-hipertensivos: diuréticos tiazídicos, de alça ou poupadores de potássio, IECA, BRA, inibidores diretos da renina, betabloqueadores

- Agentes de ação central: hipolipemiantes (estatinas; ezetimibe)
- Medicações inalatórias: betamiméticos
- Outros fármacos: bisfosfonatos, anticonvulsivantes, anti-inflamatórios não esteroides, IBP, bloqueadores alfa, melatonina, modulador de receptor seletivo de estrogênio, análogo de hormônio liberador de gonadotrofina (GnRH).

Condições médicas associadas a câibras

- Doenças metabólicas: diabetes, hipo e hipertireoidismo, hipo e hiperparatireoidismo, cirrose, insuficiência adrenal primária, aldosteronismo primário
- Doença renal crônica grave e hemodiálise
- Doenças neurológicas e psiquiátricas: neuropatia periférica, esclerose lateral amiotrófica, esclerose múltipla, doença de Parkinson, síndrome das pernas inquietas, alcoolismo
- Câncer
- DCV: hipertensão grave, arteriopatia grave, insuficiência venosa.

Investigação

Na história clínica, a diferenciação entre dor e câibra é essencial para afastar patologias graves como insuficiência vascular, estenose de canal lombar, sacroileítes, osteoartrites e neuropatias periféricas. Suscitar uma descrição do sintoma, incluindo duração, frequência, localização e gatilhos é de extrema relevância, assim como pesquisar fatores que podem contribuir para distúrbios eletrolíticos e desidratação, como vômito, diarreia, sudorese excessiva, diuréticos e hemodiálise, além de documentar informações sobre substâncias em uso, incluindo o álcool.

Um exame físico detalhado permite direcionar a investigação para possíveis causas. Alterações nos reflexos tendinosos profundos ou perda de sensibilidade podem sugerir neuropatia periférica, plexopatia ou radiculopatia. Redução de pulsos arteriais, perda de pelos e alterações da temperatura sugerem doença vascular isquêmica associada. Tetania, estigmas de alcoolismo, mixedema, miofasciculações conduzem para diagnósticos específicos.

Caso haja identificação de achados clínicos anormais, são indicados exames complementares. Dosagem de eletrólitos como cálcio e magnésio, avaliação laboratorial da função renal e dosagem de glicemia são medidas iniciais. Havendo fraqueza e ou hipotonia muscular, pode ser necessária a solicitação de eletroneuromiografia e um exame de imagem do sistema nervoso central como a RM.

Tratamento

Pode-se dividir os tratamentos propostos para câibras em farmacológicos e não farmacológicos. Dentre as intervenções não medicamentosas descritas na literatura estão o alongamento muscular, a massagem, a estimulação nervosa sensorial e orientações posturais ao sentar e dormir. Também neste grupo são descritas as mudanças de estilo de vida com a atividade física moderada, evitando fadiga, perda de peso e redução do consumo de álcool. No momento, a eficácia dos tratamentos não farmacológicos para as câibras permanece incerta. As evidências disponíveis em relação aos exercícios de alongamento são contraditórias, mas consideradas como uma alternativa relevante pela ausência de efeitos colaterais e por seu benefício secundário para idosos frágeis, como aumento da flexibilidade e amplitude de movimento. Os alongamentos são indicados tanto no manejo agudo da câibra (p. ex., dorsiflexão ativa do pé se o músculo afetado for panturrilha) quanto preventivamente antes de dormir (Hawke *et al.*, 2012; Hallegraeff; Greef, 2020).

Dentre as terapias medicamentosas, o fármaco que demonstrou reduzir a intensidade e a frequência de câibras com melhor nível de evidência foi o quinino (El-Tawil *et al.*, 2015). No entanto, a existência de efeitos colaterais potencialmente graves como reações anafiláticas e arritmias cardíacas culminou em desencorajamento de seu uso rotineiro para tratamento das câibras, exceto se os sintomas forem incapacitantes. Outro tratamento popular consiste na reposição de magnésio, no entanto as evidências documentadas na literatura são desfavoráveis (Sebo *et al.*, 2014). O uso de vitaminas do complexo B (Chan *et al.*, 1998), vitamina E, difenidramina, diltiazem, verapamil (Katzberg *et al.*, 2010) e gabapentina (Serrao *et al.*, 2000) tem embasamento fraco na literatura, porém dispõe de perfis de segurança mais favoráveis quando comparado ao uso de quinino.

Lorenzo *et al.* (2018) descreveram que a minoria (19,5%) dos indivíduos acima de 60 anos que relatavam câibras utilizavam algum tipo de tratamento farmacológico ou não farmacológico. Ademais, aqueles em tratamento atual referiram 30 tipos diferentes de medicamentos ou procedimentos. Esses dados refletem a experiência de baixa efetividade dos pacientes com essas intervenções, assim como a carência de evidências robustas na literatura (Lorenzo *et al.*, 2018).

Prurido

Prurido é uma sensação cutânea desconfortável aliviada temporariamente pelo ato de atritar (coçar) a região acometida. Evolutivamente, seu propósito é induzir a coçadura de modo a remover a potencial ameaça, o fator pruridogênico. Frequentemente não há qualquer sinal cutâneo ao exame clínico, sendo considerado o sintoma isolado mais comum nas consultas dermatológicas. Sua intensidade pode variar de leve a intolerável. Quanto à extensão da área afetada, pode acometer uma região específica ou ser generalizado e, quanto à persistência do sintoma, acomete indivíduos de forma intermitente ou contínua. Pode resultar de afecções primariamente cutâneas, como a dermatite atópica, o eczema ou a urticária. Em outros casos, apresenta-se como um sintoma secundário a patologias sistêmicas (Song *et al.*, 2018).

É caracterizado como agudo (inferior a 6 semanas) ou crônico (superior a 6 semanas) e sua prevalência pode variar de 17% em adultos até cerca de 50% na população acima de 65 anos de idade (Berger *et al.*, 2013). Embora o prurido seja muito prevalente nos idosos, é um sintoma de difícil manejo em decorrência do conhecimento superficial acerca de sua fisiopatologia, assim como de sua etiologia multifatorial. A prevalência na população geral nem sempre é demonstrada nos levantamentos epidemiológicos de unidades de saúde por ser frequentemente negligenciado pelos pacientes. Ademais, seu caráter subjetivo torna a minuciosa caracterização do sintoma um verdadeiro desafio. Em consequência, algumas ferramentas foram desenvolvidas e validadas na tentativa de categorizar e comparar diferentes tipos de prurido, assim como avaliar a resposta ao tratamento. As mais comuns são a Escala Analógica Visual, Escala Numérica e Escala Verbal, semelhantes às usadas para dor (Phan *et al.*, 2012; Shevchenko *et al.*, 2018). Paralelamente, o uso de instrumentos de avaliação de qualidade de vida permite demonstrar que o prurido pode ter um impacto tão devastador e debilitante quanto a dor crônica (Kini *et al.*, 2011).

Fisiopatologia

A sensação de prurido tem sua origem na junção dermoepidérmica, a partir do estímulo aos nociceptores por mediadores pró-inflamatórios e interações entre células do sistema imune, queratinócitos e fibras nervosas. O prurido difuso é induzido pela estimulação específica de fibras C não mielinizadas periféricas, em sua maioria independentes de histamina (Azulay, 2013; Mollanazar *et al.*, 2016). Na raiz nervosa dorsal dos nervos espinais, essas fibras realizam sinapses com neurônios secundários que cruzam o trato espinotalâmico contralateral em direção ao tálamo. A partir deste, os estímulos são direcionados a diversas áreas cerebrais responsáveis por sensibilidade, recompensa, memória, emoção, bem como áreas motoras suplementares que participam do comportamento relacionado com o ato de coçar. A inexistência de região encefálica específica para o processamento deste estímulo auxilia na compreensão do comportamento multidimensional interligando aspectos físicos e psicológicos.

A histamina é o principal mediador envolvido na urticária e nas apresentações agudas do prurido. Entretanto, a maior parte das causas de prurido crônico é mediada por outras substâncias, o que justifica a baixa resposta dessas condições aos anti-histamínicos. Outras substâncias químicas identificadas como potenciais estimuladores periféricos e centrais do prurido são proteases, catepsinas, opioides, substância P, fator de crescimento neural, interleucinas e prostaglandinas (Azulay, 2013; Shevchenko *et al.*, 2018; Valdes-Rodriguez *et al.*, 2015).

O papel do envelhecimento cutâneo

A alteração mais comum na pele do idoso é a xerose cutânea, encontrada em mais de 50% dos idosos (Paul *et al.*, 2011). Uma combinação de três fatores relacionados com o envelhecimento contribui para o aparecimento de prurido: a perda da barreira cutânea, a imunossenescência e as alterações neuropáticas. A perda de integridade do estrato córneo, que possui função de barreira, leva à subsequente incapacidade de manter o teor de água epidérmica. Essa alteração é potencializada pela diminuição da expressão de aquaporinas. Além disso, a alcalinização da pele leva à disfunção de enzimas necessárias para funções básicas de reparo, de produção de lipídios e ceramidas. A redução do estrogênio na menopausa ocasiona menor produção sebácea. O consequente ressecamento da pele leva ao prurido e a própria coçadura resulta em mais interrupções da barreira, levando a um ciclo vicioso.

Causas

A investigação etiológica do prurido requer anamnese detalhada, incluindo medicamentos de uso habitual e exame físico minucioso. A existência de sintomas associados (como febre, perda de peso) ou sinais clínicos (como icterícia) podem direcionar as hipóteses diagnósticas para doenças sistêmicas. Informações como fatores desencadeantes, antecedentes atópicos, relação com atividades profissionais ou recreativas, história de viagens e contato com animais domésticos são exemplos de questionamentos que auxiliam a determinação da causa (Shevchenko *et al.*, 2018; Valdes-Rodriguez *et al.*, 2015).

O prurido pode ser secundário a dermatoses ou não estar relacionado com nenhuma doença cutânea primária. Neste último caso, origina-se de patologias sistêmicas ou se classifica dentro do subgrupo denominado *prurido generalizado de origem indeterminada.*

Pruridos não associado a dermatoses

Origem endócrina

Tireoidopatias

Alterações da produção de hormônios tireoidianos podem se apresentar com prurido, comumente generalizado e de fisiopatologia desconhecida. No hipertireoidismo, possíveis mecanismos incluem redução do limiar de prurido (consequente à vasodilatação) e ativação de cininas decorrente da elevação do metabolismo basal. Com menor frequência, o prurido associado ao hipotireoidismo se origina, principalmente, da xerose cutânea, comum nesta doença.

Diabetes melito

Mais comumente localizado em regiões perineais, associa-se ou não a dermatofitoses em virtude da maior suscetibilidade dessa população. Pode estar presente na neuropatia diabética, juntamente com outros sintomas neuropáticos.

Origem hematológica

Deficiência de ferro

Mesmo na ausência de anemia, pode ser localizado (principalmente em regiões perineais) ou generalizado. Cessa com a reposição do mineral e o tratamento da causa.

Policitemia vera

Até metade dos pacientes com este diagnóstico queixam-se de prurido, geralmente induzido pelo contato com a água. Sugere-se que a agregação plaquetária seria capaz liberar fatores pruridogênicos como a serotonina. O tratamento sugerido consiste em ácido acetilsalicílico, anti-histamínicos, corticosteroides ou IRS.

Linfoma de Hodgkin

Frequentemente apresentado como prurido noturno e associado a febre, perda ponderal, sudorese noturna e linfadenomegalias. Gabapentina, carbamazapina, mirtazapina, fototerapia e doses altas de corticoide foram associadas a melhora sintomática nesses casos.

Micose fungoide

Neste linfoma cutâneo de células T, as apresentações eritrodérmicas, foliculotrópicas e síndrome de Sézary costumam ser extremamente pruriginosas. Este sintoma pode preceder as lesões cutâneas em alguns anos.

Origem hepática

A síndrome colestática está presente em grande parte das doenças hepáticas e a elevação sérica de bilirrubina, com consequente deposição tecidual, é a principal responsável pelo sintoma. No entanto, não foi demonstrada correlação clara entre níveis séricos de sais biliares e o prurido e sua intensidade. Suas características típicas são o comportamento generalizado, acometimento de palmas e plantas (incomum em outras etiologias), maior intensidade nas áreas cutâneas sob pressão e piora noturna. Dentre as possíveis doenças de base, as mais associadas são a cirrose biliar primária, a colangite esclerosante, coledocolitíase, hepatites virais e colangiocarcinoma. Seu tratamento compreende a rifampicina como primeira opção, seguida de colestiramina, sertralina e naltrexona.

Origem neoplásica

Embora raro em tumores sólidos, o prurido generalizado já foi descrito em neoplasias de mama, cólon, pulmão, testículo, estômago, insulinoma, tumor carcinoide gástrico e timoma. Prurido persistente inexplicado e com baixa resposta ao tratamento convencional demanda um início de investigação para neoplasia oculta. Mecanismos diversos explicam sua correlação com a malignidade, podendo representar uma manifestação paraneoplásica pura, derivar-se de neuropatia decorrente do tumor, ser consequência de envolvimento cutâneo secundário ou compor uma paraneoplasia dermatológica. Dentre os tratamentos direcionados a esse tipo de prurido, encontram-se a radioterapia e, mais recentemente, a imunoterapia.

Anti-histamínicos geralmente não são efetivos no tratamento. IRS, como paroxetina e mirtazapina, podem ter ação central benéfica na condução desses casos. No contexto de cuidados paliativos, a talidomida pode desempenhar uma alternativa, ponderando riscos de efeitos colaterais.

Origem renal

O prurido é um sintoma comum nos pacientes em estágio 5 de doença renal crônica, atingindo prevalência de até 55% (Hu *et al.*, 2018; Song *et al.*, 2018) com intensidade variando de leve à intratável. É majoritariamente generalizado, mas quando localizado, predomina em dorso, face ou no membro que abriga a fístula arteriovenosa. Embora frequentemente haja uma melhora após diálise, há relatos de sintomas após o tratamento dialítico, geralmente dentro de 6 meses após a primeira sessão. Por este motivo, os níveis elevados de ureia não justificam isoladamente sua etiologia. Variadas citocinas pró-inflamatórias, e potencialmente pruridogênicas, são liberadas na hemodiálise, o que explica a menor frequência do sintoma na via peritoneal. A xerose cutânea, muito comum na doença renal crônica, possui um papel perpetuador do prurido. Outros possíveis fatores etiológicos são os distúrbios no metabolismo do magnésio (liberador de histamina dos mastócitos), cálcio e fósforo (deposição cutânea dos íons). Na hipótese neurogênica, alterações da inervação cutânea culminam com neuropatia secundária à doença renal, sensibilizando receptores de prurido. Dentre as opções de tratamento destaca-se a gabapentina (Eusebio-Alpapara *et al.*, 2020).

Origem neuropática

Frequentemente localizado e secundário a alterações patológicas em qualquer ponto das vias aferentes do sistema nervoso central. Alterações sensitivas tipicamente neuropáticas podem acompanhar o prurido, tais como queimação, ardência e parestesias. Na epiderme dos idosos, a redução da densidade de fibras nervosas que inibem a sensação de coceira pode aumentar a sensibilidade ao prurido.

Acometimentos de nervos periféricos incluem neuralgia pós-herpética, prurido braquiradial, notalgia parestésica e neuropatia de fibras finas (síndrome de Guillan Barré, HIV, diabetes, sarcoidose). Das lesões do sistema nervoso central, as mais comumente associadas a prurido são esclerose múltipla, tumores encefálicos e de medula espinal, acidentes vasculares e neurofibromatose tipo 1.

Notalgia parestésica. Prurido intenso, tradicionalmente localizado na região interescapular, onde se pode observar lesão hipercrômica secundária a coçadura frequente do local. Decorre de lesões químicas, traumáticas ou degenerativas no nervo espinal e comumente aliviada por capsaicina ou corticosteroide tópico.

Prurido braquirradial. Derivado de neuropatia compressiva cervical e exacerbado pela exposição solar. Localizado na porção dorsolateral dos antebraços, é tipicamente aliviado pela aplicação de gelo local, contudo possui difícil manejo para tratamento definitivo.

Origem medicamentosa

O prurido induzido por drogas pode ser definido como prurido generalizado, não acompanhado de erupções cutâneas e causado por medicações. Sua patogênese é incerta, no entanto, sendo a polifarmácia um diagnóstico prevalente em idosos, pode representar uma das causas mais frequentes de prurido. Mecanismos plausíveis são reações de hipersensibilidade tipo I e IV, colestase, fototoxicidade, indução enzimática, xerose cutânea, aumento da liberação de pruritógenos como histamina e alterações neurológicas (Szarvas *et al.*, 2003). Diversos medicamentos comumente prescritos em idosos induzem pruridos como um efeito adverso conhecido, como apresentado na Tabela 98.3.

Origem infecciosa

A escabiose deve ser sempre considerada no diagnóstico diferencial do prurido em idosos. Trata-se de uma dermatose induzida por ácaros que pode gerar sintomas intensos com mínimas ou extensas lesões cutâneas. Os sintomas predominam no período noturno, pioram após contato com água quente, não sendo incomum a ocorrência de infecções secundárias nas escoriações provocadas pela coçadura. Outras infecções associadas a prurido são as provocadas por viroses como a chikungunya e o zikavírus. No vírus da hepatite, atribui-se à colestase a causa principal do prurido, enquanto no HIV pode decorrer de xerose cutânea, medicamentos e até dermatoses específicas como foliculite eosinofílica. Nas helmintíases, como a estrongiloidíase, a associação com eosinofilia é frequente. Nas dermatofitoses, as lesões são tipicamente descamativas ou apresentam-se como placa. Dentre as infecções cutâneas bacterianas, a foliculite é a mais comum, evidenciando pápulas e pústulas nas bases foliculares.

Origem psicogênica

Trata-se de um diagnóstico de exclusão, não havendo causa sistêmica ou dermatológica para o prurido. Embora considerada uma condição comum em idosos, é comumente sub-relatada

TABELA 98.3 Fármacos que podem induzir prurido sem lesão cutânea.

Grupo de fármacos	Exemplos
IECA	Captopril, enalapril, lisinopril
Alcaloides	Atropina, papaverina
Ansiolíticos	Diazepam, nitrazepam
Antagonistas do canal de cálcio	Anlodipino, diltiazem, nifedipino, verapamil
Antiarrítmicos	Amiodarona
Antibióticos	Amoxicilina, ampicilina, cefotaxima, eritromicina, minociclina, ofloxacino, penicilina, tetraciclina
Anticoagulantes	Ticlopidina
Antiepilépticos	Carbamazepina, clonazepam, gabapentina, lamotrigina
Antimaláricos	Cloroquina, hidroxicloroquina
Antirreumáticos	Colchicina, sais de ouro
Bloqueadores beta-adrenérgicos	Atenolol
Catecolaminas	Dobutamina
Citocinas	Interleucina 2
Citostáticos	Bleomicina, peplomicina
Hipouricemiantes	Alopurinol, probenecida
Hormônios	Contraceptivos orais, estrogênio, insulina, tamoxifeno
Neurolépticos	Clorpromazina, haloperidol, risperidona
Opioides	Codeína, fentanila, morfina
Terapias-alvo	Cetuximabe, errotinibe, panitumumabe, vemurafenibe
Tuberculostáticos	Isoniazida, rifampicina

IECA: inibidores da enzima conversora da angiotensina. (Adaptada de Ebata, 2016.)

e sub-reconhecida. Apresenta-se mais comumente em indivíduos com transtornos psiquiátricos prévios, dentre eles transtorno obsessivo-compulsivo, delírio de infestação parasitária, depressão, fibromialgia e demências. Em estudo retrospectivo descrito por Schneider *et al.* (2019), dos 6374 pacientes com prurido crônico, 40,1% relataram comorbidade psiquiátrica prévia ou atual.

Origem dermatológica

- Eczema asteatótico: xerose intensa associada à idade, caracterizada por pele escamosa e fissurada. É agravado pelo clima seco, uso excessivo de sabão e pela própria escoriação pela coçadura que perpetua o ciclo
- Dermatite de contato: resulta da exposição direta da pele a uma substância química, tendo 33 a 64% de prevalência entre idosos de países europeus (Balato *et al.*, 2011). Em virtude da barreira cutânea fragilizada, medicamentos tópicos devem ser prescritos com cautela em idosos
- Psoríase: caracterizada por lesões eritematoescamosas, de limites precisos, simétrica, localizada mais comumente em regiões extensoras dos membros e unhas. Possui evolução crônica, com fases de remissão e é associada a comorbidades prevalentes em idosos como síndrome metabólica. Prurido é o sintoma mais comum em idosos, localizado não apenas nas placas descamativas, podendo ter comportamento generalizado ou localizar-se em região genital
- Urticária: erupção pruriginosa caracterizada por placas eritematosas efêmeras, de diversos tamanhos que podem aparecer em qualquer idade. Medicamentos, parasitas, neoplasias, doenças autoimunes e alimentos são causas de urticária. O tratamento tem foco na remoção da possível causa. Anti-histamínicos sem efeito sedativo por via oral são as drogas de eleição. Doses mais elevadas de anti-histamínicos podem ser necessárias em grande parte dos casos (Antia *et al.*, 2018). A associação de anti-histamínicos H2 pode ter resultados melhores do que anti-histamínicos H1 isolados e é considerada segura e acessível (Alonso-Llamazares *et al.*, 1998)
- Penfigoide bolhoso: doença autoimune e subepidérmica que comumente se apresenta em pessoas com mais de 80 anos de idade. Em sua fase prodrômica, inicia-se com prurido, seguido de eritema, pápulas, placas eczematosas e, por fim, com o aparecimento de bolhas, semanas ou meses mais tarde (Alonso-Llamazares *et al.*, 1998)
- Dermatite seborreica: patologia crônica da pele associada a espécies de leveduras *Malassezia*. É caracterizada por manchas eritematosas com sobreposição de placas e escamas gordurosas aderentes. Sua prevalência aumenta na população geriátrica e está frequentemente associada à doença de Parkinson (Dessinioti; Katsambas, 2013).

Investigação

Além da identificação e remoção da possível causa, a abordagem prática inicial é a busca direcionada por causas mais frequentes de prurido no idoso como xerose, escabiose e prurido medicamentoso. Realizar uma história clínica detalhada que inclua a gravidade do sintoma (escala de 0 a 10), localização (restrito ou generalizado) e fatores que pioram ou aliviam o sintoma (sol, banho) auxilia na condução dos casos. Em seguida, sugere-se a revisão de medicamentos sistêmicos ou tópicos e avaliação laboratorial (hemograma, cinética de ferro, glicose, hormônios tireoidianos, paratormônio, função renal e hepática, cálcio e fósforo). Na ausência de alterações cutâneas, a investigação de neoplasias e neuropatias se faz necessária. Com lesões dermatológicas identificáveis, a biopsia e encaminhamento ao dermatologista estão indicados.

Tratamento

Atribui-se à adequada hidratação cutânea um dos pilares do tratamento do prurido no idoso. Orientar pacientes e cuidadores quanto à higiene pessoal no banho e uso correto de hidratantes é uma etapa fundamental nesse processo. Indica-se evitar mais de um banho por dia, dar preferência à água morna e manter unhas aparadas para evitar o ciclo coçadura-prurido. Restringir o uso de sabonetes às axilas, regiões genitais, couro cabeludo e regiões palmoplantares evita o efeito adstringente nos lipídios que atuam como barreiras naturais à perda hídrica da pele. Loções ou cremes que contenham cânfora, mentol e fenol podem ter efeito calmante. Manter esses veículos na geladeira pode ter efeito benéfico adicional no alívio do sintoma. Após o banho, métodos que visam a manutenção da hidratação por barreiras físicas têm mostrado efeito satisfatório. São descritos filmes plásticos de cozinha ou tecidos úmidos, mantidos por cerca de quatro horas, nos locais mais afetados (Berger *et al.*, 2013).

Mesmo quando o eritema não é proeminente, uma inflamação significativa da pele ainda pode estar presente. O uso por curtos períodos de esteroides tópicos podem ajudar pacientes com condições eritematosas da pele refratárias à hidratação. A abordagem inicial mais barata é usar um esteroide tópico de potência intermediária como a triancinolona 0,1%, aplicado após o banho, com resposta em alguns dias.

Inibidores tópicos da calcineurina (tacrolimo e pimecrolimo) podem substituir os esteroides tópicos que apresentam risco de efeitos adversos locais (afinamento da pele, dependência de esteroides, estrias etc.), como na região genital.

A capsaicina tópica possui boa resposta nos pruridos de origem neuropática. No entanto, os efeitos colaterais esperados como sensação de queimação na região podem levar à baixa adesão nos idosos.

Estudos recentes *in vitro* e em modelos animais têm levantado perspectivas sobre o uso dos canabinoides na modulação do prurido, com resultados preliminares positivos em eczema asteatótico e prurido colestático. O sistema endocanabinoide possui um papel importante na homeostase da pele e está envolvido em mecanismos de nocicepção e inflamação (Avila *et al.*, 2020).

Em pacientes que não respondem a hidratação, tratamento de escabiose (se identificada) e revisão medicamentosa, deve-se realizar uma busca minuciosa por alterações cutâneas que direcionem para uma doença dermatológica ou investigação de doenças sistêmicas e neurológicas.

As terapias estudadas para cada causa sistêmica de prurido estão dispostas na Tabela 98.4.

TABELA 98.4 Tratamentos das principais causas de prurido.

Deficiência de ferro	Reposição de ferro
Linfoma	Cimetidina, carbamazepina, gabapentina, mirtazapina • Incurável – corticosteroides • Hodgkin – fototerapia • Não Hodgkin – fototerapia

(continua)

▪ **TABELA 98.4** Tratamentos das principais causas de prurido (*continuação*).

Deficiência de ferro	Reposição de ferro
Policitemia vera	Terapia citoredutora, AAS, Interferona alfa, ISRS, fototerapia, cimetidina, atenolol, exposição solar
Neoplasias sólidas	Paroxetina, mirtazapina, granisetrona
Uremia	Otimização da diálise, normalização do balanço cálcio-fósforo, ajuste de PTH, correção da anemia com ferro e eritropoetina, hidratantes para xerose Primeira linha: gabapentina Capsaicina creme, fototerapia, auticuloterapia e aromaterapia
Disfunção hepática	Transplante hepático Primeira linha: rifampicina Segunda linha: colestiramina Terceira linha: sertralina Quarta linha: naltrexona Quinta linha: dronabinol (THC), fenobarbital, tacrolimo tópico. Drenagem de vias biliares Fototerapia Não usar gabapentina
Neuropática	Carbamazepina e oxcarbazepina, gabapentina, pregabalina, capsaicina tópica
Psicogênica	Intervenções psicológicas e comportamentais, incluindo orientação de como evitar gatilhos, mudanças de estilo de vida, técnicas de relaxamento Encaminhamento a psiquiatria, assistência social, psicologia Fototerapia
Infecções	Escabiose: ivermectina Dermatofitoses: cetoconazol e nistatina tópicos, fluconazol, intraconazol
Medicamentosa	Prurido induzido por opioides sem lesões cutâneas: naltrexona, ondansetrona, mirtazapina, gabapentina Prurido induzido por cloroquina sem lesões cutâneas: prednisolona 10 mg, niacina 50 mg, ou a combinação de ambos; dapsona
Origem desconhecida	Emolientes Mentol (quando há relato de melhora com sensação de frio) Anti-histamínicos não sedativos Evitar capsaicina ou calamina no prurido de origem desconhecida Considerar associação de anti-H1 e anti-H2 (como fexofenadina e cimetidina). Paroxetina, mirtazapina, naltrexona, gabapentina, pregabalina, ondansetrona Anti-histamínicos mais sedativos são aceitáveis em cuidados paliativos quando a sedação for desejada (hidroxizina, dexclorfeniramina) Acupuntura

AAS: ácido acetilsalicílico; ISRS: inibidor seletivo da recaptação de serotonina; PTH: paratormônio; THC: tetra-hidrocanabinol. (Adaptada de Millington *et al.*, 2018.)

99

Anemia

Lívia Terezinha Devens Cabral • Renato Lirio Morelato • Alessandra Tieppo

Introdução

A anemia é definida pela Organização Mundial da Saúde (OMS) como a condição na qual o conteúdo de hemoglobina circulante no sangue está abaixo do nível normal, como resultado, principalmente, da carência de um ou mais nutrientes essenciais, desencadeada por diversos mecanismos fisiopatológicos (World Health Organization, 2001). Estima-se que esta corresponda a um terço de todas as causas (Costa *et al.*, 2016, Guralnik *et al.*, 2004; Milagres *et al.*, 2015).

A anemia é a alteração hematológica mais comum em pessoas idosas e sua predisposição aumenta com a idade do idoso (Corona *et al.*, 2014; Silva *et al.*, 2013). Estudos apresentam prevalência de anemia na população idosa variando entre 4,5 e 10,2% (Santos *et al.*, 2012; Silva *et al.*, 2013; World Health Organization, 2008). Pode ser uma condição subdiagnosticada, pois é muito comum entre os profissionais de saúde associar esta condição ao processo de envelhecimento. No entanto, a anemia se relaciona à redução da funcionalidade, ao comprometimento da cognição, ao aumento do risco de quedas, morbidade e mortalidade (Devens, 2011; Milagres *et al.*, 2015; Girelli *et al.*, 2018; Stauder *et al.*, 2018).

As causas da anemia no idoso frequentemente são diversas e concomitantes, como doenças crônicas, alterações do trato digestório, perda sanguínea, uso de medicamentos, entre outras.

É necessário que os profissionais de Atenção à Saúde da Pessoa Idosa se preocupem mais com casos de anemia dessa população, pois, embora crescente, o volume de publicações nacionais e mundiais ainda está muito aquém do satisfatório, dada a relevância do tema. As mudanças demográficas e epidemiológicas da população idosa já abordadas neste livro alertam sobre a necessidade de aprofundamento sobre este tema, o que nos propomos a fazer neste capítulo.

Definição de anemia no idoso

A anemia é definida como uma redução na massa eritrocitária estimada na prática clínica pelos níveis de concentração de hemoglobina (Hb) e hematócrito (Ht) (Artz, 2019) < 13 g/dℓ de para homens e < 12 g/dℓ para mulheres (World Health Organization, 1968), valores estes adotados na maior parte da literatura e neste trabalho.

Por motivos ainda desconhecidos, os níveis de hemoglobina tendem a ser mais baixos na pessoa idosa. Em modelos humanos e experimentais foram evidenciadas alterações na medula óssea relacionadas ao número de células, à diferenciação celular, à composição celular e à função da célula tronco hematopoética (também conhecida como *stem cell*). Acredita-se que estas alterações contribuam para a maior incidência de citopenias, predominantemente a anemia, a linfopenia e o risco de malignidade hematológica (Groarke *et al.*, 2019).

Não obstante, com os questionamentos acerca dos valores definidos pela OMS e diversas sugestões de mudança, dois grandes estudos de base populacional com significância estatística mostraram parâmetros similares àqueles definidos pela OMS (Beutler; Waalen, 2006; Izaks *et al.*, 1999; Price; Schrier, 2015). Ressalta-se, ainda, que estudos com pequenas coortes de idosos sem nenhuma doença crônica mostraram que o declínio de Hb durante o envelhecimento tende a ser mínimo ou não significativo, mesmo em nonagenários. Assim, a definição da OMS permanece aceitável.

Epidemiologia

A inserção da pessoa idosa em estudos internacionais de prevalência de anemia por diversos motivos ainda é escassa, dentre eles a heterogeneidade deste segmento populacional. Além disso, crianças e mulheres gestantes são acometidos em mais de 40% por anemia de causa carencial, o que os torna, por definição da OMS, um "problema de saúde pública", justificando o maior número de publicações nestes grupos.

A prevalência da anemia na pessoa idosa varia conforme sua idade e o local da pesquisa (na comunidade ou em instituição hospitalar ou de longa permanência para idosos [ILPI]). Em uma revisão sistemática, a prevalência média de anemia foi estimada em 12% em pessoas idosas com idade ≥ 65 anos residentes em sua comunidade (Gaskel *et al.*, 2008). A análise dos dados do terceiro *National Health and Nutrition Examination Survey* (NHANES III) mostrou resultado semelhante, ou seja, ≥ 65 anos, ♂ 11% e ♀ 10,2%, mas com a elevação da idade (≥ 80 anos), houve aumento para 26% em homens e para 20% em mulheres. Menos de 10% da população com idade ≥ 65 anos e 15% daqueles com mais de 80 anos apresentaram anemia grave (Guralnik *et al.*, 2004; Tettamanti *et al.*, 2010). Naqueles institucionalizados os resultados foram mais alarmantes, neste e em outros estudos: 47%; 48% a cerca de 63% nas ILPI (Patel, 2004) e 40%; 30% nos hospitais (Bosco *et al.*, 2013; Gaskell *et al.*, 2008).[1]

No Brasil, uma análise da prevalência de anemia em idosos com base nos dados do projeto *Saúde, Bem-Estar e Envelhecimento* (Estudo *SABE*) no município de São Paulo (Lebrão *et al.*, 2005) mostrou que 7,7% daquela população idosa era anêmica (Corona *et al.*, 2014), patamar que mudou para 11% em outro estudo (Lacerda *et al.*, 2016). Outra pesquisa, consubstanciada em dados do Laboratório da Pesquisa Nacional de Saúde e realizada em 2013 pelo Instituto Brasileiro de Geografia e Estatística (IBGE), mostrou uma prevalência de anemia de 9,8% em adultos e idosos. A anemia foi mais grave entre mulheres e nas pessoas idosas, naqueles de baixa escolaridade, cor de pele preta e residentes das regiões Norte e Nordeste (Machado *et al.*, 2019).

Como o achado predominante nas pessoas idosas que residem na comunidade é de anemia leve, é comum a interpretação equivocada sobre ser esta condição uma alteração "benigna", seja pela família e/ou pelo profissional de saúde. Nosso desafio é esclarecer sobre este grande equívoco.

Importância clínica da anemia

Vários estudos epidemiológicos observacionais associam a anemia a um grande número de desfechos adversos, como à síndrome da fragilidade, às quedas, ao declínio funcional e cognitivo, ao impacto negativo sobre doenças crônicas (em particular às renais e à insuficiência cardíaca congestiva) além de ser *per se* um fator de risco para a hospitalização, o aumento da permanência hospitalar e a mortalidade (Artz, 2019; Bosco *et al.*, 2013; Chaves *et al.*, 2006; Girelli *et al.*, 2018; Stauder *et al.*, 2018). A Tabela 99.1 resume os principais achados da literatura.

[1]Por definição: homens e mulheres não grávidas ≥ 15 anos: leve, de 11,9 a 10,1 g/dℓ; moderada, de 10 a 7,1 g/dℓ; e grave, ≤ 7 g/dℓ (World Health Organization, 2011).

▪ **TABELA 99.1** Associação entre anemia na pessoa idosa e eventos adversos.

Síndrome da fragilidade (SF)	Além de várias publicações associando anemia à síndrome de fragilidade (Assis *et al.*, 2018), estas duas síndromes compartilham mecanismos fisiopatogênicos envolvendo a inflamação crônica pouco esclarecidos. Baixos níveis de hemoglobina em idosos frágeis foram associados a quadro inflamatório crônico ("*inflammaging*") e elevação da IL-6 (Franceschi *et al.*, 2020; Tavenier; Leng, 2019). Fadiga, declínio funcional e fraqueza muscular são sintomas da SF que podem ser desencadeados pela baixa oferta de O_2 no tecido muscular
Declínio funcional	A associação de anemia e prejuízo da capacidade funcional na pessoa idosa residente na comunidade está bem descrita em várias publicações (Chaves *et al.*, 2006; Ferrucci *et al.*, 2000; Penninx *et al.*, 2004; Stauder *et al.*, 2018). Há também estudos que demonstraram uma forte associação entre a redução da capacidade funcional e a presença de anemia em idosos hospitalizados (Bosco *et al.*, 2013)
Função cognitiva	A anemia leve foi associada de forma independente ao declínio da cognição e do humor por provável redução crônica da oxigenação, secundária à diminuição da capacidade de transporte da hemácia (Chaves *et al.*, 2006). A anemia moderada a grave está relacionada à diminuição do estado de alerta, ao déficit de memória, atenção e concentração, com consequente comprometimento da função executiva, e à alteração do humor (Corona *et al.*, 2014; Lacerda *et al.*, 2016; Stabler, 2013)
Morbidade e mortalidade	Um estudo de base populacional que investigou a epidemiologia da anemia leve em idosos a associou a tabagismo, baixo índice de massa corpórea (IMC), baixos níveis pressóricos, diabetes melito (DM), insuficiência respiratória e renal e câncer. É incerto o motivo para a associação de anemia e baixo IMC. A inflamação crônica está envolvida na patogênese da anemia tanto no DM quanto na DPOC (Tettamanti *et al.*, 2010). A patologia está associada a resultados adversos nas doenças cardiovascular e renal de estágio moderado a grave (Zakai *et al.*, 2005; Sîrbu *et al.*, 2018). Também contribui como fator de risco isolado para o aumento da mortalidade, demonstrado em vários estudos epidemiológicos com idosos independentes (Chaves *et al.*, 2005; Den Elzen *et al.*, 2010; Morelato *et al.*, 2012; Price; Schrier, 2015; Silva *et al.*, 2013)

IMC: índice de massa corporal; DM: diabetes melito; DPOC: doença pulmonar obstrutiva crônica.

Fisiopatologia

A pessoa idosa geralmente apresenta múltiplas causas para desencadear estados anêmicos. Baseada em conceitos fisiopatológicos, a anemia foi categorizada em três grandes grupos, por fator de desencadeamento, como pode ser verificado na Tabela 99.2: (a) por deficiência nutricional (de ferro, vitamina B12 e folato/ácido fólico); (b) por inflamação, que é um grupo heterogêneo e que inclui a doença renal crônica, doenças inflamatórias ou infecciosas e tumores; e (c) anemia inexplicada (Chaves, 2009; Guralnik *et al.*, 2004). Estas grandes categorias podem se apresentar de forma concomitante na pessoa idosa e serão discutidas a seguir.

Deficiência nutricional

Ferro

Fisiologia. A maior parte do ferro corporal total constitui a heme, pigmento da molécula de Hb circulante, responsável pelo transporte de oxigênio. O restante está distribuído entre a mioglobina, a transferrina (proteína de transporte sintetizada no fígado e ligada a 2 a 3 moléculas de ferro) e os estoques sob a forma de ferritina ou hemossiderina.

▪ **TABELA 99.2** Categorias e causas da anemia na pessoa idosa, segundo o NHANES-III.

Categorias	Quantidade	Causas
Deficiência nutricional	Um terço	Ferro, vitamina B_{12}, folato/ácido fólico.
Doença renal crônica/anemia da inflamação crônica	Um terço	Doença renal crônica, infecções agudas ou crônicas, neoplasias, doenças autoimunes, rejeição crônica pós-transplante de órgão sólido etc.
Anemia inexplicada	Um terço	Redução dos níveis de testosterona, de eritropoetina, de vitamina D, inflamação oculta, anemias clonais e síndrome mielodisplásica (SMD) etc.

SMD: síndrome mielodisplásica.

O ferro utilizado pelo organismo é obtido de duas fontes principais: da dieta (1 a 2 g/dia) e da reciclagem das hemácias senescentes (25 a 30 g/dia). A primeira fonte é responsável pela reposição das perdas diárias (células intestinais esfoliadas, pele, cabelo, unhas etc.) e todo o restante pela hematopoese (Grotto *et al.*, 2010).

O ferro da dieta é encontrado em duas formas, orgânica e inorgânica. A forma orgânica (heme da Hb e mioglobina), contida na carne vermelha, tem mecanismo de absorção pouco esclarecido, mas parece ser feito pela proteína transportadora do heme-1 (HCP1). Já a inorgânica (férrica [Fe^{+3}]), presente em vegetais e grãos, precisa ser reduzida (ferrosa [Fe^{+2}]) para ser absorvida pelo enterócito (duodeno e começo do jejuno) através de uma proteína transportadora de metal divalente 1 (DMT1). Uma vez no enterócito pode ser utilizado pela célula, permanecer sob a forma de ferritina ou se dirigir à membrana basolateral por meio da ferroportina, e então ser transportado no plasma, ligado à transferrina, até os locais de utilização ou de armazenamento (Grotto *et al.*, 2010).

A homeostase do ferro se centra na interação entre o hormônio regulador do ferro, a hepcidina (HPN), produzida pelos hepatócitos, e a ferroportina (FPN), que é o receptor da HPN e o único exportador celular de ferro por meio do qual este é transferido para o plasma sanguíneo (Ganz, 2007; Grotto *et al.*, 2010). A HPN é um hormônio peptídico, sintetizado no fígado e detectável no sangue e na urina. Sua síntese, ainda pouco compreendida, é regulada pelo estado do ferro (sobrecarga ou deficiência) e pelo estado inflamatório, em que a interleucina-6 (IL-6) tem um papel fundamental. Sua ação é ligar-se à FPN, induzindo sua internalização e degradação. Quando há sobrecarga de ferro, alguns sensores são ativados e há estímulo à síntese de HPN, que se liga à FPN e reduz a liberação do ferro intracelular, que será estocado como ferritina. Ao contrário, quando há deficiência de ferro, a produção de HPN é reduzida e as moléculas de FPN são expostas na membrana plasmática para exportar ferro (Ganz, 2019).

Ações e fisiopatologia. O ferro é essencial para a respiração mitocondrial, produção de energia, síntese de DNA e de diversas proteínas, função tiroidiana, proliferação celular e outras reações metabólicas (Camaschella, 2015; Grotto *et al.*, 2010; Wawer *et al.*, 2018). Esta gama de atividades explica o leque de sintomas inespecíficos que ocorrem na deficiência de ferro, as várias vias de conservação deste elemento, mas, a ausência de um mecanismo de remoção.

Em quadros mais leves, tanto a anemia *per se* quanto a ausência de estoques de ferro inibem a produção de HPN. Nesta condição, há o aumento da absorção de ferro pelo trato digestório e sua liberação pelos estoques, concomitantemente à elevação da transferrina.

As duas principais causas da anemia por deficiência de ferro são dietas com baixo teor de ferro biodisponível e/ou altas necessidades de ferro. Entretanto, alguns aspectos comuns no processo de envelhecimento (biopsicossocial), como as alterações do trato gastrintestinal, o uso de múltiplos fármacos, estados depressivos e o isolamento social, podem levar ao comprometimento do estado nutricional e à anemia.

Vitamina B12 e folato/ácido fólico

As deficiências de vitamina B12 e/ou folato/ácido fólico (AF) podem levar à anemia megaloblástica, que tem por característica alterações morfológicas das hemácias (macrocitose) e retardamento da divisão celular (hematopoese ineficaz). Em razão da alta capacidade de armazenamento (2 a 5 mg) e baixa necessidade (2 μg/dia), sua deficiência se desenvolve ao longo de anos, quando estoques caem abaixo de 300 μg (Paniz *et al.*, 2005; Schrier, 2015). Por isso, a apresentação clínica da privação de vitamina B_{12} é tardia (anos), diferentemente da privação do folato/AF, que se dá em poucas semanas ou meses.

Vitamina B12

Refere-se a hidroxicobalamina ou cianocobalamina, ainda que no cotidiano seja usado para todas as formas do grupo das cobalaminas, como a metilcobalamina, forma predominante no soro, e a adenosilcobalamina, no hepatócito, como estoque. É uma vitamina hidrossolúvel, encontrada em quase todos os tecidos animais, majoritariamente absorvida por processo ativo e bem menos, aproximadamente 1 a 2%, por processo de difusão passiva. Esta pode ocorrer em toda membrana mucosa, ao longo do trato gastrintestinal, além da mucosa nasal (Allen *et al.*, 2018).

Fisiologia. Após a ingestão alimentar, a vitamina B_{12} circula no organismo sempre acoplada a proteínas transportadoras: haptocorrina (anteriormente conhecidas por transcobalamina I e III), a qual é saturada em 80 a 90% e transporta 70 a 80% da B_{12} circulante, mas não a libera para as múltiplas ações biológicas, e transcobalamina (anteriormente transcobalamina II), que embora seja muito menos saturada (10 a 20%) e transporte menor quantidade da vitamina (20 a 30%), o faz da fração biologicamente ativa da B_{12} circulante. Esta é uma das causas das limitações dos testes sorológicos para definir deficiência, pois apesar de a haptocorrina ser muito saturada, ela o é pela forma inativa de vitamina B_{12}. No estômago, é ligada ao fator intrínseco (FI), que lhe confere resistência às enzimas proteolíticas do intestino. Por meio de ligação a receptores específicos, é absorvida no íleo distal, onde é metabolizada à sua forma ativa para uso do enterócito ou é secretada para a circulação portal e distribuída para as células que expressam receptores específicos, os quais internalizam a vitamina na forma de complexo Tc-vitamina B_{12} (holo-TC).

Embora os níveis de Vitamina B_{12} tendam a diminuir com o avançar da idade, existem poucos dados sobre sua verdadeira prevalência em idosos. Outras incertezas derivam da ausência de testes e limites de "padrão ouro" (vide diagnóstico), o que gera resultados muito variáveis. Dados do *NHANES III* mostraram prevalência de 14% em pessoas idosas residentes na comunidade (Patel, 2008). Recente publicação evidenciou 4 a 5% em idosos que vivem na comunidade e 30 a 40% em institucionalizados, dado similar em outro estudo (21,5%). Entre os institucionalizados, a deficiência de Vitamina B12 foi responsável pela anemia em 3,1 e 4% dos casos, respectivamente (Marchi *et al.*, 2020; Menegardo *et al.*, 2020). Apenas como observação pontual, a elevação dos níveis de vitamina B12 acima do normal (900 a 950 pg/ℓ) geralmente não resulta em sintoma ou toxicidade; entretanto, as causas da elevação podem ser desde a administração exógena até doenças mieloproliferativas (mieloma múltiplo), doença hepática (neoplasia primária, cirrose), insuficiência renal, doença autoimune (artrite reumatoide), síndrome mielodisplásica, entre outras. Todas estas afecções são prevalentes na pessoa idosa.

Ações e fisiopatologia. A vitamina B12 funciona como um cofator essencial para duas importantes enzimas, a metionina-sintetase (citosólica) e a L-metilmalonil-coA mutase (mitocondrial), envolvidas no metabolismo da homocisteína.

A reação da metionina-sintetase com a homocisteína, tendo como reagentes 5-metiltetraidrofolato (5-MTHF) e a vitamina B12, resulta em última instância na produção e manutenção dos estoques de folatos e S-adenilmetionina (SAM). Ambas as substâncias integram a síntese de DNA e a segunda também integra a de neurotransmissores/fosfolipídios. A deficiência, portanto, resultará na redução destas, essenciais para a síntese de DNA, e no aumento de homocisteína.

Uma via metabólica alternativa, que está presente por quaisquer causas de hiper-homocisteinemia, passa a ser utilizada. A enzima L-metilmalonil-coA mutase, tendo a vitamina B_{12} como cofator, resulta na produção de succinil-coA, substância-chave para a geração de energia, o metabolismo de corpos cetônicos, a mielinização e biossínteses da heme (Marchi *et al.*, 2020; Schrier, 2015; World Health Organization, 2008). Na deficiência de vitamina B_{12}, esta reação não ocorrerá e haverá desvio de succinil-coA para a formação de ácido metilmalônico (MMA). Como consequência, haverá elevação sanguínea e urinária[2] deste e de outros ácidos. Esta condição resultará em acidose metabólica.

Como resultado dessas modificações, passa a ocorrer no sistema hematopoético dessincronia entre a maturação do citoplasma e dos núcleos, que resulta em macrocitose, núcleos imaturos e hipersegmentação dos granulócitos no sangue periférico. A hematopoese ineficaz leva à hemólise intramedular e liberação de desidrogenase láctica (DHL). Estas alterações podem, respectivamente, ser confundidas com outras doenças, como a leucemia e a anemia hemolítica microangiopática. No sistema nervoso, as alterações patológicas típicas são a degeneração esponjosa e a desmielinização difusa das colunas lateral e posterior da medula. Com o avançar da carência vitamínica os axônios se degeneram e tanto os tratos ascendentes do feixe posterior quanto os tratos piramidais descendentes são acometidos. Este é um quadro conhecido como degeneração combinada subaguda da medula espinal que, embora característico desta carência, é mais raro. Também os nervos cranianos, periféricos e a substância branca apresentam lesões axonais e desmielinizantes (Stauder, 2013).

As principais causas de deficiência de vitamina B_{12} na pessoa idosa estão associadas à sua má-absorção. Formas leves de gastrite atrófica com hipocloridria e uma inabilidade para dissociar a vitamina B_{12} da proteína da dieta afeta mais de 20% desta população. Apesar da gastrite atrófica autoimune (anemia perniciosa) ser um quadro que afete qualquer faixa etária em várias séries, a média de idade mais afetada é de 70 a 80 anos.

Folato/ácido fólico

O folato (forma natural – poliglutamato)/ácido fólico (AF) (forma sintética – monoglutamato) é uma vitamina do complexo B (B_9) que participa da síntese das purinas e timidilato, além da conversão da homocisteína em metionina, substâncias

[2]Valores de referência: sanguíneo, 0,08 a 0,56 μmol/ℓ de ácido metilmalônico (cromatografia), e urinário, 5 a 32 μmol/g de creatinina.

essenciais para a duplicação celular. Os processos metabólicos dependentes de ácido fólico são influenciados pela ingestão de vitaminas B_6 e B_{12} (Brito *et al.*, 2012).

Ações e fisiopatologia. A biodisponibilidade do AF é melhor que a do folato, embora ambos sejam absorvidos no duodeno e jejuno e transformados, por vias distintas, em 5-metilenotetrahidofolato (5-metilTHF), principal forma de folato circulante no plasma. Este entra na formação do nucleotídio timina (síntese e reparo do DNA) ou participa da produção de metionina e S-adenosilmetiniona (SAM) a partir da homocisteína.

Com a redução do folato/AF, ocorre a conversão inadequada dos precursores do DNA, a qual alentece sua síntese e retarda a maturação nuclear. A síntese de RNA e proteína procede normalmente, resultando na característica dissociação nucleocitoplasmática do megaloblasto. Esta desordem da maturação nuclear das três linhagens, mais evidente na série vermelha, produz um aumento de morte celular intramedular: apenas 10 a 20% das hemácias sobrevivem e se tornam viáveis para o sangue periférico (hematopoese ineficaz). Disto resulta, além da anemia microcítica, com megaloblastos na medula óssea e número de reticulócitos normal ou baixo, a neutropenia, com neutrófilos multissegmentados e moderada plaquetopenia. Ocorre também hiper-homocisteinemia, condição que é igualmente associada a lesão endotelial, aterosclerose e aumento de risco para doença arterial coronária. As causas principais da deficiência de AF são sua ingestão inadequada e/ou o alcoolismo, mas há outras menos frequentes. As principais causas de anemia por deficiência nutricional na pessoa idosa estão descritas na Tabela 99.3.

Anemia que se desenvolve no contexto da inflamação/doença crônica e na doença renal crônica

Aproximadamente um terço das pessoas idosas com anemia tem como causa processos de inflamação crônica em 19,7%, de doença renal crônica (DRC) em 8,2% ou de ambas em 4,3%, segundo dados do NHANES III.

Anemia por inflamação/doença crônica

A inflamação é um conjunto de mecanismos biológicos para restringir e neutralizar agentes infecciosos. A inflamação também pode resultar da desregulação imunológica de distúrbios autoimunes ou malignos, como as doenças reumatológicas e o linfoma de Hodgkin. A anemia por doença crônica (ADC), quando foi estabelecida há quase 60 anos, estava associada a infecção, inflamação e/ou neoplasia em mais de 75% dos casos. Geralmente, é leve a moderadamente grave e tem como processos desencadeantes e de manutenção a inflamação, a hematopoese e a regulação da homeostase do ferro, e por isso é caracterizada por baixos níveis de ferro sérico (hipoferremia), mas com manutenção dos seus estoques, diferentemente da anemia ferropriva.

TABELA 99.3 Principais causas de deficiência nutricional na pessoa idosa.

Ferro	Perda	Hemorragia aguda Sangramento crônico oculto Neoplasia de cólon, angiodisplasia Anti-inflamatórios não esteroidais (AINE), antiagregantes
	Ingestão	Dieta de baixa qualidade e/ou monótona, vegetariana, perda de apetite associada a menor atividade física, diminuição da capacidade funcional física e institucionalização, principalmente associada a baixo IMC, desnutrição, aumento grau de dependência e doenças crônicas (Morelato *et al.*, 2012, Wawer *et al.*, 2018) Desnutrição TNC maior, doenças psiquiátricas
	Absorção	Terapia antiácida ou aumento do pH gástrico Doenças celíaca e inflamatória intestinal Gastrectomia parcial, cirurgia bariátrica Doenças crônicas e inflamação
	Ausência de fonte óbvia de perda de sangue*	Adultos sem uma fonte óbvia de perda de sangue devem ser avaliados para doenças neoplásicas ocultas do trato gastrintestinal
Vitamina B12 Normal: > 300 pg/dℓ Deficiência: < 200 pg/dℓ (Marchi, 2020; Guralnik *et al.*) **Ácido metilmalônico (MMA)** Sérico: ≥ 0,4 mmol	Anemia perniciosa (gastrite atrófica autoimune) causa de deficiência grave – faixa etária mediana: 70 a 80 anos	
	Má-absorção ligada a alimentação	Infecção por *Helicobacter pylori* Alcoolismo crônico Cirurgia gástrica/reconstrução para obesidade Supercrescimento bacteriano em razão da antibioticoterapia Falência pancreática exócrina Síndrome de Sjogren Uso prolongado de biguanidas, antiácidos, antagonistas dos receptores H_2 e inibidores de bomba de prótons
	Má-absorção: distúrbios da mucosa ileal	Doenças de Chron, celíaca, enterite pós RT; linfoma; leite tuberculosa; giardíase
	Baixa ingestão alimentar	Desnutrição; alcoolismo crônico; dieta vegana/vegetariana
	Aumento do consumo de Cbl ("*turnover*" tissular elevado)	Hemólise crônica Eritropoese ineficaz Câncer Hipertireoidismo
Folato/ácido fólico Normal: 5 a 15 ng/mℓ Deficiência grave: < 2 ng/mℓ	Causas mais comuns	Baixa ingestão, alcoolismo
	Outras causas	Gastrite atrófica Medicamentos: antiácidos, anticonvulsivantes, fármaco antituberculose, antagonistas de ácido fólico (metotrexato, pirimetamina, trimetoprima, sulfonamidas)

AINE: anti-inflamatórios não esteroides; IMC: índice de massa corporal; MMA: ácido metilmalônico.

Fisiopatologia. O reconhecimento inicial da inflamação é mediado por sensores moleculares e geram mediadores que dão origem às manifestações de inflamação clinicamente detectáveis. As citocinas, como o fator de necrose tumoral α (TNF-α), interleucina-1(IL-1), a interleucina-6 (IL-6) e a interferona-γ (IFN-γ), são produzidas nas primeiras horas após o início da inflamação. Estas restringem a hematopoese direta e indiretamente, encurtam o tempo de vida das hemácias e elevam a síntese de hepcidina e suas consequências (homeostase do ferro). Esta redução na oferta de ferro, e consequentemente na produção da heme, pode se dar em semanas a meses após o início do distúrbio inflamatório subjacente, ou tão rápido quanto 1 semana naqueles pacientes gravemente enfermos, por exemplo, em uma unidade de terapia intensiva.

As mesmas citocinas afetam a hematopoese mediante efeitos sobre a proliferação e diferenciação das células progenitoras na medula óssea (indução do apoptose ou efeito tóxico direto) e a produção de eritropoetina (Ershler 2017; Weiss; Goodnough, 2005).

Permanece controversa a hipótese de que o próprio processo de envelhecimento cause desregulação da inflamação na ausência de uma doença inflamatória específica (*inflammaging*).

Doença renal crônica

A função renal declina com a idade, embora um terço das pessoas idosas não apresentem esta alteração no processo de envelhecimento. Por volta dos 80 anos, a média da taxa de filtração glomerular (TFG), a depender de como foi medida ou estimada, é aproximadamente entre 50 e 80 mℓ/min, (jovem: 120 mℓ/min). Não obstante, os níveis séricos de creatinina permanecem inalterados, ou levemente aumentados, na ausência de doenças crônicas não transmissíveis (DCNT), provavelmente devido à redução de massa muscular que ocorre com o envelhecimento. O avançar da idade e o aumento da prevalência das DCNT, em especial a hipertensão arterial e o diabetes melito, expõem mais a pessoa idosa ao desenvolvimento de DRC.

A função renal pode ser avaliada pela dosagem de creatinina sérica e coleta de urina de 24 h para o cálculo do *clearence* de creatinina (*C*cr). ou pela estimativa, por meio de equações. A TFG é considerada a melhor indicação da função renal e sua estimativa pode ser obtida pelas equações de Cockcroft-Gault (CG), Modification of Diet in Renal Disease (MDRD) e Chronic Kidney Disease Epidemiology Collaboration (CKD-EPI). Embora sejam as mais utilizadas clinicamente para estimar a TFG, há de se considerar que, na elaboração das três, a pessoa idosa estava pouco (CG) ou não representada (MDRD/CKD-EPI). Como resultado, embora permaneçam como instrumentos de referência, a primeira subestima e as duas outras superestimam a TFG na pessoa idosa (Musio, 2019).

A doença renal crônica consiste em lesão renal e perda progressiva e irreversível da função dos rins (glomerular, tubular e endócrina). A persistência do dano ou a redução da função por 3 meses ou mais é necessária para distinguir de doença renal aguda (Levey; Inker, 2014), como pode se verificar na Tabela 99.4.

A anemia é uma complicação frequente em pacientes com DRC, geralmente normocítica e normocrômica, podendo evoluir para macrocítica e sua presença está associada a pior qualidade de vida e maior mortalidade. Dados do NHANES III mostram que a queda da hemoglobina começa a ocorrer quando o Ccr **se encontra** abaixo de 70 mℓ/min nos homens e de 50 mℓ/min nas mulheres. Anemia leve pode ser detectada com *Ccr* entre 40 e 60 mℓ/min/1,73 m² e moderadamente grave a grave com níveis abaixo de 30 mℓ/min (Ershler, 2017; Musio, 2019).

Fisiopatologia. A principal causa de base da anemia relacionada a DRC é a redução da produção de eritropoetina (EPO) e da resposta dos progenitores eritroides à EPO. Outros fatores que contribuem para a anemia são a deficiência de ferro, inflamação crônica e desnutrição, como pode ser verificado na Tabela 99.5. Nos homens, a redução dos níveis de testosterona contribui para o maior impacto desta afecção.

TABELA 99.4 Estadiamento e classificação da doença renal crônica (DRC).

Estágio	TGF mℓ/min/1,73 m²	Grau de insuficiência renal (IR)
0	> 90	Grupos de risco para DRC,* sem lesão renal
1	> 90	Lesão renal com função renal normal
2	60 a 89	IR leve ou funcional
3	30 a 59	IR moderada ou laboratorial
4	15 a 29	IR grave ou clínica
5	< 15	IR terminal ou dialítica

*Grupos de risco para DRC: elevado – hipertensão arterial, diabetes melito, história familiar de DRC; médio – enfermidades sistêmicas, infecções urinárias de repetição, idosos > 60 anos etc. TFG: taxa de filtração glomerular.

Anemia inexplicada

A anemia inexplicada (AI), aquela que não reúne critérios específicos de classificação das anemias (Guralnink *et al.*, 2004), também chamada de anemia idiopática do idoso, ocorre em aproximadamente 20 a 30% dos idosos que residem na comunidade (Ershler, 2019), em 17% dos hospitalizados e em mais da metade daqueles institucionalizados (Ferrucci *et al.*, 2007). Mais comumente esta é uma anemia hipoproliferativa leve, com níveis de hemoglobina na faixa de 10 a 12 g/dℓ com índices normocíticos. Geralmente é multifatorial, com contribuições variáveis como deficiência endócrina renal (homeostase alterada da eritropoetina) e de androgênio, inflamação crônica e possivelmente indica fase inicial de síndrome mielodisplásica (SMD).

Fisiopatologia. Vários mecanismos fisiopatológicos em potencial foram propostos. Eles serão brevemente discutidos a seguir.

1. Deficiência endócrina renal: redução nos níveis séricos de eritropoetina (EPO), mesmo com aparente função exócrina normal, e resistência dos precursores eritroides à sua ação são mecanismos propostos para fundamentar a anemia de causa inexplicada. Entretanto, os dados são inconclusivos e a EPO não pode ser recomendada para tratar esta condição (Esrhler, 2019; Girelli et al., 2018; Musio, 2019).
2. *Inflammaging*: este termo designa um estado inflamatório crônico latente, sistêmico, de baixo grau e não resolvido, que pode ser demonstrado pelo aumento de 2 a 4 vezes de citocinas inflamatórias e proteínas de fase aguda na ausência de

TABELA 99.5 Principais causas da anemia.

TFG < 60 mℓ/min/1,73 m²
Diminuição na produção de eritropoetina
Deficiência de ferro
Perda de sangue
Diminuição da vida média das hemácias
Supressão da medula óssea por uremia
Deficiência de vitamina B_{12} e folato
Infecção/inflamação
Intoxicação por alumínio
Redução dos níveis de testosterona

TFG: taxa de filtração glomerular.

infecção ou lesão evidente (Franceschi *et al.*, 2000), atribuído ao acúmulo de alterações endógenas ou moléculas danificadas no processo de envelhecimento e ao aumento da formação de radicais livres de oxigênio. Não há um biomarcador "padrão ouro" para diagnosticar esta condição (Tavenier, 2019). Assim, são realizadas para inferir este diagnóstico medidas de citocinas, quimosinas, TNF-α, proteína C reativa, hepcidina e interleucinas, em especial a IL-6. Estas duas últimas claramente contribuem com o diagnóstico da anemia (Esrhler, 2019; Girelli *et al.*, 2018).

3. Deficiência de androgênio: a deficiência de testosterona (T) é uma das causas propostas da anemia inexplicada. Em homens e mulheres idosas jovens há um declínio estimado de 20 e de 50% dos níveis de testosterona sérica, respectivamente, que se inicia por volta dos 30 anos e que aumenta com o avançar da idade. É comumente aceito pelas sociedades científicas como valores de referência de testosterona total sérica: ≥ 12 nmol/ℓ (346 ng/dℓ), entre 8 e 12 nmol/ℓ (232 a 346 ng/dℓ) e ≤ 8 mol/ℓ (232 ng/dℓ). Muitos estudos epidemiológicos buscam evidências para esclarecer a relação entre a testosterona (T) e a hematopoese. Algumas destas são: relação entre níveis de Hb e T sérica, mais evidente naqueles homens idosos com níveis séricos ≤ 8 nmol/ℓ (232 ng/dℓ) do que naqueles que apresentam níveis entre 8 e 12 nmol/ℓ (232 a 346 ng/dℓ); risco maior de anemia também em mulheres com níveis baixos; uma relação linear significativa entre níveis de Hb e testosterona se associa a um risco aumentado de anemia após um período de 3 anos; assim como possível ação inibitória da hepcidina, entre outros achados. Por outro lado, ainda não foram adequadamente avaliados por meio de estudos com metodologia apropriada o equilíbrio entre benefícios clínicos em longo prazo e riscos da reposição de testosterona. Também há evidencias mais recentes de que os hormônios anabólicos não funcionam de forma independente entre si e podem ter efeitos sinérgicos, o que nos leva a necessidade de compreender os contribuintes hormonais implicados no desencadeamento da anemia (Esrhler, 2019; Ferrucci *et al.*, 2007; Maggio *et al.*, 2015).
4. Anemias clonais: por "clonal" entende-se uma população de células formada pela divisão repetida de uma célula comum, no caso a célula-tronco hematopoética. Durante este processo podem acontecer alterações celulares, incluindo mutações, que podem ou não ser patogênicas e se acumulam ao longo do tempo. As mudanças ocorridas com o envelhecimento que mais se associam a anemia na pessoa idosa são:

- Síndrome mielodisplásica (SMD): compreende um grupo de distúrbios hematopoéticos, e tem como manifestação mais comum e as vezes único, inicialmente, a anemia, mas com um risco aumentado de desenvolver leucemia mieloblástica aguda. Ainda que a relação entre a SMD e AI seja pouco compreendida, 10 a 15% dos casos de AI são atribuídos a SMD
- Hematopoese clonal de potencial indeterminado (CHIP; do inglês, *clonal hematopoiesis of indeterminate potential*): refere-se aos pacientes sem diagnóstico de neoplasias hematológicas ou outras doenças clonais, mas que possuem mutações somáticas em genes descritas previamente em neoplasias hematológicas. Estes pacientes são saudáveis e não apresentam citopenias em sangue periférico (Steensma *et al.*, 2015). Estas podem, entretanto, competir com o microambiente, levando a uma hematopoese normal, porém menos eficaz e resultar em anemia. Estudos moleculares em idosos com citopenias inexplicadas suportam a hipótese de hematopoese clonal como o fenômeno de base em uma fração de idosos com AI (Malcovati *et al.*, 2017)
- Citopenia clonal de significado indeterminado (CCUS; do inglês, *clonal cytopenia of undetermined significance*): é o termo utilizado para denominar pacientes com citopenias idiopáticas com evidência de clonalidade e que não preenchem critérios da OMS para neoplasias hematológicas
- Citopenia idiopática de significado indeterminado (ICUS; do inglês, *idiopathic cytopenia of undetermined significance*): refere-se ao grupo de pacientes com uma ou mais citopenias detectadas em análise de sangue periférico e sem critérios para diagnóstico de SMD (Girelli *et al.*, 2018; Stauder *et al.*, 2018).

5. Desnutrição: alguns estudos mostram forte associação entre anemia inexplicada e marcadores laboratoriais de desnutrição, particularmente em idosos frágeis.
6. Multimorbidade: existem evidências que pessoas idosas residentes na comunidade apresentem risco aumentado em pelo menos duas vezes tanto para anemia em um geral quanto para anemia de causa inexplicada, quando na presença de duas ou mais morbidades; em especial octagenários e com internação recente.
7. Deficiência de vitamina D: é uma deficiência muito prevalente na pessoa idosa e demonstra associação com a anemia inexplicada. Alguns dos mecanismos fisiopatológicos propostos para levar ao quadro de anemia são a modulação de citocinas pró-inflamatórias e hepcidina, além da resposta embotada à EPO. Há, entretanto, necessidade de mais pesquisas para considerar a indicação de vitamina D como tratamento da anemia (Esrhler, 2019; Girelli *et al.*, 2018).

Avaliação diagnóstica

Manifestações clínicas e achados no exame físico

Os sinais e sintomas da anemia na pessoa idosa são os mesmos do adulto jovem, ou seja, de apresentação inespecífica (fadiga, fraqueza, dispneia, cefaleia, irritabilidade e vários graus de cansaço e intolerância ao exercício) e evolução de forma insidiosa. Porém, o processo de envelhecimento *per se*, a idade avançada, a maior prevalência de multimorbidades e o uso de múltiplos fármacos confundem os dados semiológicos que poderiam sugerir a etiologia. Além disso, a percepção dos sintomas pode estar alterada na pessoa idosa que apresente baixa capacidade funcional, tendo fatores de risco para apresentação atípica das doenças (≥ 85 anos, multimorbidade, polifarmácia) e que se ajuste gradualmente nas atividades cotidianas. As considerações já feitas para as peculiaridades nos sinais e sintomas se equivalem para o exame físico destes pacientes. Ou seja, idosos de idade muito avançada podem se apresentar ao exame físico com sonolência, *delirium*, taquipneia, esforço respiratório, hipotensão, tosse seca, secundária à descompensação de doenças preexistentes, pela anemia. A preocupação, todavia, é quando profissionais de saúde, familiares e a própria pessoa idosa tributam estas alterações à própria velhice.

Na deficiência de ferro, sintomas como glossodinia, boca seca, atrofia da papila da língua, síndrome das pernas inquietas, alopecia, perversão do apetite ou "pica" podem estar presentes, com ou sem anemia, em mais de 50% dos pacientes.

Na deficiência de vitamina B_{12} e folato/AF, as queixas estão associadas ao comprometimento da divisão celular em tecidos com alto *turnover*: glossite, anorexia, diarreia, atrofia vaginal. A anemia megaloblástica é o marco destas deficiências. Há estudos experimentais que associam a deficiência destas vitaminas e consequente hiper-homocisteinemia a efeitos negativos sobre a formação e remodelação óssea. Da mesma forma, poucos e inconsistentes são os estudos sobre o impacto da suplementação com vitamina B_{12} em algumas populações de risco para fraturas de quadril (Guéant *et al.*, 2016; Marchi *et al.*, 2020). Outros sinais e sintomas de deficiência de ácido fólico se relacionam à gravidez e à infância, e fogem ao escopo desta obra.

Na deficiência de vitamina B_{12} há um padrão de comprometimento que se inicia pelos nervos periféricos, levando a queixas de parestesia mais intensa nas extremidades dos membros inferiores (MMII) em comparação aos membros superiores (MMSS) de forma simétrica. Dores na flexão cervical por curto período, intensa e irradiada para MMSS e MMII, podem ocorrer em razão da desmielinização ("sinal de *Lhermite*"). Com a progressão de deficiência, há disfunção dos tratos espinotalâmicos posterior e lateral da medula espinal, o que caracteriza a degeneração combinada subaguda, com redução da sensibilidade profunda, ataxia, fraqueza grave, espasticidade, clônus, paraplegia e, eventualmente incontinência fecal e urinária. A presença de declínio cognitivo na deficiência subclínica de vitamina B12 é incerta, mas em casos mais avançados há evidências da presença de transtorno neurocognitivo e do humor. Estas alterações podem ocorrer na ausência de anemia (Allen *et al.*, 2018).

Nas anemias de doença crônica/DRC e inexplicada, sinais e sintomas da(s) afecção(ões) de base, poderão sugerir, aliados a anamnese minuciosa, possíveis etiologias.

A atenção especial do profissional deverá ser dada àqueles idosos de idade muito avançada, àqueles com síndrome de fragilidade, multimorbidades, TNC maior e em uso de vários medicamentos, que muitas vezes apresentam manifestações atípicas e achados no exame físico pouco expressivos já comentados. Além disso, quando nestas condições, há de se considerar a presença de um familiar/cuidador, o qual presta a informação junto com a pessoa idosa. É preciso ainda qualificar a pessoa que informa, uma vez que há vários arranjos familiares/cuidadores que diferem na população e que poderão interferir na qualidade da informação fornecida ao profissional, e naturalmente, na sua hipótese diagnóstica e conduta. É importante saber qual a duração e frequência do acompanhamento, quantos são os familiares/cuidadores responsáveis pela pessoa idosa, há quanto tempo prestam cuidados, se são alfabetizados, entre outras questões. É possível que pelo conhecimento dos aspectos biopsicossociais do processo de envelhecimento, aliado às pesquisas e à adequação da abordagem do profissional de saúde acerca das particularidades da pessoa idosa, em um futuro não tão próximo teremos menos diagnósticos de anemia "inexplicada".

Avaliação laboratorial

A investigação tem por objetivo identificar, categorizar, determinar as possíveis causas e tratar a anemia de forma individualizada. Após anamnese e exame físico minuciosos, segue-se a avaliação laboratorial complementar "primária", a qual dispõe na literatura de diversas sugestões. Assim, discutiremos aspectos dos achados no hemograma completo e seguiremos para a atualização dos testes sorológicos de maior utilização para a definição das causas da anemia na pessoa idosa. Caberá a cada profissional fazer juízo do que será necessário realizar ao se identificar uma pessoa idosa com anemia.

Deficiência nutricional de ferro

A instalação da deficiência de ferro é progressiva e as alterações laboratoriais têm uma dinâmica tanto nos parâmetros do hemograma[3] quanto na cinética do ferro,[4] que serão discutidas adiante (Tabela 99.6).

TABELA 99.6 Parâmetros laboratoriais de acordo com o nível de depleção de ferro.

Parâmetros	Normal	Deficiência sem anemia	Deficiência com anemia leve	Deficiência com anemia grave
Ferro sérico (mcg/dℓ)	60 a 150	60 a 150	< 60	< 40
Capacidade total de ligação de erro (CTLF/TIBC) (mcg/dℓ)	300 a 360	300 a 390	350 a 400	> 410
Saturação de transferrina (Fe/TIBC, percentual)	20 a 50	30	< 15	< 10
Ferritina (ng/mℓ ou mg/ℓ)	40 a 200	< 40	< 20	< 10
Hemoglobina (g/dℓ)	Normal	Normal	9 a 12	6 a 7
Hemácia (morfologia)	Normal	Normal	Normal ou leve hipocromia	Hipocromia e microcitose

CTLF: capacidade total de ligação de ferro; TIBC: *total iron binding capacity*; Fe: ferro.

Hemograma completo

Na série vermelha – Hm, Hb e Ht e parâmetros hematimétricos (VCM, HCM e CHCM) –, na fase de depleção esses valores podem estar normais. Com a progressão da deficiência de ferro há um declínio concomitante da concentração de Hm, Hb, HCM e VCM (microcitose [VCM < 80 fℓ] e hipocromia e [HCM < 27 pg]). Duas medidas que cooperam com o diagnóstico de anemia ferropriva em sua fase mais inicial são a medida do *conteúdo de hemoglobina reticulocitária (CHr)* e o *percentual de Hb nas hemácias*. O primeiro é apontado como indicador precoce da deficiência de ferro, pois pode ser identificado poucos dias após a instalação do quadro mencionado, e o segundo precede ao desenvolvimento de microcitose enquanto os níveis de Hb ainda estão preservados, embora já exista comprometimento da hematopoese. Essas medidas, entretanto, carecem de validação e mais estudos. A alteração morfológica das hemácias (RDW) é a mais precocemente evidenciada, cujos valores de referência vão de 11 a 14%. A série branca é pouco alterada. Pode ocorrer leucopenia, eventualmente com neutrófilos hipersegmentados. As plaquetas estarão elevadas de forma leve a moderada em 30%. Com deficiência grave de ferro, pode haver plaquetopenia. A fisiopatogia é incerta (Grotto, 2010; Rokkam; Kotagiri, 2020).

Determinação do ferro

O ferro sérico isoladamente é de valor limitado. Deve ser analisado em combinação com saturação de transferrina e ferritina. O uso indiscriminado de suplementos vitamínicos pela população idosa, prescritos ou enquanto automedicação, poderá alterar os resultados deste exame. Valores de referência: 75 e 175 μg/dℓ (13 a 31 μmol/ℓ) em homens adultos; 65 e 165 μg/dℓ (12 a 29 μmol/ℓ) em mulheres.

Ferro na medula óssea

Obtida por meio da análise de material coletado da punção da medula óssea. É um teste invasivo e realizado em casos mais complexos, mas é o padrão-ouro para o diagnóstico de anemia por deficiência de ferro.

[3]Número de hemácias (Hm), Hb, Ht, volume corpuscular médio (VCM), hemoglobina corpuscular média (HCM) e concentração de hemoglobina corpuscular média (CHCM), plaquetas, leucócitos e diferenciais, e a amplitude de distribuição das hemácias (ADH ou *red cell distribution width*, RDW) e contagem de reticulócitos.

[4]Ferro, ferritina, transferrina, saturação de transferrina, capacidade total de ligação, entre outros.

Ferritina sérica

Parâmetro mais utilizado para avaliar a depleção dos estoques de ferro. Esta, entretanto, está aumentada em condições inflamatórias, infecciosas e em neoplasias malignas. Habitualmente, valores abaixo de 12 a 15 ng/mℓ sugerem privação de ferro. Entretanto, na pessoa idosa com multimorbidades (estado inflamatório), a maioria dos autores sugerem que valores abaixo de 100 ng/mℓ são consistentes para deficiência de ferro e abaixo de 15 ng/mℓ indicam ausência de ferro no estoque (Auerbach *et al.*, 2019; Grotto, 2010; Girelli *et al.*, 2019;). Valores acima de 100 ng/mℓ tornam seu diagnóstico improvável. Valores de referência: 15 a 300 μg/ℓ, para idosos de ambos os sexos.

Transferrina sérica

Na deficiência de ferro há um aumento na síntese de transferrina, cuja capacidade de ligação estará elevada. Normalmente, é saturada com um terço de ferro. A forma indireta de mensurar a transferrina circulante se dá por meio do cálculo da capacidade total de ligação do ferro à transferrina (CTLF) ou *total iron-binding capacity* (TBIC), que pode ser obtida por metodologia específica ou calculada (Schrier, 2015).

Receptor solúvel da transferrina (sTfR)

É o produto da clivagem do receptor de transferrina, e tem sua síntese regulada pelos níveis de ferro teciduais. Na deficiência de ferro há o aumento da concentração desses fragmentos (sTfR), o qual não sofre as influências sistêmicas a que estão sujeitos o ferro sérico e a ferritina. Sua principal indicação é na diferenciação entre anemia por deficiência de ferro e anemia da inflamação/doença crônica (ADC), pois não se altera nesta última. Os valores de referência variam de acordo com o método utilizado, não havendo até o momento uma padronização destes (Stauder *et al.*, 2018).

Há em curso vários estudos clínicos para validar testes que possam cooperar com o diagnóstico precoce de anemia por deficiência de ferro, assim como o diagnóstico diferencial desta com ADC. Os métodos em pesquisa são o *sTfr, o sTfr/log de ferritina, o CHr, o fator de crescimento de fibroblasto 23 (FGF-23), lipocalina*, dentre outros. Contudo, até o momento desta publicação, não há consenso sobre seu uso, assim permanecem a recomendação dosagem sérica de ferro, ferritina, transferrina, CTLF e saturação de transferrina.

Deficiência nutricional de vitamina B12

Os biomarcadores disponíveis são os que medem a vitamina B_{12} ou os seus metabólitos, ácido metilmalônico e homocisteína no plasma. Todos contam com alguma limitação quanto à sensibilidade/especificidade. A holoTC fração biologicamente ativa da vitamina B_{12} passou a ter importância por ser um marcador precoce de sua deficiência tecidual, uma vez que se encontra diminuída antes do aparecimento de sinais e sintomas clínicos. Embora apresente melhor acurácia teórica, sua utilidade clínica é reduzida pela falta de valores referenciais e padronização entre os laboratórios (Marchi *et al.*, 2020).

A dosagem sérica da vitamina B_{12} é a avaliação mais utilizada, de custo mais acessível e fornece informações sobre seu estado em longo prazo e reservas hepáticas. Os valores de referência podem variar de acordo com o método e o reagente usado. Normal: > 300 pg/mℓ; *borderline*: entre 200 e 299 pg/mℓ; deficiência: < 200 pg/mℓ.

O MMA é considerado o marcador mais específico da deficiência de vitamina B_{12} na ausência de disfunção renal. As concentrações sérica e urinária de MMA são, respectivamente, 0,08 a 0,56 μmol/ℓ e 5 a 32 μmol/g de creatinina.

A elevação da homocisteína (Hcy) (5 a 15 μmol/ℓ) é sensível, mas inespecífica, pois se altera também na deficiência de folato/AF, vitamina B_6, e em quadros de insuficiência renal e hipotireoidismo.

Ambos marcadores são muito úteis em casos com alta suspeição clínica de deficiência, mas com valor sérico de vitamina B_{12} normal ou naqueles com níveis séricos *borderline*. Também quando é necessário identificar uma causa tratável para transtorno neurocognitivo.

Deficiência nutricional de folato/ácido fólico

Para avaliar a deficiência de ácido fólico, faz-se sua dosagem sérica ou nas hemácias. O nível sérico normal é de 5 a 15 ng/mℓ e na hemácia de 175 a 316 ng/mℓ. Geralmente, o nível de ácido fólico < 5 ng/mℓ indica deficiência e < 2 ng/mℓ expressa anemia megaloblástica. A homocisteína pode se elevar também na deficiência de ácido fólico, mas não o MMA (Schrier, 2015).

Doença renal crônica/doença ou inflamação crônica e anemia inexplicada

As anemias de doença renal crônica, de doença ou inflamação crônica e inexplicada poderão ser avaliadas pelas medidas laboratoriais da função renal (ureia, creatinina, *clearance* de creatinina), função hepática, avaliação de hemólise pela dosagem da desidrogenase láctica (DHL), concentração de bilirrubinas séricas, além da avaliação de distúrbios endócrinos (hipogonadismo, hipotireoidismo). Outras medidas e testes (como os marcadores inflamatórios, hepcidina etc.) que ainda não fazem parte sistemática da avaliação da anemia no idoso poderão ser adicionados à investigação, na medida em que mais estudos esclareçam suas causas e sua fisiopatologia.(Wawer *et al.*, 2018).

Uma vez identificada, categorizada e definidas suas causas, os tratamentos deverão considerar idade, presença de multimorbidade, condições clínicas e funcionais, além do suporte sociofamiliar, no caso de pessoa idosa com perda da autonomia e independência. Um seguimento adequado e modificador da qualidade e vida na pessoa idosa dependerá da boa condução destas variáveis.

Tratamento

A condução e o tratamento da anemia na pessoa idosa requerem, em geral, abordagem multidisciplinar, e antes de estabelecer um plano de tratamento, o diagnóstico primário, as doenças associadas e seus estágios evolutivos, com ênfase nos distúrbios tratáveis, devem ser adequadamente definidos.

O objetivo principal é tratar a causa subjacente da anemia. Quando isto não for possível, o objetivo será a correção da anemia, pois isto reduz o risco de mortalidade (Girelli *et al.*, 2018). Todas as categorias de anemias são desafiadoras, seja pela condição biopsicossocial de quem está acometido, por qual causa foi acometido ou por ambos.

Deficiência nutricional

Baseia-se na reposição do micronutriente insuficiente, identificação e correção de sua causa.

Ferro

O tratamento consiste em orientação nutricional, administração oral ou parenteral de compostos com ferro e, eventualmente, transfusão de hemácias.

Algumas recomendações nutricionais são:

- Aumentar a ingestão de carne vermelha ou fígado (ricos em Hb/mioglobina), concomitante a pequenas porções de suco de frutas cítricas para potencializar a absorção do ferro da dieta; hortaliças folhosas verde-escuras; leguminosas (feijão e lentilha)

- Reduzir os alimentos que a dificultam: fitatos, fosfatos e carbonatos (abacaxi, hortaliças, leite), tanino (chá, café) e fosfoproteína (gema de ovo)
- Reavaliar o uso de fármacos que dificultem sua absorção: antiácidos, inibidores de bomba de próton, bloqueadores histamínicos H_2.

Administração oral ou parenteral de compostos com ferro em pacientes estáveis

A administração por via oral (VO) é a indicada por ser de baixo custo e efetiva quando bem tolerada e na ausência de doenças/circunstâncias que reduzam sua eficiência (polifarmácia, hipocloridria e aumento da hepcidina). Em pacientes submetidos à cirurgia bariátrica e/ou com doença inflamatória intestinal, a VO é proscrita.

A dose terapêutica de ferro elementar recomendada para o tratamento da anemia ferropriva é de 3 a 5 mg/kg/dia, não excedendo os 200 mg/dia, por um período suficiente para normalizar os valores da hemoglobina (Hb) – de 1 a 2 meses, e restaurar os estoques normais de ferro do organismo – de 2 a 6 meses, ou até obter-se valor de ferritina sérica de pelo menos 30 ng/mℓ para adultos (Cançado *et al.*, 2010).

Os principais compostos disponíveis são os sais ferrosos (sulfato, gliconato e fumarato ferroso), ferro aminoquelado (bisglicinato, trisglicinato férrico e glicina-sulfato ferroso), hidróxido de ferro férrico (Fe^3+) polimaltosado não iônico, também conhecido como ferripolimaltose e ferro carbonila. As recomendações para as tomadas variam de acordo com a escolha das formulações disponíveis.

- Sais ferrosos: reagem com substâncias alimentares e formam complexos insolúveis, que impedem a absorção do ferro: preferencialmente com o estômago vazio (1 hora antes das refeições, entre elas ou antes de dormir). O uso concomitante com vitamina C 250 mg ou um copo de suco de laranja (ou outra fruta cítrica) aumenta a absorção do ferro (Auerbach, 2020)
- Ferro aminoquelado: ferro ligado a aminoácidos, que o protegem até serem absorvidos. São formulações mais toleradas e podem ser tomadas com alimento, embora contenham menos ferro biodisponível e sejam menos efetivas
- Hidróxido férrico (Fe^{+3}) polimaltosado não iônico (ferripolimaltose): apresenta biodisponibilidade semelhante aos sais ferrosos, pode ser administrado com o alimento e apresenta absorção mais lenta e gradual, com menos eventos adversos e maior aderência ao tratamento (Cançado *et al.*, 2010).

Os eventos adversos mais comuns com os sais ferrosos são náuseas, vômito, gosto metálico, dispepsia, desconforto abdominal, diarreia e constipação intestinal, os quais determinam menor tolerância, baixa adesão ao tratamento e piores resultados. Embora as fezes tornem-se escuras, na pesquisa de sangue oculto (PSO) os sais não produzem resultados falso-positivos.

Estratégias para minimizar os eventos e melhorar a adesão ao tratamento:

- Escolher uma formulação com menor concentração de ferro elementar
- Reduzir a doses de 15 mg/dia de ferro elementar (Rimon *et al.*, 2005), aumentando-as de acordo com a tolerância individual
- Fracionar a dose total diária ou manter apenas uma tomada diária
- Tomar o medicamento durante ou após as refeições
- Tomar em dias alternados, apresentando resultado equivalente ou melhor do que quando do seu uso diário pela redução dos eventos adversos e da estimulação da hepicidina, que ocorre com a reposição exógena e reduz sua eficiência (Auerbach; Spivak, 2019; Auerbach, 2020).

A administração por via parenteral intravenosa (IV) atualmente é mais segura. A via intramuscular, por grande desconforto, eventos adversos locais e biodisponibilidade incerta vem sendo menos utilizada. Desde o ferro *dextrana* de alto peso molecular, utilizado na década de 1980 e associado ao alto risco de anafilaxia e morte, novos compostos com ferro para uso parenteral mais seguros foram desenvolvidos. Neste momento, há vários destes compostos disponíveis (ferro gliconato, sacarato de hidróxido de ferro, carboximaltose férrica, ferumoxitol e ferro isomaltosideo 1000), para uso intravenoso. Destes, o sacarato de hidróxido de ferro e a carboximaltose férrica estão disponíveis no mercado brasileiro.

As indicações para uso parenteral são:

- Intolerância à formulação oral e abandono do tratamento
- Resposta insatisfatória devido a problemas do trato digestório (doenças inflamatórias, procedimentos cirúrgicos, gastrite atrófica etc.)
- Anemia na DRC, sem tratamento com agentes estimuladores da eritropoese (AEE), anemia persistente após uso de AEE em pacientes com câncer sob quimioterapia, anemia de doença crônica, não responsiva aos AEE e aquelas indicações com dados insuficientes (deficiência de ferro na falência cardíaca, resposta terapêutica mais rápida em pacientes com programação de cirurgia de médio e grande porte, em um intervalo de pelo menos 3 semanas)
- Hemorragias recorrentes, anemia grave em paciente hemodinamicamente estável, com o objetivo de se obter resposta terapêutica mais rápida e evitar a transfusão de hemácias
- Normalização mais rápida dos estoques de ferro evitando o uso prolongado da terapia por via oral e seus efeitos adversos e em situações especiais, como programas de autotransfusão de pré-depósito, questões religiosas, entre outras
- Necessidade de correção rápida da deficiência de ferro, com redução de visitas hospitalares, uma vez que a dose terapêutica total de ferro geralmente pode ser administrada em uma única injeção, particularmente útil para idosos com baixa mobilidade/síndrome de imobilidade e seus cuidadores/familiares.

O uso do ferro sacarato é feito após cálculo para encontrar a dose necessária para recomposição dos estoques de ferro (Tabela 99.7).

Os eventos adversos mais comuns são náuseas, vômito, cefaleia, artralgia, mialgia e dor torácica, que podem persistir por 48 horas após o uso. Geralmente ocorrem em paciente que receberam infusão rápida ou com história de atopia e alergia medicamentosa. Para minimizar tais eventos recomenda-se infusão lenta, observação cuidadosa em local apropriado para este procedimento, com profissional treinado. O uso de anti-histamínicos não deve ser rotineiro, pois pode levar a hipotensão, taquicardia e, na pessoa idosa, quadro confusional agudo.

Finalmente, as terapias emergentes para combater a anemia, como os agentes estimuladores da eritropoese, requerem considerações adicionais devido aos potenciais efeitos colaterais. As terapias para deficiência de ferro (atualmente em estágios pré-clínicos) podem incluir inibidores de hepcidina e outros agentes que modulam os níveis de ferroportina. O teste genético também se tornará uma ferramenta útil, especialmente na classificação da anemia.

Transfusão de hemácias

As transfusões de sangue representam o tratamento de primeira linha para pacientes com anemia grave, e se baseiam não só na identificação de sinais ou sintomas em decorrência da hipoxia tecidual e/ou instabilidade hemodinâmica, mas também na tolerância do paciente à anemia, independentemente dos níveis de hemoglobina. Embora a prática da estratégia restritiva, que considera hemotransfusão quando a Hb é ≤ 6 a 7 g/dℓ e não recomenda quando é ≥ 10 g/dℓ, tenha reduzido a utilização de sangue em mais de 40% sem aumentar a morbimortalidade, há controvérsias sobre a adequação do uso deste critério (Carlson *et al.*, 2016). Cabe lembrar que protocolos são instrumentos auxiliam na tomada de decisão médica, mas não substituem a avaliação clínica individual do paciente.

Cabem algumas considerações sobre hemotransfusão na pessoa idosa, como ponderar fazê-la mais lentamente e, às vezes, associar a administração de diurético para evitar a sobrecarga circulatória, evitar nova transfusão caso tenha havido recuperação dos sintomas e estado clínico, independentemente do valor de Hb e, por fim, em pacientes anêmicos assintomáticos considerar sua não realização, em função dos riscos inerentes e potenciais eventos adversos como a lesão pulmonar aguda associada a transfusão (TRALI), a transmissão de patógenos, o acúmulo de ferro e as reações anafiláticas para as quais a pessoa idosa é especialmente sensível em consequência da fragilidade intrínseca, seja de forma imediata ou tardia (Busti *et al.*, 2019; Girelli, 2018).

Resposta e monitoramento

Os critérios clínicos de boa resposta ao tratamento oral com ferro são a redução ou o desaparecimento de sintomas como fadiga e cansaço, maior tolerância a exercícios já na primeira semana de tratamento e redução progressiva da queda de cabelo.

Resposta objetiva pode ser vista pela presença de reticulocitose, observada entre o terceiro e quinto dia do início do tratamento, e é máxima entre o oitavo e décimo, e o aumento na Hb de 2 g/dℓ após 2 ou 3 semanas de tratamento. A dosagem da ferritina é recomendada quando houver normalização da Hb e a cada 2 ou 3 meses. Sua normalização indica a reconstituição das reservas normais de ferro (em média de 2 a 6 meses) e sinaliza a suspensão do tratamento.

A duração do tratamento pode variar a depender da intensidade da deficiência de ferro, de sua causa, se esta foi ou não identificada e tratada, da terapia escolhida, da ocorrência ou

▪ **TABELA 99.7** Tratamento das anemias.

Categoria das anemias		Formulações disponíveis
Por deficiência nutricional		
Ferro	Formulações enterais (oral)	Sulfato ferroso: 300 mg ⇔ 40 a 60 mg Gliconato ferroso: 300 mg ⇔ 36 mg Fumarato ferroso: 200 mg ⇔ 30 a 60 mg Ferro polimaltose: 333 mg ⇔ 100 mg Ferro quelato glicinato: 150 a 300 mg ⇔ 30 a 100 mg Ferro carbonila: 126 mg ⇔ 120 mg
	Formulações parenterais	Sacarato de hidróxido férrico (ampolas) • 5 mℓ – 20 mg/mℓ (100 mg Fe^{+3} - IV) • 2 mℓ – 50 mg/mℓ (50 mg Fe^{+3} - IM) Carboximaltose férrico (frasco-ampola) • 10 mℓ – 50 mg/mℓ (500 mg Fe^{+3} - IV)
Vitamina B_{12} e Folato/ácido fólico	Formulações enterais	Ciano/hidroxicobalamina – 1.000 a 2.000 mcg/dia Ciano/hidroxicobalamina – VO, 5.000 mcg 15/15 dias Mecobalamia – SL,1. 000 mcg/dia Ácido fólico: 1 a 5 mg/dia
	Formulações parenterais	• Ciano/hidroxicobalamina – IM, 1.000 mcg/dia. Inicialmente 1 vezes/semana, por 1 a 2 semanas, seguidas por injeções mensais, até o restabelecimento dos estoques. • Ciano/hidroxicobalamina – IM, 5.000 mcg 15/15 dias
Por doença renal e inflamação crônica		
Formulações enterais		Tratamento da causa de base
Formulações parenterais		AEE • Eritropoetina – 20 a 50 UI/kg/dose, até 3 vezes/semana • Alfapoetina Adultos em tratamento conservador/diálise peritoneal* • 50-100 UI/kg, via SC, divididas em uma a três aplicações por semana • 10.000 UI, via SC, 1 vez/semana ou • 20.000 UI, via SC, uma vez a cada 2 semanas Adultos em hemodiálise* • 50-100 UI/kg, via SC, divididas em uma a três aplicações por semana ou • 50-100 UI/kg, via SC, em 3 aplicações/semana • CERA: 0,60 mg/kg/a cada 2 semanas Tratamento de outros fatores associados
Anemia de causa inexplicada		Transfusão de sangue com sintomas (?) AEE com sintomas (?) Inibidores de hepcidina? Suplementação nutricional?

*Recomendação de doses iniciais, ajustadas, posteriormente, de acordo com a resposta terapêutica. IV: via intravenosa; SC: via subcutânea; IM: via intramuscular; VO: via oral; AEE: agente estimulador de eritropoese; CERA: ativador contínuo de receptor da eritropoetina.

não de eventos adversos e doenças concomitantes. Considerar na pessoa idosa a figura de cuidadores/familiares bem orientados (aspecto biopsicossocial).

Vitamina B12, folato/ácido fólico

Orientações nutricionais: o ser humano é incapaz de sintetizar vitamina B_{12}, dependendo assim da ingestão de alimentos que a contenham. Recomenda-se, principalmente, os de origem animal, como carne, peixe, laticínios, ovos e fígado, suas principais fontes. Mariscos e fígado se destacam na oferta desta vitamina.

Quanto à deficiência de folato, os alimentos que apresentam maior conteúdo deste micronutriente são as verduras e hortaliças, os cereais e as frutas. Os alimentos de origem animal geralmente apresentam baixos teores desta vitamina, com exceção do fígado.

Administração oral ou parenteral de compostos com vitamina B12 e folato/ácido fólico

A escolha da via de administração e tempo de tratamento deve considerar alguns pontos. Causas de hipovitaminose secundárias à incapacidade permanente de absorção da vitamina B_{12} da dieta, a exemplo da que ocorre na anemia perniciosa ou na gastrectomia total, indicam reposição por tempo indeterminado, pois os sintomas neurológicos e hematológicos tendem a recorrer em 6 meses e 1 ano, respectivamente, após a suspensão da suplementação de vitamina B12 nesses casos (Stabler, 2013). Se a causa da deficiência de vitamina B12 for eliminada (medicamentos, dieta etc.), o tratamento poderá ser encerrado quando a deficiência for totalmente revertida.

A dose recomendada para o tratamento VO (V.O.) é de 1.000 a 2.000 mcg/dia. Ainda assim, muitos autores a considera elevada (> 500 mcg). É todavia a dose indicada, mesmo na anemia perniciosa, posto que é de conhecimento a existência de uma via alternativa de absorção por difusão passiva. Este sistema de transporte para vitamina B_{12} não requer fator intrínseco ou a integridade do íleo terminal. Além disso, causa menos danos quando comparado à via parenteral, pois a por via intramuscular (IM) é dolorosa, tem resultado equivalente a esta e menor custo (Allen *et al.*, 2018; Marchi *et al.*, 2020; Stabler, 2013; Wang *et al.*, 2018). A forma oral ou parenteral de 5.000 mcg pode ser utilizada quinzenalmente.

Outras vias de administração como a nasal, oral, sublingual e subcutânea, com apresentações variadas (500, 1.000 e 5.000 mcg) também podem ser utilizadas, mas as duas vias efetivamente estudadas e com resultados melhor definidos são a oral e A intramuscular. Novas formulações com associação de vitamina B12 e fator intrínseco estão em estudos.

A dose para reposição de ácido fólico é feita VO, de 1 a 5 mg/dia durante 1 a 4 meses, ou até a recuperação hematológica completa. Este tratamento pode produzir melhora parcial e transitória na anemia por deficiência de vitamina B_{12} que, uma vez não tratada, evolui com o aparecimento também de sintomas neurológicos (World Health Organization, 2008).

Resposta e monitoramento

O monitoramento da resposta à reposição de vitamina B_{12} pode ser detectado 48 horas após sua administração, quando ocorre o aumento no número de reticulócitos, e ainda na primeira semana, com a evidência de um pico de reticulocitose além da redução de homocisteína, de forma similar a resposta a reposição de folato/AF. Também o nível sérico de MMA é reduzido na primeira como resposta ao tratamento da deficiência de vitamina B_{12}. A correção no VCM ocorre em 2 meses a partir do início do tratamento, quando também se inicia a reposição dos estoques no fígado. Os sintomas neurológicos começam a melhorar na primeira semana e estarão resolvidos em um período de 6 a 12 meses, salvo a privação tenha permanecido por período superior a 6 meses, quando já se definiu lesão neuronal irreversível.

Doença renal crônica/inflamação crônica

Afastadas outras causas de anemia e certificada a normalidade nos estoques de ferro, os agentes estimuladores da eritropoese são essenciais no tratamento da anemia associada à DRC. Também são indicados nas doenças inflamatórias crônicas antes da cirurgia eletiva, nos distúrbios neoplásicos tratados com quimioterapia com ou sem radioterapia combinada e na síndrome mielodisplásica.

Os AEE de primeira geração são a epoetina-α e β (ou alfaepoetina e betaepoetina), cujas meias-vidas curtas (6 a 8 horas) requerem duas a três injeções por semana. A darboetina, de segunda geração, e o ativador contínuo de receptor da eritropoetina (*Continuous Erythropoietin Receptor Activator* [CERA]), de terceira geração, foram aprimorados, o que resultou em moléculas com maior estabilidade e meia-vida mais longa, mantendo semelhança na efetividade. A alfaepoetina (frasco-ampola) é dispensada pelo Sistema Único de Saúde nas apresentações de 1.000, 2.000, 3.000, 4.000 e 10.000 UI, com recomendação de uso restrito para tratamento de anemia em pacientes portadores de DRC. Há vários esquemas de tratamento, o que possibilita flexibilidade na conduta terapêutica (ver Tabela 99.7).

Embora segura, a terapia com eritropoetina apresenta eventos adversos relevantes, como complicações tromboembólicas, acidente vascular encefálico (AVE), elevação da pressão arterial, infarto agudo do miocárdio (IAM), anemia aplásica, progressão de tumores e até morte (Abreu *et al.*, 2014).

Os androgênios foram utilizados no passado para tratamento da anemia em estágio final de DRC; porém, diante dos eventos adversos e da disponibilidade de tratamentos mais seguros como o uso de EPO humana recombinante (rHuEPO), seu uso não é recomendado.

O tratamento da doença crônica inflamatória de base, quando possível, se dá pela abordagem de escolha para a anemia de doença crônica. Entretanto, existem casos refratários ao tratamento, a despeito de uma correta intervenção sobre o quadro. Nestes casos, as alternativas são a transfusão de sangue, a administração de AEE e a reposição de ferro. A combinação de AEE e reposição de ferro pode desencadear, em alguns casos, uma resposta hematológica e a correção da anemia, o que não confere necessariamente um aumento da sobrevida e da funcionalidade nos idosos nestes casos.

Resultados e monitoramento

O monitoramento cuidadoso dos níveis de Hb e os ajustes das doses de eritropoetina ao longo do tratamento devem ser realizados para minimizar riscos de eventos adversos. A recomendação da Sociedade Brasileira de Nefrologia para o monitoramento do AAE nos valores dos níveis de Hb é: aumento de 1 a 2 g/mês na fase de correção; se menor do que 1 g/dℓ aumentar a dose de AEE em 25%, e se maior que 2 g/dℓ reduzir a dose em 25 a 50%. A quantidade e a frequência deverão respeitar a característica clínica do paciente, preservando a dose para manter a Hb na faixa-alvo, e atentando para níveis superiores a 13 g/dℓ, quando há recomendação de suspensão do AEE (Abreu *et al.*, 2014). Evitar suspensões bruscas.

Anemia inexplicada

Não há tratamento específico recomendado até o momento. Entretanto, para aqueles casos em que o paciente se encontra sintomático, as opções incluem transfusão de sangue ou uso de AEE, embora não haja dados suficientes que possibilitem sugerir qual a melhor escolha entre estas. Isso reflete o limitado conhecimento sobre os mecanismos fisiopatogênicos envolvidos neste grupo de anemia.

A deficiência androgênica representa um fator contributivo para a anemia inexplicada no homem idoso. Alguns estudos comprovam o benefício da reposição de androgênio em idosos com anemia leve (58% em um estudo, contra 22% do placebo). Além de estimular a eritropoetina, ele inibe a hepcidina, o que facilita a eritropoese pelo aumento do ferro. Embora promissores, há necessidade de mais estudos (Busti *et al.*, 2018; Girelli *et al.*, 2018).

Se considerarmos o axioma de que a anemia é sempre secundária a uma causa específica, é possível que uma etiologia possa eventualmente se tornar aparente com o acompanhamento (Ferrucci *et al.*, 2007).

Considerações finais

A anemia na pessoa idosa é uma condição expressiva que compromete a qualidade de vida e está associada a relevantes eventos adversos como fragilidade, declínio funcional, cognitivo e do humor, quedas, hospitalização, aumento da permanência hospitalar e mortalidade.

Sua prevalência aumenta com a idade, é maior em idosos institucionalizados e hospitalizados, além de ser um fator de descompensação das morbidades e de demora na recuperação. Uma vez que vivemos em uma condição de desigualdade social com visão equivocada acerca do envelhecimento que favorece a síndrome em questão, consideremos a maior parte das pessoas idosas acometidas que residem na comunidade apresentam um quadro leve. Esta condição torna possível que o profissional de saúde investigue e conduza de forma adequada este quadro.

Para os gestores de saúde, deve-se atentar para a promoção de espaços que favoreçam a socialização, a atividade física e de reabilitação, a dispensa de medicamentos, entre outras ações que visem reduzir desfechos catastróficos como as quedas seguidas por fraturas, hospitalizações e todo um ciclo perverso que com frequência leva a reinternações precoces, declínio ou perda funcional, sobrecarga familiar e do cuidador, institucionalização e morte.

100

Envelhecimento Cutâneo

Ambrósio Rodrigues Brandão •
Telma Cristiane Rodrigues Brandão

Introdução

Pela sua exposição, a pele é o órgão do corpo humano que mais evidencia o envelhecimento do indivíduo. Este capítulo explica os sinais do envelhecimento cutâneo, assim como as doenças mais frequentes envolvendo a pele do indivíduo idoso. O objetivo deste capítulo é capacitar o médico geriatra a reconhecer lesões cutâneas, suspeitar de doenças sistêmicas por meio de alterações da pele e encaminhá-las ao médico especialista quando necessário.

Fisiologia do envelhecimento

O envelhecimento cutâneo apresenta dois componentes: intrínseco e extrínseco. O componente intrínseco está relacionado com a idade do indivíduo e a sua genética, e o extrínseco relaciona-se com a ação de fatores externos sobre a pele, como exposição solar, agentes químicos e tabagismo (Sociedade Brasileira de Dermatologia, 2020).

Clinicamente, o envelhecimento intrínseco se expressa como uma pele seca, enrugada, flácida e algumas neoplasias benignas. Além disso, existe maior possibilidade de formação de bolhas traumáticas em virtude do achatamento da junção dermoepidérmica. Histologicamente, ainda ocorrem diminuição da espessura da epiderme, atipia nuclear ocasional, redução no número de melanócitos (cerca de 10 a 20% por década de vida, resultando em menor proteção contra radiação ultravioleta) e das células de Langerhans (células efetoras do sistema imune da pele).

Na derme, ocorre atrofia, com redução de aproximadamente 20% de sua espessura, valores menores nas áreas fotoprotegidas. Também há diminuição nas quantidades de fibroblastos, mastócitos e vasos sanguíneos, estes gradativamente com menores calibre e espessura, junto com anormalidades nas terminações nervosas. A redução da população mastocitária cutânea resulta em menor produção de histamina e consequente diminuição da resposta inflamatória da pele, inclusive após exposição solar. A diminuição do leito vascular cutâneo provoca fragilidade dos vasos sanguíneos, palidez e redução da temperatura da pele, condição facilitada pela redução da gordura dérmica. Desta forma, além de favorecer progressivas fibrose e atrofia dos anexos cutâneos, compromete a termorregulação, predispondo o idoso à hipotermia, por exemplo.

Ultraestruturalmente, o colágeno diminui 1% ao ano, e as fibrilas colágenas remanescentes tornam-se desorganizadas, compactas e granulosas, modificando a cicatrização da pele do idoso. Sugere-se influência dos estrógenos na síntese e na degradação do colágeno, uma vez que em mulheres menopausadas sua concentração cutânea declina rapidamente. As fibras elásticas decrescem em número e em diâmetro, além de apresentarem fragmentação e calcificação progressivas. Após a 7ª década de vida, o colágeno torna-se mais rígido e menos elástico em razão das alterações da substância fundamental pela diminuição dos mucopolissacarídeos, alterando adversamente o turgor cutâneo. Tal processo modifica as propriedades mecânicas cutâneas com perda progressiva da elasticidade e aumento do tempo necessário para a pele retornar à sua espessura prévia após traumas (Rivitti, 2018).

Apesar de não estar relacionada somente ao processo de senescência, cita-se o processo de glicação das moléculas dérmicas de colágeno e elastina, consequentes da crônica exposição à glicose, seja pela alimentação inadequada de alimentos ricos em açúcar ou por situações que provoquem hiperglicemia (p. ex., diabetes melito, uso crônico de corticosteroides). O processo de glicação também contribui para o envelhecimento cutâneo, uma vez que compromete as funções de sustentação da pele tanto do colágeno (principalmente o de tipo I) quanto da elastina (SBD, 2020).

Exceto nas áreas de melanose solar, onde se encontram alterados e hipertrofiados, os melanócitos diminuem gradativamente, havendo redução de suas funções.

Tanto cabelos quanto pelos têm volume e diâmetro diminuídos em ambos os sexos, por atrofia e fibrose dos folículos pilosos; exceção ocorre nos supercílios, fossas nasais e orelhas externas, cujos pelos costumam ser mais grossos e alongados nos idosos. Algumas vezes, ocorre aumento da pilificação facial em mulheres idosas. Apresentando maior taxa metabólica, os cabelos perdem sua coloração antes que a pele e os pelos do corpo, resultando em canície (cabelos brancos).

As glândulas sudoríparas decrescem em 15% aproximadamente, gerando uma redução da capacidade de transpiração espontânea frente ao aumento da temperatura ambiente.

Após os 70 anos de idade, as unhas costumam apresentar sulcos longitudinais e curvatura mais convexa. As onicodistrofias (alterações das características das unhas como espessura, coloração, tamanho, adesão ao leito ungueal e consistência, por exemplo) costumam ser confundidas com infecção fúngica ungueal, uma vez que também ocorre aumento da espessura das unhas e hiperqueratose (espessamento excessivo da camada córnea) sob estas. Além disso, as unhas dos dedos dos pés podem apresentar-se distróficas por consequência de traumas locais repetidos ou de alterações ortopédicas agravadas com a idade, como a osteoartrite. Pressão crônica e trauma local sobre a unha provocam seu espessamento, contribuindo para o surgimento de onicogrifose (unha espessada em forma de garra), muitas vezes atrapalhando o uso de calçados nos idosos, predispondo-os a quedas. A onicólise (separação da lâmina ungueal do seu leito) reflete a diminuição de vascularização para porções distais dos membros, relacionada a várias doenças sistêmicas.

Os corpúsculos de Vater-Pacini e Meissner, respectivamente responsáveis pelas sensibilidades da pele à pressão e ao tato, decrescem em 30% suas densidades sobre a pele, assim como a sensibilidade vibratória. Por outro lado, o limiar da sensibilidade dolorosa aumenta cerca de 20% com o avançar da idade, predispondo a lesões traumáticas cutâneas mais graves (Rivitti, 2018).

Fotoenvelhecimento

A exposição à radiação ultravioleta (UV) provoca o envelhecimento extrínseco da pele, caracterizando o fotoenvelhecimento. Por penetrar mais profundamente na pele, interagindo tanto com queratinócitos da epiderme quanto com fibroblastos dérmicos, a radiação UV do tipo A (UVA) é o principal responsável pelo fotoenvelhecimento. Por outro lado, a radiação UV tipo B (UVB) é mais absorvida na epiderme, sendo o responsável pelo bronzeamento, pela queimadura solar e pela fotocarcinogênese.

Enquanto as alterações da pele inerentes ao envelhecimento intrínseco são sutis (flacidez, rugas finas, palidez cutânea), a pele fotoenvelhecida caracteriza-se pela espessura aumentada, rugas mais profundas, pigmentação irregular com tonalidade amarelada, telangiectasias, além de uma variedade de lesões benignas, pré-malignas e neoplásicas.

Histologicamente, a pele fotoenvelhecida apresenta maior compactação do estrato córneo, aumento da espessura da camada granulosa e menor concentração de mucina na epiderme. Embora o número de melanócitos esteja reduzido, ocorre hipertrofia destes nas áreas cutâneas com melanose solar e lentigo do paciente fotoenvelhecido. No entanto, a característica histológica mais marcante do fotoenvelhecimento é a elastose, representada por acúmulos nodulares de material fibroso amorfo, geralmente na junção das dermes papilar e reticular, não observada na pele cronologicamente envelhecida. Há substituição das fibras colágenas maduras por colágeno com aparência basofílica, formando um material constituído de elastina degradada e proteínas microfibrilares ligadas à fibronectina, uma glicoproteína da matriz dérmica. Clinicamente, por exemplo, a elastose pode manifestar-se de duas maneiras: cútis romboidal (pele amarelada espessa, com sulcos configurando losangos, restrita à nuca) e cistos e comedões de Favre-Racouchot (pele espessa, amarelada, repleta de comedões abertos e cistos, preferencialmente em regiões zigomáticas, temporais e periorbitárias) (Rivitti, 2018).

Tratamento

Considerando as alterações provocadas pelos raios solares sobre a pele, torna-se fundamental o uso do fotoprotetor com espectro para radiação UVA e UVB como medida terapêutica inicial e preventiva contra o fotoenvelhecimento. Além disso, não se recomenda a exposição solar entre 10 e 15 horas.

Segundo o Consenso Brasileiro de Fotoproteção da Sociedade Brasileira de Dermatologia (SBD) (Schalka; Steiner, 2014), a fotoproteção pode ser tópica, oral ou mecânica, sendo a primeira obrigatoriamente presente, associada aos outros tipos.

Os fotoprotetores tópicos, também conhecidos como protetores solares ou filtros solares, são produtos utilizados sobre a pele íntegra com o intuito de reduzirem os efeitos deletérios da radiação solar sobre a pele, cuja eficácia é determinada por meio do fator de proteção solar (FPS). Para indivíduos cuja pele seja pouco sensível à queimadura solar, orienta-se o uso de produtos com FPS entre 6 e 14,9; os que apresentam pele moderadamente sensível à queimadura solar, produtos com FPS entre 15 e 29,9; os indivíduos que cuja pele é muito sensível, recomenda-se o uso de produtos com FPS entre 30 e 50; e àqueles extremamente sensíveis à queimadura solar, orienta-se o uso de produtos cujo FPS seja entre 50 e 100. Em relação à fotoproteção oral, alguns ativos ingeridos oralmente constituem os nutracêuticos ou nutricosméticos solares, cujas ações isoladas ou em combinação minimizam os danos provocados pela radiação solar, sendo exemplos as vitaminas C e E, carotenoides, polifenóis, probióticos, ácidos graxos essenciais e extrato de *Polypodium leucotomas*. Quanto à fotoproteção mecânica, funcionam como barreira física frente à radiação solar, como roupas, chapéus, vidros, óculos de sol e coberturas naturais ou artificiais (Schalka, 2014).

O uso do ácido retinoico melhora a pele idosa e fotoenvelhecida, sendo capaz de reduzir a aspereza cutânea e as rugas. Os alfa-hidroxiácidos são compostos derivados do ácido láctico, frutas e cana-de-açúcar (ácido glicólico), também capazes de atenuar o fotoenvelhecimento, porém menos eficazes que o ácido retinoico. Quanto aos antioxidantes tópicos, sua capacidade de modificarem alterações promovidas por radicais livres na pele é controversa (SBD, 2020).

Outros fatores que promovem o envelhecimento cutâneo

O tabagismo acelera o fotoenvelhecimento, particularmente em mulheres. A histologia da pele do fumante revela espessamento e fragmentação das fibras elásticas, similar ao que ocorre na pele fotolesada. Entretanto, nesse caso a elastose solar está restrita à derme papilar, enquanto as fibras elásticas alteradas do fumante estão presentes também na derme reticular. O cigarro também é relacionado na redução do conteúdo de água da camada córnea além de acelerar a hidroxilação do estradiol, levando à redução dos níveis de estrógeno cutâneo, contribuindo para atrofia cutânea.

O álcool altera a produção de enzimas e estimula a formação de radicais livres causadores do envelhecimento cutâneo, com exceção do vinho tinto, em virtude dos flavanoides em sua composição, presentes com potente ação antioxidante.

Movimentos musculares repetitivos e contínuos, dieta não balanceada, bronzeamento artificial e exposição a radicais livres presentes na exposição à radiação ultravioleta, fumo, estresse e poluição também contribuem para a aceleração do envelhecimento cutâneo (SBD, 2020).

Tratamento do envelhecimento cutâneo

Algumas das seguintes opções de tratamento tópico podem ser usadas no tratamento da pele já lesada, obviamente a critério de médico especialista habilitado.

Os *peelings* químicos apresentam-se como opções não invasivas para renovação da camada superficial da pele, usados geralmente na face. Os tratamentos com eficácia comprovada são os *peelings* compostos por ácido retinoico, resorcinol, ácido salicílico, ácido glicólico e ácido mandélico.

O uso de *laser* fracionado focado na pele remove as camadas superiores e médias da pele, promovendo melhora da coloração cutânea e suavização de rugas. Também pode ser usada luz intensa pulsada, cuja ação térmica local pode remover pequenos vasos sanguíneos, atenuar a melanose solar e agir sobre poros dilatados.

A terapia fotodinâmica, quando usada associada a um fármaco fotossensibilizante, melhora o aspecto envelhecido da pele melhorando suas textura e coloração.

Para restauração do volume e minimização de linhas finas e rugas semipermanentes, toxina botulínica e preenchedores dérmicos podem ser usados na área dos olhos, na testa, nas dobras nasolabiais, além do restante da face e no pescoço (SBD, 2020).

A suplementação diária de peptídeos de colágeno hidrolisado, em apresentações disponíveis no mercado geralmente associadas à vitamina C e fitoextratos, tem mostrado resultados benéficos sobre a pele envelhecida por aumentar significativamente a espessura dérmica, melhorando firmeza, elasticidade e hidratação cutâneas (Addor, 2015).

Além disso, evitar alguns hábitos deletérios não só em relação à pele, mas também à saúde como um todo é benéfico para retardar o envelhecimento cutâneo, como tabagismo, etilismo, sedentarismo, baixa ingestão de líquidos durante o dia, falta de higienização da pele diariamente e não usar fotoprotetor solar (SBD, 2020).

Prurido

Prurido é um sintoma cutâneo que induz o indivíduo ao ato de coçar-se. É a mais frequente queixa cutânea em todas as faixas etárias. Pode ou não estar associado a lesões cutâneas; nesse último caso, o prurido pode ser consequência de uma doença sistêmica (entre 10 e 50% dos casos em idosos), justificando uma análise mais detalhada desse sintoma por meio de exames físicos e laboratoriais, se necessário, além da anamnese.

A sensação de prurido é transmitida a partir de receptores presentes na derme, mucosas e córnea, através de fibras nervosas aferentes não mielinizadas do tipo C. Essas fibras, também condutoras da sensação dolorosa, ascendem pelo trato espinotalâmico e, do tálamo, dirigem-se até áreas sensoriais localizadas no giro pós-central do córtex cerebral. São vários os mediadores periféricos que podem estimular tais fibras e induzir a sensação de prurido: histamina, tripsina, substância P, bradicinina, peptídio intestinal vasoativo, interleucina 2, sais biliares, proteases e derivados opiáceos.

O prurido pode manifestar-se aguda ou cronicamente. As causas mais comuns de prurido agudo são: farmacodermia, dermatite de contato e urticária. Como causas de prurido crônico são exemplos: asteatose, endocrinopatias, insuficiência renal crônica e colestase.

A insuficiência renal crônica é uma das causas mais frequentes de prurido em idosos. Seu aparecimento pode ser localizado ou generalizado, não observado nas fases agudas da doença. Não há associação entre o aparecimento do prurido e sexo, idade, raça, etiologia da nefropatia ou tempo de tratamento dialítico. No entanto, pacientes tratados por diálise peritoneal ambulatorial contínua são menos acometidos de prurido que os usuários de hemodiálise. A etiologia do prurido na insuficiência renal crônica ainda não é esclarecida, sendo, atualmente, as hipóteses mais aceitas o hiperparatireoidismo secundário, a hipercalcemia, a asteatose e a proliferação de mastócitos. Dentre as medicações estudadas (carvão ativado, talidomida, colestiramina, naltrexona, ondansetrona), nenhuma apresenta eficácia totalmente comprovada.

A colestase crônica também é causa de prurido em idosos (20 a 25% dos pacientes ictéricos), frequentemente causada por cirrose biliar e colangite esclerosante primárias, coledocolitíase obstrutiva, carcinoma de vias biliares, infecção crônica por hepatite C e uso crônico de algumas medicações (ver posteriormente). O prurido geralmente é generalizado, migratório, mais intenso em mãos, pés e áreas cobertas pelas roupas, sem melhora após coçadura. A etiologia do prurido na colestase crônica também não é conhecida, assim como não há medicação totalmente eficaz para seu controle, como colestiramina, ácido ursodesoxicólico, rifampicina, além do tratamento da causa base da colestase (remoção de cálculo biliar ou uso de interferona para hepatite C).

Doenças hematológicas também estão relacionadas com prurido em idosos. O linfoma cutâneo de células T provoca prurido em até 80% dos pacientes, e o linfoma de Hodgkin associa-se a esse sintoma entre 10 e 30% daqueles. Precedendo em anos sua evolução, o prurido na policitemia vera ocorre em 30 a 50% dos pacientes, caracteristicamente relacionado com banhos de água quente e anemia ferropriva, esta por si só causadora de prurido em idosos. A macroglobulinemia de Waldenström, o mieloma múltiplo, o linfoma não Hodgkin, as leucemias (principalmente a linfocítica crônica) e as gamopatias benignas em menor frequência também ocasionam prurido em idosos, principalmente nos estágios iniciais.

Considerando o aumento da incidência da síndrome de imunodeficiência adquirida (AIDS) entre idosos, o prurido algumas vezes apresenta-se como sintoma inicial. Entretanto, durante a evolução da doença, podem ocorrer várias dermatoses provocadoras de prurido, como dermatite seborreica, escabiose e erupções cutâneas por substâncias. Para controle do prurido dos pacientes com AIDS, primeiramente o tratamento antiviral deve ser instituído, uma vez que o controle da carga viral reduz esse sintoma nos pacientes soropositivos. Além disso, podem ser usados corticosteroides tópicos, anti-histamínicos (p. ex., cetirizina) e, ainda em estudos, a talidomida.

As doenças endocrinológicas também ocasionam prurido em idosos, como hipertireoidismo, hipotireoidismo e diabetes melito.

O uso de alguns medicamentos de uso crônico provoca prurido por intermédio de vários mecanismos: por colestase (clorpromazina, opioides, fenotiazinas, tolbutamida, estolato de eritromicina, hormônios anabólicos, captopril, sulfonamidas, estrógenos e progestógenos), por hepatotoxicidade (paracetamol, isoniazida, fenitoína, ácido clavulânico-amoxicilina), por asteatose (betabloqueadores, clofibrato) e idiopática (sais de ouro, lítio, clonidina, cloroquina) (Rivitti, 2018).

O advento dos Cuidados Paliativos na prática médica revelou a importância do controle de dor nos pacientes que deles necessitam, idosos em grande parte. O uso mais frequente de analgésicos opioides também revelou seus efeitos colaterais, dentre eles o prurido, cuja presença é justificada pela liberação histaminérgica em seus respectivos mecanismos de ação. São exemplos dessas drogas o tramadol, a codeína e a morfina (esta, independente da via de administração) (Manual de Cuidados Paliativos, 2020).

Asteatose

A asteatose, também conhecida como xerose, é o termo usado para denominar uma pele seca, descamativa, muitas vezes acompanhada de prurido, acometendo faces extensoras de membros e regiões pré-tibiais, palmares e plantares. A asteatose tem na idade avançada uma de suas causas. No inverno, há piora dos sintomas, provocada pelos banhos demorados com água quente e uso de sabonetes, comprometendo a camada córnea cutânea, assim como a baixa umidade do ambiente.

Tal condição ocorre por diminuição dos lipídios intercelulares, associada à diminuição da capacidade de coesão das células da camada córnea cutânea. Trata-se a asteatose evitando-se banhos quentes e demorados e o uso de sabonete em abundância. Emolientes à base de óleo de amêndoas, de lactato de amônio ou de ureia sobre a pele ainda úmida, logo após o banho, mantêm-na hidratada e livre das complicações da asteatose (Rivitti, 2018).

Dermatite seborreica

A dermatite seborreica é uma doença crônica comum em idosos. Acompanha algumas doenças neurológicas como doença de Parkinson, siringomielia, poliomielite e trauma medular, além de manifestar-se como possível efeito colateral de neurolépticos. Em indivíduos com AIDS, as manifestações clínicas tendem a ser mais exuberantes. Sua patogenia ainda não é totalmente esclarecida, podendo relacionar-se à produção aumentada da secreção das glândulas sebáceas, concomitantemente ou não à presença de fungos *Malassezia* spp. Caracteriza-se por lesões eritematoescamosas localizadas no couro cabeludo, glabela, sulcos nasogenianos e regiões supraesternal, palpebrais, retroauriculares, interescapulares, além da área de crescimento da barba.

Para as lesões da dermatite seborreica, utilizam-se corticoides tópicos não fluorados, como a hidrocortisona, por curto espaço de tempo, derivados azólicos tópicos, como o cetoconazol, além de produtos que contenham sulfeto de selênio, ácido salicílico, zinco-piridiona ou enxofre. Há referências de resultados favoráveis após o uso tópico de imunossupressores como o tacrolimo ou pimecrolimo (Rivitti, 2018).

Herpes-zóster

O herpes-zóster é uma doença provocada pelo vírus varicela-zóster em pacientes que já tenham sofrido a primeira infecção (varicela), geralmente durante a infância. Essa reativação do vírus, latente nos gânglios das raízes dorsais da medula espinal, surge espontaneamente ou é induzida pelo estresse, febre, radioterapia ou imunodeficiência. Afeta aproximadamente 20% de pessoas sem comorbidades e 50% dos imunodeprimidos. Pode ocorrer transmissão por via respiratória por meio de perdigotos e, mais frequentemente, pelo contato do líquido das lesões cutâneas.

Inicialmente, ocorre por muitos dias dor intensa, parestesia ou prurido em um determinado dermátomo, sem lesão cutânea correspondente, algumas vezes até simulando infarto agudo do miocárdio, pleurite, hérnia de disco, abdome agudo cirúrgico ou cólica decorrente de cálculos renais (*zoster sine herpete*). A partir disso, surgem nessa mesma área vesículas de conteúdo hialino sobre base eritematosa, unilateralmente, na maioria das vezes não ultrapassando a linha mediana. Não havendo infecção secundária, as vesículas regridem formando crostas em 1 ou 2 semanas. Os idosos e os pacientes imunodeprimidos têm maior probabilidade de complicações decorrentes do herpes-zóster, como alteração ocular (ceratite, uveíte, coriorretinite, amaurose), angiite cerebral granulomatosa, síndrome de Ramsay-Hunt, paralisia de Bell, meningoencefalite, paralisia motora e neuralgia pós-herpética. O sinal de Hutchinson caracteriza-se pela presença de vesículas na lateral e na ponta do nariz, indicando acometimento da divisão nasociliar do nervo oftálmico, devendo chamar atenção do médico quanto a complicações oculares em evolução.

O tratamento deve ser iniciado por via sistêmica, nas primeiras 72 horas após o início dos sintomas, uma vez que o uso tópico não é eficaz para a regressão das lesões. São usados os antivirais aciclovir 800 mg 5 vezes/dia durante 7 a 10 dias, fanciclovir 500 mg 3 vezes/dia durante 7 dias, ou valaciclovir 1.000 mg 3 vezes/dia durante 7 dias. Geralmente, são bem tolerados, interagindo com poucos fármacos, apesar de necessitarem de correção das doses para idosos com diminuição de função renal. É controverso o uso de corticosteroide sistêmico quando associado aos antivirais, uma vez que não se verifica uma resolução mais rápida das lesões nem prevenção da neuralgia pós-herpética; além disso, seus possíveis benefícios em diminuir a resposta inflamatória e consequente dor local não superariam os riscos de seus efeitos colaterais, particularmente em idosos (Sampathkumar *et al.*, 2009).

A neuralgia pós-herpética é definida como uma dor intensa em queimação ou em pontada sobre o dermátomo acometido pelo herpes-zóster, cujo início da dor varia de 1 mês após o aparecimento das primeiras vesículas a 6 meses após a cicatrização das lesões cutâneas. Também estão relacionados sintomas locais de hiperestesia, alodinia e, devido à intensidade da dor, ocorrem alterações de humor, comprometimento do sono e isolamento social (Sabatowski *et al.*, 2004). Quando instalada, podem ser usadas para o controle da dor medicações tópicas (capsaicina a 0,025 ou 0,075% sobre as áreas afetadas) ou mesmo sistêmicas, como anticonvulsivantes (gabapentina 300 a 600 mg/dia, pregabalina 150 a 300 mg/dia, carbamazepina 200 a 400 mg/dia) e antidepressivos tricíclicos (amitriptilina 25 a 100 mg/dia). Em relação às medicações de uso oral, devem ser considerados os possíveis efeitos colaterais antes de prescrevê-las aos idosos (leucopenia com a carbamazepina; alteração da condução cardíaca, hipotensão ortostática, retenção urinária, boca seca e constipação intestinal com os antidepressivos tricíclicos). Além disso, o uso precoce de antivirais orais em até 72 horas do aparecimento da última lesão bolhosa previne o aparecimento de neuralgia pós-herpética. Menos frequentemente, outros tratamentos analgésicos são utilizados como bloqueio nervoso, *biofeedback* e estimulação nervosa elétrica transcutânea (Straterr *et al.*, 2001).

A vacina para prevenção de herpes-zóster encontra-se disponível para idosos acima de 60 anos de idade, também recomendada para aqueles indivíduos já acometidos quanto à prevenção do aparecimento de neuralgia pós-herpética. Trata-se de vacina composta de vírus vivo atenuado de aplicação única, com eficácia comprovada, principalmente, durante os cinco primeiros anos após a administração, ainda em estudos quanto à idade de revacinação (Hales *et al.*, 2014). Em relação aos idosos já acometidos pelo herpes-zóster, recomenda-se a aplicação da vacina após 6 meses a 1 ano do quadro agudo da doença. Efeitos colaterais restringem-se geralmente ao local de aplicação (dor, prurido e eritema). Em idosos acometidos de doença febril aguda, sugere-se o adiamento da vacinação, além da contraindicação de tal vacina em indivíduos imunodeprimidos graves (Sociedade Brasileira de Imunizações, 2019).

Escabiose

A escabiose é uma doença contagiosa provocada pelo ácaro *Sarcoptes scabiei* variante *hominis*, exclusivo da pele do homem, cujo contágio é feito por meio do contato pessoal, havendo possibilidade de a transmissão ser feita por contato com leito de pessoas acometidas. Não há preferência por sexo ou raça, predominando em adultos e idosos, frequentemente em institucionalizados.

A lesão típica na pele é a presença de sulcos cutâneos de até 1 cm, acinzentados ou da cor da pele, sinuosos, apresentando em uma das extremidades uma vesícula do tamanho de uma cabeça de alfinete, onde se encontra a fêmea do ácaro. Na maioria das vezes, porém, a escabiose apresenta-se como pápulas eritematosas escoriadas, principalmente em regiões interdigitais, interglúteas, axilares, além de mamilos (principalmente em mulheres), escroto, face e pés. Pode haver presença de nódulos eritematosos ou violáceos em genitais, intensamente pruriginosos, mesmo após tratamento específico. Nos idosos, as lesões podem não ser visíveis, predominando escoriações, algumas vezes provocando furúnculos e foliculites, além do característico acometimento dorsal nesses pacientes.

O principal sintoma da escabiose é o prurido noturno. Quando várias pessoas da mesma família ou do mesmo ambiente apresentam o mesmo sintoma, associado à presença das lesões cutâneas, é quase certo o diagnóstico de escabiose. Deve-se pesquisar a doença em todos os contactantes do paciente infectado antes de tratar unicamente este, sob risco de não se erradicar a escabiose no ambiente envolvido: na dúvida, tratar todos.

Como tratamento, usam-se cremes ou loções de permetrina a 5% por todo o corpo, do pescoço aos pés, durante 10 ou 12 h (recomenda-se durante o período noturno), evitando o contato com mucosas, pela manhã retirando-se o produto durante o banho. Esse procedimento deve ser repetido após 1 semana, assim eliminando definitivamente possíveis ácaros restantes. Da mesma forma de aplicação, enxofre precipitado a 5% (em vaselina ou pasta d'água) e loção ou creme de crotamiton a 10% (este especialmente não deve ser removido do corpo após 24 h). Menos comumente, citam-se benzoato de benzila a 10 a 25% (uma parte da medicação diluída em duas partes de água), também de aplicação pelo corpo antes de dormir e retirada ao acordar, procedimento a ser feito por 3 dias, monossulfiram a 25% (não ingerindo bebidas alcoólicas concomitantemente) e loção de lindano a 1%. Não são recomendados sabonetes escabicidas por provocarem dermatite irritativa sem remoção do agente etiológico. Algumas vezes, ocorre persistência do prurido por até semanas após o início do tratamento em virtude da alergia ao ácaro e não necessariamente por falha de tratamento, devendo-se evitar o tratamento repetido sob risco de dermatites irritativas. Podem auxiliar na diminuição desse sintoma corticoides sistêmicos e anti-histamínicos. Quando da utilização de produtos tópicos para escabiose, recomenda-se a troca diária e posterior lavagem com água morna das roupas e lençóis usados pelo paciente para evitar-se reinfestação pelo ácaro. Para uso sistêmico, a ivermectina em comprimidos de 6 mg para cada 25 a 30 kg de peso corporal do paciente é usada em dose única em jejum por um dia, devendo-se repetir a dose em 1 semana (Centers of Disease Control and Prevention, 2020).

Rosácea

Essa doença incide na maior parte das vezes em mulheres de pele clara a partir da 4ª década de vida. De etiologia multifatorial, a rosácea está relacionada, principalmente, com quadro de hiper-reatividade vascular. Alimentos que favorecem a ruborização como sal, álcool, pimenta, chá ou café podem piorar a rosácea. Também devem ser evitados corticosteroides tópicos que contenham flúor em sua composição.

Doença crônica com episódios de agudização, a rosácea caracteriza-se por pápulas e eritemas recorrentes, geralmente em face, acompanhadas de telangiectasias e pústulas. Aproximadamente em metade dos casos ocorre comprometimento ocular, com sensação de secura nos olhos, lacrimejamento, dor, visão embaçada e hiperemia conjuntival. Algumas vezes precedendo as manifestações cutâneas, esse quadro pode ocasionar ceratite, blefarite, conjuntivite e irite.

Em homens com mais de 40 anos de idade, pode ocorrer a rinofima (aumento do tamanho do nariz por hiperplasia de glândulas sebáceas e tecido conjuntivo, associada a alterações vasculares) comumente associada à rosácea.

O tratamento da rosácea compreende medicações tópicas e sistêmicas, mais eficazes se associadas. Geralmente, a primeira opção de tratamento é a tetraciclina, usada pela via oral na dose de 0,5 a 1,5 g/dia, além de doxiciclina 100 mg 1 a 2 vezes/dia. Dentre as tópicas, podem ser usados metronidazol a 1%, ácido azelaico a 20%, e tretinoína a 0,025%. Embora não exista relação bacteriana com a etiologia, acredita-se que esses antibióticos tenham uma propriedade anti-inflamatória eficaz para o controle da rosácea. Como alternativa não farmacológica, a rosácea pode ser tratada com luz intensa pulsada sobre as lesões. Especificamente na rinofima podem ser usados *laser* de gás carbônico e *shaving* local (Webster, 2003).

Penfigoide bolhoso

O penfigoide bolhoso é a mais frequente doença bolhosa autoimune subepidermal da pele. Afeta principalmente idosos a partir dos 60 anos de idade, de ambos os sexos. Essa dermatose pode estar relacionada com doenças neurológicas, como epilepsia, demência, doença de Parkinson e esclerose múltipla, ou mesmo desencadeada após trauma local, queimaduras ou radioterapia. Em alguns casos, o uso de crônico de algumas medicações também leva ao aparecimento do penfigoide bolhoso, tais como, por exemplo, furosemida, amoxicilina, ciprofloxacino, sais de ouro e captopril.

A patogênese do penfigoide bolhoso resume-se ao comprometimento autoimune a dois antígenos componentes dos hemidesmossomos (antígenos BP180 e 230), estes responsáveis pela união entre queratinócitos e a membrana basal da epiderme. Uma vez comprometidos, ocorre separação entre epiderme e derme, acarretando no aparecimento de bolhas (Borradori; Bernard, 2003). Na imunofluorescência direta da pele perilesional demonstra-se a presença de depósito ao longo da membrana basal de C3 (terceiro componente de complemento), em todos os casos, e de imunoglobulina G (IgG) em 90% destes. A imunofluorescência indireta revela anticorpos circulantes da classe IgG antizona da membrana basal em cerca de 70% dos casos.

Clinicamente, o penfigoide bolhoso caracteriza-se por uma primeira fase não bolhosa com duração variável de semanas a meses, pouco específica quanto a lesões cutâneas (pápulas ou lesões urticariformes pruriginosas). Já na segunda fase, surgem as lesões características: bolhas tensas de conteúdo hialino em distribuição geralmente simétrica, predominantemente em áreas flexoras dos membros, tronco e abdome, com duração de dias a semanas até romperem-se. Em um terço dos casos, a mucosa oral também está comprometida por bolhas. Em metade dos casos, eosinofilia é evidenciada em exame de hemograma.

O tratamento do penfigoide bolhoso baseia-se no uso do corticosteroide sistêmico (prednisona ou prednisolona por via oral 0,5 a 1,0 mg/kg/dia, entre uma e 4 semanas), com redução gradual da dose de acordo com a evolução clínica após esse período. Caso as lesões estejam restritas a uma determinada região do corpo (apresentação leve a moderada da doença), creme à base de clobetasol a 0,05% pode ser aplicado 2 vezes/dia pelo mesmo período. Fármacos imunossupressores como azatioprina, ciclosporina, dapsona, metotrexato e ciclofosfamida, além da nicotinamida, não são usados como primeira escolha para tratamento, sendo esporadicamente aplicados em casos refratários à corticoterapia (Venning *et al.*, 2012).

Onicomicose

Comumente, qualquer espessamento de unha é identificado e, muitas vezes, tratado como onicomicose em idosos, quando, na verdade, pode se tratar tão somente de traumas ungueais repetidos, por exemplo. O diagnóstico é feito por meio do exame micológico do material sob a unha acometida, indispensável para o diagnóstico, não só para se identificar o agente etiológico como para afastar outras patologias de unha como descolamento ou outros processos de onicólise. Os fungos dermatofíticos mais frequentes envolvidos na onicomicose são os dos gêneros *Trichophyton* e *Epidermophyton.*

Geralmente, ocorre acometimento da borda livre da unha em direção à placa ungueal, muitas vezes acometendo sua matriz. A unha acometida torna-se opaca e espessa, gradativamente destruída conforme a infecção evolui. Além disso, ocorre acúmulo de detritos córneos sobre o leito ungueal.

O uso tópico de antifúngicos em esmaltes (amorolfina e ciclopirox) é a melhor opção em idosos. Em poucos casos, não havendo uso concomitante de várias medicações, a terbinafina (200 mg 1 vez/dia durante 6 semanas para tratar unhas das mãos e por 12 a 16 semanas para unhas dos pés) é a preferencial para uso sistêmico em relação ao itraconazol (200 mg/dia durante 12 semanas) por maior eficácia (Ameen *et al.*, 2014).

Deve-se, pois, levar em conta possível hepatotoxicidade que outros antifúngicos como os derivados azólicos (p. ex., fluconazol e itraconazol) podem provocar, por alterarem a metabolização hepática por meio do citocromo P-450 de outros fármacos de uso crônico pelos idosos.

Erupções causadas por medicamentos (farmacodermias)

A pele é um dos órgãos mais afetados por reações adversas a fármacos. As erupções cutâneas consequentes a elas revelam-se das mais variadas formas, desde pequenas lesões até quadros sistêmicos, algumas vezes fatais. As mulheres e os idosos são mais suscetíveis a essas erupções. A suspensão do fármaco suspeito ou a substituição deste, de preferência por outros similares que não provoquem reação cruzada ou interação em seu metabolismo, iniciam o tratamento das lesões cutâneas. Aliada ao exame físico, a anamnese com detalhes cronológicos sobre o uso da medicação, além da informação sobre vias de administração e posologia, favorece o diagnóstico mais precoce. Mesmo assim, o diagnóstico dessas erupções é difícil, uma vez que o mesmo medicamento pode provocar diversas alterações cutâneas.

O eritema pigmentar fixo caracteriza-se por máculas eritematosas arredondadas, recidivando sempre nas mesmas localizações em até 48 horas após o uso da medicação. Em quadros graves, pode haver púrpuras ou até mesmo bolhas. Gradativamente, a mácula torna-se acastanhada e esmaece-se. Afeta comumente regiões palmares e plantares, além de mucosas e genitália. Podem acarretar esse tipo de erupção fármacos como tetraciclina, sulfas, anti-inflamatórios não esteroides (AINE) derivados da fenazona, carbamazepina e barbitúricos, naproxeno, dimenidrato e dipirona.

O exantema apresenta-se subitamente como máculas ou até mesmo pápulas eritematosas de distribuição simétrica, do tronco e da face, confluindo progressivamente. Pode haver febre, artralgia, prurido e cefaleia, concomitantemente. Essa erupção inicia-se de 4 a 14 dias após a ingestão do fármaco, afetando até 70% dos adultos e idosos com farmacodermia. É diagnóstico diferencial de doenças exantemáticas como o sarampo e a rubéola. Podem provocar essa erupção fármacos do grupo das sulfonamidas, antibióticos (penicilinas, cefalosporinas, amoxicilina, estreptomicina, ampicilina), anticonvulsivantes (carbamazepina, hidantoína), tioureias, diuréticos, alopurinol e captopril.

O eritema multiforme apresenta-se como máculas eritematosas em forma de alvo, particularmente nas mãos, provocado principalmente por barbitúricos, além de sulfonamidas, penicilina, tetraciclina, hidantoína, diuréticos tiazídicos, carbamazepina e quinidina.

A fotossensibilidade compromete a pele exposta continuamente aos raios solares em pacientes utilizando determinados fármacos. Amiodarona (coloração azul-acinzentada), diltiazem (máculas reticulares acastanhadas), tetraciclina, diuréticos (furosemida e tiazídicos), antibióticos (doxiciclina e tetraciclina, esta também provocando foto-onicólise) e AINE (naproxeno, piroxicam) são fármacos que ocasionam hiperpigmentação, muitas vezes lembrando uma queimadura solar. Por sua vez, clorpromazina, griseofulvina e sulfas induzem um eczema pruriginoso liquenificado em pacientes previamente sensibilizados.

Medicações como iodetos, brometos, salicilatos, fenolftaleína, penicilina, d-penicilamina, captopril e AINE podem ocasionar erupções vesicobolhosas.

Reações mediadas por imunoglobulina E englobam urticária, angioedema e anafilaxia. As lesões da urticária caracterizam-se por pápulas ou placas eritematosas acompanhadas de edema e prurido, após o uso de medicações como antibióticos (penicilinas e cefalosporinas), ácido acetilsalicílico, AINE (ibuprofeno e naproxeno) e contrastes radiológicos. O angioedema, verificado no uso de inibidores da enzima conversora da angiotensina, anticorpos monoclonais e AINE, é associado com urticária em 50% dos casos, apresentando-se como edema de pálpebras, orelhas, lábios, nariz e língua, além do acometimento de laringe, ocasionando obstrução de vias respiratórias superiores. A anafilaxia provoca taquicardia e hipotensão, podendo levar o paciente ao choque e evoluir a óbito em 5% dos casos, frequentemente provocada por antibióticos (p. ex., penicilina) e contrastes radiológicos.

As unhas podem ser acometidas de várias maneiras, seja por alteração de coloração (ciclofosfamida, antimaláricos, tetraciclina, sulfas, cetoconazol, ouro, zidovudina), ou onicólise (5-fluoruracila, betabloqueadores, captopril, isotretinoína, isoniazida, sulfas), ou mesmo por sulcos transversais chamados sulcos de Beau (isotretinoína, anticoagulantes, tetraciclina).

A síndrome DRESS (*drug reactions with eosinophilia and systemic symptoms*) provoca manifestações cutâneas e sistêmicas em razão da hipersensibilidade a anticonvulsivantes com anel aromático em sua composição como a fenitoína, a carbamazepina e o fenobarbital, além das sulfonamidas, alopurinol, minociclina, sais de ouro e dapsona. Essa síndrome desenvolve-se após 2 a 6 semanas da administração de tais fármacos, ocorrendo febre e exantema em 80% dos casos. O edema facial é uma característica dessa síndrome, assim como a eosinofilia sanguínea. Também ocorre acometimento hepático, algumas vezes evoluindo para hepatite fulminante, além de linfadenomegalia, pneumonite e nefrite. A suspensão imediata de tais medicações e o uso de corticosteroides sistêmicos constituem o tratamento da síndrome, cuja mortalidade está entre 5 e 10%.

A necrólise epidermal tóxica, ou síndrome de Lyell, é uma dermatose grave, com mortalidade em volta de 30%, decorrente do uso de fármacos como AINE derivados de pirazolona, fenilbutazona, dipirona, sulfonamidas, alopurinol e anticonvulsivantes como hidantoína e barbitúricos, após 7 a 21 dias de seus respectivos usos por pacientes adultos e idosos. Ocorre eritema em regiões de pregas cutâneas, seguindo-se de necrose, resultando em bolhas sero-hemorrágicas com desprendimento de grandes retalhos por todo o corpo. Além disso, acompanham febre elevada, lesões mucosas, hemorragias digestivas e nefrites (Rivitti, 2018).

Queratose seborreica

A queratose seborreica afeta indivíduos de ambos os sexos a partir da 4ª década de vida, constituindo achado clínico comum na pele dos idosos. Podendo relacionar-se como uma herança autossômica dominante, não se observa transformação maligna dessas lesões.

A queratose seborreica caracteriza-se por lesão ligeiramente elevada cuja superfície mostra-se verrucosa e untuosa, com coloração variando entre o castanho-claro e o escuro. Geralmente, são numerosas e localizam-se nos membros, tronco, face e pescoço.

A lesão da queratose seborreica pode inflamar-se em consequência de traumas e, mais raramente, por infecção secundária, tornando-se eritematosa, crostosa e dolorosa.

Trata-se somente para fins estéticos, utilizando-se nitrogênio líquido ou curetagem com eletrocoagulação superficial nas lesões mais antigas e verrucosas (Rivitti, 2018).

Hiperplasia sebácea senil

É uma lesão frequente na pele do idoso que se caracteriza por pápulas amareladas, umbilicadas, de diâmetro variando entre 2 e 4 mm, mais encontrada na face de indivíduos do sexo masculino. Origina-se da hiperplasia de glândulas sebáceas.

Tem caráter benigno e o diagnóstico é clínico, devendo-se afastar a possibilidade de a lesão ser um carcinoma basocelular. O tratamento é feito por meio de eletrocauterização (Rivitti, 2018).

Queratose actínica

A queratose actínica caracteriza-se por lesão cutânea pré-maligna em áreas expostas à radiação solar e, em virtude do seu efeito cumulativo, é mais comum em idosos de pele clara.

Clinicamente, apresenta-se como uma lesão escamosa de superfície seca e áspera, cuja coloração varia de amarelada a castanho-clara ou escura. Tal lesão tem curso crônico, podendo evoluir para carcinoma espinocelular em até 10% dos casos.

O tratamento está sempre indicado em decorrência do risco de evolução para malignidade, podendo ser feito por meio de crioterapia (nitrogênio líquido), curetagem ou eletrocauterização. Também é possível tratá-la com cremes de 5-fluoruracila, além de cremes à base de imiquimode (Rivitti, 2018). Recentemente, foi lançado o gel ingenol mebutato para uso tópico, cujas ações são promover a apoptose dos queretinócitos displásicos, assim como cicatrizar a pele remanescente (Fallen; Goodreham, 2012).

Neoplasias malignas

A incidência de neoplasias malignas cutâneas aumenta com o passar da idade, sendo responsável por aproximadamente 50% dos casos de câncer nos idosos. São divididas em dois grupos: neoplasias malignas não melanoma (em 95% dos casos, englobando os carcinomas basocelular e o espinocelular) e melanoma maligno (5% dos casos). Mediante suspeita pelo exame físico, o diagnóstico de certeza é feito pela análise anatomopatológica de biopsia das lesões.

Em comum, as neoplasias malignas não melanoma acometem os pacientes com os seguintes fatores de risco: exposição aos radiação ultravioleta (principalmente solares), pele clara, radiação ionizante, exposição a produtos orgânicos e químicos (arsênico, derivados de petróleo) e tabagismo. O melanoma maligno será discutido à parte, assim como outras neoplasias, cujo diagnóstico é tardio pelo desconhecimento do médico geriatra quanto à incidência preferencial dessas lesões em idosos, assim como a micose fungoide e o sarcoma de Kaposi.

Carcinoma basocelular

O carcinoma basocelular (CBC) é a neoplasia cutânea mais comum, ocasionando 70% dos casos. Localiza-se preferencialmente nos dois terços superiores da face, acima da linha passando pelos lóbulos das orelhas e comissuras labiais. Clinicamente, podem ser encontrados três tipos mais frequentes de lesões: nodular (60% dos casos), superficial (15%) e infiltrativo (5%). A evolução é lenta, sem comprometimento sistêmico ou de linfonodos; porém, se não for tratado pode provocar relevante destruição local e de estruturas contíguas, como órbita, dorso nasal ou crânio. Trata-se o CBC por meio de cirurgia, crioterapia (nitrogênio líquido), quimioterapia tópica (5-fluoruracila) e imunomoduladores, como o creme de imiquimode.

O CBC nodular, na maioria das vezes, localiza-se nas regiões cefálica e cervical. É caracterizado por lesões papulosas translúcidas e brilhantes de aspecto de pérola, com telangiectasias, algumas vezes podendo formar crostas ou ulceração. Em pacientes de pele escura, o CBC nodular pode ser pigmentado, sendo diagnóstico diferencial de melanoma maligno.

O tipo superficial desenvolve-se, principalmente, no dorso e membros como máculas ou placas eritematosas de bordas discretamente elevadas. O tipo infiltrativo, mais raro, não segue um padrão morfológico clássico, assemelhando-se ao tipo nodular ou apresentando-se como placas de limites indefinidos de consistência firme (Rivitti, 2018).

Carcinoma espinocelular

O carcinoma espinocelular (CEC) acomete com frequência pacientes de pele clara em áreas de exposição solar, como face, lobos de orelhas, braços, pescoço, algumas vezes incidindo sobre úlceras crônicas que não cicatrizam, áreas de queimaduras (úlceras de Marjolin) ou outras dermatoses benignas de longa duração. O tabagismo é importante fator de risco para CEC, principalmente acometendo lábio inferior, mucosa oral e língua de homens fumantes. Também pacientes imunodeprimidos e que não mantenham higiene bucal adequada estão mais expostos a essa neoplasia. A faixa etária de incidência é a partir da 6ª década de vida, mais tardiamente que os idosos inicialmente acometidos por CBC. As lesões de CEC são geralmente invasivas somente na área de pele acometida, mas ocorrem metástases em até 10% dos casos.

Clinicamente, o CEC apresenta-se como pápulas ou placas discretamente queratóticas, normocrômicas ou discretamente avermelhadas, seja sobre área de pele sã ou previamente comprometida. Seu crescimento é mais rápido que o do CBC, tanto resultando em lesões vegetantes como infiltrando-se em direção à derme, ou mesmo excentricamente, afetando mucosas. Tal crescimento contínuo é acompanhado de pequeno sangramento, algumas vezes também com dor e prurido locais. A partir disso, resultam lesões ulceradas, vegetantes ou infiltrativas, mais raramente formando nódulos.

É maior a capacidade de metastatização quando as lesões acometem mucosas ou áreas de inflamação crônica. Na sequência, as metástases atingem linfonodos próximos, ossos e pulmões, estes por via hematogênica (Rivitti, 2018).

Melanoma

O melanoma é uma neoplasia derivada de melanócitos, geralmente de sítio primário cutâneo apesar de também originar-se de mucosas (coroide e olhos, por exemplo). Não havendo diagnóstico precoce, lesões iniciais passam despercebidas, resultando em alta letalidade em idosos devido ao grande potencial metastático do melanoma. Dentre os sítios metastáticos mais comuns, além da própria pele e tecido subcutâneo, em ordem decrescente de frequência: pulmões, fígado, sistema nervoso central, ossos e aparelho digestório. Como fatores de risco para essa neoplasia, além da predisposição genética e história familiar, há principalmente a exposição cumulativa ultravioleta. O melanoma divide-se em quatro tipos principais: o superficial (60 a 70% dos casos), o nodular (15 a 30%), o lentigo maligno melanoma (5 a 15%) e o acral lentiginoso (5 a 10%).

O melanoma superficial atinge adultos entre 30 e 50 anos, geralmente afetando o tronco de homens e os membros inferiores de mulheres. Seu crescimento pode ocorrer a partir de nevo preexistente (aproximadamente 30% dos casos), apresentando-se como máculas castanhas ou pretas de diferentes tonalidades, de bordos não nítidos e limites irregulares e assimétricos.

O melanoma nodular é mais frequente em homens de pele clara e a partir da 6ª década de vida. Acomete principalmente regiões de tronco, cefálica e cervical. Revela-se como um nódulo preto-azulado que se úlcera e sangra com facilidade em decorrência do seu rápido crescimento, em meses.

O tipo lentigo maligno melanoma é mais diagnosticado na 7ª década de vida em áreas cutâneas de exposição solar, principalmente nariz e bochechas. Origina-se de uma mácula assimétrica acastanhada, limites irregulares, formando nódulos quando há invasão local.

O tipo acral lentiginoso, mais raro, também é diagnosticado na 7ª década de vida, principalmente em negros e asiáticos. Acomete regiões palmares e plantares como máculas hiperpigmentares de bordos e coloração irregulares, além de unhas com faixas negras longitudinais e mucosas. Também pode se apresentar na forma amelanótica, podendo ser confundido com CEC, granuloma piogênico e tiloma.

Pelo médico especialista, são seguidos por meio de dermatoscopia nevos suspeitos de progressão possível para melanoma, de acordo com os seguintes quesitos: assimetria, bordos, coloração, diâmetro e elevação da lesão. Mediante análise anatomopatológica, usando os critérios de Clark (quanto à invasão histológica) e Breslow (espessura do tumor), estima-se o prognóstico da doença.

De acordo com o estadiamento, o tratamento pode ser a exérese do tumor primário cutâneo, linfadenectomia associada à quimioterapia, além do seguimento periódico (Rivitti, 2018).

Micose fungoide

A micose fungoide é o tipo mais comum de linfoma cutâneo de células T, acometendo principalmente homens com mais de 55 e 60 anos. Seu diagnóstico geralmente é tardio, em torno de 4 a 6 anos desde o início dos sintomas. Em uma fase precoce, chamada pré-micótica, surgem lesões eritematodescamativas dicretamente atróficas, preferencialmente em glúteos, tronco, mamas e regiões proximais de membros, perdurando tal eczema por anos ou até décadas sem que o diagnóstico seja feito. Tais lesões evoluem para placas infiltradas também eritematodescamativas, acompanhadas de nódulos e linfadenomegalias. Por fim, esses nódulos tornam-se tumorações frequentemente ulceradas, principalmente em regiões axilares, antecubitais, inguinocrurais e inframamárias. O diagnóstico definitivo é realizado pelo histopatológico. O tratamento baseia-se em corticosteroides tópicos, fototerapia e radioterapia para as lesões generalizadas (banho de elétrons), associados à quimioterapia (metotrexato, mostarda nitrogenada, ciclofosfamida). A mortalidade é de 50% após 1 ano do surgimento de três sinais concomitantes: tumorações, ulcerações e linfadenomegalias. O óbito dá-se por comprometimento do estado geral do paciente por infiltração visceral e de linfonodos, precedido de febre, sudorese noturna, emagrecimento e astenia (Rivitti, 2018).

Sarcoma de Kaposi

O sarcoma de Kaposi é considerado uma neoplasia de células endoteliais, cuja etiologia foi implicada recentemente ao herpes-vírus tipo 8. Acomete principalmente povos mediterrâneos e judeus, africanos (algumas áreas endêmicas), homens idosos e imunodeprimidos (transplantados e pacientes com AIDS). Caracteriza-se por lesões cutâneas eritematoacastanhadas disseminadas, porém mais frequentes nos pés, troncos, membros, cavidade oral e palato, sendo estes preferencialmente acometidos em pacientes com AIDS. De prognóstico grave, não é rara associação com outras neoplasias como linfomas, mieloma múltiplo, micose fungoide e leucemias (Rivitti, 2018).

Síndromes paraneoplásicas

Algumas neoplasias internas associam-se a manifestações cutâneas típicas, concomitantes com suas evoluções. Tais manifestações podem ser lesões resultantes de deposição de substâncias produzidas pelo tumor primário na pele, anormalidades vasculares, alterações cutâneas referentes a cor ou queratinização, ou mesmo que levem ao aparecimento de bolhas, por exemplo.

Tumores que obstruam intrínseca ou extrinsecamente as vias biliares provocam icterícia característica por deposição de sais biliares na pele. Áreas de melanose cutânea estão presentes em tumores hipofisários produtores de ACTH e melanoma maligno. Aproximadamente 30% dos casos de hepatocarcinoma são acompanhados de hemocromatose. No mieloma múltiplo, surgem xantomas e amiloidose sistêmica.

Como anormalidades vasculares paraneoplásicas, podem ser citadas a ruborização (síndrome carcinoide, mastocitose, feocromocitoma e carcinoma de pulmão), eritema palmar (hepatocarcinoma) e telangiectasias (carcinomas mamário e biliar, tumor carcinoide e angioendoteliomatose maligna). Púrpuras estão presentes em linfomas, leucemias e púrpura trombocitopênica idiopática, enquanto vasculites são provenientes de carcinomas linfoproliferativos.

Lesões bolhosas semelhantes a pênfigo vulgar acompanham linfoma de Hodgkin, timoma e carcinoma pulmonar, enquanto a dermatite herpetiforme pode indicar linfoma intestinal. As formas de herpes-zóster em idosos com neoplasia tendem a ser mais graves e disseminadas.

A eritrodermia (eritema generalizado pelo corpo e persistente, frequentemente acompanhado de descamação) pode indicar tumores hematológicos ou de vísceras sólidas. Outra alteração de queratinização paraneoplásica é a ictiose adquirida, em neoplasias linfoproliferativas. A *acantose nigricans* pode indicar adenocarcinoma de trato gastrintestinal.

O sinal de Leser-Trélat corresponde ao aparecimento abrupto de múltiplas queratoses seborreicas, geralmente associado a *acantose nigricans*, indicativo, na maior parte das vezes, de adenocarcinoma de estômago, cólon e mama, além de linfomas, leucemias e melanoma (Rivitti, 2018).

101

Câncer no Idoso

Theodora Karnakis • Renato Nogueira Costa • Marcos Daniel Saraiva

O Câncer

Câncer é um termo genérico definido por um amplo grupo de doenças que podem afetar qualquer parte do organismo. Caracteriza-se por uma multiplicação anormal de células que se estendem além de seus limites habituais, invadindo tecidos adjacentes ou se propagando para outros órgãos pelo processo conhecido como metástase (Organização Mundial da Saúde [OMS], 2020).

A doença oncológica apresenta alto impacto físico, social e econômico, podendo se enquadrar entre as doenças crônicas degenerativas que apresentaram aumento aproximado de 20% na sua incidência nas últimas décadas (OMS, 2010). A este aumento de incidência e de mortalidade atribui-se, em parte, ao envelhecimento e ao crescimento populacional, como também pela mudança na distribuição e na prevalência dos fatores de risco de câncer, especialmente aos associados ao desenvolvimento socioeconômico (Bray *et al.*, 2018; OMS, 2010).

A mais recente estimativa mundial para o ano 2018 aponta o câncer como a segunda causa de morte no mundo, com 18 milhões de casos novos (17 milhões sem contar os casos de câncer de pele não melanoma) e 9,6 milhões de óbitos (Bray *et al.*, 2018).

Os tipos de câncer mais comuns são:

- Pulmão (2,09 milhões de casos)
- Mama (2,09 milhões de casos)
- Colorretal (1,8 milhão de casos)
- Próstata (1,28 milhão de casos)
- Câncer de pele não melanoma (1,04 milhão de casos)
- Estômago (1,03 milhão de casos).

Dentre as mortes por câncer, as principais causas são de origem:

- Pulmonar (1,76 milhão de mortes)
- Colorretal (862 mil mortes)
- Estomacal (783 mil mortes)
- Hepática (782 mil mortes)
- Mamária (627 mil mortes).

No Brasil, a estimativa para cada ano do triênio 2020 a 2022 aponta que ocorrerão 625 mil casos novos de câncer (450 mil excluindo os casos de câncer de pele não melanoma) (Figura 101.1). O câncer de pele não melanoma será o mais incidente (177 mil), seguido pelos cânceres de mama e próstata (66 mil cada), cólon e reto (41 mil), pulmão (30 mil) e estômago (21 mil) (INCA, 2020).

O câncer surge pela multiplicação anormal de uma única célula por meio de um processo que envolve diversas etapas e tem origem multifatorial. Sua etiologia pode ser atribuída à inter-relação de fatores genéticos e três categorias de agentes externos: a carcinogênese física, como as radiações ultravioleta e ionizante; a carcinogênese química (substâncias como asbesto, tabaco, aflotoxina presente em alimentos, amianto, entre outros) e a carcinogênese biológica em razão do efeito de determinadas infecções virais, bacterianas e parasitárias (American Cancer Society, 2019; Baker, 2000).

Dados alarmantes publicados pela OMS confirmam que 40% das mortes pelo câncer estão associadas a fatores de risco evitáveis como o tabagismo (1,8 milhão de mortes por câncer/ano); sobrepeso e inatividade física (274 mil mortes por câncer/ ano); o uso abusivo de álcool (351 mil mortes por câncer/ano); transmissão sexual como o HPV (235 mil mortes por câncer/ano) e causas ocupacionais (152 mil mortes por câncer/ano) (Bray *et al.*, 2018). O tabagismo é o principal fator de risco para o câncer, causando 22% das mortes pela doença (Baker, 2000). Os cânceres causados por infecções, como hepatite e papilomavírus humano (HPV), são responsáveis por aproximadamente 22% das mortes pela doença em países de baixa e média rendas (American Cancer Society, 2019).

Aproximadamente 70% das mortes por câncer ocorrem em países de baixa e média renda. Verifica-se uma transição dos principais tipos de câncer observados nos países em desenvolvimento, com um declínio dos tipos de câncer associados a infecções e o aumento daqueles associados à melhoria das condições socioeconômicas com a incorporação de hábitos e atitudes associados à urbanização (sedentarismo, alimentação inadequada, entre outros) (Bray *et al.*, 2018). A apresentação tardia e o diagnóstico e o tratamento inacessíveis são comuns. Em 2017, apenas 26% dos países de baixa renda relataram ter serviços de patologia disponíveis no setor público. Mais de 90% dos países de alta renda relataram que os serviços de tratamento estão disponíveis, em comparação com menos de 30% dos países de baixa renda.

Localização primária	Casos*	%	Homens	Mulheres	Localização primária	Casos*	%
Próstata	12.930	27,2			Mama feminina	10.490	20,4
Estômago	2.790	5,9			Colo do útero	5.370	10,4
Traqueia, brônquio e pulmão	2.450	5,2			Cólon e reto	2.220	4,3
Cavidade oral	1.960	4,1			Traqueia, brônquio e pulmão	1.830	3,6
Cólon e reto	1.680	3,5			Estômago	1.820	3,5
Esôfago	1.230	2,6			Glândula tireoide	1.610	3,1
Laringe	1.220	2,6			Ovário	1.150	2,2
Leucemias	1.110	2,3			Corpo do útero	1.140	2,2
Sistema nervoso central	1.070	2,3			Cavidade oral	1.060	2,1
Linfoma não Hodgkin	930	2,0			Leucemias	970	1,9

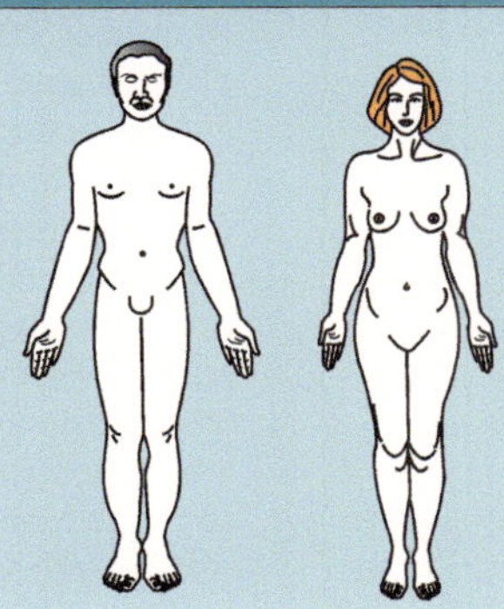

FIGURA 101.1 Distribuição proporcional dos 10 tipos de câncer mais incidentes estimados para 2020 por sexo, com exceção do câncer de pele não melanoma (INCA, 2020).

Diante deste aumento exponencial de incidência e mortalidade associado aos fatores de risco da vida moderna, o câncer se tornou um evidente problema de saúde pública nos países desenvolvidos, assim como nos em desenvolvimento. Entre 30 e 50% dos cânceres podem ser prevenidos. O câncer pode ser reduzido e controlado por meio da implementação de estratégias baseadas em evidências para a prevenção, a detecção precoce e o tratamento de pacientes com a doença. Muitos cânceres têm uma alta chance de cura se detectados precocemente e tratados adequadamente trazendo à tona a discussão da implementação de políticas públicas na prevenção (fatores de risco), rastreamento (diagnóstico precoce) e tratamento de câncer na população idosa (World Health Organization [WHO], 2014; INCA, 2020; Jemal *et al.*, 2007; National Cancer Center Network, 2018).

Câncer e envelhecimento

O câncer e o envelhecimento estão integralmente relacionados. À medida que aumenta a esperança de vida e cresce o número de idosos, a exposição constante a fatores de risco para doenças oncológicas faz com que se tornem mais frequentes as complicações de saúde por esses agravos (Extermann *et al.*, 2004; Hurria *et al.*, 2005; OMS, 2012). Trata-se, portanto, de uma doença de alta prevalência global e, em nosso meio, verifica-se aumento importante da mortalidade a partir dos 30 anos de idade, em especial na população geriátrica, na qual se concentram as maiores taxas.

Embora o câncer seja uma doença que ocorra em todas as idades, é fundamentalmente uma doença do envelhecimento, apresentando grande incidência entre os idosos, que respondem por mais de 60% dos novos diagnósticos de câncer. Além disso, 70% das mortes especificamente por câncer ocorrem em indivíduos acima de 65 anos, o que torna essa enfermidade a segunda causa de morte nesse grupo populacional (WHO, 2014; Jemal *et al.*, 2007).

No Brasil, confirmando as tendências epidemiológicas mundiais, dados do Instituto Nacional de Câncer (INCA) revelam que, com o aumento do envelhecimento populacional nas últimas décadas, ocorreu um aumento exponencial da incidência 2018. A Figura 101.2 representa dados do câncer no Brasil com as estimativas de câncer distribuídos pela idade publicados pelo Globocan.

A oncologia geriátrica é um campo em plena expansão. Com o constante crescimento da população e prolongamento de sua sobrevida, o câncer tem se tornado um problema de saúde pública cada vez mais preocupante, exigindo medidas preventivas e de detecção precoce, assim como refinamento da terapia do paciente idoso. A decisão do tratamento oncológico no idoso é, portanto, um desafio para as equipes que o assistem e pode ser modulada pelos seguintes fatores:

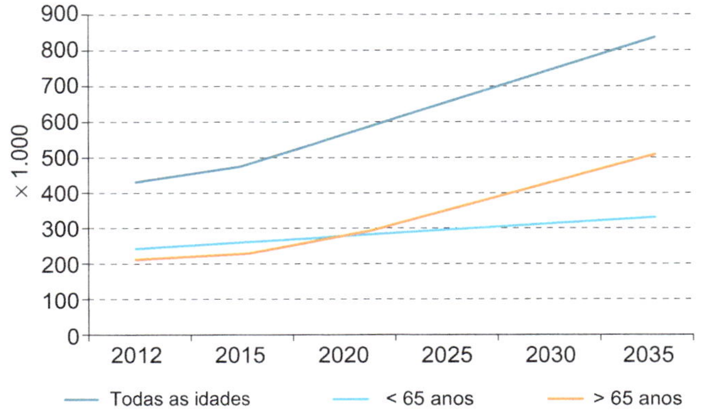

▪ **FIGURA 101.2** Estimativa da incidência de novos casos de câncer no Brasil. (Fonte: WHO, 2014.)

- Biologia do tumor: a diferente história natural de determinados tumores do idoso também contribui para a menor sobrevida do paciente geriátrico portador de câncer. Embora não se conheça o suficiente sobre as diferenças entre cânceres de um tipo histológico particular, as observações clínicas nos possibilitam fazer certas previsões. Sem dúvida, a leucemia mieloide aguda (LMA) é geneticamente distinta, biologicamente mais agressiva e relativamente refratária ao tratamento em pacientes idosos quando comparada à LMA do paciente jovem. Por outro lado, o câncer de mama pode ser mais indolente na paciente idosa a depender do tipo histológico. O câncer colorretal cursa com história natural semelhante em ambas as faixas etárias. Contudo, para muitos tipos de câncer não existem dados clínicos nem genéticos disponíveis que permitam a melhor avaliação das diferenças referentes à idade
- Avaliação da saúde do idoso: expectativa de vida, comorbidades e *status* funcional foram considerados fatores importantes na tomada de decisão (Hurria *et al.*, 2005). Em geral, os pacientes idosos estão associados a menor tolerância ao estresse, maior prevalência de comorbidades, menor suporte social, prejuízo cognitivo e fragilidade.

Embora uma significativa proporção dos pacientes idosos experimente grave toxicidade do tratamento oncológico, uma parte desta população de pacientes geralmente tolera bem a terapia (quimioterapia, radioterapia, cirurgia), com limitado impacto em sua independência, comorbidade e qualidade de vida.

Infelizmente, um grande número dos idosos que poderiam se beneficiar do tratamento oncológico não são tratados, sendo essa fração proporcionalmente maior com o aumento da idade. A sociedade médica e científica ainda tem dificuldades para os cálculos exatos da média de expectativa de vida do paciente geriátrico devido à heterogeneidade dessa população.

Em geral, a sobrevida após o diagnóstico de câncer declina com o aumento da idade. Razões para tal incluem:

- Não oferecimento de tratamento curativo ao paciente
- Subutilização dos métodos de rastreamento e diagnóstico tardio
- Avaliação diagnóstica menos agressiva
- Cirurgias de menor porte
- Redução antecipada de doses e alteração de esquemas de quimioterapia e radioterapia
- Múltiplas comorbidades e fragilidades dessa população
- Ausência de suporte social.

Todos esses fatores associados levam à discussão da necessidade de uma avaliação específica ao definir os riscos e os benefícios na tomada de decisão do tratamento oncológico no idoso (Balducci, 2003; Goodwin *et al.*, 1993; Hurria *et al.*, 2005).

Atualmente, a implementação da Avaliação Geriátrica Ampla (AGA) possibilita uma avalição mais fidedigna do *status* de saúde do paciente idoso, o que possibilita prever com maior acurácia o seu prognóstico e escolher seu tratamento ideal, minimizando os efeitos deletérios da terapia. Embora os idosos ainda estejam sub-representados nos estudos clínicos, nos últimos anos já vêm sendo planejadas, executadas e descritas pesquisas laboratoriais e clínicas com pacientes geriátricos, o que permitiu a recente incorporação de medicamentos à terapêutica do idoso o que tem afetado, particularmente, o tratamento de tumores sólidos, como câncer de bexiga, pulmão, próstata e mama. No entanto, mais estudos são necessários no que diz respeito à toxicidade, ao metabolismo dos fármacos e aos efeitos adversos de quimioterapia, radioterapia e cirurgia para essa população.

Avaliação geriátrica ampla e o papel no auxílio da decisão do tratamento oncológico

A AGA é um instrumento já consagrado na prática da geriatria, é reprodutível e usada para estratificar e discriminar os idosos entre diferentes níveis de fragilidade e dependência. É sempre multidimensional, frequentemente interdisciplinar e tem por objetivo determinar as deficiências, incapacidades e desvantagens apresentadas pelo idoso, objetivando o planejamento individual do cuidado e o acompanhamento a longo prazo (Devons, 2002; Stuck, 1993).

Diante dos questionamentos de qual o melhor tratamento a ser implementado na população idosa e com o intuito de estratificar melhor essa população, as sociedades norte-americanas e europeias de oncologia desde 1995 tentam implementar o uso da AGA no atendimento do idoso com câncer.

A decisão do tratamento oncológico no idoso é, portanto, um desafio para as equipes que o assistem e exige conhecimento específico para tomada de decisão, evitando-se o supertratamento de idosos frágeis, assim como o subtratamento do idoso robusto. Nesse cenário, vale ressaltar que o papel do geriatra não é indicar ou prescrever tratamentos oncológicos, uma habilidade própria do médico oncologista. Cabe ao geriatra e à equipe gerontológica, por meio de cuidadosa avaliação, fornecer à equipe oncológica as informações necessárias para que a melhor conduta possa ser avaliada à luz dos conhecimentos científicos atuais.

Na Figura 101.3 é apresentado um fluxograma factível de ser aplicado para pacientes idosos oncológicos. Por meio da AGA, classifica-se o idoso como frágil, saudável e vulnerável e planeja-se a proposta para o tratamento oncológico. No entanto, ainda são insuficientes os dados da literatura quanto ao impacto de sobrevida e qualidade de vida que esta avaliação pode promover.

Com o objetivo de rever as evidências científicas do uso da AGA em pacientes com câncer, a Sociedade Internacional de Oncologia Geriátrica (SIOG) liderou um estudo de revisão reunindo especialistas em oncologia e geriatria e publicou, em 2005, recomendações para o seu uso no idoso. Como resultado, a SIOG sugere que os pacientes idosos oncológicos devam ser avaliados e acompanhados pela AGA com o objetivo de detectar problemas não diagnosticados, melhorar o *status* funcional e, possivelmente, sua sobrevida (Extermann; Aapro; Bernabei, 2005).

A detecção de problemas geriátricos por intermédio da AGA em pacientes oncológicos é o mais bem documentado na literatura internacional (Balducci, 2003; Extermann; Hurria, 2007; Hurria *et al.*, 2005; Puts *et al.*, 2014; Sociedade Internacional de Oncologia Geriátrica, 2005). Em quatro estudos prospectivos, os autores concluíram que a AGA é capaz de detectar vários problemas geriátricos anteriormente desconhecidos ou subtratados quando comparada com a avaliação oncológica usual (Extermann *et al.*, 2004; Hurria *et al.*, 2005; Puts *et al.*, 2012, 2014).

Para determinar como e se a AGA modifica o plano inicial do tratamento de idosos com diagnóstico oncológico, um estudo prospectivo com 375 idosos acima de 70 anos de idade foi conduzido por uma equipe multiprofissional que comparou os resultados da AGA com o plano de tratamento oncológico. Os principais resultados demonstraram que a AGA modificou em 78 pacientes (20,3%) o plano de tratamento. Na maioria dos casos (80,4%), modificaram-se a intensidade do tratamento, a modalidade do fármaco e o objetivo do tratamento de controle do tumor para cuidados de suporte. Em uma análise multivariada a desnutrição e o declínio funcional foram associações independentes para mudança na recomendação inicial do tratamento (Caillet *et al.*, 2011).

Em 2012, uma importante revisão sistemática do uso da AGA foi publicada com objetivo de: fornecer uma visão geral de todos os instrumentos de avaliação geriátrica utilizados no ambiente oncológico; analisar a viabilidade e as propriedades psicométricas dos instrumentos; e avaliar sistematicamente a eficácia da avaliação geriátrica na previsão ou modificar os resultados, incluindo o impacto sobre a tomada de decisão de tratamento, a sua toxicidade e mortalidade (Puts *et al.*, 2012). Foram selecionados 83 artigos de 73 estudos considerados de baixa a moderada qualidade. Onze estudos examinaram as propriedades psicométricas ou acurácia diagnóstica dos instrumentos da avaliação geriátrica utilizados. A AGA geralmente levou 10 a 45 min e sua aplicação foi na maioria das vezes para descrever o *status* funcional e de saúde do paciente. Os domínios específicos da AGA foram associados a toxicidade do tratamento em seis de nove estudos e à mortalidade em oito de dezesseis estudos. Dos quatro estudos que examinaram o impacto da AGA na decisão de tratamento do câncer, dois relatam que a AGA impactou em 40 a 50% das decisões de tratamento. Esta revisão conclui que a AGA, no ambiente oncológico, é viável, e alguns domínios estão associados a efeitos adversos.

Em 2014 Puts *et al.* (2014) fizeram também uma nova revisão do uso da AGA com objetivos semelhantes e com envolvimento de estudos de melhor qualidade. Nessa revisão, a AGA influenciou a decisão do tratamento oncológico em 23% dos casos.

Até o momento, três aspectos são mais explorados nos estudos que têm abordado o efeito da AGA em idosos com câncer: a detecção de problemas geriátricos, o valor prognóstico das variáveis geriátricas e o impacto da AGA no tratamento da doença oncológica (Hurria *et al.*, 2011; Pallis *et al.*, 2010; Puts *et al.*, 2012; 2014).

O primeiro estudo randomizado com o uso da AGA em pacientes com neoplasia de pulmão estádio IV, embora não tenha evidências de ganho de sobrevida global, o grupo AGA teve ganho estatístico na redução de toxicidade em quimioterapia quando comparado ao grupo que não teve intervenção pela AGA (Corre *et al.*, 2016).

Embora a AGA esteja cada vez mais incorporada ao cuidado oncológico, sua implementação na oncologia geriátrica tem enfrentado barreiras importantes. Aprender a usar uma linguagem comum é a maior dificuldade para os membros da equipe atingirem o mesmo objetivo de fornecer atendimento personalizado a pacientes idosos com câncer (Karnakis *et al.*, 2016).

Particularidades da quimioterapia no idoso

O processo de envelhecimento está associado ao declínio progressivo de reserva funcional de múltiplos órgãos, conforme mostra a Tabela 101.1. Isso pode influenciar a farmacocinética e a farmacodinâmica dos fármacos antiblásticos e reduzir a tolerância de tecidos normais às complicações do tratamento.

Fatores que devem ser necessariamente considerados para a escolha da quimioterapia citotóxica incluem limitações da saturabilidade de absorção, adesão do paciente ao tratamento e mudanças da farmacocinética e farmacodinâmica que ocorrem nos pacientes idosos.

É necessária cuidadosa atenção às mudanças fisiológicas decorrentes da idade e ajuste de doses, de acordo com a função de órgãos vitais, para se assegurar administração eficaz e segura de quimioterapia antineoplásica a pacientes idosos.

Avaliação geriátrica ampla (AGA)	
Parâmetro	**Avaliação**
Funcionalidade	ABVD: comer, vestir-se, continência, transferência, higiene, banho AIVD: uso de transporte, lidar com dinheiro e medicações, preparar alimentos, limpar a casa, lavar roupas, fazer compras, usar o telefone *Status* funcional (ECOG, KPS)
Comorbidades	Número de comorbidades Gravidade das comorbidades Índice de comorbidades (p. ex., escala de Charlson, 1987; Cirs-G)
Condições socioeconômicas	Condições de habitação, renda, suporte familiar, necessidade de cuidador, facilidade de transporte
Síndromes geriátricas	Demência – MEEM Depressão – GDS *Delirium*, quedas, osteoporose, maus-tratos, incontinência, tontura, alterações visuais e auditivas, distúrbio do sono
Polifarmácia	Número de medicações e adequação de seu uso Interações medicamentosas Medicações inapropriadas para idosos
Nutrição	Risco nutricional – Miniavaliação Nutricional (MAN)
Fragilidade	Critérios de SOF ou Fried, 2004

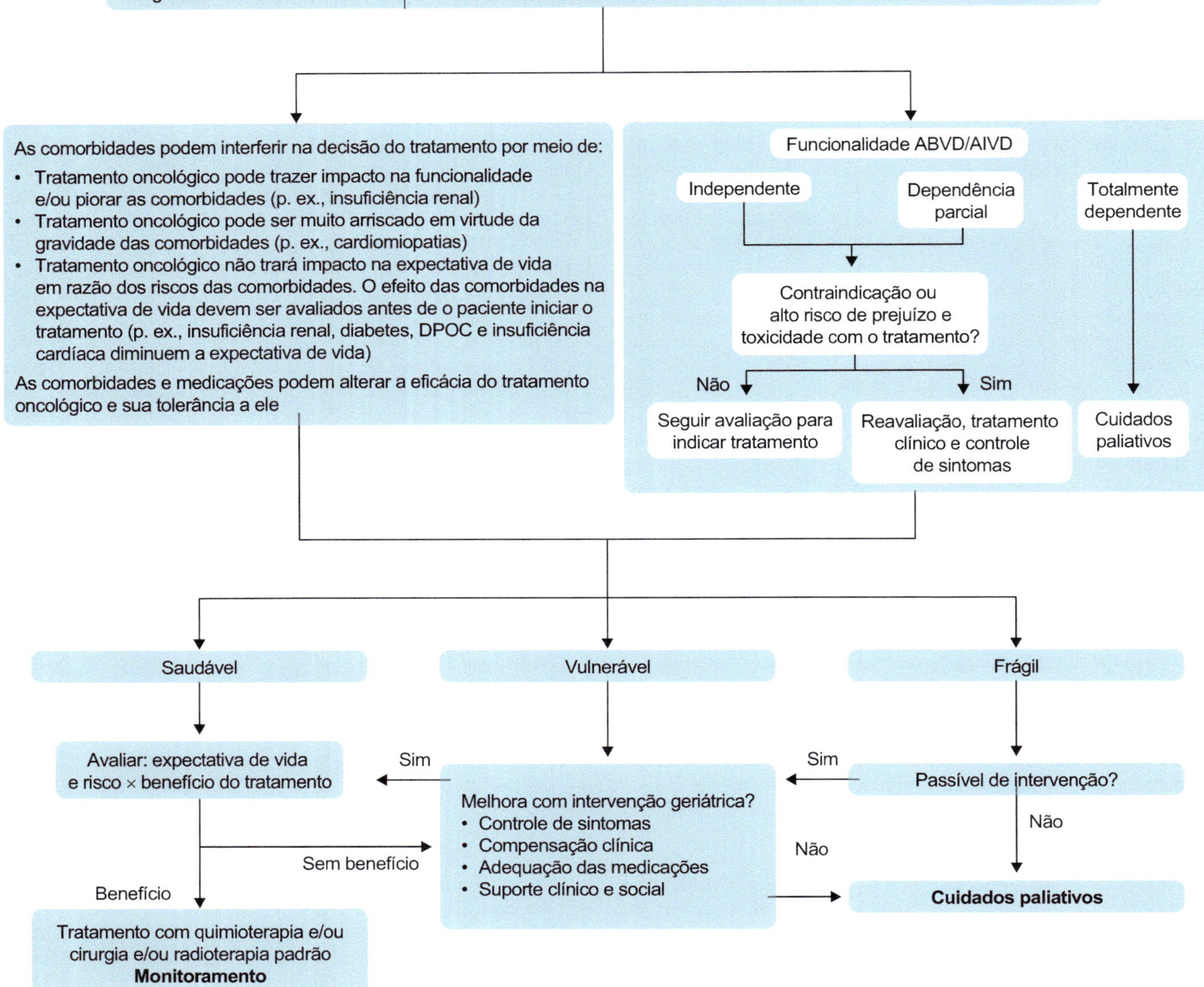

■ **FIGURA 101.3** Fluxograma sugerido para aplicação em pacientes idosos com câncer. ABVD: atividades básicas da vida diária; AIVD: atividades instrumentais da vida diária; ECOG: *Eastern Cooperative Oncology Group*; KPS: Karnofsky Performance Status; CIRS-G: Cumulative Illness Rating Scale – Geriatric; MEEM: Miniexame do Estado Mental; GDS: Geriatric Depression Scale; SOF: *Study of Osteoporotic Fracture*.

▪ **TABELA 101.1** Alterações fisiológicas relevantes à farmacocinética da quimioterapia citotóxica.

	Causa	Consequência
Absorção	Redução do esvaziamento e da secreção gástrica Redução da superfície de absorção Redução da circulação esplâncnica	Redução da absorção de proteínas, vitaminas e fármacos
Metabolismo	Redução da massa de hepatócitos Redução da circulação esplâncnica Redução da absorção de nutrientes e fármacos Redução da atividade das reações dependentes do citocromo P450	Redução da síntese de proteínas Redução da ativação/desativação de fármacos carcinogênicos
Distúrbios dos fármacos	Redução do volume corpóreo de água Redução da concentração de albumina Anemia	Redução do VD de fármacos hidrossolúveis Aumento do VD de fármacos lipossolúveis
Excreção	Redução da TFG Redução da função tubular Preservação da excreção biliar	Redução da eliminação de fármacos e de seus metabólitos tóxicos pelos rins Eliminação biliar normal dos fármacos e de seus metabólitos

TFG: Taxa de filtração glomerular VD: volume de distribuição.

Farmacocinética e envelhecimento

Enquanto a maioria dos parâmetros de farmacocinética pode variar com o processo de envelhecimento (Figura 101.4), as maiores variações envolvem o volume de distribuição (VD) e a excreção renal dos medicamentos.

Algumas alterações que ocorrem no organismo de indivíduos idosos explicam os altos níveis de toxicidade que esses pacientes apresentam. Eles estão expostos a uma maior concentração do medicamento e por um período maior que o normal, em consequência de uma reserva hepática e renal reduzida e modificações farmacodinâmicas ocasionadas pelo menor volume de água corporal (Wedding *et al.*, 2009).

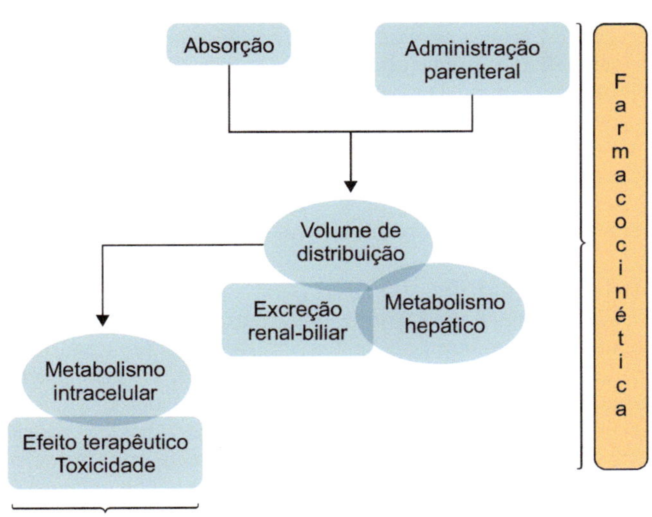

▪ **FIGURA 101.4** Parâmetros de farmacocinética e farmacodinâmica.

O declínio da função hepática, presente em alguns idosos mesmo na ausência de comorbidades, pode resultar em uma maior exposição aos agentes quimioterápicos, como antracíclicos, antimetabólitos, e inibidores da topoisomerase e toxicidade elevada aos mesmos, em razão do metabolismo alentecido, principalmente se já existir comprometimento tumoral do fígado (Lichtman, 2010).

O declínio na taxa de filtração glomerular (TFG) é uma das mudanças mais previsíveis associadas à idade que provoca um aumento da toxicidade aos quimioterápicos por dois mecanismos:

- Redução da excreção de substâncias ativas: como metotrexato, bleomicina e carboplatina e cisplatina
- Redução da excreção de metabólitos ativos, cujos compostos ancestrais não são excretados pelos rins: como idarrubicinol, metabólito da idarrubicina; e o daunorrubicinol, da daunorrubicina.

A cisplatina é um fármaco utilizado no combate a muitos tumores sólidos como os de ovário, testículo, pulmão, bexiga e cabeça e pescoço e apresenta como efeito colateral principal a nefrotoxicidade, que ocorre em cerca de 20% dos pacientes submetidos a altas doses do quimioterápico e manifestada por insuficiência renal. Há dados inquestionáveis na literatura comprovando que a idade avançada é um dos principais agravantes associados ao aumento da toxicidade, remetendo-nos à importância da hidratação vigorosa no idoso antes e durante o tratamento quimioterápico e à possibilidade de substituição da droga por outras com menos efeitos deletérios ao rim, como a carboplatina e oxiplatina (Yao *et al.*, 2007).

Outros efeitos colaterais relacionados com a cisplatina são neurotoxicidade e ototoxicidade. Em um estudo que analisou pacientes submetidos ao uso desse agente por meio da audiometria, a ototoxicidade foi relatada em 75 a 100% dos casos, e a perda auditiva, diferente da lesão renal, tende a ser irreversível e, muitas vezes, bilateral. Os principais fatores relacionados com o desenvolvimento da hipoacusia são dose elevada, tempo de tratamento e idade (Rybak *et al.*, 2009).

Farmacodinâmica e envelhecimento

Mudanças farmacodinâmicas podem influenciar a toxicidade e a atividade antineoplásica dos agentes citotóxicos. Rudd *et al.* (1995) demonstraram que os complexos DNA cisplatina eram clareados dos monócitos circulantes em 24 h em pacientes com menos de 50 anos de idade, e em mais de 90 h nos indivíduos com idade acima de 70 anos. Atraso no reparo do DNA pode implicar aumento na toxicidade no paciente idoso. Outro mecanismo do aumento da toxicidade pode estar relacionado com atraso no catabolismo intracelular do fármaco. Por exemplo, a concentração de di-hidropirimidina-desidrogenase, que cataboliza as pirimidinas fluorinadas, pode apresentar-se reduzida no paciente idoso.

Algumas mudanças farmacológicas podem causar resistência à quimioterapia citotóxica no paciente geriátrico. Pelo menos três mecanismos de resistência a múltiplas substâncias têm sido sugeridos nessa situação:

- A prevalência de mieloblastos que expressam a glicoproteína P é aumentada em portadores de LMA com idade superior a 60 anos. A glicoproteína P é codificada pelo gene de resistência a múltiplas drogas (MDR-1) e é responsável pela eliminação de agentes antiblásticos naturais (antibióticos derivados de plantas) do interior das células tumorais
- Tumores que acometem os pacientes idosos podem ser mais resistentes à apoptose tendo em vista que essas neoplasias podem ser originadas de células senescentes incapazes de sofrer o referido processo. Resistência à apoptose é outro mecanismo

de resistência a múltiplos fármacos, visto que todos os agentes citotóxicos matam as células tumorais por meio de apoptose

- O tumor do idoso pode ser pobremente oxigenado em virtude do comprometimento da angiogênese. Hipoxia pode ser responsável pela resistência a agentes alquilantes e radioterapia.

Suscetibilidade de tecidos normais à toxicidade dos medicamentos antineoplásicos

A suscetibilidade dos tecidos do paciente idoso às complicações dos agentes citotóxicos pode ser aumentada por, pelo menos, três mecanismos:

- Redução da reserva de células-tronco, que pode comprometer a recuperação das perdas teciduais. Este mecanismo pode ser responsável pelas complicações que envolvem, especialmente, tecidos que rapidamente se renovam, como mucosas e tecidos hematopoéticos
- Redução da habilidade de catabolizar os fármacos citotóxicos e de reparar os danos celulares por elas provocados. Este mecanismo pode ser observado na maioria dos tecidos do idoso, tendo sido descrito em monócitos circulantes e mucosa intestinal
- Redução crítica nos tecidos funcionais, de tal forma que a perda adicional de tecido pode levar à falência orgânica. Este mecanismo pode ser responsável pelo aumento da incidência de miocardiopatia e neurotoxicidade.

A Tabela 101.2 lista as complicações da quimioterapia citotóxica mais comuns em pacientes idosos.

Mielossupressão

Há controvérsias quanto ao aumento do risco de mielotoxicidade em proporção ao avanço da idade. Pelo menos cinco estudos retrospectivos compararam a incidência e a gravidade da mielossupressão em pacientes jovens e idosos e falharam em demonstrar aumento de incidência, gravidade ou duração da mielossupressão. Esses estudos evidenciaram nitidamente que a idade, por si só, não é necessariamente um fator de risco para mielotoxidade. Contudo, todos apresentam as limitações típicas de análises retrospectivas, como sub-representação da faixa etária mais avançada, alta seleção de pacientes em termos de condições clínicas gerais e comorbidades, além do que as intensidades de doses dos esquemas quimioterápicos foram inferiores àquelas dos esquemas atuais. Estudos envolvendo pacientes idosos (acima de 60 anos) portadores de LMA demonstraram que o risco de mielodepressão grave está aumentado durante as fases de indução e consolidação de remissão.

TABELA 101.2 Complicações da quimioterapia citotóxica mais comumente observadas no paciente idoso.

Mielossupressão • Neutropenia • Trombocitopenia • Anemia
Tromboembolismo
Mucosite • Orofaringoesofagite • Enterocolite
Cardiodepressão
Neuropatia periférica
Neurotoxicidade central • Declínio cognitivo • *Delirium* • Disfunção cerebelar

Já foi relatado que a incidência de neutropenia é significativamente maior em grupos de idosos quando comparado a jovens submetidos ao mesmo regime quimioterápico, com consequente aumento de infecções, hospitalizações e mortalidade (Hurria *et al.*, 2007). Dois estudos randomizados mostraram que o uso de fator de crescimento de granulócitos (G-CSF) reduziu o risco de neutropenia grave e de infecções neutropênicas em mais de 50%.

Até recentemente, pouca atenção era dada ao risco de anemia em pacientes que se submetem à quimioterapia antiblástica. Nos pacientes idosos, a anemia pode ter consequências sérias como:

- Aumento da toxicidade da quimioterapia citotóxica
- Aumento do risco de fadiga que, no paciente idoso, pode causar dependência funcional
- Aumento do risco de complicações por medicamentos ou infecções.

Esses dados dão suporte suficiente para a correção da anemia em pacientes idosos que se submetem à quimioterapia antiblástica. A anemia pode ser particularmente relevante no uso dos seguintes quimioterápicos: antraciclinas, taxanos e epipodofilotoxinas. A correção da anemia em pacientes idosos com o uso de eritropoetina pode ser de grande benefício, visto que a anemia é o único componente do VD que pode ser manipulado.

Tromboembolismo

Tromboembolismo, evento comum em indivíduos com câncer, tem sua incidência aumentada com algumas drogas. O sunitinibe (utilizado contra tumores gastrintestinais, de rim, mama, pulmão) e sorafenibe (contra câncer de rim e hepatocarcinomas) são inibidores de tirosinoquinases, envolvidos em um aumento significativo do risco de eventos tromboembólicos arteriais (Choueiri, 2010). O bevacizumabe é um anticorpo monoclonal contra fatores de crescimento endotelial eficaz contra neoplasias de pulmão, mama, rim e cólon. Já é bem estabelecida na literatura sua associação com crises hipertensivas, insuficiência cardíaca congestiva (ICC), tromboembolismo arterial e trombose venosa (Nalluri *et al.*, 2008).

Mucosite

O risco de mucosite aumenta com a idade. Stein *et al.* (1995) demonstraram que mucosite pode causar depleção fluídica letal em pacientes com mais de 66 anos de idade. Diminuição da concentração de células-tronco da mucosa, aumento da destruição das células em fase de proliferação rápida e diminuição do catabolismo intracelular das fluoropirimidinas podem contribuir para o risco de mucosite no paciente idoso.

Gelmann e Taylor (1984) demonstraram que o risco e a gravidade da mucosite estão aumentados em mulheres com idade acima de 65 anos, independentemente do ajuste de doses. Estes achados indicam que a mucosa dos pacientes idosos é mais vulnerável à quimioterapia antiblástica.

Cardiodepressão

Cardiopatia preexistente e hipertensão arterial sistêmica, condições altamente prevalentes em idosos, aumentam o risco de toxicidade cardíaca pelos antracíclicos. O principal representante desse grupo de quimioterápicos é a doxorrubicina (utilizada contra tumores de mama, pulmão, bexiga, ovário, tireoide e linfomas), cujo efeito colateral mais importante na parte cardiovascular é o desenvolvimento de ICC e miocardiopatia degenerativa. Os indivíduos mais propensos a apresentar essas manifestações são aqueles que iniciam o tratamento em idade jovem ou após os 70 anos de idade, sendo este efeito relacionado com a dose cumulativa. Por meio do acompanhamento cauteloso desses pacientes com ecocardiograma seriado é possível identificar precocemente essas manifestações e instituir medidas que previnam a lesão cardíaca (Roul *et al.*, 2009).

O dexrazoxano é um análogo do ácido etilenediaminotetracético (EDTA) que reduz a incidência e gravidade da cardiopatia associada à doxorrubicina por sua intensa capacidade oxidante e redução dos efeitos deletérios de radicais livres de oxigênio nos miócitos cardíacos. Esse efeito cardioprotetor já foi demonstrado em estudos de grande repercussão (Seber *et al.*, 2013).

Neurotoxicidade

A distribuição dos quimioterápicos no sistema nervoso depende de uma série de fatores. Além das diferenças de metabolização dos fármacos relacionados com o envelhecimento, alterações especificas do sistema nervoso do idoso se associam à neurotoxicidade (Saykin *et al.*, 2003).

O declínio neurológico funcional e a perda de mielina ocorrem não apenas no sistema nervoso central (SNC) como também no sistema nervoso periférico e autonômico.

Estas mudanças aumentam o risco no idoso de desenvolver novas ou agravar condições neurológicas preexistentes (hipotensão ortostática, desequilíbrio, síncope, constipação intestinal inestinal, disfunção vesical e erétil) com doses usuais de agentes quimioterápicos.

Na última década, o efeito da quimioterapia na cognição passa a ter maior enfoque na literatura científica, com diversos estudos mostrando prejuízo de memória verbal e visual, atenção, velocidade de processamento e função executiva (Deprez *et al.*, 2011; Jansen *et al.*, 2011). Esses efeitos persistem mesmo após controle para sintomas depressivos, ansiedade e fadiga e atingem de 16 a 75% dos pacientes submetidos a tratamentos oncológicos sistêmicos (Hurria *et al.*, 2006).

A etiologia do déficit cognitivo e a sua correlação com alterações funcionais e estruturais encefálicas ainda são desconhecidas. Alguns estudos de imagem mostraram danos microestruturais em substância branca e redução de volume em regiões como córtex pré-frontal, para-hipocampal e pré-cúneo (Deprez *et al.*, 2011), além de redução de ativação cerebral na realização de tarefas que exigem memória de trabalho na ressonância funcional (Hurria *et al.*, 2006; Vardy *et al.*, 2007).

O déficit cognitivo não atinge todos os pacientes submetidos à quimioterapia. Estudos prévios identificaram fatores de risco como idade avançada, fatores genéticos, como a presença do alelo ε4 do gene da apoliproteína E (APOE) (Ahles *et al.*, 2003) e o tipo de quimioterapia utilizada (maior risco com o uso de ciclofosfamida, metotrexato e fluoruracila combinados em pacientes com câncer de mama) (Tannock *et al.*, 2004). Entretanto, os estudos que identificaram pacientes mais suscetíveis aos efeitos cognitivos da quimioterapia realizados até o momento apresentam limitações, em razão, principalmente, do pequeno número de indivíduos estudados (Tannock *et al.*, 2004). A identificação da população de maior risco aos efeitos cognitivos deletérios da quimioterapia é de extrema importância para desenvolver estratégias de prevenção e reabilitação. Além disso, esse conhecimento possibilitará fornecer aos pacientes melhor esclarecimento dos riscos cognitivos envolvidos antes do início do tratamento.

A associação da quimioterapia com diagnóstico de demência não foi comprovada em estudos populacionais (Jacobs *et al.*, 2007). Além disso, os déficits encontrados são na maioria das vezes sutis e fundamentados em pequenas variações dos escores em domínios específicos avaliados em baterias neuropsicológicas. O impacto desses déficits nas atividades diárias e na qualidade de vida desses pacientes, que seriam desfechos com maior impacto clínico, ainda permanece incerto.

Prevenção e tratamento da toxicidade da quimioterapia no paciente geriátrico

A melhor compreensão da farmacocinética e farmacodinâmica dos agentes antiblásticos, assim como o desenvolvimento de antídotos à toxicidade dos medicamentos podem tornar o tratamento do paciente idoso mais seguro e eficaz. A Tabela 101.3 resume as recomendações do National Cancer Center Network (NCCN) referentes a medidas que podem minorar as complicações da quimioterapia citotóxica.

Particularidades da radioterapia no idoso

A radioterapia representa uma das três principais armas de combate ao câncer, ao lado da cirurgia e da quimioterapia. É um tratamento locorregional que apresenta o objetivo de controlar o tumor primário e/ou as drenagens linfáticas adjacentes quando a cirurgia não é empregada ou evitar recidiva local e/ou regional após ressecção cirúrgica ou indução com quimioterapia. Com ou sem associação com cirurgia, a radioterapia

TABELA 101.3 Medidas para reduzir as complicações da terapia quimioterápica no paciente idoso.

Diarreia	Identificar e tratar outras etiologias antes de iniciar uso de medicamentos antidiarreicos Hidratação precoce Considerar octreotida se outras medidas ineficazes
Náuseas e vômito	Identificar e tratar outras etiologias possíveis (distensão abdominal, medicamentos, distúrbios metabólicos, constipação intestinal, gastrite, labirintopatias etc.) Considerar o uso de antagonistas de receptores 5-HT3 e/ou receptores NK1 Considerar uso de benzodiazepínicos nos casos de náuseas antecipadas à quimioterapia/ansiedade
Mucosite	Hospitalização precoce para pacientes com disfagia ou diarreia associada Suporte nutricional adequado Uso de escova de dente macia, enxágue bucal (soro fisiológico ou bicarbonato de sódio) e avaliação odontológica Analgesia tópica ou sistêmica se necessário Medidas preventivas (a depender da terapia utilizada): crioterapia oral, fator de crescimento de queratinócitos (palifermina), terapia citoprotetora (amifostina) Profilaxia antiviral ou antifúngica pode ser considerada em casos de mielossupressão associada
Mielossupressão	Considerar uso de fatores de crescimento de colônias, dependendo da terapia utilizada e da gravidade do quadro
Neurotoxicidade	Considerar regimes menos neurotóxicos Monitorar perda auditiva, neuropatia periférica e cognição
Quedas	Avaliar previamente história de quedas, marcha e equilíbrio
Cardiotoxicidade	Monitorar sintomas de ICC ao utilizar quimioterápicos cardiotóxicos
Nefrotoxicidade	Sempre calcular *clearance* de creatinina previamente Ajustar dose de quimioterápicos conforme *clearance* de creatinina para reduzir toxicidade

ICC: insuficiência cardíaca congestiva. (Adaptada de National Cancer Center Network, 2015.)

pode ser empregada em sequência ou concomitante à quimioterapia. As diferentes formas de combinação dos três tratamentos dependerão de cada tipo de câncer e da situação clínica do paciente. Para tanto, é fundamental que a decisão da estratégia terapêutica seja realizada por meio de abordagem multidisciplinar.

O mecanismo de morte celular causado pela radioterapia decorre da radiação ionizante. Essa radiação pode ser emitida por diferentes materiais radioativos ou produzida por máquinas, mais comumente os chamados aceleradores lineares. A radiação ionizante, como o próprio nome define, tem a capacidade de retirar elétrons da última camada dos átomos presentes no interior da célula. Isso acontece devido à sua maior energia em relação aos outros tipos de ondas eletromagnéticas, como luz, ondas de rádio, som, micro-ondas etc. O processo de ionização consegue quebrar a cadeia de DNA e provoca a cessação da capacidade reprodutiva da célula. Esse tipo de morte celular pela radiação é conhecido como efeito direto. Como 80% das células são constituídas por moléculas de água, a maior probabilidade é que a molécula H_2O seja ionizada, formando o íon H_2O^+, altamente instável, que em seguida libera o radical livre OH^-. Esse radical forma uma reação química com o DNA da célula levando também à sua quebra. Esse mecanismo de morte celular é conhecido como indireto e representa 75% do tipo de morte celular pela radiação.

As células normais, assim como as tumorais, também são atingidas pela radiação, porém, elas têm uma capacidade maior de recuperação do dano celular do que as tumorais. O fracionamento da radioterapia tem como objetivo possibilitar que a célula normal se recupere de maneira mais efetiva do que as tumorais.

Os efeitos colaterais e sequelas da radioterapia dependem da dose final, do fracionamento (dose por dia) e do volume e do tipo de tecido irradiado. Por ser um tratamento locorregional, os efeitos colaterais e benéficos são inerentes à área irradiada. No idoso todas essas considerações, além do seu estado geral, devem ser consideradas quando da indicação da radioterapia.

A radioterapia representa um tratamento amplamente aplicado em idosos com diversos tipos de câncer, com finalidades tanto terapêuticas quanto paliativas. Em 1994, iniciou-se na Itália uma série de estudos prospectivos pelo Italian Geriatric Oncology Group (GROG) com a finalidade de avaliar o perfil de idosos encaminhados ao tratamento radioterápico, e algumas das variáveis analisadas foram idade e as comorbidades existentes. Dados dos estudos indicaram que os idosos representavam cerca de 30% de todos os indivíduos tratados nos centros de radioterapia, com tendência a aumento significativo desse número. A duração do tratamento é o principal fator limitante em idosos, especialmente naqueles portadores de Parkinson e demência, pela dificuldade em se manter na posição correta por um longo período. Outro inconveniente é a exclusão de idosos de protocolos envolvendo terapias radioativas. Como consequência, há um precário conhecimento sobre a reação a essa terapêutica em grupos com idade avançada.

A recomendação da radioterapia no idoso deve ser individualizada por uma avaliação específica do idoso para receber um tratamento curativo ou paliativo. Avaliar o risco *vs.* benefício do tratamento implica no conhecimento do: (1) comportamento locorregional do tumor; (2) riscos competitivos da doença; (3) reserva funcional; (4) radioterapia paliativa.

Comportamento locorregional do tumor. O comportamento do tumor poder ser mais indolente no idoso, dependendo do local de acometimento, assim como ser mais agressivo em outras regiões afetadas. Essa variação repercute na efetividade e escolha do tratamento radioterápico. Exemplo, se o risco absoluto de recorrência do câncer é baixo em decorrência do comportamento indolente do tumor, o benefício de se realizar radioterapia é menor. Além disso, o aumento da idade pode promover uma menor radiossensibilidade do tumor, repercutindo em menor controle local pela radioterapia, sendo esta menos recomendada.

Riscos competitivos da doença. Nos idosos, o risco competitivo de morte por outras comorbidades e o potencial efeito deletério da radioterapia nessas comorbidades devem ser considerados para definição do tratamento.

Reserva funcional. Avaliar a reserva funcional por meio do uso da AGA é fundamental para estimar o risco de toxicidade pelo tratamento radioterápico.

Paliação. Quando a doença oncológica é incurável, a meta é o controle de sintomas. No entanto, mesmo para alguns tumores não metastáticos, devido a baixa expectativa de vida e/ou pouca reserva funcional, a escolha de tratamento é a paliação. Os sítios mais comuns de radioterapia paliativa são SNC, ossos e metástases torácicas.

Radioterapia em mestástases ósseas

Metástases ósseas são manifestações comuns de muitos tumores sólidos, principalmente mama, próstata e pulmão. Em torno de 80% dos tumores sólidos desenvolverão metástases ósseas dolorosas em medula, pelve ou extremidades durante o curso de sua doença. Os objetivos do tratamento das metástases ósseas são alívio da dor, manutenção da integridade do esqueleto e preservação funcional. A radioterapia localizada pode promover alívio da dor em 80 a 90% dos casos com resposta completa da dor em 50 a 60% (Arcangeli, 1998). A intervenção precoce pode ser útil na manutenção da qualidade de vida minimizando efeitos colaterais de medicamentos analgésicos.

Particularidades da cirurgia oncológica no idoso

O aumento da prevalência de câncer na população idosa é acompanhado do aumento progressivo de pacientes que necessitam de tratamento cirúrgico, sendo esse, muitas vezes, com propósito curativo. Muitos pacientes idosos têm comorbidades associadas que podem comprometer o desempenho peroperatório, porém, não há evidências de que a idade isoladamente seja um fator de maior risco cirúrgico.

Estudos recentes demonstraram a importância da aplicação da AGA no pré-operatório e que alguns de seus itens como capacidade funcional, dependência para atividades básicas e instrumentais, fadiga, alterações cognitivas e fragilidade são preditores de complicação e institucionalização no pós-operatório (Feng *et al.*, 2015; Saraiva *et al.*, 2017).

No planejamento cirúrgico devemos determinar não apenas os riscos, mas traçar estratégias de prevenção e procurar minimizar a morbimortalidade pós-operatória. Destaca-se a importância de ter uma equipe multiprofissional com oncologistas, cirurgiões, anestesistas e clínicos-geriatras que possam contar com o apoio de nutricionistas, fisioterapeutas, fonoaudiólogos e enfermeiros especializados. Procura-se mapear os riscos para minimizar as complicações e colaborar no planejamento da melhor estratégia terapêutica para aquele indivíduo. Assim, um idoso funcionalmente ativo e independente com boa condição cardiopulmonar terá a oportunidade de ter um tratamento oncológico completo e um paciente frágil com muitas comorbidades poderá se beneficiar de ações intermediárias que otimizem sua qualidade de vida.

Rastreamento do câncer no idoso

O princípio de um teste de rastreamento em oncologia consiste em reduzir a mortalidade a partir da detecção e tratamento de estádios iniciais de determinados tipos de câncer.

Na população geral, as doenças oncológicas para as quais o rastreamento é recomendado são o câncer de mama, colo uterino, colorretal, pulmão e próstata. O impacto do rastreamento na mortalidade por câncer em indivíduos com mais de 70 anos de idade é incerto, pois a maioria dos estudos randomizados não incluiu pacientes idosos em sua análise. Enquanto muitos aspectos do envelhecimento favorecem a sua realização, como o aumento da incidência de câncer com a idade, outros apontam para uma menor necessidade, a depender da expectativa de vida individual e do acúmulo de comorbidades. Considerando que o rastreamento de neoplasias segue princípios de custo-efetividade, surgem questionamentos na população idosa: podemos simplesmente extrapolar os dados da população mais jovem? Devemos instituir diretrizes idênticas para a heterogênea população dos idosos? A acurácia dos exames disponíveis é diferente na população idosa? Quando devemos deixar de fazer um determinado rastreamento?

É amplamente aceito o conceito de se individualizar a decisão de rastreamento oncológico na população idosa considerando o conjunto da saúde do indivíduo como um todo, sua expectativa de vida e seus valores. Pela AGA é possível identificar indivíduos com 65 anos ou mais funcionalmente dependentes com múltiplas comorbidades e provável expectativa de vida inferior a 5 anos que não se beneficiariam em realizar rastreamento, ou indivíduos com 80 anos ou mais totalmente independentes sem comorbidades que se beneficiariam em receber o rastreamento para algumas neoplasias. Além disto, variáveis da história natural da doença, como a história prolongada para a evolução do câncer de próstata, também devem ser determinantes para a decisão sobre rastreamento (Tabela 101.4). Preconiza-se que seja instituída uma avaliação em níveis para todo paciente idoso, antes de se decidir pelo rastreamento, como ilustrado na Figura 101.5.

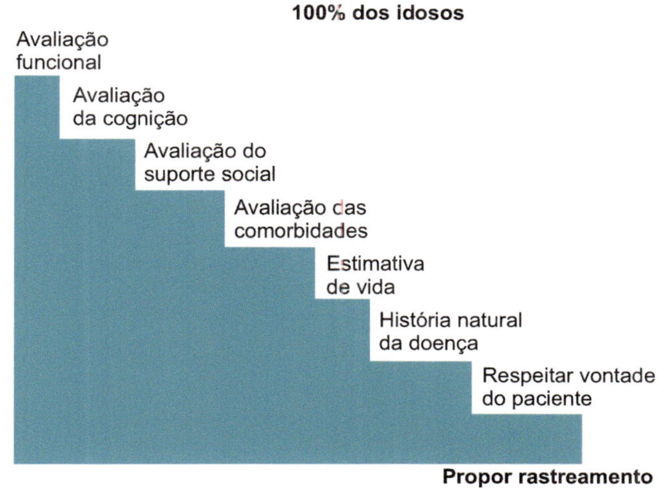

▪ **FIGURA 101.5** Avaliação pré-rastreamento.

Rastreamento câncer-específico

Câncer de mama

A história natural do câncer de mama em mulheres idosas geralmente inclui tumores com características histológicas menos agressivas e marcadores tumorais favoráveis, como maior grau de expressão de receptores hormonais. Isso permite a detecção de tumores em estádios iniciais, proporcionando mais sucesso às estratégias de tratamento e aumentando o potencial benefício de se realizar o rastreamento.

Ainda, o envelhecimento está associado à diminuição do tecido fibroglandular da mama, melhorando a acurácia da mamografia, fazendo com que a sensibilidade e especificidade do exame aumentem com a idade. Como exemplo, a sensibilidade da mamografia é estimada em 73% para mulheres entre 60 e 69 anos de idade e 86% entre 80 e 89 anos de idade.

Embora a nível populacional seja razoável estabelecer um limite etário para recomendação de teste de rastreamento, em

▪ **TABELA 101.4** Particularidades do rastreamento na população idosa em relação aos tipos de câncer.

Questão	Câncer colorretal	Câncer de mama	Câncer de colo do útero	Câncer de próstata
Há diferenças no comportamento do câncer que reduza o benefício de uma detecção precoce/ tratamento?	Não	Sim: maior incidência de tipos histológicos com crescimento lento	Não	Sim: evolução mais insidiosa do que nos mais jovens
Há diferenças na acurácia dos testes de rastreamento?	Sim: sigmoidoscopia é menos sensível. Não: sangue oculto e colonoscopia	Sim: exame clínico menos sensível Não: mamografia mais sensível	Sim: exame citológico é menos sensível	Sim: PSA menos específico (prostatite; hiperplasia prostática benigna)
Características da população idosa				
1. Reduzem o benefício do rastreamento?	Expectativa de vida e comorbidades	Expectativa de vida e comorbidades	Expectativa de vida, comorbidades, citologias prévias normais, retirada do colo de útero	Expectativa de vida e comorbidades
2. Aumentam o benefício do rastreamento?	Doença inflamatória do cólon, antecedente de múltiplos adenomas, ausência de rastreamento prévio	História familiar, exposição prolongada aos estrógenos, ausência de rastreamento prévio	Ausência de rastreamento prévio	O pico de incidência ocorre na população idosa

PSA: antígeno prostático específico. (Adaptada de Walter, 2005.)

nível individual recomenda-se a continuidade da realização de mamografias após os 70 anos de idade, desde que a paciente tenha uma boa expectativa de vida e condições adequadas na avaliação geriátrica global.

Recomendações para rastreamento do câncer de mama

- Individualizar considerando os potenciais benefícios e riscos no contexto de expectativa de vida e funcionalidade
- O rastreamento deve ser realizado em todas as mulheres acima de 40 anos de idade com expectativa de vida acima de 4 anos
- Se expectativa de vida inferior a 3 a 5 anos, considerar interrupção do rastreamento.

Câncer de colo do útero

Não existem estudos randomizados para rastreamento de câncer de colo do útero em nenhuma faixa etária. Estudos observacionais evidenciam que o rastreamento com exame citológico reduz incidência e mortalidade por esse tipo de câncer em mulheres abaixo de 65 anos de idade, mas não existe consenso sobre o benefício em mulheres acima de 65 ou 70 anos de idade. Alterações fisiológicas do envelhecimento, como alterações atróficas, reduzem a acurácia do exame citológico (Papanicolau).

O câncer de colo do útero em idosas não é mais nem menos agressivo do que em mulheres jovens e, sendo o tratamento essencialmente cirúrgico e/ou radioterápico, a mulher deve passar por uma avaliação geriátrica global antes de se decidir pelo rastreamento. Diferentemente dos países onde se elaboram as diversas diretrizes internacionais, o câncer de colo do útero ainda tem alta incidência no Brasil, sendo o tumor mais incidente em determinadas regiões do país e uma causa frequente de morte por câncer entre as mulheres brasileiras. Nesse contexto, embora não haja dados publicados nos quais embasar esta opinião, acreditamos ser de extrema importância que o rastreamento não seja limitado a uma faixa etária específica.

Recomendações para rastreamento do câncer de colo do útero

- Individualizar considerando os potenciais benefícios e riscos no contexto de expectativa de vida e funcionalidade
- Mulheres a partir do início da atividade sexual, sem limite de idade
- Mulheres acima de 70 anos de idade que não tiverem realizado exames de rastreamento regulares previamente
- Se antecedente de citologias normais nos últimos 10 anos, sendo os 3 últimos documentados, interromper após 70 anos de idade
- Mulheres submetidas à histerectomia total por patologia benigna não devem ser mais rastreadas (certificar que houve completa remoção do colo).

Câncer de próstata

O pico de incidência do câncer de próstata ocorre após os 70 anos de idade, quando a expectativa de vida de muitos homens já é limitada. O rastreamento desta neoplasia é bastante controverso, mesmo em populações não idosas, porque na maioria dos casos o câncer se comporta de maneira muito insidiosa, de modo que os portadores da doença acabam frequentemente morrendo de outras causas, somado ao fato de que o tratamento pode trazer morbidade ao paciente.

Diferentemente do que preconizam o Ministério da Saúde, o INCA e a US Preventive Task Force, algumas sociedades consideram que o rastreamento para câncer de próstata deve ser oferecido a nível populacional para homens acima de 50 ou 55 anos (American Cancer Society e American Urological Association, respectivamente). Quanto à idade em que este rastreamento deve cessar, uma expectativa de vida menor que 10 anos ou idade maior que 70 anos deve ser motivo para interromper o rastreamento.

Recomendações para rastreamento do câncer de próstata

- Individualizar considerando os potenciais benefícios e riscos no contexto de expectativa de vida e funcionalidade
- Rastreamento com antígeno prostático específico (PSA) iniciando aos 55 anos de idade, anual ou bianual
- Interromper o rastreamento quando expectativa de vida menor que 10 anos ou idade maior que 70 anos de idade.

Câncer colorretal

Estudos randomizados utilizando a pesquisa de sangue oculto nas fezes sugerem a eficácia do rastreamento do câncer de cólon em idosos, mas poucos incluíram pacientes acima de 80 anos de idade. A chance de desenvolver uma neoplasia do cólon direito aumenta com a idade (5,6% em indivíduos com mais de 65 anos contra 0,8% naqueles com 50 a 54 anos de idade), diminuindo a sensibilidade da sigmoidoscopia e favorecendo o emprego da colonoscopia como método de rastreamento. No entanto, uma consideração importante deve ser a do preparo necessário à colonoscopia, que ao induzir diarreia, pode causar desidratação com consequências graves em idosos frágeis.

O Ministério da Saúde e o INCA recomendam a pesquisa de sangue oculto nas fezes a partir dos 50 anos de idade como estratégia de rastreamento e realização de colonoscopia diagnóstica apenas nos pacientes com teste positivo. A maioria das diretrizes internacionais recomenda colonoscopia a cada 5 a 10 anos ou a pesquisa anual de sangue oculto nas fezes. Não há unanimidade quanto à época em que tal rastreamento deve ser interrompido, porém, há publicações quanto à segurança do procedimento na população idosa. A US Preventive Task Force contraindica o rastreamento a partir dos 85 anos. Na falta de um consenso, mais do que nas outras neoplasias, consideramos que o médico deve indicar a colonoscopia somente após uma avaliação geriátrica adequada, que leve em consideração a morbidade de um tratamento cirúrgico ou quimioterápico paliativo na eventualidade de um diagnóstico confirmado. Na Tabela 101.5, foram listadas as recomendações e sugestões das principais sociedades internacionais dos principais tipos de câncer.

Recomendações para rastreamento do câncer colorretal

- Sangue oculto nas fezes anualmente a partir dos 50 anos de idade
- Colonoscopia a cada 5 a 10 anos a partir dos 50 anos de idade (se achados normais)
- Interromper rastreamento quando expectativa de vida for limitada (menor que 10 anos) ou houver tolerância a possíveis tratamentos ou idade maior que 85 anos
- Considerar internação para colonoscopia em idosos frágeis.

Outras neoplasias

Pacientes idosos desenvolvem frequentemente câncer de pele do tipo não melanoma (carcinomas baso e espinocelulares). Como se trata de tumores amplamente curáveis com simples

▪ **TABELA 101.5** Recomendações das principais sociedades internacionais e sugestões.

Neoplasia	Exame	Frequência	RECOMENDAÇÕES			Sugestão
			USPSTF	ACS	AGS	
Colorretal	1. Sangue oculto 2. Sigmoidoscopia 3. Colonoscopia	1. Anual 2. A cada 5 anos 3. A cada 10 anos	Rastreamento: ≥ 50 anos de idade Parar: > 85 anos de idade, múltiplas comorbidades e/ou ↓ expectativa de vida	Rastreamento: ≥ 50 anos de idade Parar: múltiplas comorbidades e/ou ↓ expectativa de vida	Rastreamento: ≥ 50 anos de idade Parar: idosos frágeis com baixa expectativa de vida	Parar: > 85 anos de idade ou múltiplas comorbidades e ↓ expectativa de vida **Cuidados com colonoscopia**
Mama	Mamografia com ou sem exame clínico das mamas	Anual ou bianual	Rastreamento: ≥ 40 anos de idade Parar: múltiplas comorbidades e ↓ expectativa de vida	Rastreamento: ≥ 40 anos de idade Continuar enquanto boa *performance* e/ou candidata ao tratamento	Todas as mulheres com expectativa de vida ≥ 4 anos	Mamografia anual em todas as mulheres com expectativa de vida ≥ 4 anos
Colo do útero	Citologia oncótica (Papanicolaou)	A cada 1 a 3 anos	Parar: ≥ de 65 anos de idade sem alto risco e rastreamento prévio adequado; histerectomizadas	Parar: > 70 anos de idade com últimos 3 exames citológicos nℓ, sem exame alterados nos últimos 10 anos; histerectomizadas; múltiplas comorbidades	Parar: > 70 anos de idade com 2 exames nℓ nos últimos 10 anos. Com baixa expectativa de vida e que não toleraria o tratamento	Parar: > 70 anos de idade com 2 exames normais nos últimos 10 anos; baixa expectativa de vida e mulheres que não tolerariam o tratamento
Próstata	PSA	Anual ou bianual	Não recomendado	Homens ≥ 50 anos de idade com expectativa de vida ≥ 10 anos; discutir risco benefício com paciente	Sem recomendação	Parar em homens com expectativa de vida < que 10 anos ou idade ou > 70 anos

ACS: American Cancer Society; AGS: American Geriatrics Society; PSA: antígeno prostático específico; USPSTF: US Preventive Services Task Force.

excisão, considera-se indicado exame periódico da pele, e em alguns casos, encaminhamento para exame por dermatologista.

Pacientes com idade entre 55 e 80 anos, tabagistas e ex-tabagistas (carga tabágica de 30 anos-maço que pararam de fumar há menos de 15 anos) podem se beneficiar de rastreamento recomendado individual, com tomografia computadorizada (TC) de baixa dosagem, como demonstrado no *National Lung Screening Trial*. Embora de acordo com o estudo tal estratégia pode reduzir a mortalidade por câncer de pulmão em até 20%, devemos considerar que no Brasil teremos, provavelmente, um maior número de achados tomográficos suspeitos e que com investigação acabarão sendo demonstrados como infecciosos (tuberculose ou outras) ou cicatriciais. Como a investigação diagnóstica de um nódulo pulmonar é associada com morbidade significativa, na população idosa em especial será necessário cuidado extremo antes de recomendar tal rastreamento.

Não há dados que justifiquem, em nosso meio, rastreamento populacional para outros tipos de neoplasia.

Principais neoplasias do idoso

Conforme mostrado na Figura 101.2, no Brasil, a estimativa para cada ano do triênio de 2020 a 2022 aponta que ocorrerão 625 mil casos novos de câncer (450 mil, excluindo-se os casos de câncer de pele não melanoma). O câncer de pele não melanoma será o mais incidente (177 mil), seguido pelos cânceres de mama e de próstata (66 mil cada), cólon e reto (41 mil), pulmão (30 mil) e estômago (21 mil) (INCA, 2020).

Câncer de mama

O câncer de mama é o mais frequente nas mulheres, tanto nos países desenvolvidos como naqueles em desenvolvimento, e representa 25% de todos os cânceres no sexo feminino (Globocan, 2018). No mundo, o câncer de mama é o mais incidente entre as mulheres. Em 2018, ocorreram 2,1 milhões de casos novos, o equivalente a 11,6% de todos os cânceres estimados. Esse valor corresponde a um risco estimado de 55,2/100 mil. As maiores taxas de incidência esperadas foram na Austrália e Nova Zelândia, nos países do Norte da Europa e na Europa Ocidental (Bray *et al.*, 2018; Ferlay *et al.*, 2018). Esse número impactante de casos se associa a aumento da expectativa de vida, urbanização e adoção do estilo de vida ocidental, com uma variação da incidência nas diferentes regiões sendo sua prevalência maior em mulheres com melhores condições sociais (Globocan, 2018; Hery *et al.*, 2008; Siegel *et al.*, 2014; WHO, 2014).

Independentemente da condição socioeconômica do país, a incidência desse câncer se configura entre as primeiras posições das neoplasias malignas no sexo feminino. Observou-se um declínio na tendência das taxas de incidência em alguns países desenvolvidos, parte atribuída à diminuição do tratamento da reposição hormonal em mulheres pós-menopausa (Bray *et al.*, 2018; Ferlay *et al.*, 2018).

No Brasil, estima-se que surgirão 66.280 casos novos de câncer de mama, para cada ano do triênio de 2020 a 2022. Esse valor corresponde a um risco estimado de 61,61 casos novos a cada 100 mil mulheres com mortalidade em 2017, 16.724 óbitos por câncer de mama no sexo feminino, o equivalente a um risco de 16,16 por 100 mil (INCA, 2014).

Dentre os fatores de risco para o desenvolvimento do câncer de mama destacam-se: idade, fatores relacionados a vida reprodutiva da mulher, história familiar, consumo de álcool, excesso de peso, sedentarismo, exposição à radiação ionizante e alta densidade de tecido mamário.

A idade continua sendo um dos mais importantes fatores de risco. As taxas de incidência aumentam rapidamente até os 50 anos de idade. Cerca de quatro a cada cinco casos são diagnosticados após essa idade. Dados epidemiológicos sobre a doença revelam também que não só a incidência, mas a taxa de mortalidade aumenta progressivamente com a idade (WHO, 2014; Anderson *et al.*, 2011). Dos 230 mil casos diagnosticados de câncer de mama nos EUA, aproximadamente 50% foram diagnosticados em mulheres acima de 65 anos de idade.

Nas fases iniciais o câncer de mama é assintomático sendo detectado apenas em exames de rastreamento, mas pode acarretar os seguintes sinais e sintomas: nódulo palpável, retração cutânea, descarga papilar sanguinolenta, inversão do mamilo e linfonodomegalias. Os principais sítios de metástase são: pulmão, fígado, osso e SNC.

Estadiamento do câncer de mama

A classificação do câncer de mama é realizada por estádios clínico e patológico, sempre levando em consideração a classificação TNM da Organização Mundial da Saúde (OMS). Devem ser solicitados para estadiamento: TC de tórax, TC ou ultrassonografia (USG) de abdome e cintilografia óssea (se sintomas ou estádio mais avançado). São considerados o tamanho do tumor, presença de linfonodos acometidos e metástase a distância (Tabelas 101.6 e 101.7). O tipo histológico mais comum é o carcinoma ductal invasivo (70 a 80%) seguido do lobular invasivo (10 a 15%), carcinoma inflamatório e tumor filoide.

Comparado com as mulheres jovens, as idosas têm maior probabilidade de desenvolver o câncer com receptores hormonais de estrógeno e progesterona positivo, com ou sem a expressão do receptor HER-2. A expressão HER-2 tende a decrescer com a idade, com a incidência de 22% nas mulheres até 40 anos de idade e de 10% nas mulheres acima de 70 anos de idade (Munk, 2011). O tamanho do tumor e o envolvimento de linfonodo também é maior com o envelhecimento, podendo ser justificado pela tendência de diagnósticos tardios nessa população (Anderson *et al.*, 2011; Schonberg *et al.*, 2010).

▪ **TABELA 101.6** Classificação TNM para câncer de mama.

Classificação	Descrição
T – Tumor	
T	O tumor primário não pode ser avaliado
T0	Sem evidência de tumor primário
Tis	Carcinoma *in situ*: carcinoma intraductal ou carcinoma lobular *in situ* ou doença de Paget da papila sem tumor
T1	Tumor com 2 cm ou menos em sua maior dimensão T1 mic – microinvasão < 0,1 cm em sua maior dimensão T1a – Tumor > 0,1 cm e ≤ 0,5 cm T1b – Tumor > 0,5 cm e ≤ 1 cm T1 c – Tumor > 1 cm e ≤ 2 cm
T2	Tumor > 2 cm e ≤ 5 cm
T3	Tumor > 5 cm
T4	Tumor de qualquer tamanho, com extensão direta à parede torácica ou à pele
N – Linfonodos regionais	
Nx	Os linfonodos não podem ser avaliados
N0	Ausência de metástases em linfonodos regionais
N1	Metástase em 1 a 3 linfonodos homolaterais
N2	Metástase em 4 a 9 linfonodos homolaterais ou linfonodos de cadeia de mamária interna sem comprometimento axilar
N3	Metástase em 10 ou mais linfonodos ou linfonodos da cadeia mamária interna homolateral comprometidos ou linfonodo supraclavicular ipsilateral
M – Metástase a distância	
Mx	Metástase a distância não pode ser avaliada
M0	Ausência de metástase a distância
M1	Metástase a distância

Adaptada de National Comprehensive Cancer Network.

▪ **TABELA 101.7** Estadiamento do câncer de mama.

Estádio 0	Tis N0 M0				
Estádio I	T1 N0 M0				
Estádio IIa	T0 N1 M0 T1 N1 M0 T2 N0 M0	**Estádio IIb**	T2 N1 M0 T3 N0 M0		
Estádio IIIa	T0 N2 M0 T1 N2 M0 T2 N2 M0 T3 N1 M0 T3 N2 M0	**Estádio IIIb**	T4 N0 M0 T4 N1 M0 T4 N2 M0	**Estádio IIIc**	Qualquer T N3 M0
Estádio IV	Qualquer T Qualquer N M1				

Adaptada de National Comprehensive Cancer Network.

Apesar de ser considerado um câncer de relativamente bom prognóstico, quando diagnosticado e tratado oportunamente, as taxas de mortalidade por câncer de mama continuam elevadas no Brasil, muito provavelmente porque a doença ainda é diagnosticada em estádios avançados. A sobrevida em 1, 5, 10 e 20 anos, em países desenvolvidos, como a Inglaterra, é de 95,8, 85,1, 77 e 64% respectivamente. Dados do INCA apresentaram para o câncer de mama uma sobrevida aproximada de 80% em 5 anos (Figura 101.6).

Tratamento do câncer de mama

Após o diagnóstico do câncer de mama, as mulheres idosas tendem a receber o tratamento fora dos protocolos padronizados. É provável que as variações de tratamento entre mulheres jovens e idosas com câncer de mama se atribua aos diferentes tipos histológicos, às comorbidades e às condições de saúde da idosa. Com isso, as recomendações para o tratamento de câncer de mama na idosa apresentam menor evidência com base em estudos clínicos.

A conduta oncológica é extrapolada de estudos realizados em mulheres jovens, o que é amplamente questionável uma vez que o comportamento da biologia do tumor de mama pode ser diferente na idosa e, além disso, há uma tendência a menor tolerabilidade ao tratamento influenciada pelas comorbidades e alteração próprias do envelhecimento (Enger *et al.*, 2006; Lavelle *et al.*, 2007; Wyld *et al.*, 2004).

A escolha do tratamento do câncer de mama é dependente do tipo histológico, estadiamento e *performance status* do indivíduo acometido. De maneira geral, temos as propostas curativas com cirurgia (mastectomia com ou sem esvaziamento axilar) seguidas ou não de quimioterapia e radioterapia adjuvantes, além de propostas paliativas para controle de progressão da doença e de sintomas.

A hormonioterapia adjuvante, como tamoxifeno e inibidores da aromatase, deve ser oferecida a pacientes com neoplasias com receptores hormonais. O transtuzumabe, um anticorpo monoclonal, também pode ser utilizado como terapia adjuvante em tumores que hiperexpressam o gene HER-2.

Câncer de próstata

O câncer de próstata se tornou um dos maiores problemas de saúde na população masculina. A estimativa mundial aponta o câncer de próstata como o segundo câncer mais frequente em homens no mundo. Foram estimados 1.280 casos novos, o

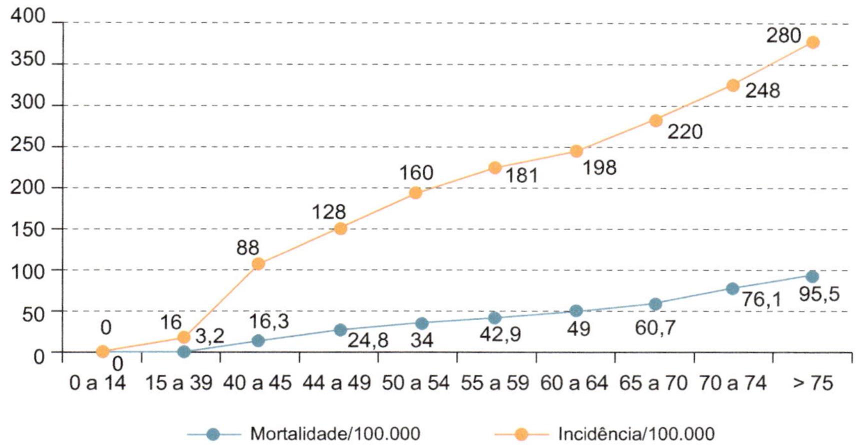

▪ **FIGURA 101.6** Gráfico da incidência e da mortalidade do câncer de mama por grupo etário, em 2012 no Brasil (INCA, 2014).

equivalente a 7,1% de todos os valores de cânceres considerados. Esse valor corresponde a um risco estimado de 33,1/100 mil. As maiores taxas de incidência de câncer de próstata encontram-se na Austrália e Nova Zelândia e nos países europeus (Norte e Leste) (Bray *et al.*, 2018; Ferlay *et al.*, 2018). Segundo as estatísticas norte-americanas, a doença atinge predominantemente homens idosos, sendo que 64% dos casos novos foram diagnosticados em indivíduos com mais de 65 anos de idade e 23% naqueles acima de 75 anos de idade. Em termos de mortalidade câncer específica, 90% das mortes ocorrem em homens acima de 65 anos de idade e 71,2% naqueles acima de 75 anos de idade (Houterman, 2006).

Observa-se no Brasil um aumento da taxa de incidência nos últimos anos em decorrência do envelhecimento populacional, da melhoria e evolução dos métodos diagnósticos e do aumento do número de rastreamentos.

Os principais fatores de risco associados à neoplasia de próstata são: etnia negra, obesidade, idade avançada e antecedente familiar.

A maioria dos pacientes é assintomático nas fases iniciais e os sintomas irritativos ou obstrutivos do trato urinário, dor lombar e hipercalcemia geralmente surgem na doença localmente avançada ou metastática. Os locais mais comuns de metástases são: ossos e linfonodos.

Estadiamento do câncer de próstata

O subtipo mais comum do câncer de próstata é o adenocarcinoma acinar (95%) e sua localização mais frequente é na zona periférica da glândula (70 a 75%).

Para avaliação e estadiamento clínico do câncer de próstata (Tabela 101.8) temos os seguintes exames:

- PSA: apresenta sensibilidade de 67% para o diagnóstico de câncer de próstata quando seu valor é superior a 4 ng/mℓ. Apresenta também papel importante no estadiamento, prognóstico e controle de tratamento
- Biopsia transretal: devem ser biopsiados 12 ou mais pontos da próstata em diferentes localizações e áreas suspeitas, guiado por USG transretal. A diferenciação arquitetural dos fragmentos da biopsia é feita pelo Escore de Gleason em cinco padrões (quanto menor o valor mais bem diferenciado é o tecido). O resultado é dado pela soma dos dois padrões mais comuns nos fragmentos, variando de 2 a 10, tendo boa correlação com tamanho do tumor, prognóstico e estadiamento
- TC ou ressonância magnética (RM) de pelve: avaliam extensão da doença e comprometimento linfonodal
- RM com bobina endorretal: melhor método de imagem para avaliar extensão da neoplasia

▪ **TABELA 101.8** Classificação TNM para câncer de próstata.

T: tumor primário	TX: tumor primário não avaliável
	T0: ausência de tumor na próstata
	T1: tumor não palpável ao toque e não visível em exames de imagem. Achado incidental durante cirurgia por outra causa: • T1a: tumor presente em < 5% da próstata cirurgicamente removida • T1b: tumor em > 5% da próstata ressecada cirurgicamente • T1 c: tumor encontrado em biopsia por agulha, feita com base em PSA elevado
	T2: tumor restrito à próstata, palpável ao toque retal: • T2a: tumor ocupa até meio lobo prostático • T2b: tumor ocupa mais de meio lobo prostático, mas não invade o outro lobo • T2 c: tumor invade ambos os lobos da próstata
	T3: tumor atravessa a cápsula prostática: • T3a: tumor atravessa a cápsula prostática em um ou ambos os lobos, ou invade o trígono vesical • T3b: tumor invade vesícula seminal
	T4: tumor fixo ou invadindo estruturas adjacentes que não as vesículas seminais
N: *status* linfonodal	NX: linfonodos regionais não avaliáveis
	N0: ausência de câncer em linfonodos regionais
	N1: presença de câncer em linfonodos regionais
M: metástase a distância	MX: Metástases a distância não avaliáveis
	M0: Ausência de metástases
	M1: Presença de metástases • M1a: Metástases em linfonodos não regionais • M1b: Metástases ósseas • M1c: Metástases a distância sem comprometimento ósseo

PSA: antígeno prostático específico. (Adaptada de National Comprehensive Cancer Network.)

- Cintilografia óssea: indicada para pacientes sintomáticos ou em pacientes de risco intermediário ou alto para detecção de metástases ósseas (caráter osteoblástico).

Além do estabelecimento do estadiamento clínico (Tabela 101.8), todo paciente, idoso ou não, deve ser classificado de acordo com o nível de PSA e o Escore de Gleason em grupos de risco (Tabela 101.9). Esses grupos de risco mantêm correlação com prognóstico câncer-específico.

▪ **TABELA 101.9** Grupos de risco de disseminação a distância do câncer de próstata.

Grupo de risco	PSA (ng/mℓ)	Gleason	Estádio clínico
Muito baixo	< 10	< 7	T1a-b
Baixo	< 10	< 7	T1c-T2a
Intermediário	10 a 20	7	T2b
Alto	> 20	> 7	≥ T2 c
Muito alto			T3b-T4

PSA: antígeno prostático específico.

Com base nestes grupos de risco (utilizados para pacientes de qualquer idade) é possível conhecer aproximadamente a probabilidade de o paciente estar livre de recidiva de PSA 5 anos após um tratamento radioterápico ou cirúrgico feitos com intuito curativo. A probabilidade de recidiva de PSA em 5 anos é de até 25%, 25 a 50% e > 50% nos grupos de risco baixo, intermediário e alto, respectivamente (D'Amico *et al.*, 2003).

Tratamento do câncer de próstata

Apesar da alta curabilidade do câncer em estádio precoce, estatísticas norte-americanas e europeias demonstram que somente uma minoria de idosos recebeu tratamento com intuito curativo. Alguns estudos sugerem que, acima dos 75 anos, ocorre subtratamento em mais de 15% dos casos (Schwartz *et al.*, 2003). A decisão do tratamento no câncer de próstata localizado no idoso deve levar em consideração o risco de morte pelo câncer (que depende do grau de diferenciação celular e estádio tumoral), o risco de morte por outras causas (que depende mais da gravidade das comorbidades do que a idade cronológica), os potenciais efeitos adversos do tratamento e, sobretudo, a preferência do paciente.

Para pacientes com doença localizada o objetivo do tratamento é a cura e as seguintes modalidades terapêuticas podem ser recomendadas dependendo do grupo de risco do paciente: prostatectomia radical; radioterapia externa ou braquiterapia; observação vigilante (realização de PSA, toque retal e biopsia seriados em pacientes com muito baixo risco). A hormonioterapia (descrita a seguir) pode ser associada à radioterapia nos pacientes com risco intermediário, alto e muito alto.

Temos como principais efeitos colaterais no tratamento cirúrgico e radioterápico da doença localizada: incontinência urinária e disfunção erétil.

Para pacientes com doença metastática o tratamento tem intuito paliativo (aumento de sobrevida e restauro da qualidade de vida) e as seguintes modalidades terapêuticas podem ser recomendadas de acordo com a sensibilidade da neoplasia aos androgênios:

- Doença metastática castração-sensível: orquiectomia (castração cirúrgica); análogos ou antagonistas do hormônio liberador das gonadotrofinas (GnRH) – castração química. Pacientes submetidos à castração devem ser constantemente avaliados para os seguintes efeitos colaterais: perda de libido, disfunção erétil, osteoporose, depressão, fogachos, sarcopenia, ganho de peso, piora do perfil lipídico e aumento da mortalidade cardiovascular. A progressão para a fase castração-resistente tende a ocorrer após uma mediana de 18 a 24 meses do início da castração
- Doença metastática castração-resistente: hormonioterapia de segunda linha (antiandrogênicos periféricos, dietilestilbestrol, cetoconazol, corticosteroides); docetaxel (quimioterapia citotóxica); outros (cabazitaxel; abiraterona ou enzalutamida; rádio-223; sipuleucel-T; ciclofosfamida VO).

Nos pacientes com metástase óssea, indica-se o uso de bisfosfonados (pamidronato ou ácido zoledrônico) ou denosumabe para diminuição do risco de fraturas e compressão medular.

Câncer colorretal

O câncer de cólon e reto abrange os tumores que se iniciam na parte do intestino grosso (chamada cólon) e no reto (final do intestino, imediatamente antes do ânus) e ânus. Também é conhecido como câncer colorretal. É passível de tratamento e, na maioria dos casos, é curável, quando detectado precocemente e ainda não atingiu outros órgãos. Grande parte desses tumores se inicia a partir de pólipos, que são lesões benignas que podem crescer na parede interna do intestino grosso (INCA, 2019).

O câncer de cólon é a terceira neoplasia mais frequente entre homens e segunda nas mulheres e a quinta causa de óbito relacionada com câncer em homens e terceira em mulheres. A mais recente estimativa mundial aponta que, nos homens, ocorreu 1 milhão de casos novos de câncer do cólon e reto, com um risco estimado de 26,6/100 mil (Bray *et al.*, 2018; Ferlay *et al.*, 2018). Cerca de 50% dos casos diagnosticados ocorre em pessoas com mais de 70 anos de idade, sendo a idade média de diagnóstico de 71 anos (Ries, 2010).

Para o Brasil, estimam-se, para cada ano do triênio de 2020 a 2022, 20.520 casos de câncer de cólon e reto em homens e 20.470 em mulheres. Esses valores correspondem a um risco estimado de 19,63 casos novos a cada 100 mil homens e 19,03 para cada 100 mil mulheres. Em termos de mortalidade, em 2017, ocorreram 9.207 óbitos por câncer de cólon e reto (9,12/100 mil) em homens e 9.660 (9,33/100 mil) em mulheres (INCA, 2014).

Tem-se como fatores de risco: síndromes genéticas (polipose adenomatosa familiar e a síndrome de Lynch), idade avançada, doença inflamatória intestinal e antecedente familiar. O quadro clínico é variável, tendo como principais sintomas: hematoquezia, dor e alteração do hábito intestinal. Os sítios de metástase mais frequentes são fígado, pulmão e peritônio.

Estadiamento do câncer colorretal

O estadiamento do adenocarcinoma colorretal é realizado inicialmente com exames de imagem, TC de abdome e pelve, radiografia ou TC de tórax e dosagem sérica de antígeno carcinogênico embrionário (CEA) (Tabelas 101.10 e 101.11). Para os casos em que a cirurgia é indicada, as informações do laudo anatomopatológico fornecem dados importantes para o estadiamento correto.

Quando comparado com pacientes mais jovens, a sobrevida dos idosos com câncer colorretal é inferior, provavelmente relacionado ao tratamento subótimo que é realizado. As comorbidades, deterioração orgânica secundária à idade e a fragilidade psíquica são os principais motivos utilizados para não oferecer aos idosos o tratamento padrão. Há poucos estudos que avaliam adequadamente o manejo oncológico nesse subgrupo, a maioria inclusive não aceita pacientes com mais de 70 anos de idade; portanto, há muitas dúvidas quanto ao tratamento ideal. Entretanto, optar por terapêuticas com menos toxicidade, mas com eficácia questionável, tem impactado negativamente na sobrevida desses pacientes.

O prognóstico varia conforme o estadiamento clínico e ou patológico. Em pessoas com mais de 65 anos de idade que tiveram diagnóstico de câncer de cólon, a chance de morte em 5 anos é de 70% nos homens, mas 53% morrerão em razão do câncer e os outros 17% por outras causas não relacionadas com a neoplasia. Nas mulheres, 65% morrerão em 5 anos, sendo 51% devido ao câncer de cólon e 14% por outras causas. Portanto, as comorbidades e a expectativa de vida dos pacientes com mais de 65 anos devem contabilizar na decisão terapêutica. Na

▪ **TABELA 101.10** Classificação TNM para câncer colorretal.

T: tumor primário	T0: sem evidência do tumor primário
	T1: tumor infiltra a submucosa
	T2: tumor infiltra a muscular própria
	T3: tumor infiltra até a subserosa ou gordura pericolorretal
	T4a: tumor infiltra a superfície do peritônio visceral T4b: tumor invade outros órgãos ou estruturas e/ou perfura o peritônio visceral
N: *status* linfonodal	N0: sem metástases linfonodais
	N1: metástases em 1 a 3 linfonodos regionais a: metástase em 1 linfonodo regional b: metástase em 2 a 3 linfonodos regionais c: depósitos tumorais na subserosa, mesentério ou tecidos pericólicos ou perirretais não peritonealizados sem linfonodos regionais comprometidos
	N2: metástases em 4 ou mais linfonodos regionais a: metástase em 4 a 6 linfonodos regionais b: metástase em 7 ou mais linfonodos regionais
M: metástase a distância	M0: sem metástases a distância
	M1: metástases a distância a: metástase confinada em 1 órgão ou sítio (pulmão, fígado, ovário e linfonodo não regional) b: metástase em mais de 1 órgão ou sítio e em peritônio

Adaptada de National Comprehensive Cancer Network.

▪ **TABELA 101.11** Estadiamento do câncer colorretal.

Estádio I	T1 N0 M0 e T2 N0 M0
Estádio II	A: T3 N0 M0
	B: T4a N0 M0
	C: T4b N0 M0
Estádio III	A: T1 N1 M0, T2 N1 M0 e T1 N2a M0
	B: T3 N1 M0, T4a N1 M0, T2 N2a M0, T3 N2a M0, T1 N2b M0, T2 N2b M0
	C: T4a N2a M0, T3 N2b M0, T4a N2b M0, T4b N1 M0, T4b N2 M0
Estadio IV	A: qualquer T qualquer N M1a
	B: qualquer T qualquer N M1b

Adaptada de National Comprehensive Cancer Network.

população geral, a chance de morte em quem teve uma neoplasia de cólon é aproximadamente 35% (65% de sobrevida em 5 anos) (O'Connell *et al.*, 2004). A Tabela 101.12 com dados de sobrevida global conforme o estadiamento inicial.

Tratamento do câncer colorretal

Os princípios do tratamento do câncer de cólon em idosos são similares aos dos pacientes mais jovens. Pacientes com câncer colorretal estádios I a III não metastático e passível de ressecção devem receber tratamento cirúrgico com potencial curativo, podendo ser pela via convencional ou videolaparoscópica. O tratamento cirúrgico também pode ser paliativo em pacientes com doença metastática, sendo indicado no tratamento e prevenção de complicações como obstrução e hemorragias.

A quimioterapia adjuvante tem como objetivo erradicar micrometástases, diminuir o risco de recidiva e melhorar a sobrevida global. Normalmente, é indicada em pacientes com estádio II (com alto risco de recorrência) ou III, sendo realizada rotineiramente com 5-fluoruracila/leucovorina ou capecitabina ou oxaliplatina.

▪ **TABELA 101.12** Sobrevida global de pacientes com câncer colorretal conforme estadiamento em 5 anos.

Estádio	Sobrevida em 5 anos (%)
I	74
IIA	66,5
IIB	58,6
IIC	37,3
IIIA	73,1
IIIB	46,3
IIIC	28
IV	5,7

Adaptada de AJCC Cancer Staging Manual, 7th Edition.

A radioterapia e a quimioterapia neoadjuvantes devem ser indicadas para pacientes com câncer de reto em estádio II ou III localizado abaixo da flexura peritoneal com objetivo de controle local da doença e aumento de sobrevida.

Avanços no tratamento do câncer de cólon metastático mudaram consideravelmente o modo como esses pacientes são conduzidos atualmente, e essa evolução na terapêutica teve um grande impacto na sobrevida. Essa melhora na sobrevida se deve as novas classes de quimioterápicos e fármacos com efeito antitumoral, incluindo anticorpos monoclonais (bevacizumabe, cetuximabe e o panitunumabe). Porém, em razão da baixa representatividade da população com mais de 65 anos de idade nos estudos clínicos, há dificuldades no conhecimento da melhor estratégia para esse subgrupo.

Para pacientes idosos em estádio IV, é muito importante determinarmos qual o objetivo do tratamento de acordo com o quadro clínico. Para a maioria o tratamento é paliativo, com a finalidade de prolongar a sobrevida e manter a qualidade de vida.

Entretanto, alguns pacientes com doença metastática, especialmente aqueles com metástases exclusivamente hepáticas, podem ser cirurgicamente curados (Folprecht *et al.*, 2007). Nos pacientes idosos com metástases pulmonares, apesar da falta de dados, a idade tem sido mencionada como um fator prognóstico adverso para metastassectomia. Portanto, a ressecção de metástase pulmonar nesse subgrupo não deve ser realizada de rotina (Onaitis *et al.*, 2009).

Câncer de pulmão

No mundo, o câncer de pulmão configura-se entre os principais em incidência, ocupando a primeira posição entre os homens e terceira posição entre as mulheres. O total de casos novos estimados para essa doença, em 2018, no mundo, representou 1,37 milhão de casos novos em homens e 725 mil casos novos em mulheres, correspondendo a um risco estimado de 35,5/100 mil homens e 19,2/100 mil mulheres.

A idade média ao diagnóstico do câncer de pulmão é de 69 anos de idade e mais de 40% dos pacientes portadores de câncer de pulmão têm acima de 70 anos de idade ao diagnóstico. O câncer de pulmão é a primeira causa de morte por câncer no mundo e, no Brasil, é a terceira neoplasia mais incidente no homem e a quarta na mulher e a primeira causa de óbito de câncer em homens. Para o Brasil, estimam-se, para cada ano do triênio de 2020 a 2022, 17.760 casos novos de câncer de pulmão em homens e 12.440 em mulheres. Esses valores correspondem a um risco estimado de 16,99 casos novos a cada 100 mil homens e 11,56 para cada 100 mil mulheres. Em 2017, ocorreram 16.137 óbitos de câncer de pulmão em homens e 11.792 óbitos em mulheres, esses valores correspondem a um risco estimado de 15,98/100 mil homens e de 11,39/100 mil mulheres (INCA, 2014).

O tabagismo é o principal fator de risco associado, mas podemos citar ainda: exposição a asbesto, metais pesados, hidrocarbonetos aromáticos, fibrose pulmonar e radioterapia torácica prévia.

As principais manifestações clínicas podem decorrer do envolvimento de estruturas adjacentes ao local da neoplasia, como tosse, dispneia, dor torácica, rouquidão e hemoptise. Existem, muitas vezes, sintomas constitucionais coexistentes como anorexia, fadiga, perda de peso, febre e depressão. Alguns fenômenos paraneoplásicos também podem estar presentes como hipercalcemia, osteoartropatia hipertrófica, secreção inapropriada de hormônio antidiurético, miastenia de Eaton-Lambert, ataxia cerebelar e encefalomielite.

Caso o tumor desenvolva metástase a distância, as manifestações clínicas dependerão do órgão acometido. Os principais sítios de metástases do câncer de pulmão são os linfonodos, adrenais, fígado, ossos e cérebro (Mclean; Le Couteur, 2004).

A avaliação diagnóstica requer exame físico detalhado, avaliação laboratorial com hemograma completo, desidrogenase láctica (DHL), fosfatase alcalina, enzimas hepáticas, bilirrubinas totais e frações, creatinina e cálcio sérico, TC de tórax e de abdome superior e cintilografia óssea ou tomografia computadorizada por emissão de pósitrons (PET-TC) em substituição a estes dois últimos exames. Em pacientes que apresentam adenopatia mediastinal suspeita por TC de tórax ou PET-TC como único sítio de metástase, há necessidade de obter comprovação histológica de comprometimento linfonodal por meio de mediastinoscopia, para melhor programação terapêutica. Para pacientes portadores do subtipo pequenas células ou com sintomas neurológicos, deve-se realizar também uma RM de cérebro.

Estadiamento do câncer de pulmão

É sempre necessária a comprovação histológica do câncer. O material retirado para avaliação patológica deve ser o adequado, ou seja, o suficiente para a avaliação histológica, avaliação imuno-histoquímica e por vezes realização de testes genéticos, como a mutação do *epidermal growth factor receptor* (EGFR), que tem implicações terapêuticas. A biopsia pode ser realizada por broncoscopia, guiada por TC, toracoscopia, mediastinoscopia ou USG endobronqueal ou endoscópica esofágica.

O câncer de pulmão é dividido em dois grandes grupos histológicos: os tumores de pequenas células, que correspondem a 15% do total, e os tumores de não pequenas células. Dentro deste último grupo, os principais subtipos histológicos são adenocarcinoma, carcinoma escamoso e carcinoma de grandes células. O estadiamento atual do câncer de pulmão se encontra nas Tabelas 101.13 e 101.14.

O prognóstico depende do tipo histológico e do estadiamento da neoplasia, conforme descrito na Tabela 101.15. O subtipo das pequenas células é altamente agressivo, em geral com doença metastática e apesar da alta taxa de resposta ao tratamento com quimiorradioterapia, recidiva com maior frequência (sobrevida por volta de 9 meses na doença extensa).

TABELA 101.13 Classificação TNM para câncer de pulmão.

T (tumor primário)	
Tx	O tumor primário não pode ser avaliado, ou tumor detectado por existência de células malignas no escarro ou lavado brônquio, mas não visualizado em diagnóstico por imagem ou broncoscopia
T0	Não há evidência de tumor primário
Tis	Carcinoma *in situ*
T1	Tumor com 3 cm ou menos em sua maior dimensão, circundado por pulmão ou pleura visceral
T1a	Tumor < 2 cm no maior diâmetro.
T1b	Tumor > 2 cm, mas < 3 cm no maior diâmetro
T2	Tumor > 3 cm, mas ≤ 7 cm, ou qualquer destes achados: envolvimento do brônquio principal distando a mais de 2 cm da carina principal, invasão de pleura visceral, associação com atelectasia ou pneumonia obstrutiva sem envolvimento de todo o pulmão
T2a	Tumor > 3 cm, mas < 5 cm no maior diâmetro
T2b	Tumor > 5 cm, mas < 7 cm no maior diâmetro.
T3	Tumor > 7 cm ou nódulos pulmonares no mesmo lobo do primário ou atelectasia ou pneumonite obstrutiva de todo o pulmão ou invasão qualquer uma das seguintes estruturas: parede torácica, diafragma, pleura mediastinal, pericárdio
T4	Tumor de qualquer tamanho que invade uma das seguintes estruturas: mediastino, coração, grandes vasos, traqueia, esôfago, nervo laríngeo recorrente, corpos vertebrais ou Carina ou nódulos pulmonares em lobo ipsilateral ao primário
N (linfonodos regionais)	
Nx	Os linfonodos regionais não podem ser avaliados
N0	Ausência de metástase em linfonodos regionais
N1	Metástase em linfonodos peribrônquicos e/ou hilares homolaterais e nódulos intrapulmonares, incluindo o comprometimento por extensão direta
N2	Metástase em linfonodo(s) mediastinal(ais) homolateral(ais) e/ou em linfonodo(s) subcarinal(ais)
N3	Metástase em linfonodo(s) mediastinal(ais) contralateral(ais), hilar(es) contralateral(ais), escaleno(s) homo ou contralateral(ais), ou em linfonodo(s) supraclavicular(es)
M (metástase a distância)	
Mx	A metástase a distância não pode ser avaliada
M0	Ausência de metástase a distância
M1	Metástases a distância
M1a	Nódulos pulmonares em lobo contralateral ao primário, nódulos pleurais, efusão pleural ou pericárdica maligna
M1b	Metástases a distância (órgãos extratorácicos)

Adaptada de National Comprehensive Cancer Network.

Tratamento do câncer de pulmão

O manejo do câncer de pulmão baseia-se em histologia, estadiamento e condição clínica dos pacientes.

A cirurgia é o tratamento primário de escolha para o câncer de pulmão estádios I e II, e alguns casos selecionados de IIIA. A idade por si só não é uma contraindicação para realização da cirurgia. Estudos comparando a sobrevida e capacidade funcional entre pacientes idosos e jovens não mostraram diferença. Entretanto, os idosos apresentam maior morbimortalidade cirúrgica principalmente na doença cardíaca, pulmonar ou após pneumectomia. A lobectomia continua sendo a cirurgia padrão, mas estudos retrospectivos sugerem que ressecções limitadas apresentam resultados similares. Procedimentos minimamente invasivos como o *videoassisted thoracoscopic surgery* (VATS) têm tornado a cirurgia uma opção de tratamento mais tolerável para os pacientes idosos, com resultados favoráveis e menor taxa de complicações cirúrgicas. O estádio do tumor, a expectativa de vida, a existência de comorbidades e o desempenho clínico devem ser considerados na decisão de tratar ou não um paciente idoso com cirurgia (Pallis, 2010).

Para os pacientes que recusam a cirurgia ou não apresentam condições clínicas, a radioterapia pode ser administrada com intenção curativa, apesar de oferecer resultados inferiores quando comparados à cirurgia. Avanços técnicos como a radioterapia estereotáxica tem oferecido maior segurança e melhores resultados neste grupo de pacientes (Pallis, 2010).

▪ **TABELA 101.14** Estadiamento do câncer de pulmão.

Estádio	T	N	M
IA	T1a-T1b	N0	M0
IB	T2a	N0	M0
IIA	T1a, T1b, T2a T2b	N1 N0	M0 M0
IIB	T2b T3	N1 N0	M0 M0
IIIA	T1a, T1b, T2a, T2b T3 T4	N2 N1, N2 N0, N1	M0 M0 M0
IIIB	T4 Qualquer T	N2 N3	M0 M0
IV	Qualquer T, qualquer N		M1a ou M1b

Adaptada de National Comprehensive Cancer Network.

▪ **TABELA 101.15** Sobrevida global de pacientes com câncer de pulmão conforme estadiamento em 5 anos.

Estádio	Sobrevida em 5 anos (%)
IA	49
IB	45
IIA	30
IIB	31
IIIA	14
IIIB	5
IV	1

Adaptada de AJCC Cancer Staging Manual, 7th Edition.

Em relação à quimioterapia adjuvante baseada em platina, os idosos também apresentam redução de risco de morte similar aos pacientes jovens. Apesar de a maioria dos idosos incluídos nos estudos receberem doses reduzidas, a toxicidade a quimioterapia também é manejável. Não há um ponto de corte na idade para o qual os benefícios da quimioterapia são superados pelos riscos, mas a literatura é mais escassa para pacientes acima de 75 anos de idade (Azzoli *et al.*, 2009; Pallis, 2010).

Não há estudos prospectivos randomizados que avaliem o papel da quimiorradioterapia em pacientes idosos com a doença em estádio III (localmente avançada, ou seja, com comprometimento de linfonodos mediastinais). Sabidamente, esta modalidade de tratamento está relacionada com toxicidades significativas, como esofagite, pneumonite e mielossupressão, que determinam importante morbimortalidade mesmo em pacientes jovens.

Em pacientes com doença avançada, ainda é grande o receio do uso de quimioterapia paliativa neste subgrupo de pacientes. Menos de 30% dos pacientes nesta faixa etária recebem esse tipo de tratamento (Bunn, 2003).

A tolerância da quimioterapia pelos pacientes idosos é um dos principais aspectos na escolha da terapia do câncer de pulmão, principalmente quando se consideram esquemas contendo platina. O pemetrexede é uma opção terapêutica muito bem tolerada em idosos com adenocarcinoma de pulmão avançado. Já em pacientes com histologia escamosa, a escolha é difícil e independe da idade, pois o armamentário terapêutico é mais restrito. Dentre as opções, temos taxanos, gemcitabina ou vinorelbina combinados ou não a platina. Em idosos, são utilizados preferencialmente esquemas de quimioterapias semanais, que apresentam similar eficácia e melhor manejo da toxicidade.

Outra evidência importante é o benefício da introdução precoce de tratamento paliativo nos pacientes com diagnóstico de câncer de pulmão metastático. Estudo apresentado na ASCO em 2010 randomizou 151 pacientes com este diagnóstico para tratamento oncológico padrão isolado ou associado a cuidados paliativos precoce, ou seja, desde o diagnóstico. O grupo de pacientes submetidos a tratamento paliativo precoce experimentou melhora significativa da qualidade de vida, menores taxas de depressão e aumento de sobrevida quando comparado ao grupo de pacientes submetidos ao tratamento oncológico padrão (11,6 meses *versus* 8 meses, p = 0,02) (Temel *et al.*, 2010).

O uso do bevacizumabe, um anticorpo monoclonal que bloqueia o *vascular endothelial growth factor* (VEGF) circulante, foi capaz de aumentar a taxa de resposta, sobrevida global e sobrevida livre de progressão em portadores de câncer de pulmão não escamoso quando combinado a quimioterapia de primeira linha (Azzoli *et al.*, 2009). A análise de subgrupo dos 224 pacientes acima de 70 anos de idade não demonstrou ganho na sobrevida, além de existirem 7 mortes relacionadas com o tratamento.

Outra opção também estudada nessa subpopulação de pacientes com adenocarcinoma são os inibidores tirosinoquinases do EGFR, como erlotinibe e gefitinibe. Alguns estudos demonstram benefício em primeira linha dessa classe de medicamentos em populações idosas ou com baixo desempenho clínico, principalmente diante de mutação do EGFR (Pallis, 2010).

102

Síndromes Mielodisplásicas

Paulo José Fortes Villas Boas • Vania Ferreira de Sá Mayoral • Patrick Alexander Wachholz • Thamires Auxiliadora Oyan • João de Castilho Cação • Adriana Polachini do Valle

Introdução

Em razão do aumento da expectativa de vida e do envelhecimento populacional, há um número crescente de pacientes idosos com câncer, incluindo as neoplasias hematológicas. Em todo o mundo, essas neoplasias são responsáveis por aproximadamente 9% de todos os cânceres. Dos diagnósticos das neoplasias hematológicas, 60% são em pacientes com mais de 65 anos de idade e essa proporção aumentará no futuro (Scheepers *et al.*, 2020).

Nas últimas décadas, as opções de tratamento para neoplasias hematológicas progrediram. Por exemplo, o tratamento inicial mudou de quimioterápicos citotóxicos para agentes mais bem tolerados e efetivos, como medicamentos imunomoduladores ou anticorpos monoclonais.

Porém, como os idosos constituem população heterogênea em decorrência de diferenças na capacidade funcional e reservas psicológicas e físicas e comorbidades, o resultado e o benefício do tratamento podem ser diferentes, devendo a opção ser individualizada.

Hematopoese e envelhecimento

À medida que os seres humanos envelhecem, ocorrem mudanças na medula óssea que podem levar a consequências clínicas. Em modelos animais e humanos foram observadas diferenças na medula óssea entre jovens e idosos, envolvendo alterações no número total de células, diferenciação de linhagem, composição celular e função das células-tronco hematopoéticas (CTH). Essas alterações provavelmente contribuem para maior taxa de citopenias (predominantemente anemia e linfopenia), aumento relativo na produção de células mieloides e risco de malignidade hematológica.

Conforme as CTH se reproduzem, naturalmente adquirem mutações que são repassadas à sua linhagem, produzindo uma hematopoese clonal (HC). As mutações adquiridas encontradas nas CTH não são necessariamente patogênicas e podem se acumular normalmente ao longo do tempo.

Essas alterações incluem diminuição da celularidade, níveis alterados de quimiocina/citocina e alterações na composição e arquitetura das células não hematopoéticas que compõem o microambiente da medula óssea. Além disso, as CTH, definidas imunofenotipicamente, estão aumentadas em número, presumivelmente para compensar declínio concomitante em sua produção por célula para manter a produção de sangue. A caracterização das alterações celulares e transcriptomais das CTH durante o envelhecimento revelou alterações na distribuição do ciclo celular, resposta aos danos no DNA e expressão gênica. Essas alterações são qualitativamente semelhantes àquelas que ocorrem no cenário das síndromes adquiridas de insuficiência da medula óssea que surgem predominantemente em idosos, em particular as síndromes mielodisplásicas (SMD).

Ainda não está claro se a HC é uma doença ou normal do processo de envelhecimento. Em estudos populacionais retrospectivos se observou a associação entre HC com desenvolvimento de malignidade hematológica (linfoide e mieloide), insuficiência medular óssea adquirida e aterosclerose (doenças cardiovascular e cerebrovascular).

Entretanto, diferentemente da SMD, o envelhecimento hematopoético normal não está associado a alterações suficientes para produzir manifestações clínicas evidentes (Groarke; Young, 2019).

Síndromes mielodisplásicas

As SMD englobam um grupo heterogêneo de distúrbios hematopoéticos clonais caracterizado por hematopoese ineficaz, citopenia do sangue periférico e hipercelularidade da medula óssea (Garcia-Manero *et al.*, 2008). Nessa síndrome, as células da linhagem afetadas são incapazes de sofrer maturação e diferenciação resultando em citopenias. As morbidades associadas às citopenias e à potencial evolução para leucemia mieloide aguda (LMA), que ocorre em 30% dos casos da SMD, são os principais significados clínicos desta síndrome (Woll *et al.*, 2014).

Para o diagnóstico de SMD, citopenia é condição *sine qua non*, sendo definida pela Organização Mundial da Saúde (OMS) como a presença de uma ou mais das seguintes condições (Hong; He, 2017):

- Hemoglobina < 10 g/dℓ
- Plaquetas < 100 × 10^9/ℓ
- Neutrófilos absolutos < 1,8 × 10^9/ℓ.

Epidemiologia

Estimativas de banco de dados de câncer sugerem diagnósticos de 10 a 15 mil novos casos de SMD nos EUA por ano, porém a real incidência da SMD é desconhecida (Rollison *et al.*, 2008). De acordo com Vassalo *et al.*, a incidência é de 2 a 12/100 mil habitantes/ano na população geral, com aumento para 50/100 mil habitantes/ano na faixa etária acima dos 70 anos de idade. A SMD raramente ocorre em indivíduos jovens e crianças (Vassallo; Magalhães, 2009).

Segundo dados de 2012 a 2016 do National Cancer Institute's Surveillance, Epidemiology & End Reports (SEER), 90,2% dos casos de SMD foram diagnosticados em indivíduos com 60 anos de idade ou mais (idade média: 76 anos), sendo mais frequente no sexo masculino em todas as idades (National Cancer Institute, 2017).

Fatores predisponentes e associações epidemiológicas

Vários são os fatores predisponentes e associações epidemiológicas da SMD (Tabela 102.1), sendo divididos em hereditários e adquiridos, destacando-se: síndrome de Down, exposição a agentes mutagênicos, contato com benzeno, uso prévio de quimioterapia com agentes alquilantes (mostarda nitrogenada e derivados [mecloretamina, ciclofosfamida, clorambucila], etilenamina, epóxidos [dibromomanitol, dibromocitrol], alquil sifonatos [bussulfan], nitrosoureias [carmustine, lomustine, estreptomicina], diaquitriazenes [dacarbazina], estreptozocina, ifosfamida, melfalana, cisplatina, estramustina, tiopeda, semustina, dacarbazina, carboplatina, oxaliplatina) ou inibidores de topoisomerase (Ma *et al.*, 2009; Schnatter *et al.*, 2012; Sweeney *et al.*, 2019).

▪ **TABELA 102.1** Fatores predisponentes e associações epidemiológicas da síndrome mielodisplásica.

Hereditários	Adquiridos
Dirstúrbios genéticos constitucional	Senescência
Síndrome de Down (trissomia do 21)	Exposição a agentes mutagênicos
Trissomia 8 (mosaicismo)	Terapia genotóxica
Monossomia familiar 7	Contato com alquilantes
Neurofibromatose 1	Agentes interativos de topoisomerase II
Tumor de células germinativas (alteração embrionária)	Emissores beta (p. ex., P-32 radioativo)
Neutropenia congênita (síndrome de Kostmann ou Shwachman-Diamond)	Transplante de células hematopoéticas
Deficiência no reparo do DNA	Ambiental/ocupacional (p. ex., benzeno)
Anemia de Fanconi	Uso de tabaco (possui benzeno e nitrosaminas)
Telangiectasia atáxica	Anemia aplásica
Síndrome de Bloom	Hemoglobinúria paroxística noturna
Xeroderma pigmentoso	Policitemia vera
Desintoxicação de mutagênicos (GSTq1-null)	Uso prévio de quimioterapia com agentes alquilantes (mostarda nitrogenada e derivados [mecloretamina, ciclofosfamida, clorambucila], etilenamina, epóxidos [dibromomanitol, dibromocitrol], alquil sifonatos [bussulfan], nitrosoureias [carmustine, lomustine, estreptomicina], diaquitriazenes [dacarbazina], estreptozocina, ifosfamida, melfalana, cisplatina, estramustina, tiopeda, semustina, dacarbazina, carboplatina, oxaliplatina) ou inibidores de topoisomerase II
	Obesidade

Fonte: Ma *et al.*, 2009; Sweeney *et al.*, 2019.

Patogênese

A origem da hematopoese normal é a CTH com capacidade de autorrenovação e de originar várias linhagens de células. Raramente ocorrem mutações em uma única CTH. Quando isso ocorre não há consequências graves. No entanto, podem aparecer leve citopenia ou monocitose e, se novas mutações ocorrerem, podem gerar hematopoese ineficaz e degeneração clonal adicional que pode resultar em leucemia.

A patogênese da SMD não é completamente entendida. A maioria dos casos é idiopática (85%). Sabe-se que ocorrem mutações genéticas após exposições a alguns agentes alquilantes, toxinas ambientais, por exemplo, benzeno, radiação (terapêutica ou acidental). A SMD que se desenvolve após o tratamento com quimioterapia ocorre em razão da seleção de clones resistentes à quimioterapia preexistentes (p. ex., aqueles com mutações no TP53) (Wong *et al.*, 2015).

Estudos mostraram que grande parte das SMD (primária e secundária à quimioterapia, esta última em número maior), apresentam ganhos e/ou perdas de cromossomos (p. ex., deleção do braço longo do cromossomo 5 e/ou 7 e trissomia do 8). Além disso, pode ocorrer metilação do DNA, mas ainda não está definida a proporção desse mecanismo em todo processo.

Acredita-se que a SMD é um processo clonal que tem origem a partir de uma única célula progenitora que sofreu múltiplas mutações que resultaram em displasias e hematopoese ineficaz. Em torno de 10% dos idosos acima dos 70 anos de idade são assintomáticos e têm hematopoese clonal de potencial indeterminado (CHIP) associada a SMD (Jaiswal *et al.*, 2014). O CHIP pode ser um precursor comum da SMD, mas são necessários mais estudos para determinar sua história natural. As anormalidades morfológicas encontradas nas células do indivíduo com SMD são apresentadas na Tabela 102.2.

Classificação

Em 2016 a OMS atualizou a classificação, objetivando que trabalhos futuros elucidem caminhos moleculares que possam ser favoráveis a terapias direcionadas. Na classificação de 2016 da SMD foram incorporados combinação de morfologia, imunofenótipo, citogenética e características clínicas (American Cancer Society, 2019; Arber *et al.*, 2016).

Na Tabela 102.3 é apresentada a classificação da SMD segundo subtipos das linhagens displásicas, citopenias, sideroblastos em anel, porcentagem de elementos eritroides da medula óssea, blastos na medula óssea e sangue periférico e citogenética por análise convencional de cariótipo segundo a OMS (2016).

Quadro clínico e laboratorial

O diagnóstico de SMD se baseia principalmente nos achados laboratoriais do sangue periférico e da medula óssea.

▪ **TABELA 102.2** Anormalidades morfológicas nas células de indivíduos com síndrome mielodisplásicas.

Linhagem	Sangue periférico	Medula óssea
Eritrócitos	Ovalomacrocíticos	Eritropoese megaloblastoide
	Eliptoides	Brotamento nuclear
	Acantócitos	Sideroblastos em anel
	Estomatócitos	Ponte internuclear
	Lágrimas	Cariorrexe
	Eritrócitos nucleados	Fragmento nuclear
	Pontilhado basofílico	Vacuolização citoplasmática
	Corpos de Howell-Jolly	Multinucleação
Mieloide	Anomalia de Pelger-Huët	Granulação defeituosa
	Hastes de Auer	Interrupção de maturação no estádio de mielócitos
	Hipogranulação	Aumento das formas monocitoides
	Bastões nucleares	Localização anormal de precursores imaturos
	Hipersegmentação	
	Núcleos me forma de anel	
Megacariócito	Plaquetas gigantes	Micromegacariócitos
	Plaquetas hipogranular ou agranular	Formas mononuclear grande
		Hipogranulação
		Múltiplos núcleos pequenos

Adaptada de List *et al.*, 2014.

▪ **TABELA 102.3** Classificação dos subtipos da síndrome mielodisplásica (SMD) segundo a Organização Mundial da Saúde (OMS) – 2016.

Nome	Linhagens displásicas	Citopenias*	Sideroblastos em anel como % de elementos eritroides da medula	Blastos na MO e SP	Citogenética por análise convencional de cariótipo
SMD com displasia de linhagem única (SMD-SLD)	1	1 ou 2	< 15%/< 5%	MO < 5%, SP < 1%, sem bastão de Auer	Qualquer, a menos que cumpra todos os critérios para SMD com del isolado (5q)
SMD com displasia multilinhagem (SMD-MLD)	2 ou 3	1 a 3	< 15%/< 5%	MO < 5%, SP < 1%, sem bastão de Auer	Qualquer, a menos que cumpra todos os critérios para SMD com del isolado (5q)
SMD com sideroblastos em anel (SMD-RS)					
SMD-RS com displasia de linhagem única (SMD-RS-SLD)	1	1 ou 2	≥ 15%/≥ 5%	MO < 5%, SP < 1%, sem bastão de Auer	Qualquer, a menos que cumpra todos os critérios para SMD com del isolado (5q)
SMD-RS com displasia multilinhagem	2 ou 3	1 a 3	≥ 15%/≥ 5%	MO < 5%, SP < 1%, sem bastão de Auer	Qualquer, a menos que cumpra todos os critérios para SMD com del isolado (5q)
SMD com del isolado (5q)	1 a 3	1 a 2	Nenhuma ou qualquer	MO < 5%, SP < 1%, sem bastão de Auer	del (5q) sozinho ou com 1 anormalidade adicional, exceto −7 ou del (7q)
SMD com excesso de blastos (MDS-EB)					
SMD-EB-1	0 a 3	1 a 3	Nenhuma ou qualquer	MO 5 a 9% ou SP 2 a 4%, sem bastão de Auer	Qualquer
SMD-EB-2	0 a 3	1 a 3	Nenhuma ou qualquer	BM 10 a 19% ou SP 5 a 19% ou bastão de Auer	Qualquer
SMD não classificável (SMD-U)					
Com 1% de blastos no SP	1 a 3	1 a 3	Nenhuma ou qualquer	MO < 5%, SP = 1%,[Δ] sem bastão de Auer	Qualquer
Com displasia de linhagem única e pancitopenia	1	3	Nenhuma ou qualquer	MO < 5%, SP < 1%, sem bastão de Auer	Qualquer
Com base na definição de anormalidade citogenética	0	1 a 3	< 15%[◊]	MO < 5%, SP < 1%, sem bastão de Auer	Anormalidade definidora de SMD
Citopenia refratária da infância	1 a 3	1 a 3	Nenhuma	MO < 5%, SP < 2%	Qualquer

*Citopenias definidas como: hemoglobina, < 10 g/dℓ; contagem de plaquetas, < 100 × 10^9/ℓ; e contagem absoluta de neutrófilos, < 1,8 × 10^9/ℓ. Raramente, a SMD pode apresentar anemia leve ou trombocitopenia acima desses níveis. Os monócitos do sangue periférico devem ser < 1 × 10^9/ℓ. [Δ]Blastos de sangue periférico de um por cento devem ser registradas em pelo menos duas ocasiões separadas. [◊]Casos com ≥ 15% de sideroblastos do anel, por definição, apresentam displasia eritroide significativa e são classificados como MDS-RS-SLD. MO: medula óssea; SP: sangue periférico. (Adaptada de Hong; He, 2017.)

O diagnóstico deve ser suspeitado em indivíduos que apresentem citopenia. Em estudos clínicos, a maioria dos pacientes, no momento do diagnóstico, tem hemoglobina inferior a 10 g/dℓ, contagem de plaquetas < 100.000 mm^3 e/ou contagem absoluta de neutrófilos < 1.000 mm^3.

Atenção especial deve ser dada às reduções consistentes em contagens das linhagens sanguíneas ao longo do tempo no idoso, o que pode significar, precocemente, desenvolvimento de SMD.

Como os sinais e sintomas da SMD são inespecíficos, a procura de atendimento médico pelos pacientes frequentemente é pelas anormalidades encontradas em exames de rotina (p. ex., anemia, neutropenia ou trombocitopenia). A maioria destes pacientes são assintomáticos no momento do diagnóstico. A presença de sintomas, geralmente, é decorrente de alguma complicação de citopenias prévias desconhecidas como:

- Anemia, que é a citopenia mais comum com sintomas de fadiga, fraqueza, intolerância ao exercício, angina, tonturas, comprometimento cognitivo ou sensação de bem-estar alterado
- Fadiga, que pode estar sempre presente na SMD e muitas vezes é desproporcional ao grau de anemia
- Infecção, hematomas ou sangramento, que são menos frequentes
- Sintomas sistêmicos como febre e perda de peso são incomuns e geralmente representam manifestações tardias da doença ou de suas complicações
- Infecções recorrentes em razão de citopenias isoladas e/ou combinadas.

No exame físico pode ser encontrado palidez cutânea (em 60%, refletindo anemia), petéquias (em 26%) e/ou púrpura (por conta de trombocitopenia). Hepatomegalia, esplenomegalia e linfadenopatia são incomuns.

Alterações do sistema imunológico

Indivíduos com SMD apresentam alterações no sistema imunológico adaptativo, embora na maioria dos casos os linfócitos não sejam derivados do clone maligno. A linfopenia ocorre em grande parte pelo número reduzido de células CD4+ e está inversamente relacionada com o número de transfusões recebidas. No entanto, as células CD8+ são normais ou aumentam ligeiramente. A produção de imunoglobulina é afetada de maneira variável, com hipogamaglobulinemia, hipergamaglobulinemia policlonal e gamopatia monoclonal relatadas em 13, 30 e 12% dos pacientes, respectivamente (Pardanani *et al.*, 2012).

Anormalidades autoimunes

Essas alterações são incomuns, porém podem complicar o curso da SMD em até 25% dos pacientes. Cardiopatia reumática crônica (7%), artrite reumatoide (6%), anemia perniciosa (6%), psoríase (2%) e polimialgia reumática (2%) são as condições autoimunes mais comuns. Também é relatada a síndrome de Sweet, pericardite, derrame pleural, ulcerações cutâneas, irite, miosite, neuropatia periférica e aplasia pura de glóbulos vermelhos.

Ocasionalmente, os pacientes podem apresentar síndrome clínica aguda caracterizada por vasculite cutânea, febre, artrite, edema periférico e infiltrados pulmonares.

Doença adquirida da hemoglobina H

A doença adquirida da hemoglobina H (também chamada de talassemia alfa adquirida, síndrome mielodisplásica alfa) foi documentada em aproximadamente 8% dos casos de SMD e 2,5% naqueles com vários distúrbios mieloproliferativos. É resultado do espectro de alterações morfológicas dos glóbulos vermelhos semelhantes às observadas em pacientes com talassemia alfa (p. ex., microcitose, hipocromia, hemácias contendo hemoglobina H).

Manifestações cutâneas

Duas síndromes merecem atenção, apesar das lesões cutâneas serem incomuns em pacientes com SMD (Grignano *et al.*, 2018):

- Síndrome de Sweet (dermatose neutrofílica febril aguda), quando presente no curso da SMD, pode anunciar a transformação em leucemia aguda. A patogênese dessa condição está relacionada com a elaboração parácrina e autócrina das citocinas interleucina 6 e fator estimulador de colônias de granulócitos. Os sintomas podem ser febre, neutrofilia, lesões cutâneas eritematosas e dolorosas, infiltrado neutrofílico difuso na derme e resposta rápida à corticoterapia
- Sarcoma mieloide (sarcoma granulócito ou cloroma) da pele pode ser o primeiro sinal de transformação em leucemia aguda.

Sobrevida

A menor sobrevida da SMD está associada a plaquetopenia, anemia, idade avançada, excesso de blastos, alterações citogenéticas desfavoráveis, níveis elevados de ferritina e de beta-2-microglobulina (Garcia-Manero *et al.*, 2008).

O risco de progressão para LMA é relatado em torno de 30%, variando de acordo com o subtipo de SMD, sendo mais frequente quando do excesso de blastos. Os fatores de risco para progressão para LMA incluem número de blastos na medula óssea, alterações citogenéticas e grau de citopenias (Al-Kali *et al.*, 2013). Com base nesses parâmetros, foram desenvolvidos diferentes escores de estratificação de risco (Cilloni *et al.*, 2003; Greenberg *et al.*, 2012).

Avaliação laboratorial

Na avaliação da SMD, é recomendada a realização de:

- Hemograma completo – nele é indicada a presença de:
  - Anemia
  - Leucopenia
  - Trombocitopenia
  - Trombocitose
- Esfregaço de sangue periférico: é aplicado para avaliar displasia nas séries de glóbulos vermelhos e brancos. As plaquetas são geralmente morfologicamente normais. Menos comumente, as plaquetas podem ser menores ou maiores que o normal ou hipergranulares. Pontilhamento basofílico, corpos de Howell-Jolly e glóbulos vermelhos nucleados megaloblastoides também podem ser encontrados no esfregaço de sangue periférico.
  - Glóbulos vermelhos: os eritrócitos geralmente são normocíticos ou macrocíticos, embora pacientes com sideroblastos em anel possam apresentar uma subpopulação de tamanho variável de eritrócitos microcíticos hipocrômicos
  - A ovalomacrocitose é a anormalidade morfológica mais reconhecida dos eritrócitos. Em alguns casos, no entanto, eliptócitos, gotas de lágrima, estomatócitos ou acantócitos (células retas) podem ser vistos, refletindo alterações intrínsecas nas proteínas citoesqueléticas
  - A reticulocitose pode ser indicativa de anemia hemolítica autoimune sobreposta ou pode ser um marcador de atraso na maturação do reticulócito (pseudoreticulocitose)
  - Glóbulos brancos: podem ser observados neutrófilos displásicos. Essas células podem demonstrar tamanho aumentado, lobação nuclear anormal e granularidade anormal. Os monócitos também podem demonstrar características imaturas.
  - Os granulócitos geralmente apresentam segmentação reduzida (anomalia de Pelger-Huët – Pelgeroide), geralmente acompanhada de granulação reduzida ou ausente
  - Mieloblastos: podem ser identificados por suas características nucleares e citoplasmáticas, que incluem uma alta taxa nuclear: citoplasmática, nucléolos facilmente visíveis, cromatina nuclear fina, basófila citoplasmática variável, poucos ou nenhum grânulo citoplasmático e ausência de placas de Golgi. As hastes de Auer nos blastos leucêmicos são incomuns e, se presentes em um paciente com diagnóstico prévio de SMD, geralmente são precursoras de transformação em LMA
- Bioquímicos – recomenda-se avaliar:
  - Ferro sérico
  - Transferrina
  - Ferritina
  - Folato
  - Hormônio tireoestimulante (TSH)
  - Eritropoetina sérica
  - Vitamina B12
  - Cobre sérico
  - Ureia e creatinina
  - Enzimas hepáticas
  - Eletrólitos (sódio, potássio, magnésio)
  - Desidrogenase láctica (DHL)
  - Haptoglobina
  - Teste de Coombs direto
  - Pesquisa por citometria de fluxo de clone hemoglobinúria paroxística noturna (HPN)
  - Sorologia para o vírus da imunodeficiência humana (HIV)
- Aspirado da medula óssea: indicado para determinar a porcentagem de blastos na medula (Szpurka *et al.*, 2006)
- Biopsia da medula óssea: permite avaliar o grau de envolvimento e características histológicas específicas associadas ao processo (p. ex., fibrose).

A celularidade da medula óssea é normo ou hipercelular em cerca de 80% dos casos. Em 20% pode ser hipocelular, sendo encontrada com maior frequência na SMD relacionada à terapia, e deve ser diferenciada da anemia aplásica.

O paradoxo clássico da pancitopenia periférica, apesar da presença de medula óssea hipercelular, reflete perda celular prematura por morte celular intramedular (apoptose) (Wang *et al.*, 2009; Wong *et al.*, 2015).

Outras características observadas na biopsia da medula óssea incluem linfocitose e mastocitose reativas, agregados linfoides, fibrose, histiócitos aumentados e histiócitos pseudo-Gaucher.

A citogenética torna-se também exame fundamental, pois auxilia na determinação do prognóstico e da resposta terapêutica.

A imunofenotipagem e a hibridização *in situ* por fluorescência (FISH) podem ajudar em casos de incerteza diagnóstica, apesar de não fazerem parte dos critérios diagnósticos e prognósticos das SMD. Alterações citogenéticas podem ser detectadas por FISH (técnica mais sensível), quando o exame de citogenética convencional for normal.

Alterações displásicas na medula óssea são características, porém podem ocorrer em deficiências nutricionais (vitamina B12, folato), com uso de antibióticos (sulfametoxazol, trimetoprima), quimioterápicos (metotrexato, azatioprina), anticonvulsivantes (ácido valproico, fenobarbital, fenitoína), exposição a drogas e álcool, medulas regenerativas secundárias a substâncias ou infecções ou doenças inflamatórias crônicas (HIV, tuberculose).

Diagnósticos diferenciais

- Infecção pelo HIV
- Deficiências de vitamina B12, folato, piridoxina, deficiência de cobre
- Excesso de zinco
- Infecção por parvovírus B19
- Uso de medicamentos (metotrexato, ganciclovir, ácido valproico, sulfametoxazol-trimetoprima)
- Anemia aplásica
- Citopenia idiopática de significância indeterminada
- Hematopoese clonal indeterminada
- LMA
- Leucemia mielomonocítica crônica
- Mielofibrose primária.

Na anemia aplásica a anemia é grave associada com reticulocitopenia. Frequentemente, o diferencial somente é realizado após aspirado de medula óssea. Na suspeita de infecção pelo HIV deve ser realizado o exame sorológico.

Pacientes com mielofibrose cursam com hepatomegalia e esplenomegalia importantes. Podem cursar com dor abdominal decorrente de infartos esplênicos. Pelas condições da medula óssea o aspirado frequentemente não é possível de ser realizado.

Na suspeita de reação adversa por uso de medicamentos é recomendada a suspensão da medicação, se a condição clínica de base permitir, e realizar reavaliação laboratorial seriada.

Quando investigar a síndrome mielodisplásica

A SMD deve ser investigada em casos de citopenia persistente de uma ou mais linhagem sem explicação em indivíduos com mais de 50 anos, exceto nos casos secundários. Importante relembrar que a apresentação clínica é decorrente da(s) citopenia(s).

Na dúvida quanto ao diagnóstico, o acompanhamento clínico e laboratorial é recomendado, com reavaliação, inclusive da medula óssea se indicado, em 3 a 6 meses.

Prognóstico e sobrevida

O International Prognostic Scoring System-Revised (IPSS-R) ou Sistema de Escore Prognóstico Internacional (Tabela 102.4) é utilizado para avaliação do prognóstico, sobrevida e terapêutica. Este escore é baseado nas variáveis: porcentagem de blastos medulares, alterações cariotípicas e número de citopenias (Greenberg *et al.*, 2012).

A sobrevida e a transformação leucêmica baseadas no IPSS-R são apresentadas na Tabela 102.5.

A sobrevida média é de 18 a 24 meses ou mais em pacientes com os seguintes achados:

- Citopenias simples ou leves
- Cromossomos normais ou uma única anormalidade cromossômica (exceto aqueles que envolvem o cromossomo 7)
- Menos de 10% de mieloblastos na medula óssea.

TABELA 102.4 Escore prognóstico do International Prognostic Scoring System-Revised (IPSS-R) incluindo porcentagem de blastos, alterações citogenéticas, citopenias na medula óssea.

	Prognóstico variável						
Pontuação	**0**	**0,5**	**1**	**1,5**	**2**	**3**	**4**
Blastos na medula (%)	≤ 2	–	> 2 a < 5	–	5 a 10	> 10	–
Cariótipo*	Muito bom	–	Bom	–	Intermediário	Ruim	Muito bom
Hemoglobina (g/dℓ)	≥ 10	–	8 a < 10	< 8	–	–	–
Plaquetas (/uℓ)	≥ 100.000	50 a < 100.000	< 50.000	–	–	–	–
Neutrófilos/uℓ)	≥ 800	< 800	-	–	–	–	–

*As alterações cariotípicas foram definidas como de bom prognóstico (cariótipo normal ou com anormalidades isoladas 5q-, 20q-, -Y), mau prognóstico (três ou mais anormalidades ou alteração do cromossomo 7) ou prognóstico intermediário (demais anormalidades). (Adaptada de Greenberg *et al.*, 2012.)

TABELA 102.5 Risco com base no escore prognóstico para sobrevida e transformação leucêmica, International Prognostic Scoring System-Revised (IPSS-R).

Categoria de risco	Pontuação total	%	Sobrevivência mediana (anos)	Tempo para 25% dos pacientes evoluírem para LMA (anos)
Muito baixo	≤ 1,5	19	8,8	Dado não alcançado
Baixo	2 a 3	38	5,3	10,8
Intermediário	3,5 a 4,5	20	3	3,2
Alto	5 a 6	13	1,6	1,4
Muito alto	> 6	10	0,8	0,73

LMA: leucemia mieloide aguda. (Fonte: Greenberg *et al.*, 2012.)

A sobrevida média é de 6 a 12 meses em pacientes com os seguintes achados:

- Pancitopenia que requer transfusões de glóbulos vermelhos ou plaquetas
- Anomalias no cromossomo 7 ou múltiplas anormalidades cromossômicas
- Mieloblastos superiores a 10%.

Tratamento

Pacientes sintomáticos

Não há um consenso em relação ao tratamento padrão inicial da SMD, mesmo nos sintomáticos (Malcovati *et al.*, 2013). Os pacientes assintomáticos devem ser acompanhados com exames laboratoriais seriados para compreender a evolução da doença com o tempo.

Os pacientes podem sobreviver por décadas com alterações sutis sem receber qualquer medida de suporte. Assim, nem todos pacientes com SMD receberão tratamento imediato.

Com exceção de transplante de células hematopoéticas, a maioria dos casos de SMD não apresentará cura com os tratamentos atuais propostos e o objetivo da terapia será o controle de sintomas com a finalidade de melhorar a QV. Não há evidência que o tratamento aumente a sobrevida.

O tratamento específico está indicado para indivíduos sintomáticos: anemia, trombocitopenia, episódios recorrentes de sangramento, infecções no contexto de neutropenia (contagem absoluta de neutrófilos < 500/mm^3).

O Panel for Practice Guidelines of the National Comprehensive Cancer Network (NCCN), British Committee for Standards in Haematology, European Society of Medical Oncology, and the European Leukemia recomendam os aspectos necessários para abordagem da doença, principalmente o escore do IPSS-R (Greenberg *et al.*, 2011; Voso *et al.*, 2013).

1. IPSS-R muito baixo, ≤ 1,5 pontos, ou baixo, 1,5 a 3 pontos – cuidados de suporte para pacientes de baixo risco:
- Antibióticos → se houver infecção
- Transfusões de plaquetas → trombocitopenia.

Obs.: não está indicado antibiótico profilático pelo risco indução de resistência.

2. IPSS-R muito baixo, ≤ 1,5 pontos, ou baixo, > 1,5 a 3 pontos – terapias com baixa intensidade melhoram os sintomas e a qualidade de vida:
- Fatores de crescimento (eritropoetina)
- Agentes hipometilantes: azacitidina e decitabina
- Terapia imunossupressora: lenalidomida.

Essas medicações podem ser administradas em regime ambulatorial, pois apresentam baixo risco de morbidade e mortalidade relacionada ao tratamento.

3. IPSS-R alto, > 4,5 a 6 pontos, ou muito alto, > 6 pontos – terapias de alta intensidade: reservadas para pacientes com escores pelo IPSS-R com risco intermediário, alto ou muito alto. Essa seleção evita ocorrência de morbidade e morte em pacientes com relativamente bom prognóstico. A combinação de quimioterapia e transplante de células hematopoéticas alogênicas requer hospitalização, reduz o risco de morte pela SMD, melhora rapidamente a contagem de células sanguíneas e pode alterar o curso da doença.

4. IPSS-R intermediário (> 3 a 4,5 pontos) – é aceitável terapia de baixa intensidade ou terapia de alta intensidade. As opções de tratamento devem ser informadas pelo grau de sintomas, aptidão médica e objetivos cuidados, que devem ser estabelecidos nas discussões entre o paciente e o clínico.

Algoritmo para tratamento na síndrome mielodisplásica

De acordo com a classificação de IPSS-R é recomendado a terapia, conforme Figura 102.1 (Steensma, 2018).

Tratamento para condições clínicas na síndrome mielodisplásica

As opções de tratamento para condições clínicas da SMD estão listadas na Tabela 102.6 (Dao, 2017).

Acompanhamento

Os pacientes devem ser seguidos longitudinalmente para avaliar resposta da doença à terapia e monitorar sua progressão.

Critérios padronizados para avaliar a resposta ao tratamento são a análise do sangue periférico e da medula óssea, com ou sem biopsia, que permitem comparações com estudos publicados e auxiliar no tratamento.

Durante o acompanhamento, é importante a avaliação do desempenho pelas escalas ECOG e/ou Karnofsky.

Critério de resposta

São categorizados de acordo com os critérios de resposta padronizados do International Working Group (IWG) (Cheson *et al.*, 2014):

- Melhora hematológica: haverá resposta eritrocitária se a hemoglobina pré-tratamento de 11 g/dℓ aumentar ao menos ≥ 1,5 g/dℓ nas últimas 8 semanas e houver redução nas transfusões de ao menos quatro nas 8 semanas, comparado com o

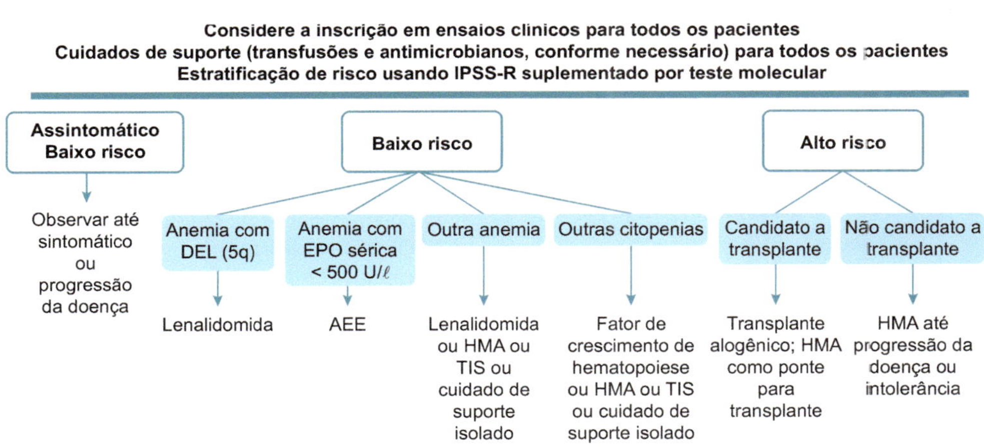

▪ **FIGURA 102.1** Algoritmo de tratamento em síndrome mielodisplásica. AEE: agentes estimuladores eritropoese; EPO: eritropoetina; HMA: agente hipometilante (azacitidina ou decitabina); IPSS-R: International Prognostic Scoring System-Revised; TIS: terapia imunossupressora (globulina antitimocítica, ciclosporina, tacrolimo).

▪ **TABELA 102.6** Opções de tratamento para condições clínicas da síndrome mielodisplásica.

Condição	Indicação
Anemia	Agentes estimuladores da eritropoese ± fator estimulador de colônias de granulócitos Esteroides anabolizantes ou danazol Lenalidomida (mais eficaz na síndrome 5q menos) ou similar Agentes imunossupressores Agentes hipometilantes Transfusões (geralmente para hematócrito < 21%; para pacientes selecionados, hematócrito < 24%)
Trombocitopenia	Agentes imunossupressores Agonistas de receptores de trombopoetina Esteroides anabolizantes ou danazol Agentes hipometilantes Transfusões (geralmente, para contagens de plaquetas < 10.000/mm³)
Neutropenia	Fator estimulador de colônias de granulócitos Profilaxia antimicrobiana Agentes hipometilantes
Prevenção de infecção	Neutropenia grave prolongada (neutrófilos absolutos com contagem < 500 células/mm³ por mais que 7 dias) Discutir protocolo utilizado no serviço de referência
Prevenção de sangramento	Agente antifibrinolítico (tópico ou sistêmico)

Agentes hipometilantes – inibidores da DNA metiltransferase – azacitidina e decitabina.

pré-tratamento. Pacientes com contagem plaquetária pré-tratamento $< 100 \times 10^9/\ell$ demonstram resposta plaquetária se houver um aumento absoluto de plaquetas $\geq 30 \times 10^9/\ell$

- Resposta de neutrófilos: pacientes com contagem de neutrófilos pré-tratamento $< 1 \times 10^9/\ell$ demonstram resposta de neutrófilos se tiverem um aumento de pelo menos 100% e um aumento absoluto $> 0{,}5 \times 10^9/\ell$. A resposta da medula óssea deve persistir por um período mínimo de 4 semanas
- Remissão completa (RC): medula óssea com mieloblastos ≤ 5% com maturação normal de todas as linhas celulares
- Remissão parcial: os critérios para RC, exceto os blastos de medula óssea que diminuíram ≥ 50% em relação ao pré-tratamento, mas ainda são > 5%. A celularidade e morfologia da medula óssea não é relevante
- Remissão completa da medula: apresentam RC na medula óssea, mas não recuperaram a contagem sanguínea periférica. A medula óssea demonstra ≤ 5% de mieloblastos e a porcentagem de mieloblastos diminuiu ≥ 5 0% em relação ao pré-tratamento. Se o sangue periférico demonstrar uma resposta de melhora hematológica, isso deve ser observado além da remissão completa da medula
- Doença estável: falha em obter pelo menos remissão parcial, mas nenhuma evidência de progressão por pelo menos 8 semanas.

Leucemias

Leucemia mieloide aguda

Definição e classificação

A LMA se desenvolve como consequência de uma série de alterações genéticas em uma célula precursora hematopoética. Essas alterações modificam o crescimento hematopoético normal e a diferenciação, resultando no acúmulo de um grande número de células mieloides anormais e imaturas na medula óssea e no sangue periférico. Essas células são capazes de se dividir e proliferar, mas não podem se diferenciar em células hematopoéticas maduras.

Entre os adultos a LMA é o tipo mais comum representando 80% dos casos. A incidência aumenta com a idade, sendo a idade mediana do diagnóstico em torno dos 68 anos. Há uma discreta predominância no sexo masculino e em caucasianos.

Caracteriza-se como doença heterogênea dividida em vários subgrupos de acordo com alterações citomorfológicas, imunofenotípicas, citogenéticas e moleculares.

De acordo com o sistema de estadiamento da OMS atualizado em 2016, as LMA são classificadas em (Arber *et al.*, 2016):

1. LMA com anormalidades genéticas:
   - LMA com uma translocação entre os cromossomos 8 e 21
   - LMA com uma translocação ou inversão no cromossomo 16
   - Leucemia profolítica aguda com o gene de fusão PML-rara
   - LMA com uma translocação entre os cromossomos 9 e 11
   - LMA com uma translocação entre os cromossomos 6 e 9
   - LMA com uma translocação ou inversão no cromossomo 3
   - LMA com uma translocação entre os cromossomos 1 e 22
   - LMA com o gene de fusão BCR-ABL1
   - LMA com gene NPM1 mutado
   - LMA com mutações bialélicas do gene CEBPA
   - LMA com gene *RUNX1* mutado.
2. LMA com alterações relacionadas à mielodisplasia.
3. LMA relacionada a quimioterapia ou radioterapia (RT) prévia.
4. LMA não especificadas:
   - LMA com diferenciação mínima (FAB M0)
   - LMA sem maturação (FAB M1)
   - LMA com maturação (FAB M2)
   - Leucemia mielomonocítica aguda (FAB M4)
   - Leucemia monocítica aguda (FAB M5)
   - Leucemia eritroide pura (FAB M6)
   - Leucemia megacarioblástica aguda (FAB M7)
   - Leucemia basofílica aguda
   - Panimielose aguda com fibrose.

Manifestações clínicas

Pacientes com LMA geralmente apresentam sintomas relacionados a complicações de pancitopenia (anemia, neutropenia e trombocitopenia), incluindo fraqueza e fadiga fácil, infecções de gravidade variável e/ou achados hemorrágicos, como sangramento gengival, equimoses, epistaxe ou menorragia. As combinações desses sintomas são comuns.

A fadiga está presente na maioria dos pacientes e geralmente precede o diagnóstico por vários meses. Palidez e fraqueza são comuns e atribuídas à anemia.

A presença de febre quase sempre está relacionada a infecção e deve levar a uma investigação completa dos sítios infecciosos em potencial e desencadear a administração empírica imediata de antibióticos de amplo espectro se houver neutropenia (< 1.000 neutrófilos/mℓ).

O exame cuidadoso da orofaringe e dos dentes pode revelar envolvimento leucêmico (p. ex., hipertrofia gengival, especialmente nos subtipos monolíticos, candidíase oral ou lesões herpéticas). Um exame odontológico deve ser incluído na avaliação pré-tratamento para que uma profilaxia dentária eficaz (p. ex., extrações) possa ser realizada, se o tempo e os hemogramas permitirem, antes do início da quimioterapia.

A adenopatia palpável é incomum em pacientes com LMA e um aumento significativo dos linfonodos é raro. Da mesma forma, hepatomegalia e esplenomegalia estão presentes em aproximadamente 10% dos casos cada e, se encontradas, podem sugerir a possibilidade de leucemia linfoblástica aguda ou evolução de LMA a partir de um distúrbio mieloproliferativo anterior (p. ex., crise blástica de leucemia mieloide crônica).

Diagnóstico

Para o diagnóstico e manejo, são necessárias avaliação pormenorizada da história do paciente como revisão de condições pré-leucêmicas prévias (SMD, diagnóstico de câncer, quimioterapia, RT, história ocupacional e história familiar), realização de exame físico, avaliação da capacidade funcional, rastreamento de infecções (dentárias, nasofaríngeas, pulmonares, urinárias e perirretais), procura de doença extramedular (avaliação da pele, exame neurológico, adenopatia, hipertrofia gengival, exame de testículos), exames laboratoriais (hemograma completo, tipagem ABO e Rh e prova cruzada, provas de coagulação, eletrólitos, ácido úrico, DHL, gasometria venosa, função renal, função hepática e avaliação de lise tumoral), estudo de medula óssea com imunofenotipagem, análise citogenética e biologia molecular; rastreamento para CIVD, sorologias para hepatite A, B, C, HIV, HTLV-I, CMV, tipagem HLA, radiografia de tórax (exclusão de pneumonia, leucostase, massa mediastinal) e avaliação da função cardíaca (ECG, ECO).

Manejo

O manejo da LMA em pacientes mais velhos é desafiador porque idosos são mais propensos a ter estado funcional prejudicado e comorbidades que podem limitar as opções de tratamento, a doença tende a ser biologicamente mais refratária ao tratamento e os resultados são consideravelmente piores do que em pacientes mais jovens (Oran; Weisdorf, 2012; Wetzler *et al.*, 2014).

Alguns médicos e pacientes temem que o tratamento cause mais danos do que benefícios. No entanto, as principais causas de morte por LMA são infecção e hemorragia relacionada a citopenias associadas à doença, sendo o tratamento da LMA subjacente a forma mais eficaz e eficiente de controlar essas complicações.

Embora alguns estudos de base populacional tenham sugerido que o tratamento beneficia apenas pacientes ≤ 80 anos, outros estudos múltiplos documentaram que o tratamento de pacientes selecionados na faixa dos 80 e 90 anos pode atingir altas taxas de resposta e melhora na sobrevida (Oran; Weisdorf, 2012; Wetzler *et al.*, 2014).

Características biológicas e fatores prognósticos

A biologia da LMA no idoso ainda não está completamente elucidada, mas evidências indicam um comportamento biologicamente diferente do encontrado em pacientes jovens. A LMA no idoso se apresenta como uma doença menos proliferativa, com baixa contagem de leucócitos e baixa porcentagem de blastos tanto na medula como no sangue periférico (DuMontier *et al.*, 2019; Østgård *et al.*, 2015; Oran; Weisdorf, 2012).

Alguns estudos sugerem que as células blásticas do idoso expressam antígenos como o CD34 em uma alta frequência quando comparados com pacientes jovens, além de a resistência a drogas mediadas por MDRI (glicoproteína com resistência a múltiplas drogas) ser mais comum em pacientes idosos com LMA (60 a 70%) comparados a pacientes jovens (25 a 30%), permitindo uma vantagem das células leucêmicas contra os agentes quimioterápicos convencionais. A citogenética no diagnóstico é uma das características mais importantes na questão de prognóstico desses pacientes tanto idosos como jovens. Nas últimas décadas, alterações genéticas somaticamente adquiridas, como as mutações no gene FLT3, NPM1, CEBPA, MLL ou WT1 foram identificadas em pacientes com LMA e também se apresentam com importância clínica no que se diz respeito ao prognóstico (DuMontier *et al.*, 2019; Østgård *et al.*, 2015; Oran; Weisdorf, 2012).

São vários os fatores prognósticos adversos: própria citogenética, idade > 75 anos, ECOG PS > 2, antecedentes de doença hematológica > 12 meses, função renal diminuída, DHL, número de leucócitos, nova LMA × LMA secundária, mutação NPM1, entre outros. O mau prognóstico associado à LMA em adultos mais velhos é multifatorial e está associado a características do paciente, biologia da doença e influencias do sistema de saúde (DuMontier *et al.*, 2019; Østgård *et al.*, 2015; Oran; Weisdorf, 2012).

Os fatores do paciente incluem menor capacidade para tolerar a terapia não apenas em decorrência de comorbidades médicas diagnosticadas, mas também fatores fisiológicos, funcionais e sociais associados com o envelhecimento, mas não determinado exclusivamente pela idade cronológica (DuMontier *et al.*, 2019; Østgård *et al.*, 2015; Oran; Weisdorf, 2012).

Os fatores relacionados ao sistema de saúde incluem relutância do médico e do paciente em iniciar a terapia, com mais da metade dos pacientes com LMA com 65 anos ou mais e acesso desigual a transplantes alogênicos quando a remissão é alcançada (DuMontier *et al.*, 2019; Østgård *et al.*, 2015; Oran; Weisdorf, 2012).

Os resultados a longo prazo em adultos mais velhos com LMA são desanimadores, com taxas de sobrevida em 5 anos de 5 a 8%. Maior número de comorbidade está associado a remissão mais baixa, mortalidade precoce e pior sobrevida a longo prazo.

Há evidencias que fragilidade e outros domínios como a independência em atividades instrumentais de vida diária, cognição e velocidade de marcha, são todos altamente preditivos de sobrevivência para pacientes mais velhos com neoplasias hematológicas, incluindo a LMA (DuMontier *et al.*, 2019; Østgård *et al.*, 2015; Oran; Weisdorf, 2012).

A decisão de tratar um paciente com LMA e, em caso afirmativo, se deve usar terapia menos ou mais intensiva depende em parte do doente e fatores específicos da doença, que juntos determinam o prognóstico na LMA (DuMontier *et al.*, 2019; Østgård *et al.*, 2015; Oran; Weisdorf, 2012).

Os modelos prognósticos para idosos com LMA incorporam idade cronológica, informações citogenéticas e variáveis clínicas. Cada um desses modelos pode fornecer informações úteis para a estratificação de risco, embora todos dependam da idade cronológica como substituta para certas características mensuráveis específicas do paciente (ou seja, comorbidade, limitações funcionais) que podem diferir entre indivíduos de idade semelhante (DuMontier *et al.*, 2019; Østgård *et al.*, 2015; Oran; Weisdorf, 2012).

A avaliação pré-tratamento de um adulto idoso com LMA inclui os estudos usados para avaliar adultos mais jovens, além de investigações mais específicas do funcionamento físico e condições comórbidas. O uso da AGA é recomendado para identificar vulnerabilidades que podem auxiliar na tomada de decisão e gerenciamento de suporte direto (DuMontier *et al.*, 2019; Østgård *et al.*, 2015; Oran; Weisdorf, 2012).

O *status* de desempenho do paciente e a capacidade de realizar atividades da vida diária podem ajudar a prever a capacidade de resistir a regimes de quimioterapia rigorosos. Além disso, o teste de desempenho físico (bateria curta de desempenho físico, velocidade de marcha) e avaliação cognitiva podem identificar a vulnerabilidade entre os pacientes com um bom desempenho. Pacientes com doenças crônicas cardíacas, pulmonares, hepáticas ou renais relacionadas à idade ou diabetes sofrem maior toxicidade aguda com a quimioterapia (DuMontier *et al.*, 2019; Østgård *et al.*, 2015; Oran; Weisdorf, 2012).

Embora projetado para outras populações, o Índice de Comorbidade de Charlson modificado e o Índice de Comorbidade Específico do Transplante de Células Hematopoéticas (IC-TCH) foram estudados em idosos com LMA e fornecem uma medida objetiva da capacidade funcional (Tabela 102.7).

Em uma análise dos dados do programa de vigilância, epidemiologia e resultados finais vinculados ao sistema de saúde Medicare-EUA, incluindo 5.480 pessoas ≥ 65 anos de idade com LMA recém-diagnosticada, 45% tinham pelo menos uma comorbidade principal refletida por Índice de Comorbidade de Charlson ≥ 1. Pontuações mais altas no CCI foram independentemente associadas a maior mortalidade em 30 dias e menor sobrevida, após ajuste para idade e recebimento da terapia.

TABELA 102.7 Índice de Comorbidade de Charlson e Índice de Comorbidade específico do Transplante de Células Hematopoéticas (IC-TCH).

Comorbidade	Índice de Comorbidade de Charlson	Score	IC- TCH	IC-THC score
Doença pulmonar				
Leve	Dispneia em atividade moderada (ou com ataques de asma)	1	Dispneia em atividade moderada ou D_{LCO} e/ou FEV1 81 a 90%	0
Moderada	Dispneia em atividade leve	1	Dispneia em atividade leve ou D_{LCO} e/ou FEV1 66 a 80%	2
Grave	Dispneia em repouso ou requer oxigênio	1	Dispneia em repouso ou requer oxigênio ou D_{LCO} e/ou FEV1 ≤ 65%	3
Doença cardíaca				
Geral	ICC (sintomática e exigindo tratamento) e IAM foram incluídos como comorbidades independentes, cada uma obtendo uma pontuação de 1	1 ou 2	Doença da artéria coronária,* ICC, IAM ou FE ≤ 50%	1
Arritmia		0	Fibrilação ou *flutter* atrial, síndrome do nó do seio ou arritmias ventriculares	1
Doença valvular	Exceto prolapso da válvula mitral	0	Exceto prolapso da válvula mitral	3
Doença hepática				
Leve	Hepatite crônica ou cirrose	1	Hepatite crônica, bilirrubina acima do limite superior da normalidade até 1,5 vezes aumentada ou AST/ALT acima do limite superior da normalidade até 2,5 vezes aumentada	1
Moderada a grave	Cirrose com hipertensão portal ± sangramento de varizes	3	Cirrose ou fibrose ou bilirrubina acima do limite superior da normalidade até 1,5 vezes aumentada ou AST/ALT acima do limite superior da normalidade até 2,5 vezes aumentada	3
Doença renal				
Leve	Creatina sérica de 2 e 3 mg/dℓ	0	Creatinina de 1,2 a 2 mg/dℓ	0
Moderada ou grave	Creatinina > 3 mg/dℓ, diálise renal ou transplante renal	2	Creatinina > 2 mg/dℓ, diálise renal ou transplante renal	2
Outras neoplasias				
Tumor sólido anterior	Tratada inicialmente nos últimos 5 anos	2	Tratado em qualquer momento da história anterior do paciente, excluindo câncer de pele não melanoma	3
Câncer metastático	Presente	6	Não incluído	
Outras comorbidades				
Diabetes	Requer tratamento com insulina ou hipoglicemiantes orais, mas não apenas dieta	1	Requer tratamento com insulina ou hipoglicemiantes orais, mas não dieta isolada	1
Doença cerebrovascular	Ataque isquêmico transitório ou acidente cerebrovascular	1	Ataque isquêmico transitório ou acidente cerebrovascular	1
Reumatológica	LES, AR, polimiosite, doença do tecido conectivo mista ou polimialgia reumática	1	LES, AR, polimiosite, Doença do tecido conectivo mista ou polimialgia reumática	2
Úlcera péptica	Requer tratamento	1	Requer tratamento	2
Distúrbio Psiquiátrico	Não incluído	N/A	Depressão ou ansiedade que requerem consulta ou tratamento psiquiátrico	1
Infecção	Não incluído	N/A	Requerendo a continuação do tratamento antimicrobiano após o dia 0	1
Doença inflamatória intestinal	Não incluído	N/A	Doença de Crohn ou colite ulcerativa	1
Obesidade	Não incluído	N/A	Pacientes com índice de massa corporal > 35 kg/m²	1

*Uma ou mais estenose da artéria coronária do vaso que requer tratamento médico, stent ou enxerto de *bypass*. FEV1: fluxo expiratório máximo; AST: aspartato aminotransferase; ALT: alanina aminotransferase; FE: fração de ejeção; IAM: infarto agudo do miocárdio. ICC: insuficiência cardíaca congestiva; LES: lúpus eritematoso sistêmico; AR: artrite reumatoide. (Fonte: Sorror *et al.*, 2005.)

As decisões de tratamento devem ser individualizadas e levar em consideração a idade e o desempenho do paciente e a presença de fatores de risco adversos conhecidos, como achados citogenéticos e genéticos. Os dados da avaliação geriátrica em contexto com os objetivos e valores do paciente podem ajudar ainda mais a individualizar os planos de tratamento.

Tratamento do paciente idoso com leucemia mieloide aguda

A LMA no paciente idoso requer diferentes abordagens de tratamento, que levem em conta sua biologia, capacidade funcional e comorbidades (Sekeres *et al.*, 2020).

Marcadores biológicos podem ajudar a identificar pacientes idosos que mais se beneficiariam de um tratamento intensivo. De maneira geral, com o tratamento quimioterápico, somente 10 a 20% dos pacientes podem ser curados, com exceção do pequeno grupo de pacientes diagnosticados com leucemia promielocítica aguda.

Pacientes com doenças cardíacas, pulmonares, hepáticas, renais crônicas ou diabetes com comprometimento de órgãos alvo sofrem maior toxicidade aguda da quimioterapia. Após a avaliação da condição física e comorbidades pode-se classificar os adultos mais velhos elegíveis para tratamento intensivo para LMA:

- Em boa condição médica: são aqueles pacientes considerados capazes de tolerar o tratamento intensivo para LMA
- Não apto para o tratamento intensivo, mas não frágil: pacientes que não estão em forma, mas não são frágeis têm probabilidade de tolerar terapia antileucêmica. Esta categoria inclui uma ampla gama de funções físicas. Alguns pacientes apresentam apenas um comprometimento modesto, recente ou transitório do estado funcional, enquanto outros apresentam comorbidades substanciais, comprometimento cognitivo ou outras condições que podem afetar sua capacidade de tolerar o tratamento. A escolha do tratamento depende se o paciente é elegível para tratamento com um agente hipometilante (HMA; p. ex., azacitidina, decitabina); disponibilidade do venetoclax inibidor de BCL2; e se há uma mutação acionável (p. ex., isocitrato desidrogenase [IDH] 1 ou mutação IDH2)
- Frágil: pacientes frágeis são aqueles cuja debilidade ou comorbidades não permitiriam o tratamento que visa modificar o curso da doença.

O manejo de pacientes frágeis com LMA deve se concentrar principalmente em fornecer cuidados de suporte para melhorar a qualidade de vida, reduzindo os sintomas causados por LMA e comorbidades. É importante discutir cuidadosamente os objetivos do atendimento, os resultados prováveis e os recursos disponíveis para assistência médica e pessoal.

De acordo com as recomendações da Sociedade Americana de Hematologia para o tratamento da LMA em adultos mais velhos publicada em 2020, deve haver uma discussão entre o paciente e o médico para a criação de um plano de tratamento personalizado, sendo que as diretrizes recomendam:

- Terapia antileucêmica intensiva em vez de terapia menos intensiva para pacientes com LMA recém-diagnosticada, quando elegíveis
- Terapia pós-remissão *versus* nenhuma terapia adicional para pacientes que alcançam remissão após pelo menos um ciclo de terapia intensiva e não são elegíveis para transplante de células-tronco
- Uso de um agente hipometilante ou citarabina em baixas doses em pacientes inelegíveis para terapia intensiva
- Tratamento contínuo para pacientes que respondem a terapia menos intensiva sem efeitos colaterais intoleráveis
- Transfusões de glóbulos vermelhos/plaquetas para pacientes que não recebem mais terapia antileucêmica, incluindo pacientes em cuidados paliativos.

Leucemia mieloide crônica

Definição, incidência e fisiopatologia

A leucemia mieloide crônica (LMC) é uma neoplasia mieloproliferativa caracterizada pela produção desregulada e proliferação descontrolada de granulócitos maduros e em maturação com diferenciação razoavelmente normal, sendo responsável por aproximadamente 15 a 20% das leucemias em adultos, com mediana de idade em torno dos 60 anos (Saussele *et al.*, 2015).

A LMC está associada à fusão de dois genes: BCR (no cromossomo 22) e ABL1 (no cromossomo 9) resultando no gene de fusão BCR-ABL1. Essa fusão anormal resulta de uma translocação recíproca entre os cromossomos 9 e 22, t (9; 22) (q34; q11), que dá origem a um cromossomo 22 anormal chamado cromossomo Filadélfia (Ph). O gene de fusão BCR-ABL1 resulta na formação de um produto de gene único, uma proteína com atividade de tirosinoquinase (aumento da produção da linhagem mieloide) (Saussele *et al.*, 2015).

A marca clínica da LMC é a produção descontrolada de granulócitos maduros e em maturação, predominantemente neutrófilos, mas também basófilos e eosinófilos. Na ausência de tratamento, a LMC tem um curso clínico trifásico ou bifásico à medida que progride de uma fase crônica para uma fase acelerada e para uma crise blástica terminal. Às vezes, passa da fase crônica diretamente para a crise blástica, principalmente quando a fase blástica é linfoide (Saussele *et al.*, 2015).

Cerca de 20 a 50% dos pacientes são assintomáticos, sendo a doença inicialmente suspeitada em exames de sangue de rotina. Entre os pacientes sintomáticos, fadiga (34%), mal-estar (3%), perda de peso (20%), suor excessivo (15%), plenitude abdominal (15%) e episódios de sangramento decorrente de disfunção plaquetária (21%) são comuns (Saussele *et al.*, 2015).

Dor e desconforto abdominais podem incluir dor no quadrante superior esquerdo (às vezes referida no ombro esquerdo) e saciedade precoce, em razão do baço aumentado com ou sem periesplenite e/ou infarto esplênico; sensibilidade na parte inferior do esterno, por conta da expansão da medula óssea, às vezes é observada. A artrite gotosa aguda também pode estar presente neste momento em decorrência de superprodução de ácido úrico (Saussele *et al.*, 2015).

Outros achados frequentes incluem esplenomegalia, anemia, contagem de leucócitos acima de 100.000/μℓ e contagem de plaquetas acima de 600.000 a 700.000/μℓ. O envolvimento de tecidos extramedulares, como linfonodos, pele e tecidos moles, geralmente é limitado a pacientes com crise blástica (Saussele *et al.*, 2015).

Os exames necessários para o diagnóstico, além de uma avaliação do sangue periférico, incluindo hemograma e avaliação de lise tumoral, são o mielograma/biopsia de medula óssea com citogenética e, eventualmente, PCR e FISH para o gene BCR/ABL. A imunofenotipagem pode ser útil na caracterização da crise blástica (Saussele *et al.*, 2015).

A idade é bem conhecida como um fator prognóstico adverso e está incluída no índice de Sokal, com impacto importante nesse estadiamento, principalmente em indivíduos > 75 anos de idade. Porém, o prognóstico dos pacientes com LMC melhorou dramaticamente desde a incorporação de inibidores de tirosinoquinase (TKI) no tratamento inicial, de modo que a expectativa de vida se aproxima daquela da população geral (Saussele *et al.*, 2015).

À medida que o risco de morrer de LMC diminui, o impacto prognóstico das comorbidades assume maior importância. A taxa de sobrevida geral estimada em 8 anos diminuiu com o aumento da comorbidade, conforme medido pelo Índice de Comorbidade de Charlson. As estimativas de sobrevivência foram 94, 89, 78 e 46 por cento para pacientes com CCI de 2, 3 a 4, 5 a 6 e ≥ 7, respectivamente. Esses resultados demonstram que a LMC geralmente é bem tratada com as terapias disponíveis e que as mortes são mais prováveis de ocorrer decorrente de outros problemas médicos (Saussele *et al.*, 2015).

Tratamento

O tratamento da LMC teve uma grande evolução desde a descoberta do cromossomo Ph na década de 1960. Evoluiu do uso de bussulfan, hidroxiureia, interferona, citarabina e transplante de medula óssea para o surgimento dos inibidores de tirosinoquinase, que revolucionaram o tratamento dessa doença. Como esperado, o fator prognóstico da idade não é independente do tratamento recebido; isto é, quando os pacientes foram tratados com hidroxiureia, antes da era do imatinibe, a idade foi um fator prognóstico independente para sobrevida, sendo a média de sobrevida de 5 anos em torno de 46% para pacientes < 60 anos e de 33% para pacientes > 60 anos de idade. Com o uso da interferona, os pacientes idosos tiveram efeitos colaterais mais intensos e o seu pior prognóstico se relacionou em parte à baixa tolerância ao tratamento e a sua posterior descontinuação (Ossenkoppele; Löwenberg, 2015).

Com o uso de imatinibe (inibidor da tirosinoquinase), os pacientes idosos parecem ter perdido muito das suas características de prognóstico, sugerindo que as características de pior prognóstico previamente observadas com idade avançada foram relacionadas ao tipo de tratamento empregado e não a biologia da LMC. Os resultados a longo prazo se mostraram semelhantes aos dos pacientes jovens. Pode-se mencionar que a toxicidade do mesilato de imatinibe foi tolerável e parece mais pronunciada na série vermelha dos pacientes idosos do que nos pacientes jovens. Em razão de uma alta taxa de resposta citogenética sustentável adquirida nesses pacientes, independentemente da idade, pode-se inferir que não se deve privar os pacientes idosos do uso do tratamento com o mesilato de imatinibe (Ossenkoppele; Löwenberg, 2015).

Leucemia linfoide aguda

Definição

A leucemia linfoide aguda (LLA) é uma doença linfoproliferativa maligna clonal caracterizada pelo acúmulo de precursores linfoides na medula óssea e pode ser de linhagem linfocitária B ou T. A etiologia é desconhecida.

Incidência e prognóstico

O risco de desenvolver LLA é maior em crianças de até 5 anos de idade. Após essa idade, o risco declina lentamente até a faixa dos 20 anos, começando a aumentar lentamente após os 50 anos. Cerca de 40% dos casos de LLA acontecem em adultos. O risco de uma pessoa desenvolver LLA é inferior a 0,1%. Esse risco é ligeiramente maior em homens do que em mulheres e maior em pessoas caucasianas do que negras (American Cancer Society, 2020).

A maioria dos casos de LLA ocorre em crianças, mas a maioria das mortes pela doença ocorre em adultos. Isso acontece por conta das diferenças da própria doença nas distintas faixas etárias, assim como do tipo de tratamento, uma vez que o organismo das crianças muitas vezes pode lidar melhor do que o dos adultos com um tratamento mais agressivo, ou mesmo devido a alguma combinação terapêutica diferente (American Cancer Society, 2020).

Em contraste com a LMA, é incomum no idoso, embora a idade seja fator de pior prognóstico. A taxa de cura (ausência de evidência de doença em dez anos) é de menos de 20% em indivíduos com idade acima dos 45 anos. Outros fatores de pior prognóstico: presença do cromossomo Ph1+ (Philadelphia: t[9;22]), da translocação t(4;11), de alterações citogenéticas complexas, de hipodiploidia e de contagem leucocitária elevada (> 30.000 para LLA-B e > 100.000 para LLA-T). A linhagem B está relacionada a pior prognóstico, se comparada com a T (American Cancer Society, 2020).

Diagnóstico

Apresentação clínica

A LLA se manifesta por fraqueza e cansaço secundários à anemia, febre e infecções pela neutropenia e sangramento mucoso em razão da trombocitopenia. Linfonodomegalias e esplenomegalia podem ocorrer. Outros sintomas associados: dor óssea (pela expansão clonal na medula óssea), hiperuricemia e síndrome da veia cava superior por massa mediastinal.

Comparada com adultos jovens, a LLA de células T é menos comum na população idosa. A frequência de indivíduos com alta contagem leucocitária e com invasão do sistema nervoso central (SNC) é semelhante, considerando a comparação de idosos com jovens.

- Exames laboratoriais: hemograma revela anemia, neutropenia e plaquetopenia. Linfoblastos circulantes podem estar presentes. Devem ser solicitados: VHS, creatinina, eletrólitos, ácido úrico, DHL, TGO, TGP, fosfatase alcalina, bilirrubinas, gama-GT, proteínas totais e frações, imunoglobulinas quantitativas, fibrinogênio, TP, TTPA, ATIII, produtos de degradação da fibrina, tipagem sanguínea ABO e Rh, Coombs, sorologias para toxoplasmose, mononucleose, citomegalovírus, herpes-vírus simples, hepatite tipos A, B e C, varicela-zóster, HIV, vírus linfotrópico da célula T humana (HTLV) I e II, hemocultura, *swab* oral e culturas de locais infectados, parasitológico de fezes, eletrocardiograma e ecocardiograma, entre outros que se fizerem necessários diante do quadro clínico em questão
- Mielograma: a medula óssea se apresenta de forma hipercelular à custa de blastos com características linfoides em porcentagem superior a 25%
- Imunofenotipagem: é realizada por citometria de fluxo e pode identificar as características imunofenotípicas das células blásticas e seu grau de diferenciação
- Cariótipo: demonstra as alterações cromossômicas das células neoplásicas, o que ocorre em 70% das LLA
- Testes moleculares: a análise molecular pela PCR (reação em cadeia da polimerase) é especialmente indicada para a detecção de doença residual mínima (DRM) possibilitando detectar uma célula leucêmica dentre 10 mil células normais
- Biopsia de medula óssea: não há necessidade de biopsia de medula óssea no diagnóstico da LLA. É indicada em situações peculiares, como casos em que não se obtém células por punção seca
- Punção liquórica: realizada conforme preconizado nos protocolos terapêuticos e se o paciente apresentar sintomas ou sinais neurológicos. Menos de 10%, ao diagnóstico, dos pacientes com LLA apresentam infiltração no SNC. No entanto, caso a profilaxia não seja feita, cerca de 40% recairão no SNC.

Tratamento

LLA Ph1 negativa

Tratamento paliativo até quimioterapia intensiva. Geralmente, o tratamento paliativo ou de baixa intensidade (p. ex., vincristina e corticosteroides) é usado para pacientes com baixa capacidade funcional (considerando a AGA).

Se a terapia convencional for a escolha, são utilizados regimes de indução que contenham prednisona, dexametasona, vincristina, daunorrubicina e asparaginase, com subsequente uso de ciclofosfamida e citarabina. Quando esquemas mais intensivos são usados, observa-se um aumento na taxa de mortalidade precoce, podendo chegar a 50%. A resposta completa pode variar de 40 a 80% e a sobrevida a longo prazo é pequena, com uma sobrevida global inferior a 15 meses e uma sobrevida de 5 anos menor do que 20%. O esquema de tratamento HyperCVAD atinge uma taxa de remissão completa em torno de 84%, com uma sobrevida global de 5 anos de 20%. Considera-se uma boa opção para pacientes recém-diagnosticados, mas ainda não se demonstrou superior aos outros esquemas tradicionais de tratamento.

Anticorpos monoclonais anti-CD20 (rituximabe), anti-CD22 ou anti-CD52 (alemtuzumabe) estão em estudo como complemento ao tratamento quimioterápico.

LLA Ph1 positiva

A LLA Ph1 em adultos jovens era associada a um pior prognóstico na era pré-mesilato de imatinibe. Nos idosos, antes do mesilato de imatinibe, não havia diferença significativa na sobrevida, de acordo com a presença ou não do cromossomo Ph. O uso do imatinibe melhorou o prognóstico dos pacientes idosos Ph1+, até mesmo em pacientes que usam somente o imatinibe e corticosteroides sem quimioterapia adicional. A penetração do imatinibe no SNC é precária e requer nesses pacientes prevenção de SNC, com uso de quimioterapia intratecal. Paradoxalmente, os pacientes Ph1+ parecem sobreviver mais do que os Ph1−, embora a sobrevida a longo prazo permaneça baixa. Novos inibidores da tirosinoquinase (dasatinibe e nilotinibe) ainda estão sob estudo e, com promessa de altas taxas de remissão, com vantagem de que, por exemplo, o dasatinibe penetre no SNC mais efetivamente.

Indivíduos com recidiva

Caso aconteça, o objetivo é atingir uma segunda remissão e receber um transplante alogênico. Muitos pacientes morrem rapidamente após a recidiva e podem não atingir uma segunda remissão completa. Pacientes com mais de 2 anos em remissão antes da recaída podem receber esquemas semelhantes à indução prévia ou outros esquemas.

Transplante de células-tronco hematopoéticas

Podem ser realizados transplante alogênico aparentado, alogênico não aparentado, transplante não mieloablativo e transplante autólogo. Tem-se poucos dados do uso destes procedimentos em pacientes idosos.

Leucemia linfocítica crônica

Definição

A leucemia linfocítica crônica (LLC) é uma doença clonal do linfócito B maduro. Geralmente, tem comportamento indolente, com um acúmulo de linfócitos maduros lento e progressivo (Binet *et al.*, 1981; Hallek *et al.*, 2018; Rawstron *et al.*, 2018; Smith *et al.*, 2011).

Incidência

A LLC é uma doença predominantemente da população idosa, com mais de 90% dos casos ocorrendo após os 50 anos de idade, em média aos 70 anos. A incidência aumenta rapidamente com o aumento da idade. A razão masculino/feminino é de 2:1 (Binet *et al.*, 1981; Hallek *et al.*, 2018; Rawstron *et al.*, 2018; Smith *et al.*, 2011).

Diagnóstico

Apresentação clínica

A maioria dos pacientes se sente totalmente bem, sem sintomas, quando um hemograma de rotina revela uma linfocitose absoluta, levando ao diagnóstico de LLC. Outros consultam um médico porque notaram um inchaço indolor dos gânglios linfáticos, geralmente na área cervical, que aumentam e diminuem espontaneamente, mas não desaparecem por completo.

Cerca de 5 a 10% dos pacientes apresentam os sintomas típicos "B" de linfoma, que incluem um ou mais dos seguintes:

- Perda de peso não intencional ≥ 10% do peso corporal nos 6 meses anteriores
- Febre (> 38°C) por ≥ 2 semanas sem evidência de infecção
- Suores noturnos intensos sem evidência de infecção
- Fadiga extrema (não consegue trabalhar ou não consegue realizar as atividades normais).

Ocasionalmente, as características de apresentação são aquelas de um distúrbio de imunodeficiência adquirida (manifestado por infecções), complicações autoimunes, como anemia hemolítica, trombocitopenia ou aplasia pura de glóbulos vermelhos, ou reações exageradas a picadas de insetos (especialmente de mosquito).

O achado anormal mais comum no exame físico do paciente com LLC é a linfadenopatia, presente em 50 a 90% dos pacientes entre várias séries. O aumento dos linfonodos pode ser generalizado ou localizado, e os linfonodos individuais podem variar muito em tamanho. Os locais mais comumente afetados são cervical, supraclavicular e axilar.

O baço é o segundo órgão linfoide mais frequentemente aumentado, sendo palpavelmente aumentado em 25 a 55% dos casos. O aumento do fígado pode ser observado no momento do diagnóstico inicial em 15 a 25% dos casos.

Exames laboratoriais

A anormalidade laboratorial mais notável encontrada na LLC é a linfocitose no sangue periférico e na medula óssea. Embora o limiar absoluto de linfócitos sanguíneos para o diagnóstico de LLC tenha sido colocado em > 5.000/microL ($5 \times 10^9/\ell$) de linfócitos B, uma proporção significativa de pacientes apresenta contagens tão altas quanto 100.000/microL ($100 \times 10^9/\ell$).

A maioria das células leucêmicas são tipicamente pequenos linfócitos de aparência madura com um núcleo escurecido, cromatina parcialmente condensada e nucléolos indiscerníveis. Há uma borda estreita de citoplasma ligeiramente basofílico.

Neutropenia, anemia e trombocitopenia podem ser observadas no momento do diagnóstico inicial e geralmente não são graves. Estes podem estar relacionados com anemia hemolítica autoimune, aplasia eritrocitária pura, trombocitopenia autoimune ou agranulocitose.

Imunofenotipagem de sangue periférico

A análise imunofenotípica, geralmente por citometria de fluxo é um componente chave para o diagnóstico de LLC. A maioria dos casos pode ser identificada usando um painel de anticorpos específicos para CD5, CD19, CD20, CD23 e cadeia leve de imunoglobulina kappa e lambda.

Aspirado e biopsia da medula óssea

O aspirado e a biopsia da medula óssea não são necessários para o diagnóstico de LLC. Se a biopsia e aspiração da medula óssea forem realizadas no momento do diagnóstico inicial, geralmente demonstram celularidade normal a aumentada, com linfócitos representando > 30% de todas as células nucleadas.

Prognóstico

Os pacientes com LLC são agrupados prognosticamente de acordo com os sistemas de estadiamento de Rai e Binet com base no exame físico e hemograma completo (Binet *et al.*, 1981; Rai *et al.*, 1975). A tomografia computadorizada (TC) do tórax, abdome e pelve não é realizada rotineiramente como parte da avaliação pré-tratamento e geralmente é reservada para pacientes inscritos em ensaios clínicos. No entanto, uma TC deve ser realizada em todos os pacientes nos quais há suspeita de aumento dos gânglios abdominais ou pélvicos com base na evidência de complicações, como icterícia obstrutiva ou obstrução da veia cava inferior ou ureteres (Binet *et al.*, 1981; Condoluci *et al.*, 2020; Rai *et al.*, 1975).

O sistema de estadiamento Rai é baseado no conceito de que na LLC há um aumento gradual e progressivo na carga corporal de linfócitos leucêmicos, começando no sangue e na medula óssea (linfocitose), envolvendo progressivamente os linfonodos (linfadenopatia), baço e fígado (organomegalia), com eventual comprometimento da função da medula óssea (anemia e trombocitopenia) como ilustrado na Tabela 102.8 (Binet *et al.*, 1981; Condoluci *et al.*, 2020; Rai *et al.*, 1975).

O sistema de estadiamento Binet leva em consideração cinco locais potenciais de envolvimento: linfonodos cervicais, axilares e inguinais (unilaterais ou bilaterais, cada área é contada como um), baço e fígado. O envolvimento é julgado apenas pelo exame físico e não leva em consideração os resultados dos estudos de imagem para fins de estadiamento. Os pacientes são classificados de acordo com o número de locais envolvidos mais a presença de anemia (hemoglobina < 10 g/dℓ) e/ou trombocitopenia (plaquetas < 100.000/μℓ) (Tabela 102.9) (Binet *et al.*, 1981).

Os sistemas de estadiamento Rai e Binet foram projetados para fornecer informações prognósticas e, quanto mais baixo os valores, melhor a sobrevida. Ambos os sistemas são amplamente utilizados na prática clínica, no entanto, alguns pacientes classificados como tendo doença em estádio inicial progridem rapidamente. Por esse motivo, outros fatores prognósticos têm sido investigados tais como idade, sexo, capacidade funcional, tempo em meses de duplicação na contagem de linfócitos, níveis séricos de beta-2-microglobulina, *status* de mutação do gene variável de cadeia pesada de imunoglobulina (IGHV) e anormalidades genéticas (Binet *et al.*, 1981; Condoluci *et al.*, 2020; Rai *et al.*, 1975). O uso clínico de outros marcadores prognósticos (p. ex., CD38, ZAP-70) é menos claro.

Para pacientes com LLC assintomática em estádio inicial, o padrão de atendimento é a observação, e não o tratamento imediato. Alguns requerem terapia nos primeiros anos, enquanto outros permanecem assintomáticos sem tratamento por décadas.

O recém-desenvolvido escore de prognóstico internacional para LLC em estádio inicial (IPS-E) usa três variáveis (IGHV não mutado, linfócitos > 15.000/microL, linfonodos palpáveis) para estratificar pacientes com LLC em estádio inicial no diagnóstico em três grupos de risco com probabilidade diferente de necessitar de tratamento. O tratamento será necessário dentro de 5 anos para < 10% daqueles com nenhuma dessas variáveis e em aproximadamente 60% daqueles com duas ou três variáveis. O IPS-E é uma nova ferramenta de aconselhamento para esse grupo heterogêneo de pacientes (Binet *et al.*, 1981; Condoluci *et al.*, 2020; Rai *et al.*, 1975).

▪ **TABELA 102.8** Estadiamento de Rai modificado para leucemia linfocítica crônica (Rai *et al.*, 1975).

Risco	Estádio	Descrição
Baixo	0	Linfocitose no sangue ou medula óssea
Intermediário	I	Linfocitose + linfonodos aumentados
	II	Linfocitose + aumento do fígado ou baço com ou sem linfadenopatia
Alto	III	Linfocitose + anemia (Hgb < 11 g/dℓ) com ou sem aumento do fígado, baço ou linfonodos
	IV	Linfocitose + trombocitopenia (contagem de plaquetas < 100.000/μℓ) com ou sem anemia ou aumento do fígado, baço ou linfonodos

▪ **TABELA 102.9** Sistema de estadiamento Binet para leucemia linfocítica crônica (Binet *et al.*, 1981).

Estádio	Descrição
A	Duas ou menos áreas de tecido linfoides aumentadas
B	Três ou mais áreas de tecido linfoides aumentadas
C	Presença de anemia (hemoglobina < 10 g/dℓ) ou trombocitopenia (contagem de plaquetas < 100.000/μℓ)

Tratamento

Atualmente, os medicamentos disponíveis para o tratamento da LLC incluem: clorambucila, mitoxantrona, pentostatina, bendamustina, fludarabina, esteróis, rituximabe, alemtuzumabe e ofatumumabe.

O esquema de quimioterapia FCR (fludarabina, ciclofosfamida e rituximabe) é considerado o melhor tratamento inicial para a LLC. Pacientes com a deleção do 17 p devem receber alemtuzumabe em vez de rituximabe.

Para pacientes com comorbidades, as opções são o uso do clorambucila ou a dose reduzida de FC (fludarabina e ciclofosfamida) ou FCR. Se a fludarabina é contraindicada, pode-se utilizar a bendamustina com ou sem rituximabe.

Neoplasias malignas do tecido linfoide

Em 2016 a OMS atualizou a classificação das neoplasias linfoides em decorrência das descobertas da clínica, patologia molecular e genética dos linfomas de células B (Swerdlow *et al.*, 2016). A Tabela 102.10 mostra a classificação atualizada com destaque em asterisco nos tipos de tumores que foram atualizados.

Linfoma não Hodgkin

Os linfomas não Hodgkin (LNH) formam um grupo heterogêneo em relação à linhagem de células malignas, evolução clínica, prognóstico e terapia, comumente se apresentam com um linfonodo aumentado. O LNH é a neoplasia maligna mais comum do tecido linfoide (Sarkozy; Salles; Falandry, 2015; Siegel; Miller; Jemal, 2015).

Mutações, translocações cromossômicas ou outras alterações em certos genes (p. ex., BCL2, c-MYC, FAZ, BCL6) contribuem para a patogênese em muitos casos e o perfil da expressão gênica tem identificado subconjuntos de LNH que variam em agressividade e resposta ao tratamento com quimioterapia. Aproximadamente 88% dos LNH derivam da linhagem de células B (Sarkozy *et al.*, 2015; Siegel *et al.*, 2015).

A apresentação clínica varia desde a doença indolente até a rapidamente progressiva. A probabilidade para desenvolver

▪ **TABELA 102.10** Classificação das neoplasias do tecido linfoide maduro.

Neoplasias de células β maduras
Leucemia linfocítica crônica/linfoma linfocítico pequeno
Linfocitose monoclonal de células B*
Leucemia prolinfocítica de células B
Linfoma de zona marginal esplênica
Leucemia de células cabeludas
Linfoma/leucemia esplênica de células B, não classificável • Linfoma esplênico difuso de pequenas células B de polpa vermelha • Variante da leucemia de células cabeludas
Linfoma linfoplasmocitário • Macroglobulinemia de Waldenstrom
Gamopatia monoclonal de significado indeterminado (GMSI), IgM* • Doença de cadeia pesada μ • Doença de cadeia pesada ϒ • Doença de cadeia pesada α
GMSI, IgG/A*
Mieloma de células plasmáticas
Plasmocitoma ósseo solitário
Plasmocitoma extraósseo
Doenças de deposição de imunoglobulina monoclonal*
Linfoma extranodal de zona marginal de tecido linfoide associado à mucosa (Linfoma MALT)
Linfoma nodal da zona marginal • Linfoma nodal pediátrico de zona marginal
Linfoma folicular • Neoplasia folicular *in situ** • Linfoma folicular do tipo duodenal*
Linfoma folicular de tipo pediátrico*
Linfoma de células B grandes com rearranjo IRF4*
Linfoma cutâneo primário do centro do folículo
Linfoma de células do manto • Neoplasia de células do manto *in situ**
Linfoma difuso de grandes células B (DLBCL), NOS • Tipo de célula B do centro germinativo* • Tipo de célula B ativada*
Linfoma de células B grande rico em células T/histiócitos
DLBCL primário do SNC
DLBCL cutâneo primário, tipo de perna
EBV1 DLBCL, NOS*
Úlcera mucocutânea EBV1*
DLBCL associado à inflamação crônica
Granulomatose linfomatoide
Linfoma de células B grandes do mediastino primário (tímico)
Linfoma intravascular de grandes células B
Linfoma ALK1 de células B grandes
Linfoma plasmablástico
Linfoma de derrame primário
HHV81 λ BCL, NOS*
Linfoma de Burkitt
Linfoma tipo Burkitt com aberração 11q*
Linfoma de células B de alto grau, com rearranjos MYC e BCL2 e/ou BCL6*
Linfoma de células B de alto grau, NOS*
Linfoma de células B, não classificável, com características intermediárias entre DLBCL e linfoma clássico de Hodgkin
Neoplasias T e NK maduras
Leucemia prolinfocítica de células T
Leucemia linfocítica granular grande de células T
Doença linfoproliferativa crônica de células NK
Leucemia agressiva de células NK
Linfoma sistêmico de células T EBV1 da infância*
Transtorno linfoproliferativo tipo Hydroa vacciniforme*
Leucemia/linfoma de células T do adulto
Linfoma extranodal de células NK-/T, tipo nasal
Linfoma de células T associado a enteropatia
Linfoma monomórfico epiteliotrópico de células T intestinais*
Doença linfoproliferativa de células T indolente do trato GI*
Linfoma hepatoesplênico de células T
Linfoma subcutâneo de células T tipo paniculite
Micose fungoide
Síndrome de Sézary
Doenças linfoproliferativas cutâneas primárias de células T $CD30^+$ • Papulose linfomatoide • Linfoma anaplásico cutâneo primário de células grandes
Linfoma cutâneo primário de células T ϒδ
Linfoma cutâneo primário de células T epidermotrópico agressivo $CD8^+$
Linfoma cutâneo primário de células T $CD8^+$ acral*
Doença linfoproliferativa cutânea primária de células T CD4+ pequenas/médias*
Linfoma periférico de células T, NOS
Linfoma angioimunoblástico de células T
Linfoma folicular de células T*
Linfoma nodal periférico de células T com fenótipo TFH*
Linfoma anaplásico de células grandes, ALK1
Linfoma anaplásico de células grandes, ALK2 *
Linfoma anaplásico de células grandes associado a implante mamário*

SNC: sistema nervoso central. (Fonte: Swerdlow *et al.*, 2016.)

LNH aumenta com a idade, porém o entendimento sobre a biologia do envelhecimento com o aparecimento de linfoma não está bem estabelecido na literatura. Várias teorias tentaram explicar esse fenômeno, tais como o próprio impacto da idade cronológica favorecendo ao processo linfogênico, alterações defeituosas que levam à perda de proteção contra o surgimento do câncer e, finalmente, a associação entre o fenótipo senescência e a imunossenescência que representa um processo-chave no desenvolvimento do linfoma.

Epidemiologia

Em 2007, 63.190 novos casos de LNH foram diagnosticados nos EUA, sendo que, aproximadamente, a metade ocorreu em pessoas acima dos 60 anos de idade ou mais. A partir de 1950 houve aumento de 25% na incidência de LNH decorrente do surgimento da síndrome da imunodeficiência adquirida (AIDS) em indivíduos jovens e pessoas de meia idade. Atualmente, em resposta ao tratamento efetivo da AIDS, o linfoma associado ao HIV é menos frequente.

Etiologia

A causa ainda é desconhecida para a maioria dos linfomas. Eles apresentam incidência aumentada nas imunodeficiências primárias e secundárias e nas doenças autoimunes (síndrome de Sjogren, doença celíaca, artrite reumatoide, lúpus eritematoso sistêmico). Alguns tipos de linfomas estão associados com agentes infecciosos, por exemplo, *Helicobacter pylori* e o tecido linfático associado à mucosa gástrica (MALT). Exposição a produtos químicos parecem estar associados também com aumento no risco de linfoma.

Estadiamento

Com a evolução da abordagem terapêutica para LNH e linfoma de Hodgkin (LH), o estádio patológico passou a não limitar o tratamento. Por exemplo, uma doença de baixo grau pode ser estádio IV sem muitas chances de prognóstico, por outro lado, uma doença de alto grau pode receber tratamento sistêmico se a doença está localizada. Portanto, desde que o estádio anatômico não define bem o prognóstico no LNH, os sistemas de estadiamento têm sofrido algumas alterações de acordo com a Tabela 102.11.

O Índice de Prognóstico foi desenvolvido para linfoma difuso de grandes células-B (DLBL) com base no tratamento de pacientes que receberam o regime CHOP (ciclofosfamida, doxorrubicina, vincristina, prednisona) ou CHOP-Like. A adição de rituximabe ao regime CHOP melhorou o prognóstico (Tabela 102.12).

Sinais e sintomas do linfoma não Hodgkin

A linfadenopatia é a apresentação mais frequente dos LNH. Pode ser local ou difusa, com linfonodos extranodais encontrados na pele, sistema gastrintestinal e fígado. Os linfomas indolentes estão disseminados no momento do diagnóstico e, principalmente, com envolvimento da medula óssea. Os sintomas constitucionais estão presentes na maioria dos casos (Tabela 102.13). O Linfoma de Burkitt pode causar dor abdominal difusa por conta de predileção por essa região.

TABELA 102.11 Classificação Ann Arbor, Modificações Cotswolds.

I	Envolvimento de único linfonodo regional ou estrutura linfoide (p. ex., baço, timo, anéis de Waldeyer)
II	Envolvimento de dois ou mais linfonodos no mesmo lado do diafragma (o mediastino é local único; linfonodo hilar deve ser considerado lateralizado e, quando presente em ambos os lados, é considerado estádio II da doença
III	Envolvimento de linfonodos regionais ou estruturas linfoides em ambos os lados do diafragma
III 1	Envolvimento subdiafragmático limitado ao baço, nódulos esplênicos hilares, nódulos celíacos ou nódulos portais
III 2	Envolvimento subdiafragmático incluindo nódulos para aórtico, ilíaco ou mesentérico e nódulos das estruturas em III 1
IV	Envolvimento de locais extranodais além dos locais designados com "E"; mais do que um depósito extranodal em qualquer local; qualquer envolvimento do fígado ou medula óssea

Adaptada de Hazzard's Geriatric Medicine and Gerontology Sixth Edition.

TABELA 102.12 Índice Prognóstico Internacional para DLBL.

1	Idade ≥ 60 anos
2	Níveis elevados de DHL
3	*Status* funcional ≥ 2 (ECOG) ou ≤ 70 (Karnofsky)
4	Estádio Ann Arbor III ou IV
5	Envolvimento extranodal em mais de um local

DHL: desidrogenase láctica; ECOG: *Eastern Cooperative Oncology Group*. (Adaptada Hazzard's Geriatric Medicine and Gerontology.)

TABELA 102.13 Sintomas constitucionais.

A	Sem sintomas
B	Perda de peso inexplicada acima de 10% do peso corporal nos últimos 6 meses antes do estadiamento Febre inexplicada, persistente ou recorrente maior ou igual a 38°C no último mês Sudorese noturna recorrente no mês anterior
E	Envolvimento de tecido extralinfático solitário, localizado, excluindo fígado e medula óssea

Exames laboratoriais

As células de linfoma não são visualizadas no sangue periférico, nem mesmo com intensa invasão da medula óssea. Esta, por sua vez, mostra agregados linfoides monoclonais paratrabeculares. Em alguns linfomas altamente agressivos, células malignas podem ser encontradas na citologia do liquor de pacientes com envolvimento das meninges pelo linfoma. Os níveis de DHL são marcadores de prognóstico, tendo sido incorporados recentemente para estratificação de risco.

O diagnóstico definitivo do linfoma é realizado por meio da biopsia do linfonodo ou do tecido extranodal envolvido. Uma vez feito o diagnóstico patológico, o estadiamento é realizado através de exames de imagem e biopsia de medula óssea.

Pacientes com linfomas altamente agressivos devem ser avaliados quanto ao acometimento de SNC.

Tratamento

Linfomas indolentes

Os linfomas mais comuns desse grupo são: linfoma folicular, linfoma de zona marginal e o linfoma linfocítico pequeno (CCL). O tratamento dos linfomas indolentes depende do estádio da doença e da capacidade funcional do paciente.

Um número pequeno de pacientes tem doença limitada e pode receber RT curativa. Entretanto, a maioria (85%) com linfoma indolente é portadora da doença disseminada no momento do diagnóstico, sendo considerada doença incurável. Não há consenso sobre qual o melhor regime de tratamento para os linfomas indolentes, sendo recomendado o uso de anticorpo monoclonal (anti-CD20): rituximabe e ofatumumabe. No Brasil, o rituximabe é oferecido pelo Ministério da Saúde.

No trial HOMER que comparou rituximabe *versus* ofatumumabe em pacientes com linfoma folicular, a efetividades dos dois medicamentos foi semelhante na taxa de resposta global e progressão de sobrevida livre de progressão da doença, podendo ser utilizados em combinação com a quimioterapia.

Na opção do uso de terapia monoclonal anti-CD20 é importante o rastreamento para hepatite B, decorrente de casos de hepatite fulminante descritos. Pode-se utilizar regimes de rituximabe associado a bendamustine, ciclofosfamida, vincristina e prednisona (R-CVP). O outro esquema terapêutico utiliza o rituximabe associado a ciclofosfamida, doxorrubicina, vincristina e a prednisona (R-CHOP).

Alguns pacientes com linfomas agressivos de baixo grau podem ser candidatos a receberem transplantes de células-tronco com intenção curativa. O papel de CTH permanece incerto. Porém, pacientes com a doença recorrente podem ter período de recidiva prolongado sem a expectativa da cura.

Linfomas agressivos

Linfoma difuso de grandes células-B

Pacientes com DLBL são tratados com intenção curativa. Em pacientes não tratados a sobrevida é de apenas 4 a 6 meses. Para doença localizada, pode ser realizado um regime de curta duração de imunoquimioterapia associada ou não a radiação. A maioria dos pacientes que têm doença avançada são tratados com imunoquimioterapia (R-CHOP). A taxa de resposta completa é de 70 a 100% sendo que um terço destes apresenta recidiva (Peyrade *et al.*, 2011).

De forma geral, a cura ocorre em dois terços ou mais dos pacientes com DLBL. Os idosos podem ser tratados com sucesso pelo regime R-CHOP e geralmente o tratamento é bem tolerado. O R-EPOCH (anti-CD20, rituximabe, etoposido [inibidor da enzima topoisomerase II], prednisona, vincristina, ciclofosfamida, doxorrubicina) é também muito eficaz e altamente efetivo nos pacientes idosos (Peyrade *et al.*, 2011; Purroy *et al.*, 2015).

Linfomas de células do manto

Os linfomas de células do manto (ML) não são tratados com regimes de imunoquimioterapia. Transplantes de CTH autólogas têm mostrado melhores resultados. Transplantes de células hematopoéticas alogênicas oferecem potencial curativo para pacientes selecionados.

Linfoma primário do sistema nervoso central

Ciclos repetitivos de altas doses de metrotexate com rituximabe no início do tratamento mostram resultados satisfatórios em comparação com RT cerebral e com menos piora cognitiva.

Linfoma de alto grau – Burkitt ou linfoblástico

Requer ciclos de quimioterapia urgente semelhante ao tratamento da LLA, bem como quimioterapia intratecal como profilaxia para o SNC.

Linfomas de células T periféricas

Pacientes geralmente se encontram em estádio avançado da doença, tanto linfonodal quanto extranodal, com baixa taxa de resposta ao tratamento comparado com linfomas de células B. Transplante de células de tronco autólogas é frequentemente a primeira linha de tratamento.

Prognóstico

A sobrevida mediana dos pacientes com linfomas indolentes é de 10 a 15 anos. Essas doenças se tornam refratárias à quimioterapia, principalmente quando há progressão histológica da doença para a forma mais agressiva do linfoma.

O IPI é indicado para categorizar os pacientes com linfoma agressivo no grupo de risco. O prognóstico de pacientes que apresentam recidiva após iniciar a quimioterapia vai depender se o linfoma está ainda responsivo ao regime quimioterápico. Se o linfoma permanece responsivo o transplante de células hematopoéticas e autólogas oferecem 50% de chance para sobrevida a longo tempo.

O tratamento de idosos com linfoma tem sido difícil em razão da baixa tolerância à quimioterapia agressiva. O uso de fatores de crescimento e antibióticos profiláticos pode reduzir as complicações neutropênicas com melhores resultados. Estudos clínicos têm avaliado os sinais biológicos e o prognóstico por meio de técnicas que utilizam perfil molecular usando tecnologia gênica e imunofenotipagem para determinar a escolha de tratamento.

Linfoma de Hodgkin

O LH, anteriormente denominado doença de Hodgkin, é responsável aproximadamente por 8% do total de linfomas na população. A incidência é relativamente baixa (2,5%) e demonstra tipicamente um padrão bimodal de distribuição com taxas mais elevadas entre os 20 a 30 anos de idade (4,3%) e entre 70 e 84 anos de idade (4,4%). A incidência em idosos do sexo masculino.

Uma massa indolor, geralmente no pescoço em qualquer idade, é o motivo que leva o paciente a procurar o serviço de saúde. O idoso pode apresentar dor abdominal e sintomas constitucionais.

A linfadenopatia ocorre de forma contígua e com a evolução da doença pode haver invasão vascular com disseminação hematogênica. O padrão histológico de celularidade mista é o mais frequente entre os idosos.

Idosos com LH podem apresentar sintomas 'B", mesmo com doença menos volumosa que pacientes jovens. A Tabela 102.14 mostra a classificação atual de acordo com a OMS dos LH.

Diagnóstico

O diagnóstico de LH depende da presença das células malignas Reed-Sternberg (RS) no processo inflamatório que inclui linfócitos, macrófagos e eosinófilos com graus variados de fibrose. O infiltrado modifica a arquitetura nodal. A célula RS é uma célula grande binucleada com pelo menos dois nucléolos proeminentes, o que lhe dá uma aparência de "olhos de coruja", em particular no tipo histológico de celularidade mista.

Tratamento

O estadiamento preciso é imperativo para que a terapia curativa possa ser efetivamente prescrita. A tomografia por emissão de pósitrons (PET-scan) passou a ser um excelente método de estadiamento.

Os estádios I e II, na ausência de sintomas "B", apresentam boas respostas ao tratamento. Quimioterapia é a primeira linha de tratamento para LH com ABVD (doxorrubicina, bleomicina, vimblastina, dacarbazina). Embora não haja um aumento do risco para a toxicidade, os idosos podem ser tratados de forma segura e com intenção curativa. Mesmo para aqueles que

▪ **TABELA 102.14** Classificação dos Linfomas Hodgkin, Histiocíticos e Dendríticos segundo a Organização Mundial da Saúde (OMS).

Linfoma de Hodgkin	Linfoma de Hodgkin com predominância de linfócitos nodulares*
	Linfoma de Hodgkin clássico Linfoma de Hodgkin clássico – esclerose nodular Linfoma de Hodgkin clássico – rico em linfócitos Linfoma de Hodgkin clássico – de celularidade mista Linfoma de Hodgkin clássico – depletado de linfócitos
Doenças linfoproliferativas pós-transplante (PTLD)	PTLD Hiperplasia plasmocítica
	PTLD Mononucleose infecciosa
	PTLD Hiperplasia folicular florida
	PTLD polimórfico
	PTLD monomórfico (tipos de células B e T/NK)
	Linfoma de Hodgkin clássico PTLD
Neoplasias de células histiocíticas e dendríticas	Sarcoma histiocítico
	Histiocitose de células de Langerhans
	Sarcoma de célula de Langerhans
	Tumor de células dendríticas indeterminado
	Sarcoma de células dendríticas interdigitantes
	Sarcoma de células dendríticas foliculares
	Tumor de células reticulares fibroblásticas
	Xantogranuloma juvenil disseminado
	Doença de Erdheim-Chester

Fonte: Swerdlow *et al.*, 2016.

não recebem tratamento curativo ou que tiveram recaída, a RT localizada e/ou a poliquimioterapia podem ser utilizados com objetivo de tratamento paliativo ou prolongamento da vida.

Mieloma múltiplo

Este grupo de doença está relacionado e associado à proliferação e acúmulo de células secretoras de imunoglobulina (Ig) monoclonal (proteína M ou componente M), primariamente no osso. O componente M pode ser a Ig íntegra (anticorpo normal) ou parte dela, a cadeia kappa ou lambda, ou a cadeia pesada. A secreção de imunoglobulina monoclonal ou o aparecimento transitório da proteína M também pode ocorrer em outras condições clínicas: recuperação de pneumonia, hepatites virais B e C, após reações a drogas, doença do colágeno (síndrome de Sjögren), leucemia mieloide crônica, tumores sólidos (mama, cólon e próstata), pacientes submetidos a transplantes de órgão sólidos ou alogênicos de medula óssea. O MM pode ser precedido de clone de células plasmáticas sem disseminação sistêmica. Alguns distúrbios relacionados envolvem as seguintes definições: gamopatia monoclonal de significado indeterminado (GMSI), mieloma múltiplo assintomático (ou smoldering), mieloma múltiplo, mieloma múltiplo não secretor, plasmocitoma ósseo solitário, plasmocitoma extra ósseo e leucemia de células plasmáticas.

O MM é caracterizado pela proliferação neoplásica de células plasmáticas que produzem imunoglobulina (Ig) monoclonal. Esses plasmócitos proliferam na medula óssea e frequentemente resultam em extensa destruição esquelética com lesões osteolíticas, osteopenia e/ou fraturas patológicas. O diagnóstico do MM é frequentemente suspeitado por uma (ou mais) das seguintes apresentações clínicas:

- Dores nos ossos com lesões líticas, descoberto em rotina radiológica
- Aumento da concentração sérica de proteínas totais e/ou presença de uma proteína monoclonal no soro ou urina ou ambos
- Sinais sistêmicos ou sintomas sugestivos de malignidade, tais como anemia inexplicada
- Hipercalcemia (sintomática ou descoberta por acaso)
- Insuficiência renal (IR) aguda com um exame de urina pouco alterada ou síndrome nefrótica devido a amiloidose primária simultânea.

O diagnóstico diferencial deve ser realizado com outras discrasias das células plasmáticas para fins de prognóstico e tratamento. A avaliação precoce do paciente com suspeita de MM tem impacto positivo no curso da doença.

Epidemiologia

O MM é responsável por cerca de 1% de todos os cânceres e um pouco mais de 10% de malignidades hematológicas nos EUA. A incidência anual é de aproximadamente 4 a 5 por 100 mil habitantes, estando estável. Ocorre em todas as raças, com variação de acordo com a etnia, sendo maior nos afro-americanos e negros da África (duas a três vezes mais que em brancos). É mais frequente nos homens que nas mulheres. A idade média ao diagnóstico é de 66 anos, sendo uma doença de idosos; somente 10% dos pacientes têm menos de 50 anos. Uma pequena fração dos casos é familiar. O risco de desenvolver MM é 3,7 vezes maior para pessoas com parente em primeiro grau com MM.

Quadro clínico

Espectro da doença

A maioria dos pacientes com MM apresentam sinais ou sintomas relacionados com a infiltração de células plasmáticas em ossos ou outros órgãos ou com danos nos rins devido ao excesso de cadeias leves. O acrônimo CRAB é utilizado para destacar as principais alterações do MM: hipercalcemia, doença renal, anemia e infiltração óssea

- Anemia normocítica normocrômica (hemoglobina ≤ 12 g/dℓ): está presente em 73% no momento do diagnóstico e em 97% durante o curso da doença. As causas são: substituição de medula óssea, dano renal, diluição quando grande quantidade de proteína-M. Anemia geralmente resulta em queixas de fadiga e palidez. Anemia com macrocitose (volume corpuscular médio > 100 fℓ) pode estar presente em cerca de 9% dos pacientes
- Fraqueza: pode estar presente em torno de 32% dos pacientes, geralmente devido à anemia
- Dor óssea: em 58% dos pacientes, localizada principalmente nas costas ou no peito, e menos frequentemente nas extremidades. A dor geralmente é induzida pelo movimento e não ocorre à noite, exceto com a mudança de posição. A estatura dos pacientes pode ser reduzida por causa do colapso vertebral. Plasmocitoma das costelas pode se apresentar como expansão costal, lesões ou massas de tecidos moles
- Doença renal: a concentração de creatinina sérica é aumentada em quase metade dos pacientes (48%); IR pode ser a manifestação inicial. As principais causas de IR nestes pacientes são hipercalcemia e nefropatia de cadeia leve (rim de MM). Os pacientes que não secretam cadeias leves não apresentam risco para desenvolver IR. Na ausência de outras causas de IR, o diagnóstico presuntivo de nefropatia de cadeia leve pode ser feito. Outras causas de IR incluem amiloidose por cadeia leve, doença de depósito de cadeia leve e dano renal induzido por drogas
- Hipercalcemia: em cerca de 30% dos pacientes; devido à ligação da proteína monoclonal com o cálcio. Nível de cálcio ≥ 11 mg/dℓ pode ser observado em aproximadamente 13% dos pacientes e exige tratamento urgente. O cálcio ionizado deve ser mensurado se o paciente tiver um nível de cálcio no soro elevado, mas sem sintomas de hipercalcemia
- Perda de peso: 24% dos pacientes, em torno de nove ou mais quilogramas
- Doença neurológica: radiculopatia, geralmente na área torácica ou lombossacra, é a complicação neurológica mais comum de MM.

A compressão da medula espinal ocorre em aproximadamente 5% dos pacientes e pode ser decorrente de plasmocitoma extramedular ou um fragmento de osso por fratura de corpo vertebral; deve-se suspeitar em pacientes com dores nas costas, juntamente com fraqueza ou parestesia de extremidades inferiores, disfunção do intestino ou bexiga ou incontinência urinária/fecal. Este conjunto de sintomas constitui uma emergência médica. Nestas situações exame de imagem (ressonância magnética ou tomográfica computada da coluna inteira ou mielografia) deve ser realizada imediatamente, com tratamento adequado de acompanhamento por quimioterapia, RT ou neurocirurgia para evitar paraplegia permanente.

A neuropatia periférica é incomum no momento do diagnóstico inicial e, quando presente, é geralmente em decorrência de amiloidose. Uma exceção a essa regra geral ocorre no subgrupo de pacientes com síndrome POEMS na qual neuropatia ocorre em quase 100% dos pacientes. Esta síndrome, também conhecida como Mieloma Osteoesclerótico, apresenta além da doença monoclonal de plasmócitos polineuropatia periférica e outras manifestações paraneoplásicas, tais como organomegalias, endocrinopatias, alterações cutâneas, papiledema, lesões osteoescleróticas e sobrecarga de volume extravascular. A patogênese da neuropatia é incerta, mas pode ser um mecanismo paraneoplásico.

O envolvimento de SNC por plasmocitoma intracraniano é raro, quase sempre devido a extensões das lesões do crânio ou lesões que envolvem a base do crânio. Acometimento da meninge com achados anormais de líquido cerebrospinal é incomum, mas está sendo reconhecido mais frequentemente, especialmente em estádios avançados da doença. Quando encontrado, denota um prognóstico reservado, apesar do tratamento. É geralmente associado à citogenética de alto risco; nesta condição os níveis de desidrogenase láctica (DHL) podem ser elevados.

Raros casos de encefalopatia em razão de hiperviscosidade ou níveis sanguíneos elevados de amônia na ausência de envolvimento hepático têm sido relatados. Níveis de amônia e estado de consciência de pacientes retornam ao normal quando o mieloma subjacente responde à quimioterapia.

Outros sinais e sintomas são: parestesias (5%), hepatomegalia (4%), esplenomegalia (1%), linfadenopatia (1%) e febre (0,7%). Derrame pleural e envolvimento pulmonar difuso por conta de infiltração de células plasmáticas são raros e geralmente ocorrem em doença avançada. Plasmacitomas extramedulares (PE) são observados em aproximadamente 7% dos pacientes no momento do diagnóstico e são melhores diagnosticados com a realização de PET/CT; a presença de PE no diagnóstico está associada à sobrevivência reduzida. No curso da doença até 6% dos pacientes podem apresentar PE.

Infecção: pacientes com MM têm maior risco de infecção em razão de uma combinação de disfunção imune e fatores físicos. Disfunção imune resulta da função prejudicada de linfócito, supressão da função da célula de plasmática normal e hipogamaglobulinemia. Fatores físicos contribuintes incluem hipoventilação secundária à dor envolvendo a caixa torácica e coluna vertebral decorrente de fraturas patológicas. Os patógenos mais frequentes são *Streptococcus pneumoniae* e bactérias gram-negativos.

Diagnóstico e estadiamento

No diagnóstico de MM e para o estadiamento são necessários os seguintes exames:

- Hemograma, creatinina sérica, cálcio total e iônico, ácido úrico, proteínas totais e frações (albumina) séricas, beta-2-microglobulina (beta-2-m) sérica, Proteína C reativa, DHL
- Eletroforese de proteínas (EFP) no soro e na urina de 24 h: a EFP no soro revela uma banda localizada ou pico monoclonal (proteína monoclonal ou componente –M) em 82% dos pacientes, enquanto a EFP na urina apresenta componente-M em 97%
- Imunoeletroforose (IEF) ou imunofixação do soro ou urina: devem ser realizadas para confirmar a presença de componente–M e para identificar os tipos de cadeia pesada (classe da Ig) e de cadeia leve (proteína de Bence-Jones), reconhecimento da doença de cadeia pesada e identificação de gamopatia biclonal ou de um pequeno componente monoclonal, situações que podem não ser evidenciadas na EFP sérica. O uso da IEF no soro ou urina revela o componente–M em 97% dos pacientes com MM
- Quantificação das Ig séricas (IgA, IgD, IgE, IgG ou IgG)
- Mielograma e biopsia de medula óssea: ambos são necessários e complementares, identificando aumento no número (geralmente > 10%) e na morfologia dos plasmócitos. Nos cortes histológicos podem ser realizadas reações imuno-histoquímicas (definição da clonalidade ou confirmação de processo reacional). Quando disponível devem ser realizados: citometria de fluxo, citogenética convencional, FISH
- Avaliação radiológica do esqueleto: radiografia simples de crânio, coluna vertebral, úmero, rádio, ulna, ossos da bacia, fêmur, tíbia e fíbula. Na suspeita de compressão da medula espinal o exame de escolha é a ressonância nuclear magnética (RNM) com gadolínio (diferencia compressão por fratura patológica ou fratura associada ao plasmocitoma).

Critérios diagnósticos de mieloma múltiplo

É importante reconhecer e diferenciar o MM sintomático de outras gamopatias monoclonais. Três situações específicas são de importante conhecimento: a GMSI, plasmocitoma solitário e mieloma assintomático.

Mieloma múltiplo sintomático

Os critérios diagnósticos de MM são:

- Proteína-M no soro e/ou urina
- Plasmócitos monoclonais na medula óssea ≥ 10% ou no plasmocitoma confirmado por biopsia
- Dano orgânico relacionado ao mieloma (presença de um ou mais):
  - Cálcio no sangue > normal ou > 10 mg/ℓ
  - IR: *clearence* de creatinina < 40 mℓ/min ou creatinina sérica > 2 mg/dℓ
  - Anemia: hemoglobina < 10 g/dℓ ou Hb > 2 g/dℓ abaixo do limite inferior da normalidade
  - Doença óssea: uma ou mais lesões líticas em estudo radiológico do esqueleto, tomografia computadorizada (TC) ou tomografia computadorizada por emissão de pósitrons (PET-TC)
  - Outros: hiperviscosidade sintomática, amiloidose, infecções bacterianas de repetição (> 2 episódios ao ano).

Gamopatia monoclonal de significado indeterminado

Gamopatia monoclonal mais comum, estando presente em 3% da população acima dos 70 anos, tendo sua prevalência aumentada com a idade. Pode ser uma condição predisponente ao MM, com taxa de progressão de 1% ao ano. Aproximadamente 25% dos pacientes portadores de GMSI desenvolverão mieloma, amiloidose ou outras doenças linfoproliferativas em um período médio de dez anos.

Esta condição não necessita de tratamento, somente de acompanhamento. Os critérios diagnósticos para GMSI são:

- Proteína-M < 3 g/dℓ, IgA < 2 g/dℓ; kappa ou lambda urinária < 1 g/24 h
- Plasmócitos monoclonais na medula < 10%
- Ausência de doenças proliferativas de linfócito B
- Ausência de dano orgânico relacionado ao mieloma múltiplo.

Mieloma múltiplo assintomático (ou smoldering)

Condição pré-clínica que representa aproximadamente 15% dos casos de MM recém-diagnosticados. A maioria dos pacientes progride para MM sintomático em torno de 2 a 4 anos, com maior taxa de progressão naqueles com infiltração plasmocitária da medula óssea > 10%. Não necessita de tratamento, somente de acompanhamento. Os critérios são (necessários ambos):

- Proteína sérica monoclonal (IgG ou IgA) > 3 g/dℓ e/ou plasmócitos monoclonais na medula > 10%
- Ausência de dano orgânico relacionado ao mieloma múltiplo.

Mieloma múltiplo não secretor (ou oligossecretor):

- Ausência de proteína M sérica e/ou urinária
- Plasmócitos monoclonais na medula óssea ≥ 10% ou plasmocitoma
- Presença de dano orgânico relacionado ao mieloma.

Plasmocitoma ósseo solitário

Caracterizado por ausência de proteína M sérica e/ou urinária (um pequeno componente monoclonal pode estar presente em 23 a 73% dos casos), área única de destruição óssea por plasmócitos monoclonais, medula óssea não consistente com

MM, investigação de esqueleto (crânio, coluna, bacia, fêmures e úmeros) normal, ausência de dano orgânico relacionado ao mieloma.

Plasmocitoma extraósseo

Ausência de proteína M sérica e/ou urinária (em 20%, um pequeno pico monoclonal pode ser detectado), tumor extramedular de PC, medula óssea normal, investigação de esqueleto normal, ausência de dano orgânico relacionado.

Leucemia de células plasmáticas: plasmócitos em sangue periférico ≥ 2.000/μℓ em número absoluto ou > 20% na contagem diferencial de leucócitos.

Estadiamento

Utiliza-se o Sistema Internacional de Estadiamento (ISS):

- Estádio I: B2-microglobulina sérica < 3,5 mg/ℓ, albumina sérica > 3,5 g/dℓ. A sobrevida mediana do estádio 1 é de 62 meses, do 2 de 44 meses e do 3 de 29 meses
- Estádio II: B2-microglobulina sérica < 3,5 mg/ℓ e albumina sérica < 3,5 g/dℓ; ou B2-microglobulina sérica de 3,5 a < 5,5 mg/ℓ, independentemente do nível de albumina sérica
- Estádio III: B2-microglobulina sérica > 5,5 mg/ℓ.

Fatores prognósticos

São fatores e condições de pior prognóstico: idade mais avançada, estado funcional com restrição ao leito por tempo superior a 50%, beta-2-microglobulina elevada, albumina sérica reduzida, creatinina sérica elevada, DHL sérica elevada, proteína C reativa elevada, hemoglobina reduzida, *plasma cell index* alto. Morfologia plasmocitária-plasmoblástica citogenética convencional: hipodiploidia/deleção do cromossomo 13. Análise FISH: deleção do cromossomo 13. Tomografia computadorizada por emissão de pósitrons com utilização de fluordesoxiglicose (FDG-PET-scan): extramedular.

Diagnóstico diferencial

Condições que causem ou cursem com anemia, lesões ósseas líticas ou componente-M (carcinoma metastático, doenças do colágeno, infecções crônicas, linfomas).

Tratamento

O tratamento do MM inclui quimioterapia, RT e medidas de suporte. As indicações para início de quimioterapia nos pacientes com MM são: anemia, IR, hipercalcemia, lesão lítica, plasmocitoma extramedular.

Três regimes de quimioterapia são usados em MM recém-diagnosticado em idosos:

- Melfalana oral intermitente (mostarda de fenilalanina) e prednisona, que apresenta taxas de resposta de 50 a 60%
- Melfalana oral intermitente e prednisona com adição de talidomida, com taxas de resposta de 70 a 75%
- Talidomida e dexametasona, com taxas de resposta cerca de 65%
- Lenalidomida é um análogo da talidomida, com efeitos imunomodulatórios, menos sedativa e com menos neuropatia associada. Quando associada à dexametasona apresenta taxas de resposta de 70 a 90%. Como efeito adverso apresenta risco aumentado de trombose venosa profunda quando associada à dexametasona, o que não foi observado no seu uso isolado
- Boretezomibe é um agente antineoplásico que inibe a atividade proteolítica do proteasoma. Esse medicamento sozinho ou associado à dexametasona tem demonstrado excelente resposta. Análises secundárias tanto da lenalidomida como do boretezomibe revelam boa tolerabilidade em pacientes mais velhos.

Complicações e tratamento de suporte

- Dor: analgésicos opioides ou não opioides, RT, evitar anti-inflamatórios não esteroides (AINE)
- Fraturas: considerar vertebroplastia e cifoplastia
- Hipercalcemia: hidratação/furosemida, bisfosfonato
- Anemia: eritropoetina se Hb < 9 g/dℓ (ou mesmo acima desse valor se paciente sintomático)
- Infecções: antibioticoterapia adequada
- Hiperviscosidade: plasmaférese
- Disfunção renal: manter hidratação, evitar AINE e contraste intravenoso
- Lesões líticas: pacientes com lesões líticas à radiografia simples devem receber pamidronato ou ácido zoledrônico com o intuito de reduzir as complicações esqueléticas (fraturas patológicas, compressão da medula espinal, hipercalcemia) e fornecer analgesia adjuvante para a dor do envolvimento ósseo. É razoável o uso de bisfosfonato nos pacientes com osteopenia, mesmo sem lesão lítica. Radioterapia localizada é utilizada no controle da dor óssea e para reduzir o risco de fratura
- Plasmocitoma solitário (recomendação): RT envolvendo o tumor demarcado por RM. Pacientes que não respondem à RT devem ser tratados conforme indicações para MM. A cirurgia é indicada nos casos de plasmocitoma ósseo solitário se houver instabilidade estrutural ou comprometimento neurológico. Irradiação nodal eletiva deve ser realizada nos casos de plasmocitoma extraósseo solitário apenas se houver sinais de comprometimento dos linfonodos ou risco elevado de comprometimento destes, como no caso de lesão primária envolvendo o anel de Waldeyer.

Seguimento após tratamento

Recentemente foi desenvolvido um painel de recomendação pelo International Myeloma Working Group Consensus Recommendations on Imaging in Monoclonal Plasma Cell Disorders (IMWG) definindo exames de imagem com a finalidade de detecção de infiltração focal (Lancet, 2019). O seguimento com exame de imagens providencia informações a respeito da progressão da doença de acordo com a descrição dos achados no exame de imagem, como a descrição qualitativa (grau de infiltração e destruição do osso) e quantitativa da RM de corpo inteiro (0, 1, 2 a 7 ou > 7) e PET/CT (0, 1 a 3 ou > 3), número de fraturas, doença extramedular, massa crescendo fora da medula óssea, infiltração de ossos longos, entre outros, de acordo com descrição no painel adiante (Tabela 102.15).

Avaliação pré-tratamento das neoplasias hematológicas: papel do geriatra

Na definição das melhores opções terapêuticas o geriatra tem papel fundamental, pois a grande maioria dos casos de SMD são diagnosticados em idosos. É importante entender o paciente como indivíduo único e propor a terapia baseada nas preferências e vontade do idoso. Esse enfoque determinará o melhor tratamento.

O tratamento deve ter como objetivo principal aliviar os sintomas e melhorar a capacidade funcional e a qualidade de vida. Deve-se valorizar a multidisciplinaridade profissional, respeitando os conhecimentos específicos de cada área, essencial para o sucesso da terapia.

Antes do início do tratamento são importantes:

- Utilizar a Avaliação Geriátrica Ampla (AGA), observando as comorbidades e medicações utilizadas (polifarmácia), capacidade funcional (atividades básicas e instrumentais de vida diária), fragilidade, aspectos nutricionais, cognição, alterações de humor, risco de queda, suporte social, entre outros aspectos

▪ **TABELA 102.15** Recomendações para descrição das lesões nos exames de imagem no mieloma múltiplo.

Diagnóstico inicial	
Relatório radiológico em imagens de corpo inteiro nos pacientes com distúrbios de células plasmáticas monoclonais deve incluir:	
Padrão de infiltração e destruição óssea	Mínimo (aparência normal)
	Lesões focais
	Infiltração difusa e destruição óssea
	Misto (lesões focais em difusão)
Número absoluto de lesões focais	Para ressonância magnética de corpo inteiro: 0, 1, 2 a 7 ou > 7
	Para PET/TC: 0, 1 a 3 ou > 3
Número de fraturas (novas *versus* antigas, localização e probabilidade de causa maligna *versus* benigna)	
Doença extramedular	
Massas de tecido mole crescendo a partir da medula óssea para dentro o tecido circundante	
Infiltração dos ossos longos	
Evidência de procedimentos cirúrgicos no sistema esquelético	
Achados incidentais	
Doença em remissão	
Diferencie esses achados em relação à resposta a terapia em imagens (documentos de diretrizes para TC de corpo inteiro, ressonância magnética de corpo inteiro e PET/TC):	
Resposta	Normalização do sinal da medula óssea anteriormente áreas afetadas
	Diminuição do número e tamanho das lesões focais
	Resolução de medula óssea gravemente infiltrada infiltrar em lesões focais
	Diminuição do número e tamanho dos tecidos moles tumores (paramedulares e extramedulares)
Sem mudança	
Progressão	
Piora do sinal difuso da medula óssea ou novo aparecimento de infiltração em áreas previamente não afetadas	
Aumento no número e tamanho das lesões focais	
Fusão de lesões focais em osso severamente infiltrado medula óssea.	
Aumento no tamanho ou número de tumores de tecidos moles (paramedular e extramedular)	
Especificações para ressonância magnética	
Transformação cística ou líquida de lesões focais após a terapia	

TC: tomografia computadorizada; PET: tomografia computadorizada por emissão de pósitrons (Fonte: Hillengass *et al.*, 2019.)

▪ Questionar sobre estado vacinal: pneumococo, influenza e herpes-zóster. Se necessário, indicar a vacinação
▪ Informar paciente e familiares em relação ao prognóstico e sinais de alarme da neoplasia
▪ Questionar sobre preferências de cuidado e diretrizes antecipadas de vida;
▪ É fundamental antes do início de tratamento específico a exclusão de causas reversíveis de citopenias (p. ex., deficiência de vitamina B12, ferro, cobre, infecção pelo HIV)
▪ Caso o paciente tenha diagnóstico prévio de SMD, a história completa da evolução da doença desde os primeiros exames laboratoriais e transfusões prévias devem ser revisadas.

▪ **TABELA 102.16** ECOG: *Eastern Cooperative Oncology Group Performance Status* (Young *et al.*, 2015).

0	Completamente ativo; capaz de realizar todas as suas atividades sem restrição	90 a 100%
1	Restrição a atividades físicas rigorosas; é capaz de trabalhos leves e de natureza sedentária	70 a 80%
2	Capaz de realizar todos os autocuidados, mas incapaz de realizar qualquer atividade de trabalho; em pé aproximadamente 50% das horas em que o paciente está acordado	50 a 60%
3	Capaz de realizar somente autocuidados limitados, confinado ao leito ou cadeira mais de 50% das horas em que o paciente está acordado	30 a 40%
4	Completamente incapaz de realizar autocuidados básicos, totalmente confinado ao leito ou à cadeira	< 30%

Várias escalas são utilizadas na avaliação do perfil funcional dos indivíduos. Como exemplo temos Eastern Cooperative Oncology Group (ECOG) e Escala de Desempenho de Karnofsky (Tabelas 102.16 e 102.17) (Yates *et al.*, 1980; Young *et al.*, 2015).

Cuidados paliativos

Após o diagnóstico, cerca de 50% dos pacientes com SMD sobrevivem 3 anos. Os pacientes com SMD devem receber abordagem de cuidados paliativos desde o diagnóstico, como todos portadores de doenças graves, progressivas e incuráveis que ameacem a continuidade da vida.

Estes pacientes cursam com maiores taxas de atendimentos em unidades de emergência e hospitalização decorrente de infecção, anemia e sangramentos, com piora da qualidade e da expectativa de vida, principalmente os portadores de comorbidades e fragilidade (Abel; Buckstein, 2016). A piora da qualidade de vida pode impactar significativamente nos resultados psicossociais. Os médicos, porém, parecem subestimar o impacto da qualidade de vida da SMD nos pacientes e familiares.

As queixas mais frequentes que interferem na qualidade de vida dos pacientes com SMD são fadiga, dispneia e dor. A fadiga parece ter uma correlação relativamente baixa com o grau de anemia dos pacientes, podendo ser explicada pelas citocinas inflamatórias e distúrbio do sono (Luskin; Abel, 2018). A necessidade de transfusões também interfere na qualidade de vida.

Os cuidados paliativos são uma abordagem promissora para as deficiências de qualidade de vida na SMD. Foi demonstrado que os cuidados paliativos melhoram a carga dos sintomas, qualidade de vida e humor entre pacientes com neoplasias em estádio avançado.

▪ **TABELA 102.17** Escala de *Performance* de Karnofsky.

100%	Sem sinais ou queixas, sem evidência de doença
90%	Mínimos sinais e sintomas, capaz de realizar atividades com esforço
80%	Sinais e sintomas maiores, realiza atividades com esforço
70%	Cuida de si mesmo, não é capaz de trabalhar
60%	Necessita de assistência ocasional, capaz de trabalhar
50%	Necessita de assistência considerável e cuidados médicos frequentes
40%	Necessita de cuidados médicos especiais
30%	Extremamente incapacitado, necessita de hospitalização, mas sem iminência de morte
20%	Muito doente, necessita suporte
10%	Moribundo, morte iminente

Fonte: Yates *et al.*, 1980.

103

Diagnóstico e Tratamento da Dor

Toshio Chiba • Hazem Ashmawi

Introdução

O envelhecimento da população humana é fenômeno recente na história da humanidade e vem ocorrendo em velocidade crescente nos últimos 50 anos, já não mais se limitando aos países desenvolvidos, mas tornando-se um fenômeno mundial. O envelhecimento traz consigo morbidades específicas da idade e outras que se tornam mais frequentes com o envelhecimento. A dor faz parte da segunda categoria; sabe-se que a prevalência de dor em pessoas mais velhas é maior do que em populações mais jovens (Palmeira, 2014).

A dor no idoso é uma das mais importantes causas de morbidade, pois se relaciona fortemente com a incapacidade de manutenção de uma vida mais saudável e independente em razão das limitações funcionais importantes, mesmo para atividades simples diárias (Andrews *et al.*, 2013).

Dor é a causa mais comum de procura por tratamento médico. Em torno de 80% das queixas em consultório geral envolvem dor (Turk, 1996). Em amostras populacionais na Ásia, África, Europa e nas Américas, 21,5% dos entrevistados relataram terem sentido dor nos últimos 6 meses (Gureje *et al.*, 1998).

Na população idosa, a prevalência de dor é bastante elevada (Helme; Gibson, 1999). Dor crônica em idosos varia entre 25 e 80%, sendo menor entre idosos residentes na comunidade, cuja prevalência varia entre 25 e 52% (Helme; Gibson, 1999; Blyth *et al.*, 2001; McCarthy *et al.*, 2009). Em indivíduos residentes de instituições de longa permanência para idosos (ILPI), a prevalência é assustadora: 45 a 80% de portadores de dor e se encontram subtratados (Ferrell, 1995; Bernabei *et al.*, 1998). Os idosos provenientes da comunidade e de ILPI apresentam comumente várias etiologias de dor, e a alta prevalência de alterações cognitivas, sensitivas e incapacidades de várias origens dificulta ainda mais a avaliação e o diagnóstico de dor no idoso, também se refletindo em seu tratamento (Sengstaken; King, 1993). Há estudos estratificando a prevalência da dor de acordo com a idade, estando em torno de 55% nos idosos entre 60 e 74 anos de idade (Jakobson, 2010) e de 62% após os 75 anos de idade (Cheung *et al.*, 2017).

Estudo utilizando inventário via telefone de Louis Harris demonstrou que cerca de 18% dos idosos participantes apresentavam dor crônica e que tomavam medicações analgésicas regularmente; 63% destes pacientes haviam utilizado prescrição fornecida há mais de 6 meses, 45% dos pacientes que tomam analgésicos haviam procurado três médicos ou mais nos últimos 5 anos, e 79% dos que foram procurados eram médicos de cuidados primários (Blyth *et al.*, 2001; Mantyselka *et al.*, 2001).

Definição e fisiopatologia da dor

A dor é definida como uma experiência sensitiva e emocional desagradável, associada ou semelhante à lesão tecidual real ou potencial, segundo a Associação Internacional para Estudo da Dor (Raja *et al.*, 2020). Outra definição mais ampla para dor é: tudo que a pessoa experimentando diz que é e existindo quando ela disser que existe (McCaffery; Beebe, 1989). É importante notar que as duas definições destacam que a experiência dolorosa é mais do que apenas a lesão dolorosa gerando resposta do sistema nervoso, e depreende-se que o tratamento da dor envolva mais do que simplesmente o tratamento da lesão tecidual.

A experiência da dor é modulada por vários aspectos pessoais, refletindo em experiência sensitiva, resposta afetiva e cognitiva individual. Muitas variáveis presentes na experiência dolorosa podem dificultar o diagnóstico, influenciando o tratamento da condição dolorosa e a manutenção do efeito terapêutico ao longo da evolução da doença de base subjacente.

Os profissionais envolvidos no acompanhamento de pacientes portadores de dor devem sempre considerar a interferência de fatores cognitivos e psicossociais na precipitação e manutenção da dor e, concomitantemente, avaliar o seu impacto potencial no funcionamento físico e psicossocial.

A relação entre dano tecidual e dor não é uniforme nem constante, e faz parte da diferenciação dos processos de nocicepção e dor. Nocicepção é o termo aplicado para a ativação de fibras nervosas responsáveis pela transdução e condução de estímulos potencialmente danosos ao tecido como estímulos mecânicos, térmicos ou químicos, ou seja, o processo neural da codificação do estímulo nociceptivo. Na prática clínica, a nocicepção não pode ser medida diretamente, mas pode ser inferida pela extensão da lesão tecidual. A relação complexa entre lesão tecidual e presença ou intensidade da dor indica que dor e nocicepção devem ser vistas como fenômenos com construtos distintos.

A dor engloba a nocicepção; em determinadas situações pode haver relação de proporcionalidade entre a intensidade da nocicepção e a dor expressada, entretanto, a dor envolve outros fatores além da nocicepção, como a influência do meio social e cultural e aspectos psíquicos da pessoa.

A dor resulta da ativação de nociceptores presentes nas terminações nervosas livres nas fibras nervosas aferentes amielínicas (fibras C) ou finamente mielinizadas (fibras A) do sistema nervoso periférico. Os nociceptores podem ser ativados por estímulos físicos (mecânicos ou térmicos) e químicos (íons H^+, trifosfato de adenosina [ATP], K^+, entre outros). As fibras C e A, que conduzem a informação dolorosa, chegam ao sistema nervoso central (SNC) onde fazem sinapse com os neurônios de segunda ordem no corno dorsal da medula espinal. Nesse nível, ocorre a modulação da informação nociceptiva vinda da periferia; essa modulação pode ser excitatória ou inibitória. A modulação excitatória depende de diversos canais, como os receptores de N-metil-D-aspartato (NMDA), de alfa-amino-3-hidroximetil-5-4-isoxazolpropiônico (AMPA), receptores de neurocininas, prostaglandinas, entre outros, enquanto a modulação inibitória ocorre por ação de opioides endógenos, norepinefrina, serotonina, ácido gama-aminobutírico (GABA) e glicina. Após a modulação que ocorre no corno dorsal, o estímulo nociceptivo é transmitido através dos tratos espinotalâmicos e espinorreticulares até a formação reticular do tronco encefálico e de núcleos talâmicos sensitivos, que também são estações de modulação do estímulo nociceptivo. Dessas estruturas, a informação é projetada a unidades hipotalâmicas, áreas corticais sensitivas, córtex cingulado anterior, ínsula cortical, amígdala, córtex pré-frontal, que compõem a matriz da dor e são responsáveis pelos aspectos sensitivo-discriminativo, afetivo-motivacional e cognitivo-avaliativo da dor (Morton *et al.*, 2016). Alguns tipos de dor e suas características estão representados na Tabela 103.1.

▪ **TABELA 103.1** Tipos de dor e suas características.

Tipo	Mecanismo	Características	Exemplos
Dor somática	Ativação de nociceptores periféricos de tecidos cutâneos e estruturas profundas	Bem localizada; em pontada, facada, ardor ou latejamento	Dor articular, miofascial, musculoesquelética, metástases ósseas
Dor visceral	Ativação de nociceptores viscerais, infiltração, compressão ou estiramento de vísceras abdominais e torácicas	Vaga, referida à estrutura distante daquela comprometida; em cólica, queimação e peso; melhora com posturas particulares; acentua-se com a solicitação do órgão acometido	Cólicas biliares, obstrução intestinal
Dor neuropática	Lesão de raízes nervosas, plexos ou troncos nervosos, ou lesão de SNC (vias centrais sensitivas, medula espinal), por compressão, infiltração, degeneração, trauma, toxicidade química ou metabólica	Manifesta-se como áreas de alteração de sensibilidade, motricidade, trofismo tecidual e/ou funções neurovegetativas	Neuralgia do trigêmeo, neuralgia pós-herpética, polineuropatia diabética dolorosa, dor pós-AVE ou talâmico, mielopatia ou radiculopatia
Dor psicogênica	Anormalidades psicoafetivas	Há a descrição da dor, mas escassez de dados clínicos que sugiram lesão física associada	Conversão, reação histérica

AVE: acidente vascular encefálico; SNC: sistema nervoso central.

Efeito da idade na percepção dolorosa e dores mais frequentes em idosos

Do mesmo modo que em outros sistemas do corpo humano, o envelhecimento promove alterações no sistema nervoso, alterando o processamento, a percepção e o tratamento da dor. Alterações neurais e bioquímicas que acompanham o envelhecimento podem provocar alterações anatômicas e funcionais do processamento da informação dolorosa. Tem se tornado mais claro por experimentos em animais e seres humanos que um mesmo estímulo nociceptivo produz efeitos diferentes em adultos e idosos. Existem dados em seres humanos que permitem dizer que há um aumento no limiar de dor com a idade; entretanto, é importante que se coloque que o limiar de dor depende do tipo de estímulo doloroso estudado. Por outro lado, a tolerância ao estímulo doloroso está diminuída em pessoas mais idosas, que toleram menos estímulos dolorosos intensos quando comparadas a populações mais jovens. Pode-se dizer que o idoso sente menos os estímulos dolorosos menos intensos, mas tolera pouco estímulos dolorosos mais intensos. Também parecem ocorrer diferenças em relação aos estímulos dolorosos somáticos ou viscerais, onde observações clínicas mostram que quadros de distensões de vísceras em quadros obstrutivos levam mais tempo para serem relatadas em pacientes idosos que em jovens, assim como a maior incidência de isquemia miocárdica silenciosa em idosos. Outras condições clínicas que cursam com dores crônicas, como a fibromialgia, cefaleias, ansiedade e estresse, são menos comuns em idosos do que em jovens.

O conhecimento inadequado das situações clínicas mais frequentes que cursam com dor no envelhecimento acaba levando ao subdiagnóstico e tratamento inadequado da dor nos pacientes idosos. As dores de origem musculoesquelética estão entre as dores mais comuns nos idosos, seguidas de dores neuropáticas, como neuropatia diabética dolorosa e neuralgia pós-herpética, e as dores oncológicas, listadas a seguir:

- Dor por excesso de estimulação nociceptiva:
  - Origem musculoesquelética
  - Osteoartrite
  - Doenças inflamatórias:
    - Gota
    - Artrite reumatoide
    - Polimialgia reumática
  - Fraturas por osteoporose
- Dor neuropática:
  - Neuropatia diabética dolorosa
  - Doença discal degenerativa
  - Neuralgia pós-herpética
  - Neuralgia de trigêmeo
  - Dor central pós-acidente vascular encefálico (AVE)
  - Estenose de canal vertebral
- Dor mista: oncológica.

Abordagem clínica da dor

A avaliação da dor mais detalhada e completa possível é a chave do sucesso terapêutico. Há a possibilidade de encontrar dificuldades na avaliação dos pacientes idosos por eles manifestarem comorbidades que dificultam a expressão ou mesmo até incapacidade de comunicação pela doença de base, como depressão, demência ou sequela de AVE. A sensibilidade dos profissionais atuantes em um contexto interdisciplinar é um instrumento fundamental neste item.

O sucesso no tratamento da dor depende da identificação da causa de base do processo álgico e seu tratamento definitivo. Entretanto, em muitas situações de dor crônica, a dor por si só se torna entidade independente e deve ser tratada de maneira específica. É importante lembrar que não há marcadores biológicos de intensidade da dor; a dor é um sintoma e o relato do paciente, a principal evidência de sua existência. Os profissionais de saúde, assim como os familiares e cuidadores, devem acreditar e investigar a queixa álgica. Algumas considerações são importantes na avaliação da dor:

- Acredite na queixa do paciente: dor crônica ou recorrente que tenha impacto significativo na função ou qualidade de vida deve ser vista como um problema
- Obtenha uma história cuidadosa sobre a queixa dolorosa: localização, irradiação, caráter ou qualidade, intensidade, duração, evolução, relação com as funções orgânicas, fatores desencadeantes ou de piora, de melhora, e manifestações concomitantes e histórico de uso prévio de analgésicos
- Em caso de pacientes com déficits cognitivos ou de linguagem, os cuidadores devem ser entrevistados – alterações de comportamento, vocalização e linguagem não verbal devem ser avaliadas, escalas específicas podem ser usadas
- Avalie o estado psicológico do paciente – principalmente humor depressivo

- Faça exame físico geral, neurológico e musculoesquelético cuidadoso – déficits neurológicos, hiperalgesia, alodinia, parestesia, sinais flogísticos, pontos-gatilho musculares
- Avalie a necessidade de procedimentos diagnósticos complementares – exames de imagem e laboratoriais
- Avalie a extensão da doença, principalmente em pacientes oncológicos
- O tratamento da dor auxilia a pesquisa diagnóstica
- Considere métodos alternativos ou complementares para controle da dor durante a avaliação inicial
- Reavalie a queixa álgica ao longo da terapêutica prescrita – a intensidade da dor deve ser quantificada antes e durante a terapêutica. A utilização de um diário de dor, descrevendo intensidade, resposta ao tratamento e atividades associadas pode auxiliar no acompanhamento
- Individualize a terapêutica.

A avaliação da dor em suas diferentes dimensões é facilitada pela utilização de escalas de avaliação aplicadas aos pacientes. Escalas unidimensionais de intensidade de dor como escala numérica, descritiva e visual analógica (Figuras 103.1 a 103.3), ou mais complexas como o inventório breve de dor (Cleeland; Ryan, 1994) são utilizadas na prática clínica. Escalas mais longas como a escala de McGill têm aplicabilidade dificultada por apresentar tempo de aplicação longo, sendo seu uso mais restrito a pesquisas científicas, mas pouco usadas na prática clínica diária.

Uma sistematização do atendimento aos pacientes com dor, com avaliação da intensidade desta e, se possível, de outras dimensões em quantificação objetiva, é bastante útil na prática. Este tipo de medida é muito importante quando uma equipe atua em conjunto com vários profissionais, e a documentação de sua avaliação deve possuir uma linguagem comum, de fácil compreensão para todos. Assim, a melhora ou piora do quadro doloroso pode ser acompanhada de maneira mais objetiva e compartilhada pelos membros da equipe.

A avaliação de outros construtos além da intensidade da dor é importante. É oportuno salientar que, para este tipo de avaliação ou aplicação de escalas, não há necessidade de se limitar a um profissional. Ao contrário, cada aspecto de avaliação pode ser abordado pelo profissional de área com melhor capacitação dentro da equipe interdisciplinar. Sugere-se avaliação da atividade de vida diária, expectativas sobre o quadro, sintomas de depressão e ansiedade, estratégia de enfrentamento, qualidade de vida e outros construtos ou itens que a equipe julgar necessário.

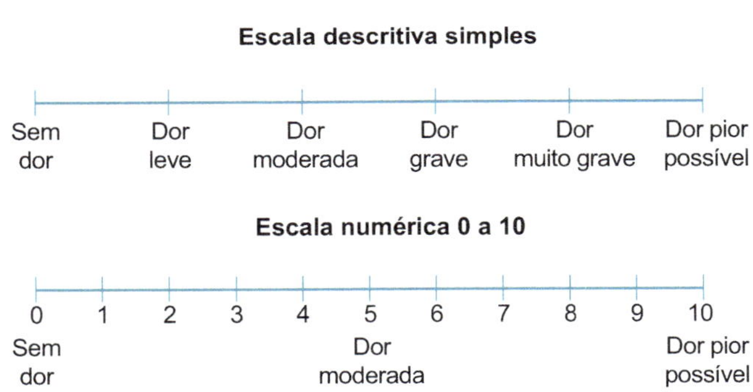

▪ **FIGURA 103.1** Escalas de intensidade de dor.

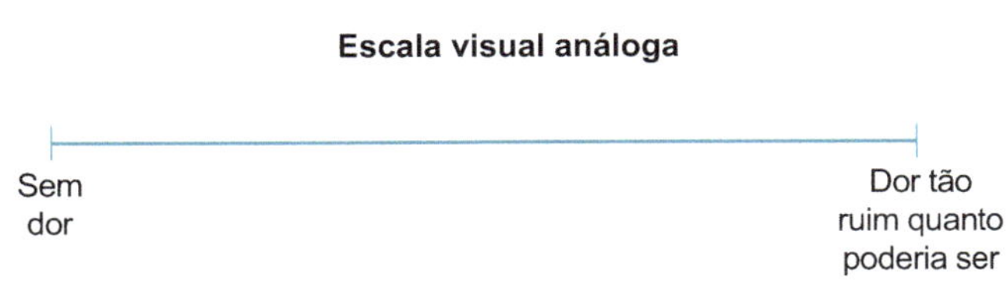

▪ **FIGURA 103.2** Escala visual análoga. (Adaptada de Acute Pain Management Guideline Panel, 1992.)

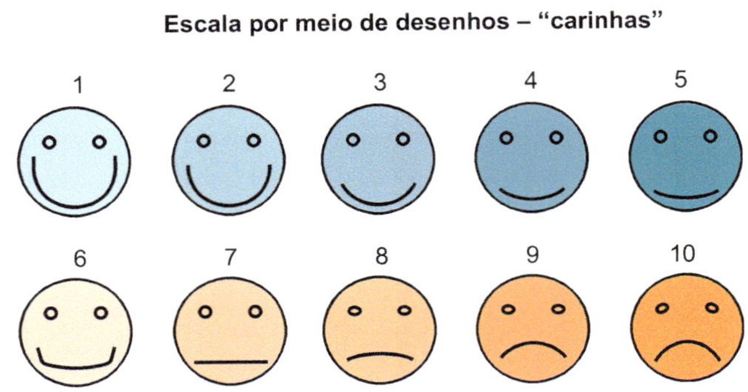

▪ **FIGURA 103.3** Escala de intensidade da dor por meio de desenhos.

Avaliação da dor no paciente idoso

Em idosos sem distúrbios cognitivos, a avaliação da dor pode ser feita de maneira semelhante àquela realizada na população adulta. As maiores dificuldades se encontram em idosos portadores de demência. Em função da diminuição da capacidade de comunicação e compreensão, a demência gera modificações na experiência dolorosa e também dificuldades na avaliação e no tratamento da dor. O não tratamento ou subtratamento da dor traz ao idoso portador de demência maior probabilidade de riscos físicos, depressão, piora das funções cognitivas, diminuição da socialização e consumo aumentado dos recursos de saúde. A avaliação da dor em idosos portadores de demência é feita de maneira semelhante às avaliações em populações neonatais e lactentes, sendo observacional e não autoavaliativa. Dados como expressões faciais, verbalização e vocalização, movimentos corpóreos, alterações nas relações interpessoais, nas rotinas e do estado mental são avaliados durante a entrevista, assim como os relatos realizados por familiares ou cuidadores. Algumas escalas foram desenvolvidas para avaliação de dor em idosos com demência, PACSLAC (Fuchs-Lacelle; Hadjistavropoulos, 2004), DOLOPLUS2 (Lefebvre-Chapiro; The Doloplus Group, 2001) e PAINAD (Warden *et al.*, 2003). Algumas já foram validadas para a língua portuguesa, como a PAINAD (Pinto *et al.*, 2015) e PACSLAC (Thé *et al.*, 2016). PAINAD e DOLOPLUS2 são mais curtas, facilitando a utilização na prática clínica diária, enquanto a PACSLAC é mais extensa, constando de 60 itens.

Tratamento da dor

Podemos dividir o tratamento da dor, para efeitos didáticos, de duas maneiras: tratamento não farmacológico e tratamento farmacológico.

Tratamento não farmacológico

O tratamento da dor deve ser manejado de maneira multidisciplinar, visando à adequação da interação física, psíquica e social do doente.

Abordagem à saúde mental

A dor crônica pode gerar diversas alterações comportamentais, da capacidade funcional, aumentando o risco de depressão, insônia e distúrbios ansiosos; e também é mais frequente em pessoas previamente portadoras de depressão, ansiedade e transtornos de personalidade. Desse modo, é necessário que sua abordagem inclua o *status* psicossocial do paciente. As principais técnicas utilizadas são:

- Terapia cognitivo-comportamental: visa ao aumento da tolerância à dor e aos procedimentos dolorosos (Turk, 1996). Utiliza ampla variedade de técnicas psicológicas para intervir em formas disfuncionais de pensamento, modificando crenças e atitudes e aumentando o controle do sujeito sobre a dor, como interpretar e gerir a dor (Eccleston *et al.*, 2009)
- Técnicas de relaxamento e *biofeedback*: visam à reeducação muscular e ao controle muscular. Indicada principalmente em casos de cefaleia tensional, mialgia tensional, cervicalgias, artrite reumatoide, lombalgias e dor em articulação temporomadibular (Blanchard, 1990; Siebens, 2002)
- Hipnose: visa à modulação da percepção da dor e do estresse doloroso por técnicas de hipnose. Não se sabe exatamente o modo de ação da hipnose; acredita-se que esteja relacionado à ação modulatória do sistema supressor descendente de dor. Os estudos são controversos, sendo necessários pesquisas complementares para compreensão da psicobiologia da dor. Porém, a hipnose pode ser eficaz em casos de dores crônicas, principalmente para melhora da qualidade de vida em pacientes oncológicos, sob cuidados paliativos, queimados, pacientes que sofrem de cefaleia tensional, entre outros (Spanos, 1994; Crawford *et al.*, 1993).

Exercícios e atividade física

Programas de fortalecimento, alongamento e aumento de resistência e melhora de equilíbrio para o idoso melhoram a funcionalidade e podem diminuir a dor crônica (American Geriatric Society [AGS], 2002, 2009; Leveille *et al.*, 2009). Existem várias técnicas de exercícios de resistência progressiva e exercícios aeróbicos, como caminhadas e exercícios em piscina, tai chi chuan e ioga, que se realizados de maneira correta podem também ser empregados. Visto não haver evidências de que um exercício seja superior aos outros, as opções devem ser discutidas com o idoso (Abdulla *et al.*, 2013).

Abordagem fisiátrica e fisioterápica

Entre as principais formas de tratamento da dor podemos citar:

- Termoterapia por adição (principais modalidades)
  - Calor superficial: bolsa térmica, forno de Bier, banhos de parafina, infravermelho, hidromassagem
  - Calor profundo: ultrassom, ondas curtas e micro-ondas
- Termoterapia por subtração ou crioterapia
  - Bolsa de água fria (uma parte de álcool, misturada a três partes de água)
  - Resfriamento evaporativo (substâncias químicas voláteis, como clorofluormetano e cloreto de etila)
  - Aerossóis refrescantes
- Eletroestimulação: corrente galvânica e contínua, estimulação elétrica transcutânea (TENS)
- Inativação de pontos-gatilho: aplicação de anestésico local ou agulhamento seco em pontos-gatilho de dor ou pontos de acupuntura
- Acupuntura.

Observe a Tabela 103.2 para os detalhes sobre modos de ação, indicações e contraindicações.

Outra abordagem é a massoterapia, mas há diversas técnicas empregadas (*shiatsu*, *do-in*, zona reflexa, *rolfing*, entre outras) e os estudos referentes a estas técnicas são controversos, dependentes do tipo de manipulação e do manipulador. Pode ser indicada para pacientes com lombalgia, dor miofascial, diminuição de edema e estase linfática, mas devem ser realizadas por profissionais habilitados (Haldeman, 1994).

Terapia ocupacional

A reabilitação englova atividades laborativas e simulações de atividades de vida diária – estimula a recuperação da força, coordenação, destreza de membros lesados, principalmente, em pacientes com sequelas de AVE podem auxiliar no melhor controle da dor.

Procedimentos invasivos e cirúrgicos

- Procedimentos anestésicos e bloqueios de troncos, plexos nervosos, raízes nervosas e cadeia simpática: consistem na aplicação de anestésicos locais em nervos, troncos, plexos e raízes nervosas sensitivas ou cadeias simpáticas. São normalmente bloqueios diagnósticos ou terapêuticos. Podem ser utilizados isoladamente ou associados com outros tratamentos, como medidas físicas ou farmacológicas
- Procedimentos neuroablativos ou neuromoduladores são procedimentos invasivos que podem ser indicados nos casos em que os procedimentos farmacoterápicos, psicoterápicos, fisiátricos e bloqueios anestésicos não proporcionam resultados satisfatórios ou se associam a efeitos adversos importantes. São utilizados no tratamento da dor oncológica de difícil controle e em alguns tipos de dores não oncológicas, como dor por artrose interapofisária cervical, torácica e lombar, osteoatrose de joelho, quadril, dores isquêmicas entre outras. Os procedimentos podem ser neuroablativos como neurotomias ou rizotomias, simpatectomias, mielotomias, talamotomias ou mesencefalotomias, ou procedimentos neuromoduladores como estimulação cerebral, medular ou de nervo periférico, radiofrequência pulsada e implante de bomba para liberação prolongada de analgésicos.

Radioterapia, quimioterapia, hormonioterapia e cirurgia oncológica

As terapêuticas específicas para casos de dor em pacientes com câncer se mostram eficazes dependendo da sua doença de base. A radioterapia funciona principalmente em casos em que ocorra comprometimento de estruturas ósseas, comprometimento neurológico e, em alguns casos, em que haja limitação ao parênquima dos órgãos (infiltração, obstrução, sangramento ou compressão). Em um estudo de 80 idosos com carcinoma de pulmão não pequenas células, a radioterapia chegou a paliar 80% (Turner *et al.*, 2005) de dor torácica. Em uma outra revisão sistemática nos casos de metástase óssea submetido a radioterapia, chega a demonstrar eficácia de cerca de 60% (Sze *et al.*, 2003). A hormonioterapia se mostra eficaz em casos relacionados a tumores hormônio-dependentes, como o de próstata e mama. A cirurgia oncológica se mostra eficaz principalmente nos casos curativos (cirurgias radicais) e em casos em que haja alterações anatômicas e funcionais desencadeadas pelo processo tumoral (Urban *et al.*, 2010).

Tratamento farmacológico

Generalidades

A farmacoterapia é o tratamento mais comum para o manejo da dor nos pacientes idosos. Todas as intervenções farmacológicas sempre apresentam um conjunto de benefícios e de risco aos pacientes. Assim, a melhora clínica do paciente pode ser maximizada quando o geriatra se torna profundo conhecedor da farmacologia das medicações que prescreve e monitora regularmente seus efeitos. A frequência de consultas de acompanhamento para os pacientes com dor deve ser guiada pela

▪ **TABELA 103.2** Abordagem fisiátrica.

Meio físico	Modo de ação	Indicações	Contraindicações
Calor superficial	Vasodilatação local, aumento da extensibilidade de tecidos moles, colágeno, relaxamento muscular, analgesia e redução de rigidez articular possibilitando a realização da cinesioterapia	Dores articulares, musculotendíneas e síndrome de dor regional complexa, dessensibilização de cicatrizes operatórias	Fase aguda de processos inflamatórios, traumáticos ou hemorrágicos, discrasias sanguíneas, isquemias teciduais, hipoestesia regional, déficit sensitivo, anormalidades circulatórias, infecções regionais, pele atrófica
Calor profundo	Relaxamento muscular, vasodilatação local	Dor neuropática (bloqueia gânglios), tendinite subaguda, bursite	Processos tumorais, regiões de epífises, útero gravídico, gônadas, região onde há implantes metálicos, marca-passo, ou outros dispositivos eletrônicos, cavidades preenchidas por fluido (olho, coração, abscessos)
Crioterapia	Aumento da atividade neurovegetativa simpática, vasoconstrição, redução da atividade do fuso muscular, da junção neuromuscular e da velocidade de condução dos nervos reflexos, analgesia (pode também auxiliar na cinesioterapia)	Afecções musculoesqueléticas traumáticas, inflamatórias, principalmente as agudas, espasmos musculares	Áreas anestesiadas, alergia ou intolerância ao frio, fenômeno de Raynaud, crioglobulinemia, hemoglobinúria paroxística ao frio, paramiotonia congênita, insuficiência circulatória, processos artríticos, rigidez articular
Eletroestimulação (corrente galvânica e contínua)	Contração muscular	Manter o trofismo muscular, retarda a amiotrofia, treinamento proprioceptivo e cinestésico, reabilitação pós-AVE; pacientes acamados	Região anterior do pescoço (pode resultar em espasmo laríngeo)
TENS	Ativa fibras nervosas aferentes Aβ (teoria da comporta); ativação do sistema descendente supressor de dor; melhora da perfusão tecidual	Indicado para traumatismos localizados (entorses, espasmos musculares, artralgias, feridas operatórias, síndrome dolorosa miofascial) lombalgia, síndromes compressivas	Dores generalizadas, marca-passos cardíacos, região anterior do pescoço, alteração de sensibilidade
Cinesioterapia	Exercícios para aumento de flexibilidade, aumento da amplitude de movimentos, fortalecimento muscular (isométricos ou isotônicos), aumento da capacidade cardiovascular, melhora da circulação periférica, diminuição da fadiga muscular e circulatória, aumento do limiar da dor, estabilidade articular	Dor osteomuscular, artralgias, osteoartrite (realizar termoterapia previamente ou fornecer analgesia suficiente para realização dos movimentos), lombalgia, reabilitação	Dor aguda, lesões traumáticas, DCV incapacitante para atividades físicas
Infiltrações locais	Estiramento muscular e inativação de pontos-gatilho	Síndrome dolorosa miofascial	Alergia a lidocaína, discrasias sanguíneas
Acupuntura	Ativação de sistema supressor da dor e medula espinal, liberação de endorfinas	Dores localizadas, síndrome dolorosa miofascial, traumatismo de partes moles, neuralgias, afecções oncológicas	Aversão a agulhas, discrasias sanguíneas

DCV: doença cardiovascular; TENS: estimulação elétrica transcutânea.

circunstância clínica, funcional, cognitiva e social de cada paciente (AGS, 2002; 2009). A Sociedade Americana de Geriatria lançou um painel de recomendações sobre analgesia nos idosos em 2002, atualizado em 2009, que constitui uma lista de boas práticas sobre o controle de dor que não cabe relatar em toda extensão neste capítulo, que, porém, certamente constitui um artigo de referência com sua síntese de práticas baseada em evidências científicas.

As medicações não opioides, como paracetamol ou anti-inflamatórios não esteroides (AINE), são sugeridos para dor de leve intensidade (Tabela 103.3). Analgésicos opioides são classificados de acordo com sua potência, indicados para controlar dor leve a moderada, como codeína e tramadol (Tabela 103.4), e aqueles que são usados para dor moderada a forte, sendo seu maior representante a morfina, assim como oxicodona, metadona ou fentanila (Tabela 103.4). Em conjunção com o uso de uma das medicações, o esquema sugere associação de opioide com AINE, além de considerar o uso de medicações que são agrupadas como adjuvantes (Tabela 103.5).

Devem-se considerar as alterações farmacodinâmicas e farmacocinéticas quando se trata de terapêutica medicamentosa em pacientes idosos, não somente por alterações de metabolismo em virtude do processo normal de envelhecimento, mas também pelo estado peculiar de pacientes que se encontrem na fase final de uma doença avançada, como hipoalbuminemia, diminuição de tecido adiposo corporal e baixo peso.

Anti-inflamatórios não esteroides

Os AINE estão entre as medicações mais prescritas para dor e inflamação, particularmente em dores musculoesqueléticas. São compostos por um grande número de medicações. Eles se caracterizam todos por apresentar ação anti-inflamatória, analgésica e antipirética em doses terapêuticas. Primariamente agem como inibidores das ciclo-oxigenases 1 e 2. A ciclo-oxigenase 2 é uma enzima que catalisa a conversão de ácido araquidônico em um endoperóxido instável, substrato para a formação de prostaglandina, prostaciclina e tromboxano, que são mediadores da inflamação.

▪ **TABELA 103.3** Analgésicos anti-inflamatórios não esteroides.

Nome farmacológico	Formulação e apresentação usual	Potência	Início de ação	Pico de ação	Duração	Dosagem/diária recomendada	Dose teto diária
Salicilatos							
AAS	Comprimidos 81, 85, 100, 300 e 500 mg	1	5 a 30 min	0,5 a 2 h	3 a 7 h	500 a 1.000 mg	6.000 mg
Diflunisal	Comprimidos 500 mg	3,5 a 1,3	< 60 min	2 a 3 h	3 a 7 h	1.000 mg inicial Manutenção, 500 mg 2 a 3 vezes	1.500 mg
Derivados de ácido antranílico e femanatos							
Ácido mefenâmico	Comprimidos 50 mg	3	30 a 60 min	1 a 3 h	3 a 7 h	500 mg inicial Manutenção, 250 mg 4 vezes	1.000 mg
Ácido tolfenâmico							
Derivados de ácido enólico-oxicanas							
Piroxicam	Comprimidos de 10 e 20 mg Supositório de 30 mg	3	30 a 60 min	1 a 5 h	48 a 72 h	10 a 20 mg	30 mg
Tenoxicam	Cápsulas de 10 e 20 mg Ampolas de 20 mg						40 mg
Meloxicam	Comprimidos 7,5 e 15 mg					7,5 a 15 mg	15 mg
Derivados pirazolônicos							
Metamizol (dipirona)	Comprimidos de 500 mg Gotas de 500 mg/mℓ Solução de 50 mg/mℓ Ampola de 500 mg/mℓ	20	15 a 30 min	1 a 2 h	6 a 8 h	500 mg, 4 vezes	3.000 mg
Fenilbutazona	Drágea de 200 mg			1 a 5 h	4 a 6 h	Início, 100 a 200 mg, 3 a 4 vezes Manutenção 50 a 100 mg, 3 a 4 vezes	600 mg
Oxifenilbutazona	Drágea de 100 mg			1 a 2 h	4 a 6 h	Início, 100 a 200 mg, 3 a 4 vezes Manutenção, 50 a 100 mg a 4 vezes	400 mg
Derivados indolacéticos							
Indometacina	Cápsulas de 25 e 50 mg Supositório de 100 mg	20	15 a 30 min	1 a 3 h	4 a 6 h	25 a 50 mg, 2 a 4 vezes	200 mg
Benzidamina	Drágea de 50 mg Gotas de 30 mg/mℓ					50 mg, 3 a 4 vezes	
Derivados de ácido fenilacético							
Diclofenaco	Comprimidos de 50 mg Cápsulas de 75 e 100 mg Ampolas de 75 mg Supositório de 75 mg	15	15 a 30 min	1 a 3 h	4 a 6 h	50 a 100 mg, 2 a 3 vezes	200 mg
Derivados de ácido propiônico							
Ibuprofeno	Comprimidos de 200, 400 e 600 mg	1	15 a 20	2 a 4 h	6 a 8 h	200 a 600 mg, 2 a 4 vezes	4.200 mg
Cetoprofeno	Cápsulas de 100 mg Supositório de 100 mg Ampolas de 100 mg	20	15 a 30 min	1 a 2 h	3 a 4 h	100 mg, 2 vezes	200 mg
Naproxeno	Cápsula de 100, 275 e 550 mg Suspensão de 25 mg/mℓ	3	30 a 60 min	1 a 2 h	3 a 7 h	Início, 500 mg 2 vezes Manutenção 250 mg, 3 a 4 vezes	1.250 mg
Derivados do aminofenol							
Paracetamol (paracetamol)	Comprimidos de 500 e 750 mg Gotas de 120 e 200 mg/mℓ	1	5 a 30 min	0,5 a 2 h	3 a 7 h	Início 500 mg Manutenção, 200 a 600 mg 4 a 6 vezes	4.000 mg

(continua)

■ **TABELA 103.3** Analgésicos anti-inflamatórios não esteroides (*continuação*).

Nome farmacológico	Formulação e apresentação usual	Potência	Início de ação	Pico de ação	Duração	Dosagem/diária recomendada	Dose teto diária
Derivado sulfonanilídico							
Nimesulida	Cápsulas de 50 e 100 mg Gotas de 50 mg/mℓ			1 a 2 h		50 a 100 mg, 2 vezes	200 mg
Coxibes							
Celecoxibe	Cápsulas de 100 e 200 mg	–	–	1 a 2 h	12 h	100 a 200 mg, 2 vezes	800 mg
Etoricoxibe	Comprimidos de 30, 60, 90 e 120 mg	–	–	1 h	24 h	60 a 120 mg 1 vez	120 mg

AAS: ácido acetilsalicílico. (Adaptada de Rawlins, 1998; Pimenta; Teixeira, 2000.

■ **TABELA 103.4** Analgésicos opioides.

Nome farmacológico	Formulação e apresentação usual	Início de ação	Pico de ação	Duração	Dose teto/dia	Dose equianalgésica de morfina 10 mg/IM
Opioide para dor leve e moderada						
Cloridrato de tramadol	Cápsulas de 50 e 100 mg; ampola de 50 e 100 mg		0,5 a 1,5 h	4 a 6 h	400 mg	100 mg/VO 100 mg/IM
Fosfato de codeína	Comprimido de 30 mg Associação com paracetamol 500 mg, comprimidos de 7,5 e 30 mg	VO 15 a 30 min	30 a 60 min	4 a 6 h	240 mg	200 mg/VO 130 mg/IM
Opioide para dor moderada a intensa						
Sulfato de morfina	Cápsulas de 10 e 30 mg; comprimidos de 10 e 30 mg; xarope a 0,2%; solução a 2%; ampolas de 5 mg/10 mℓ, 2 mg/2 mℓ, 10 mg/10 mℓ	15 a 60 min VO	30 a 60 min	2 a 7 h	Não há	30 mg/VO contínuo 60 mg/VO dose única 10 mg/IM
Morfina de liberação prolongada	Cápsulas de 10, 30, 60 e 100 mg	60 a 90 min VO	1 a 4 h	6 a 12 h	Não há	
Cloridrato de morfina	Ampola de 10 mg/mℓ	< 1 min IV 1 a 5 min IM 15 a 30 min SC	5 a 20 min IV 30 a 60 min IM 50 a 90 min SC	2 a 7 h IV/IM/SC	Não há	
Oxicodona	Comprimidos de 10, 20 e 40 mg	60 min VO	0,6 a 6 h	8 a 12 h	Não há	20 mg/VO
Meperidina	Ampolas de 50 e 100 mg	1 a 5 min IM < 1 min IV	30 a 50 min IM 5 a 20 min IV	2 a 4 h IV/IM	1.000 mg	300 mg/VO 75 mg/IM OBS: uso em dor aguda ou poucos dias de utilização
Metadona	Comprimidos de 5 e 10 mg Ampola de 10 mg	30 a 60 min VO < 1 min IV 1 a 5 min IM	30 a 60 min VO 5 a 20 min IV 30 a 60 min IM	22 a 90 h VO 4 a 6 h IV/IM	Não há	20 mg/VO 10 mg/IM
Cloridrato de buprenorfina (Restiva® e Norpatch®)	Transdérmico de 5, 10 e 20 mg	Estado de estabilidade em 3 dias		7 dias	Não há	
Cloridrato de buprenorfina (Transtec®)	Transdérmico de 20, 30 e 40 mg	Estado de estabilidade em 9 a 10 dias		3 dias		
Cloridrato de nalbufina	Ampola 10 mg/ml De 1 mℓ e 2 mℓ	2 a 3 min IV < 15 min IM/SC	5 a 15 min IV	3 a 6 h IV/IM/SC		120 mg
Citrato de fentanila	Transdérmico de 12, 25, 50, 75, 100 mg/hora	Transdérmico 12 a 18 h		Transdérmico 72 h		

IM: via intramuscular; IV: via intravenosa; SC: via subcutânea; VO: via oral. Ver bula dos produtos Restiva®, Norpatch® e Transtec® (Barbosa Neto *et al*., 2015). (Adaptada de Rawlins, 1998; Pimenta; Teixeira, 2000.)

■ **TABELA 103.5** Medicações adjuvantes.

Antidepressivos tricíclicos
Anticonvulsivantes
Neurolépticos
Corticosteroides
Anti-histamínicos
Psicoestimulantes
Benzodiazepínicos
Anestésicos locais
Bifosfonatos
Miscelâneos

Os AINE apresentam uma característica denominada efeito teto (*ceiling effect*), que consiste em a partir de determinada dosagem não haver mais efeito adicional analgésico quando do aumento da dose; apenas os efeitos adversos aumentam.

Os efeitos adversos dessa classe de medicamentos são categorizados em dois tipos: os do tipo A são decorrentes da própria ação inibitória da ciclo-oxigenase em cada órgão atingido (Tabela 103.6), e os do tipo B são várias manifestações que se observam como resultado de idiossincrasia aos AINE (Tabela 103.7).

As recomendações listadas na literatura sobre uso de AINE nos quadros de dor em cuidados paliativos são (Rawlins, 1998):

- Tentar utilizar AINE de meia-vida mais curta. O tempo para alcançar o estado de equilíbrio com as classes de oxicam é muito grande para se permitir ajuste para dosagem adequada
- As potências analgésica e tóxica de cada AINE aparentemente caminham paralelas. O ibuprofeno, que apresenta menor toxicidade, aparenta não ser tão eficaz no controle de dor neoplásica. O ácido acetilsalicílico (AAS) apresenta, em dose plena, os efeitos adversos gastrintestinais e é intolerável por grande número de pacientes. As reações do tipo B de alguns AINE ocorrem frequentemente, a ponto de se transformarem em problema adicional e iatrogênico em pacientes que apresentam patologia de base, já complicada
- Para maximizar o efeito e minimizar a toxicidade de AINE em pacientes, o tratamento deve começar com a dosagem mínima recomendada. Aumentos de dosagem de AINE de meia-vida curta podem ser feitos a cada 2 a 3 dias, de acordo com a resposta clínica
- Pacientes variam amplamente na sua resposta à terapia com AINE e há um elemento de tentativa e erro. Em pacientes intolerantes ou refratários a determinado AINE parece ser razoável trocar para outro de classe química diferente. Familiaridade em poder prescrever vários medicamentos de classe é essencial para que eles não se neguem a tratamento efetivo e seguro.
- Parece sensato evitar novas classes de AINE, até pela sua segurança e especialmente pelo perfil de reação do tipo B, até que tenha sido totalmente avaliado durante o uso amplo para outras indicações
- Pacientes devem ser reavaliados com intervalos regulares para assegurar que o objetivo terapêutico esteja mantido.

■ **TABELA 103.6** Efeitos adversos tipo A por anti-inflamatório não esteroide.

Órgão	Manifestações clínicas
Trato gastrintestinal	Dispepsia Hemorragia Úlcera péptica
Rim	Retenção de sódio e água Nefrite intersticial
Pulmão	Broncospasmo

Adaptada de Rawlins, 1998.

■ **TABELA 103.7** Efeitos adversos tipo B por anti-inflamatório não esteroide (AINE).

Órgão/sistema	Reação	AINE
Pele	Erupção morbiliforme Angioedema	Fembufeno Ibuprofeno Azapropazona Piroxicam
Hematológico	Trombocitopenia	Diclofenaco Ibuprofeno Piroxicam
	Anemia hemolítica	Ácido mefenâmico Diclofenaco
	Agranulocitose	Fenilbutazona
	Anemia aplásica	Fenilbutazona
SNC	Meningite asséptica	Ibuprofeno
Fígado	Síndrome de Reye	AAS
	Hepatite	Diclofenaco Piroxicam
Gastrintestinal	Diarreia	Ácido mefenâmico Ácido flufenâmico
Imunológico	Anafilaxia	Maioria dos AINE

AAS: ácido acetilsalicílico; SNC: sistema nervoso central. (Adaptada de Rawlins, 1998.)

Na década de 2000, seguiram-se os relatos de aumento de risco cardiovascular nos pacientes em uso prolongado de inibidores de ciclo-oxigenase 2 (Graham *et al.*, 2005; White *et al.*, 2007), além de efeitos colaterais gastrintestinais já relatados anteriormente. Algumas entidades relacionadas ao assunto de dor crônica, como o Colégio Americano de Reumatologia e Sociedade Americana de Dor, publicaram suas diretrizes com base em segurança do paciente primordialmente (Scarpignato *et al.*, 2015). À luz dessas recomendações, critérios de interação e de efeitos adversos (AGS, 2015), a terapêutica com AINE pode ser iniciada racionalmente com naproxeno ou diclofenaco caso não haja risco cardiovascular ou gastrintestinal, e modificada para outros AINE, caso haja riscos cardiovasculares e gastrintestinais (Figura 103.4). Há possibilidade de uso de coxibes, inibidores seletivos da ciclo-oxigenase-2 (COX-2), como celecoxibe ou etoricoxibe. Seria sensato reservar o uso de indometacina, provavelmente a mais potente, porém mais tóxica, para aqueles que não responderam a outros menos potentes. E vale ressaltar que a proteção gástrica com inibidores de prótons é de recomendação forte e de consenso nestas diretrizes em idosos, que por vezes é considerado como fator de risco independente para o evento hemorrágico (Scarpignato *et al.*, 2015).

Analgésicos opioides

Havia uma divisão de opioides fortes e fracos segundo esquema de analgesia proposto pela Organização Mundial da Saúde (OMS) em 1986. Esta denominação não refletia exatamente a farmacologia destes opioides, mas a maneira de empregá-los. A atual terminologia já incorporada ao novo esquema de três degraus da OMS é de opioides para dor leve a moderada e outros para dor moderada a intensa (World Health Organization [WHO], 1996) (Figura 103.5). Os analgésicos opioides são relacionados na Tabela 103.4. A Associação Europeia de Cuidados Paliativos (EPCRC, 2012) apresentou

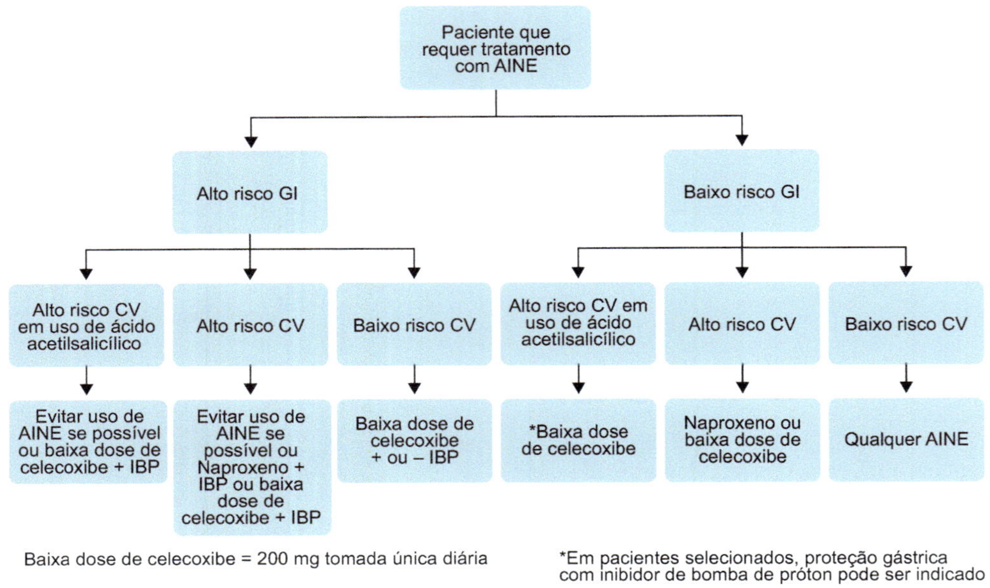

▪ **FIGURA 103.4** Algoritmo para terapia com anti-inflamatórios não esteroides (AINE) a longo prazo de acordo com os fatores de risco cardiovascular e gastrintestinal. CV: cardiovascular; GI: gastrintestinal; IBP: inibidor da bomba de prótons. (Adaptada de Scarpignato *et al.*, 2015.)

a possibilidade de morfina, oxicodona e hidromorfona serem já usadas no segundo degrau em dose baixa, mostrando a segurança de tal uso, mesmo apesar de antes serem classificadas como opioides para dor moderada a intensa e, portanto, do terceiro degrau classicamente.

Uma observação interessante é sobre o uso de meperidina, muito frequente em nosso meio médico, talvez por costume ou hábito. O uso de meperidina em analgesia a médio e longo prazos não é recomendado em virtude da frequente complicação desencadeada pelo metabólito ativo normeperidina, que pode causar agitação psicomotora e até quadro convulsivo nos casos extremos. Além desses efeitos adversos, a meperidina desenvolve o fenômeno de tolerância mais rapidamente que outros opioides. Assim, não recomendamos o uso de meperidina em um contexto de controle de dor persistente, com exceção de uso analgésico a curto prazo.

Esta classe de medicação apresenta muitos mitos e preconceitos que impedem sua prescrição adequada. Entre eles está a questão de tolerância, o efeito de adição à medicação e a dependência. Tanto a tolerância quanto a dependência física à medicação devem ser encaradas como fenômenos concomitantes e inerentes ao uso, que, portanto, devem ser aceitos para que o efeito adverso da situação, ou seja, o quadro de abstinência, não ocorra. Em relação à drogadição, é uma doença que pode acontecer com o uso de opioides, principalmente por seu uso prolongado. Seu uso em pacientes com dores crônicas não oncológicas deve ser avaliado pelo médico, fatores de risco para abuso ou vício, medidas de controle, como evitar que o paciente receba prescrição de opioide por mais de um médico, que use medicação dada por conhecido, entre outras medidas (Kim *et al.*, 2017).

O receio relacionado com a ocorrência de efeitos adversos é também motivo que leva o médico a hesitar na prescrição dos opioides. Os principais efeitos colaterais dessas substâncias são: sedação, constipação intestinal, prurido, náuseas e vômito, retenção urinária, mioclonia multifocal e depressão respiratória. Esses sintomas, na maioria das vezes, são autolimitados, tendem a diminuir com o uso continuado com exceção da constipação intestinal, e podem ser manejados por medidas terapêuticas adicionais.

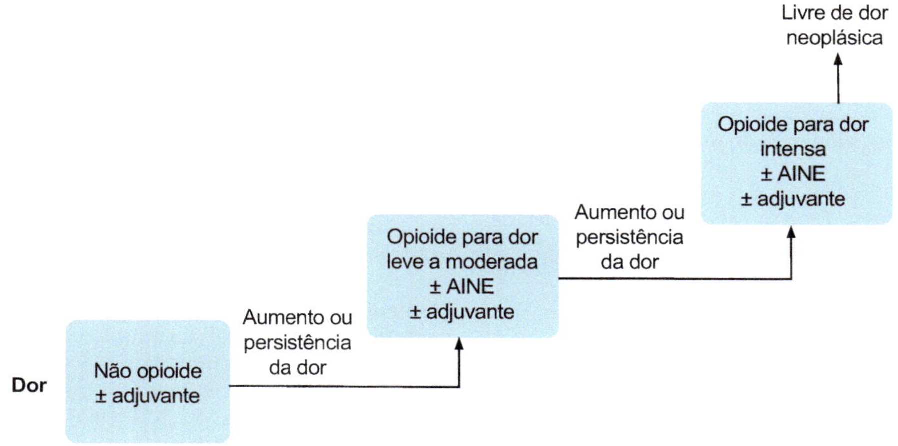

▪ **FIGURA 103.5** Esquema de analgesia em três etapas . AINE: anti-inflamatório não esteroide. (WHO, 1996).

Nos casos de sedação excessiva, sugere-se a redução da próxima dosagem ou o aumento de intervalo de tomadas da medicação, e em determinados casos pode-se utilizar de estimulantes do SNC como o metilfenidato. As medidas adotadas para evitar constipação intestinal são boa hidratação, alimentos ricos em fibra ou em forma de medicação, como muciloide ou metilcelulose. Se de fato ocorrer a obstipação, laxantes osmóticos ou estimulantes de peristaltismo podem ser utilizados. Há autores que sugerem o uso concomitante de sene junto com a prescrição do opioide. Para quadro de náuseas e vômitos, o uso de metoclopramida em dose usual de 10 mg a cada 6 horas ou um neuroléptico em baixa dosagem podem contornar a situação, ou de ondansetrona 4 mg a cada 6 horas também pode ser utilizado.

Analgésicos não opioides

Paracetamol é uma medicação bastante utilizada na prática clínica em idosos. Apresenta ação analgésica e antipirética. Já foi classificado como AINE, mas tem ação periférica muito pequena, atuando principalmente no SNC mediante inibição de ciclo-oxigenase medular. Há controvérsias sobre qual ciclo-oxigenase é inibida, com evidências de que seja a COX-2 ou a isoforma 3 da ciclo-oxigenase. No Brasil, a dipirona (metimazol) é medicação analgésica não opioide de uso bastante difundido, com mecanismo de ação em parte semelhante ao do paracetamol, com inibição, principalmente, de ciclo-oxigenases medulares.

Medicações adjuvantes

As medicações adjuvantes podem ser definidas como aqueles fármacos cujo efeito primário não consiste em analgesia, mas que em conjunção com o uso de medicações analgésicas melhoram o efeito analgésico (ver Tabela 103.5). Este grupo de medicamentos é de variedade extensa e cada um age de uma maneira peculiar para atuar como adjuvante na analgesia. Seu uso é fundamental nos casos de dor neuropática, em que os antidepressivos e anticonvulsivantes mostram ação importante, pois neste tipo de dor as respostas a opioides e AINE são pouco eficazes.

Apresentamos a seguir as recomendações específicas para o tratamento farmacológico em dor persistente no paciente idoso pela Sociedade Americana de Geriatria (2002, 2009) com a escala de qualidade e grau de evidência indicados:

- Todos os idosos com alteração funcional ou piora de qualidade de vida como resultado de dor persistente são candidatos para terapêutica farmacológica (IA)
- Não há indicação de uso de placebos na avaliação ou manejo de dor (IC)
- A maneira menos tóxica de atingir alívio sistemático de dor deve ser utilizada
- Quando medicação sistêmica é indicada, a via de administração menos invasiva deve ser considerada a primeira (IIIA)
- Paracetamol deve ser a primeira medicação a considerar no tratamento de dor musculoesquelética de leve a moderada intensidade (IB)
- AINE tradicionais (não seletivos) devem ser evitados no tratamento de paciente que requer tratamento analgésico diário prolongado. Os agentes inibidores de COX-2 seletivos ou salicilatos não acetilados são preferidos para os idosos que requeiram AINE (IA)
- Medicações analgésicas opioides podem ajudar a aliviar a dor moderada a intensa, especialmente as dores nociceptivas (IA):
  - Opioide para dor episódica (não contínua) deve ser prescrito na forma se necessário, em vez de seu uso horário (IA)
  - Preparação analgésica de longa ação ou liberação prolongada deve ser utilizada para dor contínua (IA)
  - Dor de escape (*breakthrough pain*) deve ser identificada e tratada com o uso de preparação de início de ação rápido e de curta duração (IA). Há três tipos de dor de escape:
    - *Insuficiência de final da dosagem* é a resultante de nível sanguíneo diminuído de analgésico com a concomitância de aumento da dor antes da próxima dose. Se isto ocorre rotineiramente, considerar a diminuição de intervalo entre as doses de agente de liberação contínua. Aumentar a dose da medicação é uma outra consideração, mas pode causar efeito indesejável, como sedação (IIIB)
    - *Dor incidental* é geralmente causada pela atividade e que pode ser antecipada e tratada previamente (IB)
    - *Dor espontânea*, comum em dor neuropática, é geralmente fugaz e difícil de ser prevista
  - Titulação deve ser conduzida com cuidado (IA):
    - Titulação da dose de manutenção deve ser baseada na necessidade persistente e uso da medicação para dor de escape (IA)
    - Titulação deve ser baseada na farmacocinética e farmacodinâmica da medicação específica para o idoso, a propensão a acúmulo de fármaco, interação com outras substâncias, e circunstância peculiar clínica e social de cada paciente (IIIA)
  - O potencial efeito adverso de medicação analgésica opioide deve ser antecipado e prevenido ou tratado prontamente (IIA)
  - Constipação intestinal e sintoma gastrintestinal relacionados com o uso de opioide devem ser prevenidos (IA)
  - Avaliação de função colônica deve fazer parte da avaliação inicial e dos retornos de todos os pacientes que recebem opioide (IA)
  - Regime profilático de laxante deve ser iniciado com o início de terapia opioide crônica (IA)
  - Agentes formadores de massa fecal devem ser utilizados com cuidado em pacientes que estejam imobilizados e onde a hidratação adequada é questionável (IIIB)
  - Ingesta adequada de líquido deve ser encorajada (IIIB)
  - Deambulação, hábito e padrão regular de evacuação e atividade física devem ser encorajados (IIIB)
  - Se impacção fecal estiver presente, deve ser eliminada com enema ou remoção manual (IIIA)
  - Um estimulante deve ser prescrito para promover a evacuação regular. Doses desta medicação devem ser tituladas de acordo com efeito desejado (IIB)
  - Laxativos são contraindicados quando houver sinais ou sintomas de obstrução intestinal (IIIA)
- Sedação leve e alteração de desempenho cognitivo devem ser antecipadas quando medicações analgésicas opioides são iniciadas, até que estes efeitos colaterais terminem (IIIC):
  - Paciente deve ser instruído a não dirigir (IIIB)
  - Pacientes e cuidadores devem ser avisados sobre risco de quedas e acidentes; cuidados apropriados devem ser tomados (IIIA)
  - Monitoramento para sedação profunda; estado de inconsciência ou depressão respiratória (definida como frequência respiratória < 8 incursões respiratórias por minuto, ou saturação arterial periférica de oxigênio < 90%) pode ocorrer durante o incremento rápido ou em doses altas. Naloxona deve ser usada com cautela titulando baixas doses, para evitar antagonismo abrupto e completo de opioide e a precipitação de crise autonômica (IA)

- Pacientes que convivem com sedação induzida por opioide, fadiga que limita qualidade de vida ou elevação de dosagem para promover a analgesia otimizada podem requerer mudança para opioide alternativo, podem se tornar candidatos para rodízio de opioide ou para uso de terapia com psicoestimulante por curto tempo e de baixas doses (IB)
- Náuseas intensas e persistentes devem ser tratadas com medicações antieméticas, conforme a necessidade (IIIB)
- Náuseas leves geralmente melhoram em poucos dias (IIIB)
- Se persistirem as náuseas, tentativa de opioide alternativo pode ser apropriada (IIIB)
- Medicações antieméticas devem ser escolhidas dentre aquelas que tiverem um perfil de menor efeito colateral para os idosos (IIIA)

▪ Combinação de dose fixa de opioide com paracetamol ou AINE pode ser útil para dor leve a moderada (IA):
- A dose máxima recomendada não deve ser ultrapassada, para minimizar a toxicidade de paracetamol ou AINE (IA)
- Se a dose máxima segura (não tóxica) for alcançada sem a analgesia suficiente em razão de limite imposto pela dose de segurança máxima de paracetamol ou AINE, mudança para preparações não combinadas é recomedada (IA)

▪ Pacientes em uso de analgésicos devem ser monitorados de perto (IA):
- Pacientes devem ser reavaliados frequentemente quanto à eficácia da medicação e efeitos colaterais durante início, titulação ou qualquer mudança na dose do analgésico (IA)
- Pacientes devem ser reavaliados regularmente para eficácia da medicação e efeitos colaterais durante a manutenção a longo prazo de analgesia (IIIA):
  - Pacientes em terapia analgésica com opioide devem ser avaliados periodicamente para padrão inapropriado ou de risco no uso de medicações (IIIA)
  - O médico deve vigiar os indícios de uso da medicação prescrita por outras pessoas ou de uso ilícito da medicação (IIIC)
  - O médico deve indagar sobre outros opioides prescritos pelos outros médicos (IIIA)
  - O médico deve observar sinais de uso inapropriado de opioide (em geral ansiedade, depressão, luto, perda) (IIIA)
  - Solicitação precoce para dispensação da medicação deve incluir a avaliação da tolerância, doença em progressão, comportamento inapropriado, desvio da medicação pelos outros (IIIA)
  - Estas avaliações precisam ocupar o lugar como uma avaliação tranquila de acompanhamento, semelhante à de gerenciamento de outras medicações potencialmente de risco (p. ex., medicação anti-hipertensiva) no intuito de não preocupar o paciente com excesso de aflição ou medo não necessário, promovendo a opiodofobia (IIIA)
  - O uso de um termo de compromisso de medicação documentado é desejado quando houver preocupação quanto ao uso adequado ou de aderência ao plano de cuidados (IIIC)
- Pacientes em uso de AINE a longo prazo devem periodicamente avaliados quanto a sintomas e sinais de hemorragia digestiva, insuficiência renal, edema, hipertensão e interação medicamento-medicamento e medicamento-doença (IA)

▪ Medicações analgésicas não opioides podem ser adequadas para alguns pacientes com dor neuropática e algumas outras condições de dor crônica (IA):
- Medicações com perfil de menores efeitos colaterais devem ser escolhidas preferencialmente. Pacientes com pele íntegra que apresentem síndrome dolorosa localizada ou regional (p. ex., neuralgia pós-herpética) podem se beneficiar de terapêutica tópica comercialmente disponível, como creme de capsaicina ou adesivo de lidocaína (IB)
- Medicações podem ser empregadas isoladamente, mas frequentemente são mais proveitosas quando utilizadas em combinação e para melhorar outras estratégias de manejo de dor (IIIB)
- A terapia deve ser iniciada com a dose menor possível, e aumentar lentamente devido a potencial toxicidade com várias medicações (IA)
- Pacientes devem ser monitorados de perto para efeitos colaterais (IA)

▪ As metas do tratamento devem ser diminuição da dor, restabelecimento das funções, melhora no humor e sono, e não a diminuição de dose da medicação.

104

Cuidados Paliativos: Fundamento da Assistência Gerontogeriátrica

Claudia Burlá • Daniel Lima Azevedo

Não há de ser nossa voz teórica a rompedora do silêncio dos excluídos, mas nosso silencioso trabalho de cada dia.
(Oliveira, 2018)

Introdução

No início de 2020, com a eclosão da crise sanitária desencadeada pela pandemia de coronavírus – doença do novo coronavírus (covid-19), o mundo passou por uma situação sem precedentes no século atual. A doença aguda e potencialmente letal se manifesta por fadiga, dores generalizadas e falta de ar, o que exige intervenção imediata para o alívio desses sintomas incapacitantes. O cuidado paliativo nunca foi tão necessário e exigido como uma pronta resposta para uma questão humanitária de repercussão mundial. Em função de sua alta taxa de contágio, a covid-19 atinge a população de maneira irrestrita. Contudo, a vulnerabilidade da pessoa idosa torna a mortalidade nessa faixa etária ainda mais expressiva, em função de doenças crônicas preexistentes, da imunossenescência e da possibilidade de baixa reserva orgânica e funcional. A infecção pelo covid-19 propõe um desafio adicional: idosos que desenvolveram a doença e foram considerados recuperados podem apresentar graves sequelas, com necessidade de cuidados agudos de longa duração, estratégias de reabilitação e de adaptação de domicílios, com demanda constante de ações paliativas (Payne *et al.*, 2020).

As pessoas idosas estão em evidência. Um legado do século XX foi o envelhecimento populacional mundial, consequência de melhorias sanitárias e do acesso à saúde primária e a vacinação, bem como do avanço da tecnologia médica. Nesse cenário, surgem novas condições clínicas, específicas de pessoas mais velhas, caracterizadas por novas maneiras de morrer.

Em todo o mundo, o aumento do número de idosos acarreta problemas imediatos nas políticas de saúde e aponta para importantes questões sociais, econômicas e éticas (Conselho Federal de Medicina [CFM], 2010). Ao envelhecer, as pessoas são marcadas pela vulnerabilidade orgânica que atravessa o processo do envelhecimento celular, tornando o organismo mais suscetível a doenças. Ao mesmo tempo, as profundas mudanças na organização familiar, em uma aceleração de tempo inescapável, transformam o modo como os seus membros vivem e trabalham, deixando os idosos vulneráveis e afetados na dinâmica do seu pertencimento à família e, por extensão, à sociedade. Na conjugação desses fatores, a leitura da epidemiologia atual mostra que a maioria das pessoas que envelhecem sofre de doenças crônico-degenerativas, incapacitantes, percorrendo um longo processo de adoecimento e mal-estar, expresso em uma condição crescente de fragilidade e dependência, até a morte (Burlá; Py, 2014).

O olhar profissional atento é capaz de captar o momento na evolução de uma doença crônica (Lynn; Adanson, 2003) em que, mesmo que se disponha de todos os recursos, a pessoa doente inicia o inevitável processo de morrer. Esse fato revela a morte não como um inimigo a ser temido e combatido, mas como um evento previsível. Reconhecer o processo de morrer é tão importante como elaborar um diagnóstico. O foco da intervenção da equipe de saúde deverá se direcionar, então, para o alívio do sofrimento do paciente, envolvendo os seus familiares. Cabe à equipe permanecer junto ao paciente, no trabalho de cuidar, protegê-lo e assegurar sua higiene, seu conforto e o controle da dor e de qualquer outro sintoma de incômodo. Essa é a cena da paliação, em que se articulam a competência técnico-científica e a competência humanitária, o saber e a sensibilidade entrelaçados, a serviço de um idoso a caminho da morte.

Este capítulo trata dos cuidados paliativos voltados para a geriatria. Existe um limite para o tratamento e a cura, mas não há limite para os cuidados.

Conceito

Cuidados paliativos são conceituados pela International Association for Hospice & Palliative Care (IAHPC), com o endosso da Organização Mundial da Saúde (OMS/WHO, 2002) como:

> Cuidados holísticos ativos oferecidos a pessoas de todas as idades com sofrimento relacionado à saúde em virtude de doença grave, em especial àquelas próximas ao fim de sua vida. Os cuidados paliativos visam melhorar a qualidade de vida dos pacientes, seus familiares e cuidadores (Radbruch *et al.*, 2020).

Digna de nota é a inclusão, nessa definição, dos familiares de pacientes como também beneficiários dos cuidados, bem como a extrapolação para além dos aspectos físicos presentes na cena do cuidado. Os cuidados paliativos apresentam ampla dimensão, iniciada a partir do diagnóstico de uma doença incurável e estendendo-se até depois da morte do paciente, no suporte ao luto da família, como demonstrado na Figura 104.1.

Os cuidados paliativos são uma modalidade de assistência cujo foco principal é a pessoa e não a doença ou o órgão comprometido. Trata-se de uma abordagem terapêutica multifacetada, integrada e holística que busca o alívio do sofrimento

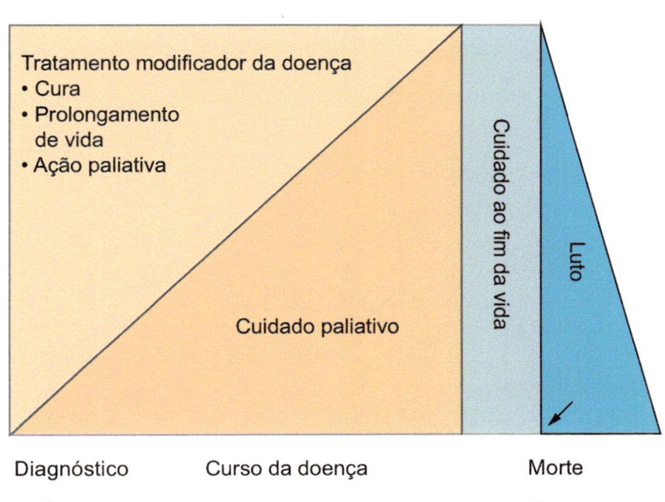

■ **FIGURA 104.1** Modelo de cuidados paliativos. (Fonte: Lynn e Adamson, 2003; OMS, 2007.)

e a melhora da qualidade de vida e de morte. As intervenções requerem conhecimento da fisiopatologia da doença de base e de suas complicações previsíveis (Lynn; Adanson, 2003). Considerando que os pacientes geriátricos apresentam comorbidades que dificultam a abordagem terapêutica, deve-se ter em mente que os sintomas precisam ser priorizados e as intervenções somente devem ser realizadas quando eles causam desconforto ou angústia. É importante ressaltar também que os cuidados paliativos não rejeitam a biotecnologia atual, pois são tratamentos intervencionistas que se valem, por exemplo, das propostas da farmacologia para a efetividade do controle dos sintomas (Burlá; Py, 2014; Burlá, 2006).

Entende-se por qualidade de vida uma sensação de satisfação subjetiva, ligada a todos os aspectos inerentes ao ser humano, sejam eles físicos, psicológicos, sociais e espirituais. A qualidade de vida é considerada como sendo boa quando as aspirações individuais são atendidas ou correspondidas pela vivência daquele momento (Paschoal, 2006). A melhoria da qualidade de vida, no âmbito dos cuidados paliativos consiste em reduzir ao máximo o hiato entre o ideal e o possível.

A Tabela 104.1 sumariza as diretrizes básicas dos cuidados paliativos.

"Cuidados paliativos" e "cuidados ao fim da vida" não são sinônimos. Cuidados paliativos devem ser aplicados ao paciente em um *continuum*, *pari passu* com outros tratamentos pertinentes ao seu caso, desde a definição de uma doença incurável e progressiva. Os cuidados ao fim da vida são uma parte importante dos cuidados paliativos e se referem à assistência que um paciente deve receber durante a última etapa de sua vida a partir do momento em que se torna evidente o seu estado de declínio progressivo e inexorável, aproximando-se da morte. É de se lamentar que pessoas com indicação de paliação sejam encaminhadas tardiamente para tal intervenção. Na maioria das vezes, cuidados paliativos ainda são oferecidos nos últimos dias ou instantes de vida, o que favorece sua marginalização e a percepção de sejam cuidados exclusivos ao fim da vida (Parikh *et al.*, 2013).

Apesar de serem do interesse de todos, as questões sobre a morte são um tema ainda pouco explorado. No Brasil, foi só a partir da Resolução nº 1.805/2006, seguida da revisão do Código de Ética Médica do Conselho Federal de Medicina (CFM), em que os meios de comunicação começaram a abordar esse assunto, com controvérsias recorrentes, sobretudo em razão dos conceitos equivocados que foram disseminados na sociedade brasileira. A intenção do CFM é fazer uma chamada à realidade para a terminalidade inexorável dos seres humanos e difundir os cuidados paliativos e os cuidados necessários no fim da vida, que se nutrem na competência técnico-científica imersa nos referenciais da bioética (CFM, 2010).

TABELA 104.1 Cuidados paliativos.

Promovem o alívio da dor e de outros sintomas que causam sofrimento
Reafirmam a vida e veem a morte como um processo natural
Não pretendem antecipar ou postergar a morte
Integram aspectos psicossociais e espirituais ao cuidado
Oferecem um sistema de suporte que auxilia o paciente a viver tão ativamente quanto possível até a morte
Oferecem um sistema de suporte que auxilia a família e entes queridos a sentirem-se amparados durante todo o processo da doença e no luto
Utilizam os recursos de uma equipe multiprofissional para focar as necessidades dos pacientes e seus familiares
Melhoram a qualidade de vida e influenciam positivamente o curso da doença
Devem ser iniciados o mais cedo possível, junto a outras medidas de prolongamento de vida, como a quimioterapia e a radioterapia, devendo incluir todas as investigações necessárias para melhor compreensão e abordagem dos sintomas

Reflexo da modernidade: doenças crônico-degenerativas

Doenças crônico-degenerativas são aquelas doenças incuráveis, de curso evolutivo e incapacitante, que afetam, por exemplo, os sistemas cardiovascular, respiratório, osteoarticular, as demências, alguns tipos de câncer, a síndrome de imunodeficiência adquirida (AIDS), as privações sensoriais e outras doenças neurológicas. As doenças crônico-degenerativas podem acometer pessoas de todas as faixas etárias, porém, o envelhecimento é o maior fator de risco para sua ocorrência.

As doenças crônicas que progridem com intenso sofrimento até a morte da pessoa constituem um dos maiores desafios para os profissionais. O uso correto dos fármacos e a intervenção da equipe multiprofissional de maneira interdisciplinar serão determinantes na qualidade dos cuidados.

Os pacientes com doenças crônicas em fase terminal são frágeis, estão com as funções em declínio e, a partir de certo momento, a melhora não será mais possível. O estado de fragilidade leva à redução da capacidade para realizar as atividades práticas e importantes da vida diária, com queda drástica das reservas orgânicas. O declínio funcional faz com que haja uma perda total da capacidade de realizar as tarefas habituais do dia a dia, conduzindo à falência orgânica e resultando na perda progressiva e irreversível das funções, com caquexia extrema seguida da morte. Os "3 Fs" (*f*ragilidade, declínio *f*uncional e *f*alência orgânica) caracterizam os pacientes que necessitam de uma postura paliativista dos profissionais da saúde que os acompanham.

O início dos cuidados paliativos não deve ser retardado nas doenças incuráveis, cujos sintomas precisam ser identificados para poderem ser aliviados de maneira sistemática. Quanto maior o número de sintomas e quanto mais intensos, mais difícil será para o paciente suportá-los, e a terapêutica se torna mais complexa.

A paliação é indicada para qualquer pessoa que tenha ou esteja em risco de desenvolver uma doença que ameace a vida, seja qual for o diagnóstico, o prognóstico ou a idade. A abordagem paliativa pode complementar e até melhorar o tratamento modificador da doença ou, em algumas situações, ser o tratamento em si.

As diferentes características das doenças agudas e crônicas e sua evolução estão representadas nas figuras a seguir. A Figura 104.2 mostra o curso evolutivo da perda funcional progressiva no câncer. Por sua vez, a Figura 104.3 retrata a falência funcional na doença crônica não oncológica, como a insuficiência cardíaca congestiva (ICC), a doença pulmonar obstrutiva crônica, entre outras, em que o declínio tende a ser mais lento e irregular. A cada intercorrência, o paciente perde capacidade funcional, e a recuperação não o restitui ao patamar funcional anterior. Por fim, a Figura 104.4 mostra a evolução típica da perda funcional na demência. Nessa situação, a instalação de incapacidade grave ocorre de modo agudo, e a dependência pode durar um longo período (Maciel, 2008).

Uma publicação da Worldwide Palliative Care Alliance (WPCA) alerta para o fato de que, apesar da indicação inquestionável de paliação para todas as doenças crônico-degenerativas que acometem os idosos, uma parcela considerável das pessoas com essas doenças continua negligenciada, não recebendo

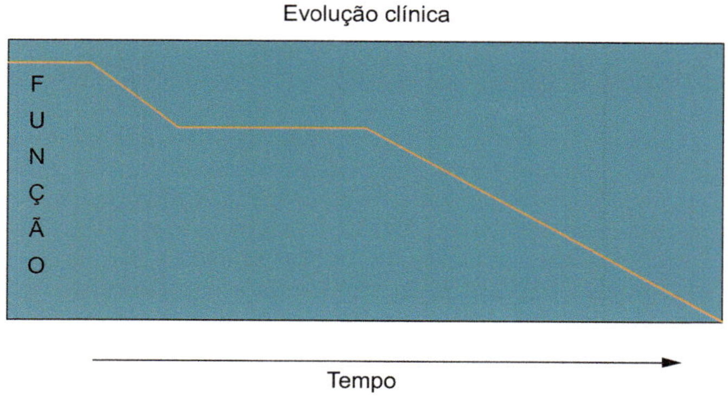

▪ **FIGURA 104.2** Declínio funcional no câncer. (Fonte: Lynn e Adamson, 2003; Adaptada por Maciel, 2012.)

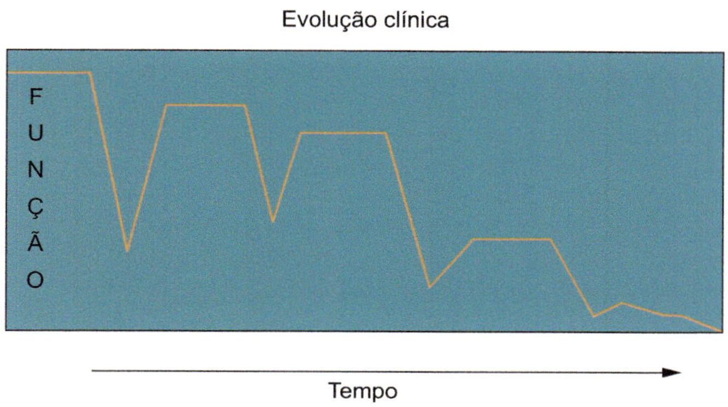

▪ **FIGURA 104.3** Declínio funcional na doença crônica não oncológica. (Fonte: Lynn e Adamson, 2003; Adaptada por Maciel, 2012.)

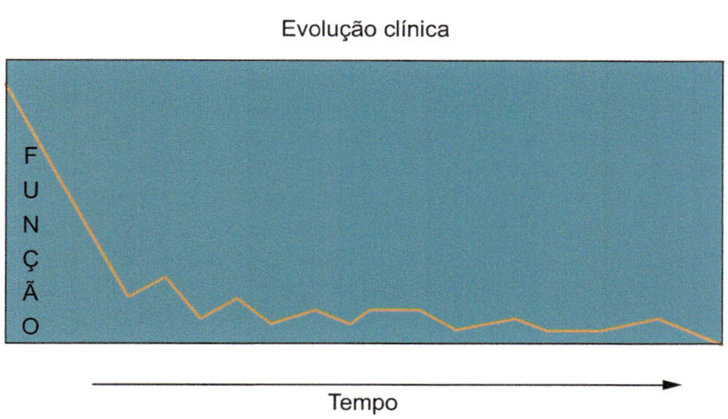

▪ **FIGURA 104.4** Declínio funcional na demência. (Fonte: Lynn e Adamson, 2003; Adaptada por Maciel, 2012.)

os cuidados paliativos adequados (Worldwide Palliative Care Alliance [WPCA], 2014). A demência é um exemplo de doença subdiagnosticada. Além disso, há a síndrome de fragilidade que precisa ser reconhecida pelos profissionais como uma indicação de paliação, sobretudo na população de 80 anos de idade ou mais, pois ela se relaciona com um pior prognóstico, possibilitando uma ampla gama de intervenções (Azevedo; Burlá, 2015).

Os cuidados paliativos devem ser iniciados assim que a necessidade se apresenta, preferencialmente antes que os problemas se tornem incontroláveis. Portanto, eles precisam ser parte integral da assistência básica e ser praticados em quaisquer ambientes, tanto hospitalares quanto domiciliares, bem como nas instituições de longa permanência. Para médicos que acompanham pessoas idosas com doenças que têm indicação de paliação até a fase final da vida e o processo de morrer, recomenda-se a aquisição de habilidades essenciais para a atuação profissional. Uma matriz de competências em medicina paliativa, elaborada pelos membros da Comissão Permanente de Cuidados Paliativos da Sociedade Brasileira de Geriatria e Gerontologia (SBGG), propõe um currículo básico para a graduação em medicina e a residência em geriatria, com a relação das capacidades que precisam ser adquiridas durante a formação (Dias *et al.*, 2018).

Equipe

Para atender às necessidades essenciais de uma pessoa com doença em fase avançada, indica-se a constituição de uma equipe multiprofissional com dinâmica de atuação interdisciplinar. Sendo necessário que todos os seus componentes tenham formação nos princípios do tratamento paliativo e saibam agir de acordo com os preceitos exigidos pela ética profissional.

Os cuidados paliativos devem ser prestados por uma equipe articulada, que tenha conhecimento sobre o controle de sintomas e que disponha dos medicamentos necessários: analgésicos não narcóticos, opioides, anti-inflamatórios esteroides e não esteroides (AINE), antieméticos, antipsicóticos, anticonvulsivantes, antidepressivos, psicoestimulantes, ansiolíticos, antibióticos, protetores de mucosa gástrica e laxativos.

O respeito ao corpo da pessoa doente e a utilização de técnicas paliativas requerem competência técnica, rigor ético e sensibilidade no cuidado à pessoa idosa na sua integralidade. Capacidade de compreensão, empatia e bom humor são características do profissional que complementam a prática da paliação.

A equipe médica para os cuidados paliativos pode ser integrada por: médico, enfermeiro, fisioterapeutas, fonoaudiólogo, nutricionista, psicólogo, terapeuta ocupacional, assistente social, musicoterapeuta, assistente espiritual, farmacêutico e odontólogo. É indispensável que todos trabalhem em sintonia e desenvolvam uma linguagem comum para atingir os objetivos de cuidado e proteção, ou seja, identificar e tratar as intercorrências, otimizar o uso de fármacos, manter o estado nutricional e a mobilidade enquanto for possível, oferecer apoio psicológico ao paciente e à família, providenciar apoio espiritual se for desejado e maximizar o funcionamento do paciente nas suas atividades habituais. Essa modalidade assistencial visa oferecer o maior conforto à pessoa com doença em fase avançada e segurança e tranquilidade aos familiares (Burlá; Azevedo, 2012). Encontrar um discurso harmônico para a equipe, construir uma rede de respeito e acolhimento mútuos e abdicar de vaidades pessoais é um processo gradual e trabalhoso, mas que gera os melhores resultados.

Principais sintomas

Pessoas com doenças em fase avançada podem apresentar sintomas de grande desconforto físico e psíquico. Os sintomas mais comuns nos pacientes com doença em fase terminal são:

- Fadiga
- Dor de forte intensidade
- Anorexia
- Dispneia
- Constipação intestinal
- Náuseas e vômito

- Tosse
- Confusão mental
- Tristeza e depressão
- Ansiedade
- Agitação e insônia
- Disfagia
- Hemorragia
- Emagrecimento
- Diarreia
- Feridas.

Após identificação dos sintomas presentes, existem medidas de tratamento farmacológico e não farmacológico apropriadas para tentar controlá-los. A postura paliativista exige do profissional médico uma intervenção rápida, intensiva, dinâmica e resolutiva no uso dos fármacos e das técnicas específicas de paliação. O reconhecimento preciso dos sintomas é o ponto de partida do tratamento paliativo.

Com a evolução da doença para a fase final, novos problemas podem surgir, sendo um deles a não aceitação dos fármacos por via oral (VO). Nesse momento, a via de eleição para a administração dos fármacos é a subcutânea (SC). A hipodermóclise é o método mais indicado, depois da VO, para a reposição de fluidos e de medicamentos para pacientes com doença avançada, devendo ser utilizada pelo baixo risco de complicações, por ser indolor e eficaz. A vascularização do tecido subcutâneo permite que medicamentos dados por essa via sejam bem absorvidos, atingindo concentrações séricas adequadas e com tempo de ação prolongado. Além disso, o acesso é rápido e permite maior mobilidade do paciente.

O uso da SC é simples e seguro, desde que obedecidas as normas de administração, volume e qualidade dos fluidos e medicamentos infundidos. O sítio de punção deve ser trocado a cada 72 horas ou em caso de irritação da pele. O novo local deve estar a uma distância mínima de 5 cm do anterior. Monitorar o paciente quanto dor, eritema ou edema a cada hora nas primeiras 4 horas. Avaliar o paciente quanto febre, calafrios, edema e eritema persistente, e quando houver dor no local da infusão. Em caso de suspeita de infecção cutânea, interromper imediatamente a infusão.

Existe um arsenal terapêutico crescente para o controle dos sintomas que pode ser utilizado pela via subcutânea (Tabela 104.2). Quando for necessária hidratação, pode-se fazer um volume de 1.000 a 1.500 mℓ nas 24 horas com um fluxo de infusão de 40 a 60 mℓ/hora, se possível por intermédio de bomba infusora. Uma alternativa é manter a hidratação somente no período noturno, durante o sono.

Para um aprofundamento neste tema, acesse o *site* da SBGG (www.sbgg.org.br), que disponibiliza, na seção "Publicações/guias", um manual que detalha o histórico desse acesso, descreve a técnica de punção com cateter não agulhado (Jelco®) e aborda as dúvidas frequentes dos profissionais (Sociedade Brasileira de Geriatria e Gerontologia [SBGG], 2017).

TABELA 104.2 Exemplos de medicamentos para uso subcutâneo.

Morfina	Tramadol
Fentanila	Metadona
Omeprazol	Dimenidrinato
Dexametasona	Hioscina
Octreotida	Midazolam
Haloperidol	Clorpromazina
Levomepromazina	Metoclopramida
Ondansetrona	Furosemida
Ceftriaxona	Cefepima
Fenitoína	Dipirona

O paciente geriátrico na última etapa da vida

O bom cuidado aos idosos no fim da vida significa mais do que suspender certas medidas de tratamento. Inclui o desenvolvimento de um plano de cuidados individualizados que contemple as demandas particulares da pessoa como um ser biográfico e único e atenda aos limites impostos pela doença.

O prognóstico ao fim da vida nunca é tarefa simples. Nas doenças crônicas, o processo final pode ocorrer lentamente, com uma sucessão de eventos que progride, invariavelmente, para múltiplas falências orgânicas.

Não é de surpreender que a maioria das mortes ocorra em pessoas de mais de 65 anos de idade, que são mais vulneráveis às doenças incuráveis. Ademais, os idosos têm necessidades especiais, com problemas múltiplos e, geralmente, mais complexos que aqueles dos mais jovens (Tabela 104.3).

Os problemas que muitos idosos experimentam no último ano de vida decorrem de consequências naturais do envelhecimento. Como é mais difícil prever o curso de doenças crônicas que acometem os idosos, os cuidados paliativos devem se basear nas necessidades dos pacientes e dos seus familiares, e não no prognóstico. Demência e câncer ilustram esse ponto, por serem situações clínicas relacionadas com o envelhecimento que, desde o momento do diagnóstico e ao longo de todo o curso da doença, exigem do profissional uma abordagem paliativa.

Demência

A doença de Alzheimer é a principal causa de demência e tem progressão lenta, declinante e involutiva. Após revisão dos critérios para seu diagnóstico em 2011, o número de pessoas diagnosticadas com a doença de Alzheimer assumiu proporções alarmantes: estimativas norte-americanas sugerem que 11% das pessoas com 65 anos de idade ou mais têm esse diagnóstico, e a prevalência chega a 32% das pessoas com 85 anos de idade ou mais (Alzheimer's Disease International, 2019). O período mediano de sobrevida do diagnóstico até a morte é de 8 anos, embora existam casos de décadas de evolução. Durante esses anos, há uma deterioração da capacidade funcional e cognitiva. Cada fase (inicial, moderada, avançada e final) é marcada por sinais e sintomas específicos, sendo comuns: confusão mental, incontinência urinária, dor, humor deprimido, constipação intestinal e perda de apetite. A pessoa permanece anos na fase avançada e na fase final, quando as medidas de cuidado e proteção passam a ser mais importantes (Figura 104.5). É uma doença crônico-degenerativa que provoca desgaste das relações familiares, com risco de sobrecarga do cuidador familiar.

TABELA 104.3 Considerações sobre a última etapa da vida.

Os mais idosos são acometidos por múltiplos problemas clínicos de diferentes graus de gravidade
O efeito cumulativo desses problemas pode ser maior que o de qualquer doença específica
Os problemas resultam em um maior grau de incapacidade, exigindo maiores cuidados com o paciente
Existe um risco maior de reações adversas a substâncias e ao desenvolvimento de doenças iatrogênicas
Mesmo problemas pequenos podem provocar um enorme impacto
Problemas agudos podem se sobrepor a deficiências físicas ou mentais, dificuldades econômicas e isolamento social

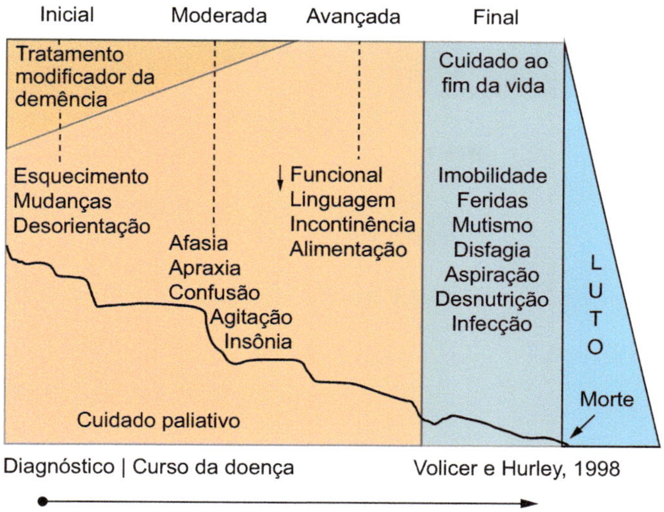

▪ **FIGURA 104.5** Cuidados paliativos na evolução da doença de Alzheimer. (Fonte: Lynn e Adamson, 2003; Adaptada por Burlá e Azevedo, 2010.)

▪ **TABELA 104.4** Critérios de elegibilidade para cuidados ao fim da vida na demência.

FAST	Incapaz de caminhar, se vestir e tomar banho sem ajuda
	Incontinência urinária ou fecal, intermitente ou constante
	Ausência de comunicação verbal significativa, capacidade de fala limitada
Complicações clínicas	Pneumonia por aspiração
	Pielonefrite ou outras infecções do trato urinário superior.
	Sepse
	Múltiplas úlceras por pressão
	Febre recorrente após antibioticoterapia
	Incapacidade de manter ingestão líquida e calórica suficiente
	Perda de 10% do peso nos 6 meses anteriores
	Nível de albumina sérica inferior a 2,5 g/dℓ

FAST: Escala de Avaliação Funcional. (Fonte: National Hospice Organization, 1998; Schonwetter *et al.*, 2003.)

Uma dificuldade na prática clínica diária é definir o prognóstico de uma demência, solicitado na clássica pergunta dos familiares: "Quanto tempo de vida ainda lhe resta?" É possível estimar que a expectativa de vida seja menor do que 6 meses quando um paciente preenche todos os critérios de demência avançada pela Escala de Avaliação Funcional (FAST) e apresenta pelo menos uma complicação clínica (Tabela 104.4). Nessas condições, a pessoa deve receber todos os cuidados ao fim da vida, baseados no alívio de qualquer desconforto, com envolvimento dos familiares no plano de cuidados sempre que possível. É imperativo suspender tratamentos considerados fúteis, como controle fino de glicemia e de instabilidade da pressão arterial. Cada nova proposta terapêutica deve ter como base o controle impecável de sintomas, evitando os tratamentos inadequados.

Câncer

O termo "câncer" inclui muitas doenças que causam variados problemas, dependendo do local do corpo acometido. A doença é mais comum em pessoas idosas. Dados do Instituto Nacional de Câncer (INCA, 2019) apontam que, no Brasil, os tipos de câncer mais incidentes em homens são: próstata, pulmão, cólon e reto, estômago e cavidade oral; e nas mulheres são: mama, cólon e reto, colo do útero, pulmão e glândula tireoide.

O prognóstico para qualquer paciente depende da extensão do tumor no momento do diagnóstico e da resposta ao tratamento, que pode incluir cirurgia, radioterapia e/ou quimioterapia. Em razão das necessidades psicológicas dos pacientes, eles precisam de informação e apoio desde o diagnóstico. Em pacientes com câncer metastático de pulmão, por exemplo, a introdução precoce de uma abordagem paliativa possibilita envolvimento dos pacientes na tomada de decisões, melhor ajuste psicossocial e, inclusive, sobrevida mais longa (Temel *et al.*, 2010).

Avaliação prognóstica e controle dos sintomas

A prática dos cuidados paliativos herdou da oncologia a avaliação prognóstica com base no estado funcional do enfermo. A Escala de *Performance* Paliativa [*Palliative Performance Scale*] auxilia na conversa com o paciente e os familiares dele sobre o prognóstico (Tabela 104.5). Uma pontuação percentual abaixo de 50% sinaliza a necessidade de estratégias direcionadas para cuidados de final de vida (Victoria Hospice, 2001). Outra possibilidade é o profissional que conduz os cuidados se questionar se ficaria surpreso caso o paciente não estivesse vivo daqui a 1 ano (Downar *et al.*, 2017). Trata-se da "pergunta surpresa", que também denota a aproximação da fase final da vida, e tem melhor aplicabilidade quando a doença de base é um câncer do que em situações de demência ou fragilidade.

Para facilitar a avaliação sistemática dos sintomas em cuidados paliativos, foi desenvolvida a Escala de Avaliação de Sintomas de Edmonton, validada no Brasil (Maciel, 2012). Trata-se de um questionário com nove itens objetivos e subjetivos, para os quais o paciente deve atribuir uma nota, de acordo com sua intensidade (Tabela 104.6). No caso de pacientes que não consigam verbalizar, por exemplo, aqueles com demência, apenas os itens objetivos são preenchidos pelo cuidador.

As pessoas idosas com doença avançada frequentemente apresentam desconforto físico e emocional. O medo e a ansiedade podem assumir proporções avassaladoras. O controle dos sintomas e a presença da equipe de saúde são fatores que promovem a confiança necessária para aquele que vive seus momentos finais. As alterações fisiopatológicas decorrentes das doenças culminam em intenso catabolismo orgânico, o que compromete a farmacocinética. Para lidar com essa questão, os profissionais precisam dominar o conhecimento dos medicamentos utilizados, pois, as mudanças nas funções hepática e renal têm consequências sobre a meia-vida das substâncias e sobre os efeitos colaterais que podem surgir.

Fadiga é um sintoma muito prevalente e desafiador. Sua causa é múltipla e nem sempre bem definida. A ausência de um marcador biológico é um agravante, assim como ocorre na síndrome de fragilidade. Não existe um tratamento farmacológico específico. A atuação da equipe multiprofissional é essencial para a avaliação da condição nutricional, da capacidade da performance funcional, do gasto energético associado às atividades básicas da vida diária, da adequação do ambiente e da possibilidade de correção de anemia ou suspensão de medicamentos que agravem essa queixa.

▪ **TABELA 104.5** Escala de *Performance* Paliativa.

Percentual (%)	Deambulação	Atividade e evidência da doença	Autocuidado	Ingestão	Nível de consciência
100	Completa	Atividade normal e trabalho; sem evidência de doença	Completo	Normal	Completa
90	Completa	Atividade normal com esforço; alguma evidência de doença	Completo	Normal	Completa
80	Completa	Atividade normal com esforço; alguma evidência de doença	Completo	Normal ou reduzida	Completa
70	Reduzida	Incapaz para trabalhar; doença significativa	Completo	Normal ou reduzida	Completa
60	Reduzida	Incapaz para a prática de *hobbies*/trabalho doméstico; doença significativa	Assistência ocasional	Normal ou reduzida	Completa ou com períodos de confusão
50	Maior parte do tempo sentado ou deitado	Incapaz para qualquer trabalho; doença extensa	Assistência considerável	Normal ou reduzida	Completa ou com períodos de confusão
40	Maior parte do tempo acamado	Incapaz para a maioria das atividades; doença extensa	Assistência quase completa	Normal ou reduzida	Completa ou com sonolência +/– confusão
30	Totalmente acamado	Incapaz para qualquer atividade; doença extensa	Dependência completa	Normal ou reduzida	Completa ou sonolência +/– confusão
20	totalmente acamado	Incapaz para qualquer atividade; doença extensa	Dependência completa	Mínima, em pequenos goles	Completa ou sonolência +/– confusão
10	Totalmente acamado	Incapaz para qualquer atividade; doença extensa	Dependência completa	Cuidados com a boca	Completa ou sonolência +/– confusão
0	Morte				

O sintoma mais discutido é a *dor*. A eficácia dos métodos de controle da dor foi estabelecida há décadas, e existem inúmeros fármacos para controlá-la, seja qual for a sua causa. Estudos de observação demonstram que, quando seguidas as diretrizes clínicas para controle da dor, 70 a 97% dos pacientes com câncer avançado conseguem aliviar esse sintoma. Pesquisas sobre a implementação do tratamento têm sido negligenciadas, mas a formação continuada pode aumentar o conhecimento e melhorar as atitudes dos profissionais diante da dor. Há evidências para intervenções breves, com estímulo ao registro de um diário sobre as características evolutivas dor, úteis para ajuste da dose dos fármacos.

Um número elevado de pacientes com câncer ainda morre com dor de forte intensidade. A dor intensa é menos frequente na fase final quando abordada e aliviada nas fases anteriores. Não há o que temer quanto ao uso da analgesia correta, mesmo em idosos. O tratamento ideal é individualizado, pois as pessoas percebem a dor de maneiras diferentes. Opta-se pela via de administração menos invasiva, ou seja, a oral, seguida da subcutânea e, por fim, a via venosa. Evita-se a administração intramuscular pois, além de dolorosa, relaciona-se com absorção irregular dos fármacos em pessoas na fase final da vida que apresentam catabolismo e perda de massa muscular. A escolha do analgésico vai depender do tipo da dor e da sua intensidade. O importante é a administração regular dos analgésicos pelo relógio, e não em caráter de necessidade. A dor constante exige tratamento regular. Medidas de relaxamento, meditação, suporte espiritual, hipnose, bloqueios de terminações nervosas e procedimentos neurocirúrgicos podem ser boas condutas adjuvantes.

▪ **TABELA 104.6** Itens da Escala de Avaliação de Sintomas de Edmonton.

Dor	Ansiedade
Cansaço	Sonolência
Náuseas	Apetite
Depressão	Falta de ar
Sensação de bem-estar	

Avaliar os sintomas nas últimas 24 horas e atribuir valor de intensidade de 1 a 10.

Existe um mito em torno dos opioides, sobretudo quando se decide iniciar a administração da morfina. O conhecimento da farmacodinâmica e da farmacocinética dessa classe medicamentosa é o primeiro quesito para uma prescrição correta e segura, mesmo em pessoas muito idosas. O risco de morte prematura pelo uso da morfina não tem qualquer base científica, pois se sabe que a morfina pode ser usada com sucesso por anos e que o risco de dependência não é relevante na população geriátrica ou nos pacientes com câncer metastático em fase avançada. Se a dose for corretamente titulada, não há risco de o paciente apresentar deterioração da cognição. Deve-se lembrar também que os opioides induzem constipação intestinal e, por isso, precisam sempre ser associados ao uso de laxativos.

A *dispneia* é um dos sintomas mais presentes no fim da vida e causa angústia ao paciente, à família e à equipe médica. Sempre se deve tentar descobrir a causa da dispneia (infecção, compressão, distúrbio metabólico) e intervir na ansiedade gerada por essa condição (podendo ser indicado o uso de ansiolíticos). A utilização de oxigênio suplementar tem um papel mais psicológico do que efetivo; o uso de um ventilador ou a abertura da janela pode propiciar conforto. O uso de opioides (p. ex., a morfina parenteral, preferencialmente pela via subcutânea, se a VO não for viável) reduz a frequência respiratória e confere uma sensação de alívio ao paciente.

A *ICC* é uma condição prevalente entre idosos. O curso é geralmente de exacerbação intermitente dos sintomas de dispneia e dor, seguido por um retorno gradual ao nível funcional anterior ou próximo dele. A morte pode acontecer após um declínio progressivo ou ser súbita, durante uma crise. Apesar de progressos no tratamento, pacientes e familiares costumam ter dificuldades para entender e controlar o complexo regime terapêutico necessário, o que justifica uma orientação profissional bem conduzida (Burlá; Py, 2005).

A *anorexia* é muito frequente no fim da vida, causando inquietação na família do paciente. Um dos sintomas é a falta de apetite. O aconselhamento médico sobre esse assunto e o atendimento por profissionais da nutrição são fundamentais para tranquilizar a família. Algumas sugestões interessantes são fracionar a dieta em pequenas quantidades a cada 2 horas e preparar refeições com aroma e aspecto convidativos. O uso de baixas doses de corticosteroides (dexametasona, prednisona), megestrol e mirtazapina) pode ser útil por um período transitório. A metoclopramida facilita o esvaziamento gástrico, porém, o efeito terapêutico não é linear e há risco de discinesia tardia nos idosos.

A indicação de alimentação artificial deve ser bem avaliada ao fim da vida, pois sondas e cateteres nasoentéricos ou gástricos causam desconforto. É importante discutir sua utilização e validade tanto com os pacientes, caso estejam lúcidos, bem como com seus familiares. A sensação de sede deve sempre ser corrigida. A hidratação básica (nos idosos, 20 mû/kg/dia) pode ser atingida por uma reposição hídrica no período noturno. Recomenda-se, também, colocar raspa de gelo na boca ao longo do dia. Não há necessidade de atingir os níveis ideais de hidratação, pois o objetivo é o conforto do paciente.

Existem muitos mitos a respeito do uso de sondas de gastrostomia para pessoas com demência em fase avançada. Acreditava-se que poderiam prevenir desnutrição, manter a integridade da pele, evitar pneumonias por broncoaspiração, melhorar a qualidade de vida, aumentando a capacidade funcional e a sobrevida do paciente. No entanto, como sintetiza a Tabela 104.7, já se sabe que isso não é verdade. Um estudo robusto se tornou referência para apoiar o argumento de que sondas de alimentação não devem ser indicadas para reverter a progressão natural da desnutrição na demência (Teno *et al.*, 2012). A American Geriatrics Society (AGS) publicou uma declaração que alerta para o risco de agitação, contenção física ou química, além das novas úlceras por pressão decorrentes do uso dessas sondas por pessoas com demência. Além disso, enfatiza a importância da alimentação de conforto, ou seja, estimula os pacientes a comer alimentos de sua preferência, na consistência mais segura para a deglutição, quando e na quantidade que aceitarem, sob supervisão de fonoaudiólogo (AGS, 2014). Sobre o suporte nutricional, não existe mais controvérsia sobre o assunto: as referências são categóricas no sentido de não recomendar o uso de alimentação artificial (Gieniusz *et al.*, 2018). O desafio atual é convencer os próprios profissionais da saúde que, seguindo práticas defasadas, continuam a indicar sondas de alimentação, apesar de haver evidências convincentes que comprovam que elas não promovem qualquer benefício ao paciente. Portanto, as vias artificiais de alimentação devem ser reservadas para pacientes com demência avançada e que demandam uso contínuo de medicações enterais para o controle de suas doenças de base ou dos sintomas.

Muitos pacientes apresentam *náuseas* até o momento final, sem ter vômito (elas causam intenso mal-estar). A causa mais frequente de náuseas no fim da vida é a constipação intestinal crônica. Outras possíveis etiologias são: retardo no esvaziamento gástrico (fisiológico na velhice), obstrução intestinal, efeito colateral de opioide, aumento da pressão intracraniana, gastrite, úlcera péptica, hipercalcemia, uremia e efeitos colaterais dos fármacos em uso. Fármacos como domperidona, haloperidol, levomepromazina e clorpromazina podem ser prescritos.

TABELA 104.7 Fatos sobre a gastrostomia.

Não melhora os marcadores nutricionais e pode aumentar a perda de peso
Aumenta o risco de úlceras por pressão
Pode reduzir a pressão do esfíncter esofágico inferior e não previne a aspiração de secreções orais
Pode aumentar o sofrimento e o desconforto
Não reverte a evolução de doenças em fase terminal

A *constipação intestinal* costuma ser ignorada na fase final, contudo, a impactação fecal deve ser prevenida e tratada. O imobilismo, a inatividade, as dificuldades de alimentação, a desidratação e o uso de opioides e anticolinérgicos são causas frequentes. Deve-se considerar a prescrição de laxativos e lembrar que o uso de fibras pode agravar a distensão colônica em pacientes acamados. É importante fazer toque retal quando o paciente ficar constipado por mais de 3 dias, pelo risco de fecaloma. Quando a desimpactação manual for necessária, recomenda-se analgesia prévia ou sedação leve, para evitar piora do desconforto associada ao procedimento.

O *delirium* é frequente nos idosos em fase final, também sendo mais uma causa de angústia à família. As etiologias mais comuns são: iatrogenia, hipoxia, distúrbio hidreletrolítico ou metabólico, infecção e doença primária do sistema nervoso central (SNC). Se o paciente estiver confuso, mas sereno, deve-se orientar a família e utilizar medidas não farmacológicas e ambientais, como a presença constante de um familiar ou cuidador. É importante estimular o uso de relógios, calendários e crachás dos profissionais com nomes bem visíveis. A contenção física não deve ser utilizada, pois promove o agravamento da agitação, além de representar má prática médica. A privação de sono pode ser tratada com estratégias para redução de ruídos ambientais e por meio da adoção de horários de medicação que não interrompam o descanso noturno do paciente. A correção dos prejuízos sensoriais por meio do uso de óculos ou órtese auditiva ajuda a manter a orientação. Ademais, a iluminação precisa estar sempre adequada (Azevedo, 2012). As opções terapêuticas são os benzodiazepínicos de meia-vida curta (lorazepam) ou os antipsicóticos incisivos (haloperidol). Optar por uma dose noturna quando o paciente apresentar sono agitado ou alucinação noturna. Antipsicóticos atípicos (risperidona, quetiapina e olanzapina) são bem tolerados e apresentam perfil de efeitos colaterais menos intensos nos idosos, porém, eles têm uso limitado na fase final.

Em cuidados paliativos, distinguir *depressão* da tristeza decorrente da doença e da proximidade da morte pode ser um desafio. Os antidepressivos devem ser utilizados com cautela, após avaliação criteriosa. Recomenda-se o início de baixas doses, com a percepção de que o começo da resposta terapêutica é tardio (15 a 20 dias), o que pode ser um tempo longo demais para o paciente com doença em fase avançada. Tanto os antidepressivos tricíclicos como os inibidores seletivos da recaptação de serotonina e da norepinefrina são opções indicadas. O uso de psicoestimulante, como metilfenidato, pode ser uma opção mais interessante em virtude do seu rápido início de ação.

A *ansiedade* e a *agitação* podem ser resultantes de dor não tratada ou, em pessoas com demência, de algum desconforto que elas não consigam verbalizar, devendo-se, portanto, sempre investigar a existência de dor, retenção urinária, impactação fecal, ferida cutânea e incapacidade de dormir. Como abordagem farmacológica, podem ser utilizados benzodiazepínicos (lorazepam ou clonazepam) e antipsicóticos (levomepromazina).

A *insônia* é um sintoma que costuma estar associado à depressão e à ansiedade. Ambiente ruidoso, dor física, distúrbios metabólicos, inatividade e efeito colateral de fármacos também podem provocar insônia. Seu tratamento farmacológico inclui indutores de sono (zolpidem, midazolam) ou medicamentos antidepressivos que provoquem sonolência (mirtazapina, trazodona). Técnicas de relaxamento e meditação são medidas alternativas.

A *respiração ruidosa*, que pode preceder o momento da morte, é causada por congestão dos brônquios ou relaxamento do palato. Medicação anticolinérgica do tipo hioscina pela via subcutânea, colírio de atropina VO e inalação com ipratrópio podem ajudar a reduzir a secreção das vias respiratórias, assim como o reposicionamento do paciente no leito. O propósito de tais intervenções é evitar a aspiração mecânica de cavidade bucal e vias respiratórias, referida como incômoda.

O processo de morrer

A intenção de melhorar a qualidade de vida, da comunidade ou do indivíduo em particular, em última instância, é uma modalidade de regulação de políticas públicas e ações privadas. É fato observável que os indivíduos, em média, vivem mais e com mais saúde no início do século XXI. Mas "qualidade de morte" é outra questão.

A inevitabilidade da morte não livra o ser humano da angústia diante do seu próprio fim; uma angústia que se espraia e alcança todos os implicados em uma cena de final de vida. Nas demandas do fim da vida, quando é improvável que o paciente se recupere, compete ao médico, em primeiro lugar, reconhecer esse momento e, então, dedicar-se aos cuidados capazes de proteger o paciente e reduzir o seu sofrimento à medida que a morte se aproxima. Essa é a orientação dos cuidados paliativos, modalidade de assistência ainda raramente presente. De acordo com a Aliança Mundial de Cuidados Paliativos (AMCP), mais de 100 milhões de pessoas se beneficiariam com os cuidados paliativos e os *hospices,* por ano, incluindo familiares e cuidadores que precisam de ajuda e orientação. Entretanto, menos de 8% têm acesso a esses cuidados (Economist Intelligence Unit, 2010).

Nos idosos, a morte pode estar associada a várias doenças que comprometem a independência e a autonomia, conceito referencial da bioética contemporânea, que se relaciona ao exercício máximo da liberdade de escolhas pessoais. A multiplicidade de sintomas que ocorrem, dependendo da doença de base, será determinante para o maior ou menor grau de sofrimento do paciente idoso. O adequado atendimento a esses pacientes, para aliviar qualquer sintoma desgastante, é um ponto fundamental para a boa prática da geriatria. Nos idosos, a trajetória para a morte costuma ser lenta e com sofrimento físico, emocional, social e espiritual, configurando a "dor total" descrita por Saunders (2004).

Em geral, o paciente nutre o medo de como e onde será a sua morte. Não é incomum existir um medo maior de como será o processo de morrer do que da morte propriamente dita: medo da dor, de sufocação, da perda do controle, de perda da dignidade, de morrer só, de ser enterrado vivo, de sobrecarregar seus familiares. É importante criar uma comunicação com o paciente, ouvi-lo nas suas expectativas, incentivá-lo a protagonizar o momento final da sua vida, e ajudá-lo nos enfrentamentos e na tomada de decisões. É preciso acreditar nas possibilidades desse encontro, que cria uma relação em que acontece a emergência da angústia, com suas significações ameaçadoras e letais, quando é possível encarar não só os limites, mas também quaisquer potencialidades que venham a se dimensionar em alguma significação vitalizadora, no processo de morrer.

O avanço da tecnologia propicia tentativas obstinadas de medicalização do morrer e oculta a realidade da morte como parte do processo natural da vida. Morrer passa a ser uma falha técnico-profissional, o que desconsidera o processo inevitável do ciclo vital. Tal mentalidade pode causar culpa no profissional que, frustrado por não ter conseguido bloquear o curso da terminalidade do paciente, se sente abalado no exercício da sua prática profissional. Isso talvez seja um dos grandes responsáveis pela temida distanásia (Pessini, 2001).

Nas mudanças inevitáveis que ocorrem no fim da vida, alguns tratamentos são irrelevantes. O uso de anti-hipertensivos, hipoglicemiantes e quimioterápicos, por exemplo, deve ser reavaliado, pois esses fármacos podem não ter mais indicação para uma pessoa idosa que está em sua fase final. Novos sintomas, como a inquietação, a confusão mental e o desconforto respiratório precisam ser aliviados. Em casos refratários e selecionados com critério, recomenda-se sedação paliativa, com o uso de antipsicóticos sedativos ou hipnóticos.

O reconhecimento da morte iminente é feito por meio da observação da mudança do sensório, da ocorrência recente de confusão mental, de fadiga intensa, da flutuação dos sinais vitais sem uma causa aparente, da descompensação hemodinâmica e da não aceitação de alimentos VO. Esses sintomas aumentam em intensidade e número nos últimos dias de vida. A intervenção nesse processo não é relevante, pois a doença de base é irreversível. A importância recai no ser humano, um ser social com história própria, que merece morrer com conforto e com seus entes queridos próximos, em um ambiente tranquilo e amigável.

A escolha do ambiente para o cuidado derradeiro é sempre delicada. Qual será o melhor lugar para o acompanhamento do processo de morrer? A decisão exige uma conversa franca entre os atores sociais envolvidos, que firmam um pacto que pode e deve ser reavaliado, conforme as circunstâncias. A permanência em casa parece sugerir um cenário mais acolhedor, em que a pessoa doente continua no controle das intervenções até o momento final. No entanto, ficar em casa pode privá-la do acesso imediato a medicamentos essenciais para alívio de sintomas desconfortáveis, o que não acontece em ambiente hospitalar. Além disso, ao adaptar-se às demandas do cuidado da pessoa doente, a casa passa por alterações que fazem com que ela se assemelhe a um apêndice do hospital, como a introdução de camas elétricas ou cilindros de oxigênio e a circulação de técnicos de enfermagem para o cuidado integral da pessoa doente. Em última análise, se a decisão for pela morte em domicílio, é importante a percepção de que a hegemonia médica se manifesta também nesse ambiente, onde se exige um planejamento impecável dos cuidados para que não faltem itens indispensáveis, desde morfina injetável, para controle de dor ou falta de ar, até a entrega da declaração de óbito (Azevedo, 2020).

Ao início do processo de morrer, didaticamente podem ser apontadas duas possibilidades de percurso (Figura 104.6). O "caminho usual", com *delirium* hipoativo, é o da redução progressiva do nível de consciência com desinteresse crescente pelo ambiente, seguido de coma e, então, da morte que se aproxima como "um sono cada vez mais profundo". As intervenções farmacológicas nesse percurso limitam-se ao controle meticuloso de sintomas que causam algum desconforto. Por outro lado, no "caminho difícil", a pessoa fica cada vez mais inquieta, com agitação psicomotora e alucinações, com indicação de contenção química. Uma intervenção inadequada pode ter consequências desastrosas e prolongar o processo de morrer. Apesar do conhecimento já difundido pela medicina paliativa, muitos idosos ainda estão sujeitos a procedimentos invasivos incompatíveis com o momento final da vida, o que converte o "caminho usual" de morte em um desnecessário e sofrido "caminho difícil" (Irwin *et al.*, 2013).

Nessa etapa tão delicada, boas decisões fazem a diferença. Atenta à necessidade de difundir informações técnicas de qualidade a respeito do cuidado ao fim da vida, a SBGG aliou-se à iniciativa internacional Choosing Wisely, dedicada à divulgação de escolhas terapêuticas sensatas. Um painel de especialistas redigiu recomendações atualizadas sobre o assunto, que foram, em seguida, submetidas à apreciação e votação pelos associados. Após um número expressivo de participações, foram divulgadas as cinco propostas mais votadas, por meio de

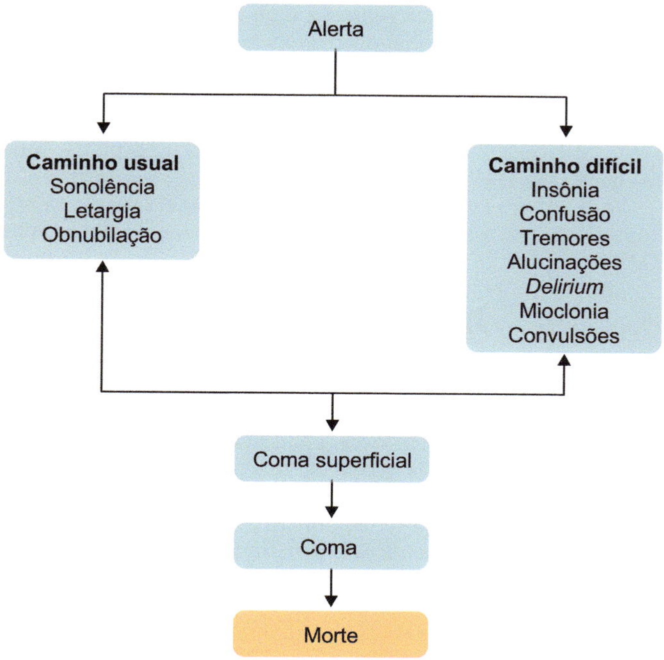

▪ **FIGURA 104.6** Percursos e desvios no processo de morrer.

documento intitulado *Recomendações Choosing Wisely Brasil da SBGG sobre condutas para pessoas idosas ao fim da vida* (SBGG, 2019). Espera-se que tal iniciativa ofereça aos profissionais maior segurança para a tomada de decisões difíceis, a exemplo de não indicar alimentação artificial no contexto da terminalidade (Tabela 104.8).

Uma lembrança marcante, para os familiares, é a fase final da pessoa: se a morte é precedida de sofrimento físico (dores de forte intensidade, inquietação, dispneia) ou ocorre em um cenário calmo e confortável. Essas impressões acompanham os familiares e norteiam seu comportamento em relação a outras mortes, inclusive a sua própria. A elaboração do luto tende a ser facilitada quando a morte de um ente querido é serena.

Comunicação ao fim da vida

O conhecimento do diagnóstico de uma doença incurável é um momento impactante na vida de uma pessoa. A maneira como o diagnóstico é apresentado ao paciente pode ser desconcertante. A postura do profissional, a abordagem do problema e o ambiente em que a conversa ocorreu são memórias marcantes. A comunicação é uma via de mão dupla, que envolve enviar mensagens ao paciente e dele receber mensagens de volta (Back *et al.*, 2009).

Qual deve ser o foco da atenção: a doença ou a pessoa? Essa é uma interpelação permanente do profissional para si mesmo nos cenários das situações singulares e complexas. A comunicação é a própria dinâmica das relações interpessoais, em que os relacionamentos se fortalecem, as incertezas se reduzem e é apontada uma direção ao paciente e à sua família.

O protocolo SPIKES, elaborado por Robert Buckman, já se tornou um clássico na recomendação de estratégias para apresentar más notícias (Tabela 104.9). Isso é um dever do profissional, e ele tem que se capacitar permanentemente para saber cumpri-lo. As notícias devem ser dadas com sensibilidade, em um ambiente tranquilo e no ritmo do paciente, lembrando que as más notícias jamais se transformam em boas notícias (Buckman; Kason, 1993).

▪ **TABELA 104.8** Recomendações Choosing Wisely Brasil da SBGG sobre condutas para pessoas idosas ao fim da vida.

1. **Não indique alimentação artificial no contexto da terminalidade**
A oferta de nutrição por sondas, nessas condições, não previne broncoaspiração, não melhora marcadores nutricionais, pode induzir agitação e aumentar o risco de lesões de pele por imobilidade. Prefira discutir com a família a proposta de alimentação de conforto, em que o paciente recebe alimentos de sua preferência pela via oral, até o final da vida, conforme aceitação, na consistência mais segura para a deglutição, preferencialmente com o suporte de profissional da Fonoaudiologia e da Nutrição
2. **Não indique intubação orotraqueal como medida de conforto para tratar dispneia ao final da vida**
Suporte ventilatório invasivo é medida avançada de sustentação de vida. Mesmo pacientes acoplados a ventilação mecânica podem apresentar dispneia. O tratamento de dispneia terminal deve ser feito com opioides, titulados da forma correta, que podem ser associados a fármacos anticolinérgicos que reduzam as secreções respiratórias. Recomenda-se considerar, como medidas adicionais de conforto, o suporte de fisioterapia respiratória ou sedação paliativa
3. **Não prescreva infusão de líquidos por via parenteral como medida de conforto para pacientes em processo de morrer**
A reposição volêmica parenteral é dolorosa e desnecessária. Menos débito urinário significa menor necessidade de saída do leito, de acessórios para micção ou cateter. Menos fluido no trato gastrintestinal evita vômitos. Com menor secreção pulmonar, ocorrem menos tosse, congestão, ascite e edema periférico. Hipovolemia ao final da vida causa diminuição do nível de consciência e da percepção de desconforto. Minimiza edema e ascite. As cetonas e outros subprodutos metabólicos na desidratação atuam como anestésicos naturais para o sistema nervoso central, causando diminuição dos níveis de consciência e diminuição do desconforto
4. **Promova controle glicêmico rigoroso em idosos em final de vida**
A avaliação geriátrica é fundamental para a decisão de metas de glicemia. Deve-se individualizar condutas de acordo com as condições clínicas, funcionais e até mesmo sociais. Quando o final da vida se aproxima, o controle rigoroso não se faz mais necessário e medicações hipoglicemiantes podem ser descontinuadas. Os valores de hemoglobina glicada podem até ficar acima de 8%. Para os diabéticos tipo 1, uma pequena quantidade de insulina basal pode manter os níveis séricos de glicose e prevenir complicações agudas hiperglicêmicas
5. **Não institua medidas de suporte avançado de vida em pessoas com doenças incuráveis sem ter conversado previamente sobre seus valores e preferências**
Os médicos precisam desenvolver a habilidade de conversar com os pacientes sob seus cuidados, ao longo da trajetória das doenças crônico-degenerativas, a respeito de suas vontades. O registro de uma Diretiva Antecipada de Vontade é a forma de proteger a pessoa, com o potencial de manter o foco do tratamento, ao final da vida, naquilo que realmente importa para ela

Para uma entrevista em que assuntos complexos serão abordados, deve-se dispor de um tempo hábil para uma conversa sem interrupções. A privacidade é fundamental para que uma relação de confiança se estabeleça. O protocolo SPIKES orienta o profissional a um aprendizado para criar o seu próprio modo de comunicar uma notícia ruim com sensibilidade, respeitando

▪ **TABELA 104.9** Protocolo SPIKES: como dar as más notícias.

Ambiente adequado e postura do profissional (***S**et up*)
Avaliação do conhecimento do paciente (***P**erception*)
Percepção do desejo do paciente pela informação (***I**nvitation*)
Comunicação clara e respeito ao ritmo do paciente (***K**nowledge*)
Acolhimento do silêncio e das emoções (***E**motions*)
Estratégia e síntese (***S**trategy and **S**ummary*)

os limites do paciente e dos seus familiares. Antes de qualquer informação, impõe-se uma observação atenta do paciente, perscrutando o que ele pode querer ouvir, o quanto ele já sabe e o que mais quer saber, assim como se aquele é o momento mais adequado para a conversa. O profissional envolvido na comunicação precisa desenvolver a habilidade de separar a mensagem do mensageiro para fortalecer sua relação com o paciente e os familiares.

No ambiente para essa conversa, tudo importa: a iluminação, a cor das paredes, a disposição das cadeiras, a fim de que paciente e profissional possam se sentar sem barreira física que impeça a possibilidade do olhar direto e da leitura não verbal, além do cuidado para evitar interferências externas.

A postura acolhedora do profissional, o tom firme e suave da sua voz e o seu toque compassivo são o esteio da conversa. O que o paciente diz deve ser escutado com calma e atenção, evitando a superposição de vozes. É bom lembrar que repetir algumas palavras auxilia na compreensão final do paciente.

Um discurso simples e direto, sem uso de termos técnicos, facilita o entendimento, assim como o limite da quantidade de informação, com respeito à provável redução da capacidade de assimilação do paciente. Procura-se responder às perguntas com precisão e objetividade, a fim de transmitir conhecimento e segurança. O paciente é quem deve ditar o ritmo da conversa. Com frequência, acontece um tempo prolongado de silêncio. Vale lembrar que esse é o tempo particular do paciente, em que ele processa as informações. Podem ocorrer reações emocionais fortes, como raiva, desespero, negação, choro. Por esse motivo, o profissional precisa de um contínuo processo de aprendizagem para manter a situação sob controle.

A conversa deve ser finalizada com um resumo do que foi dito, com a sugestão de uma estratégia para os próximos encontros e a abertura para novas perguntas. Quando possível, o paciente deve ser encorajado a se envolver no planejamento do tratamento e nas futuras decisões.

A comunicação efetiva entre profissionais e pacientes propicia a cumplicidade imprescindível. Ademais, a capacidade dos profissionais da saúde ao se comunicarem com as famílias e envolvê-las nas tomadas de decisão desponta como um importante fator para sua satisfação com os cuidados prestados ao fim da vida da pessoa doente.

Outro aspecto relevante é a comunicação, pelo paciente, da maneira como ele gostaria de ser cuidado ao final de sua vida, incluindo os tratamentos que ele deseja ou recusa receber. Trata-se de um exercício de autonomia em que a pessoa faz valer o seu direito de, por meio de uma reflexão prévia, deixar registradas as suas vontades e nomear seus procuradores de saúde. Eles são pessoas selecionadas por ela para serem seus porta-vozes em questões exclusivamente relativas aos tratamentos de saúde, caso ela tenha uma doença grave e incurável e esteja incapaz de se comunicar (Burlá; Azevedo, 2018; Northwestern Medicine, 2020). No Brasil, não existe legislação própria sobre o assunto. Entretanto, o CFM (2012) elaborou a Resolução nº 1.995/2012, que versa sobre as diretivas antecipadas de vontade (DAV). Os profissionais da saúde precisam conhecer esse documento e incorporar as DAV ao seu repertório de incentivo à expressão da autonomia do paciente (Burlá; Azevedo; Py, 2018).

Na prática, a elaboração das DAV pode ser um desafio. As pessoas têm ideias relativas a seus cuidados ao final da vida, porém, encontram obstáculos para sistematizá-las e convertê-las em um documento. Para facilitar a comunicação das preferências do paciente a seus familiares e aos profissionais, a SBGG lançou o *Cartas na Mesa*®, adaptação do jogo norte-americano *Go Wish*™ (SBGG, 2017). Trata-se de um baralho em que cada carta menciona uma das vontades mais frequentes das pessoas ao final da vida, funcionando como um ponto de partida para uma conversa aberta entre os envolvidos na tomada de decisões. A SBGG lançou também o aplicativo *Minhas Vontades*, que propõe ao usuário um passo a passo para a redação de suas DAV (SBGG, 2020). Ambas as iniciativas são úteis para a consolidação das DAV no cenário brasileiro.

Você já fez a sua? Aproveite a oportunidade. Os autores recomendam que você reflita sobre a sua finitude e elabore suas DAV.

Considerações finais

O modelo intervencionista da medicina curativa, que tem por foco a enfermidade, não se adequa às necessidades das pessoas com doenças crônico-degenerativas, não mais passíveis de um tratamento curativo. Nesse caso, quando todas as possibilidades de intervenção modificadoras da doença já foram aplicadas, não havendo mais, portanto, a perspectiva de êxito na continuidade dessas ações, a manutenção de tratamentos visando a cura do paciente é equivocada, podendo provocar sequelas que não aconteceriam ou seriam mais brandas caso a doença prosseguisse seu curso natural. Mais importante do que o tratamento farmacológico em si, são os cuidados abrangentes que devem ser dedicados ao paciente e a seus familiares.

As necessidades da pessoa idosa com doença crônico-degenerativa incapacitante que progride até a sua morte, com sequelas irreversíveis, correm o risco de ser negligenciadas pela equipe clínica responsável pela assistência. Não raro, o paciente idoso e seus familiares ficam à mercê da "boa vontade" ou da bem-intencionada ação de alguns poucos profissionais sensíveis à realidade dramática, na qual não mais se vislumbra uma solução.

Muitos profissionais ainda encaram o não curar uma doença como uma derrota; sentindo-se frustrados diante de um idoso em fase final de vida porque, durante sua formação técnica, a cura foi sempre o objetivo primordial. A doença terminal, o processo de morrer e a morte foram "hospitalizados" na contemporaneidade. Mais do que nunca, a discussão do final da vida emerge como uma necessidade de aprendizado técnico-científico e dos referenciais da bioética. Os cuidados paliativos são uma resposta ativa aos problemas decorrentes da doença prolongada, incurável e progressiva, na tentativa de prevenir o sofrimento e proporcionar a máxima qualidade de vida possível às pessoas doentes e seus familiares. Essa modalidade de tratamento é intervencionista e multiprofissional no que tange ao alívio dos sintomas que geram qualquer tipo de sofrimento. Para que isso ocorra na geriatria, é essencial que os profissionais percebam as demandas do paciente idoso, conheçam as doenças envolvidas e as possibilidades de intervenção, tanto farmacológicas como não farmacológicas, e jamais percam o foco da sua atuação: a pessoa idosa doente que se dirige para a morte.

Apesar da globalização do conhecimento e da rapidez das informações sobre a necessidade de uma atenção especial aos idosos e ao final da vida de todos os pacientes, o certo é que, atualmente, os cuidados paliativos ainda se encontram inseridos timidamente no cenário do conhecimento e do interesse dos profissionais e do sistema de saúde. Com isso, a pessoa vulnerável carece de atendimento diferenciado para as suas necessidades.

Por fim, cabe ressaltar que os cuidados paliativos constituem, nos dias atuais, uma resposta indispensável aos problemas do final da vida: são uma questão de saúde pública. Em nome da dignidade e do bem-estar de cada ser humano, é preciso torná-los cada vez mais uma realidade.

105

Idoso no Centro de Terapia Intensiva

Maria do Carmo Sitta • Wilson Jacob Filho

Introdução

Os avanços nas técnicas de monitoramento, ventilação mecânica (VM) e reanimação cardiorrespiratória possibilitaram a criação de áreas hospitalares especializadas no tratamento de pacientes com estado de saúde crítico. Por se tratar de uma patologia grave, mas potencialmente reversível, o coronavírus da síndrome respiratória aguda grave 2 (SARS-CoV-2) – covid-19 – proporcionou novos desafios a internações de idosos em centro de terapia intensiva (CTI), bem como novos critérios de internação e intervenções (Murthy *et al.*, 2020).

Novas formas de oxigenação, VM não invasiva e invasiva mudaram o paradigma do idoso na terapia intensiva (Alhazzani *et al.*, 2020).

A gravidade da doença é considerada o principal fator de risco a funcionalidade, cognição e comorbidades. Vários estudos já demonstraram a importância do estado funcional do idoso, que pode ser determinado pela escala de atividades da vida diária (AVD). A determinação do grau de comprometimento funcional do idoso, antes e depois da internação, tem colaborado para orientar a terapêutica do idoso em estado crítico. Embora ainda não se tenha um critério universalmente válido, o grau de independência prévio à internação é um bom preditor prognóstico (Sitta *et al.*, 2005).

A fragilidade e funcionalidade também são importantes para o sucesso do tratamento em CTI. O tratamento intensivo não tem por intenção somente manter o paciente vivo, mas também preservar suas capacidades, para que ele retorne a uma condição de saúde e de vida satisfatória. Os estudos disponíveis sobre esse assunto revelam que não há perda funcional ou de qualidade de vida significativa em idosos ao longo de sua internação em CTI (Garrouste-Orgeas *et al.*, 2009).

A eficiência e a rapidez do atendimento na terapia intensiva aumentam as chances de sucesso e aperfeiçoam a terapêutica para o idoso. Deve-se fazer todo o possível para que o idoso seja atendido fora do CTI, mas, quando se determina a indicação de tratamento intensivo, a transferência deve ser feita com maior precocidade e utilizar todos os recursos disponíveis. Nessa situação, a terapêutica conservadora aumenta a permanência, dobra o custo e não melhora a mortalidade.

Os principais motivos que levam o idoso ao CTI são:

- Pós-operatórios de cirurgias de alto risco
- Insuficiência cardíaca congestiva (ICC)
- Insuficiência coronariana (ICO)
- Insuficiência respiratória
- Insuficiência renal aguda (IRA)
- Choque séptico
- Choque hipovolêmico
- Choque cardiogênico
- Politraumatismo e queimadura.

Critérios de admissão

Os critérios de admissão e de permanência no CTI variam de acordo com cada serviço. É importante que a família participe de todas as fases, discutindo o motivo da transferência, a expectativa de tratamento, a sobrevida, a agressividade do tratamento e o prognóstico. A interação com o médico titular do paciente, com os especialistas envolvidos, com o intensivista e com a equipe multiprofissional é fundamental para o direcionamento e o sucesso do tratamento (Santos *et al.*, 2016).

A capacidade funcional prévia antes da internação e as diretrizes antecipadas de vida são fundamentais para a decisão da transferência e, sempre que possível, devem ser compartilhadas com o paciente, quando consciente, e sua família, respeitando suas preferências e decisões prévias.

A Resolução nº 2.156/2016 do Conselho Federal de Medicina (CFM) estabelece os critérios de admissão e alta em unidade de terapia intensiva (UTI) prioritariamente para os pacientes que necessitem de:

- Intervenções de suporte à vida, com alta probabilidade de recuperação e sem limitação de suporte terapêutico
- Monitoramento intensivo em razão do alto risco de intervenção imediata e sem limitação de suporte terapêutico.

São indicações de terapia intensiva, independentemente da idade:

- Instabilidade de órgão ou sistema que coloque o indivíduo em risco de morte ou de complicação imediata
- Pós-operatório de cirurgias de urgência ou de cirurgia eletiva de grande porte ou de risco elevado
- Necessidade de suporte ventilatório
- Necessidade de suporte hemodinâmico
- Necessidade de monitoramento hemodinâmico e respiratório para intervenção de urgência.

Simplified Acute Physiologic Score

Os escores *Acute Physiologic Assessment and Chronic Health Evaluation* (APACHE II), *Simplified Acute Physiology Score* (SAPS II) e *Sequential Organ Failure Assessment* (SOFA) são validados para previsão de desfechos em terapia intensiva, além de serem úteis na avaliação, transferência e decisão terapêutica (Vincent *et al.*, 1998). O APACHE II é um preditor de rápida execução com apenas doze variáveis clínicas de fácil obtenção e que incluem a frequência cardíaca (FC), frequência respiratória (FR), pressão arterial média (PAM), temperatura, oxigenação, pH arterial, sódio, potássio, creatinina, hematócrito, leucócitos e Escala de Coma de Glasgow (ECG). O resultado varia de 0 a 71 pontos, e a mortalidade é proporcional a valores maiores (Knaus *et al.*, 1985). O escore SAPS II foi estudado em maiores de 80 anos de idade e relacionado com maior mortalidade (Roch; Wiramus; Pauly *et al.*, 2011).

Recomenda-se que, quando possível, o idoso seja encaminhado para a unidade de terapia semi-intensiva (UTSI) para ser mais bem controlado e monitorado, sendo permitida a presença de um familiar ou acompanhante, o que colabora para a diminuição do risco de *delirium* (Kelly *et al.*, 2014).

Alterações funcionais

As principais alterações do envelhecimento de órgãos e sistemas que interferem na permanência do indivíduo na terapia intensiva já foram abordadas em outros capítulos. A seguir, serão apresentadas as principais consequências dessas alterações para o paciente em estado crítico.

Envelhecimento cardiovascular

A disfunção diastólica, o aumento da impedância aórtica, as alterações da contratilidade e o sistema adrenérgico menos eficiente resultam em menor gradiente de aumento do débito cardíaco, em condições de estresse ou de sobrecarga hemodinâmica. Essas alterações favorecem a instabilidade pressórica e a congestão pulmonar, dificultando a manipulação de volume de medicamentos vasoativos. O monitoramento dos níveis de troponina, peptídio natriurético (BNP), a realização de ecocardiograma à beira do leito com a avaliação de fração de ejeção, discinesias e o enchimento da veia cava podem colaborar muito na definição terapêutica.

Envelhecimento do sistema respiratório

As alterações da caixa torácica, como menor força muscular, mecanismo de tosse menos eficiente, diminuição da retração elástica dos pulmões, aumento do volume residual e diminuição gradual da pressão parcial de oxigênio arterial (Pa_{O_2}) com o envelhecimento resultam em hipoxemia, insuficiência respiratória e acúmulo de secreções com maior frequência. Patologias associadas, como as cardiopatias e insuficiência renal, facilitam a congestão pulmonar. A necessidade de oxigenoterapia, intubação orotraqueal (IOT) e VM é frequente por conta de menor reserva funcional respiratória.

O uso da VM em pacientes idosos em CTI pode elevar a mortalidade. Entretanto, novas modalidades, muitas delas desenvolvidas e aperfeiçoadas em razão da pandemia da covid-19, estão agregando novas formas de ventilação não invasiva (VNI), colaborando para diminuir a mortalidade desses pacientes.

Envelhecimento renal

Há diminuição da massa renal, nefroangiosclerose, hialinização dos glomérulos, diminuição do fluxo plasmático renal e do ritmo de filtração glomerular. A consequente diminuição do *clearance* requer extremo cuidado na prescrição de medicamentos. É necessário ajustar as doses, bem como estar atento à correção dos distúrbios hidreletrolíticos e às interações medicamentosas. É crucial avaliar o *clearance* calculado por pelo menos dois métodos, minimizando, assim, o efeito do peso e da idade para adequação das doses dos medicamentos prescritos. Sugere-se o uso do Cockcroft-Gault, que considera a idade em anos, o peso em quilogramas e a creatinina sérica (mg/dℓ), e o *modification of diet in renal disease* (MDRD), que considera a idade, a creatinina sérica, o sexo, a etnia, a ureia e a albumina (se disponível), e a superfície corpórea.

Comorbidades

É importante que sejam identificadas e abordadas para melhor conduzir o motivo que levou o indivíduo ao CTI. As principais doenças que interferem são: ICC, ICO, doença pulmonar obstrutiva crônica (DPOC), insuficiência renal crônica (IRC), diabetes melito (DM), hipertensão arterial sistêmica (HAS), acidente vascular encefálico (AVE) prévio, demência e fragilidade.

O número de comorbidades está frequentemente relacionado com a polifarmácia. Essa condição favorece as interações medicamentosas, aumentando o risco de iatrogenia.

Sempre que possível, deve-se manter a medicação de base do paciente, mas estar atento para suspender, quando necessário, todos os medicamentos que não são essenciais para minimizar essa interação. O controle rigoroso dos níveis glicêmicos colabora para redução da mortalidade, mas deve-se atentar para o maior risco de hipoglicemia em idosos.

Complicações potenciais

As potenciais complicações que acometem o idoso na terapia intensiva são o choque, a insuficiência renal com necessidade de diálise, a embolia pulmonar, as infecções e o *delirium* (Heyland *et al.*, 2015). A insuficiência respiratória ganhou nova abordagem após a pandemia da covid-19 com novas modalidades decorrente de restrição dos aerossóis em muitas situações (Associação de Medicina Intensiva Brasileira, 2020).

Choque

O estado de choque em geral é misto, dificultando a abordagem terapêutica. O tratamento não difere do aplicado ao adulto jovem. Com base na sua possível etiologia – hipovolêmica, cardiogênica ou séptica –, deve-se proceder à reposição volêmica ou de medicamento vasoativo, objetivando o melhor transporte de oxigênio. Em caso de dúvida ou dificuldade terapêutica, deve-se considerar o monitoramento hemodinâmico invasivo. O ecocardiograma à beira do leito, avaliação do enchimento da veia cava, a dosagem do BNP e do lactato arterial colaboram muito na decisão terapêutica (Caille *et al.*, 2010). Recomenda-se PAM-alvo de 60 a 65 mmHg.

Primeiramente, deve-se iniciar a reposição volêmica com cristaloide (Ringer com lactato) ou soro fisiológico como teste de volume. Recomenda-se infundir alíquotas de 250 mℓ até um volume total de 20 mℓ/kg/peso.

Pode-se associar norepinefrina simultaneamente à reposição volêmica. Ao se atingir a dose de 0,5 μg/kg/min, recomenda-se combinar um segundo medicamento, que pode ser epinefrina ou vasopressina. Esta última deve ser evitada nos casos com evidência de disfunção miocárdica. Em caso de evidência de componente cardiogênico, deve-se considerar a dobutamina avaliando-se a FC e as arritmias observadas.

Nos casos de manutenção do choque ou dificuldade na suspensão dos medicamentos vasoativos, considera-se a possibilidade de insuficiência adrenal associada. O cortisol basal do idoso é normal, mas a glândula adrenal pode não conseguir responder adequadamente em caso de sobrecarga funcional e estresse, colaborando para haver persistência do estado de hipotensão. Esse diagnóstico também deve ser considerado naqueles que, depois do quadro infeccioso ou pós-operatório, se mantenham inapetentes, astênicos e com hipotensão postural. O diagnóstico é clínico, pois a dosagem do cortisol sérico frequentemente é normal. O teste com a cortrosina (hormônio adrenocorticotrófico [ACTH]) é positivo, mas seu resultado é demorado, podendo comprometer o tratamento. Sendo assim, recomenda-se o teste terapêutico com a aplicação de 200 mg de hidrocortisona por via intravenosa, seguidos de 100 mg a cada 12 horas. Em geral, há melhora significativa da pressão arterial e do estado geral já nas primeiras 12 horas do tratamento (Martin *et al.*, 2006).

Sepse ou infecções

O idoso está predisposto à sepse por conta da menor eficiência dos mecanismos compensatórios, capacidade mais baixa de aumentar o débito cardíaco e adequá-lo ao consumo, resposta imunológica inferior e maior número de doenças preexistentes. O uso de antibióticos deve ser criterioso, respeitando-se o local da infecção e as culturas obtidas. Infelizmente, em muitos casos, o profissional da saúde não dispõe desses dados com precisão e, em decorrência da gravidade da situação, ele tem de optar pelo uso de antibióticos de amplos espectro e potência para germes hospitalares. Deve-se atentar para a correção da dose de acordo com o *clearance* e, preferencialmente, optar por aqueles menos nefrotóxicos. Vale ressaltar que a infecção fúngica é mais frequente nos idosos e que a monilíase oral é regra em pacientes que utilizam antibióticos por tempo prolongado. O uso de corticosteroides em quadros de sepse grave, seguindo os critérios de indicação determinados na literatura, também se aplica ao paciente idoso (Esteban *et al.*, 2004).

Delirium

O *delirium* é frequente na terapia intensiva, provocado por vários distúrbios metabólicos e hidreletrolíticos, uso de vários fármacos com potencial de interação medicamentosa, restrição ao leito, alteração do ciclo vigília-sono e isolamento dos familiares. Contribuem para o aparecimento do *delirium* os déficits cognitivo (prévio), auditivo e visual. Sempre que possível, o paciente deve ser deixado com os óculos e o aparelho auditivo. Caso já esteja em condições mais estáveis, deve ser transferido para a UTSI, acompanhado de seus familiares (National Institute for Health and Care Excellence, 2019).

Sempre que possível, enquanto o paciente necessitar de sedação, é prudente suspendê-la 1 vez/dia, até que o paciente chegue a um estado de sedação superficial para, então, retomá-la. Essa técnica, chamada de despertar diário, reduz o risco de intoxicação por sedativos e torna mais rápido o despertar do paciente quando houver intenção de suspender definitivamente a sedação.

O tratamento medicamentoso do *delirium* foi abordado no Capítulo 22, mas é importante lembrar que o uso de benzodiazepínicos deve ser evitado em razão do risco de resposta paradoxal, dando-se preferência aos neurolépticos. O haloperidol intramuscular ou intravenoso é o fármaco de escolha nos casos agudos. Após a compensação, pode-se optar pelos neurolépticos atípicos com menor potencial de efeitos adversos extrapiramidais. Os indivíduos que podem se beneficiar dos benzodiazepínicos são os que já fazem uso diário deles, não devendo ter seus medicamentos suspensos bruscamente, pois há o risco de síndrome de abstinência ou em virtude de história de alcoolismo recente (Prado *et al.*, 2008).

Recomenda-se o uso preventivo de tiamina na dose de 100 a 300 mg em idosos em condições agudas, mesmo sem antecedentes de alcoolismo. O gasto energético elevado aumenta o consumo da vitamina B1 e favorece o aparecimento de cardiopatia por beribéri e encefalopatia de Wernicke-Korsakoff, fato também observado em síndromes de realimentação.

Insuficiência respiratória

A insuficiência respiratória é uma complicação frequente nos indivíduos internados em CTI, sendo consequência de infecções pulmonares, sepse, síndrome do desconforto respiratório do adulto (SDRA), congestão pulmonar, embolia e agudização de doenças crônicas preexistentes. Deve-se monitorar o oxigênio arterial por meio do oxímetro de pulso e avaliar a capacidade ventilatória por meio do CO_2 expirado ou da gasometria arterial. A pandemia da covid-19 motivou a Associação de Medicina Intensiva Brasileira (AMIB) a regulamentar a conduta sobre a VM de pacientes em decorrência da gravidade dos quadros observados e da alta mortalidade (AMIB, 2020). Em síntese, ressalta-se que:

- Os pacientes que evoluírem com necessidade de O_2 nasal maior que 5 ℓ/min para manter saturação de oxigênio ($SatO_2$) > 93% e/ou apresentarem FR > 28 irpm, ou retenção de CO_2 36 (Pa_{CO_2}> 50 mmHg e/ou pH < 7,25) deverão ser prontamente intubados e ventilados mecanicamente
- Deve-se fazer uso do cateter nasal de alto fluxo (Rochwerg; Granton; Wang *et al.*, 2019) e VNI com *bilevel positive pressure airway* (BiPAP) de circuito único em UTI com equipe multiprofissional com experiência no uso de VNI e com disponibilidade de monitoramento rigoroso do paciente, proteção adequada da equipe e limpeza frequente para pacientes dispneicos e hipoxêmicos, apesar da suplementação com $SatO_2$ menor que 93% com suplementação de oxigênio até 5 ℓ/min
- Para VNI, usar máscara totalmente vedada à face, com película protetora para evitar lesão de pele, ajustando a interface com o mínimo vazamento de ar para o ambiente. Nesse caso, corrigir com parâmetros pressóricos baixos: até 10 cmH_2O de pressão positiva expiratória (EPAP) e no máximo 10 cmH_2O de delta de pressão positiva inspiratória (IPAP) para manter $SatO_2$ acima de 93% e abaixo de 96% com fração inspirada de oxigênio (FI_{O_2}) ≤ 50% e FR < 24 irpm. Manter o paciente nesses parâmetros por, no máximo, 1 hora. Se o paciente apresentar melhora clínica e da gasometria arterial, poderá ser descontinuado e voltar para cateter nasal de baixo fluxo (até 5 ℓ/min)
- Caso não haja melhora ou piora durante o uso da VNI, ela deve ser interrompida e o paciente prontamente intubado e ventilado mecanicamente
- Caso haja melhora e o paciente consiga tolerar o retorno ao cateter de O_2 de baixo fluxo (até 5 ℓ/min), deve-se monitorar sua evolução
- Caso haja nova piora da insuficiência respiratória, deve-se intubar prontamente o paciente, sem tentar realizar novamente outra sessão de VNI
- A VM invasiva protetora poderá ser iniciada no modo volume ou pressão controlada (VCV ou PCV) com volume corrente igual a 6 mℓ/kg de peso predito e pressão de platô menor que 30 cmH_2O, com pressão de distensão ou *driving pressure* (= pressão de platô menos a PEEP < 15 cmH_2O). O ajuste da PEEP ideal permanece ainda não totalmente elucidado, devendo, portanto, ser ajustado individualmente, pois a utilização de PEEP elevados demonstrou acarretar hiperinsuflação pulmonar e piora da evolução dos pacientes com covid-19
- A FR deverá ser estabelecida entre 20 e 35 irpm para manter $ETCO_2$ entre 30 e 45 e/ou Pa_{CO_2} entre 35 e 50 mmHg. Nos casos de Pa_{O_2}/FI_{O_2} < 150, já com PEEP adequada, é indicado fazer uso de ventilação protetora colocando o paciente em posição prona por, no mínimo, 16 horas. Por conta do alto poder infectante desse vírus e da necessidade de pelo menos cinco profissionais da saúde para realizar o processo seguro de rotação, todos os cuidados e paramentação para procedimentos aerossolizantes de toda equipe assistente que realizará a rotação devem ser garantidos
- A posição prona também pode ser indicada em pacientes com resposta a VNI para melhorar a relação do alvéolo-capilar e do distúrbio ventilação-perfusão.

Destaca-se que essas medidas independem da idade cronológica, pois se considera que o paciente está na terapia intensiva para cuidados plenos. A mudança de grau de investimento dependerá da resposta às medidas instituídas e da falência de outros órgãos e sistemas.

A melhora da insuficiência respiratória não depende só das medidas de ventilação e oxigenação, mas de tratamento antibiótico adequado, corticoterapia, suporte nutricional e prevenção ou tratamento de eventos trombogênicos. A participação da fisioterapia respiratória adequada em qualquer fase da insuficiência respiratória é fundamental e frequentemente colabora para evitar a VM.

Particularidades da terapêutica no idoso

Suporte metabólico

É importante manter um bom aporte nutricional para o indivíduo em situação crítica. Caso a dieta pela via oral não seja possível ou suficiente, deve-se optar pelo uso da nutrição enteral ou parenteral. Essa última, devido às suas complicações potenciais, só deve ser usada em pacientes que não disponham do sistema digestório em boas condições em razão de cirurgia abdominal, fístulas e íleo adinâmico. A via enteral é sempre a melhor opção por manter a integridade do sistema digestório e diminuir o processo de translocação bacteriana da parede intestinal. Durante a sepse e o estresse, mesmo em pacientes sem antecedente de diabetes, pode-se observar a intolerância à glicose pela hiperglicemia. Em muitos casos, é necessário o uso de insulinoterapia, mas a adequação da relação calórico-proteica da nutrição facilita a correção desse distúrbio. É recomendado o uso de relação de 100 kcal/gN (grama de nitrogênio) contra os 250 kcal/gN, habitualmente utilizados. O bom controle glicêmico, mesmo que dependa de insulinoterapia parenteral contínua, é fundamental para a recuperação pós-operatória e o tratamento da sepse e da insuficiência respiratória (Rooij *et al.*, 2005; Sitta *et al.*, 2005).

Prevenção de trombose venosa profunda

A prevenção da trombose venosa profunda (TVP) deve ser feita em todos os níveis e para todos os pacientes não portadores de coagulopatias. Além do uso de anticoagulante profilático, é importante o uso de meias elásticas, compressão pneumática intermitente, mobilização precoce e fisioterapia.

É recomendado o uso da heparina de baixo peso molecular na dose de 40 mg de enoxaparina. Pacientes com índice de massa corporal (IMC) acima de 40 devem receber enoxaparina 80 mg; pacientes com IMC abaixo de 20 devem receber enoxaparina 20 mg/dia. Recomenda-se heparina 5.000 UI a cada 8 horas. Durante a profilaxia, é recomendado o monitoramento do número de plaquetas, principalmente nos primeiros dias. Em caso de plaquetopenia progressiva, o medicamento deve ser suspenso. Pacientes com *clearance* rebaixado devem receber doses corrigidas ou monitoradas pela dosagem do fator Xa.

Prevenção de úlceras de decúbito

Todos os esforços e cuidados de enfermagem são feitos para evitar o aparecimento de úlceras de decúbito no idoso acamado, principalmente nas unidades de terapia intensiva, em que, devido aos vários equipamentos ligados, o paciente permanece em decúbito horizontal a maior parte do tempo. Recomenda-se o uso de colchões especiais em caixa de ovo, com pressão controlada ou pneumáticos.

Prevenção de hemorragia digestiva alta

Orienta-se o uso profilático de pantoprazol ou similar na dose de 40 mg/dia, intravenoso ou oral, para prevenção de sangramento digestivo, muito frequente em idosos.

Sedação

A necessidade de sedação em terapia intensiva é frequente pelo próprio ambiente, pela IOT e pelo uso do ventilador. Muitos pacientes críticos apresentam agitação durante a permanência na UTI. São utilizados sedativos para aliviar o estresse e prevenir complicações secundárias.

A sedação excessiva ou insuficiente pode provocar efeitos deletérios no paciente crítico, como assincronia com a VM, aumento do consumo de oxigênio, retirada indesejável de cateteres pelo paciente, maior tempo de VM e de infecções associadas e barotrauma, além da necessidade de contenção física em muitos casos. Para uma sedação adequada é necessária a utilização de ferramentas de monitoramento do nível de sedação.

O equipamento de monitoramento de índice biespectral (BIS) fornece um parâmetro de eletroencefalograma (EEG) contínuo e relacionado com o nível da hipnose do paciente, em que 100 = acordado e 0 = sem atividade cerebral, se propondo a otimizar a titulação dos níveis de substâncias sedativas, redução do uso de bloqueadores neuromusculares e redução de complicações decorrentes de hipossedação ou hipersedação.

Em 2004, a Food and Drug Administration (FDA) americana aprovou a indicação do BIS como monitor para redução da incidência de consciência intraoperatória durante a anestesia geral, fazendo com que a extensão para o uso em terapia intensiva fosse natural (Heyland *et al.*, 2015; Tonner *et al.*, 2005). O monitoramento da sedação diminui o risco de *delirium* e confusão mental durante a permanência do idoso na UTI. Os níveis de sedação de acordo com parâmetros do BIS por monitoramento de ondas do EEG são:

- 80 a 100: acordado
- 80 a 60: sedação
- 60 a 40: anestesia e hipnose profunda
- > 40: coma até silêncio cortical.

Medicamentos: cuidados especiais

Devem ser evitados, se possível:

- Anti-inflamatórios não esteroides: risco de IRA e hemorragia digestiva alta (HDA)
- Quinolonas: risco de confusão mental e *delirium*
- Cimetidina e ranitidina: interação medicamentosa e risco de *delirium*
- Digitálicos: risco de intoxicação
- Terapia de reposição hormonal (TRH): risco de TVP
- Benzodiazepínicos (principalmente os de longa duração): risco de reação paradoxal com *delirium* e confusão mental.

Deve-se ficar atento para não suspender bruscamente medicamentos de uso contínuo, como os hormônios tireoidianos, os anticonvulsivantes, os benzodiazepínicos e os corticosteroides (Rooij *et al.*, 2005).

Equipe multiprofissional

A equipe multiprofissional é fundamental para a boa evolução do paciente e o menor tempo de internação, sendo necessário haver a participação do intensivista, do médico do paciente, do enfermeiro, do fisioterapeuta, do fonoaudiólogo, do nutricionista, do psicólogo, do assistente social e do assistente religioso. São importantes o respeito profissional, a integração, a comunicação e o envolvimento dos familiares no tratamento e nas decisões compartilhadas sobre o prognóstico (Vosylius; Sipylaite; Ivaskevicius, 2005).

Dilema ético

Os profissionais dos serviços de emergência e terapia intensiva ainda são relutantes em admitir pacientes idosos, especialmente acima dos 80 anos, a despeito de outros critérios que indiquem que o tratamento intensivo é certamente indicado.

Muito tem sido debatido a respeito da permanência do idoso no CTI, principalmente em casos de doenças de base em estágio terminal ou de demência em estágio avançado. Deve-se sempre levar em consideração a perspectiva pessoal (caso o indivíduo tenha tido a oportunidade de expressá-la), a perspectiva e a expectativa dos familiares, os riscos e os benefícios da permanência, os custos e os benefícios, a mortalidade relacionada com as doenças preexistentes e a gravidade do quadro inicial. Embora o custo elevado tenha sido um fator limitante, não há consenso na literatura sobre os limites de atuação do tratamento intensivo.

O *Código de ética médica*, publicado em 13 de abril de 2010, em seu capítulo V ("Relação com pacientes e familiares"), artigo 41, regulamenta que é vedado ao médico abreviar a vida do paciente, ainda que a pedido deste ou de seu representante legal (Conselho Federal de Medicina, 2010). Porém, o código também abre um parágrafo único em que afirma que:

> Nos casos de doença incurável e terminal, deve o médico oferecer todos os cuidados paliativos disponíveis sem empreender ações diagnósticas ou terapêuticas inúteis ou obstinadas, levando sempre em consideração a vontade expressa do paciente ou, na sua impossibilidade, a de seu representante legal. (CFM, 2010)

Essa modificação resultará em mudança na conduta dos profissionais, especialmente dentro do ambiente das terapias intensivas, autorizando a suspensão dos cuidados extraordinários em pacientes com indicação de cuidados paliativos (Nouvet *et al.*, 2018). Esse item abre uma nova perspectiva nas discussões entre a família, o médico do paciente e a equipe do CTI.

O tratamento intensivo deve se basear em critérios clínicos, científicos e éticos, visando a beneficência e não maleficência, preservando, sempre que possível, a autonomia do paciente.

A terapia intensiva atua como medida de suporte ao paciente em estado grave, visando corrigir as deficiências e intercorrências que colocam em risco a vida dele (Kelly *et al.*, 2014). Seu sucesso depende da total interação do intensivista, da equipe multiprofissional e do especialista envolvido. O objetivo é restaurar a estabilidade clínica do idoso, com a intenção de preservar sua capacidade funcional e sua qualidade de vida.

106

Estresse Oxidativo, Antioxidantes e Envelhecimento

Siulmara Cristina Galera • Rosina Ribeiro Gabriele • Ianna Lacerda Sampaio Braga

Introdução

O envelhecimento bem-sucedido é um desafio e uma necessidade em face do aumento da população idosa. O processo de envelhecimento ocorre ao longo da vida e não apenas em uma fase peculiar. Compreender os mecanismos biológicos envolvidos nesse processo é fundamental para a consecução desse objetivo (Bokov *et al.*, 2004; Sohal; Orr, 2012).

Muitas teorias tentam explicar o fenômeno do envelhecimento e dificilmente uma única teoria é suficiente para explicar tudo. Atualmente, as evidências apontam para a unificação de duas teorias: a dos *radicais livres* e a do *estresse oxidativo*. Na primeira, o envelhecimento seria resultante do acúmulo de dano tecidual causado por espécies reativas de oxigênio, produzidas durante o metabolismo aeróbico normal e, na última, o dano oxidativo levaria ao envelhecimento celular e desencadeamento de doenças (Harman, 1956; Bokov *et al.*, 2004; Migliore; Coppedè, 2009).

Metabolismo oxidativo

O conhecimento científico atual explica o metabolismo oxidativo como uma necessidade de oxigênio do organismo aeróbico para sua sobrevivência. Sabe-se, no entanto, que existe relação entre toxicidade e concentrações de oxigênio acima do limite encontrado na natureza, o que é conhecido como paradoxo do oxigênio (Sies, 2018; Ali *et al.*, 2020).

Organismos aeróbicos convertem alimentos em energia química, utilizando oxigênio molecular como aceptor de elétrons no processo denominado fosforilação oxidativa. Nesse processo, uma parte dos elétrons proveniente dos metabólitos ativa parcialmente o oxigênio, produzindo radicais livres ou espécies reativas de oxigênio (ERO). Essas espécies químicas possuem um elétron não emparelhado em seu orbital mais externo e apresentam instabilidade estrutural o que faz com que tentem reagir com um elétron de outra substância com o objetivo de se estabilizarem. A perda do elétron proporciona a criação de um novo radical livre, originando uma reação em cadeia que provoca lesões importantes em várias estruturas celulares. Outros compostos mistos de oxigênio com hidrogênio e nitrogênio também estão relacionados com estresse oxidativo. Óxido nítrico (NO) participa na formação de espécies reativas de nitrogênio (ERN) e em condições patológicas leva à oxidação de proteínas, nitrosilação e nitração (Pizzino *et al.*, 2017; Ali *et al.*, 2020).

Grande variedade de ERO é produzida no curso do metabolismo normal nos sistemas biológicos e tem importância fundamental em funções fisiológicas (Pizzino *et al.*, 2017; Ali *et al.*, 2020).

Espécies reativas de oxigênio (ERO) são produzidas predominantemente nas mitocôndrias e uma parcela menor é produzida nos peroxissomos, leucócitos e em locais de produção de enzima xantina desidrogenase (principalmente células endoteliais e epiteliais). Os leucócitos são ativados por proteínas que atuam especificamente sobre eles, como interleucinas, complemento e outros (Sohal; Or, 2012; Pizzino *et al.*, 2017; Ali *et al.*, 2020).

Na mitocôndria ocorre o maior consumo de oxigênio celular (O_2) e essa organela atua com uma cadeia de enzimas e suas reações de transferências de elétrons (Stadtman, 2002; Sohal; Orr, 2012).

Desta forma, são produzidas fisiologicamente ERO como o ânion superóxido (O_2^-), o peróxido de hidrogênio (H_2O_2) e o radical hidroxila (OH^-). As reações podem ser resumidas a seguir (Opara, 2006):

$$\text{Radical superóxido: } O_2 + 1e \rightarrow O_2^-$$

$$\text{Peróxido de hidrogênio: } O_2^- + 2e + 2\,H^+ \rightarrow H_2O_2$$

Radical hidroxila (o mais ativo):

$$O_2^- + H_2O_2 + H \rightarrow O_2 + H_2O¼. + OH^-$$

Espécies reativas produzidas podem causar danos oxidativos que levam ao aumento do processo de peroxidação de lipídios, diminuição da fluidez da membrana e da quantidade de DNA celular. O dano oxidativo ainda reduz o número de mitocôndrias e altera a atividade das enzimas dessas organelas (Sohal; Or, 2012; Pizzino *et al.*, 2017; Ali *et al.*, 2020).

A peroxidação lipídica pode ser definida como uma cascata de eventos bioquímicos resultantes da ação das espécies reativas sobre lipídios insaturados das membranas celulares levando à destruição de sua estrutura, à falência dos mecanismos de troca de metabólitos e, em condição extrema, à morte celular. É iniciada pela perda de um átomo de hidrogênio de um ácido graxo poli-insaturado e continua via espécies reativas para formar primariamente um produto estável: o hidroperóxido lipídico. Posteriormente um segundo produto estável, o aldeído lipídico, será formado (Benzie, 1996; Bokov *et al.*, 2004).

A lipoperoxidação é um mecanismo bem estabelecido de lesão celular, sendo usado como um indicador do estresse oxidativo em células e tecidos (Bokov *et al.*, 2004, Pizzino *et al.*, 2017).

Antioxidantes

Antioxidantes são definidos como qualquer substância que, quando presente em baixas concentrações em comparação com substratos oxidáveis, retarda ou inibe significativamente a oxidação desse substrato (Halliwell; Guttteridge, 1995). São sistemas biológicos que podem ser substâncias endógenas e exógenas. Os sistemas endógenos podem ser enzimáticos e não enzimáticos (Liguori *et al.*, 2018).

A ação antioxidante pode ocorrer por 2 mecanismos: (1) a partir de sistemas distintos e interconectados sistema enzimático; e (2) sistema de micronutrientes (Opara, 2006; Pizzino *et al.*, 2017; Ali *et al.*, 2020).

O sistema não enzimático está intimamente conectado a micronutrientes e é constituído de substâncias de baixo peso molecular como glutationa (GSH), ubiquinona (coenzima Q10), carnosina, ácido úrico, bilirrubina e vitaminas como tocoferol (vitamina E), ácido ascórbico (vitamina C), betacaroteno (pró-vitamina A) e retinol (vitamina A). Oligoelementos, como selênio, ferro, zinco, cobre e manganês, ao contrário do que se pensava anteriormente, agem como cofatores e não como antioxidantes propriamente ditos (Opra, 2006; Ali *et al.*, 2020).

O sistema enzimático é formado pela glutationa peroxidase (GPx), catalase (CAT) e superóxido dismutase (SOD). Cobre, zinco e manganês são partes do núcleo ativo dessa última enzima. O ferro está relacionado a catalase, e o selênio com a glutationa peroxidase. Paradoxalmente, altas doses desses oligoelementos podem levar à produção de ERO (Opara, 2006; Opara; Rockway, 2006; Ali *et al*., 2020).

A glutationa peroxidase (maior antioxidante endógeno) tem a função de reduzir o H_2O_2 e outros peróxidos orgânicos como os lipoperóxidos, evitando a propagação desse processo. A superóxido dismutase catalisa a dismutação do radical superóxido em H_2O_2 e diogênio e a catalase decompõem H_2O_2 em água e diogênio. Esse sistema atua de maneira conjunta e necessita da presença de substâncias não enzimáticas para otimizar sua ação. Dessa forma, a diminuição da atividade de qualquer um de seus componentes resulta em perda da efetividade das defesas antioxidantes (Opara, 2006; Pizzino *et al*., 2017a; Ali *et al*., 2020).

Quando há predomínio das substâncias oxidantes e as defesas antioxidantes são insuficientes para manter os níveis de espécies reativas abaixo do limiar tóxico, tem-se o estresse oxidativo. O resultado do estresse oxidativo pode ser responsável por doenças crônicas, afetando sistemas respiratório, cardiovascular e renal, além de estar relacionado a doenças degenerativas como a doença de Alzheimer (DA) e artrite reumatoide (Pizzino *et al*., 2017a).

Estudos já descrevem métodos que avaliam o estresse oxidativo e a capacidade antioxidante até o nível molecular; porém, a dificuldade está em como avaliar os benefícios em seres humanos, pois, além de haver muitos mecanismos e reações envolvidos, com muitas variáveis, há necessidade de acompanhamento com coortes o que dificulta uma avaliação precisa até o momento.

Estresse oxidativo e envelhecimento

O envelhecimento é caracterizado pela diminuição da função de grande parte dos sistemas e redução da capacidade de adaptação a situações de estresse e sobrecarga. O aumento do estresse oxidativo tem sido responsabilizado pelo desencadeamento de muitas doenças degenerativas. Essa relação é evidenciada principalmente quando é acompanhada de incapacidades e deficiências nutricionais (Papaléo Netto, 2006). O inverso também tem sido sugerido: revisão sistemática com 646 idosos longevos e 1052 controles observou que os centenários apresentavam menos danos oxidativos, particularmente quando avaliados biomarcadores de peroxidação lipídica plasmática. No entanto, os autores ressaltam que os estudos variavam entre baixa e média qualidade, sendo necessários estudos com melhores desenhos experimentais para a conformação desses achados (Belenguer-Varea *et al*., 2020).

No envelhecimento são observadas alterações biológicas e funcionais que interferem na alimentação e nutrição do idoso. Ocorre comprometimento de mastigação e deglutição, aumento do tecido adiposo, redução da massa muscular, redução da água corporal total, perda do paladar e olfato, diminuição da produção de pepsina e ácido clorídrico com redução da digestão de alimentos e deficiência de absorção de diversos nutrientes. Não deve ser descartada a possibilidade de deficiência de micronutrientes, mesmo em idosos aparentemente saudáveis (Novaes *et al*., 2005).

Há declínio progressivo na biodisponibilidade dos antioxidantes moleculares, seja por aumento do gasto para contrabalançar a ação deletéria de espécies reativas (ERO/ERN), seja pela menor absorção no sistema digestório (Ames *et al*., 1993; Liguori *et al*., 2018).

Simplificando, os caminhos responsáveis pelo impacto das ERO no envelhecimento podem ser divididos em duas vias básicas (Bokov *et al*., 2004):

- Via que afeta a quantidade de ERO em todo organismo ou tecidos estratégicos
- Via que repara ou promover *turnover* de estruturas que sofrem danos por ERO.

A primeira via pode ser dividida em duas subclasses: via de produção de ERO e via de limpeza de ERO (*scavenging*) e a segunda via inclui reparação/*turnover* de DNA, lipídios e proteínas.

Se considerarmos a *teoria do envelhecimento dos radicais livres/estresse oxidativo* como verdadeira, é possível considerar as seguintes afirmações:

- Níveis de biomoléculas que sofrem danos oxidativos aumentam com a idade. Essas alterações ocorreriam pelo aumento da produção de ERO, decréscimo de limpeza (*scavenging*) de ERO ou redução da reparação/*turnover* de biomoléculas que sofreram danos oxidativos. Os exemplos comprovados por diversos estudos são lipoperoxidação, oxidação de proteínas e oxidação de DNA
- Manipulações que aumentam a expectativa de vida (por retardo do envelhecimento) reduziriam danos oxidativos de biomoléculas: elevado índice de atividade de limpeza (*scavenging*) das ERO e/ou níveis maiores de reparo ou *turnover*. Exemplos são os estudos de restrição calórica realizados em cobaias que mostraram evidências de retardo do envelhecimento e prolongamento da vida por um mecanismo que envolve alterações no dano oxidativo. Além da manipulação genética que aumentaria a resistência dos organismos ao estresse oxidativo e a intervenção farmacológica ao longo da vida (Bokov *et al*., 2004; Liguori *et al*., 2018). Apesar dos resultados favoráveis da restrição calórica em humano nos fatores fisiológicos, psicológicos e comportamentais demonstrados pelo Estudo CALERIE melhorando os biomarcadores de longevidade e reduzindo o risco de desenvolver doenças cardiometabólicas ao longo da vida, há muitos fatores a serem estudados ainda, como a importância da composição da dieta na otimização dos benefícos dessa restrição, o seguimento das coortes para investigar os efeitos da restrição a curto prazo e a viabilidade da aderência a longo prazo (Dorling *et al*., 2020)
- Diminuição dos níveis de estresse oxidativo por redução da produção de ERO, aumento da limpeza (*scavenging*) das ERO e aumento do reparo ou *turnover*, tudo isso retardaria o envelhecimento, aumentando a expectativa de vida. Inversamente, o aumento do estresse oxidativo provocaria aceleração do processo do envelhecimento e, consequentemente, diminuição da expectativa de vida (Bokov *et al*., 2004; Liguori *et al*., 2018).

As duas primeiras afirmações têm suporte em uma grande variedade de experimentos e diversos modelos de organismos. Quanto à terceira afirmação, as evidências são menos abundantes e claras. Entretanto, ela iria além de estabelecer uma relação causal entre o papel das ERO no envelhecimento, ou seja, alterando-se os níveis de estresse oxidativo seria possível alterar a expectativa de vida e o processo de envelhecimento. Animais alimentados com antioxidantes ou alterados geneticamente com expressão de enzimas antioxidantes teriam alteração do fluxo de ERO nas células com consequente alteração do dano oxidativo das biomoléculas. A dificuldade seria determinar se a manipulação (farmacológica ou genética) altera os níveis do dano oxidativo que ocorre com o processo do envelhecimento (Bokov *et al*., 2004; Glade, 2010; Sohal; Orr, 2012).

Hormese é o nome dado ao efeito estimulatório causado por substâncias potencialmente danosas ao organismo, desde que utilizados em baixa dose e de forma continuada. A teoria do envelhecimento baseada no fenômeno da hormese acredita que o estresse oxidativo pode atuar como uma hormectina, induzindo as alterações do metabolismo que podem levar ao fortalecimento do sistema antioxidante, mecanismos de reparo do DNA, otimização do sistema enzimático e consequente diminuição de doenças relacionadas ao estresse oxidativo e alentecimento do processo de envelhecimento (Zadak *et al.*, 2005).

Apesar do grande número de pesquisas nessa área, muitos desafios se apresentam: avaliação específica do dano oxidativo de lipídios, DNA e principalmente de proteínas; utilização de modelos experimentais limitados e o fato de que até o momento não foi demonstrado adequadamente que a utilização de alimentos com função antioxidante, de fato, reduza o dano oxidativo nos tecidos. Por outro lado, falha na intervenção para aumentar a expectativa de vida não é uma evidência negativa de que a intervenção fracasse em diminuir o dano oxidativo. Em relação aos estudos de manipulação genética a dificuldade está em determinar se de fato essa manipulação altera o acúmulo de dano oxidativo relacionado com a idade. Outra dificuldade é o problema de se utilizar a expectativa de vida como um marcador do envelhecimento, pois a criação de meio ambientes artificiais nas pesquisas dificulta uma avaliação adequada desse parâmetro. Há um campo aberto de pesquisas nessa área e muitas dúvidas ainda a serem solucionadas (Ames *et al.*, 1993; Bokov *et al.*, 2004; Sohal; Orr, 2012).

Estresse oxidativo e doenças neurodegenerativas e psiquiátricas

O estresse oxidativo é particularmente perigoso para o funcionamento normal do cérebro. Nesse tecido, há uma grande produção de radicais livres, já que há muitos fosfolipídios, alta demanda energética e baixo poder antioxidante, tornando-se alvo fácil ao estresse oxidativo. Os mecanismos pelos quais as ERO causam danos ao tecido cerebral não são bem compreendidos. As ERO desencadeiam uma variedade de cascatas moleculares que aumentam a permeabilidade da barreira hematencefálica e alteram a morfologia do cérebro, causando neuroinflamação e morte neuronal (Salim, 2017).

Assim, a evidência de aumento do dano oxidativo cerebral no desenvolvimento de doenças do sistema nervoso central foi relatada para doenças neurodegenerativas, incluindo DA, doença de Parkinson e esclerose lateral amiotrófica, distúrbios cerebrovasculares, doenças desmielinizantes e distúrbios psiquiátricos (Sorce; Krause, 2009).

Do ponto de vista bioquímico é evidente que diferentes neurônios têm diferentes níveis de vulnerabilidade ao estresse oxidativo. Os primeiros locais acometidos são o hipocampo, a amígdala e as células granulares cerebelares, sugerindo maior suscetibilidade ao estresse oxidativo. Ademais, a amígdala pode sofrer alterações dendríticas em situações de estresse crônico. Os estímulos estressantes são conhecidos por alterar a arquitetura dendrítica pré-frontal e a conectividade neuronal. Além disso, os radicais livres são conhecidos por oxidar os locais extracelulares dos receptores glutamatérgicos N-metil-d-aspartato, levando à atenuação de lipoproteínas e neurotransmissão sináptica, ocasionando déficit cognitivo e comportamental (Salim, 2017).

Com o envelhecimento e a desregulação do metabolismo das mitocôndrias, parece haver uma disfunção mitocondrial capaz de alterar o equilíbrio entre a formação e *clearance* de ERO. Elas aparecem estar em processo de fusão e com fendas em sua estrutura, que alteram as proteínas expressas no hipocampo de pacientes com DA. Além disso, vários medicamentos estão sendo testados para a DA com alvo nas mitocôndrias, acreditando no seu papel na fisiopatologia da doença, apesar de desconhecerem a temporalidade do envolvimento dessa organela na DA e outras doenças neurodegenerativas (Cenini; Voos, 2019).

O sistema nitroxidativo também está alterado nas doenças neurodegenerativas, com ativação desse sistema, com aumento da produção de ROS, contribuindo para inflamação da micróglia. Esse sistema também está ativado na doença de Parkinson, AVE, injuria cerebral pós-trauma. Vários medicamentos estão sendo testados atuando nessa via (Ma *et al.*, 2017).

Estresse oxidativo e doenças cardiovasculares e metabólicas

As doenças cardiovasculares (DCV) e a disfunção endotelial são caracterizadas por uma resposta inflamatória crônica e estresse oxidativo. Embora baixos níveis de ERO sejam considerados benéficos para vários processos biológicos, como função endotelial, tônus vascular e função cardíaca, quando excessivamente produzidos, ERO podem interromper a sinalização celular e induzir danos celulares (Taverne *et al.*, 2013).

Sabe-se que o estresse oxidativo é preponderante na patogênese e na manifestação clínica da maioria das DCV, incluindo como aterosclerose, hipertensão, cardiopatia isquêmica e miopatia cardíaca. Os níveis elevados de ERO contribuem para a disfunção vascular, tanto em modelos animais quanto em estudos clínicos. As principais fontes de espécies reativas na parede vascular inflamada são NADPH oxidase, óxido nítrico sintase endotelial desacoplada, óxido nítrico sintase induzível; mieloperoxidase, xantina oxidase lipo-oxigenase/ciclo-oxigenase e cadeia respiratória/fosforilação oxidativa (Flora Filho; Ziberstein, 2000; Pinho *et al.*, 2010).

A peroxidação lipídica e a oxidação de proteínas superexpressam genes redox, sobrecarga de cálcio intracelular e fragmentação de DNA, causando danos às células do músculo liso vascular, células endoteliais ou do miocárdio. Outro mecanismo é a modificação peroxidativa da lipoproteína de baixa densidade (LDL), que quando oxidada desempenha um papel fundamental no desenvolvimento da aterosclerose. Com isso, há um ciclo vicioso de estresse oxidativo e aterosclerose, levando ao seu desenvolvimento e propagação. Especificamente, em DCV nas quais a geração de ERO é aumentada e o sistema renina-angiotensina é frequentemente regulado positivamente, esses eventos redox-sensíveis podem contribuir para processos celulares envolvidos na disfunção vascular e remodelação estrutural (Moller *et al.*,1996).

O NO atua como efeito protetor da aterosclerose impedindo a formação de ânions superóxido que promovem a oxidação da molécula de LDL-colesterol. Atua ainda se ligando à molécula de guanilatociclase, induzindo formação de guanilato monofosfato cíclico. O GMPc promove redução da concentração de íons cálcio dentro das plaquetas, inibindo a ativação e a agregação delas. O estresse oxidativo induz à disfunção endotelial pelo aumento da degradação e inibição da síntese de NO (Flora Filho; Ziberstein, 2000; Pinho *et al.*, 2010).

Os principais biomarcadores circulantes utilizados como uma ferramenta de prognóstico para avaliar o risco de DCV conhecidos são os níveis plasmáticos de LDL-ox, hidroperóxidos lipídicos séricos, malondialdeído plasmático ou F2-isoprostanos na urina. A oxidação de LDL é parte importante do processo, pois a LDL-ox estimula a migração de monócitos circulantes para o espaço subendotelial, lesionando a célula endotelial. Posteriormente, a LDL-ox é capturada por macrófagos em velocidade maior que o normal, formando as células espumosas carregadas de colesterol e as placas ateroscleróticas

(Pinho *et al.*, 2010). O LDL-ox é considerado um indicador prognóstico de mortalidade em indivíduos com insuficiência cardíaca congestiva. Um estudo recente mostrou um aumento significativo no malondialdeído plasmático, oxLDL e PC, e uma diminuição significativa na atividade da SOD, em mulheres menopáusicas com DCV em comparação com suas contrapartes saudáveis (Amrita *et al.*, 2016).

Há uma forte associação entre síndrome metabólica e estresse oxidativo. A hiperglicemia e a inflamação são importantes componentes desse quadro, aumentando a produção de ERO. Há uma piora do estresse oxidativo com aumento da ativação de NADPH oxidase, redução de NO explicando seus baixos níveis em pacientes com distúrbios metabólicos e a correlação de níveis de NO com índice de massa corporal (IMC), pressão sanguínea e trigliceridemia (Hopps et. al., 2010).

Na fisiopatologia da hipertensão arterial o estresse oxidativo estaria envolvido pela redução da biodisponibilidade de NO e *upregulation* dos receptores AT1 renais de angiotensina II, que promove retenção de sódio, o que induziria a elevação dos níveis tensionais (Banday; Lokhandwala, 2008).

Uso de substâncias antioxidantes

A adoção de estratégias capazes de interferir no processo oxidativo pode ser fundamental para amenizar ou retardar o surgimento de afecções prevalentes na idade avançada (Dröge, 2005; Liguori *et al.*, 2018). A atividade pró-oxidante de substâncias como ácido ascórbico, polifenóis e da radiação ionizante têm sido utilizada no tratamento de doenças oncológicas (Pizzino *et al.*, 2017).

O foco recente das terapias antioxidantes é no sentido de reduzir a formação de ERO ou de aperfeiçoar o sistema de defesa contra o estresse oxidativo, principalmente intensificando sua atividade intracelular. Até o presente momento, não se sabe se a terapia mais eficiente é fornecer a substância antioxidante ou prover os pacientes com uma ou várias substâncias precursoras (Valencia *et al.*, 2001b; 2001 c; Heyland *et al.*, 2006).

Há evidências epidemiológicas da relação inversa entre consumo de substâncias antioxidantes e eventos cardiovasculares. Em estudos de intervenção com suplementos vitamínicos, essa hipótese não é comprovada e muitas vezes são observados efeitos adversos dessas substâncias. Outro ponto a ser considerado é que nos estudos observacionais são seguidos indivíduos saudáveis por longos períodos de tempo para evitar o aparecimento de determinado evento, e nos de intervenção o foco é de prevenção secundária, avaliando se a suplementação reduz o aparecimento de novos eventos cardiovasculares (Catania *et al.*, 2009).

Substâncias antioxidantes têm sido avaliadas como tratamento alternativo ou adjuvante em diversas condições como doenças cardiovasculares, doença renal crônica, neoplasias e doenças neurológicas. Todavia, até o presente momento não há evidências suficientes para avaliar o risco/benefício na utilização de multivitaminas ou suplementos de nutrientes isolados ou combinados na prevenção ou no tratamento dessas condições (Moyer *et al.*, 2014; Bolignano *et al.*, 2017; Pizzino *et al.*, 2017a; Liguori *et al.*, 2018).

Em decorrência da resposta adaptativa mediada pela atividade física, as espécies reativas geradas têm ação de sinalizadores celulares capazes de ativar vias de regulação de genes relacionados à expressão de enzimas e proteínas específicas responsáveis por manter o equilíbrio intracelular entre oxidantes e antioxidantes (Simioni *et al.*, 2018).

Uso de vitaminas

Inúmeros estudos avaliam a utilização de vitaminas, oligoelementos e aminoácidos com o objetivo de reduzir o estresse oxidativo. A dificuldade em extrapolar os achados deve-se às diferentes populações estudadas, à grande variedade na formulação das suplementações e, muitas vezes, à falta de uniformidade nos métodos utilizados para mensurar os níveis séricos das vitaminas (Moyer, 2014).

Na tentativa de esclarecer a associação entre terapia com multivitaminas e minerais e DCV foi feita uma metanálise de ensaios clínicos randomizados e estudos de coorte publicados de janeiro de 1970 a agosto de 2016, totalizando mais de 2 milhões de pessoas em 12 anos de seguimento. O uso de multivitaminas não apresentou benefícios na prevenção de DCV (Kim *et al.*, 2018).

Ensaios clínicos e estudos observacionais com rastreios clínicos frequentemente levaram a excesso de diagnósticos (falso-positivos e erros de diagnóstico) e tratamentos desnecessários. Segundo a *United States Preventive Service Task Force* (USPSTF) não existem evidências de que a suplementação de vitaminas, minerais ou o uso de multivitaminas reduzam câncer ou DCV em populações saudáveis sem deficiência nutricional conhecida (Moyer, 2014).

É importante ressaltar que neste capítulo iremos utilizar somente trabalhos estudados em seres humanos.

Vitamina A

Em relação ao uso de vitamina A, seja a pré-formada ou os carotenoides, as dúvidas persistem. Por se tratar de vitamina lipossolúvel, potenciais malefícios da exposição a longo prazo de doses elevadas devem ser considerados: doses moderadas podem reduzir a densidade mineral, óssea, e doses elevadas podem ser hepatotóxicas ou teratogênicas (Moyer, 2014).

No estudo CARET, foram avaliados 18.314 indivíduos de ambos os sexos e com idades de 45 a 74 anos. Após 4 anos de suplementação com betacaroteno e retinol observou-se aumento significante da incidência de câncer de pulmão, de mortalidade por todas as causas e de mortalidade cardiovascular no grupo suplementado (Omenn *et al.*, 1996).

No estudo CARDIA/YALTA, em que foram acompanhados 4.580 adultos jovens por um período de 15 anos foi observada associação inversa na concentração sérica dos carotenoides e marcadores de inflamação, estresse oxidativo e disfunção endotelial (Hozawa *et al.*, 2007).

Chong *et al.* (2007) em revisão sistemática e metanálise avaliando a eficácia da suplementação de vitaminas (A, carotenoides, C e E) e oligoelemento (zinco) na prevenção primária da degeneração macular relacionada à idade, não mostraram evidências robustas para essa indicação.

No *Epidemiology of Vascular Ageing Study* (EVA) foram acompanhados, durante 9 anos, 1.389 adultos saudáveis, e observou-se relação inversa entre concentração plasmática de carotenoides no início do estudo e diabetes melito tipo 2 (Akbaraly *et al.*, 2008). Naquele mesmo ano foi publicado um ensaio clínico no qual o uso de betacaroteno após média de 12 anos de acompanhamento não demonstrou redução do risco de diabetes (Sesso *et al.*, 2008). Mais recentemente, metanálise com pacientes diabéticos e doença renal incipiente não trouxe evidências suficientemente robustas para sustentar a suplementação de vitamina A ou outros agentes oxidantes como prevenção ou tratamento da progressão da lesão renal (Bolignano *et al.*, 2017).

Vitamina C

A vitamina C é um nutriente de grande importância para o bom funcionamento do sistema nervoso e sua principal função no cérebro é sua participação na defesa antioxidante. Além desse papel, está envolvida em vários processos não oxidantes, como a biossíntese de colágeno, carnitina, tirosina e hormônios peptídicos, bem como da mielina, e desempenha um papel crucial na neurotransmissão e na maturação de funções neuronais.

Essa vitamina é um ácido hidrossolúvel que possui tanto ação antioxidante, quanto pró-oxidante. O ascorbato neutraliza as ERO, convertendo-as em radicais semi-hidroascorbato, que são pouco reativos. Por outro lado, na presença de íons metálicos Fe3+ e Cu+ ocorre a reação de Fenton, que origina radicais altamente reativos que induzem toxicidade e quebras na estrutura do DNA de células cancerígenas, o que não parece ocorrer em células normais, que são capazes de neutralizar os efeitos das concentrações pró-oxidantes do ácido ascórbico (Pizzino *et al.*, 2017).

Há uma relação entre o uso de vitamina C e o estresse oxidativo. Em alguns estudos observou-se redução de biomarcadores de estresse oxidativo com a suplementação de vitamina C. Os dados, porém, são inconsistentes em decorrência do curto período de suplementação (Block *et al.*, 2008; Block *et al.*, 2009). Presume-se que o ácido ascórbico modere o estresse oxidativo induzido pelo glutamato e, portanto, seja protetor contra a superestimulação e a morte celular, sendo vital para o reparo neuronal, bem como para a geração de novas células, e aqui pode desempenhar um papel direto na transcrição e expressão de centenas de genes diferentes (Harrison *et al.*, 2014).

Um artigo de revisão, que avaliou o papel da vitamina C em doenças neurológicas, sugeriu que o consumo dessa vitamina deve ser 75 mg (mulheres) e 90 mg (homens) por dia, enquanto em fumantes esse valor deve ser aumentado em 35 mg/dia. Sua capacidade de aliviar a gravidade das convulsões bem como reduzir os danos induzidos por convulsões foi comprovada (Kocot *et al.*, 2017). Já um ensaio clínico com a suplementação de vitaminas C e E em pacientes portadores de DA comparado com grupo controle, concluiu que a suplementação com essas vitaminas não teve um efeito significativo no curso da doença em 1 ano, apesar de um efeito antioxidante limitado, fato observado por mensuração do efeito no liquor (Arlt *et al.*, 2012).

The European Prospective Investigation of Cancer and Nutrition (EPIC)-InterAct Study demonstrou associação inversa entre risco de diabetes melito tipo 2 e concentrações séricas de vitamina C; além disso, demonstrou que o consumo de frutas e vegetais também apresentou relação inversa com o risco desse diabetes (Zheng *et al.*, 2020). Por outro lado, uma coorte de 15 anos que acompanhou mulheres diabéticas na pós-menopausa mostrou associação entre mortalidade cardiovascular e altas doses de vitamina C (> 300 mg/dia) (Lee *et al.*, 2004). O *Physicians Health Study* também não encontrou relação entre suplementação de vitamina C e eventos cardiovasculares (Sesso *et al.*, 2008).

No estudo realizado com portadores de síndrome metabólica, a suplementação foi incapaz de melhorar a disfunção endotelial e a resistência à insulina e não alterou os níveis séricos de vitamina C que se encontravam reduzidos (Chen *et al.*, 2006). Uma coorte neozelandesa correlacionou que adultos de 50 anos com níveis séricos adequados tinham menor peso, índice de massa corpóreo e circunferência de punho e valores de insulina e triglicerídeos mais adequados (Pearson *et al.*, 2017).

Vitamina D

A vitamina D (VITD) tem seu papel reconhecido há bastante tempo no metabolismo ósseo. Apesar de ser denominada vitamina, é, na realidade, um pré-hormônio, já que atua na homeostase do cálcio e metabolismo ósseo, em conjunto com o paratormônio (PTH).

Nos últimos anos estudos observacionais encontraram associação entre baixos níveis de VITD, doença cardiovascular, câncer colorretal, diabetes melito tipo 2, humor deprimido, declínio cognitivo e mortalidade. Esses estudos não estabelecem causalidade e podem estar sujeitos a fatores de confundimento, como estado nutricional e adiposidade dos participantes e a realização de exercícios em espaços abertos (Maeda *et al.*, 2014; LeBlanc; Chou, 2015; Manson; Bassuk, 2020).

Como já sabemos, o colecalciferol é sintetizado na pele sob a influência dos raios solares ultravioleta B (UVB). A melanina é um fator que pode influenciar na síntese do colecalciferol, e a pele mais clara produz maior quantidade desse cofator. A VITD é encontrada em alguns alimentos, mas em pouca quantidade, como na gema do ovo, peixes gordurosos frescos do mar, mas não cultivados (salmão, atum, cavala). Alguns fatores contribuem para essa epidemia de deficiência de vitamina D, como o estilo de vida moderno, que reduz nossa exposição ao sol por conta do trabalho, exercícios e viagens atrás de um vidro, que bloqueiam os raios UVB. Além disso, a ampla prevenção do foto envelhecimento e dos riscos de câncer de pele por protetores solares e cosméticos contendo bloqueadores solares (Boucher, 2020).

Recentemente, a Sociedade Brasileira de Endocrinologia e Metabolismo e a Sociedade Brasileira de Patologia Clínica recomendaram uma atualização nos valores de referência de VITD estratificados de acordo para a idade e características clínicas individuais:

- Deficiência: < 20 ng/mℓ
- Adequado para a população em geral < 65 anos: entre 20 e 60 ng/mℓ
- Indivíduos vulneráveis: 30 a 60 ng/mℓ
- Risco de intoxicação: > 100 ng/mℓ.

Essas sociedades reconheceram como indivíduos com condições vulneráveis: idosos, ou aqueles com quedas frequentes, pós-cirurgia bariátrica, mulheres grávidas, indivíduos que usam medicamentos que interferem no metabolismo da VITD (fenitoína, oxcarbamazepina, carbamazepina e fenobarbital) e pacientes com osteoporose, hiperparatireoidismo secundário, osteomalacia, diabetes melito tipo 1, câncer, doença renal crônica ou má absorção (Moreira *et al.*, 2020).

Uma curva em U tem sido observada em muitas coortes com elevado risco de desfechos adversos, incluindo DCV e mortalidade por todas as causas, tanto para níveis baixos (20 ng/m) quanto elevados (50 a 60 ng/m) de 25(OH) D. A USPSTF e o *Institute of Medicine* (IOM) recomendam evitar rastreio e suplementação indiscriminada de VITD (LeBlanc; Chou, 2015). Corroborados pela diretriz nacional, ressaltando a absoluta falta de evidências e ao risco potencial de intoxicação, recomendamos que as concentrações de VITD não excedam 60 ng/mℓ em qualquer situação clínica (Moreira *et al.*, 2020).

Dentre os efeitos extraesqueléticos da VITD, podemos destacar o efeito em pacientes com transtorno depressivo maior. Foi observado em metanálise que a VITD pode atuar como antidepressivo (Spedding, 2014; Vellekkat; Menon, 2019). Porém, um recente estudo randomizado utilizando 1200 UI por dia por 12 meses não mostrou eficácia para tratar depressão em idosos (Koning *et al.*, 2019).

Na força muscular, podemos destacar que há revisões sistemáticas que sugerem que indivíduos com níveis muito baixos de VITD (< 10), ganham força muscular com a reposição. Porém, quando definiram que a força muscular proximal é o desfecho mais cobiçado, poucos trabalhos foram capazes de provar ganho de força propósito (Pazirandeh *et al.*, 2019).

O estudo randomizado DO-HEALTH avaliou 2157 idosos tomando 2000 UI/d de VITD e Ômega 3 em comparação com um programa de exercícios de treino de força e não mostrou nenhum benefício da VITD na performance física (Bischoff-Ferrari *et al.*, 2020). Uma metanálise neozelandesa não mostrou benefício no uso de 800 UI/dia de VIT D nos desfechos fratura, queda e densidade mineral e óssea (Bolland *et al.*, 2018). Já em relação a quedas, reposições em altas doses (60.000 UI mensais) para aumentar a níveis superiores a 50 ng/mℓ, aumentaram o número de quedas (Bischoff-Ferrari *et al.*, 2016).

Vários estudos observacionais mostraram relação entre VITD e vários tipos de câncer, porém não só de forma benéfica, estudos antigos mostram relação entre níveis elevados (> 100.000) relacionados a câncer de pâncreas (Stolzenberg-Solomon *et al.*, 2010). Metanálise recente de estudos randomizados evidenciou que a suplementação de VITD é capaz de reduzir a mortalidade por câncer, mas não a incidência total de câncer e redução de câncer fatal ou metastático em pacientes com IMC normal (Keum *et al.*, 2019; Chandler *et al.*, 2020). Outra metanálise com 22 estudos sugeriu relação entre a ingesta total de VITD, a sua suplementação e a sua deficiência com câncer de mama. A revisão sistemática da Cochrane de 2014 não foi capaz de tirar conclusões relevantes, sugerindo que mais estudos devem ser realizados (Bejelakovic *et al.*, 2014).

Em relação à imunidade, no entanto, não existem estudos randomizados que tenham confirmado a eficácia ou segurança da suplementação de VITD na prevenção de doenças autoimunes. Até que tais dados estejam disponíveis, essa vitamina não é recomendada para esse propósito (Pazirandeh *et al.*, 2019).

Nesse período de covid-19, houve relação em estudos transversais de níveis de VITD, relacionando níveis baixos com piores desfechos (insuficiência respiratória e morte [Radujkovic *et al.*, 2020], mas os resultados são controversos, já que alguns poucos estudos prospectivos não mostraram causa e efeito (Pizzini *et al.*, 2020). Atualmente, é recomendada a suplementação para que os pacientes alcancem os níveis recomendados em pacientes com covid-19 (Pazirandeh *et al.*, 2019).

Uma metanálise atualizada que inclui o estudo VITAL e outros estudos recentes sugerem que não há redução do risco de eventos coronarianos com a suplementação de VITD (Manson *et al.*, 2020). Um outro estudo com um total de 25.871 participantes, incluindo 5.106 negros, foram submetidos à randomização. A suplementação com VITD não resultou em menor incidência de câncer invasivo ou eventos cardiovasculares do que o placebo (Manson *et al.*, 2019).

Em relação a diabetes, a polêmica é a mesma. Não há estudos com evidência significativa que corroborem a suplementação para prevenir diabetes tipo 2, reduzir níveis glicêmicos e resistência à insulina ou tratar síndrome metabólica (Sollid *et al.*, 2014; Krul-Poel *et al.*, 2017; Pittas *et al.*, 2019),

O estudo PROSPERO sugeriu redução de 15% da mortalidade por câncer, mas não a mortalidade por doenças cardiovasculares e mortalidade em geral (Zhang *et al.*, 2019).

Khan *et al.* (2019) em revisão, avaliando as evidências dos efeitos de suplementos nutricionais e intervenções na dieta sobre mortalidade e desfechos cardiovasculares em adultos, concluíram que a suplementação de cálcio combinado com VITD aumentou o risco de acidente vascular encefálico (AVE).

Vitamina E

No clássico estudo *Nurses' Health Study* foram avaliadas 90 mil mulheres de 34 a 59 anos, sem doença cardiovascular, acompanhadas por 8 anos. Aquelas que consumiram, por mais de 2 anos, suplementos de vitamina E (Vit E) apresentaram menor risco de doença coronária, feitos ajustes para idade, tabagismo, outros fatores de risco cardiovasculares e nutrientes com propriedades antioxidantes (Stampfer *et al.*, 1993).

Em outro estudo semelhante, publicado por Rimm *et al.* (1993), foram acompanhados 40 mil homens profissionais da saúde, saudáveis, durante 4 anos, sendo observada diminuição do risco de doença coronária nos que consumiram maior quantidade de vitamina E. Porém, em metanálise de sete estudos (ensaios clínicos randomizados e controlados) não foram observados efeitos benéficos ou clinicamente relevantes da suplementação de vitamina E em relação aos principais desfechos cardiovasculares (Eidelman *et al.*, 2004).

No *Women's Health Study*, em que foram avaliadas 40 mil mulheres com idade maior que 45 anos, foi realizada suplementação com vitamina E ou placebo em dias alternados, acompanhadas por dez anos e não houve redução significativa no risco de desenvolvimento de diabetes melito (Liu *et al.*, 2006).

Fortmann *et al.* (2013), em revisão sistemática de 103 artigos representando 26 estudos sobre suplementação de vitaminas, não demonstraram efeito global sobre doença cardiovascular, câncer ou mortalidade com suplementação de vitamina E. Nos seis ensaios clínicos randomizados com essa suplementação, três relataram doença cardiovascular e mortalidade. Um estudo com mulheres mostrou redução da mortalidade cardiovascular no grupo que recebeu suplementação, mas não houve diferença estatística para infarto, AVE ou mortalidade. Um estudo mostrou maior risco para acidente vascular hemorrágico no grupo que sofreu intervenção.

No *Physicians Health Study*, que acompanhou mais de 14 mil homens com mais de 50 anos, foi relatado aumento do risco de AVE, e outros dois estudos descreveram aumento da ocorrência de insuficiência cardíaca com a suplementação de vitamina E (Sesso *et al.*, 2008).

Além disso, os indivíduos que tomam anticoagulantes devem ser particularmente aconselhados contra altas doses de vitamina E por causa da ação sinérgica com esses medicamentos, aumentando os riscos de sangramento (Pazirandeh *et al.*, 2019).

Em relação a portadores de DA ou alteração cognitiva leve, a metanálise (2008) não evidenciou eficácia da suplementação de vitamina E na prevenção ou no tratamento (Nasr *et al.*, 2008). Porém, o *TEAM-AD VA*, em estudo randomizado, sugeriu que o uso de vitamina E na dosagem de 2.000 UI por dia é capaz de reduzir o declínio funcional e o estresse do cuidador em pacientes com DA leve a moderada (Dysken *et al.*, 2014). Por fim, uma metanálise Cochrane de 2017 não mostrou benefício para melhora cognitiva de pessoas com transtorno cognitivo maior ou menor, mas não mostrou nenhum risco adicional na sua administração (Farina *et al.*, 2017).

Com relação a câncer, os dados são bem controversos. Em estudo realizado com 35.533 homens nos EUA, Canadá e Porto Rico a suplementação de vitamina E (400 UI/dia) aumentou significativamente o risco de câncer de próstata em homens previamente saudáveis (Klein *et al.*, 2011). Esse fato se repete quando é realizada revisão sistemática da suplementação de vitamina E e prevenção de câncer colorretal, em que não há prevenção do desenvolvimento da doença nos indivíduos sob suplementação (Arain; Qaedeer, 2010). Estudo de coorte selecionou amostra de homens saudáveis com médio risco para câncer de próstata que fizeram testes de rastreio padronizados para a comunidade antes de receberem suplementação vitamínica. Naqueles que receberam de 400 UI/dia de vitamina E foi observado aumento de 17% na incidência de câncer de próstata confirmado por biopsia (Klein *et al.*, 2011).

Importante observar que em alguns estudos ocorreram malefícios, como no *Alpha-Tocopherol, Beta Carotene Cancer Prevention Trial*, em que houve aumento da mortalidade por AVE. Na literatura há dados consistentes de que a suplementação com betacaroteno aumentou o risco para câncer de pulmão em populações suscetíveis a essa doença (Alpha Tocopherol, Beta Carotene Cancer Prevention Study Group, 1994; Lonn *et al.*, 2005.; Marchioli *et al.*, 2006; Sesso *et al.*, 2008).

As evidências não apoiam o papel da suplementação de vitamina E na prevenção ou no tratamento de cânceres, doenças cardiovasculares, demência e infecções. Visto que a melhor evidência disponível, embora não seja conclusiva, sugere que a vitamina E em altas doses (≥ 400 unidades/dia) pode aumentar a mortalidade por todas as causas, os pacientes sem indicações especiais não devem tomar suplementos de vitamina E para prevenção de doenças.

Bjelakovic *et al.* (2007), em revisão sistemática e metanálise, discutiram o fato de que, nos estudos com boa qualidade metodológica, houve aumento da mortalidade e, pelo contrário, os de menor qualidade apontaram benefícios com a suplementação de vitamina E.

Por esses motivos citados, o USPSTF não recomenda suplementos de betacaroteno ou vitamina E para a prevenção de doenças cardiovasculares ou câncer (Recomendação D) (Moyer, 2014).

Vitamina B12

Não existem muito trabalhos com essas vitaminas de modo sistêmico como vimos anteriormente. A deficiência da cianocobalamina ou vitamina B12 (Vit B12) causa anemia megaloblástica, que mesmo sem anemia, pode ocasionar danos neurológicos como polineuropatia sensorial e alterações psiquiátricas como psicose, alucinação e depressão. Além disso, é importante relembrar que a vitamina B12 está relacionada ao ácido metilmalônico e tem relação direta com a homocisteína e sua metilação. O aumento da homocisteína está relacionado a osteoporose, eventos tromboembólicos e eventos cardiovasculares (Marchi *et al.*, 2020). Quando há aumento da homocisteína é necessário repor as três vitaminas: B12, B6 e folato.

Essa vitamina tem ganhado mais visibilidade após artigos que demonstraram sua disabsorção associada a inibidores das bombas de prótons (Gonzalez-Gonzalez, 2014), e a sua deficiência em meia idade parece estar relacionada a DA, bem como o aumento das cirurgias bariátricas e dietas sem produtos animais, vegetarianas ou veganas, já que as principais fontes de vitamina B12 são de origem animal, como ovos, carnes, leite e peixe (Marchi, 2020).

Uma revisão sistemática recente sugeriu que a ingesta de suplementos ricos em vitamina B podem ser benéficos para indivíduos não demenciados (Suh *et al.*, 2020), apesar de outros estudos robustos não terem mostrado esses dados (Andreeva *et al.*, 2011).

Uso de oligoelementos

Como visto anteriormente, oligoelementos como zinco, selênio e a coenzima Q10 (CoQ10) em sua forma oxidada (ubiquinona) ou reduzida (ubiquinol) não são antioxidantes propriamente ditos, mas cofatores.

Diversos estudos utilizando zinco demonstraram redução dos marcadores de estresse oxidativo e inflamação nos indivíduos suplementados. O consumo dietético de zinco mostrou relação inversa com o desenvolvimento de doenças cardiometabólicas e níveis menores de zinco demonstraram ser fator de risco independente para eventos coronarianos (Singh *et al.*, 1998; Soinio *et al.*, 2007). Porém, foi observada fraca relação inversa entre ingestão de zinco e risco de diabetes melito após 2 anos de acompanhamento e ajuste para outros fatores de confundimento (Suh *et al.*, 2009).

A suplementação de selênio tem sido estudada na prevenção e no tratamento de diversas doenças como diabetes, depressão, hipotireoidismo, convulsões, câncer, doenças cerebrovasculares e cardiovasculares. No NHANES III não houve associação ente o nível sérico de selênio e mortalidade cardiovascular (Bleyes *et al.*, 2008) e no *Nutritional Prevention os Cancer Trial*, em 7,6 anos de suplementação de selênio não houve redução na incidência de eventos cardiovasculares e nem da mortalidade por todas as causas (Stranges *et al.*, 2006). A redução de incidência de câncer ocorreu somente em um estudo, em pacientes que já apresentavam deficiência de selênio (Catania *et al.*, 2009, Fortman *et al.*, 2013; Moyer, 2014). A utilização desse oligoelemento permanece controversa em decorrência do risco de toxicidade, pois o selênio possui estreita faixa terapêutica e seus efeitos neurotoxicos têm sido associados a maior risco de doenças neurológicas (Liguori *et al.*, 2018).

A CoQ10 é um lipídio endógeno que participa da cadeia de reações na respiração mitocondrial. A deficiência dessa coenzima está associada a fibromialgia, doença cardiovascular, doenças neurodegenerativas, neoplasia, infertilidade masculina e doença periodontal. A reposição de CoQ10 apesar de segura, tem apresentado poucos benefícios no tratamento de doenças (Liguori *et al.*, 2018).

Uso de aminoácidos e de outras substâncias

Ácidos graxos ômega-3, arginina e glutamina são considerados, potencialmente, imunonutrientes quando são fornecidas em doses supranormais. No entanto, não existe consenso na literatura quanto à utilização de substâncias em doses nutracêuticas (doses que excedem a dose normal de exposição a esse agente na alimentação) com objetivo de reduzir o risco de doenças e contribuir para a manutenção da saúde (Grimble, 2005; Olagnero *et al.*, 2007).

Os estudos sobre a suplementação de Ômega-3 permanecem inconclusivos. Duas recentes metanálises trazem resultados conflitantes. Na primeira, foram analisados 10 ensaios clínicos com 77.917 participantes que receberam Omega-3 marinho por um período médio de 4,6 anos e não foi observado benefício quando avaliados desfechos fatais e não fatais para doença coronariana fatal ou não fatal (Aung *et al.*, 2018). No ano seguinte foi publicada uma atualização daquele estudo com metanálise de 13 ensaios clínicos com um total de 127.477 participantes, no qual a suplementação de Omega-3 marinho reduziu o risco de infarto do miocárdio, morte por doença cardíaca. A redução da mortalidade foi estatisticamente significante e apresentou associação linear com as doses de suplementação de Omega-3 marinho (Aung *et al.*, 2018).

A suplementação de Omega-3 também foi sugerida como potencialmente benéfica em pacientes críticos, reduzindo o tempo de duração de ventilação mecânica e o tempo de internamento em Unidades de Terapia Intensiva, mas, segundo metanálise de 17 ensaios clínicos com 1.239 pacientes, a baixa qualidade dessas evidências não justifica o uso rotineiro de ácidos graxos Omega-3 em pacientes com sepse (Lu *et al.*, 2017).

A glutationa peroxidase é o maior antioxidante endógeno e tem como substrato a glutationa (GSH), cuja síntese depende dos estoques de glutamina, cisteína, ornitina, prolina e glutamato presentes nos diferentes órgãos como fígado, músculos, pulmões, rins, células do sistema imunológico, glóbulos vermelhos e do trato gastrintestinal (Valencia *et al.*, 2001a, Valencia *et al.*, 2001b).

A glutamina tem sido considerada um agente coadjuvante importante no tratamento de enfermidades que levam a estados hipermetabólicos. A ação dessa suplementação pode ser atribuída a um possível efeito na resposta inflamatória endógena e decorrente do suporte à mucosa intestinal, ao sistema imunológico e à biossíntese de glutationa. Esses mecanismos devem-se provavelmente à atenuação da produção de mediadores pró-inflamatórios e/ou à regulação de fatores inflamatórios e seu papel na liberação de insulina pelo pâncreas. Acredita-se que os pacientes com AIDS e câncer podem se beneficiar com melhora da função imune, manutenção da integridade da mucosa intestinal e balanço nitrogenado, atenuando os efeitos catabólicos da caquexia. Além disso, os efeitos da glutamina no sistema imune e na barreira intestinal são importantes para a prevenção da septicemia (Valencia *et al.*, 2001a,b,c; Grimble, 2005).

Polifenois são largamente encontrados em frutas, óleos e sementes (Pizzino *et al.*, 2017b). O resveratrol, presente no vinho tinto, quando acompanhado de outros nutrientes e atividade física moderada, pode melhorar danos clínicos induzidos pelo estresse oxidativo (Liguori *et al.*, 2018).

A suplementação oral de glutamina em doses nutracêuticas foi pouco estudada em idosos. No Brasil, durante ensaio clínico duplo-cego realizado em população de indivíduos de meia-idade e idosos institucionalizados, foi observada discreta alteração na função renal com 14 dias de suplementação, sem melhora da capacidade antioxidante (Galera *et al.*, 2010).

Os benefícios da utilização de suplementos de glutamina em pacientes críticos foram estudados em revisão de 22 metanálises realizadas entre os anos 1980 e 2016. Apesar da grande heterogeneidade na qualidade dos estudos e de a maioria deles não atingir significância estatística, a revisão geral sugere que a suplementação de glutamina parenteral e enteral pode melhorar o prognóstico de pacientes em estado crítico, uma vez que parece reduzir a taxa de complicações infecciosas adquiridas no hospital, reduzir o tempo de internamento e a taxa de mortalidade, embora tenha sido observado que a maioria dos estudos não atingiu significância estatística (Mcrae, 2017).

Os suplementos contendo luteína e zeaxantina são amplamente comercializados para pessoas com degeneração macular relacionada à idade, mas nossa revisão mostra que eles podem ter pouco ou nenhum efeito na progressão dessa doença (Evans; Lawrenson, 2017).

Há inúmeras substâncias antioxidantes sendo testadas, mas em razão das dificuldades comentadas não se autoriza a recomendação expressa de utilização delas de maneira sistemática.

É importante ressaltar que, apesar do grande volume de pesquisas em imunonutrição há dúvidas sobre os efeitos benéficos definitivos nessa área. Isso se deve ao fato de que, historicamente, o que vem sendo feito é a combinação de vários nutrientes em populações heterogêneas. É plausível que alguns nutrientes testados individualmente em doses aleatórias apresentem ou não benefícios em alguns grupos de pacientes, mas quando combinados e/ou administrados a populações heterogêneas o efeito pode ser perdido. O novo paradigma a ser implantado é a utilização de suplementos individualizados para definir tempo, dose e via de administração para avaliação real do benefício (Grimble, 2005; Heyland *et al.*, 2013).

Considerações finais

É evidente o papel do estresse oxidativo tanto no envelhecimento quanto no desencadeamento de doenças crônicas.

A utilização de substâncias antioxidantes com o objetivo de melhorar a qualidade de vida dos indivíduos e prevenir doenças, mesmo com subsídios oriundos da pesquisa básica, ainda permanece sob julgamento até o momento, pois não há resultados clínicos definitivos que justifiquem o seu uso, principalmente na população idosa mais suscetível aos efeitos colaterais dessas substâncias.

São necessárias mais pesquisas na área, com metodologia adequada, para que tenhamos segurança no uso de antioxidantes. O importante, no atual momento, é que seja estimulado o aumento do consumo de frutas e verduras, ricas em substâncias antioxidantes.

Com o envelhecimento progressivo, muito há o que investigar na população idosa: resposta à suplementação nutricional em idosos nas situações com e sem estresse adicional, marcadores bioquímicos mais específicos e precisos para avaliação nutricional e da capacidade antioxidativa, o papel dos nutrientes na estabilidade do DNA e no processo de expressão gênica, entre outros, impõem-se como fronteiras a serem exploradas para o benefício do segmento populacional que mais cresce no mundo.

107

Terapias Antienvelhecimento

Otávio de Tolêdo Nóbrega • Einstein Francisco de Camargos • Renato Maia Guimarães (*in memoriam*)

Introdução

As propostas de ações ou terapêuticas antienvelhecimento remontam à Antiguidade. A prática conhecida por *shunamatismo*, descrita no Velho Testamento, foi imaginada por súditos do rei David, velho e enfraquecido, como alternativa de trazer de volta calor ao corpo do rei fragilizado. Procuraram por todos os cantos de Israel uma bela jovem, virgem, e a trouxeram para conviver no leito real. Pretendia-se que o suspiro de juventude de sua acompanhante fosse aspirado pelo enfraquecido David, mas, na realidade, o soberano sequer tomou conhecimento da jovem ou de seus suspiros terapêuticos. No século XIII, Roger Bacon, um *scholar* de Oxford, defendia a alquimia como alternativa para prolongar a vida. Propunha que os fatores que mais reduziam a longevidade eram a imoralidade e o pecado. Também recomendava, como maneira de transmitir o princípio vital e reverter as alterações do envelhecimento, colocar uma jovem virgem no leito do velho a ser rejuvenescido. Não existem registros históricos de mulheres importantes ou famosas que tiveram acesso a essa mesma terapia, fato que não representou desvantagem, já que era um procedimento inútil. Com o passar dos anos, as propostas terapêuticas foram sucedendo umas às outras, mas nenhum dos seus autores enriqueceu sua biografia científica com os procedimentos propostos. Em 1889, Charles Edouard Brown-Séquard, eminente médico e fisiologista, relatou ter rejuvenescido e melhorado sua saúde após autoinjetar uma solução preparada com testículos macerados de cães. A proposta de Brown-Séquard teve grande destaque na imprensa, não obstante os jornais científicos mostrarem-se céticos. Contrariando o desejo do criador, essa proposta terapêutica foi largamente usada com objetivos comerciais. O tempo mostrou a inutilidade da terapia baseada em testículos caninos, mas comprovou a disposição de muitos para pagarem por tratamentos antienvelhecimento desprovidos de base científica. Mudamos de século sem mudar esse comportamento.

Envelhecimento biológico

O processo do envelhecimento é, até hoje, motivo de debates acalorados e que, por vezes, recorrem a argumentos extremos que não incomumente contestam até mesmo a ocorrência de um processo em si. Em nível biológico, pode-se afirmar que o envelhecimento normal consiste (ou resulta) da soma de vários mecanismos que operam nos âmbitos celular e molecular, com repercussão para a eficiência e a funcionalidade de tecidos, órgãos e sistemas. As mais destacadas alterações associadas ao envelhecimento em nível bioquímico serão descritas a seguir.

Radicais livres

Desde a teoria proposta por Denham Harman há 50 anos, os radicais livres têm sido um dos focos centrais das pesquisas antienvelhecimento. Formados por átomos altamente reativos decorrente de um elétron desemparelhado em sua última eletrosfera, radicais livres têm a capacidade de subtrair elétrons de outro átomo para formar par com o elétron solteiro. O átomo usurpado de um elétron torna-se instável e tende a se combinar com outros em uma reação sequencial que pode danificar proteínas, lipídios e ácidos nucleicos, particularmente o ácido desoxirribonucleico (DNA). São também denominadas espécies reativas de oxigênio (ERO), podendo ter origem em diversos compartimentos celulares pela ação de enzimas inerentes ao metabolismo celular, a exemplo das oxidases de fosfato de dinucleotídio de nicotinamida e adenina em leucócitos polimorfonucleares (durante a inflamação) e da óxido nítrico-sintase em células endoteliais (parte da homeostase hemodinâmica). Surgem também em decorrência de peroxidação lipídica, quando ácidos graxos insaturados das membranas são atacados por ERO, assim como por outras enzimas intracelulares ou circulantes. No entanto, mais de 90% das ERO são produzidas nas mitocôndrias, como consequência da cadeia transportadora de elétrons (reações de oxirredução entre citocromos situados na membrana interna que reduzem oxigênio molecular em água) que resulta na fosforização oxidativa (produção de trifosfato de adenosina [ATP] por gradiente eletroquímico). Muitos estudos demonstram que a mitocôndria velha se apresenta morfologicamente alterada e que, em termos funcionais, produz proporcionalmente mais oxidantes por ATP produzido, sugerindo perda de sua eficiência, o que aumenta a propensão à apoptose celular pela via intrínseca. A relação entre a formação de ERO e o consumo de oxigênio (taxa metabólica) ainda é incerta. Estudos demonstram que essa ligação depende do tipo de tecido, da quantidade de mitocôndrias funcionantes em cada um deles e da oferta de oxigênio em cada local.

A descoberta da superóxido dismutase (SOD) representou um grande passo no reconhecimento da produção de ERO em contexto mitocondrial. Existem duas enzimas SOD intracelulares: SOD2 (manganês-dependente), na matriz, e SOD1 (contendo cobre), primariamente no citosol. Ambas convertem O_2^- em H_2O_2, sendo então desativadas por catalases, formando água e oxigênio, ou por diversas glutationas peroxidases (reduzidas a glutationa e água). O interesse em SOD cresceu ao se descobrir que moscas-da-fruta modificadas para expressar essa enzima em maior quantidade apresentavam tempo de vida 40% maior do que moscas não modificadas. Aumento do nível de SOD em células humanas cultivadas *in vitro*, como fibroblastos, pode prolongar a vida, assim como reduzir outros achados associados ao envelhecimento como o encurtamento dos telômeros. No entanto, não se pode concluir que a manipulação genética necessariamente produzirá aumento do tempo de vida da espécie humana, haja vista que todas as evidências advindas das intervenções (com base em compostos naturais ou sintéticos) voltadas à neutralização de ERO *in vivo* foram inconclusivas ou revelaram aspectos desvantajosos. A suplementação com antioxidantes de alimentos tradicionais mostrou ser protetora contra o câncer em um certo número de estudos *in vitro* e *in vivo*. No entanto, testes em grande escala com humanos (em populações bem nutridas) não confirmam o papel benéfico de antioxidantes na prevenção ou combate ao câncer, a despeito de existir uma conexão bem estabelecida entre a longevidade de várias populações humanas e o consumo de dietas que naturalmente contêm teor elevado e variado de antioxidantes.

Até o momento, dois parâmetros parecem se correlacionar em sentido estrito com a longevidade das espécies, a saber: a taxa mitocondrial de formação de ERO e o grau de insaturação do ácido graxos de membranas biológicas. Ambos são baixos em animais de vida longa. Apesar de não sabermos se são a causa ou meramente coadjuvantes no envelhecimento, existe evidência crescente do envolvimento de lesões por radicais livres em vários transtornos associados ao envelhecimento, tais como doença de Alzheimer, doença de Parkinson, osteoartrite, catarata, aterosclerose, esclerose lateral amiotrófica e algumas neoplasias. Por outro lado, pesquisadores especulam que toda a teoria do envelhecimento baseada unicamente na produção de radicais livres está equivocada, uma vez que sua própria existência seria efêmera, e nada consubstancia o uso de antioxidantes para prevenção ou reversão do envelhecimento. A produção científica das duas últimas décadas, alicerçada em estudos populacionais e controlados, parece ter feito naufragar a expectativa de antienvelhecimento em torno da suplementação de vitaminas antioxidantes.

Glicação de proteínas

O processo da glicação (ou glicosilação) de compostos orgânicos constitui reação não enzimática na qual carboidratos (sobretudo glicose) aderem a proteínas, lipídios e ácidos nucleicos e desencadeiam entrelaçamento (*cross links*) das moléculas. Essas alterações *per se* podem provocar danos à função biológica e estrutural das proteínas em nível molecular. É um processo lento que se acentua com o tempo. Seres humanos acumulam produtos finais da glicação (AGE, *advanced glycation end-products*) produzidos em seu próprio corpo, especialmente em indivíduos com metabolismo glicêmico anormal. No entanto, a contribuição dos AGE da dieta para os teores totais de AGE acumulados no corpo é muito maior do que a contribuição de AGE endogenamente gerados. Por se entender que a preparação de alimentos envolvendo processamento industrial com frituras e cocção a elevadas temperaturas constitui advento relativamente recente na escala evolucionária do homem, é razoável admitir que o teor total de AGE advindo da dieta tem aumentado ao longo dos últimos séculos. AGE aparentam afetar praticamente todas as células, tecidos e sistemas orgânicos e também parecem causar danos generalizados aos tecidos por meio de uma regulação positiva da inflamação.

Diferentes estudos (observacionais e experimentais) sugerem que níveis circulantes aumentados de AGE estejam associados a um risco aumentado de desenvolvimento de doenças crônicas e, portanto, contribuem para o fenótipo de envelhecimento patológico. Dados sobre a farmacologia dos AGE obtidos nos últimos 20 anos, tanto em modelo animal quanto humano, estudando sobretudo intervenções para a atenuação do dano vascular diabético, identificaram vários agentes que podem interferir na formação de AGE ou promover a degradação dos seus depósitos. O primeiro e mais estudado desses inibidores, a aminoguanidina, apresenta extensos efeitos benéficos em modelos experimentais de dano vascular diabético, mas sem investigação clínica para verificar sua eficácia quer seja sobre o diabetes ou sobre a longevidade humana. Trabalhos com agentes correlatos, como a piridoxamina, foram concluídos por meio de diferentes estudos clínicos (NCT00734253, NCT00320060, NCT00320021) sobre seus efeitos no diabetes, sem que os resultados obtidos tenham sido divulgados, sugerindo resultados insatisfatórios dos medicamentos. A evidência disponível até o momento não confirma que terapias para redução dos produtos finais da glicação tenham estendido o tempo de vida de seres humanos.

Defeitos no DNA

As moléculas de DNA, tanto as contidas no núcleo das células quanto aquelas da mitocôndria, estão sujeitas a alterações estruturais advindas de erros nos mecanismos básicos de duplicação (replicação) e de expressão em ácido ribonucleico (RNA) (transcrição), assim como de danos provocados por agentes físicos (p. ex., radiações ionizantes) e químicos (p. ex., radicais livres) sobre sua estrutura. Defeitos sobre o DNA podem distorcer o funcionamento dos genes e das moléculas proteicas codificadas, com repercussões na viabilidade das células e, a longo prazo, ocasionando prejuízos para tecidos e órgãos. Essa possibilidade foi reconhecida em 1963 pelo pesquisador britânico Leslie Eleazer Orgel, que propôs que um erro no mecanismo de produção de proteínas poderia ter consequências catastróficas, assumindo que a produção de proteínas e a reprodução do DNA, por vezes, poderiam não ser realizadas com precisão, e que o DNA do corpo é tão vital que processos naturais de reparo surgem quando ocorre um erro. Mas esse sistema de reparo não seria infalível, e o acúmulo de moléculas defeituosas poderia ocasionar declínio de funcionalidade e de eficiência com o tempo. A habilidade para reparar DNA danificado já foi associada ao tempo de vida de diversas espécies, sobretudo microrganismos. Especulou-se por anos que células de animais com maior longevidade teriam maior capacidade de reparação do que as espécies com ciclo de vida curto, o que não se comprovou como fato biológico, conforme demonstram pesquisas modernas.

Comprimento telomérico

A replicação do DNA durante a mitose é incompleta e resulta na perda de 50 a 200 pares de bases terminais por divisão celular. Essa perda de DNA ocorre em regiões especializadas dos cromossomos denominadas telômeros [fusão dos substantivos gregos *telos* (fim) e *meros* (partes)], compostas por vários quilobases (kb) de repetições simples (TTAGGG). Quando há perda cumulativa de telômeros, ocorre encurtamento crítico e perda da função, o que resulta na senescência replicativa da célula e/ou apoptose. A descoberta da enzima telomerase por Elizabeth Blackburn e Carol Greider em 1985 como enzima capaz de sintetizar e estender as regiões teloméricas, e a subsequente constatação de que sua administração a células em cultura podia aumentar a longevidade destas chegou promover certa euforia à comunidade científica da época, pelas implicações importantes na terapia antienvelhecimento. Células humanas normalmente expressam pouca ou nenhuma atividade dessa enzima, exceção às células tumorais e germinativas. O desgaste dos telômeros é característica intrínseca do envelhecimento celular saudável e também está associado a muitas doenças relacionadas com a idade, como aterosclerose, infarto agudo do miocárdio, insuficiência cardíaca e doença de Alzheimer. Por isso, por mais de uma década, o comprimento dos telômeros (sobretudo o comprimento médio nos leucócitos) foi postulado como um biomarcador do envelhecimento humano.

O primeiro ativador da telomerase descrito, a molécula TA-65, aumenta o comprimento médio dos telômeros e diminui a proporção de telômeros criticamente curtos tanto *in vitro* como *in vivo*, bem como danos no DNA. A suplementação dietética com TA-65 em camundongos leva a melhoria de uma série de indicadores gerais de saúde, incluindo reversão da intolerância à glicose e da osteoporose, sem significativamente aumentar a incidência de tumores. Até o momento, apenas um único estudo foi realizado com seres humanos, demonstrando que idosos saudáveis suplementados com TA-65 apresentaram aspectos de melhoria da funcionalidade do sistema imunológico, assim como de vários outros indicadores de saúde, sem relato de efeitos sobre a longevidade geral. Um aspecto importante que permanece por ser investigado consiste na segurança do produto, sobretudo no fato de a imortalização celular que vier a ser produzida pelos ativadores de telomerases resultar em manutenção da função celular ou implicar em perda da função ou, mesmo, aumento do risco de transformação maligna.

No entanto, no envelhecimento humano, o comprimento do telômero segue sendo assunto de intenso debate, mostrando-se como um biomarcador fraco, com baixa precisão preditiva, para expressar o envelhecimento do organismo inteiro, possivelmente pelo processo se dar em ritmos diferentes conforme são analisados tecidos e órgãos específicos.

Declínio hormonal

Muitos sinais e sintomas observados em idosos, como astenia, fraqueza muscular, alteração na composição corporal e osteoporose são similares ao que é descrito em deficiências hormonais específicas. A perda da função ovariana, por exemplo, é comum a todos os mamíferos na meia-vida e reflete alterações no eixo hipotalâmico–hipofisário–ovariano. O gênero masculino também está sujeito a transformações nesse eixo, com resultante redução da testosterona e aumento dos hormônios luteinizante e foliculestimulante. Na glândula adrenal existe declínio da deidroepiandrosterona (DHEA), cujo significado é ainda motivo de debate, e na hipófise a redução (não uniforme) dos níveis do hormônio do crescimento (GH).

Pilares (ou marcos) do envelhecimento biológico

Pelo exposto, percebe-se a concepção generalizada de que o início da vida é caracterizado por mecanismos compensatórios e homeostáticos ajustados, que preservam o equilíbrio bioquímico e previvem o declínio funcional, e que com o tempo esses mecanismos têm sua eficiência reduzida e os danos se acentuam após a perda dos mecanismos compensatórios. Existe uma grande variabilidade interindividual desses mecanismos, o que parece estar na gênese dos diferentes fenótipos de envelhecimento. Mas o ensinamento mais importante até aqui talvez seja o reconhecimento de que o envelhecimento biológico é um fenômeno multifatorial, advindo da contribuição por diferentes mecanismos. Por esse motivo, na ultima década, diferentes grupos de pesquisa propuseram que uma combinação de nove marcos (*hallmarks*) (López-Otín *et al.*, 2013) ou de sete pilares (*pillars*) (Kennedy *et al.*, 2014) compreenderiam de modo suficientemente abrangente e relativamente acurada a descrição dos principais mecanismos biológicos subjacentes ao envelhecimento orgânico, a saber: instabilidade genômica, desgaste dos telômeros, alterações epigenéticas, perda de proteostase, detecção desregulada de nutrientes, disfunção mitocondrial, senescência celular, exaustão de células-tronco e comunicação intercelular alterada. Desde então, a pesquisa científica voltada à detecção de efeitos de terapias para prevenção ou reversão do envelhecimento vem sendo redirecionada para assumir esses novos marcos/pilares como desfechos experimentais, sobretudo na pesquisa biológica básica, e considerando-os em combinação. É fato que a maior parte da literatura acumulada até hoje ainda não se vale desses desfechos, por serem dados obtidos anteriormente à consolidação desse conceito de biomarcadores do envelhecimento (surgido em 2013/2014), mas é natural que a partir de agora a pesquisa se volte a utilizar os marcos/pilares como balizadores da eficácia de qualquer intervenção.

Restrição calórica e envelhecimento

A restrição calórica (RC) na dieta é a mais estudada intervenção para atrasar os efeitos deletérios do envelhecimento em modelos animais. Não obstante a reprodutibilidade generalizada dos benefícios da RC, os mecanismos biológicos envolvidos e a aplicabilidade aos humanos não foram ainda esclarecidos. Com o objetivo de ampliar o conhecimento a respeito da RC, vários estudos estão sendo desenvolvidos com primatas não humanos (macacos *rhesus*), nos quais se tem adotado, como medida de cautela, redução de 30% no total das calorias da dieta, enquanto, em roedores, o nível de benefício é de 40%. Um dos pontos a serem esclarecidos nesses estudos é se os benefícios dessa intervenção decorrem da perda de peso ou da própria RC. A inexistência de marcadores comprovados do envelhecimento induz a conclusão de que haja extensão da vida média e do tempo máximo de vida de macacos. Evolutivamente, a RC pode representar um processo de adaptação a ciclos de carência e abundância, lentificando o envelhecimento e a reprodução nos momentos de escassez, mantendo-se capaz até a chegada do alimento, como uma vantagem competitiva aos que não conseguem. Os pesquisadores trabalham com 3 hipóteses básicas:

- Os animais em RC apresentam menor incidência de doença
- Os animais em RC mantêm a capacidade funcional por mais tempo
- Os animais em RC vivem mais.

Os mecanismos moleculares e fisiológicos que explicariam o efeito da RC no aumento da expectativa de vida são: redução na destruição oxidativa, eficiência metabólica aumentada, estabilidade genômica aumentada, apoptose diminuída, baixos níveis de glicose, glicólise alentecida, baixos níveis de insulina, glicação de proteínas diminuídas, diminuição da temperatura corporal e ativação das respostas neuroendócrinas. Em relação aos marcadores de doença, a avaliação atual indica que macacos com RC vêm mostrando menor tendência a desenvolver diabetes, doença cardiovascular (DCV), obesidade, disfunção imunológica e, possivelmente, câncer. Entre os marcadores de doenças, merecem destaque a redução do nível de insulina em até 70%, a redução da obesidade central, a redução dos níveis de colesterol e triglicerídios (mais acentuada em fêmeas) e a elevação do colesterol de lipoproteína de alta densidade alta (HDL-c) em até 100%. Um estudo patrocinado pelo National Institute on Aging (NIA) não mostrou aumento da sobrevivência de macacos em RC, mas observou-se menor incidência de câncer. Recentes estudos moleculares e de genética sugerem que a RC pode ser regulada por processos genéticos, tendo o gene *SIR2* (*silent information regulator*) papel importante nesse contexto. Esse gene tem sido estudado em leveduras e *Drosophila*. Outros estudos em animais buscam relacionar mudanças hormonais em tecidos específicos (gordura branca) com a RC. Questões como quais os hormônios envolvidos e como esses processos reguladores ocorrem podem levar, no futuro, à síntese de substâncias específicas com objetivo de prolongar a vida mimetizando o mecanismo da RC.

Em estudo sobre lúpus eritematoso sistêmico em animais tendo a doença renal como desfecho, observou-se que a RC de 40%, quando iniciada com 6 semanas de vida, retardava o aparecimento da doença renal em cerca de um terço dos animais. Em camundongos transgênicos para a doença de Alzheimer, a RC reduziu em 50% a imunorreatividade da proteína beta-amiloide.

O resultado dessas pesquisas sobre RC poderia levar ao estudo de substâncias RC miméticas, que poderiam induzir os mesmos efeitos fisiológicos da RC na ausência desta. A administração de preparado com sirtuína (SRT 1720) provocou aumento da sobrevida de ratos em valores semelhante a 40% de RC. Também é possível o desenvolvimento de melhores anorexígenos, os quais possibilitariam a manutenção da RC de uma maneira mais tolerável.

Restrição calórica em humanos

Os estudos realizados com humanos envolvendo RC são meramente observacionais, de natureza histórica, sociocultural e religiosa. Os muçulmanos tradicionalmente mudam seus hábitos alimentares durante o Ramadã, nono mês do calendário islâmico, quando jejuam durante o dia, só se alimentando após o pôr do sol. Essa periodicidade se assemelha a alguns estudos de RC em animais. Esse modo de RC em humanos tende a provocar aumento do HDL-c entre 25 e 30%.

Os habitantes da ilha japonesa de Okinawa consomem menos calorias do que os residentes em outras ilhas, sendo a região do Japão com maior número de centenários. A redução calórica chega a 40% em crianças e a 20% em adultos. O peso e a altura dos habitantes de Okinawa são inferiores, assim como a mortalidade geral, a mortalidade por câncer e DCV. Existem, contudo, questões importantes envolvendo essa população, posto que consomem 2 vezes mais carne (peixe) e 3 vezes mais vegetais que o restante da população japonesa. Por outro lado, consomem menos cereais e açúcares. Ressalte-se que Okinawa é historicamente isolada, condição que pode ter provocado seleção ou diferenciação genética.

O NIA vem estudando os efeitos da RC em humanos por meio de um ensaio clínico controlado randomizado de 2 anos em jovens saudáveis não obesos, denominado *Comprehensive Assessment of Long-term Effects of Restricted Intake of Energy Intake* (CALERIE). Os dados da CALERIE estão agora disponíveis publicamente (https://calerie.duke.edu/). Testes usando dois métodos diferentes para quantificar o envelhecimento biológico (algoritmo de idade biológica de Klemera-Doubal e desregulação homeostática) produziram um resultado consistente: participantes do braço de RC do ensaio experimentaram envelhecimento biológico mais lento em comparação com os participantes no braço *ad libitum* (à vontade). A análise de sensibilidade mostrou que o envelhecimento biológico retardado no braço da RC não foi influenciado pela perda de peso durante a fase de intervenção, sugerindo uma ação independente.

Por outro lado, a RC pode apresentar efeitos adversos importantes, como disfunção sexual, infertilidade, falta crônica de energia e estresse mental para controlar a fome, o que pode causar depressão e anorexia. Em pessoas mais velhas, vários estudos têm mostrado que a perda de peso aumenta a mortalidade, a institucionalização e as fraturas de quadril.

Intervenção farmacológica no envelhecimento

Essa é uma área em que prevalecem grandes expectativas e modestos resultados. Existe descompasso entre a euforia e a pressa de publicações leigas e a cautela e o ceticismo dos editores das publicações científicas. Tratamentos antienvelhecimento são anunciados a todo momento com base em pesquisas com animais ou mesmo humanos, sem que o saudável roteiro da consolidação dos resultados seja obedecido. Schneider e Miller identificaram vários fatores que enfraquecem ou dificultam a interpretação de estudos que demonstraram o aumento da duração da vida de ratos e que teriam potencial para aumentar a longevidade humana:

- As diversas intervenções provocaram perda de peso, condição que, por si só, aumentou a longevidade de roedores
- A intervenção foi realizada em animais com ciclo de vida curto e o aumento da duração da vida pode ter sido resultante do tratamento ou da prevenção de uma ou mais doenças associadas à mortalidade precoce
- A intervenção teve como base a correção de deficiência hormonal em animal portador de deficiência endócrina
- Desenho deficiente da pesquisa, erros na análise ou na interpretação.

Assim, a análise de resultados com o uso de fármacos em pequenos animais (e sua aplicabilidade em humanos) demanda cautela. Mesmo a investigação envolvendo humanos não justifica emprego clínico imediato uma vez que são, geralmente, estudos transversais que não possibilitam adoção terapêutica imediata, por desconhecimento das complicações que possam advir ao longo do tempo. A afirmativa de que muitos dos tratamentos envolvem vitaminas ou substâncias naturais tampouco constitui garantia de inexistência de efeitos colaterais graves.

Metformina

A metformina é um medicamento seguro, eficaz e útil para o controle da glicemia sérica em pacientes com diabetes melito do tipo 2. O alvo molecular clássico da metformina consiste no complexo I da cadeia respiratória mitocondrial, cuja inibição impede a produção de ATP mitocondrial e aumenta as razões citoplasmáticas entre adenosina difosfato (ADP) e adenosina monofosfato (AMP), que promovem a ativação da proteinoquinase ativada por AMP (AMPK). Pela AMPK ser uma importante enzima sensora do estado energético celular, aumenta a sensibilidade à insulina (por efeitos no metabolismo lipídico) e diminui a produção cíclica de AMP (cAMP), reduzindo assim a expressão de enzimas gliconeogênicas. Nos últimos anos, tem sido dada atenção à possibilidade de a metformina exercer uma gama de efeitos pleiotrópicos positivos na saúde, para além daqueles associados ao metabolismo glicêmico, incluindo a possibilidade de o medicamento aumentar significativamente a expectativa de vida e atrasar o início dos declínios associados à idade em alguns organismos-modelo. Uma primeira evidência com seres humanos consistiu nos efeitos sobre longevidade relatados em uma população de indivíduos diabéticos usuários de metformina que exibiu uma mortalidade por todas as causas significativamente menor (7%) do que aquela exibida entre não diabéticos. Ademais, evidências de ensaios clínicos sugerem que metformina pode reduzir o risco de muitas doenças e condições relacionadas à idade, incluindo distúrbios cardiometabólicos, neurodegeneração, inflamação crônica e fragilidade. O ensaio clínico TAME (*Targeting Aging with Metformin*) atualmente em andamento está testando a metformina como uma ferramenta para modular o envelhecimento em pessoas não diabéticas, no qual indivíduos saudáveis com idades entre 65 e 79 anos tomando metformina são acompanhados para avaliar o aparecimento de morbidades relacionadas ao envelhecimento. Em linha, os resultados do estudo MILES (*Metformin in Longevity Study*) forneceu a primeira evidência direta de efeitos específicos na expressão de genes humanos metabólicos e não metabólicos implicados no envelhecimento. Apesar de serem estudos sugestivos de um potencial antienvelhecimento, uma evidência sólida e consensual sobre os efeitos da metformina sobre a longevidade humana permanece um tópico altamente inconsistente, e não está claro se efeitos desse medicamento em diferentes rotas metabólicas relacionadas com o envelhecimento refletem as consequências decorrentes de uma ação primária (em um único mecanismo) ou se envolve efeitos em múltiplos reguladores do envelhecimento. Por ora, sabe-se de concreto apenas que metformina suprime a função do *mammalian target of rapamycin* (mTOR) humana, assim como induz autofagia (efeitos que em vários sistemas modelo estende a vida útil), tanto por mecanismos independentes quanto dependentes de AMPK. Embora a ingestão de metformina a longo prazo esteja associada a baixo risco de eventos adversos, estudos clínicos bem planejados ainda são necessários para descobrir o uso potencial desse medicamento como geroprotetor.

Resveratrol e rapamicina

O papel da mitocôndria no envelhecimento e no surgimento de doenças tem sido bastante estudado. A PGC-1ª (proteína que regula o funcionamento e a gênese da mitocôndria) tem importância crítica no controle metabólico e na homeostase energética. Intervenções nessa proteína podem retardar o envelhecimento. Um promissor candidato é o resveratrol, um polifenol comumente encontrado no vinho tinto e que aumenta a expectativa de vida em moscas por ativar a PGC-1. Evidências crescentes sugerem que o resveratrol imita os efeitos da RC na promoção da longevidade, isto é, melhorando a sensibilidade à insulina, reduzindo a glicose no sangue, reduzindo o fator de crescimento semelhante à insulina 1 (IGF-1) e aumentando o HDL. Um dos mecanismos pelo qual o resveratrol exerce seu efeito é por meio da ativação das proteínas Sir2 (*silent information regulator two*), conhecidas como sirtuínas. Em mamíferos, há nove sirtuínas, e a sirtuína 1 (SIRT1) é a mais parecida com Sir2. É questionado se os benefícios observados em estudos com larvas e moscas podem ser estendidos ao ser humano. Diversos estudos com o resveratrol estão sendo realizados em doenças específicas, mas ainda com resultados controversos. Há evidências de que o resveratrol iniba também o mTOR.

A proteína mTOR atua regulando o ciclo celular. Em leveduras (*Saccharomyces cerevisiae*), existem duas proteínas (TOR1 e TOR2), e a inibição da TOR1 retarda a senescência e aumenta o tempo de vida. Por isso, um candidato a substância antienvelhecimento é a rapamicina, uma lactona isolada de um fungo que, em baixas concentrações (nanomolares), inibe mTOR, cessando o ciclo celular na fase G1. A rapamicina é utilizada, juntamente com outros medicamentos, para evitar a rejeição de órgãos pós-transplantes renais. Quando foi adicionada ao tratamento desses pacientes, evitou novos tumores e reduziu tumores já existentes. Um dos efeitos adversos observados com a rapamicina é o aumento dos lipídios, acontecimento também observado na RC (fase inicial), quando o organismo consome gorduras de tecidos adiposos e as lança no sangue. Há redução dos níveis circulantes de lipase, o que impede a deposição de gordura nas paredes dos vasos e retarda a aterosclerose. Estudos em animais nos quais foi administrada rapamicina sistêmica demonstraram redução do espessamento neointimal e retardo da progressão da aterosclerose em camundongos com deficiência de apoliproteína E (ApoE) que têm altos níveis de colesterol.

Pelo fato de o resveratrol, a rapamicina e a metformina mostrarem eficácia na extensão de vida e benefícios para a saúde de organismos-modelo, e atuarem principalmente nos reguladores-chave do envelhecimento, como mTOR, FOXO e PGC1α, esses medicamentos apresentam potencial para retardar o declínio funcional ao menos em determinados órgãos. No entanto, a literatura permanece controversa e inconclusiva acerca de seus efeitos sobre a longevidade humana, e essas abordagens aguardam avaliações críticas por meio de ensaios clínicos de grande escala para determinar sua eficácia a longo prazo e possíveis efeitos adversos.

Agentes senolíticos

As células senescentes são caracterizadas por três principais aspectos: proliferação celular interrompida, resistência à apoptose e um fenótipo secretor marcado por mediadores pró-inflamatórios. A senescência que limita a proliferação celular é causada principalmente pelos telômeros curtos e disfuncionais que resultam da replicação repetida do DNA em ausência de telomerase (descrito em seção anterior). As células senescentes são mais abundantes em tecidos envelhecidos e doentes, e estudos de cultura de células mostraram que elas podem acentuar os fenótipos associados à senescência em sua vizinhança, em grande parte por meio dos efeitos do componente secretor que liberam no meio. O desenvolvimento de dois modelos de camundongos transgênicos nos quais as células senescentes podem ser seletivamente eliminadas confirmou a ideia de que essas células podem ter um papel causal em muitos fenótipos relacionados à idade, e ambos os modelos foram usados para mostrar que células senescentes contribuem para intensificar um grande número de doenças relacionadas à idade, ao menos em ratos.

Isso levou naturalmente à questão de se saber se poderiam ser identificados compostos que eliminassem células senescentes, e essa abordagem levou à identificação de uma nova classe de medicamentos, denominados senolíticos, que está se expandindo rapidamente enquanto linha de investigação. Muitos medicamentos senolíticos foram testados em camundongos e em células ou tecidos humanos, com resultados promissores. No entanto, os ensaios clínicos começaram apenas recentemente e, portanto, ainda não foi determinado se esses medicamentos são seguros e eficazes em humanos.

Terapias hormonais

Deidroepiandrosterona

A DHEA é um esteroide encontrado principalmente sob a forma de sulfato (DHEAS), produzido na zona *reticularis* da glândula adrenal, sendo o esteroide mais abundante no plasma. Em humanos, a função da DHEA é pouco conhecida. Apenas no sistema nervoso central existem receptores para esse esteroide, e sua ação se deve, em parte, à transformação intrácrina (*in situ* nos órgãos-alvos) para androgênio e estrogênio. Sabe-se que os níveis plasmáticos de DHEA diminuem com a idade e que dos 70 a 80 anos de idade os níveis podem ser tão baixos quanto 10 ou 20% daqueles encontrados em jovens. O interesse pela DHEA baseia-se na hipótese aventada por alguns estudos de ser um modulador do envelhecimento e também pela possibilidade de baixos níveis estarem associados ao desenvolvimento de DCV. Um dos problemas é que a dosagem da DHEA no sangue nem sempre revela o nível real, uma vez que níveis teciduais do hormônio tendem a ser mais elevados. Quando administrada em animais de laboratório, aumenta a esperança de vida, protege contra o desenvolvimento de doença arterial coronariana e diabetes, influencia beneficamente a composição corporal, além de aumentar a competência do sistema imunológico e proteger contra o estresse oxidativo. Esses fatos sugerem que, ao menos em pequenos animais, DHEA é capaz de desempenhar um papel importante no envelhecimento e em doenças da maturidade. Essa afirmativa é enfraquecida pela constatação de que, na maioria dos animais de laboratório, a produção de DHEA é mínima ou inexistente, o que dá ênfase ao argumento de que o benefício decorre da superoferta de uma substância naturalmente escassa. Já em humanos, as pesquisas são limitadas e os resultados, pouco estimulantes. Estudo longitudinal com 8 anos de duração que envolveu 290 indivíduos constatou redução do nível da DHEA de 2,3% ao ano em homens e de 3,9% ao ano em mulheres. Paradoxalmente, 1/3 da amostra apresentou elevação do nível desse esteroide, fato que dificulta a qualificação da DHEA como biomarcador do envelhecimento. Não se observou qualquer relação entre o nível do esteroide e as alterações funcionais, psicológicas e do estado mental. Contudo, indivíduos com baixos níveis de DHEA e com idade inferior a 70 anos, principalmente quando tabagistas, tiveram elevação do risco de morte. Sirrs e Bebb (1999) afirmam que a maioria das evidências dando suporte ao uso de DHEA para qualquer doença é de má qualidade por consistir em relatos de casos, estudos caso-controle e pesquisas abertas. A afirmativa de que a reposição de DHEA causaria aumento da sensação de bem-estar não foi confirmada pela análise de 415 relatos de pesquisa envolvendo esse esteroide. Foi proposto que a DHEA exógena teria uma série de benefícios potenciais (em função sexual, depressão, cognição e inflamação), mas os dados de ensaios clínicos disponíveis não apoiam essas alegações. É mais prudente reconhecer a DHEA como uma substância com potencial terapêutico, mas, no momento, destinada à investigação e não ao uso clínico. No futuro, o papel da suplementação de DHEA em indicações específicas como sarcopenia, protocolos de reabilitação, osteoporose, transtornos cognitivos e de humor, bem como o bem-estar sexual precisa ser melhor estudado em ensaios mais longos e maiores. Médicos que prescrevem DHEA devem considerar e informar seus pacientes sobre o fato de que os efeitos a longo prazo relacionados com a eficiência e a segurança ainda são incertos.

Hormônio do crescimento

O GH apresenta ação antagônica nos diferentes estágios da vida. Experimento realizado com ratos demonstrou que o bloqueio dos genes relacionados com a produção do GH determinou atraso na maturação e na fertilidade e aumentou o tempo de vida. A relação negativa entre o tamanho do corpo e a longevidade já foi documentada entre indivíduos de várias espécies, como ratos e caninos. Sendo verdadeira essa relação observada em pequenos animais, qual seria o motivo pelo qual o GH tem atraído tanta atenção da mídia e dos consumidores ávidos por novidades em relação ao envelhecimento? Bem, parece que não há impacto na sobrevida, apesar de alguns benefícios em variáveis metabólicas. Estudo prospectivo que acompanhou 2.430 indivíduos com deficiência de GH não identificou diferenças na mortalidade entre o grupo que fez tratamento com esse hormônio. Existe, contudo, farta documentação relacionando o efeito desse hormônio na composição corporal e em aspectos funcionais de indivíduos idosos. O GH estimula o IGF-1, que é produzido no fígado e que atua em receptores superficiais de células, incluindo as musculares. Nestas parece desencadear um sinal para que o músculo aumente de tamanho, talvez por estimular os genes a produzir proteínas musculares específicas. Estima-se que a secreção do GH decline cerca de 14% por década após 20 anos de idade. Uma questão ainda sem solução é se a queda do GH, com o passar dos anos, é um evento protetor do envelhecimento normal ou uma condição que sinaliza a necessidade de reposição hormonal. O termo somatopausa foi cunhado para designar o declínio na secreção do GH, sendo este atribuído a uma atrofia somatotrófica consequente à redução da secreção do hormônio de liberação do hormônio do crescimento (GHRH). Os sinais e sintomas clínicos da somatopausa são inespecíficos, destacando-se alteração na composição corporal (aumento da gordura corporal), diminuição da massa muscular e da tolerância a exercícios, além do impacto negativo na qualidade de vida. Sendo o sono e o exercício dois grandes estímulos para a secreção do GH, impõe-se questionar até que ponto a indolência da vida moderna contribuiria para o declínio da secreção desse hormônio; até que ponto o médico deve planejar a reposição do GH em pacientes inativos e que, a despeito dos potenciais benefícios, não pretendam mudar seu estilo de vida. A reposição do GH parece segura em indivíduos com diminuição confirmada da liberação desse hormônio, mas mesmo a caracterização laboratorial da deficiência apresenta dificuldades. A natureza pulsátil da secreção do GH contribui para isso. A adoção do nível do IGF-1 como parâmetro da somatopausa também oferece dificuldades, posto que esse fator pode estar diminuído em doenças hepáticas e em indivíduos com desnutrição. O potencial benefício da reposição do GH para aumentar a massa muscular, reduzir a osteopenia, diminuir a obesidade abdominal, aumentar a imunocompetência e melhorar a qualidade de vida parece bem estabelecido, ainda que de forma modesta, para aqueles indivíduos com deficiência de GH adquirida na fase adulta. Apesar da expectativa de que o aumento da massa muscular resulte em ganho de força, os estudos apresentam resultados conflitantes. Uma metanálise de 11 estudos randomizados e controlados por placebo demonstrou que o GH melhorou parâmetros de capacidade de exercício, como potência máxima e consumo máximo de oxigênio. No entanto, outra metanálise de oito estudos randomizados controlados com placebo relatou que a reposição de GH não melhorou a força muscular.

O uso do GH ganhou grande destaque nos últimos 10 anos, sendo hoje uma prática amplamente disseminada em clínicas de terapias antienvelhecimento e academias, apesar de ao mesmo tempo ser bastante contestada. A utilização de GH associada à prática de exercícios físicos tem maior impacto sobre a massa muscular do que quando o hormônio é usado isoladamente. Os ganhos observados são mantidos apenas enquanto dura a reposição, mas parece que os efeitos adversos da reposição podem perdurar por até 3 anos do fim do tratamento. O desenvolvimento de diabetes e de hipertensão em pessoas de alguma maneira predispostas dispensa mais atenção. São também relatados: edema periférico, rigidez das articulações, artralgia, mialgia, cefaleia, ginecomastia, síndrome do túnel do carpo e retinopatia proliferativa. A elevação suprafisiológica do IGF-1 está relacionada com câncer de mama e de próstata.

Diante das falsas promessas da reposição de GH como terapia antienvelhecimento, sociedades médicas se pronunciaram veementemente contra, o que levou o Conselho Federal de Medicina (CFM) a editar resolução proibindo médicos de indicarem tratamentos baseados na reposição, suplementação ou modulação hormonal com os objetivos de prevenir, retardar, modular e/ou reverter o processo de envelhecimento, prevenir a perda funcional da velhice, bem como de doenças crônicas e promover o envelhecimento saudável (Resolução CFM nº 1.999/2012). Nos EUA, o uso *off-label* de GH humano recombinante como uma intervenção antienvelhecimento é ilegal. Nos últimos anos a batalha se estendeu para o campo jurídico, mas felizmente a ciência venceu mais uma vez.

Hormônios bioidênticos

São substâncias hormonais que apresentam a mesma estrutura química e molecular encontrada nos hormônios produzidos no corpo humano. Esses hormônios, em várias combinações, tipicamente incluem estrógeno, estradiol, estriol, progesterona e testosterona. Entretanto, esse termo tem sido usado incorretamente, apenas com viés comercial em todo o mundo. Em verdade, a própria indústria farmacêutica já produz há anos esse tipo de substância. A mensagem que se passa ao usuário é puramente de *marketing*: se o hormônio é bioidêntico manipulado, logo é mais natural e mais adequado a meu organismo. Isso é um engodo. Em sua maioria são frequentemente produzidos a partir de plantas (principalmente de soja) e bioquimicamente alterados para tornarem-se idênticos aos hormônios encontrados no corpo. Por exemplo, com relação aos estrógenos e progestógenos, a despeito de seus benefícios comprovados para osteoporose e para os sintomas da menopausa como o fogacho e secura vaginal, não há evidência para desfechos relacionados com o antienvelhecimento. Ademais, estudos bem desenhados têm evidenciado maior risco de câncer de mama, acidente vascular encefálico, DCV e eventos tromboembólicos.

Futuro das terapias antienvelhecimento

Não se discute que avanços no conhecimento do processo do envelhecimento possam promover o desenvolvimento de terapias para retardar ou reverter mudanças consideradas normais e/ou patológicas do envelhecimento. No entanto, o desafio básico permanece sendo compreender o processo do envelhecimento enquanto tal, e o desenvolvimento de marcadores informativos para o processo em si. Por ser lento e gradual, o início desse processo não pode ainda ser metricamente identificado, o que agrega a dificuldade metodológica aos estudos da área no tocante ao momento ideal para início de uma intervenção.

Uma dificuldade adicional está no fato de essas terapias necessitarem de muito tempo para que seus efeitos sejam observados, o que, em termos de estudos científicos, é um fator complicador. Apesar de as pesquisas utilizarem modelos animais de vida curta, tais como levedura, moscas-da-fruta e camundongos, os resultados desses experimentos ajudam a identificar possíveis modelos de intervenções farmacológicas. Alguns efeitos observados em laboratório nem sempre serão aqueles para humanos. Ademais, há intervenções benéficas em um determinado ambiente genético que podem não funcionar em outro, a exemplo das análises dos efeitos da restrição dietética em múltiplas linhagens de camundongos consanguíneos, nas quais se encontrou tanto um aumento quanto uma diminuição na expectativa de vida que era dependente da linhagem investigada. A população humana também é caracterizada por uma grande heterogeneidade genética, o que tem papel crítico na suscetibilidade a doenças, na resposta de um indivíduo aos medicamentos e, por conseguinte, na expectativa de vida. Essa heterogeneidade é a base para o desenvolvimento (atualmente em um estágio ainda embrionário) de uma medicina de precisão, que visa identificar determinantes genéticos críticos para doenças (em indivíduos ou grupos específicos) e personalizar intervenções e tratamentos. No futuro, a medicina de precisão e a gerociência deverão interagir bastante proximamente. Por ora, a extrapolação de resultados de laboratório para o humano deve ser cuidadosa e precedida por testes clínicos apropriados, bem desenhados e desenvolvidos para resultar em práticas baseadas em evidência e que possam ser generalizadas.

Parte 5

Ensino e Pesquisa em Gerontologia e Geriatria

108

Telemedicina e Inteligência Artificial em Geriatria e Gerontologia

Gabriel Schier de Fraga • Rubens de Fraga Júnior

Introdução

A telemedicina é uma vertente da Telehealth (Telessaúde), que consiste no uso de tecnologias de comunicação com o intuito de oferecer assistência de saúde à distância (American Geriatrics Society, 2020). Seu uso foi ampliado no Brasil e no mundo em 2020, durante a pandemia do vírus SARS-COV-2, com intuito de não somente preservar as políticas de isolamento social como também atender uma demanda maior por atendimentos.

No contexto da geriatria e gerontologia, o ponto-chave desses ramos é suprir as demandas de cuidado de cada indivíduo, considerando cenários de diferentes limitações e necessidades. Uma conquista relevante dessas áreas é a efetiva redução de hospitalização de idosos que residem em instituições de longa permanência (Grabowski, 2014). Isso impacta não somente a longevidade e a redução de complicações pelo internamento como também pode reduzir custos de cuidado. Outra evidência em que o uso dessa tecnologia gera resultados promissores é na medicina de cuidados paliativos, em que muitos indivíduos sob tais cuidados podem receber condutas e avaliações essenciais para seu tratamento no conforto do seu lar (Jess *et al.*, 2019).

A telemedicina abrange o diagnóstico, tratamento preventivo e curativo relacionado aos serviços de saúde. Essa área não se resume meramente à prática de teleconsultas, há múltiplas aplicações, sendo as principais divididas em duas áreas: a telemedicina síncrona e a assíncrona. A primeira incorpora uma interação bidirecional utilizando áudio e vídeo em tempo real. Todas essas ferramentas podem ser aplicadas tanto em teleconsultas (de profissionais da saúde para indivíduos), como também para interconsultas (de profissionais da saúde para seus pares), possibilitando a troca de opinião e aprimoramento de condutas entre especialistas. Já a assíncrona engloba o uso de tecnologias assistenciais, como o telemonitoramento, para envio de dados do receptor do cuidado médico, como sinais vitais, sintomas, exames laboratoriais ou de imagem. E, além disso, o envio de respostas pelo médico, como condutas, receitas médicas e laudos (Kamenca, 2017).

Regulação da telemedicina

A resolução 2227/18 do Conselho Federal de Medicina (CFM), embora atualmente revogada, tornou públicos pontos importantes para regulamentação da telemedicina no Brasil. Essa é a atualização da resolução previamente lançada em 2002 e servirá de base para uma nova resolução cujo lançamento está previsto para 2021. A norma assegura a realização de teleatendimentos, telecirurgias, telediagnósticos e laudos por médicos credenciados, contudo com regras e detalhes que o profissional deverá se ater e se atualizar pelo CFM (Conselho Federal de Medicina, 2019).

Um ponto essencial abordado na resolução é a segurança dos dados do paciente. Dados sensíveis e imagens médicas devem receber um tratamento especial, que assegure a autenticidade e a segurança ao trafegar pela *internet* por conta da recente Lei Geral de Proteção de Dados Pessoais (LGPD). Além disso, é necessária a autorização do paciente por meio de Termo de Consentimento Livre Informado.

Uma limitação importante dessa resolução foi a vedação de realizar uma teleconsulta sem antes ter havido uma avaliação presencial do paciente. Até o momento, o paciente só poderia realizar a teleconsulta se tiver sido previamente atendido pelo médico. Isso deverá acontecer até a liberação de uma nova resolução, já que a que vigora no momento é a de 2002, que mesmo estabelecendo a telemedicina como atividade médica, ainda carece de detalhamento (Conselho Federal de Medicina, 2002).

A Lei nº 13.989/20 disciplina o uso da telemedicina durante a crise causada pelo coronavírus e define a ferramenta como "o exercício da medicina mediado por tecnologias para fins de assistência, pesquisa, prevenção de doenças e lesões e promoção de saúde". Contudo, essa lei também carece de detalhamento e orienta a impossibilidade da realização de exames durante a teleconsulta, o que, na prática, já é possível (Conselho Federal de Medicina, 2020).

A telemedicina amplia o exercício legal da profissão por meio da tecnologia, podendo gerar muitos benefícios. No entanto, é necessário discutir o tema com maior profundidade. A revisão dos conceitos, os métodos e a legislação inerente à telemedicina garantirão maiores eficácia e segurança dessa prática, tanto para o provedor de saúde como para o usuário. Vantagens e desvantagens de cada modalidade estão descritas a seguir na Tabela 108.1.

TABELA 108.1 Comparação entre consulta presencial e teleconsulta.

	Consulta presencial	Teleconsulta
Ambiente doméstico e privacidade	Privacidade em sala de consulta	Familiares podem participar e há possibilidade de avaliar o ambiente do indivíduo
Ônus do paciente	Não depende de barreiras tecnológicas para estabelecer contato	Alivia o ônus e o estresse do transporte de pessoas com imobilidade
Risco de covid-19 *versus* risco de exacerbações de comorbidade	É essencial quando o indivíduo não consegue monitorar seus dados vitais e seu estado clínico em casa	Evita o contato do indivíduo com possíveis infectados por covid-19
Exame físico	Cumpre com a necessidade de um exame físico detalhado	Apresenta limitações, mas pode avaliar aspectos como humor, cognição, tremor, monitoramento, pele e marcha
Detalhamento dos sintomas	Sintomas novos ou graves, exacerbações e mudanças agudas são mais bem avaliadas pessoalmente	Pode ser utilizado como triagem para a necessidade de consulta presencial
Conexão com o indivíduo	Pacientes isolados socialmente se beneficiam do contato humano	Pacientes com ansiedade ou medo de contrair covid-19 se beneficiam da teleconsulta

Adaptada de American Geriatrics Society, 2021.

Orientações para teleconsulta

Inicialmente, o profissional de saúde deverá identificar se o paciente tem acesso à *internet* de alta velocidade, aparelho com câmera e habilidade para operar o sistema de comunicação a ser utilizado. O prontuário do paciente deve estar em mãos e deverá ser corretamente registrado como em uma consulta presencial. Os dados de contato devem ser checados antecipadamente e, se possível, recomenda-se um teste de chamada antes da consulta oficial para definir ajustes necessários. É de boa prática que o indivíduo receptor da teleconsulta esteja acompanhado de um cuidador ou de um intérprete de saúde. O local da teleconsulta deve ser tranquilo e com privacidade. Ao iniciar a consulta o profissional deverá pedir verbalmente autorização para conduzir a consulta (American Geriatrics Society, 2020).

Realização da anamnese

Essa etapa requer atenção especial para consolidação da relação médico-paciente, com um enfoque maior na linguagem verbal do que não verbal quando comparada a uma consulta presencial. Ao perceber respostas não verbais, o profissional deverá confirmar sua percepção com uma pergunta explícita. O contato visual com o paciente é realizado olhando diretamente para a câmera do dispositivo. O profissional pode aproveitar a situação para pedir ao acompanhante ou paciente para mostrar-lhe as caixas dos medicamentos de modo a perceber como estão sendo gerenciados, bem como avaliar o ambiente em que o paciente se encontra, identificando riscos e potenciais intervenções (American Geriatrics Society, 2020).

Exame físico

O exame físico durante uma teleconsulta depende de inspeção, observação e avaliação de desempenho em situações específicas. As limitações frequentes nessa etapa variam desde baixa resolução de câmera, luz escura até inabilidade de operar o equipamento. Deve ser dado um enfoque importante para os dados vitais, os quais podem ser obtidos com equipamentos disponíveis na casa do paciente ou com equipamentos especializados disponíveis em instituições de longa permanência. O profissional deve ser responsável por orientar acompanhantes ou cuidadores a auxiliar o paciente a desempenhar alguma manobra diagnóstica, por exemplo, testes para avaliação da amplitude de movimentação articular entre muitas outras possibilidades. Orientar o paciente a exercer tarefas da vida diária para avaliar sua funcionalidade, como sentar-se e levantar-se de uma cadeira ou, então, caminhar (American Geriatrics Society, 2020).

Os alicerces de uma consulta com ênfase na geriatria podem ser adaptados de maneira eficaz na teleconsulta. Um exemplo é o mnemônico 4 Ms of the Age-Friendly Health System. Este engloba o primeiro M – Matters Most (maior importância), que alinha os objetivos da consulta com os desejos e metas do próprio paciente. O segundo M – Mind (Mente) se refere à avaliação da cognição e do humor, utilizando questionários como: Montreal Cognitive Assessment (MoCA), Geriatric Depression Scale (GDS) e Patient Health Questionnnaire-9 (PHQ-9). O terceiro M se refere a Mobility (Mobilidade) procurando avaliar segurança, funcionalidade e fragilidade. Exemplos de testes a serem aplicados: 30-second Chair Stand, The Clinical Frailty Scale©. O último M se refere a Medications, em que o profissional deve se ater a como todos os medicamentos estão influindo para atingir os objetivos de tratamento do paciente. Uma ferramenta interessante para ser utilizada nessa etapa é o AGS Beers Criteria® (American Geriatrics Society, 2020).

Encerramento da teleconsulta

Permite um momento para que o idoso e seu cuidador realizem perguntas. Questione sobre como eles se sentiram com a abordagem durante a teleconsulta e se há oportunidade para melhorar em algum quesito. É de boa prática encaminhar um resumo ao paciente por meio de um meio de comunicação seguro, com todos os detalhes e orientações essenciais da consulta. É importante destacar que, caso em algum momento a teleconsulta não tenha atingido as necessidades do cuidado do idoso, uma consulta presencial deverá ser prontamente agendada (American Geriatrics Society, 2020).

Telemonitoramento

Consiste no uso de sensores remotos para medir sinais vitais, como pressão arterial, frequência cardíaca, função respiratória, peso e nível de glicemia. A informação é então enviada via *internet* para a equipe de profissionais de saúde. Os dados podem ser observados ao vivo como parte de um exame remoto, armazenados e usados para criar um histórico de pacientes, ou alertar profissionais da saúde e cuidadores para degradações súbitas na condição de um paciente (Celler *et al.*, 2014).

Os benefícios do telemonitoramento são inúmeros. Estudos compilados pelo departamento de saúde do Reino Unido demonstram a sua importância refletindo em 15% de redução em visitas de emergência, 20% redução nas admissões hospitalares, 14% redução nas admissões eletivas, 14% redução de dias em leito hospitalar e 45% redução nas taxas de mortalidade (UK Department of Health, 2011).

A geriatria e a gerontologia encontram muitos desafios no manejo efetivo de idosos com doenças crônicas. A telemedicina pode ser uma ferramenta muito útil para auxiliar nessas tarefas. A Agency for Healthcare Research and Quality (AHRQ) definiu grau "A" de evidência no uso dessa tecnologia para o manejo e aconselhamento de doenças crônicas e também à realização de sessões de psicoterapia (Totten *et al.*, 2016). Em uma revisão sistemática realizada pela Cochrane, houve uma eficácia comprovada para o acompanhamento de pacientes com doença pulmonar obstrutiva crônica (McLean *et al.*, 2011). Além disso, os serviços *on-line* de redes sociais podem melhorar o controle de HbA1c em pacientes diabéticos, oferecendo uma abordagem inovadora e viável para melhorar o controle da glicemia, em relação ao gerenciamento médico padrão (Toma *et al.*, 2014).

Muitas aplicações de telemonitoramento permitem que os pacientes forneçam mais dados aos provedores, de maneira mais rápida do que poderiam ser obtidos em visitas ambulatoriais, ou permitir que os pacientes sejam monitorados em suas casas e não em hospitais. Um desses exemplos já foi evidenciado com o monitoramento de marca-passos implantáveis, levando a mais rápida detecção de eventos clínicos otimizando seu funcionamento, evitando deflagração de choques (Parthiban *et al.*, 2015).

Teleinterconsulta

A teleinterconsulta consiste na troca de informações e opiniões entre médicos para auxílio diagnóstico ou terapêutico. Um desses exemplos é o Telestroke, que permite a discussão de casos de acidentes vasculares encefálicos (AVE) com um especialista em uma região distante. Esse procedimento tem o intuito de auxiliar a tomada de decisão do médico em tempo hábil para trombólise quando não há neurologistas ou médicos especializados para atender o paciente. Isso traz muitos benefícios, principalmente nas áreas rurais do Brasil, onde o acesso ao transporte de pacientes para grandes centros é insuficiente (Pandian *et al.*, 2017). No campo da geriatria a teleinterconsulta pode ser realizada não somente com médicos especialistas, mas com outros profissionais da saúde também, visando à multidisciplinaridade e à integração do cuidado.

Inteligência artificial

A ciência da computação define a pesquisa de Inteligência Artificial (IA) como o estudo de agentes inteligentes: qualquer dispositivo que percebe seu ambiente e executa ações que maximizam sua chance de atingir seus objetivos com sucesso (Russel *et al.*, 2003). Uma definição mais elaborada caracteriza a IA como "a capacidade de um sistema de interpretar corretamente os dados externos, de aprender com esses dados e de usar esses aprendizados para atingir objetivos e tarefas específicas por meio de adaptação flexível" (Kaplan *et al.*, 2019).

Há três categorias de inteligência artificial. A *artificial narrow intelligence* (inteligência artificial estreita), a *artificial general intelligence* (inteligência artificial geral) e a *artificial super inteligence* (superinteligência artificial). A *artificial narrow intelligence* consiste em uma inteligência altamente especializada para realizar somente uma função específica, como, por exemplo, realizar a classificação do câncer de pele, classificar tuberculose por meio de exames de imagem, classificação histológica de uma biopsia ou material de patologia (Buch *et al.*, 2018).

A *artificial general intelligence* (inteligência artificial geral) é definida como uma inteligência que se equipara à humana, podendo realizar uma miríade de funções que um ser humano realiza além de super-habilidades. Já a *artificial super inteligence* (superinteligência artificial) consiste em uma inteligência que visa ultrapassar as capacidades humanas. Essas duas últimas categorias de inteligência ainda não são empregadas e são motivo de muito debate ético na comunidade acadêmica (Jackson, 2019).

O papel da inteligência artificial na medicina pode ser definido amplamente como o uso de algoritmos para estabelecer diagnóstico, tratamento e prognóstico de um indivíduo. No Brasil, um bom exemplo de aplicação dessa tecnologia é a solução do Robô Laura. Trata-se de um sistema que monitora continuamente os dados dos prontuários de todos os pacientes internados, de modo a detectar sinais de sepse para alertar a equipe médica com antecedência para prevenir complicações e mortes evitáveis. O sistema, utiliza a ciência de dados e o *machine learning* para identificar padrões nos dados dos pacientes e discriminar aqueles que o algoritmo identifica como um paciente com sepse (Gameiro *et al.*, 2019).

A geriatria e gerontologia enfrentam um desafio de escassez de cuidadores e mecanismos de cuidado com o inevitável aumento global da população idosa. A Inteligência Artificial tem amplo potencial para preencher as lacunas no atendimento ao idoso. A partir de dispositivos vestíveis, pode monitorar a saúde e emergências, como quedas, além de disparar alertas para cuidadores distantes. A IA pode auxiliar desde o monitoramento de instalações de cuidados até a confecção de cuidadores robôs. O futuro e o presente contêm uma grande promessa para o papel da IA no cuidado dos idosos (Noone, 2020).

Espera-se que as tecnologias de IA tragam inovações às tecnologias médicas existentes e aos cuidados de saúde futuros. As tecnologias de saúde baseadas em IA atualmente disponíveis têm mostrado resultados excelentes no diagnóstico e classificação precisos das condições dos pacientes e na previsão do curso das doenças usando a análise da reserva acumulada de dados médicos. Nesse sentido, espera-se que essas tecnologias tragam cada vez mais contribuições no auxílio à equipe médica para a tomada de decisão do tratamento e para melhoria dos resultados (Davenport, Kalakota, 2019).

No entanto, ainda há vários desafios éticos relacionados à privacidade, à confiabilidade, à segurança e à responsabilidade no uso dessas ferramentas. Para que as tecnologias de IA sejam mais ativamente aplicadas, necessitamos não apenas de avanços tecnológicos nos cuidados de saúde como também de conscientização da população e dos líderes sobre os benefícios e riscos da IA e o estabelecimento de diretrizes padronizadas que visem proteger os interesses dos usuários (Davenport; Kalakota, 2019).

A geriatria e gerontologia aliada à IA oferece novas perspectivas de cuidado e tem o propósito de cumprir o potencial da medicina 4 P. O primeiro P é relacionado a predição: detectar grupos de risco e a probabilidade de desenvolvimento de doenças. O segundo P se refere à personalização: reunir informações do indivíduo para tomar decisões sobre o tratamento e a prevenção. O terceiro P consiste em prevenção: deter o surgimento de doenças e complicações. O último P é participação: engajamento da família e do indivíduo com o cuidado em saúde humanizado (Sagner *et al.*, 2017).

Um exemplo dos aspectos preditivos baseados em IA é a detecção de queda. Os sistemas de detecção de queda coletam dados sobre os padrões de movimento e atividade dos pacientes por meio de monitoramento e vigilância, sensores vestíveis ou sensores de piso. A IA detecta padrões nos dados e cria algoritmos que podem prever a probabilidade de quedas. O aspecto personalizado é coletar e processar dados do contexto do dia a dia e combiná-lo com dados científicos. Tome, por exemplo, um paciente com uma doença crônica como a doença pulmonar obstrutiva crônica (DPOC). Dados coletados por sistemas de monitoramento, sensores vestíveis, documentação de enfermagem e registro de saúde eletrônico podem ser correlacionados com estudos científicos para avaliar o medicamento ideal ou a melhor categoria de serviço de saúde a ser procurado. Ao usar sistemas sofisticados de exploração de texto, também é possível rastrear as atividades de mídia social do paciente e integrar informações narrativas de registros de pacientes ou pesquisas padronizadas. Com base nos dados coletados e no risco previsto, medidas preventivas podem ser tomadas. Tomando o exemplo de um paciente com demência, o sistema pode detectar padrões de sono incomuns, sono ruim, atividade incomum e padrões de movimento, bem como um uso incomum de gás ou água. O sistema, então, informa aos médicos e profissionais de enfermagem sobre a aberração do comportamento padrão, o que implica um aumento dos sintomas e certo risco de o paciente se lesionar. Assim, medidas como mudança de medicação ou um rígido monitoramento pode ser aplicado. O aspecto participativo da tecnologia reside no fato de que, como muitos aplicativos e sistemas, o usuário pode contribuir ativamente para a coleta e o processamento de dados. Os pacientes podem aferir sua pressão arterial ou glicemia, ler os dados de dispositivos vestíveis, sensores ou comunicar sintomas aos profissionais de enfermagem e médicos por meio de vários canais. Isso não se resume apenas em coleta de dados pelos pacientes, mas também os capacita, dando-lhes a oportunidade de desempenhar um papel ativo no processo (Rubeis, 2020).

A fim de realizar esse potencial e simultaneamente evitar riscos que o excesso de tecnologia pode trazer, devemos nutrir uma visão esperançosa e positiva, mas que seja crítica e regulamentadora frente a essas novas tecnologias (Rubeis, 2020). A implementação de soluções baseadas em IA no atendimento a idosos não pode simplesmente seguir um modelo único. Nem todas as soluções baseadas em IA são adequadas para todos os indivíduos, nem conseguem ser implementadas em diferentes sistemas de saúde com os mesmos resultados. A formulação de políticas, portanto, deve ser formada por especialistas do setor de saúde, bem como uma avaliação com base em evidências de necessidades do paciente (Rubeis, 2020). A aplicação da IA significará uma redução na necessidade do atendimento aos idosos. Contudo, se isso é uma mudança para melhor e atualiza a perspectiva 4 P ou traz um cenário perigoso, dependerá se os necessários esforços conjuntos de usuários, prestadores de cuidados, engenheiros da computação, gestores públicos e legisladores estarão alinhados a uma via humanizada e à ética de implementação.

109

Pesquisa Científica *On-line*

Rubens de Fraga Júnior

Introdução

Pesquisa é a forma científica pela qual se adquire conhecimento e se estabelece a verdade. O processo de pesquisa tem início com o interesse por um assunto particular. Em uma época em que a informação busca por informações incessantemente, o profissional de geriatria e gerontologia não deve se contentar simplesmente com o modelo *Google* de coletar dados na internet, mas, sim, pesquisar; não aceitando acriticamente as listas de resultados obtidos por meio dos mecanismos de busca (Al-Ubaydli, 2005).

Quando o pesquisador estiver familiarizado com um assunto específico, ele será capaz de fazer a pergunta apropriada para a pesquisa, que será a base de seu estudo, bem como dos objetivos e das hipóteses dele. A pesquisa é uma metodologia que se inicia com uma pergunta, segue-se com a experimentação, gerando informação e comunicação à comunidade científica.

A pesquisa científica hoje pode ser facilmente realizada pela internet. Para informações acadêmicas, particularmente artigos de revistas científicas, deve-se lançar mão das bases de dados bibliográficas. Elas contêm milhões de artigos científicos publicados por milhares pesquisadores das mais diversas áreas (Jethwani, 2008). Uma das principais bases de dados é o PubMed (https://pubmed.ncbi.nlm.nih.gov/), desenvolvido pela National Center for Biotechnology Information (NCBI). Por utilizar conceitos avançados de similaridade de temas, que refinam a pesquisa, o PubMed é um dos melhores mecanismos de busca. Além disso, é gratuito, disponibilizando, segundo dados de 2021, mais de 30 milhões de citações e resumos de artigos científicos.

As sete etapas para uma pesquisa científica *on-line* são (Martin *et al.*, 2017):

- Definir o tema da pesquisa
- Escolher o recurso para a pesquisa
- Escolher as palavras chaves para a pesquisa
- Compilar a estratégia e execução da pesquisa
- Encontrar o artigo completo
- Gerenciar as informações
- Outras fontes de pesquisa.

Definição do tema da pesquisa

O primeiro passo para qualquer pesquisa é definir o que se está procurando. Pode parecer óbvio, mas essa é uma parte importante do processo. Ao somar todas as bases bibliográficas da internet, o pesquisador pode encontrar mais de cinquenta milhões de artigos científicos. A menos que ele faça uma busca muito específica, extrair algo útil de todas essas possibilidades pode se tornar uma tarefa frustrante.

Fazer perguntas

A melhor maneira de definir o tema da pesquisa é fazer questionamentos, de modo a transformar o tema da pesquisa em perguntas pelas quais a literatura científica seja capaz de responder. Por exemplo: "A suplementação de vitamina D reduz o risco de quedas em idosos no Brasil?" Essa pergunta torna a pesquisa mais específica e relevante.

Identificar conceitos

A maioria das ferramentas de busca não funcionará muito bem se o pesquisador simplesmente digitar sua pergunta. Para pesquisar é necessário dividir a pergunta em conceitos, que formarão o corpo da pesquisa. A fim de responder à pergunta, deve-se observar qual é a dúvida e identificar quais áreas de assuntos são do interesse de cada item. Mais de quatro áreas de assuntos tornará a pesquisa complicada, dificultando a localização de artigos que dissertem sobre todos os termos juntos. Por exemplo, os termos "vitamina D", "idoso", "quedas" e "Brasil".

Tipo de informação

Precisamos pensar sobre qual o tipo de informação será necessário para responder à pergunta. Há diferentes tipos de informações disponíveis, sendo de grande importância que o pesquisador tenha ideia da diferença entre elas quando for pesquisar, pois isso o ajudará a chegar a conclusões a partir das informações encontradas.

Os termos mais comuns são:

- Pesquisa primária: realizada a partir de estudos controlados, estudos de coorte, ou questionários
- Pesquisa secundária: realizada a partir de informações obtidas pela pesquisa primária, gerando novas informações e conclusões, por exemplo, as revisões sistemáticas
- Artigos de revistas *peer-reviewed*: artigos que, antes da publicação, são revisados por outros especialistas do campo, como um controle de qualidade
- *Grey literature* (literatura cinza): o termo é utilizado para descrever informações que não são publicadas comercialmente, ou que são difíceis de encontrar, como relatórios governamentais, não governamentais, monografias e outros
- *Open access*: trata-se de artigos *on-line* disponíveis gratuitamente para *download*
- Informações licenciadas: trata-se da grande maioria dos artigos acadêmicos, disponíveis por meio do pagamento de uma taxa. Muitas das instituições de ensino superior podem comprar o acesso a esses artigos, os disponibilizando aos alunos, professores e pesquisadores.

Escolha do recurso para a pesquisa

Os dois tipos de recursos mais frequentemente usados são: um mecanismo de busca e uma base de dados bibliográfica.

Mecanismo de busca

O *Google* é um exemplo de mecanismo de busca que tem grande utilidade na pesquisa da literatura cinza, isto é, das matérias que não são publicadas em livros ou revistas. O *Google* e o *Google Scholar*/Acadêmico não devem ser utilizados para localizar artigos científicos de alta qualidade, pois eles não averiguam todos os *websites* do mundo. Por estarem protegidos por firewalls, mais de 75% dos sites da internet ficam invisíveis ao pesquisador. Consequentemente, as bases de dados bibliográficas mais relevantes para uma pesquisa não são localizadas por ferramentas de busca como o *Google* (Henderson, 2005).

Quando o *Google* faz uma pesquisa, ele não vê a internet ao vivo. Na verdade, o que ele faz é apresentar ao pesquisador uma cópia da *web* 6 meses desatualizada, relegando as informações mais recentes e atualizadas. Ademais, o *Google* possui fins comerciais, alugando suas páginas iniciais para aqueles que pagam por elas. Portanto, nem sempre o que aparece antes tem a melhor qualidade de informação.

Bases de dados bibliográficas

O PubMed, a MEDLINE e a BIREME são bases de dados de artigos científicos e acadêmicos. O PubMed contém artigos de 30.000 revistas científicas, indexados em vários países. Uma sequência típica da PubMed compreende na tela inicial de busca simplificada (rápida), em que o pesquisador digita por qual base deseja realizar a pesquisa, as palavras-chave utilizadas e o número de referências a serem utilizadas por páginas, além da data máxima limite para publicação. É recomendável que antes de utilizar o PubMed, se utilize o PubMed tutorial, um programa de ensino *on-line* que explica como realizar as pesquisas nesta base de dados (Kiley, 1997).

Escolher as palavras-chaves para a pesquisa

É necessário identificar as palavras-chave de modo a localizar os conceitos principais. O pesquisador deve pensar em todas as diferentes formas de descrever cada conceito e de incluí-lo na pesquisa.

Por exemplo: diferenças na escrita, abreviações, sinônimos, palavras em inglês como "*D vitamin*", "*falls*", "*elderly*" e "Brasil".

Compilação de estratégia e execução da pesquisa

Com a lista de sinônimos para cada conceito, o pesquisador pode utilizá-los juntos na pesquisa. Existem duas técnicas básicas para pesquisa: a truncagem e os operadores booleanos.

Truncagem

O asterisco (*) colocado à direita da palavra-chave recupera todas as palavras com o prefixo ou o radical dado. Por exemplo, ao colocar um asterisco (*) ao lado da palavra "Brasil" ("Brasil*"), a busca recuperará "brasileiro", "brasileira", "Brasília", "brasilis" etc.

Operadores booleanos

Os termos de busca podem ser combinados por meio dos operadores booleanos: "*and*", "*or*", "*not*":

- *And* (e): restringe a busca, recuperando apenas os registros que contém todos os termos da expressão. Exemplo: quedas *and* vitamina D *and* idoso (Figura 109.1A)
- *Or* (ou): amplia a busca, recuperando todos os registros que contém qualquer um dos termos da expressão de busca. Exemplo: quedas *or* vitamina D *or* idoso, recupera referências de qualquer uma destas palavras citadas (Figura 109.1B)
- *Not* (não): deve ser utilizado quando se deseja excluir de um determinado conjunto de dados, um segundo conjunto, expresso por outro termo de busca. Exemplo: quedas *not* vitamina D, recupera todos os registros que contém a palavra "quedas", mas não contém a palavra "vitamina D" (Figura 109.1C).

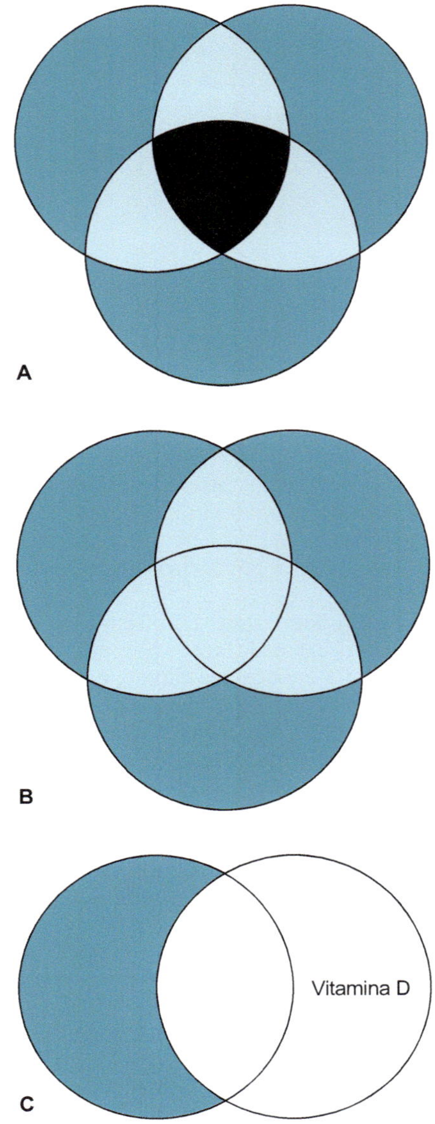

▪ **FIGURA 109.1** Operadores booleanos. **A.** *And*. **B.** *Or*. **C.** *Not*.

Avaliação dos resultados (Quem? Quando? Onde?)

Se o pesquisador estiver utilizando o mecanismo de busca *Google*, três perguntas são importantes para que ele encontre a informação correta:

Quem forneceu a informação?

O autor do texto é um profissional ou organização de saúde, universidade, empresa comercial? Qual a sua reputação? As informações estão baseadas em referências?

Quando a informação foi publicada?

Existe uma data de publicação desta informação?

Onde as informações estão contidas?

O servidor é comercial, educacional ou organizacional? Ele está em uma página eletrônica de alguma instituição de ensino superior?

Utilização do PubMed

No PubMed é possível inserir palavras-chave da mesma forma que no *Google*. Para realizar a pesquisa truncada, deve-se colocar o sinal do asterisco após as palavras-chave, quando elas forem apropriadas. Os primeiros resultados mostrados no PubMed serão os artigos de publicação mais recente. Ao clicar no título do artigo, serão exibidas mais informações complementares sobre ele, por exemplo, o resumo (*abstract*). Outro recurso é listar os artigos oferecidos como similares àquele inicialmente pesquisado. Existe ainda a possibilidade de salvar ou enviar os artigos por e-mail.

Encontro do artigo completo

Muitas bases de dados somente disponibilizam os *abstracts* dos artigos. No PubMed, por exemplo, é possível clicar na disponibilidade de texto, isto é, texto completo gratuito (*free full text*). Esse recurso também está disponível na BIREME.

Gerenciamento das informações

Salvar e arquivar os artigos pesquisados é um procedimento importante para, posteriormente, elaborar corretamente as citações em suas referências bibliográficas.

Utilização de outros mecanismos de pesquisa

A procura por evidências na fundamentação teórica de um projeto de pesquisa impõe ao pesquisador acessar informações científicas sobre saúde que sejam recentes e confiáveis. Para tanto, são úteis a busca em bases de dados de periódicos científicos e acadêmicos da área da medicina.

Um mecanismo de busca de periódicos médicos é uma plataforma *on-line* centralizada que permite encontrar literatura sobre qualquer tópico médico em segundos. Pesquisadores de bioinformática descobriram que usar mais de uma plataforma para uma pesquisa produz resultados de pesquisa mais amplos em comparação com o uso de apenas um mecanismo de pesquisa.

Adiante estão alguns outros bancos de dados além do PubMed que frequentemente são usados na pesquisa da literatura médica (Thompson *et al.*, 2019).

Embase

Base de dados biomédicos muito versátil e atualizada. Abrange a mais importante literatura biomédica internacional, de 1947 até o presente, e todos os seus artigos são indexados com precisão com o uso do *Embase Indexing* da *Elsevier*. Ademais, ela apresenta cerca de 32 milhões de registros, incluindo títulos da MEDLINE, mais de 8.500 revistas de 95 países, além de 2.900 revistas únicas indexadas no *Embase*.

Ovid

Ovid é um mecanismo de pesquisa comparável ao PubMed. Contudo, tem a vantagem de pesquisar mais bancos de dados além do MEDLINE, incluindo o *Embase* e o *Cochrane Database of Systematic Reviews*. Isso significa que uma pesquisa será capaz de incluir mais resultados e conferir mais evidências.

Web of Science

A *Web of Science* é uma plataforma referencial de citações científicas projetada para apoiar pesquisas científicas e acadêmicas com cobertura nas áreas de ciências, ciências sociais, artes e humanidades. O *Web of Science Core Collection* é o principal recurso na plataforma, incluindo mais de 20.000 revistas acadêmicas de alta qualidade revisadas por pares e publicadas em todo o mundo (incluindo periódicos de acesso aberto), além de 190.000 processos de conferências.

ScienceDirect

É uma base de dados de texto completo em que o mecanismo de busca permite que você encontre artigos em mais de 3.800 periódicos de ciência, tecnologia e medicina de propriedade da editora acadêmica *Elsevier*. Outro portal semelhante é o *SpringerLink*, que tem acesso a mais de cinco milhões de artigos em periódicos operados pela editora *Springer*.

Scopus

Scopus é um grande banco de dados com mais de 60 milhões de trabalhos revisados por pares, também de propriedade da *Elsevier*. O *Scopus* faz interface com os bancos de dados *Embase* e MEDLINE para pesquisar registros de artigos. É possível acessar mais de 4.200 periódicos, no entanto, o login pode ser necessário por meio de uma assinatura.

Cochrane Library/Biblioteca *Cochrane*

Essencial na busca de revisões sistemáticas ou metanálises. Além dos resultados obtidos no Banco de Dados *Cochrane* de Revisões Sistemáticas, os resultados da pesquisa da Biblioteca Cochrane também podem incluir estudos randomizados controlados em MEDLINE e *Embase*, protocolos e editoriais da *Cochrane*. A Biblioteca *Cochrane* é uma plataforma de pesquisa baseada em assinatura. No entanto, pode-se encontrar alguns artigos de acesso aberto.

Google Scholar/Acadêmico

Google Acadêmico é um sistema do *Google* que oferece ferramentas específicas para que pesquisadores busquem e encontrem literatura acadêmica. Da mesma forma que o sistema de buscas do *Google* convencional, o *Google* Acadêmico reúne diversas fontes em um só lugar.

O site é um poderoso mecanismo de busca de materiais acadêmicos ricos e úteis em informação. Ele engloba artigos, trabalhos de conclusão de curso, teses, dissertações e livros. Os materiais são provenientes especialmente do *Google Books* e de bases de dados acadêmicas de acesso aberto, como *Scielo*, *Altmetric* e *Wiley*.

Também é possível filtrar os resultados da busca a partir dos índices de métricas. Índices funcionam como indexadores. Existem, por exemplo, o índice H e o índice I10. O *Google* Acadêmico utiliza uma métrica própria, o índice H5.

Segundo o site, o índice H5 é o indexador dos artigos publicados nos últimos 5 anos passados. Trata-se do maior número H de uma publicação, em que H artigos publicados de 2014 a 2018 tenham sido citados no mínimo H vezes cada.

Literatura latino-americana e do Caribe em ciências da saúde

Literatura Latino-Americana e do Caribe em Ciências da Saúde (LILACS) é uma base de dados cooperativa do Sistema BIREME (Centro Latino-Americano e do Caribe de Informação em Ciências da Saúde), que compreende a literatura relativa às ciências da saúde publicada nos países da região a partir de 1982. Cooperam com a rede LILACS 898 bibliotecas e centros de documentação de 40 países. Ademais, o portal concentra mais de 690 mil registros para pesquisa, entre artigos de periódicos, teses, monografias e literatura não convencional.

Scientific electronic library online

A *Scientific Electronic Library Online* (SciELO) é uma biblioteca eletrônica que abrange uma coleção selecionada de periódicos científicos brasileiros. O acesso aos títulos dos periódicos e aos artigos pode ser feito por meio de índices e de formulários de busca.

Mecanismos de pesquisa de acesso aberto

Existem vários mecanismos de busca de periódicos médicos que fornecem acesso aberto a artigos de periódicos gratuitos:

- *Directory of Open Access Journals* (https://doaj.org): o banco de dados tem cerca de 10 mil periódicos disponíveis para acesso aberto
- *Open Science Directory* (https://opensciencedirectory.iode.org): oferece cerca de 13 mil periódicos científicos disponíveis com acesso aberto
- *Free Medical Journals* (http://www.freemedicaljournals.com): indexa cerca de 4.832 periódicos revisados por pares com acesso aberto
- *OpenMD.com* (https://openmd.com): mecanismo de pesquisa de saúde que abrange várias fontes e bancos de dados governamentais
- *Trip Database* (https://www.tripdatabase.com/): mecanismo de busca médica com filtros por tipo de evidência.

Considerações finais

A pesquisa da literatura biomédica é um processo dinâmico e interativo. Não existe uma única forma de conduzir uma pesquisa, sendo que muitas variáveis estão envolvidas. O uso de recursos eletrônicos disponíveis na internet pode produzir pesquisas científicas com relevância e muita qualidade.

110

Ensino Médico em Geriatria e Gerontologia

Siulmara Cristina Galera • Elisa Franco de Assis Costa

Introdução

A dinâmica da população brasileira caminha para uma diminuição e um superenvelhecimento populacional. Observa-se ainda no Brasil redução da participação da população jovem, fato que será acentuado nas décadas de 2020 a 2040, e aumento contínuo e acelerado da participação da população idosa (Camarano, 2014).

As consequências do envelhecimento populacional na área da saúde são muito relevantes, pois além da transição demográfica, ocorre transição epidemiológica com mudanças nos padrões de morbidade, invalidez e morte de uma determinada população. Ocorre redução das doenças infectoparasitárias e aumento das doenças crônico-degenerativas, bem como maior necessidade dos serviços de saúde e, consequentemente, aumento dos gastos com a saúde (Camarano, 2014; Veras, 2003).

Palloni *et al.* (2002) já alertavam para o problema de que na América Latina as doenças transmissíveis persistiriam com as não transmissíveis, levando à sobrecarga maior do sistema de saúde de países em desenvolvimento, fato que alguns autores denominam de dupla carga de doenças. A situação é agravada, atualmente, pela associação das causas externas, causando a tripla carga de doenças (Cano *et al.*, 2005; Mendes, 2010; Palloni; Pinto-Aguire; Pelaez, 2002).

O rápido envelhecimento populacional define a urgência em formar médicos qualificados para as especificidades do idoso. As doenças nos idosos se agrupam em quadros sindrômicos próprios, as denominadas síndromes geriátricas, que necessitam de uma estrutura assistencial de saúde peculiar para reestabelecer ou preservar a saúde e a autonomia (Cano *et al.*, 2005; Pereira; Feliz; Schwanke, 2010).

Médicos de variadas áreas cada vez mais atenderão idosos na sua atividade diária. Resultado de pesquisa realizada nos EUA em nove sociedades de especialidades mostrou que 30 a 60% dos pacientes atendidos tinham 65 anos de idade ou mais. Outro levantamento no mesmo país mostrou que 45% das consultas de idosos foram realizadas por médicos clínicos e de família (Mold; Green, 2003; Sonu *et al.*, 2006).

Como bem ressaltou Komatsu, em 2013, não podemos contar apenas com a formação de especialistas em Geriatria para atender ao idoso na proporção que o Brasil necessita; temos que formar, além do geriatra, profissionais da área da saúde sensibilizados para a questão do envelhecimento (Liang, 2013).

Preparar profissionais de saúde capazes de identificar as particularidades dos idosos deve ser uma prioridade para o sistema educacional dos países em desenvolvimento. A maioria dos egressos dos cursos de Medicina irá atender a idosos, reforçando a necessidade de conhecimento específico para um atendimento com qualidade (Costa *et al.*, 2003).

A formação dos profissionais nessa área deve ter um enfoque holístico e abrangente, não só para o idoso doente e dependente, mas também para aquele que está em risco de adoecer e/ou tornar-se dependente. Esse enfoque ultrapassa os conhecimentos técnicos e requer o desenvolvimento de uma atitude profissional de valorização da saúde, da capacidade funcional e da autonomia do indivíduo (Cano *et al.*, 2005; Costa *et al.*, 2003; Organização Mundial da Saúde [OMS], 2015).

A formação do egresso de Medicina em Geriatria, restringindo-se apenas ao estudo das doenças mais prevalentes nos idosos e/ou ao processo biológico do envelhecimento, não torna o profissional apto para atender às demandas de uma atenção plena à população geriátrica. Faz-se necessário subsídio de Gerontologia, reforçando a necessidade da interdisciplinaridade nas questões relativas a envelhecimento e saúde do idoso (Motta; Aguiar, 2007).

A interdisciplinaridade visa agrupar profissionais com diferentes habilidades e conhecimentos, pois nenhum profissional sozinho tem tudo o que é necessário para a atenção à saúde do idoso de forma adequada, além disso, grandes questões exigem atuação interdisciplinar (Ledford, 2015).

A formação e a capacitação de profissionais na área da saúde para o atendimento com excelência desse grupo populacional são um desafio a ser enfrentado com rapidez e eficiência, já que a falta de preparo alcançará os diversos ambientes do sistema de saúde brasileiro, seja público ou privado e, consequentemente, milhões de idosos (Costa, 2010).

A Organização Mundial da Saúde (OMS) recomenda que o ensino de conteúdos referentes ao envelhecimento e à saúde do idoso (Geriatria e Gerontologia) na graduação seja implementado, principalmente nas nações em desenvolvimento, o que requer professores capacitados para este objetivo (Keller *et al.*, 2002).

No Brasil, a Política Nacional do Idoso (Lei nº 8.842/1994) tem como uma de suas diretrizes a capacitação e a reciclagem dos recursos humanos nas áreas de Geriatria e Gerontologia e na prestação de serviços (Brasil, 1994).

O Estatuto do Idoso (Lei nº 10.741/2003) dispõe sobre a inserção de conteúdos voltados ao processo de envelhecimento nos currículos mínimos dos diversos níveis de ensino formal com o objetivo de valorização do idoso, evitando o preconceito e produzindo conhecimentos sobre a matéria (Brasil, 2003).

Mesmo com a preocupação de entidades envolvidas com o tema e de determinados setores governamentais em cumprir essas exigências legais, as mudanças curriculares e sua implantação são sempre lentas e não acompanham a rapidez do envelhecimento brasileiro. As novas demandas não alcançam respostas satisfatórias e rápidas em decorrência da falta de profissionais capacitados ao ensino nesta área, de questões burocráticas e, principalmente, da ideia errônea de que essa população não necessita de uma abordagem específica, agravando a deficiência de profissionais capacitados (Costa, 2010; Galera, 2011).

Esta necessidade não deve, porém, produzir atividades de formação e educação continuadas inconsistentes com consequente capacitação inadequada (Galera, 2011).

Outro fato importante são os estudos terem demonstrado que o treinamento em rodízios específicos de Geriatria durante a graduação resulta em aprendizado mais consistente e prepara o egresso para enfrentar com competência a complexidade do paciente idoso, mais do que o treinamento atendendo a idosos em serviços de medicina interna ou em outras especialidades (Diachun *et al.*, 2010).

Os programas de pós-graduação *stricto sensu* no Brasil na área de envelhecimento são recentes, pois iniciaram na década de 1990. No período de 1997 a 2000, foram implantados os programas da Universidade Estadual de Campinas, Pontifícia Universidade Católica do Rio Grande do Sul, Pontifícia Universidade Católica de São Paulo; no período de 2001 a 2010 foram implantados programas na Universidade Católica de Brasília,

Universidade de Passo Fundo e Universidade São Judas Tadeu; no período de 2011 a 2014 foram implantados programas na Universidade de Marília, Universidade Federal de Pernambuco, Universidade de Santa Maria e Escola de Artes Ciências e Humanidades da Universidade de São Paulo (Neri, 2014).

Um grande passo para o avanço na área foi a criação, em 1999, do Comitê Interdisciplinar da Capes, no qual estão inseridos os cursos com conteúdo sobre envelhecimento e saúde do idoso. Até o ano de 2014, o número de programas interdisciplinares era de 312 e apenas 10 de conteúdos relacionados com o envelhecimento (Neri, 2014).

Os cursos de pós-graduação *lato sensu* (cursos de especialização, não residências médicas e multidisciplinares) existentes no Brasil somavam 68, e muitos deles ocorrem com o deslocamento de profissionais das regiões com maior concentração de profissionais na área (Sul e Sudeste) para outras regiões do país, aumentando acentuadamente o seu custo (Neri, 2014).

Infelizmente, há uma proliferação de cursos de pós-graduação *lato sensu* em Geriatria e Gerontologia sem condições mínimas de funcionamento, em muitos casos sob a coordenação e/ou com professores que não têm formação ou experiência específica na área. A fragilidade e a superficialidade da Resolução do Conselho Nacional de Educação/Câmara de Ensino Superior (CNE/CES de 3 de abril de 2001), referente aos cursos de pós-graduação, reforça este quadro e cria um problema maior: profissionais com titulação de pós-graduação, mas sem conhecimento e competência para exercer sua função na área (CNE, 2001; Galera, 2011).

Segundo dados da Demografia Médica no Brasil do ano de 2020, o número de especialistas em Geriatria é de 2.143 profissionais médicos, correspondendo à razão de 1,02 por 100 mil habitantes, predominando o sexo feminino (58%), média de idade de 45,1 anos e distribuídos do seguinte modo pelas regiões do país: Norte 2,2%, Nordeste 15%, Sudeste 59,3%, Sul 14,7% e Centro-Oeste 8,8% (Scheffer *et al.*, 2020).

Os geriatras com titulação pela Sociedade Brasileira de Geriatria e Gerontologia (SBGG) até o momento são 1.577 médicos, e os profissionais titulados em Gerontologia são 434 (Uehara, 2020).

Existem inúmeras controvérsias sobre o número de geriatras necessários para atender a uma população idosa. Fried e Hall (2008), em editorial publicado no periódico da American Geriatrics Society (AGS), argumentaram que 25 a 30% dos idosos são considerados complexos e têm indicação de serem assistidos por especialistas em Geriatria.

Se, atualmente, o Brasil tem pouco mais de 30 milhões de pessoas com 60 anos de idade ou mais, 7,5 a 9 milhões delas necessitam de geriatras. Considerando-se que alguns serviços citados por Fried e Hall em seu editorial recomendam que um geriatra possa atender de setecentos a mil idosos complexos, o Brasil necessita de 7,5 mil a 11 mil geriatras. São necessários, também, mais especialistas em Geriatria para gestão, pesquisa e, principalmente, educação na área. Para atender aos outros 70% dos seus idosos, o Brasil necessita que os profissionais da rede básica tenham algum grau de capacitação em atendimento a essa população.

Conforme definido pela Comissão Mista de Especialidades composta pelo Conselho Federal de Medicina (CFM), pela Associação Médica Brasileira e pela Comissão Nacional de Residência Médica (CNRM), são considerados especialistas em Geriatria (geriatras) os profissionais que realizarem residência médica em Geriatria, credenciada e com funcionamento autorizado pela CNRM e/ou os profissionais aprovados em prova de título de especialista, o que é de responsabilidade da Associação Médica Brasileira (AMB) e da SBGG, respeitados os requisitos para inscrição na prova de título. Esta prova é realizada no mínimo uma vez ao ano e sob a responsabilidade direta da Comissão de Título de Especialista em Geriatria, comissão permanente da SBGG, à qual competem a organização, a divulgação, a coordenação, a realização e o julgamento dos concursos para o título de Especialista em Geriatria. Concursos de títulos subordinados às Resoluções do CFM, às normativas da AMB referentes à concessão de títulos de especialistas, bem como às determinações da Comissão Mista de Especialidades (CFM, 2002; 2015; SBGG, 2012).

A residência médica é uma modalidade de ensino de pós-graduação para médicos na forma de curso de especialização criada pelo Decreto nº 80.281, de 5 de setembro de 1977, que também criou a CNRM. O seu funcionamento ocorre em instituições de saúde, sob supervisão e orientações de profissionais de saúde com qualificação técnica e ética, e é considerada o padrão-ouro na formação dos profissionais (Brasil, 2019).

De acordo com os dados do documento Demografia Médica no Brasil de 2020, no ano de 2019 havia 380 médicos cursando programas de residência médica em Geriatria (134 como R1-0,8%). Esse número de médicos que cursava Geriatria no universo de 53.776 profissionais participantes de programas de Residência Médica, corresponde a 0,7% (Scheffer *et al.*, 2020).

Este número está aquém das necessidades de formação de geriatras no país. Apesar disso, observa-se, ainda, o fenômeno de vagas ociosas em muitos programas, fato que pode ser explicado pela presença de programas deficientes e/ou porque a especialidade não tem se mostrado atraente e/ou porque durante a graduação há pouco conteúdo de Geriatria e Gerontologia nos currículos, dificultando o interesse do egresso pela especialidade.

Cumprindo algumas de suas finalidades fundamentais, conforme definido em seu estatuto no artigo 3º, inciso *b* – "estimular o desenvolvimento e a divulgação do conhecimento científico na área da Geriatria e da Gerontologia, promovendo o aprimoramento e a capacitação permanente dos seus associados" –, e no seu inciso *c* – "sugerir, solicitar e interagir junto aos poderes competentes na adoção de medidas, na formulação de políticas públicas e na implantação e manutenção de serviços voltados à atenção ao idoso, sempre visando qualificar as ações de Saúde Pública" –, a SBGG criou no ano de 2010 uma comissão para elaboração das diretrizes referentes à residência médica em Geriatria publicadas no ano de 2011 (SBGG, 2011).

No ano de 2018 foi criada uma nova comissão que elaborou e apresentou à CNRM a atualização da Matriz de Competências da Residência Médica de Geriatria. Esta foi discutida com a CNRM e aprovada em julho de 2019 e incorporada às Diretrizes, conforme disponível a seguir (Cruz *et al.*, 2019).

Diretrizes da Sociedade Brasileira de Geriatria e Gerontologia para residência médica em Geriatria

Definição da especialidade

Geriatria é a especialidade médica responsável pelos aspectos clínicos do envelhecimento e pelos amplos cuidados de saúde necessários às pessoas idosas nos diversos ambientes dos sistemas de saúde. É a área da medicina que cuida da saúde e das doenças da velhice em todos os aspectos (físicos, cognitivos, funcionais e sociais), nos casos agudos, crônicos, de reabilitação, preventivos e paliativos, oferecendo uma abordagem multidimensional, atuando em equipe interdisciplinar e com o objetivo principal de garantir e otimizar a capacidade funcional e melhorar a qualidade de vida dos idosos.

Pré-requisito

- Residência médica em clínica médica por 2 anos, credenciada pela CNRM
- Carga horária total: 2.880 horas (60 h/semanais por 2 anos), distribuídas conforme Resoluções da CNRM. Possibilidade de terceiro e quarto anos em cinco áreas específicas (neuropsiquiatria geriátrica, cardiologia geriátrica, cuidados paliativos em geriatria, urgências em geriatria, assistência asilar geriátrica e assistência domiciliar geriátrica), desde que o serviço comprove condições para oferecer o treinamento (profissionais habilitados para supervisão e local para treinamento)
- Treinamento em serviço, sob supervisão, 80 a 85% da carga horária:
    - Apresentação de casos clínicos, visitas hospitalares, domiciliares e asilares com discussão dos casos, participação ativa nas discussões clínicas, realização de tarefas predefinidas e plantões
- Atividades didático-teóricas (15 a 20% da carga horária):
    - Participação em sessões anatomoclínicas, clinicorradiológicas, clinicolaboratoriais, cursos, palestras, seminários, discussão de artigos científicos e outras atividades
- Distribuição da carga horária de treinamento em serviço: 40% da carga total em unidade de internação (hospital ou instituição de longa permanência); 30% da carga horária total em ambulatório e assistência domiciliar; 10% da carga horária total em urgência e emergência: unidade de terapia intensiva (UTI) e unidade de pronto-atendimento
- Estágios recomendados: Medicina Física e Reabilitação, Neurologia, Psiquiatria, Cardiologia, observando-se a ênfase em atendimento geriátrico
- Atividades obrigatórias: atividades em equipe multiprofissional com supervisão de profissional titulado pela SBGG/AMB
- Características da supervisão: supervisão permanente e presencial por médicos certificados em residência médica em Geriatria e/ou título de especialista em Geriatria pela SBGG/AMB, na proporção mínima de um preceptor em regime de tempo integral para cada seis residentes ou de dois preceptores em regime de tempo parcial para cada três residentes.

Matriz de competências 2019

- Objetivos da residência médica em geriatria:
    - Geral: capacitar médicos a realizar prevenção, diagnóstico e tratamento especializado nas questões de saúde do idoso, compreendendo as peculiaridades do processo do envelhecimento e seu aspecto multidimensional
    - Específicos: prover treinamento e orientação para avaliar o processo de envelhecimento, desenvolver habilidades e atitudes para atuar na promoção, prevenção, manutenção e reabilitação da saúde do idoso (Cruz *et al.*, 2019).

Residente do 1º ano

Ao término, o R1 deve ser capaz de:

- Avaliar o processo de envelhecimento populacional que ocorre no Brasil e no mundo (transição demográfica e epidemiológica), suas causas e consequências, bem como a importância das informações em saúde como recurso de planejamento da Atenção à Saúde do Idoso
- Analisar a evolução histórica da Política Social do Idoso no Brasil, as Orientações Técnicas para a Implementação de Linha de Cuidados para a Atenção Integral à Saúde da Pessoa Idosa e toda a legislação vigente, incluindo o Estatuto do Idoso, além de compreender a estrutura de funcionamento da Política Nacional da Saúde da Pessoa Idosa, de modo a auxiliá-la a vivenciar a sua plena cidadania através do exercício dos direitos e deveres estabelecidos
- Dominar as principais modificações morfofuncionais decorrentes do processo de envelhecimento e distinguir a senescência da senilidade
- Dominar a farmacocinética e farmacodinâmica das drogas utilizadas no idoso
- Analisar a influência das condições sociais, familiares, psicológicas e culturais sobre o estado de saúde dos idosos
- Dominar as técnicas de comunicação verbal e não verbal junto ao paciente idoso
- Dominar as peculiaridades da anamnese e do exame físico do paciente idoso
- Avaliar as grandes síndromes geriátricas (gigantes da Geriatria): insuficiência cognitiva, imobilidade, instabilidade postural e quedas, incontinências, iatrogenia, suas causas e consequências
- Dominar a importância da Avaliação Geriátrica Ampla (AGA)/Avaliação Geriátrica Global na análise multidimensional do idoso
- Conhecer as peculiaridades da apresentação das doenças mais comuns no idoso, bem como as manifestações atípicas dos agravos à saúde nessa população
- Manejar pacientes portadores de múltiplas afecções, considerando as possíveis interações entre elas, bem como o risco e benefício de cada procedimento e/ou tratamento
- Avaliar os fatores de risco para o desenvolvimento de doenças crônicas e rastrear estas doenças em idosos
- Manejar pacientes idosos nas principais situações de urgência e emergência, bem como pacientes em estado crítico
- Avaliar o idoso sarcopênico, frágil ou em risco de fragilidade e programar medidas para prevenção, tratamento e reabilitação
- Atuar em equipe inter e multiprofissional, reconhecendo a importância da assistência multidimensional no cuidado do idoso
- Avaliar as modalidades da rede de cuidado a longo prazo na atenção ao idoso como: centro-dia, hospital-dia, internamento domiciliar, cuidadores de idosos e instituições de longa permanência para idosos, bem como as indicações de cada
- Avaliar os fatores de risco que predispõem a institucionalização de idosos
- Saber a importância da saúde com base em evidências e sua utilização na prática clínica, bem como suas limitações de aplicação junto à população idosa
- Dominar os aspectos éticos, bioéticos e legais referentes ao atendimento do idoso, bem como reconhecer e intervir em condutas antiéticas e/ou ilegais
- Identificar sinais de maus-tratos e violência contra a pessoa idosa, notificar as autoridades e órgãos competentes, além de manejar clinicamente os efeitos da violência
- Dominar a prática clínica, os conceitos de capacidade intrínseca e de capacidade funcional
- Dominar as medicações potencialmente inapropriadas para o idoso e estabelecer estratégias adequadas para prescrição e desprescrição (prevenção quaternária)
- Atuar na segurança do paciente idoso, observando os pontos no sistema de saúde que aumentam o risco de erro, incluindo barreiras para os cuidados adequados e identificando, refletindo e aprendendo com os incidentes críticos, como quase acidentes e erros médicos evitáveis
- Avaliar as barreiras socioeconômicas comuns que afetam o atendimento ao idoso
- Identificar os riscos potenciais que levam à hospitalização em idosos e implementar estratégias de prevenção e de mitigação desses riscos
- Dominar os principais problemas relacionados à hospitalização de idosos (Cruz *et al.*, 2019).

Residente do 2º ano

Ao término, o R2 deve ser capaz de:

- Dominar programas de promoção, prevenção e avaliação periódica de saúde para envelhecimento saudável
- Saber manejar dos pacientes sob tratamento oncológico, através de definição de capacidade funcional ou estado performance, predição prognóstica, controle de sintomas, manejo de efeitos adversos da terapia antineoplásica e de intercorrências agudas
- Conhecer o processo de desospitalização e indicar os cuidados de transição
- Avaliar risco cirúrgico e prestar assistência perioperatória aos idosos em situações de cirurgia eletiva ou de emergência
- Dominar a execução dos procedimentos clínicos considerados essenciais para o atendimento ao idoso, como troca de traqueostomia, substituição de sondas enterais em ambiente extra-hospitalar, realização de enteroclisma, punção de tecido subcutâneo (hipodermóclise) para infusão de soluções e fármacos, retirada de rolha de cerume, cateterização vesical demora e intermitente, entre outros
- Manejar os diferentes sintomas do paciente sem perspectiva de cura, indicando e estabelecendo plano de cuidados paliativos, além de conhecer e aplicar o protocolo de comunicação de más notícias (SPIKES)
- Avaliar a utilidade da tecnologia médica no cuidado à pessoa idosa, suas aplicações e sua limitação em indivíduos sem prognóstico de cura, alta dependência ou com doença em estágio terminal
- Avaliar e manejar os pacientes que necessitam de cuidados paliativos, identificando suas necessidades físicas, psicológicas, espirituais e sociais, além das necessidades de seus familiares
- Dominar a legislação brasileira e o Código de Ética Médica em relação à terminalidade da vida e a cuidados paliativos
- Ser capaz de formular diretiva antecipada de vontade de acordo com a legislação vigente
- Conhecer todos os programas de reabilitação funcional para o paciente idoso
- Dominar a indicação de programas de adaptação de ambientes ao nível domiciliar e público e utilização de instrumentos auxiliares para melhoria da capacidade funcional
- Realizar atendimento domiciliar, avaliando suas indicações, benefícios e limitações
- Orientar familiares cuidadores de idosos nas diversas situações clínicas
- Dominar o atendimento e o acompanhamento de idosos em todos os ambientes da rede pública e privada de saúde, como ambulatório especializado, hospitais, serviços de Atenção Básica, Estratégia de Saúde da Família, Centro-dia, Hospital-dia, serviços de urgência, serviços de cuidados paliativos, unidades de terapia intensiva e nos serviços de assistência domiciliar
- Analisar a legislação vigente com relação à curatela e a interdição nas situações indicadas nos idosos, bem como produzir laudo médico destinado a essas finalidades
- Dominar a organização e a gestão de ILPI, Centro-dia, Hospital-dia, serviços de internação domiciliar, programas de reabilitação de idosos e serviços de Geriatria diversos, participando do planejamento e da gestão do cuidado
- Aplicar os conhecimentos de ética em pesquisa, metodologia científica, epidemiologia e bioestatística para formulação de projetos de pesquisa na área do envelhecimento e elaboração de artigo científico
- Atuar em atividades de ensino contribuindo com a preceptoria de estudantes de Medicina, internos e residentes de especialidades clínicas diversas, incluindo Medicina Familiar e Comunidade
- Atuar em equipe inter e multiprofissional, respeitando a liderança, agindo com cordialidade, definindo os papéis e prioridades dentro do processo de cuidado à pessoa idosa, nos diversos cenários de assistência; bem como organizar o processo de reunião inter e multiprofissional
- Dominar a interpretação dos exames de neuroimagem, bem como testes neuropsicológicos destinados ao diagnóstico diferencial de síndromes demenciais
- Conhecer as técnicas de Educação em Saúde na formação e educação necessárias para programar mudanças nos processos de cuidado e adaptação de novos conhecimentos e técnicas nos processos de saúde com idosos e familiares
- Saber utilizar a informática médica como ferramenta na gestão do conhecimento, incorporando-a em apoio à decisão do cuidado, utilizando a comunicação eletrônica e a telemedicina dentro de limites éticos e legais
- Dominar a organização e condução de reuniões familiares nos diferentes cenários de atenção à saúde, sabendo mediar conflitos e identificar sinais de estresse do cuidador, de maneira a garantir a execução das melhores condutas para o indivíduo idoso
- Garantir o protagonismo da pessoa idosa nas diversas modalidades de cuidado, permitindo a livre manifestação de sua vontade e autonomia
- Avaliar e aplicar as estratégias de prevenção quaternária no atendimento do indivíduo idoso (Cruz *et al.*, 2019)
- Programação didático-teórica – 576 h (15 a 20% da carga horária)
- Temas:
  - Introdução e histórico da Geriatria no Brasil e no mundo
  - Epidemiologia do envelhecimento (transição demográfica e epidemiológica) e indicadores de saúde
  - Ética médica e bioética
  - Introdução à metodologia científica e bioestatística
  - Política Nacional do Idoso/aspectos legais
  - Políticas de saúde para idoso e inserção do idoso no Sistema Único de Saúde (SUS)
  - O idoso na sociedade/Estatuto do Idoso
  - Biologia do envelhecimento/Teorias do envelhecimento
  - Aspectos biológicos e fisiológicos do envelhecimento
  - Prevenção e promoção da saúde do idoso
  - Indicação e prescrição de atividade física para idoso
  - Geriatria básica: conceitos básicos, atividades básicas de vida diária (ABVD), atividades instrumentais de vida diária (AIVD) e as síndromes geriátricas
  - Exames complementares e instrumentos de avaliação
  - AGA (Avaliação Geriátrica Global)
  - Distúrbios hidreletrolíticos
  - Déficit cognitivo e demências
  - *Delirium*
  - Depressão e ansiedade
  - Instabilidade postural e quedas
  - Imobilidade e úlceras por pressão
  - Incontinência urinária e fecal
  - Iatrogenia e farmacologia em Geriatria
  - Síndrome da fragilidade
  - Hipertensão arterial sistêmica, insuficiência cardíaca, doença arterial coronariana, arritmias, doença arterial periférica, doenças da carótida, valvopatias, endocardite, cardiomiopatias, hipotensão arterial, síncope
  - Aterosclerose, fatores de risco cardiovasculares
  - Doenças cerebrovasculares: acidente vascular encefálico isquêmico e hemorrágico
  - Síndromes parkinsonianas, tremor essencial, doença de Parkinson

- Pneumonias, doença pulmonar obstrutiva crônica, embolia pulmonar, tuberculose
- Saúde bucal do idoso
- Doenças do esôfago, gastrites, úlceras pépticas e gástricas, doenças do fígado, doenças dos intestinos, doenças da vesícula, vias biliares e pâncreas, hemorragia digestiva
- Hiperplasia prostática, prostatite, disfunção erétil, insuficiência renal
- Osteoporose, osteomalacia, osteoartrite, artrite reumatoide, doença de Paget, fibromialgia, polimialgia reumática, gota e outras doenças do tecido conjuntivo
- Diabetes melito, doenças da tireoide e das paratireoides, síndrome metabólica, obesidade, climatério
- Neoplasias no idoso
- Doenças dermatológicas no idoso
- Anemia/mieloma múltiplo/síndromes mielodisplásicas
- Dor no idoso
- Sexualidade do idoso
- Nutrição em Geriatria
- Infecções e imunizações do idoso
- Cirurgia e anestesia do idoso
- Traumatismo no idoso
- Doenças dos órgãos dos sentidos e vertigem no idoso
- Sono do idoso
- Reabilitação do paciente geriátrico
- Cuidados paliativos
- Aspectos éticos e bioéticos no atendimento ao idoso e na terminalidade da vida
- Equipe multiprofissional, modalidades de atendimento e suporte social
- Rastreamento de neoplasias e doenças crônicas no idoso
- Adaptação ambiental e indicação de instrumentos auxiliares da marcha

▪ Estratégias de atuação:

- Sessão anatomoclínica: discussão de casos de pacientes que foram a óbito, submetidos a necropsia, em que é correlacionada a clínica ao diagnóstico anatomopatológico. Os casos são apresentados por um determinado residente e a discussão é aberta para todos (residentes e preceptores), sendo posteriormente feita uma revisão teórica sobre o diagnóstico relevante do caso e suas correlações. A periodicidade sugerida é mensal e sempre com a presença de no mínimo dois preceptores
- Sessão clinicorradiológica: discussão de casos em que é feita a correlação da clínica com o diagnóstico radiológico. Os casos são apresentados por um determinado residente e a discussão é aberta para todos (residentes e preceptores), sendo posteriormente feita uma revisão teórica sobre o diagnóstico relevante do caso e suas correlações. A periodicidade sugerida é mensal e sempre com a presença de no mínimo um preceptor
- Sessão clinicolaboratorial: discussão de casos em que é feita a correlação da clínica com o diagnóstico laboratorial. Os casos são apresentados por um determinado residente e a discussão é aberta para todos (residentes e preceptores), sendo posteriormente feita uma revisão teórica sobre o diagnóstico relevante do caso e suas correlações. A periodicidade sugerida é semanal, sempre com a presença de no mínimo um preceptor
- Seminários: grupo de estudos em que se debate a matéria exposta por cada um dos participantes, sendo o residente o agente de sua aprendizagem. A periodicidade sugerida é semanal, sempre com a presença de no mínimo um preceptor
- Discussão de artigos científicos: reunião em que é apresentado, por um residente, um artigo previamente escolhido e distribuído para todos e realizada discussão. A periodicidade sugerida é semanal, sempre com a presença de no mínimo um preceptor
- Cursos: série de aulas, conferências ou palestras sobre um tema ou sobre vários temas, conexos ou não. A periodicidade sugerida é no mínimo dois cursos por semestre. Podem ser convidados profissionais de outros serviços para participação
- Palestras: exposição sobre um tema considerado relevante por profissional qualificado. A periodicidade é a depender da necessidade do grupo e das oportunidades, podendo-se convidar outros profissionais (extrasserviço) para participação
- Outras atividades: poderão ser realizadas outras atividades de acordo com a necessidade do grupo.

Treinamento prático em serviço (80 a 85% da carga horária)

Residente do 1º ano – R1 – Programa

- Estágio em urgência/emergência e UTI de adultos e idosos – 288 horas (10% da carga horária anual): proporção na emergência a depender do serviço; em UTI máximo de três pacientes por residente
- Estágio em enfermaria de idosos – 576 horas (20% da carga horária anual): proporção de no mínimo cinco e máximo de oito pacientes por residente
- Estágio em ILPI (asilo) – 576 horas (20% da carga horária anual): proporção de no mínimo oito e no máximo dez pacientes por residente
- Estágio em ambulatório de geriatria e assistência domiciliar geriátrica – 864 horas (30% da carga horária anual): no ambulatório, mínimo de 30 minutos por paciente; no turno de 4 horas, no máximo seis pacientes por residente; no atendimento domiciliar, máximo de duas visitas por turno
- Em todos os locais de estágio são obrigatórias atividades em equipe multiprofissional
- É imprescindível que o atendimento domiciliar seja feito sob supervisão.

Residente do 2º ano – R2 – Programa

- Estágio em enfermaria de idosos – 576 horas (20% da carga horária anual): proporção de no mínimo seis e máximo de oito pacientes por residente
- Estágio em ILPI (asilo) – 576 horas (20% da carga horária anual): proporção de no mínimo oito e máximo de dez pacientes por residente
- Estágio em ambulatório de Geriatria e assistência domiciliar geriátrica – 864 horas (30% da carga horária anual): no ambulatório, mínimo de 30 minutos por paciente; no turno de 4 horas, no máximo oito pacientes por residente; no atendimento domiciliar, máximo de duas visitas por turno
- Estágio em especialidade 1 a 144 horas (5% da carga horária anual)
- Estágio em especialidade 2 a 144 horas (5% da carga horária anual)
- Atenção: em todos os locais de estágio são obrigatórias atividades em equipe multiprofissional
- É imprescindível que o atendimento domiciliar seja feito sob supervisão
- Nos estágios das especialidades deve haver ênfase no atendimento geriátrico.

Plantões

A carga horária máxima de plantões é de 24 horas semanais em cada ano da residência.

Objetivos dos plantões:

- Treinamento em serviço
- Atuação em situações críticas em todos os locais de estágio
- Atendimento de urgência/emergência.

Nos plantões é imprescindível o acesso à supervisão; nesta, o R2 supervisiona o R1 e é supervisionado por um preceptor, geralmente médico assistente do serviço.

Recursos humanos necessários

- Coordenador: médico portador de certificado de residência médica em Geriatria e/ou título de especialista em Geriatria pela SBGG/AMB
- Preceptor: médico portador de certificado de residência médica em Geriatria e/ou título de especialista em Geriatria pela SBGG/AMB na proporção mínima de um preceptor em regime de tempo integral para cada seis residentes ou de dois preceptores em regime de tempo parcial para cada três residentes
- No caso dos estágios em especialidades, os preceptores deverão ser médicos certificados em residência médica e/ou especialistas pela sociedade específica/AMB
- Em nenhuma hipótese serão aceitos como supervisores oficiais médicos sem a titulação exigida; a supervisão deve ser presencial e permanente, exceto nas situações de plantões em que médicos assistentes do serviço poderão realizar esta supervisão, desde que sejam certificados em residência médica e/ou especialistas pela sociedade específica/AMB em área clínica
- Equipe multiprofissional: faz-se necessária equipe multiprofissional mínima nos locais de estágio e para atendimento domiciliar
- Secretaria administrativa: funcionária com no mínimo 2º grau completo que auxiliará o coordenador nas atividades administrativas.

Infraestrutura necessária

- Unidade hospitalar com enfermaria específica de Geriatria ou leitos de Geriatria em enfermaria geral com equipe multiprofissional
- Unidade hospitalar com atendimento de urgência/emergência para adultos (com atendimento de idosos)
- Unidade hospitalar com UTI para adultos (com atendimento de idosos)
- Unidade de atendimento ambulatorial geriátrica com equipe multiprofissional
- Instituição de ILPI com equipe multiprofissional
- Equipe multiprofissional para atendimento domiciliar
- Unidade de exames complementares acessível aos diversos cenários de prática com as seguintes características:
  - Laboratório de análises clínicas
  - Métodos diagnósticos por imagem: radiologia básica, ultrassonografia e Doppler, tomografia computadorizada e densitometria óssea
  - Exames cardiológicos básicos: eletrocardiograma, teste ergométrico, ecocardiograma bidimensional com Doppler, mapa, Holter 24 h
- Sala de reunião com material audiovisual
- Biblioteca física e/ou acesso a bibliotecas virtuais
- Sala de repouso para os residentes.

Avaliação

- Exigência de frequência mínima: 100% das atividades
- Avaliação trimestral longitudinal utilizando instrumento específico com no mínimo os seguintes quesitos:
  - Comprometimento com a prática (pontualidade, assiduidade, apresentação, organização, eficiência, realização de tarefas)
  - Habilidades de comunicação com pacientes e familiares (vínculo, se segue adequadamente as fases do atendimento, empatia, se estabelece confiança)
  - Habilidades de anamnese (coleta de história, habilidades de escrita e organização do prontuário, passagem de casos)
  - Habilidades de aplicação da AGA/Avaliação Geriátrica Global (escolha adequada dos testes e escalas, habilidade na aplicação, interpretação adequada, correlação com a clínica)
  - Habilidades de exame físico (segue sequência eficiente, lógica; informa o paciente; sensível ao conforto do paciente)
  - Julgamento clínico (identificação e diferenciação de doenças e enfermidades, avaliação de tratamento)
  - Relacionamento com equipe multiprofissional (respeito, encaminhamento adequado a cada membro)
  - Apresentação e participação nas atividades teóricas (apresentador: organização/conteúdo; plateia: interesse, participação)
  - Habilidades de comunicação com preceptor/supervisor (respeito, educação, hierarquia, colaboração)
  - Comportamento ético (atitude: com pacientes, familiares, colegas e outros profissionais da instituição em que está atuando)
  - Evolução durante o estágio (participação, progressão, questionamento, reflexão)
  - A escolha do instrumento ou sua elaboração fica a critério do serviço, desde que avalie todos os quesitos definidos anteriormente
  - Utilização de livro de registro (*logbook*) ou portfólio para registro e avaliação das atividades realizadas durante os diversos estágios
  - Deverá ser realizado feedback após a avaliação para que sejam reformulados os problemas encontrados
- Avaliação semestral constando de:
  - Exame das competências e habilidades utilizando instrumentos de avaliação padronizados (exemplos: miniexercício clínico avaliativo [Miniex] ou por *objective structured clinical examination* [OSCE] e outros)
  - Teste cognitivo (objetivo ou subjetivo)
  - Deverá ser realizado *feedback* após a avaliação para que sejam reformulados os problemas encontrados
  - Monografia ou artigo para publicação ao término do programa (opcional)
  - Esta definição deve ser feita no início da residência e devem ser elaborados os critérios exigidos
- Atenção:
  - O residente deverá estar ciente previamente dos critérios e das avaliações que serão utilizadas. Recomenda-se comunicação oficial com assinatura de documento de ciência
  - O *feedback* deve ser sempre realizado após cada avaliação para fins de correção dos problemas encontrados
  - O residente tem direito a revisão e recurso das notas oferecidas de acordo com o regulamento ou regimento da Comissão de Residência Médica (COREME) local
  - O residente que não atingir a nota mínima exigida pelo programa será reprovado e deverá repetir o período de estágio no qual não foi aprovado (SBGG, 2011).

Nos diversos cursos de graduação em Medicina o problema dos conteúdos relacionados com o envelhecimento é muito significativo. Pereira *et al.* (2010) observaram que menos da metade das escolas de Medicina pesquisadas incluíam disciplinas relacionadas ao envelhecimento em suas grades curriculares, porém sem dados específicos, se no ciclo básico ou internato. Na ocasião da pesquisa havia 167 cursos de medicina listados na página eletrônica do MEC. Apesar das limitações do estudo, este dado dá uma ideia da situação da formação do médico em nosso meio, em um país em franco envelhecimento. Dados que podem ser extrapolados para outras profissões, principalmente na área da saúde.

Segundo o CFM (2020), o Brasil tem atualmente 342 escolas médicas em funcionamento e não existem dados sobre quais delas têm conteúdo específico sobre envelhecimento e/ou atividades específicas no internato, como também não há sinais de que esta realidade tenha sido radicalmente modificada.

As Diretrizes Curriculares Nacionais (DCN) dos cursos de graduação em Medicina de 2001 direcionavam para a formação de um egresso com capacitação para o atendimento das diversas populações dos ciclos de vida com foco na promoção de saúde e prevenção de doenças, porém sem um detalhamento maior (CNE, 2001).

As DCN de 2014 reforçam este perfil com atuação em equipe interdisciplinar e inserção precoce do aluno nas redes de serviço, porém aqui também não há um detalhamento de conteúdo e carga horária mínimos na área do envelhecimento (CNE, 2014).

Por outro lado, a Matriz de Correspondência Curricular para Fins de Revalidação de Diplomas de Médicos Obtidos no Exterior (Revalida) define a necessidade de competência em conteúdo mínimo na área de Geriatria para fins de revalidação do diploma de médico (Brasil, 2009).

O Projeto de Lei nº 0363/2009 em fase de tramitação no Congresso Nacional define no seu artigo 1º: "As Faculdades de Medicina, tanto no ensino público quanto no privado, deverão incluir em seu currículo escolar, como ensino obrigatório com carga horária não inferior a 120 (cento e vinte) horas, a cadeira de Geriatria". Apesar de um avanço em exigir formação na área com proteção de uma carga horária mínima, não foi definido um conteúdo mínimo, o que poderá dar margens a conteúdos não uniformes nos diversos cursos de Medicina.

Em virtude dessa situação, a SBGG, cumprindo seu papel de estimular a disseminação de conhecimento na área do envelhecimento, criou em 2012 uma comissão para elaboração das Diretrizes sobre conteúdo de disciplinas/módulos relacionados ao envelhecimento (Geriatria e Gerontologia) nos cursos de Medicina com objetivo de elaborar um conteúdo mínimo tanto no ciclo básico quanto no internato, disponível na publicação: "Diretrizes sobre conteúdo de disciplinas/módulos relacionados ao envelhecimento (Geriatria e Gerontologia) nos cursos de Medicina" (Galera *et al.*, 2014). Estas diretrizes necessitam de atualização em decorrência da evolução dos conteúdos na área que precisam ser de conhecimento de todo médico.

Com a sanção da Lei nº 12.871/2013, foi instituído o "Programa Mais Médicos" que tem como finalidade a formação de recursos humanos na área médica para o SUS e tendo como principais objetivos na área de educação descritos nos incisos a seguir:

> III – aprimorar a formação médica no País e proporcionar maior experiência no campo de prática médica durante o processo de formação; V – fortalecer a política de educação permanente com a integração ensino-serviço, por meio da atuação das instituições de educação superior na supervisão acadêmica das atividades desempenhadas pelos médicos; VII – aperfeiçoar médicos para atuação nas políticas públicas de saúde do País e na organização e no funcionamento do SUS.

Para atingir esses objetivos a proposta foi de reordenamento da oferta dos cursos de Medicina, de vagas para residência médica e o estabelecimento de novos parâmetros para a formação médica do Brasil. Muitos questionamentos referentes à formação de profissionais capacitados para atendimento ao idoso surgiram (Brasil, 2013).

O "Programa Mais Médicos" foi um grande avanço, porém há muitos pontos que precisam ser revistos, pois a criação de escolas médicas e das vagas para residência médica ocorreram sem uma melhor distribuição geográfica, de maneira desenfreada, muitas sem estrutura adequada, sem professores e preceptores capacitados em todas as áreas, o que se repete nas questões relacionadas à atenção à saúde do idoso.

Como bem resumiu o professor titular da Faculdade de Medicina da Universidade de São Paulo (USP), Milton de Arruda Martins:

> Não há mais necessidade de nenhum curso de Medicina novo no Brasil. Já houve uma expansão tão grande no número de cursos que, a falta de médicos vai ser resolvida com as escolas que já existem. O que o Brasil precisa é de médicos com formação de qualidade. (CFM, 2015).

O custo da saúde aumenta com o envelhecimento da população e dificulta a promoção da equidade, um dos princípios do SUS. O desafio de cuidar da população, mais necessitada, envelhecida, com multimorbidade e incapacidades gera a necessidade de mudanças no modelo clínico assistencial e na formação do profissional de saúde (Brasil, 2000; Motta; Aguiar, 2007; OMS, 2015).

Como bem explanou Margaret Chan (2015), diretora da OMS, as diversas capacidades e necessidades de saúde dos idosos são decorrentes de eventos que ocorreram ao longo do curso da vida, sendo geralmente modificáveis, reforçando a importância do enfoque no ciclo de vida para compreensão do processo de envelhecimento (OMS, 2015).

Desse modo, na vigência de políticas e serviços apropriados, o envelhecimento populacional pode ser considerado uma oportunidade valiosa não somente para os indivíduos, mas também para as sociedades (OMS, 2015).

Sistemas de saúde melhores proporcionam um melhor cuidado com a saúde, o que ocasiona maiores participação social e bem-estar do indivíduo. Sistemas de saúde eficientes para a população que envelhece exigem que os profissionais da saúde tenham habilidades gerontológicas e geriátricas básicas, além de competências para trabalhar com sistemas de saúde integral, incluindo sistemas relacionados a comunicação, trabalho em equipe, tecnologias de informação e comunicação (OMS, 2015).

É de fundamental importância que os conteúdos específicos sobre o envelhecimento nas escolas médicas e em todas as atividades de formação profissional de todos os cursos de graduação da área de saúde sejam definidos e implantados.

O envelhecimento populacional, que é uma conquista e sinônimo de melhora da saúde da população, se não enfrentado de forma adequada, pode tornar-se um problema. A formação urgente de recursos humanos para atendimento geriátrico e gerontológico é uma das prioridades para este enfrentamento.

Ensino em Geriatria e Gerontologia e a pandemia por covid-19

A nova doença do coronavírus (covid-19) foi relatada primeiramente em Wuhan, província de Hubei, na China, em dezembro de 2019. Posteriormente se espalhou pelo mundo e, em janeiro de 2020, a OMS declarou o surto uma emergência de saúde pública, que, em março, evoluiu para uma pandemia (Gordon *et al.*, 2020).

Este quadro trouxe uma série de incertezas, angústias e desafios de dimensões planetárias. De repente o mundo, desde a mais remota e simples comunidade às grandes e modernas metrópoles, se viu diante do imponderável: tudo teve que ser ajustado, modificado em um curto período, e o ensino não ficou de fora.

No Brasil, após a segunda quinzena de março de 2020, houve a suspensão das atividades acadêmicas na maioria das universidades do país. Nos cursos de Medicina, Enfermagem, Farmácia e Fisioterapia, a colação de grau foi antecipada, desde que completada 75% da carga horária prevista para o período de internato médico ou estágio supervisionado, exclusivamente para atuação nas ações de combate à pandemia do novo coronavírus e enquanto durar a situação de emergência de saúde pública, conforme especificado na Portaria nº 374. Além disso, bonifica a atuação dos profissionais uma única vez com o acréscimo de 10% na nota final do processo de seleção pública para os programas de residência médica (Brasil, 2020).

Médicos residentes e residentes dos serviços multiprofissionais em saúde deixaram de receber o treinamento em serviço na área para qual prestaram concurso e passaram a se dedicar exclusivamente, ou, na maioria das vezes, a prestar assistência a pacientes infectados pela síndrome respiratória aguda grave pelo coronavírus (SARS-CoV-2), convivendo com as incertezas sobre o seu futuro e a formação que estavam recebendo, com as dificuldades em lidar com a morte e com os próprios medos de adoecer, de morrer e perder alguém próximo.

E depois do período de espanto, foi o momento de se ajustar ao ensino remoto. Como fazê-lo na formação de profissionais para os quais as atividades práticas de aprendizado em serviço e de treinamento de habilidades e atitudes são essenciais?

O impacto desta pandemia nos sistemas de saúde e na educação médica não tem precedentes. *Campi* universitários fechados, necessidade de manter distanciamento social, uso de equipamentos de proteção individual (EPI), levando a suspensão de atendimento presencial e de aprendizagem em sala de aula e até mesmo no local de trabalho. Esses efeitos foram sentidos em toda a educação médica, exigindo muitas mudanças e adaptações (Gordon *et al.*, 2020).

Em recente revisão sistemática, Gordon *et al.* (2020) incluíram 49 estudos, sendo a maioria da Europa, América do Norte e Ásia, destacando que conteúdos educacionais remotos síncronos e assíncronos foram rapidamente implantados e provavelmente persistirão após a pandemia, e que o envolvimento, a estrutura e a organização do aluno são fundamentais. Frequentemente, faltavam detalhes práticos para apoiar a comunidade educacional na execução de novas intervenções, bem como os dados de avaliação eram limitados. Por isso, a qualidade e o detalhamento dos relatórios dos conteúdos educacionais devem melhorar para promover a replicação em diferentes contextos (Gordon *et al.*, 2020).

No ensino da Geriatria e da Gerontologia o desafio se fez maior ainda, tanto na graduação como na pós-graduação, pois o grupo populacional assistido por essas áreas do conhecimento passou a ser conhecido como vulnerável à covid-19. Muito se discutiu sobre envelhecimento, muitas vezes sem base científica e sem método, aumentando o preconceito e a visão distorcida que a sociedade, em geral, tem do idoso.

Ao longo dos anos, a ciência gerontológica e a medicina geriátrica produziram evidências substanciais que mostram que idosos necessitam de adaptações na abordagem clínica e que o ambiente desempenha um papel crítico para o bem-estar do indivíduo envelhecido. De repente, tudo foi simplesmente varrido por esse período de crise que impossibilitava aplicar muitas das intervenções gerontogeriátricas, o que comprometeu a essência da atividade interdisciplinar (Cesari; Proietti, 2020).

Como ensinar, treinar habilidades e atitudes se não havia tempo, pessoal ou recursos para apoiar as boas práticas na assistência ao idoso, mesmo a interação humana entre o paciente e os profissionais ou alunos em treinamento foi perdida por detrás do pesado equipamento de proteção?

No final do primeiro semestre de 2020, a maioria das instituições de ensino da graduação e pós-graduação e os serviços de residência médica em Geriatria tiveram que se adaptar a uma nova forma de ensino, tendo que capacitar professores, preceptores, alunos e residentes em tempo recorde.

O uso de plataformas de encontros virtuais tirou a agradável experiência da interação presencial entre aluno-professor e dos alunos entre si, mas possibilitou a interação de alunos e residentes de faculdades e serviços de locais diferentes do país, assistindo a aulas conjuntamente com experientes professores de fora de seu local de ensino (outras cidades e estados). Passado o período de crise, essa nova forma poderá ser incorporada ao ensino, pois possibilita que alunos e residentes de serviços diferentes possam assistir simultaneamente à aula de um professor de outro local do país e interagir com esse professor e entre si.

Videoaulas gravadas como atividades assíncronas, permitindo o conforto de assistir na hora que melhor lhe conviesse, discussões de casos clínicos em plataformas de ensino remoto, tele ou videoentrevistas com idosos e outros métodos têm sido utilizados para o ensino remoto com adaptação do conteúdo programático.

Várias propostas de ensino remoto de Geriatria e de Gerontologia têm sido publicadas nos principais periódicos da área e de ensino. Citamos duas experiências: a primeira delas brasileira, publicada por Saraiva e Gorzoni (2020), em que, para alcançar objetivos da disciplina de Geriatria de apresentar aos alunos de Medicina os conceitos básicos de Geriatria; a fisiologia e avaliação clínica de idosos; o diagnóstico e tratamento de síndromes geriátricas; os cuidados com base em sistemas para pacientes idosos; e fornecer experiência prática na avaliação de idosos com a AGA, os professores utilizaram uma plataforma de ensino remoto para desenvolver uma discussão de caso clínico de covid-19 e uma atividade com a AGA. Por meio do caso de covid-19 em uma idosa, foi possível discutir fisiologia do envelhecimento, apresentações atípicas, multimorbidade, polifarmácia, iatrogenia, queda, *delirium* e cuidados paliativos. Na segunda atividade, os alunos acessavam seus parentes idosos por videoconferência e aplicavam uma AGA, validada para ser usada por telefone, e um questionário sobre o impacto da covid-19 em suas vidas. Os autores acreditam que ambas as atividades poderiam ser implementadas em escolas médicas em todo o mundo para ensinar alguns dos princípios da medicina geriátrica. A outra experiência é americana e foi publicada por Michener *et al.* (2020). Nela, os autores utilizaram várias ferramentas de ensino remoto para atividades que incentivaram os alunos a refletir sobre a relevância dos princípios dos 5 "M" propostos por Tinetti *et al.* (2017) para, de maneira sucinta, descrever as competências essenciais da medicina geriátrica (mobilidade, mente, multicomplexidade, medicamentos e o que mais importa ao paciente). O currículo era oferecido como opcional, pois a instituição não exigia rodízios na Geriatria durante os anos pré-clínicos ou clínicos.

Independentemente da plataforma e dos métodos usados, o ensino remoto de Geriatria e Gerontologia não pode se distanciar dos objetivos descritos neste capítulo, sendo necessário discutir a complexidade e a heterogeneidade da população idosa, as características únicas da apresentação das doenças nesse grupo etário e a necessidade de uma avaliação ampla que abranja os aspectos físicos, funcionais, sociais e psicológicos do idoso com objetivo de traçar um plano de cuidados condizente com o curso de vida do paciente, com suas metas e objetivos.

111

Como Ler e Interpretar uma Publicação Científica

Helena Kramer

Introdução

A medicina é uma ciência em constante mudança, e para melhor tomada de decisão clínica deve-se aliar à experiência profissional os valores e preferências do paciente ou da população concernida com a melhor evidência científica disponível (Graves, 2002). O desafio é que há um aumento exponencial de publicações científicas ao longo do tempo. Ao fazer uma busca no PubMed utilizando o termo em inglês "*geriatric*" em novembro de 2020 foram encontrados 174.022 resultados, sendo 83.661 títulos nos últimos dez anos, 55.737 nos últimos cinco e 15.142 no último ano (Medicine, 2020). A habilidade de discernir qual a melhor evidência disponível se faz indispensável para que a atualização médica continuada seja efetiva.

Em 1981, um grupo de epidemiologistas clínicos da Universidade McMaster, liderado por David Sackett, publicou o primeiro de uma série de artigos aconselhando os médicos sobre como ler jornais clínicos: *How to read clinical journals: I. why to read them and how to start reading them critically*, 1981. Desde então, há uma série de publicações acerca deste tema, pois o assunto permanece contemporâneo e necessário.

Ao longo deste capítulo apresentaremos ferramentas que irão auxiliar o leitor a avaliar metodologicamente e interpretar a importância e precisão dos resultados de um artigo de intervenção terapêutica.

Conhecer a hierarquia da evidência é importante na escolha de uma comunicação científica para ler. A Figura 111.1 ilustra de maneira clara que, para avaliar um estudo de intervenção, a melhor publicação científica é uma metanálise de ensaios clínicos randomizados.

Para decidir se vale a pena ler uma publicação científica, seguimos a sequência de quatro passos sugerida por Sackett (1981):

- Leitura do título para definir se o artigo é potencialmente interessante ou útil. O ideal é que o título tenha a informação sobre a população estudada, qual intervenção ou exposição foi analisada e qual desfecho avaliado. Caso o título não desperte interesse ou não responda à questão pertinente, vá para o próximo artigo
- Ver a lista de autores e conferir se são legitimados como estudiosos do assunto. Quanto maior o reconhecimento acadêmico do grupo de autores, maior a credibilidade
- Leitura do resumo a fim de verificar se, em caso de os resultados serem críveis e a conclusão válida, o artigo irá auxiliar na pratica clínica

Avaliar se o cenário em que o estudo foi conduzido é semelhante ao cenário de prática e se os dados são transponíveis para a realidade na qual serão aplicados. Após percorrer esses quatro passos e decidir pela leitura do artigo, é o momento da análise crítica.

Análise crítica da literatura científica

Avaliar a qualidade metodológica de uma publicação é fundamental para decidir se a informação contida deve ser incorporada à prática clínica para apoiar tomada de decisão. Para iniciar a análise crítica, cinco perguntas são propostas (Greenhalgh, 1997):

- O estudo é original? Essa pergunta vai além de apenas responder se é o primeiro estudo acerca do tema, pois é comum que tenham muitos artigos sobre o mesmo assunto, mas o foco é entender o que a publicação acrescenta na construção do conhecimento. Por exemplo:
  - Este estudo é maior, com seguimento por mais tempo ou de outra forma mais substancial do que os anteriores?
  - A metodologia deste estudo é mais adequada (em particular, aborda quaisquer críticas metodológicas específicas de estudos anteriores)?
  - Os resultados numéricos deste estudo adicionarão significativamente para uma metanálise de estudos anteriores?
  - A população que foi estudada é diferente (o estudo analisou diferentes faixas etárias, sexos ou grupos étnicos de estudos anteriores)?
  - O problema clínico é abordado de forma que acrescente valor na tomada de decisão clínica?
- Qual a população do estudo? Importante verificar se a população do artigo é semelhante à da sua prática clínica. Para responder à pergunta, recomenda-se algumas questões:
  - Como os sujeitos foram recrutados? O recrutamento está sujeito a algum viés de seleção da população?
  - Quem foi incluído no estudo? Muitos estudos rotineiramente excluem pacientes com doença coexistente, aqueles que tomam certos medicamentos, e aqueles que são analfabetos. Esta abordagem pode ser cientificamente correta, mas pode gerar um viés de seleção, uma vez que os resultados dos ensaios clínicos serão usados para orientar a prática em relação a grupos mais amplos de pacientes

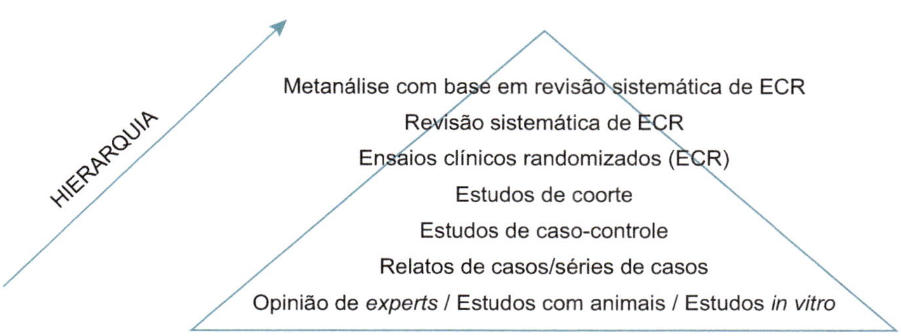

FIGURA 111.1 Hierarquia da evidência para estudos de intervenção. (Adaptada de Graves, 2002.)

- Quem foi excluído do estudo? Por exemplo, um ensaio clínico randomizado pode ser restrito a pacientes com formas moderadas ou graves de uma doença, como insuficiência cardíaca – fator que pode levar a falsas conclusões sobre o tratamento da insuficiência cardíaca leve
- Os desfechos foram estudados em circunstâncias da "vida real" ou em cenários artificiais que são difíceis de reproduzir na prática?

▪ O desenho do estudo é adequado? Para responder a essa questão, duas outras podem ajudar:

- Qual intervenção específica foi considerada e o que estava sendo comparado? Os autores muitas vezes deturpam o que realmente foi feito e superestimam sua originalidade e importância potencial. Por exemplo, o que os autores disseram: "Comparamos um adesivo de nicotina com placebo". O que deveriam ter dito: "Os sujeitos do grupo de intervenção foram solicitados a aplicar um adesivo contendo 15 mg de nicotina 2 vezes/dia; aqueles no grupo de controle receberam *patches* de aparência idêntica". Um exemplo de falha ao declarar a dose do medicamento ou natureza do placebo
- Que resultado foi medido e como? O ideal são os desfechos duros, como mortalidade. Porém, por vezes, outros desfechos de interesse do paciente também são aferidos como efeitos em sintomas (p. ex., como controle da dor), efeitos funcionais (p. ex., mobilidade), efeitos psicológicos (p. ex., ansiedade), ou efeitos sociais (p. ex., conveniência). Há ainda os desfechos substitutos, como alteração de algum exame laboratorial. É crucial definir se o desfecho avaliado é importante e se a forma que foi analisado é válida

▪ O risco de viés foi evitado ou minimizado? O viés ou erro sistemático é definido como qualquer coisa que erroneamente influencia as conclusões sobre grupos e distorce comparações. Em um ensaio clínico randomizado, os erros sistemáticos que temos que analisar são: viés de seleção (diferenças sistemáticas na comparação grupos atribuíveis a randomização incompleta); viés de desempenho (diferenças sistemáticas no cuidado fornecido, nas cointervenções além da intervenção que está sendo avaliada); viés de exclusão (diferenças sistemáticas nas retiradas dos casos da análise); viés de detecção (diferenças sistemáticas no resultado avaliação)

▪ A avaliação foi "cega"? Quando falamos em cegamento, imediatamente pensamos no termo "duplo cego", que se refere ao médico e ao paciente. Mas os níveis de cegamento que temos que avaliar são mais amplos: (se os pacientes estavam cegos, bem como os profissionais de saúde, o comitê de adjudicação ou avaliadores de desfechos, comitê de segurança, analistas estatísticos, patrocinadores)

▪ O Plano de análise estatística está bem descrito? Minimamente, o estudo deve ter descrito o cálculo amostral, a duração do seguimento e o percentual de perda de seguimento

- Cálculo amostral: tendo um plano de análise estatística bem elaborado, os autores podem estimar antes do início do ensaio o tamanho da amostra necessária para detectar uma diferença real entre os grupos e, com isso, determinar o poder do estudo. É comum os estudos estipularem um poder entre 80 e 90%. Estudos de baixo poder são muito comuns. Estes geralmente levam a um tipo II que pode levar à conclusão errônea de que uma intervenção não tem efeito (Altman, 1991)
- Duração do seguimento: mesmo que o tamanho da amostra for adequado, um estudo deve continuar por tempo suficiente para que o efeito da intervenção possa ser observado. Uma avaliação do efeito de um novo analgésico no controle da analgesia pós-operatória pode precisar apenas de um período de acompanhamento de 48 h. Por outro lado, em um estudo sobre o efeito da suplementação nutricional em pré-escolares em altura final do adulto, o acompanhamento deve durar décadas (Hughes, 1993)
- Perda de seguimento: supõem-se que os sujeitos que se retiraram ou abandonaram a pesquisa são menos propensos a ter tomado seus comprimidos conforme orientado, é mais provável que tenham perdido suas visitas médicas, e têm maior probabilidade de ter experimentado efeitos adversos da intervenção, do que aqueles que não retiraram (Graves, 2002). As razões pelas quais os pacientes se retiram dos ensaios clínicos são várias:

▪ Entrada incorreta do paciente no ensaio (*i. e.*, pesquisador descobre durante o ensaio que o paciente não deveria ter sido randomizado porque não preencheu os critérios de inclusão)
▪ Suspeita de reação adversa ao medicamento em estudo. Nota que a taxa de "reação adversa" no grupo intervenção deve ser sempre comparado com grupo controle
▪ Perda de motivação do paciente
▪ Retirada pelo médico por motivos clínicas (como doença concomitante ou gravidez)
▪ Perda de acompanhamento (afastamento do paciente, mudança...)
▪ Morte.

Existem várias ferramentas para análise crítica de um artigo científico. A seguir, apresentarei o fluxo de análise proposta por Gordon Guyatt na série do guia do usuário para literatura médica publicada na JAMA em 1993 (Guyatt *et al.*, 1993).

A primeira questão que devemos responder para avaliar se o método é válido é a seguinte: os grupos de intervenção e controle tinham o mesmo prognóstico no início do estudo? É importante que em um ensaio clínico o grupo de intervenção e o grupo controle sejam comparáveis e que apenas a intervenção possa distinguir o desfecho de interesse ao longo do tempo. Para responder a essa questão, três outras podem ajudar.

Os pacientes foram randomizados? O termo "randomizar" dizem respeito ao fato de que os grupos utilizados no experimento têm seus integrantes alocados de forma aleatória, mas que *a priori* tenham chances declaradas de cair no grupo de intervenção ou no grupo controle. O objetivo de randomizar é que os fatores prognósticos conhecidos e desconhecidos estejam distribuídos nos dois grupos de forma homogênea, de modo que fiquem comparáveis.

Embora a randomização seja uma técnica eficiente, nem sempre os grupos intervenção e controle têm prognósticos semelhantes no início do estudo. Para checar se a randomização foi adequada, temos de conferir se:

▪ A randomização foi mascarada? – Quando o responsável pelo recrutamento não tem controle sobre qual grupo o paciente será alocado, a randomização é dita mascarada. Essa á uma informação que conseguimos na descrição da randomização, pois raramente é uma informação direta no texto. O uso de sistemas informatizados, com uma central de randomização remota, em que o assistente de pesquisa responsável pela inclusão do paciente no estudo não tenha acesso, é uma forma sofisticada de mascaramento, que também pode ser garantido pelo uso de envelopes numerados sequencialmente, opacos e selados (método SNOSE). O mascaramento da randomização garante a natureza imparcial que é crucial para os ensaios clínicos randomizados (Schulz & Grimes, 2002a)

▪ Os pacientes nos grupos de estudo eram semelhantes em relação a fatores prognósticos conhecidos? Você pode verificar a eficácia com que a randomização balanceou fatores de prognóstico, procurando uma exibição das características do paciente dos grupos de tratamento e controle no início do estudo? Essas características demográficas são descritas na primeira tabela do artigo científico, de acordo com a diretrizes atualizadas para relatar ensaios randomizados de grupos paralelos CONSORT (*Consolidated Standards of Reporting Trials*, 2019). Embora nunca tenhamos como saber se existe similaridade nos fatores prognósticos desconhecidos, ficamos mais tranquilos quando aqueles conhecidos estão bem equilibrados. Mas caso os grupos de tratamento e controle forem desbalanceados na linha de base, existem técnicas estatísticas que permitem o ajuste do resultado do estudo. São preferíveis as análises não ajustadas, mas quando ambas análises, ajustadas e não ajustadas, geram a mesma conclusão, os leitores ganham confiança na validade do estudo (Agoritsas *et al.*, 2017).

A segunda questão que temos de responder para avaliar a validade metodológica é se o equilíbrio do prognóstico foi mantido ao decorrer do estudo. Ou seja, uma vez confirmado que os grupos eram comparáveis no início do estudo, temos de verificar se esse equilíbrio permaneceu assegurado ao longo do tempo e, para isso, devemos averiguar:

- Qual o nível de cegamento do estudo? Como já mencionado no início do capítulo, quanto maior o nível de cegamento, menor o risco de viés do estudo. Paciente, profissionais de saúde, profissionais envolvidos na coleta de dados, adjudicadores de desfechos, estatísticos devem estar cegos para que não tenham nenhuma interferência no resultado (Schulz; Grimes, 2002b)
- As cointervenções foram uniformes? Cointervenções são tratamentos adicionais, conselhos ou outras intervenções que um paciente pode receber e que podem afetar o resultado de interesse. Quando o estudo não pode ser cego em algum nível, é importante avaliar se as cointervenções foram semelhantes. Quer dizer, temos que averiguar se houve diferença no atendimento ao paciente além da intervenção sob estudo (Aggarwal; Ranganathan, 2019).

Por fim, a última pergunta endereçada à avaliação da validade metodológica é se os grupos permaneceram equilibrados sob aspecto prognóstico na conclusão do estudo. Para isso, temos que averiguar se:

- Houve perda de seguimento? Idealmente, na conclusão de um ensaio clínico, você saberá o *status* de cada paciente em relação ao desfecho. Quanto maior o número de pacientes perdidos no seguimento, mais a validade de um estudo pode estar potencialmente comprometida. Como já mencionado anteriormente neste capítulo, a razão é que pacientes que foram perdidos, muitas vezes, têm prognósticos diferentes daqueles que foram retidos - eles podem ter saído do estudo por apresentarem efeitos adversos ou porque estão indo bem e, por isso, não retornaram para avaliação (Ioannidis *et al.*, 1997). Para tratar a perda de seguimento, uma boa estratégia é a análise do pior cenário; ou seja, ao assumir que toda perda de seguimento evoluiu para um desfecho negativo, como óbito, por exemplo, e ainda assim o resultado do estudo se manter, então, a perda de seguimento não é um problema. Se tal suposição alterar significativamente o resultado, a validade metodológica é comprometida (Dettori, 2011).

A análise da validade metodológica não é binária ou simplista ao ponto de definir que um estudo é valido ou não. Deve ser analisada em um espectro que tem estudos com forte rigor metodológico com alta probabilidade de relatar uma estimativa precisa do tamanho do efeito da intervenção e estudos com método fraco que têm alta probabilidade de uma estimativa enviesada do tamanho do efeito da intervenção (Guyatt *et al.*, 1993).

A proposta de análise do risco de viés de um ensaio clínico randomizado da Colaboração Cochrane atribui uma cor verde para artigo com baixo risco de viés; amarela para moderado risco de viés e cor vermelha para alto risco de viés. E o risco de viés é classificado como (Higgins, 2020):

- Baixo risco de viés – O estudo é considerado de baixo risco de viés quando todas as questões forem respondidas de forma satisfatórias
- Moderado risco de viés – O estudo é considerado com moderado risco de viés quando há algum grau de incerteza em pelo menos uma das questões, mas não apresenta alto risco de viés em nenhuma outra
- Alto risco de viés – Quando o estudo é considerado de alto risco de viés em uma questão. Ou o ensaio é considerado como tendo algum grau de incerteza para várias questões, de forma que reduz substancialmente a confiança no resultado.

Essa análise em cores, fazendo analogia ao sinal de trânsito, facilita para o leitor em uma síntese de evidências perceber o nível do risco de viés metodológico.

Interpretação dos resultados

Após avaliar a validade metodológica de um artigo científico, temos que interpretar a importância de seus resultados. Para entendermos as medidas de efeito que um ensaio clínico randomizado pode nos fornecer, usaremos, neste capítulo, os resultados do ensaio clínico EMPEROR-*Reduced* que avaliou o efeito da empagliflozina sobre a morbidade e mortalidade de pacientes com insuficiência cardíaca crônica e fração de ejeção reduzida (Packer *et al.*, 2020).

Um breve resumo do estudo:

- Questão do estudo: em pacientes com insuficiência cardíaca crônica e fração de ejeção reduzida, qual é o efeito da adição de empagliflozina à terapia recomendada nos resultados cardiovasculares (CV)?
- Desenho: estudo randomizado controlado com placebo
- Cegamento: alocação de tratamento mascarada; nível de cegamento: pacientes, médicos, comitê de eventos clínicos
- Pacientes: 3.730 adultos ≥ 18 anos de idade (idade média, 67 anos; 76% homens; 73% fração de ejeção do ventrículo esquerdo ≤ 30%; 50% diabetes) que tinham insuficiência cardíaca crônica (classe funcional II, III ou NYHA IV) com FEVE ≤ 40% e recebendo terapias médicas recomendadas (diuréticos, inibidores do sistema renina-angiotensina e inibidores da neprilisina, betabloqueadores, antagonistas do receptor mineralocorticoide e dispositivos cardíacos conforme indicado). Principais exclusões: evento cardiovascular maior nos 90 dias anteriores, taxa de filtração glomerular estimada < 20 mℓ/min/1,73 m^2 e diabetes tipo 1
- Intervenções: empagliflozina, 10 mg/d (n = 1.863) ou placebo (n = 1.867), adicionado à terapia médica recomendada
- Desfecho principal: desfecho combinado de morte cardiovascular ou hospitalização por insuficiência cardíaca
- Financiamento: Boehringer Ingelheim e Eli Lilly.

No EMPEROR-*Reduced*, o desfecho combinado de morte cardiovascular ou hospitalização por insuficiência cardíaca foi de aproximadamente 19% no grupo que tomou empagliflozina e 25% no grupo placebo (Tabela 111.1)

Redução de risco relativo

A redução do risco relativo é a diferença nas taxas de eventos entre os grupos de controle e tratamento, dividida pela taxa de eventos no grupo de controle.

No estudo da EMPEROR-*Reduced*, a redução do risco relativo foi de 0,24 (0,25 a 0,19/0,25).

A principal desvantagem de usar a RRR na tomada de decisão clínica é que pode não refletir a magnitude do risco sem terapia e, portanto, superestimará ou subestimará o impacto absoluto da terapia quando eventos adversos em pacientes não tratados forem muito raros ou muito comuns, respectivamente (Laupacis *et al.* 1988).

▪ **TABELA 111.1** Resultados aproximados adaptados do EMPEROR-*Reduced* (Packer *et al.*, 2020).

Desfechos	Taxa de eventos		Seguimento de 16 meses	
	Empagliflozina	Placebo	RRR (IC 95%)	NNT (IC)
Desfecho combinado de morte cardiovascular ou hospitalização por insuficiência cardíaca	19%	25%	22% (12 a 32)	19% (13 a 33)

RRR: redução de risco relativo; NNT: número necessário para tratar; IC: insuficiência cardíaca.

Razão de chance

O *odds ratio* (OR) é a expressão epidemiológica tradicional da probabilidade relativa de um resultado. Uma probabilidade (P) de 0,25 (uma chance em quatro) representa chances de 1:3, ou 1/3. A probabilidade de ocorrência de um evento geralmente corresponde às chances de P + (1 – P). Enquanto o risco relativo é a razão das probabilidades de resultados adversos em dois tratamentos comparados, a razão de chances é a razão das chances desses resultados adversos. No EMPEROR-*Reduced*, a razão de chances é de 0,7 ((0,19/0,81)/(0,25/0,75)).

O *odds ratio* tem vantagens estatísticas distintas sobre o risco relativo em termos de sua distribuição amostral e adequação para modelagem, mas, ainda assim, compartilha a insensibilidade deste último às diferenças na magnitude do risco sem terapia, e sua utilidade clínica sofre consequentemente (Laupacis *et al.*, 1988).

Redução de risco absoluto

A redução do risco absoluto (RRA) é a diferença nas taxas de eventos entre os grupos de controle e de tratamento. No estudo da EMPEROR-*Reduced*, a RRA foi de 0,06 ou 6% (0,25 a 0,19).

Número necessário para tratar

O número necessário para tratar (NNT) é a quantidade de pacientes que devem ser tratados antes de evitar um evento adverso. Por exemplo, no ensaio EMPEROR-*Reduced*, se 100 pacientes forem tratados com empagliflozina por 16 meses, 19 mortes cardiovasculares ou hospitalizações por insuficiência cardíaca seriam evitadas.

Esse número é derivado da redução de risco absoluto, NNT = 1/RRA.

O número necessário para tratar expressa a eficácia de uma maneira que incorpora tanto o risco de linha de base sem terapia quanto a redução de risco com terapia e diz aos médicos e pacientes em termos mais concretos quanto esforço eles devem despender para prevenir um evento, permitindo, assim, comparações com as quantidades de esforço que devem ser gastos para prevenir outros eventos em pacientes com outras doenças (Guyatt *et al.*, 2011).

Entendendo a magnitude do efeito, precisamos verificar a precisão do resultado. E quando falamos de precisão, estamos nos referindo ao conceito de intervalo de confiança (IC).

O IC pode ser calculado em torno da estimativa pontual do resultado para fornecer uma faixa de valores dentro dos quais o valor verdadeiro é certo para existir com um determinado nível de confiança. Um IC amplo sugere um resultado impreciso e indica que os resultados devem ser interpretados com cautela, independentemente da significância estatística. De acordo com a aceitação convencional de significância estatística a um valor P de 0,05 ou 5%, os IC são frequentemente calculados a um nível de confiança de 95% (Altman *et al.*, 1983). Quanto maior a amostra do estudo, mais preciso será o intervalo de confiança, tendo em vista que o número da amostra está no denominador da fórmula matemática do IC.

Métodos aproximados e exatos para calcular um intervalo de confiança de 95% (que fornece uma estimativa da faixa dentro da qual o valor verdadeiro estará com 95% de confiança) estão disponíveis para todas as medidas de efeito mencionadas aqui (Smyth, 1986).

Aplicação da evidência

Tendo determinado a magnitude e precisão do tratamento efeito, os médicos podem virar para a questão final de como aplicar os resultados do artigo para seus pacientes. Para isso, devem responder as seguintes questões:

- Os pacientes do estudo eram semelhantes ao paciente na minha prática?
- Todos os resultados importantes para o paciente foram considerados?
- Os prováveis benefícios do tratamento são superiores aos eventos adversos potenciais e valem os custos?

De forma sucinta, podemos ter ao longo deste capítulo uma noção de como fazer uma análise crítica de um estudo de intervenção, interpretar os resultados e aplicar ao paciente. Na prática clínica baseada em evidências, é sugerido que, após esse processo, o profissional de saúde faça uma autoavaliação de qual ponto fraco precisa aprofundar os estudos, para que, em uma próxima vez a análise crítica seja mais eficiente.

Parte 6

Cuidados ao Idoso e à Velhice

112

Cuidados Para a População Idosa: O que a Pandemia Desvendou?

Ana Amélia Camarano • Daniele Fernandes

Introdução

O ato de cuidar é inerente ao ser humano e indispensável à sua sobrevivência, desde o nascimento até a morte. É fundamental tanto para as condições de saúde quanto para a qualidade da força de trabalho. É o amálgama da sociedade, mas é invisível, desvalorizado, não produz direitos sociais. Como consequência, a maioria dos cuidadores é mulher e pobre.

Envolve duas esferas: relações interpessoais (afeto) e econômicas (custos). Em geral, quando se pensa em cuidados, a atenção se foca nas primeiras, ou seja, na interação entre o indivíduo cuidado e o cuidador, mais do que em uma relação econômica. No primeiro caso, o que está em jogo é uma relação que visa assegurar alguma qualidade de vida a pessoas com alguma dependência física, mental ou cognitiva. Em geral, crianças, deficientes e idosos. Essa esfera do cuidado é vista, muitas vezes, como obrigação familiar, principalmente das esposas e filhas. No entanto, também, adquire um caráter econômico porque lida com uma distribuição de recursos nem sempre abundantes, seja no âmbito da família ou da sociedade. Nesse caso, passa-se da esfera do cuidado como obrigação, para uma ocupação.

A necessidade de cuidados afeta a oferta de trabalho das esposas e dos filhos, a demanda por habitação, a corresidência e produz barganhas na família. É comum que as mulheres abandonem os estudos ou o trabalho para cuidar de familiares, o que pode implicar na sua baixa qualificação. Afeta as transferências intergeracionais, como heranças (Markuartu; Ansa, 2004).

Este capítulo discute a questão dos cuidados com idosos frágeis na sociedade brasileira. Já é bastante reconhecido o grande crescimento do número de pessoas que sobrevivem às idades avançadas. Um dos resultados deste processo é a heterogeneidade desta população, tanto do ponto de vista físico quanto social, e o aparecimento da velhice como uma nova categoria cultural e social, associada a visões negativas (Debert, 1999). Estas assumem que a idade avançada traz perdas cognitivas, físicas e mentais, que afetam o desempenho das atividades do cotidiano e a capacidade laborativa. Tais perdas costumam ser traduzidas pela síndrome da fragilidade, de causa multidimensional, pois envolve fatores biológicos, psicológicos e sociais e resulta em maior vulnerabilidade a desfechos clínicos adversos e demanda por cuidados de longa duração (Fries *et al.*, 2011).

A pandemia do novo coronavírus realçou não só para as famílias, mas também para o Estado e a comunidade, a importância do cuidado com idosos. Colocou em evidência a sua fragilidade. Da euforia dos velhos na "melhor idade", passou-se para o desalento de velhos como "grupo de risco". Ressaltou, também, nas enormes desigualdades sociais que marcam o país, que afetam não só os idosos, mas também os cuidadores que têm desempenhado as suas tarefas, muitas vezes sem condições mínimas de segurança e proteção. Chamou a atenção do Estado brasileiro que tem deixado essa responsabilidade totalmente entregue às famílias ou ao mercado privado.

Paralelo ao aumento da demanda por cuidados, tem-se assistido a uma redução acentuada da oferta de cuidadores familiares como consequência das mudanças nos arranjos familiares. Além dessas, outras mudanças, como na nupcialidade e no papel social da mulher, em um contexto de níveis de fecundidade de sub-reposição, levam a se pensar que, dificilmente, a família poderá continuar desempenhando o seu papel tradicional de cuidadora (Camarano, 2017; Camarano; Kanso, 2010).

Esse aumento na demanda por cuidados, conjuntamente com a diminuição da oferta de cuidadores familiares, está ocorrendo em quase todos os países e representa um grande desafio, mesmo para os desenvolvidos. Em alguns destes, a oferta dos serviços já é parte dos seus sistemas de seguridade social. O Estado brasileiro estabeleceu, na Constituição Federal (art. 230), a partilha de responsabilidades entre a família, a sociedade e o Estado no amparo à população idosa que demanda cuidados. Mas estabeleceu que os idosos devam ser cuidados primordialmente nos seus lares (art. 230, 1º parágrafo). Ressalta-se que, mesmo sociedades que sempre atribuíram à família o papel primordial na função de cuidar de seus idosos, como a japonesa, estão desenvolvendo políticas nacionais de cuidados de longa duração para idosos. Mas isto não significa pensar na substituição total da família, mesmo a longo prazo.

Tendo esse pano de fundo, este capítulo foi dividido em mais quatro seções, além desta introdução. A segunda apresenta algumas tendências de crescimento para a população idosa com limitações para o desempenho das atividades da vida diária (AVD), aqui considerada como a população demandante de cuidados de longa duração. A terceira traça um panorama das alternativas de cuidados, e a quarta descreve como os idosos brasileiros estão sendo cuidados. Ainda nesta seção, apresentam-se três cenários para a população que receberá cuidados e a que não receberá. A quinta tece os comentários finais e traça algumas possibilidades de políticas de cuidados.

Na última década, duas pesquisas levantaram informações que permitem mensurar a demanda de cuidados e a forma como são cuidados os idosos brasileiros: as Pesquisas Nacional de Saúde de 2013 e 2019 (PNS) do Instituto Brasileiro de Geografia e Estatística (IBGE) e a linha de base da Pesquisa ELSI que foi a campo em 2015-2016. A PNS coletou essa informação para a população com 60 anos ou mais e a Pesquisa ELSI para os indivíduos de 50 anos ou mais. No entanto, a PNS de 2019 divulgou apenas alguns resultados. As referidas pesquisas não entrevistaram residentes em instituições de longa permanência para idosos (ILPI). Informações sobre residentes nestas foram obtidas pelo Censo sobre Instituições de Longa Permanência para Idosos, realizado pelo Instituto de Pesquisa Econômica Aplicada (Ipea) em 2009 e pelos Censos SUAS, estes levados a cabo pelo atual Ministério da Cidadania desde 2010.

Quem demanda cuidados de longa duração?

Quem precisa de cuidado?

A literatura considera que os grupos populacionais que demandam cuidados de longa duração são aqueles que não têm capacidade para gerir o seu cotidiano em razão de alguma incapacidade ou limitação funcional, por exemplo, crianças, idosos e deficientes. Algumas pesquisas perguntam às pessoas idosas ou a algum familiar sobre as suas necessidades de cuidado e esta informação tem sido utilizada como uma medida de demanda.

Chama-se atenção para o fato de essas respostas terem um grau de subjetividade elevado, o que dificulta comparações.

Em geral, os idosos constituem-se nos maiores demandantes. Por população idosa, considera-se a composta por pessoas com 60 anos de idade ou mais, conforme estabelecido pela Política Nacional do Idoso (PNI) e o Estatuto do Idoso. No entanto, não é toda a população idosa que pode ser considerada demandante de cuidados. Em geral, são os muito idosos, a população com 80 anos ou mais. Na população brasileira, este grupo é o que mais cresce. Projeções populacionais apontam que esse contingente poderá passar dos aproximados 4 milhões contados pelo Censo Demográfico de 2010 para valores próximos a 5,6 milhões em 2030.

Neste trabalho, considera-se a autodeclaração das pessoas com 60 anos de idade ou mais que alegaram ter alguma dificuldade para desempenhar pelo menos uma das atividades básicas da vida diária (ABVD), tais como comer, tomar banho, ir ao banheiro, vestir, caminhar pelo quarto e/ou levantar e sair da cama sem ajuda, como indicador da demanda de cuidado. As pesquisas ELSI (2015) e PNS (2013) também indagaram se as pessoas que declararam alguma dificuldade para as ABVD necessitavam de cuidado. A comparação das informações oriundas das duas pesquisas é dificultada tanto por questões metodológicas quanto por diferenças temporais. Elas estão sendo utilizadas para contribuir para a elaboração de cenários sobre a demanda de cuidados para 2030, e, assim, subsidiar a elaboração de algumas medidas para a população idosa e seus cuidadores.

A Tabela 112.1 mostra a proporção da população idosa que declarou alguma dificuldade para a realização de pelo menos uma ABVD por sexo e grupos de idade, bem como a que declarou ter necessidade de cuidados e que o recebe, nas duas pesquisas. As proporções de idosos com dificuldades para as ABVD estimadas com os dados da pesquisa ELSI são mais elevadas do que a PNS, o que pode ser devido não só às diferenças já mencionadas, mas ao fato desta pesquisa ser mais direcionada a captar as condições de saúde da população entrevistada. Um ponto em comum às duas pesquisas é que as proporções crescem com a idade e são maiores entre as mulheres comparativamente aos homens.

O total de pessoas estimado com essas dificuldades não diferiu muito entre as duas pesquisas. De acordo a PNS, em 2013, 4,1 milhões de pessoas com 60 anos de idade ou mais declararam ter alguma dificuldade em pelo menos uma destas atividades, o que corresponde a 15,6% da população idosa brasileira. Destas, cerca de 2,4 milhões (60%) eram do sexo feminino e 30,5% tinham mais de 80 anos de idade. Considerando apenas a população de 60 anos ou mais, a pesquisa ELSI detectou 4,2 milhões nessa condição, que significa 18,6% do total. Ou seja, há também uma diferença na estimação da população amostral. Neste trabalho, utilizaremos as proporções das duas pesquisas. Há uma coerência nas proporções de mulheres demandantes de cuidados, 61,2%, mas, comparando com a PNS, uma subestimação dos demandantes com 80 anos de idade ou mais, 25,9%. Ou seja, a pesquisa ELSI considera uma demanda relativamente maior por parte de idosos mais jovens.

Condições socioeconômicas têm impactos na proporção de idosos com dificuldades para as ABVD e na necessidade de cuidados. Por exemplo, considerando o nível de escolaridade em 2013, o número de homens com alguma dificuldade para alguma destas atividades com escolaridade inferior ao fundamental foi 2,3 vezes mais elevado do que a referente à população com curso superior completo. Idosos sem nível fundamental apresentam 55,6% mais dificuldades quando comparados àqueles com fundamental completo (Camarano, 2017). Como a demanda por cuidados é concentrada nos estratos menos escolarizados, provavelmente mais pobres, isto pode afetar a possibilidade de recebimento de ajuda e comprometer ainda mais o ato de cuidar e de ser cuidado (Camarano, 2017; Giacomin; Firmo, 2015; Giacomin *et al.*, 2018; Lima-Costa *et al.*, 2016).

Das pessoas que declararam dificuldades para as ABVD e alegaram precisar de ajuda, as tendências observadas são muito semelhantes nas duas pesquisas: a necessidade cresce com a idade e é maior entre as mulheres. Uma proporção maior de pessoas na pesquisa ELSI reportou necessitar de cuidados comparativamente à PNS. Estimativas de Camarano (2017) mostram que, em média, esses idosos passam 4,2 e 4,7 anos, homens e mulheres, respectivamente, necessitando de cuidados. É provável que esse tempo tenha aumentado, dadas as possíveis sequelas nos sobreviventes da doença do coronavírus (covid-19).

A proporção de entrevistados que declarou receber ajuda é bem semelhante nas duas pesquisas. Por outro lado, cerca de 20% dos entrevistados nas duas pesquisas relataram necessitar de ajuda, mas não a recebe. Também em ambas as pesquisas as mulheres declararam necessitar mais de cuidados do que os homens e receberem menos cuidados do que eles. Essa proporção cresce com a idade.

As dificuldades para o exercício das atividades básicas do cotidiano são, muitas vezes, resultantes de doenças crônicas. Para os EUA, foi observado que as principais doenças relacionadas à perda de capacidade funcional são artrite/reumatismo, doenças cardíacas e hipertensão arterial sistêmica (HAS) (Salomon *et al.*, 2013). Em 2013, entre os idosos brasileiros com dificuldades para as ABVD, 91,3% relataram ter pelo menos uma das 12 doenças crônicas investigadas pela PNS. Esta proporção foi de 88,7% para homens e 93,1% para as mulheres. Entre as doenças citadas, a mais prevalente foi a HAS, que afetou 53% dos idosos do sexo masculino e 66,9% das do sexo feminino. Outras condições mais relatadas foram doenças da coluna e costas, artrite ou

TABELA 112.1 Proporção da população idosa que demanda e recebe cuidados (Brasil).

	Homens (idade)			Mulheres (idade)			
	60 a 69	70 a 79	80 +	60 a 69	70 a 79	80 +	Total
PNS							
Dificuldades para as ABVD	9,8	16	29	10,3	17,7	38,5	15,5
Necessidade de ajuda	44,3	46,7	63	47,5	48,5	71	53,4
Recebe ajuda	71,7	75,7	94,6	67,8	77,1	90,5	80,2
Pesquisa ELSI							
Dificuldades para as ABVD	13,5	15,7	32,9	14,8	22,3	37,7	18,7
Necessidade de ajuda	38,2	45,4	59,7	57,9	67,8	75,5	57,9
Recebe ajuda	82	90,7	88,4	67,7	76,3	87,9	79,9

ABVD: atividades básicas da vida diária. (Fonte: PNS, 2013; Pesquisa ELSI, 2015-2016.)

reumatismo e colesterol alto. Ou seja, um padrão semelhante ao americano. Chama-se atenção também para o fato de que HAS, doenças da coluna e artrite serem as três principais causas da aposentadoria por invalidez no Brasil (Camarano, 2017).

O IBGE divulgou apenas parte dos resultados da PNS de 2019. Ou seja, as informações sobre as dificuldades para as ABVD ainda não estão disponíveis. Algumas inferências podem ser feitas com as informações sobre autoavaliação da saúde e se o entrevistado experimenta alguma doença crônica. A proporção de idosos que declarou ter boa ou ótima saúde aumentou de 44,4% para 47,1% entre 2013 e 2019. Este aumento foi verificado para homens e mulheres, mas estas últimas relataram uma proporção mais baixa do que os homens, como esperado.

As informações sobre experimentar alguma doença crônica referem-se a todos os idosos e não aos que relataram dificuldades para as ABVD. Essa proporção diminuiu expressivamente entre os homens, passou de 73,1% para 60,1% e aumentou para as mulheres, tendo passado de 81,2% para 86,2%; ou seja, é uma proporção bastante elevada. É reconhecido que essa informação é bastante afetada pelo acesso a serviços de saúde e as mulheres procuram mais estes serviços do que os homens. As principais doenças relatadas são as mesmas observadas em 2013 e não diferem entre os sexos. Aproximadamente 60% das mulheres idosas e 50% dos homens relataram sofrer com HAS, proporção crescente em relação a 2013. Em segundo lugar em importância nas doenças crônicas, colocam-se dores na coluna ou costas e colesterol alto. Um quarto das mulheres declarou sofrer de artrose ou artrite, proporção está também mais elevada do que a observada em 2013. Para os homens, verificou-se uma leve redução. Considerando-se o aumento da proporção das doenças crônicas mencionadas, que segundo o que já foi mencionado guardam uma associação com as dificuldades para as ABVD, pergunta-se se houve um aumento na proporção de idosos que demandam cuidados.

As doenças crônicas também levam a uma maior exposição ao risco dos idosos contraírem covid-19 de forma grave. Por exemplo, a literatura recente aponta para um aumento de mortalidade no grupo de pacientes hipertensos infectados pela covid-19 (Gao *et al.*, 2020). Em que pesem as dificuldades na comparação dos dados de prevalência de doenças crônicas entre as duas PNS, pode-se inferir pelo crescimento do risco das mulheres idosas. Quanto ao número de doenças experimentadas, a PNS de 2019 estimou em 1,8 o número médio de doenças, sendo que aproximadamente 30% relataram experimentar três ou mais doenças, ou seja, multimorbidade. As mulheres declararam duas vezes mais doenças crônicas do que os homens (2,4 e 1,1, respectivamente).

Alguns cenários sobre as necessidades de cuidados de longa duração no futuro próximo

Para traçar alguns cenários sobre as necessidades de cuidados no futuro próximo, é importante projetar as condições futuras de capacidade funcional da população idosa. O debate internacional não aponta para um consenso com relação a isso. Em uma análise sobre tendências na incapacidade da população idosa de 12 países da Organização de Cooperação para o Desenvolvimento Econômico (OCDE), Lafortune e Balestast (2007) encontraram um declínio na proporção de idosos que declaram dificuldades para as AVD em apenas cinco deles. Em três (Bélgica, Japão e Suécia), observou-se um acréscimo na proporção mencionada. Uma das principais implicações para políticas públicas que pode ser extraída desse trabalho é que assumir reduções futuras na prevalência de limitação funcional grave entre idosos é uma visão otimista. Por outro lado, mesmo que esta prevalência na incapacidade diminua como resultado de melhorias na prevenção e na promoção da saúde, o envelhecimento da população e o aumento da expectativa de vida podem resultar em um número crescente de pessoas com idades avançadas e com limitações graves que necessitem de cuidados de longa duração. Além disso, há de se pensar nas sequelas que a síndrome da covid-19 pode ter deixado nos seus sobreviventes, especialmente os idosos.

Considerando-se que a existência da incapacidade é indicativa da demanda de cuidados, Guzman-Castillo *et al.* (2017), ao analisar dados da pesquisa ELSA para as populações inglesa e galesa, estimaram que o número de pessoas idosas que demandarão cuidados aumentará cerca de 25% em 2025. Para os autores, isso ocorrerá mais pelo envelhecimento da população do que pelo aumento na prevalência da incapacidade. Esperam um incremento na expectativa de vida na próxima década, mas um quarto deste ganho envolverá algum tipo de incapacidade. Nesse sentido, os autores alertam que será necessário aumentar os gastos com cuidados de longa duração, tanto no âmbito público quanto no privado.

Camarano (2017) comparou a proporção de idosos com dificuldades para três AVD no Brasil e no Japão, em períodos de tempo semelhantes. Ao contrário do observado para o Brasil, apenas as mulheres japonesas com 80 anos de idade ou mais apresentaram um grau de dificuldade mais elevado que os homens. Embora o período de tempo considerado seja curto para se medir tendências temporais, os dados sugerem um aumento da proporção de idosos com limitação funcional, tanto no Japão quanto no Brasil. As proporções observadas para o Brasil são sistematicamente mais elevadas do que as japonesas, mesmo se comparando a situação japonesa em 1998 com a brasileira em 2013. Duarte *et al.* (2010) observaram um aumento na proporção de idosos com dificuldades para a atividade diária entre 2000 e 2006 para o município de São Paulo, utilizando-se os dados da Pesquisa Saúde, Bem-Estar e Envelhecimento (SABE). Os resultados aqui apresentados sugerem que a relação entre idade avançada e demanda de cuidados não é bem estabelecida, pois a população idosa é muito heterogênea, especialmente no Brasil, um país de desigualdades sociais elevadas.

Escolaridade é outra variável importante na determinação das condições de saúde de uma população. Camarano (2017) mostrou o impacto que esse nível exerce na proporção de idosos com dificuldades em pelo menos uma das ABVD. A proporção de idosos com escolaridade inferior ao fundamental que relatou alguma dificuldade em pelo menos uma dessas atividades foi 3,4 vezes mais elevada do que entre aqueles com curso superior completo. Quando se compara a proporção de idosos sem nível fundamental com a daqueles com fundamental completo, a primeira é 42,1% mais elevada que a segunda. Esses achados sugerem que a demanda por cuidados é concentrada nos estratos menos escolarizados, provavelmente mais pobres, o que pode afetar a possibilidade de recebimento de ajuda, como apontado por Lima-Costa, (2016). Por outro lado, como as coortes brasileiras mais novas são mais escolarizadas que as mais velhas, pode-se esperar que os futuros idosos também o serão, o que sugere uma provável redução na proporção de idosos com limitação funcional, desde que os sobreviventes do novo coronavírus não apresentem sequelas importantes.

Projetar as necessidades futuras de cuidados, portanto, não é uma tarefa simples. O que se pode especular sobre as tendências futuras da proporção de idosos que vão demandar cuidados vai depender:

- Das tendências futuras do crescimento da população idosa por sexo e grupos de idade, o que seria mais fácil se não fosse o impacto da pandemia

▪ Da proporção de idosos com dificuldades para exercer as AVD, o que já apresenta dificuldades por si só, e estas podem ter se agravado no caso de sequelas acometidas aos idosos sobreviventes da covid-19.

A Tabela 112.2 apresenta três cenários para a população com dificuldades para as ABVD em 2030. Como o Censo Demográfico de 2020 não foi a campo pela pandemia, estimou-se para este ano um total de 27,9 milhões de idosos, já levando em conta a mortalidade precoce pela pandemia, até 16 de dezembro de 2019. Ela é utilizada nos três cenários. No primeiro, assumiu-se que as proporções de pessoas com dificuldades para as ABVD ficassem constantes nos níveis estimados pela pesquisa ELSI. Isto significa que os aumentos na demanda projetados serão devidos exclusivamente ao envelhecimento populacional. Optou-se pelas informações dessa pesquisa por serem mais recentes e ela ser voltada a colher dados sobre condições de saúde da população idosa. O segundo cenário é mais otimista. Considera uma redução na proporção de idosos com dificuldades para as ABVD, levando em conta o seu aumento da escolaridade. Já o terceiro cenário é mais pessimista, e leva em conta o aumento na proporção de mulheres que declarou experimentar uma doença crônica, como será visto a seguir.

As projeções da população idosa apontam que esta poderá passar dos aproximados 20,6 milhões contados pelo Censo Demográfico de 2010 para valores próximos a 39 milhões em 2030, ou seja, um aumento de 19,5 milhões. Para 2020, estimou-se um total de 27,9 milhões, assim sendo pode-se esperar uma taxa de crescimento anual de 3,5% entre 2020 e 2030. Pode-se esperar, também, uma mudança na composição etária dessa população, ou seja, um crescimento mais acentuado da população muito idosa (80 anos de idade ou mais). Por exemplo, enquanto se espera um crescimento anual de 2,8% para a população de 60 a 69 anos de idade, para a de 80 anos de idade ou mais, projeta-se 4,6%. Isto já foi apontado por muitas outras projeções populacionais e sinaliza para um aumento na pressão sobre o sistema de saúde e de cuidados. É esse o contingente mais exposto às limitações típicas da idade.

Quanto à divisão por sexo, espera-se, também, uma maior proporção de mulheres nesse segmento; estas deverão constituir 54% da população de 60 anos de idade ou mais e 62,3% da de 80 anos de idade ou mais. A mortalidade pela covid-19 afeta mais os homens e levará a uma proporção ainda maior de mulheres nesse contingente, e de mulheres vivendo a sós. Embora estas vivam mais que os homens, elas passam por um período de tempo mais longo expostas às doenças crônicas e às incapacidades daí decorrentes (Camarano, 2017). Por isso, segundo Lloyd-Sherlock (2004), o envelhecimento é uma questão de gênero. Não só porque as mulheres predominam entre os idosos, mas porque são as que mais demandam cuidados e as que mais cuidam.

Observando o primeiro cenário de demandantes de cuidados, espera-se, se não for constatada uma melhora contínua na capacidade funcional da população idosa até 2030, cerca de 7,5 milhões de idosos com dificuldades para as ABVD naquele ano. Isto representa um acréscimo de 2,3 milhões em relação ao contingente estimado para 2020, como se pode observar pela Tabela 112.2. Destes, 61% seriam do sexo feminino. Esse resultado mede o efeito provocado pela mudança na composição etária da população idosa. Como ela envelheceu e a demanda é maior nos segmentos de idade mais avançada, se as hipóteses se confirmarem, estes demandantes deverão crescer a uma taxa média anual de 3,8% ao ano.

▪ **TABELA 112.2** Três cenários para a população idosa que demandam cuidados (Brasil; por 1.000 habitantes).

Idade	Homens		Mulheres		Total	
	População	Demandante	População	Demandante	População	Demandante
Cenário base, 2020						
60 a 69	7.680	1.039	8.183	1.212	15.862	2.252
70 a 79	4.010	630	4.443	991	8.453	1.621
80 +	1.608	528	1.962	740	3.570	1.269
Total	13.298	2.198	14.588	2.944	27.885	5.142
Cenário 1, 2030						
60 a 69	9.912,3	1.341,7	11.003,5	1.630	20.915,9	2.971,7
70 a 79	5.869,5	922,1	7.006,8	1.563,5	12.876,3	2.485,6
80 +	2.313,8	760,1	3.279,2	1.237,6	5.593	1.997,7
Total	18.096	3.024	21.290	4.431	39.385	7.455
Cenário 2, 2030						
60 a 69	9.912,3	1.297,9	11.003,5	1.390,3	20.915,9	2.688,2
70 a 79	5.869,5	847,8	7.006,8	1.417,8	12.876,3	2.265,6
80 +	2.313,8	695,2	3.279,2	1.186,9	5.593	1.882,1
Total	18.095,7	2.840,9	21.289,5	3.995	39.385,2	7.455
Cenário 3, 2030						
60 a 69	9.912,3	1.408,8	11.003,5	1.709,5	20.915,9	3.118,3
70 a 79	5.869,5	968,3	7.006,8	1.660,4	12.876,3	2.628,7
80 +	2.313,8	798,1	3.279,2	1.365,7	5.593	2.163,8
Total	18.095,7	3.175,2	21.289,5	4.735,6	39.385,2	7.910,8

Fonte: Projeção das autoras.

O segundo cenário é mais otimista. Ele parte de um aumento na escolaridade da população idosa brasileira, o que poderá reduzir as chances destes idosos experimentarem limitações funcionais. Como foi mencionado anteriormente, a escolaridade exerce um papel importante no desempenho das ABVD. Essa metodologia foi utilizada por Camarano (2017), quando assumiu que a partir de 35 anos, esta não mais aumentaria, ou seja, esse grupo populacional envelhecerá com a escolaridade até então obtida. Utilizou-se o método das pseudocoortes para projetar a composição da população idosa por escolaridade nos anos considerados. A partir daí, utilizou-se das mesmas proporções de idosos com dificuldades para as ABVD por escolaridade, calculadas pela pesquisa ELSI. Essas proporções foram aplicadas à população idosa projetada por sexo e grupos de idade, o que resultou em uma diminuição na proporção de idosos com dificuldades para as ABVD. Esses dois cenários permitem analisar o impacto da dinâmica demográfica e da escolaridade na demanda por cuidados. Ambos assumem que o impacto de outros fatores será constante.

Pelo segundo cenário, pode-se observar que o aumento da escolaridade provocará uma redução de 619 mil no contingente de idosos com limitação funcional esperados para 2030, comparativamente aos resultados do primeiro cenário. Essa redução beneficiará ligeiramente mais as mulheres, cuja participação no contingente de idosos frágeis diminuiria para 58,4%, dado o aumento maior da sua escolaridade. A proporção de idosos frágeis cairia dos 18,9%, projetados pelo primeiro cenário, para 17,4%, projetados pelo segundo, em 2030. Isto atesta a importância da escolaridade na promoção da capacidade funcional.

Como já se mencionou, o terceiro cenário apresenta uma visão mais pessimista. Alguns estudos já detectam sequelas nos idosos como resultado da covid-19. Por exemplo, um estudo feito em idosos gregos com demência moderada entre fevereiro e maio de 2020 detectou um declínio geral de performance, que foi mais visível na comunicação, no humor e na adequação às novas normas impostas pela pandemia (Tsapanou *et al.*, 2020). Como se mencionou anteriormente, a proporção de homens idosos que reportou experimentar alguma doença crônica diminuiu 17,9% entre 2013 e 2019 e a de mulheres idosas aumentou 6,1%. Embora se reconheça que essas informações são muito afetadas pelo acesso a serviços de saúde, assume-se que a proporção de homens idosos com dificuldades para as ABVD experimentará um aumento linear de 5% para todos os grupos de idade e a de mulheres teria um aumento de 4,9%, 6,9% e 10,4%, respectivamente para os grupos de 60 a 69, 70 a 79 e 80 anos de idade ou mais. Este foi o crescimento observado entre 2013 e 2019 na proporção de mulheres que declararam experimentar pelo menos uma doença crônica.

Esses resultados sugerem que o total de demandantes de cuidados em 2030 pode variar de 6,9 a 7,9 milhões, predominando as mulheres. A respectiva proporção variará de 58,4 a 59,9%. Ou seja, em torno de 60%. Comparando com o cenário base de 2020, pode-se esperar um incremento de 1,7 a 2,8 milhões. Também se espera um envelhecimento da demanda de cuidado, dado o envelhecimento da população idosa e um crescimento na proporção de demandantes projetada para esse grupo. Por exemplo, no cenário base, cerca de 44% dos demandantes de cuidados teriam de 60 a 69 anos de idade; para 2030 espera-se uma redução para valores próximos a 40%. Por outro lado, projeta-se que a proporção da população de 80 anos de idade ou mais que demandará cuidados passará de 24,7% para valores próximos a 28%. De qualquer maneira, é elevada a proporção de demandantes de cuidados entres os idosos mais jovens, próxima de 40%.

Quem cuida?

Cuidado

O cuidado é inerente ao ser humano. É indispensável à sobrevivência, do nascimento à morte. Quando se pensa em cuidados, observa-se que se dão em duas esferas: as relações interpessoais, que são ligadas ao afeto e às obrigações, e as econômicas, que dizem respeito aos custos. A pandemia da covid-19 está realçando a sua importância e a necessidade de políticas de cuidado.

O cuidado familiar é o mais importante para qualquer grupo populacional, especialmente crianças, idosos e deficientes. Predomina em quase todo o mundo. A maioria dos especialistas acredita que é melhor para os idosos frágeis serem cuidados por suas famílias. O cuidado formal tem um custo elevado. Essa visão assume que os cuidadores, especialmente as mulheres, não incorrem em custos financeiros ou emocionais na prestação de cuidados (Goldani, 2004). Mas, na verdade, cuidar custa. Custa tempo, dinheiro, acarreta perda de oportunidades principalmente no mercado de trabalho, riscos para a saúde, isolamento social, entre outros fatores. Como o cuidado familiar é realizado no ambiente doméstico, isto o faz socialmente invisível. Não é recompensado e não gera direitos sociais como o trabalho formal, considerado produtivo; como consequência, a maioria dos cuidadores é pobre.

A necessidade de cuidados afeta a oferta de trabalho das esposas e dos filhos, a demanda por habitação, a corresidência, e produz barganhas na família. Afeta as transferências intergeracionais, como as heranças. O cuidado familiar gera grandes benefícios tanto no âmbito público quanto privado, mas acarreta custos para quem os pratica e pode, inclusive, ser um fator gerador de discriminações contra a mulher, principalmente no mercado de trabalho (Markuartu; Ansa, 2004).

A família se constitui em um *locus* institucional em que é decidido quem participa do mercado de trabalho e quem se encarrega das tarefas domésticas e de cuidados. No caso de um membro ficar dependente e necessitar de cuidados, a família tem que redistribuir as funções, o que pode afetar a sua dinâmica. Por exemplo, alguém ter que deixar o mercado de trabalho e outro familiar ter que acumular funções, como cuidar da pessoa dependente e obrigações domésticas etc. Ou seja, acarreta uma sobrecarga para a família e uma possível perda de renda. Além disso, não se sabe se as redes familiares têm capacidade de oferecer o cuidado adequado para seus entes e de absorver mais responsabilidades.

Em 2015, um estudo da Organização Internacional do Trabalho (OIT) sobre a cobertura de cuidados de longa duração para pessoas idosas, em 46 países selecionados, destacou que o cuidado informal é a regra para idosos dependentes na maioria dos países avaliados. No entanto, chama atenção para o fato de esse modelo não ser sustentável, pois além das mudanças na família, os potenciais cuidadores informais também estão envelhecendo (Giacomin *et al.*, 2018).

Um *survey* feito no Canadá mostrou que indivíduos que não conseguem um equilíbrio adequado entre o trabalho fora de casa e o cuidado de idosos pagam um preço no trabalho, na família nuclear e pessoalmente. Isto também se verifica para os empregadores, expresso pela alta taxa de absenteísmo, maior rotatividade, mais baixa satisfação com o trabalho e estresse dos trabalhadores que acumulam a função de cuidar. A sociedade também paga o seu preço dado o aumento da demanda pelo uso do sistema de saúde (Duxbury *et al.*, 2009).

O cuidado familiar é considerado um cuidado informal. Para Goldani (2004), é fundamentado em um contrato social, existente no âmbito do grupo de parentesco ou familiar, baseado em normas, obrigações e trocas entre as gerações. Isto requer que as políticas para idosos sejam elaboradas dentro de um contexto global de políticas de proteção para as famílias. Chama-se atenção para a situação de que não se pode tomar a solidariedade intergeracional como garantida. Ela deve ser construída permanentemente através de negociações, acordos, ajustes, contradições e conflitos (Pimentel, 2013). Dois fatores podem afetar negativamente essa solidariedade, que é o preconceito contra idosos e o discurso do envelhecimento ativo ou saudável. Este assume que os indivíduos têm obrigação de envelhecer saudáveis para não se tornarem um peso para a sociedade e os filhos.

Isso requer que o Estado e o mercado privado dividam com a família a responsabilidade do cuidado. Políticas nessa direção começaram a ganhar força a partir dos anos 1970 em alguns estados de bem-estar social na Europa. Representam um esforço do Estado em criar condições para favorecer a conciliação entre a vida profissional e o trabalho de cuidados das mulheres (Groisman, 2015). O Plano de Viena para o Envelhecimento de 1982 já apontava para a necessidade de transferência de responsabilidades com o cuidado dos idosos da família para os setores público e privado. No Brasil, essas políticas evoluíram no cuidado com as crianças.

É claro que nem nos países desenvolvidos o Estado pode garantir cuidados institucionais para todos os que dele necessitam. No Brasil, isto foi reconhecido por profissionais de Geriatria e Gerontologia que se preocuparam em produzir materiais didáticos que orientassem a atividade de cuidar. Um deles foi prefaciado pelo presidente da Sociedade Brasileira de Geriatria e Gerontologia – SP, no qual este deixa claro a sua preocupação com o fato de que as ações governamentais certamente não seriam suficientes para atender a todas as necessidades da crescente população de idosos, sendo necessário, portanto, a organização e a mobilização das comunidades e famílias (Komatsu, 1996 *apud* Groisman, 2015). Para isto, Lloyd-Sherlock (2004) salienta a necessidade de se reconhecer a importância do cuidador familiar, apoiá-lo e compensá-lo, não apenas por uma questão de justiça social:

> Nós precisamos dar mais atenção ao cuidador familiar por motivos mais instrumentais – nós contamos tanto com ele que não podemos nos dar ao luxo de assumir que ele está garantido. Abordagens inovadoras que combinem cuidados informais com outras que contam com o apoio do Estado, tais como programas de descanso/respiro, devem ser desenvolvidas. Isto significa ajudar as famílias a cuidar de seus idosos.

Uma pesquisa sobre atitudes dos europeus, realizada em 2007 (Eurobarometer), apontou para um consenso entre as pessoas entrevistadas com relação à responsabilidade dos Estados em oferecer cuidados de longa duração para a população idosa. Embora a preferência dos entrevistados seja pelo cuidado domiciliar, 91% deles afirmaram que o Estado deveria fornecer cuidadores formais para permitir um descanso/respiro para os familiares e garantir uma renda para aqueles que deixam o mercado de trabalho para cuidarem de seus parentes (European Commission, 2008).

Pode-se falar que hoje, em quase todo o mundo desenvolvido, há um consenso de que os Estados têm obrigação de fornecer cuidados de longa duração e apoio social para pessoas com alguma limitação grave. Isso é considerado um direito humano fundamental e tem sido formalizado em acordos internacionais (Muiser; Carrin, 2007). A Organização Mundial da Saúde (OMS) afirmou, em 2002, que as sociedades têm obrigação de reconhecer e atender as necessidades das pessoas com algum tipo de limitação física e/ou mental (WHO, 2002). Em alguns países de renda média e baixa, os governos são incentivados a aumentar investimentos no desenvolvimento de programas domiciliares e comunitários eficazes, de custos mais baixos, para atender à população necessitada.

O cuidado formal pode ser oferecido pelo Estado ou pelo setor privado. Pode ser de dois tipos: domiciliar e institucional. O primeiro inclui algum tipo de assistência domiciliar, benefício monetário e grupos de apoio para os cuidadores, respiro, capacitação ou outros tipos de ajuda para os idosos, que variem de acordo com as suas necessidades. O importante é levar algum alívio para as famílias, cuja prestação de cuidados pode ocorrer em condições precárias e/ou em conflito.

O cuidado institucional envolve atenção integral às pessoas idosas em asilos ou em instituições residenciais, centros-dia e hospitais-dia. Para muitos idosos e suas famílias, o cuidado institucional é frequentemente o último recurso utilizado, quando há perda de capacidade mental e funcional. Em geral, não é considerado um arranjo domiciliar popular. Há evidências de que na Índia, no Japão, na China e no Brasil, essa forma de arranjo está sendo crescentemente considerada como uma alternativa para o cuidado do idoso (Redondo; Lloyd-Sherlock, 2009; Camarano; Mello, 2010). Também se encontram evidências de uma diversificação de oferta, como casas de repouso de alto luxo e modernas, principalmente na China e França. Na Holanda, em 2009, foi construída uma vila projetada para a prestação de cuidados especiais aos casos mais graves de idosos com demência, especialmente Alzheimer. Contou com financiamento do governo e do mecenato, mas sobrevive com mensalidades pagas pelos idosos ou familiares. Holanda também conta com instituições especiais para homossexuais, juntamente com o Canadá.

A PNI prevê a implantação de uma rede de serviços voltados para o cuidado comunitário e domiciliar no Brasil, o que inclui centros-dia, casas lares, repúblicas para idosos, mas atribui à família a principal responsabilidade pelo cuidado do idoso frágil. Enquanto poucas destas modalidades são oferecidas pelo setor público, os serviços oferecidos pelo setor privado têm crescido em ritmo acelerado. De acordo com Groisman (2015, p. 69):

> A tendência a relegar para as famílias e para o 'mercado' o problema dos cuidados tende a produzir aquilo que Tronto (2013) se refere como sendo um 'círculo vicioso de desigualdade nos cuidados', já que a condição econômica de um indivíduo torna-se um importante determinante para a qualidade dos cuidados que este receberá e, simultaneamente, a necessidade de prover os próprios meios para garantir os cuidados daqueles que lhe são próximos acirra o individualismo e a ideologia de que os cuidados são um problema da vida privada e não da sociedade em geral.

Quem cuida?

Ao longo da história, normas sociais e culturais estabelecem que o cuidado com membros dependentes seja de responsabilidade da mulher. Espera-se que as mulheres adultas cuidem de seus filhos e maridos doentes, pais e sogros frágeis (Neri, 2006). Isto ocorre também no trabalho assalariado em instituições residenciais, hospitais etc. Consequentemente, quando o papel econômico e social das mulheres muda, pode haver um efeito importante na provisão de cuidados para a população idosa, especialmente o cuidado familiar (Lloyd-Sherlock, 2010).

Embora as mulheres predominem entre os cuidadores, evidências no Japão apontam que os filhos do sexo masculino estão gradualmente assumindo a responsabilidade de cuidar de seus pais. Em 2001, 20% dos cuidadores familiares eram filhos homens; esta proporção aumentou para 25% em 2004. Isto é muito afetado pelos custos de oportunidade no mercado de trabalho (Hanaoka; Norton 2008).

Em uma pesquisa com cuidadores familiares de pacientes com Alzheimer em Fortaleza, Santos e Rifiotis (2006) observaram uma parcela significante de homens cuidando de suas esposas. É interessante salientar que as síndromes demenciais incidem mais sobre as mulheres, o que coloca uma maior demanda sobre os maridos. Os autores salientam que os homens entrevistados são parte de uma coorte masculina que foi socializada para o trabalho, para o papel de provedor e que esperam uma retribuição quando se encontrarem idosos, doentes ou dependentes.

Gonçalves *et al.* (2006) em uma pesquisa em Florianópolis também encontraram um aumento de 15,7% nos cuidadores masculinos de idosos na sua amostra; eram netos, esposos e filhos. Em uma amostra de cuidadores de idosos do estado do Rio de Janeiro, Lopes Carneiro e Freitas Pinho França (2011) encontraram que 23% destes eram homens. Em uma pesquisa feita em Campinas, Neri (2010) também observou homens exercendo a atividade de cuidar.

Gonçalves *et al.* (2012) também encontraram homens idosos cuidadores, em uma pesquisa com idosos de 80 anos de idade ou mais, realizada em Florianópolis. Embora 92% dos idosos estivessem sendo cuidados por mulheres, foi encontrada a figura do cuidador masculino. Esse estudo foi replicado na cidade de Porto (Portugal) e encontrou que 40% dos cuidadores dos muito idosos eram homens; filhos, sobrinhos jovens e maridos idosos. Os motivos apresentados para exercerem tal função foram: dever, obrigação, compromisso conjugal, reciprocidade, gratidão pela vida conjugal duradoura, amor e redenção. Relataram sentimentos variados quando do ato de cuidar: satisfação, orgulho e também tristeza, frustração e revolta (Gonçalves *et al.*, 2011). Esses são sentimentos que, em geral, acompanham o ato de cuidar.

De acordo com Guimarães e Hirata (2016), na década de 1990 os homens apareciam com muita frequência nos anúncios do jornal paulista *Estado de S. Paulo*, oferecendo-se como cuidadores de idosos. Tratava-se, na verdade, de cuidadores formais. Hirata e Guimarães (2020) apontaram, também, que com a crise econômica e a alta do desemprego o número de homens que têm buscado capacitação de cuidador tem aumentado.

Sintetizando: apesar de as mulheres predominarem entre os cuidadores de idosos, a literatura observa um aumento da participação de homens de diferentes idades. Isto requer aprofundar as pesquisas acerca do homem cuidador para incentivá-los a assumirem as tarefas de cuidado familiar.

Historicamente, empregados domésticos sempre auxiliaram no cuidado com membros dependentes da família, sejam crianças, deficientes ou idosos. Esses cuidadores eram, em geral, trabalhadores sem uma qualificação específica. Atualmente, a sua atividade vem sendo paulatinamente regulada, através da delimitação das suas atribuições, remuneração e jornada de trabalho, bem como a exigência de requisitos de escolaridade. Isto valoriza e potencializa o trabalho de cuidados, mas leva a que este tipo de serviço se torne cada vez mais caro, limitando o número de famílias que dele podem dispor (Groisman, 2015).

Analisando os dados da Pesquisa de Emprego e Desemprego de 2009 para a região metropolitana de São Paulo, Guimarães e Hirata encontraram que dos 7 mil registros de pessoas que se disseram empregadas domésticas, 23,5% desempenhavam a atividade de cuidadoras de idosos e 3,1% de empregadas domésticas e cuidadoras. As que relataram serem cuidadoras foram as mais escolarizadas e as que recebiam maiores salários. Resultado semelhante foi encontrado por Hirata (2016), também para São Paulo, em uma pesquisa no Sindicato dos Empregados Domésticos. Das 41 mulheres entrevistadas, 29 mencionaram exercer a atividade de empregada doméstica e cuidadora. Ou seja, são muito tênues os limites entre o trabalho doméstico e o de cuidados.

Segundo a PNS de 2013, cerca de 118 mil empregadas domésticas cuidavam de idosos com dificuldades para as ABVD, sendo que 85,6% destes idosos eram mulheres e, destas, 67,8% moravam sozinhas. Atualizando esse número para 2020, Camarano (2020) estimou que o número de empregadas domésticas cuidadoras deve variar de 168,8 mil a 204,2 mil em 2020. A linha de base da pesquisa ELSI, que foi a campo em 2015, não encontrou uma participação significativa dessa categoria no conjunto de cuidadores da amostra estudada (Giacominn *et al.*, 2018). Assume-se que essas empregadas não receberam treinamento adequado e pertencem a um grupo socioeconômico menos favorável, e, provavelmente, fazem deslocamentos casa/trabalho regularmente, em transporte público, o que requer cuidados especiais para elas a fim de que possam desempenhar melhor o seu trabalho.

Cuidadores

Como o ato de cuidar sempre fez parte das sociedades ou da história das famílias, o cuidador era, quase sempre, um familiar que, voluntariamente ou por falta de opção, cuidava de parentes mais idosos. Faz parte do contrato intergeracional os pais cuidarem dos filhos e estes dos pais quando envelhecessem. Isto está estabelecido na Constituição Federal Brasileira de 1988, no artigo 299, que estabelece que "os pais têm o dever de assistir, criar e educar os filhos menores, e os filhos maiores têm o dever de ajudar e amparar os pais na velhice, carência ou enfermidade".

Dado que historicamente e, em todo o mundo, as atividades de cuidado são desempenhadas, principalmente pelas mulheres. Desde a década de 1970, a literatura feminista analisa a questão do cuidado sob uma abordagem de gênero. A figura do cuidador não familiar ganhou destaque a partir da entrada do idoso na agenda das políticas públicas, acadêmicas e de saberes especializados, como a disseminação/imposição de modelos para um bom envelhecimento e de discursos e manuais sobre como cuidar do idoso. A incorporação das ciências da saúde focou, em primeiro lugar, no próprio cuidador, considerando este um sujeito exposto a adoecimentos e a requerer apoios, cuidados e assistência à sua saúde física e mental (Groisman, 2015).

Groisman (2015) chama atenção que nesse novo cenário o cuidador aparece sem uma identidade própria, "na fronteira da formalidade e informalidade e na interseção entre a saúde e o social". Ele não é um profissional de saúde, mas precisa ter uma qualificação específica diferente da de auxiliar de enfermagem. Poderia ser uma empregada doméstica, um acompanhante ou cuidadores informais, tais como familiares, amigos ou voluntários da comunidade desde que bem orientados por cursos, palestras, manuais etc. (Caldas, 1998 apud Groisman, 2015).

No Brasil, dada a baixa participação do Estado nas políticas de cuidado, a formação dos cuidadores é fornecida, principalmente, por agências de prestação deste serviço e pelas ILPI. De acordo com Hirata e Guimarães (2020), a carga horária requerida ou disponibilizada por essas instituições varia entre 25 e 90 horas, enquanto na França a duração é de cerca de 1 ano e, no Japão, oscila entre 4 meses a 3 anos. Mais do que isto, neste último país, esse curso é reconhecido por instituições públicas da área de cuidado, o que certamente influi na qualidade do treinamento.

Reconhecida a necessidade de formação para a atividade de cuidar, passou-se à necessidade de definir o que seja um cuidador e lhe assegurar direitos sociais. A natureza e o conteúdo dessa ocupação foram definidos pela primeira vez em 2002, com a promulgação da nova Classificação Brasileira de Ocupações (CBO). As atividades foram assim descritas:

> Cuidam de bebês, crianças, jovens, adultos e idosos, a partir de objetivos estabelecidos por instituições especializadas ou responsáveis diretos, zelando pelo bem-estar, saúde, alimentação, higiene pessoal, educação, cultura, recreação e lazer da pessoa assistida.

Pequenas regulações têm sido feitas, como o estabelecimento de alguns direitos trabalhistas e padrões para a jornada de trabalho, dado que a regulamentação da atividade profissional não foi feita ainda pelo Estado brasileiro. Para Groisman (2015),

> A descoberta desse tipo de trabalhador sob a ótica de discursos de regulação é mais recente, e parece se confundir com a própria história, também recente, de descoberta do idoso enquanto consumidor de serviços e objeto de políticas.

A ausência de regulamentação para essa atividade leva a uma gama variada de relações e condições de trabalho. Apesar de a regulamentação ser necessária para a formalização, fortalecimento e valorização da atividade de cuidar, isto torna a prestação deste serviço mais onerosa para as famílias e idosos contratantes, que não contam com nenhum tipo de ajuda por parte do Estado brasileiro (Groisman, 2015). Nos EUA, a legislação considera o cuidado domiciliar como uma forma de serviço doméstico sem os direitos sociais que outros trabalhadores desfrutam (Ventura-Dias, 2011). A não regulamentação implica, entre outras coisas, o desconhecimento do número total de cuidadores brasileiros.

Não obstante a não regulamentação, um estudo da OIT (2018) apontou que o trabalho de cuidado, seja de crianças, idosos ou deficientes, constitui em uma fonte importante de renda para as mulheres latino-americanas. Das 47 milhões de pessoas que desempenhavam essa atividade, cerca de 75% eram mulheres. O fato de o cuidado ser considerado um trabalho o faz uma fonte de renda para o cuidador, diferenciando-o do cuidador familiar, que mistura as obrigações familiares com afeto e, muitas vezes, sofrimento pela situação de dependência do familiar. No geral, os cuidadores familiares apresentam uma escolaridade muito baixa, diferentemente dos das ILPI (Hirata e Guimarães, 2020). Isto requer esforços para o aumento da escolaridade desse grupo. Dados do European Social Survey (2014) apontaram que, em 20 países europeus, em média 34,3% da população adulta eram cuidadores informais e 7,6% cuidadores intensivos (atendendo no mínimo 11 horas por semana).

A crise provocada pela pandemia reforçou a necessidade de cuidados, mas teve um impacto negativo na oferta de cuidadores pela:

- Dispensa dos trabalhadores diaristas e mensalistas pela necessidade de isolamento social e pela queda na renda dos empregadores
- Condições precárias de trabalho, que incluem o deslocamento para a casa dos empregadores em transportes públicos lotados, sem higienização e proteção contra a pandemia
- Própria natureza do trabalho, que expõe essas pessoas ao risco de contaminação ao estarem em domicílios com pessoas doentes (Camarano, 2020a)
- Falta de condições mínimas de segurança e proteção.

Sintetizando, chama-se atenção para a necessidade de políticas públicas que reconheçam o cuidado como uma necessidade e uma ocupação com direitos sociais.

Como estão sendo cuidados os idosos brasileiros?

É bastante discutido na literatura, que já se avançou muito no Brasil, a garantia de uma renda mínima para a população idosa. No entanto, o cuidado com o idoso dependente continua sob responsabilidade da família, o que está estabelecido na legislação vigente. A Constituição Federal de 1988 estabelece no seu artigo 230 que "a família, a sociedade e o Estado têm o dever de amparar as pessoas idosas". Ela dispõe também, no parágrafo 1º do mesmo artigo, que "os programas de amparo aos idosos serão executados preferencialmente em seus lares".

Cuidado institucional

O texto constitucional deixa claro que apenas na impossibilidade de a família cuidar do idoso é que instituições específicas devem ser consideradas uma alternativa de atendimento. Tal recomendação também está expressa na PNI de 1994, no Estatuto do Idoso de 2003, e perpassa a maior parte das normas no âmbito da saúde e da assistência social. Essa legislação é fruto, dentre outros fatores, dos preconceitos com relação ao cuidado institucional e resulta no seu reforço (Camarano, 2008, 2017). A pandemia da covid-19 tirou as instituições da sua invisibilidade.

No Brasil, apesar de constitucionalmente a assistência social ser um direito, no que tange à dimensão do cuidado esse direito não se realiza em ações governamentais consistentes e articuladas. Essa política está concentrada em programas de transferência de renda. As ações de cuidado são residuais e têm sido pautadas pelo abrigamento do idoso pobre (Camarano; Mello, 2010; Camarano; Scharfstein, 2010; Christophe; Camarano, 2010). Para Giacomin e Couto (2010), a sua origem não é resultado de uma política pública, e sim da ausência desta, o que a faz ter uma relação forte com a filantropia e a religião. É fruto da caridade cristã em todo o mundo ocidental. Isto também aconteceu no Brasil, onde se destaca o papel desempenhado pela Sociedade São Vicente de Paula, que sempre assistiu idosos carentes em seus lares e/ou em asilos (Christophe; Camarano, 2010).

Como consequência, a proporção de idosos residentes em instituições é muito baixa; em 2009, estava em torno de 1%, sendo que cerca de 15% do total de idosos tinham alguma dificuldade para as AVD. A oferta de instituições brasileiras também é muito baixa, o que pode ser reflexo da demanda reduzida pelos preconceitos ou vice-versa. Não se conhece o número de ILPI brasileiras e, tampouco, o de idosos residentes. Desde 2010, o Sistema Unificado de Assistência Social (Suas) tem realizado censos anuais nas unidades de acolhimento conveniadas com o atual Ministério da Cidadania. O universo abrangido são as instituições filantrópicas de acolhimento e que têm convênio com o Ministério através das prefeituras. As informações sobre unidades de acolhimento de idosos começaram a ser levantadas em 2012. Outra fonte de informação indireta é a Relação Anual de Informações Sociais (Rais), que colhe informações anuais das empresas sobre suas atividades e trabalhadores. Pelo ramo de atividade é possível identificar ILPI, clínicas geriátricas e condomínios de idosos. O objetivo da Rais é prover dados para a elaboração de estatísticas do trabalho, ou seja, disponibilizar informações do mercado de trabalho às entidades governamentais. Os últimos dados disponíveis foram de 2018. A Tabela 112.3 apresenta um resumo das informações disponíveis.

ILPI: instituições de longa permanência para idosos; Ipea: Instituto de Pesquisa Econômica Aplicada; Rais: Relação Anual de Informações Sociais; Suas: Sistema Unificado de Assistência Social; SUS: Sistema Único de Saúde. (Fonte: Microdados da RAIS/Ministério do Trabalho/Programa de Disseminação das Estatísticas do Trabalho. IPEA/2010 e Secretaria de Assistência Social/Censo Suas, 2019.)

A Tabela 112.3 confirma as dificuldades de se identificar o total de ILPI existentes no território nacional. Por exemplo, a pesquisa do Ipea localizou 3.548 instituições no território brasileiro em 2009, sendo a maior parte delas filantrópica, refletindo a sua origem. Dentre elas, 1.617 declararam ser filantrópicas e conveniadas com o Suas. Em 2019, foram recenseadas 1.784 instituições pelo Suas, e a Rais contabilizou 7.140 em 2018, sendo

▪ **TABELA 112.3** Número de estabelecimentos de residência coletiva para idosos.

	Rais, 2018	Suas, 2019	Ipea, 2009
Clínicas e residências geriátricas	1.002		
ILPI	5.847		3.548
Condomínios residenciais para idosos	291		
Total	*7.140*	*0*	*3.548*
ILPI filantrópicas conveniadas ao SUS		1.784	1.617
Total	**7.140**	**1.784**	**5.165**

ILPI: instituição de longa permanência para idosos; SUS: Sistema Único de Saúde.

291 classificadas como condomínios residenciais para idosos e 1.102 clínicas e residências geriátricas.

As instituições existentes estão trabalhando em plena capacidade, aproximadamente 90% dos leitos estão ocupados. Mesmo com esta sobra de leitos, foi visto por Romero *et al.* (2010) que alguns hospitais públicos do município do Rio de Janeiro estão funcionando como residência para idosos que não têm condições socioeconômicas e/ou familiares para retornarem à família de origem. Pode-se falar em uma institucionalização hospitalar, o que parece, à primeira vista, ser um mau uso dos recursos públicos. Os idosos não recebem os cuidados adequados, pois já poderiam ter alta, e os hospitais deixam de atender pacientes agudos com real necessidade de hospitalização. Isto mostra a fragilidade da rede de atenção primária do município do Rio de Janeiro.

Cuidado familiar

Duas pesquisas, em 2013 e 2015, levantaram informações sobre como os idosos brasileiros frágeis estavam sendo cuidados. Ambas mostraram que a família brasileira tem desempenhado o papel de principal cuidadora. A Pesquisa Nacional de Saúde (PNS) de 2013 apontou que dos idosos que declararam necessitar de ajuda, 80,6% dos homens e 80% das mulheres foram atendidos. As proporções comparáveis estimadas com a Pesquisa ELSI foram de 86,6 e 74,9%, homens e mulheres, respectivamente. Chama-se a atenção para o fato de que as duas pesquisas convergem ao apontar que cerca de 20% das pessoas que relataram necessitar de cuidados não receberam. Também apontam para uma proporção mais elevada de homens recebendo cuidados do que de mulheres (Camarano, 2020a). Salienta-se que as mulheres são as principais cuidadoras, as que têm mais dificuldades para as AVD e as que menos recebem ajuda.

De acordo com a PNS, dos homens que não recebiam ajuda, aproximadamente a metade estava em arranjos do tipo casal sem filho e 23,1% moravam sozinhos. Outros 20,4% moravam com filhos. Dentre as mulheres que não recebiam ajuda, 38,3% moravam com filhos e 31,7% moravam sozinhas. Ao contrário do que se esperaria, a não ajuda é maior nos domicílios que contavam com a presença de filhos (Camarano, 2017). Ou seja, morar com filhos não é garantia de cuidados.

Com base nos resultados da pesquisa SABE sobre os arranjos domiciliares de idosos com declínio cognitivo no município de São Paulo, Oliveira *et al.* (2007) mostraram que a maioria desses idosos residia em arranjos domiciliares com presença de filhos, mas uma parte expressiva morava só. A ajuda oferecida pelos membros desses domicílios cobria 100% da demanda de ajuda requerida para as atividades instrumentais da vida diária (AIVD). No entanto, essa proporção só é alcançada para as atividades básicas de vida diária no caso de casais.

Insuficiência de cuidado entre idosos paulistas foi encontrada, também, por Duarte *et al.* (2010). Os autores mostraram que os diferentes tipos de arranjos em que viviam os idosos de São Paulo, em 2006, supriam cerca de 50% das suas demandas. A maioria dos idosos com dificuldades para as AVD (52,6%) vivia em arranjos familiares considerados não continentes, ou seja, formado por casais, apenas idosos corresidentes, idosos com netos ou moravam sós. Esta proporção foi mais elevada que a observada em 2000, o que significa um aumento na proporção de idosos recebendo cuidados não adequados.

Lima-Costa *et al.* (2016) encontraram diferenças no recebimento de ajuda por grupos socioeconômicos. Dado que o Brasil não dispõe de nenhuma política nacional para ajudar a família a cuidar dos seus idosos, o custo do cuidado familiar fica a cargo da família. Isto pode explicar a menor ajuda recebida pelos idosos situados nos extratos sociais mais baixos.

As pesquisas PNS e ELSI também convergem quando encontraram que os principais cuidadores são familiares não remunerados. A PNS apontou que 88,8% dos homens e 80,2% das mulheres recebiam cuidados de familiares não remunerados e a pesquisa ELSI encontrou que aproximadamente 90% da ajuda que os homens recebiam vinha de familiares que residiam no mesmo domicílio e não eram remunerados; no caso das mulheres, 85,1%. Duarte, Lebrão e Lima (2005) também encontraram uma baixa proporção de idosos fragilizados que vivia com um cuidador não familiar no município de São Paulo, em 2000.

A PNAD Contínua de 2019 levantou informações sobre pessoas que cuidam dentro ou fora do domicílio. Estas pessoas não cuidavam apenas de idosos. Encontrou 45,1 milhões de pessoas, das quais de 63% eram mulheres, 32,9% tinham mais de 60 anos e 22,5% mais de 65 anos de idade.

De acordo com Giacomin *et al.* (2018), a maioria dos cuidadores familiares de idosos eram mulheres, 72,1%. Dentre elas predominavam as casadas, que sabiam ler, não receberam treinamento, não eram remuneradas e cuidavam todos os dias da semana. Isso reflete não só a insuficiência familiar, mas a insuficiência de políticas de cuidados que apoiem as famílias na sua necessidade de cuidar. As autoras também apontam que um terço das pessoas que cuidavam deixou de trabalhar ou estudar para fazê-lo, mas pouco mais de 6% recebeu algum tipo de treinamento para isto e quando receberam foi de curta duração. Essa situação aponta dois grupos potencialmente vulneráveis para a seguridade social: o de pessoas dependentes para o autocuidado, porque muito possivelmente se encontram alijados da vida produtiva, e o de familiares que não são remunerados para cuidar, mas precisaram deixar de trabalhar ou estudar para fazê-lo. Se esse padrão continuar, os cuidadores familiares permanecerão sem qualificação para o trabalho, não conseguirão contribuir para a seguridade, terão comprometido a vida profissional e não contarão com qualquer tipo de apoio para continuarem cuidando de outrem. Coloca-se então mais uma questão: quem cuidará deles no futuro?

Camarano (2017) chama atenção para uma diferença importante de gênero na questão do cuidado familiar. Por exemplo, enquanto 87,3% dos homens com limitação funcional continuavam nos seus domicílios, como chefes ou cônjuges, a proporção comparável para as mulheres foi de 73,6%. Ou seja, 12,7% dos homens e 26,4% das mulheres residiam com filhos, netos, irmãos ou outros parentes. Neste tipo de arranjo, predominam pessoas que demandam um quantitativo maior de ajuda. Isto sugere um menor empoderamento dessas pessoas, especialmente das mulheres, o que pode ser um fator gerador de violência doméstica.

Sintetizando, os dados mostram a importância da família no cuidado do idoso com limitação funcional. Esta ajuda vem ocorrendo sem a participação do Estado. Ao contrário, no caso de abandono ou negligência dos idosos pela família, esta é criminalizada. Mesmo assim, ainda existe uma parcela grande e crescente de idosos com limitação, sem ajuda. A omissão do Estado não considera as mudanças na família e o crescimento da população demandante de cuidados.

Vários trabalhos já mostraram a importância da renda dos idosos na renda das famílias brasileiras. De acordo com dados da PNAD Contínua em 2019, dos 72,6 milhões de domicílios brasileiros, 35% tinham pelo menos um idoso residindo. Nestes domicílios moravam 65, 3 milhões de pessoas, em média 2,6 pessoas por domicílio, das quais 30,9 milhões eram não idosas. Dentre os não idosos, 16,9 milhões não trabalhavam. O idoso contribuía com 70,6% da renda desses domicílios e 62,5% de sua renda provinha de aposentadorias ou pensões (Camarano, 2020b). Provavelmente, esses não idosos dependiam da renda dos idosos e lhes prestava algum cuidado. Pode-se dizer que se está diante de um sistema de transferência intergeracional de duas direções, mediado pela política de seguridade social.

Tecnologias assistivas

Dispositivos de tecnologia assistiva (TA) têm sido utilizados como forma de incrementar a capacidade funcional, autonomia e qualidade de vida dos idosos com limitação funcional, diminuindo a sua dependência, possibilitando uma maior socialização, permitindo uma maior tranquilidade e segurança dos cuidadores, reduzindo internações e, consequentemente, gastos com saúde. Em muitos casos, permite ao idoso desenvolver as ABVD e AIVD com segurança, aumentando sua independência e autonomia, prevenindo comorbidades e melhorando a sua qualidade de vida. Assim sendo, pode-se concluir que a utilização de TA pela população idosa poderá diminuir a necessidade de cuidadores, prevenir acidentes e quedas, hospitalizações e institucionalizações, além de menores gastos (Andrade e Pereira, 2009).

No Brasil, a Lei nº 13.146, de 6 de junho de 2015, define como TA ou ajuda técnica (termo anteriormente utilizado) produtos, equipamentos, dispositivos, recursos, metodologias, estratégias, práticas e serviços que objetivem promover a funcionalidade, relacionada à atividade e à participação da pessoa com deficiência ou com mobilidade reduzida, visando à sua autonomia, independência, qualidade de vida e inclusão social.

O Ministério da Saúde (MS), por meio do SUS, é responsável pelo Programa Nacional de Concessão de Órteses e Próteses, responsável pela distribuição de dispositivos ortóticos (órteses de membros superiores e inferiores), cadeiras de rodas manuais, especializadas e cadeiras de banho, bengalas, muletas, andadores, aparelhos que corrigem alterações auditivas. O programa é acompanhado pela Secretaria de Atenção à Saúde, pelo Departamento de Ações Programáticas Estratégicas e pela Área Técnica de Saúde da Pessoa com Deficiência.

A aquisição dos produtos através do SUS é feita por meio de uma solicitação médica à Secretaria Municipal de Saúde, com a indicação da necessidade e do produto a ser utilizado. O pedido é encaminhado pela Secretaria para um centro especializado de reabilitação (CER). Este encaminhamento também pode ser feito pelo Governo do Estado. No entanto, o número de CER no país ainda é pequeno, 248 habilitados. O resultado é a demora na aquisição. É comum o encaminhamento desses pacientes para universidades e instituições sem fins lucrativos que realizam reabilitação, fornecem TA, inclusive em convênio com o SUS.

Muito embora o Conselho Nacional de Assistência Social na resolução nº 39, de 9 de dezembro de 2010, esclareça que não é responsabilidade da política de assistência social o fornecimento de equipamentos de TA, encontraram-se registros de distribuição de muletas e cadeiras de banho pelo serviço social municipal. Por exemplo, de acordo com o Censo Suas de 2019, em um total de 1.774 respondentes, 519 unidades do Creas relataram fazer orientação de uso de TA e 392 declararam oferecer provimento de bens materiais que incluem órteses e próteses. Esse mesmo censo informou que das 1.664 unidades de centros-dia, 919 realizavam orientação sobre TA e 492 unidades provinham bens materiais que incluem órteses e próteses.

Em 2011, foi instituído o Plano Nacional dos Direitos da Pessoa com Deficiência, o Plano Viver Sem Limite, sob a coordenação da Secretaria de Direitos Humanos da Presidência da República. Este envolve ações de 15 órgãos federais e objetiva promover acesso, desenvolvimento e inovação em TA. Em 2012, foi instituído o Programa Nacional de Apoio à Atenção da Saúde da Pessoa com Deficiência (PRONAS/PCD), através da lei nº 12.715 de 17 de setembro de 2012, regulamentada pelo decreto nº 7.988 de 2013. A sua finalidade é captar e canalizar recursos destinados a estimular e desenvolver prevenção e reabilitação da pessoa com deficiência, incluindo promoção, prevenção, diagnóstico precoce, tratamento, reabilitação, indicação e adaptação de órteses, próteses e meios auxiliares de locomoção, em todo o ciclo de vida. De acordo com o MS, foram investidos R$ 833 milhões para expandir e aprimorar o programa até 2013 (Rede de Cuidado da Pessoa com Deficiência – MS).

O Instituto Nacional do Seguro Social (INSS) também fornece TA através de parceria com o SUS para os segurados habilitados e reabilitados. O Banco do Brasil oferece uma linha de crédito especial para correntistas que queiram adquirir produtos de TA.

Entidades que prestam serviços socioassistenciais no domicílio a pessoas com deficiência e idosos também fazem orientações sobre o uso de TA e o seu provimento, o que inclui órteses e próteses. Uma pesquisa realizada em 2014 a 2015, em 1.968 instituições de assistência social privadas sem fins lucrativos que prestavam serviços socioassistenciais, encontrou unidades que orientavam sobre TA e, também, sobre o provimento de bens. Encontrou ainda unidades que tinham a concessão desses bens materiais como uma das suas atividades. Foram identificadas 2.906 unidades que ofereciam aparelhos ortopédicos, próteses, óculos, dentadura, cadeira de rodas, muletas em um total de 13.659 instituições. Dessas 2.906, 30% disseram que o poder público financiava e regulava a concessão destes equipamentos. As demais contavam com recursos próprios da entidade.

A pesquisa ELSI possibilita inferir sobre os idosos com dificuldades para as ABVD que fazem uso de algum recurso para auxiliar na sua locomoção, tais como bengalas, muletas, cadeiras de rodas, andador e outros. Informa que 27,8% dos idosos entrevistados eram usuários, sendo a referida proporção ligeiramente mais elevada entre as mulheres e crescente com a idade.

Possibilidades de cuidados (ou não) para os novos demandantes

A partir dos três cenários construídos para a população demandante de cuidados, foram elaborados também três cenários para o número de idosos que recebem cuidados e mais três para aqueles que não recebem, que deverão ser alvos prioritários das políticas públicas. Os três cenários partiram dos cenários 1, 2 e 3 da população que demanda cuidados. A proporção de quem recebe cuidados foi obtida como uma média entre os dados da PNS e os da pesquisa ELSI. Considerou-se a razão entre quem reportou ter dificuldades e quem alegou receber cuidado. Esta proporção foi mantida constante nos três cenários. A população que não recebe cuidados foi calculada pela diferença entre a demandante e a que recebe. Os resultados estão apresentados na Tabela 112.4.

▪ **TABELA 112.4** Projeções da população idosa que recebe cuidados/não recebe cuidados (Brasil; em 1.000 habitantes).

	Homens		Mulheres		Total	
	Recebem	Não recebem	Recebem	Não recebem	Recebem	Não recebem
Cenário base, 2020						
60 a 69	328	712	430	782	758	1.494
70 a 79	230	400	414	578	644	978
80 +	223	305	363	377	586	682
Total	**781**	**1.417**	**1.207**	**1.737**	**1.988**	**3.154**
Cenário 1, 2030						
60 a 69	423	918	578	1.052	1.002	1.970
70 a 79	336	586	653	911	989	1.497
80 +	321	439	607	631	928	1.069
Total	**1.081**	**1.943**	**1.838**	**2.593**	**2.919**	**4.536**
Cenário 2, 2030						
60 a 69	409	888	493	897	903	1.785
70 a 79	309	539	592	826	901	1.365
80 +	294	401	582	605	876	1.006
Total	**1.013**	**1.828**	**1.667**	**2.328**	**2.680**	**4.156**
Cenário 3, 2020						
60 a 69	444	964	607	1.103	1.051	1.067
70 a 79	353	615	693	967	1.046	1.582
80 +	337	461	670	696	1.007	1.157
Total	**1.135**	**2.040**	**1.969**	**2766**	**3.104**	**4.806**

Fonte: Projeções das autoras.

Os resultados mostram que o número de homens que receberá cuidados em 2030 poderá variar de 1 a 1,1 milhão e o correspondente para as mulheres de 1,7 a 2 milhões. No conjunto, seriam de 2,7 a 3,1 milhões de idosos recebendo cuidados. Como já se mencionou, a grande maioria é prestada por familiares não remunerados. Os três cenários para os idosos que não estão sendo cuidados também estão mostrados na Tabela 112.4. O número de homens que não recebe cuidados pode variar de 1,7 a 2 milhões e o de mulheres de 2,3 a 2,8 milhões. Chama-se a atenção novamente para o número bem mais elevado de mulheres que não recebem cuidados e, também, para o fato de que estas estimativas se referem apenas às pessoas que declararam ter dificuldades para as ABVD e não receberam ajuda, baseadas em informações anteriores à Covid. Ou seja, provavelmente esses cenários estão subestimados. Não se sabem os efeitos da Covid nos seus sobreviventes, em especial os idosos. Chama-se a atenção para o fato de que a pandemia afeta as mulheres e os homens de forma diferente (Minayo, 2020). Por exemplo, é mais letal entre os últimos, o que significa um aumento de mulheres vivendo sozinhas e, provavelmente, necessitando de cuidados.

Resumindo, pode-se esperar uma grande variedade de cenários com respeito à capacidade funcional dos futuros idosos e à demanda por cuidados.

Perspectivas futuras: a velhice ficou mais evidente

A pandemia reforçou a necessidade da solidariedade intergeracional e de valorização dos cuidados para todas as pessoas que dele necessitam. No caso da população idosa, ela acentuou o preconceito, o que pode ameaçar o atendimento dessas duas necessidades. Nem com a pandemia o debate em torno da questão do cuidado avançou. A resistência em ampliá-lo pode ser resultado não só da sua aproximação com temas considerados tabus, como doença, invalidez, fragilidade e morte, mas também nas contradições entre modelos e concepções acerca do papel que o Estado deve ter, enquanto provedor de bem-estar para a sua população, em um momento de desequilíbrio fiscal.

Não se tem dúvidas de que o número de idosos brasileiros que necessitarão de cuidados prolongados aumentará. Os cenários aqui apresentados mostram que até 2030 esse número poderá passar dos 5,1 milhões de idosos estimados para 2020 para valores em torno de sete a oito milhões. Mesmo mantendo a atual capacidade de a família cuidar e a proporção de idosos institucionalizados, pode-se esperar um aumento de cerca de até 1,7 milhão de idosos que não estarão recebendo cuidado.

Considerando que a dependência, ou fragilidade, de qualquer grupo populacional advém da falta de capacidade laboral e de autonomia para desempenhar as atividades do cotidiano, reconhece-se que o Estado brasileiro avançou no que diz respeito à provisão de uma renda mínima para a população que perde a capacidade laborativa pela idade. Mas a provisão de serviços de saúde e de cuidados formais ainda é uma questão não equacionada. No entanto, Camarano *et al.* (2010) e Camarano (2017) acreditam que o benefício da seguridade social seja um instrumento importante para garantir a provisão de cuidados para os idosos, sejam familiares ou institucionais. A maior parte das receitas das instituições brasileiras é oriunda da renda dos idosos e/ou de suas famílias, inclusive nas instituições filantrópicas (Camarano *et al.*, 2010).

Por outro lado, se os benefícios monetários recebidos pelos idosos estão sendo gastos com seus familiares, isto reduz a sua disponibilidade financeira para outras necessidades, como as de saúde (Camarano; Kanso, 2010). Considera-se, portanto, que a manutenção dessa ajuda depende da manutenção do benefício social no futuro próximo, que foi parcialmente comprometida pela reforma da previdência de 2019. Além disso, a oferta de cuidadores familiares já está reduzindo e o ritmo desta redução tende a aumentar. Portanto, é importante que o Estado brasileiro assuma parte da responsabilidade com o cuidado do idoso frágil como assumiu a da perda da capacidade laborativa acarretada pela idade.

Uma pesquisa conduzida em 2009 entre a população europeia pelo Euro Barômetro apontou que a maioria dos respondentes afirmou que teria que ficar em seus domicílios porque não existiam serviços que atendessem a todos. No entanto, muitos entrevistados afirmaram que não podiam viver autonomamente porque suas casas não eram adaptadas para tal (Ventura-Dias, 2012). Outra pesquisa, também citada por Ventura-Dias (2012), feita em 2011 pela Comissão Europeia, encontrou nos entrevistados uma demanda de ajuda da parte do Estado para os cuidadores informais. As principais demandas foram: remuneração, flexibilização da carga de trabalho fora de casa e permissão para deixarem temporariamente seus empregos com garantia de retorno.

Embora as mudanças nos arranjos familiares tenham alterado a sua configuração, isto não significa, necessariamente, uma redução da importância da família para o apoio e o cuidado com seus membros, e sim uma nova organização e divisão de responsabilidades entre ela, o Estado, o mercado privado e também o voluntariado. Para isto, o primeiro passo a ser pensado é que o cuidado com a população idosa supere as esferas caritária e familiar e se constitua em um direito social, o que requer o estabelecimento de políticas destinadas a apoiar e promover cuidados como um pilar da seguridade social. Ou seja, deve ocupar um papel importante, não só como provedor de serviços, mas como regulador do direito ao acesso a cuidados para toda a população que dele necessitar.

Uma das possibilidades apontadas por Minayo (2020) é que o cuidado ao idoso dependente deveria ser oficialmente incorporado pela saúde pública, o que requer previsão de financiamento das ações e estabelecimento de uma rede de suporte institucional. Dentre esta rede, pode-se incluir a Estratégia da Saúde da Família (ESF). A autora também sugere que o cuidador informal deveria ser visto como um agente de saúde e receber orientações direcionadas para prestar um cuidado adequado ao idoso, incluindo medidas preventivas para evitar a dependência precoce.

Não se pode, de forma alguma, abrir mão do cuidado familiar e nem assumir que ele esteja garantido. Deve-se reconhecer a importância da família cuidadora, apoiá-la e compensá-la. Para isso, requerem-se políticas específicas para esse grupo e incentivos para o aumento da sua oferta. Elas devem fazer parte do rol das políticas importantes para os idosos. Neste grave momento de uma pandemia, chama-se atenção aqui para três grupos que deveriam ser alvo de políticas imediatas: o de idosos com dificuldades para as ABVD e que não recebem cuidados, o de cuidadores familiares não remunerados e o de empregadas domésticas cuidadoras.

Para idosos que moram sozinhos e não contam com cuidadores, pode-se pensar na:

- Implantação de um serviço de cuidados domiciliares formais, no qual se pode incluir teleajuda, telemedicina
- Oferta de TA de baixo custo para quem dela necessitar, principalmente aqueles de renda mais baixa
- Oferta de ajuda instrumental constante e regular para a arrumação da casa, para os cuidados físicos, higiênicos e estéticos, para a alimentação, a medicação e o exercício físico; e ainda ajuda para conduzir o idoso ao médico, fazer compras e pagar contas.

Recomenda-se que as três medidas listadas devam ser focalizadas nos segmentos com maiores necessidades econômicas (p. ex., população que recebe o Benefício de Prestação Continuada, o Programa Emergencial e/ou Bolsa Família).

Dada a recomendação da manutenção de distanciamento social, isto coloca um desafio ainda maior para quem cuida de um idoso frágil. É preciso atenção redobrada para evitar o contágio, o que acarreta uma sobrecarga de trabalho. Como as visitas estão suspensas para a proteção do idoso, a responsabilidade se concentra em um só indivíduo, o que aumenta o risco de sua exaustão física e mental.

Sugerem-se, portanto, políticas de apoio ao cuidador familiar por meio de sua:

- Inclusão no Sistema de Seguridade Social. Segundo Camarano (2014), em 2010, 900 mil mulheres cuidavam de idosos frágeis, dependiam da sua renda e não contribuíam para a Seguridade Social. Quando esse idoso falecer, essa mulher ficará totalmente desprotegida, sem renda e sem possiblidade de aposentadoria
- Acompanhamento criterioso das condições de saúde desses cuidadores, aí incluídas as empregadas domésticas, por serviços públicos e privados de atenção à saúde, visando reduzir o seu grau de contágio e favorecer a sua qualidade de vida
- Qualificação para o cuidador familiar e as empregadas domésticas, o que poderia ser feito de modo intersetorial e virtual, por técnicos do MS e da assistência social. Isto significa a provisão de treinamento para cuidados técnicos para os idosos e a preparação e o apoio aos cuidadores informais, destacando a importância do autocuidado para os últimos
- Oportunidade de respiro para que os cuidadores familiares tenham algum tempo para si, na forma de uma ajuda de um cuidador domiciliar formal com frequência regular. Cita-se, como exemplo, o Programa Maior Cuidado da prefeitura de Belo Horizonte, que oferece cuidadores domiciliares para pessoas idosas frágeis (Sartini; Correia, 2012).

A introdução de programas de cuidado domiciliar formal no Japão resultou em uma redução significativa no desequilíbrio emocional que geralmente acomete o cuidador familiar (Tamiya *et al.*, 2011).

Não se pode negar que a oferta de cuidados, seja formal ou informal, tem um forte componente de gênero. Esta tarefa tem sido de responsabilidade, principalmente, das mulheres, e elas não têm sido compensadas por isso. No entanto, a literatura tem observado um crescimento da participação de homens de diferentes idades na função de cuidar. A situação ideal seria homens e mulheres poderem compartilhar igualmente essa responsabilidade. Apesar de se reconhecer que uma divisão igualitária de tarefas não é uma proposta realista para o médio prazo, é importante que as políticas públicas definam a função de cuidar com neutralidade em relação ao gênero do cuidador (WHO, 2002).

Além de reforço ao cuidador familiar, alternativas de assistência domiciliar e modalidades institucionais que permitam uma solução intermediária entre a institucionalização e a manutenção do idoso em sua casa a um custo razoável devem ser pensadas. É o caso de centros-dia, hospitais-dia e o cuidado domiciliar formal. No entanto, em tempos de pandemia, centros-dia e hospitais-dia não são recomendáveis. Por outro lado, a pandemia deu visibilidade às ILPI. A depender da situação, viver em uma instituição pode representar uma alternativa de apoio e também de proteção e segurança.

Para Giacomin e Couto (2010), as ILPI precisam existir como um equipamento de alta complexidade do Suas, sob a coordenação desta política e com o apoio das demais (saúde, defesa dos direitos de cidadania, abastecimento, esportes, cultura, educação etc.) e serem fiscalizadas pelos órgãos reguladores, no contexto local. Deve-se cobrar do Estado, além do cumprimento do seu papel fiscalizador, o respeito efetivo à garantia constitucional da universalidade da assistência social à população idosa.

Os investimentos em ILPI não devem se limitar apenas ao aumento da infraestrutura física, mas se preocupar também com a qualidade dos serviços oferecidos. Isto significa capacitação permanente dos funcionários, incentivo ao trabalho mais comprometido e estímulo ao vínculo e à redução das deficiências nas equipes. Espera-se dos órgãos reguladores que a sua supervisão promova todos os aspectos do processo de cuidado (Giacomin; Couto, 2010).

Além de o Estado e das famílias desempenharem o seu papel na provisão desses serviços, é importante, também, que o mercado privado possa complementá-los. Para Duarte *et al.* (2010), o desafio é a organização de serviços comunitários de alta qualidade que possam assistir às famílias no cuidado de seus parentes idosos a um custo razoável. Para a OMS, o Estado deve ser a peça propulsora dessa oferta (WHO, 2002). Ele deve ser responsável por antecipar as necessidades de cuidados que extrapolem as de saúde e assegurar que esses recursos sejam disponíveis e distribuídos de forma eficiente e equitativa.

Além disso, a sociedade do futuro deverá ser mais amigável, dotada de TA modernas, tais como robôs para ajudar em tarefas de cuidar, casas inteligentes, telealarme etc., e de um amplo sistema de comunicação, de residências adaptadas, entre outras facilidades. Mas isto, em uma sociedade como a brasileira, beneficiaria a poucos. De qualquer maneira, não reduz a importância do suporte emocional/afetivo.

Também espera-se que novas pesquisas na área de saúde encontrem alternativas para a redução da perda da capacidade funcional e diminuição da demanda por cuidados. Salienta-se a necessidade das políticas públicas, especialmente as de saúde, de priorizarem a promoção da saúde e a prevenção de doenças, ou seja, de buscarem evitar ou adiar o máximo possível o aparecimento de doenças crônicas e a perda da capacidade funcional dos idosos. Em outras palavras, é importante garantir não apenas que mais pessoas alcancem a última fase da vida, mas também que elas o façam com independência e autonomia. Isto significa uma melhor qualidade de vida para os idosos e uma redução de custos com cuidados. Destaca-se aqui a importância do acesso universal aos serviços de saúde pública ao longo da vida.

É reconhecido o papel do meio ambiente e dos fatores econômicos, sociais e educacionais, entre outros, nas condições de saúde. Ressalta-se aqui a importância da educação tanto formal quanto de forma ampliada. Mais educação poderá levar ao aumento da produtividade, do salário, da massa contributiva, da conscientização quanto à necessidade de cuidados, da poupança e da saúde para a velhice, e incentivar uma cultura de solidariedade em toda a sociedade.

A última questão levantada diz respeito à forma sustentada de financiar os cuidados de longa duração em um contexto de restrição orçamentária e de prioridades competitivas. Vários países já incorporaram este novo risco em seus sistemas de seguridade social. Alguns os financiam com seguro obrigatório e outros com impostos gerais. Acredita-se que, para o Brasil, não se pode conceber um seguro obrigatório para os trabalhadores, já que cerca de 45% destes não estão no mercado de trabalho formal. Também é difícil precisar qual a alíquota poderá ser capaz de cobrir todos os custos dos serviços prestados. A recomendação da OCDE é que os países estabeleçam fontes mistas de financiamento. Assim, reconhecida a sua importância e definidos os serviços a serem oferecidos, estes deveriam ser financiados por impostos gerais. Para Muiser e Carrin (2007), todos aqueles cuja família e/ou redes comunitárias não são capazes de prestar cuidados adequados devem ser cobertos pelos regimes de financiamento público. Isto remete à discussão sobre a focalização ou universalização das políticas públicas.

Finalizando, para garantir uma proteção para o idoso com dificuldades para a vida diária e consequente perda de autonomia, o que se requer é um conjunto complexo de ações, tais como renda, saúde, educação, moradia e cuidado. Pergunta-se se seria o caso de se adicionar um novo pilar ao sistema de seguridade social vigente no Brasil, o cuidado (Pasinato; Kornis, 2009; Camarano, 2010). Este deve considerar formas de financiamento que possam atender essa demanda de forma eficiente e equitativa. Decisões deverão ser tomadas sobre como arrecadar recursos para cuidados, bem como sobre a forma de utilizá-los e de oferecer os serviços. Independentemente ou não de se considerar a questão de cuidados como um novo pilar da seguridade social, o ponto principal parece ser considerá-lo como uma política própria, muito embora ela esteja relacionada a outras. Sendo assim, pode-se separar as políticas de abrigamento para o idoso pobre das de cuidados para os idosos dependentes.

Em um país como o Brasil, em que tantas necessidades sociais ainda estão por ser atendidas, essa deverá ser uma decisão política que precisaria ser alimentada por um amplo debate. Como fazer isto é um desafio para os formuladores de políticas. Não existe uma solução única que se adeque a todos os países.

113

Transição de Cuidados

Maisa Kairalla • Juliana Marília Berretta

Introdução

O acelerado envelhecimento da população mundial, sendo o Brasil um dos seus expoentes, estimula a formação de novos paradigmas para as esferas da saúde e do cuidado dos idosos. Os cuidados das internações hospitalares, bem como da administração e do gerenciamento das altas, são medidas que impactam no melhor atendimento à saúde. Sabe-se que a elevada expectativa de vida incorre no aumento da incidência das doenças crônicas, impactando na funcionalidade, na independência, na cognição e nos custos médicos e farmacêuticos do paciente idoso. A administração deste cenário é, seguramente, um grande desafio para todos aqueles que trabalham com a assistência do idoso: médicos, equipe multiprofissional ou gestores de saúde. Situações que provocam instabilidade clínica, como os eventos agudos ou a descompensação de doenças preexistentes, geram, muitas vezes, múltiplas internações hospitalares, alterando as demandas por cuidados após cada nova hospitalização. Esse cuidado deve ser individualizado e amplamente avaliado, inclusive em sua condição social, visando a compreensão detalhada das instruções do cuidado.

No início da década de 1980, nos EUA, tiveram início estudos sobre a frequência, os motivos e os custos das reinternações hospitalares da população idosa assistida pelo Medicare (Programa Federal de Seguro de Saúde – *health insurance* – para pessoas com 65 ou mais anos de idade). Em um estudo realizado entre 1974 e 1977, Anderson e Steinberg (1984) observaram que 20% dos pacientes que recebiam alta hospitalar eram readmitidos no hospital, sendo responsável por 24% dos custos do Medicare destinados ao paciente internado. Desde então, muitos estudos têm sido desenhados, demonstrando que os idosos recebem alta hospitalar apesar das múltiplas demandas por cuidados, um manejo complexo para os familiares e cuidadores, gerando grandes dificuldades na continuidade do tratamento, que, por vezes, é falho e ineficaz.

Em 2011, uma média de US$ 2.097 foi gasto anualmente em cuidados de saúde para cada beneficiário do Medicare com até uma condição crônica em comparação com US$ 11.628 para aqueles que apresentavam quatro a cinco doenças crônicas e US$ 31.543 com seis ou mais (Lochner *et al.*, 2013). Em 2010, os serviços de saúde para beneficiários do Medicare portadores de quatro ou mais condições crônicas representaram 74% dos gastos totais (Centers for Medicare and Medicaid Services, 2012). A grande maioria desses custos foi decorrente das altas taxas de hospitalizações e reinternações, frequentemente evitáveis.

No Brasil, os dados sobre reinternações hospitalares são escassos, principalmente no ambiente do sistema público de saúde. O Brasil envelheceu com alto índice de doenças crônicas. Segundo o *Estudo Longitudinal de Saúde dos Idosos Brasileiros* (*ELSI-Brasil*) de 2018, pessoas com mais de 50 anos apresentavam, em média, três condições crônicas, o que era progressivamente maior à medida que envelheciam. Sabemos que o envelhecimento é responsável por um maior número dessas doenças. Ademais, a taxa de reinternação hospitalar apresenta um crescimento exponencial quando ultrapassamos os 60 anos.

A reinternação no período dos trinta dias após a alta ocorre em 20 a 25% dos beneficiários do Medicare, sendo mais provável entre certas populações vulneráveis, como os idosos com comprometimento cognitivo. Pesquisas sugerem que quase metade dessas reinternações poderiam ser evitadas caso um atendimento melhor fosse realizado durante os períodos de transição de alta hospitalar (Halter *et al.*, 2017).

Em um estudo realizado pela Universidade Federal de Minas Gerais (UFMG) foi identificado que 26,3% dos idosos internados em um hospital do Sistema Único de Saúde (SUS) procuraram o serviço de emergência nos primeiros trinta dias após a alta hospitalar. Destes, 47,8% foram reinternados, sendo a complexidade farmacológica do tratamento de suas doenças e quadros cardiológicos os grandes preditores para a reinternação precoce (Santos *et al.*, 2020).

A necessidade do cuidado multidimensional para o idoso com várias condições crônicas e vulnerável a múltiplas reinternações hospitalares se fez necessário. Além de otimizar recursos, a organização dos cuidados, a promoção da saúde e da qualidade de vida do paciente idoso e de sua família se demonstraram fundamentais para a segurança e a qualidade assistencial. Assim, falamos do conceito de transição de cuidados, que será detalhado adiante.

Transição de cuidados

O conceito de transição de cuidados foi criado com objetivo de promover a segurança, a eficiência e a efetividade na mudança do paciente nos diversos níveis de assistência. Trata-se do planejamento e do conjunto de ações estabelecidas na transição do paciente entre dois cenários de assistência à saúde, garantindo, assim, a continuidade do plano terapêutico. Os cuidados de transição abrangem uma ampla gama de serviços e ambientes projetados para promover a passagem segura e oportuna dos pacientes entre os diversos níveis da assistência médica (Coleman; Boult, 2003; Naylor, 2003). Assim, a transição de cuidados é especialmente importante para os idosos com múltiplas doenças crônicas, condições e regimes terapêuticos complexos, bem como para seus cuidadores familiares (Coleman; Boult, 2003).

O resultado desse modelo de assistência envolve a centralização do cuidado, diminuindo as visitas às Unidades de Emergência (EU), as reinternações, as institucionalizações e os gastos. Ademais, esse modelo também melhorou a qualidade e os resultados do seguimento dos pacientes, com foco no restabelecimento da funcionalidade dos indivíduos envolvidos, quando indicado.

A transição de cuidados é o resultado da confluência de dois movimentos ascendentes no cenário moderno de assistência à saúde: a melhora da segurança do paciente e o cuidado centrado no paciente (Halter *et al.*, 2017). Existem quatro domínios que implicam na qualidade desse processo: informações fidedignas; preparação do paciente, familiares e cuidadores; apoio ao autocuidado do paciente; e capacitação dos doentes para afirmar os objetivos e as preferências (Coleman *et al.*, 2020).

Os diversos cenários de assistência à saúde que conhecemos são baseados principalmente no modelo norte-americano, com a divisão por condição da doença (aguda, subaguda ou crônica), complexidade dos recursos, demanda e objetivos de cuidados. Seguem detalhes na Tabela 113.1.

No Brasil, mesmo nas principais capitais, os diversos cenários de assistência à saúde ainda se encontram em processo de consolidação. Até há poucos anos, o mais frequente e principal modelo de desospitalização era centrado no *home care*, que, por muitas vezes, abrangia diversos níveis de complexidade. Presenciamos atualmente um crescente modelo exercido pelas

▪ **TABELA 113.1** Assistência à saúde de pessoas idosas.

Domínio	Características
Hospital	Intenso arsenal médico e tecnológico. Pequena ênfase no manejo longitudinal de uma doença crônica
Cuidados pós-agudo/subagudo	Continuidade dos cuidados iniciados no hospital, com menor necessidade de acompanhamento médico intensivo e investigações diagnósticas. Grande ênfase em reabilitação e cuidados de enfermagem
Reabilitação aguda	Intenso acompanhamento com muitas horas de assistência multidisciplinar por dia, com enfoque na reabilitação
Cuidados de longa permanência	Destinado a idosos frágeis, com comprometimento cognitivo, dependentes e que precisam de cuidados de enfermagem e de suporte
Residência assistida	Amplo espectro de cuidados de acordo com a independência dos pacientes, que vai de enfermagem ao apoio aos cuidados médicos para pacientes com algum grau de comprometimento cognitivo e físico. No entanto, os pacientes são menos frágeis do que em cuidados de longa permanência, e a equipe profissional de enfermagem pode ser mínima
Hospice	Pacientes com expectativa de vida menor que 6 meses, visando cuidados paliativos, com controle dos sintomas e manutenção da dignidade
Home care	Pacientes que não podem morar sozinhos e que são dependentes de cuidados de equipe qualificada em sua casa, como enfermeiro, fisioterapeuta, terapeuta ocupacional, fonoaudiólogo, entre outros

Adaptada de Halter *et al.*, 2017.

instituições com foco em reabilitação pós-hospitalar, mas, ainda assim, principalmente no cenário da saúde pública, o domicílio é o principal destino do idoso após a alta hospitalar.

É muito frequente pacientes e cuidadores se sentirem despreparados na alta hospitalar. Muitos não compreendem sua nova prescrição de alta e não conseguem se lembrar dos principais diagnósticos e eventos da internação (Makaryus; Friedman, 2005). Não é incomum que familiares sem conhecimento técnico prévio tenham que rapidamente assumir uma rotina de cuidados especializados ao idoso, por exemplo, trocas, banho, nutrição enteral, transferências e curativos. Além disso, a falta de uma equipe para o acompanhamento após a alta ocasiona a insegurança nos cuidados, aumentando a frequência das visitas ao pronto-socorro e das reinternações.

A alta hospitalar do idoso é complexa, devendo ser iniciada o mais precoce possível durante a internação. O planejamento da alta precoce é definido por intervenções iniciadas durante a fase aguda de uma doença ou lesão, facilitando, desta maneira, a transição de cuidados de volta à comunidade assim que o evento agudo for estabilizado (Counsell *et al.*, 2000). Uma metanálise revelou que, em comparação aos cuidados usuais, o planejamento precoce da alta iniciado durante a fase aguda da doença ou da lesão reduz as reinternações hospitalares e aumenta o tempo para a readmissão no hospital, não impactando na mortalidade (Fox *et al.*, 2013).

A equipe de desospitalização que estiver atenta à funcionalidade prévia do paciente idoso antes da internação hospitalar, souber o arranjo de vida desse paciente, conhecer o suporte familiar, saber apoiar a família, realizar o planejamento avançado de cuidados, promover o bem-estar psicossocial e as necessidades médicas atuais e futuras terá a chave para melhor otimizar a transição de cuidados (Holm; Mu, 2012). A identificação precoce das barreiras financeiras e de outras barreiras sociais suavizam a transição de cuidados do paciente geriátrico. Assim como o planejamento da alta começa no primeiro dia da internação hospitalar, ou, às vezes, antes, a avaliação e a intervenção da equipe multiprofissional devem começar o mais rápido possível (Gupta *et al.*, 2019).

Algumas questões foram associadas a resultados negativos na transição de idosos hospitalizados com múltiplas condições crônicas para ambientes de cuidados pós-agudos ou para o domicílio: falta de envolvimento do paciente; comunicação ausente ou inadequada; falta de colaboração entre os membros da equipe; acompanhamento e monitoramento limitados; inadequação na continuidade do cuidado; e lacunas graves de acompanhamento nos serviços em saúde à medida que os pacientes transitam entre os profissionais de saúde e os ambientes destinados aos cuidados (Hirschman *et al.*, 2015).

A identificação das principais causas que levam a reinternação hospitalar do paciente idoso pode levar a estratégias de monitoramento mais direcionadas para evitar esse desfecho. Nos EUA, a insuficiência cardíaca, o infarto do miocárdio e a pneumonia são as principais doenças agudas que cursam com reinternação, assim como a faixa etária de 75 a 84 anos é a de maior representatividade (Zuckerman *et al.*, 2016). Existem, também, modelos em cuidados pós-agudos específicos para doenças de alta morbidade, como acidente vascular encefálico (AVE), doença pulmonar obstrutiva crônica, fratura de quadril, insuficiência cardíaca, entre outras.

Modelos

Há diversos modelos consolidados em vários países que, sabiamente, já incorporaram a transição de cuidados como uma grande aliada na redução da reinternação hospitalar, melhorando, assim, a assistência ao idoso. Listaremos a seguir alguns modelos de destaque que apresentam a dimensão das múltiplas possibilidades na estruturação desse tipo de assistência em saúde.

New Courtland Center for Transitions and Health, da Universidade da Pensilvânia

Trata-se de uma intervenção que engloba a admissão e se estende até 4 semanas após a alta. Enfermeiras gerontólogas assumem a responsabilidade pelo planejamento da alta durante a hospitalização e individualizam o plano de ação, sendo substituídas por enfermeiras visitadoras gerontólogas durante as primeiras 4 semanas após a alta. Há um protocolo de planejamento de alta e acompanhamento no período pós-alta que orienta os cuidadores e os pacientes. O protocolo desse programa consta em uma visita inicial da enfermeira dentro das primeiras 48 horas após a admissão. Depois, outras visitas são realizadas pela enfermeira ao menos a cada 48 horas durante a hospitalização. Será por meio delas que será estabelecido os objetivos da alta. Ocorre ao menos duas visitas domiciliares da enfermeira (48 horas após alta e entre 7 e 10 dias após a alta). Outras visitas adicionais podem ocorrer dependendo das necessidades dos pacientes, não havendo limites de quantidade. Há também a disponibilidade da enfermeira por telefone 7 dias da semana (das 8 às 22 horas durante a semana e das 8 às 12 horas nos finais de semana) e ao menos um contato semanal por telefone com os pacientes ou seus cuidadores. Nesse projeto, há uma parceria com a assistente social em que o suporte social será avaliado, reconhecendo-se as habilidades dos cuidadores e sua sobrecarga. Com 24 horas de antecedência da alta, os médicos farão as prescrições e a enfermeira marcará a visita domiciliar inicial. O programa é baseado fundamentalmente em (Browm, 2021):

- Cuidados com as medicações
- Atenção ao manejo dos sintomas
- Dieta e atividade física
- Qualidade do sono
- Acompanhamento médico
- *Status* emocional dos pacientes e de seus cuidadores
- Estratégias de apoio e acompanhamento.

Transition Care Program, do Departamento de Saúde do governo australiano

Criado em 2004 e pertencente ao programa de atenção ao idoso do governo australiano, o *Transition Care Program* é um dos programas mais consolidados. Tem por objetivo realizar a transição de cuidados entre o hospital e a comunidade. Seu programa tem, no máximo, 12 semanas de duração, com atendimento multiprofissional, discussão de casos e suporte de cuidadores, quando necessário, para as atividades da vida diária do paciente. Foi comparado durante 1 ano o risco de institucionalização em 6 meses entre o grupo que recebeu os cuidados desse programa e dois outros grupos de idosos frágeis que receberam alta hospitalar no mesmo período. Ficou demonstrado que o grupo que fez parte do programa teve um risco de institucionalização menor, bem como melhora da funcionalidade, avaliada pela Escala de Barthel (Grey *et al.*, 2012).

Ambulatório de transição de cuidados – disciplina de Geriatria e Gerontologia da Unifesp

Na disciplina de Geriatria e Gerontologia da Universidade Federal de São Paulo (Unifesp), foi estruturado um modelo de transição de cuidados da esfera hospitalar para a ambulatorial. Durante a internação no Hospital São Paulo, cada caso acompanhado pela geriatria é discutido de forma multiprofissional, em que um plano de cuidados é estabelecido, elencando as prioridades das ações. O planejamento é discutido com os familiares, adequando, assim, às condições sociais, econômicas e culturais deles. Ademais, futuros cuidadores são convidados a participarem dos cuidados ainda durante a internação, permitindo que eles se familiarizem com as rotinas do paciente, como banho, trocas, transferências, nutrição enteral, medicações etc. Todos os pacientes que possuem condições físicas e logísticas de acompanhamento ambulatorial são direcionados para o ambulatório de transição de cuidados. Lá, a equipe tem acesso às informações da internação e ao resumo de alta completo, com o plano de cuidados multidisciplinar pós-alta. Testes funcionais e cognitivos são realizados durante a internação e no ambulatório, para que uma métrica na reabilitação seja estabelecida.

Considerações finais

É indiscutível a necessidade de um melhor planejamento de alta hospitalar. Como dito, o planejamento deve ter início na internação do paciente. Entender as dificuldades de alta hospitalar e os problemas que impactarão na falha do cuidado são fundamentais. Situações simples como o entendimento do uso dos medicamentos e da própria situação clínica do paciente, norteando a gravidade e a necessidade de cuidados, são pontos determinantes e que devem ser abordados e explicados detalhadamente. Devemos entender que as reinternações hospitalares resultam na piora funcional do paciente, sendo uma medida que deve ser evitada quando possível. Falhas na comunicação entre a equipe de saúde e os familiares são recorrentes, impactando negativamente no processo da alta hospitalar.

114

Fragilidade e Envelhecimento

Yeda Aparecida de Oliveira Duarte •
Maria Lúcia Lebrão (*in memoriam*)

Introdução

Com o progressivo aumento da proporção de idosos na população, há uma tendência em se trabalhar em prol de um envelhecimento mais ativo, com melhor qualidade de vida e socialmente participativo pelo maior tempo possível. Nessa perspectiva, busca-se, de um lado, atuar desde as idades mais precoces, entendendo o envelhecimento como um processo incluso no curso de vida e, de outro, busca-se intervir precocemente em situações possivelmente reversíveis que possam vir a comprometer o alcance das idades mais longevas com melhor qualidade. Tenta-se, dessa forma, evitar uma futura epidemia de pessoas idosas portadoras de doenças e condições crônicas, vulneráveis, frágeis e incapacitadas, requerendo contínuos, progressivos e complexos serviços sociais e de saúde.

A identificação, avaliação e tratamento de pessoas idosas frágeis, ou em processo de fragilização, passam a ser o centro da atenção em geriatria e gerontologia, com especial ênfase na manutenção, pelo maior tempo possível, de sua autonomia e independência, buscando-se evitar outros desfechos adversos para a saúde deles, considerando serem mais suscetíveis ao adoecimento e a acidentes. A capacidade dos órgãos assistenciais, sociais e de saúde para cuidar dessas pessoas e, ainda, prevenir a fragilidade está diretamente relacionada com sua formação profissional, reconhecendo que o cuidado dispensado a esse grupo requer habilidades específicas, além de maior tempo de intervenção (Duarte *et al.*, 2019; Lourenço *et al.*, 2018).

O termo "frágil" pode ser compreendido como: facilmente quebrável ou destrutível; com probabilidade de falhar ou morrer rapidamente; mais suscetível a doenças ou agravos; e, por fim, fraco e/ou muito magro. Em gerontologia, especificamente, esse termo está associado à fraqueza muscular, fragilidade óssea, baixo índice de massa corporal, maior vulnerabilidade ao trauma, risco de infecções, *delirium*, instabilidade e/ou menor reserva funcional; situações que podem ocorrer simultânea ou paralelamente (Ferrucci *et al.*, 2006; Fisher, 2005; Morley *et al.*, 2013; Rockwood; Mitnitski, 2011).

Embora importantes avanços tenham sido obtidos, o termo fragilidade ainda carece de um consenso internacional, fazendo com que seja frequentemente intercambiado com multimorbidade e incapacidade (Duarte, 2007; Duarte *et al.*, 2010; Fried *et al.*, 2001; Morley *et al.*, 2013).

Aspectos históricos

Antes da década de 1980, o tema fragilidade era pouco abordado. A denominação "idoso frágil" era utilizada para se referir às pessoas com debilidades físicas que requeriam assistência contínua. Na década de 1970, nos EUA, esse termo foi utilizado por órgãos governamentais para descrever a pessoa idosa com condições socioeconômicas desfavoráveis e que apresentasse declínio físico e/ou cognitivo. O planejamento assistencial dirigido a esse grupo estabelecia como critérios ter idade igual ou superior a 75 anos e a presença de dependência (em maior ou menor grau) identificada a partir da necessidade de auxílio na realização das atividades cotidianas. Esse termo foi considerado como sendo um estereótipo e, portanto, rejeitado pela comunidade científica especializada. Idade avançada (≥ 75 anos), maior vulnerabilidade, comprometimento físico e/ou funcional, declínio cognitivo e necessidade de assistência contínua passaram a ser características atribuídas às pessoas idosas frágeis em inúmeras publicações a partir da segunda metade da década de 1980, o que reforçou a associação, em termos conceituais, entre fragilidade e incapacidade (Duarte, 2007; Karunananthan *et al.*, 2009; Walston *et al.*, 2006).

Em 1990, Fretwell descreveu a fragilidade como "uma vulnerabilidade inata aos desafios do ambiente". A partir do desenvolvimento de estudos longitudinais foi possível observar que muitos idosos alcançavam a velhice avançada em boas condições de saúde e funcionalidade, o que fez com que, na década de 1990, o conceito ser frágil fosse gradativamente substituído por tornar-se frágil. Acreditava-se, então, que a fragilidade fosse uma condição independente da presença de multimorbidades, incapacidade e vulnerabilidade social, embora relacionada a elas. A síndrome de fragilidade passou, assim, a ser compreendida como uma precursora do declínio funcional, da institucionalização e da morte precoce, com fortes evidências étnicas e culturais (Duarte, 2007; Fried *et al.*, 2009; Karunananthan *et al.*, 2009; Walston *et al.*, 2006).

Em 1992, uma conferência realizada para discutir a fisiologia da fragilidade concordou que controvérsias em sua definição, bem como na compreensão limitada de sua etiologia, atrasariam a adoção de estratégias preventivas, além de apontar que essa síndrome constituiria a maior ameaça a uma expectativa de vida ativa (Duarte, 2007; Fried *et al.*, 2009; Karunananthan *et al.*, 2009; Walston *et al.*, 2006). Posteriormente, Fried e Walston (2009) sugeriram que fragilidade e *failure to thrive* representavam o *continuum* de uma síndrome clínica; sendo o segundo termo sua manifestação mais extrema associada com ineficácia de recuperação e proximidade da morte.

Ruggiero e Ferrucci (2006) descreveram os sinais e sintomas comumente apresentados nessa síndrome como: perda de massa muscular, fraqueza, menor atividade física, baixa ingestão calórica e perda de peso não intencional. A instalação dessa síndrome aumentaria o risco de ocorrência de um número importante de desfechos adversos em saúde, incluindo dependência, institucionalização, quedas, lesões, doenças agudas, hospitalização, além de uma recuperação mais lenta ou ineficaz dessas alterações, possivelmente levando ao óbito. Como resultado, a manutenção da vida, do bem-estar e da autonomia do idoso dependeriam do uso de compensações extrínsecas em razão da baixa capacidade de compensação fisiológica (Fried *et al.*, 2009).

Para a União Europeia, a definição de fragilidade é fundamental, pois as pessoas frágeis são importantes consumidores dos serviços sociais e de saúde. A adoção de intervenções precoces pode contribuir para a melhora da qualidade de vida dos idosos e, consequentemente, reduzir os custos relacionados ao cuidado (Morley *et al.*, 2013).

Em uma revisão sistemática de 31 estudos sobre fragilidade em idosos (≥ 65 anos), Collard *et al.* (2012) encontraram uma prevalência de 4 para 17% (média de 9,9%) da fragilidade física, sendo o aumento da prevalência associado à inclusão de aspectos psicossociais. As mulheres (9,6%) apresentam duas vezes mais chance que os homens (5,2%) de serem frágeis, sendo que essa prevalência é significativamente aumentada entre os idosos longevos (≥ 80 anos).

Com o objetivo de se firmar um consenso sobre esse tema, a Associação Internacional de Geriatria e Gerontologia (IAGG) e a Organização Mundial da Saúde (OMS) promoveram uma conferência sobre o assunto, realizada em Orlando, Flórida, em 7 de dezembro de 2012, em que foram convidados delegados das seis principais sociedades internacionais, europeias e americanas, visando estabelecer uma definição mais operacional de fragilidade que permitisse à população mais suscetível o acesso à triagem e ao tratamento. Quatro pontos principais foram tirados dessa reunião para definir fragilidade física (Morley *et al.*, 2013):

- A fragilidade física é "uma síndrome com múltiplas causas e fatores associados, caracterizada por diminuição de força, resistência e funções fisiológicas que, associadas, aumentam a vulnerabilidade de um indivíduo para o desenvolvimento de dependência e/ou morte"
- A fragilidade física pode ser potencialmente evitada ou tratada com modalidades específicas, como exercícios, suplementação proteico-calórica, vitamina D e redução da polifarmácia
- Testes de triagem simples e rápidos foram desenvolvidos e validados, como o FRAIL *scale*, permitindo aos profissionais de saúde identificarem objetivamente as pessoas frágeis
- Para identificar precocemente os indivíduos com fragilidade física, todas as pessoas idosas acima de 70 anos e todos os indivíduos com perda de peso significativa (≥ 5%) em razão da doença crônica devem ser rastreados para fragilidade.

Definiu-se consensualmente fragilidade como um estado clínico em que há um aumento da vulnerabilidade dos indivíduos para o desenvolvimento da dependência e/ou mortalidade quando exposto a um estressor. Entende-se que essa é uma síndrome que pode ocorrer como resultado de uma série de doenças ou condições clínicas.

Para esse grupo, a fragilidade pode ser física, psicológica ou uma combinação de ambas. Trata-se de uma condição dinâmica que pode melhorar ou piorar a qualquer momento, dependendo dos estressores envolvidos. Dois modelos de abordagem sobre o tema se tornaram populares e deram origem a inúmeros outros. O modelo de acumulação de déficits, que é o resultado da somatória do número de deficiências e condições apresentadas pelo indivíduo, deu origem ao *Frailty Index* (FI) (Rockwood; Mitnitski, 2011). O segundo modelo definiu um fenótipo físico que consiste na identificação de cinco componentes (perda de peso, exaustão, fraqueza, lentidão e redução da atividade física) que marcam um estado fisiológico subjacente de multissistemas e desregulação energética (Fried *et al.*, 2001). Ambas as definições são usadas atualmente para definir o processo de fragilização, classificando os indivíduos como frágeis, pré-frágeis e não fragilizados. Os domínios de fragilidade em ambos os modelos parecem pertencer a uma construção comum, sendo a força física uma das características discriminatórias (Sourial *et al.*, 2012).

Vários pontos obtiveram concordância em mais de 80%, incluindo a fragilidade como uma síndrome clínica e não uma deficiência ou incapacidade. A partir de então, ela passou a ser associada a uma maior vulnerabilidade em que o mínimo de estresse pode causar comprometimento funcional, sendo reversível ou atenuada por intervenções específicas. Para tanto, é necessário que sua detecção seja feita precocemente pelos profissionais de saúde, que devem estar capacitados para tal fim na atenção básica em saúde. No entanto, a conferência falhou em concordar com uma única definição de fragilidade que pudesse satisfazer todos os especialistas. Contudo, independentemente do instrumento utilizado, recomendou-se fortemente a implementação de um *screening* de fragilidade e de seu monitoramento na prática clínica em todo o mundo, pois, considerando o envelhecimento da população mundial, tal medida não deveria mais ser postergada (Morley *et al.*, 2013).

No Brasil, formulou-se o Consenso Brasileiro de Fragilidade em Idosos (Lourenço *et al.*, 2018) com o objetivo de descrever as definições conceituais e operacionais da síndrome de fragilidade obtidas em uma revisão bibliográfica sobre o tema por meio do exame de 72 artigos. Nesse estudo, em que foram utilizados quatro grandes modelos conceituais de fragilidade, a sua prevalência variou de 6,7 a 74,1%. O estudo concluiu que a prevalência de fragilidade na população brasileira ainda não está adequadamente estimada e que os pontos de corte dos itens que compõem as escalas devem ser adaptados aos parâmetros da nossa população.

Em uma recente revisão sistemática sobre os instrumentos para se detectar a síndrome de fragilidade, dos 96 estudos examinados, 51 identificavam fragilidade com domínios predominantemente físicos, 40 foram construídos e/ou validados para serem utilizados com idosos na comunidade, 28 distinguiam frágeis e não frágeis e 23 apresentavam três ou mais níveis de fragilidade. A revisão concluiu que há muitos instrumentos para medir o mesmo constructo, tornando difícil aos pesquisadores a escolha do mais apropriado; fazendo com que seja necessária uma padronização das escalas, permitindo, assim, a comparabilidade dos resultados (Faller *et al.*, 2019).

Neste capítulo optou-se por discutir as principais propostas de definição de fragilidade e sua fundamentação teórica, visando contribuir para a compreensão das características fisiológicas da síndrome, sua possível etiologia e suas potenciais intervenções, bem como estratégias de prevenção.

O que é fragilidade?

Conforme citado anteriormente, a fragilidade é constantemente confundida com a incapacidade ou com a pessoa que apresenta múltiplas doenças associadas. Assim, é importante diferenciar inicialmente a fragilidade da incapacidade e das multimorbidades.

Incapacidade significa a presença de limitações físicas e/ou cognitivas, dependência em mobilidade e/ou atividades básicas ou instrumentais da vida diária. Limitações funcionais são prevalentes em pessoas idosas, particularmente nas mais longevas, podendo estar associadas ao declínio das condições de saúde. Ademais, elas são preditoras do aumento na utilização de serviços de saúde, bem como nos índices de hospitalização e óbito. Desta forma, os idosos com limitações funcionais pertencem a um grupo de alto risco para outros desfechos adversos na área da saúde, razão pela qual parece ser mais apropriado associá-los à fragilidade (Fried *et al.*, 2004). Estudos de Fried *et al.* (2001), Fried e Walston (2003) e Fried *et al.* (2009) sobre a proposição do fenótipo de fragilidade encontraram uma sobreposição entre os indivíduos frágeis e os incapacitados. Entretanto, eles não eram idênticos, pois existiam pessoas idosas frágeis que não apresentavam incapacidades, bem como pessoas com incapacidades que não eram frágeis (Figura 114.1). Do total de 2.762 indivíduos que apresentavam comorbidades, incapacidades e/ou fragilidade, 368 eram frágeis. Dos 2.576 que apresentavam duas ou mais doenças, 249 eram frágeis, e, dos 363 que tinham incapacidades, apenas 100 eram frágeis. Concluiu-se que a incapacidade poderia ser considerada um desfecho da síndrome, ou, ainda, um elemento contributivo para seu desenvolvimento e não sua essência. Assim, os termos incapacidade e fragilidade não podem ser considerados sinônimos.

A presença simultânea de múltiplas doenças crônicas costuma ser outro marcador frequentemente utilizado para indicar fragilidade. Embora tal condição esteja associada ao aumento do número de desfechos adversos em saúde, quando comparados ao grupo de idosos sem doenças, ela não pode identificar,

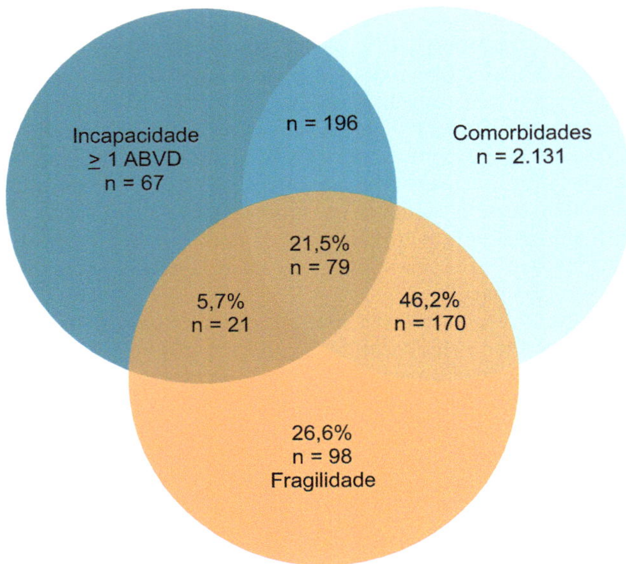

▪ **FIGURA 114.1** Diagrama de Venn. Sobreposição de fragilidade com incapacidade e comorbidades. (Fonte: Fried *et al.*, 2001.)

por si só, os indivíduos frágeis (Fried *et al.*, 2001; Walston *et al.*, 2006). Tradicionalmente, as doenças são definidas por sinais, sintomas e mecanismos fisiopatológicos que surgem quando sistemas fisiológicos específicos ou determinadas estruturas anatômicas são prejudicadas e, diante de um desafio entrópico, não podem ser plenamente contrabalançadas por um mecanismo homeostático. Entre as pessoas idosas, os mecanismos fisiopatológicos específicos para cada doença podem não ser claros o suficiente, de tal forma que sua apresentação clínica seja atípica. Com o avançar da idade, há um aumento da suscetibilidade para múltiplas doenças crônicas que não é explicado pelos clássicos fatores de risco. Esse aumento poderia estar relacionado com o progressivo colapso da rede regulatória destinada a manter o equilíbrio homeostático. Acredita-se, assim, que outros processos fisiológicos, para além das doenças e das incapacidades, devam estar associados ao desenvolvimento da fragilidade e que elas, embora relacionadas, sejam entidades distintas (ver Figura 114.1) (Fried *et al.*, 2009; Fried *et al.*, 2009; Ruggiero; Ferrucci, 2006).

O que seria, então, fragilidade?

Para Rockwood e Mitnitski (2011) fragilidade é um estado de risco causado pelo acúmulo de déficits associados à idade. Esses déficits provêm de uma variedade ampla de problemas de saúde, como sintomas, sinais, alterações laboratoriais, doenças e deficiências, todos clinicamente reconhecíveis. Cada um deles, no entanto, foi insuficientemente ou inadequadamente reparado e, por essa razão, é referido como um déficit. Com o envelhecimento, as pessoas tendem a acumular déficits. Torna-se necessário compreender em que momento esse acúmulo levará o indivíduo ao processo de fragilização. Quanto mais déficits os indivíduos acumulam, continuam os autores, maior o risco de um resultado adverso à saúde e, portanto, são mais frágeis. Nesse sentido, o acúmulo de déficit é indistinguível da perda de reserva fisiológica, pois é a base para essa perda que, em termos de engenharia de sistemas, é referida como perda de redundância. Nesse modelo, a fragilidade seria um constructo intermediário que surgiria como resultado do efeito dessa somatória das reservas homeostáticas. Ou seja, o número de déficits conduziria a um efeito dose-resposta com relação à mortalidade, presumivelmente por meio desse mecanismo intermediário.

Escala Clínica de Fragilidade (*Clinical Frailty Scale*): classificação (Morley *et al.*, 2013).

- Muito em forma: pessoas que são robustas, ativas, enérgicas e motivadas. Essas pessoas costumam se exercitar regularmente, estando entre as mais aptas para sua idade
- Bem: pessoas que não apresentam sintomas ativos de doença, mas são menos aptas do que a categoria 1 (muito em forma). Frequentemente, eles se exercitam ou são muito ativos ocasionalmente
- Gerenciando bem: pessoas cujos problemas médicos são bem controlados, mas não são regularmente ativos além da caminhada de rotina
- Vulnerável: pessoas que, embora não dependam de outras para ajuda diária, têm sintomas limitam suas atividades. Uma reclamação comum é estar lenta e/ou se sentir cansada durante o dia
- Levemente frágil: essas pessoas geralmente apresentam lentidão mais evidente e precisam de ajuda em atividades instrumentais de vida diária (AIVD). Normalmente, a fragilidade leve prejudica progressivamente as compras e a caminhada sozinha ao ar livre, a preparação das refeições e as tarefas domésticas
- Moderadamente frágil: pessoas que precisam de ajuda em todas as atividades externas e para cuidar da casa. Em sua residência, elas costumam ter problemas com escadas e precisam de ajuda para tomar banho, além de precisarem de assistência mínima para se vestir
- Severamente frágil: pessoas totalmente dependentes para os cuidados pessoais de qualquer causa (física ou cognitiva). Mesmo assim, elas parecem estáveis e não correm alto risco de morrer (dentro de 6 meses)
- Gravemente frágil: pessoas completamente dependentes e chegando ao fim da vida. Normalmente, elas não conseguem se recuperar nem mesmo de uma doença leve
- Doente terminal: aproximando-se do fim da vida. Essa categoria se aplica às pessoas com expectativa de vida < 6 meses e que não são evidentemente frágeis.

Onde a demência estiver presente, o grau de fragilidade geralmente corresponde ao grau de demência:

- Demência leve: inclui o esquecimento dos detalhes de um evento recente, mas a pessoa ainda se lembra do próprio evento, repetindo a mesma pergunta/história. A pessoa também passa a se afastar das relações sociais
- Demência moderada: a memória recente está muito prejudicada, embora a pessoa, aparentemente, consiga se lembrar bem dos eventos passados de sua vida. Elas são capazes de realizar cuidados pessoais com sugestões de terceiros
- Demência grave: a pessoa não é mais capaz de realizar os cuidados pessoais sem assistência de terceiros.

Fried *et al.* (2009) descreveram fragilidade como um processo fisiopatológico único, resultante de alterações em uma série de mecanismos biológicos que leva a modificações de múltiplos sistemas e, eventualmente, ao rompimento do equilíbrio homeostático. Segundo os autores, os sistemas são interrelacionados, formando uma rede de regulação homeostática que apresenta, quando íntegra, habilidade compensatória aos estressores em razão de sua reserva fisiológica e resiliência. A desregulação de múltiplos sistemas e a diminuição da efetividade dessas interconexões podem conduzir à perda dessas reservas e, consequentemente, comprometer a manutenção da homeostase diante dos estressores.

O resultado da agregação dessas múltiplas perdas de reserva tem impacto na capacidade do organismo de responder aos estressores mantendo seu equilíbrio homeostático. A fragilidade surge quando a capacidade fisiológica para responder de maneira apropriada a situações dinâmicas estressoras (exercícios, temperaturas extremas, doenças agudas) se apresenta de forma insuficiente ou inadequada, possivelmente associada ao intervalo e à complexidade de resposta ao estressor que, agora, o organismo é capaz de elaborar. Em decorrência de um estreitamento regulatório, ocorre a diminuição na efetividade das respostas compensatórias. De modo geral, a perda de reserva agregada em múltiplos sistemas pode conduzir a um declínio global na habilidade do organismo como um todo em tolerar estressores, aumentando, assim, o risco de ocorrência de desfechos adversos associados à fragilidade (Ruggiero; Ferrucci, 2006; Walston *et al.*, 2006; Walston, 2006).

Em última análise, tais mudanças levariam a uma espiral negativa de declínio funcional. Os principais sistemas envolvidos incluiriam os que mantêm a estabilidade na produção, distribuição e utilização de energia, abrangendo os que envolvem processos hormonais, imunológicos, inflamatórios e neurológicos. A diminuição da energia disponível afetaria múltiplos sistemas fisiológicos levando ao seu comprometimento funcional e, em última instância, desencadearia um progressivo declínio no funcionamento físico. Em um organismo saudável, a rede homeostática é complexa, capaz de se adaptar de forma rápida e flexível aos mais diferentes tipos de perturbações internas e externas. O envelhecimento ocasionaria mudanças nessas estratégias adaptativas que, progressivamente, se tornariam limitadas (Fried *et al.*, 2001; Fried; Walston, 2003; Fried *et al.*, 2009; Hazzard, 2005).

Esse mecanismo patogenético único e bem definido foi proposto por Fried *et al.* (2001) como um ciclo decrescente de energia cujas manifestações clínicas aumentariam à medida que a fragilidade se agravasse (Figura 114.2).

Enquanto o declínio nas reservas em múltiplos sistemas pode justificar o risco elevado de desfechos adversos que os profissionais de saúde associam com fragilidade, eles, em si, não explicam necessariamente a síndrome de fraqueza, perda de peso e declínio da atividade, bem como as anormalidades comumente observadas no equilíbrio e na marcha. A integração desses sinais e sintomas clínicos ocorreria como um segundo estágio da fragilidade, quando a reserva acumulada declinaria a um nível limítrofe (Fried *et al.*, 2009; Ruggiero; Ferrucci, 2006).

A Figura 114.2 demonstra o círculo vicioso ou espiral da síndrome de fragilidade que pode ter início em qualquer ponto, por exemplo, na ingestão alimentar. Existem evidências mostrando a associação entre envelhecimento e diminuição na habilidade de modular, de maneira equilibrada, a ingestão alimentar com o total de gasto energético despendido, aumentando o risco de consumo alimentar inadequado e/ou insuficiente. Essa anorexia do envelhecimento pode ser composta por muitos fatores capazes de diminuir a ingestão alimentar, incluindo diminuição do paladar e do olfato, problemas odontológicos, depressão, demência e outras doenças. A ingestão energética menor que as calorias necessárias para suprir o gasto energético despendido pode conduzir a um estado crônico de subnutrição proteico-energética que levaria à perda de massa muscular, resultando em sarcopenia. A sarcopenia contribui para a perda de força e para o declínio da tolerância máxima ao exercício (volume de oxigênio máximo [$V_{O_2\,máx.}$]), que, juntos, levam à lentidão da velocidade de caminhada, à incapacidade no desempenho de tarefas que exijam força e/ou tolerância ao exercício e, por fim, à diminuição da taxa metabólica latente que, concomitantemente a outros declínios, culmina com a queda no total de energia despendida (Evans *et al.*, 2010; Fried *et al.*, 2009).

Esse ciclo (Figura 114.2) apresentaria manifestações clínicas, como o declínio de força, energia, velocidade de marcha, atividade física e perda de peso, todas interrelacionadas. Essas manifestações seriam detectáveis por um fenótipo mensurável constituído por cinco componentes (Fried *et al.*, 2001; Fried; Walston, 2003; Fried *et al.*, 2009).

- Perda de peso não intencional: 4,5 kg ou mais no último ano ou pelo menos 5% do peso corporal
- Fadiga: obtida por autorreferência de exaustão a partir de duas questões do Center for Epidemiologic Studies-Depression (CES-D)

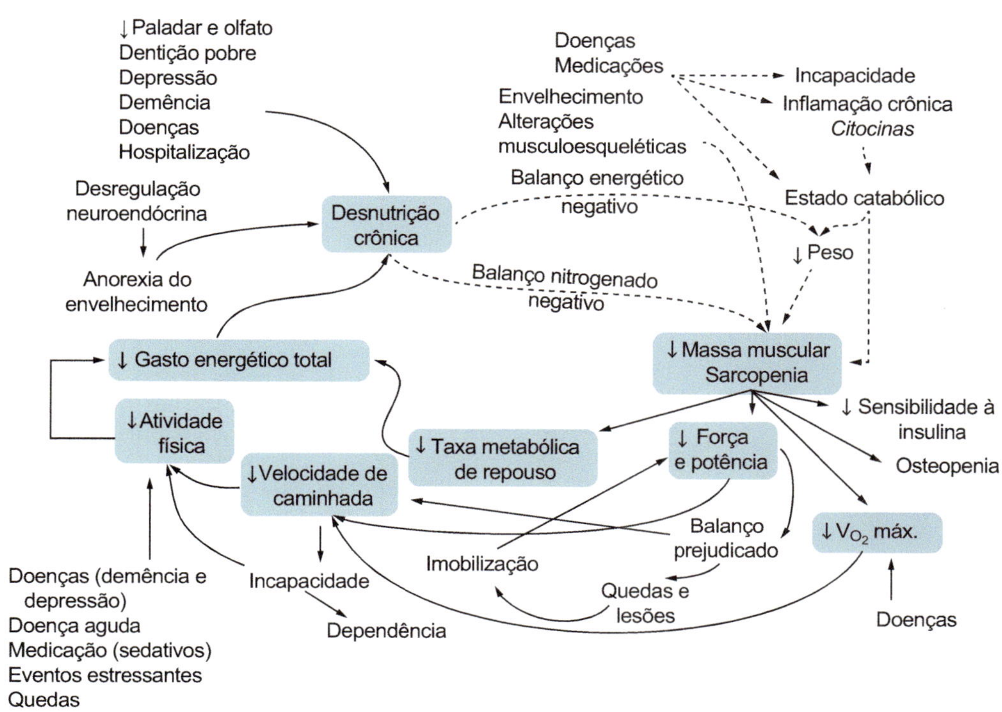

▪ **FIGURA 114.2** Ciclo decrescente de energia que conduziria à fragilidade. (Fonte: Fried *et al.*, 2001.)

- Diminuição da força: mensurada por dinamômetro em membro superior dominante, ajustado por gênero e índice de massa corporal (IMC)
- Baixo nível de atividade física: obtido pelo cálculo do dispêndio médio semanal de quilocalorias obtidos pelo relato das atividades físicas desenvolvidas no período, ajustadas por gênero
- Diminuição da velocidade da marcha: obtida pelo tempo despendido para caminhar um espaço de 4 m, ajustado por gênero e altura.

A presença de um ou dois componentes do fenótipo seria indicativo de alto risco de desenvolver a síndrome de fragilidade (pré-frágeis). Três ou mais componentes estariam presentes em idosos frágeis (Fried *et al.*, 2001). Essa definição foi submetida a diferentes tipos de validação (face, critério, constructo, preditiva) em mais de cinco estudos de base populacional, sendo capaz de identificar as pessoas idosas com elevado risco de incapacidades, quedas, hospitalização, fraturas e óbito (Fried *et al.*, 2009). Na Figura114.3, a fragilidade se apresenta como um fenótipo clínico associado à ocorrência de desfechos adversos em saúde que resulta de declínio da reserva e da função fisiológica, podendo ser precipitado pela presença de doenças anteriores (Fried *et al.*, 2001).

Com base nesse constructo, Fried *et al.* (2001) identificaram uma prevalência de 7% de idosos (≥ 65 anos) frágeis vivendo na comunidade. Identificaram também que tal condição acompanhava o avançar da idade (3% entre 65 e 74 anos e 25% entre os com idade ≥ 85 anos). Segundo os autores, a fragilidade é uma condição progressiva, dinâmica e geralmente crônica, com uma transição, em 18 meses, de 43% evoluindo para a condição de frágil e 23% para a condição de pré-frágil.

Sendo assim, a fragilidade é considerada uma síndrome clínica geriátrica, com um conjunto de sintomas e sinais centrais ligados à fisiopatologia subjacente capazes de identificá-la. Nesse processo, o nível normal de mecanismos homeostáticos pode não ser mais suficiente para produzir uma resposta homeostática eficiente, sendo necessário selecionar outros estados de equilíbrio menos eficientes. Nessa perspectiva, o fenótipo de fragilidade, ou sua condição fisiológica subjacente (fisiotipo), pode representar o melhor estado possível de equilíbrio de uma pessoa em qualquer nível de função fisiológica, em uma tentativa de evitar a espiral de deterioração para o óbito. Como as respostas adaptativas teoricamente podem ser melhoradas, prevenção e tratamento tornam-se possíveis (Figura 114.4) (Fried *et al.*, 2009).

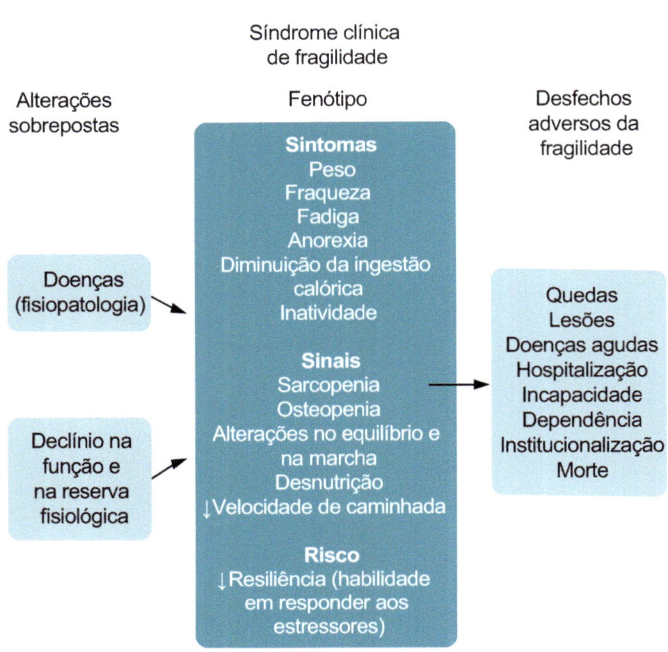

▪ **FIGURA 114.3** Fenótipo de fragilidade. (Fonte: Fried *et al.*, 2001.)

Enquanto apresentação clínica, é particularmente atrativa a ideia de um processo fisiopatológico único envolvido na gênese de ambos (vulnerabilidade e fragilidade), pois torna o diagnóstico de fragilidade possível com base em um número finito de critérios, permitindo atuar de forma proativa na identificação das pessoas que já mostram manifestações clínicas e na identificação daquelas em estágios subclínicos (Fried *et al.*, 2009; Xue *et al.*, 2008).

Sugere-se que o fenótipo descrito, com medidas padronizadas e critérios bem definidos, construído com base em uma teoria biológica e validado com critérios diagnósticos fortemente relacionados com a idade, pode ser utilizado como rastreamento para o diagnóstico fácil e confiável, além de servir como base para a prevenção e o tratamento da fragilidade (Fried *et al.*, 2009; Xue *et al.*, 2008). Como desvantagens, estão a capacitação profissional, o uso de alguns instrumentos de mensuração e o tempo utilizado, aproximadamente 10 ou 15 minutos.

Segundo Fried *et al.* (2009), alguns idosos podem ser ativos e com boa funcionalidade; no entanto, diante de estressores, como uma fratura de fêmur, mostrariam pouca reserva funcional e apresentariam rápido declínio em múltiplos sistemas. Esses indivíduos podem estar em um estágio precoce do ciclo de fragilidade ainda não detectável. Aqueles com uma ou duas das características do fenótipo apresentam risco duas a cinco vezes maior de progredir para fragilidade (definida como três ou mais componentes presentes simultaneamente) quando comparados aos que não têm nenhuma característica, o que dá suporte à hipótese da existência de um estágio subclínico de fragilidade.

O ciclo de balanço energético negativo combina com o fenótipo clínico de fragilidade, mas não explica completamente a vulnerabilidade aos estressores e a diminuição da reserva que são centrais na definição da síndrome que, possivelmente, é mais complexa (Fried *et al.*, 2009; Walston *et al.*, 2006).

Dessa forma, a fragilidade deve ser compreendida como um *continuum* que avança de um estado latente de alterações fisiológicas para a síndrome clinicamente aparente. Acredita-se que um fisiotipo de alterações básicas ocorre nos sistemas fisiológicos com consequente desenvolvimento de apresentações clínicas ou "fenótipo", passado por certo nível de disfunção global. Esse fisiotipo pode se tornar clínica ou fenotipicamente aparente quando sistemas vulneráveis descompensam diante dos estressores (Tabela 114.1) (Fried *et al.*, 2009).

Sarcopenia, disfunção imunológica e desregulação neuroendócrina são os três componentes principais da síndrome de fragilidade, fazendo delas centrais na compreensão das causas relacionadas com a maior vulnerabilidade aos estressores associados a ela (Evans *et al.*, 2010; Ferrucci *et al.*, 2005; Fried *et al.*, 2009; Hubbard; Woodhouse, 2010).

A sarcopenia, ou perda de massa muscular associada ao envelhecimento, pode ter início aos 35 anos, avançando de maneira regular e podendo alcançar uma perda de até 50% da massa muscular (musculoesquelético), que é reposta com tecido adiposo e fibrótico. Essa perda cumulativa tem como resultado a diminuição da força e da tolerância ao exercício, fadiga, fraqueza e diminuição da capacidade de desempenhar muitas atividades da vida diária. O declínio na força constitui fator de risco para comprometimento de equilíbrio, velocidade de caminhada e quedas (Evans *et al.*, 2010; Fried *et al.*, 2009).

A sarcopenia resulta em declínio da taxa metabólica de repouso com consequências metabólicas diretas. A termorregulação parece constituir um elemento crítico nesse contexto. Muito da intolerância ao frio e ao calor observada nos idosos

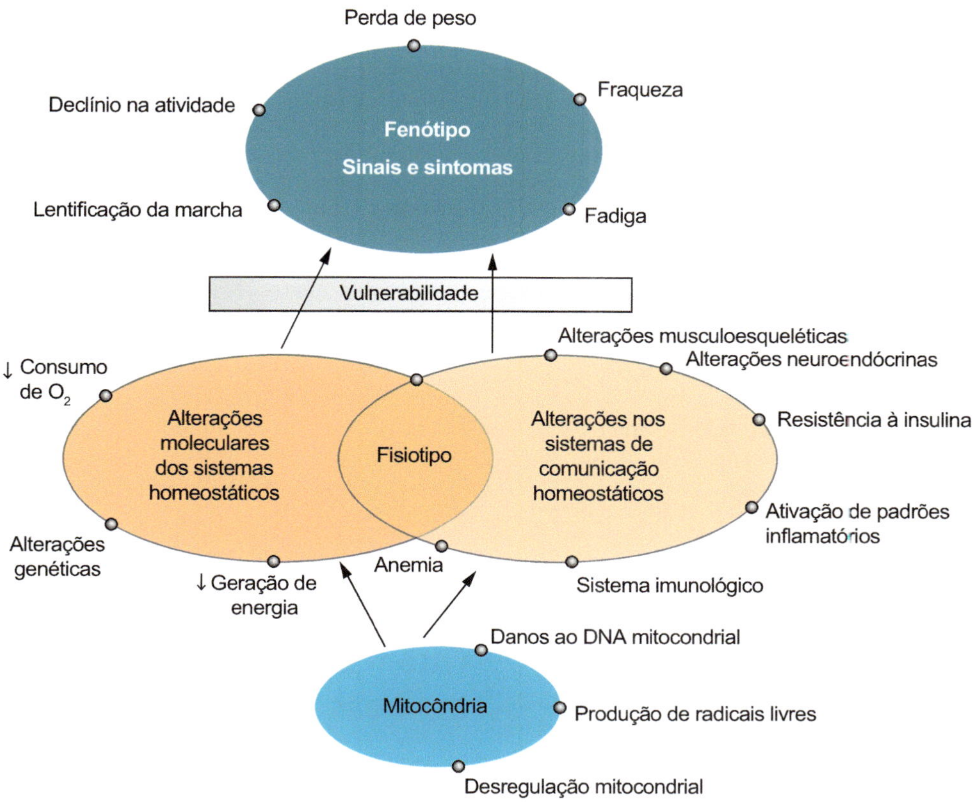

▪ **FIGURA 114.4** Níveis hipotéticos da síndrome de fragilidade segundo Fried *et al.*, 2009.

▪ **TABELA 114.1** *Continuum* de resiliência e fragilidade em pessoas idosas.

Resiliente ←				→ Frágil
Normal ou hígido	**Fragilidade subclínica**	**Fragilidade inicial**	**Fragilidade tardia**	**Fragilidade em estágio final**
Resiliente Recupera-se prontamente dos estressores	Parece resiliente, mas recupera-se lenta ou incompletamente dos estressores Pode apresentar desfechos adversos de saúde	Fragilidade clinicamente aparente Baixa tolerância aos estressores Sem incapacidades	Fragilidade clinicamente aparente Baixa tolerância aos estressores Recuperação muito lenta Incapacidade, diminuição de energia e força	Aparenta fragilidade grave, diminuição de força, perda de peso, baixos níveis de LDL e colesterol Dependência e risco elevado de óbito em 12 meses

LDL: lipoproteína de baixa densidade. (Fonte: Fried *et al.*, 2009.)

está relacionada ao fenômeno. A reposição gradual dessa perda tecidual com gordura e tecido fibroso é parcialmente responsável pelo aumento da resistência à insulina e da intolerância à glicose observada na meia-idade e nos idosos. Como a insulina é um dos mais importantes hormônios anabólicos, a diminuição tecidual dos seus valores efetivos pode contribuir para um estado catabólico generalizado que caracteriza os indivíduos frágeis (Evans *et al.*, 2010; Fried *et al.*, 2009).

O sistema imunológico é composto por um complexo e interativo grupo de órgãos, tecidos e células que agem em conjunto para defender o organismo contra agressões externas de maneira rápida e apropriada. Parece que o somatório das complexas mudanças relacionadas com o avançar da idade torna o indivíduo mais vulnerável a infecções. A possível razão para tais modificações estaria relacionada ao declínio na habilidade das células T em secretar interleucina-2, uma citocina importante no aumento da resposta de hipersensibilidade, com a geração de células citotóxicas e estimulação da proliferação de células-B e, consequentemente, com a imunidade humoral (Fried *et al.*, 2009; Fried *et al.*, 2009; Hubbard; Woodhouse, 2010; Joseph *et al.*, 2005; Mocchegiani *et al.*, 2010).

A imunidade humoral é responsável pela produção de anticorpos específicos que atuam no isolamento e combate a patógenos infecciosos. A produção de anticorpos declina com o avançar da idade e, por atuarem na primeira linha de defesa do organismo contra todos os tipos de antígenos, quando em níveis mais baixos, tornam os indivíduos idosos mais vulneráveis ao ataque e à propagação de infecções. O processo envolvido nessas alterações ainda não é totalmente conhecido. Evidências sugerem que as possíveis causas estariam relacionadas a modificações nas células B com o avançar da idade ou a seu declínio numérico. As duas situações parecem ser resultantes de modificações nas células-T, com consequente falta de estímulo apropriado do sistema humoral (Fried *et al.*, 2009; Fried *et al.*, 2009; Hubbard; Woodhouse, 2010; Joseph *et al.*, 2005; Mocchegiani *et al.*, 2010).

O resultado combinado dessas modificações seria a alteração na habilidade do organismo em responder às infecções. Em razão da existência de uma variabilidade individual em tais modificações, algumas pessoas são mais vulneráveis que outras à ocorrência de infecções. Acredita-se que os idosos frágeis estão incluídos no subgrupo que apresenta maior vulnerabilidade imunológica (Fried *et al.*, 2009; Fried *et al.*, 2009).

Em contrapartida, o nível de autoanticorpos não relacionados com uma disfunção autoimune identificável aumenta de acordo com a idade. O número de marcadores de inflamações é elevado nos indivíduos idosos e, em alguns casos, está relacionado com a incapacidade física e não com doenças específicas. Esse aumento parece vir do declínio dos mecanismos regulatórios, que permitem que as células ativadas continuem secretando potentes agentes catabólicos bem depois de o estímulo ter sido iniciado. Exposição crônica a elevados níveis desses agentes pode contribuir com o ciclo de fragilidade pela influência catabólica no músculo e a piora na desregulação neuroendócrina mediante aumento da estimulação adrenocortical. O somatório de aumento da vulnerabilidade a infecções com aumento do estado inflamatório geraria um subgrupo de indivíduos especialmente vulneráveis a estressores, contribuindo, assim, para o desenvolvimento da fragilidade (Fried *et al.*, 2009; Fried *et al.*, 2009; Hubbard; Woodhouse, 2010; Joseph *et al.*, 2005; Mocchegiani *et al.*, 2010).

O sistema neuroendócrino funciona de maneira integrada com o sistema regulatório, monitorando os estímulos internos e externos, além de manter o equilíbrio homeostático. Evidências demonstram que a perda de complexidade dos sistemas com o envelhecimento está relacionada com a diminuição de reserva e a variação e precisão de sua resposta. As respostas do sistema neuroendócrino são normalmente pulsáteis, sendo rapidamente acionadas e desligadas. Com o avançar da idade, a sensibilidade dessa complexa rede de controle de respostas diminui e a velocidade de transmissão é alentecida. Diante de um estímulo estressor, a resposta orgânica pode apresentar início mais tardio e um desligamento mais alentecido. Essa desregulação constitui, segundo Fried e Walston (2003), o componente central da síndrome de fragilidade, sendo mais observada nas pessoas em velhice avançada, colocando sua resposta aos estressores em um nível crítico (Fried *et al.*, 2009).

Observa-se que parte significativa da definição de fragilidade proposta pelos autores citados implica maior vulnerabilidade aos estressores. A resposta mais importante do organismo humano ao estresse está relacionada com a liberação de epinefrina e norepinefrina pelo sistema nervoso simpático e com a elevação dos níveis plasmáticos de glicocorticoides. Os efeitos dos níveis elevados de glicocorticoides incluem elevação nos níveis de glicose e de lipídios que podem representar a principal fonte de liberação de energia durante a resposta ao estímulo estressor. Em um sistema bem regulado, essas respostas são bem sintonizadas e atuam minimizando o impacto das situações perigosas e estressantes. Contudo, os efeitos da ativação crônica ou repetitiva desse sistema de respostas podem ser deletérios ao organismo, em especial quando essas respostas forem prolongadas, incluindo supressão da função imune, aumento de resistência à insulina, aumento de massa gordurosa e perda de massa muscular e óssea (Fried *et al.*, 2009; Walston *et al.*, 2006).

O hormônio do crescimento tem papel significativo no crescimento e desenvolvimento de organismos imaturos, o qual permanece importante no desenvolvimento e na manutenção da massa muscular na idade adulta e na velhice. Estudos têm demonstrado que a diminuição dos níveis de hormônio do crescimento tem impacto na manutenção das massas óssea e muscular, ambas componentes do fenótipo de fragilidade (Fried *et al.*, 2009).

Com a menopausa, há uma perda acentuada de estrógenos, levando a alterações em várias funções metabólicas, como o declínio rápido da densidade mineral óssea, a diminuição da massa muscular, o aumento do tecido gorduroso e, consequentemente, o aumento do risco cardiovascular. Entre os homens, observa-se o declínio gradual nos níveis de testosterona, o que contribui diretamente para a diminuição da massa muscular (sarcopenia) (Fried *et al.*, 2009).

Possivelmente, o efeito agregado de sarcopenia, a disfunção imunológica e a desregulação neuroendócrina sejam a maior vulnerabilidade do organismo aos estressores e a menor capacidade de adaptação, compensação ou adequação diante deles. Cada um desses componentes exerce efeito significativo sobre os outros, conduzindo ou acelerando o declínio em outros mecanismos regulatórios que, ao final, podem contribuir para os desfechos clínicos da fragilidade, independente de qualquer processo de doença específico. Essas alterações subjacentes podem ser precipitadas por doenças, lesões ou medicações. Em suma, essas alterações fisiológicas interrelacionadas contribuem com mudanças em outros componentes fisiológicos, acelerando, assim, a instalação do ciclo de fragilidade (Fried *et al.*, 2009; Fried *et al.*, 2009).

Na Figura 114.5 observa-se um possível caminho proposto por Fried *et al.* (2009) no qual estão representadas duas possíveis etiologias para o desenvolvimento da síndrome de fragilidade. A primeira, fragilidade primária, resultaria de mudanças relacionadas com o envelhecimento. A segunda, fragilidade secundária, resultaria de doenças específicas. Possivelmente, as duas condições poderiam contribuir para o desenvolvimento da síndrome por meio das alterações fisiológicas descritas.

Quem são os idosos frágeis em nosso contexto?

Muitos estudos que fizeram uso de diferentes metodologias publicaram resultados sobre os idosos frágeis brasileiros. Contudo, isso contribui, necessariamente, para conhecermos essa problemática em nível nacional. Para o desenvolvimento desse capítulo foi utilizada a base de dados do *SABE (Saúde, Bem-estar e Envelhecimento)*, um estudo longitudinal de múltiplas coortes sobre as condições de vida e saúde dos idosos residentes no município de São Paulo (Lebrão; Laurenti, 2005). O *SABE* completa, em 2020, 20 anos de seguimento da população idosa desse município, que representa a maior população absoluta de idosos do país (atualmente mais de 1,8 milhão de pessoas com 60 anos ou mais), além de todos os lugares do país e de muitos lugares do mundo. Tal diversidade confere ao estudo uma boa representatividade populacional em seus resultados

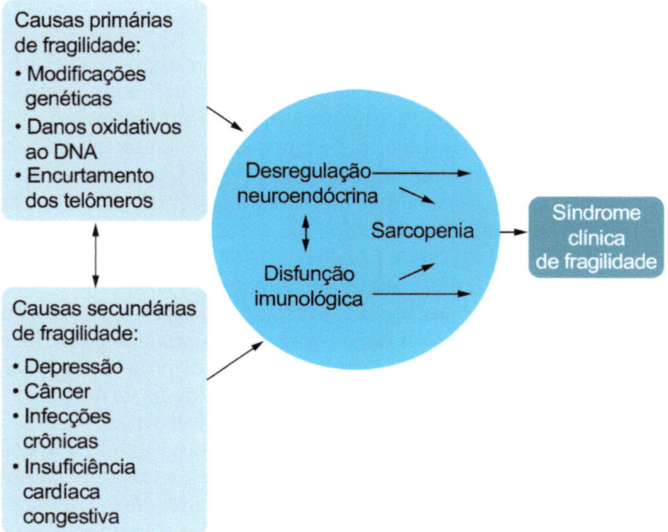

■ **FIGURA 114.5** Caminho hipotético causal de fragilidade focado em mecanismos primários (relacionados com o envelhecimento) e secundários (relacionados com as doenças). (Fonte: Fried *et al.*, 2009.)

ora apresentados. Em 2015-2017 foram entrevistadas e avaliadas 1.224 pessoas idosas, tendo como desfecho os óbitos identificados no período de 2010 a 2015 por meio de visitas domiciliares e necropsia verbal (www.fsp.usp.br/sabe).

Os dados foram obtidos por meio de questionário padronizado realizado por entrevistadoras treinadas. As medidas antropométricas e funcionais foram realizadas por nutricionistas treinadas especificamente para esse fim. O modelo utilizado para análise de fragilidade no *SABE* é o fenótipo de fragilidade (Fried *et al.*, 2001). Embora o *SABE* tenha iniciado em 2000, o fenótipo de fragilidade só foi publicado em 2001, por essa razão, só pode ser incluído no estudo a partir da coorte de 2006.

A Tabela 114.2 mostra a evolução da síndrome de fragilidade entre os idosos em São Paulo. Observa-se um cenário muito preocupante com uma queda progressiva dos não frágeis e um aumento dos pré-frágeis e frágeis, impactando os serviços e as políticas assistenciais do município.

Resultados do *SABE*, em 2010, apresentaram uma prevalência de fragilização (pré-frágeis e frágeis) de nossa população idosa em torno de 60%, o que é extremamente alarmante. A maioria dos estudos sobre o tema aponta a fragilidade como uma importante síndrome entre os idosos longevos, o que também foi encontrado em nosso meio, porém, com valores muito mais expressivos (49,4% de pré-frágeis e 31,8% de frágeis). O mais impactante, no entanto, foi verificar que, entre os idosos com idades entre 60 e 69 anos, observava-se uma prevalência de 37,3% de pré-frágeis e 4,1% de frágeis, mostrando que, em nosso meio, cerca de 41% das pessoas estão entrando na velhice já em processo de fragilização, o que deverá ter significativo impacto em sua sobrevida e, mais que isso, em sua qualidade de vida (Duarte; Nunes; Andrade *et al.*, 2019). O impacto de tais condições nos sistemas sociais e de saúde é ainda pouco explorado. Hábitos, como tabagismo, ingestão elevada de álcool, alimentação inadequada e insuficiência de atividade física, eram estimulados e aceitos pelas coortes que estão, nesse momento, tornando-se idosas, permitindo o exame dos impactos que eles terão nessa população.

Na coorte de 2015 a 2017, foi verificado 11,2% de idosos frágeis e 56,1% de pré-frágeis, ou seja, a maioria da população idosa (67,3%) está em processo de fragilização, com apenas 32,7% classificados como robustos. Com relação aos componentes avaliados, 41,9% apresentaram baixa atividade física; 48,8%, diminuição da força muscular; 52%, lentidão na velocidade da caminhada; 11,8%, exaustão; e 11,6%, perda de peso. O processo de fragilização é mais acentuado nos idosos mais longevos e nas mulheres; ambos os casos são muito preocupantes. No primeiro, por ser o grupo populacional que mais rapidamente cresce em nosso meio; e, no segundo, por ser ainda mais prevalente entre os idosos (Tabela 114.3) (www.fsp.usp.br/sabe).

Os fatores associados à fragilização nesse modelo foram: escolaridade, autopercepção de saúde, hipertensão, diabetes, doença cerebrovascular, doença cardíaca, declínio cognitivo, multimorbidades, uso de polifarmácia, limitações funcionais em atividades básicas da vida diária (ABVD), quedas e hospitalização no último ano (Tabela 114.4).

TABELA 114.2 Distribuição (%) dos idosos segundo categorias de fragilidade em São Paulo (2006-2015).

	2006	2010	2015
Não frágil	50	41,2	32,7
Pré-frágil	41,5	50,5	56,1
Frágil	8,5	8,3	11,2

Fonte: Fried *et al.*, 2001; SABE, 2015-2017 (www.fsp.usp.br/sabe).

TABELA 114.3 Distribuição (%) dos idosos segundo sexo, idade e categorias de fragilidade (fenótipo de fragilidade) em São Paulo entre 2015 e 2017.

	Categorias de fragilidade (2015-2017)			Total	p
	Não frágil	Pré-frágil	Frágil		
Faixa etária					**0**
60 a 69 anos	43,8	50,9	5,4	100	
	72,5	49,2	25,9	54,2	
70 a 79 anos	26	64,2	9,8	100	
	24,2	34,9	26,7	30,5	
80 anos e +	7,1	58,1	37,8	100	
	3,3	*15,8*	*47,4*	*15,3*	
Sexo					**0,0263**
Mulheres	33,7	53,1	13,2	100	
	57,9	53,3	66,3	56,2	
Homens	31,5	59,9	8,6	100	
	42,1	46,7	33,7	43,8	
Total	32,7	56,1	11,2	100	
	100	100	100	100	

Fonte: Fried *et al.*, 2001; SABE, 2015-2017 [www.fsp.usp.br/sabe].

A fragilidade se demonstrou significativa entre os idosos sem ou com baixa escolaridade, indicando que, em nosso meio, ela também está associada à desigualdade social, sendo, portanto, uma iniquidade.

Na análise das variáveis relacionadas com as condições de saúde (ver Tabela 114.4), observa-se a relação entre a condição de fragilidade com a maioria das doenças consideradas, com especial atenção para as doenças cardiocirculatórias, sabidamente geradoras de importantes demandas assistenciais. As multimorbidades, polifarmácia e o comprometimento cognitivo se mostraram fortemente associados a essa condição. A partir desses resultados, pode-se configurar o perfil de demandas acentuadas que acompanha os idosos mais fragilizados, permitindo compreender a sobrecarga relatada pelos cuidadores e a urgente necessidade de desenvolvimento de apoio complementar, além de uma política de cuidados de longa duração (Duarte *et al.*, 2019).

Quando se analisa a associação entre a condição de fragilidade e os desfechos de saúde (Tabela 114.4), observa-se que os idosos frágeis, ou em processo de fragilização, são mais dependentes e, assim, requerem mais cuidados formais e informais. Dada sua condição, utilizam mais os serviços de saúde, em especial a hospitalização e os serviços de urgência, que, muitas vezes, representam a principal porta de entrada desse grupo no sistema de saúde. Isso talvez possa ser explicado pela associação entre a dificuldade de acessar os serviços e a pior condição funcional dos idosos. Tendo em vista a maior dificuldade em mobilizá-los, a procura pelos serviços pode ser postergada ao máximo, só ocorrendo em casos mais extremos, o que tende a piorar ainda mais sua condição de fragilidade (Duarte *et al.*, 2018).

É importante considerar as diferenças de cuidado demandadas pelas pessoas idosas e que os fatores clínicos considerados isoladamente não são capazes de determinar a real necessidade de serviços desse grupo etário. Existem muitas evidências mostrando que fatores culturais influenciam o papel da família no cuidado dos idosos mais fragilizados, afetando, assim, suas demandas assistenciais. Um sistema fragmentado, com pouca compreensão, ou aceitação, da grande heterogeneidade social e

■ **TABELA 114.4** Distribuição dos idosos (%) segundo fenótipo de fragilidade, categorias de fragilidade e variáveis sociodemográficas em São Paulo entre 2015-2017.

Variáveis	Categorias de fragilidade (2010)			Total	p
	Não frágil	Pré-frágil	Frágil		
Escolaridade					0
Analfabeto	18,7	60,4	20,9	100	
1 a 3 anos	28,5	57,4	14,1	100	
4 a 7 anos	34,6	55,7	9,7	100	
8 a 11 anos	35,3	56,9	7,8	100	
12 anos e +	45,5	49,2	5,3	100	
Morar sozinho					0,4539
Sim	34,9	52,2	12,9	100	
Não	32,3	56,8	10,9	100	
Percepção de suficiência de renda					0,0779
Sim	34,9	57	8,1	100	
Não	31,4	55,8	12,8	100	
Autopercepção de saúde					0
Excelente/Boa	39,7	53,6	6,6	100	
Regular	29,4	60,1	10,5	100	
Ruim/Muito ruim	13,2	56,1	30,7	100	
Declínio cognitivo (MEEM abreviado)					0
Sim	13,2	52,4	34,4	100	
Não	35,8	56,6	7,6	100	
Doenças referidas					
Hipertensão arterial	30,4	56,7	12,9	100	**0,0032**
Diabetes melito	33,7	51,5	14,9	100	**0,0358**
Doença crônica pulmonar	23,7	62,4	13,9	100	0,1390
Doença cardíaca	22,1	62,5	15,4	100	**0,0002**
Doença cerebrovascular	11,4	57,4	31,2	100	**0**
Doença articular	31,4	54,5	14,1	100	0,0581
Câncer	29,2	58,1	12,7	100	0,6654
Multimorbidades					0
0 a 1 doença	37,6	56,5	5,9	100	
2 ou mais doenças	29,5	55,7	14,7	100	
Polifarmácia					0
0 a 4 medicamentos	38,5	54,4	7,1	100	
5 medicamentos e +	23,7	58,7	17,6	100	
Quedas (último ano)					**0,0034**
Sim	28,5	55,5	16	100	
Não	34,5	56,3	9,2	100	
Hospitalização (último ano)					0
Sim	15,6	57,2	25,3	100	
Não	35,1	55,8	9,1	100	
Uso de serviços de urgência (último ano)					0,0254
Sim	28,1	58	13,9	100	
Não	34,3	55,4	10,3		
Dificuldade no desempenho de ABVD					0
Sim	14,8	54,4	30,8	100	
Não	38,3	56,7	5	100	
TOTAL	**32,7**	**56,1**	**11,2**	**100**	

MEEM: miniexame do estado mental; ABVD: atividades básicas da vida diária. (Fonte: *SABE*, 2015-2017 – www.fsp.usp.br/sabe.)

cultural que envolve esse grupo possivelmente falhará nas respostas às suas necessidades, implicando a alocação de muitos recursos e com um resultado ineficiente e inapropriado.

Qual a relação da fragilidade com a sobrevida das pessoas idosas?

Essa questão pode ser respondida por meio de dois modelos apresentados nas Figuras 114.6 e 114.7. A Figura 114.6 mostra a curva de sobrevida em 5 anos em relação à síndrome de fragilidade segundo o modelo proposto por Fried, Tangen e Walston *et al.* (2001), em que é possível verificar a significativa diferença na sobrevida dos idosos segundo condição prévia de fragilização, reforçando a importância de detecção precoce da síndrome e intervenções pró-ativas.O segundo modelo mais utilizado para avaliar a fragilidade é o *Frailty Index* (FI). A análise comparativa entre as duas curvas sugere maior especificidade no fenótipo de fragilidade (Figura 114.7).

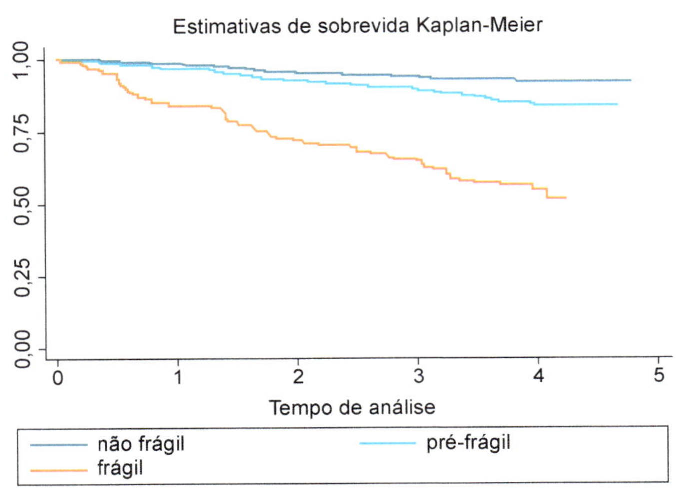

■ **FIGURA 114.6** Curva de sobrevida segundo fenótipo de fragilidade e categorias de fragilidade em São Paulo entre 2010 e 2015. (Fonte: Fried, Tangen e Walston *et al.* (2001); Estudo *SABE*, 2010-2015 [www.fsp.usp.br/sabe].)

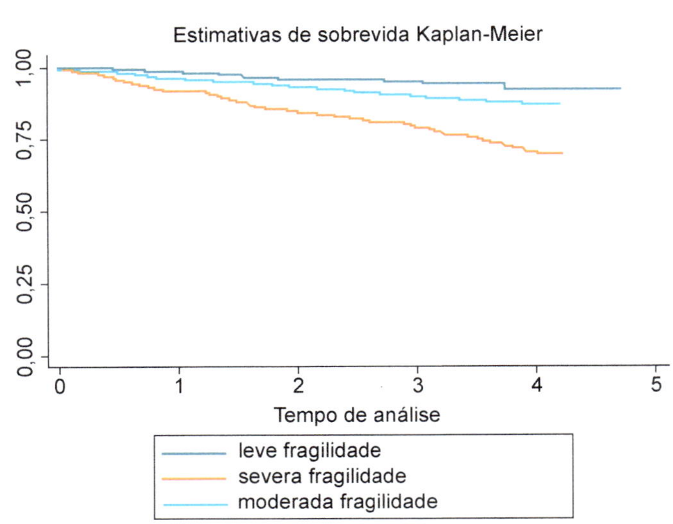

■ **FIGURA 114.7** Curva de sobrevida segundo *Frailty Index* (FI) e categorias de fragilidade em São Paulo entre 2010-2015. (Fonte: Rockwood; Mitnitski, 2011; Estudo *SABE*, 2010-2015 [www.fsp.usp.br/sabe].)

Os resultados obtidos poderão contribuir com o reordenamento das ações intersetoriais e das políticas públicas que garantam a atenção integral às pessoas idosas, fortalecendo, desse modo, seus direitos estabelecidos no Estatuto do Idoso, tendo como eixo orientador as Diretrizes da Política Nacional de Saúde da Pessoa Idosa e da Política Nacional de Assistência Social.

Prevenção, diagnóstico e tratamento

A prevenção, o diagnóstico e as intervenções terapêuticas acompanham a atual compreensão sobre a fragilidade. Torna-se, assim, fundamental que as pessoas idosas vulneráveis e frágeis sejam precocemente identificadas, permitindo o estabelecimento de intervenções proativas capazes de quebrar o ciclo vigente, buscando restabelecer sua condição de normalidade (Duarte *et al.*, 2019).

A identificação da fragilidade secundária, decorrente de doenças latentes ou não tratadas, deve ser incluída na avaliação, uma vez que pode conduzir também a um estado catabólico, com perda de peso ou diminuição da ingestão calórica. Boa parte das doenças consumptivas podem ser tratadas, incluindo insuficiência cardíaca congestiva, doenças da tireoide, diabetes, tuberculose e outras infecções crônicas, câncer, condições inflamatórias e condições neuropsicológicas, como depressão, demência, psicose e luto (Fried *et al.*, 2010).

Nessa avaliação, deve-se ainda rastrear os fatores que podem exacerbar a vulnerabilidade, como medicações inadequadas ou polifarmácia, hospitalizações, cirurgias ou outras intervenções com potenciais efeitos iatrogênicos. Uma avaliação geriátrica global, centrada na pessoa idosa e envolvendo a família e/ou cuidador, além do monitoramento regular por equipe de saúde capacitada, auxiliará na identificação proativa de tais condições e no estabelecimento de intervenções precoces. Evidências sugerem que o monitoramento e o cuidado contínuo são capazes de alentecer o declínio funcional e reduzir a ocorrência dos desfechos adversos associados à síndrome (Duarte *et al.*, 2019; Fried *et al.*, 2001; Fried *et al.*, 2009).

Se a fragilidade for uma condição primária, o objetivo do tratamento deve ser a instituição precoce de intervenções de suporte para prevenir a perda de massa muscular, melhorando a força e a energia do paciente idoso. Essas intervenções visam controlar os fatores que podem desencadear, ou acelerar, as manifestações de fragilidade, especialmente a baixa atividade física, a inadequação nutricional e o uso de medicações com efeitos catabólicos. Devem-se considerar, se indicadas, a prescrição de exercícios regulares e a adição de suplementação nutricional. Existem evidências indicando que exercícios resistidos contribuem para o aumento da força nos idosos frágeis, além de atuar na prevenção da síndrome. Os melhores resultados foram obtidos entre os que apresentavam diminuição de força, mas não tinham atrofia muscular. A suplementação alimentar, no entanto, só se mostrou efetiva quando associada à realização de exercícios, pois, quando isolada, não levou a aumento da massa muscular, força ou melhora funcional (Barreto, 2009; Daniels *et al.*, 2010; Fried *et al.*, 2009).

A manutenção da força auxilia na manutenção da tolerância ao exercício, o que contribui com o engajamento espontâneo dos idosos em outras atividades. Isso pode ser explicado pela associação entre o declínio da força e a tolerância ao exercício, o que faz com que os idosos nessas condições consumam maiores proporções de V_{O_2} máx. para o desempenho de suas atividades de vida diária. Idosos sedentários, por exemplo, requerem cerca de 90% de seu V_{O_2} máx. para conseguirem desempenhar suas atividades diárias (Barreto, 2009).

Embora as várias modificações observadas no sistema endócrino com o avançar da idade sejam mensuráveis (queda nos níveis de estrógeno, testosterona, hormônio do crescimento e desidroepiandrosterona [DHEA], as evidências ainda não são claras quanto à sua utilização para o diagnóstico da síndrome de fragilidade. Como tais hormônios são importantes na manutenção da massa magra e da densidade mineral óssea, há vários estudos sendo desenvolvidos na busca de terapias de reposição eficientes que, prevenindo ou tratando o declínio hormonal, possam, em alguns casos, evitar o declínio da massa muscular (Fried *et al.*, 2010).

A terapia hormonal mais conhecida e aceita é a reposição de estrógeno entre as mulheres. Há poucas evidências mostrando que ela prolonga a sobrevida ou aumenta a massa magra, mas está associada à manutenção da densidade mineral óssea e, ainda, parece ter algum papel na prevenção de doenças cardiovasculares e nas demências. Nos homens, os níveis de testosterona não declinam tão acentuadamente quanto o estrogênio nas mulheres em menopausa, além de haver uma grande variabilidade nos níveis encontrados entre os homens. A terapia de reposição hormonal de testosterona em homens jovens com hipogonadismo leva ao aumento da massa muscular. No entanto, isso não ocorre, necessariamente, nas pessoas idosas. Por outro lado, essa suplementação costuma ser acompanhada pelo aumento do risco de desenvolvimento de hiperplasia benigna da próstata e do potencial efeito estimulatório do hormônio em câncer de próstata preexistente (Gooren, 2007; Joseph *et al.*, 2005; Morley *et al.*, 2013).

Considerações finais

Lidar com a síndrome de fragilidade, tanto em sua prevenção quanto nas intervenções apresentadas, representa um grande desafio para todos, dada sua complexidade. No entanto, esse desafio deve ser enfrentado urgentemente, pois, somente assim, se poderá garantir aos idosos uma longevidade com qualidade e dignidade.

Atualmente, o conhecimento sobre o tema propicia as seguintes considerações:

- A fragilidade é uma síndrome decorrente da interação de múltiplos fatores ao longo do curso de vida, que pode e deve ser precocemente identificada
- Representa um *continuum* resultante do impacto de déficits em múltiplos sistemas, principalmente nos sistemas neuroendócrino, imunológico e musculoesquelético, levando à alteração na homeostase e desencadeando efeitos adversos (declínio da capacidade funcional, institucionalização, incapacidade e óbito precoce)
- É considerada um fenômeno clínico com forte associação com a idade
- Não é um fenômeno uniforme no envelhecimento
- É uma condição progressiva, porém com forte potencial para prevenção e tratamento dos sintomas, o que pode resultar em reversibilidade do quadro.

Frente a isso, a atualização constante dos profissionais da saúde e a busca de maior homogeneidade nas avaliações poderão contribuir para o conhecimento de um panorama nacional relacionado a esse tema, respeitando as diferenças regionais e, assim, permitindo o reordenamento adequado das políticas assistenciais vigentes, de forma a garantir um envelhecimento digno, respeitoso e com qualidade.

115

Lesão por Pressão

Beatrice de Barros Lima • Dayana Ribeiro dos Santos Santana • Raquel Azevedo Alves

Introdução

O crescimento da população idosa é um fato mundial e, no Brasil, ela cresce exponencialmente. As projeções apontam que em 2020 nosso país será o sexto do mundo em maior quantidade de idosos e, em 2050, o quinto país do mundo em número de habitantes (Mendes *et al.*, 2018).

Com o envelhecimento, a pele passa a necessitar de cuidados especiais. A lesão por pressão (LPP) é um problema de extrema relevância para as instituições de saúde e um grande desafio para as equipes de saúde.

Em 2016, o National Pressure Injury Advisory Panel (NPIAP) decidiu pela mudança da nomenclatura de *úlcera por pressão* para *lesão por pressão*, pois o primeiro termo causava dúvidas. O termo atual descreve de maneira mais precisa esse tipo de lesão, tanto na pele íntegra, como na pele ulcerada (Moraes *et al.*, 2016).

A LPP é definida como um dano na pele e/ou tecido subjacente, causado por pressão, cisalhamento ou ambos, podendo apresentar pele íntegra, ulcerada; e ser dolorosa. As LPP ocorrem geralmente em proeminências ósseas, podendo estar relacionadas com dispositivos médicos ou outros objetos (Haesler, 2019).

Etiologia

A LPP pode ocorrer em razão da pressão do peso corporal do paciente ou como resultado de forças externas, como aquelas exercidas por um dispositivo médico, objetos, ou por uma combinação destes fatores. É o resultado de intensa e/ou prolongada compressão no local (perpendicular à superfície do tecido), fricção ou cisalhamento (paralelo a superfície do tecido), ou por combinação destas. É importante ressaltar que LPP não se limitam à pele do paciente, pois elas podem ocorrer em mucosas, incluindo tratos respiratórios, gastrintestinais e geniturinários. LPP de mucosas geralmente são relacionadas a dispositivos médicos, como tubos, sondas ou equipamentos de estabilização que exercem força de compressão e cisalhamento nessas áreas (Haesler, 2019).

Fatores de risco

Condições clínicas precárias aliadas a questões multifatoriais contribuem para o surgimento dessas lesões. Fatores diretos e indiretos estão envolvidos nesse processo, como pressão, fricção, alterações na mobilidade, desnutrição, idade, internação prolongada, doenças crônicas, dentre outros (Matozinhos *et al.*, 2017).

> Estudo multicêntrico conduzido em unidades de internação no Brasil demonstrou frequência de 17% de pacientes com LPP, sendo a maioria portadora de mais de uma lesão, principalmente nas regiões sacral, trocantérica, do calcâneo, costas e cotovelo. Em unidades de terapia intensiva, essa proporção pode variar de 29 a 53%. (Matozinhos *et al.*, 2017)

As LPP podem ocorrem por:

- Fatores extrínsecos:
  - Cisalhamento: tração exercida sobre a pele, causando deslizamento sobre a musculatura, o que leva ao rompimento de capilares, diminuição da perfusão da pele e isquemia local
  - Fricção: lesão originária de atritos entre duas superfícies, levando à formação de lesão direta na pele
  - Umidade: a presença de urina e fezes no local diminui a barreira de proteção cutânea, contribuindo para a formação desse tipo de lesão tecidual
  - Pressão: ocorre quando a pressão intersticial supera a pressão dos capilares, causando diminuição de nutrientes e oxigênio para o tecido. Sendo mais comum em proeminências ósseas quando submetidas a pressões prolongadas sobre a pele e tecidos moles, que são maiores que a pressão dos capilares (Wada; Teixeira; Ferreira, 2010)
- Fatores intrínsecos:
  - Imobilidade: diminui a capacidade de reação do paciente em resposta à pressão intensa e prolongada (Freitas; Py, 2013)
  - Déficit nutricional: a desnutrição está diretamente ligada ao desenvolvimento de LPP, bem como o retardo da cicatrização tecidual. Índices de massa corporal baixos e a redução de tecido adiposo contribuem para uma maior pressão em proeminências ósseas. Portanto, uma terapia nutricional adequada é de extrema relevância para prevenção e cicatrização de LPP:

> O processo de cicatrização consome energia, utilizando, principalmente, o carboidrato sob a forma de glicose. Para que o organismo não use proteínas no processo de cicatrização, o fornecimento adequado de calorias é importante. É recomendado de 30 a 35 kcal/kg/dia de energia e 1,2 a 1,5 g/kg/dia de proteínas, além de 1 mℓ/kcal de ingestão de líquido. Pacientes com várias LPP e/ou muito grandes, em situações de grande catabolismo e sem outras comorbidades, pode-se avaliar a oferta de pelo menos 1,5 g/kg/dia. O uso de fórmulas com maior teor de proteínas e nutrientes imunomoduladores tem sido recomendado no tratamento de pacientes com LPP (Oliveira *et al.*, 2017b)

  - Fármacos: as medicações podem ter grande influência no processo fisiopatológico das LPP. Estudos apontam que analgésicos, anti-hipertensivos, anti-inflamatórios, esteroides e não esteroides, broncodilatadores, ansiolíticos, antibióticos e antidemenciais como os medicamentos mais frequentes em indivíduos com LPP (Almeida *et al.*, 2016)
  - Condições clínicas: algumas condições clínicas predispõem ao surgimento de LPP. Alguns dos diagnósticos mais relevantes para o desenvolvimento de LPP são os acidentes vasculares encefálicos, hipertensão arterial sistêmica, diabetes melito, cardiopatias, neuropatias e pneumopatias (Souza *et al.*, 2017)
  - Idade: com o passar dos anos o corpo humano começa a apresentar alterações oriundas do processo natural de envelhecimento e que contribuem para o surgimento de LPP. Com a redução dos capilares, que diminuem o fluxo sanguíneo local e aumentam a desidratação; redução da espessura da pele e das fibras elásticas, diminuição do tecido adiposo, a idade avançada se torna um dos fatores mais significativos e que deixam os idosos mais suscetíveis ao desenvolvimento de LPP (Souza *et al.*, 2017). A prevenção e o tratamento bem-sucedido das lesões estão diretamente associados ao conhecimento dos fatores predisponentes de LPP e da habilidade técnica de toda equipe ao traçar as condutas necessárias e individualizadas no tratamento de cada paciente em suas particularidades.

Classificação

A LPP é definida como um dano localizado na pele e/ou tecido subjacente, resultado de pressão ou de vários fatores em combinação como cisalhamento, fricção ou pressão. A lesão geralmente ocorre ao longo de uma proeminência óssea, mas também pode ser relacionado com um dispositivo ou outro objeto. As lesões podem ter várias causas (p. ex., venosa, arterial, neuropática, dermatite associada a incontinência [DAI] e lacerações na pele) podem parecer semelhantes a uma LPP. Um sistema de classificação descreve a extensão da pele e o dano tecidual apresentado. Vários sistemas de classificação foram desenvolvidos para descrever o tipo (histologia) e a profundidade de tecidos. As atuais classificações de sistemas baseiam-se na inspeção visual de tecido. Em alguns casos, a palpação e as diferenças de temperatura da pele (Haesler, 2019).

Lesão por pressão em estágio 1

Pele íntegra com área localizada de eritema que pode parecer diferente em pele escura. Pele com pigmentação escura pode não ter branqueamento visível; a área pode estar dolorida, rubor, temperatura, comparado com tecido adjacente (Haesler, 2019).

Lesão por pressão em estágio 2

Perda parcial de espessura da pele (derme), a qual apresenta uma lesão aberta superficial, de coloração rosada ou vermelha, sem descamação. Também pode se apresentar como flictenas – intactos ou rompidos. Esta categoria não pode ser usada para descrever rasgos de pele, lesões por fita adesiva, dermatite associada a incontinência, maceração ou escoriação (Haesler, 2019).

Lesão por pressão em estágio 3

LPP com perda total da pele e tecido adiposo que pode ser visível, mas o osso, tendão ou músculo não são visíveis. Tecidos como esfacelos podem estar presentes, assim como túneis em estruturas adjacentes. A profundidade varia de acordo com a localização anatômica, pode ser rasa em áreas com pouca ou nenhuma gordura (Haesler, 2019b).

Lesão por pressão em estágio 4

LPP com exposição de músculo, tecido subcutâneo, em decorrência perda total da espessura da pele; tendões, cartilagem e osso são visíveis (Haesler, 2019).

Lesão por pressão não classificável

Lesão com perda de espessura total do tecido em que a base é coberta por tecido necrótico (amarelo, marrom, cinza, castanho ou verde) e/ou escara (castanho, marrom ou preto) no leito da ferida. A necrose é removida para expor a profundidade da lesão. Porém, a escara em calcâneo serve como um leito biológico de proteção e não deve ser removida quando está estável, aderente, intacta e sem eritema (Haesler, 2019).

Lesão tissular profunda

Área com descoloração púrpura, marrom ou com bolha de exsudato sanguinolento. A sua evolução pode ser rápida com exposição de camadas tissulares adicionais mesmo com o tratamento adequado. Pode ser de difícil detecção em pessoas com pele de tonalidade escura (Haesler, 2019).

Dermatite associada à incontinência

Dermatite da área da fralda, anteriormente conhecida como dermatite amoniacal, dermatite irritativa, dermatite por irritante primário, dermatite perineal, foi renomeada após consenso de especialistas, em 2007, para dermatite associada à incontinência (DAI). Caracteriza-se por uma dermatose inflamatória com eritema, exsudação e exulceração que atinge o períneo, região glútea, abdome inferior e coxa, causada pela exposição crônica da pele a materiais urinários e/ou fecais (Tabela 115.1) (Ferreira *et al.*, 2020).

TABELA 115.1 Dermatite associada à incontinência (DAI).

Apresentação clínica	Gravidade da DAI	Sinais**
Figura 1: DAI categoria 0 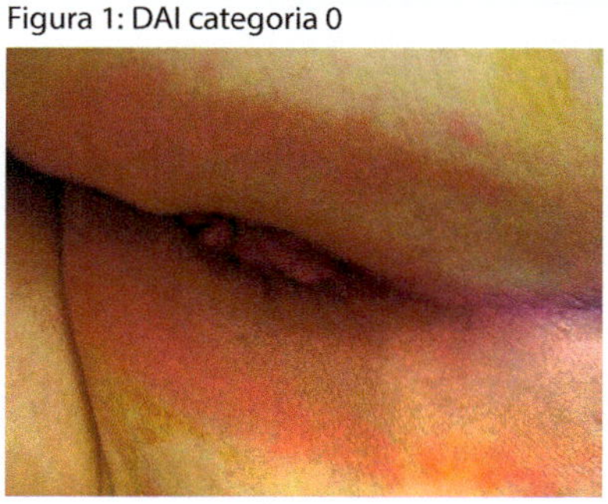	Categoria 0: sem vermelhidão e pele intacta (em risco)	A pela é normal em comparação com o resto do corpo (sem sinais de DAI)
Figura 2: DAI categoria 1 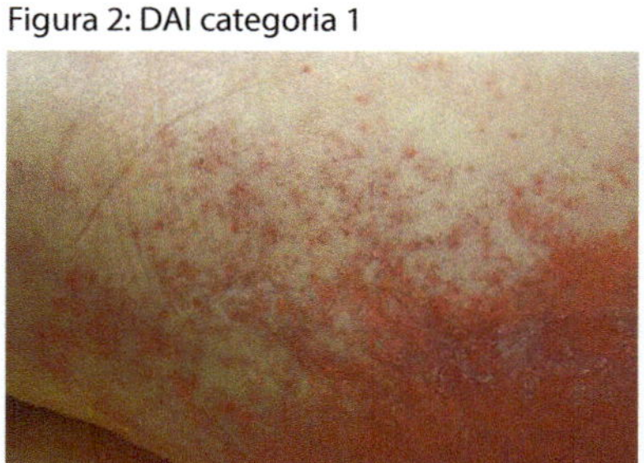 (Fonte: Junkin; Selekof, 2008)	Categoria 1: vermelho,* mas pele intacta (leve)	Eritema Edema

(continua)

■ **TABELA 115.1** Dermatite associada à incontinência (DAI). (*Continuação*)

Figura 3: categoria 2 – moderada 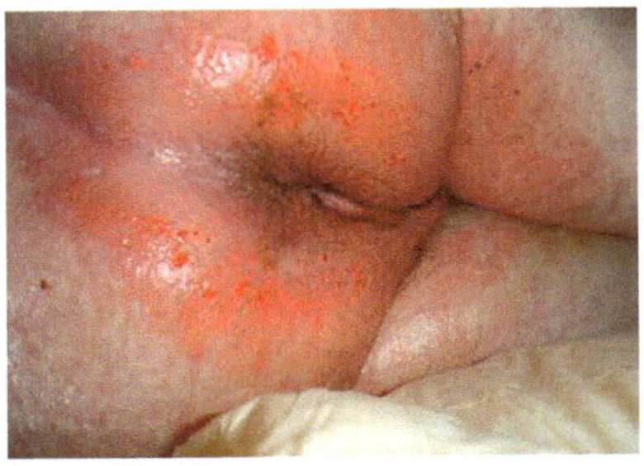 (Fonte: Imagem cedida pela 3 M) Figura 4: categoria 2 – grave 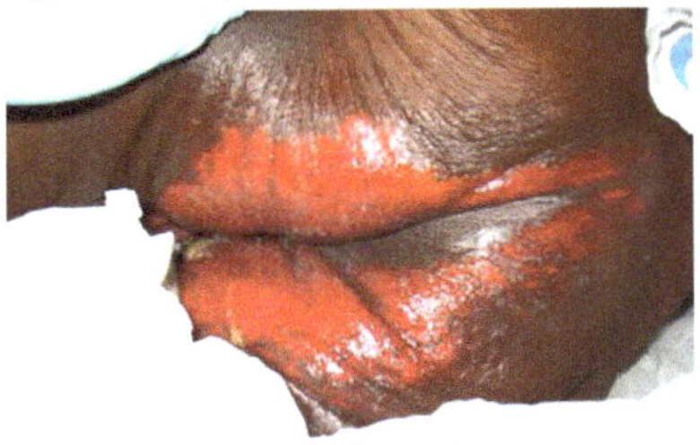 (Fonte: Junkin; Selekof, 2008)	Categoria 2: vermelho* com desagregação da pele (moderada a grave)	Como anteriormente para a categoria 1: +/– vesículas/bolhas/erosão da pele +/– denudação da pele +/– infecção da pele

*Ou mais pálido, mais escuro, roxo, vermelho escuro ou amarelo em pacientes com tons de pele mais escuros. **Se o paciente não sofre incontinência urinária ou fecla, a condição não é DAI. (Fonte: Beeckman, 2017.)

Lesão por adesivo

Os adesivos médicos são definidos como produtos utilizados para a fixação de um dispositivo à pele. Compostos basicamente por um dorso e uma face adesiva, apresentam variadas formas, como fitas, curativos, eletrodos, *patches* e outros (Tabela 115.2). As lesões por adesivos médicos são previsíveis e correspondem a 15% das feridas por fricção em idoso hospitalizados. Contudo, as literaturas que orientam a escolha e o uso adequado dos adesivos ainda são escassas, fato que causa impacto na prevenção e no cuidado das lesões (McNichol *et al.*, 2013).

A fisiopatologia da lesão por adesivo está conceituada como qualquer alteração cutânea, seja hiperemia, vesícula, bolha, erosão ou ruptura que persista por mais de 30 minutos após a remoção do adesivo (Nasimoto; Domansky, 2014).

Os agravos precipitados por adesivos de uso clínico apresentam diversas formas, seja por dermatites, lesão mecânica e maceração. Conforme o Consenso Internacional de Avaliação, Prevenção e Tratamento de Lesão por Adesivo, a classificação desse agravo é atribuída conforme a sua apresentação e origem (Ferrera, 2015) em:

- Descamação de pele: remoção de uma ou mais camadas do estrato córneo após a remoção de um adesivo
- Lesão por tensão: separação da derme e epiderme causada pela distensão da pele sob um adesivo inflexível
- Dermatite de contato irritativa: irritação da pele por contato direto de um agente químico
- Dermatite de contato alérgica: resposta imunológica após o contato com componentes do dorso ou do adesivo
- Maceração: alterações da pele resultante do contato da pele com a umidade
- Foliculite: inflamação dos folículos pilosos por bloqueio ou danificação pela remoção do pelo.

■ **TABELA 115.2** Lista de curativos indicados para cada estágio e características das lesões por pressão.

Curativo	Indicações	Contraindicações	Troca
Gaze impregnada Gaze com petrolato	Ferida com nível de exsudato leve a alto Queimaduras de 1º e 2º graus Abrasão, laceração Úlcera Eczema, incisão cirúrgica	Lesão infectada. Tratamento com câmara hiperbárica	Aplicação 1 vez/dia e/ou quando necessário
Filmes transparentes Película de poliuretano, semipermeável adesiva	Fixação de cateteres Prevenção de LPP	Ferida infectada, necrosada, aberta e cavitária Pele friável Incisões cirúrgicas	Pode permanecer na pele por até 7 dias
Hidropolímero (espuma absorvente)	Ferida de exsudação excessiva (traqueostomia) LPP 1 e 2 Ferida cavitária e cirúrgica Ferimento traumático Ferida limpa	Ferida necrosada, sangrante e infectada	Pode permanecer na ferida até no máximo 7 dias

(*continua*)

■ **TABELA 115.2** Lista de curativos indicados para cada estágio e características das lesões por pressão. (*Continuação*)

Curativo	Indicações	Contraindicações	Troca
Hidrocoloide Cobertura interativa e estéril	Ferida com exsudação moderada a baixa Flictena Queimaduras	Ferida infectada e com necrose Áreas de exposição óssea ou de tendão Infecção fúngica	Intervalo de 3 a 7 dias, dependendo da quantidade de exsudato
Ácidos graxos essenciais Loção oleosa	Tratamento de ferida aberta Deiscência cirúrgica	Lesão com necrose, infectada e exsudativa	Quando saturado ou a cada 24 h
Sulfadiazina de prata a 1%	Queimadura Úlcera varicosa Ferida infectada	Hipersensibilidade à sulfa	Deve ser aplicado 1 vez/dia
Hidrogel Gel amorfo/placa	Remoção de tecido desvitalizado Ferida com pouca perda tecidual	Ferida infectada e com exsudação alta	De 1 a 3 dias dependendo da quantidade de exsudato
Colágeno (Fonte: Agosti; Chandler, 2015)	Lesão não infectada e com moderado exsudato Úlcera venosa	Lesão infectada	A cada 48 h e necessita de curativo secundário
Alginato de cálcio Fita ou placa	LPP em estágios 3 e 4 Hemostasia de ferida Ferida com exsudação moderada a alta, cavitária e sangrante	Ferida com necrose seca e infectada Sangramento intenso Feridas com exposição óssea e de tendões	De 2 a 7 dias, dependendo da quantidade de exsudato
Carvão ativado com prata Atenção: "Não pode ser recortado devido à dispersão de partículas de carbono no leito da ferida"	Ferida com odor fétido, com moderado a muito exsudato Deiscência cirúrgica	Paciente sensível ao náilon Áreas de exposição óssea ou dos tendões Ferida com pouca exsudação Necrose de coagulação	No início diariamente ou quando o curativo estiver saturado Após a redução do exsudato, trocar de 3 a 7 dias
Colagenase Pomada lipofílica	Desbridamento enzimático (proteolítico) com tecido necrótico seco ou viscoso	Ferida limpa Hipersensibilidade aos componentes da fórmula	Trocar diariamente Seu efeito pode ser potencializado com duas trocas ao dia
Papaína Pó, pomada ou gel (concentração entre 2 e 10%)	Ferida aberta Desbridamento enzimático de ferida com tecido necrótico seco ou viscoso bem aderido ao leito Promoção do tecido granulado Pode ser utilizada durante todas as fases de cicatrização	Dor não suportável após os 20 primeiros minutos de aplicação Atentar ao paciente que tem reação ao látex	A cada 24 h
Sistema VAC (fechamento assistido a pressão negativa e com opção de instilação) (Fontes: Oliveira *et al.*, 2017a; Lima *et al.*, 2017)	Ferida crônica, diabética, traumática, LPP, deiscência, enxerto e retalho	Ferida maligna. Osteomielite (não tratada), necrose Fístula em órgãos ou em cavidades do corpo	Pode permanecer na pele por até 72 h
Sistema de terapia de pressão negativa	Ferida crônica, aguda e traumática Queimadura Úlcera diabética LPP Retalhos ou enxertos	Ferida neoplásica maligna Osteomielite não tratada Fístula não entérica e não explorada Tecido necrótico Artérias, veias, nervos ou órgãos expostos Anastomoses Drenagem torácica mediastínica ou pleural por um tubo Ferida com mais de 2 cm de profundidade	Intervalos de 3 a 4 dias, podendo, porém, ficar por período de até 7 dias
Laser (Fontes: Ruh *et al.*, 2018; Mosca *et al.*, 2019)	LPP e ferida crônica. Lesão perigastrostomia ou ostomias Deiscência	Irradiação sobre tumores/neoplasias Olhos (retinas) Gestantes (depende da aplicação) Irradiação próximo ao marca-passo	Não se aplica

LPP: lesão por pressão; VAC: *Vacuum assisted closure*; sistema de terapia de pressão negativa.

Considerações finais

A LPP é uma ferida que apresenta natureza multicausal relacionada com as condições clínicas, nutricionais e sociodemográficas dos pacientes, além de restrições de mobilidade e comorbidades. A implementação de escalas, o uso de protocolos de prevenção e o investimento em metodologias de acompanhamento das taxas de lesões são direcionadas para atenuar os perigos dos pacientes expostos.

Em um sistema tão complexo como os dos serviços de saúde, o estudo desse tema se torna um grande desafio a ser conquistado e sustentado. As LPP são um revés para o cuidado de saúde, representando elevados custos financeiros e emocionais para os pacientes, os familiares e, por fim, para as instituições. Considerado um problema de alta incidência em pacientes hospitalizados e classificado como um evento adverso, sua ocorrência nem sempre está condicionada às falhas no cuidado, mas às questões intrínsecas.

116

Cuidado na Enfermagem Gerontológica: Conceito e Prática

Lucia Hisako Takase Gonçalves • Ângela Maria Alvarez • Sílvia Maria Azevedo dos Santos

Introdução

O cuidado é um conceito abstrato e um fenômeno complexo que tem forte embricamento com o pensar, o ser e o agir da equipe de enfermagem, especialmente na área da enfermagem gerontológica. Entre as abordagens do cuidado da enfermagem gerontológica está a promoção da saúde, em que a concepção de cuidado integra as dimensões do envelhecimento com vistas à manutenção de uma vida com mais qualidade e à valorização das capacidades e potencialidades presentes, para, em conjunto com a família e os membros da comunidade circundante, buscar e utilizar recursos disponíveis em seu entorno e incitar serviços públicos – sociais e de saúde – para resolver problemas mais prementes, fazendo valer o seu poder cidadão. Nesse contexto, é imperativo destacar a possibilidade do envelhecer com qualidade e bem-estar quando se privilegia a ética humanista nas políticas públicas de ações governamentais com desdobramentos em promoção do envelhecimento ativo e saudável. Também são previstos, nas diretrizes de desenvolvimento social da sociedade, provimento e gerenciamento de tratamento e cuidados específicos de longo termo aos idosos dependentes e fragilizados no domicílio com suporte aos familiares cuidadores para um viver condigno em família (WHO, 2020; Gonçalves, 2010; Gonçalves *et al.*, 2012). Assim, o propósito deste capítulo é discutir o conceito do cuidar e a evolução histórica da enfermagem gerontológica brasileira como uma especialidade emergente, em que seus membros participam do processo coletivo de cuidado às pessoas idosas em nossa sociedade.

Conceito de cuidado na enfermagem

Para apresentar o conceito de cuidado como essência da assistência profissional de enfermagem, deve-se, necessariamente, fazer uma revisão nas origens das práticas de cuidado. Em uma das teóricas contemporâneas, Collière (2003), enfermeira francesa, em seu livro a respeito de cuidados de enfermagem, faz longa incursão nas origens da espécie humana e em sua evolução diacrônica, buscando manifestações de cuidado para compreender a influência e os fundamentos do cuidado profissional hoje exercido e definido na prática da enfermagem. Desde os primórdios da humanidade a preservação da vida do grupo e a continuidade da espécie humana aconteceram graças ao cuidado, ao cuidar, ao cuidar-se. Portanto, a garantia da manutenção e da continuidade da vida se deu por efeito de um conjunto de atividades assumidas por seres humanos, indispensáveis às necessidades básicas vitais, como: sustento alimentar, criação da prole, proteção ao abrigo contra intempéries e defesa do território. A garantia da existência e da sobrevivência resultou e continua resultando de um fator cotidiano, traduzido pela antiga, mas ainda atual, expressão tomar conta, ou seja, cuidar, própria aos atos cujas finalidade e função consistem em preservar a vida dos seres, possibilitar que se reproduzam e perpetuem, provendo a subsistência do grupo a que pertencem.

O cuidado é um fenômeno que é a base possibilitadora da existência humana. O cuidar é a maneira de o próprio ser estruturar-se e dar-se a conhecer. O ser humano é um ser de cuidado; mais ainda, sua essência se encontra no cuidado. Colocar cuidado em tudo o que projeta e faz é a característica singular do ser humano. Este ser, tomando emprestadas as ideias de Heidegger (2005), é um ser-no-mundo-com-outros sempre se relacionando, construindo seu hábitat, ocupando-se com as coisas, preocupando-se com as pessoas, dedicando-se àquilo que lhe representa importância e valor e dispondo-se a sofrer e alegrar-se com quem se sente unido e amado.

Contudo, pontifica Boff (1999), o cuidado essencial como fenômeno humano é indescritível pela via da razão analítica. Compreende-se o cuidar como essencialmente uma energia humana, pela qual o indivíduo sabe combinar o uso da inteligência instrumental-analítica com os recursos do rigor científico e da inteligência emocional, o que possibilita visualizar as imagens e entender a linguagem dos mitos do cuidado. Assim, o cuidar/cuidado, um fenômeno intrínseco ao ser humano, sempre se expressou com diferentes matizes, segundo o contexto, os momentos e as circunstâncias históricas. O cuidado, pois, não pertencia a nenhum ofício, muito menos a uma profissão. Entretanto, essa função primordial foi profundamente alterada entre os seres humanos no transcurso das grandes mudanças socioeconômicas, tecnológicas e culturais da sociedade, o que acabou por criar uma diversidade explosiva de práticas de cuidado representada por uma imensidão de tarefas, atividades e serviços desenvolvidos, tanto por profissionais quanto por ocupacionais nos dias de hoje.

Como profissão, a enfermagem qualifica atualmente os cuidados de enfermagem como a assistência que presta, sendo, pela especificidade de sua natureza, a marca de sua identidade. Contudo, essa identidade merece constante atualização e muita precisão, considerando as mudanças que ocorrem ao longo de sua profissionalização e principalmente pelas demandas da complexa sociedade atual, que imprimem nela seu valor social. Desde os primórdios da civilização, a mulher tem assumido posição de destaque nas práticas de cuidado, enquanto agente que contribui para a manutenção e a continuidade da vida, no que se refere ao cuidado do corpo, às práticas alimentares, às práticas em torno da fecundidade, à criação dos filhos e ao cuidado dos enfermos e idosos. A enfermagem herdou muitas dessas marcas pretéritas, tanto nas atividades de cuidado, que foram profissionalizadas, quanto na característica feminina da profissão.

Em abril de 2020, a Organização Mundial da Saúde (OMS) divulgou o relatório "A Situação da Enfermagem no Mundo", apontando que a categoria representa 59% dos profissionais de saúde e tem um papel crucial para o esforço global de atingir os Objetivos de Desenvolvimento Sustentável (ODS), incluindo cobertura universal de saúde, com a oferta de cuidado integral e humanizado. O relatório afirma ainda que nenhuma agenda global pode ser concretizada sem esforços articulados e sustentáveis para maximizar a contribuição da força de trabalho da Enfermagem e seu papel em equipes de saúde multiprofissionais (OMS, 2020). A Organização Pan-americana de Saúde (OPAS), em publicação sobre orientações estratégicas para a enfermagem na região das Américas, estabelece linhas de ação para o avanço e o fortalecimento da enfermagem nos sistemas e serviços de saúde:

- Fortalecer e consolidar a liderança e a gestão estratégica da enfermagem no contexto dos sistemas de saúde e na formulação e no monitoramento de políticas
- Abordar as condições de trabalho e as capacidades dos profissionais de enfermagem de modo a ampliar o acesso e a cobertura com equidade e qualidade, a fim de promover um modelo de atenção centrado na pessoa, na família e na comunidade e fortalecer tanto o primeiro nível de atenção como as redes integradas de serviços de saúde
- Fortalecer a qualidade da educação em enfermagem para responder às necessidades dos sistemas de saúde voltados ao acesso universal à saúde, à cobertura universal de saúde e aos ODS (OPAS, 2020).

Contudo, em sua evolução diacrônica a enfermagem sofreu influências várias, como aquela que, em fins do século XIX e princípios do século XX, desviou-a de suas origens fundamentais para enquadrá-la no modelo biomédico, que transformou a enfermeira em auxiliar do médico, no dizer de Collière (2003). Isso ocorreu apesar de, já em 1859, a extraordinária enfermeira inglesa Nightingale (Nelson; Rafferty, 2010) ter defendido o cuidado de enfermagem como prática sistematizada e formal, com o ser humano como foco central, em sua interação com o meio ambiente e englobando, nessa perspectiva, a articulação da arte, da ciência e da espiritualidade, fundamentando o cuidado em uma base humanística e holística. As descobertas científicas, privilegiando a medicina com influxo de técnicas variadas de diagnóstico e tratamento, fizeram com que médicos buscassem ajudantes/auxiliares para adotar novas tecnologias no atendimento de seus pacientes, encontrando adesão das enfermeiras a esse novo afazer da profissão, que deu reconhecimento à medicina, mas desvalorizou a enfermagem, na medida em que descaracterizou seu afazer; assim, elas acabaram assumindo o papel subalterno no desempenho de funções delegadas, sem qualquer poder de decisão nem autonomia. Entretanto, Silva (1997), Neves (2002), Waldow (1999, 2012), entre outras, observaram que, a partir da segunda metade do século XX, a enfermagem começou a retomar suas raízes e avançar no processo de construção do corpo de conhecimentos próprios. O cuidado, como essência da enfermagem, vem sendo pesquisado, ensinado e praticado com o objetivo de encontrar constatações mais precisas ao desenvolvimento da epistemologia da enfermagem. Tais esforços são observados tanto na enfermagem internacional, principalmente norte-americana (Chinn; Kramer, 2011; Davidson *et al.*, 2011), como na brasileira (Erdmann *et al.*, 2007; Lacerda *et al.*, 2015; Rodrigues *et al.*, 2015). O cuidado constitui-se no foco e na expressão essencial da enfermagem como profissão, embora não seja exclusividade sua, como ensinam muitas teóricas contemporâneas da enfermagem. O cuidado também faz parte da expressão dos estudos realizados sobre filosofia e ciência do cuidado no Centro de Cuidado Humano da Universidade do Colorado – EUA, que foram liderados pela excepcional enfermeira, teórica da enfermagem, Jean Watson (1988, 2011, 2016).

Dentre as teóricas de enfermagem que desenvolveram teorias com ênfase no cuidado, destacam-se: Orem (1991, 2006), com a teoria do autocuidado; Leininger (1991; Leininger; Farland, 2005), com a da diversidade e universalidade do cuidado cultural; Watson (1988, 2016), com a de cuidado transpessoal, entre outras.

No Brasil, importantes estudos sobre o cuidado têm sido realizados por algumas líderes em enfermagem, dentre as quais avultam: Silva (1997), Neves *et al.* (2002), Zagonel (1999), Lucena *et al.* (2006), Vaghetti *et al.* (2007), Rocha *et al.* (2008). Contudo, Waldow (1999, 2012) foi quem fez extensiva revisão crítica da literatura, resultando em importantes livros, como: "Cuidado humano: o resgate necessário"; e "Cuidar: expressão humanizadora da enfermagem". Cumpre enfatizar, sobretudo, que a enfermeira e docente Wanda Horta (1979), pioneira da enfermagem brasileira, reelaborou a "teoria das necessidades humanas básicas", a qual, mesmo não tendo sido desenvolvida o tanto quanto a autora desejava, devido à sua morte precoce, no Brasil é amplamente usada no meio acadêmico e profissional da enfermagem.

Teorias mais utilizadas pela enfermagem gerontológica

A teoria das necessidades humanas básicas, descrita por Horta (1979), define o objetivo do cuidado de enfermagem como o de atender às necessidades básicas do ser humano, mediante um conjunto de ações e medidas deliberadamente planejadas resultantes de percepção, observação e análise do comportamento, situação ou condição do ser humano. A autora baseia-se na teoria da motivação humana, fundamentada nas necessidades humanas básicas estabelecidas por Maslow, que considera essencial a tese de que nunca há satisfação completa nem permanente de uma necessidade, pois, se houvesse, já não haveria motivação individual. A busca da satisfação das necessidades é hierarquizada na seguinte sequência: (1) fisiológica; (2) de segurança; (3) de amor; (4) de autoestima; e (5) de autorrealização.

Entretanto, na sua teoria, Horta opta por utilizar a classificação que Mohana faz em três agrupamentos: necessidades de nível psicobiológico, psicossocial e psicoespiritual, sem hierarquizá-las. Ela admite que essas necessidades são universais e, portanto, comuns a todos os seres humanos. O que varia de um indivíduo para outro é como se manifestam e a maneira de satisfazê-las.

A enfermagem assiste (cuida) o ser humano: fazendo pelo outro aquilo que o outro não pode fazer por si mesmo; ajudando/auxiliando quando parcialmente impossibilitado de se autocuidar; orientando/ensinando e supervisionando os cuidados a desenvolver por si na satisfação de suas necessidades; e encaminhando-o a outros profissionais para ajudá-lo ou atendê-lo em necessidades específicas que fogem da alçada da enfermagem. Em seus estudos, Horta deixou claro que a enfermagem deve, por meio do cuidado, possibilitar que o indivíduo assuma cada vez mais o seu próprio cuidado. Essa teoria das necessidades humanas básicas tem orientação útil à enfermagem gerontológica – sem desmerecer outras igualmente úteis –, pois concebe o ser humano como único, mostrando como é importante para a pessoa idosa ser percebida na manifestação de suas necessidades tanto quanto na maneira de satisfazê-las em estilo próprio, pessoal e atualizado, segundo o contexto da sociedade vigente e da comunidade peculiar onde vive.

Ao definir a enfermagem como atos de cuidado para atender às necessidades humanas, Wanda Horta inclui sua participação na promoção do autocuidado das pessoas. O conceito do autocuidado em enfermagem foi desenvolvido pela enfermeira norte-americana Dorothea Orem: o de aplicação útil no cuidado de idosos e sua família, constituindo-se especialmente dos componentes orientadores do sistema "apoio-educação" em benefício da pessoa idosa e da respectiva família, mantendo a autonomia, a independência e a inclusão social pela prática do autocuidado apoiado em contexto doméstico-familial (um capítulo específico é dedicado ao autocuidado de pessoas no processo de envelhecimento neste Tratado).

A teoria do cuidado transcultural de enfermagem desenvolvida pela enfermeira e antropóloga norte-americana Madaleine Leininger (1991; Leininger; Farland, 2005) se configura de especial aplicação para a população brasileira em geral, considerando seu enfoque na multiculturalidade. É também especialmente útil para a prática com usuários idosos por considerar a cultura como central. Essa teoria contempla o ser humano, a família e o grupo cultural como universalmente ser cuidador que sobrevive em uma diversidade de culturas e subculturas, pela capacidade de prover-se de cuidado universal, o cuidado popular condizente com o próprio sistema de valores, crenças e estilo de vida. A teórica destaca o cuidado como ato humano mais específico e poderoso que cabe à enfermagem ao cuidar do indivíduo na saúde ou na doença, ou em quaisquer circunstâncias da vida, visualizando cada cultura com suas práticas peculiares de cuidado popular, identificando os fatores que interferem na saúde e no equilíbrio do estado vital. Estabelece pressupostos teóricos como: o cuidar é essencial para o bem-estar, a cura, o crescimento e o desenvolvimento, a sobrevivência e o enfrentamento de dificuldades e da morte; o cuidado cultural é a melhor forma holística para guiar as ações dos enfermeiros, tratando os clientes de forma holística, considerando os valores, as crenças e as práticas culturais que são influenciados pela linguagem e pela visão do mundo, desenvolvendo o melhor cuidado congruente e benéfico, ou seja, a melhor decisão entre o cuidado popular e o profissional.

O cuidado cultural é realizado nas diferentes culturas e transmitido de geração em geração e, para mantê-lo ou torná-lo congruente e benéfico para as pessoas, a enfermeira pode, em quaisquer circunstâncias do contexto cultural, valer-se do sistema popular e profissional de cuidados, considerando e selecionando as diferentes ações e decisões como: (a) preservação/manutenção; (b) acomodação/negociação; e (c) remodelação/reestruturação do cuidado cultural, apoiando, auxiliando, facilitando e capacitando para o cuidado congruente com a cultura, sendo benéfico para a saúde e bem-estar.

Prática do cuidado na enfermagem gerontológica

A prática do cuidado na enfermagem gerontológica só é possível quando vinculada ao processo de cuidar da enfermagem como um todo, enfocando a pessoa idosa em seu contexto de vida (Alvarez, 2001; Gonçalves *et al.*, 2012). O cuidar é um processo dinâmico e depende da interação e de ações planejadas com base no conhecimento e na realidade do idoso e sua família. Assim sendo, o processo de cuidar em enfermagem consiste em olhar para a pessoa idosa, considerando os aspectos biopsicossociais e espirituais vivenciados pelo idoso e pela família como clientes da enfermagem. Essa concepção na enfermagem gerontológica prevê a integração das multidimensões do viver da pessoa – as conhecidas e as que estão para serem desveladas – para a promoção do viver saudável e a exaltação da vida no processo de envelhecer, pela utilização de seus potenciais, de suas capacidades, dos recursos e das condições de saúde, evoluindo para um contínuo desenvolvimento pessoal.

Faz parte do cuidado preservar a relação dinâmica entre o profissional, o idoso e a sua família, mais direcionada para a resolução de problemas imediatos nos momentos em que cada situação exige. Essa especificidade pode ser demonstrada em diferentes níveis de atuação da enfermagem: no cuidado da vida e da saúde de uma pessoa idosa, em particular no processo saúde-doença; na prevenção de agravos; na reabilitação; no cuidado continuado em situações de cronicidade; e nos cuidados ao final da vida. Ela também se expressa quando esse cuidado é voltado para a população idosa em geral, enquanto cuidado que visa à promoção da saúde coletiva, a um envelhecimento ativo e saudável com qualidade. A prática desse cuidado parte de um referencial teórico, filosófico, ético e estético, tendo como foco a pessoa idosa: esta como cidadã, partícipe de uma família, uma cultura e uma sociedade; é um ser único, com trajetória histórica pessoal, carregada de experiências vividas somadas às da vida presente e às futuras que dão sentido ao seu viver (Gonçalves *et al.*, 2012). Imbuída dessa visão humanística e holística do ser humano, a enfermagem desenvolve suas atividades profissionais com o cliente idoso de modo pontual em aspectos específicos de sua competência. Entretanto, atua sempre cooperativamente com os demais membros da equipe multiprofissional da gerontogeriatria, com vistas ao fim comum: a atenção eficiente que resulte em melhor bem-estar e maior qualidade de vida do cliente idoso e de seus familiares cuidadores.

O processo de cuidar se dá em ações consecutivas, de modo interativo, dialogal, entre quem provê o cuidado e quem o recebe. Geralmente, o primeiro tem papel ativo porque desenvolve ações e comportamentos de cuidar, enquanto o segundo tem papel mais passivo em razão da circunstância da necessidade de cuidados, embora participe na devida medida de seus cuidados e de sua aprendizagem sobre saúde e envelhecimento enquanto se recupera. Devido a essa relação de dependência que se estabelece, mesmo que temporal/circunstancial, ao cuidar a enfermeira se vigia para não sobrepor seu poder que oprime/anula, mas que prevaleça o que acrescenta e imprime crescimento a todas as partes – à enfermeira e ao idoso e seus familiares –, estes últimos os partícipes mais importantes do processo de cuidar. Por isso, mais do que da dependência, o conceito de interdependência deve ser a tônica da enfermagem gerontológica, para a qual o processo do cuidar é permeado por responsabilidade ética desenvolvida por comportamentos, muitos dos quais de compromisso, solidariedade, disponibilidade, respeito e confiança, consideração e compaixão. A interdependência se dá em várias instâncias além da já aludida: entre o idoso e a família cuidadora; entre os vários familiares cuidadores quando se envolvem na tarefa do cuidar em regime de rodízio; e também entre os membros profissionais da equipe gerontogeriátrica, assumindo caráter de entreajuda e de crescimento mútuo pessoal e profissional.

No cuidado de saúde de pessoas idosas convenciona-se agrupar, de modo sintético, as seguintes metas principais: promoção de um viver ativo e saudável, compensação de limitações e incapacidades, provisão de apoio e controle no curso do envelhecimento, tratamento e cuidados específicos, e facilitação do processo de cuidar. Alcançar, no mínimo, essas metas é o propósito da prática de cuidados de enfermagem gerontológica. No âmbito da promoção de um viver ativo e saudável, enquanto transcorre o processo do envelhecimento, a prática do cuidado de enfermagem centra-se na educação para o cuidado da vida e da saúde.

De posse dos conhecimentos e das experiências acumuladas no campo da gerontogeriatria, enfatiza-se a tomada dos seguintes cuidados: a adoção ou a revisão de estilos de vida saudáveis, no que concerne ao autocuidado, enquanto exercendo as atividades cotidianas, de controle apropriado das eventuais condições de cronicidade, de prevenção, atentando aos fatores de risco específicos da velhice. Essas atividades podem ser desenvolvidas em sala de aula de universidade aberta da terceira idade quando a enfermeira participa, frequentemente, de aulas de educação para a saúde, cuja abordagem pode focar questões que emergem do próprio grupo, quando ensejam discussões sobre os possíveis comportamentos saudáveis de cuidados pessoais para a vida, no curso do envelhecimento. Tais abordagens, essencialmente de promoção, deverão fazer parte dos programas educacionais, tanto em ambulatórios como em unidades sanitárias e em quaisquer outros serviços sociais e de saúde (Costa *et al.*, 2019; Mendes *et al.*, 2018; Fernandes *et al.*, 2016; Costa *et al.*, 2016).

Quanto à compensação de limitações e incapacidades, o foco principal da enfermagem consiste no cuidado relacionado com a busca precoce da recuperação e da reabilitação no melhor nível possível, segundo a condição particular do idoso, privilegiando sempre suas capacidades e habilidades de autocuidado para continuar mantendo-se socialmente integrado. Convém salientar aqui o papel de coordenação e articulação da enfermeira ao tomar providências, valendo-se de outros profissionais, dos serviços e dos programas disponíveis, juntamente com a família do idoso. Nessa situação, pode-se citar, por exemplo, aquele idoso que sofreu acidente vascular encefálico e recém-saído do hospital, necessitando de continuidade de cuidados para a sua recuperação e reabilitação. Aqui, os cuidados da enfermeira se organizam para encontrar uma conduta integrada no gerenciamento de continuidade do cuidado no lar, apoiando, orientando, encaminhando e facilitando o acesso a serviços de reabilitação, além de acompanhar periodicamente a família cuidadora, por meio de assistência domiciliária ou em consultas ambulatoriais e, ainda, agilizando o atendimento em episódios emergenciais, quando necessário, valendo-se da cidadania de relação. (Brasil, 2013; Costa *et al.*, 2019; Alvarez, 2020).

Para alcançar a meta da provisão de apoio e controle no curso do envelhecimento, a enfermagem participa com seus cuidados que facilitam no suporte e no acompanhamento em diversas circunstâncias do *continuum* saúde-doença, impedindo a perda da qualidade de vida e favorecendo sua manutenção ou melhoria ao longo da vida. Considerando-se a frequência com que o processo de envelhecimento transcorre acompanhado de condições de cronicidade, o tratamento, o cuidado e o controle de doenças ao longo da vida são essenciais. Impedir ou atenuar a instalação de deficiências e incapacidades por causas patológicas pode minimizar o estado crescente de fragilização (Costa *et al.*, 2019; Alvarez, 2020; Hammerschmidt; Santana, 2020).

Os cuidados de acompanhamento ao longo da existência devem pautar-se, tanto quanto possível, pela manutenção do bem-estar e pelo estímulo a uma vida com dignidade. Geralmente esses cuidados cotidianos se dão no contexto domiciliar. Assim sendo, o período de aproximação da morte também acontece nesse momento. A tendência atual de promover assistência ao idoso no domicílio torna o cuidado com o idoso em condição terminal e seus familiares enlutados parte importante da assistência domiciliária, quando a enfermagem gerontológica é imprescindível. Na meta do tratamento e do cuidado específicos, a enfermagem presta cuidados ao cliente idoso tão adequadamente quanto possível, na medida de sua competência. Tal cuidado tem fundamento nos conhecimentos sempre atualizados do campo da gerontogeriatria e na habilidade de aplicação das técnicas de tratamentos geriátricos específicos e, particularmente, das tecnologias de cuidado específicas de enfermagem. Ilustremos com alguns exemplos. Os cuidados de enfermagem encontram especificidade no estado de imobilidade, quando uma atenção especial é dada ao idoso para evitar lesões por pressão que podem vir a se manifestar com gravidade e ser de difícil debelação. A condição de incontinência urinária, principalmente em idosas, exige uma tecnologia de cuidado especial, em face das repercussões psicossociais que deterioram a qualidade de vida das pessoas. A instabilidade postural e o risco de quedas em idosos é outra condição comum, de graves consequências para manter a autonomia e a independência no processo de envelhecimento, demandando sistemático e diligente cuidado. Os pés do idoso também merecem atenção especial, uma vez que lhes possibilita continuar se locomovendo e mantendo suas relações sociais, e ajuda a evitar as instabilidades da marcha e consequentes quedas com possibilidade de graves fraturas (Gonçalves *et al.*, 2012; Mauk, 2017; Alvarez, 2020).

A facilitação do processo de cuidar depende, amplamente, da diligência da enfermagem em prover seus cuidados, favorecendo um processo de atendimento que vá ao encontro das reais necessidades do idoso sob cuidados e de seus familiares cuidadores. Considerando-se que os serviços gerontogeriátricos ainda são incipientes em sua instalação em nosso meio, suas atividades carecem de sistematização e de tecnologias apropriadas de cuidado. Muito ainda está por ser criado ou recriado para que os referidos serviços, programas e instituições se tornem efetivamente funcionantes como uma rede de referência e contrarreferência, possibilitando que o atendimento de um cliente idoso em determinado serviço venha a desencadear um fluxo ágil de atenção contínua e integrada. Entretanto, enquanto todo um sistema não se compõe, o dia a dia da assistência de saúde da clientela idosa merece consideração em quaisquer circunstâncias e condições de atendimento. Por isso, é frequente o atendimento realizado com improvisações e adaptações às necessidades particulares do idoso, em âmbito de serviços gerais, não especializados. Também têm sido observadas necessidades de adaptação e invenções bastante criativas, principalmente em âmbito domiciliar, onde é quase imperativo que os idosos doentes e/ou fragilizados recebam cuidado contínuo da família (Schier, 2013; Honório; Santos, 2009; Pelzer, 2010; Pimenta *et al.*, 2009; Sena *et al.*, 2010; Brasil, 2014; Costa *et al.*, 2019). Para a enfermagem, que desempenha um papel tão importante na assistência domiciliária, urge resgatar sua função principalmente no serviço público de saúde, para dedicar-se aos cuidados no âmbito da assistência primária no domicílio, particularmente no atendimento da população idosa mais carente e fragilizada. Atualmente, com a instalação progressiva, em todo o país, do programa de Estratégia de Saúde da Família como porta de entrada do Sistema Único de Saúde (SUS), um espaço garantido de trabalho da enfermeira impõe-se com adequado preparo e capacitação ao atendimento do usuário idoso e de sua família (Brasil, 2006, 2014), especialmente se considerarmos que, em nosso meio, a família quase sempre se torna cuidadora de seu parente idoso à medida que ele avança na idade. Atenção à saúde da família cuidadora representa um capítulo importante da enfermagem gerontológica (Alvarez, 2001; Santos, 2003; Brasil, 2014; Alvarez *et al.*, 2019; Costa, 2019).

Enfermagem gerontológica: uma especialidade necessária e em desenvolvimento

A enfermagem gerontológica supõe a composição de uma especialidade da enfermagem fundamentada nos conhecimentos provenientes da enfermagem geral, da geriatria e da gerontologia. Esta última, área mais abrangente, vem sendo construída à luz dos conhecimentos de várias disciplinas básicas e aplicadas. Em edição inicial deste Tratado, a terminologia enfermagem gerontogeriátrica foi assumida em conformidade com a designação dada às nove Jornadas Brasileiras de Enfermagem Gerontogeriátrica, já levadas a termo no país, à semelhança da Espanha, sodalício denominado Sociedad Española de Enfermería Geriátrica y Gerontológica.

Já a 10ª Jornada Brasileira de Enfermagem Gerontológica, realizada em 2015 em Curitiba – PR, assim se denominou considerando o recém-criado Departamento Científico de Enfermagem Gerontológica na Associação Brasileira de Enfermagem (ABEn), ao qual se incumbe, entre outras, a realização trienal do referido evento técnico-científico.

A especialidade iniciou denominando-se, nos EUA, enfermagem geriátrica, como se observa na história da Associação Americana de Enfermeiras. Após 16 anos de sua fundação, em 1976 sua denominação foi mudada para enfermagem gerontológica. Como justificativa para a mudança, foi aduzido o argumento da abrangência da nova ciência emergente – a gerontologia –, que visa tratar do ser humano em processo de envelhecimento na sua multidimensionalidade. Com tal visão, entendeu-se que a geriatria já se encontrava inclusa na gerontologia como campo de estudo. Por isso, é comum encontrar, na literatura, terminologia da especialidade em causa sem usar o determinante geriátrica. Entretanto, a diferenciação semântica entre enfermagem gerontológica, enfermagem geriátrica e, menos usual, enfermagem gerôntica, não encontrou ainda unanimidade entre os especialistas. A título de exemplo, vale ilustrar com as definições compiladas pelas enfermeiras espanholas Castillos e Bassols (SEEGG, 1999): enfermagem gerontológica designa os cuidados preventivos e de promoção da saúde das pessoas que envelhecem, enquanto enfermagem geriátrica designa os cuidados dirigidos a pessoas idosas doentes ou institucionalizadas. Contudo, as autoras encontraram quem usasse essa terminologia de forma indistinta, ora enfermagem geriátrica, ora enfermagem gerontológica, para designar os cuidados especializados aos idosos. Por outro lado, como já descrito nas edições anteriores deste Tratado, nos EUA é utilizada também a denominação enfermagem gerôntica, especialmente quando se trata do cuidado dispensado pela enfermagem à pessoa idosa, reservando mais a designação gerontológica quando se refira à enfermagem dedicada aos estudos e às investigações acerca do envelhecimento humano. O consenso atual na América do Norte é por adotar a designação de enfermagem gerontológica tanto pela Associação Americana das Escolas de Enfermagem quanto pela Associação Canadense de Enfermeiras. Contudo, a absorção de novas terminologias ainda está para realizar-se, pois os Descritores em Ciência da Saúde (DeCS) não contemplam o descritor enfermagem gerontológica, mas enfermagem geriátrica.

No Brasil, os escritos pioneiros acerca da especialidade surgem de docentes de enfermagem da USP e da Unicamp, entre outras, por necessidade de material acadêmico para o ensino dos estudantes de enfermagem. Essas obras reportam algumas definições adotadas no âmbito internacional para desenvolver e aplicar suas ideias ao contexto brasileiro. Citam, por exemplo, a definição dada pela OPAS, que considera a enfermagem gerontológica como o estudo científico do cuidado de enfermagem ao idoso, caracterizado como ciência aplicada com o propósito de utilizar os conhecimentos do processo de envelhecimento para o planejamento da assistência de enfermagem e dos serviços que melhor atendam à promoção da saúde, à longevidade, à autonomia e à independência ao nível mais alto possível de funcionamento da pessoa (Duarte, 1999; Diogo, 2004; OPAS, 2019).

A enfermagem gerontológica é uma especialidade da enfermagem que, no Brasil, vem se organizando recentemente para constituir-se em um corpo de conhecimento específico, aliado a um rol de habilidades práticas apropriadas, já acumuladas pela experiência. Tal organização tem recebido influência de esforços de estudo do envelhecimento humano e práticas de atenção à população idosa, envidados pela Sociedade Brasileira de Geriatria e Gerontologia (SBGG), ao longo das últimas cinco décadas. Também tem sofrido influências da enfermagem, principalmente norte-americana, que vem disponibilizando, a partir de meados do século XX, de modo contínuo e crescente, literatura específica de publicações em âmbito acadêmico e profissional (Bruke; Walsh, 1997; Roach, 2003; Eliopoulus, 2017; Mauk, 2017). Os sinais iniciais de interesse da enfermagem brasileira pela área do envelhecimento estão presentes nas publicações esparsas produzidas na década de 1970. A partir da década de 1980, verifica-se uma produção pequena, porém contínua, desenvolvida principalmente no meio acadêmico, em programas de pós-graduação, em níveis de especialização, mestrado e doutorado.

Foi em 1996 que se realizou, em Florianópolis-SC, a I Jornada Brasileira de Enfermagem Geriátrica e Gerontológica – I JEGG –, idealizada pelo Grupo de Estudos sobre Cuidado de Saúde de Pessoas Idosas (GESPI) do Programa de Pós-Graduação de Enfermagem (Mestrado e Doutorado) da Universidade Federal de Santa Catarina. Para tanto, contou-se com a colaboração de enfermeiras simpatizantes e de integrantes do Núcleo Interdisciplinar de Pesquisa, Ensino e Assistência Gerontogeriátrica (NIPEG/HU/UFSC). No desenvolvimento da temática da Jornada confluíram a ciência, a tecnologia, a arte, a ética e a estética da Enfermagem, em face do processo do envelhecimento humano (os anais dessa I JBGG encontram-se publicados na Revista Texto e Contexto Enferm. 1997;6[2]). Desde então jornadas sucessivas vêm sendo realizadas bienalmente em diferentes estados brasileiros, assumidas por grupos de interessados nessa especialidade da enfermagem, com vistas a ampliar o seu corpo de conhecimentos, agregando e fortalecendo as enfermeiras brasileiras em assistir, pesquisar e ensinar as especificidades dos cuidados de enfermagem requeridos pelos usuários idosos e suas famílias cuidadoras, além da população idosa em geral. Assim, em 2010, na VIII JBEGG, realizada no Rio de Janeiro, com a participação das enfermeiras cariocas da ABEn/RJ e docentes das Escolas de Enfermagem, sua discussão culminou com a consagração da ideia de criar o Departamento Científico de Enfermagem Gerontológica na ABEn. Sua criação se oficializou em 2010 e se rege por estatuto e regimento próprios, no âmbito da ABEn. Representou um marco para a enfermagem brasileira, especialmente para a emergente enfermagem gerontológica, pois a solução nucleadora e integradora de diversos grupos de interesse esparsos por todas as regiões do país tem facilitado a operacionalização de reunir esforços para consolidar a especialidade sob o aspecto profissional e acadêmico.

Outro investimento observado pode ser constatado no censo do Diretório de Grupos de Pesquisa do CNPq (Gonçalves *et al.*, 2009; Kletemberg, 2010). Registra-se atualmente, entre os grupos de pesquisa de enfermagem em envelhecimento e grupos de enfermagem geral com linhas de pesquisa em temas aglutinadores de enfermagem gerontogeriátrica, a existência de cerca de 29 grupos. Cumpre lembrar que na edição do Diretório do CNPq de 2002 foram identificados dez grupos de pesquisa na área predominante de Enfermagem com eleição do tema envelhecimento humano como objeto de pesquisa, representando 4,3% do total dos grupos da enfermagem (Caldas, 2004). Retrocedendo: em 2000, versão 4.0, encontravam-se cadastrados seis grupos. A participação da enfermagem na produção de conhecimento na área do envelhecimento é muito maior do que pode parecer se avaliarmos mais detidamente a produção desses grupos de pesquisa, como fez Diogo (2004) ao analisar suas publicações nos principais periódicos brasileiros de enfermagem.

Na área específica da gerontogeriatria, ainda emergente, o banco de dados do CNPq tem facilitado sobremaneira os consulentes no conhecimento das subáreas em florescimento, os especialistas em suas produções, fazendo entrever carências de pesquisa em determinadas subáreas, requerendo preenchimento de lacunas existentes. Também tem sido observada crescente participação de enfermeiros na apresentação de suas produções técnico-científicas dirigidas a essa área específica, em eventos de Geriatria e Gerontologia, geralmente promovidos pela SBGG em nível nacional, regional e local, ou em eventos gerais da Enfermagem, o que demonstra o crescente envolvimento da categoria na especialidade em questão.

Na área do ensino é notório o esforço para incluir a disciplina da especialidade de enfermagem gerontológica nos cursos de graduação e de técnico-profissional como disciplina obrigatória ou optativa. A inclusão da temática do envelhecimento na grade curricular de enfermagem tem sido facilitada a partir de 2001, com a aprovação da Resolução CNE/CES nº 3 – Diretrizes Curriculares Nacionais do Curso de Graduação em Enfermagem –, que prevê que os conteúdos essenciais estejam relacionados com todo o processo saúde-doença do cidadão, da família e da comunidade, integrado à realidade demográfica e epidemiológica, proporcionando a integralidade das ações do cuidar em enfermagem. Nos conteúdos teóricos e práticos em nível individual e coletivo, deve-se considerar os determinantes contextuais socioculturais, econômicos e ecológicos do processo saúde-doença das populações, para a assistência de enfermagem prestada à criança, ao adolescente, à mulher, ao adulto e ao idoso (Brasil, 2001).

A instituição da prova de Título de Especialista conforme Resolução 389, de 18 de outubro de 2011, do Conselho Federal de Enfermagem (COFEn), iniciativa do Departamento Científico de Enfermagem Gerontológica, representa um marco que impõe acelerar a consolidação da especialidade da enfermagem gerontológica sob o aspecto profissional, exigindo aprimoramento de atribuição de critérios e padrões discriminadores de perícia e autoridade na concessão do título de especialista.

A propósito da atribuição de padrão de excelência para conceder o título, convém considerar o modelo teórico de Patrícia Benner (1984, 1989, 2010), enfermeira norte-americana que desenvolveu um grande projeto na Universidade de San Francisco, CA, estudando recém-graduados por dez anos e concluiu, com a descrição do modelo de processo, pelo que passa um enfermeiro em sua carreira profissional, desde o nível de iniciante (*novice*) até se tornar perito (*expert*). Descreveu o *iniciante* como aquele sem qualquer experiência, que apenas conhece suas tarefas e regras pelo que lhe ensinaram e, ao assistir o cliente, comporta-se de modo governado, inflexível e limitado. Já na etapa seguinte, o *iniciante avançado* consegue reconhecer e aplicar na prática componentes recorrentes significativos de experiência anterior em situação real. Assim, passa a formular e a seguir princípios baseados em experiências para guiar suas ações. O *competente* é aquele que atinge esse nível ao cabo de 2 a 3 anos de experiência em trabalho na mesma área ou similar. Adquire maior consciência de metas de longo termo e visualiza perspectiva de seu planejamento de ações guiado por pensamento analítico que ajuda a atingir maior eficiência e organização. Já o *proficiente* se encontra em um nível que ganha uma compreensão holística da realidade, percebendo partes no todo e aumentando a capacidade de tomada de decisões. Ele aprende das experiências o que esperar em certas situações e como modificar planos estabelecidos. Por fim, o *perito* (*expert*) ou autoridade na área específica não só se pauta por princípios, regras e normas, mas vai além: conecta-se com as situações reais para determinar ações graças a suas experiências concretas passadas (*background*). Faz captação intuitiva de situações clínicas. Seu desempenho se torna agora mais fluido, flexível e de alta proficiência. Benner assevera que o seu modelo de nível de experiência clínica, que confere ao enfermeiro perícia ou autoridade em dada área de especialidade clínica, não é aquele com posição social de prestígio, mas aquele que galgou sua carreira clínica na enfermagem por mudanças no desempenho de habilidades em suas ações; por mudanças na percepção de uma situação como uma completude, identificando nela certas partes mais relevantes; por transição de observador externo para participante envolvido na situação; por ganho de perícia pela sua construção própria fundada em prévias experiências concretas.

Eis, pois, um modelo teórico de Benner, que poderá subsidiar a comissão de títulos, em busca de critérios mais refinados de níveis de autoridade para atribuição do título de especialista em enfermagem gerontológica.

Considerações finais: perspectivas e desafios

Em nosso meio, a enfermagem gerontológica vem-se firmando como especialidade no conjunto da enfermagem geral. Ela está presente também na área da Gerontologia, como especialidade, desenvolvendo padrões mínimos de sua atuação em campo próprio, norteando o exercício profissional.

Há espaço promissor no setor privado para atender necessidades do viver diário das pessoas idosas, abrindo novos campos de trabalho. No setor público, novas possibilidades parecem surgir diante de uma nova concepção de organização social que sobrevive por ser empreendedora, em um sentido mais amplo (Erdmann; Gonçalves, 2004). É necessário empreender na área da saúde, principalmente na emergente área da enfermagem gerontológica, não só para buscar novos espaços de trabalho, mas para incrementar e melhorar o atendimento da população idosa.

Vislumbram-se perspectivas de construção de padrões combinando recursos e talentos, produzindo inovações, estratégias conciliadoras de qualidade de cuidados e recursos disponíveis. Sendo assim, vislumbra-se a construção de possíveis tecnologias cuidativas ou assistenciais e serviços ou programas inovadores como, por exemplo: (a) reorganização dos serviços de saúde como unidades empreendedoras sociais, atendendo às necessidades de saúde da população incluindo a população idosa; (b) serviços que promovam um viver mais saudável, adotando filosofias de trabalho em parcerias de compartilhamento de recursos multiuso, de integração de competências dos diversos setores sociais, de tal modo que se aperfeiçoem os esforços no cumprimento de metas e produtos que são da responsabilidade do Estado, mas envolvem necessariamente a participação e o compromisso dos cidadãos e da comunidade em geral, para alcançar melhor eficiência, eficácia e efetividade; (c) inovação e/ou adaptação das instalações e equipamentos em instituições assistenciais que facilitem e promovam o cuidado nas atividades da vida diária (AVD) dos idosos, principalmente daqueles mais dependentes; (d) desenvolvimento de modelos de oficinas educativas de ativação da memória do idoso e de outras estratégias inovadoras de tecnologias cuidativo-educacionais (Nietsche *et al.*, 2014) que envolvam a comunidade, com vistas a promover a integração social e evitar a exclusão social de pessoas idosas; (e) organização de redes de apoio comunitário para as múltiplas situações de atendimento de idosos que vivem em seus lares, com a coparticipação da comunidade circundante; (f) inovações e/ou adaptações ambientais, institucionais ou domiciliares, propiciadoras de vida ativa, principalmente de idosos funcionalmente mais dependentes ou mais fragilizados, e de minimização do processo de dependência física, social e de exclusão social (Erdmann; Gonçalves, 2004).

Por outro lado, múltiplos são os desafios em uma população que envelhece em um país tão heterogêneo e contrastante quanto o Brasil. Por ser o envelhecimento um processo multifatorial, o cuidado ao idoso se torna um fenômeno complexo que envolve múltiplos atores, especialmente quando desenvolvido no campo do cuidado domiciliar com o apoio de familiares.

Ao refletir sobre desafios e perspectivas para a área da enfermagem gerontológica, encontramos um estudo de um grupo de enfermeiras pesquisadoras (Harvath *et al.*, 2020) que apresentam quatro áreas prioritárias para pesquisa e prática, que são: os cuidadores de idosos são diversos; existe uma grande heterogeneidade na experiência de cuidar; a trajetória de cuidar se modifica ao longo do tempo; e há necessidade de integrar tecnologias no processo de cuidar que favoreçam tanto o receptor desse cuidado quanto sua execução pelo cuidador.

Não escapamos do desafio de conhecer e reconhecer idosos e cuidadores com vivências multiculturais ou com necessidades e experiências que podem diferir, como as diferenças de relação com o cuidado (ter vocação para tal ou não ter opção e ter de assumir o cuidado) e variáveis socioeconômicas que envolvem a disponibilidade para o cuidado, além de atender os cuidadores oriundos de minorias sub-representadas como indígenas, membros de comunidades LGBTQIA+, expatriados que têm dificuldade de se inserir em nosso serviço de saúde ou de compreender nossas maneiras de cuidar, entre outras. Todos esses aspectos precisam ser averiguados com mais atenção pelos enfermeiros gerontológicos e demais profissionais da equipe de saúde com vistas a tornar o cuidado uma responsabilidade compartilhada por todos.

Outro aspecto refere-se à heterogeneidade na experiência de cuidar que varia de acordo com a condição de saúde/doença do idoso que é cuidado, especialmente com déficit cognitivo ou dependência física ou risco de vida. Também interfere a proximidade física e/ou emocional do cuidador com o idoso a quem presta cuidado, bem como as condições de saúde física e mental desse cuidador. Além disso, há de se considerar o conhecimento acerca das necessidades de cuidado desse idoso; da localização geográfica, se vivem na área rural ou urbana; se têm facilidade de acesso a serviços ou precisam da ajuda de terceiros e se conseguem subsistir economicamente, entre outros aspectos.

Também representa um desafio a mudança na trajetória de cuidar ao longo do tempo, isto é, trata-se de doença aguda, súbita, ou doença crônica degenerativa progressiva? Pois essas distintas condições interferem nas perspectivas de vida dos cuidadores.

As Instituições de Longa Permanência para Idosos (ILPIs) representam ambiente de moradia e de cuidados contínuos onde devem atuar diversas categorias profissionais, configurando-se uma equipe multiprofissional. É de se constar em seu quadro de colaboradores os gestores, os responsáveis técnicos e os que atuam diretamente no cuidado aos residentes idosos, como os profissionais de enfermagem (enfermeiros, auxiliares e técnicos de enfermagem), além de trabalhadores ocupacionais como cuidadores de idosos e voluntários. Considerando-se a expectativa de que a demanda por ILPIs tende a crescer rapidamente como uma possível forma de cuidado familiar à distância ou como opção de moradia do idoso que vive sozinho, o desafio é estabelecer um modelo de gestão de cuidados de enfermagem qualificados e seguros para o residente idoso. Acerca do cuidado em ILPIs, vale lembrar que existe um capítulo neste Tratado que aborda o tema de forma mais específica.

Outro aspecto que vivenciamos é a covid-19, doença desconhecida, de trajetória diversa e que pode afetar não apenas o idoso, mas toda a família. Tal situação interfere na trajetória de cuidados e gera muita insegurança em toda a população. No entanto, em quadros de longa duração ou de alta dependência do idoso, com quem esse cuidador pode contar para ajudá-lo? Como a rede de serviços de saúde pode contribuir nesse cuidado? Quando esse cuidador é também um idoso(a), quem cuida dele(a)? Como a enfermagem gerontológica pode contribuir nesse cuidado que evolui ao longo do tempo? Quais são as variáveis de saúde, econômicas e sociais associadas que podem aumentar o de risco para o cuidado familiar a longo prazo?

Por outro lado, um desafio que cada vez mais está presente é como integrar tecnologias no processo de cuidar, em uma população que vive e envelhece em condições tão desiguais do ponto de vista socioeconômico, de acesso a informações e a bens tecnológicos que poderiam contribuir com o cuidado? Como incorporar tecnologias ao cotidiano de idosos e de seus cuidadores, como, por exemplo, telefones inteligentes, dispositivos de segurança, unidades de controle ambiental (som, temperatura, luminosidade)? Como a enfermagem gerontológica pode lançar mão da tecnologia como apoio ou ferramenta educacional para idosos e seus familiares? Em que medida todos os idosos têm acesso a dispositivos tecnológicos que contribuam no seu tratamento e nas orientações de cuidado? (Harvath *et al.*, 2020).

Talvez um dos desafios mais significativos neste momento seja a integração do cuidado ao idoso e ao cuidador na Atenção Básica de Saúde, o serviço de saúde que está mais próximo desse idoso e sua família na comunidade. A enfermeira da Atenção Básica de Saúde conhece as famílias moradoras na área adstrita de sua atuação e deve reconhecer suas necessidades de cuidado em saúde com vista a promover a saúde e prevenir agravos. No caso de idosos mais dependentes de cuidado, essa enfermeira tem também o desafio de cuidar do cuidador desse idoso, para que ele possa desempenhar suas funções com competência e com menor carga de estresse possível.

Uma revisão sistemática desenvolvida por Bom *et al.* (2019) acerca do impacto na saúde do cuidador de idosos encontrou evidências de repercussão negativa do cuidado na saúde mental e física dos cuidadores. A intensidade desses efeitos difere entre os achados, mas as mulheres que prestam cuidados mais intensivos e a longo prazo são as mais afetadas, especialmente em sua saúde mental.

Em nossa experiência de longos anos trabalhando com famílias cuidadoras de idosos acometidos de doença de Alzheimer ou Parkinson, verificamos que o cuidado a longo prazo é um grande desafio para toda a família e, em especial, para os cuidadores mais diretos. Assim, entendemos que o suporte oferecido pelos grupos de ajuda mútua representa uma tecnologia cuidativa que é capaz de oferecer atenção psicossocial e educativa que possibilita aos seus participantes o aprendizado mútuo, descobrindo em conjunto soluções para seus problemas, mobilizando potencialidades e melhorando a autoestima. Favorece, ainda, a ampliação do conhecimento acerca da doença de seu familiar e o desenvolvimento de um espírito de solidariedade, que reduz a sensação de isolamento e facilita a aceitação da doença, além de promover o apoio psicológico aos cuidadores para enfrentar a experiência das perdas progressivas decorrentes da doença (Sena *et al.*, 2004; Gräbe *et al.*, 2010; Wang *et al.*, 2012; Ilha *et al.*, 2013; Nóbrega *et al.*, 2015; Pires, 2015; Alvarez *et al.*, 2019).

Reconhecer e refletir sobre esses desafios talvez possa levar-nos a encontrar estratégias de cuidados mais eficazes e, principalmente, permitir-nos capturar a complexidade do cuidado familiar ao idoso e do idoso cuidador. Contudo, sem se distanciarem do ideal dos valores do cuidado humanístico, desafios urgentes de ordem prática se impõem, mormente aos profissionais da equipe gerontogeriátrica, incluindo aqui os enfermeiros, como propulsores de soluções criativas e imaginativas para organização e funcionamento interno de serviços que possibilitem o atendimento do idoso e sua família no tempo devido, sem descontinuar a assistência.

117

Cuidadores de Idosos

Yeda Aparecida de Oliveira Duarte • Maria José D'Elboux

Introdução

O envelhecimento é acompanhado por inúmeras alterações em diferentes áreas, incluindo a da saúde, a social e a econômica. Nos últimos 40 anos as mudanças demográficas foram acompanhadas por alterações epidemiológicas. Segundo Giacomin *et al.* (2018), a população envelhece com doenças e agravos crônicos não transmissíveis, em contextos sociais e de gênero com extremas desigualdades, repercutindo diretamente nas demandas e ofertas desiguais de cuidado. Hoje, as doenças e os agravos crônicos não transmissíveis (DANT) representam as primeiras causas de morbimortalidade da população. Tais condições caracterizam-se, principalmente, pela necessidade de acompanhamento e monitoramento constante em razão da sua cronicidade. Quando da ausência ou inadequação de tal seguimento, sequelas, muitas vezes incapacitantes, podem acometer os seus portadores levando a uma condição de dependência e, consequentemente, à necessidade da existência de auxílio para o desempenho de suas atividades cotidianas vindo de uma pessoa que, nesse contexto, será denominada cuidador.

O envelhecimento populacional, resultado da diminuição das taxas de mortalidade e fecundidade e do aumento da expectativa de vida, levou o Brasil a ser, hoje, estruturalmente envelhecido uma vez que a população idosa (≥ 60 anos) supera, e muito, 7% do total de indivíduos. Conta-se, atualmente, com cerca de 30 milhões de pessoas idosas, estimando-se para 2060 que chegue a representar um quarto de nossa população. Nesse grupo o que mais expressivamente cresce são os idosos mais longevos (≥ 80 anos). Na Figura 117.1 é possível observar o crescimento desse grupo em uma projeção de 70 anos (1980 a 2050). Segundo as estimativas do Instituto Brasileiro de Geografia e Estatística (IBGE), esperava-se para 2010 uma população de 2.653.060 pessoas, no entanto o censo encontrou 2.935.589 pessoas, mostrando o quanto as projeções estavam subestimadas. As alterações funcionais advindas da senescência podem ocasionar incapacidades e gerar dependência para o desempenho das atividades diárias (Camarano; Kanso, 2010).

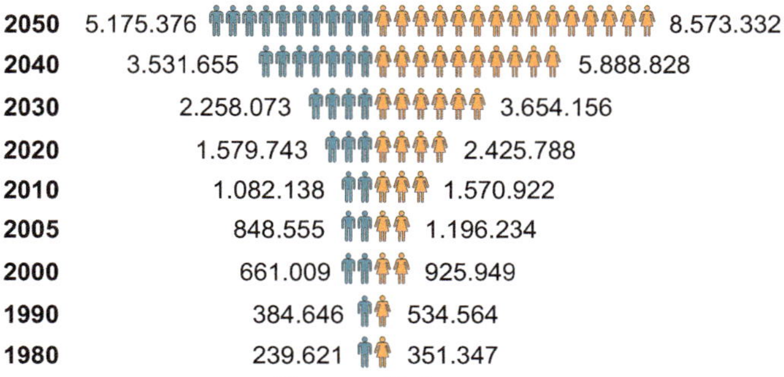

■ **FIGURA 117.1** Estimativa de crescimento da população idosa ≥ 80 anos no Brasil no período de 1980 a 2050 (IBGE, 2015).

Dados da Pesquisa Nacional de Saúde (PNS-2013) já mostravam que cerca de 30% dos idosos brasileiros apresentam alguma dificuldade para realizar pelo menos uma entre dez atividades da vida diária (AVD) selecionadas (Giacomin *et al.*, 2018).

O idoso frágil, com maior número de doenças crônicas, longevo e com falta de apoio tem maior risco de se tornar dependente para o desempenho de suas atividades cotidianas ou AVDs. A avaliação funcional dos idosos torna-se, assim, essencial para estabelecer um diagnóstico, um prognóstico e um julgamento clínico adequado que servirão de base para as decisões sobre os tratamentos e cuidados necessários. É um parâmetro que, associado a outros indicadores como morbidade e mortalidade, pode ser utilizado para determinar a eficácia e a eficiência das intervenções estabelecidas. Baseia-se no conceito de função compreendida como "a capacidade do indivíduo para adaptar-se aos problemas de todos os dias apesar de possuir uma incapacidade física, mental ou social. Envolve aquelas atividades que são desenvolvidas diariamente e estão diretamente relacionadas ao autocuidado, ao cuidado de seu entorno e à participação social". Denominam-se "atividades de vida diária" e estão subdivididas, didaticamente, em *atividades básicas de vida diária* (*ABVD*), que envolvem as atividades de autocuidado como alimentar-se, banhar-se, vestir-se, arrumar-se, mobilizar-se, manter controle sobre suas eliminações, deambular e *atividades instrumentais de vida diária* (*AIVD*), que indicam a capacidade de um indivíduo em levar uma vida independente dentro da comunidade, como realizar compras, manipular medicamentos e administrar as próprias finanças (Duarte; Domingues, 2020).

A diminuição da capacidade funcional dos idosos, que os torna de alguma forma dependentes de assistência, ainda não teve seus mecanismos determinantes finais completamente estabelecidos. Ela pode representar o ponto final comum de muitas enfermidades ou um sinal precoce e sutil destas mesmas enfermidades. Ao se avaliar a capacidade funcional de um idoso verifica-se, por um lado, as ações que este é capaz de realizar e, de outro, a presença de necessidade de ajuda para realizá-las. Tais ações são avaliadas diretamente por meio da observação de sua execução. É importante salientar que se deve diferenciar a execução da ação, da capacidade em executá-la. A avaliação da ajuda requerida para completar determinada ação é realizada pós-determinação das ações que o idoso demonstra dificuldade ou incapacidade de realizar sozinho. Desta avaliação resulta uma classificação, cujo idoso aparecerá como dependente (em maior ou menor grau) ou independente. É necessariamente o grau de dependência que determinará os tipos de cuidados que vão ser necessários e como e por quem poderão ser mais apropriadamente realizados (Duarte; Domingues, 2020).

Cerca de 40% dos indivíduos com idade ≥ 65 anos precisam de algum tipo de ajuda para realizar pelo menos uma AIVD (Rosset *et al.*, 2011). Dados do Estudo *SABE 2015* mostraram que 24% dos idosos residentes de São Paulo necessitam de um cuidador presencial para desempenhar suas ABVD. Em 2018, o Estudo *ELSI-Brasil* mostrou que quase um quarto dos indivíduos relatou dificuldade em pelo menos uma ABVD, sendo as mais prevalentes transferir-se e vestir-se. (Giacomin *et al.*, 2018).

Dado o aumento nas perdas e incapacidades, os idosos poderão experienciar debilidades que necessitam ser compensadas e, se possível, eliminadas ou evitadas. Compensar perdas significa, frequentemente, permitir que uns façam coisas para outros, assim como a administração seletiva das próprias energias e competências. Diante deste quadro, o idoso pode reagir de forma a desconsiderar tais déficits, compensá-los ou permitir-se ser dependente nos domínios em que ocorreram perdas, com o objetivo de liberar energia para poder alcançar suas metas em outros domínios e atividades (Duarte; Domingues, 2020).

Assim colocado, pode-se considerar a balança gerontogeriátrica como um ponto fundamental na manutenção da qualidade de vida na velhice. Consiste em chegar a um equilíbrio entre as necessidades e as exigências mínimas dos idosos e os interesses da coletividade. A velhice em si não cria ou desenvolve enfermidades; porém, nesta fase da vida, adquirem-se características especiais. Esforços devem ser desenvolvidos no sentido de obtenção de cura até onde for possível, de reabilitação para readaptação dos idosos às suas atividades diárias de acordo com o meio a que pertencem e da garantia de uma assistência digna às suas necessidades até o momento de sua morte (Duarte; Domingues, 2020).

Duarte *et al.* (2015) mostraram a hierarquização de perda funcional da população idosa residente no município de São Paulo identificada no Estudo *SABE – Saúde, bem-estar e envelhecimento*. As pessoas idosas apresentam um padrão de perda funcional, o que pode auxiliar nos programas de prevenção de incapacidades e no reordenamento das políticas públicas voltadas a esse campo (Figura 117.2).

Diante desse panorama de demandas assistenciais crescentes e uma rede assistencial ainda precária, pergunta-se "quem será responsável pelo cuidado dos idosos mais dependentes?"

Tradicionalmente, e do ponto de vista legal, a família é compreendida como a principal responsável pelo cuidado do idoso, juntamente com a sociedade (Constituição Federal de 1988, Política Nacional do Idoso de 1994 e Estatuto do Idoso de 2003). Expressivas mudanças ocorreram na estrutura familiar nas últimas décadas:

- A significativa queda das taxas de fecundidade tendo como consequência a progressiva diminuição no tamanho das famílias e a diminuição do potencial assistencial familiar a seus membros mais dependentes
- A progressiva inserção da mulher no mercado de trabalho. Essa era, tradicionalmente, a principal provedora de cuidados às crianças, aos doentes e aos idosos no ambiente domiciliar
- As mudanças observadas na sociedade moderna como múltiplos casamentos, uniões homoafetivas, inseminação artificial, famílias unipessoais etc., com possível impacto no futuro do cuidado reforçando a necessidade de se pensar em uma política de cuidados incluindo cuidadores formais e informais.

Diante de tais transformações, qual é a capacidade da família brasileira de prover o cuidado a seus membros idosos mais dependentes? Um estudo desenvolvido por Duarte *et al.* (2005) com dados do Estudo *SABE* já mostrava que as famílias não eram capazes de suprir mais de 50% das demandas de cuidados de seus membros idosos mais dependentes, independentemente do arranjo familiar considerado.

Dados do Estudo *ELSI-Brasil* mostram que 23,2% dos idosos brasileiros necessitam do auxílio de um cuidador presencial. Entre os que recebem auxílio, 94% são cuidadores familiares, sendo que o cuidador contratado apareceu como a terceira opção entre os agentes de cuidado. Entre 6 e 12% desse grupo referiram não receber qualquer auxílio, mesmo precisando (Giacomin *et al.*, 2018).

Em um futuro próximo, cerca de 4,5 milhões de idosos terão dificuldades para a realização de suas atividades cotidianas, necessitando, portanto, de cuidado. A maior parcela desse cuidado ainda será assumida pelas famílias, mas essas também necessitarão de auxílio uma vez que projeções indicam uma redução de até quatro milhões de pessoas no número esperado de potenciais cuidadores familiares nos próximos dez anos. Embora a provisão de cuidados pela família esteja decrescendo, isto não reduz sua importância como cuidadora dos idosos dependentes: significa uma nova divisão de trabalho e responsabilidade entre a família, o Estado e o mercado privado (Camarano, 2015).

Um estudo brasileiro realizado com 1.005 idosos mostrou que o cuidado realizado por familiares está gradativamente

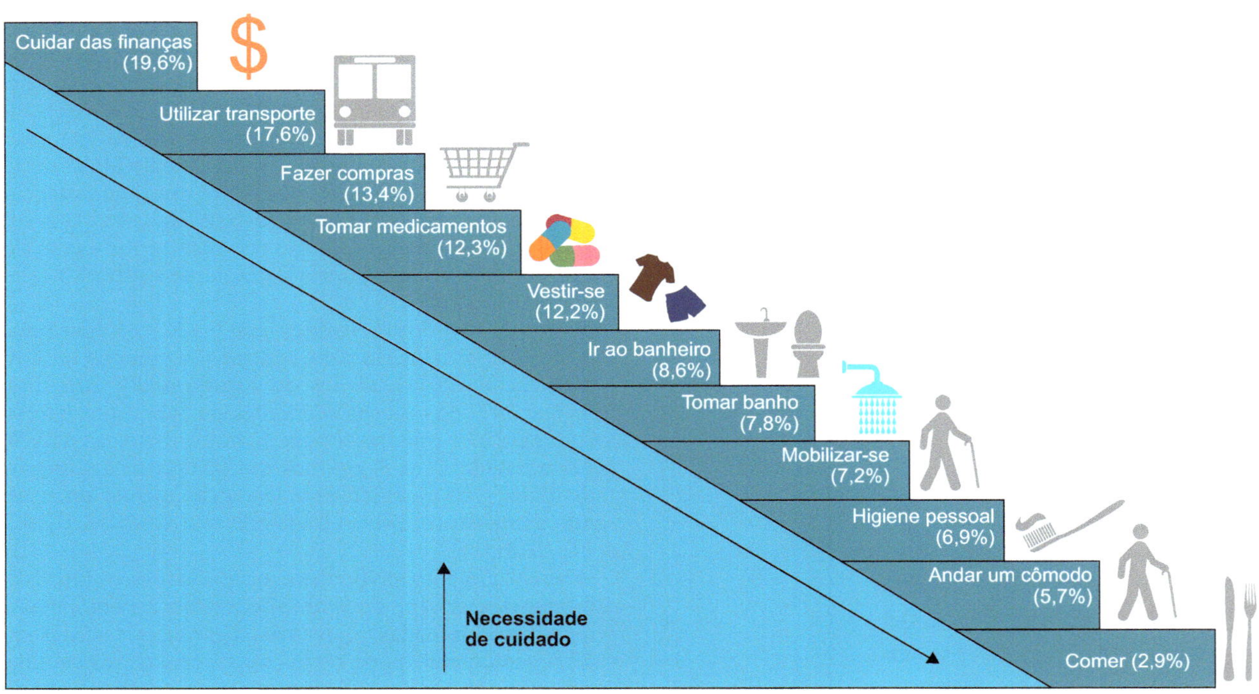

▪ **FIGURA 117.2** Escalonamento hierárquico de Guttman relacionado à funcionalidade das pessoas idosas residentes no Município de São Paulo em 2010 (Estudo *SABE*, 2010). (Fonte: Duarte *et al.*, 2015.)

deixando de existir à medida que as alterações sociais e econômicas das famílias se ampliam (Bupa Health Pulse, 2010). A população mundial está à frente de uma crise global de cuidados, o que pode desencadear grave impacto em todas as sociedades (Oliveira *et al.*, 2013).

Em síntese, a demanda por cuidados está aumentando e a capacidade da família brasileira para cuidar de seus membros idosos mais dependentes está reduzindo, logo é urgente se pensar em políticas de cuidados de longa duração.

Cuidado e cuidadores

O cuidado e o cuidar adquirem dimensões especiais em um mundo que envelhece progressivamente. Dados da Pesquisa Nacional por Amostra de Domicílios (PNAD), em 2013, já mostravam que cerca de nove milhões de idosos brasileiros necessitam de cuidados contínuos, ou denominados "cuidados de longa duração".

Há muitas definições de cuidado. De forma geral, pode-se compreender cuidado como um fenômeno existencial, relacional e contextual. Não se restringe à técnica e ao procedimento, uma vez que envolve a preocupação, o interesse e a motivação expressos em uma atitude, em uma ação voltada ao sentido de querer fazer algo para ajudar. Há um envolvimento entre quem executa a ação, o que está sendo realizado e a pessoa a quem se destina a ação, um ser humano digno de atenção e com quem se tem um compromisso e uma responsabilidade (Pinheiro; Mattos, 2004).

O ato de cuidar representa um movimento em direção a algo ou alguém que é motivo de interesse ou preocupação. É também uma ação moral que objetiva aliviar, satisfazer, ajudar, confortar e apoiar quem necessita ser cuidado. Assim, cuidar é sempre um compromisso dos diferentes atores envolvidos nessa ação (Pinheiro; Mattos, 2004).

Aquele que cuida denominamos cuidador. O cuidado requer do cuidador responsabilidade, solidariedade e revisão dos princípios éticos que permita compreender o outro segundo suas possibilidades. Ao cuidador cabe oferecer apoio e ajuda, fornecer informações e trocar ideias, além de se responsabilizar e se comprometer com a manutenção de um clima harmônico de cuidado (ambiente de cuidado). O cuidado só ocorrerá, de fato, se a pessoa cuidada se sentir bem, reconhecida e aceita como é, conseguindo se expressar de forma autêntica apesar de suas limitações. Esse cuidado envolve o cuidar de si mesmo (autocuidado), o cuidar dos outros, a pessoa que cuida (cuidador) e a pessoa que é cuidada (pessoa idosa) (Pinheiro, 2004).

O cuidado pode não eliminar o sofrimento, mas pode eliminar seus motivos e as condições de sua produção, alterando as formas e o peso dos modos de viver de sujeitos, famílias e comunidades.

Em síntese, cuidar é um fenômeno universal, presente na vida do ser humano desde a antiguidade e é responsável por sua sobrevivência. Se o ser humano não for cuidado desde o nascimento até a sua finitude, ele se desestruturará, definhará, sua vida perderá o sentido e ele morrerá. Assim, o cuidado deve ser compreendido como o eixo da essência humana.

O envelhecimento é uma fase do desenvolvimento humano e não somente um período de perdas e incapacidades. Podem ocorrer, como já visto, limitações que podem se intensificar com o passar do tempo, mas essas não eliminam as potencialidades únicas e distintas dessa fase da vida. Essas limitações, quando bem cuidadas, garantem que a pessoa idosa continue a viver com respeito, dignidade, qualidade, autonomia, dignidade e, acima de tudo, tendo seus direitos humanos preservados.

O cuidado destinado às pessoas idosas é desempenhado por uma pessoa denominada cuidador de pessoas idosas, que surge em função da presença de dificuldades físicas e/ou cognitivas que requeiram assistência parcial ou total para o desempenho das atividades cotidianas. Assim, na prática, o cuidador surge quando as necessidades de cuidado são superiores à capacidade das pessoas idosas em se autocuidarem.

O cuidador é uma pessoa, membro ou não da família, que, com ou sem remuneração, cuida do idoso doente ou dependente no exercício das suas atividades diárias, tais como alimentação, higiene pessoal, medicação de rotina, acompanhamento aos serviços de saúde e demais serviços requeridos no cotidiano, como a ida a bancos ou farmácias (Portaria MS n. 2.528, 2006).

Costuma-se chamar de cuidador principal, ou primário, o familiar que se responsabiliza pelo atendimento às necessidades básicas do idoso. Além de suprir a ajuda necessária para as ABVD, mantém, na medida do possível, o bem-estar e o conforto do seu familiar. Na maioria das vezes o cuidador principal não conta com o auxílio de outra pessoa para essas atividades. Representa ainda o elo entre o idoso e a família com a equipe de saúde. Com frequência aparece a figura do cuidador secundário, que atua nas atividades extrarresidenciais, ou seja, transporta o idoso para os serviços de saúde, providencia as compras necessárias em supermercados e farmácias, vai ao banco, enfim, realiza atividades que representam os bastidores do cuidado. Esporadicamente, pode substituir o cuidador principal, mas não assume o compromisso pelo cuidado (Duarte; Domingues, 2020).

Em 2007, o Ministério da Saúde definiu cuidador como "uma pessoa que cuida de pessoas idosas com dependência, desenvolvendo ações que promovam a melhoria da sua qualidade de vida em relação a si, à família e à sociedade. Suas ações fazem interface principalmente com a saúde, a educação e a assistência social e devem ser pautadas pela solidariedade, compaixão, paciência e pelo equilíbrio emocional". Essa definição foi discutida pela Sociedade Brasileira de Geriatria e Gerontologia e aprimorada, sendo, em 2014, redefinida como "a pessoa que cuida de pessoas idosas que necessitem de acompanhamento o cuidado, auxiliando no desenvolvimento de suas atividades cotidianas de forma a garantir uma melhor qualidade de vida e a manutenção de sua integração com a sociedade". Fala-se do cuidado cotidiano, aquele que a pessoa idosa faz no ambiente habitual para seu próprio autocuidado ou para a manutenção de sua participação social ativa. A presença do cuidador é necessária quando, por qualquer razão, o idoso não é mais capaz de executá-las de forma independente. A presença de dificuldades no desempenho das atividades cotidianas (por questões físicas, mentais ou ambas) pode gerar a necessidade de outra pessoa para auxiliá-la. É a essa pessoa que se costuma denominar cuidador.

Até muito recentemente a figura do denominado cuidador centrava-se quase que exclusivamente nos elementos familiares que, voluntariamente ou por exclusiva ausência de outras opções, disponibilizavam-se a auxiliar seus parentes mais idosos que necessitassem de auxílio. Quando um cuidador familiar está disponível, a carga sobre ele pode ser muito significativa. Alguns cuidadores familiares podem estar disponíveis, mas em muitas ocasiões não são fisicamente capazes de atender à demanda constante de cuidados de seus parentes idosos, tornando importante que outras opções assistenciais sejam oferecidas às famílias.

A expectativa de cuidado pode ser influenciada por vários aspectos. Os estudiosos da área destacam as trocas positivas realizadas no passado, ou seja, experiência anterior de cuidado onde os membros da rede de apoio ofereceram suporte ao idoso. Na sua perspectiva, estes indivíduos continuarão a ajudá-lo no futuro se ele precisar. Por outro lado, uma rede repleta de conflitos interpessoais influenciará negativamente a percepção do idoso, que provavelmente irá acreditar que não possa contar com estas pessoas no futuro. Assim, maiores interações negativas podem estar associadas com menores expectativas de suporte. Estudos mostram que a expectativa de suporte para o cuidado pode inibir o desenvolvimento de doenças, evitar óbito e estresse e facilitar a recuperação. É um mecanismo de enfrentamento do idoso a situações adversas (d'Orsi *et al.*, 2011; Gonçalves *et al.*, 2011).

Um estudo realizado com uma amostra de 671 idosos residentes no município de Campinas (SP) mostrou que as mulheres se encontram em condições sociodemográficas, de percepção de saúde, de dependência e de expectativa de suporte para o cuidado ruins quando comparadas aos homens, e aquelas que têm expectativa esperam receber ajuda de apenas uma pessoa. Em algumas situações os membros da família, por meio de um rodízio, trocam periodicamente o cuidador principal. Percebe-se que muitas famílias procuram adequar-se à nova situação e, dependendo do grau de funcionalidade familiar e da dinâmica de relacionamento dos seus membros, buscam a resolução de problemas utilizando recursos próprios (Oliveira *et al.*, 2013).

Além do grau de parentesco, diferentes caminhos levam à escolha do cuidador principal, sendo o vínculo afetivo entre os membros da família um importante elemento, uma vez que a afinidade e os laços criados e desenvolvidos entre cuidador familiar e idoso podem ser fortalecidos em situações de doença. Sexo (mulheres em especial), estado civil (sem cônjuges preferencialmente) e proximidade de residência parecem ser fatores associados à escolha do cuidador. A maioria das pessoas que cuida de um familiar idoso acredita que esta tarefa é um dever moral. Outros motivos são, também, encontrados na literatura: reciprocidade, gratidão e sentimento de culpa por situações vivenciadas no passado. De qualquer modo, a decisão de tornar-se cuidador é permeada por conflitos, sejam internos (aquele que irá assumir este papel), sejam externos (provenientes das discussões e desentendimentos familiares).

Os conflitos internos ocorrem paralelamente à sobrecarga exigida no cuidado do idoso. As dúvidas inerentes à complexidade do cuidado, às alterações de papéis, aos arranjos a serem realizados no domicílio, à interrupção da sua vida profissional, ao possível abandono da própria família, à convivência com doenças e problemas de saúde já existentes e à dedicação integral ao cuidado do idoso levam o cuidador a adiar ou abandonar planos e ainda exigem dele um intenso esforço de adaptação a essa nova realidade. Na maioria das vezes o cuidador é pego de surpresa, sem preparo para esta nova função e teme essa imatura responsabilidade que tende a aumentar. Ademais, quase sempre, é um trabalho solitário, de longa duração, que traz comprometimento da sua qualidade de vida, nas esferas familiar, social, profissional e de saúde.

Estudos sobre a qualidade de vida do cuidador familiar mostram a presença de sentimentos ambíguos, tais como cansaço, estresse e insatisfação por deixar de lado seu cuidado pessoal, paralelo ao sentimento de realização, dignidade e gratidão (Pimenta *et al.*, 2009; Castro *et al.*, 2015). A rede de suporte oferecida ao cuidador e os fatores relacionados à dinâmica do cuidado são capazes de influenciar negativamente a qualidade de vida de cuidadores principais (Areosa *et al.*, 2012; Figueiredo *et al.*, 2012).

Uma pesquisa sobre atributos da tensão do cuidador familiar de idoso identificou alterações de natureza física e no estado emocional. Dentre as alterações físicas destacaram-se as dores no corpo, principalmente na coluna, modificações do peso corporal, alterações do funcionamento intestinal, distúrbios cardiovasculares, entre outros. Nas alterações emocionais predominaram a depressão, estados de ansiedade, baixa autoestima, sentimento de culpa, ressentimento, irritabilidade e pesar. Ademais, os autores destacaram o comprometimento relacionado aos mecanismos de enfrentamento individual, como baixo senso de controle sobre a situação, utilização de medicamentos e pouca aderência às atividades de autocuidado (Fernandes; Garcia, 2009).

Outra realidade com tendência a aumentar em nosso meio é a que envolve um cuidador também idoso. Dados do Estudo *SABE* (2015) mostram que, na cidade de São Paulo, 25,9% dos cuidadores familiares são idosos. É esperado que a pessoa mais idosa adote de modo natural e passivo a tarefa de cuidar, seja ela esposa, marido ou filho(a). Parece haver nas famílias uma forma velada de definição de tarefas, que devem ser executadas por cada um dos seus membros em determinadas situações, de modo que uma experiência vivenciada no papel de cuidador será determinante para o familiar ser, futuramente, designado novamente cuidador, podendo ser a tarefa de cuidar também influenciada por variáveis culturais e socialmente construídas (Oliveira; D'Elboux, 2012).

A literatura científica a respeito do tema cuidadores tem dado muita ênfase à sobrecarga, à insatisfação e a efeitos deletérios decorrentes dessa função. Entre as morbidades de maior ocorrência, destacam-se: hipertensão, problemas osteoarticulares, depressão, esgotamento, desânimo e estresse (Perucchi *et al.*, 2013; Anjos *et al.*, 2014; Anjos *et al.*, 2015; Evangelista; Souza, 2015). Porém, a tarefa de cuidar traz benefícios e bônus explicados, por um lado, pela utilização de diferentes estratégias de resiliência que as pessoas desenvolvem para manejar as situações desgastantes e os ambientes estressantes e, por outro lado, por comportamentos sociais que reconhecem e enaltecem a dedicação do familiar, a renúncia à sua própria vida social, de lazer e de trabalho (Gaioli *et al.*, 2012).

Quando os cuidadores familiares alegam ter chegado ao fim de todas as suas capacidades assistenciais, dois desfechos são esperados: institucionalização ou negligência. A mudança da pessoa idosa para uma instituição, na maioria das vezes, parece ser consequência da inexistência de serviços suficientes e/ou eficazes para assistir as necessidades tanto dos indivíduos dependentes quanto de seus membros familiares. Neste contexto, a figura do cuidador profissional passa a ser uma força complementar urgente, necessária e indispensável na assistência a essas pessoas.

Nos últimos anos observou-se um crescimento importante dos programas de assistência domiciliar (AD), em especial os públicos (ESF, Melhor em Casa). Cabe ressaltar que, para que as pessoas idosas possam ser incluídas nesses programas, é necessária a existência de um cuidador, indicado pelas famílias, que será o responsável pela execução e pela continuidade do cuidado proposto pelas equipes de AD, uma vez que os programas públicos não disponibilizam recursos humanos para permanecer no domicílio do idoso auxiliando-o em suas dificuldades. Muitos cuidadores sentem-se sobrecarregados nessas circunstâncias pois a eles é imposta a tarefa de cuidar da pessoa idosa mais dependente em múltiplas dimensões sem que ele tenha um preparo para isso, uma vez que se trata de uma pessoa leiga. Não é incomum que os diferentes profissionais das equipes de AD forneçam, separadamente, informações relacionadas ao cuidado, cabendo ao cuidador a junção delas e a sua transformação em uma ação concreta de cuidado. Isso, por si só, pode ser altamente estressante e pode comprometer a qualidade do cuidado ou o bem-estar do cuidador.

Programas voltados para o cuidador, visando seu bem-estar, são ainda insipientes em nosso meio. Esses só são possíveis na medida em que se garanta, paralelamente, o cuidado do idoso. Em outros países eles existem e garantem o descanso do cuidador, por tempo maior, de forma a preservá-lo, sendo esta parte da denominada política de cuidados de longa duração.

Cuidadores e políticas públicas

Em 3 de julho de 1996, por meio do Decreto nº 1.948, a Política Nacional do Idoso (PNI) foi regulamentada. Observa-se no art. 2º, em seu parágrafo único, uma ênfase na garantia ao cuidado do idoso em nível familiar em detrimento de sua transferência para uma instituição, sendo essa o último recurso a ser requerido. Passados 20 anos, torna-se necessário pensar na desfamiliarização resignificando o papel protetivo da família no cuidado com o idoso e ampliando as ofertas públicas de serviços seguindo o preconizado em nível internacional, onde há um consenso crescente de que os estados têm a obrigação de fornecer cuidados de longa duração e apoio social para as pessoas dependentes, sendo esse um direito humano básico formalizado em acordos internacionais (Muiser; Carrin, 2007).

Continuando, no art. 9º, inciso VIII, encontra-se referência ao cuidador que deveria ser capacitado a auxiliar a pessoa idosa em suas necessidades após um programa de orientação/capacitação específico, o que é reforçado pelo art. 15, em que se atribui aos Ministérios envolvidos na Política Nacional do Idoso, dentro das suas competências, a promoção da capacitação de recursos humanos voltados ao atendimento do idoso. Diferentes iniciativas foram realizadas pelo Ministério da Saúde, em parceria ou não com o Ministério do Desenvolvimento Social, para a capacitação de cuidadores, incluindo o Programa Nacional de Cuidadores. Tais iniciativas, no entanto, foram descontinuadas, interrompidas ou tiveram seus objetivos modificados sem qualquer explicação maior.

A Portaria Interministerial nº 5.153, de 7 de abril de 1999, que criou o Programa Nacional de Cuidadores de Idosos, foi a primeira portaria referente aos cuidadores. Por meio desta foi instituído um programa de capacitação de multiplicadores, em nível nacional, que, retornando a seus locais de residência, deveriam reproduzir o treinamento recebido formando cuidadores locais. Após o treinamento realizado, houve descontinuidade do programa e nenhuma publicação dos resultados obtidos.

Em 16 de junho de 2003 foi publicada a Portaria Interministerial n° 5, instituindo a Comissão Interministerial de Coordenação do Programa Nacional de Cuidadores de Idosos, responsável pela elaboração de uma proposta de implementação de uma rede formal de apoio, acompanhamento e orientação de cuidadores de idosos. Essa portaria buscava introduzir, pela primeira vez, uma rede formal de apoio voltada aos cuidadores de forma a auxiliá-los em suas necessidades e dúvidas e acompanhar a evolução da pessoa por eles assistida, permitindo, assim, a interface com outros serviços que se fizessem necessários. Pela primeira vez se pensou na concretização de uma política de cuidados de longa duração com o fortalecimento e o apoio dos cuidadores informais, no entanto, apesar de publicada, essa portaria nunca foi executada. Nenhuma explicação formal para tal fato foi publicada.

Somente em 2007 a questão dos cuidadores foi retomada pelo Ministério da Saúde, por iniciativa da Área Técnica de Saúde do Idoso e o Departamento de Gestão da Educação na Saúde do Ministério da Saúde. Realizou-se uma oficina para elaboração de proposta de cursos de preparação de cuidadores de pessoas idosas com dependência e de cursos de formação de formadores de cuidadores de pessoas idosas com dependência, com representantes de todo o país envolvidos com a temática. O objetivo dessa oficina era consensuar os eixos estruturantes dos cursos de capacitação de cuidadores, em nível nacional, a ser desenvolvido, em nível público, pelas (mas não apenas) Escolas Técnicas de Saúde. Tais eixos deveriam orientar outras iniciativas nessa área visando a profissionalização do cuidador (Duarte, 2009).

Os cursos integrariam o Programa Nacional de Formação de Cuidadores de Idosos (2008) e seriam realizados como parte da Política Nacional de Formação Permanente na Saúde e executados pela rede de Escolas Técnicas do SUS (ETSUS). Seriam incorporados ao Profaps (Programa de Formação de Profissionais de Nível Médio para a Saúde), um programa com recursos para a qualificação de centenas de milhares de trabalhadores no país. A qualificação dos cuidadores se daria através de um perfil de competências desenvolvido para o programa, que previa uma carga horária de 160 horas para a formação (120 h teórico-práticas + 40 h práticas), tendo como requisito de acesso o ensino fundamental completo. Esse programa, que foi denominado Programa Mais Saúde, tinha como meta qualificar 66.000 cuidadores até 2012 (Duarte, 2009). Apesar de todo o empenho de muitas pessoas, o programa foi interrompido com a justificativa de que as pessoas formadas por esses cursos não seriam absorvidas pelo sistema de saúde, pois não faziam parte do quadro de pessoal previsto. A partir daí, o programa voltou a se direcionar à capacitação de cuidadores familiares pela Estratégia de Saúde da Família, o que foi um grande retrocesso, ainda não superado.

Cursos de formação de cuidadores

Os cuidadores são divididos em familiares ou agregados à família e profissionais ou formais (atuando em domicílio ou em instituições). Os requisitos mínimos, os conteúdos e as estratégias de abordagem nos cursos a serem realizados devem diferir, dependendo do público-alvo.

Os cursos destinados a cuidadores familiares destinam-se aos familiares disponíveis para assumir essa função. Sendo assim, pode-se lidar com pessoas de diferentes níveis culturais e graus de escolarização. Não é incomum que muitos cuidadores familiares tenham baixa escolaridade ou não sejam alfabetizados. Embora isso possa comprometer o cuidado a ser ministrado, bem como a capacidade de absorver os conteúdos previstos, essa é a realidade com a qual se deve trabalhar.

Os cursos para cuidadores familiares visam fornecer instrumentos ao cuidador para o melhor desenvolvimento do cuidado necessário à pessoa idosa sob sua responsabilidade, além de facilitar seu dia a dia e minimizar sua ansiedade na realização desse cuidado, para o qual não se encontra preparado (em todos os aspectos, incluindo o emocional). Os conteúdos devem ser organizados segundo a demanda apresentada pelo grupo de cuidadores, pois devem responder às necessidades apresentadas, dado que são cursos de orientação e não de formação (Duarte, 2009).

O formador deve lembrar que as pessoas em geral não esperam se tornar cuidadoras de seus parentes idosos e, normalmente, não se prepararam para esse fim. Com muita frequência as pessoas se transformam em cuidadoras em situações mais ou menos repentinas e, nessas circunstâncias, veem seu mundo se transformar rapidamente (necessidade de deixar um trabalho para assumir tais funções ou de realocar horários; dispor de parte ou de quase toda sua vida pessoal; gastos elevados e, geralmente, nenhuma remuneração pela atividade; baixa valorização e reconhecimento da atividade por outros familiares e pelo próprio idoso assistido; conflitos familiares antes não tão evidentes; pouca ou nenhuma colaboração de outros membros da família) (Duarte, 2009).

Essa situação costuma gerar o que se denomina sofrimento oculto do cuidador, que é expresso por estresse, sofrimento, angústia, sentimento de culpa (por negligenciar o cuidado ou gritar/agredir a pessoa que cuida), ira e agressividade (com o idoso e com a família), embaraço (diante de situações constrangedoras na presença de outras pessoas, geralmente frequente com idosos com demência) e fadiga (física e emocional) (Duarte, 2009).

Essas situações serão mais ou menos acentuadas dependendo da funcionalidade familiar, ou seja, da capacidade dessa família de se reorganizar diante da situação apresentada e não prevista (a de contar com uma pessoa idosa dependente).

A outra linha de formação de cuidadores visa a capacitação profissional. Atualmente os cuidadores aparecem como ocupação na Classificação Brasileira de Ocupações (CBO; disponível em http://www.mtecbo.gov.br) no grupo 5162 – Cuidadores de crianças, jovens, adultos e idosos.

A ocupação é denominada *cuidador de idosos* (código 5162-10) e coloca como sinônimos *acompanhante de idosos, cuidador de pessoas idosas e dependente, cuidador de idosos domiciliar, cuidador de idosos institucional, gero-sitter*.

Sua função primária é descrita como "Cuidar de idosos, a partir de objetivos estabelecidos por instituições especializadas ou responsáveis diretos, zelando pelo bem-estar, saúde, alimentação, higiene pessoal, educação, cultura, recreação e lazer da pessoa assistida".

O CBO deixa claro que essa ocupação não integra a família nº 3222 – técnicos e auxiliares de enfermagem, minimizando quaisquer dúvidas que possam ser levantadas pelos conselhos profissionais respectivos.

A CBO é uma norma de classificação das atividades econômicas e profissionais existentes no Brasil, nos mais diferentes setores de atividade, tanto do setor público como privado. Ela funciona como um guia para formalizar os profissionais que, muitas vezes, já atuam no mercado. A ocupação cuidador de idosos foi reconhecida no ano de 2002 na CBO. As ocupações são codificadas e ordenadas por grupos. O código correspondente ao cuidador de idosos é o de número 5162-10, o que confere aos trabalhadores a natureza de reconhecimento para o exercício da ocupação, incluindo-se o registro em carteira com o nome de cuidador de idosos.

As áreas de atividades descritas e suas especificações (direcionadas às pessoas idosas) envolvem: a) cuidar da pessoa; b) promover o bem-estar; c) cuidar da alimentação das pessoas idosas; d) cuidar da saúde; e) cuidar do ambiente domiciliar e/ou institucional; f) incentivar a cultura e a educação; e g) acompanhar em passeios, viagens e férias.

Esse material foi publicado em 2002 e, desde então, muito se evoluiu na questão dos cuidadores profissionais, sendo necessária uma revisão na descrição existente.

Na oficina do Ministério da Saúde, em 2007, foram definidos alguns eixos integradores, competências e habilidades necessárias para a formação dos cuidadores profissionais. A seguir serão apresentados os eixos integradores definidos e as competências e habilidades a serem desenvolvidas nos cursos de formação (Duarte, 2009).

Foram definidos como eixos integradores:

- Eixo 1: interação e comunicação
- Eixo 2: cuidados em relação às atividades do andar da vida
- Eixo 3: prontidão para agir em situações imprevistas
- Eixo 4: prevenção de riscos, acidentes e violência
- Eixo 5: direitos da pessoa idosa
- Eixo 6: direitos e deveres do cuidador da pessoa idosa (acrescentado em 2014 após aprovação no CBGG).

As competências e habilidades definidas estão descritas a seguir (Duarte, 2009).

Primeira competência

Desenvolver ações que busquem a promoção da saúde, a prevenção e o monitoramento das situações que oferecem risco à saúde da pessoa idosa com dependência, visando a melhoria de sua qualidade de vida.

As habilidades a serem desenvolvidas são:

- Identificar a relação entre problemas de saúde e condições de vida
- Coletar informações sobre a história de vida e de saúde da pessoa idosa
- Identificar o contexto familiar e social de vida da pessoa idosa
- Identificar valores culturais, éticos, espirituais e religiosos da pessoa idosa e sua família
- Participar da elaboração do plano de cuidado para a pessoa idosa, sua implementação, avaliação e reprogramação junto à equipe de saúde
- Realizar ações de acompanhamento e cuidado à pessoa idosa com dependência, conforme as demandas e necessidades identificadas
- Identificar situações e hábitos presentes no contexto de vida do idoso que são potencialmente promotores ou prejudiciais à sua saúde
- Estimular a autonomia e a independência da pessoa idosa diante das suas necessidades
- Apoiar a pessoa idosa na execução das AVDs, conforme o plano de cuidado
- Apoiar a pessoa idosa na execução das AIVD
- Analisar os riscos sociais e ambientais à saúde da pessoa idosa com dependência
- Divulgar para a pessoa idosa, seus familiares e para a comunidade a legislação nacional de garantia dos direitos dos idosos
- Identificar espaços de reivindicação dos direitos da pessoa idosa
- Sensibilizar a pessoa idosa e sua família quanto à necessidade de mudanças graduais e contínuas em hábitos e atitudes, a fim de facilitar a vida do idoso
- Atentar para possíveis reações indesejadas em relação ao uso de medicamentos
- Providenciar suporte adequado às necessidades específicas da pessoa idosa
- Atentar para a necessidade e/ou as condições das próteses e órteses em uso pela pessoa idosa
- Estimular a prática de atividades que diminuem o risco de doenças crônicas, conforme orientações do plano de cuidado
- Identificar sinais de fragilização da pessoa idosa
- Identificar sinais de depressão e demência em pessoa idosa e encaminhar para os cuidados específicos
- Encaminhar o idoso para atendimento na unidade de saúde, quando necessário
- Avaliar condições de risco de acidentes domésticos e propor alternativas para resolução ou minimização
- Acompanhar o idoso no uso da medicação
- Acompanhar a situação vacinal da pessoa idosa
- Identificar situações que apontem negligência aos direitos da pessoa idosa e promover os encaminhamentos necessários
- Identificar situações de autonegligência e promover os encaminhamentos necessários
- Identificar sinais de maus tratos, tais como lesões, equimoses, desidratação, úlceras de decúbito, e promover os encaminhamentos necessários
- Identificar situações de violência intra e extrafamiliar
- Estimular a pessoa idosa e seus familiares a participarem de programas sociais locais que envolvam orientação e prevenção da violência intra e extrafamiliar, entre outros
- Participar de atividades de educação permanente relativas à saúde da pessoa idosa
- Notificar caso suspeito ou confirmado de violência contra a pessoa idosa
- Orientar a família no caso de óbito da pessoa idosa.

Segunda competência

Desenvolver ações que estimulem o processo de interação e comunicação entre o idoso, seus familiares e a comunidade.

As habilidades a serem desenvolvidas são:

- Estimular a pessoa idosa na manutenção do convívio familiar e social
- Promover atividades que estimulem o uso da linguagem oral e de outras formas de comunicação pela pessoa idosa
- Promover junto à família ambiente favorável à conversação com a pessoa idosa
- Incentivar a socialização da pessoa idosa por meio da participação em grupos, tais como: grupos de acompanhamento terapêutico, de atividades socioculturais, de práticas corporais/atividades físicas, outros
- Identificar redes de apoio na comunidade e estimular a participação da pessoa idosa, conforme orientações do plano de cuidado
- Apoiar a pessoa idosa na execução das AIVD
- Utilizar recursos de informação e comunicação adequados à pessoa idosa
- Verificar a necessidade e/ou condições de órteses (bengalas, andadores etc.) e próteses dentárias, auditivas e oculares
- Favorecer a leitura labial pela pessoa idosa, durante as conversações
- Utilizar linguagem clara e precisa com a pessoa idosa e seus familiares.

Terceira competência

Agir com prontidão e presteza em situações imprevistas, articulando os recursos para seu pronto atendimento.

As habilidades a serem desenvolvidas são:

- Reconhecer situações de urgência e emergência
- Realizar primeiros socorros
- Providenciar atendimento de suporte.

A seguir é apresentada uma proposta de conteúdo para os cursos de cuidadores profissionais a ser desenvolvido entre 80 e 120 horas, conforme acordado no CBGG, de 2014, para um público-alvo com, no mínimo, ensino fundamental completo. Esse material está em processo de revisão por uma Rede de Formadores de Cuidadores recentemente formada, composta por equipe multiprofissional, em âmbito nacional, de profissionais envolvidos com a formação de cuidadores profissionais. Essa rede pode ser acessada pelo link: https://chat.whatsapp.com/GaNLs2Rf7BaBHc9SsUofpH.

Proposta de conteúdo para os cursos de cuidadores de pessoas idosas:

- Cuidadores: definição, papéis, direitos e deveres (familiar, domiciliar, institucional, acompanhantes de idosos), limites e possibilidades
- Princípios da relação de ajuda
- Mitos, atitudes e estereótipos relacionados ao envelhecimento
- Aspectos biopsicossociais do envelhecimento do ser humano
- Autonomia, dependência e independência da pessoa idosa – aspectos conceituais e legais e sua relação com o cuidado
- Compreendendo as AVDs em suas diferentes dimensões:
  - Básicas (ABVDs)
  - Instrumentais (AIVDs)
  - Avançadas (AAVDs).
- Organizando o cuidado relacionado ao melhor desempenho das atividades cotidianas (Oficinas)
  - Oficina de mecanismos corporais
  - Higiene pessoal e banho
  - Mobilização e transferência
  - Cuidados com a alimentação
  - Organização dos medicamentos
  - Manejo da incontinência (urinária e fecal)
  - Sono e repouso
  - Repensando e organizando o dia a dia
  - Direitos e deveres da pessoa idosa (estatuto do idoso).
- Mantendo um ambiente saudável
- O cuidado da pessoa idosa com comprometimento de memória (ênfase em demências)
  - Entendendo a doença de Alzheimer (DA)
    - Reagindo ao diagnóstico
    - O que acontece depois
    - Contando aos familiares e amigos
    - Possibilidades e perspectivas de tratamento
  - Reorganizando a vida
    - Reorganizando o futuro
    - Discutindo as possibilidades de cuidado com a família
  - Cuidando/auxiliando o portador de DA
    - Comunicação
    - Higiene e conforto
    - Vestimenta
    - Alimentação
    - Programando atividades e exercícios
    - Incontinência
    - Sono e repouso
    - Reconhecendo sinais e sintomas
    - Atuando em urgências e emergências
  - Cuidando/auxiliando a família do portador de DA
    - Lidando com alterações de comportamento
    - Lidando com comportamentos agressivos
    - Compreendendo e manejando alucinações e delírios
    - Perambulação
    - Tornando o ambiente seguro
    - Recebendo visitas
    - Mantendo a estrutura familiar
    - Lidando com o luto
- A construção e manutenção de uma rede de suporte social e familiar no transcorrer da vida
- Identificando e atuando em situações de urgência e emergência
- Cuidando no final da vida (processo de morrer, morte e luto)
- Ética, postura profissional e direitos trabalhistas
- Cuidando do cuidador.

Profissionalização do cuidador

A inclusão da ocupação de cuidador na CBO em 2002 foi significativa por certificar o reconhecimento de uma atividade desenvolvida no mercado de trabalho. As profissões, no entanto, são normatizadas, isto é, necessitam de normas e leis, cujo processo é apreciado pelo Congresso Nacional (Senado e Câmara dos Deputados), necessitando ainda da sanção do Presidente da República.

Será explicitado brevemente como se faz uma lei em nosso país para que se possa compreender o andamento do Projeto de Lei sobre a criação da profissão cuidador de idosos.

Segundo descrição de Ribeiro (2015) e Pacheco (2013), os Projetos de Lei (PL) podem ser propostos por qualquer membro ou Comissão da Câmara dos Deputados, do Senado Federal ou do Congresso Nacional, pelo presidente da República, pelo Supremo Tribunal Federal, pelos Tribunais

Superiores, pelo procurador-geral da República e pelos cidadãos, conforme o art. 61 da Constituição Federal de 1988. Em nível federal, adota-se o sistema bicameral, onde Câmara dos Deputados e Senado Federal são envolvidos na elaboração da referida lei. A casa que apresenta inicialmente o PL é denominada Casa Iniciadora e, após sua aprovação, será direcionado à outra Casa, nesse momento denominada Casa Revisora.

Após aprovação do PL na Casa Iniciadora, ele é encaminhado à Casa Revisora tramitando pelas comissões e pelo Plenário até sua aprovação. Se isso ocorrer de forma integral, será encaminhado à presidência da República ou à promulgação, conforme o caso. Por outro lado, caso o projeto sofra modificações no texto original, será encaminhado à Casa Iniciadora para análise das modificações propostas passando pelo mesmo procedimento de apreciação nas comissões e no Plenário, ou apenas nas comissões (Ribeiro, 2015; Pacheco, 2013). Como regra geral, a Casa Iniciadora será responsável por definir qual texto será encaminhado à promulgação ou ao presidente da República, podendo ou não adotar as emendas propostas pela Casa Revisora (Ribeiro, 2015; Pacheco, 2013).

Após a aprovação em ambas as Casas, o PL é encaminhado ao presidente da República, para sanção (concordância do chefe do Poder Executivo com o projeto aprovado pelo Poder Legislativo) ou veto (oposição, total ou parcial, ao texto da proposto). Em seguida o PL é promulgado, ou seja, é informado ao público em geral, por autoridade competente, que uma lei foi aprovada e passará a vigorar (Ribeiro, 2015; Pacheco, 2013).

O primeiro Projeto de Lei (PL) apresentado ao Congresso Nacional propondo a criação da profissão de cuidador foi de autoria do deputado Inocêncio de Oliveira (PL nº 6966/2006). Na justificativa do projeto afirma-se que "embora não reconhecida formalmente, a atividade de cuidador existe" e que "cuidar do idoso ou de qualquer outra pessoa necessitada em casa não deixa de ser obrigação da família", mas que, tendo em vista as condições sociais e de saúde das cuidadoras familiares, em sua maioria mulheres, sendo muitas também idosas, seria não apenas necessário, mas também urgente, que estas pudessem ter "a faculdade de dividir tais cuidados com um profissional habilitado". (Ribeiro, 2015).

Segundo Groisman (2015), em 2008, o deputado Otávio Leite (PSDB-RJ) apresentou projeto com objeto semelhante (PL nº 2880/2008), que visava regulamentar a "Profissão de Cuidador de Pessoas", mas trazia em sua redação uma compreensão distinta sobre os cuidados e sobre a relação dessa atividade com as profissões da saúde. Este projeto ainda não foi aprovado.

Em 2011, o senador Waldemir Moka protocolou no Senado Federal um Projeto de Lei dispondo sobre o exercício da profissão de cuidador de idoso (PL nº 284/2011), determinando as condições mínimas para o exercício da profissão e discriminando as funções principais e o campo de atuação profissional dos cuidadores de idosos, oferecendo a esses profissionais o amparo legal que já se concede a outras profissões já consolidadas. Esse PL tramitou no Senado e foi submetido a duas Audiências Públicas (20 de outubro de 2011 e 1º de junho de 2012) e à Consulta Pública (de 1º de dezembro de 2011 a 25 de fevereiro de 2012), tendo sido aprovado pelo Senado Federal em 12 de setembro de 2012 (Groisman, 2015).

Em 9 de novembro de 2012, o PL foi encaminhado para a Câmara dos Deputados, segunda casa legislativa que tem a responsabilidade de aprovar, modificar ou arquivar o referido PL. Foram realizadas duas Audiências Públicas (8 de outubro de 2013 e 3 de novembro de 2015), e, até o momento, não foi aprovado (Groisman, 2015). Em paralelo a esse andamento foi apresentado o Projeto de Lei da Câmara nº 11/2016 de Felipe Bornier, que "Cria e regulamenta as profissões de Cuidador de Pessoa Idosa, Cuidador Infantil, Cuidador de Pessoa com Deficiência e Cuidador de Pessoa com Doença Rara e dá outras providências". Tal projeto foi aprovado em todas as instâncias, mas, em 8 de julho de 2019, foi VETADO pelo Presidente Jair Bolsonaro sem explicações claras. Recursos contra o veto também foram negados, fazendo com que uma longa batalha nesse sentido voltasse à estaca zero.

A regulamentação da profissão de cuidador de idosos envolve amplas discussões, como condições de trabalho, esclarecimento amplo à sociedade sobre as funções e os direitos trabalhistas desses profissionais e a importância de sua inserção nas políticas públicas, tendo em vista o crescimento da população idosa no Brasil (Ribeiro, 2015).

As pessoas que desempenham a função de cuidador de idosos ainda não têm visibilidade e representatividade na sociedade. Não se sabe nem ao menos quantos são os cuidadores existentes em nosso meio. Muitos deles estão registrados como empregados domésticos, o que mascara a realidade da ocupação e, consequentemente, a necessidade de criar, no aspecto de lei, a sua existência e a sua respeitabilidade (Groisman, 2015).

Novos projetos de lei voltados à profissionalização devem surgir em curto espaço de tempo, mas, enquanto isso ocorre, formou-se uma Rede de Formadores de Cuidadores, de âmbito nacional, composta por diferentes profissionais, todos voltados à formação qualificada desses profissionais, ainda hoje ocupacionais. O objetivo dessa rede é consensuar os conteúdos relacionados à formação dos cuidadores profissionais respeitando as diferenças regionais de nosso país. Essa rede pode ser acessada pelo link: https://chat.whatsapp.com/GaNLs2Rf7BaBHc9SsUofpH.

O Brasil possui um vasto arcabouço legal que assegura apoio ao cuidador e à pessoa idosa que necessita de cuidados. É fundamental a efetivação, urgente, das políticas de cuidados de longa duração que, ainda, se mostram largamente insuficientes, de forma a garantir aos idosos mais fragilizados a manutenção de sua dignidade e a garantia de assistência adequada e integral. Para tanto é essencial que seja uma política de Estado e não apenas uma política de governo.

118

Instituições para Idosos: Em Busca de um Novo Conceito

Karla Cristina Giacomin • Marcella Guimarães Assis • Ana Amélia Camarano

Introdução

No mundo contemporâneo, as alternativas residenciais e de cuidados de longa duração para pessoas idosas se multiplicaram. Embora a tradução mais correta de *Long Term Care Institution* fosse Instituição de Cuidado de Longo Prazo ou de Longa Duração, no Brasil optou-se pela expressão Instituição de Longa Permanência para Idosos (ILPI) nos debates e nas comissões especializadas da Sociedade Brasileira de Geriatria e Gerontologia (SBGG) (Born; Boechat, 2016).

Entre as alternativas residenciais e de cuidados não familiares para idosos, a mais remota é a instituição asilar, cuja origem remonta à Grécia Antiga. Na Inglaterra elisabetana do século XVI, essa alternativa foi ampliada para incluir todas as pessoas não desejáveis da sociedade que moravam na rua, como os órfãos, os mendigos, os loucos, as prostitutas e os velhos. No século XIX, as instituições foram divididas de acordo com seus beneficiários: crianças nos orfanatos, loucos nos manicômios e velhos nos asilos. Disso resultou a associação dessas instituições a imagens negativas e preconceituosas (Christophe; Camarano, 2010; Groisman, 1999).

No Brasil, as instituições asilares são associadas à pobreza, à negligência e ao abandono (Groisman, 1999; Christophe; Camarano, 2010; Novaes, 2003; Born, 2001; Davim *et al.*, 2004). E, nos países do hemisfério sul, elas permanecem objeto de estigma e resistência, sendo tradicionalmente compreendidas como depósito de idosos, lugar de exclusão, dominação e isolamento ou, simplesmente, um lugar para morrer (Lima, 2005).

Entre as consequências do forte estigma que envolve essa modalidade de atendimento estão a baixa oferta de instituições e o pequeno número de idosos que nelas vivem. No Brasil, as entidades de acolhimento institucional para pessoas idosas ainda reverberam o estigma do abandono familiar e da caridade, inclusive no âmbito das políticas sociais. Tem-se a concepção de que a pessoa idosa somente poderá residir em uma residência coletiva após ter esgotado todas as outras possibilidades de cuidado e de fortalecimento de vínculos sociofamiliares.

Ademais, a mudança para uma moradia coletiva significa sair de seu domicílio e, provavelmente, se desempoderar. A partir de um referencial teórico desenvolvido por Goffman, Groisman (1999) chamou essa mudança de um "processo de transição da vida privada para a vida institucional". Talvez esses também sejam fatores importantes para fundamentar o preconceito com essa modalidade de serviço, ao evidenciar a associação entre velhice e dependência.

Por sua vez, a Constituição Federal, a Política Nacional do Idoso e o Estatuto da Pessoa Idosa estabelecem que o cuidado à pessoa idosa deve ser prestado, preferencialmente, no âmbito familiar. Contudo, a demanda por modalidades de residência e cuidados não familiares tende a crescer em razão do envelhecimento da população idosa e da redução, já em curso, da oferta de cuidadores familiares, em razão das mudanças na família. Diante disso, quando as famílias se tornam menos disponíveis para cuidar dos seus membros dependentes, o Estado e o mercado privado devem se preparar para atendê-las.

Além disso, de modo definitivo, o envelhecimento é uma construção individual que depende de determinantes sociais que vão além das escolhas pessoais ou da existência apenas normativa de um grupo familiar. A viuvez, a ocorrência de doenças e de incapacidades ou, ainda, o distanciamento e a rarefação dos laços sociais podem se mostrar desfavoráveis à permanência da pessoa idosa em sua moradia. Observa-se o aumento da proporção de homens e mulheres idosos vivendo sozinhos ou que não residem com familiares, inclusive entre os muito idosos, bem como famílias menores, com grande mobilidade dos filhos e maior presença da mulher no mercado de trabalho (Camarano, 2010). Todas essas circunstâncias fazem com que o potencial de ajuda familiar disponível não seja o suficiente para prover o cuidado no dia a dia daqueles que necessitam (Giacomin *et al.*, 2018).

Mais recentemente, em todo o mundo, a pandemia de covid-19, causada pelo vírus Sars-Cov2, tornou evidente a vulnerabilidade das pessoas idosas, especialmente aquelas institucionalizadas, dada a elevada mortalidade observada em instituições de cuidados de longa duração (Comas-Herrera *et al.*, 2020). Contudo, no nosso meio, a pandemia também explicitou o quanto tais instituições são invisíveis para o Estado e para a sociedade brasileira.

A criação do movimento social Frente Nacional de Fortalecimento às ILPI (www.frentenacionalilpi.com.br), inicialmente motivada pela pandemia de covid-19, visou apoiar essas instituições no enfrentamento das dificuldades diante do risco de alta mortalidade da população institucionalizada. Com o apoio da SBGG e de outras entidades de cunho nacional, como o Conselho Nacional do Ministério Público, a Associação Brasileira de Alzheimer e o Centro Internacional de Longevidade-Brasil, esse movimento também atua na *advocacy* e na defesa da vida de todas as pessoas idosas institucionalizadas, independentemente da natureza jurídica das instituições onde residam. Para tanto, a Frente produziu e divulgou gratuitamente um material técnico-científico baseado nas melhores evidências. De modo inédito, viabilizou a capacitação virtual de gestores e técnicos de ILPI de todo o país.

Tal atuação em nível nacional permitiu identificar a grande heterogeneidade das instituições e a inexistência de consenso entre diferentes atores sociais quanto a conceito, tipo, natureza, abrangência e qualidade dos cuidados prestados nesses espaços. Além disso, ficou patente a necessidade de contribuir para a construção de uma Política Nacional de Cuidados Continuados, na qual cada instituição venha a funcionar como um elo de uma rede de cuidados. Porém, será necessário saber quem são, onde estão, como cuidam e de quem cuidam.

Assim, este capítulo tem como objetivo discutir sobre as entidades de acolhimento institucional para idosos no Brasil, além de buscar elementos para subsidiar a construção de um novo conceito sobre essa modalidade de cuidado. Este capítulo está estruturado em cinco seções: a primeira é a *Introdução*, seguida por *A família hodierna e a pessoa idosa em face da mudança da residência habitual: repercussões e cenários possíveis de moradia*; *Instituições de longa permanência para idosos: origens, crise de identidade e demandas de cuidado*; *Premissas para uma proposta de conceituação*; e *Considerações finais*.

A família hodierna e a pessoa idosa em face da mudança da residência habitual: repercussões e cenários possíveis de moradia

Família hodierna

A família é uma criação do ser humano que responde ao desejo de ter um grupo de pessoas que atue sobre interesses comuns e com um desenvolvimento afetivo em que os afetos sejam recíprocos, para obter soluções para os problemas do ciclo vital. Em geral, a família cuida dos seus membros mais frágeis – crianças, pessoas com deficiências, doentes e idosos – quando estes precisam de ajuda para o desempenho de qualquer uma das atividades básicas de vida diária. Tal necessidade de ajuda para o autocuidado costuma ser um indicador de fragilidade ou da incapacidade de alguém viver independentemente (Duarte *et al.*, 2010).

Apesar disso, quase toda família brasileira está envolvida com o bem-estar de pelo menos uma pessoa idosa (Duarte *et al.*, 2010) e, em todo o Brasil, observa-se uma diversidade de situações de coabitação associadas a fatores econômicos e sociais no interior do grupo familiar: pais com recursos reduzidos que acolhem seus filhos que atravessam um período de desemprego ou após uma separação; filhos solteiros – com ou sem filhos – que nunca saíram da casa dos pais; pais ou mães viúvos mais abastados que não acolhem os filhos em suas casas, mas ajudam financeiramente aqueles em dificuldade – casados ou não; pais e filhos adultos – casados e com filhos – que sempre moraram juntos, entre outros (Camarano *et al.*, 2016).

Além disso, as projeções demográficas apontam o aumento do número de pessoas idosas morando sozinhas e do número de pessoas casadas sem filhos, o que repercute em uma esperada e expressiva queda no número de potenciais cuidadores familiares de idosos (Camarano *et al.*, 2016). Por outro lado, dados do Estudo *ELSI-Brasil*, o primeiro estudo de base populacional brasileiro a desvelar a díade envolvida no cuidado de pessoas com dependência em atividades básicas de vida diária, apontaram que 6 a 12% das pessoas que demandam cuidados não contam com o cuidado necessário (Giacomin *et al.*, 2018).

Se o cuidado é reconhecido como parte da condição humana, a família, o poder público e a sociedade deverão participar da sua oferta. Além disso, a possibilidade de envelhecer com alguma incapacidade e demandando cuidado, tanto da família como de outrem, não pode ser excluída (Tesch-Römer; Wahl, 2017). Assim, a decisão de receber os cuidados demandados na moradia atual ou de mudar para uma instituição passa necessariamente pela disponibilidade de suporte social ofertado pela própria família (cônjuge, filhos, irmãos, sobrinhos ou netos) e/ou por pessoas e/ou serviços contratados para este fim (Duarte *et al.*, 2010). Resta saber se a família pode fazê-lo de forma adequada e/ou se tem meios para suprir tal necessidade (Camarano; Kanso, 2010), o que dependerá dos arranjos familiares e dos recursos humanos, sociais e financeiros envolvidos (Duarte *et al.*, 2010). Por isso mesmo, constata-se uma insuficiência de políticas de cuidados que apoiem as famílias em sua tarefa de cuidar (Giacomin *et al.*, 2018), tanto no próprio domicílio como em uma instituição, conforme as necessidades de cada um.

A pessoa idosa em face da mudança da residência habitual

Para uma pessoa idosa, mudar para uma instituição não significa somente mudar de endereço, mas lidar com perdas, ganhos e alterações de rotinas que podem afetar sua autonomia, sua independência e sua saúde física e mental. Diante disso, a pessoa pode se ver com ou sem novos recursos para gerenciar tais situações, dando origem a uma síndrome chamada de síndrome do estresse pela mudança (RSS, *relocation stress syndrome*) (Scheibl *et al.*, 2019).

Essa síndrome, RSS, refere-se à presença de distúrbios fisiológicos ou psicossociais resultantes da mudança de um local para outro, que incluem confusão mental; depressão; ansiedade; apreensão; incapacidade; raiva; sentimento de traição; solidão; quedas; redução da satisfação com a vida, do senso de valorização, da competência imunológica e do funcionamento psicossocial; além da maior morbidade e mortalidade (Lima, 2011). Diante das repercussões da RSS, além de considerar os prós e os contras de uma institucionalização, é importante compreender o que significa o local de moradia para uma pessoa idosa.

É interessante reconhecer que as palavras casa, lar, moradia, habitação, domicílio, residência e ambiente de moradia (doméstico ou residencial), embora sejam usadas como sinônimos do local onde uma pessoa vive, apresentam diferenças de significado: "casa, moradia e habitação" referem-se às unidades espaciais do ambiente construído, enquanto "lar" reúne o significado de casa e família, de propriedade e afeição, de moradia e abrigo.

Um levantamento na literatura sobre o significado de moradia (Després, 1991) identificou as principais expressões reveladas quanto ao lugar onde a pessoa vive (Figura 118.1), sendo que compõem o ambiente residencial (Wiles *et al.*, 2012) a casa, o lar, a moradia e a habitação (Tabela 118.1).

Além disso, o local de moradia também representa a manifestação da dicotomia dentro/fora, a transição entre o lado social (a fachada) e o lado íntimo (o interior), bem como os limites público/privado, a dinâmica movimento/repouso e, ainda, as contraposições do que sejam caos/ordem, perigoso/seguro, profano/sagrado e estranho/familiar para as pessoas (Lima, 2011). Portanto, para além de uma ordenação espacial, a habitação significa uma entidade que define e é definida por conjuntos de fatores arquitetônicos, culturais, econômicos, políticos, sociodemográficos e psicológicos que se modificam ao longo do tempo e têm um significado próprio para quem ali vive (Wiles *et al.*, 2012), além de comportar múltiplas dimensões (Tabela 118.2).

A moradia pode guardar elementos biográficos de grande valor para a pessoa idosa, incluindo objetos que trazem recordações da composição familiar, de crenças e práticas religiosas e de rituais sociais e domésticos, que revelam valores compartilhados cultural e historicamente (Wiles *et al.*, 2012). Ademais, uma pessoa idosa que tenha vivido décadas em uma mesma moradia pode encontrar na vizinhança uma fonte importante de satisfação, independentemente das medidas objetivas de conforto e segurança, pois o lugar onde a pessoa mora fornece muito mais que abrigo, cria laços de identidade e pertencimento em seus moradores (Wiles *et al.*, 2012; Bigonnesse *et al.*, 2011).

Quando a pessoa idosa reconhece o lugar onde mora como um ambiente seguro, ela experimenta o sentimento de pertença e identidade, o que contribui para o bem-estar e favorece a criação de vínculos sociais e afetivos com aquele local. Esse aspecto certamente é uma das razões pela qual a maioria dos idosos afirma que gostaria de permanecer em suas casas enquanto for possível (Wiles *et al.*, 2012).

Contudo, uma pessoa idosa pode mudar ou não de casa por vontade própria ou por imposição circunstancial, segundo diferentes lógicas de pensamento (Caradec, 2010). Vale lembrar que, no nosso país, diferentemente de outros contextos (Bigonnesse *et al.*, 2011; Caradec, 2010), essa decisão é tomada sem qualquer tipo de apoio de políticas públicas, com total ônus financeiro para a pessoa idosa e/ou seu núcleo familiar.

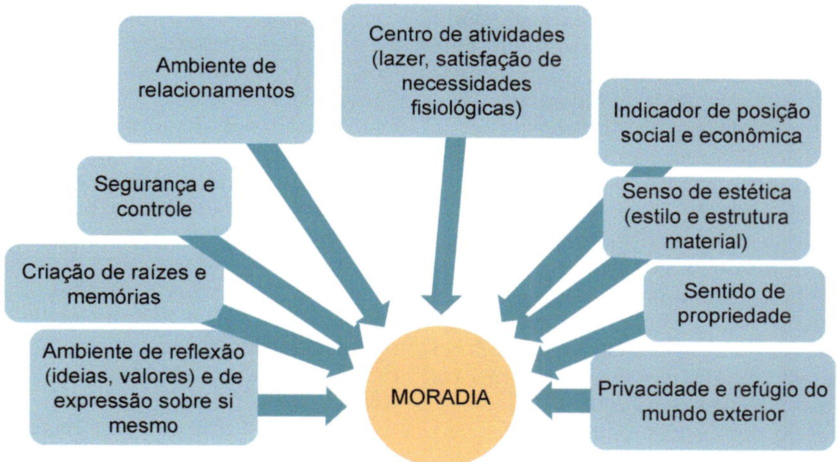
Ambiente de relacionamentos
Centro de atividades (lazer, satisfação de necessidades fisiológicas)
Indicador de posição social e econômica
Segurança e controle
Senso de estética (estilo e estrutura material)
Criação de raízes e memórias
Sentido de propriedade
Ambiente de reflexão (ideias, valores) e de expressão sobre si mesmo
MORADIA
Privacidade e refúgio do mundo exterior

▪ **FIGURA 118.1** Significado de moradia para uma pessoa idosa. (Adaptada de Giacomin, 2015.)

▪ **TABELA 118.1** Componentes do ambiente residencial.

A casa	O lar	A moradia	Habitação
Espaço físico do ambiente	Espaço de construção e vivência de relações sociais e afetivas	Características de utilização do espaço doméstico a partir de comportamentos, hábitos e valores também considerados culturais	Localização, infraestrutura e serviços disponíveis na comunidade, inclusive o transporte, as oportunidades de recreação e lazer que podem favorecer a atividade física, o engajamento cultural e a educação permanente dos moradores

Elaborada pelas autoras.

▪ **TABELA 118.2** Dimensões de uma habitação.

Psicológica	Sociodemográfica	Político-econômica	Cultural
Revela preferências pessoais pela forma e construção do espaço físico Desenha a biografia residencial Demarca o espaço pessoal e a privacidade, sinaliza aspirações e metas Define papéis pessoais e sociais Baliza a identidade pessoal	Compõem a estrutura demográfica: a renda mensal, a classe social, o trabalho, a escolaridade, a idade e o sexo dos moradores Constituem as características sociais dos moradores: a composição familiar, as crenças e as práticas religiosas, os valores socioeconômicos, a vida social e as rotinas domésticas O sentido de propriedade: serve como símbolo de poder e medida de status social de seu dono	Representa os discursos ideológicos e as políticas de habitação, pertencendo ao seu espaço articulado com a (in)existência de estruturas locais, por meio de redes de infraestrutura, equipamentos coletivos e espaços de trabalho	Inclui normas e regras de parentesco, estilo de vida doméstico, rituais sociais e domésticos, a disposição e orientação da casa, métodos e regulamentos de construção e valores compartilhados cultural e historicamente

Elaborada pelas autoras.

Morar em habitações coletivas: cenários possíveis

As residências para idosos se diferenciam pela complexidade de cuidados prestados, pelo design ambiental e especialmente pelo escopo de atividades que oferecem, que podem ser mais voltadas para os cuidados com a saúde ou mais sociais (Perracini, 2011). Neste capítulo apresentaremos algumas modalidades, com ênfase nas instituições de longa permanência, que é opção mais frequente no nosso meio.

Quanto mais funcionalmente independentes, mais as pessoas costumam optar por permanecer na sua própria residência. Contudo, há algumas possibilidades para pessoas idosas independentes. A residência em família acolhedora destina-se a pessoas idosas em situação de abandono, impossibilitadas de conviver com as famílias ou sem famílias. Nessa modalidade, as famílias cadastradas são capacitadas para oferecer abrigo a pessoas idosas. Outra alternativa é a república de idosos, a qual é organizada em pequenos grupos, viabilizada em sistema de autogestão, e cofinanciada com recursos da pessoa idosa via aposentadoria ou benefícios sociais (Frias, 2019).

No caso de pessoas idosas com algum tipo de dependência, são propostas algumas alternativas. A residência em casa-lar conta com pessoa habilitada para fornecer apoio às necessidades diárias da pessoa idosa, acolhendo no máximo oito idosos (Frias, 2019). Outra possibilidade são as residências assistidas (*assisted living*), que visam reforçar a independência funcional das pessoas idosas por meio da garantia da provisão de cuidados em saúde e de serviços em um ambiente residencial, com capacidade de oferecer cuidados não agendados, conforme a necessidade do residente (Perracini, 2011).

Em geral, tais locais têm uma aparência externa que valoriza a moradia e a prestação de serviços, em pequena escala, de 20 a 60 unidades, no máximo. Todas as atividades estão centradas no residente de forma personalizada. Os familiares são estimulados a conviver e a participar da vida de seus parentes, em ambientes comuns; jardins, alpendres e salas pequenas compõem o lugar. É prevista a oferta de atividades intergeracionais e de estimulação física e cognitiva. Esses locais prezam a privacidade, a segurança e a acessibilidade, mas mantêm as portas abertas à comunidade (Perracini, 2011).

Os residentes podem usufruir dos recursos locais, enquanto a comunidade é convidada a participar dos recursos oferecidos na residência. Neste modelo, a independência, a interdependência e a individualidade são respeitadas e valorizadas, e o desenho do ambiente deve estimular amizades, convivência e um senso de comunidade. Isso inclui a aceitação de pessoa com algum grau de incapacidade, inclusive incontinência, demência e outros transtornos (Perracini, 2011).

As residências destinadas a pessoas idosas autônomas ou com leve comprometimento funcional podem ser geridas em sistema de cooperativa de habitações e organizações sem fins lucrativos, administrado por pessoas oriundas da sociedade civil (Morin *et al.*, 2008). Em razão do agravamento da condição funcional de seus moradores, a solução tem sido transformá-las em residências com serviços (Dumais *et al.*, 2008).

Nos países nórdicos foram propostos módulos residenciais autônomos religados entre si, com áreas comuns, apoiados por profissionais e serviços que respondem às necessidades mutantes da clientela. O ambiente físico e organizacional de cada habitação é adaptado às necessidades de uma clientela homogênea. Quando a situação de saúde de um morador se modifica, ele pode se mudar para um módulo vizinho mais adaptado. As pessoas que trabalham nesse modelo de habitação acompanham o morador na nova residência, o que assegura uma continuidade nos cuidados, pois conhecem o morador há muito tempo, conservando-se, então, as mesmas referências (Dubuc *et al.*, 2009).

Também há ambientes residenciais pensados e destinados aos cuidados de pessoas com demência que podem funcionar como residências definitivas ou temporárias, com a possibilidade de períodos de descanso para os cuidadores. Essas unidades especializadas no cuidado desse público oferecem atividades em pequenos grupos, com quartos em sua maioria individuais, salas de convívio e de atividades, e acesso a ambientes externos ou privativos controlados. Os quartos devem assemelhar-se ao domicílio do residente, com mobiliário e decoração personalizados. As áreas destinadas à refeição também devem ter uma aparência mais caseira e menos institucional. Deve haver espaços amplos que permitam a circulação e a supervisão, evitando-se corredores e favorecendo a menor permanência dos residentes nos quartos e maior prontidão para as atividades. Deve ser tomado cuidado com o excesso de luz direta, evitando-se também pisos com grafismos e desenhos que possam dificultar a noção de profundidade e favorecer quedas e/ou agitação (Giacomin, 2015).

Dentre os cenários apresentados, constata-se uma grande diversidade de opções, embora, na sociedade brasileira, essas modalidades ainda não sejam acessíveis de modo equitativo às pessoas idosas, nas diferentes regiões do país. As instituições asilares permanecem sendo a modalidade mais comum ofertada, mas passam por uma crise de identidade, cujos elementos serão apresentados na próxima seção.

Instituições de longa permanência para idosos: origens, crise de identidade e demandas de cuidado

Origens das Instituições de longa permanência para idosos: um breve histórico

Na Inglaterra do século XVI, as *Poor Laws* responsabilizavam o governo pelo cuidado com os pobres e mendigos, e, como consequência, os asilos (*almshouses*) proliferaram e se fortaleceram em sua missão de abrigar os necessitados: mendigos, órfãos, loucos, idosos e excluídos de maneira geral (Christophe; Camarano, 2010; Born, 2001; Born; Boechat, 2016). Na mesma época, na França, desenvolveu-se o chamado movimento hospitalar, no sentido original da palavra, de hospitalidade e cuidado, visando prioritariamente a ordem social, sedentarizando o beneficiário tirado da rua. Surgiram os *Bureaux des Pauvres*, as *Aumônes*, *Charités* e *Hôtel-Dieu*, onde os miseráveis, entre eles os velhos, conseguiam encontrar abrigo e alimento em condições mínimas (Christophe; Camarano, 2010). Ao longo dos séculos XVIII e XIX, as instituições de residência de caridade passaram a se especializar, dividindo os seus beneficiários (Christophe; Camarano, 2010; Bois, 1997; Rezende, 2002; Novaes, 2003).

No Brasil, a primeira referência de asilo encontrada foi de uma instituição destinada a soldados – a Casa dos Inválidos –, inaugurada no Rio de Janeiro, em 1797, especialmente construída para este fim. Foi criada pelo conde de Resende, quinto vice-rei do Brasil, que, em carta dirigida a Lisboa, afirmou a sua intenção de destinar a casa a soldados velhos que, pelos serviços prestados, seriam dignos de uma descansada velhice. Sua história foi curta, tendo sido seus residentes transferidos no início do século seguinte para a Santa Casa (Filizola, 1972).

No que se refere a instituições voltadas especificamente para a população idosa, uma das primeiras de que se tem notícia é o Asilo São Luiz para a Velhice Desamparada, criado em 1890, na cidade do Rio de Janeiro, e que visava atender aos velhos pobres, dentro da ótica filantrópica e assistencialista do século XIX (Groisman, 1999). Esse asilo é um marco no reconhecimento da velhice como alvo de uma prática institucional. A velhice indigente foi diferenciada da mendicância e transformada em velhice desamparada. Para o autor, ao se referir à velhice como desamparada, assume-se que ela deva ser amparada e vista como objeto de piedade, com base na tradição católica de assistência aos inválidos. Nessa instituição, os residentes foram identificados como uma população com características específicas, procurando torná-la visível e fazer dela um alvo das preocupações sociais.

A partir de 1909, o Asilo São Luís passou a manter uma ala que se destinava àqueles que podiam pagar uma mensalidade. Hoje, ainda em funcionamento, é considerado como uma instituição para idosos de alta renda. Ou seja, as instituições deixaram de ser apenas filantrópicas para se constituir em um negócio, uma fonte de renda. Nas palavras de Groisman (1999): "não era o desamparo que estava sendo assistido, mas a própria velhice".

As instituições para idosos funcionavam como um mundo à parte, isoladas do que acontecia no restante da cidade (Novaes, 2003), e o morador asilado afastado do mundo exterior (Lima, 2005). A instituição asilar foi criada para dar sossego e repouso. Infelizmente, esse local tem servido como depósito de idosos, um lugar de exclusão, dominação e isolamento ou, simplesmente, um lugar para morrer (Lima, 2005; Camarano; Kanso, 2016).

Entre as entidades mantenedoras de instituições filantrópicas, de cunho religioso, majoritariamente destacam-se as vicentinas, que sempre assistiram idosos carentes em lares subsidiados e em asilos para pessoas sem família e/ou sem renda. A outra entidade que apoiava alguns asilos era a Legião Brasileira de Assistência, fundada em 1943 (Giacomin; Couto, 2010).

O histórico das instituições no país reflete a necessidade de ampliar as políticas de cuidados de longa duração e de combater os preconceitos associados às modalidades asilares. Cabe discutir como as definições oficiais que regem as instituições no Brasil contribuem para reforçar ou não tais estigmas.

Definições oficiais

A Constituição Federal de 1988 estabelece em seu art. 230, § 1º, que "os programas de amparo aos idosos serão executados preferencialmente em seus lares". A Política Nacional do Idoso reproduz o texto constitucional em seu art. 4º, inciso III, ao afirmar a "priorização do atendimento ao idoso através de suas próprias famílias, em detrimento do atendimento asilar, à exceção dos idosos que não possuam condições que garantam sua própria sobrevivência".

O Decreto nº 9.921/2019, que consolida atos normativos editados pelo Poder Executivo Federal que dispõem sobre a temática da pessoa idosa, entende no parágrafo único do art. 18 que somente "a pessoa idosa que não tenha meios de prover a sua própria subsistência, que não tenha família ou cuja família não tenha condições de prover a sua manutenção, terá assegurada a assistência asilar, pela União, pelos Estados, pelo Distrito Federal e pelos Municípios, na forma prevista em lei". Porém, quanto à permanência de "pessoas idosas que tenham doenças que exijam assistência médica permanente ou assistência de enfermagem intensiva, cuja falta possa agravar ou pôr em risco a sua vida ou a vida de terceiros", o mesmo decreto veda essa possibilidade.

O Estatuto da Pessoa Idosa (Lei nº 10.741/2003) inclui no Capítulo da Habitação, Art. 37, § 3º, que "as instituições que abrigarem idosos são obrigadas a manter padrões de habitação compatíveis com as necessidades deles, bem como provê-los com alimentação regular e higiene indispensáveis às normas sanitárias e com estas condizentes, sob as penas da lei".

A Resolução de Diretoria Colegiada (RDC) número 283, de 2005, da Anvisa, definiu ILPI como instituições governamentais ou não governamentais, de caráter residencial, destinadas a domicílio coletivo de pessoas com idade igual ou superior a 60 anos, com ou sem suporte familiar, em condição de liberdade, dignidade e cidadania, proporcionando atenção integral compatível com os princípios de universalização, equidade e integralidade e respeitando as demandas e aspectos socioculturais dos indivíduos e do território onde estão inseridas (Agência Nacional de Vigilância Sanitária – Ministério da Saúde, 2005).

No Estatuto da Pessoa Idosa, as entidades de atendimento ao idoso que desenvolvem programas de institucionalização de longa permanência (Art. 49) estão citadas na Política de Atendimento ao Idoso (Arts. 48 a 51), e as entidades de longa permanência, no Capítulo da Assistência Social (Art. 35) e no da Habitação (Art. 37). Tais entidades deverão proporcionar cuidados à saúde conforme a necessidade do idoso, e a garantia de efetividade do cumprimento destas normas ocorrerá por meio da sua fiscalização, a cargo dos Conselhos dos Idosos, do Ministério Público (MP) e da Vigilância Sanitária (Visa) (Art. 52). O descumprimento da norma poderá gerar diversas penalidades, administrativas ou judiciais (Arts. 55 a 68), com responsabilização civil e criminal previstas para o caso (Arts. 64 e seguintes).

Por sua vez, a SBGG definiu a ILPI como estabelecimento para atendimento integral institucional, cujo público-alvo são as pessoas de 60 anos ou mais, dependentes ou independentes, que não dispõem de condições para permanecer com a família ou em domicílio unicelular.

A distinção entre Casa de Repouso ou Clínica Geriátrica e ILPI ou asilos foi proposta pelo Ministério Público do Governo de São Paulo. Para esta entidade, ILPIs são estabelecimentos *de interesse* à saúde que se destinam, centralmente, à prestação de serviços de assistência social, em regime de atendimento ou assistência asilar, enquanto as casas de repouso ou clínicas geriátricas são estabelecimentos *de assistência* à saúde que se destinam à prestação de serviços médicos às pessoas idosas, em regime de atendimento ou assistência asilar.

As normas federais apresentam inserções diferentes das ILPIs: enquanto a Política Nacional do Idoso as insere no âmbito da Assistência Social, o Estatuto o faz na Habitação. Ambas parecem desconhecer que a população idosa sabidamente frágil e que sofre de múltiplas doenças, em sua maioria crônicas e não transmissíveis, pode necessitar de cuidados que ultrapassam a possibilidade de oferta pelas famílias. Além disso, fragilidade e doenças crônicas que demandam cuidados permanentes não impedem a vida em coletividade, haja vista que, de acordo com o Censo SUAS (Sistema Unificado de Assistência Social) 2015, 63,2% das instituições recenseadas declararam receber doentes crônicos, e aproximadamente 10% dos residentes destas instituições encontravam-se nesta condição. Portanto, deveria haver uma política intersetorial que atendesse a essa demanda real e crescente da população brasileira.

Quanto à definição proposta pela SBGG, ela agrega vários tipos de instituições, sem diferenciá-las em função do grau de demanda de cuidados dos residentes. Apesar de parecer mais fácil administrar uma instituição onde residam apenas pessoas com perfil funcional homogêneo, segundo a pesquisa do IPEA (Instituto de Pesquisas Econômicas Aplicadas), são pouquíssimas as instituições que contam com público exclusivo de idosos dependentes (2,6%) ou independentes (2,3%) (Camarano; Barbosa, 2016). Ademais, o Estatuto da Pessoa Idosa, no Art. 49, parágrafo 3º, afirma que a pessoa idosa deve ser mantida na mesma instituição, salvo em caso de força maior.

Por outro lado, é muito comum associar instituições de longa permanência a estabelecimentos de saúde, pois muitos serviços ofertados nesses locais referem-se à saúde, embora eles não sejam voltados exclusivamente para a clínica ou a terapêutica. Aproximadamente dois terços (66,1%) das instituições brasileiras recebem visitas médicas regulares, porém menos de 50% das instituições recebem visitas da Estratégia Saúde da Família (Camarano *et al.*, 2010). O Censo SUAS de 2019 identificou 14% instituições com atendimento médico e 36,1% com fisioterapia, mas o que predomina são as atividades de passeio e atividades com participação da comunidade, 88,3 e 89,0%, respectivamente.

A associação entre instituições de longa permanência e estabelecimentos de saúde decorre do fato de o assunto da velhice ter sido "estatizado" e "medicalizado". Isso o torna ora um problema político, ora um problema de saúde, que precisa ser regulado por normas, pensado de forma preventiva ou, ainda, reconhecido por seus aspectos de disfunções e distúrbios que se acentuam com a idade (Minayo; Coimbra Junior, 2002). De acordo com Groisman (1999), os asilos foram medicalizados, mas nem por isso se transformaram em clínicas geriátricas, que apresentam uma definição distinta de acordo com o MP de São Paulo.

A partir das definições apresentadas, constata-se que não há consenso, no Brasil, sobre o que seja uma ILPI (Camarano; Kanso, 2016) e que as instituições, além de acolhimento e abrigo, precisam estar preparadas para oferecer cuidados diários e contínuos de saúde aos residentes.

Entre a norma e a realidade: o que são de fato as instituições asilares brasileiras hoje? Instituições de longa permanência para idosos?

Embora as instituições asilares tenham sido renomeadas para ILPI, este termo não foi assimilado pela comunidade institucional e nem pelas políticas sociais. Na maior parte dos casos, as instituições não se autodenominam ILPI e nem a população reconhece tal sigla. Na literatura e na legislação encontram-se referências indiscriminadamente a ILPI, casas de repouso, lares, hotéis, asilos (Camarano, 2007; Camarano *et al.*, 2010) e, mais recentemente, clínicas geriátricas.

Como eram inicialmente dirigidas à população carente que necessitava de abrigo, muitas das instituições brasileiras se autodenominam abrigos. É o caso, por exemplo, de 6,3% das instituições identificadas pela pesquisa IPEA e 6,5% das cadastradas no Censo SUAS. Isso explica por que um dos motivos mais importantes para a busca de uma instituição seja a carência financeira e a falta de moradia, sendo 65,2% das instituições identificadas pela pesquisa IPEA de natureza filantrópica, e também esclarece, parcialmente, o fato de essas instituições integrarem a rede de serviços da assistência social (Camarano *et al.*, 2010).

Muitas instituições tentam oferecer aos residentes um espaço que reproduza a vida em família. Algumas, por exemplo, se autodenominam lares. É o caso de aproximadamente um terço das instituições brasileiras detectadas pela pesquisa IPEA e pelo Censo SUAS. Muitas delas são pequenas, têm menos de dez residentes e funcionam em casas, representando 10% das instituições segundo a pesquisa do IPEA. Por sua vez, quase 3% das instituições recenseadas pelo SUAS denominavam-se Casa de Repouso. A proporção comparável foi de 10,7% na pesquisa IPEA.

As instituições também receberam nomes voltados a residenciais, clínicas geriátricas e hotéis geriátricos. Afinal, do que se trata? Moradia, clínica, hotel, casa de repouso, abrigo, residencial? A quem devem respostas: políticas de assistência social, de saúde, de turismo ou de habitação? Conselhos de direitos de idosos ou de assistência social? Vigilância Sanitária ou Ministério Público? Tudo isso concorre para uma dificuldade a mais na regulação e na fiscalização dos serviços ofertados. E, ainda, apesar da existência de mecanismos de fiscalização de ILPI (Giacomin; Couto, 2010), a fiscalização varia conforme o (des)interesse da gestão pública sobre esses espaços.

Chama-se a atenção para o fato de que a dificuldade de se caracterizar uma ILPI não existe apenas no Brasil. Em pesquisa feita em 18 países por Stanford *et al.* (2015) sobre *nursing homes*, os autores concluíram que estas constituem uma residência coletiva, que oferece cuidados 24 horas por dia para pessoas que requerem ajuda para as atividades da vida diária e têm as suas necessidades de saúde identificadas. Não é uma enfermaria, mas pode contar ou não com profissionais da área de saúde; e em 37% dos países pesquisados, médicos visitam as instituições. Também oferecem cuidados de longa duração e/ou reabilitação com o objetivo de evitar internações hospitalares e facilitar altas. Podem oferecer ou não cuidados paliativos e terminais.

Uma vez que estão entre a assistência social, a habitação e a saúde, a dificuldade de caracterização das ILPIs tem implicação direta no real dimensionamento dessas instituições no país (quantas são?), bem como na dinâmica do dia a dia e na proposta de cuidado dessas instituições (como cuidam?), refletindo na composição das equipes de trabalho, que serão apresentadas a seguir.

Quantas são as instituições de longa permanência para idosos brasileiras?

Em que pese toda a diversidade de definições, para traçar um perfil das ILPIs brasileiras esbarra-se ainda em outro problema: a falta de informações. Uma iniciativa que buscou conhecer o perfil das ILPIs brasileiras foi feita pelo IPEA entre 2007 e 2009. A pesquisa levantou as condições físicas, a infraestrutura, os serviços oferecidos, os recursos disponíveis (humanos, financeiros e parcerias) e os custos de manutenção, bem como algumas características da população residente (Camarano *et al.*, 2010). Não se conhece qualquer outra iniciativa deste porte, portanto não se pode fazer uma avaliação da evolução temporal dessa modalidade de serviços.

Desde 2010, o SUAS tem realizado censos anuais nas unidades de acolhimento conveniadas com o atual Ministério da Cidadania. O universo abrangido são as instituições filantrópicas de acolhimento a idosos e que têm convênio com o Ministério através das prefeituras. As informações sobre unidades de acolhimento a idosos no SUAS começaram a ser levantadas em 2012.

Outra fonte de informação indireta é a Relação Anual de Informações Sociais (RAIS), que colhe informações anuais das empresas sobre suas atividades e seus trabalhadores. Pelo ramo de atividade é possível identificar as ILPIs, as clínicas geriátricas e os condomínios de idosos. O objetivo da RAIS é prover dados para a elaboração de estatísticas do trabalho, ou seja, disponibilizar informações do mercado de trabalho às entidades governamentais. Os últimos dados disponíveis foram de 2018. A Tabela 118.3 apresenta um resumo das informações disponíveis.

A Tabela 118.3 confirma que as dificuldades para se traçar um perfil das ILPIs partem da impossibilidade de ser identificado o total de ILPI existentes no território nacional. Por exemplo, a pesquisa IPEA localizou 3.548 instituições no território brasileiro em 2009, sendo a maior parte delas filantrópica, refletindo a sua origem. Dentre elas, 1.617 (45,6%) declararam ser filantrópicas e conveniadas com o SUAS. Em 2019, foram recenseadas 1.784 instituições pelo SUAS (11,1% de aumento em relação a 2009). A RAIS contabilizou 7.140 em 2018, sendo 291 classificadas como condomínios residenciais para idosos. De acordo com esses dados, no período de 2009 a 2018, houve aumento de 65% no total de ILPIs no Brasil. No mesmo período a RAIS contabilizou 1.002 clínicas e residências geriátricas, separadamente de ILPI.

Em 2017, 1.722 instituições responderam ao Censo SUAS, e este número passou para 1.784 em 2019, o que pode ser explicado por um crescimento no número destas, por um maior credenciamento pelo SUAS e/ou por uma maior resposta ao Censo. Uma inferência sobre o crescimento ou não das ILPIs credenciadas também pode ser obtida pela sua distribuição percentual por tempo de implementação, conforme mostra a Figura 118.2.

TABELA 118.3 Número de estabelecimentos de residências coletivas para idosos.

Tipo/fonte de informação	Censo IPEA 2009	RAIS 2018	Censo SUAS 2019
Clínicas e residências geriátricas	–	1.002	–
ILPI	3.548	5.847	–
(A) ILPIs filantrópicas conveniadas ao SUAS	1.617	–	1.784
Condomínios residenciais para idosos	–	291	–
Total	**5.165**	**7.140**	**1.784**

IPEA: Instituto de Pesquisas Econômicas Aplicadas; RAIS: Relação Anual de Informações Sociais; SUAS: Sistema Único de Assistência Social; ILPI: Instituição de Longa Permanência para Idosos. (Fonte: Microdados da RAIS/Ministério do Trabalho/Programa de Disseminação das Estatísticas do Trabalho; IPEA, 2010 e Secretaria de Assistência Social/Censo SUAS, 2019.)

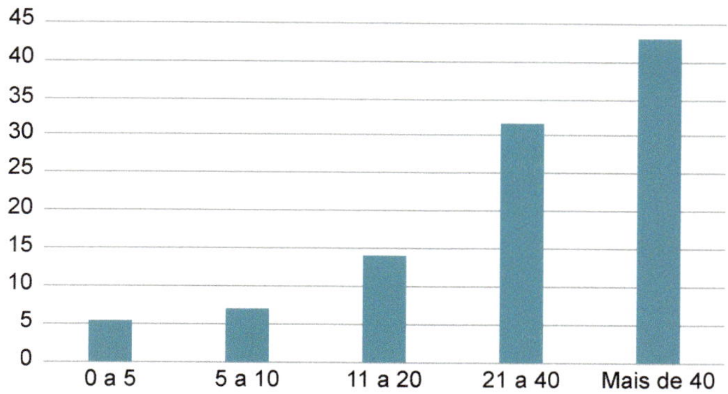

▪ **FIGURA 118.2** Distribuição percentual das ILPI credenciadas ao SUAS, segundo o tempo de implementação – Brasil, 2019. (Fonte: Secretaria Nacional de Assistência Social/Censo SUAS 2019.)

Pode-se observar que grande parte das instituições credenciadas ao SUAS, 42,8%, tem mais de 40 anos de funcionamento. É possível que essas instituições sejam mais resistentes a fechar do que as privadas com fins lucrativos. Apenas 5% foram implantadas nos últimos 5 anos anteriores ao Censo. Isso sugere um crescimento reduzido deste tipo de instituição e/ou falta de incentivo governamental para apoiar a sua criação, bem como pode indicar o fechamento ou descredenciamento de instituições novas.

Outra constatação é a ausência de um cadastro único de instituições que permita ao cidadão brasileiro buscar informações fidedignas sobre a oferta de cuidados disponíveis em sua comunidade, tanto no âmbito público como no privado. No âmbito do SUAS, inexiste transparência acerca da forma de ingresso nas instituições credenciadas. Cada município rege as admissões à sua maneira. Por outro lado, a oferta regulada pelo mercado tampouco disponibiliza um cadastro ordenado de opções, ficando restrita aos valores cobrados. As pessoas escolhem conforme o que conseguem pagar. Assim, cabe a cada um buscar pelos seus próprios meios a residência coletiva que atenda a suas necessidades e que esteja conforme seus recursos financeiros.

Nesse sentido, pode ser interessante utilizar recursos para instruir a escolha de uma residência a partir de uma visita *in loco* que permita perceber a ambiência. Nas Tabelas 118.4 e 118.5, são disponibilizadas orientações para favorecer a escolha adequada de uma moradia coletiva. Outro aspecto a ser considerado, além da ambiência, é a oferta de cuidados ao residente institucionalizado, como será apresentado na próxima seção.

▪ **TABELA 118.4** *Checklist* com recursos para apoiar pessoas idosas e familiares em caso de necessidade de mudança para outro espaço residencial.

Antes de mudança para cuidados residenciais:
Incentive seus pacientes, se possível, e seus cuidadores a realizar pesquisas antes de escolher um lar de idosos em sua localidade atual para manter suas conexões culturais, sociais e étnicas. Leve uma lista de verificação de aspectos a serem consideradas, conforme a seguir

Orientações para seleção de uma moradia coletiva:
- Prepare uma lista com as perguntas-chave que você gostaria de responder prioritariamente
- Tente realizar a visita na companhia de um membro da família ou amigo: um de vocês pode se concentrar em conversar com a equipe/fazer o tour oficial, enquanto o outro pode dar uma olhada no local e conversar com os residentes
- Não tenha medo de fazer muitas perguntas: quanto mais informações você tiver, mais confiante se sentirá para fazer a escolha certa
- Faça uma lista de todas as perguntas que gostaria de fazer mais tarde. Após a visita, discuta suas dúvidas e impressões com a pessoa que te acompanhou na visita
- Pode ser útil fazer uma segunda visita sem aviso prévio, de preferência em um horário diferente do dia
- Preste atenção ao que você vê, ouve e cheira durante a visita e como a experiência o faz sentir. Isso é tão importante quanto o que os funcionários da casa lhe dizem

Demandas de cuidado à pessoa idosa no contexto da institucionalização

De acordo com o que foi apresentado até aqui, fica claro que a oferta de serviços em uma instituição envolve múltiplos aspectos e será destinada a pessoas com variados perfis funcionais e de morbidade, que apresentam demandas diversas, em diferentes momentos do curso da vida e da institucionalização.

Para tanto, os processos de cuidado institucional devem se organizar, prezando pela dignidade, pelos direitos e pela qualidade da assistência ao residente. O cuidado deve ser integral e centrado na pessoa idosa (White-Chu *et al.*, 2009), considerando a população assistida e as reais possibilidades da instituição, incluindo o espaço físico, a equipe multiprofissional e a oferta de serviços. Porém, nem sempre foi assim.

Um dos trabalhos pioneiros voltados à mudança de cultura no cuidado institucional foi o *Omnibus Budget Reconciliation Act* (OBRA '87) (Hawes *et al.*, 1987). Esta iniciativa norte-americana teve como resultados a padronização da avaliação, o planejamento de cuidados abrangentes, reduções de contenção e uso de sondas, além do desenvolvimento de indicadores de qualidade. (Hawes *et al.*, 1987). Embora o OBRA '87 tenha sido desenvolvido com a intenção de promover direitos dos residentes, sua ênfase na qualidade do atendimento e nos desfechos em saúde teve como consequência indesejada aumentar o foco nos resultados médicos em vez da qualidade de vida. Dessa forma, ele também colaborou para a compreensão das instituições como ambientes medicalizados (White-Chu *et al.*, 2009).

Desde então, vários modelos de atendimento institucional surgiram e, a partir deles, em 1997, foi formada a rede Pioneer, que funciona como uma organização guarda-chuva deste movimento, cujo objetivo foi denominado mudança de cultura (https://www.pioneernetwork.net). Além da regra de ouro "Faça aos outros o que você gostaria que fizessem a você", esta rede identificou os seguintes valores e princípios para embasar a mudança progressiva da cultura do cuidado institucional:

- Conhecer cada pessoa e considerar que cada pessoa pode e faz a diferença
- Compreender o relacionamento como a base fundamental de mudança de uma cultura
- Incluir o cuidado com o espírito, a mente e o corpo
- Assumir riscos é uma parte normal da vida
- Priorizar a pessoa e não a tarefa
- Reconhecer o direito à autodeterminação do residente
- Envolver a comunidade
- Promover o crescimento e o desenvolvimento de todos
- Moldar e usar o potencial do ambiente em seus aspectos físico, organizacional, psicológico, social e espiritual
- Realizar uma autoavaliação, em busca de mais criatividade e oportunidades para fazer melhor
- Reconhecer que a mudança e a transformação da cultura não são destinos, mas uma jornada, ou seja, um trabalho contínuo.

Entretanto, em algumas instituições, o cuidado ainda pode acontecer de modo automatizado, fragmentado, organizado por procedimentos e profissional-centrado. Dentre as razões apontadas para essas práticas encontram-se a supervisão insuficiente das equipes de cuidado; a escassez e a falta de qualificação profissional das equipes; a baixa de autoestima e a desmotivação dos funcionários; a baixa remuneração e as técnicas ineficazes de premiação/punição para garantir o melhor desempenho dos profissionais (Breen *et al.*, 2009).

TABELA 118.5 Sugestões para orientar a escolha de uma moradia coletiva.

Primeiras impressões	Localização	Áreas e instalações comuns
• A construção e o terreno estão bem conservados? • Existe um ambiente amigável e acolhedor para residentes e visitantes? • Os quartos individuais e a casa em geral são limpos e confortáveis? • A temperatura é agradável em todo o edifício? • Existem cheiros desagradáveis? • Há muita atividade e conversa entre funcionários e residentes? • Há um número adequado de funcionários em serviço?	• É fácil chegar ao local de carro ou transporte público? • Existem vagas de estacionamento adequadas e acessíveis? • Como é a área ao redor? • Existem instalações úteis nas proximidades, como lojas, parques e igrejas?	• Quais procedimentos de segurança existem para manter os residentes seguros e protegidos? • Todos os quartos, corredores e outros espaços são acessíveis para quem usa andador ou cadeira de rodas? • A casa é bem planejada, com áreas bem sinalizadas? É fácil se orientar? • Existe um jardim ou outro espaço externo seguro que os residentes e convidados possam usar? Os espaços exteriores são facilmente acessíveis? • Há uma sala comum com ou sem TV? • Existe uma área tranquila onde os residentes podem relaxar, sem música ou TV? • Existe um café ou local semelhante onde os residentes possam se encontrar com os visitantes? • Os residentes podem ter seus próprios animais de estimação ou os animais podem ser trazidos para uma visita?
O quarto	**Cuidado e apoio**	**Vida do dia a dia**
• Você consegue ver o quarto que você mesmo ou seu ente querido pode ter? • O quarto é arejado? Tem uma bela vista? • Será necessário dividir o quarto ou o banheiro com alguém? • Seria possível para mudar de quarto mais tarde, se quiser? • Você ou seu ente querido pode trazer seus próprios móveis e pertences? • Há espaço de armazenamento adequado para roupas e outros pertences? • Existem banheiros privativos? • O quarto está adequadamente adaptado, incluindo o banheiro? Existem barras de apoio, por exemplo, se necessário? • Existe um sistema de chamada de emergência disponível na sala? • Existe wi-fi no quarto e nos espaços públicos da casa? Há um bom sinal de celular no cômodo? • O cômodo está equipado com tomadas elétricas, TV ou telefone? • Existe um lugar seguro para guardar dinheiro e objetos de valor? • Os residentes podem trancar seus próprios quartos?	• A casa pode atender às necessidades de cuidados específicos de seu ente querido? 24 h por dia? • Que procedimentos a casa seguirá para avaliar as necessidades de cuidados de seu ente querido? • Haverá avaliação contínua de suas necessidades? • Se a condição do seu ente querido piorar, a casa está equipada para atender às suas necessidades em constante mudança? • O domicílio pode fornecer cuidados internos de enfermagem, se necessário? • Existem outros residentes com necessidades de cuidados semelhantes às de seu ente querido? Os residentes e suas famílias são envolvidos nas decisões sobre seus cuidados? • Que outro suporte médico especializado está disponível, se houver – suporte para demência, por exemplo? • Há um clínico geral próximo que é responsável pela saúde dos residentes com necessidades de cuidados? • Que outros serviços de saúde estão disponíveis ou podem ser contratados – dentista, fisioterapeuta, terapeuta ocupacional ou podólogo, por exemplo? • Quais procedimentos a casa segue ao lidar com acidentes e emergências, ou ao levar residentes para consultas hospitalares? • Qual tecnologia está disponível para manter os residentes seguros, como alarmes e monitores? • Que tipo de suporte está disponível para cuidados de fim de vida (paliativos)?	• Os residentes podem ir para seus quartos se quiserem ficar sozinhos? • A equipe baterá antes de entrar no quarto de um residente? • A casa fica feliz por você estar ativamente envolvido na vida do seu ente querido – por exemplo, você poderia arrumar o cabelo dele ou levá-lo para um café? • Quão flexível é a rotina diária? Os hóspedes podem escolher os horários em que preferem se levantar ou dormir? Os horários das refeições são flexíveis? • Quem fornece a comida? Você pode ver um menu ou mesmo provar uma refeição? • Onde a comida é servida? Um residente poderia comer em seu quarto se quisesse? • A casa atende às preferências alimentares do seu ente querido – se ele é vegano ou vegetariano, ou se exige opções *kosher*, por exemplo? • Como a casa ajuda os residentes a praticar suas crenças religiosas ou espirituais? • Quais medidas a casa toma para identificar e respeitar as preferências culturais dos residentes?
Atividades e vida social	**Funcionários**	**Convidados e visitantes**
• Existe um programa regular de atividades para manter seu ente querido ocupado, como musicoterapia, artes e ofícios, exercícios ou jardinagem? • Se ainda não estiver disponível, a casa pode organizar atividades que atendam aos interesses da pessoa amada? • Existem atividades sociais regulares das quais os residentes possam participar, como viagens e passeios ou dias em família?	• Qual é a proporção de profissionais de saúde para residentes, tanto de dia quanto à noite, e nos finais de semana? • Há um supervisor de plantão o tempo todo? • Que experiência e qualificações o gerente e a equipe sênior possuem? • Qual treinamento os membros da equipe recebem, incluindo qualquer treinamento especializado para demência, deficiências visuais/auditivas, e assim por diante?	• Existem horários de visita definidos para os convidados? • As crianças são bem-vindas? • Os hóspedes podem pernoitar? • Os hóspedes podem ficar para as refeições? Existe uma cobrança para isso? • Existem salas privadas, além dos quartos, onde os residentes podem se encontrar com os convidados?

(continua)

■ **TABELA 118.5** Sugestões para orientar a escolha de uma moradia coletiva. (*Continuação*)

Primeiras impressões	Localização	Áreas e instalações comuns
• As histórias de vida e os interesses dos residentes são reconhecidos e celebrados – por meio de fotos, objetos pessoais ou pinturas e desenhos, por exemplo? • Existe um custo adicional para qualquer uma das atividades oferecidas? • A casa tem vínculos ativos com a comunidade local? • A casa tem seus próprios serviços de transporte?	• Qual é a rotatividade da equipe? Quantos funcionários estão servindo há muito tempo? • A casa usa funcionários de alguma agência? • Os funcionários são amigáveis? Eles reservam tempo para conversar com os residentes? • Será atribuído ao seu ente querido um membro da equipe dedicado que seja responsável por seus cuidados? • Os residentes podem escolher ter um cuidador homem ou mulher? • A casa tem políticas em vigor para prevenir a discriminação? • Se o seu ente querido não é falante nativo de português, há alguém que fale a língua dele? • A residência reconhece e apoia as necessidades das pessoas LGBTs? Os membros da equipe receberam algum treinamento de conscientização LGBT?	**Outras questões práticas** • Existe uma lista de espera? Quando um quarto estaria disponível? • O que aconteceria se o residente ficasse sem dinheiro? • Qual é o procedimento para dar *feedback* ou reclamações? • Qual é a classificação de qualidade da casa (do CQC ou de outro regulador regional) e quando foi a inspeção sanitária mais recente? • A casa tem uma classificação padrão de higiene alimentar? • Existe um comitê de residentes? Com que frequência ele se encontra? • Existe um grupo de apoio à família ou reuniões regulares de parentes? • O que é coberto pelas apólices de seguro da casa (incêndio, furto...)? • Eles têm uma política de igualdade e diversidade? Houve casos de discriminação com base na identidade sexual ou de gênero de alguém? Como isso foi tratado?

LGBT: Lésbicas, Gays, Bissexuais e Transgênero. (Adaptada de *Choosing a care home*, disponível em: which.co.uk/laterlife. Acesso em novembro 2020.)

Além disso, na maioria dos casos, as equipes estão desfalcadas, as pessoas tomam decisões que ultrapassam seu conhecimento e formação e, frequentemente, desconhecem os problemas dos residentes, o que contribui para o cuidado redundante, irrelevante ou problemático (Levenson, 2008, 2009a, 2009b, 2010). Tudo isso contribui para a ocorrência de uma higiene alimentar inadequada; falhas no cuidado em geral; limpeza ineficiente do ambiente; ausência de prevenção de acidentes e de lesões de pressão; falta de protocolos profissionais e de planos de cuidado individualizados; controle de infecções insuficiente e desrespeito à dignidade da pessoa (Breen *et al.*, 2009).

Como potenciais consequências tem-se: a perda da integralidade do cuidado, com rotinas e horários rígidos das atividades de vida diária, como banho e alimentação; poucos espaços de participação e interação com os residentes; dificuldades de acesso ao telefone, de saída da instituição para passeios, dentre outros. Desse modo, em vez de se sentir em casa, a pessoa idosa é submetida a uma instituição que a aprisiona, a tutela e não a reconhece em sua singularidade (Menezes *et al.*, 2016).

Para evitar tais práticas, a proposta seria buscar, de forma consensual, entre profissional, residente e família, o melhor para todos, na medida do possível (Rodriguez, 2015), para, a partir daí, construir a gestão do cuidado. Isso inclui a disponibilidade de profissionais com diferentes formações e competências para apoiar a construção de um projeto individualizado de cuidado.

Contudo, no Brasil, segundo a Agência Nacional de Vigilância Sanitária (Anvisa), por meio da Resolução da Diretoria Colegiada (RDC), nº 283, os recursos humanos nas ILPIs incluem o responsável técnico, cuidadores, um profissional com formação de nível superior, profissionais do serviço de limpeza, de alimentação e de lavanderia. Portanto, um número limitado de profissionais para abarcar a grande demanda apresentada pelas ILPIs. A RDC 283/2005 (Anvisa) ainda estabelece indicadores de morbidade dos residentes a serem acompanhados anualmente.

A Portaria MPAS/SEAS nº 73, de 2001, preconiza a presença de profissionais visando atender às necessidades de cuidados com assistência, saúde, alimentação, higiene, repouso e lazer, além de desenvolver atividades que garantam qualidade de vida das pessoas idosas. Essa Portaria ainda estipula o número de horas dos profissionais, na ILPI, de acordo com a modalidade I, II e III do estabelecimento.

Em que pese a menção de diferentes profissionais, tanto na RDC 283 quanto na Portaria 73, o cuidado integral à pessoa idosa demanda uma equipe multiprofissional, com atuação interdisciplinar, ainda não contemplada nas normas existentes (Lini *et al.*, 2015). Nesse sentido, fica evidente o quanto ainda é necessário avançar no contexto brasileiro no que se refere ao monitoramento e à avaliação da qualidade do cuidado em ILPI, inclusive com estratégias de divulgação das boas práticas existentes, capazes de inspirar novas instituições para o cuidado de excelência, o qual deve ser ao mesmo tempo global e individualizado.

Assim, articulada às questões assistenciais, tem-se as questões ligadas à gestão do cuidado e de sua qualidade. Porém, o país ainda não dispõe de instrumento válido e confiável para monitorar a qualidade do cuidado nas instituições, estando em processo de validação um instrumento de origem norte-americana, o Observable Indicators of Nursing Home Care Quality Instrument (IOQ). O IOQ é um instrumento que proporciona uma avaliação da qualidade do cuidado nas ILPIs segundo os aspectos valorizados pelos seus usuários, seguindo a lógica da qualidade do cuidado centrado na pessoa (Oliveira *et al.*, 2016).

A busca permanente pelo melhor cuidado deve acontecer em interface com alguns dispositivos de humanização, como a atenção com a ambiência, a promoção da gestão participativa, com a escuta qualificada dos idosos residentes e dos profissionais, com a construção de plano individualizado de cuidados, o acesso a visitas da rede sociofamiliar e a valorização dos profissionais que ali trabalham.

Também cabe destacar que o cuidado e a sua continuidade ao longo de anos devem se apoiar em uma relação de confiança entre a equipe de profissionais, os residentes da ILPI e a família. Um relacionamento pautado na confiança é um pré-requisito para aprender sobre a história do indivíduo e seus valores (Strohbuecker *et al.*, 2011).

Além disso, em geral, o cuidado institucional acompanha o residente desde a sua admissão até o fim de vida, em um processo multifacetado que apresenta grande complexidade e precisa envolver a equipe e a família, quando presente. A pessoa idosa, como protagonista, deve participar de todo o planejamento desde o início dos cuidados e sinalizar seus desejos, valores e preferências (Persson *et al.*, 2018).

A redução de funções físicas e psicológicas do residente, no curso da institucionalização, pode resultar em diminuição e/ou perda de seu controle sobre as atividades cotidianas. Contudo, para as pessoas idosas, a possibilidade de fazer escolhas e manter a autodeterminação e, por conseguinte, estar no controle da vida na fase que precede a morte, é fundamental para a manutenção da sua dignidade. Por sua vez, o relacionamento com os familiares, sempre que possível, deve ser mantido e incentivado, visando possibilitar apoio, força e trazer a sensação de equilíbrio e normalidade diante da situação de vulnerabilidade da pessoa idosa (Strohbuecker *et al.*, 2011).

Dessa forma, a amplitude do cuidado ao longo do curso da vida dos residentes na ILPI é vasta, dinâmica e precisa ser continuamente avaliada pelos envolvidos: equipe, família e pessoa idosa. Entretanto, essa amplitude não está inteiramente contemplada nas definições apresentadas até o momento. À guisa de contribuição, a próxima seção visa debater algumas premissas em favor de um novo conceito.

Premissas para uma proposta de conceituação

Ao pensar em um conceito para uma residência coletiva mais adequado à nossa realidade, certas premissas precisam ser explicitadas:

- Reconhecer a urgência da construção de uma política intersetorial de cuidados continuados universal, eficiente, proativa e que conte com o efetivo investimento do Estado brasileiro, nos três níveis de governo, para garantir o incentivo, a implementação e o custeio de cuidados domiciliares, comunitários e institucionais
- Criar um cadastro único de âmbito nacional com todas as entidades que prestam atendimento institucional, independentemente da natureza pública, filantrópica ou privada
- Efetivar os equipamentos sociossanitários previstos nas políticas de saúde e de assistência social, de modo que a ILPI possa dialogar com essas modalidades e os potenciais residentes possam transitar entre esses diferentes espaços
- Reconhecer a ILPI enquanto um equipamento das cidades e da própria política de assistência social para o fortalecimento de vínculos sociocomunitários –, não necessariamente a última, de modo a se contrapor à concepção de ILPI sempre atrelada a pobreza, abandono e exclusão social
- Fortalecer e ampliar a rede de solidariedade capitaneada pelo movimento social Frente Nacional de Fortalecimento à ILPI
- Analisar como transformar a ILPI em uma alternativa de moradia, de convívio social e de cuidado, priorizando a escuta e a condição sociossanitária da pessoa assistida, garantindo os apoios multiprofissional e comunitário necessários
- Discutir a pertinência de manter a ILPI como um espaço exclusivo para idosos, considerando-se que há pessoas adultas com doenças neurodegenerativas avançadas, por exemplo, que demandam cuidados complexos e que poderiam se beneficiar destes espaços
- Compreender a ILPI como uma residência que deve assegurar aos seus moradores mais do que "casa, comida e roupa lavada", visto que há pessoas com diferentes graus de capacidade funcional que demandam cuidados interdisciplinares e de longa duração
- Estabelecer critérios e padrões que promovam a melhoria contínua da qualidade do cuidado institucional, considerando o contexto de aumento de demandas de cuidado e de redução de potenciais cuidadores
- Assegurar estratégias de capacitação da equipe multiprofissional, em especial quanto ao controle de infecções em instituições (ver o Capítulo "Controle de infecção em instituição de longa permanência para idosos" na Seção 8 da Parte 3 deste Tratado), à prática da não contenção (ver o Capítulo Práticas assistenciais restritivas e o paradigma da cultura não contenção da pessoa idosa" na Parte 1 deste Tratado), à prevenção de quedas, imobilidade, iatrogenia, incontinência, incapacidade cognitiva, ao reforço dos vínculos sociofamiliares, entre outros.

Assim, uma residência coletiva para idosos e pessoas adultas com demandas complexas de cuidados deveria ser compreendida como uma moradia que abriga pessoas em seus processos singulares de envelhecimento, a quem deve ser oferecido o cuidado proporcional à sua demanda e à sua necessidade, respeitando-se a sua autonomia, subjetividade e biografia, sem perder de vista o caráter residencial coletivo que impõe medidas de biossegurança a serem seguidas por todos.

Considerações finais

Esse panorama multifacetado, das origens à crise de identidade das ILPIs, revela a necessidade da construção de soluções inovadoras e mais adequadas à realidade atual. Infelizmente, no que tange à questão das ILPIs, o Estado brasileiro permanece bastante omisso; a sociedade se mantém distanciada como se isso não lhe dissesse respeito e, à família, resta tentar suprir, à sua maneira, as demandas de moradia e cuidado. Portanto, tais questões precisam ser respondidas por todos nós, para estabelecer onde e como devem ser tratadas as pessoas que desejam morar em coletividade, ou que precisam de cuidados, cujas famílias não existem, não podem ou não conseguem oferecer os cuidados necessários.

Agradecimentos

Agradecemos aos estimados Tomiko Born e Norberto Seródio Boechat por serem os pioneiros e mentores da busca pela qualidade do cuidado nas instituições brasileiras.

Agradecemos também à Prof. Natália de Cássia Horta, pela sua inestimável contribuição na discussão preparatória para organização deste capítulo.

119

Redes de Atenção Integral e Gestão do Cuidado ao Idoso

Marília C. P. Louvison • Tereza E. C. Rosa

Introdução

Iniciamos com uma reflexão do processo de envelhecimento e da velhice. A definição do que é ser idoso parece óbvia à primeira vista, entretanto uma rápida revisão da literatura a respeito das condições de vida entre os séculos XIV e XV nos leva a concluir que as concepções de juventude e de velhice se modificam, ganham interpretações variadas, que se transformam ao longo do tempo. Pode-se dizer que os conceitos de velhice e juventude são construídos historicamente e que se inserem ativamente na dinâmica dos valores e das culturas das sociedades, no seu tempo e espaço (Ariès, 1981; Beauvoir, 1990; Birman, 1995).

Ariès (1981), com base em extensa pesquisa ao longo dos séculos, mostra que as ideias de infância e de família eram desconhecidas durante a Idade Média. O modo como se mesclavam as pessoas de várias faixas etárias nos espaços de encontro social e familiar era tão comum que a pluralidade, que para nós seria surpreendente, nem era notada pelos medievais. Mesmo na escola os velhos e os jovens se misturavam.

A partir do fim da Idade Média, percebem-se os germes de uma evolução inversa que, após vários séculos, resultaria em nosso sentimento e discriminação atuais das diferenças de idade (Ariès, 1981; Lo Bianco, 1981).

Na passagem do século XVIII para o XIX ocorrem relevantes mudanças sociais, políticas e econômicas. Nesse período, os governos passaram a ver a qualidade da população como a maior riqueza do Estado, e a investir na transformação das condições sanitárias da população e do espaço social, com o objetivo de otimizar um ambiente considerado essencial para a produção e reprodução da riqueza. Foucault (1979) mostra que com o grande crescimento demográfico do Ocidente europeu durante o século XVIII, torna-se relevante a qualificação da população, expressa em números distribuídos geograficamente e em diferentes grupos etários. Também na mesma época já são levadas em conta as variáveis de longevidade e de saúde. As estimativas demográficas, o cálculo da pirâmide das idades, das diferentes esperanças de vida e das taxas de morbidade aparecem como mecanismos para coordenar e integrar o crescimento populacional.

Portanto, o processo de nascer, crescer, amadurecer e morrer como uma sequência ordenada e necessária, fundada biologicamente, é uma invenção recente na história ocidental, surgindo no período da passagem do século XVIII para o XIX. A ideologia cientificista do evolucionismo fundou o ciclo biológico de existência humana em faixas etárias bem delineadas. Desse modo, as diferentes etapas etárias da história do indivíduo passaram a adquirir valores diversos, de acordo com suas possibilidades para a produção e reprodução da riqueza. Evidentemente, nesse processo, a velhice passou a ocupar um lugar marginalizado na existência humana. Ela era vista como o período em que a individualidade já teria realizado os seus potenciais evolutivos e, por isso, já teria perdido o seu valor social. Enfim, não tendo mais a possibilidade de produção de riqueza, a velhice perderia também o seu valor simbólico (Birman, 1995).

Podemos dizer que é relativamente recente a transformação na relação da nossa cultura com a velhice, uma vez que essa configuração remonta a meados do século XX. A explicação para essa mudança de valores está contida em processos coletivos de grande complexidade. O aumento progressivo da longevidade no Ocidente e, portanto, o aumento do volume da população idosa em relação à população geral, ao lado da diminuição da população jovem e da mudança de valores ligados à família, são os principais fatores determinantes da transformação nas relações estabelecidas por nossa sociedade com a velhice (Birman, 1995).

A velhice está, portanto, afirmada como objeto de pesquisa e cuidados especiais e se apresenta como um fenômeno atual de grande relevância em todo o mundo, pois à medida que as sociedades envelhecem, os problemas de saúde entre os idosos desafiam os sistemas de saúde e de seguridade social. Cabe reforçar que o envelhecimento é um triunfo da humanidade e, nesse sentido, deve ser comemorado. No entanto, pela velocidade como vem ocorrendo na América Latina e no Brasil, o envelhecimento populacional traz novas necessidades e demandas que precisam ser conhecidas e respondidas.

Vivemos uma verdadeira revolução da longevidade (Centro Nacional de Longevidade Brasil, 2015) indicada por uma rápida redução da mortalidade e fecundidade e um importante aumento da expectativa de vida em todo o mundo. Nesse sentido, é necessário organizar uma rede de serviços que dê conta das novas demandas da população e transformar suas práticas de modo a garantir um cuidado integral, integrado e continuado.

No Brasil, um dos importantes estudos longitudinais do país, desenvolvido na cidade de São Paulo, o SABE (Saúde, Bem-estar e Envelhecimento) indica que a atual coorte de idosos apresenta alta prevalência de doenças crônicas causadoras de limitações e de incapacidades funcionais (Lebrão *et al.*, 2018). Observa-se ainda uma feminização da velhice e um aumento da população mais idosa, que, somado às importantes mudanças ocorridas na atual estrutura familiar no Brasil, ampliam os desafios para a organização de serviços de saúde com foco no envelhecimento. O presente capítulo irá abordar as redes de atenção ao idoso e a gestão das linhas de cuidado a este grupo, iniciando com uma revisão das políticas públicas na sua dimensão do cuidado ao idoso, considerando as agendas internacionais e nacionais.

Políticas públicas de cuidado ao idoso

Agenda internacional

A Assembleia Mundial sobre o Envelhecimento, ocorrida em 1982, em Viena, é conhecida como a primeira e mais importante manifestação internacional para o estabelecimento de uma agenda global e específica para as pessoas idosas. O Plano de Viena, tendo como premissa os direitos humanos, incluiu 66 recomendações ordenadas em sete áreas, a saber: saúde e nutrição, proteção ao consumidor idoso, moradia e meio ambiente, família, bem-estar social, previdência social, trabalho e educação (Camarano; Pasinato, 2004). Nesse momento, tais temas que já vinham sendo tratados em outros fóruns (Nações Unidas, por exemplo), ganham expressão específica e dão relevância e protagonismo para a pessoa idosa. O perfil desse novo ator social foi definido como aquele indivíduo idoso, especialmente dos países desenvolvidos, independente financeiramente e que poderia contribuir para a economia como um importante e potencial consumidor. A medicalização foi outra marca que o Plano de Viena imprimiu, de forma decisiva, no processo de envelhecimento.

Apesar de o Plano de Viena ter focado, principalmente, nos idosos dos países desenvolvidos, a sua influência sobre aqueles em desenvolvimento foi incontestável. Assim, nos anos que se seguiram a esse Plano, os países da América Latina, especialmente o Brasil, também avançaram em políticas e programas voltados para a população idosa.

Não obstante, se os idosos conquistaram um lugar na agenda de políticas específicas, sobrepõe-se a esse relevo uma interpretação que, pejorativamente, associa envelhecimento a dependência e a problemas sociais. Essa ideia é respaldada por uma visão simplista que trata a população idosa como um segmento homogêneo, com necessidades e experiências gerais e inespecíficas.

Em contraposição, no final dos anos 1990, a Organização Mundial da Saúde (OMS), retomou e ratificou os princípios da ONU de direitos das pessoas idosas de independência, dignidade, autorrealização, participação e cuidados. Dá-se início, então, ao movimento do envelhecimento ativo, que vê o período como um momento no qual se deve favorecer um processo de otimização das oportunidades de saúde, participação e segurança, visando uma melhor qualidade de vida à medida que as pessoas envelhecem (Kalache; Kikbush, 1997). O Marco Político do Envelhecimento Ativo (OMS, 2005), documento oficial que registra o movimento mencionado, foi uma das mais importantes contribuições da OMS para a Segunda Assembleia Mundial sobre Envelhecimento, realizada em Madri em 2002. Nessa nova abordagem do processo do envelhecimento, a OMS passa a olhar para os países em desenvolvimento e a tratar da redução das desigualdades associadas a raça, etnia e gênero, que se verificava exacerbadas entre os idosos (Kalache, 2008). Outro aspecto da desigualdade nos países menos abastados que a OMS se ocupou foi o acesso à rede de serviços e às tecnologias envolvidas na manutenção da saúde, bem-estar e qualidade de vida das pessoas idosas.

Uma das iniciativas mais importantes desenvolvidas com base no referido Marco Político do Envelhecimento Ativo foi a Iniciativa Cidade Amiga do Idoso. Esta leva em consideração, além do contexto de intenso envelhecimento populacional, a concentração de idosos e a crescente urbanização, estabelecendo a importância de planejar ambientes urbanos mais amigáveis aos mais velhos. Para a operacionalização dessa iniciativa, adota uma metodologia da participação e da escuta das pessoas idosas para que expressem suas as necessidades. Em 2007 a OMS desenvolve o Guia Global Cidade Amiga do Idoso, por meio da aplicação do Protocolo de Vancouver em mais de mil localidades participantes (OMS, 2008). Trata-se de um instrumento de avaliação das demandas da população idosa com base em oito dimensões: prédios públicos e espaços abertos, transporte, moradia, participação social, respeito e inclusão social, participação cívica e emprego, comunicação e informação, e apoio comunitário e serviços de saúde.

Tem-se desenvolvido, desde então, uma estratégia de implementação do enfoque "Amigo do Idoso" aplicável a todo e qualquer aspecto da vida em sociedade, como cidades, bairros, serviços de saúde, empresas, dentre muitos outros. Nesse sentido, a OMS apresentou em 2014 a iniciativa "Atenção Primária à Saúde Amiga do Idoso", que foi a primeira aplicação do enfoque amigo do idoso – *age friendly* – buscando dar respostas às necessidades de sensibilizar e capacitar equipes de saúde e os diferentes níveis de atenção do próprio sistema de saúde, diante do desafio de prestar serviços, atenção e cuidado a uma população crescente de adultos mais velhos. Para os sistemas e serviços de saúde traduz a importância de olhar a necessidade específica da população idosa em seus territórios, nas suas condições de acessibilidade, dos processos de comunicação e de gestão do cuidado. Nesta, em particular, indicando várias linhas de cuidado prioritárias das condições crônicas relacionadas ao envelhecimento, que incluem as cardiovasculares e mentais, bem como as quedas, a violência, a incontinência, a polifarmácia e a imobilidade.

Mais recentemente, o Relatório Mundial de Envelhecimento e Saúde, publicado pela OMS (2015), indica a necessidade da transformação dos modelos curativos baseados em doença, com a implantação de cuidados integrais centrados na pessoa idosa. Elenca três ações para a promoção do envelhecimento saudável e a promoção da capacidade funcional: 1) alinhamento dos sistemas de saúde à necessidade dos idosos, com o desenvolvimento de sistemas de cuidados de longa duração; 2) criação de ambientes amigáveis aos idosos; e 3) ampliação do conhecimento e monitoramento das condições de saúde dos idosos. Reafirma a diversidade e a pluralidade que existe na população idosa e a importância de desconstruir os estereótipos sobre a velhice. Mesmo o aumento de custos que tanto preocupa os governos depende fortemente do modelo de atenção à saúde desenvolvido nos países e o quanto se está enfrentando a importante mudança de paradigma da cura para o cuidado e a incorporação tecnológica ao longo do curso de vida.

Agenda nacional

As políticas públicas relacionadas ao envelhecimento e a garantia de direitos aos idosos serão tratadas em capítulo específico. Queremos, aqui, trazê-las no sentido de uma reflexão sobre as políticas sociais de seguridade social e seu desdobramento nas políticas de cuidado e de saúde do idoso no Brasil. Inicialmente, é preciso apontar a relevância do conceito de política social que aparece de forma categórica no texto Constitucional, o que alavanca as conquistas dos direitos sociais em geral e, em especial, do subgrupo populacional idoso. O art. 199 expressa a seguridade social com um "conjunto integrado de ações de iniciativa dos poderes públicos e da sociedade, destinadas a assegurar os direitos relativos à saúde, à Previdência e à Assistência Social".

> A Saúde passa a ser entendida como um dever de Estado e um direito do cidadão (art. 196), não mais manipulada como "benesse", mas como um direito universal. A Previdência Social passa a ser destinada exclusivamente a todos os trabalhadores que com ela contribuam, constituindo-se em um seguro social capaz de atender às contingências sociais, por ocasião de acontecimentos (doença, invalidez, desemprego, aposentadoria, morte etc.) e a Assistência Social ou Assistência Pública, forma de amparo estatal, destinada a socorrer os desamparados e necessitados, tendo em vista à satisfação de suas necessidades básicas. O art. 203 dispõe que "a assistência social será prestada a quem dela necessitar, independente da contribuição à seguridade social" e tem como um dos seus objetivos a proteção à família, à maternidade, à infância, à adolescência e à **velhice** e a "garantia de um salário mínimo de benefício mensal aos portadores de deficiência e ao **idoso** que comprovem não possuir meios de prover a própria manutenção ou de tê-la provida por sua família, conforme dispuser a lei (Louvison; Rosa, 2012).

Como podemos observar, na Constituição foram assegurados diversos direitos sociais aos idosos, como cidadãos brasileiros. Em seguida, foram lançados marcos das políticas de direitos específicos à pessoa idosa: a Política Nacional do Idoso (Lei nº 8.842/1994), que prevê a garantia dos direitos sociais à pessoa idosa e o Estatuto do Idoso (Lei nº 10.741/2003), em especial no que concerne ao Capítulo IV, "Do direito à saúde". No âmbito da saúde, a atual Política Nacional de Saúde da Pessoa Idosa foi definida pela Portaria GM/MS nº 1.395/1999 e revisada pela Portaria nº 2.528/2006. Nesta, entre as principais diretrizes estão a promoção do envelhecimento saudável, assistência às necessidades de saúde específicas do envelhecimento, a manutenção da autonomia e da capacidade funcional e o apoio ao desenvolvimento de cuidados informais. Importante considerar ainda o Plano de Ações Estratégicas para o Enfrentamento das Doenças Crônicas Não Transmissíveis (DCNT) no Brasil (2011-2022), em especial no que se refere à Estratégia 12, Eixo II, Promoção da Saúde, e o Decreto nº 8.114/2013, que estabelece o Compromisso Nacional para o Envelhecimento Ativo.

Em 2006, a Política Nacional de Saúde da Pessoa Idosa (Brasil, 2006) passa por uma revisão, estabelecendo-se, entre as principais, as seguintes diretrizes: 1) promoção do envelhecimento ativo e saudável; 2) manutenção e recuperação da capacidade funcional; atenção integral, integrada à saúde da pessoa idosa; 3) estímulo às ações intersetoriais, visando à integralidade da atenção; 4) implantação de serviços de atenção domiciliar; acolhimento preferencial em unidades de saúde, respeitado o critério de risco; 5) provimento de recursos capazes de assegurar qualidade da atenção à saúde da pessoa idosa; 6) estímulo à participação e fortalecimento do controle social; 7) formação e educação permanente dos profissionais de saúde do SUS na área de saúde da pessoa idosa; 8) divulgação e informação sobre a Política Nacional de Saúde da Pessoa Idosa para profissionais de saúde, gestores e usuários; 9) promoção de cooperação nacional e internacional das experiências na atenção à saúde da pessoa idosa; 10) apoio ao desenvolvimento de estudos e pesquisas na área do envelhecimento.

Já em 2013, foi lançado pelo Centro Internacional de Longevidade (ILC-Brasil) a declaração do Rio "Além da Prevenção e Tratamento: Desenvolvendo uma Cultura do Cuidado em Resposta à Revolução da Longevidade". O documento realça que uma cultura de cuidados deve incluir uma perspectiva de atenção à saúde para pessoas com doenças crônicas que vá além da simples oferta de medicação, reconhece que demência e fragilidade são desafios complexos de cada vez maior magnitude, aborda a importância dos cuidados com a pele. Ademais, reafirma e enfatiza os cinco elementos essenciais para a prestação de um melhor sistema de cuidados: comunicação, continuidade, coordenação, integralidade e ligações com a comunidade (OMS, 2003). Aborda a importância dos cuidados de reabilitação, paliativos e de apoio e respiro para o cuidador, com a premissa *low tech, high touch* – "menos tecnologia, mais contato" – traduzidos fortemente em frente à necessidade dos cuidados ao final da vida. É importante salientar que a dimensão educação foi acrescentada na edição do "Envelhecimento ativo: um marco político em resposta à Revolução da Longevidade", de 2015 (Centro Nacional de Longevidade Brasil, 2015), entendendo a importância de a pessoa idosa ter oportunidades que permitam uma efetiva inclusão cidadã ao longo da vida.

A Política Nacional de Saúde da Pessoa Idosa indica a importância da capacidade funcional e autonomia como centralidade da política. Traduz a classificação de risco e vulnerabilidade na atenção básica, baseada no conhecimento geriátrico e gerontológico, como importante estratégia no acolhimento das pessoas idosas que poderá contribuir na indicação de respostas baseadas em necessidades e exigir diferentes mapas, redes e linhas de cuidado a serem construídos de forma compartilhada e em cogestão.

Redes de atenção à saúde do idoso no Sistema Único de Saúde

Aspectos conceituais

O Sistema Único de Saúde (SUS) está organizado em todo o território nacional como uma política de bem-estar social, universal e gratuita. Organiza-se de modo interfederativo no âmbito municipal, estadual e federal e é nos territórios locais que se produzem os processos de cuidados, nos vários pontos de atenção das redes de serviços de saúde. O Brasil conta ainda com serviços privados ambulatoriais e hospitalares que também têm se preocupado com o impacto do envelhecimento e a importância de se reorganizar para responder melhor à necessidade da população que envelhece e garantir a sustentabilidade do sistema de saúde suplementar. Esse cenário segmentado e fragmentado do sistema de serviços de saúde no Brasil, de modelo liberal privatista, é radicalmente oposto ao projeto da reforma sanitária, que amplia o conceito de saúde e se aproxima da amplitude de necessidades para viver mais, mas acima de tudo, viver melhor, e, portanto, é um dos principais desafios na construção do SUS.

Nesse sentido, para a criação de uma rede de atenção à saúde consistente com os princípios e diretrizes do SUS, é necessário retomar noções como atenção integral à saúde e integração de serviços até chegarmos à de linha de cuidado ou rede de cuidado. A ideia de integralidade, que está no cerne deste tema, se abre para uma ampla discussão diante das inúmeras proposições e debates envolvidos em sua definição. De forma resumida, podemos destacar três dimensões envolvidas na concepção de integralidade: 1) atributos das práticas dos profissionais de saúde; 2) atributos da organização dos serviços de saúde; 3) respostas governamentais aos problemas de saúde da população por meio de programas horizontais.

A primeira dimensão diz respeito a um tipo de produção de cuidado que é capaz de não só atender à demanda explícita de uma experiência de sofrimento de uma pessoa, mas, também, de vislumbrar e compreender as suas necessidades de forma ampliada. Na segunda dimensão, focaliza-se a organização do processo de trabalho como forma de otimizar ou favorecer a produção do cuidado integral. As duas dimensões levam em consideração o entendimento do ser humano como um todo biopsicossocial, postulando-se, assim, a necessidade de uma assistência integral à saúde de cada pessoa, ofertando a ela um conjunto organizado e articulado de serviços com ações de promoção, prevenção, tratamento e reabilitação. A integralidade, em sua terceira dimensão, está relacionada com a horizontalização dos programas, ou seja, programas que possam oferecer uma atenção integral às necessidades da população, cujas práticas, em seu âmbito, não estão restritas às subespecialidades, que assegurem o cuidado integral não fragmentado (Mattos, 2006).

Sabe-se que transição demográfica significa mudança da estrutura etária jovem para uma estrutura mais envelhecida, que tem como consequência alteração no perfil epidemiológico de doenças infecciosas, em geral, de curso curto, para doenças ou condições crônicas, de curso mais ou menos longo. Nos países em desenvolvimento, soma-se a essa configuração epidemiológica o forte crescimento das causas externas como problema de saúde de pública. Mendes (2010) indica que o SUS precisa restabelecer a coerência entre a situação de saúde de tripla carga de doenças, com predominância relativa forte de condições crônicas. Do sistema de atenção à saúde exige-se a superação do modelo fragmentado, a organização de redes de atenção e a incorporação de ferramentas de gestão da clínica. O autor define redes de atenção como organizações poliárquicas de conjuntos de serviços de saúde vinculados entre si por objetivos comuns e ação cooperativa e interdependente, sob coordenação da atenção primária à saúde e adequação do tempo, lugar, custo, qualidade e humanização dos serviços prestados. Acrescenta-se, ainda, que três elementos são fundamentais na organização de redes de atenção: a população a que se refere, a estrutura operacional e o modelo de atenção. Este modelo de organização de atenção integral à saúde implica um contínuo de atenção nos níveis primário, secundário e terciário, com intervenções de promoção, de prevenção, bem como ações curativas, cuidadoras, reabilitadoras e paliativas.

Entre os recentes esforços do SUS em busca da efetivação da integralidade está a publicação da Portaria nº 4.279, de 30 de dezembro de 2010, que estabelece diretrizes para a organização da Rede de Atenção à Saúde (RAS) no âmbito do SUS. A Portaria define as RAS como "arranjos organizativos de ações e serviços de saúde, de diferentes densidades tecnológicas, que integradas por meio de sistemas de apoio técnico, logístico e de gestão buscam a integralidade do cuidado". Expressa, ainda, que os objetivos de uma rede de atenção à saúde são promover a integração sistêmica, de ações e de serviços de saúde, com provisão de atenção contínua, integral, de qualidade, responsável e humanizada, bem como incrementar o desempenho do sistema em termos de acesso, equidade, eficácia clínica e sanitária; e eficiência econômica (Brasil, 2010).

Além disso, o processo de construção de redes integrais no SUS tem sido estimulado pelo Decreto nº 7.508, de 28 de junho de 2011, que regulamenta a Lei Orgânica da Saúde nº 8.080/1090 e reafirma a necessidade do avanço e alcance da integralidade por meio da construção das redes de atenção à saúde. Desde o processo de pactuação das relações interfederativas do SUS no pacto de gestão 2006 e a Constituição das Comissões Intergestoras Regionais (CIR), tem-se discutido a fragilidade da governança regional que desafia a efetiva construção de Redes Regionais de Atenção à Saúde (RRAS). Instrumentos como o Contrato Organizativo da Ação Pública (COAP) constituídos no Decreto têm permitido avançar com um processo de planejamento regional pactuado e integrado que indica um caminho para as redes de atenção e a integralidade.

Entretanto, apesar do envelhecimento populacional e do aumento das condições crônicas, a efetivação da integralidade tem sido desafiadora. O modelo de atenção ainda se encontra fortemente impregnado do modelo biológico, baseado na cura das condições agudas, constituídos no saber médico especializado, centrado no hospital, com alta incorporação tecnológica. Existe uma grande dificuldade de transformar o modelo de atenção reducionista, prescritivo e baseado no modelo queixa conduta, em que muitas condições crônicas são urgencializadas. Reforça-se a necessidade de ampliar o olhar e o acesso a um cuidado continuado e humanizado que, com o foco no usuário, respeite as singularidades, compartilhe decisões e amplie a autonomia dos sujeitos.

As causas da fragmentação são múltiplas e as mudanças dessa situação passam pelo esforço e aperfeiçoamento na gestão intergovernamental das regiões de saúde para qualificar a pactuação de responsabilidade entre as esferas de governo e de qualificação da atenção primária para ordenar o cuidado e sua continuidade nos outros níveis do sistema. Com os processos pactuados e regionalizados, a atuação em rede poderá ser implementada, não sem grandes desafios, pois é necessário compreender as relações de poder constituídas nesse processo e como elas se manifestam na possibilidade de avançar (Silva, 2011).

Produção do cuidado ao idoso no Sistema Único de Saúde

Mas afinal, de qual cuidado estamos falando? Como ter o cuidado como horizonte? Ayres (2009) nos indica três motivações fundamentais: voltar-se à presença do outro; otimizar a interação; e enriquecer horizontes. A primeira pressupõe superar a restrição ao uso de tecnologias advindas apenas da racionalidade das ciências biomédicas; escapar da lógica cognitivo-comportamental no uso do enfoque da vulnerabilidade, para além do risco; e valorizar, de acordo com Merhy (2000), as chamadas tecnologias leves, tecnologias relacionais implicadas nas interações intersubjetivas dos cuidados em saúde. O espaço das tecnologias leves pode ser entendido como um espaço de conversação por sua dimensão comunicacional produzindo redes de comunicação e otimização das interações que inovam em aspectos como acolhimento, vínculo e responsabilização na organização da atenção à saúde (Silva Júnior *et al.*, 2003). O cuidado pressupõe ainda enriquecer horizontes nas racionalidades orientadoras das tecnologias em que a presença do outro seja ativa e as interações intersubjetivas sejam ricas e dinâmicas, valorizando a interdisciplinaridade e a pluralidade dos espaços assistenciais com a introdução de outras linguagens corporais e artísticas.

Nesse sentido, cuidar é ajudar, apoiar e preocupar-se com o outro, acima de tudo. Mas é também sentir, acolher, compartilhar e inovar. A longevidade, do ponto de vista individual, ao nos proporcionar maior tempo de vida nos coloca diante de maior necessidade de ajuda e, portanto, de ser cuidado. O envelhecimento populacional, do ponto de vista coletivo, nos coloca em frente de maior necessidade de cuidados da população que envelhece e de políticas de proteção social. Como então garantir políticas de saúde que, para além de cada um de nós e de nossa família, possam produzir políticas públicas de cuidado? Este é o desafio!

Para o alinhamento dos sistemas de saúde à necessidade dos idosos, deve ser garantido o acesso a serviços que proporcionam cuidados centrados e integrados para os idosos, incluindo instrumentos de avaliação global do idoso e elaboração de planos de cuidados em redes, baseados nas necessidades e nos serviços existentes. Os serviços devem ser orientados em torno da capacidade funcional, otimizando capacidades intrínsecas e, nesse sentido, garantindo uma força de trabalho de saúde sustentável e capacitada, capilarizando o conhecimento geriátrico gerontológico.

Linha de cuidado para atenção integral à saúde da pessoa idosa no Sistema Único de Saúde

O cuidado integral é construído a partir do princípio da integralidade, tanto do ponto de vista do indivíduo, quanto do ponto de vista dos serviços e sistemas de saúde, e é um dos grandes desafios atuais no cuidado para todas as idades. O cuidado integrado pressupõe que a necessidade de cuidados à pessoa idosa é, ao mesmo tempo, ampliada e singular e não se refere apenas aos cuidados em saúde, mas envolve vários setores das políticas públicas como a assistência social e a previdência, constituindo-se em uma política de proteção social. O cuidado continuado tem sido proposto no sentido de garantir apoio ao longo de toda a vida com qualidade e dignidade para a pessoa idosa, construindo respostas a partir das necessidades individuais e de cada território.

As linhas de cuidado em redes de atenção têm sido construídas no sentido de enfrentar a fragmentação do cuidado e são induzidas na Política de Envelhecimento Ativo da OMS. Considerando as doenças crônicas e as incapacidades, as linhas de cuidado precisam ser necessariamente intersetoriais e construir respostas para as ações de promoção, prevenção, diagnóstico e tratamento, bem como para os chamados cuidados de longa duração. A organização do processo de trabalho para a gestão das condições crônicas pressupõe organizar processos de acolhimento, atenção centrada na pessoa e na família, cuidado continuado, atenção multiprofissional, projeto terapêutico singular, regulação do acesso na rede de atenção, apoio matricial, cuidado compartilhado, acompanhamento não presencial, atendimento coletivo, autocuidado, linhas de cuidado e diretrizes clínicas, estratificação de risco e educação permanente (Brasil, 2013).

As linhas de cuidado, proposta adotada para a efetivação da integralidade, são modelos matriciais que integram ações de promoção, vigilância, prevenção e assistência, em resposta às necessidades de condições e/ou grupos específicos. Segundo Cecilio e Merhy (2003), o desenho da linha de cuidado considera a produção da saúde de forma sistêmica, em processos dinâmicos, nos quais está associada a imagem de uma linha de produção voltada ao fluxo de assistência ao beneficiário, centrada em seu campo de necessidades, a partir das unidades de atenção primária, que tem a responsabilidade da coordenação do cuidado e do ordenamento da rede. As linhas de cuidado, sob a perspectiva da gestão, articulam recursos e práticas de produção do cuidado, orientadas por diretrizes clínicas e precisam organizar, ampliar e contratar os pontos de atenção na mesma lógica, garantindo acesso integral em respostas às necessidades do cidadão. No processo de construção das linhas de cuidado é fundamental garantir recursos materiais e humanos necessários à sua efetiva operacionalização. É preciso ainda avançar na integração e responsabilização das equipes de saúde, na interação de equipes e serviços, nos processos de educação permanente e apoio matricial e na gestão de compromissos pactuados e de resultados (Cecilio; Merhy, 2003).

Malta e Merhy (2010) apontam para a importância de caracterizar a linha do cuidado segundo as perspectivas micro e macropolíticas, centradas no campo de necessidades dos usuários que pressupõe a existência do cuidador, uso da tecnologia leve, projeto terapêutico adequado, existência da rede de serviços que suporte as ações necessárias, acesso aos recursos assistenciais disponíveis, além da atuação nos determinantes sociais e no processo regulatório. O desenvolvimento de políticas de promoção, prevenção, vigilância e assistência no campo das doenças crônicas não transmissíveis precisa articular ações no campo da micropolítica e macropolítica, construindo intervenções nos determinantes sociais, legislação, tecnologias e instrumentos. Para a organização de linhas de cuidado é fundamental a identificação das portas de entrada e fluxos nos sistemas e serviços de saúde, bem como a análise micropolítica dos processos de trabalho de acolhimento e produção de cuidado, em toda a rede de atenção. Nesse sentido, o acolhimento constitui um dispositivo que deve acontecer em todo e qualquer espaço e momento de trabalho de um serviço de saúde, pois constrói vinculo e responsabilização com o usuário, produz escutas e respostas de toda a equipe e avança na integralidade do cuidado.

No foco das condições crônicas da pessoa idosa, Veras (2013) identifica linhas de cuidado baseadas na identificação prévia dos riscos de fragilização, priorizando a reabilitação precoce, a fim de reduzir o impacto das condições crônicas na funcionalidade nos vários níveis de atenção. Na saúde da pessoa idosa é fundamental incorporar a avaliação multidimensional de saúde para apoiar a classificação de risco e vulnerabilidade e identificar necessidades específicas do idoso mais frágil e vulnerável.

Moraes (2012) identifica a avaliação multidimensional do idoso como um processo utilizado para avaliar a saúde dessa população de acordo com os componentes da funcionalidade e da incapacidade. A avaliação multidimensional proporciona a organização de linhas de cuidado baseadas na independência e autonomia, relacionando os sistemas funcionais principais: 1) cognição, capacidade mental de compreender e resolver os problemas do cotidiano; 2) humor, motivação necessária para atividades e participação social; 3) mobilidade, capacidade individual de deslocamento e de manipulação do meio onde o indivíduo está inserido; e 4) comunicação, capacidade de estabelecer um relacionamento produtivo com o meio, depende da visão, audição, fala, voz e motricidade orofacial. Estas informações buscam explicitar problemas relacionados ao envelhecimento não abordados de forma adequada, com o objetivo de elaborar um plano de cuidados que seja mais específico e eficiente.

Na gestão de patologias e no gerenciamento de casos, é necessário acompanhar as pessoas idosas de maior risco, mantendo-as no radar no sentido de conhecer, identificar, acompanhar, ficar atento, monitorar, referenciar, conduzir pela rede, construir caminhos, ou seja, cuidar e, acima de tudo, se responsabilizar pelas pessoas. A avaliação multidimensional e o estabelecimento de planos de cuidados contribuem para o diagnóstico precoce do processo de fragilização da pessoa idosa, com possibilidades de identificar os riscos e estabelecer a melhor estratégia assistencial (Duarte; Lebrão, 2005).

É fundamental para a pessoa idosa a implantação de sistemas de gerenciamento de cuidados, inclusive telefônico, baseados nos planos de cuidados e dos riscos identificados, integrados à atenção básica, à atenção domiciliar, ao SAMU (Serviço de Atendimento Móvel de Urgência), à rede hospitalar e às várias modalidades assistenciais disponíveis, que contribuam com orientações e o direcionamento à melhor alternativa assistencial. No âmbito hospitalar, preconiza-se a implementação de linhas de cuidado e processos de gestão de cuidado avançando para serviços mais amigáveis aos idosos que priorizem processos de educação permanente, equipes matriciais de apoio, identificação de risco e vulnerabilidade, alta qualificada e estratégias de prevenção de quedas e iatrogenias aos idosos.

Gestão da clínica e do cuidado

A gestão da clínica se traduz em um conjunto de tecnologias de microgestão da clínica baseadas em evidências científicas e destinadas a garantir uma atenção à saúde de qualidade, centrada nas pessoas, prestada no tempo certo e ofertada de forma equânime e humanizada (Mendes, 2012). A gestão da clínica constitui-se das tecnologias sanitárias que, a partir das diretrizes clínicas, desenvolvem tecnologias de gestão da condição de saúde, de gestão de caso, de auditoria clínica e de listas de espera.

Mendes (2012) indica ainda a importância da organização em redes do modelo de atenção aos cuidados crônicos (*cronic care model*) (Wagner, 1998) –, que se compõe de seis elementos inter-relacionados que permitem maior autonomia de cidadãos e trabalhadores na produção e cogestão do cuidado. No sistema de atenção à saúde, as orientações devem ser feitas na organização da atenção à saúde, no desenho do sistema de prestação de serviços, no apoio às decisões, nos sistemas de informação clínica e no autocuidado apoiado e na comunidade. As orientações indicam a articulação dos serviços de saúde com os recursos da comunidade. A gestão das condições crônicas envolve acolhimento com classificação de risco e vulnerabilidade, matriciamento e cuidado compartilhado entre equipe multiprofissional e médicos da atenção básica e especializada e processos microrregulatórios em rede que apoiem a produção do cuidado e facilitem o acesso aos vários pontos da rede (Smith; Allwright; Dowd, 2007). Tem sido estudado e há evidências sendo produzidas em vários agravos como hipertensão arterial e diabetes melito, em saúde mental e, em particular, na saúde do idoso (Bernabei *et al.*, 1998).

A gestão da condição crônica pressupõe fortemente o cuidado em equipe e intersetorial e amplia o foco do cuidado médico. A gestão de cuidados ao idoso de maior dependência está relacionada aos idosos frágeis, como os acamados e demenciados, e aos cuidados de longa duração. Contudo, é importante identificar e acompanhar os agravos, que, em geral, vão se instalando lentamente ao longo do processo de envelhecimento.

Nesse sentido, os cuidados de longa duração (Camarano, 2010) tem sido alvo de reflexões no Brasil, indicando a necessidade de estruturar serviços e políticas públicas que deem respostas às necessidades dos idosos e seus familiares. O termo *long term care* inclui atividades destinadas às pessoas que não têm capacidade de autocuidado a longo prazo, prestadas por cuidadores formais e informais, incluindo profissionais de saúde, sociais e outros, bem como voluntários. Nesse sentido, é fundamental a utilização de instrumentos que permitam a classificação da dependência e o estabelecimento de planos de cuidados amplos que identifiquem a necessidade dos casos complexos dos recursos que disponibilizem cuidados de longa duração, sejam domiciliares, comunitários ou institucionais.

No Brasil há programas governamentais que estimulam os cuidados domiciliares, mas ainda acompanham muito o modelo médico centrado de pessoas que tenham cuidadores disponíveis. Além disso, existem poucas opções de centros comunitários de cuidados diários no sentido de ampliar o cardápio de ofertas e recursos. Essas novas estratégias podem compor uma nova rede de serviços mais funcionais e resolutivas que, por não incorporar tecnologias mais complexas diagnósticas e de intervenção, pode ter o custo da assistência reduzida, com melhores resultados. Contudo, tais estratégias exigem processos de educação permanentes e espaços coletivos para qualificar a produção do cuidado integral e integrado.

Os países desenvolvidos que organizaram os seus sistemas de saúde em rede de cuidados, com foco na dependência e em sua recuperação, o fizeram de forma a constituir serviços com essa especificidade e com profissionais capacitados para isso. São exemplos desse modelo a rede de cuidados continuados em Portugal e a rede socio-sanitária da Espanha. A atuação em rede, que integra os dois sistemas, de saúde e social, otimiza os recursos e melhora os resultados. Quando a rede não está integrada, os recursos ocupam uma zona cinzenta entre os cuidados primários e os cuidados hospitalares, que, por não haver outros meios disponíveis, têm seus recursos muitas vezes utilizados indevidamente, com maior custo. A constituição de uma rede nacional de cuidados continuados tem sido referência para algumas experiências no Brasil. Essa rede está embasada em equipes locais e equipes hospitalares, bem como em unidades de internamento de curta, média e longa permanência. As equipes especializadas dão preferência à manutenção do idoso em seu domicílio, dando apoio e suporte nesse sentido, assumindo os cuidados de reabilitação. Quando há necessidade as equipes assumem, também, os cuidados paliativos (Lopes, 2010). Os leitos intermediários de cuidados intensivos de reabilitação passam a compor as linhas de cuidado ao idoso com fratura de fêmur ou sequela de AVE e liberam o leito do hospital geral de agudos, promovendo cuidado mais adequado e colocando o idoso em menor risco de complicações, quando comparados com tempos prolongados de internação ou altas precoces.

As diretrizes para a gestão do cuidado das pessoas idosas pressupõem avaliar necessidades, olhar para as múltiplas dimensões, utilizar instrumentos de rastreio, identificar serviços disponíveis, planejar cuidados, elaborar projetos terapêuticos singulares, transversalizar e compartilhar saberes, decisões e cuidados, produzir autonomia do sujeito e cuidar do cuidador. A organização de redes de atenção à saúde do idoso no SUS pressupõe a garantia do acesso qualificado, que dê respostas às necessidades das pessoas idosas e que os coloque no centro do cuidado. A avaliação multidimensional e o estabelecimento de planos de cuidados são fundamentais para o diagnóstico precoce do processo de fragilização da pessoa idosa, com possibilidades de identificação de riscos e do estabelecimento da melhor estratégia assistencial e tem sido alvo de várias abordagens no processo de construção do SUS.

Pontos de atenção da rede de atenção à saúde do idoso

Organização da atenção básica nas redes de atenção

Para que a RAS cumpra o seu papel, é imprescindível que a atenção básica esteja organizada, coordenando o cuidado, responsável pelo fluxo do usuário. Este nível de atenção deve ser organizado como centro de comunicação, ordenador e coordenador do cuidado, com a responsabilidade de realizar o cuidado integral e contínuo da população que está sob sua responsabilidade e de ser a porta de entrada prioritária para organização do cuidado. Dada a essencialidade desse nível de atenção à saúde, a Portaria nº 483, de abril de 2014 (Brasil, 2014), que redefiniu a RAS como Atenção à Saúde das Pessoas com Doenças Crônicas no âmbito do SUS, estabeleceu diretrizes para a organização das linhas de cuidado, tendo a atenção básica como um dos componentes estruturantes da Rede. A atenção básica no SUS foi formulada no sentido de ampliar a visão de uma atenção primária em saúde (APS) seletiva ou focalizada, sendo importante apontar seu uso hegemônico e consagrado no âmbito dos sistemas de saúde em todo o mundo, sendo aqui utilizadas como sinônimos, reconhecendo sempre sua amplitude e potência para a produção do cuidado (Giovanella, 2018).

A Portaria nº 2.488/2011 aprova a Política Nacional de Atenção Básica, estabelecendo a revisão de diretrizes e normas para a organização da atenção básica para a Estratégia Saúde da Família (ESF). Esta potencializa o cuidado, pois se organiza fortemente baseada em articulações intersetoriais voltadas à vulnerabilidade dos territórios e das necessidades dos cidadãos e valoriza o protagonismo familiar e comunitário na produção de redes formais e informais, de comunicações e de serviços, que contribuam com a produção de vida e autonomia das pessoas de todas as idades e, em particular, as mais velhas.

Starfield (2002) indica a importância do avanço nos princípios da APS no sentido da longitudinalidade, na importância do primeiro contato, na coordenação do cuidado, na focalização na família, na orientação comunitária e, com isso, na integralidade. A atenção primária, a princípio, está mais sujeita aos processos de inovação do cuidado baseados em tecnologias leves, pois é menos dependente do saber médico. Entretanto, a chamada prevenção quaternária alerta para os perigos dos excessos e iatrogenias, sendo necessário estar atenta à incorporação tecnológica na atenção primária que qualifique o acesso e construa práticas cuidadoras que não repitam a lógica do mercado, da especialidade e da tecnologia dura, acima de tudo.

Importante considerar que pouco se inovou na organização da atenção especializada no SUS e que há uma construção imaginária da demanda que indica que apenas os especialistas e os exames diagnósticos são potentes para um cuidado mais adequado. Quando o cidadão se identifica com um problema específico de saúde e, principalmente, com um problema crônico, ao perceber que irá acompanhá-lo durante toda a vida, vê no especialista uma esperança (Solla; Chioro, 2008). Há uma tendência dos sistemas de saúde em buscar inovações com estratégias de integração da rede assistencial que melhorem a coordenação dos cuidados entre níveis e setores, reduzam barreiras de acesso entre os vários níveis assistenciais e ofertem serviços especializados sincronizados e em tempo oportuno (Gérvas; Rico, 2005).

Caderno de Atenção Básica à Saúde da Pessoa Idosa e a Caderneta do Idoso

O Caderno de Atenção Básica nº 19 foi uma publicação dedicada à saúde da pessoa idosa para apoiar os profissionais de saúde que atuam na rede de serviços de atenção básica na construção do cuidado integral à saúde da pessoa idosa. O documento apresenta desde um panorama do avanço das políticas públicas específicas até um completo detalhamento de instrumentos disponíveis para a avaliação global da pessoa idosa na atenção básica e aspectos de suporte familiar e social. Destaca-se, por sua relevância, a avaliação da capacidade funcional realizada por instrumentos que verificam as dificuldades em desempenhar as atividades básicas de vida diária (ABVD) e instrumentais (AIVD) utilizando, respectivamente, os instrumentos denominados Katz e Lawton.

A Caderneta de Saúde da Pessoa Idosa também faz parte das iniciativas que têm por objetivo ampliar o conhecimento sobre os indivíduos e operacionalizar o cuidado com a pessoa idosa nas equipes da atenção básica no SUS. (Brasil, 2018). Tem como função avaliar não somente os agravos ou enfermidades crônicas ou agudas, mas também compreender a qualidade de vida da pessoa idosa quanto aos seus aspectos funcionais. Os aspectos avaliados envolvem além da saúde física e mental, as condições socioeconômicas e de capacidade de autocuidado, as quais irão revelar o grau de independência funcional do idoso. As incapacidades funcionais do idoso, tais como fazer compras, controlar o dinheiro ou pagar contas, caminhar dentro de casa, realizar tarefas domésticas leves ou tomar banho sozinho são identificadas se foram causadas por problema de saúde ou em função da condição física do idoso. A maior dificuldade é que a intervenção exigirá um conjunto de estratégias de apoio ao cuidado que dependerá da atuação coletiva em redes e o envolvimento de toda a equipe de saúde e social nem sempre parte do processo de trabalho das equipes de atenção básica. No entanto, coloca a lente do envelhecimento no cuidado à pessoa que envelhece e indica a necessidade de organizar linhas de cuidado com foco nas demandas no envelhecimento. A avaliação da capacidade funcional torna-se, portanto, essencial para a escolha do melhor tipo de intervenção e monitoramento do estado clínico-funcional dos idosos (Ricci; Kubota; Cordeiro, 2005).

A Caderneta de Saúde da Pessoa Idosa, como um instrumento de avaliação multidimensional abreviado, avalia, além do mais, a dimensão social, identificando um conjunto de condições de vida que possam impactar em maior vulnerabilidade, como morar sozinho; residir em instituição de longa permanência; relações sociais com familiares e amigos; cuidadores, acompanhantes e pessoas de referência; facilidade no acesso a serviços básicos como farmácia, padaria e supermercado; e acesso a transportes, trabalho, renda e benefícios. Instrumentos de avaliação social e redes sociais mais detalhados podem ser utilizados quando forem identificados sinais de vulnerabilidade social que indiquem necessidades de outros pontos de atenção em linha de cuidado específica. Importante identificar processos de acumulação e distúrbios mentais anteriores ou atuais, incluindo problemas relatados pelo uso de álcool e drogas. O instrumento traz ainda questões relacionadas a hábitos de vida como interesse social e lazer, atividade física, fumo e álcool.

Um segundo bloco investiga a morbidade referida: diagnósticos e internações, cirurgias e medicamentos, indicando o risco das comorbidades e polifarmácia, que podem ensejar uma abordagem específica. Faz referência às doenças mais comuns no idoso e à incontinência. É importante identificar também questões relacionadas a saúde auditiva e saúde ocular. Faz referência a demência e depressão referida, complementada por questões sobre memória e esquecimento, além de perguntas relacionadas a desânimo, tristeza e desesperança. Em qualquer dessas situações identificadas é fundamental o uso de instrumentos de rastreio mais detalhados como o Miniexame do Estado Mental e a Geriatric Depression Scale (GDS), como é apontado na utilização da avaliação multidimensional de saúde do idoso descrita no Caderno da Atenção Básica.

Para a avaliação do estado nutricional, a Caderneta indica a coleta de dados antropométricos e circunferência abdominal e da panturrilha, complementada por uma questão relacionada aos hábitos alimentares. Traz como sinal de alerta que a medida do perímetro da panturrilha esquerda é um bom parâmetro de avaliação da massa muscular no idoso e que medidas menores que 31 cm são indicativas de sarcopenia e estão associadas a maior risco de quedas, diminuição da força muscular e dependência funcional, indicando, portanto, a necessidade de pontos de atenção de linha de cuidado específica para desnutrição e fragilidade. Nesse sentido, inclui a questão da perda de peso não intencional de, no mínimo, 4,5 kg ou de 5% do peso corporal no último ano. A Caderneta de Saúde da Pessoa Idosa tem ainda informações relacionadas a segurança do ambiente e quedas, dor crônica e saúde bucal. Chama atenção para a importância das quedas para o idoso, que não devem ser naturalizadas, bem como a dor crônica. A proposta da Caderneta não indica na avaliação breve o uso de instrumentos que verificam tempo de caminhada para a identificação de riscos.

Em 2014, foram lançadas pelo Ministério da Saúde diretrizes para o cuidado das pessoas idosas no SUS e uma nova versão da Caderneta, no sentido de subsidiar a discussão sobre a organização do cuidado ofertado à pessoa idosa no âmbito do SUS, potencializando as ações já desenvolvidas e propondo estratégias para fortalecer articulações e qualificar o cuidado com essa população.

A caderneta atual introduz um instrumento denominado Protocolo de Identificação do Idoso Vulnerável (VES 13), que aborda a limitação física e as incapacidades funcionais, juntamente com a idade e a autopercepção de saúde em comparação a outras pessoas da mesma idade para produzir um escore. A pontuação no escore de 0 a 2 indica que o idoso pode ser acompanhado; de 3 a 6 pontos, que deve ser dada atenção especial; e de 7 pontos ou mais, que é preciso intervir. A limitação física é avaliada pela dificuldade em curvar-se, agachar ou ajoelhar-se, levantar ou carregar objetos com peso aproximado de 5 kg, elevar ou estender os braços acima do nível do ombro, escrever ou manusear pequenos objetos, andar 400 m e fazer serviço doméstico pesado.

Nessa vertente, a Caderneta de Saúde da Pessoa Idosa é um importante instrumento que segue um modelo de cuidado, posto que possibilita a identificação do idoso frágil, monitoramento das condições crônicas de saúde, risco de queda, polifarmácia, entre outros. Assim, é possível registrar as singularidades da pessoa idosa e viabilizar as intervenções mais eficazes (Brasil, 2006).

À vista disso, a principal função da Caderneta é propiciar um levantamento de informações de saúde, sendo que ela vai permitir o acompanhamento longitudinal por 5 anos. Essas informações, quando preenchidas de maneira adequada, favorecem e norteiam ações de rastreamento, identificação, predisposição e do grau de fragilidade do idoso, o que facilita a elaboração de um plano de cuidado que atenda ações prioritárias de saúde voltadas à recuperação, promoção, atenção e prevenção de agravos entre as pessoas idosas.

Com esse conjunto de abordagem ampliada, a Caderneta e o Caderno de Atenção Básica têm a intenção de valorizar os instrumentos de avaliação global multidimensional geronto-geriátrica na avaliação de risco e a vulnerabilidade. Com estes elementos, a atenção básica pode e deve organizar as respostas por linhas de cuidados que respondam às necessidades específicas da população idosa. Permite acolher o idoso integralmente e, ao mesmo tempo, perceber a necessidade de caminhar por linhas de cuidado que acompanhem as comorbidades, a saúde mental, o risco e ou ocorrência de quedas, a fragilidade, a imobilidade, a vulnerabilidade e a violência.

Organização da atenção especializada e hospitalar para o cuidado ao idoso frágil nas redes de atenção

Uma atenção básica que conhece os idosos do seu território e suas necessidades poderá produzir planos de cuidado coletivos e individuais voltados ao envelhecimento ativo e contribuir com a gestão do cuidado, mesmo em casos de maior vulnerabilidade e/ou fragilidade. Cabe, no entanto, apontar que modelos de estratificação de risco e hierarquização de cuidado são fundamentais para organizar os serviços, identificar idosos frágeis e/ou vulneráveis, e apontar para uma produção do cuidado em redes de atenção (Veras, 2016). É fundamental a articulação da atenção básica com os serviços domiciliares, ambulatoriais especializados e hospitalares, garantindo oferta de tratamento adequado mediante identificação de necessidades (Brasil, 2018).

A organização das linhas de cuidado pressupõe a estruturação de serviços integrados em rede capacitados para o atendimento ao idoso relacionados aos serviços de urgência e emergência, internação hospitalar e atenção domiciliar que sejam amigáveis à pessoa idosa, com prontidão, agilidade e uso de boas práticas geronto-geriátricas em todo o processo de cuidado. Para além disso, como já referido, deve-se identificar os idosos independentes e autônomos para os quais será fortalecida a atuação da atenção básica e dessa rede de atenção como um todo; a identificação de idosos com declínio funcional para os quais é necessário também constituir serviços especializados geronto-geriátricos para ações de matriciamento e referenciamento e, ainda, a identificação de idosos dependentes para os quais será necessário organizar uma rede adicional socio-sanitária integrada, de serviços de cuidados de longa duração.

Os serviços geronto-geriátricos devem se constituir com equipes de gerontólogos e geriatras em apoio a identificação e cuidado do idoso frágil, contribuindo com o estabelecimento de projetos terapêuticos singulares dos casos de maior complexidade relacionados particularmente às síndromes geriátricas de polifarmácia, demência, incontinência, quedas e outras que se fizerem necessárias, sempre em apoio à atenção básica em resposta à identificação de necessidades. As orientações para implementação das linhas de cuidado para a pessoa idosa no SUS (Brasil, 2018) consideram a necessidade de centros de referência geriátricos regulados para o encaminhamento de indivíduos considerados frágeis no sentido de maior limitação funcional e que necessitem de maior densidade tecnológica para o cuidado. Importante considerar que não há financiamento definido para isso e tampouco políticas de formação para ampliar o quadro de especialistas que viabilizem sua implantação em todo o país.

Para a organização das linhas de cuidado às pessoas idosas nas redes de atenção é preciso considerar ainda, no âmbito da atenção especializada, a organização de serviços de cuidados prolongados para a recuperação clínica e funcional e o cuidado à dependência. Estes poderão contar com equipes de cuidadores comunitários e serviços de reabilitação e de cuidados paliativos ambulatoriais e hospitalares, articulados em redes com os serviços socio-sanitários de centros-dia e Instituições de Longa Permanência de Idosos (ILPI).

Hospitais amigos do idoso precisam estar inseridos em redes e constituírem padrões de qualidade que avancem nesse sentido (Institute for Healthcare Improvement, 2020). Preconizam-se quatro dimensões a serem alcançadas: alinhar o plano de cuidados ao que mais importa ao idoso; garantir mobilidade precoce, frequente e segura; prevenir, identificar e tratar depressão, demência e delírio; e desprescrever ou evitar medicamentos de alto risco. Equipes hospitalares geriátricas gerontológicas, gestão da alta e apoio ao cuidador, podem fazer a diferença na qualidade do cuidado. Redes de atenção socio-sanitárias precisam ainda estabelecer processos de gestão da clínica em redes que reconheçam e organizem cuidados continuados e estabeleçam estratégias de transição de cuidados. Veras (2018) estabelece um modelo de cuidados inovadores, também para o setor privado, que reconhece a importância de distintos níveis de atendimento na rede de atenção ao idoso com cuidados integrados, especializados, de curta e de longa duração.

Desafios atuais e a pandemia da covid-19

Na atualidade, as implicações da desigualdade social na saúde do idoso, assim como na população em geral, ganham importância ao analisarmos políticas de modelo neoliberal que impedem políticas de equidade e a proteção social necessária aos idosos (Barros; Goldbaum, 2018). A pandemia descortinou essas desigualdades indicando que, no Brasil, envelhece-se mal e precocemente, e as mortes por covid-19 foram revelando o fato de nunca termos tido políticas efetivas para um envelhecimento ativo e saudável, centrado em promoção da saúde, de aprendizagem ao longo da vida, de participação cidadã e de proteção dos mais fragilizados.

As ILPI apresentaram importantes dificuldades, em sua maioria, para o cuidado da covid-19, com ausência de respostas das políticas públicas adequadas, cabendo aos governos locais criarem estratégias possíveis de proteção e cuidado aos idosos institucionalizados (Watanabe *et al.*, 2020). É importante avançarmos em políticas para a APS e a gestão do cuidado em redes de atenção ao idoso, com estratégias de monitoramento remoto, insumos de sobrevivência e orientações concretas e suporte às ILPI. É preciso cuidar dos idosos que vivem em situação de rua, apoiar aqueles que cuidam de outros idosos ou que ainda trabalham na informalidade para sua subsistência, além de garantir abordagem humanitária e cuidados paliativos, quando necessário. Além disso, combater o idadismo é fundamental, assim como reconhecer que as políticas públicas precisam ser feitas com as pessoas e não para as pessoas (Kalache *et al.*, 2020).

Considerações finais

O principal desafio na organização das redes de atenção integral para o cuidado ao idoso é, de fato, ter sistemas de saúde que priorizem o envelhecimento na produção de políticas e serviços. As redes de atenção e a gestão do cuidado contribuem com o avanço de uma política de atenção integral e integrada à saúde da pessoa idosa, com foco no usuário, aumentando e facilitando o acesso a todos os níveis de atenção, com estrutura física adequada, insumos e pessoal qualificado.

Preservar a autonomia e a independência funcional das pessoas idosas deve ser a meta em todos os níveis de atenção, respeitando a história das pessoas idosas, garantindo direitos, indicando caminhos e promovendo a possibilidade de uma ampla rede de cuidados, com dignidade, em uma sociedade justa e solidária, na qual envelhecer seja de fato um triunfo coletivo.

É preciso considerar que as políticas de cuidado baseadas na perspectiva da integralidade e intersetorialidade, com a urgência e a magnitude das necessidades de saúde da pessoa idosa, precisam reorganizar serviços inovadores, organizados em redes de atenção e, ainda, preparar pessoas para gerir políticas públicas, para assistir a pessoa idosa, bem como preparar formadores nesses processos, inclusive na formação de cuidadores.

120

Planejamento e Adaptação do Ambiente para Pessoas Idosas

Monica Rodrigues Perracini

O importante não é a casa onde moramos, mas onde, em nós, a casa mora.
(Mia Couto)

Introdução

O ambiente influencia as trajetórias de funcionalidade ao longo do curso de vida e é um dos determinantes do envelhecimento ativo e saudável. O ambiente compreende os espaços construídos (casa, vizinhança, cidade), as relações estabelecidas no espaço familiar e comunitário (escola, trabalho, lazer) e por comportamentos, valores e atitudes individuais e da sociedade. Engloba ainda a disponibilidade de bens e serviços e as políticas públicas existentes. O ambiente tem o papel fundamental de permitir que as pessoas idosas possam manter suas habilidades funcionais para serem e fazerem tudo que é importante e significativo para suas vidas (World Health Organization, 2015).

A restrição no desempenho de atividades do cotidiano pode ser agravada ou amenizada pelos atributos do ambiente, que podem intervir na qualidade de vida e no bem-estar na velhice. Baseado no modelo ecológico, entende-se que estados de saúde e de bem-estar são influenciados por uma interação dinâmica entre fatores biológicos, comportamentais e ambientais, que se desenrola ao longo de todo o curso de vida de indivíduos, famílias e comunidades (Satariano, 2005).

O ambiente pode ter um papel facilitador na funcionalidade das pessoas idosas, especialmente aquelas que têm qualquer grau de limitação funcional, sejam estas de natureza física, sensorial ou cognitiva (Iwarsson *et al.*, 2007; Teresi; Holmes; Ory, 2000; Wahl *et al.*, 2009).

É importante reconhecer que a funcionalidade não é entendida apenas como um atributo que deriva das condições de saúde, mas da interação dessas condições com seu arcabouço biológico e com a experiência pessoal (Iwarsson *et al.*, 2009). Além disso, há um *continuum* de estados de funcionalidade (Guerra *et al.*, 2009), no qual a pessoa idosa pode transitar ao longo da sua velhice. Dessa forma, ao longo da vida o ambiente pode exercer maior ou menor influência sobre o desempenho funcional e sobre a participação social.

O ambiente é definido como um conjunto de atributos físicos, afetivos e espirituais que nos circundam no dia a dia e do qual fazemos parte. Além destes atributos, o ambiente social e de atitudes em que as pessoas vivem e conduzem suas vidas são fatores ambientais igualmente importantes na determinação de como as habilidades e capacidades individuais podem ser usadas para satisfazer necessidades, desejos e expectativas.

O ambiente pode ser considerado uma barreira ou um facilitador. Esta interação entre as capacidades individuais e ambiente é complexa e dinâmica. Em geral, os ambientes são considerados nos níveis micro, meso e macro. Exemplificando, podemos destacar o ambiente das Instituições de Longa Permanência para Idosos (ILPIs). O quarto do idoso é considerado o micro ambiente, que engloba geralmente o mobiliário, os objetos e vestuário. O meso ambiente se caracteriza pelos espaços comuns como refeitório, salas de descanso e de atividades, corredores e jardins. Estes espaços comuns dentro das instituições estão sujeitos a regramentos dos quais muitas vezes os idosos não tomam parte, como, por exemplo, horários de refeições, do banho e do recolhimento, a possibilidade de manter uma chave do seu próprio quarto etc. O macro ambiente é aquele no qual a própria instituição está inserida, composto por regulamentos e leis que norteiam a fiscalização desta instituição, seu relacionamento como outras empresas prestadoras de serviço, atitudes e valores das famílias e da comunidade etc. Barreiras em qualquer dos níveis e de qualquer ordem (física, atitudinal, social) podem limitar o desempenho funcional dos idosos e causar dependência. O contrário, um ambiente com mais facilitadores pode melhorar significativamente este desempenho e manter a independência e autonomia.

Conceitos relacionados ao ambiente na velhice

Os principais conceitos teóricos relacionados ao ambiente na velhice são: *design* universal, *aging in place*, adequação pessoa-ambiente e docilidade ambiental.

1. *Design* universal sustenta que os ambientes ou produtos deveriam ser desenhados de forma a permitir que todas as pessoas, independente do seu grau de funcionalidade e da idade pudessem utilizá-los plenamente (Iwarsson; Stahl, 2003; Steinfield, 1993). O homem padrão, para o qual por séculos os projetos foram feitos, é um mito (Schicchi, 2000). O design universal contempla a diversidade humana. Os ambientes devem ser planejados para promover e encorajar a independência e a autonomia, de forma que uma boa qualidade de vida possa ser proporcionada a todos os indivíduos, sejam ou não parecidos com a maioria.
2. *Aging in place* se relaciona ao fato de as pessoas poderem escolher onde envelhecer – no seu próprio domicílio ou em outros tipos de moradias (flats, residenciais, condomínios de aposentados etc.), independentemente do seu estado funcional (Wiles *et al.*, 2011). Um ambiente que acomodasse as necessidades, expectativas, desejos e preferências deveria ser a regra, e não a exceção. À medida que envelhecem e que eventualmente se tornam mais frágeis, as pessoas deveriam dispor de ambientes adaptados às suas crescentes necessidades de assistência.
3. Docilidade ambiental é um conceito proposto por Lawton (1983) e assume que os idosos frágeis são particularmente vulneráveis às influências do ambiente. Na medida em que a competência do indivíduo diminui, a proporção de comportamentos mediados pelo ambiente aumenta, em detrimento dos comportamentos mediados por recursos pessoais. A oferta de recursos físicos e psicossociais de natureza compensatória pode favorecer a saúde física, a funcionalidade e o bem-estar psicológico de idosos fragilizados, incapacitados e dependentes (Wahl; Gitlin, 2007). Espaços planejados para receber idosos portadores de incapacidades físicas, psicocognitivas ou sensoriais determinam aumento da independência funcional no exercício de atividades do dia a dia, diminuição de estados de apatia e desinteresse, restrição no número de queixas de saúde (tais como dor, problemas com o sono e descanso, depressão e ansiedade) e contribuem para o controle de distúrbios de comportamento em idosos com demência. Por outro lado, ambientes que tornam cada vez mais difícil a execução de tarefas simples, gerando um desafio constante à competência das pessoas idosas já fragilizadas, acabam criando um sentimento

de incompetência constante para os idosos e de zelo constante por parte dos cuidadores, o que pode induzir os idosos à dependência comportamental.

4. Adequação pessoa-ambiente é ancorada no modelo proposto por Lawton e Nahemow (1973) denominado Competence-environmental press model (CEPM). Este modelo traz a concepção de que para cada pessoa haveria uma combinação ótima entre as competências individuais e as circunstâncias e condições ambientais que resultaria na melhor funcionalidade possível (Wahl; Gitlin, 2007). O componente ambiental abrange cinco categoriais amplas: ambiente físico, ambiente pessoal, o ambiente de pequenos grupos, o ambiente suprapessoal e o ambiente social ou megassocial (Iwarsson, 2005). O modelo ecológico original é interativo e reconhece que as barreiras ambientais não são aspectos negativos por si só, mas dependem do grau de desempenho funcional do idoso.

Em um estudo sueco realizado por Hovbrandt *et al.* (2007) usando o modelo pessoa-ambiente os autores discutem a importância de ambientes amigáveis na vizinhança para que idosos continuem a realizar atividades fora de casa. Isto contribuiria para prevenção do isolamento social, da solidão, de estados de depressão, de declínio funcional e de saúde, além de ser importante na manutenção de redes de suporte social.

Neste estudo os problemas levantados pelos idosos para limitar caminhadas na vizinhança foram relacionados a medo e a ansiedade (sentimento geral de insegurança, má iluminação, medo de se envolver em um incidente de tráfego, medo de cair, medo de assalto e ameaças); risco de acidentes (tráfego rápido e congestionado, problemas em cruzamentos, problemas com sinalização nos faróis); barreiras físicas (pisos acidentados, presença de degraus); falta de conforto (ausência de bancos para descanso) e risco de conflitos com outros usuários (bicicletas, motocicletas e automóveis). Este estudo reflete bem a interação do ambiente com a capacidade funcional em pessoas idosas, demonstrando que intervenções focadas apenas na pessoa podem ter pouco efeito na melhora do desempenho funcional e em uma maior participação social. É igualmente interessante notar que os idosos são capazes de identificar com propriedade os problemas e são agentes importantes na modificação de espaços urbanos.

Gerontologia ambiental

A gerontologia ambiental é a descrição, explicação, modificação ou otimização da relação entre a pessoa idosa e seu ambiente (Lawton, 1977, 1999; Scheidt; Windley, 1985; Wahl, 2001) O seu marco histórico é o nascimento da gerontologia social e das teorias de curso de vida em contraponto à velhice determinada biologicamente.

Lawton propõe que o ambiente teria três funções básicas na velhice:

1. Propiciar a manutenção da previsibilidade e do senso de pertencimento.
2. Estimular as capacidades.
3. Suporte para compensar ou reduzir as perdas de competências.

Propiciar o senso de previsibilidade e pertencimento tem uma relação com a nossa percepção ao nos sentirmos em casa. Significado de sentir-se em casa é multifacetado e reflete dimensões pessoais, sociais e culturais. Ligações afetivas e cognitivas com a casa ajudam a lidar com as perdas na velhice. O sentir-se em casa envolve processos centrados socialmente (arrumar a casa de acordo com regras sociais e culturais), centrados na pessoa (trajetória de vida) e centrados no corpo (relação do corpo com o ambiente). A estimulação das capacidades pode ser promovida não só por modificações no ambiente físico (oferta de estímulos sensoriais, cognitivos e motores), como também no ambiente social como a promoção de contatos sociais e de atividades de lazer e conivência (prevenção do isolamento social, solidão). O ambiente como suporte para perdas funcionais da velhice pode acontecer de forma natural e espontânea ou pode ser otimizado por intervenções que promovam a sua adaptação. Idosos tendem a adaptar suas casas de forma proativa, ou seja, vão adaptando à medida que as dificuldades vão aparecendo (altura da cama, do sofá, luminosidade etc.). O enfrentamento positivo das perdas, sendo de controle, influencia a aceitação dos idosos para promover a adaptação da casa resultando em maior autonomia.

Implicações funcionais do envelhecimento

O envelhecimento biológico traz uma série de alterações em diversos sistemas fisiológicos, as quais interferem na capacidade das pessoas idosas em responder e em interagir com o ambiente. Em geral, existe considerável variabilidade quanto à velocidade e às consequências do declínio biológico das diferentes funções e estruturas. As pessoas adotam diferentes mecanismos compensatórios. Os idosos podem ser dependentes em determinados domínios e independentes em outros. Assim sendo, os ambientes devem contemplar essa heterogeneidade em relação às áreas de incapacidade, preferências e habilidades de cada um. Além das alterações fisiológicas do envelhecimento as mudanças relacionadas às doenças crônico-degenerativas, ao desuso e às complicações decorrentes dessas doenças devem ser levadas em consideração ao se promover adaptações no ambiente. As Tabelas 120.1 e 120.2 resumem as alterações funcionais decorrentes do processo de envelhecimento e suas consequências para o manejo do ambiente pelo idoso.

Avaliação, planejamento e adaptação do ambiente

Modificar ou adaptar o domicílio é considerado um passo importante para idosos com limitações funcionais e para os cuidadores familiares. A condição de saúde do idoso, dificuldade nas atividades básicas e instrumentais e o custo são em geral os principais fatores para a decisão de modificar o ambiente.

A modificação do ambiente deve ser centrada na pessoa idosa (*person-centred care approach*) e levar em consideração suas necessidades, desejos, preferências, rituais pessoais e propósitos (Figura 120.1). A identidade, o senso de pertencimento, de autoestima e de controle sobre os espaços de vida são fundamentais ao planejar uma mudança no ambiente. Existe consenso sobre a necessidade de considerar características individuais ao planejar ambientes, e de realizar avaliações multidimensionais sobre qualidade de vida, levando em conta os critérios intrapessoais e socionormativos que determinam as expectativas de desempenho e de interação do indivíduo com o ambiente. As necessidades dos cuidadores familiares e/ou pagos devem ser equilibradas para facilitar o cuidado sem, no entanto, cercear a autonomia dos idosos.

O processo de avaliação do ambiente e o estabelecimento de um plano de cuidados em geral envolve uma equipe multiprofissional. A modificação ambiental é parte do plano de cuidados e deve ser sustentável ao longo do tempo, uma vez que as necessidades dos idosos e dos cuidadores não são fixas.

▪ **TABELA 120.1** Alterações sensoriais no processo de envelhecimento e suas implicações no planejamento de ambientes para idosos.

Alterações com o envelhecimento	Consequências em relação ao ambiente
Visão	
Diminuição da acuidade visual Diminuição do campo visual periférico Lentidão na adaptação ao claro-escuro Diminuição na acomodação Diminuição na noção de profundidade Diminuição na discriminação de cores Diminuição na capacidade de se adaptar ao ofuscamento	Detalhes podem passar despercebidos, como degraus, objetos no chão, fios de telefone, dentre outros Dificuldade com letras pequenas, como lista telefônica, bulas de remédio e controles remotos Em refeitórios, especial dificuldade em servir-se. É comum esbarrar em pessoas e quinas e pés de móveis Dificuldade com entroncamento de corredores, com o acesso a cadeiras e poltronas em refeitórios e salas Risco de queda durante a noite Dificuldade com excesso de luminosidade entrando pela janela ou porta Dificuldade em andar em ambientes com sombras Instabilidade corporal ao entrar e sair de ambientes mais claros para os mais escuros e vice-versa Dificuldade em seguir pistas sensoriais mal sinalizadas (posição e tamanho das letras e números) nas portas ou em quadros de aviso Dificuldade com pisos desenhados, degraus e escadas, assim como em ambientes com excesso de padronagens (cortinas, toalhas de mesa, sofás e poltronas) Desorientação em ambientes com cores monocromáticas (banheiro em uma única cor de piso, azulejo e bacia/pia)
Audição e sistema vestibular	
Presbiacusia Diminuição do equilíbrio corporal	Dificuldade em ambientes ruidosos Dificuldade na discriminação de sons de intensidade alta, como campainhas de telefone e de dispositivos de segurança Risco aumentado de queda Dificuldade em lidar com pisos lisos e irregulares e com desníveis, como degraus ou trilhos de portas de correr Dificuldade com armários, prateleiras e gavetas acima da cabeça e abaixo da cintura (movimento de inclinar-se à frente) Dificuldade em caminhar em lugares amplos, sem referência visual de paredes e portas (alinhamento do corpo em relação à vertical gravitacional) e em ambientes escuros Desorientação espacial em ambientes com muitas pessoas Dificuldade em virar-se rapidamente para desviar de móveis e obstáculos
Paladar	
Diminuição na sensação gustativa e do interesse pela comida	Dificuldade em refeitórios muito apertados, com várias mesas e pouco espaço entre elas Desorientação e agitação em refeitórios com muito estímulo visual e auditivo Dificuldade com toalhas e pratos sem cores contrastantes
Olfato	
Diminuição na percepção de odores	Dificuldade em perceber odores corporais e ambientais, como urina, gás e alimentos estragados

▪ **TABELA 120.2** Alterações no processo de envelhecimento e suas implicações no desenvolvimento de ambientes: sistemas muscular, conjuntivo, ósseo, neurológico, cardiopulmonar, gastrintestinal, geniturinário e tegumentar.

Sistema muscular	
Sarcopenia, diminuição da força, da potência e da flexibilidade muscular, principalmente de membros inferiores	Risco aumentado de queda Dificuldade de levantar-se após a queda Dificuldade em levantar-se de cadeiras, vaso sanitário e sofás baixos Dificuldade em subir escadas sem corrimãos e degraus muito altos Dificuldade no banho de banheira, no vestir-se sem sentar e em acessar armários muito profundos Dificuldade em carregar sacolas pesadas
Sistema conjuntivo	
Diminuição da elasticidade, aumento da rigidez articular com diminuição da elasticidade e da altura dos discos intervertebrais Aumento da cifose torácica e diminuição da estatura	Dificuldade em movimentos amplos com o pescoço e com o tronco Dificuldade em abaixar-se, agachar ou curvar-se Dificuldade para cortar as unhas dos pés ou calçar sapatos e meias Dificuldade em ultrapassar obstáculos ou degraus muito altos em ambientes de diferentes níveis
Sistema ósseo	
Diminuição da densidade óssea Alteração da microarquitetura óssea	Risco de fratura aumentado quando associado à dureza da superfície e altura da queda Risco aumentado de fratura espontânea de vértebras em movimentos de curvar-se e de rotação exageradas para acessar pertences em armários ou prateleiras, ou ao inclinar-se para recolher lixo, pegar objetos embaixo da cama ou caixas e sacolas muito pesadas
Sistema neurológico	
Lentidão no tempo de reação e na tomada de decisão Diminuição da eficiência dos mecanismos antecipatórios do equilíbrio corporal e no planejamento do motor Dificuldade na seleção e integração de estratégias sensoriais e motoras do equilíbrio Dificuldade no controle dos movimentos rotacionais do tronco Déficit da memória a curto prazo Déficit da atenção dividida e da atenção seletiva	Risco de queda aumentado Instabilidade durante a marcha, principalmente em situações com aumento da demanda visual, auditiva e cognitiva Dificuldade com tapetes em locais de circulação, com pisos escorregadios, fios de telefone, de computador ou outros eletrodomésticos nas áreas de circulação Dificuldade em ambientes com excesso de mobiliário em áreas de circulação, como mesas de centro Dificuldade com móveis ou disposição de corredores, portas e janelas que exijam movimentos de rotação do tronco principalmente para ir ao banheiro durante a noite

(*continua*)

▪ **TABELA 120.2** Alterações no processo de envelhecimento e suas implicações no desenvolvimento de ambientes: sistemas muscular, conjuntivo, ósseo, neurológico, cardiopulmonar, gastrintestinal, geniturinário e tegumentar. (*Continuação*)

Sistema cardiopulmonar	
Diminuição da captação de oxigênio ($VO_{2\,máx}$), aumento do diâmetro anteroposterior do tórax Diminuição da força dos músculos respiratórios e da elasticidade da caixa torácica Diminuição da atividade ciliar pulmonar com maior risco de infecções respiratórias Diminuição da circulação periférica e aumento da resistência vascular periférica com maior risco de lesões nos pés e de edema de MMII Diminuição da efetividade dos barorreceptores: hipotensão ortostática	Fadiga em atividades que consomem energia, como subir rampas e escadas. Dificuldade com rampas em dois níveis que não tenham áreas intermediárias de descanso Dificuldade em longas distâncias para acessar quartos e/ou refeitórios, sem a presença de corrimãos e de bancos para descanso Necessidade de adequação do mobiliário como cadeiras com braços, presença de poltronas com elevação de MMII, cadeiras com apoio de cabeça para idosos com disfagia Manutenção constante nos ambientes climatizados e necessidade de disponibilização de umidificadores de ambiente em dias mais secos
Sistema gastrintestinal	
Dificuldade na deglutição com queixa frequente de queimação e refluxo Constipação intestinal crônica	Adequação do mobiliário com elevação de cabeceiras Presença de banheiros em número suficiente e com sinalização visível Presença de áreas externas para realização de caminhadas com largura suficiente para duas pessoas e possibilidade de uso mesmo em dias chuvosos
Sistema geniturinário	
Incontinência urinária Aumento da frequência e da urgência miccional Infecções urinárias de repetição	Luzes noturnas para acesso ao banheiro Presença de banheiros em locais como refeitórios, corredores, salas e áreas externas Presença de vasos sanitários com duchas para higiene íntima Sinalização adequada para os banheiros Evitar pisos acarpetados ou de difícil limpeza
Sistema tegumentar	
Maior fragilidade cutânea e menor capacidade da pele de atuar como barreira contra fatores externos Termorregulação deficiente em resposta ao calor Pele mais seca e rugosa por causa do menor número de glândulas sebáceas Diminuição da elasticidade e maior flacidez Diminuição da espessura da derme e da epiderme	Dificuldade de adaptação ao calor ou ao frio Necessidade de anteparos para proteção do excesso de exposição ao sol Risco aumentado de lesões ao esbarrar em quinas de móveis Risco de ulceras de decúbito por ausência de mobiliário adequado nas transferências posturais Presença de bebedouros em locais de fácil acesso

$V_{O_2 máx}$: volume de oxigênio máximo; MMII: membros inferiores.

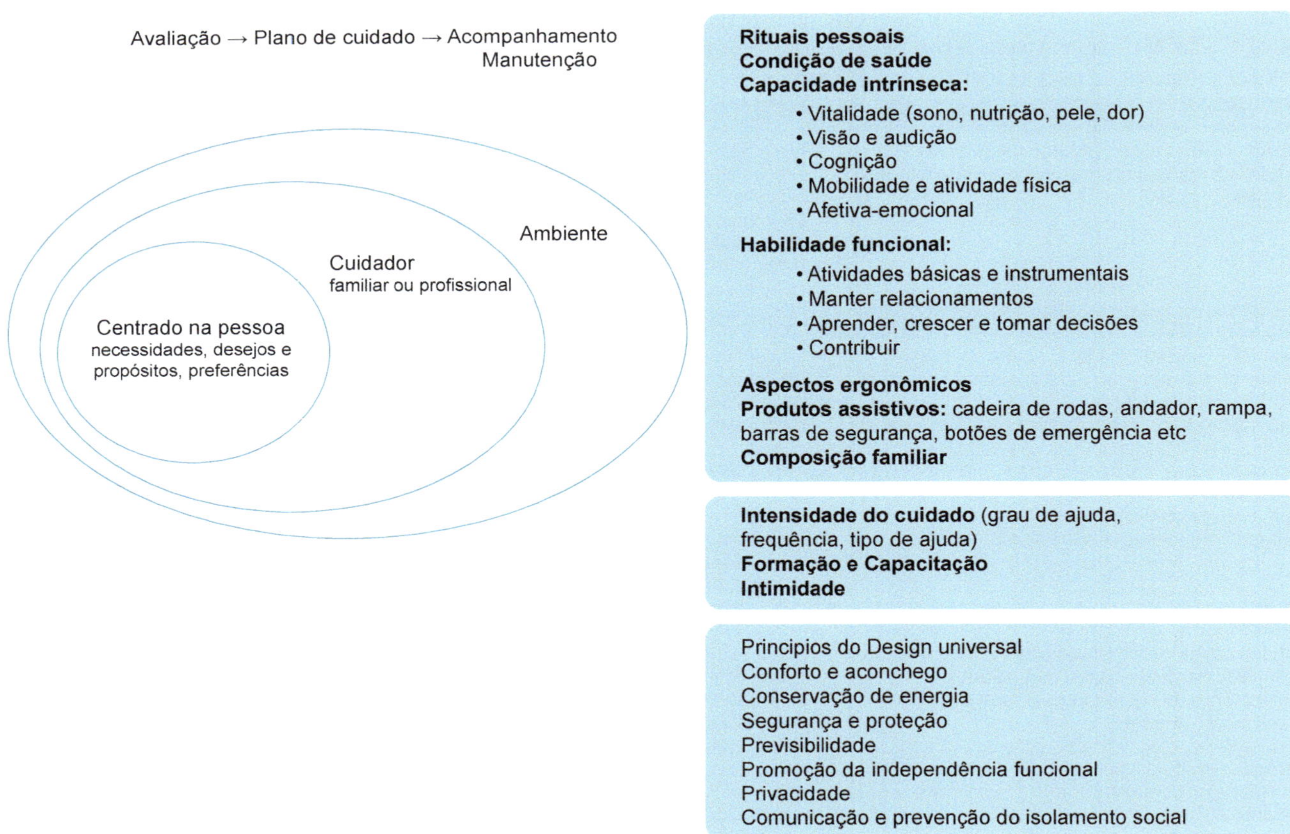

▪ **FIGURA 120.1** Processo de avaliação da modificação ambiental centrado na pessoa.

Ao se planejar ou adaptar ambientes para pessoas idosas, de forma individual ou coletiva, é importante entender quem são as pessoas que vão usar aquele espaço/ambiente, quais tarefas ou ações serão realizadas e quais características desse ambiente são essenciais para facilitar o desempenho nas atividades. As modificações ambientais devem considerar os aspectos ligados ao uso e ao sentido do meio para os usuários idosos, seus familiares e seus cuidadores, além de hábitos e estilo de vida, valores culturais e religiosos, grau de ajuda necessária e o custo envolvido.

Nos projetos de moradia são levadas em consideração as diversas atividades-tarefa e os espaços funcionais usados pelo homem no seu dia a dia e nas diversas fases da vida. Estas atividades são: abrigar-se, dormir e repousar, relacionar-se sexualmente, cuidar de si, alimentar-se, eliminar secreções, armazenar comida e pertences, delimitar um território privativo, ocupar-se com atividades de lazer, socializar-se e trabalhar. Ao longo do curso de vida, o uso dos ambientes se modifica. Por exemplo, as pessoas idosas tendem a permanecer mais tempo no quarto para repousar, dormir ou relaxar e ocupar-se durante o dia, criando a necessidade de projetar ou adequar cuidadosamente este ambiente.

Ao se planejar espaços coletivos é primordial que haja um adequado equilíbrio entre o suporte para realização de atividades, porém sem reforçar a dependência ou a criação de ambientes estigmatizantes que destacam apenas as limitações e as fragilidades (Schicchi, 2000).

O ambiente deve ser avaliado e analisado quanto a:

- Acessibilidade e uso
- Facilidade de circulação, especificamente no que diz respeito ao conforto, à conveniência e à possibilidade de escolha
- Conservação de energia
- Comunicação: aspectos sensoriais e interação social
- Segurança: sem riscos de lesões e acidentes
- Proteção: que não cause medo ou ansiedade e que seja previsível (confiável)
- Privacidade.

A avaliação da adequação do ambiente depende das condições de saúde e da funcionalidade dos idosos. Assim, a avaliação geriátrico-gerontológica abrangente (AGA) é a forma de avaliação que permite identificar as dimensões comprometidas e hierarquizá-las de forma a priorizar as modificações ambientais. Assim, uma criteriosa avaliação dos domínios: cognitivo, físico, emocional, funcional e social permitirão que haja uma melhor adequação pessoa-ambiente.

Iwarsson e Isacsson (1996) desenvolveram um instrumento de avaliação denominado The housing enabler (http://www.Enabler.nu/). Trata-se de um instrumento para avaliar e analisar problemas relacionados à acessibilidade nos domicílios. É constituído de três partes: parte descritiva, formulário para avaliação das limitações e dependências em dispositivos de ajuda e formulário para avaliação de barreiras ambientais. Este instrumento está disponível apenas em língua inglesa e sueca. Outros instrumentos são o *Consumer Assessments Study* (CAS), da Universidade de Buffalo (*Rehabilitation Engineering*), o *Home Environment Survey* (HES) e o *Home Screen* (Jonhson; Cusick; Chang, 2003).

Recente revisão de escopo com metassíntese de 77 estudos sugere que há evidência de que a modificação ambiental é efetiva para redução de quedas. Quando associada a intervenção multifatorial, há redução da dificuldade em realizar atividades básicas de autocuidado, redução do medo de cair e melhora do autocuidado. Efeitos positivos da modificação ambiental para saúde física, tais como a redução da falta de ar e da intensidade de dor são relatados por alguns estudos, porém com tamanhos de amostra pequenos e de baixa qualidade metodológica. A conclusão da revisão aponta a necessidade de mais estudos que avaliem a efetividade das mudanças do ambiente para a saúde física e bem-estar geral, para melhora do cuidado, para participação social e para dar suporte a políticas de *aging in place* (Carnemolla; Bridge, 2018).

O ambiente nas instituições de longa permanência para pessoas idosas

Muitas denominações são usadas para se definir residências de longa permanência para pessoas idosas: clínicas geriátricas, asilos, casas de repouso, residências abrigadas ou protegidas e mais recentemente estão incluídos os flats e residenciais para terceira idade. Segundo Camarano e Kanso (2010), entende-se instituição de longa permanência para pessoas idosas como uma moradia coletiva, que pode acomodar tanto idosos independentes, quanto aqueles com dificuldade para o desempenho das atividades diárias, que necessitem de cuidados prolongados. Estas se diferenciam pela complexidade de cuidados e serviços oferecidos, pelo projeto arquitetônico e, especialmente, pelo escopo em que se baseiam: se de suporte médico e de enfermagem voltado mais para o gerenciamento clínico das doenças e para os cuidados ou, se de caráter social, direcionadas para o envelhecimento como um fenômeno natural.

Três processos, geralmente, ocorrem na mudança do ambiente domiciliar para o da instituição. Isso é chamado 3 Rs:

1. Reduzir: uma casa é reduzida para um quarto com banheiro (compartilhados ou não, a depender do padrão de hotelaria e do custo). Mesmo que o idoso possa levar parte do mobiliário, há uma significativa redução do espaço individual e dos bens pessoais.
2. Reorganizar: rituais individuais se tornam coletivos, a depender das regras implícitas e explícitas da instituição. Há uma adaptação de horários, ritmos com prejuízos muitas vezes da privacidade, autonomia e da independência.
3. Recolocar: o ambiente da vizinhança (padaria, farmácia, supermercado) é substituído pelo institucional. As pessoas de convivência imediata como o porteiro do prédio, os vizinhos, a faxineira etc. são substituídos pelos profissionais, funcionários e outros moradores.

É preciso que o ambiente institucional seja cuidado para que se evite a perda de identidade, da autoestima e de ligação com a comunidade.

Segundo Bianchi (2013), a qualidade da ambiência da residência coletiva para idosos refere-se ao tratamento dado ao ambiente físico, entendido como espaço social, profissional e de relações interpessoais, que precisa proporcionar acolhimento, ser humanizado e atuar, assim, como catalisador da inter-relação pessoa-ambiente. A autora propõe para avaliar a qualidade da ambiência os aspectos relacionados a agradabilidade, convivialidade e privacidade. Agradabilidade engloba o conforto arquitetônico no que diz respeito a ventilação, luz, som, calor, texturas e aos aspectos ergonômicos e de espaciosidade (tamanho, inter-relação dos espaços etc.). A convivialidade diz respeito à interação natural e espontânea entre as pessoas em espaços de convivência, sem, contudo, negligenciar os espaços individuais. Os espaços comuns deveriam ser interessantes e convidativos para incentivar o seu uso natural e permitir o encontro agradável e acolhedor entre as pessoas. A privacidade segundo a autora, é o reconhecimento do espaço de um território próprio no qual é possível exercer poder e controle e que remete à intimidade de cada um. Ressalta que "a privacidade diz respeito ao que uma pessoa permite ou deseja que seja revelado a seu respeito e assim traz para o ambiente elementos que constituem seu mundo pessoal".

Como alternativa ao modelo assistencial biomédico foram propostos os residenciais do tipo residências protegidas ou assistidas (*assisted living*). Esses residenciais são uma modalidade alternativa de instituição de longa permanência. As unidades residenciais são individuais com espaços comuns nos quais podem ser oferecidos serviços de saúde e de cuidados pessoais de acordo com a necessidade do residente e cujo objetivo é otimizar a independência dos idosos (Schwarz; Brent, 1999). Os atributos de um modelo ideal de *assisted living* (residência protegida), de acordo com Reigner *et al.* (1995), são:

1. Aparência de residência – a aparência externa do prédio é o primeiro passo importante na apresentação da filosofia da modalidade, que combina serviços e moradia. Qualquer proximidade com serviços de saúde como clínicas e hospitais é indesejável.
2. Arranjos em pequena escala – prédios em geral com 20 a 60 unidades no máximo. Por exemplo, quando a sala de almoço cresce para além de 60 cadeiras, a tendência é se ter um espaço mais institucional e menos residencial.
3. A pessoa como um indivíduo único – tanto os serviços quanto as atividades devem ser centradas no residente. Isto diz respeito à oferta de cuidados e atividades que não tenham sua rotina direcionada às necessidades da equipe ou de funcionamento geral.
4. Envolvimento familiar – os familiares devem ser encorajados a participar da vida de seus parentes, não só socialmente, mas sim como parceiros nos cuidados. O ambiente deve ser desenhado para permitir a interação familiar. Jardins, alpendres e salas pequenas devem ser contemplados.
5. Estimulação física e mental – a oferta de programas de exercício físico e de fisioterapia, além de atividades de estimulação cognitiva deve estar presente. Atividades multigeracionais são estimuladas.
6. Privacidade e acessibilidade – as unidades devem acomodar pelo menos uma kitnet de uso individual, com banheiro privativo, seguro e acessível.
7. Integração com a comunidade – encorajar os residentes a utilizar serviços nas redondezas. Ao mesmo tempo, deve-se oferecer para a comunidade alguns recursos existentes na residência, caracterizando-se como ambientes abertos à comunidade.
8. Independência e individualidade – os residentes devem ser estimulados a ajudar uns aos outros e, desta forma, o ambiente deve ser desenhado para estimular amizades, convivência, comportamentos amigáveis e acolhedores com um senso de comunidade.
9. Idosos frágeis e dependentes são aceitos – idosos com incontinência, problemas de memória e com demência não devem ser excluídos.

Para idosos com doença de Alzheimer e outros tipos de demência, tem sido preconizadas instituições com unidades específicas – *special care units* ou unidades de cuidados especiais. Em geral, são unidades pequenas, com poucos quartos individuais que oferecem cuidados contínuos contemplando várias fases da doença, sem que haja necessidade de transferência de ambiente quando há declínio da capacidade física e ou cognitiva, com características similares de um lar (desospitalização dos ambientes) e com um desenho arquitetônico que privilegie a orientação espacial dos residentes, a existência de espaços para convivência monitorada e a manutenção da privacidade (Kay *et al.*, 2000).

Essas unidades especializadas favorecem a comunicação, o autocuidado, a interação social e o deslocamento, assim como a presença de afetos positivos. Estão associadas à redução nos distúrbios de comportamento, na agitação psicomotora, na apatia e nos episódios de alucinação. Também são relatados menor estresse por parte dos familiares e aumento da sensação de competência e da satisfação dos funcionários. Parece haver também ganhos positivos quando se separam idosos portadores de demência de idosos sem prejuízo cognitivo. Residentes sem demência apresentam declínio no estado mental e emocional quando vivem em ambientes próximos de idosos portadores de demência (Teresi *et al.*, 2000).

Unidades com menos residentes reduzem a superestimulação, controlando melhor os ruídos e limitando o número de pessoas em contato com os residentes. Níveis apropriados de estimulação sensorial evitam distração, agitação e confusão mental. Além disso, unidades pequenas aumentam a supervisão dos funcionários e sua interação com os residentes, permitem maior convívio social e estimulam a formação de vínculos entre os próprios idosos. Isso se reflete em uma maior independência funcional por mais tempo e em menor uso de medicações psicoativas.

O caráter não institucional, com ambientes mais hospitaleiros e menos hospitalares proporciona diminuição da agitação e da procura de portas de saída e possibilita que os idosos exerçam sua autonomia por meio do exercício das preferências pessoais.

Sugere-se a diminuição de luzes diretas que provoquem ofuscamento, assim como o uso de pisos muito desenhados, para reduzir a confusão provocada pela dificuldade em perceber profundidade. Além disso, maior exposição à luz natural parece ter efeito sobre o ritmo circadiano, melhorando os padrões de sono. O aumento da luz nos refeitórios e o aumento do contraste visual entre as toalhas e os pratos diminui a agitação e melhora o apetite.

A desorientação e a confusão a respeito de espaço, tempo, identidade pessoal e situações sociais são muito comuns entre idosos com demência. A tentativa de aumentar a orientação por meio de modificações físicas parece ajudar, ao menos em parte. Isso inclui introduzir números nas portas dos quartos, ou cores que permitam aos idosos distinguir os seus aposentos. Instituições construídas em formato de "L", de "H" ou com corredores que desembocam em áreas comuns propiciam maior orientação, quando comparadas às instituições com longos, parecidos e monótonos corredores. Em contrapartida, quando em ambientes muito amplos, com muitas saídas e com muitos ambientes diferentes para escolher, os portadores de demência tendem a ficar desorientados. O refeitório é uma área comum que deve ser planejada com cuidado. Os idosos com mais independência para comer devem ser separados daqueles mais dependentes. Pequenas salas de refeição, com ambientação familiar, provocam menor agitação e agressão física. As cadeiras devem ser confortáveis e possibilitar a aproximação adequada à mesa. Áreas de refeitório com muitas mesas podem dificultar a escolha do local para sentar e a orientação geral. Também podem dificultar a marcha assistida por outra pessoa ou a locomoção em cadeiras de rodas e andadores. A Tabela 120.3 aponta algumas recomendações gerais para instituições de idosos portadores de demência.

Em relação ao desenvolvimento de ambientes institucionais para idosos, sejam eles de moradia ou não, devem-se considerar as fases de planejamento e execução do projeto, de produção e de uso. As fases de planejamento e execução do projeto são as mais importantes, mas não se pode deixar de observar as questões relacionadas à manutenção e à conservação dos ambientes ou as possíveis modificações baseadas nas alterações funcionais dos idosos. Em relação à construção do edifício, uma ideia geral do desenho deve incluir: área interna e externa, dimensões, número de espaços presentes, inter-relação dos espaços (quarto e banheiro, sala e refeitório, por exemplo), bem como elementos físicos usados para separar ambientes ou proteger os idosos da luminosidade, de ruídos e de odores indesejados, proporcionar privacidade, proporcionar contato social e de lazer. Os espaços individuais são estudados em relação à área, às dimensões, à disposição de janelas e portas, à presença e instalação de equipamentos e de mobiliários e decoração.

■ **TABELA 120.3** Recomendações gerais para instituições de idosos portadores de demência.

Incorporar pequenas unidades
Separar idosos com prejuízo cognitivo dos idosos sem demência
Proporcionar ambientes mais caseiros e menos institucionais (clínicas e hospitais), principalmente nas áreas de refeição
Balancear os níveis de estimulação sensorial
Incorporar níveis maiores de iluminação em geral, especialmente da luz do Sol
Utilizar painéis que recubram as portas de saída
Incorporar áreas externas que tenham um *design* terapêutico
Tornar os toaletes mais visíveis
Eliminar fatores ambientais que provoquem tensão emocional durante o banho

Risco de quedas e o ambiente

Fatores ambientais podem aumentar o risco de cair, particularmente nos idosos com problemas de equilíbrio corporal e marcha. Os idosos com história de quedas recorrentes apresentam um maior número de fatores de risco intrínsecos, tais como fraqueza muscular, alterações visuais, somatossensoriais e vestibulares, menor funcionalidade física de membros inferiores, dor, depressão, distúrbios de sono e incontinência urinária, dentre outros. Quando a demanda sobre o controle do equilíbrio e da marcha durante a realização de tarefas excede a capacidade físico-funcional o risco de cair aumenta. Idosos frágeis em geral caem dentro de casa ao realizar tarefas básicas como levantar da cama, cadeira, poltrona ou vaso sanitário e andar de um cômodo ao outro. Em contrapartida idosos ativos tendem a cair não só realizando tarefas domésticas mais complexas como arrumação e limpeza da casa, como também em ambientes externos, como ruas, calçadas esburacadas, desniveladas e sem pavimentação adequada, escadas e transporte público.

Lord *et al.* (2006) discutem que a presença de maior número de fatores de risco ambientais nos domicílios não significa necessariamente um maior número de quedas. Dos estudos transversais incluídos em uma revisão, apenas dois observaram maior prevalência de quedas em idosos cujas residências apresentavam maior número de riscos ambientais. No entanto, em estudos prospectivos, ao se realizar análises em grupos de idosos de acordo a saúde e o estado funcional, observou-se que apesar de os idosos frágeis caírem com maior frequência, o ambiente aumentou o risco de cair apenas nos idosos mais ativos e robustos. Idosos ativos tendem a atribuir suas quedas a fatores ambientais, enquanto idosos mais frágeis, a fatores intrínsecos.

A intervenção ambiental no domicílio para redução de fatores de risco tem se mostrado efetiva como uma parte de estratégias multifatoriais combinadas ou de forma isolada em idosos com alto risco de cair e, quando estas modificações foram implementadas por terapeutas ocupacionais (TO) por meio de visitas domiciliares. As TO avaliaram os riscos ambientais do domicílio usando o Westmead Home Safety Assessment (WeHSA), que durava em torno de duas horas, percorrendo todos os ambientes junto com o idoso. As TO fizeram em média 1,6 recomendações por visita. Cerca de 30% dos idosos não aderiram às recomendações, 45% aderiram parcialmente e apenas 25% aderiram completamente. Neste estudo, houve uma redução de 46% do número de quedas no grupo que recebeu a intervenção quando comparado ao grupo que recebeu cuidado usual. Outros dois estudos que fizeram modificações ambientais por meio de enfermeiras e ou por pessoal de serviços gerais de manutenção não foram eficazes para redução de quedas (Guirguis-Blake *et al.*, 2018).

O *Falls-HIT* (Home Intervention Team) *Program* (Nikolaus; Bach, 2003) propôs visitas domiciliares a idosos frágeis com alta hospitalar recente, nas quais os fatores de risco ambientais foram identificados e os idosos e seus cuidadores foram treinados a usar equipamentos de segurança e dispositivos de auxílio para mobilidade. Houve uma redução de 37% nas quedas e foi mais efetiva no grupo de idosos que haviam relatado quedas recorrentes no último ano. A avaliação domiciliar foi feita com o idoso ainda internado por dois membros da equipe multiprofissional (enfermeira, terapeuta ocupacional ou fisioterapeuta) e cerca de três visitas (total de 8 h de duração) foram necessárias para a discussão e implantação das recomendações. A assistente social deu suporte para que os participantes pudessem adquirir os produtos recomendados e identificar formas de custeio das modificações propostas.

A modificação ambiental para prevenção de quedas não deve ser feita de forma isolada e sim inserida no plano de cuidados conduzidos por uma equipe especializada. O custo, as barreiras para implementação devem ser levados em consideração.

Considerações finais

O planejamento ou a adaptação de ambientes para idosos envolve várias etapas. Exige igualmente a integração de profissionais de várias áreas, como arquitetura, terapia ocupacional, fisioterapia e outros recrutados para situações específicas, como decoradores, fonoaudiólogos, psicólogos, enfermeiros e assistentes sociais. Assim, o desenvolvimento de projetos ambientais para idosos envolve uma abordagem multiprofissional.

A modificação de um ambiente vai muito além do aconselhamento sobre a retirada de tapetes, a colocação de barras ou a elevação de vasos sanitários. Medidas padronizadas para colocação de corrimão, barras ou interruptores estão disponíveis em documentos de normatização técnica, manuais e livros. Porém, ainda assim, existem inúmeras diferenças individuais em relação a parâmetros biomecânicos e funcionais, aos desejos e expectativas e quanto ao uso dos ambientes. Portanto, existe um espectro enorme de necessidades, que podem ir desde a acessibilidade para idosos em cadeira de rodas até possibilitar que uma senhora idosa com limitações visuais e de equilíbrio possa locomover-se em casa, tendo seu risco de queda minimizado.

Claramente, esta programação do ambiente, seja ele doméstico ou institucional, começa pela avaliação da pessoa ou do grupo de pessoas que irão usá-lo, prevendo não só as necessidades atuais como também aquelas que estão estimadas para o futuro. A adequação ambiental em instituições pressupõe o ajuste fino entre o perfil funcional do grupo de idosos e as preferências e expectativas dos mesmos, equilibrando-se os aspectos de proteção e cuidado com aqueles que cerceiam a autonomia. Este ajuste está inexoravelmente atrelado aos aspectos socioculturais do grupo. Neste aspecto se preveem algumas dificuldades no futuro, visto que hoje é muito mais comum grupos culturais mais homogêneos, fruto da colonização do nosso país e a vinda de imigrantes que se concentraram em algumas regiões específicas. Nas gerações futuras espera-se maior heterogeneidade quanto a hábitos e costumes. Nesse sentido, os profissionais deverão estar mais bem preparados para lidar com as diferenças em relação às preferências e necessidades.

Além disso, deve-se formar cada vez um número maior de profissionais para fazer frente à necessidade crescente criada pela profissionalização dos serviços de assistência domiciliar, das clínicas geriátricas de curta e longa permanência e do surgimento cada vez maior de condomínios e residenciais para idosos. Com isso, os idosos terão acesso a ambientes adequados e amigáveis que vão favorecer um envelhecimento saudável e com boa qualidade de vida, independente das suas limitações.

121

Avosidade: A Família e a Transmissão Psíquica entre Gerações

Delia Catullo Goldfarb • Ruth Gelehrter da Costa Lopes

Introdução

A prática cotidiana no campo específico da psicogerontologia traz questões recorrentes no âmbito da intergeracionalidade. Deseja-se saber quais as características de personalidade dos idosos que apresentam mais conflitos com suas famílias; como foi a história anterior desses idosos com seus filhos e se foram vínculos marcados por compreensão ou por cobrança, por satisfação ou por frustração; qual é a expectativa dos idosos em relação à sua participação na vida de filhos e netos; como lidar com o conflito entre o direito à independência e autonomia e o aumento da necessidade de cuidados; onde se localizam as relações de amizade e qual a verdadeira dimensão dos laços afetivos familiares; como valorizar o papel do idoso na família e na sociedade; e como manter vínculos afetivos apesar das diferenças intergeracionais.

Abordar esses temas implica recorrer a conceitos para entendermos o que nos chega pela prática clínica. Os objetivos das reflexões que se seguem estarão centrados na tentativa de esclarecer os aspectos presentes na transmissão psíquica geracional.

Transmissão psíquica geracional

Ao falar de relações intergeracionais, queremos chamar atenção para um conceito que contribui para o entendimento de uma abordagem historiadora: a transmissão psíquica entre gerações.

O que acontece aqui e agora, em uma família determinada, inserida em uma dada cultura, vai depender do que foi transmitido de geração em geração: o legado psíquico que cada criança dessa família recebe ao nascer e sobre o qual vai estruturar sua vida psíquica.

Constituir-se como ser humano implica um trabalho psíquico em que o legado recebido deve ser metabolizado no confronto com o outro. Esse processo de subjetivação acontece no espaço e no tempo intergeracional e só é possível na intersubjetividade. No isolamento absoluto, não conseguiríamos nos humanizar e nem sequer adquirir o poder da palavra. Sabemos que, apesar das exigências do individualismo na modernidade, ninguém se faz sozinho, ninguém é autoengendrado. Enfim, precisamos do outro para nos constituirmos como sujeitos psíquicos. É o outro quem transmite o legado geracional e, a partir dele, cada sujeito escreve sua própria história. A transmissão geracional é um processo que acontece no tempo e depende de um trabalho psíquico que articula o projeto identificatório.

Este, tal como o define Piera Aulagnier, é um saber sobre os enunciados que ao longo da vida o sujeito vai utilizando para se definir e se apresentar ante os outros. É o que ele sabe e sobre o que pode falar: "aquilo que na cena do consciente se manifesta como efeito dos mecanismos inconscientes próprios da identificação; representa, a cada etapa, o compromisso em ato" (Aulagnier, 1990). Nele se cruza a dimensão temporal da existência com os valores transmitidos pela cultura. Sempre segundo Aulagnier (1979), projeto identificatório não é mais do que a resposta que o sujeito obtém cada vez que se pergunta "Quem sou eu?".

Biancoti *et al.* (2001) consideram três dimensões da transmissão: a transgeracional, constituída por elementos não elaborados, vivências traumáticas, lutos não superados, o não dito familiar. Estes, em estado bruto, permanecem à espera de representação, atravessando as gerações sem elaboração e perspectivas de resolução. A intergeracional, constituída por vivências psíquicas elaboradas que constroem histórias, mitos, produzem identificações e possuem um alto nível de simbolização, elaboração e transformação na aceitação das diferenças. A intersubjetiva, gerada nos vínculos segundo o modelo da relação mãe-bebê, em que existe um alto investimento narcísico, se realizam as identificações primárias e se organiza a estrutura psíquica.

Para Aulagnier (1979), a mãe fala com seu bebê e essa fala – carregada dos desejos parentais – é uma espécie de sombra que recobre o bebê no seu nascimento, ou seja, o bebê é precedido por um discurso materno a seu respeito, que constitui uma imagem identificatória antecipadora de um corpo ainda ausente. A fala da mãe projeta-se sobre o bebê de quem espera uma resposta e a resposta está sempre presente, porque a fala da mãe é um solilóquio a duas vozes executado por ela e que se dirige a uma sombra de seu próprio discurso. No solilóquio, ela projeta sobre o filho aquilo que gostaria que ele se tornasse: suas próprias idealizações reprimidas.

Esses enunciados testemunham o desejo materno ou, ao menos, a parte desse desejo que se pode transformar em dizível e lícito: aquilo a que a mãe precisou renunciar em virtude da repressão, ou esqueceu alguma vez ter desejado. Trata-se de uma espécie de capital fixo, um ancoradouro, uma herança sobre a qual vai se organizar grande parte do espaço psíquico da criança.

Podemos observar que se opera uma transmissão de sujeito a sujeito, constituindo um eixo fundamental e primário da problemática identificatória. Depois, o pai – ou sua substituição – será o primeiro representante do discurso social, ao qual ele mesmo está submetido. Trata-se de um papel fundamental da função paterna: introduzir o cultural, normas, valores e limitações.

Os outros (pais, mães, sociedade) sabem sobre ele algo que ele mesmo está impedido de saber, pois se refere à época da origem, da qual o Eu não tem memória. Há uma história que é contada pelo outro e em relação à qual o Eu permanecerá tributário. Esta será, em grande parte, a história de sua relação com os pais, e levará sempre a marca da cultura, tanto em sentido amplo como no mais restrito, relativo ao grupo ao qual os pais pertencem; portanto, os desejos parentais para esse filho trazem a marca dos ideais grupais. Em outro texto já mencionamos este tema, quando nos referimos ao modo em que o desejo parental se constitui razão necessária, porém, não suficiente para a constituição do Eu. Além do desejo parental, é necessário que o grupo social reserve um lugar para esse novo integrante, que seja um lugar de legítimo investimento e o sujeito deverá acreditar nessa legitimidade. A família, em suas múltiplas configurações, continua sendo o meio psíquico privilegiado no qual as forças libidinais da criança vão se desenvolver, tendo dois organizadores essenciais desse espaço: o discurso e o desejo parental.

Neste modelo teórico, o bebê nasce em um espaço falante no qual a mãe é porta-voz privilegiada, tanto no sentido literal – já que é essa a voz que a criança ouve – quanto no sentido simbólico, pois o discurso da mãe atua como um representante do meio social externo. Este meio transmite para o *infans* os segredos de seu funcionamento, suas leis e exigências (Goldfarb, 2004).

Contrato narcísico

Uma espécie de contrato se estabelece entre o novo ser e a sociedade que o recebe em seu seio. Aulagnier (1979) o denomina "contrato narcísico".

Na ideia de contrato, a criança nasce em situação de dependência total de seus cuidadores, sem os quais não poderá sobreviver. Para se tornar independente e autônoma, deverá se afastar desse núcleo primário que foi seu primeiro sustentáculo, encontrando novos alicerces identificatórios na cultura de sua comunidade. Há então um discurso parental que antecede à criança e um discurso social que investirá o lugar que esse novo ser ocupará na sociedade. Ambos os discursos, coincidentes ou não, contribuirão para a estruturação psíquica do novo cidadão.

O discurso parental carrega consigo a cultura que o engendrou, portanto os desejos para com o filho têm a marca dos ideais grupais. Vimos que, para a constituição do Eu, é tão necessário o desejo parental quanto o investimento cultural.

A cultura acalma as interrogações tão humanas sobre a origem e o destino do homem e solidifica a identidade. O discurso social garante a continuidade da cultura: como a criança ocupa um lugar predeterminado socialmente, espera-se que assuma o discurso social. Com isso, ele também recebe algo em troca: se cumprir com essa missão, terá um lugar na cultura. A consequência direta desse investimento sobre o passado, como membro desse grupo, é a possibilidade de alguma certeza sobre o futuro (Goldfarb, 2004).

Assim, quando uma criança se afasta da família originária (carregando uma enorme bagagem de identificações), deverá encontrar no âmbito social referências mínimas que lhe permitam um movimento de projeção para o futuro. Tornando-se um novo porta-voz de sua comunidade, poderá transmitir os valores culturais à sua descendência e, dessa forma, garantir a continuidade do grupo social ao qual pertence.

Os fundamentos desses enunciados poderão ser míticos, científicos ou de senso comum, dependendo da cultura que os engendra, mas sempre vão se referir à vida do grupo: sua origem, razão de ser e os ideais que os justificam historicamente. A transmissão é, portanto, um fenômeno histórico-temporal.

A origem e os ideais do grupo direcionam a escolha de um roteiro sobre o qual se construirá uma história individual. Será oferecido, assim, certo nível de certeza, uma confiança mínima que, além de permitir a continuidade da construção social, permitirá a integridade psíquica dos sujeitos que a constituem. Se essa certeza faltar, se os enunciados não oferecerem mais garantias de continuidade e sustentação, serão abandonados e substituídos de maneira mais ou menos dolorosa, mas haverá sempre um discurso fundador de cultura e um investimento do sujeito nos enunciados desse discurso, sob pena de ficar marginalizado se não o fizer.

Portanto, o contrato narcísico precisa de dois signatários: a criança e o grupo social que legitima sua existência. Pelo lado da criança, ela será a única signatária desse compromisso, pois o abandono do tempo da infância fará com que ela assuma, sozinha, as negociações com a realidade, sem apelar para as figuras parentais. A partir desse momento, o Eu falará em nome próprio e enfrentará a realidade que se lhe impõe.

O fim da infância será, então, o momento de uma redação conclusiva desse contrato, momento em que se fixarão as cláusulas que não deverão mudar, para que todo o resto seja modificável, a fim de que o Eu continue a se reconhecer naquilo que se transforma ao longo de seu tempo de vida. Os pais, que foram os primeiros cossignatários desse contrato, transmitirão ao filho o inalienável direito de continuar sozinho sua luta, no processo identificatório e na construção de sua história de vida.

A certeza da origem e a confiança sobre a possibilidade de investimento futuro abrem uma linha de historicidade. Sem esse acesso à historicidade, o Eu não poderia ganhar autonomia e ficaria eternamente preso ao desejo parental.

Quando um sujeito morre, passa a formar parte dessa história que ajudou a construir e deixará o lugar que ocupava a outro ser que dará vida ao seu discurso, garantindo que se mantenham vigentes os valores ideais de sua cultura que, sob a forma de normas, condutas coletivas e ritos, sejam transmitidos às outras gerações.

Leituras sobre a origem da família

Em "O mal-estar na cultura" (1929), Freud já se perguntava sobre a origem da civilização e sobre os fatores que determinaram sua permanência. Nesse texto, um verdadeiro tratado sobre a felicidade, o autor tece considerações que ainda são válidas e nos surpreendem até hoje. Ele diz:

> O sofrimento nos ameaça a partir de três direções: de nosso próprio corpo, condenado à decadência e à dissolução, e que nem mesmo pode dispensar o sofrimento e a ansiedade como sinais de advertência; do mundo externo, que pode se voltar contra nós com forças de destruição esmagadoras e impiedosas; e, finalmente, de nossos relacionamentos com os outros homens. O sofrimento que provém dessa última fonte talvez nos seja mais penoso do que qualquer outro (Freud, 1998a, tradução nossa).

Os primeiros outros humanos com quem alguém se relaciona são os membros de sua família. Por outro lado, quando o ser primitivo descobriu que era o responsável por melhorar sua qualidade de vida na terra que habitava, descobriu o trabalho e então passou a não ser indiferente se os outros com os quais dividia seu hábitat trabalhavam a favor ou contra seus objetivos. Os outros, quando colaboradores, passavam a ser companheiros de trabalho com o qual valia a pena conviver.

Antes disso, para sobreviver, os humanos formaram famílias e, uma vez descoberto o trabalho em comunidade, esta foi sua primeira colaboradora. Mas, além da necessidade imposta externamente pelo trabalho, há outra razão para os humanos permanecerem juntos: o poder do amor, que faz o homem primitivo relutar em abrir mão de sua companheira (objeto sexual) e esta em abrir mão de sua cria: Eros e Anaké (amor e necessidade) tornaram-se a base da civilização atual.

Vemos que o amor dá origem à família em suas cada vez mais diversas configurações. Também chamamos amor aos sentimentos positivos entre pais e filhos ou entre irmãos. O amor que fora puramente sexual, agora, inibido em sua finalidade, sob a forma de afeição, estende-se para fora da família e contribui para a formação de vínculos com pessoas anteriormente estranhas. O amor genital conduz à formação de novas famílias e o amor inibido em sua finalidade, a amizades que se tornam valiosas de um ponto de vista cultural, por fugirem a algumas das limitações do amor genital, como à sua exclusividade.

O amor, tanto em sua forma original – em que não renuncia à satisfação sexual – quanto em sua forma modificada, em que a afeição representa a pulsão sexual inibida em sua finalidade, continua a realizar sua função de reunir consideráveis quantidades de pessoas, de um modo mais intenso do que o que pode ser efetuado por meio do interesse pelo trabalho compartilhado.

Função da família

Na nossa cultura, a função de transmissão psíquica é preferencialmente exercida pela família. Ela garante a primeira transmissão intersubjetiva, ou seja, um espaço de intercâmbio e investimentos narcísicos ao fomentar os vínculos e, ao mesmo tempo, promover a separação e individuação para que cada história de vida seja singular, porém inserida na cultura da comunidade. Eis o paradoxo fundamental do conflito geracional: a família tem como objetivo constituir laços fortes e vínculos duradouros ao mesmo tempo em que deve promover a independência e autonomia de seus membros.

Em uma sociedade em que as mudanças são imperativas, em que novos arranjos familiares nos surpreendem todos os dias, em que a instabilidade e transitoriedade dos vínculos é o habitual, não só o conteúdo da transmissão é questionado, mas também sua própria existência. O valor do legado geracional e de seus conteúdos deve ser repensado.

Em "Totem e tabu", Freud (1998b) aponta duas formas de transmissão: a primeira como identificação aos modelos parentais e a outra como forma de transmissão cultural que seria constituída pelos traços da pré-história do sujeito, aqueles que pertencem às gerações anteriores. Ou seja, ao nascer, encontramos uma estrutura familiar em funcionamento, com papéis, normas, leis e segredos que regulam as relações de diferenças e complementaridade entre seus membros. O que encontramos ao nascer não só determinará em grande medida o lugar que o novo sujeito vai ocupar nessa estrutura, como a modificará com sua presença.

A família como intermediadora privilegiada para a constituição da vida psíquica e a transmissão geracional atua então em dois eixos: um horizontal, que oferece o apoio necessário por meio das identificações com seus semelhantes e um eixo vertical, que inscreve o sujeito no movimento histórico das várias gerações de sua família.

Relações intergeracionais: conflito e crescimento

A família não é uma estrutura homogênea e estável, mas uma organização relacional complexa e dinâmica e, como bem diz Roudinesco (2003), a família ocidental e contemporânea está em desordem. Ao mesmo tempo em que assistimos à desintegração de um ideal de família sustentado na autoridade paterna, observamos o aparecimento de outras formações sociais baseadas em laços de afinidade e não de parentesco.

Através do tempo, mudam os costumes, as formas de produção e os valores que determinam o nível de satisfação do ser humano. A família se constrói, cresce, se desenvolve, se modifica e pode se destruir através do tempo.

Na contemporaneidade, um dos fatores que mais contribui para as modificações da sua estrutura e dinâmica é a longevidade. Parece existir um crescente descompasso de interesses e investimentos afetivos, um desajuste entre as expectativas criadas em torno das idealizações e da realidade possível.

A importância que a família tem para o idoso parece não corresponder à importância do idoso para a família. Os parâmetros de intimidade guardam dimensões bem diferentes para o idoso e para os outros membros do mesmo grupo familiar. As gerações mais jovens organizam a vida social em torno de pessoas da mesma idade em função de trabalho ou estudos, enquanto os mais velhos, com uma vida social mais restringida, têm dificuldades para organizar grupos de pares e frequentemente esperam obter da família um cuidado e atenção que lhes parece sempre demorar a chegar.

No melhor dos casos, se envelhece dentro de um vínculo familiar, mas também dentro da esfera social, daí a importância do modo como se estabelece a vincularidade. Pesquisas recentes demonstram que não haveria relação entre o bem-estar na velhice e a frequência com que os idosos interagem com filhos ou netos. O bem-estar emocional e psíquico é melhor quando os mais velhos mantêm vínculos em primeiro lugar com amigos, em que os relacionamentos são consensuais e há a possibilidade de escolha; em segundo lugar aparecem os vizinhos, com os quais é possível montar uma rede solidária; e só em terceiro lugar aparece como importante o convívio com a família, que é identificada como um espaço social de vínculos muito fortes, marcados pela obrigação e, em consequência, altamente conflitivos.

A estrutura familiar ainda é o lugar privilegiado para que um indivíduo se transforme em um ser plenamente desenvolvido. A família tradicional se regia por princípios de autoridade, obediência e obrigação. Especificamente, na rural, reunida em torno da mesma atividade, tanto a educação formal quanto a moral e religiosa dependiam da família. Esta se sobrepunha ao indivíduo e à sociedade externa.

A atual estabelece a união de seres diferentes com interesses diversos e contraditórios, exclusivamente no meio de laços afetivos que se regem pelos princípios de liberdade e responsabilidade. Autoridade e obrigação caíram para um segundo plano e só são evocadas quando os primeiros falham. Não só a educação formal, mas grande parte da moral e religiosa, é delegada às escolas. Porém, em ambos os tipos de famílias existem conflitos, porque não dependem do tipo de organização.

Na família tradicional, o fato de ter que obedecer à autoridade paterna sem contestações provocava intensos conflitos internos naqueles membros que ousavam desejar algo diferente; o pai escolhia o marido para a filha e a profissão para o filho, embora isso pudesse significar a infelicidade e muitas vezes o ódio dirigido à figura paterna ditatorial.

Na organização atual, quando um casal decide se unir e constituir uma família, possui um sonho que frequentemente inclui os filhos e um destino para eles: permanece neles o desejo de que os filhos realizem tudo aquilo que eles desejam (e já desejaram para si próprios). Os filhos chegam para ser os melhores, imbuídos de uma série de exigências (necessárias) que marca o rumo a seguir, implicando um afastamento da família nuclear, pois esse caminho é marcado pelo ideal de independência que pode não coincidir com o dos pais.

O sonho da família perfeita se desfaz e surge a frustração, decorrente de um desejo que não se realiza. Para que todos os seus membros evoluam e cresçam, mudanças são fundamentais. Por outro lado, sabemos não existirem relações de amor sem frustração e sem raiva; essa ambivalência inconsciente gera conflitos e só a capacidade de adaptação poderá diminuí-los.

Envelhecimento e preconceito

Na imagem social dominante, há uma homologação entre limitações e incapacidades, propiciadora de preconceitos nos quais a família se apoia para marginalizar o velho, ainda que com as melhores intenções. Preconceitos e contradições são gerados dentro da família, desde a infância.

A identificação da velhice com as ideias de passividade, doença e morte faz com que se sequestre a autonomia dos idosos e se promovam condutas e atitudes que acabam sendo incapacitantes. Assim, os preconceitos atuam como verdadeiras barreiras, impedindo a circulação afetiva com liberdade e reciprocidade, acabando por dificultar a comunicação.

A propósito desse tema, Mata (2003) cita várias barreiras a serem vencidas para conseguir uma comunicação efetiva. A primeira é constituída pelas ideias preconcebidas sobre velhice e envelhecimento, especialmente as que dizem respeito à rigidez e à teimosia. Outra é a culpa baseada em conflitos antigos, podendo ser reativada sob a forma de superproteção que, não raramente, encobre uma agressividade latente. A "falta de liberdade para expressar emoções" que vamos ganhando com os anos, já desde a vida adulta, constitui também barreira que limita as inter-relações possíveis no seio de uma família.

Superando-as, nos encontraríamos ante diversos modos de comunicação que propiciariam o intercâmbio de informações e facilitariam o cuidado recíproco por meio do confronto de ideias e da partilha de sentimentos. Assim, conseguida a comunicação efetiva, se criariam espaços de espera e escuta em que a confiança mútua e a compreensão das necessidades de todos seriam viáveis.

No entanto, acreditamos que existem barreiras não tão facilmente identificáveis: as inconscientes, construídas tijolo a tijolo, ao longo de anos de convivência familiar conflituosa, impossíveis de identificação e superação sem ajuda externa.

Aqueles que trabalham com idosos e suas famílias sabem muito bem como esses conflitos, carregados durante a vida toda, aumentam sua potencialidade angustiante quando se vislumbra o fim ou quando simplesmente se necessita de mais bem-estar e serenidade que só uma alma em paz consigo mesma pode atingir.

O velho na família

O papel do velho sofreu modificações substanciais através do tempo no âmbito familiar e social. Perdeu o protagonismo, que constituía uma referência fundamental e ao qual o idoso ainda amarra – cada vez com mais dificuldade – seu sentimento de pertencimento e autoestima. Mas, apesar de ser reconhecido como sujeito, na modernidade ocidental "ele continua destituído do lugar de agente social e do mundo das trocas simbólicas" (Birman, 1995). O efeito dessa perda em que a cultura desinveste no velho provoca um processo de desnarcisação, no qual o idoso também se identifica com esse lugar vazio: não há chances de ressignificação do passado no presente e nem a possibilidade de projeção no futuro. A cultura, ao criar definições e promover uma linguagem que categoriza os cidadãos segundo gênero ou faixas etárias, determina o modo das relações sociais: as alianças e os conflitos, a solidariedade ou a dominação.

A retirada dos investimentos traz ainda como consequência sentimentos de desamparo, abandono, solidão, depressão e pode levar a processos de perdas cognitivas como decorrência de abalos vinculares extremos. Essas são as implicações diretas do conflito geracional não metabolizado, da falta de sentimento de pertencimento e da sensação de linhagem perdida.

Geralmente, algum desencadeante põe em jogo o sofrimento vincular, retira o sentido da existência e coloca a vida em perigo. Uma mudança na realidade externa, o casamento dos filhos, situações de doença, viuvez e diversas possibilidades de luto exigem uma reavaliação dos vínculos: "antigamente não era assim", "antes jamais me teria dito tal coisa", "quando começou a mudar nossa relação?", são algumas das perguntas que o idoso se faz quando seu lugar na estrutura se altera.

Por meio da reminiscência, os idosos comparam seus vínculos anteriores aos atuais e analisam o lugar que ocupam na trama familiar. O tempo e seu modo de transcorrer já não são mais os mesmos, também seus filhos mudaram e talvez os netos não respondam ao ideal sonhado.

A perda dos referenciais apoiados nos antepassados transforma o valor das gerações. Os mais velhos "já não servem mais para nada" e, para os mais jovens, sobra toda a responsabilidade pelo futuro. O avanço tecnológico também contribui para que papéis antigamente tidos como tradicionais caiam em desuso.

Os vínculos familiares, baseados no exercício de um certo poder, dificultam a metabolização da inversão de papéis, especialmente quando a relação já era conflitiva. Não é fácil aceitar que não se é mais o pai provedor ou a mãe nutriente. Para os filhos, não é fácil aceitar a queda da imagem idealizada dos pais da infância. O pai herói e a mãe protetora são agora pessoas que precisam dele.

A situação social e econômica atual complica ainda mais esse panorama, pois ou são os pais que devem ser sustentados pelos filhos ou os filhos desempregados e suas famílias que sobrevivem com os parcos ganhos de seus aposentados. A falta de redes de apoio social soma-se a esse quadro e assim não há como evitar tensões e conflito.

Relações entre avós e netos: avosidade

Mead (1971), em *La fosse des générations*, já dizia que a continuidade da cultura depende da presença viva de ao menos três gerações. Atualmente, é fácil encontrar a convivência de até quatro gerações concomitantemente. Nos países desenvolvidos e em vias de desenvolvimento, as configurações familiares mudaram radicalmente nas últimas décadas.

Por um lado, temos um menor número de membros em cada geração como resultado da baixa taxa de natalidade. Por outro, com o aumento da longevidade, observamos a existência de várias gerações da mesma família. Dessa maneira, aumentam o número de avós e o número de anos que uma pessoa vai viver como avô/avó. É habitual nos dias de hoje compartilhar a vida adulta dos netos, criando novas modalidades vinculares de solidariedade mútua, em que frequentemente estes se transformam em seus cuidadores e/ou exercem uma função mediadora quando existem conflitos com a geração do meio.

Por outro lado, são incontáveis as modalidades de avosidade e isso depende de múltiplos fatores, dentre os quais se destacam: a singular estrutura psíquica desses sujeitos que viraram avós; a história familiar; o meio cultural em que o vínculo se desenvolve; e, muito especialmente, o tipo de relacionamento anterior com os filhos. Mas também depende da idade dos avós. Observa-se que os mais jovens tendem a ser divertidos e participantes, enquanto os mais velhos são distantes e demandam ajuda por parte dos netos.

O gênero também tem sua influência: a função parece ser mais importante para a mulher que para o homem; elas têm uma tendência a ser ativas e participantes, a se comprometer preferencialmente com aspectos emocionais e da saúde do neto. Os homens participam do lazer, se preocupam mais com os estudos e o trabalho. Um aspecto interessante desse tipo de vínculo é que ambos os gêneros tendem a se relacionar mais com os netos filhos de seus filhos favoritos.

Zarebski (2005) chama atenção para a sinonímia entre os termos avô e velho. É possível ter netos quando ainda não se chegou à idade em que se é considerado velho. Destaca também que nos dias atuais, em razão do aumento da longevidade e de outras modificações culturais, ser avô é só uma das possibilidades identificatórias, pode-se ser muitas outras coisas.

O que define um avô não é uma imagem nem uma idade cronológica, nem sequer um papel social. A avosidade é uma função intimamente ligada à função materna ou paterna das quais se diferencia, mas que, como aquelas, tem um papel determinante na estruturação psíquica do sujeito.

Para Readler (1986), o simbólico precede e constitui o sujeito na genealogia. A função de avô está sempre presente, independe de o indivíduo aceitá-la ou rejeitá-la. A avosidade é a estruturação psíquica do sujeito que se localiza no primeiro nível na ordem da filiação trigeracional.

A avosidade é sempre estruturante, não importando se o neto teve ou não contato com os avós. Mediatizada pelos pais, a avosidade opera estruturando o psiquismo, atravessando a subjetividade, ocupando um lugar na história de cada sujeito: o lugar do pai-mãe, de seu pai-mãe. Os avós, ainda que ausentes, podem ter marcado ideais, colaborado na montagem de representações sobre a vida, a morte, a sexualidade, o trabalho etc.

Assim, forma-se uma espécie de corrente identificatória. Se desejamos para nossos filhos tudo aquilo que não conseguimos ser, não podemos esquecer que tudo isso já foi desejado antes para nós pelos nossos pais. Transmitimos de geração a geração um pacote de anseios e desejos, marcando condutas, propondo ideais, passando responsabilidades, enfim, escrevendo histórias familiares. A função de avós, bem ou malsucedida, satisfatória ou conflitiva, vai depender de como tenha sido exercida a função materna ou paterna da qual ela deriva.

A avosidade é um dos aspectos privilegiados no qual os conflitos familiares mais profundos e de difícil resolução podem se manifestar.

Frequentemente, os avós se sentem abandonados pelos netos quando estes chegam à adolescência ou à juventude. Brincavam e participavam das vicissitudes de sua vida infantil, mas parece que só sabiam ser avós de netos-crianças. Quando essas crianças crescem, ficam amarrados à infância de seus netos, esperando que voltem como esperaram que voltassem a infância de seus próprios filhos e a sua própria. Não conseguiram acompanhar sua descendência com o próprio crescimento. Nessa espera inútil, acabam por se isolar e abandonar seu relevante lugar na estrutura familiar.

> O que faz com que a avosidade seja reconhecida e conseguida como função é que quem ocupa esse lugar tenha podido realizar a operação simbólica de se colocar como pai/mãe de um pai/mãe, ou seja, que tenha conseguido não ceder mas dar lugar a que se reproduza em seu filho/filha a função paterna/materna, colocando-se assim como mais um elo na cadeia geracional (Zarebski, 2005).

Exercício da avosidade: reprodução da parentalidade

Não se deixa de ser pai/mãe pelo fato de fazer com que a função se reproduza; pensar que essa função é cedida implicaria deixar de exercê-la. É nesse sentido que se deve entender o legado à geração seguinte. A avosidade é o ponto culminante da parentalidade, não porque aí acabe, mas porque nesse ponto se reproduz.

Marca-se, assim, uma perspectiva de continuidade ao sustentar uma dupla inscrição como filho do antecessor e como pai do sucessor. Ser filho e pai ao mesmo tempo, sem que os papéis se confundam, é o verdadeiro legado de uma transmissão geracional que basicamente funcionou bem.

Algumas doenças e diversas manifestações corporais podem surgir com o início da avosidade, mas elas não são diferentes das que acompanham todos os processos de envelhecimento (especialmente os mais patológicos) e derivam especialmente do recrudescimento de aspectos narcisistas que se manifestam na totalidade da vida do sujeito, aspectos que, por não terem sido suficientemente elaborados, voltam sob formas regressivas.

Uma avosidade dita normal não é natural, não é efeito de um fato biológico. A função de avô – como todas na vida – requer uma elaboração do questionamento do próprio papel como filho e como pai, na tentativa de não repetir os erros e de compensar as faltas. Ter um neto é um novo laço geracional, absolutamente inédito, e por isso exige uma reorganização psíquica, uma relocalização dos lugares de pertencimento, uma verdadeira metamorfose libidinal, como a denomina Readler (1986). Mas continuidade não quer dizer indiferenciação, o que deve continuar é a função e isso depende de que ela seja reproduzida.

Mais do que alguma coisa a dar e receber, há entre as gerações algo a ser transmitido: a função paterna e materna.

Quando essa função de transmissão se encontra bloqueada ou falida, por questões referidas à estrutura psíquica do idoso ou por ruídos na comunicação familiar – relacionados com o histórico da família –, nos defrontamos com sofrimentos psíquicos intensos.

Sabemos que, quando há sofrimento e frustração nos vínculos intergeracionais, todas as gerações implicadas na situação sofrem. Ações que visem ao bem-estar do idoso e da família devem buscar uma qualidade de vida para todos; será necessário considerar até que ponto cada integrante está disposto a ceder e a investir em benefício do grupo. A convivência intergeracional será facilitada se os aspectos positivos dos vínculos forem privilegiados: compreendendo a situação familiar e a falta de redes de apoio social; tentando sempre vencer os preconceitos mútuos; minorando a ideia de encargo, que pode ser substituída pela de patrimônio; aprimorando a noção de cuidado, incluindo a reciprocidade e a solidariedade.

Vários tabus se criam em torno do envelhecimento. Um deles é estabelecer uma sabedoria que inviabiliza a explicitação das angústias ou a necessidade de continuar se perguntando e perguntando aos demais sobre fatos que criam desconforto e dúvida com relação à maneira de proceder. O exercício da sabedoria representa o constante governo de si, forjado durante o desenvolvimento do homem por meio dos ideais da juventude, alicerçado na aquisição do conhecimento, tendo seu ápice na aceitação da transitoriedade. Sem dúvida nenhuma, é o resultado do trabalho da vida inteira, mas a elaboração da consciência da finitude implica uma ação permanente de rever um momento anterior, ligado ao nascimento e um depois, ligado à morte. No quadro que delineamos, tornar-se avô talvez não seja uma tarefa assim tão tranquila como queiramos acreditar. O imaginário social o associa à ideia de velho e de alguém livre de sentimentos contraditórios. No entanto, na sociedade contemporânea, a velhice é carregada de atribuições negativas e assim a crise de papéis atinge também expectativas com relação ao ser avô/avó: o que se espera dos avós e o que os avós não conseguem mais se submeter.

Ao escolher a temática do ser avô como aspecto importante da estruturação psíquica do indivíduo idoso, procuramos exemplificar mecanismos psicológicos que adquirem especificidades nesse momento da vida. Como afirmamos anteriormente, enquanto características biológicas involuem, características psíquicas podem evoluir.

Segundo Cecília Meireles (1983), no poema "Reinvenção": "A vida só é possível reinventada". Sendo assim, se conseguirmos nos aproximar do entendimento dos processos internos dessas funções familiares, talvez possamos criar novas maneiras de exercer a avosidade.

Os dois termos estão sendo empregados como denominação dessa problemática humana conflitiva: um neto representa promessa de vida em relação a certos ideais e morte em relação ao declínio físico e à consciência de finitude.

A existência do neto intranquiliza, gerando um tumulto interno que propiciará o surgimento de novos interesses e o resgate da vitalidade. Por intermédio da possibilidade de amor pelo neto, o idoso redescobre esse sentimento em si.

Considerações finais

Na avosidade, o sujeito lida com emoções relacionadas a si mesmo; ao que foi; ao que queria ser; e à pessoa que foi parte de si mesmo.

Mecanismos psicológicos bastante elaborados estão presentes ao aceitar filhos como tendo possibilidade de serem pais, amenizando eventuais conflitos familiares de conteúdo fortemente agressivo. Os netos, ao serem a possibilidade simbólica da imortalidade, aliviam o enfrentamento da situação desconhecida que é a morte. O exercício da avosidade pode ser a saudável, porém conflitivo, pela aproximação dessas figuras aterrorizadoras da finitude.

A avosidade não remete a uma idade cronológica, mas a um laço de parentesco localizado nas filiações trigeracionais, do ponto de vista pessoal, familiar e social.

Atentar-se para a delicadeza dessa etapa da vida implica programas voltados para o debate desse tema junto ao segmento diretamente envolvido. Não é esperar para ver o que acontece, mas se antecipar à exteriorização dos confrontos sob a forma de embates familiares irreconciliáveis, adoecimentos desencadeados ou acentuados pela depressão.

O direito do indivíduo de usufruir de um bem-estar pessoal deve estar presente em qualquer faixa etária. O idoso conquistando espaços sociais conscientiza a sociedade para o envelhecimento como continuação e consequência de um modo de vida anterior. No âmbito familiar, ele desempenha papel preponderante, sendo fundamentais programas voltados para o resgate da capacidade criadora que há no ser humano.

Voltar a se sentir amado pode estar junto com a busca pela atualização cultural e a inclusão social.

Levando em conta as implicações sociais e o ônus emocional e econômico que acarreta o indivíduo com baixa autoestima e sem vislumbrar significado para sua condição atual, podemos dimensionar a relevância dos programas para essa faixa etária.

As mudanças inevitáveis que o processo de envelhecimento introduz nas relações familiares podem significar sofrimento, lidar com o desconhecido... mas também podem ser poesia.

122

O Fim da Vida, o Idoso e a Construção da Boa Morte

Ciro Augusto Floriani[1]

"O modo como as pessoas morrem fica na memória daqueles que vivem."
(Cicely Saunders)

"Em qualquer sociedade, a imagem dominante da morte determina a concepção da saúde."
(Ivan Illich)

Introdução

Uma das consequências do envelhecimento populacional, da maior longevidade da população idosa e do aumento da prevalência das doenças crônico-degenerativas diz respeito à qualidade de vida dos idosos e à alocação de recursos para a organização e estruturação dos serviços de saúde necessários para atender as demandas deste crescente contingente populacional, passando a constituir-se em um desafio às políticas de saúde, tanto para o setor público quanto para o setor privado, na medida em que modelos assistenciais adequados e com alta resolubilidade, em um contexto orçamentário restritivo, tornam-se cada vez mais necessários (Veras, 2002).

A construção e organização destes modelos assistenciais devem incluir uma adequada e compassiva assistência aos idosos com doenças avançadas e em fase terminal. Implica, para essa crescente população, necessariamente, mas não somente, capacitar recursos humanos que sejam competentes tecnicamente, responsabilizar os gestores, em seus diversos níveis, nessa construção e organização – o que significa criar uma concreta política nacional de assistência no fim da vida – não só com relação a uma busca de melhor qualidade de vida, mas na oferta de uma melhor qualidade de morte a esses idosos. Trata-se de um problema de saúde pública que, em nosso meio, precisa ser enfrentado.

E por que se deve investir em qualidade de morte, quando tanto se fala em qualidade de vida? Não seriam dois campos antinômicos e não seria estranho falar em qualidade de morte, justo quando os estupendos avanços biotecnocientíficos dos últimos pelo menos 50 anos organizam um cenário médico de intervenções continuadas e persistentes? Para responder-se a essas questões, poder-se-ia, aqui, invocar vários imperativos morais, mas o princípio da dignidade humana, a despeito de ser conceitualmente difuso e heterogêneo, é sempre invocado na reflexão acerca das consequências deletérias ao se romperem os limites da razoabilidade das intervenções terapêuticas aplicadas a um idoso com doença avançada, as quais se mostram frequentemente obstinadas e, portanto, muito mais próximas da maleficência do que da beneficência. Idoso esse que se encontra em um estado de vulneração e de desproteção, com sofrimento desproporcional, muitas vezes com somente uma vida biológica (*zoé*) disponível, em detrimento de uma vida de plenitude afetiva, social e existencial (*bíos*), com impacto significativo não somente a ele, mas a seu entorno familiar e ao próprio sistema de saúde.

O conceito da boa morte, no contexto dos cuidados no fim da vida, tem sido utilizado quando estão presentes determinadas características, tais como: morte sem dor; morte ocorrendo com os desejos do paciente sendo respeitados (verbalizados ou registrados nas diretivas antecipadas de vontade); morte em casa, cercado pelos familiares e amigos; ausência de evitável infortúnio e sofrimento para o paciente, sua família e o cuidador; morte em um contexto onde as pendências do paciente estejam resolvidas e ocorrendo com uma boa relação entre o paciente e sua família com os profissionais de saúde. Entretanto, há de se considerar as condições nas quais o idoso enfrenta sua morte, evitando-se, com isto, falsas expectativas acerca da evolução deste processo, nem devem ser desconsiderados os aspectos culturais específicos nos quais ele está inserido, especialmente em se tratando de sociedades que se pretendem pluralistas, nas quais há diferentes concepções do que seja uma boa morte (Walter, 2003).

Este capítulo trata do significado e da importância da boa morte na época atual, de sua construção histórica, e de sua relação com o desenvolvimento do moderno movimento *hospice*, um amplo movimento social de assistência no fim da vida, surgido em fins da década de 1960, na Inglaterra, e que alberga os cuidados paliativos e o cuidado *hospice*. De fato, a boa morte tem sido um conceito tão importante e central para o moderno movimento *hospice* que, na atualidade, os cuidados paliativos e o cuidado *hospice* podem ser entendidos como sinônimos de boa morte, o que cria uma expectativa sobre um modo peculiar de como se morre, quando se fala em cuidados paliativos ou cuidado *hospice*. Portanto, falar em cuidados paliativos ou cuidado *hospice* implica a busca desse ideário da boa morte e representa verdadeiro *leitmotiv* para os profissionais envolvidos com sua prática diária: o jeito *hospice* de cuidar, o jeito *hospice* de morrer (Menezes, 2004).

A construção de um conceito: a boa morte na contemporaneidade

Há duas origens para a expressão boa morte. Uma vinda de *eu, thánatos* (*eu*: boa; *thánatos*: morte), de onde se origina a palavra eutanásia, significando, atualmente, uma morte desejada e sustentada temporalmente pelo seu solicitante, fundamentada em uma decisão autônoma, e que se caracteriza por ser suave, rápida e indolor, modelo de morte do movimento dos defensores da eutanásia e do suicídio assistido (European Association of Palliative Care Task Force, 2003). Inclui-se, aqui, o surgimento do que tem sido designado como suicídio racional no idoso, quando ele não tem uma doença terminal, mas a vida longeva e a falta de sentido em continuar vivendo sem relações concretas fundamentam sua solicitação e execução (Gramaglia *et al.*, 2019; Richards, 2017).

A outra origem do termo provém do *kalós, thánatos* (*kalós*: boa, bela; *thánatos*: morte), a morte boa, bela, nobre e exemplar (Kellehear, 2007). Esse tipo de enfrentamento da morte, de morrer nobremente, situa-se entre as categorias do belo e do heroico e, de fato, as categorias da beleza e do heroísmo são construções a partir da *aisthesis*, a qual indica, ao mesmo tempo, a sensibilidade (ou faculdade de sentir) e a sensação (ou ato de sentir), que, por sua vez, se referem tanto ao conhecimento sensorial de um objeto (ou percepção) como ao conhecimento sensorial de uma de suas qualidades (Gobry, 2007). Mas, a boa morte da eutanásia também não está separada da *aisthesis*.

[1]O conteúdo deste capítulo foi retirado da tese do autor, "Moderno Movimento Hospice: Fundamentos, crenças e contradições na busca da boa morte", com algumas adaptações e atualizações. Parte de seu conteúdo foi transformado em artigo, publicado na revista Bioética.

Pode-se dizer que há uma relação complexa entre a eutanásia – com sua dimensão espiritual presente na palavra grega *eu* – e a kalotanásia, vez que ambas são produto da *aisthesis*, a qual se refere tanto a um fenômeno corporal quanto simbólico.

Em 1997, o Institute of Medicine definiu a boa morte como:

> Aquela que é livre de uma sobrecarga evitável e de sofrimento para os pacientes, as famílias, e os cuidadores; em geral, de acordo com os desejos dos pacientes e das famílias; e razoavelmente compatível com os padrões clínicos, culturais e éticos (Field; Cassel, 1997).

Weisman e Hackett (1961), em seu modelo hipotético de boa morte, a descrevem como aquela na qual se reconheceria a inevitabilidade da morte pessoal como um cumprimento, como uma realização da vida. Para tanto, ela dependeria de quatro condições para ser alcançada: redução do conflito intrapessoal; compatibilidade com os ideais do eu da pessoa; recuperação ou preservação de importantes vínculos; e, consumação de desejos.

Já Kelehear (1990), ao estudar o comportamento de 100 pacientes com câncer no último ano de suas vidas, encontrou cinco estágios repetitivos, sequenciais e interdependentes entre si: o primeiro estágio seria o da consciência do morrer; o segundo estágio estaria relacionado à fase dos ajustes sociais e da preparação pessoal; o terceiro estágio, à divulgação para a comunidade, com a fase da preparação pública; o quarto estágio seria aquele no qual o paciente abriria mão das responsabilidades e dos compromissos; e o quinto estágio seria o momento da despedida.

Webber (1999) encontrou, em várias narrativas de morte, elementos que caracterizariam a boa morte: uma morte sem tratamentos que persistam além do que o paciente quer; uma morte em que sintomas tratáveis sejam adequadamente abordados, como, por exemplo, a dor; uma morte na qual o paciente tem o poder de decisão; uma morte com adequada abordagem psicológica; e uma morte em que o paciente, a família e os amigos possam contar com ajuda em vários níveis.

Em um estudo realizado na Holanda com 1.388 pessoas, entre 29 e 93 anos, as características mais citadas do que seriam uma boa morte foram: a possibilidade de dizer adeus a quem se ama (94%); morrer com dignidade (92%); ser capaz de decidir acerca do tratamento no fim da vida (88%); e morrer sem dor (87%) (Rietjens *et al.*, 2006).

Outras características descritas na tentativa de construção conceitual da boa morte são: uma morte confortável, com o paciente cercado por aqueles a quem ama, sendo cuidado com amor, dedicação e competência; uma morte em que haja abordagem dos sintomas psicológicos, dentro de um sistema de saúde ordenado e que funcione para cuidados no fim da vida; uma morte no domicílio; e uma morte sem conflitos com os profissionais de saúde, na qual quem está morrendo possa controlar este momento (Steinhauser, 2000; Clark, 2003).

Características similares são encontradas, também, em sociedades distintas das ocidentais, como no estudo realizado na cidade de Kwahu-Tafo, Gana: resolução dos negócios pendentes; reconciliação com os desafetos; morrer de preferência em casa, cercado pelos filhos; morte preferencialmente natural, após uma longa e bem vivida vida; e uma morte que não seja consequência de doença infectocontagiosa, nem provocada por violência ou por acidente (van der Geest, 2004).

Seale (1995), em um modelo de morte que chama de morte heroica, descreve relatos de busca de conexão social com outros e de afirmação da autoestima. São mortes que nas sociedades ocidentais contemporâneas, substituiriam a morte do herói da Antiguidade, com ênfase na jornada interna, explorando as vivências psicológicas e acompanhada pela mídia televisiva, impressa e eletrônica (Seale, 1995; 2001).

Em síntese, há um conjunto de características que devem ser colocadas em prática para que se possa oferecer ao idoso uma boa qualidade de morte (Debate of the Age Health and Care Study Group, 1999):

- Saber quando a morte está próxima e compreender o que pode ser esperado
- Ser capaz de ter controle sobre o que ocorre
- Ter dignidade e privacidade garantidas
- Ter controle sobre alívio da dor e sobre outros sintomas
- Ter controle e poder escolher onde morrer (em casa ou em qualquer outro lugar)
- Ter acesso à informação e à *expertise* de qualquer coisa que seja necessária
- Ter acesso a qualquer suporte espiritual ou emocional requerido
- Ter acesso aos cuidados paliativos em qualquer lugar, não somente em hospitais
- Ter controle sobre quem está presente e com quem irá compartilhar o fim de sua vida
- Ser capaz de encaminhar diretivas antecipadas que assegurem que seus desejos serão respeitados
- Ter tempo para dizer adeus, e controle sobre outros aspectos do tempo
- Ser capaz de partir quando for o tempo de ir, e não ter a vida prolongada inutilmente.

Outras designações que encontramos para a boa morte são: morte apropriada; morte digna; morte serena; morte em paz; morte feliz; morte saudável; morte natural e, em nosso meio, comumente encontramos o termo ortotanásia (*ortho*: exata, direita, certa; *thánatos*: morte).

Não importando muito as designações utilizadas, o que está por trás destas construções é um conjunto de características que aglutinam expectativas de condutas médicas mais suaves, de alívio do sofrimento, de respeito pelas decisões de quem está morrendo e de um processo de morrer que possa ser ritualizado socialmente.

Deve-se ressaltar que estas características constitutivas da boa morte são frutos, em sua grande maioria, de investigações e de reflexões conduzidas nas sociedades industrializadas e, portanto, dentro de um contexto sociocultural muito distinto do nosso. Segundo Walter, duas tendências no campo da morte e do morrer surgiram nessas sociedades, que seriam dependentes de um maior ou menor controle cultural exercido, evidenciando maior ou menor capacidade de expressar ou de falar sobre os sentimentos, que ele chama de *expressivismo forte e fraco* (Walter, 1994). A predominância de uma ou de outra dessas tendências ajudaria a explicar, para o autor, o porquê de o modelo de morte do movimento *hospice* disseminar-se mais rapidamente nos EUA – país com a maior quantidade de *hospices* no mundo – e mais lentamente em países mais controlados, como a Alemanha e a Suíça.

Em síntese, a boa morte seria um conjunto de características de enfrentamento da morte, que busca melhorar a qualidade do processo do morrer dos pacientes no período de vida que lhes resta. Trata-se, para o moderno movimento *hospice*, de um modelo de morte cujos objetivos são o de conseguir esse processo socialmente compartilhado e, ao mesmo tempo, tornar mais suave a jornada de luta do paciente, porém com o desafio de fazê-lo dentro de um cenário médico tradicional que se identifica com o uso persistente e continuado de alta tecnologia, que organiza um modelo de morte caracterizado por práticas de intervenções obstinadas e contínuas. Assim, o moderno movimento *hospice* intenta criar as condições propícias para uma peculiar disposição de enfrentamento durante essa jornada, dando um sentido à morte e ao morrer.

Raízes históricas da boa morte

A boa morte é temporalmente, culturalmente e historicamente organizada, mas elementos comuns a distintas épocas e culturas podem ser identificados. O elemento definidor, referencial social que emerge e que sustenta a boa morte no transcurso do desenvolvimento histórico, diz respeito "ao morrer que permite a cada um preparar-se para a morte com a cooperação da família e da comunidade" (Kellehear, 2007, p. 86). Em várias sociedades ao longo do tempo, a morte ritualizada coletivamente é parte necessária de um cenário de sustentação social. Ao morrer, o sujeito individual desaparece fisicamente e ameaça a coletividade em que vive, a qual, ritualizando esta perda, mantém-se viva e fortalecida; em outras palavras, a morte de um membro, em uma sociedade que ritualiza essa morte, fortalece e dá poder aos membros que permanecem, remodelando a textura social (Rodrigues, 1983). Ou, como coloca Morin, a autopoese social do processo de morrer depende da morte individual (Morin, 1970).

Kellehear descreve e analisa a configuração e incorporação dos elementos constitutivos da boa morte na sociedade camponesa em seus primórdios. Esses elementos, em distintas épocas, tiveram um papel crucial no processo adaptativo dessa sociedade, com o desenvolvimento progressivo de uma morte gradual, compartilhada na comunidade, com a participação ativa de quem estava morrendo, planejamento de seu funeral, sepultamento e controle na distribuição de seus bens e propriedades, com as cenas de despedidas feitas individualmente (Kellehear, 2007).

Na sociedade pastoral verifica-se a ocorrência de reuniões preparatórias com quem está morrendo, tornando a morte e o morrer mais previsíveis, e com direitos e deveres para todos os envolvidos. Com isto, o "morrer e a morte tornaram-se, como o casamento e o nascimento, como semear e colher, como boas estações e [períodos de] fome, parte da sucessão de ciclos previsíveis" (Kellehear, 2007). Assim, dentro de uma sociedade que se orientava pelo ritmo das sucessivas repetições de ciclos, a morte e o morrer passaram a fazer parte de uma lembrança fatalista, dando tempo para seu preparo e controle, em conformidade com deveres assumidos, com a jornada para o outro mundo iniciando-se já nesta vida terrena.

Nestas sociedades camponesas há uma forte valorização do processo de preparo para a morte e isso é ainda verificado nos dias atuais, por exemplo, no cerimonial fúnebre e na fase de luto, especialmente nos primeiros 3 dias após a morte, podendo estender-se até o fim da sexta semana. Berta, ao estudar a sociedade camponesa húngara e romena, mostra que o indivíduo que rompe com este processo sofre duras sanções. O autor descreve o que ocorre, por exemplo, com a pessoa que se suicida, muitas vezes com importantes constrangimentos aos rituais em sua memória como, a perda do direito aos rituais de purificação e a segregação no além-mundo, passando a ter uma "assustadora perspectiva do futuro no outro mundo" (Berta, 2001). Além disso, seus familiares passam a sofrer coações, o que só aumenta a dor e o sentimento de perda entre eles, sofrendo sanções morais, o que, com frequência, os levam a restrições e a desenvolverem intenso sentimento de vergonha.

Outro exemplo do ritual de morte entre os camponeses aparece nos escritos de Tolstoi, como, por exemplo, no conto *Senhor e servo*, ao narrar como um camponês russo do final do século XIX vivenciou seu processo de morte: "Nikita acabou morrendo em casa, como desejava, sob as imagens dos santos e com uma vela de cera acesa na mão. Antes de morrer, pediu perdão à sua velha e, por sua vez, a perdoou pelo toneleiro. Despediu-se também do filho e dos netinhos, e morreu sinceramente feliz porque, com sua morte, livraria o filho e a nora do fardo de uma boca a mais e porque, ele mesmo, já passava desta vida da qual estava farto para aquela outra vida, que, a cada ano e hora, se lhe tornava mais compreensível e sedutora" (Tolstóy, 1991).

Em resumo, a morte na proximidade da família e com forte participação comunitária são duas características constitutivas da boa morte. A ritualização da morte e do morrer, tão necessários para a jornada de luta no enfrentamento da doença, encontram também na Grécia antiga substratos para a sua construção conceitual.

Kalotanásia e a jornada consciente para a morte

Para Soares, o *kalós thánatos* na sociedade grega de Esparta era *o corolário de uma vida, a dignidade na morte* (Soares, 2003) e, apesar de seus elementos constituintes, em Heródoto, serem recolhidos dos relatos dos combatentes gregos espartanos, fruto de um código (*nomos*) de honra militar, a boa morte não se limitava a eles: "o tratamento reservado, em particular, aos cadáveres dos soldados e, de um modo geral, a qualquer homem, é determinante para a realização do ambicioso desígnio de 'morrer com dignidade'" (Soares, 2003).

É preciso recordar que a felicidade (a *eudaimonia*) à qual o homem grego antigo aspirava somente era possível de ser alcançada e reconhecida com a morte e, dependendo do modo como ele morria, alcançava-o, ou não, como bem registra Heródoto em suas *Histórias*, na resposta do sábio grego Sólon ao bárbaro Lídio de Creso: "Aos meus olhos vós dais mostras de possuir uma fortuna colossal e de ser senhor de uma multidão de homens. Porém, à pergunta que me fizestes, não vos respondo sem antes tomar conhecimento de que terminastes bem o vosso percurso de vida" (Soares, 2003).

Assim, os elementos constituintes do enfrentamento da morte da sociedade grega espartana que interessam à construção da boa morte do moderno movimento *hospice* são: a consciência da morte em combate como critério de uma vida digna; a consciência de que a fuga e o suicídio seriam duas situações de desonra, de quebra do código moral da comunidade – o que caracterizaria a *anomia* – e configurariam uma morte em sofrimento, a cacotanásia (*kakós*: sofrimento; *thánatos*: morte), não importando, aqui, quanto tempo depois viessem a ocorrer, caso não fosse o ato reparado; o acolhimento e os rituais fúnebres feitos pela família do morto; e, a morte ocorrendo dentro de uma moralidade estabelecida, um código moral relacionado à dignidade de como se morria (Soares, 2003).

Portanto, na kalotanásia há plena consciência da possibilidade da morte, e não há fuga possível, o que torna o ato de enfrentamento heroico. Há, nesta concepção de morte, um sentido estético profundo, um sentimento do belo (outro significado de *kalós*), dando, à morte, uma conotação nobre, uma morte bela, uma morte ideal ou exemplar. Trata-se não só de um tipo de morte, mas, principalmente, de um processo – *o kalós thanein* – de um morrer nobremente, que ocorre durante o enfrentamento de um inimigo, durante uma jornada de luta a ser conscientemente percorrida, com coragem e moralmente legitimada. Um ideal de virtude perpassa todo o drama da kalotanásia e a dignifica, entremeando um sentido estético do belo com um desejo ético do bom, em consonância com um código moral vigente, um sentido para o além-morte, uma inscrição heroica aos que ficam, feita por aquele que assim morreu. Portanto, a kalotanásia configurar-se-ia como "[um] conjunto de tendências comportamentais culturalmente sancionadas e prescritas, colocadas em movimento por quem está morrendo, e designadas a tornar a morte, tanto quanto seja possível, plena de sentido" (Kellehear, 1990). Ela incorpora um empreendimento com forte motivação interna e moralmente sancionado, em uma espécie de jornada em direção ao além-morte, em uma inscrição social que o glorifica e que faz com que todos os percalços da trajetória sejam por ele ritualizados socialmente e enfrentados com virtuosidade, plenos de sentido.

Porém, no plano individual é necessário um firme propósito interior para inscrever-se no *kalós thánatos*, até porque há quem não veja sentido na morte, que por não poder ser percebida, visualizada ou representada seria, antes de qualquer outra coisa, um "absoluto **nada**, e um absoluto nada não faz sentido" (Bauman, 1992, grifo do autor). Para o filósofo franco-lituano Emmanuel Levinas, ao refletir sobre o absoluto nada,

> o que é que se abre com a morte, será nada ou desconhecido? Estar às portas da morte, reduzir-se-á ao dilema ontológico ser-nada? Eis a questão que aqui é colocada. Porque, a redução da morte ao dilema ser-nada é um dogmatismo às avessas, independentemente do sentimento de toda uma geração desconfiada do dogmatismo positivo da imortalidade da alma tido como o mais suave 'ópio do povo' (Lévinas, 2003, p. 36).

Portanto, a kalotanásia representa um tipo peculiar de luta para não ser vencida pela morte, mesmo sabendo-se que se vai morrer. Uma luta travada em instâncias mais profundas da natureza humana, dando sentido e disposição a quem a enfrenta. Uma luta para não se sucumbir à morte, uma disposição peculiar para transcendê-la. Ou seja, para esse tipo de enfrentamento, a luta não seria *contra* a morte, mas *com* a morte.

Esse é um dos significados da kalotanásia, disposição possível de ser verificada em determinados pacientes que, por assim dizer, escapam à referida dicotomia que com frequência são vistos os pacientes no umbral da morte. Dicotomia essa que se verifica, por um lado, no uso persistente de intervenções, prolongando-se o processo do morrer, porém sem melhorar a qualidade desse morrer – a morte como inimiga, a ser constantemente combatida –, e que deve ser entendida como uma jornada de luta diversa da kalotanásia, pois se trataria de um lutar obstinado até o fim contra a doença. Por outro lado, há a recusa voluntária e autônoma a continuar vivendo, um querer ir ao encontro da morte – a morte como desejo, em uma vida insustentável – o fundamento da eutanásia/suicídio assistido, pela qual se trata de estabelecer um fim à luta, um fim à vida.

Já o *kalós thanein*, esse modo de enfrentamento virtuoso possível de ser encontrado no paciente em direção à morte, tirar-lhe-ia toda a enganadora e aparente resignação externa e o revestiria de uma disposição interna de extrema coragem, em um cenário de luta para além da morte, onde não há o desejo da morte imediata a qual, como vimos, está condicionada a um não suportar o modo de vida imposto por sua condição existencial; nem desejando a vida custe o que custar, visto não suportar a morte como uma realidade. A kalotanásia seria, então, a síntese de uma terceira via de possibilidades a ser oferecida nos cuidados no fim da vida. E essa terceira via é a expressão da filosofia do moderno movimento *hospice*, cujo *ethos* está edificado em uma tripartição: na ritualização do processo de morrer; na compreensão da doença como busca de sentido; e, no cristianismo, anglicano nas origens do movimento para, posteriormente, transformar-se em um cristianismo ecumênico (Du Boulay & Rankin, 2007).

As características constitutivas desse modelo específico de boa morte, descrito nos parágrafos precedentes, que revive antigos processos de ritualização do morrer – o que Walter (1984) chamou de revivalismo tanatológico –, incorporam em sua fundamentação a palavra latina *hospice*. Esta é derivada de *hospes*, "aquele que recebe o outro", cuja origem semântica é a mesma de hospitalidade, aqui compreendida como incondicional recepção do Outro – no sentido levinasiano (Levinas, 2005) –, este estranho que chega no limiar da morte; e do latim *hospitium*, ou seja, um sentimento caloroso de pertencimento que se desenvolve entre o hospedeiro e o hóspede (Floriani; Schramm, 2010). Todos esses elementos constitutivos do edifício filosófico e ético do moderno movimento *hospice* podem ser identificados no emblema do Saint Christopher's Hospice, o centro irradiador e de difusão mundial deste campo de assistência no fim da vida: o *ethos* cristão, identificado na palavra Cristóvão – "aquele que carrega Cristo"–, e no bastão que enraíza e que ampara Cristóvão; a jornada de luta, a travessia entre duas margens sólidas – a dimensão do além-morte como o outro lado da travessia – em um período de significativas turbulências, em águas revoltas; a necessidade de amparo, de proteção, o estranho que chega e que é cuidadosamente transportado nesta trajetória; o Outro, o curador da ferida do cuidador, aquele que dá o sentido para o cuidado; e o potencial processo de crescimento espiritual para todos os envolvidos.

Fundamentada na ritualização das cenas de despedida, na busca de um sentido transformador da doença e dentro de um *ethos* cristão, a kalotanásia – a boa morte do moderno movimento *hospice* – apresenta-se como um modelo que pretende acolher, amparar, proteger e dar sentido ao processo de morrer do paciente no limiar de sua existência, no umbral da morte. Apresenta-se também como um saber-fazer em contraponto ao modelo de morte rápida, suave e indolor representado pela boa morte do movimento dos defensores da eutanásia e do suicídio assistido.

O moderno movimento *hospice* pretende, com isso, ser importante via de realizações e de cuidados em um sistema de saúde no qual, com bastante frequência, há uma prática médica no fim da vida que se caracteriza ou por excessivas intervenções ou por abandono, ou pelas duas situações ao mesmo tempo.

Porém, a robustez ou fragilidade da boa morte do movimento *hospice*, em sua crescente interface com o sistema médico ocidental tradicional, e com outros modelos de boa morte, dependerá, de modo significativo, de o quanto as pessoas – e, em particular, o idoso – que estão no umbral da morte serão ouvidas em suas necessidades e respeitadas em suas decisões; isto é, dependerá dos meios adotados para que a pessoa que está morrendo possa apropriar-se do processo de seu morrer, tornando-se sujeito de sua vida e de sua morte, aspectos essenciais de sua existência.

A morte nas sociedades ocidentais contemporâneas

Walter (1994) descreve uma tipologia da morte no Ocidente, com a construção de três tipos ideais, sintetizando modos de enfrentamento da morte fortemente presentes na contemporaneidade: (1) morte tradicional, (2) morte moderna e (3) morte neomoderna.

No tipo ideal morte tradicional, esta ocorreria de um modo rápido (p. ex., as mortes pela praga); a convivência com esta morte era frequente; era uma morte socialmente decretada logo após a morte física e era compartilhada pela comunidade; a autoridade que predominava era a da religião, vigorando o desejo de Deus; o enfrentamento dava-se com as preces, e havia uma ritualização na jornada da alma. Neste modelo, morrer idoso não era típico e quando isto ocorria, o morto era venerado.

No modelo de morte moderna, a morte torna-se escondida (p. ex., câncer, doença coronariana), sendo só raramente compartilhada; um modelo em que a morte social precede a morte física e a morte transita do domínio do privado para o domínio do público; a autoridade é a da medicina; o enfrentamento dá-se com o silêncio e com privacidade emocional, e a jornada - agora do corpo físico e não mais da alma - dependente de tecnologia ou da medicação. Na morte moderna, morrer jovem é pouco usual e sem sentido.

Por último, no modelo de morte neomoderna, o morrer é prolongado (câncer, AIDS); compartilha-se o morrer e não a morte, socialmente decretada no momento da morte física; o domínio público e o privado interagem; a autoridade é o eu de quem está morrendo; o enfrentamento dá-se com a expressão verbal, centrado na conversa, com uma jornada interna, e em direção à psique. Assim como na morte moderna, para o tipo de morte neomoderna, morrer jovem é pouco usual e sem sentido. É nesse modelo que Walter identifica um movimento revivalista, que inclui o moderno movimento *hospice*, em que rituais presentes na morte tradicional podem ser revividos, em um ambiente médico identificado com o uso de alta tecnologia.

Ainda de acordo com Walter (1994), a boa morte da morte tradicional é aquela em que a pessoa está ciente de que morrerá e está pronta para encontrar Deus. Já na morte moderna, a boa morte ocorreria com a pessoa inconsciente ou de um modo súbito, sem ser um incômodo para os outros. Por sua vez, na morte neomoderna os valores relacionados à boa morte são a consciência racional e emocional da morte, uma morte fortemente valorizada e "do meu jeito, preciosa, [vivenciada como] um fim dos negócios" (Walter, 1994).

Com relação ao morrer institucionalizado surge, no século XX, com o ápice no início de sua segunda metade, em consequência do deslocamento do paciente para o hospital, um modo de morrer no qual vigora a omissão do diagnóstico e a evitação de tudo o que possa lembrar a deterioração física do paciente, o qual se encontra em crescente isolamento e abandono, e submetido ao uso maciço persistente e continuado da tecnologia, o que para o idoso vulnerado por uma doença avançada impõe danos muitas vezes irreparáveis.

Estudos clássicos mostram este tipo de morte intimamente vinculada ao desenvolvimento dos hospitais e o impacto na vida dos pacientes e da sociedade (Glaser; Strauss, 2007; Sudnow, 1971). Os hospitais passam a ser poderosos dispositivos no controle social da morte contemporânea e nesse processo que se instala não é mais o paciente quem determina, e não é mais a família e a comunidade quem acompanha seus últimos suspiros. Transferiu-se o cenário e a legitimidade do acompanhamento aos demais pacientes presentes nas enfermarias – cada vez mais raras –, próximos ou separados por divisórias, ou no isolamento de um quarto fechado, ou – cena cada vez mais frequente – em um leito de UTI, onde o paciente está cercado por alta tecnologia sustentadora de suas funções vitais. Não há tempo para os rituais de despedidas que, quando muito, agora são substituídos pelos apertos insistentes do médico no tórax do moribundo, na vã tentativa de mantê-lo vivo. Morre-se apertado, quebrado no peito, dilacerado, perdendo dentes, com outros orifícios sendo produzidos em seu corpo agonizante. O suave não tem mais espaço, diante do possível de ser feito. Pode-se até determinar quando se morre em um hospital, já que o médico detém a possibilidade de intervir e de prolongar a vida.

É na estrutura disciplinada e rigorosa desta instituição, centro do poder de atuação do médico, que a morte é escondida, capturada, sequestrada, escamoteada, indomável e selvagem. Porém, tal rapto, ao mesmo tempo em que esconde a morte da cena social comunitária, paradoxalmente a expõe publicamente. É que agora – e isto é novo – mais do que nunca o processo de morrer e a morte estão registrados e arquivados, podendo ser verificados a qualquer hora. O corpo permanece em poder da medicina nos prontuários médicos. Assim, o hospital torna-se o detentor público da morte, submetida aos processos de rotinização interna que o sustenta e que lhe dá sentido. O processo de morrer e a morte foram retirados do espaço privado, da intimidade caseira e, de algum modo, foram violentados de seu pudor domiciliar, passando a ser submetidos a uma série de procedimentos que os expuseram e os banalizaram publicamente. O morrer e a morte ficaram expostos ao público, ao domínio do outro, ao acesso da ciência. Em suma, a morte passa a ser descartada, frívola, obscena, e, nos dizeres de Gorer (1955), prostituída.

É no enfrentamento a este modelo de morrer e de morte que vão se lançar importantes vozes, entre elas a do moderno movimento *hospice*. De fato, a morte está saindo de um processo de esquecimento a que esteve submetida nos últimos 150 anos (Ariès, 1982). Não se encontra mais encoberta e escondida, interditada, sequestrada. Ao contrário, desde a década de 1960, a morte, o morrer, e o luto, passaram a ser objetos de uma grande produção acadêmica (Vovele, 1980). A despeito desta visibilidade, a morte ainda tem sido identificada como um tabu em nossa sociedade, e o fato de estar mais visível não significa que a aceitemos e que não desenvolvamos mecanismos psicológicos, muitas vezes complexos, para negá-la, para recalcá-la (Becker, s/d). Estes mecanismos de recalque, segundo Freud (2006), têm relação com o fato de o inconsciente humano não admitir a morte, sentindo-se, de alguma forma, imortal. A consequência da tensão entre a certeza desta imortalidade e a impossibilidade de vivê-la conscientemente manifesta-se nas neuroses, exteriorizações adaptativas de um Eu (ego) forçado a recalcar o inconsciente.

Igualmente, não significa que tenhamos maiores facilidades em aceitar determinadas práticas, como a eutanásia ou o suicídio assistido, ou que tenhamos desenvolvido as habilidades necessárias para o cotidiano dos cuidados necessários no fim da vida, nem que lidamos com mais tranquilidade com a terminalidade da vida, o que leva a difíceis embates e, com frequência, a instâncias jurídicas para dirimi-los.

Elias (2001) descreve alguns dos motivos que julga terem sido fundamentais para o modo como as sociedades mais desenvolvidas contemporâneas passaram a encarar a morte e, em consequência, seu recalque: a) o aumento da expectativa de vida e a maior longevidade da população, deixando a morte mais distante; b) a incorporação da noção de morte como fase final de um processo natural ordenado, o que levou à inabalável confiança no controle sobre as leis da natureza e, por conseguinte, na ciência; c) a construção de um modelo de morte tranquila, na cama, distante, na velhice longínqua, denotando uma sensação de proteção, organizada a partir "de um longo e, em larga escala, não planejado desenvolvimento (...) de pacificação interna nessas sociedades" (Elias, 2001); d) o desenvolvimento da individualização desde o Renascimento, com sinais evidentes de um forte individualismo em que o outro e seu mundo, ou as coisas, são separados do eu e, portanto, exteriores a esse eu, que se vivencia como uma individualidade separada do mundo que o cerca e que valorizaria, acima de tudo, uma busca de sentido centrado única e exclusivamente em si mesmo, configurando-se em um verdadeiro *leitmotiv*, preenchido por solidão, desencontro, isolamento e fundamentado na convicção de que "cada um existe apenas para si mesmo, independente de outros seres humanos e de todo o 'mundo externo' (...) e com ele a ideia de que uma pessoa deve ter um sentido exclusivamente seu" (Elias, 2001). Este homem isolado – o *homo clausus* de Elias (2001) – foi bem apreendido nas palavras do escritor português Fernando Pessoa, quando diz que "uma rua deserta não é uma rua onde não passa ninguém, mas uma rua onde os que passam, passam nela como se fosse deserta" (Pessoa, 1982).

Para Long (2004), nas sociedades pós-industriais há múltiplos *scripts* de boa morte e nas sociedades que a autora investigou – EUA e Japão – as pessoas constroem e estabelecem critérios próprios e, com criatividade, combinam, recusam ou reelaboram elementos desses vários *scripts*, dependendo das circunstâncias de tempo e de espaço em que se encontrarem, das escolhas que tenham feito e de suas personalidades, muito mais do que simplesmente seguirem modelos estabelecidos pelos *experts*.

Por sua vez, Sandman (2005) adota um posicionamento consequencialista em relação aos cuidados no fim da vida, ou seja, ocupa-se com as consequências éticas dos efeitos que os atos, ou intervenções têm para os envolvidos. Ele analisa três fatores com relação à possibilidade ou não de se construir a boa morte, que chamou de fator de privação, fator de extinção e fator desperdício ou fator perda.

O fator de privação pode ser sintetizado em três sentenças:

1. Se a morte me priva de uma vida futura boa, então a morte é ruim para mim.
2. Se a morte me priva de uma vida futura ruim, então a morte é boa para mim.
3. Se a morte me priva de uma vida futura indiferente ou neutra, então a morte é indiferente para mim (Sandman, 2005).

O fator de privação dependeria, substancialmente, daquilo que cada um valora como significativo para sua vida futura, e se há, ou não, alguma valoração para a vida após a morte. Em nosso entendimento, um dos problemas com esta argumentação seria o de se acreditar que as circunstâncias da vida são fixas, não se transformando na direção do futuro, e que nessas circunstâncias – a vida futura ruim, por exemplo – o bom não possa ser encontrado. A busca da transformação no processo de morrer, um dos substratos nucleares da kalotanásia, seria impossibilitada, diante da decisão de interrupção da vida, à qual perderia seu sentido.

Já o fator de extinção tem relação com a constatação de que a morte é por si só ruim, visto que ela irá extinguir qualquer possibilidade de que algo significantemente bom me ocorra no futuro. Existem duas interpretações possíveis, segundo Sandman: a vida em si mesma tem um valor, que se perderá com a morte; e é importante que eu viva o maior tempo possível, postergando a morte por algum tempo no qual seria possível algo de bom ocorrer. Trata-se de um importante argumento que tem como consequência a prática de intervenções médicas obstinadas.

O último fator analisado por Sandman é o fator desperdício, ou fator perda, que avalia o quanto a morte pode ser boa ou ruim, a partir dos investimentos feitos em nossas vidas e do quanto já teríamos ou não tido os retornos desses investimentos.

Por fim, para Walters (2004), as características de uma boa morte que dão sentido à época contemporânea estão relacionadas com uma morte cada vez mais distante, em um futuro remoto; uma morte deslocada para o interior dos hospitais; e um desejo de uma morte sem mandar avisos, rápida e súbita, não estando as três instâncias necessariamente interligadas.

O desejo de uma morte súbita – a *mors repentina* descrita por Ariès (1989) –, vivenciada em diferentes épocas como um tipo de morte ruim, decorrente da ruptura abrupta com a ordem comunitária ou a crença social vigente, pois não permite o ritual de despedida, torna-se para o homem contemporâneo um desejo de boa morte, talvez angustiado com a perspectiva de um sofrimento intenso, perpetrado pela excessiva tentativa de o manter vivo, cercado por uma parafernália tecnológica, deteriorado fisicamente, sem forças para fazer valer suas vontades. Pode, também, ser a expressão de um conjunto de valores vigentes que tornam o processo do morrer, e a própria morte, destituídos de qualquer sentido em si mesmos ou de uma além-morte.

O desejo de uma morte súbita torna-se o substrato para a busca por um modelo de morte como o defendido pelo movimento da eutanásia e do suicídio assistido: a oferta de uma morte rápida, suave e indolor. Na Bélgica, por exemplo, onde a eutanásia é discriminalizada, 50% das 5.537 mortes que foram autorizadas nos 10 primeiros anos desde a sua legalização (2002-2012) ocorreram entre idosos de 60 a 79 anos (European Institute of Bioethics, 2012); e, em 2018, das 2.357 solicitações registradas para eutanásia, 75,8% foram feitas por idosos com mais de 60 anos, sendo 29,9% em idosos entre 80 e 89 anos (Belgian Euthanasia Review Committee, 2019). No desejo de uma morte súbita, suave e indolor, não há espaço possível para uma jornada de luta, a qual fica destituída de sentido e adoecer perde seu significado. O ideário da *mors repentina* contemporânea torna o *kalós thánatos* um *kakós thanatos*.

Ainda com relação ao desejo de uma morte súbita, ele expõe as contradições de uma sociedade que por um lado almeja viver mais sem adoecimentos e sem restrições e, por outro, lado vive o drama das restrições impostas pela *falência do sucesso* (Gruemberg, 1977): tem-se muito a comemorar com o avanço tecnológico aplicado à saúde; com o aumento da expectativa de vida; com o envelhecimento populacional e com a maior longevidade da população idosa; ou seja, vive-se mais, porém tem-se de viver com dependência crescente da tecnologia. Vive-se mais e, como consequência, adia-se a morte. Este incômodo sucesso é evidenciado em estudos que mostram que a crescente dependência dos outros, e a necessidade de controle sobre o fim de suas vidas, em pacientes com doenças terminais, é um importante fator para desejar-se morrer logo, de um modo suave, sem sofrimento (Küng, 2017; Richards, 2017). Vive-se mais, mas com menos interação afetiva, em maior isolamento social, com significativa sobrecarga física, emocional, social, financeira e existencial. A que preço estas conquistas podem ser comemoradas?

A trajetória individual na construção da boa morte institucionalizada

No campo da psicologia individual e da tanatologia, a psiquiatra suíça Elisabeth Kübler-Ross (1987) elaborou uma teoria, a partir das narrativas de pacientes com doenças terminais, dos estágios pelos quais passam esses pacientes: negação e isolamento; raiva; barganha; depressão; e aceitação. Kübler-Ross verificou que os estágios tinham duração variável, podiam ocorrer em sequência ou não, ou podiam ser identificados mais de um ao mesmo tempo. Comum a todos, um elemento estaria presente: a esperança. A ideia, a partir da constatação desses estágios, era a de poder-se atuar em busca de uma morte digna.

Uma das consequências positivas deste importante estudo é que ele trouxe uma consciência maior para quem lida com quem está morrendo, especialmente dentro da enfermagem, alertando sobre a necessidade de se ouvir os pacientes e de se encontrar soluções para suas necessidades, abrindo um campo de vastas possibilidades de intervenção nos cuidados no fim da vida. Outro impacto de seu estudo foi denunciar um modelo inadequado de relacionamento médico-paciente, com os moribundos abandonados e restritos em seus anseios pela rotina burocrática hospitalar. Além disso, Kübler-Ross denunciou, também, a hostilidade dos médicos com respeito ao seu trabalho, divulgando socialmente o universo das pessoas com doenças terminais, seus anseios, suas necessidades e suas expectativas, ao expor suas falas não ouvidas (Germain, 1980).

Uma das críticas à teoria dos estágios de Kübler-Ross é que passou a ser incorporada pela comunidade acadêmica e assistencial como um modelo normativo-prescritivo, perdendo seu caráter essencialmente descritivo e tornando-se, além de referência como modelo de ajuda, de enquadramento e de exclusão nas tomadas de decisões quando o paciente está em determinada fase como, por exemplo, na fase de negação. Morrer sem atingir o estágio da aceitação trazia frustração aos familiares e enfermeiros envolvidos na assistência, o que inviabilizava a confirmação de um modelo que desejavam encontrar no paciente. Outra consequência desta normatização foi a constatação da dificuldade dos enfermeiros em reconhecer o estágio do paciente, levando-os a sentirem-se inábeis para os cuidados. Paradoxalmente, esse enquadramento normativo foi de grande auxílio para a difusão do conhecimento dos estágios entre os enfermeiros, encorajando-os a assumirem posições mais ousadas nos cuidados no fim da vida diante das normas hospitalares (Germain, 1980; Zimmermann, 2007).

É interessante verificar-se que são duas mulheres que denunciam, quase que simultaneamente, no fim da década de 1960, o *status quo* médico vigente, encorajando outras profissionais da saúde a ocuparem-se e a defenderem seus papéis nos cuidados no fim da vida: Kübler-Ross e Cicely Saunders, a fundadora do moderno movimento *hospice*. Duas líderes carismáticas empenhadas na difusão de um novo modelo de assistência a quem está morrendo, que escolheram caminhos diversos para difundir seus conhecimentos: por um lado, Saunders, engajada em disseminar os cuidados paliativos e cuidado *hospice* no sistema de saúde tradicional, submetendo-o ao escrutínio e controle por esse sistema; e, por outro lado, Kübler-Ross, mantendo-se à margem desse mesmo sistema (Walter, 1984). Graças à coragem e determinação visionária dessas duas mulheres, um novo conhecimento surge no horizonte com os *novos professores do morrer* (Ariès, 1982).

Outro modelo de morte, também mais circunscrito ao campo psíquico individual, é apresentado por Weisman e Hackett (1961): (1) morte impessoal; (2) morte interpessoal; (3) morte intrapessoal. A hipótese dos autores é a de que as atitudes das pessoas em relação à morte são correspondentes àquelas em relação às suas vidas, e para eles, "[o modo] como cada pessoa morre é determinado pelo modo como cada pessoa vive" (Weisman; Hackett, 1961).

No modelo de morte impessoal, a morte ocorre sem a presença do elemento humano, e o morto é apenas um cadáver. Uma relação de frieza totalmente impessoal é estabelecida, com um padrão de relação eu (vivo) – ele (cadáver), sem que o eu interaja com o ele. Este seria um modo comum de vivenciar a morte entre os médicos, que se tornariam profissionais diante da morte do outro.

No modelo de morte interpessoal, a perda do outro nos afeta, mas não por que afeta nossa morte subjetiva, mas, sim, por que *alguém está morto* (Weisman; Hackett, 1961), implicando a consciência de que o outro está morto e a vivencia do luto desta perda. Nesse modelo, não existe perda da relação com o morto, podendo esta relação ser por tempo indefinido.

O modelo de morte intrapessoal é a "única dimensão da morte que realmente importa" (Weisman; Hackett, 1961). Nele, que pode também surgir dentro dos dois modelos anteriores, há a constatação da morte subjetiva: eu estou morto e estaria relacionado ao medo do processo de morrer e à certeza da morte subjetiva, a despeito de ela não poder ser vivenciada em sua plenitude em si mesma, a não ser na morte do outro. A impossibilidade de viver a morte de si mesmo, a constatação desta morte de si, e o medo da morte desencadeariam manifestações intrapsíquicas compensatórias como, entre outras, a fobia e a hipocondria.

A morte de Ivan Ilitch como retrato da morte contemporânea e da transformação interior

Uma das descrições literárias mais impactantes sobre o modo de se encarar a morte encontra-se na novela do escritor russo Tolstói *A morte de Ivan Ilitch*, escrita em 1886, que narra o processo de morrer de um homem da classe média russa daquele período (Tolstói, 1991). De um modo impressionante pelo realismo e dramaticidade vividos pelos seus personagens, Tolstói antecipa-nos um modo de lidar com a morte ainda hoje bastante familiar e comum no qual, em um ambiente construído em cima da mentira, família e médico decidem pela pessoa adoecida o rumo incerto de sua vida de agora em diante, excluindo-a de qualquer participação. A revelação da doença é – no caso, um câncer – escondida de quem a sofre, que sofre da doença que o devora e de tormentos psíquicos pelas incertezas e por negociações feitas em seu íntimo, em uma crescente e agonizante conjuntura psíquica de solidão, de negação, raiva e barganha.

O copeiro que trabalha na casa de Ivan Ilitch, chamado Guerássim, é quem o acolhe e quem cuida de seus sofrimentos. Ele é um mujique, ou seja, vem de uma classe mais simples, a classe camponesa russa. A relação entre este homem e os cuidados que tem para com seu amo adoecido gravemente remonta à tradição milenar da boa morte, que como vimos tem importantes origens entre os camponeses, e que Tolstói ainda identifica no camponês russo do século XIX.

O genial escritor russo antecipa, com esta novela, a discussão sobre a mentira em torno da doença, sobre a importância do cuidado de um moribundo e, também, de um modo brilhante, descreve os acordos internos, as negações, a raiva, e toda a sorte de fluxos emocionais que vive quem está morrendo, o que, conforme visto neste capítulo, somente quase cem anos mais tarde seria sistematizado como fases do processo de morrer.

Mas, no fim de sua novela, Tolstói deixa transparecer que, mesmo diante do silêncio de todos, do isolamento, da solidão e do abandono a que foi submetido seu sofrido personagem, seria possível encontrar um canto de aconchego, de redenção, um distanciamento de qualquer sentimento ou sofrimento:

> Ele procurava o seu antigo e costumeiro pavor da morte, mas não o encontrava. Onde está ela? Que morte? Não havia pavor nenhum, porque não havia morte. Em vez da morte havia luz. Então é isto! – disse ele de repente, em voz alta. – Que alegria! Para ele, tudo isso passou em um só instante, e o significado desse instante já não mudou mais. Para os presentes, entretanto, a sua agonia durou ainda duas horas. Do seu peito escapavam estertores; seu corpo emaciado estremecia. Depois ficaram cada vez mais espaçados os estertores e os arquejos. Acabou-se! – disse alguém debruçado sobre ele. Ivan Ilitch ouviu estas palavras e repetiu-as na sua alma. 'Acabou-se a morte', disse consigo mesmo. 'Ela não existe mais.' Inspirou o ar, parou no meio do suspiro, entesou-se e morreu (Tolstói, 1991).

Pode-se perguntar se hoje a morte de Ivan Ilitch não estaria na contramão dos preceitos da boa morte do moderno movimento *hospice* e se não estaria muito mais próximo da maleficência e do abandono das condutas médicas no fim da vida? Não seria difícil responder que sim, pois esse homem teve todo o tipo de penúria possível, desde dores incontroláveis (e que quando eram controladas o deixavam sonolento), até a falta de proximidade de seus familiares e amigos mais próximos. Acrescente-se um médico pouco ocupado com ele ou sem saber bem como o fazer. A exceção é seu fiel empregado – dir-se-ia hoje, um cuidador, um habilidoso e compassivo cuidador –, que estava sempre presente e prestativo. Não é possível não se concluir que não haja algo de extremamente atual neste conto escrito no fim do século XIX.

Por outro lado, aprofundando um pouco esta questão, o modo como Ivan Ilitch viveu seus últimos momentos propicia-nos uma reflexão acerca do fato de que no morrer há um processo absolutamente individual vivido por quem está diante do limiar da morte, e que não tem necessariamente relação com o tipo de cuidado recebido. Uma ponderação que diz respeito aos riscos de se valorar a morte do outro a partir da perspectiva de quem a assiste, uma vez que experiências transformadoras podem se operar mesmo nos momentos derradeiros da vida. Não se trata de se desconsiderar ou minimizar a dimensão ética acerca das decisões, das atitudes e dos cuidados de quem assiste um moribundo, mas de se considerar, também, esta possibilidade, qual seja, a de que o cuidado prestado, por melhor que seja, não se configura em garantia de que a pessoa que está morrendo irá se encaminhar para uma boa morte – talvez, muitas vezes, suavize uma morte ruim –, e que a experiência não bem-sucedida de cuidados, ou aquelas assim entendidas, não deveriam ser um desestímulo para quem se propõe a cuidar. De fato, não há nenhuma garantia de que quem morre em sofrimento, aos olhos de quem assiste, esteja em sofrimento, uma vez que os sentidos humanos corriqueiros estão impossibilitados de apreender vivências em camadas mais profundas. Neste sentido, seria importante que aquele que cuida de quem morre aprofundasse os questionamentos acerca de quem é que está sofrendo com a morte. No conto de Tolstói – devemos considerar que se trata de uma ficção –, sem poder contar com a ajuda dos profissionais da morte e do morrer, Ivan encontra seu tempo de morrer e, com controle sobre seu corpo, sabe ser chegada sua hora. Lutando contra tudo e contra todos à sua volta, e a despeito de uma jornada inglória e solitária, pode-se dizer que Ivan realiza o sentido pleno do *kálos thánatos*.

A descrição dos momentos derradeiros de Ivan, mesmo que dentro do cenário de uma morte desconfortável de ser assistida (no duplo sentido da palavra), tem aquilo que Thurston (1970) chamou de morte *autoevidente*, percebida e determinada por quem está morrendo, em seus momentos derradeiros. Em nossa vivência no acompanhamento de pacientes em fase terminal, a importância dos momentos derradeiros é singular: há, muitas vezes, uma espécie de exacerbação da tensão, da angústia, entre aqueles que acompanham quem está morrendo, muitas vezes em desproporção com relação à serenidade expressa especialmente no rosto do moribundo. E há, também, muitas vezes, um descompasso corporal – se pudermos assim expressar – entre o rosto e o resto do corpo do agonizante (o uso deste termo para se referir aos momentos derradeiros de vida é curioso, visto que em casos como aos quais estamos nos referindo, não parece ocorrer algo propriamente agonizante): o corpo em espasmos, endurecido, a respiração difícil, o suor intenso, com a pele transpirando e pegajosa; um corpo que muitas vezes exala um cheiro forte, quase se decompondo, em contraposição a um rosto muitas vezes sereno, tranquilo.

Foi com um paciente em seu leito de morte, um idoso com câncer avançado e que apresentava sintoma refratário (dispneia e soluços), que decidiu morrer consciente, cercado por sua esposa e por seus filhos, mas não querendo que eles o tocassem no momento da despedida, que o autor deste capítulo teve uma vivência da linguagem do corpo morrendo e da transcendência no umbral da morte, e assim a expressou:

> Seus olhos estavam longe/Já não pertenciam mais a este mundo/Seus olhos eram do além-mundo/Banhados no éter divino, aliviavam o peregrino/Seus olhos, olhos não humanos/Não queriam mais este mundo/Eu os vi, sedentos pelo profundo/Profundo do além-mundo/Seus olhos, já não eram mais os do moribundo.

123

O Processo de Luto em Idosos: Transições e Desafios

Erika Rafaella da C. N. Pallottino • Cecília Rezende da Cunha • Henrique Gonçalves Ribeiro

Introdução

O luto é uma reação à perda de algo ou de alguém significativo. É inevitável, quando amamos uma pessoa, estarmos expostos à possibilidade de a perdermos. A dor do luto é uma das reações possíveis a essa perda. Entre as respostas esperadas no luto estão as perdas funcionais, queda da produtividade no trabalho, isolamento social e afetivo, fragilidade, descrença, medo e vulnerabilidade. O luto é uma resposta emocional natural, porém intensa, causada pelo rearranjo que uma separação ou morte provoca no mundo interno e externo da pessoa enlutada, causando importante desorganização e sensação de desequilíbrio emocional-funcional.

Diversos autores se dedicaram ao estudo do luto na tentativa de buscar compreender a complexidade de sua fenomenologia e o impacto que, de maneira multidimensional, ele causa na vida das pessoas. No artigo "Luto e melancolia", Freud (1996) descreve o funcionamento psicodinâmico desse processo, o comparando com aspectos da melancolia. Mas, foi em "Sobre a transitoriedade", publicado no ano anterior, que ele apresentou questões basilares sobre a existência a partir da perspectiva da impermanência da vida, das relações e da imortalidade.

Por sua vez, Lindemann (1994) publicou um importante artigo no número inaugural do American Journal of Psychiatry, em 1944, sobre um incêndio ocorrido em uma casa noturna de Boston onde muitos jovens morreram. Nesse artigo, o autor apresentou as reações de luto saudáveis e suas possíveis variações.

Pesquisas clínicas empíricas lideradas por Bowlby (1980) e Parkes (1998) marcaram a visão do cuidado interventivo a pessoas enlutadas, considerando o processo de formação e rompimento de ligação afetiva como dimensões fundamentais no percurso e complexidade do processo de luto.

O pioneirismo dos estudos de Parkes (1998) e Bowlby (1980) sobre os estágios de luto como possíveis ressonâncias psíquicas foram de relevantes para a tentativa de entender os desafios emocionais provocados pela perda.

Barbosa (2013), autor contemporâneo dos estudos e da clínica com pessoas enlutadas, apresenta a ideia de que a reação à perda acontece em três dimensões:

- Intrapsíquica: reajustes no mundo interno do enlutado
- Interpessoal: revisões nas relações interpessoais com os vínculos que, até então, tinham importância na vida do enlutado
- Existencial: revisão e busca por um sentido transcendental da vida, que podem envolver aspectos religiosos e espirituais a partir de uma visão holística, integrativa e existencial.

Segundo Barbosa, o processo de luto envolve a elaboração, processo que pode passar pela evitação defensiva até conseguir ser assimilado e acomodado ao mundo interno do enlutado. A partir da tríade intrapsíquica, interpessoal e existencial, o movimento do luto é dinâmico e, simultaneamente, composto pela busca de regulação emocional, da reorganização dos vínculos e da reformulação existencial.

A experiência no suporte a pessoas enlutadas demonstra que o desafio emocional que o luto traz à vida delas as transforma em dois pontos fundamentais: a relação que tem consigo mesmas e com o mundo. A esfera existencial reflexiva, as posições subjetivas frente aos papéis sociais exercidos até então, a busca e a aceitação por suporte e cuidado na rede afetiva do enlutado ganham novas expressões psicológicas que podem ampliar ou encurtar o repertório emocional dele. E, ainda que a literatura nos indique que a maior parte das pessoas realiza a travessia do luto sem a necessidade de intervenção especializada (Barbosa, 2013, Bonanno, 2001, Parkes, 1998), sabe-se também que intervenções inadequadas nos momentos iniciais do luto podem impactar esse processo, trazendo riscos para futuras complicações e/ou dificuldades adaptativas (Treml *et al.*, 2020).

Este capítulo trata de questões relativas ao processo de luto em pessoas idosas a partir dos conceitos apresentados anteriormente e seguindo os modelos clínicos mais atualizados dos estudos sobre o luto. Apresenta também as especificidades do luto no processo de envelhecimento e as considerações sobre luto complicado, concluindo com algumas possibilidades de intervenções terapêuticas a partir da estruturação proposta sobre níveis de intervenção.

Modelos clínicos

Estudos atuais sobre o processo de luto demonstram que a clínica deve considerar a construção de narrativas que atribuam sentido à perda, com a intenção de facilitar a adaptação transicional inerente ao luto, além de prevenir possíveis reações complicadoras (Neimeyer, 2016).

Idosos enlutados podem apresentar aumento importante de quadros ansiosos e, ao mesmo tempo, algum tipo de evitação para falar sobre a experiência de luto. Narrar sobre as mudanças que a perda impôs à vida e como eles têm enfrentado a experiência do processo de reajuste vital podem diminuir significativamente os aspectos ameaçadores e ansiogênicos do luto. A evitação é uma reação que comumente produz mais queixas psicossomáticas, com prevalência significativa do desconforto físico. Investigar quais aspectos do processo de luto estão sendo evitados pode ajudar na melhor compreensão da sua dinâmica. Como aponta Neimeyer (2016), pesquisador atuante e grande referência dos estudos relacionados ao luto, facilitar o acesso à narrativa dos enlutados por meio de intervenções que os ajudem na revisão de mundo, de si mesmo e das relações, deve ser a base do pensamento clínico do profissional que atua com pessoas enlutadas.

Pensando na atribuição de sentido como um dos modelos clínicos de atuação com idosos enlutados, citamos a seguir as tarefas de luto conceituadas por Worden (2013) como uma perspectiva mais dinâmica, fluida e que não considera a hierarquia linear de afetos, reações e sentimentos com resolutividade do luto. As tarefas descritas pelo autor poderão ser revisitadas pela pessoa enlutada ao longo de seu processo.

Worden apresenta um modelo composto por quatro tarefas:

- Tarefa 1: aceitar a realidade da perda
- Tarefa 2: processar a dor do luto
- Tarefa 3: ajustar-se ao mundo sem o ente querido
- Tarefa 4: encontrar conexão com a pessoa falecida.

É esse mesmo autor que nos apresenta os mediadores do luto, fatores que contribuem na interlocução entre mundo interno e externo e que podem facilitar ou complicar como a pessoa enlutada vivencia o processo. Para a perspectiva clínica, a investigação relacionada aos fatores de proteção e de risco do luto pode oferecer melhor compreensão dessa dinâmica. Os fatores em questão são:

- Quem era a pessoa que morreu (localização afetiva na dinâmica subjetiva do enlutado)
- Natureza do vínculo (dinâmica do relacionamento e grau de dependência)
- Tipo de morte (história da morte e suas circunstâncias)
- Antecedentes históricos (histórico de perdas pregressas e de saúde mental)
- Variáveis da personalidade (gênero, idade, momento do ciclo vital, funcionamento intelectual e cognitivo)
- Variáveis sociais (reconhecimento, legitimação e autorização social para vivenciar o luto)
- Estressores concorrentes (mudanças e outras transições de vida que ocorrem concomitantemente a perda do ente querido).

A visão clínica que tem nos ajudado no apoio a pessoas enlutadas, especialmente nos idosos que buscam suporte para entenderem e sustentarem o luto que enfrentam, vai ao encontro do trabalho focal, que pretende ser mais estruturado e diretivo. A metodologia clínica de ciclo de atendimento com número de sessões fechadas e reavaliações recorrentes das respostas terapêuticas têm ajudado os idosos na melhor adesão ao processo psicoterapêutico, mais segurança na proximidade e investigação de temas relacionados à perda e à dor do luto, além de maior confiança no espaço terapêutico pela consolidação da aliança construída. Trabalhamos fundamentalmente em quatro direções clínicas:

- Aspectos do enlutado
- Aspectos da perda
- Aspectos relacionados à pessoa que morreu
- Aspectos do suporte social.

Na atualidade, encontramos uma diversidade de modelos clínicos que pretendem, além de propor uma investigação profunda da dinâmica do processo de luto, facilitar o desenrolar adaptativo, um grande desafio para a transição vital imposta pela perda.

Na tentativa de estruturar uma dimensão mais acadêmica e ilustrativa, escolhemos citar esses dois autores que são bases referenciais no trabalho com pessoas enlutadas e alguns de seus constructos teóricos, com a intenção de instrumentalizar o profissional que atua no apoio, no suporte e na intervenção do luto.

Peculiaridade do luto no processo de envelhecimento

Lutos, perdas e transições, talvez esta seja a tríade chave para nos ajudar a compreender algumas dinâmicas emocionais vivenciadas no processo de envelhecimento. A visão multidimensional do sofrimento nos apresenta a complexidade do impacto do luto nessa etapa do ciclo vital. De acordo com o Instituto Brasileiro de Geografia e Estatística (IBGE), nos últimos 60 anos a expectativa de vida do brasileiro aumentou em mais de 30 anos e, entre os idosos, aumentou em mais de 8 anos (Instituto Brasileiro de Geografia e Estatística, 2018). A evolução da medicina tem oferecido aos profissionais de saúde melhorias para a obtenção de diagnósticos e terapias que permitem conter, controlar e curar boa parte das enfermidades que acometem o ser humano, favorecendo o envelhecimento prolongado e, com ele, condições mórbidas típicas da fase senil. Sendo assim, houve uma mudança no padrão patológico enfrentado ao longo do envelhecimento e ao fim da vida, passando a ser mais comum o envelhecimento com múltiplas doenças crônico-degenerativas (multimorbidade). A maioria delas são controláveis, havendo tratamentos; algumas são curáveis.

Se há 100 anos se morria cedo e com rápida perda funcional entre o adoecimento e o óbito, nos últimos 70 anos se passou a viver um período mais longo após o diagnóstico de determinadas doenças, com um declínio funcional lento e previsível ao longo de meses ou anos, durante os quais a pessoa vive dependendo dos cuidados de terceiros para sobreviver. Quanto mais se vive, mais se ganha e mais se perde, e é nessa linha de continuidade da existência, com construções e rompimentos, que a vida acontece. Leme (1999) apresenta a importante reflexão de que quanto mais tempo alguém vive, maior é o patrimônio biográfico, maiores são as realizações, mas também, mais se tem a perder.

Kovács (2011) identifica que, às vezes, é a sociedade ou a família que nomeia o sujeito como velho, mesmo que ele não se sinta assim. Outras vezes é o indivíduo que se sente velho, mesmo que as pessoas não o vejam assim. Kreuz e Franco (2017) sinalizam que a velhice não pode ser considerada uma categoria fechada, uma vez que há diferenças tanto na forma de envelhecer como nos sujeitos que envelhecem.

As perdas vivenciadas durante o processo de envelhecimento não dizem respeito apenas às mortes, pois há também a perda do emprego, da função social, da mudança de papéis, da deterioração física e mental, da independência e autonomia, entre outras. De acordo com Kreuz e Franco (2017), envelhecer é um processo gradual que envolve aprendizagem, desenvolvimento e amadurecimento, mas que, em contrapartida, pode implicar em perdas físicas, sociais e cognitivas que exigem adaptação emocional às mudanças inerentes ao avanço do tempo por parte daquele que envelhece.

Segundo Py e Oliveira (2012), os idosos se percebem na sucessão de perdas de capacidades e na inexorabilidade das mudanças, sendo confrontados com a realidade psicossocial do envelhecimento. Ademais, a forma negativa como a velhice é vista nos dias de hoje agrava no idoso o que é sentido como perda e fragiliza os recursos internos que foram construídos ao longo da vida. Para Kreuz e Franco (2017) as diversas perdas fisiológicas do envelhecimento provocam luto intenso, uma vez que há o rompimento com a ilusão de imortalidade.

Embora sejam esperadas e previsíveis, a velhice e a morte são, muitas vezes, percebidas com espanto e surpresa pelo próprio sujeito que envelhece e se aproxima da morte. Segundo Py (2004), o aumento da longevidade nos tempos atuais pode ser surpreendente e o envelhecer é uma forma de adiar a morte. Entretanto, postergar a morte não deveria adiar o encontro com as questões da finitude. O homem sabe da sua morte e se reconhece como ser finito, mas vive como se ele e as pessoas queridas fossem imortais (Concentino; Viana, 2011).

Apesar de ser um acontecimento esperado durante a vida, a perda de pessoas significativas acarreta uma importante transição psicossocial, que tem como consequência a necessidade de reconfiguração da vida e de seus significados (Parkes, 2009).

Durante o percurso de sua vida, o idoso vivenciará diferentes tipos de luto de acordo com o contexto de sua saúde, ocupação e socialização. A partir da compreensão do processo de luto como um processo de construção de significados, destaca-se a particularidade da vivência de cada um dos lutos e a importância de reconhecer o enlutado com alguém ativo em seu processo.

O envelhecimento e a morte estão intimamente conectados em nossa cultura, tanto de maneira concreta quanto simbólica (Concentino; Viana, 2011). Desta forma, a compreensão do significado das perdas nesse período do ciclo vital implica na compreensão do processo de luto e de suas particularidades na velhice. É fundamental que se reconheça o processo de luto não como algo que objetiva o retorno a um estado anterior de "normalidade", mas sim como uma oportunidade de aprendizagem e de reposicionamento na vida (Neimeyer, 2002).

A capacidade adaptativa do enlutado de assimilar a transformação do mundo à sua volta normalmente neutraliza a intensidade da manifestação aguda da dor. Porém, esse processo pode ser mais custoso para o idoso. Algumas variáveis interferem consideravelmente para essa dificuldade, tais como: empobrecimento e isolamento social; fragilidade física; dependência de terceiros; esvaziamento afetivo; declínio cognitivo; alteração do papel social que lhe conferia sentido e propósito de vida; declínio do senso de capacidade funcional; entre outros.

A experiência da perda está intimamente presente no envelhecimento, por isso, idosos são considerados mais vulneráveis para variações complicadoras do processo de luto. A perda do cônjuge representa um importante fator de risco, em que relações de grande interdependência podem ser vividas de maneira traumática. Como resposta ao estresse, a literatura identifica a prevalência de alterações cardiológicas, respiratórias, ansiedade e depressão, podendo, em certas situações, levar à morte (Parkes, 1980; Schut; Stroebe, 2005).

Aspectos relacionados com a finitude podem ser considerados fator de angústia, medo e ansiedade, principalmente quando a rede é escassa, com ausência de cuidados afetivos e rebaixamento do propósito existencial deflagrado por um luto recente. A esperança de vida parece evanescer, não sendo mais capaz de sustentar o enfrentamento que ajuda na restauração de bem-estar. A solidão pode ser objetiva ou emocional. Um bom suporte social e relações sociais estáveis com familiares, amigos e vizinhos oferecem ao idoso maior conexão existencial, aumento de autocuidado e autopreservação, além da possibilidade de busca por ajuda quando se percebe em risco. Estes são aspectos facilitadores e de proteção muito importantes na direção da assimilação e da integração do luto.

Luto complicado

O luto complicado é caracterizado essencialmente por pensamentos, comportamentos e sentimentos mal-adaptados que obstruem o caminho difícil, mas natural, do processo do luto (Shear *et al.*, 2014). Com isso, não acontece a adaptação ao processo de luto, mas há um descarrilamento do processo que impossibilita a integração do luto à vida. A definição nosológica que correspondente ao luto complicado aparece na 5ª edição do Manual diagnóstico e estatístico de transtornos mentais (DSM-5) na categoria "Transtorno do luto complexo persistente" e na 11ª edição da Classificação estatística internacional de doenças e problemas relacionados à saúde (CID), que entrará em vigor em 2022, como "Transtorno do luto prolongado".

Os critérios definidores dessas categorias clínicas são o tempo (pelo menos 6 meses de sintomas) e a intensidade dos sintomas na funcionalidade da pessoa enlutada, tais como: prolongamento de reações agudas de luto com intenso anseio, saudade e tristeza; pensamentos e memórias frequentes e invasivas sobre o morto e dificuldade de compreender e aceitar a dolorosa realidade da perda e imaginar um futuro com propósito e significado; comportamentos de evitação relacionados ao morto e ao luto; pensamentos disfuncionais e emoções disruptivas (Shear *et al.*, 2014). Também são respostas comuns a preocupação intensa com o morto e com as circunstâncias da morte.

Diagnósticos psiquiátricos diferenciais ou comórbidos devem ser considerados em casos de luto complicado, tais como transtorno depressivo maior, transtorno de estresse pós-traumático, transtorno obsessivo compulsivo e transtornos de ansiedade. A categorização clínica do luto como diagnóstico psiquiátrico encontra vozes divergentes na literatura científica, pois nem todos defendem o exercício empático e compassivo capaz de compreender e validar o sofrimento relacionado ao luto sem o rotular como transtorno mental.

De acordo com Shear *et al.* (2014), por volta de 9% das mulheres idosas enlutadas vivenciam luto complicado, identificado como uma séria questão da saúde mental, mas ainda pouco reconhecido como um problema de saúde pública no mundo, apesar de ser responsável por prejuízos na funcionalidade, problemas de saúde física e até o aumento de suicídio. Kersting *et al.* (2011) identificaram que pessoas com 61 anos ou mais têm maior risco de desenvolver luto complicado por questões específicas do envelhecimento: acúmulo de perdas ao longo da vida; capacidade de enfrentamento diminuída; rede de suporte escassa e dificuldade em buscar ajuda específica para questões relacionadas à saúde mental.

O'Connor e Arizmendi (2014) afirmam que, em indivíduos entre 65 e 80 anos, a viuvez é, por si só, um preditor de declínio cognitivo. Além disso, acrescentam que, quando comparados com uma amostra de não enlutados, o funcionamento neuropsicológico em indivíduos enlutados com idades entre 80 e 95 anos é longitudinalmente associado a uma pior performance cognitiva, especialmente em relação à atenção e à memória.

A idade do enlutado como dado isolado não é necessariamente um fator que traz complicações ao processo de luto, mas deve ser levada em consideração. Barbosa e Coelho (2014) identificaram fatores específicos do luto que remetem a características da perda, influenciam no processo de luto e fatores gerais que são de natureza social e afetam a saúde da população em geral. Os fatores específicos são: a) objeto da perda (características do falecido, relação com o falecido, qualidade do relacionamento e questões pendentes); e b) questões situacionais (circunstâncias da morte, condições do tratamento, condições do cuidar e estressores concorrentes). Os fatores gerais são divididos em: a) intrapessoais (características do enlutado, histórico psiquiátrico, estilo de vinculação, estilo de enfrentamento, espiritualidade, histórico de perdas); e b) interpessoais (funcionamento familiar, suporte social, contexto cultural, religiosidade).

A perda de um companheiro na velhice, por exemplo, tem sido descrita como um dos eventos mais estressantes da vida e, apesar de nem sempre desencadear um luto complicado, faz-se necessário avaliar a natureza da morte, a ocorrência simultânea de outros eventos estressantes e outras perdas, além dos recursos pessoais e sociais, como suporte social, recursos financeiros, personalidade e histórico de saúde mental (Carr; Jeffreys, 2011).

É fundamental que sejam avaliadas as condições do luto antecipatório como preditoras de desenvolvimento de luto complicado. Situações de rompimento de vínculo em idosos nas quais há uma relação de profunda dependência, assim como relações em que a ambivalência do vínculo é uma característica importante, podem desencadear complicações no processo de luto. A raiva e a culpa são sintomas importantes e quase sempre presentes no processo de luto agudo, mas que podem trazer complicações se muito intensas por um período prolongado de tempo. Além disso, quando não há a possibilidade de participação no cuidado, ou quando o cuidado era a principal motivação da vida do enlutado, essa perda é capaz de trazer dificuldades em relação ao sentido da continuidade da vida.

Relações longas de carinho e dependência com baixos níveis de conflito e pendências, costumam ter intensas e profundas reações de luto, compatíveis com o momento agudo do luto. Porém, havendo um suporte adequado para o enlutado, é possível, com o passar do tempo, desenvolver uma tendência no sentido da adaptação. Entretanto, percebe-se que o idoso é, muitas vezes, retirado do cenário do cuidado com tentativas de privá-lo de vivenciar o luto, como se ele fosse frágil demais para essa experiência, ou como se o luto tivesse tempo certo para ser vivido.

Shear *et al.* (2014) identificaram que muitos idosos informaram que amigos, familiares e profissionais da saúde ficaram surpresos com a duração e a intensidade de seus lutos. Essa percepção sobre o luto influenciava a capacidade de se oferecer suporte aos enlutados com o passar do tempo, sendo muito prevalente, em determinado momento, a expressão de que deveriam "seguir em frente". O suporte, em seus diferentes níveis, é crucial para os caminhos do luto e a insuficiência dele é um importante preditor para complicações.

Intervenções terapêuticas

Níveis de intervenção

Schut e Stroebe (2005) nos apontam os benefícios das intervenções com enlutados em artigo pioneiro, que demonstra a importância de oferecer assistência especializada que beneficie o processo adaptativo, ofereça apoio à dor emocional e ajude nas questões práticas após a perda de alguém com quem se tinha um vínculo significativo. O objetivo da intervenção é prevenir os danos e as complicações do luto, além de favorecer o percurso adaptativo. Algumas intervenções são citadas, tais como: suporte da rede de apoio; visitas de familiares horas após a morte do ente querido e que ofereçam cuidados; grupos de enlutados de mútua ajuda; programas de psicoeducação em luto; psicoterapia em grupo; psicoterapia individual; aconselhamento; entre outros.

De forma geral, a intervenção com pessoas enlutadas deve seguir uma dinâmica hierárquica no que diz respeito à atuação assistencial. Toda a equipe de saúde, sobretudo a rede de suporte social, como comunidade e família, tem fundamental importância para a adaptação à transição de mundo imposta pelo processo de luto. Do leigo ao especialista em pessoas enlutadas, todos, por meio da presença e da compreensão empática à dor do luto, podem lançar mão de procedimentos que facilitem o processo. O suporte emocional por meio do acolhimento, da presença e da informação favorecem a melhor integração do luto e, desta forma, podem neutralizar impactos disfuncionais a médio e longo prazo no idoso enlutado.

O nível primário é constituído fundamentalmente por informação, apoio e acolhimento. As atividades de amparo ao enlutado podem ir desde as tarefas básicas da vida, o preparo de comidas, a presença que atenue o sentimento de solidão e desesperança, a companhia para dormir nos primeiros dias, as conversas que autorizem sentimentos de pesar e lamento, bem como as informações que facilitem o entendimento das reações esperadas ao longo do processo de luto. Uma boa estratégia que ajuda o enlutado é a sugestão de literatura especializada e cartilhas psicoeducativas que facilitem a compreensão das emoções intensas da forma aguda de luto. Esse nível de intervenção é papel das pessoas da comunidade, familiares e amigos próximos, profissionais da saúde e voluntários treinados, capelães, educadores e pessoas enlutadas com formação em aconselhamento em luto.

O nível secundário visa uma assistência de caráter mais aprofundada que contemple todas as ações descritas no primário, incluindo o aconselhamento em luto, como técnica auxiliar que pretende favorecer respostas mais saudáveis na assimilação tão desafiante do processo de luto. O aconselhamento demanda treinamento específico para instrumentalizar aqueles que se dediquem a atuar de forma a alcançar um efeito psicoterapêutico com pessoas enlutadas. Reconhecida em todo mundo como uma das ações que mais oferecem profilaxia para os riscos de variações e complicações no processo de luto, ela ainda é pouco utilizada no Brasil em razão da oferta escassa de treinamento e de profissionais especializados em luto (Parkes, 1980).

O nível terciário de intervenção é o espaço assistencial que compete exclusivamente aos profissionais *psis* (psicólogos e psiquiatras) atuarem. O enlutado que precisa de ajuda mais especializada e se encontra com dificuldade no processo de adaptação entre o luto agudo e o integrado. A ajuda de profissionais da área da saúde mental oferece, além dos cuidados mais especializados por meio de metodologias assistenciais de cunho psicoterapêutico, cuidados voltados para a profilaxia de luto complicado.

O nível quaternário, considerado por Delaney (2018) como o de alta complexidade, é destinado aos enlutados que já apresentam comprometimentos significativos em decorrência do processo de luto. As ações nesse nível de intervenção deverão ser realizadas por psicólogos e psiquiatras especializados no trabalho com luto e que tenham como foco o tratamento do processo de adoecimento deflagrado pelo luto. Intervenções de psicoterapêutica, conjugadas ou não com tratamento medicamentoso, são as mais indicadas. Quadros de luto complicado sem diagnóstico e intervenções adequadas provocam sofrimento intenso ao longo de anos, além de um considerável rebaixamento na qualidade de vida de pessoas enlutadas. Pesquisas atuais apontam que, enlutados graves não respondem a abordagem psicoterapêuticas convencionais (Shear *et al.*, 2016).[1] Portanto, nesse nível de intervenção, a atuação indicada é a do profissional especialista em luto.

No que tange ao manejo psiquiátrico de pessoas enlutadas, reserva-se essa modalidade de intervenção para casos de comorbidades psiquiátricas, como transtorno depressivo maior, transtorno de estresse pós-traumático, transtorno obsessivo compulsivo, transtorno de personalidade, risco de suicídio ou situações em que o manejo psicofarmacológico pode trazer benefício para o controle de sintomas. (Simon *et al.*, 2008)

Na população idosa, o uso de psicofármaco deve ser reservado para os transtornos psiquiátricos comórbidos, ainda que tenham associação com melhora dos sintomas somáticos e cognitivos do luto complicado e na adesão ao tratamento psicoterapêutico. Um ensaio clínico randomizado controlado com placebo demonstrou que o uso de antidepressivo não modificou a evolução do luto complicado, exceto em pacientes com transtorno depressivo maior comórbido (Shear *et al.*, 2016).

O treinamento de médicos psiquiatras em luto complicado favorece a adequada abordagem dos casos com melhor acurácia diagnóstica e terapêutica, sobretudo com psicofármacos. Além disso, idosos apresentam maior risco de interação medicamentosas decorrente de polifarmácia e efeitos colaterais com consequências perigosas, como aumento do risco de queda por sonolência ou tontura e síndrome de secreção inapropriada de hormônio antidiurético (SIADH) acompanhada de hiponatremia secundária ao uso de antidepressivos (Das *et al.*, 2016).

Desta forma, intervenções não farmacológicas devem ser priorizadas sempre que possível, salvaguardando intervenções medicamentosas para situações clínicas de maior gravidade após adequado esclarecimento diagnóstico. Nesses casos, a introdução do psicofármaco deve acontecer com dose baixa e titulação lenta conforme observação de resposta clínica.

Considerações finais

Atualmente estudos demonstram a necessidade cada vez maior da particularidade de atuação clínica no trabalho com pessoas enlutadas. Essa população tem respostas emocionais de sofrimento, lamento e pesar absolutamente específicas, uma vez que o luto por morte aponta para importante radicalidade na

[1]Informação fornecida no treinamento Level 1 – The Center of Complicated Grief (Columbia University), em 29 de janeiro de 2016.

existência e no ciclo vital. A necessidade de adaptação é o caminho da resposta saudável do processo de luto, mas nem sempre isso é possível.

A maioria da população vai responder ao luto de forma natural e, ao receber apoio da rede afetiva social, composta por familiares, amigos e comunidade, conseguirá superar os desafios impostos pelo luto.

No entanto, os idosos são considerados enlutados com certo grau de risco para possíveis complicações. Além do processo de envelhecimento apresentar inúmeras perdas reais, simbólicas, sociais e transições afetivas, o encontro com a finitude – de si e do outro – fica muito mais próximo do que em qualquer outro momento do ciclo vital. A decrepitude de um corpo até então funcional e as marcas existenciais que a vida vai deixando são para o idoso como "perder o chão", o que pode desequilibrar a estabilidade emocional de sua vida.

São muitas as possíveis despedidas de amigos, irmãos, vizinhos, além das desconcertantes mortes de filhos e netos, que o alargamento de uma vida que anda longe corre o risco de surpreender. Lutos feitos da morte de quem se ama, mas também da solidão do entorno que vai se tornando escasso. Luto feito de esvaziamento das memórias compartilhadas que, mudas, vivenciam momentos de bastante solidão, podem ser também marcas de possíveis cenários do envelhecer. De luto em luto, o psiquismo vai ficando "gasto", usado por tanta exigência de plasticidade, e, em determinado momento, a depressão e a ansiedade no idoso, diagnóstico comum nessa população, podem ser comorbidade do processo de luto. Temos, então, um idoso adoecido pelo luto.

Assim como os estudos sobre luto aumentam consideravelmente, os estudos circunscrevendo os idosos enlutados deveriam ser outro campo em expansão. Afinal, se a cada ano mais vida nos é oferecida quantitativamente, ampliando a nossa cronologia vital, que ela possa ser vivida também em qualidade. E parte dos grandes desafios existenciais tem a ver em como sobreviver, sem sucumbir aos rompimentos significativamente afetivos. Afinal, são os nossos vínculos que produzem significância para seguirmos no mundo possivelmente organizados, e a conexão feita de cuidado e amor nos ajuda a sustentar grandes intempéries e ameaças. O luto, talvez, seja a maior de todas elas. Portanto, compreender melhor esse processo e como podemos facilitar a trajetória do idoso rumo a um luto mais saudável e com menos chance de complicação é parte fundamental do cuidado multidimensional.

Parte 7

Reabilitação em Gerontologia

124

Fonoaudiologia Gerontológica

Tereza Loffredo Bilton • Luciane Teixeira Soares • Juliana Venites

Introdução

A qualidade de vida no envelhecimento é multifatorial. Porém, é possível destacar dois aspectos que são do escopo da fonoaudiologia: a capacidade de se comunicar e de se alimentar.

Este capítulo visa apresentar conceitos clássicos que permeiam a clínica fonoaudiológica em suas quatro principais vertentes na gerontologia: linguagem, voz, audição e deglutição, bem como atualizar o profissional da saúde que trabalha com a população idosa sobre os mais recentes estudos e terapêuticas, de modo que possa reconhecer possíveis dificuldades comunicativas e alimentares e encaminhar seu paciente para um tratamento precoce e eficaz.

Linguagem

A linguagem é o instrumento de interação social por excelência, pois permeia todas as funções cognitivas, meio pelo qual o indivíduo expressa pensamentos e sentimentos, armazena experiências e se comunica. Os fatores socioculturais e individuais são determinantes para o desenvolvimento da linguagem (Ortiz *et al.*, 2014). De forma ilustrativa, é nossa biblioteca pessoal, construída desde a infância. Para isso, integridade orgânica e contato social são fundamentais para sua formação e manutenção.

Observa-se com o envelhecimento o declínio das funções executivas que podem comprometer a linguagem e, consequentemente, a interação social.

Em um envelhecimento normal, não são observadas alterações na conversação cotidiana e se vê que idosos bastante longevos são capazes de manter a expressão e a compreensão oral adequadas. As dificuldades aparecem quando o conteúdo linguístico é mais complexo e não usual, bem como quando há necessidade de uma maior capacidade de lembrar dados e sequências linguísticas (Ortiz *et al.*, 2014).

Com o surgimento de uma doença neurológica, as alterações de linguagem podem cursar dois caminhos, de acordo com a etiologia do distúrbio: focal ou degenerativo.

As afasias são distúrbios de linguagem adquiridos decorrentes de alterações focais, como os acidentes vasculares encefálicos (AVEs) ou traumatismos crânio encefálicos (TCEs), que alteram o conteúdo, a forma e o uso da linguagem e de seus processos cognitivos subjacentes, como a percepção e a memória (Pistono *et al.*, 2016).

Essa alteração é caracterizada por redução e disfunção, que se manifestam, em diferentes graus, tanto na fala quanto na escrita, bem como no aspecto expressivo (anomias, parafasias, jargões, ecolalias, agramatismos etc.) e receptivo da linguagem (respostas descontextualizadas ou ausentes).

Nos quadros degenerativos ou difusos, os distúrbios de linguagem podem estar presentes desde os estágios iniciais e evoluir ao longo do tempo.

Na fase inicial do Alzheimer, por exemplo, o discurso oral é afetado pela doença, quando comparados a idosos saudáveis, o que reforça a necessidade de programas de estímulo desde o primeiro diagnóstico (Toledo *et al.*, 2018).

A partir da fase moderada da doença, o discurso é descrito como desorganizado e apresenta um grande número de termos indefinidos e frases sem sentido, além de ausência de elementos importantes para a compreensão do interlocutor, o que, muitas vezes, gera angústia nos familiares e cuidadores.

Os déficits de linguagem mais descritos em pacientes com demência são: falhas em tarefas de fluência verbal (especialmente semântica), nomeação por confrontação visual, linguagem compreensiva e falhas na precisão no raciocínio sintático (Collie *et al.*, 2002; Ritchie *et al.*, 2001).

Mesmo no comprometimento cognitivo leve (CCL), em que os indivíduos têm as atividades de vida diária relativamente preservadas, pode aparecer dificuldades de linguagem primária relacionadas ao declínio nos níveis semântico e pragmático do processamento (Barbeau *et al.*, 2012).

O fonoaudiólogo atua terapeuticamente na recuperação da linguagem oral e/ou escrita e/ou gestual do paciente com distúrbios de linguagem. O encaminhamento precoce é decisivo não somente para a boa evolução linguística do paciente, mas também no auxílio à família e ao cuidador sobre como lidar com essa dificuldade que modifica de forma robusta a dinâmica psicossocial dos envolvidos.

Atualmente, a precocidade dos encaminhamentos é apenas realizada nos quadros focais e agudos, o que não ocorre com quadros degenerativos. A literatura da área demonstra cada vez mais que desde o envelhecimento ativo, idosos se beneficiam do trabalho linguístico.

Para eles, o treino de habilidades linguísticas, sobretudo em grupo, pode beneficiar a função cognitiva e a socialização, diminuindo os sintomas de ansiedade e depressão (Irigaray *et al.*, 2012).

No tratamento dos distúrbios da linguagem (focais e degenerativos), as metas básicas são possibilitar o desenvolvimento de estratégias que ajudem a compensar a deterioração linguística, aprimorar as interações sociais e familiares e fortalecer a autoconfiança do paciente.

O tratamento da afasia pode ser orientado por diversas abordagens terapêuticas:

- Tradicionais: priorizam a estimulação da fala, preocupando-se com a atividade funcional da comunicação, ou ainda, priorizam habilidades específicas que guiam a identificação da alteração e auxiliam no entendimento do déficit
- Sociais e psicossociais: realizada em conjunto com o psicólogo ou neuropsicólogo, podem ser utilizadas como complemento para a estimulação, além de atuarem no contexto da socialização do afásico
- Multidimensionais: em que há um compromisso com a inserção do afásico no ambiente, sem introduzir, necessariamente, uma visão de cura, mas de adaptação linguística do paciente diante da lesão.

Independentemente do tipo de abordagem, o tratamento para a afasia geralmente é longo e deve ser assíduo, sendo que o tempo de duração dependerá do prognóstico inicial (Petersen *et al.*, 2014).

A reabilitação fonoaudiológica nos quadros degenerativos deverá trabalhar os aspectos de linguagem de modo preciso, específico e individualizado, correlacionado com as demais funções cognitivas, como atenção e memória. Práticas que visam o resgate e fluência verbal, acesso lexical, manutenção do discurso, fala espontânea e escrita contribuem com a melhora da memória e a capacidade de atenção do paciente idoso (Ávila, 2003).

Outro aspecto particular e relevante é a contribuição da reabilitação fonoaudiológica para a adaptação gradativa do paciente idoso ao processo de interação, que vai se modificando e se reorganizando, adequando-se à progressão da doença, orientando estratégias facilitadoras de comunicação. Ademais, ela é útil não somente para ele, mas para seus familiares e cuidadores.

Voz

O envelhecimento natural da voz, universal e inerente ao indivíduo, é chamado de presbifonia, que ocorre de modo paralelo a outras funções do organismo (Behlau, 1999; De Biase *et al.*, 1988).

Por ser um elemento essencial para a comunicação humana, a voz é capaz de, não somente transmitir a mensagem codificada por meio da fala, como também expressar traços da personalidade e sentimentos. Para muitos, a voz caracteriza uma pessoa tanto quanto seu rosto.

Assim, quando a voz envelhece, perdemos parte desses importantes elementos da comunicação. Todavia, esse grau de deterioração dependerá intimamente da história de vida, fatores constitucionais, raciais, hereditários, alimentares, sociais e ambientais do idoso.

Idosos em boas condições físicas possuem características de voz semelhantes às de pessoas mais jovens (Ramig; Ringel, 1983). Porém, quanto mais longevo o indivíduo, mais evidente é o impacto vocal do envelhecimento.

A prevalência da presbifonia ainda é pouco estudada. Pernambuco *et al.* (2015) realizaram uma revisão sistemática sobre o tema e identificaram que a prevalência discrepante de distúrbios vocais nessa população tem variação entre 4,8 a 29,1%.

As principais mudanças fisiológicas segundo Calhoun e Eibling (2012), Hagen *et al.* (1996); Johns *et al.* (2011) e Mau *et al.* (2010) são:

- Presbilaringe: esqueleto laríngeo fica mais ossificado e calcificado, incidindo em subsequente redução da mobilidade
- Aumento do comprimento das pregas vocais
- Os músculos responsáveis pela tensão e mobilização sofrem atrofia, alterando todo o ciclo vibratório responsável pela emissão vocal
- Aumento do tecido fibroso nas pregas vocais
- Alteração nas glândulas mucosas dificultando a coaptação das pregas vocais
- Redução da capacidade vital, aumento do uso do volume residual e diminuição do volume de reserva inspiratório e expiratório.

A avaliação da presbifonia é realizada pelo fonoaudiólogo (avaliação perceptiva-auditiva e acústica) e pelo médico otorrinolaringologista (laringoscopia).

Os principais achados da avaliação perceptiva auditiva do idoso podem ser visualizados na Tabela 124.1.

Pesquisas relacionadas com a imagem que uma voz transmite ao ouvinte demonstraram que tanto jovens como adultos classificavam as vozes idosas como desagradáveis, piorando o conceito conforme o indivíduo envelhece. Assim, a voz idosa imprime na personalidade do sujeito uma característica pejorativa de envelhecimento e senilidade (Ryan; Johnson, 1981).

É importante que o profissional da saúde fique atento a dois fatores comuns no envelhecimento e que interferem decisivamente na voz do idoso: hidratação inadequada e a polifarmácia.

Para que a fonação seja normal é necessária uma hidratação adequada do aparelho vocal. Os tratamentos de hidratação, como aumento da ingestão de água, umidificação do ar ambiente e nebulização de soluções nas vias respiratórias, podem otimizar as propriedades biomecânicas das pregas vocais. Pesquisas empreendidas por Hartley *et al.* (2014) e Leydon *et al.* (2010) apontaram resultados benéficos desses tratamentos fonatórios.

TABELA 124.1 Principais características da voz do idoso.

Qualidade vocal	Tendência a instável, trêmula, rouca, soprosa e áspera
Frequência fundamental média	130 HZ para mulheres e 140 HZ para homens
Ressonância	Aumento da nasalidade
Pitch	Mais agravada nas mulheres e mais agudizadas nos homens
Loudness	Tendência à redução ou sem diferença na conversação
Capacidade vital	Reduzida
Padrão respiratório	Superficial
Modulação/entonação	Pouco variante
Tempos máximos de fonação	Reduzidos. Acima de 10 s nas mulheres e acima de 15 s nos homens. Tendência a frases mais curtas
Coordenação pneumofonoarticulatória	Tendência a incoordenação por diminuição do suporte respiratório
Estabilidade vocal	Reduzida
Identificação do sexo pela voz	Pode estar comprometida
Velocidade de fala	Tendência ao alentecimento e aumento de pausas
Extensão vocal	Perda dos extremos
Ataque vocal	Tendência à soproso

Fonte: Venites *et al.*, 2019.

Muitos medicamentos podem afetar de modo temporário e adverso a voz e a fala, mas alguns casos podem ser duradouros. Vale ressaltar que, na maioria das vezes, as alterações são imperceptíveis, exceto para profissionais da voz e cantores, para os quais pequenas alterações podem ser suficientes para provocar redução acentuada no seu desempenho.

Os principais medicamentos são: anti-histamínicos, simpaticomiméticos, diuréticos, vitamina C, agonistas alfa-adrenérgicos, hormônios progestogênicos e estrogênicos, antidepressivos, corticosteroides, antitussígenos, antiangiogênicos, anti-hipertensivos, antipsicóticos, ansiolíticos, broncodilatadores anticolinérgicos, benzodiazepínicos e lítio (Griffin *et al.*, 2013; Thompson, 1995).

A literatura científica oferece uma série de instrumentos criados para avaliar o impacto dos distúrbios da voz na qualidade de vida ou para monitorar os resultados da intervenção terapêutica em adultos, como o teste de percepção da qualidade de vida relacionada à voz (QVV), o índice de desvantagem vocal (IDV), a escala de sintomas vocais e, mais recentemente, o rastreio de alterações vocais em idosos (RAVI) (Costa *et al.*, 2013; Gasparini; Behlau, 2009; Moreti *et al.*, 2011; Pernambuco *et al.*, 2016).

Diferentes autores afirmam que a terapia vocal pode ser benéfica para os indivíduos idosos com o diagnóstico de presbifonia (Johns *et al.*, 2011; Stemple; Dietrich, 2011)

O trabalho do fonoaudiólogo é realizado em três frentes: orientações sobre o próprio envelhecimento vocal e higiene vocal com especial ênfase na hidratação; exercícios vocais; e psicodinâmica vocal.

▪ **TABELA 124.2** Objetivos terapêuticos e métodos sugeridos.

Objetivos terapêuticos	Métodos/técnica sugeridos
Favorecer o fechamento glótico	Exercícios de trato vocal semiocluído • Técnica da mão sobre a boca • Tubos na água e canudos de alta resistência • Sons nasais • Técnica de empuxo
Melhorar a vibração da mucosa	Sons facilitadores • Técnica de vibração lábios e língua • Fricativas sonoras e surdas
Aumentar a flexibilidade das pregas vocais	Sons facilitadores • Escala com sons facilitadores • Técnica de sopro em hiperagudo

Os objetivos dos exercícios devem ser estabelecidos de acordo com os resultados obtidos na anamnese, avaliação clínica e acústica da voz. Para as presbifonias típicas (fechamento glótico incompleto, irregularidade vibratória e sem interferência supraglótica) podemos estabelecer alguns objetivos gerais baseados nas principais alterações segundo a Tabela 124.2, proposta por Venites *et al.*, 2019.

Na Tabela 124.3, há informações auxiliares na comunicação com o paciente idoso, sua família ou cuidador.

Audição

Como todos sabemos, a audição é o único sentido pelo qual percebemos o mundo a distância. Ela nos protege constantemente, por exemplo, nos despertando se algo fora do normal acontece ao redor, porque a localização das orelhas em nossa cabeça permite uma percepção do mundo de 360°.

A presbiacusia é a deficiência auditiva mais comum entre os idosos. Como a cóclea, o órgão periférico da audição, envelhece, a tendência da pessoa é experimentar um declínio na audição, havendo maior risco de degeneração das células sensoriais neurais cocleares e deficiências auditivas exacerbadas relacionadas à idade, por exemplo, perda auditiva gradual, deterioração na compreensão da fala (especialmente em ambientes ruidosos), dificuldade na localização das fontes sonoras e sensação de zumbido nos ouvidos. No entanto, o processo de envelhecimento não afeta as pessoas de maneira uniforme. Ademais, o processo de envelhecimento não é uniforme mesmo para o indivíduo. Pesquisas recentes sobre a idade coclear cronológica em pessoas saudáveis com deficiência auditiva exacerbada durante o envelhecimento em razão de fatores extrínsecos, incluindo ruído e medicamentos ototóxicos, e fatores intrínsecos, como predisposição genética, fatores epigenéticos e envelhecimento, atualizam nossa compreensão das vias moleculares que medeiam a perda auditiva, discutem descobertas recentes em restauração auditiva experimental e perspectivas futuras (Wang; Puel, 2020).

▪ **TABELA 124.3** Como melhorar a comunicação com o paciente idoso.

Sobre o ambiente	• Ambiente iluminado • Silencioso • Manter-se próximo ao paciente
Sobre o a expressão	• Deixar o paciente ver seu rosto • Falar pausadamente • Utilizar articulação clara • Falar em tom (volume) normal • Não gritar • Não infantilizar
Sobre a mensagem	• Formar frases curtas e objetivas • Evitar termos técnicos • Utilizar, se necessário, várias formas de comunicação para transmitir a mensagem desejada (fala, escrita, desenhos, símbolos) • Ao final da mensagem, repetir o conteúdo para reforçar a informação
Sobre a compreensão	• Chamar a atenção do idoso caso ele esteja desatento, com um leve toque no braço • Atentar para o discurso do paciente e da família ou cuidador • Observar o comportamento durante a consulta. O que não é dito também pode trazer informações valiosas

A perda auditiva relacionada à idade está associada ao declínio cognitivo, bem como a alterações cerebrais estruturais e funcionais, possivelmente pelas dificuldades de comunicação causadas pela perda auditiva que isolam socialmente o idoso. Estudos epidemiológicos têm demonstrado a relação de idosos com perdas auditivas apresentando alto risco para o desenvolvimento de demência (Dupuis *et al.*, 2015; Lin *et al.*, 2013).

No entanto, os mecanismos subjacentes aos déficits neurocognitivos na perda auditiva (PA) são mal compreendidos, não havendo clareza se o tratamento clínico com aparelhos auditivos pode modificar os resultados neurocognitivos.

Glick e Sharma (2020) mediram os potenciais evocados nos visuais corticais, função cognitiva e habilidades de percepção da fala em 28 adultos com PA leve a moderada não tratada e em 13 controles com audição normal de mesma idade. O grupo de adultos com PA foi então adaptado com AASI bilateral (Aparelho de Amplificação Sonora Individual) e reavaliado após 6 meses de uso da amplificação. No início do estudo, o grupo com PA exibiu recrutamento mais extenso dos córtices auditivo, frontal e pré-frontal durante uma tarefa de processamento de movimento visual, fornecendo evidências de reorganização modal cruzada e neuroplasticidade cortical compensatória. Além disso, o recrutamento transmodal mais extenso do córtex auditivo direito foi associado a um maior grau de perda auditiva, pior percepção da fala em ambiente com ruído e pior função cognitiva.

Após o tratamento clínico com próteses auditivas, foi observada uma reversão na reorganização transmodal do córtex auditivo pela visão no grupo com PA, coincidindo com ganhos na percepção de fala e desempenho cognitivo. Assim, além dos benefícios conhecidos do uso de próteses auditivas na comunicação, os resultados desse estudo fornecem evidências de que a intervenção clínica com amplificação bem ajustada pode promover organização e funcionamento corticais mais típicos e fornecer benefício cognitivo.

Entender que a perda auditiva interfere na cognição muda o foco da reabilitação porque ela terá que englobar aspectos de:

- Atenção seletiva, que é a capacidade de selecionar um tipo de informação mediante a exclusão de outras – manter uma conversa em ambiente ruidoso
- Atenção dividida, observada quando duas fontes de informação concorrentes são selecionadas como relevantes para processamento – tentar seguir duas conversas paralelas
- Outros aspectos atencionais – nível geral de responsividade, orientação ou direcionamento dos órgãos sensoriais aos estímulos, detecção ou busca de estímulos, poder de foco, nível de vigilância, resistência a interferência
- Memória operacional – arquivamento temporário e manipulação de informação necessária para o desempenho de algumas funções cognitivas como cálculos aritméticos, raciocínio, planejamento, leitura e conversação.

Que idoso chega para a reabilitação auditiva? Aqueles que já estão com diagnóstico da perda auditiva ou aqueles que o clínico geral ou geriatra percebem o declínio cognitivo. Eles costumam chegar à reabilitação com muita resistência, pois muitos veem os aparelhos de amplificação sonora individuais como uma espécie de bengala que não querem usar e nem depender.

O diagnóstico da audição é realizado por meio da avaliação audiológica, que inclui, basicamente, a audiometria tonal liminar, a logoaudiometria, as medidas de imitância acústica. Esses testes pesquisam a acuidade auditiva, a função da orelha média e interna e o reconhecimento ou compreensão da fala.

Os aparelhos de amplificação sonora individuais (AASIs) melhoram não somente a acuidade auditiva, mas seu uso constante recupera a percepção auditiva de tudo que está acontecendo ao redor. Consequentemente, há uma melhora da atenção, controlando o declínio cognitivo (Contrera *et al.*, 2017; Manrique-Huarte *et al.*, 2016).

Existem, ainda, algumas particularidades desse momento da vida:

- A plasticidade cerebral é mais concentrada nas áreas associativas para as pessoas com mais idade e a manutenção das funções sociais torna-se fundamental para o aspecto cognitivo
- A diminuição do neurotransmissor GABA (ácido gama aminobutírico), que tem uma função inibitória e é importante em ambientes ruidosos para auxiliar no foco da atenção seletiva
- Apresenta dificuldade para entender quem fala rapidamente por causa da diminuição de sua resolução temporal
- A perda de audição com preservação das frequências graves e queda em frequências médias e agudas dificulta muito a percepção da fala.

Não é esperado que a questão do custo do aparelho auditivo seja relatada como impeditivo para sua aquisição entre a população brasileira, pois, para facilitar o acesso das pessoas de classe menos favorecidas aos AASIs, diminuindo, assim, os danos causados pela deficiência auditiva e pensando, também, no direito da pessoa com deficiência, foi criada no Brasil a "Política Nacional de Atenção à Saúde Auditiva (PNASA), por meio das Portarias 3 GM nº 2073 e SAS nº 587 de 2004, a qual prevê que o Sistema Único de Saúde (SUS), em seus diferentes níveis de complexidade, realize a promoção, prevenção, diagnóstico, tratamento (incluindo a concessão de AASIs) e reabilitação da saúde auditiva, contando com profissionais da otorrinolaringologia, fonoaudiologia, psicologia e assistência social.

Novas tecnologias são concedidas pelo SUS de acordo com as perdas auditivas e as necessidades dos idosos. Os aparelhos microrretroauriculares programados em plataformas digitais de processamento de áudio apresentam canais de frequências para ajuste fino, programas para ambientes específicos (situações ruidosas, fala no ruído, conforto no ruído, música), gerador de som para pacientes com zumbido, ajustes baseados na preferência do usuário, registro do período de uso, ativação para o uso do telefone e resistência à água e à poeira. Ainda mais: apresentam mais clareza reconhecendo e reduzindo ruídos irritantes, eliminam microfonia, apresentam microfones que se adaptam para melhor entendimento da fala em diferentes situações ambientais, conectividade direta com *bluetooth* e aplicativos de celular para o próprio paciente realizar algumas mudanças de acordo com suas necessidades cotidianas.

A tecnologia dos aparelhos auditivos evoluiu muito, mas, para melhorar a aderência ao uso dos AASIs, é preciso estar atento para as necessidades auditivas cotidianas de cada idoso. A indicação, quando possível, dos aparelhos de amplificação aberta minirretroauriculares facilita o manuseio e a adaptação. A curva de amplificação precisa considerar as queixas do paciente e ser revista de forma exaustiva pelo fonoaudiólogo para melhorar a adaptação. É um trabalho que requer tempo e paciência porque nada pode ser desconsiderado.

Ao AASIs tem que fazer sentido na vida do paciente idoso, caso contrário, ele não os usará. Para tanto, é indispensável acolher e compreender as suas necessidades cotidianas, de modo a garantir uma percepção de mundo na maior amplitude que os AASIs permitem. Mesmo com todo cuidado, muitas vezes, o idoso deixará de usá-los por motivos diversos, fazendo com que o processo tenha que reiniciar (Timmer; Hickson; Launer, 2018).

Deglutição

É consenso de todos os profissionais de saúde que a boa alimentação é condição para um envelhecimento ativo. Muito se disserta sobre quais tipos de alimentos ingerir, bem como sobre a necessidade de acesso do indivíduo a eles. Todavia, a (in) capacidade para deglutir tais alimentos não é considerada pela maioria dos profissionais.

O envelhecimento, ativo ou permeado por alguma doença, está associado a uma diminuição na funcionalidade da deglutição, pois promove uma série de mudanças no sistema neuronal e estomatognático.

A importância desse impacto para a qualidade de vida do idoso fez com que, em 2016, a Sociedade Europeia de Transtornos da Deglutição e a Sociedade de Medicina Geriátrica da União Europeia, em conjunto com especialistas convidados, desenvolvessem um longo documento indicando e justificando a disfagia orofaríngea como síndrome geriátrica.

Entretanto, é importante ressaltar que nem todos os idosos são disfágicos. As mudanças fisiológicas da deglutição no envelhecimento podem ser chamadas de presbifagia (Lever *et al.*, 2015). Ele tem início em torno da 5ª e 6ª décadas de vida e afeta aproximadamente 40% das pessoas saudáveis com mais de 60 anos. (Liesenborghs *et al.*, 2014; Wakabayashi, 2014).

Porém, como no envelhecimento há redução da reserva funcional, ou seja, da capacidade do organismo de adaptação ao estresse fisiológico caso o idoso apresente algum evento que o fragilize ou descompense, podem surgir alterações no trânsito do alimento da boca ao estômago que o exponham ao risco de aspiração pulmonar, desnutrição e/ou desidratação (Bilton *et al.*, 2011).

Embora sutis, as mudanças na deglutição relacionadas à idade podem evoluir para uma condição clínica, com riscos de pneumonia por aspiração, desidratação ou desnutrição, particularmente quando processos agudos (acidente vascular encefálico, cirurgia) ou crônicos (doenças neurodegenerativas, câncer de cabeça e pescoço, doenças inflamatórias e fragilidade), comprometem ainda mais o mecanismo de deglutição do idoso (Butler *et al.*, 2009; Humbert *et al.*, 2009; Lever *et al.*, 2015).

O envelhecimento pode afetar o processo de deglutição nas suas fases. A diminuição do olfato e do paladar, a secura da cavidade oral de causa geralmente multifatorial e as mudanças dentárias podem contribuir para reduzir o desempenho da mastigação em idosos e são elementos importantes que influenciam negativamente na fase preparatória oral da deglutição (Di Pede *et al.*, 2016).

As alterações dos *inputs* sensoriais pelo olfato, paladar, temperatura, com limiares maiores para os idosos, repercutem na formação do bolo, afetam o apetite, as escolhas alimentares e a ingestão alimentar (Ney *et al.*, 2009; Pedrão, 2016).

A redução na percepção do olfato e paladar é geralmente multifatorial, incluindo as medicações utilizadas. Cerca de 250 drogas podem afetar o olfato e a gustação por diversos mecanismos, atuando na redução da produção de muco e saliva, limitando a condução elétrica nos receptores na via quimiossensitiva ou no sistema nervoso central; por exemplo, pravastatina, loratadina, ciprofloxacino, dexametasona, hidrocortisona, captopril, quimioterápicos e radiação em região de cabeça e pescoço.

A alteração do paladar decorrente da perda das papilas gustativas e da diminuição do olfato é um dos fatores responsáveis pela recusa na alimentação, que pode comprometer o estado nutricional do idoso. A capacidade de detecção declina de maneira diferente para cada sensação. Por exemplo, a sensibilidade ao sabor salgado se reduz, enquanto o sabor doce é percebido normalmente. Idosos tendem a aumentar a quantidade de sal e condimentos nos alimentos a fim de compensar a diminuição do paladar. Contudo, a maior ingestão de sal piora a retenção hídrica e causa irritação na mucosa gastrintestinal (Pedrão, 2016).

Embora as alterações estruturais decorrentes do processo de envelhecimento variem de um indivíduo para outro, elas podem trazer mudanças anatomofisiológicas na dinâmica da deglutição, esquematizadas conforme apresentado na Tabela 124.4 (Di Pede *et al.*, 2016; Lever *et al.*, 2015; Soares, 2011).

▪ **TABELA 124.4** Mudanças anatomofisiológicas que interferem nas fases da deglutição.

Mudanças anatomofisiológicas que interferem na fase *oral* da deglutição	**Repercussões na alimentação e na dinâmica da deglutição** ***Dificuldades na preparação do bolo e propulsão para a faringe***
Deterioração do aparelho dentário – perdas dentárias/ edentulismo	Problemas de mastigação; mudança na consistência alimentar; manipulação lenta do bolo alimentar
Atrofia dos alvéolos dentários	Dificuldade na adaptação de próteses dentárias
Atrofia dos músculos da língua	Ingestão de bolos alimentares de menor volume; preferência por alimentos mais cozidos; dificuldade na ejeção do bolo alimentar
Aumento do depósito de gordura e crescimento de tecido fibroso na língua	Hipertrofia; diminuição da mobilidade; alteração na força de propulsão, levando a incoordenação dos movimentos e menor preensão do alimento junto ao palato, dificultando a formação do bolo alimentar
Espessamento da mucosa lingual	Dificuldade para higienização
Atrofia das glândulas salivares menores/redução do número total de glândulas – redução das células acinares	Xerostomia, em função do envelhecimento glandular e/ou do uso de medicamentos; interfere na formação do bolo alimentar e na lubrificação da cavidade oral
Aglomeração valecular	Enquanto a mastigação continua a ocorrer, parte do bolo alimentar (já preparado) se desloca das fauces para a parte oral da faringe, antes do início da fase faríngea, acumulando-se na valécula
Redução da força dos músculos mastigatórios e disfunção da articulação temporomandibular	Diminuição da força mastigatória; o alimento é pouco triturado e ocorre a dificuldade de lateralizá-lo na boca
Mudanças anatomofisiológicas que interferem na *fase faríngea* da deglutição	**Repercussões na alimentação e na dinâmica da deglutição** ***Aumento do tempo da fase faríngea, redução da elevação hióidea, escape do bolo na faringe/laringe e estase nas valéculas e recessos piriformes***
Atraso no disparo do reflexo da deglutição	Escape prematuro do bolo na faringe/laringe
Perda da sensibilidade faríngea e redução da força dos músculos faríngeos	Diminuição na efetividade do esvaziamento da faringe, estase alimentar em valéculas e recessos piriformes; aumento do tempo da fase faríngea
Diminuição da força dos músculos supra-hióideos e atraso na abertura do esfíncter esofágico superior	Diminuição da amplitude de elevação e abaixamento da laringe e da transição faringoesofágica
Mudanças anatomofisiológicas que interferem na *fase esofágica* da deglutição	**Repercussões na alimentação e na dinâmica da deglutição** ***Retenção do bolo no esôfago proximal, refluxo esôfago-esôfago, esofagites, refluxo gastresofágico***
Denervação senil do esôfago e dilatação esofágica	Retardo do esvaziamento esofágico; presença de contrações esofágicas polifásicas; tendência a refluxo
Disfunções da motilidade esofágica e dos esfíncteres esofágicos	Limitam o trânsito do bolo da faringe para o estômago

Disfagia

A disfagia é uma condição clínica desencadeada por dificuldades durante a progressão do bolo alimentar da boca ao estômago que interferem no trânsito de alimentos ou líquidos da cavidade oral para o esôfago (Baijens *et al.*, 2016). Sua prevalência entre idosos é alta, mas subestimada e subdiagnosticada, além de não ser tratada em muitos centros médicos. A disfagia pode causar complicações graves, como desnutrição, desidratação, infecções respiratórias, pneumonia por aspiração, permanência hospitalar, aumento do número de readmissões, institucionalização e morbimortalidade (Baijens *et al.*, 2016; Di Pede *et al.*, 2016).

Afetando entre 40 e 60% das pessoas com mais de 65 anos, a prevalência da disfagia é maior nos pacientes que sofreram acidentes vasculares encefálicos (> 30%) e nas doenças neurodegenerativas (até 80%), como Parkinson (52 a 82%) e Alzheimer (84%). Entre idosos hospitalizados, ela é superior a 51%, com impacto na morbidade, tempo de internação hospitalar e custos com cuidados com a saúde. Ademais, também pode ter causas iatrogênicas e advindas do uso de vários medicamentos, direta ou indiretamente, que trazem danos aos órgãos efetores da deglutição (Di Pede *et al.*, 2016).

Disfagia sarcopênica

A disfagia sarcopênica é um conceito novo que diz respeito à dificuldade em deglutir em virtude da sarcopenia de músculos esqueléticos generalizados e dos músculos da deglutição. Visto que a sarcopenia é uma das principais síndromes geriátricas, sua ocorrência entre idosos é alta (Wakabayashi, 2014).

A sarcopenia foi verificada em 76,8% dos pacientes idosos hospitalizados. Dentre eles, 30% apresentaram disfagia sarcopênica. Em instituições de longa permanência, 57% dos residentes apresentaram sarcopenia, tendo como consequências disfagia, desnutrição e dependência nas atividades de vida diária (Maeda *et al.*, 2016; Shiozu *et al.*, 2015).

Importante destacar que a disfagia sarcopênica não acomete somente indivíduos idosos. Ocorrências como anorexia, câncer, tempo de internação e repouso prolongado no leito podem causar sarcopenia secundária, que também afeta a musculatura da deglutição (Tabela 124.5).

Fujishima *et al.* (2019) publicaram um documento desenvolvido em parceria com sociedades e associações científicas japonesas com o objetivo de consolidar as evidências atualmente disponíveis sobre os temas da sarcopenia e da disfagia. Nele, os autores propuseram consensos sobre os mecanismos

■ **TABELA 124.5** Manifestações da disfagia sarcopênica na musculatura da deglutição.

Perda da massa muscular da deglutição relacionada à idade torna-se evidente nos músculos supra e infra-hióideos, palatais, faríngeos, mastigatórios e, sobretudo, da língua	Wakabayashi, 2014
A função física diminuída e a perda de volume e força do músculo esquelético afetam a capacidade de deglutir, e que sarcopenia foi um fator de risco independente para disfagia entre os idosos. No entanto, ressaltam que mais estudos são necessários para definir a causalidade	Maeda & Akagi, 2016
Atrofia do músculo gênio-hióideo (eleva e estabiliza o hioide) reduz a segurança da deglutição, podendo levar à aspiração	Feng *et al.*, 2013
Avaliações com Ultrassonografia e com *handgrip* a espessura da língua e o estado nutricional encontrada no estudo sugere que o volume muscular da língua pode estar relacionado ao estado nutricional e que a desnutrição pode induzir sarcopenia não apenas nos músculos esqueléticos, mas também na língua	Tamura *et al.*, 2012
Quanto menor a espessura da língua pior tornou-se o estado nutricional	Butler *et al.*, 2011
Diminuição da pressão da língua foi mais presente do que a piora da força de abertura da mandíbula e afetou mais os homens do que as mulheres	Machida *et al.*, 2017

relacionados, diagnósticos, tratamentos e perspectivas futuras. Apresentaram também uma adaptação do algoritmo de diagnóstico para disfagia sarcopênica (Figura 124.1), seguindo uma proposta anterior defendida por Mori *et al.* (2017).

O tratamento da disfagia sarcopênica deve envolver uma equipe de saúde interdisciplinar e resultar em um programa de reabilitação que visa melhorar as duas condições, ou seja, a sarcopenia e a disfagia. Os componentes centrais da reabilitação de disfagia são técnicas de reabilitação (abordagem passiva e ativa), modificação da consistência dos alimentos e, quando necessário, exercícios para a reabilitação da força da musculatura lingual e, sobretudo, treino funcional da deglutição com o alimento (Azzolino *et al.*, 2019).

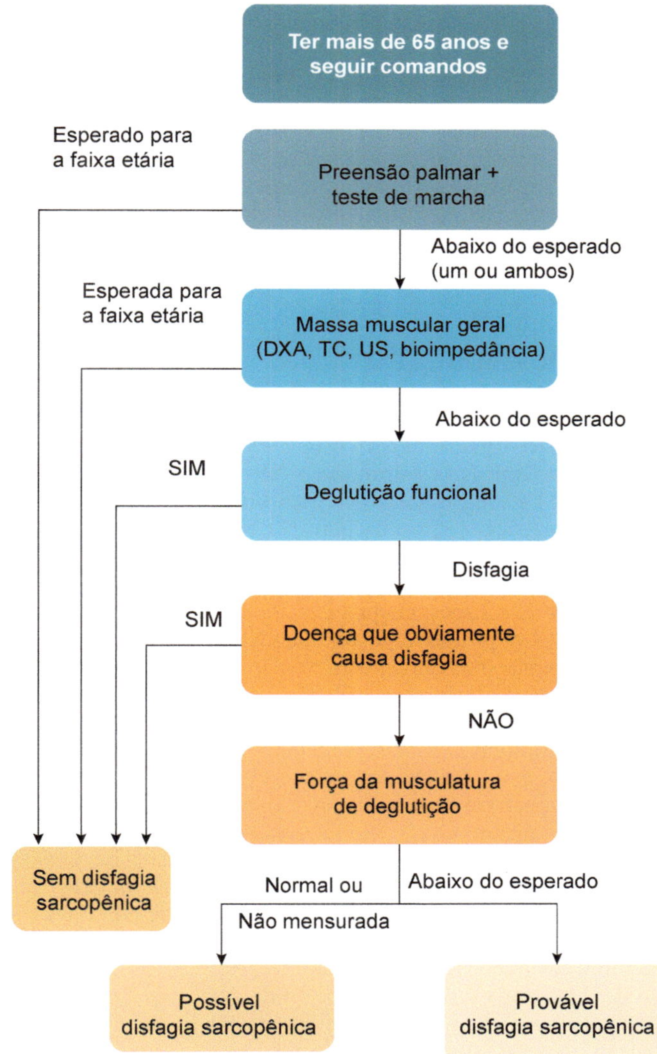

■ **FIGURA 124.1** Algoritmo diagnóstico da disfagia sarcopênica.

Avaliação da deglutição

Após uma anamnese direcionada à história pregressa do distúrbio de deglutição e à investigação dos hábitos alimentares atuais e remotos do paciente, a avaliação fonoaudiológica contar com a avaliação clínica das estruturas envolve o exame físico da cavidade oral, faringe e laringe e a verificação da mobilidade e tonicidade das estruturas envolvidas na deglutição – essencialmente lábios, língua e bochechas.

Na avaliação clínica funcional ocorre a testagem de diferentes consistências alimentares: pastosos homogêneos; heterogêneos; líquidos engrossados e finos; e sólidos macios e secos.

Recursos instrumentais podem ser utilizados durante a abordagem clínica, como ausculta cervical e o oxímetro de pulso. Na ausculta cervical, coloca-se o estetoscópio em um dos lados da cartilagem tireoide e ausculta-se os sons de passagem do ar e da deglutição. A oximetria de pulso mede a saturação de oxigênio na hemoglobina funcional e pode auxiliar no monitoramento de pacientes que dessaturam oxigênio em consequência da aspiração traqueal (Akhtar *et al.*, 2002).

Para complementar a avaliação clínica, o fonoaudiólogo pode lançar mão de exames de imagem para concluir seu diagnóstico. Os mais utilizados são a videoendoscopia e a videofluoroscopia da deglutição (Furia, 2003).

A videoendoscopia da deglutição permite a avaliação da contenção do alimento na cavidade oral, a presença de escape nasal, o fechamento do palato mole, o tempo da deglutição, presença de penetração e/ou aspiração laríngeas. Com o paciente sentado, procedemos inicialmente a fibronasofaringolaringoscopia e com o aparelho em posição de modo a visualizar a faringe e a laringe, são oferecidos alimentos (coloridos artificialmente) com várias consistências: sólidos, líquidos e pastosos. O exame pode ser gravado para análise posterior.

A videofluoroscopia da deglutição tem sido apontada como o exame de maior utilidade na investigação diagnóstica da disfagia. Tal método, quando precedido de anamnese clínica adequada, consegue caracterizar convenientemente o grau de disfunção e, frequentemente, identificar a causa da anomalia com grande precisão, por isso, é considerado o método objetivo *gold standard* utilizado com maior frequência. Engloba os objetivos citados na endoscopia, e realiza também importante investigação da anatomia e fisiologia esofágica.

Além de observar a dinâmica da deglutição, a videofluoroscopia possibilita a realização de medidas quantitativas a partir de imagens estáticas extraídas da gravação do exame, que podem ser de grande valia e servir de complemento na sua interpretação.

Recursos terapêuticos aliados à prática fonoaudiológica

Nos últimos anos, diversos recursos terapêuticos tecnológicos e não tecnológicos complementares vêm surgindo e sendo agregados à reabilitação fonoaudiológica. Dentre eles, podemos destacar a eletroestimulação, a bandagem elástica e, mais recentemente, a fotobiomodulação. Além disso, diversos estudos têm demonstrado os benefícios do uso dos exercitadores respiratórios na terapia fonoaudiológica.

Eletroestimulação

A eletroterapia consiste no uso da corrente elétrica com finalidade terapêutica, ou seja, na aplicação de energia eletromagnética ao organismo com o objetivo de produzir sobre ele reações fisiológicas. A estimulação elétrica nervosa transcutânea (TENS) e a estimulação elétrica funcional (FES), ou estimulação elétrica neuromuscular (EENM), são modalidades terapêuticas da eletroterapia utilizadas na fisioterapia há muitas décadas. Trata-se de um recurso terapêutico não invasivo, seguro e com poucos riscos, no qual a modalidade TENS geralmente é utilizada para promover analgesia, melhorar a vascularização local, promover relaxamento muscular e reduzir a hiperatividade muscular, enquanto a EENM é utilizada para o aumento efetivo na força muscular (Gondin *et al.*, 2006).

A fonoaudiologia pode se beneficiar e apresentar resultados satisfatórios com essa técnica aliada à terapia convencional. Estudos demonstram resultados favoráveis do uso da eletroestimulação na melhora da qualidade vocal e da deglutição dos pacientes na clínica fonoaudiológica (Carnaby-Mann; Crary, 2008; Guimarães, 1992; Humbert *et al.*, 2012; Lagorio *et al.*, 2010).

Borges *et al.* (2016) realizaram uma revisão de literatura sobre os efeitos positivos da eletroestimulação neuromuscular na melhora no quadro das disfagias orofaríngeas, como o retorno de dieta por via oral, diminuição de episódios de aspiração laringotraqueal, aumento da movimentação hiolaríngea, diminuição no tempo de trânsito faríngeo, redução da xerostomia e aumento do nível de ingestão oral.

Lim *et al.* (2009) realizaram um estudo comparando a estimulação tátil térmica isolada com a associada ao estímulo elétrico para o tratamento de pacientes com distúrbios da deglutição após acidente vascular encefálico. Nele, os autores concluíram que a estimulação elétrica neuromuscular combinada a estimulação térmica tátil apresentou resultados melhores no tratamento desses pacientes do que o estímulo térmico-tátil isolado.

Carnaby-Mann e Crary (2008) e Gallas *et al.* (2010) realizaram estudos de análise dos efeitos da EENM sobre a biomecânica da deglutição em sujeitos disfágicos. Os estudos demonstraram resultados satisfatórios na melhora da habilidade funcional da deglutição, com ganhos significantes na deglutição e diminuição da aspiração após o uso da EENM.

Humbert *et al.* (2012) realizaram um estudo de revisão que mostrou que o uso da EENM associada à terapia tradicional de disfagia promoveu avanços na evolução da dieta e diminuição da penetração e aspiração em mais de metade dos pacientes tratados com esta abordagem.

Santos *et al.* (2015) realizaram uma revisão integrativa de literatura sobre a aplicabilidade e o resultado do uso da eletroestimulação na prática clínica fonoaudiológica. Os estudos analisados demonstraram que a eletroestimulação traz benefícios na reabilitação de pacientes na clínica fonoaudiológica, embora a metodologia utilizada nos estudos tenha sido divergente e a população estudada muito heterogênea, dificultando sua utilização clínica pelos profissionais da área e apontando para a necessidade de novos estudos utilizando uma amostra mais homogênea e uma descrição da metodologia e das técnicas fonoaudiológicas utilizadas nos procedimentos.

Bandagem elástica

A bandagem elástica é mais um recurso terapêutico do qual o fonoaudiólogo dispõe para reabilitar a voz, a motricidade orofacial e a função de deglutição. Desenvolvido no Japão e trazido ao Brasil por um fisioterapeuta, essa técnica de estimulação tegumentar fundamentada nas bases da neurofisiologia e da neurociência vem sendo amplamente utilizada por fonoaudiólogos na sua prática clínica (Silva; Silva, 2018).

A indicação desse recurso é vasta e depende da avaliação clínica fonoaudiológica e dos objetivos terapêuticos. A aplicação da bandagem elástica na pele estimula o tegumento. Esse estímulo é captado pelos mecanorreceptores e conduzida por via aferente até o sistema nervoso central (o córtex sensorial primário e o cerebelo). Uma vez captada, o estímulo somatossensorial é percebido e interpretado, desencadeando uma resposta de ajuste motor (Silva *et al.*, 2014).

Silva e Silva (2018) descreveram algumas das indicações do uso da bandagem na atuação terapêutica em idosos, a saber:

- No tegumento da região de musculatura supra-hióidea com o objetivo de promover informação sensorial, ou proprioceptiva, no preparo, organização e condução oral do alimento, auxiliar na contenção da língua na cavidade da boca
- No tegumento da região do músculo orbicular da boca com o objetivo de promover aumento da pressão intraoral favorecendo a deglutição, otimizando o vedamento labial e favorecendo a manipulação oral do alimento; contenção do escape extraoral do alimento e/ou da saliva. Em idosos que realizam fonoterapia com enfoque em SAOS, pode favorecer o vedamento labial e auxiliar na adaptação do CPAP (*continuous positive airway pressure*)
- No tegumento da região do músculo masseter para promover redução da tensão muscular ou ganho de força. A tensão muscular é frequente em idosos que fazem uso de traqueostomias e/ou trismo (com ou sem comprometimento neurológico) e o objetivo dessa aplicação é desencadear uma informação tegumentar que promova a sensação, ou propriocepção, para o relaxamento muscular. Já a necessidade de fortalecimento dessa musculatura é comum em idosos em adaptação de próteses dentárias que necessitam de intervenção terapêutica para melhorar o padrão mastigatório.

Heo e Kim (2015) propuseram a aplicação da bandagem no tegumento do ventre posterior do músculo digástrico com o objetivo de promover ganho na excursão do complexo hiolaríngeo durante a deglutição.

Fotobiomodulação

A fotobiomodulação (FBM) é uma modalidade terapêutica que amplamente utilizada nos últimos anos por profissionais da saúde, como médicos, odontólogos, fisioterapeutas e, mais recentemente, por fonoaudiólogos, com intuito de favorecer a analgesia, modulação de inflamação, ação antiedematosa, reparação tecidual e melhora do desempenho muscular (Leal *et al.*, 2013; Mouffron *et al.*, 2019).

O tipo de luz comumente utilizado pelos profissionais da saúde para fins terapêuticos é o *laser* de baixa intensidade que compreende um estímulo luminoso capaz de induzir reações fotofísicas e fotoquímicas nos tecidos biológicos e que, de acordo com os parâmetros utilizados, pode promover bioestimulação ou bioinibição (Hamblin *et al.*, 2017). A penetração da luz nos tecidos depende de vários parâmetros, como comprimento de onda, fluência, modo de emissão (contínua ou pulsada), duração e frequência do tratamento. Os comprimentos de onda comumente utilizados pelos fonoaudiólogos são o vermelho e o infravermelho (de 600 a 1.000 nm), com aparelhos de potência inferior a 500 mW, capazes de produzir quantidade de energia suficiente para provocar mudanças na bioquímica celular sem alterar sua estrutura atômica (Bastos, 2020; Hamblin *et al.*, 2017; Mouffron *et al.*, 2019).

Por se tratar de uma técnica não invasiva, indolor e sem efeitos colaterais, o uso do *laser* na fonoaudiologia se mostra como algo promissor para agregar à terapia fonoaudiológica tradicional. Sua utilização tem sido embasada na produção científica e na prática clínica de outros profissionais da saúde, mas estudos específicos do campo fonoaudiológico estão em desenvolvimento e começam a ser publicados, principalmente áreas da voz, motricidade orofacial e disfagia (Bastos, 2020; El Mobadder *et al.*, 2019; Gomes; Schapochnik, 2017; Kagan; Heaton, 2017; Mouffron *et al.*, 2019). Estudos na área de audiologia voltados à terapêutica do zumbido, hiperacusia e perda auditiva por ototoxicidade ainda são incipientes e os efeitos da luz se mantêm controversos (Chang *et al.*, 2019; Dehkordi *et al.*, 2015; Lee *et al.*, 2019; Rhee *et al.*, 2013).

Pensando na aplicabilidade da FBM nos quadros de disfagia, tal recurso pode ser associado tanto ao trabalho de estimulação sensorial quanto ao trabalho de força, resistência e mobilidade dos músculos envolvidos na deglutição. Com relação ao trabalho sensorial, associada às demais técnicas terapêuticas, a FBM pode favorecer a sensibilidade intraoral na percepção da saliva e da textura, temperatura e viscosidade do alimento, além de promover a percepção do paladar e do olfato pelo efeito biológico do *laser* na regeneração da inervação (El Mobadder *et al.*, 2019; Pacheco; Schapochnik, 2019). Sabe-se que em pacientes com disfagia, principalmente idosos, a diminuição do olfato e do paladar podem interferir tanto na percepção intraoral do alimento e impactar na fase oral da deglutição quanto diminuir a ingesta alimentar e impactar na nutrição desse idoso. Com relação ao desempenho muscular, o ganho com a FBM se dá por meio do favorecimento da formação de ATP (adenosina trifosfato) dentro da mitocôndria da fibra muscular. Estudos recentes têm demonstrado efeitos benéficos não somente da melhora do desempenho muscular, como também da otimização do ganho de força, da regeneração muscular e da redução da fadiga (Mouffron *et al.*, 2019; Vanin *et al.*, 2018; Zagatto, 2016). Mouffron *et al.* (2019) investigaram os efeitos da terapia por fotobiomodulação no músculo orbicular da boca comparando a atividade elétrica e a pressão máxima dos lábios antes e após a irradiação com diferentes doses do *laser* de baixa intensidade e concluíram que a terapêutica foi capaz de promover mudanças na atividade elétrica e no desempenho do músculo orbicular da boca.

Outro aspecto relacionado à disfagia diz respeito ao manejo da saliva. A redução da quantidade de saliva, seja em razão do envelhecimento ou associada ao uso de medicamentos ou tratamentos que causam xerostomia, pode influenciar na formação e condução adequadas do bolo alimentar no processo de digestão e na deglutição. Já o excesso de saliva na cavidade da boca, principalmente em decorrência da diminuição na frequência de deglutição, comumente observado em idosos com demência e Parkinson, pode trazer sérias consequências, como a penetração e/ou aspiração laringotraqueal dela, contribuindo para a piora pulmonar do paciente com disfagia.

O uso do *laser* na região das glândulas salivares pode modular o fluxo salivar, contribuindo para a realização das demais intervenções fonoaudiológicas. Estudos científicos têm embasado a utilização desse recurso para aumentar o fluxo salivar, principalmente quando voltado para os casos de xerostomia em pacientes que fazem tratamento de câncer de cabeça e pescoço. Brzak *et al.* (2018) avaliaram os efeitos da FBM com diferentes comprimentos de onda (685 e 830 nm) na salivação de pacientes com hipossalivação e mostraram que ambos os comprimentos de onda do *laser* foram eficazes em aumentar a taxa de fluxo salivar, com manutenção 10 dias após a conclusão do tratamento, fornecendo evidências não apenas do efeito estimulante, mas indicando o potencial regenerativo da terapia com PBM. Sousa *et al.* (2020) realizaram uma revisão sistemática com o objetivo de avaliar os efeitos do *laser* de baixa intensidade nas glândulas salivares na presença de doenças sistêmicas. Ao final, os autores concluíram que, embora os estudos tenham relatado aumento da taxa salivar e da qualidade de vida após a PBM, a falta de padronização para a aplicação da luz e dos parâmetros utilizados dificultam a reprodução dos resultados e indicam a necessidade de mais pesquisas.

Com relação à utilização para diminuição do fluxo salivar, a ausência de estudos robustos específicos que possam embasar essa prática pede cautela e ainda precisa ser mais bem investigada a fim de determinar a dose ideal e se os resultados são momentâneos ou permanecem em longo prazo.

Por fim, benefícios do uso da FBM no manejo de diversos quadros neurológicos como nas demências, doença de Parkinson, acidentes vasculares encefálicos e traumatismos cranioencefálicos também têm sido demonstrados (Hamblin, 2016; Salehpour *et al.*, 2018). Entretanto, deve-se apontar para a necessidade de estudos mais robustos que evidenciem esse recurso terapêutico no tratamento dessas condições.

Exercitadores respiratórios

Os exercitadores respiratórios são dispositivos amplamente utilizados pelos fisioterapeutas para auxiliar no desempenho muscular respiratório e otimizar a capacidade respiratória. Na fonoaudiologia, o uso desses dispositivos são recentes e vêm ganhando cada vez mais força, uma vez que os estudos têm demonstrado que a utilização desses instrumentos na terapia fonoaudiológica podem melhorar a função pulmonar, tosse, fala e deglutição (Park *et al.*, 2017; Troche *et al.*, 2010).

Os estudos mais robustos para descrever os benefícios do treino muscular expiratório na prática fonoaudiológica têm utilizado o EMST-150®, um dispositivo de carga pressórica linear com válvula calibrada em pressão (cmH2O) (Park *et al.*, 2016; Sapienza *et al.*, 2011). Porém, por se tratar de um dispositivo importado, de custo elevado e de carga mínima que, por vezes, excede a capacidade do paciente de iniciar o treino, dispositivos com custo mais acessível e mais fáceis de serem utilizados têm sido adotados de forma benéfica pela população idosa (Laciuga *et al.*, 2014).

No Brasil, alguns fonoaudiólogos têm feito uso de dispositivos nacionais, como o Respiron® e o Shaker®, ambos de carga pressórica alinear, pela facilidade de aquisição e baixo custo. O Respiron®, apesar de ser um dispositivo para treinamento inspiratório, também pode ser utilizado no treinamento da expiração quando invertido, com foco na reabilitação em disfagia.

Estudos com esses dispositivos que permitem o treino muscular expiratório demonstram redução do tempo de transição faríngea (Machado *et al.*, 2015), melhora da abertura do esfíncter esofágico superior, da preensão labial, e da mobilidade de língua e do véu palatino. Ademais, o fluxo de ar expirado pode servir para expulsar líquidos ou partículas de alimentos que possam entrar na via respiratória superior durante a deglutição, melhorar a tosse protetora, a eficiência laríngea e ajudar no movimento do complexo hiolaríngeo durante a deglutição. (Bordignon; Cardoso, 2016; Siqueira, 2014; Slobodticov, 2017).

Rodrigues *et al.* (2019) realizaram um estudo para verificar o efeito imediato do treinamento muscular respiratório (TMR) com diferentes exercitadores respiratórios (Shaker® e Respiron® invertido) nas medidas temporais de deslocamento do osso hioide durante a deglutição, concluindo que o uso fonoaudiológico desses dispositivos promoveu efeitos imediatos nas medidas temporais de deslocamento hióideo durante a deglutição, variando em função do dispositivo e da consistência alimentar (Rodrigues *et al.*, 2019).

Park *et al.* (2017) realizaram um estudo comparativo entre idosos da comunidade que fizeram um treinamento de força muscular expiratória (EMST) e um grupo que realizou tratamento com placebo, registrando efeitos positivos na força muscular associada à deglutição dos idosos que realizaram o treinamento (Park *et al.*, 2017).

Eom *et al.* (2017) investigaram o efeito do treino de força muscular expiratória de resistência (EMST) na função da deglutição em 42 pacientes após acidente vascular encefálico (AVE) com disfagia orofaríngea. Todos os pacientes receberam tratamento convencional para disfagia, mas foram divididos em dois grupos: um grupo experimental que realizou treinamento com o EMST e um grupo placebo que realizou o treinamento com dispositivo sem carga. As escalas videofluoroscópicas de disfagia (VDS) e de penetração-aspiração (PAS) baseadas em estudo videofluoroscópico da deglutição (VFSS) foram avaliadas para analisar a função orofaríngea da deglutição. O grupo experimental apresentou melhora na fase faríngea na VDS e PAS em comparação ao grupo placebo. Portanto, sugerimos que o EMST pode melhorar os efeitos da disfagia observados em pacientes idosos pós-AVE.

Kim, Davenport e Sapienza (2009) examinaram os efeitos de um programa de treinamento de força muscular expiratória de 4 semanas (EMST) na pressão expiratória máxima (PEmáx) e na função da tosse em 18 adultos idosos saudáveis, mas sedentários. Segundo os autores, o treinamento de força muscular expiratória mostrou ser um programa efetivo para aumentar a força muscular expiratória em idosos sedentários, o que contribui para uma melhora na função da tosse.

Já Wang *et al.* (2019) realizaram uma metanálise com o objetivo de avaliar e resumir os resultados de estudos publicados que exploraram os efeitos do treinamento de força muscular expiratória nas funções de deglutição e tosse em pacientes com doenças neurológicas. Ao final, concluíram que o treinamento de força muscular expiratória pode melhorar a função de deglutição em pacientes com doenças neurológicas, mas que, no entanto, não há evidências conclusivas que apoiem o uso dessa abordagem isoladamente para melhorar a função da tosse.

Além dos diversos benefícios demonstrados com o treino de força da musculatura expiratória na terapia fonoaudiológica, o treinamento muscular inspiratório (TMI) também tem sido explorado, demonstrando potencial de melhorar a motilidade da junção gastresofágica (JEG) e, por conseguinte, o refluxo gastresofágico (RGE).

Do ponto de vista fonoaudiológico, há uma grande preocupação de que o idoso com refluxo apresente episódios de penetração ou aspiração laringotraqueal do conteúdo gástrico refluído, podendo causar lesões teciduais, rouquidão, tosse crônica e quadros respiratórios importantes.

A barreira antirrefluxo (BAR) da junção gastresofágica (JEG), principal linha de defesa contra o RGE, é feita pelo esfíncter esofágico inferior (EEI) e pelo diafragma crural (DC), sendo que o EEI parece ser responsável pela maior pressão basal na BAR, enquanto o diafragma crural contribui com o restante da pressão. Mesmo com menor participação, a ineficiência contrátil do diafragma crural (DC) pode estar presente na doença do refluxo, uma vez que exerce uma ação esfincteriana extrínseca na JEG. Por ser um músculo estriado inspiratório, sua função pode ser modificada pelo treinamento muscular inspiratório, que pode aumentar a força e o tônus do diafragma em diferentes configurações clínicas (Moraes *et al.*, 2010).

Nobre e Souza *et al.* (2013) avaliaram doze sujeitos com doença de refluxo gastresofágico (DRGE) (sete homens entre 20 e 47 anos) e sete voluntários saudáveis (três homens entre 20 e 41 anos) por meio de manometria, o monitoramento do pH esofágico e da variabilidade da frequência cardíaca. Os pacientes com DRGE entraram em um programa de treinamento muscular inspiratório (TMI) com o Threshold IMT por 2 meses durante 5 dias na semana e com 5 séries de 15 inspirações, iniciando com uma resistência inicial de 30% da pressão inspiratória máxima, aumentada enquanto tolerada em 5% a cada 5 dias. Ao final do programa, os autores concluíram que o IMT melhorou a pressão do JEG, reduziu a progressão proximal do RGE e reduziu os sintomas da DRGE.

Considerações finais

Quando falamos do uso desses recursos no atendimento fonoaudiológico de idosos, temos que nos atentar às especificidades dessa população, desde entender se há contraindicações para o uso da técnica e/ou pelo quadro clínico do idoso, até com relação a possíveis reduções nas sensações de dor, vibração, frio, calor, pressão e toque e à fragilidade da pele, uma vez que muitos desses recursos utilizam o tegumento como via de aplicação. Além do mais, a utilização de quaisquer desses recursos só deverá ser indicada após avaliação clínica e o estabelecimento dos objetivos fonoaudiológicos.

Da clássica clínica às modernas práticas, esperamos que os assuntos tratados possam ser aplicados na rotina de trabalho, elucidando geriatras, gerontólogos e especialistas em gerontologia a respeito da atuação fonoaudiológica.

Identificar, encaminhar, diagnosticar e tratar problemas de comunicação, voz, audição e deglutição é de fundamental importância a todos que almejam preservar a qualidade de vida no envelhecimento.

125

Nutrição em Gerontologia

Myrian Spinola Najas • Ana Paula Maeda •
Clarice Cavalero Nebuloni

Introdução

O perfil de morbimortalidade da população brasileira decorrente da transição epidemiológica engloba basicamente três mudanças: substituição das doenças transmissíveis por doenças crônicas não transmissíveis (DCNTs) e causas externas; deslocamento da carga de morbidade e mortalidade dos grupos mais jovens aos grupos de indivíduos mais idosos; e transformação de um contexto com altas taxas de mortalidade para outro no qual a morbidade é predominante. Em 2012, cerca de 70% das mortes em indivíduos maiores de 60 anos foram em consequência das DCNTs (Ministério da Saúde, 2011).

O aumento de peso eleva consistentemente os riscos das DCNTs, entre elas as doenças cardiovasculares, o acidente vascular encefálico, o diabetes e certos tipos de câncer (Ministério da Saúde, 2011). Por outro lado, a desnutrição está associada ao aumento da mortalidade e da suscetibilidade às infecções e à redução da qualidade de vida.

A prevalência de desnutrição na população idosa brasileira em segmento ambulatorial é de cerca de 20%. Entre os idosos hospitalizados, essa porcentagem salta para 60%. Estes dados refletem a importância de se evitarem ou retardarem perdas de peso indesejáveis, por meio do monitoramento do estado nutricional e da utilização de técnicas dietéticas que favoreçam a ingestão adequada de nutrientes essenciais ao organismo (Najas *et al.*, 2011).

Para a avaliação do estado nutricional é importante considerar os fatores fisiológicos, psicológicos e socioeconômicos que afetam diretamente o consumo alimentar de idosos, como a diminuição do olfato e do paladar, as alterações na digestão e na absorção de nutrientes, a diminuição da sensibilidade à sede, perda do cônjuge, depressão, isolamento social, pobreza, entre outros. Além disso, devemos considerar a polifarmácia, caracterizada como o uso de cinco ou mais medicamentos, que leva ao aumento de efeitos colaterais e a maior interação entre fármacos e nutrientes, interferindo na absorção e na utilização destes, na capacidade funcional e no nível cognitivo. Todos estes fatores contribuem para a gênese da má nutrição em idosos (Najas *et al.*, 2011).

Ferreira *et al.* (2019), a partir de medidas de peso e altura aferidas na Pesquisa Nacional de Saúde (PNS) realizada no Brasil em 2013, estimaram a prevalência de excesso de peso e obesidade em indivíduos idosos e revelaram um alto percentual destas condições (61,9 e 19,9% entre homens de 60 e 69 anos e 50,3 e 13,7% em homens de 70 anos ou mais, respectivamente). Já as mulheres apresentaram prevalências de excesso de peso e obesidade superiores aos homens (69,5 e 30,0% na faixa etária de 60 a 69 anos e 61,5 e 24,2% na de 70 anos ou mais, respectivamente). É importante salientar que esse estudo classificou o estado nutricional dos idosos segundo o índice de massa corpórea (IMC) utilizando os mesmos pontos de corte para adultos: 25 a 29,9 kg/m^2 – excesso de peso; e > 30 kg/m^2 – obesidade.

Se adotarmos o IMC preconizado para idosos (> 27 kg/m^2), segundo a Nutrition Screening Initiative (1992), a prevalência de obesidade será superior aos dados apresentados, assim como a porcentagem de indivíduos eutróficos.

Outra condição clínica atualmente bastante estudada no envelhecimento e que pode coexistir com as DCNTs é a sarcopenia, que é um processo progressivo e lento caracterizado por redução da massa muscular de 3 a 8% por década após os 30 anos. Sua prevalência é estimada por alguns autores em 30% entre os idosos com 60 anos ou mais, chegando a atingir até 50% naqueles com mais de 80 anos.

O termo sarcopenia foi proposto pela primeira vez pelo doutor Irwin Rosenberg em uma reunião no Novo México em 1988, cujo objetivo foi analisar várias medidas relacionadas com a avaliação da saúde e da nutrição em populações idosas. Na ocasião, ele verificou que nenhum declínio era tão dramático ou potencialmente mais significativo no envelhecimento do que o declínio na massa muscular e que este afetava a deambulação, a mobilidade e a independência dos idosos. Assim, sugeriu que fosse adotada a palavra sarcopenia (do grego *sarx* = carne, e *penia* = perda) para tal fenômeno (Rosenberg, 1997). Com o passar dos anos tornou-se um termo mais abrangente e passou a englobar em seu conceito o declínio de força muscular (Doherty, 2003). Em 2010, o European Working Group on Sarcopenia in Older People (EWGSOP) publicou um consenso em que recomendou utilizar para o diagnóstico de sarcopenia a diminuição da massa muscular associada à diminuição de força muscular e/ou desempenho físico (Cruz-Jentoft *et al.*, 2010).

No início de 2018, o mesmo grupo reuniu-se novamente (EWGSOP2) para atualizar o consenso. Neste documento a sarcopenia foi definida como um distúrbio muscular esquelético progressivo e generalizado, tendo a baixa força muscular como determinante principal. Além disso, a qualidade muscular, termo utilizado para descrever aspectos micro e macroscópicos da arquitetura e da composição do músculo, foi incorporada ao diagnóstico. Assim sendo, a definição de sarcopenia proposta pelo EWGSOP2 baseia-se em três critérios: baixa força muscular como característica principal; baixa quantidade ou qualidade muscular; e baixo desempenho físico. A detecção de baixa força muscular é indicativa de uma provável sarcopenia. Esta é confirmada na presença de baixa quantidade ou qualidade muscular. E a coexistência de baixa força muscular, baixa quantidade/qualidade muscular e baixo desempenho físico é indicativo de sarcopenia grave (Cruz-Jentoft *et al.*, 2019).

Os possíveis fatores que estão relacionados com a sarcopenia são idade, alteração na secreção de tecidos e/ou capacidade de resposta aos fatores hormonais, alteração no padrão de ingestão alimentar, alteração no metabolismo das proteínas e atrofia por desuso. Deve-se considerar também a atrofia seletiva de fibras musculares do tipo II, que tem impacto na perda de qualidade da massa muscular e da força.

Por ser uma condição clínica que acomete não só idosos hospitalizados ou institucionalizados mas também idosos que vivem na comunidade e por estar intimamente relacionada com a diminuição da capacidade funcional e da qualidade de vida, é de grande importância o conhecimento dessa condição clínica pelos profissionais de saúde para que a intervenção seja feita o quanto antes.

Dados da literatura baseados no primeiro consenso apontam uma prevalência de 5 a 13% em idosos de 60 a 70 anos e de 11 a 50% na faixa etária de 80 anos ou mais (Cruz-Jentoft *et al.*, 2010). No Brasil, especificamente na cidade de São Paulo, dados do Estudo *Saúde, Bem-estar e Envelhecimento* (SABE) com 1.149 idosos apontaram uma prevalência de 15,4% de sarcopenia em idosos residentes nesse município, chegando a 46% entre os indivíduos com mais de 80 anos (Alexandre *et al.*, 2014).

A associação da sarcopenia à obesidade, caracterizada pelo excesso de gordura corporal (subcutânea ou visceral), é denominada obesidade sarcopênica, e é atualmente considerada uma das piores condições clínicas por sua associação positiva com pior sobrevida e declínio funcional, quando comparada com outras condições nutricionais.

A alimentação inadequada e o sedentarismo figuram entre os fatores de risco para o desenvolvimento e o agravamento dessas doenças.

Na Pesquisa de Orçamento Familiar (POF) realizada em 2002-2003 e em 2008-2009, verifica-se uma mudança no padrão alimentar da população brasileira, em que frutas, legumes e verduras foram insuficientes e observaram-se excesso de calorias provenientes de açúcares livres (açúcar de mesa e mel) e gorduras saturadas; aumento na disponibilidade de pão francês, biscoitos, refrigerantes e bebidas alcoólicas; e redução de arroz, feijão e leite, entre outros (Levy *et al.*, 2012). Esse atual padrão dietético tem grande impacto para população idosa e é chamado de má nutrição, podendo levar ao excesso de peso, à desnutrição e à sarcopenia.

Serão discutidos a seguir os métodos utilizados para a avaliação do estado nutricional e as intervenções dietéticas na desnutrição, na sarcopenia e na obesidade sarcopênica.

Desenvolvimento

A avaliação do estado nutricional é parte integrante da avaliação geriátrica ampla (AGA) em razão da sua relação com os parâmetros clínicos, com as condições de reabilitação e com a identificação dos fatores de risco associados à alimentação e à nutrição.

Avaliação nutricional

A avaliação do estado nutricional do idoso é considerada complexa em razão das alterações fisiológicas inerentes ao processo de envelhecimento, da presença de doenças, da capacidade funcional, do nível cognitivo, da utilização de múltiplos medicamentos e dos fatores relacionados com a situação socioeconômica e familiar.

Para a avaliação do estado nutricional, utilizam-se indicadores antropométricos, dietéticos, bioquímicos e físicos que traduzem alterações do estado nutricional de um indivíduo, inexistindo um único indicador que reflita essa condição. Dentre as medidas mais utilizadas, podemos citar peso corporal, massa de gordura, massa livre de gordura, água, albumina, transferrina e ferro (Najas *et al.*, 2011).

Jelliffe (1968) definiu a antropometria como a medida das variações das dimensões físicas e da composição total do corpo humano nas diferentes idades e em diferentes níveis de nutrição. A avaliação antropométrica mede, pois, as variações de tecido adiposo e muscular do indivíduo. Assim, determina a sua composição corporal (Najas *et al.*, 2011).

Existem inúmeras técnicas disponíveis para a determinação da composição corporal, que vão desde simples medidas de peso e estatura até as extremamente sofisticadas como a ressonância magnética. A escolha do método mais apropriado envolve amplo conhecimento das características de cada medida, dos usos e das limitações de cada método, e da população a ser avaliada (Najas *et al.*, 2011).

A avaliação nutricional torna possível a determinação do estado nutricional do indivíduo e deve ser realizada de maneira padronizada e criteriosa, possibilitando precisão, especificidade, sensibilidade às modificações, facilidade de aplicação e reprodutibilidade (Maicá; Schweigert, 2008). O estado nutricional reflete o grau em que as necessidades fisiológicas de nutrientes estão sendo alcançadas, a fim de que mantenham a composição corporal e a função adequada do organismo.

Pela facilidade de aplicação e por apresentarem ótima correlação com a composição corpórea dos indivíduos, as medidas antropométricas recomendadas na avaliação do estado nutricional de idosos são peso, estatura, circunferência da cintura, circunferência da panturrilha, circunferência do braço e força de preensão manual. As medidas de peso e de circunferência da cintura e do braço predizem tanto a massa muscular como o tecido adiposo. A circunferência da panturrilha associa-se positivamente à quantidade de massa muscular. Nos últimos 10 anos, o uso da força de preensão manual tem sido discutido como um instrumento adequado nas avaliações do estado nutricional de idosos como um bom preditor de força total do corpo (Najas *et al.*, 2011).

A utilização conjunta dessas medidas permite um bom monitoramento do estado nutricional e maior efetividade na intervenção.

Estatura

A estatura é uma medida de difícil verificação em idosos por conta das alterações associadas à idade, que ocorrem principalmente no tronco. Cifoses, escolioses e a diminuição dos discos de cartilagens entre as vértebras, a qual leva ao seu achatamento, estão entre as principais alterações anatômicas que afetam a postura e a estatura dos idosos. Para calcular essa medida, deve ser usado o antropômetro fixado na balança do tipo plataforma. Os indivíduos devem ficar sem sapatos, de costas para o marcador, com os pés unidos e em posição ereta, e a leitura deve ser feita quando a haste horizontal da escala encostar-se à cabeça do indivíduo no máximo de sua inspiração. As maiores dificuldades da mensuração da estatura do idoso ocorrem por causa das exigências dessa técnica (Najas *et al.*, 2011).

A necessidade de conhecer as alterações e de realizar correções de medida é de extrema importância, uma vez que a estatura é utilizada em vários índices do estado nutricional, dentre os quais podemos citar as relações de peso/estatura, o IMC e o de creatinina-estatura, bem como as equações que estimam a taxa metabólica basal (Najas *et al.*, 2011).

Circunferência da panturrilha

Segundo a Organização Mundial da Saúde (OMS), a circunferência da panturrilha fornece uma medida sensível da massa muscular em idosos, pois apresenta boa correlação com os níveis de albumina sérica. Essa medida indica alterações na massa magra que ocorrem com a idade e com o decréscimo na atividade física. A medição é realizada na perna esquerda com uma fita métrica inelástica, na sua parte mais protuberante. Deve ser considerada adequada circunferência igual ou superior a 33 cm para as mulheres e igual ou superior a 34 cm para os homens (Barbosa-Silva *et al.*, 2016). É uma medida muito prática e pode ser recomendada para avaliação nutricional de pacientes acamados ou daqueles em que não é possível medir a estatura.

Peso

O peso é uma medida simples de ser realizada e deve ser efetuada em todas as consultas, com os indivíduos sem sapatos, utilizando a menor quantidade de roupa possível. Os braços devem permanecer ao longo do corpo.

Sua utilização isolada, mesmo não fornecendo indicações tão precisas do diagnóstico nutricional, permite verificar a velocidade de uma possível perda de peso no decorrer do tratamento.

Velocidade de perda de peso

A velocidade de perda de peso (VPP) significativa está associada à diminuição preponderante de massa muscular, um importante marcador de desnutrição. Alguns pesquisadores consideram esse critério o mais importante na avaliação do risco de desnutrição em idosos, sendo também mencionada como síndrome consumptiva (Najas *et al.*, 2011).

O cálculo para a velocidade de perda de peso é feito conforme fórmula a seguir:

$$VPP\ (\%) = \frac{\text{peso habitual (kg)} - \text{peso atual (kg)} \times 100}{\text{peso habitual (kg)}}$$

Para um cálculo mais realista deve-se considerar como peso habitual aquele referido no último ano.

A classificação da gravidade da velocidade de perda de peso encontra-se na Tabela 125.1.

Circunferência da cintura

Apesar de ainda não existirem parâmetros específicos para a população idosa, essa é uma medida prática e útil no monitoramento do estado nutricional, principalmente daqueles idosos com maiores depósitos de gordura corporal na região abdominal. Ela deve ser feita no ponto médio entre a crista ilíaca e a última costela. Como mostra na Tabela 125.2, para indivíduos adultos, a OMS determina que os valores que indicam risco aumentado de problemas cardíacos são ≥ 80 cm para as mulheres e ≥ 90 cm para os homens. Esses padrões também são utilizados para a população idosa (*International Diabetes Federation*, 2005).

TABELA 125.1 Classificação da gravidade das porcentagens de perda de peso em diferentes intervalos de tempo.

Período	Significativa (%)	Grave (%)
1 semana	1 a 2	> 2
1 mês	5	> 5
3 meses	5 a 7	> 7
6 meses	10	> 10

Fonte: Blackburn, 1977.

TABELA 125.2 Grau de risco associado à obesidade em homens e mulheres, conforme a circunferência da cintura.

Gênero	Risco aumentado (cm)
Masculino	≥ 90
Feminino	≥ 80

Fonte: IDF, 2005.

Circunferência do braço

Essa medida deve ser feita no braço esquerdo, no ponto médio entre o acrômio da escápula e o olécrano da ulna (entre o ombro e o cotovelo). O ponto médio é obtido com o braço flexionado a 90° e o valor da circunferência do braço (CB) é obtido com o braço relaxado, tendo-se o cuidado de não comprimir as partes moles. Essa medida é indicativa de reserva calórica e proteica. Devem ser considerados adequados valores > 22 cm (Vellas *et al.*, 2006).

Força de preensão manual

A força de preensão manual é um indicador de funcionalidade, e sua medida está sendo descrita como um teste funcional sensível de depleção proteica e, consequentemente, um indicador de desnutrição.

O instrumento utilizado para sua realização é o dinamômetro manual, e o da marca Jamar® é o mais citado na literatura internacional e considerado padrão-ouro pelo qual outros dinamômetros são avaliados (Roberts *et al.*, 2011).

Ainda não há um consenso na literatura em relação à melhor posição para a coleta da medida de força. Porém, a maioria dos estudos adota as recomendações da American Society of Hand Therapists (ASHT): indivíduo sentado, ombros em adução e rotação neutra, cotovelo flexionado a 90° e punho entre 0 e 30° de dorsiflexão (Roberts *et al.*, 2011).

Devem ser realizadas três medidas em cada braço e será considerado o maior valor entre elas (Moreira *et al.*, 2003).

Miniavaliação nutricional

A miniavaliação nutricional (MAN) é um método de avaliação desenvolvido e validado para a população idosa e recomendado pela Associação Internacional de Geriatria e Gerontologia (IAGG) e pela Academia Internacional de Nutrição e Envelhecimento (IANA) (Vellas *et al.*, 2006). Consiste em um questionário dividido em quatro domínios: avaliação antropométrica (IMC, circunferência do braço, circunferência da panturrilha e perda de peso); avaliação global (perguntas relacionadas com modo de vida, medicação, mobilidade e problemas psicológicos); avaliação dietética (perguntas relativas ao número de refeições, à ingestão de alimentos e líquidos, e à autonomia na alimentação); e autoavaliação (a autopercepção da saúde e da condição nutricional), como se pode observar na Tabela 125.3.

A soma dos escores da MAN permite classificar os idosos em:

- Desnutridos: MAN < 17
- Risco de desnutrição: MAN entre 17 e 23,5
- Adequado estado nutricional: MAN ≥ 24.

TABELA 125.3 Miniavaliação nutricional.

Sobrenome: ____________ Nome: ____________ Gênero: ________ Data: ________
Idade: ____________ Peso (kg): ____________ Altura (cm): ____________ Leito:

Preencher a primeira parte deste questionário, indicando a resposta. Somar os pontos da triagem. Caso o escore seja igual ou inferior a 11, concluir o questionário para obter o escore de indicação de desnutrição

Triagem

A – Nos últimos 3 meses houve diminuição da ingestão alimentar devido a perda de apetite, problemas digestivos ou dificuldade para mastigar ou deglutir?
Diminuição grave = 0 ponto; diminuição moderada = 1 ponto;
sem diminuição = 2 pontos

B – Perda de peso nos últimos meses
Superior a 3 kg = 0 ponto
Não sabe informar = 1 ponto
Entre 1 e 3 kg = 2 pontos
Sem perda de peso = 3 pontos

(*continua*)

■ **TABELA 125.3** Miniavaliação nutricional (*continuação*).

C – Mobilidade
Restrito ao leito ou à cadeira de rodas = 0 ponto
Deambula, mas não é capaz de sair de casa = 1 ponto
Normal = 2 pontos

D – Passou por algum estresse psicológico ou doença aguda nos últimos 3 meses?
Sim = 0 ponto; não = 2 pontos

E – Problemas neuropsicológicos
Demência ou depressão graves = 0 ponto
Demência leve = 1 ponto
Sem problemas psicológicos = 2 pontos

F – Índice de massa corpórea (IMC = peso (kg)/estatura $(m)^2$
IMC < 19 = 0 ponto
19 ≤ IMC < 21 = 1 ponto
21 ≤ IMC < 23 = 2 pontos
IMC ≥ 23 = 3 pontos

Escore de triagem (subtotal, máximo de 14 pontos)

12 pontos ou mais – normal; desnecessário continuar a avaliação
11 pontos ou menos – possibilidade de desnutrição, continuar a avaliação

Avaliação global

G – O paciente vive em sua própria casa (não em casa geriátrica ou hospital)?
Não = 0 ponto; sim = 1 ponto

H – Utiliza mais de 3 medicamentos diferentes por dia?
Sim = 0 ponto; não = 1 ponto

I – Lesões de pele ou escaras?
Sim = 0 ponto; não = 1 ponto

J – Quantas refeições faz ao dia?
Uma refeição = 0 ponto; duas refeições = 1 ponto;
três refeições = 2 pontos

K – O paciente consome:
• Pelo menos uma porção diária de leite ou derivados (queijo, iogurte)?
Sim; não
• Duas ou mais porções semanais de legumes ou ovos?
Sim; não
• Carne, peixe ou aves diariamente?
Sim; não
Nenhuma ou uma resposta "sim" = 0 ponto
Duas respostas "sim" = 0,5 ponto
Três respostas "sim" = 1 ponto

L – O paciente consome 2 ou mais porções diárias de frutas ou vegetais?
Não = 0 ponto; sim = 1 ponto

M – Quantos copos de líquidos (água, suco, café, chá, leite) o paciente consome por dia?
Menos de 3 copos = 0 ponto
3 a 5 copos = 0,5 ponto
Mais de 5 copos = 1 ponto

N – Modo de se alimentar:
Não é capaz de se alimentar sozinho = 0 ponto
Alimenta-se sozinho, porém com dificuldade = 1 ponto
Alimenta-se sozinho sem dificuldade = 2 pontos

O – O paciente acredita ter algum problema nutricional?
Acredita estar desnutrido = 0 ponto
Não sabe dizer = 1 ponto
Acredita não ter problema nutricional = 2 pontos

P – Em comparação a outras pessoas da mesma idade, como o paciente considera a sua própria saúde?
Não muito boa = 0 ponto
Não sabe informar = 0,5 ponto
Boa = 1 ponto
Melhor = 2 pontos

Q – Circunferência do braço (CB) em cm
CB < 21= 0 ponto; 21 ≤ CB ≤ 22 = 0,5 ponto; CB > 22 = 1 ponto

R – Circunferência da panturrilha (CP) em cm
CP < 31= 0 ponto; CP ≥ 31 = 1 ponto

Escore de indicação de desnutrição

De 17 a 23,5 pontos = risco de desnutrição
Menos de 17 pontos = desnutrido

IMC: índice de massa corporal; CB: circunferência do braço; CP: circunferência da panturrilha.

A sensibilidade desta escala é de 96%, a especificidade é de 98% e o valor prognóstico para desnutrição é de 97%, considerando o estado clínico como referência.

Inquérito dietético e exames bioquímicos

A avaliação de dados sobre a alimentação, mediante inquéritos sobre o consumo alimentar, é outro componente da avaliação do estado nutricional. Seu objetivo é avaliar a ingestão de alimentos e nutrientes específicos.

Existem vários métodos de inquérito alimentar, dentre os quais podem ser citados o Recordatório Alimentar de 24 h, os questionários sobre a frequência de ingestão de alimentos e a coleta da história dietética. A aplicação de cada um desses métodos depende do tipo de estudo que será realizado para o levantamento da ingestão de alimentos. Para estudos epidemiológicos do tipo transversal é desejável que se utilize o Recordatório de 24 h ou de múltiplos registros; para os estudos tipo caso-controle, o questionário de frequência de alimentos e a história dietética são recomendáveis; já para os estudos longitudinais ou de seguimento, todos os tipos de inquéritos alimentares podem ser aplicados; e para os estudos de intervenção ou ensaios clínicos, os registros alimentares e os questionários de frequência de alimentos são os mais indicados. Todos esses métodos, quando aplicados na população idosa, encontram limitações bem discutidas na literatura, como as perdas de memória e o analfabetismo. Tendo sempre o cuidado de contornar esses limites, os inquéritos alimentares devem ser utilizados na determinação do hábito ou do padrão alimentar, assim como na identificação de deficiências de ingestão de nutrientes (Fisberg *et al.*, 2005).

A avaliação bioquímica fornece medidas objetivas das alterações do estado nutricional, permitindo confirmar deficiências, identificar precocemente problemas nutricionais de carência e/ou excesso de nutrientes, assim como monitorar o tratamento do indivíduo. No entanto, sofrem influência de várias doenças e, por este motivo, não devem ser utilizadas isoladamente (Sampaio *et al.*, 2012). Para compor o diagnóstico nutricional são sugeridas as medidas séricas de albumina, colesterol total e transferrina (Toniolo Neto *et al.*, 2007).

Sarcopenia

Segundo o European Working Group on Sarcopenia in Older People de 2018 (EWGSOP2) existe uma grande variedade de testes e ferramentas para a caracterização da sarcopenia na prática e na pesquisa. A escolha do melhor instrumento dependerá das características do paciente (incapacidade e mobilidade), dos recursos disponíveis, do local em que será aplicado (comunidade, ambulatório, hospital e pesquisa), assim como a finalidade (monitoramento de progressão ou monitoramento de reabilitação e recuperação) (Cruz-Jentoft *et al.*, 2019).

Dentre os instrumentos sugeridos para a prática clínica está o SARC – F para detecção de casos, e os de medida de força muscular, quantidade/qualidade muscular e desempenho físico (Cruz-Jentoft *et al.*, 2019).

Detecção de casos

O SARC – F permite detectar casos pelo autorrelato de sintomas ou sinais de sarcopenia. É um questionário baseado em cinco perguntas que devem ser respondidas pela percepção do paciente a respeito de sua força, capacidade de andar, levantar de uma cadeira, subir uma escada e frequência de quedas (Malmstrom; Morley, 2013).

Por ser simples e rápido, o SARC – F hoje é considerado um ótimo instrumento para o rastreio da sarcopenia. Não é um instrumento para ser utilizado no ambiente hospitalar, mas sim em pacientes ambulatoriais ou em consultórios.

As cinco questões são:

- O quanto de dificuldade você tem para levantar e carregar 5 kg?
- O quanto de dificuldade você tem para atravessar um cômodo?
- O quanto de dificuldade você tem para levantar de uma cama ou cadeira?
- O quanto de dificuldade você tem pra subir um lance de 10 degraus?
- Quantas vezes você caiu no último ano?

Pontuação ≥ 11 de 20 pontos é sugestivo de sarcopenia indicando a necessidade de prosseguir com a investigação e o diagnóstico completo.

Barbosa-Silva *et al.* (2016) acrescentaram a esse questionário mais um item com o objetivo de sugerir uma medida direta de quantidade de massa magra. Assim, a circunferência da panturrilha, com os pontos de corte de 33 cm para as mulheres e 34 cm para os homens, permitiu melhorar a sensibilidade deste questionário. Hoje se recomenda o uso do SARC – F + CC.

Força muscular

A avaliação da força muscular, como já mencionada deve ser realizada por meio da medida da força de preensão manual, pois esta correlaciona-se moderadamente com a força de outras partes do corpo; portanto, serve como um substituto confiável para métodos mais complicados e mais caros de medidas de força de membros superiores e inferiores. Os pontos de corte sugeridos para força muscular diminuída são < 27 kg para homens e < 16 kg para mulheres (Cruz-Jentoft *et al.*, 2019).

O teste de sentar e levantar da cadeira pode ser usado como um substituto para a medida de força do grupo de músculos do quadríceps, pois requer força e resistência para ser executado. Consiste em medir o tempo necessário para que um paciente se levante cinco vezes da posição sentada em uma cadeira sem usar os braços. Considera-se baixa força quando o tempo para realizar esses movimentos é maior do que 15 segundos (Cruz-Jentoft *et al.*, 2019).

Massa muscular esquelética ou qualidade do músculo esquelético

A bioimpedância (BIA) e a densitometria de corpo total (DEXA) são métodos muito utilizados na prática clínica para a avaliação da massa muscular em razão do menor custo quando comparados com a ressonância magnética e a tomografia computadorizada (Cruz-Jentoft *et al.*, 2019).

Com o dado de resistência obtido com a realização da BIA pode-se calcular, pela fórmula de Janssen (Tabela 125.4), a massa muscular esquelética (MME) e, posteriormente, definir o índice de massa muscular esquelética (IMME) a partir da quantidade de músculo por metro quadrado de superfície corporal (Janssen *et al.*, 2004).

A determinação da quantidade de massa muscular esquelética pela DEXA é mais direta. Deve-se somar a massa muscular em gramas dos braços e das pernas e dividir pela estatura (em metros) ao quadrado, como mostra a Tabela 125.5.

Desempenho físico

A avaliação de desempenho físico pode ser feita pela medida da velocidade de marcha (VM). Medida de VM menor que 0,8 m/s é um indicador de sarcopenia grave (Cruz-Jentoft *et al.*, 2019).

▪ **TABELA 125.4** Fórmula de Janssen para calcular o índice de massa muscular esquelética (IMME) pela bioimpedância (BIA).

IMME (kg) = [(altura²/R × 0,401) + (sexo × 3,825) + (idade × – 0,071)] + 5,102
Em que: R = resistência; sexo: H = 1 e M = 0; idade em anos, estatura em cm
IMME (kg/m²) = MME/estatura²

Pontos de corte que sugerem sarcopenia pelo método da BIA	
Homens	**Mulheres**
Grave: ≤ 8,50 kg/m² Moderada: 8,51 a 10,75 kg/m² Músculo normal: ≥ 10,76 kg/m²	Grave: ≤ 5,75 kg/m² Moderada: 5,76 a 6,75 kg/m² Músculo normal: ≥ 6,76 kg/m²

IMME: índice de massa muscular esquelética; MME: massa muscular esquelética; BIA: bioimpedância. (Fonte: Janssen *et al.*, 2004.)

▪ **TABELA 125.5** Fórmula de determinação da quantidade de massa muscular esquelética pela densitometria de corpo total (DEXA).

IMME = soma da massa muscular dos braços + soma da massa muscular das pernas divididas pela estatura ao quadrado

Pontos de corte que sugerem sarcopenia pelo método da DEXA	
Homens	**Mulheres**
IMME ≤ 7,00 kg/m²	IMME ≤ 6,0 kg/m²

IMME: índice de massa muscular esquelética; DEXA: densitometria de corpo total. (Fonte: Newman *et al.*, 2003.)

A intervenção nutricional na sarcopenia tem como objetivo minimizar a perda e aumentar a síntese muscular e deve ser iniciada logo após o diagnóstico. A ingestão proteica é o ponto central do tratamento, juntamente com a adequação calórica e a prática de exercício físico.

A síntese de massa muscular é regulada por uma série de fatores, tendo como substrato fundamental os aminoácidos provenientes das proteínas da dieta.

A ingestão de alimentos que são fontes de proteínas pelo idoso é reduzida em decorrência da diminuição da digestibilidade e de outros fatores, como edentulismo e prótese mal adaptada, entre outros. Pesquisas apontam que 15% dos indivíduos com mais de 60 anos ingerem menos do que 75% da recomendação diária de proteínas na dieta (Roubenoff, 2000).

O menor aporte de proteínas, principalmente as de alto valor biológico, e a redução da quantidade de alimentos ingeridos é um grave problema para os idosos, pois estes necessitam de maior ingestão de proteínas para apresentarem a mesma eficiência no metabolismo proteico do que os indivíduos jovens (Morley *et al.*, 2010).

A recomendação de proteína para adultos e idosos, segundo a Recommended Dietary Allowances (RDA), é de 0,8 g/kg de peso corporal por dia. Porém, este valor vem sendo questionado por se mostrar inadequado para promover o anabolismo proteico no indivíduo idoso. Vários estudos têm demonstrado que a recomendação de ingestão de proteínas deve ser superior, variando de 1 a 1,5 g/kg/dia (Morley *et al.*, 2010).

Symons *et al.* (2009), em ensaio clínico controlado e randomizado, sugeriram que a quantidade de proteínas consumida em cada refeição é tão importante quanto a quantidade total de proteínas ingeridas no dia para a síntese de massa muscular. Os autores propõem que sejam consumidos 25 a 30 g de proteínas de alto valor biológico (aproximadamente 10 g de aminoácidos essenciais) em três refeições ao longo do dia, perfazendo 75 a 90 g de proteína por dia para manter a massa muscular de idosos. Mais de 30 g de proteína em uma mesma refeição não se mostrou vantajoso sob o ponto de vista de anabolismo muscular (Symons *et al.*, 2009).

A leucina é um aminoácido essencial de cadeia ramificada que tem se mostrado capaz de aumentar o anabolismo proteico e diminuir a proteólise, retardando assim a perda de massa muscular (Barillaro *et al.*, 2013). Em 100 g de carne vermelha encontram-se 29,2 g de proteínas de alto valor biológico, entre elas 2,31 g de leucina. Assim, em um plano dietético deve-se contemplar essa quantidade de proteína de alto valor biológico a ser distribuída nas três refeições sugeridas por Symons *et al.* (2009).

A suplementação de vitamina D como terapia complementar deve ser feita para elevar os níveis acima de 100 nmol/ℓ. Baixos níveis de vitamina D estão associados a baixa força muscular, quedas e mortalidade (Barillaro *et al.*, 2013; Morley *et al.*, 2010). Os alimentos fonte de vitamina D são óleo de fígado de bacalhau, salmão e sardinha. A possibilidade de alcançar a recomendação de vitamina D por orientação dietética é remota, pois os alimentos fonte dessa vitamina não fazem parte do hábito alimentar da população brasileira, devendo ser alcançada por via medicamentosa. É importante reforçar que a eficácia da terapia nutricional oral na sarcopenia só ocorrerá em associação a exercício físico diário (Kim *et al.*, 2012; Morley *et al.*, 2010), mediante treino de resistência e exercícios aeróbicos (Deutz *et al.*, 2014).

Obesidade sarcopênica

A sarcopenia, quando associada à obesidade, configura-se em outra condição clínica denominada obesidade sarcopênica, que pode ser entendida como a deficiência de tecido muscular esquelético em relação ao tecido adiposo (Deutz *et al.*, 2014). A prevalência varia de 4 a 12% em idosos acima de 60 anos, dependendo dos pontos de corte adotados (Stenholm *et al.*, 2008) para o diagnóstico. Em um estudo coreano de base populacional, a prevalência de obesidade sarcopênica foi de 7,3% (Hwang *et al.*, 2012). Uma pesquisa realizada no Brasil com idosas de um programa de extensão universitária no Tocantins, utilizando os mesmos pontos de corte para a definição dessa condição clínica, encontrou a prevalência de 19,6% (Silva Neto *et al.*, 2012).

A intervenção nutricional neste caso exige a associação de condutas para a diminuição do tecido adiposo, principalmente o visceral e o intramuscular, e o ajuste da necessidade proteica como apresentado no tratamento dietético da sarcopenia. É essencial que ocorra perda de gordura sem a diminuição da massa muscular (Deutz *et al.*, 2014).

A intervenção dietética na obesidade sarcopênica deve seguir as seguintes etapas: (1) determinação do valor calórico total; (2) diminuição de calorias para perda de peso; e (3) utilização do efeito térmico dos alimentos.

Determinação do valor calórico total

A determinação do valor calórico total (VCT) que um indivíduo deve ingerir pode ser realizada pelo cálculo do requerimento basal e pela taxa de atividade física ou pelas calorias por quilogramas de peso, entre outras formas.

O cálculo do VCT deve ser feito, segundo a FAO (Food and Agriculture Organization/World Health Organization, 1985), utilizando-se o requerimento energético basal (REB) e o nível de atividade física. Nas Tabelas 125.6 e 125.7 encontram-se descritos o cálculo do requerimento energético basal e o nível de atividade física, respectivamente.

▪ **TABELA 125.6** Requerimento energético basal (REB).

Idade	Masculino	Feminino
> 60	13,5 P + 487	10,5 P + 596

P: peso. (Fonte: FAO/WHO, 1985.)

▪ **TABELA 125.7** Nível de atividade física.

	Fator de atividade (FAT)			
Sexo	Muito leve	Leve	Moderada	Intensa
Feminino	1,3	1,55	1,64	1,82
Masculino	1,3	1,56	1,78	2,10

FAT: fator de atividade. (Fonte: FAO/WHO, 1985.)

Assim, o VCT é o resultado da multiplicação do requerimento energético basal pelo fator de atividade física (VCT = REB × FAT).

Já o cálculo do requerimento feito pelas calorias por quilogramas de peso é mais simples e muito eficiente. Deve-se utilizar o valor de calorias por cada quilo de peso do indivíduo, sendo, portanto, uma simples multiplicação. O valor dessas calorias vai depender do estado nutricional.

Diminuição de calorias para perda de peso

Para o cálculo das necessidades calóricas que um indivíduo deve ingerir diariamente para induzir a perda de peso, deve-se subtrair do valor calórico total de 500 a 600 kcal diariamente, ou utilizar 20 a 25 kcal por quilo de peso que se espera para o indivíduo, ou seja, o peso alvo do tratamento (WHO, 1997).

Um grande desafio no planejamento alimentar é conseguir a perda de gordura corporal sem alteração significativa da quantidade de massa muscular, já que esta deve ser inclusive aumentada e, para tanto, devem-se seguir as mesmas recomendações para proteínas já apresentadas na intervenção da sarcopenia.

Efeito térmico dos alimentos

A estratégia para maior eficiência na perda de gordura corporal do idoso é elaborar a dieta segundo o efeito térmico dos alimentos. Este é definido como a energia correspondente ao gasto provocado pela digestão, absorção, transporte, transformação, assimilação e/ou armazenamento dos nutrientes, que varia de acordo com o substrato consumido (Molina *et al.*, 1995).

A ingestão de carboidratos aumenta o gasto energético de 5 a 10%, a ingestão de lipídios aumenta de 3 a 5%, e a de proteínas aumenta aproximadamente 20%.

Considera-se que em uma dieta mista habitual o efeito térmico do alimento seja de cerca de 5 a 7% do seu conteúdo energético. Sendo assim, causar um desequilíbrio na distribuição dos macronutrientes, elevando o efeito térmico para 10 a 12%, levará a uma maior perda de gordura corporal e consequente manutenção da massa muscular (Molina *et al.*, 1995).

É importante ressaltar a importância do exercício físico em associação à intervenção nutricional na obesidade sarcopênica, pois permite que ocorra uma menor redução da massa muscular induzida pela perda de peso (Miller *et al.*, 2013; Villareal *et al.*, 2017).

Desnutrição

A partir da terceira década de vida, iniciam-se alterações na composição corporal, com perda de massa magra e aumento no tecido adiposo. Essas modificações podem explicar o aumento de peso nos adultos jovens e as perdas involuntárias a partir de 60 anos. No entanto, embora comuns e esperadas, as perdas de peso corpóreo dos idosos devem ser sempre investigadas. Quando graves, ou da ordem de mais de 5% do peso em 30 dias, implicam perda de massa magra, o que aumenta de forma acentuada a fragilidade do idoso e pode interferir negativamente em eventuais processos de reabilitação (Najas *et al.*, 2011).

Embora a desnutrição seja subnotificada em registros de óbitos, ou seja mais comumente apontada como causa secundária de doenças pulmonares, neurológicas e imunológicas, sua relação com a morbidade e a mortalidade na velhice não pode ser negligenciada (Toniolo Neto *et al.*, 2007).

Dentre as diversas causas de desnutrição, podemos citar: a anorexia causada por depressão, medicação, deficiência vitamínica e falta de minerais, como o zinco; má absorção intestinal, causada por isquemias; dificuldade de deglutição, que é frequente em doenças neurológicas, estados confusionais e candidíases decorrentes de baixa imunidade; problemas metabólicos, tais como o hipertireoidismo; e fatores sociais, como o isolamento e a pobreza. Outras condições responsáveis pela desnutrição em idosos, e que podem ser modificadas, são a condição dentária, a forma de preparo das refeições e o grau de acesso aos alimentos (Najas *et al.*, 2011; Nutrition Screening Initiative, 1992).

A meta da intervenção nutricional na desnutrição é atingir balanço calórico positivo, ou seja, ingestão superior ao gasto calórico. Para alcançar esse objetivo, devem ser levados em conta todos os fatores que interferem na alimentação de idosos (Serpa; Santos, 2008).

Dessa maneira, a intervenção nutricional deverá oferecer maior aporte energético e proteico pelo aumento da densidade calórica, volume dos alimentos quando possível e fracionamento da dieta. É importante lembrar que atenção especial deve ser dada a idosos com dificuldade de deglutição, casos em que deverá ser avaliada a necessidade de adaptação da dieta para uma consistência mais segura.

No início do tratamento da anorexia, devem-se utilizar volumes pequenos de alimentos oferecidos a cada duas horas, com alternância de sabores doces e salgados. O volume deve ser aumentado gradativamente.

O aumento de densidade calórica consiste em aumentar o valor calórico da preparação sem, contudo, alterar seu volume. Os alimentos que podem ser utilizados e que atingem esse objetivo são as gorduras monoinsaturadas (azeite de oliva) ou poli-insaturadas (óleos vegetais, como soja, canola, milho, girassol ou margarinas), carboidratos simples (açúcar, mel), leite em pó integral, entre outros.

Na presença de diabetes e/ou hipertrigliceridemia, devem-se restringir açúcares simples (açúcar refinado e mel) e utilizar carboidratos complexos (maisena, aveia e pão), gorduras mono e poli-insaturadas e leite em pó desnatado. Assim como na dislipidemia mista, são preferíveis as gorduras monoinsaturadas e leite em pó desnatado.

A Sociedade Brasileira de Nutrição Parenteral e Enteral recomenda a utilização de suplementos nutricionais orais em idosos desnutridos e em risco nutricional com ingestão oral insuficiente, pois geram aumento de ingestão calórica, proteica e de micronutrientes, com melhora do estado nutricional e sobrevida (*Brazilian Society of Parenteral and Enteral Nutrition*, 2019).

A prescrição de suplementos nutricionais deverá complementar com vitaminas, minerais, carboidratos, fibras e proteínas, entre outros, as necessidades nutricionais, e estes não deverão ser utilizados como substitutos das refeições ou como fonte alimentar exclusiva (Sant'Anna, 2010).

Se a ingestão oral for insuficiente para atender requisitos nutricionais, mesmo com a adoção das medidas citadas, a terapia nutricional enteral deverá ser instituída para substituir ou associar-se à ingestão pela via oral (Brazilian Society of Parenteral and Enteral Nutrition, 2019).

A via de administração da dieta pode ser alterada para aumentar a velocidade de ganho de peso. O paciente que não apresenta impedimentos digestivos pode ser orientado a utilizar a associação da dieta VO com a nasoentérica por pequenos períodos de tempo, o que facilita a administração de valor calórico maior e promove a adaptação em tempo menor.

Considerações finais

Neste capítulo tratou-se da importância da avaliação e do monitoramento do estado nutricional, mostrando a relevância deste na identificação dos riscos da desnutrição, da sarcopenia e da obesidade sarcopênica.

A complexidade da avaliação ampla do estado nutricional não pode ser um impedimento na utilização dessas ferramentas, devendo o profissional de saúde, escolher aquele que melhor responderá às intervenções clínicas e nutricionais.

A intervenção dietética deve priorizar a adequação das calorias, e somente após esse ajuste as proteínas podem ser privilegiadas. Esse equilíbrio entre a ingestão calórica e proteica associada a exercício físico minimiza a perda e promove a síntese de massa muscular na população idosa.

Assim, tanto na intervenção clínica individual como na populacional o monitoramento do estado nutricional pode ser a ferramenta necessária para evitar o agravamento de condições clínicas como a sarcopenia, a obesidade sarcopênica e a desnutrição, uma vez que essas aumentam o risco de morbimortalidade nessa população.

126

Saúde Bucal dos Idosos

Rafael da Silveira Moreira • Fernando Neves Hugo • Juliana Balbinot Hilgert • Antonio Carlos Moura de Albuquerque Melo • Maria da Luz Rosário de Sousa

Introdução

O processo saúde-doença, entendido como um fenômeno histórico, se insere em um quadro sanitário social fruto dos modelos de atenção à saúde empregados no passado. Considerando-se a população idosa brasileira no presente, pode-se visualizar em suas condições de saúde um reflexo de práticas centradas em atividades curativas e restritas a grupos específicos, ou seja, não universalizadas, características do modelo securitário vigente nas décadas de 1930 a 1980 (das caixas de aposentadorias e pensões [CAP] ao Instituto Nacional de Assistência Médica da Previdência Social [INAMPS]). Com a saúde bucal este processo não foi diferente, sendo conduzida uma abordagem de procedimentos de extrações dentárias para o grupo de idosos, que resultou nos números atuais de elevada prevalência de edentulismo (ausência de todos os dentes naturais). Ao avaliar o impacto da carga global das doenças na vida das pessoas, o *Global Burden of Oral Condition Study* apontou que o edentulismo ocupou o 81º lugar como causa de anos de vida perdidos ajustados por incapacidade (Marcenes *et al.*, 2013).

Estimativas do *Estudo da Carga Global das Doenças* revelaram que as doenças bucais foram a segunda condição mais prevalente entre idosos com 70 anos ou mais no ano de 2017, com edentulismo e cárie não tratada da dentição permanente na terceira e quarta posição, respectivamente, entre todas as doenças analisadas no estudo (Bernabe *et al.*, 2020). Entretanto, aspectos relacionados com outros níveis de determinação também estão envolvidos. Dentre eles, destacam-se os aspectos macroeconômicos, a escolaridade, a renda e demais aspectos comportamentais e biológicos que configuram essa determinação multinível.

Enquanto isso, o tempo da velhice e seus papéis sociais vêm se ampliando e se modificando. Com isso, existem novidades em ser velho nos dias atuais, associando o envelhecimento à imagem positiva de se viver mais e melhor, criando padrões diferentes de consumo e inserção social, embora de forma desigual e iníqua (Rebouças *et al.*, 2013). Paralelamente, tal modelo de consumo e de fetichização da tecnologia, com ênfase em uma visão estereotipada da velhice normatizada por valores de grupos etários mais jovens, acaba perpetuando preconceitos como o ageísmo ou idadismo.

Diante do cenário das condições demográficas e epidemiológicas da população brasileira, emergem no mínimo dois objetos de estudo a serem considerados em pesquisas em Gerontologia: o envelhecimento humano (com suas características e consequências) e as condições de vida e de saúde dos idosos. Como o primeiro objeto por si só já é alvo de ricas investigações na área da demografia, o estudo das condições de saúde dos idosos tem sido objeto frequente de pesquisas em Saúde Coletiva nos últimos 30 anos. Dentre os vários campos da saúde, as evidências científicas mostram que a saúde bucal do idoso brasileiro apresenta-se em condições precárias, com alta prevalência de edentulismo, doenças periodontais, cáries e necessidade de uso de próteses (Marques *et al.*, 2013; Ministério da Saúde, 2011; Moreira *et al.*, 2005).

Assim, conceituar o que seria um envelhecimento oral bem-sucedido torna-se importante, pois após seis, sete ou mais décadas as expectativas de envelhecimento oral bem-sucedido podem ser revistas com propostas de alguns critérios básicos, incluindo uma oclusão funcional com pelo menos 20 dentes restantes (com 10 dentes sequenciais em cada arco), uma dentição livre de cárie ativa, nenhuma evidência de mais de 4 mm de perda de inserção e nenhuma profundidade de sondagem > 4. As restaurações são funcionais e há a possibilidade de mastigar vários tipos de alimentos (Lamster *et al.*, 2016). Com efeito, na ausência de uma imagem ideal de uma saúde bucal perfeita, que seja buscada o mínimo de condições bucais funcionais e adequadas a essa época da vida. Nesse sentido, podemos até compreender a existência de perdas de inserção periodontal (PIP) ou ausência de dentes, mas que não sejam sinônimos de uma periodontite não tratada ou de lacunas no processo de reabilitação protética.

Condições de saúde bucal dos idosos

Uma vez revelado o contexto e identificadas as variáveis que nele atuam, o conhecimento das condições de saúde bucal da população idosa é um trabalho importante, o qual encontra na Epidemiologia um instrumental para auxiliar o pesquisador ou o profissional da área da saúde nas seguintes dimensões: (1) na mensuração da distribuição de doenças na população, sejam eles fatores físicos, biológicos, sociais, culturais ou comportamentais; (2) na definição de métodos de prevenção; (3) no controle de doenças em grupos populacionais; e (4) no planejamento e avaliação de serviços de saúde (Porta *et al.*, 2014). A melhor compreensão das condições de saúde bucal do idoso brasileiro depende, inicialmente, de um diagnóstico dessas condições em âmbito populacional. Nesse sentido, a epidemiologia dos principais agravos bucais foi apresentada segundo os desfechos mais prevalentes nos idosos brasileiros de 65 a 74 anos de idade apontados pelo estudo SB Brasil (Ministério da Saúde, 2011) – inquérito das condições de saúde bucal da população brasileira –, sendo alguns resultados descritos a seguir.

Além disto, a iniciativa da Organização Mundial da Saúde (OMS), na quinta edição de seu Manual de Instruções para Levantamento Epidemiológico Básico em Saúde Bucal (World Health Organization [WHO], 2013), propiciou um progressivo e consistente aperfeiçoamento dessas ferramentas de investigação de modo que, atualmente, a maioria das pesquisas realizadas mundialmente segue um padrão semelhante com relação aos índices utilizados.

Serão apresentados a seguir, de modo resumido, as condições observadas, com os índices adotados para as condições de cárie dentária, doença periodontal, edentulismo e alterações de tecido mole, seguindo os critérios adotados pela OMS (WHO, 2013).

Cárie dentária

Para diagnosticar a cárie coronária (localizada na região da coroa do dente) em dentes permanentes, o índice usado é a soma do número de dentes cariados (componente C), perdidos (componente P) e restaurados/obturados (componente O), denominado de índice CPO-D. Para medir e diagnosticar a cárie radicular (localizada na região da raiz do dente) usa-se a contagem de raízes cariadas e/ou restauradas. Com a obtenção do índice CPO-D e das condições das raízes, registram-se as diferentes necessidades de tratamento, de acordo com a identificação da progressão dos níveis das lesões de cárie.

A tendência atual é a inclusão da avaliação da atividade da lesão, se a lesão de cárie (coronária ou radicular) está ativa ou inativa, utilizando os critérios de Nyvad e o índice International Caries Detection and Assessment System – Sistema Internacional de Detecção e Avaliação de Cárie (ICDAS), o que exigiria condições clínicas de iluminação artificial e secagem apropriadas para a coleta destes dados.

A cárie dentária é uma doença multifatorial causada por um desequilíbrio fisiológico entre o mineral dentário e o fluido do biofilme (acúmulo de células microbianas em uma matriz, favorecendo o uso dos recursos nutricionais disponíveis, antigamente denominados de placa bacteriana). Reconhece-se que apenas microrganismos não são suficientes para explicá-la, evidenciando o importante papel do biofilme dentário, da ingestão de açúcares na dieta e dos determinantes sociais no seu desenvolvimento.

Uma revisão da carga de cárie dentária identificou três picos de atividade da cárie, que ocorreram aos 6, 25 e 70 anos de idade. O pico aos 70 anos de idade relacionou-se com cárie radicular, representando o efeito do aumento da retenção dentária em idosos, com superfícies radiculares expostas como resultado da perda de suporte periodontal, por doença periodontal ou escovação dentária traumática e fazem a previsão de aumento desta prevalência pela tendência de maior retenção de dentes ao longo da vida (Kassebaum *et al.*, 2015). A Figura 126.1 ilustra exemplo de cárie radicular.

Epidemiologia da cárie radicular

A prevalência de cárie radicular é considerada alta entre idosos, variando entre 20 e 45%, dependendo do país estudado. Dentre os indicadores de risco à cárie radicular descritos estão: higiene bucal precária; hipossalivação; consumo de medicamentos que têm como efeito adverso a redução do fluxo salivar; variáveis sociodemográficas, como renda, escolaridade e raça; doenças crônicas e neurodegenerativas que interferem na capacidade de realização de cuidados de higiene bucal; depressão etc. A idade também tem sido descrita na literatura como importante indicador de risco; entretanto, sabe-se que o processo de envelhecimento *per se* não altera a suscetibilidade do indivíduo à cárie. Mais do que a idade, uma ou mais dessas alterações e patologias entre idosos têm sido apontadas como o principal fator associado ao desenvolvimento de cáries radiculares.

O resultado, sem intervenção profissional, é a extração dentária, que, além de resultar em impactos importantes na saúde bucal, pode interferir de modo importante na saúde sistêmica e na qualidade de vida de indivíduos idosos. Por esse motivo, a prevenção, o diagnóstico e o manejo adequado dessas lesões são fundamentais.

Com relação à cárie de raiz, segundo o estudo SB Brasil 2010 (Ministério da Saúde, 2011), em razão da grande perda dentária entre os idosos, a prevalência foi baixa. A maioria das raízes expostas encontrava-se hígida (94,7%). Entretanto, observaram-se desigualdades regionais na proporção de raízes cariadas. O risco atribuível populacional (RAP) calculado por referência ao valor nacional (Figura 126.2) mostra que a região Norte apresenta um excesso de cárie radicular de 61%. No Nordeste e no Centro-Oeste, o excesso é de 39 e 55%, respectivamente. O menor valor corresponde à região Sudeste, de 19%, que foi de 0,55 raízes cariadas por pessoa, e 25,6% apresentam pelo menos uma raiz cariada.

Epidemiologia da cárie coronária

A média nacional encontrada no estudo SB Brasil 2010 referente ao índice CPO-D, por indivíduos, foi de 27,5 (IC 95% 27~28). No estado de São Paulo, no levantamento de 2015, o CPO-D foi de 28,2 e destacou também alta média de dentes extraídos (25,9) neste grupo etário (Pereira; Vieira; Frias, 2016). Na avaliação da mediana, observou-se que a metade dos idosos brasileiros apresentava quase todos os dentes comprometidos pela cárie e suas consequências, ou seja, com CPO-D de 31. Ressalta-se maior participação do componente "perdido" (91,9%) na composição percentual do índice CPO-D.

Com relação à necessidade de tratamento para cárie, em virtude da grande participação do componente "perdido" do índice CPO-D, poucos dentes foram passíveis de exame. Dentre os dentes que foram examinados, observou-se que, em média, 11 não necessitavam de tratamento. Dentre os dentes que necessitavam de tratamento, 20,5 e 46,3% necessitavam de extração e de restauração de uma ou mais superfícies, respectivamente. Nesse sentido, chama a atenção o fato de que, mesmo com elevadas perdas dentárias, a indicação de extração ainda é elevada entre os dentes remanescentes.

Doença periodontal

A afecção periodontal é definida como "doença inflamatória crônica multifatorial associada com biofilme disbiótico e caracterizada pela destruição progressiva do aparato de inserção dental", segundo o mais recente consenso de 2017 (Figura 126.3) (Caton *et al.*, 2018).

A medida da doença periodontal segundo a OMS (WHO, 2013) é feita por dois índices complementares: o Índice Periodontal Comunitário (CPI) e a Perda da Inserção Periodontal (PIP). Dessa maneira, verifica-se a condição de sangramento, o cálculo/tártaro e a bolsa periodontal, indicando os diferentes graus de comprometimento do tecido gengival.

Para realizar as medidas das condições periodontais, a boca é dividida em sextantes definidos pelos grupos de dentes, e dois ou mais dentes sem indicação de exodontia é pré-requisito ao exame do sextante. Sem isso, o sextante não é examinado.

Neste capítulo, enfatizamos os índices adotados pela OMS, mas recomendamos leitura complementar da nova classificação do consenso proveniente do Workshop em Chicago, EUA, em 2017 (Steffens; Marcantonio, 2018).

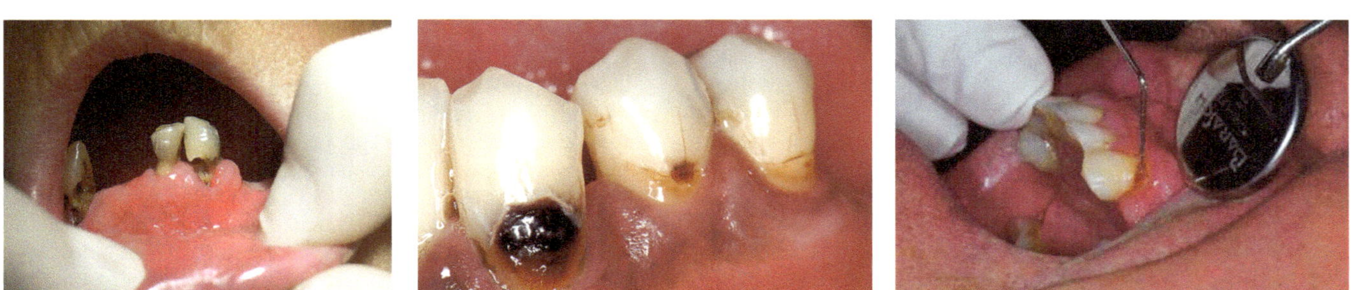

■ **FIGURA 126.1** Cárie radicular em idosos.

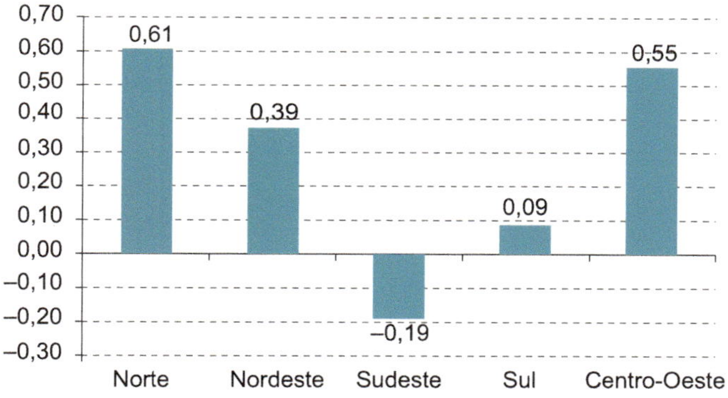

▪ **FIGURA 126.2** Risco atribuível populacional da proporção de cárie radicular entre as raízes expostas por região em idosos de 65 a 74 anos tendo como referência a média nacional. (Fonte: Ministério da Saúde, 2010.)

Com o envelhecimento saudável os tecidos periodontais são reduzidos, mas se mantêm funcionais. Há algum aumento na proporção coroa-raiz, as profundidades de sondagem são ≤ 4 mm e a inflamação gengival pode ocorrer em muitas áreas da boca, porém não de forma grave (Lamster *et al.*, 2016).

Os fatores de risco para periodontite em idosos são os mesmos dos mais jovens, podendo ser mais proeminentes em indivíduos mais velhos, que podem ser menos capazes de remover a placa bacteriana como resultado da destreza reduzida, ou um risco aumentado de desenvolver doenças contribuintes como o diabetes melito (DM) (Darby, 2015).

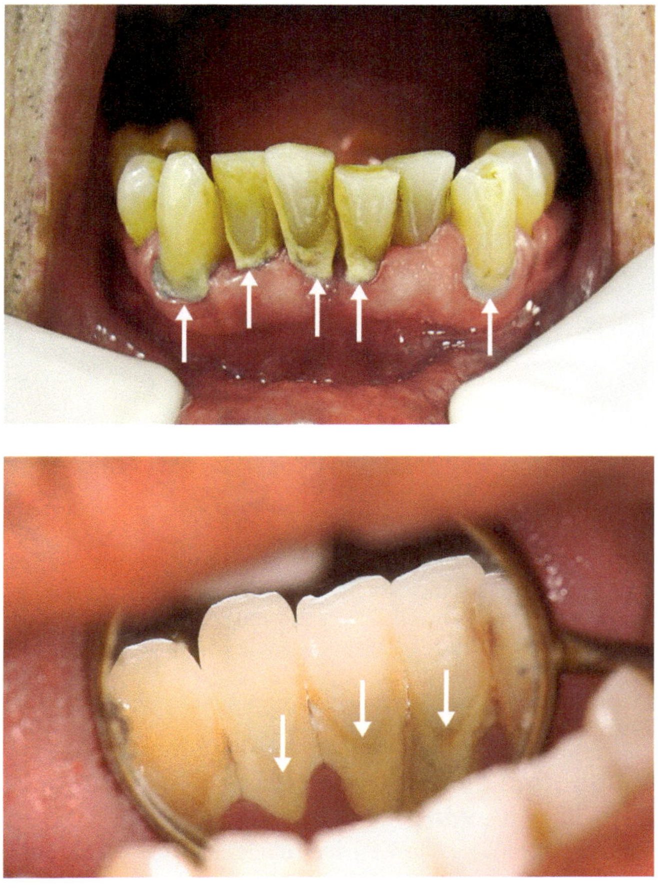

▪ **FIGURA 126.3** Cálculo e doença periodontal (*setas brancas*).

Dados de estudos epidemiológicos nacionais representativos são quase inexistentes na América Central e do Sul, mas indicam que a prevalência e a gravidade da periodontite são baixas em idosos brasileiros. Entretanto, é importante destacar que há evidência suficiente para afirmar que a maioria dos adultos apresenta algum nível de perda de inserção ou de suporte ósseo; e também que a prevalência e a gravidade da perda de inserção aumentam com a idade (Gjermo *et al.*, 2002).

No entanto, isso não significa dizer que o envelhecimento esteja, por si só, associado à periodontite. Não está claro na literatura odontológica se o envelhecimento está relacionado ou não com maior perda de inserção – pelo fato de se ter dentes por um período maior de tempo – ou se um *status* periodontal ruim está relacionado com as consequências do envelhecimento.

Entretanto, há algumas hipóteses sobre o efeito do envelhecimento na periodontite na literatura. Evidências de alguns estudos experimentais em ratos indicam que alterações induzidas no eixo hipotálamo-pituitária-adrenal (HPA) similares às observadas com o envelhecimento estariam associadas a uma maior gravidade de destruição periodontal. Essas alterações envolveriam uma hiperativação desse eixo e, consequentemente, um aumento nos níveis plasmáticos de corticosterona, um potente corticosteroide endógeno de roedores que está associado a uma resposta inflamatória predominante Th2, a qual induziria, como consequência a certos patógenos periodontais, uma reação inflamatória mais agressiva, cujo resultado seria uma maior destruição óssea (Breivik; Thrane, 2001). Essa resposta se traduziria, na clínica, em maior progressão da periodontite com o envelhecimento.

Em humanos, um estudo conduzido por Hilgert *et al.* (2006) confirmou os achados dos estudos experimentais realizados em roedores. Nele, a hiperativação do eixo HPA, representada por níveis elevados do hormônio endógeno cortisol na saliva, foi associada à maior prevalência e gravidade de periodontite em indivíduos com idade igual ou superior a 50 anos. Portanto, a maior prevalência e a maior gravidade de periodontite entre idosos, bem como a maior suscetibilidade deles à periodontite, poderiam ser uma consequência dos níveis elevados de glicocorticoides observados com o envelhecimento.

Além disso, é fundamental que se considere a crescente quantidade de evidências que sugerem uma conexão importante entre periodontite e agravos sistêmicos comuns em idosos, especialmente diabetes e eventos cardiovasculares. O DM tipo 2 não controlado é amplamente reconhecido como fator de risco à periodontite grave. Sabe-se que diabetes e tabagismo são fatores de risco importantes para ocorrência da periondontite.

Epidemiologia da doença periodontal

Os dados do SB Brasil 2010 mostraram que a maioria dos idosos foi excluída do exame periodontal por não apresentar sextantes válidos para exame (elevada perda dentária). Dentre os idosos examinados, cerca de 3,6% apresentavam boa saúde periodontal. A condição mais prevalente foi cálculo (64,7%), seguido de sangramento (41,8%). Com relação à PIP, 5,2% apresentaram perda entre 4 e 5 mm e 3% entre 6 e 8 mm. A Figura 126.4 ilustra o RAP para a prevalência de cálculo em relação à média nacional.

Observa-se que os estados do Amapá e do Mato Grosso do Sul apresentam excesso de idosos com cálculo periodontal de 39 e 30%, respectivamente. Os menores valores correspondem aos estados do Espírito Santo e de Santa Catarina, respectivamente, 51 e 24% abaixo da média nacional que foi de 64,7% de prevalência de idosos com cálculo periodontal, considerando-se aqueles que possuíam sextantes válidos.

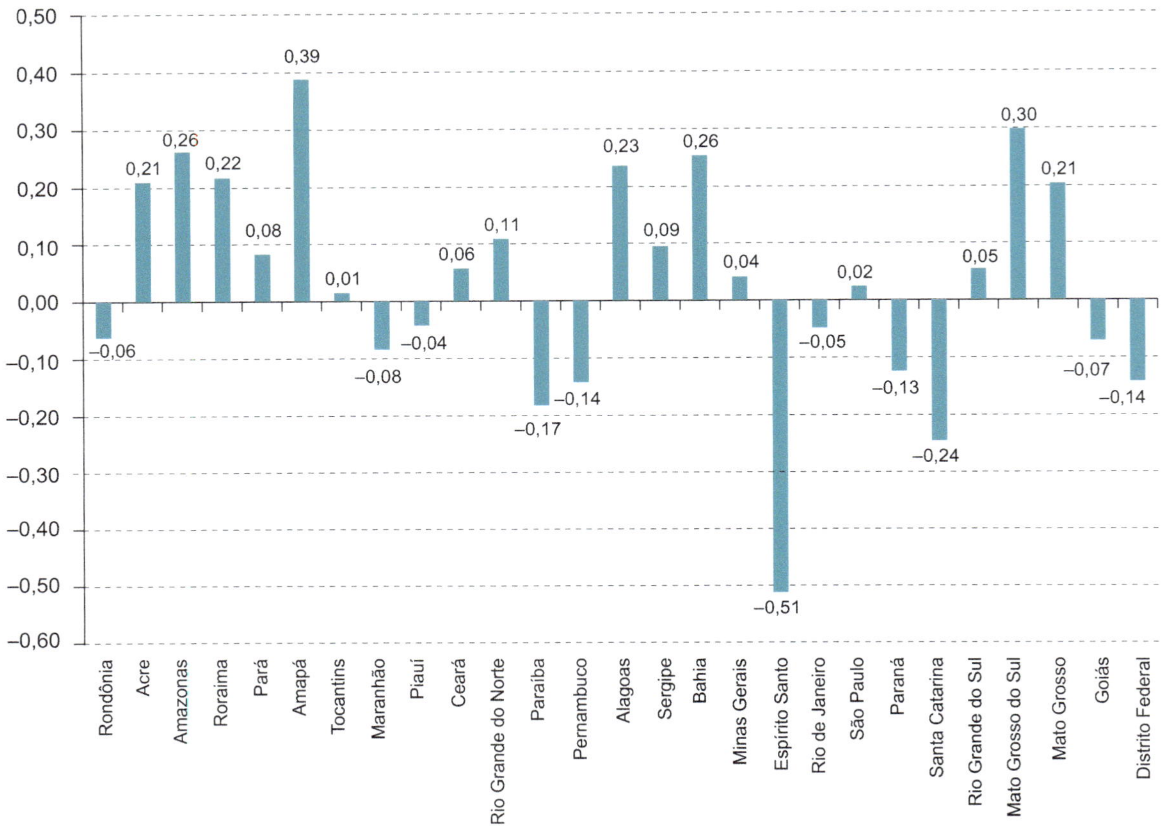

■ **FIGURA 126.4** Risco atribuível populacional (RAP) da prevalência de cálculo periodontal em idosos de 65 a 74 anos de idade tendo como referência à média nacional. (Fonte: Ministério da Saúde, 2010.)

Edentulismo, uso e necessidade de prótese

A perda dentária é um reconhecido problema de saúde pública. Considerada importante medida da condição de saúde bucal de uma população, possui forte efeito na qualidade de vida das pessoas. Seus impactos podem ser expressos pela diminuição das capacidades funcionais de mastigação e fonação, bem como por prejuízos de ordem nutricional, estética e psicológica, com reduções da autoestima e da integração social (Musacchio *et al.*, 2007; Petersen, 2003).

Octogenários do estudo multicêntrico Fibra apresentaram ausência de dentes naturais em 58,6% deles, comparado a 44,9% no grupo de 65 a 79 anos de idade, sendo que o grupo de longevos relatou maior dificuldade ou dor para mastigar comida dura (Milagres *et al.*, 2018). Em Campinas os octogenários homens tinham em média 3 dentes na arcada superior e as mulheres de 1,9, sem diferença significativa. Na arcada inferior, os homens preservavam quatro dentes em média, e as mulheres, 3 dentes. A utilização de dentadura na arcada superior e inferior foi mencionada por 75,6 e 61% dos idosos, respectivamente (Francisco *et al.*, 2019). Adicionalmente, a perda dentária produz aumento na demanda por reabilitações protéticas. Exemplos de próteses total e parcial são mostrados na Figura 126.5.

Com efeito, os custos do tratamento protético representaram a maior parte do total dos custos com assistência odontológica. Se por um lado essa situação afeta os indivíduos sem recursos próprios para o pagamento de próteses dentárias e que, geralmente, são os que mais apresentam perdas dentárias, por outro lado os serviços públicos odontológicos necessitam aumentar seus gastos com procedimentos reabilitadores, notadamente mais caros do que os preventivos.

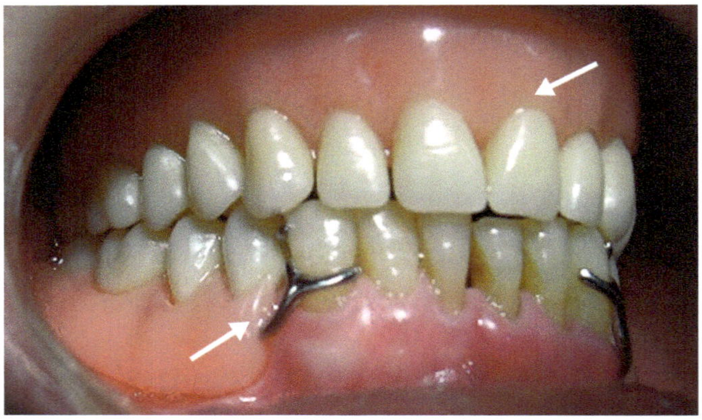

■ **FIGURA 126.5** Prótese total ("dentadura") e prótese parcial (com grampos) identificadas pelas *setas brancas*.

A rede de causalidade da perda dentária envolve fatores em níveis contextuais e individuais, com diferentes gradientes e interações entre esses níveis. Nesse mesmo sentido, a análise conjunta de variáveis individuais e variáveis ecológicas corrobora a ideia de investigação em múltiplos níveis, levando-se em conta a hierarquia de complexidade e as múltiplas interações entre e através dos diferentes níveis.

Mensuração do uso e necessidade de prótese dentária

A mensuração do uso e necessidade de próteses, na prática, segundo critérios da OMS (WHO, 2013), funciona como auxiliar para identificar o "edentulismo". Quanto ao uso e necessidade de próteses, os registros devem ser realizados por arcada, levando em consideração os diferentes tipos de prótese (parcial fixa ou removível e total removível). Essa medida serve para estimar a gravidade do problema com a avaliação conjunta dos dados de uso e necessidade e, principalmente, para subsidiar ações de planejamento.

Os dois índices não são excludentes, ou seja, é possível estar usando e também necessitar uma prótese. Apesar de não ser um critério preconizado pela OMS, esta verificação deve incluir uma avaliação da qualidade da prótese quando a mesma está presente.

Epidemiologia do edentulismo

Uma importante condição que podemos considerar ao estudar a perda dentária é o edentulismo funcional, caracterizado pela ausência de, no mínimo, 20 dentes permanentes em condições funcionais. São considerados edêntulos funcionais os idosos que apresentam perda dentária de, no mínimo, 13 dentes permanentes. Com base nos dados do levantamento nacional de 2004 do estudo SB Brasil 2003 (Ministério da Saúde, 2004), a prevalência encontrada de edentulismo funcional foi de 78,7% (IC 95% = 77 ~ 80%) (Moreira, 2009a).

Os fatores associados ao edentulismo funcional foram: morar na área rural; ter feito a última consulta odontológica há 3 anos ou mais, em serviço público; rosto inchado ou feridas na boca; e ser do sexo feminino. Possuir um ou mais automóveis esteve associado à menor prevalência de edentulismo funcional.

O teste de interações (Figura 126.6) possibilita observar que possuir um automóvel é fator de proteção para o edentulismo funcional; porém, a interação entre morar na área rural e o uso de serviço público se tornou fator de risco. Da mesma maneira, possuir dois ou mais automóveis foi fator de proteção, mas, quando se correlacionou essa aquisição com a última consulta odontológica realizada há 3 anos ou mais, identificou-se fator de risco.

Morar na área rural teve o risco aumentado quando interagindo com cavidades dentárias como motivo da última consulta odontológica. Maior número de dentistas por habitantes é fator de proteção, entretanto, quando interage com a última consulta realizada há 3 anos ou mais e com dor como motivo da última consulta odontológica, passa a ser um fator de risco. Da mesma forma, ser do sexo feminino é fator de risco, mas quando interage com a posse de dois ou mais automóveis passa a ser fator de proteção (Moreira, 2009a).

Considerando as metas da OMS para o ano 2000, em que 50% dos indivíduos de 65 a 74 anos de idade deveriam apresentar 20 dentes ou mais, constatou-se que os idosos nessas condições representavam, em 2003, apenas cerca de 10%. Segundo o último levantamento (SB Brasil 2010), essa proporção aumentou para 15%, ainda bastante distante do que foi estabelecido como meta ainda no ano de 2000. Analisando-se os dados mais recentes do estudo SB Brasil 2010, observou-se uma prevalência de edentulismo em 47,7%.

Em um estudo de base populacional, Moreira *et al.* (2011) encontraram que os idosos com baixa escolaridade apresentaram maior prevalência de edentulismo, achados largamente difundidos na literatura científica. O aumento do edentulismo com a idade parece ser uma tendência universal, reforçando no imaginário social a figura do velho desdentado e a aceitação da

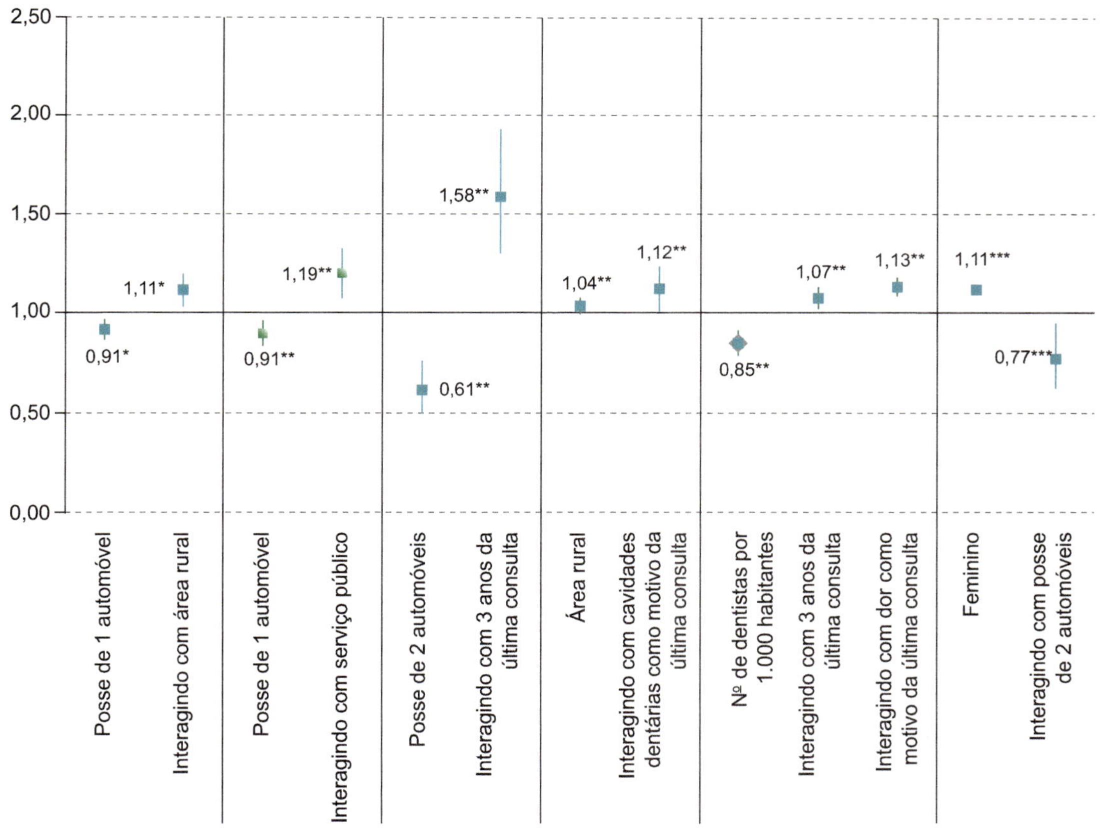

■ **FIGURA 126.6** Razão de prevalência (RP) para edentulismo funcional e intervalo de confiança de 95% para as variáveis contextuais e individuais que apresentaram interações. Brasil, 2004. *RP para as variáveis contextuais e do bloco 2. **RP para as variáveis contextuais e dos blocos 2 e 3. ***RP para as variáveis contextuais e dos blocos 2, 3 e 4. (Fonte: Moreira, 2009a.)

perda dentária como uma evolução natural da dentição humana, no sentido de "nascemos sem dentes e morremos sem dentes".

De acordo com estimativas do *Global Burden of Diseases Study* (2020), conhecido também como GBD Study, o Brasil estava em primeiro lugar no *ranking* de edentulismo entre pessoas idosas com 70 anos de idade ou mais. Os achados do estudo revelaram certa estabilidade na prevalência entre 1990 e 2019, com valores que variaram entre 61,62 e 60,47%, respectivamente. Além disso, o edentulismo foi o agravo de origem odontológica responsável pela maior quantidade de anos vividos com incapacidade (*years lived with disability* [YLD]) entre idosos brasileiros, com 1616 YLD por 100 mil pessoas com 70 anos de idade ou mais no país. Este número coloca o edentulismo em quarta posição no *ranking* de agravos em relação aos YLD, em uma posição superior a agravos como doença de Alzheimer ou quedas (Figura 126.7).

Além do edentulismo, o *Global Burden of Diseases Study* de 2019 produziu estimativas detalhadas sobre cárie não tratada e periodontite para a população brasileira com 70 anos de idade ou mais. Em relação à cárie, o estudo revelou que cerca de 2,9 milhões de brasileiros idosos vivem com pelo menos um dente com cárie não tratada, para uma prevalência estimada de 22,2%. No que se refere à periodontite, o estudo revelou uma prevalência estimada de 14,5%, com cerca de 1,89 milhão de casos prevalentes no país. Quando analisados em conjunto, esses achados indicam que as doenças bucais estão entre os problemas mais comuns, alcançando a segunda posição no *ranking* dos agravos que mais causam incapacidades, ainda que não sejam priorizadas pelas políticas públicas de saúde dirigidas à população idosa.

Em síntese, a perda dentária nos grupos mais velhos expressa o resultado do processo cumulativo da cárie e da doença periodontal, mesmo considerando-se o gradual processo de envelhecimento e enfraquecimento das estruturas de suporte dentário. Entretanto, a expressão desse resultado depende de outros atributos que transcendem os aspectos biológicos, sendo fortemente influenciada pelos determinantes sociais da saúde.

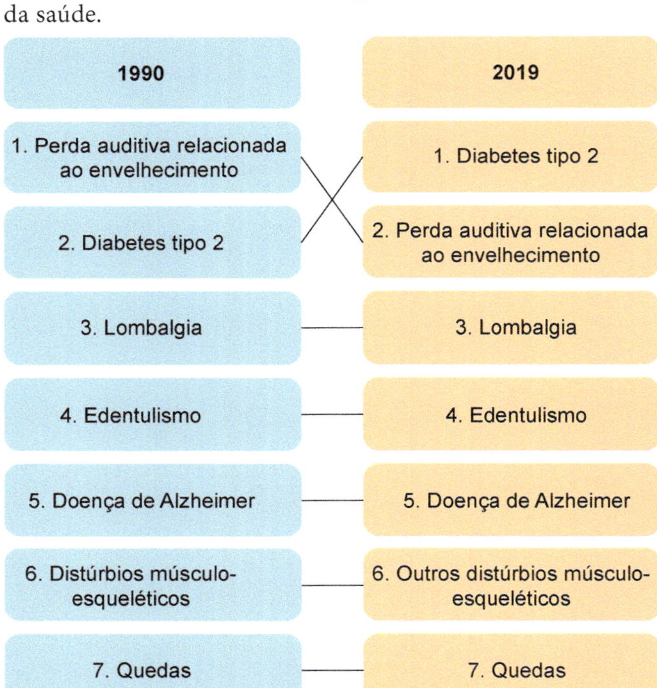

▪ **FIGURA 126.7** *Ranking* das sete principais causas de anos vividos com incapacidade entre idosos no Brasil, segundo as estimativas do *Global Burden of Disease Study*, em 1990 e 2019.

Câncer bucal

Os tumores malignos estão entre as principais causas de mortalidade no mundo, sendo a segunda causa de morte nos países desenvolvidos e com indicativos de essa tendência epidemiológica seguir aumentando para os países em desenvolvimento (WHO, 2008). Estima-se que cerca de 13% dos óbitos no ano de 2007 tenham sido em decorrência de algum tipo de câncer, sendo que quase 80% dessas mortes ocorreram em países com baixa e média renda (WHO, 2008). No Brasil, em 2018, as neoplasias malignas levaram a óbito cerca de 120 mil homens e 110 mil mulheres (WHO, 2008).

Mundialmente, os cânceres de cabeça e pescoço correspondem a 10% dos tumores malignos, e aproximadamente 40% desses cânceres ocorrem na cavidade bucal. O câncer da boca apresenta uma distribuição geográfica variável nas diferentes regiões do mundo. No Brasil, é um dos tipos de neoplasia mais incidente entre homens (Ministério da Saúde, 2002). Estimativas para o ano de 2020 de número de casos novos mostram que o câncer de cavidade oral é o sexto mais frequente para o sexo masculino, representando 5% do total de cânceres (Ministério da Saúde, 2020).

O câncer bucal é, muitas vezes, precedido de lesões que podem ser detectadas precocemente com exames clínicos. Esses ferimentos têm sido denominados lesões cancerizáveis. Assim, ao examinar qualquer indivíduo, deve-se estar atento a todas as alterações da mucosa, buscando detectar aquelas que tenham maior potencial de malignização. Essas lesões são classificadas, de acordo com sua cor, em brancas ou vermelhas. As lesões brancas são aquelas cuja coloração acinzentada ou esbranquiçada contraste com a coloração róseo-avermelhada da mucosa normal. As principais são: leucoplasias (Figura 126.8), líquen plano e queratose actínica. Já as lesões vermelhas são aquelas que apresentam coloração mais avermelhada que a da mucosa normal da boca. As principais, consideradas de risco de câncer, são as eritroplasias. Geralmente, a leucoplasia ocorre em pessoas acima dos 40 anos, e a prevalência aumenta com a idade, especialmente no sexo masculino, podendo chegar a 8% em homens acima de 70 anos (Ministério da Saúde, 2003).

A maioria das condições da mucosa bucal dos idosos é benigna por natureza. É sabido que a incidência dessa enfermidade aumenta progressivamente com a idade, e a maioria dos casos ocorre em indivíduos acima dos 60 anos (Ministério da Saúde, 2003).

O câncer de boca, como em outras neoplasias malignas, tem o seu desenvolvimento estimulado pela interação entre fatores ambientais e fatores do hospedeiro (Ministério da Saúde, 2002).

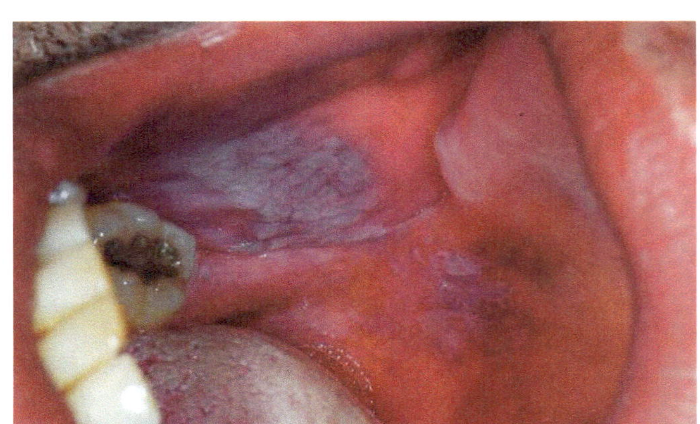

▪ **FIGURA 126.8** Leucoplasia.

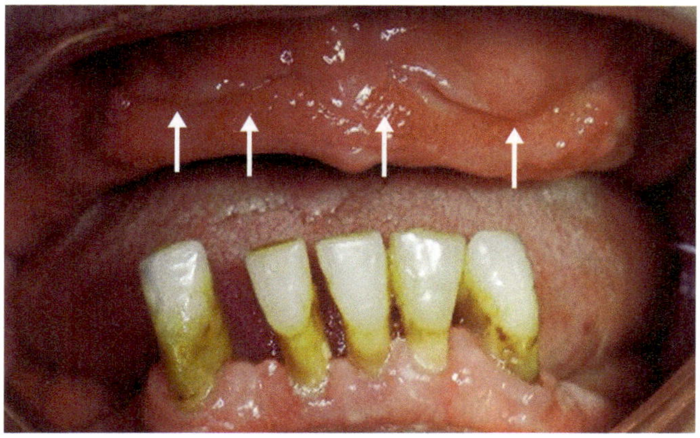

▪ **FIGURA 126.9** Câncer em lábio (identificado pela *seta branca*).

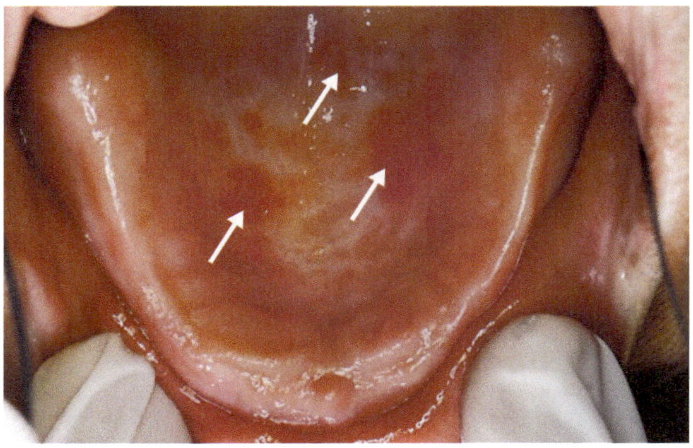

▪ **FIGURA 126.10** Hiperplasias seguidas de mucosite por prótese (*setas brancas*).

Dos cânceres de boca, 90 a 95% referem-se ao carcinoma epidermoide. Os fatores ambientais e do hospedeiro são variados e seus papéis na carcinogênese não são completamente esclarecidos. Sabe-se que tabagistas e usuários de álcool apresentam maior chance de câncer bucal. Além disso, deficiências nutricionais, irritação constante e prolongada sobre a mucosa bucal, e agentes biológicos, como vírus do papiloma humano (HPV), radiação solar, entre outros, parecem estar associados ao câncer de boca (Ministério da Saúde, 2003) (Figura 126.9).

Os tumores de cabeça e pescoço são tratados por cirurgia, radioterapia e quimioterapia, isoladamente ou de modo combinado, almejando a cura ou o tratamento paliativo da doença (Ministério da Saúde, 2003). Independentemente da terapia empregada para cada caso, existem consequências adversas do tratamento, como deformidades, dor, comorbidades (cáries, candidíase e mucosite), limitações funcionais e de inserção social, danos estéticos e psicológicos. No âmbito da saúde bucal, as consequências da doença e de seu tratamento podem resultar em cáries de radiação, perdas de elementos dentários e outras alterações, as quais podem resultar em impactos na percepção de qualidade de vida dos pacientes oncológicos.

Outras importantes alterações de tecido mole que devem ser investigadas são a hiperplasia fibrosa (Figura 126.10) e a mucosite por prótese (Figura 126.11).

Mensuração das alterações de tecidos moles

O exame dos tecidos moles (mucosa bucal) deve ser feito internamente e ao redor da boca. São avaliados os lábios e a mucosa da porção anterior da boca; a porção anterior das

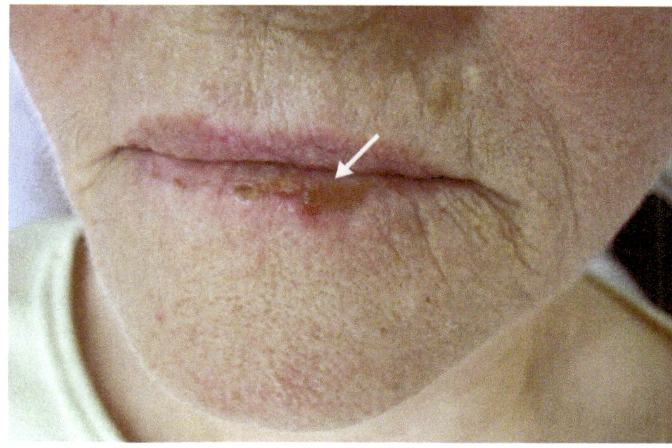

▪ **FIGURA 126.11** Mucosite por prótese, blastomicose, queilite actínica e angular (*setas brancas*).

comissuras labiais e a mucosa da porção posterior da boca; a língua; o assoalho da boca; o palato (duro e mole); os rebordos alveolares e a gengiva. Segundo a OMS, as categorias de classificação são: condições normais; suspeita de tumor maligno; leucoplasia; líquen plano; ulceração; gengivite necrosante aguda; candidíase; abscesso; e outras condições (WHO, 2013).

Avaliação da saúde bucal: aspectos normativos e subjetivos

Estudos sobre a autopercepção da saúde, de modo geral, têm se tornado cada vez mais comuns. Esse tipo de medida tem sido traduzido como a autoavaliação do estado de saúde e consta nos questionários de inquéritos nacionais como a Pesquisa Nacional por Amostra de Domicílios (PNAD). Conhecer como cada pessoa percebe a própria saúde é um importante passo para se compreender o padrão de procura por um serviço de saúde.

Segundo Sheiham e Tsakos (2007), o conhecimento sobre as necessidades de cuidado com a saúde proporciona oportunidade para:

- Influenciar políticas públicas
- Acessar a carga de doenças e necessidades da população local
- Compreender as necessidades e prioridades de pacientes e da população local
- Identificar áreas de necessidades não satisfeitas e propor objetivos para satisfazê-las
- Definição da viabilidade de tratamento nos serviços
- Quantificar o total de necessidades de tratamento odontológico para a população
- Decidir o modo de racionalizar os recursos para garantir a efetividade e a eficiência das ações
- Propor métodos de monitoramento e promoção da equidade no uso dos serviços de saúde.

Com relação aos idosos, é crescente o número de estudos sobre a autopercepção da saúde bucal, principalmente com relação à perda dentária e aos aspectos psicológicos, sociais e funcionais relacionados com o edentulismo. Várias pesquisas mostram os prejuízos gerados pela perda dentária, mas eles podem ser compensados parcialmente por meio da reabilitação odontológica dos indivíduos.

Entretanto, apesar da grande quantidade de estudos que avaliam a autopercepção da saúde bucal de idosos e as manifestações clínicas relacionadas com ela, poucos estudos buscaram avaliar os fatores que têm relação com a necessidade percebida (critério subjetivo) e a necessidade clínica/objetiva (critério normativo) de tratamento odontológico em idosos.

Nesse sentido, Moreira (2009b) realizou um estudo que procurou avaliar como o critério subjetivo de necessidade de tratamento se apresenta diante de um "padrão-ouro" determinado pelo critério normativo do cirurgião-dentista. Utilizando os dados do levantamento epidemiológico nacional (Ministério da Saúde, 2004), foi testada a pergunta sobre a autopercepção da necessidade de tratamento odontológico entre idosos de 65 a 74 anos de idade em contraposição à necessidade diagnosticada para tratamento de cárie e para necessidade de prótese, considerados os critérios normativos estabelecidos pelo manual da OMS e diagnosticados por cirurgiões-dentistas (padrão-ouro).

Foram calculados os valores da sensibilidade, especificidade, valores preditivos positivos e negativos e a exatidão do critério subjetivo diante do critério normativo. A Figura 126.12 ilustra os valores encontrados. Os resultados mostraram que as variáveis mais sensíveis à percepção dos idosos foram necessidade de coroa (consequentemente tratamento pulpar) e extração. Aproximadamente 86% dos idosos que necessitavam dessestratamentos reconheceram também que necessitavam de assistência odontológica. A maior especificidade foi encontrada na necessidade de prótese total inferior. A especificidade do critério subjetivo serve para revelar a intensidade dos falso-positivos (aqueles que declaram necessidade sem de fato tê-la). Aproximadamente 65% dos idosos que não necessitavam dessa prótese também perceberam que não precisavam dela. O valor preditivo positivo foi maior para as variáveis necessidades de tratamento clínico e de prótese inferior. Respectivamente, 75 e 68% dos idosos que perceberam necessidade de tratamento odontológico apresentavam necessidade para essas variáveis. A maior exatidão (total de acertos/concordância, ou seja, soma dos verdadeiro-negativos e verdadeiro-positivos) foi maior para a necessidade de tratamento clínico (68%).

O estudo também constatou que edêntulos percebem necessidade de tratamento de maneira diferente do que os não edêntulos. Entre estes últimos, as variáveis socioeconômicas e demográficas estiveram associadas à necessidade subjetiva de tratamento odontológico, o que não aconteceu entre os edêntulos. Nesses, apesar do achado de que nunca ter ido ao dentista apresentou associação com maior necessidade subjetiva, ter ido à última consulta odontológica há 3 anos ou mais esteve associado à menor necessidade percebida.

Nesse sentido, observou-se que a maioria dos idosos, em especial os não edêntulos, reconhece a necessidade de tratamento odontológico. Esses achados são de extrema importância para o planejamento da oferta de serviços de saúde bucal para a população, pois uma simples pergunta sobre a necessidade subjetiva de tratamento odontológico já forneceria uma importante estimativa sobre os principais problemas que esses indivíduos demandam e quantos necessitariam de atendimento. Achados similares foram descritos por Arenas-Marquez *et al.* (2009) em que o autorrelato foi considerado um instrumento válido para estudar a condição bucal clínica em idosos da comunidade. Tôrres *et al.* (2020) relataram que os dados de saúde bucal e a renda parecem estar relacionados com a autopercepção geral e de saúde bucal. Portanto, por meio de perguntas com respostas autorreferidas é possível que os profissionais obtenham uma melhor compreensão de seus pacientes e os aspectos que podem impactar suas vidas.

Saúde bucal e qualidade de vida em idosos

A influência da precária saúde bucal na qualidade de vida dos idosos já foi alvo de vários estudos. Tal evidência reforça a necessidade de melhor compreensão do processo de adoecimento bucal nesse grupo etário (Einarson *et al.*, 2014).

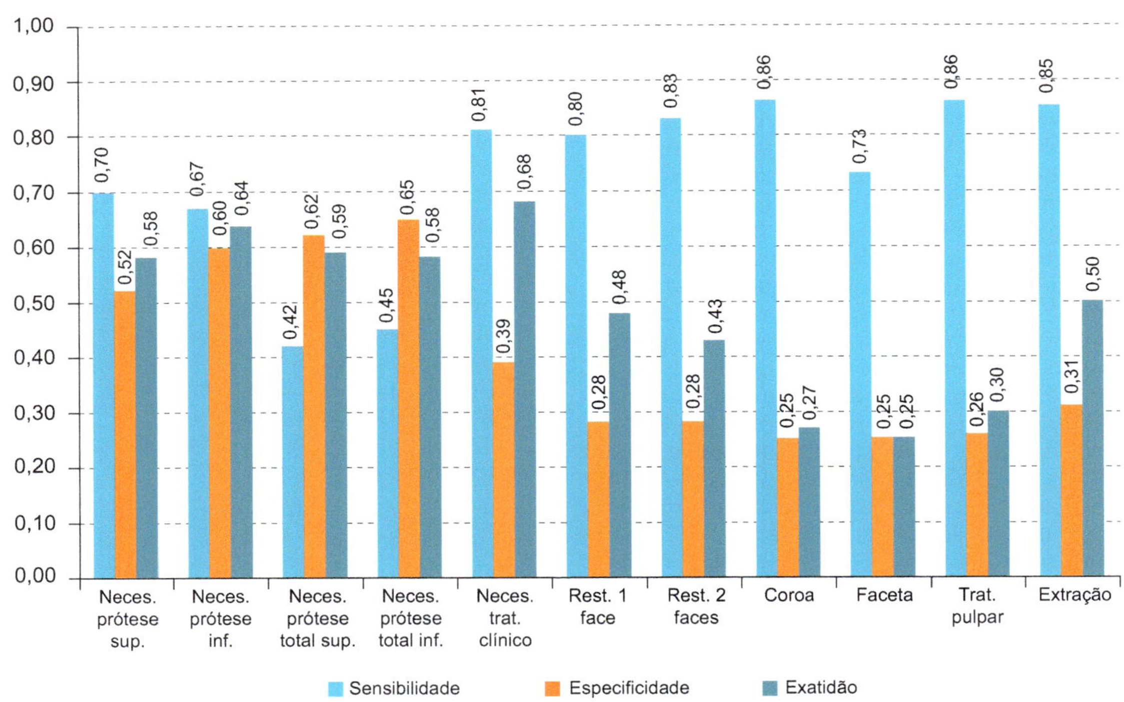

■ **FIGURA 126.12** Valores de sensibilidade, especificidade e exatidão da necessidade subjetiva, segundo as categorias de necessidades normativas de tratamento odontológico. (Fontes: Ministério da Saúde, 2004; Moreira, 2009b.)

A OMS define a qualidade de vida como a autopercepção do indivíduo em sua posição na vida, seja em contexto cultural ou de valores que remetem a suas preocupações, seus objetivos, seus padrões e suas expectativas. Representa um amplo conceito que pode ser afetado pelo estado psicológico, pela saúde física, pelas relações sociais, pela capacidade de independência, pelas crenças e pelas características do meio ambiente (WHO, 1997).

Verificando a necessidade da análise da qualidade de vida da população, foram desenvolvidos, por vários autores, questionários de avaliação da qualidade de vida, alguns de avaliação geral, outros específicos para a pessoa idosa, e também são encontradas ferramentas de avaliação da qualidade de vida específicas da saúde bucal. A OMS desenvolveu um grupo específico de estudos sobre a qualidade de vida e, percebendo a necessidade da criação de protocolos objetivos que auxiliassem os pesquisadores na avaliação da qualidade de vida, foi desenvolvido o WHOQOL-100, e, em seguida, a sua versão abreviada foi disponibilizada, conhecida como WHOQOL-bref (Fleck, 2000). Com a necessidade de avaliar a qualidade de vida dos idosos foi criado o WHOQOL-OLD, pois os idosos apresentam características específicas que devem ser consideradas (Fleck *et al.*, 2006; Power *et al.*, 2005).

Nesse sentido, foram criados alguns questionários específicos para a avaliação da influência da saúde bucal na qualidade de vida de idosos, considerando principalmente sua autopercepção. Dentre eles, destacamos o Oral Impact on Daily Performance – OIDP, que apresenta fácil aplicabilidade e boa relevância na população idosa (Hebling; Pereira, 2007). Com efeito, o impacto negativo da saúde bucal associado à precária situação econômica proporciona diminuição da qualidade de vida (Gomes; Abegg, 2007; Vale *et al.*, 2013).

No estudo de Rodakowska *et al.* (2014) foi realizada a correlação do OHIP-14 com o Geriatric Oral Health Assessment Index (GOHAI), e eles observaram que essas duas ferramentas de avaliação são importantes para a análise dos problemas de saúde bucal.

Um estudo realizado em 2017 na cidade do Recife (Dornelas, 2017) buscou analisar a influência da saúde bucal na performance diária e sua relação com a qualidade de vida, mediada por aspectos clínico-epidemiológicos bucais, socioeconômicos, demográficos, de autopercepção e de acesso aos serviços de saúde bucal. O impacto foi medido pelo OIDP, mas seus resultados foram trabalhados por meio de Análise de Classes Latentes, uma técnica que busca agrupar os indivíduos segundo semelhanças nas suas respostas.

Nesse sentido, os idosos foram classificados em grupos com e sem impacto da saúde bucal na performance diária. Podem-se observar outras condições clínicas que influenciam negativamente na qualidade de vida, como o maior impacto da saúde bucal em idosos que referiram necessidade de tratamento de mau hálito, gengiva e dentes moles. Esses achados supõem que os voluntários apresentam conhecimento sobre suas condições clínicas.

Com relação à necessidade e à utilização de prótese superior, inferior ou total, verificou-se que a não utilização desses aparelhos esteve relacionada negativamente com o impacto da saúde bucal na qualidade de vida dos pacientes avaliados. Estes dados corroboram os estudos encontrados na literatura que verificaram que a utilização de prótese com uma boa adaptação favorece maior autoestima, melhora sua funcionalidade na mastigação e, consequentemente, melhora sua qualidade de vida (Gabardo *et al.*, 2013; Lemos *et al.*, 2013; Perea *et al.*, 2013).

Nutrição e perda dentária

O comprometimento nutricional do indivíduo idoso sem reabilitação e/ou com dificuldades mastigatórias pela ausência dentária ou reduzido número de dentes já foi demonstrado em vários estudos e os resultados são consistentes, já que os idosos tendem a modificar a seleção de alimentos, por vezes escolhendo os industrializados em vez de alimentos naturais como frutas e verduras, que são mais difíceis de mastigar, ou ainda por processar ou cozinhar alimentos, o que pode levar à perda de componentes nutricionais importantes. Estas alterações podem acarretar maior chance de desenvolver baixo peso e sobrepeso/obesidade (Hilgert *et al.*, 2006; Tôrres *et al.*, 2013). Entretanto, em outros estudos a evidência de dentes, mesmo em menor quantidade, parece ter sido um fator protetor contra o risco de desnutrição/desnutrição, segundo a Mini Avaliação Nutricional – MAN (De Marchi *et al.*, 2008). Pessoas idosas com problemas de saúde bucal podem estar em risco de obesidade geral e central, uma relação que pode ter implicações clínicas importantes e que foi demonstrada ao avaliar dados longitudinais de uma coorte de idosos (Tôrres *et al.*, 2020).

Doenças sistêmicas e saúde bucal do idoso

Ao longo das últimas duas décadas, uma quantidade expressiva de estudos buscou avaliar o papel de doenças bucais, especialmente a periodontite, no desenvolvimento e na progressão de doenças crônicas como diabetes e doenças cardiovasculares (DCV). Uma revisão recente apontou que a periodontite foi consistentemente associada à diabetes. O conjunto da evidência, no entanto, é muito heterogêneo e as evidências sobre causalidade com base em estudos de coorte e ensaios clínicos são bastante limitadas. No geral, as evidências suportam que doenças crônicas bucais e sistêmicas compartilham riscos em comum, especialmente tabagismo, idade e excesso de peso (Seitz *et al.*, 2019). Outras relações estão descritas a seguir.

Doença de Alzheimer

A doença de Alzheimer é a causa mais comum de demência, predominando em torno de 60 a 70% dos casos totais. A doença de Alzheimer afeta o cérebro, principalmente nas áreas da memória e da linguagem, causando prejuízo progressivo dessas funções.

O número atual de pessoas com doença de Alzheimer é de aproximadamente 40 milhões. Acredita-se que este número quadruplique até o ano de 2050. Portanto, a doença de Alzheimer e outras demências deverão estar entre as mais importantes questões globais de saúde. No tratamento contínuo do paciente com demência, o envolvimento dos familiares ou dos cuidadores é um componente-chave (Chaudhuri; Das, 2006).

Quanto à saúde bucal dos pacientes com doença de Alzheimer, um aumento da prevalência de doenças periodontais e de cárie ocorre à medida que essa demência progride. A redução do fluxo salivar como um efeito colateral dos tratamentos farmacológicos (Leal *et al.*, 2010), dificuldade em usar dentaduras e a incapacidade de autocuidado, incluindo a realização de procedimentos de higiene bucal adequadamente, são as causas mais prováveis de saúde bucal precária em pacientes com doença de Alzheimer (Ship, 1992). Além disso, a dependência de cuidadores que podem não ter conhecimento, habilidade, motivação ou treinamento específico para a realização de higiene bucal dos pacientes em fases avançadas de declínio cognitivo representa mais um impacto negativo sobre a manutenção da saúde bucal (Zenthofer *et al.*, 2014).

Por esses motivos, é importante que a pessoa com essa doença receba assistência individualizada no cuidado/na higiene bucal, compatível com as suas habilidades físicas e emocionais, nos diferentes estágios doença.

Higiene bucal, plano de tratamento e abordagem ao paciente com doença de Alzheimer em procedimentos odontológicos devem ser concebidos considerando a gravidade do comprometimento cognitivo e envolvendo familiares e cuidadores. Estes ajudam a estabelecer opções de tratamento realistas com orientações clínicas baseadas em consultas com as famílias, com profissionais da saúde e equipes multiprofissionais direcionadas a cada estágio da doença.

Durante o estágio inicial da doença de Alzheimer (0 a 4 anos), o paciente já apresenta perda de memória recente, assim como alguma dificuldade nas atividades de vida diária. O atendimento odontológico curativo deve ser planejado para otimizar a função com medidas reabilitadoras e eliminar potenciais fontes de dor e infecção. É fundamental antecipar um futuro declínio de higiene bucal planejando tratamento e medidas preventivas, como uso do flúor tópico e/ou clorexidina e treinamento do cuidador, incluindo informações de como posicionar o paciente, técnicas de escovação dos dentes, higiene das próteses e instrução para detecção de possíveis lesões bucais.

No atendimento a pacientes em estágio moderado de doença de Alzheimer (4 a 8 anos) (Montine *et al.*, 2012), percebem-se perdas cognitivas adicionais, dificuldade de compreensão, e especialmente dificuldades de linguagem, o que torna desafiadoras as expressões de dor e desconforto. Diante desse quadro, o plano de tratamento deve ser projetado com mudanças mínimas para a cavidade oral e não deve envolver a reabilitação completa (Fiske *et al.*, 2006). Nessa fase, os atendimentos domiciliares são amplamente benéficos para o conforto do paciente e da família (Turner *et al.*, 2008).

No estágio final da doença de Alzheimer (6 a 10 anos) (Montine *et al.*, 2012), os pacientes já apresentam uma dependência total, são incapazes de lembrar de fatos recentes e se tornam mais ansiosos e agressivos. Nessa fase, procedimentos complexos e demorados devem ser evitados, priorizando as condições mínimas para manter o paciente livre de dor e capaz de manter a nutrição adequada (Fiske *et al.*, 2006), já que é bastante comum o risco de desnutrição. As peculiaridades de cada fase da demência não podem ser um obstáculo para ações de saúde bucal que possam ajudar a manter uma qualidade de vida razoável destes pacientes.

Além dos esforços paliativos na progressão da doença de Alzheimer, há um crescente número de pesquisas realizadas na tentativa de identificar os fatores de risco modificáveis e fatores preventivos. Um fator que vem ganhando importância contra a demência é a mastigação, que por meio de mecanoreceptores e músculos da região orofacial geraria um impulso aferente até o hipocampo, provocando um aumento na atividade neuronal neste local e, consequentemente, estimulando os circuitos diretamente relacionados com a memória (Ono *et al.*, 2010). Portanto, a entrada sensorial normal do sistema mastigatório é importante para manter as funções cognitivas, especialmente no hipocampo senil, onde a informação sensorial dos órgãos periféricos e a atividade locomotora é bastante reduzida (Hamrick *et al.*, 2006; van Praag, 2009).

O efeito crônico da saúde bucal na cognição tem sido explorado em estudos com desenho de caso controle, transversal e longitudinal. Estes estudos confirmam a associação entre edentulismo, habilidade mastigatória insatisfatória, próteses totais com baixa qualidade funcional e declínio cognitivo (Cerutti-Kopplin *et al.*, 2015).

Doença de Parkinson

Pacientes com doença de Parkinson, conforme seu estágio de progressão, podem apresentar problemas bucais importantes, os quais podem estar relacionados com os tremores associados à doença, a bradiquinesia, a aquinesia e a instabilidade postural que, associadas à hipossalivação proporcionada pelo uso de medicamentos antiparkinsonianos, podem produzir agravos à saúde bucal.

A dificuldade mastigatória talvez seja uma das queixas dos pacientes e pode estar relacionada com a própria disquenesia e com a xerostomia, e está, com frequência, associada a mordeduras dos tecidos da bochecha, do lábio e da língua. Nos pacientes que fazem uso de próteses, muitas vezes a sua estabilidade pode ser prejudicada pelo próprio descontrole muscular, agravando a dificuldade mastigatória. A deglutição, regularmente prejudicada na doença de Parkinson, pode ser ainda mais prejudicada pela dificuldade de mastigação dos alimentos vivenciada por esses pacientes. As quatro fases da deglutição apresentam alterações, sendo que os principais déficits das fases incluem bolo alimentar diminuído, tremor no palato mole e na língua, pouco controle lingual, diminuição da movimentação da base da língua, trânsito oral, faríngeo e esofágico prolongado, diminuição do reflexo de tosse e aumento da frequência respiratória. Essas complicações podem resultar em desnutrição, desidratação e doenças respiratórias, com riscos de pneumonia aspirativa. Além disso, relatos de higiene bucal pobre em pacientes com a doença de Parkinson são frequentes.

Profissionais de todas as áreas em contato com esses indivíduos, além de seus cuidadores, devem estar atentos para a necessidade de manutenção de cuidados de higiene bucal diários no intuito de inibir a instalação e/ou progressão de doenças da boca, as quais podem dificultar sobremaneira a mastigação/deglutição e aumentar os riscos de pneumonia por aspiração, diminuindo a qualidade de vida desses pacientes (Nakayama *et al.*, 2004).

Idosos dependentes

Ainda que a saúde bucal de idosos dependentes – vivendo em instituições de longa permanência ou em casa – seja reconhecidamente precária, a provisão de cuidados em saúde bucal para essas pessoas é frequentemente negligenciada, independentemente de seu grau de dependência. Tal omissão tem como origem tanto um processo desestruturado de institucionalização como as barreiras impostas por dificuldades financeiras, de transporte e arquitetônicas. Além disso, a baixa quantidade de cirurgiões-dentistas com formação na área da odontogeriatria e as informações limitadas sobre saúde bucal do idoso incluídas nos currículos de graduação em Odontologia no Brasil contribuem como barreiras para provisão de cuidados.

A manutenção da saúde bucal é de grande importância para dar suporte a uma boa nutrição, boa comunicação e às relações sociais durante o envelhecimento, especialmente entre idosos frágeis, com incapacidades cognitivas, físicas e/ou vivendo em instituições de longa permanência. Apesar disso, existem poucas iniciativas por parte dos profissionais da saúde bucal no sentido de integrar-se com os demais profissionais que cuidam dessas pessoas, seja por meio do desenvolvimento de um trabalho integrado e em equipe, seja por meio de iniciativas para o desenvolvimento de protocolos de cuidados nessa área. Tais medidas são importantes, pois podem contribuir na expansão do acesso aos cuidados de saúde da boca, com qualidade.

O trabalho em equipe é considerado fundamental na provisão de cuidados e na promoção de saúde bucal para idosos dependentes. Nesse aspecto, é significativa a importância das equipes de enfermagem no desenvolvimento de ações que usem como referencial a estratégia do risco comum na promoção da saúde, cujos resultados impactam também na saúde bucal. Além disso, essas equipes podem desempenhar um papel importante na provisão de cuidados de higiene bucal para os que são incapazes de realizá-los, bem como assisti-los por meio do uso de tecnologias apropriadas que incluem adaptações de instrumentos de higiene bucal (Griffiths; Lewis, 2002; Holm-Pedersen *et al.*, 2005; Mello; Erdmann, 2007; Service, 2005).

Orientações para cuidados de saúde oral para pacientes dependentes

Apresenta-se aqui, resumidamente, um sumário de cuidados bucais para pacientes. Consultou-se também o Guia Prático do Cuidador (Ministério da Saúde, 2009), cujo objetivo era orientar aqueles que têm sob sua responsabilidade o cuidado de alguma pessoa com incapacidade ou deficiência, propiciando maior segurança nas ações prestadas e, ainda, orientando os cuidadores para a prática do autocuidado.

- Preparar apropriadamente os materiais de higiene bucal
- Colocar o paciente em posição sentada para proteger as vias respiratórias
- Proteger as roupas
- Remover dentadura ou outras próteses removíveis.

Se a pessoa não consegue fazer sua higiene bucal sozinha, o cuidador deve ajudá-la da seguinte maneira: colocar a pessoa sentada em frente à pia ou na cama, com uma bacia; usar escova de cerdas macias e, sempre que possível, usar também o fio dental; colocar pequena porção de pasta de dente para evitar que a pessoa se engasgue.

1. Pacientes dentados:
   - Se necessário, utilizar um abridor de boca para facilitar o acesso
   - Utilizar fio dental nos espaços interproximais com o cuidado de não causar dano à gengiva
   - Escovar todas as superfícies utilizando dentifrício fluoretado ou gel de clorexidina
   - Lavar e aspirar para remoção de dentifrício ou de saliva
   - Se necessário, lubrificar o lábio.
2. Pacientes desdentados:
   - Afastar as bochechas e limpar as superfícies internas com uma gaze
   - Com uma gaze, puxar a língua para fora e escovar cuidadosamente a superfície de traz para frente
   - Escovar cuidadosamente o palato
   - Aspirar durante qualquer procedimento, se as vias respiratórias estiverem em risco.
3. Pacientes usuários de prótese total e prótese removível:
   - Escovar a(s) prótese(s) vigorosamente com detergente sem sabor e com água fria
   - Tomar cuidados especiais com os grampos das próteses removíveis
   - Enxaguar bem com água corrente
   - Substituto de saliva (saliva artificial) pode ser necessário antes da recolocação da prótese na boca do paciente.

Ainda segundo o Guia, deve-se enxaguar bem a boca e recolocar a prótese. Quando for necessário removê-la, coloque-a em uma vasilha com água, em lugar seguro, para evitar queda. Não se deve utilizar produtos como água sanitária ou álcool, basta fazer a higiene como descrito anteriormente.

Outro detalhe a ser considerado com relação à escovação das próteses refere-se ao uso de escovas com cerdas duras. Para a limpeza das gengivas e da língua o cuidador pode utilizar escova de cerdas macias. O movimento de limpeza da língua é realizado de dentro para fora, sendo preciso cuidar para que a escova não toque o final da língua. A limpeza da boca deve ser feita mesmo que a pessoa cuidada não tenha dentes e não use prótese.

Fragilidade

A fragilidade é uma condição clínica ligada a múltiplas causas e coadjuvantes, sendo caracterizada pela diminuição da força física, da resistência e da função fisiológica que aumenta a vulnerabilidade do indivíduo a desfechos de saúde adversos como dependência e/ou morte (Morley *et al.*, 2013). É considerada um estágio pré-incapacidade e seu rastreamento permite a identificação de indivíduos pré-frágeis e frágeis cujo planejamento deve incluir o manejo de doenças, especialmente as reversíveis, e tratamento, como a reabilitação odontológica. As doenças bucais têm efeito cumulativo, e se ignoradas podem progredir ficando mais complexas e apresentar como consequência a participação no desenvolvimento de outras condições crônicas, interagindo com mecanismos que contribuem para a progressiva deterioração da saúde. Assim, a saúde bucal pode representar um indicador, um fator de risco ou ainda um desfecho de saúde geral (Castrejón-Pérez; Borges-Yáñez, 2014).

Além disso, há pouca evidência na literatura sobre a ligação entre fragilidade e saúde bucal, mas pode-se destacar alguns estudos que contribuem para o esclarecimento dessa relação, apesar de apresentarem diferenças em sua metodologia quanto à classificação da fragilidade. Semba *et al.* (2006) verificaram que mulheres idosas que usavam próteses e relatavam dificuldade para mastigar ou engolir apresentaram maior risco de serem frágeis. Castrejón-Pérez *et al.* (2012) verificaram associação entre autopercepção ruim de saúde bucal comparada e não utilização dos serviços odontológicos no ano anterior à pesquisa com fragilidade ligando os achados ao declínio da saúde geral. Já Andrade *et al.* (2013), que avaliaram idosos paulistanos, observaram que os com maior número de dentes ($\geq$ 20 dentes) apresentaram menor chance de serem frágeis e os que necessitavam reabilitação com prótese apresentaram maior chance de serem classificados como frágeis e pré-frágeis. Os estudos concluem que esta associação pode estar baseada no efeito da saúde bucal e da qualidade da reabilitação na nutrição (Andrade *et al.*, 2013), especialmente na relação entre precária condição bucal e deterioração da saúde geral, o que leva a saúde bucal a se tornar um importante fator no desenvolvimento de anorexia e subsequente perda de peso (Castrejón-Pérez *et al.*, 2012). Ainda, em revisão sistemática sobre o assunto, Tôrres *et al.* (.2015) observaram que outros fatores intermediários entre a saúde bucal e a fragilidade, além da nutrição, devem ser explorados, como a condição socioeconômica, o hábito de fumar e as doenças crônicas. Ressaltam também a necessidade da avaliação da doença periodontal, por causa do aumento nos níveis dos marcadores inflamatórios e a necessidade de estudos longitudinais para o melhor entendimento da relação entre condição bucal e fragilidade. Em revisão sistemática recente, Hakeem *et al.* (2019) identificaram associações longitudinais que destacam a importância da saúde bucal como um preditor de fragilidade em idosos e enfatizam a necessidade de pesquisas que explorem o papel da nutrição como mediador da relação entre saúde bucal e fragilidade.

Desospitalização

O aumento da expectativa de vida e o aumento de pacientes portadores das doenças crônicas têm levantado a discussão do cuidado apresentado mundialmente pelo sistema de *home care*. Esta estratégia vem sendo implementada por meio do processo de desospitalização e simultanemente emergem alguns questionamentos: o hospital sempre será o melhor lugar para os nossos pacientes? (Azeredo *et al.*, 2019).

A desospitalização visa manter a continuidade do tratamento fora da unidade hospitalar, porém mantendo todo o suporte necessário assistencial para outras possibilidades terapêuticas, da mesma forma que visa à redução do tempo de internação. Este processo atende a uma tendência mundial de humanização do atendimento, diluição de custos e priorização do atendimento multiprofissional (Azeredo *et al.*, 2019).

É importante ficar claro que não significa uma alta precoce dos pacientes internados, mas sim o fornecimento de todo o suporte para que o tratamento tenha continuidade por meio de uma adequada assistência em domicílio (Azeredo *et al.*, 2019).

Benefícios na desospitalização dos pacientes:

- Humanização da atenção
- Maior conforto para o paciente e sua família
- Minimização das intercorrências clínicas
- Redução da exposição à infecção hospitalar
- Tendência a menor uso de exames/medicamentos de forma desnecessária
- Otimização de recursos
- Promoção da autonomia de pacientes e familiares, por meio da capacitação destes últimos, de cuidadores e do próprio paciente para o cuidado dentro do seu ambiente (Panis *et al.*, 2003).

Diante disto, o atendimento odontológico domiciliar reúne um conjunto de ações preventivas e de intervenções pouco invasivas que visam promover a saúde bucal e orientar familiares e cuidadores. É também considerada uma estratégia educativa e assistencial de saúde, cuja finalidade é intervir no processo saúde-doença dos pacientes (Rocha; Miranda, 2013). A Figura 126.13 ilustra o atendimento domiciliar.

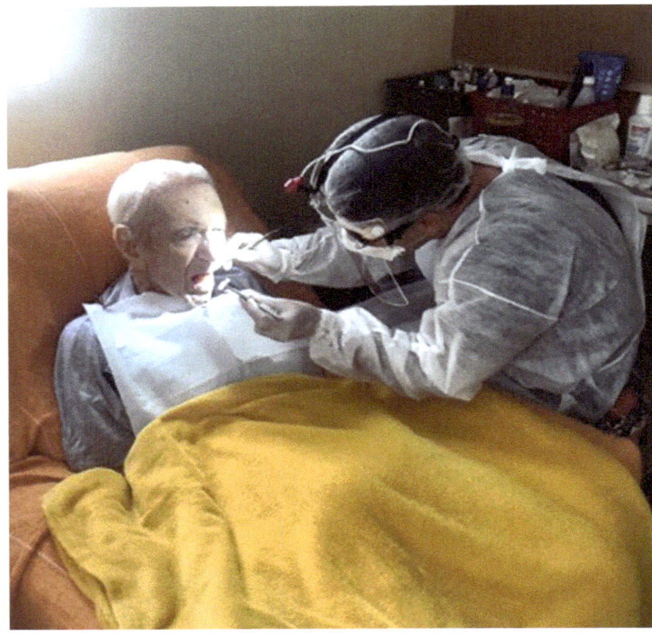

▪ **FIGURA 126.13** Atendimento domiciliar ao idoso.

Covid-19 e sua implicação com a saúde bucal do idoso

Os patógenos do coronavírus têm como seu principal alvo o sistema respiratório humano. A sequência genética da doença do coronavírus (Covid-19) apresenta mais de 80% de identidade para síndrome respiratória aguda grave do coronavírus (SARS-CoV) e 50% para a síndrome respiratória do Oriente Médio do coronavírus (MERS-CoV). Sendo assim, as evidências da análise filogenética indicam que a covid-19 pertence ao gênero betacoronavírus, que inclui a SARS-CoV, que infecta humanos, morcegos e animais selvagens (Zhu *et al.*, 2020).

A sequência do domínio de ligação ao receptor dos picos de covid-19 é semelhante à da SARS-CoV, o que sugere fortemente que a entrada nas células hospedeiras é mais provável por meio do receptor ACE2 (Wang *et al.*, 2020). As células ACE2+ são encontradas abundantemente em todo o trato respiratório, bem como nas células morfologicamente compatíveis com o epitélio do ducto da glândula salivar na boca humana (To *et al.*, 2020). Além disso, na boca, a expressão de ACE2 é maior na língua do que nos tecidos bucal e gengival. Esses achados demonstram que a mucosa da cavidade oral pode ser uma via de alto risco potencial para a infecção pela SARS-CoV-2 (Xu *et al.*, 2020).

A SARS-CoV-2 foi identificada na saliva de pacientes infectados, e, portanto, a transmissão da covid-19 por contato com gotículas aerossolizadas geradas durante procedimentos clínicos dentários é esperado. A saliva pode ter um papel importante na transmissão e também no diagnóstico não invasivo para a detecção rápida e precoce da infecção por covid-19 (Sabino-Silva; Jardim; Siqueira, 2020).

Sugere-se três vias diferentes prováveis para a covid-19 se apresentar na saliva: primeiro, o vírus presente no sistema respiratório inferior e superior entra em contato com a cavidade oral contaminando-a (Zhou *et al.*, 2020; Zhu *et al.*, 2020.); segundo, o vírus presente no sangue pode acessar a boca via fluido crevicular, um exsudato específico da cavidade oral que contém proteínas locais derivadas da matriz extracelular e proteínas derivadas do soro; em terceiro, seria pela infecção das glândulas salivares maiores e menores, com subsequente liberação de partículas na saliva por ductos salivares (Silva-Boghossian *et al.*, 2013; To *et al.*, 2020; Xu *et al.*, 2020).

Os segmentos populacionais com maior mortalidade por covid-19 são idosos e indivíduos com imunidade baixa que, somada a fragilidade, outras doenças crônicas e alterações comportamentais relacionadas com doenças neurológicas, podem ter risco de agravamento do seu quadro (Liu *et al.*, 2020).

Portanto, é importante manter cuidadores bem orientados sobre a importância de medidas de prevenção de lavagem das mãos de forma eficiente antes de iniciar os cuidados da rotina de higienização bucal do paciente. Máscaras de pano podem ajudar caso o idoso tenha hábito de levar as mãos a boca, evitando este contato; porém, tal medida deve ser implementada após discussão com equipe multiprofissional.

A pandemia fez com que ocorressem mudanças na odontologia em nível ambulatorial, hospitalar e domiciliar. Medidas de biossegurança seguidas rigorosamente, baseadas em evidências científicas, fazem com que o atendimento odontológico a este grupo de pacientes seja realizado com segurança, reduzindo o risco de contaminação cruzada entre os pacientes e a equipe de saúde bucal.

A Figura 126.14 ilustra a correta paramentação do cirurgião-dentista, especialmente na abordagem hospitalar.

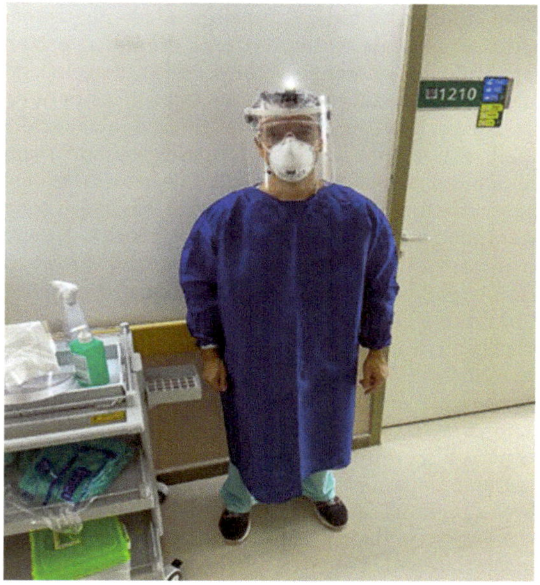

▪ **FIGURA 126.14** Paramentação do cirurgião-dentista na abordagem hospitalar.

Considerações finais

O documento publicado pelo Ministério da Saúde, específico sobre saúde bucal, prioriza as ações da Atenção Básica e enfatiza a atenção em saúde bucal por ciclos de vida (Ministério da Saúde, 2008). A estratégia com relação aos idosos é que eles requerem uma avaliação global, que envolva a atenção de diversas especialidades, não somente pelo próprio processo do envelhecimento, mas também pelo fato de os idosos, na sua maioria, apresentarem alterações sistêmicas associadas a respostas inadequadas a fármacos específicos.

O processo de atenção em saúde bucal do idoso requer a interação do trabalho multidisciplinar com a equipe de saúde (médicos, enfermeiros, fisioterapeutas, nutricionista, psicólogos, dentre outros), o envolvimento familiar e/ou de cuidadores. Ressalta-se que a maioria dos medicamentos tem efeitos colaterais na cavidade bucal (p. ex., gosto metálico, falta de paladar e xerostomia).

Atenção deve ser dada a ocorrências de sinais e sintomas que podem indicar a necessidade de avaliação pela equipe de saúde bucal, como: dificuldade ao se alimentar, tanto durante a mastigação como ao engolir os alimentos; queixa de dor ou desconforto; costume ou mudança de hábitos alimentares, preferindo alimentos pastosos, líquidos ou tenros e refugando os que necessitam de mastigação; queixas no momento da higiene oral ou da manipulação da sua boca; resistência ou recusa à realização da sua higiene bucal; mau hálito; boca seca ou ardência bucal; feridas na boca e sangramento gengival.

Ações de promoção de saúde têm sido implementadas e têm acarretado maior visibilidade da saúde bucal nos idosos. A caderneta de saúde da pessoa idosa pode incluir uma série de avaliações incluindo a de saúde bucal para ser realizada pela equipe de saúde bucal que deve participar desta avaliação global do idoso, não se limitando a apenas focar na condição bucal mas também considerar toda a caderneta, para que fatores de risco comum e condições de saúde que afetam ou são afetadas pela condição bucal sejam consideradas na avaliação global dos idosos, o que implica a inserção dos profissionais de saúde bucal na equipe de saúde e também discussões mais amplas, que não se limitem à cavidade bucal. Um exemplo seria ter registrado na caderneta de saúde os dados de saúde bucal, antropometria e sarcopenia (circunferência da panturrilha) por exemplo, que podem ser incluídas no ciclo de fragilidade, DCV e doença periodontal.

Considerando a saúde como resultante de ações, ela pode ser conquistada em vários espaços sociais, como centros de convivência, escolas, indústrias e por meio de diferentes iniciativas, como ações governamentais e não governamentais. Nessa perspectiva, a saúde bucal do idoso não é resultado apenas de ações biomédicas sobre o corpo humano ou de prescrição de comportamentos saudáveis, na perspectiva da culpabilização do indivíduo dentro de uma visão hospitalocêntrica. Com efeito, a saúde é consequência dos modos de organização da produção, do trabalho e da sociedade em determinado cenário histórico.

A criação do SUS deixou evidente a incapacidade do setor da saúde em responder de forma isolada aos desafios impostos pelos determinantes sociais. O conceito ampliado de saúde conclama para a ação intersetorial. A necessidade de tornar as escolhas mais saudáveis em escolhas mais fáceis deve ser objeto das políticas públicas.

127

Fisioterapia em Gerontologia

Leani Souza Máximo Pereira • Daniele Sirineu Pereira • Gisele de Cássia Gomes

Introdução

Este capítulo tem como objetivo apresentar aos profissionais da saúde a atuação/abordagem do fisioterapeuta especialista em gerontologia nas alterações e nos agravos funcionais que acompanham a senescência e a senilidade. A fisioterapia é uma profissão dinâmica, com aplicações clínicas fundamentadas em base teórico-científica, e direcionada para a restauração, a manutenção e a promoção da função física por meio do movimento, ou seja, busca maximizar a função e minimizar a incapacidade, tendo o movimento como componente-chave para aumentar a capacidade do indivíduo de participar e contribuir na sociedade com o máximo de autonomia e independência (Guide to Physical Therapist Practice, 2014). A fisioterapia em gerontologia atua na dimensão física da funcionalidade, desempenhando papéis importantes nos três níveis de atenção à saúde. A atuação fisioterapêutica, em ampla gama de condições que afetam a população idosa, requer uma abordagem interprofissional, colaborativa, pautada em evidências científicas e centrada na pessoa idosa e, quando aplicável, envolver seu sistema de apoio ou cuidadores (The International Association for Physical Therapists working with Older People [IPTOP], 2013). A especialidade foi regulamentada por meio das Resoluções n°s 476 e 477 pelo Conselho Federal de Fisioterapia e Terapia Ocupacional (COFFITO) em janeiro de 2017.

O fisioterapeuta tem uma contribuição ímpar na melhoria da qualidade de vida dos idosos. Para isso, o entendimento do processo de envelhecimento fisiológico, das síndromes geriátricas, das comorbidades/multimorbidades e do uso de medicamentos é um requisito imprescindível para o manejo desse complexo paciente. A habilidade em reconhecer e administrar esses múltiplos aspectos, em diferentes facetas biopsicossociais relacionadas com o envelhecimento, possibilitam o adequado gerenciamento da condição física, psicológica e social da pessoa idosa. As técnicas de avaliação e tratamento, ao contemplar a senescência e a senilidade, passam a ter um contexto diferenciado no qual a função física é permeada por fatores psicossociais, afetivos, cognitivos e o contexto familiar no qual o idoso está inserido.

A Organização Mundial da Saúde (OMS) preconiza que o envelhecimento e suas repercursões na funcionalidade têm início com nossa herança genética, que é influenciada por experiências, comportamentos e exposições ambientais ao longo da vida. Pesquisadores do estudo *International Mobility In Aging Study* (IMIAS) já demonstraram que experiências negativas na infância e iniquidades sociais refletem na funcionalidade dos indivíduos quando envelhecem (Guedes *et al.*, 2016). Evidências recentes também questionam se a diminuição do comprimento telomérico, uma característica do envelhecimento, teria impacto na funcionalidade (Pereira *et al.*, 2020), e quais os benefícios do exercício físico (Arsenis *et al.*, 2017) sobre essas alterações. Assim, além do perfil genético, a funcionalidade do idoso é determinada pelas interações que cada indivíduo vivencia quanto aos aspectos pessoais, ambientes físicos e sociais nos quais transitam ao longo da vida. A funcionalidade na pessoa idosa, portanto, corresponde a um processo dinâmico e complexo, com influência de diferentes fatores que interagem entre si e com o ambiente traçando trajetórias específicas para cada indivíduo. Na perspectiva do envelhecimento, a capacidade e o desempenho funcional, atributos relacionados com a saúde que possibilitam que as pessoas sejam e façam o que elas valorizam ou julgam relevante (Beard; Bloom, 2015), emergem como conceitos centrais para a abordagem fisioterapêutica. Esses atributos consideram não apenas as disfunções e limitações, mas um contexto no qual há interação entre capacidade intrínseca e recursos pessoais e ambientais, nos quais o idoso está inserido. A capacidade intrínseca se refere às características físicas e mentais que o indivíduo desenvolve durante o curso de sua vida. O contexto de vida no qual o idoso está inserido é influenciado pelos fatores extrínsecos e construído por meio de relacionamentos pessoais, atitudes, valores, sistemas e políticas sociais e de saúde, que podem repercutir como fatores positivos ou negativos na funcionalidade global. Nesse cenário, a OMS (2019) propõe que a capacidade intrínseca seja o alvo das intervenções de saúde, juntamente com o ambiente em que vivem, possibilitando resultados significativos e relevantes para o idoso.

À medida que as pessoas envelhecem, experimentam uma diminuição geral das reservas fisiológicas em decorrência das alterações em órgãos e sistemas. Tais mudanças são em grande parte inevitáveis, embora variem de indivíduo para indivíduo. No entanto, exposições negativas ao longo do curso da vida podem contribuir para o desenvolvimento de fatores fisiológicos de risco, doenças e perda da funcionalidade. Por outro lado, exposições a fatores positivos e hábitos adequados de vida geram bem-estar geral, maior capacidade de adaptação e enfrentamento diante de adversidades, manutenção e otimização da funcionalidade e da saúde global. Esta combinação final do indivíduo e seus ambientes, e a interação entre eles, resulta na capacidade e no desempenho funcional do indivíduo.

A Classificação Internacional de Funcionalidade, Incapacidade e Saúde (CIF) e o modelo biopsicossocial são conceitos principais que informam a prática atual do fisioterapeuta, direcionando seus procedimentos de avaliação e intervenção, para o impacto de uma condição de saúde na funcionalidade do indivíduo. Segundo a CIF (OMS, 2003), a funcionalidade é um termo que abrange as funções fisiológicas dos sistemas orgânicos do corpo, a atividade que corresponde à capacidade de execução de tarefas ou ações, enquanto a participação social seria o envolvimento do indivíduo em situações de vida social, cultural e comportamental. Por outro lado, os aspectos negativos das estruturas e funções do corpo, atividades e participação, respectivamente denominados como deficiências, limitações da atividade e restrições da participação, recebem o nome de incapacidade. O processo de funcionalidade e incapacidade é, então, resultante da interação dinâmica desses três domínios de saúde, que apresentam igual importância e que são influenciados pelos fatores contextuais (pessoais, sociais, atitudinais e ambientais) (OMS, 2003). A CIF é complementar à Classificação Internacional das Doenças (CID), fornecendo dados adicionais sobre funcionalidade e o impacto biopsicossocial das doenças. Assim, idosos com as mesmas doenças classificadas pela CID podem experimentar impactos diferentes nos aspectos biopsicossociais e ter níveis funcionais completamente distintos. Nesse cenário, a funcionalidade e a incapacidade existem ao longo de um *continuum* de saúde e a incapacidade funcional não é similar à doença. A CIF utiliza os termos desempenho e capacidade para diferenciar o estado funcional dos indivíduos. O desempenho funcional descreve o que o indivíduo consegue fazer no seu ambiente habitual, ou seja, no contexto real em que vive. O termo *capacidade física* representa a habilidade de um indivíduo para executar uma tarefa ou ação em um ambiente padronizado e controlado (OMS, 2003). Os profissionais que trabalham com reabilitação e envelhecimento são estimulados a utilizar esses dois sistemas da família de classificações internacionais da OMS.

Avaliação da funcionalidade física do idoso

A independência funcional é um dos marcadores de um envelhecimento bem-sucedido e constitui o foco dos profissionais em gerontologia, em especial do fisioterapeuta. A funcionalidade física em idosos deve ser compreendida como um *continuum* de estados funcionais, que reflete diferentes níveis de desempenho. Ela é influenciada não apenas pelo envelhecimento fisiológico de sistemas e órgãos, mas também por comorbidades, uso de medicações, alterações na cognição, escolaridade, renda, características do gênero, fatores ambientais e socioculturais, história de vida, dentre outros (Perracini; Fló, 2019). Esse contexto torna a avaliação da funcionalidade nessa população um procedimento complexo, exigindo conhecimento adequado pelo profissional fisioterapeuta do processo da senescência e senilidade.

A avaliação físico-funcional deve constituir a diretriz básica para o processo de tomada de decisão clínica e para a seleção das intervenções fisioterapêuticas. A identificação da condição funcional do idoso torna possível a elaboração de um plano terapêutico adequado, com o objetivo de tratar as deficiências e limitações, além de prevenir o desenvolvimento de incapacidades, amenizá-las ou revertê-las. A abordagem do idoso deve, portanto, ser respaldada em um processo de avaliação sistematizado, envolvendo os componentes propostos pela CIF e considerando as peculiaridades do processo de envelhecimento. Deve, ainda, ser direcionada para desfechos centrados no paciente, ou seja, desfechos clinicamente relevantes, que traduzam o que é importante na percepção do idoso em seu contexto de vida. Para isso, a avaliação físico-funcional deve lançar mão do uso de instrumentos de medida válidos e confiáveis para a população idosa, que possibilitem avaliar habilidades e alterações nas diferentes dimensões da saúde. Ela pode ser implementada sob múltiplas perspectivas, por medidas indiretas ou diretas da capacidade funcional.

A escolha adequada dos instrumentos de medida que contemplem o perfil do idoso, o contexto no qual ele está inserido, as condições de saúde, as disfunções associadas, a faixa etária, o nível de atividade física e muitos outros fatores podem determinar o sucesso ou não da avaliação funcional (Pereira; Gomes, 2004). Vários tipos de medidas são preconizados pela literatura. As medidas de autorrelato, ou medidas indiretas, enfatizam a percepção, pelo próprio idoso ou por familiares e cuidadores, sobre as habilidades e desempenho em atividades de vida diária. Já as medidas objetivas, que correspondem à observação direta da tarefa realizada pelo paciente, requerem a aplicação de testes padronizados e validados, com propriedades psicométricas estabelecidas. Embora medidas diretas apresentem maior fidedignidade e reprodutibilidade, destaca-se que as informações obtidas de ambas as formas são complementares, podendo maximizar a descrição da funcionalidade do idoso (Pereira; Gomes, 2004). A aplicação de questionários, escalas de testes, mesmo aqueles mais simples, necessitam de conhecimento sobre o instrumento e treinamento adequado. É importante que o instrumento escolhido tenha a especificidade para o objeto de estudo, a sensibilidade de refletir as alterações do estado do paciente, ser conciso, claro, útil clinicamente e apresentar um quadro geral da função do paciente. A linguagem comum, a padronização dos instrumentos e a mensuração das intervenções devem ser de conhecimento de todos os membros da equipe, possibilitando, dessa maneira, o bom desenvolvimento do trabalho em grupo.

Alterações funcionais são preditoras de fragilidade, incapacidades, institucionalização, hospitalização e risco aumentado de quedas e mortalidade. Em estudo com idosos brasileiros com uma amostra de 33.515 indivíduos (PNAD) com 60 anos de idade ou mais, a incapacidade funcional foi associada a fatores demográficos, socioeconômicos e de saúde. Em nível individual, o sexo, a educação, a renda, a ocupação, a autopercepção de saúde e as doenças crônicas foram os fatores mais fortemente relacionados. Em nível contextual, a desigualdade de renda exibiu uma importante influência (Alves *et al.*, 2010). Outros estudos mostraram que aumento da idade, a dor, comorbidades, deteriorização cognitiva, escolaridade, cinesiofobia, sarcopenia, composição corporal, medicações e o ambiente em que o idoso está inserido também são algumas variáveis que podem repercutir no desempenho funcional do idoso (Silva *et al.*, 2019). Ressalta-se, também, o impacto da imunossenescência no desempenho motor e funcional de idosos. O estado pró-inflamatório subliminar crônico presente no envelhecimento fisiológico, também denominado *inflammaging*, é associado a incapacidade funcional, comorbidades e sarcopenia (Lin *et al.*, 2011; Petersen; Pedersen, 2005.). Evidências já mostraram a correlação entre índices elevados de algumas citocinas (interleucinas [IL] 6 e 10, fator de necrose tumoral alfa [TNF-α], s-TNF-α) e sarcopenia, fragilidade, diminuição da força muscular e da capacidade funcional em idosos da comunidade e institucionalizados (Oliveira, 2008; Pereira *et al.*, 2009). Alguns estudos já demonstraram que os exercícios têm sido considerados como importante terapêutica para diminuir essas citocinas pró-inflamatórias (Coelho *et al.*, 2010; Pereira *et al.*, 2009; Petersen; Pedersen, 2005).

A funcionalidade possibilita também caracterizar vários perfis dos idosos como ativos e independentes, semidependentes, dependentes e verificar a eficácia de terapêuticas medicamentosas ou não. Besdine (1990) adverte que "a deterioração da independência funcional em idosos ativos, previamente não comprometidos, é um sinal sutil e precoce da doença não tratada, caracterizada pela ausência de sinais e sintomas típicos da doença nos idosos". Esse autor sugere que lesões em nível de estrutura e função do corpo e a gravidade da doença necessariamente não estão ligadas ao grau de comprometimento funcional. Dessa maneira, múltiplos fatores inter-relacionados podem influenciar os resultados de uma avaliação funcional (Alves; Leite; Machado, 2010). Isso exige do fisioterapeuta adequada compreensão do processo de envelhecimento para o raciocínio clínico e tomada de decisão, considerando as particularidades da pessoa idosa no processo de reabilitação. É importante destacar que não existe um teste funcional considerado padrão-ouro, visto que os determinantes da funcionalidade são inúmeros, se complementam e devem ser contextualizados. Cabe ao fisioterapeuta selecionar e aplicar os questionários, as escalas e os testes mais adequados ao perfil do idoso a ser avaliado na prática clínica ou nas pesquisas científicas direcionadas a essa população. Desse modo, cada vez mais os testes funcionais procuram englobar várias tarefas e domínios que podem auxiliar na caracterização da funcionalidade.

Guccione *et al.* (2013) sugerem que o impacto do envelhecimento na funcionalidade do idoso ocorre de maneira hierárquica. As alterações na mobilidade estão no topo da listagem, seguidas das atividades instrumentais de vida diária (AIVD) e, finalmente, as atividades básicas da vida diária (ABVD) que são caracterizadas como de subsistência. As alterações na marcha são preditivas de incapacidade, sarcopenia, fragilidade, risco e medo de quedas, além de constituírem um indicativo de doenças que ainda não se manifestaram. A velocidade da marcha tem sido apontada como o sexto sinal vital funcional e como um indicador dos múltiplos *inputs* de sistemas fisiológicos, que refletem o estado geral de saúde do organismo. É uma medida válida, confiável, específica e sensível para detectar mudanças clínicas. Apresenta ainda ótimas correlações com habilidade funcional e autoeficácia no equilíbrio (Studenski *et al.*, 2003). Uma força tarefa de pesquisadores, em 2009, apresentou evidências de que a velocidade da marcha é capaz de identificar idosos da comunidade para o risco de resultados adversos (incapacidade, alterações cognitivas, quedas, institucionalização e mortalidade). A avaliação da marcha em percurso superior a 4 metros foi o método mais utilizado na literatura e representa um instrumento rápido, seguro e barato para implantação na prática clínica e na pesquisa (van Kan *et al.*, 2009). Os pontos de corte para condições específicas em idosos foram: velocidade menor que 0,6 m/s indica idosos frágeis, com risco alto de declínio funcional, incapacidades graves, necessidade de institucionalização e alto risco de morte; velocidade entre 0,6 e 1 m/s identifica idosos com risco moderado de desenvolver incapacidades e dependências para as AVD e hospitalização; e velocidade maior que 1 m/s reflete capacidade de deambulação funcional, indicando idosos condicionados, funcionalmente independentes para a vida comunitária. Fatores socioeconômicos, nível de educação e estilo de vida podem interferir na condição de saúde e explicar os diferentes padrões de velocidade da marcha entre os idosos (Busch *et al.*, 2015), assim como marcadores inflamatórios, presentes em muitas vias fisiopatológicas, parecem contribuir para a diminuição na velocidade de marcha e para a progressão da grande dificuldade para caminhar (Semba *et al.*, 2007). Para a avaliação da marcha, é importante usar um método padronizado para se obter medidas confiáveis e válidas. Evidências demonstraram que a distância a ser percorrida no teste, a superfície em que é realizado, assim como a forma de cronometragem (manual ou automática), têm um impacto clinicamente relevante na medida da velocidade de marcha (Stuck *et al.*, 2020).

Atualmente, o fisioterapeuta dispõe de laboratórios de marcha sofisticados com câmeras tridimensionais e *softwares* específicos que possibilitam avaliar e detectar de maneira acurada as alterações em parâmetros espaço-temporais (duração de fases, cadência, comprimento do passo e passada), cinemáticos (velocidades, acelerações, deslocamentos articulares e do centro de gravidade), forças reação do solo e distribuição de pressão envolvidos na marcha humana. Dentre eles destaca-se o GAITRite® (MAP/CIR INK, Haverton, PA, EUA), um tapete emborrachado eletrônico portátil conectado a um microcomputador e com 13.824 sensores embutidos que captam a pressão mecânica relativa de cada pé à medida que o indivíduo deambula sobre a área ativa. As medidas fornecidas pelo GAITRite® apresentam validade e confiabilidade e boas associações com testes em ambientes usuais e são preditivas de quedas (Menz *et al.*, 2004; Moon-Seok Kwon, 2018; Moreira *et al.*, 2015). No entanto, embora esses instrumentos detectem alterações biomecânicas e musculares e possibilitem correlacionar esses resultados com eventos adversos, são equipamentos de alto custo e exigem um treinamento específico para seu uso. Na prática clínica, a avaliação qualitativa da marcha apresenta confiabilidade moderada por ser dependente da habilidade do examinador. No entanto, tem como vantagens dispensar equipamentos, ser de baixo custo e poder ser realizada em diversos ambientes clínicos, institucionais e domiciliares. Em ambiente usual, a marcha do idoso pode ser avaliada de maneira mais fidedigna. O alargamento da base de suporte, a diminuição do comprimento e da altura do passo, a diminuição da velocidade, da rotação da cintura pélvica e da escapular, e a redução do sincronismo dos membros são mecanismos compensatórios verificados na marcha senescente e devem ser avaliados e abordados de forma criteriosa.

O desempenho dos idosos quanto à mobilidade global e ao equilíbrio para a realização de AVD também deve ser contemplado na avaliação do idoso pelo fisioterapeuta. O Dynamic Gait Index (DGI) se destaca dentre os instrumentos utilizados para a avaliação funcional da marcha em idosos com alterações do equilíbrio. Ele tem como objetivo avaliar e documentar a capacidade do paciente de modificar a marcha em resposta às demandas das tarefas e em diferentes contextos sensoriais, envolvendo velocidade da marcha usual em superfície plana, mudanças na velocidade (aceleração e desaceleração), movimentos horizontais e verticais da cabeça, girar sobre o próprio eixo corporal, ultrapassar e contornar obstáculos, e subir e descer escadas. O DGI foi traduzido e adaptado para a população idosa brasileira por Castro *et al.* (2006), e apresenta medidas psicométricas válidas e confiáveis. Já o Get Up and Go, proposto por Mathias *et al.* (1986), avalia o equilíbrio sentado, a transferência da posição sentada para a posição de pé, estabilidade na deambulação em um percurso de 3 m e mudança do curso da marcha no retorno do indivíduo para se sentar novamente na cadeira. O Timed Up and Go (TUG), uma versão modificada desse teste, quantifica em segundos o tempo para a realização dessa tarefa. Valores normativos do TUG, de acordo com faixas etárias, foram estabelecidos para a população idosa a partir de uma metanálise (Bohannon, 2006): 60 a 69 anos de idade (8,1 segundos; IC 95% = 7,1 a 9); 70 a 79 anos de idade (9,2 segundos; IC 95% = 8,2 a 10,2); 80 a 90 anos de idade (11,3 segundos; IC 95% = 10 a 12,7); e para toda a amplitude de idades – 60 a 99 anos– dos estudos analisados (9,4 segundos; IC 95% = 8,9 a 9,9). Versões modificadas do TUG têm sido associadas tanto a tarefas cognitivas (repetir uma frase e falar os dias da semana em ordem inversa) quanto a tarefas motoras (carregar um copo com água, transferir moedas de um bolso para o outro). Barbosa *et al.* (2008) verificaram pior desempenho funcional nas tarefas mais complexas, como passar moedas de um bolso para outro e falar os dias da semana em ordem inversa. A complexidade da tarefa foi mais importante do que sua natureza motora ou cognitiva (Barbosa *et al.*, 2008).

A Escala de Berg, desenvolvida para mensurar as alterações do equilíbrio em idosos na comunidade, em hospitais e em instituições de longa permanência, consiste em 14 tarefas representativas das atividades funcionais da vida diária, com menores escores indicando alteração do equilíbrio. É amplamente usada na prática clínica para diferentes perfis de pacientes. Miyamoto *et al.* (2004) adaptaram essa escala para idosos brasileiros, constatando boa confiabilidade do instrumento. Seu ponto de corte varia de acordo com o perfil do idoso avaliado: ≤ 45 pontos para indivíduos com acidente vascular encefálico (AVE) ou que deambulam com dispositivo de auxílio à marcha e ≤ 49 pontos para idosos sedentários. Santos *et al.* (2011) verificaram que a escala apresentava efeito teto para idosos fisicamente ativos, sendo mais indicada para idosos sedentários. O teste de apoio unipodal é um teste simples utilizado na prática clínica, que avalia o equilíbrio em base de suporte reduzida. Deve ser registrado o tempo de permanência na posição unipodal: quanto maior o tempo, melhor o equilíbrio e pode ser realizado de olhos abertos e de olhos fechados. Valores normativos têm sido considerados para esse teste de acordo com a faixa etária para a população idosa (60 a 64 anos de idade = 20,4 segundos; 65 a 69 anos de idade = 17,6 segundos; 70 a 74 anos de idade = 8,3 segundos; 75 a 80 anos de idade = 4,8 segundos). Esse teste é de fácil aplicação e tem alta confiabilidade e sensibilidade para idosos da comunidade, institucionalizados e hospitalizados. A literatura aponta que este teste é preditivo para quedas com lesões (Vellas *et al.*, 1997).

Em 2003, Lord *et al.* desenvolveram o Physiological Profile Assessment (PPA), equipamento que torna possível avaliar os vários sistemas que contribuem para o risco de quedas em idosos. É composto por testes de visão (acuidade, profundidade e qualidade visual) e dispositivos para mensurar a força muscular, a sensibilidade proprioceptiva e o tempo de reação para membros superiores, e avalia o controle postural. Os dados brutos são inseridos em um software (*FallScreen*©) criado especificamente para o PPA, ajustados para sexo e idade, e os dados de cada idoso são comparados a valores normativos, obtidos a partir de estudos de larga escala que utilizaram o equipamento em vários países (Lord; Menz; Tiedemann, 2003). O PPA apresentou validade e confiabilidade para idosos brasileiros (Sampaio *et al.*, 2014) e suas medidas, e tem sido usado para avaliar risco de quedas em idosos com diferentes perfis (Rosa *et al.*, 2016).

O Short Physical Performance Battery (SPPB), desenvolvido por Guralnik *et al.* (1995), tem como proposta avaliar o desempenho físico dos membros inferiores (MMII) da população idosa, e tem sido usado para o rastreamento de idosos com risco de desenvolver incapacidades. Esse instrumento inclui a avaliação do equilíbrio na posição em pé, em base reduzida, a velocidade de marcha em passo habitual e a força muscular estimada dos MMII por meio do movimento de levantar-se e sentar-se na cadeira por 5 vezes consecutivas. Escores baixos no SPPB são preditivos de declínio funcional, incapacidade física, hospitalização, institucionalização, mortalidade e risco aumentado de quedas em idosos (Nakano *et al.*, 2014; Singh *et al.*, 2015; Studenski *et al.*, 2003). O SPPB já foi traduzido e adaptado para a população idosa brasileira e apresenta propriedades psicométricas adequadas (Nakano, 2007).

Embora seja uma medida relacionada com a estrutura e a função do corpo, estudos demonstraram que a força muscular de preensão palmar (FMPP) é preditora de sarcopenia, fragilidade e outros desfechos adversos de saúde (Bohannon, 2015; Rantanen *et al.*, 2003). Embora seja uma aferição rápida, confiável, de baixo custo e acessível (Bohannon, 2017), a avaliação da FMPP deve fazer parte da análise físico-funcional da pessoa idosa, mas não deve substituir outros fatores representativos da funcionalidade, uma vez que a força muscular de membros superiores e inferiores sofre um declínio diferencial e condições prevalentes nos idosos como queixa álgica, alterações biomecânicas, neuropatias, deformidades e medidas antropométricas podem influenciar os resultados dessa medida. Felicio *et al.* (2014), ao avaliar o desempenho muscular em 221 mulheres idosas (71,07 ± 4,93 anos) não encontraram correlação entre a FMPP e as variáveis avaliadas pelo dinamômetro isocinético, considerado padrão-ouro para avaliar o desempenho muscular. Por esse motivo, é necessário cuidado ao generalizar FMPP como um preditor da força muscular global em mulheres idosas que vivem na comunidade, assim como sua repercussão na funcionalidade.

Uma vez que os desfechos da avaliação e da intervenção fisioterapêutica devem ser centrados no idoso e refletir suas habilidades no contexto em que está inserido, é importante incluir instrumentos para avaliação funcional em condições de saúde específicas. Nesse contexto, destacam-se o Índice de Lequesne e o The Western Ontario and MacMasters Universities Osteoarthritis Index (WOMAC) para osteoartrite, o Health Assessment Questionnaire (HAQ) para artrite reumatoide, e o questionário de Roland Morris para dor lombar, condições frequentes na população idosa. O Índice de Lequesne é um dos mais utilizados para avaliar a dor e a função em pacientes com osteoartrite de joelhos e quadril (Marx *et al.*, 2006). O questionário WOMAC (Fernandes; Ferraz; Ciconelli, 2003) é um questionário multidimensional que avalia os domínios dor, rigidez e dificuldades funcionais na realização de diversas AVD em pacientes com osteoartrite e possibilita avaliar o impacto das intervenções na qualidade de vida dos pacientes com essa condição de saúde. Ambos os instrumentos foram traduzidos, adaptados para a população brasileira e apresentam propriedades psicométricas adequadas (Fernandes; Ferraz; Ciconelli, 2003). Já o questionário de Roland Morris (Roland; Morris, 1983) avalia a funcionalidade de pacientes com dor lombar, por meio de tarefas específicas. Já foi traduzido e adaptado para a população brasileira (Nusbaum *et al.*, 2001), demonstrando boa confiabilidade (Macedo; Maher; Latimer, 2011). Ele é constituído por 24 itens que exemplificam consequências funcionais decorrentes da lombalgia, com sistema de escore padronizado em que maiores escores indicam maior grau de incapacidade. O Health Assessment Questionnaire (HAQ) vem sendo usado tanto na prática clínica quanto na avaliação de pacientes em estudos de intervenção. Nos critérios para avaliação de atividade de doença do ACR (Colégio Americano de Reumatologia), o HAQ é incluído como ferramenta de avaliação funcional dos pacientes. Tem adaptações transculturais já validadas para várias línguas, inclusive o português, feita por Ferraz *et al.* em 1990.

Aspectos físicos e cognitivos da funcionalidade estão intimamente relacionados. No entanto, apesar da variedade de instrumentos para a avaliação funcional e motora de idosos, ainda existe uma carência de instrumentos para avaliar a funcionalidade em idosos com quadros demenciais. Em estudo com 766 idosos, com diferentes tipos de demência, foi verificado que todos os pacientes, independentemente dos tipos de demência, evoluem para incapacidades funcionais. Contudo, aqueles com demência de progressão rápida, particularmente os subtipos não Alzheimer, como os de demência vascular, devem ser alvos de avaliação e intervenções para manter ou melhorar a marcha e o equilíbrio e prevenir declínio funcional e incapacidade (Tolea; Morris; Galvin, 2016). Alguns autores têm indicado o Physical Performance Test (PPT), que foi preditor da diminuição da capacidade aeróbica em idosos com quadros demenciais iniciais (Vidoni *et al.*, 2012). O PPT avalia múltiplos domínios da função física, pela realização de tarefas que simulam atividades de vida diária e instrumentais, em diferentes e progressivos níveis de dificuldade. Já foi adaptado para idosos brasileiros, com boa confiabilidade e consistência interna (Mitre *et al.*, 2008). Para idosos com demência, há apenas um instrumento especialmente delineado para avaliar a mobilidade dessa população, o Southampton Assessement of Mobilty (SAM-Brasil). Ele avalia o movimento de passar da posição sentada para de pé, equilíbrio em pé, marcha (para frente e para trás) e movimento de passar de pé para posição sentada. Em 2006, Pereira *et al.* realizaram a tradução e a adaptação transcultural desse instrumento, ele avalia a mobilidade de idosos com demência leve, moderada e grave, classificados pelo Clinical Dementia Ratting (CDR). A versão brasileira do instrumento (SAM-Brasil) demonstrou ser aplicável à população-alvo e ter confiabilidade "quase perfeita" para demência leve e moderada. Para a demência grave, os índices de confiabilidade foram "moderados". A aplicação de uma avaliação gerontológica global pelo fisioterapeuta deve anteceder a avaliação físico-funcional, com o intuito de detectar fatores associados ao envelhecimento que podem influenciar os resultados dos instrumentos de medida. O rastreamento de alterações cognitivas, sintomatologia depressiva, doenças associadas, efeitos adversos de medicações, alterações nos órgãos dos sentidos, hipotensão postural e dor, além de contexto socioeconômico, apoio familiar e rede de suporte social, devem ser contemplados, já que esses fatores são determinantes na reabilitação. Alterações no domínio de estrutura e função do corpo, como diminuição da força muscular e limitações articulares, alterações posturais, problemas nos pés, dentre outros, também devem ser considerados.

Exercícios terapêuticos na abordagem ao paciente idoso

A abordagem fisioterapêutica do paciente idoso deve se basear nos achados da avaliação, com a tomada de decisão respaldada em raciocínio clínico que considere as suas particularidades, em uma perspectiva gerontológica. A World Confederation For Physical Therapy (WCPT) descreve o fisioterapeuta como um profissional especialista em exercícios e destaca que este é o componente principal dos programas de fisioterapia. Assim, a intervenção fisioterapêutica deve ser focada na otimização da sua independência funcional, priorizando os exercícios terapêuticos para a prevenção de deficiências e lesões, limitações de atividades e restrições de participação, incluindo a promoção e a manutenção da saúde, da qualidade de vida e do condicionamento físico nas pessoas idosas (IPTOP, 2013). A seleção das modalidades de exercício físico e a definição dos parâmetros para sua prescrição devem ser respaldadas em evidências científicas (Lin *et al.*, 2020; WCPT, 2011). A atividade física pode ser definida como qualquer movimento corporal produzido pelos músculos esqueléticos que resulta em gasto de energia. Essas atividades podem ser categorizadas em ocupacional, esportiva, doméstica e outras. Já os exercícios fisicos são atividades sistematizadas, planejadas, estruturadas, repetitivas e que têm como objetivo final ou intermediário a melhoria ou a manutenção do desempenho muscular, da aptidão física e da funcionalidade (Caspersen *et al.*, 1985; Dasso, 2019). A prática regular de exercício físico é uma estratégia eficaz para melhora e manutenção das funções mentais e físicas, pode controlar fatores de risco e limitar a progressão das condições crônicas e o desenvolvimento de incapacidades (Warburton; Bredin, 2017). É, portanto, um forte aliado no manejo das condições crônicas de saúde, como o diabetes, hipertensão arterial, osteoporose, osteoartrite e demências, as quais provocam perda funcional nas pessoas idosas (Vancampfort *et al.*, 2017). Evidências demonstraram que em idosos as adaptações fisiológicas ao exercício submáximo são qualitativamente similares aos adultos (Fiatarone *et al.*, 1990) e suportam a recomendação de que o exercício físico deve fazer parte da sua rotina, em níveis adequados à sua condição de saúde e à sua aptidão física (Mora; Valencia, 2018). As alterações decorrentes do processo de envelhecimento devem ser consideradas, mas não constituem um fator limitante para que os idosos participem de programas de exercícios físicos. Os mesmos princípios e diretrizes usados para a prescrição de exercícios para adultos se aplicam para os idosos, considerando sempre a sua individualidade e a sua condição físico-funcional, além das condições de saúde associadas. Uma observação é feita para a definição do parâmetro intensidade, que deverá ser definido em um contexto que leve em conta o esforço percebido (Riebe *et al.*, 2019). Embora parâmetros para as diferentes modalidades de exercícios sejam bem estabelecidos na literatura para os idosos em uma perspectiva global, ainda não há consenso na literatura sobre o tipo de exercício e/ou parâmetros mais adequados para algumas dessas condições específicas.

Benefícios do exercício físico para a função cognitiva e nas demências

Evidências são consistentes a respeito da influência positiva do exercício físico sobre a função cognitiva, a manutenção de um envelhecimento cognitivo saudável (Engeroff *et al.*, 2018; Falck *et al.*, 2017), além do seu potencial para prevenir ou retardar o início de doenças neurodegenerativas (Sabia *et al.*, 2017). Contudo, os mecanismos subjacentes à relação entre exercício físico e funcionamento cognitivo ainda não são bem compreendidos, sendo alvo de pesquisas tanto em animais quanto em humanos. Dentre os mecanismos potenciais provenientes dos exercícios físicos, destacam-se a regulação positiva de fatores de crescimento e neuroplasticidade, com destaque para a ação do exercício no aumento dos níveis de fator neurotrófico derivado do cérebro (BDNF) (Dinoff *et al.*, 2016; Miranda *et al.*, 2019); inibição da produção de mediadores inflamatórios, como TNF-α, IL-6 e IL-1β e interleucina-18, relacionados com declínio cognitivo (Beydoun *et al.*, 2019; Stigger *et al.*, 2019); melhora da função vascular pelo aumento da aptidão cardiorrespiratória, elevação do fluxo sanguíneo promovendo alterações estruturais, como o aumento do volume cerebral (Voss *et al.*, 2016); além da ativação (Haeger *et al.*, 2019) e da facilitação da ativação do córtex pré-frontal (Ehlers *et al.*, 2017). Em revisão sistemática com metanálise de 39 estudos, Barha *et al.* (2017) investigaram o efeito das modalidades de exercício físico aeróbico, resistido e multimodal no desempenho dos domínios cognitivos: memória, funcionamento executivo, fluência verbal, habilidade visuoespacial e velocidade de processamento. Foi verificado que os três tipos de exercício melhoraram a função visuoespacial. O exercício aeróbico promoveu maiores benefícios na função cognitiva global e nas funções executivas quando comparado ao treinamento de resistência, enquanto o exercício multimodal foi mais benéfico para a função cognitiva global, a memória episódica e a fluência de palavras em relação ao exercício aeróbico (Barha *et al.*, 2017). A realização de tarefas do cotidiano requer atenção, processo de planejamento motor rápido e inibição de detalhes inapropriados ou irrelevantes. A função executiva é a função cerebral que mais sofre com o declínio decorrente do envelhecimento (Watson *et al.*, 2010). Em idosos, esta extensa rede neural é preferencialmente vulnerável a alterações isquêmicas da substância branca profunda, sugerindo que, com o envelhecimento, estas podem contribuir para declínios nas funções executivas e motoras, mas que podem se beneficiar com os exercícios (Roriz-Cruz *et al.*, 2007). Uma recente revisão sistemática com metanálise, que incluiu 33 ensaios clínicos randomizados, investigou os efeitos do exercício na função executiva de idosos com cognição preservada e com comprometimento cognitivo leve (Chen *et al.*, 2020). O treinamento com exercícios físicos promoveu efeito positivo, embora pequeno, na função executiva, independentemente da intensidade, do tempo da sessão, da frequência, da duração e do tipo de exercício para todos os grupos de idade, exceto para aqueles com mais de 75 anos de idade. Contudo, os benefícios do treinamento foram moderados pelas variáveis frequência de treinamento, idade, nível de aptidão física e condição cognitiva. Maiores benefícios foram obtidos com exercícios de frequência moderada (3 a 4 vezes) em comparação a exercícios de baixa frequência (1 a 2 vezes). Foi observada melhora significativa na função executiva para indivíduos nas faixas etárias de 55 a 65 anos e de 66 a 75 anos, mas não para idosos com mais de 75 anos de idade. Quando considerada a aptidão física, os benefícios do exercício foram maiores para idosos sedentários comparados àqueles fisicamente ativos. Independentemente do tipo de exercício, houve efeito positivo na função executiva. Um efeito moderador também foi observado a favor de outros tipos de exercício (p. ex., dança e exercícios de coordenação), seguido por tai chi e ioga, exercícios de resistência, exercícios aeróbicos e exercícios combinados, o que pode ter sido influenciado para o pequeno tamanho de efeito para os tipos de exercícios, exceto para exercícios aeróbicos. Ainda é importante considerar que programas de exercício físico que integram exercícios cognitivos desafiadores parecem ser mais efetivos do que exercícios apenas para prevenção e abordagem do declínio cognitivo em idosos. As características cognitivas desafiadoras parecem ser mais importantes do que a alta intensidade ou a duração das sessões propostas (Gheysen *et al.*, 2018).

Evidências recentes também demonstraram os benefícios do exercício físico no alentecimento das perdas cognitivas (Du *et al.*, 2018) e motoras (Lam *et al.*, 2018; Li *et al.*, 2018) associadas às demências. A insuficiência cognitiva ou transtorno cognitivo maior (demência) é um dos gigantes da geriatria, sendo considerada um problema social e de saúde pública por sua alta prevalência e por constituir uma das principais causas de dependência funcional (National Institute for Health and Care Excellence, 2018). Na perspectiva da reabilitação, existe potencial para que as pessoas com demência vivam vidas significativas e satisfatórias, com boa qualidade de vida. Uma vez que a maioria das demências são progressivas, o fisioterapeuta se torna parte essencial na equipe multiprofissional e interdisciplinar na abordagem desse paciente. O objetivo principal é minimizar e retardar as perdas e complicações cognitivas, limitações nas atividades de vida diária e restrições sociais, além da ocorrência de incapacidades, buscando potencializar a funcionalidade desse paciente no dia a dia. Os mecanismos do efeito do exercício sobre parâmetros físicos e cognitivos em pacientes com demência envolvem aumento da perfusão sanguínea cerebral, diminuição do tempo de reação, melhora da coordenação motora, força muscular, flexibilidade, equilíbrio, liberação de neurotransmissores, ativação de centros corticais, melhora do aprendizado motor e retenção de novas informações (Gallaway *et al.*, 2017; Gelfo *et al.*, 2018).

Em uma revisão sistemática com metanálise, Lam *et al.* (2018) investigaram o efeito do exercício físico sobre a função física em idosos com comprometimento cognitivo leve e idosos com demência. Foram incluídos 43 estudos, totalizando 3.988 participantes. Apesar da grande variabilidade de modalidades e parâmetros dos programas de exercício usados, os resultados demonstraram que o grau de evidência do efeito do exercício foi "alta" para aumento do comprimento do passo e equilíbrio (Escala de Berg e Teste do Alcance); "moderado" para aumento da força muscular (avaliada indiretamente pelo teste de sentar e levantar da cadeira por 30 s), melhora do condicionamento cardiorrespiratório, da mobilidade (TUG) e da velocidade da marcha. Um grau de evidência "baixo" foi verificado para melhora das atividades de vida diária (AVD), redução de quedas e melhora da realização de dupla-tarefa. Já em revisão de Li *et al.* (2018), com inclusão de 20 estudos e 2.051 pacientes com diagnóstico de demência, foi investigado o efeito de programas de exercícios sobre a cognição, AVD e depressão. As análises de sensibilidade indicaram que os programas de exercícios apresentaram efeitos benéficos na cognição e nas AVD. O nível de AVD foi significativamente maior em pacientes que realizaram programas de exercícios em comparação aos cuidados habituais. Não foi observado efeito do exercício no nível de depressão. A eficácia do exercício na função cognitiva foi também investigada em pacientes com demência. Duas recentes revisões sistemáticas apresentaram resultados similares, indicando que intervenções com exercícios podem melhorar a função cognitiva de pacientes com doença de Alzheimer (Du *et al.*, 2018; Jia *et al.*, 2019). Na revisão sistemática por Jia *et al.* (2019) foram conduzidas análises para investigar efeitos dose-resposta do exercício sobre a função cognitiva. No entanto, os resultados foram inconclusivos em razão da heterogeneidade das intervenções e dos aspectos metodológicos entre os estudos.

A abordagem fisioterapêutica do idoso com demência deve considerar a causa da demência, o estágio da doença e os achados da avaliação quanto às limitações e às restrições em atividades e participação, e necessidades e contextos específicos, visando à manutenção funcional da sua funcionalidade. As potencialidades, assim como as funções cognitivas e motoras preservadas, devem ser identificadas para ênfase no processo de reabilitação. Algumas estratégias podem contribuir para a realização dos exercícios e a adesão ao tratamento. Toda intervenção deve ser explicada ao idoso, para que ele possa ajudar na realização do exercício, o que deve também ser orientado ao cuidador e aos familiares. Sempre que possível, os movimentos e exercícios devem ser demonstrados para os pacientes, e em fases moderadas a avançadas pode-se lançar mão da realização dos exercícios de forma espelhada, para melhorar a sua compreensão e o seu desempenho. A literatura demonstra que, independentemente da fase de demência, o uso de reminiscências e atividades significativas (atividades funcionais) orientadas para a realidade durante a intervenção pode otimizar o desempenho do paciente.

Utilização da dupla-tarefa

Estudos reforçam que os exercícios para estimular a cognição devem ter características desafiadoras e que esse parâmetro é mais importante do que a intensidade ou a duração das sessões propostas (Gheysen *et al.*, 2018). Nos últimos anos começaram a ser estudadas as atividades de dupla-tarefa para a avaliação e o tratamento de idosos por entender que no envelhecimento cerebral ocorre um declínio das funções executivas que poderiam influenciar/causar alterações da marcha e do equilíbrio, instabilidade postural, lentidão das respostas motoras e do processamento cognitivo em geral (Schaefer; Schumacher, 2011). Estudos de dupla-tarefa indicam que adultos mais velhos saudáveis apresentam menor desempenho ao realizar simultaneamente uma tarefa cognitiva e motora quando comparado aos jovens. Além disso, os idosos frequentemente tendem a proteger seu funcionamento motor em detrimento da tarefa cognitiva quando a situação envolve uma ameaça ao equilíbrio. Isso pode ser considerado um comportamento adaptativo, uma vez que lesões relacionadas a quedas podem ter consequências graves. A realização da mobilidade em conjunto com uma tarefa cognitiva é um ato complexo e requer a participação de recursos cognitivos como memória operacional (memória de trabalho) e atenção sustentada, e todo esse contexto deve ser permeado pelas características individuais como sexo, doenças e disfunções que acometem a saúde. Alguns estudos têm demonstrado associações entre a diminuição da atividade psicomotora das funções executivas e da velocidade marcha usual ou acelerada, apoiando a hipótese de que o comprometimento da atenção e da função executiva pode ser particularmente importante para explicar a diminuição da velocidade da marcha com o avanço da idade (Springer *et al.*, 2006). Nos idosos a realização da dupla-tarefa parece envolver áreas que não são ativadas em adultos jovens (centros posteriores, no córtex occipital e também de ativações mais amplas do córtex pré-frontal). Este fato corrobora a ideia de que ao realizar duplas tarefas os idosos recrutam um número maior de áreas, perdendo, assim, a capacidade de serem meramente automáticas (Hartley *et al.*, 2011). Estudos decorrentes do uso do paradigma da dupla-tarefa têm possibilitado aos pesquisadores examinar as mudanças da atenção e do controle do equilíbrio relacionadas ao envelhecimento, mostrando-se úteis para avaliação e tratamento de idosos com prejuízo motor, cognitivo e risco aumentado de quedas tanto no envelhecimento saudável quanto naquele acompanhado por doenças neurodegenerativas. Alguns estudos encontraram resultados satisfatórios em testes de equilíbrio estático e dinâmico, outros na diminuição da variabilidade do padrão da marcha, minimizando, assim, o risco de quedas, e outros nos resultados de testes neuropsicológicos (Gobbo *et al.*,

2014). Uma revisão sistemática sobre a aplicação da dupla-tarefa para a o tratamento das disfunções do equilíbrio em idosos mostrou uma alta variabilidade nas metodologias dos estudos com propostas de tarefas motoras e cognitivas diversificadas, mas a maioria dos estudos demonstrou melhora do desempenho motor dos idosos (Gobbo *et al.*, 2014). Algumas conclusões já são apresentadas pelas evidências cientificas: idosos saudáveis apresentam desempenho inferior ao de adultos jovens em tarefas duplas cognitivas e motoras realizadas simultaneamente à marcha; idosos saudáveis modificam a passada em tamanho e velocidade quando solicitados a deambular e a realizar tarefas cognitivas simultaneamente, o que não acontece com os jovens. Outra conclusão importante é que os idosos tendem a priorizar a sua função motora em detrimento da função cognitiva quando a tarefa envolve riscos ao equilíbrio. Outra possiblidade de treinamento foi apresentada pelo estudo de Kim *et al.* (2017) que avaliou que as tarefas rítmico-motoras afetam o desempenho da dupla-tarefa e o controle da marcha. Em comparação a uma tarefa cognitivo-motora tradicional, o ritmo imprimiu variações na velocidade da marcha, mas não no comprimento da passada, o que pode ser benéfico para uma marcha mais estável (Kim *et al.*, 2017). Uma proposta atual seria estimular a função cerebral com treinos de exercícios com multicomponentes. Em estudo randomizado recente (Bae *et al.*, 2020), os autores acompanharam com neuroimagem, por 10 meses, 280 idosos com declínio cognitivo que realizaram exercícios aeróbicos, de força muscular e cognitivos com dupla-tarefa. Os autores relatam que exercícios com multicomponentes têm implicações positivas especialmente ao fornecer proteção contra a atrofia cortical relacionada com a idade. Em recente metanálise, Wang *et al.* (2020) concluíram também que exercícios com múltiplos componentes melhoram a cognição, a atenção e a função executiva em idosos residentes na comunidade com comprometimento cognitivo leve ou doença de Alzheimer. É importante ressaltar que um aprofundamento nos estudos sobre a dupla-tarefa deve ser incentivado, e a falta de protocolos normatizados e desfechos diferenciados podem comprometer a interpretação dos resultados e a sua generalização para a prática clínica em idosos.

Exercícios terapêuticos na abordagem da osteoporose, da sarcopenia e da osteossarcopenia

Com base na baixa possibilidade de realizar um acompanhamento de saúde preventivo, infelizmente uma vasta maioria de idosos só será diagnosticada com osteoporose após um episódio de queda e fratura. Além de todas as medidas de tratamento medicamentosas e nutricionais adotadas, o exercício aparece como um recurso barato e comprovadamente útil no seu tratamento. Uma vida inativa fisicamente acompanhada de longos períodos de repouso ou imobilidade devido a doenças e disfunções estão entre as principais causas de osteoporose e precisam ser evitadas o máximo possível. Já é bastante comprovado que os exercícios de força e de sobrecarga de peso corporal são os mais indicados para uma satisfatória saúde óssea e para o manejo do paciente com osteoporose. A carga constitui o elemento mais importante nessa prescrição, na qual o piezoelétrico estimula a formação do tecido ósseo. É importante não denominarmos como carga somente exercícios realizados contra uma resistência específica. A carga pode ser também o peso corporal suportado pelos ossos e pelas articulações quando estamos em ortostatismo, ou o efeito produzido sobre a massa óssea quando realizamos exercícios isométricos. Em 2015, foi publicado um consenso de especialistas, por meio da metodologia Delphi, cujo objetivo foi informar os profissionais sobre o manejo clínico e as recomendações a respeito da prática dos exercícios físicos para indivíduos com osteoporose em três condições: osteoporose diagnosticada pela densitometria; osteoporose com fratura de vértebra; osteoporose com hipercifose e dor (Giangregorio *et al.*, 2015). Os pontos principais do estudo incluem a ênfase em exercícios multicomponentes que incluem treinamento de resistência e equilíbrio, exercícios para extensores da coluna diariamente e orientações sobre como capacitar os pacientes a realizar movimentos e atividades seguras no cotidiano em vez de fornecer restrições amplas. Segundo essas orientações, pacientes com osteopenia devem ser encorajados à prática de exercícios livres, musculação, modalidades esportivas, dança e exercícios posturais. Recentemente, Daly *et al.* (2019) apontaram os princípios gerais de treinamento e uma atualização sobre as evidências científicas em relação à modalidade e à dose de exercícios que mostraram ter influência positiva na massa óssea e na redução do risco de fratura em mulheres na pós-menopausa. Os autores discutem as recomendações e os princípios preconizados pelo American College of Sports Medicine (ACSM) e ressaltam que qualquer prescrição de exercícios destinada a otimizar a saúde e a função musculoesquelética deve ser adequada às necessidades e às preferências de cada indivíduo para otimizar a adesão. Os cinco princípios-chave do treinamento (especificidade, sobrecarga progressiva, reversibilidade, valores iniciais e retornos diminuídos) devem ser sempre considerados para a eficácia terapêutica dos exercícios propostos (Daly *et al.*, 2019). Segundo nosso entendimento, para indivíduos com risco moderado a alto de fratura devido à osteoporose e/ou com limitações funcionais, é aconselhável que o fisioterapeuta faça uma criteriosa avaliação gerontológica pré-exercício para identificar disfunções, comorbidades, dores e problemas associados para a prescrição adequada dos exercícios. Atualmente, o programa de treinamento ideal para prevenir a osteoporose ainda não foi determinado, mas há um crescimento de evidências que apoiam o papel dos programas multimodais que incorporam curtos períodos de novas ou diversas cargas de impacto com sustentação de peso, exercícios de resistência progressiva direcionados aos músculos fixados ou cruzando o quadril e a coluna e atividades de equilíbrio e mobilidade funcionalmente desafiadoras. Apesar dessas diretrizes, são necessários mais estudos de dose-resposta em humanos para definir as características da carga osteogênica e quantificar a dose mínima (ou ótima) de exercício necessária para melhorar ou preservar a integridade do esqueleto e prevenir fraturas por fragilidade óssea. Atualmente, vários autores têm dado ênfase ao termo osteossarcopenia em razão da interação existente entre perda de massa e força muscular (sarcopenia) com a diminuição da densidade óssea (Kirk *et al.*, 2019). A sarcopenia, síndrome caracterizada pela perda de massa e função muscular, é a dimensão física da síndrome de fragilidade e uma provável consequência da imunossenescência e de outros fatores determinantes com o aumento da idade, o sedentarismo, a obesidade e a infiltração de gordura nos músculos e fragilidade óssea. Em 2018, o European Working Group on Sarcopenia in Older People (EWGSOP) fez a revisão do consenso de 2010 e recomendou que atualmente o declínio da força muscular seja usado como critério para provável sarcopenia, uma vez que se reconheceu que o declínio da força muscular, e não o da massa muscular, é o preditor de efeitos adversos, como quedas, fraturas, incapacidade física e aumento da mortalidade. Dessa maneira, de acordo com os especialistas que integraram o EWGSOP, a baixa força muscular é a característica fundamental da sarcopenia. A imunossenescência induz a liberação de citocinas pró-inflamatórias que ocasionam o catabolismo muscular; entretanto, os músculos são considerados órgãos endócrinos e por meio dos exercícios físicos podem inibir esse processo com a liberação de citocinas anti-inflamatórias (Ferrucci *et al.*, 2002; Schaap *et al.*, 2006). A interleucina 6 (IL-6) foi introduzida como a primeira miocina liberada pela contração das fibras musculares esqueléticas e seria mediadora dos efeitos benéficos à saúde em decorrência da prática dos exercícios fisicos (Petersen; Pedersen, 2005). A literatura já é consistente em demonstrar os efeitos dos exercícios resistidos na abordagem de idosos sarcopênicos em estudos internacionais (Cruz-Jentoft *et al.*, 2014) e nacionais (Pereira *et al.*, 2009). Atualmente, evidências sugerem que a fisiopatologia da osteossarcopenia inclui também polimorfismos genéticos, carga mecânica reduzida e função endócrina prejudicada, bem como *crosstalk* alterado entre músculo, osso e células de gordura (Kirk *et al.*, 2020). Alguns autores sugerem que a osteossarcopenia causaria mais impacto na funcionalidade do que a sarcopenia isoladamente (Frisoli *et al.*, 2018). Ensaios clínicos randomizados já demonstraram a eficácia do exercício de resistência progressiva para estimular a osteoblastogênese e a síntese de proteína muscular, levando a melhorias na microarquitetura óssea, na massa muscular, na força e na capacidade funcional em idosos osteoporóticos e sarcopênicos (Daly *et al.*, 2019; Kirk *et al.*, 2020). Dessa maneira, a combinação de nutrição adequada, exercícios resistidos e funcionais e de equilíbrio parecem ser abordagens adequadas para a osteossarcopenia. Exercícios aquáticos também são preconizados na abordagem da osteoporose. Em revisão sistemática e metanálise de 2017, os autores apontam o que já é amplamente difundido, ou seja, quando comparados aos exercícios realizados no solo, estes não são tão eficazes para melhorar a saúde óssea (Simas *et al.*, 2017). Entretanto, os autores ressaltam que quando a dose desses exercícios é suficiente, eles podem ser uma opção para manter a saúde óssea e retirar os idosos do sedentarismo. Em termos de alterações posturais, a osteoporose é a causa mais frequente da hipercifose apresentada pelos idosos e, se não abordada, pode desencadear restrições da capacidade respiratória. As alterações posturais podem causar dor, desencadeando posturas antiálgicas. A fisioterapia dispõe de recursos eletroterapêuticos para o tratamento de processos dolorosos, como a eletroestimulação transcutânea (TENS), que podem proporcionar grande alívio nesses ou em outros casos. Para todos os pacientes com osteoporose, a orientação e a educação quanto a fatores de risco e hábitos adequados são importantes. Evitar posturas em flexão, manter a coluna alinhada quando sentado, deitado e de pé, pegar objetos no chão com os quadris e os joelhos flexionados e evitar exercícios em posturas de flexão são providências úteis que devem ser aconselhadas aos idosos com osteoporose.

Exercícios terapêuticos na abordagem da osteoartrite

Dentre as doenças do sistema musculoesquelético que acometem frequentemente o idoso destaca-se a osteoartrite (OA), caracterizada pela degeneração da cartilagem articular, sendo os joelhos e quadris as articulações mais afetadas e as que trazem maior impacto para a funcionalidade dos idosos (Guccione *et al.*, 2013). A Sociedade Internacional de Pesquisa em Osteoartrite (OARSI) preconiza que a mobilidade avaliada pelo TUG, o teste de levantar e sentar da cadeira (30 segundos), avaliação da marcha na distância de 10 metros, subir e descer degraus e o teste de caminhada de 6 min são testes funcionais válidos para monitorar a evolução, determinar a efetividade de intervenções terapêuticas e o risco de quedas dos pacientes com osteoartrite de joelho e quadril (Dobson *et al.*, 2013). A avaliação da função muscular pode ser feita por meio de testes qualitativos, como o teste muscular manual, ou de exames quantitativos computadorizados, como a dinamometria isocinética. Essa avaliação possibilita ao fisioterapeuta classificar a função muscular em normal ou anormal, valendo-se de comparações contralaterais ou em grupos-controle; identificar e analisar todas as variáveis que estão envolvidas no desempenho muscular (torque máximo, potência e força) e a eficácia de programas de treinamento e tratamento. Os exercícios já se apresentaram como uma modalidade consistente de abordagem terapêutica. Segundo Perracini e Fló (2009), o protocolo de tratamento fisioterápico do paciente deve englobar três aspectos fundamentais: a educação do paciente para lidar com a doença, a proteção articular e um programa de exercícios terapêuticos associados ao condicionamento aeróbico.

Diretrizes consistentes destacam o papel positivo dos exercícios físicos na osteoartrite, mas ainda são inconclusivas as diferentes recomendações quanto à modalidade dos exercícios nos vários desfechos ocasionados pela doença como dor, alterações na funcionalidade, rigidez articular, desempenho muscular e diminuição da qualidade de vida. Em recente revisão sistemática e metanálise, Goh *et al.* (2019) concluíram que os efeitos do exercício na osteoartrite do joelho e do quadril dependem do tipo de exercício e das variáveis desfecho de interesse. Os exercícios aeróbicos e os chamados exercícios para corpo/mente (tai chi, ioga) parecem mais eficazes para a dor e a funcionalidade, enquanto os exercícios de fortalecimento e flexibilidade apresentaram uma melhora moderada em resultados múltiplos (dor, funcionalidade, força muscular e qualidade de vida). A combinação dos exercícios aeróbicos com os de fortalecimento, segundo revisões, parecem ser menos eficazes. No entanto, pode ser usado para pacientes que não respondem a outros tipos de terapia por exercício. Tendo em vista que a OA é uma doença crônica irreversível, a eficácia dos exercícios realizados no domicílio também tem sido avaliada pelos estudos. Uma recente revisão sistemática mostrou que a prática dos exercícios domiciliares tem apresentado nos estudos revisados melhora da dor, da função física e da qualidade de vida em comparação a nenhuma intervenção. No entanto, essas melhorias foram pequenas e a adesão foi relatada como um fator limitante para esses resultados (Schafer *et al.*, 2018). Ainda são inconsistentes os efeitos dos exercícios na função psicossocial dos idosos na autopercepção de saúde, depressão, ansiedade e qualidade de vida (Hurley *et al.*, 2018). A participação em programas de exercícios pode melhorar ligeiramente a autoeficácia e a função social, embora, provavelmente, haja pouca ou nenhuma diferença na ansiedade. Fornecer garantias e conselhos claros sobre o valor dos exercícios no controle dos sintomas e oportunidades de participar de programas de exercícios que as pessoas consideram agradáveis e relevantes pode encorajar uma maior participação nos exercícios melhorando os sintomas gerais da doença.

Efeito do exercício na instabilidade postural e quedas

A instabilidade postural e as quedas constituem uma grande ameaça ao bem-estar e à qualidade de vida do idoso devido ao seu impacto negativo em diferentes dimensões de saúde dessa população (Hartholt *et al.*, 2011; National Institute for Health and Care Excellence, 2013.). Estima-se que 20% ou mais das pessoas com idade igual ou maior a 65 anos sofram pelo menos uma queda em 1 ano (Olsson *et al.*, 2013) e podem resultar em fraturas e outras lesões (Balzer *et al.*, 2012), incapacidade e medo

(Nguyen *et al.*, 2020), desencadeando um declínio na função física e perda de autonomia (National Institute for Health and Care Excellence, 2013). Evidências robustas demonstraram que os exercícios podem reduzir as quedas em idosos (Sherrington *et al.*, 2017; 2020). Evidências de revisão sistemática de 88 estudos, totalizando 19.478 participantes, indicaram que o exercício como intervenção única reduziu a taxa de quedas em idosos comunitários em 21%. Maiores efeitos foram observados para programas que desafiam o equilíbrio e prescritos em doses mais altas, acima de 3 h por semana (Sherrington *et al.*, 2017). Em atualização da revisão, esses autores investigaram se diferentes programas de exercícios podem ter diferentes efeitos sobre as quedas. Considerando todos os tipos de exercício, foi observada uma redução de 23% da taxa de quedas. A análise de subgrupo por tipo de exercício mostrou que os exercícios de equilíbrio e funcionais reduziram a taxa de quedas em 24%, e exercícios de equilíbrio e funcionais associados a exercícios de resistência diminuiu a taxa de quedas em 34%. Os efeitos foram semelhantes, independentemente do risco aumentado de queda ou não ou se realizados em grupo ou individualmente. Foi também observado efeito maior do exercício quando as intervenções foram realizadas por um profissional de saúde (geralmente fisioterapeuta), enquanto não houve diferença entre intervenções realizadas em grupo comparadas a intervenções realizadas individualmente. Assim, é recomendada a realização de exercícios desafiadores em termos de tarefas do equilíbrio corporal, progressivos na dificuldade e demanda dos sistemas relacionados ao controle postural que incluam posturas progressivamente difíceis que reduzem gradualmente a base de suporte; movimentos dinâmicos que perturbam o centro de gravidade; e manipulação da entrada sensorial (conflito sensorial) (Sherrington *et al.*, 2017).

Prescrição de dispositivos de auxílio à marcha

Ocasionalmente, mesmo após abordagens fisioterapêuticas, faz-se necessário a prescrição de acessórios que auxiliem na manutenção da estabilidade para a realização das tarefas funcionais. Apesar dos auxílios para marcha visarem a melhoria da independência funcional, da marcha e do equilíbrio, em geral, o público-alvo não é instruído sobre o seu uso adequado e utiliza modelos inapropriados e/ou com altura inapropriada. Poucos estudos comprovam a eficácia da prescrição isolada desses auxílios em reduzir o risco de quedas, e poucos apontam a forma adequada de indicá-los e ajustá-los de maneira individual. Vários tipos de bengalas e andadores estão disponíveis no mercado, e a prescrição desses auxílios para a marcha deverá ser pautada por uma análise criteriosa das sequelas musculares e motoras, do estado cognitivo, do comprometimento visual, da dor e da coordenação motora apresentados pelo paciente. Há diversos modelos de andadores disponíveis no mercado: o de Zimmer (quatro ponteiras fixas); roladores ou andadores de Robert (rodas dianteiras e ponteiras de borracha traseiras); e o andador articulado, que apresenta a possibilidade de acompanhar a marcha fisiológica. Esses equipamentos podem ser prescritos para uso definitivo ou temporário, progredindo para um acessório mais simples após a melhora motora ou, então, por curtos períodos (p. ex., imediatamente depois de cirurgias). Atualmente, não são prescritas muletas axilares para idosos, pois o aumento do diâmetro anteroposterior do tórax e a atrofia da musculatura peitoral deixam proeminentes os arcos costais, fazendo com que o idoso tenha uma sobrecarga axilar. A fragilidade muscular nessa área estimula a compressão da artéria braquial, comprometendo, consequentemente, o plexo braquial, o qual pode ocasionar uma série de sintomas nos membros superiores. Outro fator importante a ser considerado é a dificuldade apresentada pelos idosos em sincronizar adequadamente a marcha com esse acessório. As bengalas canadenses e as convencionais são frequentemente prescritas pelos fisioterapeutas nos casos de déficits leves e moderados de equilíbrio, como proteção articular nas osteoartrites e, ainda, em pós-operatórios ortopédicos. Sua prescrição é individualizada e deverá ser feita com o paciente em ortostatismo e com o cotovelo flexionado a 30°, tomando-se uma medida a partir do centro da mão do paciente, até determinado ponto anterior e lateralmente à borda lateral dos dedos do pé. Em razão de variações individuais das proporções corporais, o grau de flexão do cotovelo é o melhor parâmetro para determinar a altura correta. O treinamento para o uso do dispositivo de auxílio para a deambulação deverá ser realizado pelo fisioterapeuta em todos os casos. Faz-se necessário esclarecer ao idoso qual é o motivo da utilização do mesmo e consultá-lo sobre a suas motivação e aceitação para utilizá-lo.

128

Terapia Ocupacional em Gerontologia

Marcella Guimarães Assis • Kátia Magdala Lima Barreto • Luciana de Oliveira Assis • Adnaldo Paulo Cardoso • Carolina Rebellato

Introdução

A funcionalidade é um dos marcadores mais significativos do envelhecimento ativo e saudável. O aumento da prevalência de doenças crônicas na velhice pode reduzir progressivamente a capacidade funcional de idosos, que, entre outras variáveis, está relacionada com a manutenção das habilidades físicas e mentais necessárias para uma vida independente e autônoma. Nesse contexto, o terapeuta ocupacional aborda a conservação ou o aumento da capacidade funcional, com foco na ocupação humana, promovendo saúde, participação social e qualidade de vida, tanto do ponto de vista preventivo quanto do tratamento. A proposta deste capítulo é elucidar a atuação do terapeuta ocupacional, da avaliação à intervenção, e apresentar alguns dos contextos nos quais o profissional atua.

Terapia ocupacional

A terapia ocupacional auxilia pessoas, grupos ou populações a manter, restaurar ou melhorar a participação em ocupações, por meio de ações de habilitação, reabilitação e promoção (American Occupational Therapy Association [AOTA], 2020). A ocupação, na perspectiva da ciência ocupacional, refere-se ao fazer diário, que envolve ações com propósitos e significados singulares que estruturam o cotidiano e dão sentido à vida (Costa *et al.*, 2017; Pontes; Polatajko, 2016).

Em gerontologia, nessa mesma direção, o terapeuta ocupacional utiliza seu conhecimento sobre a relação entre a pessoa, as ocupações e o contexto (AOTA, 2020) para promover intervenções centradas no idoso que favoreçam a realização de atividades diárias de forma ativa e segura (Orellano *et al.*, 2012). Quando se considera o atendimento a pessoas idosas, os elementos saúde, segurança, aprendizagem ao longo da vida e participação social ocupam lugar de destaque no processo de envelhecimento ativo, uma vez que esses indicadores podem variar dependendo de condições, como oportunidades sociais e escolhas ao longo da vida (Centro Internacional de Longevidade, 2015). Nesse contexto, o terapeuta ocupacional intervém considerando a relação entre a condição de saúde da pessoa idosa, a realização de atividades e o ambiente, sabendo que os fatores ambientais podem se manifestar como facilitadores ou barreiras, potencializando ou restringindo a funcionalidade (Organização Mundial da Saúde, 2003).

O terapeuta promove ainda a adoção de hábitos e rotinas saudáveis, que favoreçam a participação ao longo da vida (AOTA, 2020). Muitas atividades diárias de automanutenção dependem de hábitos e rotinas que, geralmente, acontecem de maneira automática, repetitiva e sem controle consciente (AOTA, 2020; Radomski; Latham, 2014). A quebra ou a interrupção desses hábitos e rotinas, por diferentes motivos – doenças, pós-lesões, mudanças ambientais e marcos significativos na vida (casamentos, nascimento de um filho, morte de cônjuge, mudança de emprego, entre outros) –, podem causar uma disfunção ocupacional. Nesse sentido, o terapeuta ocupacional colabora para o desenvolvimento de novos padrões de atividades, na medida em que adapta o ambiente, ensina de maneira consistente novas sequências e favorece a organização de ações e atividades ao longo do tempo (Radomski; Latham, 2014).

As ocupações são fundamentais para a saúde, a identidade e o senso de competência da pessoa idosa, e denotam um envolvimento personalizado (AOTA, 2020). Elas podem ser divididas em nove categorias, a saber: atividades básicas de vida diária (ABVD), atividades instrumentais de vida diária (AIVD), gestão da saúde, repouso e sono, educação, trabalho, lazer, brincar e participação social (AOTA, 2020). As ABVD são orientadas para o cuidado com o próprio corpo e realizadas de modo rotineiro. As AIVD são dirigidas ao apoio à vida diária em casa e na comunidade. A gestão da saúde inclui atividades relacionadas com o desenvolvimento, o gerenciamento e a manutenção de rotinas de saúde e bem-estar, com o objetivo de melhorar ou manter a saúde para apoiar a participação em outras ocupações. O repouso e o sono são atividades dirigidas à obtenção de descanso restaurador e sono para apoiar o envolvimento ativo e saudável em outras ocupações. A educação engloba atividades necessárias para o aprendizado e a participação no ambiente educacional. O trabalho refere-se ao desenvolvimento, à produção ou ao gerenciamento de objetos ou serviços. O lazer é uma atividade não obrigatória que é intrinsicamente motivada. O brincar é uma atividade livremente escolhida, moldada por padrões socioculturais. A participação social são atividades que envolvem interação social com outras pessoas, incluindo família, amigos, colegas e comunidade, e que apoiam a interdependência social (AOTA, 2020). As nove categorias estão exemplificadas na Tabela 128.1.

É essencial compreender a realização dessas ocupações no dia a dia, e também o seu significado na história de vida da pessoa idosa (Pontes; Polatajko, 2016). Dessa maneira, o processo terapêutico ocupacional tem início com a avaliação que busca compreender a pessoa idosa, sua história e suas demandas, e descrever suas habilidades e limitações nos contextos de vida. Com base nessas informações, são elaborados o planejamento e a implementação da intervenção, seguida de reavaliações periódicas.

TABELA 128.1 Classificação das ocupações.

ABVD	Alimentar-se, tomar banho, vestir-se, continência, higienizar-se
AIVD	Gestão financeira, doméstica, dirigir e mobilidade na comunidade, preparo de refeições, expressão religiosa e espiritual
Gestão da saúde	Promoção e manutenção da saúde emocional e social, gestão de medicação, atividade física, gestão nutricional
Repouso e sono	Descanso e preparação para dormir
Educação	Participação educacional formal e informal, exploração de necessidades ou interesses educacionais
Trabalho	Interesses e atividades de emprego, desempenho e manutenção do trabalho, preparação para aposentadoria
Lazer	Exploração e participação no lazer
Brincar	Exploração e participação no brincar
Participação social	Participação familiar e na comunidade, amizades

ABVD: atividades básicas da vida diária; AIVD: atividades instrumentais da vida diária.

Clientela idosa e níveis de atuação

O terapeuta ocupacional é um profissional que congrega conhecimentos interdisciplinares das áreas da saúde, da educação, social e cultural (Almeida; Trevisan, 2011). Assim, poderá intervir junto a idosos nos diversos níveis de atenção em saúde (promoção, prevenção, tratamento, reabilitação e cuidados paliativos) e de assistência social, bem como em outras esferas. Essa divisão é didática para facilitar a compreensão. No entanto, esses níveis, além de guardarem uma complexidade própria, contêm forte interface, sendo uma relação dinâmica.

As ações do terapeuta ocupacional na promoção visam ao bem-estar ocupacional e ao estímulo às potencialidades dos idosos saudáveis. Na prevenção, o profissional poderá intervir desenvolvendo ações anteriores à instalação de doenças, participando na elaboração, na aplicação e na avaliação de programas para grupos de idosos vulneráveis.

No tratamento e na reabilitação, o terapeuta poderá atuar junto a idosos com comprometimentos neuropsicogeriátricos (p. ex., as demências e a depressão); com doenças e outros agravos do aparelho musculoesquelético (p. ex., artrites, artroses e fraturas); com doenças do aparelho circulatório (p. ex., acidente vascular encefálico); com comprometimentos sensoriais (p. ex., deficiência visual e deficiência auditiva). Tais agravos têm alto potencial incapacitante, podendo comprometer significativamente a capacidade funcional do idoso.

Cabe destacar o crescimento da atuação dos terapeutas ocupacionais nos cuidados paliativos, que são definidos como cuidado especializado ao paciente que enfrenta problemas associados a doenças potencialmente fatais em que o objetivo é alcançar a melhor qualidade de vida possível para o paciente e sua família. Nas equipes interdisciplinares de cuidados paliativos, o terapeuta ocupacional auxilia o idoso a encontrar atividades significativas para viver o presente e abordar o processo de morrer (Tirado *et al.*, 2008; Trevisana *et al.*, 2019).

A Tabela 128.2 apresenta os quatro níveis de atuação do terapeuta ocupacional e exemplifica os cenários, as atividades desenvolvidas e os sujeitos.

Avaliação terapêutico-ocupacional

No processo de avaliação, inicialmente são levantados os dados sociodemográficos do idoso (idade, sexo, escolaridade, entre outros) e, a seguir, a sua queixa principal, ou seja, o motivo que o levou a procurar um terapeuta ocupacional. Estabelecido esse primeiro contato, enfatizando a importância da relação terapeuta-paciente, o profissional avalia o perfil e o desempenho ocupacional da pessoa idosa. O perfil ocupacional refere-se à história ocupacional, às experiências do idoso, ao padrão de vida diária, aos interesses, às necessidades, aos valores e ao contexto. O desempenho ocupacional consiste na capacidade de realizar uma ocupação selecionada (AOTA, 2020).

▪ **TABELA 128.2** Possibilidades de atuação do terapeuta ocupacional junto à clientela idosa, segundo o nível de atenção à saúde.

Nível de atenção	Cenários	Atividades desenvolvidas	Sujeitos
Promoção	Comunidade Domicílio Centro de saúde República de idosos Centros e grupos de convivência Centro de lazer (clubes, balneários)	Elaboração, aplicação e avaliação de políticas e programas gerontológicos que aumentem ou difundam as potencialidades dos idosos Desenvolvimento de atividades socioculturais Desenvolvimento de programas de educação em saúde Planejamento de atividades em grupos integeracionais Elaboração e implementação de projetos e programas de microempreendimentos que possibilitem a continuidade da atividade produtiva	Idosos Familiares Coletividade Equipe de saúde
	Instituição de ensino	Implementação de programas de extensão universitária para idosos Inclusão de disciplinas sobre envelhecimento nos diversos níveis de formação (técnico, graduação e pós-graduação)	Acadêmicos Professores Idosos Familiares
	Empresa	Elaboração e implementação de programas de preparação para a aposentadoria, envolvendo o planejamento do tempo e a elaboração de novos projetos de vida	Adultos Idosos Familiares
Prevenção	Comunidade Centro de saúde Centro-dia Domicílio República de idosos Centro de convivência Instituição de ensino	Orientação sobre indicações e contraindicações preventivas para a realização das ocupações cotidianas Implementação de indicações e contraindicações para a realização de atividades corporais Orientação para prevenção de quedas e acidentes Realização de atividades de estimulação cognitiva Desenvolvimento de atividades de estimulação de habilidades, comunicação e interação interpessoal, intragrupal e intergrupal	Idosos Familiares Coletividade
Tratamento e reabilitação	Domicílio Hospital (ambulatório, enfermaria, unidade de tratamento intensivo) Hospital-dia Centro-dia Centro de reabilitação Centro de referência do idoso Instituição de longa permanência Consultório	Reabilitação cognitiva Reabilitação motora Reabilitação psicossocial Indicação e desenvolvimento de tecnologia assistiva Planejamento e adaptação ambiental Orientação de familiares e cuidadores Planejamento e implementação de programas de acompanhamento terapêutico	Idosos Familiares/ cuidadores
Cuidados paliativos	Domicílio Instituição de longa permanência Hospital Hospice	Planejamento e implementação de adaptações Instruções sobre técnicas de conservação de energia e técnicas de relaxamento Realização de atividades significativas Manutenção da autonomia do idoso em seus papéis ocupacionais Orientação dos cuidadores	Idosos Familiares/ cuidadores

Após essa avaliação, o ambiente também deve ser avaliado, no intuito de identificar situações, problemas e estratégias para atingir maior integração do idoso nesse ambiente. Em geral, procede-se, primeiramente, à avaliação do ambiente onde o idoso vive (domicílio ou instituição de longa permanência) e, quando possível, do ambiente extradomiciliar urbano (praças, ruas, paradas de ônibus, dentre outros) e edificações (igrejas, centros de convivência, teatros, dentre outros) frequentados pelo idoso.

Avaliação do perfil e desempenho ocupacional

A avaliação do perfil e desempenho ocupacional inclui diferentes formas de coleta da informação. Os terapeutas ocupacionais, a partir da finalidade da avaliação, poderão utilizar a observação direta do idoso em seu contexto de referência, a entrevista com o idoso e com o familiar e/ou cuidador e os instrumentos, escalas e/ou protocolos padronizados. Destaca-se que esses procedimentos são utilizados, na maioria das vezes, em conjunto.

A observação direta da pessoa idosa no domicílio possibilita fornecer informações mais apuradas sobre o seu perfil e o seu desempenho ocupacional e auxilia na identificação de problemas cotidianos que devem ser abordados. O terapeuta ocupacional tem a possibilidade de analisar detalhadamente o modo de realização das atividades rotineiras, avaliar os objetos e recursos disponíveis e os níveis de assistência necessários, além de conhecer os comportamentos e as formas de participação do indivíduo nas atividades familiares. A observação da pessoa idosa, acrescida dos dados da entrevista e de instrumentos padronizados, possibilita complementar e ampliar as informações durante o processo de avaliação.

A entrevista é um procedimento que possibilita reunir informações a fim de estabelecer as prioridades para o tratamento. Por meio dela, busca-se conhecer os interesses, as necessidades, os hábitos e o padrão de vida diária da pessoa idosa, bem como compreender sua história ocupacional e o modo de realização de suas atividades diárias. Ressalta-se que deve ser realizada com o idoso e também com um familiar e/ou cuidador. Com a pessoa idosa, o entrevistador coletará informações sobre a sua rotina diária, abordando o rol de atividades realizadas com enfoque nas habilidades e nas limitações apresentadas. Os idosos com incapacidades físicas podem ser capazes de fornecer as informações necessárias durante o processo de avaliação, o que não se aplica inteiramente aos idosos com distúrbios cognitivos, com problemas de linguagem, com transtornos psiquiátricos, dentre outros. Deve-se ressaltar que a avaliação desses idosos pode demandar a colaboração do familiar e/ou cuidador, visando à obtenção ou à complementação das informações. Na entrevista com a família ou com o cuidador, pode-se solicitar que descrevam, detalhadamente, a rotina diária do idoso. Essa descrição possibilitará ao terapeuta ocupacional, por um lado, conhecer as habilidades e as limitações do idoso no desempenho das atividades; por outro, propicia ser inteirado das estratégias e técnicas de cuidado utilizadas pelo familiar e/ou cuidador e as suas necessidades de informação e formação para prestar esse cuidado.

Além de utilizar a observação e a entrevista, o profissional tem instrumentos padronizados disponíveis, nas literaturas nacional e internacional, para avaliar o desempenho ocupacional. Dentre os protocolos existentes, destacam-se o Índice de Katz (Lino *et al.*, 2008), o Índice de Barthel (Minosso *et al.*, 2010), a Medida de Independência Funcional [MIF] (Riberto *et al.*, 2004), a Escala de Atividades Instrumentais de Vida Diária de Lawton (Lawton; Brody, 1969) e o Late-Life Function and Disability Instrument (LLFDI) versão português do Brasil (Cardoso *et al.*, 2015). O LLFDI avalia a função e a incapacidade de pessoas idosas residentes na comunidade, por meio de autorrelato. Para avaliação e acompanhamento de pessoas idosas com disfunção cognitiva ressalta-se a Escala de Avaliação de Incapacidade em Demência (DAD), que examina as ABVD e AIVD em relação às funções executivas, possibilitando identificar disfunções na iniciação, no planejamento, na organização e no desempenho efetivo na realização dessas atividades (Carthery-Goulart *et al.*, 2007). A DAD apresenta uma versão ampliada (DADL-BR) que engloba todas as ocupações previstas pela Associação Americana de Terapia Ocupacional (AOTA) (Canon; Almeida; Novelli, 2016).

Quatro avaliações desenvolvidas por terapeutas ocupacionais merecem destaque: Medida Canadense de Desempenho Ocupacional, Model of Human Occupation Screening Tool (MOHOST), Lista de Identificação de Papéis Ocupacionais e a Occupational Self Assessment (OSA). A Medida Canadense de Desempenho Ocupacional avalia a autopercepção do cliente sobre o seu desempenho nas áreas de autocuidado, produtividade e lazer (Magalhães *et al.*, 2009). O MOHOST refere-se a uma avaliação sobre a influência de fatores pessoais e ambientais na participação ocupacional (Cruz *et al.*, 2019; Göktaş *et al.*, 2020; Parkinson *et al.*, 2014). A Lista de Identificação de Papéis Ocupacionais possibilita a identificação da percepção da pessoa quanto à participação em papéis ocupacionais ao longo da vida, o grau de importância atribuído a cada papel e o equilíbrio entre eles (Cordeiro *et al.*, 2007; Kielhofner, 2008; Rebellato *et al.*, 2015). Por último, a OSA visa conhecer a percepção do cliente sobre a sua competência ocupacional e ocupações significativas, sendo utilizada como avaliação inicial, mas também para avaliar as mudanças ocorridas no processo de alta (Kielhofner, 2008; Kielhofner *et al.*, 2010; Mendes, 2020).

O terapeuta, ao selecionar um instrumento de avaliação, deve considerar o contexto de vida da pessoa idosa, por exemplo: uma instituição geriátrica ou o domicílio; se a avaliação é inicial ou de acompanhamento; e se tal instrumento é padronizado para a população idosa brasileira. Cabe ao profissional, a partir das evidências científicas e de sua experiência clínica, eleger o instrumento mais adequado a cada idoso no momento da avaliação.

Avaliação ambiental

A pessoa idosa passa a maior parte do tempo no ambiente doméstico, local onde também realiza a maioria de suas atividades cotidianas (Ferretti *et al.*, 2013), logo a preocupação quanto à avaliação e à adaptação ambiental é crescente (Taylor, 2020; Ishigaki, 2019). Os ambientes incluem elementos pessoal, temporal, ocupacional, societal e físico. O elemento pessoal envolve as relações emocionais com o lar e a privacidade, a identidade e a liberdade. O elemento temporal é caracterizado pela organização da rotina cotidiana em eventos cíclicos. Já o elemento ocupacional diz respeito à realização de atividades cotidianas significativas que dão sentido ao lar. A dimensão societal refere-se às condições políticas e econômicas que afetam os recursos e o controle do lar. A dimensão social diz respeito ao desenvolvimento e ao relacionamento social estabelecidos no lar. O elemento físico compreende o ambiente construído, os objetos, os equipamentos, a instalação, a localização e as tecnologias, além das diferentes características geográficas e climáticas (Aplin *et al.*, 2016; Atwal *et al.*, 2013; Rigby *et al.*, 2011).

A avaliação do ambiente domiciliar deve ser realizada de forma cuidadosa, incluindo aspectos objetivos e subjetivos, respeitando, sempre que possível, não apenas as necessidades, mas também os desejos das pessoas que compõem o lar (Cruz *et al.*, 2012). Nesse sentido, o terapeuta ocupacional pode fazer uso de diversas estratégias para a avaliação: observação do ambiente; entrevista com a pessoa idosa, com os familiares e/ou cuidador e o exame do desempenho ocupacional do idoso nesse ambiente (Rigby *et al.*, 2011).

Especificamente quanto à avaliação das características físicas/arquitetônicas da residência, devem-se observar, em linhas gerais, aspectos como tipos de paredes, piso, portas, existência de escadas, quantidade de cômodos utilizados pelo idoso, as características relacionadas com iluminação, ventilação e circulação, e as características do mobiliário, como disposição, quantidade e presença de tapetes.

Três aspectos devem ser considerados na observação do domicílio e da pessoa idosa executando uma atividade nesse contexto: acessibilidade, segurança (Rigby *et al.*, 2011) e informação (presença de pistas visuais e auditivas). Em relação à acessibilidade, o terapeuta ocupacional avalia se os objetos e/ou equipamentos e/ou ferramentas necessários ao desempenho ocupacional do idoso estão em um nível de alcance adequado/confortável, de modo a permitir facilmente sua obtenção. Para idosos com incapacidades, o alcance de determinado objeto/equipamento/ferramenta torna-se um aspecto crucial, uma vez que a necessidade de seu uso aumenta proporcionalmente em limitações motoras e/ou cognitivas. Vale ressaltar que esses objetos são tanto aqueles utilizados no dia a dia por qualquer pessoa (pente, escova de dentes, telefone, dentre outros) quanto os dispositivos de ajuda, como pegador (*reachers*), cadeira de rodas e barra de apoio, quando um idoso apresenta, por exemplo, dificuldade de mobilidade; ou também calçadeira com cabo alongado, calçador de meias e vareta de auxílio à vestimenta, quando o idoso apresenta limitação dos movimentos para vestir-se; ou ainda alarmes, organizadores de medicamento, calendários e *smartphones*, que auxiliam idosos com déficits cognitivos a manterem a independência em atividades do dia a dia. É importante observar quais são os cômodos da casa a que o idoso tem acesso e a integração entre eles. Essa informação permite visualizar restrições ou não na participação em atividades cotidianas, na socialização e na mobilidade.

No que se refere à segurança, deve-se checar as condições que o predispõem a riscos de acidentes, bem como, por exemplo, as quedas, as queimaduras, os cortes, as contusões, as intoxicações por substâncias nocivas e os choques elétricos. Nesse sentido, algumas características do ambiente devem ser rotineiramente avaliadas: presença de tapetes, principalmente na área de circulação; piso escorregadio e/ou molhado no caso de banheiros e cozinhas; escadas, principalmente quanto à existência de corrimãos e de sinalização adequada; iluminação insuficiente ou ofuscante; fiação elétrica aparente; mobílias instáveis ou mal dispostas, que favoreçam tropeços e/ou contusões, dificultando a mobilidade do idoso; cadeiras, poltronas e camas com altura inadequada que ofereçam dificuldade para o idoso sentar e levantar; acondicionamento de produtos de limpeza, medicação ou outras substâncias químicas em locais impróprios ou misturados com produtos de higiene pessoal, por exemplo. As áreas de alto risco, como banheiros e escadas, devem merecer uma atenção especial, além de cozinha, quarto e áreas externas (Coutinho *et al.*, 2009).

Quanto à informação (pistas visuais e auditivas), o terapeuta ocupacional realiza uma detalhada observação, visando identificar sua existência ou não, se há excesso de estímulo sensorial ou não e ainda se atendem ao propósito a que se destinam, no caso, se auxiliam o desempenho ocupacional do idoso. A disposição dos objetos e das mobílias no ambiente pode fornecer pistas importantes, como em relação à orientação temporal (calendários, relógios, despertadores e ambientes com janelas que permitam identificar se é dia ou noite), mas é fundamental uma seleção cuidadosa desses estímulos e pistas, com o intuito de melhor organizar o idoso e adaptar seu ambiente.

A entrevista é uma estratégia de avaliação que pode revelar as influências físicas, sociais e de outros elementos do ambiente no desempenho ocupacional da pessoa idosa. Esta e seus familiares e/ou cuidadores devem ser ouvidos no momento inicial da avaliação, uma vez que a casa tem significados pessoais, e a complexidade desse ambiente muitas vezes impacta, posteriormente, no processo de adaptação ambiental. As modificações propostas pelo terapeuta ocupacional podem parecer uma solução simples para aumentar a segurança e melhorar o desempenho ocupacional do idoso, entretanto, muitas vezes, elas são rejeitadas ou geram insatisfação para o idoso e/ou familiares. Dessa forma, é fundamental compreender os significados atribuídos pelo idoso e/ou familiares a esse ambiente, visando preservar o senso de identidade, a privacidade, a segurança e o controle, bem como considerar as implicações futuras dessas adaptações (Aplin *et al.*, 2013; Aplin *et al.*, 2016). Cabe ressaltar que a entrevista com o familiar possibilita investigar a existência ou não de suporte social e conhecer as possíveis demandas de assistência e/ou orientação dos cuidadores em relação à utilização do contexto domiciliar.

Na avaliação do ambiente domiciliar os terapeutas ocupacionais focalizam o desempenho ocupacional do idoso nesse contexto, assim, muitas vezes, ocorre sobreposição de avaliações das atividades diárias e do ambiente (Rigby *et al.*, 2011). Ressalta-se que o profissional visa compreender a utilização do espaço físico correlacionando exigências específicas do ambiente e preferências, hábitos e interesses da pessoa idosa.

Instrumentos padronizados para avaliação domiciliar, presentes na literatura internacional, ainda são escassos no Brasil (Martinez; Emmel, 2013). Estas autoras desenvolveram um roteiro de avaliação ambiental do tipo *checklist* que visa identificar as condições espaciais favoráveis e desfavoráveis do domicílio das pessoas idosas. Dois outros instrumentos, criados por terapeutas ocupacionais, foram recentemente submetidos à tradução e à adaptação transcultural no Brasil: Home Safety Self Assessment Tool (HSSAT) (Ishigaki, 2019; Tomita *et al.*, 2014) e Home Falls and Accident Screening Tool – Self-Report Assessment (HOME FAST-SR) (Mehraban *et al.*, 2011; Melo Filho *et al.*, 2020).

O HSSAT é um *checklist* com imagens ilustrativas de diferentes cômodos da casa para identificação de fatores de risco para quedas e orientação de possíveis melhorias para o ambiente doméstico (Occupational Therapy Geriatric Group, 2017). O HOME FAST-SR se refere a um questionário de autorrelato para avaliar os riscos de quedas e outros acidentes sem a necessidade de visita de um profissional (Melo Filho *et al.*, 2020). Ademais, ainda é possível providenciar uma lista de itens que devem ser observados pelos idosos e familiares e/ou cuidadores, de modo a realizar orientações pertinentes. A fotografia e os vídeos também são utilizados com sucesso nesse processo de avaliação do ambiente (Daniel *et al.*, 2013).

A acessibilidade, a segurança e a informação devem também ser consideradas para a avaliação de outros espaços arquitetônicos e/ou urbanos frequentados pelo idoso. No caso de espaços extradomiciliares urbanos, mais dois aspectos passam a ser fundamentais para garantir a mobilidade e a circulação do idoso, que são a sinalização (placas, letreiros, direções, entre outros) e a comunicação (inclui os aspectos da sinalização, somados ao trato com pessoas, como funcionários de lojas e prestadores de serviços, por exemplo). Nesses espaços deve-se considerar que a intervenção se torna mais complexa que no domicílio, uma vez que envolve diversos setores públicos e privados, e demanda, portanto, a implementação de políticas públicas.

No contexto de avaliação ambiental domiciliar e, sobretudo, extradomiciliar deve-se considerar o conceito de *design* universal, ou seja, a busca por ambientes e produtos para todas as pessoas (Carletto; Cambiaghi, 2008). Também se sugere o uso da Norma Brasileira 9050 de Acessibilidade a edificações, mobiliário, espaço e equipamentos urbanos, que especifica parâmetros mínimos a serem observados quanto a acessibilidade (Associação Brasileira de Normas Técnicas, 2004).

Diante do exposto, é necessário ressaltar que a avaliação ambiental deve ser realizada por uma equipe interdisciplinar (terapeutas ocupacionais, fisioterapeutas, ergonomistas, arquitetos, *designers*, entre outros), considerando-se a grande diversidade de aspectos que necessitam ser abordados.

Com base nos dados coletados na avaliação do perfil e desempenho ocupacional e do ambiente pode-se elaborar o planejamento da intervenção, e documentar sistematicamente os progressos alcançados pelos idosos.

Intervenção terapêutico-ocupacional

O processo de intervenção visa manter, restabelecer e/ou melhorar o desempenho ocupacional e prevenir ou retardar o declínio funcional (Kumar; Batra, 2017). O terapeuta ocupacional cria oportunidades para apoiar a competência, a adaptação e a identidade ocupacional da pessoa idosa (Andrew *et al.*, 2019), considerando suas habilidades, limitações e satisfação nas ocupações diárias, e buscando melhorar e/ou ampliar a sua autonomia e a sua independência (Kumar; Batra, 2017). As estratégias de intervenção são implementadas a partir das evidências científicas disponíveis e da experiência clínica do profissional (Radomski; Latham, 2014), que visa aumentar a autoeficácia da pessoa idosa e manter a sua participação em atividades significativas e papéis valorizados (Kumar; Batra, 2017; Nagayama *et al.*, 2016; Orellano *et al.*, 2012).

A intervenção é pautada no uso terapêutico de ocupações (AOTA, 2020) e nos processos de adaptação (Radomski; Latham, 2014). A realização de atividades deve ser constantemente encorajada, uma vez que têm efeitos profundamente positivos na vida dos idosos que estão bem e vivem na comunidade e também na vida daqueles que são mais frágeis e vivem em diferentes instituições. Por meio das atividades, os idosos podem expressar quem são, seus valores, suas demandas e suas expectativas. É importante que o idoso realize de maneira independente algum tipo de atividade, mesmo que bastante simples, porque, assim, terá oportunidade de se exercitar e aumentar a sua autoestima e a sua interação social.

As atividades de rotina que exijam maior grau de complexidade poderão ser adaptadas utilizando-se os recursos da tecnologia assistiva, ou seja, empregando-se dispositivos, produtos ou sistemas destinados a manter ou melhorar a função e a participação de um indivíduo (World Health Organization, 2018). Esses dispositivos podem ser utilizados também para a facilitação das tarefas de quem cuida de idosos com incapacidades mais graves. Os equipamentos podem ser divididos, segundo a sua finalidade, em equipamentos para: alimentação (engrossadores de cabos de talheres, elevadores de bordas de pratos, copo com recorte para o nariz, dentre outros); higiene (elevação da altura do vaso sanitário, colocação de barras de apoio junto ao vaso sanitário e no *box* de banho, tapete antiderrapante, adaptadores para escova de dentes, de cabelo, de barbeadores, dentre outros); mobilidade (andadores, muletas, cadeiras de rodas, bengalas, dentre outros); e lazer (lupas, adaptadores para canetas, lápis e teclados, baralhos com tamanho ampliado, livros com fontes grandes, dentre outros). Tão importante quanto o uso dessa tecnologia é a informação, ou seja, o esclarecimento aos idosos de que existem inúmeros equipamentos disponíveis, desde os mais caros e sofisticados até as soluções bastante simples e baratas. Essas últimas necessitam de mais investimentos em termos de pesquisas em se tratando de um país como o Brasil, com tamanha carência sociossanitária básica (Assis *et al.*, 2010).

Cabe ressaltar que a intervenção terapêutico-ocupacional é um processo desenvolvido de modo individualizado. As atividades são indicadas pelo terapeuta ou escolhidas pelos idosos a partir de suas necessidades, de suas demandas e de sua história ocupacional e são direcionadas para um objetivo específico, dependendo do agravo à saúde apresentado pela pessoa idosa. É fundamental que as atividades realizadas sejam significativas para os idosos, ou seja, que se relacionem com seus interesses e com a sua realidade socioeconômica e cultural (AOTA, 2020).

Apesar do caráter individualizado das atividades, o atendimento terapêutico ocupacional poderá ocorrer individualmente ou em grupo. A intervenção relativa às ABVD – por exemplo, higiene, alimentação e vestuário – frequentemente ocorre individualmente em função da natureza pessoal dessas atividades. A seleção de estratégias terapêuticas dependerá da condição de saúde e do contexto do idoso. Por exemplo, idosos com problemas cardíacos ou pulmonares serão orientados sobre a simplificação das atividades e sobre a conservação de energia; e idosos com artrite reumatoide receberão, além dessas orientações, informações sobre a proteção articular (Jennings, 2014). Em relação ao contexto social, familiares e/ou cuidadores com atitudes superprotetoras poderão limitar a participação dos idosos nas atividades cotidianas e deverão ser orientados sobre a real capacidade do idoso para realizar de forma independente as diferentes atividades. O ambiente, conforme destacado anteriormente, também pode interferir contribuindo para a realização dessas atividades ou dificultando-as. Por exemplo, idosos com demência em ambientes com muitos ruídos, excesso de estímulos visuais e baixa iluminação podem apresentar, durante as refeições, maior confusão mental e alterações de comportamento.

Por outro lado, algumas AIVD podem ser abordadas em grupo. As atividades em grupo proporcionam troca de experiência, fortalecimento de vínculo social, minimização de conflitos ambientais e instrumentalização dos idosos no favorecimento da comunicação, do agir coletivo, além de promoverem autonomia e tomada de decisão. A participação social em grupos de idosos promove também o desenvolvimento de novas habilidades, podendo minimizar declínio cognitivo (Tahan; Carvalho, 2010). Um bom exemplo são as oficinas de memória e de reminiscências. Também merecem destaque os grupos para preparação de alimentos, frequentados por idosos com problemas motores semelhantes, que serão orientados quanto à utilização de dispositivos de auxílio, como tábua para cortar com proteção nas laterais, tesoura com alças e facas com ângulos retos e ergonômicos. Outro exemplo de atendimento grupal são os grupos de suporte emocional nos quais os idosos têm oportunidade de compartilhar experiências, atividades e resolução de problemas com outras pessoas de sua faixa etária e, ainda, discutir informações importantes visando manter e/ou aumentar a sua autonomia e a sua independência, sempre que possível.

O lazer pode ter uma abordagem individual ou grupal. Cabe ressaltar que as atividades de lazer estão relacionadas com o envelhecimento bem-sucedido e com a manutenção de estilos de vida saudáveis (Pereira; Stagnitti, 2008). Essas atividades também possibilitam uma vivência intergeracional, o exercício físico e cognitivo, a comunicação, o divertimento, modificam o comportamento e ampliam as redes de contato social. A escolha da atividade dependerá do interesse, das preferências, da história ocupacional, das habilidades e das limitações apresentadas por cada pessoa idosa. Os idosos com distúrbios cognitivos poderão necessitar de ajuda tanto para escolher quanto para realizar uma atividade. Nesse caso, deve-se optar pelas atividades mais simples, seguras e que podem ser adaptadas e fragmentadas (Padilha, 2011), por exemplo jogos de mesa com figuras ampliadas e em número limitado. Outros idosos com incapacidades físicas poderão escolher independentemente as atividades, mas poderão demandar adaptações para realizá-las, como a utilização de um andador para visitar um amigo ou ir ao cinema.

Tanto nos atendimentos individuais quanto nos atendimentos grupais alguns procedimentos devem ser adotados para facilitar a realização das atividades, aumentando, assim, o envolvimento e a participação do idoso no processo de tratamento:

- Estabelecer uma rotina de atividades que contribua para a sua organização
- Facilitar a comunicação
- Promover relações interpessoais.

Tais procedimentos assumem diferentes dimensões dependendo do contexto em que o tratamento está sendo realizado (hospital, domicílio, consultório, instituição de longa permanência, dentre outros) e da condição de saúde apresentada pelo idoso. Devem, por isso, ser considerados com atenção pelo terapeuta, pois poderão ser decisivos ao longo do processo terapêutico ocupacional.

Com base nos dados coletados sobre o ambiente do idoso, o terapeuta poderá realizar o planejamento e a adaptação do ambiente que deve priorizar uma intervenção ampla em toda a residência. As possibilidades de adaptação ambiental são inúmeras (ver Capítulo 120), mas devem responder às necessidades específicas de cada idoso, considerando-se que o grau de dependência pode apresentar níveis diversos de complexidade, variando de uma dependência mínima à necessidade total de ajuda para a sua sobrevivência.

Entre as medidas gerais destacam-se a instalação de campainhas, etiquetar e arrumar racionalmente os itens (vestuário e utensílios, por exemplo) a serem utilizados pelo idoso, de modo que os mais usados estejam facilmente disponíveis, e adaptar sinais de identificação na residência. Os diferentes cômodos devem ter boa iluminação e é importante manter uma luz de vigília durante a noite. Deve-se orientar para a colocação de maçanetas redondas nas portas onde se deseja dificultar a abertura e de maçanetas retas nas portas onde se deseja facilitar a abertura. Quanto ao mobiliário da residência, é preciso promover uma distribuição que possibilite um aumento da área de circulação do idoso, retirando-se mesas de centro e excesso de mobílias. É necessário eliminar os objetos suspensos e os que oferecem riscos à segurança do idoso (objetos cortantes e de vidro, por exemplo). O piso deve ser antiderrapante e os desníveis devem ser sinalizados, acompanhados de corrimão ou barras de apoio.

Cabe destacar que a adaptação ambiental deve, sempre que possível, ser realizada em conjunto com o idoso, ouvindo-se suas demandas e sugestões, discutindo-se com ele as propostas de mudança. Caso o idoso não more sozinho, deve-se também ouvir os demais moradores do domicílio, visando não excluí-los desse processo. A Figura 128.1 ilustra o processo de intervenção terapêutico-ocupacional voltado para o planejamento e a adaptação do ambiente.

A intervenção no ambiente inclui ainda a orientação dos idosos e dos familiares e/ou cuidadores para a prevenção de acidentes domésticos. Os idosos devem ser orientados em relação às atividades que apresentem riscos, como utilizar escadas e bancos para alcançar armários muito altos. Nesses casos, deve-se discutir com eles a necessidade de modificação desses comportamentos e de diferentes outros hábitos, uma vez que oferecem riscos à sua segurança. As ações de educação para o autocuidado assumem, assim, um papel importante, uma vez que orientarão o idoso, dentre outros aspectos, a observar o ambiente e evitar atividades de risco desnecessárias, assumindo atitudes mais seguras. Cabe ainda ressaltar que a adaptação do ambiente não é simplesmente uma técnica, mas um processo diretamente relacionado com a adaptação interna do idoso, que é definidora de todo o seu desempenho funcional.

Os cuidadores e/ou familiares dos idosos devem ainda ser orientados em relação à prestação dos cuidados no dia a dia e à minimização da sobrecarga relacionada com esse cuidado. Pode-se indicar a maneira mais adequada e segura de auxiliar a mobilidade, a alimentação, o vestuário e a higiene do idoso; de ajudar nos procedimentos de mudança de posição; de planejar as atividades ao longo do dia de forma econômica, dentre inúmeros outros aspectos. Devem receber também informações sobre a importância de se favorecer um aumento da iniciativa do idoso, que apresentará significativas repercussões em sua autoestima e sua autonomia. Faz-se necessário ainda um

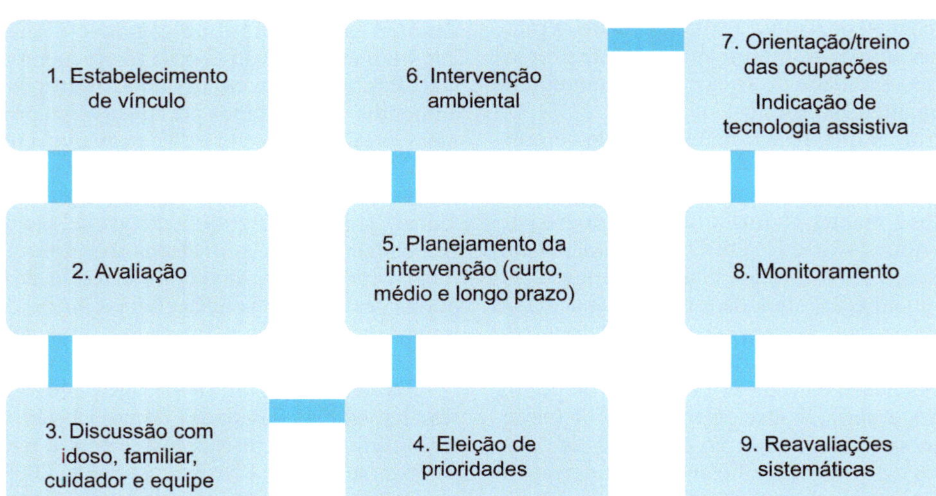

▪ **FIGURA 128.1** Intervenção terapêutico-ocupacional para planejamento e adaptação do ambiente no domicílio.

olhar singular sobre o cuidador de modo a promover e estimular sua participação em ações com foco na própria saúde e em seu bem-estar, de modo que lhes permitam exercer seus outros papéis além daquele de cuidador. Essas orientações podem ser realizadas individualmente ou em pequenos grupos de cuidadores/familiares (Born, 2008).

O fundamental, portanto, é planejar e propor uma adaptação do ambiente e um programa de intervenção que sejam significativos para o idoso a partir das suas necessidades e demandas, e do conhecimento que o terapeuta ocupacional adquiriu do cliente, por meio do processo de avaliação.

Considerações finais

A terapia ocupacional centra sua atuação no fazer humano e, por meio dos processos de avaliação e intervenção, procura abordar a adaptação ocupacional do idoso, objetivando-se aumento e/ou manutenção da independência, autonomia e melhora da qualidade de vida. Assim, deve-se indicar um idoso para uma abordagem terapêutica-ocupacional quando se observar que qualquer evento ocorrido em sua vida comprometa a sua participação ocupacional, ou seja, o seu envolvimento em atividades cotidianas, pondo em risco sua saúde e bem-estar.

129

Musicoterapia e a Clínica do Envelhecimento

Márcia Godinho Cerqueira de Souza

...a música é a ponte por onde transitam as memórias, do mais profundo ao superficial em nós.
(Márcia G. C. de Souza)

Introdução

Como o cérebro processa a música sempre fascinou os neurocientistas e, atualmente, tem se tornado uma área de intenso e sistemático estudo em trabalhos publicados sobre neurociência cognitiva da música (Peretz; Zatorre, 2005). A ênfase nas investigações de como o cérebro processa a música e de como o reconhecimento da música fornece informações exclusivas sobre vários aspectos da função cerebral não verbal evidencia o conceito de música como um fenômeno de "cérebro inteiro" (Warren, 2008).

Com o avanço das pesquisas científicas, no que se refere aos desafios do envelhecimento, bem como dos estudos funcionais da música no ser humano, várias modalidades de tratamento foram surgindo como coadjuvantes ao tratamento médico convencional. Com os resultados positivos, muitas dessas formas de tratamento acabaram por serem indicadas como a terapia principal em determinados casos.

Estudos de arqueologia do desenvolvimento cognitivo sugerem que a habilidade musical humana tem uma profunda história evolutiva. Os comportamentos musicais podem ser equiparados até 70 mil anos após o advento *do Homo sapiens.* A evidência e a análise do registro fóssil para a evolução são necessárias para relacionar os comportamentos musicais e identificar o desenvolvimento das capacidades fisiológicas e neurológicas para produzir e processar melodias e/ou ritmo, por exemplo (Morley, 2002).

Cabe ao musicoterapeuta estudar e investigar, com todo rigor científico à sua disposição na rede do conhecimento atual, os processos que relacionam música e terapia, cérebro e comportamento, emoção e razão, bem como a utilização da música e de seus elementos constitutivos como objetos intermediadores na relação terapêutica. Tal estudo deve também se relatar às épocas mais antigas em que medicina e música eram a fusão das alternativas de tratamento, como ainda hoje é observado na maioria das denominadas "culturas primitivas" (Bruscia, 2016). Em uma definição que Bruscia denomina "trabalho", basicamente complementa sua definição anterior de que a musicoterapia é "um processo reflexivo onde o terapeuta ajuda o cliente a otimizar sua saúde, usando variadas facetas da experiência musical e as relações formadas através desta como o ímpeto para a transformação." Como definido aqui, a musicoterapia é o componente de prática profissional da disciplina, que informa e é informado pela teoria e pela pesquisa (Bruscia, 2016).

A musicoterapia, portanto, é uma forma de tratamento em que, o cliente, por meio do canal sonoro-musical, dará vazão à sua criatividade, estimulando suas capacidades físicas, mentais, cognitivas e sociais, em grupo ou individualmente, a partir primordialmente do fazer musical durante o processo terapêutico (Bruscia, 2016).

Atualmente, os avanços do tratamento musicoterápico em todo o mundo, para pessoas idosas, vêm obtendo sucesso devido aos resultados que este tipo de terapia vem demonstrando. Além disso, há pesquisas que relacionam a música e as funções cerebrais, principalmente nas áreas cognitivas e límbicas, que influenciam marcadamente os resgates de memória e a ativação psicofísica, aliando comando e movimento, razão e emoção e consequente consciência de si mesmo.

O homem constrói-se e é construído, já em seus primórdios gestacionais, com o ritmo da respiração da mãe. Esse ritmo, em sua ordenação de contração e descontração corporal, traz o entendimento primevo de movimento a este ser em formação, juntamente com a canção e como esta o embala desde o seu nascimento (Souza, 1996). Música é movimento, e o homem não possui seu equilíbrio na inércia, ele o encontra no próprio movimento. O homem, portanto, é uma construção de si e do meio que o cerca, ele é criador e criatura que sofre as influências do meio, mas nele deixa suas marcas.

Cada vez mais o tratamento musicoterápico com pessoas idosas estimula, a partir do prazer de cantar, tocar, improvisar, criar e recriar musicalmente, o redescobrir das canções que fizeram e fazem parte da sua vida sonoro-musical. O trabalho de musicoterapia, portanto, vem buscando a excelência do tratamento em estudos investigativos e na práxis onde os resultados falam por si. Desenvolvendo o potencial criativo através da linguagem musical, o tratamento musicoterápico auxilia diretamente no resgate da identidade sonora do cliente, tendo por consequência a elevação da sua autoestima e autoconfiança. A música e seus elementos constitutivos (harmonia, melodia e ritmo) implicam a musicoterapia, portanto, como um veículo de estabelecimento de comunicação. A música é a ponte a partir da qual se estabelece a relação terapeuta-cliente, também por onde transita a memória do profundo ao superficial do ser, levando à busca do autoconhecimento e do crescimento pessoal deste.

O atendimento com a pessoa idosa implica a participação dos vários campos do saber, pois a filosofia de trabalho atual visa ao atendimento global do idoso no âmbito biopsicossocial. As várias disciplinas colaboram para a melhora da qualidade de vida do indivíduo, mas, muitas vezes, na justaposição de saberes, como é o caso da multidisciplinaridade, sem articulação entre os objetivos diversos, perdemos a oportunidade de coordenar esses saberes e focalizar os objetivos de tratamento e cuidados para com o idoso. A interdisciplinaridade é uma perspectiva de trabalho em que as diversas disciplinas buscam interagir entre si, desde os conhecimentos mais simples aos mais complexos, visando ao atendimento integral do indivíduo. Por isso é importante uma análise multiprofissional – a Avaliação Gerontogeriátrica Ampla (AGA).

O tratamento musicoterápico vem se mostrando de elevada importância no que se refere aos resgates de memória, como tratamento coadjuvante de valor reconhecido mundialmente nos processos demenciais (doença de Alzheimer), nas depressões secundárias decorrentes dos processos demenciais, na doença de Parkinson, em indivíduos com sequelas de acidente vascular encefálico (AVE), e também como coadjuvante nos cuidados paliativos. Do mesmo modo, é bastante conhecida a sua eficácia na manutenção das funções cognitivas, na elevação da autoestima e na sociabilização com idosos residentes em casas gerontológicas, nas instituições de longa permanência para idosos (ILPI), bem como fora delas, em atendimentos individuais, de grupo e nos atendimentos de caráter preventivo-social, cada vez mais importantes em uma sociedade que envelhece e busca a melhoria da qualidade de vida e um envelhecimento ativo.

Este trabalho enfoca, portanto, as diferentes maneiras de intervenção da musicoterapia com idosos, apresentando uma panorâmica desta área, no estudo, na investigação e, na práxis clínica, desde a estimulação cognitiva até o acompanhamento dos processos de finitude do ser, bem como a articulação da musicoterapia de modo multidisciplinar e interdisciplinar.

A música e o envelhecimento

A música sempre acompanhou o envelhecer da humanidade, dando sentido aos momentos e às épocas, refletindo os sentimentos e sonorizando as realidades. Por sua capacidade de transcender o tempo, a música ultrapassa não só séculos e décadas, como também permeia as diferentes culturas e gerações inteiras, demonstrando as diferenças e as similitudes entre elas. Onde quer que haja um povo, uma cultura, a música está presente nos rituais de passagem, desde os de fecundidade e nascimento aos rituais de cura e morte (Wisnik, 1989).

Nunca houve nem haverá um povo sem música. Refletir sobre o que é e o que significa a música, sua influência no ser humano, é fato antigo, ao mesmo tempo atual e necessário para quem decide trabalhar nessa área. Remontamos às épocas mais arcaicas, em que a música sempre teve seu poder social, regulador, agregador, bem como manteve a crença do homem durante os tempos a respeito de seu poder curador e regenerador. Na Grécia Antiga, o homem estudava a música, suas funções e seus poderes. Pitágoras, seis séculos antes de Cristo, já associava música à matemática. O uso da música na formação do homem e suas funções psicológicas, físicas e sociais, de valor estético e ético, são encontradas nos estudos de grandes filósofos como Platão e Aristóteles (Abdounur, 1999; Sacks, 1998).

Mais que valorizarmos o pensamento analógico, ou seja, associarmos várias formas de conhecimento como a filosofia, a música, a musicoterapia, a medicina, a matemática e a psicologia, cabe-nos compreender a importância deste pensamento na formulação de conceitos e associações nas diferentes áreas do conhecimento, possibilitando-nos caminhar pela complementaridade, orientados pela concepção integradora, interligando os vários tipos de saberes.

Para entendermos um pouco melhor essa forma de arte e comunicação, surge a necessidade de definirmos o que é música. O que é música? Quem a inventou? Para que fazemos música? O que ela pode produzir em nós? O que nós produzimos a partir dela? Muitas são as questões que devemos responder antes de alcançarmos a música como terapia, suas funções e aplicabilidades.

Um estudo com a perspectiva comparativa sobre a biologia e a evolução da música ressalta o valor das relações tanto com a linguagem humana como com os sistemas de comunicação animal que, muitas vezes, são denominados "música". Neste estudo, a comparação das características do modelo da música com as da língua revela uma sobreposição substancial juntamente com diferenças importantes, sugerindo um núcleo comum formal da música e da linguagem (Fitch, 2006).

Música, anteriormente a qualquer definição, é um produto da inteligência do homem. Palavra de origem grega, a arte das musas, combina sons e silêncios, proporcionando ao homem uma forma de comunicação sem precedentes. A criação e a recriação do musical têm como elementos primordiais o pensar e o sentir humano, estruturados em ritmos, melodias e harmonias, possuindo como amálgama a razão e a emoção. A música vincula a capacidade de criar e recriar do indivíduo. O que produzimos através dela ou o que ela provoca em nós é via de mão dupla. A música é o elo da superfície à profundidade em nós mesmos. É um canal de comunicação direto, de nossos sentimentos e expressões, estabelecendo nossas diferenças e semelhanças com o outro.

A música nos faz comunicar mesmo quando esta comunicação se torna difícil diante das diferentes culturas. É por ela e com ela que, muitas vezes, podemos entender o modo de ser de um povo e de um indivíduo. Ela reflete o que se conserva na memória e consegue resgatar reminiscências, reestruturando a história coletiva e individual. Do macro ao microcosmo, essa forma de linguagem, por seu caráter de universalidade, possui, portanto, a capacidade de fundir e ligar culturas, sentimentos e emoções, ao mesmo tempo em que as diferencia (Souza, 1997).

Para que fazer música? Nós fazemos música para nos escutarmos nela (Souza, 1996).

Definição de musicoterapia

A musicoterapia é a utilização, pelo profissional musicoterapeuta, do som, da música e de todo tipo de manifestação sonoro-musical, sejam sons, silêncio ou a musicalidade das palavras. A música atuará como intermediadora no estabelecimento da relação terapeuta-cliente, visando à melhoria da qualidade de vida, estimulando as ações físicas, biológicas, psicológicas, sociais, cognitivas e espirituais do indivíduo, integrando-o consigo mesmo e com o meio que o cerca (Souza, 2006).

Essa abordagem visa estabelecer uma relação de ajuda e tratamento, em que a música, no sentido mais amplo, é o objeto integrador, estimulador e canalizador das questões do indivíduo. Tendo o corpo como seu primeiro instrumento musical, o indivíduo estabelece um canal de comunicação, em que a música é impregnada pelo corpo e o corpo pela música, desde o movimento mais simples, passando pelos elementos que constituem a linguagem musical (ritmo, melodia e harmonia), à musicalidade do verbal. A World Federation of Music Therapy define musicoterapia como "a utilização da música e/ou dos elementos musicais (som, ritmo, melodia e harmonia) pelo musicoterapeuta e pelo cliente ou grupo, em um processo estruturado para facilitar e promover a comunicação, o relacionamento, a aprendizagem, a mobilização, a expressão e a organização (física, emocional, mental, social e cognitiva) para desenvolver potenciais e desenvolver ou recuperar funções do indivíduo de forma que ele possa alcançar melhor integração intra e interpessoal e, consequentemente, uma melhor qualidade de vida". Em 2011, essa mesma Federação complementa a definição, ampliando seus parâmetros: "Musicoterapia é a utilização profissional da música e de seus elementos como uma intervenção médica, educacional ou cotidiana em indivíduos, grupos, famílias ou comunidades que buscam otimizar sua qualidade de vida e aprimorar sua saúde e bem-estar físico, social, comunicativo, emocional, intelectual e espiritual. A formação em pesquisa, prática, educação e clínica em musicoterapia é baseada nos padrões profissionais de acordo com contextos culturais, sociais e políticos" (Bruscia, 2016).

Como estudo científico em processo investigativo, a musicoterapia se apresenta como uma terapia autoexpressiva, de grande atuação nas funções cognitivas em geral. O cliente, no tratamento musicoterápico, a partir do canal sonoro-musical, pode ser estimulado em instâncias psíquicas onde, muitas vezes, a palavra não poderá alcançar, ou seja, em instâncias mentais onde a linguagem verbal, devido ao acometimento por doenças e deficiências, já não intervém com grande poder de penetração. Aí reside um dos principais diferenciais que a linguagem musical possui em detrimento da abordagem verbal tradicional.

Por seu poder estruturador, disciplinador e ao mesmo tempo de comunicação e expressão, de criatividade e prazer, a música ultrapassa fronteiras tanto culturais como mentais.

Em momentos de grande dificuldade de comunicação verbal, muitas vezes é a partir da música que comunicamos nossos sentimentos. Ela reflete o que somos e quem somos ao estimular nossas conexões em um nível pessoal e intransferível. A música é um dos aspectos mais característicos dos humanos (Peretz; Zatorre, 2005).

Ao se estabelecer a comunicação musical, esta vem carregada de códigos emocionais mais primitivos que, em linhas gerais, permanecem preservados mesmo nos processos de envelhecimento caracterizados por grande comprometimento cognitivo. Neste caso, o indivíduo, ao ser estimulado musicalmente, dará início a um processo de compreensão e elaboração de seus sentimentos e emoções. Tais estímulos acabam por organizar, progressivamente, as funções psíquicas do indivíduo, desde as atividades mais simples às funções superiores, evoluindo até a chegada à compreensão e à elaboração de seus conteúdos na linguagem verbal. Tais processos podem ser representados em movimentos, cantos, sons, letras de música, improvisações, composições instrumentais, poesias e inflexões sonoras. Em uma série de códigos cuja linguagem musical é a guia e a norteadora dos processos mentais e cognitivos do indivíduo, caberá ao musicoterapeuta a decodificação de tais representações junto ao cliente (Souza, 1997).

A emoção humana é um campo ainda pouco investigado no que se refere à música e à emoção. Sendo pouco compreendida, a emoção humana e seus correlatos eletrofisiológicos estão sendo estudados como parâmetro para verificação de sons agradáveis (consonantes) e sons desagradáveis (dissonantes), nas alterações de eletroencefalograma (EEG) e frequência cardíaca (FC), sendo um dos resultados a reflexão do processamento emocional em estreita interação com funções da atenção (Sammler, 2007).

No que se refere ao seu papel terapêutico, portanto, a musicoterapia objetiva a abertura de canais de comunicação em que as limitações impostas pelo processo de envelhecimento, bem como as dificuldades emocionais que as acompanham, se instalam, formando cisões e fissuras. A música, portanto, é a ponte, o elo por onde o indivíduo se reestrutura e se recicla. Durante o processo de tratamento musicoterápico, é comum observarmos, no paciente idoso, a emergência de conteúdos elaborados e fortalecidos. A partir de sua produção musical, portanto, constata-se a sua reestruturação enquanto indivíduo, sujeito de suas próprias ações, no fortalecimento de sua identidade.

A velhice e a música

O processo de envelhecimento acompanha o indivíduo desde o seu nascimento e caminha com ele através do seu viver. A velhice, como a música, pertence ao tempo. Um tempo vivido que marca o corpo e constrói a memória. As músicas de nossas vidas fazem parte desta construção, desse esqueleto que dá estrutura ao nosso ser. São canções de ninar, as músicas da escola, os brinquedos cantados, as canções cívicas, as canções de amor, de amizade, dos rituais de passagem, enfim, de todos os tempos e sentimentos experienciados individual e coletivamente.

Por meio das canções de uma vida inteira é possível relembrar momentos que, apesar de individuais, não deixam de ser coletivos; que marcaram uma determinada fase da vida, uma geração, uma época. Uma cultura de ser e do ser. A música, apesar de ter sido criada em uma determinada época, por exemplo, não envelhece. Ela caminha junto do tempo, refletindo-o e transformando-se a cada devir. "A canção que pertence à infância de uma pessoa de 90 anos pode ser a ponte que liga as infâncias de diferentes gerações. Por isso, seu poder multigeracional e transgeracional. Não é maravilhoso saber que a canção com a qual fomos ninados, também foram nossos avós, pais, filhos, irmãos, pessoas que amamos e que não amamos, que conhecemos e que nunca vimos?" (Souza, 1996).

Muitas vezes, o não se sentir velho é denunciado para o indivíduo pelo meio que o cerca. É o cotidiano que evidencia, a todo momento, ao indivíduo que ele está velho e que algo mudou. O não se perceber externamente velho é flagrado e evidenciado, portanto, pelo social. A questão da velhice tem como espelho a sociedade à qual pertence o indivíduo. A música acompanhará este processo de envelhecimento, marcando as épocas e os acontecimentos sociais. Ao marcar um tempo, a canção, por seu vínculo afetivo, pode resgatar o fio melódico da vida do indivíduo, ao retratar todas as suas idades no contexto sonoro-musical. Tais acontecimentos vinculam as vivências pessoais e intransferíveis às vivências sociais e coletivas (Souza *et al.*, 1994).

A musicoterapia tem como função principal, no tratamento com a pessoa idosa, restabelecer a autoestima diante das suas potencialidades e do meio que a cerca e a que pertence. Ao restituir esta capacidade de crença em si mesmo, de sua potência como sujeito, o idoso restabelece o crédito diante do social, alterando para melhor o conceito que a sociedade tem dele e ele de si mesmo.

Musicoterapia na reabilitação de idosos

É importante abordar a questão da reabilitação em todos os níveis em que ela atua. No tratamento musicoterápico, o idoso terá a oportunidade, em um primeiro momento, de estimular suas atividades mnêmicas e, a partir delas, atingir as demais funções cognitivas. No ato de tocar, cantar, improvisar, criar e partilhar experiências, entre outras atividades, ele elabora conteúdos mentais mais complexos a partir de sua produção sonoro-musical. É estimulado a retomar movimentos corporais, ao mesmo tempo em que vê resgatada a sua memória como um todo (Souza, 1997).

Tais fatos proporcionam um campo fértil para novas descobertas. Trabalhando com um aporte mental, cognitivo, físico, biológico, social e espiritual, o idoso vê restituído, a partir de sua própria produção e de sua ação, funções que, devido ao processo natural do envelhecimento, foram se alterando com o tempo, ou foram alteradas por algum processo patológico. Estimular o potencial do indivíduo, reabilitando-o globalmente, é uma crença na sua capacidade como ser integral e indissociado.

A musicoterapia visa, portanto, ao tratamento global do sujeito, encarando suas funções como parte de um todo não dissociado, em que o indivíduo, assim como a música, apresenta elementos que constituem partes de um todo (Souza, 1997).

A música provoca reações de vários tipos, em que a resposta a um estímulo musical se dá de forma motora e/ou de forma mental. A reação a um estímulo musical se dá nas diversas áreas cognitivas e emocionais, onde em que o tempo de reação muitas vezes é imediato. Muitos estudiosos, dentre eles Samson e Zatorre (1994), vêm investigando a questão das especializações hemisféricas e sua importância nas funções psíquicas superiores. Estes estudos evidenciam, na maioria dos indivíduos, o papel do hemisfério esquerdo como lateralizado para as funções de linguagem verbal e o hemisfério direito possuindo uma relação maior com a linguagem de natureza não verbal, notadamente com a linguagem musical. O que se verifica em estudos recentes é que esta dicotomia não é inteiramente aceita (Patel, 2003).

Nem sempre um indivíduo com lesão no hemisfério direito terá prejudicadas todas as funções relativas à música, e sim parte delas. Um exemplo conhecido é o do célebre músico e compositor francês Maurice Ravel (1875-1937) que, após sofrer um AVE no hemisfério lateralizado para a linguagem, desenvolveu uma afasia de recepção (afasia de Wernicke). O compositor perdeu a capacidade de identificar a escrita musical, a ação de tocar o instrumento (no caso, o piano), de classificar e escrever notas musicais, mesmo quando tais notas eram ditadas por outrem. Entretanto, permaneceu intacta a sua capacidade de reconhecimento de melodias, distinguindo nelas os possíveis erros melódicos, conseguindo, inclusive, perceber se um piano estava ou não bem afinado (Springer; Deutsch, 1998).

Tal exemplo demonstra que, mesmo diante de um acometimento em um dos lados do hemisfério cerebral, a função musical permanece em grande parte preservada, podendo ser estimulada, mesmo em indivíduos com graves danos cerebrais, confirmando a teoria do cérebro inteiro.

O tratamento com a música proporciona um canal de comunicação que associa a carga afetiva e emotiva do indivíduo às diversas funções e áreas cerebrais. A musicoterapia busca tratar o indivíduo a partir da integração e da interação dos hemisférios cerebrais e suas funções que, na verdade, se complementam e colaboram entre si.

O ser é ritmo, melodia e harmonia, e quando estes elementos estão em sincronia o conjunto vibra e soa como música para os ouvidos. Este é o princípio equilibrador; restituir ao indivíduo sua capacidade de equilibrar suas funções, fornecendo subsídios para o enfrentamento do novo: o novo movimento, no qual o indivíduo se reconhece, recobrando suas funções por meio de uma linguagem terapêutica prazerosa, a linguagem musical.

Reabilitar, portanto, é trazer à tona funções adormecidas pelo desuso, dando forma e sentido; é restabelecer funções através da própria produção do indivíduo, utilizando o corpo como o primeiro instrumento musical do homem; é afinar este instrumento para que possa tocar uma música regeneradora no contexto biopsicossocial e espiritual.

Procedimentos gerais

Entrevista

Para iniciarmos um atendimento musicoterápico com idosos devem ser verificados importantes aspectos que dizem respeito à sua vida sonoro-musical, seja através do cliente, do familiar mais próximo ou mesmo dos cuidadores.

Primeiramente, em nossa prática clínica, realizamos a entrevista inicial com o cliente e seus familiares, que pode ser realizada separadamente. São catalogados os dados completos do cliente por meio de conversa informal em que são trocadas informações gerais sobre o atendimento musicoterápico, indicação, o que é a musicoterapia, em que ela pode beneficiar o paciente, entre outros dados. É nesta entrevista que se dá o primeiro contato do terapeuta com o paciente.

A entrevista musicoterápica possui uma peculiaridade: é necessário que ela vá além das informações contidas nas palavras, no conteúdo verbal. O musicoterapeuta deve valorizar as mensagens de conteúdo não verbal, em que as informações também se dão e, principalmente, se darão a partir do canal sonoro-musical. Aqui, a música tem valor de mensagem, o som tem o poder de fazer saltar os conteúdos por onde o terapeuta, paciente e/ou familiares irão transitar.

Testificação musical

Na entrevista, o musicoterapeuta coleta dados essenciais e faz a ponte para a segunda etapa do processo de atendimento clínico: a testificação musical, etapa específica do processo musicoterápico (Benenzon, 1981).

Em nossa prática clínica, podemos verificar que a testificação musical se inicia na primeira entrevista e segue seu caminho em atendimentos posteriores. Nesta segunda etapa, o paciente encontrará um campo fértil de experimentação de suas memórias musicais, de sua musicalidade, em que estarão à sua disposição todo o instrumental musical e os recursos que concernem a uma sala de musicoterapia. Quanto às especificidades do instrumental para idosos, veremos adiante.

O musicoterapeuta deve nortear as experimentações, buscando alcançar o paciente em seu nível musical, fornecendo-lhe a oportunidade de experienciar ritmicamente, melodicamente e harmonicamente o momento sonoro-musical, bem como as músicas que marcam as etapas de seu viver.

Durante a testificação musical, é importante que o musicoterapeuta esteja ao lado do paciente em suas experimentações e, a partir da linguagem musical, vá junto com ele nas canções, estabeleça um elo entre a experiência do paciente com a música e a sua própria ação de fazer a música.

O musicoterapeuta tem um papel importante na construção inicial do que denominamos o "retrato sonoro-musical" do paciente, no que se refere ao registro e às anotações do material despotencializado, durante a testificação musical.

O retrato sonoro é uma técnica que vimos desenvolvendo com o objetivo de delinear o perfil sonoro-musical do indivíduo, desde sua infância aos dias atuais. Este objeto de trabalho pode ser utilizado tanto com o idoso, no decorrer do tratamento musicoterápico, como nas entrevistas com os familiares mais próximos. A elaboração do retrato sonoro e o conteúdo musical relacionado às vivências do indivíduo funcionam como parte da etapa do processo de atendimento do idoso e, também, como suporte técnico e fonte de pesquisa para o musicoterapeuta. Objetiva-se, portanto, não só a ordenação da sua vida sonoro-musical, mas a coleta de material sonoro-musical, por meio da associação das experiências musicais com as etapas e os momentos especiais da sua vida, associando-os no decorrer da testificação e das sessões iniciais. Obtém-se, assim, de forma sequencial e cronológica, um arquivo sonoro do paciente.

O musicoterapeuta é um profissional especializado, cujos conhecimentos musicais, dos códigos musicais e de outros de natureza não verbal são sumamente importantes para a análise, a avaliação e a interpretação dos dados emergentes durante um processo musicoterápico. Cabe ao musicoterapeuta o domínio sobre a escrita musical, além do desempenho na sua capacidade de "visualizar" e associar a imagem musical trazida pelo indivíduo, relacionada com os seus conteúdos internos. Portanto, é função do profissional musicoterapeuta reter, na memória, o material sonoro-musical emergente e transcrevê-lo após a sessão de musicoterapia. Desse modo, terá registrado os códigos musicais que darão sentido e poderão ser analisados, posteriormente, à luz da interpretação dos significados musicais propriamente ditos, bem como aqueles associados à semântica (Priestley, 1994).

Na velhice, como já mencionamos, o indivíduo possui um repertório vasto, desde as canções de ninar até as músicas atuais. Portanto, o musicoterapeuta que atua junto a essa pessoa necessita acompanhar este repertório, buscando conhecê-lo em maior profundidade, considerando as idiossincrasias culturais, estudando as implicações históricas, sociais e políticas que esses indivíduos vivenciaram, representadas e retratadas nas canções de cada fase de suas vidas. O que podemos verificar é que um repertório não só representa a vida sonoro-musical individual e as vivências e emoções mais pessoais, mas é também o fio condutor que transpassa uma coletividade, várias épocas, o próprio tempo. Este percurso é o fio rítmico, melódico e harmônico que dará sentido ao que está desestruturado no idoso; ao que, aparentemente, foi esquecido através dos tempos. A partir de recordações musicais, portanto, épocas inteiras ressurgem, trazendo à tona a emoção do vivido e também do revivido, que aí pode ser elaborado e reconstruído no foco do presente.

Para esse resgate terapêutico, muitos são os recursos musicoterápicos utilizados. Dentre eles podemos listar os seguintes: música em grupo, improvisação de letra e música, técnica de tensão e relaxamento musical, complementação de melodia e letra, canto, entre outros.

Instrumental musical

Em musicoterapia, um dos princípios básicos de atuação clínica é a utilização de um objeto intermediário. O instrumento musical é o objeto que intermediará a relação terapêutica (Benenzon, 1981). É a partir dele que o paciente, em grande parte, pode expressar, sob a forma da linguagem musical, seus sentimentos e emoções. O objeto intermediário é utilizado como uma extensão do corpo do paciente, onde o seu simbolismo e seus significados são uma fonte de pesquisas e de estudos para o melhor entendimento do paciente. Daí o valor e a necessidade de análise criteriosa da utilização do instrumental por parte do musicoterapeuta.

É importante a observação quanto ao uso de instrumental musical no atendimento clínico musicoterápico com idosos. Inicialmente, verifica-se ser necessário o uso de instrumentos musicais que possuam as características gerais inerentes a um objeto intermediário. Maleabilidade, grande potência sonora, ser de fácil manuseio, proporcionar uma amplitude de movimentos corporais gradativos na ação de tocar, entre outros, são fatores a serem observados. Acima de tudo, o instrumento deve possuir leveza, ser feito de material o mais natural possível, como, por exemplo, membranas naturais, madeiras leves e acessórios de baixo peso e não cortantes. A razão para tal preocupação é que, muitas vezes, a falta de cuidados prévios pode acarretar prejuízos. O idoso, por exemplo, no decorrer da sessão, pode sentir-se fatigado e, consequentemente, frustrado com seu desempenho no ato de tocar se o instrumento oferecido e/ou escolhido for muito pesado.

O paciente, portanto, inicia uma sessão com um instrumento musical com o qual se identificou, mas durante a mesma, muitas vezes, pela debilidade do corpo, o idoso vai sentir duplicar o peso do instrumento escolhido em suas mãos. Ocorre, então, que este instrumento musical deixa de ser um facilitador do processo musicoterápico como objeto intermediário da relação terapeuta-paciente. O idoso passa a sentir o desprazer de estar com um objeto que gera dificuldades e é possível instalar-se uma frustração na sua produção sonoro-musical.

O paciente gerontogeriátricos possui, em geral, uma pele muito sensível, verificando-se ser importante o cuidado, por parte do musicoterapeuta, na oferta dos instrumentos musicais, para que estes não causem ferimentos que possam vir a acarretar uma impossibilidade no prosseguimento dos atendimentos. Na velhice, o fator tempo é de suma importância e qualquer pequena alteração cognitiva e motora pode vir a prejudicar, sobremaneira, a continuidade do tratamento. Devem ser observadas, portanto, a leveza, a potência sonora e o conforto nos instrumentos musicais oferecidos, os quais visam proporcionar condições para o desenvolvimento da amplitude dos movimentos corporais do idoso, dos mais sutis aos mais amplos. Cabe também ressaltar a importância de não se utilizar instrumentos que possam infantilizar o paciente. A dificuldade de encontrar, no mercado, instrumentos com as características anteriores não deve justificar a utilização de instrumentos referentes à "bandinha de música", com motivos infantis, por exemplo. Deve-se dar preferência a instrumentos de material natural, mas que possuam qualidades de instrumento musical convencional e, principalmente, de leve manuseio e boa potência sonora.

Os instrumentos musicais de maior utilização no atendimento musicoterápico com idosos são instrumentos que, em princípio, pertençam à cultura do indivíduo e aqueles que, durante a anamnese musicoterápica, foram detectados como da formação cultural e do gosto do paciente. Eles podem ser (de):

- Percussão:
  - Sons indeterminados: chocalho, pandeiro, caxixi, afoxé, maracás, côcos, tambores, bumbo, castanholas, guizos e clavas
  - Sons determinados: *kalimba*, xilofone, tímbale, conga e quinto, agogô, entre outros
- Sopro: família das flautas e escaleta
- Cordas:
  - Dedilháveis: violão e viola caipira
  - Cordas percutíveis: piano
- Eletrônicos: teclado, guitarras e sintetizadores.

Também são utilizados, em grande escala, os recursos eletrônicos, como: gravadores digitais, microfones sem fio, de lapela e de cabeça. Há também a utilização de recursos como de mídia eletrônica, amplificadores, *softwares* de música, aplicativos de música, jogos musicais interativos, mídias sociais que se aplicam à música, entre outros. A exploração de novas possibilidades e atualização dos recursos utilizados devem ir ao encontro das necessidades dos clientes. Os idosos de hoje não são os idosos de ontem. As mídias devem nos fornecer as ferramentas necessárias para o desenvolvimento da criatividade e das potencialidades do sujeito e não uma forma de aprisionamento nessas mesmas redes.

Abordagens de atendimento ao idoso

Musicoterapia preventivo-social em grupos de idosos

Na musicoterapia preventivo-social, o atendimento em grupo é recomendado, não retirando a relevância, em determinados casos, do atendimento individual (Souza *et al.*, 1994). A musicoterapia busca reativar o processo de ressocialização do indivíduo, potencializando a força criativa do mesmo a partir do prazer de cantar, tocar, improvisar, criar e movimentar-se ao som das canções, partilhando experiências.

A música é um forte e poderoso canal de comunicação entre as gerações e dentro de uma época. A musicoterapia, atuando como suporte de caráter preventivo-social, visa, em primeira instância, estabelecer um elo entre os participantes do grupo, no compartilhar de experiências a partir do canal sonoro-musical. A música, por seu poder organizador, disciplinador e estruturador, atinge, justamente, o lugar da suposta perda objetiva e subjetiva que o processo natural de envelhecimento nos impõe: o tempo.

A música propicia a ordenação do espaço individual e coletivo no tempo musical. Um lugar em que o idoso pode se sentir reordenando-se no tempo, a partir do resgate de sua memória musical, não mais para recordar o passado ou o "bom tempo que se foi", mas para se reestruturar e se apossar do presente. O tempo é uma grande espiral com movimentos ritmados, estruturalmente harmônico, caminhando melodicamente, passo a passo, diante de uma evolução. "Eu me dou conta, nesta roda viva, de que vou envelhecendo e devo me interrogar sobre este meu envelhecimento" (Souza, 1997).

A musicoterapia busca, a partir do resgate da música do indivíduo e do grupo, propiciar um lugar para o encontro do indivíduo com as suas próprias vivências, integrando-o socialmente. A música como atividade criativa valoriza o indivíduo para si mesmo, trazendo à tona a autorrealização do idoso no coletivo e no individual, a partir de sua produção sonoro-musical. Portanto, o objetivo de elevação da autoestima do idoso se evidencia na sua realização musical, no partilhar das experiências musicais, no resgate e na manutenção da memória individual e coletiva. A partir da linguagem musical, ele representa e marca afetiva, social e emocionalmente todos os tempos inscritos em seu corpo e em sua mente, que vêm envelhecendo (Souza, 1996).

Durante o processo de envelhecimento, muitas funções biológicas, psicológicas e sociais se modificam. A deterioração física se torna mais evidente, o ritmo de nossos movimentos se altera. Somos acometidos por dificuldades gradativas na audição, na visão e na deambulação. São verificadas também as dificuldades quanto à manutenção nos ritmos da fala e do sono. Tais comprometimentos geram, além das dificuldades sociais, consequências psicológicas profundas, como a sensação de impotência diante do declínio inexorável das capacidades físicas, trazendo os aspectos depressivos como carro-chefe de um processo de baixa estima e desvalor (Bright, 1988).

Na sociedade contemporânea, o núcleo familiar tem se modificado amplamente. Tempos atrás, o idoso era o centro da família, canal por onde as histórias familiares eram passadas. O idoso era o registro vivo de uma época, e era ele quem arquivava as informações a respeito da continuidade de determinado grupo. Portanto, as atividades giravam em torno dele. Ao indicarmos o atendimento de musicoterapia em grupo para idosos, devemos ter em mente essas mudanças sociais e históricas.

Em qualquer tempo da existência, como na infância, na adolescência, na juventude, na maturidade e na velhice, o ritmo pertence ao indivíduo. No caso específico do idoso, ele não é somente aquilo que se vê, mas também aquilo que não se vê e não se escuta. O musicoterapeuta deve aprender a escutar e dar um valor de mensagem às canções que marcaram cada um dos tempos do seu viver, desde a infância até a velhice.

O idoso tem opiniões formadas e conceitos cristalizados. Ele, muitas vezes, não acredita no poder vital de suas potencialidades e capacidades, que podem ser desenvolvidas nesta etapa de sua vida. Por vezes, o idoso acredita que a sua vida não terá mais transformação. Em nossa prática clínica, constatamos que a linguagem musical pode proporcionar um caminho revitalizador de busca do prazer de viver, de conviver e de criar e desenvolver novas formas de viver. A música como linguagem maleável e pertencente à vida do indivíduo possibilita, de forma prazerosa e não ameaçadora, esse caminho para a transformação do idoso. Ele poderá lançar mão das canções que marcaram uma época boa de sua vida, bem como recordar músicas que foram verdadeiras inscrições de momentos difíceis de seu viver. A partir da música, ele poderá cantar suas dores e seus amores, suas perdas e seus ganhos, reconhecendo-se em seu fazer musical. Dessa maneira, elabora conteúdo interno, afetivo e emocional, em um processo contínuo de estruturação e ordenação, mas, ao mesmo tempo, de maleabilidade e descobertas.

Durante esta atividade musical, acreditamos que as funções cognitivas do indivíduo são integralmente trabalhadas. O poder de associação que a linguagem musical proporciona, na ação de fazer música, ativa centros cerebrais como o hipocampo, o córtex e as áreas sensitivas e motoras. Nessas conexões, portanto, uma força primordial se evidencia: é a carga afetiva e emocional que podemos expressar através da música. No momento de se fazer música na musicoterapia em grupo, por exemplo, constatamos que o indivíduo, além de partilhar suas experiências de vida, recorda, retém, utiliza, associa e integra pensamentos e representações internas refletidas no musical. A música nos alcança onde, muitas vezes, a palavra não consegue alcançar. Na emoção expressada em uma canção pode estar a conexão do passado com o presente, impulsionando o indivíduo à vivência do novo.

Musicoterapia e doença de Alzheimer

Muitos são os estudos em diversos países sobre a musicoterapia e os efeitos do tratamento com música em indivíduos portadores de processos demenciais e, mais especificamente, na doença de Alzheimer. Cada vez mais e de forma mais aprofundada esse tema é pesquisado e estudado nos círculos científicos (Clair, 1998).

Estudos também demonstram reduções em curto prazo no que se refere à agitação dos pacientes com Alzheimer quando submetidos ao tratamento com musicoterapia, embora várias medidas de tratamento e eficácia são necessárias para compreender melhor em longo prazo os efeitos que a música tem como terapia para esta população.

Para tanto, é necessário entendermos a forma como a música e seus elementos podem intervir como tratamento em um indivíduo com processo demencial. É importante frisar que a abordagem musicoterápica nos processos demenciais é, principalmente, de caráter funcional. Devem-se buscar, junto ao indivíduo com demência, as possibilidades e as eficiências que ele ainda possui, apesar da irreversibilidade do processo. Verifica-se necessário, portanto, um planejamento adequado do tratamento musicoterápico, a partir da testificação musical do paciente, reunindo e associando os dados coletados com os familiares mais próximos, bem como os dados dos programas desenvolvidos pela equipe multiprofissional que atende o paciente, se for o caso.

O planejamento deve levar em conta o grau de acometimento da demência, privilegiar a história de vida sonoro-musical do cliente e dos seus familiares na relação com ele. Do mesmo modo, é importante avaliar o grau de recordação musical do paciente e suas reminiscências, evocadas a partir da estimulação sonoro-musical, relacionadas com os períodos de sua vida pregressa. Em nossa atuação clínica, observamos que o vínculo afetivo demonstrado pelo paciente com as canções evocadas durante as etapas do processo musicoterápico pode determinar um parâmetro de avaliação e prognóstico do tratamento.

A doença de Alzheimer afeta, primordialmente, sítios cerebrais que controlam a comunicação, a memória e o raciocínio do indivíduo. O indivíduo com esta demência, portanto, vai sendo afetado no que tem de mais nobre, sendo lesado, inicialmente, nas funções que adquiriu mais tarde em sua vida, em especial os acometimentos de áreas neocorticais. No decorrer do processo demencial, o fato de as perdas de conexões se darem a partir das áreas superiores gera dificuldades em acessar as memórias das mais recentes para as mais arcaicas (Reisberg *et al.*, 1998a, 1999). O indivíduo, por exemplo, pode recordar da sua esposa por um período maior, apresentando maior dificuldade de recordar dos filhos.

Mediante todas as já conhecidas dificuldades para o tratamento clínico da doença de Alzheimer e suas limitações terapêuticas, a musicoterapia procura atuar na parte eficiente do indivíduo. O que observamos na prática clínica musicoterápica é que tais indivíduos, em um estágio inicial da doença, sabem que algo está acontecendo com sua memória e buscam entender esse fenômeno. Esta constatação de que começa a existir um declínio cognitivo, principalmente relacionado à perda da memória recente, fato evidenciado pelos constantes esquecimentos, causa-lhe frustração, podendo gerar depressão e agitação. Estudos recentes recomendam o tratamento de musicoterapia com idosos nas abordagens para pacientes com demência por seus efeitos benéficos nos sintomas comportamentais e psicológicos, bem como por seu papel social e emocional (Fusar-Poli *et al.*, 2018).

Atualmente, instrumentos de avaliação com base em música têm sido pesquisados, associando as avaliações musicais ao escore, por exemplo, do Miniexame do Estado Mental (MEEM), entre outros. O objetivo deste estudo é o de comprovar a utilidade das tarefas em duas avaliações musicais, baseado na prestação de informações sobre a cognição musical entre pessoas com demência, com a finalidade de compreender a natureza desta construção e sua relação com a cognição em geral destes mesmos indivíduos (Lipe *et al.*, 2007).

Em nossa atuação clínica, o que observamos é que o resultado desse processo é um abandono que o indivíduo faz de algumas atividades psíquicas. Ele deixa de ativar partes de seus circuitos cerebrais que ainda estão eficientes e se deixa abater, levado por uma baixa motivacional e consequente depressão secundária. O tratamento musicoterápico entra como uma força poderosa, estimulando essas áreas encefálicas ainda não deterioradas. A música é uma das linguagens mais arcaicas e uma das últimas formas de comunicação a serem lesadas pela doença de Alzheimer (Tomaino, 1999).

Em muitos casos, durante a testificação musical, observamos que o indivíduo está com uma suposta perda da capacidade de integrar seus pensamentos para oferecer uma resposta factível a partir da linguagem verbal. Com o uso da linguagem musical, o indivíduo é estimulado em suas conexões mais profundas, alcançando níveis da memória da mais arcaica para a mais recente. Após uma sessão de musicoterapia, ou mesmo durante o processo de fazer música na sessão, o paciente se recorda de momentos de vida pregressa, sentindo grande prazer em ter recuperado algo que, até então, estava supostamente perdido. Em revisão da literatura, verifica-se que a música enquanto objeto terapêutico surge como um recurso em termos de custo e benefício, mais acessível para administrar comportamentos agitados em idosos com demência. Estudos recentes sugerem que a musicoterapia é eficaz para melhorar a função cognitiva e o bem-estar mental, sendo recomendada como uma abordagem alternativa para gerenciar os sintomas associados à doença de Alzheimer (Jihui *et al.*, 2018).

A incorporação de música de predileção do paciente tem o potencial para prover uma aproximação terapêutica para o cuidado com estes idosos em questão (Sung; Chang, 2005).

O tratamento musicoterápico utiliza a ampla capacidade de estimulação que possui o som, notadamente a música, atuando em múltiplos circuitos encefálicos, lembrando aqui sobre o estudo da música e a teoria do cérebro inteiro, como já citado na introdução deste capítulo. Além de atuar nos circuitos neocorticais, o estímulo musical possui grande poder de penetração em ambos os hemisférios cerebrais, notadamente nas regiões que compõem o sistema límbico. Tais regiões, de estrutura filogeneticamente mais arcaica (Ferreira *et al.*, 2000) e, geralmente, preservadas durante os processos demenciais, emergem como centros de estimulação alternativos aos circuitos neocorticais, lugar de dificuldades iniciais do paciente com doença de Alzheimer (Reisberg *et al.*, 1998b).

A musicoterapia trabalha, portanto, com as regiões límbicas preservadas, visando ao resgate das memórias musicais, das mais arcaicas às mais recentes, e estimulando as funções cognitivas a partir da atuação da música e de seus elementos nos circuitos emocionais.

No atendimento individual, busca-se detectar um caminho sonoro-musical específico para cada indivíduo. As lesões são degenerativas e difusas na doença de Alzheimer; portanto, caberá ao musicoterapeuta traçar um programa de tratamento que atenda especificamente àquele paciente.

O musicoterapeuta deve estar atento, primordialmente, ao estado de comprometimento decorrente do processo demencial, aos recursos emocionais do paciente, às suas preferências musicais, ao acompanhamento familiar e dos cuidadores e aos suportes que estes possam oferecer. O programa de tratamento deve ser traçado de forma que os familiares mais próximos ao paciente, como também o cuidador, possam acompanhar e atuar dinamicamente, como coadjuvantes no processo musicoterápico. Tal abordagem fornece um ambiente de segurança, tanto para o idoso como para os familiares que estão acompanhando o sofrimento da perda gradual deste indivíduo.

Aquele que cuida rotineiramente do paciente deve estabelecer uma estreita relação com os tratamentos indicados. Como membro participativo, atuante e coadjuvante ao tratamento, o cuidador pode auxiliar para que os progressos conseguidos pelo paciente, no espaço musicoterápico, tenham aplicabilidade no seu dia a dia. O musicoterapeuta deve orientar o cuidador a utilizar os resultados positivos obtidos pelo paciente nas sessões, nas suas atividades rotineiras, nas quais a música, os estilos musicais e os padrões rítmicos puderem auxiliar para o melhor desempenho do paciente no seu dia a dia. Observamos que este trabalho integrado proporciona menor nível de frustração entre cuidador e paciente, oferece a oportunidade de um trabalho que associa os progressos do paciente no tratamento, a aplicabilidade dos mesmos nas atividades diárias, bem como produz um encontro de quem trata com quem cuida.

Estudos investigaram os efeitos da música de fundo, em comportamentos tanto positivos como negativos, durante períodos em que os pacientes não estavam ocupados com qualquer atividade estruturada. Os resultados mostraram um aumento significativo na melhoria dos comportamentos sociais, bem como uma diminuição nos comportamentos negativos relacionados com a agitação, quando a música é tocada, podendo esta prática ser utilizada fora do *setting* terapêutico, se bem orientada pelo profissional musicoterapeuta (Ziv *et al.*, 2007).

Corroborando o anteriormente descrito, estudos demonstram que indivíduos acometidos por demência em alto grau, se estimulados com música de sua história musical pregressa (*hsmp*) por seus cuidadores, antes da realização de suas atividades de cuidados pessoais matutinos, apresentam melhora no movimento corporal, bem como fortes influências na consciência sensorial. Os pacientes corrigiram a postura corporal, os movimentos apresentaram-se mais fortes e mais simétricos, além de os indivíduos terem alcançado maior consciência de si, do outro que o está cuidando e do ambiente que o cerca, realizando com maior competência as atividades de cuidado pessoal sob o acompanhamento do profissional cuidador (Gotell *et al.*, 2003). O musicoterapeuta pode e deve fornecer o respaldo clínico musicoterápico, tendo este tipo de atuação sob sua supervisão.

Os benefícios da musicoterapia em pacientes com doença de Alzheimer se estabelecem tanto na melhoria saudável de habilidades cognitivas e sociais como na redução dos sintomas de agitação. A musicoterapia apresenta efeitos positivos no comportamento alterado e na ansiedade, bem como uma tendência positiva para a função cognitiva, a depressão e a qualidade de vida. Tais afirmações se fundamentam em uma revisão sistemática abrangente, incluindo 34 estudos (42 análises), com quase 2 mil indivíduos. Tais estudos sugerem que a musicoterapia está associada a uma melhoria no comportamento alterado durante o processo demencial e nos resultados positivos para as funções cognitivas.

Quanto ao trabalho em grupo com pacientes portadores de doença de Alzheimer, é necessário que o musicoterapeuta avalie especificamente cada caso, o nível de demência e a história sonoro-musical de cada paciente. Esta forma de trabalho auxilia na organização de grupos de pacientes. O terapeuta deve realizar a entrevista e a testificação musical de forma individual. Ao constatar o grau da demência de cada um e obter um "retrato sonoro-musical" dos mesmos, podemos estabelecer um programa de tratamento em grupo que privilegie a socialização e a troca de experiências.

A musicoterapia em grupo deve ser oferecida aos pacientes em um estágio inicial ou moderado do processo demencial, pois podem beneficiar-se, interagindo uns com os outros, a partir da comunicação musical.

A entrevista em musicoterapia com pacientes em um estágio mais avançado no processo demencial deve ser realizada também com o familiar, que pode auxiliar nas informações sobre gostos musicais e na história pregressa musical do indivíduo, de forma ordenada. É de suma importância que, durante a testificação musical com o idoso nesta condição, o musicoterapeuta já possua, como recurso, uma ordem de preferência de natureza cronológica musical, para ir testando até onde o paciente pode ir com sua competência cognitiva. Traçado, então, o perfil sonoro-musical, o musicoterapeuta terá um *background* inicial, para a abordagem musicoterápica para cada caso em particular (Souza, 1997).

Os pacientes acometidos pela doença de Alzheimer apresentam, muitas vezes, comportamento agitado, com atos repetitivos e inadequados às normas sociais, bem como agressividade. A musicoterapia é um tipo de intervenção que visa oferecer um ambiente terapêutico seguro e prazeroso, atendendo às necessidades sociais e emocionais, reduzindo a agitação apresentada pelos indivíduos portadores deste tipo de demência.

Estudos demonstram que dentre as razões para o sucesso da intervenção musicoterápica na redução da agitação do paciente está a influência dos efeitos da música no nível de atenção e resgate dos componentes mnêmicos familiares (uso das canções da história do indivíduo, por exemplo), regulando, moderando e despertando a qualidade de vida neste idoso. Resultados de uma revisão sistemática de ensaios clínicos randomizados e ensaios clínicos sobre os benefícios da musicoterapia em distúrbios comportamentais secundários à demência, de 2003 a 2013, sugerem que o tratamento com a musicoterapia, portanto, é benéfico na melhoria de distúrbios comportamentais, ansiedade e agitação (Gómez-Romero *et al.*, 2017).

No estágio moderado da doença de Alzheimer, o paciente demonstra ainda capacidade de recordar canções que têm significado afetivo para ele. Muitas vezes, recorda letras inteiras quando estimulado melodicamente pelo musicoterapeuta, bem como, logo após cantá-las, consegue expressar fisionômica e sonoramente suas emoções. O paciente, quando se dá conta de que recordou uma letra inteira, muitas vezes exclama para o musicoterapeuta: "Eu consegui lembrar toda ela, não foi?".

É a partir da melodia conhecida e mais arcaica (da infância e da adolescência) que o indivíduo, nesse estágio da doença, pode estabelecer conexões mais sólidas. Observamos, no tratamento musicoterápico, que a recordação específica da letra, sem a melodia, pode estar desconectada e, portanto, não acontece de maneira ordenada. A música, entretanto, uma vez encontrado o fio melódico, é quase sempre recordada integralmente pelo paciente. Ou seja, a música não é encontrada por ele a partir da palavra, mas sim a partir da própria linguagem musical. O musicoterapeuta pode solicitar, verbalmente, que o paciente recorde, a partir do nome da canção e, muitas vezes, ele não consegue. Mas se o musicoterapeuta tocar o início da melodia, mesmo sem cantá-la, é provável que o paciente consiga estabelecer conexões que o levem a recordar integralmente da letra da canção.

Quando o paciente não consegue recordar totalmente a letra, é possível utilizar a técnica de complementação de melodia e letra (associadas), técnica desenvolvida por mim nos anos 1980. Por exemplo, ao cantar uma canção do repertório do paciente, vinculada afetiva e efetivamente com ele, o musicoterapeuta aguarda que o paciente complete a letra, deixando a última sílaba ou a última palavra de um verso para ele completar, palavras essas associadas a tensão e relaxamento que a canção possua em termos musicais, cadências etc. Isto está associado, de modo geral, aos graus de tensão e relaxamento, movimento e repouso, que os acordes musicais proporcionam quando fazemos música. Vemos, assim, que a música, como uma linguagem não verbal, auxilia o paciente a ir ao encontro das palavras (Damásio, 2000). Um estudo neurocientífico aponta sobre a relação entre música, memória e demência demonstrando que pacientes reagem fortemente ao estímulo de melodias familiares: o paciente canta simultaneamente a melodia conhecida, recorda e fala algumas palavras relacionadas com a letra da música, recorda da letra e continua a cantar após o término do estímulo musical em questão. Dentre várias considerações, é confirmado que a memória musical é preservada em processos demenciais e que é um grande caminho como guia para pesquisas futuras.

Tais canções devem ser de conhecimento prévio do paciente, por isso a importância da investigação do musicoterapeuta para garantir o *background* musical que retratará a história sonoro-musical do paciente. A música fornece um apoio encorajador no que se refere à bagagem musical que possui o indivíduo e que pode, em algumas formas de demência, ser confiavelmente e quantitativamente avaliado por observação do comportamento. Em um estudo com idosos institucionalizados em cuidados paliativos, verificou-se a importância do atendimento musicoterápico no que se refere à maior estimulação para a vida, satisfazendo necessidades importantes para os participantes do grupo (Hilliard, 2004).

Os trabalhos clínicos e pesquisas científicas consagradas têm demonstrado que os padrões rítmicos têm bastante ressonância em casos de indivíduos com doença de Alzheimer em estágios mais avançados (Tomaino, 1998).

É importante que, nessas intervenções musicoterápicas, o atendimento individual seja privilegiado. Neste momento, muitas vezes o paciente não entende mais o que está sendo verbalizado, mas consegue recordar canções, estabelecendo as relações a partir do padrão rítmico, expressado ao fazer música durante as sessões. Em nossa prática clínica observamos que os estímulos a partir de padrões rítmicos podem auxiliar desde as recordações de letras e canções até a ordenação dos movimentos corporais.

O idoso, ao sentir e perceber a rítmica ordenadora e estruturante da música, segue com seu próprio corpo em movimentos coerentes, reconhecendo-se como produtor desses movimentos ordenados. Tal reconhecimento proporciona mais equilíbrio, principalmente na deambulação. O domínio da estrutura rítmica corporal é fornecido pela ação de fazer música, no ato de tocar um instrumento musical (como o tímbale de forma simétrica), em que os tempos fortes e fracos de um padrão rítmico fornecem o repouso e o impulso para o novo movimento. Esse recurso é importante para que o paciente se sinta equilibrado fisicamente em sua marcha ritmada e apoiado pela estrutura que a música proporciona.

Os estudos de Zatorre *et al.* (1992) apontam a importância da percepção e da produção dos padrões temporais ou rítmicos, tanto na linguagem verbal como na linguagem musical, demonstrando seu valor para a comunicação do ser humano e, consequentemente, a sua estruturação.

O indivíduo acometido por um processo demencial está com perdas progressivas da identidade, em todos os níveis. As memórias estão sendo apagadas. O trabalho de musicoterapia tanto em grupo como individual visa proporcionar um ambiente de bem-estar, onde a música ofereça o caminho para o resgate de suas memórias ainda eficientes. Os familiares devem, sempre que possível, fazer parte do tratamento, de forma participativa e atuante. O estímulo musical não só auxilia o paciente, mas estabelece relações de prazer e ludicidade entre ele, seus familiares, cuidadores e o meio que o cerca. Verificamos em nossa prática clínica que a música pode, nos estágios mais avançados da doença, ser o último elo, a derradeira forma de comunicação do indivíduo com o mundo. Ela proporciona ao paciente com demência estabelecer uma ponte com a estrutura afetiva na qual a aliança com o musical faz a comunicação do ser consigo mesmo e, por consequência, com o outro.

Quando o musicoterapeuta toca uma canção conhecida do paciente, ao escutá-la, este imediatamente modifica sua fisionomia, enrubesce, sorri ou até chora, demonstrando, assim, a estreita e direta conexão límbica, canal de comunicação entre a música e a emoção. "Pesquisas em neurociência indicam a existência de uma forte conexão entre o sistema auditivo e o sistema límbico" (Tomaino, 1999).

É nessa estrutura afetiva que a música penetra, não como uma imitação ou cópia, mas como ela mesma, auxiliando o idoso na busca do vínculo perdido, ao associar o estímulo musical externo ao consonante interno. Quando a palavra já não pode mais expressar sentimento e significado, é na comunicação a partir da música que se estabelece o elo para o paciente e os familiares. Cantar uma canção e perceber que o seu ente querido expressa um sorriso ou suspira, durante ou ao fim de um canto, é uma forma de comunicar e de se estar com o outro. Eu estou ainda contigo e sei que tu ainda estás comigo!

Musicoterapia e doença de Parkinson

É no corpo e a partir dos movimentos corporais que o indivíduo expressa também o sentido da música. A música impulsiona o movimento. Do mesmo modo, a relação da emoção com o movimento é estreita tanto em sua forma programada quanto no movimento automatizado (Pacchetti *et al.*, 2000). Parte do corpo estriado, uma das estruturas encefálicas ligadas à doença de Parkinson, pertence ao sistema límbico. O denominado "estriado ventral" participa do comportamento emocional mostrando a associação íntima entre corpo, movimento e emoção (Alexander *et al.*, 1990).

É no corpo e na fala que, progressivamente, o indivíduo com doença de Parkinson vai sentindo a perda do controle de seus movimentos, vendo surgir as incapacidades de deambulação, de comunicação e de expressão.

Como uma doença idiopática neurodegenerativa, a doença de Parkinson vem atingindo um número cada vez maior de indivíduos idosos. Os sintomas mais comuns são a rigidez muscular, os tremores de repouso, a lentidão dos movimentos (bradicinesia), a perda dos movimentos (acinesia), problemas de equilíbrio e deambulação, expressão facial prejudicada, bem como dificuldades na coordenação motora da fala (Pacchetti *et al.*, 2000).

O tratamento musicoterápico do paciente com Parkinson visa, primordialmente, ao controle dos sintomas, à melhora da qualidade de vida do indivíduo, buscando reduzir as incapacidades clínicas com o uso de técnicas que promovem o controle rítmico do corpo, atuando nos movimentos, na deambulação e na fala (a partir do ato de cantar). A música age como um estímulo específico, com o objetivo de obter respostas motoras e emocionais do paciente. A abordagem musicoterápica, neste caso, é semelhante àquelas de que tratamos anteriormente, com a aplicação de entrevistas e testificações musicais, mas deve focalizar, essencialmente, o seu objetivo na melhora das condições motoras e emocionais do paciente. O musicoterapeuta precisa estar atento às fases da doença, constatando o grau em que se encontra o paciente.

Na nossa prática clínica, observamos que, na doença de Parkinson, há uma quebra do padrão rítmico do corpo, quando o indivíduo perde o controle sobre os movimentos. E é a partir do trabalho rítmico que podemos estimular os pacientes.

O ritmo estimula as respostas imediatas e espontâneas, aumentando o nível de atenção. Um ritmo bem estruturado e em andamento apropriado ao tempo do paciente é o que dá suporte para que ele se engaje na mesma pulsação do ritmo, auxiliando-o na coordenação de seus movimentos.

A música proporciona uma estrutura, uma ordenação e, ao mesmo tempo, uma maleabilidade para que o paciente sinta o seu corpo de forma mais rítmica e estruturada ao tocar um instrumento ou cantar e escutar uma canção. A atividade corporal prejudicada encontra, na música, uma aliada, uma facilitadora dos movimentos corporais. Quando o corpo se encontra com muitos tremores, o estímulo musical adequado pode auxiliar no relaxamento da musculatura, facilitando o movimento e amenizando as dores do paciente. Em estado de "congelamento" dos movimentos, a ação de fazer música impulsiona e incentiva a regularidade do movimento, trazendo a cadência perdida. Uma música de caráter estimulante aumenta a coordenação motora, proporciona maior exatidão nos movimentos e dá evidência de que pode melhorar principalmente os movimentos dos braços com maior precisão (Bernatzky *et al.*, 2004).

Muitas vezes, o comando verbal para a realização de um movimento corporal de um paciente com doença de Parkinson é prejudicado pela bradicinesia e pela falta de coordenação. No atendimento musicoterápico, a utilização adequada da música fornece, muitas vezes, o apoio para a realização de outras atividades, como, por exemplo, a deambulação acompanhada de um ritmo simétrico e regular (Pacchetti *et al.*, 2000). É importante o oferecimento de instrumentos musicais simétricos, como tímbale e tambores, em que a forma de tocar (com baquetas grossas e pontas de feltro) e os timbres mais graves promovem maior relaxamento da musculatura e consequente controle dos movimentos e regularidade aos mesmos.

No que se refere ao canto, o paciente com a doença de Parkinson se beneficia profundamente, pois, à proporção que canta, vai melhorando a capacidade respiratória, bem como vai adquirindo domínio sobre a musculatura das cordas vocais, facilitando a emissão sonora. É possível que a voz rouca e trêmula, inicialmente, o faça sentir-se incapaz de cantar.

Na escolha do repertório musical, é importante que o musicoterapeuta estimule o paciente a começar por canções mais simples, em compassos em que possa existir uma pausa para o descanso, na mesma estrutura do compasso. Assim, deve-se optar, por exemplo, pelo tempo de valsa (3/4), ou o compasso (2/4), em que o tempo forte se instala, assemelhando-se ao tempo da marcha, formando um apoio para o impulso seguinte.

Em alguns casos estudados por Sacks (1998) foram comprovados os efeitos da ação de tocar instrumentos e da reação positiva de pacientes que "descongelavam" seus movimentos e podiam tocar, ao piano, determinadas canções por cerca de 4 h seguidas. Isso, é claro, em pacientes que sabiam tocar o instrumento. E ao tocar o instrumento, o sintoma da doença de Parkinson desaparecia, dando lugar à fluência de movimentos e à normalidade. No momento de fazer música, essa paciente se libertava, durante esse período, dos sintomas que apresentava.

Na nossa experiência clínica, observamos, regularmente, a melhora acentuada dos tremores e da rigidez muscular dos pacientes com o decorrer da sessão, possibilitando-lhe o uso do instrumento musical e a nítida melhora da emissão sonora a partir do canto.

Nos movimentos rítmicos produzidos pelo paciente a partir da música, é necessário que o musicoterapeuta proporcione a ele um ambiente onde os movimentos possam ser livres no ato de tocar. Ao mesmo tempo, deve fornecer um fundo musical com andamento constante, agradável, em tempo regular e firme, bem como de intensidade moderada. É de fundamental importância esse lugar, de segurança e estabilidade, onde o paciente se sinta livre para experimentar as várias maneiras de tocar e, aos poucos, vá se libertando da rigidez muscular, do tremor, ao fazer música, tocar e cantar. É no movimento e na ação de fazer a música que o paciente com doença de Parkinson consegue, muitas vezes, o relaxamento corporal, obtendo prazer e abstraindo, por um tempo, suas dificuldades. Pesquisas do funcionamento cerebral e no campo da musicoterapia vêm confirmar a utilização da música, bem como vêm conduzindo o desenvolvimento de novos métodos baseados em música para o tratamento do Parkinson, com o objetivo de aliviar os sintomas da doença como também de outras doenças neurológicas (Myskja, 2004).

Esses pacientes, muitas vezes, se sentem frustrados por não poderem deambular com a precisão, o ritmo e a coordenação de antes. No decorrer do processo musicoterápico, sugere-se ao paciente que escolha uma canção que ele irá introjetar como a "sua canção de ação". Tal música deve possuir compasso, andamento e ritmo adequados para ele. Esta canção o acompanhará em suas atividades cotidianas, sendo utilizada como um referencial interno, próprio, na execução dos seus movimentos. O uso da "canção de ação" auxilia, sobremaneira, a sua coordenação motora.

Música é movimento. Se o paciente descobre a sua canção e a sente dentro de si, terá um apoio, um suporte musical estruturado na realização dos movimentos ao cantá-la para si mesmo. A música se torna uma companhia para as atividades rotineiras, em que a tarefa de ir ao banheiro, por exemplo, já é algo tão difícil. Este suporte musical o auxilia no controle dos movimentos respiratórios, da voz, da deambulação, reorganizando os movimentos corporais a partir da estruturação musical. A música pode ser ajustada aos movimentos e os movimentos a ela; afinal, o que faríamos sem ela quando desejássemos dançar?

Musicoterapia e acidente vascular encefálico

O tratamento musicoterápico com pacientes acometidos por AVE dependerá do tipo de sequela produzida, que pode acarretar problemas relacionados com atenção, concentração, compreensão e expressão, bem como com problemas físicos (Grob, 1998).

A avaliação musicoterápica deve ser realizada individualmente, pois o programa de tratamento deve atender às necessidades individuais do paciente. Podem existir pacientes com sequelas semelhantes, mas as necessidades podem vir a ser diferentes. É preciso levar em conta a expectativa do paciente em relação ao tratamento de musicoterapia. Durante a avaliação e a testificação musicoterápicas, nem sempre o paciente pode expressar-se verbalmente, devido às sequelas apresentadas. Verifica-se, portanto, a importância de o musicoterapeuta explicar detalhadamente o programa de tratamento a ser aplicado, explicitar os objetivos a serem trabalhados tanto para o paciente, se ele puder compreender, como para o familiar e o cuidador, se for o caso.

A música como linguagem é um traço universal e específico dos humanos. Da mesma maneira, a apreciação da música como compreensão da linguagem parece ser o produto de uma organização cerebral específica, mas que ocupa diversas áreas cerebrais. O suporte para a existência de redes neurais musicais específicas é encontrado em várias condições patológicas que isolam as habilidades musicais do resto do sistema cognitivo. O acidente vascular cerebral traumático, por exemplo, pode levar a distúrbios do processamento seletivo de música (Peretz, 2002).

O cliente pode estar impedido de se expressar verbalmente, mas é possível que esteja lúcido para compreender e para auxiliar em seu próprio tratamento. A dificuldade de expressão por meio da fala não deve ser um obstáculo para o entendimento das necessidades do paciente por parte do musicoterapeuta. A música é a via de acesso, é o canal de comunicação por onde transitarão suas vontades e necessidades. Na possível integração e interação de áreas, por meio do canal sonoro-musical, a musicoterapia atuará, possibilitando o que Tomaino denomina de *engajamento complexo*, em que os pacientes com as dificuldades inerentes ao AVE (funções executivas, de compreensão, entre outras) poderão superar alguns de seus impeditivos funcionais, de execução e compreensão, bem como aliviarão fatores psicológicos que os acompanham, possibilitando, portanto, resultados terapêuticos (Tomaino, 2014).

Em um paciente cuja sequela é a hemiparesia ou a hemiplegia poderemos verificar a perda do equilíbrio e dos movimentos de parte do corpo. Com isto, o paciente terá alterado a imagem corporal que possui de si mesmo, sentindo um estranhamento do seu próprio corpo. A música e seus elementos constitutivos (ritmo, melodia e harmonia), neste caso, têm um papel relevante no que se refere à adaptação e à possível reintegração dos movimentos corporais, bem como à descoberta de novas formas de adaptação às transformações neurológicas causadas pelo AVE, que se evidenciam na atividade corporal (Tomaino, 1999).

A música pode auxiliar nos casos de sequela de AVE na estimulação da sensopercepção (Kim, 2005), na adequação rítmica da marcha, nas expressões rítmicas corporais, na expressão verbal e nas formas de expressão não verbal, como, por exemplo, gestos, expressões faciais de alegria, surpresa, entre outros.

No trabalho com a música, utilizando a melodia, o canto e a interpretação no canto, observamos que o paciente pode estabelecer uma ligação com as expressões verbais, muitas vezes prejudicadas. Terapia de entonação melódica e técnicas vocais relacionadas podem melhorar a disfasia expressiva e vêm sendo de grande ajuda na reabilitação de desordens neurológicas como o Parkinson e o AVE (Myskja, 2004). A utilização de melodias conhecidas do paciente possibilita um espaço e um tempo de reconhecimento de si próprio na canção, bem como de organização cognitiva que a própria música fornece ao paciente durante o tratamento. Na melodia temos o ritmo e a dinâmica dentre tantos outros elementos implícitos, não se limitando a diferenças de afinação somente. Ela possibilita ao paciente experimentar o fazer musical enquanto ela se dá, ao mesmo tempo oferecendo a totalidade da experiência, evocando sentimentos de abrangência e reconhecimento de si na canção. A melodia, não sendo disforme, é sim uma estrutura abrangente que, em sua totalidade, pode ganhar significado como categoria terapêutica (Aldridge; Aldridge, 2008).

Quando um paciente tem consciência de que perdeu a capacidade de expressar verbalmente o que deseja e, mesmo com dificuldade, consegue cantar um pequeno trecho musical com letra, experimenta um momento gratificante, expressando, por meio da música, o que de outra maneira lhe é impossível realizar. Isto não quer dizer que a expressão musical substitua a palavra, mas ela é uma outra forma de comunicação, em que muitas das estruturas musicais se assemelham às estruturas que formam a linguagem verbal, lembrando aqui a teoria do cérebro inteiro. Por exemplo, no ritmo e nas inflexões sonoras, bem como nas dinâmicas e interpretações, as melodias vêm carregadas de significados. O musicoterapeuta pode lançar mão dessas estruturas, que aproximam ambas as linguagens (verbal e sonoro-musical), para oferecer um canal de comunicação aos desejos e às vontades do paciente impedido de expressar-se por uma lesão, muitas vezes irreversível, mas nem por isso passíveis de adaptação.

Da aproximação dessas linguagens, abordando as semelhanças e diferenças entre elas, vão ocorrendo a adequação e a adaptação do indivíduo a novos comportamentos. O estímulo musical, principalmente o ritmo e a melodia, podem auxiliar nessa nova adaptação, aumentando a transmissão de dados nas diferentes áreas do cérebro e estabelecendo uma rede de estímulo e informação, portanto, de respostas motoras e sensitivas. Determinados padrões rítmicos podem impulsionar ou excitar o córtex motor para coordenar movimentos (Tomaino, 2014).

A música é um fator preponderante de estimulação em variadas partes do cérebro, possibilitando conexões que, mais tarde, podem auxiliar na capacidade de adaptação de outras áreas do cérebro para substituir funções já perdidas. Ou seja, atua na plasticidade neuronal, referindo-se a alterações estruturais e funcionais, e nos mecanismos de comunicação neuronal, as sinapses, como resultado de processos adaptativos do organismo (Chollet *et al.*, 1991). Em outro estudo, autores referendam que a música oferece uma oportunidade sem igual para o melhor entendimento da organização do cérebro humano, tendo um papel privilegiado na exploração da natureza e da extensão de plasticidade do cérebro (Peretz; Zatorre, 2005).

O atendimento musicoterápico pode ser realizado em grupo, dependendo da avaliação do musicoterapeuta quanto à elegibilidade para tal forma de tratamento. O trabalho de musicoterapia em grupo, para pacientes que já estão com sequela de AVE por período mais longo, é um momento de grande prazer para eles, pois tocar e partilhar a ação de fazer música é um dos momentos em que o paciente pode comunicar-se socialmente, sentindo-se produtivo ao experimentar sua voz e seus movimentos associados aos do grupo. A emoção que a música proporciona incentiva o paciente a seguir adiante junto com seus companheiros de grupo.

O atendimento individual é elegível, em princípio, para o paciente que necessita de uma abordagem focal mais específica, como no caso de se estabelecer um programa de musicoterapia breve para pacientes que foram acometidos por AVE recentemente. Desse modo, a abordagem deve ser intensiva e direcionada, para que o paciente se beneficie o mais rápido possível do tratamento.

Considerações finais

Antes de aprendermos a dividir as áreas de conhecimento e nos especializarmos, verificamos que arte e ciência caminhavam unidas desde as épocas mais antigas, demonstrando-nos o poder estimulador e terapêutico da música. Objetivamos aqui enfocar e apontar os avanços da clínica musicoterápica no campo da Gerontologia, como tratamento coadjuvante da clínica gerontogeriátrica.

O que podemos constatar é que a musicoterapia aplicada a pessoas idosas é um campo fértil de buscas e descobertas. A prática clínica atual vem demonstrando resultados do tratamento musicoterápico, que apresenta um importante papel como elemento de estimulação, prevenção e manutenção das funções cognitivas. As pesquisas atuais confirmam o teor científico da mesma.

Em constantes avanços investigativos científicos e clínicos, podemos verificar a profusão de novas definições e redefinições no que se refere à prática e à teoria musicoterápicas. No campo das descobertas, não devemos fechar questões, mas sim abrir possibilidades para o encontro do novo.

A musicoterapia vem alcançando níveis de tratamento com abordagens diferenciadas para cada tipo de patologia, entretanto com a filosofia de tratar o indivíduo idoso como um todo indissociado.

O atendimento ao idoso requer atuações multiprofissionais e interdisciplinares para seu pleno sucesso. É na interação com as demais áreas do conhecimento clínico, valorizando os estímulos cognitivos, de cunho emocional, social, afetivo e espiritual, a partir da linguagem musical, que a musicoterapia poderá contribuir de maneira mais efetiva.

As canções de nossas vidas traçam rotas e caminham juntas com o nosso envelhecer, traduzindo nossas vivências. E se isso fazem é porque nos pertencem e se tornam nossas companheiras de jornada. Fomos nós quem as construímos com cada sorriso e cada lágrima.

Vale lembrar que o indivíduo idoso não possui uma música dentro de si; porém, as mais variadas canções que marcam e constroem a sua história. Este canal sonoro-musical se torna, muitas vezes, a principal via de comunicação para os que dela necessitam. A música irá onde a palavra já não mais alcança.

No processo musicoterápico o idoso cria laços consigo mesmo através do ato criativo e de todas as suas canções. A música é a ponte, o musicoterapeuta, o facilitador. Afinal, nós fazemos música para nos escutarmos nela.

130

Suporte Social ao Idoso Dependente

Naira Lemos • Sônia Lima Medeiros

Introdução

O ser humano tem uma natureza gregária. Precisamos uns dos outros em todas as fases de nossa vida. Durante todo o nosso processo de crescimento e amadurecimento, estamos inseridos em algum grupo com diferentes vínculos; porém, de modo geral, temos a família como primeiro suporte de vida. Nossos grupos sociais sofrem alterações com o passar do tempo. Algumas pessoas entram nele e ficam por toda nossa vida. Outras passam rapidamente e nunca mais voltam. Nesse caminho, vamos nos socializando e atribuindo diferentes funções a nossos grupos de suporte. O ser humano constrói a sua existência no tempo. Precisa de tempo para crescer, aprender, amadurecer e morrer. É pelo cuidado que a humanidade se mantém e progride, encontra sentido em sua existência no mundo e faz história. Todo ser humano necessita de cuidado ao longo da vida, variando esse cuidado em qualidade, intensidade, fonte, significado e propósito. O cuidado é, assim, essencial ao desenvolvimento de quem o oferece e de quem o recebe. O cuidado não se legitima pelo progresso daquele que é cuidado e mesmo as pessoas com doenças sem possibilidades de cura devem ser cuidadas pelo seu maior bem.

Um dos marcadores mais significativos de uma velhice saudável é a manutenção da funcionalidade e esta abrange várias dimensões que vão desde seus determinantes até as intervenções, visando otimizar as potencialidades do idoso em seu percurso do envelhecimento. Se por um lado a detecção precoce das disfunções físicas é essencial para uma melhor qualidade de vida, por outro o planejamento do suporte social é fundamental para a manutenção desse idoso participante de seus processos e usufruindo de sua autonomia e independência pelo maior tempo possível. Com a grande prevalência de doenças crônicas o engajamento do idoso no seu tratamento é crucial para a efetividade da intervenção proposta pela equipe e, mais ainda, a importância do suporte como viabilizador dessa participação. A parceria entre os profissionais de saúde e a rede de suporte social do idoso é um meio de garantir melhores condições clínicas e a promoção de uma melhor capacidade funcional. Os efeitos diretos do apoio social são estimulação da saúde e do bem-estar, aumento da sensação de previsibilidade, da autoestima e do senso de controle, melhor enfrentamento das experiências negativas e efeito amortizador do estresse. Por outro lado, uma das características que, em geral, definem uma pessoa de idade avançada é seu estado de dependência.

Dependência é um fenômeno complexo, multidimensional e multicausal (Perracini e Gazzola, 2019). Se somarmos à dependência física e cognitivo-emocional doenças, exclusão social, inatividade e isolamento, o envelhecimento poderá se tornar muito mais penoso.

A crescente inserção da mulher no mercado de trabalho reduz ou mesmo elimina a possibilidade de a figura feminina continuar sendo a única cuidadora dos membros dependentes da família, como tradicionalmente acontecia. Por variados motivos, as novas gerações não estão dando conta de prover as próprias necessidades nem de cuidar de seus idosos.

A família continua sendo o espaço natural de proteção e apoio para o cuidado dos idosos e dos doentes com comprometimento físico e/ou mental ainda que necessite de suporte do Estado e da sociedade civil. Entram em cena, então, as redes de suporte ou de apoio social.

Na velhice, precisamos saber com quem realmente podemos contar no âmbito do suporte social, pois, segundo Domingues *et al.* (2020):

> Qualquer que seja a fase da vida, sabe-se que um dos pontos cruciais para a manutenção da qualidade de vida está relacionado à rede de suporte existente e à qualidade dessas relações. Dessa forma, é fundamental incorporar na avaliação multidimensional da pessoa idosa componentes relacionados à família e à rede de suporte social.

Considerando os efeitos positivos na saúde dos idosos, o fortalecimento das redes na velhice deve se tornar um hábito a ser desenvolvido e perpetuado. Os profissionais de saúde devem estimular a formação de redes sociais em que o idoso possa, efetivamente, trocar apoio. Além de favorecer relações satisfaçam as necessidades dos idosos em situação de dependência, intermediar relações nas quais o idoso possa, também, oferecer apoio, pode protegê-lo da dependência (Brito *et al.*, 2019).

O aumento da expectativa de vida no Brasil, embora seja uma conquista importante, não foi acompanhado por melhora na qualidade de vida, especialmente nesse grupo etário. A desigualdade social impera em todas as faixas etárias, inclusive na dos idosos, que vivem mais, porém, com sérios problemas econômicos, sociais e de saúde.

Segundo Neri e Vieira (2013):

> Apoio ou suporte social é um produto da atuação das relações sociais e pode ser classificado nas seguintes classes: apoio material (p. ex., ajuda financeira e com alimentos); apoio instrumental (auxílio em tarefas domésticas e transporte); apoio informativo (sobre saúde e legislação ou na tomada de decisões); apoio afetivo (inclui expressões como amor, afeição e encorajamento).

O que se entende por cuidado informal é o conjunto de ações que compõem a proteção exercida pelos familiares, vizinhos ou amigos aos idosos quando necessário.

Este capítulo tem como objetivos conceituar o fenômeno do suporte social, estabelecer para ele uma tipologia e descrever como ela se apresenta na sociedade brasileira. Veremos que o suporte ou apoio ao idoso pode assumir várias feições, dependendo das suas necessidades físicas, sociais e psicológicas e das condições do contexto em que vive. Embora a velhice patológica, que configura um conjunto de condições que exigem cuidados caros e complexos, seja uma realidade menos comum do que se supõe, é importante que as sociedades estejam preparadas para lidar com as questões médico-sociais que se associam à convivência com uma velhice disfuncional e com a perda de autonomia. Isto implica preparar, acompanhar e amparar as famílias, a vizinhança e os grupos de voluntários que se envolvem em tarefas de cuidar de idosos doentes e incapacitados. Significa também gerar locais, equipamentos e técnicas que favoreçam o bem-estar dos idosos e dos que respondem por eles. Embora haja uma restrição generalizada à institucionalização do idoso, e a despeito de que este recurso é escasso e precário na sociedade brasileira, é nossa opinião que devem ser pensadas formas adequadas de oferecer abrigo em longo prazo para os que, por motivos pessoais, familiares, econômicos ou de saúde, não têm uma rede informal de suporte que cuide deles. Finalmente, citaremos alguns instrumentos de avaliação da rede de suporte social.

Autonomia, independência e dependência

As condições autonomia, independência e dependência envolvem uma relação dinâmica expressa de formas diferentes nas diversas fases do desenvolvimento. Os bebês e as crianças pequenas dependem dos pais para sobreviver e para se desenvolver como seres humanos. À medida que a criança se desenvolve, a dependência física e psicológica aos pais diminui, mas dá lugar à dependência aos iguais e às pessoas da família. Com o desenvolvimento, paulatinamente aparecem relações de interdependência entre parceiros, mas, de todo modo, principalmente no mundo ocidental contemporâneo, a autonomia é o grande balizador do ajustamento das pessoas. Assim, essa condição torna-se o ideal do desenvolvimento durante todo o ciclo vital.

Em períodos críticos do desenvolvimento, em que uma forte demanda biológica ou ambiental requer mudanças repentinas na condição de autonomia, a necessidade de cuidados oferecidos pelos semelhantes aflora com mais clareza do que em períodos usuais, em que o organismo não tem que enfrentar novas ou intensas exigências de ordem física, psicológica ou social. Diante de pressões, a pessoa tem que recorrer aos recursos pessoais e contar com apoio, para adaptar-se. Porém, como a autonomia é meta primordial do desenvolvimento, depender dos outros na vida adulta é algo rejeitado e temido pela maioria das pessoas, principalmente quando a dependência física é acompanhada por perda da capacidade de decidir por si e para si, o que configura incapacidade cognitivo-emocional.

O cerne do conceito de autonomia é, assim, a noção do exercício do autogoverno, associado aos seus correlatos: liberdade individual, privacidade, livre escolha, autorregularão e independência moral. Já no conceito de independência, o aspecto central é a capacidade funcional, que em sua expressão máxima significa poder sobreviver sem ajuda para as atividades instrumentais de vida diária e de autocuidado. É possível ser funcionalmente dependente, mas reter autonomia (Neri, 2008).

Na velhice, a manutenção da autonomia e da independência está intimamente ligada à qualidade de vida. Uma das maneiras de se verificar a qualidade de vida de um idoso é avaliando o grau de autonomia que ele tem e a independência com que desempenha as funções do dia a dia, sempre considerando o contexto sociocultural em que vive. Isto porque é este que vai lhe oferecer oportunidades ou restrições para o exercício total ou parcial da independência e da autonomia. Contextos aceitadores e respeitadores dos direitos de todos os cidadãos, e que, por isso, oferecem compensações e ajudas arquitetônicas, ergonômicas, econômicas, estéticas, educacionais a cada um, segundo a sua singularidade, têm maior capacidade para garantir a autonomia e a independência de seus membros, entre eles os idosos.

Na literatura gerontológica, a dependência é definida como a incapacidade de a pessoa funcionar satisfatoriamente sem a ajuda de um semelhante ou de equipamentos que lhe permitam adaptação. Também aparece relacionada com o estado de desamparo ou de impotência, temas que retornarão à discussão neste tópico. Em sentido mais atenuado, conota relações de apego e solidariedade.

A velhice com dependência pode estar relacionada com fatores clínicos, sociais e psicológicos. Os fatores clínicos são aqueles que se associam às perdas físicas e às comorbidades, que podem se agravar ao longo do tempo. As questões sociais são a perda de entes queridos, dificuldades financeiras, afastamento do trabalho, dificuldade de acesso aos serviços de saúde e isolamento social por diversas causas, que vão desde as dificuldades de acessibilidade nos seus domicílios à ausência de família ou perda de papéis sociais. E todos esses fatores, é claro, vão interferir na saúde mental dos idosos.

As crenças, os valores e as expectativas sociais sobre a dependência na velhice podem associar-se a tratamentos amigáveis ou não amigáveis aos idosos e ao reconhecimento da legitimidade de seus direitos. Os idosos podem sentir-se melhor e ser tratados mais adequadamente em sociedades em que a dependência é mais tolerada e que atribuem conotação ética e moral ao saber depender na velhice.

As crenças, os valores e as expectativas do próprio idoso sobre a dependência funcionam como elementos reguladores do seu comportamento. As estratégias que usa para avaliar a própria funcionalidade, bem com o que pensa sobre seu direito a depender e a ser cuidado, podem afetar as suas manifestações de independência.

As consequências que as manifestações de dependência têm sobre o ambiente são fortes determinantes de sua manutenção ou das tentativas do idoso de funcionar de forma tão independente quanto lhe seja possível. Comportamentos dependentes que ocasionam consequências físicas e sociais tendem a se manter e aperfeiçoar. Comportamentos que não geram consequências tendem a gerar senso de desamparo e baixa responsividade ao ambiente físico e social. O fato de os idosos saberem que podem controlar o ambiente pela dependência pode exercer um efeito benéfico sobre seu bem-estar. Familiares cuidadores e profissionais devem pensar em como lhes dar a ajuda necessária em vez de fazer pelo idoso. Resumindo, a dependência na velhice tem muitas faces e diferentes etiologias. Tem, também, diferentes consequências sobre as relações do idoso consigo mesmo e com as outras pessoas, da mesma idade e de outras gerações; com o ambiente físico construído pelo homem; com o mundo natural e as instituições sociais. Cumpre diferentes funções na vida individual e na sociedade. Qualquer que seja a sua causa primária ou a combinação de causas que a determinam, o ambiente desempenha um papel importante na forma como vai se manifestar e em sua manutenção.

Entre adultos e idosos, o sentimento de depender de outras pessoas, de aparelhos ou remédios é um desafio. Esse desafio provoca diversas respostas que podem ser moduladas por características da própria pessoa ou do meio em que ela vive. As características de personalidade do indivíduo, os recursos existentes para atender a dependência, as características do suporte social, o significado da dependência para o próprio indivíduo e para seus próximos são exemplos de fatores que podem interferir na resposta da pessoa ao sentimento de dependência. Quando falamos de idoso e de reabilitação, frequentemente nos referimos a indivíduos com comprometimentos em várias áreas da vida (física, psicológica, social etc.) e, portanto, o conceito de atendimento interdisciplinar é sempre o que vai beneficiar melhor o cliente.

É fundamental ressaltar a participação do assistente social em qualquer um dos serviços de atendimento ao idoso e, principalmente, naqueles serviços cuja ênfase é o processo de reabilitação gerontológica. Cabe a esse profissional não só avaliar as condições socioeconômicas e familiares do paciente, como também, enquanto membro da equipe, atuar como facilitador nas relações entre a família, a equipe e o paciente, visando a sedimentar uma base para que possam ser indicados e prestados os serviços de maneira adequada.

A avaliação social deve ser realizada, no primeiro contato, entre a equipe, a família e o paciente. O resultado da entrevista com o assistente social dará os subsídios para a elaboração do perfil do paciente, suas condições socioeconômicas e todos os aspectos de sua dinâmica familiar, dados que comporão o melhor caminho a ser seguido por aquela equipe e paciente. O contato regular entre o assistente social, o paciente e sua família devem ser incentivados, pois, por meio desse contato, o profissional atuará na preparação dessa família para a experiência da reabilitação, viabilizando a avaliação contínua do progresso do paciente.

Cabe ainda ao assistente social fazer a articulação e a mobilização dos serviços existentes na comunidade, que possam apoiar os programas de reabilitação do idoso. O assistente social preocupa-se em levar o homem a pensar sobre as circunstâncias de sua vida. Suas orientações ajudam os pacientes e suas famílias a lidarem com as incertezas do tratamento, promovendo melhor compreensão e adaptação à situação como um todo.

O que é suporte social?

O suporte social tem sido considerado por alguns autores como um recurso capaz de proteger contra o estresse e as situações adversas do cotidiano. Ainda, "o apoio social informal e a maneira como o idoso percebe a própria saúde apresentam-se como recursos protetores que facilitam a adaptação dos idosos às perdas associadas ao envelhecimento" (Rodrigues; Neri, 2012).

Segundo Neri (2001), redes de suporte social são conjuntos hierarquizados de pessoas que mantêm entre si laços típicos das relações de dar e receber. Elas existem ao longo de todo o ciclo vital, atendendo à motivação básica do ser humano à vida gregária. No entanto, sua estrutura e suas funções sofrem alterações dependendo das necessidades das pessoas. As principais funções das redes de relações e suporte social para os adultos e idosos, segundo a referida autora são:

- Dar e receber apoio emocional, ajuda material, serviços e informações
- Manter e afirmar a identidade social
- Estabelecer novos contatos sociais
- Permitir às pessoas crer que são cuidadas, amadas e valorizadas
- Dar-lhes garantia de que pertencem a uma rede de relações comuns e mútuas
- Ajudá-las a encontrar sentido nas experiências do desenvolvimento, principalmente quando são não normativas e estressantes
- Auxiliar as pessoas a interpretar expectativas pessoais e grupais e a avaliar as próprias realizações e competências
- Dar chances para que as pessoas desenvolvam estratégias de comparação de suas competências e realizações com as de outras pessoas (mecanismos de comparação social). Com isso, podem manter a autoimagem e a autoestima e aprender sobre si próprias. Esses mecanismos são muito importantes na velhice, principalmente se/quando os idosos têm que se adaptar às perdas físicas e sociais.

As redes de suporte social podem ser categorizadas quanto a:

- Propriedades estruturais: tamanho, estabilidade, homogeneidade, simetria, complexidade e grau de ligação entre seus membros
- Natureza das relações: formais e informais; envolvendo amigos e familiares e pessoas afetivamente próximas e distantes
- Tipos de interação que proporcionam relações afetivas, informativas ou instrumentais. As afetivas e as instrumentais adquirem importância redobrada na velhice, principalmente em casos de incapacidade funcional
- Grau de desejabilidade: de livre escolha e compulsórias, agradáveis e desagradáveis, funcionais e disfuncionais.

Sabemos que o estresse afeta diretamente o bem-estar de uma pessoa idosa, diminuindo os sentimentos de controle pessoal e de autoestima. Embora os estudos realizados até o momento não tenham trazido contribuições conclusivas sobre a relação entre suporte social e estresse, há forte evidência empírica de que o apoio social ajuda pessoas adultas e idosas a enfrentar eventos estressantes do curso de vida, principalmente quando quem oferece a ajuda respeita os valores e os limites do ajudado, permite e encoraja o exercício da autonomia e da independência.

Sistemas de suporte social

O envelhecimento populacional é um desafio para as sociedades, principalmente para as que não estão preparadas para lidar com essa nova realidade. No Brasil, desde a promulgação da Constituição Federal em 1988, garantiu-se em lei uma política de assistência que pela primeira vez contempla o idoso. No entanto, somente a partir da implantação da Lei Orgânica de Assistência Social (LOAS), nº 8.842, de 7 de dezembro de 1993, e, posteriormente, da Política Nacional do Idoso (PNI) (Lei nº 8.842, de 4 de janeiro de 1994, regulamentada em 3 de julho de 1996 pelo Decreto nº 1.948), iniciou-se, de fato, um movimento mais efetivo no sentido de assegurar a essa população alguns direitos. Na trajetória para a consolidação deste movimento, foi sancionada a Lei nº 10.741, em 1º de outubro de 2003, que dispõe sobre o Estatuto do Idoso (Brasil, 2003). Em seu título IV, Capítulo 47, "Da Política de Atendimento ao Idoso", especifica as linhas de ação da política de atendimento a essa população:

> Art. 47 – São linhas de ação da política de atendimento:
> I – políticas sociais básicas, previstas na Lei nº 8842, de 4 de janeiro de 1994;
> II – políticas e programas de assistência social, em caráter supletivo, para aqueles que necessitarem;
> III – serviços especiais de prevenção e atendimento às vítimas de negligência, maus-tratos, exploração, abuso, crueldade e opressão;
> IV – serviço de identificação e localização de parentes ou responsáveis por idosos abandonados em hospitais e instituições de longa permanência;
> V – proteção jurídico-social por entidades de defesa dos direitos dos idosos;
> VI – mobilização da opinião pública no sentido da participação dos diversos segmentos da sociedade no atendimento do idoso.

Temos, portanto, postas diretrizes objetivas para o norteamento das ações que visam à implementação dos sistemas de suporte social do idoso. Sugerimos, para aprofundar o tema, a leitura do capítulo específico nessa mesma edição do Tratado.

No atendimento às necessidades específicas desse grupo, os sistemas de suporte social são fundamentais. Os serviços de atenção ao idoso devem compor uma rede que vai reunir dois blocos de ações:

- Ações de referência, informação, orientação e encaminhamento (incluindo os serviços de suporte social informal)
- Ações voltadas à inclusão/proteção social (inclusos os serviços de suporte social formal).

Sistemas formais de suporte social ao idoso

Estão previstos na PNI (Brasil, 1997) e descritos no Decreto de sua regulamentação, por meio do art. 4º, como modalidades não asilares de atendimento, temos as seguintes definições.

Centro de cuidados diurnos: hospital-dia e centro-dia

São locais destinados à permanência diurna do idoso dependente ou que possua deficiência temporária e necessite de assistência médica ou de assistência multiprofissional.

Hospital-dia

Podemos definir esta modalidade como local para permanência diurna dos idosos para tratamento médico, pequenos procedimentos quando necessário, reabilitação e cuidados geriátricos/gerontológicos.

Embora considerado um serviço bastante eficaz em outros países, no Brasil não há experiência sistemática nessa área.

Centro-dia

Este modelo de serviço pretende dar apoio às famílias, assumindo os cuidados aos idosos no período diurno, buscando o desenvolvimento das relações interpessoais e contam com equipe interdisciplinar. Os centros-dia têm, em sua maioria, um baixo custo operacional e se constituem em espaço que alivia o trabalho dos cuidadores familiares, bem como são um estímulo ao convívio e à sociabilidade dos idosos. São considerados excelentes como locais para a exploração de atividades que estimulam e potencializam a capacidade funcional dos idosos, funcionando como um sistema de suporte social com foco na prevenção.

Talvez por não exigirem instalações altamente especializadas nem um quadro de profissionais muito complexo, já que comumente não oferecem tratamentos de saúde, e também por satisfazerem às necessidades de uma parte da população dos grandes centros urbanos, a experiência de implantação de Centros-dia já começa a despontar no Brasil. Como exemplos podemos citar as experiências das Prefeituras de Londrina, Santo André e São Paulo.

Atendimento domiciliar

Atualmente, a assistência domiciliar pode ser considerada como uma das alternativas mais eficientes na atenção à saúde, se considerarmos a necessidade de atendimento daqueles que por alguma dificuldade não conseguem acessar os serviços ditos "tradicionais" (Lemos; Maciel, 2019).

Segundo a PNI, é o serviço prestado ao idoso que vive só e é dependente parcial ou totalmente dependente, a fim de suprir a sua necessidade de vida diária. Esse serviço é prestado em seu próprio lar, por profissionais da área de saúde ou por pessoas da própria comunidade.

Os programas de atendimento domiciliar não se propõem a prestar completa, diária e contínua assistência ao idoso, e sim, acompanhar o paciente em seu domicílio, orientar os familiares, avaliar a qualidade dos cuidados prestados, prescrever tratamentos e auxiliar a organizar o ambiente, em visitas programadas de acordo com as necessidades dos idosos e dos cuidadores informais que com ele convivem mais de perto.

Muitas vezes, a atuação dos profissionais em programas de assistência domiciliária tem como função primordial o trabalho de reabilitação. Quando for assim, a família deve ser amplamente esclarecida, para que esteja preparada para colaborar na reabilitação do paciente. Só assim a equipe poderá contar com o sucesso de seu trabalho, nessa área.

No Brasil, a primeira experiência em atendimento domiciliar surgiu na década de 1970, e não era voltada especificamente ao idoso, embora a maioria de pacientes estivesse na faixa etária acima de 60 anos. Na década de 1990, a emergência política de questões relacionadas à responsabilidade do poder público junto aos indivíduos dependentes (na maioria idosos e pessoas portadoras de deficiência) veio acelerar a discussão sobre a necessidade de implementação de programas de assistência domiciliar. O aumento nos custos hospitalares também tem contribuído para a implementação de iniciativas de atendimento extra-hospitalar, buscando maior eficácia e eficiência no atendimento ao idoso.

Não podemos, contudo, ignorar essa realidade no setor privado, pois já é significativo o número de serviços de assistência domiciliar desenvolvidos por empresas particulares, por cooperativas de serviços médicos e convênios de saúde. Dedicam-se à solução prática e integrada de problemas dos pacientes e definem-se pela busca de qualidade nos serviços que oferecem. Em sua maioria, contam em sua equipe com corpo de enfermagem, cuidadores e acompanhantes treinados para atuarem atendendo à solicitação da clientela para tarefas específicas, seja em período integral ou por algumas horas no dia.

Uma das iniciativas que certamente possibilitaria um avanço na melhoria do atendimento aos idosos em domicílio seria o Programa Nacional de Cuidadores de Idosos, instituído por uma Portaria Interministerial, em 1999, que infelizmente não foi implementada.

Instituições de longa permanência para idosos

Embora a PNI priorize o atendimento oferecido pelas famílias, em detrimento do atendimento integral oferecido pelas instituições de longa permanência para idosos (ILPI). Esta modalidade de atenção se constitui em uma alternativa de cuidados para aqueles idosos que, por várias razões, não vivem em suas residências.

Estas instituições são a modalidade mais antiga de atenção ao idoso e, em muitos países, surgiram como um serviço para abrigar idosos pobres e sem família. Ao longo da história de muitas sociedades ocidentais, o surgimento e o desenvolvimento de espaços institucionais, especialmente asilos e manicômios, transformou em prática efetiva a institucionalização de todos aqueles indivíduos que, por motivos de saúde, econômicos, legais e mesmo políticos, eram considerados indignos de conviver em sociedade, ou eram vistos como objeto de compaixão. Transformações sociais e culturais, os altos custos econômicos das instituições fechadas e resultados nem sempre positivos propiciaram um questionamento dessa prática.

Lentamente, a partir dos anos 1960, a família e a comunidade começaram a ser valorizadas como espaços de atendimento, dando origem a movimentos conhecidos como de desinstitucionalização. No caso dos idosos, a família e a comunidade já eram tradicionalmente responsabilizadas pela provisão de cuidados, quer de forma totalmente reservada, quer por meio de instituições mantidas por grupos religiosos que tiveram seu papel reforçado, como forma preferencial de suporte social formal.

A despeito das mudanças sociais em curso, e mesmo levando em conta a possibilidade de desfechos negativos da manutenção de idosos em ILPI (isolamento, inatividade, despersonalização, desamparo aprendido e dependência), não podemos descartar esses equipamentos. Eles, antes, apenas necessários para atender o idoso pobre, sem família, sem casa para morar, hoje frente ao considerável avanço da expectativa de vida, fenômeno que traz consigo o aumento significativo na prevalência de doenças crônicas degenerativas, tornaram-se espaços absolutamente necessários para uma considerável parcela da população.

Camarano e Kanso relatam uma pesquisa realizada entre 2007 e 2009 por regiões do Brasil, que localizou 3.548 instituições no território brasileiro, distribuídas em aproximadamente 29% dos municípios. Segundo a pesquisa, a maioria das ILPI é filantrópica (65,2%), as ILPI privadas constituem 28,2% do total e apenas 6,6% das instituições brasileiras são públicas ou mistas (Camarano; Kanso, 2010).

Cabe-nos apoiar quaisquer iniciativas que proponham a melhoria do padrão de atendimento ao idoso dessas instituições. Em 27/09/2005, Agência Nacional de Vigilância Sanitária (Anvisa) regulamentou o funcionamento de instituições para idosos, por meio da Resolução da Diretoria Colegiada (RDC) nº 283 (Anvisa, 2005), buscando garantir assim, à população idosa, direito assegurado no Estatuto do Idoso (Brasil, 2003). Embora ainda passível de ajustes esta Resolução vem ao encontro do anseio dos profissionais que há longo tempo buscam estabelecer padrões dignos de atendimento à população usuária desse tipo de equipamento.

Sistemas informais de suporte social ao idoso

É na casa, na família, no convívio com vizinhos que o indivíduo constrói relações primárias que constituem a sua base de sustentação para o enfrentamento das dificuldades cotidianas.

Nesses contextos, as relações são marcadas pela espontaneidade e reciprocidade. O meio no qual se insere a família é o complemento da rede de solidariedade e atenção a seus membros, especialmente nas classes sociais menos favorecidas. Essa rede pode variar em tamanho, e às vezes, uma rede muito numerosa e de conexões muito tênues mostra-se ineficaz, porque as pessoas tendem a esperar que os outros façam algo que é necessário e, muitas vezes, ninguém o faz. Com redes muito pequenas, o problema está na sobrecarga de funções que pode levar os que cuidam a um estado de fadiga.

A intensidade da ajuda oferecida varia ao longo de um *continuum*, dependendo do grau de incapacidade funcional do idoso. O grau em que podem causar sobrecarga ao cuidador depende do número e da qualidade das necessidades dos idosos no âmbito do manejo da vida prática e da própria sobrevivência. Os mais onerosos para o cuidador, do ponto de vista físico e emocional, são os que envolvem a sobrevivência física e os que envolvem o manejo de déficits comportamentais e de distúrbios cognitivos (Neri, 2008).

Na avaliação da estrutura e da dinâmica da rede de suporte social informal do idoso deve-se levar em conta:

- A distância geográfica entre os membros que integram a rede, facilitando ou dificultando o seu contato
- A homogeneidade ou heterogeneidade dos integrantes da rede do ponto de vista social, cultural, de idade e de sexo, favorecendo ou dificultando o relacionamento entre seus membros. Assim, é relevante atentar para as sub-redes que se formam
- A proximidade social e afetiva entre os integrantes (independentemente do idoso), porque a troca de informações garante que, ao menor sinal de alteração, a rede se mobilize para solucionar ou minimizar problemas
- A frequência dos contatos, dos membros entre si e com o idoso, pois esse elemento mantém a intensidade das relações e preserva a rede. Outro aspecto importante é a qualidade dos contatos, tendo em vista que contatos com certo equilíbrio entre dar e receber são percebidos como mais satisfatórios.

Outro aspecto importante a ser ressaltado, com relação às redes informais, é que, atualmente, os casais optam por terem poucos filhos ou nenhum, o que faz com que as redes naturalmente se restrinjam. Daí a importância da valorização das amizades e do respaldo comunitário, como integrantes dos vínculos significativos do indivíduo.

No caso específico dos idosos, deparamo-nos frequentemente com situações nas quais estes passam a depender quase exclusivamente de sua vizinhança, de seus amigos, da comunidade, enfim: idosos sem familiares diretos, idosos abandonados pela família, idosos cujos parentes residem longe o suficiente para não manter contatos sistemáticos. Dessa forma, o apoio oferecido por esta rede de convívio muitas vezes é a única alternativa para a sobrevivência ou até mesmo para o encaminhamento a um serviço formal de atendimento.

É importante ressaltar que em qualquer dos sistemas de suporte, seja formal ou informal, a identificação das relações do idoso é fundamental. A partir do conhecimento dessa rede é possível mensurá-la e planejar as ações com base concreta, auxiliando os profissionais que atuam nessa área. O envelhecimento da população brasileira impulsiona, cada vez mais, o poder público a criar alternativas que viabilizem a permanência do idoso na comunidade, otimizando suas capacidades e estimulando, dessa maneira, o exercício de sua cidadania.

Para que se efetivem tais alternativas, faz-se necessária a identificação e posterior mobilização das pessoas que compõem sua rede de suporte social. Para avaliar o suporte social recebido pelo indivíduo existem alguns instrumentos, validados para o Brasil, que são de grande ajuda para compreensão da rede: Social Support Questionnaire (SSQ); escala de apoio social utilizada no Medical Outcomes Study; Family Apgar (Smilkstein, 1978). Podemos contar também com alguns instrumentos para representação gráfica da rede de suporte social como: genograma; ecomapa; diagrama da escolta; mapa mínimo de relações do idoso (Domingues *et al.*, 2012).

Suporte social em tempos de pandemia

Não podemos ignorar aquilo que de mais recente veio afetar diretamente a qualidade de vida da população idosa. Trata-se da pandemia da doença do coronavírus (covid-19), que impôs ao Brasil e ao mundo a adoção de graves medidas de distanciamento social, que trouxeram consigo consequências e prejuízos de ordem emocional, financeira, de relações sociais, entre outros. É claro que essas consequências tiveram impactos diferentes nas diversas faixas etárias, porém, por fazerem parte de um grupo com possibilidade de agravamento dos sintomas, os idosos em todo o mundo passaram a ser monitorados para se manterem afastados do convívio social.

O fato é que a solidão na velhice já se constitui um problema antes da chegada do novo coronavírus, mas agora deve ser vista sob uma nova perspectiva. Os idosos foram forçados a interromper suas atividades sociais para permanecerem em casa. Restrições à liberdade de movimento e distanciamento físico podem provocar interrupção de cuidados e apoio essenciais para eles. Certamente, isto propicia aos idosos o afastamento de seus grupos de convívio, quer sejam formais, quer sejam informais, tornando-se, assim, um gatilho para a solidão e desamparo.

Os dados científicos determinam que o distanciamento físico entre as pessoas é necessário para se conter a expansão do vírus, mas não pode tornar-se um preditor de ausências de apoio e suporte a essa população. Muitos idosos dependem de serviços comunitários e apoio, particularmente aqueles que vivem sozinhos. Felizmente, na maioria dos lugares pudemos observar uma "onda de solidariedade" na busca da garantia de apoio, e ainda medidas institucionais para fornecer os serviços de suporte e, em alguns casos, a expansão ou readequação dos benefícios assistenciais, como no Brasil.

Neste contexto, foi publicado pela Organização das Nações Unidas (ONU), o documento *Policy Brief: The Impact of COVID-19 on older persons*, em maio de 2020, que discute os impactos da pandemia e identifica políticas e respostas imediatas e a longo prazo, descritas em quatro prioridades principais de ação:

- Garantir que decisões difíceis de assistência à saúde que afetam as pessoas idosas sejam guiadas por um compromisso com a dignidade e o direito à saúde
- Integrar totalmente o foco nas pessoas idosas na resposta socioeconômica e humanitária à covid-19
- Expandir a participação de idosos, compartilhar boas práticas e aproveitar conhecimentos e dados
- Fortalecer a inclusão social e a solidariedade durante o distanciamento físico.

Todas essas prioridades, em especial a última, tratam da necessidade de garantir investimentos em serviços voltados a essa população, bem como da preservação de vínculos sociais e suporte à população idosa, na busca da garantia de seus direitos e de um envelhecimento saudável.

No Brasil, algumas medidas institucionais foram adotadas pelo governo federal com o objetivo de minimizar as dificuldades enfrentadas pela população em geral diante do difícil quadro estabelecido a partir da constatação da pandemia de covid-19. Obviamente tendo como alvo as famílias brasileiras, especialmente as de menor renda, todas essas medidas repercutiram junto aos idosos membros dessas famílias, mas aqui destacamos aquelas voltadas especificamente à população idosa, a saber:

- Medidas Provisórias n°s 927 e 936, que antecipam o pagamento do 13º salário a pensionistas e aposentados do Instituto Nacional do Seguro Social (INSS)
- Suspenção da Prova de Vida até dezembro de 2020. Em condições normais, ela é feita pelo segurado anualmente, pelo agendamento e comparecimento a uma Agência da Previdência Social (INSS), para comprovar que ele está vivo e garantir que o benefício continue sendo pago. A sua prorrogação evita o deslocamento dos idosos ou seus representantes legais a uma agência do INSS neste difícil período que estamos enfrentando.

Outra significativa iniciativa, esta do Ministério da Justiça, foi a publicação da Recomendação nº 46, de 22 de junho de 2020, pelo Conselho Nacional de Justiça, que:

> Dispõe sobre medidas preventivas para que se evitem atos de violência patrimonial ou financeira contra pessoa idosa, especialmente vulnerável no período de Emergência em Saúde Pública de Importância Nacional (ESPIN), no âmbito das serventias extrajudiciais.

Esta legislação visa prevenir e defender os idosos da prática de abusos financeiros contra pessoas, especialmente os mais vulneráveis no período de pandemia.

Entendemos que essas e outras possíveis medidas vêm ao encontro do que se pretende quando o suporte social aos indivíduos idosos deve ser reavaliado e reforçado.

Considerações finais

Trabalhar com idosos é trabalhar com seu contexto como um todo, conhecer o meio em que vivem, os laços de parentesco e de amizade e buscar todo tipo de informação que possa auxiliar na construção de seu perfil. Para tanto, é fundamental cultivar habilidades para a busca de dados sobre os membros da rede de suporte, ou se correrá o risco de não serem aproveitados adequadamente os recursos que ela pode proporcionar. Lidar com a realidade de forma eficaz significa articular os dois sistemas de suporte social para idosos: formal e informal. Embora a tendência seja de valorização de programas realizados fora das instituições, é pouco provável que, em função do aumento na população de pessoas idosas, sejam descartados os sistemas de cuidado formais. Ao mesmo tempo, a família e as relações de amizade, laços bastante fortes, continuarão presentes.

Deve ser oferecido suporte institucional àqueles que desempenham o papel de cuidadores (ou qualquer que seja a denominação) daqueles idosos que, de alguma forma, dependem exclusivamente do suporte informal. Capacitar e instrumentalizar essas pessoas é fundamental, bem como valorizar o papel da família, da comunidade, do esforço voluntário e, ainda, que se estruturem propostas específicas para cada tipo e forma de atuação.

Ainda que nossa legislação possa ser considerada ampla e abarque áreas fundamentais da atenção ao idoso, resta uma lacuna importante a ser preenchida: não existem políticas públicas que possam dar suporte a uma importante parcela da população idosa, aquela que reside sozinha. Segundo dados do último censo, o número de domicílios unipessoais no Brasil vem crescendo aceleradamente e os dados apontam para um contingente de 13,2% de idosos residindo sozinhos, especialmente nas regiões Sul, Sudeste e Centro-Oeste. Segundo o IBGE (2012), houve um aumento de 215% de idosos que vivem sozinhos no Brasil no período de 1992 a 2012. Em 20 anos o número passou de 1,1 milhão para 3,7 milhões. Segundo dados do mesmo instituto divulgados pela mídia, a população idosa que atualmente reside sozinha está em torno de 4,3 milhões.

Compreendendo a velhice como uma fase da vida humana, especialmente sujeita a mudanças, contradições e ações do homem e do tempo, é essencial que haja um esforço considerável para a adaptação de condições que possam favorecer, de maneira efetiva, o suporte social necessário e proporcionar àqueles que atravessam essa fase, as condições mínimas para um caminhar mais seguro e mais digno.

131

Metodologias Gerontológicas Aplicadas ao Exercício Físico para o Idoso

Marisete Peralta Safons • Márcio de Moura Pereira • Juliana Nunes de Almeida Costa • Fabiana Medeiros de Almeida Silva

Introdução

O processo de envelhecimento é dinâmico e progressivo, portanto, buscar atualização e aprofundamento sobre esse fascinante tema de estudo está longe de ser uma opção: é uma necessidade para os profissionais da saúde em geral e, em particular, para os profissionais de educação física.

Portanto, as metodologias apresentadas nesta 5ª edição foram expostas à luz da ciência atual, levando em consideração as especificidades da população idosa na prescrição do exercício físico, incluindo sugestões e recomendações gerais baseadas em evidências, experiências e bom-senso.

No Brasil, o Estatuto do Idoso, Lei nº 10.741, assegura a preservação da saúde física e mental como um dos direitos dos idosos. Mesmo com o estatuto aprovado, tais direitos ainda não estão sendo totalmente atendidos pelos estados. As políticas direcionadas ao idoso devem seguir em concordância com os princípios da Organização Mundial da Saúde (OMS) que adotou o termo "envelhecimento ativo" para expressar o processo de desenvolver oportunidades de saúde, participação e segurança, com o objetivo de melhorar a qualidade de vida à medida que as pessoas ficam mais velhas (Organização Pan-americana da Saúde, 2005).

O envelhecimento ativo se aplica tanto aos indivíduos quanto aos grupos populacionais. Possibilita que as pessoas percebam o seu potencial para o bem-estar físico, social e mental ao longo do curso da vida, sua participação na sociedade de acordo com suas necessidades, desejos e capacidades; ao mesmo tempo propicia proteção, segurança e cuidados adequados, quando necessários.

A palavra "ativo" caracteriza a participação contínua nas questões sociais, econômicas, culturais, espirituais e civis, e não somente à capacidade de estar fisicamente ativo ou de fazer parte da força de trabalho. Esta perspectiva desafia os estereótipos de idade mais avançada, caracterizada pela passividade e dependência, colocando ênfase no papel que os idosos ocupam na sociedade. Pelo menos em teoria, o conceito parte de uma noção de envelhecimento, não mais centrada em termos econômicos, mas em direção a uma abordagem mais global, incluindo a qualidade de vida, participação social, bem-estar físico e mental (Foster; Walker, 2014).

A relação entre atividade física e saúde está bem documentada na literatura, mas é fundamental que os profissionais, que atuam ou desejam atuar na área do envelhecimento, conheçam as recomendações gerais do exercício físico e da atividade física e as estratégias para promover saúde, prevenir doenças e tratar ou reabilitar diferentes condições físicas de pessoas idosas.

Parece óbvio conceituar atividade física, exercício físico, aptidão física e comportamento sedentário, mas é comum encontrar confusão e não distinção desses termos tanto entre leigos quanto profissionais da saúde.

Atividade física é todo movimento humano executado pela musculatura esquelética que proporciona gasto energético superior ao de repouso (> 1,5 MET). MET ou equivalente metabólico é a unidade de intensidade de gasto energético equivalente ao gasto energético de repouso. Um MET equivale ao gasto médio de um adulto sentado em repouso por metro quadrado de superfície corporal e corresponde a 3,5 mℓ/kg/min de oxigênio. A partir do MET é possível classificar as atividades em: leves, de 1,6 a 2,9 MET (ficar em pé e realizar atividades de vida diária); moderadas, de 3 a 6 MET (classificadas em quatro domínios: lazer, ocupacionais, deslocamento e domésticas); e vigorosas, acima de 6 MET (exercícios físicos e esportes).

As atividades físicas moderadas não são estruturadas, ou seja, são de execução livre de estabelecimento de intensidade, duração e padronização. Assim, a atividade física moderada representa atividade em geral praticada em menor intensidade, de forma mais lúdica, acessível, de mínimo risco e de baixo custo. Portanto, essas atividades físicas aumentam as possibilidades para a população ser mais ativa, sobretudo nos países com menor disponibilidade de recursos financeiros, como é o caso do Brasil (Porto; Junqueira Jr., 2008).

Por outro lado, o exercício físico é uma subcategoria da atividade física, que se caracteriza por ser planejada, estruturada e repetitiva, com objetivo de desenvolver aptidão física. O esporte se diferencia do exercício físico por envolver competição, ainda que do sujeito com ele mesmo, como em superação de marcas, sujeita a regras oficiais, com atividades praticadas habitualmente em maiores intensidades físicas.

A aptidão física é a capacidade de realizar esforços físicos sem fadiga excessiva, garantindo a sobrevivência de pessoas em boas condições orgânicas no meio ambiente em que vivem. Pode ser classificada em: aptidão física para a promoção da saúde (APFPS) e aptidão física para o desempenho físico (APFDF). Para o alcance da APFPS, é necessário melhorar ou manter os seguintes componentes: força e resistência muscular, resistência aeróbica, flexibilidade e composição corporal. Por outro lado, quando o objetivo é o desempenho físico, são necessários níveis mais elevados dos componentes da APFPS, além de outros como potência, velocidade, agilidade, equilíbrio, coordenação motora, entre outros.

As atividades que correspondem ao gasto energético inferior a 1,6 MET são chamadas de atividades sedentárias e a exposição excessiva a elas é conhecida como comportamento sedentário. Portanto, este é o termo utilizado para caracterizar atividades com gasto energético próximo aos valores de repouso (1 a 1,5 MET). Assim, são classificadas como atividades do comportamento sedentário aquelas realizadas normalmente na posição sentada, como assistir à televisão, utilizar o computador, jogar videogame, falar ao telefone ou conversar com os amigos (Owen, 2010).

É fundamental destacar que comportamento sedentário é um constructo diferente da atividade física, com determinantes específicos e implicações distintas para a saúde das pessoas (Farias Júnior, 2011). Estudos demonstram que para prevenir os efeitos deletérios à saúde, o idoso deve limitar o comportamento sedentário (tempo sentado) em menos de 4 horas por dia.

Desse modo, além das alterações nos sistemas fisiológicos do indivíduo provocadas pelo processo natural do envelhecimento, o estilo de vida deve ser considerado no planejamento e nas estratégias de intervenção para promoção da saúde por meio de um programa de exercícios físicos, pois baixos níveis de atividade física e à exposição ao comportamento sedentário podem resultar em consequências negativas no que se refere aos aspectos estruturais, assim como na função, possibilitando o aparecimento de doenças e incapacidades.

Essa realidade faz com que a habilidade e o desempenho físico para realizar tarefas diárias tornem-se limitadas. Tarefas que são consideradas simples e desempenhadas sem grande dispêndio de energia por jovens e adultos, por exemplo, levantar de uma cadeira ou subir um lance de escadas são consideradas tarefas de desgaste máximo para alguns idosos frágeis.

Do mesmo modo, fatores como tabagismo, consumo abusivo de álcool, alimentação desequilibrada, colaboram para o surgimento de doenças e decréscimo de diversas funções da vida diária do idoso. Assim, os declínios funcionais acarretados pelo aumento da idade devem-se também ao estilo de vida sedentário e a uma dinâmica psicossocial, que são fatores externos ao envelhecimento e perfeitamente mutáveis (Amorim; Dantas, 2002).

Por outro lado, para manter a aptidão física e reduzir os riscos de doenças crônicas e incapacidades nos idosos, é recomendada a realização de exercícios aeróbicos, de fortalecimento muscular e flexibilidade, observando sua frequência, intensidade e duração, para garantir segurança e alcançar os resultados objetivados (American College of Sports Medicine, 2000).

Entretanto, as alterações provocadas nos sistemas fisiológicos do indivíduo devido ao envelhecimento natural também devem ser consideradas nas metodologias aplicadas ao exercício físico para idosos. Ao envelhecer, o coração começa a bombear menores quantidades de sangue em seu estado de repouso, as paredes dos vasos sanguíneos se tornam mais rígidas e ocorre uma diminuição do consumo de oxigênio e aumento da massa cardíaca (Vale, 2015). A realidade é que a capacidade aeróbica decresce, a cada década, aproximadamente 5 mℓ/min/kg em pessoas que adotam comportamentos sedentários e um pouco menos em indivíduos fisicamente ativos.

Segundo White *et al.* (1998), é possível desenvolver a capacidade aeróbica de idosos em pelo menos 20% introduzindo-os em programas de condicionamento aeróbico e, consoante o mesmo autor, esse melhoramento equivale a um acréscimo de 10 a 20 anos para chegar ao limite crítico, estágio em que, muitas vezes, o indivíduo precisa ser institucionalizado.

Além disso, o envelhecimento natural provoca a redução das fibras musculares, em termos de quantidade e tamanho, sendo considerado um dos principais fatores responsáveis pelo decréscimo da força. Há mais de 150 anos, Quetelet já fazia relatos sobre a redução das funções musculares com o decorrer da idade. Verdade que, depois dos relatos de Quetelet, até o presente momento, diversos trabalhos têm abordado essa temática, havendo, inclusive, um consenso de que tal decréscimo torna-se mais evidente a partir dos 60 anos de idade. Carvalho e Soares (2004) relatam que a força muscular máxima é atingida por volta dos 30 anos, mantendo-se praticamente estável até a 5ª década e, a partir dessa idade, as perdas tornam-se mais substanciais e evidentes. Entre os 50 e os 70 anos, há uma perda de aproximadamente 15% por década; após esse período, o decréscimo da força muscular alcança o valor de 30% a cada 10 anos.

O declínio nos componentes da aptidão física, especialmente na força muscular e na flexibilidade, configura-se uma das principais causas de quedas em idosos. Em toda e qualquer prescrição de exercícios para os idosos, deve-se considerar a prevenção de quedas abordando suas causas, entendendo a gravidade de suas consequências e prescrevendo de maneira segura.

Não é possível isolar um único fator de risco determinante para a sua ocorrência. As quedas são resultado de uma interação sinérgica multifatorial; portanto, é necessário que se faça uma avaliação da história de quedas dos idosos e dos exames físicos adequados para detectar as possíveis causas (Luk *et al.*, 2015; Oliveira *et al.*, 2014).

Existem grupos de pesquisadores dedicados a estudar esses agravos, identificando os fatores de risco intrínsecos e extrínsecos para a construção de ferramentas e avaliações efetivas para a prevenção e gerenciamento do evento queda em idosos da comunidade (Chang; Do, 2015; Messias; Neves, 2009).

Os fatores intrínsecos estão relacionados com idade avançada, sexo feminino, etnia caucasiana, *status* pós-menopausa, estatura, baixa massa corporal, comprometimento cognitivo, doenças osteomusculares, artrite crônica, distúrbios da marcha e do equilíbrio, deficiências sensoriais, hipotensão postural, história de quedas anteriores, uso de certos medicamentos como benzodiazepínicos, sedativo-hipnóticos, antidepressivos, anti-hipertensivos, antiarrítmicos, diuréticos e antiepilépticos (Ambrose *et al.*, 2013; Hill; Schwarz, 2004; Karlsson *et al.*, 2013; Prato *et al.*, 2017).

Os extrínsecos são aqueles fatores ambientais que aumentam o risco de queda, como moradia inapropriada, um estilo de vida sedentário, desnutrição, tapetes soltos, pisos escorregadios e irregulares e superfícies externas, pouca luz, cabos elétricos, bancos sem corrimão, calçados inadequados.

Comparativamente, os fatores extrínsecos desempenham um papel progressivamente menor para o risco de queda à medida que a idade avança, em grande parte, porque os fatores intrínsecos, como as doenças crônicas, se tornam mais importantes nessa faixa etária (Karlsson *et al.*, 2013).

É importante ressaltar que existem fatores de risco não modificáveis para quedas e, dentre os que já foram citados, têm-se, por exemplo, idade acima de 80 anos, artrite, demência, acidente vascular encefálico; história de quedas e de fraturas. Outros como o meio ambiente, medicações (especialmente psicoativos e o uso de mais de quatro medicações), fatores metabólicos (desidratação, diabetes, baixa densidade mineral óssea), fatores musculoesqueléticos (fraqueza muscular, equilíbrio, marcha), fatores neuropsicológicos (delírio, depressão, medo de quedas) e sistema sensorial comprometido (vestibulopatias, catarata) são potencialmente modificáveis (Hill; Schwarz, 2004; Moncada, 2011).

Quando se trata de avaliar o efeito de uma intervenção na prevenção de quedas, o foco está na atenção primária e secundária que lida com os fatores de risco potencialmente modificáveis (Chehuen Neto *et al.*, 2018; Voermans *et al.*, 2007). Atenção para aquele idoso que não caiu e visa eliminar os riscos comuns como a falta de exercícios, e para os idosos que caíram e desejam evitar uma nova queda, eliminando os fatores de risco e tratando as alterações específicas.

O arcabouço teórico dos fatores de risco aliado a informações sobre como e onde as quedas ocorrem e o contexto biopsicossocial dos idosos oferecem ferramentas para a elaboração de protocolos de intervenções específicos e efetivos em termos de prevenção. Portanto, acredita-se que exercícios físicos para melhora da força e do equilíbrio que simulem as atividades da vida diária, considerando os seus fatores de riscos, parecem ser os mais promissores para prevenção das quedas em idosos (Clemson *et al.*, 2012).

Neste sentido, nesta 5ª edição os autores buscaram destacar as diretrizes sobre o exercício físico para idosos e como utilizá-las em programas de atividades físicas, considerando os aspectos biopsicossociais dos indivíduos, assim como as metodologias que deverão ser empregadas em diferentes contextos. Além disso, foi incluindo um tópico especial sobre o treinamento sensorimotor para redução do risco de quedas.

Metodologias aplicadas ao exercício para idosos

No atendimento ao idoso é tarefa de toda a equipe de saúde promover o incremento de vida ativa e estimular a prática de atividades físicas dentro das limitações impostas pelas condições de saúde de cada indivíduo. Entretanto, quando se aborda a função específica da prescrição de exercícios para o idoso, do ponto de vista acadêmico, surgem questões a respeito dos aspectos pedagógicos e fisiológicos envolvidos nesta tarefa. Isto tem levado estudiosos a se debruçar sobre o problema de quais seriam as características destas atividades, que fundamentos teóricos e que objetivos específicos embasariam e justificariam uma proposta de atividades físicas capaz de promover a adesão e a permanência de idosos (Sousa, 2014).

Para se discutir o método no planejamento de atividades de educação em saúde é preciso levar em conta "como, quando e por quem" uma atividade ("o quê") será desenvolvida com um indivíduo ou grupo ("quem") visando à qual resultado ("porque"). Assim, em Educação Física, discutir metodologias de prescrição e treinamento dentro de uma perspectiva gerontológica é explicitar as especificidades do trabalho de dinamizar a prática da atividade física para a população idosa: uma população que no século XXI apresenta características e necessidades que começam a se distanciar das do idoso atendido nos programas nas últimas décadas, impactando na formação, na seleção e na educação continuada dos professores que trabalham na área (Moreira, 2006).

O aluno: transição demográfica e intergeracionalidade

Até o final do século XX, o público dos programas de atividades físicas para idosos apresentava uma certa uniformidade: demográfica e socialmente, as turmas eram majoritariamente compostas por indivíduos do sexo feminino oriundos das gerações que fizeram a transição da vida rural para a urbana, com reduzido número de anos de escolarização. Outra característica comum era que, independentemente da classe econômica, essas pessoas viveram boa parte da infância e vida adulta em um contexto de limitação e privações decorrentes dos resultados de duas grandes guerras e de, pelo menos, uma pandemia e uma grande depressão econômica, todos com efeitos globais.

Com essa história, os idosos chegavam aos programas de exercícios físicos normalmente por prescrição médica, com pouca ou nenhuma experiência prévia com atividades físicas sistematizadas, com restrições em sua corporeidade e acumulando comorbidades associadas a um estilo de vida sedentário decorrente de uma vida centrada basicamente no trabalho e nos cuidados com a família.

Assim, os programas de exercícios pensados para essa população precisavam levar em conta essa realidade, com suas necessidades e limitações, impactando na formação dos professores que atuam na área, que precisavam desenvolver competências que vão além daquelas ligadas à prescrição do treinamento das diversas modalidades. Acima de tudo, mostrou-se necessário que os professores fossem também capazes de adaptar essas modalidades à pouca vivência corporal dos alunos idosos e às doenças prevalentes, criando dentro dos programas um ambiente estimulante da socialização e da percepção da autoeficácia, garantindo também os benefícios disso na saúde mental e psicossocial desses indivíduos.

Embora todo esse percurso tenha gerado um corpo de conhecimentos e práticas já sedimentados tanto na literatura científica quanto nas recomendações oficiais para o trabalho com idosos, do ponto de vista gerontológico, as metodologias de prescrição e treinamento apresentam novos desafios trazidos por uma ruptura no padrão sociodemográfico dessa população, que chega aos programas de atividades físicas para idosos, conforme o século XXI avança, confirmando os padrões estatísticos previstos para o envelhecimento.

Demograficamente, as projeções são de que 25% da população mundial será composta por idosos em 2050. Dados de 2015 demonstram que já se atingiu cerca da metade desta cifra (12%), que em números absolutos contabiliza mais de 900 milhões de indivíduos nascidos até a metade do século passado e que compartilham os padrões sociodemográficos e epidemiológicos característicos do envelhecimento no século XX.

Esses indivíduos constituem a fatia que já frequentava programas para idosos antes do ano 2000 ou que aderiram aos programas com mais de 70 anos nas primeiras décadas do novo século, destacando-se que é crescente a presença de centenários entre os idosos em busca de programas de exercícios físicos (Harris *et al.*, 2020).

Entretanto, o desafio que se impõe atualmente refere-se ao acolhimento da outra fatia de pelo menos mais 12% de indivíduos que se tornarão idosos até 2050. Parte desses indivíduos, nascidos nas duas décadas seguintes à Segunda Grande Guerra, já começou a compor o público-alvo dos programas de exercícios físicos para idosos e são denominados *boomers* e geração X entre estudiosos das ciências sociais. Eles fazem parte da geração que vivenciou as intensas transformações sociais, políticas e tecnológicas do período que se convencionou denominar "pós-modernidade", no qual ainda estamos mergulhados e do qual também fazem parte os professores de educação física em atuação e em formação (Comazzetto *et al.*, 2016; Kupperschmidt, 2000; Leão; Castro, 2013).

Do ponto de vista sociodemográfico, este novo grupo de idosos chega aos programas de atividade física mais equilibrado em relação à distribuição por sexo (há mais homens, embora mulheres ainda sejam maioria) e educação (maior prevalência de indivíduos com formações média e superior). Além disso, esses idosos têm mais vigor e maior controle das doenças prevalentes, em virtude do acesso a melhores condições de cuidados com a saúde e às experiências anteriores com o exercício físico e esportes sistematizados, apesar do sedentarismo continuar a ser prevalente (Brasil, 2018).

Do ponto de vista da adesão e permanência, é bastante favorável o fato de esses indivíduos chegarem aos programas com uma vivência maior de sua corporeidade e com experiências sociais em relações afetivas envolvendo redes de apoio que vão dos campos do trabalho e família, o que facilita muito a socialização.

Outra característica deste grupo, também decorrente do vigor e melhores condições de saúde, é que muitos destes novos idosos ainda mantêm uma atividade profissional em tempo parcial. Além disso, é comum que eles assumam em casa o papel de cuidadores familiares de outros idosos pelo menos duas décadas mais velhos (pais, avós e outros familiares) e que necessitam do acompanhamento deles para adesão e permanência nos programas de exercício.

Dessa sobreposição de necessidades e papéis, bem como da restrição de tempo para os idosos *boomers* e geração X, que ainda trabalham e cuidam dos mais velhos, é que surge o desafio para a formulação de metodologias dentro dos programas. De um lado, as gerações mais novas demandam atividades mais vigorosas e diversificadas, em padrão semelhante ao do adulto jovem. Já de outra parte, as faixas etárias acima da 70ª década e os centenários exigem adaptações na proposição das atividades e cuidado maior com as limitações e doenças prevalentes.

O profissional de educação física: desafio de ser professor de idosos

Da dicotomia, pautada pela necessidade cada vez maior de um trabalho intergeracional entre os próprios idosos de diferentes décadas, faz com que na preparação de professores não se possa perder de vista a perspectiva e o desenvolvimento de competências para planejar intervenções que sejam suficientemente desafiadoras para atender aos idosos mais vigorosos, tanto quanto garantam os cuidados biopsicossociais e a autoeficácia para os idosos mais frágeis.

Desenvolver e atualizar tais competências continua exigindo dos profissionais um grande conhecimento das modalidades que ministram, aprofundamento nos conhecimentos necessários à prescrição em relação às doenças prevalentes e formação humanística suficiente para prover o acolhimento e dosar o cuidado psicossocial.

O resgate de modelos que contemplem atividades intergeracionais visando a inclusão de idosos de diferentes décadas na proposição de programas de atividade física pode representar uma solução para dois dos grandes problemas para adesão e permanência das gerações *Boomers* e X: a questão do tempo e a crise de sentido.

Estes idosos pós-modernos chegam à aposentadoria oriundos de uma cultura de aceleração, que vê o tempo como um valor. Para eles é difícil equacionar o tempo da própria prática de exercícios com o tempo despendido no transporte e acompanhamento dos idosos mais frágeis de quem cuida. O resultado acaba pendendo para o lado da responsabilidade com os mais velhos e o cuidador acaba por se descuidar do autocuidado, assumindo o risco de tornar-se parte do grupo frágil em alguns anos.

Assim, do ponto de vista metodológico, aulas em espaços coletivos, com prescrição individual de carga de trabalho, podem responder bem às necessidades de treinamento e de socialização voltados para inclusão de idosos de diferentes condições físicas e de saúde. Já são amplamente difundidas em programas para idosos, experiências nesse sentido com modalidades como musculação, pilates, dança, natação, hidroginástica dentre outras.

Outra opção inclusiva pode ser encontrada na oferta de treinamentos organizados por módulos de atividades sequenciadas em dois ou mais horários de acordo com a carga de trabalho e exigência de prescrição individualizada. Nesse sentido, já são ofertados em alguns programas atividades como *tai chi chuan* seguido de musculação ou dança seguida de pilates ou ioga.

O ideal nesse tipo de planejamento é organizar os módulos de forma que o primeiro seja uma atividade coletiva envolvendo todas os idosos do grupo. A essa atividade se seguiriam modalidades específicas respeitando a individualidade biológica: uma atividade vigorosa ou esportiva para os treinados e uma atividade moderada para os iniciantes.

Já na construção das competências para esse tipo de trabalho muito técnico, mas ao mesmo tempo muito inclusivo e socializante, é importante que o profissional esteja preparado para integrar os conhecimentos científicos e humanistas capazes de ajudá-lo a pensar o treinamento para idosos com objetivos situados em aspectos além das questões da aptidão física e da saúde. Esses aspectos, embora trabalhados intensamente, devem tratados como meios e não como fins em uma na proposta pedagógica planejada para toda essa etapa de vida, como se fosse um macrociclo que vai dos 60 anos até o final da vida: o foco real da proposta de um programa de exercícios para idosos deve ser "o desenvolvimento de *um ser idoso* para a vida".

Com base nisso, é possível defender como preferenciais as intervenções baseadas no conceito de Promoção da Saúde (biopsicossocial), utilizando como apoios auxiliares as Teorias do Hábito de Pierre Bourdieu e do Interacionismo Simbólico de Blumer (Safons; Pereira, 2014).

Nesta perspectiva, todo programa de atividades físicas para idosos deve ser um espaço de educação e como o processo educativo se dá na relação dialética entre professor e aluno, ao se buscar novos significados para o "ser aluno idoso" a consequência lógica é rever o papel do educador e também encontrar um novo significado para o "ser professor do aluno idoso".

Ser educador em um programa para idosos não é apenas ser instrutor ou especialista em ministrar conteúdos esportivos ou de condicionamento físico. A relação com o idoso obriga o professor a transcender as tradicionais orientações psicossociais, fisiológicas e o treinamento físico. Sua atuação passa a aproximar-se mais à da prevista no original grego que define o professor como um condutor (*agogé*, de onde vem a palavra pedagogo): nesta concepção o papel do professor é de conduzir, guiar, o educando pelos novos conteúdos a que ele se submete, utilizando os recursos, métodos, técnicas à sua disposição para dar cabo da tarefa (Safons *et al.*, 2011).

Em um programa para idosos o professor é acima de tudo um intérprete de significados, um intermediário, um condutor que utiliza a linguagem e os recursos do corpo para guiar o aluno no trânsito entre o mundo do real, do concreto (o que é velhice? O que é saúde? Onde estão os limites? Por que e para que treinar?) e o mundo das possibilidades, da transcendência (O que pode vir a ser na velhice: na mente, no corpo, nos valores, na estética, nos afetos etc.? Existe vida após os 60 anos de idade?).

Nesta tarefa o professor torna-se uma espécie de xamã pós-moderno, um sacerdote que a partir do ritual diário do exercício concreto (vigoroso, suado) guia a tribo dos novos velhos em direção à transcendência (autossuperação, saúde, qualidade de vida).

Desta forma, cada modalidade esportiva ou de condicionamento físico dentro de um programa de atividades físicas para idosos deve oferecer diferentes elementos que enriqueçam o jogo simbólico, o jogo de significados, que constitui o cerne de um verdadeiro programa de educação física que, associando exercícios físicos a conteúdos cognitivos, tem como missão preparar indivíduos para exercerem em sua plena forma e capacidade funcional sua liberdade, cidadania, atividades laborais, sociais, esportivas, recreativas e demais atividades da vida diária.

Gerenciamento da implantação de projetos

No gerenciamento de um projeto com oferta de programas de exercícios para idosos, o primeiro e maior desafio é representado pela grande quantidade de detalhes que devem ser levados em consideração durante a implantação: embora se saiba que itens como espaço físico e equipamentos sejam essenciais, um gerente de projetos deve se lembrar que parcerias e apoios são muito importantes, especialmente em projetos sociais.

Espaço físico

O espaço deve ser adequado para o tamanho do grupo e as características das atividades físicas que serão realizadas. Deve apresentar boa iluminação, boa ventilação e temperatura agradável. O piso (da sala, quadra, pista) deve ser adequado à prevenção de quedas (antiderrapante, isento de buracos, livre de objetos em que se possa tropeçar). A utilização do espaço deve favorecer boa visibilidade do professor, audição dos comandos e orientações para as atividades.

Equipamentos e materiais

É preciso lembrar sempre que o planejamento da atividade física para idosos tem seu centro na ação pedagógica, que ocorre entre professor e alunos, uma vez que equipamentos e materiais são recursos que podem ou não estar disponíveis. Equipamentos de última geração nem sempre são sinônimos de atendimento de qualidade. Qualidade se obtém com um bom diagnóstico da população, escolha de um local adequado, prescrição correta das atividades e planejamento eficiente da execução das atividades prescritas. Caso, no planejamento, seja feita a opção pela utilização de equipamentos e materiais, estes deverão ser escolhidos de acordo com a atividade proposta.

Em academias, os equipamentos geralmente já estão alocados segundo as atividades em áreas específicas como as de musculação, ginástica, natação, entre outras. Já em projetos sociais e programas comunitários em campos, parques e praças, o professor precisará utilizar seus conhecimentos técnicos e sua criatividade para desenvolver alternativas de exercícios com recursos existentes na própria comunidade.

A utilização de materiais presentes na vida diária (sacolas de compras, rolos de jornais, toalhas, meias, bancos, cadeiras, escadas) pode ser uma excelente maneira de incrementar carga ao mesmo tempo em que se faz a ponte entre o exercício físico e sua utilização na vida diária.

A confecção de materiais alternativos pode ser uma boa oportunidade para estreitar os laços entre os membros do grupo por meio da participação em um projeto para benefício comum. Assim, as ideias, experiências e talentos de cada um poderão ser colocados em evidência, criando espaço pedagógico no qual poderão ser trabalhadas algumas competências sociais, como liderança, participação, democracia, planejamento, organização e cidadania.

Circuitos ou outros equipamentos fixos já instalados em parques, praças e outros espaços públicos também poderão ser utilizados dentro do planejamento de atividades para idosos. Salões de festa, sedes sociais de clubes, salões paroquiais, quadras cobertas poderão transformar-se em salas de ginástica, danças, ioga, alongamento, jogos, entre outros.

Dependendo da atividade, colchonetes poderão ser substituídos por toalhas grossas, esteiras, lonas ou outras opções para tornar confortáveis e seguras as atividades realizadas no solo.

A música é um recurso complementar muito útil, pois, além de ajudar a marcar ritmo, motivar e estimular os exercícios, também proporciona benefícios psicológicos sobre o humor e cria espaço pedagógico para se trabalhar questões afetivas e emocionais como lembranças, saudades, medos, perdas, amor, amizade, alegria, esperança, a partir do ritmo, que remete a uma época ou lugar, ou da letra, que explicita os conteúdos. Entretanto, a música nunca deve estar em um volume acima da voz do professor, nem deve determinar ritmos que não são os estabelecidos pela atividade.

Parcerias

As parcerias com as mais diversas organizações sociais podem ser decisivas para o sucesso de um programa de exercícios físicos para idosos. Essas parcerias podem ser celebradas com o poder público, instituições privadas, instituições religiosas, organizações não governamentais, escolas, clubes e quaisquer outras organizações da sociedade, visando à aquisição e manutenção de espaço físico, equipamentos, materiais e divulgação.

Avaliação dos resultados de um programa

É imprescindível que os programas de exercícios físicos realizem nos idosos uma avaliação prévia a fim de construir um conhecimento sobre todos os seus aspectos, sejam eles biológicos, sociais e históricos. A avaliação consiste na coleta de dados quantitativos e/ou qualitativos e na interpretação dessas informações com base em referenciais previamente definidos (Guedes; Guedes, 2003).

A avaliação física e motora para idosos é aquela que avalia o nível de aptidão física dos indivíduos em todos os componentes relacionados à saúde, ou seja, a capacidade aeróbica, a força muscular, a resistência muscular, a flexibilidade e a composição corporal.

É a partir de uma boa avaliação física e motora que se identificam as condições físicas e limitações dos idosos para, então, ser definido o tipo de exercício, a intensidade, a duração e a frequência ideais de treinamento.

Além disso, esse tipo de avaliação é utilizado para verificar se os objetivos traçados para o treinamento físico foram alcançados. Por isso, a cada novo ciclo ou fase de treinamento deve ser realizada uma reavaliação, garantindo assim maior eficácia e segurança ao treinamento físico.

Existem inúmeros protocolos de avaliação de fácil aplicação e com equipamentos acessíveis, desenvolvidos especificamente para avaliar idosos e que tornam possível acompanhar alterações na antropometria, na aptidão física e em alguns aspectos psicossociais.

Antes de definir qual técnica ou método mais apropriado para avaliar a aptidão física dos idosos, é necessário classificá-los quanto à sua função física, descrevendo as habilidades e limitações no desempenho de tarefas da vida diária, atividades de lazer, ocupacionais e interações sociais. A Sociedade Brasileira de Geriatria e Gerontologia apresenta a seguinte classificação: elite física; idoso fisicamente condicionado, idoso fisicamente independente, idoso frágil, idoso fisicamente dependente, ordenados assim da maior para menor função física (Spirduso, 2005).

Essa classificação leva em consideração algumas características do idoso quanto à sua função física. Fazem parte da elite física os idosos que realizam esportes de competição e de alto risco, como asa delta e levantamento de peso. Os idosos fisicamente condicionados são aqueles que realizam trabalho físico moderado e praticam esportes e jogos de resistência. Os idosos fisicamente independentes são aqueles que realizam trabalho físico muito leve e atividades de baixa demanda física, como dança de salão, viagens, condução de veículos e ainda podem passar por todas as atividades de vida diária, básicas e instrumentais. Já os idosos frágeis, realizam trabalho doméstico leve, todas as atividades de vida diária básicas e algumas instrumentais, como preparo de comida e compra de mantimentos. Por último, os idosos fisicamente dependentes não realizam algumas atividades de vida diária básicas, como caminhar, banhar-se, vestir-se, alimentar-se e transferir-se e precisam de cuidados em casa. Partindo dessa classificação, pode-se definir o melhor método ou técnica para avaliação física e motora do idoso.

Prescrição: sugestões de atividades

Na estruturação do programa específico de exercícios físicos a ser ofertado para idosos, o dilema entre as atividades esportivas e as de condicionamento físico sempre estará presente e deve ser resolvido de acordo com as bases do treinamento desportivo, ou seja, primeiro deve ser realizado o treinamento de base a fim de melhorar o condicionamento físico e a saúde e depois a inserção nas atividades esportivas, dando-se preferência aos esportes de participação e só posteriormente, se houver interesse, e ser for identificado como talento, poderá ser encaminhado para os esportes de rendimento, tratamento idêntico ao adotado com populações de qualquer idade, mas levando-se em conta o risco para a saúde (Safons; Pereira, 2014).

Condicionamento físico

As principais recomendações para a prescrição de cada tipo de treinamento visando o condicionamento físico pode ser resumida conforme a Tabela 131.1.

Componentes da sessão de treinamento de exercícios

Cada sessão de exercícios deve incluir as fases de aquecimento, condicionamento, volta à calma e flexibilidade.

A fase de aquecimento consiste em pelo menos 5 a 10 minutos de atividade aeróbica de intensidade leve a moderada e de resistência muscular localizada (RML). É uma fase de transição que possibilita que o corpo se ajuste às alterações das demandas fisiológicas, biomecânicas e bioenergéticas que ocorrem durante a fase de condicionamento. O aquecimento também melhora a amplitude de movimento e pode reduzir o risco de lesão.

A fase de condicionamento inclui exercícios aeróbicos, de RML, de flexibilidade, neuromotores e/ou atividades esportivas. É seguida por um período de 5 a 10 minutos que corresponde à volta à calma, envolvendo atividade aeróbica de intensidade leve a moderada e de RML. O objetivo do período de volta à calma é proporcionar uma recuperação gradual da frequência cardíaca e da pressão arterial e a remoção dos produtos finais metabólicos dos músculos utilizados durante a fase de condicionamento com exercício mais intenso. O treinamento da flexibilidade inclui exercícios de flexionamento realizados em, no mínimo, 10 minutos após a fase de aquecimento ou antes da volta à calma (American College of Sports Medicine, 2014).

Treinamento cardiopulmonar

O treinamento cardiopulmonar visa provocar alterações no organismo, principalmente nos sistemas cardiocirculatório e respiratório, incluindo o sistema de transporte de oxigênio e o mecanismo de equilíbrio acidobásico. Apresenta algumas finalidades como: profilática, que visa prevenir o surgimento de hipocinesia; terapêutica, que visa à cura ou ao tratamento de alguma patologia; estabilização, realizado por pessoas doentes como fator de controle de suas afecções ou disfunções.

O treinamento cardiopulmonar trabalha duas qualidades físicas: a resistência aeróbica e a resistência anaeróbica. A resistência aeróbica é a capacidade que o indivíduo tem para realizar um esforço de intensidade média e de longa duração. Por outro lado, a resistência anaeróbica inclui os esforços de curta duração e de alta intensidade.

A prática regular de exercícios aeróbicos promove o aumento da capacidade aeróbica máxima, em razão do incremento da oferta de oxigênio para o trabalho muscular. Dessa maneira, a frequência cardíaca e a pressão arterial são proporcionalmente menores para executar uma determinada carga de trabalho. As descargas simpáticas e a resistência vascular periférica diminuem. Por conseguinte, o trabalho muscular é obtido por meio da extração do oxigênio na periferia e, não, pelo aumento do fluxo sanguíneo e da pressão arterial. Assim, os músculos ficam mais eficientes e as demandas de oxigênio no miocárdio ficam reduzidas.

Portanto, é recomendado que pessoas idosas realizem, no mínimo, 150 minutos de atividade aeróbica na intensidade moderada no decorrer da semana ou, no mínimo, 75 minutos de atividade aeróbica na intensidade vigorosa ao longo da semana, ou uma combinação equivalente das intensidades moderada e vigorosa. Uma sessão contínua e várias sessões mais curtas (de pelo menos 10 minutos) também são aceitáveis para um acúmulo da quantidade desejada de atividade aeróbica diária. Para benefícios adicionais à saúde, os idosos devem dobrar as durações anteriormente citadas (American College of Sports Medicine, 2000).

Quando se fala em intensidade, a frequência cardíaca máxima (FCM) representa o máximo de esforço fisiologicamente possível. A partir dele, o sistema cardiorrespiratório não consegue mais suportar esse empenho. Jamais se treinará próximo a 100% da FCM com o idoso. Mesmo atletas jovens, que têm alto rendimento, não trabalham mais que alguns minutos nessa intensidade.

Em um programa de treinamento para idosos atletas, a intensidade será diferente em cada fase do treino, podendo chegar a valores próximos dos 85% da FCM. Para a maioria dos idosos ativos, com o objetivo de promoção de saúde e condicionamento físico, a faixa de trabalho será de 50% até valores próximos dos 60% da FCM.

Para idosos em reabilitação cardíaca e para os iniciantes, a intensidade deve começar com FCM próxima de 40%. A duração do treinamento deve variar entre 20 e 30 minutos e aumentar gradualmente, tendo como meta a intensidade de 50 a 60%, com duração variando entre 40 e 60 minutos. Após essa fase de adaptação ao exercício, é que o idoso passará a treinar com prescrições semelhantes à de idosos ativos.

Com relação à frequência semanal para o treinamento aeróbico, a frequência ideal deve ser de 3 a 5 sessões semanais (American College of Sports Medicine, 2000). Treinar menos de 3 sessões semanais aumenta o risco dos problemas ligados ao excesso de carga por intensidade de treinamento (síndrome do "atleta de fim de semana"), sendo mais sérias as lesões do aparelho locomotor e os eventos cardiovasculares (com risco aumentado para morte súbita durante ou após o exercício).

Por outro lado, treinar 6 vezes ou mais por semana aumenta o risco dos problemas ligados ao excesso de carga por volume de treinamento, com desfechos na forma de dor, fadiga, estresse físico e mental, lesões do aparelho locomotor, eventos cardiovasculares e risco aumentado para morte súbita durante ou após o exercício.

Há algumas exceções a essa regra, casos em que o idoso sob prescrição médica vai precisar exercitar-se todos os dias. São as situações em que a regularidade do exercício é muito importante para a manutenção da saúde ou controle de alguma patologia. Os casos mais comuns são os distúrbios metabólicos, como

TABELA 131.1 Recomendações para a prescrição do treinamento físico.

Tipo de treino	Intensidade	Duração	Frequência	Repouso
Aeróbico	40 a 80% da FCM 50 a 70% da RFC	≥ 150 min/semana 30 a 60 min/sessão	3 a 5 sessões/semana	24 h entre sessões
Força	50 a 85% de 1 RM	30 a 60 min	2 sessões/semana	60 a 120 s entre séries 48 h por grupo muscular
Flexibilidade	Para alongamento/aquecimento: ângulo = fisiológico Para flexionamento: ângulo > fisiológico	10 a 50 min	2 a 5 sessões/semana	Igual ou o dobro do tempo de permanência em cada articulação

FCM: frequência cardíaca máxima; RM: repetição máxima; RFC: reserva da frequência cardíaca.

diabetes e obesidade. Nesses casos, será necessário ajustar a intensidade e a duração para evitar a fadiga e as lesões do sistema locomotor por excesso de treino.

Com relação à seleção de atividades para o treinamento aeróbico, é preciso separar as atividades de acordo com a maior ou menor possibilidade de controle sobre a intensidade do exercício que cada modalidade possibilita. Com grupos de iniciantes e em reabilitação é necessário escolher atividades que possibilitem um controle maior da intensidade (exercícios contínuos). Bons exemplos dessas atividades são caminhar, correr, pedalar, subir e descer escadas. Também estão incluídos nessa classificação alguns tipos de dança, ginástica, entre outros exercícios semelhantes, com pouca variabilidade de movimentos e pouca exigência de precisão e correção da posição a cada instante.

No caso de idosos que apresentem uma boa condição física, é possível utilizar modalidades mais dinâmicas e com maior exigência de controle motor, considerando que, pelo fato de estarem mais condicionados, possuem a capacidade de perceber a intensidade do esforço da mesma forma que são capazes de respeitar seus limites. Como modalidades mais dinâmicas entende-se os esportes coletivos e individuais (futebol, voleibol, natação, peteca, tênis, entre outros) e boa parte das danças e das ginásticas.

Com relação à duração, a transição entre a fase inicial (12 a 20 minutos) e a fase de manutenção (45 a 60 minutos) não deve ocorrer de maneira abrupta, mas sim paulatinamente, respeitando as condições individuais de cada idoso (Okuma, 2003). Do mesmo modo, a intensidade do exercício também deve progredir aos poucos, devendo iniciar e permanecer a 60% FCM durante as três primeiras semanas, trabalhando com esforço e contra esforço e, a partir da vigésima oitava semana, usar 70 a 80% da FCM em esforço contínuo. Tais recomendações sugerem que o método de reserva da frequência cardíaca seja utilizado (RFC) em vez da porcentagem direta da FCM. Reserva da Frequência Cardíaca (RFC) é a diferença entre a frequência cardíaca máxima e a frequência cardíaca de repouso, RFC = FC máxima – FC repouso (American College of Sports Medicine, 2014).

Existem vários métodos para desenvolver a resistência aeróbica, mas o método contínuo, também conhecido como zona alvo é o preconizado pelo American College of Sports Medicine (Pollock; Wilmore; Fox, 1993), isso porque se originou em programas de reabilitação de cardíacos e condicionamento de sedentários e evoluiu para treinamento de indivíduos atletas e não atletas. Nesse método, o treinamento aeróbico pode ser realizado por meio de diversas atividades físicas, desde que seja mantida a frequência cardíaca dentro de uma faixa preestabelecida ou zona alvo.

Para determinar a zona-alvo, devem-se obedecer aos seguintes passos:

- Primeiro – determinação da frequência cardíaca basal (FCB): ao acordar, antes de se levantar, o indivíduo deve verificar a sua frequência cardíaca. Esse procedimento deve ser repetido em 3 dias. Para determinar a frequência cardíaca basal, basta realizar a média, somando os três valores e dividindo por 3, conforme a seguinte fórmula:

$$\text{FC basal} = (\text{FC} + \text{FC} + \text{FC})/3$$

- Segundo – determinação da frequência cardíaca máxima (FCM): existem algumas fórmulas que possibilitam essa determinação, como a de Karvonen (1957) – FCM = 220 – idade; a de Tanaka (2001) – FCM = 208 – (0,7 × idade); e a de Jones (1957) para homens – FCM = 210 – (0,65 × idade) – e mulheres – FCM = 210 – (0,5 × idade). Importante destacar que a idade deve ser definida em anos e os meses em décimos, calculado por regra de três

- Terceiro – determinação da frequência cardíaca de reserva pela seguinte fórmula:

$$\text{RFC} = \text{FC máxima} - \text{FC basal}$$

- Quarto – determinação da frequência cardíaca de treino pela seguinte fórmula:

$$\text{FC treino} = \text{FC basal} + (\text{RFC} \times \text{intensidade}/100)$$

Adotando-se como intensidade mínima de 50% e máxima de 70% da RFC.

Para monitorar o idoso durante o treinamento dentro dessa faixa de intensidade, o profissional poderá adotar os seguintes procedimentos: utilização de um monitor cardíaco ou pela contagem dos batimentos na artéria radial. Para realizar a contagem dos batimentos na artéria radial, será necessário um relógio com a indicação dos segundos e a localização da artéria radial, que se encontra perto da parte interior do pulso, no mesmo lado do polegar. Para medir, o cotovelo deverá permanecer flexionado e com a palma da mão virada para cima. Usar os dedos médio e indicador e palpar delicadamente a artéria radial no interior do pulso, procurando sentir o pulsar da artéria. Para maior precisão na contagem, são divididos os valores inferior e superior por 4 e conta o pulso radial durante 15 segundos.

Treinamento neuromuscular: força e resistência muscular

Para melhorar a aptidão física muscular é preciso trabalhar sobre as qualidades físicas denominadas força e resistência muscular. O treinamento da força muscular é importante para o idoso manter a sua capacidade de realizar as tarefas cotidianas, as quais, normalmente, necessitam muito mais de força muscular, resistência muscular e flexibilidade do que de capacidade aeróbica.

O treinamento de força, também conhecido como treinamento contra resistência ou treinamento resistido é uma forma de exercício que requer que a musculatura corporal se mova contra uma força oponente, geralmente oferecida por algum tipo de equipamento. O objetivo principal dessa forma de trabalho é promover adaptações fisiológicas e morfológicas no músculo.

Nos exercícios contra resistência, os músculos se tornam mais fortes em resposta à sobrecarga imposta que causa um "estresse" benéfico de adaptação. O treinamento de força aumenta a capacidade oxidativa e promove algumas modificações estruturais do tecido muscular, revertendo o processo de perda de mitocôndrias, desenvolvendo a força e minimizando o ritmo da perda da massa muscular. Isso faz com que o treinamento contra resistência seja o meio mais eficiente para aumentar a força e a massa muscular de idosos, sendo especialmente importante incentivar a prática desses exercícios por parte da população idosa.

No protocolo de um programa de exercício com peso para idosos, deve-se considerar a seleção do exercício, a sequência de exercícios, a intensidade utilizada, o número de séries, o tempo de repouso entre as séries e entre os exercícios, respeitando, dessa maneira, as adaptações dos mecanismos fisiológicos. Assim, o melhor programa é o individualizado, que atende às necessidades e às condições de saúde de cada pessoa.

Em relação à frequência, o treinamento de força deve ser realizado pelo menos 2 vezes/semana, com um mínimo de 48 horas de repouso entre as sessões para a recuperação da musculatura e prevenção de lesão (American College of Sports Medicine, 2000).

Sobre o volume, recomenda-se realizar de 8 a 10 exercícios, priorizando os grandes grupos musculares, com 8 a 10 repetições para cada exercício, que pode ser composto por uma a três séries. As sessões de treino devem durar entre 30 e 60 minutos.

Sobre a intensidade, recomenda-se 50 a 85% de 1 repetição máxima (RM), com intervalo de repouso entre as séries de 1 a 2 minutos, respeitando a classificação do esforço percebido de 12 a 13 na Escala de Borg (American College of Sports Medicine, 2009). Esta escala é uma das ferramentas mais utilizadas para se mensurar a percepção de esforço, que é definida como as mudanças que o exercício físico provoca nos sistemas cardiovascular, nervoso, muscular e pulmonar. Segundo essa escala, a intensidade do exercício, a frequência cardíaca e o consumo de oxigênio aumentam de forma linear.

Para uma melhor adaptação ao treinamento de força, deve-se aplicar a sobrecarga inicialmente sobre o volume. Isso porque, aplicar a sobrecarga pela intensidade pode causar lesões em áreas que ainda não foram suficientemente fortalecidas. O volume refere-se à quantidade do trabalho como repetições e séries, já a intensidade refere-se à qualidade do trabalho, como quilagem, velocidade do movimento, intervalos entre as séries, amplitude de movimento.

O American College of Sports Medicine (2009) recomenda para idosos o teste de 10 RM, principalmente para os destreinados. No entanto, o teste de 1 RM também é amplamente recomendado. É importante que a predição da carga máxima seja realizada a cada ciclo do treinamento, iniciando com intensidade moderada de 50% e aumentando de maneira progressiva e linear até 85%.

O teste de 1 RM consiste na quilagem máxima suportada em um esforço simples máximo, em que o idoso completa todo o movimento e não consegue realizar mais de uma vez. Esse teste pode ser decrescente e crescente em relação à quilagem, mas para segurança do idoso deve ser realizado sempre na forma crescente, ou seja, testa uma determinada carga e vai aumentando caso o idoso consiga suportar. Para realizar o teste, é importante fazer um aquecimento prévio e, no máximo, três exercícios por dia para evitar o desgaste do idoso e, com isso, a interferência nos resultados.

No caso do teste de 10 RM, deve-se iniciar com alongamentos para os grupos musculares que serão exigidos, além de três a quatro séries de exercício com carga leve para familiarização dos movimentos. Durante o teste, o idoso terá de 3 a 4 tentativas para chegar à carga de 10 RM e o intervalo de descanso entre as tentativas deve durar de 3 a 5 minutos.

Outra questão que deve ser observada é em relação à respiração. Ao realizar exercícios resistidos, o idoso deverá expirar na fase concêntrica do movimento e inspirar na fase excêntrica para evitar a manobra de Valsalva. Fase concêntrica ou positiva é a fase que o músculo agonista encurta durante a contração e a fase excêntrica do movimento ou negativa é a fase que o músculo agonista alonga durante a contração. A manobra de Valsalva é qualquer tentativa de exalar ar com a glote fechada ou com a boca e o nariz fechados. Os efeitos da manobra é a diminuição do fluxo sanguíneo venoso para o coração e rapidamente o sistema nervoso simpático ordena que o coração bata mais rápido e que seja elevada a pressão arterial de modo a não faltar sangue e oxigênio para o cérebro.

Além do treinamento de força e resistência muscular, idosos devem realizar treinamento de potência muscular, pois esse elemento do condicionamento neuromuscular diminui mais rapidamente com o envelhecimento, o que resulta na perda de força, maior dificuldade para realização das atividades cotidianas e risco de quedas acidentais (American College of Sports Medicine, 2014).

Potência muscular, segundo Bompa (2002), é o produto de duas capacidades, força e velocidade, representando a capacidade de executar a força máxima no tempo mais curto.

No entanto, antes de iniciar o treinamento de potência muscular para idosos deve-se realizar um treinamento de adaptação neural, pois com o avançar da idade, há uma diminuição da frequência de estímulos na placa motora terminal. Em adultos, o tempo de adaptação neural pode variar de uma a doze semanas, e, no caso dos idosos, esse tempo pode ser aumentado em virtude de todas as dificuldades que eles apresentam (American College of Sports Medicine, 2002).

Um programa típico de adaptação neural consiste em uma a três séries, de 15 a 20 repetições, intervalo entre as séries de 2 a 5 minutos, de 8 a 13 exercícios por sessão, método alternado por segmento, velocidade de execução média (1,5 a 2,5 para cada fase de movimento), respiração contínua ou livre e com uma frequência de 3 vezes/semana (American College of Sports Medicine, 1998).

Após essa fase de adaptação neural, inicia-se o programa de potência muscular, sendo 2 a 3 séries, 6 a 8 repetições, intensidade de 70 a 80% de 1RM, intervalo entre as séries de 2 a 5 minutos, método alternado por segmento, velocidade de execução rápida na fase concêntrica, expirando nessa fase e inspirando na fase excêntrica. O número de exercícios por sessão deve variar entre 8 e 10, para os grandes grupos musculares (Sayers *et al.*, 2003).

O American College of Sports Medicine (2009) sugere 30 a 60% de uma repetição máxima com oscilações entre 6 e 10. A literatura não é conclusiva quanto ao volume e à intensidade no treinamento de potência muscular para idosos, por isso é importante respeitar a realidade individual de cada idoso, mas sempre baseado na ciência do treinamento resistido.

Treinamento neuromuscular: flexibilidade

E para melhorar a aptidão física articular, é preciso trabalhar sobre a qualidade física denominada flexibilidade. A flexibilidade é um termo geral que inclui a amplitude de movimento de uma articulação simples e múltipla e a habilidade para desempenhar tarefas específicas. A amplitude de movimento de uma dada articulação depende primariamente da estrutura e função do osso, músculo e tecido conectivo, além de outros fatores, como dor e habilidade para gerar força muscular suficiente.

Os exercícios de flexibilidade são compostos por modalidades que, geralmente, não necessitam de preparo físico anterior (eles é que são, invariavelmente, utilizados tanto na preparação ou aquecimento, quanto na volta à calma ou relaxamento, dentro da prática das demais modalidades).

A base da maioria das modalidades são as técnicas de alongamento, flexionamento, relaxamento, exercícios respiratórios e de consciência corporal (ou meditação). O alongamento é o trabalho submáximo dos músculos e articulações com o objetivo de manter a amplitude articular e para aquecimento e volta à calma de outras modalidades. Nesse sentido, é recomendada uma intensidade baixa de carga de trabalho, uma frequência mínima de 2 vezes/semana, utilizando-se três a seis repetições por movimento, com 10 a 15 segundos de permanência em cada posição (American College of Sports Medicine, 2000).

Já por flexionamento, entende-se o trabalho máximo dos músculos e articulações visando ao incremento da amplitude articular. Essa é a técnica utilizada em trabalhos específicos (sessões de treinamento) de flexibilidade. Existem técnicas de flexionamento dinâmicas e estáticas. O flexionamento pode ser dinâmico, com exercícios que usam a inércia para levar o segmento corporal a um alongamento intenso, que vai além do arco articular. As sessões de treinamento devem ocorrer em uma frequência mínima de 2 vezes/semana, com 30 minutos de trabalho específico (mais 10 minutos de aquecimento e outros 10 minutos de volta à calma). Recomenda-se a realização de 2 a 4 repetições por movimento, com 10 a 15 insistências para cada um deles, até o limite do desconforto muscular (American College of Sports Medicine, 2000).

As modalidades que mais se encaixam nessas características são as aulas de alongamento dinâmico ou alongamento balístico; o método pilates; as técnicas de hatha ioga dinâmica (Bikram, Power, Ashtanga, Viniyoga); as técnicas de *tai chi chuan* dinâmico (estilos praticados dentro da filosofia mais esportiva do *wushu* ou *kung fu*); e o *lian gong* tradicional (praticado com número fixo de repetições e velocidade controlada por marcação chinesa).

Todas as técnicas de flexionamento dinâmico devem ser utilizadas com parcimônia no trabalho com idosos em razão do risco de lesões, que é alto em todas as modalidades. Com idosos, o mais seguro é sempre trabalhar com o flexionamento estático, que propicia maior controle e, portanto, segurança.

No flexionamento estático, são utilizados movimentos suaves e de permanência para levar o segmento corporal a um alongamento intenso, que vai além do arco articular. As sessões de treinamento devem ocorrer em uma frequência mínima de 2 vezes/semana, com 30 minutos de trabalho específico (mais 10 min de aquecimento e outros 10 minutos de volta à calma). Recomenda-se a realização de 3 a 6 repetições por movimento, com 10 a 15 segundos de permanência em cada posição, acrescentando técnicas de respiração e consciência corporal (American College of Sports Medicine, 2000). Grande número de estudos sugere que tempos maiores não oferecem vantagem extra nos ganhos de flexibilidade; portanto, se não houver outros motivos pedagógicos para manter o aluno na posição, não há vantagem alguma em permanecer 20, 30, 45 ou 120 segundos, como aparecem em algumas propostas.

As modalidades que mais se encaixam nas características de flexionamento passivo são as aulas de alongamento dinâmico passivo; o método FNP (facilitação neuromuscular proprioceptiva, também conhecido como 3S – *Scientific Stretching for Sports*); a técnicas de hatha ioga passiva (Hatha, Purna, Iyengar, Ananda, Anusara, Tantra, Integral, Integrativa, Tibetana, Kundalini, Sivananda, entre outras); as técnicas de *tai chi chuan* mais passivas (praticadas na filosofia taoísta, mais terapêutica) e o *lian gong* de forma crítica (praticado com foco no aluno, deixando de lado o tradicionalismo da modalidade).

O tempo de descanso durante qualquer trabalho de flexibilidade deve ser igual ou até o dobro do tempo utilizado para realizar a série de repetições (American College of Sports Medicine, 2000).

Treinamento sensorimotor: circuito de equilíbrio para prevenção de quedas

Desempenho motor no processo de envelhecimento

O desempenho motor, quando sem alterações, envolve a criação de padrões de movimentos apropriados resultado do funcionamento de redes neuronais de integração sináptica entre córtex sensorimotor, cerebelo e núcleos da base. Essa harmonia de funcionamento sináptico garante a sincronia muscular e a habilidade motora expressa em um bom desempenho motor, capacidade funcional de recuperação da posição ortostática após perturbações externas ou mudanças de posturas durante a execução de diferentes tarefas (Duarte; Freitas, 2010) e controle postural (Jorgensen; Med, 2014).

A diminuição da massa muscular (sarcopenia) e força (dinapenia) associada à inabilidade em captar as informações do meio pelo sistema sensorial (sistema vestibular, visual e somatossensorial) e de interpretar em razão da degeneração do sistema nervoso central (SNC) compromete o desempenho motor (Jorgensen; Med, 2014). O envelhecimento traz uma diminuição da capacidade do sistema sensorial em fornecer informações e do sistema motor em produzir ações motoras adequadas. Esta integração de sistemas sensorial e motor encontra-se danificada, enfraquecida ou ambas, o que significa que a capacidade física desse idoso está se aproximando do limiar levando-o à dependência, baixa qualidade de vida e aumento do risco de quedas (Nardone; Turcato, 2018).

Entende-se por integração do sistema sensorimotor o relacionamento de dependência mútua entre o que é percebido e a ação motora executada; é esta ação que se encontra comprometida (Freitas Júnior; Barela, 2006). O sistema de controle postural busca manter a estabilidade e a coerência dessa relação, para que o sistema esteja apto a enfrentar os vários tipos de perturbação aos quais é continuamente exposto (Barela, 2006), quando essa capacidade se encontra comprometida, os idosos ficam mais propensos a quedas e limitações em suas atividades da vida diária.

As fibras sensoriais que inervam os receptores periféricos sofrem perda em torno de 30%, afetando diretamente o controle postural. Esse sistema é responsável por fornecer informações aferentes ao SNC para que este selecione, após a convergência das diferentes informações, e envie respostas efetivas e reguladas no tempo para a ação estabilizadora (Horak, 2006; Horak *et al.*, 1989; Ricci *et al.*, 2009).

Esta complexa interação entre os circuitos neurais e biomecânicos dá origem a sinergias musculares. Tais sinergias são consideradas ações coordenadas de comando motores para as várias articulações para se atingir um único objetivo, por exemplo, não sofrer queda mediante uma perturbação. Esses módulos motores mapeiam a intenção da ação (Torres-Oviedo; Ting, 2010; Ting; McKay, 2007).

Dependendo do contexto em que uma determinada tarefa esteja sendo executada, o sistema de controle postural, de forma dinâmica, atribui um peso ou valor de importância a cada tipo de informação sensorial. Em situações normais, essas informações chegam ao sistema de controle postural de forma redundante, coincidentes espacial e temporalmente, o que causa um "enriquecimento" da informação facilitando o funcionamento do sistema de controle postural (Chiba *et al.*, 2016).

No entanto, os idosos possuem dificuldade em integrar essas entradas multissensoriais, identificar as informações mais relevantes dando pesos adequados a cada informação, e selecionar a resposta mais adequada para melhor desempenho motor, por isso, quando submetidos a um ambiente onde uma modalidade sensorial é ressaltada, os idosos deixam-se influenciar pela informação sensorial que está sendo manipulada. Essa alteração no relacionamento entre a informação sensorial e a ação motora é a causa provável da instabilidade do sistema de controle postural em idosos (Setti *et al.*, 2011; Lopes *et al.*, 2009).

Portanto, assim como o sistema musculoesquelético, abordado com maior destaque na edição anterior deste mesmo capítulo, o sistema sensorial durante o processo de envelhecimento potencializado pelas doenças também sofre uma degradação e é responsável pelo aumento do risco de quedas.

Influência do sistema sensorial no desempenho motor

O sistema sensorial em cada um dos seus componentes (visual, proprioceptivo e vestibular) desempenha um papel importante no processo de integração sensorimotora e consequente no desempenho motor.

O sistema visual fornece informações sobre a posição e o movimento das partes do corpo em relação a outras estruturas do ambiente físico (Bonfim; Barela, 2007). Por meio da visão, o corpo se orienta no espaço ao referenciar os eixos verticais e horizontais dos objetos ao seu redor. Como o envelhecimento e as alterações nas estruturas dos olhos, menos luz é transmitida na retina, provocando uma diminuição da acuidade visual, da visão periférica, do contraste, dificultando a percepção de profundidade e informações do corpo no espaço (Ricci *et al.*, 2009; Lord, 2006).

Na posição ortostática, a visão ajuda a detectar discretos deslocamentos posturais ao fornecer informações para o SNC sobre a posição e os movimentos de partes do corpo em relação às outras partes e ao ambiente externo (Meireles *et al.*, 2010).

Doenças oculares como a degeneração macular, presbiopia, catarata, glaucoma, retinopatias e olho seco devem ser detectadas em uma triagem como disfunções importantes para o risco de quedas. Idosos com prejuízo visual possuem 1,7 vez maior propensão de sofrer quedas do que os seus pares e 1,9 vez maior suscetibilidade a múltiplas quedas. A sensibilidade ao contraste reduzida e percepção de profundidade são os fatores de risco visual mais importantes para quedas (Lord, 2006).

O sistema somatossensorial, outro componente do sistema sensorial, fornece informações, pelos receptores existentes nas cápsulas articulares, ligamentos, músculos, tendões e pele (Shumway-Cook; Woollacott, 2010). Esses receptores são responsáveis por captarem a posição e a velocidade de todos os segmentos corporais, seu contato com objetos externos, inclusive o chão e a orientação da gravidade. A informação nervosa, enviada ao SNC, é especificamente definida como propriocepção. A deterioração funcional desse sistema nos idosos ocorre com o aumento no limiar de detecção de vibração pelos receptores cutâneos (Toledo; Barela, 2010), principalmente nos membros inferiores, diminuição da sensibilidade ao toque, além de diminuição do senso de posição articular. Esse comprometimento na capacidade proprioceptiva pode levar à utilização inadequada de estruturas e segmentos corporais durante atividades funcionais, podendo resultar em quedas (Suzuki *et al.*, 2018).

Por fim, o sistema vestibular que provê ao SNC informações sobre a posição e os movimentos cefálicos em relação às forças da gravidade e da inércia por meio de medidas de velocidade angular e a aceleração linear da cabeça em relação ao eixo gravitacional. Os movimentos rotacionais e a aceleração linear da cabeça são detectados por meio dos canais semicirculares e órgãos otólitos, respectivamente (Shumway-Cook; Woollacott, 2010).

Os *inputs* sensoriais advindos de receptores sensoriais no aparelho vestibular interagem com as informações visuais e somatossensoriais para produzir o alinhamento corporal e o controle da postura de maneira adequada. O sistema vestibular resolve os conflitos quando um ou mais sistemas enviam informações equivocadas, esta é a sua maior contribuição para o equilíbrio e o controle postural (Meireles *et al.*, 2010).

Por volta dos 70 anos de idade, há perda de 40% das células vestibulares ciliares e nervosas e sua substituição por tecido fibroso. Como consequência, ocorre um declínio linear no número de neurônios vestibulares que levam as informações ao SNC, mais especificamente ao núcleo vestibular e ao cerebelo. Além das alterações das porções periféricas do sistema vestibular, há também uma redução do número de neurônios da porção medial, lateral e descendente do núcleo vestibular, importantes para a coordenação dos movimentos dos olhos, cabeça e pescoço e para o controle postural (Shumway-Cook; Woollacott, 2010).

Portanto, é fundamental, ao pensar em metodologias para prescrição de exercícios físicos, considerar um treinamento sensorimotor, com exercícios que simulem tarefas da vida diária, promovendo o estímulo de diferentes funções e sistemas (não apenas o motor, mas também o sensorial). Consequentemente, o idoso fará suas tarefas diárias de forma mais eficiente, com menor gasto energético e maior motivação.

Treinamento sensorimotor para redução do risco de quedas

As estimulações sensoriais, provocadas pelos exercícios de equilíbrio, por exemplo, são capazes de aumentar a excitabilidade dos motoneurônios e facilitarem o seu disparo. A capacidade de adaptação às perturbações externas também pode ser estimulada pela exposição repetida a perturbações de várias amplitudes, assim como a variação das informações sensoriais (Carvalho; Almeida, 2009). Tais estimulações treinam a integração sensorimotora e aumentam a capacidade de recuperação do equilíbrio.

Para que ocorra uma manutenção do controle postural, seja estático ou dinâmico e consequente redução no risco de quedas, é necessário a integração sensorimotora em um rápido processamento de sinais pelo cérebro. O controle da postura emerge da interação entre indivíduo, tarefa e ambiente e não mais de uma simples resposta reativa a um estímulo, mas uma habilidade baseada na experiência, intenção e adaptação (Rossignol *et al.*, 2006).

Portanto, a integridade do sistema muscular e sensorial é fundamental para o adequado controle postural. O sistema visual, proprioceptivo e vestibular são os portais para a captação das informações do ambiente, as fontes de entrada (os *inputs*). O SNC, por sua vez, o centro de interpretação das informações advindas do ambiente, e o sistema muscular, a fonte de saída (os *outputs*) em respostas da atuação efetora (Ricci *et al.*, 2009; Redfern *et al.*, 2001).

Existem confirmações consistentes que a integração sensorimotora comprometida seja responsável pela incapacidade de recuperação do equilíbrio (Horak, 2006; Peterka, 2002) e aspectos como a amplitude de movimento, flexibilidade, propriedades dos músculos e relações biomecânicas entre os segmentos, propriedades viscoelásticas e configuração anatômica dos ossos, músculos e articulações estão entre os componentes musculoesqueléticos que devem ser considerados para manutenção do controle postural. Qualquer limitação de força, amplitude de movimento, dor ou controle dos pés afetará o controle postural (Carvalho; Almeida, 2009).

Os exercícios físicos são indispensáveis nas intervenções de prevenção de quedas (Hopewell *et al.*, 2018; Kumar *et al.*, 2016), porém, pontos cruciais como a variabilidade dos métodos (protocolos e instrumentos); a falta de especificidade para prevenção de quedas; a relação não consensual de dose-resposta e ainda a falta de acompanhamento após o término das prevenções comprometem uma interpretação aprofundada dos achados.

As recomendações gerais sugerem que as intervenções com exercícios físicos devam ser as intervenções multicomponentes, ou seja, aquelas que consideram múltiplos fatores para o risco de quedas com indicações de exercícios, intervenções educacionais e cuidados em relação ao ambiente doméstico (Hopewell *et al.*, 2018.

Recomenda-se exercícios que trabalhem força, equilíbrio e marcha. Os exercícios resistidos e de flexibilidade são apoiados, mas não de forma isolada. Portanto, os exercícios multimodais, aqueles que envolvem uma combinação de exercícios como os de força, marcha e de equilíbrio aliados a outras ações, para idosos que vivem em comunidade, são os mais recomendados e capazes de reduzir em até 25% as quedas (Moncada; Glen, 2017).

Embora as causas das quedas sejam variadas e complexas, capacidades físicas como a força, a marcha e o equilíbrio prejudicados são grandes contribuintes para o aumento do risco desse evento, consequentemente, as intervenções para melhora do controle postural durante a marcha e outras atividades promovem significativo impacto sobre as quedas (Zahner *et al.*, 2011). Idosos com força de flexão plantar bem desenvolvida, força muscular máxima dos membros e controle postural estático e dinâmico adequados podem reduzir seu risco de queda em até 50% (Gillespie, 2012).

Método circuito de equilíbrio

O Circuito de Equilíbrio (CE) foi desenvolvido na Faculdade de Educação Física da Universidade de Brasília em 2007, e há mais de 10 anos tem deixado a sua contribuição na academia científica com resultados significativos em trabalhos de mestrado e doutorado com a população acima de 60 anos. O seu amadurecimento levou a criação do Método CE de treinamento.

O Método CE é um conjunto de treinamento multimodal (capaz de treinar força, equilíbrio e funcionalidade) e multissensorial por provocar os principais sistemas sensoriais (visual, proprioceptivo e vestibular).

Em particular, os exercícios do CE são caracterizados por treinarem reações antecipatórias e compensatórias por meio de mudanças de direção do passo (arranques súbitos; contrações excêntricas; paragens e voltas), aumento e diminuição da base de apoio (marcha com as pernas afastadas; cruzadas; tandem; dispostas lateralmente; de frente; de costas; em apoio unipodal), restrição visual, estimulação proprioceptiva (uso de exercícios em plataformas instáveis), mudança da posição do centro de gravidade, agilidade, tomadas de decisão, tempo de reação, ultrapassagem de obstáculos, precisão e com progressão prevista a partir da complexidade aumentada ao longo do treinamento (Avelar *et al.*, 2016; Costa *et al.*, 2011).

O CE treina os idosos para que possam aprender a aprimorarem o seu movimento, movimento esse já adquirido. O foco não é ensinar a marcha, mas torná-la mais eficiente, experimentar novas maneiras de executá-la. Proporcionar uma interação entre o indivíduo, a tarefa e o meio ambiente em busca de estratégias ideais, não somente para a resposta motora, mas também para os sinais perceptuais mais apropriados (Shumway-Cook; Woollacott, 2010).

No CE existem habilidades fundamentais de deslocamento (andar, saltar), de manipulação (segurar, lançar, quicar) e de estabilização (equilibrar-se, girar, saltar). As capacidades físicas trabalhadas são as ditas condicionantes (força explosiva, força de resistência, flexibilidade, velocidade, agilidade, tempo de reação) e coordenativas (ritmo, equilíbrio, coordenação multimembros, adaptação espaço-temporal) (Avelar *et al.*, 2016; Costa *et al.*, 2011).

Trabalha-se durante os exercícios com as variáveis mecânicas que influenciam a estabilidade corporal, dentre elas, a massa corporal (quanto maior o peso mais estável); a base de apoio (quanto maior a base de apoio, maior o equilíbrio); e a distância do centro de gravidade (quanto mais próximo, maior o equilíbrio); além das variáveis sensoriais (sistema visual, proprioceptivo e vestibular) (Avelar *et al.*, 2016; Costa *et al.*, 2011).

A progressão do CE é trabalhada por meio da complexidade da tarefa. Um dos princípios da complexidade consiste em agregar tarefas. A perturbação do sistema de equilíbrio é provocada por meio de instruções e tarefas duplas ao longo da progressão do treinamento.

No CE são oferecidas instruções que envolvem o cumprimento de metas para que o equilíbrio seja alcançado após perturbação (para frente, para trás, para o lado, em diferentes planos, em linha reta, em marcha cruzada, na ponta dos pés, de calcanhar, ultrapassando obstáculos, permanecendo em apoio unipodal); há também a redundância de informações para que haja melhor processamento da informação por meio da repetição; a informação é passada de forma gradual.

Além disso, o CE promove a automatização de alguns movimentos fazendo com que, gradualmente e intencionalmente, o sistema de controle postural possa ser levado para um maior nível de perturbação. O cerne do treinamento não está no treinamento das capacidades físicas, mas o treinamento de habilidades já existentes, como andar, saltar, segurar, lançar, por exemplo. Ao promover mudança na base de apoio, ultrapassagem de obstáculos, lançar bolas de *medicine ball,* executar os movimentos de forma veloz, de frente, de trás, lateralmente, as habilidades básicas, citadas anteriormente, são perturbadas, fazendo com que o organismo treine a capacidade de rearranjo em busca de uma nova estabilidade postural (Avelar *et al.*, 2016; Costa *et al.*, 2011).

Ao pensar nas teorias do aprendizado motor, o CE está embasado na Teoria Ecológica proposta por Newell em 1991 (Barreiros *et al.*, 1997), que se baseia na estratégia da procura. A teoria propõe que, durante a prática dos exercícios, há procura por estratégias ideais para resolver a tarefa, considerando as suas restrições. Portanto, nessa abordagem, o aprendizado motor é caracterizado pelo mapeamento da percepção e da ação ideal relevante à tarefa e não pela representação da ação baseada na regra.

Dessa maneira, acredita-se que os exercícios do CE, além de sensibilizarem o aprendizado não associativo (caminhos reflexos) da habituação e a sensibilização, reforça o aprendizado processual da habilidade e do hábito. Os exercícios tipo multimodais apresentam especificidade para a indução de adaptações neuromusculares necessárias em situações reais com risco de equilíbrio (p. ex., capacidade em recuperar, equilibrar-se e produzir força explosiva). Os protocolos de exercícios multimodais, semelhantes aos do CE, que priorizam perturbação na base de apoio ou treinam o equilíbrio realizando multitarefas e ainda treinamentos resistidos de potência e alta velocidade seriam mais efetivos (Zahner *et al.*, 2011).

Dessa forma, o CE é capaz de treinar o sistema sensorimotor em sua forma dinâmica e integrativa de maneira inovadora. Acredita-se que por ser uma modalidade diferente e motivacional na qual o desafio proposto é gradativo, o protocolo do CE previsto a uma frequência de 2 vezes/semana com uma hora de duração e exercícios específicos para prevenção de quedas, por um período de 24 sessões, seja suficiente para provocar efeitos de ganho, não apenas em variáveis quantitativas físicas como a força e o equilíbrio, mas também em variáveis qualitativas psicológicas e sociais, lidando com o idoso dentro do seu contexto biopsicossocial.

O Método CE consiste em exercícios variados de equilíbrio, marcha e força realizados em forma de circuito (Figura 131.1). Em específico, no CE, as estações "2", "6" e "9" recrutam de forma evidente a variável equilíbrio onde a estação "2", denominada "Apoio unipodal-avião", o idoso permanece em apoio unipodal sobre o pé direito e depois o esquerdo durante 30 segundos; a estação "6", "Marcha sobre superfície instável", o idoso simula uma marcha estacionária sobre colchonetes empilhados, em uma altura de 18 cm, ao longo da intervenção, com a progressão dos exercícios, essa estação sofre modificações e a mesma marcha é executada sobre um minitrampolim; já a estação "9", denominada "Alcance multidirecional", o idoso, em flexão plantar, afastado alguns centímetros do alvo acima da sua cabeça, estende os braços e busca alcançar os números localizados ao centro, à direita e à esquerda da placa pertencente à estação (Figura 131.1).

Os exercícios de marcha são trabalhados durante praticamente todas as estações, a citar "1" com passadas laterais; "3" de costas sobre os calcanhares; "4" de costas com apoio total dos pés; "7" marcha de frente sobre a ponta dos pés; "8" marcha com pernas afastadas para frente; "10" marcha pernas cruzadas; "13" marcha tandem e à medida que os exercícios seguem na progressão, os exercícios de marcha são executados ultrapassando-se obstáculos móveis de tamanhos diferenciados.

Por fim, as estações onde visivelmente são recrutados a força são as estações "5" – "Agachamento e acertar o alvo de costas"; "11" – "Agachamento e bola na cesta" e "12" "Sentar e levantar da cadeira e marcha em trajeto circunferencial".

Ao fazer uso do protocolo do CE, recomenda-se realizar os exercícios propostos e cuidadosamente registrados para consulta na Tabela 131.1.

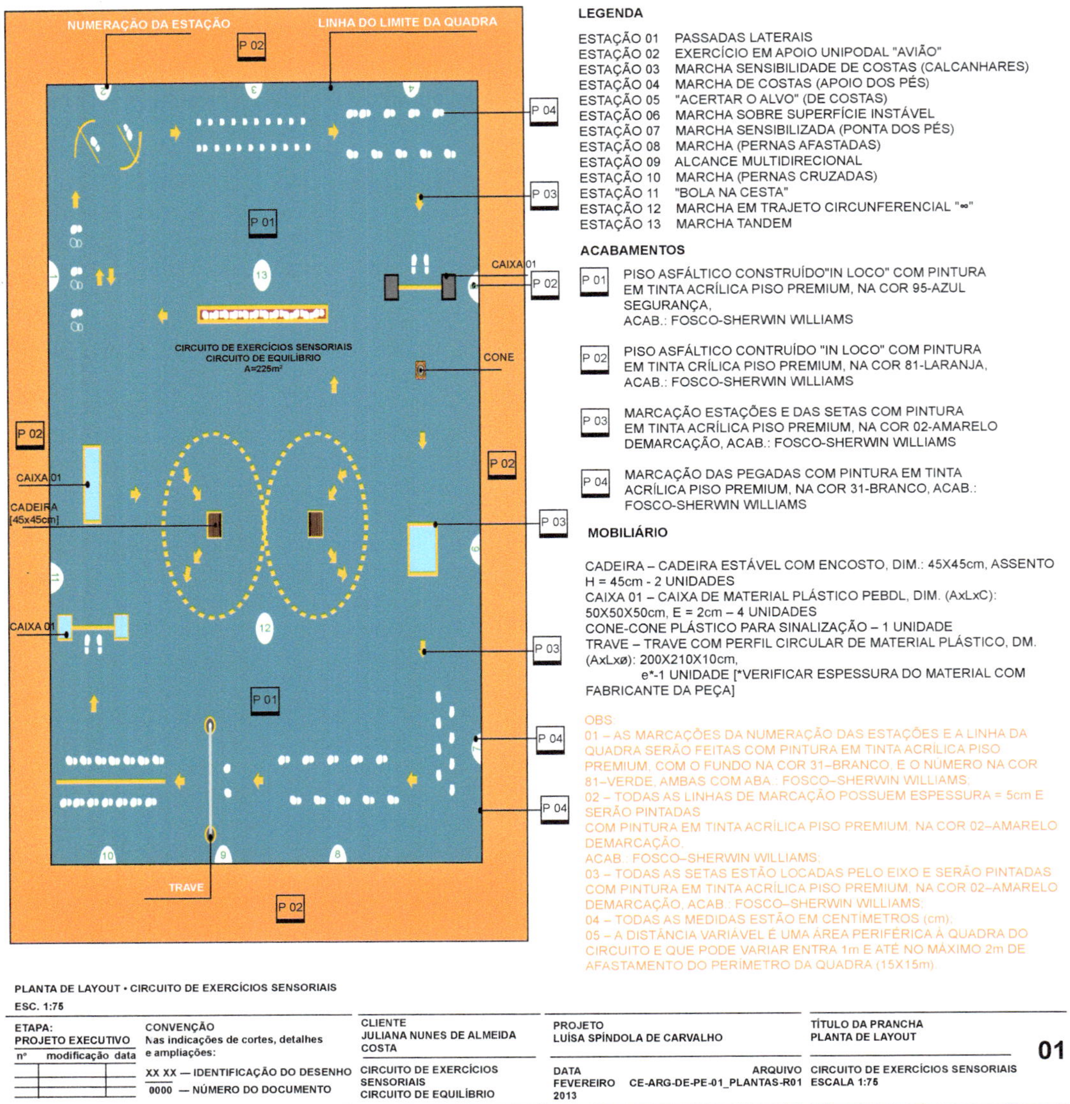

▪ **FIGURA 131.1** Planta de *layout* – circuito de exercícios sensoriais.

Atividades integrativas

Dança de salão

A dança de salão é uma atividade capaz de proporcionar condicionamento físico, integração social e lazer a indivíduos idosos, além de inúmeros benefícios psicológicos. A importância da dança de salão como atividade aeróbica também se faz evidente como uma opção para o condicionamento cardiovascular nas situações em que a caminhada é contraindicada por membros da equipe multiprofissional ou quando ela não é bem aceita pelo idoso (Safons; Pereira, 2014).

Outra especificidade da dança de salão para os idosos é sua capacidade para promover oportunidades criativas e autênticas de uso do corpo, através de maneiras originais de explorar os movimentos, ajudando-os, desse modo, a interagirem e a serem bem aceitos pelo grupo.

Estudos deixam evidente a importância da dança de salão como forma de terapia, auxiliando no bem-estar mental, emocional e físico do idoso ao trabalhar ludicamente ritmo, emoções, integração grupal, bem como possibilitar a cada indivíduo resgatar e compartilhar aspectos da cultura da sua região brasileira de origem.

Ioga

A ioga, ao mesmo tempo uma ginástica e um esporte de participação na Índia, é utilizada no condicionamento físico de idosos com o objetivo de melhorar a flexibilidade e a força, por meio dos exercícios físicos; a função ventilatória, pelos exercícios respiratórios; ajudar a controlar o estresse e a ansiedade, mediante os exercícios de relaxamento e, finalmente, proporcionar maior integração psicofísica, por meio dos exercícios de meditação. Diversos efeitos sobre a saúde têm sido relatados, com destaque para melhora da concentração e memória, combate à insônia, redução da dor e socialização (Aquini, 2010).

Temas transversais relacionados a paz, questões de gênero, sexualidade, inclusão social e filosofia também são trabalhados nestas aulas, com o objetivo de resgatar corporeidade, cidadania e promover autonomia através do trabalho educativo.

Pilates

O método Pilates consiste em exercícios físicos utilizados tanto no condicionamento físico, quanto na reabilitação, mas sua principal característica é o trabalho integrativo e de consciência corporal, realizado a partir de exercícios resistidos e alongamento dinâmico: tudo em conjunto com a respiração (Pinheiro *et al.*, 2014).

Praticantes idosos do método Pilates verificam melhora na força muscular, flexibilidade, controle postural, autonomia e desempenho funcional e diversos estudos sugerem que a modalidade é capaz de melhorar a distribuição da gordura corporal, melhorar o equilíbrio estático e dinâmico, reduzir a dor e melhorar o condicionamento físico (Pestana; Pestana, 2012).

Tai chi chuan

Tai chi chuan aparece nas pesquisas como uma atividade que ajuda na prevenção de quedas e que tem boa adesão por parte dos idosos. Além disso, é um exercício que pode ser prescrito com intensidades variadas (de leve a intensa), sendo considerado seguro para idosos, capaz de atender às recomendações do Colégio Americano de Medicina do Esporte para incremento da capacidade funcional, com seu efeito principal sobre a capacidade respiratória, força, equilíbrio e redução de quedas (Matida *et al.*, 2012).

A prática do *tai chi chuan* demonstrou ser eficaz na melhora das capacidades funcionais e da qualidade de vida em idosos em geral, bem como em idosos de ambos os sexos com baixa densidade mineral óssea, com a vantagem de ser de baixo custo, de fácil aplicação e capaz de atender a grandes grupos no tocante à versatilidade de local, horário e roupas para sua prática. Dentre os benefícios psicológicos decorrentes da prática do TCC foram relatados aumento da sensação de bem-estar, redução do estresse, além da diminuição da ansiedade e da percepção da dor (Pereira, 2011).

Prática esportiva

Corrida

Estudos a respeito dos efeitos do atletismo apontam essa modalidade de exercício como capaz de incrementar ganhos de condicionamento físico entre os praticantes idosos, melhorando a capacidade funcional, ajudando na prevenção de quedas, melhorando a qualidade de vida e do sistema imune. Dentre os benefícios psicológicos decorrentes da prática do atletismo, foram relatados aumento da sensação de bem-estar, diminuição da ansiedade e socialização (Safons; Pereira, 2014).

Esportes coletivos

Esportes coletivos constituem um bom recurso para se trabalhar os diversos aspectos do condicionamento físico em uma única atividade, além de proporcionarem inúmeros outros benefícios psicomotores (tempo de reação, reorganização de esquemas corporais, espaço-temporais etc.) e psicossociais (socialização, integração, participação etc.).

Entretanto, cuidado especial deve ser dado no controle da atividade, uma vez que a competição é parte do jogo e pode levar o idoso a superestimar suas capacidades e subestimar suas limitações, o que o leva a ultrapassar seus limites fisiológicos e entrar em uma intensidade na qual o risco supera o benefício da atividade (Safons; Pereira, 2014).

Doenças prevalentes e riscos durante a prática

No planejamento das práticas, também é aconselhável levar em conta exercícios específicos ou estratégias de trabalho, visando à prevenção ou ao auxílio na reabilitação das doenças prevalentes. Um conjunto de exercícios indicados e precauções a serem tomadas diante de algumas dessas doenças prevalentes em idosos é apresentado na Tabela 131.2.

Considerações finais

Já está bem estabelecido na área da saúde que o exercício físico é uma das intervenções que apresenta respostas positivas na saúde do idoso. O desenvolvimento de metodologias

TABELA 131.2 Doenças prevalentes em idosos: indicações e precauções no exercício físico.

Doença	Exercícios indicados	Precauções
Artrose e dor crônica	Todos. Priorizar contínuos, aeróbicos e treinamento muscular para diminuir rigidez e dor	Evitar sobrecarregar articulações (levantamentos de peso, corridas e práticas competitivas)
Cardiopatias e HAS	Todos. Priorizar contínuos, aeróbicos	Evitar longa permanência estática de pé (queda por hipotensão postural)
Diabetes	Todos. Contínuos, aeróbicos devem ser realizados 7 dias na semana	Riscos aos MMII (varizes, pé diabético); risco de hipoglicemia (importante comer antes, evitar fazer esportes solitários ou muito radicais: pois pode desmaiar quando só); evitar exercícios de média a alta intensidade quando glicemia ≥ 250 mg/dℓ (pode causar cetose, coma, lesão cerebral ou morte). Controlar PA nos exercícios resistidos: pressão elevada pode acelerar problemas oftalmológicos, renais e cardíacos
Hipotensão e síncopes (desmaios)	Todos. Priorizar contínuos, aeróbicos	Atividades após comer, mudança rápida das posições deitada ou sentada para de pé (principalmente pela manhã), permanência em pé por longo tempo, exercícios respiratórios forçados, mergulho em água fria, ducha fria, massagens no pescoço, verificação de frequência cardíaca na artéria carótida
Obesidade	Todos. Priorizar contínuos, aeróbicos	Sobrecarga para articulações dos MMII, como nas corridas, e cuidado com práticas esportivas competitivas
Osteoporose	Todos. Priorizar contínuos, aeróbicos ao sol e os de força para todos os locais	Riscos para quedas e fraturas
Problemas respiratórios	Todos. Priorizar contínuos, aeróbicos. Acrescentar exercícios respiratórios	Atividades fatigantes
Varizes	Todos. Priorizar contínuos, aeróbicos. Fortalecer membros inferiores	Isométricos de membros inferiores e longa permanência estática de pé (prejudica retorno venoso)

HAS: hipertensão arterial sistêmica; MMII: membros inferiores; PA: pressão arterial. (Fonte: Elaborada pelas autoras.)

gerontológicas nessa área é de fundamental importância, tendo em vista que elas definem critérios e procedimentos para atuação na área.

Pensar e planejar cada ação a ser desenvolvida em um programa de exercícios físicos para idosos são pré-requisitos para o sucesso do trabalho que se pretende desenvolver.

Profissionais capacitados e envolvidos com a proposta garantem uma oferta de atividade física de qualidade, favorecendo a adesão e a permanência dos idosos no programa.

Finalmente, é preciso ter consciência de que os idosos que frequentam as salas de aula dos diversos programas são diferentes daqueles relatados nos estudos. A rigor, em sua maioria, eles pertenceriam aos "critérios de exclusão" dos artigos científicos. Assim, associar o conhecimento da ação do exercício regular na saúde biopsicossocial dos indivíduos ao conhecimento da pluralidade do processo de envelhecer é a garantia de que as intervenções poderão fazer uma diferença concreta na vida das pessoas.

Parte 8

Aspectos Psicológicos do Envelhecimento e da Velhice

132

Teorias Psicológicas do Envelhecimento: Percurso Histórico e Teorias Atuais

Anita Liberalesso Neri

Introdução

O estudo psicológico do envelhecimento beneficia-se da ação multidisciplinar e interdisciplinar, da orientação por microteorias e modelos, e da adoção de uma perspectiva de desenvolvimento ao longo de toda a vida. As funções integrativas, sistematizadoras, preditivas e explicativas das teorias em relação à produção e à aplicação do conhecimento justificam que se faça um esforço deliberado de conhecê-las e de testá-las, em busca de especificidades e generalidades dos fenômenos velhice e envelhecimento. A realização de pesquisas e intervenções orientadas por elas pode significar um ganho substancial para o estudo e a atenção à velhice no Brasil. Em contrapartida, a pesquisa e a intervenção sem base em teorias gera pelo menos três problemas: (1) florescimento e perpetuação de falsas crenças e preconceitos; (2) incapacidade de progredir a partir do que já se conhece; e (3) incapacidade de avaliar a qualidade das intervenções com base em critérios objetivos.

Este capítulo representa um esforço em direção ao ensino de teorias psicológicas sobre o envelhecimento. É importante fortalecer a divulgação e o ensino de teorias em Psicologia do Envelhecimento, área que, depois da Medicina, é a que mais contribui para o conhecimento gerontológico. Inicialmente são veiculadas definições dos termos paradigma e teoria. Seguem-se explanações sobre o histórico e os princípios característicos de cada um dos paradigmas (mecanicista, organicista, dialético, de curso de vida e de desenvolvimento ao longo de toda a vida, ou *life-span)*. A teoria epigenética de Erikson (1959; 1968), que representa a transição do paradigma organicista para o de desenvolvimento ao longo de toda a vida (*life-span*), é apresentada como a principal derivação do paradigma organicista. O paradigma de curso de vida corresponde à teoria de Havighurst (1951; 1959) sobre tarefas evolutivas e a atividade e à teoria de Neugarten (1964; 1965; 1968; 1969), sobre a construção social do desenvolvimento. O paradigma dialético proposto por Riegel (1976) significou um ponto de inflexão no pensamento sobre o desenvolvimento e influenciou diretamente a construção do paradigma de desenvolvimento ao longo de toda a vida (*life-span*) (Baltes, 1987; 1997), uma síntese dos paradigmas mecanicista, organicista e de curso de vida. O paradigma *life-span* é atualmente o mais influente da Psicologia do Envelhecimento. As microteorias da dependência e da seletividade socioemocional (Baltes; Staudinger, 1996; Carstensen, 1991), temas que fecham o capítulo, são suas derivações. Neste livro, outros textos veiculam microteorias baseadas nesse paradigma.

Paradigmas e teorias em psicologia do envelhecimento

Uma teoria é um conjunto de definições, leis e princípios gerais sobre um determinado objeto. O objetivo da teoria é a construção do conhecimento científico, de forma sistemática, reflexiva, crítica, coletiva e acumulativa. Funcionam como lentes por meio das quais os cientistas observam, compreendem, explicam e fazem predições sobre a realidade (Birren, 1999).

As teorias possibilitam realizar três importantes tarefas no âmbito da construção do conhecimento: (1) integração do que já se conhece, por meio de generalizações ou de princípios gerais que descrevem associações entre variáveis e entre conceitos; (2) explicação sobre as relações entre os fenômenos observados, a qual permite fazer predições; e (3) proposição de hipóteses sobre o que ainda não se conhece, com base naquilo que já foi demonstrado empiricamente e descrito por princípios cientificamente fundamentados (Bengtson *et al.*, 1999). Uma outra utilidade das teorias científicas diz respeito à sua aplicação a realidades particulares, visando à solução de problemas humanos. Assim, as teorias são úteis para orientar hipóteses diagnósticas, procedimentos clínicos, avaliações comportamentais, intervenções educacionais, construção de instrumentos e planejamento de pesquisas.

Teorias úteis são as que atendem a quatro critérios: (1) adequação lógica, associada à clareza, à consistência interna, à parcimônia e ao poder explicativo; (2) adequação operacional, ou seja, podem ser testadas empiricamente; (3) adequação empírica, ou seja, os dados explicados por elas devem poder ser replicados; e (4) relevância pragmática, isto é, serem aplicáveis à realidade e úteis à predição e à intervenção (Achembaum; Bengston, 1994).

Das teorias psicológicas do desenvolvimento e do envelhecimento são esperadas as seguintes contribuições: (1) descrição e explicação das mudanças comportamentais que acontecem ao longo da velhice; (2) caracterização das diferenças existentes entre indivíduos e grupos com relação a como e por que se desenvolvem e envelhecem; (3) diferenciação entre o que é peculiar aos idosos por causa da idade e do que é devido ao contexto sócio histórico e à história pessoal; (4) identificação das diferenças entre os idosos e as pessoas de outros grupos de idade; (5) descrição sobre como se alteram e como se relacionam, na velhice, os diferentes processos psicológicos, como, por exemplo, a motivação e a cognição; e (6) saber se os diferentes processos psicológicos se modificam ou se mantêm com o envelhecimento (Birren, 1999).

Os paradigmas científicos não são teorias, mas grandes construções intelectuais ou visões gerais às quais as teorias são subordinadas. Ou seja, os paradigmas estabelecem o arcabouço lógico para a construção de teorias e para a condução de pesquisas. Servem para representar vastos domínios de fenômenos, como a origem das espécies (criacionismo ou evolucionismo?), a origem do conhecimento (biológico-inatista ou interacionista-construtivista?) e as causas do comportamento e do desenvolvimento (biológicas, ambientais ou ambas em interação?). São influenciados por fatos históricos e por valores culturais (Kuhn, 1962). No caso do desenvolvimento e do envelhecimento, os paradigmas dizem respeito à natureza geral das mudanças evolutivas que ocorrem em determinados períodos da vida e durante a vida em toda a sua extensão.

A construção da Psicologia do Desenvolvimento foi presidida por três paradigmas: o mecanicista, o organicista e o dialético (Baltes *et al.*, 1980). Lerner (1983) acrescentou a essa tríade uma outra fonte de influência, o paradigma de curso de vida, que surgiu a partir do diálogo entre a Antropologia Cultural e a Sociologia.

Paradigma mecanicista: negação da possibilidade de desenvolvimento na vida adulta e na velhice

A ideia central do paradigma mecanicista é a do ser humano como máquina que reage a forças externas. Liberdade, decisões, pensamentos e o próprio eu não são vistos como condições causais, mas como construtos teóricos. O desenvolvimento seria produto de uma história de relações ou de funções estímulo-resposta, sem a intervenção de uma mente interpretativa. As teorias estímulo-resposta de Watson (1878-1958), Tolman (1886-1959), Hull (1884-1952) e Skinner (1904-1990) exemplificam o paradigma mecanicista e marcaram época na história das ideias em Psicologia, em um momento em que era importante estabelecer o estatuto científico da disciplina.

O paradigma mecanicista e as teorias a ele vinculadas tiveram papel fundamental no despertar da experimentação em psicologia envolvendo indivíduos mais velhos, mas tiveram influência modesta na explicação do desenvolvimento. Os experimentos sobre aprendizagem e tempo de reação resultaram em dados que conduziram os estudiosos a concluir que a idade acarreta diminuição das capacidades. Essa ideia ajudou a fortalecer a noção de que o desenvolvimento cessa após a adolescência, que predominou na Psicologia do Desenvolvimento até os anos 1960.

Uma contribuição fundamental ao estabelecimento da noção de que na velhice não há possibilidade de desenvolvimento foi ensejada pelos estudos psicométricos sobre a inteligência do adulto realizados durante a Primeira Guerra Mundial, os quais envolveram 1.726.966 homens entre 18 e 60 anos de idade. Em 1921, foram publicados os resultados dessa investigação, mostrando que os grupos de 30 anos e mais apresentavam desempenhos piores, e que, quanto mais velhos os indivíduos, maior era a discrepância entre seu desempenho intelectual e o dos mais jovens. Yerkes (1921) sugeriu que os dados talvez decorressem não só de influências biológicas, mas também da bagagem cultural, das experiências pessoais e do nível educacional dos participantes, mas suas ponderações não foram ouvidas, possivelmente porque iam contra a corrente dominante no pensamento científico da época. Prevaleceu e cristalizou-se o que Lehr (1988) chama de "modelo deficitário do desenvolvimento mental na vida adulta", que tanta influência exerceu na vida social e na Psicologia.

Paradigma organicista: teorias psicológicas de estágio do desenvolvimento na vida adulta e na velhice

A metáfora que caracteriza esse paradigma assumido pela Psicologia do Desenvolvimento é a de crescimento, culminância e contração, que marcou a constituição da Psicologia do Desenvolvimento (Lerner, 1983). As noções centrais desse paradigma são de processo, integração e organização, e de desenvolvimento como processo ativo de mudança ordenada a um alvo superior. Segundo a visão organicista, o desenvolvimento é uma sucessão de estágios regulados por princípios intrínsecos de mudança, para cuja manifestação os determinantes sociais, históricos e culturais oferecem as condições. Esse paradigma pode ser resumido em seis noções norteadoras: (1) sequencialidade das transformações que ocorrem no indivíduo ao longo do tempo; (2) unidirecionalidade; (3) orientação à meta; (4) irreversibilidade; (5) natureza estrutural-qualitativa das transformações, e (6) universalidade dos processos de mudança.

O ancestral comum às teorias de estágio desenvolvidas na primeira metade do século XX é a teoria evolucionista de Darwin (1801-1882), com seus princípios de continuidade da mudança histórica, multidirecionalidade, seletividade, criatividade e progressividade da evolução das espécies. Eles influenciaram a maioria dos cientistas que viveram no começo do século XX, a começar G. Stanley Hall (1844-1924), um dos fundadores da Psicologia do Desenvolvimento, autor de duas obras de fôlego, que foram precursoras da Psicologia da Adolescência (Hall, 1904) e da Psicologia da Velhice (Hall, 1922). Os princípios evolucionistas são subjacentes às teorias sobre o desenvolvimento na vida adulta e na velhice de autoria de Bühler (1935), Erikson (1959; 1968) e Levinson (1978), que exerceram e exercem forte influência no campo. A teoria de Erikson foi a primeira a considerar o desenvolvimento como um processo que dura toda a vida, motivo pelo qual é considerada como precursora do paradigma *life-span*.

Erik Erikson: desenvolvimento como sequência de crises psicossociais e de tarefas evolutivas que se desdobram ao longo de toda a vida

Segundo Erikson, o potencial para o desenvolvimento está totalmente presente no indivíduo por ocasião do nascimento, cabendo ao ambiente sociocultural dar oportunidades para a manifestação desse potencial. Denomina sua teoria de epigenética, termo cuja etimologia remete à noção de algo que se origina, aparece ou se manifesta de dentro para fora, por desdobramento, como no desenvolvimento do embrião. Para o autor, as fases desenvolvimento se sucedem em ciclos, cada um caracterizado pela emergência de um tema evolutivo ou crise evolutiva. Para o autor, as crises evolutivas são universais, assim como é universal a sua sequência, porque integram a natureza humana. Elas se desdobram sucessivamente, estando os estágios mais avançados contidos nos anteriores (Erikson, 1959; 1968).

Erikson assumiu como ponto de partida a teoria sobre os estágios do desenvolvimento psicossexual proposta por Freud (1905), mas integrou-a com conhecimentos das ciências sociais. Diferentemente de Freud, não via o ego como palco dos conflitos entre as necessidades internas e as pressões do ambiente. Chamou a atenção para o enfrentamento ativo do mundo pelo ego, que muda qualitativamente ao longo da vida, permitindo a modificação das vivências e dos comportamentos e o desenvolvimento da personalidade. Para o autor, as influências socioculturais contextualizam a manifestação e a resolução das crises evolutivas, que se desdobram em ciclos particulares ao longo do ciclo vital. As crises são consideradas como temas cruciais que emergem sequencialmente ao longo da vida, do nascimento à velhice. Segundo o autor, da tensão que se cria entre forças contraditórias ou desafios irradiados pelos dois polos de cada uma delas originam-se qualidades do ego e o crescimento.

Na Tabela 132.1 aparecem as oito fases ou idades da vida propostas por sua teoria, em cada uma das quais o autor aponta a emergência de uma crise característica. O enfrentamento ativo de cada crise resulta em domínio que se reflete no cumprimento de tarefas específicas: na fase oral, o estabelecimento de vínculo com a figura materna; na fase anal, responder às tentativas de socialização inicial pela família; na fase genital, estabelecimento de identidade do papel sexual e desenvolvimento inicial do autogoverno; na de latência, submissão às normas culturais básicas; na adolescência, formação da identidade sexual adulta, busca de novos valores e adaptação do *self* às mudanças da puberdade; na vida adulta inicial, desenvolver relações profundas com um parceiro, sem medo de perda da identidade, estabelecer família, trabalhar e educar; na vida adulta, conquistar o apogeu profissional e passar o bastão para a geração seguinte;

▪ **TABELA 132.1** As oito idades do homem.

Fase da vida	Crise psicossocial	Tarefas evolutivas	Qualidade do ego
Fase bebê	Confiança *vs.* desconfiança	Formação de vínculo com a figura materna, confiança nessa figura e em si mesmo; confiança na própria capacidade de fazer com que as coisas aconteçam	Esperança
Infância inicial	Autonomia *vs.* vergonha e dúvida	Desenvolvimento da liberdade de escolha; controle sobre o próprio corpo	Vontade/domínio
Idade do brinquedo	Iniciativa *vs.* culpa	Atividades orientadas à meta; autoafirmação	Propósito
Idade escolar	Trabalho *vs.* inferioridade	Aquisição de repertórios escolares e sociais básicos exigidos pela cultura	Competência
Adolescência	Identidade *vs.* difusão da identidade	Subordinação do *self* a um projeto de vida; senso de identidade; capacidade crítica; aquisição de novos valores	Fidelidade
Idade adulta	Intimidade *vs.* isolamento	Desenvolvimento de relações amorosas estáveis que implicam conhecimento, respeito, responsabilidade e doação, como base em relações amorosas estáveis; capacidade de revelar-se sem medo de perda da identidade	Amor
Maturidade	Geratividade *vs.* estagnação	Geração de filhos, ideias e valores; transmissão de conhecimentos e valores à geração seguinte	Cuidado
Velhice	Integridade do ego *vs.* desespero	Integração dos temas anteriores; autoaceitação; formação de um ponto de vista sobre a morte; preocupação em deixar um legado espiritual e cultural	Sabedoria

Fonte: Erikson, 1959; 1968.

na maturidade, autoaceitação, senso de integridade da história pessoal e formação de um ponto de vista sobre a morte. Para Erikson (1959; 1968), cada crise é sistematicamente relacionada com todas as outras e o desenvolvimento apropriado depende da vivência das crises, uma após a outra. Cada crise existe de alguma forma antes da chegada de sua época crítica. Interessa à sociedade encorajar o desdobramento sequencial dessas potencialidades, porque isso garante a manutenção do humano.

As ideias de Erikson são contemporâneas dos primeiros estudos inspirados no paradigma de curso de vida e precederam as publicações pioneiras que propunham a aplicação do paradigma dialético à compreensão do desenvolvimento (Riegel, 1976). Elas são consideradas como precursoras do diálogo entre os paradigmas organicista e dialético.

Paradigma dialético: o desenvolvimento como processo permanente de conciliação entre determinantes inatos-biológicos, individuais-psicológicos, culturais-psicológicos e naturais-ecológicos

As noções fundamentais do paradigma dialético são a mudança e a contradição. Uma posição dialética em Psicologia focaliza a mudança, a interação dinâmica, a causação simultânea e mútua, a falta de completa determinação e a atuação conjunta de processos ontogenéticos (individuais) e histórico-culturais (coletivo-evolutivos) na determinação do comportamento e do desenvolvimento (Riegel, 1976). O pensamento dialético implica a aceitação da ideia de que pode haver interação recíproca entre as contradições. Um exemplo disso é uma noção de assimilação e a acomodação na teoria de Piaget: na acomodação a experiência muda as estruturas mentais; na assimilação, as estruturas mentais transformam a experiência.

O foco do paradigma dialético era o abandono da perspectiva organicista e, em seu lugar, a adoção da perspectiva dialética e a rejeição das teorias de estágios orientados à meta, representada, por exemplo, pelo *status* adulto ou pelo pensamento operatório abstrato. Segundo Riegel (1976), o desenvolvimento deve ser compreendido como um processo que dura toda a vida e que é presidido por influências de natureza inato-biológica, individual-psicológica, cultural-psicológica e natural-ecológica. A contribuição relativa de cada uma delas muda conforme a idade, e qualquer uma pode ser fonte de influência esperada ou inesperada, tanto em termos individuais quanto coletivos. Períodos de desenvolvimento considerado normal são aqueles em que essas fontes estão em sincronia.

Eventualmente, esse processo é interrompido ou obstado por pontos de transição ou crises de natureza biológica (p. ex., a menarca ou o climatério), psicossocial (p. ex., a aposentadoria e a entrada no mercado de trabalho), societal (p. ex., uma guerra ou uma pandemia) ou ecológica (p. ex., um terremoto), que geram novos pontos de influência, de duração variável e com valor positivo ou negativo. Depois desses eventos, a experiência não mais será a mesma e o processo de desenvolvimento integrará o novo elemento produzido pelo enfrentamento do desafio. Instabilidades e descontinuidades no desenvolvimento caracterizam assincronia entre os vários domínios e criam focos de tensão e de conflitos. Esforços adaptativos do indivíduo – por exemplo, investindo em novos conhecimentos, em novos papéis ou em mecanismos de enfrentamento – conduzem ao desenvolvimento a uma nova síntese, ou a um novo período de desenvolvimento normal, e assim sucessivamente.

Ao contrário do pretendido pelas proposições organicistas, para o paradigma dialético o desenvolvimento não percorre um caminho linear, mas uma trajetória caracterizada por tensão constante entre as forças que o determinam. Essa tensão é adaptativa e essencialmente promotora do desenvolvimento. Os ingredientes-chave do paradigma dialético são: foco na mudança, interação dinâmica, causalidade recíproca, ausência de completa determinação e preocupação com processos de mudança determinados pela atuação conjunta de processos individuais (ontogenéticos) e históricos (culturais-evolutivos).

O paradigma de desenvolvimento ao longo de toda a vida (*life-span*), que se desenvolveu a partir dos anos 1980, teve nos paradigmas dialético e de curso de vida suas mais poderosas fontes de influência. Psicólogos, sociólogos, antropólogos, geneticistas, biólogos e médicos realizaram um grande e bem-sucedido esforço interdisciplinar para produzi-lo. Na atualidade, a influência do paradigma *life-span* ultrapassa os limites da Psicologia do Envelhecimento. É corrente na Psicologia do Desenvolvimento, na Psicologia da Família e na Gerontologia. Deu origem a numerosas pesquisas de caráter interdisciplinar e longitudinal, que evidenciaram as suas qualidades como um corpo de abstrações sobre o significado, as direções e a variabilidade do processo de envelhecimento visto como concorrente ao processo de desenvolvimento.

Paradigma de curso de vida: a trajetória de desenvolvimento é presidida por processos simbólicos expressos em normas etárias e de gênero em interação com eventos de transição

A interação social e a socialização são os conceitos básicos do paradigma de curso de vida, vinculado ao funcionalismo em Psicologia e ao interacionismo simbólico em Sociologia. Foram seus precursores William James, na Psicologia, nos anos 1890, e George Herbert Mead, na Sociologia, nos anos 1930. Seus conceitos influenciaram Havighurst (1900-1990) e Neugarten (1916-2001), entre outros integrantes do primeiro programa acadêmico sobre maturidade e velhice de que se tem notícia, o qual se instalou na Universidade de Chicago nos anos 1940. A partir dos anos 1940, o aumento do número de idosos nos EUA e o aumento da expectativa de vida da sua população criaram um imperativo demográfico cujo efeito sobre a academia foi a criação de cerca de 1.100 cursos sobre envelhecimento em faculdades e universidades, e de um grande número de publicações sobre o envelhecimento. Esses fatos ajudaram a impulsionar a Psicologia do Envelhecimento (Neugarten, 1988).

As teorias de tarefas evolutivas (Havighurst, 1951), da atividade (Havighurst; Albrecht, 1953) e do afastamento (Cummings; Henry, 1961) nasceram nesse contexto. Havighurst (1951) definiu tarefas evolutivas como desafios normativos associados à idade cronológica, produzidos conjuntamente por maturação biológica, pressão cultural da sociedade e desejos, aspirações e valores da personalidade. Compreendem habilidades, conhecimentos, funções e atitudes que o indivíduo deve adquirir em dado momento de sua vida, sob a ação da maturação física, das perspectivas sociais e dos esforços pessoais. Organizam-se em torno de sete polos: crescimento físico, desempenho intelectual, ajustamento emocional, relacionamento social, atitudes diante do eu, atitudes diante da realidade e formação de padrões e valores.

O sucesso no cumprimento das tarefas evolutivas típicas de cada idade conduz a satisfação, a senso de ajustamento e ao sucesso no enfrentamento de tarefas futuras, ao passo que o fracasso conduz à insatisfação, à desaprovação social e a dificuldades na realização de futuras tarefas. O autor descreveu seis estágios evolutivos, ao longo de todo o curso de vida, cada um correspondente a uma tarefa evolutiva central. O conceito organizador das tarefas evolutivas relacionadas à velhice é a atividade, descrita como condição de uma velhice exitosa, caracterizada por altos níveis de satisfação, saúde e produtividade (Havighurst, 1951). São ideias centrais da teoria da atividade (Havighurst; Albrecht, 1953) que se estabeleceu em oposição à teoria do desengajamento (Cummings; Henry, 1961). Ambas tiveram forte influência sobre a pesquisa e a intervenção em Gerontologia.

Por desengajamento entende-se o afastamento natural e normal das pessoas que envelhecem dos papéis sociais e das atividades anteriores e, em paralelo, o aumento da preocupação com o *self* e o declínio do envolvimento emocional com os outros. No começo dos anos 1950, essa ideia já não era nova na Psicologia, posto que Charlotte Bühler (1935) e Jung (1933) já haviam descrito a tendência à interiorização e ao afastamento como características da meia-idade. A diferença é que esses dois autores viam os movimentos como de origem intrínseca, ao passo que a teoria do afastamento os via como produto da socialização.

No paradigma de curso de vida, o indivíduo e o ambiente social são vistos como entidades mutuamente influentes e, assim, coparticipantes no processo de construção da trajetória de desenvolvimento individual e das diferentes coortes. O desenvolvimento é visto como um processo contínuo de adaptação que dura por toda a vida. Não se aceita que a trajetória de desenvolvimento seja organizada por eventos de natureza ontogenética, como querem os psicólogos de orientação organicista, que descrevem o desenvolvimento como processo balizado pela idade cronológica ou por crises evolutivas. Ao contrário, para o paradigma de curso de vida, a sociedade constrói cursos de vida ou trajetórias de desenvolvimento, na medida em que prescreve quais são os comportamentos apropriados para as diferentes faixas etárias, e ensina os indivíduos e instituições a considerar que certas trajetórias são normais e esperadas, como se isso fosse natural, e não criado socialmente.

A metáfora do "relógio social" foi cunhada por Neugarten (1969) para descrever os mecanismos sociais de temporalização do curso de vida individual. Para a autora, indivíduos e coortes internalizam esse relógio, que serve para regular o senso de normalidade, de ajustamento e de pertencimento a um grupo etário ou a uma geração. Os cursos de vida são plasmados pelas crenças culturais sobre como devem ser as biografias individuais, por sequências institucionalizadas de papéis e posições sociais, por restrições e permissões em relação aos desempenhos de papéis etários e de gênero e pelas decisões das pessoas. As trajetórias são também determinadas por eventos de ordem privada, como por exemplo, a idade subjetiva e a noção de normalidade em relação à temporalidade do próprio desenvolvimento. A conjugação de eventos biológicos e psicossociais é o material a partir do qual os indivíduos e a sociedade criam conceitos de desenvolvimento normal e de fases do desenvolvimento que em vez de se sucederem a partir de uma determinação interna-biológica ou interna-psíquica, são graduados e demarcados por eventos de transição de natureza biológica (p. ex., a menarca e a menopausa) e sociológica (p. ex., a entrada na escola e a aposentadoria), que se associam a tarefas evolutivas (Neugarten, 1964, 1965, 1968, 1969).

O paradigma de curso de vida tem especial interesse pela análise do significado dos eventos de transição na vida das pessoas, que ao mesmo tempo em que quebram a estabilidade do desenvolvimento, também representam condições para mudanças adaptativas. Considera-se que os eventos de transição podem assumir duas formas: normativas e idiossincráticas. As transições normativas são aquelas que têm uma época esperada de ocorrência, de acordo com o que é reconhecido ou prescrito pela cultura (p. ex., menopausa, casamento e aposentadoria). As idiossincráticas não normativas são as que ocorrem raramente, ou para poucos indivíduos, ou que têm uma época de aparecimento imprevisível (p. ex., divórcio, desemprego e ganhar na loteria). Por serem esperadas e permitirem preparação ou socialização antecipatória ou ressocialização, as transições normativas não têm impacto emocional tão grande quanto as transições idiossincráticas não normativas ou peculiares a um grupo. As pessoas tendem a viver as mudanças normativas acompanhadas pelo seu grupo de idade, gênero e condição social, o que lhes assegura apoio social e senso de normalidade, ao passo que as idiossincráticas são geralmente vividas de forma solitária ou como eventos únicos. Por isso, parecem mais estressantes (Neugarten, 1969).

Tanto os eventos normativos quanto os idiossincráticos podem ser descritos em termos de duas outras dimensões: internalidade e externalidade. Há transições deflagradas por eventos originados "de dentro para fora" e que envolvem sentimentos, reações físicas, experiências pessoais e outros eventos privados relativos ao *self* (p. ex., insatisfação com a carreira ou crises de identidade ou valor) que podem acionar mudanças pessoais, que se expressam no contexto social. As transições provocadas por eventos externos refletem forças sociais e são exemplificadas por promoção no trabalho, ganhar na loteria e ganhar um neto, mudanças essas que necessitam ser elaboradas pelo *self* para que funcionem como eventos de transição.

Chiriboga (1975) nota que eventos de transição que são esperados, mas não ocorrem (p. ex., não casamento para moças que desejaram casar-se), e eventos esperados que são vividos fora de tempo (p. ex., nascimento tardio de filhos para mulheres que não desejavam adiar a maternidade) tendem a causar mais pressão emocional do que quando eventos esperados ocorrem na hora certa. Tais pontos de vista resultaram em modelos de análise da adaptação à transição que são úteis para orientar processos de intervenção clínica ou de aconselhamento.

Uma outra maneira de considerar o papel dos eventos de transição na vida adulta diz respeito à noção de que eles são elementos que evocam a necessidade de reestruturação do roteiro de vida de cada um. As pessoas têm necessidade de compreender, interpretar e integrar os grandes eventos da história social e os pequenos e grandes eventos de sua vida pessoal em histórias coerentes, das quais possam derivar senso de continuidade e propósito em sua vida. Certos pontos de transição, principalmente se traumáticos ou muito desafiadores, podem criar pontos de inflexão a partir dos quais a vida passa a ser contada de outra maneira. A autodescrição passa a contar com novos elementos de exaltação ou de inferiorização do *self* (Sommer; Baumeister, 1998).

O paradigma de curso de vida leva em conta o processo de construção social do desenvolvimento do adulto, o papel dos processos sociais no desenvolvimento das funções do *self* e a natureza interpessoal da vida humana. Tais ideias tiveram forte influência sobre o paradigma psicológico do desenvolvimento ao longo de toda a vida (*life-span*), que se desenvolveu na mesma época, como uma síntese dos conceitos organicistas, de curso de vida e dialéticos.

Paradigma de desenvolvimento ao longo de toda a vida (*life-span*)

De índole pluralista, este paradigma considera múltiplos níveis e dimensões do desenvolvimento, visto como processo interacional, dinâmico e contextualizado (Baltes; Smith, 2004). Integra a noção organicista segundo a qual as mudanças evolutivas têm base ontogenética com as ideias dos paradigmas de curso de vida e dialético.

Em artigo autobiográfico em que discorre sobre as origens do paradigma, Baltes (2000) comenta que a Psicologia do Desenvolvimento alemã já tinha orientação *life-span* desde o século XVIII, como atestam as obras precursoras de Tetens (1736-1807) e, já no século XX, as ideias de Thomae (1915-2001), que, entre 1964 e 1980, desenvolveu o primeiro estudo longitudinal sobre a meia-idade e a velhice, o *Bonn Longitudinal Study of Aging* (Thomae, 1976). Na origem do paradigma de desenvolvimento ao longo de toda a vida (*life-span*) estão também as contribuições metodológicas de K. Warner Schaie, nascido na Alemanha em 1928. Ao planejar o *Seattle Longitudinal Study*, uma investigação sobre a inteligência que começou em 1955 e dura até hoje, elaborou estratégias que levavam em conta não apenas as mudanças pertinentes à passagem do tempo do calendário, que assinala mudanças de origem genético-biológica, mas também as correspondentes ao tempo histórico, que envolve mudanças socioculturais (Schaie, 1965, 1996).

Em colaboração com os sociólogos do paradigma de curso de vida, a perspectiva de desenvolvimento ao longo de toda a vida (*life span*) identificou três classes de influências biossociais: (1) graduadas por idade; (2) graduadas por história; e (3) não normativas ou idiossincráticas (Baltes *et al.*, 1979; Baltes *et al.*, 1980). Posteriormente, os autores refinaram essas concepções e propuseram princípios adicionais descrevendo outras trajetórias evolutivas que levam em conta a atuação concorrente dos determinantes genético-biológicos e socioculturais: (1) a arquitetura da ontogenia e a interação dinâmica entre fatores biológicos e culturais mudam ao longo da vida; (2) há diferente alocação de recursos ao longo da vida, que passa da ênfase no crescimento (na infância) à ênfase na manutenção e na regulação das perdas (na velhice); e (3) ocorre atuação sistêmica de mecanismos de seleção, otimização e compensação na produção do desenvolvimento e do envelhecimento bem-sucedidos ou adaptativos (Baltes, 1997; Baltes; Smith, 2004; Li; Freund, 2005).

Nesse paradigma, o desenvolvimento e o envelhecimento são analisados como uma sequência de mudanças previsíveis, de natureza genético-biológica, que ocorrem ao longo das idades e, por isso, são chamadas de mudanças graduadas por idade; como uma sequência previsível de mudanças psicossociais determinadas pelos processos de socialização a que as pessoas de cada coorte estão sujeitas, e que, por isso, são chamadas de influências graduadas por história; e como uma sequência não previsível de alterações adequadas à influência de agendas biológicas e sociais, e que por isso são chamadas de influências não normativas.

Influências normativas graduadas por idade, ou ontogenéticas. São eventos que tendem a ocorrer na mesma época e com a mesma duração para a maioria dos indivíduos de uma dada sociedade ou subcultura. O conceito de normalidade é estatístico e diz respeito à alta frequência desses eventos em um dado grupo de idade. Embora não causados pela mera passagem do tempo, mas pelas interações entre o organismo e o ambiente, eles são associados ao tempo dimensionado em anos ou meses. Parte desses eventos é de natureza biológica, como, por exemplo, a maturação durante a infância inicial, o envelhecimento e o aumento da variabilidade interindividual a partir da vida adulta.

Há eventos graduados por idade que estão ligados à socialização e a expectativas sociais, da família, da educação e do trabalho. Permitem a aquisição de papéis e de competências sociais associadas à idade e à estrutura social. Ou seja, em cada época e sociedade estabelecem-se normas de comportamento associados à idade e ao gênero. Atualmente, há padrões diferentes quanto ao casamento, à procriação e à carreira, em comparação com os que vigoravam há 30 ou 40 anos. As pessoas se casam mais tarde, adiam o plano de ter filhos em favor de investir na carreira e podem optar por não ter filhos. Os divórcios são mais comuns e os recasamentos podem permitir que homens mais velhos tenham netos e filhos quase da mesma idade. A aposentadoria pode não mais significar o encerramento da carreira, mas a possibilidade de realizar novos investimentos educacionais e profissionais (Settersten; Mayer, 1997).

No envelhecimento, uma parte substantiva dos eventos normativos graduados por idade é de natureza biológica, seguindo agenda típica da espécie humana. Assim, com o envelhecimento diminui a plasticidade comportamental definida como a possibilidade de mudar para adaptar-se ao meio (p. ex., através de novas aprendizagens); diminui a resiliência definida como a capacidade de enfrentar e de recuperar-se dos efeitos da exposição a eventos estressantes (p. ex., doenças e traumas).

Os limites da plasticidade individual dependem das condições histórico-culturais, condições essas que se refletem na organização do curso de vida dos indivíduos e das coortes, como foi demonstrado por estudos sobre o desenvolvimento intelectual ao longo da vida. A resiliência individual depende dos apoios sociais, mas depende também dos recursos da personalidade. Os recursos adaptativos da personalidade, também chamados mecanismos de autorregulação (p. ex., autoconceito, autoestima, estratégias de enfrentamento, múltiplos *selves* e senso de autoeficácia), mantêm-se intactos na velhice. Essa integridade promove a continuidade do funcionamento psicossocial e o bem-estar subjetivo dos idosos (Baltes, 1987; 1997).

Dados recentes de pesquisa sobre plasticidade cortical e cognitiva indicam que o cérebro adulto pode adaptar sua organização estrutural e funcional em resposta à história de aprendizagem. Foi observado que o hipocampo (região cerebral envolvida no armazenamento da representação espacial do ambiente) de adultos altamente experientes em navegação era significativamente maior do que o dos adultos não navegadores. Pesquisas envolvendo neuroimagem mostraram que idosos de 60 anos de idade ou mais apresentam atividade bi-hemisférica durante tarefas de recuperação de informações da memória e durante processamento de informação verbal e espacial, em tarefas de memória operacional. Tais dados sugerem que o cérebro dos idosos é capaz de recrutar áreas corticais dos dois hemisférios para compensar o declínio neurocognitivo típico da velhice. Exercícios físicos visando à melhoria da capacidade aeróbica mostraram-se significativamente correlacionados com a redução das perdas em densidade das massas cinzenta e branca do cérebro em idosos. A estimulação ambiental parece provocar neurogênese em cérebros adultos de várias espécies, como ratos, pássaros e seres humanos. Embora ainda dependentes de validação, tais resultados são sugestivos de que os indivíduos não são meros pacientes dos agentes genético-biológicos e socioculturais, mas, ao contrário, são ativamente capazes de envolver-se em esforços adaptativos e na regulação da sua trajetória de desenvolvimento (Li; Freund, 2005).

Influências normativas graduadas por história. São eventos macroestruturais vividos pelos indivíduos de uma dada unidade cultural, que dão origem a mudanças biossociais que atingem grupos etários inteiros, justamente porque são experimentadas de modo universal por cada grupo de idade ou coorte. As influências graduadas por história variam sistematicamente em função da classe social, do gênero, da coorte e da etnia (Baltes; Smith, 2004). Como exemplos de influências normativas graduadas por história podem ser citados: guerras, crises econômicas, fomes, epidemias, movimentos migratórios, intolerância política, violência, terrorismo, surgimento de novas tecnologias, movimentos artísticos e reformas educacionais.

Nos últimos 100 anos, a modernização ocasionou crescente variação nas trajetórias intelectuais de várias coortes, como mostraram o *Seattle Longitudinal Study* (Schaie, 1996) e estudos longitudinais suecos (Steen; Djurfeldt, 1993; McClearn *et al.*, 1997), segundo os quais o desempenho intelectual de idosos que atualmente têm 70 anos de idade é comparável ao de indivíduos que tinham 65 anos de idade há 30 anos. Ao mesmo tempo, o estudo de Schaie evidenciou desempenho intelectual inferior entre participantes adultos e idosos que tinham vivido sua idade escolar ou sua adolescência durante a Grande Depressão norte-americana.

Esses exemplos da influência de variáveis socioculturais no domínio das microrrelações mostram que o desenvolvimento é afetado pelas interações sociais. Baltes e Staudinger (1996) desenvolveram estudos sobre os efeitos da dinâmica das relações interpessoais sobre a plasticidade comportamental. Mostraram que a exposição de crianças e idosos a situações reais de interação social ou a um processo reflexivo (mentes interativas), produz respostas complexas e efetivas nos dois grupos (a situação experimental promovia sensibilização para a consideração dos múltiplos aspectos de problemas existenciais). Mais importante: os adultos mais velhos beneficiaram-se mais do que as crianças, sugerindo a interveniência de influências socioculturais acumuladas.

Influências não normativas ou idiossincráticas. Podem ser de caráter biológico ou social. Seu caráter distintivo prende-se ao fato de não atingirem todos os indivíduos de um grupo etário ao mesmo tempo, ou seja, não são claramente ligadas à ontogenia e nem ao tempo histórico. Sua época de ocorrência é imprevisível, tal como ocorre com perder o emprego, sofrer um acidente, divorciar-se, ganhar na loteria ou adoecer gravemente. O impacto é especialmente poderoso porque interrompem a sequência e o ritmo do curso de vida esperado, geram condições de incerteza e desafio e impõem sobrecarga aos recursos pessoais e sociais do indivíduo. Seus efeitos em longo prazo variam de acordo com o significado do evento para o indivíduo, suas condições de enfrentamento e seus efeitos sobre o *status* funcional, os papéis sociais e o senso de identidade (Baltes, 1997; Baltes; Smith, 2004).

É grande o potencial estressor dos eventos não normativos, que tendem a ser vividos como incontroláveis, na medida em que, na velhice, ocorre diminuição dos recursos biológicos e sociais para enfrentá-los. As estratégias adotadas para enfrentar os eventos e suas decorrências dependem diretamente da avaliação pessoal de controle sobre o evento. Quanto maior o senso de controle sobre o evento, menor a chance de se desenvolverem problemas de adaptação, como sintomas depressivos, isolamento social, doenças somáticas e dependência.

Concluindo, as três classes de influências – normativas graduadas por idade, normativas graduadas por história e não normativas – atuam de forma concorrente na construção de regularidades e de diferenças individuais nas trajetórias de vida. Essa construção é mediada pelas instituições, pelas redes de relações sociais e pela subjetividade.

Dinâmica biologia-cultura e as trajetórias de desenvolvimento ao longo da vida. Atuando em interação recíproca, a biologia e a cultura contextualizam o desenvolvimento e o envelhecimento. Na infância inicial e na velhice avançada os processos genético-biológicos graduados por idade têm mais força na regulação do desenvolvimento do que os de natureza sociocultural. Na juventude e na vida adulta, os determinantes socioculturais têm influência predominante.

Existem dados de pesquisa ilustrando o princípio segundo o qual os mecanismos genético-biológicos e os socioculturais presidem diferentes trajetórias do desenvolvimento intelectual. São dados sobre a trajetória da inteligência fluida, que reflete os mecanismos de processamento da informação de base neurológica, e sobre a trajetória da inteligência cristalizada, que reflete o conhecimento baseado na experiência e na cultura. Foram encontrados altos índices de correlação entre inteligência fluida e cristalizada e velocidade do processamento da informação nos dois extremos do desenvolvimento. Esses dados indicam que, na infância e na velhice, as limitações da inteligência fluida limitam as aquisições da inteligência cristalizada (Ghisletta; Linderberger, 2003).

Dados do *Berlin Aging Study* (Baltes; Mayer, 1999), que comparam idosos a partir dos 70 anos, também oferecem evidências a esse respeito. Foram encontradas diferenças significativas entre o funcionamento de idosos mais jovens (70 a 79 anos de idade) e mais velhos (80 anos de idade ou mais) em todas as áreas: no potencial cognitivo e na capacidade para aprender em situação de treino de memória; nos aspectos afetivos indicados por satisfação com a vida, afeto positivo, satisfação com a velhice e sentimento de solidão; cerca de 50% dos idosos de 90 anos de idade e mais sofriam de algum tipo de demência; as condições de multimorbidade e multidisfuncionalidade foram cinco vezes mais frequentes entre os idosos mais velhos do que entre os mais jovens, principalmente entre as mulheres.

Pesquisas longitudinais com indivíduos entre 6 e 89 anos e em idosos de 70 a 105 anos mostraram que a inteligência fluida se desenvolve e declina mais cedo – os desempenhos máximos ocorrem entre 20 e 30 anos de idade, e o declínio já é visível por volta de 30 anos. Por sua vez, o desempenho máximo em inteligência cristalizada ocorre entre indivíduos entre 40 e 50 anos de idade e permanece estável até os 70 anos, quando começa a declinar. Em algumas capacidades intelectuais da inteligência cristalizada, por exemplo o conhecimento verbal, o declínio só foi observado depois dos 80 anos de idade (Li; Freund, 2005).

Baltes (1997) propôs três princípios gerais a respeito da dinâmica biologia-cultura nas trajetórias de desenvolvimento ao longo da vida:

- A plasticidade biológica e a fidelidade genética declinam com a idade, porque a natureza privilegia o crescimento nas fases pré-reprodutiva e reprodutiva, pois é isso que fundamentalmente interessa à espécie, falando de seleção natural em termos estritamente biológicos
- Para que o desenvolvimento se estenda até idades avançadas, são necessários avanços cada vez expressivos na evolução cultural e na disponibilidade de recursos culturais. A expansão da duração da vida, que atualmente está quase no limite máximo estabelecido pelo genoma humano, só foi possível graças aos investimentos da cultura em instrumentos, habitação, técnicas e equipamentos de trabalho, higiene, imunização, antibióticos e outros recursos de proteção às agressões do ambiente e educação
- Há limites à eficácia da cultura para promover desenvolvimento e reabilitação das perdas e do declínio associados à velhice: os mais velhos são menos responsivos aos recursos culturais, uma vez que sua plasticidade comportamental e sua resiliência biológica são menores.

Neste momento, em todo o mundo, o envelhecimento populacional e o aumento da longevidade estão exigindo investimentos cada vez mais pesados em soluções sociais e na cura e prevenção de doenças atualmente incuráveis ou de difícil reabilitação. Esse processo deverá exigir novas e cada vez mais custosas providências socioculturais, pois à medida que aumentar a duração da vida humana, novos problemas deverão aparecer.

Esses desafios são potencializados pela existência de desigualdades econômicas e representam um problema para a evolução social, e, em última análise, para a evolução da espécie. No âmbito individual, a velhice pode acarretar um permanente senso de incompletude, pois é impossível acompanhar a rapidez das mudanças tecnológicas e científicas e a velocidade com que as informações são processadas e se tornam disponíveis na sociedade da informação.

Trajetórias de alocação de recursos: crescimento na infância, manutenção e regulação de perdas na velhice. Recursos são meios reais ou potenciais que ajudam as pessoas a alcançar suas metas. Podem ser internos (p. ex., a inteligência e os substratos neurológicos) ou externos (localizados no ambiente físico, social, histórico e cultural, por exemplo, o sistema educacional) e não existem isoladamente, mas apenas em relação a alguma tarefa ou demanda. Assim, a educação só funciona na presença de um certo nível de inteligência (Li; Freund, 2005). Crescer envolve o alcance de níveis cada vez mais altos de funcionamento ou de capacidade adaptativa. Manter envolve estabilidade dos níveis de funcionamento em face de novos desafios contextuais ou de perdas em potencial. Regulação ou manejo de perdas quer dizer funcionamento em níveis mais baixos quando a manutenção ou recuperação não são mais possíveis. De modo geral, pode-se dizer que na infância os recursos são basicamente alocados ao crescimento, na vida adulta à manutenção e na velhice à regulação e ao manejo de perdas (Baltes; Smith, 2004).

Esses raciocínios conduzem à teoria de seleção, otimização e compensação, desenvolvida por Baltes e Baltes (1990), e que tem similares na literatura, como, por exemplo, os modelos de Heckhausen e Schulz (1995) sobre controle primário e secundário; o modelo de Brandtstädter sobre enfrentamento assimilativo e acomodativo (Brandtstädter *et al.*, 1997) e a teoria de Carstensen (1991, 1993/1995) sobre seletividade socioemocional. Para Baltes e Baltes (1990), os ganhos e as perdas evolutivas são resultantes da interação entre a pessoa e o ambiente e respectivos recursos, em regime de interdependência.

Desenvolvimento e envelhecimento bem-sucedidos mediante a orquestração de estratégias de seleção, otimização e compensação. Dois são os objetivos da meta-teoria de seleção, otimização e compensação (teoria SOC), originalmente desenvolvida para descrever o envelhecimento bem-sucedido e atualmente considerada uma teoria psicológica geral do desenvolvimento comportamental: (1) descrever o desenvolvimento em geral; e (2) estabelecer como os indivíduos podem efetivamente manejar as mudanças nas condições biológicas, psicológicas e sociais que se constituem em oportunidades e em restrições para os seus níveis e trajetórias de desenvolvimento.

A plasticidade comportamental é a inspiração central da teoria SOC, ou seja, interessa a ela saber como indivíduos de todas as idades alocam e realocam seus recursos internos e externos entre essas três funções e como, simultaneamente, maximizam ganhos e minimizam perdas ao longo do tempo. A teoria SOC pode ser incorporada por diferentes perspectivas teóricas, incluindo a comportamental, a cognitiva, a de ação e a social-cognitiva; a diferentes processos (p. ex., a memória e o funcionamento físico) e domínios (p. ex., o bem-estar subjetivo), ao desenvolvimento normal ou de pessoas portadoras de deficiência (Baltes; Smith, 2004). Por tal motivo é apontada como uma meta-modelo do desenvolvimento.

Seleção significa a especificação e a diminuição da amplitude de alternativas permitidas pela plasticidade individual. Ela é tanto um requisito para os avanços quanto uma necessidade quando recursos como tempo, energia e capacidade são limitados. Pode ser eletiva ou orientada à recuperação das perdas. Nesse caso, ela se dirige à reorganização da hierarquia e ao número de metas, ao ajustamento do nível de aspiração ou do desenvolvimento de novas metas que sejam compatíveis com os recursos disponíveis.

Otimização quer dizer a aquisição, a aplicação, a coordenação e a manutenção de recursos internos e externos envolvidos no alcance de níveis mais altos de funcionamento. Pode ser realizada mediante a educação, a prática e o suporte social dirigidos à cognição, à saúde, à capacidade atlética e às habilidades artísticas e sociais.

A compensação envolve a adoção de alternativas para manter o funcionamento. São exemplos de compensação o uso de aparelhos auditivos e de cadeira de rodas, a utilização de pistas visuais para compensar problemas de orientação espacial e a utilização de deixas para auxiliar a memória verbal. Os três mecanismos são assumidos como universais e como sujeitos à ação consciente ou inconsciente, operados pela pessoa ou por outrem, por indivíduos ou por instituições, entre outras possibilidades.

Seleção, otimização e compensação são mecanismos cuja existência e funcionalidade podem ser intuídas na experiência pessoal e na experiência cultural. A utilização de provérbios exemplifica este último caso. Por exemplo, na língua portuguesa, há provérbios que enaltecem a seleção, como "Não se pode chupar cana e assobiar a mesmo tempo", "Quem tudo quer tudo perde", "É de pequenino que se torce o pepino". Outros enfatizam a compensação, caso de "Uma mão lava a outra", ou "Quem não tem cão caça com gato". A otimização é exemplificada por "Deus ajuda quem cedo madruga", "Ajuda-te que eu te ajudarei", "A prática faz a perfeição", "A vingança é um prato que se come frio", "Não se deve malhar em ferro frio", "Quem tem pressa come cru", "Devagar se vai ao longe". Freund e Baltes (2002a; 2002b) construíram um questionário contendo provérbios envolvendo seleção, otimização e compensação, com o fito de avaliar o uso de estratégias de manejo de vida.

A teoria SOC tem sido demonstrada sob diferentes metodologias. Em pesquisa envolvendo autorrelato, Freund e Baltes (2002b) encontraram um gradiente de idade na utilização das estratégias SOC. Na fase adulta inicial e na velhice as três estratégias apareceram como menos ativas, ao passo que os adultos na meia-idade relataram o uso mais frequente delas. Várias outras pesquisas descritivas baseadas em autorrelato mostram correlações positivas entre o uso das estratégias e bem-estar subjetivo, progressos na carreira profissional, comportamento de estudo e desempenho no trabalho (Freund; Baltes, 1998; 2000; Baltes; Heydens-Gayr, 2003; Bajor; Baltes, 2003; Wiese *et al.*, 2000; 2002).

Pesquisas experimentais envolvendo tarefas competitivas (p. ex., memorizar uma lista de palavras e, ao mesmo tempo, andar depressa ou manter o equilíbrio em uma plataforma em movimento) mostraram que os idosos foram capazes de cumprir as duas tarefas ao mesmo tempo quando usaram estratégias compensatórias, principalmente em situações em que as exigências eram mais altas e próximas do seu limite superior de desempenho (Rapp *et al.*, 2003; Bondar *et al.*, 2003). Outro estudo mostrou que adultos jovens e idosos diferem no uso de estratégias compensatórias quando a demanda é superior aos seus recursos: os jovens reduzem a extensão e a complexidade gramatical de suas sentenças, ao passo que os idosos reduzem a velocidade da fala, quando são solicitados a andar depressa ao mesmo tempo que falam (Kemper *et al.*, 2003).

Neste tópico foi apresentado o paradigma de desenvolvimento ao longo de toda a vida (*life-span*), seus desdobramentos teóricos ao longo dos últimos 25 anos e dados empíricos que vêm validando o paradigma. Atualmente, ele significa uma boa possibilidade de explicação teórica do desenvolvimento como um todo e é corrente dominante da Psicologia do Envelhecimento no âmbito internacional.

Microteorias psicológicas sobre o envelhecimento vinculadas ao paradigma de desenvolvimento ao longo de toda a vida (*life-span*)

Atualmente, a tendência predominante na Psicologia do Envelhecimento é de teorias que versam sobre aspectos específicos do envelhecimento, como a inteligência prática, a memória, a sabedoria, as autocrenças (p. ex., autoconceito e autoestima), as estratégias de enfrentamento e a geratividade. Outras desenvolvem-se na intersecção da psicologia e da sociologia e examinam as relações recíprocas entre o *self* e a sociedade na construção do envelhecimento (Ryff; Marshall, 1999).

Serão apresentadas duas teorias psicológicas surgidas na década de 1990, em virtude de sua saliência na pesquisa em curso no âmbito internacional e pelo fato de serem referenciadas ao paradigma de desenvolvimento ao longo de toda a vida (*life-span*). São as teorias de seletividade socioemocional e de dependência aprendida.

Teoria da seletividade socioemocional. A teoria da seletividade socioemocional foi formulada por Carstensen (1991, 1993/1995) para explicar o declínio nas interações sociais e as mudanças no comportamento emocional dos idosos. À época existiam três noções amplamente aceitas para explicar a redução nos contatos sociais na velhice, todas constituídas no âmbito da gerontologia social. Uma delas derivava da teoria da atividade e afirmava que a restrição das interações sociais seria determinada por normas sociais que previam a inatividade para as pessoas mais velhas (Havighurst; Albrecht, 1953). A outra, vigente na teoria do afastamento, explicava que tal restrição seria um produto do afastamento recíproco entre os idosos e a sociedade, um afastamento adaptativo, uma vez que prepararia, simbolicamente, os idosos para a morte (Cummings; Henry, 1961). A terceira perspectiva era a da teoria das trocas sociais, segundo a qual as perdas do envelhecimento acarretam diminuição na contribuição do idoso para as relações interpessoais, ameaçam a reciprocidade dos relacionamentos e, por isso, enfraquecem os laços sociais (Dowd, 1975).

A teoria da seletividade socioemocional contradiz as três teorias sociológicas, primeiramente porque não aceita que as pessoas simplesmente reagem ao contexto social, mas que constroem ativamente o seu mundo social. Em decorrência desse pressuposto, a crença básica da teoria é que a redução na amplitude da rede de relações sociais e na participação social na velhice reflete a redistribuição de recursos socioemocionais pelos idosos, exatamente no momento em que a mudança em sua perspectiva de tempo futuro – que passa a parecer cada vez mais limitado na velhice – faz com que eles procurem selecionar metas, parceiros e formas de interação, porque isso permite otimizar os recursos de que dispõem. Na velhice passa a ser mais relevante o envolvimento seletivo com relacionamentos sociais próximos que ofereçam experiências emocionais significativas.

A teoria de seletividade socioemocional é de natureza *lifespan*, na medida em que considera que a adaptação é delimitada pelo tempo e pelo espaço e que a fase do desenvolvimento vivida pela pessoa é um importante contexto ao qual ela deve se adaptar. A redução nos contatos sociais que caracteriza a velhice reflete uma seleção ativa na qual as relações sociais emocionalmente próximas são mantidas porque são mais importantes para a adaptação do idoso. Na velhice as pessoas tendem a reorganizar suas metas e relações, a priorizar realizações em curto prazo, a preferir relações sociais mais significativas, e a descartar o que não cabe nesses critérios. Em contrapartida, na juventude, as pessoas tendem a cultivar relacionamentos sociais mais numerosos porque, nessa fase da vida, eles promovem a exploração do mundo, o aumento da informação e a afirmação de *status* e da identidade. Suas metas são mais numerosas e em longo prazo, porque o tempo é percebido como relativamente ilimitado (Carstensen, 1991, 1993/1995; Lang; Carstensen, 2002; Scheibe; Carstensen, 2010).

Essa explicação foi testada com sucesso em pacientes jovens em estado terminal e entre eles foi observado o mesmo processo, confirmando a ocorrência de seleção de metas e de relações em virtude da redução na perspectiva temporal (Lang, 2000). Foi testada em estudos longitudinais, nos quais se observou que: (1) o número de parceiros sociais pode até ser estável ao longo da vida, mas o número de relações sociais periféricas declina na velhice; e (2) idosos que reduzem os contatos periféricos, mas mantêm contatos emocionais significativos com pessoas afetivamente próximas, desfrutam de maior bem-estar subjetivo do que os que não o fazem (Lang; Staudinger; Carstensen, 1998; Fung *et al.*, 1999; Fung; Carstensen, 2004).

Analisando dados do *Berlin Aging Study*, que envolveu pessoas de 70 a 105 anos de idade, Lang *et al.* (1998) verificaram relações entre idade, *status* familiar, grau de intimidade emocional com os membros da rede de relações, dimensões de personalidade, tamanho da rede de relações e sentimentos de envolvimento social. Encontraram correlação negativa e significante entre o tamanho da rede de relações e a idade, mas o número de relações sociais de intimidade não foi diferente entre os vários grupos de idade. Medidas de extroversão, abertura à experiência e neuroticismo obtidos no teste dos Cinco Grandes Fatores de Personalidade de Costa e MacCrae, mostraram-se relacionadas com o tamanho geral da rede de relações, mas não relacionadas com o grau de proximidade emocional dos parceiros sociais. O *status* familiar apareceu relacionado com a proximidade emocional com o grupo: quando havia um filho ou um cônjuge presente, a proximidade emocional com outras pessoas da rede não pareceu tão relevante para a adaptação social, mas na ausência dessas figuras os membros do grupo de amigos mais chegados eram muito importantes.

Fung *et al.* (1999) estudaram preferências sociais relacionadas à idade entre crianças, adultos e idosos dos EUA e de Hong Kong. Todos foram confrontados com cenários hipotéticos em que tinham que escolher parceiros preferidos. Os mais jovens tenderam a apontar parceiros novos e os mais velhos apontaram um membro da família. Porém, quando convidados a imaginar uma situação no futuro, 20 anos adiante, essas diferenças desapareceram: tanto os jovens quanto os velhos apontaram figuras familiares como parceiros sociais preferidos.

Fung e Carstensen (2003) estudaram como diferenças em metas refletem-se na memória e nas preferências por anúncios de propaganda. Para saber se ocorre restrição nas metas de vida em decorrência da percepção de que o tempo está mais curto, submeteram a um grupo de jovens e a um grupo de idosos três versões de propagandas realistas de seis produtos. Uma apelava para emoções como amor e cuidado, outra para a expansão de horizontes ou sucesso futuro e a terceira não tinha mensagem emocional. As autoras verificaram que, embora os idosos retivessem menos informações do que os mais jovens, sua memorização foi melhor para os anúncios que tinham apelo emocional. Esse efeito não foi demonstrado entre os mais jovens. Em um segundo experimento, a perspectiva de tempo foi ampliada por meio de uma instrução. Nesse caso, houve uma diminuição da preferência dos idosos por anúncios com apelo emocional até quase o mesmo nível dos mais jovens, sugerindo que na preferência por anúncios não é propriamente a idade que conta, mas sim a perspectiva de tempo futuro.

A teoria de Carstensen investiu na análise do comportamento emocional dos idosos mostrando que, com o envelhecimento, as pessoas passam a experimentar e a demonstrar emoções com menos intensidade e a ter menor capacidade de decodificação de expressões emocionais. Longe de significarem simplesmente perda, essas alterações são de natureza adaptativa, porque permitem aos idosos poupar recursos já escassos, canalizar os remanescentes para alvos relevantes e otimizar seu funcionamento afetivo e social. Tal processo reflete-se em maior capacidade de calibrar o efeito da intensidade dos eventos, maior integração entre cognição e afetividade, mecanismos de defesa mais maduros, mais uso de estratégias proativas e maior satisfação com a vida.

A autora e seus colaboradores realizaram testes empíricos que confirmaram essas proposições. Por exemplo, Tsai *et al.* (2000) mediram as respostas cardiovasculares, subjetivas e expressivas de jovens e idosos norte-americanos e chineses enquanto assistiam filmes engraçados, em situação de laboratório. Nos dois países, constataram menos mudanças cardiovasculares entre os idosos do que entre os jovens. As respostas comportamentais e subjetivas dos dois grupos não foram diferentes. Em outra investigação, Mather *et al.* (2004) testaram respostas da amígdala a estímulos emocionais positivos e negativos, em adultos jovens e em idosos, em situação de laboratório. O objetivo era saber por meio de neuroimagem funcional se o nível de ativação da amígdala muda com a idade, em resposta à visualização de fotografias com conteúdo emocional positivo e negativo. Nos mais jovens, as imagens negativas causaram maior excitabilidade do que para os idosos. No entanto, as respostas às imagens positivas e neutras não apresentaram diferenças significativas entre os dois grupos.

Investigações focalizando aspectos comportamentais também serviram para confirmar a teoria. Carstensen *et al.* (2000) exploraram diferenças etárias na experiência emocional ao longo da vida adulta. Focalizaram a frequência, a intensidade, a complexidade e a consistência da experiência emocional na vida cotidiana em 184 pessoas entre 18 e 94 anos. Relataram que até os 60 anos os idosos experimentavam emoções positivas com a mesma frequência que os adultos jovens, mas que experimentavam menos emoções negativas. Entre os mais velhos, os períodos de experiência emocional positiva foram mais duradouros e os de experiências emocionais negativas foram menos estáveis do que entre os mais jovens. Esses dados sugerem que os idosos têm experiências emocionais complexas, embora menos independentes, e sugerem a ocorrência de seletividade emocional adaptativa na velhice.

Charles *et al.* (2003) focalizaram diferenças etárias em atenção e em memória para faces expressando tristeza, raiva e felicidade. Os resultados mostraram que os mais velhos exibiram mais tendência a lembrar-se de faces neutras em comparação com negativas e a lembrar-se mais das positivas do que das neutras. Além disso, foram mais precisos no reconhecimento de faces expressando emoções positivas do que negativas. Esses resultados sugerem, mais uma vez, a função adaptativa da seletividade emocional entre os idosos.

Pasupathi e Carstensen (2003) testaram diferenças etárias em experiências emocionais envolvidas na atividade de falar sobre vivências passadas. Os participantes relataram se experimentaram felicidade, alegria, contentamento, excitação, orgulho, senso de realização, interesse e prazer, ou se experimentavam raiva, tristeza, medo, desgosto, culpa, embaraço, vergonha, ansiedade, irritação, frustração e tédio. Suas experiências emocionais positivas e negativas em situações de reminiscências em grupo foram comparadas com as emoções ocorridas em outras situações sociais. Os resultados mostraram que, quanto mais velhos os participantes, maior a frequência de relatos de emoções positivas durante a recuperação de reminiscências.

Isaacowitz *et al.* (2003) estudaram relações entre seletividade socioemocional e saúde mental entre sobreviventes do Holocausto, sobreviventes de campos de internamento japoneses e idosos que viveram durante a Segunda Grande Guerra, sem, porém, experimentar grandes traumas. Os testes empíricos apoiaram a ideia de que há redução no número de parceiros sociais, sem que a saúde mental seja afetada. Porém, a saúde mental apareceu como afetada negativamente quando grupos emocionalmente chegados compartilhavam sentimentos negativos associados a memórias vivas do trauma.

As formulações da teoria de seletividade socioemocional e os dados empíricos gerados por ela ajudam a compreender as preferências sociais ao longo da vida. A teoria defende que os idosos moldam seu ambiente social de modo a maximizar seu potencial para sentir afetos positivos e para minimizar os afetos negativos. Ao fazê-lo por meio de investimentos seletivos, os idosos estão investindo na regulação do seu comportamento socioemocional e do seu ambiente socioemocional externo. Tais operações representam o cumprimento de metas úteis ao alcance de uma velhice bem-sucedida.

Teoria da dependência aprendida. Na literatura gerontológica, a dependência é definida como a incapacidade de a pessoa funcionar satisfatoriamente sem ajuda, devido a limitações físico-funcionais, a limitações cognitivas ou a uma combinação dessas duas condições. Habitualmente se acredita que a dependência é uma condição obrigatória e unidimensional na velhice, mas isso não é verdadeiro: a dependência dos idosos não só é uma condição com múltiplas faces, como também é determinada por múltiplas variáveis em interação (Baltes, 1996). Entre os determinantes da dependência considerada como condição multidimensional podem ser citados:

- Incapacidade funcional devido a doenças, senso de desamparo, falta de motivação, estados afetivos negativos e escassez ou inadequação de ajuda física e psicológica
- Efeitos da exposição a ocorrências inesperadas ou incontroláveis no dia a dia (p. ex., quedas) e na vida familiar (p. ex., acidentes com os filhos e netos), bem como maior probabilidade de vivência de grandes eventos estressantes do próprio ciclo vital ou dos ciclos da vida familiar (p. ex., morte de entes queridos). A interação com tais eventos tende a gerar sintomas depressivos, entre eles a predominância de humores disfóricos, queixas somáticas, dificuldades de iniciar comportamentos e dificuldades de discriminar corretamente as contingências
- Acúmulo dos efeitos das pressões exercidas por perdas em vários domínios (p. ex., perda de amigos 1 aposentadoria compulsória 1 afastamento dos filhos 1 doenças pessoais 5 maior senso de vulnerabilidade)
- Falta de motivação para o estabelecimento de metas, a manutenção de uma vida ativa, produtiva e saudável e o cultivo da espiritualidade
- Desestruturação do ambiente físico em virtude da pobreza, ao abandono ou à negligência
- Barreiras arquitetônicas (p. ex., escadas, buracos no passeio, pisos escorregadios) e ergonômicas (p. ex., camas muito altas, letreiros muito pequenos) ou falta de apoios ambientais (p. ex., bengalas, cadeiras de rodas, aparelhos auditivos)
- Práticas sociais discriminativas (p. ex., ser recusado ou ser demitido do emprego; ser tratado como incapaz; ter recusados atendimento médico e pensão)
- Desestruturação do ambiente social (p. ex., falta de rotinas e falta de estímulos sociais)
- Tratamentos medicamentosos inadequados, ou interação medicamentosa (iatrogenia), que podem induzir à inatividade, à apatia e à deterioração cognitiva.

A teoria da dependência aprendida de Baltes (1996), desenvolvida com base em pesquisas observacionais e experimentais, ao longo de 20 anos, acrescenta novos elementos à análise da dependência na velhice:

- A dependência não é uma condição exclusiva da velhice, mas é um fenômeno que existe em todo o curso de vida, embora comporte diferentes manifestações. Na fase de bebê e na infância inicial, a dependência manifesta-se sob a forma de apego, que é funcional para que a criança se desenvolva em termos cognitivos, afetivos e sociais. Nas crianças mais velhas e nos adolescentes, a dependência em relação aos adultos, aos pares e às instituições sociais passa a funcionar como condição facilitadora da obtenção de informações sobre o mundo e sobre si mesmo, e para a promoção da própria agência (capacidade de obter por si mesmo as consequências derivadas das ações). Na vida adulta, a dependência passa a envolver relações de interdependência. Na velhice essa condição de interdependência pode ser modificada por um ou por vários eventos (ver anteriormente). As relações das pessoas e das instituições sociais com a dependência é assunto sujeito à influência de valores culturais, que podem torná-la mais ou menos aceitável nas diferentes fases da vida, para pessoas de diferentes idades, conforme condições de classe social, etnia e gênero (Baltes; Silverberger, 1994)
- O significado da dependência em um dado contexto social pode produzir maior ou menor tolerância e aceitação e proporcionar melhor ou pior suporte instrumental, informativo, material e afetivo. Ou seja, além de questões biológicas, a dependência na velhice reflete condições do sistema microssocial em que o idoso vive, condições essas que envolvem o sistema de crenças das pessoas e seus comportamentos. Na maioria dos microcontextos sociais (instituições, hospitais e residências familiares), prepondera um padrão de interação que envolve reforçamento de comportamentos dependentes e extinção ou punição de comportamentos independentes. Resulta desse padrão um aumento na frequência de comportamentos dependentes.

A dependência aprendida se instala da seguinte maneira:

- Os comportamentos dependentes que geram consequências físicas e sociais tendem a se manter e a se aperfeiçoar, ao mesmo tempo que as tentativas de independência geram falta de atenção, negligência, admoestações ou restrições e, assim, tendem a diminuir de frequência. Ambientes superprotetores e de baixa exigência geram dependência aprendida, o que deve ser visto como indicação para que os cuidadores familiares e profissionais não pensem o cuidado como algo que implica fazer para o idoso, mas como algo que envolve dar-lhe a ajuda necessária para que se comporte na medida de suas possibilidades
- Os comportamentos dependentes se estabelecem e se mantêm porque asseguram a manutenção de contatos sociais e porque são uma forma de controlar aspectos específicos do ambiente social, como, por exemplo, a obtenção de respostas indicativas de atenção, piedade e condescendência. Esses dois subprodutos da dependência têm relação com a promoção do bem-estar psicológico dos idosos.

Pavarini e Neri (2000) desenvolveram uma pesquisa baseada na teoria de dependência aprendida, envolvendo idosos institucionalizados com pequena incapacidade funcional para atividades de vida diária e seus cuidadores. Os objetivos foram conhecer os padrões de interação e identificar as crenças sobre dependência, velhice, competência e cuidado apresentadas pelos cuidadores, crenças essas consideradas como mediadoras das interações. A análise revelou quatro padrões de interação em situações de cuidados básicos:

- Padrão Aa – manutenção da autonomia: o idoso inicia comportamento de autonomia e a cuidadora reforça
- Padrão Da – estímulo à autonomia: o idoso inicia comportamento de dependência e a cuidadora obsta esse comportamento e instiga comportamento de autonomia; a cuidadora instiga o início de um comportamento de autonomia pelo idoso
- Padrão Ad – estímulo à dependência: o idoso inicia comportamento de autonomia e a cuidadora obsta esse comportamento e reforça o comportamento dependente; a cuidadora instiga o início de um comportamento de dependência pelo idoso
- Padrão Dd – manutenção de dependência: O idoso inicia comportamento de dependência e a cuidadora reforça.

Dentre os 3.249 episódios registrados na pesquisa dessa autora, 84,3% foram de manutenção da dependência e 1,9% de estímulo à dependência; 10,9% foram de estímulo à autonomia e 2,9% de manutenção da autonomia. Medicação foi a situação mais evocadora de estímulo à dependência (97%), seguida por alimentação (95%) e banho (76,3%).

Na interpretação desses resultados foram considerados fatores outros do contexto, além da potencial vigência do conceito de cuidar como sinônimo de fazer pelo idoso: (1) fazer em lugar do idoso pode ser mais fácil ou mais prático para as cuidadoras com sobrecarga de tarefas e talvez exija menos investimento em tempo, paciência e persuasão; (2) a velocidade no cumprimento das tarefas é um importante elemento na avaliação que os administradores fazem do desempenho das cuidadoras; (3) falta treino para que as cuidadoras desempenhem suas funções de modo a otimizar as competências dos idosos; (4) baixos salários e parco reconhecimento competem com a motivação para a tarefa e para o treinamento; (5) boa parte das expectativas de desempenho que recaem sobre as cuidadoras correspondem a normas e rotinas da instituição que prescrevem a diminuição de riscos, os cuidados à saúde dos idosos e a higiene e a ordem nos ambientes; (6) as crenças e atitudes em relação à velhice são importantes determinantes dos comportamentos de cuidado; e (7) não existe relação linear entre o que as cuidadoras dizem sobre velhice, dependência e cuidado e seus comportamentos, ou seja, existem diferenças entre o dizer e o fazer, que são fundamentais na determinação dos padrões de independência e autonomia exibidos pelos idosos.

O modelo de dependência aprendida contrapõe-se ao de desamparo aprendido proposto por Seligman (1977), segundo o qual a falta de sincronia entre o comportamento e as consequências induz o não se comportar e a derivação de um senso de que, como o mundo é incontrolável, de nada adianta se comportar. Para Seligman, a dependência é um resultado de não contingências, enquanto para Baltes a dependência resulta de contingências diferenciais. Para Seligman, a dependência representa perdas. Para Baltes, ela significa perdas, no sentido de que dificulta o engajamento em ações que promovem sua funcionalidade física e psicossocial, mas também significa ganhos, na medida em que ajuda as pessoas a obter atenção, contato social e controle passivo e que os auxilia a preservar, canalizar e otimizar energias para outros objetivos. A correção do curso do desamparo aprendido exige que se criem novas contingências, ao passo que a correção do curso da dependência aprendida exige a modificação das contingências existentes. Essa explicação cabe para qualquer idade, mas é especialmente talhada para compreender e explicar a adaptação na velhice. Dependência, agência, ganhos e perdas, envelhecimento e adaptação são condições que não se excluem umas às outras, mas, ao contrário, se entrelaçam.

Considerações finais

O principal evento deflagrador dos estudos psicológicos sistemáticos sobre o envelhecimento foi o envelhecimento populacional que se evidenciou em meados do século XX. Esforços interdisciplinares deram origem aos paradigmas de curso de vida na Sociologia e de desenvolvimento ao longo de toda a vida (*life-span*) em Psicologia, que representaram um avanço na compreensão do desenvolvimento do envelhecimento. O paradigma *life-span* em Psicologia considera o desenvolvimento e o envelhecimento como processos de curso de vida influenciados por determinantes genético-biológicas e socioculturais em interação ao longo do tempo individual e do tempo sócio-histórico.

Antes do advento desses paradigmas, as teorias do desenvolvimento psicológico na vida adulta e na velhice seguiam a lógica das teorias de estágio, que dominaram o campo da infância e da adolescência durante mais de 50 anos. Tais teorias representaram grande contribuição à compreensão da velhice, pavimentaram o caminho que conduziu à elaboração do paradigma *life-span* e até hoje alimentam a construção de significados sobre a trajetória do envelhecimento.

O paradigma *life-span* deu origem a novas perspectivas teóricas e metodológicas, mais orientadas à compreensão e à explicação de aspectos específicos do envelhecimento do que à elaboração de grandes sistemas, como os que caracterizaram a Psicologia do Desenvolvimento na primeira metade do século XX. Atualmente, o paradigma *life-span* é a corrente dominante na Psicologia do Envelhecimento e, fora do Brasil, é adotado por um número crescente de pesquisadores da Psicologia Infantil e da Adolescência. Sua principal contribuição foi a criação de novas metodologias que mesclam estratégias longitudinais e de corte transversal, e que permitem controlar a influência do tempo individual e do tempo histórico sobre as trajetórias de desenvolvimento. Sua segunda mais importante contribuição foi a exploração teórica e empírica da noção de intercâmbio dialético entre influências genético-biológicas, socioculturais, individuais-psicológicas e ecológicas.

Um número importante de estudos longitudinais no campo do envelhecimento vem confirmando empiricamente o paradigma *life-span* e vem oferecendo aos estudiosos um corpo de conhecimentos consistente sobre fenômenos como inteligência, crenças de controle e mecanismos de dependência, seletividade socioemocional e seleção, otimização e compensação (focalizados neste capítulo). O pressuposto subjacente a essas teorizações é que à Psicologia do Envelhecimento compete estabelecer diferenças e semelhanças intra e interindividuais e identificar que fenômenos são específicos ao envelhecimento e à velhice e quais são compartilhados pelo desenvolvimento e por outras fases do curso de vida.

133

Envelhecimento e Cognição: Memória, Funções Executivas, Linguagem e Habilidades Visuoespaciais

Mario Amore Cecchini • Luciana Cassimiro • Karla Shimura Barea • Mônica Sanches Yassuda

Introdução

A Psicologia enquanto ciência tem procurado compreender o desenvolvimento humano e descrever como, da infância para a vida adulta e a velhice, se alteram as habilidades cognitivas, especialmente como estas habilidades são adquiridas e como evoluem com a idade. Estudos nas últimas décadas têm demonstrado que o processo de envelhecimento vem acompanhado de alterações cognitivas. Entretanto, o envelhecimento afeta de maneira distinta cada uma das habilidades cognitivas. Em outras palavras, algumas habilidades sofrem alterações significativas com o envelhecimento, enquanto outras mostram-se mais estáveis. Este capítulo tem como objetivo descrever as alterações comumente encontradas em memória, funções executivas (FE), linguagem e habilidades visuoespaciais em idosos.

Memória e envelhecimento

Queixas de memória são comuns em idosos. Estudos de prevalência mostraram que entre 11 e 76% dos idosos têm alguma queixa relacionada com a memória (Taylor *et al.*, 2018; Vlachos *et al.*, 2019; Schütz *et al.*, 2020). Dos idosos com queixas, aproximadamente metade apresentam dificuldade em testes objetivos de memória (Juncos-Rabadan *et al.*, 2012). Se outras habilidades cognitivas forem consideradas, a prevalência pode ser ainda maior, chegando a valores extremamente altos. Em estudos populacionais, a prevalência de queixa de alguma habilidade cognitiva foi de aproximadamente 95% na cidade de Sydney (Austrália) (Slavin *et al.*, 2010) e 84% na Grécia (Vlachos *et al.*, 2019). Estas queixas podem estar relacionadas tanto com dificuldades específicas de memória quanto com problemas em outras habilidades cognitivas, como atenção, FE e velocidade de processamento, ou mesmo relacionadas com as questões emocionais, como ansiedade e depressão.

A memória é um processo cognitivo complexo, que se refere essencialmente à habilidade de registrar informações, armazená-las e resgatá-las posteriormente. O termo *memória* é um termo geral, que engloba diferentes tipos e processos de memorização, que envolvem, por sua vez, diferentes regiões cerebrais. A memória pode ser classificada pelo tempo de duração do traço: memória de curtíssimo prazo (sensorial, menos de um segundo), memória de curto prazo operacional (segundos até poucos minutos) e de longo prazo (sem limite de tempo) (Shevlin, 2020). Pode ser dividida, também, de acordo com o tipo de informação armazenada, sendo comumente dividida em dois grandes grupos: memória explícita e memória implícita (Squire; Dede, 2015). A memória explícita se refere à memorização de conteúdos e informações adquiridas de forma consciente pelo indivíduo, sobre os quais é possível recordar-se e realizar um relato. São memórias sobre experiências pessoais, memórias sobre situações vivenciadas e informações adquiridas ao longo do tempo. A memória explícita pode ser subdividida, por sua vez, em outros tipos de memória, como semântica, episódica, prospectiva e autobiográfica (Strauss *et al.*, 2006; Riedel; Blokland, 2015).

A memória não declarativa, ou implícita, é um sistema de memória que permite o aprendizado sem a participação da consciência do indivíduo (Squire; Dede, 2015). Esta, por sua vez, se subdivide em memória de procedimento, pré-ativação (*priming*) e condicionamento. A memória de procedimento refere-se à memória para atos motores, como, por exemplo, saber realizar o movimento de amarrar os sapatos, dirigir um carro ou tocar um instrumento musical. Esses atos passam a ser realizados cada vez mais facilmente, pois vão sendo automatizados. A pré-ativação refere-se ao fato de uma exposição inicial a um conjunto de estímulos influenciar respostas durante tarefas posteriores. O condicionamento clássico e o condicionamento operante também são considerados formas de memorização implícita, visto que se referem às alterações comportamentais com base na aprendizagem decorrente do pareamento de estímulos e da apresentação de reforço ou punição após o comportamento.

Dentre os vários subsistemas de memória, os mais comumente testados em uma avaliação neuropsicológica são a memória operacional, episódica e semântica, visto que estes subsistemas podem sofrer alterações significativas em função de transtornos neurocognitivos. Assim, revisaremos o impacto do envelhecimento nessas três formas de memória.

A memória operacional refere-se à habilidade de reter temporariamente informações e realizar operações com esses dados. Utiliza-se a memória operacional durante a realização de cálculos mentais, a resolução de problemas e em muitas atividades diárias. Mais do que apenas reter informações, a memória operacional pode ser considerada como um "espaço de trabalho" (do inglês *workspace*) onde o pensamento ocorreria (Baddeley *et al.*, 2010). Assim, seria por meio da memória operacional que processamos o que está ocorrendo ao nosso redor momento-a-momento. Para realizar cálculos ou resolver problemas são necessárias não apenas informações da situação atual, como os números da situação-problema, mas também são recrutadas memórias adquiridas previamente, como o aprendizado de realizar o cálculo em si. Desta forma, a memória operacional se relaciona com a memória de longo prazo, conforme modelo proposto por Baddeley *et al.* (2010). Por outro lado, estima-se que a memória operacional, aliada à velocidade de processamento e à atenção, sejam essenciais para a memória episódica (Salthouse, 2010), ou seja, fundamental para o aprendizado de novos conteúdos (Schneider; Niklas, 2017).

Estudos de corte transversal e estudos longitudinais demonstraram que a memória operacional declina ao longo do envelhecimento de maneira significativa, especialmente após os 40 ou 50 anos de idade (Park *et al.*, 2002; Cansino *et al.*, 2013). No estudo seminal de Park *et al.* (2002), os autores identificaram uma queda de aproximadamente 1,5 desvios-padrão em idosos com 80 anos de idade quando comparadas a pessoas na faixa dos 20 anos de idade, com desempenho mediano entre estas duas faixas etárias por volta dos 50 anos de idade. Estas alterações acontecem de modo lento e gradual a partir da terceira década de vida. Um idoso saudável, assim, pode mostrar certa dificuldade para trabalhar mentalmente com muitas informações ao mesmo tempo.

A diferenciação entre memória episódica e semântica foi realizada em estudo clássico de Tulving (1972). A memória episódica envolve a recordação de diferentes informações relacionadas com o episódio vivenciado, especialmente "onde", "quando" e "o que" (Renoult; Rugg, 2020). Uma interessante revisão sobre este tema, realizada pelo próprio Endel Tulving, pode ser encontrada em Tulving (2002), e uma revisão histórica mais recente pode ser encontrada em Renoult e Rugg (2020). A memória episódica, portanto, envolve a recordação de informações que foram codificadas pelo indivíduo, e que podem ser contextualizadas em um determinado momento no tempo e no espaço.

Utiliza-se a memória episódica ao recordarmos o nome de pessoas, acontecimentos pessoais, uma história lida ou contada. A memória semântica, por outro lado, se refere à memória para conhecimentos e fatos gerais e conhecimento sobre o significado das palavras. Na memória semântica, muitas vezes, se recorda apenas "o que", mas não "onde" ou "quando" se aprendeu aquela informação. Esses dois tipos de memória contam com o envolvimento de áreas diferentes do cérebro. A memória episódica está relacionada especialmente com o funcionamento do hipocampo e de áreas adjacentes, como córtex entorrinal (Fjell *et al.*, 2014), com participação de regiões frontoestriatais (Fjell *et al.*, 2015). A memória semântica, por sua vez, tem relação com diversas áreas corticais espalhadas pelo córtex, como o lobo temporal, lobo frontal, parietal e lobo parietal inferior (Dede; Smith, 2016; Ralph *et al.*, 2017).

A memória episódica é um dos subsistemas de memória de longo prazo que mais declina no envelhecimento. Quando se compara a memória episódica com a memória semântica, verifica-se que a semântica sofre um impacto menor da idade, com uma curva de declínio menos acentuada (Nyberg *et al.*, 2012; Salthouse, 2019). Como a memória semântica também envolve o conhecimento de palavras e conhecimento verbal, estudos como o de Salthouse (2019) e Park *et al.* (2002) mostraram que existe um ganho nesta habilidade com a idade, havendo uma melhora de quase um desvio padrão entre as faixas dos 20 e 70 anos de idade, declinando apenas após 80 anos de idade.

É por este motivo que os testes neuropsicológicos que visam avaliar a memória episódica devem ser corrigidos ao menos pela idade. Por exemplo, no teste de memória de lista de palavras (RAVLT), padronizado e validado para utilização com a população brasileira (Paula; Malloy-Diniz, 2018), a média de palavras corretamente recordadas após 20 minutos de jovens de 18 a 20 anos de idade foi de 11 de 15 palavras, enquanto idosos acima de 80 anos de idade tiveram média de 6,7 palavras. Ainda, os idosos também aprendem menos palavras na fase de aprendizagem deste teste. Nas cinco repetições da mesma lista de palavras, idosos acima de 80 anos de idade repetiram no total (somatória) 34,5 palavras em média, já os jovens repetiram 51,4. Dessa maneira, tanto o aprendizado quanto a posterior recuperação da informação se tornam menos eficientes com o envelhecimento.

Esquecer informações é algo comum em todas as idades, porém, como foi relatado, é mais frequente em idosos. Quando se utiliza o termo "esquecimento", em geral, entende-se como algo negativo, ruim. Entretanto, o esquecimento não só é comum, mas algo necessário e esperado. Não fosse nossa habilidade de esquecer, teríamos dificuldade em outras áreas da cognição, como capacidade de abstração, generalização e criatividade, ou dificuldades em relação à regulação emocional. Em uma interessante revisão que busca entender o aspecto funcional do esquecimento, Nørby (2015) concluiu dizendo que uma boa memória não implica ser capaz de recordar tudo, mas sim recordar das informações certas no momento certo e não lembrar de informações onerosas ou irrelevantes para a tarefa atual. Lembrar de todos os detalhes, mesmo dos muito irrelevantes, pode fazer com que a pessoa perca a essência daquilo que foi aprendido e vivenciado. Desta maneira, esquecimento e memória são partes de um fenômeno adaptativo, e não se espera que a memória tenha um caráter absoluto.

Neste sentido, casos relatados na literatura de pacientes que apresentavam uma incrível habilidade de memória, virtualmente se recordando de todos os dias e momentos vivenciados a partir de um determinado momento, mostraram como isto pode dificultar o pensamento, torná-lo angustiante e cansativo. Vale a pena ler casos de extrema habilidade de memória, como o de Shereshevsky, relatado por Alexander Luria (2006). Este paciente relatava nunca se sentir feliz, assim como dificuldade para se concentrar, já que tudo que lia o lembrava de algo vivido. O caso da AJ (Parker *et al.*, 2006) também é ilustrativo, pois a paciente relatava ser um fardo ter tamanha memória, como se revivesse toda sua vida todos os dias. Quando questionada sobre qualquer data dos últimos 20 anos anteriores, ela era capaz de se recordar de todos os acontecimentos do dia. Esta memória, por sua vez, a fazia se recordar de outras memórias, em uma sequência sem fim, sendo uma experiência angustiante e muito cansativa, de acordo com a paciente.

Esquecimento já foi definido de diversas maneiras. Ele pode ser definido de maneira precisa como a incapacidade de recordar algo que podia ser recordado em ocasião anterior, conforme definição clássica proposta por Tulving (1974). Se alguém nunca conseguiu aprender algo ou nunca foi capaz de recordar uma informação, não podemos dizer que ela se esqueceu dessa informação, já que ela nunca foi codificada. A informação precisa ser codificada, para depois se perder o acesso a ela, por algum motivo, para, assim, ser caracterizado o esquecimento.

O estudo de como as pessoas esquecem informações teve início no fim do século XIX com os trabalhos de Hermann Ebbinghaus, que estudou a denominada curva de esquecimento (do inglês *forgetting curve*), caracterizada por esquecimento rápido após o aprendizado, em que a taxa de esquecimento desacelera com o tempo. Muitos estudos se seguiram, até que o assunto, com o perdão do trocadilho, acabou ficando esquecido desde a década de 1970 (Wixted, 2004), e apenas nos últimos anos houve um aumento de publicações sobre o tema.

A questão proposta é: os idosos esquecem mais rapidamente que os jovens ou eles apresentam maior dificuldade na aquisição/consolidação da informação? Ou seja, a curva de esquecimento de idosos é mais acentuada do que de jovens? Esta pergunta é importante, na medida em que nas normas de testes de memória, como citado anteriormente no teste RAVLT, verifica-se que idosos não só lembram menos palavras de longo prazo, mas também aprendem menos palavras na fase de aprendizado. O quanto é dificuldade de aprendizagem e o quanto é dificuldade de retenção? Poucos estudos buscaram responder a esta pergunta, e aqueles disponíveis são bastante heterogêneos em relação ao método utilizado: utilizaram intervalos de recordação diferentes (de minutos a anos), assim como diferentes testes cognitivos com diversos paradigmas para realizar esta avaliação. Esta heterogeneidade poderia explicar alguns resultados conflitantes. Wheeler (2010), por exemplo, comparou jovens e idosos em um teste de lista de palavras com recordação espontânea com intervalos de 5 e 60 minutos, identificando uma interação significativa entre idade e as recordações. Neste estudo, o grupo de idosos apresentou maior declínio de memória em função do tempo. Outro estudo com lista de palavras foi realizado por Zimprich e Kurtz (2013), mostrando que mesmo após controlar pela memória operacional e velocidade de processamento, a idade continuou a ser um fator significativo em relação ao esquecimento. Estes dois estudos utilizaram intervalos de até 60 minutos. Baddeley *et al.* (2014), por sua vez, utilizaram um teste de recordação de histórias com intervalo de até 6 semanas, também mostrando que os idosos tiveram esquecimento maior que jovens.

Mary *et al.* (2013) realizaram um estudo com recordação com pistas em que jovens e idosos aprendiam pares de palavras e eram retestados imediatamente após o aprendizado, após 30 minutos e após 7 dias. Neste estudo, idosos e jovens tiveram o mesmo desempenho nas recordações imediata e após 30 minutos. Entretanto, na recordação após 7 dias, idosos esqueceram aproximadamente 42% das informações, enquanto jovens se esqueceram de aproximadamente 13%, indicando maior aceleração da curva de esquecimento em idosos (Mary; Schreiner; Peigneux, 2013). Por outro lado, Meeter *et al.* (2005) realizaram um estudo com 14 mil participantes avaliando a memória para notícias dos últimos 2 anos através de um teste de múltipla escolha. Neste estudo, a curva de esquecimento de jovens e idosos foi semelhante.

Existem algumas hipóteses sobre o motivo destas discrepâncias. Utilizar testes de palavras isoladas (Wheeler, 2010; Zimprich; Kurtz, 2013), pares de palavras (Mary *et al.*, 2013), histórias (Baddeley; Rawlings; Hayes, 2014) ou notícias (Meeter; Murre; Janssen, 2005) podem se relacionar com diferentes tipos de memória. Os quatro primeiros se relacionariam com a memória episódica e o último com a memória semântica, já que se tratava de fatos e informações gerais. Como visto anteriormente, a memória episódica declina mais intensamente no envelhecimento normal do que a memória semântica. Outra hipótese para explicar estas diferenças se relaciona com o paradigma utilizado, já que idosos costumam ter mais dificuldade em testes de recordação espontânea do que em testes de reconhecimento (Rhodes; Greene; Naveh-Benjamin, 2019). Novos estudos ainda precisam ser realizados para identificar em qual momento do processo de memorização (aquisição, retenção ou recuperação da informação) o idoso mostra maior dificuldade, assim como estratégias para reter as informações por maior tempo. Este tipo de estudo pode fornecer subsídios para melhores tratamentos e intervenções para idosos, assim como melhores testes para discriminar envelhecimento saudável do patológico.

Funções executivas e envelhecimento

A expressão *funções executivas* representa uma ampla gama de habilidades que, de maneira integrada, torna possível responder adequadamente aos estímulos ambientais, facilitando a adaptação do indivíduo a novas situações e pressões ambientais, envolvendo processos cognitivos e socioemocionais (Barkley, 2012; Baggetta; Alexander, 2016; Burgess; Stuss, 2017). As FE têm natureza multidimensional, em que diferentes processos cognitivos destacam-se: (1) memória operacional – sistema de armazenamento temporário de informações, com capacidade limitada que auxilia o processamento de informações e gera uma interface entre a percepção, memória de longo prazo e a ação; (2) categorização – identificação de traços comuns e agrupamento subsequente de objetos em uma categoria definida a partir de traços comuns; (3) flexibilidade cognitiva – capacidade de alternar o curso do processamento cognitivo, pensamentos ou comportamentos conforme as exigências ambientais; (4) controle inibitório – capacidade de inibir uma resposta inadequada ou incompatível com as metas desejadas, ou ainda a interrupção de respostas em curso; (5) planejamento – capacidade de elaborar uma sequência de ações para a resolução de um problema, a partir de um objetivo definido; (6) fluência – capacidade da emissão sequencial de comportamentos (verbais ou não verbais), obedecendo a regras pré-estabelecidas; (7) monitoramento do desempenho; e (8) tomada de decisão – processo pelo qual o indivíduo tenta maximizar benefícios por meio da seleção de respostas que levem a resultados positivos em determinadas circunstâncias, com papel fundamental em nossas escolhas cotidianas contribuindo para a modulação das decisões em curto, médio e longo prazos, estabelecendo prioridades e evitando alternativas cujo desfecho possa ser prejudicial (Lezak *et al.*, 2004; Barkley, 2012; McClelland; Cameron, 2012; Diamond, 2013; Rabinovici *et al.*, 2015; Funahashi, 2017; Bechara *et al.*, 2019).

Outros autores sugerem que as FE possam ser complementadas por outros domínios cognitivos, como (1) autorregulação – capacidade de controlar a atenção, emoção e as ações, pelo uso (deliberado ou não) de recursos para a modulação de estados emocionais (Hofman *et al.*, 2012; Nigg, 2017); (2) a cognição social – domínio complexo que envolve a capacidade do indivíduo interagir com outras pessoas e compreender normas, procedimentos e regras sociais, as quais permitem as pessoas conviver em um grupo social. Abrange a percepção e o reconhecimento de sinais emocionais e sociais, avaliação da relevância de informações cotidianas, adesão a regras e normas, e respostas comportamentais (Frith, 2008; Adolphs, 2010; Burgess; Stuss, 2017); e (3) a teoria da mente – habilidade de realizar inferências sobre o estado mental, os pensamentos e sentimentos de outros indivíduos, a fim de compreender e prever seu comportamento (Penn *et al.*, 2008; Shahaeian *et al.*, 2014; Delli *et al.*, 2016).

As FE podem ainda ser classificadas a partir da motivação/regulação afetivas como "frias" ou "quentes". Esse modelo de classificação considera que há variações em função da carga emocional e motivacional da tarefa ou situação e de seu substrato neurofuncional (Zelazo; Carlson, 2012; Baggetta; Alexander, 2016). As FE frias estariam relacionadas com os processos cognitivos racionais, lógico-dedutivos, inferenciais e abstratos, associados ao circuito dorsolateral do córtex pré-frontal. As FE quentes estariam relacionadas com o processamento emocional, motivacional, análise de custo/benefício com base na história e na interpretação pessoal, estando associadas às atividades do circuito orbitofrontal e ventromedial. Contudo, de maneira geral, as funções quentes e frias atuam de forma conjunta, inclusive havendo sobreposição em termos de substrato neural, como parte de um sistema de controle global mais adaptativo; dissociações também podem ser observadas tanto em padrões de desenvolvimento como em padrões de desfechos (Zelazo; Carlson, 2012; Welsh; Peterson, 2014; Baggetta; Alexander, 2016).

As bases neurobiológicas associadas às FE são complexas, contudo, os lobos frontais, mais especificamente as áreas pré-frontais, exercem um papel crucial nessas funções. Os lobos frontais ocupam aproximadamente um terço da massa total do córtex, estabelecendo relações múltiplas e recíprocas com inúmeras outras estruturas cerebrais, como o córtex parietal, temporal e occipital, bem como com as diversas estruturas subcorticais, com o sistema límbico e, em especial com o tálamo. De maneira geral, estudos caracterizam os lobos frontais como local de integração entre diferentes processos cognitivos que realizam a interface entre a cognição e a emoção (Gazzaniga *et al.*, 2006; Cozolino, 2010; Rolls, 2019).

O córtex pré-frontal pode ser dividido em dorsolateral, ventromedial, orbitofrontal e cingulado anterior. O circuito pré-frontal dorsolateral seria responsável pelas funções de planejamento, seleção de metas, alternância entre tarefas, memória operacional e automonitoramento. O circuito orbitofrontal regularia as regras de convenção social, como, por exemplo, inibição, capacidade de julgamento social, capacidade de previsão de consequências do próprio comportamento, tomada de decisão, entre outras. O circuito do cíngulo anterior seria importante para a automotivação, monitoramento de comportamentos, controle executivo da atenção, seleção e controle de respostas (Gazzaniga *et al.*, 2006; Zald; Andreotti, 2010; Zanto; Gazzaley, 2013; Cardoso *et al.*, 2014; Sobzack-Edmans *et al.*, 2018).

Contudo, é importante ressaltar que muito além da existência dos centros altamente especializados que controlariam funções específicas, existem sistemas especializados compostos por diversas regiões e estruturas interconectadas, que vem sendo respaldados por uma série de estudos clínicos ao longo das últimas décadas. Estudos de neuroimagem funcional, incluindo técnicas que permitem o detalhamento dos tratos do sistema nervoso (tratografia), têm sido usados como base para a compreensão dos sistemas cognitivos e comportamentais, evidenciando a necessidade da integridade de todas as regiões críticas e regiões participantes para a otimização do desempenho do indivíduo nas FE. Esses mesmos circuitos também são importantes para outros processos cognitivos (Catani *et al.*, 2012; Ferreira-Garcia *et al.*, 2014; Arciniegas *et al.*, 2018).

Além disso, variados sistemas de neurotransmissão relacionados com os diferentes circuitos frontais parecem modular o funcionamento executivo. Estudos sobre os sistemas serotoninérgico, dopaminérgico, noradrenérgico e colinérgico em relação a flexibilidade cognitiva, controle inibitório, atenção e aprendizagem reversa sugerem que a neurotransmissão dopaminérgica varia de acordo com o circuito envolvido. Tanto a atividade dopaminérgica quanto a serotoninérgica na região orbitofrontal parecem estar associadas ao controle inibitório e à aprendizagem reversa, enquanto a atividade dopaminérgica do córtex pré-frontal medial parece estar mais associada à flexibilidade cognitiva e à atenção. O sistema de neurotransmissão noradrenérgica parece atuar nas FE de maneira indireta, regulando o nível global de ativação cortical do indivíduo. O sistema colinérgico parece modular a atividade dos outros sistemas de neurotransmissão que atua nos diferentes tipos de FE (Barnes *et al.*, 2011; Logue-Gould, 2014; Takano, 2018).

Tendo em vista o grau de complexidade das FE, o curso do desenvolvimento ao longo do ciclo vital ocorre de maneira gradual, sujeito à influência de diversas variáveis biológicas, ambientais e sociais, tanto em relação à evolução funcional quanto ao declínio. Os diferentes componentes das FE alcançam a maturidade funcional no início da vida adulta, entretanto, a partir do final da terceira década de vida, inicia-se um declínio lento e gradual, formando graficamente uma curva em formato de U invertido (Zelazo *et al.*, 2004; Borella *et al.*, 2008; Reuter-Lorenz *et al.*, 2016).

Diversos estudos demonstram que condições clínicas como diabetes (Mahmoud; Gawad, 2018), doença renal crônica (Drew *et al.*, 2017), transtorno bipolar (Caixeta *et al.*, 2017) e depressão (Shimada *et al.*, 2014) podem causar impactos às FE. Nos quadros neurodegenerativos, a variante comportamental da demência frontotemporal é o quadro com maior expressividade das alterações nos diferentes componentes das FE, contudo, na doença de Alzheimer também é frequente encontrar declínio no funcionamento executivo (Hutchinson; Mathias, 2007; Hornberger; Piguet, 2012; Bertoux *et al.*, 2014; Ossenkoppele *et al.*, 2015).

Em relação aos prejuízos nas FE, o conjunto de déficits em um ou mais de seus componentes tem sido denominado disfunção executiva ou síndrome disexecutiva. Em situações de comprometimento das FE, mesmo quando outros domínios da cognição mostram-se preservados, o desempenho dos indivíduos nas atividades complexas, sejam elas relacionadas com trabalho, vida familiar ou outros domínios do cotidiano, é altamente prejudicado (Reuter-Lorenz *et al.*, 2016).

Estudos destacam a diferença entre as manifestações cognitivas e comportamentais decorrentes de lesões nos circuitos frontais específicos. Quando comprometidos, os circuitos que envolvem conexões entre o cíngulo anterior e estruturas subcorticais, geralmente acarretam manifestações comportamentais como apatia, desmotivação, dificuldades no controle atencional e desinibição de respostas instintivas. Alterações envolvendo a região dorsolateral pré-frontal acarretam dificuldades cognitivas relacionadas ao estabelecimento de metas, planejamento e solução de problemas, memória operacional, monitoramento da aprendizagem, abstração e julgamento. Por fim, lesões nos circuitos orbitofrontais e ventromediais são marcadas por alterações da personalidade e do comportamento, apresentando dificuldades em inibir comportamentos impróprios e tomar decisões que impliquem inibir tendências imediatistas e considerar consequências de longo prazo (Fuster, 2008; Reuter-Lorenz *et al.*, 2016).

Ao longo do processo de envelhecimento, as FE apresentariam maior vulnerabilidade, devido não só às alterações estruturais e funcionais nos lobos frontais como também às modificações nas redes de conectividade com outras áreas (Kennedy; Raz, 2009; Fjell *et al.*, 2017). Portanto, a diminuição da eficiência das FE no envelhecimento faz parte desse processo biológico natural que varia de acordo com uma série de características individuais e estilo de vida. Dessa maneira, a promoção da saúde ao longo da vida é fundamental para a manutenção das FE e do funcionamento cognitivo global.

Linguagem e envelhecimento

A linguagem é a função cognitiva que possibilita a comunicação humana. Por ela, o indivíduo expressa seus pensamentos, vontades e afetos. Torna possível, assim, a interação social e contribui para o exercício da autonomia do indivíduo (Mansur; Radanovic, 2004; Shafto; Tyler, 2014). Entendemos que a linguagem está em constante transformação, seja de um modo mais proeminente nas fases iniciais do desenvolvimento humano ou de um modo mais sutil durante o processo de envelhecimento. De modo geral, a linguagem aparentemente permanece intacta durante o envelhecimento normal. Entretanto, alterações sutis podem ser observadas concomitantemente com o declínio cognitivo em outras funções e o declínio físico do indivíduo.

Para uma melhor compreensão das mudanças decorrentes do envelhecimento normal na linguagem, vamos dividi-la, didaticamente, em aspectos fonológicos, semântico-lexicais, sintáticos e discursivos. Além disso, devemos incluir as habilidades de compreensão como parte importante da comunicação.

De modo geral, os aspectos fonológicos (relacionados às menores unidades sonoras da língua e prosódia) e semânticos, a fluência da fala e a produção de narrativas permanecem preservados com o avanço da idade (Harada *et al.*, 2013; Shafto; Tyler, 2014; Agarwal *et al.*, 2016; Kintz *et al.*, 2016). No envelhecimento normal, pesquisas apontaram que o vocabulário permanece relativamente preservado e existe a possibilidade de o indivíduo aumentar o número de vocábulos armazenados (Salthouse, 2009; Shafto; Tyler, 2014; Kintz *et al.*, 2016). Entretanto, uma das queixas mais comuns entre idosos é a dificuldade na recordação de nomes de pessoas e objetos (Moraes *et al.*, 2010; Condret-Santi *et al.*, 2013), o que pode ser explicado pelo fato do acesso lexical, conjuntamente com a habilidade de recuperação de palavras, declinar em idosos (Abrams; Davis, 2016). O efeito "ponta de língua" é um exemplo de dificuldade de acesso lexical. Este fenômeno é comumente encontrado em todas as idades, porém, é mais acentuado no envelhecimento (Peelle, 2019).

A sintaxe pode ser definida como um sistema de regras que organiza as combinações das palavras para a formação de frases e sentenças. Este aspecto da linguagem, durante o envelhecimento saudável, parece sofrer alterações leves afetando a construção de frases de maior complexidade. Entretanto, tal dificuldade não impede as construções frasais complexas em indivíduos mais velhos, em especial, entre os de maior escolaridade. Entretanto, com maior frequência, pode haver uma simplificação das frases, acentuada por diminuição da capacidade de processamento da memória operacional e não propriamente por declínio das habilidades sintáticas (Brandão, 2006; Campbell *et al.*, 2016).

Quanto ao discurso, este se apresenta como a unidade linguística mais complexa da função da linguagem. Para seu pleno funcionamento, é necessária uma interação coesa e ordenada dos componentes fonológicos, semânticos, sintáticos, pragmáticos e de outras funções cognitivas, como memória, atenção e resolução de problemas (Chapman *et al.*, 1998). Em estudo comparativo entre adultos jovens e idosos saudáveis em provas de narrativas com análise de discurso, Fergadiotis *et al.* (2011) observaram dificuldades na construção da narrativa e omissões de determinadas informações, que foram mais acentuadas no grupo dos indivíduos mais velhos. Em estudo com a população brasileira, Toledo (2011) observou que o grupo dos participantes com idade superior a 60 anos apresentou produção de um número de palavras maior quando comparado com o grupo mais jovem em tarefas de discurso. Durante uma narrativa, idosos podem apresentar fala aumentada, ou seja, pode haver verbosidade excessiva e mudanças repentinas de tópicos (Brandão, 2002). Assim, os aspectos discursivos são sensíveis não somente às alterações da linguagem, mas também às mudanças cognitivas como um todo durante o processo de envelhecimento.

Por fim, a compreensão oral parece estar relativamente preservada para palavras isoladas e para as representações sintáticas e semânticas (Burke; Shafto, 2011; Peelle, 2019). Em estudo recente, Poulisse *et al.* (2019) sugerem que indivíduos mais velhos podem apresentar uma diminuição das habilidades de compreensão das informações sintáticas, quando comparados a jovens, mas que estas alterações estariam relacionadas a outras alterações cognitivas – como o declínio da capacidade de velocidade de processamento e da memória operacional. Entretanto, idosos saudáveis conseguem compensar tais dificuldades no processamento linguístico, mantendo, assim, uma comunicação efetiva e funcional (Silage *et al.*, 2015). É necessário salientar que as alterações auditivas periféricas podem dificultar o processo de compreensão da ordem verbal – condição comum entre idosos acima de 60 anos (Sommers *et al.*, 2011). Ainda são necessários estudos mais específicos nesta área para melhor entendimento na dinâmica neural e cognitiva na compreensão da fala.

Apesar das alterações observadas na expressão e na compreensão da linguagem durante o processo de envelhecimento, descritas antes, a comunicação do idoso é eficiente e efetiva, pois estes se utilizam dos recursos linguísticos e cognitivos aprendidos durante a vida que tendem a compensar os declínios que podem ocorrer.

Habilidades visuoespaciais e envelhecimento

As habilidades visuoespaciais e visuoconstrutivas se relacionam a atividades cotidianas como orientação e localização espacial, utilização de mapas (incluindo criação de mapas mentais), navegar em um ambiente, desenhar ou copiar figuras, imaginação e processamento mental de imagens bi e tridimensionais. O termo cognição visual também é utilizado para descrever essas habilidades, que constituem essencialmente o estudo do conhecimento envolvendo as inter-relações de pessoas, objetos e o espaço (Devlin, 2001). Estas habilidades envolvem, evidentemente, percepção visual e visuoespacial, ou seja, percepção dos objetos e da espacialiadade. Entretanto, estas habilidades vão para além da percepção, envolvendo um raciocínio definido como não verbal, já que não envolve necessariamente a linguagem.

É interessante verificar que existem menos estudos que investigam a relação do envelhecimento e as habilidades visuoespaciais quando comparado à memória, por exemplo, mesmo existindo evidências de que o envelhecimento impacta de maneira mais significativa habilidades visuais do que verbais. Jenkins *et al.* (2000), por exemplo, realizaram um interessante estudo em que idosos mostraram menor desempenho em tarefas verbais e visuais de velocidade de processamento, memória operacional e para aprender associações de pares de informações. Em todos os experimentos, entretanto, idosos tiveram menor desempenho em tarefas visuais do que verbais.

Estudos com testes neuropsicológicos comumente utilizados para avaliar habilidades visuoespaciais e visuoconstrutivas, como as tarefas de reprodução de desenhos (teste figura complexa de Rey, por exemplo) ou cópia de modelo visual utilizando cubos (teste de cubos da bateria de inteligência WAIS-III), mostraram impacto significativo da idade (Rönnlund; Nilsson, 2006; Caselli *et al.*, 2014; Kaufman *et al.*, 2016).

O teste de cubos é frequentemente utilizado em avaliações neuropsicológicas, pois é um indicativo das habilidades espaciais nas atividades cotidianas de um indivíduo, possuindo validade ecológica (Groth-Marnat; Teal, 2000). Esta tarefa, ainda, é um indicador da inteligência não verbal de um indivíduo. Em estudo com quase 2 mil pessoas entre 35 e 85 anos de idade, Rönnlund e Nilsson (2006) mostraram que, ajustando pela escolaridade, a habilidade visuoespacial declina significativamente com o avançar da idade. Considerando um escore padrão igual a zero (Z = 0) aos 35 anos de idade, aos 85 anos de idade as pessoas declinaram quase dois desvios padrões em média. Kaufman *et al.* (2016) analisaram diferentes normatizações da bateria de inteligência Wechsler, mostrando queda semelhante no teste de cubos no envelhecimento normal.

Em um estudo populacional com mais de 3.000 pessoas entre 45 e 99 anos de idade, Hoogendam *et al.* (2013) verificaram uma perda de 0,48 desvio padrão a cada 10 anos de idade em um teste de reprodução de desenhos. Ou seja, entre 45 e 65 anos de idade, espera-se uma queda de aproximadamente um desvio padrão no desempenho naquele teste. Desta maneira, em testes utilizados na clínica neuropsicológica, os idosos apresentam mais dificuldade para criar e copiar, especialmente de maneira veloz, quando comparados aos jovens, indicando declínio das habilidades visuoespaciais.

Em uma interessante revisão sobre cognição espacial, Klencklen *et al.* (2012) mostraram como que na maioria das habilidades visuoespaciais os idosos apresentam mais dificuldades que jovens, como recordar a localização de objetos no espaço, aprender a utilizar um mapa, formação de mapas mentais e navegação espacial. No mesmo estudo, os autores concluíram que idosos que participaram não tinham déficits de percepção visual; portanto, os déficits não poderiam ser explicados com base na percepção. Outro estudo mostrou que idosos teriam mais dificuldade em descrever distâncias em mapas mentais, informando distâncias com menos precisão que jovens (Iachini *et al.*, 2005). Em relação à habilidade de navegação espacial em uma cidade (virtual, no caso), Zakzanis *et al.* (2009) mostraram que idosos tiveram mais dificuldade para trilhar um caminho estabelecido do que jovens.

Até o momento, mostramos estudos em que idosos mostraram pior desempenho que jovens. Entretanto, o impacto da idade não é homogêneo nos diferentes aspectos das habilidades visuais. Rosenbaum *et al.* (2012) mostraram que idosos têm mais dificuldade que jovens para aprender novos caminhos e direções, mas têm desempenho semelhante ou até maior em caminhos que eles tinham familiaridade. Meneghetti *et al.* (2013) apresentaram resultados semelhantes: idosos e jovens tiveram o mesmo desempenho em tarefa de localização espacial em que tinham que apontar para a direção de alguns lugares, como de uma praça ou do hospital. Desta maneira, idosos não apresentariam desorientação topográfica em ambientes familiares, como bairro ou cidade conhecidos, mas poderiam apresentar certa dificuldade em locais novos.

A complexidade de se estudar as habilidades visuoespaciais ocorre também em função das tarefas utilizadas para sua avaliação. Nos exemplos citados, fica evidente que é desafiador diferenciar dificuldades em FE, como planejamento e criação de estratégias, atenção ou memória das habilidades visuoespaciais avaliadas. Para aprender uma nova rota, é necessário memorizar; para desenhar uma figura complexa, ou desenhar um mapa, é necessário planejamento. Ao mesmo tempo, existem muitos detalhes e subdivisões dentro destas habilidades, sendo importante compreender estas especificidades, pois, como visto anteriormente, idosos podem ter mais dificuldades em alguns aspectos das habilidades visuoespaciais, mas não em outros.

Neste capítulo, revisamos a relação entre envelhecimento e cognição. Como visto, mostramos que o envelhecimento vem acompanhado por alterações em diferentes habilidades, porém é necessário apontar que embora algumas habilidades declinem, no envelhecimento normal, a pessoa idosa continua cognitivamente capaz de aprender, tomar decisões e ter autonomia. Dessa maneira, contrapondo estereótipos comuns, a vasta maioria dos idosos não apresenta demência. Dificuldades em atividades cotidianas devem motivar a busca por atendimento especializado.

134

Rastreio Cognitivo em Idosos

Ivan Aprahamian • Marina Maria Biella •
Alaise Silva Santos de Siqueira

Introdução

A avaliação cognitiva em idosos tem como função primordial identificar se o envelhecimento cognitivo do indivíduo é normal ou patológico. A cognição é uma habilidade fundamental para a manutenção da autonomia e da independência das pessoas. Consequentemente, na avaliação dessa habilidade, é necessário avaliar se o funcionamento do idoso encontra-se íntegro ou comprometido, o que potencialmente agrega perda em atividades da vida diária (AVD), separando os transtornos cognitivos em maiores (demências) ou menores (comprometimento cognitivo leve [CCL], entre outros).

A queixa de perda subjetiva da cognição, principalmente de memória, é muito frequente em ambientes ambulatoriais. Paralelamente, em virtude de sua alta prevalência, é primordial uma avaliação com rastreio inicial da condição cognitiva de um paciente mesmo que assintomático, possibilitando a identificação de uma doença neurodegenerativa e sua adequada investigação e planejamento. Um exemplo desta situação ocorre durante a Avaliação Geriátrica Ampla (AGA), na qual tradicionalmente utilizam-se instrumentos de triagem cognitiva. Outro ponto importante do rastreio cognitivo é a possibilidade de se diagnosticar uma doença já existente, mas não identificada ou explorada adequadamente. O rastreio é o primeiro passo. A avaliação deve ser realizada por profissional de saúde que esteja treinado e familiarizado com instrumentos de triagem breves que oferecem um panorama global da cognição. A avaliação cognitiva pode ser realizada no âmbito hospitalar, ambulatorial e em estudos populacionais, contanto que se utilize uma técnica adequada para dado ambiente.

Há algumas particularidades deste assunto que demandam maior discussão. O rastreio pode ser utilizado para a população geral ou ser dirigido a grupos com maior risco para determinado desfecho. O benefício para um ou outro grupo será discutido ao longo deste texto. Ainda, o rastreio cognitivo pode ser realizado por uma gama de profissionais com formações heterogêneas e com variados graus de conhecimento técnico sobre o assunto. Em nossa opinião, o profissional que realizará a avaliação cognitiva deve ter conhecimento teórico mais aprofundado, associado à prática, para que o rastreio seja mais efetivo e clinicamente mais preciso, possibilitando maior acurácia diagnóstica. Apesar da simplicidade de diversos testes ou instrumentos, variáveis comuns em nossa população, como a baixa escolaridade, podem ocasionar erros relevantes na interpretação de resultados da avaliação.

Diversas podem ser as causas do declínio cognitivo não atribuído ao processo natural do envelhecimento. As duas causas principais na população e de maior interesse em saúde pública são a demência e o CCL, derivado de doenças neuropsiquiátricas ou clínicas. A demência, segundo sua definição, compreende um declínio significativo a partir de um nível anterior de desempenho em pelo menos dois domínios cognitivos (perda de memória, atenção, linguagem, função visuoespacial, função executiva ou cognição social), o suficiente para gerar impacto nas AVD, sejam sociais e/ou laborais. As principais síndromes demenciais, também referidas como transtornos neurocognitivos maiores na quinta edição do Manual Diagnóstico e Estatístico dos Transtornos Mentais (DSM-5), em idosos são: doença de Alzheimer (60 a 70%), demência mista Alzheimer e vascular (10 a 30%), demência vascular (20 a 30%), demência frontotemporal (12 a 25%), demência com corpos de Lewy (5 a 10%) e demência da doença de Parkinson (Wu *et al.*, 2017).

O CCL, também conhecido como transtorno neurocognitivo menor pelo DSM-5, compreende déficits cognitivos em um ou mais domínios, mas sem afetar significativamente (de modo limitante) as AVD, culminando em comprometimento na vida social e/ou laboral (Lyketsos *et al.*, 2011). Observa-se uma mudança cognitiva relatada pelo paciente ou informante e/ou observada pelo médico. As alterações comportamentais vistas neste contexto tendem a ter relação com a gravidade do comprometimento da cognição e com o curso da doença, além de, em muitos casos, predizer a etiologia da síndrome demencial nos indivíduos que convertem para demência. O quadro pode ser heterogêneo em termos de apresentação clínica, etiológica e prognóstico, assim como os possíveis domínios cognitivos afetados (Petersen, 2016).

Este capítulo se propõe a abordar os principais testes de rastreio utilizados na população idosa, sejam estes para identificar o comprometimento cognitivo de qualquer etiologia, ou até mesmo para fornecer uma indicação quanto à etiologia mais provável em um caso particular.

Epidemiologia

Como já exposto, a maior razão que norteia a realização do rastreio cognitivo é o CCL e a demência. É importante que se conheça minimamente sua epidemiologia para estimar o risco individual dos idosos que realizarão uma avaliação cognitiva. Segundo o United States Preventive Services Task Force (USPSTF) (Owens *et al.*, 2020), a estimativa da prevalência de demência aumenta com a idade. Cerca de 3,2% das pessoas entre 65 e 74 anos de idade, 9,9% daquelas com 75 a 84 anos de idade e 29,3% nas maiores de 85 anos de idade são acometidas pela síndrome demencial (Langa *et al.*, 2017). Já as taxas para CCL são mais difíceis de serem estimadas e variam amplamente, em virtude de heterogeneidade diagnóstica, de 3 a 42% em adultos com 65 anos ou mais (Owens *et al.*, 2020).

Uma possível explicação para taxas tão variáveis baseia-se na definição do que é CCL, a qual varia na literatura, assim como os métodos utilizados para o diagnóstico clínico. O CCL pode ser classificado em dois grandes grupos, definidos como amnéstico e não amnéstico, conforme a memória é afetada ou não. Ainda, dois subtipos estão presentes em cada grupo, denominados de único domínio ou múltiplos domínios, segundo o envolvimento de uma ou mais funções cognitivas. O diagnóstico de CCL pode ser difícil, com número razoável de falso-positivos na prática clínica. A prevalência de queixas subjetivas envolvendo a memória, varia ao redor de 40 a 50% em idosos (Virginia; Moyer, 2014).

Um aspecto que suscita interesse é a taxa de conversão de CCL para demência. Os valores variam nos estudos, sendo que segundo a revisão sistemática do USPSTF (Owens *et al.*, 2020) ela ainda é incerta. Outra revisão sistemática constatou que 32% das pessoas com CCL desenvolvem demência ao longo de 5 anos (Ward *et al.*, 2013). No entanto, estudos também mostraram que entre 10 e 40% das pessoas com CCL podem retornar à cognição normal em aproximadamente 4 a 5 anos.

Fatores de risco para o comprometimento cognitivo

A caracterização dos fatores de risco para declínio da cognição deve ser identificada nos pacientes para melhor estimativa do risco de um declínio anormal, portanto, sugerimos rastrear os mesmos já durante a anamnese. Na Tabela 134.1 estão os principais fatores implicados, lembrando que as síndromes demenciais configuram um cenário heterogêneo, com causas potencialmente reversíveis ou não, diferentes fatores de risco, assim como fisiopatologia, quadro clínico e tratamento distintos.

Processo da avaliação cognitiva

A avaliação cognitiva é um processo extenso que deve abranger a análise de variadas habilidades mentais do indivíduo. O rastreio é apenas uma parte do processo. A seguir apresentamos os passos que devem ser contemplados de modo prático.

Entrevista clínica

O cerne principal da avaliação de um indivíduo com suspeita de comprometimento cognitivo é a entrevista clínica. Seguem os componentes que devem ser avaliados:

- Aspectos do estado mental e cognitivo: podem ser observados durante a anamnese como a apresentação do paciente, o nível de consciência, a orientação, a atenção e a concentração, o discurso e a fala (linguagem), o curso, a forma e o conteúdo do pensamento, a avaliação da sensopercepção, o juízo da realidade, a memória, a volição, o humor, o afeto, a psicomotricidade, as alterações de personalidade, seu *insight* sobre sua condição clínica, sua atitude para com o entrevistador, dentre outros
- Comorbidades clínicas (doenças orgânicas), neurológicas e psiquiátricas: as principais condições psiquiátricas primárias com influência na cognição são a depressão, os transtornos de ansiedade, o transtorno bipolar, os transtornos psicóticos e secundariamente o *delirium*. Também é relevante questionar sobre antecedentes familiares psiquiátricos
- Características sociodemográficas: como suporte social, nível de escolaridade, aspectos econômicos etc.

TABELA 134.1 Fatores de risco para declínio cognitivo.

Progressivo da idade (principal)	Efeito de massa no sistema nervoso central (p. ex., tumores, sangramentos)	Risco cardiovascular (p. ex., DM, síndrome metabólica, HAS, dislipidemia, obesidade, sedentarismo, tabagismo)
Baixo nível socioeconômico	TCE	Fragilidade física
Baixa escolaridade	História atual ou prévia de transtornos mentais (p. ex., TAB, depressão, esquizofrenia e transtorno Psicótico)	Alelo ε4 do gene da apolipoproteína E (doença de Alzheimer)
Suporte social deficiente	AVE	Ocupacional * Exposição a metais pesados * Repetidas concussões cerebrais
História familiar de quadros demenciais	Doenças infecciosas, autoimunes, inflamatórias e metabólicas	Consumo (abusivo) de álcool

AVE: acidente vascular encefálico; DM: diabetes melito; HAS: hipertensão arterial sistêmica; TAB: transtorno afetivo bipolar; TCE: traumatismo cranioencefálico. (Fonte: Livingston *et al.*, 2017.)

- Hábitos: perguntar ativamente sobre tabagismo, alcoolismo, uso abusivo de substâncias lícitas ou ilícitas e prática de atividade física
- Sono: identificar possibilidades de distúrbios do sono, como, por exemplo, insônia, apneia obstrutiva do sono e parassonias
- Prescrição medicamentosa: avaliar a lista de medicamentos em uso atual e seus efeitos adversos. Como exemplo, podemos citar os fármacos anti-histamínicos, anticolinérgicos e benzodiazepínicos, que podem interferir no estado cognitivo e mental. Avaliar a carga anticolinérgica da prescrição por meio de instrumentos validados como o Drug Burden Index (Hilmer *et al.*, 2007)
- Entrevista com familiar/cuidador: é ideal e de grande valor a presença de um informante que possua conhecimentos atuais e anteriores sobre a condição pré-mórbida do paciente. A entrevista com ele também nos permite adquirir informações relevantes do funcionamento do idoso no seu contexto biopsicossocial.

Instrumentos de rastreio neurocognitivo

Os testes e escalas devem avaliar diferentes funções cognitivas, comportamentais e funcionais. A disfunção cognitiva pode estar alinhada à alteração comportamental e perda funcional, que, dependendo do grau, pode transformar um comprometimento cognitivo em algo clinicamente muito importante. Preconiza-se uma combinação de instrumentos que avaliem tais esferas, com o intuito de formar uma bateria de testes com maior sensibilidade e especificidade para a avaliação cognitiva. Seguem aspectos importantes na escolha dos instrumentos:

- Os instrumentos devem, se possível, ser de aplicação fácil e ter uma acurácia diagnóstica satisfatória (de forma não oficial, algo em torno de 80%)
- Uma abordagem completa deve incluir a avaliação dos seguintes aspectos: atenção e concentração, memória, linguagem, percepção visuoespacial, praxia, capacidade de fazer cálculos, funcionamento executivo e avaliação do estado do humor. Concomitantemente devem-se avaliar sintomas neuropsiquiátricos (antigamente denominados como transtornos comportamentais e psicológicos da demência) e a funcionalidade do indivíduo como já dito.

Esta abordagem auxilia o médico no curso da avaliação diagnóstica, do planejamento, da reabilitação e o acompanhamento evolutivo e terapêutico do caso. É importante ressaltar que os instrumentos apresentam limitações e devem ser interpretados em conjunto com outras informações clínicas, de neuroimagem e de laboratório.

Um aspecto relevante dos instrumentos utilizados para o rastreio do declínio cognitivo é que pode haver diminuição da acurácia em determinadas condições, como nas fases iniciais dos quadros demenciais, em idades avançadas, na baixa escolaridade, no desempenho sociocultural e escolar muito elevados, nos déficits sensoriais graves, e diante dos vários transtornos mentais (Bustamante *et al.*, 2003).

Além disso, questões envolvidas na construção dos testes como confiabilidade, validade e sensibilidade dos procedimentos de avaliação têm impacto nas conclusões que podem ser obtidas durante sua administração.

Algumas recomendações são relevantes na prática clínica:

- É importante que o procedimento seja realizado em um ambiente sem distrações, calmo e que o paciente esteja munido de órteses corretivas (como óculos e dispositivos auditivos) caso faça uso

- No rastreio cognitivo devemos evitar processos demorados por diversas razões. Primeiramente, não temos um tempo totalmente dedicado ao rastreio durante uma avaliação geral na maioria dos casos. Segundo, procedimentos extensos podem causar fadiga e perda de desempenho dos pacientes. E, finalmente, para facilitar um acompanhamento evolutivo e replicável a outros profissionais, os testes utilizados devem ser rápidos e de fácil execução
- Alguns pontos devem ser observados a fim de se evitarem falso-positivos durante a avaliação. O paciente pode apresentar franco medo em falhar e de ter a possibilidade de receber um diagnóstico cognitivo desfavorável, gerando ansiedade, perda de atenção e pior desempenho de memória recente, o que pode comprometer o desempenho final. Alguns idosos não desenham ou mesmo escrevem há muitos anos, o que pode gerar perda de rendimento em testes de linguagem escrita ou visuoconstrucionais. Cabe ao avaliador acolher tais anseios, observar possíveis vieses e explicar o procedimento calma e detalhadamente, enfatizando que erros são esperados durante a avaliação
- Finalmente, recomendamos que o paciente escolha livremente se quer realizar a testagem na presença de um familiar ou cuidador. Isto pode desencadear ansiedade para a realização da testagem por diversas razões como o medo de errar ou apresentar pior desempenho.

Avaliação cognitiva

Miniexame do Estado Mental

O Miniexame do Estado Mental (MEEM) é o instrumento mais amplamente estudado, tendo sido publicado primeiramente por Folstein *et al.* (1975). Pontos relevantes:

- Domínios avaliados: orientação temporal e espacial, memória imediata, atenção e cálculo, memória de evocação, linguagem, habilidades visuoespaciais e praxia construcional
- Escore:
  - Pode variar entre 0 e 30 pontos, sendo a pontuação mais alta diretamente proporcional ao melhor rendimento cognitivo. Muitos estudos brasileiros avaliaram a nota de corte para um rastreio positivo para comprometimento cognitivo. O estudo de Brucki *et al.* (2003) é o mais utilizado atualmente, com maior número de citações na literatura. O estudo propõe regras para uniformizar sua aplicação. A variável educação apresentou maior efeito sobre os escores do MEEM. Dessa maneira, as seguintes notas de corte são propostas:
    - Analfabetos < 20 pontos; escolaridade entre 1 e 4 anos – 25 pontos; 5 a 8 anos – 26,5 pontos (interpretado como 26, uma vez que o instrumento somente possibilita números inteiros); 9 a 11 anos – 28 pontos; > 11 anos – 29 pontos (Brucki *et al.*, 2003)
    - Indivíduos com escores abaixo da nota de corte devem ter uma investigação da função cognitiva mais detalhada
- Vantagens:
  - O MEEM é considerado um bom teste de rastreio, segundo a literatura e os profissionais especializados
  - O instrumento apresenta boa aplicabilidade para ambientes hospitalares e estudos populacionais, além do ambiente ambulatorial
  - Pode ser utilizado para rastreio, acompanhamento da evolução do quadro cognitivo e estadiamento da doença. Importante frisar que a sua aplicação de maneira isolada, não pode ser utilizada para dar diagnóstico de demência
- Desvantagens:
  - Os extremos de anos investidos em escolaridade favorecem um viés à acurácia do teste. Isto é especialmente verdadeiro para pacientes com baixa escolaridade, que apresentam escore falso-positivo com muita frequência
  - Um potencial falso-negativo é o declínio cognitivo em estágio inicial visto no CCL e nas demências classificadas como muito leves e leves (CDR; do inglês, *clinical dementia rating*, 0,5 a 1,0). O teste, muitas vezes, não é sensível o suficiente nestes cenários
  - O MEEM é muito centrado na linguagem (8/30 pontos são dependentes diretamente dessa função) e pouco avalia a função executiva, tão importante nas demências
  - Sua ampla reutilização de forma comparativa intrassujeito, pode provocar um efeito de aprendizagem nos pacientes
- Outros pontos relevantes a saber:
  - Um ponto importante na aplicação prática do MEEM é avaliar qualitativamente o teste. Por exemplo, podemos interpretar um resultado de 27 pontos em paciente com 8 anos de escolaridade de duas maneiras: a primeira como normal, afinal está acima de 26 pontos; a segunda como anormal, pois os 3 pontos perdidos foram ao tentar relembrar as 3 palavras na evocação, o que denota algo preocupante. Avaliar o teste qualitativamente é um passo além de sua avaliação por meio de escores brutos e notas de corte
  - O MEEM faz parte de importantes baterias cognitivas como o CAMDEX (Cambridge Examination for Mental Disorders of the Elderly), o CERAD (Consortium to Estabilish a Registry for Alzheimer's Disease) e a ACE-R
  - Entretanto, atualmente, o MEEM tem seus direitos autorais controlados pela editora PAR, há cobrança de taxas pelo seu uso e a incorporação do teste em outras baterias tem sido questionado legalmente pela editora.

Teste do Desenho do Relógio

O Teste do Desenho do Relógio (TDR) é um instrumento de rápida aplicação e que necessita apenas de um pedaço de papel e um lápis (Critchley, 1953). Pontos relevantes:

- Domínios avaliados: memória recente (lembrança da orientação sobre o teste), memória semântica (conceito e figura do relógio), função executiva (planejamento e execução do desenho), linguagem (compreensão do comando), praxia e função visuoespacial (manter a proporcionalidade do construto relógio com seus itens)
- Escore:
  - O teste pode ter uma avaliação qualitativa ou quantitativa também como o MEEM, sendo interpretado de maneira livre ou com base em escalas de pontuação (inúmeras foram propostas; veja revisão em Aprahamian *et al.*, 2009). Diferentemente de outros testes, o TDR não apresenta um consenso sobre sua melhor interpretação ou mesmo aplicação. A literatura descreve variadas escalas validadas para diferentes doenças, em especial para síndromes demenciais. Em linhas gerais, recomenda-se a utilização de alguma escala para pontuação do teste, a fim de facilitar o seguimento e a eventual resposta terapêutica do paciente. A escolha deve basear-se no conhecimento e no treinamento com a mesma
  - Dentre as escalas disponíveis, recomendamos a escala de Shulman modificada em razão de sua simplicidade tanto na administração quanto na avaliação (Shulman *et al.*, 1993). É uma das mais citadas na literatura. É solicitado ao paciente que desenhe um relógio redondo (círculo), colocando todos os números em seu interior e indicando os ponteiros em 11 e 10. Este horário parece muito interessante frente a tantas outras opções, pois trabalha os ponteiros em ambos os hemisférios do relógio (direito e esquerdo), assim como a tradução automática (mecanismo inerente do lobo frontal) do número 10 como sendo 10 minutos, ou seja, posicionando

o ponteiro maior sob o número dois. Segundo a escala de Shulman modificada, a pontuação pode ser distribuída da seguinte maneira:
    - Zero é dado na impossibilidade da construção de um desenho que lembre um relógio; um ponto para uma figura elementar que lembre um relógio; dois pontos quando não há indicação de horário correto somado a inúmeros erros visuoespaciais, incluindo adições, subtrações e aberrância de elementos do desenho (p. ex., ausência do número 3, inserção de uma figura sorrindo); três pontos quando não há indicação correta de horário com mínimos erros visuoespaciais (p. ex., espaçamento incorreto de números); quatro pontos quando o desenho estiver correto com mínimos erros estéticos (p. ex., tremido, tamanhos equivalentes de ponteiros); cinco pontos são dados para um desenho perfeito
    - A nota de corte é três pontos, ou seja, pacientes com menos de quatro pontos apresentam probabilidade de comprometimento cognitivo
- Vantagens:
  - O teste tem boa acurácia (ao redor de 85%) para as demências
  - Apresenta aplicação de curta duração, com média de 3,5 minutos, independentemente do método utilizado
  - É um teste de fácil aplicação, podendo-se utilizar apenas uma folha de papel e de um lápis
- Desvantagens:
  - Semelhante ao MEEM, de maneira equivalente, é afetado pela escolaridade (Aprahamian *et al.*, 2009)
  - O aspecto de maior desvantagem do TDR é sua interpretação. Existem inúmeras escalas para avaliação do teste, sem haver consenso sobre qual a melhor
  - Outros pontos relevantes a saber: o TDR é um bom instrumento para detecção de alteração cognitiva, mas com um rendimento insuficiente quando utilizado de maneira isolada. Parece-nos ideal, assim como para a literatura, que utilizemos o TDR juntamente com outro(s) teste(s) largamente validado(s) e com altos índices de acerto (Aprahamian *et al.*, 2010).

Avaliação cognitiva de Montreal

O Montreal Cognitive Assessment (MoCA) (Nasreddine *et al.*, 2005) é um teste de rastreio desenvolvido para detecção de déficits cognitivos leves, desenhado a partir de uma população com escolaridade média entre 10 e 13 anos, dependendo do grupo avaliado (doença de Alzheimer, CCL e controles). Pontos relevantes:

- Domínios avaliados: atenção e concentração, funções executivas, memória recente, linguagem, habilidades visuoconstrutivas, conceituação abstrata, cálculo e orientação
- Escore:
  - A pontuação total perfaz 30 pontos, sendo que a nota de corte para a normalidade é 26 pontos. No entanto, em revisão sistemática recente, foi proposto o corte em 23 pontos como mais realístico mesmo em alta escolaridade, diminuindo a taxa de falso-positivos (Carson; Leach; Murphy, 2018)
  - Também é sugerido nota de corte de 25 pontos para pelo menos 4 anos de escolaridade (Memória *et al.*, 2012)
  - Para pacientes com escolaridade inferior a 12 anos, deve-se adicionar 1 ponto ao escore total (Memória *et al.*, 2012)
  - Ainda no Brasil, publicamos previamente dados normativos para o MoCA que facilitam o uso do teste e, potencialmente, em outras populações com proporções substanciais de indivíduos com baixa escolaridade. Além disso, descrevemos uma abordagem sistemática para ajustar os efeitos da idade e da educação usando polinômios fracionais e fornecemos sugestões sobre como explicar a relação não linear que é frequentemente encontrada entre fatores sociodemográficos e medidas de desempenho cognitivo (Apolinario *et al.*, 2018)
- Vantagens:
  - No estudo original do instrumento, Nasreddine *et al.* (2005) observaram 87% de especificidade para identificar idosos comprometidos e 90% para detectar CCL em pessoas normais. É fundamental avaliar o comprometimento funcional para delimitar os diagnósticos de CCL e demência
  - Esse teste é útil para detectar o déficit cognitivo em diversas doenças como nas demências de Alzheimer, vascular, com corpos de Lewy, frontotemporal, Parkinson, no CCL, na esclerose múltipla, na doença de Huntington, nos tumores cerebrais, na esclerose lateral amiotrófica, dentre outros
  - No Brasil, o estudo de Memória *et al.* (2012) observou boas características psicométricas e dados de acurácia diagnóstica para esse teste em uma amostra da cidade de São Paulo
- Outros pontos relevantes a saber: em linhas gerais, o MoCA é um instrumento completo quando bem aplicado em virtude de sua abrangente avaliação de domínios cognitivos, inclusão de testes executivos como o TDR e parte da trilha B e maior número de palavras para evocação de memória recente (5 palavras). No entanto, mais uma vez, é preciso ter cuidado sobre como interpretar seu escore total (Apolinario *et al.*, 2018).

Bateria breve de rastreio cognitivo

A bateria breve de rastreio cognitivo (BBRC), desenvolvida por Nitrini *et al.* (1994; 2004), é um excelente instrumento que combina o MEEM com outras tarefas cognitivas (Fichman-Charcar *et al.*, 2016; Yassuda *et al.*, 2017). Pontos relevantes:

- Domínios avaliados: é composto por subtestes com teste de memória, prova de fluência verbal (FV) semântica (número de animais por um minuto) que avalia linguagem, memória semântica e funções executivas, e desenho do relógio, para funções executivas e habilidade visuoconstrutiva
- Vantagens:
  - Um dado relevante é que o teste de memória de figuras da bateria não sofre influência da escolaridade, podendo ser aplicado inclusive em analfabetos e indivíduos de baixa escolaridade, o que configura uma vantagem em relação a outros instrumentos, uma vez que o Brasil é um país com escolaridade heterogênea
  - Curto tempo de aplicação, podendo ser realizado em menos de 10 minutos
- Outros pontos relevantes a saber:
  - A maior acurácia para o diagnóstico de demência leve ou moderada podem ser obtidas pelas pontuações: teste de Blessed (< 29 pontos), memória tardia (< 6 pontos) e FV < 13 pontos (Nitrini *et al.*, 1994).

Fluência verbal

A FV (Benton, 1968) consiste em o paciente falar livremente durante o intervalo de 60 segundos, o maior número de itens de uma dada categoria. Esta categoria poderá abranger um grupo semântico (p. ex., animais, frutas) ou fonêmico (p. ex., palavras iniciadas pela letra F). Pontos relevantes:

- Domínios avaliados: função executiva, abrangendo a capacidade de busca, recuperação e organização de dados armazenados na memória semântica, função de linguagem e as habilidades de autorregulação e de memória operacional
- Escore:
  - O escore do teste para a população brasileira, de acordo com a escolaridade, foi observado pelo estudo de Caramelli *et al.* (2007), que determinaram as seguintes notas de corte:
    - ≥ 9 pontos (analfabetos), ≥ 12 pontos (1 a 7 anos de escolaridade) e ≥ 13 pontos (acima de 8 anos de escolaridade)
  - Já o estudo de Brucki e Rocha (2004) encontrou:
    - ≥ 9 pontos (analfabetos), ≥ 12 pontos (1 e 8 anos de escolaridade) e ≥ 13 pontos (acima de 9 anos de escolaridade)

- Vantagens:
  - Este teste é muito interessante pelo curto tempo (1 min)
  - É de fácil aplicação
- Outros pontos relevantes a saber: sua combinação com o MEEM ou um teste funcional é interessante para o rastreio.

10-Point Cognitive Screener 10-CS

O 10-Point Cognitive Screener 10-CS (Apolinário *et al.*, 2015) é uma versão modificada do Six-Item Screener (SIS) e foi desenvolvido no Brasil. Pontos relevantes:

- Domínios avaliados: orientação temporal, fluência categórica e memória
- Escore:
  - O teste é pontuado de 0 a 10:
    - Nota de corte: ≥ 8 pontos é considerado normal; 6 a 7 pontos, possível comprometimento cognitivo; e 0 a 5 pontos, provável comprometimento cognitivo
    - Ajustes podem ser feitos para educação: para analfabetos acrescentam-se mais 2 pontos (no máximo 10 pontos) e para 1 a 3 anos de escolaridade soma-se mais 1 ponto (no máximo 10 pontos)
- Vantagens:
  - Sua aplicação é extremamente ágil e rápida, cerca de 2 minutos
  - Alta correlação com MoCA e MEEM
  - Não necessita de materiais específicos
  - Não exige leitura, escrita e desenho, o que facilita sua aplicação em população de baixa escolaridade
  - Não inclui pistas visuais ou tarefas motoras, portanto, pode ser realizado sem desvantagem considerável por indivíduos com deficiências motoras ou sensoriais comuns na terceira idade
  - Pode ser facilmente administrado por telefone
  - Possui uma estrutura fácil de ser lembrada e pontuada pelo aplicador.

Addenbrooke's Cognitive Examination

Outro teste de fácil e rápida aplicação é o Addenbrooke's Cognitive Examination (ACE) (Mathuranath *et al.*, 2000; Mioshi *et al.*, 2006).

- Domínios avaliados: orientação, atenção, memória, FV, linguagem e capacidade visuoespacial
- Escore: o estudo brasileiro da versão revisada (ACE-R) (Carvalho; Barbosa; Caramelli, 2010) sugeriu uma nota de corte < 78 para separar controles de pacientes com demência. Também há o estudo de Cesar *et al.* (2017), que diferenciou controles de comprometimento cognitivo sem demência, através da nota de corte de 69 pontos. E utilizou a nota de corte de 64 pontos, para distinguir a pontuação entre indivíduos normais e com demência. A versão revisada possui ainda uma versão reduzida, chamada de M-ACE. O ponto de corte sugerido é de 20 para DA e 27 para CCL (Miranda *et al.*, 2018)
- Vantagens: pode ser administrado em 15 a 20 minutos.

Cognitive Abilities Screening Instrument

O Cognitive Abilities Screening Instrument (CASI) em sua forma abreviada (CASI-S) (Teng *et al.*, 1994) abrange a capacidade de repetir (registrar) as palavras e, posteriormente, recuperá-las após um intervalo durante o qual são realizados testes de orientação temporal e FV. O CASI foi validado no Brasil por Damasceno *et al.* (2005).

- Escore:
  - Para as questões de orientação temporal, a pontuação é dada a partir do quão grosseiro foi o erro – por exemplo, se o paciente errou a data por 1 dia de diferença, menos pontos são descontados em comparação ao paciente que errou o mês e o ano
  - O estudo brasileiro de Oliveira *et al.* (2016) encontrou nota de corte 22/23 para demência em população idosa da atenção primária
- Vantagens:
  - Aplicação muito fácil e rápida
  - Interessante para população de baixa escolaridade.

General Practitioners Assessment of Cognition

O General Practitioners Assessment of Cognition (GPCOG) (Brodaty *et al.*, 2002; Yokomizo *et al.*, 2018) foi desenvolvido para atender às demandas de clínicos gerais, com o objetivo de ser rápido, fácil de se utilizar e eficaz. Pontos relevantes:

- Domínicos avaliados: o instrumento é dividido em duas partes, a avaliação cognitiva do paciente e questões de funcionalidade dirigidas ao informante
- Vantagens:
  - O tempo de aplicação é curto, com duração de 4 a 5 minutos
  - Aborda tanto a cognição quanto a funcionalidade, o que é particularmente vantajoso nos casos de pacientes com baixo nível educacional
  - O GPCOG mostrou boa *performance* na população brasileira na atenção primária, desde que ajustadas as notas de corte.

Avaliação funcional

O comprometimento da capacidade para realizar as AVD (incapacidade funcional) é um ponto imprescindível da avaliação. O grau de dependência e a perda da autonomia estão implicados no diagnóstico diferencial de demência e CCL. Além disso, é uma ferramenta importante para avaliar a perda progressiva das AVD, durante a evolução de uma doença que afeta a cognição. Tais informações contribuem para melhor orientação de pacientes e seus familiares, para avaliar o efeito das intervenções farmacológicas e comportamentais e, por fim, para avaliar a progressão da doença. Os instrumentos mais utilizados serão discriminados a seguir.

É válido salientar que o avaliador deve ficar atento quando os dados são obtidos com uma terceira pessoa, pois ela pode fornecer uma informação superestimada ou subestimada, uma vez que esses dados relatados dependem de alguns fatores como: tipo de relação com o cuidador, grau de estresse do cuidador, dificuldade em saber a real capacidade do idoso para realizar uma tarefa e até mesmo a não percepção de um déficit. Por fim, vale reforçar que uma avaliação cognitiva adequada passa por uma breve avaliação funcional do paciente.

Índice de Katz

Mensura a capacidade do indivíduo em realizar as atividades básicas da vida diária (ABVD) (Katz *et al.*, 1963). A escala possui adaptação transcultural para o Brasil (Lino *et al.*, 2008). Pontos relevantes:

- Itens avaliados: aborda a capacidade para se vestir, se banhar, utilizar o banheiro, o controle esfincteriano, se alimentar e a transferência, por exemplo, da cama para uma cadeira
- Escore: pode ser considerado para cada item da escala as opções: sem ajuda, com ajuda parcial e com ajuda total.

Escala Lawton e Brody

Mensura a capacidade do indivíduo em realizar as atividades instrumentais da vida diária (AIVD) (Lawton; Brody, 1969).

Foi validada no Brasil por Santos e Virtuoso (2008). Pontos relevantes:

- Itens avaliados: abordam atividades mais complexas, como utilizar o telefone, a capacidade de locomoção em meios de transporte, a habilidade para fazer compras, preparar refeições, realizar trabalhos domésticos, cuidado com finanças, uso e administração de medicamentos
- Escore: pode ser considerado para cada item da escala as opções: sem ajuda, com ajuda parcial e com ajuda total.

Questionário de atividades funcionais de Pfeffer (PFAQ)

Pontos relevantes:

- Itens avaliados: constituído por 10 itens relacionados com a capacidade do indivíduo para realizar as AIVD e funções cognitivas/sociais. Este instrumento foi formalmente adaptado para o contexto brasileiro em um estudo realizado por Sanchez *et al.* (2011). Seguem alguns exemplos:
  - Capacidade de manusear o próprio dinheiro e medicamentos; preparar uma comida; esquentar água para o café e apagar o fogo; manter se atualizado com os compromissos; caminhar pela vizinhança e voltar para casa; ser deixado em casa de maneira segura; dentre outros
- Escore:
  - Sua pontuação possui um escore mínimo de zero e máximo de 30 pontos
  - Especialmente desenhado para pacientes com comprometimento cognitivo
  - Quanto menor a pontuação obtida pelo indivíduo, maior a sua independência e autonomia
  - Pontuações acima de cinco já indicam comprometimento funcional
- Vantagens: não sofre influência da escolaridade (Pfeffer *et al.*, 1982).

Disability Assessment for Dementia

A escala Disability Assessment for Dementia (DAD) é conhecida por ser um instrumento breve (Gauthier *et al.*, 1994). Pontos relevantes:

- Itens avaliados: consiste em 40 itens:
  - 17 relacionados com as AVD, como autocuidado, mobilidade, alimentação, higiene pessoal e atos de se vestir, despir e calçar
  - 23 itens relacionados com as AIVD, como ir às compras, gerir o dinheiro, utilizar o telefone, limpar, cozinhar e utilizar transportes
  - Cada item é avaliado para iniciativa, planejamento, organização e desempenho efetivo
  - Especialmente desenhado para pacientes com comprometimento cognitivo
- Vantagens: o estudo brasileiro de validação da DAD (DAD-Br) (Carthery-Goulart, 2007) apresentou boa consistência interna e boa correlação com o MEEM.

Questionário do informante sobre declínio cognitivo do idoso

O questionário do informante sobre declínio cognitivo (IQCODE) (Jorm; Korten, 1988) se baseia nas informações de familiares e cuidadores sobre um possível declínio cognitivo. Pontos relevantes:

- Itens avaliados: contempla perguntas sobre o funcionamento cognitivo e o desempenho funcional do idoso
- Vantagens:
  - Possui boa sensibilidade para casos com suspeita de demência, mas ainda com um menor número de estudos sobre suas propriedades diagnósticas em CCL (Sanchez; Lourenço, 2009)
  - No Brasil foi traduzido e validado, incluindo uma versão mais curta e ágil (Perroco *et al.*, 2009).

Questionário das atividades da vida diária

O questionário das atividades da vida diária (ADL-Q) é dividido em 6 seções direcionadas para avaliar diferentes áreas das atividades cotidianas, como cuidados pessoais, cuidados em casa/família, trabalho/lazer, compras/dinheiro, viagem e comunicação, tendo cada seção de três a seis itens (Johnson *et al.*, 2004).

Avaliação do humor

Atenção especial será dada à depressão em razão de sua maior importância clínica e epidemiológica. É mandatório investigar sua relação com o déficit cognitivo. Um dos motivos é a apresentação da depressão com sintomas de comprometimento cognitivo, a síndrome demencial da depressão, antigamente conhecida como *pseudodemência*. Outro fator é uma possível correlação, em especial da depressão de início tardio (> 60 anos de idade), com desfechos desfavoráveis, em detrimento da sua maior associação com evolução para síndromes demenciais. Além disso, a depressão também pode ser a manifestação precoce de prejuízos cognitivos. Estudos de coorte mostraram que o humor deprimido e/ou ansiedade estão associados a aumento do risco para CCL em pacientes com cognição normal, e com a progressão para demência em pacientes com CCL (Goveas *et al.*, 2011).

Escala de Depressão Geriátrica

A Escala de Depressão Geriátrica (GDS) é o instrumento para investigação de sintomas depressivos mais utilizado em idosos. Sua primeira versão com 30 itens, descrita por Yesavage *et al.* (1983), teve sua versão reduzida para 15 questões por Sheikh *et al.* (1986). Pontos relevantes:

- Escore: um estudo realizado por Paradela *et al.* (2005) sugeriu para a população brasileira ponto de corte 5/6 como mais adequado, com sensibilidade de 81,1% e especificidade de 63,3%, para a versão de 15 itens
- Vantagens:
  - Instrumento adaptado para sintomatologia observada na população idosa
  - Aborda o domínio cognitivo da depressão e qualidade de vida
  - Pode ser utilizada em diversos ambientes de cuidado: rede básica, ambulatórios, hospitais e instituições de longa permanência
  - Possui propriedades de confiabilidade e validade satisfatórias para rastreamento de depressão
- Desvantagens:
  - Menos confiável para casos mais graves
  - Aborda poucos sintomas somáticos
- Outros pontos relevantes a saber: no Brasil tanto o GDS-30 (Almeida; Almeida, 1999) como a sua versão reduzida, o GDS-15 (Stoppe *et al.*, 1994), são validadas para o português.

Os pacientes com transtorno afetivo bipolar também merecem atenção, pois possuem alto risco para CCL e demência. É interessante avaliar um perfil cognitivo ao menos por meio de rastreio no seguimento inicial destes pacientes. Dificilmente, na prática clínica, confirmaremos um declínio cognitivo nestes pacientes sem uma avaliação detalhada de sua apresentação clínica, quanto do seu humor e de uma observação longitudinal de seu desempenho cognitivo segundo testes cotidianos ou avaliações mais complexas.

Exame físico

Um minucioso exame físico deve ser realizado, incluindo a propedêutica do exame neurológico e a semiologia psiquiátrica básica.

Exames subsidiários

É indicado solicitar:

- Exames laboratoriais: incluindo as possíveis causas reversíveis de déficit cognitivo como: função tireoidiana (hormônio tireoestimulante [TSH] e tiroxina livre [T4L]), sorologias para vírus da imunodeficiência humana/sífilis (HIV/VDRL), avaliação da inflamação (velocidade de hemossedimentação (VHS), proteína C reativa), deficiências nutricionais (ácido fólico, vitamina B12), alterações eletrolíticas, assim como uma avaliação da parte metabólica para checar possível risco vascular
- Neuroimagem: pois auxilia nas hipóteses diagnósticas, sendo útil na investigação da etiologia do déficit cognitivo e na exclusão de diagnósticos diferenciais como hematoma subdural, hidrocefalia de pressão normal ou lesão expansiva, por exemplo. Preferencialmente, recomendamos a ressonância magnética que agrega maiores informação estruturais
- Outros: ainda pouco utilizado para fins assistenciais, o teste genético do alelo ε4 da apolipoproteína E não é recomendado como maneira de prever a probabilidade de progressão de CCL para demência, nem para estabelecer risco para demência ou mesmo para complementar o rastreio cognitivo ou avaliação inicial. Sua maior utilidade é para fins de pesquisa. Paralelamente, biomarcadores liquóricos (p. ex., biomarcadores da doença de Alzheimer) ainda requerem maior confiabilidade entre provedores para que os testes tenham maior abrangência na prática clínica.

Ao discutir todos esses aspectos, é possível ter uma visão multidimensional do paciente e desenvolver um bom conhecimento sobre o seu grau de comprometimento cognitivo.

Evidências para rastreio

Segundo a USPSTF (Owens *et al.*, 2020), o rastreio de uma doença, quando é clinicamente indetectável ou em seus estágios mais precoces, deve ser levado em consideração quando intervenções possam prevenir ou retardar as consequências da doença. Para idosos da comunidade maiores de 65 anos de idade, sem sinal e/ou sintoma de comprometimento cognitivo, o rastreio não é recomendado (nível I: não houve evidência suficiente para se determinar o claro benefício ou malefício do rastreio cognitivo). Contudo, para aqueles pacientes que apresentam queixas cognitivas, é fundamental e indicada a avaliação pormenorizada das suas funções cognitivas, seja de maneira livre ou com base em instrumentos (Virginia; Moyer, 2014).

Um ponto que deve ser valorizado na decisão de realizar ou não o rastreio são os potenciais benefícios e malefícios.

Pontos positivos

Sabe-se que o fato de o paciente ter a detecção precoce de uma disfunção cognitiva permite algumas medidas, como a discussão com o paciente e familiares sobre o diagnóstico, possíveis tratamentos, prognóstico e abordagem de medidas preventivas e de fatores de risco (como o melhor controle das comorbidades, interrupção do tabagismo e etilismo, prática de atividade física, exercícios de estimulação cognitiva e melhora da qualidade de vida). Com isso permite-se a participação do paciente nas tomadas de decisões e de planejamentos já no início do diagnóstico. É válido lembrar que quando o diagnóstico é feito, a instituição do tratamento precoce pode influenciar o curso natural da doença. Além disso, em alguns casos pode ser feito o diagnóstico de causas potencialmente reversíveis de demência e o paciente ter melhora ou resolução do quadro (Lin *et al.*, 2013).

Pontos negativos

Por outro lado, não há evidência suficiente na literatura sobre os danos diretos ou indiretos de resultados falso-positivos ou falso-negativos e danos psicológicos em se realizar o rastreio (Virginia; Moyer, 2014). Mas na prática sabemos da existência do potencial risco de se causar depressão, ansiedade e até mesmo uma possível estigmatização do paciente com o diagnóstico precoce, além de o processo exigir tempo e acarretar custos (Aprahamian *et al.*, 2008).

Considerações finais

O rastreio cognitivo apresenta mais vantagens do que desvantagens segundo nossa experiência. O alto custo no tratamento das demências ocorre principalmente nas fases moderada e grave, as quais podem ser bem planejadas tanto terapeuticamente com equipes multiprofissionais como pela própria família envolvida no caso. O passo fundamental para isto é o diagnóstico precoce. O tratamento não curativo permite um alentecimento sintomatológico que apresenta sua melhor ação quanto mais precoce sua instituição. Dessa maneira, levando tais pontos em reflexão, podemos concluir a favor da detecção inicial de transtornos cognitivos.

Como fazer o rastreio com tantas opções?

Apesar de não haver consenso, podemos resumir as evidências práticas e científicas, tentando traduzir a ideia principal para um amplo acesso:

- Recomendamos que se utilize ao menos um instrumento com domínio de sua técnica. Para escolaridades abaixo de 13 anos, recomendamos o MEEM, enquanto para aqueles com escolaridade mais alta, o MoCA
- A combinação de instrumentos cognitivos eleva a acurácia diagnóstica, recomendando-se as combinações MEEM e FV ou MEEM e TDR (Aprahamian *et al.*, 2010)
- Caso seu tempo seja limitado para a avaliação, a associação entre o MEEM e um instrumento funcional como o PFAQ é uma boa opção, especialmente para baixa escolaridade e analfabetos (Aprahamian *et al.*, 2011c)
- Naqueles pacientes muito diferenciados por sua vida escolar ou desenvolvimento pessoal e que apresentam déficits cognitivos mais sutis, a utilização do MoCA inicialmente e juntamente a um instrumento funcional é imperativa
- Instrumentos compostos por baterias mais extensas (ao redor de 30 minutos) não constituem um rastreio e sim uma avaliação mais dedicada tanto para transtornos cognitivos menores (p. ex., CCL) quanto maiores (p. ex., demências) (Aprahamian *et al.*, 2011a; Aprahamian *et al.*, 2011b). Tais instrumentos (p. ex., CAMCOG, CERAD, ADAS-Cog) seriam a etapa seguinte à identificação de um paciente com alteração cognitiva.

Por fim, após a identificação de um transtorno cognitivo, o paciente deve ser encaminhado a um serviço com habilidade no diagnóstico diferencial, acompanhamento clínico e tratamento destas doenças.

135

Avaliação Neuropsicológica em Idosos

Luciane de Fátima Viola Ortega • Denise Ribeiro Stort Bueno • Mônica Sanches Yassuda

Introdução

O corpo humano passa por muitas mudanças durante o envelhecimento, dentre elas estão as alterações cognitivas, que podem fazer parte do envelhecimento normal ou ser o início de um processo neuropatológico. A detecção precoce do declínio cognitivo na população idosa é fundamental para o melhor prognóstico possível, principalmente se houver uma doença degenerativa ou psiquiátrica em curso. Para tanto, a avaliação neuropsicológica do idoso é imprescindível para determinar se as alterações cognitivas são condizentes com o processo de envelhecimento normal ou patológico.

A avaliação neuropsicológica é um exame diagnóstico complementar que inclui testes cognitivos, funcionais, psicológicos e comportamentais. Entretanto, ela deve ser precedida por uma detalhada anamnese capaz de levantar as queixas e o perfil clínico do paciente idoso. Será por meio dela que a equipe médica determinará os instrumentos e os métodos mais adequados para o início do tratamento. A avaliação neuropsicológica inclui a interpretação quantitativa e qualitativa dos resultados descritos em um relatório claro e objetivo, que deverá ser entregue ao médico, ao paciente e ao familiar no momento da devolutiva.

Este capítulo abordará as etapas de uma avaliação neuropsicológica e descreverá os testes e as escalas mais utilizadas na avaliação de idosos, com destaque para aqueles adaptados e validados para a população brasileira. O texto descreverá as fases e os componentes essenciais da avaliação: anamnese (dados de história pessoal, rotina, queixa cognitiva e afetiva, história clínica e antecedentes familiares); funções cognitivas avaliadas e testes indicados (atenção, funções executivas [FE], memória, linguagem e habilidades de construção e percepção visuais); avaliação da funcionalidade; dos sintomas psicológicos e comportamentais; interpretação dos resultados; devolutiva e encaminhamento.

Será examinado também a viabilidade da avaliação a distância, utilizando ferramentas tecnológicas. A teleneuropsicologia (TeleNP) – avaliação *on-line* e via telefone – é uma abordagem relativamente nova que se tornou foco de novas pesquisas, mas que ainda necessita de mais estudos e ajustes.

Avaliação neuropsicológica

A avaliação neuropsicológica de idosos requer atenção diferenciada, pois a variabilidade de déficits decorrentes do envelhecimento pode gerar alterações cognitivas que facilmente se sobrepõem às observadas no envelhecimento patológico. Diante disto, é de extrema importância utilizar medidas padronizadas para idade, escolaridade e/ou gênero que possam ser comparados com os grupos de referência e, assim, diferenciar com maior precisão indivíduos com cognição dentro do usual ou com alterações sugestivas de patologia (Lu; Lee, 2017). A identificação precoce dos déficits pode fazer a diferença no curso da doença ou na qualidade de vida do indivíduo e sua família (Martins *et al.*, 2019).

A diferença entre indivíduos idosos cognitivamente normais e aqueles com uma doença neurodegenerativa em curso pode ser bastante sutil. No envelhecimento normal, o declínio cognitivo é gradual e envolve geralmente memória episódica, atenção seletiva e dividida, fluência verbal, principalmente nas idades mais avançadas (80 anos ou mais) (Pasternak; Smith, 2019). No envelhecimento patológico, as alterações são mais significativas e interferem no cotidiano do idoso, prejudicando sua independência, autonomia e, consequentemente, a qualidade de vida, além de ser uma das características determinantes das síndromes demenciais (Martins *et al.*, 2016).

Além das doenças neurodegenerativas, como a doença de Alzheimer, a degeneração lobar frontotemporal e a demência com corpúsculos de Lewy, diversas podem ser as causas de perda cognitiva nos idosos. Dentre as causas não degenerativas estão: acidente vascular encefálico (AVE), traumatismo cranioencefálico (TCE), encefalopatias, infecções, estado transitório, tumores cerebrais, alterações metabólicas (hipotireoidismo), polifarmácia, assim como algumas doenças psiquiátricas (depressão e esquizofrenia) (Nordon *et al.*, 2009).

A princípio, para uma investigação inicial, recomenda-se o uso dos testes de rastreamento, visto que a maioria dos casos de demência são identificados em locais de atendimento onde há escassez de tempo e de recursos humanos especializados. Essa avaliação pode ser considerada o primeiro passo para a detecção de demência e outros transtornos cognitivos. Os testes de rastreamento precisam ser breves e de fácil aplicação, padronizados e validados para a população-alvo, de baixo custo e facilmente aplicados em grandes contingentes populacionais (Cordell *et al.*, 2013). Em caso de dúvida no diagnóstico, ou se houver a necessidade de uma investigação mais aprofundada para apoio no diagnóstico diferencial, deve-se indicar a avaliação neuropsicológica.

De acordo com alguns autores, a medida neuropsicológica tem um papel importante na avaliação e cuidados pré-clínicos e clínico da demência (Fields *et al.*, 2011; Smith; Bondi, 2013). A avaliação neuropsicológica é mais detalhada e visa avaliar cada função cognitiva amplamente. Ela pode estar associada com os biomarcadores da doença; prever a evolução em curto prazo para o comprometimento cognitivo e demência; capturar parâmetros compensatórios na trajetória da doença; identificar e medir habilidades funcionais e fatores para intervenção (Pasternak; Smith, 2019).

Atualmente, o diagnóstico da doença de Alzheimer é com frequência fundamentado em achados clínicos, auxiliado pela avaliação neuropsicológica em que cada vez mais os resultados dos exames de biomarcadores desempenham um papel importante (Pais *et al.*, 2020). A identificação do processo patogênico da doença de Alzheimer, por meio de exames laboratoriais de sangue, marcadores liquóricos e exames de neuroimagem, pode ajudar a identificar a etiologia da doença e ajudar no estadiamento, estabelecendo as alterações patológicas típicas do estágio pré-clínico, do comprometimento cognitivo leve e da demência (Frisoni *et al.*, 2017; Jack *et al.*, 2011).

Em 2018, Jack *et al.* apresentaram uma atualização às diretrizes propostas ao diagnóstico de doença de Alzheimer estabelecidas no consenso de 2011 da National Institute on Aging-Alzheimer's Association (NIA-AA). Os novos critérios para a determinação da doença de Alzheimer, especialmente em ambiente de pesquisa, estão sustentados nos biomarcadores decorrentes do exame do líquido cefalorraquidiano e da neuroimagem molecular. Essas recomendações criam uma linguagem comum entre os pesquisadores, que pode facilitar a seleção de indivíduos para ensaios clínicos. Para o campo da neuropsicologia, os novos critérios apresentados por Jack *et al.* (2018) lançam desafios, como a necessidade de identificar testes cognitivos que se correlacionem aos resultados dos biomarcadores e que, talvez, possam identificar alterações cognitivas sutis na fase pré-clínica da doença de Alzheimer, por exemplo.

Esses recursos são mais utilizados nas pesquisas científicas e menos na prática clínica, visto que o acesso aos biomarcadores para a proteína beta amiloide e proteína tau ainda são de difícil acesso. Atualmente, a avaliação clínica e laboratorial, os exames de neuroimagem estrutural e a avaliação neuropsicológica estão disponíveis em centros urbanos e são utilizados no diagnóstico das demências.

Há também algumas dificuldades no âmbito da avaliação neuropsicológica. A principal delas é a utilização de testes adaptados para a população brasileira, pois alguns são provenientes de países mais economicamente desenvolvidos onde a população idosa é de alta escolaridade e com perfis culturais, econômicos e sociais distintos do da média da realidade brasileira. No Brasil, além da baixa escolaridade, há muitos idosos analfabetos e os estudos sobre o padrão de desempenho dessa população nas avaliações neuropsicológicas ainda estão em investigação (Ortega *et al.*, 2021).

Os fracassos na identificação dos déficits cognitivos iniciais podem ser ocasionados pela escolha inadequada de instrumento ou por resultados falso-negativos/positivos devido à influência de variáveis educacionais e socioculturais nas avaliações (Hamdan, 2008). Entretanto, nos últimos anos observa-se um aumento no número de publicações sobre medidas cognitivas, ofertando dados normativos para idosos brasileiros contemplando várias faixas de escolaridade. A seguir serão descritas as etapas de uma avaliação neuropsicológica considerada ideal para idosos.

Anamnese

A anamnese baseia-se em entrevista detalhada, realizada com o paciente e seu acompanhante, preferencialmente, um membro da família ou pessoa que conviva a maior parte do tempo com o idoso (cuidador/informante). Os *dados de história* devem conter informações a respeito da idade, escolaridade, do estado civil, da situação habitacional, do desempenho intelectual e ocupacional ao longo da vida, ou seja, se este idoso trabalhou, qual o tipo de atividade desenvolveu na maior parte do tempo, se houve alguma dificuldade para execução do trabalho. No que tange à escolaridade, se frequentou escola ou se apenas aprendeu a ler e escrever informalmente. Informações a respeito do comportamento e humor também são relevantes, ou seja, deve-se perguntar qual era o temperamento deste indivíduo ao longo da vida e se houve alguma mudança nos últimos meses.

O neuropsicólogo deve investigar como é a *rotina* do idoso e saber se alguma tarefa pode contribuir para melhorar ou piorar as alterações cognitivas. Dependendo da rotina, podemos inferir o risco de o idoso desenvolver um quadro depressivo, ou se as tarefas que não são realizadas correspondem a uma dificuldade cognitiva ou se há falta de motivação e apatia.

As informações a respeito das *queixas cognitivas e afetivas* percebidas pelo familiar/cuidador são extremamente relevantes. Neste quesito, deve-se saber como e quando as alterações iniciaram, se foram abruptas ou insidiosas, o quanto elas interferem nas atividades de vida diária (AVD) e se estas queixas são percebidas pelo paciente.

Na entrevista também é importante levantar dados a respeito da *história clínica*, pois as doenças crônicas são muito comuns nos idosos e estas também podem interferir na cognição. A história de doenças do idoso deve ser bastante minucioso, ou seja, deve-se buscar informações a respeito de quedas, AVE, algum tipo de tumor ou quadros psiquiátricos, como depressão e ansiedade. Em seguida, devem ser investigadas as medicações de que o idoso faz uso e a frequência com que são tomadas, visto que estas também interferem na cognição.

Os *antecedentes familiares* são informações relevantes para levantar a possibilidade de haver alguma doença na família geneticamente determinada e quais destas poderiam contribuir para a piora da cognição do paciente.

A anamnese é extremamente importante para fazer a escolha dos instrumentos a serem aplicados, visto que se leva em consideração a escolaridade do paciente, os déficits sensoriais e as queixas mais importantes. Na próxima etapa, serão descritas quais as funções cognitivas devem ser avaliadas e quais os testes mais utilizados (Lu; Lee, 2017).

Avaliação cognitiva

A avaliação neuropsicológica do idoso normalmente requer uma entrevista clínica que, em geral, é realizada acompanhada de familiar ou cuidador e uma avaliação direcionada aos principais domínios cognitivos, como: função intelectual, atenção e concentração, velocidade de processamento, FE, aprendizagem e memória, linguagem, percepção visual, habilidades motoras, e, por fim, os sintomas psiquiátricos e de humor (Pasternak; Smith, 2019).

Alguns profissionais utilizam baterias multifuncionais que oferecem, além da pontuação relacionada com as funções cognitivas avaliadas, um escore global. Muitas delas incluem testes de rastreamento consagrados. No Brasil, as principais baterias utilizadas que possuem estudos de adaptação, confiabilidade ou validação são: Exame Cognitivo Cambridge-Revisada (Cambridge Cognitive Examination-Revised, CAMCOG-R) (Moreira *et al.*, 2013; Paradela *et al.*, 2009; Roth *et al.*, 1988); Subescala Cognitiva da Escala de Avaliação de Doença de Alzheimer (Alzheimer's Disease Assessment Scale – Cognitive Subscale, ADAS-Cog) (Rosen *et al.*, 1984; Schultz *et al.*, 2001); Consórcio para Estabelecer um Registro para a doença de Alzheimer (Consortium to Establish a Registry for Alzheimer's Disease, CERAD) (Bertolucci *et al.*, 2001; Morris *et al.*, 1989); Escala de Avaliação da Demência de Mattis (Mattis Dementia Rating Scale, MDRS) (Porto *et al.*, 2003; Vitalino *et al.*, 1984); Exame Cognitivo de Addenbrooke – Versão Revisada (Addenbroke's Cognitive Examination – Revised, ACE-R) (Carvalho; Caramelli *et al.*, 2007; César *et al.*, 2017; Mioshi *et al.*, 2006); e, por fim, há a versão brasileira da Bateria de Testes Neuropsicológicos Transcultural Europeia (European Cross-Cultural Neuropsychological Test Battery, CNTB) (Araújo *et al.*, 2020; Nielsen *et al.*, 2018).

Embora escassos e ainda pouco utilizados, é possível encontrar testes computadorizados para avaliação cognitiva de idosos. Neles, o computador é o suporte para todas as fases da execução das tarefas. O Computer-Administered Neuropsychological Screen for Mild Cognitive Impairment (CANS-MCI) é um teste de rastreamento adaptado e validado para a população brasileira que utiliza de forma interativa a tela do computador para avaliar a memória, as FE e a linguagem (Memória *et al.*, 2014; Wild *et al.*, 2008). Contudo, outros exames são necessários para esclarecer sua viabilidade na prática clínica. Marques-Costa *et al.* (2016) descrevem algumas baterias e testes de rastreamento computadorizados, porém, a maioria deles sem estudos de adaptação e validação no Brasil.

A seguir, serão apresentadas as funções cognitivas e os principais testes utilizados na população brasileira de acordo com a literatura mais recente.

Atenção

As habilidades relacionadas com este constructo envolvem concentração, manutenção do estado de alerta, capacidade de focar, lidar com estímulos distratores e alternar o alvo quando necessário (Malloy-Diniz *et al.*, 2008). Ela pode ser dividida em três subtipos: sustentada, seletiva e dividida (Tabela 135.1). A avaliação deste constructo é extremamente relevante, pois a maioria das funções cognitivas é influenciada pela atenção.

Na doença de Alzheimer, a atenção pode estar comprometida desde as fases iniciais. Podem estar acometidas todas as modalidades atencionais, com destaque para as dificuldades em alternar o foco (Chaves *et al.*, 2011).

Funções executivas

As FE podem ser conceituadas como um conjunto complexo de processos mentais, incluindo volição, planejamento, iniciativa e flexibilidade mental, que são recrutados quando respostas automáticas para determinados problemas não são suficientes, permitindo, assim, que uma pessoa se envolva com sucesso em um comportamento direcionado ao objetivo e socialmente apropriado (Tabela 135.2) (Lu; Lee, 2017).

Tanto no envelhecimento normal como no patológico, as FE tendem a estar alteradas em relação ao desempenho de adultos jovens. Até os 60 anos de idade, o declínio nesta função ocorre de forma gradual e acelera-se a partir dos 70 anos de idade. Nos processos patológicos as alterações estão presentes mais precocemente e de forma mais marcante (Banhato; Nascimento, 2007).

Memória

Na avaliação da memória é importante lembrar que ela não é um sistema unitário e bastante influenciável pelas demais funções. É imprescindível sua investigação para o diagnóstico de demência, pois as alterações ocorrem nos estágios iniciais e comprometem a aprendizagem de novas informações (Hamdan *et al.*, 2011; Koehler *et al.*, 2012). É recomendada a avaliação dos vários subsistemas de memória, como: memória operacional, episódica e semântica. A avaliação da memória pode ser feita a partir de diversos estímulos como figuras concretas ou abstratas, nas modalidades verbal e visual (Tabela 135.3) (Chaves *et al.*, 2011).

▪ **TABELA 135.1** Subsistemas de atenção, testes mais utilizados e faixa de escolaridade sugerida.

Função		Teste	Escolaridade*
Sustentada	Auditiva-verbal	Subteste Dígitos (ordem direta) – WAIS-III**	Baixa
	Busca visual e Sequenciamento visuomotor	*Trail Making Test A* ou Trilhas Coloridas A e B; subtestes Códigos e Busca de Símbolos -WAIS-III**	Baixa
Controle atencional (auditiva-verbal)		Subtestes Dígitos (ordem inversa) e sequência de letras e números – WAIS-III**	Baixa e alta
Seletiva (visual e controle inibitório)		*Stroop Test*	Alta
Dividida		*Trail Making Test B* e subteste aritmética – WAIS-III**	Alta
Atenção visual		Teste do Desenho do Relógio (TDR) SKT	Baixa e alta

*Considera-se baixa ≤ 4 anos de escolaridade e alta ≥ 5 anos de escolaridade. **Os subtestes do WAIS-III têm padronização brasileira, porém, desde outubro de 2019 estão suspensos devido ao término de sua licença no Brasil (Conselho Federal de Psicologia). (Fonte: Strauss *et al.*, 2006.)

▪ **TABELA 135.2** Aspectos das funções executivas, testes mais utilizados e faixa de escolaridade sugerida.

Função	Teste	Escolaridade*
Planejamento e monitoramento	Teste do Desenho do Relógio (TDR) Figura Complexa de Rey (cópia)	Alta e baixa
Fluência verbal	Categoria semântica – animais/frutas e lista de supermercado	Baixa
	Categoria fonêmica – FAZ	Alta
Flexibilidade mental e formação de conceitos	*Wisconsin Card Sorting Test* – WCST	Alta
	Stroop Test	Alta e baixa
	Trail Making Test (parte B)	Alta
	Weigl Color Form Sorting Test – WCFST**	Baixa
Abstração	Semelhanças – WAIS-III***	Alta e baixa
Funções complexas	*Exit-25* Bateria de avaliação comportamental de síndromes disexecutivas – BADS Bateria de avaliação frontal – FAB	Alta e baixa

*Considera-se baixa ≤ 4 anos de escolaridade e alta ≥ 5 anos de escolaridade. ***Weigl Color Form Sorting Test* (WCFST) é menos utilizado por não ter padronização brasileira (Beglinger et al., 2008). ***Os subtestes do WAIS-III têm padronização brasileira, porém, desde outubro de 2019 estão suspensos devido ao término de sua licença no Brasil. (Fonte: Strauss; Sherman; Spreen, 2006.)

▪ **TABELA 135.3** Subsistemas de memória, testes mais utilizados e faixa de escolaridade sugerida.

Função	Teste	Escolaridade*
Aprendizagem verbal	Lista de palavras do Consortium to Establish a Registry for Alzheimer's Disease – CERAD	Baixa
	Rey Auditory Verbal Learning Test – RAVLT	Alta
	Fuld Object Memory Evaluation – FOME	Baixa
	Teste de Figuras da Bateria Breve de Rastreamento Cognitivo	Baixa
Memória episódica auditiva-verbal	Memória lógica I e II da Escala Wechsler de Memória – WMS-III	Alta e baixa
Memória episódica visual e auditiva Memória prospectiva	*Rivermead Behavioral Memory Test* – RBMT	Alta e baixa
Visual episódica	*Short Cognitive Test* – SKT	Alta
Memória visual	Figuras Geométricas do Consortium to Establish a Registry for Alzheimer's Disease – CERAD	Alta e baixa
	Reprodução Visual da Escala Wechsler de Memória – WMS III**	Alta
	Figura Complexa de Rey (reprodução)	Alta

*Considera-se baixa ≤ 4 anos de escolaridade e alta ≥ 5 anos de escolaridade. **Os subtestes do WMS-III não têm padronização brasileira. (Fonte: Strauss; Sherman; Spreen, 2006.)

Linguagem

A avaliação da linguagem é importante em todos os seus aspectos e se faz necessária em quadros de acometimento neurológico, principalmente naqueles com lesões vasculares, TCE, epilepsia e nas demências (Serafini *et al.*, 2008).

Nos estágios iniciais das doenças degenerativas, o conhecimento do vocabulário se mantém preservado. Pode haver dificuldade na interpretação de metáforas e provérbios, na compreensão de histórias complexas e de material humorístico. Nas fases intermediárias, pode haver piora nestes aspectos da linguagem (Koehler *et al.*, 2012).

Em virtude de lesões cerebrais no hemisfério esquerdo, podem ocorrer problemas articulatórios, agramatismos, anomias, dificuldades de compreensão, discalculia, apraxias, prejuízos sintáticos e/ou lexicais. Nesse caso, a avaliação deve abordar vários componentes da linguagem, dentre eles a compreensão e a expressão oral e escrita (Tabela 135.4) (Pagliarin *et al.*, 2013).

TABELA 135.4 Aspectos da linguagem, testes mais utilizados e faixa de escolaridade sugerida.

Função	Teste	Escolaridade*
Nomeação	Teste de Nomeação de Boston	Alta e baixa
Definição de conceitos	Vocabulário da Escala Wechsler de Inteligência – WAIS-III**	Alta e baixa
Acesso ao léxico	Fluência Verbal – semântica e fonêmica	Alta e baixa
Bateria completa	*Western Aphasia Battery*	Alta e baixa
Leitura	Qualitativo – pequeno trecho para ler	Alta e baixa
Escrita	Qualitativo – escrever uma frase	Alta e baixa

*Considera-se baixa ≤ 4 anos de escolaridade e alta ≥ 5 anos de escolaridade. **Os subtestes do WAIS-III têm padronização brasileira, porém, desde outubro de 2019 estão suspensos em razão do término de sua licença no Brasil. (Fonte: Strauss; Sherman; Spreen, 2006.)

Praxia construtiva e habilidades visuoespaciais

O processo visuoperceptivo está relacionado com a aquisição, a seleção e a interpretação de informações adquiridas pelos sentidos. As habilidades visuoconstrutivas referem-se à capacidade de reunir organizadamente partes ou estímulos, a fim de formar uma unidade. Para executar tais tarefas o indivíduo necessita acessar funções visuoperceptivas (Zanini *et al.*, 2014). As funções visuoespaciais também envolvem a identificação de um estímulo e sua localização (Quental *et al.*, 2013).

As dificuldades visuoperceptivas podem aparecer inicialmente como dificuldades com a leitura, problemas para discriminar formas e cores, incapacidade de perceber contrastes, desorientação visual e espacial. A maioria dos testes neuropsicológicos que avaliam as funções visuoespaciais também requerem outras habilidades cognitivas.

No envelhecimento pode haver declínio na capacidade de enxergar a distância, distinguir objetos, estimar distâncias, perceber profundidades. No exame formal, os idosos com comprometimento nesta esfera apresentam dificuldade nas tarefas de precisão motora, posição relativa e profundidade. Estas habilidades podem estar acometidas entre os idosos em fases mais avançadas da doença de Alzheimer (Chaves *et al.*, 2011). Ressalta-se a importância de verificar alterações na visão que poderiam prejudicar o desempenho em tarefas visuoperceptivas e construtivas (Tabela 135.5).

Avaliação da funcionalidade

A capacidade funcional (CF) é definida como o potencial que o idoso apresenta para definir e atuar de forma independente nas atividades cotidianas, ou seja, a CF está diretamente associada à independência e à autonomia do sujeito (Silva *et al.*, 2020). A funcionalidade é um aspecto essencial da avaliação neuropsicológica dos idosos, visto que o declínio progressivo na capacidade de realizar as AVD devido à perda cognitiva é um elemento decisivo para o diagnóstico de quadros demenciais (American Psychiatric Association, 2014).

As AVD podem ser hierarquizadas em básicas (ABVD), instrumentais (AIVD) e avançadas (AAVD). As primeiras incluem a capacidade para realizar a higiene pessoal, alimentação e controle esfincteriano e são importantes para o autocuidado. As instrumentais são mais complexas e incluem a capacidade para preparar refeições, realizar trabalhos domésticos, usar transportes, fazer compras, administrar finanças, as próprias medicações, entre outras. As últimas são atividades físicas, sociais, de lazer e produtivas, que proporcionam ao idoso contato com a vida social (Dias *et al.*, 2014).

Na avaliação neuropsicológica, deve-se focar principalmente nas AIVD, por serem as primeiras a declinarem nos estágios iniciais das demências (Chaves *et al.*, 2011). As AAVD também devem ser consideradas, porém, podem sofrer influência de variáveis ligadas à história de vida, gênero, classe social, nível educacional e personalidade. Assim, seu declínio pode não ser suficiente para caracterizar incapacidade (Neri, 2014). É importante ressaltar que a interrupção de AAVD pode ser um indicador precoce de perda funcional. A avaliação das ABVD é relevante nos estágios mais avançados das demências (Chaves *et al.*, 2011).

As informações sobre o grau e o tipo de ajuda que os idosos precisam para realizar suas AVD podem ser registradas por meio de entrevistas e relatos de familiares ou pessoas próximas, observações e aplicação de instrumentos e escalas padronizadas. O autorrelato pode ser considerado, embora seja o menos sensível para detectar declínio funcional nos estágios iniciais de demência. É importante discriminar se o declínio funcional é causado por limitações físicas, sensoriais, psicológicas ou cognitivas.

TABELA 135.5 Aspectos da praxia construtiva e das habilidades visuoespaciais, testes mais utilizados e faixa de escolaridade sugerida.

Função	Teste	Escolaridade*
Visuoconstrução	Teste do Desenho do Relógio – TDR	Alta e baixa
	Cubos de Necker	Baixa
	Cubos da Escala Wechsler de Inteligência para Adulto – WAIS-III**	Alta
	Cópia das Figuras da Bateria CERAD	Baixa
	Stick Design Test	Baixa
	Tarefa Executiva dos Relógios (Clox)	Baixa
Organização, planejamento e visuoconstrução	Cópia da Figura Complexa de Rey	Alta
Visuopercepção	Raciocínio Matricial da Escala Wechsler de Inteligência para Adulto –WAIS-III**	Alta
	Visual Object and Space Perception – VOSP	Alta e baixa
	Hooper Visual Organization Test (VOT)	Alta

*Considera-se baixa ≤ 4 anos de escolaridade e alta ≥ 5 anos de escolaridade. **Os subtestes do WAIS-III têm padronização brasileira, porém, desde outubro de 2019 estão suspensos em razão do término de sua licença no Brasil. (Fonte: Strauss *et al.*, 2006.)

Entrevistas e relatos sobre a funcionalidade podem ser solicitados durante a anamnese. A observação deste aspecto pelo avaliador deve ser realizada durante todo o processo da avaliação. Por exemplo, pode-se verificar como e com quem o paciente chega até o local, quem é o responsável pelos agendamentos dos dias e horários das sessões, se ele é capaz de relatar quais as medicações que faz uso, dentre outros comportamentos possíveis de serem observados pelo examinador.

Para avaliação das atividades básicas e instrumentais de vida diária, os instrumentos mais utilizados são a escala de *Katz* (Lino *et al.*, 2008) e *Lawton-Brody* (Santos; Virtuoso, 2008). Outros instrumentos empregados são: o Índice de Barthel (Minosso *et al.*, 2010), o Questionário de Atividades Funcionais de Pfeffer (Pfeffer *et al.*, 1982), a *Functional Independence Measure* (FIM) (Keith *et al.*, 1987), o *Informant Questionnaire on Cognitive Decline in the Elderly* (IQCODE) (Sanchez; Lourenço, 2009), a *Disability Assessment for Dementia* (DAD) (Carthery-Goulart *et al.*, 2007), a *Bristol Activities of Daily Living Scale* (BADLS) (Bucks *et al.*, 1996), a *Bayer Activities of Daily Living Scale* (B-ADL) (Hindmarch *et al.*, 1998), o *Activities of Daily Living Questionnaire* (ADLQ) (Medeiros; Guerra, 2009) e a *Direct Assessment of Functional status-Revised* (DAFS-R) (Pereira *et al.*, 2010).

O Departamento Científico de Neurologia Cognitiva e Envelhecimento da Academia Brasileira de Neurologia recomenda, para a avaliação da funcionalidade no processo diagnóstico da doença de Alzheimer, o uso das escalas IQCODE, DAFS-R, DAD, ADL-Q e Bayer por terem estudos de validação e adaptação para a população brasileira (Chaves *et al.*, 2011). A escala Pfeffer é muito utilizada na prática clínica e em pesquisas por ser de fácil aplicação e fornecer informações sobre o grau e tipo de dependência para realização de atividades instrumentais de vida diária.

Avaliação dos sintomas psicológicos e comportamentais

Sintomas psicológicos e comportamentais consistem em manifestações neuropsiquiátricas que frequentemente estão presentes nos quadros demenciais, no comprometimento cognitivo leve e em outros diagnósticos psiquiátricos,[1] que no caso das demências incluem: humor deprimido; ansiedade; apatia; alucinações; delírios; irritabilidade; agressividade; euforia; distúrbio do sono; desinibição e comportamentos culturalmente inapropriados (Linde *et al.*, 2014).

A expressão *sintomas psicológicos e comportamentais nas demências* (SPCD), criada pela Associação Internacional de Psiquiatria em 1996 (Finkel *et al.*, 1996), tem sido empregada para descrever a variabilidade de reações psicológicas e alterações de comportamento que geralmente manifestam-se nos diferentes tipos de demência (Linde *et al.*, 2014).

São responsáveis por causarem intenso sofrimento aos pacientes, familiares e cuidadores; tendem a ser mais devastadores que os sintomas cognitivos e razão frequente para institucionalização. Assim os SPCD devem ser avaliados e vistos não apenas para o processo diagnóstico, mas como uma questão importante que merece intervenção para reduzir o sofrimento e o fardo dos cuidadores. É fundamental que, confirmados os sintomas, o momento, a forma que se manifestam e o impacto que causam na vida do paciente e familiares sejam identificados durante a avaliação neuropsicológica. A caracterização dos mesmos pode auxiliar no diagnóstico diferencial entre quadros demenciais e outros transtornos psiquiátricos e está relacionada com o tipo de demência e o seu estágio (Linde *et al.*, 2014).

Os sintomas psicológicos e comportamentais são identificados em entrevistas com o paciente e seus familiares. Alguns sintomas podem ser observados durante os atendimentos e devem ser documentados. Segundo Chaves *et al.* (2011), as escalas mais utilizadas no contexto internacional para essa avaliação são *Neuropsychiatric Inventory* (NPI), *Behavior Rating Scale for Dementia of the Consortium to Establish a Registry for Alzheimer's Disease* (CERAD-BRSD), *Behavioral Pathology in Alzheimer's Disease Scale* (BEHAVE-AD), *Cambridge Examination for Mental Disorders of the elderly – Revised Version* (CAMDEX-R). A *Cornell Scale for Depression in Dementia*, *Dementia Mood Assessment Scale* (DMAS) e a *Geriatric Depression Scale* (GDS) são alguns instrumentos para avaliação de sintomas depressivos na demência. O *Cohen-Mansfield Agitation Inventory* (CMAI) é muito utilizado para a avaliação dos sintomas de agitação. Alguns desses instrumentos e escalas passaram por processo de validação e adaptação para a população brasileira, como o NPI, o CAMDEX-R (Roth *et al.*, 1988) e a escala Cornell (Alexopoulos *et al.*, 1988).

Teleneuropsicologia

A avaliação neuropsicológica a distância por meio de recursos tecnológicos, como videoconferência, telefone e outros, tem sido discutida e timidamente implementada em alguns cenários nos últimos anos, porém, há poucos estudos mostrando sua viabilidade e padronização metodológica adequada, sobretudo no Brasil (Wadsworth *et al.*, 2018). A ausência de profissionais qualificados para realizar a avaliação neuropsicológica no vasto território brasileiro, além de situações de pandemia, sugere a importância das pesquisas e diretrizes para a implementação da TeleNP. A possibilidade de avaliação neuropsicológica ou a utilização de testes cognitivos de rastreamento remotamente por meios digitais podem contribuir para atender a população idosa que tem dificuldade de acesso a serviços presenciais.

Instrumentos para serem utilizados via telefone e videoconferência foram adaptados e desenvolvidos, como mostra uma revisão realizada por Castanho *et al.* (2016). A Entrevista Telefônica para Avaliação do Estado Cognitivo (The Telephone Interview for Cognitive Status [TICS]), assim como sua versão modificada (TICS-M), têm sido amplamente utilizadas, principalmente em contextos de pesquisa. Estudos para tradução e adaptação foram realizados em diversos países, inclusive no Brasil, e evidenciaram boa sensibilidade e especificidade para detectar alterações cognitivas em idosos (Baccaro; Goulart, 2017; Castanho *et al.*, 2016).

Além dos instrumentos adaptados e elaborados para esse fim, pesquisas com testes cognitivos tradicionais administrados por videoconferência, como o Miniexame do Estado Mental, Fluência Verbal, Nomeação de Boston, Dígitos, Teste do Desenho do Relógio, entre outros, encontraram resultados sensíveis e semelhantes se comparados aos testes presenciais (Brearly *et al.*, 2017; Cullum *et al.*, 2014; Wadsworth *et al.*, 2018).

A TeleNP é promissora, porém, apresenta limitações importantes, como a dificuldade de muitos idosos com a tecnologia, o acesso e a qualidade do sinal e da transmissão da internet e outras variáveis sociodemográficas, ambientais e clínicas que são essenciais e devem ser consideradas. Estudos que incluíram idosos com média de idade entre 65 e 75 anos e que utilizaram redes com alta conectividade, mostraram resultados

[1]Esses sintomas foram incluídos como parte dos critérios diagnósticos dos transtornos neurocognitivos na última edição do *Manual diagnóstico e estatístico de transtornos mentais* (DSM-5) (American Psychiatric Association, 2014; Canon; Novelli, 2012).

consistentes. Em contrapartida, os estudos que analisaram o desempenho de idosos mais velhos e com conexões lentas tiveram resultados controversos (Brearly *et al.*, 2017).

É necessário avançar também nas discussões relacionadas com as questões éticas, legais e práticas, criar modelos e medidas sensíveis e confiáveis para uso em TeleNP. No Brasil, o Conselho Federal de Psicologia não lançou normas específicas sobre a avaliação neuropsicológica remota. Em resposta à pandemia da doença do coronavírus (covid-19), um grupo de pesquisadores norte-americanos publicou um guia prático sobre a TeleNP (Stolwyk *et al.*, 2020).

Interpretação dos resultados

Após a aplicação dos testes escolhidos, é necessário descrever de forma sucinta e clara os resultados de cada teste, se o desempenho está dentro do que é esperado para a escolaridade e idade do paciente idoso segundo as normas nacionais e as implicações para o dia a dia dele. Além da interpretação quantitativa, a avaliação qualitativa também deve ser feita. Os resultados são válidos se alguns aspectos estiverem assegurados, como: o idoso ter colaborado com a testagem, ter tido um sono repousante na noite anterior e os aspectos de humor terem sido avaliados. O relatório deve conter informações suficientes para auxiliar no diagnóstico do idoso e acompanhar sua evolução cognitiva e funcional por outros profissionais.

Devolutiva e encaminhamento

Tão importante quanto a anamnese e a aplicação dos testes, a devolutiva dos resultados para o paciente e seus familiares é o último momento da avaliação. O relatório que fornece a descrição do perfil neuropsicológico deve ser apresentado presencialmente. Cabe ao profissional julgar se a devolutiva será realizada com o paciente e familiar juntos ou separadamente, dependendo de cada caso. Nessa sessão, são discutidas informações sobre o perfil cognitivo atual do paciente, ou seja, quais funções estão preservadas ou comprometidas, o grau do comprometimento, questões referentes à autonomia, à dependência e aos sintomas psicológicos e comportamentais. Também são realizados orientações e encaminhamentos para outros profissionais, visando à qualidade de vida e ao bem-estar do paciente e de seus familiares. Nesse momento, é importante esclarecer possíveis dúvidas e acolher reações emocionais que possam ser manifestadas.

O processo de devolutiva também envolve contato com o médico que acompanha o paciente para discussão dos achados e o encaminhamento do relatório. É importante ressaltar que a avaliação neuropsicológica isoladamente não fornece diagnóstico. Cabe ao médico realizá-lo com base na avaliação clínica do paciente e auxílio de exames complementares.

A avaliação neuropsicológica é um exame que fornece informações importantes sobre o perfil cognitivo, comportamental e funcional do paciente e que pode contribuir de forma significativa com o processo diagnóstico dos transtornos neurocognitivos.

136

Avaliação Direta e Indireta da Funcionalidade no Envelhecimento

Marcia Maria Pires Camargo Novelli • Thais Bento Lima da Silva

Introdução

O que é funcionalidade? Qual a sua importância no processo de envelhecimento? Qual o seu impacto sobre o indivíduo que envelhece? Quais são os parâmetros utilizados atualmente para essa avaliação? E como tem sido descrito esse desempenho no processo de envelhecimento? Esses são alguns questionamentos e/ou reflexões que devem ser considerados pelos profissionais das mais diversas áreas da saúde quando se trabalha com essa temática e que serão abordados e discutidos neste capítulo.

Atributos do construto de funcionalidade

O construto de funcionalidade nos remete à reflexão de conceitos utilizados na literatura relacionados com a capacidade funcional e o desempenho funcional. Esses conceitos ora são utilizados como construtos diferentes ora como construtos intercambiáveis.

A capacidade funcional é documentada como a habilidade para executar atividades cotidianas em um padrão considerado normal de acordo com comportamentos socialmente construídos e pode ser descrita em termos de deficiência, incapacidade, desvantagem, dependência, independência e autonomia (Lebrão; Duarte, 2005; Rosa *et al.*, 2003). As terminologias deficiência, incapacidade e desvantagem emergem da Classificação Internacional de Funcionalidade, Incapacidade e Saúde (CIF) e apontam uma forte relação entre as estruturas do corpo sobre o desempenho nas atividades que compõe o nosso cotidiano e no nível de participação social (OMS, 2005, Riberto, 2011; Silva *et al.*, 2015; Spoorenberg *et al.*, 2015).

Neri (2005) destaca que a capacidade funcional diz respeito à capacidade de manter as habilidades físicas e mentais necessárias para uma vida independente, valorizando-se a autonomia e a autodeterminação das pessoas idosas. O contrário disso caracterizaria um indivíduo dependente. É importante considerar que os conceitos de dependência, independência e autonomia são conceitos que se interrelacionam, portanto, são condições que não se excluem.

Um novo conceito foi incorporado para o entendimento ou a interpretação dessa capacidade funcional: a interdependência. Definida como a confiança que as pessoas têm entre si como uma consequência natural de viver em grupo, a interdependência nos traz uma perspectiva de inclusão social, auxílio mútuo, além de um compromisso e responsabilidade moral para reconhecer e lidar com a diferença (Christiansen; Townsend, 2010 apud American Occupational Therapy Association, 2015; American Occupational Therapy Association, 2020). Ser uma pessoa interdependente pode ser visto como um sucesso pessoal que vai para além da independência (American Occupational Therapy Association, 2020). Segundo a CIF (OMS, 2004), a capacidade funcional é a capacidade de executarmos uma tarefa ou ação, visando indicar o provável nível máximo de funcionalidade que a pessoa pode atingir em um dado domínio e em um determinado momento.

Ramos (2011) amplia a discussão deste conceito mencionando que ela é "resultante da interação multidimensional entre saúde física, saúde mental, independência na vida diária, integração social, suporte familiar e independência econômica". Isso nos leva à reflexão de que a capacidade funcional não significa ausência de problemas, mas equilíbrio e controle das diferentes dimensões que compõem o construto.

Quando comparada à capacidade funcional e os estudos que a utilizam, a terminologia desempenho funcional é menos utilizada e sua definição não é tão clara. Costuma ser relacionada com o desempenho das atividades do cotidiano, por exemplo, nas atividades básicas da vida diária (ABVD) e nas atividades instrumentais da vida diária (AIVD) (Geraldes *et al.*, 2008; Fransen *et al.*, 2018; Lima-Silva *et al.*, 2015; Marra *et al.*, 2007).

Em estudo realizado por Duarte *et al.* (2007), foram utilizadas ambas as terminologias (capacidade funcional e desempenho funcional) e, apesar de não as diferenciarem, parece que a primeira se refere às habilidades necessárias para o desempenho, enquanto a segunda se refere ao que realmente o sujeito consegue realizar, independentemente de ter ou não as habilidades necessárias para esse desempenho.

Uma visão contemporânea de funcionalidade nos remete a considerar que ambos os conceitos supracitados se tornam complementares, apontando para um construto multidimensional que deve considerar tanto as habilidades necessárias para o desempenho, como também o que realisticamente o sujeito consegue realizar nos espaços onde as atividades são desenvolvidas (intra e extradomiciliar). Há que se considerar também a influência de outras variáveis, como o estado de saúde, o nível de participação do indivíduo nas atividades, o ambiente físico e social e os aspectos culturais, pois terão estreita relação com esse construto. Em suma, é preciso analisar o indivíduo como um todo e inserido em um contexto (Carvalho *et al.*, 2018; Lopes; Santos, 2015).

Funcionalidade no *continuum* do envelhecimento humano

A funcionalidade é um dos atributos fundamentais do envelhecimento humano, pois retrata a interação entre as capacidades físicas e cognitivas necessárias para a realização de atividades cotidianas. Essa interação é mediada pelas habilidades e competências desenvolvidas ao longo do curso de vida (Neri, 2007).

Atualmente, muitos idosos saudáveis têm consciência das limitações impostas pelo envelhecimento e são capazes de lançar mão de recursos pessoais para manter um controle ativo sobre a sua própria vida, a despeito das doenças.

Os idosos ativos foram descritos por Perracini *et al.* (2006) como aqueles que mantêm atividades preservadas durante a velhice, priorizando aquelas que têm um significado para o crescimento pessoal. Além disso, têm boa capacidade de adaptação a condições desfavoráveis e de otimização de competências, com boa funcionalidade física e psicossocial, compensando os comprometimentos inerentes à velhice (Neri, 2005; Sposito *et al.*, 2013).

Uma visão mais recente sobre o envelhecimento ativo, proposta pela Organização Mundial da Saúde (OMS), nos remete à reflexão de manter o foco de ação somente em propostas de prevenção de doenças e cuidados à saúde, mas ampliar as ações para os aspectos relacionados com a participação e a segurança das pessoas idosas, considerando que eles são interligados e promotores da autonomia, da independência e da interdependência. O envelhecimento ativo é definido como, "o processo de otimização de oportunidades para a saúde, a aprendizagem ao longo da vida, a participação e a segurança, melhorando a qualidade de vida à medida que as pessoas envelhecem. Nesse novo marco, ser ativo envolve o engajamento significativo na vida social, cultural, espiritual e familiar, bem como no voluntariado e em causas cívicas, deve ser acessível a todas as pessoas (Centro Internacional de Longevidade Brasil, 2015).

Considerando que o engajamento social significativo é para todos, independente da sua condição de saúde, é importante considerar que, ao longo do processo de envelhecimento, teremos diferentes perfis de idosos e que entender e avaliar esses diferentes perfis de idosos, considerando sua funcionalidade, é uma questão premente para que possamos entender as demandas necessárias e promover as ações mais eficazes e as mais adequadas a elas.

É importante considerar que a funcionalidade está entre os aspectos que determinam uma boa qualidade de vida na velhice (Paschoal, 2017).

Para Camargos *et al.* (2004), é desejável aumentar o número de anos vividos com boa capacidade funcional e independência. No entanto, isso não significa, necessariamente, ter bom desempenho e boa competência durante todo o curso de vida.

A proporção de idosos que apresenta comprometimento na capacidade funcional aumenta com o avançar da idade. O estudo realizado por Perracini *et al.* (2009) aponta um declínio em torno de 12% ao ano após os 45 anos de idade.

Os fatores de risco associados ao comprometimento da capacidade funcional em idosos são: idade avançada; sexo feminino; baixa renda; escolaridade; arranjo familiar multigeracional; hospitalização no último ano; uso de mais de uma medicação; visão ruim; declínio cognitivo; depressão e várias comorbidades; auto percepção negativa de saúde; e, por fim, número reduzido de contatos sociais, de prática de atividade física e menor envolvimento social (Bortoluzzi *et al.*, 2017; Botoni *et al.*, 2014; Neri, 2005, Pinto; Neri, 2013).

A funcionalidade relacionada com o envelhecimento bem-sucedido está associada a: maiores níveis de satisfação e ao bem-estar subjetivo; maior senso de autoeficácia e controle pessoal; maior rede de relações sociais; melhor saúde e independência física e mental; e o envolvimento mais ativo com a vida, a despeito das doenças crônicas (Guimarães, 2007).

No outro extremo, a funcionalidade relacionada com a fragilidade está associada a: maiores níveis de mortalidade e de comorbidades; pior saúde; maior dependência funcional; aumento do risco de institucionalização; e maior prevalência de síndromes geriátricas, como quedas, imobilismo, insuficiência cognitiva e incontinência urinária (Beland; Zunzunegui, 1999; Botoni *et al.*, 2014; Perracini *et al.*, 2006).

Entre esses extremos de funcionalidade, vários níveis de desempenho podem estar presentes (Perracini *et al.*, 2002), o que torna difícil distinguir processos patológicos do envelhecimento normal. A funcionalidade representa um *continuum* de estados funcionais com vários graus possíveis de desempenho (Rosa *et al.*, 2003).

Ao longo do processo de envelhecimento, identificamos o desempenho em diversos grupos de atividades. Eles podem ser subdivididos em: atividades avançadas da vida diária (AAVD), AIVD e ABVD. As AAVD se referem ao desempenho em atividades sociais, produtivas e ao lazer, como atividades laborais, atividades comunitárias e participação em cursos e associações. As AIVD se referem ao desempenho em atividades que garantem a sobrevivência do indivíduo e o relacionam com o ambiente que o cerca, como fazer compras, manejar o próprio dinheiro, controlar as medicações, preparar refeições, dentre outras. As ABVD se referem ao desempenho em atividades de autocuidado, como escovar os dentes, tomar banho, trocar de roupa, dentre outras (Andriolo *et al.*, 2016; Dias *et al.*, 2011; Pereira *et al.*, 2010).

A American Association of Occupational Therapy (2015; 2020), inclui um outro grupo de atividades que não está contemplado nos grupos citados anteriormente, o sono e descanso, definidos como atividades relacionadas com a obtenção de descanso e sono reparadores para apoiar a saúde e o envolvimento ativo em outras ocupações.

Estatísticas do Ministério da Saúde mostram que quase metade dos idosos brasileiros precisam de ajuda para realizar pelo menos uma das atividades necessárias à vida diária. Entretanto, apenas 7% são considerados como dependentes (Instituto Brasileiro de Geografia e Estatística, 2002). Dois estudos mais recentes apontam uma porcentagem de incidência de perda funcional maior (17,8%), sendo que o aumento da idade é um dos fatores que respondem pelo aumento da perda funcional (26%) (Bortoluzzi *et al.*, 2017; d'Orsi; Xavier; Ramos, 2011). Estudos epidemiológicos descrevem uma perda hierárquica das habilidades funcionais em decrescente de complexidade, iniciando com dificuldades em AIVD e, em seguida, para dificuldades com ABVD (Ramos *et al.*, 1993; Lebrão; Laurenti, 2005).

O Projeto Saúde, Bem-estar e Envelhecimento (SABE), coordenado pela Organização Pan-Americana da Saúde (OPAS), incluiu em seu projeto a avaliação do estado funcional dos idosos, meio pelo qual identificou que a probabilidade de limitação nessas atividades aumenta conforme a idade (Lebrão; Duarte, 2008). Ter uma ou mais incapacidades para as ABVD faz com que os indivíduos julguem sua saúde de maneira mais negativa e sua qualidade de vida tende a diminuir (Lebrão; Duarte, 2008; Lebrão; Laurenti, 2005). Esse dado revela o quão importante é para o idoso permanecer realizando suas atividades cotidianas de maneira independente e autônoma, para que possa apresentar boa qualidade de vida e bem-estar subjetivo, ou seja, avaliar sua situação atual como satisfatória.

Um estudo realizado com idosos longevos de cidades de pequeno porte do estado do Rio Grande do Sul (RS) identificou a prevalência de dependência funcional de 26% (IC95% 16,8 a 36,4) e, dentre as ABVD, como o deitar e o levantar da cama e o locomover, de 31,6 e 31,2%, respectivamente (Bortoluzzi *et al.*, 2017).

O Projeto Fragilidade em Idosos Brasileiros (FIBRA) avaliou idosos independentes recrutados da comunidade em sete localidades brasileiras, apontado resultados similares aos descritos anteriormente, como fatores que respondem pela incapacidade funcional. O projeto concluiu que a saúde e a satisfação interagem na velhice, influenciando padrões de atividade e de envolvimento social (Pinto; Neri, 2013).

Os domínios comumente utilizados para a avaliação da funcionalidade envolvem a avaliação de desempenho nos domínios de AIVD e ABVD, que são os domínios mais contemplados pelos instrumentos de avaliação disponíveis e pelos estudos desenvolvidos. Os estudos conduzidos por Dias *et al.* (2011) e Canon *et al.* (2016) apontam para a necessidade de inclusão de outros domínios no processo de avaliação do desempenho funcional, como AAVD e sono e descanso, considerando a heterogeneidade do desempenho das atividades cotidianas das pessoas idosas, sendo que o desempenho no domínio de AAVD pode ser mais sensível para identificar prejuízos cada vez mais precoces na capacidade funcional de idosos que vivem na comunidade.

A importância atribuída às avaliações de funcionalidade no processo de envelhecimento é pautada pelos seguintes aspectos:

- A Política Nacional da Saúde da Pessoa Idosa (Brasil, 2006) considera a manutenção da capacidade funcional como uma das diretrizes essenciais
- O Caderno de Atenção Básica (nº 19), sobre o envelhecimento, destaca a importância da avaliação multidimensional da pessoa idosa, no contexto do Sistema Único de Saúde (SUS) (Brasil, 2007)
- Os idosos brasileiros envelhecem em condições heterogêneas de funcionalidade e o conhecimento destas condições, com um entendimento mais ampliado e aprofundado, bem como dos comprometimentos associados ao envelhecimento bem-sucedido e as suas condições patológicas, nos permitirá propor ações e políticas públicas direcionadas para as necessidades e as demandas identificadas (Andrade; Novelli, 2015; Dias *et al.*, 2011; Fransen *et al.*, 2018)
- A possibilidade de melhorar a acurácia diagnóstica, de avaliar o efeito de medicamentos em estudos de ensaios clínicos, de obter informações sobre condições gerais do idoso, habilidades e limitações apresentadas e que não são regularmente avaliadas na prática clínica, auxiliam na determinação do prognóstico e posterior planejamento da necessidade de cuidados, considerando a necessidade de suporte às famílias, os cuidados institucionais, políticas e serviços públicos (Fransen *et al.*, 2018; Lima-Silva *et al.*, 2013)
- A avaliação da capacidade funcional faz parte da avaliação geriátrica ampla, que é uma avaliação multidimensional e interdisciplinar para determinar deficiências, incapacidades e desvantagens no idoso (Freitas *et al.*, 2017).

Formas de avaliação da funcionalidade no envelhecimento

O processo de avaliação funcional envolve múltiplas perspectivas: a do indivíduo (autorrelato), da família e/ou do cuidador (avaliação baseada no informante) e a observação ecológica do desempenho. Por essas perspectivas, é possível utilizar testes e avaliações padronizados, entrevistas abertas e semiabertas, além da observação direta do desempenho (Machado *et al.*, 2013).

Uma outra maneira de avaliar a funcionalidade dos idosos é o emprego dos *core sets* de avaliação propostos pela CIF. Há um *core set* geriátrico que propõe uma avaliação com 29 categorias que tenta abarcar todas as demandas dos idosos em um construto amplo e multidimensional, distribuídas nas categorias funções e estruturas do corpo, atividades e participação social e aspectos ambientais (Spooremberg *et al.*, 2015).

Avaliação funcional indireta (baseada no autorrelato e/ou no relato do informante)

O autorrelato é uma perspectiva que enfatiza a percepção do próprio indivíduo em relação as suas capacidades e que considera suas habilidades, limitações, atividades significativas e seus objetivos. Essa pode ser uma boa opção de avaliação quando estamos avaliando a funcionalidade de idosos em processo de envelhecimento bem-sucedido. Uma outra forma de avaliação indireta é a obtenção de uma apreciação das habilidades de desempenho da pessoa foco da avaliação por intermédio de familiares e/ou cuidadores.

Como toda avaliação, ambas as formas têm aspectos positivos e negativos quando do seu uso e aplicação em idosos. Os aspectos positivos do autorrelato envolvem a possibilidade de se obter a informação diretamente com a pessoa envolvida na avaliação, considerando suas perspectivas, interesses e suas percepções sobre o seu desempenho diante das atividades. Já esse tipo de avaliação pode não ser tão confiável quando estivermos avaliando idosos que possam ter dificuldades de percepção ou julgamento do seu desempenho diante das atividades. Nesse caso, o relato de um informante (familiar e/ou cuidador) pode ser uma boa opção para a identificação do perfil funcional do idoso em avaliação.

Cabe ressaltar que as avaliações baseadas nos informantes podem sofrer a influência de alguns aspectos, como o cuidador utilizar os seus parâmetros do que é um bom ou um mau desempenho e, com isso, superestimar, ou subestimar, a capacidade funcional dos idosos. Ademais, alguns podem não estar suficientemente informados para realizar essa avaliação (Bressan *et al.*, 2007; Carthery-Goulart *et al.*, 2007). É importante considerar também que o estado psicológico do informante pode interferir nas respostas. No entanto, esse formato de avaliação pode ser útil na obtenção de informações sobre os idosos resistentes ao processo de avaliação ou que apresentam alterações que inviabilizam a aplicação de uma avaliação diretamente com o idoso.

Existem inúmeros instrumentos de avaliação indireta da funcionalidade. Os mais utilizados são:

- Questionário de Avaliação Funcional de Pfeffer (PFAQ), com base em uma apreciação indireta da funcionalidade do idoso, respondido pelo cuidador. É composto por 10 itens que investigam o grau de independência para realização de AIVD, como manejo de dinheiro e de medicamentos, compras, preparação de um café e de uma refeição, andar sozinho pela vizinhança, manter-se atualizado com as notícias e lembrar-se de compromissos. O escore varia de 0 a 30 pontos, e quanto maior for a pontuação, mais elevado é o grau de dependência do idoso nesse domínio (Pfeffer *et al.*, 1982; Sanchez *et al.*, 2011)
- Bateria de Avaliação de Incapacidade na Demência (DAD), avaliação proposta para indivíduos com demência baseada no relato do acompanhante e que tem duas versões: DAD-Br (Carthery-Goulart *et al.*, 2007) e DADL-Br (Canon *et al.*, 2016). O DAD-Br inclui domínios relacionados com as ABVD e AIVD, como higiene, vestuário, continência, alimentação, preparação da refeição, uso do telefone, atividade fora de casa, finanças e correspondências, uso de medicações, lazer e tarefas de casa. A versão longa (DADL-Br) incluiu domínios que não eram avaliados, mas que são relevantes para o entendimento mais amplo e aprofundado da funcionalidade, como: mobilidade funcional, cuidados com equipamentos pessoais, atividade sexual, sono e descanso, cuidar de outros, cuidar de animais, atividades religiosas, educação, trabalho, participação social. A escala é subdividida em tarefas que estão relacionadas com as funções executivas recrutadas, como planejamento, iniciação e organização e realização efetiva. A pontuação total é calculada utilizando-se a seguinte fórmula: total de respostas "SIM" divididas por 40 (referente ao número total de itens), menos o número de respostas "NA", vezes 100 (respostas "sim"/40 – respostas "NA" × 100). A pontuação máxima é de 100%, e quanto maior o escore, melhor o desempenho ocupacional do idoso." Pontuações mais elevadas predizem um melhor desempenho
- A Escala de Atividades Básicas da Vida Diária de Katz é uma das escalas mais utilizadas para avaliar a capacidade funcional nas ABVD. É composta por seis itens que avaliam o desempenho do indivíduo nas atividades de autocuidado: alimentação; controle de esfíncteres; transferência; higiene pessoal; capacidade para se vestir e tomar banho. A pontuação é de 0 a 6, sendo 0 para aqueles que são independentes em todas as seis funções; 1 para aqueles que são independentes em cinco funções e dependente em uma função; 2 para aqueles que são independentes em quatro funções e dependente em duas; 3 para aqueles

que são independentes em três funções e dependente em três; 4 para aqueles que são independentes em duas funções e dependente em quatro; 5 para aqueles que são independentes em uma função e dependente em cinco funções; e, por fim, 6 para aquele que são dependentes em todas as seis funções (Lino *et al.*, 2008)

- A Escala de Atividades Instrumentais da Vida Diária de Lawton & Brody tem o propósito de avaliar a capacidade funcional do idoso na realização de AIVD. Essa escala apresenta sete domínios: uso do telefone; viagens; realização de compras; preparo das refeições; trabalho doméstico; uso de medicamentos; e manuseio do dinheiro. Cada domínio apresenta três itens que recebem uma das seguintes qualificações: (1) dependente; (2) dependente parcial; e (3) independente. Sua pontuação varia de 7 a 21 pontos, sendo que, quanto menor o valor maior o grau de comprometimento para a vida independente (Santos; Virtuoso, 2008)
- A *Frontotemporal Dementia Rating Scale* (FRS) foi desenvolvida com a finalidade de avaliar o estadiamento e a progressão na degeneração lobar frontotemporal. Trata-se de um questionário de 30 itens que avalia: comportamento; passeios e compras; tarefas domésticas e telefone; finanças; medicações e autocuidado; e mobilidade. É classificada em seis estágios de gravidade: muito leve; leve; moderado; grave; muito grave; e avançado/profundo (Mioshi *et al.*, 2010; Lima-Silva *et al.*, 2013; Lima-Silva *et al.*, 2018).

É importante considerar que as avaliações indiretas baseadas em uma única pergunta sobre um domínio funcional podem produzir dados pouco confiáveis sobre o desempenho de um indivíduo. No caso do uso de medicação, por exemplo, uma única pergunta pode ignorar a natureza multidimensional da tarefa, que envolve etapas, como se lembrar de tomar a medicação, tomar a dose correta e entender o rótulo ou a bula do medicamento.

Avaliação funcional direta (com base no desempenho do idoso)

A Bateria Direct Assessment Functional Status (DAFS-BR) é uma medida de avaliação do desempenho funcional direto, ou seja, baseado na observação do desempenho do idoso. É composta por seis subtestes em que é solicitado ao idoso realizar tarefas que se assemelham às tarefas diárias, como fazer uma ligação telefônica; simular uma compra de supermercado; reconhecer notas e moedas; conferir troco; balancear um talão de cheque; realizar ações de autocuidado; entre outras (Pereira *et al.*, 2010). É composta pelos seguintes subdomínios e respectivas pontuações: orientação temporal (0 a 16); comunicação (0 a 15); habilidade para lidar com dinheiro (0 a 32); habilidade para fazer compras (0 a 20); habilidade de se vestir e se alimentar (0 a 13); gerando uma pontuação total de até 106 pontos. Ressalta-se que a avaliação se baseia no desempenho do idoso, sem o viés da apreciação do acompanhante.

Estudos utilizando as medidas diretas têm apontado a sua utilidade e relevância no processo de avaliação da funcionalidade, como o estudo realizado por Lima-Silva *et al.* (2015). Nele foi verificado que todos os domínios de avaliação da DAFS-BR foram capazes de diferenciar o desempenho funcional de idosos com demência quando comparados aos idosos saudáveis. Ademais, ao caracterizar o perfil funcional por meio da DAFS-BR foi possível observar que os pacientes com demência frontotemporal variante comportamental (DFTvc) apresentaram prejuízo significativo em todos os domínios examinados, sendo os mais afetados a comunicação, as habilidades para fazer compras, se vestir ou se higienizar e a alimentação.

Um estudo realizado por Fransen *et al.* (2018) aponta a importância da avaliação funcional para a diferenciação diagnóstica entre envelhecimento cognitivo associado à idade, comprometimento cognitivo leve (CCL) e demência, enfatizando que o exame direto possibilita maior precisão na avaliação do desempenho. Ele também tem ganhado relevância devido ao fato de termos uma parcela da população idosa que mora sozinha e não tem um cuidador para relatar o desempenho. Como resultado, esse estudo aponta que o desempenho funcional direto dos participantes medidos pela DAFS-BR foi mais acurado para diferenciar os desempenhos dos idosos controles, CCL e demência. Ainda como resultado desse estudo, as habilidades para lidar com dinheiro e a pontuação total foram os domínios que diferenciaram os idosos dos controles e do CCL, e os idosos com CCL tiveram menores pontuações e entre o CCL e demência todos os domínios, exceto o domínio alimentação, foram sensíveis o suficiente para diferenciar ambos os grupos.

A avaliação multidimensional da pessoa idosa da atenção básica (AMPI-AB) foi elaborada com base na Política Nacional de Saúde da Pessoa Idosa. Ela está organizada em um questionário inicial com 17 perguntas com respostas autorreferidas que abrangem as principais dimensões para avaliação das condições de saúde dos idosos: sociais; físicas; cognitivas; e funcionais. Sua aplicação também indica a utilização do Formulário de Dados Sociais e dos Testes de Rastreamento da Capacidade Funcional, a depender da necessidade detectada em cada uma das questões (Brasil, 2006, 2007; Fundação Oswaldo Cruz, 2017).

As 17 dimensões do processo de envelhecimento abordadas no questionário inicial são: idade, autopercepção da saúde, arranjo familiar, condições crônicas, medicamentos utilizados, número de internações nos últimos 12 meses, quedas nos últimos 12 meses, acuidade visual, acuidade auditiva, limitações físicas, cognição, humor, desempenho nas ABVD, desempenho nas AIVD, incontinência urinária e fecal, perda de peso não intencional e condições bucais.

Em um estudo transversal de Mioshi *et al.* (2010) realizado com a *Frontotemporal Dementia Rating Scale* (FTD-FRS) em um contexto com pacientes de um centro de memória da Inglaterra, obteve-se a validação do instrumento em suas três variantes: DFTvc (n = 29); demência semântica (DS) (n = 20); afasia progressiva não fluente (APNF) (n = 28). Seis estágios de gravidade foram identificados: muito leve, leve, moderado, grave, muito grave e avançado ou profundo. Esse mesmo estudo revelou maior gravidade na DFTvc do que nas variantes de linguagem, com correlação limitada das medidas cognitivas. Pacientes com DS apresentaram associação entre a duração dos sintomas e o estágio da doença, levando, em média, 10 anos para atingir o estágio grave. Pacientes com DFTvc parecem mudar rapidamente entre os estágios de gravidade e pacientes com APNF continuaram, em sua maioria, no estágio intermediário.

Destaca-se que no Brasil há carência de instrumentos de avaliação funcional direta para a avaliação da funcionalidade de idosos. O uso de medidas diretas tem sido uma tendência recente no Brasil e estudos comparando as informações obtidas com medidas indiretas e diretas devem ser conduzidos para definir com mais propriedade a indicação de cada um destes tipos de avaliação considerando o público-alvo (Duran-Badillo *et al.*, 2020).

Estudos desenvolvidos no Brasil sobre avaliação funcional ao longo do envelhecimento

O estudo desenvolvido por Lebrão e Duarte (2005) identificou que a maioria dos idosos analisados não apresentou dificuldades nas ABVD (80,7%); entre aqueles que apresentaram, a maioria tinha dificuldades em uma ou duas atividades.

Em uma pesquisa realizada por Andrade e Novelli (2015) que visou identificar o perfil cognitivo e funcional de idosos frequentadores dos Centros de Convivência para idosos na cidade de Santos, identificou-se que 84,44% dos participantes eram independentes para a realização das ABVD e o único comprometimento funcional identificado relacionava-se com a continência.

Quanto às AIVD, o mesmo estudo de Andrade e Novelli (2015) também identificou que 66,67% dos idosos apresentavam dificuldades para desempenhar essas atividades, sendo que 52,22% apresentavam dificuldades para realização do trabalho doméstico, 27,77% dificuldades para realização de viagens, 13,33% dificuldades no uso de medicamentos e 12, 22% no manuseio de dinheiro.

Em estudo com amostra de 89 idosos de três grupos diagnósticos (controles normais, CCL e doença de Alzheimer, DA) atendidos em ambulatório de psicogeriatria, Pereira *et al.* (2008) documentaram que o prejuízo funcional observado esteve associado à magnitude do comprometimento cognitivo global. Quanto ao desempenho funcional, foi encontrada correlação significativa entre medidas objetivas (DAFS-BR) e subjetivas, como o *Informant Questionnaire on Cognitive Decline on Elderly* (IQCODE). Entretanto, a correlação dentro de cada grupo diagnóstico não foi significativa. Essa descoberta pode ser explicada pela possibilidade de existir maior desacordo entre as avaliações subjetivas e as objetivas sobre a capacidade funcional em quadros iniciais de comprometimento cognitivo quando os déficits ainda são sutis e, na maioria das vezes, corrigidos pelos próprios pacientes.

O estudo de Lima-Silva *et al.* (2015) teve como objetivo caracterizar o desempenho funcional e cognitivo de pacientes com diagnóstico prévio de DFTvc atendidos em ambulatórios de neurologia e psiquiatria, os comparando com os pacientes com DA e controles saudáveis por meio do exame da correlação entre o desempenho em escalas funcionais (DAFS-BR, DAD) e o desempenho cognitivo. Participaram do estudo 84 indivíduos com idade igual ou superior a 55 anos, com escolaridade formal acima de 2 anos. Destes, 20 haviam recebido o diagnóstico de DFTvc, 30 de doença de Alzheimer e 34 eram adultos saudáveis pareados aos pacientes com DFTvc e doença de Alzheimer para idade, escolaridade e gravidade da doença. Foi aplicada a bateria *Direct Assessment of Functional Performance* (DAFS-BR), assim como os instrumentos usuais de avaliação cognitiva nos indivíduos da amostra. A avaliação de incapacidade em demência (DAD) foi preenchida por seus acompanhantes ou cuidadores. Os resultados documentaram que, por meio da DAFS-BR, os pacientes com DFTvc e com DA apresentaram desempenho similar, porém pior do que o do grupo controle (CN). Não foram encontradas diferenças significativas em desempenho efetivo de atividades básicas e instrumentais diárias por meio da DAD, mas pacientes com DFTvc tiveram pontuações mais baixas para iniciação e planejamento ou organização destas atividades comparados aos pacientes com DA. Pacientes com DFTvc apresentavam menos comprometimento cognitivo do que aqueles com doença de Alzheimer. Concluiu-se que alterações funcionais na DFTvc parecem ser mais bem documentadas por meio de medidas indiretas de funcionalidade.

O estudo de Oliveira *et al.* (2020) utilizou a escala DAFS-BR e uma escala de avaliação indireta da funcionalidade em indivíduos diagnosticados com doença de Parkinson. Constatou-se que pacientes e informantes geralmente superestimam suas habilidades em muitas atividades da vida diária (AVD). No entanto, todas as ferramentas de avaliação funcional utilizadas nesse estudo tiveram uma precisão relativamente boa para prever desempenho cognitivo indicativo de um quadro demencial. Pacientes com a cognição normal, de acordo com os escores em uma escala cognitiva global podem apresentar algum comprometimento funcional nas AVD. As pontuações da DAFS-BR se correlacionaram linearmente com as pontuações nas escalas cognitivas globais, especialmente com as pontuações nos domínios da memória e concentração.

No estudo de validação para o uso no Brasil, a FTD-FRS foi capaz de detectar declínio funcional nas três variantes da DLFT ao longo de 12 meses. Adicionalmente, observou-se que o declínio na FRS era diferente entre os subtipos da DLFT, sendo a DFTvc o subtipo com maior progressão. Por fim, documentou-se que a escala é importante na avaliação do estadiamento da doença e na avaliação da progressão, uma vez que sintomas e avaliações globais do desempenho cognitivo não refletem, isoladamente, a gravidade na DLFT.

Destaca-se que para o tratamento e o acompanhamento da DLFT e de outras condições neurodegenerativas, como a doença do neurônio motor (DNM) e a esclerose lateral amiotrófica (ELA), escalas específicas como FTD-FRS têm se mostrado importantes na detecção de declínio funcional e acompanhamento da progressão da demência. A escala FTD-FRS está validada para o uso no Brasil. Segundo Lima-Silva *et al.* (2018), ela é uma importante ferramenta para a avaliar as mudanças funcionais e comportamentais nas demências. Em estudo realizado em um segmento de 12 meses com participantes diagnosticados com DA, DFTvc e afasia progressiva primária (APP) variante semântica, observou-se que os indivíduos DFTvc apresentaram um maior prejuízo funcional comparado aos demais grupos clínicos. A escala se mostrou eficaz para detectar declínio funcional nos diferentes estágios das demências, principalmente na DFTvc (Lima-Silva *et al.*, 2021).

Considerações finais

Diversos estudos têm apontado para a importância e a relevância da funcionalidade no processo de envelhecimento e o seu impacto sobre a saúde, o bem-estar e a qualidade de vida das pessoas idosas.

Alterações nas habilidades de desempenho nas AIVD podem ser identificadas ao longo do envelhecimento e sugerir o desenvolvimento de condições patológicas, por exemplo, de transtornos neurocognitivos, como as síndromes demenciais.

Algumas das pesquisas citadas neste capítulo sugeriram que em estudo de acompanhamento longitudinal de idosos com CCL que evoluíram para demência os participantes apresentavam um pior desempenho para AIVD, principalmente na capacidade de lidar com dinheiro. É possível que mudanças sutis na capacidade funcional sejam preditoras de um transtorno neurodegenerativo maior. Nesse sentido, destaca-se a importância de realizar a avaliação funcional como um modo de promover a saúde no processo de envelhecimento normal.

Ao abordar o tema é importante identificar informações não só referentes às habilidades e ao desempenho dos idosos, mas também sobre sua autonomia e capacidade de gerir a própria vida e de poder decidir sobre os seus aspectos mais relevantes, como suas atividades cotidianas, convívio social, trabalho, entre outros. Essa capacidade de vinculação das demandas cotidianas é fundamental para um envelhecimento bem-sucedido, ao mesmo tempo que as dificuldades relacionadas a essa vinculação servem de base para o diagnóstico de condições patológicas no processo de envelhecimento.

Para uma avaliação mais acurada, é relevante considerar o desempenho funcional em atividades que vão além da execução das AIVD e ABVD, como AAVD e sono e descanso porque fazem parte do cotidiano das pessoas idosas, representam benefícios relativos ao bem-estar e auxiliam na identificação do declínio cognitivo.

No processo de avaliação da funcionalidade, é importante considerar a perspectiva de quem está sendo avaliado a partir do uso do autorrelato. Contudo, quando não for mais possível obter as informações diretamente com o idoso, outros recursos, como o relato do informante ou as avaliações diretas, podem ser utilizados para a obtenção de informações diagnósticas.

Para que a informação obtida por meio do informante seja a mais confiável possível, é preciso considerar todos os fatores que podem influenciar na avaliação. Quanto ao uso de instrumentos de avaliação direta, apesar da carência de instrumentos para essa modalidade no Brasil, os estudos já realizados identificam esse formato de avaliação como uma boa ferramenta para avaliar a capacidade funcional dos idosos, principalmente diante de comprometimentos cognitivos, como o CCL e as demências.

A observação direta do desempenho funcional tem sido descrita como uma medida mais acurada do desempenho funcional, podendo fornecer informações mais confiáveis sobre a capacidade funcional das pessoas idosas aos profissionais que atuam no campo da geriatria, gerontologia, neurologia e psiquiatria, que, com base nessas informações, poderão orientar os pacientes idosos, suas famílias, seus cuidadores e os espaços e serviços em que circulam as pessoas idosas, considerando as necessidades de cuidado e supervisão no desempenho das atividades do cotidiano.

137

Estilo de Vida Ativo e Cognição na Velhice

Daniel Apolinário • Isabella Figaro Gattás Vernaglia

Introdução

A perda da independência funcional é uma das perspectivas mais temidas do processo de envelhecimento. Nesse sentido, os transtornos neurocognitivos têm sido considerados o maior obstáculo para o envelhecimento bem-sucedido. A identificação de estratégias preventivas capazes de preservar a saúde cognitiva é atualmente uma prioridade para a redução da morbidade e da incapacidade associadas ao envelhecimento (Depp *et al.*, 2012). Estudos observacionais revelam que uma proporção considerável das demências pode ser atribuída a fatores de risco potencialmente modificáveis (Norton *et al.*, 2014). Entre esses fatores destacam-se diversos aspectos relacionados a um estilo de vida ativo.

Em uma revisão sistemática publicada em 2020 pela Lancet Commission on Dementia, o grupo de pesquisadores conclui que 40% das demências poderiam ser evitadas com a eliminação de 12 fatores de risco: baixa escolaridade, poluição ambiental, traumatismo cranioencefálico, obesidade, hipertensão, diabetes, tabagismo, etilismo, inatividade física, depressão, perda auditiva e isolamento social (Livingston *et al.*, 2020). Embora a revisão tenha se baseado predominantemente em estudos observacionais, os autores recomendam que devemos ser "ambiciosos em relação à prevenção". De fato, estudos epidemiológicos mostram que embora o número total de casos de demência esteja crescendo em consequência do envelhecimento populacional, as taxas de incidência específicas por idade estão diminuindo em países desenvolvidos paralelamente a reduções de fatores de risco, como baixa escolaridade, tabagismo e doença cardiovascular (Gao *et al.*, 2019). A Figura 137.1 ilustra os principais fatores de risco modificáveis em diferentes fases da vida.

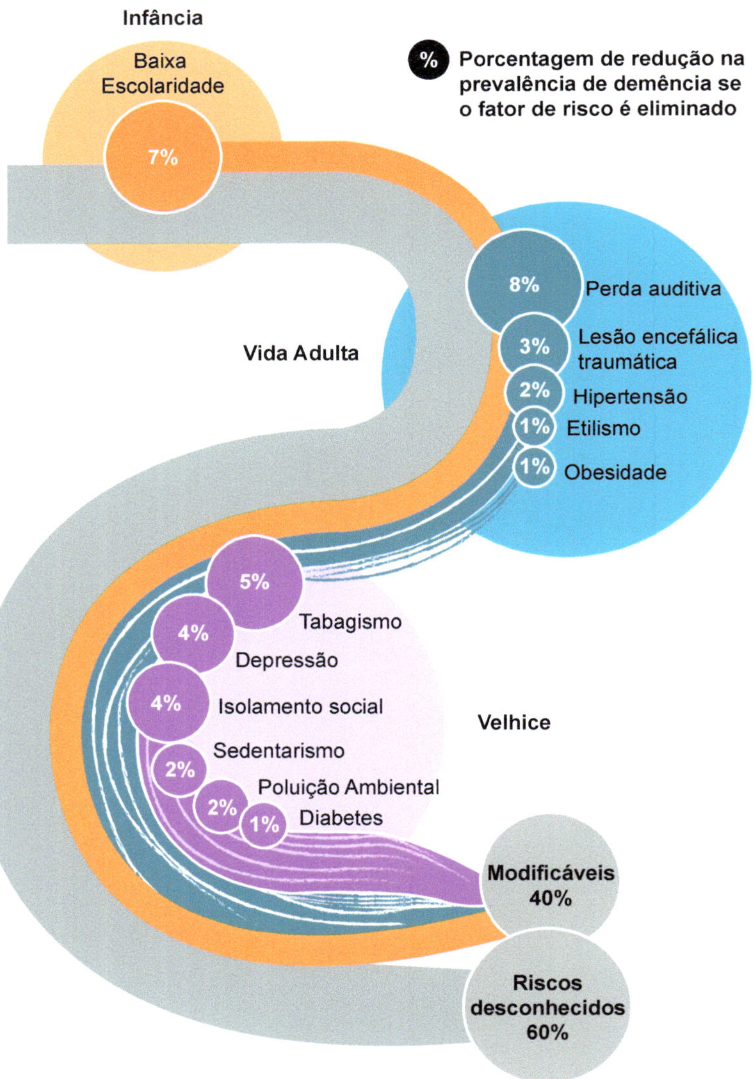

■ **FIGURA 137.1** Fatores de risco para demência potencialmente modificáveis. (Adaptada de Livingston *et al.*, 2020.)

Mesmo na ausência de um fator neuropatológico evidente, admite-se a existência de um declínio cognitivo associado ao envelhecimento que é caracterizado pela grande heterogeneidade interindividual. Este capítulo explora um corpo de evidências crescente indicando que a trajetória do envelhecimento cognitivo pode ser influenciada pelo estilo de vida.

A seguir, revisaremos os fatores relacionados com o estilo de vida que podem contribuir para um envelhecimento cognitivo saudável, com foco nas atividades intelectualmente estimulantes, exercícios físicos e engajamento em atividades sociais.

Trajetórias de declínio cognitivo associadas ao envelhecimento

O envelhecimento considerado normal é caracterizado por um declínio progressivo de grande parte das funções cognitivas, especialmente aquelas com demanda em memória de trabalho, memória episódica e velocidade de processamento. Há evidências consistentes indicando que o declínio cognitivo associado ao envelhecimento não ocorre de forma linear, mas tende a se acelerar com o passar dos anos, ganhando maior velocidade entre os mais idosos (Salthouse, 2019). Um fenômeno denominado "declínio terminal" tem sido descrito para caracterizar os últimos 3 ou 4 anos de vida, período no qual a velocidade do declínio cognitivo acelera em cerca de sete vezes, não estando claro ainda os mecanismos envolvidos (Wilson *et al.*, 2020). No entanto, as conclusões baseadas em valores médios encontrados na população geral escondem uma característica fundamental desse processo: a heterogeneidade.

O envelhecimento cognitivo é um fenômeno complexo, com grande variação entre as trajetórias individuais. Em alguns indivíduos, em princípio considerados normais, observamos um declínio mais rápido, possivelmente associado a processos neurodegenerativos em fase pré-clínica, que nos próximos anos podem vir a se manifestar como comprometimento cognitivo leve e, finalmente, como demência. Essa trajetória é facilmente identificada em sua fase tardia, mas não nas fases iniciais. Mesmo com o advento de recursos sofisticados de neuroimagem, genética e biomarcadores, é inegável a existência de um período no qual haverá incerteza sobre o fato de estarmos diante de um processo natural de senescência ou das fases iniciais de um quadro neuropatológico.

Nesse panorama de trajetórias heterogêneas, alguns indivíduos comprovadamente livres de lesões neuropatológicas apresentam um declínio cognitivo lento que evolui ao longo dos anos. Outros mantêm estabilidade consistente em suas funções cognitivas, podendo inclusive apresentar desempenho progressivamente melhor em estudos longitudinais, fenômeno geralmente atribuído ao efeito de prática e exposição repetida ao material de testagem.

Ao final de 6 anos de um estudo que incluiu 612 religiosos sem demência reavaliados anualmente, os autores identificaram declínio significativo em todas as funções cognitivas, com grande heterogeneidade entre os indivíduos quanto à velocidade de declínio. O desempenho cognitivo na linha de base foi um preditor modesto dessas trajetórias, mas para um mesmo indivíduo houve uma concordância forte na velocidade de declínio entre os domínios cognitivos avaliados (Wilson *et al.*, 2002). Em conjunto, esses resultados indicam que o declínio cognitivo associado ao envelhecimento não pode ser explicado por um fenômeno universal subjacente (envelhecimento em si), mas predominantemente por fatores interindividuais.

Diversas frentes de pesquisa têm sido empreendidas na tentativa de elucidar a heterogeneidade interindividual observada nas trajetórias cognitivas durante o envelhecimento. Alguns autores têm postulado que lesões neuropatológicas subclínicas poderiam ser responsáveis por grande parte das variações observadas no envelhecimento cognitivo supostamente normal. Em um estudo que incluiu participantes do *Rush Memory and Aging Project* e do *Religious Orders Study*, os autores conduziram uma análise patológica *post mortem* dos encéfalos de 856 idosos sem demência que haviam sido avaliados anualmente com bateria neuropsicológica por um período de 7 anos. Nesse estudo os marcadores neuropatológicos explicaram apenas 41% da variância na velocidade de declínio cognitivo, indicando que grande parte da variância deve ser atribuída a outros fatores (Boyle *et al.*, 2013).

Entre os fatores bem estabelecidos que podem explicar essa variância residual podemos citar a herança genética, marcadores de risco cardiovascular, sintomas depressivos, déficit auditivo, exposição a substâncias tóxicas e uso de algumas medicações. Além desses elementos bem conhecidos, algumas evidências robustas têm revelado a importância de fatores relacionados com o estilo de vida na composição de um construto protetor denominado reserva cognitiva.

Reserva cognitiva

A ideia subjacente à existência de uma reserva cognitiva deriva de observações sobre a discrepância entre a carga de lesões patológicas no encéfalo e as manifestações clínicas (comprometimento cognitivo). Estudos de coorte com exame patológico *post mortem* têm constatado que cerca de 25% dos indivíduos com diagnóstico neuropatológico de doença de Alzheimer não apresentam demência no momento da morte (Ince, 2001). Estudos epidemiológicos subsequentes tentaram determinar quais seriam os fatores responsáveis por essa discrepância clinicopatológica.

Evidências acumuladas nos últimos anos indicam que os indivíduos mais escolarizados, que trabalham em ambientes ocupacionais mais complexos e com maior envolvimento em atividades intelectualmente estimulantes, resistem melhor às lesões neuropatológicas e apresentam menor risco de demência. Esses fatores protetores participariam da construção de uma reserva que dota o encéfalo de recursos capazes de manter o desempenho cognitivo diante das lesões neuropatológicas (Stern *et al.*, 2020).

A Figura 137.2 ilustra o conceito de reserva cognitiva no contexto da doença de Alzheimer. O indivíduo com reserva cognitiva mais alta seria capaz de tolerar uma quantidade maior de agressões neuropatológicas antes de desenvolver sintomas. Em última análise, na presença de uma doença neurodegenerativa progressiva, esse indivíduo desenvolveria a síndrome demencial

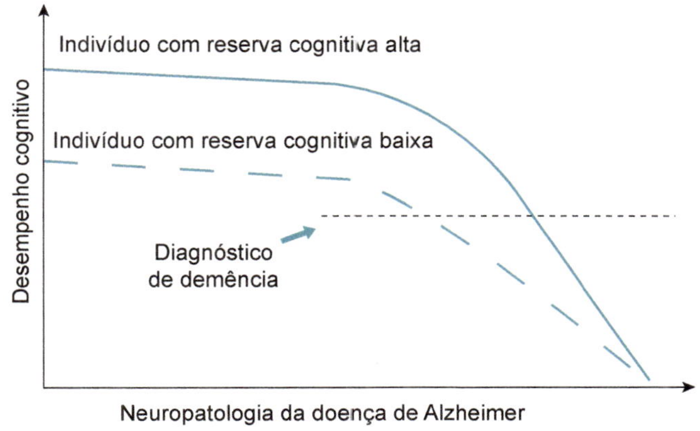

▪ **FIGURA 137.2** Reserva cognitiva no contexto da doença de Alzheimer.

mais tardiamente, apenas diante de uma carga cumulativa maior de lesões neuropatológicas. Esse atraso na incidência do transtorno cognitivo determina sobrevida livre de déficits por mais tempo e restringe a incapacidade funcional a um trecho da vida mais curto e mais próximo da morte, em um fenômeno denominado compressão de morbidade cognitiva (Leggett *et al.*, 2019).

Achados de neuroimagem funcional sugerem que o encéfalo de uma pessoa com maior reserva cognitiva pode contornar o efeito de lesões neuropatológicas, pelo menos em parte, por meio da ativação de recursos preexistentes de processamento cognitivo, como o uso mais econômico das vias neurais usuais, estabelecimento de vias neurais alternativas e outros mecanismos compensatórios. Há ainda evidências experimentais que reforçam a plausibilidade biológica da teoria da reserva cognitiva. Animais alocados em ambientes mais estimulantes apresentam neurogênese intensificada e níveis mais elevados de fator neurotrófico derivado do cérebro (BDNF), ambos elementos importantes para a manutenção da plasticidade cerebral (Daffner, 2010).

Um estudo conduzido com dados do *Mayo Clinic Study of Aging* trouxe dados importantes que reforçaram a teoria da reserva cognitiva. Nesse estudo, 515 idosos foram avaliados com dois marcadores sensíveis de carga neuropatológica da doença de Alzheimer: tomografia por emissão de pósitrons (PET) com marcador de amiloide e volume de hipocampo em ressonância magnética. Tanto a participação em atividades estimulantes ao longo da vida quanto os biomarcadores de doença de Alzheimer foram preditores independentes de desempenho cognitivo, mas o envolvimento em atividades estimulantes não se associou aos biomarcadores. Os resultados indicam que o efeito protetor das atividades estimulantes não se dá diretamente na fisiopatologia da doença de Alzheimer, mas por intermédio dos mecanismos neurais que definem a existência de uma reserva cognitiva (Vemuri *et al.*, 2012).

Snitz *et al.* (2020) reforçaram a validade da teoria da reserva cognitiva em um estudo longitudinal com biomarcadores. Nesse estudo, variáveis que representam um estilo de vida estimulante associaram-se a uma menor taxa de declínio cognitivo, mas não modificaram o risco de acumulação de substância amiloide na avaliação por PET.

Uma metanálise que incluiu 29.279 participantes de 22 estudos de coorte permitiu inferências interessantes sobre quais seriam os componentes mais importantes na formação de uma reserva cognitiva. Indivíduos com indicadores de reserva cognitiva mais alta (maior escolaridade, complexidade da ocupação profissional, inteligência pré-mórbida ou participação em atividades estimulantes) apresentaram um risco de demência 46% menor em um acompanhamento médio de 7,1 anos. Nesse estudo, uma relação de dose-resposta também foi caracterizada. Entre as potenciais medidas de reserva cognitiva investigadas, a participação em atividades intelectualmente estimulantes apresentou os resultados mais consistentes (Valenzuela; Sachdev, 2006).

Por fim, avanços recentes em genética molecular permitiram a investigação de novos aspectos (Siedlecki *et al.*, 2009; Stern *et al.*, 2018). Um estudo de base populacional avaliou 11.496 participantes de meia-idade e idosos, para as quais foi estudado um escore poligênico que se mostrou associado a um melhor desempenho cognitivo global. No entanto, a associação com desempenho cognitivo se perdeu após ajuste para fatores como escolaridade e volume intracraniano. Os achados revelam que associação entre determinantes genéticos e a reserva ocorre por meio de fatores epigenéticos relacionados ao desenvolvimento, mas não a determinismos genético (Knol *et al.*, 2019).

Contribuição relativa de diferentes tipos de atividades

Embora exista um senso comum sobre o fato de que algumas atividades possam ter influência maior do que outras na construção da reserva cognitiva, atualmente dispomos de poucas evidências sobre o papel de cada tipo de atividade na proteção contra o risco de declínio cognitivo. Grande parte dos estudos que utilizaram medidas de reserva cognitiva relacionadas com o estilo de vida basearam-se na hipótese de um construto unidimensional e utilizaram questionários gerais nos quais atividades muito diversas compõem um escore global.

Ainda que a existência de diferentes dimensões não tenha sido diretamente investigada, nesse campo de pesquisa há uma tendência de agrupamento das atividades em quatro domínios principais: atividades intelectualmente estimulantes (ou cognitivas), atividades físicas, atividades sociais e atividades com processamento passivo de informações. Esses domínios ainda não foram confirmados em modelos de análise fatorial, mas essa divisão intuitiva tem revelado alguns aspectos diferenciais interessantes.

Um estudo que incluiu 1.772 idosos sem demência reavaliados anualmente foi conduzido para investigar a associação entre o envolvimento em diferentes atividades e o risco de demência incidente, com ajuste para variáveis sociodemográficas e desempenho cognitivo na linha de base. As atividades avaliadas foram agrupadas em três fatores: intelectual, físico e social. O fator intelectual foi o mais fortemente associado ao risco de demência (risco relativo [RR] = 0,76), mas os fatores físicos (RR = 0,80) e social (RR = 0,85) também apresentaram associação independente com o risco de demência incidente (Scarmeas *et al.*, 2001).

Um estudo de coorte com 551 idosos avaliou o papel de seis tipos de atividades no desempenho cognitivo tanto no aspecto transversal quanto no longitudinal em 4,5 anos. As atividades intelectualmente estimulantes, físicas e sociais desempenharam papel importante em diferentes níveis de interação, mas as outras dimensões (atividades de vida diária, viagens e processamento passivo de informações) não apresentaram associação significativa com os desfechos estudados (De Frias; Dixon, 2014).

O estudo observacional francês *Three-City* reuniu as evidências de melhor qualidade sobre esse tema. Nesse estudo, as atividades foram agrupadas em quatro domínios: intelectualmente estimulantes, físicas, sociais e processamento passivo. Nesse último domínio foram incluídas tarefas de menor complexidade e que supostamente apresentam baixa demanda de processamento cognitivo como assistir televisão, ouvir música e fazer tricô. Idosos sem demência (n = 5.698) foram acompanhados com reavaliações regulares e a demência incidente foi definida como desfecho primário. Em um modelo com ajuste completo incluindo cognição na linha de base, sintomas depressivos e risco cardiovascular, o único dos quatro domínios associado de forma independente ao risco de demência foi o que reuniu as atividades intelectualmente estimulantes (Akbaraly *et al.*, 2009).

Em síntese, o envolvimento em atividades intelectualmente estimulantes, físicas e sociais tem sido associado a um menor risco de comprometimento cognitivo. Algumas evidências indicam que as atividades intelectualmente estimulantes podem apresentar maior efeito protetor quando comparadas a atividades físicas e sociais. Atividades de baixa complexidade que envolvem processamento passivo de informações não têm sido associadas a modificação de risco.

Atividades intelectualmente estimulantes

Atividades intelectualmente estimulantes são aquelas que envolvem processamento ativo de informações e determinam demanda significativa em processos cognitivos de aprendizado, integração e flexibilidade mental. No entanto, embora haja um certo consenso quanto à definição teórica do que seria uma atividade intelectualmente estimulante, na prática encontramos dificuldades para estimar a demanda cognitiva envolvida em cada atividade. Assim, a seleção de atividades para representar esse construto tem se baseado em julgamentos subjetivos, resultando em heterogeneidade entre os estudos.

As atividades cognitivas são diversas e variam em relação aos domínios e redes neurais estimulados. Algumas atividades como a resolução de palavras cruzadas estão mais relacionadas ao domínio da linguagem, outras como a resolução de Sudoku estimulam a capacidade de cálculo. As atividades de lazer que demonstraram efeitos cognitivos mais consistentes incluem leitura, grupos de discussão, uso do computador, participação em jogos de cartas e tabuleiro, resolução de quebra-cabeças, tocar instrumentos musicais e aprender uma segunda língua (Paggi *et al.*, 2016; Verghese *et al.*, 2003; Bak, 2016).

Outra área explorada por alguns estudos é a atenuação do declínio cognitivo em indivíduos que se apresentam altamente treinados e capacitados para alguma atividade específica, como, por exemplo, a música (Wirth *et al.*, 2014; Meinz; Salthouse, 1998). Atividades musicais de lazer como tocar um instrumento, ouvir música ou compor estimulam uma variedade de funções importantes quando se considera plasticidade cerebral induzida por treinamento, a qual pode ser recrutada em idade avançada para compensação de algum declínio (Kim *et al.* 2019). Os resultados de um estudo recente realizado em idosos com envolvimento musical diverso, sugeriram que experiência musical superior a 10 anos possa ser um importante fator preditivo para preservação da função cognitiva em idade avançada, sendo principalmente correlacionada com memória não verbal, nomeação e função executiva (Hanna-Pladdy; MacKay, 2011).

Há também um entendimento consensual no sentido de considerar atividades como assistir televisão como sendo de baixa demanda cognitiva. No entanto, divergências significativas podem ocorrer na classificação de atividades como viagens e celebrações religiosas. Algumas atividades podem ainda ter componentes diversos. Por exemplo, a atividade "ir ao cinema" pode envolver situações que vão muito além de simplesmente assistir ao filme, como ler as resenhas, fazer a escolha, deslocar-se até o local, encontrar-se com uma companhia.

Uma solução interessante para classificar diferentes atividades foi utilizada em um estudo recente. Nove profissionais da área de psicologia cognitiva foram chamados a ranquear o grau de demanda cognitiva de cada uma das 23 atividades investigadas no *Lifestyle Activity Questionnaire*. Assim os autores conseguiram estabelecer uma hierarquia relativa entre as atividades e investigar se as que têm maior demanda cognitiva apresentariam maior efeito protetor contra o declínio cognitivo. No entanto, os resultados não comprovaram a validade desse tipo de classificação. De forma geral, as atividades classificadas como tendo maior demanda cognitiva não apresentaram maior efeito protetor contra o declínio cognitivo (Carlson *et al.*, 2012). Novos estudos devem ser conduzidos para elucidar a relação entre grau de demanda cognitiva e efeito protetor de diferentes atividades.

Seletividade *versus* variedade de atividades

Em termos didáticos poderíamos dividir a distribuição de tempo entre as atividades estimulantes em dois extremos. De um lado estaria a opção pela prática frequente e intensa de uma atividade específica. Do outro lado estaria a opção pelo envolvimento simultâneo em uma grande variedade de atividades, ainda que com frequência reduzida na maioria delas. É possível imaginar que a maioria dos indivíduos esteja em algum ponto intermediário desse espectro. A questão que surge é a seguinte: pensando na manutenção da reserva cognitiva, seria preferível a prática intensa de um número restrito de atividades selecionadas (p. ex., jogar xadrez diariamente em alto nível) ou o envolvimento, ainda que mais superficial, em muitas atividades?

Carlson *et al.* (2012) tentaram responder à questão precedente utilizando dados do *Women's Health and Aging Study II*, que contou com 379 mulheres idosas sem comprometimento cognitivo na linha de base acompanhadas por 9,5 anos. Por meio de diferentes métodos de derivação de escores, os autores avaliaram três aspectos do envolvimento em atividades: grau de demanda cognitiva das atividades, frequência de participação nas atividades e variedade de participação em atividades (número de atividades desempenhadas). Tomando como desfecho o desempenho longitudinal em escores cognitivos, os autores verificaram que o fator com maior grau de proteção foi o envolvimento em um maior número de atividades (variedade), independente da demanda cognitiva das atividades ou da frequência de participação. Nesse estudo, o envolvimento adicional em cada atividade estaria associado a um risco de 8 a 11% menor de declínio cognitivo global (Carlson *et al.*, 2012).

Os resultados que valorizam a variedade de atividades apresentam uma plausibilidade biológica interessante. A participação em um maior número de atividades requer capacidade organizacional e flexibilidade mental, necessárias para alternância entre diferentes atividades. Esse padrão provavelmente implica a ativação de um maior número de vias neurais. Evidências neurobiológicas experimentais sugerem que a complexidade ambiental é um fator fundamental para manutenção da plasticidade cerebral. Na extrapolação para o estilo de vida do idoso, a melhor representação da complexidade ambiental provavelmente seria a variedade e não a intensidade das atividades.

À medida que envelhecem, alguns indivíduos diminuem progressivamente o repertório de atividades e restringem os ambientes com os quais têm contato. Embora não existam evidências de estudos controlados, os dados disponíveis nos permitem recomendar que esses indivíduos substituam as atividades abandonadas por outras, tentem desenvolver novas habilidades e priorizem o engajamento em maior variedade de ambientes e atividades.

Benefícios das atividades estimulantes nas diferentes fases da vida

Grande parte dos estudos que investigaram os efeitos das atividades intelectualmente estimulantes utilizaram questionários desenvolvidos para quantificar a participação nesse tipo de atividade durante a velhice. Uma das limitações desse método é o fato de as doenças neurodegenerativas apresentarem uma fase pré-clínica prolongada, que pode durar vários anos. Assim, menor participação nas atividades nessa fase da vida poderia ser atribuída a um processo neuropatológico incipiente, ainda não diagnosticado, provocando viés de causalidade reversa.

Outros estudos utilizaram informações de fases anteriores da vida para minimizar o problema de causalidade reversa. No entanto, o processo de recuperar informações sobre atividades realizadas há várias décadas envolve um esforço de evocação que tem a sua validade questionada. Assim, as informações sobre diferentes fases da vida sofrem vieses distintos, limitando a possibilidade de comparação entre elas. Apesar dessas dificuldades os dados disponíveis permitem inferências interessantes.

Em um estudo que recrutou 576 idosos sem demência, uma maior participação em atividades intelectualmente estimulantes em etapas anteriores da vida (entre 6 e 40 anos) foi associada a maior participação nessas atividades no momento atual (velhice), explicando 25% da variância. O resultado indica uma tendência de que o padrão de envolvimento em atividades intelectualmente estimulantes se mantenha ao longo da vida. Houve ainda associação entre atividades de fases anteriores da vida e o desempenho cognitivo atual, mas após ajuste para o padrão de atividades atual essa associação foi grandemente reduzida. Por outro lado, a associação entre desempenho cognitivo atual e atividades intelectualmente estimulantes no momento atual não foi alterada pelo padrão das atividades anteriores. Com base nesses resultados, os autores sugerem que a contribuição das fases anteriores da vida no desempenho cognitivo atual se faz por meio da modulação do padrão de atividades ao longo do tempo. Em outras palavras, um idoso que teve envolvimento intenso em atividades cognitivas entre os 6 e 40 anos de idade tem melhor desempenho cognitivo atual porque provavelmente ainda mantém um padrão de maior envolvimento nessas atividades (Wilson *et al.*, 2005).

Achados posteriores reforçaram essa hipótese. Em um estudo que incluiu 951 idosos sem demência, técnicas de modelagem de equação estrutural foram utilizadas para *path analysis*. Os resultados evidenciam que o envolvimento em atividades estimulantes na infância e na meia-idade não tem efeito direto no desempenho cognitivo atual, mas sim um efeito indireto, já que uma maior participação em atividades estimulantes em fases anteriores promove maior chance de que essa participação seja mantida em fases subsequentes (Jefferson *et al.*, 2011).

Outra atividade avaliada nessa temática é a proficiência em mais de um idioma como fator protetor contra demência (Alladi *et al.*, 2013; Yeung *et al.*, 2014; Lawton *et al.*, 2015). Em uma revisão recente, Gold sugere que os benefícios do bilinguismo adquirido desde a infância parecem não estar relacionados ao domínio de outro idioma em si. Segundo Gold é mais provável que o benefício seja por conta de efeitos neurais de alternar entre idiomas, inibindo um ao usar o outro. Nesse sentido, falar mais de um idioma no dia a dia (mas não simplesmente adquirir outra língua) parece ser uma atividade intelectual que fortalece o controle executivo (Gold, 2015).

Em suma, as evidências observacionais disponíveis indicam que o envolvimento em atividades intelectualmente estimulantes na infância, na juventude e na meia-idade pode ter efeito duradouro por meio da transmissão desses hábitos para fases mais tardias do ciclo de vida, contribuindo para um envelhecimento cognitivo mais saudável. Por outro lado, os dados também indicam que o envolvimento em atividades estimulantes é potencialmente benéfico mesmo quanto iniciado em fases avançadas da velhice, já que os efeitos são em grande parte independentes das fases anteriores da vida.

Atividades físicas

Diversos estudos epidemiológicos de boa qualidade avaliaram a relação entre atividade física e funcionamento cognitivo. As evidências disponíveis são consistentes em caracterizar uma associação entre a prática de exercício físico regular e trajetórias de envelhecimento cognitivo mais saudáveis no acompanhamento prospectivo, incluindo menor risco de demência. Em uma metanálise que incluiu 15 estudos prospectivos observacionais, foram incluídos 33.816 participantes sem demência acompanhados por um período variável de 1 a 12 anos. Durante o acompanhamento, 3.210 participantes evoluíram com comprometimento cognitivo. Em metanálise de efeitos randômicos, indivíduos ativos fisicamente apresentaram risco 38% menor de comprometimento cognitivo (*hazard ratio* [HR] 0,62; intervalo de confiança [IC] 95% 0,54 a 0,70), indicando um efeito protetor consistente (Sofi *et al.*, 2011).

O efeito protetor da atividade física em relação ao declínio cognitivo já foi demonstrado de forma consistente em diversas populações e com diferentes métodos, incluindo monitoramento por actigrafia, estimativa de gasto energético por água duplamente marcada e ajuste para uma ampla gama de possíveis variáveis de confusão (Buchman *et al.*, 2012; Middleton *et al.*, 2011).

Há ainda resultados animadores de alguns ensaios clínicos indicando que, em idosos sedentários, programas de exercício físico trazem benefícios cognitivos que podem ser notados em poucos meses e apresentam efeito duradouro. Um ensaio clínico controlado randomizado recrutou 170 indivíduos com 50 anos ou mais sem demência, mas que apresentavam queixa de memória. Os participantes foram alocados para um programa de atividade física de 6 meses ou controle (ações educativas). Ao final da intervenção os participantes do programa de atividade física apresentaram uma evolução mais favorável nos escores cognitivos. Um ano após o encerramento do programa os indivíduos foram reavaliados e a diferença entre os dois grupos ainda persistia (Lautenschlager *et al.*, 2008).

Em estudos que graduaram a atividade física em diferentes faixas de intensidade ou frequência de participação, os níveis mais baixos de forma geral também foram associados a menor risco de declínio cognitivo quando comparados ao sedentarismo. No entanto, a relação entre a frequência (ou a intensidade) dos exercícios e o seu efeito protetor ainda é controversa. Alguns estudos constataram efeito protetor progressivamente maior em sujeitos com níveis mais elevados de atividade física (Laurin *et al.*, 2001). Outros estudos não encontraram associação entre a frequência de participação e o grau de benefício cognitivo (Sofi *et al.*, 2011).

Diversos mecanismos já foram postulados para explicar os benefícios da atividade física na saúde cognitiva (Buchman *et al.*, 2019). Mecanismos indiretos têm sido propostos, como melhor controle dos fatores de risco cardiovasculares, melhor padrão de sono e melhor controle do estresse, com diminuição de sintomas depressivos e ansiosos. Há ainda a hipótese de que os exercícios possam apresentar uma atividade biológica direta no encéfalo. As primeiras evidências nesse sentido surgiram de estudos experimentais com animais, indicando que a indução de atividade física tem um efeito modulador em neurotransmissores e estaria associada a um aumento de BDNF, aumento de fator de crescimento semelhante à insulina tipo 1 (IGF-1) e maior taxa de neurogênese (Bherer *et al.*, 2013).

Estudos de neuroimagem em humanos revelam que a atividade física provoca alterações funcionais e estruturais no encéfalo. Em um ensaio clínico com 120 idosos, os participantes foram alocados para um programa de atividade física aeróbica ou controle (alongamento). Após 12 meses, os idosos alocados para atividade física apresentaram aumento do volume de hipocampo em 2% por medidas ressonância magnética, ao passo que os participantes do grupo alongamento apresentaram redução de 1,4% no volume da estrutura. A magnitude do aumento de hipocampo apresentou correlação significativa com ganho em desempenho físico (consumo máximo de oxigênio – V_{O_2}). Ou seja, os idosos que conseguiram melhorar mais o desempenho físico apresentam maior aumento de volume de hipocampo (Erickson *et al.*, 2011).

As evidências disponíveis não nos permitem concluir se há um tipo específico de atividade física que traria maior benefício cognitivo. No entanto, dados do *Cardiovascular Health Cognition Study* revelaram um aspecto diferencial dos padrões de atividade física que pode ter implicações práticas. Nesse estudo, 3.375 idosos sem demência foram acompanhados por um período médio de 5,4 anos, no qual foram observados 480 casos de demência incidente. Dois parâmetros de atividade física foram obtidos – o gasto energético e o número de atividades físicas na qual o indivíduo estava envolvido. A associação entre maior gasto energético e menor risco de demência foi relativamente fraca e tendeu a desaparecer com os ajustes para variáveis de confusão. Mas a associação entre maior número de atividades e menor risco de demência mostrou-se consistente e manteve-se após os ajustes. Os autores concluem que a variedade das atividades físicas praticadas parece ser mais importante do que a frequência ou a intensidade dos exercícios (Podewils *et al.*, 2005).

Atividades sociais

Em contraste com as atividades intelectualmente estimulantes e as atividades físicas, as evidências disponíveis sobre o efeito das atividades sociais na trajetória cognitiva do idoso são mais limitadas em sua qualidade.

Em metanálise que incluiu 51 estudos, Evans *et al.* (2019) encontraram uma associação significativa entre uma vida social mais pobre (número menor de atividades sociais e rede social reduzida) e um pior desempenho cognitivo. Essa associação não diferiu entre os gêneros, domínio cognitivo analisado ou tempo de seguimento. No entanto, os autores ressaltam que as conclusões são limitadas, já que os métodos utilizados para aferir aspectos da vida social diferiram muito entre os estudos.

As conclusões sobre esse tópico são dificultadas ainda pela grande quantidade de possíveis vieses de mensuração e fatores de confusão. As atividades de engajamento social dificilmente podem ser isoladas dos outros tipos de atividades e de forma geral estão diluídas em um contexto mais amplo de estilo de vida, confundindo-se ainda com fatores relacionados com a constituição familiar, estado marital, arranjo de moradia e características do bairro (vizinhança).

Outra dificuldade relevante é a intersecção entre "atividades sociais" e "suporte social", construtos em tese diversos, mas que na prática se confundem com muita frequência. Alguns autores ressaltam ainda que as atividades sociais podem ter significados muito distintos entre os dois gêneros e para diferentes etnias, fazendo com que as generalizações sejam quase sempre inviáveis. Em adição a esses fatores de confusão, sabe-se que o padrão de interações sociais é fortemente influenciado pelo traço de personalidade de cada indivíduo, elemento mais fixo e difícil de ser controlado em estudos epidemiológicos.

Alguns estudos prospectivos encontraram menor risco de evolução para demência em idosos com níveis maiores de integração social, laços de amizade e engajamento com a família (Béland *et al.*, 2005; Hughes *et al.*, 2013). Outros estudos encontraram evidências de que essa associação pode ser explicada por viés de causalidade reversa, indicando que menor engajamento em atividades sociais é apenas um marcador de um processo neurodegenerativo em fase prodrômica (Green *et al.*, 2008; Saczynski *et al.*, 2006).

Em suma, embora admita-se que a interação social de uma forma geral seja benéfica para o idoso por sua importância na manutenção da saúde mental, ainda não há evidências claras de benefícios em funções cognitivas.

Considerações finais

Há um corpo de evidências bem sedimentado entre os estudos observacionais prospectivos e uma linha consistente de plausibilidade biológica indicando que as atividades intelectualmente estimulantes e as atividades físicas possam modificar o declínio cognitivo associado ao envelhecimento e reduzir o risco de transtornos cognitivos no idoso. Essas atividades devem ser estimuladas em nível populacional por meio da disponibilização de ambientes favoráveis a essas atividades e da implementação de programas multifacetados apropriados às características socioculturais dos idosos de cada região. Em nível individual, a orientação dos profissionais de saúde é fundamental no sentido de estimular o engajamento nessas atividades, mesmo nas fases mais avançadas da velhice, respeitando as preferências individuais e priorizando a diversificação.

138

Intervenções Cognitivas para Idosos

Paula Schimidt Brum • Mônica Sanches Yassuda

Introdução

As intervenções cognitivas têm como base os conceitos de neuroplasticidade e reserva cognitiva que pressupõem a capacidade de reorganização neural e melhora no desempenho cognitivo, relacionados à experiência (D'Antonio *et al.*, 2019). Essa capacidade está presente ao longo de todo o processo de envelhecimento e, apesar de diminuir na velhice, permite o aprendizado de estratégias mnemônicas, a integração e ampliação de conhecimentos sobre as funções cognitivas.

Nos últimos 10 anos, diferentes pesquisas (Borella *et al.*, 2014; Ouchi *et al.*, 2017) mostraram que pessoas saudáveis com até 75 anos de idade respondem melhor aos programas cognitivos quando comparados a idosos saudáveis com 76 anos ou mais. Os idosos mais velhos parecem perder o benefício do treino mais rapidamente quando comparados aos idosos com até 75 anos e a generalização da intervenção para outras habilidades cognitivas parece estar diminuída, mas o treino continua sendo indicado para qualquer faixa etária sem efeito negativo (Zinke *et al.*, 2014; Borella *et al.*, 2017; Borella *et al.*, 2019).

Embora alguns idosos vivenciem perdas cognitivas substanciais no envelhecimento (idosos com diagnóstico de demência) (Lobbia *et al.*, 2019), outros mostram desempenho esperado para sua idade e escolaridade em provas que avaliam as diferentes habilidades cognitivas (idosos cognitivamente saudáveis) (Soares *et al.*, 2019; Brum *et al.*, 2020). Outros perfis cognitivos observados entre as pessoas com mais de 60 anos são o declínio cognitivo subjetivo (DCS) caracterizados por apresentar queixa de memória e desempenho esperado para sua idade e escolaridade em testes neuropsicológicos (Smart *et al.*, 2017; Hong *et al.*, 2020). Ainda, o comprometimento cognitivo leve (CCL), ou transtorno neurocognitivo leve, que mostram desempenho abaixo do esperado para sua idade e escolaridade em testes neuropsicológicos, mas que continuam realizando as tarefas do cotidiano sem dificuldade importante (Zhang *et al.*, 2019).

Com o aumento da população idosa mundial e decorrente aumento do número de idosos com alterações cognitivas, os estudos envolvendo intervenções não farmacológicas para a manutenção da cognição têm crescido nos últimos 20 anos. Trata-se de um tratamento que não gera efeitos adversos, e muitas vezes, é a opção de tratamento mais viável (Fink *et al.*, 2018; Liang *et al.*, 2018; Hong *et al.*, 2020; Wang *et al.*, 2020).

Intervenções cognitivas para idosos com algum tipo de demência ganharam notoriedade e alguns protocolos tiveram eficácia reconhecida e se tornaram políticas públicas em determinados países como Reino Unido (Terapia de Estimulação Cognitiva [CST]; Spector *et al.*, 2010; Bertrand *et al.*, 2019) e Itália (Plano Nacional de Demência Italiano; Di Fiandra *et al.*, 2015). Este capítulo se propõe a explicar os diferentes tipos de intervenção cognitiva para idosos cognitivamente saudáveis e idosos com CCL, destacando os principais desafios relacionados a essa temática.

Diferentes revisões sistemáticas e metanálises vêm mostrando a grande variedade de estudos envolvendo intervenções cognitivas voltadas para idosos. Estas revisões destacam o impacto positivo dos treinos sobre as habilidades treinadas (tarefa-alvo) e, muitas vezes, relatam efeito de generalização para tarefas próximas e distantes. O efeito de generalização acontece quando uma habilidade cognitiva não treinada melhora após o treino. Esse aumento de desempenho pode ser para tarefas próximas, por exemplo, quando um treino de memória operacional auditivo traz benefícios para a memória operacional visual, ou distante, quando um treino de memória operacional aumenta o desempenho dos participantes para velocidade de processamento, memoria episódica ou outras habilidades (Hudes *et al.*, 2019; Nguyen *et al.*, 2019a; Teixeira-Santos *et al.*, 2019; Basak *et al.*, 2020).

Diferentes nomenclaturas (treino de memória, treino cognitivo, estimulação cognitiva) são utilizadas para identificar intervenções realizadas junto a idosos com o intuito de aumentar a capacidade de memorização ou ainda melhorar o desempenho em tarefas como linguagem, atenção, velocidade de processamento, dentre outras. Todas elas podem ser realizadas em grupo ou individualmente. As intervenções específicas para a memória recebem o nome de treino de memória e as sessões podem incluir exercícios específicos de memória e ensinar técnicas de memorização (Carvalho *et al.*, 2010; Olazarán; Muñiz, 2017).

Por outro lado, se a intervenção é sistematizada e estimula diferentes funções cognitivas, não apenas a memória, ela recebe o nome de treino cognitivo (Clare; Woods, 2004). Esta modalidade é descrita em boa parte da literatura científica, em estudos que ensinam estratégias mnemônicas (como categorização, criação de associações verbais ou imagens mentais para apoiar a memorização) e trabalham outras habilidades cognitivas ao longo das sessões (que podem variar entre orientação temporal e espacial, atenção visual e auditiva, memoria operacional, linguagem, velocidade de processamento, dentre outras) (Nguyen *et al.*, 2019b; Fu *et al.*, 2020).

Por fim, a estimulação cognitiva baseia-se na estimulação das habilidades cognitivas por meio da realização de exercícios cognitivos regulares, mas não necessariamente sistematizados em protocolos pré-estabelecidos. As sessões cognitivas podem envolver exercícios de atenção visual e auditiva, velocidade de processamento, linguagem, memória episódica, memória operacional, visuoconstrução, planejamento, dentre outras (Apostolo *et al.*, 2019; López *et al.*, 2020). Por outro lado, a reabilitação cognitiva refere-se a programas geralmente individualizados e personalizados voltados para idosos com prejuízo cognitivo significativo (em geral, pacientes com demência) com o objetivo de aumentar o funcionamento em atividades diárias mantendo o máximo de autonomia possível (Kudlicka *et al.*, 2019).

Os programas de intervenção cognitiva têm sido oferecidos em diferentes formatos. Podem ser realizados de forma autoinstruída ou em grupos, com auxílio de um instrutor. Muitos programas têm utilizado ferramentas computadorizadas, possibilitando aos participantes a realização dos exercícios em sua residência (Ramprasad *et al.*, 2019; Kim *et al.*, 2019; Rebok *et al.*, 2020), e outros estudos têm utilizado jogos eletrônicos (Zhang *et al.*, 2019; Clemenson *et al.*, 2020; McCord *et al.*, 2020). Esse formato de treinamento beneficia idosos com problemas de mobilidade ou que não dispõem de condições para se deslocar a um centro formador. A intensidade, duração e os protocolos dos programas de intervenção também são bastante heterogêneos, não havendo evidências quanto ao protocolo mais eficaz (Lampit *et al.*, 2014; Mansor *et al.*, 2019).

Destacamos alguns conceitos importantes, sem os quais não é possível entender os estudos que envolvem intervenções cognitivas. Estes conceitos estão associados às estratégias metodológicas frequentemente utilizadas em pesquisas médicas e farmacológicas, cada vez mais relevantes para a pesquisa sobre as intervenções cognitivas. Dentre eles, está o conceito de grupo experimental e grupo controle. O grupo experimental corresponde aos participantes que recebem a intervenção a ser testada e participam de todas as testagens. O grupo controle é subdividido entre passivo e ativo. O primeiro é formado por pessoas que apenas participam das testagens da pesquisa, ou seja, que não participam de nenhuma intervenção. O grupo controle ativo, por sua vez, corresponde ao grupo das pessoas que participam das testagens e realizam alguma atividade durante o período de intervenção, mas essa atividade não tem relação com a intervenção testada na pesquisa; por exemplo, podem responder questionários de qualidade de vida, receber psicoeducação, ou mesmo treinar uma habilidade que não tem relação com o objetivo do estudo. Assim, quando o estudo é considerado controlado isso significa que ele possui um grupo experimental e um grupo controle que pode ser ativo ou passivo.

A randomização também vem sendo cada vez mais valorizada na literatura cientifica sobre os treinos cognitivos e se refere ao modo como a amostra é alocada para o grupo experimental ou controle. Na randomização, o pesquisador não pode deliberadamente escolher o grupo em que o participante vai entrar, ele deve seguir um padrão acordado antes de iniciar a coleta de dados. Existem vários modos de randomizar os participantes, mas em todas elas o método segue uma forma aleatória, sem a intervenção do pesquisador ou da pessoa que participa da pesquisa (Escosteguy, 1999; Oliveira; Parente, 2010).

Por fim, destaca-se a questão dos procedimentos de cegamento, também muito valorizado na literatura como um elemento essencial do rigor científico. O cegamento evita erros de aferição de dados e representa o desconhecimento dos envolvidos na pesquisa quanto à condição experimental dos participantes (para o grupo experimental ou grupo controle). Ele pode ser único, duplo ou triplo-cego. No único-cego o pesquisador ou o participante desconhecem a condição experimental. No duplo-cego nem o pesquisador nem o participante conhecem a condição experimental. E no triplo-cego nem o pesquisador, nem o participante e nem o estatístico tem o conhecimento sobre a condição experimental (Buehler *et al.*, 2009).

Em razão da diversidade de programas de intervenção cognitiva, esse capítulo abordará as intervenções cognitivas voltadas para os idosos saudáveis, com DCS e com CCL, ressaltando estudos clássicos, mas dando maior ênfase aos estudos mais recentes sobre a temática. Destacamos que nenhum estudo original, revisão sistemática ou metanálise relatou consequências deletérias da participação em intervenções cognitivas tornando essa forma de tratamento não farmacológico indicado para qualquer pessoa com mais de 60 anos.

Intervenções cognitivas com idosos saudáveis

Idosos são classificados como cognitivamente saudáveis quando pontuam adequadamente, segundo dados normativos, para sua idade e escolaridade em testes cognitivos (Soares *et al.*, 2019; Brum *et al.*, 2020). O maior estudo de intervenção cognitiva controlado, randomizado e cego, voltado para idosos saudáveis foi conduzido por Ball *et al.* (2002) com 2.832 idosos e mostrou que o treino cognitivo aumentou as habilidades cognitivas treinadas, sem generalização para as atividades de vida diária. Os dados de acompanhamento de 2 anos da amostra mostraram que o efeito do treino diminuiu com o tempo, mas os escores dos grupos treinados ainda eram maiores que os do pré-teste, indicando a durabilidade dos efeitos das intervenções. Houve também menor declínio entre os idosos que receberam treino nas atividades de vida diárias.

A coorte de Ball foi acompanhada por Willis *et al.* (2006) que confirmaram a manutenção, após 5 anos de acompanhamento, nas habilidades treinadas apenas. Logo, esses estudos indicaram que as pessoas com mais de 60 anos podem aprender estratégias para o aperfeiçoamento do desempenho cognitivo e que esse aprendizado pode durar vários anos após a exposição ao protocolo do treino, mas parece que os efeitos de generalização não se mantinham por tanto tempo. Muitas pesquisas foram realizadas após esses estudos corroborando os achados principais, mas novas pesquisas mostraram que, dependendo da habilidade cognitiva treinada, o efeito de generalização pode ser observado, não apenas logo após a intervenção, mas também nas avaliações de seguimento que variam, em sua maioria, entre 3 e 9 meses após a intervenção (Brum *et al.*, 2020; Jaeggi *et al.*, 2020; Borella *et al.*, 2019; Nguyen *et al.*, 2019b; Teixeira-Santos *et al.*, 2019).

Estudos de revisão sistemática e metanálises vêm mostrando que o treino de memória para idosos saudáveis traz benefícios que podem ser observados não apenas nos testes cognitivos e neuropsicológicos, mas também na funcionalidade dos participantes. Ao treinar algumas habilidades cognitivas, o idoso também aumenta seu desempenho nas atividades do cotidiano (Tardif; Simard, 2011; Richmond *et al.*, 2011; Gross *et al.* 2012; Nguyen *et al.*, 2019a; Gomes *et al.*, 2020).

As pesquisas com intervenções voltadas à população saudável são, em sua maioria, compostas por treinos de memória operacional, de memória episódica ou treino multifatoriais que envolvem diversas habilidades (Linares *et al.*, 2019; Teixeira-Santos *et al.*, 2019; Rebok *et al.*, 2020). A memória operacional, responsável pelo processamento de informação de curta duração, é um dos aspectos da memória que mais declina no envelhecimento saudável (Matysiak *et al.*, 2019; Pliatsikas *et al.*, 2019). Os estudos mostram efeitos de transferência próxima e distante para a maioria dos treinos que tiveram foco na memória operacional (Vermeij *et al.*, 2016; Heinzel *et al.*, 2017; Cantarella *et al.*, 2017).

Uma tendência da literatura mundial tem sido replicar estudos para avaliar os efeitos em diferentes populações e trazer evidência de maior validade para os métodos utilizados. Por exemplo, no Brasil, o treino baseado na tarefa: *Categorization Work Memory Test* (CWMS), que teve origem na Itália (Borella *et al.*, 2010), foi traduzido, adaptado e validado para uso em português (Brum *et al.*, 2018). O CWMS é composto por um teste de memória operacional auditiva (com duas versões) e um treino. Esse treino tem como objetivo potencializar a memória operacional auditiva dos participantes através de um exercício que trabalha manipulação de informação (o participante deve sinalizar sempre que escutar uma categoria específica de palavras e ao mesmo tempo memorizar palavras seguidas de um sinal sonoro).

O CWMS foi testado em idosos saudáveis (Borella *et al.*, 2010), idosos com CCL (Borella *et al.*, 2013), idosos com mais de 75 anos (Borella *et al.*, 2014), mostrou benefício para a funcionalidade (Cantarella *et al.*, 2017; Borella *et al.*, 2019), e foi usado em associação com a técnica mnemônica de imagem mental (Borella *et al.*, 2017). Neste último caso, os participantes realizavam o treino CWMS e em seguida faziam um treino para aprender a técnica de imagem mental. Os resultados mostraram que os benefícios do CWMS são potencializados com o aprendizado da técnica mnemônica.

O teste CWMS foi validado para o Brasil, em 2018, nas suas duas versões como uma opção interessante para testar memória operacional em intervenções cognitivas, afinal poucos são os testes cognitivos com diferentes versões e que podem ser usados para evitar o efeito de retestagem (quando o participante aumenta o desempenho no teste por ter memorizado as informações no primeiro momento) (Brum *et al.*, 2018).

O treino CWMS foi replicado no Brasil no formato original (com três sessões) e no formato duplicado (com seis sessões) (Brum *et al.*, 2020a). Os resultados do treino se mostraram semelhantes aos dados italianos, ou seja, os participantes que o realizaram potencializaram seu desempenho para a tarefa-alvo, tarefas próxima e distante e mantiveram esse desempenho após 3 meses. Fazer mais sessões não alterou significativamente os benefícios do treino para a tarefa alvo e testes de transferência próxima, mas potencializou os efeitos de transferência distante (Brum *et al.*, 2020a).

O treino CWMS também foi testado, no Brasil, em diferentes formatos: individual (formato original) e em grupo (de até quatro pessoas) (Brum *et al.*, 2020b). Neste caso, os resultados se mostraram semelhantes independente do formato do treino: os grupos que participaram do treino aumentaram seu desempenho nas tarefas após a intervenção, enquanto os grupos-controle mantiveram seu desempenho ao longo das avaliações. Estes achados nos permitem realizar o treino no formato em grupo, o que leva a diminuição dos custos e traz maior viabilidade de execução para países como o Brasil (Brum *et al.*, 2020b).

Outra tendência mundial que vem ganhando cada vez mais destaque são os treinos computadorizados por poderem ser realizados em qualquer ambiente, sem o auxílio de um profissional, no período do dia de maior interesse do participante, com foco em uma ou mais habilidades cognitivas, com um custo menor (Meiland *et al.*, 2017; Ezeamama *et al.*, 2020). Essa nova modalidade de treino vem crescendo e os resultados indicam, na grande maioria, aumento de desempenho após a intervenção para as habilidades treinadas e, muitas vezes, efeito de transferência (Simon *et al.*, 2018b; Belchior *et al.*, 2019; Lee *et al.*, 2020; Masurovsky, 2020; Mansor *et al.*, 2020).

As intervenções computadorizadas podem ser adaptadas (visto que o grau de dificuldade vai sendo ajustado conforme o desempenho do participante for aumentando) ou não adaptadas (o treino tem o mesmo grau de dificuldade nos diferentes jogos independente do aprendizado do participante). O treino não adaptado vem sendo usado no grupo placebo em algumas pesquisas. A maioria dos estudos indica um aumento de desempenho para o grupo de treino adaptado quando comparado ao não adaptado (Bahar-Fuchs *et al.*, 2017; Simon *et al.*, 2018b; Nguyen *et al.*, 2019b).

Recentemente, Simon *et al.* (2018b) testaram o impacto do programa computadorizado Cogmed na forma adaptada e não adaptada em 76 idosos saudáveis nos EUA e na Suécia. O treino aconteceu na casa dos participantes, 5 dias por semana, com duração de 40 minutos para cada sessão, durante 5 semanas. Os participantes foram randomizados em grupo experimental (que realizou o treino adaptado) e grupo controle (treino não adaptado) e responderam a uma avaliação neuropsicológica antes e após a intervenção. Os resultados indicaram que o grupo experimental aumentou o desempenho nos testes de Trilhas B e Símbolo de Dígito, enquanto o grupo controle manteve o desempenho nesses testes. Os autores destacaram que mesmo acontecendo em continentes diferentes, o resultado foi semelhante nos grupos, o que mostra o treino computadorizado como uma via interessante para manter a qualidade do treino.

Um grande estudo, envolvendo treino cognitivo computadorizado para idosos saudáveis, foi conduzido por Smith *et al.* (2009) e recebeu o nome de Melhoria na Memória com Treinamento Cognitivo Adaptativo baseado em Plasticidade (IMPACT). Este estudo contou com a presença de 487 pessoas com mais de 65 anos saudáveis que foram divididos em grupo experimental (treino computadorizado adaptado com 40 horas de duração) e grupo controle ativo (treino computadorizado não adaptado com 40 horas de duração) (Smith *et al.*, 2009). Os participantes foram testados antes e após a intervenção e após 3 meses de seguimento. O grupo experimental aumentou o desempenho após a intervenção para memória, atenção, velocidade de processamento, e memória operacional, enquanto o grupo controle manteve o desempenho. E após 3 meses de seguimento, os autores destacaram que o efeito do treino diminuiu, mas os idosos do grupo experimental ainda mostravam melhor desempenho quando comparados ao desempenho deles mesmos no pré-teste (Zelinski *et al.*, 2011).

Irazoki *et al.* (2020) descreveram em sua revisão sistemática quatro programas computadorizados que vêm sendo utilizados pela população idosa como forma de prevenir o declínio cognitivo. São eles: CogniFit (Bahar-Fuchs *et al.*, 2017; Gigle *et al.*, 2013), FesKits (Gaitàn *et al.*, 2012), GRADIOR (Gonzàlez-Palau *et al.*, 2014; Vanova *et al.*, 2018), SOCIABLE (Zaccarelli *et al.*, 2013; Barban *et al.*, 2015). Todos trabalham diferentes habilidades cognitivas, geram relatórios de progresso de desempenho dos participantes e são dependentes da internet. O GRADIOR tem a tela sensível ao toque e o SOCIABLE permite realizar treinos individuais e em grupo estimulando a interação social. Nenhum dos programas foi testado com grupos controle, mas estão disponíveis para profissionais e idosos que tenham interesse no assunto.

Alguns estudos mostraram que os efeitos das intervenções computadorizadas podem ser mantidos a longo prazo (variando de 3 a 8 meses) em idosos saudáveis (Eckroth-Bucher *et al.*, 2009; Barban *et al.*, 2015; Vermeij *et al.*, 2016; Ten Brinke *et al.*, 2018; Nguyen *et al.*, 2019b). E outros mostraram que o treino computadorizado trouxe benefício para a funcionalidade, avaliada diretamente para as atividades instrumentais da vida diária (Gigler *et al.*, 2013; Danassi *et al.*, 2015; Vanova *et al.*, 2018), e tiveram impacto na diminuição dos sintomas depressivos (Gonzàlez-Paulau *et al.*, 2014; Vanova *et al.*, 2018), indicando efeito de transferência do treino para outros domínios além da cognição.

No Brasil, os estudos sobre intervenções cognitivas para pessoas saudáveis aumentaram, mas este campo de investigação enseja grandes desafios, como a adaptação de técnicas e abordagens consolidadas em estudos internacionais (Yassuda *et al.*, 2006; Brum *et al.*, 2018), dadas as diferenças encontradas em relação ao nível educacional da população brasileira. Na Tabela 138.1 encontram-se os estudos brasileiros sobre treino de memória episódica realizados com idosos saudáveis com os seus objetivos principais, protocolo de intervenção e principais resultados.

Os primeiros artigos sobre intervenções cognitivas no idoso saudável brasileiro tinham como enfoque o ensino de estratégias mnemônicas e sua repercussão para a cognição geral do participante. Outros estudos avaliaram o impacto do treino na qualidade de vida e bem-estar psicológico dos participantes, mostrando que a intervenção parece ter efeito positivo também sobre esses aspectos (ver Tabela 138.1). Assim como os treinos internacionais, os estudos brasileiros aumentaram seu rigor científico ao longo dos anos, e os resultados se mostraram impactos favoráveis das intervenções cognitivas. Poucas são as pesquisas que utilizam a mesma metodologia em populações diferentes, indicando a possibilidade de replicação dos resultados (Brum *et al.*, 2019, 2020). De modo geral, os estudos brasileiros estão em consonância com estudos internacionais, sugerindo a manutenção da plasticidade cognitiva mesmo na presença de menor escolaridade.

▪ **TABELA 138.1** Estudos de treino e estimulação cognitiva no Brasil.

Autoria	Objetivo	Amostra	Intervenção	Resultados
Wood *et al.* (2000)	Verificar efeito do treinamento em velocidade de processamento sobre a capacidade de memória de trabalho	Etapa 1: G1 (n = 9) e G2 (n = 8) Idade: 68,42 ± 6,75 Escolaridade: 6,47 ± 3,66 Etapa 2: G1 (n = 15) e G2 (n = 17) Idade: 66,42 ± 8,38 Escolaridade: 7 ± 3,22 Etapa 3: G1 (n = 18) e G2 (n = 5) Idade: 67,7 ±,31 Escolaridade: 7,65 ± 4,9	Sessões: 5 horas de treinamento distribuídas em 5 dias consecutivos G1: reconhecimento perceptual aplicado às tarefas de velocidade de processamento G2: treinamento de associação entre pares face-nome	Desempenho significativamente melhor do G1 em tarefas de associação de pares, enquanto G2 obteve melhora significativa em tarefas de velocidade de processamento. Nenhum grupo melhorou o desempenho em memória de trabalho
Lasca (2003)	Testar os efeitos do uso da técnica de categorização aplicada à memorização de itens de compras de supermercado	Mulheres: 100% GE: (n = 20) Idade: 45% a partir de 70 anos Escolaridade: 75% até 4 anos GC (n = 19) Idade: 73,68% com 60 a 64 e a partir de 70 Escolaridade: 78,95% até 4 anos	Sessão: única, apenas para GE logo após pré-teste técnica de categorização	Melhora no desempenho em memorização para o GE, porém não significativa estatisticamente
Igaray, Schneider e Gomes (2004)	Verificar os efeitos de um treino cognitivo na qualidade de vida e no bem-estar psicológico de idosos	GE: (n = 38; idade média: 68,87 ± 7,41) *GC* (*n* = 38; idade média: 69,03 ± 6,77)	Sessões: 12 de 12 de 90 minutos, 1x/semana. O treino cognitivo envolvia a instrução e prática de exercícios	O GE aumentou o desempenho cognitivo, a percepção de qualidade de vida e o bem-estar psicológico
Yassuda, Batistoni, Fortes e Neri (2006)	Quantificar alterações entre os dois tempos de avaliação em tarefas de memória episódica e variáveis associadas	GE: (n = 35); Idade: 68,86 ± 6,64 Escolaridade: 8,40 ± 3,97 GC: (n=34) Idade: 69,15 ± 5,22 Escolaridade: 7,26 ± 4,08	Sessões: 6 de 90 minutos 2x/semana Psicoeducação sobre memória e envelhecimento Estratégias externas (calendários e agendas) e estratégias internas (categorização e grifos)	Desempenho superior para GE em memorização de texto, utilização de grifos e medida de categorização
Almeida, Beger e Watanabe (2007)	Avaliar o impacto da experiência da oficina na percepção de idosos quanto à sua memória e aspectos relacionados	N=45 Mulheres: 87% da amostra Idade: 56% tinham entre 60 e 69 anos Escolaridade: 47% tinham nível superior e 31%, segundo grau completo	Sessões: 10 de 90 min 2 vezes/semana Psicoeducação sobre memória, envelhecimento, funções mentais, aspectos emocionais e estilo de vida Estratégias de associação, múltiplos sentidos, categorização e repetição, atribuição de emoções Estratégias externas: dispositivos de memória	Redução no número médio de queixas de memória após oficina, maior clareza relatada quanto às dificuldades de memorização, e maior utilização de estratégias mnemônicas relatadas, sendo a associação responsável por 51%
Silva e Yassuda (2009)	Descrever os benefícios do treinamento de memória entre idosos com zero a dois anos de educação formal e comparar a eficácia da categorização e formação de imagens mentais	Mulheres: (n = 29) G1: (n = 16); Idade: 72,31 ± 5,04 Escolaridade: 0,69 ± 0,87 G2: (n = 13) Idade: 67,62 ± 3,48 Escolaridade: 0,31 ± 0,75	Sessões: 8 de 90 min, 2/semana Psicoeducação sobre memória, atenção e envelhecimento cognitivo para ambos os grupos G1: estratégia de categorização G2: estratégia de formação de imagens mentais	Desempenho estatisticamente significativo para G2 em recordação imediata e tardia de história e redução de sintomas depressivos; enquanto G1 apresentou aumento significativo no índice de categorização
Carvalho, Neri e Yassuda (2010)	Testar os efeitos de um programa de treino de memória episódica de 5 sessões com foco em categorização e avaliar o uso de estratégias	GE: (n = 35) Idade: 68,86 ± 6,64 Escolaridade: 8,4 ± 3,97 GC: (n = 34) Idade: 69,15 ± 5,22 Escolaridade: 7,26 ± 4,08	Sessões: 5 de 60 min, 2/semana Estratégia interna: categorização	Efeito significativo da interação entre grupo e tempo com incremento para GE em desempenho de memória episódica e uso de categorização
Irigaray, Filho e Schneider (2010)	Verificar os efeitos de um treino de atenção, memória e funções executivas na cognição de idosos saudáveis	GE (n = 38; idade média: 68,87 ± 7,41; escolaridade: 11,47 ± 4,22) GC (n = 38; idade média: 69,03 ± 6,77; escolaridade: 14,16 ± 3,87)	Sessões: 12 de 90 min, 1/semana Treino de atenção, memória e funções executivas	O GE aumentou o desempenho para atenção, memória verbal, evocação tardia, linguagem, praxia construtiva, função executiva, e resolução de problemas

(continua)

▪ **TABELA 138.1** Estudos de treino e estimulação cognitiva no Brasil (*continuação*).

Autoria	Objetivo	Amostra	Intervenção	Resultados
Lima-Silva *et al.* (2010)	Testar a eficácia de um programa de treino cognitivo baseado na criação de imagens mentais e na alteração de aspectos da metamemória	Mulheres: (n=56) GE: (n=37) Idade: 73,3 ± 5,8 Escolaridade: 9,4 ± 6,0 GC: (n=32) Idade: 74,0 ± 5,1 Escolaridade: 9,5 ± 5,1	Sessões: 5 de 90min Psicoeducação sobre memória e envelhecimento. Estratégia de formação de imagens mentais	Efeito significativo da interação entre grupo e tempo apenas para GE em memória tardia e medida de autoeficácia para história
Aramaki e Yassuda (2011)	Realizar avaliação de seguimento após 18 meses e detectar possível manutenção dos ganhos em autoeficácia e memória episódica e avaliar o impacto de reforço de treino cognitivo	GE: (n=16) Idade: 65,6 ± 5,6 Escolaridade: 9,5 ± 3,9 GC: (n=21)	Sessões: 5 de 90min Psicoeducação sobre memória e envelhecimento. Estratégia de formação de imagens mentais	Manutenção dos ganhos obtidos do GE na avaliação de seguimento. Efeito significativo no pós-teste do reforço cognitivo para GE no desempenho cognitivo global, memória incidental, recordação tardia, autoeficácia para memorização de figuras e histórias, e redução de queixas subjetivas de memória
Irigaray, Schneider e Gomes (2011)	Verificar os efeitos de um treino cognitivo na qualidade de vida e no bem-estar psicológico de idosos	Mulheres: (n = 69) GE: (n = 38) Idade: 68,87 ± 7,41 Escolaridade: 11,47 ± 4,22 GC: (n = 38) Idade: 69,03 ± 6,77 Escolaridade: 14,16 ± 3,87	Sessões: 12 de 90 min, sendo divididas igualmente em treino de atenção, treino de memória e treino de funções executivas As sessões de treino de memória compreenderam psicoeducação, estratégias externas e estratégias internas de categorização e grifos	GE apresentou melhoras significativas no pós-teste em medidas de atenção, memória, linguagem, resolução de problemas e fluência verbal. Melhora na percepção de qualidade de vida nos domínios físico, psicológico e geral. Melhor bem-estar psicológico quanto às dimensões criar, ambiente, autoaceitação e crescimento pessoal
Lima-Silva *et al.* (2011)	Testar a eficácia de um programa de treino cognitivo baseado em tarefas ecológicas	GE (n = 21; idade média: 67,57 ± 6,87) GC (n = 12; idade média: 65,42 ± 7,94)	Sessões: 8 de 90 min, 1/semana A intervenção consistia em realizar tarefas semelhantes às atividades diárias, como a memorização de listas de supermercado, categorização dos itens de mercado e manuseio de dinheiro em tarefas de troco	O GE aumentou o desempenho no teste de fluência verbal categoria animais e no resgate imediato da lista de palavras do CERAD
De Lira, Rugene e Mello (2011)	Verificar o efeito de grupo de estimulação cognitiva em idosos saudáveis	GE: (n = 17); Idade: 68,2 ± 5,6 Escolaridade: 4,6 ± 2,5 GC: (n = 15) Idade: 70,1 ± 6,3 Escolaridade: 5,6 ± 3,6	Sessões: 10 de 120 min Psicoeducação sobre cognição, envelhecimento, estilo de vida e aspectos emocionais. Estratégias externas (calendário, agenda, blocos de anotação, alarmes) e estratégia de categorização	GE apresentou melhoras significativas no pós-teste em medidas de linguagem, função executiva, habilidades visuoconstrutivas e redução de queixas cognitivas
Irigaray *et al.* (2012)	Verificar os efeitos de um treino de atenção, memória e funções executivas na cognição de idosos saudáveis	Mulheres: (n = 69) GE: (n = 38) Idade: 68,87 ± 7,41 Escolaridade: 11,47 ± 4,22 GC: (n = 38) Idade: 69,03 ± 6,77 Escolaridade: 14,16 ± 3,87	Sessões: 12 de 90 min, sendo divididas igualmente em treino de atenção, treino de memória e treino de funções executivas As sessões de treino de memória compreenderam psicoeducação, estratégias externas e estratégias internas de categorização e grifos	GE apresentou melhoras significativas no pós-teste em medidas de atenção, memória de trabalho, reconhecimento, evocação imediata e tardia de memória verbal, linguagem e função executiva. Também apresentou desempenho superior em praticamente todas as provas do WCST
Lima-Silva e Yassuda (2012)	Avaliar a possibilidade de aliar o treino cognitivo à intervenção psicoeducativa sobre hipertensão visando melhor manejo desta condição crônica	Mulheres: (n = 48) GE: (n = 35) Idade: 73,49 ± 7,04 Escolaridade: 5,63 ± 1,78 GC: (n = 29) Idade: 71,79 ± 6,73 Escolaridade: 5,24 ± 2,40	Sessões: 8 psicoeducação sobre hipertensão, alimentação e prática de exercícios físicos. Uso de estratégia de categorização	Aumento no desempenho de GE em atenção, memória e funções executivas. Diminuição dos níveis de depressão e melhora no desempenho cognitivo global

(*continua*)

▪ **TABELA 138.1** Estudos de treino e estimulação cognitiva no Brasil (*continuação*).

Autoria	Objetivo	Amostra	Intervenção	Resultados
Paulo e Yassuda (2012)	Verificar o efeito de um programa de treinamento cognitivo combinado com intervenção psicoeducativa para idosos diabéticos	GE: (n = 19) GC: (n = 15)	Sessões: 8 de 90 min, 2/semana em grupos Psicoeducação sobre temas relacionados ao diabetes melito	Efeitos do treinamento foram significativos para o GE no pós-teste em medidas de conhecimento e atitudes sobre hipertensão. Resultados também revelaram melhor desempenho cognitivo do GE
Teixeira-Fabrício *et al.* (2012)	Testar a eficácia de treino cognitivo em funções executivas, identificar e comparar as estratégias mnemônicas utilizadas segundo faixas de escolaridade	Mulheres: (n = 26) G1: (n = 13) Escolaridade: 1 a 8 anos G2: (n = 18) Escolaridade: 9 a 16 anos	Sessões: 6 de 120 min, 1/semana Psicoeducação sobre memória e envelhecimento Aprendizagem de estratégias internas de associação, formação de imagens mentais, categorização e estratégias externas	G2 apresentou melhores resultados no pós-teste em medida de memória episódica, velocidade de processamento, autoeficácia para fotos e objetos e redução dos níveis de depressão. O G2 relatou usar exclusivamente a categorização no pós-teste
Correa, Vieira e Silva (2013)	Comparar os possíveis efeitos do treinamento de memória e do exercício aeróbio em idosos com queixa de déficit de memória	GEF: (n = 10) GTM: (n = 10) GC: (n = 10)	Sessões: 8 de 50 min, 2/semana, ambos os grupos G1: realizou treino de exercício físico aeróbio G2: realizou treino de memória utilizando a estratégia de categorização	Grupo treino de memória apresentou melhora significativa no desempenho no pós-teste no número de figuras recordadas
Netto *et al.* (2013)	Verificar o efeito do Treinamento em memória operacional em um grupo de idosos saudáveis	n = 20 GE: (n = 11) Idade: 73 ± 4,47 Escolaridade: 13,89 ± 2,66 GC: (n = 9) Idade: 71,55 ± 5,48 Escolaridade: 15,09 ± 3,93	Sessões: 12 de 90 min, 1/semana, por 3 meses Psicoeducação sobre memória, envelhecimento e reabilitação, exercícios que envolviam a alça-fonológica, o bloco visuoespacial, o retentor episódico, e o executivo central	Aumento de desempenho para o GC após o treino para tarefas de atenção concentrada, memória de curto prazo, aprendizagem e memória episódica. Enquanto o GC manteve o desempenho nessas habilidades
Chariglione (2014)	Investigar as perdas cognitivas associadas à memória de idosos saudáveis por meio de procedimentos de intervenção cognitiva grupais	Mulheres: (n = 36) MEMO: (n = 17); Idade: 72 Escolaridade: 58,8% ≥ 13 anos *Stimullus*: (n = 11); Idade: 72 Escolaridade: 81,8% ≥ 13 anos Controle: (n = 16); Idade: 69,5 Escolaridade: 62,5% ≥ 13 anos	Sessões: 6 de 120 min, 1/semana MEMO: psicoeducação sobre memória e envelhecimento, estratégias internas de atenção ativa, associação nome-rosto, método de Loci, imagem mental e PQRST *Stimullus*: sequências visuais, categorização de palavras, memorização de palavras, frases, imagens e histórias	Participantes do MEMO apresentaram ganhos significativos em memória visual, memória total e memória verbal episódico semântica. Os participantes do *Stimullus* apresentaram ganhos em tarefas que envolvem resolução de problemas, atenção, memória total e memória verbal episódica semântica
Oliveira *et al.* (2014)	Avaliar a eficácia e o impacto da estimulação multissensorial e cognitiva na melhoria da cognição em idosos institucionalizados e não institucionalizados	Idosos institucionalizados (n = 25; idade média: 76 ± 6.9) Idosos não institucionalizados (n = 17; idade média: 6.8 ± 3.6)	Sessões: 48 de 60 min, 2/semana As sessões foram baseadas em exercícios de linguagem e memória, além de estímulos visuais, olfativos, auditivos e lúdicos, incluindo música, canto e dança	Os idosos institucionalizados aumentaram mais o seu desempenho nos testes após a intervenção que os idosos não institucionalizados
Zimmermann *et al.* (2014)	Verificar se existem diferenças entre: um programa estruturado de treinamento em memória operacional *versus* um programa de estímulo baseado em poesia	GE (n = 7) GC (n = 7)	As atividades de memória operacional foram baseadas no modelo de Baddeley. O Programa de Estimulação baseado em poesia foi composto por atividades gerais de linguagem	O GE que trabalhou memória operacional aumentou o desempenho nos testes de memória operacional, inibição e flexibilidade cognitiva, enquanto o grupo poesia melhorou as tarefas de fluência verbal e discurso narrativo
Golino e Flores-Mendoza (2016)	Promover adequações e correções em protocolos de treino já estabelecidos	Mulheres: (n = 15) Idade: 73,13 ± 3,37 Escolaridade: 4,33 ± 2,44 GE: (n = 7) GC: (n = 8)	Sessões: 12 de 90 min, 1/semana. Foram elaboradas tarefas cognitivas com e ensino de estratégias voltadas para atenção, velocidade de processamento, memória episódica e memória de trabalho	O GE aumentou o desempenho para a tarefa de códigos, aritmética e completar figuras enquanto o GC manteve o desempenho nesses testes

(*continua*)

▪ **TABELA 138.1** Estudos de treino e estimulação cognitiva no Brasil (*continuação*).

Autoria	Objetivo	Amostra	Intervenção	Resultados
Golino, Flores-Mendoza e Golino (2017)	Determinar os efeitos imediatos do treinamento cognitivo em idosos saudáveis e verificar os efeitos da transferência de habilidades direcionadas e não direcionadas	GE: (n = 47; idade média = 69,66 ± 7,51) GC (n = 33; idade média = 69,73 ± 7,45)	Sessões: 12 sessões individuais, 60 a 90 min; 1/semana Foram elaboradas tarefas cognitivas com ensino de estratégias voltadas para atenção, velocidade de processamento, memória episódica e memória de trabalho	O GE aumentou o desempenho para as tarefas: completar figuras, dígitos ordem direta e inversa, enquanto o GC manteve o desempenho nesses testes
Krug *et al.* (2017)	Avaliar o efeito da participação em Grupos de Cooperação Cognitiva mediados por computadores e internet na variação do miniexame do estado mental de pacientes ambulatoriais com queixas de memória, participantes de duas clínicas de memória	GE (n = 160; idade média: 67,19 ± 5,68; escolaridade média: 8,29 ± 4,58) GC (n = 133; idade média: 69,97 ± 6,3; escolaridade média: 8,95 ± 4,02)	Sessões: 20 de 90 min, 2/semana Intervenção mediada por computadores e internet na qual o GE aprendia a usar o mouse, ferramentas de desenho gratuitas, visualizadores de imagens, jogos, navegadores, navegação hipertextual, e-mail e redes sociais	GE teve uma variação positiva independente de 24,39% no miniexame do estado mental em relação ao GC
Chariglione, Janczura e Belleville (2018)	Investigou os efeitos de um treino de memória (MEMO) e de uma estimulação da memória (*Stimullus*) em idosos com envelhecimento cognitivo normal	MEMO: (n = 17; idade média: 72) *Stimullus* (n = 11; idade média: 72) GC (n = 16; idade média: 69,5)	Sessões: 6 de 120 min, 1/semana MEMO: psicoeducação sobre memória e envelhecimento, estratégias internas de atenção ativa, associação nome-rosto, método de Loci, imagem mental e PQRST *Stimullus*: sequências visuais, categorização de palavras, memorização de palavras, frases, imagens e histórias	Os resultados demonstraram que a intervenção do tipo MEMO produziu mais ganhos cognitivos do que *Stimullus*
Brito *et al.* (2019)	Investigar os benefícios do treinamento em memória operacional em DVD para idosos	GE (n = 12) GC (n = 4)	Sessões: 8 de 60 min, 2/semana Três DVDs de treinamento em memória operacional contendo conteúdo educacional e exercícios práticos em graus crescentes de dificuldade, do básico ao avançado	O GE aumentou o desempenho em testes de memória enquanto o GC manteve seu desempenho antes e após a intervenção
Pasqualotti, Amaro e Neves (2019)	Testar se o treinamento virtual em jogos multitarefa poderia resultar em melhor desempenho em testes de atenção, memória, linguagem e habilidades aritméticas	GE (n = 20; idade média: 70,4 ± 5,2) GC (n = 11; idade média: 70,9 ± 8,2)	Sessões: 30 min, 2/semana Treinamento virtual com 15 atividades interativas em jogos multitarefa. A intervenção era composta por cálculos lógicos matemáticos e exercícios de memória, atenção, aritmética e linguagem e atividade física (registrados pelo Microsoft Xbox 360 KinectTM)	O GE aumentou o desempenho após a intervenção para atenção, memória e linguagem
Brum *et al.* (2020a)	Analisar a eficácia do treinamento de Borella *et* al. (2010), em um contexto sociocultural diferente (Estudo 1) e o efeito da mudança na duração do treinamento (duplicando o número de sessões) (Estudo 2)	Estudo 1: GE (n = 18) GC (n = 28) Estudo 2: GE (n = 23) GC (n = 27)	Sessões: 3 de 40 min, 3/semana (Estudo 1); 6 de 40 min, 3/semana (Estudo 2). Treino de memória operacional CWMS (para mais detalhes consultar Borella *et al.*, 2010)	Os GEs apresentaram desempenho superior em todas as tarefas quando comparados aos GCs ativo após o treinamento. Seis meses após o treino os efeitos se mantiveram. O treinamento mais longo (Estudo 2) gerou ganhos semelhantes ao protocolo original, com alguma vantagem em tarefas de transferência distantes no pós-teste e 6 meses após a intervenção

(*continua*)

▪ **TABELA 138.1** Estudos de treino e estimulação cognitiva no Brasil (*continuação*).

Autoria	Objetivo	Amostra	Intervenção	Resultados
Brum *et al.* (2020b)	Comparar a eficácia do treino de memória operacional elaborado por Borella *et al.* (2010) oferecido no formato individual e em grupo	Treino individual: GE (n = 11) GC (n = 15) Treino em grupo: GE (n = 16) GC (n = 17)	Sessões: 3 de 40 min, 3/semana Treino de memória operacional CWMS (para mais detalhes consultar Borella *et al.*, 2010)	Aumento de desempenho para os GEs no pós-teste e 6 meses após a intervenção nos testes de memória operacional, velocidade de processamento e funções executivas. O formato do treinamento não alterou os resultados. No entanto, as análises de tamanho de efeito sugeriram que essa intervenção pode ser mais eficaz no formato individual
Chariglione *et al.* (2020)	Verificar se ganhos cognitivos apresentados em dois programas de intervenção cognitiva estão relacionados a alterações de humor, qualidade de vida e aptidão física em idosos	MEMO: (n = 21; idade média: 69,7 ± 7,75) *Stimullus* (*n* = 18; idade média: (68,61 ± 6,04)	Sessões: 6 de 120 min, 1/semana MEMO: psicoeducação sobre memória e envelhecimento, estratégias internas de atenção ativa, associação nome-rosto, método de Loci, imagem mental e PQRST *Stimullus*: sequências visuais, categorização de palavras, memorização de palavras, frases, imagens e histórias	Os GEs apresentaram tendência a reduzir os sintomas depressivos e obtiveram aumento de massa gorda e diminuição de massa magra

Intervenções cognitivas em idosos com declínio cognitivo subjetivo

O DCS foi recentemente identificado como uma condição na qual idosos aparentemente saudáveis relatam preocupações sobre declínio na função cognitiva, mas quando realizam testes cognitivos mostram desempenho normal para sua idade e escolaridade e preservação nas atividades instrumentais da vida diária (AIVDs) (Jessen *et al.* 2014; Koppara *et al.*, 2015; Smart *et al.*, 2017). Evidências baseadas em estudos longitudinais sobre o envelhecimento humano indicam que adultos com DCS têm maior probabilidade do que seus pares (sem DCS) de apresentar biomarcadores da doença de Alzheimer (DA), como neurodegeneração (Meiberth *et al.*, 2015; Perrotin *et al.*, 2015; Peter *et al.*, 2014) e carga amiloide (Amariglio *et al.*, 2012; Perrotin *et al.*, 2012; Snitz *et al.*, 2015). Esses dados sugerem que, para adultos mais velhos, o DCS pode representar uma fase pré-clínica da DA (Smart *et al.*, 2017).

O número de pesquisas envolvendo intervenções cognitivas para idosos com DCS ainda é pequeno, mas os resultados apontam em uma mesma direção: os participantes aumentam o desempenho em testes cognitivos após a intervenção, o que sugere que o treino cognitivo pode ser uma alternativa viável no manejo do DCS (López-Higes *et al.*, 2018; Hu *et al.*, 2019; Hong *et al.*, 2020).

Smart *et al.* (2017) realizaram uma revisão sistemática e metanálise sobre intervenções não farmacológicas no DCS e incluíram 9 artigos randomizados com pessoas com pelo menos 55 anos. Reuniam informações de 378 participantes no grupo experimental e 298 na condição controle. As intervenções foram divididas em cognitivas (seis estudos), física (um estudo), e combinados (intervenção física e cognitiva, dois estudos). Houve uma variação grande quanto ao tempo de duração da intervenção (de 4 a 24 semanas), frequência das sessões (de 1 a 3 vezes/semana) e duração das sessões (45 minutos a duas horas e meia). Quando os autores compararam o tamanho de efeito das intervenções para os testes cognitivos, encontraram que o treino cognitivo mostrou o maior tamanho de efeito, seguido do treino físico, e por último o treino combinado. As pesquisas com dados de seguimento para intervenções cognitivas também são escassas, mas mostram que os idosos com DCS mantêm, mesmo após 6 meses, os benefícios do treino (Tsai *et al.*, 2008; Smart *et al.*, 2017).

Esses resultados têm implicações importantes para as pessoas com DCS e para estudos de prevenção do declínio cognitivo, uma vez que possibilita o idoso a tomar medidas proativas para o seu próprio bem-estar, cognitivo e emocional (Smart *et al.*, 2017). O Estudo Finlandês de Intervenção Geriátrica para Prevenir Incapacidades e Incapacidades Cognitivas (Finger) é um exemplo de estudo envolvendo uma intervenção multifatorial, que inclui dieta, exercício físico, controle de doenças crônicas e treino cognitivo em idosos com fatores de risco para as demências. Os resultados preliminares deste estudo sugeriram efeitos benéficos na cognição de indivíduos em risco (Ngandu *et al.*, 2015).

Intervenção cognitiva para idosos com comprometimento cognitivo leve (CCL) ou transtorno neurocognitivo leve (TNL)

Em 2011, o National Institute on Aging and the Alzheimer's Association (Albert *et al.*, 2011) publicou os critérios diagnósticos para CCL em razão da DA. Os critérios são: 1) preocupação com mudanças na cognição relatadas pelo paciente, se possível corroboradas por um informante ou por um médico especializado que conheça bem o paciente; 2) evidência de desempenho rebaixado em um ou mais domínios cognitivos além do que seria esperado, para a idade e escolaridade; 3) as mudanças podem ocorrer em uma variedade de funções cognitivas, incluindo memória, função executiva, atenção, linguagem e visuoconstrução, e personalidade; 4) deve haver preservação da independência nas habilidades funcionais – idosos com CCL podem mostrar dificuldades leves no desempenho de tarefas funcionais complexas (como pagar contas), mostrando-se mais lentos, e cometendo mais erros, mas as atividades de vida diária de forma global devem estar preservadas; 5) as alterações cognitivas devem ser suficientemente leves para não trazer prejuízos significativos ao funcionamento social e ocupacional. Adicionalmente, os pacientes com CCL podem ser divididos em quatro subtipos: CCL amnéstico, CCL amnéstico múltiplos domínios, CCL não amnéstico único domínio, e CCL não amnéstico múltiplos domínios (Petersen, 2010; Breton *et al.*, 2019; Gillis *et al.*, 2019).

Pesquisas recentes envolvendo idosos com CCL têm mostrado que este é um grupo com maior risco para desenvolver síndromes demenciais (Anderson, 2019; Richardson *et al.*, 2019). Sendo assim, diferentes pesquisadores têm estudado o impacto de intervenções farmacológicas e não farmacológicas sobre o desempenho cognitivo de idosos com CCL. As revisões sistemáticas (Ge *et al.*, 2018; Yang *et al.*, 2019) e metanálises (Hill *et al.*, 2017; Zhang *et al.*, 2019; Sherman *et al.*, 2020) mais atuais indicaram que idosos com CCL se beneficiam positivamente das intervenções cognitivas com um tamanho de efeito pequeno a moderado. Estudos recentes, assim como os mais antigos, continuam alertando sobre a importância de harmonizar métodos e replicar estudos, buscando intervenções que tragam resultados semelhantes para diferentes populações (Gates *et al.*, 2011; Simon; Ribeiro, 2011; Simon *et al.*, 2012; Rodakowski *et al.*, 2015).

No momento, não há consenso sobre qual seria o treino mais eficiente para esse grupo de pacientes. A metanálise de Sherman, Durbin e Ross, (2020) indicou que o treino focado em memória (com foco no ensino de estratégias mnemônicas) pode beneficiar mais os idosos com CCL, quando os resultados são comparados aos da intervençção multifatorial. Os autores ressaltam que o benefício da intervenção multifatorial também traz resultados satisfatórios, mas que a intervenção multifatorial tem tamanho de efeito menor que as intervenções puramente de memória episódica. No entanto, diferentes questões ainda precisam ser respondidas, como, por exemplo, a duração ideal do treino, seus efeitos de transferência próxima e distante, o quanto o treino beneficia a funcionalidade de idosos com CCL, dentre outras questões.

Nesse sentido, Belleville *et al.* (2018) realizaram um estudo com pacientes idosos diagnosticados com CCL amnéstico. O estudo foi randomizado, controlado e utilizou o método MEMO (Méthode d'Entrainement pour Mémoire Optimale, Gilbert *et al.*, 2007), que foca na otimização da codificação e recuperação da memória episódica (40 pessoas). O grupo MEMO foi comparado a uma intervenção psicossocial (controle ativo com 43 pessoas), e a um grupo que apenas respondeu as testagens (controle inativo com 44 pessoas). Os participantes foram testados para memória episódica, uso de estratégias mnemônicas, sintomas depressivos e ansiosos, e com questionários de atividade instrumental de vida diária e de memória subjetiva antes e após a intervenção e realizaram duas avaliações de seguimento (3 e 6 meses após a intervenção). As sessões aconteceram em grupo de quatro a cinco pessoas, durante 2 horas, por 8 semanas. Os resultados apontaram aumento de desempenho para o grupo MEMO nas tarefas de memória episódica, tanto após a intervenção quanto nas avaliações de seguimento, mostrando que os efeitos do treino foram mantidos mesmo a longo prazo. Além disso, esse grupo mostrou transferência do impacto do treino MEMO para a funcionalidade avaliada por meio de questionário respondido pelo participante. Os demais grupos não mudaram o seu desempenho ao longo das avaliações.

As pesquisas que utilizam parâmetros de exames de neuroimagem como desfecho de intervenções cognitivas com idosos com CCL também têm aumentado (Feng *et al.*, 2018; Miotto *et al.*, 2018; Simon *et al.*, 2018a; Hampstead *et al.*, 2020; Simon *et al.*, 2020).

Miotto *et al.* (2018) reuniram em uma revisão sistemática sete estudos controlados e randomizados que incluíam treinos presenciais e computadorizados para idosos com CCL amnéstico e tinham a ressonância magnética funcional como desfecho. O objetivo foi entender quais seriam os possíveis mecanismos neurais que estariam relacionados ao aumento de desempenho dos participantes da intervenção cognitiva. Os resultados apontaram que o aumento de desempenho para o grupo experimental quando comparado ao grupo controle, após o treino, pode ser explicado tanto pelo mecanismo compensatório (aumento da atividade no lóbulo parietal inferior direito) quanto pelo restaurativo (aumento da atividade hipocampal e frontoparietal lateral). Os mecanismos compensatórios podem ser explicados como regiões cerebrais alternativas ou redes não "tipicamente" envolvidas na tarefa que passam a realizar aquela tarefa. Os mecanismos restaurativos podem ser entendidos como aumento da atividade neural nas regiões cerebrais responsáveis por realizar aquela tarefa (Miotto *et al.*, 2018).

Simon *et al.* (2020) desenvolveram um ensaio controlado randomizado com 30 idosos com CCL amnésticos que foram divididos em grupo experimental (treinamento com estratégias de memorização face-nome) e grupo controle (psicoeducação). As sessões tinham uma hora de duração e foram realizadas ao longo de 4 dias. Os resultados mostraram que apenas para os participantes do grupo experimental observou-se, após o treinamento, um aumento de atividade na região frontoparietal bilateral e áreas temporais (associadas ao controle cognitivo, cognição social e processamento emocional). Os autores ressaltam que o treino com faces e nomes é uma intervenção relevante e eficiente para idosos com CCL amnéstico.

Em uma revisão sistemática recente (Irazoki *et al.*, 2020) foram levantados programas disponíveis para os idosos com CCL, mostrando as suas diferenças e assim permitindo que o profissional ou o idoso escolha o melhor programa para suas necessidades. A revisão comparou os programas: Brainer, Cogmed, CogniFit, FesKits, CogniPlus, COGPACK, NeuronUp, GRADIOR, e SOCIABLE. Com a exceção do Cogmed, que trabalha especificamente a memoria operacional, todos os programas mencionados estimulam diferentes habilidades cognitivas e geram automaticamente relatórios de progresso de desempenho dos participantes. Apenas os programas COGPACK e CogniPlus podem ser usados sem acesso a internet, e este último envolve exercícios cognitivos e físicos. Não foram apontados trabalhos que avaliaram a eficácia do treino em comparação com outros treinos cognitivos tradicionais ou mesmo com um grupo controle.

Alguns estudos descritos na revisão supracitada mostraram que os efeitos das intervenções computadorizadas podem se mater a longo prazo (variando de 3 a 18 meses) em idosos com CCL (Fiatarone *et al.*, 2014; Barban *et al.*, 2015; Danassi *et al.*, 2015; Vermeij *et al.*, 2016). As intervenções cognitivas computadorizadas são um recurso importante não apenas para melhorar a cognição, mas também influenciam positivamente a funcionalidade de idosos com CCL (Gigler *et al.*, 2013; Fiatarone *et al.*, 2014; Danassi *et al.*, 2015; Suo *et al.*, 2016; Hill *et al.*, 2017). Podem também mostrar impacto na diminuição dos sintomas depressivos (Gonzàlez-Paulau *et al.*, 2014; Danassi *et al.*, 2015; Vanova *et al.*, 2018), indicando efeito de transferência do treino também neste grupo de idosos que apresentam alterações cognitivas mais leves.

Estudos brasileiros sobre treino cognitivo em idosos com CCL ainda são escassos. Brum, Forlenza e Yassuda (2009) realizaram treino com tarefas que simulavam atividades do cotidiano, como fazer compras e lidar com o dinheiro, com 34 idosos com CCL, sendo estes divididos em GE (n = 16) e GC (n = 18). O treino cognitivo durou oito sessões de 90 minutos cada, que aconteceram 2 vezes/semana. O objetivo foi avaliar o impacto do treino na funcionalidade e na cognição. Para isso os idosos foram avaliados pré e pós-intervenção com testes de atenção, memória, número de sintomas depressivos, Teste do Desenho do Relógio e DAFS (Direct Assessment of Funcional Scale Revised), que avalia a funcionalidade de modo direto pela observação do desempenho do paciente. Os autores encontraram aumento significativo no GE do pré para o pós-teste na atenção, orientação temporal, habilidade para fazer compras e lidar com o dinheiro na DAFS e diminuição no número de sintomas depressivos. Esta mudança não foi observada no GC.

Olchik *et al.* (2013) realizaram ensaio clínico randomizado, controlado e cego com o objetivo de avaliar a eficácia do treino de memória em idosos saudáveis e com CCL. Contaram com a participação de 65 idosos saudáveis e 47 idosos com CCL divididos em GC (inativo), GE (que realizou o treino de memória) e um grupo que recebeu intervenção psicoeducativa. O treino de memória foi realizado em oito sessões que enfatizavam uso de estratégias mnemônicas, tarefas ecológicas e conteúdo educacional. A intervenção psicoeducativa teve a mesma duração do treino de memória, mas trabalhou com conteúdo educacional apenas. Após as sessões de treino, o grupo de idosos com CCL que realizaram treino de memória mostrou o mesmo desempenho de idosos saudáveis que não receberam treino. A autora ressaltou ainda que tanto os idosos saudáveis quanto os com CCL melhoraram seu desempenho após o treino de memória nas tarefas treinadas.

Considerações finais

As investigações sobre as intervenções cognitivas para idosos com diferentes perfis de desempenho cognitivo vêm crescendo. Na ausência de estratégias farmacológicas curativas para as demências, as intervenções cognitivas vêm ganhando reconhecimento como uma importante estratégia para a manutenção da cognição. Há consenso neste campo investigativo que o estudo randomizado, controlado e cego é a melhor opção para avaliar os efeitos de uma intervenção cognitiva, e os novos estudos têm adotado tais estratégias, elevando o seu rigor metodológico. A intervenção cognitiva tem se mostrado uma via segura, pouco custosa, e sem efeitos negativos para a população idosa que busca prevenir ou amenizar dificuldades cognitivas. A vasta maioria dos estudos encontra efeitos positivos do treino não apenas para a tarefa-alvo, mas efeitos de transferência para tarefas próximas e em alguns casos distantes, o que torna a intervenção cognitiva uma alternativa a ser considerada para a manutenção da cognição e da funcionalidade na velhice. O principal desafio para a área continua sendo a padronização de protocolos de treino e avaliação, para que os estudos possam ser replicados. Nos últimos 5 anos, o número de pesquisas envolvendo as intervenções cognitivas e com desfechos avaliados por meio de técnicas de neuroimagem e utilizando treinos computadorizados têm crescido significativamente.

139

Linguagem no Envelhecimento Saudável e Patológico

Marcela Lima Silagi • Maria Isabel d'Ávila Freitas • Isabel Junqueira de Almeida • Tharsila Moreira Gomes da Costa

Introdução

A linguagem, assim como outras funções cognitivas, passa por constantes transformações ao longo da vida. Essas mudanças podem ser observadas tanto na senescência quanto na senilidade. O conhecimento sobre as mudanças linguísticas que ocorrem no envelhecimento saudável deve constituir o ponto de partida para o estudo das alterações decorrentes de processos patológicos no idoso.

Para o pleno entendimento acerca da linguagem nesses dois contextos é importante caracterizar quais habilidades estão preservadas e quais foram alteradas nas modalidades de compreensão oral, expressão oral, leitura e escrita, considerando os diferentes processamentos linguísticos: fonético (produção dos sons da fala); fonológico (organização dos fonemas na língua); morfossintático (formação das palavras e organização das frases); léxico-semântico (significados e conceitos das palavras); e discursivo-pragmático (uso contextualizado da linguagem ou funcionalidade).

O objetivo deste capítulo é descrever as manifestações de linguagem mais comumente encontradas no envelhecimento saudável e no envelhecimento patológico à luz das diferentes modalidades e processamentos linguísticos.

A linguagem no envelhecimento saudável

As alterações de linguagem no envelhecimento saudável são heterogêneas. Algumas habilidades são mais suscetíveis ao declínio, enquanto outras permanecem preservadas (Diaz *et al.*, 2016; Shafto; Tyler, 2014).

Em relação ao processamento fonético-fonológico, não ocorrem mudanças importantes no envelhecimento saudável (Mansur; Radanovic, 2004). No entanto, alguns estudos mostram que idosos podem realizar um número maior de erros no nível fonológico em relação aos indivíduos mais jovens, os chamados "deslizes", que geram trocas fonêmicas (*slip of the tongue*) (Diaz *et al.*, 2016). A fim de aumentar a taxa de deslizes de fala, um estudo comparou idosos e adultos jovens na produção de trava-línguas. Quando diminuíram a velocidade de fala, idosos e jovens produziam erros em quantidade semelhante. Quando a velocidade de fala aumentava, os jovens produziam mais erros e os idosos não conseguiam realizar a tarefa. Entretanto, a condição estudada é bastante específica e não reflete adequadamente a produção de fala em condições naturais, deixando, portanto, em aberto a questão se há ou não declínio no nível fonológico em idosos saudáveis (Gollan; Goldrick, 2019).

Quando comparados aos jovens nas habilidades sintáticas, alguns trabalhos indicam que idosos utilizam um menor número de estruturas sintáticas complexas na produção discursiva, principalmente orações subordinadas (Brandão, 2006; Gollan; Goldrick, 2019). Essa diminuição na produção da sintaxe complexa vem sendo correlacionada ao declínio na memória operacional, que ocorre no envelhecimento normal (Brandão, 2006; Kemper *et al.*, 2001; Kemper, 2012).

Nas habilidades lexicais, o déficit mais comum se refere ao resgate de palavras. Essa dificuldade é conhecida como "fenômeno da ponta da língua", na qual o falante não consegue resgatar temporariamente uma palavra, embora saiba exatamente seu significado e suas características semânticas (Brandão, 2006; Burke, 1997; Mansur; Radanovic, 2004). Em idosos, essa dificuldade ocorre mais frequentemente com nomes próprios (Burke; Shafto, 2004; Gollan; Goldrick, 2019). Estudos que utilizaram provas de nomeação de figuras com idosos cognitivamente saudáveis mostram que palavras menos frequentes são mais difíceis de serem resgatadas. Essa dificuldade estaria ligada a um déficit no acesso à informação fonológica, já que esses sujeitos se beneficiam da pista fonológica (quando o avaliador fornece o fonema ou a sílaba inicial da palavra) e não da pista semântica (dicas referentes ao significado da palavra) (Brandão, 2006; Diaz *et al.*, 2016).

Na produção discursiva, alguns idosos apresentam uma característica denominada "verbosidade fora de tópico", que se manifesta como uma fala excessiva, com mudanças de tópico súbitas e repentinas, impactando a coerência do discurso (Brandão, 2006; Kemper, 2012). Essa característica ocorre, sobretudo, quando o tópico do discurso envolve conteúdos autobiográficos (Burke, 1997; Kemper, 2012). Em estudos que analisaram a narrativa oral baseada em figuras, os idosos tendem a ser menos eficientes, menos coerentes e a realizar mais comentários repetitivos (Cannizzaro; Coelho, 2012).

A compreensão de linguagem se mantém mais preservada do que a produção no envelhecimento saudável. No nível da palavra, idosos têm desempenho equivalente a adultos jovens, podendo, inclusive, ter um aumento do vocabulário decorrente da experiência linguística (Obler; Pekkala, 2008). Em tarefas de julgamento semântico, por exemplo, a identificação de relações semânticas entre palavras, adultos jovens e idosos têm desempenho similar (Fonseca; Parente, 2006a).

No nível da sentença, quando comparados aos mais jovens, idosos podem apresentar dificuldades na compreensão de sentenças longas e sintaticamente complexas, um provável reflexo de déficits de memória operacional (Antonenko *et al.*, 2013; Diaz, Rizio; Zhuang, 2016; Wingfield; Grossman, 2006).

Quanto à compreensão do discurso, ao serem solicitados a recontar uma história ouvida, idosos lembram de uma quantidade menor de informação do que os mais jovens, dificuldade que também tem sido correlacionada ao declínio da memória operacional decorrente do envelhecimento normal (Fonseca; Parente, 2006a).

Em relação ao processamento inferencial, ou seja, a capacidade de compreender informações implícitas a partir do texto (escrito ou oral) em conjunto com conhecimentos prévios, alguns estudos encontraram declínio no envelhecimento nessa habilidade comunicativa. Entretanto, não há consenso na literatura sobre essa questão, já que em outros estudos não houve diferença entre jovens e idosos (Fonseca; Parente, 2006b; Silagi *et al.*, 2014).

Um fator que pode afetar a compreensão de linguagem no idoso é a perda auditiva. A presbiacusia, que se refere à perda auditiva relacionada ao envelhecimento, atinge aproximadamente 30% da população com mais de 65 anos (Samelli *et al.*, 2016). Essa condição pode afetar a porção periférica e/ou central do sistema auditivo, levando a uma dificuldade na detecção principalmente de frequências agudas, dificultando a percepção da fala, e em habilidades auditivas relacionadas ao processamento auditivo central (Samelli *et al.*, 2016; Wingfield; Grossman, 2006).

Compreender a fala apesar da dificuldade auditiva pode requerer um grande esforço atencional e a utilização de recursos cognitivos que deveriam estar disponíveis para a codificação da informação na memória e para os processos de compreensão mais elevados. Deste modo, idosos com presbiacusia podem ter dificuldades na compreensão da fala, mesmo quando as palavras são detectadas corretamente (Wingfield; Grossmann, 2006).

A partir do que foi exposto anteriormente, pode-se concluir que algumas habilidades de linguagem, sobretudo na produção, sofrem um declínio leve no envelhecimento saudável, como a produção de estruturas sintáticas complexas e o acesso lexical. A compreensão de linguagem se mantém menos impactada, mas há ainda questões em aberto, sobretudo, em relação à compreensão de estruturas sintáticas complexas e à compreensão de inferências. Torna-se evidente, a partir dos estudos sobre linguagem no envelhecimento saudável, a interação da linguagem com outras habilidades cognitivas, como a memória operacional, a atenção, o controle inibitório, velocidade de processamento da informação e as habilidades auditivas. A Tabela 139.1 resume as principais modificações da linguagem no envelhecimento saudável nos diferentes tipos de processamento linguístico.

A linguagem no envelhecimento patológico

As doenças mais comuns que afetam a linguagem no processo de envelhecimento são o acidente vascular encefálico, o traumatismo cranioencefálico e as demências. A seguir, serão descritas as principais manifestações de linguagem decorrentes de cada um desses diferentes quadros.

Alterações de linguagem no acidente vascular encefálico

A alteração de linguagem que ocorre após o acidente vascular encefálico (AVE) é chamada de afasia, quando há lesão no hemisfério dominante (geralmente hemisfério esquerdo).

A afasia após um AVE ocorre com mais frequência em idosos do que em adultos jovens (Ellis; Urban, 2016). Quinze por cento dos indivíduos com menos de 65 anos sofrem de afasia após o primeiro AVE isquêmico e essa porcentagem aumenta para 43% para indivíduos com 85 anos de idade ou mais (Engelter *et al.*, 2006).

TABELA 139.1 Principais modificações da linguagem no envelhecimento saudável.

Processamento	Manifestações
Fonológico	Relativamente preservado; trocas na fala não são comuns
Léxico-semântico	Dificuldades de nomeação, inclusive, para nomes próprios, decorrem, principalmente, de falhas no acesso lexical, estando o conhecimento semântico relativamente preservado
Morfossintático	Preservado para materiais mais simples, pode estar prejudicado para a produção de sentenças mais longas e com maior complexidade sintática
Discursivo	Utilização de uma quantidade maior de palavras para exprimir suas ideias, muitas vezes, de maneira redundante e repetitiva
Compreensão oral	Dificuldade para sentenças complexas e discurso, especialmente em ambientes com ruído

Adaptada de Mansur e Radanovic (2004).

Além disso, outras alterações podem ocorrer simultaneamente com a afasia na população geriátrica, por exemplo, as demências e outras doenças neurológicas progressivas que também afetam a linguagem. Por isso, entender os mecanismos alterados na afasia é importante para que seja realizado o diagnóstico diferencial, uma vez que cada distúrbio requer intervenções específicas (Lourenço; Mendes, 2008).

As manifestações mais comuns das afasias são: dificuldades na compreensão oral e escrita (para palavras, frases e discurso); anomias (dificuldade de acessar a palavra); parafasias (trocas de fonemas ou de palavras na fala); paráfrases (substituição da palavra por uma frase); circunlóquio (dificuldade em acessar o tema principal da enunciação); neologismos (emissão de palavras que não existem na língua); agramatismo (omissão de palavras nas frases); perseveração (repetição da mesma resposta para diferentes contextos); paralexias (trocas de fonemas ou palavras na leitura); paragrafias (trocas de letras, grafemas ou palavras na escrita); coocorrência de alterações motoras da fala (apraxia de fala e disartria) (Mansur; Radanovic, 2004; Ortiz, 2010).

Dependendo das manifestações em um ou mais componentes da linguagem, podemos classificar as afasias em diferentes tipos: as afasias não fluentes correspondem às alterações decorrentes de lesões anteriores à fissura sylviana, nas quais ocorre especialmente prejuízo da expressão oral; as afasias fluentes são decorrentes de lesões posteriores à fissura sylviana, ocorrendo maior prejuízo da compreensão oral; as lesões que atingem a área perisylviana e fascículo arqueado geram afasias com alteração da repetição e as lesões que poupam essas regiões geram as afasias com preservação da repetição.

Estudos mostram que lesões semelhantes podem resultar em tipos de afasia diferentes dependendo da idade dos indivíduos. Em geral, os achados indicam que, em comparação aos indivíduos mais jovens, os idosos apresentam mais afasias fluentes do que afasias não fluentes. Ou seja, há maior comprometimento na compreensão oral em idosos com lesão adquirida, aumentando a dependência comunicativa e funcional deles (Castro-Caldas; Confraria, 1984; Eslinger; Damasio, 1981). Corroborando com o achado clínico, as lesões posteriores foram as mais encontradas em indivíduos idosos afásicos, provavelmente associadas à trombose dos ramos posteriores da artéria cerebral média (Ellis; Urban, 2016).

Em relação ao prognóstico, o aumento da idade pode influenciar negativamente a extensão da recuperação neurológica espontânea em pacientes afásicos (Steele, Aftonomos; Munk, 2003). Pashek e Holland (1988) verificaram que pacientes com menos de 70 anos têm mais chances de alcançar recuperação parcial ou completa da fala e da linguagem em comparação com pacientes mais velhos. Uma das explicações é que os idosos apresentam mais alterações atencionais, executivas, sensoriais, comportamentais e psicológicas, prejudicando o processo de reabilitação. A presença de demência também tem um impacto na resposta à terapia nesse grupo, o que complica as medidas de recuperação espontânea e a melhora após o tratamento. Até um quarto de todos os pacientes geriátricos com afasia global foram relatados como sendo dementes.

Por fim, as lesões que ocorrem no hemisfério cerebral não dominante para a linguagem (geralmente, o hemisfério direito) não provocam manifestações afásicas. No entanto, o indivíduo pode apresentar alterações comunicativas. São relatadas dificuldades na compreensão e produção de diferentes padrões de prosódia, dificuldades discursivas com desrespeito às regras de coerência e troca de turnos, desvio do assunto, confabulações, redução do conteúdo informativo e dificuldade na compreensão de sentidos não literais, como humor, sarcasmo e inferências (Fonseca *et al.*, 2006).

Alterações de linguagem no traumatismo cranioencefálico

Por conta do maior envolvimento em acidentes automobilísticos, os jovens adultos estão mais suscetíveis a sofrerem traumatismo cranioencefálico (TCE). Por sua vez, a população geriátrica está em um segundo pico de incidência, com a queda da própria altura sendo a maior causa dos traumatismos (Almeida *et al.*, 2016).

As consequências do TCE em populações idosas são, comumente, mais graves, com o dobro de taxas de mortalidade em comparação aos jovens adultos, além de pior desempenho funcional e, consequentemente, maior número de sequelas na pós-alta hospitalar (Adekoya *et al.*, 2002; Peterson; Kegler, 2020). Fatores como progressão da idade e menor pontuação na Escala de Coma de Glasgow foram apontados na literatura como preditores de pior prognóstico e desfecho (Susman *et al.*, 2002).

Em geral, os estudos apontam que os indivíduos com TCE apresentam como déficits clássicos as alterações de atenção, memória, comportamento, linguagem e função executiva (Coelho, 2002; Mansur; Radanovic, 2004).

As alterações esperadas estão condicionadas ao tipo de lesão adquirida pelo paciente. Nas lesões focais, como as contusões, que frequentemente lesionam áreas frontais e temporais, a sequela dependerá da área cerebral lesionada, podendo ocasionar afasia (frequentemente afasia anômica), disartria (alteração da execução motora da fala) e/ou a apraxia de fala (alteração da programação motora da fala). Em razão da aceleração e desaceleração cerebral, nas lesões difusas, mais frequentes em quedas e em acidentes, há déficits de linguagem não afásicos e relacionados às alterações cognitivas que, nesse caso, são definidos como alterações linguístico-cognitivas (Coelho, 2002; Davis; Coelho, 2004; Mansur; Radanovic, 2004). A Tabela 139.2 apresenta um resumo das alterações de linguagem mais prevalentes.

TABELA 139.2 Alterações de linguagem no traumatismo cranioencefálico.

Processamento	Manifestações
Léxico-semântico	Dificuldades de nomeação e evocação de palavras Dificuldades de categorização e fluência verbal
Morfossintático	Dificuldade de formular sentenças e compreender frases com estrutura sintática de diferentes complexidades
Discursivo-pragmático	Discurso socialmente inadequado, repetitivo, desorganizado, vago e desinibido Falha na interpretação da linguagem abstrata e indireta

Alterações de linguagem nas demências

As alterações de linguagem ocorrem em praticamente todas as síndromes demenciais. A análise na natureza dos erros linguísticos, junto a outras características clínicas e neuropsicológicas, pode ser um importante instrumento para auxiliar no raciocínio do diagnóstico diferencial dos tipos de demência. A Tabela 139.3 resume o perfil do déficit de linguagem no comprometimento cognitivo leve e nas diferentes síndromes demenciais. A descrição destas alterações será aprofundada nos parágrafos subsequentes.

Alterações de linguagem no comprometimento cognitivo leve

O comprometimento cognitivo leve (CCL) é definido como o estágio intermediário entre o envelhecimento saudável e a demência quando existem queixas cognitivas, prejuízo cognitivo, mas preservação funcional (Petersen, 2004). As alterações de linguagem em sujeitos com CCL são sutis e estão associadas ao declínio nos níveis semântico e pragmático da linguagem (Barbeau *et al.*, 2012), o que afeta o discurso e o torna desorganizado, menos informativo, com presença de termos indefinidos e, em alguns momentos, frases sem sentido (Asp; Villiers, 2010; Toledo *et al.*, 2018). Por isso, a análise do discurso pode ser um recurso sensível para identificar o quadro de CCL, especialmente, de forma longitudinal (Mueller *et al.*, 2018).

Outros déficits de linguagem em indivíduos com CCL têm sido descritos em tarefas de fluência, nomeação e conhecimento semântico (Lopez-Higes *et al.*, 2014), que podem estar associados a déficits de controle inibitório que afetam a busca semântica (Duong *et al.*, 2006).

Déficits de compreensão da linguagem oral e escrita têm sido relatados nos sujeitos com CCL, que apresentam compreensão mais pobre de histórias, sobretudo de conteúdos mais complexos e implícitos, e que requerem processamento de inferências (Schmitter-Edgecombe; Creamer, 2010; Silagi *et al.*, 2021).

Alguns estudos não encontraram diferenças de linguagem entre indivíduos com CCL e indivíduos cognitivamente saudáveis ou entre CCL e aqueles com doença de Alzheimer leve (Toledo *et al.*, 2018). Por isso, para um diagnóstico preciso e uma investigação detalhada da linguagem no CCL, indica-se uma combinação de testes (Radanovic *et al.*, 2007).

Alterações de linguagem na doença de Alzheimer

Os distúrbios da linguagem em indivíduos com doença de Alzheimer (DA) dependem, principalmente, da sua gravidade. Entretanto, outros fatores podem interferir na apresentação clínica, como o nível de escolaridade, os hábitos prévios e a reserva cognitiva. Um desafio para a descrição da linguagem na DA é o fato de suas alterações ocorrerem de forma interligada com as de outras funções cognitivas que lhe dão suporte, sobretudo a memória (Mansur *et al.*, 2005).

TABELA 139.3 Resumo das manifestações de linguagem no comprometimento cognitivo leve e nas síndromes demenciais.

Quadro	Principais manifestações de linguagem
CCL	Alterações leves evidenciadas em tarefas linguísticas complexas e com alta demanda cognitiva
DA	Alterações predominantes no acesso ao sistema semântico (interface linguagem-memória)
DV	Alterações heterogêneas em virtude da variabilidade dos locais de lesão
DLFT comportamental	Alterações discursivas em macroestrutura e alterações semânticas Interferência da disfunção executiva e alteração de comportamento na linguagem
APP não fluente	Alteração sintática (agramatismo) e apraxia de fala
APP semântica	Degradação do conhecimento semântico
APP logopênica	Alterações na alça fonológica da memória operacional
Demências com manifestações motoras	Alterações de linguagem heterogêneas + alterações motoras da fala (disartria e apraxia de fala)

APP: afasia progressiva primária; CCL: comprometimento cognitivo leve; DA: doença de Alzheimer; DLFT: degeneração lobar frontotemporal; DV: demência vascular.

Classicamente, o perfil de linguagem na DA é marcado por alterações em aspectos léxico-semânticos e pragmáticos, com relativa preservação dos fonológico-sintáticos, que são de rara ocorrência até os estágios mais avançados da doença (Kempler, 1991).

A progressão das dificuldades de linguagem tem diferenças individuais, mas é possível definir três estágios. De forma geral, no primeiro estágio, os sujeitos demonstram dificuldades para encontrar palavras. No estágio intermediário, o vocabulário e a linguagem como um todo se tornam empobrecidos. Por fim, no estágio avançado, os sujeitos conseguem apenas fornecer respostas limitadas, reduzidas a poucas palavras (Nasrolahzadeh *et al.*, 2016).

Até o estágio avançado, o indivíduo pode manter habilidades comunicativas como conversas simples, apesar de apresentar iniciativa reduzida para a comunicação, vocabulário ou capacidade reduzida para associar ideias e convertê-las em informações precisas (Radanovic *et al.*, 2007). Em situação de diálogo, observam-se também dificuldades para introduzir e mudar de assunto de maneira coerente e ativa, apresentando maior frequência de troca de turnos comunicativos e menor número de enunciados, o que significa empobrecimento da elaboração discursiva (Garcia, 1991; Mentis *et al.*, 1995).

As medidas de discurso, que envolvem o conteúdo de linguagem, são particularmente importantes para identificar os déficits de linguagem na DA. As tarefas de descrição de figura ou figuras em sequência são as medidas mais indicadas porque têm o benefício adicional de minimizar as demandas da memória episódica e autobiográfica com a permanência das figuras, enquanto o indivíduo produz a fala encadeada. Tais medidas são úteis na detecção de alterações no processamento semântico, complexidade sintática, uso pragmático da linguagem e parâmetros de fala e voz (Mueller *et al.*, 2018).

Em produção de narrativas, os sujeitos com DA mostraram menor número de componentes textuais, erram mais no relato da sequência dos eventos e produzem maior número de proposições irrelevantes, mesmo quando dispõem do apoio de imagem (Ska; Guenard, 1993).

A fluência verbal semântica é mais prejudicada na DA em relação à fluência verbal fonêmica (Taler; Phillips, 2008). Os déficits em tarefas de nomeação são bem documentados na DA (Bayles *et al.*, 1992). Tais dificuldades podem ser explicadas por múltiplos fatores, como déficits perceptuais visuais, atencionais, de acesso lexical e deterioração de representações semânticas, havendo distintos subgrupos (Kempler, 1991; Mansur *et al.*, 2005; Silagi *et al.*, 2015).

A DA também afeta a compreensão da linguagem oral, especialmente de sentenças complexas e extensas, que demandam sobrecarga da capacidade de armazenamento de memória operacional e do processamento semântico da linguagem (Mansur *et al.*, 2005).

Da mesma forma, a linguagem escrita sofre alteração na DA, observando-se a presença de disgrafia em razão da redução de recursos cognitivos gerais com o avanço da doença (Silveri *et al.*, 2007). Já a leitura em voz alta (decodificação) tem sido considerada, em geral, uma função cognitiva que resiste ao processo demencial, mesmo com alterações para compreender o material escrito (Bayles *et al.*, 1993). Contudo, estudos mais detalhados mostram que os indivíduos com DA apresentam latência maior para leitura de palavras irregulares da língua e progressiva deterioração da habilidade para ler (Patterson *et al.*, 1994).

Em virtude da associação dos déficits linguísticos a déficits de outras funções cognitivas, o prejuízo na comunicação dos indivíduos com DA deve ser avaliado em diferentes situações considerando modificações ambientais, usos de próteses auditivas, tempo necessário para se comunicar e comportamentos que podem interferir na habilidade comunicativa em uma situação mais ecológica (Carvalho; Mansur, 2008).

Alterações de linguagem na demência vascular

A apresentação clínica da demência vascular (DV) varia enormemente a depender da etiologia e da localização da lesão cerebral. Os subtipos classificados como demência pós-AVE, demência vascular isquêmica subcortical, demência multi-infarto (cortical) e a demência mista (Skrobot *et al.*, 2017) podem produzir déficits de linguagem distintos. Além disso, a maioria das descrições de linguagem em pacientes com DV focam na diferenciação com pacientes com DA, reforçando a predominância de déficit de memória episódica e linguagem na DA enquanto os pacientes com DV parecem apresentar maior prejuízo de funções executivas (Reed *et al.*, 2007). Contudo, esses achados são altamente controversos e muitos estudos têm mostrado uma sobreposição no desempenho de pacientes com DA e DV (Mathias; Burke, 2009).

Além de haver poucos estudos detalhados sobre o perfil de linguagem dos indivíduos com DV, eles têm produzido resultados conflitantes. Alguns estudos subdividiram os indivíduos com DV de acordo com a etiologia e local da lesão e encontraram que aqueles com lesões corticais apresentam pior desempenho na fluência verbal semântica (categoria "animais") e na tarefa de vocabulário em relação àqueles com lesões subcorticais (Gunstad *et al.*, 2005). Já outros estudos não encontraram diferenças no desempenho de linguagem em subgrupos de pacientes com DV (Paul *et al.*, 2000; Lim *et al.*, 2019).

Em bateria ampliada de testes de linguagem, os pacientes com DV apresentam déficits de compreensão e expressão linguística em relação aos sujeitos controles. Em comparação aos sujeitos com DA, a única tarefa que diferenciou os dois grupos foi a tarefa de nomeação por confrontação, em que os pacientes com DV tiveram um desempenho melhor, mas abaixo dos valores esperados para a normalidade. Os pacientes com DV cometem mais erros visuais e parafasias durante a nomeação de figuras, o que indica que há prejuízo semântico e visuoperceptual (Freitas *et al.*, 2018).

Essa discrepância de resultados também pode ser atribuída, além da heterogeneidade do tamanho e local da lesão, às alterações hemodinâmicas e de conectividade que seguem o dano isquêmico. Os sujeitos com DV de grandes vasos costumam apresentar maior prevalência de comprometimento visuoespacial ou de linguagem, enquanto a lesão de pequenos vasos parece se associar mais com a disfunção executiva (Ying *et al.*, 2016).

Portanto, ainda não se consegue definir um perfil de linguagem que seja patognomônico na DV. O conceito de DV está evoluindo e os próprios critérios diagnósticos para DA também foram atualizados para além da forma amnéstica "clássica". Além disso, uma proporção ainda não bem estabelecida de demências é a mista (DV + DA) (Raz *et al.*, 2016). O estabelecimento de critérios diagnósticos mais precisos para DV certamente contribuirá para um perfil de linguagem mais consistente.

Alterações de linguagem na degeneração lobar frontotemporal

O termo degeneração lobar frontotemporal (DLFT) abrange as demências que afetam predominantemente o comportamento (variante comportamental da DLFT) e a linguagem (afasias progressivas primárias) (Gorno-Tempini *et al.*, 2011).

Na variante comportamental da DLFT, apesar de o sintoma inicial ser a alteração de comportamento, distúrbios cognitivos podem ocorrer ao longo da doença, como a disfunção executiva, alterações de memória episódica e de linguagem. As manifestações linguísticas são heterogêneas e incluem anomias; redução de fala; mutismo; ecolalia; perseverações; dificuldade na repetição de palavras e frases; erros fonológicos; agramatismo; dificuldade na compreensão oral de palavras e frases; dislexia; e disgrafia. Também podem ser observadas disartria e apraxia de fala (Hardy *et al.*, 2016; Harris *et al.*, 2016). As características de linguagem relatadas na DLFT variante comportamental, em particular a desorganização do discurso, ecolalia e perseveração são frequentemente consideradas secundárias à disfunção executiva frontal.

Nas afasias progressivas primárias (APPs), a alteração de linguagem é o sintoma inicial da doença e permanece como déficit proeminente por pelo menos 2 anos. As APPs podem ser classificadas em três subtipos, de acordo com os processamentos linguísticos prejudicados e as áreas cerebrais acometidas (Gorno-Tempini *et al.*, 2011):

- APP variante não fluente ou agramática: alteração predominante da fluência da fala, com presença de apraxia de fala e/ou agramatismo. As alterações semânticas não são típicas do quadro, porém, nota-se dificuldades na compreensão de sentenças complexas em virtude da alteração sintática. Dificuldades de leitura e escrita de natureza fonológica e sintática também podem ocorrer. As alterações decorrem de atrofia e/ou hipometabolismo predominante na região posterior frontoinsular esquerda
- APP variante semântica: perda progressiva do conhecimento semântico, com alteração predominante da compreensão de palavras e presença de anomias, circunlóquios e parafasias semânticas. A produção motora da fala e os aspectos fonológicos e sintáticos da linguagem estão preservados. Na leitura e escrita ocorrem erros na decodificação por rota lexical dependente do conhecimento semântico (dislexia e disgrafia de superfície), por exemplo, a leitura da palavra "taxi" como "tachi". Anosognosia e alterações comportamentais são frequentes e podem impactar as questões pragmáticas da linguagem, como desinibição e desrespeito à troca de turnos durante a conversação. As alterações decorrem de atrofia e/ou hipometabolismo na região temporal anterior predominantemente à esquerda
- APP variante logopênica: comprometimento na memória fonológica de curta duração que ocasiona fala alentecida, anomias no discurso (falhas do tipo *word finding*), pausas, parafasias fonêmicas e dificuldade na repetição e compreensão de frases extensas. Os pacientes não apresentam agramatismo nem alterações motoras da fala. A APP variante logopênica pode ser o sintoma inicial da DA, podendo ocorrer alterações de memória episódica, cálculo e comportamento. As alterações observadas decorrem de atrofia e/ou hipometabolismo na região posterior perisylviana ou parietal esquerda.

Alterações de linguagem nas demências com parkinsonismo

Na doença de Parkinson (DP), os déficits motores são predominantes; porém, alterações cognitivas podem ocorrer (Bastiaanse; Leenders, 2009). Em relação à fala, os pacientes apresentam disartria hipocinética, caracterizada por hipofonia, imprecisões articulatórias, voz soprosa e alteração da prosódia (voz monótona) (Duffy, 2013). Quanto à linguagem, são descritas alterações em fluência verbal, sobretudo de verbos, e, principalmente, compreensão de estruturas sintáticas complexas. Essas características têm sido associadas a alterações de memória operacional e funções executivas, mais do que a déficits puramente linguísticos (Bastiaanse; Leenders, 2009; Lee *et al.*, 2003; Radanovic, 2017).

Na demência com corpos de Lewy (DCL), embora não constitua um sintoma inicial, a disartria hipocinética pode estar presente com a progressão da doença. Da mesma forma, alterações de linguagem também não têm sido relatadas em fases iniciais. Em fases mais avançadas, porém, os pacientes podem ter alterações no processamento semântico, que têm sido correlacionadas a déficits em outras habilidades cognitivas (atenção, memória operacional, habilidades visuoespaciais). Na conversação, os pacientes apresentam confabulação, incoerência e perseverações. A fluência verbal semântica e de verbos pode estar diminuída (Frattali; Duffy, 2005).

Na paralisia supranuclear progressiva (PSP), a disartria é bastante comum e, frequentemente, configura-se entre os sintomas iniciais. Inclui características das disartrias hipocinética, espástica e, em menor frequência, atáxica (Frattali; Duffy, 2005; Peterson *et al.*, 2019). No âmbito da linguagem, os pacientes apresentam alteração na fluência verbal fonêmica e semântica e déficit moderado na compreensão de sentenças. Na fala espontânea, podem apresentar perseverações e diminuição na taxa de fala, com preservação da estrutura sintática. As alterações de linguagem, aparentemente, estão relacionadas a déficits em funções executivas, mais do que a um comprometimento puramente linguístico (Peterson *et al.*, 2019).

Na síndrome corticobasal (SCB), os pacientes frequentemente apresentam quadros de disartria, que afetam aspectos temporais e prosódicos, como aprosódia, diminuição da taxa de fala e aumento da duração dos fonemas (Ozsancak *et al.*, 2006). A apraxia de fala também é frequente (Grijalvo-Perez; Litvan, 2014; Peterson *et al.*, 2019). Quanto à linguagem, são descritas alterações em fluência verbal fonêmica e semântica, nomeação (relacionada a déficits no acesso lexical mais do que ao conhecimento semântico), compreensão de sentenças e repetição de palavras e sentenças. Na compreensão de palavras, alguns estudos relataram alterações (Di Stefano *et al.*, 2016), enquanto outros os pacientes tiveram desempenho adequado (Peterson *et al.*, 2019). Na fala espontânea, podem ser observados erros sintáticos e fonológicos e diminuição da taxa de fala (Peterson *et al.*, 2019).

Na atrofia de múltiplos sistemas (AMS), as alterações de linguagem são pouco relatadas. Já a disartria é bastante frequente, configurando um sintoma precoce no curso da doença. Geralmente, observa-se um tipo misto de disartria, com componentes hipocinético, atáxico e espástico (Frattali; Duffy, 2005).

140

Autoavaliação em Saúde e suas Implicações

Flávia Silva Arbex Borim • Anita Liberalesso Neri

Introdução

Durante muito tempo, a avaliação da saúde da população dependeu dos indicadores derivados de dados sobre óbitos. Com a mudança no perfil epidemiológico de saúde-doença e o aumento da longevidade ocorridos em todo o mundo, esses índices tornaram-se insuficientes e novas medidas começaram a ser exploradas. Tornou-se amplamente reconhecida a necessidade de medir a incidência e a prevalência de doenças, de lesões provocadas por acidentes e por violências, além das morbidades propriamente ditas, para o monitoramento da saúde da população. Hoje, as informações em saúde são consideradas cada vez mais essenciais para o planejamento, a programação, o monitoramento e a gestão das intervenções em saúde coletiva e individual. Simultaneamente, ocorreram mudanças no perfil das variáveis e dos instrumentos utilizados para a mensuração dos desfechos mais valorizados em diversos contextos. A mais notável delas terá sido a mudança de perspectiva sobre as variáveis subjetivas, classicamente tidas como inferiores às objetivas em poder explanatório e preditivo.

A partir de meados dos anos 1970, pesquisas de base populacional e epidemiológicas sobre qualidade de vida e sobre qualidade de vida em saúde passaram a utilizar esse tipo de variável. Entre elas figuravam a saúde autorreferida (ou autoavaliação de saúde), a satisfação com a vida e os afetos positivos e negativos. Superada a resistência inicial, logo ficou claro que as variáveis subjetivas tinham um bom poder explicativo. Não só isso, numerosas investigações sugeriram que variáveis subjetivas seriam preditores tão ou mais robustos de mortalidade, morbidade e incapacidade na velhice do que indicadores objetivos de saúde ou de natureza socioeconômica (Gu *et al.*, 2017; Strawbridge *et al.*, 2002).

Na busca de novos paradigmas para o setor de saúde, principalmente os voltados à solução dos problemas dos idosos, as avaliações subjetivas são hoje muito valorizadas, por permitir a caracterização dos estados físico, social e psicológico, do ponto de vista dos indivíduos que os vivenciam. São valorizadas, também, pelo fato de dar acesso a dados referentes à magnitude dos efeitos da doença sobre o indivíduo, sobre sua capacidade funcional e sobre o seu bem-estar (Pinquart, 2001).

Medida subjetiva ou de autorrelato sobre a saúde global, saúde autorreferida, saúde autorrelatada, saúde percebida, ou autoavaliação de saúde são denominações de um construto importante no âmbito da avaliação da qualidade de vida em saúde em adultos e idosos. Seu caráter voltado para *o self*, ou regulado pelo *self*, é o que lhe confere o caráter subjetivo.

Existe grande quantidade de literatura empírica sobre autoavaliação de saúde em idosos. Escolhemos os temas, ao nosso ver, mais pertinentes para apresentar neste texto. Primeiramente, o capítulo se ocupará da definição e das medidas do construto. O enfoque adotado será a definição e as variações em relação à medida e às respostas. O segundo tópico será dedicado a uma questão não totalmente resolvida, qual seja, a da congruência entre as avaliações objetivas e subjetivas de saúde. Serão apresentadas tentativas de explicação para a incongruência. No terceiro, trataremos de relações entre variáveis sociodemográficas e autoavaliação de saúde, condições de saúde e comportamentos de saúde. O último tópico trará considerações gerais sobre o alcance da medida e recomendações com relação a seu uso em diferentes contextos.

Autoavaliação de saúde: definições e medidas

A autoavaliação de saúde diz respeito à percepção das pessoas sobre aspectos biológicos, mentais, sociais e funcionais de sua experiência e inclui crenças individuais e culturais sobre a saúde (Falk *et al.*, 2017). Implica perguntas e respostas de natureza valorativa e comparativa. É uma medida complexa indicada por uma resposta que se caracteriza como um julgamento pessoal, feito com base em critérios individuais e socionormativos, de acesso reservado ou privado ao respondente (Benyamini; Burns, 2019).

A autoavaliação da saúde tem sido amplamente utilizada na pesquisa e na prática clínica, por ser um importante indicador no nível individual e coletivo de bem-estar e por colocar luz sobre o julgamento subjetivo que cada pessoa faz sobre a qualidade de sua saúde física e mental. A medida da autoavaliação global da saúde é convencionalmente realizada por uma pergunta única sobre como as pessoas avaliam seu estado de saúde global, com quatro ou cinco níveis de resposta que variam de "excelente" a "ruim" ou de "muito bom" a "muito ruim" (Jylhä, 2009). A autoavaliação global de saúde é a medida mais indicada, dada sua simplicidade e a extensão das informações que abrange. Outras formas de perguntar também são utilizadas e tratam da comparação de uma condição particular do respondente (p. ex., a saúde ou a memória), com a de outras pessoas da mesma idade ou de condições de saúde anteriores e atuais do próprio respondente. A inclusão de itens que solicitam ao idoso que compare sua saúde à saúde de outras pessoas com a mesma idade pode gerar mais informações sobre as influências sociais na saúde (Sargent-Cox; Anstey, 2008).

Os idosos tendem a avaliar de forma positiva seu estado de saúde, quando controlados por mecanismos subjetivos de comparação social e temporal descendentes, que podem superestimar as condições de saúde e a adaptação psicológica, porque o alvo de comparação apresenta piores condições do que o próprio avaliador. Os idosos podem se perceber mais saudáveis do que seus contemporâneos. Estas avaliações podem ter significado compensatório ou motivacional e garantem boa adaptação às perdas reais ou presumidas do envelhecimento (Baron-Epel; Kaplan, 2001). As avaliações comparativas motivam a busca de melhoria do senso de bem-estar subjetivo e envolvem fatores emocionais (Suls *et al.*, 2002). A subordinação da autoavaliação de saúde a processos de comparação temporal ou social contribui para identificar o impacto da modulação de processos de regulação do *self* sobre a saúde dos indivíduos, assim como para saber o que consideram como boa saúde (Arigo *et al.*, 2012). A Tabela 140.1 apresenta os três itens mais usados para autoavaliação de saúde ou saúde autorrelatada, autorreferida ou percebida, graças a sua reconhecida facilidade de aplicação e à sua compreensibilidade pelos respondentes.

TABELA 140.1 Itens mais comumente utilizados para a autoavaliação de saúde em contextos de pesquisa e em contextos clínicos.

De modo geral, como o(a) senhor(a) avalia sua saúde no momento atual?				
1 Muito ruim	2 Ruim	3 Regular	4 Boa	5 Muito boa
Como o(a) senhor(a) avalia sua saúde em comparação com a de outras pessoas da sua idade?				
1 Muito pior	2 Pior	3 Igual	4 Melhor	5 Muito Melhor
Como o(a) senhor(a) avalia a sua saúde hoje, em comparação com a de 1 ano atrás?				
1 Muito pior	2 Pior	3 Igual	4 Melhor	5 Muito Melhor

Congruência entre as avaliações subjetivas e objetivas de saúde

Como vimos anteriormente, a medida subjetiva de saúde é comumente feita por meio de uma pergunta abrangente, mas sensível, de natureza avaliativa, que apela para a auto-observação pura e simples, ou para a auto-observação de atributos ou competências em comparação com outras pessoas da mesma idade, ou em comparação consigo mesmo, no tempo passado. É diferente daquelas utilizadas para avaliar o estado objetivo de saúde, cujos enunciados mencionam nomes de doenças, presença de sintomas, número de quedas, perda de velocidade para caminhar e insônia, entre outros. Uma questão das mais importantes, até mesmo para definir a funcionalidade das autoavaliações de saúde, é a congruência entre variáveis subjetivas e objetivas.

Nem sempre os indicadores objetivos correlacionam-se de forma robusta e estatisticamente significativa com os subjetivos. A coerência e a consistência da relação entre a autoavaliação da saúde e a avaliação objetiva de saúde é denominada de congruência das avaliações. Toma-se como ponto de referência o estado objetivo de saúde, ou seja, que pode ser observado por um ou dois participantes externos e independentes para verificar se as avaliações subjetivas são realistas, otimistas ou pessimistas quando comparadas com a condição autorrelatada pelo paciente ou pelo participante (Chipperfield, 1993). Outra possibilidade é comparar a avaliação subjetiva com os resultados de testes de imagem ou de testes metabólicos, ou ainda, com uma medida considerada padrão-ouro.

Em paralelo com a questão da coerência entre avaliações objetivas e subjetivas de saúde caminha uma segunda questão que diz respeito à apresentação de autorrelatos positivos de saúde, bem-estar e tranquilidade pelos idosos, mesmo estando eles vivenciando doenças, desgostos e adversidades de várias naturezas. Uma terceira questão diz respeito à discrepância comumente encontrada entre o declínio objetivo da saúde e o declínio das autoavaliações de saúde. A explicação mais aceita é que as próprias avaliações positivas podem funcionar como recurso compensatório, como fator de proteção ou como recurso de resiliência em face dos riscos e perdas do envelhecimento (Araújo *et al.*, 2018), promovendo a funcionalidade, a atividade e a motivação para o autocuidado. Ou seja, as relações entre saúde subjetiva e objetiva são complexas e podem comportar discrepâncias que necessitam ser cuidadosamente examinadas (French *et al.*, 2012; Henchoz *et al.*, 2008).

Hong *et al.* (2005) investigaram a congruência das avaliações objetivas e subjetivas entre idosos hipertensos e observaram que 54% dos indivíduos apresentaram avaliação subjetiva realista, 35% avaliação subjetiva otimista e 11% avaliação subjetiva pessimista de sua condição. Os idosos que relatavam ter boa saúde subjetiva apresentavam melhor comportamento relacionado à saúde do que aqueles com pior saúde subjetiva (Hong *et al.*, 2005). Henchoz, Cavalli e Girardin (2008) notaram que o declínio funcional de idosos acima de 80 anos aumentou conforme o avanço da idade e que a piora da autoavaliação de saúde acompanhou o declínio da funcionalidade. Ainda assim, os idosos subestimaram a perda da própria saúde, considerando-se a acentuada piora ocorrida em suas condições clínicas.

Variáveis sociodemográficas, mortalidade, comportamentos de saúde, condições de saúde e autoavaliação de saúde

Percepções subjetivas positivas de saúde são associadas a maior longevidade, ou seja, a mais anos de vida na velhice. Um estudo longitudinal que teve como objetivo investigar as associações entre diferentes medidas de percepções de idade e de saúde e entre essas medidas e a longevidade, observou que as percepções de idade e de saúde associaram-se com a longevidade, e que, após ajuste das variáveis de confusão, pior percepção de saúde aumentou o risco de mortalidade em um período de 10 anos (Benyamini; Burns, 2019).

A autoavaliação da saúde é preditora de mortalidade, especialmente na população idosa (Falconer; Quesnel-Vallée, 2017). O declínio funcional é importante mediador dessa relação (Brenowitz *et al.*, 2014). Estudo longitudinal que investigou a relação bidirecional entre autoavaliação de saúde e função física em idosos observou que avaliar negativamente a saúde associou-se a declínio mais rápido da função física (Brenowitz *et al.*, 2014). Em outro estudo com o mesmo delineamento, observou-se que a autoavaliação negativa de saúde foi preditora de incapacidade em atividades básicas de vida diária, mesmo após ajustes pelas variáveis de confusão (Hirosaki *et al.*, 2017).

A associação entre mortalidade e autoavaliação negativa de saúde tem sido demonstrada por muitos estudos (Bamia *et al.*, 2017). Uma pesquisa de metanálise apontou que indivíduos que avaliaram a sua saúde como ruim e muito ruim, apresentaram um risco duas vezes maior de mortalidade por todas as causas do que aqueles que avaliaram sua saúde como boa/muito boa, após ajuste por covariáveis importantes, como capacidade funcional, depressão e multimorbidade (DeSalvo *et al.*, 2006).

Para contextualizar a autoavaliação da saúde, considerando a influência da escolaridade, do *status* cognitivo, da modernização, da medicalização e da cultura ao longo do tempo, foi feito um estudo com o objetivo de investigar a relação entre autoavaliação de saúde e mortalidade, ao longo de 22 anos (1980 a 2002), com dados de repetidas pesquisas transversais realizadas no período (Schnittker; Bacak, 2014). O estudo apontou que a autoavaliação de saúde teve associação mais forte com mortalidade em 2002 do que em 1980. Os autores justificam que o aumento da força desta associação pode estar relacionado com o aumento da educação e a melhora da informação em saúde, o que permite considerar que os indivíduos incluam informações mais objetivas na sua avaliação subjetiva de saúde e que consideram questões mais sensíveis relacionadas à mortalidade (Schnittker; Bacak, 2014).

Os fatores sociodemográficos mais reconhecidos por sua associação com autoavaliação da saúde são sexo, idade e nível socioeconômico. Sabe-se que as mulheres relatam pior saúde percebida do que os homens (Falk *et al.*, 2017; Mccullough; Laurenceau, 2004), possivelmente pelo fato de terem mais conhecimento sobre as doenças e percepção mais refinada de sinais e sintomas, em virtude de serem as principais cuidadoras da saúde da família. Porém, as diferenças entre os sexos podem diminuir com o avançar da idade e até desaparecer na faixa etária de 80 anos ou mais (Mccullough; Laurenceau, 2004). As pesquisas sobre o tema apontam para um declínio significativo da pontuação em autoavaliação de saúde com o aumento da idade (Hirosaki *et al.*, 2017; Measure *et al.*, 2009). A alta prevalência de saúde avaliada como ruim nos indivíduos mais velhos relaciona-se com o aumento das morbidades e da incapacidade funcional, e com o declínio da saúde mental (Hirosaki *et al.*, 2017; Measure *et al.*, 2009).

A saúde dos idosos sofre a influência acumulada de diferentes variáveis objetivas de exposição presentes ao longo da vida. Sacker, Worts e McDonough (2011) observaram trajetórias da autoavaliação de saúde de comunidades com diferentes níveis de exposição à desigualdade social em saúde, uma variável de natureza macroestrutural. Observaram que os indivíduos menos favorecidos apresentaram pior saúde do que grupos mais favorecidos e que as diferenças foram maiores nos países com níveis mais baixos de transparência pública (Sacker *et al.*, 2011). Em uma perspectiva parecida, um estudo com um segmento estatisticamente representativo da população idosa coreana investigou as trajetórias da autoavaliação de saúde e observou que diferentes trajetórias estavam relacionadas a variáveis socioeconômicas ao longo da vida (Lee *et al.*, 2017).

Avaliar o nível socioeconômico percebido, ou seja, entender como o indivíduo identifica sua posição social quando comparado com a sua comunidade permite ao idoso avaliar seu *status* social. Esta medida muitas vezes aparece como mais determinante de desfechos negativos por critérios objetivos e subjetivos do que níveis absolutos de pobreza. English, Bellingtier e Neupert (2018) realizaram uma investigação envolvendo 296 idosos, na qual compararam o nível socioeconômico percebido pelos participantes e as medidas objetivas anos de escolaridade e renda, quanto ao seu impacto sobre o bem-estar. Este foi indicado por atitudes em relação ao próprio envelhecimento, idade subjetiva e conscientização dos ganhos relacionados à idade. Observaram que o bem-estar associou-se de forma mais robusta com o nível socioeconômico percebido do que com os indicadores objetivos escolaridade e renda.

Desigualdade social e pobreza, principalmente em interação com a idade e a escassez de serviços bem qualificados de atenção à saúde (Brenes-Camacho, 2011; Caetano *et al.*, 2013), têm fortes relações com autoavaliação da saúde. O nível de escolaridade pode estar relacionado ao aumento dos cuidados à saúde, ao conhecimento sobre as doenças e ao acesso a condições mais adequadas de vida e de serviços de saúde. Em estudo transversal de base populacional realizado nos EUA, foi observado que indivíduos pertencentes aos estratos socioeconômicos mais baixos relataram pior autoavaliação da saúde do que os de níveis mais altos; e que indivíduos de 35 a 44 anos, de baixo nível socioeconômico avaliaram a sua saúde de forma mais negativa do que os de 65 anos ou mais, de melhor nível socioeconômico (Robert *et al.*, 2009).

Há várias explicações para os efeitos das desigualdades socioeconômicas na saúde. Uma hipótese associa os comportamentos relacionados a saúde e ao trabalho exercido ao longo da vida, ou seja, pessoas com pior *status* socioeconômico apresentam estilos de vida menos saudáveis e piores condições de trabalho do que as pessoas com melhor *status*. Estes fatores podem mediar ou moderar as relações entre autoavaliação de saúde e fatores socioeconômicos (Dieker *et al.*, 2019).

As diferentes abordagens sobre as relações entre autoavaliação de saúde e a desigualdade podem ajudar a estabelecer prioridades nos serviços e nas ações de promoção e prevenção da saúde. A Figura 140.1 apresenta um modelo conceitual da desigualdade social em saúde que considera os efeitos diretos e indiretos dos fatores materiais, psicossociais e comportamentais sobre a autoavaliação de saúde. Todas as variáveis consideradas pelo modelo contribuem para a explicação dos efeitos das desigualdades socioeconômicas na saúde, mas os fatores materiais têm um efeito independente; quando presentes, os fatores psicossociais e comportamentais provocam aumento da magnitude da relação, o que aponta para a contribuição das duas variáveis como mediadoras da relação entre condições materiais e autoavaliação de saúde (Moor *et al.*, 2016).

Considerados como comportamentos relacionados à saúde, a atividade física, o tabagismo, a qualidade da dieta e o consumo de álcool relacionam-se com o estado de saúde autorreferido (Borim *et al.*, 2012; Moor *et al.*, 2016). Com base nos dados de inquérito realizado em Campinas, São Paulo, o ISACamp 2008/2009, estudo que avaliou a prevalência da saúde autorreferida como excelente ou muito boa, segundo variáveis demográficas, socioeconômicas e de comportamentos relacionados à saúde, detectou que a prevalência das avaliações excelente e muito boa foi 24,6% e significativamente mais elevada nos idosos que consumiam bebida alcoólica de uma a quatro vezes por mês, praticavam atividade física no lazer, não eram obesos e consumiam frutas e verduras quatro vezes ou mais por semana.

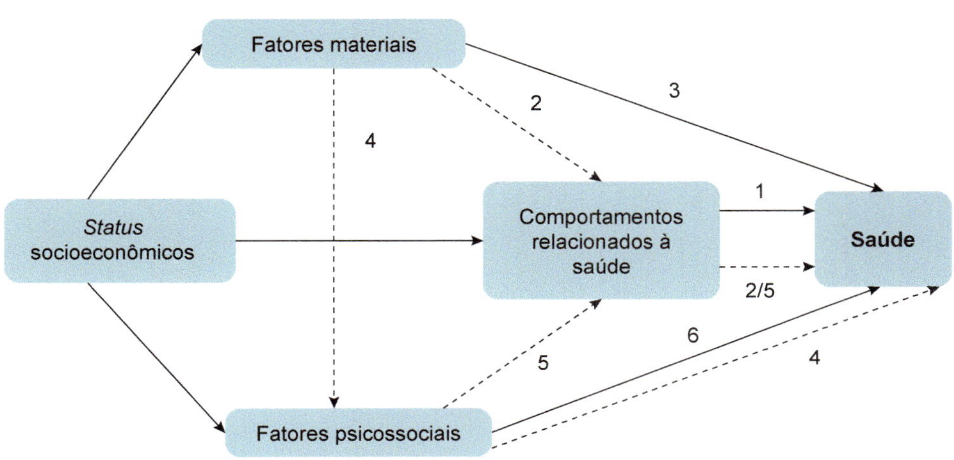

▪ **FIGURA 140.1** Modelo conceitual da desigualdade social em saúde com efeitos diretos e indiretos dos fatores materiais, psicossociais e comportamentais em relação a autoavaliação de saúde. (Adaptada de Moor *et al.*, 2016.)

Os achados apontam a existência de forte associação da autoavaliação de saúde com comportamentos relativos à saúde, o que reforça a viabilidade do uso de estratégias de promoção de hábitos saudáveis entre os idosos (Borim *et al.*, 2012).

As doenças crônicas não transmissíveis, altamente prevalentes na população idosa, provocam significativo impacto na qualidade de vida dos indivíduos acometidos e de seus familiares, com repercussões na saúde. A prevalência de pelo menos uma doença crônica aumenta com o avançar da idade. No Brasil, dois em cada três indivíduos com 50 anos ou mais apresentaram multimorbidade (≥ 2 doenças crônicas) (Nunes *et al.*, 2018). A presença de doenças crônicas exerce influência na autoavaliação da saúde e a literatura em geral revela associação consistente entre saúde referida como ruim com o aumento do número de doenças e outros indicadores objetivos de saúde (Bustos-Vázquez *et al.*, 2017; Heller *et al.*, 2009; Ishizaki *et al.*, 2019). A saúde mental também afeta a saúde percebida. Um estudo transversal de base populacional observou que a prevalência de transtorno mental comum apresentou um aumento sistemático e significativo à medida que piorou a autoavaliação da saúde, podendo-se afirmar que foi percebido um gradiente crescente da razão de prevalência (Borim *et al.*, 2013).

Considerações finais e implicações

As crenças dos idosos sobre o envelhecimento de modo geral, a percepção que têm de seu próprio envelhecimento, e a postura que assumem em frente ao processo podem repercutir na autoavaliação que fazem da saúde. Esta, por sua vez, relaciona-se com uma grande variedade de aspectos objetivos da saúde física e mental, da atividade e da sociabilidade. Dispomos de uma grande quantidade de dados empíricos sobre essas questões, nem sempre consensuais, mas que dão conta da complexidade e da importância do fenômeno para o bem-estar de indivíduos e populações. Não por acaso, questões avaliativas sobre a saúde e sobre vários outros aspectos da experiência dos idosos estão presentes na maioria dos instrumentos de qualidade de vida considerada como fenômeno multidimensional e em instrumentos de medida de qualidade de vida em saúde.

O uso sistemático desses instrumentos em inquéritos populacionais é importante para avaliar necessidades não atendidas da população e para orientar a tomada de decisões em políticas públicas. Seu uso na clínica e nos serviços domiciliares e de atenção primária à saúde pode ajudar os profissionais a avaliar a clientela e a qualidade dos serviços prestados, e a tomar decisões sobre prioridades em saúde.

Seja qual for o uso das medidas que foram objeto de consideração neste capítulo, será sempre importante lembrar e destacar os seguintes aspectos:

- O tema vai ao encontro da necessidade de novos paradigmas de atenção à saúde dos idosos, com destaque para a percepção subjetiva de saúde, que se caracteriza como um julgamento pessoal, que interage com variáveis individuais e socionormativas
- A autoavaliação é um indicador recomendado pela Organização Mundial da Saúde (OMS) para avaliar a saúde das populações e existem evidências de seu poder para cobrir várias dimensões da saúde
- Principalmente para os idosos, a percepção da saúde extrapola a presença de condições objetivas, embora apresente relações bem estabelecidas com as condições clínicas e com os indicadores de morbidade e mortalidade
- Determinar a autoavaliação de saúde do idosos em configurações clínicas de rotina pode identificar o risco de mortalidade e outros desfechos adversos
- Sensível à relação com autocuidado e adesão ao tratamento, a autoavaliação de saúde é um elemento fundamental à tomada de decisões sobre a atenção à saúde das pessoas idosas
- Os indicadores objetivos de saúde física não explicam totalmente a avaliação subjetiva de saúde dos idosos. Esta avaliação depende também de outros critérios subjetivos, associados com o senso de bem-estar individual e com o senso de ajustamento.

141

Resiliência Psicológica no Desenvolvimento e no Envelhecimento

Anita Liberalesso Neri • Arlete Portella Fontes

Ter uma boa vida não é como sair com uma boa mão de cartas no jogo, mas é sermos capazes de jogar bem, mesmo tendo recebido cartas ruins (R. L. Stevenson, 1850-1894).

Introdução

Resiliência é um padrão de adaptação positiva, ou de ausência de adaptação negativa, em face de um risco ou de uma adversidade que dispõem uma considerável ameaça à adaptação (Smith; Hayslip, 2012). O termo é usado para descrever e explicar como crianças, jovens, adultos, idosos, famílias, comunidades, grupos profissionais e instituições sociais resistem, enfrentam, lidam, ultrapassam, se adaptam, se recuperam, se fortalecem e se enriquecem, em face de estressores internos e externos que colocam em risco a sua adaptação biológica, psicológica ou social. Estamos falando de um fenômeno multidimensional e de um construto complexo. Seus elementos críticos são: presença de um risco significativo à integridade de um organismo biológico, psicológico ou social e evidência de adaptação positiva a um risco significativo.

O termo *psychological resiliency* foi introduzido no sistema MeSH (*Medical Subject Headings*), da Medline/PubMed em 2009, com o sentido de "capacidade humana de adaptação em face de tragédias, traumas, adversidades e eventos de vida estressantes". Em 2012 a American Psychological Association (APA) definiu resiliência psicológica como "o processo de boa adaptação em face de adversidades, traumas, tragédias, ameaças ou fontes significativas de estresse, ou como processo de recuperação dos efeitos de experiências difíceis."

Entre as muitas definições existentes de resiliência psicológica, há aquelas que destacam os riscos, a adaptação positiva ou negativa e o retorno a um estado anterior de equilíbrio que foi momentaneamente prejudicado por um estressor. Acredita-se que a resiliência seja um traço de personalidade ou um processo situacional. Quando se fala em resiliência, algumas das palavras que lhe são associadas são: resistência, enfrentamento e recurso de proteção. Destacam-se, também, os aspectos evolutivos, de florescimento e de aperfeiçoamento pessoal. Porém, não existe um conceito de consenso ou uma teoria unificada que permitam fazer afirmações sobre relações de causalidade.

Uma das exigências da compreensão científica dos fenômenos da natureza humana é a definição de termos, que deve ser feita de forma clara e concisa, de modo que eles possam ser utilizados para fins de descrição e explicação. Existem duas classes de definições que interessam aos cientistas: as constitutivas e as operacionais. Iniciaremos este texto abordando esses dois tipos de definição aplicados à resiliência psicológica. Em seguida, veremos como as definições e os estudos sobre o tema evoluíram da psicologia da criança e do adolescente para a psicologia do adulto e do idoso, em interação com a ocorrência de eventos sócio-históricos que marcaram o século XX. No terceiro tópico, examinaremos a contribuição do paradigma de desenvolvimento ao longo da vida (*life-span*) em psicologia, visando a compreensão integrativa da resiliência psicológica na velhice.

Definições constitutivas de resiliência psicológica

Uma definição constitutiva descreve os elementos essenciais de um conceito, que servem para estabelecer seus aspectos peculiares e distingui-lo de outros conceitos. Paralelamente, descreve seus aspectos acidentais, ou seja, aqueles que são compartilhados por conceitos adjacentes, ou que pertencentes a um mesmo arco conceitual. A lógica subjacente é de generalização intraclasse e discriminação interclasses dos elementos abrangidos pelo conceito. Boas definições constitutivas são o ponto de partida para o estabelecimento de definições operacionais, que especificam como medir uma variável de forma clara e objetiva, de forma que os procedimentos e critérios possam ser replicados e os resultados confirmados por outros observadores. Ambos os tipos de definição são importantes para a ciência. Aburn, Gott e Hoare (2016) realizaram uma revisão de definições constitutivas de resiliência apresentadas por 100 estudos publicados entre 2013 e 2015 e indexadas pelas bases Medline e CINAHL (*Cumulative Index to Nursing and Allied Health Literature*). Os estudos foram categorizados em três grandes classes: definições não universais; resiliência como processo contextual; e temas-chave que exploram as diversas facetas da resiliência psicológica. Na última categoria, as definições foram agrupadas em 15 temas: superação das adversidades; capacidade de se recuperar; recuperação; adaptação e ajuste bem-sucedidos; magia comum – fenômeno cotidiano inerente a todas as pessoas, segundo Masten (2001); enfrentamento; boa saúde mental como *proxy* da resiliência; capacidade de manter o equilíbrio; característica de personalidade; autoestima e senso do próprio valor; redução do estresse e da ansiedade; emoções positivas; sustentação do desenvolvimento normal; resultados positivos; processo de aprendizagem e reflexão.

Sisto *et al.* (2019) realizaram um estudo de revisão sistemática de 126 definições constitutivas de resiliência psicológica veiculadas em 80 estudos publicados por 109 grupos de trabalho entre os anos 2002 e 2019, e indexados pela PubMed e pela PsycINFO, pelas palavras-chave *psychological*, *resilience* e *definition*. Com base em análise de conteúdo, os autores classificaram as definições em cinco macro categorias, cada uma focalizando um aspecto específico do construto: capacidade de recuperação; tipo de funcionamento característico do indivíduo; capacidade de recobrar o estado anterior de equilíbrio; processo dinâmico que se desenvolve no tempo; adaptação positiva às condições de vida. Segue-se uma seleção das definições mais discriminativas.

Resiliência como capacidade de recuperação

Resiliência psicológica é um tipo de plasticidade que influencia a capacidade de recuperação e de alcance do equilíbrio psicossocial depois de experiências adversas. Em pessoas idosas, é a capacidade de recuperar a saúde física ou emocional depois de doenças ou perdas (Lundman *et al.*, 2012). É classificada, também, como a capacidade de recuperação de situações percebidas como adversas ou de mudanças por meio de um processo dinâmico de adaptação influenciado por características pessoais, pela família e pelos recursos sociais. Essa capacidade, que se reflete em enfrentamento positivo, controle e integração, não significa que o sujeito seja detentor de uma força excepcional (Bonanno; Mancini, 2008; Caldeira; Timmins, 2016), mas que ele seja capaz de uma rápida e efetiva recuperação dos efeitos de um evento estressor, por analogia com a recuperação somática que se segue à invasão das barreiras protetoras externas e internas por agentes patogênicos. Nesses termos, ela é vista como a capacidade de retornar aos níveis iniciais de atividade mental, emocional e cognitiva, depois de uma adversidade, como o advento de uma limitação funcional, luto por morte, ou separação conjugal (Tugade; Fredrickson, 2004).

Sasaki *et al.* (2020) investigaram as associações entre as mudanças observadas nos laços com a vizinhança e os sintomas depressivos em amostra de sobreviventes de um grande terremoto seguido por tsunami, em Iwanuma, Japão. Por casualidade, 3.567 idosos haviam sido submetidos às mesmas medidas 2 anos e meio antes, no contexto de um estudo nacional sobre saúde e condições de vida de idosos de 65 anos ou mais. Depois do terremoto, 3.111 idosos da amostra original responderam novamente sobre os laços com a vizinhança e a Geriatric Depression Scale (GDS). Entre os 1.073 que apresentaram aumento na pontuação na GDS, 336 tinham laços com a vizinhança antes do terremoto, mas os perderam. Entre os que não tinham nem antes e nem depois, a média na GDS permaneceu estável. Os que tinham laços antes e os mantiveram depois do desastre se apresentaram com maiores chances de pontuar mais baixo na GDS no seguimento da linha de base. Esse estudo reforça a importância do capital social das pessoas na recuperação dos efeitos negativos de um grande desastre, assim como indica que os laços com os vizinhos fortalecem a resiliência e a prontidão para lidar com o estressor que atinge a coletividade.

Resiliência como tipo de funcionamento que caracteriza o indivíduo

Resiliência é um tipo singular de funcionamento que só é exibido em face da adversidade. Como graves adversidades têm potencial para desequilibrar seriamente a maioria das pessoas, o funcionamento resiliente é geralmente visto como algo não normativo e extraordinário. Na verdade, simplesmente escapar de manifestações psicopatológicas já pode ser considerado como resiliência (Barber, 2013).

A resiliência psicológica depende de vários fatores, por exemplo: flexibilidade cognitiva, afeto positivo e otimismo, humor, aceitação, enfrentamento ativo, religião ou espiritualidade, altruísmo, apoio social, modelos de papéis sociais, prática de exercícios, capacidade de se recuperar de eventos negativos e inoculação do estresse (Ungar, 2011). Em contextos de exposição à adversidade, a resiliência psicológica é tanto a capacidade de navegar orientado por recursos psicológicos, sociais, culturais e físicos de sustentação do próprio bem-estar, como a capacidade de administrar individual e coletivamente a obtenção de recursos (Dale *et al.*, 2014). Trata-se de uma combinação de características de personalidade e de enfrentamento bem-sucedido, que permite ao indivíduo funcionar de forma adaptativa na presença ou depois da vivência de uma adversidade.

Sugiura, Nouchi, Honda *et al.* (2020) interessaram-se pelos fatores de personalidade fortalecedores do suporte social em situação de desastre. Seu estudo se desenvolveu no mesmo contexto daquele descrito no exemplo precedente e envolveu 1.412 respondentes de um questionário aplicado depois do evento. A idade variava de 29 a 70 anos ou mais. Dentre eles, 959 (68%) relataram terem sido evacuados para fugir do tsunami, 428 (30,3%) não foram evacuados e 25 (1,77%) não responderam. Entre os 959 evacuados, 8% estavam feridos, 52% haviam perdido totalmente a moradia, 40% estavam com a moradia parcialmente destruída, e 9% haviam perdido membros da família. Os autores identificaram os tipos de suporte social ocorridos nesse grupo durante a evacuação: dar e receber apoio e encorajamento por meio de palavras e suporte social percebido. Os fatores de personalidade examinados foram introversão × extroversão, abertura à experiência, conscienciosidade, amabilidade e neuroticismo (McCrae; John, 1992) e oito fatores de uma medida psicológica de força de viver (*power to live*): altruísmo, solução de problemas, etiqueta, obstinação, autotranscendência, regulação emocional, liderança, e bem-estar ativo. Altruísmo, solução de problemas, etiqueta e autotranscendência contribuíram para a oferta objetiva de apoio. Liderança e bem-estar ativo contribuíram para o encorajamento por meio de palavras. Bem-estar ativo contribuiu também para o apoio social percebido. Os cinco grandes fatores de personalidade de McCrae e John (1992) não afetaram o suporte social. O artigo pode ser classificado como relativo ao conceito de resiliência comunitária. Os autores comentam que, da mesma forma como ocorre em contextos de não emergência, a maioria dos fatores de personalidade que fortalecem o apoio social em situações de desastre parecem ser mais de natureza social do que individual.

Resiliência como capacidade de recobrar o estado de equilíbrio existente antes da adversidade e de crescer mesmo em meio à adversidade

Compreendida nesses termos, resiliência significa a capacidade do indivíduo de efetivamente adaptar-se e de tirar partido de experiências negativas (Lazarus, 1993). Do ponto de vista da psicologia positiva, resiliência é a capacidade humana de persistir no esforço de lidar com o evento estressante, recuperar-se de seus efeitos e florescer mesmo em face das adversidades.

Hildon, Smith, Netguveli *et al.* (2008) examinaram as dinâmicas de proteção e florescimento na adversidade em uma subamostra do estudo de Boyd Orr com idosos de 70 a 80 anos. Os idosos foram solicitados a fazer registros diários e a participar de entrevistas sobre suas experiências atuais e passadas de contato com adversidades. Resiliência e vulnerabilidade foram indicadas por resultados na CASP-19 (Hyde; Wiggins; Hyde *et al.*, 2003; Neri, Borim, Batistoni *et al.*, 2018), uma escala de qualidade de vida (QV) percebida. Foram sorteados 16 idosos de um grupo que pontuou alto e mais 16 de outro grupo que pontuou baixo em QV. Foram analisados os padrões de adversidade e proteção nos relacionamentos sociais, na aposentadoria e na saúde. Resultou que os idosos resilientes valeram-se de recursos sociais e individuais diante da adversidade, que favoreciam a continuidade. Tais recursos, que ultrapassavam a condição de ruptura, incluíram construir narrativas que reinterpretavam adversidades passadas à luz das recentes; manter papéis e atividades sociais que anteriormente trouxeram prazer ou sensação de domínio; confiar em estratégias de enfrentamento experimentadas e testadas; buscar apoios em relacionamentos próximos e estáveis. Por sua vez, os idosos com pontuação para vulnerabilidade não só não usaram essas estratégias, como descreveram as adversidades como sendo mais graves.

Resiliência como processo dinâmico que se desenvolve no tempo

Resiliência é a capacidade dos indivíduos e dos seus respectivos ambientes para interagir de forma a otimizar os processos de desenvolvimento. Especificamente, a pesquisa mostra que, em situações de adversidade, a resiliência é observada quando os indivíduos se engajam em comportamentos que os ajudam a navegar, à sua maneira, em direção aos recursos de que necessitam para florescer (Ungar, 2011). Resiliência pode ser conceitualizada como uma dinâmica em que o ajustamento pode flutuar ao longo do tempo em resposta a um estressor (Masten, 2011).

Bennett *et al.* (2020) examinaram as trajetórias de adaptação à viuvez de 228 viúvas e 174 viúvos, com idade média de 74,42 ± 7,22 anos e 45,02 ± 9,43 anos de vida conjugal. A medida de linha de base foi feita logo depois da viuvez e a de seguimento 3,30 ± 1,32 anos depois. Em ambas as ocasiões foram avaliados sintomas depressivos, desesperança, solidão, satisfação com a vida e autoavaliação de saúde. Da análise de dados foram derivados três perfis: vulneráveis, enfrentadores e resilientes. A trajetória mais comum foi a estabilidade das medidas de natureza psicológica, mas entre os que mudaram, a trajetória mais frequente foi a piora. Menor idade, maior tempo desde a morte do cônjuge e novas perspectivas de vida facilitaram a adaptação. Educação, resiliência psicológica e ter cuidado do cônjuge falecido tanto favoreceram como prejudicaram a adaptação.

Resiliência como adaptação positiva às condições de vida

Resiliência é um processo relacionado com as capacidades adaptativas ou com uma trajetória positiva de funcionamento e de adaptação, depois de uma experiência de adversidade (Atkinson *et al.*, 2009). Pessoas resilientes têm a capacidade de se ajustar e de lidar adequadamente com as adversidades, exibindo uma trajetória estável de funcionamento saudável e de emoções positivas ao longo do tempo, mesmo depois de ter vivenciado eventos de vida estressantes (Bonanno *et al.*, 2001). Chambers, Ng, Baade *et al.* (2017) realizaram um estudo com o objetivo de descrever trajetórias de médio e a longo prazo de QV relacionada à saúde, à satisfação com a vida e ao ajustamento psicológico em homens com câncer de próstata e identificar preditores de piora, com base em métodos avançados de modelagem matemática. Os participantes foram 1.064 homens com diagnóstico de câncer de próstata, os quais foram sucessivamente avaliados ao longo de um período de 72 meses sobre a qualidade de vida relacionada à saúde, à satisfação com a vida, ao sofrimento relacionado ao câncer e à ansiedade com relação ao antígeno específico da próstata. As funções urinária, intestinal e sexual foram avaliadas por meio de questionários validados. Pior qualidade de vida física foi prevista por idade avançada, nível mais baixo de escolaridade e renda, comorbidades e receber terapia hormonal. Pior satisfação com a vida foi relacionada à idade mais jovem, menor renda, não ter um parceiro e comorbidades. Trajetórias psicológicas piores se associaram à idade mais jovem, a menor renda, às comorbidades, à prostatectomia radical ou braquiterapia. Melhores funções urinária, intestinal e sexual foram relacionadas a melhores resultados globais ao longo do tempo. Ansiedade quanto ao teste do antígeno específico da próstata ocorreu raramente. Foram observadas trajetórias distintas de médio e longo prazo em qualidade de vida, satisfação com a vida e ajuste psicológico após câncer de próstata; idade e privação socioeconômica afetaram diferencialmente o perfil de sobrevivência dos homens e o impacto do status funcional sobre os resultados.

Definições operacionais de resiliência psicológica

Falar em definições operacionais é falar em medidas, pois descrevem como uma determinada variável deve ser avaliada, ou melhor, quais são os critérios de comparação utilizados, de tal forma que observadores independentes possam chegar ao mesmo resultado com base na descrição dos procedimentos e dos critérios estabelecidos por um outro pesquisador. A exemplo de outros fenômenos psicológicos, a resiliência psicológica não pode ser medida diretamente. Ela é inferida da medida dos seus dois elementos críticos: um risco, ou uma adversidade, e uma evidência de adaptação positiva. As formas mais comuns de definir operacionalmente resiliência podem ser reunidas em três categorias: medidas psicométricas; medidas baseadas em uma definição de resiliência construída pelos pesquisadores; e medidas baseadas em dados (Cosco *et al.*, 2017).

Medidas de resiliência psicológica baseadas em estudos psicométricos

Escalas de resiliência psicológica são o melhor exemplo de medidas de base psicométrica. As mais comumente utilizadas são a de Wagnild e Young (1993) e a Connor-Davidson, ou CD-Risk, em versão longa (Connor; Davidson, 2003) ou breve (Campbell-Sills; Stein, 2007). A Escala de Wagnild e Young (1993) foi validada no Brasil por Pesce, Assis, Avanci *et al.* (2005), em amostra de 977 estudantes de 7ª e 8ª séries do Ensino Fundamental e da 1ª e 2ª do Ensino Médio. Contém 25 itens dispostos em dois fatores: aceitação de si mesmo e competência pessoal. A versão longa da Escala Connor-Davidson de Resiliência tem 25 itens dispostos em cinco fatores: competência pessoal; confiança nos próprios instintos; tolerância à adversidade; aceitação positiva da mudança; controle; e espiritualidade. A versão breve (10 itens) foi validada em amostra de 463 brasileiros de 18 a 68 anos (Lopes; Martins, 2011). Estes autores relataram ser ela de natureza unidimensional e ter nível alto de consistência interna, indicado por um valor de $\alpha = 0{,}820$ (Teste de Cronbach). Cardoso e Martins (2013) desenvolveram a escala Pilares da Resiliência, com 90 itens tipo Likert de cinco intensidades cada um, distribuídos por 11 subescalas: aceitação positiva da mudança; autoconfiança; autoeficácia; bom-humor; controle emocional; empatia; independência; orientação positiva para o futuro; reflexão; sociabilidade; e valores positivos. As pontuações são classificadas nos níveis: muito alto; alto; médio; baixo; e muito baixo. A escala não está validada com idosos.

Medidas baseadas em uma definição construída de resiliência

Nessa situação, os pesquisadores adotam um conjunto de componentes e critérios definidos a priori para indicar resiliência e estabelecer quais indivíduos são ou não são resilientes. Exemplo dessa abordagem é o estudo de Fontes e Neri (2019), que considerou o uso de estratégias de enfrentamento adaptativas, não adaptativas e de desenvolvimento (Hildon *et al.*, 2009) como indicador de resiliência em idosos. No estudo de Fontes e Neri (2019), 415 idosos (65 anos ou mais) responderam a medidas de enfrentamento, depressão, autoavaliação de saúde e satisfação com a vida. A análise fatorial resultou em três fatores: estratégias não adaptativas e de desenvolvimento, explicativos de 30,8% da variância. Estratégias de desenvolvimento correlacionaram-se positiva e significativamente com autoavaliação de saúde e satisfação com a vida e negativamente com depressão.

Medidas de resiliência com base em dados

São identificados grupos de pessoas resilientes ou os níveis de resiliência alcançados pelos componentes de um grupo, com base em táticas de análise de variáveis latentes, que permitem identificar grupos com tendências similares. Um exemplo desse tipo de estudo é o de Zhou, Yu, Huang *et al.* (2018), com adultos chineses vitimados pela perda de seu filho único, nascido durante a vigência da política estatal de controle de natalidade que vigorou na China entre 1979 e 2015. A análise de perfis latentes foi utilizada para explorar os padrões subjacentes de saúde subjetiva, depressão, desordem de estresse pós-traumático e desordens associadas ao luto dos 536 participantes. Foram identificados três subgrupos, cujos componentes se juntaram em três diferentes pontos ao longo de um contínuo de gravidade dos sintomas: resilientes, enfrentadores e disfuncionais. O grupo enfrentadores teve os níveis mais altos de luto e de estresse pós-traumático. Os subgrupos enfrentadores e disfuncionais, recrutados em grupos de autoajuda e de instituições da comunidade, registraram menor satisfação com as relações conjugais dos que o subgrupo resilientes.

Construção do conceito de resiliência psicológica a partir da visão tradicional de desenvolvimento da infância à vida adulta

Até os anos 1950, os cientistas sociais se interessavam quase que exclusivamente pelo estudo do impacto negativo de uma ampla variedade de fatores de risco biológico, ambiental e psicológico sobre o desenvolvimento infantil. A maioria dos estudos era de natureza retrospectiva e evidenciava as consequências negativas da exposição a riscos biológicos e psicossociais durante a infância, sobre a adaptação na adolescência, na juventude e na vida adulta. Poucos se interessavam em compreender as razões pelas quais tão poucos indivíduos são capazes de reagir às adversidades de forma positiva, transformando-as em oportunidades para o crescimento (Fletcher; Sarkar, 2013; Werner; Smith, 2001).

A Grande Depressão Americana (1929-1933) levou à miséria milhões de trabalhadores, exportadores e investidores em todo o mundo; gerou desemprego, alcoolismo, doença mental e suicídio; causou declínio acentuado no estilo de vida; destruiu famílias e acarretou experiências de fome, pobreza, orfandade e abandono para inúmeras crianças e adolescentes. Nos EUA, além desses efeitos nefastos, o evento deu origem a uma importante linha de pesquisas longitudinais de inspiração sociológica e psicológica. Foram estudos que focalizaram os efeitos das privações e das perdas na infância, durante a Grande Depressão, sobre a adaptação de adultos e idosos (1929-1933), décadas mais tarde (Clausen, 1993; Elder, 1996; 1999). Fatores como ter temperamento fácil (ambos os sexos), ser bonito ou atraente (mulheres) e ter boas relações com a mãe protegeram muitas pessoas dos efeitos das privações e dos traumas da infância, além de promoverem motivação para realizações na vida. Acredita-se que as crianças que sofreram com a Grande Depressão tenham recebido mais apoio e conselhos de professores, amigos e idosos de fora da família do que as que não sofreram. Boa parte dos rapazes mais afetados se alistou cedo nas Forças Armadas e foi lutar na Segunda Guerra Mundial. O engajamento nas Forças Armadas propiciou-lhes oportunidade de compensar perdas educacionais da infância, galgar posições no trabalho e na comunidade e sair-se bem na vida (Elder, 1996; 1999).

Seguiram-se a esses estudos pesquisas que exploraram as diferentes trajetórias de pessoas que vivenciaram traumas. Os resultados sugeriram que resiliência é mais do que resistir aos traumas e dar continuidade ao autodesenvolvimento, apesar das adversidades. É a capacidade de resistir de forma positiva às dificuldades, transformando-as em oportunidades para o alcance de um novo patamar de equilíbrio e de desenvolvimento positivo. Outras descobertas importantes obtidas por meio de pesquisas realizadas com a geração da Grande Depressão foram que o autoconhecimento, o senso de autoeficácia e a própria resiliência saem fortalecidos à medida que os indivíduos se veem como capazes de enfrentar as adversidades. Ganhou realce a noção de resiliência como uma resposta positiva, ou saudável, ao estresse e a condições adversas.

O ano de 1986 foi marcado pela publicação de um artigo sobre resiliência em crianças que se recuperaram dos graves efeitos de queimaduras acidentais, graças à sua competência social, considerada como um tipo de recurso pessoal (Byrne *et al.*, 1986). A palavra resiliência não só apareceu no título do trabalho, como foi usada pela primeira vez para referenciá-lo nas bases de dados do campo da saúde.

Os recursos pessoais foram exemplarmente representados nos estudos de Werner e Smith (1977, 1982, 1999, 2001). Ao longo de mais de 40 anos, as duas psicólogas acompanharam a trajetória de desenvolvimento de uma coorte de 698 crianças nascidas em 1955, na ilha de Kauai, no Hawaii. Essa coorte foi monitorada quando seus integrantes tinham 1, 2, 10, 18, 32 e 40 anos, idades consideradas como críticas para o desenvolvimento da confiança, da autonomia, da iniciativa, da identidade, da intimidade e da geratividade, temas do desenvolvimento estabelecidos pela teoria psicossocial do desenvolvimento da personalidade de Erik Erikson (1950).

Duzentas e dez pessoas dessa coorte que Werner e Smith lograram acompanhar até os 40 anos haviam sido precocemente expostos a fatores de risco, como dificuldades na vida pré-natal e no parto, pobreza extrema, alcoolismo de um ou de ambos os progenitores, ausência paterna, mãe com baixo nível educacional, doenças mentais na família, mãe adolescente e violência intrafamiliar. As autoras observaram que os participantes que vivenciaram quatro ou mais desses fatores de risco até os 2 anos de idade (cerca de 140), desenvolveram problemas comportamentais ou de aprendizagem antes dos 10, e/ou apresentaram registros de delinquência e doença mental aos 18 anos, e/ou tiveram problemas de ajustamento psicossocial na vida adulta. Os outros 70 participantes acompanhados até os 40 anos não apresentaram problemas na infância e na adolescência, foram bem na escola, mostraram-se capazes de administrar adequadamente sua vida social e familiar e estabeleceram metas de vida realistas para si mesmos na vida adulta. Aos 40 anos, todos estavam empregados e nenhum tinha tido problemas com a justiça. Suas taxas de divórcio, mortalidade e doenças crônicas eram baixas e suas realizações educacionais e vocacionais eram iguais ou até mesmo superiores as de seus pares da mesma idade, criados em ambientes econômica e afetivamente estáveis.

Estudando os fatores que poderiam ter contribuído para a resiliência desse grupo de indivíduos inicialmente vulneráveis, Werner e Smith identificaram três classes de recursos: pessoais, familiares e da comunidade. Entre os recursos pessoais identificados em crianças até 2 anos, foram citadas características de temperamento que evocam respostas positivas dos cuidadores (p. ex., crianças ativas, carinhosas, sociáveis e bonitinhas) e ritmo acelerado de desenvolvimento (a maioria delas falou cedo e eram mais adiantadas na parte motora do que a maioria dos pares da mesma idade). Aos 10 anos, as crianças que venceram as adversidades eram melhores em leitura e em solução de problemas do que outras que desenvolveram problemas de aprendizagem e de comportamento mesmo sem terem convivido com graves adversidades. Aos 18 anos, essas pessoas eram mais autoconfiantes e seguras do que as que apresentaram problemas de ajustamento.

Esses resultados desbancaram a crença de que todas as crianças e jovens provenientes de ambientes de risco estão fadados ao fracasso, o que levou as duas psicólogas a intitular um de seus livros de *Vulneráveis, mas invencíveis: um estudo longitudinal com crianças resilientes*[1] (1982) e a escolher como epígrafe a frase a partir da qual desenvolvemos este texto (Werner; Smith, 1999). Ou seja, a resiliência é um conjunto de habilidades pessoais consolidadas com a ajuda de variáveis do contexto psicossocial.

O ponto de vista representado por Werner e Smith determinou uma importante mudança na orientação da pesquisa sobre resiliência. Ela migrou do foco na análise dos riscos, sofrimentos e desconfortos para o foco nas condições de proteção. Tal movimento deu origem a duas correntes de crenças e interesses. De um lado, a dos desejosos de identificar as características de indivíduos resilientes; do outro, a dos que queriam saber quais são os fatores que permitem a ativação de processos positivos, quando se apresentam riscos, sofrimentos ou adversidades. Na psicologia, essa dicotomia resultou no investimento nas noções de resiliência psicológica como traço estável de personalidade, com determinantes genéticos, epigenéticos, hormonais e emocionais, e no investimento na noção de resiliência psicológica como processo associado a fatores contextuais e de curso de vida. Visões mais integrativas sobre o conceito estabelecem que uma combinação das duas condições determina a resiliência.

O estudo da resiliência psicológica chega à velhice

A consideração da resiliência nos anos da velhice surgiu na literatura psicológica nos anos 1990, integrado a uma perspectiva *life-span*. Trata-se de um paradigma que considera o desenvolvimento humano como um processo que ocorre ao longo de toda a vida, sob a influência de fatores genético-biológicos, psicológicos e socioculturais. Esse paradigma consagrou dois significados para o conceito de resiliência no envelhecimento. Um é o de competência ou recurso pessoal que contribui para a adaptação positiva na presença de perdas e riscos típicos da velhice, que interagem com os riscos acumulados ao longo da vida (Baltes, 1987). O outro define resiliência como capacidade de reserva (Staudinger *et al.*, 1993).

Vista como competência ou recurso pessoal, a resiliência psicológica dos idosos é produto das relações adaptativas que se estabelecem entre o contexto e o indivíduo ao longo do curso de vida. A resiliência comporta mudanças ao longo do tempo e, à medida que o indivíduo se desenvolve, transforma-se em dimensão relativamente estável do seu funcionamento psicossocial (Lerner *et al.*, 2012). Vista como capacidade de reserva, a resiliência diz respeito a recursos biológicos e psicológicos latentes, dependentes da história de desenvolvimento e ativada por estressores avaliados como superiores às forças do organismo. Dito de outra forma, é um tipo específico de capacidade de reserva que pode ser ativada na presença de estressores. Plasticidade significa potencial para mudança na capacidade adaptativa, refletindo-se em novas aprendizagens e em manutenção ou diminuição das competências (Staudinger *et al.*, 1993). Dois princípios gerais e seus derivados marcam o lugar da resiliência psicológica na perspectiva *life-span*, como veremos a seguir.

Princípio 1: o aumento dos riscos e das adversidades que caracteriza a velhice faz da resiliência psicológica um elemento-chave da adaptação dos idosos

Na velhice, as pessoas tornam-se mais expostas aos efeitos adversos de eventos estressores de natureza ambiental, biológica e intrapsíquica, porque sofrem perdas em seus recursos biológicos de enfrentamento no âmbito dos sistemas nervoso, endócrino e imunológico. Ademais, perdem *status*, recursos e papéis sociais, são afetados por tensões crônicas associadas a papéis, e sofrem perdas no âmbito da sociabilidade, da cognição e da afetividade. O acúmulo de perdas provoca aumento do risco de ocorrência de desfechos indesejáveis em diversos domínios do desenvolvimento e do funcionamento. Essas perdas contribuem para o aumento da vulnerabilidade do idoso aos estressores e para o fracasso da resiliência biológica e psicológica (Smith; Hayslip, 2012).

Parte das perdas e dos riscos associados ao envelhecimento são consequentes à senescência, sendo, portanto, de natureza normativa. São previsíveis em termos temporais e da direção de sua influência. Entre eles estão o declínio na velocidade de processamento da informação, a diminuição de força muscular, as perdas sensoriais e hormonais e o rebaixamento da imunidade, que gradualmente afetam o funcionamento físico e cognitivo e se refletem em um gradiente de condições que vão desde um baixo até um alto grau de adoecimento, incapacidade e dependência. Uma outra classe de mudanças tem no tempo histórico um importante determinante. São aquelas determinadas por influências normativas graduadas por história. Elas são exemplificadas por eventos econômicos, ecológicos ou políticos vividos por uma coorte em dado período de vida de seus membros e têm a capacidade de afetar o seu desenvolvimento subsequente.

Existe uma terceira classe de influências representadas por eventos e condições em que a época de ocorrência é imprevisível, motivo pelo qual são geralmente vividos como inesperados e incontroláveis. São os eventos não normativos, exemplificados por acidentes e quedas, por morte de filhos e pelas adversidades que afetam a vida dos descendentes.

O significado dos eventos normativos e não normativos resultam, em grande parte, da avaliação cognitivo-emocional que o indivíduo realiza com base nos seus recursos intelectuais e de personalidade, e com base nos padrões e valores sociais vigentes. Na velhice, tanto as influências normativas como as não normativas tendem a se tornar cada vez mais negativas e as não normativas mais frequentes, ameaçando cada vez mais a capacidade de adaptação (Baltes, 1987; Staudinger *et al.*, 1993).

[1]Tradução livre.

Princípio 2: os processos de autorregulação do *self* tendem a manter-se na velhice, funcionando como importante recurso de resiliência psicológica

Os processos de autorregulação do *self* são mecanismos internos e voluntários de controle que governam o comportamento, os pensamentos e os sentimentos pessoais. São referenciados a metas e padrões pessoais e a consequências, especialmente em face de obstáculos e situações desafiadoras. Incluem processos de auto-observação, autojulgamento e autorreação, aos quais se subordinam as crenças de autoeficácia e de autoestima, os mecanismos de comparação social, as metas de vida, o enfrentamento de eventos estressantes e a regulação emocional (Bandura, 1986). Sua atuação como protetores do funcionamento ou como promotores do desenvolvimento tem sido confirmada por meio de pesquisas (Bandura, 1986; Ryff, 1991; Ryff *et al.*, 2012).

O *senso* ou as *crenças de autoeficácia* resultam do julgamento que as pessoas fazem de suas capacidades com relação à organização e à execução do curso de ações necessárias para alcançar determinados tipos de desempenho ou metas.

Autoestima é a valorização de domínios da própria vida com base no senso de competência, na posse de atributos culturalmente valorizados, no cumprimento de expectativas individuais e sociais e em comparação social.

Comparação social é um processo avaliativo dos próprios atributos, capacidades e desempenhos, com base nas características de outras pessoas ou grupos. Nas comparações sociais para baixo, ou seja, com alvos que estão em situação de inferioridade, as pessoas podem derivar noção de superioridade ou corrigir o senso de inferioridade. Nas comparações sociais com alvos para cima, ou com alvos em posição superior, podem derivar modelos e motivos para se esforçar mais, ou podem desistir de se comportar porque passam a acreditar que o alcance do alvo é incompatível com suas capacidades. Das comparações sociais laterais, ou seja, com os iguais, podem resultar senso de pertencimento, explicação para o próprio desempenho, ou pouco incentivo para crescer (Bandura, 1986; 1997).

As metas de vida têm função orientadora em relação aos comportamentos. Os esforços de mudança a curto prazo por elas gerados fornecem incentivos e guias para a ação, beneficiam o senso de autoeficácia e produzem satisfação que ajuda a sustentar os esforços a longo prazo. O sistema de metas está relacionado com os múltiplos *selves* que as pessoas desenvolvem ao longo da vida, a partir das suas experiências e papéis, dos valores e das expectativas aos quais são expostas. Dos múltiplos *selves* resultam núcleos de autoconhecimento e de maior flexibilidade e, portanto, maior resiliência psicológica (Ryff, 1991).

As *estratégias de enfrentamento do estresse* dizem respeito aos esforços cognitivos e comportamentais adotados pelas pessoas para lidar com as demandas internas ou externas específicas, avaliadas como onerosas ou superiores à própria capacidade de lidar com elas. Classicamente, elas são classificadas como orientadas ao problema ou orientadas às emoções. As primeiras envolvem ações que modificam a situação geradora de estresse; as segundas alteram as emoções e sentimentos gerados pela situação estressora, gerando ações e cognições com potencial protetor ou amortecedor. Sua adoção é mais comum em situações de incontrolabilidade (Folkman; Moskowitz, 2004). São exemplos de estratégias focalizadas no problema: definir o problema, avaliar e escolher soluções, reavaliar o problema, tendo em vista a diminuição das aspirações, e reduzir o envolvimento pessoal. Como exemplos de estratégias com foco nas emoções podem ser citados: minimizar a dimensão do problema, comparação social, buscar significados positivos, rezar, acreditar que um Ser Superior resolverá o problema, esquivar-se e buscar apoio social (Neri *et al.*, 2013).

Hildon *et al.* (2009) propõem uma alternativa à classificação tradicional das estratégias com foco no problema ou na emoção. Estes autores falam em estratégias adaptativas, de esquiva e de desenvolvimento. As primeiras são caracterizadas como aquelas que lidam com a adversidade mediante processos assimilativos, por meio dos quais a situação ou os efeitos são alterados com base nos recursos disponíveis e a adversidade é integrada à experiência. As de esquiva configuram-se como soluções imediatas para os problemas, por meio do afastamento ou da negação da adversidade. Dificultam a aquisição de competências que poderiam ser usadas em ocasiões similares no futuro. Ingerir bebidas alcoólicas para anestesiar sentimentos ou comer para compensar frustração são exemplos desse tipo de estratégia, que pode ser categorizada como não adaptativa. A terceira categoria de estratégias é composta por aquelas que promovem o desenvolvimento por meio da aquisição de novas competências, a partir da vivência de adversidades. Elas incluem a reavaliação do que está acontecendo e das condições de enfrentamento, bem como a busca de interpretações alternativas, cujos efeitos tendem a persistir no tempo.

As tentativas de integrar ou assimilar a adversidade à própria experiência ou de tentar manejá-la podem falhar, dando origem a sentimentos de desesperança, raiva, desorientação e resignação. Estes sentimentos podem ser atenuados por meio de reavaliações cognitivas, do ajustamento dos níveis de aspiração, da neutralização de avaliações negativas e do reconhecimento do próprio progresso, levando em conta o desempenho anterior. Embora os idosos tendam a usar mais estratégias acomodativas, que consistem em alterar suas cognições e seus sentimentos diante da adversidade, a tendência dominante entre eles é usar uma combinação de estratégias adaptativas e de desenvolvimento que favoreçam a adaptação (Brandtstädter; Renner, 1990).

A *regulação emocional* é definida como qualquer variação consciente ou não consciente, que altera a valência e a intensidade de uma experiência emocional, ou que tem como propósito alterar uma experiência emocional futura. São exemplos de regulação emocional as estratégias voltadas para a alteração do estressor, entre elas a reavaliação de uma situação vivenciada para torná-la menos caótica, afastar-se de um problema para ter uma visão mais abrangente da situação ou fazer um exercício de meditação (Scheibe; Carstensen, 2010).

A diminuição da vulnerabilidade psicológica ao longo da vida está intimamente associada à capacidade de regular as emoções. Como processo de resiliência, a regulação emocional reflete-se em maior adaptação dos sistemas cardiovascular e imune, mais recursos cognitivos (p. ex., senso de autoeficácia), maior habilidade de buscar suporte social, maior capacidade de adaptação à intensidade dos eventos estressantes, mecanismos de enfrentamento mais maduros, diminuição do neuroticismo (traço de personalidade relacionado a sintomas depressivos, ansiedade e infelicidade) e aumento da conscienciosidade (traço de personalidade relacionado à disciplina, ao comprometimento e à confiabilidade), uso de estratégias proativas de enfrentamento e maior satisfação com a vida (Kessler; Staudinger, 2009; Scheibe; Carstensen, 2010).

A experiência afetiva pode ser medida em termos do nível da excitabilidade provocada pelos eventos avaliados como dificuldades ou ameaças. A regulação para cima (*up regulation*) de um afeto negativo e para baixo *(down regulation)* de um afeto positivo têm sido consideradas como estratégias eficientes para facilitar ações futuras e o alcance de um objetivo. De maneira geral, na velhice, a regulação emocional associa-se à experiência de um número mais reduzido de estressores do que na vida adulta, e à redução de afetos negativos. Maior regulação emocional relaciona-se com o avanço da idade, menor ansiedade, menor frequência de sintomas depressivos, maior otimismo e resposta emocional mais complexa, que combina aspectos positivos e negativos da experiência. Os idosos tornam-se seletivos com relação aos investimentos no relacionamento interpessoal e diminuem o número de vínculos (Charles; Carstensen, 2010; Hershfield *et al.*, 2013; Scheibe; Carstensen, 2010).

Idosos com pouco afeto positivo são mais vulneráveis ao estresse, à dor física, à ansiedade e ao ônus físico e psicológico do cuidado. A predominância de afetos positivos está associada à maior capacidade de acionar recursos psicológicos para enfrentar emoções negativas, à diminuição da intensidade das respostas fisiológicas automáticas associadas a afetos negativos e à maior eficácia do enfrentamento de eventos estressantes. Por sua vez, as emoções negativas, entre elas a hostilidade, a raiva e a ansiedade afetam o bem-estar subjetivo por meio das respostas fisiológicas e comportamentais típicas dos estados de ativação emocional gerados por elas.

Na velhice, uma adequada adaptação está ligada à capacidade de regulação emocional, à seleção de alvos positivos para investimento afetivo e cognitivo, à diminuição da intensidade e da variabilidade de experiências emocionais positivas e negativas, à capacidade de vivenciar experiências emocionais mais complexas e de nomear e compreender as próprias emoções e as emoções alheias, e à capacidade de selecionar parceiros sociais que representem oportunidade de conforto emocional (mais do que de informação e *status*, que são temas típicos da juventude e da vida adulta) (Charles; Carstensen, 2010; Diehl *et al.*, 2011; Scheibe; Carstensen, 2010).

A diminuição do bem-estar subjetivo depois dos 60 anos é geralmente de pequena magnitude, possivelmente porque diante de tensões interpessoais inevitáveis e de situações estressantes, os idosos tendem a assumir posturas acomodativas, ou seja, a alterar suas cognições e emoções em face dos eventos adversos. A capacidade de regular as emoções pode beneficiar indiretamente a capacidade de enfrentamento e de recuperação dos idosos e pode favorecer a satisfação com a vida, a saúde, a cognição, a capacidade funcional e as relações sociais. Contudo, há limites para o uso de estratégias acomodativas. O resultado é o agravamento e o prolongamento de experiências emocionais negativas e a redução da flexibilidade emocional e cognitiva (Scheibe; Carstensen, 2010).

Entre os efeitos da crise sanitária causada pela epidemia do SARS-Cov-2, estão as mudanças, sem precedentes, em valores e costumes. Os idosos acima de 75 anos são os mais vulneráveis à contaminação e à morte pelo coronavírus. Ademais, os idosos formam o segmento etário mais sujeito ao esquecimento e à negligência, pois estão associados à carência de recursos materiais e humanos, além de serem vítimas de preconceito. Entre os adultos e, principalmente, entre idosos, a epidemia do covid-19 acarreta medo de contato social, senso de incontrolabilidade, sentimentos de desesperança, perda do senso de segurança e alteração na perspectiva de futuro.

Em contraste com o que acontece em desastres naturais, quando os membros da comunidade tendem a se aproximar para ajudar uns aos outros e reconstruir o que foi destruído, a pandemia do covid-19 tem como uma de suas principais marcas o isolamento social e a solidão emocional em razão dos métodos usados para seu enfrentamento. O isolamento social e a solidão emocional minam a capacidade de pedir ajuda, o suporte social e a integração à comunidade (Hildon *et al.*, 2010) – pilares da resiliência psicológica e social – e diminuem o engajamento em redes sociais (McFadden; Basting, 2010).

Embora reduzidos pela força das circunstâncias, os contatos devem ser mantidos por meio de tecnologias da informação e pela convivência possível com os membros da própria família, pelo apoio aos outros por meio da escuta ativa, pelo compartilhamento de recursos, pela demonstração de consideração pelas regras de distanciamento social, e por medidas de higiene e proteção (Polizzi *et al.*, 2020). Medidas de controle a curto prazo incluem tomar as medicações prescritas, dormir o suficiente, exercitar o bom humor, buscar informações confiáveis sobre como se adaptar a situações instáveis provocadas pela epidemia, limitar a exposição às notícias e à mídia, assegurar a disponibilidade de alimentos, planejar as atividades, antecipar possíveis estressores, e buscar contatos, ainda que virtuais, com os familiares e outros entes queridos.

As medidas de controle a longo prazo envolvem considerar como será a vida depois de passada a pandemia, incluindo a volta ao trabalho, problemas físicos e complicações trazidas pelo vírus, reengajamento à vida rotineira e interação com colegas e amigos, tendo em vista as mudanças que ainda estão por vir e definição de novas regras de convivência, consumo, lazer, educação, trabalho e informação. Planejar e antecipar cada um desses domínios pode providenciar uma conexão com o futuro e com ideias específicas de como esse futuro se desdobrará (Polizzi *et al.*, 2020).

Muitas pesquisas científicas sobre esse tema têm mostrado os benefícios das emoções positivas associadas à fé religiosa de qualquer origem ou matriz cultural. Ela é um importante recurso para a promoção da saúde e do bem-estar, incluindo o enfrentamento de dor crônica, do diabetes, da depressão e de outras condições de saúde, entre elas as doenças pulmonares, o câncer, os problemas neurológicos, o HIV, o lúpus eritematoso sistêmico, as doenças psiquiátricas, o luto psicológico e os cuidados ao fim da vida. Entre as condições positivas de enfrentamento associadas à fé religiosa e ao bem-estar estão a felicidade, a esperança, o otimismo, o significado e o propósito de vida, a autoestima e o senso de controle, o altruísmo, a compaixão, o perdão e a gratidão (Koenig, 2020).

Considerações finais

Apesar dos avanços ocorridos no estudo da resiliência psicológica nos últimos 30 anos, não existe consenso quanto à definição do construto, fato que, se por um lado atesta sua complexidade, por outro dificulta a comparação de dados e a realização de predições.

Considerada como construto multidimensional, a resiliência psicológica é identificada como capacidade de recuperação dos efeitos da exposição a eventos adversos e como a capacidade de retorno ao estado de equilíbrio existente antes da exposição a um evento adverso. Paralelamente, é vista como uma efetiva adaptação à adversidade, um mecanismo de enfrentamento, uma variável pessoal de proteção e uma incorporação de novas habilidades aprendidas no contato com a adversidade.

A noção de resiliência como traço de personalidade pouco sensível às influências ambientais foi superada pela ideia de que os comportamentos resilientes são produto de uma interação virtuosa entre recursos sociais e pessoais. Entre os primeiros, destacam-se o apoio social e a educação; entre os segundos, a flexibilidade cognitiva, o otimismo, a regulação emocional, a aceitação, o propósito, a capacidade de enfrentamento ativo e traços de personalidade.

Do ponto de vista do paradigma *life-span*, a resiliência psicológica na velhice se corporifica em processos de regulação de perdas e de manutenção e otimização de ganhos, apoiados por uma constelação de variáveis com função de proteção, recuperação e promoção do envelhecimento bem-sucedido. Essas variáveis operam ao longo de toda a vida de indivíduos e coortes, determinando suas condições de sobrevivência, saúde, bem-estar social e felicidade ao longo do tempo.

Na velhice, as pessoas estão mais expostas aos efeitos adversos de estressores de natureza ambiental, biológica e intrapsíquica do que na vida adulta. O acúmulo de perdas físicas, cognitivas, afetivas e sociais compatível com o envelhecimento, provoca aumento do risco de desfechos indesejáveis em diversos domínios do funcionamento, contribui para o aumento da vulnerabilidade do idoso aos estressores, diminui o potencial de adaptação positiva e reduz a capacidade de resiliência. Na velhice, a perda de resiliência psicológica é que é normativa, não os ganhos nessa condição.

O termo resiliência está na moda, no Brasil, ou melhor, foi colocado na moda pela escandalosa submissão da população a toda a sorte de malefícios construídos pela falta de solidariedade, compaixão e visão de futuro da maioria dos governantes, durante a pandemia do covid-19. Para piorar, prepondera a noção de resiliência como produto de um privilégio genético ou de merecimento individual que se expressa magicamente na velhice. Sem conseguir vê-la como um conjunto de recursos pessoais e sociais de enfrentamento e proteção produzidos por esforços individuais e coletivos de longa duração, seremos sempre controlados por desejos de realização impossível de profecias. Nesse cenário, torna-se muito difícil desenvolver projetos de engenharia social e comunitária voltados à saúde, à higiene, à habitação, à imunização, à educação, ao lazer, à segurança, ao prazer de viver e ao bem comum de pessoas de todas as idades. Esses são os pontos nevrálgicos da nossa possibilidade de sobrevivência como povo e como nação, em face dos riscos e das adversidades que nos são impostos pela desigualdade social, pelo autoritarismo, pela violência e pelos descaminhos da educação. A vulnerabilidade de tantos idosos, crianças e jovens expressa essa triste realidade.

142

Propósito de Vida e Adaptação na Velhice

Vanessa Alonso • Meire Cachioni

Não é verdade que o homem, propriamente e originalmente, aspira a ser feliz? Não foi o próprio Kant quem reconheceu tal fato, apenas acrescentando que o homem deve desejar ser digno da felicidade? Diria eu que o homem realmente quer, em derradeira instância, não é a felicidade em si mesma, mas, antes, um motivo para ser feliz
(Frankl, 1990).

Introdução

Uma das consequências da aceleração do envelhecimento populacional observado nas últimas décadas em todo o mundo foi o aumento do interesse dos pesquisadores em identificar e compreender a ação de variáveis objetivas e subjetivas na determinação de uma boa velhice. Senso de significado (*meaning*) e senso de propósito (*purpose*) são variáveis bastante investigadas em estudos clínicos sobre a personalidade e a saúde mental e em estudos longitudinais sobre o desenvolvimento de adultos e idosos.

As origens do conceito remontam aos textos clássicos de Viktor Frankl (1963, 1969) nos quais o autor expôs a ideia de que um forte senso de significado, sentido de vida e metas orientadas ao futuro, em associação com força interior, liberdade espiritual e senso de valor pessoal, podem resultar em maior capacidade de tolerar desafios e situações de grave ameaça à saúde física e mental. Propôs também que a busca de significado ou de propósito de vida é uma tarefa essencial a todos os seres humanos, pois por meio ela nós assumimos as rédeas de nosso destino, respondemos por nós mesmos, nos sentimos responsáveis pelos outros e, possivelmente, fazemos deste mundo um melhor lugar para se viver. Para Frankl (1969), significado é uma dimensão espiritual, não necessariamente religiosa, que inclui desejo de significado, compreensão moral, crenças e valores espirituais e atitudes positivas diante do sofrimento. O ponto de vista de Frankl é o fundamento do método terapêutico, que denominou de logoterapia ou terapia pelo significado, criado por ele para tratar de pessoas afetadas por estresse pós-traumático ou por sofrimento emocional causados por eventos de vida terrivelmente adversos (Frankl, 1963).

Em meados dos anos 1980, a psicóloga norte-americana Carol D. Ryff deu início à publicação dos resultados da linha de pesquisa sobre bem-estar que estava desenvolvendo com seu grupo de pesquisa. Argumentava que as dimensões satisfação e equilíbrio entre afetos negativos e positivos eram insuficientes para a explicação do fenômeno. Além da busca de prazer, satisfação de necessidades e evitação de sofrimento (hedonismo), um terceiro domínio deveria ser incluído: o ajustamento, identificado com o princípio aristotélico de eudaimonia. O termo vem do grego *eu* = bom e *daimon* = talento ou potencial, e é definido como a busca de excelência pessoal e de realização do próprio potencial, dando sentido à vida (Ryff, 1989a-c; 1995).

Bem-estar psicológico foi definido como o nível de funcionamento positivo exibido por um adulto, refletido em relações positivas com os outros e em senso pessoal de domínio, crescimento pessoal, autonomia, autoaceitação e propósito (Ryan; Deci, 2001; Ryff, 1989a-c; Ryff; Singer, 1996; 1998). Inspirada na definição de Frankl (1963, 1969), Ryff definiu propósito de vida como a tentativa persistente de alcançar objetivos que tragam sentido às ações, como comportamento orientado a metas de curto, médio e longo prazos, e como princípio organizador da história pessoal, da personalidade e das escolhas de cada um.

Propósito e senso de autorrealização (Maslow, 1968) são hoje considerados como os dois componentes-chave da saúde mental, do bem-estar psicológico e do ajustamento de adultos e de idosos, assim como propósito e senso de crescimento pessoal são os domínios mais pesquisados do modelo de Ryff. O volume de investimentos em pesquisa sobre propósito cresceu muito mais do que os estudos sobre senso de significado. Tal ocorrência é em grande parte em razão das dificuldades encontradas para operacionalizar em escalas com boas propriedades psicométricas o construto de base filosófica criado por Viktor Frankl. Nesta perspectiva, os instrumentos mais conhecidos são: o *Purpose in Life Test* (Crumback; Maholick, 1964), o *Life Regard Index* (Battista; Almond, 1973), a escala *Seeking of Noetic Goals* (Crumbaugh, 1977), o *Life Attitude Profile* (Reker; Peacock, 1981) e a Escala de Senso de Coerência (Antonovsky, 1987), nenhuma com tradução e validação para o português.

Enquanto isso, uma escala unidimensional com 10 itens é amplamente usada para avaliar o propósito de vida a partir do modelo de Ryff. Trata-se de uma entre as seis subescalas de bem-estar psicológico publicadas pela autora. Ela foi traduzida para o português e submetida a análises psicométricas realizadas sobre dados da amostra brasileira (Ribeiro *et al.*, 2018). Grandes estudos prospectivos e longitudinais realizados nos EUA e na Austrália incluíram entre seus objetivos a investigação das associações entre propósito de vida – considerado como perseguição de metas de vida e avaliado por meio da subescala de propósito criada por Ryff *et al.* (1995) – e vários aspectos da adaptação bem-sucedida na vida adulta e na velhice, entre eles saúde física, mental e funções cognitivas.

Como vimos, os princípios teóricos da tradição existencial-humanista em psicologia inspiraram tanto a psicoterapia para situações de crise quanto a teorização sobre o desenvolvimento do adulto apoiada no paradigma *life-span* e no modelo cognitivista-comportamental. Desde o início apoiadas em diferentes visões do humano, ambas as correntes seguiram seu curso e apresentaram relevantes dados de pesquisa e subsídios para a intervenção.

Inicialmente, nosso texto descreverá alguns desdobramentos das definições que conhecemos sobre propósito e significado. O segundo tópico do texto dirá respeito aos fatores facilitadores e dificultadores do estabelecimento de metas de vida ou da percepção de que a vida tem um propósito para os idosos. Por último, serão apresentados dados de estudos realizados na perspectiva de Ryff, os quais investigaram relações entre propósito e saúde física, propósito e aspectos do funcionamento psicológico e propósito e questões sociológicas.

O conceito de propósito e seus desdobramentos

Frankl (1963, 1969, 1985, 1990) acreditava que, independentemente de atitudes religiosas, capacidade intelectual, sexo ou idade, encontrar um objetivo na vida é essencial a todos os seres humanos, uma tarefa completamente concreta e singular, sendo que não há um propósito comum a todos os seres humanos. De experiências em campos de concentração nazistas e do tratamento de sobreviventes do Holocausto, Frankl derivou a crença de que os indivíduos podem encontrar propósito na vida mesmo em condições extremamente adversas de ameaça à dignidade e à sobrevivência. Tendo por base a sabedoria das palavras de Nietzsche – "Quem tem um *por que* para viver pode suportar quase que qualquer *como*" (tradução livre) –, Frankl (1985) observou que os prisioneiros com propósito de vida tinham melhores condições de sobrevivência à experiência do Holocausto do que aqueles sem propósito algum.

Assumindo um ponto de vista mais abrangente, Yalom (1980) definiu sentido de vida como senso ou coerência de sentido cósmico ou de sentido pessoal. O sentido cósmico se refere ao ordenamento mágico ou espiritual do universo, enquanto sentido pessoal corresponde ao propósito ou à função a ser preenchida. De acordo com Yalom, o sentido pessoal, ou Terrestre, pode ser considerado sinônimo de propósito de vida (Ryff, 1989a-c; Ryan; Deci, 2001; Ryff; Singer, 1996, 1998), indicando função, objetivo, intenção e metas, enquanto o sentido de vida cósmico expressa a busca por coerência, propondo, dessa maneira, uma distinção entre os conceitos propósito e sentido.

A literatura científica sobre esse tema exibe numerosos exemplos de intercâmbio desses conceitos. Reker (1997) definiu sentido pessoal como ter propósito e almejar objetivos de vida, associando claramente os conceitos de propósito e sentido, e de sentido de vida como direção e razão para a existência. Park e Folkman (1997) consideraram sentido como objetivos e propósitos de alguém. Outros autores descreveram propósito como o sentido de vida que cria conexão entre o profundo íntimo de alguém e o mundo externo (Ventegodt *et al.*, 2003). A crença na transcendência e a busca pelo sentido da existência são fatores essenciais à saúde psicológica, especialmente em condições de ameaças à vida, perda de dignidade, sofrimento e falta de esperança. Nessas situações, o propósito atua como recurso de resiliência, promovendo adaptações na iminência de eventos adversos (Frankl, 1969).

Para alguns, existe a associação do propósito, ou sentido, com a espiritualidade (Vachon *et al.*, 2009), que é característica intencional de bem-estar e componente da saúde mental positiva. O propósito está associado com ordem, justiça, coerência, valores, fé e pertencimento (Hupkens *et al.*, 2018), evidenciando a intercambialidade entre os construtos. Pesquisas sobre propósito e sentido de vida mostram desfechos comuns aos dois conceitos, como saúde (Ju, 2017; Pinquart, 2002), mortalidade (Boyle *et al.*, 2009; Krause, 2004), senso de coerência (Nygren *et al.* 2005; Takkinen; Ruoppila, 2001) e religião (Hupkens *et al.*, 2018; Jewell, 2010).

Apesar de muitos estudos indicarem a intercambialidade entre os termos propósito e sentido de vida, outra parte da literatura faz distinção entre eles. Heisel e Flett (2014) alertam que corremos riscos de cometer reducionismo ao confundir os dois conceitos. Para ajudar a elucidar essa questão, em vez de perguntar "qual é o meu propósito de vida?", podemos considerar nossos objetivos, metas, funções e direção para a vida, enquanto, ao indagarmos "qual o sentido da minha vida?", estaríamos tentando descobrir o que pode conferir significado à nossa existência como um todo. Dessa maneira, podemos considerar sentido como senso de coerência e de realização (Reker; Wong, 1988), e propósito de vida como orientação a metas e objetivos (Ryff, 1989b). O primeiro conceito tem por base a teoria filosófico-existencialista e o segundo o modelo de bem-estar psicológico no sentido eudaimônico, evidenciando a busca de excelência pessoal como ponto importante para o desenvolvimento e envelhecimento bem-sucedido dos idosos.

No modelo eudaimônico de bem-estar psicológico, propósito de vida pode ser definido como senso de que a vida tem sentido, direção e intencionalidade, orientado para estabelecer metas na vida e tomar decisões com base em recursos pessoais (Ryff, 1995). É uma orientação que motiva as pessoas a realizar tarefas que sustentam a vida social, a tornando repleta de sentido (Ryff; Keyes, 1995), além de ser parte essencial da saúde mental positiva. O propósito se apoia sobre estados psicológicos (como os afetos positivos) e em atributos de personalidade (como as competências sociocognitivas e socioemocionais) associados à saúde e ao bem-estar (Boehm; Kubzansky, 2012). Um dos domínios mais importantes do bem-estar psicológico, ele se refere às noções de que a vida tem sentido e direção, e que as metas e objetivos estão sendo alcançados. Uma vida com intencionalidade e metas estabelecidas permite tomadas de decisão com base nos recursos pessoais (Mitchell; Helson, 2016; Ryff, 1989b; Ryff; Keyes, 1995), contribuindo para a resiliência psicológica.

Facilitadores e dificultadores da obtenção de propósito na velhice

Pode ser especialmente mais desafiador para os idosos encontrar um propósito do que para os jovens e os adultos (Ryff; Singer, 1998). Perdas sociais, cognitivas e físicas relacionadas à velhice podem dificultar o engajamento em atividades que conferem propósito à vida. Viuvez e aposentadoria diminuem o propósito de vida em idosos (Pinquart, 2002), pois estão relacionados ao luto, à diminuição dos contatos sociais e à perda de identidade social, o que pode acarretar sentimentos de inferioridade e falta de valor. A diminuição dos níveis de propósito em idades avançadas pode levar a menos oportunidades de engajamento em atividades que contribuam para uma vida significativa (Ryff *et al.*, 2016). Contudo, alguns idosos mantêm alto nível de propósito, mesmo em idade avançada e na presença de eventos adversos, um padrão singular ainda não devidamente esclarecido por pesquisas.

A experiência de obtenção de senso de significado existencial em idades avançadas ocorre por meio das mais variadas fontes. Pode ser a partir da realização de atividades de vida diária, da conexão com o mundo espiritual, do trabalho, da manutenção ou aquisição de novos papéis sociais, da família, da geratividade, da independência, do voluntariado, e, principalmente, das relações pessoais (Irving *et al.*, 2017). O relacionamento humano é considerado a principal fonte de significado existencial para os idosos, daí a importância de terem relações familiares satisfatórias, de se manterem envolvidos em atividades comunitárias, como grupos religiosos ou políticos, e de desempenharem funções sociais durante a velhice. Interações sociais de qualidade podem motivar os idosos a realizar boas ações, lhes conferindo sentimentos de valor e de respeito (Wong, 1998). Os muito idosos podem experimentar senso de significado existencial a partir de atividades de vida diária e de conexão com o mundo espiritual (Hedberg *et al.*, 2009).

Estudo de metanálise mostrou que estar empregado, ser casado, ter alto nível de competência para realização de atividades de vida diária, manter relacionamentos pessoais de qualidade, gozar de boa saúde, alto nível socioeconômico, alta escolaridade e religião são considerados fontes de propósito de vida em idosos. Alto nível socioeconômico e alta escolaridade podem levar a melhores condições de vida e de lazer e a uma vida mais bem-sucedida do que pobreza e baixa escolaridade, contribuindo para uma visão mais positiva da vida e para o aumento dos níveis de propósito (Pinquart, 2002). A relação entre sexo e propósito é conflitante na literatura, mas há estudos que sugerem que mulheres idosas apresentam níveis mais baixos de propósito de vida do que os homens. As mulheres são mais propensas à viuvez, à multimorbidade, a dores e a incapacidades, além de terem menor renda e serem menos escolarizadas que os homens, fatores que poderiam levar à diminuição dos níveis de propósito na população idosa feminina (Pinquart; Sörensen, 2001).

Saúde e propósito de vida

Pesquisas mostram que um alto nível de propósito se associa com um risco reduzido de declínio cognitivo e doença de Alzheimer (Boyle *et al.*, 2010), incapacidades físicas (Boyle *et al.*, 2009), longevidade (Hill; Turiano, 2014), recuperação mais rápida das taxas de cortisol frente a eventos estressores (Fogelman; Canli, 2015), risco reduzido de infarto do miocárdio (Kim *et al.*, 2013), eventos cardiovasculares e mortalidade (Cohen *et al.*, 2016). O propósito também se associa a desfechos positivos em saúde, como atividade física e alimentação saudável (Steptoe; Fancourt, 2019), boa qualidade de sono (Steptoe; Fancourt, 2019) e utilização preventiva de serviços de saúde (Musich *et al.*, 2018; Wilson *et al.*, 2018). Ademais, ele pode aumentar a motivação para o autocuidado e atuar como preditor de comportamentos preventivos de saúde, como consultas médicas regulares, exames de rotina e avaliação de doenças, como o câncer (Kim *et al.*, 2014). À medida que os idosos selecionam metas e objetivos claros para a vida, parecem engajar-se mais em comportamentos saudáveis, como bons hábitos alimentares, atividade física, melhor qualidade de sono e redução de comportamentos nocivos, como a prática do tabagismo. Em pesquisa longitudinal com adultos de meia-idade ficou demonstrado que aqueles que apresentavam níveis elevados de propósito de vida tiveram menor probabilidade de uso de drogas 9 a 10 anos depois (Kim *et al.*, 2020).

Outras pesquisas têm considerado o propósito de vida em termos de orientação a metas como importante determinante de desfechos em saúde e têm evidenciado o caráter protetor de propósito para eventos adversos de saúde física (Czekierda *et al.*, 2017; Ryff, 2014). Dados de uma revisão que objetivou examinar os mecanismos pelos quais o propósito de vida pode contribuir para a redução de doenças cardíacas sugere que há pelo menos três maneiras pelas quais isso pode acontecer: 1) pode haver aumento de recursos psicológicos e sociais que protegem contra o efeito cardiotóxico do estresse; 2) propósito pode ter efeitos indiretos sobre comportamentos de saúde; e 3) propósito pode impactar diretamente as vias biológicas. Um alto senso de propósito pode aumentar a probabilidade de processos reparadores, entre eles os hábitos alimentares saudáveis, e pode causar diminuição da probabilidade de processos degenerativos, como tabagismo e inflamação (Kim *et al.*, 2019).

Segundo alguns estudos, o propósito parece atenuar os efeitos inflamatórios de doenças crônicas, solidão e de baixo nível socioeconômico em indivíduos idosos (Cole *et al.*, 2015) e desempenha um papel importante na regulação dos níveis de glicose em adultos e idosos (Boylan *et al.*, 2017; Hafez *et al.*, 2018). Alto senso de propósito foi associado com redução dos efeitos de fatores de risco para síndrome metabólica indicada pela presença de pelo menos três dos seguintes fatores de risco: obesidade central (indicada por circunferência da cintura > 102 cm para os homens e > 88 cm para mulheres); nível de triglicerídeos ≥ 150 mg/dℓ; colesterol HDL < 40 mg/dℓ para homens e < 50 mg/dℓ para mulheres; pressão arterial sistólica ≥ 130 mmHg e pressão arterial diastólica ≥ 85 mmHg, e glicose plasmática em jejum ≥ 100 mg/dℓ (Boylan; Ryff, 2015). Foi observada a associação entre propósito e a menor probabilidade de idosos apresentarem níveis reduzidos de colesterol HDL e de fibrinogênio (Steptoe; Fancourt, 2019). O estudo de Kim *et al.* (2017) mostrou que cada ponto a mais obtido em escala de propósito de vida se associou à diminuição de 13% no risco de desenvolver baixa força de preensão palmar e de 14% de desenvolver baixa velocidade de marcha, o que evidencia a importância do propósito para o controle de sinais que compõem a síndrome da fragilidade do idoso (Fried *et al.*, 2001).

Propósito de vida e questões psicológicas

Há evidências de associação entre senso de propósito e probabilidade de engajamento em estratégias de enfrentamento, envolvendo a capacidade das pessoas de neutralizar ou mitigar efeitos de potenciais futuros estressores (Hooker *et al.*, 2018; Miao *et al.*, 2017). Indivíduos com forte senso de propósito são mais eficazes em autorregulação emocional porque são mais capazes de antecipar consequências e de elaborar um melhor plano de enfrentamento de eventos estressantes do que aqueles com fraco senso de propósito (Hooker *et al.*, 2018). Um alto nível de propósito pode ajudar as pessoas a reagir com menor intensidade ao estresse e a se recuperar mais rapidamente de seus efeitos (Kim *et al.*, 2019). Ou seja, o propósito otimiza os recursos de resiliência em situações estressantes, promovendo desfechos positivos de saúde.

Estudos sobre regulação emocional sugerem que ter objetivos de vida diminui a responsividade aos eventos emocionais diários e promove estabilidade afetiva em adultos (M = 56 anos) (Hill *et al.*, 2020). O propósito de vida está relacionado ao otimismo e aos afetos positivos (Hooker; Masters, 2016; Kim *et al.*, 2013), a maior satisfação com a vida (Etezadi; Pushkar, 2013) e a menor probabilidade de depressão em idosos (Koenig *et al.*, 2014; Pinquart, 2002). O alto nível de propósito se associa aos desfechos psicológicos, como felicidade, satisfação e autoestima (Ryff; Keyes, 1995; Samman, 2007).

A pandemia da covid-19 pode ser considerada um evento estressante com potencial para afetar negativamente o bem-estar e a sobrevivência de idosos. Em investigação que comparou os sensos de propósito e de crescimento pessoal de idosos de 60 a 70 e de 71 a 80 anos acometidos pela doença, não foram observadas diferenças entre os grupos de idade, pois, em ambos os grupos, o propósito de vida se associou com saúde percebida, funcionamento familiar, resiliência, gratidão e aceitação (López *et al.*, 2020). Trabalhos futuros poderão ajudar a elucidar o impacto dessa doença e os efeitos do isolamento social sobre a população idosa mundial.

Propósito de vida e questões sociológicas

Alto nível de propósito de vida se relaciona com menor risco de incapacidades em relação às atividades instrumentais de vida diária e à mobilidade (Boyle *et al.*, 2009). Em outras palavras, o propósito parece promover o bom desempenho dos idosos em atividades instrumentais e avançadas de vida diária, necessárias para uma vida com independência e que podem permitir aos idosos fazer compras, preparar refeições, dirigir automóveis e utilizar transportes públicos, gerenciar a vida financeira, usar telefone, celular e internet para os mais variados fins. Todas essas condições levam a uma maior participação social dos idosos, tornando-os mais autônomos e independentes, além de mais atuantes na vida em sociedade.

A participação em atividades de lazer contribui para manter os níveis de propósito, particularmente em idosos aposentados

(Lewis; Hill, 2020). O propósito de vida tende a ampliar a participação de idosos em atividades sociais, evidenciando o fato de que interações sociais são importantes para a manutenção ou a ampliação dos níveis de propósito em idades avançadas (Santos *et al.*, 2019).

Pesquisas sobre propósito de vida são fundamentais, principalmente em países em desenvolvimento, como o Brasil, em que baixos níveis socioeconômicos, pouca escolaridade, dificuldade de acesso a serviços de saúde e a redes de proteção social insuficientes podem levar a desvantagens ao longo da vida, o que pode ser potencializado quando se alcança a velhice. Em contrapartida, o propósito de vida pode contribuir para melhor competência, cognição, autorrealização e participação social dos idosos, o que pode minimizar perdas inerentes ao processo de envelhecimento e promover melhor qualidade de vida a essa população (Ribeiro *et al.*, 2020).

Ribeiro, Neri e Yassuda (2018) traduziram e adaptaram para o contexto brasileiro a Escala de Propósito de Vida, de Ryff e Keyes (1995). A escala é unidimensional, composta por 10 afirmações que avaliam o grau de concordância do entrevistado em relação a proposições de caráter autoavaliativo. Por exemplo: "Eu tenho um senso de direção e propósito de vida"; "Eu costumava estabelecer metas para mim, mas, agora, isso me parece perda de tempo"; "Eu sou uma pessoa ativa na execução dos planos que eu estabeleci para mim mesmo", dentre outras. Para cada uma delas, há cinco possibilidades de respostas: 1 = não concordo de jeito nenhum; 2 = concordo pouco; 3 = concordância moderada; 4 = concordo muito; 5 = concordo muitíssimo. Conforme os dados obtidos na amostra brasileira, não foram observadas diferenças significativas entre os escores de propósito dos homens e das mulheres e entre os escores de diferentes faixas de escolaridade. Níveis mais altos de propósito foram encontrados no grupo de 80 a 84 anos do que entre os de 85 anos ou mais, e entre aqueles com renda mensal de três a cinco salários-mínimos do que entre os que tinham renda menor que três salários-mínimos.

Considerações finais

Propósito de vida e significado de vida são considerados termos sinônimos por alguns autores e, por outros, como termos e realidades diferentes, embora relacionados. Existem associações robustas entre propósito definido em termos de metas de vida que orientam a experiência, e condições de saúde física e mental, cognição, longevidade e enfrentamento de eventos estressantes. Este texto não considerou estudos empíricos que partiram da definição de Viktor Frankl e dos instrumentos que tentam operacionalizá-la por meio de escalas de significado, propósito, metas noéticas, preocupações e investimentos na vida, atitudes diante da vida e senso de coerência.

São necessárias mais pesquisas sobre as variações do propósito de vida dentro de uma mesma faixa etária e entre grupos de idade, coortes e subculturas, levando em conta o nível socioeconômico, o sexo, a idade, as experiências de vida e a relação com a religião e com a espiritualidade. Uma revisão sistemática de literatura de pesquisa sobre propósito de vida em idosos realizada por Irving *et al.* (2017) concluiu que faltam pesquisas que possam esclarecer até que ponto o propósito está sujeito a flutuações individuais a curto prazo ou a mudanças a longo prazo. Verificam-se também poucos estudos sobre propósito de vida em idosos institucionalizados. Ryff *et al.* (2016) apontam a necessidade de elucidar como os mecanismos neurais influenciam o bem-estar eudaimônico. Por fim, ressalta-se a necessidade de mais pesquisas brasileiras sobre propósito de vida na velhice, uma vez que há escassez de produção sobre a temática no país.

143

Intervenções Psicológicas em Idosos: Interseccionalidade e Psicoterapia em Debate

Dóris Firmino Rabelo • Heloísa Gonçalves Ferreira

Introdução

O envelhecimento é um processo influenciado por variáveis biológicas, sociais, culturais, históricas, psicológicas e políticas, que, em conjunto, determinam uma diversidade de trajetórias e desfechos. Essa heterogeneidade precisa ser levada em consideração para o desenvolvimento de modelos de intervenção psicológica que sejam apropriados e adequados às diferentes realidades desse segmento populacional. Devem ser capazes de atender às especificidades dos perfis de idosos, sobretudo daqueles que se encontram em situação de maior vulnerabilidade biológica, psicológica e social.

São muitos os desafios para o desenvolvimento e a implementação de modelos de intervenção psicológica que deem conta da diversidade das trajetórias de envelhecimento. As dificuldades associadas aos custos e ao acesso aos serviços de saúde, a falta de preparo dos profissionais para identificar e encaminhar de forma adequada as demandas psicológicas apresentadas pelo idoso, além de uma carência de estudos para mapear as necessidades em saúde mental dos diferentes perfis de idosos e para avaliar eficácia e efetividade de intervenções psicológicas, representam apenas alguns exemplos desses desafios.

A questão da saúde psicológica de pessoas idosas precisa ser situada no contexto social, histórico e relacional em que cada um elabora e efetiva sua existência, como materialização individual ou coletiva de uma estrutura de relações históricas (Martin-Baró, 2017). Considerando que a saúde mental não é uma questão exclusivamente individual e que a velhice não homogeneíza, nem minimiza as desigualdades, é preciso ponderar que o contexto atual do envelhecimento e da velhice no Brasil inclui a ausência de financiamentos do setor público, bem como de aspectos das políticas sociais e de saúde e das reformas trabalhistas e previdenciárias que ampliam a precarização da vida e a expropriação de direitos. Estas questões afetam a vida e as condições psicológicas das pessoas idosas e de seus familiares.

A crise societária em curso foi agravada pela pandemia da covid-19. As condições de vida cada vez mais precarizadas para a imensa maioria da população aumentaram as chances de contágio e de agravamento da doença, principalmente para as pessoas mais velhas, um grupo social mais vulnerável. As dificuldades relacionadas à pandemia do coronavírus representaram um risco não somente para a saúde física dos idosos, mas também para sua saúde mental (Armitage; Nellums, 2020).

Foi necessário rever práticas cotidianas nas mais variadas esferas, incluindo o acesso aos serviços de saúde mental, que passaram a ser ofertados a partir de modalidades remotas (Schmidt *et al.*, 2020; Souza *et al.*, 2020). O novo paradigma de cuidado à saúde traz e trará repercussões importantes para a população idosa da geração atual, que compreende indivíduos com pouca familiaridade com recursos tecnológicos (Sousa *et al.*, 2018), o que aumenta as chances de que não recebam assistência apropriada às suas necessidades (Yang *et al.*, 2020).

Em seus diferentes níveis e abordagens, intervenções psicológicas precisam levar em consideração os contextos nos quais o indivíduo ou um grupo vivem e os limites a que estão submetidos, assim como identificar possíveis fatores de risco e de proteção que atuam para aumentar ou diminuir as chances de desfechos psicológicos negativos (Abreu *et al.*, 2015). Por exemplo, o Modelo Bioecológico do Desenvolvimento Humano proposto por Bronfenbrenner (1996) pode auxiliar na identificação de fatores de risco que ameaçam a saúde mental dos idosos, os quais precisam ser levados em consideração no planejamento de intervenções psicológicas para essa população.

De acordo com este modelo, o envelhecimento pode ser compreendido como sendo influenciado por contextos em diversos níveis ou sistemas que se inter-relacionam: o primeiro é o microssistema, o nível mais imediato ao indivíduo, que abrange os processos proximais relacionados às interações interpessoais e às habilidades cognitivas, comportamentais e sociais da pessoa, juntamente com os contextos mais próximos a ela (p. ex., o familiar); o mesossistema consiste na interação entre mais de um microssistema, como, por exemplo, a família e a comunidade; o exossistema é um nível em que operam agências sobre as quais o indivíduo tem menos controle, como as condições da vizinhança, da moradia e do acesso a oportunidades de lazer e de saúde; o macrossistema é o nível mais externo ao indivíduo e inclui, por exemplo, o sistema político e o econômico, e os valores culturais aos quais o indivíduo responde. Por fim, o componente tempo é determinado pelo cronossistema, ou seja, a passagem do tempo ao longo do qual ocorrem grandes eventos históricos, como guerras, pandemias e desastres naturais que podem influenciar o desenvolvimento de toda uma geração de pessoas. Todos esses níveis ou sistemas se combinam e influenciam a trajetória de desenvolvimento e de envelhecimento das pessoas, contribuindo para variados desfechos em saúde mental.

Para Abreu *et al.* (2015), visualizar fatores de risco e de proteção ao envelhecimento em cada um desses níveis amplia as possibilidades de planejamento e de efetividade de intervenções focadas em promover a saúde mental das pessoas. Assim, quando pensamos em indivíduos mais velhos, é imprescindível focalizar questões relacionadas a gênero, geração, sexualidade, raça/etnia, classe e território, para um adequado planejamento de ações que visem a promover a saúde psicológica. O atual contexto pandêmico é fator relevante a ser levado em conta, uma vez que a pandemia e suas implicações culturais e sociais têm potencial de impactar significativamente o desenvolvimento de várias gerações (Pfefferbaum; North, 2020). Mesmo que o atual momento de crise seja superado dentro de alguns anos, seus efeitos permanecerão nos costumes e nos valores da sociedade, que não mais será a mesma que conhecemos até muito pouco tempo atrás.

O presente capítulo tem por objetivo apresentar o conceito de interseccionalidade como um instrumento para o desenvolvimento de intervenções psicológicas para idosos, levando-se em consideração questões relacionadas a idade, gênero, geração, sexualidade, raça/etnia, classe e território. A partir do conceito de interseccionalidade, será apresentada uma breve revisão sobre modelos de psicoterapia para idosos, colocando-se em discussão as contribuições e os limites desse formato de intervenção psicológica para atender às diferentes necessidades da população idosa. Ainda, será apresentada uma breve discussão sobre algumas implicações da psicoterapia remota como um novo paradigma de cuidado à saúde psicológica.

Os nós das intervenções psicológicas com pessoas idosas

Um dos fundamentos de qualquer intervenção psicológica com idosos é reconhecer a heterogeneidade desse segmento etário. O embasamento teórico-prático que considera os nós, as imbricações e as intersecções do envelhecimento com o gênero, a geração, a sexualidade, a raça/etnia, a classe e o território possibilitam propor um trabalho mais adequado e satisfatório às demandas dessa população. Novos caminhos de intervenção estão sendo construídos e consolidados diante das realidades da velhice e do processo de envelhecimento. Ampliar o olhar para estas demandas tem sido um grande desafio para os psicólogos.

O conceito de interseccionalidade foi introduzido nos EUA por Kimberlé Crenshaw (1989) e desenvolvido como teoria por intelectuais negras, em especial Patricia Hill Collins. A abordagem interseccional considera que os sistemas de raça/etnia, classe social, gênero, sexualidade, nação e idade são mutuamente construtivas da organização social (Collins, 2019). Essas categorias que se constroem mutuamente fundamentam e moldam sistemas de poder que se cruzam e catalisam formações sociais desiguais. Realidades materiais desiguais organizam experiências sociais distintas para as pessoas que vivem nelas, são historicamente contingentes e transculturalmente específicas, e variam ao longo do tempo e no espaço. Assim, indivíduos e grupos com diferentes posições dentro dos sistemas de poder têm diferentes pontos de vista sobre suas próprias experiências e as de outros com condições sociais desiguais (Collins, 2015).

A abordagem interseccional corresponde a uma práxis crítica e a uma ferramenta analítica que ajuda a compreender e a analisar a complexidade do mundo das pessoas e das experiências humanas. A interseccionalidade põe em debate a recusa ou a incapacidade de se considerar efetivamente, na prática, a heterogeneidade da velhice. Essa incapacidade ou recusa é exemplificada pela tendência de pesquisadores e profissionais da atenção social ou da atenção à saúde em definir a velhice apenas de acordo com suas próprias experiências, de maneira que as outras velhices se tornam "*outsiders*", como definido por Audre Lorde (2020), ou caracterizadas por experiências e tradições alheias demais para serem compreendidas. Outro exemplo pode ser mencionado: quando raça, gênero e classe social são consideradas apenas variáveis ou recortes, ou seja, questões secundárias que podem ou não ser escolhidas para análise.

No Brasil, essas articulações das relações sociais de poder não são novidade. Podemos citar Lélia Gonzalez, que introduziu a categoria político-cultural de amefricanidade (1988) e as discussões de gênero e raça nos espaços públicos, pensando os efeitos particulares do machismo e do racismo para as mulheres negras. Outro exemplo importante são os escritos de Sueli Carneiro sobre a situação da mulher negra na América Latina (2003, 2020). Outra referência é o trabalho de Heleieth Saffioti (2004), pela ideia de nó formado pelo patriarcado-racismo-capitalismo que, segundo ela são as três contradições fundamentais para a explicação das relações de opressão, dominação e exploração.

Como operar concretamente essas articulações nas intervenções psicológicas com pessoas idosas? Sabemos que ainda são muitos os desafios na formulação de intervenções interseccionais em Psicologia, mas propomos ter no horizonte essa ferramenta analítica independentemente do tipo de intervenção psicológica. Para nos ajudar nessa reflexão, apresentaremos a seguir dados da realidade brasileira e um conjunto de guias e diretrizes do Conselho Federal de Psicologia e da American Psychological Association (APA) que, de maneira mais ou menos direta, organizaram suas proposições no caminho de uma abordagem interseccional.

O Guia da APA (2017) *Multicultural Guidelines: An Ecological Approach to Context, Identity, and Intersectionality* estabeleceu a interseccionalidade como objetivo principal da prática profissional. Adotou 10 diretrizes multiculturais para fornecer aos psicólogos uma estrutura de serviços competentes e aplicáveis no trabalho com clientes, estudantes, participantes de pesquisas, educação e consultoria. Incorporou-as a uma abordagem ecológica que leva em conta antecedentes contextuais e desenvolvimentais da identidade interseccional, bem como as formas como podem ser reconhecidos e adotados para gerar modelos mais eficazes de engajamento profissional.

Em resumo, as 10 diretrizes preconizam que os psicólogos devem reconhecer e compreender que a identidade e a autodefinição são fluidas, complexas e moldadas pela multiplicidade dos contextos sociais do indivíduo. Da mesma forma, as fases e as transições desenvolvimentais se cruzam com o contexto biossociocultural mais amplo, e a identidade se constrói em função de tais intersecções. Os diferentes modos de socialização e as diferentes experiências influenciam a visão de mundo. Os profissionais têm atitudes e crenças que podem influenciar suas percepções e interações com os outros, bem como suas conceituações clínicas e empíricas. Assim, precisam se esforçar para ir além das conceituações enraizadas em suposições categóricas, preconceitos e formulações baseadas em conhecimento limitado sobre indivíduos e comunidades. Devem se esforçar para reconhecer e compreender o papel da linguagem e da comunicação por meio de um engajamento sensível à experiência vivida pelo indivíduo, pelo casal, pela família, pelo grupo, pela comunidade e pelas organizações com que interagem. Os psicólogos precisam reconhecer e compreender as experiências de poder, privilégio e opressão e abordar as barreiras institucionais e as desigualdades a elas relacionadas. Também, devem trabalhar com as forças e as potencialidades individuais e coletivas, para construir resiliência e diminuir o trauma no contexto sociocultural.

Moura Jr *et al.* (2020) discutem a abordagem interseccional como estratégica para entender criticamente as implicações da pobreza para a saúde mental e os modos de viver. A população idosa brasileira em condições de vulnerabilidade é pobre, não apenas a partir do marcador socioeconômico, mas também da sua articulação com raça e gênero. Os mais pobres e com níveis mais baixos de escolaridade são maioria entre negros e mulheres, e são os que apresentam piores condições de saúde e menores chances de recuperação (Andrade *et al.*, 2019; Silva *et al.*, 2019).

O Guia da APA *Race and Ethnicity Guidelines in Psychology: Promoting Responsiveness and Equity* (2019) convoca os profissionais a reconhecer a influência da raça e da etnia na sociedade e a desenvolver um conhecimento acadêmico sobre essas variáveis, incluindo perspectivas globais sobre elas. Destacam que os psicólogos devem buscar compreender seu lugar na hierarquia racial e sociocultural, refletir sobre quais valores culturais carregam ou quais suposições e preconceitos moldam suas crenças. Preconizam que devem esforçar-se para abordar o preconceito e a discriminação dentro das instituições e grupos profissionais. As referências técnicas para atuação dos psicólogos no campo das relações raciais (Conselho Federal de Psicologia, 2017) recomendam que o profissional se aproprie dos recursos teóricos e técnicos que atendam efetivamente as demandas da população negra, que procure conhecer os efeitos psicossociais do racismo na constituição da subjetividade, que reconheça as diversas áreas da vida e do cotidiano de negras e negros brasileiros e que contribua com a luta antirracista.

As condições sociais estruturam diferentes possibilidades de envelhecimento e velhice (Rabelo, 2020). Dados da literatura indicam que a população negra brasileira chega à velhice com uma gama de vivências de lutos, perdas e violências. Ao investigar as vivências de pessoas negras idosas, Rossow (2015) verificou que a infância a e juventude foram as etapas que mais suscitaram recordações de episódios de discriminação, mas que práticas racistas continuam a ocorrer na vida adulta e na velhice. Santos (2020) analisou os eventos considerados produtores de estresse por idosas negras. Na velhice, foram citados os temas saúde e autonomia, descendência, afetividade e suporte social, discriminação e racismo e condições materiais.

Idosos negros formam um grupo vulnerável, com pior estado de saúde autorreferido e com maior número de morbidades crônicas (Oliveira *et al.*, 2014), mais relatos de renda insuficiente para as despesas diárias, de continuidade do trabalho depois da aposentadoria por necessidade, de dificuldade para cuidar da própria saúde e de serem SUS-dependentes (Silva *et al.*, 2018). São vulneráveis aos prejuízos da polifarmácia, refletidos em interações medicamentosas e em uso inadequado de medicamentos (Silva *et al.*, 2019), assim como têm acesso deficitário aos serviços de saúde mental (Prado *et al.*, 2017).

Um dos efeitos mais importantes da discriminação racial sobre a saúde mental da população negra é a depressão. Sabe-se que idosos com depressão sofrem maior risco de desenvolver problemas de saúde graves do que os sem depressão. Um dos estudos mais robustos a abordar diferenças raciais quanto aos sintomas, à gravidade e ao tratamento da depressão em idosos (Vyas *et al.*, 2020) mostrou que os negros têm maior tendência a sofrer de depressão mais grave e são menos beneficiados por tratamento adequado, sob a forma de aconselhamento, medicação ou qualquer outra forma.

Para entender a associação raça/cor da pele e saúde mental no contexto brasileiro, Smolen e Araújo (2017) fizeram uma revisão sistemática e mostraram que a prevalência de transtornos mentais na população negra é maior que na população branca, em decorrência da maior exposição ao estresse ligado a experiências de discriminação e racismo. O estudo de Gonçalves e Andrade (2010) com idosos da região Nordeste indicou que a prevalência de depressão foi alta, afetando principalmente homens, negros e sedentários, com agravamento conforme o avanço da idade e com repercussões negativas sobre a qualidade de vida.

Em comparação com idosos brancos e heterossexuais, os idosos negros e LGBTI+ têm menos acesso a serviços de saúde, educação e proteção social, estando mais propensos à marginalização social na velhice (Alves; Araújo, 2020). Mulheres idosas negras que são chefes da família ou responsáveis pelo sustento familiar, que moram em arranjos multigeracionais e que são as proprietárias da casa onde residem, têm mais ansiedade do que idosos que vivem em outras configurações familiares (Barbosa *et al.*, 2020).

Menezes e Ferreira (2020) ressaltaram a importância do olhar para as interseccionalidades nas vivências da velhice em pessoas que estão em situação de rua, em especial ao cuidado à sua saúde mental, considerando o aumento do número de pessoas idosas em situações de vulnerabilidade social. O estudo de Mattos (2017) mostrou que a maioria das pessoas idosas em situação de rua é negra e masculina, e estão nessa condição em decorrência de desentendimentos familiares, difíceis condições financeiras e falta de oportunidades e acesso aos direitos fundamentais. Suas experiências sociais são influenciadas por marcadores de gênero, raça, território, classe social e condição física, ou seja, expressam a violência estrutural e a interseccionalidade vivenciadas desde o nascimento.

As Referências Técnicas para Atuação das Psicólogas em Questões Relativas à Terra (2013) e com Povos Tradicionais (2019), do Conselho Federal de Psicologia, valorizam e afirmam o direito à autonomia, à diversidade de modos de vida individuais e coletivos existentes no território brasileiro, ao cuidado, à saúde e à manutenção de culturas e saberes. A pobreza, as desigualdades no acesso à terra, os fatores ambientais, a privação múltipla de bens e serviços têm efeitos na saúde mental das populações do campo, inclusive dos mais velhos (Costa Neto; Dimenstein, 2017).

Ao analisar as vulnerabilidades sociais em saúde de pessoas idosas residentes em cidades rurais do Estado da Paraíba, Silva e Leite (2020) verificaram que as principais são baixa renda, baixa escolaridade, vivências de estresse e presença de transtornos mentais comuns (TMC). Batista e Rocha (2020) mostraram que os indicadores sociais e econômicos estão fortemente associados à saúde física e mental em comunidades quilombolas. Em outro estudo de caráter epidemiológico e censitário, em 4 distritos rurais de 17 comunidades remanescentes de quilombos, foi observada forte associação entre velhice, depressão e avaliação negativa de todos os domínios da qualidade de vida (Santos *et al.*, 2016).

As mulheres mais velhas que vivem na zona rural apresentam maior prevalência de TCM do que as que vivem nas cidades (Costa *et al.*, 2015; Furtado *et al.*, 2019). Estudo de base populacional com idosos residentes da zona rural do município de Rio Grande/RS mostrou que as mulheres com menor índice de massa corporal (IMC), usuárias de medicamentos contínuos, com duas doenças crônicas ou mais, e com pior percepção de saúde apresentaram maiores chances de desenvolver depressão e de serem afetadas por seus efeitos negativos (Corrêa *et al.*, 2020).

As desigualdades de gênero afetam a saúde física e mental das mulheres idosas de modo geral, uma vez que enfrentam o sexismo, a discriminação etária, maior pobreza e solidão, maior número de condições crônicas de saúde, mudanças e perdas físicas e sociais (Maximiano-Barreto *et al.*, 2019). Por exemplo, a submissão como característica de gênero, construída histórica e socialmente, está relacionada à maior vulnerabilidade de mulheres idosas às doenças sexualmente transmissíveis (DST) e à síndrome da imunodeficiência adquirida (HIV-AIDS) (Silva; Lopes; Vargens, 2010). A velhice também não poupa as mulheres da violência física e sexual (Guimarães *et al.*, 2018).

Zanello (2017) discute a importância de se compreender, no campo da saúde mental, os processos de subjetivação vigentes em sociedades sexistas, pois a formação de sintomas e a maior vulnerabilidade a certos estressores estão relacionados ao gênero. As demandas levadas por mulheres aos serviços de saúde mental estão relacionadas a configurações de gênero, que fazem pesar sobre elas a sobrecarga de trabalho, as definições de inferioridade e o confinamento a determinadas funções consideradas como naturais, mas que são socialmente construídas como formas de discriminação de gênero (Andrade, 2014). É fundamental considerar o trabalho não remunerado e não reconhecido das mulheres na esfera doméstica, o qual não se encerra na velhice.

Os papéis de gênero direcionam as mulheres ao cuidado de familiares, com sentimentos e valores de obrigação e forte influência religiosa (Meira *et al.*, 2017). São as mulheres que cotidianamente realizam o trabalho de cuidado e é sobre elas que pesam orientações, encargos e atribuições dos serviços sociais e de saúde. O cuidado a outros idosos é exercido principalmente por mulheres, muitas delas também idosas (Giacomin *et al.*, 2018; Nunes *et al.*, 2018; Camarano, 2020). Em muitos casos, essa mulher idosa cuida simultaneamente de crianças, adolescentes e idosos e muitas ocupam lugar central na vida de suas famílias (Cardoso; Brito, 2014).

No Brasil, especialmente entre as negras e as mais pobres (Santana, 2019), esse trabalho doméstico acontece em um *continuum* de cuidados exercidos por mulheres de diferentes gerações. O trabalho doméstico é repartido entre as mais jovens, que enfrentam a inserção precária no trabalho remunerado e as idosas que dão continuidade ao trabalho que é a base para a vida, mas que é invisível e nem sequer é considerado como trabalho. O que a literatura indica é que a instrumentalização desse trabalho sobrecarrega, tem repercussões sobre a saúde física e mental dessas mulheres e mantém as desigualdades (Biroli, 2019).

A consideração das convergências entre gênero, classe e raça, entrelaçadas de maneira complexa, tão presente no debate teórico das últimas décadas, é necessária para as intervenções psicológicas com pessoas idosas. O conjunto de guias e diretrizes apresentados até aqui mostram o esforço da Psicologia em atuar de modo mais articulado nos contextos em que se desenvolve a práxis, inclusive com pessoas idosas, considerando as suas relações com seu mundo sociocultural.

O psicólogo precisa estar ciente de que as demandas que se apresentam ao seu trabalho refletem hierarquias, estruturas e organizações sociais, assim como refletem discursos relativos às experiências que têm lugar nesses contextos. Em especial, com a inserção da Psicologia nos campos da saúde pública e da assistência social, ações normativas, moralizadoras e assistenciais são inadequadas. São igualmente ineficazes os trabalhos de intervenção individualistas e descontextualizadas da realidade das pessoas assistidas. Tampouco ajudam o bem-estar de idosos e de outras gerações, as intervenções de caráter a-histórico e focadas no ajustamento à realidade, sem questioná-la (Oliveira; Paiva, 2016).

Existe, atualmente, um vasto campo de atuação da Psicologia, com muitos trabalhos articulados com o território e sensíveis à heterogeneidade da velhice. No entanto, observa-se que são priorizados alguns binômios, por exemplo, gênero-classe, ou raça-gênero, ou raça-território, ou idade-gênero, de maneira que uma abordagem realmente interseccional ainda é um campo em formação e consolidação. Apresentaremos a seguir os desafios interseccionais da psicoterapia tradicional para idosos. Ainda que grande parte dos idosos brasileiros não recorra a essa modalidade de atenção à saúde, seja por questões geracionais e por preconceitos culturais com relação à terapia, seja em virtude das barreiras sociais e econômicas, esse é um campo que conta com décadas de atuação profissional, com estudos e modelos emergentes voltados à pessoa idosa.

A psicoterapia tradicional para idosos: desafios interseccionais

Nos últimos anos, tem sido possível encontrar na literatura diversos estudos sobre psicoterapia para idosos e seus benefícios no tratamento da depressão (Raue *et al.*, 2017), da ansiedade (Hall *et al.*, 2016), dos transtornos de personalidade (Videler *et al.*, 2017), de quadros demenciais, da insônia e do luto por morte (Moye, 2018), para citar alguns exemplos. De acordo com Groenewald, Joska e Araya (2019), existem modelos de psicoterapia que foram desenvolvidos exclusivamente para a população idosa e outros que foram desenvolvidos inicialmente para indivíduos mais jovens e depois adaptados ao público mais velho.

Os principais modelos de intervenção psicoterapêutica para idosos, com dados atualizados sobre evidências de efetividade, são a Terapia Cognitivo-Comportamental (TCC), a Terapia Comportamental e a Terapia de Reminiscências (Groenewald *et al.*, 2019). A TCC consiste na abordagem mais investigada para tratar ansiedade e depressão em idosos, apresentando evidências de efetividade para o tratamento dessas doenças (Silfvernagel *et al.*, 2017). A Terapia Comportamental apresenta evidências de efetividade para tratar depressão e insônia (Gobi, 2020). A Terapia de Reminiscências apareceu como opção de tratamento eficaz para melhorar sintomas afetivos, cognitivos e comportamentais em idosos com demências (Park *et al.*, 2019).

No contexto brasileiro, há uma obra que reúne diversos protocolos cognitivo-comportamentais desenvolvidos para promover bem-estar psicológico, tratar depressão, ansiedade e transtorno bipolar. Veicula informações sobre estratégias e instrumentos para avaliação psicológica de idosos no contexto clínico, e apresenta recomendações para terapeutas trabalharem com esse público em específico (Freitas *et al.*, 2016). Disponível também em português, há relatos de intervenções psicoterapêuticas comportamentais com idosas de uma Universidade Aberta à Terceira Idade, no âmbito das quais foram trabalhadas queixas relacionadas ao medo da morte, à falta de sentido de vida, à perda de funções sociais e à depressão (Donadone; Rozendo, 2015).

Com relação aos perfis de idosos mais vulneráveis, a psicoterapia tem se tornado uma opção de tratamento bastante viável, sobretudo para as mulheres, que formam a maioria entre os que buscam esse tipo de serviço (Donadone; Rozendo, 2015; Ferreira *et al.*, 2017; Gobi, 2020). As mulheres idosas constituem importante grupo de risco para desfechos negativos relacionados a saúde mental. No campo teórico da psicanálise, o estudo de Manna (2018) discute questões sobre como o envelhecimento das mulheres é subjetivamente vivenciado como condição na qual se articulam interseccionalmente diversas opressões, de maneira que as idosas sofrem pela percepção de decadência do corpo, por serem mulheres, pela solidão e pelos sentimentos de desamparo, humilhação e injustiça. Desse modo, tal sofrimento subjetivo demanda uma clínica compreensiva e sensível às condições concretas de vida.

Muitas vezes, mulheres idosas levam para a psicoterapia queixas relacionadas a abusos físicos, psicológicos e financeiros ocorridos ao longo da sua trajetória de vida, permeadas por eventos coercitivos e opressores (Gobi, 2020). Queixas relacionadas a esses tipos de abuso foram tratadas a partir de intervenções psicoterapêuticas comportamentais que ajudaram essas idosas a desenvolver repertório social mais adequado para se empoderar e, consequentemente, eliminar ou se esquivar de situações coercitivas e abusivas presentes em seu cotidiano, como são os casos de abuso financeiro e psicológico (Gobi, 2020).

Tavares e Kuratani (2019) ressaltam a importância da adequação da clínica psicológica aos diferentes grupos minoritários. As autoras afirmam que no caso do paciente negro, o terapeuta deve reconhecer o racismo como produtor de iniquidades sociais e de sofrimento psíquico. As principais queixas de mulheres negras com relação às suas experiências de atendimento psicoterapêutico por profissionais brancos incluem a desconsideração da interseccionalidade nas suas experiências de racismo como fonte de sofrimento mental. Quando essas experiências são relatadas na clínica, podem não ser bem recebidas, consideradas ou exploradas pelo profissional, correndo o risco de serem minimizadas, ignoradas ou universalizadas (Gouveia; Zanello, 2019).

Com relação ao cuidado da saúde mental de idosos negros e de outros grupos minoritários, o cuidado colaborativo envolvendo a oferta de serviços psicoterapêuticos integrada a outras ações interdisciplinares de atenção à saúde em nível primário, parece ser uma opção para amenizar as desigualdades de acesso aos serviços de saúde mental existentes para vários grupos de risco. Há evidências de que práticas de cuidado colaborativo que incluem práticas psicoterapêuticas contextualizadas pela realidade heterogênea dos idosos, em conjunto com outras ações interdisciplinares colaborativas em saúde mental, beneficiam idosos negros em tratamento de depressão e idosos com baixa escolaridade com risco de suicídio (Jackson-Triche *et al.*, 2020).

Para idosos com dificuldades econômicas, os serviços-escola em Psicologia representam dispositivos com potencial de facilitar e democratizar o acesso aos serviços psicológicos, incluindo a psicoterapia. No contexto brasileiro já é possível identificar estudos que foram conduzidos com idosos nesses espaços (Donadone; Rozendo, 2015; Ferreira *et al.*, 2017, Gobi, 2020). Eles revelam que atendimentos psicoterapêuticos melhoram em algum grau a saúde mental desse público, sendo adequados para acolhê-los e para lidar com queixas relacionadas à depressão, à ansiedade, à solidão, a vivências de luto e a experiências de abuso.

Existem relatos na literatura sobre um formato de psicoterapia desenvolvido especificamente para validar e advogar em favor das necessidades do público LGBTI+ (Hinrichs; Donaldson, 2017). Trata-se da psicoterapia afirmativa, um modelo de intervenção psicológica que consiste em usar meios verbais e não verbais para demonstrar uma postura afirmativa e acolhedora diante de clientes LGBTI+. Profissionais de saúde, incluindo psicoterapeutas, correm o risco de adotar posturas heterossexistas, quando não treinados e educados adequadamente para evitar esse risco. Em face das disparidades de acesso a serviços de saúde que geralmente afetam os idosos LGBTI+, os profissionais da saúde devem reconhecer algumas competências que esse público pode desenvolver ao longo do seu ciclo vital (p. ex., resiliência diante de situações preconceituosas), e podem trabalhar esses atributos no contexto da psicoterapia afirmativa (Hinrichs; Donaldson, 2017).

Em conformidade com o Guia da APA (2017), que preconiza que as intervenções psicológicas devem abordar as forças ou potencialidades individuais e coletivas, um estudo de revisão brasileiro identificou trabalhos que veiculam dados sobre intervenções psicológicas positivas com idosos brasileiros, que trabalharam qualidades e potencialidades humanas, como inteligência socioemocional, autorregulação e autocontrole, prudência e autocuidado, criatividade e entusiasmo e vitalidade (Durgante *et al.*, 2019). Embora sem detalhar as características dos participantes, o estudo apontou que todas as intervenções resultaram em algum tipo de ganho para a sua saúde. De toda forma, os autores reforçaram a necessidade de investimentos em políticas e serviços de intervenção na área de promoção de saúde mental, a partir do fortalecimento das virtudes individuais e coletivas, em detrimento do foco na redução ou no tratamento de doenças apenas, um padrão ainda muito frequente no contexto brasileiro.

Embora existam vários estudos relatando avanços e bons resultados dos tratamentos psicoterapêuticos com idosos de diferentes perfis e necessidades, essa modalidade de intervenção psicológica permanece com frequência fora do alcance desse grupo etário, sobretudo em países em desenvolvimento (Groenewald *et al.*, 2019). Para Groenewald *et al.* (2019), as razões associadas a esse déficit dizem respeito não apenas às condições dos próprios idosos (mobilidade reduzida, comorbidades médicas e déficits cognitivos), mas principalmente ao contexto socioeconômico e cultural (condições de pobreza, etarismo ou ageísmo, sistema de saúde deficitário, dificuldades de acesso aos serviços de saúde, e estigmas relacionados às intervenções em saúde mental). Tais condições não contribuem para um acesso igualitário desta população a esses serviços de saúde, e, desse modo, muitos idosos que poderiam se beneficiar do tratamento psicoterapêutico para a promoção da sua saúde mental ficam fora desses benefícios.

Adicionalmente, o processo psicoterápico com idosos é pouco discutido pelos profissionais da Psicologia, o que contribui para as incertezas e a reduzida confiabilidade das intervenções (Monteleone; Witter, 2017). O próprio profissional precisa estar atento aos diferentes contextos e deve perceber os processos plurais e não somente as diferenças que separam os diversos grupos sociais de idosos, como por exemplo, mulheres negras e brancas (Lima, 2017). O esforço do psicoterapeuta deve ser no sentido de compreender e tratar as diferentes experiências subjetivas, e como essas experiências são atravessadas por diferentes marcadores sociais, em diferentes contextos.

Os desafios interseccionais ainda são excessivamente numerosos para permitir a elaboração e a implementação de intervenções psicológicas que deem conta da heterogeneidade da população idosa. Com a regulamentação do fornecimento de serviços psicológicos de forma remota consequente à pandemia da covid-19, esses desafios aumentaram ainda mais.

Psicoterapias remotas para idosos: ampliando os desafios

Em 2018, o Conselho Federal de Psicologia (CFP) publicou uma resolução que regulamenta a prestação de serviços psicológicos realizados por meio de tecnologias da informação e da comunicação (TICs). De acordo com esta resolução, desde que os preceitos éticos sejam respeitados e que este formato de atendimento não seja realizado em situações de urgência, emergência, desastres e violação de direitos humanos e violência, fica autorizada ao psicólogo a realização de consultas psicológicas de forma remota, síncrona e/ou assíncrona (Conselho Federal de Psicologia, 2018). Em 2020, com o advento da pandemia da covid-19, o CFP publicou outra resolução autorizando o atendimento psicológico de forma síncrona e/ou assíncrona mesmo nas situações enumeradas como exceções na resolução de 2018 (Conselho Federal de Psicologia, 2020). Ou seja, a pandemia acarretou uma grande mudança com relação à forma como os atendimentos psicológicos foram autorizados a ocorrer.

Embora a psicoterapia remota já fosse uma modalidade relativamente conhecida pelo público em geral, até mesmo antes da pandemia, a psicoterapia presencial continuou distante da realidade de muitos perfis de idosos. Com a implementação das resoluções do CFP que regulamentam a prática psicoterápica de forma remota, o abismo entre as necessidades em saúde mental e os atendimentos psicológicos disponíveis aos idosos brasileiros pode estar se acentuando, uma vez que uma grande parcela dessa população tem acesso limitado aos serviços de internet, a dispositivos tecnológicos, como computadores e smartphones, e a TICs associadas a esses recursos (Sousa *et al.*, 2018; Yang *et al.*, 2020). Schmidt *et al.* (2020) reconhecem as barreiras para os serviços on-line de psicoterapia para idosos e, por esta razão, recomendam que intervenções psicoterapêuticas de forma remota sejam feitas via ligações telefônicas. Porém, não há relatos na literatura nacional sobre intervenções psicoterapêuticas para este público com o uso do telefone. Uma das formas de buscar tentar superar as barreiras tecnológicas existentes, seria por meio de políticas públicas que buscassem incluir digitalmente os idosos.

Vários estudos relatam experiências de inclusão digital bastante positivas, ressaltando que a internet pode ser um meio facilitador para a obtenção de informações e para a promoção da saúde do idoso (Orlandi; Pedro, 2014). Idosos brasileiros com acesso à internet buscam com frequência informações sobre saúde, sugerindo que há espaço para inclusão digital e favorecendo a promoção da qualidade de vida dessa população no Brasil (Skura *et al.*, 2013). Investimentos para que a inclusão digital ocorra na população idosa brasileira podem ser uma das estratégias para ampliar o alcance dos serviços psicológicos para o público mais velho, em um contexto em que modalidades de assistência psicológica remota encontram-se regulamentadas.

Em países desenvolvidos, o uso de serviços psicoterapêuticos remotos por idosos é mais comum, conforme sugerido pela frequência de estudos sobre o tema. Há evidências de que o uso de tecnologias para acessar serviços de saúde mental é mais provável para idosos jovens, inseridos no mercado de trabalho e com níveis mais altos de escolaridade formal (LaMonica *et al.*, 2017). Outros estudos apontam vantagens com relação à oferta da psicoterapia remota: superar algumas barreiras relacionadas aos custos com o tratamento e às distâncias geográficas, além de dificuldades de mobilidade e de acesso (Titov *et al.*, 2016; Raue *et al.* 2017).

As psicoterapias remotas são caracterizadas por contatos entre cliente e profissional realizados via telefone, e-mail, plataformas de websites, aplicativos de celular, tablet ou computador (Newby *et al.*, 2015; Titov *et al.*, 2016; Silfvernagel *et al.*, 2017; Xiang *et al.*, 2019). Essa nova modalidade não segue o desenho tradicional da psicoterapia envolvendo um consultório como *setting* terapêutico e sessões presenciais com duração aproximada de 50 min. O contato entre terapeuta e cliente pode ocorrer de maneira sincrônica, por vídeo e por voz, ou apenas por voz, e pode ocorrer também de forma assíncrona, via plataformas e websites (Bottche *et al.*, 2016).

Esses tratamentos podem durar de 6 a 8 semanas (Bottche *et al.*, 2016; (Titov *et al.*, 2016; Silfvernagel *et al.*, 2017). São tratamentos breves e com focos específicos, por exemplo, tratamento combinado para sintomas de ansiedade e depressão (Staples *et al.*, 2016; Silfvernagel *et al.*, 2017) e transtorno de estresse pós-traumático (Bottche *et al.*, 2016). A TCC apareceu frequentemente adaptada a este novo formato de psicoterapia (Bottche *et al.*, 2016; Staples *et al.*, 2016; Titov *et al.*, 2016; Silfvernagel *et al.*, 2017), com protocolos padronizados que incluem aplicação de técnicas cognitivas e comportamentais, como reestruturação cognitiva, ativação comportamental, *feedbacks* e tarefas de casa (Xiang *et al.*, 2019).

Com relação aos efeitos da psicoterapia administrada de forma remota ao público idoso, um estudo (Titov *et al.*, 2016) comparou os efeitos da TCC aplicada remotamente para tratar sintomas de ansiedade e depressão em 433 idosos divididos em 3 grupos: (1) tratamento guiado pelo terapeuta; (2) tratamento autoguiado com entrevista inicial feita pelo terapeuta; e (3) tratamento autoguiado sem entrevista. O tratamento consistiu em uma intervenção on-line de 8 semanas em que o cliente precisava completar lições para adquirir novas habilidades comportamentais e cognitivas a partir de técnicas de TCC, como reestruturação cognitiva, exposição, ativação comportamental e tarefas de casa. Os grupos 1 e 2 foram entrevistados via telefone pelo terapeuta, no início do tratamento. Apenas os participantes do grupo 1 eram contatados semanalmente pelo terapeuta, via e-mail ou telefone, por 10 a 15 min, ao passo que os participantes dos demais grupos eram contatados pelo terapeuta somente se houvesse alguma piora nos sintomas de ansiedade e depressão. Os resultados mostraram que houve redução significativa dos sintomas de ansiedade e depressão para todos os grupos, a qual se manteve nas medidas de seguimento. O estudo concluiu que se desenvolvidas e aplicadas de forma cuidadosa, intervenções cognitivo-comportamentais remotas podem reduzir sintomas de ansiedade e depressão em idosos, tanto nos formatos guiados pelo terapeuta como nos autoguiados.

Similarmente, um estudo de revisão sistemática com metanálise (Xiang *et al.*, 2019) avaliou efetividade da TCC aplicada remotamente para tratar idosos com depressão, indicando que este tipo de tratamento é promissor para tratar depressão leve a moderada neste público. No entanto, segundo os autores, os estudos que investigam efetividade deste formato de intervenção ainda são poucos, bastante heterogêneos e carentes de maior rigor metodológico (Xiang *et al.*, 2019). A revisão apontou que evidências empíricas com relação à eficácia da TCC administrada remotamente ao público idoso são provenientes de um número reduzido de estudos conduzidos por um número limitado de grupos de pesquisa. É provável que este formato de psicoterapia não funcione para todos os idosos, como os que sofrem de formas graves de depressão e apresentam comprometimento do estado cognitivo, devendo estas questões ser ainda melhor investigadas (Silfvernagel *et al.*, 2017).

Embora as psicoterapias remotas representem uma nova forma de se pensar em um formato de intervenção psicológica que busca superar as barreiras relacionadas a custos, mobilidade e acessibilidade de serviços psicológicos, essa modalidade emergente de intervenção psicológica também levanta algumas questões que precisam ainda ser adequadamente investigadas. Por exemplo: a quais perfis de idosos esse modelo se adequa melhor? Como podem ser superadas as barreiras de acesso a esses serviços, no caso de idosos analfabetos e com pouco conhecimento e destreza para manejo de dispositivos tecnológicos? De que forma as doenças e incapacidades podem afetar o acesso dos idosos a esse novo formato de serviço psicológico? Os estudos que relatam evidências de efetividade dessas intervenções remotas são todos ainda realizadas fora do Brasil. Portanto, não se sabe se esta nova prática até que ponto as novas técnicas se adaptam à realidade dos idosos brasileiros. Resoluções e regulamentos são importantes, mas insuficientes.

Para que os idosos não permaneçam às margens dessa nova possibilidade de assistência à saúde mental, sobretudo em contextos de crise como é o caso da pandemia da covid-19, é imprescindível que profissionais, pesquisadores e autoridades reúnam esforços para a implementação de políticas públicas de saúde que visem a superar as diversas barreiras de acesso e a ofertar opções de assistência psicológica de qualidade a esta população, levando em consideração a heterogeneidade das trajetórias de envelhecimento.

Considerações finais

Neste capítulo, discutimos modelos de intervenção psicológica colocando em debate o conceito de interseccionalidade e a psicoterapia para idosos, inclusive na modalidade remota. A interseccionalidade foi apresentada como uma ferramenta importante para o desenvolvimento de intervenções psicológicas para idosos. Sua operacionalização deve começar pelo conhecimento de dados da realidade brasileira e de um conjunto de guias e diretrizes, nacionais e internacionais.

A psicoterapia tradicional para idosos foi abordada do ponto de vista dos desafios interseccionais, que impõem aos psicoterapeutas e pesquisadores o imperativo de incluir em suas abordagens as convergências de velhice, gênero, classe social, raça, sexualidade e território (ou pelo menos, parte delas) e de considerar suas implicações no sofrimento psíquico em pessoas idosas. As psicoterapias remotas permitem mais flexibilidade e têm mostrado resultados promissores quando utilizadas com idosos jovens, com nível mais alto de educação formal e com mais recursos socioeconômicos. Seus limites relacionam-se à exclusão de grande parte da população idosa que não apresenta os recursos materiais para acessar esse serviço, nem tampouco familiaridade com dispositivos tecnológicos.

Esperamos que a discussão apresentada auxilie no desenvolvimento de modelos de intervenção psicológica que deem conta da heterogeneidade da velhice na realidade brasileira. É fundamental que os profissionais atentem à necessidade de articulação entre as categorias de idade, gênero, raça/etnia, classe social, sexualidade e território, no planejamento de ações voltadas à saúde mental dos idosos. São necessárias também políticas sociais para melhorar não somente o acesso das pessoas idosas aos serviços de saúde, mas as condições de vida em geral da população. É preciso, ainda, investir em pesquisas para mapear as necessidades em saúde mental dos diferentes perfis de idosos no país.

144

Música e Memória

José Davison da Silva Júnior • Cléo Monteiro França Correia

Introdução

A memória afeta de maneira profunda o ato de ouvir música. Levitin (2010) afirma que "não seria exagero afirmar que, sem a primeira, a segunda não existiria". A relação entre música e memória é algo fascinante, que tem interessado uma grande quantidade de pessoas. Sacks (2007) destaca que, quando recordamos uma melodia, não ocorre um processo de evocar, imaginar, montar, recategorizar ou recriar, como acontece ao tentamos reconstruir ou lembrar de um evento do passado: lembramos uma nota por vez e cada nota preenche totalmente nossa consciência e, ao mesmo tempo, se relaciona com o todo.

Escutar uma música possibilita a evocação de memórias autobiográficas, que é um tipo específico de memória, cujo conteúdo envolve tanto lembranças episódicas quanto semânticas. Ao relacionar música e memória autobiográfica queremos dizer que a evocação da memória autobiográfica pela música contém a memória musical. Ao falar em música e memória, achamos que seria de interesse incluir a aplicação desse conhecimento no tratamento dos pacientes com demência por meio da musicoterapia. Trata-se de um conhecimento que começou a ser construído há cerca de 30 anos, com o desenvolvimento das técnicas de neuroimagem. Desde então, vem se estruturando um corpo teórico capaz de explicar o funcionamento cerebral em relação à música.

Inicialmente, trataremos da memória autobiográfica, suas funções e a evocação por meio da música. Em seguida, apresentaremos aspectos da demência, da musicoterapia e de o que a neurociência da música nos ensina sobre a relação entre esta e a memória, para que busquemos formas de tratar os aspectos cognitivos e os distúrbios psicológicos e comportamentais associados às demências.

Memória autobiográfica ao longo do curso da vida e suas funções

Definição de memória autobiográfica

A memória autobiográfica é a habilidade de lembrar de eventos pessoais de forma consciente. Os eventos pessoais variam em relação à complexidade de tempo e espaço. A recordação consciente da experiência vivida ou testemunhada é acompanhada do sentimento de reviver o evento original e da crença em que o episódio realmente aconteceu (Gauer; Gomes, 2008). O conteúdo da memória autobiográfica abrange detalhes de lembranças de eventos pessoais que envolvem lugares, pessoas, emoções e percepções, entre outros (Levine *et al.*, 2002).

Um fato significativo pode ser lembrado de forma clara e precisa mesmo depois de vários anos. Por exemplo, sabemos onde fica a escola em que estudamos pela primeira vez, mas não lembramos de todas as vezes que estivemos lá. Podemos ter uma memória mais precisa do dia em que mudamos de escola. Isso é memória autobiográfica (Correa, 2010). A memória autobiográfica é construtiva, ou seja, a pessoa não lembra exatamente o que aconteceu, mas rememora a construção ou reconstrução do que aconteceu. Diferentes peças e formas de conhecimento autobiográfico, como um evento específico ou o conhecimento de um período de vida, são recrutados e estruturados em uma memória de um evento particular (Janata, 2009).

A memória autobiográfica assemelha-se à episódica, pois ambas recebem e armazenam informações de fatos que ocorreram em determinado tempo e lugar. Entretanto, uma não deve ser confundida com a outra, visto que a memória autobiográfica se relaciona com eventos com alguma importância em nossa história de vida (Berntsen; Rubin, 2012). Esta depende dos sistemas de memória episódica e semântica, mas tem funções diferentes. Lembrar de nosso nome e onde moramos é autobiográfico, mas forma um aspecto funcional da memória semântica. Lembrar de chegar ao trabalho hoje também é autobiográfico, mas envolve a recordação de uma experiência episódica (Baddeley, 2011).

De acordo com Neri (2014), a memória episódica refere-se à lembrança de objetos e eventos associados a um tempo e a um lugar específico. Tende a piorar com a idade e está mais associada à dificuldade de atuar no ambiente do que de aprender coisas novas. A memória semântica é a memória de conhecimentos e é incomum declinar com a idade.

Memória autobiográfica ao longo do curso da vida

A memória autobiográfica apresenta algumas características ao longo do curso da vida. Destacaremos alguns marcos na infância (amnésia infantil), adolescência e início da idade adulta (curva de reminiscência) e velhice (seletividade socioemocional). Rubin (2000) realizou um estudo com mais de 11 mil memórias autobiográficas de pessoas com idade entre 21 e 73 anos e verificou que apenas 1% das memórias ocorreram antes dos 3 anos de idade. O fato de adultos não conseguirem lembrar de memórias autobiográficas do início da vida caracteriza o fenômeno denominado amnésia infantil. Há duas explicações sobre a amnésia infantil. A primeira enfatiza o papel desempenhado pelo desenvolvimento do *self* cognitivo. A segunda explicação é baseada na hipótese de que fatores sociais e culturais são de extrema importância no desenvolvimento da memória autobiográfica, ou seja, contribuem para a sua formação (Baddeley, 2011).

Outra importante característica das memórias autobiográficas ao longo do curso da vida é, a partir do início na adolescência, o desenvolvimento da curva de reminiscências, que é a tendência de pessoas acima dos 40 anos apresentarem uma taxa mais alta de recordação de experiências pessoais de sua adolescência tardia e de seus 20 anos do que de outras fases da vida (Baddeley, 2011). Rubin *et al.* (1998) apresentam três evidências empíricas para explicar o período de 10 a 30 anos como o mais significativo para nossa memória autobiográfica. A primeira é a preferência pela vida cultural. Livros, músicas e filmes podem ser lembrados melhor e julgados mais positivamente porque estão envolvidos na nossa compreensão de que esses domínios fazem parte da vida adulta. A segunda evidência é a importância de eventos na vida pública. As pessoas lembram e relatam como mais importantes os eventos que aconteceram no final da adolescência ou início da vida adulta, porque este é o período no qual elas compreendem melhor eventos complexos. A terceira evidência é a importância de eventos na vida pessoal. As pessoas relatam que a adolescência e o início da vida adulta são os períodos nos quais mais memórias autobiográficas são rememoradas.

A seletividade socioemocional traz importantes implicações para a evocação das memórias autobiográficas, pois determina a tendência de recuperar memórias felizes como mais presente em idosos do que em adultos jovens (Schulkind; Woldorf, 2005). Apesar de ocorrer declínio dos processos cognitivos em idosos, especialmente da memória, nem todos os processos cognitivos declinam com a idade. À medida em que as pessoas envelhecem, elas têm menos emoções negativas, com o objetivo de regulação do humor. Os idosos prestam mais atenção a aspectos positivos do que negativos; recordam seletivamente maior quantidade de estímulos positivos e menor proporção de estímulos negativos do que adultos jovens. Idosos escolhem lembranças que satisfazem objetivos emocionais e reconstroem memórias autobiográficas como se os fatos tivessem sido mais positivos do que realmente o foram (Mather; Carstensen, 2005). O envelhecimento acarreta diminuição do horizonte temporal (o tempo que resta para viver é menor do que o tempo vivido) e os relacionamentos são selecionados com base em sua relevância emocional (Carstensen *et al.*, 1999).

Funções da memória autobiográfica

As funções da memória autobiográfica são compreendidas como razões para lembrar, ou motivações para lembrar (Harris *et al.*, 2014). Abordagens teóricas e empíricas apresentam três funções das memórias autobiográficas: orientadas ao *self* ou identitárias, diretivas ou voltadas à solução de problemas e sociais ou comunicativas. A função orientação ao *self* estimula a identidade pessoal e auxilia a formação de um senso de coerência ou continuidade ao longo da vida. Lembramos de eventos do passado porque nossas memórias falam sobre quem somos e revelam nossa identidade ao longo do tempo. A função diretiva diz respeito a utilizar as memórias para tomar decisões no presente e guiar comportamentos futuros. Recordamos de eventos do passado a fim de aprender uma lição, para resolver um problema atual ou parar orientar e planejar o futuro. A função social facilita interações interpessoais através de memórias compartilhadas. A conversa com outras pessoas sobre nosso passado ajuda a construir e manter a intimidade nos relacionamentos (Bluck *et al.*, 2005; Pillemer; Kuwabara, 2012; Harris *et al.*, 2014).

Harris *et al.* (2014) ampliam a lista de funções citadas e identificam quatro funções das memórias autobiográficas: reflexiva, social, ruminativa e geradora. A primeira incorpora as funções orientação ao *self* e diretiva, indicando uma tendência de usar a memória para compreender a si mesmo. Na função social, as pessoas utilizam a memória para interagir com outras pessoas e construir relações sociais. A função ruminativa é a tendência de usar a memória para permanecer na tristeza ou no sentimento de perda, enquanto a função geradora cria um sentimento de realização e de deixar um legado.

Sem memória autobiográfica não haveria individualidade, personalidade, cultura, sociedade e literatura. Ela permite ao indivíduo ter um futuro integrado ao senso de continuidade e a metas de vida (Conway; Williams, 2008). Uma das principais funções da memória autobiográfica é ajudar a construir nossa identidade e nossa história de vida. Com a troca de memórias pessoais, os indivíduos percebem quem são em relação aos outros e aprendem a interpretar e avaliar experiências (Antonow-Kristen, 2019).

Memórias autobiográficas evocadas por música

Geralmente, as memórias são bem codificadas e armazenadas, mas temos dificuldades em evocá-las. De acordo com Anderson (2011), a evocação é uma progressão a partir de uma ou mais dicas em direção a uma memória-alvo, por meio de conexões associativas. As memórias podem ser evocadas a partir de uma diversidade de pistas, como, por exemplo as sensoriais. Por exemplo, um perfume, uma fotografia ou uma música podem evocar memórias de um evento autobiográfico específico. Dentre a evocação por pistas sensoriais, destacam-se as memórias autobiográficas evocadas por música. Veremos a seguir alguns aspectos importantes desse tipo de memória.

Memórias involuntárias e efeito de positividade

As memórias autobiográficas evocadas por música são memórias de eventos pessoais desencadeadas por uma pista musical e podem ser consideradas memórias involuntárias, mas conscientes, de eventos pessoais que vem à mente de forma espontânea. Elas são suscitadas em resposta a pistas perceptuais e a música é uma delas. Com o objetivo de investigar se as memórias autobiográficas evocadas por música tinham características de memórias involuntárias, adultos jovens, idosos saudáveis e pessoas com doença de Alzheimer foram convidados a lembrar de eventos autobiográficos, sob duas condições: após audição de música de sua escolha e no silêncio. Os resultados mostraram que as memórias autobiográficas evocadas por música foram mais específicas e foram recuperadas mais rapidamente do que na condição silêncio. Tanto as memórias quanto o humor foram classificados como mais positivos na condição música. A automaticidade das memórias involuntárias pode ser atribuído ao pouco envolvimento executivo na recuperação das memórias autobiográficas (El Haj *et al.*, 2012).

A invocação de memórias involuntárias por pistas musicais é facilitada pelo efeito da positividade. Vinte adultos jovens, 20 idosos e 20 pessoas com doença de Alzheimer leve ou moderada, com idade média de 77 anos, escutaram trechos de música familiar e descreveram memórias evocadas por elas. As memórias autobiográficas dos idosos e das pessoas com Alzheimer foram menos específicas; entretanto, mais intensas e mais positivas do que dos adultos jovens. De modo geral, as memórias autobiográficas evocadas por música refletiram os efeitos da idade e não da doença. Para as pessoas com doença de Alzheimer, as memórias autobiográficas evocadas por música podem revelar um senso de identidade que foi preservado, apesar da degeneração neural (Cuddy *et al.*, 2017).

Cuddy *et al.* (2017) explicam a preservação dos efeitos da positividade da memória na doença de Alzheimer com os seguintes argumentos. O primeiro é que as funções da memória autobiográfica são variadas, mas a maioria é referente à preservação da identidade e do autoconhecimento. O segundo é que a evocação involuntária das memórias autobiográficas por pistas perceptuais é um processo automático. Considerando que uma busca pela memória gera altas demandas para o controle executivo, a atenção e outros processos cognitivos, as memórias involuntárias podem ser despertadas mesmo na presença da perda de controle executivo e de atenção, como ocorrem na doença de Alzheimer. O terceiro argumento é que o efeito de positividade pode ser devido ao fato de as memórias involuntárias exercerem menos pressão sobre a cognição do que as voluntárias. A positividade pode liberar recursos cognitivos para controlar as respostas emocionas às memórias.

O efeito de positividade evidencia-se pela maior preferência dos idosos por informações positivas (Mather; Carstensen, 2005) e está relacionado à seletividade socioemocional. Vieillard e Gilet (2013) verificaram que idosos classificaram suas experiências emocionais associadas à música como mais intensas para alegria do que para tristeza e medo, em situação em que idosos e adultos jovens avaliaram suas experiências emocionais durante a audição de trechos musicais. Os estímulos musicais eram músicas desconhecidas e com o potencial de transmitir quatro emoções distintas (alegria, paz, tristeza e medo). Os resultados do estudo sugerem que o envelhecimento pode causar uma diminuição dos afetos negativos e um aumento dos afetos positivos, mesmo quando esses afetos são induzidos por um recurso abstrato da emoção, não referente a eventos específicos. Os idosos podem usar as habilidades emocionais de enfrentamento adquiridas ao longo da vida para evitar eventos negativos e manter eventos positivos.

Repertório da juventude

A música do período da juventude é reconhecida com maior frequência por idosos, mais fatos sobre a música são lembrados, e ela evoca mais memórias autobiográficas e suscita emoções mais intensas do que músicas de períodos posteriores. Esse fenômeno acontece no período chamado curva de reminiscência e se dá porque muitos eventos positivos e normativos da vida ocorrem nessa fase, como a formatura, o primeiro emprego, o casamento, o nascimento dos filhos (Schulkind *et al.*, 1999). A juventude é o período crítico na criação de memórias autobiográficas evocadas por música (Janata *et al.*, 2007). Platz *et al.* (2015) verificaram que canções ouvidas entre as idades de 15 a 24 anos podem ser lembradas melhor e têm uma forte relação com as memórias autobiográficas, do que músicas ouvidas em outras fases da vida. Idosos com idade média de 67 anos de idade escutaram trechos musicais de uma amostra de 80 canções divulgadas ao longo de 80 anos. A canção mais popular de cada ano era apresentada para seu julgamento. Os participantes escutaram a músicas do período em que tinham entre 15 e 24 anos de idade. As canções do período foram classificadas como mais positivas e evocaram mais memórias autobiográficas.

Outro fenômeno relacionado à curva de reminiscência é a cascata da curva de reminiscência, caracterizada como um padrão de transmissão cultural musical ao longo de gerações. Adultos jovens foram testados na evocação de memórias autobiográficas com a utilização de músicas que foram populares durante um período de 5 décadas e meia. Os resultados mostraram um aumento de memórias autobiográficas para as músicas que foram populares nas duas primeiras décadas de vida dos participantes. De forma inesperada, os participantes também exibiram curva de reminiscência para músicas lançadas em dois períodos antes de seu nascimento. Um dos períodos era quando os pais dos participantes tinham entre 20 e 25 anos idade e o outro, o período em que os avós tinham entre 20 e 25 anos de idade. O primeiro período pode ser identificado como o tempo em que as preferências dos pais estavam se estabelecendo. O segundo período pode estar relacionado às preferências musicais dos avós dos participantes. Ou seja, as músicas estavam relacionadas à curva de reminiscência dos pais e avós dos participantes, que foram transmitidas culturalmente para os filhos e netos (Krumhansl; Zupnick, 2013).

Segundo Williamson (2014), a música da adolescência e do início da vida adulta molda a futura identidade musical de uma pessoa. Ela está associada com a nostalgia e é considerada por muitos como o período de melhor repertório musical de suas vidas. O fato de a música que escutamos nesse período tornar-se parte de nós é nomeado de cristalização do gosto musical e pode ser explicado por três razões. A primeira razão é que a música é congelada no tempo. Podemos ouvir gravações originais de nossas músicas preferidas e isso torna possível uma viagem mental no tempo. A segunda razão é o componente emocional. A maioria das grandes experiências emocionais que tivemos com a música ocorreu na adolescência. A terceira é que nosso cérebro reage de maneira diferente ao escutar nossa música favorita do que outros tipos de música.

Canção popular

Dentre os elementos do repertório musical que pode ser utilizado para evocar memórias autobiográficas, a canção popular pode ser particularmente útil porque está disponível para todos, relevante para cada pessoa e uma pista importante para a recuperação de memórias autobiográficas (Schulkind *et al.*, 1999). Além de a música ser uma pista importante de recuperação das memórias autobiográficas, a música popular, em especial, pode ser datada com bastante precisão no tempo e os ouvintes sabem muitos detalhes objetivos sobre ela, de modo que a reconhecem com facilidade mesmo quando escutam trechos curtos (Krumhansl; Zupnick, 2013). Mesmo nos estudos realizados fora do laboratório (Jakubowski; Ghosh, 2021), cujo objetivo foi examinar como ocorrem as memórias autobiográficas evocadas por música na vida cotidiana, a música popular evocou mais memórias autobiográficas do que outros repertórios.

A canção popular constitui a identidade sonora do país (Tatit, 2004). Ao tomar como referência a curva de reminiscência e a cristalização do gosto musical, podemos afirmar que as canções mais significativas para as pessoas que hoje são idosas, são aquelas lançadas entre as décadas de 1930 e 1980, ou seja, o período em que estavam na adolescência e no início da vida adulta. Na década de 1930 ocorreu a primeira grande fase da música popular brasileira, com a renovação musical iniciada com a criação do samba, da marchinha e de outros gêneros, a chegada do rádio ao Brasil e o aparecimento de um considerável número de artistas em uma mesma geração. Na década de 1940, os talentos revelados no começo da década anterior atingiram o auge de suas carreiras e na década seguinte, 1950, a música popular brasileira foi modernizada com o baião que precedeu a bossa nova. O advento do *Long Playing* (LP) de 33 rotações e do disco de 45 rotações fortaleceu esse processo de modernização. As décadas de 1960 e 1970 foram marcadas pela bossa nova, pela jovem guarda, pelo tropicalismo e pelos festivais de canções (Severiano; Mello, 2000a, 2006b). A década de 1980 consolidou o *rock* brasileiro (Tinhorão, 1998).

Se desejarmos verificar canções com potencial de evocar memórias autobiográficas em um idoso com 70 anos de idade no ano de 2020, identificaremos que ele nasceu nos anos 1950 e teve as décadas de 1960 e 1970 como o período de curva reminiscência. A Tabela 144.1 apresenta uma lista de canções populares brasileiras afamadas, lançadas durante as décadas de 1960 e 1970.

Conteúdo das memórias autobiográficas evocadas por música

O conteúdo das memórias autobiográficas evocadas por música pode ser acessado por meio da entrevista autobiográfica (Levine *et al.*, 2002; Ford *et al.*, 2013; Belfi *et al.*, 2015), que permite uma análise profunda dessas memórias, dissociando seus componentes episódicos e semânticos. É feita uma avaliação qualitativa e quantitativa do conteúdo das memórias autobiográficas através de categorias pré-definidas chamadas de detalhes. Os detalhes podem ser: evento, lugar, tempo, perceptual, emoção/pensamento, semânticos, repetições e outros.

Os detalhes de evento descrevem o desdobramento da história. Os detalhes de lugar são quaisquer informações geográficas. Os detalhes de tempo referem-se a algum período específico, como ano, mês, data, dia da semana e horário. Os detalhes de percepção incluem os produtos dos sentidos. Os detalhes de emoção/pensamento são as que dizem respeito ao estado mental da pessoa no momento do evento, como sentimentos, pensamentos, opiniões, expectativas ou crenças. Os detalhes semânticos envolvem conhecimento geral. As repetições contêm

■ TABELA 144.1. Canções populares brasileiras afamadas, lançadas nos anos 1960 e 1970. (Fonte: Severiano e Mello, 2006a,b; Motta, 2016.)

1960 – Alguém me disse/Negue/Samba de uma nota só	**1970** – Apesar de você/Bandeira branca/Gente humilde
1961 – O barquinho/Fica comigo esta noite/Ternura antiga	**1971** – Construção/Detalhes/Não quero dinheiro
1962 – Quem eu quero não me quer/Vou ter um troço/Lembranças	**1972** – Águas de março/Pérola negra/Expresso 2222
1963 – Garota de Ipanema/Mas que nada/Parei na contramão	**1973** – Folhas secas/Ouro de tolo/Metamorfose ambulante
1964 – Deixa isso pra lá/Cabeleira do Zezé/Trem das onze	**1974** – Maracatu atômico/Disfarça e chora/Canta, canta, minha gente
1965 – Arrastão/Quero que vá tudo pro inferno/Samba de verão	**1975** – Ponta de areia/Além do horizonte/Argumento
1966 – A banda/Upa neguinho/Canto de Ossanha	**1976** – Como nossos pais/As rosas não falam/Não deixe o samba morrer
1967 – Domingo no parque/Travessia/Wave (Vou te contar)	**1977** – Coração leviano/Romaria/Maluco beleza
1968 – Sá Marina/Tropicália/Pra não dizer que não falei das flores (Caminhando)	**1978** – Cálice/Força estranha/Sampa
1969 – Aquele abraço/País tropical/Foi um rio que passou em minha vida	**1979** – Explode coração/Sonho meu/O bêbado e a equilibrista

informações não solicitadas narradas anteriormente. Outros detalhes são a categoria que não reflete lembrança e não se encaixa nas demais (Levine *et al.*, 2002).

Silva Júnior (2018) realizou estudo que teve como objetivo comparar o conteúdo das memórias autobiográficas evocadas por música em idosos saudáveis, e o fez sob três condições: 1) após ouvir música; 2) após criação com argila e música de fundo; 3) após o engajamento direto com a música através das atividades de cantar e executar um instrumento de percussão. A pista musical foi composta por canções populares brasileiras do período da curva de reminiscência dos idosos. O pesquisador utilizou a entrevista autobiográfica de Levine *et al.* (2002) para acessar e investigar o conteúdo das memórias autobiográficas evocadas por música. Observou que o engajamento direto com a música através das atividades de cantar e tocar um instrumento musical de percussão evocou mais memórias autobiográficas do que a audição musical e a música de fundo. Exemplificando detalhes de evento: "quando meu esposo me pediu em casamento". Detalhes de lugar: "A gente juntou todo mundo e foi no cinema". Detalhes de tempo: "Eu tinha 15 anos". Detalhes de percepção: "Era um homem alto, grande [...]. Tinha uma voz muito boa de ouvir". Detalhes de emoção/pensamento: "Chorei muito nesse filme". Detalhes semânticos: "Maracangalha era música carnavalesca que fez muito sucesso durante anos seguidos". Repetição: "Era pelo rádio. A gente tinha rádio". Outros detalhes: "Não tenho lembranças da música em si".

Demência e musicoterapia

A demência pode ser definida como uma progressiva alteração de pelo menos duas áreas da cognição (uma delas sendo, tipicamente, a memória) e do comportamento, com intensidade suficiente para interferir no funcionamento pessoal, social e profissional (Bertolucci, 2013). O comprometimento cognitivo pode interferir na habilidade do indivíduo para compreender e integrar as informações, habilidades necessárias à realização das atividades da vida diária. O idoso com demência pode apresentar maior dificuldade em tomar decisões, planejar e desempenhar tarefas individuais e associar informações (Fagundes *et al.*, 2017). Porém, as alterações cognitivas não constituem as únicas manifestações capazes de promover sofrimento para pacientes e cuidadores. Distúrbios emocionais são observados concomitantemente, como alteração de humor (sintomas depressivos, euforia, labilidade emocional), delírios, alucinações, apatia, irritabilidade, desinibição, ansiedade, reações catastróficas, agressividade verbal e física, comportamento estereotipado, andar incessante, insônia, alterações no apetite, e do comportamento sexual (Caramelli; Barbosa, 2002).

O tratamento das demências requer abordagens farmacológica e não farmacológica. O tratamento farmacológico é realizado para administrar os sintomas cognitivos, psicológicos e comportamentais da demência (SPCD), de forma a preservar a funcionalidade e retardar a progressão da doença (Bassil; Grossberg, 2009). No entanto, o uso de drogas antipsicóticas pode produzir efeitos colaterais e complicações, além de aumentar o risco de eventos cerebrovasculares e da taxa de mortalidade (Huybrechts *et al.*, 2012). Intervenções farmacológicas com inibidores de acetilcolinesterase visam ao tratamento dos sintomas cognitivos, mas não evitam que a doença siga seu curso (Moreno-Morales *et al.*, 2020). Os benefícios limitados das drogas sintomáticas e a necessidade do desenvolvimento de medicamentos modificadores da doença de Alzheimer tornou-se alvo urgente dos laboratórios de pesquisa e das empresas farmacêuticas. Passou-se a ter, então, uma preocupação pela busca de novos tipos de tratamento, os considerados no grupo de Medicina Alternativa Complementar (Takeda *et al.*, 2012).

A intervenção não farmacológica é uma intervenção não química, focalizada e replicável, aplicada em um paciente ou um cuidador e potencialmente capaz de obter um benefício relevante (Olazarán *et al.*, 2010). Tem sido desenvolvida para estimular habilidades, promover deterioração cognitiva mais lenta, reduzir problemas comportamentais e melhorar a qualidade de vida das pessoas com síndrome demencial. A musicoterapia está inserida nesse grupo. A literatura tem mostrado que ela promove a melhora da qualidade de vida do indivíduo, por meio da ativação das capacidades psicomotoras, perceptivo-cognitivas, comunicação/linguagem e socioemocionais, por meio de atividades musicais (Blanco *et al.*, 2010. São feitas intervenções musicais clínicas baseadas em evidências, por um profissional qualificado, com formação em musicoterapia, para estudar a interação som/ser humano e, na relação terapêutica, atender as necessidades físicas, cognitivas, emocionais e sociais, e promover melhor qualidade de vida do paciente (Correia, 2013). Ao desenvolver um programa de musicoterapia para pacientes com demência, devemos levar em consideração não apenas as suas capacidades residuais, mas toda a história individual que nos forneça dados importantes sobre a personalidade, a escolaridade, a relação com sons e músicas antes e depois da instalação da doença, o estado de humor e as práticas laborais dentre outras. O programa deve valer-se das propriedades da música e de modelos e técnicas específicos da musicoterapia, para possibilitar o alcance de objetivos não musicais, ou seja, melhorar a participação e a interação social, reduzir os sintomas da depressão e de agitação, facilitar a comunicação e a autoexpressão, melhorar a capacidade e a fluência da linguagem, melhorar a autoimagem, manter e melhorar o funcionamento físico, melhorar o nível de organização do pensamento (Correia, 2013) e melhorar o desempenho cognitivo especialmente da memória, de forma a favorecer o bem-estar e a qualidade de vida e a contribuir para uma progressão mais lenta da doença.

Memória, música e emoções: uma relação intrínseca com a musicoterapia

As alterações cognitivas dos pacientes neurológicos podem afetar negativamente a utilidade e a generalização das estratégias de reabilitação necessárias para atingir o melhor nível possível de independência, de forma a permitir a reintegração na sociedade e na vida profissional, principal objetivo da reabilitação. A musicoterapia tem sido utilizada para promover a recuperação funcional de pacientes como hemiparesia, afasia, negligência, amnésia, distúrbios da atenção, alterações da voz e respiração, distúrbios da consciência, marcha, equilíbrio, alterações nas habilidades motoras finas e alterações afetivas e comportamentais (Pfiffer; Sabe, 2015). Nos pacientes com demência, não podemos falar em reabilitação, mas em uma estimulação constante, pois a doença é degenerativa e a finalidade é promover a qualidade de vida. A música é importante componente do tratamento e do cuidado desses pacientes (Cuddy *et al.*, 2017), nas mais diversas condições clínicas. Desde a fase inicial até a mais avançada, temos visto respostas a canções e melodias que fizeram parte de sua história sonoro-musical.

Finkielman (1999) levanta uma questão interessante sobre uma classe especial de memória para a música, a que permite fazer diferentes associações. Se a tarefa envolve apenas associar um nome a uma melodia ou reconhecê-la, sem referência a tempo e lugar, há certamente uma semelhança com a memória semântica. Mas o problema, segundo ele, não se restringe a essa associação. Alguém é capaz de assobiar uma música que lhe é familiar. Que classe de memória então seria? Alguém é capaz de cantarolar uma melodia mentalmente. Isso também é memória. Como então denominá-la ou caracterizá-la? O autor opta pelo termo "memória musical", um tipo particular de uma família de acontecimentos (ou conteúdos psicológicos) evocáveis, como as imagens, as cores, os sabores e os perfumes.

Várias linhas de evidências sugerem que a memória musical pode mostrar-se mais preservada do que outras funções cognitivas na fase avançada da demência, podendo servir como um meio de comunicação entre cuidador e paciente. Ela pode estar associada a outras memórias não musicais, como as relacionadas a experiências pessoais prévias ou a memórias autobiográficas (Cuddy *et al.*, 2010, 2017; Sacks, 2007). No entanto, pouco se conhece sobre as habilidades musicais nessa população (Baird; Samson, 2015). Pesquisas em sistemas preservados podem auxiliar a compreensão e a identificação dos mecanismos e substratos neurais do processo degenerativo, além de prover direções para a gestão de cuidados (Cuddy *et al.*, 2017).

Todos nós temos uma identidade sonora ou princípio de ISO, um conceito totalmente dinâmico que resume a noção da existência de um som ou conjunto de sons ou de fenômenos acústicos e de movimentos internos que caracterizam e individualizam cada ser humano (Benenzon, 1997). Para o autor, esse material está em perpétuo movimento no inconsciente do homem e é potencializado no transcorrer do seu desenvolvimento. Resume a identidade, que nos permite responder de forma exclusiva ao som e/ou à música. É essa identidade que buscamos nos nossos pacientes durante os atendimentos em musicoterapia. Saber a que elementos sonoros e/ou musicais eles respondem e como reagem ao ouvi-los, é uma informação que só poderemos obter avaliando as experiências vividas por eles, quando tiveram um papel importante em sua vida. Desta forma, o programa de musicoterapia deve ser centrado no paciente, de forma individualizada, levando em consideração suas expressões pessoais, ações e reações, seus pensamentos, suas emoções e suas recordações. Eles são seres únicos, que sentem, pensam, agem e reagem, exteriorizando a sua essência interior. Podemos ilustrar melhor esse fato, quando falamos em contexto não verbal em musicoterapia, quando a palavra dá lugar à expressão sonora e/ou musical.

Gazzaniga e Heatherton (2003) resumem o conceito de *self*, que consiste na existência de um corpo físico, de processos de pensamento e de uma experiência consciente de alguém único e diferente dos outros, o que envolve a representação de experiências pessoais. Para os autores, uma pessoa com Alzheimer em fase avançada mantém preservados o seu caráter essencial, sua personalidade e individualidade. Entusiasta da musicoterapia, Sacks (2007) afirma que o papel terapêutico da música na demência é bem diferente daquele realizado para os pacientes com distúrbios do movimento e fala. Para estes, empregamos o elemento rítmico ou uma música com um ritmo bem marcado, para facilitar o movimento, sem que precise fazer parte de sua história sonoromusical. Para os afásicos, utilizamos o canto terapêutico com letra, e técnicas de musicoterapia neurológica que possibilitam a articulação e a entonação das palavras, e favorecem o vínculo terapeuta/paciente. Para as pessoas com demência a utilização da musicoterapia é mais ampla. Segundo Sacks (2007), consiste em atingir as faculdades cognitivas, os pensamentos e memórias, o *self* sobrevivente desse indivíduo para estimulá-lo e fazê-lo aflorar. A intenção é enriquecer e ampliar a existência, dar liberdade, estabilidade, organização e foco. Com estes pacientes, a preocupação com a história sonoromusical é extremamente importante porque nela encontramos informações que podem ser trazidas para o contexto terapêutico. Como resultado, veremos a ocorrência de reações emocionais, sensibilidade, percepções e, sobretudo, a memória para a música, que se mantém, mesmo quando desaparecem todas as outras formas de memória. Moreira *et al.* (2018) afirmam que os mecanismos cerebrais e os substratos da memória musical envolvem diferentes redes anatômicas cerebrais. Diferentes aspectos da memória musical permanecem intactos enquanto a anatomia cerebral e as funções cognitivas estão prejudicadas. As regiões relacionadas à memória musical como o córtex cingulado anterior caudal e a área motora superior mostram um nível mínimo de atrofia e de distúrbio do metabolismo da glicose do que o restante do cérebro. A deposição da proteína beta-amiloide nessas regiões é mais lenta do que o previsto para o desenvolvimento de biomarcadores da doença de Alzheimer. Esses eventos podem explicar a preservação surpreendente da memória musical nessa patologia.

A música é uma valiosa ferramenta para investigação das emoções e seus correlatos neurais. Nos últimos anos, as pesquisas neurocientíficas sobre emoções evocadas pela música aumentaram, ampliando nosso conhecimento sobre correlatos neurais da emoção humana (Koelsch, 2014). Quando se fala em emoção e memória, é natural que se ressalte o fato de que as memórias são fortemente moduladas pelos estados de ânimo e emocional, o nível de alerta, a ansiedade e o estresse. A modulação da aquisição e das fases iniciais da consolidação ocorre praticamente ao mesmo tempo, tornando-se difícil distinguir uma da outra. Ela envolve dois aspectos: 1) distingue as memórias com maior carga emocional das demais e faz com que as primeiras sejam gravadas mais intensamente; e 2) em determinadas circunstâncias acrescenta informação neuro-humoral ou hormonal no conteúdo das memórias (Izquierdo, 2002). Nas demências, o uso de músicas familiares resulta em reações emocionais. As conexões do nervo auditivo com as estruturas límbicas podem explicar as respostas carregadas de emoção. O trabalho de Menon e Levitin (2005) mostra que a música potencializa as emoções evocadas por fotografias com carga afetiva.

Embora mudanças neurais estimuladas musicalmente pareçam afetar uma ampla rede de estruturas neurológicas, comportamentos específicos, respostas autonômicas e secreções hormonais que fazem parte do processo emocional, podem também ser controlados por sistemas neurológicos distintos. A amígdala é uma estrutura capaz de integrar o mecanismo de controle dessas respostas. É responsável pelas reações comportamentais a objetos ou estímulos que são percebidos como de significância biológica especial. Em pesquisa realizada em pacientes com doença de Alzheimer em fase inicial, foram avaliados os volumes da amígdala e do hipocampo por meio de exame de ressonância magnética funcional, e foi constatada uma redução volumétrica dessas estruturas. Apesar disso, os pacientes recordavam eventos que faziam parte de sua biografia. Observou-se forte correlação entre memória autobiográfica e o volume do hipocampo e da amígdala. Provavelmente essas estruturas estão relacionadas à memória musical emocional e, apesar de apresentarem redução volumétrica, os pacientes puderam se lembrar de fatos passados ao ouvirem músicas familiares (Correia, 2010).

Os estudos com neuroimagem têm dado importantes subsídios sobre o conhecimento das estruturas anatômicas envolvidas no processamento da música. Têm mostrado mudanças de atividade em várias estruturas, as quais são cruciais para a emoção desencadeada pela música. Estudos de Koelsch (2018) mostram que as emoções por desencadeadas por música mudam a atividade hipocampal anterior, da amigdala, do córtex auditivo, do núcleo acúmbeo/estriato ventral, do estriato dorsal, do córtex medial e lateral orbitofrontal e do córtex cingulado anterior, tanto quanto a atividade da insula, da área pré-motora suplementar e da zona cingulada rostral. As estruturas do tronco cerebral da via auditiva também estão envolvidas nas emoções evocadas pela música. O autor acredita que as emoções evocadas pela ou com a música são emoções reais e podem ser excepcionalmente intensas.

A musicoterapia emprega os elementos sonoros e musicais como instrumentos mediadores entre o musicoterapeuta e o paciente e há uma relação íntima entre música, *self*, memória autobiográfica e emoções. O conhecimento a esse respeito oferece subsídios para o emprego adequado de estímulos sonoros e/ou musicais, especialmente com indivíduos que apresentem dificuldades para expressão verbal, seja por depressão ou por comportamento esquizofrênico, por grande envolvimento com as próprias angústias e por indiferença com relação à realidade.

Para haver evocação pela música, é preciso que inicialmente ocorra reconhecimento. Para que o paciente reconheça uma música familiar, várias operações cognitivas ocorrem, como, por exemplo, o processamento da representação estrutural do estímulo musical, por meio da memória e sua comparação com as representações armazenadas na memória. O estudo das alterações de memória envolve não apenas aspectos neurocognitivos, como também os emocionais. Para Phelps (2006), o estágio inicial da formação da memória episódica é a codificação e, nesta fase, a emoção pode exercer influência, modulando a atenção e a percepção. As emoções evocadas pela música podem ser intensas e podem mudar a atividade de praticamente todas as estruturas cerebrais envolvidas com a emoção. Esse conhecimento tem implicações terapêuticas, pois sugere que a música pode ajudar na terapia para os distúrbios e doenças com componentes emocionais ou com disfunção nas estruturas cerebrais límbicas e paralímbicas (Koelsch, 2018).

Considerações finais

A música é um dos temas mais interessantes das neurociências, pois compreende processos cognitivos, emoção, memória e desenvolvimento e envelhecimento cerebral. Muitos pesquisadores relatam os efeitos positivos da música sobre o cérebro. Vários estudos têm mostrado que as pessoas de modo geral apreciam música e apresentam a capacidade de responder a ela, mesmo quando a comunicação verbal não é mais possível. Intervenções baseadas em atividades musicais têm efeitos positivos no comportamento, na emoção e na cognição.

Para Koelsch (2018), a música pode dar origem a emoções tais como prazer ou desprazer (componente cognitivo); promover a motivação; mudar a atividade fisiológica periférica associada com o relaxamento ou com a excitação; afetar a expressão da emoção, e evocar sentimentos. Pode mudar a atividade de praticamente todas as estruturas cerebrais implicadas com a emoção. Os estudos sobre memória musical com apoio em recursos de neuroimagem possibilitam a criação de um embasamento teórico para a aplicação clínica da música em pessoas que precisam manter a memória em atividade, assim como as que estão perdendo a capacidade de memorizar, ou mesmo as que já estão em estágios avançados da demência, quando todos os outros tipos de memória mostram-se prejudicados.

Parte 9

Aspectos Sociais do Envelhecimento

145

Economia da Longevidade: Contribuição Interdisciplinar para a Gerontologia

Jorge Felix

Introdução

No debate público no campo da gerontologia, um dos temas mais frequentes é o desafio de a sociedade *valorizar* a pessoa idosa em todas as dimensões da existência humana. O avanço da ciência, sobretudo a medicina, na Era Moderna, sinaliza a perseguição de uma maior longevidade, possibilitando concluir por uma opção de emprestar cada vez mais valor à vida no aspecto biológico. Nos pilares psicológico e socioeconômico do envelhecimento, no entanto, verifica-se um movimento paradoxal, o qual, por muitas vezes, vem a comprometer o outro pilar por motivos economicistas. A determinação de valor, base da economia, opera, assim, de maneira desigual.

Em algumas circunstâncias a velhice é uma fase fausta e feliz, quase fetichizada. Em outras, é dependente, infeliz e – por consequência – um estorvo econômico por pressionar gastos da seguridade social (Debert, 1999). Essas interpretações, invariavelmente permeadas de uma dissonância cognitiva, exigem da gerontologia um conhecimento ainda mais interdisciplinar para sustentar argumentos amparados pela ciência em defesa da pessoa idosa. É a necessidade, portanto, de reagir a uma certa retórica sobre o valor da velhice o principal motivo de um crescente interesse, verificado nas últimas décadas, da Gerontologia pela Economia.

Até pouco tempo atrás, a gerontologia – em sua superficial convivência com a economia – quase se contentava com números, estatísticas e projeções oferecidos pela demografia em seu "tortuoso percurso" como área de conhecimento, como lembra Lefrançois (2004). O autor destaca a publicação do livro *Handbook of Social Gerontology*, editado pelos sociólogos Clark Tibbits e Ernest W. Burgess em 1960, como obra definidora da construção de teorias do envelhecimento e, consequentemente, no desenvolvimento das primeiras pesquisas especificamente gerontológicas. Evidentemente, a demografia é uma subárea indispensável e de absoluta relevância para os estudos do envelhecimento, mas não abraça toda a economia. De 1980 até 2008, quando emerge a crise financeira global conhecida na literatura como "Grande Recessão", a produção de conhecimento demográfico atendia às demandas da gerontologia no aspecto econômico, pois, em quase todo o planeta, a simples constatação da nova dinâmica demográfica, ou seja, o envelhecimento da população mundial, era suficiente para justificar a existência de um campo de saber específico.

A partir das constantes crises econômicas inauguradas nos anos 1970 (crises do petróleo), acentuadas nos anos 1980 (crises da dívida pública), aprofundadas nos anos 1990 (crises globais) e cristalizadas nos anos 2000 com a dita "Grande Recessão" ou ainda a "Estagnação Secular" (Hansen, 1938), o modelo vigente de gestão econômica passa a ser questionado (Mazzucato, 2018; Ostry *et al.*, 2016; Piketty, 2015, 2019; Stiglitz, 2012). Sobretudo por oferecer como única resposta a essa incerteza crônica a *desconstrução* do "patrimônio social" (Castel, 2012) do trabalhador para garantir a austeridade fiscal nas contas públicas. Ou seja, desse modo o caminho oposto do Estado de Bem-Estar Social erguido no Pós-Segunda Guerra Mundial (1939-1945) e que tinha como alicerce, entre muitas outras ações estatais, a valorização do trabalhador por meio de regulamentação trabalhista, seguro-desemprego, licença-maternidade, aluguel social e, por extensão, a valorização da velhice pela seguridade social, mesmo que essa rede de apoio fosse – e seja ainda hoje – de amplitude variada entre as sociedades (Esping-Andersen, 2007) e insuficiente para apagar as desigualdades sociais nos países de alta renda (Judt, 2008; Piketty, 2019).

Um dos símbolos desse questionamento, a título de ilustração, foi a capa da revista britânica *The Economist* (2009), considerada um veículo de referência da economia liberal, em 16 de julho de 2009, trazendo como ilustração um livro derretendo cujo título era "Moderna Teoria Econômica"; e o subtítulo, dessa vez da própria revista, dizia: "Onde ela deu errado e como a crise a está mudando". A matéria falava sobre o que deu errado com a economia e como a disciplina deveria mudar para evitar os erros do passado. O texto fazia piada de "essa ciência lúgubre se arvorar explicadora desde tráfico de drogas até lutas de sumô por meio de seus modelos matemáticos", ou seja, uma clara crítica à economia neoliberal. Essa crise da disciplina se agrava com a pandemia da doença do coronavírus (covid-19) e continua a impactar o ensino de economia, obrigando-o a ser mais interdisciplinar e humanista. Em 30 de julho de 2020, o *Financial Times*, outro bastião do liberalismo, traz a matéria "Pandemia leva escolas de negócios a reformular currículos", dando conta de que temas sociológicos como diversidade e meio ambiente passaram a ser mais relevantes do que a obsessão de "dar retorno ao acionista". Um dos entrevistados explicava: "Teremos um mundo diferente, muito mais voltado à tolerância e à vida, não apenas ao trabalho e ao dinheiro" (Financial Times, 2020).

Esse *capitalismo de desconstrução* (Felix, 2019), produzido pela austeridade fiscal e observado a partir do fim dos anos 1970, tensiona ainda mais as várias interpretações da velhice e implica sua graduação de valor. Ele resulta em um questionamento, na literatura, para além do próprio modelo dito neoliberal (Tronto, 2017), mas para toda a "Ciência Econômica" ou "o futuro do capitalismo" (Deaton; Case, 2020; Streeck, 2018) e empresta complexidade, a partir de 2008, ao debate público para a defesa eficiente e promissora de uma agenda da Gerontologia.

Os economistas são cobrados a voltar às origens de sua disciplina que, até o fim do século XIX, era apenas mais uma das áreas filiadas às ciências sociais, ao lado da sociologia, da antropologia, da ciência política, sem as pretensões matemáticas que lhe foram impostas quando deixou de se denominar "economia política" a partir da publicação, em 1890, do livro *Princípios de Economia*, de Alfred Marshall (1842-1924), como será explicitado mais adiante.

Ao se reaproximar das ciências sociais no século XXI, a economia encontra-se com uma nova disciplina, a Gerontologia. Os temas econômicos do século XX cedem espaço a novas preocupações sociais, algumas agravadas pelo *capitalismo de desconstrução*,[1] como a desigualdade social, a catástrofe ambiental,

[1] Uma constatação empírica do *capitalismo de desconstrução* é feita em artigo do cineasta João Moreira Salles publicado na Revista Piauí, na edição de julho de 2020, sob o título "A morte e a morte – Jair Bolsonaro entre o gozo e o tédio", no qual o autor lembra frase emblemática do presidente da República ao comentar, em Washington, seus planos para políticas sociais: "Nós temos é que *desconstruir* muita coisa, desfazer muita coisa. Depois, podemos começar a fazer" (Salles, 2020). Uma das "coisas" que o governo brasileiro desconstruiu foi o Conselho Nacional em Defesa da Pessoa Idosa, só reestabelecido, mesmo assim com outra configuração, por imposição do Supremo Tribunal Federal.

a revolução tecnológica, a questão de gênero e outras suscitadas pelo sucesso das promessas da modernidade, como a longevidade humana – em nível inédito na história do capitalismo – trazendo à tona a demanda por cuidados prolongados à pessoa idosa. No entanto, essa vitória no pilar biológico desafia a determinação de valor nos pilares psicológico e socioeconômico.

O retorno da economia para a esfera das ciências sociais de maneira alguma mitiga os conflitos. Pelo contrário, reforça os conhecimentos da subárea denominada gerontologia crítica e exacerba as problematizações da gerontologia social. A Gerontologia enxerga a velhice muito além das questões fiscalistas. Enquanto a economia é obrigada a atender às demandas de um capital *mundializado* no século XXI (Chesnais, 1996; 2005), regido pelos interesses de classes privilegiadas, essas insistem em interpretar o envelhecimento ora como ameaça à finalidade capitalista, por significar aumento dos gastos em saúde ou por comprometer a produtividade, ora como fonte de lucro, sobretudo no mercado de poupança por contas de capitalização individual. A determinação de valor, dessa maneira, depende de uma compreensão mútua entre as duas disciplinas, o que se faz indispensável para que ambas alcancem o seu objetivo comum: o bem-estar de todos em todas as idades.

Essa aproximação também é justificada pelas novas pretensões dos profissionais de gerontologia na área da gestão e nas possibilidades abertas na iniciativa privada e no setor público, seja por vocação ou pelas novas configurações que essa economia *mundializada* impôs ao mercado de trabalho. Nesse aspecto, o conhecimento da Economia é o passaporte para a integração do profissional gerontólogo – e mesmo o geriatra – na *economia da longevidade*. Dito de outro modo, é a condição para a redefinição do papel desse profissional, ou mesmo sua construção, a partir da ampliação de sua capacidade de solucionar problemas (Lozada, 2013).

Este capítulo tem como objetivo esclarecer esses pontos de convergência e divergência e apresentar ações empreendidas pelas duas disciplinas, principalmente a estratégia de política industrial denominada na literatura internacional de *economia da longevidade* (*silver economy*), na qual o papel da pessoa idosa é relevante seja como ator ou beneficiário em uma sociedade envelhecida, embora, como será visto adiante, possa atingir beneficamente a todas as idades.

Além dessa introdução, seguem-se duas seções, a primeira expondo, em perspectiva da história do pensamento econômico (HPE), os pontos que aproximam e distanciam a Economia e a Gerontologia, e, na segunda seção, resume-se o conceito de *economia da longevidade* e qual contribuição essa subárea empresta ao debate interdisciplinar; depois são feitas as considerações finais.

Economia e Gerontologia: pontos de convergência e de divergência

A palavra *economia* tem origem em dois termos gregos que serviam para designar a *casa*. O *oikos*, no sentido do grupo que reside e age em conjunto, ou seja, os moradores, e o *oikia*, referente à edificação que os abriga sob um teto. Na interpretação de Patlagean (1990; grifo nosso), "o *oikos* define-se, assim, ao mesmo tempo por um espaço e por um grupo *e seus relacionamentos*". Em alguns aspectos, a *casa*, continua a autora, "de fato depende do *público*" (Patlagean, 1990, grifo da autora) e o "núcleo" era amplo e compunha-se de "familiares (*oikeoi*), servos escravos ou não (*oiketai*) e até homens (*anthropoi*) e amigos (*philoi*)". Ou seja, o oikos, conclui, "não parece inteiramente privado, porém, situado entre os dois setores" (público e privado) (Patlagean, 1990).

O *oikos*, portanto, em sua origem bizantina (séculos X a XI), é um espaço ambivalente, pois, situado na antípoda do palácio, servia ora à atividade política, pela necessidade de se relacionar com os vários grupos que habitavam juntos ou com outros *oikos* da *pólis* (cidade), ora como recolhimento em busca de privacidade. O crescimento da complexidade da administração desse espaço deu origem à economia (*oikos* + nomia), o estudo ou a gestão do *oikos*, por extensão, o conhecimento sobre as atividades necessárias para a sobrevivência do ser humano a partir da menor unidade orçamentária na sociedade: o domicílio. Em outras palavras, a economia tem origem no desafio do Homem do *cuidado* de si, da casa e dos outros, o que o distingue no reino animal.

No século XVIII, essa área do conhecimento inicia seu itinerário como saber específico sob a denominação, como mencionado, de economia política, no bojo das ciências morais ou filosofia moral. O escocês Adam Smith (1723-1790), considerado o desbravador da disciplina, era um filósofo moral. Por quase um século, a economia política manteve-se apenas como uma das várias áreas de constituição das ciências sociais e para se estabelecer travou um embate entre esses saberes interdisciplinares *versus* as chamadas ciências "duras" – matemática, biologia, física. Os pais da sociologia Emile Durkheim (1858-1917), Karl Marx (1818-1883) e Max Weber (1864-1920) foram obrigados a adotar analogias às ciências duras para se fazerem confiáveis em suas interpretações da sociedade capitalista emergente (Véras, 2014).

A economia sofreu reação conservadora semelhante à sociologia a ponto de ser denominada à época, por Thomas Carlyle (1795-1881), como uma "ciência lúgubre", cujo obscurantismo sobre seus métodos de pesquisa servia apenas para gerar ruído no debate público e nenhuma compreensão sobre os fenômenos sociais. Seu recorte de atuação era questionado e considerado por demais obscuro ou invasor de terras de conhecimento alheio (Mattos, 1998). Esse julgamento é explicado pela diversidade de interpretações da natureza humana trazidas pela Economia Política ao mesclar os conhecimentos de psicologia, etologia, biologia, antropologia, política (*science of government*), sociologia, história – algumas eram áreas ainda infantes – para decifrar as motivações humanas que interfeririam na gestão da *oikos*.

O racionalismo iluminista impôs a economia política como área de conhecimento e seu conceito cristaliza-se a partir do confronto desse saber com a concepção de uma sociedade regida por leis naturais – ou divinas – que predominavam até então alimentadas por autores fisiocratas. A economia política, portanto, era definida como uma ciência que estuda as relações sociais de produção e distribuição, sem dispensar a busca por tais "leis naturais" que regeriam esse processo (Calabrez, 2020). A partir do século XIX, com a publicação de *O capital*, Marx promove a primeira cisão nessa ciência introduzindo novos conceitos e interpretações, que não serão esmiuçados aqui por fugir ao nosso objetivo. O que é preciso destacar é que Marx atrela ainda mais as explicações do funcionamento do sistema econômico capitalista às relações sociais com sua reinterpretação da teoria do valor-trabalho de Smith.

Dali por diante, no entanto, essa ciência escolheria vários rumos metodológicos de acordo com várias concepções das *formas de organização da produção* e *distribuição da riqueza*, que configura um conceito de economia em constante confronto com a ideia de que essa área do conhecimento se restringiria à alocação mais eficiente do capital para maximização de lucros e perseguição de um equilíbrio do sistema, portanto, sem intervenções da natureza humana, essa cravada de emoções e motivações. Dito de outra maneira, a economia seria uma ciência racional em busca de uma utilidade marginal do capital e, para isso, seria necessário liberdade, pois o indivíduo agiria sempre consciente, fazendo as escolhas certas. Essa é a ideia do *homo economicus* da chamada Escola Marginalista.

Essa concepção de economia, que dizia resgatar o sentido de liberdade pregado por Smith, passou a orientar as decisões globais a partir do fim dos anos 1970. Em resumo, na prática, significaria uma menor intervenção do Estado na política econômica, um desprezo para com a noção de sociedade e um protagonismo do indivíduo que seria premiado pela meritocracia – ao contrário do que tanto alertou Young (1958). O *laissez-faire* do fim do século XX, porém, colocou o Estado muito mais presente, mas atuando de maneira desigual de acordo com interesses de classes e desapreço ao "bem-estar comum" (Negri; Hardt, 2016).

No entanto, como dito anteriormente, após a crise mundial de 2008, essa fase denominada neoliberal é questionada por várias outras escolas de economia que têm diversas interpretações da natureza humana e do papel do Estado na gestão do conflito distributivo dos recursos naturais, humanos ou do capital – os fatores necessários à produção. Dito de outra maneira, essas escolas divergem em o que é o homem, o que ele poderia ser e o que deveria ser (Calabrez, 2020), logo, emprestam valores diferentes à existência humana e à gestão da escassez e do excedente para o funcionamento de um *oikos* agora globalizado.

Caráter, hábitos, costumes, autonomia, independência, cultura e motivações (o auto interesse) são pesados em balanças reguladas de maneiras diferentes pelas escolas de economia. Essas pressuposições oferecem também espaços sub ou superdimensionados a outros saberes para explicar como as estruturas existentes se mantêm ou em defesa da estrutura econômica (*status quo*). A escola neoclássica, predominante no período denominado *capitalismo de desconstrução* segue à risca o vício da tradição epistemológica de se esmerar na formulação de proposições de caráter geral (leis, modelos, princípios) sem pesar qualquer *heterogeneidade* entre os indivíduos constituidores da sociedade.

Trata-se, no dizer de Prado (2018), de um tipo de conhecimento que quer servir à prática reprodutiva dos agentes sociais, indivíduos e organizações dominantes na sociedade, pois visa tão somente a conservação integral do existente. No entanto, nos últimos anos, o debate público, tensionado pelas crises globais, pressionou a abertura para um retorno à origem da disciplina, abrindo perspectivas para novos pilares que sempre fizeram parte da economia política, mas foram praticamente apagados no processo histórico. São eles, justamente, os pilares social, biológico e psicológico da economia.

Esse movimento é internacional e aproxima ainda mais a economia da gerontologia. Um fato inédito e marcante dessa revisão da economia liberal foi a decisão do Federal Reserve, o Banco Central dos EUA, de alterar completamente seus objetivos de política monetária, flexibilizando as metas de austeridade fiscal, tolerando uma inflação mais alta e buscando o pleno emprego, ou seja, admitindo uma maior intervenção estatal. Ao priorizar o emprego, o que não fazia havia 30 anos, o banco beneficia o ciclo de vida dos indivíduos e não os resultados a curto prazo (Timiraos, 2020). A título de ilustração, é bom citar que de 2015 a 2019, dois prêmios Nobel de Economia foram para economistas da Escola Desenvolvimentista, que tem seu alicerce mais firme nas ciências sociais, ou seja, na complexidade ou religação dos saberes (Morin, 2015); em uma palavra, na interdisciplinaridade. No século XXI, foram agraciados nomes da economia comportamental, economia das instituições, economia do bem-estar social e, principalmente, escola da regulação, mostrando assim uma busca por alternativas às respostas meramente neoliberais, hegemônicas até 2008.

Esse período neoliberal, embora ainda predominante mesmo com uma inflexão, confundiu a economia com suas ferramentas (matemática) ou atribuições práticas (gestão das políticas fiscal e monetária). Distanciou seu escopo dos pontos de convergência com outras áreas do conhecimento e, por isso, tornou-se, aí sim, uma "ciência lúgubre", em que, principalmente, o Homem estaria ausente. A obsessão foi por um equilíbrio ou crescimento econômico sem restrições de escassez. Desigualdade social, comportamento, relacionamentos, satisfação, felicidade, gênero, emprego de qualidade e, em consequência, o ciclo de vida são questões apagadas pela hegemonia liberal que tratou apenas de desconstruir uma forma societal direcionada ao bem-estar.

Nesse século, esse novo momento da economia, como dito, encontra situação demográfica inédita na história do capitalismo. Essa área do conhecimento se depara com a emergência da valorização da pessoa idosa e o *homo economicus* é colocado em contraposição com o *homo senectus*, no dizer de Lefrançois (2004). A depender das escolhas políticas no campo socioeconômico, segundo o autor, as sociedades do século XXI poderão fazer da longevidade uma fonte de recursos ou um fator de desigualdade tal a ponto de torná-la uma "característica distintiva", uma vitória darwiniana.

O ser humano é o único animal que necessita do *oikos* construído para a sua sobrevivência, ou seja, exige cuidado, origem da economia e razão de ser da gerontologia. Mesmo com os cuidados, jamais consegue superar sua fragilidade e vulnerabilidade únicas no reino animal, ou seja, "na carne e na alma" (Mortari, 2018). A luta contra o risco da longevidade como distinção social (Bourdieu, 2017) é o que diverge a economia da gerontologia e suas subáreas – gerontologia social, gerontologia crítica, gerontologia política. Ampliar as zonas de convergência, portanto, é um desafio indispensável para enfrentar o envelhecimento populacional. É nesse esforço que se insere a *economia da longevidade.*

Economia da longevidade: interligando saberes

A história de construção da *economia da longevidade* tem origem no Japão, na década de 1970. Depois da crise financeira mundial de 2008, essa estratégia amplia-se e é incorporada como política pública na área macroeconômica em um número cada vez maior de países. Essa trajetória já está devidamente registrada na literatura (Felix, 2007, 2014, 2016, 2019a; Klimczuk, 2015; Rogelj; Bogataj, 2019). É suficiente aqui lembrar apenas alguns aspectos relevantes.

A *economia da longevidade* é uma política industrial de base teórica marxista-schumpeteriana que visa à produção de mercadorias e serviços voltados para atender a necessidades da nova configuração do *oikos*, ou seja, da família – com menos crianças e mais idosos. Esse objetivo a coloca como um mercado transversal (*cross-sector*), demandando, portanto, visão interdisciplinar, e ao exigir essa complexidade de saberes impõe também a diversidade humana constante nas várias ciências, emprestando valor a todas as idades.

Na contemporaneidade, onde tudo é intermediado pela tecnologia, a *economia da longevidade* tem como seu âmago a gerontecnologia, incluindo, assim, a robótica, a engenharia, a terapia ocupacional, a neurociência, a psicologia, a medicina e a economia, entre outras. Como essa última é o que interessa mais aqui, é preciso estabelecer um diálogo com essa área do conhecimento para relembrá-la que seu objetivo constitucional é o *cuidado*. Esse cuidar depende de um ciclo de vida, onde o mundo do trabalho é parte essencial (Felix, 2018a) e, por sua vez, está sujeito a como a sociedade *organiza a sua produção.*

Se essa economia tem sua face financeira hipertrofiada, como ocorre nesse século (Chesnais, 1996, 2005), a *economia da longevidade* terá suas chances limitadas para atender às necessidades da pessoa idosa, pois o setor produtivo será debilitado pela finança, contaminando todas as possibilidades. Ao contrário, se a economia se volta para o estímulo à produção, com juros baixos, investimento em pesquisa e desenvolvimento, proteção social e incentivo à inovação, tendo como preferência setores emergentes de acordo com a dinâmica demográfica, ou seja, a demanda por *cuidado prolongado*, muitos produtos inovadores e de alto valor agregado podem dinamizá-la (Rocha; Rossi, 2018).

Essa perspectiva, todavia, como dito na seção anterior, está fora do espectro da economia neoliberal avessa à participação do Estado, principalmente em política industrial (Schymura *et al.*, 2007). Essa escolha impede a visão do envelhecimento como – também – fonte de geração de riqueza para a economia e confina a velhice apenas na coluna dos gastos, em que os cuidados prolongados seriam mais um deles a perturbar o equilíbrio fiscal necessário para a "finança". A opção por esse caminho tem empurrado vários países para o processo de desindustrialização, portanto, no sentido oposto da *economia da longevidade*.

No Brasil, a consequência foi uma queda da participação da indústria de transformação no Produto Interno Bruto (PIB) de 27,3% em 1986 para apenas 11% em 2019, o mais baixo desde 1947 (Morceiro, 2019). Essa situação é resultado de escolhas governamentais em políticas monetária, fiscal e cambial feitas desde os anos 1990, quando se inicia esse processo de desindustrialização (Bresser-Pereira, 2015). O resultado é uma crise crônica estrutural que impede o país, por exemplo, de construir um complexo industrial da saúde, nos colocando dependentes, cada vez mais, de insumos, produtos e medicamentos importados que são fundamentais na sociedade envelhecida e aumentam os custos do Sistema Único de Saúde (Gadelha *et al.*, 2013).

A *economia da longevidade*, de acordo com a literatura internacional (Bernard; Hallal; Nicolaï, 2013; European Commision, 2015; HM Government, 2017) propõe a adoção da estratégia de reindustrialização a partir da dinâmica demográfica e a inclusão dos cuidados prolongados nessa construção como um subsetor emergente, logo, um complexo industrial da saúde e do cuidado (Felix, 2018), com ênfase na sofisticação produtiva, pois essa desindustrialização brasileira tem se verificado justamente nos segmentos mais tecnológicos. Essa estratégia requer a participação das subáreas economia criativa, economia solidária e economia do cuidado (Zelizer, 2012), formando, assim, um ecossistema de economias (Klimczuk, 2015) a partir de diversos saberes.

Até a pandemia da covid-19, os efeitos diretos dessa desindustrialização brasileira para a pessoa idosa eram invisíveis, pois o custo da saúde *out of pocket* desse segmento da população era desdenhado ou os custos com equipamentos médicos ou ainda tecnologia para os cuidados prolongados e mesmo objetos adaptados para o domicílio. A situação emergencial da pandemia evidenciou a deficiência produtiva do Brasil e de outros países que passaram pelo processo de desindustrialização dita precoce (Morceiro, 2020), fazendo com que essa displicência da economia com os objetivos da gerontologia desaguasse em dilemas éticos ou mesmo em um genocídio de pacientes idosos que, na escassez de aparelhos respiradores, tiveram o tratamento sob risco de denegação por critério de idade (Debert; Felix, 2020).

Muitas mortes poderiam ser evitadas por estratégias industriais (Temporão; Gadelha, 2020) e mitigado o risco de pobreza para milhões de famílias brasileiras que dependiam da renda de seus idosos (Camarano, 2020) para a gestão do *oikos*. A emergência da pandemia, tal como ocorreu em 2019, foi amplamente anunciada pela literatura médica (Ujvari, 2011) e econômica, inclusive apontando o risco maior para os países do chamado Terceiro Mundo (Chesnais, 2005) e para a população idosa (World Health Organization, 2015). Dizendo de outro modo, a falta de interdisciplinaridade na resolução de problemas, além de escolhas políticas, comprometeu o bem-estar comum – o que poderia ter sido mitigado com uma "economia política da longevidade" (Phillipson, 2015).

Considerações finais

A economia e a gerontologia, como demonstrado, têm origem no *cuidado*. A primeira, no processo histórico, se distanciou de sua natureza. Se a economia é vista apenas como uma ciência em busca de atender a um desejo de riqueza do ser humano estará distante do objetivo da gerontologia, qual seja, o bem-estar em todas as idades e, principalmente, na velhice, resultando em uma desvalorização da pessoa idosa. Se a economia assume suas origens de oferecer conhecimento para servir ao cuidado do Homem, suas necessidades de sobrevivência e bem-estar em todas as idades, converge para os mesmos fins da gerontologia.

Diante da escassez de recursos e conflito para distribuição do excedente, a economia deve mirar o combate à desigualdade social em todos as dimensões, logo, incluindo as assimetrias de valorização do ser humano seguindo critérios de produtividade em relação à idade. Essa alteração de perspectiva da economia *mainstream* é complexa socialmente e exige uma provocação constante por parte da gerontologia, em todas as suas subáreas; logo, é fundamental ao profissional obter os conhecimentos econômicos e atuar de maneira interdisciplinar.

A *economia da longevidade* é uma área a oferecer soluções à sociedade envelhecida em dois aspectos principais. O primeiro é o fomento à atuação interdisciplinar, uma vez que para criar e inovar em mercadorias e serviços para atender necessidades da pessoa idosa, de sua família e de cuidadores, é preciso unir saberes. O segundo é seu potencial como segmento industrial emergente para contribuir para a reindustrialização do país, criando empregos de qualidade, e resultando em desenvolvimento econômico e uma inserção competitiva no mercado internacional, uma vez que esses produtos ganham, cada vez mais, sofisticação tecnológica. Dessa maneira, essa estratégia condiz com a urgência de o país enfrentar os desafios socioeconômicos da sociedade envelhecida.

146

Participação Social no Envelhecimento

Juliana Martins Pinto

Introdução

Ao longo da vida, as interações sociais, interpessoais e ambientais contribuem para o desenvolvimento do indivíduo, direcionando-o ao alcance de sua máxima capacidade por meio da aquisição de habilidades e competências nos domínios físico, cognitivo e emocional, as quais permitem o cumprimento de papéis e de tarefas evolutivas. Por meio desse processo, o indivíduo exerce impacto no ambiente, ao mesmo tempo em que é influenciado pelo contexto em que vive. A capacidade funcional intrínseca associada às adaptações ou ajustes resultantes da interação da pessoa com o ambiente possibilita o desempenho satisfatório de atividades que permitem ao indivíduo caminhar, subir e descer escadas, conversar, compartilhar experiências, aprender e ensinar, dentro e fora de casa. A participação social pode ser entendida como o resultado de um processo de interação positiva, satisfatória, adaptativa ou adequada entre a pessoa (saúde física, cognição, motivação, condições financeiras) e o ambiente (barreiras e facilitadores físicos, atitudes, preconceitos e oportunidades sociais).

O crescente interesse pela participação social, na literatura gerontológica, deve-se às evidências sobre seus efeitos positivos na saúde, no bem-estar e na longevidade (Dawson-Townsend, 2019; Douglas *et al.*, 2017; Tomioka *et al.*, 2018). Melhor qualidade de vida percebida foi associada com maior frequência de contato com amigos e familiares e com suporte instrumental e emocional recebido de familiares e pessoas próximas (Neri *et al.*, 2018), assim como a participação em atividades sociais diminuiu o risco de institucionalização e morte (Pynnönen *et al.*, 2012). A participação social se consolida como aspecto fundamental do envelhecimento ativo. Como tal, exige a atenção de geriatras, gerontólogos e gestores públicos, especialmente quanto à sua avaliação, ao seu monitoramento e à sua promoção.

Este capítulo tem como objetivo revisar os conceitos e métodos de avaliação de participação social, bem como apresentar as principais evidências de pesquisa sobre seus mecanismos e determinantes, a fim de propor ações para sua promoção, direcionada ao alcance do envelhecimento ativo e saudável.

Conceitos e definições

Em 2001, a Organização Mundial da Saúde (OMS) substituiu o termo desvantagem por participação, após longo período de debates iniciados na década de 1960. As discussões tiveram como objetivo garantir os direitos humanos e promover a desinstitucionalização, por meio da implantação de serviços que facilitassem a reintegração das pessoas com deficiência na comunidade (Piškur *et al.*, 2014). A partir da década de 1990, houve intenso estudo do conceito de participação em decorrência das necessidades impostas pelas mudanças ideológicas na forma como a sociedade lida com as pessoas com incapacidades. Como resultado, a deficiência e a incapacidade passaram a ser compreendidas como problemas socialmente criados e não como atributos exclusivos do indivíduo (Aroogh *et al.*, 2020).

O conceito de participação ganhou mais atenção quando a OMS introduziu sua descrição na CIF (Classificação Internacional de Funcionalidade, Incapacidade e Saúde), em 2001. A CIF tornou-se uma importante estrutura conceitual para descrever estados relacionados à saúde, ao comprometimento de funções e estruturas corporais, atividades e participação, fatores ambientais e fatores pessoais, fornecendo uma linguagem padronizada e global para o trato da saúde e da incapacidade (Stucki *et al.*, 2008). A participação tornou-se referência para a compreensão do impacto das disfunções e incapacidades na vida das pessoas e foi definida como o envolvimento em uma situação de vida, no contexto real em que a pessoa vive (OMS, 2001).

Piskur *et al.* (2014) identificaram três maneiras pelas quais os autores se referem à participação social ou simplesmente participação: 1) participação do consumidor/cidadão; 2) atividade social; e 3) níveis de envolvimento na sociedade (Piškur *et al.*, 2014). Na perspectiva de participação cívica, ela foi definida como o direito da pessoa a se envolver significativamente nas tomadas de decisões sobre saúde, política e planejamento, cuidado e tratamento, bem-estar pessoal e bem-estar da comunidade. Tal conceito está ancorado em ações que favorecem a inclusão social, os direitos humanos e a responsabilidade social por parte dos governantes. A ênfase na contribuição para a sociedade é central para essa perspectiva de participação social e corresponde, em grande parte, ao que conhecemos como controle social como direito conquistado e garantido pela Constituição de um país.

A OMS define participação como uma forma de contribuir para a sociedade de modo amplo, trabalhando, consultando e empoderando as comunidades. Considera que ela ocorre no âmbito dos micro, meso e macroambientes, de acordo com a amplitude do seu impacto sobre as estruturas sociais. A participação foi definida como um dos pilares da Política para o Envelhecimento Ativo, recomendada pela OMS em 2002, e revisada em 2015 pelo Centro Internacional de Longevidade (ICL). No arcabouço teórico da política, a participação é concebida como a essência do envelhecimento ativo. Nesses termos, o documento expressa a expectativa de que os idosos sejam participativos em diversos setores e assuntos de seu interesse, na família, na comunidade, no bairro, e na sociedade. A premissa é de garantia das condições básicas estruturais e sociais que permitam a participação.

O conceito de participação social como sinônimo de atividade social restringe-a às interações entre as pessoas. Nessa perspectiva, a participação social é definida como a presença de contato social positivo entre as pessoas, podendo abranger atividades sociais que acontecem com amigos ou grupos, entre elas o envolvimento em atividades voluntárias ou o envolvimento em atividades com algum tipo de elemento social (Piškur *et al.*, 2014). Essa perspectiva é a mais frequentemente encontrada na literatura gerontológica. Seus benefícios são amplamente divulgados.

Outra forma de compreender a participação é por meio dos níveis de envolvimento na sociedade. Levasseur *et al.* (2010) realizaram uma revisão sistemática da literatura para definir participação social, considerando os diversos conceitos e operacionalizações disponíveis até aquele momento. Os autores sugeriram uma definição de participação social e uma taxonomia das atividades sociais com base no nível de envolvimento (Levasseur *et al.*, 2010). A participação social foi definida como o envolvimento de uma pessoa em atividades que proporcionam interação com outras pessoas, na sociedade ou na comunidade. Os autores destacaram que o envolvimento pode ser entendido de forma contínua, partindo de uma situação de maior passividade (proximal) para outra de maior atividade e envolvimento (distal). A taxonomia é considerada uma operacionalização dos conceitos de participação, participação social e engajamento social. O conceito de participação atravessa os 6 níveis, enquanto a participação social diz respeito aos níveis 3 a 6 e o engajamento social abarca os níveis 5 e 6 (Levasseur *et al.*, 2010). Na Tabela 146.1 estão descritos os níveis de participação. São apresentados exemplos de situações de vida em que os idosos comumente estão envolvidos.

Trabalho recente de Aroogh e Shahboulaghi (2020) resultou em uma nova definição bastante abrangente do tema participação social dos idosos, em termos do "envolvimento ativo e consciente em atividades sociais ao ar livre, levando à interação e ao compartilhamento de recursos com outras pessoas da comunidade onde a pessoa deriva satisfação pessoal resultante de seu nível de engajamento" (Aroogh; Shahboulaghi, 2020, em tradução livre). A participação social pode ser definida em termos de conexões sociais, participação informal e voluntariado (Douglas *et al.*, 2017), ou como formais, por exemplo, trabalho remunerado ou voluntariado, e informais, como atividades de lazer e recreação (Pynnönen *et al.*, 2012).

A definição proposta por Levasseur (2010) é a que mais atende as demandas teóricas e práticas do processo de envelhecimento, especialmente considerando o contexto atual que requer distanciamento físico das pessoas em função da pandemia de covid-19, doença infecciosa com elevado potencial de transmissão causada pelo SARS-CoV-2.

A participação foi definida por Levasseur *et al.* (2010) como o envolvimento em atividades e relações sociais, ou seja, em ações que implicam contato pessoal ou mediado por tecnologias com outras pessoas, para qualquer objetivo ou fim. As atividades sociais são aquelas que possibilitam troca de informações, experiências, afetos, conhecimento, entre outros atributos essenciais para a construção e a manutenção de redes de suporte material, instrumental e afetivo. Essas atividades incluem um amplo leque de atividades laborais, esportivas, socioculturais e artísticas realizada em grupo ou em contato com outra pessoa. As atividades são praticadas, espaços públicos ou privados como centros de convivência, centros-dia, instituições, empresas, praças, parques, jardins, clubes e associações. São atividades fortemente influenciadas pela cultura, por gênero e classe social, por oportunidades de acesso e por aspectos pessoais como motivação e preferências, tornando sua avaliação e mensuração um desafio permanente para a pesquisa e para a prática clínica.

▪ **TABELA 146.1** Exemplos de atividades sociais com base nos níveis de envolvimento definidos por Levasseur *et al.* (2010).

Níveis	Descrição	Exemplos
1	Fazer uma atividade em preparação para se conectar com outras pessoas	Ler um relatório de política para se preparar para uma reunião com uma equipe de reabilitação e/ou professor infantil
2	Estar cercado por pessoas sem interagir com elas	No transporte público
3	Interagir com outras pessoas sem contato físico	Conversas e debates nas redes sociais ou aplicativos de mensagens
4	Fazer uma atividade com outras pessoas	Participar de eventos, grupos organizados, esportes etc.
5	Ajudar os outros	Cuidar de crianças ou pessoas com incapacidades
6	Contribuir com a sociedade	Ser membro ativo de associações, sindicatos, conselhos, partidos políticos etc.

Avaliação e medidas

A avaliação da participação social em idosos propõe grandes desafios aos geriatras e gerontólogos, desafios esses decorrentes da falta de delimitação do constructo, dos aspectos culturais envolvidos e da diversidade nas preferências individuais que determinam quais atividades sociais serão praticadas. A literatura apresenta grande variedade de métodos para avaliar participação social. Em geral, os pesquisadores avaliam a frequência com que os idosos participam em atividades sociais que geralmente incluem ser membro ativo de uma associação ou clube, atividades religiosas, esportivas, voluntariado, participação em clubes, associações e grupos organizados (Fiorillo *et al.*, 2020; Tomioka *et al.*, 2018).

Na Tabela 146.2, foram listadas as atividades sociais mais frequentemente avaliadas nos estudos sobre participação social na velhice.

Os instrumentos de avaliação de atividades instrumentais e avançadas de vida diária foram adaptados sem a intenção de estabelecer escores e valores de referência padronizados. De fato, a participação social tem se mostrado como um constructo de difícil mensuração e classificação na prática clínica e de pesquisa pela dificuldade em definir os critérios para classificar baixa ou reduzida participação social e quem são os idosos com participação social insuficiente.

Algumas estratégias e sugestões para avaliação de participação social adotadas em estudos brasileiros sobre envelhecimento foram os seguintes. No *International Mobility and Aging Study* (IMIAS), uma subescala foi derivada do instrumento utilizado para avaliação de capacidade funcional que contém atividades instrumentais (AIVD) e avançadas de vida diária (AAVD), denominado *Late-Life Disability Instrument* (LLDI). Foram selecionadas 6 atividades que se caracterizaram por serem realizadas em interação com outras pessoas na comunidade (Vafaei *et al.*, 2014). Os autores calcularam o escore somando os itens e classificaram a amostra de acordo com a mediana. No estudo *Fragilidade em Idosos Brasileiros* (*Fibra*), a participação social foi avaliada a partir da seleção de 13 atividades que compunham um inventário de 17 AAVD. Para cada atividade, os idosos respondiam se nunca fizeram, pararam de fazer ou ainda faziam. Os pesquisadores calcularam um índice considerando a razão entre o número de atividades que o idoso parou

▪ **TABELA 146.2** Atividades sociais praticadas por idosos brasileiros que podem ser avaliadas para investigar a redução da participação social.

Atividades econômicas	Atividades esportivas	Atividades artísticas	Atividades culturais	Atividades políticas/liderança
Trabalho remunerado Voluntariado Cursos de capacitação	Caminhada Ciclismo Futebol Vôlei Hidroginástica	Oficinas Música Coral Costura Artesanato Pintura	Cinema Teatro Feiras Eventos Shows Concertos	Sindicatos Associações Conselhos Universidades Colegiados

de fazer sobre o total de atividades excluindo aquelas que nunca fez (Pinto *et al.*, 2017a). No *Estudo Longitudinal de Saúde do Idoso* (*ELSI-Brasil*) foi considerado um inventário com 14 AAVDs, sendo que a classificação se deu de acordo com o relato de participação em pelo menos uma atividade em cada nível de envolvimento, segundo a taxonomia de Levasseur (2010) (Ferreira *et al.*, 2018a). Outros instrumentos de avaliação foram desenvolvidos e utilizados em pesquisas internacionais; porém, muitos deles não apresentam estudos de tradução, adaptação e validação para a população brasileira, entre ele, o *Australian Community Participation Questionnaire* (ACPQ) e o *ICEpop Capability Measure for Older People* (Berry *et al.*, 2007).

Participação social e envelhecimento

Com o avançar da idade, a participação social tende ao declínio (Costa *et al.*, 2019; Pinto *et al.*, 2017b), sendo este mais expressivo entre idosos com idade avançada (Rantakokko *et al.*, 2020; Santos *et al.*, 2019). Ao longo do curso de vida, as atividades e as relações sociais assumem diferentes graus de importância e conferem diferentes utilidades para o desenvolvimento rumo à plena capacidade, de modo que, na velhice, a importância da participação social deve ser analisada do ponto de vista do significado, sentido ou propósito de vida (Mendes, 2019). Mendes (2019) investigou os motivos que levam os idosos a reduzir sua participação em atividades sociais de acordo com os níveis de envolvimento. As autoras encontraram que os idosos continuam engajados em atividades sociais consideradas proximais mesmo na idade avançada. Os motivos para redução da participação relatados pelos idosos foram psicológicos, sociais e relacionados à incapacidade física. No estudo de Wilkie *et al.* (2016), 44% dos idosos avaliados na linha de base haviam reduzido participação social, sendo que nos seguimentos de 3 e 6 anos a incidência de restrição da participação social foi 49 e 55%, respectivamente. Os principais fatores de risco foram dor generalizada (risco aumentado de 106%) e depressão (risco aumentado de 82%) (Wilkie *et al.*, 2016).

A perspectiva mais recente sobre as relações entre participação social e o avanço da idade aponta para uma tendência de manutenção da maior parte das atividades realizadas nas fases anteriores da vida, a menos que ocorra algum evento incapacitante ou limitante (Agahi *et al.*, 2006; Szanton *et al.*, 2016). Além disso, os idosos modificam o perfil de participação e se dedicam às atividades mais relevantes e emocionalmente mais prazerosas, utilizando mecanismos de seleção, otimização e compensação (Carstensen, 1992). Esse comportamento reflete a dinâmica funcional e os ajustes socioemocionais que os idosos fazem para manter o equilíbrio e o bem-estar, obter suporte e cuidado e desenvolver suas habilidades ao longo da vida.

A maioria dos idosos deseja manter ou engajar-se socialmente, mesmo diante de incapacidades e problemas de saúde (Szanton *et al.*, 2016). Ao se deparar com barreiras que restringem ou impedem a participação, eles passam a permanecer mais tempo em ambiente domiciliar, com pouco estímulo, contato social e suporte. Segundo Turcotte *et al.* (2015), atividades sociais e relações interpessoais estão entre as principais necessidades não atendidas dos idosos com incapacidade que recebem cuidados domiciliares.

Participação social e saúde

A participação social é um importante fator de proteção contra diversos desfechos negativos de saúde na velhice (Douglas *et al.*, 2017; Gao *et al.*, 2018; Warren *et al.*, 2016). Elevados níveis de participação social contribuem para a manutenção das funções físicas, cognitivas, emocionais, postergando o declínio funcional, a institucionalização e a morte. A participação social reduz o declínio em AIVDs tanto para homens como para mulheres, protegendo os idosos de incapacidade e dependência funcional (Gao *et al.*, 2018; Tomioka, 2018).

Dados de neuroimagem sugerem que atividades intelectual e socialmente envolventes estão associadas com maior volume de massa cortical e com maior nível de oxigenação no córtex frontal (Anatürk, 2018, 2020). A prática de atividades sociais cognitivamente desafiadoras e estimulantes ao longo do curso de vida é fundamental para a manutenção da estrutura e da função cerebral na velhice, especialmente para as funções executivas, prevenindo o declínio cognitivo e demência.

Por outro lado, a participação social requer a integridade de habilidades e funções para o desempenho de atividades sociais. Idosos com limitações ou lentidão na marcha apresentaram três vezes mais chances de restrição da participação social (Warren *et al.*, 2016) do que os que não tinham limitações, um resultado que foi confirmado em idosos brasileiros de acordo com achados do estudo *Fibra* (Pinto *et al.*, 2017a). Corbett *et al.* (2018) testaram os efeitos de um programa de atividade física sobre a mobilidade comparando um grupo que trabalhou com participação social e outro que trabalhou sem oportunidades de participação social. Os autores relataram que a participação social exerceu papel importante em relação aos efeitos da atividade física sobre a mobilidade dos idosos. Assim, por exemplo, pessoas com incapacidade funcional decorrente de sequelas de acidente vascular encefálico (AVE), o grau de incapacidade funcional e de depressão são os principais fatores limitantes da participação social.

Os mecanismos utilizados para explicar as relações entre participação social e saúde podem ser divididos em: comportamentais, fisiológicos e sociais. Estudiosos afirmam que a educação em saúde aumenta a probabilidade de o indivíduo adotar comportamentos saudáveis (Amoah, 2018; Emmering *et al.*, 2018). Segundo essa crença, idosos socialmente engajados seriam mais expostos e teriam mais acesso a serviços e recursos que proporcionam informações sobre cuidados em saúde, prevenção de doenças e outros agravos e, por isso, apresentariam melhor estado de saúde e bem-estar.

Pesquisadores verificaram que a influência da participação em jogos sobre a capacidade funcional foi mediada pelas habilidades cognitivas e pelas emoções positivas, sendo estes aspectos reconhecidos como mecanismos explicativos do impacto da participação social na saúde e no bem-estar dos idosos. Assim, a participação social deve ser promovida considerando atividades que proporcionam prazer, motivação e estímulos aos idosos (Ferreira *et al.*, 2013). Esse argumento converge par os achados de Santos *et al.* (2019), que evidenciaram a importância do propósito de vida para a manutenção da participação social em idosos com idade avançada. Outros argumentos que se concentram nos processos fisiológicos são aqueles que apontam a relação inversa entre sentimentos positivos e liberação de hormônios que favorecem o estresse, que influenciam desde a função cardíaca até a plasticidade neuronal (Anatürk *et al.*, 2020; Browning *et al.*, 2012). Essas justificativas são comuns nos estudos que associam isolamento social, solidão e depressão com a incidência de doenças crônicas, demência e mortalidade (Ejiri *et al.*, 2019).

Sob a perspectiva dos mecanismos de suporte social e coesão social, os idosos socialmente participativos estariam mais protegidos de eventos adversos e de declínios na saúde resultantes de vulnerabilidade social. O contato constante com a rede de suporte aumentaria as chances de receber cuidados e suporte emocional, instrumental e material (Neri; Vieira, 2013). A participação social foi mediadora das relações entre *status* socioeconômico e saúde física e mental, sugerindo que tem potencial para reduzir o impacto das desigualdades sociais sobre as desigualdades em saúde. Desse modo, a promoção de participação social deve ser compreendida como ação estratégica da medicina preventiva, entre outras iniciativas intersetoriais, em um contexto que requer iniciativas e investimentos governamentais orientados à promoção de saúde pública (Achdut *et al.*, 2020).

Participação social, aspectos pessoais e contextuais

A participação social pode ter impacto positivo sobre aspectos pessoais e contextuais, por exemplo, na transição para a aposentadoria. Maior participação social reduziu os efeitos sociais negativos da transição para a aposentadoria e foi apontada pelos autores como uma importante estratégia para os programas de preparação para a aposentadoria (Shiba *et al.*, 2017).

Estudos indicam que as mulheres participam mais do que os homens, em parte porque, historicamente, elas se envolvem mais em atividades relacionadas aos cuidados com terceiros, em atividades culturais em grupos e em voluntariado. Além disso, a participação social dos homens idosos reduz-se expressivamente após a aposentadoria, uma vez que o trabalho é sua principal atividade social, e após a viuvez, em razão da perda de companhia. De modo geral, homens e mulheres tendem a manter a participação social na velhice engajando-se em diferentes atividades e usufruindo dos benefícios desse engajamento (Ang, 2016; Pinto *et al.*, 2016; Tomioka *et al.*, 2017).

A literatura gerontológica tem dado bastante visibilidade aos ambientais accessíveis e abertos à participação social na velhice (ver por exemplo, Oswald *et al.*, 2005; Vafaei *et al.*, 2016; Verhaeghe *et al.*, 2012). Ganham importância teorias sobre a interação pessoa-ambiente e sobre os efeitos da pressão ambiental no funcionamento global do indivíduo, visto que, à medida em que a pessoa envelhece, diminuem suas competências e ela se torna gradualmente mais dependente dos recursos do ambiente (Lawton *et al.*, 1973). A densidade populacional e a coesão social da vizinhança interagem com a mobilidade funcional do indivíduo e contribuem para determinar a redução ou a liberação para a participação social (Hand *et al.*, 2019). Dados de idosos brasileiros revelaram que dificuldade para atravessar a rua, preocupação com o acesso aos meios de transporte coletivos (ônibus, metrô e trem) foram associados a maior restrição para a participação social (Ferreira *et al.*, 2018b). A disponibilidade de atividades interessantes e de acessibilidade nos transportes foram problemas levantados também no estudo de Naud *et al.* (2019). Desigualdades, falta de proximidade dos recursos, pouca disponibilidade de transportes coletivos, falta de licença para dirigir e baixo nível de suporte social exercem impacto negativo sobre a participação social dos idosos, restringindo-os a ambientes sociais mais próximos de sua residência, ou seja, reduzindo seu espaço de vida (Levasseur; Cohen *et al.*, 2015; Levasseur; Généreux *et al.*, 2015; Levasseur *et al.*, 2017).

A manutenção da participação social na velhice tem sido cada vez mais dependente do uso de recursos e ferramentas tecnológicas. Os idosos têm se beneficiado do uso de *smartphones* que permitem envolvimento em redes sociais que podem colocá-los em contato com pessoas em qualquer lugar do mundo. Embora as desigualdades socioeconômicas e educacionais coloquem os idosos em desvantagem em relação ao acesso e ao uso de tecnologias, os dados apontam que cada vez mais idosos têm alcançado os benefícios ofertados por esses recursos. Gaber *et al.* (2020) avaliaram o impacto do uso da tecnologia na participação social de idosos com e sem demência. Encontraram efeitos positivos para ambos os grupos, mas os idosos com demência foram negativamente influenciados por condições ambientais pouco estimulantes (Gaber *et al.*, 2020). Por sua vez, as a novas tecnologias permitem aos idosos a manutenção dos contatos com amigos e familiares, maior aprendizado por meio de jogos, estímulos cognitivos diversificados, suporte emocional e melhor qualidade de vida. Portanto, a participação social mediada por tecnologias deve ser encorajada na velhice, considerando as limitações econômicas, educacionais e cognitivas, ao mesmo tempo em que se reconhecem as potencialidades das gerações dispostas a superar barreiras.

Considerações finais

No curso de vida, o indivíduo pode engajar-se mais ou menos, e pode modificar o grau e a intensidade do seu engajamento de acordo com as demandas, os desejos, as expectativas e as oportunidades. Trata-se de um processo dinâmico que oscila de acordo com as exigências adaptativas do meio físico e social. Entretanto, é possível que um evento grave, estressante e suficientemente desafiante para causar mudanças de rotina, hábitos e comportamentos tenha efeitos negativos sobre a participação social.

Na prática clínica, é essencial que seja investigada a redução da participação social, ou seja, o abandono de atividades antes desempenhadas, bem como os motivos da redução relatados pelos idosos. Esses motivos podem caracterizar algum fator de risco para morbidade e declínio funcional, que pode ser avaliado, monitorado e solucionado por intervenções e condutas clínicas. Geriatras e gerontólogos devem atentar aos níveis adequados de estimulação física e cognitiva, à motivação e as adaptações necessárias para que o idoso participe socialmente, de forma a manter sua satisfação pessoal e bem-estar.

Do ponto de vista das iniciativas coletivas, pautadas nos investimentos públicos e privados em políticas, as ações intersetoriais são urgentes. Garantir as condições de acesso, segurança, equidade e oportunidades são deveres do Estado assegurados pelo Estatuto da Pessoa Idosa e pela Constituição.

A participação social pode ser promovida por meio de:

- Aumento e descentralização da oferta de atividades sociais, considerando as preferências, os desejos, as expectativas e as habilidades dos idosos
- Garantia da disponibilidade e do acesso aos serviços de transporte
- Segurança
- Criação e manutenção de espaços que favoreçam a mobilidade independente e prática de atividade física, por exemplo, calçadas, passeios, ciclovias e ciclofaixas
- Iniciativas que valorizem as contribuições dos idosos, seus conhecimentos e saberes, permitindo, que se reduza o preconceito e as atitudes negativas relacionadas à velhice
- Promover atividades intergeracionais
- Encorajar, reconhecer e estimular o voluntariado e o trabalho remunerado
- Oferecer apoio social, informativo e emocional
- Promover inclusão social e digital.

As considerações apresentadas neste capítulo devem apoiar melhores práticas e decisões, assim como o desenvolvimento de intervenções inovadoras e inclusivas de saúde pública, incluindo a criação de ambientes favoráveis à participação de idosos com diferentes graus de incapacidade. Essas intervenções devem considerar a proximidade aos recursos e às instalações de lazer, apoio social, transporte, segurança do bairro e facilidade de uso do ambiente de caminhada. Devem incluir os idosos fisica e socialmente desfavorecidos.

147

A Família da Pessoa Idosa: Configurações, Relacionamentos e Cuidado

Dóris Firmino Rabelo • Letícia Decimo Flesch

Introdução

Diversos modelos de vida familiar coexistem na sociedade contemporânea, de modo que o conceito de família nuclear é insuficiente para explicar a complexidade dos relacionamentos familiares atuais. As mudanças demográficas e sociais, bem como as desigualdades de gênero e idade influenciam o cuidado prestado aos membros mais velhos da família. Todos os tipos de família enfrentam desafios para atender as necessidades de cuidado de seus membros, buscam acordos e desenvolvem redes para o enfrentamento de uma variedade de situações estressantes. A heterogeneidade das configurações familiares, das experiências conjugais e parentais, dos recursos disponíveis, do acesso ao cuidado e da posição de quem cuida, conforme os fatores gênero, raça, classe e orientação sexual, compõem o mosaico das relações familiares na velhice.

A família ocupa lugar de destaque na agenda social. O ambiente familiar fornece os fatores protetores como afeto, cuidados e apoio. Ao mesmo tempo, pode atuar como uma fonte de exploração, violência e opressão. Dessa forma, as contradições são inevitáveis nos relacionamentos familiares, que são moldados pelas histórias individuais e familiares ao longo da vida e condicionados às estruturas sociais. Mais do que pressupor quais são as tarefas ou questões a serem enfrentadas no curso da vida familiar, é preciso considerar as complexas interrelações entre a experiência de vida pessoal e a estrutura histórica, social e cultural, para então situar os seus principais desafios. O objetivo deste capítulo é discutir os seguintes aspectos da vida das famílias que têm pessoas idosas em seu convívio: as pessoas idosas em diferentes configurações familiares, os idosos e seus relacionamentos conjugais e parentais, as pessoas idosas e o estresse familiar, e a prestação de cuidados a idosos com dependências no contexto da família.

A pessoa idosa em diferentes configurações familiares

É variável a posição ocupada pelo idoso na família, podendo incluir a condição de dependência física e cognitiva, a condição de pessoa com a funcionalidade preservada, mas economicamente dependente, e a condição de provedor parcial ou total dos recursos financeiros que mantém a família. As relações de troca que a pessoa idosa mantém com os seus familiares é crucial à configuração da sua condição de vulnerabilidade ou de saúde e às relações de poder dentro da família. Na complexa teia de relações de dependência e suporte que se estabelecem no seio das famílias, não é possível analisar unicamente as condições físicas dos idosos com dependências, as dos seus ativos pessoais, e as dos níveis de instrução e dos recursos econômicos de seus membros idosos e não idosos. É preciso analisar também a relação com o contexto mais amplo de suas condições de vida, onde se entrelaçam os caminhos das gerações e suas relações com riscos e oportunidades (Alonso, 2011).

Diferentes configurações familiares – por exemplo, famílias com idosos e famílias de idosos –, dão origem a diferentes dinâmicas e a diferentes intercâmbios de ajuda entre as gerações (Rabelo; Neri, 2015). Não só isso, as configurações familiares revelam as organizações coletivas e individuais exigidas dos membros da família e sua capacidade assistencial. No Brasil, a heterogeneidade dessas configurações é determinada principalmente por sexo e renda (Bolina; Tavares, 2016): os homens idosos têm menor chance de morar sozinhos e de mudar de arranjo familiar ao longo do envelhecimento; quanto menor a renda dos descendentes, maiores as chances de corresidência, quer em benefício dos descendentes, quer como arranjo de sobrevivência de todos. Os arranjos mais representativos da população idosa são: do casal conjugal; do casal que mora com filhos e outros parentes, sob a chefia de um homem; da mulher idosa viúva que mora com a família de um filho, e o arranjo monoparental, em que a família é comumente chefiada por uma mulher, geralmente idosa, em uma proporção de 84,2% da totalidade das famílias monoparentais no Brasil. A raça e o local de residência influenciam o tamanho da renda das pessoas idosas, principalmente as de raça branca e de origem urbana (Melo *et al.*, 2016). As pessoas idosas mais vulneráveis geralmente residem sozinhas, são mulheres, têm idade avançada, têm menor renda e sofrem com condições crônicas de saúde (Bolina; Tavares, 2016), sendo este perfil mais frequente nas regiões Norte e Nordeste do país (Melo *et al.*, 2018). As pessoas idosas de raça/cor preta e do contexto rural formam os grupos com as maiores dificuldades materiais e sujeitas a desigualdades sociais (Rabelo, 2020; Silva *et al.*, 2018). Viver em arranjos multigeracionais é uma estratégia para a maximização de recursos e de suporte mútuo, mas pode significar um contexto desvantajoso para as pessoas idosas, pois implica concorrência por recursos entre os membros (Rabelo *et al.*, 2020).

A responsabilização desigual das mulheres pelos trabalhos domésticos e de cuidado estende-se à velhice: são as idosas que acumulam maior ônus e sobrecarga no desempenho das funções de cuidadoras de outros idosos, de pessoas doentes, de netos e bisnetos e do domicílio da família (Rabelo; Neri, 2016). Sousa, Silver e Griep (2010) observaram que a maioria das mulheres idosas mais fornece do que recebe apoios (58,3 contra 29,3%) e que a maior parte das ofertas de apoio (p. ex., tomar conta de netos, cuidar da moradia e manejar o dinheiro da família) são invisibilizadas e naturalizadas cotidianamente pelos familiares.

Contrariando a forma usual como são vistas as pessoas idosas, em geral como fontes de ônus familiar, as transferências econômicas que os mais jovens realizam para os velhos não são maiores do que as que eles próprios recebem dos idosos, principalmente em períodos de desemprego e carestia (Alonso, 2011; Camarano; Kanso, 2010). A renda das pessoas idosas tem grande impacto na diminuição da pobreza e no aumento do investimento no capital humano (p. ex., maior escolarização dos jovens e redução do trabalho infantil). Segundo o Serviço de Proteção ao Crédito (SPC) Brasil (2018), 9 em cada 10 (91%) pessoas idosas contribuem financeiramente para o orçamento familiar e 43% são os principais responsáveis pelo sustento da casa.

Se por um lado a corresidência pode dar origem a conflitos relacionados ao controle familiar e ao manejo e à destinação dos recursos materiais, por outro pode beneficiar as pessoas idosas, quando facilita a transferência de recursos materiais, instrumentais e afetivos entre as gerações. Girardin *et al.* (2018) enfatizam que os padrões de conflito e apoio emocional que caracterizam as redes familiares em geral tem relação com os recursos disponibilizados pelos adultos mais velhos. A falta destes recursos torna difícil sustentar a reciprocidade, o que cria pressão sobre os membros da família que não conseguem cumprir suas obrigações familiares.

Os relacionamentos familiares não podem ser compreendidos somente pela ótica das características pessoais e situacionais, mas também a dos recursos disponíveis dentro de um contexto específico. Necessidades, expectativas, possibilidades e formas de suporte são determinadas pela situação econômica, social, política e de saúde dos membros da família, modelam o curso de vida familiar e o funcionamento dos seus subsistemas, e determinam a dinâmica das transferências intergeracionais de recursos nas diferentes configurações familiares.

A família é uma organização social que se esforça para distribuir recursos (p. ex., cuidado, dinheiro, bens, tempo e espaço), com base em necessidades individuais e coletivas, em face de demandas concorrentes. As percepções e expectativas de pais e filhos sobre quais são as necessidades e sobre como deve ser o fluxo das transferências podem ser muito diferentes. Ao envolver interesses conflitantes, a alocação de recursos pode implicar barganhas de poder (Motta, 2019).

A interação entre os membros da família é mediada por exigências funcionais para que todos os seus membros assumam papéis e desempenhem tarefas, interajam, resolvam problemas, respondam uns aos outros e se comuniquem. A forma pela qual esses intercâmbios são realizados é bastante heterogênea, pois existem pessoas idosas que se casaram e tiveram filhos, as que nunca se casaram e nem tiveram filhos, as que perderam seus cônjuges, filhos e netos e as que tiveram experiências familiares divergentes das expectativas sociais. No entanto, os subsistemas de relações conjugais e parentais são aqueles nos quais os adultos provavelmente mais se envolvem ao longo do curso de vida familiar e são importantes e significativos na velhice (Rabelo; Neri, 2014).

A pessoa idosa e seus relacionamentos conjugais e parentais

A conjugalidade e a parentalidade dizem respeito a papéis e funções conectados a subsistemas vinculados e interativos ao longo dos ciclos da vida familiar. Assim, os relacionamentos não são estáticos, mas mudam no tempo, à medida em que os indivíduos enfrentam desafios ao longo da vida. De modo geral, eles criam um mundo de compartilhamento de significados e de experiências e oferecem benefícios como suporte material e emocional, cuidados e estabilidade.

A sinergia e a adaptabilidade desenvolvidos em relacionamentos de apoio mútuo, reciprocidade e interdependência, típicos de ambientes conjugais positivos, funciona como um amortecedor do estresse porque provoca melhora da percepção de disponibilidade de suporte socioemocional. Embora evoque tanto afetos positivos quanto negativos, a presença permanente de um cônjuge ou companheiro tende a contribuir para um ambiente seguro e previsível. A dinâmica do relacionamento conjugal tem potencial para influenciar a saúde do casal idoso e seu bem-estar (Silva *et al.*, 2019).

Idosos casados, especialmente homens, desfrutam de melhor interação social, de mais apoio emocional e informativo, relatam melhor bem-estar físico e psicológico e têm menor risco de mortalidade do que os não casados (Robards *et al.*, 2012). Entre homens e entre mulheres, a satisfação conjugal atenua a avaliação negativa da própria saúde e favorece a manutenção das condições que levam à melhor qualidade de vida (Waldinger; Schulz, 2010). Contudo, não basta estar casado ou ter um companheiro, mas é preciso analisar as bases e a qualidade dos laços conjugais. Homens e mulheres têm experiências diferentes no que concerne ao casamento. A divisão sexual do trabalho doméstico e de cuidados pessoais tende a afetar mais negativamente a satisfação conjugal e a saúde física e mental das idosas do que dos idosos (Biroli, 2018). Os homens idosos têm redes sociais menores e tendem a depender exclusivamente da esposa para obter suporte e manter conexões com outras pessoas. Por sua vez, as esposas idosas são mais responsivas às necessidades do marido do que o contrário (Silva *et al.*, 2019; Warner; Kelley-Moore, 2012).

Os casais idosos contam um com o outro no enfrentamento dos desafios diários e sua experiência de eventos estressantes tende a ser mediada pela qualidade do relacionamento conjugal. De modo geral, entre os fatores que contribuem para a satisfação conjugal estão a divisão de papéis, a equidade de poder dentro do casamento, o senso de comprometimento com o parceiro e a provisão de suporte, o que envolve compartilhamento de expectativas e negociação entre os cônjuges. O estudo de Silva e Rabelo (2017) indicou que a percepção de alta afetividade no relacionamento conjugal entre pessoas idosas foi maior entre homens e entre aqueles que eram independentes nas atividades de vida diária.

Os benefícios de um bom relacionamento conjugal não estão disponíveis a todas as pessoas idosas. Por exemplo, as mulheres têm maior chance do que os homens de se tornarem viúvas e menor probabilidade do que eles, de conseguir ter um novo companheiro na velhice. Outra questão importante é a influência da racialização nas escolhas afetivas, o que tende a configurar baixa nupcialidade, monoparentalidade e solidão (Messias; Amorim, 2019; Rabelo; Rocha, 2020), assim como maior exposição à violência doméstica para as mulheres negras (Brasil, 2016). O racismo afeta os casais negros e os interraciais, assim como afeta as práticas de socialização da família (Rabelo *et al.*, 2018). As desigualdades entre as famílias desnudam a dinâmica da transmissão intergeracional de privilégios e o acesso desigual ao reconhecimento, aos direitos e aos recursos materiais para grupos raciais minoritários (Biroli, 2018).

As mudanças contemporâneas na família incluem laços pais-filhos mais duradouros, caracterizados por serem possíveis fontes de apoio. O relacionamento de pais idosos com seus filhos está associado a padrões distintos, dependendo da disponibilidade de recursos e de fatores como a proximidade, a intimidade, a preferência de suporte e os afetos positivos (Lee *et al.*, 2016). Em momentos de transição, que envolvem tensão entre a independência e a responsabilidade filial, as escolhas são feitas segundo as oportunidades e as restrições presentes no ambiente sociofamiliar das pessoas.

Os laços de idosos com os filhos nas redes familiares podem causar tensões, pois envolvem um conjunto de elementos que envolvem o apoio familiar, as obrigações de cuidar, as expectativas normativas para o comportamento familiar e a justiça na alocação de recursos. O estudo de Girardin *et al.* (2018) indicou que a ausência de filhos está relacionada a menos conflito, pois implica a possibilidade de mais envolvimento eletivo na família, com manutenção de díades satisfatórias e de apoio e desengajamento de díades conflituosas. Essa seletividade varia de acordo com a composição da rede familiar, com a diminuição dos laços sustentados por obrigações e com a limitação das pressões normativas, principalmente em situações de escassez de recursos financeiros devido à viuvez e da presença de doenças crônicas que implicam em aumento da dependência.

O sentimento de obrigação familiar tem implicações importantes para a relação pais idosos-filhos adultos. Segundo Del

Corso e Lanz (2013), os deveres e atitudes quanto à assistência aos pais idosos e enfermos geralmente são definidos pelas normas e expectativas que definem o papel social dos filhos adultos em relação aos pais ou pela virtude ou dever de obediência, respeito e cuidado aos familiares idosos. Filhos adultos frequentemente experimentam um poder crescente nas relações com os pais, mas seus esforços para agir em nome deles podem desafiar as preferências dos mais velhos, resultando em tensão intrafamiliar. Quando a pessoa idosa é mal compreendida ou rejeita uma solicitação de um filho, ela pode ser vista como resistente ou teimosa. A forma como os filhos lidam ou respondem a essas situações também afeta o funcionamento das relações com os pais (Heid *et al.*, 2016).

A recusa em passar parte do controle, a inflexibilidade ou a dificuldade para aceitar mudanças são, pois, ocasião para conflitos. Muitas pessoas idosas relutam em solicitar ou aceitar suporte dos filhos, preferindo permanecer autônomas pelo maior tempo possível, mesmo quando a necessidade de assistência é inarredável. Se por um lado a interpretação da oferta de ajuda como desnecessária pode ajudá-las a preservar a autoestima e a autoeficácia, por outro pode causar desprazer e conflitos nas relações com os filhos. Quando há expectativa de suporte e ela não se realiza, as pessoas idosas podem sentir-se alienadas e negligenciadas. Se é verdade que as relações intergeracionais ao longo da vida são caracterizadas por uma tensão entre a autonomia e dependência, também é verdadeiro que, na velhice, a saúde dessas relações exige a negociação dos papéis geracionais.

Segundo dados de Silva e Rabelo (2017), no relacionamento com filhos, a percepção de alta afetividade foi maior entre as mulheres idosas, enquanto a percepção de alto conflito foi mais frequente entre homens idosos e entre aqueles com dependência nas atividades de vida diária. A percepção de afetividade e conflito foi afetada pela expectativa dos idosos de serem cuidados por mulheres e por filhos, cônjuges e netos.

As vivências familiares, conjugais e parentais de indivíduos idosos e não idosos LGBT são em si mesmas singulares, principalmente em função dos preconceitos existentes com relação aos componentes desses grupos. Os que atualmente são ou pretenderiam ser idosos LGBT tiveram e têm grande probabilidade de vivenciar a violência, a rejeição social, a falta de políticas públicas em apoio à saúde e à proteção social, a criminalização e a medicalização de sua identidade e de sua orientação sexual que são reservadas aos considerados como socialmente desviantes.

Casais LGBT experimentam várias formas de discriminação e violência e, à medida que envelhecem, podem ser ainda mais vulneráveis a forças sociais que produzem discriminação direta e encoberta. Esta envolve micro agressões pelo silêncio ou pela não afirmação, por exemplo quando o casal não é reconhecido ou quando se assume que, por ser idosa, uma pessoa é indubitavelmente heterossexual. Também se relaciona com ambientes inseguros, mesmo que não existam evidências públicas de discriminação (Furlotte *et al.*, 2016). Conquistas recentes ocorridas em alguns contextos culturais e socioeconômicos tendem a favorecer pessoas que atualmente são jovens e adultas, com relação às suas vivências pessoais, conjugais, familiares e parentais de gênero. Em outros, ainda está longe a extensão de oportunidades que correspondem a direitos inalienáveis da categoria definida como LGBT e suas variações.

É importante notar que em nosso país já existem diferenças geracionais na expressão da conjugalidade e nas expectativas em relação ao parceiro e à própria união homoafetiva. Mudanças legais relacionadas ao casamento afetaram como os integrantes das gerações mais jovens conceituam e vivem seus relacionamentos. Segundo Lira e Morais (2016), a legalização da união civil homoafetiva gerou efeitos positivos, como benefícios econômicos, maior senso de estabilidade, intimidade e proximidade no relacionamento, maior legitimidade social, maior apoio emocional e autoestima, diminuição de disparidades em saúde mental, redução dos índices de mortalidade, menos estresse psicológico, maior bem-estar, e contribuição para o exercício saudável da parentalidade. As mesmas autoras identificaram os principais fatores associados aos níveis de satisfação conjugal entre parceiros homossexuais, considerados de um ponto de vista geracional: exteriorização da orientação sexual, respeito aos acordos sexuais entre os parceiros ou parceiras, comunicação, coesão e rede de apoio social. Mosmann, Lomando e Wagner (2010) sugeriram que em casais LGBT pertencentes a gerações não idosas, a adaptabilidade conjugal é maior do que a existente entre casais heterossexuais, porque, em momentos cruciais da conjugalidade, gays e lésbicas tendem a ser mais adaptáveis a seus papéis de gênero, bem como podem apresentar maior envolvimento empático em relação à compreensão desses papéis.

A pessoa idosa e o estresse familiar

As pessoas idosas podem viver fortes sentimentos de incontrolabilidade quando seus filhos e netos vivem eventos por demais estressantes em comparação com os recursos de que dispõem para enfrentá-los, ou se vivem eventos de transição da vida pessoal (p. ex., dependência e perda do emprego), em momentos de instabilidade política e socioeconômica.

As famílias que vivem em contextos de vulnerabilidade social são prejudicadas pela vivência acumulativa de situações de estresse envolvendo más condições de vida, trabalho precarizado, violência, perda de familiares e acesso deficitário aos cuidados em saúde. Destacam-se as populações idosas negras, do campo, da floresta e das águas, cujas trajetórias de vida individual e coletiva estão permeadas por violência física e psicológica; por ameaças, criminalização, humilhação social, perdas e lutos, e pelo acesso negado aos direitos básicos em saúde, educação e outros benefícios sociais (Rabelo, 2020). Nessas famílias, os idosos são levados a viver em arranjos com elevado grau de ansiedade, potencializada pela pobreza e pelo não atendimento de suas necessidades básicas. São mais vulneráveis às frustrações do dia a dia e ao desgaste das relações entre as gerações.

Eventos familiares como mortes, casamentos, nascimentos e migrações propõem novas exigências aos membros do núcleo familiar. A assincronia entre as exigências e os novos papéis e tarefas tende a afetar as relações, por gerar conflitos entre as metas individuais, as necessidades e as regras vigentes na família, afetando as relações intergeracionais. O estresse presente nos momentos de transição pode se acumular nas relações entre as gerações. As experiências anteriores de cada coorte são moldadas pelos eventos históricos e têm impacto sobre o curso de vida das gerações seguintes, sobre a disponibilidade de recursos para os membros das famílias e sobre as habilidades de enfrentamento na velhice.

As respostas da família aos eventos de transição da vida de seus membros dependem da história familiar compartilhada, das normas sociais sobre o significado dos eventos, dos comportamentos e papéis esperados, e das crenças compartilhadas com relação às fases da vida e à duração e à sequência dos eventos. Os eventos de transição costumam gerar estresse familiar, como, por exemplo, a emergência da necessidade de cuidar dos pais. Geralmente os membros são capazes de enfrentá-los e superá-los, mas o estresse pode ser intensificado por conflitos intergeracionais com relação a valores e a expectativas de comportamento.

Cuidar de idosos dependentes no contexto familiar

No Brasil, as características dos cuidadores familiares são semelhantes às encontradas em outros países. Ou seja, a maioria dos idosos dependentes é cuidada por familiares, principalmente filhas e esposas; raramente o cuidador familiar é um homem ou outro parente, e a maioria das pessoas que exercem o papel de cuidar em família são mulheres e casadas (Camarano, 2020; Giacomin *et al.*, 2018; Nunes *et al.*, 2018). Dados do ELSI-Brasil (Estudo Longitudinal de Saúde do Idoso), que avaliou uma amostra representativa da população brasileira acima de 50 anos, identificaram que os cuidadores tinham em média 48 anos (sendo 26,1% idosos com mais de 60 anos) (Gioacomin *et al.*, 2018). No estudo *Saúde, Bem-Estar e Envelhecimento* (*SABE*), a média de idade foi 53,9 anos, e 39% tinham mais de 60 anos (Nunes *et al.*, 2018). De acordo com a Pesquisa Nacional por Amostra de Domicílios (PNAD) contínua de 2018, 42,3% tinham mais de 60 anos (Camarano, 2020).

As atividades de cuidado podem envolver auxiliar a pessoa idosa nas atividades básicas (ABVDs) e instrumentais (AIVDs) de vida diária, gestão financeira, organização dos serviços formais, tomada de decisões, gestão de conflitos e suporte social e emocional (Armstrong; Kit, 2004). Essas atividades demandam muito tempo e podem competir com atividades sociais, familiares, laborais, de estudo ou lazer dos cuidadores familiares. Um quarto dos cuidadores do ELSI-Brasil e 19,7% dos cuidadores do inquérito SABE tiveram que deixar as funções laborais para assumir atividades de cuidado a idosos (Gioacomin *et al.*, 2018; Nunes *et al.*, 2018).

No âmbito internacional, os estudos sobre cuidado familiar a idosos dependentes ganharam força na década de 1960 e continuam a ser realizados até hoje, respondendo a diferentes situações e contextos culturais onde se dão os cuidados a idosos. Inicialmente, foram desenvolvidos estudos descritivos de cunho sociodemográfico e exploratório. Buscavam identificar as características e as atividades de cuidado. Esses estudos foram motivados pelo aumento da longevidade e pelas mudanças familiares que, cada vez mais, colidem com as necessidades do cuidado familiar. A partir da década de 1980, pautados nas teorias de estresse e enfrentamento, surgiram pesquisas investigando o bem-estar físico e psicológico dos cuidadores familiares. Esses estudos enfatizaram os ônus físico, psicológico, social e econômico oriundos do cuidado. Nos anos 2000, desenvolveu-se a tendência de avaliar a eficácia das intervenções focadas no cuidador (Neri, 2014).

Efeitos negativos associados ao exercício do papel de cuidar têm sido demonstrados exaustivamente por essa literatura, que se desenvolveu em vários outros países além daqueles onde se originaram as pesquisas clássicas sobre o estresse do cuidador familiar, inclusive o Brasil. Esses efeitos são explicados pelo modelo de estresse do cuidador de Pearlin *et al.* (1990), que fomentou a geração de estratégias para minimizar ou reverter os efeitos deletérios do ônus objetivo e da sobrecarga percebida pelo cuidador familiar. Esse modelo compreende o estresse como um processo e descreve o contexto do cuidado, os estressores primários e secundários e os recursos pessoais e sociais que podem mediar os efeitos do cuidado sobre o bem-estar dos cuidadores.

O contexto em que se realiza o cuidado familiar a idosos com dependências físicas e/ou psicológicas envolve as características demográficas dos cuidadores, a composição familiar, o arranjo de moradia, o histórico de cuidados e a disponibilidade de acesso ao suporte formal (Pearlin *et al.*, 1990). O estudo de Nunes *et al.* (2018) identificou que maior idade dos cuidadores, presença de disfunção familiar e relato de prestação de cuidado contínuo foram associados com sobrecarga dos cuidadores; não residir no domicílio da pessoa idosa alvo de cuidados apresentou-se como fator protetor em relação à sobrecarga.

A idade dos cuidadores familiares é um aspecto importante a ser considerado, visto que muitos idosos são cuidados por outros idosos, geralmente cônjuges ou filhas. Para este grupo de cuidadores familiares idosos, fatores relacionados à saúde física e autopercepção de saúde são de grande importância para o bem-estar (Flesch *et al.*, 2020).

As diferenças de gênero vão além da maior proporção de mulheres exercendo o papel de cuidadoras. Os tipos de cuidado oferecidos tendem igualmente a variar por gênero: enquanto as mulheres realizam mais cuidados pessoais e suporte emocional, os homens costumam focar mais a gestão de cuidados, a manutenção da casa, as compras e o transporte. Em razão da maior longevidade das mulheres e do costume de homens se casarem com mulheres um pouco mais novas do que eles, as mulheres ainda são maioria entre os cônjuges cuidadores, embora esteja ocorrendo aumento do número de homens cuidadores, geralmente das esposas (Armstrong; Kit, 2004).

Os impactos de outros aspectos demográficos também foram estudados. Işik e Erci (2018) identificaram associação entre renda alta e satisfação com a tarefa de cuidar, assim como observaram menor sobrecarga percebida em cuidadores familiares residentes com o idoso alvo de cuidados do que entre os não residentes. A quantidade de horas de cuidado por semana também interfere na tensão dos cuidadores familiares (Litzelman *et al.*, 2015).

Os estressores são os fatores que aparecem como ameaça, ou excedentes aos recursos dos cuidadores. Alguns estressores estão diretamente relacionados com as demandas de cuidado da pessoa idosa: quanto maior o grau de dependência das pessoas idosas em atividades de vida diária, mais afetada é a qualidade de vida dos cuidadores, pois exigem mais trabalho e mais tempo dos cuidadores (Moon *et al.*, 2017). A resistência da pessoa idosa quanto a receber assistência também pode aumentar o nível de estresse dos cuidadores familiares (Pearlin *et al.*, 1990).

O grau de comprometimento cognitivo da pessoa idosa dependente e os sintomas psicológicos e comportamentais associados à demência estão entre os fatores mais estressantes da relação cuidador familiar-idoso (Arthur *et al.*, 2018). Esses tipos de estressores são chamados de primários objetivos porque podem ser observados e avaliados por um observador externo. Esses, no entanto, não representam todas os potenciais produtores de estresse nos cuidadores. Além das demandas objetivas, as respostas intrapsíquicas dos cuidadores também afetam as suas respostas às adversidades. Esses fatores são denominados estressores primários subjetivos. Entre eles o mais estudado é a sobrecarga percebida, que se refere à noção pessoal de ônus associado a tarefas e responsabilidades do cuidado, ônus esses vistos como maiores do que a pessoa é capaz de suportar (Aneshensel *et al.*, 1995).

Considerando a cronicidade das necessidades de cuidado em face do agravamento das doenças da pessoa idosa, com o passar do tempo os estressores primários podem se intensificar, gerando tensões intrapsíquicas crônicas e estressores secundários ao papel do cuidador (Pearlin *et al.*, 1990). Como exemplo de estressores secundários, podem-se citar os problemas financeiros, que podem advir da necessidade de deixar o trabalho ou diminuir a carga horária, e o aumento das despesas decorrentes do tratamento da pessoa idosa (Aneshensel *et al.*, 1995).

Os conflitos no trabalho podem surgir para os cuidadores que estão inseridos no mercado de trabalho e precisam somar aos papéis laborais habituais, as atividades de cuidado. A forma como a inserção no mercado de trabalho influencia o cuidador familiar depende das especificidades da experiência de trabalho. Ao mesmo tempo que a teoria da escassez considera que as demandas de cuidados e de trabalho requerem muito tempo e energia, podendo resultar em esgotamento do cuidador, a teoria de aprimoramento ou enriquecimento considera que os cuidadores podem derivar resultados benéficos. Para a teoria do aprimoramento, apesar da experiência do exercício de dois trabalhos poder resultar em carga adicional e gerar estresse elevado, ter uma outra atividade, além da prestação de cuidados, pode fornecer tempo e contexto para a autorrealização (Crespo *et al.*, 2019). O estudo destes autores, com 83 cuidadores familiares espanhóis inseridos no mercado de trabalho, identificou que o efeito das experiências de trabalho sobre o *status* emocional dos cuidadores é mais relevante do que os conflitos objetivos do trabalho. Esse estudo também concluiu que o estado emocional está mais relacionado aos indicadores subjetivos do estresse do cuidador do que às variáveis pertinentes ao trabalho.

Outra fonte de tensão secundária são os conflitos familiares. A dependência da pessoa idosa altera as relações familiares, especialmente em casos de demência. Podem surgir discordâncias sobre o real estado da pessoa idosa e a forma como é conduzido o tratamento. Podem ocorrer conflitos entre o cuidador principal e outros familiares sobre a assistência destes ao idoso e sobre a atenção e o reconhecimento da família pela dedicação daqueles às tarefas de cuidado (Aneshensel *et al.*, 1995). Comumente o excesso de responsabilidades relativas ao cuidado gera restrição na vida social e de lazer do cuidador (Pearlin *et al.*, 1990) e é fonte de estresses primários ou objetivos e secundários ou subjetivos. As tensões intrapsíquicas podem traduzir-se em diminuição da autoestima e do senso de controle; à sensação de ser cativo do papel de cuidar, percebido como obrigatório; à perda da identidade, que passa a ser definida pela função que exerce na assistência ao idoso (Aneshensel *et al.*, 1995; Pearlin *et al.*, 1990).

As estratégias de enfrentamento e o suporte social são exemplos de mediadores entre os estressores externos e internos e o bem-estar do cuidador familiar. Podem ser entendidos como a resposta cognitiva e comportamental que uma pessoa emprega para manejar uma situação que avalia como superior aos seus recursos. Compreendida a partir de uma perspectiva transacional, a dinâmica estresse-enfrentamento implica na noção de que as pessoas e o ambiente têm uma relação recíproca e bidirecional. Assim, a forma como os cuidadores avaliam as situações e condições potencialmente estressoras e como estas atuam sobre eles é mutante e multifásica (Lazarus; Folkman, 1984). O enfrentamento de estressores envolve o gerenciamento da situação estressora, o manejo do significado da situação, e o gerenciamento dos sintomas resultantes da condição estressora (Pearlin *et al.*, 1990).

Pode colaborar para a manutenção e a recuperação da saúde mental dos cuidadores, ou para a redução dos sintomas depressivos e de ansiedade, para o alívio do senso de sobrecarga e para o enfraquecimento do mal-estar psicológico, principalmente pelo emprego de estratégias adequadas à cada dificuldade (Monteiro *et al.*, 2018).

Além do enfrentamento, o suporte social recebido pode colaborar para o controle do estresse e a diminuição da sobrecarga percebida (Del-Pino-Casado *et al.*, 2018). O estudo conduzido no Japão com dados do Aichi Gerontological Evaluation Study (AGES) avaliou 2.998 cuidadores familiares de idosos frágeis (Shiba *et al.*, 2016) e identificou que o apoio social informal foi associado com menor sobrecarga. Esse apoio foi mais benéfico quando provinha de outros familiares. O apoio formal ou profissional apresentou menor efeito sobre a sobrecarga e só se manifestou quando o suporte foi oferecido por médicos de família. O estudo também não encontrou associação entre o número de fontes de apoio e o nível de sobrecarga, indicando que o tamanho da rede social do cuidador não está relacionado à qualidade do suporte instrumental, material, informativo, social e afetivo oferecido por ela. Esse dado também foi identificado na realidade brasileira. Lins, Rosas e Neri (2018) identificaram que a qualidade dos intercâmbios de ajuda é mais importante que a quantidade de pessoas da rede de relações sociais e que os apoios emocionais eram mais significativos para a satisfação dos cuidadores do que outros tipos de apoio.

A percepção de autoeficácia tem sido estudada em pesquisas com cuidadoras. É a crença que uma pessoa tem nas suas capacidades para organizar e executar os cursos de ação necessários para manejar situações futuras (Bandura, 1977). Envolve a percepção de competência e a confiança nas próprias habilidades para a execução de uma atividade em um domínio específico (Neri, 2014). O estudo longitudinal de Grano *et al.* (2018) avaliou se o senso de autoeficácia exerceu função mediadora entre a sobrecarga e sintomas depressivos em cuidadores familiares de pacientes com Doença de Alzheimer. Três domínios foram avaliados nesse estudo: autoeficácia para obtenção de folgas para descanso, autoeficácia para responder a comportamentos inadequados do idoso alvo de cuidados e autoeficácia para controlar pensamentos negativos acerca do ato de cuidar. Os resultados mostraram que, embora todos os domínios tenham sido significativa e negativamente correlacionados com sintomas depressivos, apenas a autoeficácia para controlar pensamentos negativos acerca do ato de cuidar mostrou-se efetiva como mediadora entre a sobrecarga percebida e a depressão. Esses dados enfatizam a importância de considerar os domínios da autoeficácia separadamente e de estudar o papel de outros possíveis mediadores, como estratégias de enfrentamento, espiritualidade e resiliência, já que o domínio da autoeficácia que mediou a relação entre sobrecarga e depressão não explicou completamente essa relação.

Os estudos sobre cuidadores familiares de idosos com dependências têm identificado fatores de proteção que podem auxiliar no desempenho do papel e nas demandas do cuidado, seja amenizando os estressores, seja melhorando a experiência de cuidado. Esses fatores de proteção podem advir de características pessoais, como recursos psicológicos, ou do ambiente externo, como recursos sociais. Explicam por que alguns cuidadores apresentam resultados positivos em saúde física e psicológica mesmo diante de muitas demandas. Estudar os fatores de proteção disponíveis para cuidadores familiares pode ser muito útil para o desenvolvimento de intervenções orientadas às necessidades dessa clientela (Coon, 2012).

Reconhece-se a importância da investigação dos aspectos positivos do cuidado, porque de dados dessa natureza podem derivar contribuições clínicas e educacionais para melhorar a experiência do cuidado, assim como podem derivar diretrizes para a realização de intervenções clínicas e educacionais junto às famílias cuidadoras.

Os efeitos positivos do cuidado têm uma relação estreita com a boa qualidade das relações dos cuidadores consigo mesmos, e com a boa qualidade dos relacionamentos existentes na família. No primeiro caso, são importantes o senso de crescimento pessoal, o desenvolvimento da capacidade adaptativa, a expansão da espiritualidade, o desenvolvimento de novas habilidades e conhecimentos e do senso de competência. Além desses fatores intrapessoais, são relevantes o reconhecimento dos familiares pelos esforços dos cuidadores, o fortalecimento do vínculo idoso-cuidador e os sentimentos de satisfação dos cuidadores. Adicionalmente ao fortalecimento dos laços com outros familiares, fazer amigos e fortalecer amizades já existentes, criar contatos com profissionais de saúde e estabelecer conexões com outros cuidadores têm sido apontados como caminhos para a obtenção de produtos positivos do cuidado (Pysklywec *et al.*, 2020).

Grossman e Gruenewald (2017) utilizaram a amostra do National Survey of Midlife Development in the United States (MIDUS) para examinar se o cuidado estava associado à maior gerativídade e para avaliar o potencial de proteção da geratividade percebida em relação a resultados adversos de saúde associados ao cuidado. Os resultados mostraram que embora os cuidadores tivessem apresentado menores valores relacionados ao bem-estar psicológico (como afetos negativos e sintomas depressivos) do que os não cuidadores, os primeiros apresentaram pontuações mais altas em autopercepção de geratividade. Por sua vez, a geratividade se associou com maior bem-estar e melhor qualidade de vida percebida. A percepção de geratividade pode funcionar como agente protetor contra consequências negativas à saúde mental, advindas das adversidades do prestar cuidados.

Em revisão de estudos qualitativos sobre os aspectos positivos do cuidado, Lloyd, Patterson e Muers (2014) identificaram diferenças associadas ao tipo de relação existente entre a pessoas idosas demenciadas e seus cuidadores. Filhos cuidadores relataram que tiveram oportunidade de aprender mais sobre si mesmos e de ter mais convicção da sua capacidade para lidar com situações difíceis futuras. Os cônjuges enfatizaram os ganhos na qualidade do relacionamento e o crescimento espiritual. Os maridos apontaram como positivas a possibilidade de retribuir às esposas a dedicação ao longo do casamento. Os homens enfatizaram o aumento do senso de propósito decorrente do assumir o papel de cuidador e a melhora da sua imagem social por estarem cuidando, mesmo sendo homens. As esposas compreenderam o cuidado como inerente ao relacionamento conjugal. Essas percepções mostram claramente as diferenças das percepções sobre as relações entre os papéis de gênero e idade e o cuidado. Os autores também identificaram que os cuidadores que mantinham uma boa relação com o idoso dependente, antes do início da prestação de cuidados, tinham maior propensão a identificar seus pontos positivos. É importante destacar que esses pontos positivos não surgem repentinamente, mas são desenvolvidos pelos cuidadores por meio da adoção de estratégias apropriadas. O investimento em intervenções que auxiliem a escolha e o uso de estratégias adequadas à realidade pode ser benéfico aos cuidadores e aos alvos do cuidado (Lloyd *et al.*, 2014).

A maioria dos estudos focaliza os aspectos individuais do cuidado, como as auto crenças e as estratégias de enfrentamento e indicam que a intervenção deve priorizar a mudança das cognições e das habilidades. Embora correta, há riscos inerentes a essa abordagem, que são a responsabilização dos cuidadores pelo próprio bem-estar e a naturalização das desigualdades de gênero e de idade na prestação de cuidados. Para intervir em prol das famílias com idosos dependentes, é preciso não apenas identificar os fatores positivos e negativos ou julgar se cuidar traz benefícios. É necessário compreender que as experiências de cuidado e o perfil do familiar que cuida são resultantes de intersecções entre gênero, idade, valores sobre o cuidado, educação e renda, relações de parentesco entre quem cuida e quem é cuidado, dinâmica familiar atual e história das relações familiares.

Não é possível falar de cuidadores familiares como um grupo homogêneo. É necessário identificar suas características como pessoas que têm história e contexto, assim como é preciso considerar os recursos sociais disponíveis. Cuidar da saúde física e mental dos cuidadores familiares exige a substituição de noções individualistas, reducionistas e meritocráticas por outras que considerem as condições que estruturam as experiências dos envolvidos, suas demandas e as demandas dos contextos do cuidado familiar.

Considerações finais

Este texto tratou da família de pessoas idosas, com ênfase na heterogeneidade de suas configurações, nas dinâmicas das pessoas idosas com o cônjuge e com os descendentes, nas principais fontes de estresse familiar e na complexidade da prestação de cuidados no contexto da família. Apresentou-se o contexto familiar como dinâmico, maleável e interdependente, cujo funcionamento ao longo do tempo reflete os desafios, as possibilidades e as limitações do ambiente social e os eventos atuais e pregressos dos cursos de vida individual, familiar e social.

Apesar da maior diversidade e fluidez nas configurações familiares e no funcionamento das famílias, em nossos dias, as pessoas idosas têm na família o seu *locus* preferencial de convivência e cuidado. A solidariedade entre as gerações é um princípio basilar da vida social e a família é seu mais forte motor. A ampliação de conhecimentos sobre como se dão os relacionamentos e intercâmbios dentro nas famílias com idosos e sobre como os familiares assumem a função de cuidar têm potencial para beneficiar várias áreas da pesquisa e da atuação profissional. A teorização sobre o desenvolvimento humano e da família com idosos e de idosos é favorecida, assim como as teorias referentes à sociologia e à demografia da família.

As políticas públicas e as intervenções em saúde e em proteção social também podem auferir ganhos desses conhecimentos. A psicologia clínica e a psicologia da família podem derivar sugestões úteis às intervenções que tenham como foco a melhoria da qualidade de vida das pessoas idosas, que vivem nos diversos arranjos familiares propiciados pelas atuais condições de convivência entre as gerações. Com base nos resultados das investigações e nas teorias citadas neste capítulo, sugere-se que as intervenções devam ser planejadas considerando a heterogeneidade dos idosos e das famílias.

148

A Pessoa Idosa na Comunidade

Bibiana Graeff • Maria Luisa Trindade Bestetti

Introdução

Na gerontologia, pesquisas sobre a pessoa idosa na comunidade podem estar vinculadas a diversas subáreas deste campo interdisciplinar, como a gerontologia social ou a gerontologia ambiental.[1] Estudos de comunidade, modalidade de pesquisa em que se investiga "a vida social de uma determinada comunidade social e espacialmente localizada", em voga nos EUA desde a década de 1920, estiveram relacionados ao período de institucionalização das ciências sociais a partir dos anos 1930 no Brasil (Oliveira; Maio, 2011). Se, de acordo com Federico Neuburg, na apresentação ao livro de Elias e Scotson (2000), este tipo de estudo esteve em franca expansão na década de 1960 no campo gerontológico, parece ser, sobretudo, a partir dos anos 1980 que a intersecção entre envelhecimento, velhice e comunidade passa a ser explorada, ganhando maior expressão na literatura estrangeira a partir dos anos 1990.[2]

No Brasil, publicações científicas nessa temática ainda são escassas, embora a própria legislação reconheça à pessoa idosa o direito à participação na comunidade[3] ou à convivência comunitária e imponha à comunidade – ao lado da família, da sociedade e do Estado – o dever de assegurar-lhe, com absoluta prioridade, a efetivação do direito à vida, à saúde, à alimentação, à educação, à cultura, ao esporte, ao lazer, ao trabalho, à cidadania, à liberdade, à dignidade, ao respeito e à convivência familiar e comunitária.[4] Esse reconhecimento normativo estende-se no plano internacional, tendo a Convenção Interamericana de Proteção dos Direitos Humanos dos Idosos de 15 de junho de 2015, assinada mas ainda não ratificada pelo Brasil, consagrado o direito à participação e à integração comunitária (art. 8),[5] além de contemplar diversos outros aspectos relacionados à comunidade.[6]

O entendimento da comunidade como primeira forma de agrupamento humano em que cada ente desempenhava sua função para o todo, atribuída *a priori* pela comunidade, evoluiu para uma concepção segundo a qual seu fator primordial seria a comunhão de sentidos (Lazzari *et al.*, 2017). Central no imaginário cristão, no qual foi fortemente ligada à ideia de comunhão, a comunidade foi rechaçada à época de formação dos Estados modernos, que precisavam unificar seus territórios e dominar grupos ali instalados, para dar espaço à construção iluminista de sociedade que será um impulso para o projeto industrial europeu (Lazzari *et al.*, 2017). No entanto, já no início da era industrial, se busca resgatar sentimentos comunitários para outros propósitos, com a propagação de uma ética do trabalho como:

> tentativa desesperada de reconstituir no ambiente frio e impessoal da fábrica, através do regime de comando, vigilância e punição, a mesma habilidade no trabalho que na densa rede de interação comunitária era alcançada de modo "natural" pelos artesãos e outros trabalhadores [...] [com a pretensão de] [...] forçar ou inspirar os trabalhadores a desempenharem as "tarefas fúteis" com a mesma dedicação e abandono com que costumavam perseguir o "trabalho bem-feito" (Bauman, 2003).

Ao fim do século XIX, a comunidade, por outro lado, é retomada com roupagem igualitária e utópica pelo pensamento comunista (Lazzari *et al.*, 2017).

Existem diversos conceitos de comunidade, que podem contemplar tanto uma dimensão territorial ou socioespacial, quanto uma dimensão finalística, intencional ou identitária; a comunidade se manifesta, assim, em termos objetivos e subjetivos. Embora por vezes se empregue a expressão comunidade restritivamente em sua dimensão física territorial, importa notar que o termo é proveniente de *communitas*, que engloba tanto o significado de comum (o que concerne a mais de um, aquilo que não é próprio) e *munus*, que encerra a ideia de dever,

---

[1] Para um panorama geral sobre a gerontologia ambiental, com exemplos de pesquisas que incluíram ou tangenciaram a perspectiva comunitária, ver o artigo de Batistoni (2014).

[2] Uma busca realizada na base de dados Ageline, em 10 de novembro de 2020, com o termo *community* no campo título, restrita a periódicos acadêmicos com o texto disponibilizado na íntegra e sem delimitação quanto à data de publicação, resultou em 1.637 publicações, das quais as mais antigas datavam do ano de 1978. Embora apresentem a palavra *community* (ou o seu plural) no título, muitos destes resultados não tratam propriamente de aspectos relacionados ao envelhecer em comunidade ou às relações entre a pessoa idosa e a comunidade. Os números gerais sugerem um crescimento exponencial de publicações no tema, havendo nos anos 1980, 16 resultados, nos anos 1990, 131 resultados, nos anos 2000, 532 publicações e, a partir de 2010 até a data da busca, 954 artigos publicados.

[3] Constituição da República Federativa do Brasil de 1988, art. 230. O mesmo direito de participação na comunidade é reafirmado como um dos princípios da Política Nacional do Idoso no artigo 3º, I, da Lei nº 8.842 de 4 de janeiro de 1994. A mesma lei determina que os órgãos e entidades públicas de cultura, esporte e lazer devem incentivar e criar programas que estimulem a participação da pessoa idosa na comunidade (art. 10, VII, e).

[4] Brasil. Lei nº 10.741, de 1º de outubro de 2003, Estatuto do idoso, art. 3. Esta lei também determina que: o direito à liberdade da pessoa idosa compreende a sua faculdade de ir, vir e estar nos espaços comunitários e o direito de participação na vida comunitária (art. 10, § 1º, I e V); os programas habitacionais devem observar a implantação de equipamentos urbanos comunitários voltados para a pessoa idosa (art. 38, II); a aplicação de medidas de proteção à pessoa idosa (como abrigo em entidade, ou ainda a inclusão em programa comunitário para tratamento de dependência a drogas) devem observar o respeito aos vínculos comunitários (art. 44); as entidades que desenvolvem programas de longa permanência devem promover a participação do idoso nas atividades comunitárias, de caráter interno e externo (art. 49 IV).

[5] Neste artigo, afirma-se que: "O idoso tem direito à participação ativa, produtiva, plena e efetiva dentro da família, da comunidade e da sociedade para sua integração em todas elas". São enumeradas medidas que devem ser tomadas pelos Estados partes, dentre as quais estão a criação de mecanismos de inclusão social do idoso em um ambiente de igualdade que permita erradicar os preconceitos e estereótipos, a promoção da participação da pessoa idosa em atividades intergeracionais e a garantia de que as instalações e os serviços comunitários para a população em geral estejam disponíveis para o idoso, em igualdade de condições, e levem em conta suas necessidades (art. 8, "a", "b" e "c").

[6] Nesta Convenção, o conceito de envelhecimento ativo e saudável expressa que esse processo deve permitir que as pessoas idosas sigam "contribuindo ativamente para suas famílias, amigos, comunidades e nações" (art. 2). Dentre os princípios gerais aplicados à Convenção constam: "a solidariedade e o fortalecimento da proteção familiar e comunitária" e "a responsabilidade do Estado e a participação da família e da comunidade na integração ativa, plena e produtiva do idoso dentro da sociedade, bem como em seu cuidado e atenção, de acordo com a legislação interna" (art. 3, respectivamente alíneas "j" e "o"). Em relação aos deveres dos Estados partes, estes se obrigam a adotar medidas para prevenir, punir e erradicar as práticas de expulsão da pessoa idosa da comunidade (art. 4, "a"), entendida aliás como uma prática de violência (art. 9º). Devem assegurar que as pessoas idosas tenham progressivamente acesso a uma variedade de serviços, inclusive de apoio da comunidade, "inclusive a assistência pessoal que seja necessária para facilitar sua existência e sua inclusão na comunidade e para evitar seu isolamento ou separação desta" (art. 7, "c"). Ainda com o intuito de "aumentar a integração social e comunitária", além de "minimizar a brecha digital, geracional e geográfica", os Estados partes devem "promover a educação e formação do idoso no uso das novas tecnologias da informação e das comunicações (TICs)" (art. 20, "d"). A participação na vida cultural e artística da comunidade é reconhecida como um componente do direito à cultura (art. 21), e a promoção da inclusão da pessoa idosa na comunidade é mencionada dentre as finalidades do dever de promoção de "serviços e programas de recreação, incluindo o turismo, bem como de atividades de lazer e esportivas que levem em conta os interesses e as necessidades do idoso, em particular o que recebe serviços de cuidado a longo prazo", corolário do direito à recreação, ao lazer e ao esporte.

de função (Esposito, 2003). A própria existência de um local comum foi dispensada, e a noção de território se ampliou, posto que "comum não é a geografia física, mas a das ideias, de valores partilhados" (Lazzari *et al.*, 2017). Fala-se de comunidades intencionais, de comunidades planejadas ou ainda de comunidades virtuais (Emerman, 1997). O que permanece nas comunidades, onde estiverem, "em geografias físicas ou virtuais", é a necessidade de solidariedade (Lazzari *et al.*, 2017).

Em 1979, Fernandez e Dillman (1979) afirmavam que tanto a literatura acadêmica quanto a literatura popular minimizavam o impacto da comunidade no comportamento das pessoas na sociedade daquela época; concluíam, no entanto, que o mesmo não podia ser afirmado em relação ao comportamento no tocante à mobilidade geográfica, em especial considerando-se determinados grupos etários.[7] No atual mundo globalizado em que o Estado não consegue mais dar conta das diversas demandas da sociedade, as ideias de comunidade e do comunitarismo ganham maior importância (Lazzari *et al.*, 2017). Por um outro viés, talvez seja por conta de uma crise do comum que se assista a uma proliferação de discursos clamando pela instituição de comunidades (Duarte, 2011 *apud* Lazzari *et al.*, 2017). Em face das novas ondas nacionalistas, em vez de "opor nação e comunitarismo, é preciso rejeitar o nacionalismo homogeneizador e o comunitarismo fechado" (Morin, 2020), com "a consciência de pertencer à comunidade humana" (Morin, 2020, p. 77).

Em pesquisas científicas relacionadas ao envelhecimento ou à velhice, a comunidade já pôde ser definida como a vila ou a cidade na qual ou perto de onde alguém reside e onde mais depende para suprimentos e serviços e as áreas rurais ao redor (Fernadez; Dillman, 1979). Alguns estudos distinguem e compararam contextos urbanos e rurais, como o de Jett *et al.* (1996), que verificaram a influência do contexto comunitário na decisão de entrar em uma instituição de longa permanência, enquanto outros preferem entender a comunidade no sentido geográfico, referindo-se a assentamentos de qualquer escala, como um *continuum*, em vez de considerar a dicotomia urbano/rural (Menec *et al.*, 2011). Muitos estudos também utilizarão o termo comunidade para se referir a grupos de moradores que compõem novas formas de moradia, como condomínios para pessoas idosas, moradias assistidas ou ainda as moradias coletivas para pessoas que tenham projetos, ideais ou afinidades em comum (Leder, 2000; Rusalem, 1981; Siegenthaler; Vaughan, 1998; Tell; Cohen, 1990; Williams; Montelpare, 1998; Zaff; Devlin, 1998), ou às comunidades virtuais, em alguns casos com propostas de inclusão digital de pessoas idosas (Emerman, 1997; Furlong, 1997; Gunderson, 1997).

Em relação aos estudos mais atuais, muitos dos que destacam a importância do permanecer e do envelhecer na comunidade se utilizam do conceito *Aging in Place* (I), amplamente adotado como meta política, uma vez que governos e organizações concordam que apoiar pessoas idosas para que continuem vivendo em comunidade o maior tempo possível faz sentido tanto em termos econômicos quanto em termos sociais (Lui *et al.*, 2009). Sobre este assunto, trata-se, em especial, de estudos de intervenção nos campos aplicados da arquitetura, engenharia, fisioterapia ou terapia ocupacional, mas também na área da saúde. Na medida em que "o tipo de habitação é uma condição adicional na análise do *Aging in Place*" (Frochen; Pynoos, 2017), uma gama de investigações volta-se às novas alternativas habitacionais para pessoas idosas, suscitando reflexões sobre a constituição de novos arranjos e soluções comunitárias, algumas vezes caracterizadas pelo agrupamento determinado pelo critério etário (II). Habitação e apoio comunitário são, por sua vez, tópicos que devem ser discutidos e promovidos por meio de uma proposta de pesquisa e política pública na área do envelhecimento que tem, nos últimos 15 anos, sido objeto de muitas iniciativas e publicações em diversos países: as cidades ou comunidades amigas do idoso (Organização Mundial da Saúde, 2008) (III).

Ageing in Place | Benefícios para a pessoa idosa e a comunidade

Ageing in Place diz respeito à permanência onde houver familiaridade e não necessariamente no mesmo imóvel, pois está relacionado ao envelhecimento ativo que permite à pessoa idosa envelhecer onde estiver habituada (Bonicenha, 2019). Complementa-se que o indivíduo permanece em sua casa ou comunidade, desde que atendidas suas necessidades e preservada sua autonomia pelo maior tempo possível (Nascimento, 2019). A OMS enfatiza o necessário apoio social e a saúde para viver com segurança e independência na comunidade em que estiver inserida (WHO, 2015). Diversos estudos confirmam o desejo da maioria das pessoas idosas de permanecerem em suas próprias casas (Kennedy, 2010), especialmente para manterem controle sobre suas rotinas e preferências (Wahl *et al.*, 2012).

Sendo a autonomia essencial para a manutenção do controle sobre as próprias decisões, a perda de saúde e autocuidado, além da solidão, das barreiras de acessibilidade e da insegurança patrimonial podem resultar na mudança para o cuidado institucional como último recurso (Iecovich, 2014). Considerando que "o intercâmbio pessoa-ambiente é uma função de experiências subjetivas em termos afetivos e cognitivos, significados pessoais e apego" (Wahl *et al.*, 2012), o ambiente físico pode impor restrições significativas na velhice, mas recursos tecnológicos podem garantir o acesso com segurança para manter a qualidade de vida. Desse modo, o desejo de permanecer em comunidades onde estão familiarizados decorre também das conexões estabelecidas, pois o apoio de profissionais do comércio e serviço são mais importantes do que o próprio acesso a bens e serviços (Regnier, 2018). Também a previsibilidade é outro fator importante, pois o reconhecimento das condições de vizinhança, tráfego e segurança são recursos importantes (Regnier, 2018).

O relatório do 2º Fórum Global da Organização Mundial da Saúde (OMS) sobre Inovação para Populações Envelhecidas identificava as cinco principais áreas de intervenção no processo de *Ageing in Place*: Pessoas, Lugar, Produtos, Serviços Personalizados e Políticas de Apoio Social, 5 Ps nos termos em inglês (WHO, 2015). De acordo com a OMS, "ao decidir onde morar, os idosos muitas vezes consideram sua casa ou comunidade existente como tendo as vantagens de manter um senso de conexão, segurança e familiaridade, e como estando relacionada ao seu senso de identidade e autonomia" (WHO, 2015).

O envelhecimento ativo corresponde a usufruir de bem-estar físico, mental e social, mas também de participar na sociedade com segurança e de ter oportunidades de aprendizagem ao longo da vida (International Longevity Centre Brazil, 2015). Considerando a dimensão social que representa a responsabilidade em amparar as pessoas idosas e de proteger as mais vulneráveis, atualmente existem iniciativas que demonstram mudanças de paradigmas em políticas púbicas para que essas pessoas continuem no seu ambiente comunitário mais tempo quanto possível (Matias, s/d). Considerando-se as políticas públicas como meios de garantir o envelhecimento da pessoa idosa no

[7]Neste estudo, constatou-se maior percentual de mobilidade geográfica entre os participantes que apresentaram menor grau de identidade em relação à comunidade em que residiam e também entre os que demonstraram menor grau de satisfação com as comunidades em que residiam. Quanto ao nível de satisfação com a comunidade, com exceção dos mais jovens, e em especial nas idades intermediárias, a mobilidade cresce à medida em que o nível de satisfação com a comunidade diminui. Constatou-se que a participação em associações voluntárias exerce influência para os grupos de idade mais avançada, havendo cerca de 10% de diferença a mais em termos de mobilidade entre aqueles que não são membros de nenhuma associação voluntária e aqueles que participam.

seu lugar preferido, outras estratégias têm sido adotadas para estender essa permanência, desde que garantidas autonomia e riscos mínimos para tal (Menezes *et al.*, 2020).

Os principais estudos que estabelecem o conceito *Ageing in Place* iniciam com Lawton e Nahemow, em 1973, por meio da publicação do modelo ecológico de competência, no qual afirmam que o comportamento da pessoa idosa é determinado pela pressão do entorno e o seu grau de competência para enfrentá-la. Consideravam que o apego ao lugar aumentava com o avanço da idade, embora com indivíduos mais sensíveis e vulneráveis ao ambiente físico e social (Iecovich, 2014). Para Rowles (*apud* Wahl *et al.*, 2012), em 1978, o apego ao lugar está relacionado a três dimensões: física, por desenvolver um senso de controle ambiental em função das rotinas; social, pelas relações sociais desenvolvida com outras pessoas; e autobiográfica, em função das memórias que identificam as pessoas. Iecovich (2014) conclui que as pessoas mais velhas que desenvolvem vínculos significativos com o lugar sentem-se mais seguras, têm mais domínio de si mesmas. Em 1987, Lawton formulou a hipótese da proatividade ambiental, definindo que esses indivíduos podem adaptar seus ambientes às suas necessidades e preferências, considerando que a docilidade ambiental permite um ajuste às necessidades resultantes do declínio de competências. Cutchin, em 2004, elabora o conceito de lugar, abordando as mudanças que os processos socioculturais e experiências das pessoas podem causar, resultando em uma desintegração da relação pessoa-lugar e provocando ações criativas para restaurá-la, relacionando-se à dinâmica e ao processo de envelhecer no lugar (Iecovich, 2014).

Podemos definir lugar como um espaço com significado e que possui diferentes dimensões, sendo a física concreta como casa e vizinhança, a social relativa às pessoas e seus vínculos, a emocional construída pelo senso de pertencimento e apego, e a cultural definida pelos valores, crenças, etnias e símbolos. É a casa do indivíduo e a sua comunidade, composta por familiares, amigos e vizinhos, além de outros elementos eventuais. Os bairros são mais importantes à medida que a pessoa idosa envelhece, pela familiaridade que estabeleceu durante o tempo anterior ao declínio de capacidades, facilitando os contatos e as relações, o que lhes atribui segurança e tranquilidade (Iecovich, 2014). Iecovich aponta o que denomina como "incompatibilidade" entre o sentido de comunidade em relação às necessidades dos idosos, pois considera que o ambiente físico, assim como o social, é para pessoas funcionalmente independentes. Sugere que os planejadores urbanos observem as distâncias entre espaços residenciais e comerciais, integrando idosos com capacidades diversas (Iecovich, 2014).

O senso de lugar refere-se não somente ao ambiente físico, personalizado e atendendo desejos e necessidades do morador, mas também ao apego emocional, que o torna íntimo e autêntico. Eventos significativos estão conectados ao lugar, mantendo-se na memória (Bosi, 1994). As ambiências de determinado lugar estão relacionadas à sensibilidade de quem as vivencia, e, se por um lado, as ambiências urbanas influenciam o exercício de direitos pelas pessoas idosas, por outro lado, o exercício de direitos pelas pessoas idosas também interfere na configuração de ambiências (Graeff, 2014). A localização e seus atributos, assim como as conexões com lojas, serviços e atividades de apoio, são mais importantes à medida que a mobilidade diminui com o tempo, como a condição de segurança pública ao longo desses percursos (Regnier, 2018). A manutenção da autonomia e da independência está diretamente ligada à condição do ambiente circundante, com vistas ao envelhecimento com satisfação e ao bem-estar subjetivo que possibilitam qualidade de vida. Assim, não basta atender às condições de mobilidade e acessibilidade, haja vista a necessidade de integração como fator de bem-estar dos idosos (Matias, s/d).

O ambiente físico molda a identidade social, carregado de significados a ele atribuídos. Sentir-se seguro quanto a assaltos e quedas estimula a mobilidade dessa pessoa para atividades rotineiras, como fazer compras. Calçadas regulares para caminhabilidade segura, instalação de comércios, serviços, instituições e áreas verdes nas proximidades, disponibilidade de transporte público, boa iluminação pública e sinalização adequada são atributos que contribuem para o bem-estar, possibilitando participação e engajamento social, promovendo saúde física e mental (Nascimento *et al.*, 2017). O fator segurança determina a criação de estratégias para manter atividade e boas condições emocionais para enfrentar eventos inesperados (Regnier, 2018). Mesmo quando há declínio de capacidades, a segurança continua sendo importante, vista como garantia de sobrevivência (Menezes *et al.*, 2020).

Sendo o pertencimento o reflexo de conexões positivas no meio em que a pessoa idosa está inserida, advém de aspectos cognitivos, emocionais, comportamentais e físicos, que se estabelecem ao longo do tempo. Essa identidade cultural torna-se um intercâmbio entre o indivíduo e seu meio físico e social, aumentando com o passar do tempo e consolidando o senso de segurança e significado. Os processos de agência estão relacionados ao comportamento no ambiente físico, onde aspectos reativos e proativos para a adequação do lugar podem manter o uso apesar da diminuição da capacidade funcional e cognitiva. Na fase adulta, o senso de agência é elevado e decresce na velhice, quando diminui a habilidade para exercer controle sobre o contexto físico e social (Golant, 2015; Nascimento, 2019; Wahl *et al.*, 2012).

A interação social na comunidade supõe o pertencimento percebido pelo indivíduo idoso, sendo potencializada pelo protagonismo através do qual ele demonstra autonomia e autoconfiança, garantindo a independência que favorece a autoestima e o bem-estar. A competência pessoal, exercida por meio de comportamentos proativos, demonstra o nível de autonomia que permite a manutenção de rotinas e autocuidado, pois o controle sobre as próprias capacidades pode garantir a capacidade de enfrentamento às adversidades (Golant, 2015). Também a resiliência estabelece mecanismos de enfrentamento a mudanças, visto que é preciso evitar a dependência aprendida ao tirar desse indivíduo sua proatividade. Sistemas de apoio comunitário possibilitam a permanência da pessoa idosa por mais tempo no lugar de sua preferência, como centros-dia e atendimento domiciliar, possibilitando condições para o repouso de cuidadores informais (Regnier, 2018).

Os recursos sociais na velhice estabelecem um suporte instrumental e emocional que determina a condição de segurança, em especial em função do raio de deslocamento de pessoas idosas que, portanto, interagem mais frequentemente com vizinhos. Assim, será essa vizinhança que favorecerá a rede de suporte social na velhice (Nascimento *et al.*, 2017), lembrando que "as redes sociais asseguram ao idoso os sentimentos de ser e pertencer, reduzindo o isolamento social" (Accioly; Santos, 2020). A presença de vizinhos que se apoiam mutuamente pode gerar atividades coletivas confortáveis, por meio das quais as pessoas usufruem a velhice com autonomia, independência e bem-estar (Menezes *et al.*, 2020).

Havendo maior vulnerabilidade, as redes informais de vizinhos, amigos e familiares podem oferecer um suporte suplementar. Já as redes formais são compostas por profissionais de diversas instituições e a interligação entre ambas pode promover os cuidados de modo ininterrupto, "potencializando o trabalho articulado das instituições sociais e de saúde e o trabalho familiar e comunitário" (Accioly; Santos, 2020). Para a manutenção das interações sociais, as redes de suporte que se alteram ao longo do tempo são fundamentais para garantir o bem-estar subjetivo de pessoas idosas, a partir de pessoas que mantêm vínculos significativos, garantindo maior promoção à saúde por meio da solidariedade e do apoio emocional e instrumental. Mudanças, sejam relacionadas à necessidade de diminuir custos ou à institucionalização, ocasionam a perda de laços de vizinhança e de redes de suporte (Accioly; Santos, 2020; Bonicenha, 2019). Além das perdas nas relações sociais, ocorrem mudanças de rotinas diárias e até de estilos de vida, abandonando bens pessoais, no caso da escolha pela moradia institucional (Iecovich, 2014).

Cabe acrescentar que o ciberespaço, especialmente potencializado em 2020 no contexto da pandemia, se tornou um meio de interação social e de comunicação, reconfigurando as relações sociais na criação de comunidades virtuais, com novos espaços de socialização. Através dessa mudança tecnológica, os serviços de teleatendimento aproximaram igualmente os profissionais de saúde, incentivando a criação de novas rotinas, especialmente para os mais velhos (Matias, s/d). Podemos considerar que "o ciberespaço pode ser o lugar privilegiado para a quebra desses paradigmas, favorecendo a criação de novas formas de contato – a emergência de uma nova sociabilização" (Azevedo, 2020). As características estruturais das relações sociais transformaram os níveis de suporte a familiares idosos, incorporando esses novos meios, já que as interações normalmente são menores com o passar do tempo. Relacionamentos positivos e significativos possibilitam viver mais e melhor, retardando o aparecimento de doenças e mantendo a capacidade cognitiva, promovendo satisfação com a vida (Nascimento *et al.*, 2017). De acordo com Wahl *et al.* (2012), "futuras coortes de adultos mais velhos se beneficiarão de uma gama completa de produtos de tecnologia projetados para apoiá-los à medida que 'permanecem conectados' e envelhecem bem, apesar das experiências de perda acumuladas".

No avanço da velhice, há uma valorização da rede social próxima, em especial da família (Accioly; Santos, 2020). Porém, viver com familiares nem sempre garante interação social, a depender da atenção que é dada ao indivíduo idoso (Bonicenha, 2019). Cuidadores familiares são agentes fundamentais para que seus parentes idosos permaneçam no lugar de preferência, embora novos arranjos nessas estruturas possam alterar esse papel. A longevidade crescente e a necessidade de atividades paralelas, como cuidado com filhos e trabalho, acarreta uma sobrecarga que nem sempre permitirá um atendimento adequado (Iecovich, 2014). Portanto, manter-se ativo na comunidade implica ampliar os recursos para manutenção da dignidade e da capacidade de decidir, pertencer e agir.

A quantidade de recursos que uma pessoa idosa possui, como escolaridade, satisfação com a vizinhança e senso de pertencimento, proporciona maiores níveis de interação social. A coesão entre membros de uma mesma comunidade será mantida de acordo com o ambiente físico, os serviços e o vínculo emocional construído (Nascimento *et al.*, 2017). As chamadas "comunidades habitáveis" oferecem habitação adequada, serviços de apoio e transporte acessível, garantindo envolvimento social e uma vida independente (Iecovich, 2014).

Importante considerar que o declínio dos ambientes, seja por mudanças socioeconômicas ou demográficas, pode gerar efeitos negativos, como a existência de bairros carentes e inseguros, aumentando o distanciamento social em processos de gentrificação e revitalização que geram situação de exclusão (Santos, 2016). Por outro lado, políticas públicas de atendimento a idosos frágeis nas comunidades já demonstraram serem menos onerosas, o que leva à priorização do *Aging in Place* (AiP). Esse princípio foi incorporado na legislação brasileira, haja vista que se previu na própria Constituição Federal de 1988 que: "os programas de amparo aos idosos serão executados preferencialmente em seus lares" (art. 230, § 1º). A oferta de serviços domiciliares e comunitários integrados, considerando a qualidade dos insumos e o treinamento dos profissionais de assistência, aumenta sua eficácia para a melhoria da qualidade de vida dos usuários e seus cuidadores (Iecovich, 2014). Os serviços de atendimento domiciliar começaram após a Segunda Guerra Mundial na Dinamarca, sendo que as primeiras iniciativas públicas foram implementadas no final da década de 1950, visando a manter a independência para evitar a institucionalização. Com o crescimento da população idosa, mais lares para idosos foram construídos nos anos 1970 e 1980 até 1987, quando a assistência domiciliar permitiu que pessoas idosas envelhecessem em suas próprias casas, o que despertou maior dedicação para evitar a mudança para moradias institucionais (Regnier, 2018).

A pesquisa de Ma *et al.* (2019) destaca que, na China, o governo incentiva a criação de centros comunitários com cuidados e serviços para pessoas idosas. Afirmam que "uma comunidade que oferece apoio social e um senso de pertencimento desempenha um papel significativo na vida cotidiana dos idosos" (Ma *et al.*, 2019). A permanência na própria casa é preferível e mudanças podem significar um afastamento da comunidade onde hábitos e rotinas já estão consolidados. Para evitar isso, devem ser implementadas iniciativas com serviços domiciliares e comunitários, considerando a continuidade dos apoios e enfatizando parcerias efetivas (Fengyan *et al.*, 2008). No Brasil encontramos programas de acompanhamento de idosos promovidos como política pública, principalmente por prefeituras municipais. Em Portugal, igualmente, há iniciativas de atendimento domiciliar, em especial por organizações sociais (Menezes *et al.*, 2020). No âmbito desses programas são oferecidos serviços de saúde em casa, equipamentos comunitários e, em alguns casos, refeições em casa e manutenção do imóvel. Porém, há muita desinformação quanto ao acesso aos serviços, caracterizando uma barreira (Fengyan *et al.*, 2008). "Ambientes favoráveis aos diferentes grupos etários são lugares melhores para crescer, viver, trabalhar, brincar e envelhecer" (Organização Pan-Americana de Saúde, 2020), e estando o idoso no centro da estratégia, será igualmente um agente de mudança.

Quando houver a real necessidade de um cuidado mais intensivo, a moradia institucional é uma solução apropriada, embora pessoas idosas parcialmente dependentes, que necessitam de algum apoio diário, possam adotar outros modelos residenciais não institucionais. Havendo alternativas de outras soluções residenciais na área de vizinhança da residência original, mantem-se o AiP e a familiaridade com a comunidade. De acordo com Matias (s/d), "estas soluções permitem dar resposta ao aumento progressivo de apoio de saúde, com o benefício de manter as relações de vizinhança e laços sociais e ainda uma vivência diária mais aproximada da experiência residencial doméstica" (Matias, s/d). O envelhecimento bem-sucedido aumenta com novas soluções de moradia para idosos, como residência assistida, arranjos intergeracionais e soluções adequadas para pessoas com demência (Wahl *et al.*, 2012).

Alternativas habitacionais: novos arranjos comunitários

A vida em comunidade pode ajudar pessoas idosas a manterem sua autonomia, independência e identidade, mesmo quando apresentam condições que exigem alguma atenção. A unidade habitacional faz parte da comunidade construída, mas a interação social traz sentido à permanência. O apego ao lugar depende desses elementos entrelaçados: a residência do idoso, o grupo social no ambiente público e o que esse indivíduo considera como seu dentro dessa comunidade (Stones; Gullifer, 2016). Sendo o envelhecimento no lugar a opção preferível, o declínio de funcionalidade apresenta condições que podem limitar a participação social e, portanto, torna-se mister a proposição de alternativas para a moradia, com modelos de atenção que envolvem políticas públicas, a assistência social e a participação das próprias pessoas idosas (Johnson *et al.*, 2019).

A mudança para moradias institucionais traz em si impactos negativos, desde perda de objetos e pessoas próximas até a convivência com outras inicialmente estranhas, afetando seu bem-estar e ocasionando perda de identidade (Shaw *et al.*, 2016; Stones; Gullifer, 2016). Quando a comunidade é central na vida cotidiana dos indivíduos idosos, as instalações e as atividades previnem a exclusão social. Mais ainda, a possibilidade de encontros intergeracionais traz benefícios a todos, reduzindo estereótipos e preconceitos relacionados à idade (Ma *et al.*, 2019). Soluções que mantenham o engajamento social e atividades física e mental permitem a independência do morador, mesmo quando há algum declínio, e a capacidade de agência confere autonomia para dirigir a própria vida (Shaw *et al.*, 2016; Wahl *et al.*, 2012). Pesquisas revelam que há o desejo de sair de casa para que haja conexão social e, para tanto, torna-se fundamental a existência de transporte público acessível, unidades habitacionais de boa qualidade e inclusão da diversidade cultural. Essa conexão permite que pessoas idosas tenham um envelhecimento bem-sucedido e permaneçam no lugar de preferência (Morgan *et al.*, 2019).

O apoio a uma vida independente quando a permanência na moradia original já apresenta riscos estabeleceu um modelo que oferece assistência por meio de serviços próximos, com base no estímulo à participação social e à autonomia (Fengyan *et al.*, 2008). Destacam-se as chamadas extra *care homes*, ou *assisted living*, em Portugal conhecidas como residências assistidas, em que esses serviços extras são fornecidos como e quando o morador julgar necessário (Jonhson *et al.*, 2019; Menezes *et al.*, 2020; West *et al.*, 2017). Os espaços coletivos oferecem oportunidades de contato social e realização, incluindo o voluntariado para o funcionamento da própria comunidade (West *et al.*, 2017). Para Johnson *et al.* (2019), estas comunidades oferecem um cuidado que "deve ser responsivo e flexível, adaptando-se às novas necessidades dos idosos de forma permanente ou temporária". Tal solução pode retardar o encaminhamento para moradias institucionais, embora esta seja uma solução para casos de maior fragilidade (Johnson *et al.*, 2019). Nos EUA, as *green house* homes*, um novo modelo de *assisted living*, surge em 2003, tendo sido desenvolvido por instituições de longa permanência em parceria com *The Green House Project* e NCB *Capital Impact*, para substituir o modelo de atendimento de escala por pequenos equipamentos que abrigam, no máximo, de 8 a 10 pessoas (Kennedy, 2010). A arquitetura é pensada para uma articulação com a vizinhança e para conferir um estilo caseiro às características interiores, e a equipe é treinada para fornecer cuidados, cozinhar e limpar juntamente com os residentes (Kennedy, 2010).

Outra alternativa a ser considerada são as comunidades intencionais, conhecidas como *cohousing*, compostas por unidades habitacionais com programas arquitetônicos tradicionais, que se compõem junto a espaços compartilhados. Com origem na Dinamarca, esse modelo foi adaptado para pessoas idosas pela primeira vez em 1987, em Copenhagen, ao passo que nos EUA, as três primeiras *cohousing* para idosos surgiram em 2006 (Kennedy, 2010). Trata-se de uma alternativa para um grupo criar colaborativamente um bairro com design customizado, que normalmente inclui casas individualizadas particulares e espaços comunitários compartilhados, como uma horta, uma biblioteca, um espaço para convidados etc. (Kennedy, 2010). Na Holanda, a crescente longevidade fez com que se definisse que as moradias institucionais, antes construídas para atender ao público idoso em geral, passassem a acolher apenas pessoas com necessidades graves, potencializando-se os serviços comunitários. A coabitação oferece uma solução de AiP com o apoio da própria comunidade e dos serviços de assistência (Rusinovic *et al.*, 2019). A principal vantagem dessa modalidade é a assistência mútua obtida pela solidariedade trazida pelo sentido de comunidade e o contato social. Há, contudo, um desafio ao equilibrar vida coletiva com privacidade, sendo que essa solução nem sempre garante que não haja isolamento e solidão, haja vista que existe um sistema hierárquico que pode comprometer o objetivo inicial (Rusinovic *et al.*, 2019).

Outros três modelos interessantes de alternativas residenciais desenvolvidos nos EUA foram apresentados por Kennedy (2010). As HIP *Housing* são programas que unem pessoas interessadas em compartilhar suas residências e pessoas que procuram um lugar para morar. O programa pode, por exemplo, facilitar um arranjo entre os proprietários (na maioria das vezes idosos) e alguém que vá morar em suas residências sem pagar aluguel, em troca de serviços prestados (Kennedy, 2010). Outro exemplo é o da Senior Housing Solutions, uma organização sem fins lucrativos que compra e remodela casas para oferecer alugueis coletivos a um custo acessível a pessoas idosas de baixa renda (Kennedy, 2010). O design de cada casa inclui cinco quartos particulares, uma ampla cozinha compartilhada, área de convívio, jardim e quintal (Kennedy, 2010). Combinando vários fundos, apoios e aluguéis, a organização encontra capital para investir e manter despesas operacionais, incluindo atendimento de assistente social, e o modelo permite que os residentes gastem menos de um terço de sua renda (Kennedy, 2010). Por fim, é também apresentada a Burban Senior Artists Colony, um condomínio marcado pela afinidade de estilo de vida, criado pelos esforços colaborativos de atores privados, uma agência de desenvolvimento, um programa não lucrativo de artes e um provedor de habitação (Kennedy, 2010). No empreendimento, pensado para pessoas idosas que se interessam pelas artes, além dos apartamentos, há um teatro e ateliês artísticos, nos quais os residentes podem atuar ou ainda hospedar eventos para o bairro (Kennedy, 2010).

É importante que as novas alternativas habitacionais para pessoas idosas não criem comunidades fechadas, que não permitam trocas intergeracionais. É importante que essas alternativas habitacionais permitam o envelhecimento na comunidade que, conforme descrito por Ma *et al.* (2019), reúne diferentes gerações e promove a interdependência, criando relações sociais significativas.

A Organização Pan-Americana de Saúde (OPAS) lançou o documento Decade of Healthy Ageing (2020), considerando metas para o próximo período até 2030. Sugere a reunião de "governos, sociedade civil, agências internacionais, profissionais, a academia, a mídia e o setor privado para melhorar a vida das pessoas idosas, de suas famílias e de suas comunidades" (OPAS, 2020, tradução nossa). Espera-se que a atuação conjunta dos diversos atores do setor público e do setor privado – incluindo a necessária articulação e as boas trocas em diversos níveis, do local ao global – possa contribuir para que surjam nas mais diversas realidades, novas alternativas habitacionais que permitam, como descrito por Christine Kennedy (2010), que se alcance a "cidade de 2050 – uma vibrante e intergeracional comunidade amiga de todas as idades".

Cidades ou comunidades amigas da pessoa idosa

A partir do final da década de 1990, propostas de serviços e produtos *age-friendly* se difundem na América do Norte e na Europa (Lui *et al.*, 2009). Em 2005, foram lançadas no 18º Congresso Mundial de Gerontologia no Rio de Janeiro as ideias elaboradas por Alexandre Kalache e Louise Plouffe que deram origem ao Guia mundial: cidade amiga do idoso (OMS, 2008). O projeto definia que "uma cidade amiga do idoso estimula o envelhecimento ativo ao otimizar oportunidades para saúde, participação e segurança, para aumentar a qualidade de vida à medida que as pessoas envelhecem" (OMS, 2008). Reconhecia-se igualmente que políticas, serviços, ambientes e estruturas dão apoio e capacitam as pessoas a envelhecer ativamente ao, entre outros fatores, "promover a sua inclusão e contribuição a todas as áreas da vida comunitária" (OMS, 2008). Sendo o envelhecimento ativo um processo que dura a vida toda, uma cidade amiga do idoso é, na verdade, amiga de todos, na medida em que, por exemplo: "vizinhanças seguras permitem que crianças, mulheres jovens e pessoas idosas tenham confiança em sair", "as famílias têm menos estresse quando seus membros idosos contam com o apoio comunitário" ou ainda "toda a comunidade se beneficia da participação dos idosos em trabalho voluntário ou remunerado" (OMS, 2008).

O método de implantação de iniciativas amigas da pessoa idosa proposto tanto para áreas urbanas como para comunidades rurais (OMS, 2008) engloba a realização de grupos focais com moradores idosos e com cuidadores de idosos atuantes na localidade para que sejam identificadas vantagens, barreiras e sugestões sobre oito tópicos, sendo um deles denominado apoio comunitário e serviços de saúde (WHO, 2007). No entanto, aspectos relacionados à pessoa idosa na comunidade podem surgir nos debates relativos aos outros temas, como de fato ocorreu nas 33 primeiras cidades participantes do projeto (OMS, 2008). No tópico transporte, por exemplo, foram citadas como serviços amigáveis à pessoa idosa algumas iniciativas comunitárias (transporte gratuito fornecido por voluntários ou empresas privadas),[8] mais frequentemente mencionadas em cidades de países desenvolvidos do que de países em desenvolvimento (OMS, 2008). Quanto à moradia, observou-se "uma relação direta entre uma moradia apropriada e acesso a serviços comunitários e sociais que influenciam a independência e a qualidade de vida dos idosos", ficando evidenciado que "a moradia e os serviços de suporte, que permitem os idosos envelhecer com conforto e segurança na comunidade a que pertencem, são universalmente valorizados" (OMS, 2008). Em matéria de participação social, "na maioria das cidades, os idosos contam que participam ativamente nas suas comunidades, mas sentem que poderia haver maiores possibilidades de participação",[9] sugerindo que "haja mais atividades, e mais variadas, próximas de onde moram" (OMS, 2008, p. 36). Expressaram também o desejo de ter atividades que estimulem a integração à comunidade e junto às pessoas de outras faixas etárias e culturas. No tópico sobre respeito e inclusão social, observou-se que "o papel dos idosos na comunidade é decisivo para que eles se sintam respeitados e incluídos" (OMS, 2008). Embora em algumas cidades como Moscou e Tóquio tenha sido mencionado que as pessoas idosas ainda mantêm uma liderança local ativa e têm influência sobre as decisões políticas, com mais frequência "os participantes falam da perda dessas responsabilidades de liderança, e mesmo da relutância em se ouvir conselho de idosos, como relatado em Melville" (OMS, 2008). Outros aspectos observados foram que "a participação dos idosos em eventos sociais contribui positivamente para a sua estima dentro da comunidade" e que "os idosos muito frequentemente se envolvem em serviços voluntários, nos quais têm um papel ativo" (OMS, 2008). Sobre a ajuda da comunidade às pessoas idosas, notou-se que as comunidades menores, onde as pessoas viveram por muito tempo e se conhecem umas às outras, como o bairro de Copacabana, são mais amigas e inclusivas, ao passo que em outras cidades grandes, a exemplo de Istambul, houve comentários no sentido de a cidade ser muito grande e impessoal (OMS, 2008). Em outros locais, como a Cidade do México, houve indicação de os bairros não serem tão coesos, e em Londres, de que "os vizinhos se mudam tão rapidamente que as pessoas não têm tempo de se conhecer" (OMS, 2008). Sugestões em termos de inclusão na comunidade foram formuladas para implementação em nível dos bairros, como uma melhor organização, por meio, por exemplo, da criação de comitês de rua (San José e Tuymazy), ou a criação de encontros de bairro (Istambul) (OMS, 2008). Em relação ao tópico participação cívica e emprego, as pessoas idosas não param de contribuir para a comunidade quando se aposentam, pois "muitos continuam a trabalhar, gratuita e voluntariamente, para as suas famílias e comunidades" (OMS, 2008).[10] Mas os exemplos apresentados revelam também que em muitas regiões, por motivos econômicos, os idosos se veem obrigados a continuar a trabalhar durante muito tempo mesmo após a aposentadoria (OMS, 2008). Uma cidade amiga do idoso deve permitir que os idosos possam contribuir para a comunidade, seja com trabalho voluntário, seja com trabalho remunerado, ou ainda, se assim o desejarem, com a possibilidade de se engajar politicamente (OMS, 2008). Em relação ao tópico sobre apoio comunitário e serviços de saúde, observou-se que comumente necessita-se de voluntários para suprir os déficits nesses serviços, e que uma forte rede de voluntariado é mais facilmente constituída e mobilizada em comunidades em que as pessoas se sentem socialmente conectadas (OMS, 2008).

A partir dos resultados das 33 primeiras cidades participantes do projeto, a OMS elaborou uma série de indicadores para avaliar o quanto uma determinada localidade apresenta-se como amiga da pessoa idosa (OMS, 2008). Diversos desses indicadores dizem respeito à comunidade, como a existência de "transporte comunitário, incluindo motoristas voluntários e serviços de busca em domicílio, para levar os idosos a eventos e locais específicos" (OMS, 2008), se "as atividades comunitárias estimulam a participação de pessoas de diferentes idades e formação cultural" ou ainda se "as reuniões e eventos para idosos ocorrem em diferentes locais das comunidades, como centros recreativos, escolas, bibliotecas, centros comunitários localizados em bairros residenciais, parques e jardins" (OMS, 2008).

A OMS considerou o projeto como um ponto de partida para muitos outros programas comunitários e projetos de pesquisa e para se estabelecer uma rede global de comunidades amigas do idoso (OMS, 2008). A proposta lançada resultou em inúmeras iniciativas de cidades e comunidades amigas do idoso (Moulaert; Garon, 2016), revelando-se como modelo que pode ser adaptado e aplicado em diversos âmbitos (Plouffe *et al.*, 2016), inclusive bairros (Doran; Buffel, 2018; Fitzgerald; Caro, 2014). Essa adaptação a diversos âmbitos territoriais também ocorreu no Brasil, com experiências localizadas no âmbito de bairros ou distritos (Rosa *et al.*, 2013; Graeff *et al.*, 2019, Schrempp *et al.*, 2017), cidades e estados, como o programa do estado de São Paulo,[11] ao qual o município de São Paulo aderiu.

Um aspecto interessante nas pesquisas relacionadas à implementação de cidades ou comunidades amigas do idoso é que muitas envolvem a comunidade no próprio desenvolvimento da investigação, adotando uma abordagem participativa do tipo

[8]Foram mencionados, entre outros exemplos, o transporte gratuito oferecido por centros de idosos para que estes compareçam a consultas médicas em Ponce, e o serviço de transporte oferecido por supermercados em *Portage La Prairie* (OMS, 2008). Cabe questionar, no entanto, se esse tipo de prestação oferecida por empresas a seus clientes pode ser efetivamente considerado como um serviço gratuito comunitário.

[9] Uma importante forma de participação citada na maioria das cidades foram as atividades religiosas e de socialização em espaços religiosos dentro das comunidades (OMS, 2008).

[10]Os idosos participantes do projeto da OMS revelaram ter o desejo de participar de atividades voluntárias em suas comunidades (OMS, 2008).

[11]São Paulo (Estado). Decreto nº 58.047, de 15 de maio de 2012. Institui o Programa Estadual "São Paulo Amigo do Idoso", e o "Selo Amigo do Idoso", e dá providências correlatas. 2014. Disponível em: http://www.legislacao.sp.gov.br/legislacao/dg280202.nsf/5 fb5269ed17b47ab83256 cfb00501469/6 c3017b4b70ec30b83257a0000473ab0?OpenDocument.

bottom-up, característica das pesquisas de implementação de iniciativas amigas do idoso (Garon *et al.*, 2012). Em cidades no Canadá (Garon *et al.*, 2012), nas cidades francesas de Lyon (Chapon; Felix-Faure, 2011) e de Quimper (Le Borgne-Uguen *et al.*, 2012) ou ainda nos bairros do Brás e da Mooca em São Paulo (Graeff *et al.*, 2019), formou-se um comitê envolvendo membros da comunidade para o acompanhamento e o planejamento das etapas da investigação. No estudo realizado no Brás e na Mooca, em São Paulo, a ajuda de lideranças comunitárias foi fundamental para se planejar a realização dos grupos focais e convidar potenciais participantes da pesquisa (Graeff *et al.*, 2019). Em Manchester, moradores idosos foram capacitados e atuaram como copesquisadores (Buffel, 2018).

Artigos científicos sobre comunidades amigas do idoso publicados em inglês em revistas estrangeiras[12] retratam iniciativas implementadas em países tão diversos como o Canadá (Keating *et al.*, 2013; Spina; Menec, 2015), os EUA (Ball; Lawer, 2014; Neal *et al.*, 2014; Lehning, 2014), a China (Xie, 2018) ou a Austrália (Everingham *et al.*, 2009; Kendig; Anstey, 2014; Winterton, 2016), tratando-se, em alguns casos, de comunidades rurais (Keating *et al.*, 2013; Spina; Menec, 2015; Winterton, 2016). Alguns trabalhos destacam um tema específico, como a questão habitacional (Kennedy, 2010; Frochen; Pynoos, 2017), a participação social (Winterton, 2010), a conectividade social (Menec, 2017) ou a importância da informação apropriada para garantir que pessoas idosas fiquem saudáveis e seguras e possam participar plenamente em sua comunidade (Everingham *et al.*, 2009). Neste último estudo, moradores idosos de duas cidades australianas relataram déficits em matéria de informação; os que querem continuar vivendo em suas casas de forma autônoma destacaram, por exemplo, a necessidade de informações sobre entrega de refeições e outros serviços a domicílio, ao passo que os que apresentam maior vulnerabilidade econômica, precisam de informações sobre benefícios, tendo sido citadas ainda carências em matéria jurídica ou de consumo (Everingham *et al.*, 2009). Mencionaram ainda que as informações devem ser de fácil acesso, simplificadas e culturalmente adequadas, e que a abundância de dados pode deixá-los confusos, o que requer assistência e, portanto, que as fontes sejam preferencialmente pessoais, e não automatizadas (Everingham *et al.*, 2009). Algumas publicações apontam para a importância das pesquisas ou iniciativas *age-friendly* de incluírem em suas análises fatores pessoais como o gênero (Menec *et al.*, 2011), a questão geracional (Black; Hier, 2020), e as necessidades das populações tradicionalmente marginalizadas "para ajudar a quebrar as barreiras associadas ao rótulo de 'populações especiais'", como "as pessoas idosas LGBT, que podem ter interesse na oportunidade de acessar serviços convencionais que também atendam a identidades diversas" (Fitzgerald; Caro, 2014). Ainda em se tratando de grupos minoritários, uma revisão integrativa de literatura tratou da questão da inclusão de migrantes idosos na comunidade, destacando a relevância dessa inclusão em termos de sentimento de conexão com os outros membros, acesso a atividades sociais e saúde mental (Neville *et al.*, 2018).

O interesse pela noção de comunidades amigas do idoso significou uma mudança de paradigma do discurso público em matéria de envelhecimento: em vez de conceber a pessoa idosa como um problema social ou um fardo, o novo discurso constrói o envelhecimento como um processo positivo e dá ênfase aos papéis ativos que as pessoas idosas continuam a exercer na sociedade" (Lui *et al.*, 2009). Esse novo discurso em matéria de envelhecimento redireciona a discussão política das preocupações econômicas ou de bem-estar para questões de inclusão social, engajamento e desenvolvimento comunitário (Lui *et al.*, 2009).

Percebe-se, tanto pelos indicadores quanto pelos resultados das 33 cidades participantes do projeto da OMS (2008), que para que uma cidade ou uma comunidade seja considerada amiga da pessoa idosa, a relação entre esta e a comunidade deve se estabelecer e ser considerada em dois sentidos: por um lado, a comunidade deve acolher, incluir e oferecer apoios ou serviços à pessoa idosa; por outro lado, não deve haver barreiras para que esta possa continuar contribuindo com a comunidade, seja com seu trabalho, voluntário ou não, seja com sua experiência ou sua simples presença (e tudo o que isso representa, em termos de aprendizagem para outros grupos etários e novas gerações). Nessa dupla perspectiva, todos têm a se beneficiar, as próprias pessoas idosas, mas também seus familiares, suas comunidades e a sociedade em geral.

Considerações finais

O planejamento de bairros com equipamentos de apoio adequados, como centros-dia e serviços comunitários que atendam às necessidades biopsicossociais, permite a inclusão da pessoa idosa, além de diminuir custos ao Estado. Outras alternativas comunitárias, como residências assistidas e grupos de *cohousing*, cujo princípio é oferecer apoio quando necessário e o compartilhamento espontâneo de atividades, igualmente permitem manter o conceito central do *Ageing in Place*, diminuindo o risco de isolamento e solidão. Comunidades que oferecem boas condições para o envelhecimento no lugar podem garantir que a pessoa idosa se mantenha pertencente, participativa e colaborativa. As iniciativas de cidades e comunidades amigas de todas as idades dão voz às pessoas idosas, permitindo que elas contribuam para um melhor planejamento do envelhecimento de todos.

As mudanças nos arranjos familiares, assim como a diminuição de cuidadores informais, evidenciam a importância de soluções comunitárias e das políticas públicas que ofereçam condições de permanência em domicílio ou de outras formas de moradia dignas. Mas políticas públicas funcionam se, efetivamente, os diversos atores, inclusive as próprias pessoas idosas, tiverem consciência de seus direitos e obrigações nesse contexto. O respeito às identidades e o acesso a direitos fundamentais possibilitam que cada participante de uma comunidade exerça seu papel social em prol do bem-estar coletivo, e esse conjunto oferece o suporte local para que pessoas idosas possam permanecer em seus lares, se assim o desejarem, até quando haja necessidade de cuidados mais intensivos, o que pode ser oferecido por moradias institucionais.

Se muitos trabalhos científicos e políticas públicas ainda têm como foco o suporte ou apoio comunitário para as pessoas idosas, o que sem dúvida ainda se configura como grande desafio, nota-se uma ênfase crescente nos olhares que se atentam para as contribuições das pessoas idosas para com a comunidade. Importante – para não reforçar nem a preconceituosa ideia de inutilidade e peso da pessoa idosa para a sociedade, nem o mito do idoso superpoderoso – é lembrar da heterogeneidade da velhice. Considerar a heterogeneidade da velhice, a diversidade independente da idade, a situação de vulnerabilidade ou de dupla discriminação vivenciada por alguns idosos e a dignidade comum intrínseca a todo ser humano: tudo isso é essencial para o respeito e a inclusão da pessoa como indivíduo e dos grupos, naquilo que os une ou identifica.

A pandemia de 2020 evidencia a necessidade de se conjugar desenvolvimento com envolvimento, que se refere à comunidade e à solidariedade: "despertadas durante o isolamento, as solidariedades saem de uma longa letargia nas famílias, nas vizinhanças, nas cidadezinhas, no trabalho, na nação" (Morin, 2020).

[12] Uma busca efetuada na base de dados Ageline, em 16 de novembro de 2020, com os termos "*community*"/"*communities*" e "*age-friendly*" no título de publicações em revistas acadêmicas com o texto disponibilizado na íntegra forneceu 21 resultados, datando a primeira publicação do ano de 2009.

149

Desafios da Gerontologia Frente à Velhice LGBT: Aspectos Biopsicossociais

Ludgleydson Fernandes de Araújo

Introdução

Pessoas idosas e não idosas lésbicas, *gays*, bissexuais e transexuais não se organizam em categorias homogêneas. Ao contrário, existe considerável heterogeneidade entre os seus integrantes. São comumente designados pela sigla LGBT, à qual se acrescenta um sinal de adição (LGBT+), exatamente para transmitir o significado de que há mais vivências sexuais, além das abrangidas pela sigla. Apesar das mudanças sociais e culturais que sinalizam lento processo de assimilação das várias maneiras de o ser humano exercer a sexualidade, a realidade da velhice, do envelhecimento e dos idosos LGBT permanece pouco conhecida para a maioria das pessoas e invisível para as políticas públicas e para os serviços de saúde e de proteção social (Fabbre *et al.*, 2019; Fredriksen-Goldsen, 2016).

O princípio da interseccionalidade diz respeito à variabilidade e à multiplicidade das situações estruturais e institucionais de desigualdade social existentes na sociedade (Expósito, 2012). Integra uma visão crítica, segundo a qual raça, classe social, gênero, sexualidade, etnia, nação e idade não são categorias mutuamente excludentes, mas fenômenos que possuem uma construção recíproca. Reconhecer a interseccionalidade é crucial para a criação de políticas que facilitem a ocorrência de experiências positivas de envelhecimento (Westwood *et al.*, 2020; Wilson *et al.*, 2018). Pode ser aplicado à análise da velhice LGBT e suas diferentes realidades psicossociais, à análise do espaço social que os idosos LGBT ocupam e à consideração das possibilidades e dos recursos disponíveis para diminuir ou perpetuar as desigualdades sociais que os afetam (Fernández-Rouco *et al.*, 2020). Para Crenshaw (1989), os significados de raça, gênero e sexualidade fazem parte do mesmo contínuo, quando se trata de pessoas LGBT. O acesso aos dispositivos de saúde (Kneale *et al.*, 2019; Shnoor; Berg-Warman, 2019) e a disponibilidade de suporte social são importantes determinantes da boa qualidade de vida no envelhecimento LGBT (Goldsen *et al.*, 2017; Silva; Araújo, 2020), assim como as variáveis escolaridade, nível socioeconômico, moradia, raça, religiosidade, saúde mental e resiliência (Fernández-Rouco *et al.*, 2020).

Ao adentrar um campo de conhecimento, é importante que o pesquisador tenha ciência dos seus termos básicos e sua linguagem. Faremos uma breve apresentação de termos e definições associados às experiências de sexo e gênero em que vários sistemas de análise estão presentes (Tabela 149.1). Usamos como base textos clássicos de Sinnot e Shifren (2001), Meyer (2012), Fredriksen-Goldsen (2016), e Reis (2018). Destacamos os pesquisadores norte-americanos Doug Meyer (Universidade de Virgínia), Kim Shifren e Jan Sinnott (Universidade de Towson) que têm desenvolvido relevantes estudos sobre velhice LGBT. A pesquisadora norte-americana Karen Fredriksen-Goldsen (Universidade de Washington) é o principal nome na área dos estudos das pessoas idosas LGBT no mundo. No contexto brasileiro e latino-americano, a Aliança Nacional LGBTI e GayLatino desenvolveram documentos relevantes, como o "Manual de Comunicação LGBT", para orientar jornalistas e outros profissionais brasileiros sobre os conceitos básicos deste universo (Reis, 2018).

Este texto tem quatro partes. Na primeira veremos que o envelhecimento da população LGBT está ocorrendo em um contexto de importantes mudanças populacionais e sociológicas não ainda completamente mapeadas, principalmente no Brasil, mas que já prenunciam a necessidade de a Geriatria e a Gerontologia desenvolverem conhecimentos científicos e profissionais com relação às várias categorias desse heterogêneo, estigmatizado, discriminado e vulnerável grupo social. Os três tópicos que se seguem estão lastreados em dados de pesquisa em ciências sociais, dados esses majoritariamente oriundos de literatura produzida nos EUA, o que por si só mostra como convivemos com uma indigência quase absoluta de conhecimentos da realidade nacional.

Crescimento do número de idosos no Brasil e no mundo: os caracterizados como LGBT

De acordo com a Organização das Nações Unidas (ONU, 2020), o mundo está vivendo um processo irreversível de envelhecimento populacional, cujo principal aspecto é o aumento absoluto e proporcional da população idosa total. Segundo as projeções demográficas, o planeta passará de 962 milhões de idosos em 2017 para 1,4 bilhão em 2030 e para 2,1 bilhões em 2050. Todas as regiões do mundo, com exceção do continente africano, terão um quarto ou mais de pessoas idosas nas respectivas populações. Prevê-se que, em 2100, teremos algo em torno de 3,1 bilhões de pessoas com 60 anos de idade ou mais na população mundial. Nas populações idosas, o segmento que mais cresce e continuará crescendo é o daqueles com 80 anos de idade ou mais, acarretando novas e custosas demandas de cuidados à economia dos países.

Atualmente, uma em cada nove pessoas do mundo tem 60 anos de idade ou mais, e há uma estimativa de crescimento para uma em cada cinco, por volta de 2050. Assim, pela primeira vez, haverá mais idosos do que crianças menores de 15 anos de idade na população mundial. Uma parte significativa das pessoas com 60 anos de idade ou mais (64%) vive em países em desenvolvimento ou subdesenvolvidos, cifra que chegará a 80% em 2050 (ONU, 2020). O Instituto Brasileiro de Geografia e Estatística (IBGE, 2020) informa que há 28 milhões de brasileiros com mais de 60 anos de idade, representando 13% da população total.

Ainda não existem dados acerca do número de pessoas LGBT na população brasileira e muito menos na população com 60 anos de idade ou mais, o que dificulta o planejamento e a implementação de políticas públicas específicas. O Instituto Gallup (Newport, 2018) observou que 4,5% da população norte-americana, ou cerca de 11 milhões de pessoas, se definem como LGBT, embora vários autores acreditem serem insuficientes os dados estatísticos que possibilitariam o planejamento e a implementação de políticas de proteção social e promoção de saúde em favor dessa população (Fredriksen-Goldsen; Kim, 2015; Kimmel, 2015). Mesmo assim, aplicando-se esse percentual à população brasileira, teríamos aproximadamente 1,2 milhão de idosos LGBT. No Brasil, a questão não é simplesmente

▪ **TABELA 149.1** Palavras-chave sobre orientações sexuais, identidades e expressões de gênero.

Sexo e gênero	O termo *sexo* refere-se aos requisitos biológicos para a produção dos gêneros masculino e feminino: presença dos cromossomos XX ou XY, produtos hormonais das gônadas, anatomia reprodutiva interna e externa, e características sexuais secundárias (Sinnot; Shifren, 2001). São as características biológicas que a pessoa tem ao nascer (Reis, 2018). Refere-se à identidade biológica e anatômica de uma pessoa, atribuída por ocasião do nascimento (Fredriksen-Goldsen, 2016). Gênero é o que a cultura faz com as evidências do sexo biológico (Sinnot; Shifren, 2001). Sexo é uma variável biológica, enquanto gênero é uma variável psicossocial (Sinnot; Shifren, 2001)
Sexualidade	Abrange os comportamentos diretamente associados a ter relações sexuais ou a sentir-se sexualmente atraído por outra pessoa do mesmo sexo ou do sexo oposto (Sinnot; Shifren, 2001). O termo sexualidade refere-se a construções culturais sobre os prazeres e os intercâmbios sociais e corporais que compreendem o erotismo, o desejo e o afeto, noções relativas à saúde, à reprodução, ao uso de tecnologias e ao exercício do poder na sociedade, assim como a noção de gênero, referente às diferentes formas social e culturalmente construídas de ser homem e de ser mulher (Reis, 2018)
Identidade sexual	É como alguém identifica sua sexualidade, independentemente dos seus comportamentos ou do sexo das pessoas com quem mantem relações sexuais ou relacionamento romântico (Fredriksen-Goldsen, 2016)
Orientação sexual	Abrange identidade sexual, comportamento sexual, atração e/ou relacionamentos românticos com pessoas do mesmo sexo (homossexualidade) ou do sexo oposto (heterossexualidade) (Fredriksen-Goldsen, 2016). Capacidade de sentir atração emocional, afetiva ou sexual por indivíduos de gênero diferente, do mesmo gênero ou de mais de um gênero, assim como ter relações íntimas e sexuais com essas pessoas. Existem três orientações sexuais: pelo mesmo sexo/gênero (homossexualidade), pelo sexo/gênero oposto (heterossexualidade) ou pelos dois sexos/gêneros (bissexualidade) (Reis, 2018)
Identidade de gênero	É a experiência pessoal de ser essencialmente masculino ou feminina, quaisquer que sejam as circunstâncias que determinem esses sentimentos. Pode ou não se refletir em papéis de gênero ou na sexualidade, e pode ou não ser congruente com o sexo biológico (Sinnot; Shifren, 2001). Experiência subjetiva que uma pessoa tem de si como sendo do gênero masculino, feminino ou de alguma combinação dos dois (Meyer, 2012)
Papéis de gênero	Incluem os comportamentos observáveis culturalmente, considerados como típicos de homens e de mulheres. Existe grande variabilidade quanto a esses papéis (Sinnot; Shifren, 2001)
Estereótipos associados a papéis de gênero	São percepções super simplificadas e socialmente compartilhadas sobre as ações de mulheres e homens idealizados. Em geral, as sociedades promovem os comportamentos estereotipados e punem os comportamentos que os contrariam. São variáveis psicossociais (Sinnot; Shifren, 2001)
Expressão de gênero	A maneira como uma pessoa expressa seu gênero por meio de comportamento, aparência, gestos, movimento, roupas e cuidados pessoais, independentemente de estarem em conformidade com o gênero dessa pessoa percebido pelos outros (Fredriksen-Goldsen, 2016). Manifestação pública dessa condição, por meio do nome, da indumentária, dos comportamentos e de outros sinais socialmente construídos (Meyer, 2012)
Sexo e gênero não conformes	Pessoas que não estão em conformidade com as expectativas sociais ou com os estereótipos de gênero baseados no sexo feminino ou masculino que lhes foi atribuído no nascimento, ou cuja expressão de gênero não se enquadra nas categorias de gênero tradicionais (Fredriksen-Goldsen, 2016)
Cisgênero	Pessoa cuja identidade de gênero é compatível com o sexo que lhe foi atribuído ao nascimento; pessoa que não é transgênero (Fredriksen-Goldsen, 2016)
Gay/homossexual	Pessoa física e/ou emocionalmente atraída por pessoas do mesmo sexo ou gênero (Fredriksen-Goldsen, 2016). Os termos costuma ter sentido pejorativo e são usados para homens, mas podem ser usados também para mulheres (Meyer, 2012)
Lésbica	Uma mulher que é fisicamente e/ou emocionalmente atraída por outras mulheres
Bissexual	Pessoa física e/ou emocionalmente atraída por homens e mulheres. O termo, às vezes, é usado para fazer referência a pessoas identificadas como fora da lógica binária de sexo e gênero masculino e feminino (Fredriksen-Goldsen, 2016)
Transgênero	Termo genérico usado para descrever pessoas cujas identidade de gênero e expressão de gênero não se alinham com o sexo que lhes foi atribuído ao nascimento (Fredriksen-Goldsen, 2016)
Homem-trans	Pessoas a quem foi atribuído sexo feminino por ocasião do nascimento, em virtude de terem características anatômicas femininas, mas que não se identificam com esse sexo e com esse gênero (Fredriksen-Goldsen, 2016), motivo pelo qual transitaram ou estão transitando para o sexo e o gênero masculino
Mulher-trans	Pessoas de sexo biológico masculino que não se identificam com esse sexo e tampouco com o gênero masculino (Fredriksen-Goldsen, 2016), e que buscaram ou buscam mudar seu sexo biológico por meio de intervenções cirúrgicas e medicamentosas, para torná-lo compatível com sua identidade de gênero
Queer	Termo genérico usado para descrever indivíduos cujo sexo, orientação ou identidade sexual são fluidas ou não se encaixam em uma determinada categoria (Fredriksen-Goldsen, 2016)
Intersexual	Uma pessoa que nasce com órgãos genitais, gônadas ou cromossomos não claramente masculinos ou femininos, ou simultaneamente masculinos e femininos (Fredriksen-Goldsen, 2016)
LGBT	Abreviação de lésbicas, gays, bissexuais e transgêneros, utilizada inclusive pelas bases de dados PubMed, Medline e PsyINFO. Em produções e contextos ideológicos, caracterizados pela luta em defesa dos direitos dessas pessoas, a sigla é aumentada para LGBTQ, para incluir os *queers*; LGBTI, para incluir os intersexuais e + para significar a inclusão de outras identidades de gênero e de sexo, ainda não cobertas pelos termos correntes

Fonte: Fredriksen-Goldsen, 2016.

o número absoluto, mas o desconhecimento das necessidades dessa população, os preconceitos que cercam o tratamento dos seus direitos e a escassez de medidas de promoção de saúde e de proteção social em relação a esse grupo.

Além do desconhecimento, do preconceito e da discriminação, há pelo menos mais duas explicações para a invisibilidade dos idosos LGBT no Brasil. Primeiro, existe a tendência da sociedade de estereotipar os idosos como sendo assexuados (Santos; Araújo; Negreiros, 2018) ou obrigatoriamente heterossexuais. Em segundo lugar, há dificuldade de acesso a idosos LGBT, ou melhor, de coletar dados fidedignos sobre orientação sexual e identidade de gênero dessas pessoas. Idosos LGBT podem viver toda a vida escondendo essa informação para não serem vítimas de preconceitos e atitudes discriminatórias na família, no trabalho e nas relações sociais (Salgado *et al.*, 2017; Silva; Araújo, 2020).

Sexualidade e velhice LGBT

Sexualidade na velhice é uma temática ainda vista como polêmica entre os idosos, os familiares e os profissionais. As pesquisas de saúde pública e envelhecimento não contemplam questões relacionadas com a orientação sexual e a identidade de gênero, também porque se acredita que são temas muito delicados e até ofensivos para propor aos idosos (Fredriksen-Goldsen; Kim, 2017; Redford; van Wagenen, 2012). Para a maioria das pessoas que hoje são idosas, prevalece a concepção da sexualidade como sinônimo de relações sexuais entre homens e mulheres, principalmente orientadas à procriação (Araújo; Carlos, 2018; Silva; Araújo, 2020), e não como fenômeno interseccional e biopsicossocial elaborado nas relações inter e intragrupais da vida cotidiana (Fernández-Rouco *et al.*, 2020). Na pesquisa, predominam discussões sobre sexualidade do idoso em um paradigma heteronormativo (Debert; Brigeiro, 2012; Henning, 2014; Hua *et al.*, 2019; Shnoor; Berg-Warman, 2019; Silva; Araújo, 2020). As orientações sexuais e identidades de gênero não heterossexuais são comumente estigmatizadas na cultura dominada pela heteronormatividade.

Dados de pesquisas qualitativas com idosos LGBT sugerem que a sexualidade e a expressão de gênero devam merecer atenção nas residências geriátricas (Mahieu *et al.*, 2019), nas quais os idosos LGBT tendem a ser discriminados por causa de sua orientação sexual ou de sua identidade de gênero. Jesus *et al.* (2019) identificaram representações da sexualidade como uma escolha pessoal em amostra de idosos de centros de convivência e recomendam programas que incentivem e promovam informação sobre sexualidade na velhice LGBT. Mountian (2015) advoga em favor do aumento da visibilidade e do debate sobre pessoas transexuais e travestis. A fobia e o preconceito dirigido a eles nos serviços de saúde têm um impacto negativo sobre o seu bem-estar, em um momento delicado de suas vidas, em que estão experimentando mudanças corporais autoimpostas. Além disso, elas formam um grupo ao qual são geralmente negadas garantias de respeito aos direitos humanos.

A falta de visibilidade e de aceitação da sexualidade e das suas expressões de gênero na velhice LGBT podem afetar negativamente as relações afetivas e socioemocionais (Silva; Araújo, 2020). Em estudo sobre as relações afetivas de idosos LGBT, observou-se que 24% deles eram casados legalmente e 26% eram solteiros (Fredriksen-Goldsen *et al.*, 2017). Os casados relataram melhor qualidade de vida e mais recursos econômicos e sociais do que os solteiros; os indicadores de saúde física eram semelhantes para os legalmente casados e os solteiros. Relatos de problemas de saúde predominaram entre os idosos LGBT solteiros.

Tendências da pesquisa em ciências sociais sobre envelhecimento e velhice LGBT

Os primeiros estudos em Ciências Sociais sobre velhice LGBT foram desenvolvidos em meados dos anos 1960, liderados pelo sociólogo norte-americano Martin S. Weinberg (Henning, 2020). Em 1978 foi fundada a Advocacia e Serviços para Idosos LGBT (SAGE) na cidade de Nova York, que até hoje atua com as pautas e necessidades desse grupo (Henning, 2014). Na medida em que cresceu a atuação política em favor da população LGBT, aumentou também o interesse pelos estudos contemplando várias facetas de sua realidade. Fredriksen-Goldsen e Muraco (2010) analisaram 58 artigos de pesquisa publicados entre 1984 e 2008 e neles identificaram três linhas de investigação: ajustamento psicossocial ao processo de envelhecimento, desenvolvimento da identidade e recursos sociais e comunitários. Rosenfeld (2010) interessou-se pelas pesquisas que tinham como objetivos a descrição das experiências dos idosos LGBT, suas relações sociais e os efeitos das redes de apoio sobre o bem-estar de pessoas idosas LGBT. Fredriksen-Goldsen *et al.* (2019) observaram que as primeiras produções científicas sobre orientação sexual e envelhecimento se interessaram pela identificação dos estereótipos negativos e dos mitos sobre o envelhecimento de *gays* e lésbicas. Nos últimos 10 anos aumentou o volume de artigos caracterizados pelo emprego de vários métodos e delineamentos e por boa fundamentação teórica, e surgiram novas áreas de pesquisa investigando a saúde e o bem-estar dos idosos LGBT e os fatores psicossociais que influenciam seu envelhecimento, sua saúde e seu bem-estar. Fabbre *et al.* (2019) verificaram que 52% dos artigos identificados empregaram teorias aplicadas à velhice LGBT, 23% apresentaram teorias implícitas ou parcialmente aplicadas e 25% eram ateóricos.

Nos anos 2000, numerosos periódicos da área social publicaram edições especiais sobre velhice LGBT. Em 2005, o *Journal of Gay and Lesbian Social Services* organizou uma edição especial sobre cuidados LGBT e o papel dos contextos sociais, históricos e políticos para o bem-estar de idosos LGBT e seus cuidadores. Em 2013, o *Journal of Religion, Spirituality, and Aging* abordou a temática religiosidade e espiritualidade entre idosos LGBT com foco nas diversas experiências espirituais e suas conexões com o bem-estar. No ano de 2014, o *Journal of Gerontological Social Work* publicou uma edição especial sobre envelhecimento LGBT, incorporando uma série de perspectivas conceituais e teóricas, como fatores de risco e proteção, resiliência, identidade sexual, revisão de vida, teoria *queer*, suporte social, aceitação, perspectivas relacionais, luto e competência cultural (Fabbre *et al.*, 2019). Em 2015, a *Gerontologist* publicou um suplemento em que foram contempladas questões de saúde e envelhecimento e os dados do *Aging With Pride: The National Health, Aging, and Sexuality/Gender Study*, uma pesquisa populacional realizada com idosos LGBT (Fredriksen-Goldsen *et al.*, 2017). Nesse mesmo ano, a *Generations* publicou uma edição suplementar com artigos versando sobre as implicações políticas dos estudos LGBT+ (Fredriksen-Goldsen *et al.*, 2017). Também em 2015, o livro publicado pela American Psychological Association (APA), com o título *The Lives of LGBT Older Adults: Understanding challenges and resilience* (Orel; Fruhauf, 2015), focaliza aspectos culturais, familiares e individuais; saúde e bem-estar; estigma; teorias psicológicas sobre velhice LGBT; famílias LGBT; idosas transexuais.

Na *LGBT Health*, em 2018, foi publicada uma edição inaugural sobre envelhecimento LGBT em que foram destacadas a necessidade urgente de pesquisas de campo, a defesa de políticas nacionais e estaduais para as pessoas idosas LGBT, a abordagem das disparidades de saúde e a melhoria nos métodos de pesquisa sobre idosos LGBT (Fabbre *et al.*, 2019). O *International Journal of Aging and Human Development* organizou um número especial de estudos e pesquisas sobre velhice LGBT com a participação de 16 países de cinco continentes, em que os especialistas apresentaram dados sobre influências culturais, dimensões práticas e descobertas de ponta sobre a velhice LGBT, refletindo os desafios que estes idosos enfrentam ao redor do mundo (Fredriksen-Goldsen).

Medeiros *et al.* (2019) elaboraram uma escala de atitudes em relação a lésbicas, *gays*, bissexuais e transexuais (EAFV-LGBT), com 10 itens que se mostraram válidos e precisos na avaliação de indivíduos com níveis variados do traço latente (Medeiros *et al.*, 2019). Trata-se de instrumento de interesse para pesquisas futuras sobre as atitudes de profissionais, cuidadores, familiares e dos próprios idosos LGBT.

O livro *Envelhecimento e velhice LGBT: práticas e perspectivas biopsicossociais* (Silva; Araújo, 2020) é a primeira coletânea de textos de pesquisas dedicadas ao assunto publicada no Brasil. Reúne psicólogos e cientistas sociais brasileiros e do exterior e inclui temas como a invisibilidade de mulheres idosas lésbicas; a qualidade de vida da população LGBT idosa; recursos psicológicos e sociais; envelhecimento LGBT bem-sucedido; ageismo; diferenças religiosas; sexualidade, gênero e interseccionalidade.

Dados selecionados da literatura LGBT em Ciências Sociais

Atualmente, pode-se dizer que a pesquisa sobre velhice LGBT focaliza dois grandes temas: saúde física e saúde mental/bem-estar psicológico/resiliência. Em pesquisa comparativa, foi observado que mulheres lésbicas idosas têm maior risco de complicações advindas de problemas cardiovasculares e de obesidade, ao passo que homens idosos *gays* e bissexuais têm maior risco com relação à saúde física em geral (Fredriksen-Goldsen *et al.*, 2011). Wallace *et al.* (2011) relataram que entre pessoas lésbicas, *gays* e bissexuais de 50 a 70 anos de idade, foram observadas taxas mais altas de diabetes, hipertensão arterial sistêmica, limitações físicas e saúde autoavaliada negativamente do que em idosos não LGBT. É provável que esses dados sejam indicadores de lacunas nas políticas sociais de saúde para esses grupos.

Fredriksen-Goldsen *et al.* (2013) identificaram vitimização ao longo do curso de vida, barreiras financeiras, obesidade e atividade física limitada em idosos LGBT. Estigma internalizado foi um preditor significativo de incapacidade e depressão. Suporte social e tamanho da rede social mostraram-se como fatores protetores, contribuindo para a diminuição da vulnerabilidade à incapacidade e à depressão. Choi e Meyer (2016) demonstraram que os idosos LGBT são mais expostos a riscos à saúde física e mental do que idosos heterossexuais; entre transexuais havia maior prevalência de sintomas depressivos associados às experiências de estigma e vitimização; os idosos LGBT apresentavam mais adesão do que os heterossexuais ao teste de HIV, e os soropositivos para HIV apresentaram mais problemas de saúde mental do que os soronegativos. Ainda, os idosos LGBT apresentam níveis mais altos de sofrimento psicológico do que os que não se declaram LGBT, que experimentam múltiplas barreiras de acesso a serviços de saúde física e mental, psicossociais e culturais. A revelação da identidade sexual associou-se positivamente a qualidade de vida e saúde mental, do mesmo modo que a discriminação se associou negativamente a saúde física e mental, apoio social, tamanho da rede social, condições físicas, atividades de lazer, emprego e renda (Fredriksen-Goldsen *et al.*, 2015).

Kim e Fredriksen-Goldsen (2016) observaram graus elevados de solidão entre os idosos LGBT que moram com companheiro ou cônjuge, os que moram sozinhos e os que moram com outras pessoas. Em estudo sobre a qualidade de vida de idosos LGBT afro-americanos e hispânicos, Kim *et al.* (2017) observaram que baixa renda e baixo nível de escolaridade, não afirmação da identidade e falta de apoio social estavam associados ao baixo nível de qualidade de vida física e psicológica. Yang *et al.* (2018) observaram que o acolhimento de prestadores de serviços médicos e sociais atuou como fator protetor contra o isolamento percebido e também diminuiu o impacto negativo de viver sozinho. Steelman (2018) revelou que idosos LGBT com déficits cognitivos requerem cuidados específicos especializados e prolongados de uma equipe multiprofissional preparada, do contrário poderão ser afetados por ansiedade e medo, que se desenvolvem em face de maus-tratos, preconceitos e desrespeito. O autor ainda comenta que, ao se mudarem para instituições de longa permanência, muitos idosos LGBT preferem esconder a identidade de gênero e a orientação sexual, por medo de discriminação.

Kneale *et al.* (2019) observaram que a desigualdade social com relação às oportunidades de tratar da saúde física e mental, de obter recursos da assistência social, e de contar com proteção contra a violência e a solidão comprometem gravemente a identidade de gênero e os relacionamentos afetivos das pessoas idosas LGBT ao longo do curso de vida. Shnoor e Berg-Warman (2019) observaram que idosos LGBT tinham menor rede de suporte social e mais queixas de isolamento social que a população idosa em geral; que tinham medo de buscar os serviços sociais de saúde, tendo em vista o receio de revelar a sua identidade de gênero e sua orientação sexual, e que apresentavam escassez de apoio familiar e excesso de barreiras psicossociais. Por outro lado, Perone *et al.* (2019) identificaram o papel positivo desempenhado pela comunidade LGBT no enfrentamento do isolamento social e da solidão.

Em estudo realizado com idosos transexuais canadenses, foram identificados três temas nas narrativas dos participantes: a precariedade econômica e as formas de lidar com o cotidiano; as dificuldades de apoio na família e na comunidade, e as preocupações com as lacunas de informação nos serviços de saúde (Pang *et al.*, 2019). Siverskog e Bromseth, (2019) verificaram que o uso de tecnologias da informação foi importante para a manutenção de relacionamentos pessoais e redes de apoio social. Alves e Araújo (2020) observaram que as desigualdades raciais e sexuais estavam relacionadas maior vulnerabilidade social. Os idosos negros LGBT têm menos acesso a serviços de saúde, educação e proteção social, de modo a ficarem mais propensos à marginalização social que as pessoas idosas brancas e não identificadas como LGBT.

Considerações finais

As variáveis gênero, sexualidade, orientação sexual e identidade de gênero interagem com raça, nível de escolaridade, nível socioeconômico, classe social, estado civil, origem regional/nacional e arranjo familiar, entre outras variáveis sociológicas, determinando a vulnerabilidade física e psicossocial das pessoas LGBT. A vulnerabilidade social desses grupos associa-se a preconceitos, estigmas e violência estrutural ao longo da vida. Há necessidade de políticas públicas sociais e de saúde que contemplem a criação de espaços geriátricos inclusivos e acolhedores à diversidade sexual e de gênero.

Considerando as mudanças demográficas e sociológicas pelas quais passa a população idosa brasileira, devem ser vistos como prioridades, o treinamento de equipes multiprofissionais especializadas no trato com o segmento LGBT nos serviços de atenção básica à saúde, de natureza pública e privada; o preparo das equipes das instituições de longa permanência e de outros serviços de acolhimento e habitação para acolher pessoas desses grupos, e um manejo acolhedor que tenha como foco a aceitação e a melhoria da qualidade de vida dos idosos de modo geral e dos LGBT em particular.

Uma abordagem interseccional aplicada à prestação de serviços e à pesquisa deveria analisar as relações entre a orientação sexual, a identidade de gênero e a expressão de gênero e variáveis demográficas, socioeconômicas, psicológicas, sociológicas e culturais.

O conhecimento sobre a velhice, o envelhecimento e os idosos LGBT se beneficiarão da formação e da consolidação de redes de pesquisadores brasileiros e latino-americanos, que possam desenvolver pesquisas sobre as múltiplas dimensões das experiências LGBT no âmbito individual e social. Paralelamente, o ensino de graduação e de pós-graduação em Medicina e demais ciências da saúde e em ciências sociais deverá introduzir os alunos na temática.

No que tange aos cuidados humanizados à velhice LGBT, será necessário realizar um grande esforço educacional junto aos cuidadores, gestores e profissionais de saúde visando à mudança de atitudes e à aquisição de conhecimentos e habilidades especializadas.

A Geriatria e a Gerontologia têm um relevante papel transformador e humanizador com relação à população idosa LGBT.

150

População Negra: das Iniquidades Históricas à Busca pela Cidadania Plena na Velhice

Alexandre da Silva

Introdução

O Brasil já é um país majoritariamente negro, ou seja, a maior parte da população se autodeclara como preta e parda. Ao mesmo tempo, estamos envelhecendo de maneira muito acelerada – ora pelo aumento da expectativa de vida, ora pela redução da taxa de fecundidade. São necessárias mais análises para entender que esses fenômenos demográficos ocorrem de modos bem particulares, dependendo da região do país, de sua constituição e de suas formas de oferecer saúde e determinar adoecimento da população. Mortes por causas externas geram maiores impactos na população negra se comparada a outros grupos étnico-raciais, por exemplo.

Quais seriam os grupos sociais que chegam em maior quantidade e com melhor qualidade de vida às idades iguais ou superiores a 60 anos? Envelhecer já é uma realidade para todas as pessoas no nosso país ou uma possibilidade condicionada para alguns? E como o racismo impacta a forma de entendermos a Gerontologia no Brasil? São para respostas ou reflexões a essas perguntas que este capítulo foi elaborado; descrever fatores que explicam as desigualdades relacionadas com o envelhecimento e como idosos(as) negros(as) estão envelhecendo no nosso país e quais possibilidades estão disponíveis para o envelhecimento da população negra.

Por que ainda falamos de raça e racismo?

"*Até que leões inventem as suas histórias, os caçadores serão sempre os heróis das narrativas de caça*" (Provérbio africano)

A partir desse provérbio africano, discuto a necessidade de incluirmos novas narrativas para um amplo conhecimento da história brasileira e, desse modo, entender a importância da inclusão de outras epistemologias. Dessa maneira, a história do Brasil também pode ser (re)contada como um país de indígenas que, há séculos foi invadido por europeus que trouxeram pessoas negras nascidas no continente africano para o Brasil na condição de pessoas escravizadas e não de escravos (na África essas pessoas não viviam da forma imposta para eles e elas aqui no Brasil) (Schwarcz; Starling, 2015). Com essa breve introdução, ainda que fosse nobre e muito necessário um maior detalhamento, podemos entender que a construção de raça no Brasil sempre procurou valorizar e tornar quase que exclusivo tudo que era proveniente da Europa. O comércio de pessoas negras escravizadas teve seu modelo fundamentado em valores e relações com países europeus que incluíram esse modelo econômico no Brasil e, quando houve oportunidade para eles, também influenciaram o seu fim para a implantação de um novo sistema de comércio que excluía da noite para o dia a participação das pessoas negras. Esse é um dos pontos importantes da história, no qual as iniquidades raciais passaram a definir trajetórias de vida injustas e desiguais para pessoas negras se comparadas a outros grupos étnicos e de pele não escura que vieram a residir neste país.

Houve no país políticas de branqueamento que estimularam a vinda de europeus de pele bem branca e, em um segundo momento, os "brancos não tão brancos", como foram definidas aquelas pessoas vindas de Portugal e Espanha. Para todos existia a promessa de terra, trabalho e outras condições necessárias para morar neste país de forma digna para os padrões da época. E, com o final do trabalho escravagista no Brasil, negros e negras libertos não tiveram qualquer incentivo, como terra e emprego, para um recomeço de vida (Schwarcz; Starling, 2015). Não houve qualquer reparação, por meio de ações ou programas, voltada para a promoção de equidade e esse fato, até hoje, explica o quanto que o racismo estrutura nossa sociedade, atravessando o curso de vida de pessoas negras, indígenas e imigrantes de pele escura. Ainda é frequente a mudança da estética de pessoas negras com fins de melhor aceitação na sociedade, para maior empregabilidade e menos constrangimentos relacionados com a discriminação racial. Nas últimas décadas, uma mobilização bem articulada dos movimentos negros, da academia, da mídia e de outros atores sociais vem ressignificando e revalorizando a identidade negra, passando por uma releitura e resgatando a beleza da estética negra e indígena, por mais que o preconceito e a discriminação não deixassem de existir. Associa-se a esse fato o idadismo para pessoas negras velhas que reduzem as oportunidades e também os direitos para usufruir o bem-estar e a plenitude de sua cidadania.

Para construir um novo Brasil, não indígena, não africano e mais parecido com a Europa, o Brasil precisou criar a noção, a narrativa e as epistemologias de superioridade das pessoas europeias que invadiram o solo brasileiro. De maneira alguma os indígenas foram passivos a esse ataque e contra-atacaram de variadas maneiras, assim como os negros escravizados lutaram a todo instante contra esse regime desumano de vida e usaram diversas estratégias, como fuga, automutilação, sincretismo religioso e capoeira, chamada de dança, mas que nunca deixou de ser uma luta. Monteiro Lobato, famoso escritor e membro da Sociedade Eugênica de São Paulo,[1] e Nina Rodrigues, famoso médico, foram grandes intelectuais que procuraram instituir a eugenia no Brasil, obtendo êxito no propósito de criação de práticas, narrativas e saberes para a discriminação de negros e indígenas, reforçando os conceitos de raça, racismo e eugenia. Criminalizar e inferiorizar quem tem pele escura no Brasil foi campo de estudo e de muito investimento (Rodrigues, 2015), o que justifica ainda as marcas dessa eugenia na nossa sociedade. Em março de 2019, uma juíza alegou o seguinte quanto a um réu branco: "Vale anotar que o réu não possui o estereótipo padrão de bandido, possui pele, olhos e cabelos claros, não estando sujeito a ser facilmente confundido."[2] Esse resquício de ideias eugenistas reforça o racismo estrutural, que ainda é muito presente no Brasil e no mundo, e corre riscos ainda maiores de se perpetuar, tanto pelas práticas vigentes como também pelas novas, como os algoritmos utilizados no mundo digital.[3]

Assim, o racismo mostra-se muito mais complexo e constituinte da nossa sociedade, principalmente na construção e na manutenção das iniquidades raciais e sociais, afetando também o envelhecimento, ou seja, criando diversas barreiras que geram menos possibilidades para se chegar às idades avançadas e

[1]Disponível em: https://almapreta.com/editorias/o-quilombo/monteiro-lobato-um-pai-eugenista. Acesso em 9 out 2021.

[2]Disponível em: https://ultimosegundo.ig.com.br/brasil/2019-03 a 01/estereotipo-padrao-bandido-juiza.html. Acesso em 9 out 2021.

[3]Disponível em: https://www.geledes.org.br/racismo-algoritmico-pesquisador-mostra-como-os-algoritmos-podem-discriminar/. Acesso em 9 out 2021.

também por determinar singularidades nas condições de vida para boa parte das pessoas negras idosas. Singularidades que se refletem em desvantagens e impossibilidades da autonomia, do bem-estar e do exercício pleno de cidadania.

Por que a gerontologia precisa falar de racismo e de população idosa negra?

O indicador raça/cor da pele é um marcador social multidimensional que permite a identificação de desigualdades e iniquidades na sociedade brasileira e também de outros países (Guimarães, 2015; LaVeist, 2005; Petruccelli; Saboia, 2013; Williams, 1996). A análise sobre como nossa sociedade foi construída, caracterizando formas bem particulares (e desiguais) quanto ao envelhecimento, envolve aspectos relacionados com a escolaridade, a renda, o tipo de trabalho, o local onde reside, o gênero e a classe social. O pesquisador Marcelo Paixão coordenou um projeto em 2008 que, dentre diversas contribuições para o entendimento das desigualdades raciais no Brasil, elaborou pirâmides etárias na perspectiva étnico-racial. Observou-se como a pirâmide referente às pessoas brancas evidenciava um envelhecimento populacional, com alargamento do ápice e estreitamento da base (Figura 150.1). Na pirâmide para pessoas pardas e pretas foi o inverso: base mais larga e ápice mais estreito, refletindo o que especialistas e gestores da área da saúde da população negra observam cotidianamente: a existência de fatores, vulnerabilidades e exposições a riscos que comprometem o envelhecimento das populações pretas e pardas (Figura 150.2).

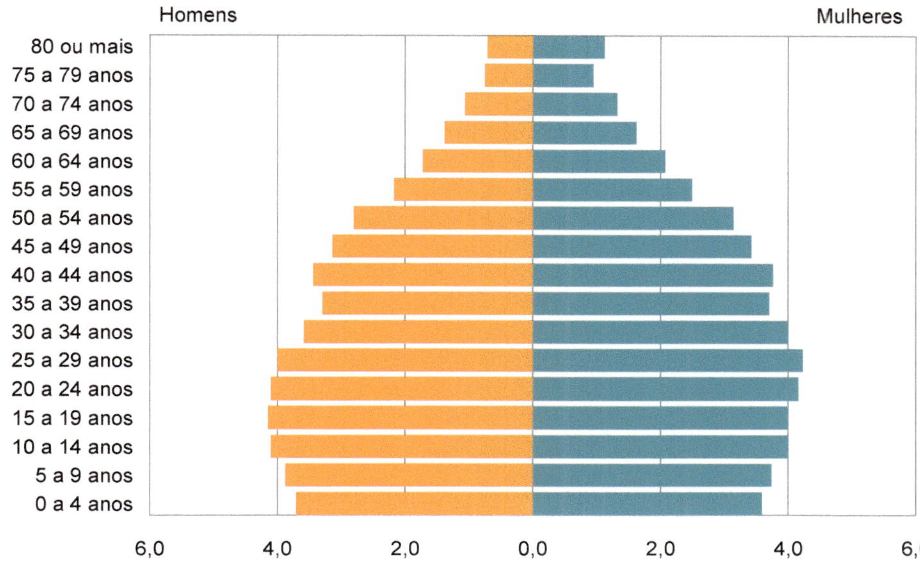

▪ **FIGURA 150.1** Pirâmide etária da população residente de cor branca, segundo faixa etária selecionada e sexo, Brasil, 2008 (em % da população). (Fonte: IBGE, microdados PNAD. Tabulações LAESER: Fichário das Desigualdades Raciais; Paixão *et al.*, 2010.)

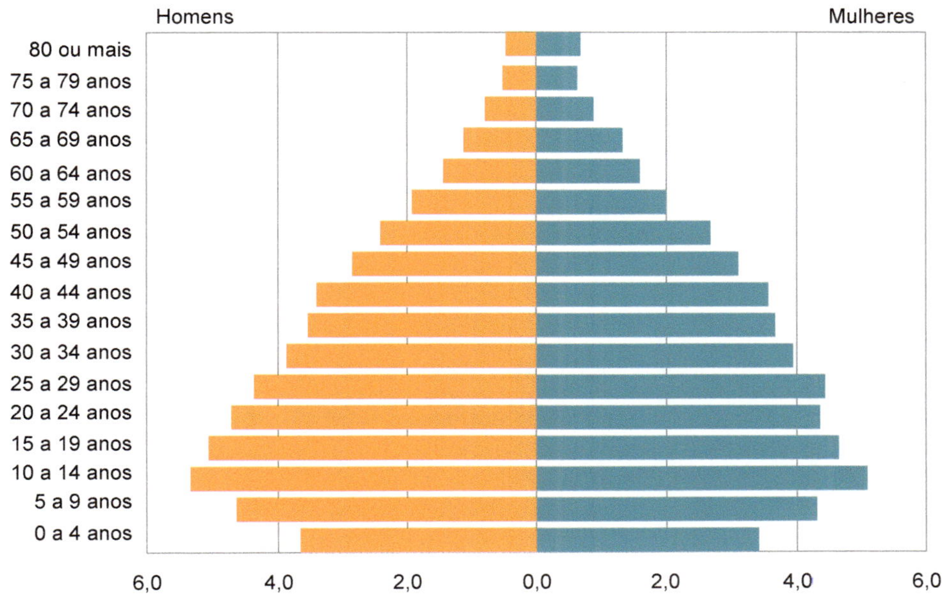

▪ **FIGURA 150.2** Pirâmide etária da população residente de cor preta ou parda, segundo faixa etária selecionadas e sexo, Brasil, 2008 (em % da população). (Fonte: IBGE, microdados PNAD. Tabulações LAESER: Fichário das Desigualdades Raciais; Paixão *et al.*, 2010.)

Tais pirâmides refletem o quanto políticas e programas possibilitam o bem-estar e o direito de viver e vivenciar a velhice para pessoas brancas, diferentemente para o que ocorre com pessoas negras. E, muitas vezes, tal situação desigual ocorre em um mesmo bairro, em um mesmo município, refletindo que há práticas e saberes que naturalizam o racismo e idadismo no Brasil e restringem oportunidades de velhices para diversos grupos sociais.

Epidemiologia

Dados da Pesquisa Nacional por Amostra de Domicílios (PNAD) contínua mostra que o percentual de pessoas pretas aumentou de 7,4% em 2012 para 9,4% em 2018, e entre as pessoas pardas saiu de 45,3 para 46,8% (Instituto Brasileiro de Geografia e Estatística [IBGE], 2020), mostrando que o Brasil é um país majoritariamente composto por pessoas negras autodeclaradas como pretas ou pardas (Petruccelli; Saboia, 2013). Houve também o aumento das pessoas com 60 anos de idade ou mais, que passou de 8,8 para 10,8%. Até 2018, existiam quase 32 milhões de pessoas idosas no Brasil, sendo 8,8% (quase 3 milhões) de pessoas idosas pretas e 39,2% (um pouco mais de 12,5 milhões) de pessoas idosas pardas, totalizando 48% do total de população idosa brasileira. Este é um fato demográfico que justifica a urgência na investigação do envelhecimento nessa perspectiva étnico-racial: um Brasil no qual as pessoas, a cada dia, passam a se identificar mais como pessoas negras (o percentual de pessoas autodeclaradas como brancas diminui anualmente) e, ao mesmo tempo, envelhecem rapidamente, o que não quer dizer que estejam mais se assumindo como velhas e velhos, já que esse critério é mais demográfico do que uma autopercepção e que refletiria uma identidade construída na valorização do ser uma pessoa velha.

O envelhecimento da população negra é afetado por diversos fatores que o diferenciam em relação à população branca, e um desses fatores explicativos é a maior mortalidade que ocorre, sendo, na maioria das vezes, evitável, injusta e tratável se houver um diagnóstico precoce e um tratamento completo. No documento "Subsídios para o debate sobre a Política Nacional de Saúde da População Negra: uma questão de equidade" elaborado por especialistas, atendendo a uma solicitação da Nações Unidas, em 2001, sobre doenças e agravos comuns na população negra, o envelhecimento foi incluído no grupo de agravos cujas condições fisiológicas são alteradas por fatores socioeconômicos (Tabela 150.1) (Werneck, 2016). Isso quer dizer que não há uma pré-disposição genética desde o início da vida para que pessoas negras tenham um tempo de vida menor, quando comparadas a outros grupos raciais ou étnicos. Uma pesquisa norte-americana realizada com marcadores celulares do estresse oxidativo e do envelhecimento acompanhou um grupo de pessoas de 45 a 84 anos de vida que tinham fatores comumente associados aos estresses que impactam a vida, como fumo, nível de atividade física, alimentação, índice de massa corporal e mensuraram o tamanho do telômero desses participantes. A redução do tamanho está fortemente associada a uma menor replicação celular e, consequentemente, a um menor tempo de vida celular. Para pessoas negras que viviam em piores condições de vida, a redução do telômero foi muito maior, confirmando que as condições de vida diminuem as chances de alcançar idades avançadas nessa perspectiva celular (Diez Roux *et al.*, 2009). O estudo intitulado *A Cor da Morte*, realizado com a população do estado de São Paulo, em 2004, mostrou que as causas de maior mortalidade para pessoas negras não eram as mesmas que acometiam as pessoas brancas. Mortes maternas ou relacionadas com o parto, por causas externas (violências), por transtornos mentais e doenças infecciosas acometeram mais as pessoas pretas e pardas (Figura 150.3).

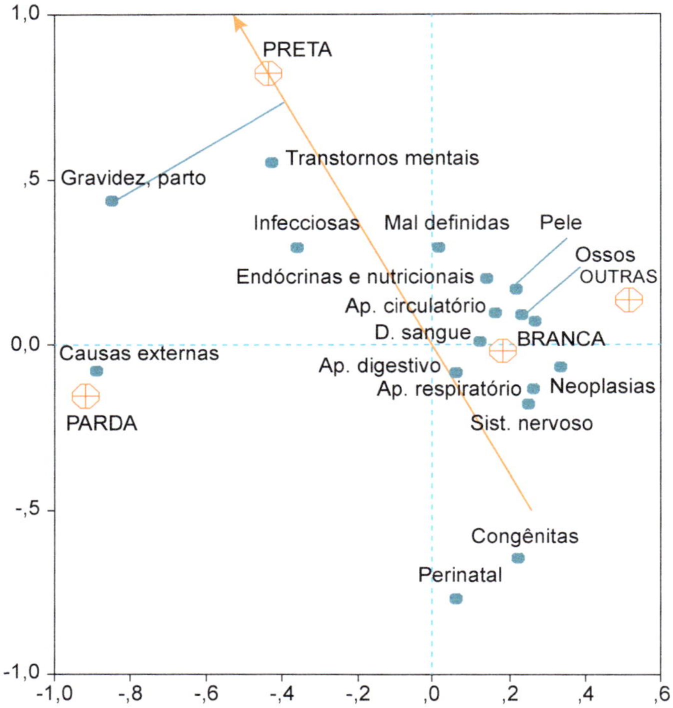

■ **FIGURA 150.3** Mapa das relações entre categorias de causa básica de óbito e cor entre os óbitos registrados para o Estado de São Paulo no período de 1999 e 2001. (Adaptada de Batista *et al.*, 2004.)

■ **TABELA 150.1** Doenças e agravos comuns na população negra listados por especialistas para a elaboração do documento "Subsídios para o debate sobre a Política Nacional de Saúde da População Negra: uma questão de equidade", Nações Unidas, em 2001.

Grupo I	Grupo II	Grupo III	Grupo IV
Geneticamente determinadas; ou dependentes de elevada frequência de genes responsáveis ou associadas:	Adquiridas, derivadas de condições socioeconômicas desfavoráveis	De evolução agravada ou de tratamento dificultado	Condições fisiológicas alteradas por condições socioeconômicas
• Hipertensão arterial • Anemia falciforme	• Desnutrição • Mortes violentas • Mortalidade infantil elevada • Abortos sépticos • Transtornos mentais	• Hipertensão arterial • Câncer colo de útero • Diabetes melito	• Crescimento • Gravidez e parto • Envelhecimento

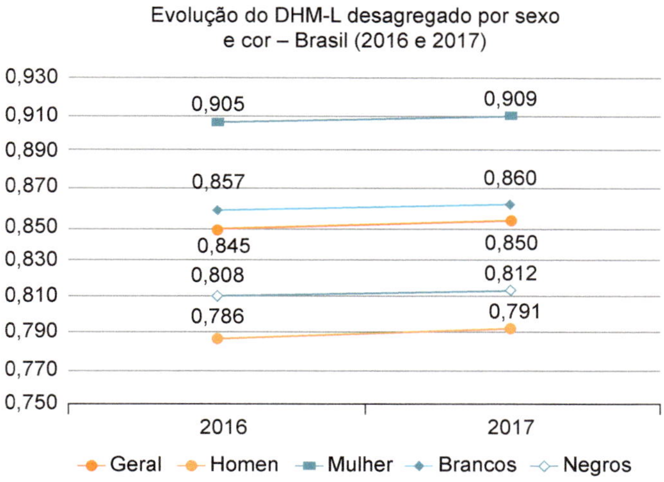

▪ **FIGURA 150.4** Índice de Desenvolvimento Humano Municipal (IDHM), do Atlas do Desenvolvimento Humano no Brasil, elaborado pelo Instituto de Pesquisa Econômica Aplicada. (Fonte: IPEA, 2019.)

As necessidades de ações para a equidade com perspectivas para um bom envelhecimento da população negra também podem ser visualizadas a partir do componente de Longevidade do Índice de Desenvolvimento Humano Municipal (IDHM), divulgado no Atlas de Desenvolvimento Humano no Brasil, que aponta para desigualdades entre pessoas brancas e negras, ainda que a expectativa de vida de pessoas negras tenha aumentado de 73,46 para 73,69 anos de idade (Figura 150.4) (Instituto de Pesquisa Econômica Aplicada [IPEA], 2019).

É o conjunto desses resultados, e de outros que poderiam ser apontados, que justifica as diferenças entres pessoas idosas brancas e negras que, em uma leitura analítica que considere o tempo histórico e os momentos políticos, permite atestar que o racismo modula, de forma prejudicial, a vida de pessoas negras, a ponto de restringir uma parcela desse grupo da oportunidade de alcançar os 60 anos de idade; e, mesmo alcançando, que esta seja uma fase ainda com dificuldades para ter saúde, com repetidas e sistemáticas situações para doenças e cuidados inadequados ou incompletos.

Determinantes sociais de saúde e a determinação social de saúde para o envelhecimento da população idosa negra

São variados os fatores que estruturam e determinam o envelhecimento da população negra no Brasil, como oportunidades desiguais para bons empregos ao longo da vida, dificuldade para o acesso à educação (incluindo um período histórico no qual pessoas negras não podiam ir à escola – em 1837), habitação e meio ambiente desfavoráveis (referência aos território negros, onde as condições de saneamento, violência, acesso à alimentação e ao bem-estar são ruins, na maioria das vezes) (Cunha Jr.; Ramos, 2011), insuficiência de redes de afeto e de apoio (definidas a partir de uma trajetória de vida de muito trabalho, pouco lazer e mortes de familiares e amigos), valores culturais desrespeitados (muitos desconstruídos ou marcados por uma ordem capitalista de trabalho e de estereótipos negativos construídos sobre a identidade negra e idosa) e saúde (falta dela, mais doenças e cuidados inadequados). Tais fatores caracterizam uma determinação social na qual as mudanças necessárias demandam uma coesão da sociedade, muito mais que a proposição de políticas. A concretização das ações e dos programas e a revisão de posturas institucionais para o enfrentamento das discriminações relacionadas com a cor da pele e a etnia, o gênero, a faixa etária e o local onde reside são necessárias para que pessoas idosas negras consigam viver melhor, com maior respeito à sua cidadania e autonomia. A Figura 150.5 mostra como o racismo está presente nas construções de iniquidades em saúde e como modulador de outras situações de vida. O adoecimento que segue, como agravos ou doenças dos sistemas cardiovascular, endocrinológico e nervoso (Williams; Priest, 2015) são consequências diretas ou indiretas dos injustos e desnecessários estresses sofridos ao longo da vida.

Em relação aos determinantes sociais de saúde (Whitehead, 2000), os fatores apresentados nos modelos tradicionais passariam a ser mais bem ajustados e compreendidos se o racismo fosse incluído como uma condição que também estabelece formas específicas de morte, de vida e de cuidados. Em uma revisão sistemática a partir de pesquisas internacionais sobre

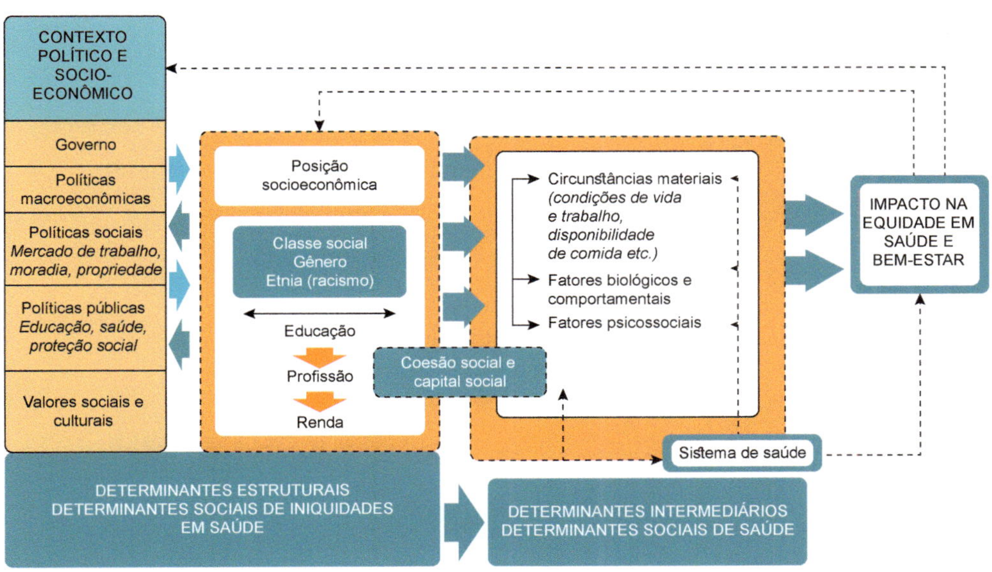

▪ **FIGURA 150.5** Modelo de Determinantes da Equidade em Saúde, 2005. Comissão de Determinantes Sociais de Saúde. (Adaptada de Werneck, 2016; extraída da Organização Mundial da Saúde e Solar; Iwin, 2010.)

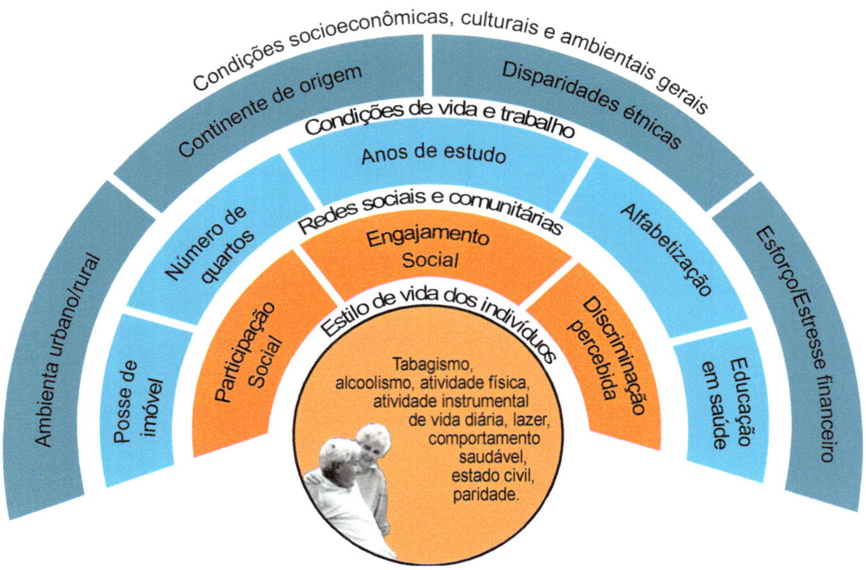

■ **FIGURA 150.6** Modelo de determinação social da mortalidade do idoso. Extraída do artigo "Determinantes sociais da mortalidade do idoso: uma revisão sistemática da literatura." (Adaptada de Silva *et al.*, 2009.)

fatores de risco para o óbito de pessoas idosas, discriminação percebida, estresse financeiro e morar em imóvel alugado e pequeno foram determinantes para o aumento do risco de óbito em grupos étnicos específicos em diversas partes do mundo (Figura 150.6) (Silva; Cesse; Albuquerque, 2009).

No Brasil, uma pesquisa realizada com mais de 1.200 idosos do estudo Saúde, Bem-Estar e Envelhecimento (SABE) identificou os efeitos do racismo para explicar a prevalência de maior incapacidade funcional em pessoas idosas negras, reforçando que escolaridade, renda, presença ou não de filhos, vida conjugal, estar trabalhando e ter vida social não foram fatores suficientes para determinar essa condição pior para pessoas idosas negras (Silva, 2017). Nesse estudo, o modelo conceitual elaborado por Alexandre da Silva e Luís Eduardo Batista definiu que raça/cor da pele é um determinante estruturante e também a causa de diversas desigualdades ocasionadas por discriminação racial ou racismo, com repercussões danosas nas condições de saúde ou de doenças e agravos específicos (Figura 150.7).

As redes de apoio capazes de ofertar afeto ou recursos materiais também estão piores para as pessoas idosas negras, comprometendo a qualidade de vida dessas pessoas e, muitas vezes, implicando maior dependência de outras pessoas ou o aumento das incapacidades funcionais e dos meios de redução dessas. Idosos pretos constituem o grupo que mais mora sozinho ou não recebe apoio de nenhuma pessoa. Idosas pretas foram aquelas que referiram ter menos apoio de cônjuge; porém; que mais recebem apoio de filhos e filhas. Tais aspectos reforçam a importância da segurança preconizada pelo Marco Político sobre Envelhecimento Ativo (Kalache *et al.*, 2015) e também da redução de violência contra a população idosa negra. Esses

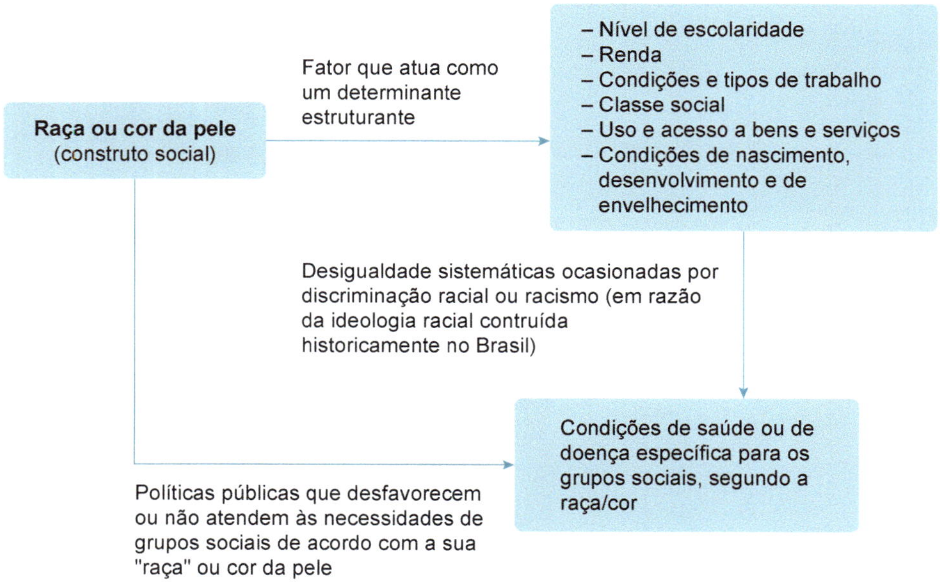

■ **FIGURA 150.7** Modelo conceitual sobre a influência da raça/cor da pele nas condições de saúde, de doença ou de agravos específicos no contexto da população brasileira. (Elaborada por Alexandre da Silva e Luís Eduardo Batista; Silva, 2017.)

achados foram obtidos na pesquisa Idosos do Brasil, publicada em 2020 pela Fundação Perseu Abramo e Serviço Social do Comércio, a partir de uma amostra representativa da população idosa brasileira (Tabela 150.2) (Abramo, 2020).

Quanto ao trabalho e aos tipos de ocupação, a discussão e a reflexão que podemos fazer sobre os tipos de atividades laborais e as formas injustas de remuneração para os trabalhos físicos praticados no Brasil passam por uma construção também racista, pois desvaloriza atividades dessa natureza, principalmente aquelas realizadas no ambiente doméstico. Ao longo dos séculos, pessoas negras são alocadas para ocupações que repercutem negativamente no envelhecimento, antecipando a instalação de maiores incapacidades funcionais e menores possibilidades de acúmulo de renda. Essa forma de determinação social também aumenta a vulnerabilidade de pessoas negras e é naturalizada por boa parte da população brasileira.

Não é de hoje que o território onde reside uma pessoa ou um grupo social pode oferecer possibilidades para o bem-estar, para o exercício da sua cultura, para a prática de atividade física, para o acesso facilitado a bons alimentos e serviços, segurança, trabalho, lazer, escolaridade e outras necessidades. Quanto às pessoas negras, sabe-se que alguns tipos de territórios com suas moradias específicas, como favelas, quilombos e cortiços, podem ofertar um grande sentimento de pertencimento que reforça sua identidade negra, mas que nem sempre oferecem boas condições de vida. Usa-se o termo territórios negros (Cunha Jr.; Ramos, 2011; Rolnik, 1989) para definir espaços nos quais se percebem os efeitos da segregação residencial que, no caso do envelhecimento, podem limitar o acesso e o uso de bens e serviços, permitir a maior violência, omissão do Estado, menos oportunidades de emprego ou de bons profissionais. Pode-se também acrescentar as dificuldades para a mobilidade, para a acessibilidade nos espaços públicos e de ofertas de programas para o desenvolvimento da aprendizagem ao longo da vida, para o trabalho e para a participação social. Algumas instituições religiosas vêm ocupando tais territórios, oferecendo um suporte social e até viabilizando atividades de lazer, como em algumas favelas do Rio de Janeiro (Cunha, 2009).

Acesso desigual aos serviços de saúde

Uma das explicações para as mortes precoces, injustas ou desnecessárias de pessoas idosas negras é a qualidade e a quantidade de acesso aos serviços de saúde (Tabela 150.3). O racismo e o idadismo delimitam trajetórias pouco exitosas para esse grupo social que acessa os serviços de forma tardia para um diagnóstico precoce ou sem a completude do seu tratamento, ambos em razão das dificuldades presentes no seu cotidiano, como trabalhar longe de casa, não ter pessoas para acompanhar até os serviços de saúde, dificuldade para a compreensão das recomendações e, principalmente, por práticas e saberes discriminatórios e naturalizados que são realizados por profissionais de saúde. Tais fatores resultam em dificuldades para o cumprimento de terapêuticas medicamentosas ou não (como acesso a alimentos saudáveis, práticas de meditação ou de exercícios físicos regulares). Nos territórios onde há favelas, cortiços e quilombos dificilmente as pessoas idosas encontram uma rede integrada de serviços de saúde públicos ou privados que atendam a suas demandas para a promoção da saúde e a redução de doenças. A pesquisa realizada com idosos e idosas do estudo SABE, no município de São Paulo, obteve resultados que reforçam essa situação descrita anteriormente e também como a população idosa branca costuma acessar mais os serviços privados de saúde (Tabela 150.3) (Silva, 2018).

Idosos pretos e idosas pardas do Brasil foram os grupos de pessoas idosas que mais relataram sofrer algum tipo de discriminação, mal atendimento ou mal tratamento quando necessitaram de algum cuidado para a sua saúde (Tabela 150.4). Também foram os idosos pretos os que mais não haviam procurado algum serviço de saúde nos últimos 5 anos. Dentro do entendimento da determinação e dos determinantes sociais de saúde, tais aspectos podem demonstrar o quanto ainda são necessárias ações de equidade e de redução do racismo para que esses equipamentos de saúde sejam mais acolhedores das demandas específicas e das particularidades das condições sociais que caracterizam a população idosa negra, destacando o nível de escolaridade que afeta a possibilidade de um bom letramento em saúde e reduz o seu empoderamento.

Todos os resultados desse tópico reforçam a necessidade de maiores investimentos na Atenção Primária como forma de ofertar mais saúde, mais cuidado e menos doença, mudando um cenário ainda hospitalocêntrico e pouco resolutivo para o manejo das doenças, dos agravos e das incapacidades funcionais que são mais prevalentes em pessoas idosas negras.

Políticas públicas: passado e presente

A necessidade de se pensar o envelhecimento da população negra implica a revisão de políticas públicas voltadas para as demandas que esse grupo social necessita, considerando que

▪ **TABELA 150.2** Pessoas que oferecem algum tipo de atenção para as pessoas idosas participantes da pesquisa Idosos do Brasil-II, realizada pelo Sesc e Fundação Perseu Abramo (Brasil, 2020).

	Idosos				Idosas			
	Total (%)	Brancos (%)	Pardos (%)	Pretos (%)	Total (%)	Brancas (%)	Pardas (%)	Pretas (%)
Marido/esposa/parceiro(a)	60	61	63	55	28	31	28	22
Filho(a)	14	13	14	13	37	35	38	42
Neto(a)	2	3	1	1	8	7	9	8
Irmão(ã)	3	4	2	4	4	4	4	6
Pai/mãe	1	0	1	3	0	1	0	0
Outros parentes	1	0	1	2	1	1	1	2
Amigos/empregados agregados não parentes	0	1	0	0	1	1	1	0
Ninguém/mora sozinho(a)	17	17	16	21	18	19	17	17

▪ **TABELA 150.3** Características quanto ao uso de serviços de saúde e acesso a eles por idosos do estudo Saúde, Bem-Estar e Envelhecimento, 2010.

	Frequência (%)				Razão de Prevalência			Valor de p
	Preta	Parda	Branca	Total	Preta	Parda	Branca	
Possuir algum plano de saúde além do SUS (n = 1.263)								
Sim	25,7	30,2	53,1	44,1	0,58	0,68	1,2	< 0,001
Não	74,3	69,80	46,9	55,9	1,33	1,25	0,84	
Local de realização última consulta médica (n = 1.105)								
SUS	75,9	68,4	47,	55,6	1,37	1,23	0,85	< 0,001
Convênio/plano de saúde	20	25,8	47	38,5	0,52	0,67	1,22	
Particular	4,1	5,9	6	5,8	0,71	1,02	1,03	
Local de realização da última internação (n = 145)								
SUS	70,3	68,4	32,8	46,2	1,52	1,48	0,71	< 0,001
Convênio/plano de saúde	20,8	31,6	65,1	51,5	0,4	0,61	1,26	
Particular	8,9	0	2,1	2,3	3,87	0	0,91	
Necessidade de atendimento de urgência (n = 1.263)								
Sim	16,30	25	20,1	21,3	0,77	1,17	0,94	0,13
Não	83,70	75	79,9	78,7	1,06	0,95	1,02	
Local de atendimento da urgência/emergência (n = 289)								
SUS	80,3	81	49,2	62,3	1,29	1,3	0,79	< 0,001
Convênio/plano de saúde	19,7	18,5	48	35,8	0,55	0,52	1,34	
Particular	0	0,6	2,8	1,8	0	0,33	1,56	
Ter realizado todos os exames complementares solicitados na última consulta (n = 638)								
Sim, fez todos	61,8	64,8	77,3	72,5	0,85	0,89	1,07	0,011
Não, mas estão marcados	25,6	22,7	17,1	19,4	1,32	1,17	0,88	
Não ou só alguns	12,5	12,5	5,6	8,1	1,54	1,54	0,69	
Precisar pagar pelos medicamentos prescritos/receitados (n = 717)								
Sim	27,5	43,1	53,3	48,2	0,57	0,89	1,11	0,005
Não	72,5	56,9	46,7	51,8	1,4	1,1	0,9	
Valor pago pelo plano de saúde (n = 561)								
Valor médio em reais (IC95%)	119,84 (65,96; 173,72)	172,33 (116,75; 227,92)	314,29 (276,95; 351,63)	275,20 (242,83; 309,57)				

SUS: Sistema Único de Saúde; IC: intervalo de confiança. (Fonte: Silva, 2018.)

▪ **TABELA 150.4** Relato de pessoas idosas participantes da pesquisa Idosos no Brasil-II quanto a discriminação, atendimento ruim ou tratamento nos serviços de saúde nos últimos 5 anos.

	Homens idosos				Mulheres idosas			
Discriminação ou maus-tratos	Total (%)	Brancos (%)	Pardos (%)	Pretos (%)	Total (%)	Brancas (%)	Pardas (%)	Pretas (%)
Sim	18	18	17	20	18	17	20	15
Nunca	78	79	80	72	80	81	80	83
Não buscou tratamento para a saúde	3	3	3	8	1	2		1

Fonte: Sesc e Perseu Abramo, Brasil, 2020.

as iniquidades têm sido construídas ao longo da história do Brasil. Houve a Lei do Sexagenário que, para o tempo da escravização de pessoas negras no Brasil, foi uma lei para atender às condições para o comércio imposta pelos parceiros comerciais estrangeiros, principalmente a Inglaterra (daí o termo "para inglês ver", dada a pouca relevância para idosos negros daquela época que dificilmente alcançavam os 60 anos de idade). E isso é muito simbólico, dadas as condições atuais de vida de muitos grupos de pessoas idosas que ainda não alcançam os 60 anos ou mais (Fiorio *et al.*, 2011). Exemplo disso são as figuras a seguir, que mostram como, em um mesmo município, grupos específicos de idosos ultrapassam os 60 anos de idade e apresentam um bom índice de envelhecimento, enquanto para outros grupos sociais as condições e possibilidades são muito contrárias, a ponto de se questionar o quanto territórios negros, ainda que com seus aspectos positivos relacionados com a cultura e com a sensação de pertencimento, oportunizam condições dignas para o envelhecimento (Figura 150.8) (Indicadores Sociodemográficos População Idosa residente na cidade de São Paulo, 2020).

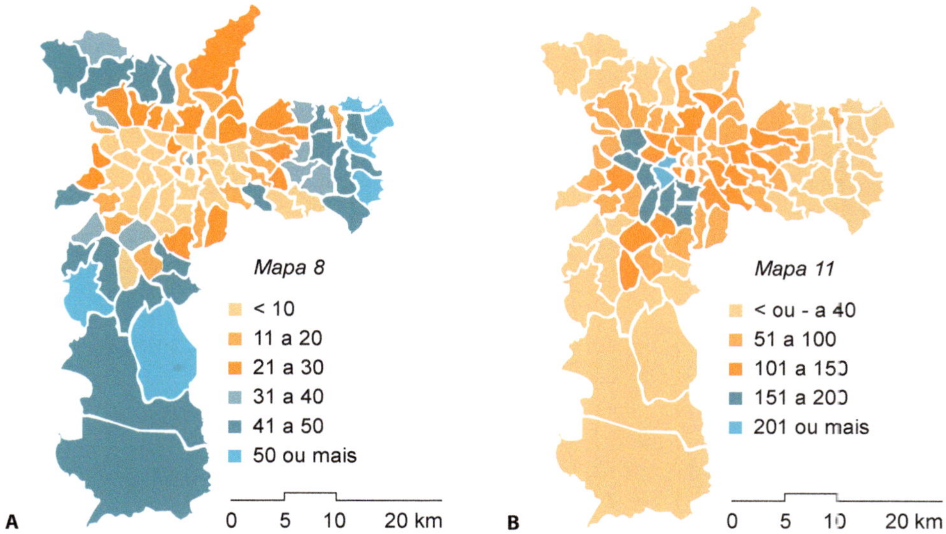

▪ **FIGURA 150.8** Distribuição da população idosa negra segundo dados do Censo, 2010 (**A**) e Índice de Envelhecimento da população idosa geral (**B**) no município de São Paulo. (Fonte: Indicadores Sociodemográficos População Idosa residente na cidade de São Paulo, 2020.)

Pessoas negras ainda buscam melhores condições de moradia em diversos contextos sociais. E não basta que leis e decretos existam para garantir a terra, a água potável ou o esgoto tratado, pois favelas e quilombos são tipos de moradias onde tais desrespeitos às leis persistem. Comunidades quilombolas, até os dias atuais, têm seu modo de vida ameaçado por interesses econômicos que buscam a exploração dos recursos naturais presentes nas suas comunidades, ameaçando o envelhecimento desse grupo populacional (Santos, 2020). Serviços de saúde e de assistência social nem sempre estão presentes nesses locais e isso gera maior exposição a diversas vulnerabilidades para pessoas idosas negras. Cortiços e favelas podem não apresentar condições de acessibilidade e possibilidades para os cuidados com quadros demenciais, estímulo para caminhada para pacientes com acidente vascular encefálico ou doença de Parkinson, como exemplos das doenças e dos agravos comuns em pessoas idosas, além das síndromes geriátricas. Falta de privacidade, necessidade da compreensão de vizinhos e presença do Estado são necessários para que, minimamente, pessoas idosas negras sejam tratadas com respeito e tenham maiores chances para um bom prognóstico.

As políticas voltadas para a pessoa idosa ainda se mostram insuficientes para garantir o direito ao envelhecimento ativo e, considerando uma linha de cuidado, também ficam carentes ações para mitigar os danos relacionados com as incapacidades funcionais associadas às fragilidades e vulnerabilidades. É necessário priorizar ações intersetoriais com foco na discussão sobre urbanização e aumento das desigualdades, educação, trabalho, transporte e os grandes deslocamentos, lazer e moradia para pessoas idosas negras. Cabe questionar quando os territórios negros são amigos da pessoa idosa que ali reside, considerando o marco político sobre o envelhecimento ativo (Kalache *et al.*, 2015).

Achille Mbembe, importante filósofo contemporâneo, traz o conceito de necropolítica, que se caracteriza pelas ações e omissões dos governantes que, agindo por leis, decretos e práticas, determinam o direito de viver ou de morrer para determinados grupos étnico-raciais (Mbembe, 2016) e que, no Brasil, é a população negra objeto dessa prática. Recentemente, em um artigo que aborda o direito de respirar, Mbembe explica como muitos governantes em torno do mundo vêm executando a tal necropolítica (Mbembe, 2020). No Brasil, isso pôde ser comprovado pela distribuição de recursos adequados para o enfrentamento ao coronavírus no país, observando quais foram os locais onde houve maior cobertura e ações para uso de máscaras, álcool em gel, isolamento e distanciamento social. E os dados, que, muitas vezes, ficaram invisibilizados, apontaram que houve grupos sociais em maior exposição e risco para adoecimento e morte causados por ações regidas por prefeitos, governadores e membros do Estado (Kalache *et al.*, 2020; Santos *et al.*, 2020). Não se sabem quais ações foram realizadas para mitigar os efeitos da pandemia na população idosa negra, que é aquela que pode apresentar todos os fatores cientificamente associados às maiores chances de adoecimento e morte no Brasil: negra, velha e com comorbidades e também exposta a diversas condições que constituem uma sindemia (Horton, 2020).

O envelhecimento ativo vale para pessoas idosas negras?

Pensar no envelhecimento ativo é entender que não se trata apenas de prolongar a vida e facilitar as condições para a atividade física de pessoas idosas. Trata-se de garantir a vida social, as possibilidades econômicas para uma vida digna, respeito e valorização da cultura, das atividades espirituais e cívicas (Kalache *et al.*, 2015). Dessa maneira, ainda não temos boas práticas para ilustrar que o envelhecimento ativo acontece de forma exitosa para a população idosa negra. A segurança, aqui estendida não só para a prevenção e a redução das violências física e psicológica, mas também para a seguridade social, está mais comprometida para a população negra que chegará aos 60 anos de idade e encontrará barreiras para esse acesso: quer seja pelo aumento de anos de contribuição que conflita com a menor expectativa de vida se comparada às pessoas idosas brancas, quer seja pelas condições impostas para que o valor da aposentadoria seja condizente para que essa pessoa idosa tenha uma vida digna, sem miséria ou a necessidade de manter-se trabalhando, como já relatado por Silva em uma pesquisa com idosos do município de São Paulo (Silva, 2018). Como pensar em maximizar potenciais social, físico e mental quando ainda há uma luta constante em busca do direito à cidadania plena dentro do seu próprio território, onde muitas vezes passou boa parte da sua vida ali residindo e enfrentando adversidades institucionais, interpessoais e estruturais?

Para pessoas idosas negras, indígenas e imigrantes de pele mais escura, segurança e cuidado não foram propostos para atender a suas expectativas e necessidades. A aprendizagem ao longo da vida ainda é um campo muito pouco explorado e sem muita conexão com a história e a cultura de cada um desses grupos específicos de pessoas idosas. E o Estado consegue perpetuar essas barreiras para o envelhecimento ativo, juntamente com outros atores sociais, como empresários e gestores políticos despreocupados e despreparados frente às temáticas do racismo, do idadismo e da sua interseção.

Cultura, religiosidade e espiritualidade

Nos países do continente africano e das Américas Latina e do Sul, nota-se a prática de religiões centradas no culto aos orixás. Dentre eles há Oxalá, que é um orixá preto e velho, um ancião, que no candomblé está associado à calma, à paz e ao poder da criação. Ele domina a vida e a morte, representa o início da vida, pois nada começa no universo sem passar por ele. Há também o culto à orixá Nanã, muito ligada à terra e que detém o poder da lama, capaz de modelar os seres vivos, e isso a coloca como a criadora do mundo. Do mesmo modo que cria e faz parte da criação, também está envolvida no processo de morte, na perspectiva da renovação da existência e do equilíbrio na Terra. Conhece as ervas e plantas e, por isso, faz uso terapêutico dessas para ajudar na saúde das pessoas. Nanã é uma preta velha, uma anciã, e dança apoiada no seu cetro (Kileuy; Oxaguiã, 2009). Quando se aborda a necessidade de ampliar o campo da Gerontologia e da saúde coletiva, trazendo novas narrativas e epistemologias já conhecidas, mas pouco legitimadas pelo campo acadêmico e científico eurocêntrico, desconsideramos um elemento que poderia ajudar na (re)valorização da pessoa idosa na sociedade brasileira e no enfrentamento do estereótipo criado que perpetua o idadismo. Além disso, é importante entendermos o papel de algumas instituições religiosas que podem atuar também como um suporte social, dada a prevalência de insuficiência familiar na vida de muitas pessoas idosas negras. A capilaridade das instituições evangélicas, pentecostais e neopentecostais são exemplos que podem, além de possível suporte espiritual, também fazer parte da rede de apoio dessa pessoa idosa (Cunha, 2009; Silva, 2018).

Considerações finais

Abordar o envelhecimento da população idosa negra é ampliar os conhecimentos da população brasileira e identificar características e problemas que ainda não permitem que diversos grupos sociais possam chegar bem e ultrapassar os 60 anos de idade como muitos grupos já o fazem aqui há muito tempo. Uma coesão de diversos atores sociais participantes da Gerontologia é necessária para a criação de ações e programas que contribuam para a redução das iniquidades que afetam a vida de pessoas idosas negras. E, assim como está proposto na nossa Constituição Federal e em outras políticas públicas voltadas tanto para a população negra como para a população idosa, o exercício pleno da cidadania também é um direito desse grupo social. Vida com propósito de crescimento pessoal e coletivo e não apenas para sobrevivência com miséria e necessidades.

151

Instrumentos de Avaliação de Rede de Suporte Social

Marisa Accioly R. C. Domingues • Tiago Nascimento Ordonez • Thais Bento Lima da Silva

Introdução

A longevidade é uma aspiração de qualquer sociedade. No entanto, destaca-se que só pode ser considerada como uma conquista na medida em que se agregue qualidade aos anos adicionais de vida. Assim, qualquer política destinada aos idosos deve considerar sua capacidade funcional, a necessidade de autonomia, de participação, de cuidado, de autossatisfação e sua rede de suporte social (Veras, 2009). Também deve abrir campo para a possibilidade de atuação em variados contextos sociais e de elaboração de novos significados para a vida na idade avançada. E incentivar, fundamentalmente, a prevenção, o cuidado e a atenção integral à saúde.

No contexto atual, há vários desafios que devem ser trabalhados para alcançarmos um envelhecimento saudável, conforme preconizado pelo Relatório Mundial sobre Envelhecimento e Saúde, da Organização Mundial da Saúde (OMS, 2015). Considerar a idade avançada como a fase que não necessariamente implica a dependência e gastos advindos das questões mais afeitas à saúde é um desses desafios. Nesse sentido, reconhecer a diversidade e a heterogeneidade de velhices é um desafio central para que se trabalhe com a visão da interdependência e não apenas com o da dependência e gastos relacionados sobretudo com a saúde (OMS, 2015).

É com tal perspectiva que os aspectos relacionais, provindos dos contatos estabelecidos ao longo da vida, podem ser potencializadores de condições favoráveis de saúde física, social e mental, razão pela qual o conhecimento desses domínios e formas de identificá-los urgem para uma prática gerontológica mais efetiva.

Definição de rede de suporte social

Redes de suporte social, para Neri (2005), são "conjuntos hierarquizados de pessoas que mantêm entre si laços típicos das relações de dar e receber". O estudo de redes de suporte social foi inicialmente baseado no conceito de cibernética, que permite a regulação interna dos processos dos organismos vivos, das máquinas e das estruturas sociais a partir do conceito de equilíbrio flutuante (cibernética de primeira ordem) e, posteriormente, da postulação de que toda observação depende do seu referencial (cibernética de segunda ordem). O estudo de redes também foi baseado na teoria sistêmica, cujo foco está nas relações, e a proposta terapêutica é trabalhar com todos os membros do sistema em conjunto, já que todos os membros de um sistema de interação possuem responsabilidades e funções a serem desempenhadas (Sluzki, 1997).

As redes de suporte social podem ser consideradas vínculos construídos no decorrer da vida, além de meios facilitadores de interação emocional, auxílio material, manutenção e afirmação da identidade social, novos contatos sociais e pertencimento a uma rede de relações comuns e mútuas (Rapizo, 1998; Seixas, 1992; Sluzki, 1997; Vieira, 2006).

Segundo Kahn e Antonucci (1980), citados por Neri (2005), as redes de suporte social são categorizadas quanto a: estrutura (tamanho, estabilidade, homogeneidade, simetria, complexidade e grau de ligação entre seus membros); natureza das relações (formais, informais, envolvendo amigos, familiares, pessoas afetivamente próximas e distantes); tipos de interação (afetiva, informativa ou instrumental) e nível de desejabilidade (livre escolha, compulsória, agradável, desagradável, funcional e disfuncional).

A propriedade estrutural das redes de suporte social é influenciada por diversos fenômenos que demonstram a fragilidade estrutural das relações, como a diminuição da taxa de natalidade, o grande número de pais solteiros, o grande número de divórcios e a tendência à institucionalização. Além destes fenômenos considerados recentes na história da humanidade, há outro fator que faz parte do ciclo vital: a morte. Com o passar dos anos, as pessoas perdem contatos próximos e alguns idosos podem ser o único sobrevivente em seu círculo de relações e, mesmo que convivam com outras pessoas, estas podem não ser relações que o idoso possa contar afetivamente e efetivamente. Outro caso é o idoso que não tem parentes próximos geograficamente ou que nunca estão disponíveis nos momentos necessários (Vieira, 2006).

Dentro das famílias, as mulheres são as principais cuidadoras. A manutenção da boa relação intergeracional e a provisão de cuidados para os idosos ainda são consideradas "tarefas de mulher" e na maioria das vezes estas tarefas são realizadas pelas esposas, filhas, netas, irmãs, sobrinhas e cunhadas (Neri, 2005; Vieira, 2006).

Além dos familiares, os amigos e vizinhos também realizam atividades no sistema de suporte social ao idoso, desempenhando o papel de companheiros. Os vizinhos são extremamente importantes neste sistema, já que em muitos casos eles estão mais próximos do idoso do que os familiares, sendo oportuno que eles realizem atividades essenciais àqueles que precisam de cuidados (Domingues, 2000).

Para Erbolato (2002), os vizinhos constituem relações marcadas "pela proximidade geográfica e contato frequente, duas características que podem ser associadas à provisão de auxílio, de informações e de pequenas tarefas, muitas vezes imprescindível para aqueles que têm mobilidade limitada". Essas relações diferem-se das relações de amizade, pois a amizade tem o caráter afetivo sempre presente e as relações de vizinhança não necessariamente têm esse caráter presente, podendo ser limitadas ao apoio instrumental (Ayéndez, 1994).

A comunidade é uma rede eficiente e ativa, é um dos pilares da rede de suporte social do idoso. Por possibilitar que o idoso continue em sua comunidade, ela deve ser valorizada e incentivada, pois garante a realização de programas de prevenção e promoção do envelhecimento saudável e, recentemente, de programas como as cidades e os bairros "amigos dos idosos". Os familiares, amigos e vizinhos constituem a rede de relações e apoios informais. As redes informais de suporte social a idosos fragilizados e dependentes são extremamente importantes e essenciais, principalmente em países com escassos recursos em suporte formal (Neri, 2005).

A organização formal e profissional da rede de suporte social engloba uma série de serviços, como os atendimentos domiciliários oferecidos por algumas universidades públicas e os programas da secretaria de saúde, como a Estratégia Saúde da Família e o Programa de Acompanhantes de Idosos. Tal recurso é crucial quando a rede de apoio informal não é eficiente ao oferecer suporte social ao idoso, ressaltando a importância de uma atenção multiprofissional, uma vez que esta fase da vida é repleta de particularidades e singularidades (Salmazo; Lima-Silva, 2012).

Dessa maneira, é essencial analisar o suporte social segundo a visão do indivíduo para que seja possível a identificação da composição, da função e da qualidade de cada rede. Para tanto, há instrumentos que possibilitam essa compreensão. A seguir, faremos uma breve descrição sobre os tipos de validação de instrumentos e analisaremos alguns questionários, escalas e gráficos que podem ser úteis durante a avaliação da rede de suporte social dos idosos e que são amplamente utilizados no Brasil e no exterior (Salmazo; Lima-Silva, 2012).

Validação de instrumentos de rede de suporte social

Para melhor compreender os estudos de validação dos instrumentos que avaliam a rede de suporte social de idosos, é importante destacar o que é validade e seus subtipos e a diferença entre este termo e confiabilidade. Pode-se iniciar essa introdução dizendo que, quanto à relação entre validade e confiabilidade, há uma grande proximidade entre esses dois conceitos. A confiabilidade é necessária para a validade, mas não o suficiente para estabelecê-la, pois a validade diz respeito à adequação, à legitimidade do instrumento em relação ao que diz medir, enquanto a confiabilidade refere-se à sua estabilidade, à sua capacidade de repetição (Fletcher *et al.*, 1989; Mc Dowell; Newell, 1996; Pereira, 1995).

Em pesquisas com dados subjetivos, é muito comum aferir-se a validade por meio de questionários durante uma entrevista. As perguntas nesse caso são construtos que medem fenômenos específicos. As respostas, convertidas em notas ou pesos, são agrupadas de modo a formar uma escala na qual registram-se os resultados. Tal procedimento não é tão seguro para a confirmação da validade quanto um teste clínico, por exemplo. É, contudo, recomendado, segundo Fletcher *et al.* (1989), por ser mais adequado realizá-lo do que simplesmente supor que uma questão mede exatamente o que pretende medir. De tal forma, não seria adequada a utilização dos termos "válida" ou "inválida" ao nos referirmos a uma escala. Ela pode ser mais ou menos válida a partir dos resultados das estratégias mais utilizadas.

Existem tipos de validades de instrumentos, como a validade de conteúdo, em que se verifica se os itens, domínios ou construtos de um instrumento representam adequadamente o que pretendem mensurar. Na avaliação de testes diagnósticos, segundo Pereira (1995), a validade de conteúdo pode ser utilizada para julgar sua utilidade. O teste será válido se for adequado para medir as facetas que devem ser mensuradas. Uma forma de verificar a validade de conteúdo é submeter o instrumento à avaliação de juízes, que se posicionarão quanto à pertinência dos itens, julgando se apresentam o conteúdo do domínio em questão (Fletcher *et al.*, 1989).

Outro subtipo de validade seria a de critério, ou em relação a um padrão, em que se comparam resultados de um dado teste com um já validado, este chamado padrão-ouro. É recomendado se os testes validados comprovadamente servirem de critério para comparação com o que se pretende validar. Tal tipo de validação é muito utilizado na área da saúde e em epidemiologia (Pereira, 1995).

Quanto à validade discriminante, esta seria a extensão em que os escores obtidos pela aplicação do instrumento distinguem os indivíduos ou grupos, na qual diferenças devem ser encontradas (p. ex., pessoas saudáveis e doentes). Alguns erros possíveis nesse tipo de validação podem ser: falso-positivo, quando um fenômeno é detectado em pessoas que não o possuem; falso-negativo, quando o teste se mostra incapaz de detectar o fenômeno a ser avaliado. Tem-se ainda com relação à validade discriminante os conceitos de sensibilidade, que seria a capacidade de identificar o fenômeno estudado em indivíduos que o apresentam, e a especificidade, capacidade do instrumento em determinar os que não apresentam o fenômeno (Mc Dowell; Newell *apud* Duarte 2001).

Em relação a outro subtipo, validade de constructo, sabe-se que este tipo de validade não pode ser definitivamente comprovado. É um contínuo processo de compreensão do conceito apresentado por meio de diferentes testes. Verifica se a característica a ser mensurada correlaciona-se com outra ou com o conhecimento disponível. É muito empregada em psicologia e na área da educação (Gil, 1995; Pereira, 1995).

Por fim, tem-se a validação lógica ou consensual, aferida pela opinião de um júri. Esse subtipo de validação é usual quando se utilizam instrumentos que medem indicadores de saúde. Do ponto de vista epidemiológico, tal abordagem pode ser considerada, segundo Pereira (1995), como uma forma de validação relativamente fraca, pois pode ocorrer a concordância também no erro. Contudo, ressalta o autor, esse tipo de validação é muito utilizada e aceita nas ciências sociais e na psicologia, sendo um ponto fundamental para que se evite tal problema de critério estabelecido para a seleção dos especialistas. A validade neste procedimento é confirmada a partir da opinião de um grupo de pessoas tidas como especialistas no campo dentro do qual se aplica o instrumento (Gil, 1995).

Quando se fala de confiabilidade, pode-se também destacar fidedignidade, reprodutibilidade ou precisão, e a consistência dos resultados quanto à aplicação de um instrumento quando este se repete (Pereira, 1995). Essa propriedade se refere à exatidão e à estabilidade que um instrumento possui, ao longo do tempo, nos indivíduos observados. Uma escala é tida como fidedigna quando, aplicada à mesma amostra, produz consistentemente os mesmos resultados. Um teste de baixa reprodutibilidade ou repetibilidade acarreta baixa validade, o que significa pouca utilidade. Um teste de alta reprodutibilidade garante alta validade (Pereira, 1995; Fletcher *et al.*, 1989).

O método mais utilizado para medir a fidedignidade de um instrumento é o teste-reteste, que consiste em aplicar um mesmo teste nas mesmas condições procurando obter resultados semelhantes (Gil, 1995; Mc Dowell; Newell, 1996; Pereira, 1995). Além desse método, a confiabilidade pode ser verificada por equivalência entre os instrumentos. Nessa modalidade a confiabilidade é obtida, em termos estatísticos, quando os resultados idênticos ou semelhantes são encontrados utilizando-se instrumento similar. O coeficiente de correlação nessa forma de avaliação deve aproximar-se de um para se afirmar que um teste é preciso. A dificuldade dessa forma de verificação de confiabilidade reside no fato de nem sempre se ter instrumentos paralelos que mensuram o mesmo fenômeno (Gil, 1995; Pereira, 1995).

Na consistência interna, espera-se que a correlação dos itens de um instrumento entre si e com o total apresente congruência uns com os outros, uma vez que medem o mesmo fenômeno. Estatisticamente, pode ser verificado pelo coeficiente alfa de Cronbach, capaz de refletir o grau de covariância dos itens, servindo como indicador de consistência interna do teste. A variação desse coeficiente oscila de 0 a 1, sendo zero a total ausência de congruência, e 1 a total presença de consistência interna do instrumento. Quanto maior o índice alfa, maior a congruência entre os itens do teste, ou seja, maior é sua consistência interna (Fletcher *et al.*, 1989; Gil, 1995; Mc Doewll; Newell, 1996; Pereira, 1995).

A confiabilidade interjuízes refere-se a um tipo de confiabilidade medido na aplicação de um mesmo instrumento por dois ou mais juízes. Diz-se que um instrumento é confiável se esses dois especialistas, utilizando o instrumento de forma independente, concordam sobre seus achados (Gil, 1995). Após ilustrar o contexto de validade de instrumentos, são destacados a seguir estudos que validaram instrumentos com a finalidade de avaliar a rede de suporte social do indivíduo.

Instrumentos para avaliar a rede de suporte social do idoso validados para o português do Brasil

Cramer, Henderson e Scott (1997) propuseram duas formas distintas para avaliar o apoio social: o *apoio percebido* e o *apoio recebido*. O *apoio percebido* refere-se às pessoas as quais o indivíduo percebe como disponíveis em caso de necessidade; já o *apoio recebido* descreve o apoio social tal como é recebido, mesmo que não haja a identificação dos indivíduos que o constituem. Estes autores sugerem, ainda, que o apoio social seja descrito e valorado, a fim de avaliar se tal comportamento de apoio foi satisfatório. Assim, além de identificar as pessoas que constituem a rede social do indivíduo, há a preocupação de avaliar a qualidade e a natureza do apoio social percebido e efetivamente recebido.

Com base nesses pressupostos, o Social Support Questionnaire (SSQ) foi desenvolvido por Saranson *et al.* (1983) com o objetivo de identificar o número de pessoas que constituem o apoio social percebido pelo participante e a satisfação deste em relação ao suporte. Este questionário é composto por 27 perguntas, cada qual composta por duas partes. Primeiramente, pede-se ao participante que indique o número de fontes de suporte social percebido (SSQ-N). O participante pode listar até nove pessoas, além da opção "nenhum". Depois, o respondente informará sobre o grau de satisfação perante esse suporte (SSQ-S), fazendo uma opção em uma escala de seis pontos, que varia entre *muito satisfeito* e *muito insatisfeito*.

Este instrumento foi adaptado para a realidade brasileira por Matsukura, Marturano e Oishi em 2002. O estudo de validação do instrumento foi realizado com mães de crianças com idade entre 0 e 12 anos, residentes em diferentes bairros da cidade de São Carlos, interior do Estado de São Paulo, e apresentou uma fidedignidade teste-reteste satisfatória, bem como um alto nível de consistência interna.

Outro instrumento brasileiro validado como medida de apoio social é a Escala de Apoio Social utilizada no *Medical Outcomes Study* (MOS), de Sherbourne *et al.* (1991). Nesse estudo foram recrutados 2.987 adultos, usuários de serviços de saúde residentes em Boston, Chicago e Los Angeles, EUA, que apresentassem uma ou mais doenças crônicas, como diabetes, hipertensão, doenças coronarianas e depressão. Em seu formato original, tal instrumento foi divulgado com o intuito de avaliar cinco dimensões de apoio social: material (quatro perguntas), que abrange provisão de recursos práticos e auxílio material; afetiva (três perguntas), que considera demonstrações de amor e afeto; interação social positiva (quatro perguntas); habilidade da rede social em satisfazer as necessidades individuais em relação a problemas emocionais, como situações que exijam sigilo e enfrentamento em momentos difíceis da vida; e informação (quatro perguntas), que avalia a possibilidade de contar com pessoas que aconselhem, informem e orientem. Para todas as perguntas, cinco opções de respostas foram apresentadas: 1 ("nunca"); 2 ("raramente"); 3 ("às vezes"); 4 ("quase sempre"); e 5 ("sempre").

Baseando-se no instrumento original, Griep *et al.* (2005) validaram o instrumento por meio de estudo de coorte de funcionários de uma universidade do Rio de Janeiro, Brasil (Estudo *Pró-Saúde*). Neste estudo, os dados foram obtidos na primeira etapa da pesquisa, na qual 4.030 funcionários técnicos administrativos completaram um questionário multidimensional no ambiente de trabalho. Os resultados mostraram associações entre as dimensões de apoio social e as características sociodemográficas relacionadas com a saúde e o bem-estar. Por meio da análise fatorial, foi possível discriminar três dimensões de apoio: interação social positiva/apoio afetivo, apoio emocional/de informação e de apoio material. Foram confirmadas as hipóteses de que indivíduos menos solitários e com melhor estado de saúde autorreferido, com relato de participação mais frequente em atividades sociais em grupo e sem suspeição para transtornos mentais comuns, teriam maior percepção de apoio social. Esses achados indicaram que há evidências de que o instrumento apresenta validade de construto, sugerindo sua utilização futura no âmbito do Estudo *Pró-Saúde* e em populações similares.

Griep (2003) documenta que os primeiros instrumentos de medida de vínculos sociais consistiam de índices simples, frequentemente abrangendo apenas a presença ou ausência de cônjuge, assim como a disponibilidade de um confidente durante situações de crise, a composição da família e/ou participação em atividades sociais (Bowling, 1997). Essas medidas isoladas, apesar de terem se mostrado boas preditoras das condições de saúde e também do risco de morrer, não informavam sobre a natureza desses relacionamentos e não detalhavam o perfil da rede de relações e suporte social do indivíduo (Dean *et al.*, 1994).

Em um estudo recente no Brasil, Zucoloto *et al.* (2019) avaliaram as propriedades psicométricas do Medical Outcomes Study Social Support Survey (MOS-SSS) em uma amostra de idosos usuários de unidades básicas de saúde na cidade de Ribeirão Preto, no estado de São Paulo, sudeste do Brasil. O instrumento foi composto por 19 itens com categorias de resposta que variavam em uma escala de avaliação de sete pontos. A coleta de dados sobre as propriedades psicométricas do MOS-SSS foi realizada em uma amostra estratificada, constituída por 357 idosos com 60 anos ou mais (62,7% do sexo feminino). De acordo com a matriz de correlação, maiores coeficientes de correlação (> 0,90) foram detectados entre 12 pares de itens e agrupados em quatro fatores, conforme sugerido para Análise Fatorial Exploratória. Os resultados confirmaram a validade de construto da estrutura de quatro fatores do MOS-SSS quando aplicado à amostra, bem como a estabilidade desse modelo em distintas subamostras. O grupo concluiu que a estrutura de quatro fatores do MOS-SSS mostrou-se adequada e apresentou adequada validade de construto para avaliação do suporte social em idosos usuários de unidades básicas de saúde.

O desenvolvimento de indicadores mais abrangentes, multidimensionais, que levassem em conta os aspectos funcionais das relações sociais, envolveu domínios mais amplos, com maior abrangência de abstração e com grande diversidade conceitual (Griep *et al.*, 2005). Vários instrumentos foram propostos com o objetivo de medir rede e apoio social, tornando-se, assim, importante a avaliação do cenário em que se encontra o indivíduo e suas redes sociais, pontua Duarte (2001).

Dentro do contexto de instrumentos que investigam a rede de suporte social do indivíduo idoso, temos o Apgar de Família, ou *Family Apgar*, desenvolvido por Smilkstein na década de 1970. Trata-se de um instrumento composto por cinco questões que mensuram a satisfação dos membros da família em relação a cinco componentes considerados básicos na unidade e na funcionalidade de qualquer família: adaptação, companheirismo, desenvolvimento, afetividade e capacidade resolutiva (Duarte, 2020).

A sigla APGAR, proveniente da língua inglesa, deriva de *Adaptation* (Adaptação), *Partnership* (Companheirismo), *Growth* (Desenvolvimento), *Affection* (Afetividade) e *Resolve* (Capacidade resolutiva). A adaptação está relacionada com os recursos familiares oferecidos quando se faz necessária uma assistência; o companheirismo compreende a reciprocidade nas comunicações familiares e na solução de problemas; o desenvolvimento está associado à liberdade, à disponibilidade da família para mudanças de papéis e para alcance de maturidade ou desenvolvimento emocional; a afetividade está relacionada com a intimidade e as interações emocionais em um contexto familiar; e, por fim, a capacidade resolutiva, que está associada à decisão, à determinação ou à resolutividade existentes em uma unidade familiar.

No Brasil, a tradução e a adaptação do instrumento foram realizadas com o objetivo de verificar as propriedades de medida do *Family Apgar* quando aplicado a idosos independentes, dependentes e seus cuidadores (Duarte, 2020). Os resultados obtidos com a aplicação do Apgar são convertidos em escores partindo de uma escala de respostas com cinco opções para cada um dos componentes a serem avaliados. A indicação da resposta "sempre" corresponde ao escore 4, "quase sempre", pontuação 3, "algumas vezes" escore 2, "raramente", escore 1 e "nunca" igual a 0. A somatória dos valores obtidos representa o escore que sugere a qualidade da funcionalidade familiar.

Outros instrumentos para avaliar a rede de suporte social do idoso

O Norbeck Social Support Questionnaire (NSSQ) foi desenvolvido em 1980 e posteriormente revisado em 1982 e em 1995. Este questionário pode ser preenchido pelo próprio participante e tem como objetivo avaliar múltiplas dimensões do apoio social: o tamanho da rede de suporte social, a estabilidade (duração de relacionamentos), a acessibilidade (frequência de contato) e as mudanças no comboio ou de suporte do sistema em razão das perdas dos relacionamentos. O questionário abrange três propriedades funcionais: afeto, afirmação e ajuda.

O teste de validade e confiabilidade foi realizado com alunos de graduação em Enfermagem norte-americanos, e os resultados revelaram níveis muito elevados de consistência interna e confiabilidade teste-reteste para os níveis funcionais e propriedades de rede, e média para os itens de perda (Norbeck, 1984). Pesquisadores e clínicos podem copiar e utilizar a versão revisada do questionário, desde que sigam as instruções para o cálculo do escore publicadas por Norbeck (1995). Este questionário ainda não foi validado para o português. Há uma tradução disponível para o espanhol, porém esta versão não foi completamente validada, nem foi testada por indivíduos bilíngues para testar a concordância entre as duas versões (Norbeck, 2003).

O instrumento Lubben Social Network Scale (LSNS) foi criado em 1988 para medir a rede social da população idosa. A escala é composta por 10 itens incluídos nos seguintes domínios: relações familiares (três itens: tamanho da rede familiar ativa, tamanho da rede familiar íntima e frequência de contatos com a família); relacionamento com os amigos (três itens: tamanho da rede de amigos/quantidade de amigos próximos e frequência de contatos); outras relações independentes (quatro itens relacionados com a confiança e a ajuda), como ter um confidente e reciprocidade se necessitar de ajuda.

A pontuação total desta escala é obtida por meio da soma dos pontos, que variam de 0 a 5, atribuídos a cada item que a compõe, variando de um escore total de 0 a 50. Segundo Lubben (1988), pontuações abaixo de 20 podem ser classificadas como pontos de corte referentes aos quais os idosos apresentam risco maior de possuírem redes sociais pequenas.

Este questionário foi traduzido para o português tal como é falado em Portugal, no entanto não houve adaptação transcultural para o português do Brasil.

Em outra vertente, a literatura documenta instrumentos que não apenas avaliam suporte social como apontados anteriormente, mas que também avaliam risco social, que, segundo Diaz-Palacios *et al.* (1994), é um fator proveniente de carências sociais que dificultam a condição de vida do indivíduo na sociedade. Estas dificuldades são resultantes das más condições de habitação, de rendimento, de acesso a serviços básicos e das condições mínimas para a sobrevivência humana.

Assumindo o LSNS como um instrumento de elevada popularidade na investigação em Gerontologia pela sua facilidade de aplicação, alguns pesquisadores procederam recentemente uma revisão de características psicométricas propondo uma versão reduzida com apenas seis itens (LSNS-6) (Ribeiro *et al.*, 2012), sugerindo tratar-se de uma versão mais apropriada para o *screening* do risco de isolamento social (Lubeen; Gironda, 2003). Esta última versão teve como objetivo tornar o instrumento ainda mais simples e rápido, atendendo, por um lado, às dificuldades que as pessoas idosas apresentam em completar um instrumento de avaliação traduzido e validado recentemente para o português europeu (Rodrigues, 2008), e avalia de forma multidimensional a funcionalidade dos idosos. Trata-se de um instrumento que inclui seis subescalas: 1 – recursos sociais; 2 – recursos econômicos; 3 – saúde mental; 4 – saúde física; 5 – atividades de vida diária (AVDs) e 6 – utilização de serviços. A subescala dos recursos sociais, particularmente comprometida com a avaliação das redes sociais na sua extensão e qualidade, inclui perguntas que vão desde o número de contatos telefônicos efetuados na última semana à existência de alguém com quem possa contar e à presença de sentimentos de solidão, entre outros. Esta subescala, além de questões dirigidas ao entrevistado, inclui questões que são respondidas pelo idoso e um sistema de classificação final que varia desde "recursos sociais totalmente insatisfatórios" a "recursos sociais muito satisfatórios". A LSNS-6 (Ribeiro *et al.*, 2012) tem por base dois conjuntos de questões que avaliam, por um lado, as relações familiares e, por outro, as relações de amizade. Os itens incluídos no primeiro conjunto são: considerando as pessoas de quem é familiar (genética, casamento, adoção etc.), quantos familiares vê ou fala pelo menos uma vez por mês; quantos familiares se sentem próximos que possa ligar se precisar de ajuda; com quantos familiares se sente à vontade para falar sobre assuntos pessoais? Esses três itens são repetidos em relação aos amigos, incluindo aqueles que vivem na vizinhança do respondente. A pontuação total da escala resulta do somatório dos seis itens, a qual varia de 0 a 30 pontos, sendo que as respostas a cada um dos itens variam entre 0 e 9. ("0", "1", "2", "3" ou "4", "5", "8" e "9 e mais").

Baseando-se nesse contexto, Diaz-Palacios *et al.* (1994) e Sanches *et al.* (1999) documentam a importância e a validação de uma escala que detecte na população idosa a condição sociofamiliar. A Escala de Gijón é composta por cinco itens: situação familiar, situação econômica, habitação, relações sociais e apoio da rede social. Em cada item a escala de pontuação vai de 1 a 5 pontos, correspondendo os valores próximos de 1 à situação ideal e os próximos de 5, à situação de indução de maior risco.

A pontuação total da escala resulta da somatória de todos os itens (García-Gonzáles *et al.*, 1999). O autor relata que a escala permite o rastreio de riscos ou problemas sociais com alto grau de confiabilidade e fidedignidade, tornando-se instrumento útil na prática da assistência social e no atendimento multiprofissional voltado à pessoa idosa, aplicando-se principalmente no serviço de atenção primária. A Escala de Gijón pode ser administrada por qualquer profissional capacitado e deve ser aplicada e/ou reaplicada quando a situação sociofamiliar do idoso se alterar, ou quando for observado que ele se encontra em risco social. Sugere-se um acompanhamento do idoso após a aplicação do instrumento.

Tal como a Lubben Social Network Scale, também não houve adaptação transcultural da Escala de Gijón para o português do Brasil, apenas para o de Portugal.

Instrumentos gráficos

Vários instrumentos gráficos utilizados para representar a rede de suporte social têm como pressuposto a Teoria Geral dos Sistemas, tais como o Genograma, o Ecomapa e o Diagrama de Escolta. De acordo com essa teoria, proposta por Bertallanfy, em 1975, em vez de analisar um evento isolado, deve-se compreender o contexto do evento, uma vez que há interdependência entre seus sistemas internos, e destes com o meio (Muniz; Eisenstein, 2009).

Conforme afirmam Marchetti-Mercer e Cleaver (2000), há uma relação de interdependência entre os membros da família em diferentes níveis físicos, emocionais e sociais, portanto, quando alguma parte do sistema familiar sofre alguma modificação, todo o resto é afetado (Wendt; Crepaldi, 2008).

De acordo com a abordagem Boweniana, para compreender a família é necessário situar o problema no contexto multigeracional, envolvendo pelo menos três gerações (Nichols; Schwartz, 1998). Desde meados da década de 1950, quando passou a trabalhar com famílias no National Institute of Mental Health (NIMH), Bowen passou a utilizar o "diagrama familiar" para coletar e organizar dados importantes relacionados com o sistema familiar multigeracional; posteriormente, este diagrama foi renomeado de "genograma" por Guerin em 1972 (Nichols; Schwartz, 1998).

O genograma é um instrumento que representa graficamente a estrutura e a dinâmica familiar, podendo incluir dados sociodemográficos (nome, idade, data de nascimento, casamento e morte, localização geográfica e profissão); a história clínica (vínculo consanguíneo, doenças de transmissão hereditária e causa de morte) e as relações interpessoais (de proximidade e conflito) entre os elementos de pelo menos três gerações de uma família (Nichols; Schwartz, 1998; Rebelo, 2007).

Na década de 1980, McGoldrick e Gerson apresentaram uma proposta de padronização do formato e da simbologia dos genogramas (Wendt; Crepaldi, 2008). No genograma, os homens são representados por quadrados e as mulheres, por círculos. As linhas horizontais simbolizam os casamentos com as datas sobre a linha; linhas verticais conectam pais e filhos (Nichols; Schwartz, 1998). Em cada geração, o primeiro filho que nasce é posicionado à esquerda, seguido pelos irmãos por ordem de nascimento. Devem ser registradas três ou mais gerações, inclusive as famílias de origem de cada um dos cônjuges. Todos os indivíduos que residem juntos são circundados por uma linha tracejada. O indivíduo ou o casal em estudo são destacados por meio de símbolo duplo ou de uma seta (Rebelo, 2007). Datas de eventos importantes, doenças e transtornos são registrados no próprio genograma. Os falecimentos são simbolizados por meio de um "X" dentro do símbolo. As relações afetivas entre os membros da família são representadas por meio de linhas (Muniz; Einsenstein, 2009).

Atualmente, há *softwares* que possibilitam a construção do genograma, o armazenamento dos dados e a apresentação dos casos, tais como o GenoPro (Nichols; Schwartz, 1998; Rebelo, 2007).

Juntamente com o genograma, alguns serviços de atenção voltados para a saúde da família (Athayde; Gil, 2005; Ditterich *et al.*, 2009; Pereira *et al.*, 2009) utilizam o Ecomapa. Este instrumento, por sua vez, representa graficamente a força, o impacto e a qualidade da ligação dos membros da família com o meio, ou seja, com a vizinhança, com o trabalho, com serviços e com amigos (Agostinho, 2009). Segundo esta autora, este instrumento permite avaliar o impacto das relações da família com o meio, verificando os recursos disponíveis de suporte, bem como as fontes geradoras de estresse – a partir dessas informações, o profissional de saúde pode planejar e acompanhar as medidas de intervenção.

No ecomapa os membros da família são representados no centro do círculo. Já a rede social da família aparece em círculos externos. As linhas indicam o tipo de conexão: linhas contínuas representam ligações fortes, linhas pontilhadas indicam ligações frágeis, linhas tortuosas demonstram aspectos estressantes e as setas significam energia e fluxo de recursos (Pereira *et al.*, 2009 apud Nascimento *et al.*, 2005).

Em outra vertente, Kahn e Antonucci (1980) apresentaram uma teoria que complementa a teoria da seletividade socioemocional, conhecida como comboio (ou escolta) social. Esta baseia-se no conceito proposto por Plath na década de 1980, que descreve este comboio como um aglomerado de interações sociais nas quais as pessoas estão inseridas no decorrer do seu ciclo vital (Capitanini, 2000; Galo-Tiago; Facão, 2009). Segundo Kahn e Antonucci, trata-se da seleção que as pessoas realizam durante a vida, buscando selecionar, investir e desenvolver relações significativas com aqueles que mais o agradam, e, na maioria das vezes, são pessoas da mesma faixa etária (Neri, 2005).

De acordo com Antonucci e Akiyama (1987), este termo representa uma camada de proteção, em que amigos e familiares ajudam a pessoa a ultrapassar os desafios da vida sem grandes desgastes emocionais. Trata-se de um processo dinâmico (ou seja, muda algumas características), mas que se mantém estável em outras, por exemplo, a natureza da reciprocidade de apoio percebida em diferentes idades não muda com o tempo, sugerindo que a reciprocidade pode desempenhar um papel ainda subestimado no bem-estar das pessoas ao longo do envelhecimento (Antonucci; Akiyama, 1987).

Ainda, de acordo com os mesmos autores, é esperado que indivíduos mais velhos tenham vivido experiências (perda de membros e perda de papéis sociais) que afetaram e modificaram seus comboios sociais. Daí surgiu a hipótese de que essas pessoas possam ter uma menor rede de apoio se comparadas aos mais jovens. Mas, em compensação, as interações desta população são mais duradouras, ativas e eficientes no apoio oferecido.

Para mensurar e representar o tamanho e a eficiência destes comboios foi criado por Kahan e Antonucci (1980) um instrumento denominado Diagrama da Escolta. Trata-se de um instrumento composto por três círculos concêntricos, tendo o interior desses, o círculo central, o pronome "eu". Cada círculo representa um nível diferente de intimidade e de proximidade com o centro (onde está localizada a pessoa). No primeiro círculo, localizam-se as pessoas mais importantes para promover e receber suporte, as mais próximas afetivamente. No círculo do meio, são colocadas aquelas pessoas com as quais se mantém um contato que vai além do cumprimento de papéis sociais, mas com as quais não se é tão próximo afetivamente. E, por último, são colocadas no terceiro círculo aqueles com os quais se mantém apenas relações formais (Antonucci; Akiyama, 1987; Capitanini, 2000).

Este diagrama avalia os aspectos funcionais e estruturais da rede de apoio social (Couto *et al.*, 2009; Galo-Tiago; Falcão, 2009) e pode apresentar medidas quantitativas (quantos indivíduos fazem parte de cada círculo); medidas de frequência, natureza e desejabilidade de relacionamentos; e servir para possibilitar verbalizações de satisfação (ou não) com essas relações (Capitanini, 2000; Galo-Tiago; Falcão, 2009). Ele ainda pode apresentar diversas características dos comboios sociais, tais como gênero, nível educacional, estado civil, desenvolvimento de papéis sociais, eventos de vida, demandas e expectativas, apoio social, satisfação social e tipos de relacionamentos (Gunther, 2009; Galo-Tiago; Falcão, 2009).

Mapa mínimo de relações do idoso: instrumento gráfico para avaliação de suporte social

Para avaliar o suporte social recebido pelo indivíduo, além dos questionários e das escalas já mencionados, existe um instrumento gráfico denominado Mapa Mínimo de Relações, que identifica os relacionamentos significativos para o indivíduo, delimitando sua rede de suporte social (Sluzki, 1997). Esse instrumento foi adaptado e modificado por Domingues (2000) para identificar e caracterizar a rede de suporte social de idosos, sendo submetido a um processo de adequação às demandas dessa população, o que resultou no Mapa Mínimo de Relações do Idoso (MMRI).

Sua grande vantagem em relação aos outros tipos de instrumento de avaliação social deve-se ao fato de ser um instrumento gráfico de fácil e rápida aplicação. Tal atributo lhe permite a identificação e a visualização dos vínculos significativos mencionados com presteza. Outra qualidade em relação aos demais instrumentos é que este pode ser aplicado por todos os profissionais de uma equipe multiprofissional, independentemente de sua formação, desde que capacitado para tanto.

O MMRI é constituído por quatro quadrantes que representam família, serviços sociais ou de saúde, comunidade e amigos. Sobre esses quadrantes inscrevem-se três áreas, ou seja, um círculo interno de relações mais próximas, cujos contatos ocorrem pelo menos 1 vez/semana; um círculo intermediário de relações pessoais com encontros que acontecem pelo menos uma vez por mês; um círculo externo de conhecimento e contatos ocasionais que ocorrem, no mínimo, uma vez por ano.

Os relacionamentos significativos são dispostos nos círculos para simbolizar os diversos graus de proximidade de relacionamento. Para configurar um mapa de relações é necessário descrever a proximidade do relacionamento segundo a percepção do pesquisado e a frequência com que o contato ocorre.

O tamanho da rede de suporte social corresponde ao número de registros no MMRI, segundo a percepção do idoso. Além do tamanho, esse instrumento permite conhecer a amplitude dos relacionamentos significativos mencionados por quadrante em termos de composição (membros da família e da comunidade), frequência de contatos e função desempenhada.

Mapa mínimo de relações do idoso ao longo do tempo

Como apresentado anteriormente, o Mapa Mínimo de Relações do Idoso (MMRI) avalia a rede de contatos e suporte social percebido/recebido pela pessoa idosa entrevistada, constituindo-se de um instrumento gráfico e um questionário com 15 questões (com cinco funções e três níveis de frequência). Na Tabela 151.1 são apresentadas as respostas de uma pessoa idosa (dados fictícios):

▪ **TABELA 151.1** Exemplo de respostas ao questionário do Mapa Mínimo de Relações do Idoso (MMRI).

Função	Perguntas e respostas
FUNÇÃO 1: VISITA	1 Quais pessoas o(a) visitam pelo menos 1 vez/semana (frequentemente)? **R: filha(fa), irmão(io), agente de saúde, vizinho(vi), membro da igreja(gr), amiga** 1.1 Além da(s) pessoa(s) já mencionada(s), quais as outras que o visitam pelo menos 1 vez por mês (pouco frequente)? **R: empregado(a) diarista (ed ou ps [prestador(a) de serviços])** 1.2 Além da(s) pessoa(s) já mencionada(s), quais as outras o visitam pelo menos 1 vez por ano (raramente)? **R: uma irmã(ia)**
FUNÇÃO 2: COMPANHIA	2 Com quem o(a) senhor(a) pode contar, se desejar ou precisar, para lhe fazer companhia, pelo menos 1 vez/semana (frequentemente)? **R: filha(fa), prestador de serviços(ps)** 2.1 Além da(s) pessoa(s) já mencionada(s), quais as outras lhe fazem companhia pelo menos 1 vez por mês (pouco frequente)? **R: neta(na)** 2.2 Além da(s) pessoa(s) já mencionada(s), quais as outras lhe fazem companhia pelo menos 1 vez por ano (raramente)? **R: ninguém**
FUNÇÃO 3: ATIVIDADES DOMÉSTICAS	3 A quem o(a) senhor(a) recorre ou recorreria se precisar de ajuda para cuidar das coisas da casa, como, por exemplo, arrumar, limpar, cozinhar ou fazer compras, pelo menos 1 vez/semana (frequentemente)? **R: filha(fa)** 3.1 Além da(s) pessoa(s) já mencionada(s), quais as outras pessoas a quem o senhor(a) recorre ou recorreria se precisar de ajuda para cuidar das coisas da casa, como, por exemplo, arrumar, limpar, cozinhar ou fazer compras, pelo menos uma vez por mês (pouco frequente)? **R: ninguém** 3.2 Além da(s) pessoa(s) já mencionada(s), quais as outras pessoas a quem o senhor(a) recorre ou recorreria se precisar de ajuda para cuidar das coisas da casa, como, por exemplo, arrumar, limpar, cozinhar ou fazer compras, pelo menos uma vez por ano (raramente)? **R: ninguém**
FUNÇÃO 4: CUIDADOS PESSOAIS	4 A quem o(a) senhor (a) recorre ou recorreria se precisar de ajuda para cuidados pessoais, como, por exemplo, trocar de roupa, tomar banho, comer, se levantar ou se deitar, pelo menos 1 vez/semana (frequentemente)? **R: filha(a)** 4.1 Além da(s) pessoa(s) já mencionada(s), quais as outras pessoas a quem o senhor(a) recorre ou recorreria se precisar de ajuda para cuidados pessoais, como, por exemplo, trocar de roupa, tomar banho, comer, se levantar ou se deitar pelo menos uma vez por mês (pouco frequente)? **R: ninguém** 4.2 Além da(s) pessoa(s) já mencionada(s), quais as outras pessoas a quem o senhor(a) recorre ou recorreria se precisar de ajuda para cuidados pessoais, como, por exemplo, trocar de roupa, tomar banho, comer, se levantar ou se deitar, pelo menos uma vez por ano (raramente)? **R: ninguém**
FUNÇÃO 5: AUXÍLIO FINANCEIRO	5 Quem ajuda ou ajudaria o(a) senhor(a) financeiramente se precisar de auxílio para pagar o aluguel da sua casa, pagar uma conta, comprar remédio, comida etc., pelo menos 1 vez/semana (frequentemente)? **R: filha(fa)** 5.1 Além da(s) pessoa(s) já mencionada(s), quais as outras pessoas a quem o senhor(a) recorre ou recorreria se precisar de ajuda financeira, como, por exemplo, auxílio para pagar o aluguel da sua casa, pagar uma conta, comprar remédio, comida etc., pelo menos uma vez por mês (pouco frequente)? **R: amiga(.)** 5.2 Além da(s) pessoa(s) já mencionada(s), quais as outras pessoas a quem o senhor(a) recorre ou recorreria se precisar de ajuda financeira, como, por exemplo, auxílio para pagar o aluguel da sua casa, pagar uma conta, comprar remédio, comida etc., pelo menos uma vez por ano (raramente)? **R: ninguém**

Diferencia-se de outros instrumentos quando suas respostas são dispostas em um gráfico denominado de Mapa Mínimo de Relações, onde são identificados os relacionamentos mais significativos para o indivíduo, sendo delimitada sua rede de contatos e suporte social, como exemplificado na Figura 151.1.

Tal instrumento foi resultado de uma adaptação do instrumento concebido por Carlos Sluzki, médico psiquiatra, especialista em terapia familiar, argentino e radicado nos EUA. Sua grande vantagem em relação aos outros tipos de instrumentos de avaliação social deve-se ao fato de ser um instrumento gráfico no qual são inseridos símbolos e abreviações para o registro das respostas (Tabela 151.2). Tal atributo lhe permite fácil identificação e visualização dos vínculos significativos mencionados.

No caso da Figura 151.1, gráfico que resultou dos dados apresentados na Tabela 151.1, nota-se de forma clara que a filha (fa) é a pessoa que mais dá suporte à pessoa idosa analisada. Outra vantagem em relação aos demais é a possibilidade de ser aplicado por qualquer profissional de equipe multiprofissional, desde que capacitado para tanto, sendo a sua utilização, por esses motivos, extremamente pertinente para o Sistema Único de Saúde (SUS) e o Sistema Único de Assistência Social (SUAS).

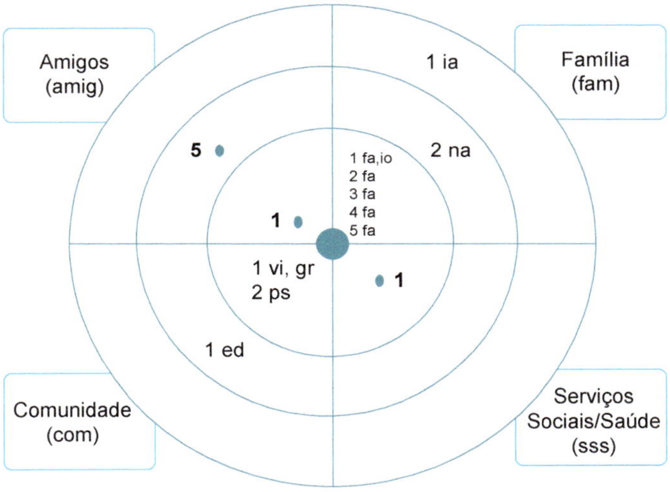

■ **FIGURA 151.1** Mapa mínimo de relações do Idoso (MMRI) preenchido com os dados da Tabela 151.1.

A adaptação foi realizada no ano de 2000, quando o instrumento sofreu alterações e ajustes para avaliar a rede social das pessoas idosas no Brasil, passando a ser denominado como Mapa Mínimo de Relações do Idoso (MMRI). Desde então, paulatinamente o instrumento vem sendo submetido a análises estatísticas que lhe conferiram validação, confiabilidade e reprodutibilidade. Atualmente, inclui-se em sua linha do tempo a criação de um manual, de índices com fatores esporádicos e frequentes e, por fim, de um novo método de análise do MMRI, intitulado como sendo mapa mínimo de relações da pessoa idosa simplificado (MMRIS) (Figura 151.2).

Para apresentar o MMRIS será necessário primeiro entender as mudanças que o MMRI sofreu ao longo do tempo. Primeiro, em 2000, ele foi adaptado para a população idosa brasileira e, em 2004, foi submetido à análise de Delfos, em que juízes especialistas em Gerontologia validaram as questões e o novo instrumento gráfico (Duarte; Domingues, 2020). No ano de 2010, em parceria com o Instituto de Matemática e Estatística, docentes e pesquisadores da Escola de Artes, Ciências e Humanidades da Universidade de São Paulo (USP) desenvolveram por meio da Análise Fatorial Exploratória (Rotação Varimax) do MMRI quatro índices: dois referentes à rede de contatos, sendo o Índice de Contatos Esporádicos e o Índice de Contatos Frequentes; e mais dois para representar a rede de suporte social da pessoa idosa, o Índice de Suporte Social Esporádico e o Índice de Suporte Social Frequente.

■ **TABELA 151.2** Abreviações/símbolo utilizados para o registro das respostas.

Família	Serviços sociais e de saúde	Comunidade	Amigos(as)
eo – esposo/ea – esposa fa – filha/fo – filho ia – irmã/io – irmão na – neta/no – neto o – outros	•	cc – membros de centro de convivência cℓ – membros de clubes de lazer ou serviço gr – membros de grupos religiosos gt – membros de grupos de terceira idade ps – prestadores de serviços ed – diarista ou empregada(o) doméstica(o) vi – vizinhos	•

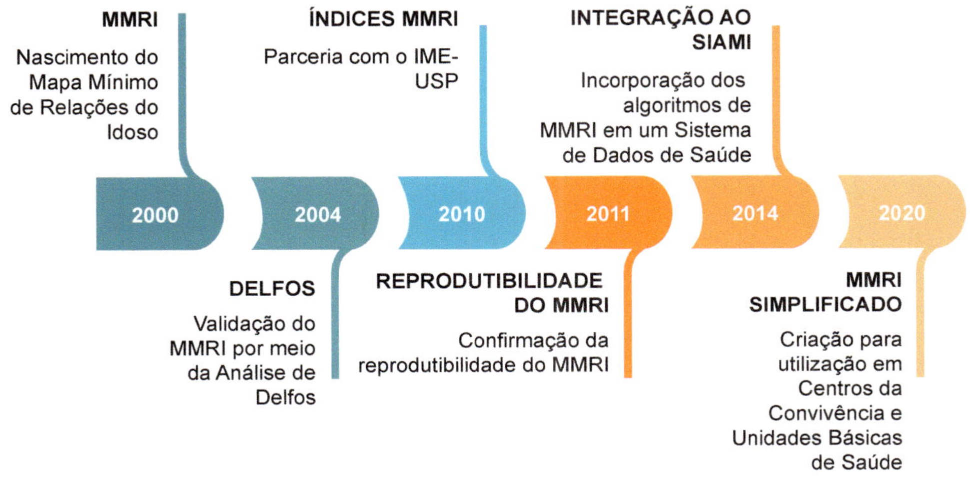

■ **FIGURA 151.2** Linha do tempo do mapa mínimo de relações do idoso (MMRI).

Com o auxílio dos índices supracitados, foram criados centroides com a Análise de Conglomerados ou Grupos com os quais é possível a identificação do tamanho (pequeno, médio e grande) da rede de contatos e de suporte da pessoa idosa entrevistada. Comparando-se, por exemplo, a distância entre os centroides e as coordenadas x (índice da rede de contatos esporádicos) e y (índice da rede de contatos frequentes), referentes às respostas emitidas durante a entrevista, com uma régua ou com o auxílio da fórmula de Euclides:

$$d(P_1,P_2)=d((x_1,y_1),(x_2,y_2))=\sqrt{(x_2-x_1)^2+(y_2-y_1)^2}$$

verificamos que a menor distância existente entre os índices do(a) entrevistado(a) e os centroides representará o grupo ao qual ele(a) pertence (Figuras 151.3 e 151.4).

Em 2011, com tais índices foi possível documentar as redes de relações sociais dos idosos residentes em Ermelino Matarazzo (Domingues *et al.*, 2013) e aferir sua reprodutibilidade (Domingues *et al.*, 2011). No ano de 2014, seguindo as mesmas diretrizes para a confecção dos índices, o grupo de estudos da Universidade Estadual de Mato Grosso do Sul (UEMS) incorporou o instrumento ao Sistema de Avaliação e Monitoramento do Idoso (SIAMI) (Lima-Morais, 2014). O SIAMI é um sistema para registrar dados referentes a diversos indicadores relacionados com o idoso e oferecer retorno às pessoas que atuam na atenção básica da saúde, mediante pressupostos teóricos estabelecidos pelo Grupo de Pesquisa em Necessidades de Saúde do Idoso (GEPENSI).

Apesar desses avanços, o MMRI ainda se apresentava como um instrumento complexo aos pesquisadores iniciantes e trabalhadores do SUS e do SUAS que o utilizavam pela primeira vez.

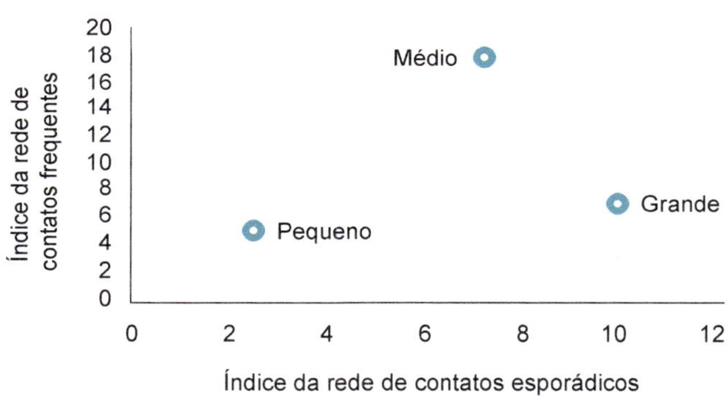

▪ **FIGURA 151.3** Centroides criados com a análise de conglomerado para a identificação do tamanho da rede de contatos sociais da pessoa idosa.

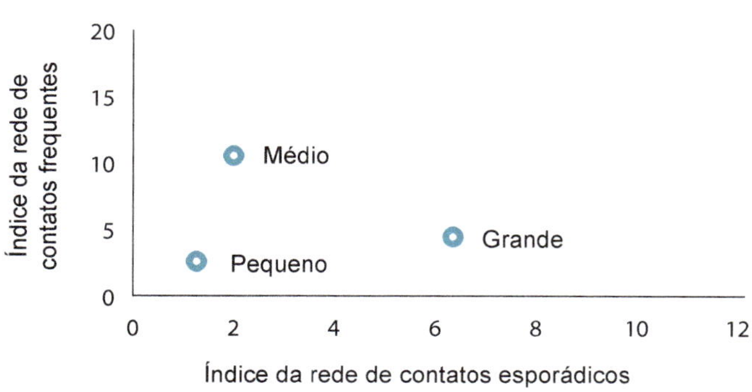

▪ **FIGURA 151.4** Centroides criados com a análise de conglomerado para a identificação do Tamanho da Rede de Suporte Social da pessoa idosa.

Assim, foram desenvolvidos manuais para serem utilizados em formações e capacitações para o seu uso em diferentes contextos e serviços voltados às pessoas idosas.

Em 2020, foi entendido que a dificuldade com a análise de dados e a falta de documentos descrevendo o processo da confecção dos índices se constituíam como uma restrição que geraria a não utilização do instrumento. Para auxiliar o maior número de interessados no MMRI, foram criadas planilhas (para o *Excel* e o *Calc*) e sintaxes (para o SPSS), assim como foi criado um banco de dados desenvolvido com o *EpiData*, todos com as fórmulas necessárias para a tabulação e a criação dos índices, melhorando consequentemente o gerenciamento das informações e simplificando o uso do MMRI.

Com esta perspectiva, o presente estudo tem como objetivo apresentar: 1) dois modos de organização dos dados, com o uso de uma planilha e com o programa *EpiData*; e, por fim, 2) uma nova forma de extrair rapidamente os índices do tamanho da rede de contatos e de suporte do MMRI, por meio da análise simplificada que dá origem ao MMRIS.

Organização dos dados do mapa mínimo de relações do idoso

A forma com a qual você organizará os dados coletados com o Mapa Mínimo de Relações do Idoso (MMRI) será vital para a análise futura dos dados. Assim, será necessária a construção de um banco de dados íntegro, conciso e seguro. Para tanto, serão apresentados quatro programas, dois pagos e dois gratuitos, com os quais é possível construir bancos de dados e, posteriormente, analisá-los:

Banco de dados com o Excel ou o Calc da LibreOffice

Para criar o banco de dados indicamos os programas *Excel* da *Microsoft* (programa pago) ou o *Calc* do *LibreOffice* (programa gratuito), pois com eles é possível construir bancos de dados e, de forma simples, realizar algumas análises descritivas. Nestes dois programas tem-se acesso a planilhas semelhantes à Tabela 151.3, em que cada linha representará uma pessoa e cada coluna representará uma variável (p. ex., sexo e idade). Nota-se no exemplo abaixo que cada entrevistado recebeu um número para salvaguardar a sua identidade, e as variáveis "sexo, situação conjugal e estudo" foram convertidas em números para a análise estatística (Figura 151.5).

Inserindo-se metodicamente o dado solicitado como indicado Tabela 151.3 e na Figura 151.5 (aba "Banco de Dados") será possível colher no final (na aba "Resultados Descritivos") estatísticas descritivas da sua amostra, como demonstrado na Figura 151.6 e na Tabela 151.4.

Na Tabela 151.5, documenta-se como devem ser digitados os dados. A primeira pessoa entrevistada possuía uma filha e um irmão que totalizaram o número de dois familiares que frequentemente a visitavam. Em contrapartida, notamos que o segundo entrevistado tinha em sua rede quatro filhas, um filho e cinco netos que o visitavam frequentemente, totalizando 10 familiares.

Após a digitação de todos os dados indicados na planilha "Banco MMRI com Índices" será possível, de forma imediata, o acesso, por meio das abas (presentes no canto inferior do *Excel* ou *Calc*), aos "Resultados Descritivos" da amostra inserida em seu banco de dados (Figura 151.6) e ao "MMRI (Médias e Desvios Padrão)" (Figura 151.7 e Tabela 151.6).

■ **TABELA 151.3** Variáveis inseridas no Excel ou no Calc.

Nº do questionário	Sexo (0 = masculino; 1 = feminino)	Idade (em anos)	Situação conjugal (0 = sem cônjuge; 1 = com cônjuge)	Estuda? (0 = não; 1 = sim)	Escolaridade (anos de estudo formal)
604	1	61	1	0	3
608	0	78	1	0	3
611	0	80	1	0	2
631	0	60	1	0	3
669	1	79	0	0	3
672	1	77	1	0	5

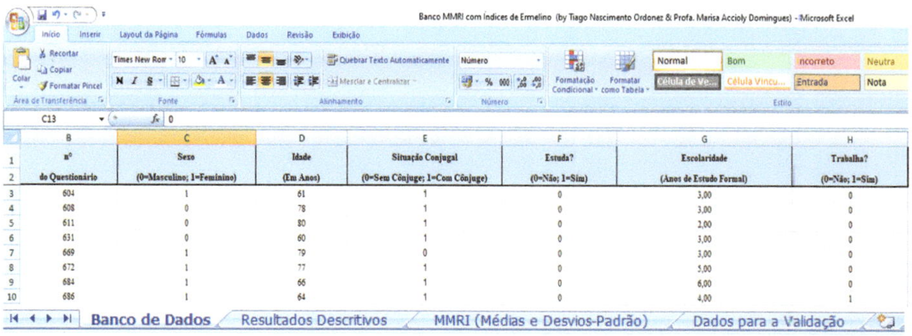

nº do Questionário	Sexo (0=Masculino; 1=Feminino)	Idade (Em Anos)	Situação Conjugal (0=Sem Cônjuge; 1=Com Cônjuge)	Estuda? (0=Não; 1=Sim)	Escolaridade (Anos de Estudo Formal)	Trabalha? (0=Não; 1=Sim)
604	1	61	1	0	3,00	0
608	0	78	1	0	3,00	0
611	0	80	1	0	2,00	0
631	0	60	1	0	3,00	0
669	1	79	0	0	3,00	0
672	1	77	1	0	5,00	0
684	1	66	1	0	6,00	0
686	1	64	1	0	4,00	1

■ **FIGURA 151.5** Banco de dados no *Excel*.

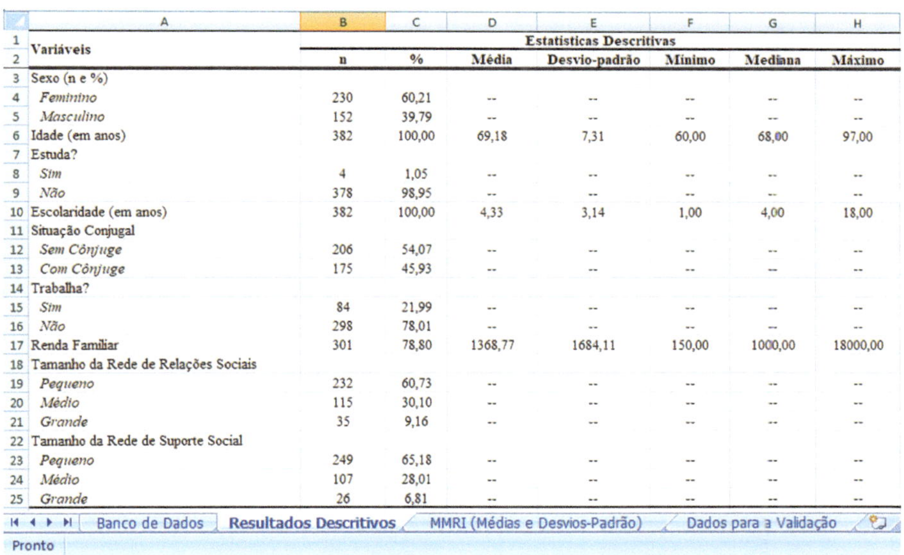

Variáveis	n	%	Média	Desvio-padrão	Mínimo	Mediana	Máximo
Sexo (n e %)							
Feminino	230	60,21	--	--	--	--	--
Masculino	152	39,79	--	--	--	--	--
Idade (em anos)	382	100,00	69,18	7,31	60,00	68,00	97,00
Estuda?							
Sim	4	1,05	--	--	--	--	--
Não	378	98,95	--	--	--	--	--
Escolaridade (em anos)	382	100,00	4,33	3,14	1,00	4,00	18,00
Situação Conjugal							
Sem Cônjuge	206	54,07	--	--	--	--	--
Com Cônjuge	175	45,93	--	--	--	--	--
Trabalha?							
Sim	84	21,99	--	--	--	--	--
Não	298	78,01	--	--	--	--	--
Renda Familiar	301	78,80	1368,77	1684,11	150,00	1000,00	18000,00
Tamanho da Rede de Relações Sociais							
Pequeno	232	60,73	--	--	--	--	--
Médio	115	30,10	--	--	--	--	--
Grande	35	9,16	--	--	--	--	--
Tamanho da Rede de Suporte Social							
Pequeno	249	65,18	--	--	--	--	--
Médio	107	28,01	--	--	--	--	--
Grande	26	6,81	--	--	--	--	--

■ **FIGURA 151.6** Estatísticas descritivas com os dados no *Excel*.

Por fim, na aba "Dados para a Validação", é possível encontrar os índices confeccionados no IME-USP com os tamanhos da rede de contatos e suporte social de cada participante (Figura 151.8 e Tabela 151.7).

Banco de dados com o EpiData

Além do *Excel* e do *Calc*, outro programa interessante é o *EpiData*, pois além de ser gratuito ele auxilia o pesquisador com diversos recursos. Com ele, há a possibilidade de dupla digitação, evitando-se o erro de digitação; exportação dos dados digitados para vários programas estatísticos, dentre eles SPSS e *Stata*; e geração de estatísticas descritivas simples, porém muito úteis para verificação inicial dos dados digitados, por meio do ícone *Codebook* da aba "Documentos". É um programa intuitivo e simples, como se observa na Figura 151.9.

Deve ser lembrado, no entanto, que o *EpiData* é um aplicativo que deve ser utilizado apenas para a informatização de dados que já foram coletados e posteriormente serão submetidos a explorações, tabulações e análises (em outro programa). O ponto forte deste programa é a facilidade/simplicidade para a execução da entrada de dados. Com ele é possível manipular dados simples, assim como dados com campos condicionais, pois há uma variedade enorme de funções e controles (Fiocruz, 2020).

▪ **TABELA 151.4** Estatísticas descritivas com os dados da Figura 151.6.

Variáveis	Estatísticas Descritivas						
	n	%	Média	Desvio padrão	Mínimo	Mediana	Máximo
Sexo (n e %)							
Feminino	230	60,21	-	-	-	-	-
Masculino	152	39,79	-	-	-	-	-
Idade (em anos)	382	100	69,18	7,31	60	68	97
Estuda?							
Sim	4	1,05	-	-	-	-	-
Não	378	98,95	-	-	-	-	-
Escolaridade (em anos)	382	100	4,33	3,14	1	4	18
Situação conjugal							
Sem cônjuge	206	54,07	-	-	-	-	-
Com cônjuge	175	45,93	-	-	-	-	-
Trabalha?							
Sim	84	21,99	-	-	-	-	-
Não	298	78,01	-	-	-	-	-
Renda familiar	301	78,80	1.368,77	1.684,11	150	1.000	18.000
Tamanho da rede de relações sociais							
Pequeno	232	60,73	-	-	-	-	-
Médio	115	30,1	-	-	-	-	-
Grande	35	9,16	-	-	-	-	-
Tamanho da rede de suporte social							
Pequeno	249	65,18	-	-	-	-	-
Médio	107	28,01	-	-	-	-	-
Grande	26	6,81	-	-	-	-	-

▪ **TABELA 151.5** Dados referentes aos familiares que frequentemente visitam a pessoa idosa entrevistada.

Familiares que frequentemente o(a) visitam							
Total	Filha(fa)	Filho(fo)	Irmã(ia)	Irmão(io)	Neta(na)	Neto(no)	Outros
2	1	0	0	1	0	0	0
10	4	1	0	0	0	5	0

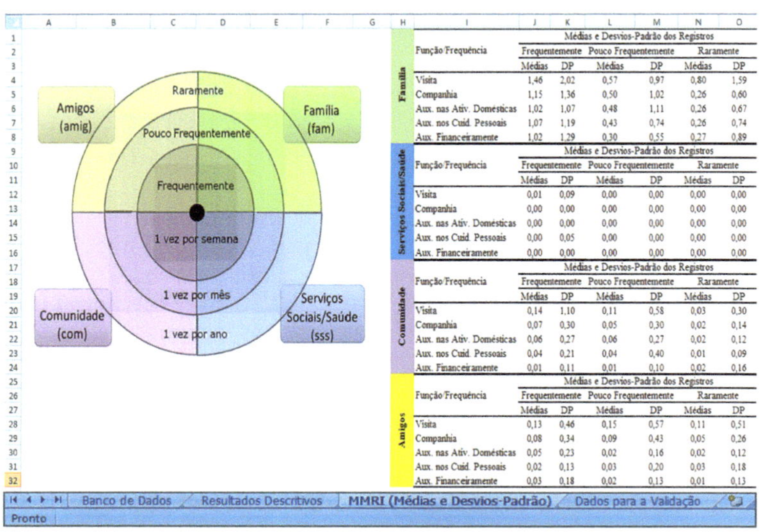

	Função/Frequência	Médias e Desvios-Padrão dos Registros					
		Frequentemente		Pouco Frequentemente		Raramente	
		Médias	DP	Médias	DP	Médias	DP
Família	Visita	1,46	2,02	0,57	0,97	0,80	1,59
	Companhia	1,15	1,36	0,50	1,02	0,26	0,60
	Aux. nas Ativ. Domésticas	1,02	1,07	0,48	1,11	0,26	0,67
	Aux. nos Cuid. Pessoais	1,07	1,19	0,43	0,74	0,26	0,74
	Aux. Financeiramente	1,02	1,29	0,30	0,55	0,27	0,89
Serviços Sociais/Saúde	Visita	0,01	0,09	0,00	0,00	0,00	0,00
	Companhia	0,00	0,00	0,00	0,00	0,00	0,00
	Aux. nas Ativ. Domésticas	0,00	0,00	0,00	0,00	0,00	0,00
	Aux. nos Cuid. Pessoais	0,00	0,05	0,00	0,00	0,00	0,00
	Aux. Financeiramente	0,00	0,00	0,00	0,00	0,00	0,00
Comunidade	Visita	0,14	1,10	0,11	0,58	0,03	0,30
	Companhia	0,07	0,30	0,05	0,30	0,02	0,14
	Aux. nas Ativ. Domésticas	0,06	0,27	0,06	0,27	0,02	0,12
	Aux. nos Cuid. Pessoais	0,04	0,21	0,04	0,40	0,01	0,09
	Aux. Financeiramente	0,01	0,11	0,01	0,10	0,02	0,16
Amigos	Visita	0,13	0,46	0,15	0,57	0,11	0,51
	Companhia	0,08	0,34	0,09	0,43	0,05	0,26
	Aux. nas Ativ. Domésticas	0,05	0,23	0,02	0,16	0,02	0,12
	Aux. nos Cuid. Pessoais	0,02	0,13	0,03	0,20	0,03	0,18
	Aux. Financeiramente	0,03	0,18	0,02	0,13	0,01	0,13

▪ **FIGURA 151.7** Médias e desvios padrões do mapa mínimo de relações do idoso (MMRI).

▪ **TABELA 151.6** Médias e desvios padrões do mapa mínimo de relações do idoso (MMRI).

	Médias e desvios padrões dos registros						
		Frequentemente		Pouco frequente		Raramente	
	Função/frequência	Médias	DP	Médias	DP	Médias	DP
Família	Visita	1,46	2,02	0,57	0,97	0,80	1,59
	Companhia	1,15	1,36	0,5	1,02	0,26	0,6
	Auxílio nas atividades domésticas	1,02	1,07	0,48	1,11	0,26	0,67
	Auxílio nos cuidados pessoais	1,07	1,19	0,43	0,74	0,26	0,74
	Auxílio financeiramente	1,02	1,29	0,30	0,55	0,27	0,89
Serviços sociais/saúde	Visita	0,01	0,09	0	0	0	0
	Companhia	0	0	0	0	0	0
	Auxílio nas atividades domésticas	0	0	0	0	0	0
	Auxílio nos cuidados pessoais	0	0,05	0	0	0	0
	Auxílio financeiramente	0	0	0	0	0	0
Comunidade	Visita	0,14	1,1	0,11	0,58	0,03	0,3
	Companhia	0,07	0,3	0,09	0,3	0,02	0,14
	Auxílio nas atividades domésticas	0,06	0,27	0,02	0,27	0,02	0,12
	Auxílio nos cuidados pessoais	0,04	0,21	0,03	0,4	0,01	0,09
	Auxílio financeiramente	0,01	0,11	0,02	0,1	0,02	0,16
Amigos	Visita	0,13	0,46	0,15	0,57	0,11	0,51
	Companhia	0,08	0,34	0,09	0,43	0,05	0,26
	Auxílio nas atividades domésticas	0,08	0,23	0,02	0,16	0,02	0,12
	Auxílio nos cuidados pessoais	0,02	0,13	0,03	0,20	0,03	0,18
	Auxílio financeiramente	0,03	0,18	0,02	0,13	0,01	0,13

DP: desvio padrão.

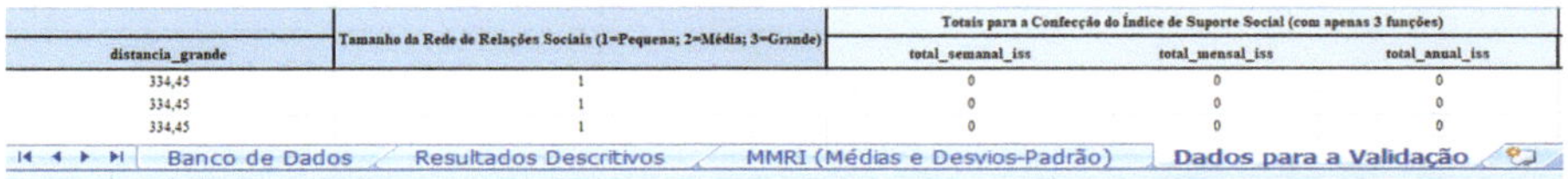

▪ **FIGURA 151.8** Aba com os índices de tamanho da rede de contatos e suporte social.

▪ **TABELA 151.7** Índices de tamanho da rede de contatos e suporte social.

Distância grande	Tamanho da rede de relações sociais (1 = pequena; 2 = média; 3 = grande)	Totais para a confecção do Índice de Suporte Social (ISS) (com apenas três funções)		
		Total semanal ISS	Total mensal ISS	Total anual ISS
334,45	1	0	0	0
334,45	1	0	0	0
334,45	1	0	0	0

Assim como no *Excel* e no *Calc*, o *EpiData* oferece acesso aos dados relacionados com os índices e os tamanhos da rede de contatos e suporte de cada entrevistado de forma automática, após digitar os dados solicitados, pois serão disponibilizadas as fórmulas necessárias para o cálculo dos índices e das distâncias dos centroides (Figura 151.10).

Extraindo os dados do mapa mínimo de relações do idoso de forma simplificada

Inicialmente, para extrair os índices do Mapa Mínimo de Relações do Idoso (MMRI) e obter todos os dados possíveis do instrumento, é preciso digitar mais de 100 campos ou colunas. A forma habitual de tabulação dos dados referentes ao MMRI demanda atenção e tempo. Pensando nisso, foi elaborada uma nova maneira de extrair rapidamente os índices do tamanho da rede de contatos e de suporte social do MMRI, por meio da análise simplificada que dá origem ao MMRIS. Para tanto, somam-se os registros de cada uma das 15 questões. Na Tabela 151.8, por exemplo, estão os resultados das somas dos registros apresentados na Tabela 151.1.

Após realizar a soma dos registros em cada questão, basta inserir os 15 resultados nos campos do *EpiData* preparados para a análise simplificada do MMRI (Figura 151.11).

Ao final da digitação, o *EpiData* gerará automaticamente os índices para a identificação do tamanho da rede de contatos e suporte social da pessoa idosa entrevistada (Figura 151.12).

```
------------------------------------------------------------------------
QUADRANTE DE RELAÇÕES COM A FAMÍLIA (1°CÍRCULO DE FREQUÊNCIA DE CONTATOS)
------------------------------------------------------------------------
v10famtoTAL    Total de Familiares que Freq. Visita 2
v10famfa               Filha(fa) 01
v10famflo              Filho(fo) 00
v10famia               Irmã(ia) 00
v10familo              Irmão(io) 01
v10famna               Neta(na) 00
v10famnlo              Neto(no) 00
v10famo                Outros 00
```

▪ **FIGURA 151.9** Apresentação do *EpiData*: no campo em amarelo digitamos os dados coletados.

```
''''''''''''''''''''''''''''''''''''''''''''''''''''''''''''''''''''''''''''''''
Dados para Identificação do Tamanho da Rede da Pessoa Idosa
''''''''''''''''''''''''''''''''''''''''''''''''''''''''''''''''''''''''''''''''
--------------------------------------------------------------------------------
ise Índice de Contatos Esporádicos 3.67
isf Índice de Contatos Frequentes 11.26
--------------------------------------------------------------------------------
dp  Distância do Centróide Rede Pequena 38.42
dm  Distância do Centróide Rede Média   23.67
dg  Distância do Centróide Rede Grande  50.26

tr  Tamanho da Rede de Relações da Pessoa Idosa 2    (1=Pequena; 2=Média; 3=Grande)
--------------------------------------------------------------------------------
```

▪ **FIGURA 151.10** Dados gerados automaticamente pelo EpiData.

▪ **TABELA 151.8** Versão da análise do mapa mínimo de relações do idoso (MMRI) simplificada.

FUNÇÃO 1: VISITA	1 Quais as pessoas que o(a) visitam pelo menos 1 vez/semana (frequentemente)? **R: 06 (seis)= filha(fa) + irmão(io) + agente de saúde + vizinho(vi) + membro da igreja(gr) + amiga(.)** 1.1 Além da(s) pessoa(s) já mencionada(s), quais as outras pessoas que o visitam pelo menos uma vez por mês (pouco frequente)? **R: 01 (uma)= empregado(a) diarista** 1.2 Além da(s) pessoa(s) já mencionada(s), quais as outras pessoas que o visitam pelo menos uma vez por ano (raramente)? **R: 01 (uma)= uma irmã(ia)**
FUNÇÃO 2: COMPANHIA	2 Com quem o(a) senhor(a) pode contar, se desejar ou precisar, para lhe fazer companhia, pelo menos 1 vez/semana (frequentemente)? **R: 02 (duas) = filha(fa) + prestador de serviços(ps)** 2.1 Além da(s) pessoa(s) já mencionada(s), quais as outras pessoas que lhe fazem companhia pelo menos uma vez por mês (pouco frequente? **R: 01 (uma) = neta(na)** 2.2 Além da(s) pessoa(s) já mencionada(s), quais as outras pessoas que lhe fazem companhia pelo menos uma vez por ano (raramente)? **R: 00 (ninguém)**
FUNÇÃO 3: ATIVIDADES DOMÉSTICAS	3 A quem o(a) senhor(a) recorre ou recorreria se precisar de ajuda para cuidar das coisas da casa, como, por exemplo, arrumar, limpar, cozinhar ou fazer compras, pelo menos 1 vez/semana (frequentemente)? **R: 01 (uma) = filha(fa)** 3.1 Além da(s) pessoa(s) já mencionada(s), quais as outras pessoas a quem o senhor(a) recorre ou recorreria se precisar de ajuda para cuidar das coisas da casa, como, por exemplo, arrumar, limpar, cozinhar ou fazer compras, pelo menos uma vez por mês (pouco frequente)? **R: 00 (ninguém)** 3.2 Além da(s) pessoa(s) já mencionada(s), quais as outras pessoas a quem o senhor(a) recorre ou recorreria se precisar de ajuda para cuidar das coisas da casa, como, por exemplo, arrumar, limpar, cozinhar ou fazer compras, pelo menos uma vez por ano (raramente)? **R: 00 (ninguém)**

(continua)

▪ **TABELA 151.8** Versão da análise do mapa mínimo de relações do idoso (MMRI) simplificada. (*continuação*)

FUNÇÃO 4: CUIDADOS PESSOAIS	4 A quem o(a) senhor (a) recorre ou recorreria se precisar de ajuda para cuidados pessoais, como, por exemplo, trocar de roupa, tomar banho, comer, se levantar ou se deitar, pelo menos 1 vez/semana (frequentemente)? **R: 01 (uma) = filha(fa)** 4.1 Além da(s) pessoa(s) já mencionada(s), quais as outras pessoas a quem o senhor(a) recorre ou recorreria se precisar de ajuda para cuidados pessoais, como, por exemplo, trocar de roupa, tomar banho, comer, se levantar ou se deitar pelo menos uma vez por mês (pouco frequente)? **R: 00 (ninguém)** 4.2 Além da(s) pessoa(s) já mencionada(s), quais as outras pessoas a quem o senhor(a) recorre ou recorreria se precisar de ajuda para cuidados pessoais, como, por exemplo, trocar de roupa, tomar banho, comer, se levantar ou se deitar, pelo menos uma vez por ano (raramente)? **R: 00 (ninguém)**
FUNÇÃO 5: AUXÍLIO FINANCEIRO	5 Quem ajuda ou ajudaria o(a) senhor(a) financeiramente se precisar de auxílio para pagar o aluguel da sua casa, pagar uma conta, comprar remédio, comida etc., pelo menos 1 vez/semana (frequentemente)? **R: 01 (uma) = filha(fa)** 5.1 Além da(s) pessoa(s) já mencionada(s), quais as outras pessoas a quem o senhor(a) recorre ou recorreria se precisar de ajuda financeira, como, por exemplo, auxílio para pagar o aluguel da sua casa, pagar uma conta, comprar remédio, comida etc., pelo menos uma vez por mês (pouco frequente)? **R: 01 (uma) = amiga(.)** 5.2 Além da(s) pessoa(s) já mencionada(s), quais as outras pessoas a quem o senhor(a) recorre ou recorreria se precisar de ajuda financeira, como, por exemplo, auxílio para pagar o aluguel da sua casa, pagar uma conta, comprar remédio, comida etc., pelo menos uma vez por ano (raramente)? **R: 00 (ninguém)**

```
REGISTROS POR FUNÇÃO E FREQUÊNCIA
tvf  1 Total Visitas Semanais 06
tvp  1.1 Total Visitas Mensais 01
tvr  1.2 Total Visitas Anuais 01

tcf  2 Total Companhia Semanal 02
tcp 2.1 Total Companhia Mensal 01
tcr  2.2 Total Companhia Anual 00

tadf 3 Total Auxílio para atividades domésticas Semanal 01
tadp 3.1 Total Auxílio para atividades domésticas Mensal 00
tadr 3.2 Total Auxílio para atividades domésticas Anual 00

tcpf  4 Total Auxílio para cuidados pessoais Semanal 01
tcpp 4.1 Total Auxílio para cuidados pessoais Mensal 00
tcpr  4.2 Total Auxílio para cuidados pessoais Anual 00

taff  5 Total Auxílio Financeiro Semanal 01
tafp 5.1 Total Auxílio Financeiro Mensal 01
tafr  5.2 Total Auxílio Financeiro Anual 00
```

▪ **FIGURA 151.11** Índices gerados com as 15 variáveis no EpiData.

Para facilitar a extração dos índices, além do *EpiData* há o SPSS, originalmente nomeado como acrônimo de *Statistical Package for the Social Sciences*, pacote estatístico para as ciências sociais. Atualmente, é utilizado por diversos pesquisadores, extrapolando para outras áreas do conhecimento. A interface na qual é elaborada a máscara (para tabulação) é semelhante a uma planilha do *Excel*, possuindo como destaque a variedade de testes estatísticos à disposição de quem o utiliza. Com o SPSS e o uso das sintaxes (comandos) apresentadas a seguir, o cálculo automático dos índices de contato esporádicos e frequentes necessários para a análise do tamanho da rede de contatos (Tabela 151.9) e suporte social (Tabela 151.10) das pessoas idosas entrevistadas se torna simples e rápido.

Por fim, vale salientar que com os comandos apresentados do SPSS (sintaxe) é possível realizar os mesmos cálculos com o *Excel* ou o *Calc* para extrair os índices do MMRI da forma simplificada, pois ambos aceitam funções matemáticas. E, para análise estatítisca como alternativa ao SPSS, que é um software pago, há o R. Com ele é possível gerar os índices do MMRI com as sintaxes apresentadas e realizar todas as análises possíveis e necessárias. O R fornece um sistema poderoso e abrangente para análise de dados e, quando usado em conjunto com o *R-commander* (uma interface gráfica de usuário, comumente conhecida como Rcmdr), fornece uma interface fácil e intuitiva de usar. Basicamente, o R fornece o mecanismo que realiza as análises e o Rcmdr fornece uma maneira conveniente para os usuários inserirem comandos. O programa Rcmdr permite que os analistas acessem uma seleção de comandos R comumente usados, usando uma interface simples que deve ser familiar para a maioria dos usuários de computador (Fox, 2016).

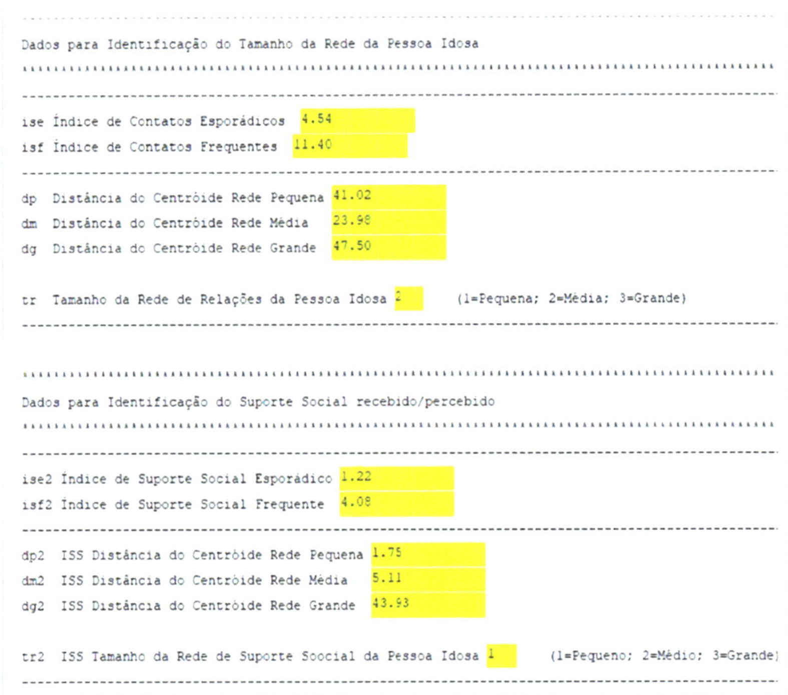

■ **FIGURA 151.12** Dados vitais para o Mapa Mínimo de Relações da pessoa Idosa Simplificado (MMRIS) no *EpiData*.

■ **TABELA 151.9** Sintaxes para a elaboração dos índices do tamanho da rede de contatos sociais.

Etapas	Sintaxe com os comandos para a criação dos índices do Tamanho da Rede Social da Pessoa Idosa
1ª Etapa: Soma de todos os registros no 1° quadrante (frequentemente) do MMRI	COMPUTE total_semanal=tvf+tcf+tadf+tcpf+taff. EXECUTE.
2ª Etapa: Soma de todos os registros no 2° quadrante (pouco frequente) do MMRI	COMPUTE total_mensal=tvp+tcp+tadp+tcpp+tafp. EXECUTE.
3ª Etapa: Soma de todos os registros no 3° quadrante (raramente) do MMRI	COMPUTE total_anual=tvr+tcr+tadr+tcpr+tafr. EXECUTE.
4ª Etapa: Criação dos índices ou fatores de contatos esporádicos e frequentes (FCE e FCF) do MMRI	COMPUTE FCE=0.096*total_semanal+0.870*total_mensal+0.876*total_anual. EXECUTE. COMPUTE FCF=0.995*total_semanal+0.139*total_mensal+0.035*total_anual. EXECUTE.
5ª Etapa: Análise da distância dos centroides (distâncias das coordenadas dos grupos caracterizados com tamanho de rede pequeno, médio e grande criados pelo IME/USP)	COMPUTE distancia_pequeno=SQRT((FCE-2.48209756097561)*(FCE-2.48209756097561))+((FCF-5.15834146341464)*(FCF-5.15834146341464)). EXECUTE. COMPUTE distancia_medio=SQRT((FCE-10.10076923)*(FCE-10.10076923))+((FCF-7.107942308)*(FCF-7.107942308)). EXECUTE. COMPUTE distancia_grande=SQRT((FCE-7.3292)*(FCE-7.3292))+((FCF-18.0865)*(FCF-18.0865)). EXECUTE.

6ª Etapa:
Identificação do grupo ao qual a pessoa idosa pertence
	COMPUTE TAMANHO_REDE_SOCIAL=0.
	if (distancia_pequeno<distancia_grande&distancia_pequeno<distancia_medio) TAMANHO_REDE_SOCIAL=1.
	if (distancia_medio<distancia_grande&distancia_medio<distancia_pequeno) TAMANHO_REDE_SOCIAL=2.
	if (distancia_grande<distancia_pequeno&distancia_grande<distancia_medio) TAMANHO_REDE_SOCIAL=3.
	EXECUTE.
	Valuelabels TAMANHO_REDE_SOCIAL
	1'Pequeno'
	2'Médio'
	3'Grande'.

■ **TABELA 151.10** Sintaxes para a elaboração dos índices do Tamanho da Rede de Suporte Social.

Etapas	Sintaxe SPSS para o cálculo dos escores do Suporte Social
1ª Etapa: Soma dos registros das funções companhia, auxílio doméstico e cuidados pessoais do 1° quadrante (frequentemente) do MMRI	COMPUTE total_semanal_suporte=tcf+tadf+tcpf. EXECUTE.
2ª Etapa: Soma dos registros das funções companhia, auxílio doméstico e cuidados pessoais do 2° quadrante (pouco frequente) do MMRI	COMPUTE total_mensal_suporte=tcp+tadp+tcpp. EXECUTE.
3ª Etapa: Soma dos registros das funções companhia, auxílio doméstico e cuidados pessoais do 3° quadrante (raramente) do MMRI	COMPUTE total_anual_suporte=tcr+tadr+tcpr. EXECUTE.
4ª Etapa: Criação dos índices ou fatores de suporte esporádicos e frequentes (FSSE e FSSF) do MMRI	COMPUTE FSSE=0.07*total_semanal_suporte+0.938*total_mensal_suporte+0.824*total_anual_suporte. EXECUTE. COMPUTE FSSF=0.997*total_semanal_suporte+0.09*total_mensal_suporte+0.038*total_anual_suporte. EXECUTE.
5ª Etapa: Análise da distância dos centroides (distâncias das coordenadas dos grupos caracterizados com tamanho de suporte pequeno, médio e grande criados pelo IME/USP)	COMPUTE distancia_pequeno_suporte=SQRT((FSSE-1.25)*(FSSE-1.25))+((FSSF-2.77)*(FSSF-2.77)). EXECUTE. COMPUTE distancia_medio_suporte=SQRT((FSSE-6.25)*(FSSE-6.25))+((FSSF-4.37)*(FSSF-4.37)). EXECUTE. COMPUTE distancia_grande_suporte=SQRT((FSSE-1.99)*(FSSE-1.99))+((FSSF-10.65)*(FSSF-10.65)). EXECUTE.

6ª Etapa:
Identificação do grupo ao qual a pessoa idosa pertence
	COMPUTE TAMANHO_REDE_SUPORTE=0.
	if(distancia_pequeno_suporte<distancia_grande_suporte&distancia_pequeno_suporte<distancia_medio_suporte) TAMANHO_REDE_SUPORTE=1.
	if(distancia_medio_suporte<distancia_grande_suporte&distancia_medio_suporte<distancia_pequeno_suporte) TAMANHO_REDE_SUPORTE=2.
	if(distancia_grande_suporte<distancia_pequeno_suporte&distancia_grande_suporte<distancia_medio_suporte) TAMANHO_REDE_SUPORTE=3.
	EXECUTE.
	Valuelabels TAMANHO_REDE_SUPORTE
	1'Pequeno'
	2'Médio'
	3'Grande'.

Considerações finais

A avaliação das relações sociais é cada vez mais necessária para uma atenção integral à pessoa idosa. O apoio familiar, fonte primeira de atenção ao idoso, está diminuindo acentuadamente, o que nos coloca diante de um grande desafio: estimular o apoio comunitário, para que identifiquemos potenciais recursos de apoio social.

Para tanto, faz-se necessária a aplicação de instrumentos que nos permitam a realização de avaliações das relações de apoio, para posterior mobilização da rede social. Por fim, os instrumentos apresentados neste capítulo fornecem uma vasta orientação do tipo de ferramenta que melhor se adapta às necessidades do profissional diante da demanda da pessoa idosa, possibilitando uma escolha adequada a cada situação, colaborando para uma abordagem integradora na área gerontológica.

Parte 10

Gerontologia e Educação

152

A Educação no Processo de Envelhecimento

Johannes Doll

Introdução

Educação é uma variável muito importante nos estudos gerontológicos. É consenso que a educação é um dos melhores preditores para a manutenção das capacidades cognitivas na velhice e discute-se se a educação é um possível fator de proteção contra demências (Clouston *et al.*, 2020). Mas não só para as capacidades cognitivas, também é consenso que a educação tem efeito positivo na saúde de forma geral, inclusive esta influência está crescendo nos últimos 25 anos (Goldman; Smith, 2011). Porém, não está ainda muito claro se alguns anos a mais na escola levam a uma saúde melhor na idade avançada. Para melhor entender esses efeitos, é necessária uma análise do significado de educação e de seu desenvolvimento, o que será feito no primeiro subcapítulo deste texto.

Apesar de a educação atual ser estudada principalmente em relação à infância e à juventude, ela nunca foi restrita aos jovens. A partir da segunda metade do século XX, em um mundo em rápidas mudanças, a necessidade de uma aprendizagem durante a vida inteira e propostas educacionais para isso ganharam em importância (Delors, 1996). Inicialmente, mais voltada para a aprendizagem de adultos e para a atualização profissional, observa-se, no Brasil, uma extensão de propostas pedagógicas para pessoas idosas desde os anos de 1990 (Cachioni; Neri, 2004). As diferentes dimensões destas atividades serão analisadas no segundo subcapítulo.

Envelhecer não é somente uma experiência individual, mas, na medida em que aumenta o número de pessoas idosas e diminui o número de crianças e jovens, a própria sociedade se torna envelhecida, com a mudança bem conhecida da estrutura etária de uma pirâmide para uma coluna. Isso traz múltiplos reflexos para a organização da sociedade, como distribuição de recursos, políticas públicas, mercado de trabalho e formação escolar e profissional. Para a educação apresentam-se, nesse contexto, mais dois desafios. É consenso que o estilo de vida na infância e na juventude exerce forte impacto no processo de envelhecimento (Bosnes *et al.*, 2019; Rowe; Kahn, 1997). Dessa forma, o tema do envelhecimento deveria ser incluído nos currículos escolares, o que atualmente acontece só em casos raríssimos. O segundo desafio refere-se à formação profissional, tendo em vista que, em uma sociedade envelhecida, praticamente todas as profissões lidam de uma ou outra forma com pessoas idosas ou aspectos gerais do envelhecimento. O tema da inclusão de conteúdos sobre o envelhecimento nos currículos escolares e na formação profissional será abordado no terceiro subcapítulo.

Educação: significado e relevância para o envelhecimento

O item Educação está presente em praticamente todos os questionários sociodemográficos, geralmente classificado pelo nível de escolaridade (ensino fundamental, médio e superior) ou, de forma mais detalhada, por anos de escolaridade. É consenso que o nível educacional possui forte correlação com as condições de vida e com o processo de envelhecimento. Assim, pessoas com um nível educacional mais alto possuem, em geral, uma renda melhor, condições de vida melhores e um estado de saúde melhor (Zajacova; Lawrenc, 2018). Observa-se um risco menor de sofrer de uma demência na idade avançada quando possuem uma escolaridade melhor, isso baseado na teoria da reserva cognitiva, a qual se refere à capacidade do cérebro adulto para manter, por meio de fatores ambientais e genéticos, as habilidades mesmo em casos de desenvolvimento de quadros demenciais, evitando o surgimento de sintomas clínicos significativos (Sobral; Paul, 2015). Embora a educação esteja consistentemente relacionada com um melhor desempenho cognitivo na velhice, os resultados sobre a relação entre educação e mudança cognitiva associada à idade têm sido conflitantes (Alley *et al.*, 2007). Dados atuais apontam para um melhor empenho cognitivo de pessoas com nível educacional mais alto; porém, segundo alguns autores, isso não impediria e nem diminuiria a taxa de declínio cognitivo na velhice (Berggren *et al.*, 2018).

A afirmação da correlação entre educação, renda e saúde na velhice, porém, não explica os mecanismos e detalhes entre alguns anos escolares a mais na infância e na juventude e os efeitos na velhice. Para compreender melhor esta relação é importante considerar o significado da escolaridade no contexto das sociedades contemporâneas, resultado de um processo histórico do surgimento da instituição escolar.

A origem da educação remete à origem da humanidade, pois transmitir conhecimentos de uma geração para outra e ensinar aos membros mais novos as tradições e os conhecimentos importantes sempre foram uma realidade. Este processo de orientar, de educar, fez surgir a partir da Idade Média uma instituição específica, a escola. Originalmente, as escolas monásticas e episcopais eram a instituição para formar religiosos e padres. A partir do século XVI, ligada aos movimentos religiosos da Reforma Protestante (Lutero, Calvino, Zwingli e outros), bem como relacionada com o surgimento dos novos países na Europa depois da Guerra dos Trinta Anos, a educação ganhou cada vez mais atenção, tanto das igrejas – que procuravam por meio da educação garantir sua influência sobre seus fiéis – quanto do Estado – que enxergava na educação uma forma interessante de instruir os súditos nos seus deveres e tarefas diante do governo. Uma marca neste contexto é a obra de Ian Amos Comenius (1592-1670), que na sua *Didática Magna* divulga a ideia de que todos devem ser ensinados de forma igual (incluindo mulheres), antecipando, dessa forma, uma educação geral (Reble, 1987).

Durante os séculos XIX e XX, a escola, antes uma instituição específica de formação profissional (padres e religiosos), tornou-se uma instituição obrigatória para toda a população. Este desenvolvimento aconteceu com uma tensão e uma ambivalência interessantes. Por um lado, educação escolar foi e ainda é vista como um fundamento para a participação ativa e competente em uma sociedade moderna, ministrando conteúdos para aquisição de conhecimentos considerados fundamentais como leitura, cálculo e conhecimentos gerais considerados relevantes. O seu oferecimento (e obrigação) para toda a população é considerado um processo democrático, oferecendo as mesmas chances de sucesso e ascensão social para todos, seguindo o ideal da revolução francesa da igualdade, liberdade e fraternidade. No Brasil, o Manifesto dos Pioneiros da Escola Nova, de 1932, traz bem esta perspectiva, que visa o desenvolvimento da educação escolar como a mais urgente tarefa do Estado, defendendo a bandeira de uma escola única, pública, laica, obrigatória e gratuita.

> "A educação nova, alargando sua finalidade para além dos limites das classes, assume, com uma feição mais humana, a sua verdadeira função social, preparando-se para formar a hierarquia democrática pela 'hierarquia das capacidades', recrutadas em todos os grupos sociais, a que se abrem as mesmas oportunidades de educação." (Ministério de Educação, 2010)

Mas a esperança da escola ser um instrumento de igualdade não se confirmou. Mesmo em países que possuem um bom sistema público de educação e oferecem no ensino fundamental uma igualdade de chances para todos, os resultados decepcionam. Assim, na Alemanha, somente 14% dos jovens da classe socioeconômica mais baixa estão no *Gymnasium*, a forma escolar que leva ao ingresso à universidade, contra 68% dos jovens da classe socioeconômica mais alta (Autorengruppe Bildungsberichterstattung, 2016). O fracasso na tentativa de oferecer as mesmas chances para todo mundo pela escola foi a base do clássico livro *A reprodução*, de Bourdieu e Passeron, publicado pela primeira vez em 1970. Na sua análise do sistema escolar francês, eles apontam como mecanismo da reprodução das desigualdades da sociedade a cultura e a violência simbólica. Enquanto formas culturais presentes na classe média e na classe alta são reconhecidas e valorizadas na escola, expressões culturais das classes menos favorecidas são reprimidas na escola – violência simbólica –, levando ao fracasso escolar os filhos destas classes. Assim, a instituição escolar representa muito mais um instrumento de seleção do que um lugar que oferece chances iguais para todos, reproduzindo dessa forma a estrutura desigual da sociedade.

A partir desta reflexão fica evidente que o item Educação nas pesquisas gerontológicas não indica necessariamente o grau de conhecimento ou de inteligência da pessoa, mas muito mais o seu pertencimento a uma determinada classe social e as condições de vida, as quais esta classe social dispõe no contexto da sua sociedade.

Considerando as diferenças entre pessoas idosas em relação à situação econômica, Crystal e Shea (1990) desenvolveram um modelo de vantagens/desvantagens cumulativas. O modelo aponta que certas vantagens ou desvantagens no início da vida tendem a se tornar mais fortes durante a vida por meio do acúmulo de situações favoráveis ou desfavoráveis, o que resulta no fato de que, na idade avançada, as diferenças ficam cada vez maiores. Isso vale para a situação econômica, as condições de trabalho e a saúde, até porque estes fatores se influenciam e se reforçam mutuamente. Assim, uma pessoa com uma escolaridade melhor consegue trabalhos com um salário mais alto, o que permite viver e trabalhar em condições mais favoráveis, que por sua vez permite um melhor cuidado à sua saúde.

Mostrando estes efeitos para a educação, os autores apontam que:

> "Os retornos à educação, sugere nossa análise, podem ser ainda maiores após a aposentadoria do que na idade produtiva, uma vez que os empregos profissionais e técnicos de maior prestígio que atraem aqueles com maior escolaridade podem diferir de outros cargos na segurança do emprego e benefícios ainda mais do que no salário. Assim, a aposentadoria do professor pode ser mais confortável do que a da cozinheira, mesmo quando ambos tinham o mesmo histórico salarial." (Crystal; Shea, 1990, tradução do autor.)

A teoria de vantagens/desvantagens cumulativas mostra, portanto, que o ponto de saída na infância e na juventude traz fundamentos importantes para o envelhecimento e para a vida na velhice. Esta perspectiva procura compreender diferenças entre as pessoas na velhice como resultados biográficos que acontecem dentro de uma determinada sociedade. Com isso fica evidente que envelhecer não é somente um processo individual, mas acontece dentro de estruturas sociais, as quais podem ajudar ou dificultar a vida na velhice (Crystal *et al.*, 2017). Estudos mais recentes nesta linha teórica apontam para três níveis em que os processos de vantagens/desvantagens cumulativas operam. Um primeiro nível é a forma individual com que uma pessoa lida com as condições concretas das desigualdades da sociedade. O segundo nível refere-se a análises do sistema social em relação aos mecanismos, como uma determinada sociedade se organiza. Neste ponto entraria, por exemplo, o sistema escolar, que, na perspectiva de Bourdieu, representa um mecanismo de seleção. E o terceiro nível em perspectiva social seria em relação a fatores intervenientes durante a vida, os quais podem piorar ou melhorar o acúmulo de vantagens ou desvantagens, por exemplo, crises econômicas, guerras ou políticas de redistribuição de recursos (Wildman, 2020).

Olhando para a educação na perspectiva da teoria de vantagens/desvantagens cumulativas fica mais evidente que a escolarização representa um elemento chave para o desenvolvimento profissional e econômico durante a vida com efeitos fortes na velhice. Ao mesmo tempo, o fator educação precisa ser analisado e entendido a partir de posturas individuais, dentro de um contexto sócio-histórico e dentro de políticas que possam amenizar ou agravar desvantagens acumuladas durante a vida. E estas influências podem acontecer em qualquer momento da vida. Por exemplo, uma pessoa que não terminou o ensino fundamental, talvez por morar no interior com longas distâncias para a escola, pode ainda na vida adulta recuperar sua escolaridade por meio de uma política educacional que valorize a Educação de Jovens e Adultos. Com isso, podem-se abrir novas perspectivas profissionais, que resultam em melhores condições de trabalho, melhor saúde e uma renda mais alta, condições favoráveis para um envelhecimento positivo.

Educação de adultos e idosos

As primeiras reflexões mais sistemáticas sobre a educação aconteceram no contexto da cultura grega, enquanto as obras, principalmente de Sócrates e Platão, demonstram que o processo educativo era praticado principalmente entre adultos. Estas reflexões se opuseram contra uma educação pela poesia baseada principalmente nas obras de Homero, que deve sua credibilidade à autoridade de quem as transmitiu, à oralidade e ao caráter mítico. Por outro lado, a educação filosófica distanciou-se também da educação remunerada dos sofistas, que ensinaram a retórica com o objetivo de convencer o outro no contexto da vida pública. Ao contrário destes dois modelos de educação, a proposta educacional de Sócrates e Platão baseia-se na lógica e na racionalidade, e também no respeito ao outro. O ponto de partida do processo educativo é a realidade concreta em que as pessoas se encontram, e tanto o filósofo educador quanto o educando começam uma viagem intelectual conjunta, iniciada pelas perguntas provocativas do educador, cujo fim ainda está em aberto e se revela somente no andamento (Rodrigo, 2017). Assim funciona a maiêutica socrática.

Com o surgimento da instituição "escola", as reflexões educacionais se voltaram para as fases iniciais da vida, a infância e a juventude. Apesar de algumas reflexões pontuais, a educação voltada para pessoas adultas ressurgiu somente durante o século XX e foram, principalmente, três focos que chamaram a atenção para a necessidade de uma educação para adultos.

O primeiro foi a experiência da Segunda Guerra Mundial, como fica evidente na 1ª Conferência Internacional sobre Educação de Adultos, 1949, em Elsenore, Dinamarca, organizada pela Unesco (Organização das Nações Unidas para a Educação, a Ciência e a Cultura). O tema central desta conferência foi a pergunta sobre como uma educação de adultos poderia ajudar a sanar os estragos da Segunda Guerra Mundial. Trata-se, portanto, de uma tentativa de reeducação de povos que tinham vivenciado a guerra e os resultados de governos fascistas e precisavam ser educados para viver em uma democracia. Neste caso, focalizava em uma educação política para adultos.

O segundo foco era motivado pelas rápidas mudanças no mundo do trabalho. O que se tinha aprendido uma vez na juventude não era mais suficiente para garantir competência e empenho durante toda a vida profissional; era necessário atualização constante dentro da sua profissão. E um terceiro foco, este especialmente para países em desenvolvimento, foi a percepção de que grande parte da população adulta e idosa era de analfabetos, um fato que, em um momento de tentativa de rápida industrialização, foi visto como uma "vergonha nacional". Em relação ao Brasil, isso fica evidente no 1° Congresso Nacional de Educação de Adultos, em 1947, cujo *slogan* foi "ser Brasileiro é ser alfabetizado" (Soares, 2008). Neste contexto, deve ser mencionada a obra de Paulo Freire, cujo trabalho a partir dos anos de 1950 contribuiu significativamente para uma educação além do contexto escolar, elaborando não só procedimentos metodológicos de uma pedagogia para adultos, mas dando um viés libertador ao próprio processo de educação (Freire, 1987).

Neste contexto de crescente atenção para uma educação de adultos, as Conferências da Unesco institucionalizaram-se e foram realizadas em intervalos de mais ou menos 12 anos, focalizando as múltiplas mudanças que não só afetaram o mundo do trabalho, as formas de produção e a distribuição, mas também as formas de comunicação, as estruturas das sociedades e das famílias, as formas de governo e as relações humanas.

No "Relatório Faure" (os relatórios que a Unesco publica regularmente sobre a situação da educação no mundo levam o nome do coordenador do grupo internacional de trabalho), publicado em 1972, encontramos uma forte preocupação em rever a concepção de Educação. Ela não deve ser mais vista como um conteúdo determinado a ser assimilado pelo aluno, mas como um processo contínuo, marcado pela diversidade das experiências, que deve permitir ao aprendiz ser cada vez mais ele mesmo. Na parte final do relatório, encontra-se como primeiro princípio "o direito de todo o indivíduo a ter a possibilidade de aprender durante toda sua vida" (Osorio, 2005).

Não há como negar que a inovação tecnológica e a consequente necessidade de uma atualização constante no mundo do trabalho eram um impulso extremamente forte para o desenvolvimento de uma educação de adultos. Mesmo assim, é importante destacar que os documentos da Unesco integraram também uma outra tradição, a da educação de adultos como processo emancipatório, que remete ao ideal do iluminismo, segundo o qual a razão (e a educação para tal) deveriam conduzir o homem para a independência e a liberdade (Reble, 1987).

Ao integrar as diferentes tendências educacionais, a Unesco chega a uma concepção ampla de Educação que visa desenvolver o ser humano como um todo. Esta concepção encontra sua expressão nos quatro pilares da Educação, destacados no Relatório Delors (1996): aprender a conhecer, aprender a fazer, aprender a viver juntos e aprender a ser. Estes princípios apontam para uma educação muito além do espaço escolar e podem muito bem servir para fundamentar uma educação permanente que inclui todas as faixas etárias, também adultos e idosos.

Com isso, a Educação amplia seu campo em dois sentidos. Por um lado, a Educação vai além da sua forma institucionalizada, escola e universidade, e fica atenta a processos não formais e informais de aprendizagem. Por outro lado, a atenção da Educação não fica restrita à infância e à juventude, mas inclui todas as faixas etárias, também a vida adulta. Porém, deve-se destacar que, mesmo ampliando o foco da Educação para o público adulto, as pessoas idosas são consideradas somente de forma indireta como pessoas adultas. A preocupação principal com a preparação e a manutenção das pessoas para o mundo de trabalho deixou pouco espaço para pensar uma vida pós-trabalho e uma educação para a terceira idade. Mesmo assim, a ampliação do foco da Educação preparou uma aproximação com questões do envelhecimento.

Na Gerontologia, foi com a difusão da perspectiva *life span*, principalmente pelo trabalho do casal Baltes (Baltes; Baltes, 1990), que o processo de envelhecimento foi visto no contexto da biografia de uma vida inteira. De fato, sabemos atualmente que costumes, habilidades e posturas adquiridas durante a infância e a juventude influenciam fortemente o processo de envelhecimento. Como destacam Scoralick-Lempke e Barbosa (2012):

> "[...] a perspectiva *life span* tem despertado a atenção de pesquisadores para os aspectos relacionados ao funcionamento físico, social e intelectual saudável na velhice. A educação, devido às irrefutáveis contribuições em todos esses âmbitos, tem-se destacado dentre as estratégias de promoção do desenvolvimento nessa fase."

Da mesma maneira, o ponto essencial de que o envelhecimento é determinado socialmente chama a atenção para processos de socialização durante a infância e a juventude, e também durante o resto da vida, como, por exemplo, um processo de socialização para a fase da aposentadoria (Prahl; Schroeter, 1996). Aposentar-se envolve diferentes formas de aprendizagem, geralmente na modalidade de aprendizagens informais. Este processo pode receber suportes educativos como os cursos de preparação para a aposentadoria.

O ponto essencial e mais importante para poder pensar a educação para pessoas idosas é que o envelhecimento é um processo que apresenta plasticidade dentro de certos limites. Isso abre espaço para atividades de intervenção, que podem fortemente influenciar o processo de envelhecimento. Pesquisas longitudinais sobre as capacidades cognitivas demonstram que a educação escolar e as práticas profissionais, além do estado de saúde, são os fatores que mais influenciam as competências cognitivas na idade avançada (Lehr, 2003).

Foi a partir da década de 1970 que surgiram as primeiras iniciativas de propostas educacionais para pessoas idosas. Podemos destacar duas marcas importantes para esta entrada: a criação da primeira Universidade da Terceira Idade, em 23 de fevereiro de 1973, pelo Conselho da Universidade de Ciências Sociais de Toulouse, promovido pelo professor de Direito Internacional chamado Pierre Vellas. A partir de uma reflexão profunda sobre a situação das pessoas idosas na França desta época, Vellas critica a perspectiva paternalista dos serviços, introduz uma visão diferenciada das pessoas idosas (terceira e quarta idades) e propõe a inserção de pessoas idosas (*troisième age*) no ambiente universitário como uma forma de oferecer atividades novas e interessantes aos aposentados, ligadas ao encontro com as gerações mais novas. Resumindo, educação como alternativa à vida monótona e tediosa da aposentadoria (Vellas, 2009). A outra marca de encontro entre Educação e Gerontologia foi o lançamento, nos EUA, da revista científica *Educational Gerontology* (Gerontologia Educacional) em 1976. Em um famoso artigo específico, David A. Peterson, da Universidade de Nebraska, estruturou o campo da Gerontologia educacional da seguinte maneira:

> "Gerontologia educacional é o estudo e a prática de ações educacionais para ou sobre velhice e indivíduos idosos. É possível observar três diferentes, mas relacionados aspectos: (1) atividades educacionais voltadas para pessoas com meia-idade ou idosos; (2) atividades educacionais para um público geral ou específico sobre envelhecimento e pessoas idosas; e (3) preparação educacional para pessoas que trabalham ou pretendem trabalhar em relação a pessoas idosas como profissionais ou de forma profissional." (Peterson, 1976, tradução do autor)

No contexto brasileiro, esta aproximação entre Educação e Gerontologia ainda está a caminho; a maioria das faculdades de Educação ainda não percebeu a importância da temática do envelhecimento para sua própria área. Por outro lado, existem alguns passos importantes, como a publicação, em 2015, de um número especial sobre envelhecimento por uma revista de destaque da Educação intitulada *Educação & Realidade*, de Porto Alegre.

Entre as atividades educacionais para pessoas idosas, podemos destacar as Universidades da Terceira Idade que se espalharam pelo mundo inteiro (Cachioni, 2003). Atualmente, existem diferentes modelos e formas de organização, como o modelo francês, no qual a Universidade da Terceira Idade está normalmente vinculada a uma universidade, e o modelo britânico, baseado mais na auto-organização das atividades de aprendizagem pelas próprias pessoas idosas. Também existem formas diferentes de integração da Universidade da Terceira Idade na instituição à qual é vinculada. Em muitos casos, trata-se de uma forma de extensão universitária com cursos específicos para pessoas adultas maduras e idosas, e em outros casos existe uma integração com os cursos de graduação em que pessoas idosas frequentam as classes regulares dos cursos universitários. E com a expansão também surgiram, obviamente, focos e perspectivas diferentes, bem como críticas ao próprio modelo (Formosa, 2010).

Uma tendência atual é de abrir mais as universidades para uma sociedade envelhecida em um contexto de rápidas mudanças. Nesta nova perspectiva, não se trata mais somente de dar algum espaço para pessoas idosas em um projeto específico, mas de transformar a própria universidade em uma instituição que consegue, de diferentes formas, atender a pessoas em todas as idades. Retomando elementos de uma iniciativa da Organização Mundial de Saúde (OMS) sob a liderança de Alexandre Kalache e Louise Ploffe, diretores na OMS à época, para a criação de cidades amigo do idoso (WHO, 2007), foi criado, em 2012, na Dublin City University, o Age-Friendly University Global Network (Rede das Universidades Amigas do Idoso). Morrow-Howell *et al.* (2020) encontram cinco argumentos principais para esta abertura das universidades às pessoas de todas as idades e especialmente para as pessoas idosas. O primeiro argumento se baseia na teoria de estratificação da sociedade, de Riley (1971), que destaca a estruturação da sociedade segundo as idades, atribuindo papéis e espaços sociais aos seus membros conforme seus anos de vida. Uma das consequências desta estratificação é a separação dos grupos etários com o risco de preconceitos, principalmente contra seus membros mais velhos (*ageism*). As universidades com o foco para as gerações mais novas representam, por um lado, exatamente esta estratificação por idade, e por outro lado, com a maior abertura para todas as idades, poderiam contribuir para uma maior integração entre as faixas etárias.

As universidades já mostraram que possuem potencial para abertura a grupos populacionais antes não ou pouco presentes nas universidades. Este segundo argumento mostra como as universidades foram capazes de lidar com a diversidade e como isso ampliou as perspectivas e os estudos. Da mesma forma, uma integração de diferentes faixas etárias poderia ampliar o potencial dos estudantes de aprender com os mais velhos.

O terceiro argumento aponta para a tarefa da universidade de inventar e inovar. Diante das mudanças profundas a partir do envelhecimento populacional, as universidades deveriam contribuir para pensar, pesquisar e estudar inovações que permitam uma vida melhor em uma sociedade envelhecida. O quarto argumento retoma os argumentos clássicos a favor das universidades da terceira idade. O convívio no espaço acadêmico pode contribuir significativamente para um engajamento voluntário, para criar e aprofundar relações sociais e para a saúde cognitiva em idades avançadas.

O último argumento retoma a questão da transformação demográfica, lembrando que no futuro haverá cada vez menos crianças, jovens e jovens adultos. Dessa forma, as universidades estão no perigo de diminuir o seu trabalho se não conseguem atrair outras faixas etárias para compensar a perda de estudantes jovens.

Incluir todas as faixas etárias no trabalho da universidade representa certamente um grande desafio para as estruturas existentes, mas seria muito importante para que esta instituição prosseguisse no seu papel de ensino, pesquisa e extensão em relação ao mundo contemporâneo nas condições atuais do envelhecimento das populações e das rápidas mudanças no campo profissional.

O trabalho educacional, porém, não acontece somente nas universidades. Existe, hoje, uma série de atividades educacionais, nos mais diferentes níveis, voltadas para pessoas idosas.

O trabalho com pessoas idosas assumiu, inicialmente, em quase todos os países, um caráter assistencialista, procurando atender às necessidades básicas de pessoas idosas em condições desfavoráveis e oferecer-lhes alguma forma de contato social. Os idosos eram geralmente percebidos como pessoas que precisavam de ajuda. Os grupos de convivência, as primeiras formas de atendimento, ofereciam, principalmente, alguma atividade, entretenimento e relações sociais. Kolland (2005) chama esse trabalho com pessoas idosas de "caritativo-custodial". Não se pode excluir que nestes grupos aconteçam processos educativos, mas a questão educacional fica, neste tipo de trabalho, em segundo plano.

Um foco específico nas atividades educacionais apareceu mais tarde no trabalho com as pessoas idosas. Para implantar um trabalho mais educacional, era necessário modificar a própria imagem que os profissionais ou voluntários tinham das pessoas idosas, pois se os idosos são percebidos como pessoas com deficiências, com problemas, a tendência é um atendimento assistencialista. Atividades educacionais só podem ser oferecidas a pessoas que julgamos capazes de aprender, como destaca, no contexto da educação de adultos, Paulo Freire (1992). Dessa forma, as atividades educacionais com pessoas idosas se desenvolveram, em muitos casos, no contexto de instituições educacionais, como universidades ou instituições de educação continuada. Bubolz-Lutz *et al.* (2010) destacam que o desenvolvimento se diferenciou bastante entre os diversos países, sendo influenciado pelas situações sócio-históricas, as imagens das pessoas idosas, as políticas públicas a respeito da velhice, bem como discussões educacionais prevalecentes nos diferentes países.

De forma geral, podemos constatar que trabalhos com enfoques mais educacionais com pessoas idosas começaram a se desenvolver a partir dos anos 1970. Além da já mencionada criação da primeira Universidade da Terceira Idade, em Toulouse, se desenvolveu especialmente nos EUA de forma extraordinária o programa *elderhostel*. Iniciado em 1975, este movimento junta a ideia de viagem e turismo com experiências educacionais. Baseado na instituição dos albergues de juventude, que se encontram principalmente na Europa e que permitem a jovens viajar, conhecer outros lugares e aprender por preços acessíveis, esta ideia foi levada para os EUA, mas, agora, para as pessoas idosas. No início, foram principalmente universidades que abriram as casas de estudantes durante as férias para os idosos; atualmente existe uma rede, com possibilidades de viajar e estudar, para pessoas com mais de 55 anos, o que torna o *elderhostel* mundialmente o maior programa educacional para idosos (Donicht-Fluck, 1992).

No Brasil, os trabalhos com focos educacionais para pessoas idosas começaram pelo SESC, iniciado em 1977 por meio de escolas abertas (SESC, 2003). Mas foi somente a partir dos anos 1990 que a preocupação com a educação de pessoas idosas ganhou maior dimensão, principalmente por intermédio das Universidades da Terceira Idade. Além dos grupos de convivência e das Universidades da Terceira Idade encontramos hoje, também, outras formas de trabalho educacional, como palestras, oficinas ou encontros para idosos. É preciso destacar ainda uma forma que, à primeira vista, pode não parecer um trabalho educacional: o trabalho político nos conselhos municipais e estaduais do idoso, nas conferências do idoso ou nos fóruns regionais, em que o engajamento de pessoas idosas leva a aprendizagens significativas, em uma perspectiva de educação informal.

Além destas atividades, existe uma educação de idosos na perspectiva do lazer. Em uma perspectiva mais atual, lazer não se define simplesmente como o oposto do trabalho. Novas concepções de lazer relacionam o mesmo com qualidade de vida, estilo de vida, sociedade de diversão. Tokarski (2000 *apud* Prahl, 2002) define o lazer como uma característica de qualidade de vida em uma sociedade muito desenvolvida. Neste contexto, lazer não significa somente prazer, diversão e relaxamento do trabalho, mas também formação, engajamento social e político e comportamento voltado para a saúde. Dessa forma, se torna um conceito bastante interessante para pensar uma educação de lazer para pessoas no seu processo de envelhecimento (Doll; Oliveira, 2014).

Podemos encontrar outros campos diferentes de uma educação de idosos no contexto das atividades físicas, em que a aprendizagem e a prática de um esporte representam um campo rico de experiências educativas de diferentes tipos. Enquanto a maioria das atividades educacionais acontecem em uma perspectiva de educação não formal ou informal, podemos encontrar também no espaço da educação formal pessoas idosas. No contexto da EJA (Educação de Jovens e Adultos), encontra-se um grupo significativo de pessoas idosas, que na sua época não conseguiu, pelas mais variadas razões, uma formação escolar e procurou isso agora com idade mais avançada.

O que chama atenção é a variedade de processos educativos e de aprendizagem entre pessoas idosas, também com funções e motivações díspares. Isso se deve justamente à heterogeneidade entre as pessoas idosas, bem como aos diferentes desafios que o processo de envelhecimento representa para as mesmas. Finalmente, contribui a série de contextos diferentes em que pessoas idosas vivem e o fato de que cada uma dessas pessoas traz consigo sua própria história biográfica.

Mesmo com toda essa variabilidade é possível descobrir alguns elementos em comum nos diferentes processos educativos, que podemos denominar de "dimensões" de uma educação de pessoas idosas. Para estruturar um pouco este campo, podemos pensar em seis diferentes dimensões. Importante destacar que em cada processo educativo podem estar presentes várias destas dimensões ao mesmo tempo (Doll, 2008; 2014). São elas:

Dimensão socioeducativa

O foco desta dimensão é o desenvolvimento de contatos e relações sociais e a capacidade de conviver com outras pessoas. Compartilhar, trocar ideias e experiências, desenvolver atividades de forma conjunta, aprender a escutar e respeitar o outro na sua especificidade são os aspectos principais desse tipo de aprendizagem (Salgado, 2007). Como as relações sociais são um dos fatores-chave para o bem-estar na velhice, o exercício e o aprofundamento da competência comunicativa são da maior importância. De fato, em praticamente todas as propostas educativas, esta dimensão está presente. Além da importância para a convivência entre pessoas idosas, esta dimensão também perpassa as relações intergeracionais (Ferrigno, 2003), em que constitui um desafio educacional específico, pois manter e reforçar o diálogo entre as gerações exige uma série de competências específicas. O foco educacional desta dimensão se dá pelo fato de que o estabelecimento e a manutenção de relações sociais se devem, principalmente, à competência dialógica, baseada em "virtudes comunicativas", competência esta que precisa ser aprendida e treinada (Burbules; Rice, 1993).

Dimensão de lazer

A saída do mundo do trabalho e a saída dos filhos de casa representam para muitos idosos um aumento grande de tempo livre, que pode significar certo vazio na vida. Uma das possibilidades de preencher esse tempo podem ser atividades educativas, como fazer cursos, adquirir novos conhecimentos, leituras, visitas a museus etc. A origem das Universidades da Terceira Idade, seguindo as ideias de Pierre Vellas, como demonstrado, aponta para esta dimensão. Cuidar da sua formação é certamente uma boa possibilidade de preencher o tempo livre, mas isso é apreciado quase só por pessoas que relacionaram atividades educacionais com lazer e prazer já antes de entrar na velhice (Doll; Oliveira, 2014). Por isso, preencher o vazio deixado pela saída do mundo de trabalho mediante atividades educativas funciona somente para um pequeno grupo (Kolland, 2005). Mesmo com estas restrições, a multidão dos alunos das Universidades da Terceira Idade e os grupos do *elderhostel* nos EUA, bem como muitos alunos em outros cursos, sustentam a importância desta dimensão.

Dimensão compensatória

Às vezes, a vida nos leva por caminhos que não tínhamos pensado. Sonhamos em estudar, mas a necessidade de ganhar dinheiro e sustentar a família acabou com este sonho. Isso vale especialmente para a geração das pessoas idosas de hoje, que nas suas juventudes, muitas vezes, não encontraram condições adequadas para estudar. Para essas pessoas que sempre queriam aprender algo, mas não tiveram possibilidade para isso, existe a viabilidade de realizar este sonho agora na idade avançada. Esta dimensão encontramos em cursos de alfabetização para pessoas idosas, em cursos de línguas, em cursos universitários. Nessa perspectiva, atividades educativas procuram compensar o que não foi possível ou alcançado na juventude ou na vida adulta. Muitas vezes, isso representa a realização de um sonho antigo das pessoas e, ao alcançá-lo, elas encontram profunda satisfação. Também quando os processos de aprendizagem se tornam muito complicados, a simples presença em uma instituição, sem necessariamente ter condições de sucesso, pode assumir o papel de uma realização simbólica que, como tal, ganha importância para as pessoas idosas.

Dimensão emancipatória

Quando compreendemos melhor o mundo que nos rodeia, temos mais possibilidades de intervir e não ficar somente à mercê de forças externas a nós. Para isso, dois aspectos são necessários: primeiro, acreditar na própria capacidade de aprender e compreender o mundo e segundo, dispor das competências ou instrumentos adequados para participar de forma ativa na sociedade. Estes aspectos, defendidos por Paulo Freire, podem ser construídos em um processo educativo (Freire, 1987). No contexto de trabalho com pessoas idosas, especialmente em condições desfavoráveis, este foco é da maior importância, pois além de outros preconceitos que possam existir em relação a este grupo (classe social, etnia e gênero) ainda há os preconceitos em relação à idade. Como exemplo disso podemos citar o trabalho com pessoas idosas em relação à organização financeira, realizada e estudada por Buaes (2011). Diante de problemas financeiros de um grupo de mulheres idosas, principalmente em função do crédito consignado, foi organizado um curso para melhor compreender os mecanismos do mercado financeiro e para refletir sobre formas próprias de lidar com questões financeiras. O resultado desse estudo demonstra bem a dimensão emancipatória que processos educativos com pessoas idosas podem conseguir:

> "Após 7 meses da finalização da ação educativa, realizamos um reencontro com o objetivo de conhecer os efeitos da intervenção no grupo. Nesse, procuramos investigar situações cotidianas nas quais as participantes utilizaram os conhecimentos construídos no curso. Algumas experiências foram narradas e constituíram o marco inicial da análise: escolher prioridades para usar o dinheiro, ter dinheiro até o final do mês, planejar compras e formas de pagamento, recusar um crédito consignado e pesquisar preços antes de comprar. As narrativas do reencontro sinalizaram as aprendizagens consideradas mais significativas, uma vez que se referem a produção de novas respostas a situações de consumo. Entendemos que a participação no curso possibilitou às mulheres produzir novos conceitos, provocando tentativas de mudanças na sua realidade existencial." (Buaes *et al.*, 2014)

Dimensão de atualização

O tempo hoje é marcado por rápidas mudanças, o que significa que sem uma atualização constante existe o perigo de haver menos possibilidades de participação na sociedade. Um exemplo disso é a questão do uso da informática e do computador. Certamente é possível viver sem o uso deste instrumento, mas, de fato, ele pode trazer uma série de vantagens. Agora, para se familiarizar com a informática, cursos de inclusão digital voltados especificamente para pessoas idosas são uma boa opção e a oferta cresce, muitas vezes ligadas a Universidades da Terceira Idade ou a outras instituições de formação continuada. Nesse sentido, a educação preenche uma função importante para o idoso se manter atualizado (Kachar, 2001).

Dimensão de manutenção das capacidades cognitivas

Os dados das pesquisas gerontológicas demonstram, claramente, que as capacidades que continuamos exercendo mantêm o seu funcionamento, enquanto a passividade leva à perda de capacidades. Isso vale também para nossas capacidades cognitivas, como a memória e a reflexão. Dessa forma, utilizando o cérebro, manter-se informado, continuar aprendendo e treinando a memória é a melhor forma de se proteger ou amenizar possíveis perdas cognitivas que possam acontecer, geralmente por causa de doenças. Nessa perspectiva, processos educativos podem assumir uma função profilática. Formas concretas que visam especificamente à manutenção de capacidades cognitivas são, por exemplo, cursos de treinamento de memória (Yassuda *et al.*, 2006). De fato, todos os tipos de atividades educacionais possuem este efeito, mesmo se não for o foco principal da atividade.

Em resumo, entre as atividades educacionais existem algumas que focalizam especificamente uma destas dimensões, mas geralmente se encontram as várias dimensões concomitantes nas mesmas atividades educacionais. Assim, o já citado trabalho de Buaes (2011) com mulheres idosas sobre suas práticas financeiras visava, em primeiro lugar, a uma dimensão emancipatória. Mesmo assim, a dimensão socioeducativa estava fortemente presente nesse trabalho, tendo em vista que a aprendizagem aconteceu, principalmente, por uma ressignificação das práticas financeiras pelo próprio grupo, o que certamente contribuiu para a manutenção das capacidades cognitivas desse grupo.

Educação e a sociedade envelhecida

Viver em uma sociedade envelhecida traz novas perspectivas, não somente para as pessoas idosas, mas para todos os membros desta sociedade. Para crianças e jovens aumentam as chances de conhecer seus antecessores de forma nunca vista, pois, enquanto antigamente se conhecia alguns membros da geração dos seus avós, hoje é bem provável que conheçam não apenas todos os avós como também bisavós ou até tataravós. Por outro lado, enquanto antigamente se tinha um maior número de membros da família da mesma geração, como irmãos e primos, hoje é cada vez mais comum ter poucos ou nenhum membro da família na mesma geração, dessa forma transformando a estrutura familiar de horizontal para vertical (Lehr, 1999). Isso obviamente leva à definição de novas relações, funções e tarefas dentro das famílias multigeracionais, um campo a ser explorado ainda (Vicente; Sousa, 2012).

Considerando o fato de que crianças e jovens vivem e viverão em um mundo com muito mais pessoas adultas e idosas do que antigamente e considerando que a educação e os hábitos em relação à saúde no início da vida possuem forte influência ao processo de envelhecimento (Chen *et al.*, 2019), torna-se evidente que as questões do envelhecimento representam um tema importante a ser abordado nas instituições de educação. Isso, mesmo com uma argumentação mais em relação aos preconceitos contra pessoas idosas, é até uma exigência legal, tanto da Lei da Política Nacional do Idoso quanto do Estatuto do Idoso. Citamos aqui o texto do Estatuto do Idoso que menciona no seu art. 22:

> "Nos currículos mínimos dos diversos níveis de ensino formal serão inseridos conteúdos voltados ao processo de envelhecimento, ao respeito e à valorização do idoso, de forma a eliminar o preconceito e produzir conhecimentos sobre a matéria."

De fato, porém, a questão do envelhecimento ainda é muito pouco presente no ensino básico. De certa forma, trata-se de um círculo vicioso: professores não abordam o tema, pois na sua formação o tema do envelhecimento foi ausente. Nas instituições de formação geralmente não existem professores com formação em Gerontologia que poderiam abordar o tema de forma competente. Por isso, também não conseguem incluir o tema no currículo, e enquanto não consta no currículo, não se abre vaga ou concurso para contratar professores com este conhecimento. Assim, não surpreende que a produção científica em relação ao ensino de conhecimentos sobre o envelhecimento é bastante restrita. Os poucos trabalhos encontrados concentram-se em três temáticas. Um primeiro grupo pesquisa a imagem que as crianças e os adolescentes possuem das pessoas idosas e do envelhecimento. As análises destacam geralmente uma perspectiva complicada, mostrando que os jovens percebem principalmente uma aparência considerada feia, um "corpo bagulho" (Ramos, 2009). Interessante que o corpo com sinais de decadência pode ser ressignificado quando se trata do corpo de uma pessoa próxima, querida, como avós; neste caso, os sinais de envelhecimento, como a pele flácida, podem ser percebidos com ternura e carinho (Ramos, 2011).

Um segundo grupo de trabalhos analisa a literatura infanto-juvenil e a imagem da velhice que é comunicada por este meio. Trata-se de livros em que pessoas idosas assumem um papel importante no desenvolver da história. Percebe-se que a tendência atual da literatura é oferecer modelos novos e diferentes de idosos, fugindo da imagem tradicional do velho recolhido em casa. Existem diferentes tipos de narrativas, mas de forma geral desenvolve-se uma relação intergeracional entre crianças/jovens e pessoas idosas. Isso pode acontecer dentro da própria família, pode levar a uma solidariedade dos mais velhos com os mais jovens contra a geração do meio, e pode acontecer por fora por meio de contatos com pessoas idosas, às vezes estranhas. O mundo dos mais velhos aparece como algo desconhecido que pode assustar, incomodar, mas também pode exercer um certo fascínio, uma provocação, e o enredo do livro leva geralmente a uma relação ou até a uma solidariedade entre as gerações. Desta forma, esta literatura representa um recurso interessante para trabalhar a questão do envelhecimento junto aos alunos no ensino escolar (Steffen, 2007).

O terceiro grupo com experiências e propostas concretas para o trabalho em sala de aula com o envelhecimento ainda é muito restrito. Existem algumas práticas escolares já tradicionais, como dias festivos ou até visitas em Instituições de Longa Permanência de Idosos (ILPIs), mas estas atividades ficam geralmente pontuais e nem sempre conseguem levar alunos a uma reflexão adequada sobre a diversidade do envelhecimento e das pessoas idosas. Assim, uma visita em uma ILPI reforça geralmente uma imagem negativa da velhice, sem considerar que no Brasil menos de 1% das pessoas idosas são institucionalizadas (Camarano; Kanso, 2010).

Em princípio, uma educação gerontológica deve ter dois objetivos principais: por um lado contribuir para pensar seu próprio envelhecimento e, a partir desta reflexão, tomar atitudes para um envelhecimento positivo (aspecto existencial e preventivo); e por outro lado diminuir preconceitos contra pessoas idosas (aspecto social e relacional) e diminuir o assim chamado "idadismo", *ageism*, uma postura preconceituosa em relação aos idosos, expressão cunhada por Robert Butler (1969), uma variante de outros -ismos, como racismo, machismo ou sexismo, que desqualificam a partir da generalização de elementos específicos outros grupos populacionais e que, apesar de ser uma postura subjetiva, encontra seus fundamentos na cultura geral. Geralmente, é baseado em medos inconscientes contra o outro, o estranho, o diferente. Pelas raízes no contexto cultural e em medos inconscientes, o combate contra o preconceito é bastante difícil. Mesmo assim, é uma exigência da Política Nacional do Idoso e do Estatuto do Idoso que justificam a inclusão do tema do envelhecimento nos currículos, principalmente para diminuir o preconceito contra pessoas idosas.

Uma forma de trabalhar o 'idadismo' é contrapor preconceitos gerais contra idosos com experiências concretas das relações com pessoas idosas. Especialmente para crianças, estes dois elementos são bastante separados, como mostram os estudos de Anne Carolina Ramos. Por um lado, o imaginário de crianças sobre pessoas idosas é bastante negativo, espelhando os preconceitos da sociedade, focalizando os sinais de decadência física (Ramos, 2009), enquanto nas relações diretas com seus avós as imagens dos idosos se transformam em altamente positivas com o foco para o cuidado mútuo, a cumplicidade entre avós e netos e os guardiões do passado (Ramos, 2011).

A concepção de trazer informações confiáveis sobre o envelhecimento e possibilitar contatos diretos com pessoas idosas pode ser observada nas poucas publicações que existem sobre como trabalhar a questão do envelhecimento em sala de aula. Isso se mostra na experiência docente com alunos do ensino médio, descrita por Cardoso *et al.* (2015), em que se desenvolveu um projeto de abordar o envelhecimento em cinco passos: (1) discussão introdutória sobre envelhecimento para despertar o interesse; (2) dados demográficos e biológicos sobre envelhecimento; (3) entrevista com uma pessoa idosa e posterior debate em sala de aula; (4) coleta de informações e fotografias com produção de pôster; (5) debate em sala de aula a partir das produções (entrevistas, fotografias e documentos). Este projeto, desenvolvido no contexto do programa PIBID (Programa Institucional de Bolsa de Iniciação à Docência), mostra como é possível desenvolver um projeto que fica interessante para os alunos, produz conhecimentos sobre história e envelhecimento e estimula o diálogo intergeracional.

Em formato diferente com outra faixa etária, Nachtigall (2019) realizou uma proposta que aponta na mesma direção. Com uma turma do terceiro ano do ensino fundamental, ela desenvolveu, durante 15 semanas, 30 ações diferentes sobre o envelhecimento, como conversa, debate, pesquisa, produção de cartazes, busca de informações, leituras, viagens ao tempo, recepção de pessoas idosas na classe etc., trabalhando a questão do envelhecimento com a metodologia específica das séries iniciais.

A literatura internacional mostra que as dificuldades de abordar a questão do envelhecimento na escola não são restritas ao Brasil (Ginschel; Schlüter, 2020; Levy, 2016), apesar de existirem propostas e materiais desde os anos de 1970 e que hoje estão registradas no sistema ERIC (Education Resources Information Center, http://eric.ed.gov) (McGuire, 2017). Mesmo assim, ainda são geralmente experiências mais pontuais ou estudos sobre aspectos específicos. Uma proposta teórica que busca integrar vários elementos de estudos da psicologia, da medicina, do serviço social e da sociologia sobre preconceitos em um modelo teórico educacional é o modelo PEACE (Positive Education about Aging and Contact Experiences – Educação Positiva sobre o Envelhecimento e Experiências de Contato) (Levy, 2018). Ele se baseia em dois elementos fundamentais: o primeiro se refere a informações sobre o envelhecimento e que inclui modelos positivos de pessoas idosas; o segundo se refere a experiências de contatos positivos diretos com pessoas idosas em uma perspectiva cooperativa e que são vistas de forma positiva dentro do ambiente específico. O modelo pretende modificar as atitudes em relação aos idosos, marcadas por ansiedade, discriminação, estereotipagem e preconceito, por meio de informações sobre o processo de envelhecimento e contatos positivos com pessoas idosas. Além de informações fundamentadas sobre o envelhecimento, que falta muitas vezes aos jovens, são da maior importância principalmente os contatos diretos com pessoas idosas. Segundo Levy (2018), para que estes contatos entre jovens e idosos sejam significativos, eles devem atender a algumas características. Assim é importante que sejam contatos individualizados com interações mútuas, que são feitos em uma situação de igualdade entre os participantes. Especialmente boas são as interações cooperativas, quando os dois lados trabalham juntos em um objetivo ou projeto comum. Outros aspectos positivos são o compartilhamento de informações pessoais e quando a interação é aprovada de forma positiva por uma figura de autoridade. O interessante deste modelo PEACE é que ele oferece uma base para a formação de professores e pode orientar projetos intergeracionais que visam diminuir os preconceitos contra pessoas idosas.

Enquanto o tema do envelhecimento ainda entrou muito pouco no ensino básico, a situação melhorou um pouco em relação formação profissional para trabalhar com a questão do envelhecimento. Este tópico não será aprofundado aqui, pois é trabalhando em um capítulo próprio, mas é possível – apesar de todas as dificuldades – perceber um certo desenvolvimento. Um dos pontos mais problemáticos ainda é a inclusão de disciplinas novas sobre envelhecimento em cursos de graduação que já existem. As razões passam por problemas curriculares (currículos sobrecarregados) e problemas institucionais (resistência de grupos bem estabelecidos de ceder espaço para temáticas novas) (Doll, 2004). Mesmo assim, se nota, especialmente em novos cursos ou cursos que se submeteram a uma revisão curricular profunda, a lenta inclusão dessa temática em forma de disciplinas, geralmente opcionais.

Em nível internacional, deve-se mencionar neste ponto ainda a AGHE (Academy for Gerontology in Higher Education), a liderança global no que se refere ao ensino da Gerontologia na educação superior. Ela pressupõe que respostas adequadas às mudanças demográficas só podem vir de pessoas bem formadas nas questões de envelhecimento e que possuem uma formação adequada para traduzir estes conhecimentos em soluções culturalmente adequadas (Perkinson, 2020). A AGHE foi fundada em 1974 e desenvolveu-se principalmente por meio do engajamento dos seus membros e dos seus líderes. Atualmente, a AGHE faz parte da GSA (Gerontological Society of America) e atua por meio de cursos, publicações, cooperações, desenvolvimento de currículos e material didático, elaboração de guias e orientações no campo da Educação Gerontológica.

Considerações finais

Falando sobre Educação no processo de envelhecimento é possível descobrir múltiplas facetas. Um aspecto é o uso da variável "Educação" em pesquisas gerontológicas, que possui uma forte correlação com o processo do envelhecimento no sentido de uma escolarização mais alta trazer efeitos positivos à manutenção das capacidades cognitivas e aumentar a chance de envelhecer em melhores condições gerais. Uma análise dos mecanismos desta relação demonstrou que por um lado a Educação compreendida como nível de escolarização é somente um indicador para uma série de outras variáveis que a acompanham, como pertencimento a uma classe social, a um gênero e a uma raça, chances de acesso ao mercado de trabalho, chances de acesso a melhores ambiente de moradia e chances de acesso a serviços de saúde. O referencial teórico de "vantagens/desvantagens acumuladas" (Crystal; Shea, 1990) permitiu compreender o efeito que a educação como escolarização no início da vida exerce ao desenvolvimento durante a vida e ao processo de envelhecimento. Dessa forma, a variável "Educação" exige uma interpretação atenciosa e diferenciada em pesquisas gerontológicas.

Educação na perspectiva de processos de aprendizagem continuada aponta para a necessidade de o ser humano se adaptar às múltiplas mudanças. Mudanças que acontecem durante a vida e que acontecem por meio das mudanças do mundo em que se vive, principalmente pelas inovações rápidas das sociedades contemporâneas, mas também por mudanças na própria pessoa no seu processo de envelhecimento. Uma maior sensibilidade para a educação continuada surgiu na segunda metade do século XX e levou a desenvolver diferentes formas de propostas educacionais para pessoas adultas e idosas, que no Brasil avançou e diferenciou-se principalmente a partir dos anos de 1990. Formas como cursos, palestras, universidade da terceira idade, grupos de convivência e, ultimamente, também webinários, oferecem espaços educacionais interessantes para pessoas idosas. Uma análise destas propostas mostrou as múltiplas dimensões envolvidas nestes processos educacionais como aspectos sociais, elementos emancipatórias e compensatórias, lazer, atualização e informação.

Considerando a importância de costumes e de hábitos adquiridos na infância e na juventude para um envelhecimento saudável, seria da maior importância abordar estes aspectos no ensino escolar. Também seria importante para combater preconceitos contra pessoas idosas. Porém, a prática mostra que este tema é ausente tanto nos currículos quanto na sala de aula. Falta de preparação dos professores, falta de material didático e de uma perspectiva de políticas educacionais diante do envelhecimento populacional levam ao fato de que experiências de um ensino gerontológico condicente com as exigências da Lei da Política do Idoso e do Estatuto de Idoso acontecem somente por iniciativas isoladas de alguns docentes engajados. Estes poucos projetos realizados mostram, em concordância com estudos internacionais, a importância de um conhecimento profundo e diferenciado sobre o processo de envelhecimento, por um lado, e de contatos concretos positivos entre jovens e idosos, por outro lado. Em relação ao ensino superior, apesar de pequenos avanços da inclusão do tema do envelhecimento nos currículos principalmente na área da saúde, continua ainda o desafio de convencer outras profissões da importância de se preparar para um mundo envelhecido.

Gerontologia e Educação apresentam uma série de temas em comum. E as possibilidades de contribuições vêm de ambos os lados. A gerontologia pode demonstrar à Educação a importância de abordar o envelhecimento como uma base fundamental para viver bem em uma sociedade que envelhece cada vez mais. E a Educação pode ajudar a Gerontologia a compreender a vida como um processo de aprendizagem constante, ajudando, a partir das suas bases teóricas, a melhor entender esse processo. Existe uma certa aproximação entre Gerontologia e Educação, tendo em vista o envelhecimento populacional e as rápidas mudanças nas sociedades contemporâneas. Como foi possível ver, a Educação, ainda muito voltada para o início da vida e a educação escolar, precisa se abrir mais para as questões do envelhecimento. Isso é importante, pois, além dos temas abordados neste capítulo, existem novos desafios para o futuro. Assim, com o aumento rápido do número de pessoas muito idosas surge um campo novo, a alfabetização digital, cuja importância ficou mais evidente nos tempos de distanciamento social, que para muitos idosos talvez nem seja uma experiência tão nova. De qualquer maneira, as novas tecnologias digitais representam, para pessoas em situação de isolamento, uma ferramenta muito importante para manter contatos, ter acesso a compras e serviços e por questões de segurança. Por outro lado, a entrada no mundo digital especialmente por pessoas muito idosas e talvez com comprometimentos leves de cognição representa um grande desafio, em que a Educação Especial poderia dar contribuições importantes.

Outro aspecto importante a ser considerado pela Educação é a mudança da sociedade moderna com seu paradigma da produtividade, marcado pela figura do *homo faber* (Arendt, 2002) para uma sociedade de consumo (Marques, 2007), em que se perderam as estruturas confiáveis (Bauman, 2007). Se isso libera os idosos do paradigma da exclusão pela falta de trabalho produtivo, por outro lado significa uma inclusão no mundo de consumo, com chances e perigos. Neste sentido, uma educação para o consumo para pessoas idosas precisa trabalhar tanto as novas regras e práticas de consumo quanto desenvolver esforço educativo no sentido de encontrar sua própria posição diante do mundo de consumismo, um caminho mais reflexivo, um caminho de significação da própria vida (Doll; Buaes, 2008).

E, como último ponto, a Educação e a Gerontologia precisam (re)descobrir o papel de mestre e conselheiro das próprias pessoas idosas. Existem primeiras pistas nesta direção, seja pela participação de pessoas idosas nos diferentes conselhos, não só da pessoa idosa, seja pela descoberta de que pessoas idosas podem ensinar muito, e às vezes melhor, outras pessoas idosas sobre o uso do mundo digital, como no exemplo dos povos originais que, no nosso meio, conseguem estabelecer formas de relações intergeracionais (Lima, 2020), as quais poderiam inspirar também outros contextos culturais da nossa sociedade, como o de repensar o papel da pessoa idosa como educadora. Esta perspectiva poderia devolver às pessoas idosas seu protagonismo.

153

Aprendizagem ao Longo da Vida

Meire Cachioni • Karina de Lima Flauzino

Introdução

O conceito de aprendizagem ao longo da vida está cada vez mais presente nos discursos governamentais e institucionais por todo o mundo, utilizado de maneira adaptável conforme as tradições e o contexto social e cultural dos países. A noção de que a educação e a aprendizagem são processos contínuos – não demarcados por períodos ou sistemas formais – teve maior evidência e expansão na década de 1990 (Aspin *et al.*, 2012). No entanto, a proposta da aprendizagem ao longo da vida tem sido debatida há décadas, com abordagens distintas ao longo do tempo: a visão humanística na década de 1970 tornou-se mais economicista na década de 1990 (Elfert, 2019). Observam-se, assim, duas gerações principais no desenvolvimento conceitual da aprendizagem ao longo da vida (Dehmel, 2006; Wang *et al.*, 2017). A mudança semântica de "educação ao longo da vida" (*lifelong education*) para aprendizagem ao longo da vida (*lifelong learning*) demarcou uma nova compreensão do processo educativo (Elfert, 2015; Field, 2001). No entanto, a utilização do termo da aprendizagem ao longo da vida de maneira intercambiável com outros termos semelhantes desafia sua operacionalização (Aspin; Chapman, 2000). Neste capítulo serão apresentados alguns destaques que fundamentam a noção conceitual da aprendizagem ao longo da vida, durante o século XX e início do XXI.

Contribuições da educação de adultos para a aprendizagem ao longo da vida

Desde o início do século XX, o papel da aprendizagem no curso de vida tem se apresentado cientificamente com importantes contribuições teóricas das áreas de ciências humanas. O avanço dos estudos nas áreas de antropologia, sociologia e psicologia evidenciou o desenvolvimento contínuo da capacidade de aprendizagem durante a vida adulta. De maneira sucinta, os resultados das pesquisas psicológicas manifestaram duas correntes teóricas principais ao explicarem os processos de aprendizagem: as teorias em função da estrutura interna da pessoa como aluno e as teorias com enfoque nos aspectos individuais e coletivos da aprendizagem (Unesco, 1999).

Com base na abordagem de Dewey, as contribuições do teórico e educador americano Edward C. Lindeman ofereceram uma compreensão integrativa entre a aprendizagem e o curso de vida. No livro *The Meaning of Adult Education*, publicado em 1926, Lindeman criticava a mecanização e a formalização dos sistemas educacionais. Para o autor, os aspectos qualitativos da educação eram pouco explorados e vivenciados pelos educandos, os quais eram obrigados a se ajustar aos currículos previamente estabelecidos e que, geralmente, culminava no distanciamento da aprendizagem após a obtenção de um diploma ou certificado. Ou seja, o objetivo central da educação, de colocar "significado em toda a vida", não estava entre as práticas educativas destinadas aos jovens, e que entre os adultos seria fundamental (Lindeman, 1926).

De acordo com Lindeman (1926), a essência da aprendizagem na educação de adultos baseava-se na realidade, mediada por necessidades e interesses pessoais. Neste cenário, os adultos aprendem a confrontar as questões situacionais e buscam respostas em suas experiências antes de recorrer aos textos, incentivando-os a se manterem ativos mentalmente e a encontrar o próprio significado da existência. Assim, a aprendizagem é compreendida como parte inerente à vida, um fenômeno coletivo e social; portanto, a educação não deve ter fim, ser estática ou atrelada a um determinado período da vida.

A noção de educação apresentada por Lindeman (1926) foi retomada nos debates sobre a aprendizagem ao longo da vida, em anos posteriores, principalmente pela Organização das Nações Unidades para a Educação, Ciência e a Cultura (Unesco). Cabe destacar que a Unesco possui grande atuação internacional desde sua fundação em 1945, logo após o término da Segunda Guerra Mundial (Werthein; Cunha, 2005), considerando a educação de adultos como uma prioridade (Elfert, 2019). O objetivo principal dessa organização é garantir a paz pela cooperação internacional, democratizando conhecimentos produzidos historicamente pela humanidade entre as nações, e para isso considera a educação como um valor estratégico para promover o desenvolvimento social e econômico dos países (Unesco, 2020). Os esforços de atuação concentram-se para atingir a meta de educação para todos, promovendo o acesso e a qualidade em todas as modalidades de ensino, incluindo a educação de jovens e adultos. Atualmente, a Unesco possui 193 países associados, com mais de 120 colaboradores atuando no setor de educação na sede em Paris, na França, e com 53 escritórios, 8 institutos e 15 centros que atuam em colaboração com redes globais de educação (Unesco, 2020).

A 1ª Conferência Internacional sobre Educação de Adultos (CONFINTEA), organizada em 1949 pela Unesco, na cidade de Elsinore (Dinamarca), abordou a premência de assumir a educação como promotora de valores universais da humanidade, em decorrência da experiência da Segunda Guerra Mundial (Doll, 2016). Para a Unesco, o debate sobre a educação de adultos vinculava-se à democracia e às ideias de dignidade humana e realização pessoal (Elfert, 2019). Segundo Ireland e Spezia (2014), o enfoque dessa Conferência na temática da educação de adulto buscava analisar criticamente o campo, como matéria acadêmica, em virtude da posição marginal da educação de adultos em agendas políticas de vários países europeus. Na ocasião, a noção de educação ao longo da vida (desde educação permanente à educação continuada) estava presente entre os assuntos discutidos pela comissão sobre o Conteúdo da Educação de Adultos.

Nas décadas seguintes, outros documentos da Unesco reforçaram a expansão do direito à educação, assumindo uma abordagem humanística e emancipatória para a educação de adultos (Elfert, 2019), como a "Recomendação de Nairóbi para a Educação de Adultos" (Nairobi Recommendation on the Development of Adult Learning and Education) em 1976, renovada em 2015 como "Recomendação sobre Aprendizagem e Educação de Adultos" (Recommendation on Adult Learning and Education) (Unesco, 1976; 2017). No início dos anos 1970, a reestruturação econômica elevou a necessidade por programas educacionais para as pessoas adultas, por meio de cursos e treinamentos de desenvolvimento profissional, particularmente em universidades. Field (2001) relata que o interesse pela educação de adultos após a Segunda Guerra Mundial resultou das experiências educativas entre os militares, bem como da necessidade de expansão de programas de treinamento para servir as forças armadas e a área industrial.

O termo "educação continuada" (*continuing education*) foi adotado para distinguir a educação para adultos, que oferecia créditos e certificados pelo aprendizado, daquelas consideradas não vocacionais, como a educação liberal de adultos. A mudança de educação para adultos para educação continuada foi popularizada na Europa, sobretudo com a publicação de relatórios pelo Conselho Consultivo para Educação Continuada e para Adultos, criado em 1977 para aconselhamento sobre a temática na Inglaterra e no País de Gales. No entanto, em 1982, a publicação do relatório *Continuing Education: from Policies to Practice* pelo referido conselho, propõe uma mudança radical na terminologia de educação continuada, designando-a como um sistema abrangente e integrado, sem fronteiras entre a educação e o treinamento ou entre a educação profissional e a educação de adultos em geral. As terminologias "educação continuada e de adultos" ou "educação continuada para adultos" representou a nova caracterização genérica do termo (Fieldhouse, 1999).

A 6ª CONFINTEA, realizada em 2009, em Belém (Brasil), buscou articular e ampliar os conceitos de educação e aprendizagem para adultos, como um "componente significativo do processo de aprendizagem ao longo da vida, envolvendo um *continuum* que passa da aprendizagem formal para a não formal e para a informal" (Ireland; Spezia, 2014). Deste modo, a educação de adultos constitui-se como parte da aprendizagem ao longo da vida, pautada em valores e princípios de empoderamento, o que gera desenvolvimento pessoal, social e coesão comunitária (Unesco, 2009). Durante o século XX, a educação de adultos assumiu variadas perspectivas, desde a configuração de programas de alfabetização à formação internacional, à educação rural, à educação comunitária, à educação religiosa, à expansão cooperativa, à expansão universitária, entre outras (Hiemstra, 1998).

A primeira geração da aprendizagem ao longo da vida

Na década de 1970, as discussões antipositivistas, como o existencialismo, o marxismo e o personalismo, emergiam no plano cultural e filosófico (Werthein; Cunha, 2005). O campo político-social também recebia influências das manifestações de estudantes de várias partes da Europa, o que incentivou o discurso sobre a importância do envolvimento de todos na construção da sociedade, e não apenas os governantes de Estado (Elfert, 2015). A Unesco, a Organização para a Cooperação e Desenvolvimento Econômico (OCDE) e as instituições da União Europeia foram as organizações intergovernamentais com maior influência no desenvolvimento conceitual da aprendizagem ao longo da vida (Dehmel, 2006; Unesco, 2016).

O debate global promovido pela Unesco, ao designar o ano de 1970 como o Ano Internacional da Educação (Unesco, 1967), desencadeou uma série de apontamentos sobre o conceito da educação e suas intenções. O documento *An Introduction to Lifelong Education* – apresentado pelo teórico e defensor da educação de adultos, Paul Lengrand, durante a conferência do Ano Internacional da Educação – relacionou a proposta de educação ao longo da vida com a conscientização de questões globais, como os direitos humanos, a justiça e a igualdade. Segundo Frey (1972), a noção de educação ao longo da vida, delineada por Lengrand, corresponde a um processo contínuo de desenvolvimento e transformação do ser integrado ao sistema social. A manutenção desse processo resulta da associação entre as duas principais funcionalidades da educação: a transmissão de conhecimento entre as gerações e o estímulo a reflexões sobre atitudes, crenças e resultados de autorrealização por sucessivas experiências.

A publicação do relatório *Aprender a Ser: a Educação do Futuro* (*Learning to Be. The World of Education Today and Tomorrow*) pela Comissão Internacional para o Desenvolvimento da Educação da Unesco, em 1972, aprofundou as discussões sobre o papel da educação, reconhecendo a sua universalidade para todas as faixas etárias. A comissão foi liderada pelo ex-primeiro ministro francês e ministro da Educação, Edgar Faure, nomeado pelo diretor-geral do Conselho Executivo da Unesco, René Maheu, em 1970. Conhecido como Relatório Faure, os principais motivos que levaram à organização do documento foram: prover auxílio aos países-membros da Unesco para formularem políticas e ações para o desenvolvimento da educação; contribuir com o 2º Desenvolvimento da Década (1971-1980) e o Ano Internacional da Educação; e afirmar a posição da Unesco como uma organização intelectual, a fim de consolidar-se como uma autoridade moral no cenário internacional sobre o tema da educação (Elfert, 2015).

Segundo Faure *et al.* (1972), a educação tem por finalidade permitir ao homem a descoberta de si mesmo, para melhor enfrentar os desafios e as necessidades da vida. As reflexões foram baseadas na lógica do aprender a ser, ao considerar o homem um ser inacabado e em constante processo de aprendizagem. Neste sentido, o Relatório Faure alinha-se às ideias de justiça, equidade, cooperação e solidariedade entre os povos, centrando-se na capacidade dos indivíduos de prover mudanças substanciais no modo como vivem e se relacionam. Elfert (2019) destaca que o Relatório Faure recebeu influências do pensamento popular e crítico da educação de adultos, como as contribuições teóricas de Paulo Freire, principalmente com a publicação "Pedagogia do Oprimido", em 1970.

Field (2001) considera o Relatório Faure amplo e visionário, o qual apresentou os princípios da educação ao longo da vida (*lifelong education*) – raramente *lifelong learning* nesta fase – por meio da organização de diferentes níveis educacionais, do reconhecimento da educação não formal e informal, e por novas preocupações curriculares, como a educação em saúde, cultural e ambiental. Faure *et al.* (1972) ressaltam que a educação para além de uma formação profissional torna-se essencial, bem como o estímulo aos jovens e adultos para promover o desejo de aprender continuamente. Rompe-se, portanto, com a visão tradicional do sistema educativo, a qual restringe a educação à instituição escolar. O Relatório Faure retoma os fundamentos da educação permanente – discutida na 2ª CONFINTEA, em 1960 – para reforçar a compreensão de que o homem nunca deixou de aprender ao longo da vida, pois as experiências culturais e os comportamentos que transpassam a cada geração são influenciados por diversas aprendizagens. Para Faure *et al.* (1972), o conceito de educação permanente abrange todos os aspectos educacionais, pois não se configura como um sistema ou campo educacional, mas um princípio que alicerça a organização geral desses sistemas. Reflexões sobre as cidades educativas também foram abordadas no Relatório, propondo uma nova relação entre a educação e a comunidade, interconectada com os aspectos sociais, econômicos e políticos que se desdobram na atuação cívica e familiar. Assim, a educação fundamentada na obrigação passaria à posição de responsabilidade, favorecendo uma atuação cidadã participativa.

A OCDE também abordou o conceito de educação ao longo da vida em suas publicações políticas. Essa organização intergovernamental foi fundada em 1961, em substituição à Organização Europeia de Cooperação Econômica (OECE), criada em 1948. Pautada no pensamento do capital humano, a OCDE organizou vários estudos no início da década de 1970, com o intuito de desenvolver instrumentos políticos para a aplicabilidade da aprendizagem ao longo da vida, o que denominou "educação recorrente" (*recurrent education*) –, conforme a publicação

Recurrent Education: a Strategy for Lifelong Learning, em 1973. Apesar da maior visibilidade da educação de adultos em pautas políticas e algumas propostas para a promoção de uma cultura de aprendizagem para todos – como o projeto de licença educacional remunerada (*paid educational leave* [PEL]) –, observaram-se poucos avanços nos resultado diretos para a aprendizagem ao longo da vida, como finalidade social a longo prazo (Field, 2001).

Do final da década de 1970 até o início da década de 1990, a ideia de aprendizagem ao longo da vida pouco foi explorada no cenário internacional. Uma das principais razões para o desaparecimento do conceito em agendas políticas foi a crise econômica do período, no qual os governos concentravam esforços para superar o desemprego e a recessão dos efeitos sociais (Dehmel, 2006).

Segunda geração da aprendizagem ao longo da vida

Na década de 1990, o aumento no interesse da aprendizagem ao longo da vida foi notável. A proximidade da virada do século intensificou a promoção da aprendizagem ao longo da vida como temática central das políticas educacionais e, também, como um instrumento de apoio para sustentar a provisão de treinamentos profissionais (Aspin; Chapman, 2000). Segundo Field (2001), as principais razões para a maior visibilidade do conceito no cenário internacional foram:

- Maior reconhecimento dos órgãos intergovernamentais em posições políticas
- Ampliação do debate sobre o conceito, em decorrência da declaração do Ano Europeu da Aprendizagem ao Longo da Vida, em 1996, pela Comissão das Comunidades Europeias (CEC)
- Retomada do conceito em documentos produzidos pela Unesco, pela OCDE, pela Comissão Europeia e pelo Grupo dos oito (G8), após poucas contribuições na década de 1980
- Reafirmação do compromisso da Unesco em conectar o conceito ao compromisso de alcançar uma sociedade de aprendizagem.

Desde a publicação do Relatório Faure, a Unesco Institute for Education (UIE), fundada em 1951 em Hamburgo (Alemanha), realizou o acompanhamento do relatório entre os países-membros, reconhecendo a aprendizagem ao longo da vida como um tema central de sua atuação. Posteriormente, em 2007, o instituto foi renomeado para Unesco Institute for Lifelong Learning (UIL), consolidando o apoio ao desenvolvimento de políticas e sistemas para a prática da aprendizagem ao longo da vida, com foco na alfabetização e na educação de adultos (Unesco, 2020).

A publicação do relatório "Educação: um Tesouro a Descobrir" (*Learning: the Treasure within*), apresentado pela Comissão Internacional de Educação para o Século XXI da Unesco, em 1996, acentuou o papel da Unesco como câmara de debate. Sob a liderança do político francês Jacques Delors – nomeado em 1991 pelo diretor-geral Federico Mayor –, o Relatório vislumbrou a mundialização das atividades humanas que despontariam no início do novo século (Werthein; Cunha, 2005). Os encontros do grupo de trabalho e sessões plenárias iniciaram em 1993 e a Comissão concentrou-se na seguinte questão: "qual tipo de educação é necessária para qual tipo de sociedade no futuro?" (Unesco, 1994, tradução nossa). Conhecido como Relatório Delors, o documento deriva da ampliação e do aprofundamento da visão humanística da educação apresentada no Relatório Faure, sugerindo novos percursos educativos durante a vida (Unesco, 2009), e ainda de importantes momentos históricos políticos, como o final da Guerra Fria, a ascensão do neoliberalismo, a abertura da China e as contribuições do Simpósio de Educação, realizado em 1989, na cidade de Pequim, na China (Elfert, 2015).

Segundo Delors *et al.* (1996), a aprendizagem ao longo de toda a vida (*learning throughout life*, como descrito no relatório) consiste em um processo *continuum* de emancipação política e social, a qual impacta diretamente o desenvolvimento dos indivíduos e de suas comunidades. Nesse sentido, a educação deve contemplar uma dupla funcionalidade: a visão de mundo e, concomitantemente, os caminhos para compreendê-lo criticamente. Compreende-se que o acesso ao conhecimento, presente do começo ao final da vida, deve permitir a atualização e a adaptação diante de um mundo em constante mudança e, portanto, as diferentes aprendizagens não devem estar atreladas a uma determinada fase da vida ou a um único lugar. De acordo com o Relatório Delors, quatro princípios-pilares subsidiam a aprendizagem ao longo de toda a vida: aprender a conviver, aprender a conhecer, aprender a fazer e aprender a ser (Figura 153.1). A combinação flexível entre os quatro tipos de aprendizagem, da infância à velhice, representa a aprendizagem ao longo de toda a vida.

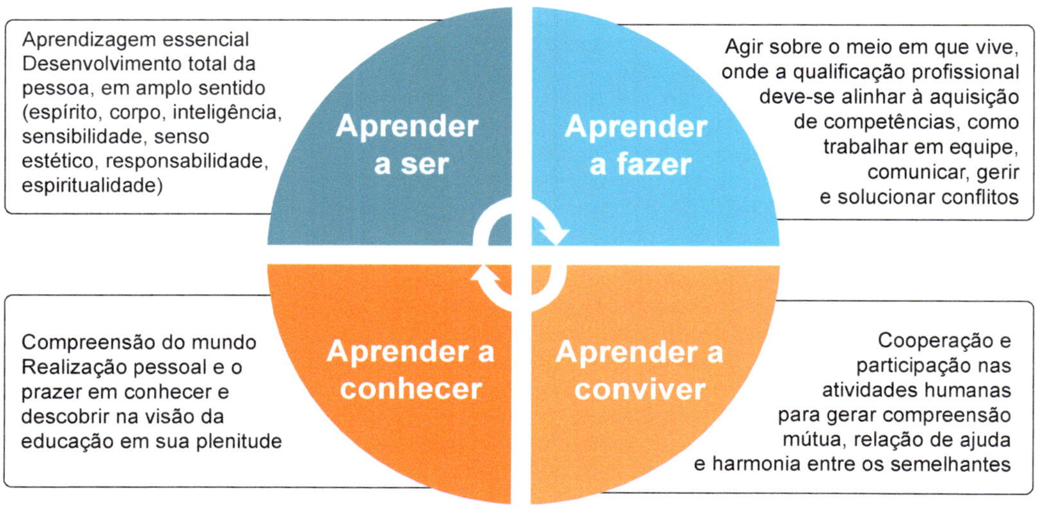

▪ **FIGURA 153.1** Os quatro princípios-pilares da aprendizagem ao longo de toda a vida. (Adaptada de Delors *et al.*, 1998.)

Na visão da Comissão, coordenada por Jacques Delors, a aprendizagem ao longo de toda a vida seria fundamental no século XXI, porém não seria inovadora:

> "O conceito de educação ao longo de toda a vida aparece, pois, como uma das chaves de acesso ao século XXI. Ultrapassa a distinção tradicional entre educação inicial e educação permanente. Vem dar resposta ao desafio de um mundo em rápida transformação, mas não constitui uma conclusão inovadora, uma vez que já anteriores relatórios sobre educação chamaram a atenção para esta necessidade de um retorno à escola, a fim de se estar preparado para acompanhar a inovação, tanto na vida privada como na vida profissional. É uma exigência que continua válida e que adquiriu, até, mais razão de ser. E só ficará satisfeita quando todos aprendermos a aprender" (Delors *et al.*, 1998).

Nesse sentido, reitera-se a necessidade de uma cultura educacional que integra e complementa as aprendizagens formais, não formais e informais (Tabela 153.1), superando a limitação de idade cronológica. Portanto, a distinção entre a formação profissional e a aprendizagem geral ou a separação de educação de adultos daquela voltada aos jovens perde o sentido, pois cada tipo de aprendizagem influencia e complementa a outra (Delors *et al.*, 1996).

Em geral, o Relatório Faure reconhece a universalidade da educação, contemplando todas as faixas etárias e classes sociais, e o Relatório Delors considera que todos podem aprender de acordo com suas necessidades e interesses pessoais, em qualquer momento e lugar, em que a aprendizagem estaria apoiada sob quatro pilares principais (Unesco, 2014). O conceito de educação ao longo da vida (*lifelong education*), utilizado no Relatório Faure, diferencia-se, assim, da noção de aprendizagem ao longo de toda a vida (*learning throughout life* – associado à *lifelong learning*) presente nesse Relatório. A diferença não é apenas semântica, mas de uma consistência na compreensão do processo educativo (Unesco, 2009), pois acrescenta-se à dimensão temporal (*lifelong*) o entendimento da aprendizagem em todas as esferas da vida (*lifewide*) (Elfert, 2015). Boström (2014) apresenta um modelo representativo das dimensões da aprendizagem, desenvolvido por Cropley (1980): a linha vertical *lifelong* refere-se à aprendizagem que ocorre do início ao fim da vida, como um processo contínuo, e a linha horizontal *lifewide* corresponde àquela que percorre todos os âmbitos da vida, incluindo a aprendizagem formal, não formal e informal (Figura 153.2).

Para a Unesco, a aprendizagem ao longo da vida justifica-se como um princípio organizador para todas as formas de política e planejamento educacional no século XXI decorrente de: (a) ampliação das informações de natureza digital; (b) imprevisibilidade de habilidades necessárias para o cenário econômico, baseado no conhecimento; (c) transição demográfica observada

▪ TABELA 153.1 Aprendizagem formal, não formal e informal.

Aprendizagem formal	Experiências em instituições e centros de ensino. As atividades são organizadas e estruturadas quanto aos objetivos, aos horários, e às práticas didáticas para a obtenção de diploma e/ou certificação, sendo intencional na perspectiva do aluno
Aprendizagem não formal	Atividades organizadas, estruturadas e intencionais pelo aluno; não necessariamente ocorrem em centros educativos e conferem certificações. Esse tipo de aprendizagem tem caráter flexível, e a centralidade é no educando
Aprendizagem informal	Aprendizagem desestruturada, a qual pode ocorrer de maneira aleatória e espontânea nas atividades de vida cotidiana

Adaptada de Valdés *et al.*, 2014.

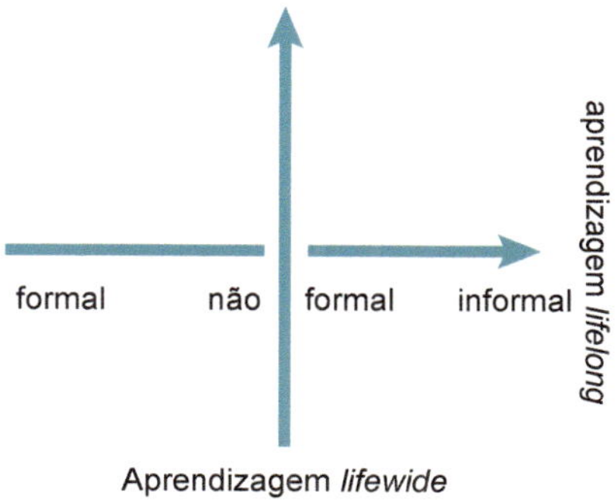

▪ FIGURA 153.2 Dimensões da aprendizagem. (Fonte: Cropley, 1980 *apud* Boström, 2014.)

em todo o mundo e maior mobilidade internacional; e (d) padrões insustentáveis de consumo e produção (Unesco, 2014). De fato, a globalização, as novas tecnologias e as mudanças demográficas impulsionaram a difusão do conceito em práticas políticas, o que demonstra o interesse de muitos governos em garantir as estratégias para promoção da aprendizagem ao longo da vida em diversas populações (Field, 2001). No entanto, as instituições e os discursos organizacionais nem sempre interpretam a aprendizagem ao longo da vida de maneira condizente à versão original, proposta no Relatório Delors (Unesco, 2009). O caráter filosófico e humanístico da aprendizagem ao longo da vida foi amplamente substituído por abordagens economicistas (Elfert, 2019).

Em 1996, a OCDE publicou o documento intitulado *Aprendizagem ao Longo da Vida para Todos* (*Lifelong Learning for All*), reconhecendo as aprendizagens formais e informais em sua definição de aprendizagem ao longo da vida:

> "A aprendizagem ao longo da vida] É um conceito inclusivo que se refere não apenas à educação em contextos formais, como escolas, universidades e instituições de educação de adultos, mas também à aprendizagem '*life-wide*' em contextos informais, em casa, no trabalho e na comunidade em geral." (Tuijnman; Boström, 2002, tradução nossa)

Segundo Tuijnman e Boström (2002), o conceito de aprendizagem ao longo da vida é holístico, visionário, normativo e carrega valores, assim como as ideias sobre democracia ou igualdade. Para Field (2001), a OCDE desenvolveu o conceito em resposta aos novos desafios políticos decorrentes da globalização, das pressões competitivas globais e das mudanças provocadas pela ciência e tecnologia. Na abordagem economicista, a aprendizagem ao longo da vida é considerada uma estratégia para acelerar o crescimento econômico e criar empregos e promover competitividade em sociedades com economia baseada em conhecimento (Regmi, 2015).

A Comissão Europeia desenvolveu uma série de atividades para mobilizar os países membros na adoção da aprendizagem ao longo da vida nas agendas políticas, com destaque para as publicações: *Memorando sobre Aprendizagem ao Longo da Vida* (*Memorandum on Lifelong Learning*) em 2000, e *Tornar o Espaço Europeu de Aprendizagem ao Longo da Vida uma Realidade* (*Making a European Area of Lifelong Learning a Reality*), em 2001. A aprendizagem ao longo da vida para a Comissão Europeia refere-se a: "toda a atividade de aprendizagem em qualquer momento da vida, com o objetivo de melhorar os conhecimentos, as habilidades e atitudes, no quadro de uma perspectiva pessoal, cívica, social e/ou relacionada com o emprego" (Comissão Europeia, 2001, tradução dos autores deste capítulo). As definições de conhecimento, habilidade e atitude foram contextualizadas, de maneira mais específica, como:

- Conhecimento: fatos, conceitos, ideias e teorias já estabelecidos que sustentam uma determinada área ou assunto
- Habilidade: capacidade de executar processos e utilizar o conhecimento existente para alcançar resultados
- Atitude: disposição para agir ou reagir a ideias, pessoas ou situações.

Em 2006, o Parlamento e o Conselho Europeu recomendaram um quadro de referência com as *Competências-chave para a aprendizagem ao longo da vida* (*Key Competences for Lifelong Learning – A European Reference Framework*) (Figura 153.3). As oito competências para a aprendizagem ao longo da vida aplicam-se a diversos contextos, com sobreposição e conexão entre elas, sendo todas consideradas de igual importância (European Commission, 2018). Em 2018, o Conselho da União Europeia revisou as competências-chave, as quais representam o que todos os indivíduos precisam para "realização e desenvolvimento pessoal, empregabilidade, inclusão social, estilo de vida sustentável, vida bem-sucedida em sociedades pacíficas, gestão consciente da vida em saúde e cidadania ativa" (Council of the European Union, 2018, tradução nossa), que são as competências literárias, linguísticas, científicas, matemáticas e de engenharias tecnológicas, digitais, pessoais, sociais e de aprendizagem, cívicas, empreendedoras, e de sensibilização e expressão cultural.

Dehmel (2006) destaca que o termo de aprendizagem ao longo da vida tornou-se adaptável em diversos contextos, incorporado, para além da área educacional, em outros domínios do conhecimento e grupos profissionais, como economistas e sociólogos. De acordo com Regmi (2015), as diferentes abordagens da aprendizagem ao longo da vida podem ser organizadas sob duas perspectivas fundamentais: as que seguem o modelo de capital humano, com objetivos de aumentar a capacidade produtiva, a concorrência e a privatização; e as centradas no modelo humanístico, que visa fortalecer a democracia, o bem-estar social e a educação para a cidadania. Aspin e Chapman (2000) salientam, ainda, a existência de diferentes funcionalidades da aprendizagem ao longo da vida, conforme apresenta Bagnall (1990) *apud* Aspin e Chapman (2000):

- Preparação dos indivíduos para a gestão da vida adulta
- Distribuição da educação ao longo da vida de um indivíduo
- Função educativa de toda a experiência de vida
- Identificação da educação com toda a vida.

A ausência de uma definição clara pode dificultar a operacionalização e a implementação da proposta de aprendizagem ao longo da vida, a qual frequentemente é utilizada de maneira intercambiável com outros termos semelhantes, como *education permanente*, *further education* e *continuing education* (Aspin; Chapman, 2000).

Steffens (2015) ressalta que entre os documentos das organizações internacionais não há referência sobre a adoção de uma teoria de aprendizagem específica para a compreensão do conceito de aprendizagem ao longo da vida. Porém, no discurso acadêmico, constatam-se duas concepções filosóficas da aprendizagem ao longo da vida (Unesco, 2016): a primeira refere-se à aprendizagem como fenômeno existencial contínuo, com base na teoria de Peter Jarvis, o qual considera que "ser e tornar-se estão inexoravelmente entremeados, e a aprendizagem humana é um dos fenômenos que une os dois, pois é fundamental para a própria vida" (Jarvis, 2013); a segunda concepção expõe a aprendizagem como um processo episódico-funcional, ou seja, as pesquisas são orientadas para as competências e os resultados de aprendizagem, com interesse nos métodos de avaliação e na eficiência dos processos de aprendizagem. Nesta última concepção, o conhecimento adquirido pelos homens aplica-se a um determinado fim, geralmente relacionado com o mundo do trabalho. Edwards e Usher (2001) explicam que a visão limitada da aprendizagem ao longo da vida – como algo que ocorre em espaços demarcados e separados da vida cotidiana, compreendida por princípios previamente formulados que se relacionam com os processos cognitivos inerentes dos aprendizes – ignora a multiplicidade de significados da aprendizagem ao longo da vida.

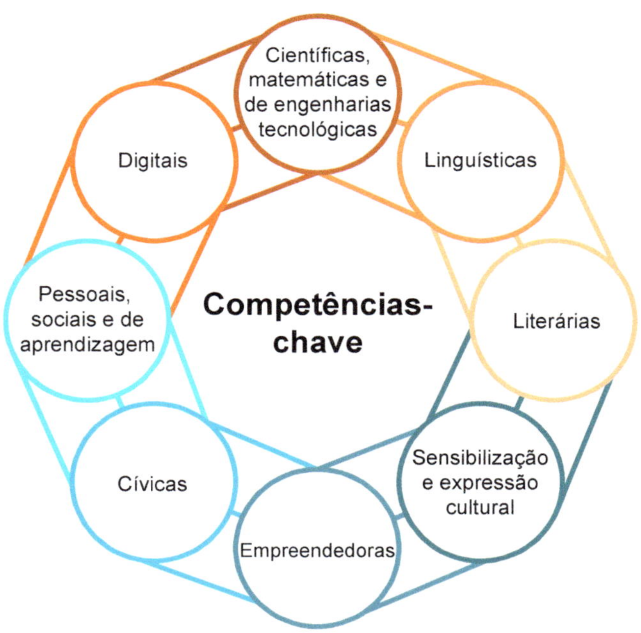

▪ **FIGURA 153.3** Competências-chave para a aprendizagem ao longo da vida. (Fonte: European Commission, 2018.)

A aprendizagem ao longo da vida em evidência

A educação é o componente principal dos 17 Objetivos de Desenvolvimento Sustentável (ODS) previstos na *Agenda 2030 para o Desenvolvimento Sustentável*, lançada em 2015 pelas Nações Unidas (United Nations, 2015). A Declaração de Incheon, firmada no Fórum Mundial de Educação em 2015, na Coreia do Sul, constitui o compromisso da comunidade educacional com o Objetivo 4 da Agenda de 2030 (ODS4): "Assegurar a educação inclusiva e equitativa de qualidade, e promover oportunidades de aprendizagem ao longo da vida para todos" (Unesco, 2016). De acordo com Elfert (2019), a inserção da aprendizagem ao longo da vida no ODS4 presume maior visibilidade da aprendizagem e educação de adultos em agendas políticas no contexto global. Porém, a adaptação do conceito de aprendizagem ao longo da vida ao ideário neoliberal, associada aos objetivos econômicos, pode dificultar a prática da aprendizagem e educação de adultos por três aspectos principais: (a) o foco das estratégias políticas concentra-se nas crianças, nas instituições escolares com inciativas internacionais de desenvolvimento, no ensino médio e superior – considerando as altas taxas de retorno econômico sinalizadas pelo Banco Mundial e pela OCDE; (b) há escassez de investimentos financeiros para a educação de adultos; e (c) observa-se a falta de atenção aos grupos marginalizados (Elfert, 2019).

Bélanger (2016) adverte que o sentido restrito de aprendizagem ao longo da vida, na lógica do mercado, ignora todos os estágios em que ela ocorre e, também, todos os assuntos que ela abrange: "*lifelong learning* é também *lifewide* e, ainda, *life-deep*" (tradução nossa). A aprendizagem ao longo da vida não é um conceito novo, "mas as situações da vida que demandam por aprendizagem ao longo da vida passam por transformações e a visão da aprendizagem ao longo da vida também deve ser transformada, ou seja, estendida, ampliada e aprofundada" (Bélanger, 2016, tradução nossa). A noção de profundidade para Bélanger (2016) é o que torna a aprendizagem um processo contínuo em todos os períodos e âmbitos da vida, ou seja, encontrar o significado pessoal naquilo que se aprende possibilita assimilar e mobilizar, posteriormente, o conhecimento em variadas situações. Banks *et al.* (2007) definem *life-deep* como "crenças, valores, ideologias e orientações para a vida" (tradução nossa), os quais orientam ações, expressões de sentimentos e julgamentos sobre si mesmo e os outros – associa-se aos valores religiosos, morais, éticos e sociais. Karlsson e Kjisik (2011) desenvolveram um modelo que representa a estrutura tridimensional da aprendizagem (Figura 153.4), em que *life-deep* aparece transpassada às linhas referentes ao curso de vida e aos espaços de aprendizagem. Atribui-se a noção conceitual de *life-deep* ao Relatório Delors, quando descrevem os quatro pilares da educação (Karlsson; Kjisik, 2011). Delors *et al.* (1996) enfatizam que a aprendizagem deve contribuir para o desenvolvimento total da pessoa, permitindo a tomada de decisão na construção do próprio destino com base em valores pessoais de maneira responsável.

Outras organizações incorporaram a aprendizagem ao longo da vida em seus discursos, como a Organização Mundial da Saúde (OMS). Em 2010, na Conferência Internacional de Envelhecimento Ativo na cidade de Sevilha (Espanha), a OMS incluiu a aprendizagem ao longo da vida como um dos pilares fundamentais da Política de Envelhecimento Ativo. Segundo o Centro Internacional de Longevidade Brasil – ILC-Brasil – (2015), a proposta atualizada do conceito de envelhecimento ativo (Figura 153.5) indica a aprendizagem ao longo da vida como um instrumento primordial de decisão na adoção de atitudes e comportamentos saudáveis, no engajamento e na vivência significativa em sociedade. Neste sentido, a aprendizagem ao longo da vida é um "pilar que sustenta todos os outros pilares do envelhecimento ativo" (ILC-Brasil, 2015), pois adquirir conhecimentos contribui para a saúde, incentiva a participação e aumenta a segurança e a proteção. No entanto, a aprendizagem

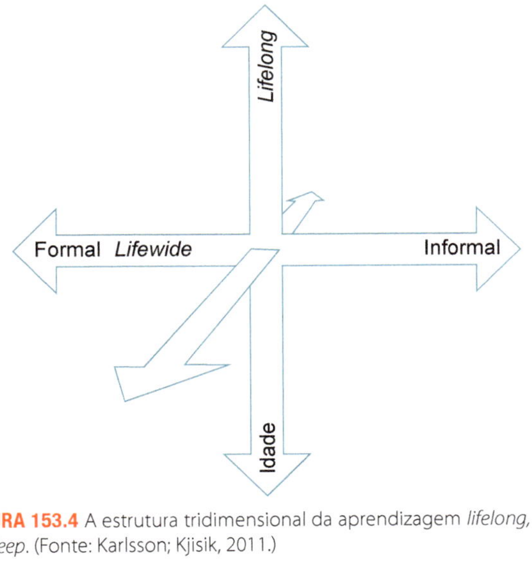

▪ **FIGURA 153.4** A estrutura tridimensional da aprendizagem *lifelong, lifewide* e *life-deep*. (Fonte: Karlsson; Kjisik, 2011.)

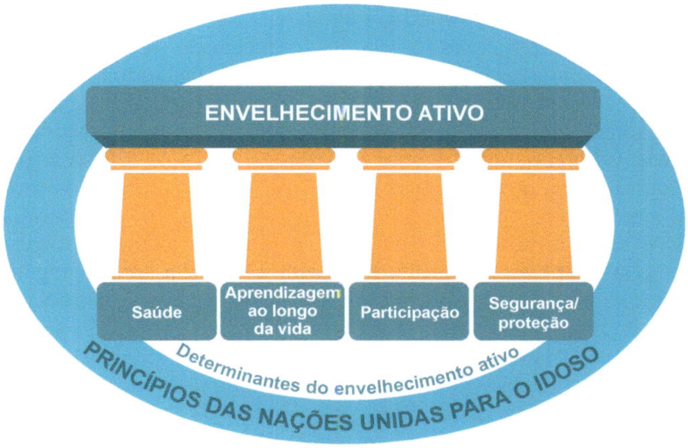

▪ **FIGURA 153.5** Pilares do envelhecimento ativo. (Fonte: ILC-Brasil, 2015.)

ao longo da vida pouco tem sido integrada ao discurso de envelhecimento ativo desde o seu reconhecimento como componente fundamental desta política, apesar da importância para a qualidade de vida dos idosos (Narushima; Liu; Diestelkamp, 2018). Yamashita *et al.* (2019) confirmam que as atividades de aprendizagem ao longo da vida podem ser uma estratégia de saúde promissora. A pesquisa realizada pelos autores identificou que as atividades de aprendizagem ao longo da vida medeiam, aproximadamente, 3 a 5% os resultados da associação entre saúde e escolaridade entre pessoas adultas e idosas nos EUA.

A iniciativa da Unesco com a Rede Mundial das Cidades de Aprendizagem, lançada pelo departamento UIL, pretende mobilizar as sociedades para o desenvolvimento de ações estratégicas de aprendizagem ao longo da vida, para que cidadãos de todas as idades aprendam novas habilidades e competências ao longo da vida, transformando suas cidades (UIL, 2014). A 1ª Conferência Internacional sobre Cidades de Aprendizagem, realizada no ano de 2013, em Pequim, na China, reiterou a aprendizagem ao longo da vida como um fator condutor para a igualdade, a justiça, a coesão social e a prosperidade sustentável. De acordo com UIL (2014), as Cidades de Aprendizagem caracterizam-se pela mobilização de todos os recursos com o intuito de:

- Promover a aprendizagem inclusiva desde o ensino básico ao ensino superior
- Revitalizar a aprendizagem nas famílias e nas comunidades
- Facilitar a aprendizagem para e no local do trabalho
- Ampliar o uso das tecnologias modernas de aprendizagem
- Melhorar a qualidade e a excelência da aprendizagem
- Fomentar uma cultura de aprendizagem ao longo de toda a vida
- Promover a aprendizagem inclusiva da educação básica à alta educação.

A expansão do acesso e a participação dos adultos na educação aparecem entre as propostas de aprendizagem inclusiva das Cidades de Aprendizagem, em conjunto com a provisão de educação técnica e profissional (UIL, 2014). Na visão crítica de Bélanger (2016), muitas políticas nacionais de educação concentram a operacionalização da aprendizagem de adultos no âmbito do trabalho e da produtividade, o que desconsidera as aspirações por aprendizagem em saúde, meio ambiente, participação cidadã e qualidade de vida. Dessa forma, as sociedades negligenciam não somente a aprendizagem de adultos mais velhos, mas também a da primeira infância, "como se o aprendizado iniciasse realmente ao ingressar na escola e finalizasse assim que as pessoas completassem 65 anos" (Bélanger, 2016).

As projeções demográficas sinalizam o aumento no número de pessoas idosas em todo o mundo, passando de 962 milhões em 2017 para 2,1 bilhões de pessoas em 2050 (United Nations, 2019). Nesse cenário, a oferta de programas de aprendizagens ao longo da vida para idosos terá implicações diretas na promoção do envelhecimento ativo nas sociedades. Formosa (2014) argumenta que a aprendizagem tardia (*late-life learning*) favorece o ajustamento dos idosos diante das rápidas mudanças sociais e os auxiliam a alcançar níveis mais altos de empoderamento pessoal e social. Além disso, ressalta o autor, a aprendizagem para os idosos contribui para combater o *ageism* – preconceito em relação à idade – e a exclusão social. Diante de sociedades cada vez mais envelhecidas, Hu (2020) sinaliza que as universidades desempenharão um papel de liderança na oferta de programas de aprendizagem ao longo da vida aos idosos. Por exemplo, em Taiwan, em um curto período de tempo, as universidades deverão ajustar seus modelos operacionais para atender às demandas de alunos idosos (Hu, 2020). Nessa perspectiva, iniciativas como as Universidades Amigas do Idoso (Age-Friendly University [AFU]), propostas pela Dublin City University (DCU) na Irlanda em 2012, têm por objetivo incentivar as instituições de ensino superior a se comprometerem em seus programas e políticas com o desenvolvimento de práticas amigáveis aos interesses e às necessidades de uma população em envelhecimento e dos idosos. A AFU foi desenvolvida alinhada às estratégias internacionais de responder aos desafios da longevidade, como a Rede Global de Cidades e Comunidades Amigas do Idoso (Global Network of Age-friendly Cities and Communities [GNAFCC]), estabelecida pela OMS em 2010.

Este capítulo buscou elucidar o desenvolvimento da aprendizagem ao longo da vida e suas diferentes abordagens conceituais, embora sem a pretensão de esgotá-las, por meio da breve descrição de documentos e relatórios de instituições intergovernamentais e de posições teóricas e acadêmicas que evidenciam a complexidade da temática. Para melhor compreensão, abaixo, a Tabela 153.2 reúne os principais documentos e fatos históricos que referenciam a aprendizagem ao longo da vida, ou que contribuíram para o seu desenvolvimento, em ordem cronológica.

TABELA 153.2 Linha do tempo: principais documentos e fatos históricos que referenciam a aprendizagem ao longo da vida.

1926

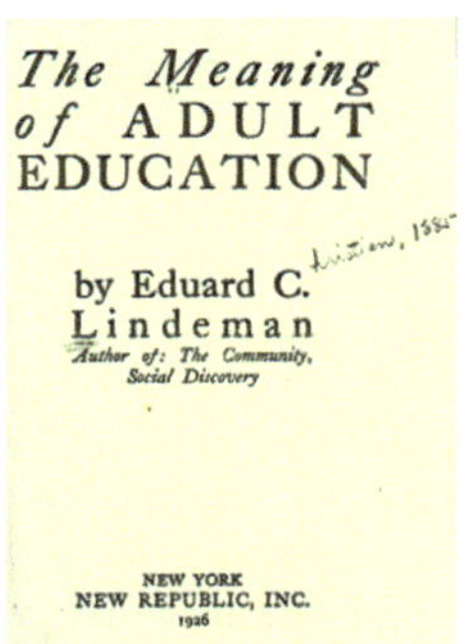
The Meaning of ADULT EDUCATION

by Eduard C. Lindeman

Author of: The Community, Social Discovery

NEW YORK
NEW REPUBLIC, INC.
1926

The Meaning of Adult Education
Publicado por Edward C. Lindeman

1945

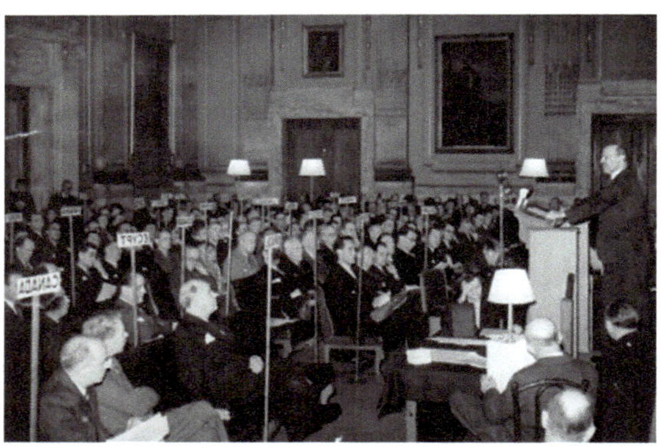

Fundação da Unesco em Londres

1949

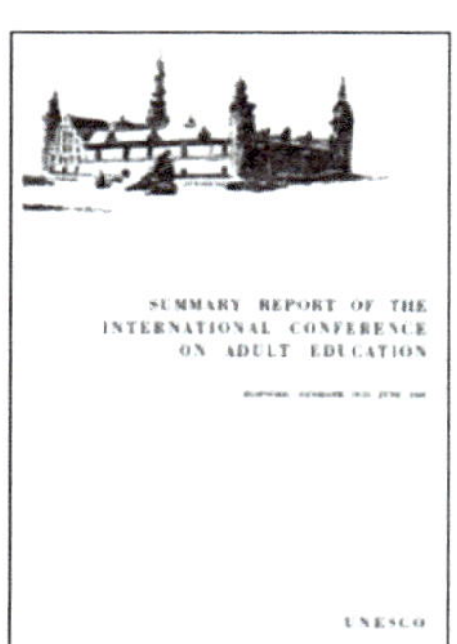
SUMMARY REPORT OF THE INTERNATIONAL CONFERENCE ON ADULT EDUCATION

UNESCO

1ª CONFINTEA, em Elsinore (Dinamarca)

1952

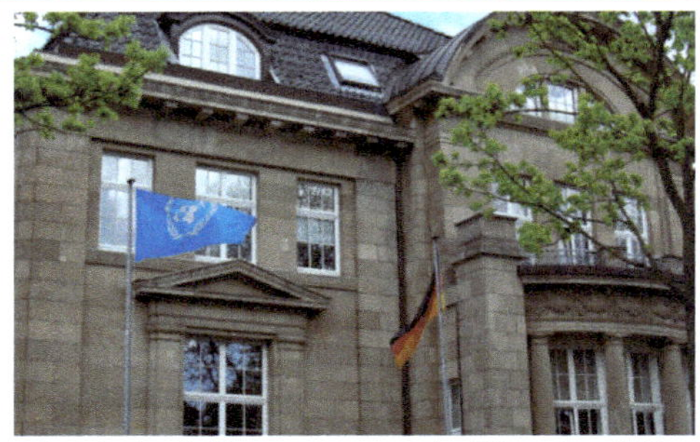

Fundação da Unesco Institute for Education (UIE)

1960

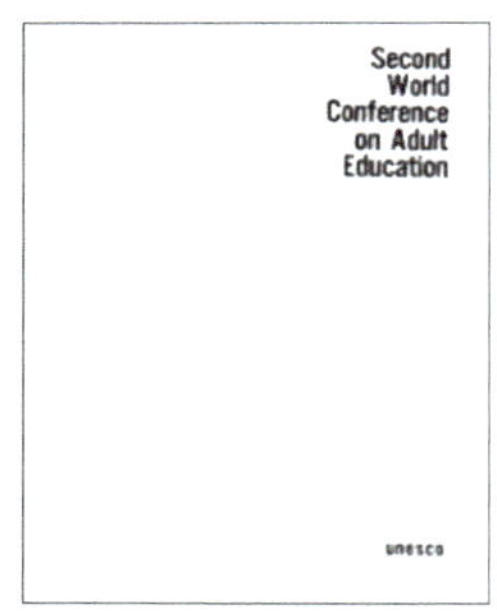
Second World Conference on Adult Education

unesco

2ª CONFINTEA, em Montreal (Canadá)

1961

OECD

Logo: Fundação da Organização para Cooperação e Desenvolvimento Econômico (OCDE/OECD)

1970

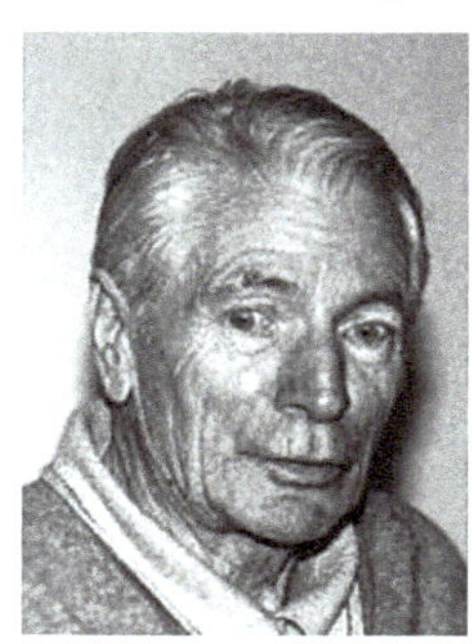

Paul Lengrand. Apresentação na Conferência do Ano Internacional de Educação: *An Introduction to lifelong education*

(*continua*)

▪ **TABELA 153.2** Linha do tempo: principais documentos e fatos históricos que referenciam a aprendizagem ao longo da vida (*continuação*).

1970

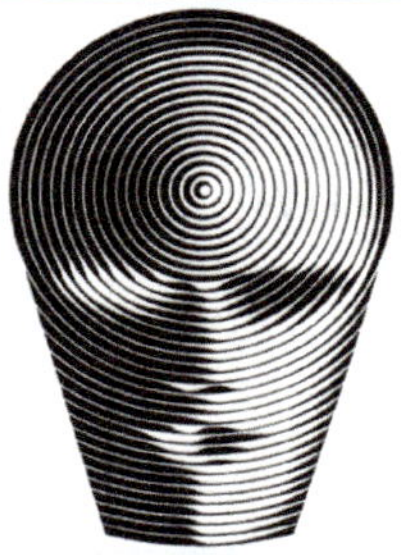

Símbolo criado por Victor Vasarely, pintor e escultor húngaro, para o Ano Internacional da Educação – promulgado pela Unesco

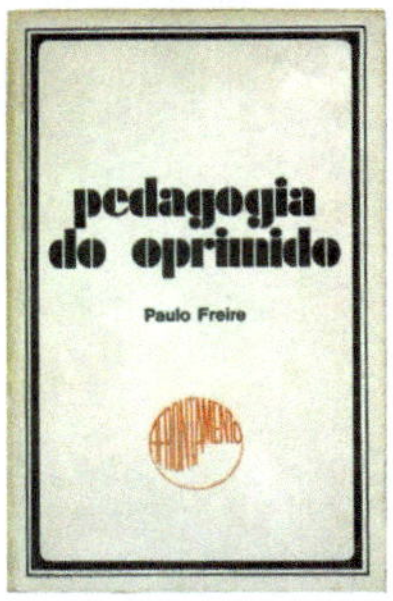

Pedagogia do Oprimido, publicado por Paulo Freire, referência no debate de educação de adultos

1972

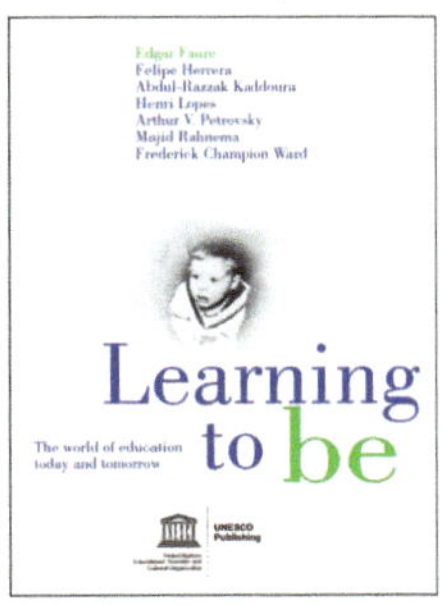

Relatório *Learning to Be: the World of Education Today and Tomorrow*, divulgado pela Comissão Internacional para o Desenvolvimento da Educação (Unesco). Coordenada por Edgar Faure

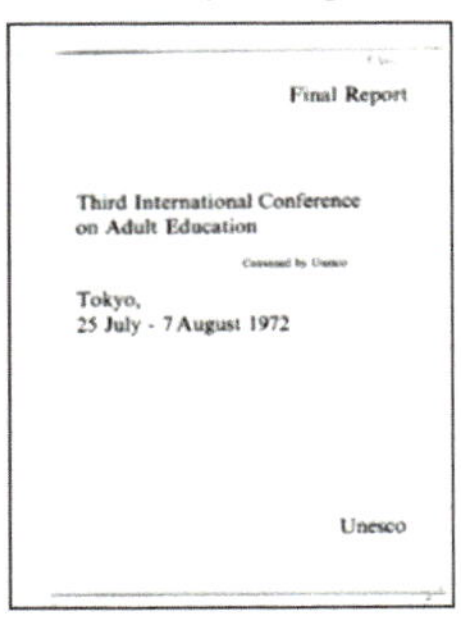

3ª CONFINTEA, em Tóquio (Japão)

1973

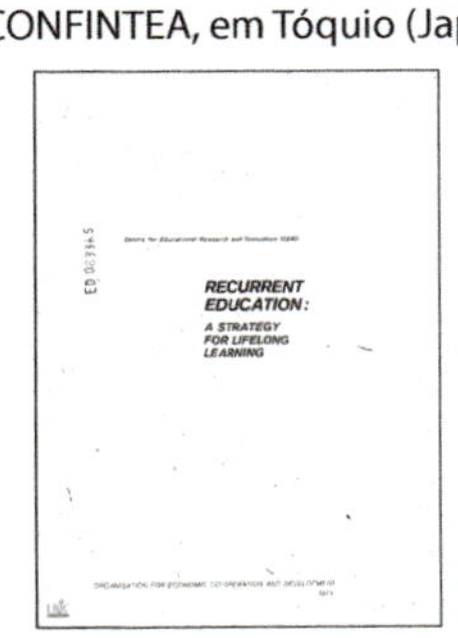

Recurrent Education: a Strategy for Lifelong Learning Publicado por OCDE

1976

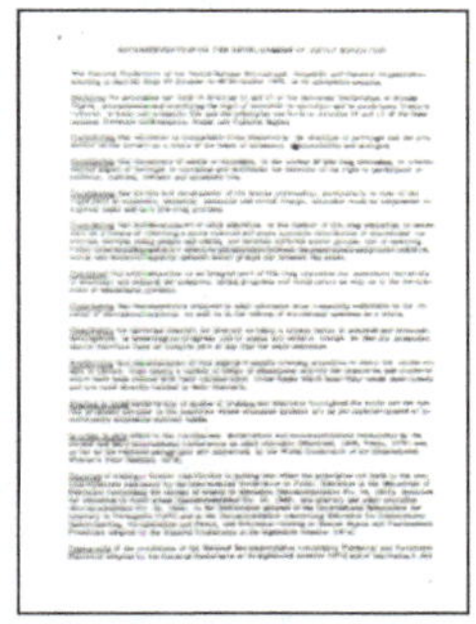

Nairobi Recommendation on the Development of Adult Learning and Education, publicado pela Unesco (revisado em 2015)

1977

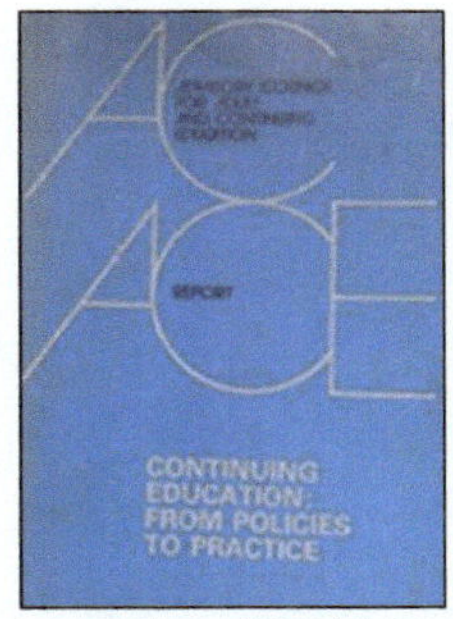

Criação do *Advisory Council for Adult and Continuing Education* (ACACE), organização independente para aconselhamento sobre educação de adultos na Inglaterra e no País de Gales

1982

Relatório *Continuing Education: from Policies to Practice. a Report on the Future Development of a System of Continuing Education for Adults in England and Wales* por ACACE – abordagem ampla da concepção de *continuing education*

1985

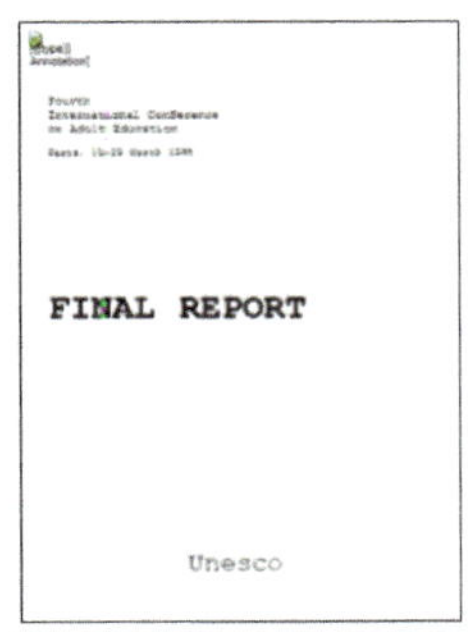

4ª CONFINTEA, em Paris (França)

1989

Simpósio de Educação em Pequim (China)

1995

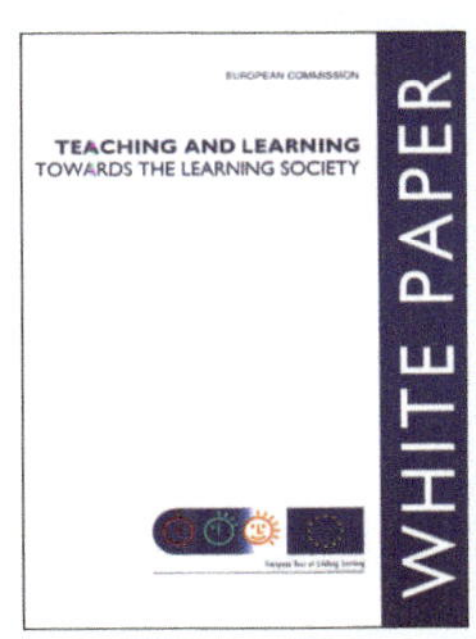

Teaching and Learning: Towards the Learning Society (Paper White) – publicado pela CCE

(*continua*)

▪ **TABELA 153.2** Linha do tempo: principais documentos e fatos históricos que referenciam a aprendizagem ao longo da vida (*continuação*).

1996

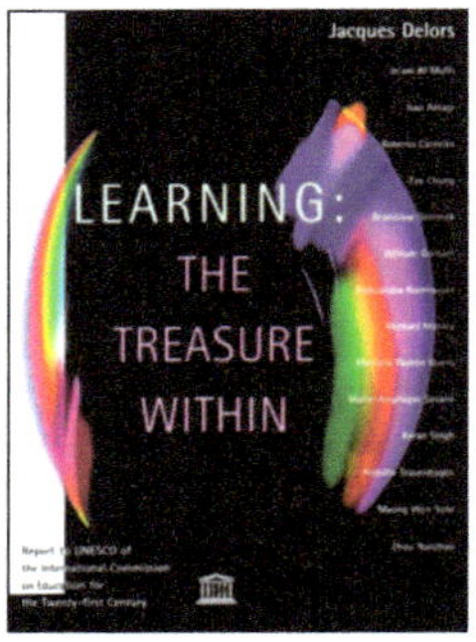

Relatório *Learning: the Treasure within* divulgado pela Comissão Internacional sobre Educação para o Século XXI (Unesco), coordenada por Jacques Delors

Ano Europeu da Aprendizagem ao Longo da vida, promulgado pela CCE/CEC

Lifelong Learning for All – publicado pela OCDE

1997

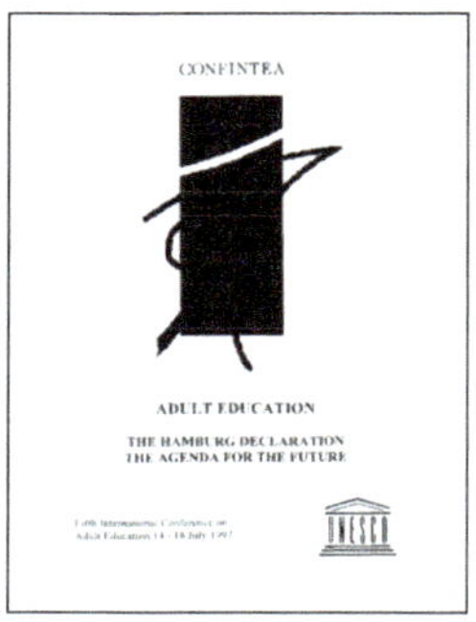

5ª CONFINTEA, em Hamburgo (Alemanha) – Declaração de Hamburgo: a agenda para o futuro

1999

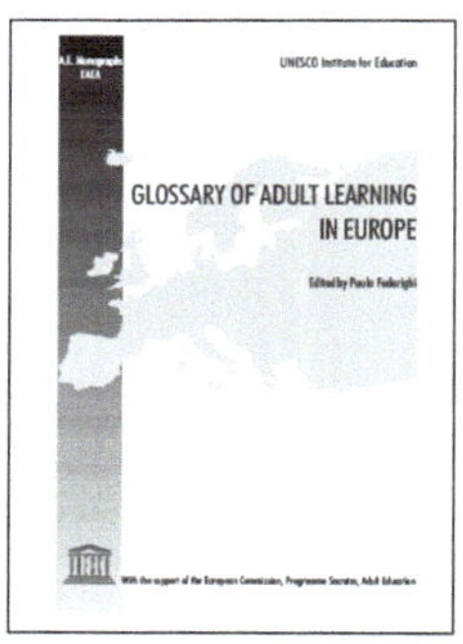

Glossary of Adult Learning in Europe – publicado pela UIE, Associação Europeia de Educação de Adultos e CCE

2000

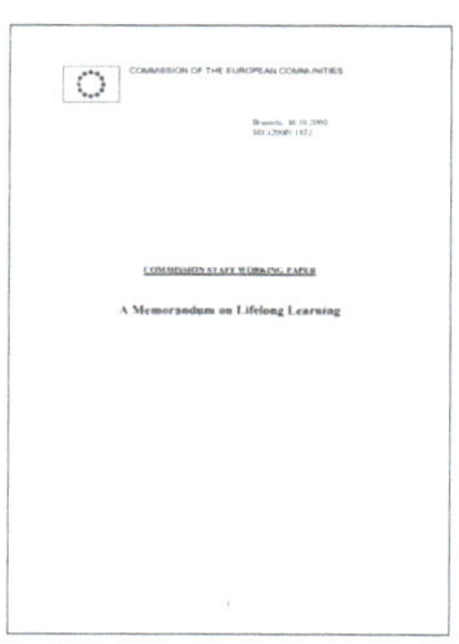

Memorandum on Lifelong Learning – publicado pela CCE

2001

Making a European Area of Lifelong Learning a Reality – publicado pela CCE

2006

Key Competences for Lifelong Learning – A European Reference Framework – proposto pela CCE

2007

UNESCO Institute for Lifelong Learning

UIE renomeado para Unesco – Institute for Lifelong Learning (UIL)

2009

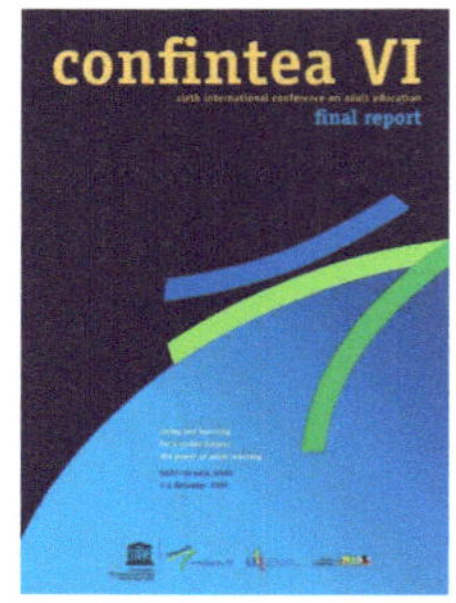

6ª CONFINTEA, em Belém (Brasil)

Conferência Internacional do Envelhecimento Ativo, em Sevilha (Espanha) – inclusão da aprendizagem ao longo da vida como componente da política de Envelhecimento Ativo da Organização Mundial da Saúde (OMS)

2010

WHO Global Network for Age-friendly Cities and Communities

Global Network of Age-friendly Cities and Communities (*GNAFCC*), iniciativa da OMS

Ano Internacional do Envelhecimento Ativo, promulgado pela União Europeia

2012

Age-friendly University Global Network

Age-friendly University (AFU), iniciativa da Universidade de Dublin (Irlanda) para promover o envelhecimento ativo

2013

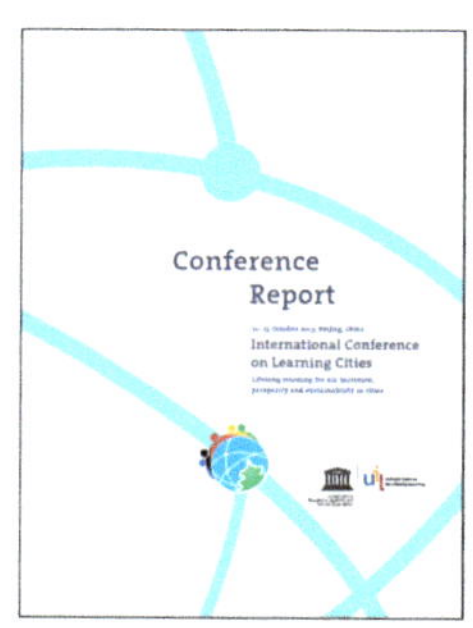

1ª Conferência Internacional sobre Cidades de Aprendizagem, em Pequim (China)

(*continua*)

■ **TABELA 153.2** Linha do tempo: principais documentos e fatos históricos que referenciam a aprendizagem ao longo da vida (*continuação*).

2015

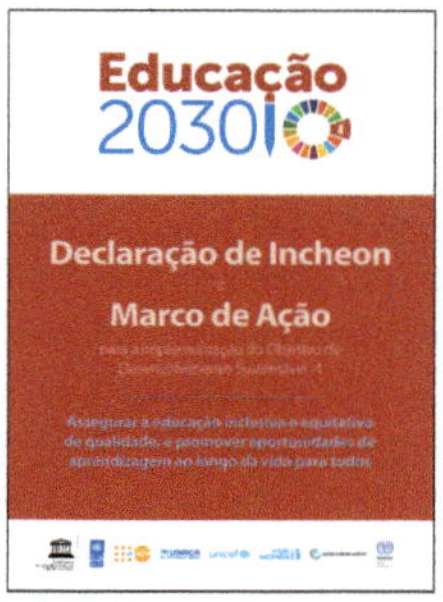

Fórum Mundial da Educação em Incheon (Coreia) – Declaração de Incheon: Educação 2030

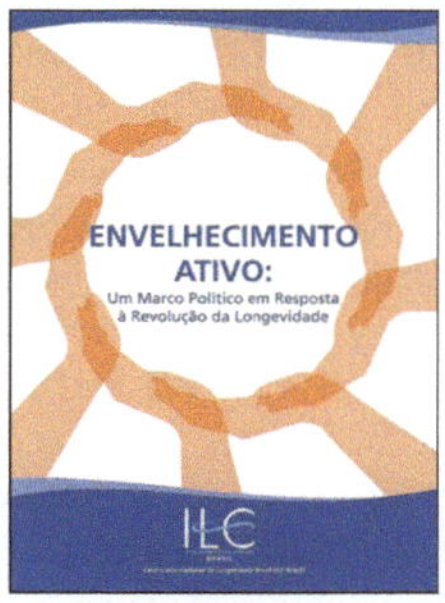

Envelhecimento Ativo: Um Marco Político em Resposta à Revolução da Longevidade, por Centro Internacional de Longevidade Brasil (ILC-Brasil)

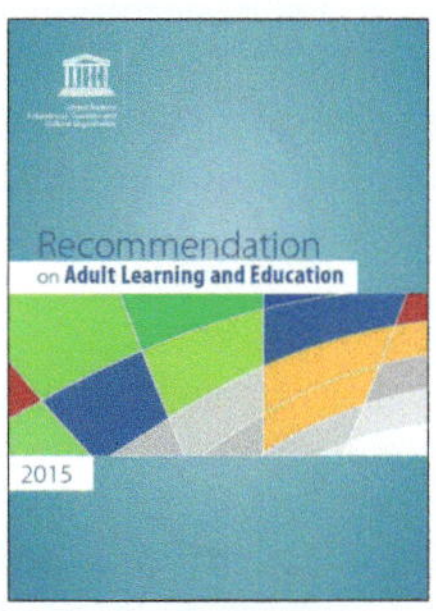

Recommendation on Adult Learning and Education – revisão de 1976 pela Unesco (UIL)

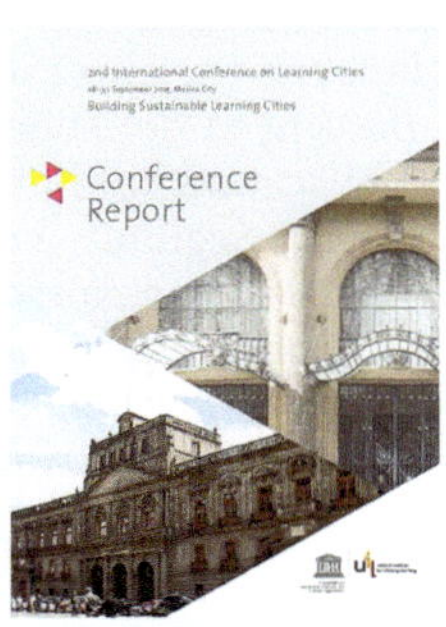

2ª Conferência Internacional sobre Cidades de Aprendizagem, na Cidade do México – Construindo Cidades Sustentáveis de Aprendizagem

2017

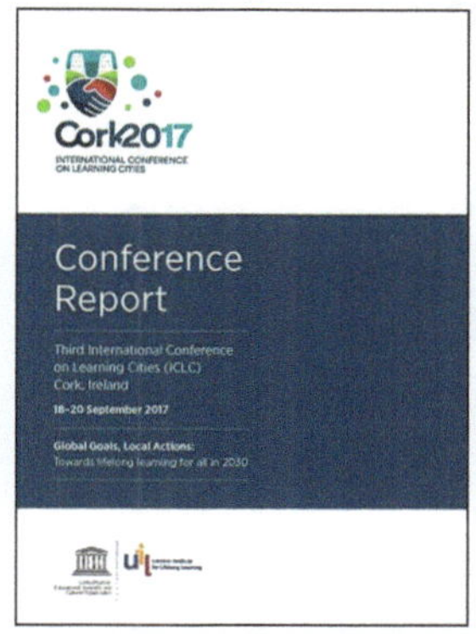

3ª Conferência Internacional sobre Cidades de Aprendizagem, em Cork (Irlanda) – Objetivo Global, Ação Local: em direção à aprendizagem ao longo da vida para todos em 2030

2018

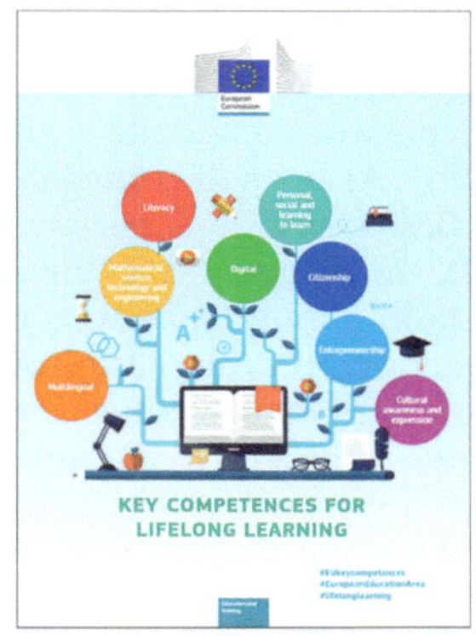

Key Competences for Lifelong Learning – A European Reference Framework, documento revisado pela Comissão Europeia

Dia Internacional da Educação – 24 de janeiro, proclamado pela Assembleia Geral das Nações Unidas (A/73/25)

2019

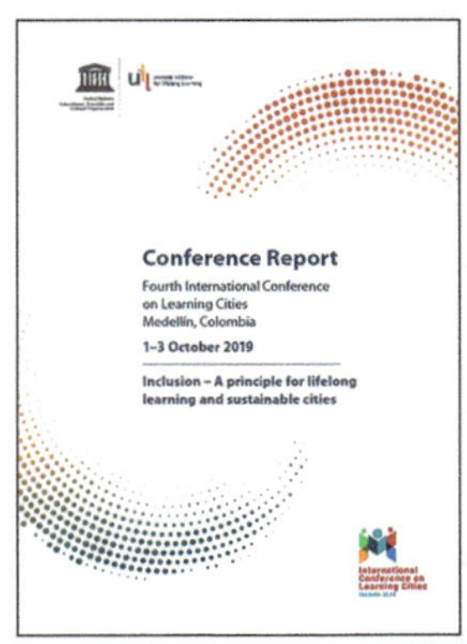

4ª Conferência Internacional sobre Cidades de Aprendizagem, em Medellín (Colombia) – Inclusão, um princípio para a aprendizagem ao longo da vida e cidades sustentáveis

154

Universidades da Terceira Idade

Meire Cachioni • Karina de Lima Flauzino

Introdução

As Universidades da Terceira Idade (U3A) caracterizam-se como um programa educacional de modalidade não formal direcionado à população de adultos e idosos (Cachioni, 2018). Em alguns programas, a idade cronológica de 60 anos de idade apresenta-se como um dos pré-requisitos para a participação, enquanto em outros adotam uma abordagem flexível, ampliando para pessoas com idade igual ou superior a 50 anos (Formosa, 2019b). As primeiras iniciativas das U3A, vinculadas às instituições de ensino superior, surgiram no início da década de 1970, na França. Deste então, o programa tem-se espalhado por todo o mundo, adotando diferentes configurações quanto à sua organização administrativa e metodológica para atender às necessidades educacionais de diversos perfis de idosos (Formosa, 2014). No entanto, o programa das U3A requer adaptações e novos redirecionamentos, a fim de promover a inclusão social e a participação cidadã no contexto contemporâneo. Pretende-se, neste capítulo, apresentar na primeira parte o contexto histórico de criação das U3A pela Europa e no Brasil; e, na segunda parte, evidenciar os desafios e as perspectivas atuais e futuras deste programa educacional reconhecido mundialmente.

Contexto histórico das universidades da terceira idade

Com o fim da Segunda Guerra Mundial, a França passou por um período de grandes dificuldades sociais, e os idosos beiravam a indigência social. Em 1962, a reestruturação política e social francesa introduziu uma nova imagem para a velhice, por meio de reformas político-administrativas que evidenciaram os aposentados como sinônimo da arte do bem viver (Cachioni, 2018). Neste contexto, a proposta do vocábulo "terceira idade" representou a geração dos jovens aposentados, como sinônimo de envelhecimento ativo e independente (Peixoto, 1998).

Os protestos em maio de 1968 na França resultaram em legislações de abertura das universidades para toda a população e a inclusão da educação de idosos como parte da política nacional de aprendizagem ao longo da vida do país (Vellas, 2019). Os políticos franceses criaram as Universidades do Tempo Livre (Université du Temps Libre) para proporcionar alfabetização, informações sobre saúde, educação religiosa e educação para o trabalho direcionados aos idosos, de alguma forma desfavorecidos pelo sistema educacional (Cachioni, 2012). Cabe ressaltar que, entre as décadas de 1960 e 1970, a França já apresentava um declínio acentuado na taxa de fertilidade, de 2,8 para 1,8 filhos por mulher (Béland; Viriot Durandal, 2013), e as pessoas com 60 anos de idade ou mais representavam 18,3% da população total e a expectativa de vida correspondia a 70,3 anos.

Na década de 1970, dois importantes acontecimentos com impacto internacional ocorreram nas áreas de educação e da psicologia do desenvolvimento, os quais influenciaram de alguma forma as ações destinadas aos idosos. Em 1972, a Organização das Nações Unidas para a Educação, a Ciência e a Tecnologia (Unesco) publicou o Relatório "Aprender a Ser" (*Learning to be*), coordenado pelo político francês Edgar Faure. Este Relatório ampliou a compreensão da educação para além dos limites temporais (idade escolar) e espaços destinados à aprendizagem (instituições formais), considerando a educação permanente como uma concepção fundamental de desenvolvimento, dentro e fora dos ambientes escolares. Com uma visão humanística, o Relatório Faure evidenciou as discussões sobre a educação de adultos, a qual estava vinculada à ideia de democracia, libertação e conscientização – aspectos inerentes à educação popular e crítica, defendida pelo educador Paulo Freire (Elfert, 2019). Ainda no início dos anos 1970, um novo paradigma na área da ciência do desenvolvimento humano despontava nos debates acadêmicos. O avanço das pesquisas científicas passou a considerar outras concepções relacionadas com o desenvolvimento, como a idade, o fator de tempo e o processo de envelhecimento (Overton, 2010). No campo da psicologia do desenvolvimento e das ciências sociais, as contribuições de Paul B. Baltes, K. Warner Schaie, James Birren, Bernice Neugarten, Klaus Riegel e Matilda Riley aprofundaram os estudos sobre o paradigma de desenvolvimento ao longo da vida (*lifespan*) (Neri, 2006). O envelhecimento passou a ser compreendido como um processo que não implica, necessariamente, doenças e perdas, mas também ganhos; reconhecendo o desenvolvimento e o envelhecimento como eventos correlatos (Cachioni, 2012).

Nesse contexto, diante da premência por uma mudança de paradigma na fase da velhice, surgiram as Universidades da Terceira Idade (Universitè du Troisième Âge – U3A). No verão de 1972, o professor de Direito Internacional da Universidade de Ciências Sociais de Toulouse (França), Pierre Vellas, propôs um programa de palestras, visitas guiadas e atividades culturais para os aposentados franceses na universidade. Quando o programa chegou ao término, o entusiasmo dos participantes pelo aprendizado motivou a continuação da proposta em 1973, sob a denominação de Universidade da Terceira Idade (Formosa, 2019b). O professor Pierre Vellas estudou diversas políticas voltadas às pessoas idosas de vários países, e, preocupado com as escassas oportunidades de socialização dos idosos, ambicionou a convivência e a prevenção do isolamento social com o programa educacional, buscando um novo olhar da sociedade aos idosos (Cachioni, 2012). Segundo Vellas (2019), o programa apresentou dois objetivos principais: atender às demandas dos idosos franceses com boa saúde que almejavam por atividades após a aposentadoria e possibilitar a divulgação da universidade para os alunos mais velhos. Assim, o alinhamento das expectativas da nova geração de idosos com a abertura da universidade para a sociedade marcou o início da primeira U3A (Rozendo, 2015).

A princípio, as atividades intelectuais das U3A foram desenvolvidas por meio de conferências e seminários, com conteúdos principalmente das ciências humanas, como artes, literatura, relações internacionais e questões sociais emergentes (Formosa, 2019b). A equipe de trabalho era composta por professores de várias nacionalidades, docentes de Toulouse e, principalmente, doutorandos de cursos de pós-graduação (Rozendo, 2015). Em 1974, a U3A de Toulouse transformou-se em um programa regular com cursos anuais e unidades-satélite da universidade foram criadas por Vellas, em estações de verão (terapêuticas termais) e de inverno (esqui na neve), cobrindo o período das férias acadêmicas (Cachioni, 2018).

Conforme apresenta Formosa (2014), a iniciativa de Toulouse tornou-se um fenômeno, pois contrastava com a gestão centralizada dos programas educacionais tradicionais e oportunizava uma reforma e inovação educacional. O interesse pelo envelhecimento em Toulouse incentivou a mobilização de recursos das universidades de vários países para a execução de programas destinados aos idosos. No decorrer dos anos de 1975 e 1976, já existiam U3A em Suíça (nas universidades em Neuchâtel, Genebra, Zurique e Lausanne), Bélgica (em Namur), Canadá (inicialmente em Cherbourg e Quebec) e Itália – países que o professor Pierre Vellas mantinha contato acadêmico próximo (Rozendo, 2015).

Em 1975, o professor Pierre Vellas fundou a Associação Internacional das Universidades da Terceira Idade (Association Internationale des Universités du Troisième Age – Internacional Association of Universities of the Thrid Age [AIUTA]), com o intuito de criar uma rede de contato entre as diferentes U3A da Europa e ao redor do mundo. A AIUTA buscou incentivar o desenvolvimento das U3A, a integração cultural e científica, bem como as práticas educativas e de pesquisa entre os membros (Plavčan; Mičieta, 2017). Atualmente, a AIUTA tem representantes de mais de 25 países localizados na Ásia, Europa, América do Norte, América Central e América do Sul, com 70 membros entre universidades e demais organizações que apresentam objetivos semelhantes às U3A. Segundo Vellas (2019), a AIUTA configura-se como uma federação das U3A com objetivos principais de:

- Promover a interação das U3A, para compartilhar as inovações
- Convocar membros das U3A para compartilhar ideias e experiências
- Fornecer às U3A locais uma dimensão internacional por meio da AIUTA
- Apoiar as U3A a interagirem com as contrapartidas estrangeiras
- Desenvolver uma conscientização global das oportunidades ao idoso por meio de uma rede virtual de U3A
- Utilizar a rede internacional da AIUTA para trocas de conhecimento entre U3A de diferentes países
- Compartilhar ideias entre as organizações que atuam em benefício dos idosos.

Com o crescimento das atividades das U3A, as universidades passaram a organizar departamentos e centros de pesquisa em Gerontologia, configurando-se como uma segunda geração do programa. O desenvolvimento de estudos sobre o envelhecimento e a velhice nas universidades possibilitou ampliar o campo investigativo da Gerontologia. Na década de 1980, o programa passou para a terceira geração com a necessária readequação das atividades da U3A, impulsionada por demandas de aposentados cada vez mais novos e escolarizados, os quais exigiam cursos formais com direito a crédito e diplomas. Assim, as universidades organizaram uma programação baseada em três eixos: participação, autonomia e integração. As pesquisas passaram a ser desenvolvidas "para", "com" e "pelos" idosos, os quais despontavam como protagonistas, mais participativos e integrados na aprendizagem (Cachioni, 2012).

Atualmente, os temas das atividades da U3A de Toulouse são diversos, com média de 60 participantes por cada curso, que vão desde Tai Chi Chuan, idiomas e tecnologia da comunicação à história, filosofia, arte, religião, direito, economia e ciências naturais. Outras atividades externas também são ofertadas com monitoramento, como passeios a museus, monumentos e excursões para cidades próximas à Toulouse. Habitualmente, as U3A francesas possuem vínculos com departamentos de outras áreas nas universidades, como, por exemplo, a medicina e hospitais de ensino, para o desenvolvimento de atividades preventivas e de saúde (Vellas, 2019).

A proposta inicial das U3A gerou uma série de desdobramentos quanto a sua organização e seus princípios, ocorrendo adaptações de acordo com as peculiaridades regionais e continentais. Tradicionalmente, as U3A foram divididas em dois modelos principais: o modelo francês e o modelo britânico (inglês ou anglo-saxônico), sendo este último com início na década de 1980, especialmente, no Reino Unido.

Conforme apresenta Formosa (2014), os modelos das U3A são resultantes de contextos sócio-políticos específicos. As U3A francesas receberam apoio legislativo e institucional para o desenvolvimento dos programas e a educação para os idosos era compreendida como uma responsabilidade da universidade; por ouro lado, as U3A britânicas se desenvolveram com princípios de autoajuda diante da escassa atenção à temática pelas universidades e pelos partidos políticos, mesmo com a atuação do Conselho Britânico das Universidades de Educação Continuada e de Adultos (British Universities Council for Adult and Continuing Education), criado em 1982.

As U3A do modelo francês

O modelo francês das U3A espalhou-se rapidamente por várias universidades europeias. Diferentes denominações foram atribuídas ao programa em virtude das mudanças em sua ênfase ao longo do tempo, como Universidade para o Lazer, Universidade do Tempo Livre e Universidade Inter-Idades (Cachioni, 2018). Com base no sistema tradicional universitário, o modelo francês volta-se aos interesses educacionais e acadêmicos e, ainda, à promoção de atividades de saúde, cultura e lazer.

De acordo com Formosa (2019b), o modelo francês apresenta vantagens, assim como riscos potenciais. O autor explica que a característica de abordagem das U3A francófonas segue de cima para baixo (*top-bottom*), ou seja, a tomada de decisão é realizada por pesquisadores e especialistas da universidade, apesar de combinar na programação as palestras com debates, viagens de campos e atividades recreativas. Outro aspecto a destacar neste modelo é que, geralmente, o programa se utiliza gratuitamente de todos os recursos da universidade e a diversificada programação dos cursos e atividades torna-se possível pelo grande número de professores. No entanto, o programa acontece dentro dos *campi* universitários, os quais podem estar longe de centros residenciais e, portanto, inacessíveis para muitos idosos.

Diante desta situação, Vellas (2019) apresenta que uma nova categoria de U3A francesas foi estabelecida para atender aos idosos em áreas rurais. Organizações e outras instituições passaram a ser filiadas às universidades, como, por exemplo, a Orleans' University of Free Time (entidade fundada em 1977), vinculada à Faculdade de Artes e Literatura no programa de Educação ao Longo da Vida da Universidade de Orleans, e a Rodez U3A (uma associação sem fins lucrativos fundada em 2002), filiada à Universidade de Toulouse (Vellas, 2019).

Com o intuito de reunir as U3A francesas com diferentes denominações – Université Permanente (UP), Université du Temps Libre (UTL), Université du Tiers Temps (UTT), Université de Tous Âges (UTA), Université Inter Âge (UIA) e Université 3ième Âge (U3A) –, fundou-se em 1981 a Union Française des Universités Tous Âges (UFUTA), uma organização sem fins lucrativos. A UFUTA possui sede no Centre of Links, Studies, Information and Research on the Problems of Elderly People (CLEIRPPA), em Paris, e mantém interlocução com o sistema superior de ensino para o desenvolvimento de pesquisas em geragogia e na coordenação dos programas sobre ensino e aprendizagem para idosos (UFUTA, 2020). Segundo Vellas (2019), "na França, o termo 'Universidade' no título de U3A implica o vínculo com as instituições superiores de ensino" (tradução nossa), as quais requerem, necessariamente, a associação à UFUTA para configurar-se como U3A. Em 2018, a UFUTA contava com mais de 65 mil membros e 35 organizações registradas.

As U3A do modelo inglês

O modelo inglês surgiu em Cambridge, em 1981, a partir de associações ou organizações não governamentais que preconizavam o compartilhamento das experiências de vida dos idosos, diferenciando-se substancialmente do modelo francês. O modelo inglês ancora-se na ajuda mútua – uma característica que norteia as atividades educativas inglesas e norte-americanas desde o século XVIII – no qual o termo "universidade" refere-se ao sentido original medieval, no qual as pessoas se uniam para diferentes formas de aprendizagem, sem vínculo com a educação formal de ensino. As atividades podem ocorrer em centros comunitários, bibliotecas, escolas ou até mesmo nas casas dos participantes, os quais podem atuar como alunos e/ou professores (Vellas, 2019).

Formosa (2019b) destaca três princípios fundamentais das U3A que seguem este modelo: (a) espera-se que os membros assumam alguma responsabilidade, o que oportuniza a participação de todos na condução das atividades de U3A; (b) aprendizado por autoajuda, em que os membros integrados a uma rede de aprendizagem potencializam uma seleção diversificada de temáticas, com oportunidades iguais de aprendizado e ensino; e (c) princípio de ajuda mútua, pois a U3A é organizada colaborativamente, de maneira autônoma. Constata-se que a organização do programa no modelo inglês segue a abordagem de baixo para cima (*bottom-up*), ou seja, as atividades são decididas democraticamente, de acordo com as necessidades, os interesses e as preferências dos idosos. Dessa maneira, o baixo custo, o acesso facilitado e a ampla oferta de cursos, sem restrições acadêmicas, compõem os benefícios desse modelo (Cachioni, 2018).

Formosa (2019b) apresenta que as desvantagens das U3A britânicas se relacionam com as questões de localização adequada e de quantidade suficiente de voluntários para a condução das atividades e grupos de interesse. Além disso, a inobservância financeira e política dos órgãos governamentais às organizações voluntárias e a inexistência de uma formação mínima dos facilitadores para ensinar e aprender integram outras questões de discussão, pois não se pode ignorar o dever moral dos governos nacionais em apoiar as atividades desenvolvidas por tais organizações, bem como compreender que um treinamento aos facilitadores pode colocar em risco os objetivos das U3A.

A associação The Third Age Trust representa as U3A que assumiram o modelo inglês em seus programas, possui mais de 400 mil membros e tem como missão facilitar o crescimento do movimento das U3A, oferecendo suporte para o gerenciamento do aprendizado fundamentado na autoajuda (The Third Age Trust, 2020). Dentre os membros dessa associação, destaca-se a Universidade de Griffith, em Brisbane (Austrália), a qual acolheu a primeira U3A virtual em 2002. Nessa proposta, os cursos com duração de 8 a 10 semanas são ministrados por meio da plataforma *on-line* e o acesso é aberto para todos os idosos de qualquer país. A revolução da internet Web 2.0, com o aumento acentuado por competências digitais no cenário atual, tornam as U3A virtuais cada vez mais populares (Formosa, 2014).

Embora muitas U3A sigam os modelos tradicionais (francês e inglês), com o decorrer do tempo houve a fusão das duas propostas (modelo híbrido), bem como o desenvolvimento de modelos consoantes às particularidades de cada país (modelo próprio) – ou seja, os quais não se encaixam em nenhum dos anteriores, como, por exemplo, as U3A de Taiwan, gerenciadas e financiadas por autoridades locais, com uma equipe de profissionais e educadores formados para condução do programa (Formosa, 2019b). A Tabela 154.1 representa os quatro modelos principais das U3A, contendo informações sobre os objetivos e as características de cada um deles, e a listagem de países que os adotam.

TABELA 154.1 Principais modelos das Universidades da Terceira Idade (U3A).

Modelo Francês	Modelo inglês	Modelo híbrido	Modelo próprio
Objetivo principal			
Ensino ao idoso com base em conhecimento científico acadêmico	Ensino ao idoso em sua própria comunidade	Ensino ao idoso em diferentes contextos e instituições	Atende a necessidades educativas específicas dos idosos comunitários
Característica principal			
Educação não formal em estruturas educacionais formais: universidades	Ideal de autoajuda. Idosos assumem papéis como alunos e como professores no processo de aprendizagem	Educação não formal diversificada em instituições comunitárias ou universitárias	Criações originais fundamentadas nas necessidades e estruturas institucionais locais
Países que adotam o modelo			
Alemanha Argentina Bélgica Brasil Eslováquia Finlândia França Holanda Itália Nigéria Polônia Suécia Suíça Ucrânia	Austrália Grã-Bretanha Índia Irlanda Nova Zelândia República Tcheca	Canadá Dinamarca Espanha Portugal Finlândia	China EUA Japão Áustria Canadá

Fonte: Autoras (2020).

Além da UFUTA e da The Third Age Trust, existem outras organizações pela Europa e por outros continentes que concentram instituições com o objetivo principal de oferecer educação para os idosos (Tabela 154.2), como a European Federation of Older Students in Universities (EFOS). Fundada em 1990, em Bressanone (Itália), a EFOS objetiva proteger os interesses dos alunos idosos em universidades na Europa. Realiza as reuniões a cada 2 anos em diferentes países e possui representação no Comitê do Envelhecimento da Organização das Nações Unidas (ONU) e cooperação com a AIUTA (EFOS, 2020). Em 2016, um memorando foi acordado entre a EFOS e a AIUTA com o intuito de reforçar os interesses em comum pela aprendizagem de idosos. O intercâmbio das informações sobre educação continuada para idosos incentiva a cooperação entre as universidades europeias, gerando apoio aos programas de aprendizagem e pesquisas no contexto europeu (Vellas, 2019).

Constata-se grande expansão das U3A pelos continentes. No ano de 2017, a Austrália e Nova Zelândia apresentavam 300 e 84 U3A, com cerca de 100 mil e 4 mil membros, respectivamente. Em 2015, a China já somava mais de 60.867 U3A, em torno de 7.643.100 membros (Formosa, 2019b). A China Association of the Universities for the Aged (CAUA), que representa todas as instituições chinesas, corresponde à organização com maior número de filiações inscritas na AIUTA.

▪ **TABELA 154.2** Associações que reúnem U3A em diferentes países.

País	Nome	Ano criação
França	L'Association Internationale des Universités du Troisième Age | AIUTA	1975
Bélgica	Association Francophone des Universities Tours Ages Belgique | AFUTAB	1979
Reino Unido	The Third Age Trust | U3A	1980
França	Union Française des Universités de Tours Age | AFUTA	1981
Eslovênia	Slovenska Univerza Za Tretje Zivljenjsko Obdoje | SUTZO	1984
Austrália	A3A Alliance Australia	1984
Alemanha	Bundesarbeitsgemeinschaft Wissenschaftliche Weiterbildung fur Altere | BAG WIWA	1985
China	Chinese Association of Universities of the Aged | CAUA	1988
Irlanda	University of Third Age | U3A	1992
República Checa	Asociace Univerzit Tretiho Vêki | AU3V	1993
Eslováquia	Asociácia Univerzit Tretieho Vezu na Slovensku | SUTZO	1994
Portugal	Associação Rede de Universidades da Terceira idade | RUTIS	2005
Itália	Universitá dela Terza Etá | UNITRE	2006
Polônia	Ogólnopolska Federacja Stowarzyszeii Uniwersyteow Trzeciego Wieku | OFSUTW	2007
Brasil	Associação Brasileira de Universidades Abertas à Terceira Idade | ABRUNATI	2010
Lituânia	Nacionaline Asociacija | TAU	2015
Ucrânia	Association of Universities of the Third Age | AUTA	2016

Universidades brasileiras da terceira idade

A proposta do programa de U3A chegou à América Latina no início dos anos 1980, por meio da Universidade Aberta (UNI3) – Uruguai, sediada no Instituto de Estudos Superiores de Montevidéu, a qual tomou como base os princípios da UNI3 de Genebra. Com filiação na AIUTA, as UNI3 espalharam-se, primeiramente, pelo Uruguai e depois por outros países da América do Sul, como Paraguai, Argentina, Chile, Panamá, Venezuela, México e Brasil (Cachioni, 2018).

No Brasil, alguns fatos políticos nas décadas de 1960 e 1970 contribuíram para o surgimento das Universidades da Terceira Idade (U3I). Nesse período, houve transformação na previdência social e nas políticas referentes à aposentadoria, com a criação do Ministério da Previdência e Assistência Social. Esse novo ministério marcou a desvinculação dos movimentos sindicais na pauta de direito previdenciário e as associações de aposentados passaram a se manifestar sobre os interesses da categoria, culminando em 1991 com a mobilização pelos 147%. A mobilização em prol do reajuste da aposentadoria colocou em evidência a escassez de políticas públicas direcionadas aos idosos brasileiros, o que resultou na vitória do movimento e na maior visibilidade deste grupo.

No início da década de 1970, os primeiros programas educativos para o público mais velho foram liderados pela atuação da entidade privada do Serviço Social do Comércio (SESC), aproximadamente no mesmo período de surgimento das universidades do tempo livre, grupos de convivência e universidades da terceira idade europeias. Apesar de contextos sociais distintos entre os países europeus e o Brasil, a internacionalização dos conhecimentos em Gerontologia oportunizou o interesse pelas universidades brasileiras sobre a temática, importando e incorporando a expressão "terceira idade" nas denominações de grupos, centros e programas nacionais para os idosos.

Em 1982, a Universidade Federal de Santa Catarina criou o Núcleo de Estudos da Terceira Idade (NETI), com ênfase na realização de estudos, na divulgação de conhecimentos gerontológicos e na formação de recursos humanos. O NETI é considerado o primeiro programa brasileiro com características de U3I; no entanto, foi apenas em 1990 que a Pontifícia Universidade Católica (PUC) de Campinas abriu o programa replicando o modelo francês. Compreende-se por U3I os espaços educativos não formais destinados aos adultos maduros e idosos, caracterizados como atividades de extensão universitárias que podem ou não ampliar para as atividades acadêmicas – a participação dos alunos nos cursos regulares de graduação. A intenção não consiste em certificar ou profissionalizar os alunos idosos, mas expandir o mundo do conhecimento e possibilitar a aprendizagem ao longo de toda a vida (Cachioni, 2012).

Os objetivos das primeiras U3I no país consistiram em propiciar aos adultos maduros e idosos um ambiente de aprendizagem e culturalmente estimulante, para diálogo entre seus pares, exercício da cidadania, ocupação do tempo livre e estabelecimento de redes sociais. Semelhante à proposta de Toulouse, as atividades direcionavam-se, ainda, para a revisão de estereótipos e preconceitos em relação à velhice. No ano de 1991, o NETI recebeu o I Fórum Nacional de Coordenadores de Projetos de Terceira Idade de Instituições de Ensino Superior (FORUMNCTI) e o I Encontro Nacional dos Estudantes de Terceira Idade de Instituições Ensino Superior (IES) brasileiras. A cada 2 anos as IES representadas por suas U3I recebem os dois eventos, e no ano de 2019 aconteceu a 16ª edição na Universidade Federal de Sergipe, no campus de São Cristóvão, com o tema: "A Sociedade Longeva: desafios para a gerontologia na sustentabilidade de um envelhecimento ativo".

As U3I tiveram grande expansão no Brasil com características diferentes em relação a objetivos, estrutura curricular, conteúdos, duração das atividades e metodologias. No país, duas organizações congregam as U3I, a Associação das Universidades e Faculdades Abertas para a Terceira Idade (AUFATI) e a Associação Brasileira de Universidades da Terceira Idade (ABRUNATI). Fundada em 1993, a AUFATI registra as U3I das IES localizadas no estado de São Paulo, e a ABRUNATI, fundada em 2012, congrega as U3I em nível nacional e apresenta como finalidade valorizar a pessoa idosa e sua inclusão na sociedade por meio das ações universitárias. O IV Seminário Internacional da ABRUNATI foi realizado em conjunto com o evento FORUMNCTI, em 2019, sob o tema: "Panorama das Universidades Abertas à Terceira Idade: diferentes experiências na América Latina". No evento, foram ressaltados os necessários avanços na temática da educação para os idosos no Brasil, como: o fortalecimento e a ampliação das UNATI e do órgão que as representam – a ABRUNATI; formação de profissionais em diversas áreas (em programas de graduação e pós-graduação, principalmente de cuidadores de idosos e gerontólogos); e criação de políticas públicas para atender à demanda educacional do idoso (integraNETI, 2019).

A educação como um direito social para todos já está prevista desde 1988, com a promulgação da Constituição da República Federativa do Brasil (Brasil, 1988). A criação de legislações específicas para os idosos a partir da década de 1990 reforçou o desenvolvimento de ações educativas para este público, como, por exemplo, a Política Nacional do Idoso – Lei nº 8.842 (Brasil, 1994) – e o Estatuto do Idoso – Lei nº 10.741 (Brasil, 2003), as quais estabeleceram diretrizes e competências aos órgãos públicos quanto ao incentivo e ao fomento de ações educativas direcionadas às pessoas idosas. Dentre as últimas alterações realizadas no Estatuto do Idoso, ressalta-se a inclusão da nova redação do art. 25, com o intuito de garantir aos idosos a oferta de cursos e programas de extensão pelas instituições de ensino superior, conforme a Lei nº 13.535: "Art. 25 As instituições de educação superior ofertarão às pessoas idosas, na perspectiva da educação ao longo da vida, cursos e programas de extensão, presenciais ou à distância, constituídos por atividades formais e não formais" (Brasil, 2017).

A maioria dos programas das U3I está vinculada às instituições de ensino superior, com objetivos próprios, ligados à ideologia de velhice que se pretende instituir. Porém, escassos estudos buscam analisar a organização institucional, administrativa e metodológica das U3I brasileiras. Em 2002, um levantamento realizado por Cachioni (2002) identificou seis modalidades principais de U3I brasileiras (Figura 154.1), as quais surgiram, de maneira geral, por motivações intuitivas e pessoais de profissionais que almejavam o investimento em uma área emergente e se identificavam com as necessidades dos idosos em suas cidades. As diferenças entre as modalidades referiram-se à origem e à estrutura dos programas nas IES, desenvolvendo-se nos seguintes departamentos: modalidade 1 – Núcleo de Estudos da Terceira Idade da Universidade Federal de Santa Catarina (NETI/UFSC); modalidade 2 – Núcleo Integrado de Estudos e Apoio à Terceira Idade da Universidade Federal de Santa Maria (NIEATI/UFSM); modalidade 3 – Universidade Aberta da Terceira Idade da Universidade Estadual do Rio de Janeiro (UnATI/UERJ); modalidade 4 – Centro Regional de Estudos e Atividades para a Terceira Idade da Universidade de Passo Fundo (CREATI-UNI3/UPF); modalidade 5 – Universidade da Terceira Idade da Pontifícia Universidade Católica de Campinas (U3I/PUC-Campinas) e Universidade de Terceira Idade da Universidade Metodista de Piracicaba (U3I/UNIMEP); e modalidade 6 – Universidade Aberta à Terceira Idade da Universidade de São Paulo, Campus da Escola Superior de Agricultura Luiz de Queiroz (UnATI/USP-ESALQ).

Apesar da autodesignação como "universidade", as U3I caracterizam-se como programas de extensão universitária (Cachioni, 2018). Dessa maneira, as U3I seguem um modelo político institucional (Figura 154.2) vinculado à Reitoria de Extensão da universidade (Nascimento; Giannouli, 2019). Cabe ao coordenador do programa estabelecer e organizar as atividades e os cursos a serem oferecidos, consoante aos interesses dos

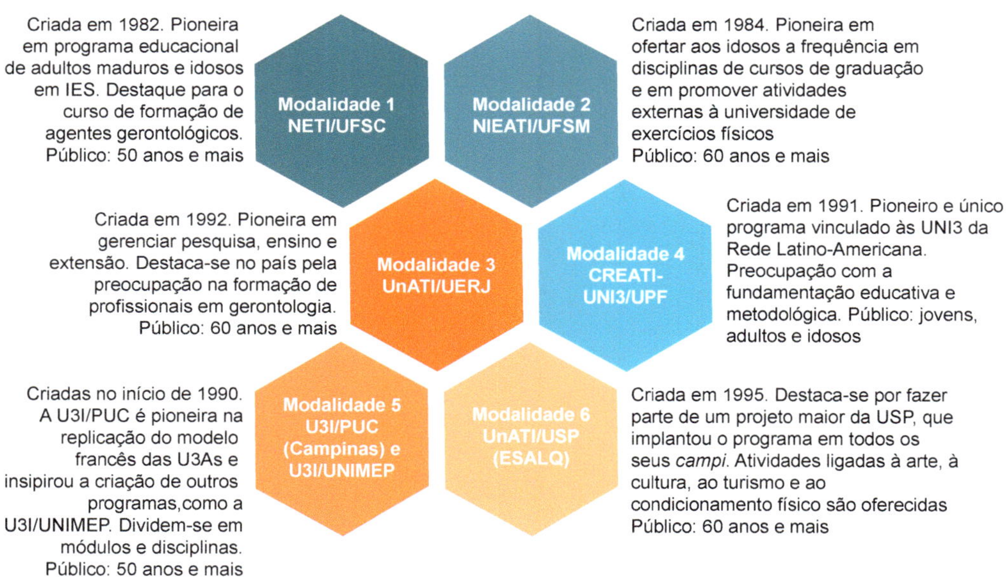

■ **FIGURA 154.1** As modalidades das universidades brasileiras da terceira idade identificadas em 2002. USP: Universidade de São Paulo; NETI/UFSC: Núcleo de Estudos da Terceira Idade da Universidade Federal de Santa Catarina; NIEAT/UFSM: Núcleo Integrado de Estudos e Apoio à Terceira Idade da Universidade Federal de Santa Maria; UnATI/UERJ: Universidade Aberta da Terceira Idade da Universidade Estadual do Rio de Janeiro; CREATI-UNI3/UPF: Centro Regional de Estudos e Atividades para a Terceira Idade da Universidade de Passo Fundo; U3I/PUC-Campinas: Universidade da Terceira Idade da Pontifícia Universidade Católica de Campinas; U3I/UNIMEP: Universidade de Terceira Idade da Universidade Metodista de Piracicaba; UnATI/USP-ESALQ: Universidade Aberta à Terceira Idade da Universidade de São Paulo, Campus da Escola Superior de Agricultura Luiz de Queiroz. (Adaptada de Cachioni, 2002.)

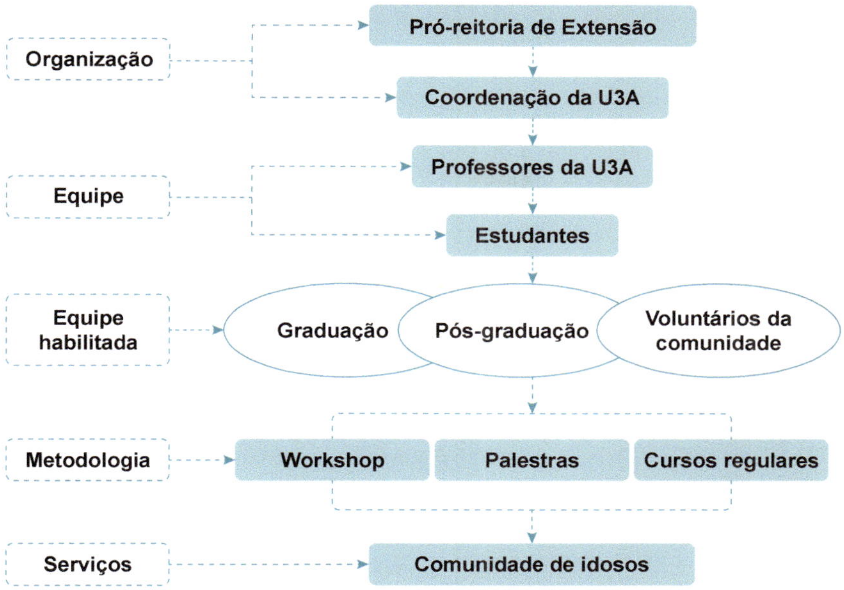

■ **FIGURA 154.2** Modelo político e metodológico das universidades brasileiras da terceira idade. U3A: Universidades da Terceira Idade. (Adaptada de: Nascimento; Giannouli, 2019.)

idosos presentes na comunidade e à quantidade de professores e alunos voluntários da instituição (ou profissionais da comunidade) envolvidos na equipe.

As U3I têm o potencial de grande expansão no Brasil e oferecem ganhos bilaterais de aprendizado, ou seja, tanto os idosos aprendem com os professores/facilitadores como os professores se beneficiam da relação com este segmento populacional (Nascimento; Giannouli, 2019). Verificam-se diversos estudos que demonstram benefícios diretos à saúde dos adultos e idosos que participam das U3I; por outro lado, as pesquisas também evidenciam lacunas e desafios no desenvolvimento dos programas (Formosa, 2019b). Na próxima parte deste capíutlo, são apresentados alguns destes desafios e as perspectivas futuras para a manutenção dos programas das U3I.

Desafios atuais e perspectivas futuras das universidades da terceira idade

Na visão da AIUTA, embora o movimento das U3A apresente avanços em seu maior objetivo – melhorar o bem-estar das pessoas idosas em todo o mundo (Vellas, 2019) –, o programa demanda por inovação em suas propostas de aprendizagem. Algumas considerações inovadoras no programa referem-se a: práticas educativas com adoção de novas tecnologias; incentivo ao protagonismo dos idosos em atividades intergeracionais; cooperação com outros departamentos da universidade; e a participação dos alunos nas equipes de execução dos programas (Rozendo, 2015). De maneira geral, Formosa (2019a) sinaliza que o principal desafio para as U3A é permanecer relevante para as diferentes coortes de idosos. Com mais de 45 anos de existência, as U3A requerem uma abordagem social contemporânea em seus programas para atender distintas gerações de idosos: os mais antigos, os atuais e os novos alunos ingressantes. O autor apresenta quatro estratégias concorrentes para responder antigas e novas questões educativas observadas nos programas de U3A em todo o mundo:

- Superar as polaridades entre os modelos francês e inglês, visto que as abordagens colaborativas geram benefícios para o aprendizado do aluno idoso
- Melhorar a qualidade da aprendizagem (instrução e currículo) e incentivar os alunos idosos a continuarem como aprendizes, mesmo depois do término do curso, a fim de buscarem novos conhecimentos e colocar em prática o conhecimento adquirido em sua vida diária
- Propor currículo original e inovador, incluindo diversas áreas de aprendizagem, evitando as abordagens *top-bottom* e "bancária" no ensino
- Ampliar as atividades das U3A para a participação dos idosos com restrição de mobilidade ou outras dificuldades de saúde.

Considerando tais estratégias e os aspectos que envolvem a educação dos idosos, apresentamos, nesta segunda parte, uma breve discussão sobre o movimento das U3A sob três principais aspectos: ações integrativas, qualidade na aprendizagem e a programação curricular.

Modelo híbrido como propulsor para ações integrativas

Elementos do modelo francófono e britânico nos programas de U3A configuram-se como um modelo híbrido (ou misto). A Finlândia, por exemplo, é um dos países que adotaram esse modelo nos programas de U3A, combinando o apoio dos setores institucionais universitários à noção de autoajuda e cooperação na definição do currículo para a aprendizagem dos idosos (Formosa, 2019b). Observa-se, assim, que o modelo híbrido requer alguns pressupostos para a sua execução, tanto do ponto de vista institucional quanto dos alunos idosos. Ou seja, as universidades precisam superar as barreiras que dificultam a inclusão das pessoas idosas em suas práticas educativas, como as relacionadas com a estrutura física, a adaptação de recursos e serviços acadêmicos (acessibilidade virtual, por exemplo); e, por outro lado, os alunos idosos precisam estar motivados a superar estigmas que dificultam o envolvimento efetivo como estudantes no ambiente universitário (Simon Masinda; Zakrajsek, 2020). Nessa perspectiva, as propostas fundamentadas em ações integradas e inclusivas para todas as idades despontam como uma possibilidade de ampliar o debate das U3A nas instituições universitárias.

Segundo Luz e Baldwin (2019), os estudantes de todas as áreas formativas atuarão, enquanto pesquisadores e profissionais, em uma sociedade em envelhecimento ou envelhecida e precisarão estar preparados para os desafios deste cenário. Os autores acrescentam que a megatendência do envelhecimento populacional gera oportunidades para as instituições de ensino superior a desenvolverem medidas estratégicas para resolverem questões ligadas ao envelhecimento, as quais afetam diretamente os estudantes universitários, professores, comunidade local e global. Montepare (2019) destaca que raramente os estudantes universitários são expostos às informações sobre o envelhecimento ou à interação com pessoas idosas, apesar da transição demográfica evidente em todo o mundo.

Desta forma, propõe-se uma mudança de paradigma das universidades sobre a velhice e o processo de envelhecimento. Apoiado em ações integrativas, o programa Age-Friendly University (AFU) foi desenvolvido pela Dublin City University (DCU) da Irlanda, em 2012. O programa AFU expandiu-se mundialmente com a colaboração das universidades da Escócia e dos EUA: University of Strathclyde e Arizona State University, respectivamente. A iniciativa tem por objetivo favorecer a cultura amigável às pessoas idosas na universidade e foi resultado de esforços institucionais alinhados às estratégias internacionais de responder aos desafios da longevidade, como o programa Cidades Amigas da Pessoa Idosa (Age Friendly Cities), proposto pela Organização Mundial da Saúde (OMS), em 2007.

No programa da OMS, as áreas temáticas associadas às Cidades Amigas da Pessoa Idosa (Figura 154.3) foram identificadas em colaboração com pessoas idosas de várias partes do mundo e fundamentadas nos determinantes do envelhecimento ativo (WHO, 2005). O Guia Global das Cidades Amigas da Pessoa Idosa (OMS, 2009) sinaliza a relevância das interações intergeracionais e da educação para a sociedade sobre as particularidades do processo de envelhecimento, em que "a informação ao envelhecimento deveria ter início em uma fase inicial da vida e abranger todos os grupos sociais".

Nesse sentido, o programa da AFU tornou-se uma referência mundial, estabelecendo uma rede global de instituições de ensino superior que se uniram ao movimento educacional de benefícios sociais, pessoais e econômicos para estudantes de todas as idades. A Rede Global AFU – apoiada pela Academy for Gerontology in Higher Education (AGHE) dos EUA – consiste em incentivar as instituições de ensino superior a se comprometerem em seus programas e políticas com práticas amigáveis em atendimento aos interesses e às necessidades de uma população em envelhecimento. De acordo com a AGHE (2020), atualmente a Rede Global AFU conta com a adesão de 67 universidades presentes na América do Norte, Europa e Ásia.

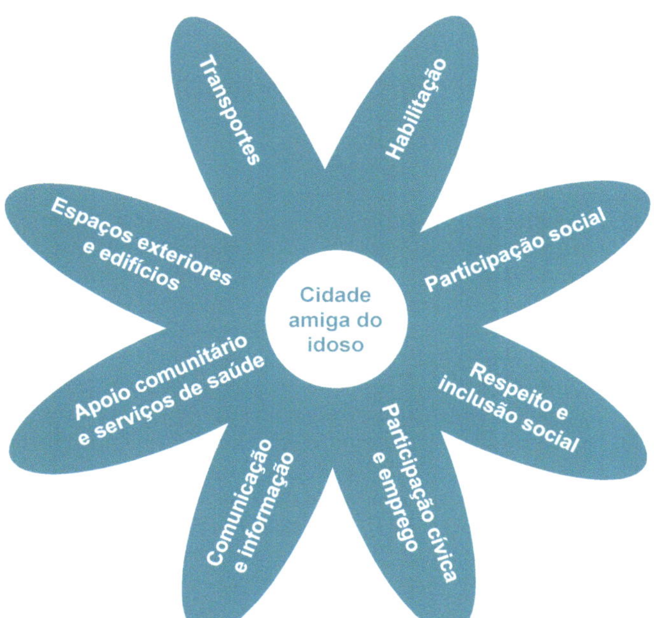

■ **FIGURA 154.3** Áreas temáticas das cidades amigas da pessoa idosa. (Fonte: OMS, 2009.)

Uma equipe internacional e interdisciplinar liderada pela DCU desenvolveram os 10 princípios (Tabela 154.3) que sustentam a proposta da AFU. Os princípios fornecem uma orientação às universidades para avaliar e desenvolver práticas amigáveis aos idosos, além de identificar lacunas e oportunidades de crescimento institucional (DCU, 2020).

Para Clark e Leedahl (2019), a aplicação dos princípios da AFU nas universidades requer o desenvolvimento de um plano estratégico contínuo para obter apoio de todo o *campus* e a adoção de uma estrutura conceitual (base teórica) pode auxiliar na concretização de mudanças em ambientes acadêmicos. Os autores demonstram como a University de Rhode Island (URI) empreendeu esforços para tornar-se uma AFU, baseando-se no modelo lewiniano de análise do campo de força e outros estágios e processos de mudança organizacional.

Outro exemplo de desenvolvimento de ações acadêmicas com foco na longevidade é a proposta AgeLive da Michigan State University (MSU). O projeto surgiu de um amplo debate colaborativo no *campus* universitário e da superação de situações desafiadoras em sua estrutura, como os limitados recursos financeiros, materiais e comprometimento institucional. As etapas de consolidação do programa envolveram a avaliação do contexto da universidade, obtendo uma visão holística de

■ **TABELA 154.3** Dez princípios de uma universidade amiga da pessoa idosa.

1. Incentivar a participação dos idosos em todas as *atividades principais* da universidade, inclusive nos programas de ensino e pesquisa
2. Promover o desenvolvimento pessoal e profissional na segunda metade da vida e oferecer suporte àqueles que querem seguir uma *segunda carreira*
3. Reconhecer as *diversas necessidades educacionais* dos mais velhos (desde os que deixaram a escola precocemente até aqueles que buscam obter qualificações de mestrado e doutorado)
4. Promover a *aprendizagem intergeracional* para facilitar o compartilhamento recíproco de conhecimentos entre estudantes de todas as idades
5. Ampliar o acesso às *oportunidades educacionais on-line* para idosos, a fim de garantir a diversidade de possibilidades de participação
6. Garantir que a *agenda de pesquisa* da universidade leve em consideração as necessidades de uma sociedade em envelhecimento e promover discursos públicos sobre como o ensino superior pode responder melhor aos diversos interesses dos alunos mais velhos
7. Ampliar a compreensão dos estudantes sobre os *dividendos da longevidade* e a complexidade e a riqueza que o envelhecimento promove para a sociedade
8. Melhorar o acesso dos idosos aos programas da universidade relacionados *com a saúde e o bem-estar* e suas *atividades artísticas e culturais*
9. Participar ativamente da *comunidade de aposentados* da própria universidade
10. Garantir *diálogo* constante com organizações que representam os interesses da população em envelhecimento

Fonte: Montepare, 2019; grifo do autor, tradução nossa.

suas ações no ensino, na pesquisa e nas parcerias comunitárias; o desenvolvimento organizacional do programa (visão, missão, objetivos e plano estratégico); e a operacionalização do planejamento estratégico. Metas transversais foram escolhidas – mantendo a conectividade e a coerência aos princípios da AFU –, as quais interligam os quatro pilares com foco de pesquisa e programação: (1) cuidado; (2) aposentadoria; (3) experiência intergeracional; e (4) enriquecimento da vida (Luz; Baldwin, 2019).

Recentemente, notam-se outros exemplos de universidades que adotaram a cultura "amigável ao idoso" como um componente de diversidade e inclusão nos ambientes acadêmicos (Montepare, 2019). Porém, ainda não há registros de iniciativas alicerçadas nos prinípios da AFU em universidades da América do Sul (AGHE, 2020).

No contexto brasileiro, destaca-se que as universidades apresentam autonomia didático-científica, administrativa e de gestão financeira e patrimonial, as quais devem obedecer ao princípio de indissociabilidade entre o ensino, a pesquisa e a extensão, conforme o disposto no artigo 207 da Constituição Federal (Brasil, 1988). Assim, as universidades são responsáveis pela integração entre a apropriação do conhecimento, a produção de novos conteúdos e a intervenção na realidade social. Considerando estes fatores, a aplicação de um modelo integrativo para os programas de U3A – para além de um modelo híbrido – oportuniza a atuação acadêmica, oferece oportunidades de aprendizagem aos estudantes e professores e contribui para o acolhimento e envolvimento dos idosos nos *campi* universitários.

Qualidade na aprendizagem

A aprendizagem para o idoso envolve não apenas o reconhecimento das características físicas, biológicas e psicológicas, mas também as dimensões culturais, sociais, políticas e históricas. Segundo Formosa (2019a), as U3A têm se mantido como um campo "neutro" diante das questões sociopolíticas relacionadas com os idosos, e as inquietações e dificuldades debatidas em atividades das U3A são compreendidas como "problemas particulares" em vez de "questões públicas", o que corrobora a reprodução de relações desiguais, principalmente no que tange ao elitismo, ao gênero, ao preconceito racial/étnico e ao *ageism*. Além disso, as U3A acabam por delimitar os objetivos emancipatórios por meio de atividades voltadas à autossatisfação, à autoestima e à educação divertida, informativa e funcionalista (Formosa, 2002).

Neste sentido, a Gerontologia Educacional Crítica (GEC) firma-se como um dos paradigmas no campo de educação de idosos com potencial de favorecer o engajamento na aprendizagem e o empoderamento social e pessoal (Formosa; Galea, 2020). A educação na ótica da GEC objetiva incentivar os idosos a identificarem, refletirem e agirem em sociedade para transformar a realidade em que vive (Tam, 2018). Inicialmente, os princípios da GEC foram definidos por Glendenning e Battersby (1990), porém, considerando a realidade social contemporânea, Formosa (2011) renovou tais princípios, os quais consistem em:

- Uma lógica transformadora: obter consciência da realidade social (produzida estruturalmente) para centrar-se em valores da vida e não em ideologias mercadológicas
- Educadores sim, facilitadores não!: práticas "não diretivas" é um equívoco, os educadores ocupam uma posição de autoridade derivada de suas competências (que não deve ser confundida como forma de autoritarismo)
- Gerogogia crítica: fundamentada em mecanismos de escuta (para superar a narração), amor (para valorizar a esperança por seres humanos plenos) e tolerância (para acolher as diversidades)
- Práxis revolucionária: "reflexão-ação" por meio de atividades intencionais, reflexivas e significativas que estimulam o pensamento crítico alicerçados no contexto histórico-cultural.

Destaca-se que a abordagem da GEC opõe-se à visão funcionalista da educação, em que o objetivo é adaptar a velhice e ajustar os idosos à sociedade (Tam, 2018). O trabalho educativo seguindo os princípios da GEC ultrapassa os limites do ambiente educacional para se conectar com a esfera pública, em que as estruturas sociopolíticas são reconhecidas e questionadas pelos idosos. Glendenning (1993) argumenta que, para além da qualidade de vida e autorrealização, a GEC busca a "conscientização" das pessoas idosas sobre o seu papel da sociedade, preocupando-se com a dimensão moral da educação e o processo de "reflexão-ação" – conforme a visão tradicional freiriana (Freire, 2019). Na prática, a adoção da "gerogogia crítica" promove oportunidades para a crítica autoconsciente dos idosos sobre suas vidas e experiências (Glendenning, 1993). Formosa (2002) indica sete princípios praxeológicos da gerogogia crítica (Tabela 154.4) para que a GEC se torne real como uma educação transformadora, embora não sejam redutíveis a um conjunto fixo de modelos preditivos.

Em resumo, "as etapas fundamentais da gerogogia crítica envolvem a criação de um currículo que leve em consideração os temas relevantes para os idosos e os transmita de maneira ascendente, por meio de discussões críticas e resoluções de problemas" (Ramírez Gómez, 2016 *apud* Formosa; Galea, 2020, tradução nossa). Observam-se poucos estudos dedicados a examinar e a avaliar a qualidade da aprendizagem em programas educacionais para os idosos, principalmente utilizando-se como referencial a GEC. Formosa e Galea (2020) objetivaram investigar a extensão de um programa de aprendizagem para a ação transformadora entre os idosos participantes de um centro sênior de Malta. A pesquisa-ação revelou que o programa foi bem-sucedido, pois permitiu "a conscientização dos idosos sobre como as diferenças sociais são produzidas estruturalmente em razão das iniquidades e discriminações baseadas nas diferenças de classe social, gênero e idade", mas a consciência crítica não foi alcançada por completo. Os autores identificaram três fatores que limitam a consciência crítica dos idosos: a iminência, o *ageismo* interno e a ação política como identidade narrativa (ou seja, ativismo político na velhice resulta de um compromisso vitalício por mudanças sociais).

De fato, a GEC encontra-se em processo de desenvolvimento e, dificilmente, apresentará todas as respostas para a educação de idosos (Formosa, 2011). Conforme apresenta Cachioni

TABELA 154.4 Sete princípios da gerogogia crítica.

1	Compromisso com a transformação da sociedade, por meio de uma política racional
2	Apesar da heterogeneidade dos idosos, deve-se empregar uma abordagem comunitária
3	Basear-se na educação libertadora, refutando o mito de que qualquer tipo de educação empodera os idosos
4	Gerogogistas críticos não são apenas facilitadores, eles tomam partido e estão comprometidos com o sofrimento dos idosos
5	A prática educativa não deve ocorrer apenas nos programas educacionais, mas deve chegar a todos os segmentos de idosos
6	Adotar uma cultura de autoajuda direcionada a uma educação de idosos mais descentralizada e autônoma, à medida que o poder é transferido para os alunos idosos
7	Permitir que a educação de idosos assuma o papel de um movimento "progressista", com ações contra-hegemônicas

Adaptada de Formosa, 2002; tradução nossa.

(2018), em uma perspectiva ampla, o escopo da gerontologia educacional vem se consolidando como um campo multidisciplinar e multiprofissional, no qual a educação para o idoso possa contribuir para a promoção de sua qualidade de vida e o aprimoramento da cidadania. A autora ressalta, ainda, que "se [a educação para o idoso for] pensada no contexto da educação ao longo de toda a vida, representa um instrumento promotor de mudança cultural" (Cachioni, 2018).

De acordo com Formosa (2019a), o movimento das U3A configura-se como uma parte importante no sistema educativo que se projeta ao longo da vida, "é um segmento-chave na construção de uma sociedade intergeracional e de aprendizado (...), atuando como um canal rumo à cidadania ativa na velhice" (Formosa, 2019a, tradução nossa). O conceito de aprendizagem ao longo da vida (*lifelong learning*) tem se fortalecido como um novo imperativo na política educacional em todo o mundo, orientando o desenvolvimento de sistemas educativos para o enfrentamento dos desafios relacionados com a economia e com o conhecimento (Unesco-UIL, 2016). Para Delors *et al.* (1996), os indivíduos precisam estar preparados com conhecimentos e habilidades para usufruir das oportunidades de aprendizagem ao longo de suas vidas.

Porém, apesar de a aprendizagem ao longo da vida constituir-se como um paradigma favorável ao reconhecimento do processo educativo aos adultos e idosos em um mundo de rápidas mudanças, Formosa (2011) salienta que tal proposta não deve ser aceita acriticamente. Há de se considerar que a educação é um ato político e que a abordagem da aprendizagem ao longo da vida pode atrelar-se às agendas predominantemente apoiadas nos interesses de mensuração das competências e habilidades para aumentar a competitividade e o crescimento econômico, destaca o autor.

Contudo, evidencia-se o potencial das U3A de atuarem com o significado real do termo da aprendizagem ao longo da vida, superando, inclusive, a noção de envelhecimento ativo como puramente produtivo. Propostas educativas mais abrangentes e inclusivas impulsionam reflexões sobre a concepção de "terceira idade", atrelada ao início do movimento das U3A como "um período de realização pessoal, sucedendo o segundo estágio de independência, maturidade, responsabilidade "(...)" (Lastte's, 1989 *apud* Formosa, 2019a). Formosa (2019a) observa que os idosos da quarta idade têm recebido pouca atenção das U3A e que aqueles com limitações físicas, ou que residem em instituições, dificilmente participam das atividades ofertadas nos centros universitários. As oportunidades de aprendizagem com qualidade ao longo da vida precisam estar disponíveis a diferentes perfis de idosos.

Programação curricular: objetivos e métodos

As demandas educacionais dos idosos repercutem de maneira diferente nas instituições e nos sistemas governamentais, as quais organizam programações curriculares específicas. Cabe mencionar que, em 1976, Moody (*apud* Cachioni, 2018) resenhou quatro modelos de educação à velhice (Figura 154.4). Tais modelos educacionais constituem como paradigmas e podem se estruturar de maneira positiva, ampliando as possibilidades e as capacidades de atuação dos idosos na sociedade; ou de maneira negativa e incompleta, assimilada como desnecessária e, em outros momentos, como uma perspectiva reduzida ao cunho social.

Segundo Cachioni (2018), a estrutura curricular e os objetivos educativos validam-se quando é adotada a perspectiva positiva da velhice, "estimulando nos alunos uma atitude social positiva, autônoma, independente e responsável". Dessa maneira, propõem-se como perfil de um programa educacional para este público, vinculado à universidade, as particularidades de (Cachioni, 2018):

- Dominar o meio social, histórico, econômico, político, cultural e tecnológico, tendo em conta as novas circunstâncias da sociedade que rodeiam os idosos. Eles necessitam conhecer e compreender um mundo em constante transformação

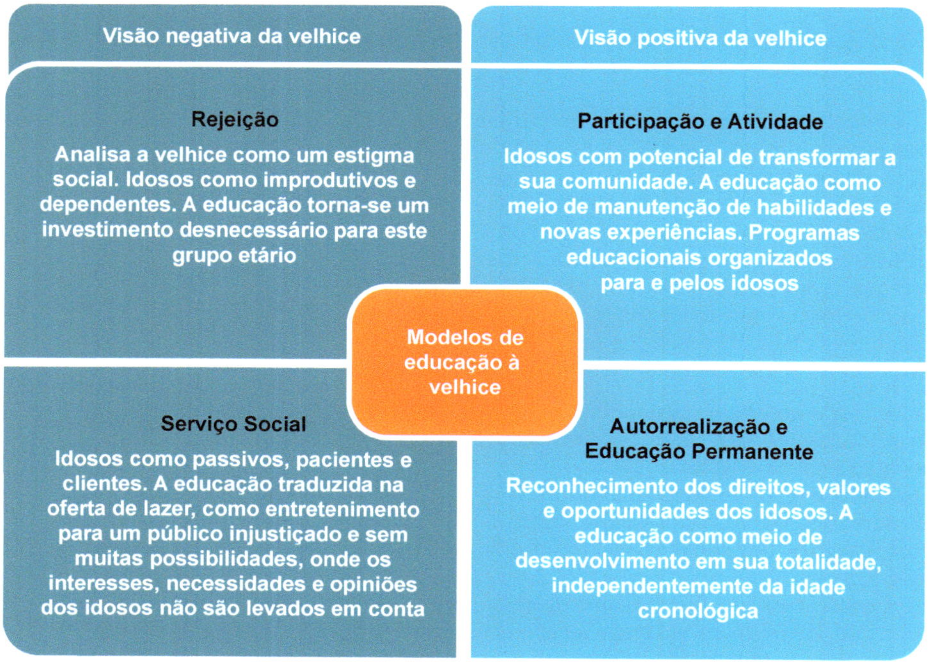

▪ **FIGURA 154.4** Paradigmas de educação à velhice. (Adaptada de Moddy, 1976 *apud* Cachioni, 2018.)

- Desenvolver a capacidade de aprendizagem dos idosos, oferecendo recursos tecnológicos para que eles possam utilizar suas habilidades cognitivas e, assim, fortalecer e criar novas redes e contatos sociais
- Satisfazer as preocupações dos idosos de ordem moral, estética e cultural.

A heterogeneidade expressa nos grupos e perfis de idosos (necessidades, motivações e interesses educativos diversos) requer investimentos na criação e no aprimoramento de metodologias para o trabalho educativo, as quais valorizem as experiências e trajetórias de vida dos alunos idosos, tornando-os agentes de seu próprio aprendizado (Cachioni, 2018). A Conferência Internacional da AIUTA, em 2017, abordou a temática "Igualdade de oportunidades de aprendizagem para os idosos" com o intuito de discutir sobre o reconhecimento das expectativas e necessidades atuais dos alunos na U3A (Plavčan; Mičieta, 2017). A Conferência foi realizada em parceria com o Centro de Educação Continuada da Universidade Comenius de Bratislava (Eslováquia) e estiveram presentes representantes de 20 países, não apenas da Europa, mas também de Brasil, China, Colômbia, Costa Rica, Líbano, Nigéria, Senegal e Tunísia. Para Stadelhofer (2017), as U3A desempenham um importante papel na promoção da aprendizagem ao longo da vida, do engajamento e da participação social de adultos e idosos; porém, são necessários novos métodos para atingir tais objetivos na sociedade atual. A aprendizagem orientada por temática com uma combinação metodológica flexível poderia favorecer a participação de idosos com diferentes formações escolares.

De fato, as metodologias adotadas nos programas de U3A podem determinar o sucesso ou o fracasso de uma atividade, bem como o desempenho intelectual do aluno idoso. Portanto, o desenvolvimento de metodologias mais adequadas aos idosos deve considerar alguns princípios norteadores nestes programas, como (Cachioni, 2018):

- Diversidade nas abordagens sobre o tema (diferentes tarefas elevam a motivação e a concentração)
- Clareza na definição de metas e objetivos da aprendizagem
- Significância e relevância dos conteúdos programáticos (ser compreensível, valioso e útil para projeto de vida atual e futuro)
- Apresentação de estrutura lógica, alicerçado na interdisciplinaridade e conhecimento integrado
- Adequação à realidade do grupo e às características próprias da coorte etária
- Alinhamento a valores, crenças, atitudes e dignidade dos educandos
- Fundamentação nas situações específicas de cada pessoa e grupo (condições de saúde, destrezas cognitivas, limitações sensoriais, autonomia, comunicação, necessidades educativas, motivações, expectativas pessoais e capacidade de aprendizagem)
- Reconhecimento dos saberes do aluno (o idoso deve ser o "ponto de partida")
- Desenvolvimento da inteligência social e sua prática (aprendizagem reais e práticas para a vida)
- Favorecimento da participação ativa (protagonismo na aprendizagem), da livre expressão e da comunicação baseada no respeito e na aceitação mútua
- Sensibilização para adequar a prática educativa à linguagem do grupo (oferecer exemplos simples e claros) e para selecionar as informações relevantes (evitar atividades extensas e grandes quantidades de informações ao mesmo tempo).

Outro ponto a destacar é a utilização das tecnologias da comunicação e informação (TIC) para apoiar o processo de aprendizagem dos idosos, como os computadores, *smartphones* e *tablets*. Apesar da facilidade no acesso às informações pela aprendizagem *on-line* nas universidades, muitos idosos encontram barreiras para o seu envolvimento no ensino superior em função da ausência de letramento digital (Simon; Masinda; Zakrajsek, 2020). Segundo Silva e Behar (2019), o letramento digital consiste na capacidade de utilizar e compreender informações de vários formatos e fontes, o que inclui a apropriação de novas tecnologias e a prática de leitura e escrita em tela.

No atual contexto tecnológico, Gil (2015) afirma que a inclusão digital torna-se cada vez mais necessária para os idosos, pois, além de permitir o acesso à tecnologia e ao domínio de recursos, plataformas e dispositivos digitais, implica também o exercício da cidadania plena. Em pesquisa com idosos de Portugal e Canadá, Neves (2018) conclui que "a inclusão digital pode ser uma forma de inclusão social", visto que estar conectado favorece o acesso das pessoas idosas aos serviços *on-line*, às fontes de informações variadas e a participação mais frequente nas esferas familiar, social e pública.

Esforços institucionais devem ser empreendidos para o desenvolvimento de programas de treinamento tecnológicos para os idosos, preocupados com a operacionalização das estratégias técnicas e metodológicas (Gil, 2015). Nessa lógica, Tyler *et al.* (2020) apresentam alguns pontos a serem considerados no desenvolvimento de tais programas, como: atentar-se às preferências dos alunos idosos; assegurar-lhes o envolvimento no próprio processo de aprendizagem e maior participação nas atividades; desenvolver práticas didáticas flexíveis e acessíveis; e reconhecer o valor das relações sociais durante a aprendizagem.

Sob esta perspectiva, os educadores de idosos desempenham o papel de agentes transformadores, os quais necessitam "conhecer os diversos ramos da gerontologia e, com base neles, adquirir o conhecimento socioeducativo necessário para atender o público idoso" (Cachioni, 2018), oferecendo-lhes condições necessárias para a reflexão e a construção de novos saberes, como sujeitos ativos no processo de aprendizagem.

Considerações finais

Com mais de 45 anos de existência, os programas de U3A representam para os adultos e idosos uma importante organização educacional, a qual promove diversos benefícios para a qualidade de vida de seus participantes, como, por exemplo, a ampliação dos vínculos sociais. No entanto, observam-se alguns desafios a serem superados pelos programas de U3A, relacionados tanto com a organização e o desenvolvimento da proposta – como, por exemplo, diretrizes metodológicas e estrutura político-administrativa – quanto com as questões emergentes de cunho social, político e educacional, como a expansão de ambientes amigáveis aos idosos (*age-friendly*), a adesão ao paradigma da aprendizagem ao longo da vida (*lifelong learning*), a inclusão digital e a cooperação entre os diferentes programas.

155

O Idoso e as Novas Tecnologias Digitais

Johannes Doll • Meire Cachioni • Leticia Rocha Machado

Introdução

A cada ano, em razão principalmente das tecnologias digitais (TD), podem-se perceber mudanças significativas na sociedade, o que reflete em transformações na forma de viver, conviver e interagir, em especial com as pessoas acima dos 60 anos. A relação entre tecnologia e envelhecimento mudou muito desde que Kachar, em 2001, publicou, na sua tese de doutorado, uma experiência de aproximar pessoas idosas ao computador por meio da construção de um jornal on-line (Kachar, 2001). Esse pode ser considerado um dos primeiros trabalhos sobre a inclusão digital de pessoas idosas no Brasil. No entanto, desde que essa iniciativa foi apresentada, a tecnologia mudou, assim como o mundo e os idosos. Enquanto em uma primeira fase da inclusão digital prevaleceram cursos para idosos aprenderem o uso do computador, cursos estes oferecidos por universidades da terceira idade, por prefeituras e por outras instituições, as formas de ensino, os aparelhos digitais e os objetivos se diversificaram.

Nesse prisma, é cada vez mais pertinente repensar, a cada ano, a relação que se estabelece entre os idosos e as TD, principalmente para acompanhar a sociedade que se molda com os recursos tecnológicos. Assim, o presente capítulo trabalha a inclusão de pessoas idosas no mundo digital em quatro subseções, contando também esta introdução. A segunda subseção analisa as mudanças ocorridas nos últimos 20 anos na relação dos idosos com o mundo digital. A terceira subseção aponta aspectos educacionais atuais que moldam os processos de ensino e de aprendizagem referente à inclusão digital atual. E, por último, na quarta subseção, são apresentados os novos desafios, intensificados pela pandemia do covid-19, como o ensino a distância para idosos e o surgimento de pessoas idosas no mundo digital como protagonistas, mostrando elementos de uma nova *cibercultura sênior*.

As tecnologias digitais e os idosos

A velocidade das mudanças tecnológicas vem aumentando significativamente, impondo-se de uma forma que parece inevitável e se torna tão óbvio que parece que sempre foi assim. Quem pode imaginar hoje um mundo sem computador, sem internet e sem celular? Mas, na verdade, só precisa voltar poucas décadas no tempo para ver que esses três elementos não existiam no Brasil.

O primeiro computador construído no Brasil, chamado de "patinho feio", foi colocado em funcionamento em 24 de julho de 1972 na Escola Politécnica da Universidade de São Paulo (USP) (Affonso, 2018). A difusão maior de computadores aconteceu a partir de 2000 e hoje se encontra um computador quase na metade (48,1%) dos domicílios brasileiros (Instituto Brasileiro de Geografia e Estatística, 2020). Já a internet foi introduzida no Brasil em 1990, mas com uso restrito a universidades e empresas. Ela foi liberada ao público em geral apenas em 1995 e, mesmo assim, era discado através de linha telefônica, sendo caracterizada como lenta e custosa pela população (Ferreira *et al.*, 2018). Hoje, 79,1% dos domicílios brasileiros acessam a internet, principalmente, por meio do *smartphone* (Instituto Brasileiro de Geografia e Estatística, 2020).

O celular chegou ao Brasil em 1990 e já em 2000 existiam 23,2 milhões aparelhos habilitados (Agência Nacional de Telecomunicações, 2000). Hoje há pelo menos um celular em praticamente todos os domicílios, já que os números apontam para 99,2% das residências no Brasil em posse desse aparelho (Instituto Brasileiro de Geografia e Estatística, 2020).

Esses dados não só mostram a rápida difusão da nova tecnologia digital no Brasil, mas apontam também diferenças na aceitação dessas tecnologias. O computador, seja no formato de desktop ou de laptop, demorou inicialmente para ser aceito em função de políticas restritivas à importação de aparelhos eletrônicos, pelo preço alto, mas também pela pouca clareza sobre sua real utilidade para uma grande parte da população. Na fase inicial, com dificuldades de acesso à internet, o computador servia principalmente como uma máquina de escrever. Com isso, interessava somente para um grupo bastante reduzido, considerando o preço e o esforço de aprendizagem necessários para seu uso. Assim, ficava como motivação muitas vezes só uma sensação vaga de manter o contato com este novo mundo digital que estava por vir. Já o telefone celular teve uma difusão muito mais rápida por unir vários fatores a seu favor. Como até os anos de 1990 foi muito difícil e custoso ter um telefone fixo, o celular se instalou inicialmente como alternativa viável para muitas pessoas, além de ter a vantagem da mobilidade. Também é pertinente destacar que, ao contrário de escrever textos, os contatos telefônicos faziam parte da vida cotidiana e dos costumes de uma grande parte da população brasileira, o que permitiu novos significados na aquisição e uso dos aparelhos celulares. Como Rogers (2003) destaca, um dos elementos principais que contribuem para a difusão de uma novidade são as vantagens percebidas em comparação a outros produtos anteriormente existentes.

O processo de difusão de novas tecnologias acontece em ondas e por grupos distintos. Existem os inovadores, aqueles que se lançam logo ao aparecimento de uma novidade; os adotadores; a maioria inicial; a maioria tardia; e os retardatários (Rogers, 2003). Apesar de haver muitos tipos de usuários em todas as faixas etárias, na faixa dos idosos existe, geralmente, mais do grupo da maioria tardia e dos retardatários, em decorrências de as gerações terem nascido em uma sociedade e cultura que ainda era iniciante ou nem havia começado o uso das tecnologias digitais. Outro fator importante para a difusão de inovações é, além das vantagens comparativas, o sistema social com sua comunicação, seja entre as pessoas ou por influência das mídias. O estudo de Ferreira *et al.* (2018), sobre a entrada de produtos eletroeletrônicos no Brasil, confirma a teoria de difusão de inovação de Rogers, mostrando que fatores contextuais e históricos também podem ser decisivos para a difusão, ou não, de uma nova tecnologia.

A enorme difusão do telefone celular, especialmente na versão atual de *smartphone*, se deu também pela integração de uma série de funções, antes separadas em outros aparelhos, como a possibilidade de tirar fotos, de fazer gravações ou de mandar mensagens. Essas vantagens, além de possibilitar telefonar com imagens, mostra-se um atrativo especial para pessoas idosas, mesmo com uma série de complicações, como, por exemplo, um alto grau de complexidade e um manuseio difícil para mãos idosas pelo tamanho reduzido dos aparelhos.

para fins de exercício. Tais dados são registrados juntamente com os resultados das intervenções no servidor, de forma que os especialistas podem visualizar estas informações na aplicação *Web* ESPIM em uma área dedicada à visualização de resultados. Desta forma, é possível verificar se o idoso realmente cumpriu a tarefa especificada, quais foram suas respostas, e um resumo de sua interação em termos de tempo e quantidade de repetições de tarefas (Cachioni *et al.*, 2019).

Assim, a partir das pesquisas apresentadas sobre o uso das tecnologias na educação, é possível perceber muitas iniciativas sendo realizadas para os idosos e uma preocupação crescente sobre a "nova geração" de adultos mais velhos que buscam aprender sobre os recursos dos *smartphones* e *tablets* para estabelecer comunicação com família e amigos, bem como se manter conectado. No entanto, em consequência das mudanças sociais, econômicas e culturais oriundas da pandemia do covid-19, houve significativas transformações no público idoso e, com isso, novas ações foram desenvolvidas, conforme será abordado a seguir.

Tecnologias e idosos: novas experiências e desafios

O distanciamento social, oriundo de um caso pandêmico causado pelo novo coronavírus iniciado 2019, agiu como um catalizador em relação ao uso das novas tecnologias digitais, não só para pessoas idosas. Praticamente de um dia para outro, quase todas as atividades tinham que ser feitas via informática: trabalho, compras, atividades bancárias, serviços, contatos sociais. Isso, obviamente, afetou de forma especial aquelas pessoas idosas que não tinham condições de recorrer aos recursos digitais para ter suas necessidades atendidas. Ficou evidente que os avanços na inclusão digital não tinham sido suficientes para capacitar a maioria da população idosa a enfrentar a situação de distanciamento social através de tecnologias digitais. E com a impossibilidade de encontros presenciais, a forma clássica de inclusão digital através de cursos presenciais não era mais possível. Mesmo assim, muitos grupos que atuam na inclusão digital de pessoas idosas se esforçaram para encontrar alternativas, principalmente por meio de orientações e guias, utilizando a modalidade de educação a distância (EaD) ou ações isoladas como as *lives*. Assim, com a pandemia do novo coronavírus, algumas experiências foram realizadas com ou para o público mais velho e surgiram relatos angustiantes, mas também vitórias compartilhadas.

A modalidade EaD já está oferecendo cursos voltados especificamente para o público idoso, seja de aperfeiçoamento com uma duração menor e com assuntos diversificados, seja de formação, longos, com temáticas que interessam aos mais velhos. A Universidade Federal do Rio Grande do Sul (UFRGS), por meio da Unidade de Inclusão Digital de Idosos (UNIDI), por exemplo, ofertou, em tempos de distanciamento, cursos na modalidade a distância, assim como também *lives* de temas diversificados. No estado de Minas Gerais está sendo realizado um projeto denominado "Gentileza Digital" no qual são ofertadas aulas virtuais para o público mais velho (Estado de Minas Gerais, 2020). Assim, cresce o número de cursos EaD para idosos e também discussões sobre essa temática.

No entanto, a oferta de cursos em EaD exige que metodologias e ferramentas sejam pensadas e utilizadas para atender às necessidades específicas do público. As metodologias, por exemplo, devem considerar não apenas o conteúdo, mas estratégias que permitam uma aproximação social e afetiva dos idosos por meio das plataformas virtuais. Esse talvez seja o grande desafio da EaD: como desenvolver e aplicar ações que fomentem a interação social e permitam que os estados de ânimo positivo, animado e satisfeito se mantenham por intermédio das trocas estabelecidas no ambiente virtual. O que se observa em cursos virtuais são relatos do público mais velho sobre a falta do contato presencial, ou seja, das relações sociais físicas que para eles são primordiais (Machado, 2019). No entanto, considerando a trajetória desse público, que há pouco tempo iniciou a aproximação com as tecnologias e, por isso, ainda têm muitas dificuldades no manuseio dos recursos digitais e não aprendeu ainda a estabelecer relações sociais virtuais, é compreensível a necessidade de preferir encontros presenciais. Os aspectos afetivos também ficam em voga quando se trata dos idosos e devem ser aprofundados por estudiosos da área, uma vez que pesquisas sobre a temática do público idoso no ambiente virtual ainda são escassas. No que tange às tecnologias digitais, os idosos possuem uma tendência de se desmotivar rapidamente diante de um pequeno empecilho que surge, o que reflete diretamente na atuação em EaD. Os cursos virtuais utilizam recursos tecnológicos para instigar a maior participação do público, sendo aplicados Ambientes Virtuais de Aprendizagem (AVA) como plataforma de conteúdos, atividades e interações. No intuito de manter os estudantes ativos nesses ambientes, muitas instituições de ensino optam por escolher recursos robustos que permitam trocas sociais, realização de atividades em grupo, compartilhamento de informações e muito mais. No entanto, o uso dessas tecnologias exige uma aprendizagem com maior tempo para os idosos e muitos recursos não são acessíveis ou não foram criados para atender aos requisitos mínimos de usabilidades. A escolha dessas tecnologias reflete diretamente nos sêniores que, na primeira barreira técnica, tendem a desistir dos cursos. Assim, para mantê-los engajados na EaD são necessárias não apenas adaptações metodológicas por parte do professor, mas também uma reflexão sobre as tecnologias que se pretende usar nos cursos. No entanto, apesar dos desafios da EaD, existem idosos que se adaptam rapidamente a essa modalidade, principalmente em um período no qual foi necessário o distanciamento, como é o caso da pandemia do novo coronavírus.

As *lives*, outro recurso muito disseminado no ano de 2020, trouxe também novos prismas para a população, já que ela é considerada como uma transmissão ao vivo, seja de vídeo ou voz, pela internet, na qual se utiliza como meio uma rede social ou plataforma apropriada. Assim, os idosos que tinham conhecimentos básicos no uso das tecnologias buscaram nas *lives* uma forma de entretenimento, marcando compromissos nas suas agendas que, de uma hora para outra, se tornaram vazias pela necessidade de distanciamento social. Portanto, muitos sêniores encontraram em shows, debates, teatros on-line uma forma de lazer em seu cotidiano, utilizando redes sociais como o *YouTube*, *Facebook* ou *Instagram* para se encontrarem e interagirem com seus ídolos. Já algumas *lives* de instituições educacionais também foram realizadas para o público mais velho. A UNIDI (2020) trouxe seis *lives* semanais que tratavam de temas diversificados como uma forma de dar continuidade às interações sociais com o público mais velho. Assuntos como leitura, música, filmes e séries, alimentos e muitos mais foram tratados no intuito de conversar sobre o que os idosos estavam fazendo em tempo de pandemia e também como as tecnologias poderiam auxiliá-los nesse processo. As interações e os aceites desse tipo de contato foram muito grandes, sendo estendida a prática para *lives* mensais e abertas ao público em geral, sendo possível estabelecer uma aproximação com o público mais velho através das redes sociais e do *YouTube*. Exemplos dessa forma de comunicação e interação digitais são o Sesc do Distrito Federal e a Faculdade de Educação Física e Desporto da Universidade Federal de Juiz de Fora (UFJF). O Sesc-DF ofertou *lives* para os idosos cujo objetivo era propiciar atividades de bem-estar como as já tradicionais de dança, chás e muito mais (Serviço Social do Comércio DF, 2020). A Faculdade de Educação Física e Desporto da UFJF também ofertou *lives* para idosos com atividades físicas, nas quais foi possível abordar práticas que os mais velhos pudessem aplicar em suas casas para se manterem ativos em tempo de distanciamento social (UFJF, 2020).

A entrada de um crescente grupo de pessoas idosas junto com o contexto permitiu que um novo perfil emergisse, os "idosos influenciadores digitais". Os influenciadores com mais de 60 anos vêm encontrando, nos recursos das *lives* e redes sociais, uma possibilidade de se aproximarem da população e compartilharem suas experiências, como é o caso de atores, cantores e também pessoas comuns que encontram um novo estilo de vida. Enquanto a internet foi, durante muito tempo, um espaço em que se desenvolveu principalmente uma cultura de adolescentes e jovens, nota-se aqui o surgimento, ainda tímido, de uma nova cultura digital sênior.

Já a na educação, surge a possibilidade de formar multiplicadores. Grande (2019) desenvolveu um projeto no qual possibilitou que idosos pudessem aprender como construir seus próprios materiais digitais e viabilizar aulas de assuntos em que tinham mais conhecimento ou interesse. Estes se tornaram *cyberseniores* multiplicadores, ou seja, *educational influencers*. Os multiplicadores, após o curso de formação no qual aprendem a manusear as plataformas e construir os recursos, podem ofertar oficinas virtuais sobre os assuntos que desenvolveram sendo, inclusive, ofertadas webconferências nas quais falam sobre o tema e interagem com seus alunos, sejam eles outros idosos ou adultos jovens. Essa iniciativa se tornou pertinente para a vida dos sêniores, embora nem todos tenham interesse por se tornarem multiplicadores, seja por timidez, pela resistência às tecnologias ou mesmo por considerarem que não possuem o potencial necessário para compartilhar suas experiências com outras pessoas.

Analisando as relações das pessoas idosas com as novas tecnologias digitais, a pandemia reforçou diferenças existentes entre os incluídos e os excluídos do mundo digital. Por um lado, muitos idosos buscaram cursos virtuais gratuitos sobre temas diversificados como culinária, artesanato, língua estrangeira etc., para se manterem ativos no período de isolamento, mantiveram ou até aumentaram seus contatos sociais por meio das novas tecnologias e até descobriram novas formas de interação com a EaD e as *lives*. Por outro lado, outras pessoas idosas acabaram se isolando totalmente, inclusive aquelas que já sabiam manusear as tecnologias, pois se viram oprimidas por uma sociedade ávida em enfatizar o problema que elas se tornaram para a população, por constituírem um grupo de risco, demandando cuidados especiais e com isso consumindo recursos adicionais do sistema de saúde (Debert; Félix, 2020). Tudo isso provoca reflexões e preocupações sobre o futuro que a educação deve ter com os mais velhos a partir do cenário que se formou.

Considerações finais

Observa-se ao longo da história a inclusão e o aperfeiçoamento de tecnologias no dia a dia da sociedade. Cada tecnologia criada possui por finalidade auxiliar as atividades de vida diária, objetivando beneficiar os seus usuários a fim de otimizar fatores como tempo, agilidade e facilidade do cotidiano. No momento em que uma nova tecnologia é inventada surgem indagações sobre a sua importância e utilidade para a população. Ao mesmo passo em que as tecnologias foram incorporadas ou impostas, tanto por fatores econômicos como sociais, emergiram diferentes parcelas da população que ficaram excluídas.

Entre as parcelas excluídas, os idosos foram os mais afetados por se tratar de uma população que não vivenciou desde cedo o uso das tecnologias digitais e, consequentemente, viveu de maneira a não necessitar dessas tecnologias nas atividades corriqueiras e no trabalho. Porém, essa situação está ficando mais complicada, pois muitas formas de participação na sociedade atual exigem acesso e domínio de tecnologias digitais.

Apesar de esforços para uma inclusão digital de pessoas idosas por campanhas de governos, universidades e instituições de ensino, e apesar do aumento de pessoas idosas que sabem lidar com as novas tecnologias, ainda são mais de 60% dessa população que não usam a internet. Ao mesmo tempo, é importante considerar os diferentes níveis de domínio da internet, desde primeiros passos com muitas dúvidas e insegurança até uma fluência tranquila no uso das tecnologias digitais.

Neste sentido, é importante registrar que o avanço da disseminação do *smartphone* aumentou muito o interesse das pessoas idosas pelas tecnologias, por unir ao já conhecido telefone novas possibilidades como fotografar, filmar, administrar sua conta bancária etc. Com isso, abrem-se espaços interessantes por intermédio de novos aplicativos que podem permitir uma maior interação de pessoas idosas a distância, um acompanhamento da saúde, uma ajuda no cuidado etc.

Infelizmente, as iniciativas de inclusão digital de idosos ainda são isoladas, impossibilitando que ocorra uma rede de relações e trocas de experiência para que haja mais discussões e criticidade sobre o tema. Em muitos casos não há uma interdisciplinaridade nas áreas que promovem cursos de informática, originando a falta de preparo e de dados errôneos por não considerarem aspectos importantes do envelhecimento.

Com o aumento de interesse da população idosa pelos computadores, *smartphones* e por outras tecnologias digitais, surge a necessidade de formação de profissionais especializadas com conhecimentos em gerontologia para atender os interesses e as necessidades desta faixa etária, como professores, *webdesigners*, bem como outros profissionais.

Em relação à tecnologia de apoio à vida cotidiana dos idosos, já existe uma ampla gama de propostas técnicas, desde aparelhos isolados, por exemplo, o uso de GPS ou de um sistema de alarme, até ambientes que interagem com o morador, acompanhando e se adaptando à vontade e às necessidades do idoso. No Brasil, esta tecnologia ainda é pouco difundida, principalmente por falta de procura, de oferta e pelos altos custos. Isso pode modificar-se no futuro. Importante que o desenvolvimento no campo da gerontecnologia seja um trabalho conjunto, tanto pelo lado técnico quanto pelo lado humano. Enfim, muito ainda tem a ser discutido e, com novas tecnologias no futuro, há necessidade de novas investigações para melhor entendimento, utilização e aprimoramento tanto das tecnologias como de estratégias educacionais para atender os interesses e necessidades dos idosos.

Gerontecnologia

Carla da Silva Santana Castro

Introdução

A gerontecnologia é um campo do conhecimento caracterizado pela interdisciplinaridade, que combina a Gerontologia, o estudo científico do envelhecimento e a tecnologia em seu sentido amplo, envolvendo pesquisa, concepção, desenvolvimento e aperfeiçoamento de novas técnicas, produtos e serviços voltados ao público idoso para beneficiar o viver ótimo das pessoas mais velhas (Graaffmans *et al.*, 1993).

Esta área do saber envolve a criação, o desenvolvimento, a aplicação, a distribuição de produtos e de ambientes, e de serviços de base tecnológica que possam oferecer soluções para vários problemas que afetam a qualidade de vida global em todos os domínios relevantes para as pessoas idosas, para as suas famílias e para a sociedade. Especificamente, se concentra nos recursos tecnológicos que possam facilitar a saúde, a moradia, a segurança, as atividades cotidianas, a mobilidade, a comunicação, a educação, o lazer e o trabalho de maneira que proporcionem uma vida saudável e digna, tão longa ela possa ser. A gerontecnologia busca apoiar o bem-estar e a saúde dos idosos, conforme definido pela Organização Mundial da Saúde (OMS), percebendo suas ambições e necessidades individuais e coletivas, mantendo-os integrados em seu ambiente sociocultural em mudança e auxiliando os seus cuidadores.

Está fundamentada no apoio ao envelhecimento saudável e ao desenvolvimento da pessoa neste processo, às demandas das perdas funcionais advindas do processo de envelhecimento e aos aspectos psicológicos e sociais dos idosos (Bouma *et al.*, 2007; Woolrych, 2016). Gerontecnologia significa desenhar tecnologia e ambiente para a vida independente e participação social de pessoas mais velhas com boa saúde, conforto e segurança.[1]

A gerontecnologia estuda a interação de dois fenômenos dinâmicos na sociedade: (a) o aumento do número de idosos na população mundial, decorrente do aumento da longevidade combinada com uma diminuição da taxa de natalidade, e (b) a dinâmica de tecnologia, globalização e a rápida disseminação de uma variedade de novos produtos no mercado. Enquanto os dois fenômenos ocorrem simultaneamente, seu progresso é notoriamente descoordenado. Até agora, tecnologia em grande parte ignorou o envelhecimento da população (Bouma *et al.*, 2007). Contudo, a tecnologia e a demografia estão fadadas a interagir. A facilitação deste encontro, difícil e necessário, é a essência da gerontecnologia (Bouma, 1992, 2001).

História da gerontecnologia no mundo

O atual termo, gerontecnologia, foi cunhado na Universidade Tecnológica de Eindhoven, Holanda (Graafmans; Brouwers, 1989), em substituição ao já existente "tecnologia e envelhecimento" (Harrington; Harrington, 2000).

A gerontecnologia, considerando a tecnologia e gerontologia como disciplinas relacionadas, pode ter seu surgimento atribuído a desenvolvimentos paralelos em três continentes. De acordo com Schulz *et al.* (2014), destacam-se os primeiros trabalhos desenvolvidos nos EUA por Koncelik (1971, 1982), com estudos no campo do design de ambientes para o envelhecimento; seguido pelo trabalho de Robinson e Birren (1984) sobre "Envelhecimento e avanços tecnológicos", e Fozard e Fisk (1988) acerca dos "Fatores humanos e a população em envelhecimento". Destacam-se ainda os trabalhos empíricos de Charness, Schumann e Boritz (1992) relativos ao uso do computador por adultos mais velhos; Rogers, Gilbert e Cabrera (1997) abordaram o uso do caixa automático entre pessoas mais velhas; também Czaja e Sharit (1998) analisaram o uso de tecnologias por adultos mais velhos em seus locais de trabalho. Schulz (2014) destaca que as primeiras investidas na tecnologia e no envelhecimento nos EUA foram fortemente influenciadas pela pesquisa de fatores humanos e sua aplicação ao envelhecimento, e este tema é o foco principal do Centro de Pesquisa e Educação para o Envelhecimento e o Aprimoramento da Tecnologia (CREATE), estabelecido em 1999. O CREATE é um consórcio multidisciplinar patrocinado pela Instituto Nacional do Envelhecimento (Czaja *et al.*, 2001).

Uma segunda linha de pesquisa sobre envelhecimento e tecnologia surgiu na Europa em torno do mesmo período. O desenvolvimento da gerontecnologia pelo lado europeu foi liderado por Bouma e Graafmans, que publicaram um influente livro intitulado *Gerontechnology* (Bouma; Graafmans, 1992), no qual mostram os trabalhos científicos apresentados no 1° Congresso Internacional de Gerontecnologia realizado em Eindhoven na Holanda, em 1991. O congresso e o livro marcam o início dos esforços na constituição de um novo campo acadêmico e profissional interdisciplinar combinando gerontologia e tecnologia. São expressivos percursores neste campo na Europa, além de Herman Bouman e Jan Graafmans, Tonny Brouwers, Jim Fozard, Don Bouwhuis, J.E.M.H. van Bronswijk, Jan Rietsema, Wim Koster, Huib de Ridder, Cor Vermeulen, Vappu Taipale, dentre outros.

Um terceiro movimento da gerontecnologia ocorreu no continente asiático. No Japão, a ideia de usar robôs como ajudantes domésticos para adultos mais velhos remonta à década de 1980 e o uso regular de animais de estimação robôs e configurações de cuidados a longo prazo surgiram no início de 1990 (Wagner, 2009). Notavelmente, pesquisadores asiáticos enfatizaram a tecnologia robótica fornecendo soluções em vez de apenas permitir a avaliação, eles reconheceram cedo o potencial de mercado dessas estratégias para apoiar os idosos (Kohlbacher; Hang, 2011). A organização em torno de tema da gerontecnologia pode ser destacada a partir do Fórum de Gerontecnologia da Association for Iron and Steel Technology (AIST) em 2001, tendo H. Umemuro, K. Sagawa, K. Chen, K&S Ishihara, M. Nagamachi, T. Shibata como expoentes. O Capítulo Japonês de Gerontecnologia junto à Sociedade Internacional de Gerontecnologia (ISG) foi fundado no ano de 2006. Os principais aspectos trabalhados se concentram em estudos de desenvolvimento e aplicação e tecnologia com foco no design de produtos e ambientes amigáveis para apoio à vida independente, desenvolvimento de produtos junto à indústria especialmente com foco na robótica.

A Sociedade Internacional para a Gerontecnologia foi fundada em 1996 e a revista *Gerontechnology*, periódico científico devotado a publicar o domínio da gerontecnologia, teve o seu primeiro volume e número datado de setembro de 2001.

A Fundação Herman Bouma (Herman Bouma Foundation for Gerontechnology), foi fundada em 1999, com o objetivo

[1]Definição usada pela Sociedade Internacional de Gerontecnologia.

de estimular o desenvolvimento de gerontecnologia nacional e internacional, apoiando jovens e promissores pesquisadores da área com recursos anuais para viagens ou bolsas de estudo, além de outras iniciativas para o desenvolvimento do campo da gerontecnologia.

A 1ª conferência internacional de gerontecnologia ocorreu em Eindhoven, Holanda (1991), a 2ª em Helsinque, Finlândia (1996), sendo que a Sociedade Internacional de Gerontecnologia (ISG) assumiu a responsabilidade por uma série regular de conferências internacionais, sendo em Munique, Alemanha (1999); Miami, EUA (2002); Nagoya, Japão (2005); Pisa, Itália (2008); Vancouver, Canadá (2010); Eindhoven, Holanda (2012); Taipei, Taiwan (2014); Nice, França (2016); São Petesburgo, Flórida, EUA (2018), Trondheim, Noruega (2020).

História da gerontecnologia no Brasil

No cenário nacional, a gerontecnologia como campo de pesquisa e prática é recente e está em franco desenvolvimento. Formalmente, destaca-se sua concepção no país a partir do 1° Congresso Brasileiro de Gerontecnologia realizado no campus da Universidade de São Paulo em Ribeirão Preto, no ano de 2016. Formalmente, concebe-se a gerontecnologia nacional com a fundação da Sociedade Brasileira de Gerontecnologia (SBGTec), em setembro de 2017, na cidade de Ribeirão Preto. A SBGTec é uma sociedade científica de natureza civil, sem fins lucrativos, que tem como finalidade desenvolver o conhecimento sobre a tecnologia de apoio à vida da pessoa idosa, congregando profissionais, pesquisadores, estudantes e pessoas interessadas de variadas categorias profissionais e diferentes áreas do saber. Além destes, a entidade congrega empresários e gestores públicos envolvidos com a temática da gerontecnologia (www.sbgtec.org.br).

No âmbito da produção científica nacional, os artigos que abordam a gerontecnologia como tema principal ainda são escassos, mas destacam-se os desenvolvidos por Santana (2018, 2019) e os anais do 1º, 2º e 3° Congresso Brasileiro de Gerontecnologia (2016, 2017, 2019). Contudo, estudos de desenvolvimento e aplicação com base tecnológica aplicada à população idosa nas temáticas correlatas à gerontecnologia, tais como na área de tecnologia assistiva, inclusão digital e desenvolvimento de produtos para idosos têm sido relatados desde meados dos anos 2000.

No que se refere à formação para a pesquisa, a gerontecnologia tem sido apresentada como linhas de pesquisa e tópicos de aulas e disciplinas em cursos de graduação e programas de pós-graduação (PPG), com destaque ao PPG Interunidades em Bioengenharia da EESC/FMRP/IQSC-USP, o PPG em Gerontologia da EACH-USP, o PPG em Envelhecimento Humano da Universidade de Passo Fundo, PPG em Gerontologia da Universidade de São Carlos, o PPG em Educação da Universidade Federal do Rio Grande do Sul.

Bases fundamentais da gerontecnologia

Gerontecnologia como campo de conhecimento

A gerontecnologia é um campo emergente, multi e interdisciplinar que envolve engenheiros, arquitetos, designers, profissionais de comunicação e informática, profissionais de saúde e de educação, dentre outros. As áreas de interesse da gerontecnologia são variadas e estão sendo ampliadas com o desenvolvimento da informática, da telemedicina e teleassistência, da robótica, das tecnologias de informação e comunicação na busca de reduzir, eliminar ou mitigar problemas advindos das mudanças no processo de envelhecimento da população em todo o mundo. Esta atividade pode aumentar a eficácia e a qualidade da prestação de cuidados para os idosos em níveis variados de contextos, como no domicílio, em instituições de longa permanência para idosos (ILPI), no hospital ou na comunidade.

De acordo com Pieper (2002), são três os paradigmas atuais da gerontecnologia: o primeiro se refere à velhice como fase da vida na qual as perdas funcionais são crescentes, a presença de doenças e mudanças cognitivas, motoras e sensoriais são constantes e precisam ser pensadas em uma perspectiva de saúde pública. O segundo diz respeito a pensar um ambiente livre de barreiras e design para todos. Enfatizando a importância da acessibilidade e da participação social como um direito humano para todos. O terceiro se refere a pensar os idosos e adultos mais velhos como um grupo socioeconômico e cultural distinto na sociedade, que é recente na perspectiva histórica e socioeconômica e que está evoluindo ainda como grupo no âmbito da identidade, hábitos, gostos e desejos. Eles estão em processo de evolução como grupo assim como as crianças e a cultura jovem antes deles. Desta forma, devem ser apoiados em todas as suas escolhas de vida, de vida independente, ativa ou não, servir ao indivíduo e ajudar a satisfazer as suas necessidades e desejos, como consumidor (Pieper, 2002).

Matriz da gerontecnologia

A gerontecnologia foi criada para atender às necessidades de tecnologia de todas as faixas etárias ao longo da vida e não apenas as necessidades dos idosos de hoje. Isso é alcançado estabelecendo uma estrutura para definir metas de tecnologia para os diferentes grupos de idade ao longo do curso de vida em cinco domínios. No início, foi usada uma estrutura que combinava os grupos disciplinares do processo de envelhecimento com tecnologias inovadoras. Na matriz usada atualmente, os 5 domínios da vida são as colunas da Tabela 156.1, a saber: saúde e autoestima, habitação e vida diária, mobilidade e transporte, comunicação e governança, trabalho e lazer.

TABELA 156.1 Matriz de fertilização cruzada da gerontecnologia.

	Domínios da vida				
Objetivos	Saúde e autoestima	Habitação e vida diária	Mobilidade e transporte	Comunicação e governança	Trabalho e lazer
Aprimoramento e satisfação					
Prevenção e engajamento					
Compensação e assistência					
Suporte e organização do cuidado					

Fonte: Kort *et al.*, 2014.

De acordo com Kort *et al.* (2014), os objetivos tecnológicos integrados são apresentados como as linhas na Tabela 156.1, apoiando o conceito de qualidade de vida, conforme definido pela teoria de Maslow, Hierarquia de Necessidades (1943). As necessidades partem das mais básicas (água, comida e ar) e sobem à autoestima, e depois para a autoatualização, como buscar o crescimento pessoal. Os objetivos da tecnologia baseiam-se nessas necessidades e podem incluir: aprimoramento e satisfação, prevenção e engajamento, compensação e assistência, suporte e organização do cuidado. O principal objetivo do envelhecimento dos adultos é alcançar o aprimoramento e satisfação de vida, criando condições para que os idosos sejam autônomos e independentes, ao mesmo tempo em que atingem a autorrealização (Bouma *et al.*, 2009).

A Tabela 156.2, proposto por Dara-Abrams (2008), descreve os domínios e objetivos da gerontecnologia.

Graafmans e Taipale (1998) sugerem que a tecnologia pode ajudar a prevenir problemas, melhorar a capacidade pessoal durante todo o nosso curso de vida, que está em constante mudança, e compensar a capacidade perdida ou modificada em razão das mudanças trazidas pelo processo de envelhecimento ou por doenças. Pode também melhorar a nossa capacidade para prestar cuidados e influenciar a pesquisa que inclui a tecnologia nas vidas dos idosos.

Estes cinco aspectos são conhecidos como "As cinco formas da gerontecnologia", conforme descritos na Tabela 156.3.

A matriz da gerontecnologia (Figura 156.1), com suas teorias básicas e conceitos, permite compreender o cruzamento das disciplinas de gerontologia e de tecnologia, denotando a influência de um sobre o outro em certas células da matriz.

▪ **TABELA 156.2** Domínios e objetivos da Gerontecnologia.

Domínios	Objetivos
Saúde e autoestima	Apoiar os indivíduos em seus aspectos físicos, cognitivos, emocionais e sociais
Habitação e vida diária	Apoiar as tarefas e as atividades da vida diária com independência e segurança
Mobilidade e transporte	Mover-se ou movimentar-se de carro ou de transporte público
Comunicação e governança	Conectar-se com outras pessoas e monitorar remotamente a integridade
Trabalho e lazer	Apoiar o trabalho, a aprendizagem, e o desenvolvimento de atividades de lazer

Fonte: Dara-Abrams, 2008.

▪ **TABELA 156.3** As cinco formas da Gerontecnologia.

Formas	Tarefas	Aplicações
Prevenção e engajamento em ocupações	Monitoramento, hábitos, intervenção	Prevenção de quedas, nutrição, treinamento físico e cognitivo etc.
Enriquecimento e satisfação	Apoio ao trabalho e ao lazer	Realidade virtual, aumentar engajamento em atividades e rede social etc.
Compensação e assistência	Apoiar atividades motoras, sensoriais e cognitivas	Apoio à mobilidade, tecnologia assistiva etc.
Apoio ao cuidado e organização	Levantar, mover, gerenciar medicamentos	Equipamentos ergonomicamente desenhados, organizadores de medicamentos com alarmes, teleassistência etc.
Pesquisa	Análise de medidas fisiológicas, análise do uso e interação entre pessoas e equipamentos etc.	Medidas de imagens não invasivas, percepções dos usuários sobre os equipamentos, satisfação e utilidade da tecnologia etc.

Fonte: Graafmans e Taipaile, 1998.

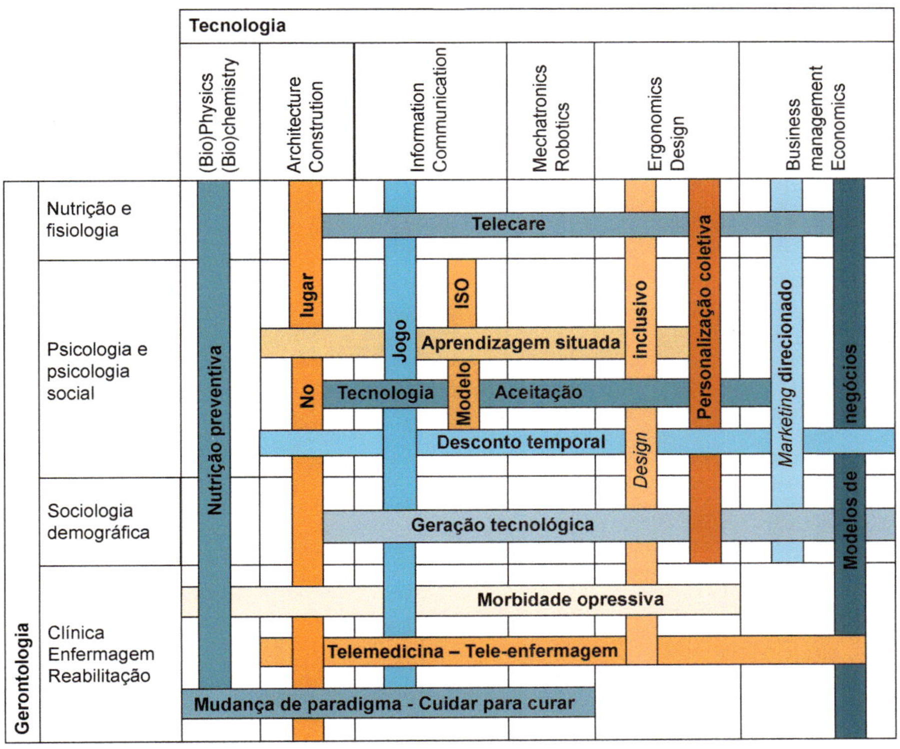

▪ **FIGURA 156.1** *Cross fertilization matrix of gerontechnology* (Matriz de fertilização cruzada da Gerontecnologia). (Fonte: van Bronswijk. ISG Master Class. Personal Communication, 2018.)

É importante pensar nesta figura como conceito aberto com potencial de fertilização e de construção, que aparece como uma ferramenta possível para orientar a formação, pesquisa e desenvolvimento em gerontecnologia (Bouma *et al.*, 2009).

A matriz gerontecnológica pode ser muito valiosa para fundamentar a gerontecnologia como um novo campo de conhecimento pautado na interdisciplinaridade, permitindo ampliar a compreensão do público em geral e especializado. Os avanços tecnológicos progrediram demasiadamente ao longo dos anos, e requerem expansão e reposicionamento das disciplinas essenciais à gerontologia. Tinker (2012) sugere que divisões típicas encontradas no campo de conhecimento da gerontologia nacional e internacional, tais como a biologia, as ciências da saúde, ciências sociais e política, ciências humanas e práticas sejam somadas ao eixo ordinal da matriz. Assim como a ciência da computação figure ao lado da tecnologia, incluindo nas células da matriz tópicos como ferramentas e redes, assim como o uso das redes sociais por pessoas idosas e suas famílias. Deve ser incluído ainda um novo tema em cuidados paliativos – permitindo e capacitando as famílias a manter contato com um parente em fase de terminalidade por meio das redes sociais.

Vários pensamentos progressivos estão contidos no artigo seminal de Bouma *et al.* (2007), no qual a matriz gerontecnológica está inserida. Contudo, o avanço da tecnologia e da gerontologia tem requerido um esforço para quebrar crenças, atitudes e suposições limitantes sobre quais disciplinas devem estar envolvidas na gerontecnologia, quais tópicos podem ser melhores e mais produtivos de serem abordados por uma única disciplina e quais requerem a contribuição de uma abordagem multidisciplinar e maior conhecimento sobre os idosos e suas capacidades (Mayagoitia-Hill, 2012; Tinker, 2012).

As 16 teorias da gerontecnologia (Tabela 156.4), 8 da tecnologia (T) e 8 da gerontologia (G) fornecem uma amplitude de temas a serem abordados na formação dos profissionais de diferentes áreas do conhecimento e permitem o cruzamento da generalização destas com as especificidades da formação.

Principais temas abordados pelo campo da gerontecnologia

Os temas transversais que perpassam as principais dimensões estudadas pela gerontecnologia são a robótica, o sensoriamento de ambientes, a aceitação de tecnologias pelos idosos, as tecnologias de informação e comunicação, o design de ambientes e de produtos, os modelos conceituais de uso de tecnologias por idosos, a segurança e proteção no uso de tecnologias, os produtos e ambientes que apoiam o bem-estar e a qualidade de vida, a tecnologia assistiva, a ética e a privacidade dos idosos em ambientes monitorados, dentre outros. Tais temas fornecem a base para compreender a saúde e autoestima, a habitação e atividades diárias, a comunicação e a governança, a mobilidade e o transporte, o trabalho e o lazer permitindo que designers, arquitetos, desenvolvedores de produtos, construtores, fabricantes, profissionais de *marketing*, engenheiros, gestores e tomadores de decisão, profissionais da área de saúde, de negócios e de tecnologia possam envidar esforços para fornecer tecnologia e ambiente adequados para o maior número de pessoas na sociedade.

Dada a relevância de vários temas aqui relacionados, destacaremos a aceitação de tecnologias pelos idosos, o design de ambientes e de produtos e a robótica para serem abordados brevemente neste capítulo. Entretanto, os modelos conceituais de uso de tecnologias por idosos (Bixter *et al.*, 2019; Bouwhuis *et al.*, 2008; Chen *et al.*, 2014; McMath; Rice, 2018; Newell, 2008); a segurança e proteção no uso de tecnologias (Boeke; Franco, 2016; Boström, 2010); os produtos e ambientes que apoiam o bem-estar e a qualidade de vida (Fischer, 2020; Kearns; Fozard, 2020; Kunze, 2020); a ética, privacidade e dignidade dos idosos em ambientes assistidos e controlados (Oppenauer *et al.*, 2020; Lukkien; Suijkerbuijk, 2020; Tinker, 2016, 2018; Franco, 2014) podem ser consultados nas referências aqui contidas.

Adoção e aceitação de tecnologia por pessoas idosas

A aceitação e adoção de tecnologias pelas pessoas mais velhas é um dos principais assuntos estudados pela gerontecnologia. Embora o desenvolvimento de produtos de tecnologia avançada para uso gerontecnológico se destine a satisfazer necessidades claras e atuais, a efetiva aceitação e uso desses produtos está longe de ser garantida (Bouwhius *et al.*, 2008).

A adoção de tecnologia é uma importante e complexa questão que envolve uma variedade de fatores de influência (Oppenauer, 2009). Hirakawa e Umemuro (2010), sugerem que se considere três categorias de fatores: 1) fatores relacionados aos próprios idosos (fatores pessoais), 2) fatores relacionados à tecnologia (fatores da tecnologia) e 3) fatores relacionados às

■ **TABELA 156.4** As teorias da Gerontecnologia e suas correlações temáticas.

Teorias da gerontecnologia		Generalização temática	Especificação temática
8 teorias da tecnologia	Envelhecimento no local (T); Modelos de negócios (T); Design inclusivo (T); Personalização de massa (T); Modelo de interconexão de sistemas abertos (T); *Plug & play* (T); Nutrição preventiva (T); *Marketing* direcionado (T);	Design inclusivo	• Design colaborativo • Participação de idosos no processo de criação • Recomendações no desenvolvimento de produtos para pessoas com mudanças sensoriais e cognitivas • Design para todos • Acessibilidade
8 teorias da gerontologia	Compressão da morbidade (G); Cura e cuidado: mudança de paradigma (G); Aprendizado situado (G); Aceitação de tecnologia (G); Gerações de tecnologia (G); Telecuidado (G); Telemedicina; Teleassistência (G); Desconto de tempo (G).	Aceitação de tecnologia	• Medo de tecnologia • Usabilidade • Utilidade • Acesso • Suporte e treinamento • Aprendizagem avançada de TIC • Fatores influenciadores do uso • Satisfação e motivação para a aprendizagem das TICs etc.

T: Tecnologia; G: Gerontologia; TICs: Tecnologias da Informação e da Comunicação. (Fonte: J.E.M.H. van Bronswijk, 2018, tradução nossa.)

pessoas ao redor do idosos e relações sociais com eles (fatores sociais). No âmbito dos fatores pessoais, é preciso considerar que a ansiedade para usar coisas novas, os problemas de usabilidade, o valor percebido, a motivação, a ocupação, os anos de estudo e formação, as experiências do usuário com a tecnologia – se frustrantes ou satisfatórias, o senso de autoeficácia, dentre outros aspectos possam influenciar o uso de tecnologia. Quanto aos fatores ligados à tecnologia, os aspectos relacionados aos equipamentos multitarefas, ao idioma utilizado no equipamento – em geral em língua inglesa, tamanho do equipamento, custo, funcionalidades e robustez do equipamento, dentre outros aspectos influenciam a sua adoção. No que se refere aos fatores sociais, as atitudes e o apoio social de colegas, amigos e familiares podem funcionar como barreiras ou facilitadoras ao engajamento dos idosos, as experiências conjuntas, a cultura, o suporte ao uso de equipamentos em locais públicos, percepção da existência de infraestrutura organizacional e técnica para suportar o uso do sistema, entre outros (Hirakawa; Umemuro, 2010; Oppenauer, 2009; Raymundo *et al.*, 2019; Venkatesh *et al.*, 2003).

Ademais, para que de fato se compreenda o processo de adoção de tecnologia, faz-se necessário compreender o processo de aceitação. Nesse ínterim, modelos teóricos, como o Modelo de Aceitação de Tecnologia (TAM) proposto por Davis (1989), tentam demonstrar detalhadamente como uma pessoa compreende a tecnologia, aceita e passa a incorporá-la em sua rotina. O TAM é um dos modelos mais difundidos no que se diz respeito ao estudo da aceitação de tecnologias. Este postula que os principais determinantes (nomeados como constructos) da aceitação da tecnologia por pessoas de qualquer idade são a facilidade de uso e a utilidade percebida. Entende-se por utilidade percebida o quanto uma pessoa acredita que o uso de determinada tecnologia contribuirá para o desempenho de suas atividades, e a facilidade de uso percebida está relacionada à crença que uma pessoa tem de que ao usar uma tecnologia seus esforços para realizar uma atividade serão menores (facilita a realização) (Chen; Chan, 2014).

Outras teorias e modelos mais recentes, a Teoria Unificada de Aceitação do Uso da Tecnologia (UTAUT) (Venkatesh *et al.*, 2003), o modelo CREATE (Czaja *et al.*, 2006) e o Modelo Sênior de Aceitação de Tecnologia (STAM) (Chen; Chan, 2014) surgiram em um esforço para auxiliar a compreensão da aceitação e consequente adoção da tecnologia. Esses modelos possuem o TAM como base e sustentam que a facilidade de uso percebida e a percepção utilidade são importantes preditores da aceitação da tecnologia. O modelo CREATE mostra que a eficácia no uso do computador, habilidades cognitivas e educação predizem a amplitude de uso de tecnologia. Berkowsky *et al.* (2017), examinaram os fatores que influenciam as decisões dos idosos sobre a adoção de novas tecnologias, e referem que o valor percebido da tecnologia, a confiança na capacidade de aprender a tecnologia e o impacto percebido sobre a qualidade de vida foram os preditores mais significativos da vontade de adotar a tecnologia. Por sua vez, o STAM inova ao levar em consideração as alterações físicas, cognitivas, psicológicas e sociais diretamente relacionadas ao processo de envelhecimento, além de englobar a influência das condições de saúde autorrelatadas, as habilidades cognitivas, as relações sociais, atitudes em relação à vida e satisfação e funcionamento físico como possíveis fatores que podem influenciar a aceitação de tecnologias.

Em face aos aspectos anteriormente citados e de acordo com Czaja e Weingast (2020), compreender os fatores que predizem a aceitação e a adoção da tecnologia é importante para o desenvolvimento de estratégias e produtos que favoreçam a absorção de tecnologias na rotina de pessoas idosas. Assim, sugere-se que estudos futuros utilizem coortes de idosos variadas, considerem a heterogeneidade dessas pessoas, os aspectos histórico-culturais, os contextos de uso e de distribuição, os recursos técnicos disponíveis combinando valor, usabilidade, viabilidade, acessibilidade, suporte técnico e social, emoção, independência, experiência e confiança – para que forneçam uma base para uma compreensão mais abrangente dos idosos como usuários e consumidores de tecnologia; para informar designers, desenvolvedores e gerentes sobre as implicações práticas; e definir uma agenda de pesquisa para estudos futuros em campos relacionados (Lee; Coughlin, 2015).

Design de ambientes e de produtos

A necessidade de se pensar o design de ambiente e de produtos como parte importante da gerontecnologia se justifica pelo fato de que as mudanças físicas e cognitivas advindas do processo de envelhecimento exigem compensações ambientais, e o desenvolvimento de produtos e ambientes tecnológicos deve estar em consonância com a ampla variabilidade de habilidades, interesses e mudanças experimentadas pelos idosos. Os processos necessários para desenvolver, dispersar e distribuir tecnologia são de grande relevância neste cenário.

Contudo, não é apropriado pensar a gerontecnologia na sua abordagem sobre o design de ambientes e de produtos como compensatórios às mudanças e perdas. Fozard (2002) destaca que ambientes e produtos mais consonantes com o design universal poderiam ser preventivos ou alterar o próprio curso das mudanças vividas pelos sujeitos. O autor destaca a necessidade de um uso inteligente da tecnologia para aumentar as oportunidades de novas atividades relacionadas à educação, autoexpressão, participação social, trabalho e lazer até as fases mais avançadas, alterando assim experiências comuns aos idosos como a diminuição da rede de contatos sociais, limitações na participação social, isolamento, descontinuidade das atividades laborais com aposentadoria precoce, dentre outros.

A gerontecnologia tem uma extensão modificável em uma ampla variedade de intervenções – ambientais, de saúde e de estilo de vida. Ao mesmo tempo, os limites entre o design de produtos e de ambientes que apoiam populações com necessidades especiais e aqueles que melhoram o funcionamento para a população em geral, estão sendo continuamente redefinidos por novos conhecimentos sobre o envelhecimento e condições funcionais específicas.

Considerados juntos, esses desenvolvimentos exigem uma visão dinâmica das mudanças nas interações entre a pessoa e o ambiente, sendo estes considerados sistemas inter-relacionados e interdependentes.

As mudanças que ocorrem com o envelhecimento envolvem os sistemas sensorial, musculoesquelético, nervoso, cardiovascular, respiratório, digestório, linfático, urinário e excretor com implicações diretas na interação do indivíduo com ambiente físico e de pessoas.

Diversos recursos tecnológicos e serviços têm surgido como resposta às necessidades dos idosos, com evidências crescentes de que tecnologias como os ambientes de vida assistida (AAL), a teleassistência, telemonitoramento e recursos assistivos têm o potencial de apoiar o envelhecimento ativo e saudável (Gutman; Sixsmith, 2013; Peek *et al.*, 2014; Reeder *et al.*, 2013). Contudo, observa-se baixos níveis de penetração no mercado, aceitação e adoção destas tecnologias, sendo um desafio para designers, desenvolvedores, fabricantes e comerciantes (Merkel; Kucharski, 2019).

Tais questões apontam a necessidade do design colaborativo, incluindo os idosos – especialistas por experiência – no processo de desenvolvimento de produtos e ambientes (Beimborn *et al.*, 2016), de forma conjunta ao conhecimento especializado de designers, desenvolvedores e pesquisadores, trazendo uma abordagem de projetos não mais orientadas somente pelas perdas ou déficits, mas a partir de uma participação mais engajada e proativa sobre o ambiente e seus objetos (Merkel; Kucharski, 2019; Peine *et al.*, 2014; Rogers *et al.*, 2014).

Robótica

No campo da gerontecnologia, as pesquisas de desenvolvimento e de aplicação no campo da robótica estão se desenvolvendo rapidamente, resultando em produtos que têm potencial para contribuir na assistência e cuidados ao idoso (Pollack, 2005), assim como nas tarefas diárias e na comunicação com amigos e familiares.

São variadas as funções de um robô como ferramenta à vida independente e auxílio ao cuidado de uma pessoa idosa. Se forem programados para tal, eles podem ser ferramentas úteis capazes de auxiliar no monitoramento e sensoriamento do ambiente, cumprir tarefas de cuidados aos idosos ou ao ambiente, podem funcionar como ajudas cognitivas ou facilitar a comunicação dos idosos com a sua rede social ou estabelecer uma conversa simples, dentre outras possibilidades.

De acordo com Romero (2014), os robôs são máquinas consideradas inteligentes e que são construídas com um propósito bem definido, para realizar alguma tarefa específica, por exemplo, os robôs manipuladores utilizados nas montadoras de veículos para a execução de tarefas pesadas ou repetitivas. Embora os robôs sejam máquinas com certo grau de inteligência artificial para a realização de uma tarefa predeterminada, elas são programadas pelos seres humanos, e desta forma obedecem a necessidades e interesses humanos, além de possuir limitações estruturais, as quais imprimem um determinado tempo de validade para o seu bom funcionamento, em face ao desgaste de suas peças.

Usando a definição de robôs do Instituto de Robôs da América, Agnihotri e Gaur (2016), descrevem um robô como "um manipulador multifuncional reprogramável projetado para mover materiais, peças, ferramentas ou outros dispositivos especializados através de vários movimentos programados para o desempenho de uma variedade de tarefas". Contudo, esta definição é mais adequada para robôs industriais, uma vez que aqueles utilizados na área da saúde são programados para tarefas de diagnósticos, cirurgias, terapia cognitiva, monitoramento, cuidados pós-operatórios, reabilitação e recursos assistivos para a mobilidade, comunicação, dentre outras aplicações.

Nas aplicações em saúde, os robôs foram sendo incorporados ao cuidado tanto em ambiente hospitalar como domiciliar. Estes auxiliam desde a transferência do paciente por um guincho até na tarefa de gerenciamento de medicamentos, entre outras funções.

Os robôs podem ser classificados de formas variadas, quer seja a partir de sua aplicação ou da forma como se movem. Broekens *et al.* (2009) classificam aqueles voltados para uso com idosos basicamente em dois tipos de robôs assistivos: os robôs de serviço e os robôs sociais (com foco na comunicação e na companhia). A Figura 156.2 apresenta exemplos de robôs assistivos, que podem se referir a cadeiras de rodas inteligentes, membros artificiais e exoesqueletos, ou robôs sociais compreendidos como sistemas percebidos como entidades sociais que se comunicam com o usuário.

As principais funcionalidades dos robôs que interessam diretamente à vida das pessoas idosas estão relacionadas ao suporte de vida independente apoiando as atividades básicas da vida diária (comer, tomar banho, ir ao banheiro e se vestir) e a mobilidade (incluindo navegação); fornecendo manutenção doméstica, monitoramento de quem precisa de um suporte de atenção e manutenção da segurança. Exemplos desses robôs cuidadores são o Pearl, *HSR Service Robot* (*Human Support Robot-HSR*), Romeo, Care-O-Bot 4, Kuri etc. O iARM (*intelligent robot arm*) e *RobotArm My Spoon* auxiliam em tarefas básicas da vida diária e o Lea Robot auxilia na mobilidade. Atualmente, existem também equipamentos com facilidades de acionamento por comando de voz que funcionam como alternativas para aqueles com poucas habilidades para as tecnologias digitais ou ainda para acionar equipamentos eletroeletrônicos por toque manual, ditar em vez de escrever à caneta, ligar e desligar luzes ou acionar a rede de suporte por motivos de segurança, como são as funcionalidades da Alexa (*Amazon*) e Siri (*Apple*).

Para fins de melhor apresentação didática, vamos usar a classificação de Agnihotri e Gauer (2016) para descrever os robôs de cuidados à saúde na Tabela 156.5.

Robôs cuidadores

Os robôs de cuidado auxiliam os profissionais de saúde com tarefas de coleta de dados, registros médicos, histórico dos pacientes, avaliação de possíveis alergias e interações medicamentosas, dentre outras. Não foram desenvolvidos para cuidados a idosos, contudo, têm sido utilizados nesta função, conforme descrito na Tabela 156.6.

O aumento da prevalência de perdas funcionais ou de doenças crônicas em idosos muitas vezes reduz sua capacidade de realizar uma ou mais diárias tarefas de autocuidado, atividades instrumentais da vida diária (AIVD) e atividades avançadas da vida diária (AAVD) (Agnihotri; Gaur, 2016). Contudo, embora haja assistência robótica disponível para auxiliar o idoso nestas tarefas, elas são de pouca aceitação. Estudo realizado com 21 idosos americanos, independentes, com idades entre 65 e 93 anos, questionou sobre suas preferências e atitudes em relação à assistência robótica para 121 tarefas diárias. Estes relataram que embora os idosos preferissem assistência robótica para as AIVD e AAVD, também eram relutantes em aceitar que as máquinas fizessem tarefas como higiene e cuidados pessoais (Smarr *et al.*, 2014).

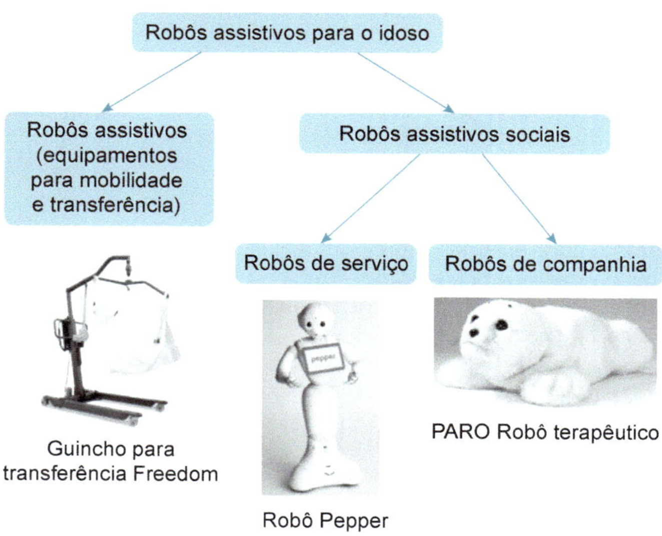

■ **FIGURA 156.2** Robôs Assistivos baseado na categorização de robôs assistivos por Broekens *et al.* (2009).[2]

[2]Guincho elétrico Freedom, disponível em: https://centermedical.com.br/elevador-eletrico-parapaciente-freedom-200 Kg/p. PEPPER Robô, foto de SoftBank Robotics, disponível em: https://softbank.jp/en/robot/. PARO Therapeutic Robot, disponível em: www.parorobots.com/index.asp.

TABELA 156.5 Sistema robótico usado nos cuidados à saúde.

Suporte robótico	Robô
Prótese Membro superior Membro inferior	MIT-MANUS PUMA (MIME) PHANTOM WAM *Lokomat* *Lokohelp* LOPES
Alimentação independente	*My Spoon* (SECOM) KNRC
Terapia comportamental	PARO *Therapeutic Robot* KASPAR MUU FACE
Terapia física e assistente de mobilidade	NEURO*Bike* *SmartCane* *GuideCane* LEA JAIST *Active robotic walker* Nav *Chair* *Re-Walk* RIBA HAWK *Topio Dio* *Carnegie Mellon University's robotic walker*

Fonte: Agnihotri e Gaur, 2016.

TABELA 156.6 Robôs usados na prática em saúde.

Robô	Principais funções
Nursebot Terapio	Mantêm registros médicos eletrônicos, histórico do paciente e de medicamentos, reconhecem alergias e drogas potencialmente perigosas para interações medicamentosas. O robô Terapio interage com o paciente transmitindo um olhar amigável
RIBA (Assistência Corporal Interativa)	Ajuda a elevar suavemente os pacientes para fora da cama ou cadeira de rodas, ou movê-los de uma posição sentada para em pé
Veebot	Auxilia na coleta de sangue ou injeções intravenosas usando uma luz infravermelha para localizar a veia e um ultrassom para analisar o fluxo sanguíneo para retirada, executando a tarefa em 1 min com 83% de precisão
HOSPI-R	É um robô de entrega, que pode transportar amostras e medicamentos
Dr Robot	É um robô de presença remota projetado para ajudar médicos e pacientes a ficarem conectados. Por meio da internet ou de uma rede sem fio, pacientes profissionais de saúde podem interagir
RONA (Assistente de enfermagem robótica)	Ajudam a levantar e mover os pacientes por meio de um sistema omnidirecional e móvel com rodas mecânicas que se movem em qualquer direção, transportam suprimentos e fornecem comunicação por telepresença

Fonte: Agnihotri e Gaur, 2016.

Robôs sociais

Os robôs sociais buscam melhorar as interações dos idosos no que se refere ao companheirismo, solidão, humor, atividade cognitiva ou comunicação. Os principais robôs para fins sociais e de comunicação, utilizados em pesquisa científica com idosos, são robô PARO, Matilda, Giraff e Brian2.1, e são usados principalmente com idosos institucionalizados. Estudos relatam resultados positivos na interação social, comunicação e humor antes e depois do tratamento com robôs sociais (SARs), especialmente com o robô PARO (Sung *et al.*, 2015; Bemelmans *et al.*, 2015; Valenti *et al.*, 2015).

São muitos os desafios da robótica que saem de cenários de laboratórios e de ambientes industriais para a interação e cuidado de pessoas. Os fatores que regem a aceitação de robôs podem ser classificados em duas categorias, nomeadamente aqueles relacionados com humanos e com os robôs. Os fatores relacionados aos humanos incluem idade, sexo, experiência prévia com tecnologia e robôs, anos de estudo e ocupação; e os relacionados aos robôs dizem respeito à aparência destes, ou seja, se são humanoides ou se têm aparência de máquina e o grau de adaptabilidade do robô às necessidades dos usuários. Além disso, a interação do robô humano (HRI) é a característica mais importante dos robôs assistivos sociais, determinando sua aceitação em ambientes reais (Agnihotri; Gaur, 2016).

O objetivo final da tecnologia robótica no campo da gerontecnologia é a criação de sistemas capazes de ajudar os idosos, as famílias, cuidadores e profissionais de saúde a resolverem os problemas cotidianos. Os robôs são parte integrante dos sistemas de saúde no mundo todo e também no Brasil. O campo de estudos na gerontecnologia utilizando os sistemas robóticos tem aumentado ao longo do tempo, contudo esta área de pesquisa ainda é nova e em pleno desenvolvimento, mas não está longe o tempo em que será amplamente usada em hospitais, escolas e residências para monitorar, incentivar e ajudar os idosos em todo o mundo.

Formação interdisciplinar para a gerontecnologia

Há três objetivos principais ao inserir a gerontecnologia no currículo de formação superior nas áreas das ciências exatas, biológicas e da saúde, humanas e sociais aplicadas. O primeiro se refere à construção de um currículo para dar conta das mudanças sociais e suas complexas questões, e neste caso, que esteja alinhado com as mudanças do perfil demográfico da população brasileira e suas demandas. O segundo se refere à necessidade de construção de um currículo interdisciplinar. A questão que se coloca é em que medida é desejável e possível a consolidação da interdisciplinaridade no plano pedagógico? O terceiro objetivo é o desenvolvimento de atitudes e ações que são baseadas nas convicções e objetivos de uma sociedade que está imersa na tecnologia.

A formação para a contemporaneidade tem base no pensamento complexo tal qual proposto por Capra (1982, 1996) e Morin (1996). O envelhecimento da população e o desenvolvimento tecnológico tem nos confrontado com os paradoxos da ordem e desordem, do inacabamento, da interdependência entre partes e todo. Em princípio, destacamos o fato de que nunca experimentamos a vida em uma sociedade na qual se terá um número maior de pessoas mais velhas em relação às mais jovens e crianças. Isso nos coloca diante de um paradigma aberto, a ser construído com base na tolerância, no reconhecimento das necessidades e na diversidade de suas partes, o que é tenso por natureza.

Somos convidados a olhar para a interdisciplinaridade como uma postura política, epistemológica e prática na medida em que essa se refere à inserção de saberes plurais, na qual a questão mais ampla é promover o reconhecimento de outras formas de saber e o confronto comunicativo entre elas (Batista; Salvi,

2006; Demo, 2002; Japiassu, 1979; Santos, 1994; Severino, 1997; Veríssimo, 2001). Estamos diante do fato de que a disciplina e o conhecimento especializado não dão conta de uma velhice multifacetada que se tece dinamicamente no mundo.

Com o desenvolvimento científico e tecnológico, o mundo vai se tornando mais complexo, mais estimulante e renovador. Essa complexidade de um mundo multifacetado e multicultural apresenta-se como um problema de cognição para a coletividade e para o indivíduo. Assim, requer uma interface entre os saberes da mecatrônica, da robótica, da gerontologia, dos sistemas informacionais e das tecnologias de comunicação, da educação e da aprendizagem ao longo da vida, da neurociência, da análise ambiental, dentre outras. Severino (1997) pressupõe que o conhecimento seja interdisciplinar, como uma exigência intrínseca ao projeto pedagógico, e que o sentido do interdisciplinar deve ser redimensionado no saber teórico e construído como uma prática. A palavra que se destaca é "diálogo".

Neste sentido, ao propor a inserção da gerontecnologia na formação superior, vislumbra-se tornar os jovens profissionais conscientes das mudanças no desempenho humano ao longo da vida reconhecendo a possibilidade de transformação destas demandas na criação de produtos tecnológicos e serviços que sejam apropriados para as pessoas mais velhas (Rietsema, 1998).

No âmbito da construção de um currículo que possa fornecer subsídios com base na gerontecnologia para a formação profissional em diferentes áreas de conhecimento, é crucial compreender as interconexões da gerontologia e da tecnologia de modo a traçar um caminho possível para esta construção. De acordo com Bouma (2012), as combinações de dois diferentes tipos de disciplina científica são essenciais para a compreensão da gerontecnologia: o *envelhecimento humano* e suas teorias, conceitos e métodos de fisiologia, psicologia, sociologia, epidemiologia; e a *inovação tecnológica* com suas teorias, conceitos e métodos de física e química, construção, comunicação e informação, transporte, desenho industrial e negócio. Cada um desses dois grupos diz respeito a uma extensa área de conhecimento e pesquisa e, embora a combinação e a interação entre estes dois campos pareçam difíceis e complexas, são bases científicas sólidas e não conectadas que podem oferecer um caminho excelente para a construção de um campo interdisciplinar.

Considerações finais

A gerontecnologia nasceu a partir do encontro de saberes e do reconhecimento das necessidades dinâmicas e complexas do sujeito em seu processo de desenvolvimento humano. Como campo de conhecimento tem a função de unir pontas em um processo descoordenado, que é a interação dos sujeitos vivenciando mudanças advindas do envelhecimento habitando um mundo no qual as tecnologias estão cada vez mais integradas.

Abordar a gerontecnologia no Brasil é uma resposta à preocupação que os pesquisadores nacionais têm tido em relação ao acelerado envelhecimento da população brasileira e à organização necessária para enfrentar as demandas advindas deste processo. Como área emergente e interdisciplinar, a gerontecnologia fornece direções capazes de apoiar as pessoas mais velhas em suas dimensões de vida, tão longa essa vida possa ser.

Este capítulo aborda o conhecimento interdisciplinar e aponta para a necessidade de reconhecimento das demandas das pessoas mais velhas formando uma base para novos conhecimentos e práticas que, oxalá, sirva para fomentar a principal transformação social do século XXI: a construção de uma sociedade justa, diversa e amigável ao cidadão que envelhece.

157

Educação Financeira para Pessoas Idosas

Johannes Doll • Caroline Stumpf Buaes

Introdução

Notícias sobre um crescente endividamento de pessoas idosas começaram a surgir nos últimos 15 anos, mas ultimamente ganharam destaque na imprensa. É alarmante a informação do Banco Central de que o endividamento dos aposentados e pensionistas chegou, em 2019, ao maior nível da história: 138,7 bilhões de reais.[1] Esses dados apontam para dificuldades de muitas pessoas idosas lidarem com seu dinheiro e com o mundo contemporâneo do consumo. Apesar do processo de endividamento atingir a população como um todo (Paraíso; Fernandes, 2019), é preocupante que as pessoas idosas, geralmente mais cautelosas, estejam especialmente afetadas. O capítulo analisa, no primeiro tópico, as razões que levam pessoas idosas ao endividamento e, no segundo, aponta para uma das medidas que podem ajudar nesta situação: a educação financeira. No terceiro tópico, são apresentadas e discutidas algumas experiências de educação financeira com pessoas idosas no Brasil.

Endividamento das pessoas idosas

À primeira vista, o endividamento de idosos é surpreendente, até por isso tão destacado nas manchetes, pois geralmente são considerados como pessoas mais cautelosas e avessas a riscos. Possíveis razões para isto poderiam ser um empobrecimento geral dos idosos ou uma dificuldade de lidar com as práticas de consumo e de organização financeira do mundo contemporâneo. Para compreender melhor este endividamento, é necessário analisar o desenvolvimento econômico das últimas décadas, bem como a legislação que garante renda e sustento de pessoas idosas.

A pobreza de idosos foi e é ainda uma realidade social, há muito tempo. A implementação de planos de aposentadoria e pensão para idosos no final do século XIX e no início do século XX reduziu a dependência dos idosos de seus familiares e da ameaça da mendicância (Organização para a Cooperação e Desenvolvimento Económico, 2017). Após os primeiros planos de aposentadoria em 1923, no Brasil, foi a Constituição de 1988 que assegurou um mínimo de renda para pessoas idosas por meio da fixação de um salário-mínimo como base para as aposentadorias, as pensões e o benefício continuado.[2] Apesar das dificuldades, oposições e debates jurídicos ao longo da elaboração da Constituição de 1988 (Stopa, 2019), o documento foi decisivo, proporcionando garantia jurídica de benefícios mínimos para a população idosa brasileira, especialmente os mais pobres. Embora as condições econômicas enfrentadas por essa população permaneçam desafiadoras, elas mostram pouco contraste com as da população em geral. O número de idosos que vivem abaixo da linha da pobreza (7,7%) é significativamente inferior ao da população total (12,5%) (Instituto Brasileiro de Geografia e Estatística, 2008).

O crescimento da economia brasileira do início do século XXI possibilitou a ascensão das classes populares e, associado à conquista de certos benefícios por intermédio da Constituição de 1988, aumentou o poder econômico das pessoas idosas. Até o início da década de 1990, a imagem social dos idosos no Brasil esteve relacionada à pobreza, o que lhe conferia pouca importância no cenário do mercado de consumo; porém, o aumento dos benefícios sociais trouxe mudanças nessa situação.

Essas mudanças na economia despertaram o interesse do mercado pelos consumidores idosos, que passaram a ser alvo de campanhas de marketing vinculadas ao consumo de uma série de produtos e serviços. Entre tais ofertas, ganhou destaque a oferta de empréstimos, especialmente o crédito consignado, uma modalidade criada em 2003 pela Lei nº 10.820/2003 e regulamentada em 2004, direcionada para as pessoas que recebem aposentadorias e/ou pensões do Instituto Nacional do Seguro Social (INSS). Trata-se da consignação de descontos para pagamentos de empréstimos e cartão de crédito, contraídos nos benefícios da Previdência Social com taxas de juros reduzidas em relação às praticadas no mercado. Diferente de outras formas de crédito, existe uma série de regras para este tipo de empréstimo em relação ao tamanho das parcelas (máximo de 35% da aposentadoria ou pensão), do número máximo de parcelas (72) e um teto dos juros. Por ser um empréstimo considerado altamente seguro para as instituições financeiras, os juros são relativamente baixos se comparados com outros tipos de empréstimos. Atualmente, em 2020, os juros estão sendo aplicados em torno de 20% ao ano.

Assim, a facilidade de contratação, o juro baixo e a publicidade altamente agressiva das instituições financeiras tornaram o crédito consignado um sucesso absoluto em números de contratos. Só nos primeiros 7 meses do empréstimo consignado, os bancos emprestaram mais de 11,5 bilhões de reais, em 6,8 milhões de contratos. Porém, estudos demonstraram o perigo do endividamento e superendividamento a partir do crédito consignado, especialmente para populações mais vulneráveis (Doll; Cavallazzi, 2016).

Em relação ao crédito consignado para aposentados e pensionistas, existem principalmente três preocupações. A primeira se refere ao fato de que essa geração não está acostumada a lidar com créditos, pois durante a maior parte da sua vida era muito difícil conseguir um em função das políticas financeiras. Assim, muitas pessoas idosas não possuem uma ideia clara sobre o impacto de um crédito e a consequente diminuição da renda na sua vida financeira. Uma segunda preocupação é voltada para a compreensão dos produtos de crédito. Em razão da complexidade dos mecanismos de crédito, muitos idosos não compreendem as regras aplicadas aos empréstimos. Essa circunstância é agravada pelo fato de que o nível educacional entre pessoas idosas é bem menor que em outras gerações, lembrando que em 2016, 20,4% dessa população era composta por pessoas analfabetas. E a terceira preocupação se refere às possíveis pressões que pessoas idosas possam sofrer para contratar um crédito, seja por membros da família, seja por instituições financeiras praticando publicidade altamente agressiva e invasiva ou por intermediários, usados pelas instituições financeiras.

---

[1]Notícia do jornal *Correio Braziliense*, de 4 de fevereiro de 2020.

[2]O Benefício de Prestação Continuada (BPC), previsto na Lei Orgânica da Assistência Social (LOAS), é a garantia de um salário-mínimo por mês ao idoso com idade igual ou superior a 65 anos ou à pessoa com deficiência de qualquer idade. No caso da pessoa com deficiência, esta condição tem de ser capaz de lhe causar impedimentos de natureza física, mental, intelectual ou sensorial a longo prazo (com efeitos por pelo menos 2 anos), que a impossibilite de participar de forma plena e efetiva na sociedade, em igualdade de condições com as demais pessoas (Ministério da Cidadania, 2020). (Fonte: https://www.gov.br/cidadania/pt-br/acoes-e-programas/assistencia-social/beneficios-assistenciais-1/beneficio-assistencial-ao-idoso-e-a-pessoa-com-deficiencia-bpc.)

Observa-se, nesse contexto, dois riscos principais para as pessoas idosas. O primeiro é o risco de superendividamento, que é uma condição na qual a dívida alcança um patamar que torna o pagamento dos saldos praticamente impossível. O segundo é o risco de violência financeira, um fenômeno contemporâneo definido como exploração imprópria ou ilegal dos idosos ou o uso não consentido por eles de seus recursos financeiros e patrimoniais, que se expressa de diferentes formas, especialmente no âmbito familiar das relações intergeracionais, mas também na exploração das pessoas idosas por instituições financeiras que, aproveitando da desinformação dessa clientela, vendem produtos inadequados que lesam o patrimônio dos idosos (Viana, 2017).

É possível identificar suportes nessa situação. Por um lado, existem os mecanismos legais de proteção, como o Código de Defesa do Consumidor, o atendimento da Defensoria Pública e a rede de proteção ao consumidor que orienta e defende os consumidores por meio dos Procons, por exemplo. Por outro lado, há a educação financeira que pode ajudar as pessoas a compreenderem o funcionamento do mercado financeiro e a tomarem decisões mais adequadas para sua saúde financeira.

Educação financeira

Durante o século XX, pode-se perceber uma transformação de valores fundamentais que estruturavam a sociedade. Com o surgimento do capitalismo, o trabalho tinha recebido uma atenção e valorização geral e se tornou elemento estruturante da vida: infância e juventude, etapas de preparação para o trabalho; vida adulta, período dedicado ao trabalho; e a velhice, momento marcado pela saída do mundo de trabalho. Com o crescimento da produtividade, surge uma produção além das necessidades, o que torna este modelo contraprodutivo, como mostram as crises do século XX. Assim, o foco, antes na produção e no trabalho, se vira para a evasão dos produtos – o consumo, e as sociedades de trabalho se transformam em sociedades de consumo. Esta mudança na perspectiva econômica se reflete até nas relações sociais, como mostra Zygmunt Bauman (2008). As mudanças econômicas e sociopolíticas são movidas por três forças, segundo Savoia, Saito e Santana (2007): pela globalização, por um desenvolvimento tecnológico e por alterações regulatórias e institucionais de cunho neoliberal. Um reflexo destas alterações foi e é uma revisão de políticas sociais e regulatórias, consideradas freios para um desenvolvimento da economia. Na perspectiva de maior liberdade econômica, torna-se necessário que o indivíduo assuma um papel menos tutelado pelo estado, mais ativo e responsável, e com isso, culpável pelo seu próprio destino. Para que as pessoas possam exercer essa liberdade econômica de forma responsável e sem colocar em risco o sistema como um todo, surgem em muitos países orientações e recomendações para os consumidores e, nesse contexto, uma preocupação com a educação financeira, também chamada de alfabetização financeira (Williams, 2007).

Em nível internacional, a Organização para Cooperação de Desenvolvimento Econômico (OECD, na sigla em inglês) é uma das principais promotoras para ações, atividades e projetos em relação à educação financeira. Dela é também uma definição:

> Educação financeira é o processo através do qual consumidores/investidores financeiros melhoram seu entendimento sobre conceitos e produtos financeiros, através da informação, instrução e aconselhamento objetivo, desenvolvem sua habilidade e confiança para tornarem-se mais atentos aos riscos e oportunidades financeiras, de modo a tomarem decisões com base nas informações necessárias, sabendo onde devem ir para obter ajuda e proceder ações efetivas que promovam a melhora do seu bem-estar financeiro (Pereira, 2015, p. 13, tradução nossa).

Para divulgar e ampliar as ações em relação à educação financeira, a OECD criou uma rede internacional de educação financeira, da qual participam, principalmente, organizações do campo da economia interessadas no assunto (Organisation for Economic Cooperation and Development, 2019).

O Brasil tem uma história econômica particular, passando por hiperinflação nos anos de 1980 e início de 1990, chegando a mais que 100% ao mês, e por uma estabilização econômica em 1994, com grandes mudanças e reestruturações a partir desta data. Até em função da inflação, obter um crédito era extremamente complicado, as instituições financeiras ganharam lucros altos nesta época e não mostraram interesse em ampliar seus produtos de crédito. Com a estabilidade, isso mudou e exigiu adaptações, inclusive novas legislações. No final do século passado e início do novo milênio, como não se obtinha mais o lucro com a alta inflação, os bancos encontraram nos créditos uma nova forma de garantir seus lucros. Dessa forma, o crédito consignado para aposentados e pensionistas, regulamentado em 2004, se encaixava na política econômica da época que também visava a inclusão econômica da população em geral e também para as pessoas de baixa renda por meio da facilitação da criação de contas bancárias. Este processo levou, principalmente pela facilidade de se obter crédito, a um endividamento da população idosa (Porto, 2014).

Inspirado pelo modelo internacional da OECD e pela observação do endividamento da população, foi criada e instituída no Brasil a Estratégia Nacional de Educação Financeira (ENEF) por meio do Decreto Federal nº 7.397/2010 (Brasil, 2010). O objetivo da ENEF "é contribuir para o fortalecimento da cidadania ao fornecer e apoiar ações que ajudem a população a tomar decisões financeiras mais autônomas e conscientes". No contexto da ENEF, foram importantes o Comitê Nacional de Educação Financeira (CONEF), que era composto por órgãos do governo – Banco Central do Brasil, Comissão de Valores Mobiliários, Superintendência Nacional de Previdência Complementar, Superintendência de Seguros Privados, Ministério da Justiça e Cidadania, Ministério da Educação e Ministério da Fazenda, e por representantes da sociedade civil – ANBIMA (Associação Brasileira das Entidades dos Mercados Financeiros e de Capitais), BMF&Bovespa (Bolsa de Valores, Mercadorias e Futuros), CNseg (Confederação Nacional das Empresas de Seguros Gerais, Previdência Privada e Vida, Saúde Suplementar e Capitalização) e FEBRABAN (Federação Brasileira de Bancos) (Saraiva, 2017). Esta estrutura foi modificada com o Decreto nº 10.393, de 9 de junho de 2020, que instituiu o Fórum Brasileiro de Educação Financeira (FBEF), substituindo o antigo CONEF, extinto em 2019. Com isso, o Fórum se fixou como uma organização exclusivamente governamental, excluindo a participação da sociedade civil.

Para a realização das propostas da educação financeira foi criada a Associação Brasileira de Educação Financeira (AEF), uma organização não governamental (ONG) que tem como mantenedoras representantes do mercado financeiro. A AEF realiza e apoia uma série de ações de educação financeira como livros, apostilas, coleções, jogos etc. (Cavalcante, 2016). Um dos projetos promovidos pela AEF para pessoas idosas, o programa "Eu e minha aposentadoria – organizando a vida financeira", será apresentado mais adiante.

Apesar do discurso de contribuir para a autonomia e o bem-estar financeiro dos cidadãos, a educação financeira também é objeto de análises críticas. Assim, Tony Williams (2007), ao analisar a implementação da educação financeira como uma política pública no Canadá e no Reino Unido, observa que o discurso da suposta formação do consumidor consciente leva também à consequência que ele, já que é competente, não precisaria mais da proteção do Estado. Esta perspectiva crítica evidencia a preocupação de que a educação financeira poderia ser utilizada como uma forma de individualizar os riscos da sociedade de consumo e transferir a culpa para o indivíduo por questões como fracasso financeiro ou endividamento. Uma crítica parecida desenvolve Chris Arthur (2012), para quem

> a educação financeira do consumidor é promovida como uma solução individual capacitadora que pode ajudar os consumidores a entender o mercado financeiro complexo e em constante mudança. Na ausência de proteção coletiva das forças do mercado, presume-se que os trabalhadores alfabetizados financeiramente são capazes de gerenciar seus riscos econômicos cada vez mais individualizados e suprir suas necessidades financeiras (p. ex., aposentadoria, educação, assistência médica etc.). A solução não é limitar a influência do mercado, mas aprender a responder melhor individualmente aos sinais do mercado; e, embora isso possa ajudar alguns, quaisquer benefícios que a educação financeira do consumidor traga para o indivíduo devem ser pesados em relação ao seu papel de justificar mais austeridade e neoliberalização. (Arthur, 2012)

De fato, apesar de a educação financeira ser considerada um meio necessário para tornar os cidadãos contemporâneos consumidores competentes, existe muito pouca pesquisa sobre a sua efetividade. Willis (2008), na revisão de estudos sobre os resultados da educação financeira, aponta dificuldades na avaliação da sua efetividade, seja por problemas metodológicos nos estudos, seja por um viés ideológico na afirmação de resultados positivos. Como exemplo, a autora cita um estudo tipo *Survey* do Departamento de Agricultura dos EUA. Após um curso oferecido sobre Segurança Financeira na Idade Avançada, 90% dos quase 50 mil participantes responderam que seu conhecimento financeiro aumentou. O problema é que a autoavaliação de conhecimentos avalia muito mais a autoconfiança da pessoa e não necessariamente o conhecimento adquirido. Além disso, outro estudo mostrou que, apesar de um real aumento em conhecimentos financeiros, as pessoas não tomaram decisões financeiras adequadas (Willis, 2008).

Uma outra crítica é desenvolvida por Chris Clarke (2015), que, ao analisar os discursos sobre a educação financeira e sobre possíveis futuras crises econômicas no Reino Unido, destaca a ineficiência da educação financeira para garantir o bem-estar financeiro dos trabalhadores. Ela se torna uma promessa vazia, especialmente para aqueles em situações de maior vulnerabilidade, pois as competências adquiridas são, pelas condições das suas vidas (desemprego, baixa renda, educação deficitária), insuficientes para garantir escolhas acertadas.

Analisando o desenvolvimento da educação financeira no Brasil e em outros países, o artigo de Karla Saraiva (2017) analisa criticamente as propostas presentes em sites dos EUA, França e Brasil. Nesse estudo, ela chega à conclusão de que as propostas dos EUA são orientadas para tornar o sujeito responsável por suas escolhas e decisões financeiras. O site da França tenta mostrar o mundo das finanças e da economia de forma mais ampla, o site brasileiro se aproxima ao modelo norte-americano.

A autora destaca também que o próprio campo educacional ainda não tomou conhecimento da importância da educação financeira, ficando geralmente restrito ao campo da educação matemática. Ela conclui:

> Desse modo, gostaria de finalizar este artigo justamente com a sugestão de que a Educação Financeira no Brasil passe a ser reapropriada pelo campo educacional, deslocando o protagonismo das instituições financeiras. Com isso, acredito que seria possível reorientar o site "Vida e Dinheiro", fazendo um deslocamento capaz de torná-lo uma Educação Financeira de cidadãos ou, melhor ainda, para torná-la uma Educação em economia da dívida, seguindo os conceitos de Lazzarato (2011), que promoveria um senso crítico em relação ao funcionamento do mundo contemporâneo. No momento em que as finanças têm importância crescente no capitalismo, entender esses processos é parte fundamental para a participação política (Saraiva, 2017).

Chama atenção o fato de que, no campo da educação financeira, atuam principalmente instituições, associações e empresas que estão diretamente envolvidas no mercado financeiro ou representam seus interesses. Assim, considerando as vozes críticas em relação à educação financeira, é importante observar os possíveis interesses que os diferentes atores – governos, instituições financeiras, associações comunitárias e profissionais, e ONGs – possuem nessa área.

Propostas de educação financeira para pessoas idosas

A ideia de uma educação financeira para capacitar os cidadãos adultos a cuidar da sua economia não é nova e surgiu nos anos de 1930, quando, nos EUA, foi criada uma fundação para desenvolver uma nação de pessoas economicamente alfabetizadas (Willis, 2008). Com a tendência nas últimas décadas de valorizar e estimular o consumo por meio de crédito (Bauman, 2010), à medida em que as ofertas de crédito ficaram cada vez mais sofisticadas e complexas, uma educação financeira parece cada vez mais necessária. O foco de atenção é geralmente a escola, presumindo que o maior efeito seria onde se formam os futuros consumidores. Além da educação escolar, as propostas de educação financeira estão geralmente onde são percebidos os maiores problemas. Assim, nos EUA com um sistema frágil de aposentadoria, a formação de adultos para prepararem uma base financeira para a velhice é uma proposta específica de educação financeira para adultos e também idosos, que pode se dar em forma de cursos ou de literatura (Morrow-Howell; Sherraden, 2014).

No Brasil, a maioria dos projetos de educação financeira está voltada para a educação escolar, mas também existem projetos isolados e dois programas para adultos, desenvolvidos no contexto da Estratégia Nacional de Educação Financeira. Esses programas, criados com o objetivo de reduzir a vulnerabilidade econômica da população de baixa renda no Brasil, pretendem levar conhecimentos básicos de organização e planejamento na vida financeira adequada ao estilo de vida de adultos das populações mais vulneráveis. Foram desenvolvidos dois formatos para dois públicos diferentes, um para mulheres beneficiárias do Programa Bolsa Brasil e outro para aposentados de baixa renda, até dois salários-mínimos. A perspectiva desses programas é que se transformem, após implementação e avaliação, em políticas públicas (Associação Brasileira de Educação Financeira, 2017).

Será apresentado, de forma resumida, o programa voltado para aposentados com baixa renda. A partir de dados de uma pesquisa sobre o nível da educação financeira da população brasileira,[3] foi desenvolvido um curso em forma de três oficinas, cada uma abordando um aspecto relevante. A primeira oficina analisa a renda, a disposição e os gastos das famílias (De onde meu dinheiro vem, pra onde meu dinheiro vai), enquanto a segunda oficina (Dívidas na ponta do lápis) aborda a questão do endividamento. Nessa segunda oficina são trabalhados o reconhecimento das dívidas dos participantes e oferecidas informações sobre tipos de créditos, juros, consequências e propostas de como agir quando as dívidas se acumulam. A terceira oficina (Planejar meus próximos passos) é dedicada ao planejamento

[3]O relatório desta pesquisa é acessível em: https://www.vidaedinheiro.gov.br/wp-content/uploads/2017/08/Plano-Diretor-ENEF-anexos-ATUALIZADO_compressed.pdf.

futuro, abordando elementos como o registro e a organização financeira, análises sobre corte de gastos e aumento de renda e um comportamento para não contrair dívidas. A AEF elaborou para cada oficina um kit, contendo material didático e de apoio para os participantes (AEF, 2017).

O conteúdo das oficinas foi elaborado pela AEF e a proposta é que atores locais como governos municipais, organizações de idosos, universidades da terceira idade etc. assumam a realização das oficinas após assinatura de um acordo com a AEF (Santos, 2019). Em estudos pilotos realizados para testar a proposta, participaram em torno de 1.200 pessoas idosas em sete capitais do Brasil. Uma avaliação dos resultados das oficinas, baseada em autorrelatos, apontou para melhorias significativas na percepção dos participantes (Associação Brasileira de Educação Financeira, 2017). O resultado foi confirmado no estudo de Santos (2019), que usou o modelo da AEF, adaptado à realidade dos aposentados de Tocantins, com processos de avaliação mais sofisticada.

Uma proposta diferente foi desenvolvida por Buaes (2011). Ao contrário do programa da AEF, com um currículo definido, neste projeto, que se baseia nas propostas pedagógicas de Paulo Freire e na psicologia histórico-cultural fundada nas contribuições de Lev Vigotski, foi inicialmente dado mais espaço à escuta das participantes, um grupo de mulheres idosas com pouca escolaridade, com renda mensal de até 2 salários-mínimos e que moravam em uma comunidade bastante vulnerável de uma capital brasileira. O curso todo teve duração de 2 meses e meio, 2 vezes/semana, totalizando 13 encontros. O enfoque principal não foi na transmissão de conhecimentos, mas visava criar a oportunidade para as mulheres expressarem as significações das suas experiências no contexto do mundo do consumo e do dinheiro. Metodologicamente criaram-se espaços de troca de saberes através do diálogo e do debate entre os participantes para assim ter condições de produzir novos sentidos em relação às suas realidades e ampliar sua leitura do mundo. Dessa forma, apareceram inquietações e dúvidas, como, por exemplo, o significado de "consignado" ou de "taxas de juro" que foram trabalhadas coletivamente nos encontros. A partir deste novo conhecimento construído, as mulheres elaboraram coletivamente novas estratégias e práticas de consumo. Um reencontro avaliativo 7 meses após o curso mostrou que as mulheres não só se apoderaram dos novos conhecimentos, mas também ganharam uma outra visão do mundo e desenvolveram outras atitudes de controle financeiro e em relação ao uso dos mecanismos do crédito consignado (Buaes, 2011, 2015). A partir dessa experiência, Buaes (2015) destaca sete princípios para uma educação financeira emancipatória:

1. Desenvolver práticas educativas a partir de uma metodologia dialógica e investigativa.
2. Conhecer a realidade dos participantes, como identificação das práticas de consumo dos membros do grupo e classificação e registro de rendas e despesas a partir de classificações dos participantes.
3. Identificar os conceitos espontâneos dos participantes sobre uso do dinheiro e práticas de consumo.
4. Utilizar recursos pedagógicos próximos da realidade das pessoas e situações hipotéticas do mundo dos participantes, como exercícios de simulações para possíveis situações desafiantes ou conflituosas.
5. Realizar leitura e análise de materiais que circulam na sociedade.
6. Criar situações em que as pessoas reflitam sobre suas relações com o dinheiro e com o consumo, não só de ordem cognitiva, mas também afetiva e emocional.
7. Promover a reflexão sobre a facilidade de consumo, problematizando o uso de cartões de crédito, o crédito consignado e outras formas de crédito, bem como formas praticadas no mundo dos participantes como o uso de cadernetas, a prática de comprar de vendedores ambulantes etc.

O diferencial dessa proposta é uma maior abertura para o cotidiano e as práticas e costumes de consumo dos participantes, e um trabalho pedagógico pautado não apenas em informações, mas realizado a partir do significado das experiências de cada sujeito, incluindo a conscientização em relação às próprias emoções e sentimentos envolvidos em uma decisão financeira e a construção coletiva de práticas e estratégias de consumo e de administração financeira.

As experiências desse trabalho foram a base para um caderno de educação financeira,[4] que visa um público menos acadêmico e não se restringe a conselhos de organização, mas procura problematizar o contexto maior de uma sociedade de consumo (Buaes; Comerlato; Doll, 2015).

Outra forma de educação financeira que precisa ser mencionada é aquela que se dá por meio de aplicativos ou sites na internet, que oferecem informações e recursos para desenvolver competências referente à administração financeira. Instituições como o Banco Central do Brasil (BCB), o Serviço de Proteção ao Crédito (SPC), a Bolsa de Valores, Mercadorias e Futuros S.A. (BM&F Bovespa) e a Comissão de Valores Mobiliários (CVM) oferecem serviços como sites com dicas, informações e orientações financeiras, caderno de educação financeira ou um portal de educação financeira, além de disponibilizarem informações nas redes sociais e na televisão. Porém, grande parte dessas informações têm como público-alvo crianças, adolescentes ou adultos jovens, sendo mais raros os conteúdos voltados a adultos maduros. Somente a AEF desenvolveu propostas para aposentados (Hollerweger, 2018).

Na perspectiva de uma educação financeira, Hollerweger (2018) analisou os recursos que estão à disposição na internet, classificando-os em tecnologias digitais como recursos de apoio ao orçamento (simulador, planilha), tecnologias digitais para busca de informações (sites com informações em relação às finanças) e tecnologias digitais para auxiliar na tomada de decisões financeiras (calculadoras financeiras, simulador de aplicações). Os recursos que foram explorados neste estudo são de acesso gratuito e possuem potencial para ajudar na administração financeira. Quando a pesquisadora trabalhou estes recursos com um grupo de pessoas idosas, percebeu que o uso não foi tão tranquilo para os participantes, mesmo o grupo em questão tendo um nível educacional mais elevado. Dessa forma, faz-se necessário pensar em instrumentos mais adequados para pessoas idosas e também realizar cursos de introdução ao seu uso. De novo, se mostrou que propostas educacionais que valorizam a interação dos participantes, como grupo focal, por exemplo, contribuem positivamente para a construção de conhecimento (Hollerweger, 2018).

Considerações finais

O mundo contemporâneo do consumo levou uma boa parte da população ao endividamento, uma característica própria da economia capitalista, pois além de aumentar a produção e, com isso, as economias mundiais, abre espaço para novos serviços – produtos financeiros. A aceleração deste processo, sua lógica e seu impacto nas relações humanas são bem descritos e analisados por Zygmunt Bauman (2008, 2010). Em um contexto

[4]O caderno está sendo usado para a formação de professores em Educação de Jovens e Adultos, bem como profissionais que trabalham com pessoas idosas. Disponível em: http://www.ufrgs.br/niepeeja/caderno-de-educacao-finaceira/at_download/file.

de endividamento excessivo e o possível risco de desequilíbrio no sistema financeiro que representa uma ameaça para o próprio sistema, surge a educação financeira como proposta de ensinar à população comportamentos econômicos adequados. Assim, a introdução de uma educação financeira em geral é vista como necessária e se tornou relevante no mundo inteiro (Organisation for Economic Co-operation and Development, 2016). No Brasil, ganhou atenção especial como uma política pública com a ENEF, introduzida por meio do Decreto Federal nº 7.397/2010 (Brasil, 2010).

Ao mesmo tempo, é possível perceber que existem diferentes instituições, órgãos, ONGs e outros grupos com interesses variados que atuam neste campo. Além da atuação de instituições financeiras e de órgãos reguladores, está surgindo uma nova profissão, o educador financeiro. Inclusive já existe uma associação própria, a Associação Brasileira de Educadores Financeiros (ABEFIN) que está sendo mantida principalmente por uma organização que busca promover a educação financeira no Brasil por meio de um determinado método. Fica evidente que a necessidade de compreender melhor o mundo financeiro e de consumo está criando um novo mercado com novos produtos, serviços e profissionais.

A educação financeira estaria se constituindo como nova estratégia para garantir o equilíbrio da economia e para que as pessoas possam alcançar sua autonomia financeira e realizar seus sonhos? Vozes críticas apontam para os limites do comportamento financeiro individual em frente a eventos como crises econômicas e sanitárias, como visto ultimamente, na pandemia da doença covid-19. Por outro lado, a suposta competência financeira como resultado de uma educação financeira transferiria a responsabilidade de sucesso ou fracasso econômico para o indivíduo. Nesse sentido, a pobreza seria consequência das más escolhas das pessoas que não sabem administrar suas finanças domésticas de forma adequada. Finalmente, existe uma desconfiança ideológica de que a educação financeira seria uma forma de ensinar a sobreviver com menos dinheiro, o que diminuiria a necessidade do aumento de salários ou aposentadorias.

Em frente a estas críticas bem fundamentadas, é importante desenvolver uma educação financeira que não se restrinja a transferir alguns conhecimentos sobre o funcionamento do mercado financeiro ou treinar certos comportamentos considerados adequados, mas que leve as pessoas a compreenderem seu papel e suas decisões financeiras em um contexto maior da economia e da sociedade.

Para a população idosa, ainda existem poucas propostas de educação financeira, apesar do contexto assustador de um crescente endividamento das pessoas mais velhas e as dificuldades de muitos idosos em lidar com o mundo financeiro complexo e de difícil compreensão, agravado por publicidades maciças e invasivas. Uma rápida revisão das poucas propostas de educação financeira destinadas especificamente para pessoas idosas mostrou que existem focos e formatos diferentes: um programa maior desenvolvido pela AEF, iniciativas mais pontuais, bem como recursos da internet que disponibilizam informações, orientações e ferramentas. Tendo em vista a diversidade entre as pessoas idosas, é importante a continuidade do desenvolvimento de propostas e projetos diferenciados, adequados às diferentes realidades e à heterogeneidade dos idosos que existem no Brasil. E é da maior importância que estes programas oportunizem que os participantes compreendam o funcionamento do sistema financeiro, e descubram seu espaço e suas possibilidades a fim de se tornarem protagonistas de suas decisões financeiras.

Parafraseando a famosa frase de Paulo Freire, que não basta saber ler que "Eva viu a uva"; é preciso compreender qual a posição que Eva ocupa no seu contexto social, quem trabalha para produzir a uva e quem lucra com esse trabalho, podemos sugerir que não basta dizer, "Dona Maria fez um crédito consignado com juros vantajosos". É preciso compreender qual é a posição da Dona Maria no seu contexto social, quem trabalha para depois quitar este crédito e quem lucra com isso.

Ou, como formula Buaes (2015, p. 111): "é imprescindível problematizar os discursos de educação financeira. Quem promove? Com quais interesses? Quais os interesses econômicos e políticos implícitos nos órgãos e instituições que incentivam e patrocinam intervenções?".

158

Perspectivas da Formação de Recursos Humanos em Gerontologia e Desenvolvimento da Profissão no Brasil

Anita Liberalesso Neri • Tiago da Silva Alexandre • Sofia Cristina Iost Pavarini

Introdução

A história da constituição da Gerontologia no Brasil tem pouco mais de 50 anos. Nesse período, em função da diminuição das taxas de natalidade, há menos crianças e adolescentes compondo a população brasileira. Simultaneamente, a melhoria das condições de vida proporcionadas pelo progresso social, científico e tecnológico provocou contínuo aumento na proporção de idosos na população. Essas alterações demográficas produziram novas necessidades sociais e estão promovendo mudanças políticas, acadêmicas e profissionais direcionadas ao atendimento dos idosos. Entre estas últimas, destacam-se o crescimento da demanda pela formação de profissionais especializados e a consolidação da pesquisa sobre o envelhecimento na universidade.

Este texto inicia-se com uma breve contextualização histórica da Gerontologia no Brasil. Ela nos parece necessária para ajudar o leitor a identificar a relação entre a criação dos cursos de Gerontologia e os processos de mudança vivenciados pelos seus líderes e participantes, ao longo dos últimos 50 anos. No decorrer desse período, o Brasil vem sofrendo um acelerado processo de envelhecimento populacional, em um cenário de carências econômicas e educacionais de alto impacto sobre a saúde e o bem-estar global da população. O texto prossegue discorrendo sobre as características dos cursos de pós-graduação *stricto sensu*, cujo objetivo principal é formar docentes e pesquisadores para atuar em universidades. O terceiro tópico trata dos cursos de graduação em Gerontologia criados nos últimos 15 anos. Seu principal objetivo é a formação de profissionais para atender às necessidades da população, nos vários domínios em que se manifestam. São feitas comparações com cursos congêneres situados em outros países e consideradas as perspectivas de atuação profissional proporcionadas a partir deles. Com base em dados históricos e em princípios da sociologia das profissões, no quarto tópico é realizada uma análise das possibilidades do estabelecimento da profissão de gerontólogo no Brasil.

Construção da gerontologia no Brasil: breve histórico

Antes que o envelhecimento da população brasileira começasse a demandar políticas, serviços e informação nos âmbitos científico e tecnológico, e antes que a velhice se configurasse como questão social, acadêmica e profissional em nosso País, já estava em curso nos países desenvolvidos um processo intencional de consolidação e de internacionalização da Gerontologia como campo científico e profissional. Em 1950, foi criada a International Association of Gerontology (IAG), que congregou as sociedades científicas dedicadas ao estudo do envelhecimento, então existentes em vários países (Shock, 1988). A participação de países da América Latina foi, inicialmente, muito pequena à exceção da Argentina, primeiro país sul-americano a fundar uma sociedade de Geriatria e o primeiro a enviar delegados ao segundo congresso mundial realizado em Hamburgo, Alemanha, em 1954, quando foi fundado o Comitê Latino-Americano de Geriatria e Gerontologia (COMLAT). Em 1977, a IAG foi reconhecida como órgão consultor pela Organização das Nações Unidas (ONU) (International Association of Geriatrics and Gerontology, 2015; Shock, 1988).

Refletindo os esforços de internacionalização da Gerontologia feitos pela IAG, assim como o pioneirismo de geriatras brasileiros que, à época, acompanhavam as movimentações da IAG e das sociedades latino-americanas de Geriatria, em meados dos anos 1950 foram criados os primeiros grupos de estudo e as primeiras jornadas de Geriatria, no Hospital Estadual Miguel Couto e na Santa Casa de Misericórdia do Rio de Janeiro. Esses empreendimentos foram o embrião dos primeiros serviços brasileiros de Geriatria, fundados nesses dois hospitais. No ano de 1962, foi realizado o primeiro curso de extensão universitária sobre velhice, também no Rio de Janeiro.

Em 1961 foi fundada a Sociedade Brasileira de Geriatria (SBG), que, em 1962, filiou-se à Associação Médica Brasileira. Entre suas tarefas estavam convencer a sociedade de que o problema médico-social da velhice já era uma realidade e que este era um assunto digno de ser considerado pela ciência e pela Medicina (Lopes, 2000). Ainda em 1962, o *Jornal Brasileiro de Medicina* publicou um número especial dedicado ao tema velhice. Em 1965, a SBG abriu-se à participação de sócios não médicos, que, à época, provinham principalmente do direito e do serviço social. Em 1968, a sociedade foi registrada no Registro Civil de Pessoas Jurídicas do Rio de Janeiro como Sociedade Brasileira de Geriatria e Gerontologia (SBGG). Em 1968 realizou-se o I Congresso Brasileiro de Geriatria e Gerontologia. Em 1969, ocorreu o primeiro concurso para concessão do título de especialista em Geriatria, por delegação da Associação Médica Brasileira (Lopes, 2000). Por analogia com o título de especialista em Geriatria e por pressão dos sócios de outras áreas de atuação, em busca de identidade, em 1969 a Sociedade instituiu o título de especialista em gerontologia social, atualmente designado apenas pelo título de Especialista em Gerontologia. Replicando informações do portal da SBGG na internet (www.sbgg.org.br/título-de-especialista/lista-de-titulados), até outubro de 2020 haviam sido conferidos 896 títulos de especialistas em Geriatria e 226 títulos de especialistas em Gerontologia.

Durante muitos anos, a SBGG teve papel importante na divulgação de conhecimento científico sobre o envelhecimento e na formação de recursos humanos para atender as necessidades dos idosos em vários domínios. Paralelamente, o Serviço Social do Comércio (SESC) desempenhou função relevante no estabelecimento da gerontologia social e educacional no Brasil. No início dos anos 1970, inspiradas nas Universidades do Tempo Livre, recém-criadas na França por Pierre Vellas, as unidades do SESC de São Paulo e de Campinas desenvolveram cursos de preparação para a aposentadoria e de divulgação científica sobre cuidados à saúde no envelhecimento, bem como atividades educacionais, de lazer e esportivas orientadas a pessoas com mais de 45 anos de idade (Neri, 2005).

O primeiro programa de educação para idosos estabelecido em uma universidade brasileira foi fundado na Universidade

Estadual de Santa Catarina, em Florianópolis, em 1982. Em 1990, inspirada no modelo de Universidade da Terceira Idade fundado em Toulouse, em 1973, por Pierre Vellas, a PUC Campinas fundou um programa de educação não formal para pessoas de 45 anos e mais. O forte esquema de divulgação que caracterizou o início do projeto contribuiu para a rápida disseminação das UNATI por todo o País, ecoando os modelos vigentes entre as que se faziam representar na Associação Internacional de Universidades da Terceira Idade (AIUTA). Em 1979, o Instituto *Sedes Sapientiae*, ligado à PUC de São Paulo, criou o primeiro curso de especialização em Gerontologia (Cachioni, 2002).

O processo de ingresso da Universidade na área de formação de pessoal para atuar com a população idosa foi lento e gradual. Em alguns centros de excelência, os investimentos sistemáticos mais precoces ocorreram na área clínica e na de formação de geriatras. Entre eles citam-se a Universidade de São Paulo (USP) que, em 1973, criou disciplina e residência em Geriatria, e a Pontifícia Universidade Católica (PUC) do Rio Grande do Sul, que, em 1976, fundou um programa de residência em Geriatria e o primeiro instituto brasileiro dedicado ao envelhecimento. O Instituto de Geriatria e Gerontologia da PUC do Rio Grande do Sul foi fruto de uma cooperação econômica entre o governo do Rio Grande do Sul e o do Japão, que aqui se fez representar pelo Dr. Yukio Moriguchi.

Os programas de residência médica foram instituídos pelo Decreto nº 80.281, de 5 de setembro de 1977, e constituem modalidade de ensino de pós-graduação destinada a médicos, sob a forma de curso de especialização, funcionando em instituições de saúde, sob a orientação de profissionais médicos de elevada qualificação ética e profissional. São considerados o padrão-ouro da especialização médica. Uma vez cumpridos integralmente dentro de uma determinada especialidade, os programas de residência médica conferem o título de especialista que pode ser registrado nos Conselhos Regionais de Medicina. As residências em Geriatria têm duração de 2 anos, com 2.880 horas-aula/ano, e requerem pré-requisito de 2 anos de residência em clínica médica reconhecida pelo Ministério da Educação (MEC).

O MEC reconheceu as residências em Geriatria em 1979. Em 2019, 90 serviços brasileiros de Geriatria ofereceram vagas em programas de residência médica em Geriatria, em universidades, hospitais universitários e secretarias estaduais de saúde; no sistema único de saúde, e em instituições congêneres. A maioria situa-se nos estados de São Paulo e de Minas Gerais (para mais informações, acesse o endereço: https://sbgg.org.br/ligas-academicas-e-residencia-medica/residencia-e-estagios).

Nos últimos 20 anos, o crescimento do número de pessoas idosas que necessitam de atenção nas mais diversas áreas da Gerontologia, a força da juventude dos novos profissionais de várias áreas médicas e de outras áreas de atuação bem como a valorização da pesquisa e da carreira acadêmica fez com que muitos cursos de graduação brasileiros incluíssem em suas matrizes curriculares disciplinas voltadas ao ensino de princípios da Gerontologia em seus diversos campos de conhecimento. Nesse mesmo sentido, a Coordenadoria de Aperfeiçoamento de Pessoal de Ensino Superior (CAPES), órgão do MEC que regula a atuação dos cursos de pós-graduação *stricto sensu* (mestrado e doutorado) no Brasil, aprovou quatro programas de pós-graduação *stricto sensu* em Gerontologia, entre 1997 e 2000, e mais sete até 2020, e somente cinco programas oferecem cursos de doutorado na área.

A emergência e a consolidação dos programas de mestrado e doutorado reflete-se no aumento da produção brasileira de artigos de pesquisa publicados em periódicos brasileiros, ibero-americanos e da África do Sul, indexados pela Rede SciELO (*Scientific Library on Line*) (Parker *et al.*, 2014). Os artigos de pesquisa indexadas com o termo *idosos*, registrados na SciELO aumentaram de 12, identificados entre 1986 e 1990, para 4.227 observados entre 2011 e 2020, em um universo total de 6.098 artigos. De 2000 a 2020 houve um aumento de 1.680% no número de publicações com esse termo no Brasil, quando as publicações passaram de 31 para 521. Entre 1986 e 2020, indexados pelo termo envelhecimento, foram identificados 2.965 artigos; pelo termo velhice, 313 trabalhos.

Em 2005, foi criado o primeiro curso de graduação em Gerontologia, na USP. O ano de 2009 foi o da fundação do curso de graduação em Gerontologia da Universidade Federal de São Carlos (UFSCar). Em 2012, foi criado o primeiro departamento acadêmico de Gerontologia do Brasil, também na UFSCar. A Associação Brasileira de Gerontologia (ABG) foi criada em 2009, pelos primeiros egressos do curso de graduação em Gerontologia da USP. É uma organização não governamental, sem fins lucrativos, que reúne estudantes e profissionais graduados em Gerontologia e tem como missão construir órgãos de representação profissional do gerontólogo. A ABG desenvolve forte luta política em prol da criação da profissão, da delimitação das áreas privativas de atuação da categoria e da criação do seu órgão profissional (para mais informações, acesse o endereço: http://abgeronto.blogspot.com.br).

Em 20 de dezembro de 2016 foi aprovada pelo Conselho Federal de Fisioterapia e Terapia Ocupacional (Coffito) a Resolução nº 476 que reconheceu e disciplinou a Especialidade Profissional de Fisioterapia em Gerontologia. Tal conquista resultante da mobilização dos fisioterapeutas foi publicada no Diário Oficial da União em 19 de janeiro de 2017, momento em que se realizou a Assembleia de Constituição da Associação Brasileira de Fisioterapia em Gerontologia (Abrafige). A Abrafige é uma associação civil, com personalidade jurídica de direito privado cuja principal finalidade é reunir individual ou coletivamente, os fisioterapeutas dedicados à Gerontologia no país, para fins técnicos, científicos e culturais. Em 25 de novembro de 2018, a Abrafige, em parceria com o Coffito, aplicou a primeira prova de título de Especialista em Fisioterapia em Gerontologia. Em 2019, também em parceria com o Coffito, essa associação realizou o processo de convalidação dos títulos de Especialista em Gerontologia emitidos pela SBGG e obtidos até 20 de dezembro de 2016, para o título de Fisioterapeuta Especialista em Gerontologia pela Abrafige com chancela do Coffito. Atualmente (2020), a Abrafige tem mais de 148 sócios e 84 fisioterapeutas especialistas em gerontologia espalhados por todo o Brasil.

Paralelamente, também em 20 de dezembro de 2016, foi aprovada pelo Coffito a Resolução nº 477 que reconheceu e disciplinou a Especialidade Profissional de Terapia Ocupacional em Gerontologia. A Resolução nº 477 foi publicada no Diário Oficial de União em 23 de janeiro de 2017. O Coffito aplicou a primeira prova de título de Especialista em Terapia Ocupacional em Gerontologia também em 25 de novembro de 2018, bem como, em 2019, realizou o processo de convalidação dos títulos de Especialista em Gerontologia emitidos pela SBGG e obtidos até 20 de dezembro de 2016, para o título de Terapeuta Ocupacional Especialista em Gerontologia com chancela do Coffito. Atualmente (2020), há 23 terapeutas ocupacionais especialistas em Gerontologia em todo o Brasil.

Programas de pós-graduação em Gerontologia no Brasil

Atualmente, uma das possibilidades de formação de recursos humanos em Gerontologia disponíveis no Brasil são os cursos de especialização, que fazem parte do sistema de cursos de pós-graduação *lato sensu*, e os cursos de mestrado e doutorado, que integram o sistema de pós-graduação *stricto sensu*. Os primeiros têm como objetivos principais o desenvolvimento de habilidades profissionais e o aprofundamento teórico em áreas específicas. Os segundos focam a formação de docentes e pesquisadores, principalmente para a Universidade.

O MEC estabelece normas para o funcionamento e para o credenciamento de ambas as modalidades de oferta a diplomados por cursos de graduação. Segundo a Resolução do Conselho Nacional de Educação (CNE)/Conselho Estadual de Saúde (CES) nº 1 do MEC, de 8 de junho de 2007, as universidades têm autonomia para decidir sobre seus cursos de especialização, mas devem cumprir algumas exigências, como, por exemplo: o corpo docente deve ser constituído por pelo menos 50% de professores com título de mestre ou doutor e os demais docentes devem ter pelo menos formação em nível de especialização; os cursos devem ter duração mínima de 360 horas/aula; para receber o certificado o aluno deve ter frequência mínima de 75% das aulas; os certificados têm registro próprio na instituição credenciada que ofereceu o curso e devem ser acompanhados pelo histórico escolar do aluno, com detalhes sobre nota, frequência e carga horária; sob orientação de docentes do curso, o diplomado deve ter desenvolvido monografia ou trabalho de conclusão. Para os cursos a distância são necessárias provas presenciais e defesa presencial da monografia em sessão pública de arguição por uma banca de especialistas.

No sítio da internet http://emec.mec.gov.br pode ser encontrada a lista de programas de especialização autorizados pelo órgão. Em pesquisa feita nesse sítio em 12 de outubro de 2020 foram identificados 428 cursos de especialização em Gerontologia cadastrados na área de Saúde e Bem-Estar e 24 cursos cadastrados na área de Educação, dados como ativos, distribuídos pelo território nacional. São os seguintes os estados brasileiros com maior número de programas de pós-graduação *lato sensu* em Gerontologia: São Paulo, Minas Gerais, Rio de Janeiro, Rio Grande do Sul, Bahia e Ceará. Os dados citados são aproximativos e devem ser observados com cuidado, dada a discrepância entre as fontes e o conteúdo das informações. Ademais, houve um amplo crescimento no número de cursos de especialização em Gerontologia nos últimos anos graças à Portaria nº 370 do MEC, de 20 de abril de 2018, que possibilita que tais cursos sejam realizados na modalidade a distância.

Condições bem diferentes têm os programas de pós-graduação *stricto sensu* (mestrados e doutorados) em Gerontologia em funcionamento no país. Além de serem um número muito menor (são 11), seu funcionamento é extremamente normatizado pelo MEC. Somente têm validade nacional os diplomas de mestrado e doutorado reconhecidos pelo CNE/MEC, com base na avaliação realizada pela Coordenadoria de Aperfeiçoamento de Professores de Ensino Superior, por meio do Sistema Nacional de Pós-Graduação (SNPG). O reconhecimento é reservado aos programas que obtêm nota igual ou superior a 3, na escala de 1 a 7 adotada para avaliar os programas que solicitam inserção no SNPG. Anualmente, os cursos são reavaliados e a cada 4 anos, e as avaliações anuais são consolidadas em uma única nota que avaliza a permanência ou a progressão da nota, ou então o rebaixamento e eventualmente o descredenciamento do programa. Os domínios da avaliação abrangem três quesitos: programa, formação e impacto na sociedade. Quanto ao programa, avalia-se: (1) a articulação, aderência e atualização das áreas de concentração, linhas de pesquisa, projetos em andamento e estrutura curricular, bem como a infraestrutura disponível em relação aos objetivos/missão do programa; (2) o perfil do corpo docente e sua compatibilidade e adequação à proposta do programa; (3) planejamento estratégico do programa, considerando também articulações com o planejamento estratégico da instituição, com vistas à gestão do seu desenvolvimento futuro, adequação e melhorias da infraestrutura e melhor formação de seus alunos, vinculada à produção do conhecimento; e (4) os processos, procedimentos e resultados da autoavaliação do programa, com foco na formação discente e produção do conhecimento. Quanto à formação, são avaliados: (1) atuação dos docentes permanentes em relação às atividades de pesquisa e de formação do programa e à produção intelectual; (2) a qualidade e adequação das teses, dissertações ou equivalente em relação às áreas de concentração e linhas de pesquisa do programa; e (3) a qualidade da produção de discentes e egressos. Por fim, quanto ao impacto na sociedade, são avaliados: (1) o impacto e o caráter inovador da produção intelectual – bibliográfica, técnica e/ou artística – em função da natureza do programa; (2) o destino, atuação e avaliação dos egressos do programa em relação à formação recebida; (3) o impacto da inserção social e econômica do programa; e (4) a internacionalização e visibilidade do programa (conforme https://www.capes.gov.br/images/novo_portal/documentos/DAV/avaliacao/10062019_FichaAvalia%C3%A7%C3%A3o.pdf.

A avaliação inclui três colégios e respectivas áreas (são 49), às quais se subordinam os programas: ciências da vida (agrárias, biológicas e da saúde), ciências exatas, tecnológicas e multidisciplinares (exatas e da terra, engenharias e multidisciplinar) e humanidades (humanas, ciências sociais aplicadas e linguística, letras e artes). Os 11 cursos de Gerontologia pertencem ao colégio das assim denominadas ciências multidisciplinares e, dentro dele, à área interdisciplinar. Dentro desta, pertencem à câmara de ciências biológicas e da saúde (as outras três câmaras reúnem programas de desenvolvimento e políticas públicas; ciências sociais e humanidades, e engenharia, tecnologia e gestão) (https://www.gov.br/capes/pt-br/acesso-a-informacao/acoes-e-programas/avaliacao/sobrea-avaliacao/areas-avaliacao/sobreas-areas-de-avaliacao/sobreas-areas-de-avaliacao.

Na Tabela 158.1 são veiculados dados pertinentes à estrutura e ao funcionamento dos 11 programas de Gerontologia, cinco dos quais localizados no estado de São Paulo, três no Rio Grande do Sul, um em Brasília – DF, um no Paraná e um na região Nordeste. Seis oferecem cursos em nível de mestrado e cinco de mestrado e doutorado. As linhas de pesquisa e a estrutura curricular de cada programa refletem o corpo docente e a instituição a que pertencem. Tradições de pesquisa e de método, temas e grau de desenvolvimento da investigação espelham as prioridades, forças e limitações de cada instituição. Até certo ponto, acompanham as tendências dominantes da pesquisa no âmbito internacional, uma vez que, por dever de ofício, os pesquisadores devem estar atentos a elas. Desse modo, os cursos têm linhas de pesquisa referenciadas às grandes áreas da Gerontologia: Biologia, Medicina, Psicologia, Ciências Sociais e Gestão, Tecnologia e Inovação em Gerontologia As estruturas curriculares são de tamanhos muito variados, mas espelham as mesmas referências. Ao longo de 23 anos, os programas produziram 1.297 dissertações e 158 teses, em um ritmo progressivamente mais acelerado. Trata-se de marca expressiva, que deverá assumir maior valor à medida que se transformar em publicações em revistas nacionais e internacionais de alto índice de impacto.

O Brasil vem avançando na pesquisa em gerontologia, fruto de uma tendência cada vez mais sólida de trabalhar em grupos multidisciplinares, com uma perspectiva interdisciplinar. O aumento de investigações multicêntricas envolvendo amostras probabilísticas, ainda que com delineamento transversal, e o planejamento e a realização de pesquisas longitudinais são avanços importantes, que se refletem na qualidade da produção científica dos programas de pós-graduação *stricto sensu* e de vários serviços de geriatria e de áreas afins. O credenciamento de novos programas, principalmente de doutorado, e a

▪ **TABELA 158.1** Programas brasileiros de pós-graduação *stricto sensu* integrados ao Sistema Nacional de Programas de Pós-Graduação. Dados fornecidos pelos coordenadores dos Programas e presentes nos respectivos *sites* na internet, em 15 de outubro de 2015.

Programa / Instituição Níveis	Ano de fundação Conceito CAPES	Linhas de pesquisa	Número de trabalhos de conclusão
Gerontologia UNICAMP-SP Mestrado e Doutorado	1997 5	1. Saúde e qualidade de vida na velhice; 2. Velhice bem-sucedida, personalidade e sociedade; 3. Envelhecimento e doenças crônicas.	Mestrado: 154 Doutorado: 22 Total: 176
Gerontologia Biomédica PUC-RS Mestrado e Doutorado	2000 7	1. Aspectos biológicos no envelhecimento; 2. Aspectos socioculturais, demográficos e bioéticos no envelhecimento; 3. Aspectos clínicos e emocionais no envelhecimento; 4. Envelhecimento e saúde pública.	Mestrado: 221 Doutorado: 136 Total: 357
Gerontologia UCB-DF Mestrado e Doutorado	2003 4	1. Aspectos físicos, biológicos, epidemiológicos e tecnológicos do envelhecimento; 2. Aspectos psicossocioculturais e artísticos relacionados ao envelhecimento.	Mestrado: 248 Total: 248
Envelhecimento Humano UPF-RS Mestrado e Doutorado	2009 4	1. Gerontecnologia; 2. Aspectos biopsicossociais do envelhecimento humano.	Mestrado: 218 Total: 218
Ciências do Envelhecimento USJT-SP Mestrado	2009 4	1. Aspectos educacionais, psicológicos e socioculturais do envelhecimento; 2. Doenças crônicas e degenerativas no envelhecimento; 3. Saúde, nutrição e funcionalidade no envelhecimento.	Mestrado: 63 Total: 63
Promoção da Saúde Centro Universitário de Maringá – UNICESUMAR Mestrado e Doutorado	2011 4	1. Promoção da Saúde no Envelhecimento 2. Educação e Tecnologias na Promoção da Saúde.	Mestrado: 127 Total: 127
Saúde e Envelhecimento FAMEMA-SP Mestrado	2012 4	1. Gestão e educação em saúde com ênfase em métodos ativos de ensino-aprendizagem; 2. Organização morfofuncional e homeostasia nas diferentes fases do ciclo da vida; 3. Aspectos biológicos, epidemiológicos e sociais relacionados ao envelhecimento e às doenças associadas.	Mestrado: 112 Total: 112
Gerontologia UFSM-RS Mestrado	2013 3	1. Saúde, funcionalidade e qualidade de vida no envelhecimento; 2. Sociedade e cultura no envelhecimento humano.	Mestrado: 43 Total: 43
Gerontologia UFPE Mestrado	2014 3	1. Envelhecimento e Saúde; 2. Envelhecimento, Cultura e Sociedade.	Mestrado: 54 Total: 54
Gerontologia EACH-USP-SP Mestrado	2015 3	1. Gestão gerontológica; 2. Processos educativos no envelhecimento; 3. Saúde, envelhecimento e doenças crônicas.	Mestrado: 31 Total: 31
Gerontologia UFSCar Mestrado	2016 3	1. Saúde, Biologia e Envelhecimento; 2. Gestão, Tecnologia e Inovação em Gerontologia.	Mestrado: 26 Total: 26

implantação de residências associadas a serviços de alto nível é o que de mais desejável se pode querer para o progresso científico do vasto campo disciplinar, que é a gerontologia.

Esses avanços deverão refletir-se na criação de novas sociedades científicas e de novos e mais específicos departamentos, na SBGG e em outras sociedades com afinidades com a gerontologia. Outros aspectos sensíveis dessa situação, a merecer seletiva atenção são: a maior pró-atividade das universidades e dos serviços de hospitais universitários no ensino e na pesquisa em gerontologia; a menor subordinação do trabalho acadêmico a políticas internas e externas de atribuição de valor, e a facilitação do acesso a recursos materiais, disponíveis nas universidades e nas agências de fomento. O processo tem sido assim em países que já contam com sólida tradição de pesquisa em gerontologia.

Cursos de graduação em Gerontologia no Brasil

Os cursos de graduação em Gerontologia são experiências relativamente recentes em todo o mundo. Foi estabelecida uma relação entre o número de cursos de graduação de um país e a razão dependência calculada para a sua população de 65 anos de idade ou mais. Quanto maior a razão de dependência da população nessa faixa etária, maior é o número de cursos de graduação em Gerontologia oferecidos pelos países, sugerindo que os cursos atendem a uma demanda das sociedades (Viana *et al.*, 2014). Por essa ótica, pode-se prever aumento na oferta de cursos desse tipo no Brasil nos próximos 30 anos, ao longo dos quais o Brasil passará a exibir razões de dependência próximas às exibidas atualmente por países que já completaram o processo de envelhecimento populacional.

Em 2004, foi implantado o primeiro curso brasileiro de graduação em Gerontologia na USP, um entre os planejados para começar em seu novo campus denominado Escola de Artes, Ciências e Humanidades (EACH). Em 2009, inspirada na experiência da USP e respondendo à motivação do governo federal quanto a ampliar as vagas no ensino superior por meio do Programa REUNI (Programa de Reestruturação e Expansão das Universidades Federais), a UFSCar implantou o segundo curso de graduação em Gerontologia em escolas públicas brasileiras e o primeiro curso no sistema federal de ensino superior (Pavarini *et al.*, 2009).

O curso de graduação da UFSCar foi autorizado pelo MEC (conforme o artigo 35, Decreto nº 5.773/06, redação dada pelo artigo 2 do Decreto nº 6.303/07) e o da USP pela Secretaria Estadual de Educação do Estado de São Paulo. Juntas, estas instituições ofertam 100 vagas anuais, sendo 60 pela USP e 40 pela UFSCar. A duração dos cursos é de 4 anos, divididos em 8 semestres, com uma carga horária de 3.300 horas na UFSCar e 4.020 horas na USP. Na UFSCar o curso é diurno, com aulas no período da manhã e da tarde e, na USP, as aulas ocorrem no período vespertino.

Os cursos de graduação em Gerontologia não dispõem ainda de diretrizes curriculares estabelecidas pelo Ministério da Educação e foram propostos com base em experiências internacionais e de outros cursos brasileiros, especialmente das áreas da saúde e das ciências humanas. Há esforços das duas Universidades para que, resguardadas suas especificidades, os projetos político-pedagógicos tenham consonância e se alinhem na proposta de formação. O perfil profissional do egresso desses cursos prevê uma formação generalista, humanista, crítica e reflexiva. Ele deve ser capacitado para atuar em contextos multiprofissionais e interdisciplinares, na perspectiva da gestão de diferentes questões que surgem individual e coletivamente na velhice, pautando-se em princípios éticos e informações científicas. Deve ser capaz de compreender, criar, gerir, desenvolver e avaliar formas de apoio ao idoso e seus cuidadores, familiares e profissionais. Sua ação é pautada por responsabilidade social e ambiental, compromisso com a cidadania e com o Sistema Único de Assistência social (SUAS) e o Sistema Único de Saúde (SUS). Na EACH-USP, por exemplo, no primeiro ano de formação, estão previstas experiências com metodologias ativas de ensino aprendizagem e com resolução de problemas integrando atividades com os outros cursos de graduação da universidade (Viel *et al.*, 2009).

O curso de graduação em Gerontologia da USP está organizado em cinco eixos estruturantes desenvolvidos ao longo dos 8 semestres: (1) Bases Biológicas do Envelhecimento; (2) Saúde e Envelhecimento; (3) Fundamentos de Psicologia para Gerontologia; (4) Envelhecimento; Cultura e Sociedade; e (5) Gestão em Gerontologia. Estruturados dentro de uma lógica longitudinal e integrada, esses eixos convergem para prática e interdisciplinaridade nos estágios curriculares integrados. No segundo ano do curso, os alunos atuam na atenção primária; no terceiro ano, na atenção secundária e, no quarto, na atenção secundária e terciária. A cada semestre, de maneira intercalada, dentro do nível de complexidade estabelecido, os estudantes realizam um estágio na área da Saúde e outro na área social.

O curso de graduação em Gerontologia da UFSCar está estruturado em dois eixos: um vertical e outro horizontal. O eixo vertical é constituído por quatro núcleos, distribuídos ao longo dos oito períodos do curso. Reunidas no Núcleo Fundamentos da Gerontologia, no primeiro ano são consideradas as habilidades fundamentais ao exercício da profissão. No segundo e terceiro ano são consideradas as habilidades específicas para a gestão da velhice, didaticamente separadas nas relativas à gestão da velhice saudável (Núcleo Gestão da Velhice Saudável) e à gestão da velhice fragilizada (Núcleo Gestão da Velhice Fragilizada). No último ano, o estudante é preparado para lidar com as demandas do mercado de trabalho e a atuação profissional (Núcleo Estágio Profissional e Mercado de Trabalho). A gestão e a pesquisa constituem-se nos eixos horizontais e se fazem presentes em todos os períodos do curso. A formatação do estágio do último ano tem propiciado contratações dos egressos, como, por exemplo, em instituições de longa permanência, centros dia, empresas de tecnologia, empresas prestadoras de serviço em planos de saúde, em prefeituras entre outros.

As habilidades e competências do gerontólogo estão descritas nos projetos pedagógicos dos dois cursos e refletem-se na documentação preparada para viabilizar a regulamentação da profissão de gerontólogo. Alinham-se com as competências e habilidades descritas pela Association for Gerontology in Higher Education (AGHE), uma divisão da Gerontological Society of America cujas missões são promover o avanço da educação gerontológica e geriátrica nas instituições acadêmicas, e apoiar as lideranças, os docentes e os alunos daquelas que se dedicam a estudos em Gerontologia e Geriatria (para mais informações, acesse https://www.geron.org/images/gsa/AGHE/gerontology_competencies.pdf. Tais competências e habilidades integram um consenso obtido, em 2014, junto a professores e alunos de cerca de 30 universidades de vários países, envolvidas com a educação em Gerontologia. Foram descritas três categorias de competências. A categoria I engloba as competências fundamentais a todos os campos de Gerontologia, incluindo a compreensão do envelhecimento humano, os aspectos biológicos, psicológicos e sociais do envelhecimento, a pesquisa e o pensamento crítico. A categoria II descreve as competências interacionais, que capturam os processos de saber e fazer em todo o campo da Gerontologia. Incluem as atitudes e expectativas, a ética e os padrões profissionais, a comunicação e a interdisciplinaridade. A categoria III contém as competências mais específicas para contextos de emprego na variedade de setores e áreas em que este profissional poderá desenvolver suas atividades. A AGHE recomenda a escolha de pelo menos dois domínios entre aqueles da categoria III que melhor reflitam a orientação de cada curso, a saber: saúde e saúde mental; saúde social; educação; artes e humanidades; negócios e finanças; e/ou políticas, e pesquisa. Denotando flexibilidade, sugere que os cursos elejam conteúdos adicionais ajustados ao seu projeto pedagógico.

Consulta ao diretório da AGHE, realizada em setembro de 2020, informa que, nos EUA, há 17 instituições que oferecem cursos de graduação em Gerontologia, dois dos quais credenciados pela AGHE (https://www.aghedirectory.org/results?search=&pom=TRUE). Consultas a documentos disponíveis nos órgãos nacionais oficiais de educação dos vários países e em buscadores de carreiras disponíveis *on-line* e no *Search Engeneers* revelou que existem atualmente no mundo 50 cursos de graduação em Gerontologia, e além dos 17 americanos, há 12 cursos no Canadá, 7 no México, 3 em Portugal, 3 na Argentina, 2 na Venezuela, 2 no Panamá, 2 no Brasil, 1 na Alemanha e 1 no Peru. A duração dos cursos varia de 3 a 5 anos e a oferta mais comum é a presencial. O perfil predominante do profissional inclui, principalmente, competências e habilidades para atuar na gestão de ações e serviços voltados para o público idoso, equipes interdisciplinares, pesquisas e políticas públicas (Viana *et al.*, 2014). Durante o III Congresso Latino-Americano de Carreiras de Gerontologia, que ocorreu em Lima, Peru, em 2014, foi oficialmente criada a Rede Panamericana de Programas e Carreiras Universitárias de Gerontologia, que tem como uma de suas missões promover o intercâmbio entre eles.

Lideranças da ABG construíram e acompanham a tramitação do Projeto de Lei PL nº 334/2013, dedicado à regulamentação da profissão do gerontólogo. Tem por objetivo regular a profissão de gerontólogo e estabelece como privativo o exercício dessa profissão aos diplomados em Gerontologia, tecnólogo em Gerontologia e tecnólogo em Gerontologia e Desenvolvimento Social, ou aos portadores de diplomas de cursos similares feitos no exterior, após revalidação e registro nos órgãos competentes brasileiros. Em Portugal existem direcionamentos semelhantes. No Panamá, a profissão já está regulamentada por meio da Lei nº 52, de 18 de setembro de 2009.

A gerontologia brasileira diante dos impasses criados pelas tentativas de estabelecer a profissão

A partir do século XIII, a expansão e o fortalecimento das universidades foram responsáveis pelo estabelecimento das profissões, que foi marcado pela separação entre as pessoas que se dedicavam às artes liberais (intelectuais e artistas) e as que se dedicavam às artes mecânicas (trabalhadores manuais e artesãos). As profissões, originadas das artes liberais e, assim identificadas com o conhecimento técnico-científico, eram ensinadas na universidade e permitiam grande autonomia aos seus membros. Os ofícios, pertencentes ao domínio das artes mecânicas, eram de responsabilidade das corporações (Le Goff, 1982). Estavam lançadas as bases para a dicotomia profissões *versus* ofícios: as profissões ditas liberais, como Medicina e Direito, tinham primazia sobre os ofícios, que envolviam trabalho manual. Junto com a família real portuguesa, o Brasil recebeu essa tradição e, mais que isso, a ojeriza ao trabalho manual, reservada aos escravos negros e, depois, aos estratos inferiores da sociedade. A criação das primeiras faculdades de Direito, em São Paulo e em Olinda, em 1828, permitiu a titulação de advogados, mas o acesso às escolas ainda dependia substancialmente da posição social. A dicotomia intelectual-manual marcou e marca profundamente as relações sociais no Brasil, entre elas as que caracterizam as relações entre as profissões e a sociedade.

O início do século XX assistiu ao aparecimento das profissões no Brasil, primeiro a partir do reconhecimento do valor dos médicos sanitaristas e dos engenheiros, como detentores de conhecimentos que interessavam à população (Schwartzman, 1987) e à modernização da sociedade. Nos anos 1960, foi a vez dos economistas se destacarem como profissionais, pois seus conhecimentos sobre planejamento e organização beneficiavam o governo e as empresas privadas (Barbosa, 1998). Nos anos subsequentes, os processos de industrialização e de urbanização determinaram outras mudanças sociais, entre elas a expansão das Universidades e das escolas de nível superior. Embora de início ainda calcadas no velho modelo artes liberais *versus* artes mecânicas, elas presidiram o movimento da profissionalização que viria a se expandir a partir da reforma universitária implantada em 1969. Esta implicou a abertura de uma grande quantidade de escolas de ensino superior, nas quais foram criados novos cursos voltados à formação de novos profissionais. A tendência foi mantida ao longo das décadas seguintes e enriqueceu o elenco de profissões existentes no País.

Nos anos 2000, o exemplo mais emblemático da tendência de abertura de novos cursos superiores é representado pelo estabelecimento de cursos de graduação não necessariamente conducentes a diplomas que viabilizam o exercício de profissões tradicionais. Fruto de uma visão de futuro, esses cursos teoricamente anteciparam-se às demandas do mercado que, ao ver de seus planejadores, haveriam de manifestar-se nos anos vindouros. Entre eles está o curso de graduação em Gerontologia, mais do que justificado pelo aumento da proporção de idosos na população brasileira e pelo aumento da longevidade. O curso prepara os seus diplomados para uma profissão que está se estabelecendo e encontrando sua identidade. Nesse processo, destaca-se o empreendedorismo dos recém-diplomados e o seu talento para mostrar que podem responder pelo atendimento de necessidades sociais emergentes no âmbito do envelhecimento, muito embora seu empreendedorismo e seu talento esbarrem nos interesses e na confiança das profissões tradicionais. Para os sociólogos de orientação funcionalista, uma atividade só se torna uma profissão se repousar sobre um conjunto específico de atributos, que compreende: um corpo de conhecimento abstrato e complexo, cujo domínio requer aprendizado formal prolongado; especialização de serviços, permitindo crescente satisfação da clientela; uma cultura profissional sustentada por associações profissionais; uma orientação para as necessidades da clientela e um código de ética que regula a autonomia profissional e a própria profissão e oferece proteção aos seus membros; as profissões são comunidades cujos membros partilham identidade, valores, linguagem e um *status* adquirido para toda a vida; a Universidade tem papel central na institucionalização da relação entre o conhecimento e a sociedade (Carr-Saunders; Wilson, 1933; Goode, 1960; Parsons, 1972; Rodrigues, 1998).

Segundo Dubar e Triper (2003), a análise das profissões baseia-se em quatro princípios:

- Os grupos profissionais são constituídos por processos de interação que conduzem pessoas que se dedicam a atividades similares de trabalho a se organizar em torno da defesa de sua autonomia e do seu território e a se defender da concorrência
- A vida profissional é um processo autobiográfico de longa duração, que permite a construção da identidade profissional dos membros de uma dada profissão
- Os processos biográficos e os mecanismos de interação são interdependentes
- Os grupos profissionais buscam reconhecimento e proteção legal, e constroem um discurso apropriado ao alcance desses objetivos.

Freidson (1998) propõe que as profissões se caracterizam pelo poder associado à capacidade de um grupo profissional para controlar o seu trabalho e para desempenhá-lo em favor da própria subsistência, dentro de um mercado de trabalho formal. Nesse mercado, os membros de cada profissão desfrutam de *status* oficial e público relativamente altos, associados à qualidade do seu fazer, necessariamente fundamentado por conceitos e teorias. Um grupo profissional deve ser capaz de manter jurisdição sobre um corpo especializado de conhecimentos e sobre seu próprio sistema de divisão do trabalho, que é organizado e controlado pelas ocupações participantes. Como consequência, uma profissão detém reserva de mercado para seus membros, reserva essa amparada em um programa de treinamento que se desenrola fora do mercado de trabalho, como a Gerontologia nas Universidades. Neste contexto de formação, os currículos são estabelecidos e controlados e têm seus conteúdos ensinados por membros da profissão que atuam como corpo docente em tempo integral.

As três principais fontes do poder de um grupo profissional são a especialidade, a autonomia e o credencialismo. A especialidade expressa-se no domínio de um campo específico do conhecimento e das técnicas da sua aplicação. Os grupos profissionais tendem não só a deter o monopólio de determinados conhecimentos e técnicas, como a propagá-lo, pois é necessário que ele seja reconhecido pela população para que a profissão de fato exista. A autonomia expressa-se na capacidade de autodeterminação e no controle sobre o conteúdo do trabalho. O credencialismo reflete-se na institucionalização do controle de acesso aos meios científicos e técnicos específicos a uma profissão, delimitando áreas especificas de exercício profissional aos detentores de títulos e credenciais. A profissionalização é um processo pelo qual uma ocupação obtém o direito exclusivo de estabelecer como um determinado tipo de trabalho deve ser realizado, como devem ser a formação e o acesso à profissão e quais são os critérios para saber quem pertence e quem não pertence à categoria. Além disso, uma profissão deve ser capaz de avaliar como seus membros realizam seu trabalho e se ele está de acordo com as normas e de protegê-los. Uma profissão afirma e reivindica reconhecimento da qualidade do seu trabalho e dos benefícios que pode proporcionar à sociedade Freidson (1998/1994).

Existe uma forte estrutura profissional resultante da modernização da sociedade, do crescimento da Universidade e do aumento da oferta de cursos superiores voltados à formação profissional. Por outro lado, na atualidade, um conjunto de processos socioeconômicos vem acarretando a proletarização e a feminização das profissões liberais, antes dotadas de grande autonomia, mas que atualmente vivem às voltas com o crescimento do controle das empresas públicas e privadas e com a diminuição do poder econômico dos profissionais liberais. As associações profissionais dividem-se em proteger e normatizar as ações de uma parte da categoria, que ainda funciona como profissão liberal, e de observar os rumos das mudanças na outra parte que não mais funciona como tal. De alguma maneira, a universidade dobra-se aos novos desígnios da sociedade, por meio da adequação da estrutura curricular que preside à formação profissional. Em outros casos, na impossibilidade de a Universidade acompanhar o ritmo das mudanças, caso mais comum nas áreas tecnológicas, de alta especialização e em rápida mudança, as próprias profissões desenvolvem nichos de especialização e de inovação.

Nos últimos anos, outro elemento importante a considerar no cenário da educação superior e da profissionalização no Brasil foi a permissão de acesso à universidade a um grande contingente de jovens das camadas mais pobres da população. Esse movimento tem uma face muito positiva, mas não consegue facilitar o acesso de boa parte do contingente de recém-formados às profissões de maior complexidade e prestígio. Ao mesmo tempo, o mercado tornou-se cada vez mais exigente quanto à formação científica e tecnológica e quanto à capacidade de inovação. No cenário de grandes dificuldades socioeconômicas que enfrentamos em meados dos anos 2020, cresce o não emprego de jovens, entre eles os recém-formados por cursos superiores.

Contra esse pano de fundo, delineiam-se fenômenos relevantes à constituição da profissão de gerontólogo no Brasil:

- Os bacharéis em Gerontologia movimentam-se em favor do reconhecimento da profissão, acertadamente convencidos de que serão seus artífices
- Sob pressão de grupos profissionais distintos e da própria universidade, cresce aos poucos a oferta de cursos de graduação e de especialização, de programas de residência multiprofissional em saúde do adulto e do idoso, bem como de programas de mestrado e doutorado em Gerontologia. Eles tendem a fortalecer as profissões tradicionais, pelo menos até que um contingente suficientemente elevado de graduados em Gerontologia obtenha títulos acadêmicos e passem a atuar intensamente nos corpos docentes das universidades e nas associações profissionais de gerontologia
- A população ainda não está suficientemente esclarecida sobre a importância da Gerontologia para a solução dos problemas dos idosos e uma ampla parcela dos brasileiros não tem meios de remunerar o trabalho dos profissionais e de organizações nesta área
- Os cursos de mestrado e doutorado servem à profissão e à carreira de professor universitário, nos diversos campos do conhecimento e das profissões. Não preparam, diplomam ou credenciam para o exercício de nenhuma profissão, seja ela nova, seja tradicional. Esses cursos valorizam o desempenho de atividades de ensino e pesquisa e, de forma colateral, de atividades de extensão. Entretanto, programas de doutorado podem oferecer oportunidades para o desenvolvimento de valiosas habilidades e de valiosos conhecimentos que pode viabilizar outras opções de carreira, como, por exemplo, planejamento de políticas públicas para a velhice e administração de organizações que atendem idosos
- Os professores dos atuais cursos de pós-graduação *stricto sensu*, e mesmo dos de *lato sensu*, não são gerontólogos, mas médicos, psicólogos, fisioterapeutas, enfermeiros, nutricionistas e assistentes sociais, entre outros profissionais que ensinam sobre velhice aquilo que julgam relevante ensinar sob a ótica de suas respectivas profissões. Os mestres e doutores em Gerontologia continuarão respondendo às profissões para as quais seu diploma universitário os credenciou, não à de gerontólogo. Habitamos um cenário muito complexo, cuja modificação demandará um longo tempo. Apresentamos um conjunto de *insights*, na esperança de que possam ajudar a raciocinar sobre possíveis caminhos para resolver os problemas mais básicos envolvidos
- A criação de associações profissionais e de conselhos profissionais que possam legitimar as ações dos gerontólogos não deve ser considerada como uma concessão governamental ou como uma conquista dos méritos da categoria, que uma vez realizada, resolve todos os problemas de competição de interesses com outros campos profissionais. Não só não foi assim que aconteceu com outras profissões, como também, a criação de associações profissionais não resolve disputas e rivalidades entre áreas adjacentes
- A regulamentação da profissão de gerontólogo é um ato legal necessário em algum momento da vida de uma profissão. Porém, por si só, não trará garantias de trabalho, remuneração, emprego e carreira. Para que resulte em benefícios para os praticantes é preciso ajustar a relação entre as expectativas do mercado e o que os novos profissionais têm para oferecer
- A universidade não deve ser responsabilizada pela criação da profissão ou do mercado de trabalho para ela. Sua função é criar um meio de profissionalização para o exercício de um conjunto de atividades que podem atender demandas da população.

É de natureza estratégica a solução para as preocupações relacionadas com a implantação da profissão. Vejamos:

- Se é verdade que um dos fundamentos da profissão é a existência de um conjunto de competências específicas, cabe aos gerontólogos dar ampla publicidade à melhor descrição dessas competências que puderem fazer
- Se é verdade que a existência de uma profissão repousa sobre o reconhecimento que a população lhe devota, como recurso valioso para resolver determinadas classes de problemas que a afligem, os gerontólogos deveriam procurar ouvir a população idosa, para planejar ações que atendam suas necessidades. Para que as estratégias tenham chance de dar certo, será preciso avaliá-las. Para que haja adesão dos idosos é necessário divulgar amplamente os resultados observados e sua relação com a atuação do novo grupo profissional
- Se é verdade que uma verdadeira profissão não compartilha o cerne de seus conhecimentos e de suas habilidades com outras, os gerontólogos precisarão explicitar os domínios exclusivos em que possam funcionar. Poderão investir no desenvolvimento de um conjunto de novas ideias e de novas competências profissionais úteis ao desenvolvimento de novos nichos de atividades voltadas à população idosa.

Quem sabe depois de um período de observação das tendências do mercado, os gerontólogos possam avançar no desenvolvimento de novas competências em sua área. Este parece ser um processo natural pelo qual passam as novas profissões.

Considerações finais

A evolução dos processos de formação de recursos humanos para atuar com idosos é relativamente recente no Brasil, ecoando a internacionalização da Gerontologia promovida por várias sociedades científicas europeias e norte-americanas e acompanhando as mudanças sociais ocorridas nos últimos 50 anos, entre elas o envelhecimento da população brasileira. O crescimento das universidades brasileiras e, dentro delas, da oferta de uma variedade crescente de cursos alinhados com as novas necessidades da sociedade, resultou na criação de novos cursos de graduação e pós-graduação, entre eles os de Gerontologia. Ao mesmo tempo, vem aumentando a pesquisa sobre a velhice, os idosos e os processos de envelhecimento, principalmente a partir dos esforços dos programas de mestrado e de doutorado, bem como de serviços especializados de atenção aos idosos, dentro da Universidade.

Embora o Brasil venha acompanhando as tendências internacionais, avançando na formação de recursos humanos e na construção da profissão de gerontólogo, há ainda um longo caminho a ser trilhado. A médio e longo prazos, caberá aos profissionais formados pelos novos cursos e programas de Gerontologia contribuir para despertar o interesse de diferentes setores da sociedade pela pesquisa e pelos serviços de atenção aos idosos. Cabe-lhes também convencer a população de que têm algo importante a oferecer à sociedade. Seus parceiros nesse processo são a Universidade, o governo, o comércio, a indústria, o setor de serviços, os meios de comunicação de massa, as sociedades científicas e profissionais e os pesquisadores e praticantes de áreas afins à Gerontologia. Dos confrontos e cooperações entre todos esses agentes deverão resultar novas fronteiras para a atenção aos idosos, para várias profissões, para a Gerontologia, e para a pesquisa sobre o envelhecimento humano no Brasil.

Posfácio

Alexandre Kalache

Desde sua primeira edição, pesquisadores de diferentes disciplinas e profissionais da saúde que atendem idosos consideram este Tratado uma referência obrigatória. A excelência do corpo editorial nos oferece uma obra atualizada e precisa, escrita pelos melhores especialistas em suas respectivas áreas do conhecimento. No entanto, sua importância é ainda maior para os "não iniciados", pois estão carentes de informação confiável sobre uma área que pouco conhecem.

Vivemos a Revolução da Longevidade. A esperança de vida no Brasil, desde que nasci, em 1945, aumentou mais de 30 anos, devendo dobrar até 2050. Por esse motivo, seguimos formando profissionais da saúde aptos para as exigências do século XXI, que devem dominar não somente o conhecimento sobre o desenvolvimento infantil e a gravidez, por exemplo, mas também, e cada vez mais, o conhecimento sobre as necessidades da população idosa.

Nunca perco a oportunidade de conversar sobre medicina com estudantes, os advertindo de que eles poderão matar os pacientes por ignorância, sem nem mesmo suspeitarem o que fizeram de errado.

Tudo muda no ser humano ao longo do processo do envelhecimento: a anatomia; a fisiologia; a farmacologia; a dosagem de medicamentos e a interação entre eles; até a apresentação de doenças. Contudo, a maioria de nossas escolas médicas não tem uma disciplina voltada às demandas impostas pelas mudanças demográficas no país. Não é uma questão de que eu queira que você se torne um geriatra (ainda que tenhamos poucos no Brasil) ou que a geriatria devesse ser disciplina obrigatória em todos os cursos de medicina. Seja qual for a especialidade que você venha a seguir, você vai precisar saber cada vez mais sobre o envelhecimento, venha você a ser um cardiologista, um cirurgião neurovascular, um pneumologista ou um psiquiatra.

Meu interesse profissional pela temática do envelhecimento não foi por acaso. Formei-me em 1970 sem sequer ter escutado a palavra "geriatria" durante a graduação. Quando fui para Londres fazer mestrado em Saúde Pública, vi-me em um país envelhecido, o que achei fascinante. Logo em seguida percebi que mais de 80% dos geriatras no Reino Unido vinham de países como a Índia e o Paquistão, pois os graduados nas escolas britânicas não se interessavam por geriatria. Embarquei então em dois estudos, o primeiro para saber quais fatores influenciam a escolha da disciplina e garantem a satisfação no trabalho – a única variável que distinguiu os dois grupos era o contato íntimo com idosos na infância e na adolescência. Em paralelo, verifiquei as atitudes dos estudantes em relação ao envelhecimento antes e depois de passarem 1 mês em uma enfermaria geriátrica. Foram nove grupos no total. Em todos eles as atitudes eram mais positivas antes de se trabalharem na enfermaria e no atendimento à população idosa. Como justificativa, diziam que não tinham familiaridade com os idosos, nem mesmo no ambiente familiar, e que, de repente, estavam tendo que lidar com pacientes pelos quais acreditavam não serem capazes de ajudar o suficiente e da forma adequada. Foi então que tomei consciência que não somente havia tido este privilégio quando jovem, como também percebi que o Brasil passaria por um processo de rápido envelhecimento nos anos seguintes. Isso foi há 45 anos. Desde então, jamais olhei para trás.

Atitudes valem muito e é impossível gostar de algo que não conhecemos. Mergulhar nos capítulos deste Tratado fará com que mesmo aqueles menos inclinados à geriatria e gerontologia se contagiem com elas, concluindo que a longevidade é a grande conquista dos últimos 100 anos e que transformá-la em uma imensa crise não faz sentido.

Bom proveito e obrigado aos que nos brindaram com outra joia gerontológica.

Índice Alfabético

B

E

N

O